# GOLDMAN-CECIL MEDICINA

Volume 1

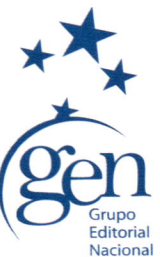

O GEN | Grupo Editorial Nacional – maior plataforma editorial brasileira no segmento científico, técnico e profissional – publica conteúdos nas áreas de ciências da saúde, exatas, humanas, jurídicas e sociais aplicadas, além de prover serviços direcionados à educação continuada e à preparação para concursos.

As editoras que integram o GEN, das mais respeitadas no mercado editorial, construíram catálogos inigualáveis, com obras decisivas para a formação acadêmica e o aperfeiçoamento de várias gerações de profissionais e estudantes, tendo se tornado sinônimo de qualidade e seriedade.

A missão do GEN e dos núcleos de conteúdo que o compõem é prover a melhor informação científica e distribuí-la de maneira flexível e conveniente, a preços justos, gerando benefícios e servindo a autores, docentes, livreiros, funcionários, colaboradores e acionistas.

Nosso comportamento ético incondicional e nossa responsabilidade social e ambiental são reforçados pela natureza educacional de nossa atividade e dão sustentabilidade ao crescimento contínuo e à rentabilidade do grupo.

# GOLDMAN-CECIL
# MEDICINA

Volume 1

**EDITADO POR**
## LEE GOLDMAN, MD
*Harold and Margaret Hatch Professor*
*Chief Executive, Columbia University Irving Medical Center*
*Dean of the Faculties of Health Sciences and Medicine*
*Columbia University*
*New York, New York*

## ANDREW I. SCHAFER, MD
*Professor of Medicine*
*Director, Richard T. Silver Center for Myeloproliferative Neoplasms*
*Weill Cornell Medical College*
*New York, New York*

**26ª edição**

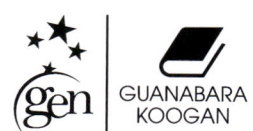

- Os autores deste livro e a editora empenharam seus melhores esforços para assegurar que as informações e os procedimentos apresentados no texto estejam em acordo com os padrões aceitos à época da publicação. Entretanto, tendo em conta a evolução das ciências, as atualizações legislativas, as mudanças regulamentares governamentais e o constante fluxo de novas informações sobre os temas que constam do livro, recomendamos enfaticamente que os leitores consultem sempre outras fontes fidedignas, de modo a se certificarem de que as informações contidas no texto estejam corretas e de que não houve alterações nas recomendações ou na legislação regulamentadora.

- Data do fechamento do livro: 31/03/2022

- Os autores e a editora se empenharam para citar adequadamente e dar o devido crédito a todos os detentores de direitos autorais de qualquer material utilizado neste livro, dispondo-se a possíveis acertos posteriores caso, inadvertida e involuntariamente, a identificação de algum deles tenha sido omitida.

- **Atendimento ao cliente: (11) 5080-0751 | faleconosco@grupogen.com.br**

- Traduzido de:
  GOLDMAN-CECIL MEDICINE, TWENTY-SIXTH EDITION
  Copyright © 2020 by Elsevier, Inc. All rights reserved.
  Previous editions copyrighted 2016, 2012, 2008, 2004, 2000, 1996, 1991, 1988, 1982, 1979, 1975, 1971, 1963, 1959, 1955, 1951, 1947, 1943, 1940, 1937, 1933, 1930, 1927 by Saunders, an imprint of Elsevier Inc.
  Copyright renewed 1991 by Paul Beeson.
  Copyright renewed 1979 by Russell L. Cecil and Robert F. Loeb.
  Copyright renewed 1987, 1975, 1971, 1965, 1961, 1958, 1955 by Elsevier Inc.

  Chapter 104: Julian White retains copyright to his original figures/images appearing in the chapter.

  The following contributors are US government employees and their contributions are in public domain:
  David Atkins – Chapter 12
  John O'Shea – Chapter 33
  Leslie Biesecker – Chapter 36
  Amy Klion – Chapter 161
  Donna Krasnewich & Ellen Sidransky – Chapter 197
  Lynnette Nieman – Chapter 208, 214, 218
  Richard Siegel & Daniel Kastner – Chapter 245
  Roland Sutter – Chapter 276
  Paul Mead – Chapter 296
  Joseph Kovacs – Chapter 321
  Louis Kirchhoff – Chapter 326
  Theodore Nash – Chapter 330
  Neal Young – Chapter 347
  Jeffrey Cohen – Chapter 351
  This edition of *Goldman-Cecil Medicine, 26th edition*, by Lee Goldman and Andrew I. Schafer, is published by arrangement with Elsevier Inc.
  ISBN: 978-0-323-53266-2
  Esta edição de *Goldman-Cecil Medicine, 26ª edição*, de Lee Goldman e Andrew I. Schafer, é publicada por acordo com a Elsevier Inc.

- Direitos exclusivos para a língua portuguesa
  Copyright © 2022 by
  **GEN | Grupo Editorial Nacional S.A.**
  *Publicado pelo selo Editora Guanabara Koogan Ltda.*
  Travessa do Ouvidor, 11
  Rio de Janeiro – RJ – 20040-040
  www.grupogen.com.br

- Reservados todos os direitos. É proibida a duplicação ou reprodução deste volume, no todo ou em parte, em quaisquer formas ou por quaisquer meios (eletrônico, mecânico, gravação, fotocópia, distribuição pela Internet ou outros), sem permissão, por escrito, do GEN | Grupo Editorial Nacional Participações S/A.

- Adaptação de capa: Bruno Gomes

- Editoração eletrônica: Anthares

---

**Nota**

Este livro foi produzido pelo GEN | Grupo Editorial Nacional, sob sua exclusiva responsabilidade. Profissionais da área da Saúde devem fundamentar-se em sua própria experiência e em seu conhecimento para avaliar quaisquer informações, métodos, substâncias ou experimentos descritos nesta publicação antes de empregá-los. O rápido avanço nas Ciências da Saúde requer que diagnósticos e posologias de fármacos, em especial, sejam confirmados em outras fontes confiáveis. Para todos os efeitos legais, a Elsevier, os autores, os editores ou colaboradores relacionados a esta obra não podem ser responsabilizados por qualquer dano ou prejuízo causado a pessoas físicas ou jurídicas em decorrência de produtos, recomendações, instruções ou aplicações de métodos, procedimentos ou ideias contidos neste livro.

---

- Ficha catalográfica

**CIP-BRASIL. CATALOGAÇÃO NA PUBLICAÇÃO**
**SINDICATO NACIONAL DOS EDITORES DE LIVROS, RJ**

G26. ed.
26. ed.
v. 1

Goldman, Lee.
Goldman Cecil Medicina / Lee Goldman, Andrew I. Schafer ; tradução Denise Costa Rodrigues... [et al.]. - 26. ed. - Rio de Janeiro : GEN | Grupo Editorial Nacional S.A. Publicado pelo selo Editora Guanabara Koogan Ltda., 2022.
 il. ; 28 cm.

Tradução de: Goldman Cecil Medicine 26th edition
Apêndice
Inclui bibliografia e índice
Material suplementar
ISBN 978-85-9515-893-1

1. Medicina interna. I. Cecil, Russell L. (Russell La Fayette), 1881-1965. II. Schafer, Andrew I. III. Rodrigues, Denise Costa. IV. Título.

22-76480     CDD: 616
    CDU: 616

Gabriela Faray Ferreira Lopes - Bibliotecária - CRB-7/6643

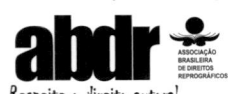

# REVISÃO TÉCNICA E TRADUÇÃO

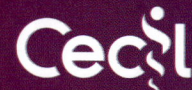

## REVISÃO TÉCNICA

**Carlos Alberto Mourão Júnior** (Capítulos 157-161, 167, 211, 230-234, 262-274, 290, 293, 297, 312, 323-359, 366, Parte 28)
Professor Associado de Biofísica e Fisiologia da Universidade Federal de Juiz de Fora (UFJF). Médico Endocrinologista e Clínico Geral. Mestre em Ciências Biológicas pela UFJF. Doutor em Ciências (Medicina) pela Escola Paulista de Medicina da Universidade Federal de São Paulo (EPM-UNIFESP). Autor dos livros *Biofísica Conceitual* e *Fisiologia Humana*.

**Denis Bernardi Bichuetti** (Capítulos 368-380, 388, 392-394)
Graduação em Medicina pela Faculdade de Ciências Médicas da Santa Casa de São Paulo. Residência Médica em Neurologia pela Universidade Federal de São Paulo (UNIFESP). Doutorado em Ciências pela UNIFESP. Treinamento Especializado em Esclerose Múltipla no Centro de Esclerose Múltipla da Catalunha (Barcelona, Espanha) e MBA de Economia e Gestão em Saúde. Atuou como Médico Assistente e Chefe de Plantão do Pronto-Socorro de Neurologia do Hospital São Paulo/UNIFESP (2007 a 2013). Professor Associado da Disciplina de Neurologia da UNIFESP. Chefe do Departamento de Neurologia e Neurocirurgia e assistente do setor de neuroimunologia e doenças desmielinizantes da UNIFESP. Membro da Academia Brasileira de Neurologia, Academia Americana de Neurologia e Academia Europeia de Neurologia e faz parte do comitê científico da Guthy Jackson Charitable Foundation.

**Enedina Maria Lobato de Oliveira** (Capítulos 381-394)
Neurologista da Disciplina de Neurologia da Escola Paulista de Medicina da Universidade Federal de São Paulo (EPM-UNIFESP). Doutorado em Ciências Médicas pela EPM-UNIFESP. Especialização em Epidemiologia pelo Global Clinical Scholars Research Training Program da Harvard Medical School.

**Guilherme Orfali** (Capítulos 238, 239, 261, 289, 291, 292, 294-296, 298-311, 313-322)
Médico Especialista em Clínica Médica e Anestesiologia pela Escola Paulista de Medicina da Universidade Federal de São Paulo (EPM-UNIFESP). Preceptor das residências de Clínica Médica e Anestesiologia da EPM-UNIFESP. *Fellow* da disciplina de Dor da EPM-UNIFESP. Chefe de Plantão do Pronto-Socorro da Clínica Médica do Hospital São Paulo (HU-UNIFESP).

**Maria de Fátima Azevedo** (Partes 1, 2, 3, 4, 5, 6, 7, 8, 9, 10, 11, 12, 13, 14, 16, 17, 18, 20, 27, 29 e Caps. 147-156, 162-166, 168, 208-210, 212-223, 229, 235-237, 240, 249, 275-288, 360-365 e 367)
Clínica Geral. Formada pela Faculdade de Ciências Médicas da Universidade do Estado do Rio de Janeiro (UERJ). Pós-graduada pela Sociedade Brasileira de Medicina Interna (Hospital da Santa Casa da Misericórdia do Rio de Janeiro). Médica concursada do Ministério da Saúde e do Município do Rio de Janeiro. Médica do Trabalho (FPGMCC-Unirio). Membro da Comissão de Ética do CMS João Barros Barreto.

**Priscila Dias Cardoso Ribeiro** (Capítulos 241-248, 250-260)
Graduação e Residência Médica em Clínica Médica e em Reumatologia pela Escola Paulista de Medicina da Universidade Federal de São Paulo (EPM-UNIFESP). Atual pós-graduanda em Ciências da Saúde aplicadas à Reumatologia pela EPM-UNIFESP.

## TRADUÇÃO

**Denise Costa Rodrigues** (Partes 13 e 27 e Caps. 70 a 76)
**Dilza Campos** (Partes 6, 7 e 8)
**Julia Lucietto** (Capítulo 69)
**Maiza Ritomy Ide** (Partes 4, 10 e 23)
**Patricia Lydie Voeux** (Partes 14, 15, 17, 19, 22 e 24)
**Renata J. Medeiros** (Partes 1, 2, 3, 5, 11, 18 e Caps. 229 a 234)
**Sueli Toledo Basile** (Parte 20 e Caps. 368 a 387)
**Sylvia Elgg** (Parte 16)
**Tatiana Ferreira Robaina** (Partes 12, 25, 28 e 29 e Caps. 388 a 394)
**Maria de Fátima Azevedo** (Capítulo 342A)

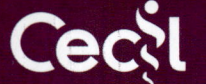

# EDITORES ASSOCIADOS

**Mary K. Crow, MD**
Joseph P. Routh Professor of Rheumatic Diseases in Medicine
Weill Cornell Medical College
Physician-in-Chief and Benjamin M. Rosen Chair in Immunology and Inflammation Research
Hospital for Special Surgery
New York, New York

**Nancy E. Davidson, MD**
Professor of Medicine and Raisbeck Endowed Chair
President
Seattle Cancer Care Alliance
Senior Vice President and Director, Clinical Research Division
Fred Hutchinson Cancer Research Center
Chief
Division of Medical Oncology
University of Washington School of Medicine
Seattle, Washington

**Jeffrey M. Drazen, MD**
Distinguished Parker B. Francis Professor of Medicine
Harvard Medical School
Senior Physician
Department of Medicine
Brigham and Women's Hospital
Boston, Massachusetts

**Robert C. Griggs, MD**
Professor of Neurology, Medicine, Pediatrics, Pathology & Laboratory Medicine
University of Rochester School of Medicine & Dentistry
Rochester, New York

**Donald W. Landry, MD, PhD**
Samuel Bard Professor and Chair
Department of Medicine
Columbia University Vagelos College of Physicians and Surgeons
Physician-in-Chief
Columbia University Irving Medical Center
New York, New York

**Wendy Levinson, MD**
Professor of Medicine
Chair Emeritus
Department of Medicine
University of Toronto
Toronto, Ontario, Canada

**Anil K. Rustgi, MD**
Irving Professor of Medicine
Director
Herbert Irving Comprehensive Cancer Center
Chief
NewYork-Presbyterian Hospital/Columbia University Irving Medical Center Cancer Service
Columbia University Vagelos College of Physicians and Surgeons
New York, New York

**W. Michael Scheld, MD**
Bayer-Gerald L. Mandell Professor of Infectious Diseases
Professor of Medicine
Clinical Professor of Neurosurgery
David A. Harrison Distinguished Educator
University of Virginia Health System
Charlottesville, Virginia

**Allen M. Spiegel, MD**
Dean Emeritus
Professor of Medicine
Albert Einstein College of Medicine
Bronx, New York

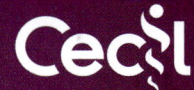

# COLABORADORES

**Charles S. Abrams, MD**
Francis C. Wood Professor of Medicine, University of Pennsylvania Perelman School of Medicine, Philadelphia, Pennsylvania
*Thrombocytopenia*

**Ronald S. Adler, MD, PhD**
Professor of Radiology, New York University School of Medicine; NYU Langone Health, New York, New York
*Imaging Studies in the Rheumatic Diseases*

**Cem Akin, MD, PhD**
Professor of Medicine, Internal Medicine, University of Michigan Medical School, Ann Arbor, Michigan
*Mastocytosis*

**Allen J. Aksamit, Jr., MD**
Professor of Neurology, Mayo Clinic College of Medicine and Science, Rochester, Minnesota
*Acute Viral Encephalitis*

**Qais Al-Awqati, MB ChB**
Robert F. Loeb Professor, Medicine, and Physiology & Cellular Biophysics, Columbia University Vagelos College of Physicians & Surgeons, New York, New York
*Structure and Function of the Kidneys; Disorders of Sodium and Water*

**Ban Mishu Allos, MD**
Associate Professor of Medicine, Division of Infectious Diseases, Vanderbilt University School of Medicine, Nashville, Tennessee
*Campylobacter Infections*

**Jeffrey L. Anderson, MD**
Professor of Medicine, Division of Cardiovascular Medicine, University of Utah School of Medicine; Distinguished Clinical and Research Physician, Intermountain Medical Center Heart Institute, Salt Lake City, Utah
*ST Elevation Acute Myocardial Infarction and Complications of Myocardial Infarction*

**Derek C. Angus, MD, MPH**
Professor and Mitchell P. Fink Endowed Chair, Department of Critical Care Medicine, University of Pittsburgh School of Medicine, Pittsburgh, Pennsylvania
*Approach to the Patient with Shock*

**Gerald B. Appel, MD**
Professor of Medicine and Director, Glomerular Center, Columbia University Irving Medical Center, New York, New York
*Glomerular Disorders and Nephrotic Syndromes*

**Frederick R. Appelbaum, MD**
Professor of Medicine, University of Washington School of Medicine; Executive Senior VP and Deputy Director, Clinical Research Division, Fred Hutchinson Cancer Research Center, Seattle, Washington
*The Acute Leukemias*

**James O. Armitage, MD**
Professor of Internal Medicine, University of Nebraska Medical Center College of Medicine, Omaha, Nebraska
*Non-Hodgkin Lymphomas*

**Deborah K. Armstrong, MD**
Professor of Gynecology and Obstetrics, Johns Hopkins University School of Medicine, Baltimore, Maryland
*Gynecologic Cancers*

**M. Amin Arnaout, MD**
Professor of Medicine, Chief Emeritus, Division of Nephrology, Department of Medicine, Massachusetts General Hospital and Harvard Medical School, Boston, Massachusetts
*Cystic Kidney Diseases*

**Robert M. Arnold, MD**
Distinguished Service Professor, Chief, Section of Palliative Care and Medical Ethics, University of Pittsburgh School of Medicine; Chief Medical Officer, UPMC Palliative and Supportive Institute, UPMC Health Plan, Pittsburgh, Pennsylvania
*Palliative Care*

**David Atkins, MD, MPH**
Director, Health Services Research and Development, Office of Research and Development, Dept. of Veterans Affairs (10P9H), Washington, D.C.
*The Periodic Health Examination*

**John P. Atkinson, MD**
Professor of Medicine, Division of Rheumatology, Washington University School of Medicine in St. Louis, St. Louis, Missouri
*Complement System in Disease*

**John Z. Ayanian, MD, MPP**
Alice Hamilton Professor of Medicine; Director, Institute for Healthcare Policy and Innovation, University of Michigan Medical School, Ann Arbor, Michigan
*Disparities in Health and Health Care*

**Larry M. Baddour, MD**
Professor of Medicine, Mayo Clinic College of Medicine and Science, Rochester, Minnesota
*Infective Endocarditis*

**Grover C. Bagby, MD**
Professor of Medicine, Molecular and Medical Genetics, Oregon Health & Science University, Portland, Oregon
*Aplastic Anemia and Related Bone Marrow Failure States*

**Barbara J. Bain, MBBS**
Professor in Diagnostic Haematology, Haematology, St Mary's Hospital Campus of Imperial College London, London, United Kingdom
*The Peripheral Blood Smear*

**Dean F. Bajorin, MD**
Attending Physician and Member, Memorial Sloan Kettering Cancer Center; Professor of Medicine, Weill Cornell Medical College, New York, New York
*Tumors of the Kidney, Bladder, Ureters, and Renal Pelvis*

**Robert W. Baloh, MD**
Professor of Neurology, David Geffen School of Medicine at UCLA, Los Angeles, California
*Neuro-Ophthalmology; Smell and Taste; Hearing and Equilibrium*

**Charles R.M. Bangham, BM BCh**
Professor of Medicine, Faculty of Medicine, Imperial College London School of Medicine, London, United Kingdom
*Retroviruses Other Than Human Immunodeficiency Virus*

**Jonathan Barasch, MD, PhD**
Samuel W Lambert Professor of Medicine, Professor of Pathology and Cell Biology, Columbia University Vagelos College of Physicians & Surgeons, New York, New York
*Structure and Function of the Kidneys*

**Richard L. Barbano, MD, PhD**
Professor of Neurology and Chief of the Movement Disorders Division, University of Rochester School of Medicine & Dentistry, Rochester, New York
*Mechanical and Other Lesions of the Spine, Nerve Roots, and Spinal Cord*

**Bruce Barrett, MD, PhD**
Professor, Department of Family Medicine and Community Health, University of Wisconsin School of Medicine and Public Health, Madison, Wisconsin
*The Common Cold*

**John R. Bartholomew, MD**
Professor of Medicine and Section Head Vascular Medicine, Cleveland Clinic Lerner College of Medicine, Cleveland, Ohio
*Other Peripheral Arterial Diseases*

**J.D. Bartleson, MD**
Professor of Neurology, Mayo Clinic College of Medicine and Science, Rochester, Minnesota
*Mechanical and Other Lesions of the Spine, Nerve Roots, and Spinal Cord*

**Mary Barton, MD, MPP**
Vice President, Performance Measurement, National Committee for Quality Assurance, Washington, D.C.
*The Periodic Health Examination*

**Robert C. Basner, MD**
Professor of Medicine, Columbia University Vagelos College of Physicians and Surgeons, New York, New York
*Sleep Disorders*

**Anne R. Bass, MD**
Professor of Clinical Medicine, Weill Cornell Medical College; Attending Physician, Hospital for Special Surgery, New York, New York
*Immunomodulatory Drugs*

**Stephen G. Baum, MD**
Professor of Medicine and of Microbiology and Immunology, Albert Einstein College of Medicine, Bronx, New York
*Mycoplasma Infections*

**Julie E. Bauman, MD, MPH**
Professor of Medicine, University of Arizona Cancer Center, Tucson, Arizona
*Head and Neck Cancer*

**Daniel G. Bausch, MD, MPH&TM**
Director, United Kingdom Public Health Rapid Support Team, Public Health England/London School of Hygiene and Tropical Medicine, London, United Kingdom
*Viral Hemorrhagic Fevers*

**Arnold S. Bayer, MD**
Distinguished Professor of Medicine, David Geffen School of Medicine at UCLA; Senior Investigator-LA Biomedical Research Institute At Harbor-UCLA, Los Angeles, California
*Infective Endocarditis*

**Hasan Bazari, MD**
Associate Professor of Medicine, Massachusetts General Hospital and Harvard Medical School, Boston, Massachusetts
*Approach to the Patient with Renal Disease*

**Jeffrey J. Bazarian, MD, MPH**
Professor of Emergency Medicine, University of Rochester School of Medicine & Dentistry, Rochester, New York
*Traumatic Brain Injury and Spinal Cord Injury*

**John H. Beigel, MD**
Associate Director for Clinical Research, Division of Microbiology and Infectious Diseases, National Institute of Allergy and Infectious Diseases, National Institutes of Health, Bethesda, Maryland
*Antiviral Therapy (Non-HIV)*

**Elisabeth H. Bel, MD, PhD**
Professor and Head of the Department of Respiratory Medicine, Amsterdam University Medical Center, University of Amsterdam, The Netherlands
*Asthma*

**George A. Beller, MD**
Emeritus Professor of Cardiology, Department of Medicine, University of Virginia Health System, Charlottesville, Virginia
*Noninvasive Cardiac Imaging*

**Joseph R. Berger, MD**
Professor of Neurology, University of Pennsylvania Perelman School of Medicine, Philadelphia, Pennsylvania
*Cytomegalovirus, Epstein-Barr Virus, and Slow Virus Infections of the Central Nervous System; Brain Abscess and Parameningeal Infections*

**Paul D. Berk, MD**
Professor of Medicine, Columbia University Vagelos College of Physicians & Surgeons, New York, New York
*Approach to the Patient with Jaundice or Abnormal Liver Tests*

**Nancy Berliner, MD**
H. Franklin Bunn Professor of Medicine; Chief, Division of Hematology, Brigham and Women's Hospital and Harvard Medical School, Boston, Massachusetts
*Leukocytosis and Leukopenia; Histiocytoses*

**James L. Bernat, MD**
Professor of Neurology and Medicine, Geisel School of Medicine at Dartmouth, Hanover, New Hampshire and Dartmouth-Hitchcock Medical Center, Lebanon, New Hampshire
*Coma, Vegetative State, and Brain Death*

**Philip J. Bierman, MD**
Professor of Internal Medicine, University of Nebraska Medical Center College of Medicine, Omaha, Nebraska
*Non-Hodgkin Lymphomas*

**Leslie G. Biesecker, MD**
Chief, Medical Genomics and Metabolic Genetics Branch, National Human Genome Research Institute, National Institutes of Health, Bethesda, Maryland
*Clinical Genomics—Genome Structure and Variation*

**Michael R. Bishop, MD**
Professor of Medicine and Director of the Cellular Therapy Program, Section of Hematology and Oncology, University of Chicago Pritzker School of Medicine, Chicago, Illinois
*Hematopoietic Stem Cell Transplantation*

**Joseph J. Biundo, MD**
Clinical Professor of Medicine, Tulane Medical Center, New Orleans, Louisiana
*Bursitis, Tendinitis, and Other Periarticular Disorders and Sports Medicine*

**Joel N. Blankson, MD, PhD**
Professor of Medicine, Johns Hopkins University School of Medicine, Baltimore, Maryland
*Immunopathogenesis of Human Immunodeficiency Virus Infection*

**William A. Blattner, MD**
Chief Executive Officer, Salt Run Global Health and Research, Saint Augustine, Florida
*Retroviruses Other Than Human Immunodeficiency Virus*

**Thomas P. Bleck, MD**
Professor of Neurology, Northwestern University Feinberg School of Medicine; Professor Emeritus of Neurological Sciences, Neurosurgery, Medicine, and Anesthesiology, Rush Medical College, Chicago, Illinois
*Arboviruses Affecting the Central Nervous System*

**Karen C. Bloch, MD, MPH**
Associate Professor of Medicine (Infectious Diseases) and Health Policy, Vanderbilt University School of Medicine, Nashville, Tennessee
*Tularemia and Other Francisella Infections*

**Henk J. Blom, PhD**
Professor of Biochemistry of Inherited Metabolic Disease, Department of Clinical Genetics, Center for Lysosomal and Metabolic Diseases, Erasmus MC, Rotterdam, The Netherlands
*Homocystinuria and Hyperhomocysteinemia*

**Olaf A. Bodamer, MD, PhD**
Park Gerald Chair of Genetics and Genomics, Department of Medicine, Boston Children's Hospital and Harvard Medical School, Boston, Massachusetts
*Approach to Inborn Errors of Metabolism*

**William E. Boden, MD**
Professor of Medicine, Boston University School of Medicine; Lecturer in Medicine, Harvard Medical School; Scientific Director, Clinical Trials Network, Department of Medicine, VA Boston Healthcare System, Boston, Massachusetts
*Angina Pectoris and Stable Ischemic Heart Disease*

**Guy Boivin, MD**
Professor of Microbiology, Immunology and Infectiology, CHU de Québec-Laval University, Quebec City, Quebec, Canada
*Cytomegalovirus*

**Jean Bolognia, MD**
Professor of Dermatology, Yale University School of Medicine, New Haven, Connecticut
*Infections, Hyperpigmentation and Hypopigmentation, Regional Dermatology, and Distinctive Lesions in Black Skin*

**William Bonnez, MD**
Professor Emeritus of Medicine, University of Rochester School of Medicine & Dentistry, Rochester, New York
*Papillomavirus*

**Robert A. Bonomo, MD**
Professor of Medicine, Case Western Reserve University School of Medicine; Chief of Medicine, Cleveland VA Hospital, Cleveland, Ohio
*Diseases Caused by Acinetobacter and Stenotrophomonas Species*

**Sarah L. Booth, PhD**
Professor of Nutrition, Tufts University; Director, USDA Human Nutrition Research Center on Aging; Director, Vitamin K Laboratory, USDA Human Nutrition Research Center on Aging, Boston, Massachusetts
*Vitamins, Trace Minerals, and Other Micronutrients*

**Patrick J. Bosque, MD**
Associate Professor of Neurology, University of Colorado School of Medicine; Chief, Neurology Division, Department of Medicine, Denver Health Medical Center, Denver, Colorado
*Prion Diseases*

**Lucy Breakwell, PhD, MSc**
Epidemiologist, Global Immunization Division, Centers for Disease Control and Prevention, Atlanta, Georgia
*Diphtheria and Other Corynebacterium Infections*

**David J. Brenner, PhD, DSc**
Higgins Professor of Radiation Biophysics, Center for Radiological Research, Columbia University Irving Medical Center, New York, New York
*Radiation Injury*

**Laurent Brochard, MD**
Keenan Chair in Critical Care and Respiratory Medicine and Professor of Medicine and Interdepartmental Division Director for Critical Care, University of Toronto Faculty of Medicine; Division of Critical Care, Saint Michael's Hospital, Toronto, Ontario, Canada
*Mechanical Ventilation*

**Itzhak Brook, MD**
Professor of Pediatrics, Georgetown University School of Medicine, Washington, D.C.
*Diseases Caused by Non–Spore-Forming Anaerobic Bacteria; Actinomycosis*

**Enrico Brunetti, MD**
Associate Professor, Department of Clinical, Surgical, Diagnostic and Pediatric Sciences and Staff Physician, Department of Infectious and Tropical Diseases, San Matteo Hospital Foundation, University of Pavia, Pavia, Italy
*Cestodes*

**Amy E. Bryant, PhD**
Associate Professor of Medicine, University of Washington School of Medicine, Seattle, Washington and Research Career Scientist, Infectious Diseases Section, VA Medical Center, Boise, Idaho
*Nonpneumococcal Streptococcal Infections and Rheumatic Fever*

**David M. Buchner, MD, MPH**
Professor Emeritus, Department of Kinesiology & Community Health, University of Illinois Urbana Champaign, Champaign, Illinois
*Physical Activity*

**Pierre A. Buffet, MD, PhD**
Professor of Cell Biology, Faculty of Medicine, Paris University and Consultant Physician, Institut Pasteur Medical Center, Paris, France
*Leishmaniasis*

**David A. Bushinsky, MD**
John J. Kuiper Distinguished Professor of Medicine and of Pharmacology and Physiology, University of Rochester School of Medicine & Dentistry, Rochester, New York
*Nephrolithiasis*

**Vivian P. Bykerk, MD**
Associate Professor of Medicine, Weill Cornell Medical College; Associate Attending Physician, Hospital for Special Surgery, New York, New York
*Approach to the Patient with Rheumatic Disease*

**John C. Byrd, MD**
Distinguished University Professor, Ohio State University, Columbus, Ohio
*Chronic Lymphocytic Leukemia*

**Peter A. Calabresi, MD**
Professor of Neurology and Neuroscience, Director of the Richard T Johnson Division of Neuroimmunology and Neuroinfectious Diseases; Director of the Multiple Sclerosis Center, Johns Hopkins University School of Medicine, Baltimore, Maryland
*Multiple Sclerosis and Demyelinating Conditions of the Central Nervous System*

**David P. Calfee, MD, MS**
Professor of Medicine and of Health Policy & Research, Weill Cornell Medical College; Chief Hospital Epidemiologist, NewYork-Presbyterian Hospital/Weill Cornell, New York, New York
*Prevention and Control of Health Care–Associated Infections*

**Clara Camaschella, MD**
Professor of Medicine, Division of Genetics and Cell Biology, San Raffaele Scientific Institute, Milano, Italy
*Microcytic and Hypochromic Anemias*

**Michael Camilleri, MD**
Atherton and Winifred W. Bean Professor of Medicine, Pharmacology, and Physiology, Mayo Clinic College of Medicine and Science; Consultant, Division of Gastroenterology and Hepatology, Department of Medicine, Mayo Clinic, Rochester, Minnesota
*Disorders of Gastrointestinal Motility*

**Maria Domenica Cappellini, MD**
Professor of Internal Medicine, Department of Clinical Sciences and Community Health, University of Milan; and Ca' Granda Foundation-Policlinico Hospital, Milan, Italy
*The Thalassemias*

**Blase A. Carabello, MD**
Professor of Cardiovascular Sciences and Chief, Division of Cardiology, East Carolina University Brody School of Medicine, Greenville, North Carolina
*Valvular Heart Disease*

**Edgar M. Carvalho, MD, PhD**
Professor de Medicina, Universidade Federal da Bahia, Fundação Oswaldo Cruz (Fiocruz), Instituto de Pesquisa Gonçalo Moniz (IGM), Salvador-Bahia, Brasil
*Trematode Infections*

**William H. Catherino, MD, PhD**
Professor and Chair-Research Division, Department of Obstetrics and Gynecology, Uniformed Services University of the Health Sciences, Bethesda, Maryland
*Ovaries and Pubertal Development; Reproductive Endocrinology and Infertility*

**Jane A. Cauley, DrPH**
Distinguished Professor of Epidemiology, Graduate School of Public Health, University of Pittsburgh, Pittsburgh, Pennsylvania
*Epidemiology of Aging: Implications of an Aging Society*

**Naga P. Chalasani, MD**
David W. Crabb Professor and Director, Division of Gastroenterology and Hepatology, Indiana University School of Medicine, Indianapolis, Indiana
*Alcoholic and Nonalcoholic Steatohepatitis*

**Henry F. Chambers, MD**
Professor of Medicine and Director, Clinical Research Services, Clinical Translational Science Institute, University of California, San Francisco, School of Medicine, San Francisco, California
*Staphylococcal Infections*

**Larry W. Chang, MD, MPH**
Associate Professor of Medicine, Epidemiology, and International Health, Johns Hopkins University School of Medicine and Bloomberg School of Public Health, Baltimore, Maryland
*Epidemiology and Diagnosis of Human Immunodeficiency Virus Infection and Acquired Immunodeficiency Syndrome*

**Lin H. Chen, MD**
Associate Professor of Medicine, Harvard Medical School, Boston, Massachusetts and Director of the Travel Medicine Center, Division of Infectious Diseases and Travel Medicine, Mount Auburn Hospital, Cambridge, Massachusetts
*Approach to the Patient before and after Travel*

**Sharon C-A Chen, MB, PhD**
Professor of Medicine, University of Sydney and Centre for Infectious Diseases and Microbiology, ICPMR and Westmead Hospital, New South Wales, Australia
*Cryptococcosis*

**William P. Cheshire, Jr., MD**
Professor of Neurology, Mayo Clinic College of Medicine and Science, Jacksonville, Florida
*Autonomic Disorders and Their Management*

**Arun Chockalingam, PhD**
Professor of Epidemiology, Medicine and Global Health, Dalla Lana School of Public Health, University of Toronto, Toronto, Ontario, Canada
*Global Health*

**David C. Christiani, MD**
Professor of Medicine, Harvard Medical School; Physician, Pulmonary and Critical Care, Massachusetts General Hospital; Elkan Blout Professor of Environmental Genetics, Environmental Health, Harvard School of Public Health, Boston, Massachusetts
*Physical and Chemical Injuries of the Lung*

**Edward Chu, MD, MMS**
Professor and Chief, Division of Hematology-Oncology, Deputy Director, UPMC Hillman Cancer Center, University of Pittsburgh School of Medicine, Pittsburgh, Pennsylvania
*Neoplasms of the Small and Large Intestine*

**Theodore J. Cieslak, MD, MPH**
Associate Professor of Epidemiology, Co-Medical Director, Nebraska Biocontainment Unit, College of Public Health, University of Nebraska, Omaha, Nebraska
*Bioterrorism*

**George A. Cioffi, MD**
Edward S. Harkness Professor and Chair, Jean and Richard Deems Professor of Ophthalmology, Columbia University Vagelos College of Physicians and Surgeons, New York, New York
*Diseases of the Visual System*

**Carolyn M. Clancy, MD**
Clinical Associate Professor of Internal Medicine, George Washington University School of Medicine; Assistant Deputy Undersecretary for Health, Quality, Safety and Value, Veterans Administration, Washington, D.C.
*Measuring Health and Health Care*

**Heather E. Clauss, MD**
Associate Professor of Medicine, Section of Infectious Diseases, Lewis Katz School of Medicine at Temple University, Philadelphia, Pennsylvania
*Listeriosis*

**Daniel J. Clauw, MD**
Professor of Anesthesiology, Medicine (Rheumatology) and Psychiatry, Director, Chronic Pain and Fatigue Research Center, University of Michigan Medical School, Ann Arbor, Michigan
*Fibromyalgia, Chronic Fatigue Syndrome, and Myofascial Pain*

**David R. Clemmons, MD**
Kenan Professor of Medicine, University of North Carolina School of Medicine; Attending Physician, Medicine, UNC Hospitals, Chapel Hill, North Carolina
*Approach to the Patient with Endocrine Disease*

**David Cohen, MD**
Professor of Medicine, Columbia University Vagelos College of Physicians and Surgeons, New York, New York
*Treatment of Irreversible Renal Failure*

**Jeffrey Cohen, MD**
Chief, Laboratory of Infectious Diseases, National Institute of Allergy and Infectious Diseases, National Institutes of Health, Bethesda, Maryland
*Varicella-Zoster Virus (Chickenpox, Shingles)*

**Myron S. Cohen, MD**
Yeargan-Bates Eminent Professor of Medicine, Microbiology and Epidemiology, Associate Vice Chancellor for Global Health; Director, Institute of Global Health and Infectious Diseases, University of North Carolina School of Medicine, Chapel Hill, North Carolina
*Approach to the Patient with a Sexually Transmitted Infection; Prevention of Human Immunodeficiency Virus Infection*

**Steven P. Cohen, MD**
Professor of Anesthesiology & Critical Care Medicine, Neurology and Physical Medicine & Rehabilitation and Chief, Pain Medicine Division, Johns Hopkins School of Medicine; Director of Pain Research and Professor of Anesthesiology and Physical Medicine & Rehabilitation, Walter Reed National Military Medical Center, Uniformed Services University of the Health Sciences, Baltimore, Maryland
*Pain*

**Steven L. Cohn, MD**
Professor Emeritus, Department of Medicine, University of Miami Miller School of Medicine, Miami, Florida; Clinical Professor of Medicine Emeritus, SUNY Downstate, Brooklyn, New York
*Preoperative Evaluation*

**Joseph M. Connors, MD**
Emeritus Professor, BC Cancer Centre for Lymphoid Cancer and the University of British Columbia, Vancouver, British Columbia, Canada
*Hodgkin Lymphoma*

**Deborah J. Cook, MD, MSc**
Professor of Medicine, Clinical Epidemiology & Biostatistics, McMaster University Michael G. DeGroote School of Medicine, Hamilton, Ontario, Canada
*Approach to the Patient in a Critical Care Setting*

**David S. Cooper, MD**
Professor of Medicine, Division of Endocrinology and Metabolism, The Johns Hopkins University School of Medicine, Baltimore, Maryland
*Thyroid*

**Joseph Craft, MD**
Paul B. Beeson Professor of Medicine and Professor of Immunobiology, Departments of Internal Medicine and Immunobiology, Yale University, New Haven, Connecticut
*The Adaptive Immune System*

**Jill P. Crandall, MD**
Professor of Medicine and Chief, Division of Endocrinology, Albert Einstein College of Medicine, Bronx, New York
*Diabetes Mellitus*

**Simon L. Croft, PhD**
Professor of Parasitology, Faculty of Infectious and Tropical Diseases, London School of Hygiene & Tropical Medicine, London, United Kingdom
*Leishmaniasis*

**Mary K. Crow, MD**
Joseph P. Routh Professor of Rheumatic Diseases in Medicine, Weill Cornell Medical College; Physician-in-Chief and Benjamin M. Rosen Chair in Immunology and Inflammation Research, Hospital for Special Surgery, New York, New York
*The Innate Immune System; Approach to the Patient with Rheumatic Disease; Systemic Lupus Erythematosus*

**John A. Crump, MB ChB, MD, DTM&H**
McKinlay Professor of Global Health, Centre for International Health, University of Otago, Dunedin, Otago; Adjunct Professor of Medicine, Pathology, and Global Health, Division of Infectious Diseases and International Health, Duke University Medical Center, Durham, North Carolina
*Salmonella Infections (Including Enteric Fever)*

**Merit E. Cudkowicz, MD**
Professor of Neurology, Harvard Medical School and Chair of Neurology, Massachusetts General Hospital, Boston, Massachusetts
*Amyotrophic Lateral Sclerosis and Other Motor Neuron Diseases*

**Mark R. Cullen, MD**
Professor of Medicine, Stanford University School of Medicine, Stanford, California
*Principles of Occupational and Environmental Medicine*

**Charlotte Cunningham-Rundles, MD, PhD**
David S Gottesman Professor of Medicine, Icahn School of Medicine at Mount Sinai, New York, New York
*Primary Immunodeficiency Diseases*

**Inger K. Damon, MD, PhD**
Director, Division of High Consequence Pathogens and Pathology, Centers for Disease Control and Prevention, Atlanta, Georgia
*Smallpox, Monkeypox, and Other Poxvirus Infections*

**Troy E. Daniels, DDS, MS**
Professor Emeritus of Oral Pathology & Pathology, University of California, San Francisco, School of Medicine, San Francisco, California
*Diseases of the Mouth and Salivary Glands*

**Richard Dart, MD, PhD**
Professor of Emergency Medicine, University of Colorado School of Medicine and Director, Rocky Mountain Poison and Drug Center, Denver Health and Hospital Authority, Denver, Colorado
*Envenomation, Bites, and Stings*

**Nancy E. Davidson, MD**
Professor of Medicine and Raisbeck Endowed Chair; President, Seattle Cancer Care Alliance; Senior Vice President and Director, Clinical Research Division, Fred Hutchinson Cancer Research Center; Chief, Division of Medical Oncology, University of Washington School of Medicine, Seattle, Washington
*Breast Cancer and Benign Breast Disorders*

**Lisa M. DeAngelis, MD**
Lillian Rojtman Chair in Honor of Jerome B Posner, Acting Physician-in-Chief, Memorial Hospital, Chair, Department of Neurology, Memorial Sloan-Kettering Cancer Center, New York, New York
*Tumors of the Central Nervous System*

**Malcolm M. DeCamp, MD**
Professor of Surgery and Chair, Division of Cardiothoracic Surgery, K. Craig Kent Chair in Strategic Leadership, University of Wisconsin School of Medicine and Public Health, Madison, Wisconsin
*Interventional and Surgical Approaches to Lung Disease*

**Carlos Del Rio, MD**
Hubert Professor and Chair, Hubert Department of Global Health, Rollins School of Public Health of Emory University; Professor, Department of Medicine, Emory University School of Medicine, Atlanta, Georgia
*Prevention of Human Immunodeficiency Virus Infection*

**Gabriele C. DeLuca, MD, DPhil**
Associate Professor, Nuffield Department of Clinical Neurosciences, University of Oxford, Oxford, Oxfordshire, United Kingdom
*Approach to the Patient with Neurologic Disease*

**David W. Denning, MBBS**
Professor of Infectious Diseases in Global Health and Director of the National Aspergillosis Centre, University of Manchester and Wythenshawe Hospital, Manchester, United Kingdom
*Systemic Antifungal Agents*

**Patricia A. Deuster, PhD, MPH**
Professor and Director, Department of Military and Emergency Medicine, Director, Consortium for Health and Military Performance, Uniformed Services University, Bethesda, Maryland
*Rhabdomyolysis*

**Robert B. Diasio, MD**
William J and Charles H Mayo Professor of Molecular Pharmacology and Experimental Therapeutics, Mayo Clinic College of Medicine and Science, Rochester, Minnesota
*Principles of Drug Therapy*

**David J. Diemert, MD**
Associate Professor, Departments of Medicine and Microbiology, Immunology and Tropical Medicine, George Washington University School of Medicine and Health Sciences, Washington, D.C.
*Nematode Infections*

**Kathleen B. Digre, MD**
Professor of Neurology and Ophthalmology, University of Utah School of Medicine, Salt Lake City, Utah
*Headaches and Other Head Pain*

**James. H. Doroshow, MD**
Deputy Director for Clinical and Translational Research, Director, Division of Cancer Treatment and Diagnosis, National Cancer Institute, National Institutes of Health, Bethesda, Maryland
*Approach to the Patient with Cancer*

**John M. Douglas, Jr., MD**
Executive Director, Tri-County Health Department, Greenwood Village, Colorado
*Papillomavirus*

**Jeffrey M. Drazen, MD**
Distinguished Parker B. Francis Professor of Medicine, Harvard Medical School and Senior Physician, Department of Medicine, Brigham and Women's Hospital, Boston, Massachusetts
*Asthma*

**Dimitri Drekonja, MD, MS**
Associate Professor of Medicine, University of Minnesota and Chief, Infectious Diseases Section, Minneapolis VA Health Care System, Minneapolis, Minnesota
*Approach to the Patient with Urinary Tract Infection*

**Stephen C. Dreskin, MD, PhD**
Professor of Medicine and Immunology, University of Colorado School of Medicine, Aurora, Colorado
*Urticaria and Angioedema*

**W. Lawrence Drew, MD, PhD**
Professor Emeritus of Laboratory Medicine and Medicine, University of California, San Francisco, School of Medicine, San Francisco, California
*Cytomegalovirus*

**George L. Drusano, MD**
Professor of Medicine and Director, Institute for Therapeutic Innovation, University of Florida College of Medicine, Orlando, Florida
*Antibacterial Chemotherapy*

**Thomas D. DuBose, Jr., MD**
Professor Emeritus of Medicine, Wake Forest School of Medicine, Winston-Salem, North Carolina; Visiting Professor of Medicine, University of Virginia School of Medicine, Charlottesville, Virginia
*Vascular Disorders of the Kidney*

**J. Stephen Dumler, MD**
Professor and Chairperson, Joint Departments of Pathology, Uniformed Services University, Walter Reed National Military Medical Center, and Joint Pathology Center, Bethesda, Maryland
*Zoonoses*

**Herbert L. DuPont, MD**
Professor of Infectious Diseases, University of Texas School of Public Health, Mary W. Kelsey Chair, University of Texas McGovern Medical School, Houston, Texas
*Approach to the Patient with Suspected Enteric Infection*

**Madeleine Duvic, MD**
Professor and Deputy Chairman, Department of Dermatology, University Texas MD Anderson Cancer Center, Houston, Texas
*Urticaria, Drug Hypersensitivity Rashes, Nodules and Tumors, and Atrophic Diseases*

**Kathryn M. Edwards, MD**
Sarah H. Sell and Cornelius Vanderbilt Chair in Pediatrics, Vanderbilt University School of Medicine, Nashville, Tennessee
*Parainfluenza Viral Disease*

**N. Lawrence Edwards, MD**
Professor and Vice Chairman, Department of Medicine, University of Florida College of Medicine; Chief, Section of Rheumatology Medicine, Malcolm Randall Veterans Administration Medical Center, Gainesville, Florida
*Crystal Deposition Diseases*

**Lawrence H. Einhorn, MD**
Distinguished Professor of Medicine, Indiana University School of Medicine, Indianapolis, Indiana
*Testicular Cancer*

**George M. Eliopoulos, MD**
Professor of Medicine, Harvard Medical School; Physician, Beth Israel Deaconess Medical Center, Boston, Massachusetts
*Principles of Anti-Infective Therapy*

**Perry M. Elliott, MBBS, MD**
Professor of Cardiovascular Medicine, Institute of Cardiovascular Science, University College London & St. Bartholomew's Hospital, London, United Kingdom
*Diseases of the Myocardium and Endocardium*

**Jerrold J. Ellner, MD**
Professor of Medicine, Rutgers-New Jersey Medical School; Director of Research Innovations, Center for Emerging Pathogens, Newark, New Jersey
*Tuberculosis*

**Ezekiel J. Emanuel, MD, PhD**
Vice Provost for Global Initiatives, Office of the Provost; Chair, Department of Medical Ethics and Health Policy, University of Pennsylvania, Philadelphia, Pennsylvania
*Bioethics in the Practice of Medicine*

**Joel D. Ernst, MD**
Professor and Chief, Division of Experimental Medicine, University of California, San Francisco, School of Medicine, San Francisco, California
*Leprosy (Hansen Disease)*

**Gregory T. Everson, MD**
Professor of Medicine, University of Colorado Denver; Director of Hepatology, Hepatology and Transplant Center, University of Colorado Hospital, Aurora, Colorado
*Hepatic Failure and Liver Transplantation*

**Amelia Evoli, MD**
Associate Professor of Neurology, Institute of Neurology, Catholic University, Roma, Italy
*Disorders of Neuromuscular Transmission*

**Matthew E. Falagas, MD, MSc, DSc**
Director, Alfa Institute of Biomedical Sciences and Chief, Department of Medicine, Henry Dunant Hospital Center, Athens, Greece; Adjunct Associate Professor of Medicine, Tufts University School of Medicine, Boston, Massachusetts
*Pseudomonas and Related Gram-Negative Bacillary Infections*

**Gary W. Falk, MD, MS**
Professor of Medicine, University of Pennsylvania Perelman School of Medicine, Philadelphia, Pennsylvania
*Diseases of the Esophagus*

**James C. Fang, MD**
Professor of Medicine, University of Utah School of Medicine; Executive Director, Cardiovascular Service Line, University of Utah Health Sciences, Salt Lake City, Utah
*ST Elevation Acute Myocardial Infarction and Complications of Myocardial Infarction*

**Gene Feder, MBBS, MD**
Professor, Centre for Academic Primary Care, Population Health Sciences, Bristol Medical School, University of Bristol; General Practitioner, Helios Medical Centre, Bristol, United Kingdom
*Intimate Partner Violence*

**David J. Feller-Kopman, MD**
Professor of Medicine, Anesthesiology, Otolaryngology-Head & Neck Surgery and Director, Bronchoscopy & Interventional Pulmonology, Johns Hopkins University School of Medicine, Baltimore, Maryland
*Interventional and Surgical Approaches to Lung Disease*

**Thomas McDonald File, Jr., MD, MSc**
Professor and Chair, Infectious Disease Section, Northeast Ohio Medical University, Rootstown, Ohio; Chair, Infectious Disease Division, Summa Health, Akron, Ohio
*Streptococcus Pneumoniae Infections*

**Gary S. Firestein, MD**
Professor of Medicine, Dean, and Associate Vice Chancellor of Clinical and Translational Research, University of California, San Diego, School of Medicine, La Jolla, California
*Mechanisms of Inflammation and Tissue Repair*

**Glenn I. Fishman, MD**
William Goldring Professor of Medicine and Director, Leon H. Charney Division of Cardiology, New York University School of Medicine, New York, New York
*Principles of Electrophysiology*

**Lee A. Fleisher, MD**
Robert D. Dripps Professor and Chair, Anesthesiology and Critical Care; Professor of Medicine, University of Pennsylvania Perelman School of Medicine, Philadelphia, Pennsylvania
*Overview of Anesthesia*

**Paul W. Flint, MD**
Professor and Chair of Otolaryngology-Head & Neck Surgery, Oregon Health & Science University, Portland, Oregon
*Throat Disorders*

**Evan L. Fogel, MD, MSc**
Professor of Medicine, Indiana University School of Medicine, Indianapolis, Indiana
*Diseases of the Gallbladder and Bile Ducts*

**Chris E. Forsmark, MD**
Professor of Medicine, University of Florida College of Medicine, Gainesville, Florida
*Pancreatitis*

**Pierre-Edouard Fournier, MD, PhD**
Professor of Medical Bacteriology-Virology and Hygiene, Faculté de Médecine, Aix-Marseille Université and Institut Hospitalo-Universitaire Méditerranée-Infection, Marseille, France
*Rickettsial Infections*

**Vance G. Fowler, Jr., MD, MHS**
Professor of Medicine and of Molecular Genetics and Microbiology, Duke University School of Medicine, Durham, North Carolina
*Infective Endocarditis*

**Manuel A. Franco, MD, PhD**
Professor, Instituto de Genética Humana, Facultad de Medicina, Pontificia Universidad Javeriana, Bogotá, Colombia
*Rotaviruses, Noroviruses, and Other Gastrointestinal Viruses*

**David O. Freedman, MD**
Professor Emeritus of Infectious Diseases, University of Alabama at Birmingham School of Medicine; Medical Director, Shoreland Travax, Birmingham, Alabama
*Approach to the Patient before and after Travel*

**Martyn A. French, MB ChB, MD**
Emeritus Professor in Clinical Immunology, University of Western Australia Medical School and School of Biomedical Sciences, Faculty of Health and Medical Sciences, Perth, Australia
*Immune Reconstitution Inflammatory Syndrome in HIV/AIDS*

**Karen M. Freund, MD, MPH**
Professor of Medicine and Vice Chair for Faculty Affairs and Quality Improvement, Tufts University School of Medicine, Boston, Massachusetts
*Approach to Women's Health*

**John N. Galgiani, MD**
Professor of Medicine and Director, Valley Fever Center for Excellence, University of Arizona College of Medicine; Chief Medical Officer, Valley Fever Solutions, Tucson, Arizona
*Endemic Mycoses*

**Patrick G. Gallagher, MD**
Professor of Pediatrics, Pathology and Genetics, Yale University School of Medicine, New Haven, Connecticut
*Hemolytic Anemias: Red Blood Cell Membrane and Metabolic Defects*

**Leonard Ganz, MD**
Director of Cardiac Electrophysiology, Heart and Vascular Center, Heritage Valley Health System, Beaver, Pennsylvania
*Electrocardiography*

**Hasan Garan, MD, MS**
Dickinson W. Richards, Jr. Professor of Medicine, Director, Cardiac Electrophysiology, Columbia University Vagelos College of Physicians and Surgeons, New York, New York
*Ventricular Arrhythmias*

**Guadalupe Garcia-Tsao, MD**
Professor of Medicine, Yale University School of Medicine, New Haven, Connecticut; Chief of Digestive Diseases, School of Medicine, VA-CT Healthcare System, West Haven, Connecticut
*Cirrhosis and Its Sequelae*

**William M. Geisler, MD, MPH**
Professor of Medicine, University of Alabama at Birmingham School of Medicine, Birmingham, Alabama
*Diseases Caused by Chlamydiae*

**Tony P. George, MD**
Professor of Psychiatry and Director, Division of Brain and Therapeutics, University of Toronto; Chief, Addictions Division, Centre for Addiction and Mental Health, Toronto, Ontario, Canada
*Nicotine and Tobacco*

**Lior Gepstein, MD, PhD**
Sohnis Family Professor in Medicine, Technion - Israel Institute of Technology; Director, Cardiology Department, Rambam Health Care Campus, Haifa, Israel
*Regenerative Medicine, Cell, and Gene Therapies*

**Susan I. Gerber, MD**
Chief, Respiratory Viruses Branch, Division of Viral Diseases, National Center for Immunization and Respiratory Diseases, Centers for Disease Control and Prevention, Atlanta, Georgia
*Coronaviruses*

**Dale N. Gerding, MD**
Professor (retired) of Medicine, Loyola University Chicago Stritch School of Medicine, Maywood, Illinois; Research Physician, Medicine, Edward Hines Jr. VA Hospital, Hines, Illinois
*Clostridial Infections*

**Morie A. Gertz, MD**
Roland Seidler Jr. Professor of the Art of Medicine and Chair Emeritus, Internal Medicine, Mayo Clinic College of Medicine and Science, Rochester, Minnesota
*Amyloidosis*

**Khalil G. Ghanem, MD, PhD**
Associate Professor of Medicine, Johns Hopkins University School of Medicine, Baltimore, Maryland
*Granuloma Inguinale (Donovanosis); Syphilis; Nonsyphilitic Treponematoses*

**Christopher J. Gill, MD, MS**
Associate Professor of Global Health, Boston University School of Public Health, Boston, Massachusetts
*Whooping Cough and Other Bordetella Infections*

**Jeffrey S. Ginsberg, MD**
Professor of Medicine, McMaster University Michael G. DeGroote School of Medicine, Hamilton, Ontario, Canada
*Venous Thrombosis and Embolism*

**Geoffrey S. Ginsburg, MD, PhD**
Professor of Medicine and Pathology and Director, Duke Center for Applied Genomics & Precision Medicine, Duke University, Durham, North Carolina
*Applications of Molecular Technologies to Clinical Medicine*

**Marshall J. Glesby, MD, PhD**
Professor of Medicine, Weill Cornell Medical College, New York, New York
*Systemic Manifestations of HIV/AIDS*

**John W. Gnann, Jr., MD**
Professor of Medicine, Medical University of South Carolina, Charleston, South Carolina
*Mumps; Herpes Simplex Virus Infections*

**Matthew R. Golden, MD, MPH**
Professor of Medicine, University of Washington School of Medicine; Director, HIV/STD Program, Public Health - Seattle & King County, Seattle, Washington
*Neisseria gonorrhoeae Infections*

**David L. Goldman, MD**
Associate Professor of Pediatrics, Microbiology and Immunology, Children's Hospital at Montefiore/Albert Einstein College of Medicine, Bronx, New York
*Mycoplasma Infections*

**Lee Goldman, MD**
Harold and Margaret Hatch Professor, Chief Executive, Columbia University Irving Medical Center, Dean of the Faculties of Health Sciences and Medicine, Columbia University, New York, New York
*Approach to Medicine, the Patient, and the Medical Profession: Medicine as a Learned and Humane Profession; Approach to the Patient with Possible Cardiovascular Disease*

**Larry B. Goldstein, MD**
Ruth L Works Professor and Chairman, Department of Neurology, University of Kentucky College of Medicine; Co-Director, Kentucky Neuroscience Institute, Lexington, Kentucky
*Approach to Cerebrovascular Diseases; Ischemic Cerebrovascular Disease*

**Richard M. Gore, MD**
Professor of Radiology, University of Chicago Pritzker School of Medicine; Chief, Section of Gastrointestinal Radiology, NorthShore University HealthSystem, Evanston, Illinois
*Diagnostic Imaging Procedures in Gastroenterology*

**Jason Gotlib, MD, MS**
Professor of Medicine, Stanford University School of Medicine, Stanford Cancer Institute, Stanford, California
*Polycythemia Vera, Essential Thrombocythemia, and Primary Myelofibrosis*

**Eduardo Gotuzzo, MD**
Professor Emeritus, Alexander von Humboldt Tropical Medicine Institute, Universidad Peruana Cayetano Heredia; Principal Professor of Medicine and Tropical Diseases, National Hospital Cayetano Heredia, Lima, Peru
*Cholera and Other Vibrio Infections; Trematode Infections*

**Leslie C. Grammer, MD**
Professor of Medicine, Northwestern University Feinberg School of Medicine, Chicago, Illinois
*Drug Allergy*

**Hartmut Grasemann, MD, PhD**
Professor of Pediatrics, The Hospital for Sick Children and University of Toronto, Toronto, Ontario, Canada
*Cystic Fibrosis*

**M. Lindsay Grayson, MBBS, MD, MS**
Professor of Medicine, University of Melbourne, Director, Infectious Diseases & Microbiology, Austin Health, Melbourne, Victoria, Australia
*Principles of Anti-Infective Therapy*

**Harry B. Greenberg, MD**
Professor of Medicine and of Microbiology and Immunology, Stanford University School of Medicine, Stanford, California
*Rotaviruses, Noroviruses, and Other Gastrointestinal Viruses*

**Steven A. Greenberg, MD**
Professor of Neurology, Brigham and Women's Hospital and Harvard Medical School, Boston, Massachusetts
*Inflammatory Myopathies*

**David M. Greer, MD, MA**
Professor and Chair of Neurology, Boston University School of Medicine, Boston, Massachusetts
*Coma, Vegetative State, and Brain Death*

**Robert C. Griggs, MD**
Professor of Neurology, Medicine, Pediatrics, Pathology & Laboratory Medicine, University of Rochester School of Medicine & Dentistry, Rochester, New York
*Approach to the Patient with Neurologic Disease*

**Lev M. Grinberg, MD, PhD**
Professor and Chair, Department of Pathology, Ural State Medical University, Ekaterinburg, Russia
*Anthrax*

**Daniel Grossman, MD**
Professor of Obstetrics, Gynecology and Reproductive Sciences, University of California, San Francisco, School of Medicine, San Francisco, California
*Contraception*

**Lisa M. Guay-Woodford, MD**
Richard L. Hudson Professor of Pediatrics, George Washington University School of Medicine and Health Science and Director, Center for Translational Research, Children's National Medical Center, Washington D.C.
*Hereditary Nephropathies and Developmental Abnormalities of the Urinary Tract*

**Roy M. Gulick, MD, MPH**
Professor of Medicine, Weill Cornell Medical School; Attending Physician, NewYork-Presbyterian Hospital, New York, New York
*Antiretroviral Therapy for Human Immunodeficiency Virus and Acquired Immunodeficiency Syndrome*

**Rajesh Gupta, MD, MEd**
Associate Professor of Medicine, University of Toronto; General Internist, Medicine, St. Michael's Hospital, Toronto, Ontario, Canada
*Medical Consultation in Psychiatry*

**Colleen Hadigan, MD, MPH**
Staff Clinician, National Institutes of Health, Laboratory of Immunoregulation, NIAID, Bethesda, Maryland
*Microbial Complications in Patients Infected with Human Immunodeficiency Virus*

**Melissa M. Hagman, MD**
Associate Professor of Medicine, Program Director, Internal Medicine Residency-Boise, University of Washington, Boise, Idaho
*Nonpneumococcal Streptococcal Infections and Rheumatic Fever*

**Klaus D. Hagspiel, MD**
Professor of Radiology, Medicine (Cardiology) and Pediatrics; Chief, Division of Noninvasive Cardiovascular Imaging, Department of Radiology and Medical Imaging, University of Virginia School of Medicine, Charlottesville, Virginia
*Noninvasive Cardiac Imaging*

**H. Hunter Handsfield, MD**
Professor of Medicine Emeritus, University of Washington School of Medicine, Seattle, Washington
*Neisseria Gonorrhoeae Infections*

**Raymond C. Harris, MD**
Anne and Roscoe R. Robinson Chair and Professor of Medicine and Associate Chair, Division of Nephrology, Medicine, Vanderbilt University School of Medicine, Nashville, Tennessee
*Diabetes and the Kidney*

**Frederick G. Hayden, MD**
Stuart S. Richardson Professor Emeritus of Clinical Virology and Professor Emeritus of Medicine, Department of Medicine, University of Virginia School of Medicine, Charlottesville, Virginia
*Influenza*

**Frederick M. Hecht, MD**
Professor of Medicine, University of California, San Francisco, School of Medicine, San Francisco, California
*Complementary, Alternative, and Integrative Medicine*

**Douglas C. Heimburger, MD, MS**
Professor of Medicine, Vanderbilt University School of Medicine; Associate Director for Education & Training, Vanderbilt Institute for Global Health, Vanderbilt University, Nashville, Tennessee
*Nutrition's Interface with Health and Disease*

**Donald D. Hensrud, MD, MPH**
Associate Professor of Preventive Medicine and Nutrition, Mayo Clinic College of Medicine and Science, Rochester, Minnesota
*Nutrition's Interface with Health and Disease*

**Erik L. Hewlett, MD**
Professor of Medicine, Microbiology, Immunology and Cancer Biology, University of Virginia School of Medicine, Charlottesville, Virginia
*Whooping Cough and Other Bordetella Infections*

**Richard J. Hift, MMed(Med), PhD**
Professor of Medicine, University of KwaZulu-Natal, Durban, KwaZulu-Natal, South Africa
*The Porphyrias*

**David R. Hill, MD, DTM&H**
Professor of Medical Sciences, Director, Global Public Health, Quinnipiac University Frank H Netter MD School of Medicine, Hamden, Connecticut
*Giardiasis*

**Nicholas S. Hill, MD**
Professor of Medicine, Tufts University School of Medicine; Chief, Division of Pulmonary, Critical Care and Sleep Medicine, Tufts Medical Center, Boston, Massachusetts
*Respiratory Monitoring in Critical Care*

**Christopher D. Hillyer, MD**
President and Chief Executive Officer, New York Blood Center; Professor of Medicine, Weill Cornell Medical College, New York, New York
*Transfusion Medicine*

**Brian D. Hoit, MD**
Professor of Medicine, Physiology and Biophysics, Case Western Reserve University School of Medicine; Director of Echocardiography, Harrington Heart & Vascular Center, University Hospital Cleveland Medical Center, Cleveland, Ohio
*Pericardial Diseases*

**Steven M. Holland, MD**
Director, Division of Intramural Research, Chief, Immunopathogenesis Section, National Institute of Allergy and Infectious Diseases, NIH, Bethesda, Maryland
*The Nontuberculous Mycobacteria*

**Steven M. Hollenberg, MD**
Professor of Medicine, Cooper Medical School of Rowan University; Director, Coronary Care Unit, Cooper University Hospital, Camden, New Jersey
*Cardiogenic Shock*

**Edward W. Hook, III, MD**
Professor of Medicine and Director, Division of Infectious Diseases, University of Alabama at Birmingham School of Medicine, Birmingham, Alabama
*Granuloma Inguinale (Donovanosis); Syphilis; Nonsyphilitic Treponematoses*

**Jo Howard, MB BChir**
Consultant Haematologist and Lead Clinician, Haematology, Guy's and St Thomas' National Health Service Foundation Trust; Honorary Reader, King's College London, London, United Kingdom
*Sickle Cell Disease and Other Hemoglobinopathies*

**David J. Hunter, MBBS, MPH, ScD**
Richard Doll Professor of Epidemiology and Medicine, Nuffield Department of Population Health, University of Oxford, Oxford, United Kingdom
*Epidemiology of Cancer*

**Khalid Hussain, MB ChB, MD, MSc**
Professor of Pediatrics, Weill Cornell Medicine-Qatar; Division Chief-Endocrinology, Vice Chair for Research, Program Director-Research, Sidra Medicine, OPC, Doha, Qatar
*Hypoglycemia and Pancreatic Islet Cell Disorders*

**Michael C. Iannuzzi, MD, MBA**
Professor and Chairman, Department of Internal Medicine, Northwell-Staten Island University Hospital and Donald and Barbara Zucker School of Medicine at Hofstra/Northwell, New York
*Sarcoidosis*

**Robert D. Inman, MD**
Professor of Medicine and Immunology, University of Toronto and Kremil Research Institute, University Health Network, Toronto, Ontario, Canada
*The Spondyloarthropathies*

**Sharon K. Inouye, MD, MPH**
Professor of Medicine, Harvard Medical School; Director, Aging Brain Center, Marcus Institute for Aging Research-Hebrew SeniorLife, Boston, Massachusetts
*Neuropsychiatric Aspects of Aging; Delirium in the Older Patient*

**Michael G. Ison, MD, MS**
Professor of Medicine (Infectious Diseases) and Surgery (Organ Transplantation), Northwestern University Feinberg School of Medicine, Chicago, Illinois
*Influenza; Adenovirus Diseases*

**Karen R. Jacobson, MD, MPH**
Assistant Professor of Medicine, Medical Director, Boston Tuberculosis Clinic, Boston University School of Medicine, Boston, Massachusetts
*Tuberculosis*

**Michael R. Jaff, DO**
Professor of Medicine, Harvard Medical School, Boston, Massachusetts; President, Newton-Wellesley Hospital, Newton, Massachusetts
*Other Peripheral Arterial Diseases*

**Joanna C. Jen, MD, PhD**
Professor of Neurology, David Geffen School of Medicine at UCLA, Los Angeles, California
*Neuro-Ophthalmology; Smell and Taste; Hearing and Equilibrium*

**Dennis M. Jensen, MD**
Professor of Medicine, David Geffen School of Medicine at UCLA; Staff Physician, Medicine-GI, VA Greater Los Angeles Healthcare System; Director, Human Studies Core & GI Hemostasis Research Unit, CURE Digestive Diseases Research Center, Los Angeles, California
*Gastrointestinal Hemorrhage*

**Michael D. Jensen, MD**
Professor of Medicine, Mayo Clinic College of Medicine and Science, Rochester, Minnesota
*Obesity*

**Robert T. Jensen, MD**
Chief, Cell Biology Section, Digestive Diseases Branch, National Institute of Diabetes and Digestive and Kidney Diseases, National Institutes of Health, Bethesda, Maryland
*Neuroendocrine Tumors*

**Alain Joffe, MD, MPH**
Retired. Most recently, Associate Professor of Pediatrics, Johns Hopkins University School of Medicine and Director, Student Health and Wellness Center, Johns Hopkins University, Baltimore, Maryland
*Adolescent Medicine*

**Stuart Johnson, MD**
Professor of Medicine/Infectious Disease, Loyola University Chicago Stritch School of Medicine, Maywood, Illinois; Physician Researcher, Research Service, Hines VA Hospital, Hines, Illinois
*Clostridial Infections*

**Robin L. Jones, MD, BSc, MB**
Consultant Medical Oncologist, Royal Marsden Hospital and Institute of Cancer Research, London, United Kingdom
*Malignant Tumors of Bone, Sarcomas, and Other Soft Tissue Neoplasms*

**Sian Jones, MD**
Associate Professor of Clinical Medicine, Weill Cornell Medical College, New York, New York
*Systemic Manifestations of HIV/AIDS*

**Jacqueline Jonklaas, MD, PhD**
Professor of Medicine, Georgetown University School of Medicine, Washington, D.C.
*Thyroid*

**Richard C. Jordan, DDS, PhD**
Professor of Pathology, Oral Pathology & Radiation Oncology, University of California, San Francisco, School of Medicine, San Francisco, California
*Diseases of the Mouth and Salivary Glands*

**Charles J. Kahi, MD, MS**
Professor of Clinical Medicine, Indiana University School of Medicine; GI Section Chief, Richard L. Roudebush VAMC, Indianapolis, Indiana
*Vascular Diseases of the Gastrointestinal Tract*

**Moses R. Kamya, MB ChB, MMed, MPH, PhD**
Professor of Medicine, Makerere University School of Medicine, Kampala, Uganda
*Malaria*

**Louise W. Kao, MD**
Associate Professor of Clinical Emergency Medicine and Director, Medical Toxicology Fellowship Program, Indiana University School of Medicine, Indianapolis, Indiana
*Chronic Poisoning: Trace Metals and Others*

**Steven A. Kaplan, MD**
Professor of Urology, Icahn School of Medicine at Mount Sinai; Director, Men's Health Program, Mount Sinai Health System, New York, New York
*Benign Prostatic Hyperplasia and Prostatitis*

**Daniel L. Kastner, MD, PhD**
Scientific Director, Division of Intramural Research, National Human Genome Research Institute, National Institutes of Health, Bethesda, Maryland
*The Systemic Autoinflammatory Diseases*

**David A. Katzka, MD**
Professor of Medicine, Mayo Clinic College of Medicine and Science, Rochester, Minnesota
*Diseases of the Esophagus*

**Debra K. Katzman, MD**
Professor of Pediatrics, The Hospital for Sick Children and University of Toronto; Senior Associate Scientist, Research Institute; Director, Health Science Research, Faculty of Medicine, University of Toronto, Toronto, Ontario, Canada
*Adolescent Medicine*

**Carol A. Kauffman, MD**
Professor of Internal Medicine and Chief, Infectious Diseases, Veterans Affairs Ann Arbor Healthcare System, University of Michigan Medical School, Ann Arbor, Michigan
*Endemic Mycoses; Cryptococcosis; Candidiasis*

**Kenneth Kaushansky, MD**
Professor of Medicine, Senior Vice President for Health Sciences, and Dean, Stony Brook University School of Medicine, Stony Brook, New York
*Hematopoiesis and Hematopoietic Growth Factors*

**Keith S. Kaye, MD, MPH**
Professor of Medicine, University of Michigan Medical School, Ann Arbor, Michigan
*Diseases Caused by Acinetobacter and Stenotrophomonas Species*

**Armand Keating, MD**
Professor of Medicine and Professor, Institute of Biomaterials and Biomedical Engineering, University of Toronto, Toronto, Canada
*Hematopoietic Stem Cell Transplantation*

**Robin K. Kelley, MD**
Associate Professor of Clinical Medicine, University of California, San Francisco, School of Medicine, San Francisco, California
*Liver and Biliary Tract Cancers*

**Morton J. Kern, MD**
Professor of Medicine and Associate Chief of Cardiology, University of California, Irvine, Orange, California; Chief of Medicine, Long Beach Veterans Health Care System, Long Beach, California
*Catheterization and Angiography*

**Gerald T. Keusch, MD**
Professor of Medicine, Boston University School of Medicine, Boston, Massachusetts
*Shigellosis*

**Fadlo R. Khuri, MD**
President and Professor of Hematology and Medical Oncology, American University of Beirut; Adjunct Professor of Medicine, Pharmacology and Otolaryngology, Emory University School of Medicine, Atlanta, Georgia
*Lung Cancer and Other Pulmonary Neoplasms*

**Louis V. Kirchhoff, MD, MPH**
Professor of Internal Medicine (Infectious Diseases), Psychiatry, and Epidemiology, University of Iowa Carver College of Medicine and College of Public Health, Iowa City, Iowa
*Chagas Disease*

**Ajay J. Kirtane, MD**
Associate Professor of Medicine, Columbia University Vagelos College of Physicians and Surgeons; Chief Academic Officer, Center for Interventional Vascular Therapy; Director, Columbia University Irving Medical Center Cardiac Catheterization Laboratories, New York, New York
*Catheterization and Angiography*

**Amy D. Klion, MD**
Senior Clinical Investigator, Laboratory of Parasitic Diseases, National Institute of Allergy and Infectious Diseases, National Institutes of Health, Bethesda, Maryland
*Eosinophilic Syndromes*

**David S. Knopman, MD**
Professor of Neurology, Mayo Clinic College of Medicine and Science, Rochester, Minnesota
*Regional Cerebral Dysfunction: Higher Mental Functions; Cognitive Impairment and Dementia*

**Christine J. Ko, MD**
Professor of Dermatology and Pathology, Yale University School of Medicine, New Haven, Connecticut
*Approach to Skin Diseases*

**Dimitrios P. Kontoyiannis, MD, ScD**
Texas 4000 Distinguished Endowed Professor For Cancer Research, Deputy Head, Division of Internal Medicine, University of Texas MD Anderson Cancer Center, Houston, Texas
*Mucormycosis; Mycetoma and Dematiaceous Fungal Infections*

**Barbara S. Koppel, MD**
Chief of Neurology, Metropolitan Hospital, New York, New York and Professor of Clinical Neurology, New York Medical College, Valhalla, New York
*Nutritional and Alcohol-Related Neurologic Disorders*

**Kevin M. Korenblat, MD**
Professor of Medicine, Washington University School of Medicine in St. Louis, St. Louis, Missouri
*Approach to the Patient with Jaundice or Abnormal Liver Tests*

**Bruce R. Korf, MD, PhD**
Professor of Genetics, University of Alabama at Birmingham and Chief Genomics Officer, UAB Medicine, Birmingham, Alabama
*Principles of Genetics*

**Mark G. Kortepeter, MD, MPH**
Professor of Epidemiology, College of Public Health, University of Nebraska, Omaha, Nebraska; Adjunct Professor of Preventive Medicine and Medicine, Uniformed Services University of the Health Sciences, Bethesda, Maryland
*Bioterrorism*

**Shyamasundaran Kottilil, MD, PhD**
Professor of Medicine and Associate Chief of Infectious Diseases at the Institute of Human Virology, University of Maryland School of Medicine, Baltimore, Maryland
*Antiviral Therapy (Non-HIV)*

**Joseph A. Kovacs, MD**
Senior Investigator, Critical Care Medicine Department, National Institutes of Health Clinical Center, Bethesda, Maryland
*Pneumocystis Pneumonia*

**Thomas O. Kovacs, MD**
Professor of Medicine, David Geffen School of Medicine at UCLA, Los Angeles, California
*Gastrointestinal Hemorrhage*

**Kris V. Kowdley, MD**
Director, Liver Care Network and Organ Care Research, Swedish Medical Center; Clinical Professor of Medicine, Washington State University, Elson S. Floyd College of Medicine, Seattle, Washington
*Iron Overload (Hemochromatosis)*

**Monica Kraft, MD**
Robert and Irene Flinn Professor and Chair, Department of Medicine, Deputy Director, Asthma and Airway Disease Research Center, University of Arizona Health Sciences, Tucson, Arizona
*Approach to the Patient with Respiratory Disease*

**Christopher M. Kramer, MD**
Ruth C. Heede Professor of Cardiology and Professor of Radiology, University of Virginia School of Medicine, Charlottesville, Virginia
*Noninvasive Cardiac Imaging*

**Donna M. Krasnewich, MD, PhD**
Program Director, NIGMS, National Institutes of Health, Bethesda, Maryland
*Lysosomal Storage Diseases*

**Alexander Kratz, MD, PhD, MPH**
Professor of Clinical Pathology and Cell Biology, Columbia University Vagelos College of Physicians and Surgeons; Director, Automated Core Laboratory and Point of Care Testing Service, Columbia University Irving Medical Center and NewYork-Presbyterian Hospital, New York, New York
*Reference Intervals and Laboratory Values*

**Virginia Byers Kraus, MD, PhD**
Professor of Medicine, Adjunct Professor of Pathology and Orthopaedic Surgery, Duke University School of Medicine, Duke Molecular Physiology Institute, Durham, North Carolina
*Osteoarthritis*

**William E. Kraus, MD**
Richard and Pat Johnson Distinguished University Professor, Duke University School of Medicine, Durham, North Carolina
*Physical Activity*

**Peter J. Krause, MD**
Senior Research Scientist, Yale University School of Public Health, Yale University School of Medicine, New Haven, Connecticut
*Babesiosis and Other Protozoan Diseases*

**Daniela Kroshinsky, MD, MPH**
Associate Professor of Dermatology, Massachusetts General Hospital, Harvard Medical School, Boston, Massachusetts
*Macular, Papular, Purpuric, Vesicobullous, and Pustular Diseases*

**John F. Kuemmerle, MD**
Charles M. Caravati Professor of Medicine, Chair, Division of Gastroenterology, Hepatology and Nutrition, Medical College of Virginia, Virginia Commonwealth University, Richmond, Virginia
*Inflammatory and Anatomic Diseases of the Intestine, Peritoneum, Mesentery, and Omentum*

**Ernst J. Kuipers, MD, PhD**
Professor of Medicine, Erasmus MC University Medical Center, Rotterdam, Netherlands
*Acid Peptic Disease*

**Daniel Laheru, MD**
Ian T. MacMillan Professorship in Clinical Pancreatic Research, Johns Hopkins University School of Medicine, Baltimore, Maryland
*Pancreatic Cancer*

**Donald W. Landry, MD, PhD**
Samuel Bard Professor and Chair, Department of Medicine, Columbia University Vagelos College of Physicians and Surgeons and Physician-in-Chief, Columbia University Irving Medical Center, New York, New York
*Approach to the Patient with Renal Disease*

**Anthony E. Lang, MD**
Jack Clark Chair in Parkinson's Disease Research and Director, Division of Neurology, University of Toronto; Director, Morton and Gloria Shulman Movement Disorders Clinic and Edmond J Safra Program in Parkinson's Disease, University Health Network, Toronto Western Hospital, Toronto, Ontario, Canada
*Parkinsonism; Other Movement Disorders*

**Richard A. Lange, MD, MBA**
Rick and Ginger Francis Endowed Professor and President, Texas Tech University Health Sciences Center, El Paso; Dean, Paul L. Foster School of Medicine, El Paso, Texas
*Acute Coronary Syndrome: Unstable Angina and Non–ST Elevation Myocardial Infarction*

**Frank A. Lederle, MD[†]**
Formerly Professor of Medicine, University of Minnesota School of Medicine; Director of the Minneapolis Veterans Administration Center for Epidemiological and Clinical Research, Minneapolis, Minnesota
*Diseases of the Aorta*

**William M. Lee, MD**
Meredith Mosle Chair in Liver Disease and Professor of Internal Medicine, University of Texas Southwestern Medical Center at Dallas, Dallas, Texas
*Toxin- and Drug-Induced Liver Disease*

**James E. Leggett, MD**
Department of Medical Education, Providence Portland Medical Center; Associate Professor of Medicine Emeritus, Division of Infectious Diseases, Oregon Health & Science University, Portland, Oregon
*Approach to Fever or Suspected Infection in the Normal Host*

**Glenn N. Levine, MD**
Professor of Medicine, Baylor College of Medicine; Director, Cardiac Care Unit, Michael E. DeBakey VA Medical Center, Houston, Texas
*Antithrombotic and Antiplatelet Therapy*

---

[†]Falecido.

**Marc S. Levine, MD**
Emeritus Professor of Radiology, University of Pennsylvania Perelman School of Medicine, Philadelphia, Pennsylvania
*Diagnostic Imaging Procedures in Gastroenterology*

**Stephanie M. Levine, MD**
Professor of Medicine, University of Texas Health San Antonio, San Antonio, Texas
*Alveolar Filling Disorders*

**Gary R. Lichtenstein, MD**
Professor of Medicine, University of Pennsylvania Perelman School of Medicine; Director, Center for Inflammatory Bowel Disease, Department of Medicine, Hospital of the University of Pennsylvania, Philadelphia, Pennsylvania
*Inflammatory Bowel Disease*

**Jeffrey M. Liebmann, MD**
Shirlee and Bernard Brown Professor and Vice Chair, Department of Ophthalmology, Columbia University Vagelos College of Physicians and Surgeons, New York, New York
*Diseases of the Visual System*

**Henry W. Lim, MD**
Chairman and C.S. Livingood Chair Emeritus of Dermatology, Henry Ford Hospital; Senior Vice President for Academic Affairs, Henry Ford Health System, Detroit, Michigan
*Eczemas, Photodermatoses, Papulosquamous (Including Fungal) Diseases, and Figurate Erythemas*

**Aldo A.M. Lima, MD, PhD**
Professor, Instituto de Biomedicina, Universidade Federal do Ceará, Fortaleza, Ceará, Brasil
*Cryptosporidiosis; Trematode Infections*

**Geoffrey S.F. Ling, MD, PhD**
Professor of Neurology, Johns Hopkins University School of Medicine, Baltimore, Maryland
*Traumatic Brain Injury and Spinal Cord Injury*

**Mark S. Link, MD**
Professor of Medicine, University of Texas Southwestern Medical Center, Dallas, Texas
*Electrocardiography*

**Donald M. Lloyd-Jones, MD, ScM**
Chair and Eileen M. Foell Professor of Preventive Medicine, Senior Associate Dean for Clinical & Translational Research, Northwestern University Feinberg School of Medicine, Chicago, Illinois
*Epidemiology of Cardiovascular Disease*

**Bennett Lorber, MD, DSc**
Thomas M. Durant Professor of Medicine and Professor of Microbiology and Immunology, Lewis Katz School of Medicine at Temple University, Philadelphia, Pennsylvania
*Listeriosis*

**Arnold Louie, MD**
Professor of Medicine, Molecular Genetics and Microbiology and Associate Director, Institute for Therapeutic Innovation, University of Florida College of Medicine, Orlando, Florida
*Antibacterial Chemotherapy*

**Daniel R. Lucey, MD, MPH**
Adjunct Professor, Department of Medicine/Infectious Diseases, Georgetown University Medical Center, Washington, D.C.
*Anthrax*

**Jeffrey M. Lyness, MD**
Professor of Psychiatry & Neurology and Senior Associate Dean for Academic Affairs, University of Rochester School of Medicine & Dentistry, Rochester, New York
*Psychiatric Disorders in Medical Practice*

**C. Ronald MacKenzie, MD**
C. Ronald MacKenzie Chair in Ethics and Medicine, Hospital for Special Surgery; Professor of Clinical Medicine and Medical Ethics, Weill Cornell Medical College, New York, New York
*Surgical Treatment of Joint Diseases*

**Harriet L. MacMillan, CM, MD, MSc**
Chedoke Health Chair in Child Psychiatry and Professor of Psychiatry & Behavioural Neurosciences and of Pediatrics, Offord Centre for Child Studies, McMaster University Michael G. DeGroote School of Medicine, Hamilton, Ontario, Canada
*Intimate Partner Violence*

**Robert D. Madoff, MD**
Professor of Surgery, University of Minnesota, Minneapolis, Minnesota
*Diseases of the Rectum and Anus*

**Frank Maldarelli, MD, PhD**
Head, Clinical Retrovirology Section, HIV Dynamics and Replication Program, NCI-Frederick, Frederick, Maryland
*Biology of Human Immunodeficiency Viruses*

**Atul Malhotra, MD**
Kenneth M. Moser Professor of Medicine, Chief of Pulmonary and Critical Care Medicine, Director of Sleep Medicine, University of California, San Diego, School of Medicine, La Jolla, California
*Disorders of Ventilatory Control*

**Mark J. Manary, MD**
Helene B. Roberson Professor of Pediatrics, Washington University School of Medicine in St. Louis, St. Louis, Missouri; Senior Lecturer, Department of Community Health, University of Malawi College of Medicine, Blantyre, Malawi
*Protein-Energy Malnutrition*

**Peter Manu, MD**
Professor of Medicine and Psychiatry, Donald and Barbara Zucker School of Medicine at Hofstra/Northwell, Hempstead, New York; Director of Medical Services, South Oaks Hospital, Amityville, New York
*Medical Consultation in Psychiatry*

**Luis A. Marcos, MD, MPH**
Associate Professor of Clinical Medicine, School of Medicine, Stony Brook University, Stony Brook, New York
*Trematode Infections*

**Ariane J. Marelli, MD, MPH**
Professor of Medicine and Director, McGill Adult Unit for Congenital Heart Disease, McGill University Health Centre, Montreal, Quebec, Canada
*Congenital Heart Disease in Adults*

**Xavier Mariette, MD, PhD**
Professor of Rheumatology, Université Paris-Sud, AP-HP, Le Kremlin Bicêtre, France
*Sjögren Syndrome*

**Andrew R. Marks, MD**
Wu Professor and Chair, Department of Physiology and Cellular Biophysics, Director, Helen and Clyde Wu Center for Molecular Cardiology, Columbia University Vagelos College of Physicians & Surgeons, New York, New York
*Cardiac and Circulatory Function*

**Kieren A. Marr, MD**
Professor of Medicine and Oncology and Director, Transplant and Oncology Infectious Diseases, John Hopkins University School of Medicine, Baltimore, Maryland
*Approach to Fever and Suspected Infection in the Immunocompromised Host*

**Thomas J. Marrie, MD**
Professor of Medicine and Dean Emeritus, Faculty of Medicine, Dalhousie University, Halifax, Nova Scotia, Canada
*Legionella Infections*

**Paul Martin, MD**
Professor of Medicine and Chief, Division of Gastroenterology and Hepatology, University of Miami Miller School of Medicine, Miami, Florida
*Approach to the Patient with Liver Disease*

**Fernando J. Martinez, MD, MS**
Bruce Webster Professor of Internal Medicine and Chief, Division of Pulmonary and Critical Care Medicine, Weill Cornell Medical College, New York, New York
*Interstitial Lung Disease*

**Joel B. Mason, MD**
Professor of Medicine and Nutrition, Tufts University School of Medicine; Director, Vitamins & Carcinogenesis Laboratory, U.S.D.A. Human Nutrition Research Center at Tufts University, Boston, Massachusetts
*Vitamins, Trace Minerals, and Other Micronutrients*

**Henry Masur, MD**
Chief, Critical Care Medicine Department, Clinical Center, National Institutes of Health, Bethesda, Maryland
*Microbial Complications in Patients Infected with Human Immunodeficiency Virus*

**Amy J. Mathers, MD**
Associate Professor of Medicine and Pathology, Associate Director of Clinical Microbiology, Medical Director Antimicrobial Stewardship, University of Virginia School of Medicine, Charlottesville, Virginia
*Infections Due to Other Members of the Enterobacteriaceae, Including Management of Multidrug-Resistant Strains*

**Eric L. Matteson, MD, MPH**
Professor of Medicine, Mayo Clinic College of Medicine and Science, Rochester, Minnesota
*Infections of Bursae, Joints, and Bones*

**Michael A. Matthay, MD**
Professor of Medicine and Anesthesia, University of California, San Francisco, San Francisco, California
*Acute Respiratory Failure*

**Emeran A. Mayer, MD**
Professor of Medicine and Psychiatry, Executive Director G. Oppenheimer Center for Neurobiology of Stress and Resilience, David Geffen School of Medicine at UCLA, Los Angeles, California
*Functional Gastrointestinal Disorders: Irritable Bowel Syndrome, Dyspepsia, Esophageal Chest Pain, and Heartburn*

**Stephan A. Mayer, MD**
William T. Gossett Endowed Chair of Neurology, Henry Ford Health System, Professor of Neurology, Wayne State University School of Medicine, Detroit, Michigan
*Hemorrhagic Cerebrovascular Disease*

**F. Dennis McCool, MD**
Professor of Medicine, Warren Alpert Medical School of Brown University, Providence, Rhode Island; Memorial Hospital of Rhode Island, Pawtucket, Rhode Island
*Diseases of the Diaphragm, Chest Wall, Pleura, and Mediastinum*

**Iain McInnes, PhD**
Professor of Experimental Medicine and Director, Institute of Infection, Immunity and Inflammation, University of Glasgow, Glasgow, United Kingdom
*Rheumatoid Arthritis*

**William J. McKenna, MD**
Emeritus Professor of Cardiology, Institute of Cardiovascular Science, University College London, London, United Kingdom
*Diseases of the Myocardium and Endocardium*

**Vallerie McLaughlin, MD**
Professor of Medicine, University of Michigan Medical School; Director, Pulmonary Hypertension Program, Ann Arbor, Michigan
*Pulmonary Hypertension*

**John J.V. McMurray, BSc, MB ChB, MD**
Professor of Medical Cardiology, British Heart Foundation Cardiovascular Research Centre, University of Glasgow; Honorary Consultant Cardiologist, Queen Elizabeth University Hospital Glasgow, Glasgow, Scotland, United Kingdom
*Heart Failure: Management and Prognosis*

**Kenneth R. McQuaid, MD**
Professor of Clinical Medicine and Vice-Chair, Department of Medicine, University of California, San Francisco, School of Medicine; Chief of Gastroenterology and of the Medical Service, San Francisco Veterans, Affairs Medical Center, San Francisco, California
*Approach to the Patient with Gastrointestinal Disease*

**Paul S. Mead, MD, MPH**
Chief, Bacterial Diseases Branch, Division of Vector-Borne Diseases, Centers for Disease Control and Prevention, Fort Collins, Colorado
*Plague and Other Yersinia Infections*

**Robert T. Means, Jr., MD**
Professor of Internal Medicine, East Tennessee State University James H. Quillen College of Medicine, Johnson City, Tennessee
*Approach to the Anemias*

**Graeme Meintjes, MB ChB, MPH, PhD**
Professor of Medicine, University of Cape Town, Cape Town, South Africa
*Immune Reconstitution Inflammatory Syndrome in HIV/AIDS*

**Genevieve B. Melton-Meaux, MD, PhD**
Professor of Surgery, University of Minnesota Medical School, Minneapolis, Minnesota
*Diseases of the Rectum and Anus*

**Samuel T. Merrick, MD**
Professor of Clinical Medicine, Weill Cornell Medical College, New York, New York
*Systemic Manifestations of HIV/AIDS*

**Marc Michel, MD**
Professor and Head of the Unit of Internal Medicine, Henri Mondor University Hospital, Assistance Publique Hopitaux de Paris, Université Paris-Est Créteil, Creteil, France
*Autoimmune and Intravascular Hemolytic Anemias*

**Jonathan W. Mink, MD, PhD**
Professor of Neurology, University of Rochester School of Medicine & Dentistry, Rochester, New York
*Congenital, Developmental, and Neurocutaneous Disorders*

**William E. Mitch, MD**
Professor of Medicine, Baylor College of Medicine, Houston, Texas
*Chronic Kidney Disease*

**Bruce A. Molitoris, MD**
Distinguished Professor of Medicine, Indiana University School of Medicine, Indianapolis, Indiana
*Acute Kidney Injury*

**José G. Montoya, MD**
Professor of Medicine, Division of Infectious Diseases and Geographic Medicine, Stanford University School of Medicine, Stanford, California; Director, Palo Alto Medical Foundation Toxoplasma Serology Laboratory, National Reference Center for the Study and Diagnosis of Toxoplasmosis, Palo Alto, California
*Toxoplasmosis*

**Ernest Moy, MD, MPH**
Executive Director, Office of Health Equity, Veterans Health Administration, Washington, D.C.
*Measuring Health and Health Care*

**Debabrata Mukherjee, MD, MS**
Professor and Chairman, Department of Internal Medicine, Chief, Cardiovascular Medicine, Texas Tech University Health Sciences Center, El Paso, Texas
*Acute Coronary Syndrome: Unstable Angina and Non–ST Elevation Myocardial Infarction*

**Andrew H. Murr, MD**
Professor and Chairman, Department of Otolaryngology-Head and Neck Surgery, University of California, San Francisco, School of Medicine, San Francisco, California
*Approach to the Patient with Nose, Sinus, and Ear Disorders*

**Daniel M. Musher, MD**
Distinguished Service Professor of Medicine and Professor of Molecular Virology and Microbiology, Baylor College of Medicine; Staff Physician, Infectious Disease Section, Michael E. DeBakey VA Medical Center, Houston, Texas
*Overview of Pneumonia*

**Robert J. Myerburg, MD**
Professor of Medicine and Physiology, Department of Medicine, University of Miami Miller School of Medicine, Miami, Florida
*Approach to Cardiac Arrest and Life-Threatening Arrhythmias*

**Kari C. Nadeau, MD, PhD**
Naddisy Family Foundation Professor of Allergy and Director, Sean N. Parker Center for Allergy and Asthma Research at Stanford University, Stanford, California
*Approach to the Patient with Allergic or Immunologic Disease*

**Stanley J. Naides, MD**
President, Stanley J. Naides, M.D., P.C., Dana Point, California
*Arboviruses Causing Fever and Rash Syndromes*

**Theodore E. Nash, MD**
Principal Investigator, Clinical Parasitology Section, National Institutes of Allergy and Infectious Diseases, National Institutes of Health, Bethesda, Maryland
*Giardiasis*

**Avindra Nath, MD**
Chief, Section of Infections of the Nervous System, National Institutes of Neurological Diseases and Stroke, National Institutes of Health, Bethesda, Maryland
*Cytomegalovirus, Epstein-Barr Virus, and Slow Virus Infections of the Central Nervous System; Meningitis: Bacterial, Viral, and Other; Brain Abscess and Parameningeal Infections*

**Genevieve Neal-Perry, MD, PhD**
Professor of Obstetrics and Gynecology and Director of the Reproductive Endocrinology and Infertility Center, University of Washington School of Medicine, Seattle, Washington
*Menopause*

**Anne T. Neff, MD**
Professor of Medicine, Hematology/Medical Oncology, Cleveland Clinic Lerner College of Medicine; Staff Physician, Cleveland Clinic Foundation, Cleveland, Ohio
*Von Willebrand Disease and Hemorrhagic Abnormalities of Platelet and Vascular Function*

**Eric G. Neilson, MD**
Vice President for Medical Affairs and Lewis Landsberg Dean and Professor of Medicine and of Cell and Developmental Biology, Northwestern University Feinberg School of Medicine, Chicago, Illinois
*Tubulointerstitial Diseases*

**Christina A. Nelson, MD, MPH**
Medical Officer, Bacterial Diseases Branch, Division of Vector-Borne Diseases, Centers for Disease Control and Prevention, Fort Collins, Colorado
*Plague and Other Yersinia Infections*

**Lewis S. Nelson, MD**
Professor and Chair, Department of Emergency Medicine; Director, Division of Medical Toxicology, Rutgers New Jersey Medical School, Newark, New Jersey
*Acute Poisoning*

**Eric J. Nestler, MD, PhD**
Nash Family Professor of Neuroscience, Director, Friedman Brain Institute, Icahn School of Medicine at Mount Sinai, New York, New York
*Biology of Addiction*

**Anne B. Newman, MD, MPH**
Distinguished Professor and Chair, Department of Epidemiology, Katherine M. Detre Endowed Chair of Population Health Sciences; Director, Center for Aging and Population Health, Professor of Medicine, and Clinical and Translational Science Graduate School of Public Health, University of Pittsburgh; Clinical Director, Aging Institute of UPMC and Pitt, Pittsburgh, Pennsylvania
*Epidemiology of Aging: Implications of an Aging Society*

**Lindsay E. Nicolle, MD**
Professor Emeritus, Department of Internal Medicine, University of Manitoba, Winnipeg, Manitoba, Canada
*Approach to the Patient with Urinary Tract Infection*

**Lynnette K. Nieman, MD**
Senior Investigator, Diabetes, Endocrinology and Obesity Branch, NIDDK/NIH, Bethesda, Maryland
*Approach to the Patient with Endocrine Disease; Adrenal Cortex; Polyglandular Disorders*

**Gaetane Nocturne, MD, PhD**
Associate Professor of Rheumatology, Université Paris-Sud, AP-HP, Le Kremlin Bicêtre, France
*Sjögren Syndrome*

**Christopher M. O'Connor, MD**
Adjunct Professor of Medicine, Duke University School of Medicine, Durham, North Carolina; CEO, Inova Heart and Vascular Institute, Fairfax, Virginia
*Heart Failure: Pathophysiology and Diagnosis*

**Francis G. O'Connor, MD, MPH**
Professor and Medical Director, Consortium for Health and Military Performance, Uniformed Services University of the Health Sciences, Bethesda, Maryland
*Disorders Due to Heat and Cold; Rhabdomyolysis*

**Patrick G. O'Connor, MD, MPH**
Dan Adams and Amanda Adams Professor and Chief, General Internal Medicine, Yale University School of Medicine, New Haven, Connecticut
*Alcohol Use Disorders*

**James R. O'Dell, MD**
Bruce Professor and Vice Chair of Internal Medicine, University of Nebraska Medical Center College of Medicine; Chief of Rheumatology, Medicine, Omaha VA, Omaha, Nebraska
*Rheumatoid Arthritis*

**Anne E. O'Donnell, MD**
The Nehemiah and Naomi Cohen Chair in Pulmonary Disease Research, Chief, Division of Pulmonary, Critical Care and Sleep Medicine, Georgetown University Medical Center, Washington, D.C.
*Bronchiectasis, Atelectasis, Cysts, and Localized Lung Disorders*

**Jae K. Oh, MD**
Professor of Medicine, Mayo Clinic College of Medicine and Science, Rochester, Minnesota; Director, Heart Vascular Stroke Institute, Samsung Medical Center, Seoul, Gangnam, South Korea
*Pericardial Diseases*

**Pablo C. Okhuysen, MD**
Professor of Infectious Diseases, Infection Control and Employee Health, University of Texas MD Anderson Cancer Center; Adjunct Professor of Infectious Diseases, Baylor College of Medicine; Adjunct Professor of Epidemiology, Human Genetics and Environmental Health, University of Texas School of Public Health; Adjunct Professor of Infectious Diseases, McGovern Medical School at the University of Texas Health Science Center at Houston, Houston, Texas
*Approach to the Patient with Suspected Enteric Infection*

**Michael S. Okun, MD**
Professor and Chair of Neurology, Fixel Institute for Neurological Diseases, University of Florida College of Medicine, Gainesville, Florida
*Parkinsonism; Other Movement Disorders*

**Jeffrey E. Olgin, MD**
Gallo-Chatterjee Distinguished Professor and Chief of Cardiology, University of California, San Francisco, School of Medicine, San Francisco, California
*Approach to the Patient with Suspected Arrhythmia*

**Nancy J. Olsen, MD**
Professor of Medicine, Penn State Milton S. Hershey Medical Center, Hershey, Pennsylvania
*Biologic Agents and Signaling Inhibitors*

**Walter A. Orenstein, MD, DSc**
Professor of Medicine, Pediatrics, Epidemiology & Global Health, Emory University School of Medicine; Associate Director, Emory Vaccine Center, Atlanta, Georgia
*Immunization*

**John J. O'Shea, MD**
Scientific Director, National Institute of Arthritis and Musculoskeletal and Skin Diseases, National Institutes of Health, Bethesda, Maryland
*Biologic Agents and Signaling Inhibitors*

**Douglas R. Osmon, MD**
Professor of Medicine, Mayo Clinic College of Medicine and Science; Consultant, Division Infectious Disease, Mayo Clinic, Rochester, Minnesota
*Infections of Bursae, Joints, and Bones*

**Catherine M. Otto, MD**
J. Ward Kennedy-Hamilton Endowed Chair in Cardiology and Professor of Medicine, University of Washington School of Medicine; Director, Heart Valve Clinic, Associate Director, Echocardiography, University of Washington Medical Center, Seattle, Washington
*Echocardiography*

**Martin G. Ottolini, MD**
Professor of Pediatrics and Director, Capstone Student Research Program, Uniformed Services University of the Health Sciences; Consultant, Pediatric Infectious Diseases, Pediatrics, Walter Reed National Military Medical Center, Bethesda, Maryland
*Measles*

**Peter G. Pappas, MD**
Professor of Medicine, University of Alabama at Birmingham School of Medicine, Birmingham, Alabama
*Candidiasis; Mycetoma and Dematiaceous Fungal Infections*

**Ben Ho Park, MD, PhD**
The Donna S. Hall Professor of Medicine, Vanderbilt University School of Medicine; Co-Leader Breast Cancer Research; Director of Precision Oncology; Associate Director for Translational Research, Vanderbilt-Ingram Cancer Center, Nashville, Tennessee
*Cancer Biology and Genetics*

**Pankaj Jay Pasricha, MD**
Professor of Medicine and Neuroscience, Johns Hopkins University School of Medicine, Baltimore, Maryland
*Gastrointestinal Endoscopy*

**Manisha Patel, MD, MS**
Measles, Mumps, Rubella, Herpesvirus, and Domestic Polio Epidemiology Team Lead, National Center for Immunization and Respiratory Diseases, Centers for Disease Control and Prevention, Atlanta, Georgia
*Mumps*

**Robin Patel, MD**
Elizabeth P. and Robert E. Allen Professor of Individualized Medicine and Professor of Medicine and of Microbiology; Chair, Division of Clinical Microbiology; Consultant, Divisions of Clinical Microbiology and Infectious Diseases; Director, Infectious Diseases Research Laboratory, Mayo Clinic College of Medicine and Science, Rochester, Minnesota
*Introduction to Microbial Disease: Pathophysiology and Diagnostics*

**David L. Paterson, MBBS, PhD**
Professor of Medicine and Director, Centre for Clinical Research, University of Queensland, Herston, Queensland; Consultant Infectious Diseases Physician, Department of Infectious Diseases, Royal Brisbane and Women's Hospital, Brisbane, Australia
*Infections Due to Other Members of the Enterobacteriaceae, Including Management of Multidrug-Resistant Strains*

**Jean-Michel Pawlotsky, MD, PhD**
Professor, Department of Virology, Henri Mondor University Hospital, Creteil, France
*Acute Viral Hepatitis; Chronic Viral and Autoimmune Hepatitis*

**Thomas H. Payne, MD**
Professor of Medicine, University of Washington School of Medicine; Medical Director, Information Technology Services, UW Medicine, Seattle, Washington
*Statistical Interpretation of Data and Using Data for Clinical Decisions*

**Richard D. Pearson, MD**
Professor Emeritus of Medicine, University of Virginia School of Medicine, Charlottesville, Virginia
*Antiparasitic Therapy*

**Trish M. Perl, MD, MSc**
Jay Sanford Professor of Medicine and Chief of Infectious Diseases and Geographic Medicine, University of Texas Southwestern Medical Center Dallas, Texas
*Enterococcal Infections*

**Michael A. Pesce, PhD**
Professor Emeritus of Pathology and Cell Biology, Columbia University Vagelos College of Physicians and Surgeons, New York, New York
*Reference Intervals and Laboratory Values*

**Brett W. Petersen, MD, MPH**
Epidemiology Team Lead, Poxvirus and Rabies Branch, Centers for Disease Control and Prevention, Atlanta, Georgia
*Smallpox, Monkeypox, and Other Poxvirus Infections*

**William A. Petri, Jr., MD, PhD**
Wade Hampton Frost Professor of Epidemiology and Vice Chair for Research, Department of Medicine, University of Virginia School of Medicine, Charlottesville, Virginia
*Relapsing Fever and Other* Borrelia *Infections; African Sleeping Sickness; Amebiasis*

**Marc A. Pfeffer, MD, PhD**
Dzau Professor of Medicine, Harvard Medical School; Senior Physician, Brigham and Women's Hospital, Boston, Massachusetts
*Heart Failure: Management and Prognosis*

**David S. Pisetsky, MD, PhD**
Professor of Medicine and Immunology, Duke University School of Medicine, Chief, Rheumatology, VA Medical Center, Durham, North Carolina
*Laboratory Testing in the Rheumatic Diseases*

**Frank Powell, PhD**
Professor of Medicine, University of California, San Diego, School of Medicine, La Jolla, California
*Disorders of Ventilatory Control*

**Reed E. Pyeritz, MD, PhD**
Professor of Medicine, University of Pennsylvania Perelman School of Medicine, Philadelphia, Pennsylvania
*Inherited Diseases of Connective Tissue*

**Thomas C. Quinn, MD, MSc**
Professor of Medicine and Pathology, Director, Center for Global Health, Johns Hopkins University School of Medicine; Associate Director, National Institute of Allergy and Infectious Diseases, National Institutes of Health, Baltimore, Maryland
*Epidemiology and Diagnosis of Human Immunodeficiency Virus Infection and Acquired Immunodeficiency Syndrome*

**Vincent R. Racaniello, PhD**
Higgins Professor of Microbiology and Immunology, Vagelos College of Physicians ans Surgeons, Columbia University Irving Medical Center, New York, New York
*Severe Acute Respiratory Syndrome Coronavirus 2*

**Jai Radhakrishnan, MD, MS**
Professor of Medicine, Columbia University Vagelos College of Physicians and Surgeons; Clinical Chief, Division of Nephrology, Columbia University Irving Medical Center, New York, New York
*Glomerular Disorders and Nephrotic Syndromes*

**Jerald Radich, MD**
Associate Professor of Medical Oncology, Clinical Research Division, Fred Hutchinson Cancer Research Center and University of Washington School of Medicine, Seattle, Washington
*Chronic Myeloid Leukemia*

**Petros I. Rafailidis, MD, PhD, MSc**
Assistant Professor Internal Medicine-Infectious Diseases, Democritus University of Thrace; Beta University Department of Internal Medicine, University General Hospital of Greece, Alexandroupolis, Greece; Senior Researcher, Alfa Institute of Biomedical Sciences, Athens, Greece
Pseudomonas *and Related Gram-Negative Bacillary Infections*

**Ganesh Raghu, MD**
Professor of Medicine and Laboratory Medicine (adjunct), University of Washington School of Medicine; Director, Center for Interstitial Lung Diseases, UW Medicine; Co-Director, Scleroderma Clinic, University of Washington Medical Center, Seattle, Washington
*Interstitial Lung Disease*

**Margaret V. Ragni, MD, MPH**
Professor of Medicine, and Clinical Translational Science, University of Pittsburgh School of Medicine; Director, Hemophilia Center of Western Pennsylvania, Pittsburgh, Pennsylvania
*Hemorrhagic Disorders: Coagulation Factor Deficiencies*

**Srinivasa N. Raja, MD**
Professor of Anesthesiology, Critical Care Medicine, and Neurology; Director of Pain Research, Division of Pain Medicine, Johns Hopkins University School of Medicine, Baltimore, Maryland
*Pain*

**S. Vincent Rajkumar, MD**
Edward W. and Betty Knight Scripps Professor of Medicine, Mayo Clinic College of Medicine and Science, Rochester, Minnesota
*Plasma Cell Disorders*

**James D. Ralston, MD, MPH**
Senior Investigator, Kaiser Permanente Washington Health Research Institute, Seattle, Washington
*Comprehensive Chronic Disease Management*

**Stuart H. Ralston, MB ChB**
Professor of Rheumatology, University of Edinburgh, Edinburgh, United Kingdom
*Paget Disease of Bone*

**Didier Raoult, MD, PhD**
Professor, Aix-Marseille Université, Faculté de Médecine, Chief, Institut Hospitalo-Universitaire Méditerranée-Infection, Marseille, France
Bartonella *Infections; Rickettsial Infections*

**Adam J. Ratner, MD, MPH**
Associate Professor of Pediatrics and Microbiology and Chief, Division of Pediatric Infectious Diseases, New York University School of Medicine, New York, New York
Haemophilus *and Moraxella* Infections

**Annette C. Reboli, MD**
Dean and Professor of Medicine, Cooper Medical School of Rowan University and Cooper University Hospital, Camden, New Jersey
Erysipelothrix *Infections*

**K. Rajender Reddy, MD**
Ruimy Family President's Distinguished Professor of Internal Medicine, University of Pennsylvania Perelman School of Medicine, Philadelphia, Pennsylvania
*Bacterial, Parasitic, Fungal, and Granulomatous Liver Diseases*

**Donald A. Redelmeier, MD**
Professor of Medicine, University of Toronto; Canada Research Chair, Medical Decision Science; Senior Scientist, Evaluative Clinical Sciences, Sunnybrook Research Institute; Staff Physician, Sunnybrook Health Sciences Centre, Toronto, Ontario, Canada
*Postoperative Care and Complications*

**Susan E. Reef, MD**
Medical Epidemiologist, Global Immunization Division, Centers for Disease Control and Prevention, Atlanta, Georgia
*Rubella (German Measles)*

**John Reilly, MD**
Richard D. Krugman Endowed Chair and Dean, School of Medicine, and Vice Chancellor for Health Affairs, University of Colorado School of Medicine, Aurora, Colorado
*Chronic Obstructive Pulmonary Disease*

**Megan E. Reller, MD, PhD**
Associate Professor of Medicine, Duke University School of Medicine, Durham, North Carolina
*Zoonoses*

**Neil M. Resnick, MD**
Thomas Detre Professor of Medicine and Chief, Division of Geriatric Medicine and Gerontology, University of Pittsburgh Medical Center, Pittsburgh, Pennsylvania
*Urinary Incontinence*

**David B. Reuben, MD**
Archstone Professor and Chief, Division of Geriatrics, David Geffen School of Medicine at UCLA, Los Angeles, California
*Geriatric Assessment*

**Jennifer G. Robinson, MD, MPH**
Professor of Epidemiology and Medicine, Director, Prevention Intervention Center, Department of Epidemiology, University of Iowa Carver College of Medicine, Iowa City, Iowa
*Disorders of Lipid Metabolism*

**Inez Rogatsky, PhD**
Professor of Microbiology and Immunology, Weill Cornell Medical College; Senior Scientist, Arthritis and Tissue Degeneration Program, Hospital for Special Surgery, New York, New York
*Immunomodulatory Drugs*

**Joseph G. Rogers, MD**
Professor of Medicine, Duke University School of Medicine, Durham, North Carolina
*Heart Failure: Pathophysiology and Diagnosis*

**Jean-Marc Rolain, PharmD, PhD**
Professor, Aix-Marseille Université and Institut Hospitalo-Universitaire Méditerranée Infection, Marseille, France
*Bartonella Infections*

**Barrett J. Rollins, MD, PhD**
Linde Family Professor of Medicine, Dana-Farber Cancer Institute, Brigham & Women's Hospital and Harvard Medical School, Boston, Massachusetts
*Histiocytoses*

**José R. Romero, MD**
Horace C. Cabe Professor of Infectious Diseases, Department of Pediatrics, University of Arkansas for Medical Sciences; Director, Pediatric Infectious Diseases Section, Arkansas Children's Hospital; Director, Clinical Trials Research, Arkansas Children's Research Institute, Little Rock, Arkansas
*Enteroviruses*

**Karen Rosene-Montella, MD**
President, Karen Rosene, LLC; Senior Consultant the Levinson Institute; Professor Emerita of Medicine, Warren Alpert Medical School at Brown University, Providence, Rhode Island
*Common Medical Problems in Pregnancy*

**Philip J. Rosenthal, MD**
Professor of Medicine, University of California, San Francisco, School of Medicine, San Francisco, California
*Malaria*

**James A. Russell, MD**
Professor of Medicine, University of British Columbia, Vancouver, British Columbia
*Shock Syndromes Related to Sepsis*

**Anil K. Rustgi, MD**
Irving Professor of Medicine, Director, Herbert Irving Comprehensive Cancer Center; Chief, NewYork-Presbyterian Hospital/Columbia University Irving Medical Center Cancer Service, Columbia University Vagelos College of Physicians and Surgeons, New York, New York
*Neoplasms of the Esophagus and Stomach*

**Daniel E. Rusyniak, MD**
Professor of Emergency Medicine, Indiana University School of Medicine, Indianapolis, Indiana
*Chronic Poisoning: Trace Metals and Others*

**George Sakoulas, MD**
Associate Adjunct Professor, Division of Host-Microbe Systems & Therapeutics, University of California, San Diego, School of Medicine, La Jolla, California; Infectious Disease Consultant, Sharp Healthcare, San Diego, California
*Staphylococcal Infections*

**Robert A. Salata, MD**
STERIS Chair of Excellence in Medicine, Professor and Chairman, Department of Medicine, Case Western Reserve University School of Medicine; Physician-in-Chief, Master Clinician in Infectious Diseases, University Hospitals Cleveland Medical Center, Cleveland, Ohio
*Brucellosis*

**Jane E. Salmon, MD**
Collette Kean Research Chair, Hospital for Special Surgery; Professor of Medicine, Weill Cornell Medical College, New York, New York
*Mechanisms of Immune-Mediated Tissue Injury*

**Edsel Maurice T. Salvana, MD, DTM&H**
Associate Professor of Medicine and Director, Institute of Molecular Biology and Biotechnology, National Institutes of Health, University of the Philippines College of Medicine, Manila, Philippines
*Brucellosis*

**Nanette Santoro, MD**
Professor and E. Stewart Taylor Chair, Department of Obstetrics and Gynecology, University of Colorado School of Medicine, Aurora, Colorado
*Menopause*

**Renato M. Santos, MD**
Assistant Professor of Medicine, Emory University School of Medicine, Emory Heart and Vascular Center, John's Creek, Georgia
*Vascular Disorders of the Kidney*

**Peter A. Santucci, MD**
Professor of Medicine, Loyola University Medical Center, Maywood, Illinois
*Electrophysiologic Interventional Procedures and Surgery*

**Patrice Savard, MD, MSc**
Assistant Professor of Microbiology and Immunology, Université de Montréal; Director, Unité de Prévention, Centre Hospitalier de l'Université de Montréal, Québec, Canada
*Enterococcal Infections*

**Michael N. Sawka, PhD**
Professor, School of Biological Sciences, Georgia Institute of Technology, Atlanta, Georgia
*Disorders Due to Heat and Cold*

**Paul D. Scanlon, MD**
Professor of Medicine, Mayo Clinic College of Medicine and Science, Rochester, Minnesota
*Respiratory Testing and Function*

**Andrew I. Schafer, MD**
Professor of Medicine, Director, Richard T. Silver Center for Myeloproliferative Neoplasms, Weill Cornell Medical College, New York, New York
*Approach to Medicine, the Patient, and the Medical Profession: Medicine as a Learned and Humane Profession; Thrombotic Disorders: Hypercoagulable States; Approach to the Patient with Bleeding and Thrombosis; Hemorrhagic Disorders: Disseminated Intravascular Coagulation, Liver Failure, and Vitamin K Deficiency*

**William Schaffner, MD**
Professor of Preventive Medicine, Vanderbilt University School of Medicine, Nashville, Tennessee
*Tularemia and Other Francisella Infections*

**W. Michael Scheld, MD**
Bayer-Gerald L. Mandell Professor of Infectious Diseases; Professor of Medicine; Clinical Professor of Neurosurgery; David A. Harrison Distinguished Educator, University of Virginia Health System, Charlottesville, Virginia
*Introduction to Microbial Disease: Pathophysiology and Diagnostics*

**Manuel Schiff, MD, PhD**
Associate Professor of Pediatrics and Head of Metabolic Unit, Reference Center for Inborn Errors of Metabolism, Robert Debré University Hospital, Paris, France
*Homocystinuria and Hyperhomocysteinemia*

**Michael L. Schilsky, MD**
Professor of Medicine and Surgery, Yale University School of Medicine, New Haven, Connecticut
*Wilson Disease*

**Robert T. Schooley, MD**
Professor of Medicine, University of California, San Diego, School of Medicine, San Diego, California
*Epstein-Barr Virus Infection*

**David L. Schriger, MD, MPH**
Professor of Emergency Medicine, David Geffen School of Medicine at UCLA, Los Angeles, California
*Approach to the Patient with Abnormal Vital Signs*

**Lynn M. Schuchter, MD**
Professor of Medicine, C. Willard Robinson Professor and Chair of the Division of Hematology-Oncology, University of Pennsylvania Perelman School of Medicine, Philadelphia, Pennsylvania
*Melanoma and Nonmelanoma Skin Cancers*

**Sam Schulman, MD, PhD**
Professor of Medicine, McMaster University Michael G. DeGroote School of Medicine, Hamilton, Ontario, Canada
*Antithrombotic and Antiplatelet Therapy*

**Lawrence B. Schwartz, MD, PhD**
Charles and Evelyn Thomas Professor of Medicine, Medical College of Virginia, Virginia Commonwealth University, Richmond, Virginia
*Systemic Anaphylaxis, Food Allergy, and Insect Sting Allergy*

**Carlos Seas, MD, MSc**
Associate Professor of Medicine, Universidad Peruana Cayetano Heredia; Vice Director, Alexander von Humboldt Tropical Medicine Institute, Attending Physician, Infectious and Tropical Medicine, Hospital Nacional Cayetano Heredia, Lima, Peru
*Cholera and Other Vibrio Infections*

**Steven A. Seifert, MD**
Professor of Emergency Medicine, University of New Mexico School of Medicine; Medical Director, New Mexico Poison and Drug Information Center, Albuquerque, New Mexico
*Envenomation, Bites, and Stings*

**Julian Lawrence Seifter, MD**
James G. Haidas Distinguished Chair in Medicine, Brigham and Women's Hospital and Harvard Medical School, Boston, Massachusetts
*Potassium Disorders; Acid-Base Disorders*

**Duygu Selcen, MD**
Professor of Neurology and Pediatrics, Mayo Clinic College of Medicine and Science, Rochester, Minnesota
*Muscle Diseases*

**Carol E. Semrad, MD**
Professor of Medicine, University of Chicago Pritzker School of Medicine, Chicago, Illinois
*Approach to the Patient with Diarrhea and Malabsorption*

**Harry Shamoon, MD**
Professor of Medicine and Senior Associate Dean for Clinical & Translational Research, Albert Einstein College of Medicine; Director, Harold and Muriel Block Institute for Clinical and Translational Research at Einstein and Montefiore, Bronx, New York
*Diabetes Mellitus*

**Pamela J. Shaw, DBE, MBBS, MD**
Professor of Neurology, Sheffield Institute for Translational Neuroscience, University of Sheffield, Sheffield, United Kingdom
*Amyotrophic Lateral Sclerosis and Other Motor Neuron Diseases*

**Beth H. Shaz, MD**
Chief Medical and Scientific Officer, New York Blood Center; Adjunct Assistant Professor, Department of Pathology and Cell Biology, Columbia University Vagelos College of Physicians and Surgeons, New York, New York
*Transfusion Medicine*

**Robert L. Sheridan, MD**
Professor of Surgery, Harvard Medical School and Massachusetts General Hospital, COL (ret), U.S. Army, Boston, Massachusetts
*Medical Aspects of Trauma and Burns*

**Stuart Sherman, MD**
Glen A. Lehman Professor of Gastroenterology and Professor of Medicine and Radiology; Clinical Director of Gastroenterology and Hepatology, Indiana University School of Medicine, Indianapolis, Indiana
*Diseases of the Gallbladder and Bile Ducts*

**Wun-Ju Shieh, MD, MPH, PhD**
Deputy Chief/Medical Officer, Infectious Diseases Pathology Branch, Centers for Disease Control and Prevention, Atlanta, Georgia
*Leptospirosis*

**Michael E. Shy, MD**
Professor of Neurology and Pediatrics, University of Iowa Carver College of Medicine, Iowa City, Iowa
*Peripheral Neuropathies*

**Ellen Sidransky, MD**
Chief, Section of Molecular Neurogenetics, Medical Genetics Branch, NHGRI, National Institutes of Health, Bethesda, Maryland
*Lysosomal Storage Diseases*

**Richard M. Siegel, MD, PhD**
Clinical Director and Chief, Autoimmunity Branch, National Institute of Arthritis and Musculoskeletal and Skin Diseases, National Institutes of Health, Bethesda, Maryland
*The Systemic Autoinflammatory Diseases*

**Costi D. Sifri, MD**
Professor of Medicine and Medical Director, Immunocompromised Infectious Diseases Program, University of Virginia Health System, Charlottesville, Virginia
*Approach to Fever and Suspected Infection in the Immunocompromised Host*

**Robert F. Siliciano, MD, PhD**
Professor of Medicine, Johns Hopkins University School of Medicine; Investigator, Howard Hughes Medical Institute, Baltimore, Maryland
*Immunopathogenesis of Human Immunodeficiency Virus Infection*

**Michael S. Simberkoff, MD**
Professor of Medicine, New York University School of Medicine and Chief of Staff, VA New York Harbor Healthcare System, New York, New York
*Haemophilus and Moraxella Infections*

**David L. Simel, MD, MHS**
Professor of Medicine, Duke University School of Medicine; Chief of Medical Service, Durham Veterans Affairs Medical Center, Durham, North Carolina
*Approach to the Patient: History and Physical Examination*

**Karl Skorecki, MD**
Professor and Dean, Azrieli Faculty of Medicine, Bar-Ilan University, Ramat Gan, Israel
*Regenerative Medicine, Cell, and Gene Therapies*

**Arthur S. Slutsky, CM, MD**
Professor of Medicine, Director, Interdepartmental Division of Critical Care Medicine, University of Toronto; Vice President (Research), St Michael's Hospital; Keenan Research Centre, Li Ka Shing Knowledge Institute, Toronto, Ontario, Canada
*Mechanical Ventilation*

**Eric J. Small, MD**
Professor of Medicine, Deputy Director and Chief Scientific Officer, UCSF Helen Diller Family Comprehensive Cancer Center, University of California, San Francisco, School of Medicine, San Francisco, California
*Prostate Cancer*

**Gerald W. Smetana, MD**
Professor of Medicine, Harvard Medical School and Physician, Division of General Medicine and Primary Care, Beth Israel Deaconess Medical Center, Boston, Massachusetts
*Principles of Medical Consultation*

**Gordon Smith, MD**
Professor and Chair of Neurology, Medical College of Virginia, Virginia Commonwealth University, Richmond, Virginia
*Peripheral Neuropathies*

**Magdalena E. Sobieszczyk, MD, MPH**
Associate Professor of Medicine, Vagelos College of Physicians and Surgeons, Columbia University Irving Medical Center, New York, New York
*Severe Acute Respiratory Syndrome Coronavirus 2*

**Frederick S. Southwick, MD**
Professor of Medicine, University of Florida College of Medicine, Gainesville, Florida
*Nocardiosis*

**Allen M. Spiegel, MD**
Dean Emeritus and Professor of Medicine, Albert Einstein College of Medicine, Bronx, New York
*Principles of Endocrinology; Polyglandular Disorders*

**Robert Spiera, MD**
Professor of Clinical Medicine, Weill Cornell Medical College; Director, Scleroderma, Vasculitis, & Myositis Center, Hospital for Special Surgery, New York, New York
*Giant Cell Arteritis and Polymyalgia Rheumatica*

**Stanley M. Spinola, MD**
Professor of Medicine, Microbiology and Immunology, Pathology and Laboratory Medicine and Chair, Microbiology and Immunology, Indiana University School of Medicine, Indianapolis, Indiana
*Chancroid*

**Sally P. Stabler, MD**
Professor of Medicine and Cleo Scott & Mitchell Vincent Allen Chair in Hematology Research, University of Colorado School of Medicine, Aurora, Colorado
*Megaloblastic Anemias*

**Stephanie M. Stanford, PhD**
Assistant Professor of Medicine, University of California, San Diego, School of Medicine, La Jolla, California
*Mechanisms of Inflammation and Tissue Repair*

**Paul Stark, MD**
Professor Emeritus of Radiology, University of California, San Diego, School of Medicine; Chief of Cardiothoracic Radiology, VA San Diego Healthcare System, La Jolla, California
*Imaging in Pulmonary Disease*

**David P. Steensma, MD**
Associate Professor of Medicine, Harvard Medical School and Physician, Dana-Farber Cancer Institute, Boston, Massachusetts
*Myelodysplastic Syndromes*

**Theodore S. Steiner, MD**
Professor and Associate Head, Division of Infectious Diseases, University of British Columbia, Vancouver, British Columbia, Canada
*Escherichia Coli Enteric Infections*

**David S. Stephens, MD**
Stephen W. Schwarzmann Distinguished Professor of Medicine and Chair, Department of Medicine, Emory University School of Medicine, Atlanta, Georgia
*Neisseria Meningitidis Infections*

**David A. Stevens, MD**
Professor of Medicine, Stanford University School of Medicine, Stanford, California; President and Principal Investigator, Infectious Diseases Research Laboratory, California Institute for Medical Research, San Jose, California
*Systemic Antifungal Agents*

**Dennis L. Stevens, PhD, MD**
Professor of Medicine, University of Washington School of Medicine, Seattle, Washington; Research & Development Service, Veterans Affairs Medical Center, Boise, Idaho
*Nonpneumococcal Streptococcal Infections and Rheumatic Fever*

**James K. Stoller, MD, MS**
Professor and Chairman, Education Institute, Jean Wall Bennett Professor of Medicine, Samson Global Leadership Endowed Chair, Cleveland Clinic Lerner College of Medicine, Cleveland Clinic, Cleveland, Ohio
*Respiratory Monitoring in Critical Care*

**John H. Stone, MD, MPH**
Professor of Medicine, Harvard Medical School, Director, Clinical Rheumatology, Massachusetts General Hospital, Boston, Massachusetts
*The Systemic Vasculitides*

**Richard M. Stone, MD**
Professor of Medicine, Harvard Medical School; Chief of the Medical Staff, Dana-Farber Cancer Institute, Boston, Massachusetts
*Myelodysplastic Syndromes*

**Raymond A. Strikas, MD, MPH**
Medical Officer, Immunization Services Division, Centers for Disease Control and Prevention, Atlanta, Georgia
*Immunization*

**Edwin P. Su, MD**
Associate Professor of Clinical Orthopaedics, Weill Cornell Medical College; Associate Attending Orthopaedic Surgeon, Hospital for Special Surgery, New York, New York
*Surgical Treatment of Joint Diseases*

**Roland W. Sutter, MD, MPH&TM**
Special Adviser to Director, Polio Eradication Department, World Health Organization, Geneva, Switzerland
*Diphtheria and Other Corynebacterium Infections*

**Ronald S. Swerdloff, MD**
Professor of Medicine, David Geffen School of Medicine at UCLA, Los Angeles, California; Chief, Division of Endocrinology, Metabolism and Nutrition, Harbor-UCLA Medical Center, Senior Investigator, Los Angeles Biomedical Research Institute, Torrance, California
*The Testis and Male Hypogonadism, Infertility, and Sexual Dysfunction*

**Heidi Swygard, MD, MPH**
Professor of Medicine, University of North Carolina at Chapel Hill, Chapel Hill, North Carolina
*Approach to the Patient with a Sexually Transmitted Infection*

**Megan Sykes, MD**
Michael J. Friedlander Professor of Medicine, Director, Columbia Center for Translational Immunology, Columbia University Vagelos College of Physicians and Surgeons, New York, New York
*Transplantation Immunology*

**H. Keipp Talbot, MD, MPH**
Associate Professor of Medicine, Vanderbilt University School of Medicine, Nashville, Tennessee
*Respiratory Syncytial Virus*

**Marian Tanofsky-Kraff, PhD**
Professor of Medical and Clinical Psychology and of Medicine, Uniformed Services University of the Health Sciences, Bethesda, Maryland
*Eating Disorders*

**Susan M. Tarlo, MBBS**
Professor of Medicine, University of Toronto; Respiratory Physician, University Health Network, Toronto, Ontario, Canada
*Occupational Lung Disease*

**Paul S. Teirstein, MD**
Chief of Cardiology; Director, Interventional Cardiology, Scripps Clinic, La Jolla, California
*Interventional and Surgical Treatment of Coronary Artery Disease*

**Sam R. Telford, III, ScD**
Professor of Infectious Disease and Global Health, Tufts University School of Veterinary Medicine, North Grafton, Massachusetts
*Babesiosis and Other Protozoan Diseases*

**Rajesh V. Thakker, MD**
May Professor of Medicine, Radcliffe Department of Medicine, University of Oxford, Oxford, United Kingdom
*The Parathyroid Glands, Hypercalcemia, and Hypocalcemia*

**Judith Therrien, MD**
Professor of Medicine, Jewish General Hospital, Montreal, Quebec, Canada
*Congenital Heart Disease in Adults*

**George R. Thompson, III, MD**
Associate Professor of Clinical Medicine, University of California, Davis School of Medicine, Davis, California
*Endemic Mycoses*

**Antonella Tosti, MD**
Fredric Brandt Endowed Professor of Dermatology, Dr. Phillip Frost Department of Dermatology and Cutaneous Surgery, University of Miami Miller School of Medicine, Miami, Florida
*Diseases of Hair and Nails*

**Indi Trehan, MD, MPH, DTM&H**
Associate Professor of Pediatrics, Washington University School of Medicine in St. Louis, St. Louis, Missouri; Executive Director and Medical Director, Lao Friends Hospital for Children, Luang Prabang, Lao People's Democratic Republic
*Protein-Energy Malnutrition*

**Ronald B. Turner, MD**
Professor of Pediatrics, University of Virginia School of Medicine, Charlottesville, Virginia
*The Common Cold*

**Anthony Michael Valeri, MD**
Associate Professor of Medicine, Vagelos College of Physicians and Surgeons; Medical Director, Hemodialysis, Columbia University Irving Medical Center, New York, New York
*Treatment of Irreversible Renal Failure*

**John Varga, MD**
John and Nancy Hughes Distinguished Professor of Medicine, Northwestern University Feinberg School of Medicine, Chicago, Illinois
*Systemic Sclerosis (Scleroderma)*

**Bradley V. Vaughn, MD**
Professor of Neurology, University of North Carolina, Chapel Hill, North Carolina
*Sleep Disorders*

**Alan P. Venook, MD**
Professor of Clinical Medicine, University of California, San Francisco, School of Medicine, San Francisco, California
*Liver and Biliary Tract Cancers*

**Joseph G. Verbalis, MD**
Professor of Medicine, Georgetown University; Chief, Endocrinology and Metabolism, Georgetown University Hospital, Washington, D.C.
*Posterior Pituitary*

**Ronald G. Victor, MD**[†]
Formerly Burns & Allen Professor of Medicine, Smidt Heart Institute, Cedars-Sinai Medical Center, Los Angeles, California
*Arterial Hypertension*

**Angela Vincent, MBBS, MSc**
Emeritus Professor, Nuffield Department of Clinical Neurosciences, University of Oxford, Oxford, United Kingdom
*Disorders of Neuromuscular Transmission*

**Tonia L. Vincent, PhD**
Professor of Musculoskeletal Biology, Arthritis Research UK Senior Fellow and Consultant Rheumatologist; Director, Arthritis Research UK Centre for Osteoarthritis Pathogenesis, University of Oxford, Oxford, England
*Osteoarthritis*

**Robert M. Wachter, MD**
Holly Smith Professor and Chairman, Department of Medicine, University of California, San Francisco, School of Medicine, San Francisco, California
*Quality, Safety, and Value*

**Edward H. Wagner, MD, MPH**
Director Emeritus, MacColl Center for Health Care Innovation, Group Health Research Institute, Seattle, Washington
*Comprehensive Chronic Disease Management*

**Edward E. Walsh, MD**
Professor of Medicine, University of Rochester School of Medicine & Dentistry; Unit Chief, Infectious Diseases, Rochester General Hospital, Rochester, New York
*Respiratory Syncytial Virus*

**Thomas J. Walsh, MD**
Professor of Medicine, Pediatrics, Microbiology & Immunology and Chief, Infectious Diseases Translational Research Laboratory, Weill Cornell Medical College, New York, New York; Adjunct Professor of Pathology, Johns Hopkins University School of Medicine; Adjunct Professor of Medicine, University of Maryland School of Medicine, Baltimore, Maryland
*Aspergillosis*

**Jeremy D. Walston, MD**
Raymond and Anna Lublin Professor of Geriatric Medicine, Johns Hopkins University School of Medicine, Baltimore, Maryland
*Common Clinical Sequelae of Aging*

**Roland B. Walter, MD, PhD, MS**
Associate Professor of Medicine, University of Washington School of Medicine and Associate Member, Clinical Research Division, Fred Hutchinson Cancer Research Center, Seattle, Washington
*The Acute Leukemias*

**Christina Wang, MD**
Professor of Medicine, David Geffen School of Medicine at UCLA, Los Angeles, California; Clinical and Translational Science Institute, Los Angeles Biomedical Research Institute and Division of Endocrinology, Department of Medicine, Harbor-UCLA Medical Center, Torrance, California
*The Testis and Male Hypogonadism, Infertility, and Sexual Dysfunction*

**Lorraine B. Ware, MD**
Professor of Medicine, Pathology, Microbiology, and Immunology, Vanderbilt University School of Medicine, Nashville, Tennessee
*Acute Respiratory Failure*

**Cirle A. Warren, MD**
Associate Professor of Medicine, University of Virginia School of Medicine, Charlottesville, Virginia
*Cryptosporidiosis*

**John T. Watson, MD, MSc**
Respiratory Viruses Branch, Division of Viral Diseases, Centers for Disease Control and Prevention, Atlanta, Georgia
*Coronaviruses*

**Thomas J. Weber, MD**
Associate Professor of Medicine, Duke University School of Medicine, Durham, North Carolina
*Approach to the Patient with Metabolic Bone Disease; Osteoporosis*

**Geoffrey A. Weinberg, MD**
Professor of Pediatrics, University of Rochester School of Medicine & Dentistry; Director, Clinical Pediatric Infectious Diseases & Pediatric HIV Program, Golisano Children's Hospital, University of Rochester Medical Center, Rochester, New York
*Parainfluenza Viral Disease*

**David A. Weinstein, MD, MMSc**
Professor of Pediatrics, University of Connecticut School of Medicine, Farmington, Connecticut; Director, Glycogen Storage Disease Program, Connecticut Children's Medical Center, Hartford, Connecticut
*Glycogen Storage Diseases*

**Robert S. Weinstein, MD**
Professor of Medicine, University of Arkansas for Medical Sciences; Staff Endocrinologist, Central Arkansas Veterans Health Care System, Little Rock, Arkansas
*Osteomalacia and Rickets*

**Roger D. Weiss, MD**
Professor of Psychiatry, Harvard Medical School, Boston, Massachusetts; Chief, Division of Alcohol and Drug Abuse, McLean Hospital, Belmont, Massachusetts
*Drugs of Abuse*

**Roy E. Weiss, MD, PhD**
Kathleen & Stanley Glaser Distinguished Chair and Chairman, Department of Medicine, University of Miami Miller School of Medicine, Miami, Florida; Esformes Professor Emeritus, Department of Medicine, University of Chicago Pritzker School of Medicine, Chicago, Illinois
*Neuroendocrinology and the Neuroendocrine System; Anterior Pituitary*

**Jeffrey I. Weitz, MD**
Professor of Medicine & Biochemistry, McMaster University Michael G. DeGroote School of Medicine; Executive Director, Thrombosis & Atherosclerosis Research Institute, Hamilton, Ontario, Canada
*Venous Thrombosis and Embolism*

**Richard P. Wenzel, MD, MSc**
Professor and Former Chairman, Internal Medicine, Medical College of Virginia, Virginia Commonwealth University, Richmond, Virginia
*Acute Bronchitis and Tracheitis*

**Victoria P. Werth, MD**
Professor of Dermatology, University of Pennsylvania Perelman School of Medicine; Chief of Dermatology, Corporal Michael J. Crescenz VAMC, Philadelphia, Pennsylvania
*Principles of Therapy of Skin Diseases*

**Sterling G. West, MD**
Professor of Medicine, University of Colorado School of Medicine, Aurora, Colorado
*Systemic Diseases in Which Arthritis Is a Feature*

---

[†]Falecido.

**A. Clinton White, Jr., MD**
Professor of Internal Medicine, University of Texas Medical Branch, Galveston, Texas
*Cestodes*

**Christopher J. White, MD**
Chairman and Professor of Medicine, Ochsner Clinical School of the University of Queensland, Ochsner Medical Institutions, New Orleans, Louisiana
*Atherosclerotic Peripheral Arterial Disease*

**Julian White, MBBS, MD**
Professor and Head, Toxinology Department, Women's & Children's Hospital, North Adelaide, South Australia, Australia
*Envenomation, Bites, and Stings*

**Perrin C. White, MD**
Professor of Pediatrics, University of Texas Southwestern Medical Center; Chief of Endocrinology, Children's Medical Center, Dallas, Texas
*Sexual Development and Identity*

**Richard J. Whitley, MD**
Distinguished Professor of Pediatrics, Loeb Eminent Scholar Chair in Pediatrics, Professor of Microbiology, Medicine, and Neurosurgery, Pediatrics, University of Alabama at Birmingham School of Medicine, Birmingham, Alabama
*Herpes Simplex Virus Infections*

**Michael P. Whyte, MD**
Professor of Medicine, Pediatrics, and Genetics, Washington University School of Medicine in St. Louis; Medical-Scientific Director, Center for Metabolic Bone Disease and Molecular Research, Shriners Hospital for Children, St. Louis, Missouri
*Osteonecrosis, Osteosclerosis/Hyperostosis, and Other Disorders of Bone*

**Samuel Wiebe, MD, MSc**
Professor of Clinical Neurosciences, Community Health Sciences and Pediatrics, University of Calgary Cumming School of Medicine, Calgary, Alberta, Canada
*The Epilepsies*

**Jeanine P. Wiener-Kronish, MD**
Henry Isaiah Dorr Professor of Research and Teaching in Anaesthesia, Department of Anesthesia, Critical Care and Pain Medicine, Harvard Medical School; Anesthestist-in-Chief, Massachusetts General Hospital, Boston, Massachusetts
*Overview of Anesthesia*

**David J. Wilber, MD**
George M Eisenberg Professor of Medicine, Loyola University Chicago Stritch School of Medicine; Director, Division of Cardiology, Loyola University Medical Center, Maywood, Illinois
*Electrophysiologic Interventional Procedures and Surgery*

**Beverly Winikoff, MD, MPH**
President, Gynuity Health Projects; Professor of Clinical Population and Family Health, Population and Family Health, Columbia University Mailman School of Public Health, New York, New York
*Contraception*

**Jane N. Winter, MD**
Professor of Medicine, Robert H Lurie Comprehensive Cancer Center and the Department of Medicine, Northwestern University Feinberg School of Medicine, Chicago, Illinois
*Approach to the Patient with Lymphadenopathy and Splenomegaly*

**Edward M. Wolin, MD**
Professor of Medicine, Albert Einstein College of Medicine; Director, Neuroendocrine Tumor Program, Department of Medical Oncology, Montefiore Einstein Center for Cancer Care, Bronx, New York
*Neuroendocrine Tumors*

**Gary P. Wormser, MD**
Professor of Medicine and of Microbiology and Immunology and Pharmacology, New York Medical College; Chief, Division of Infectious Diseases, Valhalla, New York
*Lyme Disease*

**Neal S. Young, MD**
Chief, Hematology Branch, NHLBI, National Heart, Lung, and Blood Institute, Bethesda, Maryland
*Parvovirus*

**Vincent B. Young, MD, PhD**
William Henry Fitzbutler Professor of Internal Medicine/Infectious Diseases, Professor of Microbiology & Immunology, University of Michigan Medical School, Ann Arbor, Michigan
*The Human Microbiome*

**William F. Young, Jr., MD, MSc**
Professor of Medicine, Tyson Family Endocrinology Clinical Professor, Mayo Clinic College of Medicine and Science, Rochester, Minnesota
*Adrenal Medulla, Catecholamines, and Pheochromocytoma*

**Alan S.L. Yu, MB BChir**
Harry Statland and Solon Summerfield Professor, University of Kansas Medical Center; Director, The Kidney Institute, University of Kansas Medical Center, Kansas City, Kansas
*Disorders of Magnesium and Phosphorus*

**Anita K. M. Zaidi, MBBS, SM**
Director, Enteric and Diarrheal Diseases; and Vaccine Development and Surveillance, Bill and Melinda Gates Foundation, Seattle, Washington
*Shigellosis*

**Sherif Zaki, MD, PhD**
Chief, Infectious Diseases Pathology Branch, Centers for Disease Control and Prevention, Atlanta, Georgia
*Leptospirosis*

**Thomas R. Ziegler, MD**
Department of Medicine, Division of Endocrinology, Metabolism and Lipids, Emory University School of Medicine, Atlanta, Georgia
*Malnutrition: Assessment and Support*

**Peter Zimetbaum, MD**
Richard and Susan Smith Professor of Cardiovascular Medicine, Harvard Medical School; Associate Chief and Director of Clinical Cardiology, Medicine, Beth Israel Deaconess Medical Center, Boston, Massachusetts
*Supraventricular Cardiac Arrhythmias*

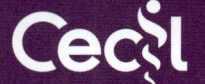

# MATERIAL SUPLEMENTAR

Este livro conta com o seguinte material suplementar:

- Vídeos
- Referências bibliográficas
- Questões de revisão
- Apêndice
- Trechos complementares de capítulos*
- Atualização constante dos capítulos
- E-figuras
- E-tabelas.

O acesso ao material suplementar é gratuito. Basta que o leitor se cadastre e faça seu *login* em nosso *site* (www.grupogen.com.br), clique no menu superior do lado direito e, após, em Ambiente de aprendizagem. Em seguida, clique no menu retrátil (≡) e insira o código (PIN) de acesso localizado na primeira capa interna deste livro.

*O acesso ao material suplementar online fica disponível até seis meses após a edição do livro ser retirada do mercado.*

Caso haja alguma mudança no sistema ou dificuldade de acesso, entre em contato conosco (gendigital@grupogen.com.br).

*Este ícone, disposto ao longo do texto, indica a que assuntos os trechos complementares se referem.

# PREFÁCIO

Nos mais de 90 anos que se passaram desde a publicação da primeira edição do *Goldman-Cecil Medicina*, quase tudo o que sabemos sobre medicina interna mudou. O progresso na ciência médica ocorre agora em um ritmo cada vez mais rápido, com mudanças transformadoras na prática clínica e na prestação de cuidados de saúde nos níveis individual, social e global. Este livro e seus produtos eletrônicos associados incorporam o mais recente conhecimento médico em vários formatos que devem atrair estudantes e profissionais experientes, independentemente de como eles preferem acessar essas informações que mudam rapidamente.

No entanto, mesmo que as informações específicas de *Cecil* tenham mudado, permanecemos fiéis à tradição de um livro abrangente de medicina que explica cuidadosamente o *porquê* (a genética, a genômica e a biopatologia subjacentes às doença) e o *como* (agora espera-se que seja baseada em evidências encontradas em ensaios controlados randomizados e metanálises). As descrições de fisiologia e fisiopatologia incluem os mais recentes avanços genéticos em um formato prático, que se esforça para ser útil para o não especialista, de modo que o cuidado possa ser realmente o mais preciso e personalizado possível.

A medicina entrou em uma era em que a acuidade da doença e o tempo limitado disponível para avaliar um paciente diminuíram a capacidade dos médicos de satisfazer sua curiosidade intelectual. Como resultado, a aquisição de informações, facilmente alcançável nesta época, é muitas vezes confundida com conhecimento. Tentamos abordar esse dilema com um livro-texto que não apenas informa, mas também estimula novas questões e dá um vislumbre do caminho futuro para um novo conhecimento. Evidências de grau A são especificamente destacadas na obra e referenciadas no final de cada capítulo. Além das informações fornecidas no livro didático, o material suplementar *online* fornece conteúdo e funcionalidade ampliados. Em muitos casos, os artigos completos referenciados em cada capítulo podem ser acessados neste material. Além disso, são disponibilizadas atualizações constantes de capítulos.

As partes para cada sistema de órgãos começam com um capítulo que resume uma abordagem para pacientes com sintomas, sinais ou anomalias laboratoriais principais associadas à disfunção desse sistema orgânico. Conforme resumido na e-Tabela 1.1, o texto fornece especificamente informações claras e concisas sobre como o médico deve abordar mais de 100 sintomas, sinais e anormalidades laboratoriais comuns, geralmente com um fluxograma, uma tabela ou ambos para fácil referência. Desse modo, *Cecil* permanece um texto abrangente para orientar o diagnóstico e a terapia, não apenas para pacientes com doenças suspeitas ou conhecidas, mas também para pacientes que podem ter sintomas ou sinais não diagnosticados que exigem avaliação inicial.

Assim como cada edição traz novos autores, também nos faz lembrar com gratidão dos editores e autores anteriores. Os editores anteriores do *Cecil* incluem um grupo pequeno, mas notavelmente distinto, de líderes da medicina norte-americana: Russell Cecil, Paul Beeson, Walsh McDermott, James Wyngaarden, Lloyd H. Smith, Jr., Fred Plum, J. Claude Bennett e Dennis Ausiello. Ao darmos as boas-vindas a uma nova editora associada – Nancy Davidson –, também expressamos nossa gratidão a James Doroshow e a outros editores associados das edições anteriores sobre as quais construímos nossas fundações. Nossos editores associados que retornaram – Mary K. Crow, Jeff Rey M. Drazen, Robert C. Griggs, Donald W. Landry, Wendy Levinson, Anil Rustgi, W. Michael Scheld e Allen M. Spiegel – continuam a fazer contribuições críticas para a seleção de autores e a revisão e a aprovação de todos os manuscritos. Os editores, entretanto, são totalmente responsáveis pelo livro, bem como pela integração entre os capítulos.

A tradição do *Cecil* é que todos os capítulos sejam escritos por especialistas renomados em cada campo. Dois desses autores, Frank A. Lederle, autor do capítulo *Doenças da Aorta*, e Ronald Victor, autor do capítulo *Hipertensão Arterial*, faleceram após entregarem seus textos, e lamentamos sua morte.

Também somos muito gratos pela assistência editorial em Nova York de Timothy Gahr, Maribel Lim, Eva Allen e Magdalena Fuentes. Esses indivíduos e outros em nossos escritórios têm demonstrado dedicação e equanimidade extraordinárias ao trabalhar com autores e editores para gerenciar o fluxo interminável de manuscritos, figuras e permissões.

Esta edição do *Goldman-Cecil Medicina* inclui muitos novos autores. Gostaríamos também de agradecer a eles, que muitas vezes forneceram figuras que estão nesta edição, bem como tabelas que foram incluídas ou modificadas para esta edição. Além disso, por causa do formato padronizado e da edição extensa que são característicos da obra, alguns novos capítulos incorporam princípios, conceitos e aspectos organizacionais desses capítulos anteriores, frequentemente revisados significativamente antes da publicação. Entre os autores anteriores que merecem nosso apreço, na ordem numérica de seus capítulos, estão Victoria M. Taylor, Steven A. Schroeder, Thomas B. Newman, Charles E. McCulloch, Thomas H. Lee, F. Daniel Duffy, Lawrence S. Neinstein, Steven E. Hyman, Grant W. Cannon, Cem Gabay, Carlo Patrono, Jack Hirsh, Adam Perlman, Sandesh C.S. Nagamani, Paweł Stankiewicz, James R. Lupski, Sekar Kathiresan, David Altshuler, Göran K. Hansson, Anders Hamsten, L. David Hillis, Bruce W. Lytle, William C. Little, Donna Mancini, Yoshifumi Naka, Dennis E. Niewoehner, Frank J. Accurso, Emanuel P. Rivers, Marsha D. Ford, Geoffrey K. Isbister, Itzchak Slotki, Mark L. Zeidel, David H. Kim, Perry J. Pickhardt, Martin J. Blaser, Stephen Crane Hauser, H. Franklin Bunn, Gordon D. Ginder, Martin H. Steinberg, Aśok C. Antony, Ayalew Tefferi, Michael Glogauer, Marc E. Rothenberg, William L. Nichols, Lawrence T. Goodnough, Adrian R. Black, Kenneth H. Cowan, Susan O'Brien, Elias Jabbour, Marshall R. Posner, Charles D. Blanke, Douglas O. Faigel, David Spriggs, John D. Hainsworth, F. Anthony Greco, Clay F. Semenkovich, Stephen G. Kaler, Bruce R. Bacon, Bruce R. Bistrian, Stephen A. McClave, Mark E. Molitch, Matthew Kim, Paul W. Ladenson, Kenneth R. Hande, Robert W. Rebar, Deborah Grady, Elizabeth Barrett-Connor, Samuel A. Wells, Jr., Stephen I. Wasserman, Larry Borish, Suneel S. Apte, Joel A. Block, Carla Scanzello, Robert M. Bennett, Ilseung Cho, S. Ragnar Norrby, Lionel A. Mandell, Donald E. Low, Kenneth L. Gage, Atis Muehlenbachs, Stuart Levin, Kamaljit Singh, Richard L. Guerrant, Dirk M. Elston, Larry J. Anderson, Martin Weisse, Mark Papania, Letha M. Healey, Tamsin A. Knox, Christine Wanke, Kristina Crothers, Alison Morris, Toby A. Maurer, Thomas S. Uldrick, Robert Yarchoan, Robert Colebunders, Ralph F. Józefowicz, Michael Aminoff, Eelco F.M. Wijdicks, Myron Yanoff, Douglas Cameron, David H. Chu, James C. Shaw, Neil J. Korman e Ronald J. Elin. Agradecemos também a Michael G. House, que contribuiu para o capítulo *Doenças da Vesícula Biliar e dos Ductos Biliares*, e Anna Louise Beavis, que contribuiu para o capítulo *Cânceres Ginecológicos*. Os capítulos escritos por funcionários públicos refletem as recomendações e conclusões dos autores e não refletem, necessariamente, a posição oficial da entidade para a qual trabalham.

Da Elsevier, somos muito gratos a Dolores Meloni e Laura Schmidt e também agradecemos a Lucia Gunzel, Dan Fitzgerald e Maggie Reid, que foram essenciais para o planejamento e a produção.

Convivemos com médicos notáveis ao longo de nossas vidas e gostaríamos de agradecer a orientação e o apoio de vários daqueles que exemplificam esse paradigma – Eugene Braunwald, o falecido Lloyd H. Smith, Jr., Frank Gardner e William Castle. Por fim, gostaríamos de agradecer à família Goldman – Jill, Jeff, Abigail, Mira, Samuel, Daniel, Morgan, Robyn, Tobin, Dashel e Alden – e à família Schafer – Pauline, Eric, Melissa, Nathaniel, Caroline, Pam, John, Evan, Samantha, Kate, Sean, Patrick e Meghan – por sua compreensão do tempo e do foco necessários para editar um livro que se esforça para sustentar a tradição de nossos predecessores e atender às necessidades do médico atual.

LEE GOLDMAN, MD
ANDREW I. SCHAFER, MD

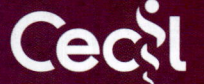

# CONTEÚDOS DOS VÍDEOS

 Este ícone aparece ao longo do livro para indicar vídeos disponíveis *online* no GEN-IO, nosso ambiente virtual de aprendizagem.

## ENVELHECIMENTO E MEDICINA GERIÁTRICA

Método de avaliação de confusão
Capítulo 25, Vídeo 1 – Sharon K. Inouye

## DOENÇA CARDIOVASCULAR

Visualizações ecocardiográficas padrão
Capítulo 49, Vídeo 1 – Catherine M. Otto

Miocardiopatia dilatada
Capítulo 49, Vídeo 2 – Catherine M. Otto

Ecocardiografia tridimensional
Capítulo 49, Vídeo 3 – Catherine M. Otto

Ecocardiografia sob estresse
Capítulo 49, Vídeo 4 – Catherine M. Otto

Derrame pericárdico
Capítulo 49, Vídeo 5 – Catherine M. Otto

Comunicação interatrial do tipo *secundum*
Capítulo 61, Vídeo 1 – Ariane J. Marelli

Comunicação interventricular perimembranosa
Capítulo 61, Vídeo 2 – Ariane J. Marelli

Colocação de *stent* coronariano
Capítulo 65, Vídeo 1 – Paul S. Teirstein

Passagem do fio-guia
Capítulo 65, Vídeo 2 – Paul S. Teirstein

Colocação de *stent*
Capítulo 65, Vídeo 3 – Paul S. Teirstein

Insuflação do *stent*
Capítulo 65, Vídeo 4 – Paul S. Teirstein

Resultado final
Capítulo 65, Vídeo 5 – Paul S. Teirstein

## DOENÇAS RESPIRATÓRIAS

Sibilos
Capítulo 81, Vídeo 1 – Jeffrey M. Drazen

Uso de inalador
Capítulo 81, Vídeo 2 – Jeffrey M. Drazen

Ressecção pulmonar em cunha por VATS
Capítulo 93, Vídeo 1 – Malcolm M. Decamp

## MEDICINA DE CUIDADOS INTENSIVOS

Ventilação de pulmão de rato *ex vivo*
Capítulo 97, Vídeo 1 – Arthur S. Slutsky, George Volgyesi e Tom Whitehead

## DOENÇAS GASTRINTESTINAIS

Colite ulcerativa, moderadamente grave
Capítulo 132, Vídeo 1 – Gary R. Lichtenstein

## DOENÇAS DO FÍGADO, DA VESÍCULA BILIAR E DOS DUCTOS BILIARES

Ultrassom endoscópico da ascaridíase biliar, colangiopancreatografia endoscópica retrógrada da ascaridíase biliar e extração de helminto
Capítulo 142, Vídeo 1 – K. Rajender Reddy

## ONCOLOGIA

Enteroscopia com balão duplo por laparoscopia assistida com polipectomia de um adenoma de jejuno seguida por sutura cirúrgica do local de polipectomia
Capítulo 184, Vídeo 1 – Shabana Pasha

Polipectomia com alça de um adenoma do cólon
Capítulo 184, Vídeo 2 – Jonathan Leighton

Ressecção endoscópica da mucosa usando polipectomia por elevação com solução salina de um adenoma do cólon, seguida de fechamento do defeito da mucosa com clipes
Capítulo 184, Vídeo 3 – Wajeeh Salah

## DOENÇAS ENDÓCRINAS

Cirurgia hipofisária
Capítulo 211, Vídeo 1 – Ivan Ciric

## NEUROLOGIA

Transtorno convulsivo focal – epilepsia do lobo temporal
Capítulo 368, Vídeo 1 – Gabriele C. Deluca e Robert C. Griggs

Transtorno convulsivo generalizado – epilepsia mioclônica
Capítulo 368, Vídeo 2 – Gabriele C. Deluca e Robert C. Griggs

Sinal da pronação (Barré)
Capítulo 368, Vídeo 3 – Gabriele C. Deluca e Robert C. Griggs

Núcleos da base: parkinsonismo
Capítulo 368, Vídeo 4 – Gabriele C. Deluca e Robert C. Griggs

Tronco encefálico (fascículo longitudinal medial): oftalmoplegia internuclear (OPI)
Capítulo 368, Vídeo 5 – Gabriele C. Deluca e Robert C. Griggs

Cerebelo e medula espinal: marcha espástico-atáxica
Capítulo 368, Vídeo 6 – Gabriele C. Deluca e Robert C. Griggs

Clônus sustentado
Capítulo 368, Vídeo 7 – Gabriele C. Deluca e Robert C. Griggs

Célula e axônio do corno anterior: fasciculações (língua e membro inferior)
Capítulo 368, Vídeo 8 – Gabriele C. Deluca e Robert C. Griggs

Plexo braquial: plexopatia braquial
Capítulo 368, Vídeo 9 – Gabriele C. Deluca e Robert C. Griggs

Nervo periférico: neuropatia periférica dependente do comprimento
Capítulo 368, Vídeo 10 – Gabriele C. Deluca e Robert C. Griggs

Junção neuromuscular: ptose fatigável, disartria e disfonia
Capítulo 368, Vídeo 11 – Gabriele C. Deluca e Robert C. Griggs

Músculo: distrofia miotônica
Capítulo 368, Vídeo 12 – Gabriele C. Deluca e Robert C. Griggs

Distrofia muscular facioescapuloumeral
Capítulo 368, Vídeo 13 – Gabriele C. Deluca e Robert C. Griggs

Provocação cervical
Capítulo 372, Vídeo 1 – J.D. Bartleson e Richard L. Barbano

Manobra de Spurling
Capítulo 372, Vídeo 2 – J.D. Bartleson e Richard L. Barbano

Teste de distração (afastamento) cervical
Capítulo 372, Vídeo 3 – J.D. Bartleson e Richard L. Barbano

Sinal de Lasègue
Capítulo 372, Vídeo 4 – J.D. Bartleson e Richard L. Barbano

Elevação da perna reta contralateral
Capítulo 372, Vídeo 5 – J.D. Bartleson e Richard L. Barbano

Elevação da perna reta sentada
Capítulo 372, Vídeo 6 – J.D. Bartleson e Richard L. Barbano

Discectomia
Capítulo 372, Vídeo 7 – J.D. Bartleson e Richard L. Barbano

Crise de ausência típica em uma mulher de 19 anos (convulsão de ausência generalizada)
Capítulo 375, Vídeo 1 – Samuel Wiebe

Epilepsia rolândica motora esquerda evoluindo para convulsão tônico-clônica bilateral em uma mulher com epilepsia pós-traumática (convulsão motora focal esquerda para tônico-clônica bilateral)
Capítulo 375, Vídeo 2 – Samuel Wiebe

Convulsão de consciência prejudicada do foco temporal esquerdo
Capítulo 375, Vídeo 3 – Samuel Wiebe

Comprometimento da conscientização focal temporal esquerda – confusão pós-ictal
Capítulo 375, Vídeo 4 – Samuel Wiebe

Comprometimento da conscientização focal temporal esquerda, evoluindo para tônico-clônico bilateral
Capítulo 375, Vídeo 5 – Samuel Wiebe

Convulsão sensorial-motora suplementar focal direita em um paciente com RM normal (focal motora consciente)
Capítulo 375, Vídeo 6 – Samuel Wiebe

Convulsão temporal posterior direita – semiologia hipercinética dramática
Capítulo 375, Vídeo 7 – Samuel Wiebe

Convulsão hipercinética frontal mesial direita
Capítulo 375, Vídeo 8 – Samuel Wiebe

Estado de mal epiléptico generalizado não convulsivo
Capítulo 375, Vídeo 9 – Samuel Wiebe

Convulsão tônico-clônica generalizada, fase tônica
Capítulo 375, Vídeo 10 – Samuel Wiebe

Convulsão tônico-clônica generalizada, fase clônica
Capítulo 375, Vídeo 11 – Samuel Wiebe

Convulsão mioclônica generalizada envolvendo o rosto de um paciente com epilepsia mioclônica juvenil
Capítulo 375, Vídeo 12 – Samuel Wiebe

Convulsão tônica em um paciente com síndrome de Lennox-Gastaut (crise tônica generalizada, também poderia ser classificada como espasmo epiléptico)
Capítulo 375, Vídeo 13 – Samuel Wiebe

Convulsão atônica em um paciente com síndrome de Lennox-Gastaut (convulsão atônica generalizada)
Capítulo 375, Vídeo 14 – Samuel Wiebe

Convulsão auditiva reflexa em um paciente com RM normal (comprometimento da conscientização reflexa focal)
Capítulo 375, Vídeo 15 – Samuel Wiebe

Doença de Parkinson precoce
Capítulo 381, Vídeo 1 – Michael S. Okun e Anthony E. Lang

Congelamento da marcha na doença de Parkinson
Capítulo 381, Vídeo 2 – Michael S. Okun e Anthony E. Lang

"Andar do pistoleiro" na paralisia supranuclear progressiva
Capítulo 381, Vídeo 3 – Michael S. Okun e Anthony E. Lang

Paralisia do olhar supranuclear na paralisia supranuclear progressiva
Capítulo 381, Vídeo 4 – Michael S. Okun e Anthony E. Lang

Sinal do aplauso na paralisia supranuclear progressiva
Capítulo 381, Vídeo 5 – Michael S. Okun e Anthony E. Lang

Apraxia da abertura da pálpebra em paralisia supranuclear progressiva
Capítulo 381, Vídeo 6 – Michael S. Okun e Anthony E. Lang

Distonia craniana na atrofia de múltiplos sistemas
Capítulo 381, Vídeo 7 – Michael S. Okun e Anthony E. Lang

Distronia cervical na atrofia de múltiplos sistemas
Capítulo 381, Vídeo 8 – Michael S. Okun e Anthony E. Lang

Estridor em atrofia de múltiplos sistemas
Capítulo 381, Vídeo 9 – Michael S. Okun e Anthony E. Lang

Fenômeno de membro alienígena na síndrome corticobasal
Capítulo 381, Vídeo 10 – Michael S. Okun e Anthony E. Lang

Mioclonia na síndrome corticobasal
Capítulo 381, Vídeo 11 – Michael S. Okun e Anthony E. Lang

Discinesia induzida por levodopa na doença de Parkinson
Capítulo 381, Vídeo 12 – Michael S. Okun e Anthony E. Lang

Tremor essencial
Capítulo 382, Vídeo 1 – Michael S. Okun e Anthony E. Lang

Doença de Huntington
Capítulo 382, Vídeo 2 – Michael S. Okun e Anthony E. Lang

Hemibalismo
Capítulo 382, Vídeo 3 – Michael S. Okun e Anthony E. Lang

Blefarospasmo
Capítulo 382, Vídeo 4 – Michael S. Okun e Anthony E. Lang

Distonia oromandibular
Capítulo 382, Vídeo 5 – Michael S. Okun e Anthony E. Lang

Distonia cervical
Capítulo 382, Vídeo 6 – Michael S. Okun e Anthony E. Lang

Cãibra do escritor
Capítulo 382, Vídeo 7 – Michael S. Okun e Anthony E. Lang

Distonia na embocadura de instrumentistas
Capítulo 382, Vídeo 8 – Michael S. Okun e Anthony E. Lang

Truque sensorial (gesto antagonista) na distonia cervical
Capítulo 382, Vídeo 9 – Michael S. Okun e Anthony E. Lang

Distonia generalizada
Capítulo 382, Vídeo 10 – Michael S. Okun e Anthony E. Lang

Tiques
Capítulo 382, Vídeo 11 – Michael S. Okun e Anthony E. Lang

Discinesia tardia
Capítulo 382, Vídeo 12 – Michael S. Okun e Anthony E. Lang

Espasmo hemifacial
Capítulo 382, Vídeo 13 – Michael S. Okun e Anthony E. Lang

Movimentos oculares da encefalopatia de Wernicke: antes da tiamina
Capítulo 388, Vídeo 1 – Barbara S. Koppel

Movimentos oculares da encefalopatia de Wernicke: depois da tiamina
Capítulo 388, Vídeo 2 – Barbara S. Koppel

Mielinólise da ponte central: homem com movimentos oculares lentos e desconjugados
Capítulo 388, Vídeo 3 – Barbara S. Koppel

Sintomas e sinais de membros na ELA
Capítulo 391, Vídeo 1 – Pamela J. Shaw

Sintomas e sinais bulbares na ELA
Capítulo 391, Vídeo 2 – Pamela J. Shaw

Videofluoroscopia da deglutição normal e da deglutição em paciente com ELA com disfunção bulbar
Capítulo 391, Vídeo 3 – Pamela J. Shaw

Exame e caminhada para a doença de Charcot-Marie-Tooth
Capítulo 392, Vídeo 1 – Gordon Smith e Michael E. Shy

## DOENÇAS DOS OLHOS, DAS ORELHAS, DO NARIZ E DA GARGANTA

Teste cutâneo
Capítulo 398, Vídeo 1 – Larry Borish

Endoscopia nasal
Capítulo 398, Vídeo 2 – Larry Borish

## GUIA PARA ABORDAGEM DE SINAIS/SINTOMAS E ANORMALIDADES LABORATORIAIS COMUNS

| | CAPÍTULO | TABELAS OU FIGURAS ESPECÍFICAS |
|---|---|---|
| **SINTOMAS** | | |
| **Sistêmicos** | | |
| Febre | 264, 265 | Figuras 265.1, 265.2; Tabelas 264.1 a 264.8 |
| Fadiga | 258 | e.Tabela 258.1 |
| Inapetência | 123 | Tabela 123.1 |
| Perda ponderal | 123, 206 | Figura 123.4; Tabelas 123.4, 206.1, 206.2 |
| Obesidade | 207 | Figura 207.1 |
| Transtornos do sono, ressonar | 377 | Tabela 377.6 |
| **Cabeça, olhos, orelhas, nariz, garganta** | | |
| Cefaleia | 370 | Tabelas 370.1, 370.2 |
| Perda visual, transitória | 395, 396 | Tabelas 395.2, 396.1 |
| Otalgia | 398 | Tabela 398.3 |
| Perda auditiva | 400 | Figura 400.1 |
| Tinido | 400 | Figura 400.2 |
| Vertigem | 400 | Figura 400.3 |
| Congestão nasal, rinite ou espirros | 398 | |
| Perda do paladar ou do olfato | 399 | Tabela 399.1 |
| Xerostomia | 397 | Tabela 397.7 |
| Dor de garganta | 401 | Figura 401.2; Tabela 401.1 |
| Rouquidão | 401 | |
| **Cardiopulmonares** | | |
| Dor torácica | 45, 128 | Tabelas 45.2, 128.5, 128.6 |
| Bronquite | 90 | |
| Dispneia | 45, 77 | Figura 77.3 |
| Palpitações | 45, 56 | Figura 56.1; Tabelas 45.4, 56.5 |
| Tontura | 45, 56, 400 | Figura 56.1; Tabela 400.1 |
| Síncope | 56 | Figura 56.1; Tabelas 56.1, 56.2, 56.4 |
| Parada cardíaca | 57 | Figuras 57.2, 57.3 |
| Tosse | 77 | Figura 77.1; Tabelas 77.2, 77.3 |
| Hemoptise | 77 | Tabelas 77.6, 77.7 |
| **Gastrintestinais** | | |
| Náuseas e vômitos | 123 | Figura 123.5; Tabela 123.5 |
| Disfagia, odinofagia | 123, 129 | Tabela 123.1 |
| Hematêmese | 126, 144 | Figura 126.3; Tabela 126.1 |
| Pirose/dispepsia | 123, 128 a 130 | Figuras 123.6, 129.2; Tabelas 128.3, 128.4, 130.1 |
| Dor abdominal | | |
|   Aguda | 123, 133 | Figuras 123.1, 123.2; Tabelas 123.2, 123.3, 133.1 |
|   Crônica | 123, 128 | Figura 123.3; Tabelas 123.2, 129.1 |
| Diarreia | 128, 131 | Figuras 128.1, 131.1 a 131.4 |
| Melena | 126 | Figuras 126.3, 126.4, 126.6; Tabela 126.4 |
| Constipação intestinal | 127, 128 | Figuras 127.3, 128.1; Tabela 127.2 |
| Incontinência fecal | 136 | Figura 136.5 |
| Dor anal | 136 | |
| **Geniturinários** | | |
| Disuria | 268, 269 | Tabelas 268.3, 268.5, 269.2 |
| Polaciuria | 268 | Tabela 268.3 |
| Incontinência | 23 | Tabelas 23.1 a 23.3 |
| Cólica renal | 117 | Figura 117.1 |
| Corrimento vaginal | 269 | |
| Irregularidades menstruais | 223 | Figura 223.3; Tabelas 223.3, 223.4 |
| Infertilidade feminina | 223, 227 | Tabela 223.5 |
| Fogachos | 227 | Tabela 227.1 |
| Disfunção erétil | 221 | Figura 221.10 |
| Infertilidade masculina | 221 | Figuras 221.8, 221.9; Tabela 221.7 |
| Massa escrotal | 190 | Figura 190.1 |
| Verrugas ou úlceras genitais | 269 | Tabela 269.1 |

## GUIA PARA ABORDAGEM DE SINAIS/SINTOMAS E ANORMALIDADES LABORATORIAIS COMUNS (continuação)

| | CAPÍTULO | TABELAS OU FIGURAS ESPECÍFICAS |
|---|---|---|
| **Musculoesqueléticos** | | |
| Dor no pescoço ou no dorso | 372 | Figuras 372.4, 372.5, 372.6; Tabelas 372.3 a 372.5 |
| Artralgia | 241 | Figura 241.1; Tabelas 241.1, 241.3 |
| **Membros** | | |
| Edema de pés, tornozelos ou pernas | | |
|   Bilateral | 45 | Figura 45.8 |
|   Unilateral | 74 | Figura 74.2; Tabela 74.2 |
| Claudicação | 71 | Tabela 71.3 |
| Isquemia aguda de membro | 71 | Figura 71.4; Tabela 71.2 |
| **Neurológicos** | | |
| Fraqueza | 368, 392 a 394 | Tabelas 368.1, 392.2, 393.2, 393.4 |
| Perda sensorial | 368, 392 | Figura 392.1; Tabelas 392.1, 392.3 a 392.5 |
| Perda de memória | 374 | Figuras 374.1, 374.2; Tabelas 374.1 a 374.6 |
| Marcha anormal | 368 | Tabela 368.2 |
| Convulsões | 375 | Tabelas 375.1 a 375.6 |
| **Tegumentares** | | |
| Sangramento anormal | 162 | Tabela 162.1 |
| Erupção cutânea | 407, 412 | Figura 407.1; Tabelas 407.1 a 407.6, 412.5 |
| Urticária | 237, 411 | Figura 237.2; Tabelas 237.1, 411.1, 411.2 |
| Pigmentação anormal | 412 | Tabela 412.2 |
| Alopecia e hirsutismo | 413 | Tabelas 413.1, 413.3 |
| Distúrbios ungueais | 413 | Tabela 413.4 |
| **SINAIS** | | |
| **Sinais vitais** | | |
| Febre | 264, 265 | Figura 265.1; Tabelas 264.1 a 264.8, 265.2 |
| Doenças causadas pelo calor/hipertermia | 101 | Tabelas 101.1 a 101.3 |
| Hipotermia | 7, 101 | Tabelas 101.4 a 101.6 |
| Taquicardia/bradicardia | 7, 56, 58, 59 | Figuras 56.2, 56.3; Tabelas 58.4, 59.2 |
| Hipertensão arterial | 70 | Tabelas 70.3, 70.7 a 70.11 |
| Hipotensão/choque | 7, 98 | Figuras 98.3, 100.1; Tabelas 98.1, 99.1, 99.2 |
| Alteração da respiração | 7, 80, 96 | Tabelas 80.1, 80.2, 96.2 |
| **Cabeça, olhos, orelhas, nariz, garganta** | | |
| Dor ocular | 395 | Tabela 395.3 |
| Hiperemia conjuntival | 395 | Tabelas 395.4, 395.6 |
| Midríase | 396 | Figura 396.4 |
| Nistagmo | 396 | Tabela 396.4 |
| Papiledema | 396 | Tabela 396.2 |
| Estrabismo | 396 | Figura 396.6 |
| Icterícia | 138 | Figura 138.2; Tabelas 138.1 a 138.3 |
| Rinite | 398 | Tabela 398.3 |
| Sinusite | 398 | Tabelas 398.1, 398.2, 398.4, 398.5 |
| Úlceras e alteração da coloração na cavidade oral | 397 | Tabelas 397.1 a 397.4 |
| Aumento das glândulas salivares | 397 | Tabela 397.6 |
| **Pescoço** | | |
| Massa no pescoço | 181 | Figura 181.3 |
| Linfadenopatia | 159 | Tabelas 159.1 a 159.4 |
| Nódulo na tireoide | 213 | Figura 213.5 |
| Tireomegalia/bócio | 213 | Figuras 213.2, 213.3 |
| **Mamas** | | |
| Massa na mama | 188 | |
| **Pulmões** | | |
| Sibilos | 77 | Tabela 77.4 |
| **Cardíacos** | | |
| Sopro cardíaco ou bulhas extras | 45 | Figura 45.5; Tabelas 45.7, 45.8 |
| Distensão venosa jugular | 45 | Tabela 45.6 |
| Anormalidades no pulso carotídeo | 45 | Figura 45.4 |

## GUIA PARA ABORDAGEM DE SINAIS/SINTOMAS E ANORMALIDADES LABORATORIAIS COMUNS (continuação)

| | CAPÍTULO | TABELAS OU FIGURAS ESPECÍFICAS |
|---|---|---|
| **Abdome** | | |
| Hepatomegalia | 137 | Figura 137.5 |
| Esplenomegalia | 159 | Tabela 159.5 |
| Abdome agudo | 133, 134 | Figura 134.1; Tabela 133.1 |
| Aumento da circunferência abdominal/ascite | 133, 144 | Tabela 144.3 |
| Sangramento retal/Pesquisa de sangue oculto nas fezes positiva | 126, 184 | Figuras 126.3, 126.4, 126.6; Tabela 126.4 |
| Hemorroidas | 136 | Tabela 136.1 |
| **Musculoesqueléticos/membros** | | |
| Artrite | 241 | Figura 241.1 |
| Edema | 45 | Figura 45.7 |
| Cianose | 45 | |
| Baqueteamento digital | 45 | |
| **Neurológicos** | | |
| *Delirium* | 25 | Figura 25.1; Tabelas 25.1, 25.2 |
| Transtornos psiquiátricos | 369 | Tabelas 369.1 a 369.4, 369.6 a 369.8, 369.10, 369.11, 369.13, 369.14 |
| Coma | 376 | Tabelas 376.1 a 376.4 |
| Acidente vascular encefálico | 379, 380 | Figura 379.1; Tabelas 379.2, 379.3, 379.5, 379.6, 380.5, 380.6 |
| Transtornos do movimento | 381, 382 | Tabelas 381.4, 382.1 a 382.8 |
| Neuropatia | 392 | Tabelas 392.1 a 392.4, 392.6 |
| **Pele e unhas** | | |
| Nevo suspeito | 193 | Tabela 193.1 |
| Doenças ungueais | 413 | Tabela 413.4 |
| **ANORMALIDADES LABORATORIAIS COMUNS** | | |
| **Hematologia/Exame de urina** | | |
| Anemia | 149 | Tabelas 149.2 a 149.6 |
| Policitemia | 157 | Tabela 157.4 |
| Leucocitose | 158 | Figura 158.4; Tabela 158.1 |
| Linfocitose | 158 | Tabela 158.3 |
| Monocitose | 158 | Tabela 158.2 |
| Eosinofilia | 161 | Figura 161.1; Tabela 161.1 |
| Neutropenia | 158 | Figura 158.7; Tabelas 158.4, 158.5 |
| Neutropenia com febre | 265 | Figura 265.1 |
| Trombocitose | 157 | Tabela 157.5 |
| Trombocitopenia | 163 | Figura 163.1; Tabelas 163.1, 163.3 |
| TP ou TTP prolongado | 162 | Figura 162.4 |
| Exame de urina | 106, 112 | Tabelas 106.2, 112.6 |
| **Bioquímica** | | |
| Enzimas hepáticas anormais | 138 | Figuras 138.1 a 138.3 |
| Ureia/creatinina elevada | | |
|    Aguda | 112 | Figura 112.1; Tabelas 112.1 a 112.5 |
|    Crônica | 121 | Tabela 121.1 |
| Hiperglicemia | 216 | Tabelas 216.1, 216.2 |
| Hipoglicemia | 217 | Tabelas 217.1, 217.2 |
| Anormalidades eletrolíticas | 108, 109 | Figuras 108.3, 108.4; Tabelas 108.7, 109.3 |
| Distúrbios ácido-básicos | 110 | Figuras 110.1 a 110.3; Tabelas 110.1 a 110.7 |
| Hipercalcemia | 232 | Figura 232.3; Tabelas 232.2 a 232.4 |
| Hipocalcemia | 232 | Figura 232.4; Tabela 232.6 |
| Hipofosfatemia e hiperfosfatemia | 111 | Tabelas 111.2, 111.3 |
| Deficiência de magnésio | 111 | Tabela 111.1 |
| $Pco_2$ | 80 | Figura 80.2 |
| **Radiografia de tórax/ECG** | | |
| Nódulo pulmonar solitário | 182 | Figura 182.2 |
| Derrame (efusão) pleural | 92 | Tabelas 92.3 a 92.5 |
| Anormalidades do ECG | 48 | Tabelas 48.2 a 48.5 |

ECG = eletrocardiograma; TP = tempo de protrombina; TTP = tempo de tromboplastina parcial.

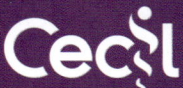

# SUMÁRIO

## VOLUME 1

### SEÇÃO 1: ASPECTOS ÉTICOS E SOCIAIS EM MEDICINA

1. Abordagem à Medicina, ao Paciente e à Profissão Médica: A Medicina Como Profissão Humana e Aprendida — 2
   LEE GOLDMAN E ANDREW I. SCHAFER
2. Bioética na Prática da Medicina — 5
   EZEKIEL J. EMANUEL
3. Cuidados Paliativos — 11
   ROBERT M. ARNOLD
4. Disparidades na Saúde e nos Cuidados de Saúde — 17
   JOHN Z. AYANIAN
5. Saúde Global — 21
   ARUN CHOCKALINGAM

### SEÇÃO 2: PRINCÍPIOS DA AVALIAÇÃO E MANEJO

6. Abordagem ao Paciente: Anamnese e Exame Físico — 26
   DAVID L. SIMEL
7. Abordagem do Paciente com Sinais Vitais Anormais — 30
   DAVID L. SCHRIGER
8. Interpretação Estatística de Dados e Uso dos Dados para as Decisões Clínicas — 34
   THOMAS H. PAYNE
9. Quantificação da Saúde e dos Cuidados de Saúde — 39
   CAROLYN M. CLANCY E ERNEST MOY
10. Qualidade, Segurança e Valor — 43
    ROBERT M. WACHTER
11. Manejo Abrangente das Doenças Crônicas — 46
    JAMES D. RALSTON E EDWARD H. WAGNER

### SEÇÃO 3: QUESTÕES RELACIONADAS À PREVENÇÃO E AO AMBIENTE

12. O Exame Periódico de Saúde — 52
    DAVID ATKINS E MARY BARTON
13. Atividade Física — 57
    DAVID M. BUCHNER E WILLIAM E. KRAUS
14. Medicina de Adolescente — 60
    DEBRA K. KATZMAN E ALAIN JOFFE
15. Imunização — 65
    RAYMOND A. STRIKAS E WALTER A. ORENSTEIN
16. Princípios da Medicina Ocupacional e Ambiental — 81
    MARK R. CULLEN
17. Lesão por Radiação — 85
    DAVID J. BRENNER
18. Bioterrorismo — 90
    MARK G. KORTEPETER E THEODORE J. CIESLAK
19. Envenenamento Crônico: Oligoelementos e Outros Metais — 96
    LOUISE W. KAO E DANIEL E. RUSYNIAK

### SEÇÃO 4: ENVELHECIMENTO E MEDICINA GERIÁTRICA

20. Epidemiologia do Envelhecimento: Implicações do Envelhecimento da Sociedade — 106
    ANNE B. NEWMAN E JANE A. CAULEY
21. Avaliação Geriátrica — 108
    DAVID B. REUBEN
22. Sequelas Clínicas Comuns do Envelhecimento — 113
    JEREMY D. WALSTON
23. Incontinência Urinária — 117
    NEIL M. RESNICK
24. Aspectos Neuropsiquiátricos do Envelhecimento — 121
    SHARON K. INOUYE
25. *Delirium* no Paciente Idoso — 125
    SHARON K. INOUYE

### SEÇÃO 5: FARMACOLOGIA CLÍNICA

26. Princípios da Terapia Medicamentosa — 132
    ROBERT B. DIASIO
27. Dor — 142
    STEVEN P. COHEN E SRINIVASA N. RAJA
28. Biologia da Drogadição — 151
    ERIC J. NESTLER
29. Nicotina e Tabaco — 154
    TONY P. GEORGE
30. Transtornos por Uso de Álcool — 159
    PATRICK G. O'CONNOR
31. Drogas de Abuso — 167
    ROGER D. WEISS
32. Agentes Imunomoduladores — 174
    ANNE R. BASS E INEZ ROGATSKY
33. Agentes Biológicos e Inibidores da Sinalização — 180
    NANCY J. OLSEN E JOHN J. O'SHEA
34. Medicina Complementar, Alternativa e Integrativa — 185
    FREDERICK M. HECHT

### SEÇÃO 6: GENÉTICA

35. Princípios de Genética — 190
    BRUCE R. KORF
36. Genômica Clínica – Estrutura e Variação Genômicas — 193
    LESLIE G. BIESECKER
37. Aplicações das Tecnologias Moleculares na Medicina Clínica — 200
    GEOFFREY S. GINSBURG
38. Medicina Regenerativa e Terapias Celulares e Gênicas — 205
    LIOR GEPSTEIN E KARL SKORECKI

### SEÇÃO 7: PRINCÍPIOS DE IMUNOLOGIA E DE INFLAMAÇÃO

39. Sistema Imunológico Inato — 220
    MARY K. CROW
40. Sistema Imune Adaptativo — 225
    JOSEPH CRAFT
41. Mecanismos de Lesão Tecidual Mediada pelo Sistema Imune — 232
    JANE E. SALMON
42. Mecanismos de Inflamação e Reparo Tecidual — 236
    GARY S. FIRESTEIN E STEPHANIE M. STANFORD
43. Imunologia do Transplante — 241
    MEGAN SYKES
44. Sistema Complemento na Doença — 246
    JOHN P. ATKINSON

## SEÇÃO 8: DOENÇAS CARDIOVASCULARES

**45** Abordagem do Paciente com Possível Doença Cardiovascular — 256
LEE GOLDMAN

**46** Epidemiologia das Doenças Cardiovasculares — 265
DONALD M. LLOYD-JONES

**47** Funções Cardíaca e Circulatória — 270
ANDREW R. MARKS

**48** Eletrocardiografia — 275
LEONARD GANZ E MARK S. LINK

**49** Ecocardiografia — 283
CATHERINE M. OTTO

**50** Exames de Imagem Cardíacos Não Invasivos — 292
CHRISTOPHER M. KRAMER, GEORGE A. BELLER E KLAUS D. HAGSPIEL

**51** Cateterismo e Angiografia — 301
MORTON J. KERN E AJAY J. KIRTANE

**52** Insuficiência Cardíaca: Fisiopatologia e Diagnóstico — 306
JOSEPH G. ROGERS E CHRISTOPHER M. O'CONNOR

**53** Insuficiência Cardíaca: Manejo e Prognóstico — 314
JOHN J. V. MCMURRAY E MARC A. PFEFFER

**54** Doenças do Miocárdio e do Endocárdio — 331
WILLIAM J. MCKENNA E PERRY M. ELLIOTT

**55** Princípios de Eletrofisiologia — 350
GLENN I. FISHMAN

**56** Abordagem ao Paciente com Suspeita de Arritmia — 355
JEFFREY E. OLGIN

**57** Abordagem a Parada Cardíaca e Arritmias Potencialmente Fatais — 364
ROBERT J. MYERBURG

**58** Arritmias Cardíacas Supraventriculares — 369
PETER ZIMETBAUM

**59** Arritmias Ventriculares — 382
HASAN GARAN

**60** Cirurgia e Procedimentos Intervencionistas Eletrofisiológicos — 390
PETER A. SANTUCCI E DAVID J. WILBER

**61** Cardiopatia Congênita em Adultos — 397
JUDITH THERRIN E ARIANE J. MARELLI

**62** Angina *Pectoris* e Cardiopatia Isquêmica Estável — 407
WILLIAM E. BODEN

**63** Síndrome Coronariana Aguda: Angina Instável e Infarto do Miocárdio sem Supradesnivelamento do Segmento ST — 421
RICHARD A. LANGE E DEBABRATA MUKHERJEE

**64** Infarto Agudo do Miocárdio com Supradesnivelamento do Segmento ST e Complicações — 431
JEFFREY L. ANDERSON E JAMES C. FANG

**65** Tratamento Intervencionista e Cirúrgico da Doença da Artéria Coronária — 445
PAUL S. TEIRSTEIN

**66** Valvopatia Cardíaca — 451
BLASE A. CARABELLO

**67** Endocardite Infecciosa — 465
VANCE G. FOWLER JR., ARNOLD S. BAYER E LARRY M. BADDOUR

**68** Doenças Pericárdicas — 475
BRIAN D. HOIT E JAE K. OH

## SEÇÃO 9: MEDICINA VASCULAR

**69** Doenças da Aorta — 486
FRANK A. LEDERLE

**70** Hipertensão Arterial — 492
RONALD G. VICTOR

**71** Doença Arterial Aterosclerótica Periférica — 506
CHRISTOPHER J. WHITE

**72** Outras Doenças Arteriais Periféricas — 512
MICHAEL R. JAFF E JOHN R. BARTHOLOMEW

**73** Distúrbios Trombóticos: Estados Hipercoaguláveis — 520
ANDREW I. SCHAFER

**74** Trombose Venosa e Embolia — 528
JEFFREY I. WEITZ E JEFFREY S. GINSBERG

**75** Hipertensão Pulmonar — 539
VALLERIE MCLAUGHLIN

**76** Terapia Antitrombótica e Antiplaquetária — 548
SAM SCHULMAN E GLENN N. LEVINE

## SEÇÃO 10: DOENÇAS RESPIRATÓRIAS

**77** Abordagem ao Paciente com Doença Respiratória — 558
MONICA KRAFT

**78** Exames de Imagem na Doença Pulmonar — 564
PAUL STARK

**79** Teste e Função Respiratórios — 573
PAUL D. SCANLON

**80** Distúrbios do Controle Ventilatório — 578
ATUL MALHOTRA E FRANK POWELL

**81** Asma Brônquica — 582
JEFFREY M. DRAZEN E ELISABETH H. BEL

**82** Doença Pulmonar Obstrutiva Crônica — 591
JOHN REILLY

**83** Fibrose Cística — 600
HARTMUT GRASEMANN

**84** Bronquiectasia, Atelectasia, Cistos e Distúrbios Pulmonares Localizados — 604
ANNE E. O'DONNELL

**85** Distúrbios de Enchimento Alveolar — 609
STEPHANIE M. LEVINE

**86** Doença Pulmonar Intersticial — 614
GANESH RAGHU E FERNANDO J. MARTINEZ

**87** Distúrbios Pulmonares Ocupacionais — 628
SUSAN M. TARLO

**88** Lesões Físicas e Químicas do Pulmão — 637
DAVID C. CHRISTIANI

**89** Sarcoidose — 646
MICHAEL C. IANNUZZI

**90** Bronquite Aguda e Traqueíte — 651
RICHARD P. WENZEL

**91** Visão Geral da Pneumonia — 653
DANIEL M. MUSHER

**92** Doenças do Diafragma, da Parede Torácica, da Pleura e do Mediastino — 665
F. DENNIS MCCOOL

**93** Abordagens Intervencionistas e Cirúrgicas à Doença Pulmonar — 675
DAVID J. FELLER-KOPMAN E MALCOLM M. DECAMP

## SEÇÃO 11: MEDICINA INTENSIVA

**94** Abordagem ao Paciente na Unidade de Cuidado Crítico — 684
DEBORAH J. COOK

**95** Monitoramento Respiratório nos Cuidados Críticos — 687
JAMES K. STOLLER E NICHOLAS S. HILL

**96** Insuficiência Respiratória Aguda — 690
MICHAEL A. MATTHAY E LORRAINE B. WARE

**97** Ventilação Mecânica — 700
ARTHUR S. SLUTSKY E LAURENT BROCHARD

**98** Abordagem ao Paciente em Choque — 707
DEREK C. ANGUS

**99** Choque Cardiogênico — 715
STEVEN M. HOLLENBERG

| | | | | |
|---|---|---|---|---|
| **100** | Síndromes do Choque Relacionadas à Sepse<br>JAMES A. RUSSELL | 719 | **129** | Doenças do Esôfago<br>GARY W. FALK E DAVID A. KATZKA | 942 |
| **101** | Distúrbios Decorrentes do Calor e do Frio<br>MICHAEL N. SAWKA E FRANCIS G. O'CONNOR | 727 | **130** | Doença Péptica Ácida<br>ERNST J. KUIPERS | 954 |
| **102** | Envenenamento Agudo<br>LEWIS S. NELSON | 732 | **131** | Abordagem ao Paciente com Diarreia e Má Absorção<br>CAROL E. SEMRAD | 965 |
| **103** | Aspectos Clínicos do Traumatismo e das Queimaduras<br>ROBERT L. SHERIDAN | 748 | **132** | Doença Inflamatória Intestinal<br>GARY R. LICHTENSTEIN | 984 |
| **104** | Acidentes por Animais Peçonhentos<br>STEVEN A. SEIFERT, RICHARD DART E JULIAN WHITE | 755 | **133** | Doenças Inflamatórias e Anatômicas do Intestino, do Peritônio, do Mesentério e do Omento<br>JOHN F. KUEMMERLE | 994 |
| **105** | Rabdomiólise<br>FRANCIS G. O'CONNOR E PATRICIA A. DEUSTER | 765 | **134** | Doenças Vasculares do Sistema Digestório<br>CHARLES J. KAHI | 1002 |

## SEÇÃO 12: DOENÇAS RENAIS E GENITURINÁRIAS

| | | |
|---|---|---|
| **106** | Abordagem ao Paciente com Doença Renal<br>DONALD W. LANDRY E HASAN BAZARI | 772 |
| **107** | Estrutura e Função dos Rins<br>QAIS AL-AWQATI E JONATHAN BARASCH | 782 |
| **108** | Distúrbios de Sódio e Água<br>QAIS AL-AWQATI | 785 |
| **109** | Distúrbios do Potássio<br>JULIAN LAWRENCE SEIFTER | 797 |
| **110** | Distúrbios Ácido-Básicos<br>JULIAN LAWRENCE SEIFTER | 805 |
| **111** | Distúrbios do Magnésio e do Fósforo<br>ALAN S. L. YU | 819 |
| **112** | Lesão Renal Aguda<br>BRUCE A. MOLITORIS | 823 |
| **113** | Distúrbios Glomerulares e Síndromes Nefróticas<br>JAI RADHAKRISHNAN E GERALD B. APPEL | 829 |
| **114** | Doenças Tubulointersticiais<br>ERIC G. NEILSON | 840 |
| **115** | Doença Renal do Diabetes<br>RAYMOND C. HARRIS | 845 |
| **116** | Distúrbios Vasculares do Rim<br>THOMAS D. DUBOSE, JR. E RENATO M. SANTOS | 849 |
| **117** | Nefrolitíase<br>DAVID A. BUSHINSKY | 853 |
| **118** | Doenças Renais Císticas<br>M. AMIN ARNAOUT | 859 |
| **119** | Nefropatias Hereditárias e Anormalidades do Desenvolvimento do Sistema Urinário<br>LISA M. GUAY-WOODFORD | 866 |
| **120** | Hiperplasia Prostática Benigna e Prostatite<br>STEVEN A. KAPLAN | 872 |
| **121** | Doença Renal Crônica<br>WILLIAM E. MITCH | 878 |
| **122** | Tratamento da Insuficiência Renal Irreversível<br>DAVID COHEN E ANTHONY MICHAEL VALERI | 884 |

## SEÇÃO 13: DOENÇAS GASTRINTESTINAIS

| | | |
|---|---|---|
| **123** | Abordagem ao Paciente com Doença Gastrintestinal<br>KENNETH R. MCQUAID | 894 |
| **124** | Procedimentos de Imagem Diagnóstica em Gastrenterologia<br>MARC S. LEVINE E RICHARD M. GORE | 910 |
| **125** | Endoscopia Gastrintestinal<br>PANKAJ JAY PASRICHA | 915 |
| **126** | Hemorragia Digestiva<br>THOMAS O. KOVACS E DENNIS M. JENSEN | 922 |
| **127** | Distúrbios de Motilidade Gastrintestinal<br>MICHAEL CAMILLERI | 927 |
| **128** | Distúrbios Gastrintestinais Funcionais: Síndrome do Intestino Irritável, Dispepsia, Dor Torácica de Origem Esofágica e Pirose<br>EMERAN A. MAYER | 934 |

| | | |
|---|---|---|
| **135** | Pancreatite<br>CHRIS E. FORSMARK | 1013 |
| **136** | Doenças do Reto e do Ânus<br>ROBERT D. MADOFF E GENEVIEVE B. MELTON-MEAUX | 1021 |

## SEÇÃO 14: DOENÇAS DO FÍGADO, DA VESÍCULA BILIAR E DOS DUCTOS BILIARES

| | | |
|---|---|---|
| **137** | Abordagem ao Paciente com Doença Hepática<br>PAUL MARTIN | 1030 |
| **138** | Abordagem ao Paciente com Icterícia ou Provas de Função Hepática Anormais<br>KEVIN M. KORENBLAT E PAUL D. BERK | 1038 |
| **139** | Hepatite Viral Aguda<br>JEAN-MICHEL PAWLOTSKY | 1048 |
| **140** | Hepatites Virais Crônicas e Hepatite Autoimune<br>JEAN-MICHEL PAWLOTSKY | 1056 |
| **141** | Doença Hepática Induzida por Toxinas e Fármacos<br>WILLIAM M. LEE | 1063 |
| **142** | Doenças Hepáticas Bacterianas, Parasitárias, Fúngicas e Granulomatosas<br>K. RAJENDER REDDY | 1069 |
| **143** | Esteato-Hepatite Alcoólica e Não Alcoólica<br>NAGA P. CHALASANI | 1078 |
| **144** | Cirrose e Suas Sequelas<br>GUADALUPE GARCIA-TSAO | 1082 |
| **145** | Insuficiência Hepática e Transplante de Fígado<br>GREGORY T. EVERSON | 1092 |
| **146** | Doenças da Vesícula Biliar e dos Ductos Biliares<br>EVAN L. FOGEL E STUART SHERMAN | 1099 |

## SEÇÃO 15: DOENÇAS HEMATOLÓGICAS

| | | |
|---|---|---|
| **147** | Hematopoese e Fatores de Crescimento Hematopoéticos<br>KENNETH KAUSHANSKY | 1112 |
| **148** | Esfregaço de Sangue Periférico<br>BARBARA J. BAIN | 1114 |
| **149** | Abordagem das Anemias<br>ROBERT T. MEANS, JR. | 1122 |
| **150** | Anemias Microcíticas e Hipocrômicas<br>CLARA CAMASCHELLA | 1130 |
| **151** | Anemias Hemolíticas Autoimunes e Intravasculares<br>MARC MICHEL | 1136 |
| **152** | Anemias Hemolíticas: Defeitos da Membrana e do Metabolismo dos Eritrócitos<br>PATRICK G. GALLAGHER | 1142 |
| **153** | Talassemias<br>MARIA DOMENICA CAPPELLINI | 1152 |
| **154** | Doença Falciforme e Outras Hemoglobinopatias<br>JO HOWARD | 1160 |
| **155** | Anemias Megaloblásticas<br>SALLY P. STABLER | 1168 |

| # | Título | Página |
|---|---|---|
| 156 | Anemia Aplásica e Estados Relacionados de Insuficiência da Medula Óssea<br>GROVER C. BAGBY | 1177 |
| 157 | Policitemia Vera, Trombocitemia Essencial e Mielofibrose Primária<br>JASON GOTLIB | 1186 |
| 158 | Leucocitose e Leucopenia<br>NANCY BERLINER | 1196 |
| 159 | Abordagem do Paciente com Linfadenomegalia e com Esplenomegalia<br>JANE N. WINTER | 1206 |
| 160 | Histiocitoses<br>BARRETT J. ROLLINS E NANCY BERLINER | 1211 |
| 161 | Síndromes Eosinofílicas<br>AMY D. KLION | 1220 |
| 162 | Abordagem ao Paciente com Hemorragia e Trombose<br>ANDREW I. SCHAFER | 1223 |
| 163 | Trombocitopenia<br>CHARLES S. ABRAMS | 1229 |
| 164 | Doença de von Willebrand e Anormalidades Hemorrágicas da Função Plaquetária e Vascular<br>ANNE T. NEFF | 1239 |
| 165 | Distúrbios Hemorrágicos: Deficiências dos Fatores da Coagulação<br>MARGARET V. RAGNI | 1246 |
| 166 | Distúrbios Hemorrágicos: Coagulação Intravascular Disseminada, Insuficiência Hepática e Deficiência de Vitamina K<br>ANDREW I. SCHAFER | 1255 |
| 167 | Medicina Transfusional<br>BETH H. SHAZ E CHRISTOPHER D. HILLYER | 1260 |
| 168 | Transplante de Células-Tronco Hematopoéticas<br>MICHAEL R. BISHOP E ARMAND KEATING | 1269 |

## SEÇÃO 16: ONCOLOGIA

| # | Título | Página |
|---|---|---|
| 169 | Abordagem do Paciente com Câncer<br>JAMES H. DOROSHOW | 1278 |
| 170 | Epidemiologia do Câncer<br>DAVID J. HUNTER | 1309 |
| 171 | Biologia e Genética do Câncer<br>BEN HO PARK | 1313 |
| 172 | Síndromes Mielodisplásicas<br>DAVID P. STEENSMA E RICHARD M. STONE | 1319 |
| 173 | Leucemias Agudas<br>FREDERICK R. APPELBAUM E ROLAND B. WALTER | 1326 |
| 174 | Leucemia Linfocítica Crônica<br>JOHN C. BYRD | 1334 |
| 175 | Leucemia Mieloide Crônica<br>JERALD RADICH | 1341 |
| 176 | Linfomas Não Hodgkin<br>PHILIP J. BIERMAN E JAMES O. ARMITAGE | 1348 |
| 177 | Linfoma de Hodgkin<br>JOSEPH M. CONNORS | 1360 |
| 178 | Distúrbios de Plasmócitos<br>S. VINCENT RAJKUMAR | 1365 |
| 179 | Amiloidose<br>MORIE A. GERTZ | 1377 |
| 180 | Tumores do Sistema Nervoso Central<br>LISA M. DEANGELIS | 1381 |
| 181 | Câncer de Cabeça e Pescoço<br>JULIE E. BAUMAN | 1392 |
| 182 | Câncer de Pulmão e Outras Neoplasias Pulmonares<br>FADLO R. KHURI | 1401 |
| 183 | Neoplasias de Esôfago e Estômago<br>ANIL K. RUSTGI | 1412 |
| 184 | Neoplasias dos Intestinos Delgado e Grosso<br>EDWARD CHU | 1420 |
| 185 | Câncer Pancreático<br>DANIEL LAHERU | 1432 |
| 186 | Cânceres de Fígado e das Vias Biliares<br>ROBIN K. KELLEY E ALAN P. VENOOK | 1436 |
| 187 | Tumores de Rim, Bexiga, Ureteres e Pelve Renal<br>DEAN F. BAJORIN | 1442 |
| 188 | Câncer de Mama e Distúrbios Mamários Benignos<br>NANCY E. DAVIDSON | 1448 |
| 189 | Cânceres Ginecológicos<br>DEBORAH K. ARMSTRONG | 1458 |
| 190 | Câncer Testicular<br>LAWRENCE H. EINHORN | 1467 |
| 191 | Câncer de Próstata<br>ERIC J. SMALL | 1469 |
| 192 | Tumores Malignos de Ossos, Sarcomas e Outras Neoplasias de Tecidos Moles<br>ROBIN L. JONES | 1473 |
| 193 | Melanoma e Cânceres de Pele Não Melanoma<br>LYNN M. SCHUCHTER | 1477 |

# VOLUME 2

## SEÇÃO 17: DOENÇAS METABÓLICAS

| # | Título | Página |
|---|---|---|
| 194 | Abordagem aos Erros Inatos do Metabolismo<br>OLAF A. BODAMER | 1486 |
| 195 | Distúrbios do Metabolismo dos Lipídios<br>JENNIFER G. ROBINSON | 1490 |
| 196 | Doenças de Depósito do Glicogênio<br>DAVID A. WEINSTEIN | 1501 |
| 197 | Doenças Lisossômicas de Depósito<br>DONNA M. KRASNEWICH E ELLEN SIDRANSKY | 1504 |
| 198 | Homocistinúria e Hiper-Homocisteinemia<br>MANUEL SCHIFF E HENK J. BLOM | 1510 |
| 199 | Porfirias<br>RICHARD J. HIFT | 1514 |
| 200 | Doença de Wilson<br>MICHAEL L. SCHILSKY | 1524 |
| 201 | Sobrecarga de Ferro (Hemocromatose)<br>KRIS V. KOWDLEY | 1526 |

## SEÇÃO 18: DOENÇAS NUTRICIONAIS

| # | Título | Página |
|---|---|---|
| 202 | Interface da Nutrição com Saúde e Doença<br>DONALD D. HENSRUD E DOUGLAS C. HEIMBURGER | 1532 |
| 203 | Desnutrição Proteico-Calórica<br>MARK J. MANARY E INDI TREHAN | 1537 |
| 204 | Desnutrição: Avaliação e Suporte<br>THOMAS R. ZIEGLER | 1540 |
| 205 | Vitaminas, Oligoelementos e outros Micronutrientes<br>JOEL B. MASON E SARAH L. BOOTH | 1545 |
| 206 | Transtornos Alimentares<br>MARIAN TANOFSK-KRAFF | 1554 |
| 207 | Obesidade<br>MICHAEL D. JENSEN | 1558 |

## SEÇÃO 19: DOENÇAS ENDÓCRINAS

| # | Título | Página |
|---|---|---|
| 208 | Abordagem ao Paciente com Doença Endócrina<br>DAVID R. CLEMMONS E LYNNETTE K. NIEMAN | 1570 |
| 209 | Princípios de Endocrinologia<br>ALLEN M. SPIEGEL | 1572 |
| 210 | Neuroendocrinologia e Sistema Neuroendócrino<br>ROY E. WEISS | 1575 |
| 211 | Adeno-Hipófise<br>ROY E. WEISS | 1581 |

| # | Capítulo | Página |
|---|---|---|
| 212 | Neuro-Hipófise<br>JOSEPH G. VERBALIS | 1599 |
| 213 | Tireoide<br>JACQUELINE JONKLAAS E DAVID S. COOPER | 1606 |
| 214 | Córtex Suprarrenal<br>LYNNETTE K. NIEMAN | 1622 |
| 215 | Medula Suprarrenal, Catecolaminas e Feocromocitoma<br>WILLIAM F. YOUNG, JR. | 1631 |
| 216 | Diabetes Melito<br>JILL P. CRANDALL E HARRY SHAMOON | 1637 |
| 217 | Hipoglicemia e Distúrbios das Células das Ilhotas Pancreáticas<br>KHALID HUSSAIN | 1661 |
| 218 | Distúrbios Poliglandulares<br>LYNNETTE K. NIEMAN E ALLEN M. SPIEGEL | 1669 |
| 219 | Tumores Neuroendócrinos<br>EDWARD M. WOLIN E ROBERT T. JENSEN | 1671 |
| 220 | Desenvolvimento e Identidade Sexuais<br>PERRIN C. WHITE | 1681 |
| 221 | Testículos, Hipogonadismo Masculino, Infertilidade e Disfunção Sexual<br>RONALD S. SWERDLOFF E CHRISTINA WANG | 1691 |
| 222 | Ovários e Desenvolvimento Puberal<br>WILLIAM H. CATHERINO | 1702 |
| 223 | Endocrinologia Reprodutiva e Infertilidade<br>WILLIAM H. CATHERINO | 1706 |

## SEÇÃO 20: SAÚDE DAS MULHERES

| # | Capítulo | Página |
|---|---|---|
| 224 | Abordagem à Saúde das Mulheres<br>KAREN M. FREUND | 1720 |
| 225 | Contracepção<br>BEVERLY WINIKOFF E DANIEL GROSSMAN | 1725 |
| 226 | Condições Clínicas Comuns na Gravidez<br>KAREN ROSENE-MONTELLA | 1733 |
| 227 | Menopausa<br>NANETTE SANTORO E GENEVIEVE NEAL-PERRY | 1747 |
| 228 | Violência por Parceiro Íntimo<br>GENE FEDER E HARRIET L. MACMILLAN | 1752 |

## SEÇÃO 21: DOENÇAS DO METABOLISMO ÓSSEO E MINERAL

| # | Capítulo | Página |
|---|---|---|
| 229 | Abordagem ao Paciente com Doença Óssea Metabólica<br>THOMAS J. WEBER | 1758 |
| 230 | Osteoporose<br>THOMAS J. WEBER | 1759 |
| 231 | Osteomalacia e Raquitismo<br>ROBERT S. WEINSTEIN | 1768 |
| 232 | Glândulas Paratireoides, Hipercalcemia e Hipocalcemia<br>RAJESH V. THAKKER | 1773 |
| 233 | Doença de Paget Óssea<br>STUART H. RALSTON | 1785 |
| 234 | Osteonecrose, Osteosclerose/Hiperostose e Outras Afecções Ósseas<br>MICHAEL P. WHYTE | 1789 |

## SEÇÃO 22: DOENÇAS ALÉRGICAS E IMUNOLOGIA CLÍNICA

| # | Capítulo | Página |
|---|---|---|
| 235 | Abordagem do Paciente com Doença Alérgica ou Imune<br>KARI C. NADEAU | 1796 |
| 236 | Imunodeficiências Primárias<br>CHARLOTTE CUNNINGHAM-RUNDLES | 1801 |
| 237 | Urticária e Angioedema<br>STEPHEN C. DRESKIN | 1813 |
| 238 | Anafilaxia Sistêmica, Alergia Alimentar e Alergia a Picadas de Insetos<br>LAWRENCE B. SCHWARTZ | 1818 |
| 239 | Alergia a Medicamentos<br>LESLIE C. GRAMMER | 1823 |
| 240 | Mastocitose<br>CEM AKIN | 1826 |

## SEÇÃO 23: DOENÇAS REUMÁTICAS

| # | Capítulo | Página |
|---|---|---|
| 241 | Abordagem ao Paciente com Doença Reumática<br>VIVIAN P. BYKERK E MARY K. CROW | 1834 |
| 242 | Exames Laboratoriais nas Doenças Reumáticas<br>DAVID S. PISETSKY | 1841 |
| 243 | Exames de Imagem nas Doenças Reumáticas<br>RONALD S. ADLER | 1846 |
| 244 | Doenças Hereditárias do Tecido Conjuntivo<br>REED E. PYERITZ | 1853 |
| 245 | Doenças Autoinflamatórias Sistêmicas<br>RICHARD M. SIEGEL E DANIEL L. KASTNER | 1860 |
| 246 | Osteoartrite<br>VIRGINIA BYERS KRAUS E TONIA L. VINCENT | 1867 |
| 247 | Bursite, Tendinite e Outros Distúrbios Periarticulares e Medicina Esportiva<br>JOSEPH J. BIUNDO | 1874 |
| 248 | Artrite Reumatoide<br>IAIN MCINNES E JAMES R. O'DELL | 1880 |
| 249 | Espondiloartropatias<br>ROBERT D. INMAN | 1890 |
| 250 | Lúpus Eritematoso Sistêmico<br>MARY K. CROW | 1898 |
| 251 | Esclerose Sistêmica (Escleroderma)<br>JOHN VARGA | 1907 |
| 252 | Síndrome de Sjögren<br>XAVIER MARIETTE E GAETANE NOCTURNE | 1916 |
| 253 | Miopatias Inflamatórias<br>STEVEN A. GREENBERG | 1920 |
| 254 | Vasculites Sistêmicas<br>JOHN H. STONE | 1925 |
| 255 | Arterite de Células Gigantes e Polimialgia Reumática<br>ROBERT SPIERA | 1934 |
| 256 | Infecções de Bolsas, Articulações e Ossos<br>ERIC L. MATTESON E DOUGLAS R. OSMON | 1938 |
| 257 | Doenças por Depósito de Cristais<br>N. LAWRENCE EDWARDS | 1944 |
| 258 | Fibromialgia, Síndrome da Fadiga Crônica e Dor Miofascial<br>DANIEL J. CLAUW | 1951 |
| 259 | Doenças Sistêmicas nas quais a Artrite É uma Característica<br>STERLING G. WEST | 1956 |
| 260 | Tratamento Cirúrgico de Doenças Articulares<br>C. RONALD MACKENZIE E EDWIN P. SU | 1961 |

## SEÇÃO 24: DOENÇAS INFECCIOSAS

| # | Capítulo | Página |
|---|---|---|
| 261 | Introdução às Doenças Microbianas: Fisiopatologia e Diagnóstico<br>W. MICHAEL SCHELD E ROBIN PATE | 1971 |
| 262 | Microbioma Humano<br>VINCENT B. YOUNG | 1976 |
| 263 | Princípios de Terapia Anti-infecciosa<br>M. LINDSAY GRAYSON E GEORGE M. ELIOPOULOS | 1984 |
| 264 | Abordagem da Febre ou da Suspeita de Infecção no Hospedeiro Normal<br>JAMES E. LEGGETT | 1991 |

| # | Título | Página |
|---|---|---|
| 265 | Abordagem da Febre e da Suspeita de Infecção no Hospedeiro Imunocomprometido<br>COSTI D. SIFRI E KIEREN A. MARR | 1998 |
| 266 | Prevenção e Controle das Infecções Associadas aos Cuidados de Saúde<br>DAVID P. CALFEE | 2009 |
| 267 | Abordagem ao Paciente com Suspeita de Infecção Entérica<br>HERBERT L. DUPONT E PABLO C. OKHUYSEN | 2017 |
| 268 | Abordagem ao Paciente com Infecção do Trato Urinário<br>LINDSAY E. NICOLLE E DIMITRI DREKONJA | 2021 |
| 269 | Abordagem ao Paciente com Infecção Sexualmente Transmissível<br>HEIDI SWYGARD E MYRON S. COHEN | 2026 |
| 270 | Abordagem ao Paciente Antes e Depois de Viagens<br>DAVID O. FREEDMAN E LIN H. CHEN | 2032 |
| 271 | Quimioterapia Antibacteriana<br>ARNOLD LOUIE E GEORGE L. DRUSANO | 2037 |
| 272 | Infecções Estafilocócicas<br>HENRY F. CHAMBERS E GEORGE SAKOULAS | 2050 |
| 273 | Infecções por *Streptococcus pneumoniae*<br>THOMAS MCDONALD FILE, JR. | 2057 |
| 274 | Infecções Estreptocócicas Não Pneumocócicas e Febre Reumática<br>DENNIS L. STEVENS, AMY E. BRYANT E MELISSA M. HAGMAN | 2061 |
| 275 | Infecções Enterocócicas<br>PATRICE SAVARD E TRISH M. PERL | 2068 |
| 276 | Difteria e Outras Infecções por *Corynebacterium*<br>LUCY BREAKWELL E ROLAND W. SUTTER | 2072 |
| 277 | Listeriose<br>HEATHER E. CLAUSS E BENNETT LORBER | 2075 |
| 278 | Antraz<br>DANIEL R. LUCEY E LEV M. GRINBERG | 2077 |
| 279 | Infecções por *Erysipelothrix*<br>ANNETTE C. REBOLI | 2081 |
| 280 | Infecções por Clostrídios<br>DALE N. GERDING E STUART JOHNSON | 2082 |
| 281 | Doenças Causadas por Bactérias Anaeróbias Não Formadoras de Esporos<br>ITZHAK BROOK | 2090 |
| 282 | Infecções por *Neisseria meningitidis*<br>DAVID S. STEPHENS | 2094 |
| 283 | Infecções por *Neisseria gonorrhoeae*<br>MATTHEW R. GOLDEN E H. HUNTER HANDSFIELD | 2100 |
| 284 | Infecções por *Haemophilus* e *Moraxella*<br>ADAM J. RATNER E MICHAEL S. SIMBERKOFF | 2107 |
| 285 | Cancroide<br>STANLEY M. SPINOLA | 2111 |
| 286 | Cólera e Outras Infecções por *Vibrio*<br>EDUARDO GOTUZZO E CARLOS SEAS | 2113 |
| 287 | Infecções por *Campylobacter*<br>BAN MISHU ALLOS | 2116 |
| 288 | Infecções Entéricas por *Escherichia coli*<br>THEODORE S. STEINER | 2119 |
| 289 | Infecções Causadas por Outros Membros da Família Enterobacteriaceae, Incluindo Manejo de Cepas Multidrogarresistentes<br>DAVID L. PATERSON E AMY J. MATHERS | 2124 |
| 290 | *Pseudomonas* e Infecções por Bacilos Gram-Negativos Relacionados<br>MATTHEW E. FALAGAS E PETROS I. RAFAILIDIS | 2128 |
| 291 | Doenças Causadas por Espécies de *Acinetobacter* e *Stenotrophomonas*<br>KEITH S. KAYE E ROBERT A. BONOMO | 2135 |
| 292 | Infecções por *Salmonella* (Incluindo Febre Entérica)<br>JOHN A. CRUMP | 2138 |
| 293 | Shigelose<br>GERALD T. KEUSCH E ANITA K. M. ZAIDI | 2143 |
| 294 | Brucelose<br>EDSEL MAURICE T. SALVANA E ROBERT A. SALATA | 2149 |
| 295 | Tularemia e Outras Infecções por *Francisella*<br>KAREN C. BLOCH E WILLIAM SCHAFFNER | 2152 |
| 296 | Peste e Outras Infecções por *Yersinia*<br>PAUL S. MEAD E CHRISTINA A. NELSON | 2155 |
| 297 | Coqueluche e Outras Infecções por *Bordetella*<br>CHRISTOPHER J. GILL E ERIK L. HEWLETT | 2162 |
| 298 | Infecções por *Legionella*<br>THOMAS J. MARRIE | 2165 |
| 299 | Infecções por *Bartonella*<br>JEAN-MARC ROLAIN E DIDIER RAOULT | 2170 |
| 300 | Granuloma Inguinal (Donovanose)<br>KHALIL G. GHANEM E EDWARD W. HOOK, III | 2174 |
| 301 | Infecções por *Mycoplasma*<br>STEPHEN G. BAUM E DAVID L. GOLDMAN | 2175 |
| 302 | Doenças Causadas por Clamídias<br>WILLIAM M. GEISLER | 2181 |
| 303 | Sífilis<br>KHALIL G. GHANEM E EDWARD W. HOOK, III | 2187 |
| 304 | Treponematoses Não Sifilíticas<br>KHALIL G. GHANEM E EDWARD W. HOOK, III | 2195 |
| 305 | Doença de Lyme<br>GARY P. WORMSER | 2197 |
| 306 | Febre Recorrente e Outras Infecções por *Borrelia*<br>WILLIAM A. PETRI, JR | 2203 |
| 307 | Leptospirose<br>SHERIF ZAKI E WUN-JU SHIEH | 2205 |
| 308 | Tuberculose<br>JERROLD J. ELLNER E KAREN R. JACOBSON | 2208 |
| 309 | Micobactérias Não Tuberculosas<br>STEVEN M. HOLLAND | 2219 |
| 310 | Hanseníase<br>JOEL D. ERNST | 2222 |
| 311 | Infecções por Riquétsias<br>PIERRE-EDOUARD FOURNIER E DIDIER RAOULT | 2227 |
| 312 | Zoonoses<br>J. STEPHEN DUMLER E MEGAN E. RELLER | 2238 |
| 313 | Actinomicose<br>ITZHAK BROOK | 2241 |
| 314 | Nocardiose<br>FREDERICK S. SOUTHWICK | 2244 |
| 315 | Agentes Antifúngicos Sistêmicos<br>DAVID A. STEVENS E DAVID W. DENNING | 2246 |
| 316 | Micoses Endêmicas<br>CAROL A. KAUFFMAN, JOHN N. GALGIANI E GEORGE R. THOMPSON, III | 2252 |
| 317 | Criptococose<br>CAROL A. KAUFFMAN E SHARON C-A CHEN | 2260 |
| 318 | Candidíase<br>CAROL A. KAUFFMAN E PETER G. PAPPAS | 2262 |
| 319 | Aspergilose<br>THOMAS J. WALSH | 2266 |
| 320 | Mucormicose<br>DIMITRIOS P. KONTOYIANNIS | 2272 |
| 321 | Pneumonia por *Pneumocystis*<br>JOSEPH A. KOVACS | 2276 |
| 322 | Micetoma e Infecções por Fungos Dematiáceos<br>PETER G. PAPPAS E DIMITRIOS P. KONTOYIANNIS | 2285 |

| | | |
|---|---|---|
| 323 | Terapia Antiparasitária<br>RICHARD D. PEARSON | 2289 |
| 324 | Malária<br>PHILIP J. ROSENTHAL E MOSES R. KAMYA | 2294 |
| 325 | Tripanossomíase Africana (Doença do Sono)<br>WILLIAM A. PETRI, JR. | 2301 |
| 326 | Doença de Chagas<br>LOUIS V. KIRCHHOFF | 2304 |
| 327 | Leishmaniose<br>PIERRE A. BUFFET E SIMON L. CROFT | 2309 |
| 328 | Toxoplasmose<br>JOSE G. MONTOYA | 2315 |
| 329 | Criptosporidiose<br>CIRLE A. WARREN E ALDO A.M. LIMA | 2323 |
| 330 | Giardíase<br>THEODORE E. NASH E DAVID R. HILL | 2327 |
| 331 | Amebíase<br>WILLIAM A. PETRI, JR. | 2329 |
| 332 | Babesiose e Outras Doenças Causadas por Protozoários<br>SAM R. TELFORD, III E PETER J. KRAUSE | 2334 |
| 333 | Cestódios<br>A. CLINTON WHITE JR. E ENRICO BRUNETTI | 2340 |
| 334 | Infecções por Trematódeos<br>EDGAR M. CARVALHO, ALDO A.M. LIMA, LUIS A. MARCOS E EDUARDO GOTUZZO | 2347 |
| 335 | Infecções por Nematódeos<br>DAVID J. DIEMERT | 2353 |
| 336 | Terapia Antiviral (Exceto para HIV)<br>JOHN H. BEIGEL E SHYAMASUNDARAN KOTTILIL | 2366 |
| 337 | Resfriado Comum<br>BRUCE BARRETT E RONALD B. TURNER | 2378 |
| 338 | Vírus Sincicial Respiratório<br>H. KEIPP TALBOT E EDWARD E. WALSH | 2380 |
| 339 | Doença por Vírus Parainfluenza<br>GEOFFREY A. WEINBERG E KATHRYN M. EDWARDS | 2382 |
| 340 | Influenza<br>MICHAEL G. ISON E FREDERICK G. HAYDEN | 2385 |
| 341 | Doenças por Adenovírus<br>MICHAEL G. ISON | 2392 |
| 342 | Coronavírus Pré-2019<br>SUSAN I. GERBER E JOHN T. WATSON | 2394 |
| 342A | Coronavírus 2 da Síndrome Respiratória Grave (SARS-CoV-2) e COVID-19<br>LEE GOLDMAN, VINCENT R. RACANIELLO E MAGDALENA E. SOBIESZCZYK | 2397 |
| 343 | Sarampo<br>MARTIN G. OTTOLINI | 2407 |
| 344 | Rubéola<br>SUSAN E. REEF | 2410 |
| 345 | Caxumba<br>MANISHA PATEL E JOHN W. GNANN, JR. | 2413 |
| 346 | Infecções do Sistema Nervoso Central por Citomegalovírus, Vírus Epstein-Barr e Vírus Lentos<br>JOSEPH R. BERGER E AVINDRA NATH | 2415 |
| 347 | Parvovírus<br>NEAL S. YOUNG | 2419 |
| 348 | Varíola, Varíola do Macaco e Outras Infecções por Poxvírus<br>BRETT W. PETERSEN E INGER K. DAMON | 2422 |
| 349 | Papilomavírus<br>WILLIAM BONNEZ E JOHN M. DOUGLAS JR. | 2428 |
| 350 | Infecções por Herpes-Vírus Simples<br>RICHARD J. WHITLEY E JOHN W. GNANN, JR. | 2433 |
| 351 | Vírus Varicela-Zóster (Catapora, Herpes-Zóster)<br>JEFFREY COHEN | 2436 |
| 352 | Citomegalovírus<br>W. LAWRENCE DREW E GUY BOIVIN | 2439 |
| 353 | Infecção pelo Vírus Epstein-Barr<br>ROBERT T. SCHOOLEY | 2442 |
| 354 | Outros Retrovírus Diferentes do Vírus da Imunodeficiência Humana<br>CHARLES R. M. BANGHAM E WILLIAM A. BLATTNER | 2445 |
| 355 | Enterovírus<br>JOSÉ R. ROMERO | 2451 |
| 356 | Rotavírus, Norovírus e Outros Vírus Gastrintestinais<br>MANUEL A. FRANCO E HARRY B. GREENBERG | 2456 |
| 357 | Febres Hemorrágicas Virais<br>DANIEL G. BAUSCH | 2459 |
| 358 | Arbovírus Causadores de Febre e Síndromes Exantemáticas<br>STANLEY J. NAIDES | 2471 |
| 359 | Arbovírus que Afetam o Sistema Nervoso Central<br>THOMAS P. BLECK | 2478 |

## SEÇÃO 25: HIV E SÍNDROME DA IMUNODEFICIÊNCIA ADQUIRIDA

| | | |
|---|---|---|
| 360 | Epidemiologia e Diagnóstico da Infecção pelo Vírus da Imunodeficiência Humana e Síndrome da Imunodeficiência Adquirida<br>LARRY W. CHANG E THOMAS C. QUINN | 2488 |
| 361 | Imunopatogênese da Infecção pelo Vírus da Imunodeficiência Humana<br>JOEL N. BLANKSON E ROBERT F. SILICIANO | 2497 |
| 362 | Biologia da Infecção pelo Vírus da Imunodeficiência Humana<br>FRANK MALDARELLI | 2499 |
| 363 | Prevenção da Infecção pelo Vírus da Imunodeficiência Humana<br>CARLOS DEL RIO E MYRON S. COHEN | 2504 |
| 364 | Tratamento Antirretroviral para Infecção pelo HIV e Síndrome da Imunodeficiência Adquirida<br>ROY M. GULICK | 2507 |
| 365 | Complicações Microbianas em Pacientes Infectados pelo Vírus da Imunodeficiência Humana<br>HENRY MASUR E COLLEEN HADIGAN | 2512 |
| 366 | Manifestações Sistêmicas da AIDS<br>SAMUEL T. MERRICK, SIAN JONES E MARSHALL J. GLESBY | 2522 |
| 367 | Síndrome Inflamatória de Reconstituição Imune na Infecção pelo HIV/AIDS<br>MARTYN A. FRENCH E GRAEME MEINTJES | 2546 |

## SEÇÃO 26: NEUROLOGIA

| | | |
|---|---|---|
| 368 | Abordagem ao Paciente com Doença Neurológica<br>GABRIELE C. DELUCA E ROBERT C. GRIGGS | 2552 |
| 369 | Transtornos Psiquiátricos na Prática Clínica<br>JEFFREY M. LYNESS | 2560 |
| 370 | Cefaleias e Outras Dores de Cabeça<br>KATHLEEN B. DIGRE | 2571 |
| 371 | Lesão Cerebral Traumática e Lesão Traumática da Medula Espinal<br>JEFFREY J. BAZARIAN E GEOFFREY S. F. LING | 2580 |
| 372 | Lesões Mecânicas e Outras Lesões de Coluna Vertebral, Raízes dos Nervos e Medula Espinal<br>J.D. BARTLESON E RICHARD L. BARBANO | 2586 |
| 373 | Disfunção Cerebral Regional: Funções Mentais Superiores<br>DAVID S. KNOPMAN | 2601 |
| 374 | Déficit Cognitivo e Demência<br>DAVID S. KNOPMAN | 2606 |

| | | | | |
|---|---|---|---|---|
| **375** | Epilepsias<br>SAMUEL WIEBE | 2618 | **396** | Neuro-Oftalmologia<br>ROBERT W. BALOH E JOANNA C. JEN | 2811 |
| **376** | Coma, Estado Vegetativo e Morte Encefálica<br>DAVID M. GREER E JAMES L. BERNAT | 2631 | **397** | Doenças da Boca e das Glândulas Salivares<br>TROY E. DANIELS E RICHARD C. JORDAN | 2817 |
| **377** | Transtornos do Sono<br>BRADLEY V. VAUGHN E ROBERT C. BASNER | 2638 | **398** | Abordagem ao Paciente com Distúrbios no Nariz, nos Seios Paranasais e nas Orelhas<br>ANDREW H. MURR | 2824 |
| **378** | Abordagem às Doenças Cerebrovasculares<br>LARRY B. GOLDSTEIN | 2649 | **399** | Olfato e Paladar<br>ROBERT W. BALOH E JOANNA C. JEN | 2833 |
| **379** | Doença Cerebrovascular Isquêmica<br>LARRY B. GOLDSTEIN | 2659 | **400** | Audição e Equilíbrio<br>ROBERT W. BALOH E JOANNA C. JEN | 2835 |
| **380** | Doença Cerebrovascular Hemorrágica<br>STEPHAN A. MAYER | 2672 | **401** | Distúrbios da Faringe<br>PAUL W. FLINT | 2843 |
| **381** | Parkinsonismo<br>MICHAEL S. OKUN E ANTHONY E. LANG | 2681 | | | |

## SEÇÃO 28: CONSULTORIA MÉDICA

| | | |
|---|---|---|
| **382** | Outros Transtornos de Movimento<br>MICHAEL S. OKUN E ANTHONY E. LANG | 2688 |
| **402** | Princípios da Consultoria Médica<br>GERALD W. SMETANA | 2852 |
| **383** | Esclerose Múltipla e Doenças Desmielinizantes do Sistema Nervoso Central<br>PETER A. CALABRESI | 2699 |
| **403** | Avaliação Pré-Operatória<br>STEVEN L. COHN | 2855 |
| **404** | Considerações Gerais sobre Anestesia<br>JEANINE P. WIENER-KRONISH E LEE A. FLEISHER | 2862 |
| **384** | Meningite Bacteriana, Viral e Outras<br>AVINDRA NATH | 2709 |
| **405** | Cuidado Pós-Operatório e Complicações<br>DONALD A. REDELMEIER | 2866 |
| **385** | Abscesso Cerebral e Infecções Parameníngeas<br>AVINDRA NATH E JOSEPH R. BERGER | 2726 |
| **406** | Consultoria Médica em Psiquiatria<br>PETER MANU E RAJESH GUPTA | 2871 |
| **386** | Encefalite Viral Aguda<br>ALLEN J. AKSAMIT JR. | 2732 |

## SEÇÃO 29: DOENÇAS CUTÂNEAS

| | | |
|---|---|---|
| **387** | Doenças Priônicas<br>PATRICK J. BOSQUE | 2736 |
| **407** | Abordagem das Doenças Cutâneas<br>CHRISTINE J. KO | 2878 |
| **388** | Distúrbios Neurológicos Relacionados à Nutrição e ao Álcool<br>BARBARA S. KOPPEL | 2739 |
| **408** | Princípios do Tratamento de Doenças Cutâneas<br>VICTORIA P. WERTH | 2888 |
| **409** | Eczemas, Fotodermatoses, Doenças Papulodescamativas (Incluindo Micoses) e Eritemas Figurados<br>HENRY W. LIM | 2893 |
| **389** | Distúrbios Congênitos, de Desenvolvimento e Neurocutâneos<br>JONATHAN W. MINK | 2746 |
| **390** | Distúrbios Autônomos e Tratamento<br>WILLIAM P. CHESHIRE, JR. | 2752 |
| **410** | Doenças Maculares, Papulares, Purpúricas, Vesicobolhosas e Pustulares<br>DANIELA KROSHINSKY | 2903 |
| **391** | Esclerose Lateral Amiotrófica e Outras Doenças do Neurônio Motor<br>PAMELA J. SHAW E MERIT E. CUDKOWICZ | 2756 |
| **411** | Urticária, Erupção de Hipersensibilidade a Medicamentos, Nódulos, Tumores e Doenças Atróficas<br>MADELEINE DUVIC | 2915 |
| **392** | Neuropatias Periféricas<br>GORDON SMITH E MICHAEL E. SHY | 2761 |
| **393** | Doenças Musculares<br>DUYGU SELCEN | 2774 |
| **412** | Infecções, Hiperpigmentação e Hipopigmentação, Dermatologia Regional e Lesões Distintivas na Pele Negra<br>JEAN BOLOGNIA | 2929 |
| **394** | Distúrbios da Transmissão Neuromuscular<br>AMELIA EVOLI E ANGELA VINCENT | 2782 |

## SEÇÃO 27: DOENÇAS DOS OLHOS, OUVIDOS, NARIZ E GARGANTA

| | | |
|---|---|---|
| **413** | Doenças Capilares e Ungueais<br>ANTONELLA TOSTI | 2938 |
| **395** | Doenças do Sistema Visual<br>GEORGE A. CIOFFI E JEFFREY M. LIEBMANN | 2792 |

**Índice Alfabético**     2949

# SEÇÃO 1
## ASPECTOS ÉTICOS E SOCIAIS EM MEDICINA

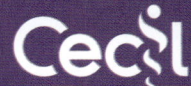

1. ABORDAGEM À MEDICINA, AO PACIENTE E À PROFISSÃO MÉDICA: A MEDICINA COMO PROFISSÃO HUMANA E APRENDIDA, *2*

2. BIOÉTICA NA PRÁTICA DA MEDICINA, *5*

3. CUIDADOS PALIATIVOS, *11*

4. DISPARIDADES NA SAÚDE E NOS CUIDADOS DE SAÚDE, *17*

5. SAÚDE GLOBAL, *21*

# 1

## ABORDAGEM À MEDICINA, AO PACIENTE E À PROFISSÃO MÉDICA: A MEDICINA COMO PROFISSÃO HUMANA E APRENDIDA

LEE GOLDMAN E ANDREW I. SCHAFER

### ABORDAGEM À MEDICINA

A medicina é uma profissão que incorpora a ciência e o método científico à arte de ser médico. A arte de cuidar dos enfermos é tão antiga quanto a própria humanidade. Mesmo nos tempos modernos, a arte de cuidar e confortar, guiada por milênios de bom senso, bem como por uma abordagem mais recente e sistemática da ética médica (Capítulo 2), continua sendo a pedra angular da medicina. Sem essas qualidades humanísticas, a aplicação da ciência moderna da medicina é insuficiente, inefetiva ou mesmo prejudicial.

Os cuidadores dos tempos antigos e das culturas pré-modernas tentaram diversas intervenções para ajudar os aflitos. Algumas de suas poções continham o que agora são conhecidos como ingredientes ativos que formam a base de medicamentos comprovados (Capítulo 26). Outras (Capítulo 34) persistiram até a era atual, apesar da falta de evidências convincentes. A medicina moderna não deve descartar a possibilidade de que essas abordagens não comprovadas sejam úteis; em vez disso, deve adotar o princípio orientador de que todas as intervenções, sejam elas tradicionais ou desenvolvidas recentemente, podem ser testadas vigorosamente, com a expectativa de que quaisquer efeitos benéficos possam ser explorados posteriormente para determinar sua base científica.

Quando comparada com sua longa e, geralmente, respeitada história de cuidado e conforto, a base científica da medicina é, notavelmente, recente. Com exceção da compreensão da anatomia humana e da descrição posterior, embora amplamente contestada na época, da fisiologia normal do sistema circulatório, quase toda a medicina moderna é baseada em descobertas feitas nos últimos 150 anos, durante os quais a expectativa de vida humana mais do que dobrou.[1] Até o final do século XIX, a escassez de conhecimento médico também era mais bem exemplificada por hospitais e cuidados hospitalares. Embora os hospitais forneçam cuidados que todas as pessoas menos abastadas possam não conseguir obter em outros lugares, há pouca ou nenhuma evidência de que os hospitais tenham melhorado os desfechos de saúde. O termo *hospitalismo* não se referia à especialização em cuidados hospitalares, mas ao agregado de condições iatrogênicas e nosocomiais induzidas pela própria internação.

As qualidades humanísticas essenciais de cuidar e confortar podem alcançar o benefício pleno apenas se forem combinadas com uma compreensão de como a ciência médica pode e deve ser aplicada a pacientes com doenças conhecidas ou suspeitas. Sem esse conhecimento, confortar pode ser inapropriado ou enganoso, e cuidar pode ser inefetivo ou contraproducente se inibir uma pessoa doente de obter assistência médica científica apropriada. *Goldman | Cecil Medicina* concentra-se na disciplina da *medicina interna*, da qual a neurologia e dermatologia, que também são abordadas em detalhes substanciais neste texto, são ramos relativamente recentes. O termo *medicina interna*, muitas vezes mal compreendido pelo público leigo, foi criado na Alemanha do século XIX. A *Innere medizin* deveria ser diferenciada da medicina clínica porque enfatizava a fisiologia e a química da doença, não apenas os padrões ou a evolução das manifestações clínicas. *Goldman | Cecil Medicina* segue essa tradição, mostrando como as anormalidades fisiopatológicas causam sinais e sintomas e enfatizando como os tratamentos podem modificar a fisiopatologia subjacente e melhorar o bem-estar do paciente.

A medicina moderna passou rapidamente da fisiologia dos órgãos para uma compreensão cada vez mais detalhada dos mecanismos celulares, subcelulares e genéticos. Por exemplo, a compreensão da patogênese microbiana e de muitas doenças inflamatórias (Capítulo 241) agora é guiada por uma compreensão detalhada do sistema imunológico humano e sua resposta a antígenos estranhos (Capítulos 39 a 44). Os avanços em nossa compreensão do microbioma humano aumentam a possibilidade de que nossas complexas interações com microrganismos, que superam numericamente nossas células em um fator de 10, ajudarão a explicar as condições que variam de doença inflamatória intestinal (Capítulo 132) à obesidade (Capítulo 207).

A saúde, a doença e a interação de um indivíduo com o meio ambiente também são substancialmente determinadas pela genética. Além de muitas condições que podem ser determinadas por um único gene, a ciência médica compreende cada vez mais as complexas interações subjacentes aos traços multigênicos (Capítulo 36). A decodificação do genoma humano traz a promessa de que cuidados da saúde personalizados possam ser direcionados de acordo com o perfil genético de um indivíduo, em termos de rastreamento e manejo pré-sintomático de doenças, bem como em termos de medicamentos específicos, suas interações complexas e seus esquemas posológicos ajustados.[2]

O conhecimento das estruturas e das formas físicas das proteínas ajuda a explicar anormalidades tão diversas como a anemia falciforme (Capítulo 154) e as doenças relacionadas a príon (Capítulo 387). A proteômica, que é o estudo da expressão genética normal e anormal de proteínas, também oferece uma promessa extraordinária para o desenvolvimento de alvos para os fármacos com a meta de tratamentos mais específicos e efetivos.

A terapia gênica é atualmente aprovada pela Food and Drug Administration (FDA) dos EUA para apenas algumas doenças – amaurose congênita de Leber (Capítulo 395), distrofia retiniana e hemofilia (Capítulo 165) –, mas muitas outras estão em processo de desenvolvimento e testes clínicos. A terapia celular agora está começando a fornecer veículos para a entrega de células projetadas para abordar o receptor de antígeno quimérico específico de um paciente (CAR),[3] e a terapia com células CAR-T agora é aprovada pela FDA para linfoma não Hodgkin (Capítulo 176) e leucemia linfoblástica aguda (Capítulo 173). A medicina regenerativa para ajudar a curar órgãos e tecidos lesionados ou doentes está em seus primórdios, mas condrócitos em cultura agora são aprovados pela FDA para reparar defeitos cartilaginosos do joelho e do côndilo do fêmur. Os inibidores dos pontos de restrição (*checkpoint*) imunológica revolucionaram a abordagem do câncer, especialmente do melanoma (Capítulo 193).[4] No futuro, a imunoterapia provavelmente encontrará aplicações não apenas para doenças malignas, mas também para o tratamento de doenças infecciosas, autoimunidade e alergias refratárias.[5]

Simultaneamente a esses avanços na biologia humana fundamental, ocorreu uma mudança dramática nos métodos de avaliação da aplicação dos avanços científicos ao paciente individual e às populações. O ensaio clínico randomizado, às vezes com milhares de pacientes em várias instituições, substituiu relatos informais como o método preferido para mensurar os benefícios e o uso ótimo de intervenções diagnósticas e terapêuticas (Capítulo 8).

E, agora, até mesmo o modelo de ensaio randomizado controlado bem estabelecido está sendo desafiado. Para reduzir custos, bem como superar ineficiências, redundâncias e o fracasso tardio de muitos ensaios clínicos (na fase 3) inerentes aos ensaios clínicos randomizados clássicos, os avanços tecnológicos estão possibilitando que novos métodos, ferramentas e abordagens tragam os ensaios clínicos para o século XXI. Esses métodos incluem: modelagem e simulação de doenças; métodos de ensaio alternativos, como desenhos randomizados adaptativos de resposta (Capítulo 8); novas medidas objetivas de desfecho e engajamento de "participantes" de estudos clínicos (em vez de "seres humanos") para expandir o grupo de pacientes dispostos a participar das pesquisas clínicas.

Conforme os estudos progridem daqueles que mostram efeitos biológicos para aqueles que elucidam os esquemas posológicos e a toxicidade e, finalmente, para aqueles que avaliam o verdadeiro benefício clínico, os indicadores de medição de desfecho também melhoraram de impressões subjetivas de médicos ou pacientes para medidas confiáveis e válidas de morbidade, qualidade de vida, estado funcional e outros desfechos orientados para o paciente (Capítulo 9). Essas melhorias marcantes na metodologia científica de investigação clínica aceleraram mudanças extraordinárias na prática clínica, como a terapia de recanalização para infarto agudo do miocárdio (Capítulo 64), e mostraram que a confiança em desfechos intermediários, como redução de arritmias ventriculares assintomáticas com determinados medicamentos, pode aumentar em vez de diminuir a taxa de mortalidade. Assim como os médicos no século

XXI precisam compreender os avanços da biologia fundamental, é importante uma compreensão semelhante dos fundamentos do projeto de estudos clínicos, conforme se aplicam às intervenções diagnósticas e terapêuticas. Os estudos podem ser planejados para mostrar benefícios ou não inferioridade, e projetos pragmáticos mais recentes (Capítulo 8) ajudam no estudo de tópicos que seriam desafiadores usando as abordagens tradicionais.

A compreensão da genética humana também pode ajudar a estratificar e refinar a abordagem dos ensaios clínicos, ajudando os pesquisadores a selecionar menos pacientes com um padrão de doença mais homogêneo para estudar a eficácia de uma intervenção. Essa abordagem tem sido especialmente relevante no câncer, porque tumores com determinadas mutações genéticas conseguem responder a um medicamento especificamente projetado para esse alvo, enquanto outros tumores com características microscópicas semelhantes, mas genômicas diferentes, não o fazem.[6] As tecnologias genômicas, transcriptômicas, epigenômicas, proteômicas, metabolômicas e outras tecnologias "ômicas" fornecem uma visão mais holística da composição molecular de um organismo, tecido ou célula normal ou anormal. A biologia de sistemas, que é a integração de todas essas técnicas, possibilita o desenvolvimento de novas abordagens preditivas, preventivas e personalizadas para as doenças.

As análises computadorizadas sofisticadas de radiografias e imagens retinais[7] também estão destinadas a revolucionar a interpretação dessas imagens, tanto quanto a interpretação eletrocardiográfica computadorizada (Capítulo 48) mudou a cardiologia clínica. Os prontuários eletrônicos também conseguem detectar padrões de efeitos colaterais de medicamentos ou interações que podem orientar análises moleculares que confirmam novos riscos ou até doenças genéticas.[8] Embora seja muito cedo para saber se os pacientes se beneficiariam rotineiramente do sequenciamento e análise de seu exoma ou genoma completo, tais informações estão se tornando cada vez mais acessíveis e mais precisas, com potencial utilidade para identificar padrões de doença mendeliana[9] e informar o planejamento reprodutivo para evitar doenças autossômicas recessivas. Apesar das esperanças, no entanto, o perfil genético teve um impacto positivo muito limitado na seleção e dosagem de medicamentos.

Essa explosão do conhecimento médico levou ao aumento da especialização e subespecialização, definida inicialmente pelo sistema de órgãos e, mais recentemente, pelo local de atividade principal (paciente internado *versus* ambulatorial), dependência de habilidades manuais (intervencionista *versus* não intervencionista) ou participação em pesquisas. No entanto, está se tornando cada vez mais claro que os mesmos mecanismos moleculares e genéticos fundamentais são amplamente aplicáveis em todos os sistemas de órgãos e que as metodologias científicas de ensaios randomizados e observação clínica cuidadosa abrangem todos os aspectos da medicina.

O advento de abordagens modernas para o gerenciamento de dados agora fornece a justificativa para o uso da tecnologia da informação na saúde. Os prontuários computadorizados, muitas vezes compartilhados com os pacientes em um formato portátil, podem evitar a duplicação de exames, garantir que o atendimento seja coordenado entre os vários profissionais de saúde que atendem o paciente e aumentar o valor dos cuidados da saúde.[10] Os prontuários eletrônicos em tempo real também podem ser usados para alertar os médicos sobre os pacientes cujos sinais vitais (Capítulo 7) podem justificar avaliação urgente para evitar descompensações clínicas mais graves.[10b] No entanto, uma desvantagem atual é que, para cada hora que os médicos fornecem atendimento clínico direto aos pacientes no consultório, quase duas horas adicionais podem ser gastas em registros eletrônicos de saúde e trabalho documental durante o dia de trabalho.[11]

Os avanços extraordinários na ciência e na prática da medicina, que continuaram a se acelerar a cada edição recente deste livro, transformaram o ônus global das doenças. As expectativas de vida de homens e mulheres têm aumentado, uma proporção maior de pessoas morre com mais de 70 anos e muito menos crianças morrem antes dos 5 anos. Nos EUA, entretanto, a expectativa geral de vida surpreendentemente caiu nos últimos anos. As explicações incluem doenças relacionadas com a obesidade,[12] bem como as chamadas mortes por desespero em razão de álcool, substâncias psicoativas e suicídio.[13] No entanto, permanecem enormes disparidades regionais, e a incapacidade decorrente de condições como abuso de substâncias psicoativas, transtornos mentais, lesões, diabetes melito, doenças musculoesqueléticas e doenças respiratórias crônicas tornaram-se questões cada vez mais importantes para todos os sistemas de saúde.

## ABORDAGEM AO PACIENTE

Os pacientes geralmente apresentam queixas (sintomas), porém no mínimo um terço desses sintomas não será facilmente explicado por quaisquer anormalidades detectáveis no exame clínico (sinais) ou nos exames laboratoriais. Mesmo em nossa era moderna de exames complementares avançados, estima-se que a anamnese e o exame físico contribuam com pelo menos 75% das informações que embasam a avaliação dos sintomas, e sintomas que não são explicados na avaliação inicial abrangente raramente são manifestações de um quadro sério de doença. Por outro lado, os pacientes assintomáticos podem apresentar sinais ou anormalidades laboratoriais, e anormalidades laboratoriais podem ocorrer na ausência de sinais ou sintomas.

Os sinais e sintomas comumente definem as *síndromes*, que podem ser a via final comum de uma ampla gama de alterações fisiopatológicas. A base fundamental da medicina interna é que o diagnóstico deve elucidar a explicação fisiopatológica dos sinais e sintomas para que o tratamento possa melhorar a anormalidade subjacente, e não apenas tentar suprimir os sinais ou sintomas anormais.

Quando os pacientes procuram atendimento médico, eles podem ter manifestações ou exacerbações de condições conhecidas, ou podem ter sinais e sintomas que sugiram disfunção de um sistema de órgãos específico. Às vezes, o padrão de sinais e sintomas é muito sugestivo ou mesmo patognomônico de um determinado processo mórbido. Nessas situações, nas quais o médico está se concentrando em uma doença específica, o *Goldman | Cecil Medicina* fornece abordagens acadêmicas, porém práticas, de epidemiologia, biopatologia, manifestações clínicas, diagnóstico, tratamento, prevenção e prognóstico de entidades como infarto agudo do miocárdio (Capítulo 64), doença pulmonar obstrutiva crônica (Capítulo 82), doença inflamatória intestinal (Capítulo 132), cálculos biliares (Capítulo 146), artrite reumatoide (Capítulo 248), hipotireoidismo (Capítulo 213) e tuberculose (Capítulo 308), bem como recentemente descreveu distúrbios como zoonoses emergentes, neuropatias de pequenas fibras, fibrose sistêmica nefrogênica, doenças mitocondriais, doenças autoinflamatórias e distúrbios clonais de potencial indeterminado.

Muitos pacientes, entretanto, apresentam sintomas, sinais ou anormalidades laboratoriais não diagnosticados que não podem ser imediatamente atribuídos a uma determinada doença ou causa. Quer a manifestação inicial seja dor torácica (Capítulo 45), diarreia (Capítulo 131), dor na nuca, dorsalgia (Capítulo 372), ou algum de mais de 100 sintomas, sinais ou anormalidades laboratoriais comuns, este livro fornece tabelas, figuras e capítulos inteiros para orientar a abordagem de diagnóstico e tratamento (ver e-Tabela 1.1). Em virtude dessa abordagem dupla para doenças conhecidas, bem como para anormalidades não diagnosticadas, este livro, semelhante à prática moderna da medicina, visa diretamente aos pacientes, independentemente de seu modo de manifestação ou grau de avaliação anterior.

A interação médico-paciente apresenta muitas fases de raciocínio clínico e tomada de decisão. A interação começa com a elucidação de queixas ou preocupações do paciente, seguida por indagações ou avaliações para abordar essas preocupações de maneiras cada vez mais precisas. O processo geralmente exige uma anamnese cuidadosa ou um exame físico meticuloso, solicitação de exames complementares, integração dos achados clínicos com os resultados desses exames, compreensão dos riscos e benefícios dos possíveis cursos de ação e reuniões com o paciente e sua família para elaborar planos futuros. Os médicos podem recorrer cada vez mais a uma crescente literatura médica baseada em evidências para orientar o processo de modo que o benefício seja maximizado, respeitando as variações individuais em pacientes diferentes. Em todo o *Goldman | Cecil Medicina*, as melhores evidências atuais são ressaltadas com referências específicas de grau A que podem ser acessadas diretamente na versão eletrônica.

A crescente disponibilidade de evidências de estudos randomizados para orientar a abordagem de diagnóstico e tratamento não deve ser equiparada a um "livro de receitas" para o médico.[14] As evidências e as diretrizes derivadas delas enfatizam abordagens comprovadas para pacientes com características específicas. É necessário substancial discernimento clínico para determinar se as evidências e diretrizes se aplicam a pacientes individuais e para reconhecer as exceções ocasionais. Ainda mais discernimento é necessário nas muitas situações sem evidências ou quando as evidências são inconclusivas. As evidências também devem ser moderadas pelas preferências dos pacientes, embora seja responsabilidade do médico enfatizar as evidências ao apresentar opções alternativas ao paciente. A adesão de um paciente a um regime específico provavelmente aumentará se o paciente também compreender a base racional e as evidências subjacentes à opção recomendada.

Para cuidar de um paciente como indivíduo, o médico precisa entender o paciente como pessoa. Este preceito fundamental do médico inclui a compreensão da situação social do paciente, questões familiares, preocupações financeiras e preferências por diferentes tipos de cuidados e desfechos, variando do prolongamento máximo da vida ao alívio da dor e do sofrimento (Capítulos 2 e 3). Se o médico não valorizar e não abordar essas questões, a ciência da medicina não pode ser aplicada de maneira adequada e mesmo o médico mais experiente não conseguirá alcançar os desfechos desejados.

Mesmo que os médicos se tornem cada vez mais cientes de novas descobertas, os pacientes obtêm informações de várias fontes, algumas de confiabilidade questionável. O uso crescente de terapias alternativas e complementares (Capítulo 34) é um exemplo da frequente insatisfação dos pacientes com o tratamento médico prescrito. Os médicos devem manter a mente aberta em relação às opções não comprovadas, mas têm a obrigação de orientar seus pacientes cuidadosamente se tais opções apresentarem algum grau de risco potencial, incluindo o risco de que elas possam substituir as abordagens comprovadas. É crucial que o médico tenha um diálogo aberto com o paciente e seus familiares a respeito de todas as opções possíveis.

Outra manifestação de interações e cuidados problemáticos é o processo judicial por erro médico, que comumente é resultado de cuidados médicos e comunicação abaixo do ideal (Capítulo 10). É digno de nota que cerca de 1% de todos os médicos são responsáveis por 32% das ações judiciais movidas por causa de negligência médica nos EUA,[15] sugerindo que as características individuais do médico são contribuintes importantes e passíveis de modificação.[a]

O médico não é uma ilha, mas parte de um sistema complicado e amplo de assistência à saúde e saúde pública. Nos tempos pré-modernos e ainda hoje em alguns países em desenvolvimento, higiene básica, água potável e nutrição adequada eram as formas mais importantes de promover a saúde e reduzir as doenças. Nos países desenvolvidos, a adoção de estilos de vida saudáveis, incluindo uma dieta melhor (Capítulo 202) e prática de exercícios apropriados (Capítulo 13), é crucial para reduzir a epidemia de obesidade (Capítulo 207), doença da artéria coronária (Capítulo 46) e diabetes melito (Capítulo 216). As intervenções de saúde pública para fornecer imunizações (Capítulo 15) e reduzir lesões e tabagismo (Capítulo 29), consumo de substâncias psicoativas (Capítulo 31) e consumo excessivo de etanol (Capítulo 30) podem promover, coletivamente, mais benefícios para a saúde do que quase qualquer outra intervenção de saúde imaginável.

## ABORDAGEM À PROFISSÃO MÉDICA

O profissionalismo médico deve enfatizar três princípios fundamentais: a primazia do bem-estar do paciente, a autonomia do paciente e a justiça social.[16] Como a medicina moderna traz uma infinidade de opções diagnósticas e terapêuticas, as interações do médico com o paciente e a sociedade tornam-se mais complexas e potencialmente tensas com dilemas éticos (Capítulo 2). Para ajudar a fornecer uma bússola moral que não seja apenas baseada na tradição, mas também adaptável aos tempos modernos, a primazia do bem-estar do paciente enfatiza o princípio fundamental de uma profissão. O altruísmo do médico, que gera a confiança do paciente, precisa enfrentar os desafios econômicos, burocráticos e políticos que são enfrentados pelo médico e pelo paciente (Capítulo 4).

O princípio da autonomia do paciente afirma que os médicos fazem recomendações, mas os pacientes tomam as decisões finais. O médico é um consultor especialista que tem por obrigação informar e empoderar o paciente de modo que este possa fundamentar suas decisões em dados científicos e como esses dados podem e devem ser integrados às preferências do paciente.

A importância da justiça social simboliza que a interação médico-paciente não existe no vácuo. O médico tem responsabilidade individual com o paciente e com a sociedade em geral de promover o acesso, eliminar disparidades na saúde e nos cuidados de saúde e levar a ciência até mesmo às questões políticas mais contenciosas. Por exemplo, a pesquisa sobre a relação de armas de fogo com as taxas de assassinato e suicídio[17] pode ser útil para a medicina preventiva e políticas públicas, independentemente da posição de um indivíduo sobre verificações de antecedentes e licenciamento para proprietários de armas.

Para promover esses princípios fundamentais, uma série de responsabilidades profissionais (Tabela 1.1) representam características práticas diárias que beneficiam os próprios pacientes do médico e a sociedade como um todo. Os médicos que usam esses e outros atributos para melhorar a satisfação de seus pacientes com o atendimento não estão apenas promovendo o profissionalismo, mas também reduzindo o risco de ser processados. Em comparação, a recente ênfase na manutenção dos requisitos de certificação é de benefício incerto para melhorar os desfechos dos pacientes.

Um novo aspecto interessante do profissionalismo é a crescente dependência de abordagens de uma equipe para cuidados médicos, como exemplificado por médicos cujas funções são definidas pela localização de sua prática – historicamente na unidade de terapia intensiva ou departamento de emergência e, mais recentemente, na enfermaria do hospital geral. O atendimento de qualidade demanda coordenação e comunicação efetiva entre médicos das enfermarias e dos ambulatórios que agora trabalham em horários definidos. Essa transição da dependência de um único médico sempre disponível para uma equipe, de preferência com um coordenador designado, impõe novos desafios para os médicos, o sistema de assistência médica e a profissão médica.

Um desafio permanente para uma profissão que valoriza a dedicação, a atenção aos detalhes e a abnegação é o risco de esgotamento profissional (síndrome de *burnout*), que se caracteriza pela exaustão emocional e despersonalização. Tanto as modificações focadas no indivíduo quanto as modificações estruturais ou organizacionais no ambiente de trabalho podem resultar em reduções clinicamente significativas da síndrome de *burnout* dos médicos.[18]

As mudanças no ambiente de assistência médica estão colocando cada vez mais ênfase em padrões, desfechos e prestação de contas (*accountability*). À medida que os compradores de seguros se tornam mais cientes do valor em vez de apenas o custo (Capítulo 10), os desfechos que variam de taxas de mamografia de rastreamento (Capítulo 188) a taxas de mortalidade com cirurgia de revascularização do miocárdio (Capítulo 65) tornam-se indicadores a partir dos quais escolhas racionais podem ser feitas. As diretrizes clínicas e os caminhos críticos (*critical pathways*) derivados de ensaios clínicos randomizados e a medicina baseada em evidências podem levar a um atendimento mais custo-efetivo e a desfechos melhores.

Essas mudanças importantes em muitos sistemas de saúde ocidentais trazem consigo muitos riscos e preocupações importantes. Se o conceito de escolha limitada entre médicos e prestadores de cuidados de saúde for baseado em medidas objetivas de qualidade e desfecho, direcionar os pacientes para melhores prestadores é uma definição razoável de melhor seleção e competição esclarecida. Se a limitação das opções basear-se

| Tabela 1.1 | Responsabilidades profissionais. |
|---|---|
| Compromisso com: | |
|    Competência profissional | |
|    Honestidade com os pacientes | |
|    Confidencialidade do paciente | |
|    Manter relações adequadas com os pacientes | |
|    Melhorar a qualidade do atendimento | |
|    Melhorar o acesso aos cuidados | |
|    Distribuição justa de recursos finitos | |
|    Conhecimento científico | |
|    Manter a confiança gerenciando conflitos de interesse | |
| Responsabilidades profissionais | |

De Brennan T, Blank L, Cohen, J, et al. Medical professionalism in the new millennium: a physician charter. *Ann Intern Med*. 2002;1136:243-246.

---

[a]N.R.T.: Em 2019, 7% dos médicos do Brasil respondiam a algum tipo de processo, contra 5% nos EUA. De 19,4 milhões de pessoas tratadas em hospitais no Brasil, 1,3 milhão sofre pelo menos um efeito colateral causado por negligência ou imprudência durante o tratamento médico (levantamento do Instituto de Estudos de Saúde Suplementar da Universidade Federal de Minas Gerais – IESS-UFMG, com base em registros de prontuários de 182 hospitais do país, de abril de 2017 a março de 2018, que serviram para extrapolar a situação para os cerca de 6 mil hospitais do Brasil).

predominantemente no custo, e não nas medidas de qualidade, desfechos e satisfação do paciente, os médicos e seus pacientes podem ser muito prejudicados.

Outro risco é que a mesma informação genética que poderia levar a uma medicina mais efetiva e personalizada seja usada contra as mesmas pessoas a quem supostamente beneficiaria – criando um estigma, aumentando os custos do seguro-saúde ou mesmo tornando alguém não assegurável. A abordagem ética da medicina (Capítulo 2), a genética (Capítulo 35) e o aconselhamento genético fornecem meios de proteção contra esse efeito adverso do progresso científico.

Nesse novo ambiente, o médico geralmente tem uma responsabilidade dupla: para com o sistema de saúde como um especialista que ajuda a criar padrões, medidas de resultados, diretrizes clínicas e mecanismos para garantir atendimento de alta qualidade e baixo custo; e para com os pacientes individuais que confiam seu bem-estar a esse médico para promover seus melhores interesses dentro dos limites razoáveis do sistema. Um sistema de seguro de saúde que enfatize o atendimento custo-efetivo, que dê aos médicos e prestadores de cuidados de saúde a responsabilidade pela saúde de uma população e os recursos necessários para atingir esses objetivos, que exista em um ambiente competitivo no qual os pacientes possam escolher alternativas, caso não estejam satisfeitos com os seus cuidados, e que coloque cada vez mais ênfase na educação para a saúde e na prevenção pode ter muitos efeitos positivos. Nesse ambiente, no entanto, os médicos devem tomar cuidado com as pressões evidentes e sutis que podem induzi-los a não atender aos pacientes e anular suas responsabilidades profissionais, colocando a recompensa financeira pessoal acima do bem-estar de seus pacientes.

A responsabilidade do médico em representar os melhores interesses do paciente e, simultaneamente, evitar conflitos financeiros ao racionalizar o atendimento nos sistemas mais modernos de atenção por captação impõe desafios específicos e bem distintos, mas um dilema moral análogo ao do sistema americano tradicional, em que o médico era financeiramente recompensado pelas intervenções realizadas.

No atual ambiente da saúde, todos os médicos e residentes precisam redobrar seu compromisso com o profissionalismo. Ao mesmo tempo, o desafio para o médico individual de reter e expandir a base do conhecimento científico e processar a vasta gama de novas informações é assustador. Com esse espírito de uma profissão baseada na ciência e no cuidado, o *Goldman | Cecil Medicina* busca ser uma abordagem abrangente da medicina interna moderna.

### REFERÊNCIAS BIBLIOGRÁFICAS

*As referências bibliográficas, bem como os outros materiais suplementares deste livro, encontram-se no GEN-IO, nosso ambiente virtual de aprendizagem.*

## 2

# BIOÉTICA NA PRÁTICA DA MEDICINA

EZEKIEL J. EMANUEL

É comumente argumentado que os dilemas bioéticos que os médicos enfrentam hoje resultam principalmente dos avanços modernos da tecnologia médica. O aumento de antibióticos, transplantes, unidades de terapia intensiva (UTIs), genética, dispositivos implantáveis e outras tecnologias criou novas preocupações bioéticas. Na realidade, porém, as preocupações com questões éticas são tão antigas quanto a própria prática da medicina. O Juramento de Hipócrates, criado por volta de 400 a.C., atesta a necessidade, até mesmo dos médicos gregos antigos, de orientação sobre como lidar com os muitos dilemas bioéticos que enfrentaram.[a] O juramento aborda questões de confidencialidade (sigilo), aborto, eutanásia, relações sexuais entre médicos e pacientes, lealdades divididas e, pelo menos implicitamente, cuidados de caridade e execuções. Quer concordemos ou não com o juramento, sua existência mostra que os enigmas bioéticos são inerentes à prática médica. A tecnologia pode tornar essas questões mais comuns e mudar o contexto em que surgem, mas muitas – senão a maioria – das questões bioéticas que os médicos regularmente enfrentam são atemporais.

Durante sua formação, muitos médicos aprendem que quatro princípios básicos podem ser invocados para lidar com dilemas bioéticos: autonomia, não maleficência, beneficência e justiça. A autonomia é a ideia de que as pessoas devem ter o direito e a liberdade de escolher, buscar e revisar seus próprios planos de vida. A não maleficência é a ideia de que as pessoas não devem ser prejudicadas nem feridas conscientemente. Este princípio está encapsulado na frase repetida, frequentemente, de que um médico deve "primeiro não causar dano" – *primum non nocere*. Curiosamente, esta frase não é encontrada no Juramento de Hipócrates; a única frase hipocrática relacionada, mas ainda não idêntica, é "*pelo menos, não faça mal*". A beneficência se refere às ações positivas que um médico deve realizar para promover o bem-estar de seus pacientes. Na prática clínica, essa obrigação geralmente surge de compromissos e promessas implícitas e explícitas, centrais à relação médico-paciente. Finalmente, o princípio da justiça é definido pela distribuição justa dos benefícios e encargos que resultam de uma interação clínica.

Embora sejam úteis para fornecer um arcabouço inicial, esses princípios são amplos demais para ter mais do que um valor limitado. Os princípios também são, com frequência, subdesenvolvidos e propensos a conflitarem entre si, resultando em dilemas bioéticos. Os princípios em si não oferecem orientação sobre como devem ser equilibrados ou especificados para solucionar dilemas. Como estão focados na relação médico-paciente, eles não são úteis quando as questões bioéticas são consideradas no nível sistêmico ou institucional, como a alocação de vacinas ou órgãos para transplante em condições de escassez. Por fim, esses quatro princípios não são abrangentes. Outros princípios e valores éticos fundamentais – como prioridade para com os que estão em pior situação, deveres para com as gerações futuras e integridade profissional – são importantes na bioética, mas não totalmente englobados por esses quatro princípios.

Não existe fórmula que possa determinar magicamente como solucionar dilemas bioéticos. Em vez disso, os médicos devem seguir um processo analítico ordenado. Primeiro, precisam obter os fatos relevantes para a situação. Em segundo lugar, devem delinear a questão bioética fundamental. Em terceiro lugar, é preciso identificar todos os princípios e valores cruciais que se relacionam e potencialmente conflitam com o caso. Em quarto lugar, porque muitos dilemas éticos já foram previamente analisados e submetidos a estudo empírico, os profissionais devem examinar a literatura relevante para a possível identificação de novos valores, a compreensão dos princípios existentes, a reformulação da pendência e a possibilidade de aceitação da resolução. Em quinto lugar, com essas informações, o profissional precisa, obrigatoriamente, distinguir com clareza as práticas antiéticas de uma gama de práticas eticamente permissíveis. Por fim, é importante não apenas chegar a uma resolução, mas também declarar claramente a justificativa para tais decisões. Embora as decisões unânimes sejam ideais, a realidade é que esse consenso pode ser inatingível. Médicos sensatos, portanto, devem ter o cuidado de explicar em quais princípios e interpretações se basearam para solucionar dilemas éticos.

Inúmeros dilemas bioéticos surgem na prática médica a cada ano, incluindo questões genéticas, objeção de consciência por parte dos médicos e interrupção de tratamento. Na prática clínica, as questões mais comuns giram em torno de consentimento livre e esclarecido, interrupção de tratamentos de suporte à vida, eutanásia e suicídio assistido por médico e conflitos de interesse.

## RELAÇÃO MÉDICO-PACIENTE: CONSENTIMENTO LIVRE E ESCLARECIDO

### História

A exigência de consentimento livre e esclarecido remonta a Platão. O primeiro caso legal registrado sobre consentimento esclarecido ocorreu na Inglaterra em 1767, quando um paciente reclamou que não havia dado seu consentimento para que dois cirurgiões "quebrassem de novo" sua perna após esta não ter consolidado de modo apropriado. Um tribunal inglês do século XVIII acabou decretando que a obtenção do

---

[a] N.R.T.: Ver o novo Código de Ética Médica (Resolução CFM nº 2.217, de 27/09/2020) no *site* do Conselho Federal de Medicina (CFM).

consentimento do paciente antes de um procedimento era a "regra da profissão" e, portanto, uma obrigação legal dos cirurgiões. A falta de consentimento, declarou o tribunal, era indesculpável. Em tempos mais contemporâneos, um julgamento histórico de 1957 nos EUA declarou que os médicos têm a obrigação legal de divulgar informações sobre os riscos, benefícios e tratamentos alternativos aos pacientes; esta decisão popularizou o termo *consentimento livre e esclarecido*.

### Definição e justificativa

O consentimento livre e esclarecido é a autorização autônoma de uma pessoa para que um médico – ou outro profissional de saúde – realize intervenções diagnósticas ou terapêuticas. O paciente entende que ela ou ele esteja assumindo a responsabilidade pela decisão, ao mesmo tempo que empodera outra pessoa, o médico, para implementá-la. No entanto, concordar com um tratamento médico não é, necessariamente, o mesmo que consentimento livre e esclarecido.

Os quatro requisitos fundamentais para o consentimento livre e esclarecido válido são: capacidade mental, revelação das informações, compreensão e voluntariedade. Primeiro, o consentimento livre e esclarecido pressupõe que as pessoas têm capacidade mental de tomar decisões; doença, nível de desenvolvimento ou medicamentos podem comprometer a capacidade mental dos pacientes de fornecer o consentimento livre e esclarecido. Presume-se que os adultos tenham competência legal para tomar decisões médicas, e o fato de um adulto estar ou não incapacitado para tomar as decisões médicas torna-se uma determinação legal. Na prática, os médicos geralmente decidem se os pacientes são competentes com base no fato de poderem entender as informações divulgadas, avaliar sua importância para sua própria situação e usar os processos de pensamento lógicos e consistentes na tomada de decisões. A incapacidade na tomada de decisão médica não significa que uma pessoa seja incompetente em todos os tipos de tomada de decisão e vice-versa. Em segundo lugar, informações cruciais relevantes para a decisão devem ser fornecidas, geralmente pelo médico, ao paciente. Em terceiro lugar, o paciente deve compreender as informações e suas implicações para seus interesses e metas de vida. Finalmente, a tomada de decisão do paciente tem de ser de livre e espontânea vontade, ou seja, sem coerção ou manipulação por parte do médico.

É um erro ver o consentimento livre e esclarecido como um evento único, como a assinatura de um formulário. O consentimento livre e esclarecido é visto com mais acurácia como um processo que evolui ao longo do diagnóstico de um paciente e tratamento subsequente.[b]

Tipicamente, a autonomia de um paciente é o valor invocado para justificar o consentimento livre e esclarecido. Outros valores, como integridade corporal e beneficência, também foram citados, principalmente em decisões judiciais mais antigas.

### Dados empíricos

Uma extensa pesquisa sobre o consentimento livre e esclarecido mostra que os médicos frequentemente não comunicam todas as informações relevantes necessárias para que os pacientes tomem uma decisão informada em ambientes clínicos. Quanto mais complexas forem as decisões médicas, mais provável é que os médicos obtenham todos os elementos do consentimento livre e esclarecido.

Curiosamente, os dados sugerem que o fornecimento das informações, tanto em formulários de consentimento livre e esclarecido quanto em discussão, é melhor no ambiente de pesquisa do que em ambientes clínicos. Isso pode ser o resultado do requisito pesquisa-específico de obtenção de um documento de consentimento livre e esclarecido revisado por um comitê independente, como um conselho de revisão institucional ou um comitê de ética em pesquisa.

Os pacientes frequentemente deixam de lembrar informações cruciais fornecidas durante o processo de obtenção do consentimento livre e esclarecido, embora geralmente pensem que têm informações suficientes para tomar uma decisão. Não é claro se os pacientes deixam de lembrar informações importantes porque estão sobrecarregados por elas ou porque consideram que muitas delas não são relevantes para sua decisão. A questão, portanto, está mais em determinar o que os pacientes entendem no momento da tomada de decisão, em vez do que eles lembram mais tarde. Para intervenções médicas comuns, como cirurgia eletiva, o consentimento livre e esclarecido ideal incluiria os riscos e benefícios quantificados em ensaios clínicos randomizados, dados relevantes sobre o cirurgião, os resultados clínicos da instituição para o procedimento e uma lista de alternativas.[1]

Estudos que visam melhorar o consentimento livre e esclarecido em configurações clínicas sugerem que a mídia interativa, como vídeos e *software* de computador interativo, pode melhorar a compreensão dos pacientes sobre essas alternativas concorrentes. [A1] Uma revisão de 115 estudos sobre a tomada de decisão compartilhada descobriu que, em comparação com aqueles que recebem cuidados usuais, os pacientes que usaram um auxílio à decisão tinham maior conhecimento das evidências, sentiram mais clareza sobre o que era importante para eles, tiveram uma compreensão mais precisa dos riscos e benefícios e participaram mais do processo de tomada de decisão. Esses auxílios à tomada de decisões são especialmente importantes em situações com várias opções de tratamento e concessões importantes que dependem dos valores do paciente, como decisões sobre a prostatectomia para câncer de próstata em estágio inicial. Recursos que auxiliam na tomada de decisões agora estão disponíveis na Web e via computador para mais de 200 condições e procedimentos comuns.

Um desafio mais moderno na obtenção do consentimento livre e esclarecido é a introdução de métodos eletrônicos no processo, incluindo aplicativos para *smartphones* em situações agudas, como acidente vascular encefálico isquêmico. Os modelos digitais [A2] para consentimento livre e esclarecido muitas vezes não são fáceis de usar por pacientes mais velhos, e as evidências sugerem que a maioria das pessoas não lê acordos que são aceitos em computadores e dispositivos móveis. Também existe a preocupação de que possa ser desafiador obter uma escolha voluntária verdadeira sem ser capaz de avaliar a linguagem corporal, o tom e a emoção que podem ser observados durante uma interação interpessoal.[2]

Um dos resultados mais importantes da pesquisa empírica sobre o consentimento livre e esclarecido é que existe uma lacuna entre o desejo de obter informações e o desejo de tomar decisões reais. Muitos estudos mostram que, embora a maioria dos pacientes deseje informações, um número bem menor realmente deseja tomar decisões sobre seus próprios cuidados. Em um estudo, por exemplo, apenas um terço dos pacientes desejava a autoridade de tomada de decisão, e as preferências de tomada de decisão dos pacientes não estavam correlacionadas com suas preferências para a busca de informações (que eram altas). As preferências dos pacientes pela autoridade de tomada de decisão geralmente aumentam com a escolaridade e diminuem com a idade. Mais importante ainda, quanto mais grave a doença, maior a probabilidade de os pacientes preferirem que os médicos tomem as decisões. Vários estudos sugerem que os pacientes que têm menos desejos de tomar suas próprias decisões geralmente ficam mais satisfeitos com a maneira como as decisões são finalmente tomadas.

### Considerações práticas

A implementação do consentimento livre e esclarecido levanta questões sobre até que ponto as informações devem ser divulgadas e como divulgá-las. Os médicos devem divulgar pelo menos seis elementos fundamentais de informação aos pacientes: (1) diagnóstico e prognóstico; (2) natureza da intervenção proposta; (3) intervenções alternativas, incluindo conduta expectante; (4) riscos associados a cada alternativa; (5) benefícios de cada alternativa; e (6) resultados prováveis dessas alternativas (Tabela 2.1). Como o risco geralmente é a principal preocupação do médico, os médicos também devem divulgar (1) a natureza dos riscos, (2) sua magnitude, (3) a probabilidade de cada risco ocorrer e (4) quando a consequência pode ocorrer. Cada vez mais, essas divulgações devem incluir dados tanto de estudos clínicos quanto da instituição e do médico que realiza o exame e os tratamentos. Em geral, todos os riscos graves, como morte, paralisia, acidente vascular encefálico, infecções ou dor crônica, mesmo que raros, devem ser divulgados, assim como os riscos comuns.

---

[b]N.R.T.: Segundo a Resolução nº 1/2016 do CFM, o consentimento livre e esclarecido encontra-se em constante evolução e são feitas as seguintes recomendações: (a) O esclarecimento claro, pertinente e suficiente sobre justificativas, objetivos esperados, benefícios, riscos, efeitos colaterais, complicações, duração, cuidados e outros aspectos específicos inerentes à execução tem o objetivo de obter o consentimento livre e a decisão segura do paciente para a realização de procedimentos médicos. Portanto, não se enquadra na prática da denominada medicina defensiva. (b) A forma verbal é a normalmente utilizada para obtenção de consentimento para a maioria dos procedimentos realizados, devendo o fato ser registrado em prontuário. Contudo, recomenda-se a elaboração escrita (Termo de Consentimento Livre e Esclarecido).

| Tabela 2.1 | Elementos fundamentais para informar os pacientes. |
|---|---|

Diagnóstico e prognóstico
Natureza da intervenção proposta
Intervenções alternativas razoáveis
Riscos associados a cada intervenção alternativa
Benefícios associados a cada intervenção alternativa
Desfechos prováveis de cada intervenção alternativa

O principal desafio em fornecer essas informações é fazê-lo dentro de limites de tempo razoáveis e sem sobrecarregar o paciente com detalhes técnicos ou complexos desnecessários. Felizmente, as restrições de tempo podem ser um tanto amenizadas com o uso de mídia eletrônica interativa que possibilite aos pacientes ver as informações em seus próprios horários, ao mesmo tempo que facilita a transferência de informações básicas.

A questão de quanto os médicos devem divulgar tem sido abordada de maneira diferente em cada localidade. Geralmente, adota-se um de dois padrões jurídicos divergentes. O padrão *médico* ou *habitual*, adaptado da lei de imperícia, afirma que o médico deve divulgar todas as informações "que um médico razoável faria nas mesmas circunstâncias ou em circunstâncias semelhantes". Por outro lado, o padrão *pessoa razoável* ou o *orientado para leigos* afirma que os médicos devem divulgar todas as informações que uma "pessoa razoável, nas circunstâncias do paciente, consideraria fundamental para sua tomada de decisão". O padrão médico é factual e pode ser determinado empiricamente, mas o padrão orientado para o paciente, que se destina a envolver médicos com pacientes, é hipotético. Atualmente, cada padrão é usado por cerca de metade dos EUA. Em 2015, a Suprema Corte do Reino Unido decidiu que o padrão de quais informações um médico deve divulgar não deve ser determinado pelo que um médico razoável faria, mas sim pelo que um paciente razoável desejaria.

A exigência de consentimento livre e esclarecido não tem exceções. Em situações de emergência, o consentimento pode ser presumido sob a crença de que os interesses dos pacientes estão na sobrevida e na manutenção do funcionamento mental e físico máximo; como resultado, pessoas razoáveis desejariam o tratamento. Em algumas circunstâncias, os médicos acreditam que o processo de consentimento livre e esclarecido pode representar uma séria ameaça psicológica. Em casos raros, o "privilégio terapêutico" de promover o bem-estar de um paciente supera a autonomia, mas os médicos devem ser cautelosos ao invocar essa exceção.[c]

Se os pacientes forem considerados mentalmente incapazes de tomar decisões médicas, os membros da família – cônjuge, filhos, pais, irmãos e, em seguida, parentes mais distantes – geralmente são selecionados como representantes legais, embora possa haver preocupações sobre conflitos de interesses ou conhecimento dos desejos do paciente. Na circunstância relativamente rara em que um paciente tenha nomeado formalmente um procurador/representante legal, essa pessoa tem autoridade para tomar decisões.

O representante legal deve escolher o que o paciente escolheria se ele ou ela fosse capaz. O padrão do *melhor interesse* afirma que o representante deve escolher o que é melhor para o paciente. No entanto, muitas vezes não está claro o que o paciente teria decidido, porque a situação não foi discutida com o paciente e ele não deixou um testamento vital. Da mesma maneira, o que é considerado "melhor" para um paciente pode ser controverso pelas concessões a serem feitas quanto à qualidade de vida e sobrevida. Esses impasses são complicados pela incapacidade de muitos representantes legais preverem a qualidade de vida do paciente; representantes legais também tendem a subestimar a satisfação e o estado funcional futuro dos pacientes. Do mesmo modo, as previsões de um representante legal sobre as preferências de manutenção da vida de um paciente mentalmente incapacitado são, com frequência, inexatas. Quando o paciente é diagnosticado com demência, as famílias tendem a concordar com os pacientes sobre as decisões relativas ao tratamento de suporte à vida em dois terços das vezes, percentual que não é muito melhor do que a concordância de 50% baseada apenas no acaso. Essa confusão sobre como decidir por pacientes incapacitados pode criar conflitos entre membros da família ou entre a família e os profissionais de saúde. Em tais circunstâncias, o parecer da comissão de ética pode ser útil.

---

[c]N.R.T.: Ver Código de Ética Médica de 2019, Capítulo V, *Relação com pacientes e familiares*, artigo 31.

## SUSPENSÃO DAS INTERVENÇÕES MÉDICAS

### História

Desde os primórdios da medicina, suspender o tratamento médico de pacientes em estado terminal e, ao mesmo tempo, fornecer cuidados paliativos, possibilitando, assim, que "a natureza siga seu curso", foi considerado ético.[3] Hipócrates argumentou que os médicos deveriam "recusar-se a tratar aqueles [pacientes] que estão dominados por sua doença". No século XIX, médicos americanos proeminentes defenderam a suspensão de "tratamentos" catárticos e eméticos para os doentes terminais. Em 1900, os editores do periódico *The Lancet* argumentaram que os médicos deveriam intervir para aliviar a dor da morte e que não tinham a obrigação de prolongar uma vida claramente terminal. O debate contemporâneo sobre o término do tratamento começou em 1976 com o caso *Quinlan*, no qual a Suprema Corte de Nova Jersey decidiu que os pacientes tinham o direito de recusar intervenções de suporte à vida com base no direito à privacidade e que a família poderia exercer esse direito para um paciente em estado vegetativo persistente.

### Definição e justificativa

Em geral, existe um consenso de que qualquer paciente tem o direito de recusar as intervenções médicas. Do ponto de vista ético, esse direito baseia-se no direito do paciente à autonomia e está implícito na doutrina do consentimento informado. Do ponto de vista legal, os tribunais estaduais nos EUA citam o direito à privacidade, o direito à integridade física e a lei consuetudinária para justificar o direito à recusa de tratamento médico. No caso *Cruzan*, de 1990, e em casos subsequentes de suicídio assistido por médico, a Suprema Corte americana afirmou que existe um "direito constitucionalmente protegido de recusar a hidratação e nutrição de suporte à vida". O Tribunal declarou que "[O] interesse de liberdade [com base na 14ª Emenda] em recusar tratamento médico indesejado pode ser inferido de nossas decisões anteriores". Todos os pacientes têm o direito constitucional e ético de recusar intervenções médicas. Essas decisões foram a base das decisões consistentes nos tribunais estadual e federal no caso *Schiavo*, que permitiu ao marido interromper a nutrição e hidratação artificiais de sua esposa doente terminal em estado vegetativo (Capítulo 376).

No Brasil, a Resolução nº 2.232/19 do CFM se baseia nos pressupostos do Código de Ética Médica. Além disso, a Constituição Federal, em seu art. 5º, determina que todos são iguais perante a lei, sem distinção de qualquer natureza, garantindo-se aos brasileiros e aos estrangeiros residentes no país a inviolabilidade do direito à vida, à liberdade, à igualdade, à segurança e à propriedade. O Código Civil estabelece, em seu artigo 15, que o paciente não pode ser submetido a qualquer procedimento terapêutico sem o seu consentimento. A Lei nº 8.080, de 19 de setembro de 1990, que dispõe sobre o Sistema Único de Saúde (SUS), tratou expressamente da autonomia do paciente no art. 7º, pela qual os serviços que integram o SUS são desenvolvidos de acordo com as diretrizes previstas no artigo 198 da Constituição Federal, devendo preservar a autonomia das pessoas na defesa de sua integridade física e moral. Há outras normas que também tratam do assunto, como o Estatuto do Idoso (Lei nº 10.741, de 1º de outubro de 2003), que no art. 17 assegura ao idoso que esteja no domínio de suas faculdades mentais o direito de optar pelo tratamento de saúde que lhe for reputado mais favorável, e o Estatuto da Pessoa com Deficiência (Lei nº 13.146, de 6 de julho de 2015), que atribui ao poder público a competência para garantir a dignidade da pessoa com deficiência ao longo de toda a vida, determinando que ela não poderá ser obrigada a se submeter a intervenção clínica ou cirúrgica, a tratamento ou a institucionalização forçada.

### Dados empíricos

Os dados mostram que a interrupção dos tratamentos médicos é agora a regra, e a tendência tem sido a de interromper as intervenções médicas com base nas preferências dos pacientes e de seus procuradores. Mais de 85% dos americanos e 90% dos falecidos em UTI não recebem reanimação cardiopulmonar. Dos falecidos em UTI, mais de 85% morrem após a não instituição ou a retirada de tratamentos médicos, com média de 2,6 intervenções sendo não instituídas ou retiradas por falecido.

Apesar do amplo apoio público para o uso das diretivas antecipadas de vontade (DAV) e da aprovação do *Patient Self-Determination Act*, que exige que as instituições de saúde informem os pacientes sobre seu direito de preencher esses documentos, menos de 40% dos americanos parecem ter concluído qualquer forma escrita de decisões de fim da vida. Entre os americanos com 75 anos ou mais, 1 em cada 5 não escreveu nem falou com alguém sobre seus desejos de tratamento médico no final de sua vida. Os dados sugerem que, embora mais de 40% dos pacientes tenham precisado de uma tomada de decisão ativa sobre o término de tratamentos médicos em seus dias finais, mais de 70% não tinham capacidade real para tomada de decisão, enfatizando, assim, a importância de completar as DAV.

Os esforços para aprimorar o cumprimento das DAV geraram resultados mistos. No condado de La Crosse, Wisconsin, por exemplo, depois que as organizações de saúde locais adicionaram uma seção de "Diretivas Antecipadas de Vontade" aos prontuários eletrônicos dos pacientes, 90% dos falecidos tinham algum tipo de diretiva. Infelizmente, mesmo os esforços piloto bem-sucedidos como o de La Crosse County não vêm sendo adotados ou facilmente escalonados. Um problema persistente é que mesmo quando os pacientes completam as DAV, os documentos frequentemente não estão disponíveis, os médicos não sabem que eles existem ou tendem a ser muito gerais ou vagos para orientar as decisões. O uso crescente de prontuários eletrônicos deve possibilitar que as DAV estejam disponíveis quando e onde o paciente procurar um profissional de saúde. Embora os prontuários eletrônicos ajudem a disponibilizar as DAV existentes, é crucial que o médico e o paciente abordem o planejamento antecipado de cuidados. Iniciar essa conversa ainda parece uma barreira persistente.

Assim como os representantes não preveem de modo satisfatório os desejos dos pacientes, os dados mostram que os médicos são ainda piores em determinar as preferências dos pacientes por tratamentos de suporte à vida. Em um estudo, por exemplo, 30% das conferências de médicos com procuradores/representantes legais dos pacientes não discutiram as preferências para a tomada de decisão de fim de vida para pacientes que estavam em alto risco de morte.[4] Em muitos casos, os tratamentos de suporte à vida são continuados mesmo quando os pacientes ou seus representantes desejam que eles sejam interrompidos. Por outro lado, muitos médicos interrompem ou nunca começam as intervenções unilateralmente sem o conhecimento ou consentimento dos pacientes ou de seus procuradores. Essas discrepâncias enfatizam a importância de envolver os pacientes desde o início em seus cuidados sobre as preferências de tratamento.

### Considerações práticas

Muitas considerações práticas são aplicáveis à promulgação do direito de encerrar o tratamento médico (Tabela 2.2). Primeiro, os pacientes têm o direito de recusar toda e qualquer intervenção médica.

A questão de quais intervenções médicas podem ser encerradas – ou não iniciadas – é um tópico recorrente de debate entre médicos e outros profissionais de saúde. A reanimação cardiopulmonar foi o foco dos primeiros processos judiciais. Os tribunais deixaram claro que qualquer tratamento prescrito por um médico e administrado por um profissional de saúde pode ser interrompido se for mais prejudicial do que benéfico.[5] A questão não é se o tratamento é comum, extraordinário ou heroico, ou se é de alta ou baixa tecnologia. Os tratamentos que podem ser interrompidos incluem não apenas ventiladores, nutrição artificial e hidratação, mas também diálise, marca-passos, dispositivos de assistência ventricular, antibióticos e qualquer medicamento.

Em segundo lugar, não há diferença ética ou legal entre não fazer uma intervenção e suspendê-la. Se ventilação mecânica ou outro tratamento for iniciado porque os médicos não têm certeza se o paciente o teria desejado, eles sempre podem interrompê-lo mais tarde, quando as informações esclarecerem os desejos do paciente. Embora médicos e enfermeiras possam achar que interromper um tratamento seja psicologicamente mais difícil, a retirada é ética e legalmente permitida – e necessária – quando está em consonância com os desejos do paciente.

Em terceiro lugar, os pacientes competentes têm o direito exclusivo de tomar decisões sobre o encerramento de seus próprios cuidados. Se houver um conflito entre um paciente competente e sua família, os desejos do paciente têm de ser atendidos. É direito do paciente recusar o tratamento, não é direito da família. Para os pacientes mentalmente incompetentes, a situação é mais complexa. Se os pacientes deixaram indicações claras de seus desejos, seja na forma de declarações orais explícitas ou como

**Tabela 2.2** Considerações práticas na suspensão de tratamentos médicos.

| QUESTÃO PRÁTICA | RESPOSTA |
|---|---|
| Existe o direito legal de recusar intervenções médicas? | Sim. Aos pacientes maiores de idade, lúcidos, orientados e conscientes, é facultado o direito de recusa à terapêutica proposta pelo médico em qualquer tratamento eletivo (Resolução CFM nº 2.232/19). |
| Que intervenções podem ser encerradas legal e eticamente? | Toda e qualquer intervenção (incluindo respiradores, antibióticos, marca-passos, dispositivos de assistência ventricular, nutrição intravenosa ou enteral e hidratação) pode ser legal e eticamente encerrada. |
| Existe uma diferença entre não instituir intervenções de suporte à vida e retirá-las? | Não. O consenso é que não há diferença legal ou ética importante entre não instituir e suspender intervenções médicas. Interromper um tratamento, uma vez iniciado, é tão ético quanto nunca o ter iniciado. |
| Qual opinião sobre a suspensão das intervenções de suporte à vida prevalece se houver um conflito entre o paciente e sua família? | As opiniões de um paciente adulto capaz prevalecem. São o corpo e a vida do paciente. |
| Quem decide encerrar as intervenções de suporte à vida se o paciente for incompetente? | Se o paciente nomeou um procurador enquanto estava competente, essa pessoa tem poderes legais para tomar decisões sobre o encerramento do tratamento. A Resolução nº 2.232/19 do CFM estabelece, ainda, que havendo discordância insuperável entre o médico e o representante legal ou familiares do paciente quanto à terapêutica proposta, ele deve comunicar o fato às autoridades competentes (Ministério Público, Polícia, Conselho Tutelar etc.), visando ao melhor interesse do paciente. |
| As diretivas antecipadas de vontade são legalmente aplicáveis? | Sim. Como uma expressão clara dos desejos do paciente, elas são um método constitucionalmente protegido para os pacientes exercerem seu direito de recusar tratamentos médicos. |

DAV,[d] esses desejos devem ser seguidos. Os médicos não devem se preocupar excessivamente com a forma precisa que os pacientes usam para expressar seus desejos; como os pacientes têm o direito legal de recusar o tratamento, a verdadeira preocupação é se os desejos são claros e relevantes para a situação. Se um paciente incompetente não deixou indicações explícitas de seus desejos ou se não há um procurador nomeado, o médico deve identificar o representante legal do paciente e confiar nos desejos desta pessoa.

Em quarto lugar, o direito de recusar tratamento médico não se traduz no direito de exigir qualquer tratamento, sobretudo aqueles sem fundamento fisiopatológico, que já falharam ou que são sabidamente prejudiciais. A futilidade terapêutica[e] tornou-se uma justificativa para permitir que os médicos unilateralmente mantenham ou suspendam tratamentos, apesar dos pedidos da família. Alguns estados, como o Texas, promulgaram leis de futilidade, que prescrevem procedimentos pelos quais os médicos podem invocar a futilidade para transferir um paciente ou interromper intervenções. No entanto, o princípio da futilidade não é fácil de implementar na prática médica. Inicialmente, alguns defenderam que uma intervenção era fútil quando a probabilidade de sucesso era ≤ 1%. Embora este limite pareça ser baseado em dados empíricos, é um julgamento de valor encoberto. Como a declaração de futilidade tem o objetivo de justificar determinações unilaterais dos médicos, geralmente tem sido vista como uma afirmação inadequada que prejudica a comunicação médico-paciente e viola o princípio da tomada de decisão compartilhada. Semelhante à distinção entre cuidado comum e extraordinário, a futilidade

---

[d] N.R.T.: As DAV foram aprovadas como oficiais pelo CFM do Brasil, por meio da Resolução CFM nº 1.995/2012.

[e] N.R.T.: Ver artigo sobre distanásia e tratamento fútil em <https://revistabioetica.cfm.org.br/index.php/revista_bioetica/article/view/394/357%3e>.

terapêutica é cada vez mais vista como geradora de confusão do que esclarecedora e, portanto, está sendo solicitada com muito menos frequência.

Por exemplo, um caso recente da Califórnia envolveu uma menina de 13 anos que sofreu uma parada cardíaca durante uma amigdalectomia e adenoidectomia e que foi posteriormente declarada com morte encefálica. Sua família se recusou a aceitar a determinação de morte e processou. Depois de vários recursos legais, os tribunais concordaram que ela estava morta. Mesmo assim, seu corpo foi entregue em um respirador ao legista do condado, que então o transferiu para os pais. Os pais mantiveram o corpo e autorizaram a inserção de traqueostomia e tubo de alimentação. O tribunal decidiu que nem os médicos nem unidades de saúde tinham obrigação de fornecer tratamento a um cadáver, mesmo que os pais afirmassem, ao contrário dos médicos, que a paciente não estava morta.

## SUICÍDIO ASSISTIDO E EUTANÁSIA

### História

Já na época de Hipócrates, a eutanásia e o suicídio assistido por médico (SAM) eram questões controversas. Em 1905, um projeto de lei foi apresentado na legislatura de Ohio para legalizar a eutanásia; foi derrotado. Em meados da década de 1930, projetos de lei semelhantes foram apresentados e derrotados no Parlamento britânico e na legislatura de Nebraska. A partir de janeiro de 2017, o SAM – mas não a eutanásia – foi legalizado em Oregon, Washington, Califórnia, Colorado, Vermont e Washington, D.C. Em Montana, a Suprema Corte não reconheceu um direito constitucional ao SAM, mas determinou que a lei que permite o término do tratamento de suporte à vida protegia os médicos de processos judiciais se ajudassem a acelerar a morte de um paciente lúcido, orientado, em estado terminal e que tinha dado seu consentimento livre e esclarecido. Digno de nota, entretanto, é que o American College of Physicians não apoia atualmente a legalização do SAM.[6] Tanto a eutanásia quanto o SAM são legais na Holanda, na Bélgica e em Luxemburgo, e o SAM é legal na Suíça.

### Definição e justificativa

Os termos *eutanásia* e *suicídio assistido por médico* exigem definição cuidadosa (Tabela 2.3). Os termos eutanásia passiva e eutanásia indireta não são apropriados; na verdade, são formas éticas e legais de suspender tratamento.

Existem quatro argumentos contra a permissão da eutanásia e do SAM. Primeiro, Kant e Mill, os defensores filosóficos da autonomia individual, acreditavam que a autonomia em si não permitia que uma pessoa voluntariamente acabasse com as condições que a tornavam autônoma. Como resultado, os dois filósofos eram contra a servidão voluntária e o suicídio. Portanto, argumentaram que o exercício da autonomia não pode incluir o fim da vida, o que significaria o fim da possibilidade do exercício da autonomia. Em segundo lugar, muitos pacientes moribundos sentem dor e sofrem por não receberem cuidados adequados. Portanto, é possível que os cuidados adequados e o controle da dor (Capítulo 27) aliviem o sofrimento sem a necessidade de eutanásia ou SAM (Capítulo 3). Embora alguns pacientes possam sentir dor descontrolada, apesar dos cuidados de final de vida ideais, relativamente poucos dão a dor como justificativa para buscar a eutanásia ou o SAM. Terceiro, há uma distinção ética clara entre encerrar uma vida intencionalmente e encerrar os tratamentos de manutenção da vida. Tanto as motivações quanto os atos físicos são diferentes. Injetar um medicamento para o fim da vida, ou fornecer uma receita para um paciente, não é o mesmo que remover ou abster-se de realizar uma intervenção médica invasiva. Finalmente, permitir a eutanásia e o SAM pode ter repercussões adversas. Há relatos perturbadores de eutanásia involuntária na Holanda e na Bélgica, e muitos se preocupam com a coerção de pacientes caros ou onerosos para aceitar a eutanásia ou SAM. Permitir a eutanásia e o SAM provavelmente levará a novas invasões de advogados, tribunais e legislaturas na relação médico-paciente.

Existem quatro argumentos paralelos a favor da eutanásia e do SAM. Em primeiro lugar, argumenta-se que a autonomia justifica a eutanásia e o SAM. O respeito à autonomia resultaria em permitir que os indivíduos decidam quando e como é melhor acabar com suas vidas. Em segundo lugar, a beneficência – promovendo o bem-estar dos indivíduos – apoia a permissão da eutanásia e do SAM. Em alguns casos, viver pode criar mais dor e sofrimento do que a morte; terminar uma vida dolorosa alivia mais o sofrimento e é bom para o paciente. Apenas a garantia de ter a opção da eutanásia ou do SAM, mesmo que não seja utilizada, pode proporcionar "seguro psicológico" e ser benéfica para as pessoas. Terceiro, a eutanásia e o SAM não são diferentes do término de tratamentos de suporte à vida que são eticamente justificados. Em ambos os casos, o paciente consente em morrer; em ambos os casos, o médico tem a intenção de interromper a vida do paciente e tomar alguma providência para fazê-lo; e em ambos os casos, o resultado final é o mesmo: a morte do paciente. Quarto, é improvável a repercussão negativa da permissão da eutanásia e do SAM para a relação médico-paciente. A ideia de que permitir a eutanásia e o SAM prejudicaria a relação médico-paciente ou levaria à eutanásia forçada é completamente especulativa e não é corroborada pelos dados disponíveis.

Em suas decisões de 1997, a Suprema Corte dos EUA declarou que não há direito constitucional à eutanásia e ao SAM, mas que também não há proibição constitucional contra a legalização dessas intervenções pelos estados. Consequentemente, cinco estados americanos e o Distrito de Columbia (ver antes) legalizaram constitucionalmente o SAM, e outros podem fazê-lo por meio de legislação ou votação.

### Dados empíricos

As atitudes e práticas relacionadas à eutanásia e ao SAM foram amplamente estudadas.[7] Dois terços dos americanos dizem que existem algumas situações em que um paciente deve ter permissão para morrer, mas 30% dizem que os médicos devem sempre fazer todo o possível para salvar a vida de um paciente. Cerca de 60% dos adultos pensam que a eutanásia e o SAM podem ser realizados quando a pessoa tem uma doença incurável e está sofrendo muita dor, sem esperança de melhora. No entanto, o apoio público diminui drasticamente para menos de 40% para pacientes que desejam morrer porque a vida é um fardo para si ou para suas famílias. Nos EUA, apoio do público em geral ao SAM permanece um pouco abaixo de 50%.

Os médicos tendem a apoiar muito menos a eutanásia e o SAM do que o público, com oncologistas, médicos de cuidados paliativos e geriatras entre os que menos apoiam. A maioria dos médicos americanos e britânicos se opõe à legalização de ambas as práticas.

Aproximadamente 25% dos médicos americanos já receberam pedidos de eutanásia ou SAM, incluindo cerca de 50% dos oncologistas. Estudos também indicam que menos de 5% dos médicos americanos realizaram eutanásia ou SAM. Pesquisas com oncologistas indicam que cerca de 4% realizaram eutanásia e cerca de 11% realizaram SAM durante suas carreiras.

As salvaguardas para eutanásia e SAM são frequentemente desrespeitadas. Por exemplo, um estudo descobriu que 54% dos pedidos de eutanásia foram da família do paciente. Em cerca de 40% das eutanásias e 20% dos SAM, o paciente estava deprimido; em apenas metade dos casos o pedido foi repetido, independentemente do tratamento.

**Tabela 2.3** Definições de suicídio assistido e eutanásia.

| TERMO | DEFINIÇÃO |
|---|---|
| Eutanásia ativa voluntária | Administração intencional de medicamentos ou outras intervenções para causar a morte do paciente com o consentimento livre e esclarecido |
| Eutanásia ativa involuntária | Administração intencional de medicamentos ou outras intervenções para causar a morte do paciente quando o paciente era competente para consentir, mas não o fez (p. ex., o paciente pode não ter sido questionado) |
| Eutanásia ativa não voluntária | Administração intencional de medicamentos ou outras intervenções para causar a morte do paciente quando o mesmo era incompetente e mentalmente incapaz de consentir (p. ex., paciente em coma) |
| Eutanásia passiva | Não instituição ou retirada de tratamento de suporte à vida de um paciente para deixá-lo morrer (interrupção de tratamentos de suporte à vida) – um termo insatisfatório que não deve ser usado |
| Eutanásia indireta | Administração de narcóticos ou outros medicamentos para aliviar a dor com a consequência incidental de causar depressão respiratória suficiente para resultar na morte do paciente |
| Suicídio assistido por médico | Um médico prescreve medicamentos ou outras intervenções a um paciente com o entendimento de que o paciente pode usá-los para cometer suicídio |

A legislação do estado do Oregon permite o SAM há mais tempo nos EUA. Os dados mostram que mais de 70% dos SAM foram realizados por causa de câncer. Outras características fortemente associadas à solicitação do SAM incluíram idade acima de 65 anos, raça branca, ter escolaridade mais alta e ter seguro de saúde.

É importante ressaltar que o SAM é raro. Em mais de 20 anos, menos de 0,4% de todos os pacientes moribundos morreram por SAM.[8] Na Holanda e na Bélgica, onde a eutanásia e o SAM são legais, menos de 2% de todas as mortes são por essas medidas, com 0,4 a 1,8% de todas as mortes como resultado de eutanásia sem consentimento do paciente.[9]

Embora pareça contraditório, em todas as jurisdições estudadas, a dor não é a motivação primária para solicitar eutanásia ou SAM. No Oregon, perda da autonomia, perda da dignidade e medo de ser um fardo são citados pelos pacientes como os motivos predominantes. Além disso, o sofrimento psicológico, sobretudo depressão e desesperança, parecem ser mais importantes do que a dor. Entrevistas com médicos e pacientes com esclerose lateral amiotrófica (ELA), câncer ou infecção pelo vírus da imunodeficiência humana (HIV) mostram que a dor não está associada ao interesse em eutanásia ou SAM; na verdade, depressão e desesperança são os preditores de interesse mais fortes. Essas descobertas levantam questões importantes sobre o envolvimento de especialistas em saúde mental nas tentativas de determinar se o tratamento psiquiátrico mudaria a opinião do paciente.[10]

Finalmente, dados da Holanda e dos EUA sugerem que há problemas significativos na realização da eutanásia e do SAM. Pesquisadores holandeses relataram que o SAM causa complicações em 7% dos casos. Além disso, os pacientes não morreram, acordaram do coma ou vomitaram a medicação em 15% dos casos. Em última análise, em quase 20% dos SAM, o médico acabou injetando no paciente uma medicação para finalizar a vida, convertendo o SAM em eutanásia. Esses dados levantam sérias questões sobre como lidar com as complicações do SAM quando a eutanásia é ilegal ou inaceitável.

### Considerações práticas

Há um consenso geral de que eutanásia e SAM só devem ser considerados depois que todas as tentativas paliativas razoáveis físicas e psicológicas falharem.[f] Um consenso sobre as salvaguardas – com pequenas diferenças – surgiu nos EUA e em alguns países europeus. Essas salvaguardas incluem: (1) o paciente tem de estar de posse de suas faculdades mentais e precisa solicitar eutanásia ou SAM repetida e voluntariamente; (2) na Holanda e em outros países europeus, é obrigatório que o paciente informe dor insuportável ou outro sofrimento que não pode ser aliviado por intervenções paliativas ideais; em comparação, não há requisitos de sofrimento nos EUA, mas o paciente precisa estar em estágio terminal; (3) deve haver um período de espera para garantir que o desejo do paciente de eutanásia ou SAM seja estável e sincero; e (4) o médico deve obter uma segunda opinião de um médico independente. Embora tenha havido alguns processos nos EUA, não houve condenações – exceto o Dr. Kevorkian ("Dr. Morte") – quando médicos e outros participaram de eutanásia e SAM.

## CONFLITOS DE INTERESSES FINANCEIROS

### História

A preocupação com a maneira como as estruturas de pagamento e remuneração comprometem a integridade da tomada de decisões médicas não é novidade. Em 1899, um médico relatou que mais de 60% dos cirurgiões em Chicago estavam dispostos a fornecer uma comissão de 50% aos médicos para encaminhar casos clínicos. Posteriormente, ele afirmou que, em alguns casos, essa divisão de remuneração levou a procedimentos cirúrgicos desnecessários. Um estudo de 1912 pela American Medical Association confirmou que a divisão de honorários era uma prática comum e acrescentou à lista de atos de conflito de interesses financeiros dos médicos, que incluía a venda de medicamentos de venda livre e instrumentos cirúrgicos patenteados. Na década de 1990, a ética das empresas farmacêuticas e de biotecnologia que pagam a pesquisadores clínicos e médicos novamente levantou a questão dos conflitos de interesse financeiro.

### Definição e justificativa

Um conflito de interesses ocorre quando os interesses secundários de um médico, como ganhar dinheiro, podem prejudicar ou minar seu interesse primário, especialmente a promoção do bem-estar do paciente. Os médicos também têm outros interesses primários: (1) o avanço da pesquisa biomédica, (2) a orientação de futuros médicos e, de forma mais controversa, (3) a promoção da saúde pública (Tabela 2.4). Os médicos também têm outros interesses secundários, como ganhar dinheiro, criar uma família, contribuir para a profissão e seguir seus interesses não profissionais, como passatempos. Esses interesses secundários não são perniciosos; tipicamente, eles são legítimos, até mesmo admiráveis. Um conflito de interesses ocorre quando um desses interesses secundários pode comprometer a busca de um interesse primário, especialmente o bem-estar do paciente.

Os conflitos de interesses são problemáticos porque podem, ou pelo menos parecem, comprometer a integridade do julgamento dos médicos, o bem-estar do paciente ou a pesquisa. Conflitos de interesses podem induzir um médico a fazer algo – realizar um procedimento, deixar de solicitar um exame ou distorcer dados – que não seja do melhor interesse do paciente. Esses conflitos podem minar a confiança do paciente e do público, não apenas em um determinado médico, mas em toda a classe médica.

Às vezes, uma distinção é reivindicada entre conflitos de interesses reais e potenciais, sugerindo que um conflito existe apenas quando o julgamento de um médico é realmente distorcido ou prejudicado. Esse conceito está errado. Um conflito de interesses real ocorre quando uma pessoa razoável poderia suspeitar que a decisão tomada pelo médico foi influenciada pelo interesse secundário. As aparências podem ser prejudiciais, porque é difícil para os pacientes e para o público determinar quais motivos influenciam a decisão de um médico, e muitas vezes é impossível saber se o discernimento dele realmente foi distorcido. Os conflitos de interesses financeiros são de particular preocupação, não porque sejam piores do que outros tipos de conflito, mas porque são mais abrangentes, identificáveis e regulamentados em comparação com outros conflitos. Desde os tempos antigos, a norma ética sobre conflitos é clara: a obrigação primária do médico é com o bem-estar do paciente, e o bem-estar financeiro pessoal do médico vem em segundo lugar e nunca deve interferir nesse dever.

### Dados empíricos

Os conflitos financeiros não são raros, mas frequentemente são subnotificados. Quanto mais instalações de imagem e referências de especialidades uma prática tiver, maior será a utilização de serviços médicos e maiores serão os gastos com saúde – muitas vezes sem nenhum benefício claro para os pacientes. Na Flórida, quase 40% dos médicos são proprietários de clínicas independentes para as quais encaminham os pacientes. Em um estudo, 4 a 4,5 vezes mais exames de imagem foram solicitados por médicos independentes do que por médicos que encaminharam pacientes para radiologistas. Da mesma maneira, os pacientes encaminhados para serviços de fisioterapia do tipo *joint venture* têm uma média de 16 consultas, em comparação com 11 em outros tipos de serviço de fisioterapia. Um estudo recente de urologistas descobriu que aqueles que integraram serviços de imagem aos seus consultórios aumentaram o uso de radiação em 2,5 vezes em comparação com urologistas que não tinham relações financeiras com serviços de imagem.

Do mesmo modo, vários estudos mostram que a interação com representantes farmacêuticos pode levar à prescrição de novos medicamentos, prescrição sem base racional e diminuição do uso de medicamentos genéricos por médicos. O financiamento da indústria para o pagamento de educação médica continuada para viagens a simpósios educacionais aumenta a prescrição do medicamento do patrocinador. Um estudo com 1.400 membros do comitê consultivo da FDA descobriu que 13% tinham

| Tabela 2.4 | Interesses primários dos médicos. |
|---|---|
| Promoção da saúde e bem-estar de seus pacientes | |
| Avanço do conhecimento biomédico por meio da pesquisa | |
| Educação de futuros médicos e profissionais de saúde | |
| Promoção da saúde pública | |

---

[f] N.R.T.: No Brasil, é vedado ao médico abreviar a vida do paciente, ainda que a pedido deste ou de seu representante legal (Código de Ética Médica, 2019, capítulo V, artigo 41). A eutanásia não é citada textualmente na lei, mas é interpretada nos artigos 121 e 122 do Código Penal – no artigo 121, é classificada como homicídio; no artigo 122, é vista como induzimento ao suicídio. Já a ortotanásia não é considerada crime.

algum interesse financeiro em uma empresa farmacêutica cujo produto estava sendo revisado por esse comitê; esses membros tinham 63% de chance de votar por sua aprovação e 84% de chance se fizessem parte dos conselhos consultivos dessa empresa. Um estudo separado descobriu que 80% dos hematologistas-oncologistas dos EUA que usam o Twitter, muitas vezes para descrever produtos farmacêuticos, têm pelo menos um conflito financeiro de interesse, com pagamentos médios de mais de US$ 1.000.[11]

Em relação aos conflitos de interesse do pesquisador, os dados disponíveis sugerem que o financiamento corporativo não parece comprometer o desenho e a metodologia da pesquisa clínica; na verdade, a pesquisa financiada comercialmente pode ser metodologicamente mais rigorosa do que a pesquisa financiada pelo governo ou por fundações. Por outro lado, os dados sugerem que os interesses financeiros distorcem a interpretação dos dados dos pesquisadores. O impacto mais importante dos interesses financeiros, entretanto, parece ser a disseminação de estudos de pesquisa. Evidências crescentes sugerem a supressão ou publicação seletiva de dados desfavoráveis aos patrocinadores corporativos, mas a publicação repetida de resultados favoráveis.

### Considerações práticas

Em primeiro lugar, os conflitos financeiros de interesse são inerentes a qualquer profissão em que alguém é remunerado ao prestar um serviço. Em segundo lugar, os conflitos podem adotar muitas maneiras diferentes, desde o pagamento legítimo por serviços prestados e propriedade de laboratórios e instalações médicas até jantares de empresas farmacêuticas, pagamento por comparecimento em reuniões farmacêuticas e consultas a empresas.[g]

Em terceiro lugar, ao considerar como gerenciar conflitos, é importante observar que as pessoas não conseguem avaliar com isenção seus conflitos de interesse potenciais. Frequentemente, os indivíduos não conseguem discriminar as várias influências que orientam suas decisões, não se consideram inerentemente maus e não imaginam que o pagamento influencie suas decisões. Os médicos tendem a ser defensivos em relação às acusações de conflito de interesses. Além disso, o processo tende a ser insidioso, com modificação sutil dos padrões de conduta até que pareçam ser justificáveis.

Em quarto lugar, as normas – sejam leis, regulamentos ou padrões profissionais – para regular conflitos de interesse são baseadas em duas considerações: (1) a probabilidade de que o pagamento ou outros interesses secundários criem um conflito, com maior interesse financeiro tendendo a aumentar o risco de comprometimento das decisões tomadas e (2) a magnitude do dano potencial se o julgamento for comprometido. As regras tendem a ser de três tipos: (1) divulgação de conflitos, (2) gerenciamento de conflitos e (3) proibição total. Nos EUA, a legislação federal proíbe certos tipos de autorreferência de médicos no programa Medicare. A American Medical Association e a Pharmaceutical Research and Manufacturers of America estabeleceram regras conjuntas que permitem aos médicos aceitar presentes de valor mínimo, mas "recusar presentes substanciais de empresas farmacêuticas, como despesas de viagem, hospedagem ou outras despesas pessoais... para participação em conferências ou reuniões". Além disso, o *Physician Payment Sunshine Act*, que foi aprovado em 2010 como parte do *Affordable Care Act* e entrou em vigor em agosto de 2013, exige que os fabricantes de medicamentos e dispositivos relatem todos os pagamentos e transferências de valores dados aos médicos para os centros de serviços de Medicare e Medicaid para que tais informações possam ser publicadas em um *website* público de livre acesso.

Em quinto lugar, há muita ênfase na divulgação de conflitos, com a ideia implícita de que a luz do sol é o melhor desinfetante. A divulgação pode ser útil em publicações para os pares, mas não está claro se esta é uma salvaguarda adequada no ambiente clínico. Em vez disso, a revelação pode fazer com que os pacientes se preocupem mais. Os pacientes podem não ter contexto no qual colocar a divulgação ou avaliar a recomendação clínica do médico, e podem ter poucas outras opções para selecionar um médico ou obter atendimento, sobretudo em uma situação aguda. Além disso, a autorrevelação é, com frequência, incompleta, mesmo quando exigida.

Finalmente, alguns conflitos podem ser evitados pela própria ação do médico. Os médicos podem se recusar a fazer investimentos pessoais em unidades hospitalares particulares ou aceitar presentes de empresas farmacêuticas. Em outras circunstâncias, os conflitos podem ser institucionalizados, e minimizá-los só pode ocorrer alterando a maneira como as organizações estruturam os incentivos de reembolso. O esquema de *capitation* (ou seja, valor fixo de remuneração para o médico/clínica de acordo com o número de beneficiários sob sua responsabilidade; o valor da remuneração é baseado na expectativa de uso dos serviços de saúde e pode ou não ser ajustado) encoraja os médicos a limitarem os serviços prestados, e seus efeitos potencialmente adversos são provavelmente administrados por regras institucionais, e não por decisões pessoais.

## NO FUTURO

No futuro próximo, à medida que a genética passa da pesquisa para o ambiente clínico, os médicos assistentes provavelmente se defrontarão cada vez mais com questionamentos éticos sobre testagem genética, aconselhamento e tratamento. A testagem genética sem orientação meticulosa, tão comum nas pesquisas, alteraria a natureza das questões bioéticas. Como esses testes têm sérias implicações para o paciente e outras pessoas, é obrigatório obter o consentimento livre e esclarecido. As questões bioéticas levantadas pelos testes genéticos para alterações de células somáticas, como os usados comumente no diagnóstico e estratificação de risco do câncer, não são diferentes das questões levantadas pela realização de qualquer exame laboratorial ou de imagem.

Em alguns casos, as comissões de ética ajudam na resolução de dilemas bioéticos, embora os dados atuais sugiram que as comissões de ética são acionadas principalmente para casos individuais e não para o âmbito institucional ou político.

### Recomendações de grau A

A1. Stacey D, Légaré F, Lewis K, et al. Decision aids for people facing health treatment or screening decisions. *Cochrane Database Syst Rev.* 2017;4:CD001431.
A2. Haussen DC, Doppelheuer S, Schindler K, et al. Utilization of a smartphone platform for electronic informed consent in acute stroke trials. *Stroke*. 2017;48:3156-3160.

### REFERÊNCIAS BIBLIOGRÁFICAS

*As referências bibliográficas, bem como os outros materiais suplementares deste livro, encontram-se no GEN-IO, nosso ambiente virtual de aprendizagem.*

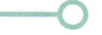

# CUIDADOS PALIATIVOS
ROBERT M. ARNOLD

Em 2030, 20% da população dos EUA terão mais de 65 anos de idade, e as pessoas com mais de 85 anos serão o segmento da população de crescimento mais rápido. Graças ao sucesso da saúde pública e da medicina, muitas dessas pessoas viverão os últimos anos de suas vidas com condições clínicas crônicas, como cirrose hepática, doença renal em estágio terminal (DRET), insuficiência cardíaca e demência. Até mesmo a infecção pelo vírus da imunodeficiência humana (HIV) e muitos cânceres, antes considerados terminais, tornaram-se doenças crônicas.

O ônus dessas doenças e de seus tratamentos é alto. Os pacientes com doenças crônicas relatam múltiplos sintomas físicos e psicológicos que diminuem sua qualidade de vida. As pressões econômicas associadas aos cuidados médicos afetam negativamente o *status* socioeconômico dos pacientes e causam estresse familiar, especialmente entre os cuidadores, que passam 20 ou mais horas por semana ajudando seus entes queridos.

---
[g] N.R.T.: No Brasil, segundo o CFM, entre as fontes de conflito estão interesse comercial ou financeiro como objetivo principal, ou favorecimentos indevidos por motivo de salários, pagamentos por consultorias, verba para a pesquisa, quando o autor tem ações da empresa financiadora da pesquisa, quando há interesse sobre a patente de inovações, com interesse pelos *royalties* ou pelos direitos autorais, quando há interesses por aquisição de benefícios como posteriores honorários por palestras, quando há interesse em licenças para participação em eventos científicos, bem como obtenção de passagens, estada e outras ofertas (ver https://portal.cfm.org.br/).

Os cuidados paliativos, desenvolvidos para diminuir a carga associada às doenças crônicas, enfatizam o cuidado centrado no paciente e na família que otimiza a qualidade de vida ao antecipar, prevenir e tratar o sofrimento. Os cuidados paliativos ao longo do *continuum* da doença atendem às necessidades físicas, intelectuais, emocionais, sociais e espirituais enquanto viabilizam a autonomia, o acesso à informação e as escolhas do paciente.

Os cuidados paliativos são uma subespecialidade e um componente-chave da boa medicina. Os cuidados paliativos, prestados por uma equipe interdisciplinar, estão disponíveis simultânea ou independentemente dos cuidados curativos ou de prolongamento da vida. Os prestadores de cuidados de saúde paliativos e não paliativos devem colaborar e comunicar sobre as necessidades de cuidados, ao mesmo tempo que se concentram na paz e dignidade ao longo do curso da doença, durante o processo de morte e após a morte.

Visto que os pacientes em estado mais grave não são atendidos por especialistas em cuidados paliativos, todos os médicos devem ter competência básica em cuidados paliativos. Por exemplo, todos os médicos do atendimento primário devem conhecer os princípios básicos do tratamento da dor (Capítulo 27), bem como discutir as diretivas antecipadas de vida (Capítulo 2) e dar "más" notícias. Especialidades com alta prevalência de pacientes em estado grave, como cuidados intensivos e oncologia, devem ter habilidades mais avançadas.[1] As intervenções para promover os cuidados paliativos especializados e primários estão associadas a melhorias na carga de sintomas e na qualidade de vida do paciente, embora seus efeitos sobre o cuidador sejam menos consistentes.[A1-A3]

Cinco pontos merecem destaque especial. Primeiro, os cuidados paliativos podem ser prestados a qualquer momento durante o curso de uma doença e são, com frequência, fornecidos concomitantemente com o tratamento focado na doença para o prolongamento da vida. Esperar até que um paciente esteja morrendo para prestar cuidados paliativos é um erro grave. Por exemplo, a maioria dos pacientes idosos com doenças crônicas incuráveis, que poderiam se beneficiar de cuidados paliativos, estão nos últimos 10 anos de vida, mas não se consideram à beira da morte. Para que os cuidados paliativos tenham impacto na vida dos pacientes, devem ser prestados mais cedo na evolução da doença, em conjunto com outros tratamentos. Em segundo lugar, a previsão é uma ciência inexata. Para a maioria das doenças, incluindo câncer, os médicos têm dificuldade em prever com acurácia se um paciente está nos últimos 6 meses de vida (e-Figura 3.1). Em terceiro lugar, os cuidados paliativos se concentram principalmente no ônus da doença, não no tratamento em si. Como esses ônus podem ser físicos, psicológicos, espirituais ou sociais, os bons cuidados paliativos demandam uma abordagem multidisciplinar. Em quarto lugar, os cuidados paliativos consideram a unidade familiar como foco central dos cuidados. Planos de tratamento precisam ser elaborados tanto para o paciente quanto para a família. Em quinto lugar, os cuidados paliativos reconhecem que os tratamentos médicos não são uniformemente bem-sucedidos e que os pacientes morrem. Em algum ponto da doença de um paciente, os tratamentos podem causar mais ônus do que benefícios. Os cuidados paliativos reconhecem essa realidade e começam com uma discussão sobre as metas do paciente e o desenvolvimento de um plano de tratamento individualizado.

Muitas pessoas confundem cuidados paliativos com *hospice* – uma confusão compreensível porque *hospices* resumem a filosofia de cuidados paliativos. Os dois, entretanto, são diferentes. Nos EUA, *hospice* oferece cuidados paliativos, primariamente em casa, para pacientes com expectativa de vida de 6 meses ou menos e que desejam renunciar aos tratamentos que prolongam a vida. No entanto, a exigência de que os pacientes tenham uma expectativa de vida de 6 meses ou menos limita a disponibilidade de *hospice*, assim como a exigência de que os pacientes desistam de tratamentos caros e que possam prolongar a vida. Além disso, como os médicos geralmente não desejam interromper esses tratamentos até um estágio avançado da doença, o mesmo ocorre com a maioria dos pacientes.

## DOMÍNIOS DOS CUIDADOS PALIATIVOS

Os cuidados paliativos são uma filosofia de cuidados com domínios físico, psicológico, espiritual, existencial, social e ético. Ao cuidar de pacientes com doenças crônicas que limitem a vida, bons cuidados paliativos exigem que as seguintes questões sejam abordadas:

### O paciente está fisicamente confortável?

Em muitas condições crônicas, os pacientes apresentam um grande número de sintomas físicos tratados inadequadamente (Tabela 3.1). Os motivos são multifatoriais e variam de orientação médica inadequada até crenças da sociedade sobre a inevitabilidade de sofrer com doenças crônicas, passando por preocupações do público com relação aos opioides e falta de tratamentos baseados em evidências para pacientes não oncológicos.

O primeiro passo para melhorar o manejo dos sintomas é uma avaliação completa.[2] Instrumentos padronizados, como o Brief Pain Inventory (Figura 3.1), medem os sintomas do paciente e o efeito desses sintomas na vida do paciente. O uso de instrumentos padronizados (como a Edmonton Symptom Assessment Scale[3] [e-Figura 3.2]) garante que os médicos identifiquem os sintomas esquecidos ou subnotificados e, como resultado, aumentará a satisfação do paciente e da família.

As evidências para o tratamento de sintomas em estágio terminal continuam a melhorar. Por exemplo, os cuidados paliativos conseguem melhorar a qualidade de vida em pacientes com insuficiência cardíaca em estágio terminal,[A4] que frequentemente precisam dessa ajuda.[4] O uso de agentes anti-inflamatórios não esteroides (AINEs) e opioides pode resultar em manejo efetivo da dor em mais de 75% dos pacientes com câncer. Avanços como bombas intratecais e bloqueios neurolíticos são úteis nos 25% restantes (Capítulo 27). O uso de oxigênio não é útil para dispneia refratária, exceto quando a hipoxia foi documentada, enquanto o uso de medicamentos para a depressão muitas vezes pode ser útil (Capítulo 369).

### O paciente está sofrendo psicologicamente?

Os pacientes podem estar fisicamente confortáveis, mas ainda sofrendo. Sintomas psicológicos e síndromes, como depressão, *delirium* e ansiedade, são comuns em pacientes com doenças crônicas ou limitantes da expectativa de vida. Pode ser difícil determinar se o aumento da morbidade e mortalidade é causado pelos efeitos físicos da doença ou pelos efeitos psicológicos da depressão e ansiedade sobre a energia, o apetite ou o sono. Perguntas de rastreamento com foco no humor (p. ex., "Você se sentiu deprimido e sem esperança na maior parte do tempo nas 2 últimas semanas?") e anedonismo (p. ex., "Você descobriu que pouco traz prazer ou alegria nas 2 últimas semanas?") demonstraram ajudar no diagnóstico de depressão nessa população. Dados crescentes mostram que o tratamento da depressão em doenças crônicas é possível e melhora a morbidade e a mortalidade.

Para pacientes e famílias que enfrentam a mortalidade, as preocupações existenciais e espirituais são comuns. A doença progressiva muitas vezes levanta questões de amor, legado, perda e significado. O papel do médico não é responder a essas perguntas ou fornecer garantias, mas sim compreender as preocupações do paciente e da família, como estão lidando com a situação e quais recursos podem ajudar. A espiritualidade muitas vezes é uma fonte de conforto, e os médicos podem verificar as crenças de um paciente usando uma ferramenta, como a Spiritual Assessment Tool (FICA, Tabela 3.2). Uma única pergunta de rastreamento, como "Você está em paz?" pode identificar pacientes que estão em sofrimento espiritual e facilitar o encaminhamento para capelães.

### A família está sofrendo?

Famílias, amplamente definidas como aqueles indivíduos que mais cuidam do paciente, são uma importante fonte de apoio para a maioria dos pacientes. As famílias fornecem cuidados informais, muitas vezes à custa de sua própria saúde física, econômica e psicológica. Bons cuidados paliativos exigem compreensão de como a família está lidando com a situação e uma busca por maneiras de fornecer aos familiares os recursos sociais ou clínicos de que precisam para melhorar seu bem-estar. Intervenções abrangentes e direcionadas individualmente conseguem reduzir o ônus dos cuidadores, embora os benefícios absolutos sejam relativamente pequenos.

Como os pacientes em cuidados paliativos muitas vezes morrem, a equipe de cuidados paliativos precisa abordar o luto e o sofrimento familiar pós-morte. Uma boa comunicação e folhetos informativos em uma UTI conseguem diminuir os desfechos psicológicos adversos dos membros da família após a morte. Uma carta de condolências ou um telefonema de acompanhamento para os parentes mais próximos após a morte de um paciente é respeitoso e oferece a oportunidade de esclarecer dúvidas sobre o tratamento do mesmo. Alguns membros da família sofrem de luto complicado – uma síndrome recentemente descrita associada à separação e ao sofrimento traumático, com sintomas que persistem por mais de 6 meses. Os médicos do atendimento primário, que mantêm relacionamentos contínuos com a pessoa amada, e as unidades de cuidados

| Tabela 3.1 | Abordagens para o manejo de sintomas físicos e psicológicos. | |
|---|---|---|
| SINTOMA | AVALIAÇÃO | TRATAMENTO |
| Dor | Quão grave é o sintoma (conforme avaliado com o uso de instrumentos validados) e como ele interfere na vida do paciente? Qual é a etiologia da dor? A dor é considerada neuropática ou somática? O que o paciente usou no passado (calcular a dose analgésica equivalente nos dias anteriores)? | Prescrever medicamentos para serem administrados de modo permanente ou regular se a dor for frequente. Para dor leve: usar paracetamol ou um AINE. Para dor moderada: titular opioides de ação curta (ver Tabela 27.4). Para dor intensa: titular rapidamente os opioides de ação curta até que a dor seja aliviada ou surjam efeitos colaterais intoleráveis; iniciar opiáceos de ação prolongada assim que a dor for controlada. Doses de resgate: prescrever opioides de liberação imediata – 10% do total de opioides em 24 h a cada hora (VO) ou a cada 30 min (por via parenteral), conforme necessário. Analgésicos concomitantes (p. ex., corticosteroides, anticonvulsivantes, antidepressivos tricíclicos e bisfosfonatos) devem ser usados quando aplicável (sobretudo para dor neuropática). Considerar a medicina alternativa e tratamentos intervencionistas para a dor. |
| Constipação intestinal | O paciente está tomando opioides? O paciente tem impactação fecal? | Prescrever laxantes para todos os pacientes que tomam opioides. Se não forem efetivos, adicionar fármacos de várias classes (p. ex., estimulantes, laxantes osmóticos e enemas). Prescrever metilnaltrexona se o paciente ainda apresentar constipação intestinal. |
| Dispneia | Peça ao paciente para avaliar a gravidade da dispneia. O sintoma tem causas reversíveis? | Prescrever oxigênio para tratar a dispneia induzida por hipoxia, mas não se o paciente não estiver hipóxico. Os opioides aliviam a dispneia sem reduções mensuráveis na frequência respiratória ou saturação de oxigênio; as doses efetivas são frequentemente mais baixas do que as usadas para tratar a dor. Os opioides em aerossol não funcionam. Ventiladores ou ar frio podem operar via um ramo do nervo trigêmeo. Usar tranquilização, relaxamento, distração e massagem terapêutica. |
| Fadiga | O paciente está cansado demais para as atividades da vida diária? A fadiga é secundária à depressão? É uma doença que causa o sintoma ou é secundário a causas reversíveis? | Fornecer orientação cognitiva sobre a conservação do uso de energia. Tratar as condições subjacentes de modo adequado. |
| Náuseas | Qual mecanismo está causando o sintoma (p. ex., estimulação da zona quimiorreceptora gatilho, estimulação gástrica, esvaziamento gástrico retardado ou síndrome do "estômago esmagado", obstrução intestinal, processos intracranianos ou vertigem vestibular)? O paciente apresenta constipação intestinal? | Prescrever um agente direcionado à causa subjacente (Capítulo 123). Se forem persistentes, administrar antiemético 24 h/dia. Múltiplos agentes direcionados para vários receptores ou mecanismos podem ser necessários. |
| Anorexia e caquexia | Uma doença está causando o sintoma ou é secundário a outros sintomas (p. ex., náuseas e constipação intestinal) que possam ser tratados? O paciente está perturbado com o sintoma ou a família está preocupada com o que significa não comer? | O nutricionista pode ajudar a encontrar alimentos mais apetitosos (Capítulo 202). Fornecer aconselhamento sobre as implicações prognósticas da anorexia (Capítulo 206). |
| *Delirium* | A causa é reversível? A confusão é aguda, de horas a dias? O nível de consciência oscila? Existe modificação da atenção? O paciente tem pensamento desorganizado? O paciente apresenta alteração do nível de consciência – agitação ou sonolência? | Identificar as causas subjacentes e controlar os sintomas (Capítulo 25) Recomendar terapias comportamentais, inclusive evitação de estímulos excessivos, reorientação frequente e explicação do *delirium* para os pacientes/familiares. Prescrever haloperidol, risperidona ou olanzapina. |
| Depressão | Nas últimas 2 semanas, você (0) não apresentou, (1) apresentou por vários dias, (2) apresentou por mais da metade dos dias, (3) apresentou todos os dias: + Pouco interesse ou prazer em fazer as coisas + Depressão ou desesperança | Adicionar pontos para cada resposta. Para uma pontuação > 2, uma avaliação adicional é recomendada, levando em consideração a psicoterapia de apoio, abordagens cognitivas, técnicas comportamentais, terapias farmacológicas (ver Tabela 369.5) ou uma combinação dessas intervenções. Prescrever psicoestimulantes para tratamento rápido dos sintomas (em alguns dias) ou inibidores seletivos da recaptação da serotonina, que podem levar de 3 a 4 semanas para fazer efeito; os antidepressivos tricíclicos são relativamente contraindicados por causa de seus efeitos colaterais. |
| Ansiedade (aplicável também para membros da família) | Nas últimas 2 semanas, você (0) não apresentou, (1) apresentou por vários dias, (2) apresentou por mais da metade dos dias, (3) apresentou todos os dias: + Sentiu-se nervoso, ansioso ou no limite + Não conseguiu interromper ou controlar as preocupações | Adicionar os pontos para cada resposta. Uma pontuação > 2 deve levar a uma avaliação mais aprofundada (ver Capítulo 369) e à consideração de aconselhamento de suporte e benzodiazepínicos (Tabela 369.9). |
| Angústia espiritual | Está em paz? | Informar-se sobre apoio espiritual. |

Modificada de Morrison RS, Meier DE. Palliative care. *N Engl J Med*. 2004;350:2582-2590.

paliativos, que prestam serviços de luto por 1 ano após a morte do paciente, têm a oportunidade de avaliar se os sintomas de luto persistem ou pioram.

## O cuidado do paciente é consistente com as metas do paciente?

A condição indispensável para os cuidados paliativos é garantir que o plano de tratamento seja consistente com os valores do paciente. Alguns pacientes preferem longevidade à qualidade de vida, mas uma grande proporção de pacientes idosos e com quadros clínicos graves não tem como foco viver o máximo possível. Na verdade, eles querem manter um senso de controle, aliviar seus sintomas, melhorar sua qualidade de vida, evitar ser um fardo para suas famílias e ter um relacionamento mais próximo com seus entes queridos.

## Inventário de dor (versão abreviada)

Identificação _____    Identificação do hospital _____

Não escreva acima desta linha

Data: ___/___/___    Hora: _____

Nome: _____  _____  _____
       Último           Primeiro          Nome do meio

1. Ao longo de nossa vida, a maioria de nós sentiu dor de vez em quando (como cefaleia, entorses e dor de dente). Hoje você sentiu outro tipo de dor além desses tipos cotidianos?

    1. Sim    2. Não

2. No diagrama, sombreie as áreas onde você sente dor. Coloque um X na área que dói mais.

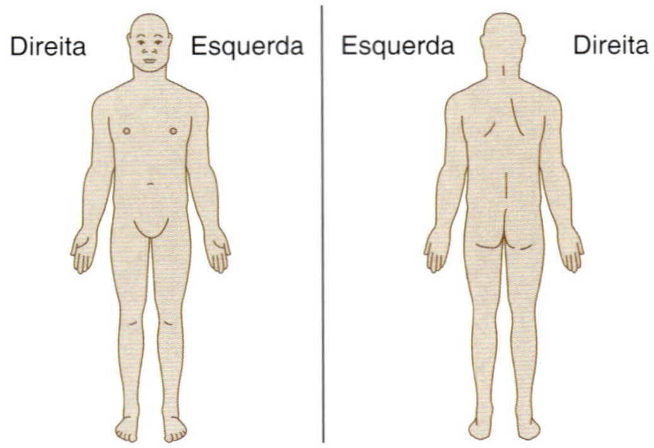

   Direita  Esquerda  |  Esquerda  Direita

3. Avalie sua dor circulando o número que mais bem descreve o episódio mais forte de dor nas últimas 24 horas.

   0   1   2   3   4   5   6   7   8   9   10
   Sem dor                                    Dor tão forte quanto você pode imaginar

4. Circule o algarismo que mais bem descreve o episódio de dor mais brando nas últimas 24 horas.

   0   1   2   3   4   5   6   7   8   9   10
   Sem dor                                    Dor tão forte quanto você pode imaginar

5. Circule o algarismo que mais bem descreve sua dor, na média.

   0   1   2   3   4   5   6   7   8   9   10
   Sem dor                                    Dor tão forte quanto você pode imaginar

6. Circule o algarismo que indica a intensidade de dor agora.

   0   1   2   3   4   5   6   7   8   9   10
   Sem dor                                    Dor tão forte quanto você pode imaginar

**FIGURA 3.1** Inventário de dor - versão abreviada (Brief Pain Inventory – Short Form). (Copyright 1991. Charles S. Cleeland, PhD, Pain Research Group. Todos os direitos reservados.)

Garantir que o tratamento seja consistente com as metas do paciente demanda boas habilidades de comunicação (Tabela 3.3). As abordagens para dar más notícias, discutir metas de cuidado e falar sobre a renúncia ao tratamento de suporte à vida têm estruturas semelhantes.[5] Em primeiro lugar, o paciente precisa compreender os fatos básicos sobre o diagnóstico, os possíveis tratamentos e o prognóstico. A habilidade de comunicação que ajuda os médicos a comunicarem informações é *Pergunte-Fale-Pergunte* – explorando o que o paciente sabe ou quer saber, depois explicando ou respondendo a perguntas, e então dando uma oportunidade para o paciente perguntar mais. No hospital, onde a descontinuidade do atendimento é comum e os mal-entendidos são frequentes, é importante determinar o que o paciente sabe antes de fornecer as informações para manter todos bem coordenados. Ao dar más notícias, o entendimento de o que o paciente sabe possibilita que o médico antecipe a reação do paciente. Finalmente, as informações precisam ser tituladas com base nas preferências do paciente. Embora a maioria dos pacientes queira ouvir tudo sobre sua doença, uma

7. Que tratamentos ou medicamentos você está recebendo para sua dor?

_____

8. Nas últimas 24 horas, quanto alívio os tratamentos ou medicamentos para a dor forneceram? Circule a porcentagem que mais mostra quanto alívio você recebeu.

| 0% | 10% | 20% | 30% | 40% | 50% | 60% | 70% | 80% | 90% | 100% |
|---|---|---|---|---|---|---|---|---|---|---|
| Nenhum alívio | | | | | | | | | | Alívio completo |

9. Circule o algarismo que descreve como, durante as últimas 24 horas, a dor interferiu em:

A. Atividades gerais

| 0 | 1 | 2 | 3 | 4 | 5 | 6 | 7 | 8 | 9 | 10 |
|---|---|---|---|---|---|---|---|---|---|---|
| Não interfere | | | | | | | | | | Interfere completamente |

B. Humor

| 0 | 1 | 2 | 3 | 4 | 5 | 6 | 7 | 8 | 9 | 10 |
|---|---|---|---|---|---|---|---|---|---|---|
| Não interfere | | | | | | | | | | Interfere completamente |

C. Capacidade de caminhar

| 0 | 1 | 2 | 3 | 4 | 5 | 6 | 7 | 8 | 9 | 10 |
|---|---|---|---|---|---|---|---|---|---|---|
| Não interfere | | | | | | | | | | Interfere completamente |

D. Trabalho normal (inclui trabalho fora de casa e doméstico)

| 0 | 1 | 2 | 3 | 4 | 5 | 6 | 7 | 8 | 9 | 10 |
|---|---|---|---|---|---|---|---|---|---|---|
| Não interfere | | | | | | | | | | Interfere completamente |

E. Relações com outras pessoas

| 0 | 1 | 2 | 3 | 4 | 5 | 6 | 7 | 8 | 9 | 10 |
|---|---|---|---|---|---|---|---|---|---|---|
| Não interfere | | | | | | | | | | Interfere completamente |

F. Sono

| 0 | 1 | 2 | 3 | 4 | 5 | 6 | 7 | 8 | 9 | 10 |
|---|---|---|---|---|---|---|---|---|---|---|
| Não interfere | | | | | | | | | | Interfere completamente |

G. Apreciação da vida

| 0 | 1 | 2 | 3 | 4 | 5 | 6 | 7 | 8 | 9 | 10 |
|---|---|---|---|---|---|---|---|---|---|---|
| Não interfere | | | | | | | | | | Interfere completamente |

**FIGURA 3.1** (Continuação).

minoria não quer. Não há maneira infalível de determinar o que qualquer paciente deseja saber a não ser perguntando.

Ao fornecer informações aos pacientes, é importante fornecer pequenas informações, não usar termos técnicos e confirmar que os pacientes compreenderam o que lhes foi dito.[6] Os cuidadores devem se concentrar na mensagem principal que o paciente deve ouvir (o título), em vez de sobrecarregá-lo com informações biomédicas. Dar informações é como administrar um medicamento: primeiro se dá a informação, verifica-se a compreensão e depois se dá mais informações com base no que o paciente ouviu.

Depois de garantir que o médico e o paciente compartilhem uma compreensão dos fatos clínicos, o médico deve se envolver em uma conversa aberta sobre as metas do paciente à medida que a doença progride. Essa estratégia requer que o paciente seja questionado sobre suas esperanças e medos. Pode-se perguntar: "Dada a situação médica, ao pensar no futuro, o que lhe traz alegria e prazer?" "Se o seu tempo for limitado, o que seria mais importante conquistar?" "Quais são seus maiores medos ou preocupações?" "Ao pensar no futuro, o que você quer evitar ou não quer que os médicos façam?" O médico pode usar a compreensão dessas metas para fazer recomendações sobre quais tratamentos fornecer e quais tratamentos não seriam úteis. Como resultado, os cuidados paliativos precoces podem melhorar a qualidade de vida, o humor e até a sobrevida.

Os médicos acham que falar sobre prognóstico é particularmente difícil por dois motivos: primeiro, é difícil prever o futuro com acurácia; e em

### Tabela 3.2 — Ferramenta de avaliação espiritual FICA.

**F** – Qual é a sua **fé**/religião? Você se considera uma pessoa religiosa ou espiritualizada? O que você acredita que dê sentido/importância à vida?

**I** – **Importância** e **influência** da fé. Sua fé/religião é importante para você? Como suas crenças influenciam a maneira como você cuida de si mesmo? Quais são suas esperanças mais importantes? Que papel suas crenças desempenham para recuperar sua saúde? O que torna a vida mais valiosa para você? Como sua doença pode afetar isso?

**C** – Você faz parte de uma **comunidade** religiosa ou espiritual? Ela representa uma fonte de apoio para você, e como? Existe uma pessoa que você realmente ame ou seja muito importante para você? Como sua família está lidando com sua doença? Quais são suas reações/expectativas?

**A** – Como você gostaria que eu **abordasse** essas questões no seu sistema de saúde? O que poderia ser deixado de fazer se você morresse hoje? Dada a gravidade ou cronicidade de sua doença, o que é mais importante para você? Você gostaria que eu conversasse com alguém sobre questões religiosas/espirituais?

De Puchalski C, Romer A. Taking a spiritual history. *J Palliat Med*. 2000;3:129-137.

segundo lugar, eles temem que esta informação "tire a esperança dos pacientes". Assim, eles frequentemente evitam falar com os pacientes sobre essas questões, a menos que sejam especificamente solicitados. Embora alguns pacientes não queiram ouvir informações prognósticas, para muitos pacientes, essas informações os ajudam a planejar suas vidas. Os pacientes que são informados de que sua doença é geralmente terminal têm maior probabilidade de passar um período mais longo em unidades de cuidados paliativos e evitar tratamentos agressivos no final da vida, sem consequências psicológicas adversas. Além disso, suas famílias geralmente têm menos desfechos psicológicos adversos pós-morte.

Dado que não se pode adivinhar quanta informação fornecer, um médico pode iniciar essas conversas perguntando: "Você é o tipo de pessoa que quer ouvir sobre o que pode acontecer no futuro com sua doença ou prefere levar isso no dia a dia?" Se o paciente solicitar este último, o médico pode fazer o acompanhamento perguntando se há outra pessoa com quem ele possa conversar sobre o prognóstico. Em segundo lugar, antes de fornecer informações de prognóstico, é útil perguntar sobre as preocupações do paciente a fim de fornecer informações da maneira mais útil. Finalmente, é apropriado, ao discutir as informações de prognóstico, reconhecer a incerteza: "A evolução desse câncer pode ser bastante imprevisível e os médicos não têm uma bola de cristal. Acho que você deve estar ciente da possibilidade de sua saúde piorar rapidamente e deve se planejar de acordo. Provavelmente estamos lidando com semanas a meses, embora em alguns pacientes seja melhor e em outros pior. Com o tempo, a evolução pode ficar mais clara e, se você desejar, posso ser um pouco mais preciso sobre o que estamos enfrentando."

O médico precisa discutir esses tópicos de maneira empática. As conversas sobre cuidados paliativos são tanto sobre emoções quanto sobre fatos. Falar sobre a progressão da doença ou morte pode provocar emoções negativas, como ansiedade, tristeza ou frustração. Essas emoções diminuem a qualidade de vida do paciente e interferem na capacidade de ouvir informações factuais. Respostas empáticas fortalecem a relação médico-paciente, aumentam a satisfação do paciente e tornam mais provável que o paciente revele outras preocupações. O primeiro passo é reconhecer quando o paciente está expressando emoções. Assim que o(a) médico(a) reconhece a emoção que está sendo expressada, ele ou ela consegue responder com empatia.

Também é importante que os médicos reconheçam suas próprias reações emocionais a essas conversas, pois elas influenciam as impressões do prognóstico do paciente, tornando difícil ouvir o paciente e podem influenciar o médico a evitar más notícias. O médico deve estar ciente de suas próprias reações emocionais para garantir que a conversa se concentre no paciente e não nas necessidades do profissional de saúde.

Além de boas habilidades de comunicação, os cuidados paliativos exigem um conhecimento básico de ética médica e de direito. Por exemplo, os pacientes têm o direito moral e legal de recusar qualquer tratamento, mesmo que a recusa resulte em sua morte. Não há diferença legal entre não iniciar e suspender o tratamento de suporte à vida. Em muitos estados dos EUA, alguns profissionais de saúde podem ajudar legalmente no processo de morte por meio de métodos claramente prescritos. Quando confrontado com áreas de ambiguidade, o médico deve saber como solicitar um parecer sobre cuidados paliativos ou ética.

### Tabela 3.3 — Habilidades centrais de comunicação.

| HABILIDADE RECOMENDADA | EXEMPLO |
|---|---|
| **A. IDENTIFICAR PREOCUPAÇÕES E RECONHECER GATILHOS** | |
| *Elicitar preocupações* | |
| Questões em aberto | "Há algo que você gostaria de falar comigo hoje?" |
| Escuta ativa | Permitir que o paciente fale sem interrupção; incluir pausas para encorajar o paciente a falar |
| *Reconhecer gatilhos* | |
| Preocupações informativas | Paciente: "Não tenho certeza sobre as opções de tratamento" |
| Preocupações emocionais | Paciente: "Estou preocupado com isso" |
| **B. RESPONDER ÀS QUESTÕES INFORMATIVAS** | |
| "Pergunte-fale-pergunte" | Tópico: comunicar informações sobre o estágio do câncer |
| Pergunte | "Algum dos outros médicos falou sobre o estágio desse câncer?" |
| Fale | "Isso mesmo, este é um câncer em estágio IV, que também é chamado de câncer metastático..." |
| Pergunte | "Você tem perguntas sobre o estágio?" |
| **C. RESPONDER ÀS PREOCUPAÇÕES EMOCIONAIS** | |
| *Empatia não verbal* | Olhar o paciente diretamente<br>Adotar uma postura corporal aberta<br>Inclinar o corpo em direção ao paciente<br>Fazer contato visual<br>Manter postura corporal relaxada |
| *Empatia verbal* | Nomear a emoção: "Você parece preocupado"<br>Aceitar a emoção: "Eu vejo por que você está preocupado sobre isso"<br>Respeitar a emoção: "Você mostrou muita força"<br>Apoiar o paciente: "Quero que saiba que ainda serei seu médico, quer você faça quimioterapia ou não"<br>Explorar a emoção: "Conte-me mais sobre o que está preocupando você" |
| **D. DISCUTIR AS METAS DOS CUIDADOS** | |
| | Mostrar o que não está funcionando: "Eu me preocupo que mais tratamento irá prejudicá-lo mais do que ajudar" |
| | Esperar emoção: "Posso ver que não é isso que você queria ouvir" |
| | Mapear os valores do paciente: "Você já fez um testamento vital?" "Dada a situação clínica, o que lhe traz alegria e significado?" "Ao olhar para o futuro, o que você deseja evitar?" |
| | Conciliar com os valores do paciente: "O que estou ouvindo você dizer é..." |
| | Propor um plano |

Adaptada de Back AL, Arnold RM, Tulsky JA. *Discussing Prognosis*. Alexandria, VA: American Society of Clinical Oncology; 2008.

Durante os últimos 10 anos, houve um impulso social para encorajar os pacientes a designar procuradores de cuidados de saúde e criar documentos de planejamento de cuidados antecipados, tipificados pelo uso de testamentos vitais.[7] Esses documentos têm como objetivo proteger os pacientes contra tratamentos indesejados e garantir que, enquanto estão morrendo, seus desejos sejam seguidos. Infelizmente, existem poucos dados empíricos mostrando que esses documentos realmente mudem a prática. Ainda assim, as discussões dos documentos com profissionais de saúde e familiares geralmente provocam conversas importantes sobre decisões de cuidados no final da vida e podem ajudar as famílias confrontadas com situações difíceis a saber que estão respeitando os desejos de seus entes queridos.[8]

## O paciente vai morrer no local escolhido?

A maioria dos pacientes diz que quer morrer em casa. Infelizmente, a maioria dos pacientes morre em instituições – hospitais ou lares para idosos. Transições complexas diminuem a qualidade no cuidado ao final da vida. Os bons cuidados paliativos exigem o estabelecimento de um sistema regular de comunicação para minimizar os erros de transição. Um assistente social que conheça os recursos da comunidade é importante na elaboração de um plano de ação que respeite as metas do paciente.

Os programas de cuidados paliativos são uma forma importante de possibilitar que os pacientes morram em casa. Nos EUA, *hospice* (unidade de cuidados paliativos) designa uma forma específica de tratamento de fim da vida regulamentada pelo governo, disponível sob o Medicare desde 1982, mas posteriormente adotada pelo Medicaid e muitas outras seguradoras. Os cuidados paliativos são, tipicamente, prestados em casa, uma casa de saúde ou unidade de cuidados intensivos especializada. O atendimento é prestado por uma equipe interdisciplinar, que geralmente inclui médico, enfermeiro, assistente social, capelão, voluntários, coordenador de luto e auxiliares de saúde domiciliar, todos colaborando com o médico do atendimento primário, paciente e família. Os serviços de luto são oferecidos à família por 1 ano após a morte.

Nos EUA, as unidades de cuidados paliativos (*hospices*) são pagas em uma taxa diária e são obrigadas a cobrir todos os custos relacionados à doença que limita a expectativa de vida do paciente. Por causa disso e do fato de que seu foco é no conforto e não no prolongamento da vida, muitas unidades de cuidados paliativos não cobrem tratamentos caros, como agentes inotrópicos na insuficiência cardíaca ou quimioterapia no câncer, mesmo que tenham efeito paliativo. Não é de surpreender que muitas unidades de cuidados paliativos estejam experimentando diferentes modelos de serviço que não exigem que os pacientes abram mão de tratamentos que possivelmente prolonguem a vida, em uma tentativa de inscrever os pacientes mais cedo e aumentar o acesso aos seus serviços.

Os cuidados paliativos para residentes de casas de repouso estão associados a cuidados menos agressivos perto da morte, mas um aumento geral nas despesas do Medicare.[9] Em comparação, os cuidados paliativos interdisciplinares para adultos hospitalizados com doenças graves conseguem reduzir os custos.[10]

 **Recomendações de grau A**

A1. Kavalieratos D, Corbelli J, Zhang D, et al. Association between palliative care and patient and caregiver outcomes: a systematic review and meta-analysis. *JAMA.* 2016;316:2104-2114.
A2. Beernaert K, Smets T, Cohen J, et al. Improving comfort around dying in elderly people: a cluster randomised controlled trial. *Lancet.* 2017;390:125-134.
A3. Gaertner J, Siemens W, Meerpohl JJ, et al. Effect of specialist palliative care services on quality of life in adults with advanced incurable illness in hospital, hospice, or community settings: systematic review and meta-analysis. *BMJ.* 2017;357:j2925.
A4. Rogers JG, Patel CB, Mentz RJ, et al. Palliative care in heart failure: the PAL-HF randomized, controlled clinical trial. *J Am Coll Cardiol.* 2017;70:331-341.

### REFERÊNCIAS BIBLIOGRÁFICAS

*As referências bibliográficas, bem como os outros materiais suplementares deste livro, encontram-se no GEN-IO, nosso ambiente virtual de aprendizagem.*

# 4
# DISPARIDADES NA SAÚDE E NOS CUIDADOS DE SAÚDE
JOHN Z. AYANIAN

As disparidades nos cuidados de saúde e na saúde são evidentes em todos os países do mundo. As disparidades de saúde frequentemente refletem a história específica de um país, como o legado de conquista e colonização para os nativos americanos e da escravidão e segregação para os afro-americanos. As disparidades socioeconômicas em saúde relacionadas à pobreza ou à baixa escolaridade ocorrem globalmente e podem ser reduzidas por melhores oportunidades educacionais e econômicas e por sistemas de saúde e serviços sociais efetivos.

A maioria dos esforços para compreender e reduzir as disparidades de saúde têm se concentrado em raça, etnia e condições socioeconômicas, e têm procurado separar o impacto relativo dos cuidados de saúde, comportamentos de saúde e fatores biológicos, sociais e ambientais como contribuintes para essas disparidades. Mais recentemente, esses esforços se expandiram para avaliar uma gama mais ampla de disparidades de saúde, incluindo aquelas enfrentadas por minorias sexuais, pessoas com deficiência e pessoas em áreas urbanas ou rurais desfavorecidas.

### DEFINIÇÕES DE DISPARIDADE DE SAÚDE E EQUIDADE DE SAÚDE

O U.S. Department of Health and Human Services define disparidade de saúde como uma "diferença de saúde que está intimamente ligada a desvantagens econômicas, sociais ou ambientais". Por outro lado, a igualdade na saúde é definida como a "obtenção do mais alto nível de saúde para todas as pessoas."[1] Essas definições baseiam-se em relatórios da U.S. National Academy of Medicine, nos quais cuidados de saúde equitativos foram definidos como "cuidados que não variam em qualidade em razão de características pessoais, como sexo, etnia, localização geográfica ou condição socioeconômica" e que identificam as disparidades raciais e étnicas nos cuidados de saúde como um importante contribuinte para as disparidades nos resultados de saúde. No entanto, nem todas as diferenças nos cuidados de saúde representam disparidades inaceitáveis relacionadas à discriminação e ao tratamento desigual de pacientes no sistema de saúde. Por exemplo, as diferenças podem estar relacionadas à adequação clínica ou às preferências dos pacientes.

###  MUDANÇAS DEMOGRÁFICAS NA POPULAÇÃO DOS EUA

A composição racial e étnica da população dos EUA mudou substancialmente nos últimos 50 anos, crescendo de 193 milhões em 1965 para 324 milhões em 2015, com quase metade desse crescimento relacionado a quase 60 milhões de novos imigrantes. Durante esses 50 anos, a proporção de brancos não hispânicos da população dos EUA caiu de 84 para 62% e a proporção de afro-americanos aumentou pouco, de 11 para 12%. Em contrapartida, a proporção hispânica cresceu substancialmente, de 4 para 18%, e a proporção asiática aumentou de 1 para 6%. Essas tendências devem continuar até 2065, quando as proporções correspondentes da população dos EUA são projetadas em 46% para brancos não hispânicos, 13% para afro-americanos, 24% para hispânicos e 14% para asiáticos se os padrões de imigração atuais persistirem.

### DISPARIDADES RACIAIS E ÉTNICAS NOS DESFECHOS DE SAÚDE

As diferenças substanciais na expectativa de vida entre afro-americanos e brancos americanos diminuíram nos últimos 40 anos, à medida que a expectativa de vida aumentou (Figura 4.1). Notavelmente, a expectativa de vida agora é cerca de 3 anos a mais para homens e mulheres hispânicos em relação aos homens e mulheres brancos.

As doenças cardíacas e o câncer são as principais causas de morte para todos os cinco grupos raciais e étnicos oficialmente designados pelo governo federal dos EUA, mas as taxas de mortalidade ajustadas por idade para causas específicas variam substancialmente por raça e etnia (Tabela 4.1). Os afro-americanos têm as mais altas taxas de mortalidade ajustadas por idade, em geral e especificamente decorrentes de doenças cardíacas e câncer, seguidos por brancos não hispânicos. Os afro-americanos também têm as taxas de mortalidade mais altas por doença cerebrovascular, diabetes melito e doença renal, mas taxas de mortalidade mais baixas do que a média por doença pulmonar crônica, envenenamento e suicídio. Os brancos não hispânicos, por outro lado, têm taxa de mortalidade acima da média para essas três últimas causas.

Os hispânicos têm taxas de mortalidade abaixo da média em todas as causas, exceto diabetes melito (ver Tabela 4.1). Os povos nativos americanos têm taxas de mortalidade abaixo da média para a maioria das causas, exceto diabetes melito e envenenamento, mas também têm taxas de mortalidade acentuadamente elevadas por doença hepática crônica (26,4 mortes por 100.000 contra 10,8 entre todas as pessoas). Os asiáticos e habitantes das ilhas do Pacífico juntos têm taxas de mortalidade abaixo da média de

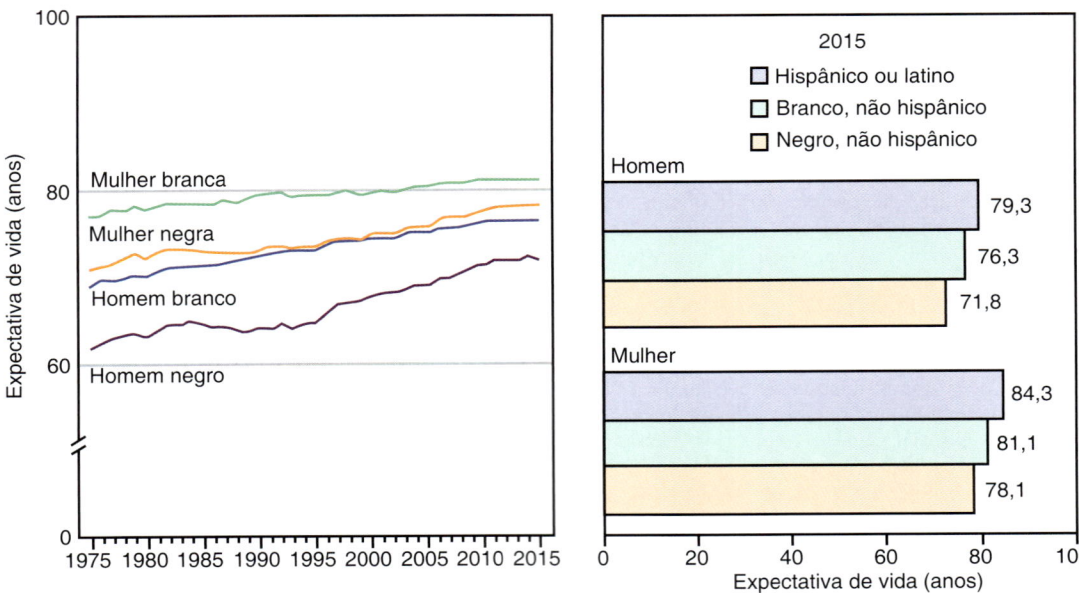

**FIGURA 4.1** Expectativa de vida no nascimento. Nota: Os dados de expectativa de vida por origem hispânica estavam disponíveis a partir de 2006 e foram corrigidos para abordar erros de classificação racial e étnica. (Fonte: NCHS, *Health, United States, 2016*, Figura 6. Dados do National Vital Statistics System [NVSS].)

**Tabela 4.1** Taxas de mortes ajustadas por idade para 10 causas principais de morte por raça/etnia nos EUA, 2015.*

| | TODAS AS PESSOAS | BRANCOS, NÃO HISPÂNICOS | AFRO-AMERICANOS | HISPÂNICOS OU LATINOS | ASIÁTICOS OU ORIUNDOS DE ILHAS DO PACÍFICO | POVOS NATIVOS AMERICANOS OU NATIVOS DO ALASKA |
|---|---|---|---|---|---|---|
| Todas as causas | 733,1 | 753,2 | 851,9 | 525,3 | 394,8 | 596,9 |
| Doença cardíaca | 168,5 | 171,9 | 205,1 | 116,9 | 86,5 | 118,5 |
| Câncer | 158,5 | 163,7 | 180,1 | 110,3 | 99,0 | 107,9 |
| Doença pulmonar crônica | 41,6 | 46,9 | 28,9 | 17,7 | 12,2 | 30,9 |
| Doença cerebrovascular | 37,6 | 36,4 | 50,8 | 32,3 | 29,8 | 24,7 |
| Doença de Alzheimer | 29,4 | 30,8 | 26,6 | 24,2 | 14,7 | 15,4 |
| Diabetes melito | 21,3 | 18,9 | 37,0 | 25,2 | 15,7 | 34,2 |
| *Influenza* e pneumonia | 15,2 | 15,4 | 15,9 | 11,4 | 14,0 | 12,5 |
| Envenenamento | 14,8 | 18,8 | 11,1 | 7,7 | 2,4 | 16,1 |
| Doença renal | 13,4 | 12,2 | 25,4 | 11,4 | 8,3 | 12,2 |
| Suicídio | 13,3 | 17,0 | 5,6 | 6,2 | 6,4 | 12,6 |

*Por 100.000 habitantes, de *Health, United States, 2016: With Chartbook on Long-term Trends in Health.* Hyattsville, MD: National Center for Health Statistics; 2017:120-123.

cada uma das 10 principais causas de morte, incluindo taxas significativamente mais baixas de doenças cardíacas, câncer, doença pulmonar crônica, doença de Alzheimer, envenenamento e suicídio.

Os principais fatores de risco à saúde que contribuem para a morbidade e mortalidade em adultos variam substancialmente por raça, etnia e nível de escolaridade. Os adultos afro-americanos têm a maior prevalência de hipertensão arterial ajustada por idade (43%; Capítulo 70), que é um dos principais contribuintes para suas altas taxas de doenças cardíacas, doenças cerebrovasculares e doenças renais; enquanto a prevalência de hipertensão arterial é substancialmente menor em brancos não hispânicos (29%), hispânicos (28%) e asiáticos (27%). Em contrapartida, a prevalência de diabetes melito é substancialmente mais alta em afro-americanos (18%), mexicano-americanos (18%) e asiáticos (16%) do que em brancos não hispânicos (10%).[2]

As taxas de tabagismo (Capítulo 29) variam amplamente nos EUA por raça/etnia e sexo. As taxas são mais altas entre homens brancos não hispânicos (21%), homens afro-americanos (22%) e homens (28%) e mulheres (24%) dos povos nativos americanos. As taxas de tabagismo são intermediárias em mulheres brancas não hispânicas (19%), mulheres afro-americanas (14%), homens hispânicos (16%) e homens asiáticos (15%), e são mais baixas nas mulheres hispânicas (7%) e mulheres asiáticas (5%).[3]

## DISPARIDADES SOCIOECONÔMICAS NOS DESFECHOS DE SAÚDE

Os gradientes socioeconômicos na morbidade e mortalidade, que são um dos principais componentes das disparidades de saúde, aumentaram nos EUA nos últimos anos. Os adultos com escolaridade e rendas mais altas tiveram ganhos substanciais na expectativa de vida relacionados às taxas mais baixas de tabagismo e melhor controle da hipertensão arterial, da hiperlipidemia e de outras condições crônicas de saúde e fatores de risco.[3b] Em comparação, adultos com baixa renda tiveram ganhos mínimos em geral.[4] Entre adultos brancos não hispânicos de meia-idade sem educação pós-secundária, a expectativa de vida diminuiu desde 1999 como resultado do aumento das taxas de mortalidade por doenças hepáticas relacionadas ao álcool, *overdoses* de substâncias e suicídio,[5] e a expectativa de vida geral nos EUA diminuiu desde 2014.[5b]

As taxas de tabagismo nos EUA diminuíram substancialmente desde 1974, com a queda mais acentuada entre os graduados (Figura 4.2). As taxas mais altas de tabagismo em adultos com menor escolaridade continuam sendo um dos principais contribuintes para as disparidades socioeconômicas em termos de morbidade e mortalidade. A melhora temporal nas taxas de tabagismo em geral foi compensada por aumentos marcantes nas taxas de mortalidade ajustadas por idade decorrentes de *overdoses* de drogas – particularmente entre brancos não hispânicos, que

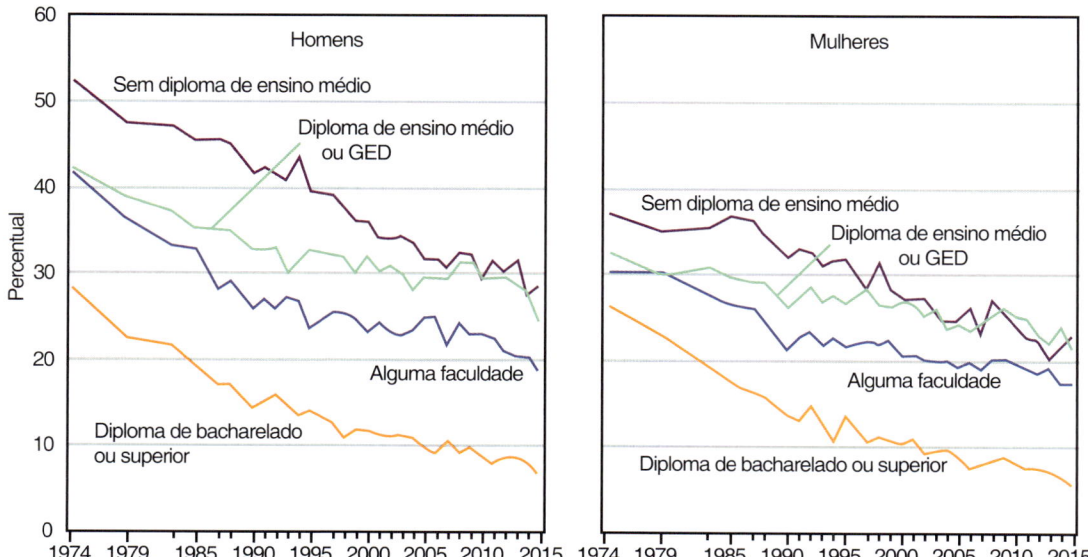

**FIGURA 4.2** Tabagismo atual: adultos com mais de 25 anos de idade. Nota: Fumou 100 cigarros na vida e agora fuma todos os dias ou alguns dias. (Fonte: NCHS, *Health, United States, 2016*, Figura 10 e Tabela 48. Dados do National Health Interview Survey [NHIS].) GED é um diploma de equivalência ao ensino médio, embora a pessoa não tenha frequentado uma escola formal.

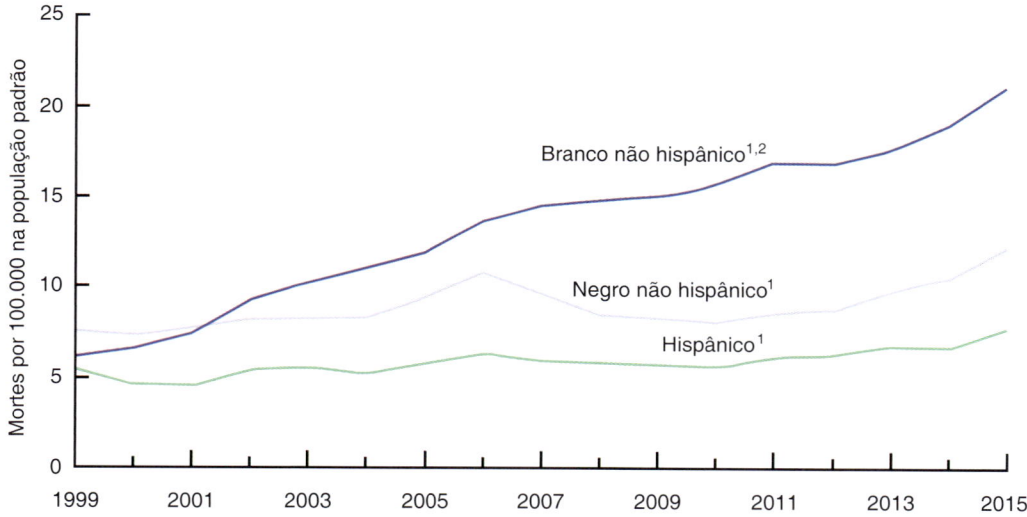

**FIGURA 4.3** Taxas de mortalidade por *overdose* de substâncias ajustadas por idade, por raça e etnia: EUA, 1999-2015. [1]Tendência de aumento significativo, $p < 0,005$. [2]A taxa para brancos não hispânicos foi significativamente maior do que para negros não hispânicos e para hispânicos, $p < 0,001$. Notas: Os óbitos são classificados de acordo com a *Classificação Internacional de Doenças, Décima Revisão*. As mortes por *overdose* de substâncias são identificadas usando os códigos de causa básica de morte X40-X44, X60-X64, X85 e Y10-Y14. As mortes de hispânicos podem ser subnotificadas em cerca de 5%. Acesse a tabela de dados da Figura 3 em: https://www.cdc.gov/nchs/data/databriefs/db273_table.pdf#3. (Fonte: Hedegaard H, Warner M, Miniño AM. *Drug overdose deaths in the United States, 1999–2015*. NCHS *data brief*, no 273. Hyattsville, MD: National Center for Health Statistics. 2017.)

tiveram um aumento de três vezes nesta taxa de mortalidade de 1999 a 2015, principalmente em decorrência de *overdose* por opioides (Figura. 4.3).[6]

A magnitude das disparidades socioeconômicas na taxa de mortalidade varia amplamente por região geográfica nos EUA. Ao considerar a expectativa de vida aos 40 anos, por exemplo, adultos com renda no quartil mais baixo podem esperar sobreviver até os 81 anos na cidade de Nova York e várias cidades da Califórnia, mas apenas até os 77 anos em algumas cidades em Ohio, Indiana e Michigan. Essas disparidades na expectativa de vida estão principalmente relacionadas a diferenças regionais na prevalência de fatores de risco comportamentais e metabólicos, incluindo tabagismo, atividade física limitada, obesidade, hipertensão arterial e diabetes melito.[7] Nos países com alta renda, o câncer se tornou a principal causa de morte, enquanto as doenças cardíacas continuam sendo a principal causa nos países mais pobres.

## COBERTURA DE SEGURO E ACESSO A CUIDADOS

A cobertura de seguro-saúde é um contribuinte importante para as disparidades raciais, étnicas e socioeconômicas em cuidados de saúde e resultados de saúde, especialmente para adultos com menos de 65 anos e que não têm cobertura de seguro quase universal por meio do Medicare como os adultos mais velhos. Desde que o *Affordable Care Act* foi promulgado em 2010, 31 estados expandiram o Medicaid para adultos não idosos com renda anual abaixo de 138% do nível de pobreza federal (< US$ 16.400 para um adulto solteiro em 2017). Em todos os estados, adultos com renda de 100 a 400% do nível federal de pobreza (cerca de US$ 12.000 a US$ 48.000) tornaram-se elegíveis para seguro privado subsidiado.

Com essa cobertura expandida, as taxas de não seguro diminuíram substancialmente para adultos pobres e quase pobres em todos os grupos raciais e étnicos desde 2010 (Figura 4.4), embora ainda permaneçam substancialmente mais altas para adultos hispânicos e afro-americanos (Figura 4.5).

O seguro-saúde é o principal determinante do acesso aos cuidados, porque reduz as barreiras financeiras aos serviços preventivos, como abandono do tabagismo e rastreamento de câncer, e aos cuidados efetivos para condições crônicas de saúde, como hipertensão arterial, diabetes melito e doenças cardíacas. Os adultos sem seguro têm três a cinco vezes mais probabilidade de atrasar ou renunciar aos cuidados necessários ou aos medicamentos prescritos por causa do custo do que os adultos com seguro privado ou Medicaid (Figura 4.6). A obtenção da cobertura de

## CAPÍTULO 4 Disparidades na Saúde e nos Cuidados de Saúde

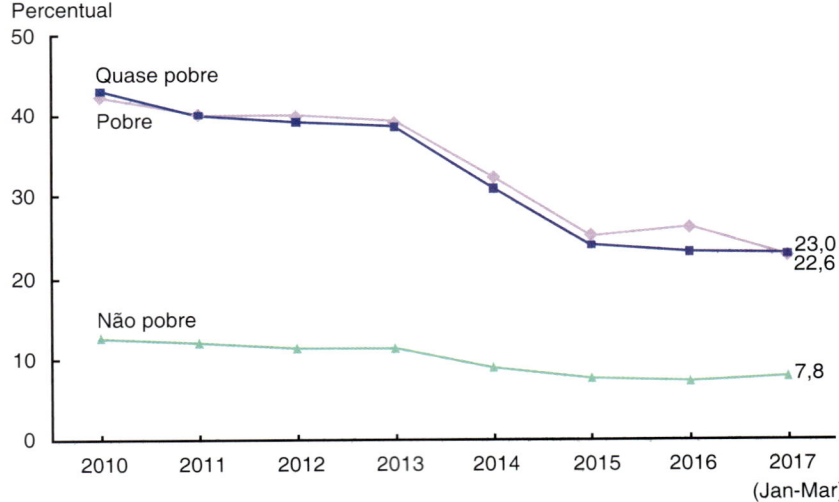

**FIGURA 4.4** Porcentagem de adultos de 18 a 64 anos sem seguro no momento da entrevista, por condição de pobreza: EUA, 2010 a março de 2017. Nota: Os dados são baseados em entrevistas domiciliares de uma amostra da população civil não institucionalizada. (Fonte: NCHS, National Health Interview Survey, 2010-2017, Family Core Component.)

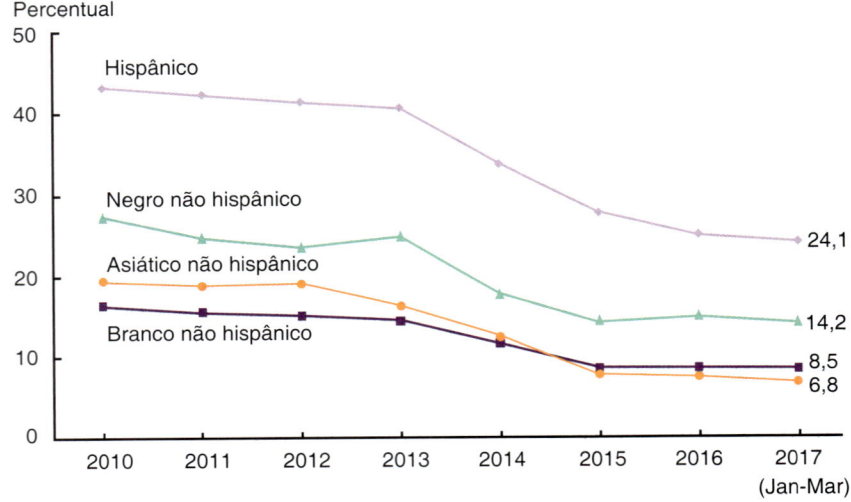

**FIGURA 4.5** Porcentagem de adultos de 18 a 64 anos sem seguro de saúde no momento da entrevista, por raça e etnia: EUA, 2010 a março de 2017. Nota: Os dados são baseados em entrevistas domiciliares de uma amostra da população civil não institucionalizada. (Fonte: NCHS, National Health Interview Survey, 2010-2017, Family Core Component.)

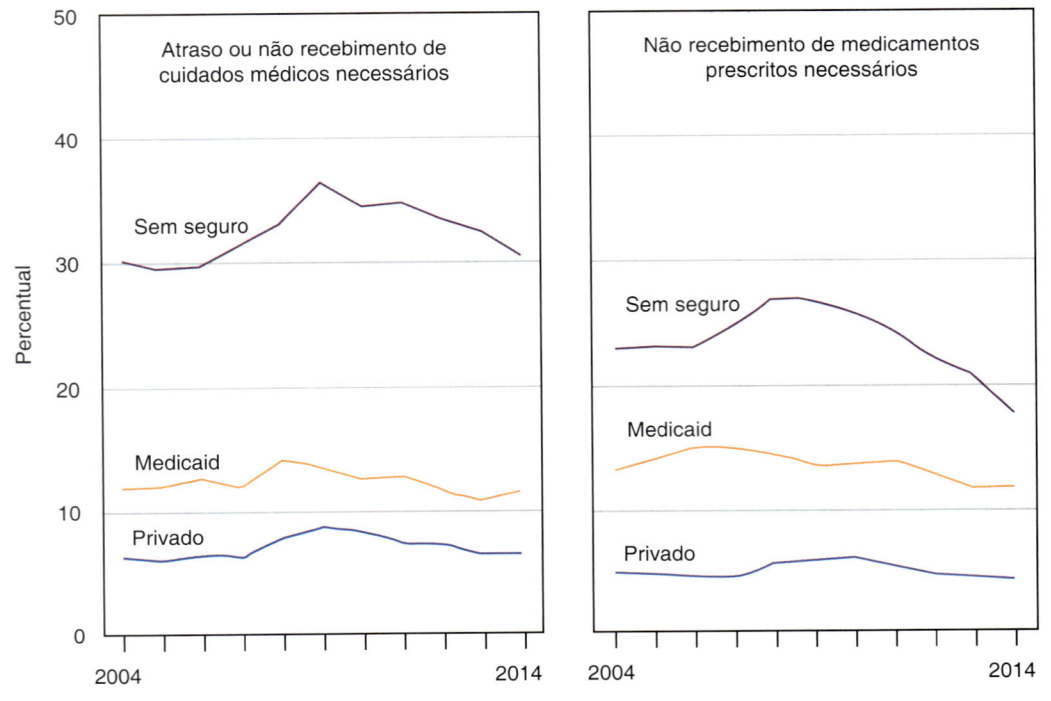

**FIGURA 4.6** Dificuldades no acesso aos cuidados: adultos de 18 a 64 anos. (Fonte: CDC/NCHS, Health, United States, 2015, Figura 12 e Tabela 63. Dados da National Health Interview Survey [NHIS].)

seguro está associada a melhor acesso aos cuidados e melhores desfechos de saúde,[8] particularmente para adultos de meia-idade com baixa renda e condições crônicas de saúde, como hipertensão arterial e diabetes melito. A expectativa de vida também está correlacionada com a disponibilidade local de médicos, especialmente médicos de atenção primária, mas também especialistas.[8b]

## QUALIDADE DO CUIDADO

Um extenso corpo de pesquisas documentou disparidades raciais e étnicas substanciais na qualidade dos cuidados de saúde prestados a pacientes com uma ampla gama de doenças importantes, incluindo doenças cardíacas, hipertensão arterial, diabetes melito, doenças renais, câncer de mama e câncer colorretal. Em relação aos adultos brancos não hispânicos, é muito menos provável que os adultos afro-americanos e hispânicos consigam obter bom controle de sua hipertensão arterial ou diabetes melito. Essas disparidades são reduzidas nos inscritos no Medicare e foram eliminadas nas organizações de manutenção da saúde do Medicare no oeste dos EUA. Com o tempo, essas melhorias no controle da hipertensão arterial e do diabetes melito podem reduzir ainda mais as disparidades na mortalidade cardiovascular para afro-americanos em relação a outros grupos raciais e étnicos.

Melhorias semelhantes foram observadas na qualidade do atendimento hospitalar nacionalmente para pacientes de minorias com infarto agudo do miocárdio, insuficiência cardíaca e pneumonia, para os quais a qualidade do atendimento hospitalar é agora clinicamente equivalente por raça e etnia. Mais notavelmente, disparidades substanciais nas intervenções coronárias percutâneas oportunas (Capítulo 63) e nas taxas de vacinação antigripal e contra pneumococos (Capítulo 15) foram eliminadas para pacientes afro-americanos e hispânicos em relação aos pacientes brancos não hispânicos.

### ABORDAGENS CLÍNICAS PARA REDUZIR AS DISPARIDADES

A crescente diversidade da população dos EUA criou novos desafios e oportunidades para os prestadores de cuidados de saúde e organizações para atender às necessidades de pacientes de diversas origens, sobretudo imigrantes. O Office of Minority Health federal produziu padrões nacionais para a prestação de cuidados de saúde cultural e linguisticamente apropriados, incluindo o uso de intérpretes treinados para pacientes com proficiência limitada em inglês. O padrão principal é "fornecer cuidados e serviços de qualidade efetivos, equitativos, compreensíveis e respeitosos que atendam a diversas crenças e práticas culturais de saúde, idiomas preferidos, alfabetização em saúde e outras necessidades de comunicação."[9] Os médicos e outros cuidadores que compareceram a programas educacionais em competências culturais podem proporcionar melhor atendimento a diferentes populações.[A1] No entanto, esse treinamento não melhorou claramente os desfechos dos pacientes, como a redução das disparidades no controle da glicemia, pressão arterial ou colesterol para afro-americanos com diabetes melito.

As disparidades no atendimento à saúde surgem, com frequência, de sistemas fragmentados de atendimento, especialmente para condições que exigem serviços complexos, como câncer, doenças cardiovasculares, doença renal em estágio terminal e transplante de órgãos. Quando o atendimento exige a atuação de vários especialistas ou locais de atendimento, as disparidades também podem ser reduzidas enfatizando abordagens centralizadas no paciente que fornecem um atendimento mais bem coordenado com suporte aprimorado para pacientes de origens desfavorecidas, como aqueles que não têm seguro ou de baixa escolaridade. Esse apoio pode incluir cuidados baseados em equipes multiprofissionais e maior alcance aos pacientes e suas famílias por meio de coordenadores de cuidados, pessoas para auxiliar os pacientes nas interações com o sistema de saúde e agentes comunitários de saúde.[10]

Também é essencial para os líderes clínicos em organizações de saúde implementarem sistemas de relatórios (p. ex., por meio de prontuários eletrônicos de saúde aprimorados) para identificar e monitorar disparidades relacionadas a raça, etnia, idioma e fatores socioeconômicos. Esses sistemas podem ser usados para definir metas mensuráveis para reduzir as disparidades na qualidade e nos desfechos do atendimento, motivar programas de melhoria da qualidade para lidar com disparidades clinicamente importantes e avaliar o progresso em direção a essas metas.

 **Recomendação de grau A**

A1. Horvat L, Horey D, Romios P, et al. Cultural competence education for health professionals. *Cochrane Database Syst Rev.* 2014:CD009405.

### REFERÊNCIAS BIBLIOGRÁFICAS

*As referências bibliográficas, bem como os outros materiais suplementares deste livro, encontram-se no GEN-IO, nosso ambiente virtual de aprendizagem.*

# 5

# SAÚDE GLOBAL
## ARUN CHOCKALINGAM

A saúde é um direito humano; contudo, mais de 2 bilhões de pessoas vivem com uma renda diária inferior a US$ 2 e não têm acesso a bons cuidados de saúde. A saúde é determinada pelo contexto de vida das pessoas. Os indivíduos não conseguem controlar muitos dos determinantes sociais da saúde (Capítulo 4), como renda, condição social, escolaridade, ambiente físico, rede de apoio social, genética, serviços de saúde e gênero.

No processo de modernização de uma nação menos desenvolvida para uma mais desenvolvida, a transição epidemiológica do saneamento moderno, medicamentos e assistência médica reduziu drasticamente as taxas de mortalidade infantil e materna e aumentou a expectativa média de vida. Como resultado, o mundo progrediu desde a era das epidemias e da fome, com uma expectativa de vida entre 20 e 40 anos, passando pela era das pandemias decrescentes, com uma expectativa de vida de 30 a 50 anos, até atingir a era atual de doenças degenerativas e provocadas pelo homem, com expectativa de vida de 60 anos ou mais.

Essas tendências, juntamente com os declínios subsequentes nas taxas de fertilidade, impulsionaram uma *transição demográfica* em que as principais causas de morte passaram de doenças infecciosas para doenças crônicas e degenerativas. Como muitos países passaram pela globalização, em razão de sua urbanização interna, modernização e desenvolvimento econômico, uma proporção maior de sua carga de morbidade e mortalidade é agora decorrente de doenças crônicas não transmissíveis, incluindo doenças cardiovasculares,[1] cerebrovasculares e renovasculares,[2] bem como câncer, diabetes melito, hipertensão arterial, doenças respiratórias crônicas[2b] e transtornos mentais (Tabela 5.1).

### O QUE É SAÚDE GLOBAL?

O termo *saúde global* é, às vezes, confundido com saúde pública, saúde internacional, medicina tropical e saúde populacional. A saúde global, definida como a saúde das populações em um contexto global, transcende as perspectivas e preocupações das nações individuais e atravessa as fronteiras nacionais. Ela depende dos esforços e instituições de saúde pública de todos os países, incluindo suas estratégias para melhorar a saúde tanto para a população como para os indivíduos. A saúde global depende de vários fatores, incluindo determinantes sociais, políticos, ambientais e econômicos da saúde. Embora a saúde global muitas vezes se concentre em melhorar a saúde das pessoas que vivem em países de baixa e média rendas, ela também inclui a saúde de qualquer população marginalizada em qualquer país.

A saúde global exige a colaboração de uma ampla gama de instituições para a resolução de todos os problemas de saúde. Ela também depende do uso construtivo dos dados baseados em evidências para promover saúde e igualdade, em parte pelo fortalecimento do atendimento primário de saúde e do sistema de prestação de cuidados.

#### Metas de desenvolvimento do milênio

Em uma tentativa de enfrentar a desigualdade global, as Nações Unidas elaboraram oito metas de desenvolvimento do milênio a serem alcançadas entre 2000 e 2015. Essas oito metas incorporam 21 objetivos (e-Tabela 5.1), com vários indicadores de saúde e econômicos

| Tabela 5.1 | Transição epidemiológica nas doenças cardiovasculares. | | | |
|---|---|---|---|---|
| **ESTÁGIOS DE DESENVOLVIMENTO** | **EXPECTATIVA DE VIDA** | **ÔNUS DAS MORTES POR DOENÇA CARDIOVASCULAR, % DO TOTAL DE MORTES** | **DOENÇAS CARDIOVASCULARES PREDOMINANTES E FATORES DE RISCO** | **EXEMPLOS REGIONAIS MODERNOS** |
| 1. Era das epidemias e da fome | 20 a 40 anos | 5 a 10 | Infecções, cardiopatias reumáticas e miocardiopatias nutricionais | Índia rural, África Subsaariana, América do Sul |
| 2. Era de retrocesso das pandemias | 30 a 50 anos | 10 a 35 | Idem acima + cardiopatia hipertensiva e AVEs hemorrágicos | China |
| 3. Era das doenças degenerativas e causadas pelo homem | 50 a > 60 anos | 35 a 65 | Todas as formas de AVE; cardiopatia isquêmica em pessoas jovens; aumento da obesidade e do diabetes melito | Comunidades aborígines, Índia urbana, antigas economias socialistas |
| 3A. Era das doenças degenerativas tardias | > 60 anos | < 50 | AVE e cardiopatia isquêmica na velhice | Europa Ocidental, América do Norte, Austrália, Nova Zelândia |
| 3B. Era de regressão da saúde e convulsão social | 50 a 60 anos | 35 a 55 | Reaparecimento de mortes por cardiopatias reumáticas, infecções, aumento do alcoolismo e violência; aumento de doenças isquêmicas e hipertensivas em jovens | Rússia |

AVE = acidente vascular encefálico.
Durante os estágios 1-3A, a expectativa de vida aumenta, enquanto a expectativa de vida diminui no estágio 3B em comparação com o estágio 3A e até mesmo o estágio 3.
Modificada de Omran AR. The epidemiological transition: a theory of the epidemiology of population change. *The Milbank Quarterly.* 2005;83:731-757. Reimpressa de *The Milbank Memorial Fund Quarterly.* 1971;49:509-538; e Yusuf S, Reddy S, Ounpuu S et al. Global burden of cardiovascular diseases: part I: general considerations, the epidemiologic transition, risk factors, and impact of urbanization. *Circulation.* 2001;104:2746-2753.

mensuráveis para cada meta. Embora muitos objetivos ainda não tenham sido alcançados, um progresso substancial foi feito em direção a todos eles.[3]

As metas de desenvolvimento do milênio enfatizam que saúde e desenvolvimento estão interligados. Para enfrentar a desigualdade global, questões fundamentais incluem redução da pobreza, aprimoramento da escolaridade e empoderamento das pessoas. Além de metas específicas para reduzir as taxas de mortalidade neonatal e infantil, de mortalidade materna e de mortalidade decorrente de doenças infecciosas como HIV/AIDS, malária e tuberculose, as metas de desenvolvimento do milênio incentivam fortemente a sustentabilidade ambiental e a parceria global.

## ÔNUS GLOBAL DE DOENÇAS

O ônus global da doença é medido em termos de taxas de mortalidade e morbidade totais e específicas por causa, bem como o ônus econômico nacional dos cuidados de saúde. Cerca de 55 milhões de pessoas morrem de todas as causas anualmente, com cerca de 25% das mortes decorrentes de distúrbios transmissíveis, maternos, neonatais e nutricionais, 65% em razão de doenças não transmissíveis e 10% em decorrência de ferimentos (Tabela 5.2).[4] Embora o total de mortes entre 1990 e 2010 tenha aumentado em 13,5%, os avanços médicos e de saúde pública reduziram as mortes por doenças transmissíveis em 17%, enquanto as mortes por doenças não transmissíveis aumentaram em 30% e as mortes decorrentes de ferimentos, incluindo mortes relacionadas com a guerra, aumentaram em 24%.

A taxa de mortalidade de crianças com menos de 5 anos diminuiu 52% entre 1990 e 2015. O número de mortes neonatais e natimortos também diminuiu significativamente.[5]

## MODIFICAÇÃO DOS PADRÕES DAS DOENÇAS

Apesar das tendências gerais de redução das taxas de morbidade e mortalidade por doenças transmissíveis, partes da África, Ásia e América Latina ainda enfrentam os desafios das doenças infecciosas, como HIV, malária

| Tabela 5.2 | Mortes globais em 1990 e 2015 para todas as idades e ambos os sexos combinados. | | |
|---|---|---|---|
| | **TODAS AS IDADES – MORTES (MILHARES)** | | |
| **CAUSAS DE MORTE** | **1990** | **2015** | **% DE MODIFICAÇÃO** |
| **TODAS AS CAUSAS** | 46.511 | 55.793 | +20 |
| **Distúrbios transmissíveis, maternos, neonatais e nutricionais** | 15.859 | 11.264 | −29 |
| HIV/AIDS e tuberculose | 1.770 | 2.305 | +30 |
| Diarreia, infecção respiratória inferior e outras DI comuns | 7.772 | 4.960 | −36 |
| Doenças tropicais negligenciadas e malária | 1.211 | 843 | −30 |
| Distúrbios maternos | 359 | 275 | −23 |
| Distúrbios neonatais | 3.081 | 2.163 | −30 |
| Deficiências nutricionais | 977 | 406 | −58 |
| Outros transtornos transmissíveis, maternos, neonatais e nutricionais | 690 | 311 | −55 |
| **Doenças não transmissíveis** | 26.560 | 39.804 | +50 |
| Neoplasias | 5.779 | 8.765 | +52 |
| Doenças cardiovasculares e circulatórias | 11.903 | 17.921 | +51 |
| Doenças respiratórias crônicas | 3.986 | 3.796 | −5 |
| Cirrose hepática | 778 | 1.292 | +66 |
| Doenças digestivas (exceto cirrose) | 973 | 1.203 | +24 |
| Transtornos neurológicos | 595 | 2.259 | +280 |
| Transtornos mentais e comportamentais | 138 | 325 | +136 |
| Diabetes melito, doenças urogenitais, sanguíneas e endócrinas | 1.544 | 3.409 | +121 |
| Distúrbios musculoesqueléticos | 70 | 90 | +29 |
| Outras doenças não transmissíveis | 794 | 745 | −6 |
| **Ferimentos** | 4.092 | 4.725 | +16 |
| Ferimentos de trânsito | 958 | 1.467 | +53 |
| Ferimentos não intencionais, exceto ferimentos de trânsito | 2.030 | 1.839 | −9 |
| Autoagressão e violência interpessoal | 1.009 | 1.238 | +23 |
| Forças da natureza, guerra e intervenção legal | 95 | 183 | +93 |

HIV/AIDS = infecção pelo vírus da imunodeficiência humana/síndrome da imunodeficiência adquirida; DI = doença infecciosa.
Adaptada de Lozano R, Naghavi M, Foreman K et al. Global and regional mortality from 235 causes of death for 20 age groups in 1990 and 2010: a systematic analysis for the Global Burden of Disease Study 2010. *Lancet.* 2012;380:2095-2128; e GBD 2015 Mortality and Causes of Death Collaborators. Global, regional, and national life expectancy, all-cause mortality, and cause-specific mortality for 249 causes of death, 1980-2015: a systematic analysis for the Global Burden of Disease Study 2015. *Lancet.* 2016;388:1459-1544.

e tuberculose, mesmo com o aumento da prevalência de doenças crônicas não transmissíveis – o chamado *ônus duplo*. Esforços coordenados de saúde global e conscientização pública, bem como investimentos por países industrializados, agências multilaterais e organizações não governamentais (ONGs) resultaram em progresso significativo contra o HIV/AIDS (Capítulo 360). A taxa de mortalidade mundial em decorrência de HIV/AIDS e tuberculose (TB) aumentou 50% em 2010 em comparação com 1990 e depois diminuiu 30% em 2015, mas a TB multidrogarresistente (MDR) (Capítulo 308) é um desafio mundial crescente.[6]

Embora as mortes por malária tenham diminuído em todo o mundo na última década, a malária é uma ameaça crescente em partes do Sudeste Asiático – especialmente Camboja, Mianmar, Tailândia e Vietnã – onde a resistência aos antimaláricos é problemática.

A idade da população está aumentando em todo o mundo, assim como o número de pessoas que vivem com sequelas de doenças e ferimentos. Desvios epidemiológicos impulsionados por mudanças socioeconômicas também contribuem para o aumento mundial de anos vividos com deficiência, assim como para o aumento da taxa de anos de vida com deficiência.[7] Embora alguns países tenham reconhecido o problema do envelhecimento e elaborado programas para lidar com sua carga sobre os recursos de saúde, muitos países simplesmente não se prepararam.[8]

As doenças não transmissíveis representam quase dois terços do ônus global das doenças. Quase 80% de todas as doenças não transmissíveis relacionadas a morte e incapacidade ocorrem nos países de rendas baixa e média,[9] onde são responsáveis por cerca de 14 milhões de mortes em pessoas com menos de 60 anos. A prevenção e o controle de doenças não transmissíveis devem envolver abordagens macro e microeconômicas: determinantes sociais; políticas nacionais e internacionais relativas ao comércio, agricultura, transporte e políticas ambientais e outras; cuidados de saúde, incluindo acessibilidade, disponibilidade e viabilidade; e locais, como escolas e locais de trabalho, onde a promoção da saúde e a prevenção de doenças são direcionadas, bem como a mídia pela qual a saúde pode ser influenciada.

O crescimento populacional e o envelhecimento também resultaram em um número crescente de pessoas vivendo com doença vascular aterosclerótica em todo o mundo, apesar da redução na incidência ajustada à idade de infarto do miocárdio e AVE isquêmico em regiões de alta renda. Os níveis crescentes de obesidade (Capítulo 207) e diabetes melito (Capítulo 216) atingiram proporções epidêmicas em muitos países. As taxas de tabagismo (Capítulo 29) estão aumentando em países de baixa renda, com o aumento mais do que compensando quedas em países de alta renda.[10] A hipertensão arterial (Capítulo 70) tem uma prevalência mundial estimada de 35 a 45% da população global – mais de 2 bilhões de pessoas com mais de 25 anos.[11] A prevalência de hipertensão arterial padronizada por idade é mais alta na África, onde é cerca de 45% para ambos os sexos, e é mais baixa nas Américas, onde é cerca de 35% para ambos os sexos.[12] Em todas as regiões, os homens têm uma prevalência ligeiramente maior de hipertensão do que as mulheres. Apesar dos esforços significativos de organizações não governamentais e multilaterais globais, incluindo a Organização Mundial da Saúde, mais de 50% da população mundial com hipertensão arterial nem mesmo conhece sua condição, e a porcentagem tratada e controlada varia de menos de 5% em Zâmbia para 66% no Canadá.

A crescente epidemia de doenças não transmissíveis, incluindo transtornos mentais, e a agenda inacabada de controle de doenças infecciosas (HIV/AIDS, malária, TB, saúde materna e infantil e outras doenças infecciosas e parasitárias) representam uma grande ameaça para a população global, em termos de perdas humanas e em recolhimento de impostos. As doenças não transmissíveis representam uma ameaça econômica crescente em todo o mundo e estão se tornando um problema agudo em países de rendas baixa e média (Tabela 5.3), nos quais se estima que representem gastos de cerca de US$ 500 bilhões por ano.

A adoção mundial das melhores práticas poderia reduzir substancialmente esse ônus econômico. Por exemplo, as intervenções baseadas na população para reduzir o tabagismo e o consumo prejudicial de álcool etílico, bem como para melhorar as dietas não saudáveis e aumentar a atividade física, estão estimadas em um custo menor que US$ 0,40/pessoa/ano.

Embora os países individualmente tenham teoricamente a responsabilidade pela saúde de seus respectivos cidadãos, muitos países de rendas baixa e média não conseguem atender às necessidades básicas de sua população. A soma dos gastos públicos e privados com saúde pelos países com base em seu produto interno bruto (PIB) varia entre 1,6% no Sudão do Sul e 18% nos EUA, com muitos países de alta renda gastando mais de 10%. Assim, a solução mundial requer uma resposta de toda a sociedade humana, incluindo investimentos estratégicos nacionais e internacionais, tanto dentro dos países como por meio de agências multilaterais. Essa responsabilidade social precisa ser compartilhada pelo setor privado, pelas ONGs, pelo mundo acadêmico, pelas sociedades profissionais e pelo público.

Para atender a essas demandas globais, os 192 estados-membros das Nações Unidas concordaram em abordar sua prevenção e controle em todo o mundo, especialmente nos países em desenvolvimento. A ênfase está em quatro principais doenças não transmissíveis (doenças cardiovasculares, câncer, diabetes melito e doenças respiratórias crônicas) e quatro fatores de risco principais comuns a todas essas quatro doenças não transmissíveis (tabagismo, dietas não saudáveis, sedentarismo e consumo prejudicial de bebidas alcoólicas) Desde 2011, tem havido discussão considerável sobre saúde mental e distúrbios musculoesqueléticos, que também contribuem para a carga global de doenças não transmissíveis.[13] A OMS elaborou um arcabouço de monitoramento global para possibilitar o rastreamento global do progresso na prevenção e no controle dessas quatro principais doenças não transmissíveis e seus principais fatores de risco, visando à redução de 25% até 2025 – com um *slogan* de 25 até 25.

As Nações Unidas também adotaram um conjunto de metas para erradicar a pobreza, proteger o planeta e garantir a prosperidade para todos como parte de uma nova agenda de desenvolvimento sustentável chamada *Sustainable Development Goals* (SDG) *2015-2030*.[14] As metas do desenvolvimento sustentável visam proteger o mundo dos perigos da catástrofe ambiental e proteger a vida planetária. As metas até 2030 são reduzir em um terço a taxa de mortalidade prematura por doenças não transmissíveis por meio de prevenção e tratamento e promoção da saúde mental e do bem-estar.

A cobertura universal da saúde é uma transição da saúde global fundamental para o futuro. Embora muitos países de alta renda tenham alguma forma de cobertura universal de saúde e alguns países de renda média-alta tenham cobertura universal de saúde básica, muitos países de renda média-baixa e baixa renda estão apenas começando a introduzir a cobertura universal de saúde. Essa transição, se bem-sucedida, deve trazer equidade global, evitar que as pessoas paguem altos custos de saúde e levar a melhores desfechos de saúde.

**Tabela 5.3** Estimativas da OMS, 2015: Probabilidade de morrer de qualquer uma das 4 principais doenças não comunicáveis (doenças cardiovasculares, câncer, diabetes melito ou doenças respiratórias crônicas) entre 30 e 70 anos de idade.

| REGIÃO | BAIXA PROBABILIDADE 16% OU MENOS | | ALTA PROBABILIDADE MAIS DE 25% | |
|---|---|---|---|---|
| | PAÍS | (%) | PAÍS | (%) |
| África | Argélia | 15 | Costa do Marfim | 28 |
| | Cabo Verde, Gabão | 16 | Serra Leoa | 30 |
| América | Canadá | 10 | Trinidad e Tobago | 26 |
| | Chile, Costa Rica | 11 | Guiana | 28 |
| Mediterrâneo oriental | Catar | 14 | Sudão | 26 |
| | Irã | 15 | Afeganistão, Iêmen | 31 |
| Europa | Islândia | 8 | Belarus, Cazaquistão, Federação Russa | 29 |
| | Itália, Suécia, Suíça | 9 | Turcomenistão | 35 |
| Sudeste Asiático | Maldivas | 12 | República Popular Democrática da Coreia | 26 |
| | Tailândia | 16 | Indonésia | 27 |
| Pacífico Ocidental | República da Coreia | 8 | Ilhas Fiji | 31 |
| | Austrália, Japão | 9 | Papua-Nova Guiné | 36 |

Adaptada de World Health Statistics 2017: monitoring health for the SDGs. World Health Organization. https://reliefweb.int/sites/reliefweb.int/files/resources/9789241565486-eng.pdf. Acesso em 10 de maio de 2019.

### REFERÊNCIAS BIBLIOGRÁFICAS

*As referências bibliográficas, bem como os outros materiais suplementares deste livro, encontram-se no GEN-IO, nosso ambiente virtual de aprendizagem.*

# SEÇÃO 2
## PRINCÍPIOS DA AVALIAÇÃO E MANEJO

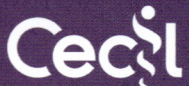

6   ABORDAGEM AO PACIENTE: ANAMNESE E EXAME FÍSICO, *26*

7   ABORDAGEM DO PACIENTE COM SINAIS VITAIS ANORMAIS, *30*

8   INTERPRETAÇÃO ESTATÍSTICA DE DADOS E USO DOS DADOS PARA AS DECISÕES CLÍNICAS, *34*

9   QUANTIFICAÇÃO DA SAÚDE E DOS CUIDADOS DE SAÚDE, *39*

10   QUALIDADE, SEGURANÇA E VALOR, *43*

11   MANEJO ABRANGENTE DAS DOENÇAS CRÔNICAS, *46*

# ABORDAGEM AO PACIENTE: ANAMNESE E EXAME FÍSICO

DAVID L. SIMEL

## VISÃO GERAL

Os médicos têm múltiplos objetivos com vários graus de importância ao consultar os pacientes. Esses objetivos incluem, mas não estão limitados a, tradução de sintomas e sinais em diagnósticos, avaliação da estabilidade ou modificações em condições conhecidas, fornecimento de informações e aconselhamento para prevenção futura e reafirmação ou alteração de intervenções terapêuticas. Para um adulto saudável sem sintomas ou sinais de uma condição, um exame físico anual abrangente tem baixo valor diagnóstico.

A interação do paciente com o médico representa não apenas um encontro científico, mas também um ritual social centrado no controle e no atendimento das expectativas mútuas. Os pacientes esperam uma avaliação competente de suas necessidades e preocupações de saúde. Os médicos precisam sentir que não perderam algum dado importante, além da necessidade ocasional de limitar o tempo disponível para cada interação e de manter a objetividade. O exame clínico racional habilmente realizado reforça o ritual social e a probabilidade de obtenção de dados relevantes. Também otimiza a capacidade do médico de compreender os sintomas e as preocupações do paciente, além de viabilizar o processo de cura.[1]

## ANAMNESE

A anamnese começa por pedir ao paciente que descreva, em suas próprias palavras, o motivo da procura por atendimento médico, a chamada queixa principal (Tabela 6.1). Embora os pacientes possam ter muitos motivos para procurar o médico, eles devem ser encorajados a selecionar uma ou duas queixas mais importantes. Os médicos devem tranquilizar os pacientes com múltiplas queixas de que estas não serão ignoradas, mas enfatizar que é importante entender o que os preocupa mais.

### História da doença atual

Perguntas abertas facilitam as descrições de problemas nas próprias palavras do paciente. Posteriormente, questões específicas preenchem lacunas e ajudam a esclarecer pontos importantes. No entanto, os médicos sábios percebem que, quando estão falando, não estão ouvindo. No entanto, quando o paciente apresenta um quadro agudo, o médico deve limitar o tempo gasto em uma discussão aberta e passar prontamente para os recursos mais importantes que possibilitam avaliação e controle rápidos. Em geral, a história da doença atual inclui o seguinte:

- Descrição do início e cronologia
- Localização dos sintomas
- Características dos sintomas
- Intensidade
- Fatores precipitantes, agravantes e de alívio
- Investigação se o problema ou problemas semelhantes ocorreram antes e, em caso afirmativo, se um diagnóstico foi estabelecido.

Muitas vezes, é útil pedir aos pacientes que expressem o que eles acreditam ser a causa do problema ou o que mais os preocupa. Essa abordagem muitas vezes revela outros fatores pertinentes e ajuda a estabelecer que o médico está tentando atender às necessidades do paciente.

### História patológica pregressa (HPP)

Um médico astuto reconhece que os pacientes não relatam todos os seus problemas anteriores porque podem esquecer, podem presumir que eventos anteriores não estejam relacionados ao seu problema atual ou simplesmente podem não querer discutir eventos anteriores. Declarações abertas, como "Conte-me sobre outras doenças que não discutimos" e "Conte-me sobre quaisquer operações que você tenha feito", levam o paciente a considerar outros itens. O médico deve perguntar ao paciente sobre cicatrizes cirúrgicas ou traumáticas inexplicáveis.

Uma lista dos medicamentos atuais inclui os prescritos por médico, os de venda livre, vitaminas e fitoterápicos. Os pacientes que não se lembram dos nomes dos medicamentos devem trazer todos os frascos na consulta seguinte. Os pacientes podem não considerar os medicamentos tópicos (p. ex., preparações para a pele ou colírios) tão importantes; portanto, o uso desses medicamentos precisa ser questionado.

As informações sobre alergias (Capítulo 239) são particularmente importantes, mas desafiadoras. Os pacientes podem atribuir reações adversas ou intolerâncias a alergias, mas muitas supostas reações alérgicas não são alergias medicamentosas verdadeiras. Por exemplo, menos de 20% dos pacientes que afirmam ter alergia à penicilina são alérgicos em testes cutâneos. Questionar o paciente ajuda a determinar se a resposta foi uma reação alérgica verdadeira.

### Histórias social e ocupacional e fatores de risco

A história social não apenas revela informações importantes, mas também melhora a compreensão dos valores únicos, dos sistemas de apoio e da situação social do paciente. Pode ser útil pedir ao paciente que descreva o que faria durante um dia típico.

Dados que podem influenciar os fatores de risco para doenças devem ser coletados, incluindo uma avaliação imparcial do abuso de substâncias psicoativas (Capítulo 31). O histórico de tabagismo deve incluir o uso de rapé, fumo de mascar, charutos e cigarros e sistemas eletrônicos de administração de nicotina (Capítulo 29). O etilismo deve ser determinado quantitativamente e pelo efeito que teve na vida do paciente (Capítulo 30). O uso atual ou pregresso de analgésicos, sedativos ou substâncias ilícitas deve ser avaliado (Capítulo 31). A história sexual deve abordar a orientação sexual e a identidade de gênero, bem como a atividade sexual atual e passada. A melhor maneira de abordar a orientação sexual e a identidade de gênero é perguntar ao paciente se ele se considera "lésbica, *gay* ou homossexual; heterossexual ou homossexual; bissexual; binário ou não, ou se ele 'não sabe.'" O histórico ocupacional deve incluir a história do emprego atual e anteriores, bem como quaisquer passatempos significativos. Todos os pacientes adultos devem ser questionados se serviram no exército. Os veteranos militares devem ser questionados sobre sua história de combate, anos de serviço e áreas de mobilização militar.[2] Em

**Tabela 6.1 Anamnese.**

Descrição do paciente
Idade, sexo, origem étnica, profissão
Queixa principal (QP)
Definir o objetivo da avaliação (geralmente nas palavras do paciente)
Outros médicos envolvidos no cuidado do paciente
Incluir o nome do médico do atendimento primário ou aquele que encaminhou o paciente. Registrar as informações de contato de todos os médicos que devem receber informações sobre a consulta
História da doença atual (HDA)
De maneira cronológica, determinar a evolução do motivo da consulta e, a seguir, cada sintoma principal. É melhor abordar o motivo do paciente para buscar atendimento primeiro, em vez do que o médico acredita ser o mais importante
Ter cuidado para evitar o "fechamento prematuro", quando um diagnóstico é presumido antes que todas as informações sejam coletadas
História patológica pregressa (clínica e cirúrgica)
Listar outras doenças e cirurgias anteriores não relacionadas à queixa atual
História medicamentosa: arrolar todos os medicamentos prescritos e de venda livre (com a dose usada)
Perguntar sobre suplementos de vitaminas e fitoterápicos
Alergias e reações adversas
Reações alérgicas a medicamentos e alimentos. Registrar a reação específica (p. ex., urticária). Distinguir alergias de reações adversas ou intolerância a medicamentos (p. ex., dispepsia relativa a anti-inflamatórios não esteroides)
Histórias social, ocupacional e militar (ver Tabela 6.2)
Descrever a família atual do paciente e um dia típico para o paciente
Fatores de risco
Incluir histórico de tabagismo, uso de drogas ilegais e fatores de risco para infecções sexualmente transmissíveis (incluindo vírus da imunodeficiência humana e hepatite)
História familiar
Quaisquer doenças em parentes de primeiro grau e uma lista de familiares com quaisquer condições que possam ser fatores de risco para o paciente (p. ex., doença cardiovascular em pessoa jovem, malignidade, distúrbios genéticos conhecidos, longevidade)
Revisão dos sistemas (ver Tabela 6.3)

pacientes nos quais a exposição ao trauma foi estabelecida, o rastreamento de transtorno de estresse pós-traumático (TEPT; Capítulo 369) pode ser feito com várias perguntas simples (Tabela 6.2).[3]

O médico deve obter informações sobre condições socioeconômicas, seguro de saúde, capacidade de pagar ou obter medicamentos e barreiras anteriores ou atuais aos cuidados de saúde (Capítulo 4). O estado civil e a situação de vida (i. e., com quem o(a) paciente mora, estressores significativos para esse paciente) são importantes como fatores de risco para doenças e para determinar a melhor maneira de cuidar do paciente. A cultura de um paciente (Capítulo 4) e os valores devem ser conhecidos, incluindo quaisquer diretrizes antecipadas de vontade existentes ou o desejo de anulá-las (Capítulo 3).

## História familiar

A história familiar possibilita a estratificação do risco, o que influencia a probabilidade pré-teste de um número crescente de distúrbios (p. ex., doença cardíaca, câncer de mama ou doença de Alzheimer). No caso de doenças comuns, como cardiopatias, deve-se fazer uma investigação adicional sobre a idade de início em parentes de primeiro grau e a morte atribuída à doença (Capítulo 46). Os pacientes podem não ter informações adequadas sobre a ausência de doenças. A expansão do conhecimento sobre as doenças genéticas (Capítulo 36) demanda que os médicos melhorem suas habilidades em obter a história familiar.[3b]

## Revisão dos sistemas

A revisão dos sistemas possibilita a obtenção de dados sobre sintomas ou sinais não descritos ou esquecidos na história da doença atual (Tabela 6.3).[3c] Ao contrário das perguntas abertas da anamnese, que possibilitam ao paciente "reivindicar" ou "negar" vários sintomas, a técnica de questionamento direto da revisão dos sistemas leva o paciente a "aceitar" ou "rejeitar" sintomas. A revisão dos sistemas é mais eficiente se pelo menos algumas questões forem restritas a um período específico (p. ex., "uma alteração recente da acuidade visual" ou "dispneia, sibilos ou tosse na última semana") ou se o paciente preencher um questionário antes da consulta.

## EXAME FÍSICO

### Acompanhantes

Quando um parente ou amigo acompanha o paciente, o médico deve perguntar ao paciente se ele gostaria que seu acompanhante permanecesse durante o exame ou pedir ao mesmo que espere fora do consultório. Os pacientes podem ter a opção de ter um acompanhante, especialmente quando o médico e o paciente são de sexos diferentes e um exame abrangente está planejado. Por exemplo, muitas mulheres adultas (29%) e meninas adolescentes (46%) expressam preferência por uma acompanhante durante um exame de mama, ginecológico ou retal por um médico (especialmente durante o primeiro exame). Muitos examinadores preferem um acompanhante para acalmar suas próprias ansiedades, atribuíveis às diferenças de sexo, ou para fins de proteção, caso o paciente fique preocupado durante o procedimento.

### Sinais vitais

Os sinais vitais incluem frequência e ritmo cardíacos, pressão arterial (PA), frequência respiratória (FR) e temperatura corporal. Anormalidades acentuadas exigem avaliação rápida e focada, que pode ter precedência sobre a abordagem estrutural típica para o restante da avaliação (Capítulo 7). Embora a autoavaliação quantitativa da dor do paciente tenha sido promovida como o quinto sinal vital para pacientes com problemas agudos, existe agora uma controvérsia crescente sobre se a avaliação desse sintoma por meio de um escore simples leva a melhores desfechos.

Quando a PA está anormal (Capítulo 70), a aferição deve ser repetida, garantindo que o tamanho da braçadeira seja adequado. Braçadeiras automatizadas calibradas fornecem um mecanismo menos tendencioso de aferição da PA. Em razão da hipertensão do jaleco branco e da variabilidade inerente dos níveis de PA, o médico agora é aconselhado a confirmar a hipertensão arterial por meio da revisão das aferições obtidas fora do ambiente clínico.[4]

A FR deve ser avaliada sem o paciente perceber. Os padrões anormais incluem taquipneia (FR aumentada) ou hipopneia (FR lenta ou respiração superficial). A taquipneia nem sempre está associada à hiperventilação, que é definida pelo aumento da ventilação alveolar, resultando em nível mais baixo de dióxido de carbono arterial (Capítulo 95). O aumento do trabalho respiratório causa uma sensação subjetiva de dispneia (Capítulo 77).[5]

A temperatura corporal em adultos é medida com um termômetro elétrico oral. Termômetros retais registram com segurança temperaturas 0,4°C mais altas do que termômetros orais. Termômetros timpânicos variam muito em comparação com termômetros orais (−1,2°C a +1,6°C vs. a temperatura oral) para serem confiáveis em pacientes hospitalizados, mas podem ser úteis quando o monitoramento contínuo é importante.[6]

### Cabeça e pescoço

#### Face

O examinador deve verificar se existem assimetrias faciais. Exemplos de assimetria incluem lesões cutâneas (Capítulo 407), paralisia dos nervos cranianos (Capítulo 368), aumento da glândula parótida (Capítulo 397) ou ptose na síndrome de Horner (Capítulo 396). Vários distúrbios podem causar fácies simétricas e anormais; os exemplos incluem acromegalia (Capítulo 211), síndrome de Cushing (Capítulo 214) e doença de Parkinson (Capítulo 381).

#### Orelhas

Os médicos podem não reconhecer a perda auditiva de seus pacientes (Capítulo 400), a menos que realizem um teste com voz sussurrada. A avaliação otoscópica das membranas timpânicas deve revelar membrana

| Tabela 6.3 | Revisões dos sistemas.* |
|---|---|

FOCAR todas as perguntas em um período de tempo específico (p. ex., no último "mês" ou "agora") e em itens ainda não abordados durante o exame clínico:
- Mudança de peso ou apetite
- Alteração da acuidade visual
- Alteração da acuidade auditiva
- Lesões de pele novas ou alteração de lesões preexistentes
- Desconforto torácico ou palpitações
- Dispneia em repouso, dispneia aos esforços
- Desconforto abdominal, constipação intestinal, melena, hematoquezia, diarreia
- Dificuldade para urinar
- Alteração menstrual
- Desconforto articular ou muscular ainda não mencionado
- Transtorno do sono
- Dificuldade com a função sexual
- Exposição a drogas ou medicamentos ainda não mencionados
- Depressão (desânimo, desalento ou desesperança; perda de interesse ou prazer em fazer coisas)
- Sensação de instabilidade ao andar, ficar de pé ou levantar-se de uma cadeira

*Comece com esta lista básica e adapte os itens considerando fatores como idade, sexo, medicamentos e os problemas identificados durante o exame. O processo é facilitado pelo desenvolvimento de uma abordagem pessoal rotineira para essas questões, tipicamente examinando os sistemas da "cabeça aos pés".

| Tabela 6.2 | História militar básica. |
|---|---|

- Conte-me sobre sua experiência militar
- Quando e onde você serve/serviu?
- O que você faz/fez enquanto está/estava no serviço?
- Como o serviço militar afetou você?

Se o paciente responder "sim" a qualquer uma das perguntas abaixo, pergunte a ele: "Você pode me falar mais sobre isso?"
- Você viu combate, fogo inimigo ou mortes?
- Você ou um amigo foi ferido, atingido ou hospitalizado?
- Você já ficou doente enquanto estava no serviço militar?
- Você foi prisioneiro de guerra?

Para rastrear o transtorno de estresse pós-traumático, pergunte: "Em sua vida, você já teve uma experiência tão horrível, assustadora ou perturbadora que, no mês passado, você..."
- Já teve pesadelos com isso ou pensou sobre isso quando não queria?
- Tentou muito não pensar sobre isso ou saiu do seu caminho para evitar situações que te lembraram disso?
- Estava constantemente em guarda, vigilante ou se assustava facilmente?
- Sentiu-se paralisado ou separado dos outros, das atividades ou do ambiente?

Do Department of Veterans Affairs. Military Health History Pocket Card for Clinicians. https://www.va.gov/oaa/archive/Military-Health-History-Card-for-print.pdf. Acesso em 10 de maio de 2019.

translúcida e cone de luz óbvio refletido onde o tímpano encontra o martelo (ver Figura 398.8). A impactação de cerume é uma causa facilmente tratada de diminuição da acuidade auditiva.

## Nariz
Com frequência, os pacientes atribuem equivocadamente seus sintomas nasais a sinusite bacteriana (Capítulo 398). O médico deve inspecionar as narinas dos pacientes à procura de pólipos que sejam massas mucosas obstrutivas, brilhantes. A transiluminação realizada em uma sala escura é útil para o diagnóstico de sinusite, especialmente quando combinada com a visualização de secreção purulenta, relato do paciente de resposta insatisfatória a descongestionantes ou anti-histamínicos, dor de dente superior e rinorreia de coloração anormal (Capítulo 398).

## Boca
A qualidade da dentição do paciente afeta diretamente a nutrição. As lesões orais pré-malignas (p. ex., leucoplaquia [ver Figura 397.5], nódulos, ulcerações) encontradas por médicos generalistas costumam ser verificadas por dentistas (Capítulo 397). Os pacientes que usam produtos de tabaco sem fumaça correm risco significativamente aumentado de lesões orais pré-malignas e malignas (Capítulo 29). A palpação bimanual das bochechas e do assoalho da boca facilita a identificação de lesões potencialmente malignas (Capítulo 397).

## Olhos
O exame oftalmológico começa com uma inspeção visual simples à procura de simetria nas pálpebras, movimentos extraoculares, tamanho e reação das pupilas e hiperemia (Capítulos 395 e 396). Os movimentos extraoculares anormais devem ser agrupados em causas não paralíticas (geralmente crônicas com início na infância) ou paralíticas (paralisia do terceiro, quarto ou sexto nervo craniano). As anomalias pupilares podem ser simétricas ou assimétricas (anisocoria). Hiperemia deve ser categorizada segundo o padrão de congestão ciliar, existência ou não de dor, efeito na visão e anormalidades papilares. Quando o exame oftalmológico é abordado sistematicamente, o médico generalista consegue avaliar hiperemia à procura de conjuntivite, episclerite ou esclerite, irite e glaucoma agudo.

A determinação de rotina da acuidade visual pode confirmar o relato de um paciente de diminuição da acuidade visual, mas não substitui a necessidade de avaliação oftalmológica formal quando os pacientes têm queixas visuais (Capítulo 395). Os examinadores novatos acharão os oftalmoscópios Panoptic® mais fáceis de usar do que o oftalmoscópio direto, resultando em sensibilidade e especificidade melhores para anormalidades do disco óptico. Depois de identificar o disco óptico pela oftalmoscopia, o examinador deve observar a borda do disco (nitidez e coloração) e o tamanho da escavação fisiológica central em relação ao diâmetro total do disco óptico (geralmente menos da metade do diâmetro do disco). Um observador cuidadoso geralmente pode ver pulsações venosas espontâneas que indicam pressão intracraniana (PIC) normal, mas cerca de 10% dos pacientes com PIC normal não apresentam pulsações espontâneas. As anormalidades do disco óptico incluem atrofia óptica (disco esbranquiçado), papiledema (ver Figura 395.26) (margens borradas com um disco hiperemiado) e glaucoma (escavação fisiológica grande e pálida com vasos retinianos que passam sob a mesma e que pode estar deslocada para o lado nasal). O exame do generalista detecta inadequadamente as alterações glaucomatosas precoces; portanto, os pacientes de alto risco devem ser encaminhados para exame oftalmológico de rotina e pesquisa de glaucoma.

Depois de inspecionar os discos ópticos, os quadrantes nasais superior e inferior devem ser examinados quanto ao aspecto dos vasos e à existência de hemorragias retinianas (ver Figura 395.28) ou lesões. Pacientes diabéticos (Capítulo 216) devem fazer exames de rotina com oftalmologistas porque a sensibilidade de um exame generalista não é adequada para excluir retinopatia diabética ou monitorá-la ao longo do tempo.

## Pescoço
### Pulso carotídeo
O contorno e a cronologia do pulso carotídeo devem ser comparados com o impulso cardíaco. As anormalidades no contorno do pulso carotídeo refletem anormalidades cardíacas subjacentes (p. ex., estenose aórtica), mas geralmente são apreciadas apenas após a detecção de um impulso cardíaco (*ictus cordis*) anormal ou sopro cardíaco (Capítulo 45). Muitos médicos auscultam as artérias carótidas porque sopros carotídeos assintomáticos estão associados à incidência aumentada de eventos cerebrovasculares e cardíacos em pacientes mais velhos (Capítulos 378 e 379). Infelizmente, os estudos clínicos não fornecem dados adequados para julgar a importância da detecção de sopros em pacientes assintomáticos.

### Veias jugulares
A inspeção das ondas venosas facilita a interpretação do exame cardíaco à procura de lesões nas valvas das câmaras direitas. As formas de onda podem ser destacadas iluminando a veia obliquamente com uma lanterna, enquanto se observam as mudanças dinâmicas da sombra projetada na roupa de cama. O exame das veias do pescoço é um indicador não confiável da pressão venosa central (PVC) ou responsividade à infusão de líquido em pacientes hemodinamicamente instáveis (Capítulo 45). A acentuação do colapso respiratório da veia cava inferior (VCI) observada com ultrassonografia (US) à beira do leito ou o aumento do débito cardíaco durante a elevação passiva dos membros inferiores são melhores preditores para responsividade à infusão de líquido.[7]

### Tireoide
Uma grande proporção de anormalidades da tireoide é detectada pelo exame físico de indivíduos assintomáticos.[8] A glândula tireoide é mais bem palpada quando o examinador está atrás do paciente e usa as duas mãos para palpar a glândula tireoide suavemente (Capítulo 213). A palpação é aprimorada quando o paciente engole goles de água e a tireoide desliza por baixo dos dedos do examinador. Quando vista de lado, a proeminência lateral da tireoide entre a cartilagem cricóidea e a fúrcula esternal indica tireomegalia. O volume de uma glândula tireoide normal não é maior que o volume da falange distal do polegar do paciente.

### Sistema linfático
Ao palpar a tireoide, o examinador também pode identificar linfonodos cervicais aumentados (Capítulo 159). Os linfonodos também podem ser palpados nas regiões supraclavicular, axilar, epitroclear e inguinofemoral. O aumento de linfonodos confinado a uma região é comum e geralmente não representa um distúrbio subjacente importante. O aumento macroscópico inesperado dos linfonodos em uma única área ou o aumento difuso dos linfonodos é mais importante. Nos pacientes com doenças febris, malignidade subjacente ou doenças inflamatórias essas áreas devem ser rotineiramente examinadas à procura de aumento dos linfonodos.

## Tórax
A inspeção da postura do paciente pode revelar curvas laterais no dorso (escoliose) ou cifose que podem estar associadas à perda da altura vertebral por osteoporose (Capítulo 230). Quando os pacientes sentem dor nas costas, a coluna vertebral e os músculos paravertebrais devem ser palpados à procura de espasmo e hipersensibilidade (Capítulo 372). Várias manobras podem ser usadas para avaliar a perda da mobilidade associada à espondilite anquilosante (Capítulo 249), mas o relato de perda de mobilidade lateral é igualmente eficiente nos estágios iniciais da espondilite.

## Pulmões
O valor incremental da palpação e da percussão do tórax para complementar a anamnese, a ausculta e a radiografia de tórax não é conhecido. Murmúrio vesicular normal, com razão inspiratória:expiratória de aproximadamente 3:1, sem pausa entre a inspiração e a expiração, é auscultado em quase toda a face posterior do tórax normal durante a respiração tranquila. Sibilos são sons adventícios contínuos. Crepitações (antes chamadas de estertores) são sons descontínuos auscultados em condições que enrijecem o pulmão (insuficiência cardíaca, fibrose pulmonar e doença pulmonar obstrutiva).

## Coração
O paciente deve ser examinado nas posições sentada e deitada (Capítulo 45). A palpação do impulso apical em decúbito lateral esquerdo ajuda a detectar um impulso apical deslocado e pode revelar um galope por $B_3$ (terceira bulha cardíaca) palpável. Quando o impulso apical é lateral à linha hemiclavicular, cardiomegalia radiográfica e uma fração de ejeção inferior a 50% são mais prováveis. A maioria dos examinadores ausculta

em sequência os segundos espaços intercostais esquerdo e direito, a borda esternal esquerda e, a seguir, o ápice. O examinador deve se concentrar na cronologia, na intensidade e no desdobramento das bulhas cardíacas com a respiração. A primeira ($B_1$) e a segunda ($B_2$) bulhas cardíacas são mais bem auscultadas com o diafragma do estetoscópio, assim como o atrito pericárdico. Os galopes ($B_3$ e $B_4$) são mais bem auscultados com a campânula do estetoscópio. Os sons agudos são mais bem auscultados com o diafragma do estetoscópio, e os sons graves, com a campânula, enquanto os sons médios são auscultados igualmente bem com ambos. A localização, a cronologia, a intensidade, os padrões de radiação e a variação respiratória dos sopros devem ser observados. Não é necessário realizar manobras especiais durante a ausculta (p. ex., Valsalva, ausculta durante agachamento repentino ou posição ortostática) se os resultados do exame precordial de rotina forem inteiramente normais.

O achado de galope por $B_3$ é sugestivo de disfunção sistólica ventricular esquerda. Frêmito sistólico ou sopro holossistólico aumenta a probabilidade de estenose aórtica ou regurgitação mitral moderada a grave. É improvável que sopros sistólicos sem frêmito sejam sinais de alterações cardíacas importantes. Sopro protodiastólico forte ou sopro diastólico associado a $B_3$ sugere regurgitação aórtica grave.

### Mamas
O exame das mamas por médicos como rastreamento de rotina em mulheres em risco médio não é mais recomendado.[9] No entanto, as mulheres podem apresentar preocupações identificadas por meio de seus autoexames. Os determinantes mais importantes da acurácia do exame das mamas são a duração do exame; a posição da paciente; avaliação cuidadosa dos limites da mama; o padrão do exame; e a posição, o movimento e a pressão dos dedos do examinador (Capítulo 188). Para se obter a melhor sensibilidade, a duração total do exame da mama tem de ser de 5 a 10 minutos, mas poucos médicos generalistas realizam um exame tão minucioso. Os médicos devem reconhecer que o exame pode fazer com que eles (ou suas pacientes) se sintam desconfortáveis – a presença de um acompanhante pode dar ao médico a confiança para realizar um exame intensivo.

O médico deve palpar a mama com as polpas dos dedos enquanto a paciente estiver em decúbito dorsal e apoiando a mão, primeiro, na testa (para retificar a borda lateral da mama) e, em seguida, no ombro (para retificar a borda medial). O examinador deve fazer pequenos movimentos circulares com os dedos, movendo-se para cima e para baixo em fileiras paralelas de modo a percorrer o espaço entre as clavículas e as mamas até a linha do sutiã. Os nódulos cancerosos da mama são difíceis de distinguir dos nódulos benignos da mama, e é por isso que os exames de imagem agora dominam as recomendações para rastreamento e acompanhamento de anormalidades clínicas.

### Abdome
Quando os pacientes apresentam uma condição abdominal aguda, o exame se concentra inicialmente na identificação dos pacientes que precisam de avaliação cirúrgica. A palpação e a percussão do abdome de pacientes sem sintomas ou fatores de risco para um distúrbio abdominal raramente revelam anormalidades importantes (Capítulo 123). A palpação pode revelar alargamento assintomático da aorta abdominal que, em pacientes mais velhos, sugere um aneurisma abdominal. No entanto, a palpação não detecta uma proporção substancial de aneurismas pequenos a médios (Capítulo 69).

A existência de ruídos intestinais em pacientes com sintomas agudos pode ser falsamente tranquilizadora, porque estes podem aumentar no início de uma obstrução e, depois, persistir apesar do íleo paralítico. Para pacientes sem sintomas gastrintestinais ou anormalidades à palpação, a ausculta à procura de sopros é importante principalmente para detectar sopros renais em pacientes com hipertensão arterial (Capítulos 70 e 116). O achado de sopro abdominal em paciente hipertenso, se auscultado na sístole e na diástole, é muito sugestivo de hipertensão renovascular.

### Fígado
A detecção de doença hepática depende principalmente da anamnese e das avaliações laboratoriais (Capítulo 137). Quando já existem sinais no exame físico, o paciente geralmente apresenta doença hepática avançada. As primeiras anormalidades no exame físico associadas à doença hepática podem ser extra-hepáticas. O médico pesquisa ascite, edema periférico, icterícia ou esplenomegalia. Em pacientes com fígado aumentado, a palpação deve começar na borda do fígado, mas a palpação da borda abaixo da margem costal aumenta pouco a probabilidade de hepatomegalia. A percussão detecta a borda superior do fígado e uma hepatimetria inferior a 12 cm reduz a probabilidade de hepatomegalia.

### Baço
O exame à procura de esplenomegalia em pacientes sem achados sugestivos de um distúrbio associado à esplenomegalia quase sempre não é revelador (Capítulo 159). Aproximadamente 3% dos adolescentes saudáveis têm baço palpável. O exame começa com percussão no quadrante superior esquerdo do abdome para detectar macicez. A palpação pode ser realizada com a mão direita enquanto aplica-se contrapressão com a mão esquerda no dorso, por trás do baço. Alternativamente, o examinador pode palpar com uma das mãos sem contrapressão enquanto o paciente está em decúbito lateral direito. Com o paciente em decúbito dorsal enquanto o examinador fica de pé, cefálico em relação ao baço, os dedos podem ser levemente flexionados sob a caixa torácica inferior esquerda para sentir o baço enquanto o paciente respira fundo.

### Sistema musculoesquelético
Os sintomas do paciente direcionam o exame musculoesquelético (Capítulos 241 e 247). A maioria dos pacientes sente dor nas costas em algum momento da vida (Capítulo 372). A anamnese do paciente ajuda a avaliar a probabilidade de uma doença sistêmica subjacente (idade, história de malignidade sistêmica, perda de peso inexplicada, duração da dor, responsividade à terapia anterior, uso de drogas intravenosas, infecção urinária ou febre). Os achados mais importantes do exame físico para hérnia de disco lombar em pacientes com ciatalgia são dor à elevação ipsilateral do membro inferior retificado, dor à elevação do membro inferior contralateral retificado e fraqueza da dorsiflexão do tornozelo ou do hálux. A avaliação da dor no quadril e pélvica exige exame cuidadoso, com rotação, extensão e flexão da coluna vertebral e do quadril.[10]

O médico generalista deve avaliar um paciente adulto com desconforto no joelho devido ao rompimento de meniscos ou ligamentos. Existem várias manobras para avaliar a dor, estalidos ou ruídos ao longo da linha articular entre o fêmur e a tíbia para avaliar as rupturas do menisco. Uma ruptura nos ligamentos compromete a avaliação quando os ligamentos anterior, medial ou posterior são tensionados. Tal como acontece com muitos distúrbios musculoesqueléticos, nenhum achado único tem a acurácia do exame do ortopedista, que leva em consideração a história e vários achados clínicos.

O exame do ombro é direcionado para determinar a amplitude de movimento, manobras que causam desconforto e avaliação de incapacidade funcional. A osteoartrite do quadril é detectada pela restrição da rotação interna e da abdução do quadril afetado. O grau de dor e incapacidade do paciente confirma o diagnóstico e é indicação de encaminhamento.

As mãos e os pés podem apresentar evidências de osteoartrite (local ou como parte de um processo sistêmico) (Capítulo 246), artrite reumatoide (Capítulo 248), gota (Capítulo 257) ou outras doenças do tecido conjuntivo. Além de distúrbios musculoesqueléticos regionais, como a síndrome do túnel do carpo, várias condições clínicas e neurológicas devem levar ao exame de rotina das extremidades distais para evitar complicações (p. ex., diabetes melito [neuropatia ou úlceras] ou neuropatia sensorimotora hereditária [deformidade do dedo em garra]).

### Pele
A pele deve ser examinada sob boa iluminação (Capítulo 407). É melhor pedir ao paciente que aponte quaisquer pontos preocupantes na pele. A concordância do examinador sobre algumas das características mais importantes do melanoma (assimetria, cor aleatória, irregularidade da borda) é razoável a moderada (Capítulo 193). Uma lesão simétrica, de bordas regulares, de apenas uma cor, de 6 mm ou menor ou de tamanho não aumentado dificilmente representa um melanoma. No entanto, um número crescente desses achados aumenta muito a probabilidade de melanoma (Capítulo 193).

O carcinoma basocelular e o carcinoma espinocelular ocorrem com mais frequência do que o melanoma (Capítulo 193). O examinador deve prestar atenção especial às áreas de nariz, rosto, antebraços e mãos expostas ao sol.

### Exame neurológico
Detalhes completos do exame neurológico são fornecidos no Capítulo 368.

### Avaliação psiquiátrica
Durante o exame geral, grande parte da avaliação psiquiátrica (incluindo cognição) é realizada durante a anamnese e a revisão dos sistemas de rotina (Capítulo 369). A observação dos maneirismos, afeto, expressão facial, conteúdo do pensamento e comportamento do paciente podem sugerir transtornos psiquiátricos subjacentes. O questionamento específico para sintomas de depressão é apropriado para todos os pacientes adultos. *Delirium* (Capítulo 25) é comum em pacientes internados, tanto clínicos quanto cirúrgicos, e é reconhecido pelo estado mental flutuante. Suspeitar de *delirium* quando o paciente tiver problemas para manter uma conversa normal durante as visitas à beira do leito. Enfermeiro ou visitantes do paciente podem detectar o *delirium* antes do médico.

### Exame ginecológico
Um exame completo inclui a descrição da genitália externa, o aspecto da vagina e do colo do útero com o auxílio de um espéculo e da palpação bimanual do útero e dos ovários (Capítulos 189 e 224). Recomenda-se coleta de material do colo do útero, apropriada para a idade, para rastreamento de carcinoma do colo do útero. No entanto, um exame ginecológico anual em mulheres adultas saudáveis não é necessário.[11] No serviço de emergência, todas as mulheres em idade fértil com sangramento vaginal e dor pélvica devem fazer um teste de gravidez e ultrassonografia para pesquisa de possível gravidez ectópica.

### Genitália masculina
O exame da genitália masculina deve começar com a descrição de circuncisão e qualquer lesão cutânea visível (p. ex., úlceras ou verrugas). A palpação deve confirmar a existência de testículos bilaterais no escroto. O epidídimo e os testículos devem ser palpados à procura de nódulos. A baixa incidência de carcinoma testicular significa que a maioria dos nódulos é benigna (Capítulo 190).

Como teste de rastreamento de carcinoma de próstata, nenhuma evidência apoia a realização de toque retal na ausência do antígeno específico da próstata sérico elevado.[12] O médico generalista realizará com mais frequência toque retal para investigar dor associada a prostatite ou aumento que cause sintomas do sistema urinário inferior. O tamanho da próstata pode ser descrito por centímetros de largura e altura.

### Reto
Os pacientes podem ser examinados em decúbito lateral, durante um exame ginecológico bimanual, ou em pé e inclinados sobre a mesa. O exame retal começa com a inspeção da área perianal à procura de lesões cutâneas. Um dedo bem lubrificado e enluvado é colocado no ânus e, ao aplicar uma leve pressão, o examinador pede que o paciente abaixe o corpo como se estivesse defecando. Essa manobra facilita a introdução do dedo no reto. Uma resposta retal normal inclui contração do esfíncter anal ao redor do dedo. O examinador deve palpar circunferencialmente ao redor do comprimento do dedo totalmente inserido à procura de massas. Como um teste de triagem para carcinoma colorretal (Capítulo 184), o toque retal não substitui o exame de amostras de fezes coletadas pelo paciente.

## RESUMO DOS ACHADOS PARA O PACIENTE
O médico deve resumir os achados positivos e negativos pertinentes para o paciente e estar disposto a expressar a incerteza, desde que a incerteza seja acompanhada por um plano de ação (p. ex., "Vou reexaminar você em sua próxima consulta"). A justificativa para exames laboratoriais, de imagem ou outros exames subsequentes deve ser explicada. Um plano deve ser estabelecido para fornecer mais retorno e resultados ao paciente, especialmente quando houver a possibilidade de que más notícias precisem ser transmitidas. Alguns médicos perguntam ao paciente se há "mais alguma coisa" a ser discutida. Os pacientes que expressam preocupações adicionais ao final da consulta podem ter medo de abordá-las mais cedo; quando os problemas não parecerem urgentes, é aceitável tranquilizar o paciente e oferecer a promessa de avaliá-lo em um telefonema de acompanhamento ou na próxima consulta.

## NO FUTURO
A suposição comum de que as habilidades de diagnóstico dos médicos estão deteriorando não é sustentada por evidências. Há evidências consideráveis de que a abordagem científica para entender o que vale e o que não vale a pena durante o exame clínico identifica um conjunto básico de habilidades para diagnosticadores clínicos. No futuro, essas habilidades podem ser expandidas para incluir a ultrassonografia à beira do leito,[13] que já tem benefício comprovado em algumas situações de emergência (Capítulos 7 e 103). Como bons desfechos do paciente são direcionados principalmente pela qualidade das informações obtidas durante o exame clínico, a aplicação contínua de princípios científicos à anamnese e ao exame físico deve melhorar as habilidades de diagnóstico.

### REFERÊNCIAS BIBLIOGRÁFICAS
*As referências bibliográficas, bem como os outros materiais suplementares deste livro, encontram-se no GEN-IO, nosso ambiente virtual de aprendizagem.*

# 7
# ABORDAGEM DO PACIENTE COM SINAIS VITAIS ANORMAIS
DAVID L. SCHRIGER

O atendimento do paciente é orientado pela integração da queixa principal, da anamnese, dos sinais vitais e dos achados do exame físico (Capítulo 6). Os médicos devem estar atentos aos sinais vitais do paciente, mas raramente devem torná-los a peça central da avaliação.

## A IMPORTÂNCIA DOS SINAIS VITAIS
A importância dos sinais vitais na assistência médica é um enigma para os proponentes de uma abordagem baseada em evidências para o cuidado dos pacientes. Nenhum médico experiente estaria disposto a cuidar de pacientes sem eles, mas uma avaliação formal da utilidade dos sinais vitais para fazer diagnósticos específicos concluiria que eles não são particularmente úteis porque suas razões de verossimilhança (RV) são muito próximas de 1 para diferenciar aqueles que têm uma condição específica daqueles que não a têm (Capítulo 6). Para condições incomuns, seu valor preditivo é ainda pior. Por exemplo, a probabilidade de taquicardia em um paciente com crise tireotóxica é alta, mas a probabilidade de crise tireotóxica em um paciente com taquicardia isolada é baixa. Esta aplicação do teorema de Bayes (Capítulo 8) demonstra por que não há justificativa para solicitar provas de função tireóidea para todos os pacientes com taquicardia e por que as tentativas de dizer "Quando o sinal vital $x$ está alto [baixo], então, o $y$ também estará". Cada sinal vital pode estar normal ou anormal em quase todas as condições agudas (Tabela 7.1), e os sinais vitais podem estar temporariamente anormais em indivíduos saudáveis. Uma abordagem algorítmica de testagem e tratamento em resposta a sinais vitais anormais seria muito vaga e complexa para ser usada.

### Valor preditivo
Como os sinais vitais podem ser péssimos preditores de diagnósticos, mas essenciais para a prática da medicina? Primeiro, embora os sinais vitais sejam insuficientemente preditivos para serem usados em algoritmos rígidos, esses algoritmos são apenas um de vários métodos de investigação usados pelos médicos para diagnosticar e tratar pacientes. O reconhecimento do padrão e o modelo hipotético-dedutivo são métodos de investigação que não se baseiam em tendências médias de um único fator (p. ex., hipotensão ocorre em $x$% dos casos de choque séptico) ou um pequeno número de fatores (p. ex., hipotensão e taquicardia ocorrem em $y$% dos casos de choque séptico), mas na complexa interação de vários fatores (p. ex., porque este paciente é um homem idoso com aspecto debilitado, próstata aumentada e história pregressa de infecções urinárias, apresenta taquicardia e hipotensão, tem pulmões limpos e próstata

## Tabela 7.1 — Variações normais e preocupantes dos sinais vitais em adultos.*

| | NORMAL | PREOCUPANTE |
|---|---|---|
| Temperatura | 36° a 38°C | 40°C |
| Frequência de pulso | 60 a 100 bpm | < 45 bpm, > 130 bpm |
| Frequência respiratória | 12 a 20 incursões/min | < 10 incursões/min, > 26 incursões/min |
| Saturação de oxigênio | 95 a 100% | < 90% |
| Pressão arterial sistólica | 90 a 130 mmHg | < 80 mmHg, > 200 mmHg |
| Pressão arterial diastólica | 60 a 90 mmHg | < 50 mmHg, > 120 mmHg |

bpm = batimentos por minuto.
*Os valores normais são de adultos saudáveis. Valores fora dessas faixas são comuns em pacientes que estão doentes ou ansiosos com relação ao atendimento médico. Os valores preocupantes exigem a atenção do profissional de saúde em qualquer paciente adulto. Esses valores são específicos (raramente encontrados em pacientes saudáveis), mas não sensíveis (os sinais vitais da maioria dos pacientes doentes não incluem os valores preocupantes). Todos os sinais vitais têm de ser interpretados no contexto do quadro clínico do paciente (ver texto).

aumentada, mas não dolorida, e sua saturação de oxigênio é de 97%, ele deve ser tratado para urossepse [Capítulo 268] enquanto aguarda os resultados da urinálise e da urinocultura). Assim, os sinais vitais podem desempenhar uma função importante na tomada de decisão médica, embora suas RV para condições específicas não sejam impressionantes.

Apesar de seu baixo valor preditivo para qualquer diagnóstico único, os sinais vitais anormais ajudam a identificar os pacientes que estão mais doentes. Por exemplo, mesmo um sinal vital anormal no departamento de emergência aumenta significativamente a probabilidade de desfechos adversos em pacientes idosos em cerca de 50%. Sinais vitais anormais na alta do departamento de emergência aumentam a chance de readmissão rápida,[1] e sinais vitais anormais após a admissão implicam risco 20 vezes maior de deterioração importante subsequente. Os sinais vitais anormais também são um preditor crucial de quais pacientes correm o risco de morrer logo após receberem alta de um departamento de emergência ou após uma internação.[2,3]

A utilidade dos sinais vitais também é evidenciada pelo achado de que anormalidades mais graves estão associadas a um prognóstico ainda pior. Por exemplo, em pacientes hospitalizados, um sinal vital criticamente anormal implica cerca de 1% de risco de morte em paciente hospitalizado, enquanto três sinais vitais simultaneamente anormais implicam risco de quase 25% de morte hospitalar.

### Sinais vitais como manifestações clínicas

Os sinais vitais anormais raramente são o problema fisiopatológico fundamental. No choque (Capítulo 98), hipotensão e taquicardia são manifestações de processos fisiopatológicos que ocorrem em níveis celulares e moleculares. Dadas as ligações tortuosas da doença clínica com a fisiopatologia fundamental e os sinais vitais anormais, não é surpreendente que as relações entre as doenças e os sinais vitais não sejam fortes. Até que novas tecnologias possibilitem a mensuração direta de processos patológicos primários, os sinais vitais continuam sendo um representante importante, embora imperfeito.

Os cinco principais sinais vitais são temperatura, frequência de pulso, pressão arterial, frequência respiratória e saturação de oxigênio (oximetria de pulso). A oximetria de pulso está incluída porque se tornou amplamente disponível em ambientes de cuidados agudos e não é invasiva, além de ser relativamente barata e fornecer informações exclusivas da frequência respiratória. Os defensores sugeriram que dor, tabagismo e peso corporal sejam considerados sinais vitais de rotina; embora sejam dados interessantes, eles não são considerados aqui. Os médicos nunca devem esquecer que o sinal vital mais importante é o aspecto do paciente; o aspecto geral é um sinal que orienta a intensidade e a urgência da avaliação.

## AFERIÇÃO DOS SINAIS VITAIS

Embora a aferição dos sinais vitais seja geralmente simples, a validade e a confiabilidade desses valores dependem da técnica adequada e, no caso da pressão arterial e da oximetria de pulso, de equipamentos bem conservados. As temperaturas retal e oral são, geralmente, acuradas (Capítulo 264), embora as temperaturas orais possam estar falsamente reduzidas em pacientes que apresentem respiração bucal de suplência. A temperatura axilar não é confiável e não deve ser usada. Há grande variabilidade na validade e na confiabilidade das medidas realizadas com termômetros auriculares ou timpânicos. Um termômetro específico para hipotermia é preferido quando houver suspeita de hipotermia, e a temperatura central deve ser medida com um sensor de temperatura esofágico, vesical ou retal em pacientes com hipotermia ou hipertermia grave (Capítulo 101).

A pressão arterial tem de ser aferida com uma braçadeira de tamanho apropriado (Capítulo 70). Esfigmomanômetros automáticos ocasionalmente fornecem resultados falsos, e valores questionáveis devem ser confirmados por ausculta manual e aferição em outros membros. A frequência de pulso é mais bem aferida por palpação porque essa técnica oferece a oportunidade de avaliar a regularidade e o contorno; o pulso deve ser contado por tempo suficiente para que uma frequência acurada seja obtida (pelo menos durante 15 segundos). Frequências cardíacas elevadas ou arritmias detectadas na leitura digital de um monitor cardíaco, seja observado perto do paciente ou por telemetria cardíaca padronizada externa,[4] têm de ser confirmadas por palpação, porque esses monitores podem contar de maneira incorreta grandes ondas P, ondas T ou espículas de marca-passo como ondas R, relatando, assim, uma frequência cardíaca que é o dobro da frequência real. Os sinais vitais ortostáticos – a comparação da pressão arterial e da frequência de pulso em decúbito dorsal, na posição sentada e em posição ortostática – são defendidos por alguns, mas têm se mostrado insensíveis e inespecíficos para hipovolemia.

Como a frequência respiratória típica oscila entre 12 e 20 incursões por minuto e há uma variação considerável, a frequência respiratória deve ser avaliada durante pelo menos 30 segundos e de preferência por 1 minuto. Novas tecnologias que supostamente medem a frequência respiratória não se mostraram clinicamente úteis. A saturação de oxigênio depende da tecnologia, portanto, é fundamental compreender as idiossincrasias do dispositivo em uso; medições válidas são improváveis, a menos que haja boa correlação entre a leitura de pulso da máquina e o pulso do paciente. A sonda deve ser colocada em uma parte do corpo que seja quente e bem perfundida. Os oxímetros de pulso comparam a absorção de luz em dois comprimentos de onda, então as leituras podem ser falsamente elevadas em condições que mudam a cor da hemoglobina oxigenada ou desoxigenada, incluindo envenenamento por monóxido de carbono (Capítulo 88), metemoglobinemia (Capítulo 152) e algumas das hemoglobinopatias menos comuns.

## VALOR DOS SINAIS VITAIS NO MANEJO DO PACIENTE

Sinais vitais anormais devem ser medidos novamente. Algumas anormalidades exigem avaliação imediata (Tabela 7.2). Outras devem ser verificadas novamente no futuro, a menos que tenham sido observadas anteriormente, caso em que uma investigação pode ser iniciada, guiada

### Tabela 7.2 — Anormalidades que demandam avaliação rápida no paciente assintomático.

- Pulso rápido e irregularmente irregular (se não for crônico) deve desencadear avaliação do ritmo do paciente de modo que a fibrilação atrial possa ser identificada, avaliada e tratada (Capítulo 58), diminuindo, assim, o risco de acidente vascular encefálico (AVE)
- Uma frequência cardíaca acima de 130 bpm sempre justifica um eletrocardiograma para determinar o ritmo do paciente e uma consideração do diagnóstico diferencial de taquicardia (hipovolemia, anemia e doença da tireoide em particular)
- Pressão arterial diastólica acentuadamente elevada (p. ex., > 115 mmHg) deve estimular uma avaliação para urgências hipertensivas (Capítulo 70). Hipertensão arterial sem sinais de lesão aguda de órgão-alvo não demanda tratamento agudo, que pode reduzir a pressão de perfusão intracraniana e causar AVE. Os pacientes com pressão arterial elevada devem receber avaliação e tratamento padrão para hipertensão crônica (Capítulo 70)
- Frequência de pulso ou pressão arterial muito baixas em pacientes recebendo medicamentos cardioativos devem levar à confirmação de que o paciente seja realmente assintomático, investigação sobre a dosagem desses medicamentos e reconsideração do esquema terapêutico
- Frequência de pulso muito baixa em pacientes idosos que não estejam recebendo medicamentos para controlar essa frequência deve desencadear avaliação do sistema de condução cardíaca do paciente
- Saturação de oxigênio abaixo de 93% na ausência de distúrbios pulmonares conhecidos deve levar à avaliação do estado pulmonar do paciente

pela história pregressa do paciente e pelos achados de exame físico. É fundamental que os médicos sempre "tratem o paciente, não os sinais vitais".

### Pacientes sem queixas sistêmicas
Em pacientes que se apresentam para uma avaliação de rotina ou queixa não sistêmica (p. ex., lesão no joelho), um sinal vital anormal raramente será o prenúncio de uma doença aguda. Mais comumente, é uma leitura falsa ou um achado transitório devido a variação aleatória, dor ou ansiedade que não exige avaliação nem tratamento e pode ser verificado novamente no futuro. Ocasionalmente, será a única ou a mais evidente manifestação de uma condição crônica ou fator de risco. A aferição de níveis elevados de pressão arterial que leve ao diagnóstico de hipertensão é o exemplo clássico do valor dos sinais vitais em tais pacientes.

### Pacientes que se queixam de doença sistêmica, mas não parecem estar muito doentes
Os sinais vitais têm dois papéis adicionais em pacientes sintomáticos que não parecem estar doentes. Em primeiro lugar, sinais vitais anormais fornecem informações que podem sugerir ou apoiar um diagnóstico. Temperatura corporal elevada em paciente com tosse produtiva, dispneia e estertores localizados e egofonia dá suporte ao diagnóstico de pneumonia infecciosa. Os sinais vitais também podem desempenhar um papel na definição do tratamento e do rastreamento. Por exemplo, as diretrizes para pacientes com pneumonia adquirida na comunidade (Capítulo 91) incorporam formalmente os sinais vitais.

O segundo papel dos sinais vitais no paciente sintomático estável é alertar que o paciente está mais doente do que parece. Por exemplo, hipotensão em um paciente com aspecto saudável e pielonefrite pode ser um indício de sepse ou hipovolemia. Para que os sinais vitais possam ser usados, o médico precisa conhecê-los e incorporá-los explicitamente em um processo de raciocínio que considere os diagnósticos perigosos associados aos sinais vitais anormais. O médico precisa, então, decidir se a probabilidade de cada diagnóstico potencialmente perigoso é alta o bastante para justificar uma avaliação específica. Infelizmente, nenhuma regra rápida ou fácil diferencia anormalidades espúrias que podem ser ignoradas daquelas que devem desencadear testagem adicional ou tratamento. O que se pode dizer é que o médico bem treinado, ciente dos sinais vitais anormais e disposto a contemplar mudança no tratamento tem menor probabilidade de cometer erros.

Alguns pontos específicos merecem menção. Em primeiro lugar, para a maioria dos sinais vitais, "normal" é relativo. A pressão arterial tem de ser interpretada no contexto do paciente. Por exemplo, uma pressão arterial de 88/64 mmHg é razoável para uma mulher jovem e saudável de 50 kg, mas deve causar preocupação em um homem de meia-idade de 90 kg. Da mesma maneira, uma pressão arterial de 128/80 mmHg seria boa em um homem de 60 anos, mas preocupante em uma mulher na 34ª semana de gestação. Em segundo lugar, como os sinais vitais são medidas insensíveis de doença, os sinais vitais normais não devem dissuadir o médico de buscar diagnósticos potencialmente críticos. Por exemplo, adultos jovens e bem condicionados conservam sinais vitais normais durante o choque.

### Uso de sinais vitais em pacientes que parecem estar doentes
Os sinais vitais anormais são esperados com base no aspecto físico e nos sintomas de alguns pacientes. Para pacientes *in extremis*, o cuidado deve prosseguir de acordo com as diretrizes estabelecidas, como Suporte Avançado de Vida na Cardiologia (Capítulo 57), Suporte Avançado de Vida no Traumatismo e algoritmos para o tratamento de choque (Capítulos 99 e 100). Para outros pacientes que parecem estar doentes, dois processos precisam ocorrer. Em um, o médico, munido de conhecimento do diagnóstico diferencial de cada sinal vital anormal e da capacidade de obter uma anamnese completa e realizar um exame físico adequado, restringe a lista de diagnósticos potenciais e decide quais têm probabilidade suficiente para justificar a avaliação. Simultaneamente, o médico considera a lista de opções de tratamento para todos os diagnósticos associados ao sinal vital anormal e, antes de estabelecer um diagnóstico, inicia aqueles tratamentos para os quais o benefício potencial da administração imediata excede os danos potenciais. Por exemplo, antibióticos para pacientes febris com suspeita de infecção bacteriana, hidrocortisona para pacientes hipotensos com risco de hipoadrenalismo e tiamina para pacientes hipotérmicos com risco de encefalopatia de Wernicke podem melhorar o desfecho e é improvável que sejam deletérios mesmo se o paciente não tiver a condição suspeitada. Embora o tratamento presuntivo precoce possa salvar vidas de alguns pacientes, ele não deve ser exagerado; os médicos devem evitar respostas automáticas que possam causar danos.

## Diagnóstico diferencial e opções de tratamento

### Sinais vitais anormais isolados
Como os sinais vitais podem ser anormais em praticamente qualquer doença, nenhum diagnóstico diferencial pode ser enciclopédico. O médico deve se concentrar inicialmente nas doenças comuns e nas doenças que exijam tratamento específico. O processo de pensamento deve começar com a queixa principal e a anamnese e, depois, incorporar informações sobre os sinais vitais e o restante do exame físico.

### Múltiplos sinais vitais anormais
Pacientes com doenças agudas provavelmente apresentam vários sinais vitais anormais. Embora determinados padrões de sinais vitais anormais predominem em condições específicas (p. ex., hipotensão, taquicardia e hipotermia na sepse profunda), nenhum padrão pode ser considerado patognomônico. A meta do médico é estabelecer um diagnóstico e, ao mesmo tempo, prescrever tratamentos cujos benefícios superem os danos potenciais.

A febre geralmente é acompanhada por taquicardia, com a regra geral de que a frequência cardíaca aumentará em 10 bpm para cada aumento de 1°C na temperatura. A ausência de taquicardia em um paciente com febre é conhecida como dissociação pulso-temperatura e foi relatada em febre tifoide (Capítulo 292), doença dos legionários (Capítulo 298), babesiose (Capítulo 332), febre Q (Capítulo 311), riquetsioses (Capítulo 311), malária (Capítulo 324), leptospirose (Capítulo 307), pneumonia causada por *Chlamydia* spp. (Capítulo 302) e infecções virais, como dengue (Capítulo 358), febre amarela (Capítulo 357) e outras febres hemorrágicas virais (Capítulo 357), embora o valor preditivo desse achado seja desconhecido.

Muito pode ser aprendido comparando a frequência respiratória com a oximetria de pulso. Hiperventilação associada a alta saturação de oxigênio sugere um processo do sistema nervoso central ou acidose metabólica, em vez de um processo cardiopulmonar. Frequências respiratórias baixas associadas a baixos níveis de saturação de oxigênio sugerem hipoventilação central, que pode responder a antagonistas de narcóticos.

Hipertensão arterial e bradicardia no paciente obnubilado ou comatoso são conhecidas como reflexo de Cushing, um sinal relativamente tardio de pressão intracraniana elevada. Os médicos devem se esforçar para diagnosticar e tratar essa condição antes que o reflexo de Cushing se desenvolva.

### Abordagem para anormalidades de sinais vitais específicos

#### Temperatura elevada
A temperatura normal é frequentemente citada como 37°C, mas há considerável variação diurna e variação entre os indivíduos;[5] portanto, 38°C é o limite mais comumente citado para febre. A febre atribuída à infecção deve ser tratada com antipiréticos e antimicrobianos apropriados (Capítulo 264). A importância da administração precoce de antibióticos a pacientes potencialmente sépticos não pode ser subestimada (Capítulos 264 e 265). Hipertermia (temperatura acima de 40°C) deve ser tratada com medidas de resfriamento, como bolsas de gelo, nebulização fria em frente a ventiladores, lavagem gástrica com soluções frias e, para síndromes relacionadas a medicamentos, medicamentos como dantroleno (Capítulo 101). A maioria dos departamentos de anestesia hospitalar tem um *kit* pré-preparado para o tratamento da hipertermia maligna (Capítulos 404 e 406).

#### Hipotermia
O tratamento da hipotermia é guiado por sua causa (Capítulo 101). A temperatura do corpo diminui quando a perda de calor excede a produção de calor. Todos os mecanismos logicamente possíveis para este fenômeno foram observados. A diminuição da produção de calor pode resultar de hipofunção endócrina (p. ex., doença de Addison [Capítulo 214], hipopituitarismo [Capítulo 211], hipotireoidismo [Capítulo 213]) e perda da

capacidade de se arrepiar (p. ex., paralisia neurológica ou induzida por medicamento ou distúrbios neuromusculares). O disfunção do sistema regulador hipotalâmico pode ser consequente à hipoglicemia (Capítulo 216) e a vários distúrbios do sistema nervoso central (encefalopatia de Wernicke [Capítulo 388], AVE [Capítulo 379], tumor [Capítulo 180] e traumatismo [Capítulo 371]).[6] A redefinição do ponto de ajuste da temperatura pode ocorrer com a sepse. O aumento da perda de calor pode ser decorrente de exposição, transtornos comportamentais e físicos que impeçam o paciente de sentir ou responder ao frio, distúrbios da pele que diminuam sua capacidade de reter calor e vasodilatadores (incluindo o etanol). Uma anamnese e um exame físico cuidadosos devem indicar qual dessas possibilidades é mais provável.

Diversas considerações merecem destaque. A coluna vertebral de um paciente hipotérmico e obnubilado deve ser protegida e avaliada porque a paralisia consequente a uma queda pode ter impedido o paciente de buscar abrigo e pode ter diminuído a capacidade de produzir calor. O médico não deve se esquecer de administrar antibióticos aos pacientes sépticos (Capítulo 100) e tiamina aos que possam ter encefalopatia de Wernicke (Capítulo 388), hidrocortisona para aqueles que possam ter insuficiência suprarrenal (Capítulo 214) e hormônio da tireoide para os que possam ter coma mixedematoso (Capítulo 213). Pacientes gravemente hipotérmicos (Capítulo 101) devem ser tratados com cuidado porque qualquer estímulo pode desencadear arritmias ventriculares; mesmo na ausência de pulso arterial, a reanimação cardiopulmonar deve ser usada apenas em pacientes com fibrilação ventricular ou assistolia.

### Frequência cardíaca elevada

A frequência, o ritmo e o eletrocardiograma diferenciam a taquicardia sinusal das taquiarritmias (Capítulos 56 a 59). Taquiarritmias podem ser deflagradas por condições que exigem tratamento específico (p. ex., sepse [Capítulo 100], distúrbios eletrolíticos [Capítulos 108, 109 e 110], distúrbios endócrinos [Capítulo 208] e envenenamentos [Capítulos 19 e 102]) antes de ser provável que a arritmia desapareça. Para a taquicardia sinusal, o tratamento da causa subjacente é sempre fundamental. Os tratamentos incluem antipiréticos (para febre); ansiolíticos; soluções orais ou intravenosas (para hipovolemia); nitratos, inibidores da enzima de conversão da angiotensina e diuréticos (para insuficiência cardíaca e sobrecarga hídrica [Capítulo 53]); oxigênio (para hipoxemia); α-bloqueadores (para superdosagem de estimulantes); betabloqueadores (para síndromes coronarianas agudas [Capítulos 63 e 64] ou tempestade tireoidiana [Capítulo 213]); e lise ou anticoagulação (para embolia pulmonar [Capítulo 74]). A taquicardia é frequentemente uma resposta adequada a uma condição clínica e não deve ser tratada rotineiramente, a menos que esteja causando alterações secundárias ou que isso seja provável.

### Frequência de pulso baixa

A bradicardia pode ser fisiológica (atletas e outros com tônus vagal aumentado), devido a medicamentos cardioativos prescritos (p. ex., betabloqueadores, bloqueadores dos canais de cálcio, digoxina), superdosagens (p. ex., agentes colinérgicos, cronotrópicos negativos), doença do sistema de condução cardíaca, anormalidades eletrolíticas (hiperpotassemia grave) e infarto da parede inferior do miocárdio (Capítulos 58 e 64). Pacientes assintomáticos não precisam de tratamento imediato. A meta do tratamento é induzir uma frequência cardíaca suficiente para perfundir os tecidos e aliviar os sintomas (Capítulo 57). As superdosagens devem ser tratadas com antídotos específicos (Capítulo 102). As doenças endócrinas devem receber terapia de reposição. Em pacientes com síndrome coronariana aguda (Capítulo 63), a meta é restaurar a perfusão e aliviar a isquemia. Pacientes com bradicardia profunda ou hipotensão podem necessitar de agentes cronotrópicos para aumentar a perfusão, mesmo que esses agentes aumentem a demanda miocárdica de oxigênio. Em pacientes normotensos com bradicardia mais branda, agentes cronotrópicos devem ser usados apenas se os sintomas e a isquemia não puderem ser resolvidos por outros meios. Atropina é o tratamento primário para bradicardia; isoproterenol e estimulação cardíaca são reservados para aqueles que não respondem à atropina (Capítulo 57).

### Pressão arterial elevada

A pressão arterial elevada não exige tratamento agudo quando não houver sintomas ou sinais de lesões em órgão-alvo (Capítulo 70). Quando a pressão arterial estiver muito acima dos valores basais do paciente, a anamnese e o exame físico devem avaliar as condições que definem "emergência hipertensiva": evidências de encefalopatia, hemorragia intracraniana, acidente vascular encefálico isquêmico, insuficiência cardíaca, edema pulmonar, síndrome coronariana aguda, dissecção da aorta, insuficiência renal e pré-eclâmpsia. Na ausência dessas condições, o tratamento deve consistir em reiniciar ou ajustar os medicamentos de pacientes com hipertensão conhecida e iniciar um programa de verificações de pressão arterial e avaliação apropriada para aqueles sem história pregressa de hipertensão arterial (Capítulo 70).

O paciente com uma emergência hipertensiva verdadeira deve ser tratado com agentes apropriados para a condição específica. Como as reduções rápidas da pressão arterial podem ser tão deletérias quanto o próprio estado hipertensivo, os agentes intravenosos com meia-vida curta, como nitroprussiato, labetalol, nitroglicerina e esmolol, são preferidos (Capítulo 70).

### Pressão arterial baixa

A pressão arterial baixa deve ser avaliada no contexto dos sintomas, do aspecto geral e dos achados no exame físico do paciente. O tratamento depende do contexto. O mesmo valor de pressão arterial pode exigir a administração de agentes inotrópicos intravenosos em um paciente e nenhum tratamento em outro.

Em pacientes com taquicardia e hipotensão, o médico precisa integrar rapidamente todas as evidências disponíveis para determinar a volemia, a função cardíaca, a capacitância vascular do paciente e a etiologia primária (Capítulo 98). Nem todos os pacientes com hipotensão e taquicardia estão em choque, e nem todos os pacientes em choque terão hipotensão e taquicardia. O tratamento do choque é baseado na causa: hipovolêmica, cardiogênica ou distributiva (séptica, neurogênica, anafilática) (Capítulos 98 a 100).

Pacientes hipotensos sintomáticos com perda de volume intravascular devem ter os membros inferiores levantados e receber reposição volêmica (soluções cristaloides ou sangue) IV, dependendo de seu nível de hemoglobina (Capítulo 98).[7] Em pacientes com doença cardíaca conhecida, frágeis ou idosos e cuja volemia seja incerta, a administração de pequenos *bolus* de líquido (p. ex., 250 m$\ell$ de soro fisiológico), cada um seguido por reavaliação, é preferida para evitar insuficiência cardíaca iatrogênica. O suporte inotrópico deve ser reservado para pacientes que não respondem à reposição volêmica. A insuficiência cardíaca de alto débito deve ser lembrada em pacientes com possível tempestade tireoidiana ou superdosagem de estimulantes.

### Frequência respiratória aumentada

Taquipneia é uma resposta normal a hipoxemia (ver adiante) ou acidemia (Capítulo 110).[8] O tratamento da taquipneia na ausência de hipoxemia é direcionado à causa subjacente, que geralmente é dor (Capítulo 27). Os ansiolíticos (p. ex., diazepam, 5 a 10 mg VO ou IV; lorazepam, 1 a 2 mg VO, IM ou IV) ou a tranquilização podem acalmar os pacientes com causas comportamentais de hiperventilação. Respirar em um saco de papel não é um tratamento efetivo. A embolia pulmonar (Capítulo 74) não reduz necessariamente a saturação de oxigênio nem causa $PO_2$ baixa e deve sempre ser considerada em pacientes de risco com taquipneia inexplicada.

### Frequência respiratória diminuída

Qualquer distúrbio do centro respiratório no sistema nervoso central pode desacelerar o impulso respiratório (Capítulo 80). Narcóticos e outros sedativos e doenças neurológicas são causas comuns de diminuição da frequência respiratória. O tratamento primário da apneia é a ventilação mecânica (Capítulo 97), mas os antagonistas de narcóticos podem ser testados em pacientes com história pregressa ou achados de exame físico (miose, marcas de rastros, adesivo opioide) sugestivos de uso ou abuso de narcóticos (Capítulo 31). Ventilação mecânica, não invasiva ou invasiva (intubação), é indicada para pacientes que respiram muito lentamente para manter saturação de oxigênio aceitável e para pacientes que retêm dióxido de carbono suficiente para deprimir a função mental. Os pacientes que não conseguem proteger suas vias respiratórias devem ser intubados. Oxigênio deve ser administrado a todos os pacientes hipopneicos que estejam hipoxêmicos (ver anteriormente). Pacientes com hipoventilação crônica (Capítulo 80) podem ter retido $HCO_3^-$ para compensar $PCO_2$ elevada e, portanto, podem depender de hipoxia para manter o impulso respiratório; nesses pacientes, a administração muito agressiva de oxigênio pode diminuir a frequência respiratória, aumentar a $PCO_2$ e agravar a obnubilação (Capítulo 96).

### Saturação de oxigênio diminuída
Em pacientes hipopneicos, inicialmente deve-se tentar aumentar a frequência respiratória (ver anteriormente) e o volume corrente. Independentemente da etiologia, o oxigênio, em volume adequado para restaurar a saturação de oxigênio adequada ($PO_2 > 60$ mmHg, saturação de oxigênio > 90%), é a base do tratamento. Quando o oxigênio sozinho falha, os métodos não invasivos para melhorar a ventilação ou intubação traqueal são necessários (Capítulo 96). O oxigênio deve elevar a $PO_2$ em todos os pacientes, exceto aqueles que apresentam *shunt* (desvio) direita-esquerda grave (Capítulo 61). O tratamento de condições que causam hipoxemia inclui antibióticos (pneumonia), broncodilatadores (asma, doença pulmonar obstrutiva crônica), diuréticos e vasodilatadores (edema pulmonar), anticoagulantes (embolia pulmonar), oxigênio hiperbárico (envenenamento por monóxido de carbono), azul de metileno (metemoglobinemia, sulfemoglobinemia) e transfusão (anemia).

### REFERÊNCIAS BIBLIOGRÁFICAS
*As referências bibliográficas, bem como os outros materiais suplementares deste livro, encontram-se no GEN-IO, nosso ambiente virtual de aprendizagem.*

# 8
# INTERPRETAÇÃO ESTATÍSTICA DE DADOS E USO DOS DADOS PARA AS DECISÕES CLÍNICAS
THOMAS H. PAYNE

As técnicas estatísticas são essenciais para a medicina baseada em evidências. O método científico baseia-se na geração de uma hipótese e no planejamento de um experimento para testar essa hipótese. Essa abordagem é crucial para os avanços nos empreendimentos humanos e, particularmente, na medicina. Uma pergunta bem-elaborada, a formulação de uma hipótese, um projeto cuidadoso de um experimento para testar a hipótese, a coleta de dados sem viés e a análise apropriada dos resultados do experimento possibilitam determinar se um teste ou tratamento é útil ou não. Se essas etapas não forem conduzidas de maneira rigorosa, os resultados dos testes estatísticos provavelmente não serão acurados nem fidedignos.

## INCIDÊNCIA E PREVALÊNCIA
*Incidência* indica o número de indivíduos que desenvolvem uma condição durante um período de tempo específico dividido pela população em risco. A incidência é geralmente expressa como uma taxa (p. ex., 10% ao ano), mas também pode ser uma proporção, como na incidência ao longo da vida. *Prevalência*, que indica o número de indivíduos que apresentam uma doença em determinado momento dividido pela população em risco, é sempre expressa como uma proporção. A *prevalência* de uma doença em qualquer ponto no tempo é definida pelo produto da incidência da doença multiplicado pela duração média da doença.

## INTERPRETAÇÃO DOS DADOS
Os médicos são continuamente confrontados com dados de muitas fontes, incluindo mensurações clínicas (p. ex., sinais vitais), testes laboratoriais e exames de imagem. Na verdade, o trabalho do médico moderno é, em muitos aspectos, o de gerenciamento de informações. Embora o médico não possa conduzir análises estatísticas independentes sem ajuda, o conhecimento dos fundamentos da análise de dados é fundamental para a capacidade de avaliar se e como integrar as informações na prática clínica.

Esse conhecimento também é essencial para compreender a literatura médica e incorporá-la na prática. Milhões de artigos de pesquisas são publicados a cada ano e sua qualidade varia amplamente. Os artigos publicados nas principais revistas médicas passam por uma revisão estatística rigorosa, mas o mesmo não acontece com a maioria dos outros periódicos. Embora geralmente não seja aconselhável basear as decisões clínicas em um único estudo, os médicos muitas vezes são confrontados com novas informações e o dilema de como lidar com elas.

As duas metas – interpretação de dados clínicos e compreensão da literatura médica – demandam familiaridade com as leis da probabilidade e o campo da estatística.

## OS DADOS E SUAS CARACTERÍSTICAS
A variabilidade é uma constante da natureza. As técnicas estatísticas representam um esforço para descrever dados e distinguir diferenças que reflitam variações aleatórias daquelas que representam diferenças verdadeiras. Primeiro, é necessário definir a natureza dos elementos dos dados que estão sendo analisados. Os dados numéricos podem variar em uma ampla faixa, com valores em qualquer ponto entre os extremos dessa faixa. A pressão arterial, por exemplo, pode ter valores de 130, 129,3, 75 e qualquer valor intermediário. Esses dados são chamados *contínuos*. Os dados numéricos que só podem ter um valor inteiro, como número de irmãos, são chamados *distintos*. Outros dados, que são razoáveis apenas se caírem em uma de várias categorias, como se alguém está vivo ou morto, são *categóricos*. Rotular um teste como positivo ou negativo, o que pode depender de um limiar de julgamento em vez de um *continuum*, é outro exemplo de dados categóricos.

A etapa seguinte do exame dos dados é avaliar como eles estão distribuídos. A distribuição de valores em uma população (p. ex., pressão arterial) é frequentemente categorizada como normal (ou seja, gaussiana). Uma distribuição normal é, frequentemente, caracterizada usando ambas as medidas de *tendência central* (ou seja, média, mediana e moda) e medidas de *dispersão* em torno do centro da distribuição (p. ex., desvio padrão). No entanto, muitos fenômenos na medicina produzem distribuições que não são normais (p. ex., Poisson, binomial etc.).

## TESTAGEM DE HIPÓTESES
Na pesquisa médica, a meta é tipicamente discernir se dois grupos diferem de maneira significativa – por exemplo, se um resultado em um grupo que recebeu um tratamento específico difere do resultado em um grupo que não recebeu tratamento ou recebeu um placebo. Essa comparação começa com uma hipótese que é declarada formalmente como a *hipótese nula* e é formulada em relação a uma hipótese alternativa. As duas hipóteses são mutuamente exclusivas e completas. Portanto, se um estudo comparar a alteração da pressão arterial entre um grupo que recebeu uma intervenção e outro que não recebeu (controles), a hipótese nula seria que a intervenção não teve efeito sobre a pressão arterial, e a hipótese alternativa seria de que teve um efeito.

Um estudo deve ser desenhado para determinar se deve aceitar ou rejeitar a hipótese nula. Na análise dos dados coletados no estudo, o desafio é determinar se as diferenças observadas na distribuição da pressão arterial nas pessoas que receberam o tratamento diferem das que não receberam; e se houver uma diferença, se essa diferença se deve ao acaso. As técnicas apropriadas para testar hipóteses variam dependendo da natureza dos dados coletados (e-Tabela 8.1).

Como as medições da pressão arterial variam, qualquer diferença real entre os indivíduos do grupo da intervenção e os indivíduos do grupo controle pode ser difícil de detectar se houver apenas um pequeno número de indivíduos no estudo; a dispersão natural e biológica da pressão arterial pode obscurecer a verdadeira diferença entre os dois. No entanto, se o número de indivíduos aumentar, a capacidade de detectar uma diferença verdadeira também aumenta, e algum número deve ser suficiente para detectar uma diferença significativa, se ela realmente existir. Abaixo desse número, o estudo pode falhar em detectar uma diferença entre as leituras de pressão arterial dos grupos de intervenção e controle, embora uma diferença realmente exista. Esse nível é denominado *beta* e representa a probabilidade de um *erro do Tipo II* (*i. e.*, falha em detectar uma diferença verdadeira quando esta realmente existe). Quando o número de indivíduos excede o número mínimo, há maior confiança de que uma diferença será observada se realmente existir. A probabilidade abaixo da qual a hipótese nula pode ser rejeitada é denominada nível *alfa* e representa a probabilidade de rejeitar a hipótese nula quando esta for realmente verdadeira. Um *erro do Tipo I* ocorre quando uma hipótese nula é rejeitada, embora seja verdadeira. Para eliminar qualquer possibilidade de erro do Tipo I, seria necessário um número infinito de indivíduos; portanto, por convenção, uma chance igual ou inferior a 5% desse erro é considerada aceitável. Assim, em um nível alfa de 0,05, uma diferença detectada será uma diferença real 95% das vezes, mas 5% das vezes uma diferença aleatória será erroneamente classificada como uma diferença verdadeira.

Como a conclusão falsa de que existe uma diferença (p. ex., concluir que um tratamento é útil quando na verdade não é efetivo) é considerada um erro mais sério do que o contrário (concluir que um tratamento não é efetivo quando, na verdade, é potencialmente útil), os níveis de erro beta são tipicamente estabelecidos bem abaixo do que os do erro alfa (p. ex., 80%). A *análise de poder estatístico* é um método para estimar o tamanho mínimo da amostra necessário para detectar a diferença mínima entre os grupos que é definida como clinicamente significativa no nível alfa especificado (tipicamente 0,05) e nível beta.

Os valores de *P* são frequentemente relatados em estudos médicos.[1] Os valores de *P* respondem à pergunta: "Se a hipótese nula fosse verdadeira, qual seria a probabilidade de obter, apenas por acaso, um valor da estatística de teste igual ou maior?" Para um nível alfa fixo, o poder estatístico de um teste aumenta com o tamanho da amostra e também com a diferença real entre a hipótese nula e uma alternativa especificada.

Em essência, a base da testagem da hipótese é determinar se existe uma diferença e se alguma diferença detectada é explicada pelo acaso. Essa determinação depende da probabilidade, bem como das convenções relativas à tolerância para conclusões falso-positivas (chamando uma diferença de real quando na verdade é efeito do acaso) e falso-negativas (não detecção de uma diferença verdadeira).

### Desenho do estudo

Ao testar a hipótese de que uma intervenção é efetiva, podem existir outros motivos não relacionados com a intervenção que expliquem por que a medição do resultado pode ter mudado. Uma *covariável* é outro fator, diferente da intervenção testada, que potencialmente influenciaria o desfecho estudado. Por exemplo, ao avaliar um medicamento para tratar a hipertensão arterial, os indivíduos também podem ter sido expostos a uma campanha para reduzir a ingestão de sal na dieta. A redução da ingestão de sal, que poderia ter contribuído para quaisquer alterações observadas na pressão arterial, seria considerada uma covariável. É essencial ajustar ou controlar essas covariáveis. A maneira mais direta é atribuir a intervenção a um grupo, mas também medir a mudança no desfecho em um grupo *controle* semelhante. O desenho de pesquisa mais forte é o *ensaio clínico controlado, randomizado e duplo-cego*, no qual os indivíduos são distribuídos aleatoriamente para receber a intervenção a ser testada ou para receber um substituto inerte ou inativo. Os indivíduos nos grupos de intervenção e controle não sabem se estão recebendo a intervenção ativa ou substituta, e o investigador que observa os desfechos também não tem conhecimento a qual grupo os indivíduos pertencem. Assim, nem o indivíduo nem a pessoa que registra os resultados sabem qual grupo está sendo observado e, portanto, o relato e o registro dos resultados são protegidos de influências subconscientes. Essa abordagem é considerada a maneira mais acurada de avaliar o efeito de uma intervenção, porque qualquer efeito das covariáveis ocorreria quase igualmente nos grupos de intervenção e controle. Além disso, qualquer efeito do placebo é minimizado mascarando se o indivíduo está ou não recebendo o tratamento.

Os ensaios clínicos randomizados, entretanto, nem sempre são práticos por muitos motivos, e muito do que aprendemos na medicina provém de diferentes desenhos de estudo nos quais é difícil saber todas as influências no desfecho. Por esse motivo, estudos não randomizados nunca podem garantir controle adequado de todas as covariáveis, mesmo em estudos observacionais muito grandes. Por exemplo, considere se as taxas de mortalidade hospitalar aumentaram ou diminuíram após uma grande mudança de processo, como a instalação de novos sistemas computacionais para inserir e comunicar prescrições. Quaisquer mudanças nas taxas de erro podem ser consequentes aos novos sistemas computacionais, mas também podem ser explicadas por maior conscientização do risco de erros. Os investigadores podem tentar controlar as covariáveis conhecidas, mas outras covariáveis podem não ser conhecidas. Por esse motivo, os ensaios clínicos randomizados fornecem as evidências mais fortes de causalidade.

Nos últimos anos, vários outros desenhos de estudos quase experimentais foram aplicados. Por exemplo, uma intervenção poderia ser aplicada a uma clínica inteira, em vez de ser usada em pacientes individuais. Embora seja ideal atribuir a intervenção aleatoriamente aos participantes, tal abordagem pode ser inviável ou impossível. Uma abordagem seria introduzir uma intervenção sequencialmente às práticas individuais de maneira sistemática – o que é denominado *design de intervenção escalonada* (*stepped wedge*). Se essa abordagem não puder ser feita de maneira sistemática ou se a avaliação estiver sendo conduzida *post hoc*, os dados podem ser segmentados retrospectivamente em períodos curtos e consecutivos de modo que a análise possa tentar distinguir as tendências temporais dos efeitos reais da intervenção. Esse projeto é denominado uma *série temporal interrompida*.

Ao avaliar as intervenções de saúde, muitas vezes é desejável incluir a medição quantitativa dos desfechos (como mortalidade ou internações hospitalares) e métodos observacionais ou qualitativos, como inquéritos ou entrevistas estruturadas. Esses dados são frequentemente complementares. Se, por exemplo, um estudo não mostrar que uma intervenção foi efetiva, informações qualitativas podem revelar se ela foi implementada corretamente e quais problemas impediram a implementação. Os métodos qualitativos também são importantes para compreender as atitudes e reações dos profissionais de saúde e dos pacientes.

### Dados do intervalo de tempo até o evento

Um desenho de estudo comum é acompanhar uma amostra de pacientes que recebem um tratamento até que ocorra um desfecho pré-especificado, como morte ou internação hospitalar. A análise usa o intervalo de tempo entre a participação do indivíduo no estudo até o desfecho. Os resultados são, com frequência, exibidos graficamente como uma distribuição de sobrevida. Alguns indivíduos contribuem com dados para o estudo, mas não o completam. Uma *análise de Kaplan-Meier* possibilita a estimativa da sobrevida de um modo que usa dados de pacientes que desistiram do estudo.

### Ensaios de não inferioridade

Em algumas pesquisas, a meta não é encontrar um tratamento mais efetivo, mas sim um que tenha outras vantagens, como menos efeitos colaterais ou menor custo.[2] Nesses estudos, chamados de *ensaios de não inferioridade*, o propósito é avaliar um novo tratamento em relação a um existente a fim de demonstrar que é pelo menos tão bom, por exemplo, comparando um novo tratamento com um tratamento padrão em que a meta não é encontrar uma abordagem mais efetiva, mas um tratamento que tenha menor custo ou menos efeitos adversos com eficácia pelo menos semelhante ao tratamento padrão.

## CAUSALIDADE

Há uma diferença importante entre associação e causalidade. O canto do galo está *associado*, mas não causa, o nascer do sol. A anoxia *causa* a morte. A crença de um pesquisador – e do público – de que um tratamento seja benéfico é poderosa, e o método científico pode nos ajudar a determinar a diferença entre crença e realidade. A crença pode influenciar a biologia. O *efeito placebo* é o conceito de que os efeitos podem ser decorrentes da crença, e não da intervenção em si.

### Confusão

Se uma covariável estiver relacionada tanto ao desfecho quanto à exposição ou ao fator de risco em estudo, e se estiver desigualmente distribuída entre os grupos que estejam sendo comparados, ela se tornará um fator de *confusão*. Uma vez que a maioria dos desfechos de saúde tem muitas causas contribuintes, muitas vezes há muitos fatores de confusão possíveis. Por exemplo, em um estudo sobre a associação entre obesidade e doenças cardíacas, a idade pode ser um fator de confusão. A idade está relacionada à obesidade e também a doenças cardíacas. Se os indivíduos obesos forem mais velhos do que os não obesos, então as diferenças no desfecho de doenças cardíacas podem ser decorrentes da idade avançada dos indivíduos obesos e não de sua obesidade.

Em estudos observacionais nos quais a randomização não é possível, as etapas para reduzir o viés decorrente de variáveis de confusão devem ser levadas em conta na análise. Em um estudo observacional do efeito de um tratamento em um desfecho de interesse, pode ser que o tratamento seja administrado a alguns indivíduos (pacientes) em razão de suas características, como idade ou gravidade da doença. Várias técnicas estatísticas sofisticadas são aplicadas no esforço para reduzir o viés em estudos observacionais. Por exemplo, um *escore de propensão* é a probabilidade de que um indivíduo do estudo receba a exposição ou o tratamento de interesse, com base nas características do indivíduo e no ambiente clínico.[3] Usando o escore de propensão, é possível ajustar o efeito de variáveis de confusão conhecidas, de modo que seja menos provável que a diferença no resultado seja decorrente de viés de confusão. No entanto, todas as técnicas para reduzir a confusão dependem inteiramente de dados sobre covariáveis relevantes. Se esses dados estiverem faltando, o ajuste estatístico não pode produzir um resultado acurado. Uma limitação do escore de propensão na redução do viés de confusão é que muitos fatores de confusão não são conhecidos ou são difíceis ou mesmo impossíveis de medir.

### Aprendizado de máquina[a]

O aprendizado de máquina aborda problemas aprendendo regras a partir de dados em contraste com sistemas especializados. Começando com observações no nível do paciente, os algoritmos examinam um grande número de variáveis, procurando combinações que prevejam desfechos de maneira confiável. Esse processo, de certo modo, lembra os modelos de regressão tradicionais: existem desfechos, covariáveis e funções estatísticas ligando os dois. O aprendizado de máquina consegue lidar com um número enorme de preditores e combiná-los de maneiras não lineares e altamente interativas. O otimismo em relação ao aprendizado de máquina deve ser moderado pela compreensão de que associação não é o mesmo que causalidade, e que os vastos dados biomédicos disponíveis para aplicar a essas técnicas podem ter amplitude insuficiente – faltando, por exemplo, determinantes sociais da saúde – ou qualidade insuficiente que possa prejudicar os resultados.[4]

## ABORDAGENS ESTATÍSTICAS E DESAFIOS

### Estatística multivariável

Frequentemente, um pesquisador está interessado na importância relativa (e também absoluta) de várias variáveis preditoras individuais em um desfecho, independentemente dos efeitos de todas as outras variáveis.[5] Por exemplo, ao estudar se a poluição do ar aumenta o risco de câncer de pulmão, um investigador levaria em consideração as diferenças de idade, raça, história familiar, história pregressa de tabagismo e até mesmo exposição ao radônio (Capítulo 182). Usando técnicas estatísticas multivariáveis, essas estimativas podem ser feitas.

### Comparações múltiplas

As análises nas quais vários testes estatísticos são conduzidos podem levar à falsa conclusão de que um deles é um resultado positivo.[6] Quanto mais testes forem realizados, mais provável será que um seja positivo com base apenas no acaso, embora o valor de $P$ possa ser definido como 0,05. Um modo de corrigir esse problema é usar a *correção de Bonferroni*, que divide o valor de $P$ para rejeitar a hipótese nula pelo número de testes de hipótese realizados.

### Metanálise

A *metanálise* é um método estatístico para resumir os resultados de vários estudos a fim de estimar um efeito geral e intervalo de confiança para um parâmetro medido por esses estudos. Na metanálise, a combinação formal dos resultados considera as variações tanto dentro do próprio estudo quanto entre os estudos.[7,7b]

## USO DE DADOS PARA DECISÕES CLÍNICAS

Um elemento importante e comum da função do médico é tomar decisões. A tomada de decisão efetiva inclui coletar as informações, determinar se mais informações valem o risco e a despesa adicionais, e interpretar os resultados. Todas essas tarefas dependem da habilidade do médico em usar os dados de forma otimizada. A coleta de informações começa com os dados mais importantes: aqueles obtidos da anamnese e do exame físico meticulosos do paciente. No entanto, a variedade de exames laboratoriais e procedimentos diagnósticos disponíveis aumenta muito o volume de informações que podem ser obtidas e que devem ser solicitadas de maneira inteligente e interpretadas corretamente. O uso adequado de informações clínicas pode fazer diferenças importantes nos desfechos dos pacientes e nos recursos necessários para otimizá-los.

A avaliação de um paciente que apresenta dispneia de aparecimento recente (Capítulo 77) apresenta um exemplo de princípios da tomada de decisão. Uma anamnese completa e um exame físico meticuloso definem os fundamentos, e um espectro de opções é considerado. Esse é um problema temporário ou uma condição de risco para a qual testes e tratamentos imediatos e potencialmente arriscados devem ser recomendados? (e-Tabela 8.2) A sequência da testagem também tem implicações para a segurança e o custo. Alguns exames são simples e rápidos e mais úteis quando os resultados são negativos; outros envolvem riscos e despesas substanciais, mas podem fornecer uma resposta definitiva.

### Teorias e princípios úteis na tomada de decisões

Grande parte da prática médica envolve risco e incerteza. Ao discutir a incerteza, o conceito de *probabilidade* é útil. Uma probabilidade de 1,0 significa que é certo que determinado evento ocorrerá, e uma probabilidade de 0 significa que não ocorrerá. O termo chance (*odds*) se refere a uma razão de probabilidades de um evento (p): chance = $p/(1-p)$. Se a probabilidade do evento for 50% ou 1 em 2, como em cara ou coroa ao jogar para cima uma moeda, então as chances do evento são 1 (ou 1:1). Se a probabilidade for 1 em 3, ou 0,33, então as chances são 0,33/0,66 ou metade (1:2).

Um modelo simples, porém instrutivo, de tomada de decisão é uma tabela 2 × 2 (Figura 8.1). Um grupo (ou *população*) de pacientes é dividido em 4 células. A tabela mostra a presença ou ausência de uma doença na parte superior e os resultados do teste à esquerda. As células nessa tabela 2 × 2 são rotuladas com letras começando com a no canto superior esquerdo e do canto inferior direito. A *sensibilidade* de um teste, definida como a probabilidade de resultados positivos quando a doença é conhecida, é calculada na tabela como $a/(a+c)$. A *especificidade* do teste, que é a probabilidade de um resultado de teste negativo quando não há doença, é calculada como $d/(b+d)$. A sensibilidade e a especificidade são referidas como *características do teste* porque explicam o desempenho de um teste na presença ou ausência de doença. Na prática clínica, no entanto, os testes são geralmente usados para determinar se uma doença ou condição está presente ou ausente, ou pelo menos a probabilidade com base em determinado resultado do teste. Na tabela 2 × 2, essa probabilidade, que pode ser calculada como $a/(a+b)$, é chamada de *valor preditivo positivo*. Do mesmo modo, $d/(c+d)$, que é o *valor preditivo negativo* do teste, indica a probabilidade de não haver doença quando o resultado é negativo.

A inspeção dessa tabela 2 × 2 mostra outro achado muito importante: quão comum a doença é nessa população, mostrada como $(a+c)/(a+b+c+d)$. Esse cálculo é análogo à *prevalência* da doença na população.

Uma visão especial dessa tabela 2 × 2 simples é que os valores preditivos positivos e negativos (VPP e VPN) dependem das características do teste, mas é importante que eles também dependam da prevalência da doença nessa população específica de pacientes. VPP e VPN diferentes resultam quando o mesmo teste é usado em uma população na qual a doença é rara, em comparação com o uso em uma população na qual a doença é comum.

Essa percepção é a essência do *teorema de Bayes*: a probabilidade da doença, quando o resultado do teste é positivo, depende tanto das características do teste quanto da prevalência da doença na população. O teorema de Bayes é frequentemente expresso pela fórmula $P(A|B) = (P(B|A) * P(A))/P(B)$, (probabilidade da doença A tendo em vista o resultado do teste B é a probabilidade do resultado B tendo em vista a doença A vezes a probabilidade da doença A, dividido pela probabilidade do resultado B), mas a essência do maior valor do teorema de Bayes para os médicos pode ser entendida a partir da tabela 2 × 2 simples.

Outro conceito útil é a *razão de verossimilhança*, que é a prevalência de um sinal (ou qualquer resultado de teste) em pacientes com o diagnóstico de interesse dividido pela prevalência de achados idênticos (ou resultado de teste) em pacientes sem o diagnóstico-alvo.[8] A razão de verossimilhança positiva é expressa pela fórmula $P(B|A)/P(B|\bar{A})$ (ou [sensibilidade] ÷ [1 − especificidade]) (e-Tabela 8.3).

---

[a]N.R.T.: Trata-se de um método de análise de dados que automatiza a construção de modelos analíticos; é um ramo da inteligência artificial (IA) que se baseia no conceito de que os sistemas podem "aprender" com os dados fornecidos e, a partir daí, identificar padrões e tomar decisões com o mínimo de intervenção humana.

# CAPÍTULO 8 Interpretação Estatística de Dados e Uso dos Dados para as Decisões Clínicas

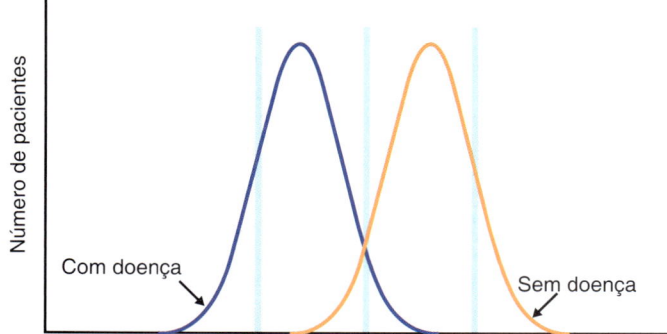

**A partir desses dados, também se pode calcular:**

| | |
|---|---|
| Razão de risco ou risco relativo (RR) | $\dfrac{a}{(a+b)} \div \dfrac{c}{c+d}$ |
| Redução de risco relativo (RRR) | $1 - RR$ |
| Diferença de risco ou redução de risco absoluto (RRA) | $\dfrac{a}{(a+b)} - \dfrac{c}{(c+d)}$ |
| Número necessário para tratar (NNT) | $\dfrac{1}{ARR}$ |
| *Odds ratio* (OR) | $\dfrac{ad}{bc}$ |

**FIGURA 8.1** Uma tabela 2 × 2 para avaliar o uso de um teste para determinar se determinada doença está presente. Nesse modelo, a sensibilidade do teste é a/(a + c), a especificidade é d/(b + d) e a prevalência da doença é (a + b)/(a + b + c + d). O valor preditivo positivo pode então ser calculado como a/(a + b), e o valor preditivo negativo como d/(c + d).

Outras medidas comuns usadas na tomada de decisão podem ser derivadas desses elementos simples provenientes da tabela 2 × 2. A *probabilidade pré-teste* no modelo 2 × 2 é igual à prevalência da doença – quão comum ela é nessa população. Antes de fazer qualquer teste, a probabilidade de doença é simplesmente a prevalência nessa população. Depois de realizar o teste, podemos ter uma probabilidade diferente – a *probabilidade pós-teste* –, e é por isso que realizamos o teste.

No modelo 2 × 2, um teste é definido como positivo ou negativo. No entanto, pode não estar claro onde traçar a linha (ou limiar) entre o positivo e o negativo. A Figura 8.2 mostra três divisões possíveis entre um resultado de teste positivo e negativo. A linha vertical à esquerda exclui todos os pacientes que não têm a doença, mas classifica menos de 50% dos pacientes com a doença como positivos. O da direita faz com que todos os pacientes com a doença tenham um resultado positivo, mas à custa de incluir os pacientes que não têm a doença no resultado positivo. A linha média chega a um meio-termo – a maioria dos pacientes com a doença é definida como tendo um resultado positivo, e a maioria dos pacientes sem a doença é definida como um resultado negativo. Qual das três linhas é escolhida depende de como o teste está sendo usado. Um gráfico de todas as linhas possíveis com a sensibilidade e especificidade cria uma curva mostrando como a sensibilidade e a especificidade estão relacionadas para o teste: a *curva característica de operação do receptor (ROC)* (Figura 8.3) é uma maneira comum de exibir essa correlação. Um teste ideal teria uma curva mais próxima de A do que de B – alta sensibilidade e alta especificidade. As curvas ROC também podem ser usadas para comparar a capacidade de diferentes testes de distinguir entre a existência ou não de doença. Testes com áreas mais *altas sob a curva* são considerados melhores.

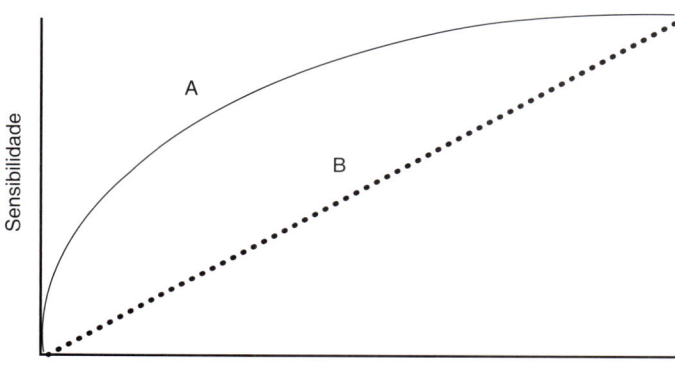

**FIGURA 8.2** Para cada uma das linhas verticais, os resultados à esquerda indicam um resultado positivo, enquanto os resultados à direita indicam um resultado negativo.

Na maioria dos casos, os médicos não se baseiam em um único exame para confirmar ou não a existência de uma condição ou doença. Em vez disso, vários resultados de exames complementares e outros dados (que podem incluir partes da anamnese do paciente e achados no exame físico), bem como achados de registros anteriores, são incorporados a esse julgamento. Essa multiplicidade de informações destaca uma das limitações do teorema de Bayes. Vários resultados de exames complementares não são independentes uns dos outros, mas o teorema de Bayes pressupõe que eles sejam. Também é importante estar ciente de que é difícil determinar a acurácia dos dados da anamnese e do exame físico – especialmente se não forem coletados em primeira mão, mas obtidos de um prontuário eletrônico. Alguns dados dos exames de imagem e resultados de histopatologia podem variar dependendo da pessoa que fez o laudo. Os médicos astutos entendem que os dados podem ser inacurados ou sujeitos a interpretações divergentes.

Quando um exame deve ser solicitado? A coleta de informações adicionais – seja de anamnese, repetição do exame físico, exames laboratoriais ou de imagem – pode mudar a probabilidade da doença, como é demonstrado pela tabela 2 × 2. Em termos gerais, dados adicionais devem ser obtidos apenas se mudarem a probabilidade de uma doença ou condição a um custo e risco aceitáveis, e se tal mudança na probabilidade afetar o que é recomendado para o paciente. "Isso mudará o tratamento?" é uma pergunta comum que resume esse pensamento: o exame levará a um diagnóstico que seria tratado de maneira diferente? Se a resposta for negativa, o valor do exame é menor. Às vezes, a escolha mais importante é adiar a testagem adicional e observar o paciente ao longo do tempo – o "teste do tempo".

## Utilidade

Os resultados do diagnóstico e do tratamento variam, e a importância ou o valor desses resultados também variam. Por exemplo, o valor da sobrevida depende da qualidade de vida e dos efeitos colaterais sofridos para sobreviver. A quantificação desse valor pode ser difícil, mas, em última

**FIGURA 8.3** Curva ROC. Exibe a relação entre todas as divisões possíveis entre resultados positivos e negativos e as características, sensibilidade e especificidade do exame diagnóstico. O melhor exame tem sensibilidade e especificidade muito altas. Neste exemplo, A é um exame melhor do que B.

análise, a quantificação mais importante é feita pelo paciente. O termo *utilidade* descreve o valor ou a importância do desfecho conforme julgado pelo paciente ou medido de alguma outra maneira. Em algumas análises, o tempo de sobrevida é ajustado por uma medida da qualidade de vida, descrita como *anos de vida ajustados pela qualidade* ou *QALYs* (*quality-adjusted life years*).[9]

## Estratégias para tomada de decisão

### Tomada de decisão compartilhada

Os médicos tomam muitas decisões, algumas simples e muitas complexas. Um bom médico não toma todas essas decisões de modo independente, sobretudo as que envolvem riscos ou preferências. O médico sábio envolve o paciente na tomada de decisões, quando possível. A tomada de decisão compartilhada considera a utilidade de diferentes desfechos e os desejos do paciente, que podem variar amplamente de uma pessoa para outra. A tomada de decisão compartilhada é um elemento importante da interação médico-paciente e também tem vínculos diretos com o processo de tomada de decisão.[10]

### Análise de decisão

As respostas a algumas perguntas envolvem várias perguntas e probabilidades que não são práticas de responder com um único estudo ou teste. Como resultado, uma abordagem conhecida como *análise de decisão* (árvore de decisão) pode ser útil (Figura 8.4). Essa análise começa com uma pergunta, como "deve ser dado um medicamento?", que então leva a ramificações decorrentes de respostas sim e não, cada uma das quais tem sua própria ramificação do que é chamado de nó de chance. Os nós de escolha podem levar a outros ramos. Cada nó de escolha tem várias probabilidades cuja soma, por definição, deve ser igual a 1. O final de cada um dos ramos recebe uma utilidade. Para determinar, por exemplo, se um medicamento deve ser administrado, a utilidade de cada ramo final é multiplicada pela probabilidade de terminar nesse ramo, e esse processo é continuado ou refeito até que cada uma das escolhas originais receba uma pontuação. Usando esse modelo, a melhor escolha é a aquela com a maior pontuação. A análise de decisão pode ser aplicada a decisões nas quais estudos prospectivos são impraticáveis, como uma decisão de política de saúde pública, ou quando um estudo controlado randomizado seria impraticável, como desenvolver uma estratégia para rastreamento de câncer do colo do útero. Uma vez que as probabilidades atribuídas a alguns dos nós não são conhecidas e poderiam estar dentro de um intervalo, uma técnica conhecida como *análise de sensibilidade* pode ser usada para determinar se as principais conclusões do modelo de análise de decisão mudariam conforme as probabilidades dos nós de escolha mudassem nesse intervalo. A inclusão de benefício e custo na análise de decisão possibilita uma análise de custo-benefício (ou custo-efetividade)[11] que pode levar a decisões informadas sobre qual estratégia ou abordagem deve ser seguida, ou se uma nova tecnologia ou tratamento deve ser adotado.

### Assistentes da tomada de decisão

Conforme o volume de texto, os resultados de exames complementares, os exames de imagem e os dados genômicos aumentam, as limitações da cognição humana frequentemente são atingidas. Por exemplo, a maioria dos médicos é capaz de manter vários elementos de dados em mente ao tomar uma decisão, mas vale a pena considerar os auxílios à tomada de decisão quando o número de fatos a serem considerados aumenta e chega a uma dúzia ou mais. Alguns desses assistentes são *regras de previsão* simples,[12,12b] que podem usar dados clínicos para estimar a probabilidade pré-teste de uma condição. Em outros casos, sistemas automatizados, tão simples como aplicativos de *smartphone* e tão complexos como sistemas baseados na nuvem cibernética, podem ser úteis para a tomada de decisão terapêutica e diagnóstica. Com o aumento progressivo dos volumes de dados de saúde e poder de computação, o aprendizado de máquina, a IA

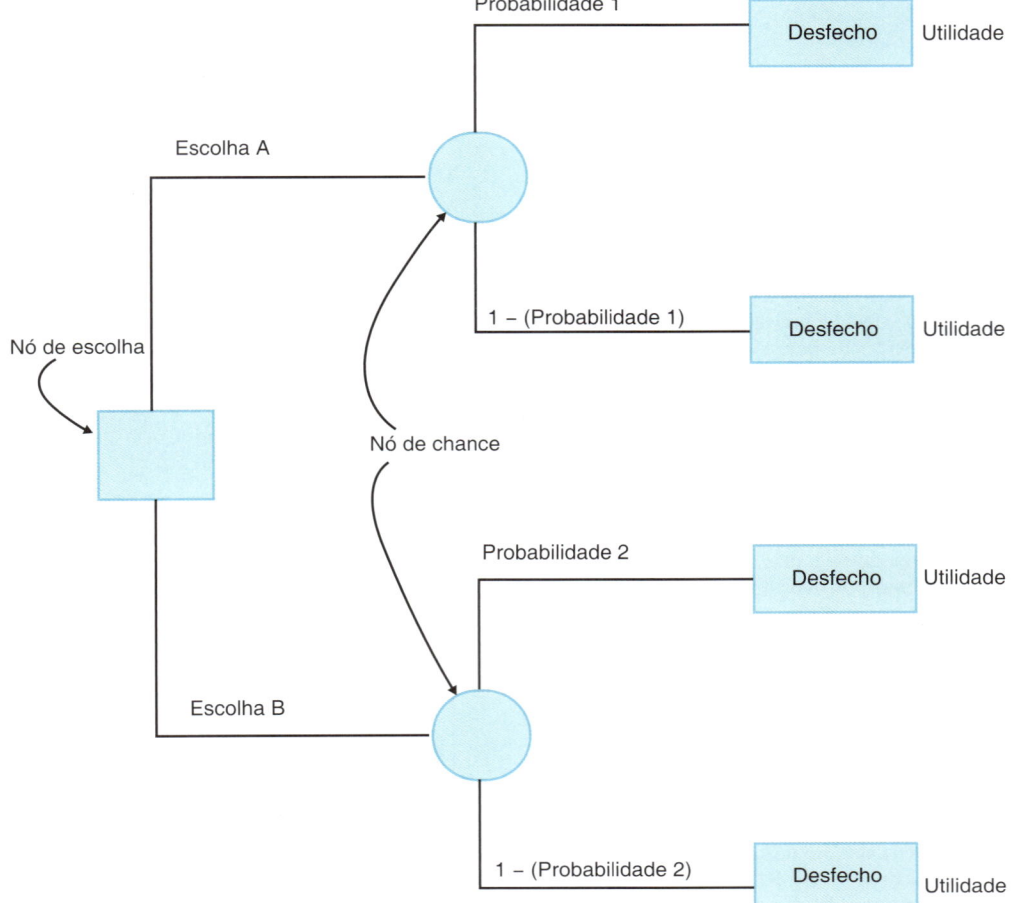

**FIGURA 8.4** Exemplo de análise de decisão. O modelo começa com uma escolha (nó de escolha) levando a nós de chance. A probabilidade de ramos de cada nó de escolha é igual a 1. No final de todos os ramos está um desfecho com um valor de utilidade. Ao refazer cada nó de probabilidade, adicionando probabilidade × utilidade sucessivamente – um valor é atribuído a ambas as escolhas.

e outras ferramentas e técnicas analíticas podem fornecer cada vez mais ajuda adicional para a tomada de decisão clínica.

Para aplicar esses conceitos, considere um paciente com dispneia. Este paciente tem embolia pulmonar ou alguma outra condição? Embora os dados da anamnese e do exame físico tenham individualmente sensibilidade baixa, a probabilidade pré-teste de embolia pulmonar (Capítulo 74) pode ser classificada como alta, moderada ou baixa quando usada em conjunto para calcular a pontuação de Wells (Capítulo 74). Em pacientes classificados como de baixo risco, o teste do dímero D tem alta sensibilidade e, portanto, alto VPN; como resultado, um teste negativo reduz substancialmente o risco de embolia pulmonar. O teste do dímero D acarreta um risco trivial para o paciente e seu custo é baixo. Com base nas características do teste, um resultado negativo do dímero D consegue excluir com segurança o tromboembolismo venoso e limitar o número de pacientes que precisam de avaliação adicional com técnicas de imagem. Por outro lado, em um paciente com alta probabilidade pré-teste, um teste com maior risco e custo estaria justificado, como a angiografia pulmonar por tomografia computadorizada, que tem sensibilidade e especificidade elevadas. Ao equilibrar a probabilidade pré-teste do paciente, usando uma regra de predição, com as despesas, os riscos e as características operacionais de um exame, uma estratégia de tomada de decisão apropriada pode ser desenvolvida e aplicada a um paciente específico.

### REFERÊNCIAS BIBLIOGRÁFICAS

*As referências bibliográficas, bem como os outros materiais suplementares deste livro, encontram-se no GEN-IO, nosso ambiente virtual de aprendizagem.*

# 9
# QUANTIFICAÇÃO DA SAÚDE E DOS CUIDADOS DE SAÚDE
CAROLYN M. CLANCY E ERNEST MOY

Os médicos quantificam rotineiramente várias medidas de saúde, incluindo sintomas, sinais vitais e achados no exame físico, para melhorar o diagnóstico, o tratamento e o prognóstico. Da mesma maneira, a eficácia e a qualidade dos cuidados de saúde podem e devem ser medidas por diversos motivos.

Em primeiro lugar, a qualidade do atendimento prestado é frequentemente subótima. Variações persistentes no atendimento de pacientes com o mesmo diagnóstico refletem uma combinação de incerteza clínica, estilos de atuação individualizados, preferências e características dos pacientes (idade, raça, etnia, escolaridade, renda) e outros fatores. Tanto o cuidado subótimo quanto o cuidado variado para a mesma condição minam a suposição histórica de que a combinação de profissionais de saúde altamente treinados e instalações credenciadas é suficiente para garantir um cuidado consistente de alta qualidade.

Uma segunda tendência importante pode ser atribuída aos sucessos da ciência biomédica: o maior desafio na área da saúde hoje é o manejo de doenças crônicas para uma população com expectativa de vida aumentada. Para condições crônicas, os benefícios à saúde são cada vez mais medidos em melhorias no estado funcional ou na qualidade de vida, em vez de simplesmente usar as taxas de mortalidade ou expectativa de vida.

Uma terceira tendência está diretamente relacionada à maneira como os custos crescentes dos cuidados de saúde estão ameaçando os orçamentos públicos e os investimentos em outras metas sociais, como a educação. Embora o gasto *per capita* com a saúde dos EUA seja maior do que o de outros países desenvolvidos, os desfechos alcançados estão muito aquém.

Por fim, os avanços nas tecnologias de comunicação e informação inspiraram mais pessoas a desempenhar um papel ativo em sua saúde e cuidados de saúde. Essas inovações aceleraram as demandas por transparência e tomada de decisão compartilhada.

À medida que o seguro de saúde e a regulamentação da assistência médica se expandiram, os requisitos para rastrear e justificar os serviços de saúde aumentaram. A intensificação da urgência para melhorar a qualidade dos cuidados de saúde, reduzir disparidades, controlar custos e aumentar a transparência provavelmente levará pacientes e seguradoras a exigir mais dados e vincular medidas de qualidade a pagamentos por serviços.

Felizmente, a tecnologia moderna pode ajudar a atender à demanda por dados. Os pacientes podem registrar e enviar seus parâmetros de saúde usando dispositivos portáteis conectados a registros pessoais de saúde. Os programas de cobrança automatizada podem rastrear os serviços de saúde e os prontuários eletrônicos podem avaliar a qualidade do atendimento médico. Em última análise, os sistemas de informação de saúde totalmente integrados possibilitarão que as informações do paciente sejam recuperadas instantaneamente e sem problemas, quando e onde for necessário. Além de avaliar a qualidade do cuidado hoje, essas ferramentas oferecem uma enorme promessa de aprendizado como um subproduto da prestação do cuidado.

### COMO SÃO MEDIDAS A SAÚDE E OS CUIDADOS DE SAÚDE?

Três tipos de medidas normalmente avaliam a saúde e os cuidados de saúde. As medidas de *saúde* quantificam a doença ou bem-estar de uma pessoa. As medidas de *qualidade dos cuidados de saúde* quantificam até que ponto um paciente recebe os cuidados necessários e não recebe os cuidados desnecessários. A qualidade dos cuidados de saúde é avaliada por meio de medidas de *estrutura* (p. ex., educação e credenciamento de médicos), *processo* (adesão aos padrões profissionais e recomendações baseadas em evidências) e *desfechos* (ou resultados finais do cuidado, incluindo como os pacientes vivenciam seu cuidado e sua saúde e função autorrelatadas). As medidas *de recursos de saúde* quantificam os recursos usados (p. ex., radiografias, cirurgia, medicamentos, terapia intensiva) para melhorar a saúde de um paciente. Todas as medidas podem ser resumidas entre as populações dentro de uma prática ou comunidade (Tabela 9.1).

As medidas de saúde e cuidados de saúde frequentemente se sobrepõem (e-Figura 9.1). As medidas de saúde que podem ser melhoradas pelos cuidados de saúde, como pressão arterial ou níveis de glicose no sangue, são frequentemente utilizadas como medidas de resultado da qualidade dos cuidados de saúde. A prestação de cuidados de saúde de qualidade exige o uso de recursos e a geração de custos diretos com os cuidados de saúde, que podem ou não melhorar os cuidados de saúde nas margens dos gastos. A saúde debilitada que reduz a capacidade de trabalhar e receber remuneração, mas que poderia ter sido evitada pela prestação de cuidados de saúde, contribui para os custos indiretos dos cuidados de saúde. Na interseção da saúde, da qualidade da atenção à saúde e recursos da atenção à saúde estão as medidas dos valores da atenção à saúde. Essas medidas comparam os benefícios à saúde de serviços de saúde específicos com seus custos.

### POR QUE MEDIR A SAÚDE E OS CUIDADOS DE SAÚDE?

As medidas de saúde e cuidados de saúde podem ser usadas para muitos propósitos por diferentes partes interessadas (Tabela 9.2). Os pacientes podem usar suas próprias informações de saúde para monitorar seu progresso, ajustar seu estilo de vida e planejar suas necessidades futuras de cuidados de saúde. As medidas no nível do paciente são importantes para médicos, hospitais, planos de saúde e formuladores de políticas de saúde, sejam elas usadas para identificar eventos sentinela que representam defeitos de qualidade (p. ex., amputar a perna errada ou dar a um paciente a medicação errada), para iniciar análises da causa básica para melhorar a qualidade dos cuidados de saúde ou avaliar como a produção de qualidade está ligada aos custos (Capítulo 10).

Os hospitais e planos de saúde agregam medidas para identificar oportunidades de aumento da qualidade, melhorar a eficiência e reduzir disparidades de atendimento. Para medidas pelas quais os médicos sejam os principais responsáveis, esses dados podem ser usados para reconhecer e recompensar médicos de alto desempenho, selecionar médicos para inclusão em painéis e produzir boletins informativos para informar o público. Os pacientes podem usar esses boletins para selecionar médicos e planos de saúde que melhor atendam às suas necessidades de saúde. As entidades reguladoras podem examinar medidas para avaliar a

## Tabela 9.1 — Medidas de saúde e cuidados de saúde.

**MEDIDAS DE SAÚDE**

- *Mortalidade:* taxas de mortalidade tipicamente ajustadas para idade e sexo
- *Morbidade:* taxas de incidência e prevalência de doenças e suas sequelas
- *Estado funcional:* avaliações da capacidade de um paciente de realizar várias ações, como atividades da vida diária ou atividades instrumentais da vida diária, conforme observado por um profissional de saúde ou relatado pelo paciente
- *Estado de saúde autorrelatado:* avaliação do paciente sobre sua saúde e bem-estar

**MEDIDAS DE QUALIDADE DOS CUIDADOS DE SAÚDE**

- *Desfechos dos cuidados de saúde:* os resultados finais ou benefícios para a saúde derivados de bons cuidados de saúde ou a perda de saúde atribuível a cuidados de saúde deficientes
- *Processos dos cuidados de saúde:* avaliações para saber se o atendimento correto foi prestado na hora certa e da maneira correta
- *Infraestrutura dos cuidados de saúde:* a disponibilidade de recursos necessários para fornecer cuidados de saúde de alta qualidade
- *Percepções do paciente sobre os cuidados de saúde:* uma avaliação do paciente sobre os cuidados de saúde recebidos, geralmente enfatizando a comunicação médico-paciente e a tomada de decisão compartilhada
- *Acesso aos cuidados de saúde:* a capacidade dos pacientes de obter acesso aos cuidados de saúde e navegar pelos recursos necessários

**MEDIDAS DOS RECURSOS DOS CUIDADOS DE SAÚDE**

- *Utilização dos cuidados de saúde:* o número de serviços de saúde que são usados
- *Custos diretos:* os custos de fornecedores, suprimentos e equipamentos necessários para prestar cuidados de saúde
- *Custos indiretos:* os custos de perda de salários e diminuição da produtividade devido a doenças ou lesões que poderiam ter sido evitadas por cuidados de saúde adequados
- *Custos não médicos:* os custos dos cuidados de saúde não relacionados com a prestação de serviços, como administração, publicidade, investigação e lucros auferidos pelas indústrias da saúde

| TIPO DE MEDIDA | EXEMPLO |
|---|---|
| **SAÚDE** | |
| Mortalidade | Mortes devido a câncer colorretal por 100.000 habitantes |
| Morbidade | Novos casos de AIDS por 100.000 habitantes |
| Estado funcional | % de pessoas incapazes de realizar uma ou mais atividades do dia a dia |
| Estado de saúde autorrelatado | % das pessoas relatando que sua saúde geral é excelente |
| **QUALIDADE DOS CUIDADOS DE SAÚDE** | |
| Desfechos de cuidados de saúde | Mortes por 1.000 hospitalizações com pneumonia |
| Desfechos intermediários | % de adultos com diabetes melito com pressão arterial < 140/80 mmHg |
| Processos dos cuidados de saúde | % de crianças que receberam todas as vacinas recomendadas |
| Infraestrutura dos cuidados de saúde | % de médicos em consultório com sistemas computadorizados para registro de notas clínicas |
| Percepções do paciente sobre cuidados de saúde | % de pacientes que sempre relataram boa comunicação com seus médicos regulares |
| Acesso a cuidados de saúde | % de pacientes que não receberam ou atrasaram o recebimento de cuidados médicos |
| **RECURSOS DOS CUIDADOS DE SAÚDE** | |
| Utilização dos cuidados de saúde | % de pessoas com uma ida ao departamento de emergência no ano anterior |
| Custos diretos | Gastos para o tratamento da depressão |
| Custos indiretos | Perda de salários e produtividade ao cuidar de crianças com asma |
| Custos não médicos | Lucros auferidos por empresas farmacêuticas |

qualificação para licenciamento e para identificar médicos que possam se beneficiar a partir de instruções corretivas. As organizações de credenciamento podem elaborar medidas para demonstrar o desempenho superior dos médicos que atendem aos seus padrões. Por exemplo, o National Committee for Quality Assurance mantém o Healthcare Effectiveness Data and Information Set, que é amplamente usado para credenciar planos de saúde, e o American Board of Internal Medicine e outros conselhos de especialistas incluem medidas de desempenho profissional, bem como medidas de conhecimentos médicos para a manutenção da certificação. As medidas agregadas no nível da comunidade podem ajudar os formuladores de políticas a alocar recursos de saúde para as localidades com maior necessidade e avaliar o sucesso de quaisquer intervenções.

## SELEÇÃO DE MEDIDAS COM BASE EM EVIDÊNCIAS

Os dados usados para medir a estrutura, o processo e os desfechos dos cuidados de saúde podem ser reunidos como parte de uma pesquisa rigorosa baseada em hipóteses ou de fontes secundárias de dados inicialmente coletados para o faturamento de cuidados clínicos de rotina. O rigor e a integridade dos dados são essenciais para a confiabilidade das análises realizadas neles.

Além da qualidade dos próprios dados, no entanto, o método do desenho do estudo também é crítico para a validade dos achados relatados. As medidas mais robustas são suportadas pela concorrência de evidências derivadas de diferentes metodologias de pesquisa. Em ensaios clínicos randomizados, a atribuição aleatória da intervenção garante que os pacientes que a recebem e os que não recebem sejam tão semelhantes quanto possível. Em estudos duplos-cegos, nem o paciente nem o médico do paciente sabem o tratamento atribuído. Para intervenções mais complexas, como o uso de uma equipe para controlar a depressão, o cegamento é impraticável. Em todas as situações, os controles recebem tipicamente o melhor atendimento padrão. Em algumas situações, os pacientes podem servir como seus próprios controles em um ensaio randomizado de série temporal. Os projetos adaptativos incorporam estratégias que designam mais participantes a grupos de tratamento com bom desempenho, designam menos participantes a grupos que apresentam desempenho ruim e investigam amplas faixas de dosagem para identificar a dose mais efetiva.[1,2] Os ensaios pragmáticos informam uma decisão clínica ou política determinando a utilidade de uma intervenção para a prática clínica do mundo real.[3,4] Os ensaios de não inferioridade são projetados para provar a equivalência de duas estratégias.[5]

Embora o estudo randomizado seja um modo rigoroso de avaliar os efeitos do tratamento, a inscrição é frequentemente limitada a indivíduos selecionados que atendem aos rígidos critérios de entrada. Essa abordagem aumenta a validade interna de um ensaio, mas limita sua generalização. Como resultado, os ensaios clínicos randomizados são ideais para estabelecer a eficácia de uma intervenção, que é seu benefício potencial em condições ideais, mas não necessariamente sua *efetividade* no mundo real. *Os ensaios clínicos agrupados*, que randomizam o nível do provedor ou sistema, representam uma abordagem prática para determinar a efetividade.

Embora os estudos randomizados sejam essenciais para avaliar eficácia e efetividade, os estudos *observacionais* e de *controle de caso* também são importantes. Em um *estudo de coorte*, pessoas ou pacientes são acompanhados para determinar seus resultados em função de terem ou não uma atitude específica ou terem sido expostos a uma condição ou intervenção específica. Os estudos de coorte podem fornecer uma estimativa direta do risco absoluto de um desfecho em pacientes expostos, mas não podem garantir se essas diferenças estão relacionadas a intervenções que não foram alocadas aleatoriamente.

Em *estudos de caso-controle*, os casos são definidos com base na experiência de um resultado não experimentado pelos controles.[6] As informações coletadas de registros ou entrevistas existentes podem determinar a proporção de pacientes de caso e controle que tiveram uma exposição de interesse. Os estudos de caso-controle podem atingir o mesmo ou maior poder estatístico que os estudos de coorte, apesar de envolver menos indivíduos, então eles são especialmente atrativos para investigar resultados incomuns, como efeitos adversos graves de medicamentos quando os eventos são muito raros para estudar com ensaios clínicos ou estudos de coorte. Os estudos de caso-controle estão sujeitos a viés de classificação incorreta e viés de memória, e fornecem estimativas de risco relativo, mas não risco absoluto.

Os *estudos transversais* coletam dados em apenas um ponto no tempo. Eles podem ser usados para estimar a prevalência de uma condição ou desfecho, mas não para fazer inferências válidas sobre se determinado desfecho está relacionado a qualquer atributo ou evento causal.

## CAPÍTULO 9 Quantificação da Saúde e dos Cuidados de Saúde

**Tabela 9.2** Usos de medidas de saúde e cuidados de saúde pelo usuário e unidade de análise.

|  | USOS POR PROFISSIONAIS DE SAÚDE | USOS POR FORMULADORES DE POLÍTICAS DE SAÚDE | USOS POR PACIENTES |
|---|---|---|---|
| Medidas no nível do paciente | Diagnóstico e prognóstico<br>Monitoramento da resposta ao tratamento e adesão | Identificação de eventos sentinela | Rastreamento da saúde e das necessidades de saúde<br>Aposentadoria e planejamento patrimonial |
| Atuação do profissional de saúde ou medidas no nível do plano de saúde | Melhoria da qualidade<br>Melhoria da eficiência<br>Redução de disparidades | Notificação do público<br>Pagamento por desempenho<br>Credenciamento de profissional de saúde | Seleção de profissionais de saúde e planos de saúde |
| Medidas no nível comunitário | Seleção do local de atuação | Alocação de recursos<br>Avaliação da política de saúde | Seleção do lugar para morar |

Existem questões metodológicas adicionais além da credibilidade e qualidade da fonte de dados para medidas de qualidade. Quando apresentados a relatórios que sugerem um desempenho menos que perfeito, muitos médicos acreditam que seus pacientes estejam mais doentes ou tenham menos probabilidade de aderir às recomendações de tratamento. Para lidar com essas preocupações, o ajuste de risco para a gravidade da doença, a identificação acurada das características do paciente e a avaliação dos resultados ao longo do tempo são essenciais. Os métodos de ajuste pelo perfil de casos tratados (*case-mix*) comumente usam abordagens estatísticas sofisticadas em uma tentativa de ajustar essas diferenças potenciais e estimar se as diferenças observadas resultam de populações distintas de pacientes, em vez de diferenças verdadeiras na qualidade do atendimento.

A precisão de medidas específicas também é um desafio. Muitas partes interessadas, especialmente pagadores e formuladores de políticas de saúde, estão cada vez mais impacientes e geralmente mais entusiasmados com o uso de medidas que sejam apenas "muito boas" do que os profissionais de saúde cujo atendimento está sendo julgado.

### SELEÇÃO DAS MEDIDAS: QUE MEDIDAS SÃO CORRETAS PARA QUAL PROPÓSITO?

A criação de medidas é diferente da seleção das medidas mais importantes e significativas. Nos EUA, numerosas fontes publicamente disponíveis fornecem muitas informações sobre saúde e cuidados de saúde (e-Tabela 9.1). A organização consensual mais proeminente que endossa medidas é o National Quality Forum (NQF), que reúne painéis de especialistas para avaliar a qualidade de determinada medida proposta com base em critérios que incluem importância, aceitabilidade científica, viabilidade e usabilidade. As medidas aprovadas são reavaliadas periodicamente para garantir que permaneçam atualizadas e aplicáveis.

O National Institutes of Health Patient Reported Outcomes Measurement Information System (http://www.nihpromis.org) é um repositório de medidas padronizadas de estado de saúde relatado por pacientes e instrumentos de coleta. Os domínios incluem bem-estar físico, mental e social. A Agency for Healthcare Research and Quality National Quality Measures Clearinghouse (http://www.qualitymeasures.ahrq.gov) é um inventário de medidas baseadas em evidências de qualidade de saúde. Os domínios incluem qualidade clínica, eficiência e saúde da população. Também estão relacionados o National Guidelines Clearinghouse (http://www.guideline.gov) e o Health Care Innovations Exchange (http://www.innovations.ahrq.gov), coleções de diretrizes clínicas e descrições de usos bem-sucedidos de medidas, respectivamente.

Os usuários em potencial devem examinar os atributos de medidas específicas para garantir que sejam apropriadas para a aplicação pretendida (Tabela 9.3). Várias organizações desenvolveram escalas ou sistemas de classificação que resumem o desempenho em várias dimensões. Às vezes referidas como medidas compostas (p. ex., graduação pelo Leapfrog Group[a] para segurança hospitalar), essas escalas variam em abrangência com pouco consenso sobre como os componentes de uma escala sumária devem ser ponderados. Na verdade, não é incomum que um hospital receba uma nota "F" de um grupo e seja classificado como "melhor desempenho" por outro. Assim, embora atraente em sua simplicidade, o uso ideal dessas abordagens permanece sem solução.

### QUANTIFICAÇÃO DA SAÚDE E DOS CUIDADOS COM A SAÚDE COMO PARTE DE UM SISTEMA

A quantificação combinada da saúde e dos cuidados de saúde também é importante para compreender o sistema como um todo. Os pacientes, profissionais de saúde e formuladores de políticas de saúde geralmente concordam que a meta primordial do sistema de saúde é melhorar a saúde. No nível de saúde da população, entretanto, outros fatores além dos cuidados médicos são extremamente influentes. Por exemplo, a saúde da população provavelmente é afetada tanto por comportamentos de saúde – como dieta, atividade física, tabagismo e uso de álcool e substâncias psicoativas – quanto pela prestação direta de cuidados médicos (e-Figura 9.2). Características sociais (p. ex., pobreza, escolaridade, crime e segregação residencial) e determinantes físicos (p. ex., habitação e o ambiente natural e construído) também provavelmente influenciam mais a saúde da população do que os cuidados médicos.

Encarar a assistência médica como um componente de um sistema para gerar e preservar a saúde da população tem muitas implicações para médicos e outros profissionais de saúde. Em primeiro lugar, enfatiza a importância dos serviços para encorajar estilos de vida saudáveis e prevenir o desenvolvimento de doenças. Por exemplo, esforços para prevenir o uso de tabaco (Capítulo 29) por adolescentes (Capítulo 14) podem gerar mais benefícios para a saúde da população do que tratar as complicações da dependência da nicotina mais tarde na vida. Em segundo lugar, serve como lembrete de que os pacientes que procuram atendimento têm atitudes e recursos amplamente variados, fatores que podem afetar sua capacidade de cumprir as recomendações de tratamento. Como consequência, é importante considerar medicamentos com custos menores para pacientes de baixa renda e simplificar as instruções para o nível de alfabetização em saúde. Terceiro, reconhece como os fatores ambientais fora do controle dos médicos muitas vezes têm um grande impacto na saúde da população. Quando as medidas de saúde são usadas para avaliar a qualidade, o ajuste para esses fatores é fundamental para garantir que as comparações não sejam tendenciosas.

Outra virtude de medir a saúde e os cuidados de saúde em conjunto é avaliar o valor dos componentes do sistema de saúde ou do sistema de saúde como um todo. Os gastos nacionais com saúde dos EUA aumentaram mais de 100 vezes, de US$ 27 bilhões (5,0% do produto interno bruto [PIB]) em 1960 para US$ 3,2 trilhões em 2015 (17,8% do PIB) (Figura 9.1). Eles devem ultrapassar US$ 5,5 trilhões em 2025 e representar 20% do PIB. As despesas com cuidados hospitalares, serviços médicos e intervenções, medicamentos prescritos e administração de seguros de saúde representam 70% do total das despesas com saúde nos EUA. Os pagadores e empregadores podem examinar a rentabilidade de serviços específicos e promover aqueles que geram os maiores benefícios à saúde para cada dólar gasto. Os processos de saúde nos EUA têm classificação muito mais alta do que os desfechos de saúde, apesar dos maiores gastos com saúde do mundo.[7] Uma explicação é que fatores relacionados às condições sociais dos pacientes, como pobreza e falta de seguro de saúde, podem impedir que até mesmo um excelente atendimento médico alcance os melhores desfechos de saúde.

---

[a]N.R.T.: O Leapfrog Group é uma organização sem fins lucrativos que atende a pacientes e usa a influência coletiva dos mesmos para promover mudanças no atendimento de saúde nos EUA.

## Tabela 9.3 — Atributos de medidas de saúde e cuidados de saúde.

| ATRIBUTOS DE MEDIDA | CRITÉRIOS PARA PROFISSIONAIS DE SAÚDE | CRITÉRIOS PARA FORMULADORES DE POLÍTICAS DE SAÚDE | CRITÉRIOS PARA PACIENTES |
|---|---|---|---|
| A medida é cientificamente válida<br>  Com base em fortes evidências<br>  Válida<br>  Confiável<br>  Claramente especificada<br>  Endossada por especialistas independentes | Com base em estudos de alta qualidade?<br>Mede o que se pretende e inclui elementos-chave?<br>Reproduzível por diferentes indivíduos e profissionais de saúde?<br>Numerador, denominador, exclusões e ajuste de risco já foram definidos?<br>Bem aceita pelas comunidades científicas e médicas? | | |
| A condição é importante<br>  Afeta muitas pessoas<br>  Causa alta mortalidade ou morbidade<br>  É cara<br>  É muito desigual entre as populações | Importante para minha prática ou para a população que atendo? | Importante para a população que será afetada por minha política? | Importante para mim? |
| A coleta de dados é viável<br>  Já disponível<br>  Podem ser coletados a baixo custo em relação ao benefício potencial<br>  Auditável | Disponível para minha clínica ou para a população que atendo? | Disponível antes e depois da implementação da política para a população afetada? | Disponível para mim? |
| Os achados podem ser úteis<br>  Podem ser compreendidos<br>  Podem ser melhorados<br>  Foram usados com sucesso<br>  Têm poucas consequências indesejadas | Sei quais ações preciso mudar para melhorar a qualidade?<br>Usado em práticas como a minha para melhorar a qualidade com poucas consequências indesejadas? | Sei quais políticas devo mudar para melhorar a qualidade?<br>Usado para políticas como a minha para melhorar a qualidade com poucas consequências indesejadas? | Sei quais ações devo tomar para melhorar minha saúde?<br>Usado por pacientes como eu para melhorar a saúde com poucas consequências indesejadas? |
| Quando usadas como parte do conjunto de medidas, as medidas são:<br>  Equilibradas<br>  Passíveis de desagregação | Representa múltiplas condições, locais de atendimento, populações, tipos de dados (inquéritos, dados administrativos, prontuários dos pacientes), tipos de medidas (estrutura, processo, resultados) e perspectivas (paciente, profissional de saúde, sistema, sociedade) conforme apropriado?<br>Identifica medidas individuais que possam ser melhoradas? | | |

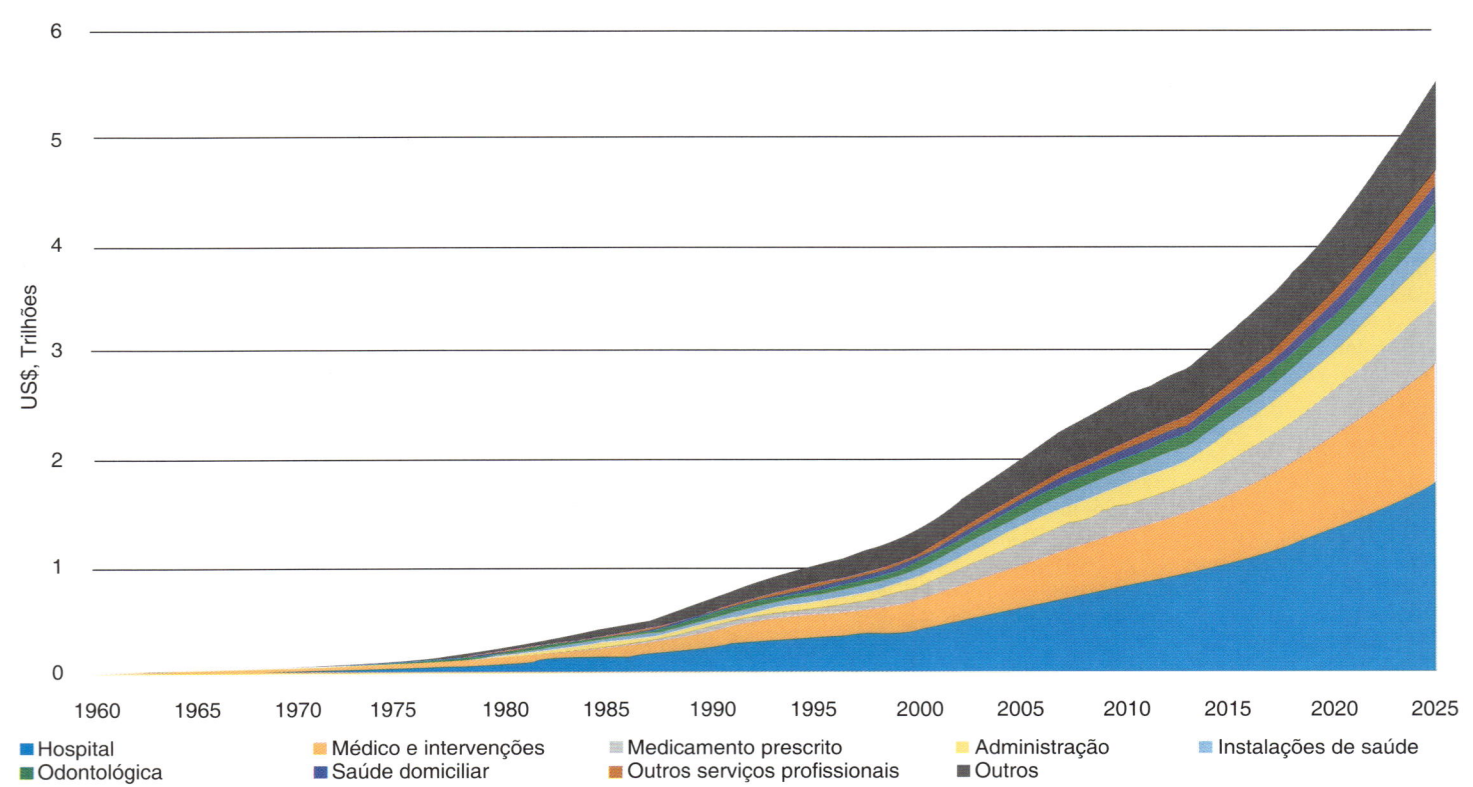

**FIGURA 9.1** Despesas nos EUA com saúde por componentes selecionados, 1960-2025. As estimativas para 1960 a 2015 são baseadas em dados históricos; as estimativas para 2016 a 2025 são projeções. As despesas não levaram em conta a inflação. A administração inclui despesas com seguro de saúde além dos benefícios de saúde pagos, bem como a administração de programas governamentais. (Fonte: CMS National Health Expenditure Data, https://www.cms.gov/Research-Statistics-Data-and-Systems/Statistics-Trends-and Reports/NationalHealthExpendData/index.html. Acesso em 10 de maio de 2019.)

Os médicos também têm um papel crítico em garantir que os recursos de saúde sejam alocados com sabedoria. Infelizmente, cerca de um terço dos gastos com saúde nos EUA provavelmente não melhora a saúde. Por exemplo, cerca de 10% dos pacientes em UTI são identificados por especialistas em terapia intensiva como recebendo tratamento claramente fútil. Os médicos comumente superestimam os benefícios e subestimam os danos do rastreamento, dos exames complementares e dos tratamentos.[8] Como resultado, exames ou procedimentos desnecessários aumentam os custos e também podem aumentar a taxa de morbidade ou até a taxa de mortalidade. As tentativas de reduzir esses cuidados médicos desnecessários e até prejudiciais precisam, é claro, ser equilibradas, garantindo que os cuidados potencialmente benéficos não sejam reduzidos.

### REFERÊNCIAS BIBLIOGRÁFICAS

*As referências bibliográficas, bem como os outros materiais suplementares deste livro, encontram-se no GEN-IO, nosso ambiente virtual de aprendizagem.*

## 10

# QUALIDADE, SEGURANÇA E VALOR
ROBERT M. WACHTER

Durante as últimas duas décadas, muitos estudos demonstraram que a qualidade e a segurança dos cuidados de saúde modernos deixam muito a desejar, apesar do fato de a maioria dos médicos ser bem treinada e trabalhar muito. No entanto, a evidência é inegável, com documentação clara de variações impressionantes nos padrões de cuidado que não são apoiados por evidências nem justificados por desfechos, grandes lacunas entre as melhores práticas baseadas em evidências e a prática atual e um número impressionante de erros médicos graves, que, por pelo menos uma estimativa, é a terceira principal causa de morte nos EUA depois de doenças cardíacas e câncer.[1] O reconhecimento desses problemas de qualidade e segurança catalisou uma grande transformação no pensamento e na prática, com novas tecnologias, regulamentações, modelos de treinamento, sistemas de incentivos e muito mais.

Para avaliar o problema e como abordá-lo, é necessário compreender a mensuração e o aprimoramento da qualidade, a segurança dos pacientes e o valor, que é a confluência de segurança, qualidade e custo.

### QUALIDADE

#### Definição

A qualidade do atendimento foi definida pela National Academy of Medicine como "o grau de aumento da probabilidade de desfechos de saúde desejados dos serviços de saúde para indivíduos e para populações e é consistente com o conhecimento profissional atual". Inclui seis metas para um sistema de saúde de qualidade, enfatizando que a qualidade envolve mais do que a prestação de cuidados baseados em evidências (Tabela 10.1). No entanto, a medicina baseada em evidências (MBE) (Capítulo 8) fornece grande parte da base científica para a mensuração e o aprimoramento da qualidade. Anteriormente, a falta de evidências clínicas e o modelo de aprendizagem do treinamento médico promoveram um estilo de prática idiossincrática pelo qual um médico sênior ou um centro médico famoso determinava o padrão de atendimento – uma tradição às vezes denominada *medicina baseada em eminência*. Sem desmerecer o valor da experiência e do julgamento clínico maduro, o paradigma moderno para determinar a prática ideal mudou impulsionado pela explosão na pesquisa clínica durante os últimos 30 anos; por exemplo, o número de ensaios clínicos randomizados cresceu de 350 por ano em 1970 para mais de 31.000 por ano em 2015. Essa pesquisa ajudou a definir as "melhores práticas" em muitas áreas da medicina, desde estratégias preventivas para um paciente ambulatorial de 62 anos saudável (Capítulo 12) ao tratamento de um paciente com infarto agudo do miocárdio e choque cardiogênico (Capítulos 64 e 99).

**Tabela 10.1** As seis metas de qualidade do Institute of Medicine.

| |
|---|
| Segurança do paciente |
| Centralidade no paciente |
| Efetividade |
| Eficiência |
| Pontualidade |
| Equidade |

De Committee on Quality of Health Care in America, Institute of Medicine. *Crossing the Quality Chasm: A New Health System for the 21 st Century*. Washington, DC: National Academy Press; 2001.

A tríade donabediana (também conhecida como avaliação para a gestão), que divide as medidas de qualidade em *estrutura* (como o cuidado é organizado), *processo* (o que é feito) e *desfechos* (o que acontece com o paciente), representa o construto mais popular para a medição da qualidade. Cada elemento da tríade tem vantagens e desvantagens importantes como medida de qualidade (Tabela 10.2). Muitas medidas de qualidade amplamente utilizadas são medidas de processo para as quais a pesquisa clínica estabeleceu uma ligação entre tais processos e desfechos melhores. Um exemplo é a taxa de administração de ácido acetilsalicílico (AAS) ou um betabloqueador aos sobreviventes de um infarto no miocárdio antes da alta hospitalar (Capítulo 64). No entanto, quando os processos são menos relevantes e a ciência do ajuste pelo perfil de casos tratados (*case-mix*) está adequadamente avançada (p. ex., cirurgia de revascularização miocárdica; Capítulo 65), a medição do resultado (p. ex., taxa de mortalidade ajustada ao risco ou taxa de readmissão em 30 dias) é cada vez mais usada. Em outras áreas que envolvem processos complexos, as medidas

**Tabela 10.2** Comparação de três medidas de qualidade clínica: a tríade donabediana.

| MEDIDA | DEFINIÇÃO SIMPLES | VANTAGENS | DESVANTAGENS |
|---|---|---|---|
| Estrutura | Como foi organizado o cuidado? | Pode ser muito relevante em um sistema complexo de saúde | Pode não detectar a qualidade do atendimento por médicos individualmente<br>É difícil determinar o "padrão-ouro" |
| Processo | O que foi feito? | Mais facilmente medido e posto em prática do que desfechos<br>Não exige ajuste pelo perfil de casos tratados (*case-mix*)<br>Sem defasagem temporal – pode ser medido quando o atendimento é prestado<br>Reflete diretamente a qualidade (se for cuidadosamente escolhido) | Um representante dos desfechos<br>Nem todos podem concordar com processos de "padrão-ouro"<br>Pode promover a medicina do "livro de receitas", especialmente se os médicos e os sistemas de saúde tentarem "manipular" seu desempenho |
| Desfechos | O que aconteceu com o paciente? | É o que realmente importa | Pode levar anos para ocorrer<br>Pode não refletir a qualidade do atendimento<br>Exige ajuste pelo perfil de casos tratados (*case-mix*) e outros ajustes para evitar a comparação de "maçãs com laranjas" |

Modificada de Donabedian A. The quality of care. How can it be assessed? *JAMA*. 1988; 270:1743-1748; e Shojania KG, Showstack J, Wachter R. Assessing hospital quality: A review for clinicians. *Eff Clin Pract*. 2001; 4:82-90.

estruturais são usadas como representantes da qualidade; exemplos aqui incluem a presença de intensivistas nas unidades de cuidados críticos, um serviço específico para acidente vascular encefálico (AVE) e sistemas computadorizados de prescrição médica. Recentemente, alguns especialistas argumentaram veementemente que seria interessante uma ênfase maior em medições baseadas em desfechos.[2]

### A epidemiologia dos problemas relacionados à qualidade

Agora está bem estabelecido que existem variações grandes e clinicamente indefensáveis nos cuidados a partir de uma cidade para outra. Além disso, a prática dos EUA adere às melhores evidências apenas em um pouco mais que 50% das vezes, mesmo quando a adesão sabidamente se correlaciona com os desfechos clínicos finais.

### Alavancas para mudança

Para médicos, formuladores de políticas de saúde, administradores e pacientes, a evidência de grandes problemas de qualidade levou ao reconhecimento de problemas estruturais que impedem a prestação de cuidados da mais alta qualidade. Esses contratempos incluem a falta de informação sobre o desempenho de um médico ou instituição, a ausência de incentivos para a melhoria da qualidade, o desafio de os médicos em atividade se manterem atualizados com a medicina moderna baseada em evidências e a ausência de um sistema de suporte de tecnologia da informação (TI) para a qualidade.

O primeiro passo na melhoria da qualidade é a criação de padrões de prática para medir a qualidade. Muitas dessas medidas foram promulgadas por várias organizações, incluindo pagadoras (como os Centers for Medicare and Medicaid Services), credenciadoras (como a Joint Commission) e sociedades médicas. Essas medidas identificaram muitas oportunidades para melhoria entre médicos, consultórios e hospitais individuais.

Dado o volume de nova literatura publicada a cada ano, é impossível para um médico individual acompanhar todos os avanços baseados em evidências em sua área. As *diretrizes de práticas*, como aquelas para o tratamento de pneumonia adquirida na comunidade (Capítulo 91) ou a profilaxia de trombose venosa profunda (Capítulo 74), visam sintetizar as melhores práticas baseadas em evidências em um conjunto de recomendações resumidas. Embora as preocupações sobre um "livro de receitas" persistam, há um consenso crescente de que as melhores práticas devem ser "conectadas", se possível. Os principais desafios são atualizar as diretrizes à medida que novos conhecimentos se acumulam e reconhecer a complexidade das diretrizes quando os pacientes apresentam doenças múltiplas e potencialmente sobrepostas. As *vias clínicas* são semelhantes às diretrizes, mas tentam codificar uma série de etapas, geralmente temporais (no dia 1, faça o seguinte; no dia 2, faça o seguinte; e assim por diante), tornando-as mais úteis para processos estereotipados, como o manejo de pacientes após artroplastia do quadril. À medida que mais organizações de prestação de serviços de saúde se tornam computadorizadas, as vias clínicas e as diretrizes são frequentemente traduzidas em *conjuntos de prescrições* ou *sistemas de apoio à decisão clínica* para orientar os médicos no local do atendimento.

Embora o profissionalismo (Capítulo 1) deva ser um incentivo suficiente para que os médicos prestem cuidados de alta qualidade, os médicos são apenas humanos. Por exemplo, os pacientes disruptivos conseguem induzir os médicos a cometer mais erros.[A1] Como resultado, o atendimento de alta qualidade depende tipicamente de um sistema organizado para traduzir a pesquisa em prática e para fornecer o atendimento correto sempre. Esse sistema demanda investimentos significativos (na educação continuada de médicos, contratação de gestores de caso ou farmacêuticos clínicos, construção de sistemas de informação e no desenvolvimento de diretrizes). O sistema de pagamento histórico, que compensa médicos e hospitais com base no volume e não na qualidade, não oferece incentivo para fazer os investimentos necessários, mas essa situação está mudando rapidamente.

### O ambiente mutável para a qualidade

O recente reconhecimento de grandes lacunas na qualidade e da necessidade de mudança sistêmica para melhorar a qualidade promoveu várias iniciativas para catalisar esse aprimoramento. Praticamente todas envolvem várias etapas: definir medidas de qualidade razoáveis (medidas baseadas em evidências; adquirir estruturas, processos ou desfechos apropriados), medir o desempenho de médicos ou sistemas e usar esses resultados para promover mudanças. Esse imperativo final cria o maior grau de incerteza e experimentação.

Embora se possa esperar que simplesmente dar a um médico informações sobre o desempenho anterior geraria uma melhora significativa, essa estratégia produz apenas uma mudança modesta, na melhor das hipóteses. Cada vez mais, uma estratégia mais agressiva e transparente, como a disseminação dos resultados da medição da qualidade para as principais partes interessadas, está sendo adotada. Em alguns casos, a simples transparência é a estratégia principal – a lógica é que os provedores acharão que a exposição de suas lacunas na qualidade é suficientemente preocupante ou embaraçosa para motivar melhoria. Embora haja poucas evidências de que os pacientes usem esses dados para escolher médicos ou hospitais, a própria transparência frequentemente resultou em melhoras impressionantes de algumas medidas de qualidade divulgadas publicamente.

A estratégia mais recente nos EUA é vincular os pagamentos por serviço ao desempenho de qualidade (pagamento por desempenho, ou P4P). Vários programas P4P estão em andamento, mas os primeiros resultados indicam que o pagamento diferenciado leva a ganhos surpreendentemente modestos, além das melhorias alcançadas pela simples transparência.[3] O P4P também suscita várias preocupações, incluindo se os dados de qualidade registrados atualmente são acurados, se os pagamentos devem ir para os melhores desempenhos ou aqueles com as maiores melhorias, se as medidas existentes medem adequadamente a qualidade em pacientes com doenças complexas e se o P4P criará foco indevido em determinadas práticas mensuráveis, resultando em desatenção relativa a outros processos importantes que não estão sendo compensados. Outra preocupação é que uma ênfase exagerada na motivação "extrínseca" (*i. e.*, pagamentos de bônus) pode realmente extinguir a motivação "intrínseca" (*i. e.*, profissionalismo). Uma variação do tema P4P é o programa "sem pagamento em caso de eventos adversos" do Medicare, no qual os pagamentos de hospitais são retidos quando ocorrem determinados eventos adversos "evitáveis", como lesões por quedas ou infecções associadas a cuidados de saúde. Como acontece com o P4P em geral, o impacto de tais programas na qualidade e segurança tem sido surpreendentemente modesto.

### Estratégias para melhoria da qualidade

Quer a motivação seja profissionalismo, constrangimento ou economia, a questão seguinte é como realmente melhorar a qualidade do atendimento. Não existe uma resposta simples; instituições e médicos de sucesso têm usado uma variedade de estratégias. Em geral, a maioria usa uma variação de um ciclo "planejar, fazer, estudar, agir" (PDSA; do inglês, *plan, do, study, act*), reconhecendo que as atividades de melhoria da qualidade devem ser cuidadosamente planejadas e implementadas, que seu impacto precisa ser medido e que os resultados dessas atividades são frequentemente imperfeitos e requerem uma nova montagem.

Além do ciclo PDSA, vários outros tipos de atividades são úteis. A mera quantificação dos dados de desempenho e envio para os médicos individuais ou equipes de profissionais ("auditoria e *feedback*") resulta em melhoras significativas.

Para práticas de melhoria da qualidade que requerem repetição previsível, os esforços para "conectar" a prática ou usar fornecedores alternativos que se concentrem na atividade são frequentemente benéficos. Por exemplo, uma melhor estratégia para aumentar a taxa de vacinação pneumocócica (Capítulo 15) entre pacientes hospitalizados com pneumonia é incorporá-la a um conjunto de pedidos padrão, em papel ou computadorizado. Outro exemplo é ter um enfermeiro removendo os sapatos dos pacientes antes da entrada do médico para aumentar as taxas de exames de pés diabéticos no ambiente ambulatorial (Capítulo 216). Agora que a grande maioria dos hospitais e consultórios médicos têm prontuários eletrônicos, ficou mais fácil medir o desempenho, fornecer *feedback* (retorno) em tempo real aos profissionais e "conectar" as práticas baseadas em evidências ao fluxo de trabalho dos médicos.

Em algumas áreas, porém, a melhoria da qualidade envolve atividades muito mais complexas e interdependentes. Nessas circunstâncias, reunir equipes para examinar suas atuações e participar de um ciclo PDSA é o caminho mais provável para o sucesso. Por exemplo, um grupo de cirurgiões cardíacos do nordeste dos EUA participou de um experimento no qual observaram as atuações uns dos outros, concordaram com as melhores práticas e mediram os desfechos uns dos outros; o resultado foi uma redução de 24% da taxa de mortalidade com cirurgia cardíaca. Muitas organizações de saúde estão adotando uma das metodologias mais sofisticadas, como Lean ou Six Sigma, que envolve o mapeamento de todas as etapas de um processo complexo (p. ex., internação hospitalar) em uma tentativa de erradicar o desperdício. Para um hospital ou clínica, a metodologia precisa escolhida é provavelmente menos importante do que a decisão de adotar uma única forma de abordar processos complexos que precisem de melhorias.

## SEGURANÇA DO PACIENTE

### Epidemiologia

O conceito de "primeiro, não causar danos" começou há mais de 2 milênios, e muitos hospitais têm fóruns periódicos (p. ex., conferências sobre morbidade e mortalidade) para discutir erros. Até recentemente, no entanto, havia pouco ensino sobre a natureza dos erros médicos, investimento em pesquisa de segurança, regulamentação de padrões de segurança ou ênfase em melhorias de segurança, apesar do fato de que cerca de 44.000 a 98.000 americanos morrem a cada ano de erros médicos – o equivalente à queda de um avião todos os dias. Essas mortes podem estar relacionadas a erros de medicação, lacunas no processo de alta, problemas de comunicação nas UTI ou esponjas esquecidas em pacientes cirúrgicos – em resumo, virtualmente todos os aspectos da assistência médica moderna. Além disso, as evidências clínicas e estatísticas detalhadas de segurança abaixo do ideal foram reforçadas por vários erros importantes e inquietantes, às vezes aparentemente relacionados à supervisão inadequada e horas de trabalho prolongadas dos residentes. Esses erros incluem o paciente errado ser submetido a um procedimento importante, operação no membro errado, superdosagem de quimioterapia, mastectomias equivocadas e muito mais. Nos últimos anos, novas classes de erros surgiram devido a sistemas de informação de saúde mal projetados. Além disso, a atenção crescente está se concentrando em áreas que antes eram pouco enfatizadas, como erros de diagnóstico. Digno de nota é que cerca de 1% de todos os médicos respondem por 32% dos processos judiciais por negligência médica pagos nos EUA.[4]

Como os pacientes podem ser prejudicados apesar de receberem o cuidado perfeito (*i. e.*, de uma complicação aceita da cirurgia ou um efeito colateral da medicação), é importante separar os *eventos adversos* dos *erros*. A literatura sobre segurança do paciente comumente define um erro como "um ato ou omissão que resulta em desfecho indesejável e imprevisto ou potencial substancial desse desfecho." Os eventos adversos, por outro lado, são lesões devido ao tratamento médico, e não à doença subjacente do paciente. Essa distinção é crucial. Por exemplo, quando um paciente que recebeu vancomicina apropriadamente prescrita para uma infecção grave causada por *Staphylococcus aureus* meticilinorresistente desenvolve lesão renal apesar de um nível sérico terapêutico, ocorreu um evento adverso, não um erro médico. Por outro lado, se o nível sérico do antibiótico for supraterapêutico porque o paciente recebeu simultaneamente outros agentes nefrotóxicos, então um erro médico teria ocorrido.

### A abordagem moderna para a segurança do paciente

A abordagem histórica dos erros médicos frequentemente consistia em imputar a culpa ao profissional de saúde mais próximo: o médico que fez a cirurgia, o médico que suspendeu a medicação intravenosa ou o enfermeiro/farmacêutico que preparou a quimioterapia. É agora reconhecido que essa abordagem deixa de reconhecer que a maioria dos erros é cometida por indivíduos trabalhadores e bem treinados, e tais erros dificilmente seriam evitados advertindo as pessoas a serem mais cuidadosas ou envergonhando-as e processando-as. Em vez disso, a abordagem moderna, conhecida como *pensamento sistêmico*, sustenta que os humanos inevitavelmente errarão e que a segurança depende da criação de sistemas que antecipem os erros e os previnam ou detectem antes que causem danos. Essa abordagem tem sido a pedra angular dos aperfeiçoamentos de segurança em outras indústrias de alto risco por algum tempo.

O modelo do "queijo suíço" de acidentes, elaborado a partir de inúmeras investigações de acidentes na aviação comercial e na indústria de energia nuclear, por exemplo, enfatiza que erros isolados cometidos por um indivíduo trabalhando em um sistema voltado para a segurança raramente causam danos. Em vez disso, esses erros precisam penetrar várias camadas incompletas de proteção ("camadas do queijo suíço") para causar danos terríveis. A lição é focar não na meta fútil de tentar aperfeiçoar o comportamento humano, mas sim na criação de múltiplas camadas de proteção sobrepostas para diminuir a probabilidade de alinhamento dos "buracos no queijo suíço".

### Como melhorar a segurança do paciente

Baseando-se nesses modelos, o pensamento moderno enfatiza os esforços para projetar e implementar sistemas para prevenir ou detectar erros. Por exemplo, erros em comportamentos de rotina podem ser mais bem evitados com redundâncias e verificações cruzadas na forma de listas de verificação, releituras e outros procedimentos de segurança padronizados, como contagem de esponjas na sala de operação, sinalização do local cirúrgico antes de uma cirurgia, ou perguntando aos pacientes seus nomes antes de administrar um medicamento. Nos últimos anos, o uso de listas de verificação para a colocação de cateteres centrais e para preparar os pacientes para a cirurgia resultou em reduções notáveis das taxas de morbidade e mortalidade.[5] Uma maneira de diminuir os erros na interface pessoa-máquina é pelo uso de "dispositivos à prova de erros", soluções de engenharia que diminuem a probabilidade de erro humano. O exemplo clássico fora da medicina é a modificação dos sistemas de freio de automóveis para tornar impossível colocar um carro em marcha à ré quando o pé do motorista está fora do freio. Na área de saúde, os dispositivos à prova de erros incluem a troca dos bicos e conectores de gás para que os anestesiologistas não possam enganchar o gás errado, como nitrogênio em vez de oxigênio, e administrá-lo ao paciente. Dada a complexidade cada vez maior da medicina moderna, a inclusão desses dispositivos em bombas de infusão intravenosas, desfibriladores, ventiladores mecânicos e sistemas computadorizados de prescrição médica é crucial para a segurança.

Além de sistemas melhores, a comunicação e o trabalho em equipe precisam ser aprimorados. Todos os pilotos comerciais são obrigados a fazer cursos de "gerenciamento de recursos da tripulação", nos quais eles treinam para emergências com outros membros da tripulação, aprendem a nivelar hierarquias que possam sufocar a comunicação aberta, comunicar-se claramente com a linguagem padrão e usar listas de verificação e outras abordagens sistemáticas. A evidência de que tais intervenções na assistência médica irão melhorar a segurança dos pacientes é cada vez mais persuasiva. Por exemplo, as melhores práticas farmacêuticas coordenadas conseguem reduzir os erros de medicação após a alta hospitalar, e as abordagens baseadas em equipe conseguem reduzir as quedas dos pacientes hospitalizados. A meta é uma "cultura de segurança" – um ambiente no qual o trabalho em equipe, a comunicação clara e a franqueza sobre erros, tanto com outros profissionais de saúde quanto com pacientes, seja a norma.

Outro princípio fundamental para garantir a segurança dos pacientes é aprender com os próprios erros. Os sistemas seguros têm uma cultura na qual os erros são discutidos abertamente, muitas vezes em conferências sobre morbidade e mortalidade. Para serem mais úteis, essas discussões devem ser interdisciplinares (envolvendo médicos e outros profissionais de saúde), identificar quando os erros ocorreram e enfatizar o pensamento sistêmico e as soluções; elas não devem ser punitivas. Além das discussões francas durante as conferências, as organizações seguras criam mecanismos para ouvir sobre os erros do pessoal da linha de frente, frequentemente por meio de "sistemas de relatório de incidentes"; eles também realizam análises detalhadas da "causa raiz" de erros maiores ou "eventos sentinela" em um esforço para definir todas as camadas de queijo suíço que precisam ser aperfeiçoadas. A importância da comunicação aberta também se estende aos pacientes. Nos EUA, a divulgação de erros agora é exigida pela Joint Commission. Os pacientes e famílias valorizam tal abertura, e evidências razoavelmente fortes indicam que a divulgação de erros poderia diminuir a chance de um processo legal por negligência médica.

Por fim, há uma crescente valorização da importância de uma força de trabalho bem treinada, bem equipada, descansada e experiente[6] para a prestação de cuidados seguros. Razões enfermeiros/pacientes mais baixas, falta de residentes,[7,8] longas horas de trabalho para residentes, baixos volumes cirúrgicos[9] e falta de certificação do conselho estão todos ligados a desfechos ruins para os pacientes. Sistemas mais seguros não podem ser criados se os profissionais de saúde estiverem sobrecarregados ou treinados ou supervisionados de modo insatisfatório. Por exemplo, eventos adversos sérios são mais comuns em pacientes admitidos no fim de semana do que em um dia de semana.[10] Nos EUA, o Accreditation Council for Graduate Medical Education limitou o horário de trabalho dos residentes e proibiu os residentes do primeiro ano de trabalhar em turnos de 24 horas.

As evidências até agora confirmam que esses padrões melhoraram a qualidade de vida dos residentes, mas não a segurança do paciente, provavelmente em razão do aumento concomitante de trocas de risco (na verdade, a proibição de turnos de 24 horas foi suspensa em 2017 com base nesses estudos).[A3] Do mesmo modo, os dados indicam que os riscos de desfechos adversos de procedimentos diurnos eletivos são semelhantes, independentemente de o cirurgião ter trabalhado na noite anterior ou não.[11]

Quando não houver evidências comparativas e à luz do alto custo das intervenções, como aperfeiçoamento da equipe, implantação de sistemas computadorizados de prescrição médica e treinamento do trabalho em equipe, mesmo as instituições comprometidas com a segurança precisam frequentemente fazer escolhas difíceis. Dada a tendência natural de focar em práticas que sejam medidas, publicamente relatadas e remuneradas, as instituições e médicos tendem a se concentrar primeiro em áreas que estejam sujeitas à regulamentação ou em iniciativas com múltiplos benefícios potenciais, como a informatização. Por exemplo, a informatização foi promovida nos EUA por um programa de incentivo federal, que, entre 2010 e 2015, forneceu bilhões de dólares para hospitais e médicos que implementaram sistemas computacionais atendendo a certos padrões de "uso relevante". Hoje, mais de 90% dos hospitais dos EUA e 80% dos consultórios usam registros de saúde eletrônicos, com algumas evidências de segurança aprimoradas como resultado.

Como o aperfeiçoamento da cultura é difícil de medir e regulamentar, existe a preocupação de que não seja uma prioridade tão alta quanto deveria. Além disso, uma cultura de segurança depende do equilíbrio entre o imperativo de melhorar os sistemas e a necessidade de definir e fazer cumprir a responsabilidade. O campo de segurança está cada vez mais enfatizando a aplicação mais ativa de políticas que tratam de problemas como comportamento disruptivo por médicos e falha em aderir a práticas de segurança baseadas em evidências.[12] As organizações que são particularmente adeptas da recuperação de erros e da garantia da segurança são chamadas de organizações de "alta confiabilidade". O termo "sistema de aprendizagem em saúde" é usado para se referir a organizações que aprendem iterativamente com sucessos e fracassos.

## VALOR: CONEXÃO DE SEGURANÇA E QUALIDADE AO CUSTO

Fora dos cuidados de saúde, a maioria das decisões de compra são baseadas no valor percebido: (qualidade + segurança) ÷ custo. As decisões de saúde, historicamente, não têm sido feitas dessa maneira, em parte devido à capacidade limitada dos pacientes e pagadores de fazer julgamentos racionais sobre a qualidade e a segurança de determinado profissional de saúde ou sistema, e em parte porque o seguro de saúde isola os pacientes do custo total do atendimento. Nos EUA, que gastam quase 20% de seu Produto Interno Bruto (PIB) e cerca de duas vezes mais que outros países de alta renda[12b] em saúde, as pressões políticas estão cada vez mais sendo exercidas sobre toda a equação de valor, ou seja, promoção do valor, não do volume. Por exemplo, o programa Value-based Purchasing do Medicare modifica o reembolso do hospital com base nas pontuações de qualidade, segurança e satisfação do paciente. A iniciativa de readmissão da organização ameaça cortes substanciais no reembolso aos hospitais com taxas de readmissão de 30 dias mais altas do que o esperado. Outros programas federais procuram levar médicos e hospitais a acordos em que aceitem um pagamento fixo para o manejo de uma população de pacientes (Accountable Care Organizations) ou por um episódio de doença (pagamentos agrupados). Embora tais programas sejam controversos e de sucesso não comprovado,[12c] eles fazem parte de um foco crescente na qualidade, na segurança, na experiência do paciente e nos custos do atendimento. Curiosamente, o cuidado dos pacientes do Medicare nos principais hospitais de ensino está associado a melhores resultados sem custos mais elevados.[12d]

Recentemente, tem havido uma ênfase crescente na tentativa de identificar e eliminar cuidados de baixo valor – cuidados que agreguem custos, mas nenhum benefício, ou benefício insuficiente. Embora muitas das técnicas descritas anteriormente (auditoria e *feedback*, melhores práticas estruturais, cultura de aperfeiçoamento) sejam aplicáveis a esses esforços, o fato de que médicos e organizações de saúde podem se beneficiar financeiramente de tais cuidados (como no caso de procedimentos desnecessários) ou que os pacientes possam solicitá-los (como antibióticos desnecessários para infecções virais) significa que os esforços para eliminar cuidados de baixo valor muitas vezes assumem uma dimensão pública, até mesmo política. Ainda não se sabe se as tentativas de entender essa superutilização podem compensar essas pressões nacionalmente.

### Recomendações de grau A

A1. Schmidt HG, Van Gog T, Schuit SC, et al. Do patients' disruptive behaviours influence the accuracy of a doctor's diagnosis? A randomised experiment. *BMJ Qual Saf*. 2017;26:19-23.
A2. Barker AL, Morello RT, Wolfe R, et al. 6-PACK programme to decrease fall injuries in acute hospitals: cluster randomised controlled trial. *BMJ*. 2016;352:1-9.
A3. Bilimoria KY, Chung JW, Hedges LV, et al. National cluster-randomized trial of duty-hour flexibility in surgical training. *N Engl J Med*. 2016;374:713-727.

### REFERÊNCIAS BIBLIOGRÁFICAS

*As referências bibliográficas, bem como os outros materiais suplementares deste livro, encontram-se no GEN-IO, nosso ambiente virtual de aprendizagem.*

# 11

# MANEJO ABRANGENTE DAS DOENÇAS CRÔNICAS

JAMES D. RALSTON E EDWARD H. WAGNER

A Organização Mundial da Saúde define as doenças crônicas como "problemas de saúde que demandam manejo contínuo por um período de anos ou décadas". Essa definição abrange uma ampla gama de condições de saúde (física, mental e comportamental). Independentemente da causa ou da fisiopatologia, as condições crônicas exigem atenção e adaptações contínuas por parte dos pacientes e seus entes queridos, bem como cuidados de profissionais. O aprimoramento dos cuidados para doenças crônicas foi facilitado pela compreensão de que indivíduos com uma ampla gama de condições crônicas de saúde têm necessidades semelhantes para minimizar a morbidade e otimizar a qualidade de vida (Tabela 11.1). Como essas necessidades são compartilhadas entre as condições, o manejo clínico dessas doenças aparentemente díspares exige capacidades e funções semelhantes. O desenho e a organização do cuidado que leva a melhores desfechos são notavelmente semelhantes para condições tão clinicamente diferentes como diabetes melito, depressão e transtornos de abuso de substâncias.

Para viver de maneira efetiva com suas condições de saúde e administrar seus tratamentos, os pacientes precisam ter acesso a informações essenciais, habilidades e incentivo. Eles também precisam receber terapia baseada em evidências e cuidados preventivos ao longo do tempo para melhorar o controle da doença e reduzir o risco de complicações e exacerbações. Como as doenças crônicas raramente são curadas e frequentemente mudam com o tempo, o cuidado efetivo envolve monitoramento

| Tabela 11.1 | Necessidades comuns de pacientes com doença crônica. |
|---|---|

- Suporte e informações que possibilitem que os pacientes sejam competentes na gestão de sua saúde e doença
- Atenção às questões psicossociais e econômicas que agravam a doença e complicam o atendimento
- Tratamento clínico e comportamental efetivo que mantenha a condição sob controle e otimize o estado de saúde
- Cuidado preventivo efetivo para reduzir o risco de complicações e outras morbidades
- Monitoramento contínuo da condição do paciente para detectar e responder aos problemas no início de seu curso
- Intensificação do manejo e suporte durante os períodos de alto risco
- Coordenação de cuidados para aumentar a eficiência e a efetividade dos encaminhamentos e para prevenir os contratempos que comumente ocorrem durante as transições de cuidados

contínuo e ajustes por parte dos pacientes e cuidadores. Quando os pacientes com doenças crônicas passam por períodos de gravidade e risco aumentados, eles frequentemente se beneficiam da intensificação do manejo e do suporte. O cuidado de pessoas com doenças crônicas geralmente envolve vários profissionais de saúde e estabelecimentos de assistência, e tem de ser coordenado de maneira efetiva por uma equipe bem organizada.

## METAS DO MANEJO NOS CUIDADOS CRÔNICOS

As metas do manejo de cuidados crônicos são atender às necessidades mencionadas anteriormente de pacientes com doenças crônicas de maneira rotineira e eficiente. As condições crônicas, sejam clínicas ou psiquiátricas, apresentam desafios para os pacientes e seus cuidadores muito diferentes daqueles de doenças ou lesões agudas. As decisões e os comportamentos adotados pelos pacientes para lidar com sua doença, geralmente chamados de automanejo, influenciam a evolução e os desfechos da maioria das doenças crônicas de maneira importante. Os pacientes tomam decisões e agem para lidar com os sintomas, enfrentando os impactos sociais e emocionais da doença, monitorando sua condição, tomando medicamentos, ajustando o estilo de vida e interagindo com o sistema de saúde. A maioria precisa de treinamento e apoio contínuo para se tornarem gestores competentes de sua saúde e doença. A competência e a confiança do automanejo dos pacientes têm grande impacto nos desfechos. Por exemplo, participantes em programas de treinamento de automanejo de diabetes ou hipertensão geralmente experimentam reduções clinicamente significativas nos níveis de hemoglobina $A_{1c}$ ou pressão arterial sem grandes mudanças na terapia medicamentosa. O automanejo pode ser aprimorado em pacientes de todos os grupos socioeconômicos, capacitando-os, treinando-os e apoiando-os. O suporte de automanejo moderno é um processo colaborativo, em vez de didático, que busca a concordância entre as perspectivas dos profissionais de saúde e dos pacientes sobre os objetivos do tratamento e as ações necessárias para atingir esses objetivos. A colaboração com os pacientes é particularmente importante para indivíduos com múltiplas condições crônicas, nos quais uma diretriz de prática clínica para uma condição precisa frequentemente ser balanceada com as diretrizes de outras condições para atender às metas e preferências de cada paciente.

Considerando que as metas primárias do cuidado das doenças agudas são a cura e a recuperação, a cura não é uma opção para a maioria das doenças crônicas, que muitas vezes são caracterizadas por deterioração lentamente progressiva, mesmo com cuidados excelentes. No entanto, o controle das anormalidades metabólicas ou fisiológicas ou sintomas resultantes dos processos fisiopatológicos subjacentes (controle da doença) agora é possível para a maioria das condições crônicas. Os medicamentos e outras terapias tentam: minimizar a morbidade, limitar mais danos aos órgãos, reduzir o risco de exacerbações e complicações e manter a qualidade de vida e as funções vitais. As anormalidades metabólicas ou fisiológicas ou sintomas usados para avaliar o controle da doença muitas vezes servem como alvos clínicos para orientar o tratamento e como indicadores de desempenho para monitorar o progresso e a qualidade do atendimento para populações de pacientes (p. ex., a porcentagem de pacientes de 18 a 59 anos cuja pressão arterial é < 140/90 mmHg). O controle da doença para muitas condições requer a aplicação rigorosa de protocolos de tratamento baseados em evidências que cuidadosamente aumentam ou intensificam o tratamento até que os alvos clínicos sejam alcançados.[A1]

O monitoramento e a avaliação contínuos dos pacientes crônicos são essenciais para otimizar o tratamento e evitar perdas de seguimento. A revisão regular das atividades de autocuidado reforça sua importância para o paciente e para o gerenciamento geral da doença. As exacerbações e complicações graves das doenças crônicas comuns são potencialmente evitáveis se forem identificadas no início de seu curso e tratadas de forma adequada (p. ex., recorrência de depressão maior, infecção oportunista em pacientes com HIV, úlceras nos pés entre pacientes diabéticos). A periodicidade das avaliações deve mudar à medida que a gravidade da doença aumenta e diminui com o tempo.

Um objetivo cada vez mais importante do gerenciamento eficaz do cuidado crônico é fornecer monitoramento e gerenciamento mais intensivos durante os períodos de alto risco, como transições do hospital para a comunidade ou exacerbações. Os cuidados clínicos ou o gerenciamento de cuidados por enfermeiros, farmacêuticos ou outros profissionais de saúde não médicos permitem um monitoramento mais próximo dos pacientes, ajuda no ajuste da medicação, fornece suporte de automanejo e facilita a coordenação de cuidados. A gestão do cuidado pode ser particularmente importante para abordar os problemas sociais e de saúde comportamentais frequentes que complicam o manejo das doenças físicas. Os programas eficazes de gerenciamento de cuidados podem reduzir a probabilidade de reinternação de pacientes com doenças crônicas que recebem alta hospitalar, reduzir visitas ao departamento de emergência e hospitalizações entre adultos mais velhos ambulatoriais com vários problemas e melhorar o controle da doença.

Os pacientes com doenças crônicas frequentemente recebem serviços médicos e de suporte de vários profissionais de saúde em diferentes locais. Sem uma boa coordenação, as reinternações hospitalares desnecessárias e visitas ao departamento de emergência, lacunas e ineficiências no atendimento e angústia do paciente são muito comuns. Sem a assistência de seus profissionais de saúde primários, os pacientes ou seus entes queridos precisam, com frequência, assumir a responsabilidade pela tarefa onerosa de coordenar o atendimento.

## CORRESPONDÊNCIA ENTRE AS NECESSIDADES DO PACIENTE E O ATENDIMENTO PRESTADO

A porcentagem de pacientes crônicos com bom controle varia amplamente de uma unidade de saúde para outra, mesmo após o ajuste para as diferenças entre os pacientes. Quando as unidades de saúde são auditadas, as falhas em seguir as diretrizes baseadas em evidências ou as perdas no acompanhamento aparecem quase que aleatoriamente em diferentes intervenções e entre os pacientes da mesma unidade de saúde, sugerindo que estejam relacionadas a falhas nos sistemas de atendimento e não a lacunas cognitivas. O que, então, distingue as unidades de saúde que têm altas taxas de controle das principais condições crônicas da maioria com taxas de controle muito mais baixas?

Os sistemas de atendimento ambulatorial foram organizados durante séculos para reagir a condições agudas, e não para atender às necessidades contínuas dos doentes crônicos. O foco em fazer um diagnóstico e iniciar o tratamento para o problema em questão deixa pouco tempo para atender às necessidades menos urgentes, como ajuste de medicação, suporte de automanejo e cuidados preventivos. Os sistemas de reembolso que favorecem vários encontros curtos agravam o problema.

O não cumprimento das diretrizes baseadas em evidências e o acompanhamento e a atenção insuficiente ao automanejo do paciente são os principais responsáveis pelo controle inadequado das doenças crônicas. As diretrizes para a maioria das condições crônicas incluem recomendações para incrementar ou intensificar o tratamento quando os alvos clínicos não forem alcançados. A falha em intensificar o tratamento em pacientes que não alcançaram as metas terapêuticas, chamada inércia clínica, foi encontrada em uma grande porcentagem de pacientes com diabetes melito, hipertensão arterial, depressão e outras doenças crônicas não controladas. Os médicos têm relutância compreensível em aumentar as doses dos medicamentos ou em adicionar novos medicamentos, mas as preocupações sobre a toxicidade ou não adesão do paciente podem ser mitigadas se as unidades de saúde tiverem abordagens organizadas para intensificar o tratamento e monitorar atentamente seu impacto.

As deficiências na infraestrutura de uma unidade de saúde e de pessoal e no ambiente profissional agravam as dificuldades de atender às necessidades dos pacientes com condições crônicas. Apesar dos sistemas de prontuários eletrônicos, muitas unidades de saúde ainda têm dificuldade em gerenciar populações de pacientes ou medir a qualidade de seus cuidados. Cada vez mais os médicos do atendimento primário não sabem quando seus pacientes são hospitalizados. Os esforços para melhorar a qualidade do atendimento crônico precisam se concentrar na melhoria da infraestrutura e dos sistemas das unidades de saúde que os médicos ocupados precisam para atender às necessidades de seus pacientes.

### Intervenções que melhoram o atendimento e os desfechos das doenças crônicas

Uma ampla gama de mudanças sistêmicas pode melhorar o atendimento e os desfechos das principais doenças crônicas. Essas mudanças se enquadram em quatro categorias gerais. As *intervenções direcionadas para o paciente* tentam aumentar o conhecimento dos pacientes, aumentar seu envolvimento no cuidado e alterar seu comportamento. As *intervenções direcionadas para o profissional de saúde* fornecem *feedback* aos profissionais de saúde sobre a qualidade de seus cuidados e tentam influenciar o conhecimento e o comportamento deles por meio de educação e lembretes. As *mudanças organizacionais* geralmente se concentram na composição e no funcionamento da equipe de atendimento, a organização dos encontros com os pacientes (p. ex., consultas planejadas) e o manejo de pacientes fora do consultório (p. ex., acompanhamento, manejo dos cuidados e coordenação do cuidado). As *intervenções de tecnologia da informação* incluem o uso de lembretes eletrônicos e outros programas de apoio à decisão para o gerenciamento de populações e pacientes. Evidências crescentes sugerem que o uso de bancos de dados de pacientes (prontuários) para medir o desempenho, identificar indivíduos que precisam de cuidados e planejar o atendimento de pacientes individuais pode ser a função de tecnologia da informação que mais contribui para melhorar o atendimento aos pacientes crônicos.

As intervenções direcionadas para os profissionais de saúde, sobretudo programas educacionais, geralmente demonstram efeitos fracos. Por outro lado, as intervenções que promovem o automanejo do paciente e mudam a composição ou o funcionamento da equipe de saúde têm os efeitos mais salutares.

Em todas as condições, atribuir responsabilidades pelo cuidado de pacientes aos membros não médicos das equipes de saúde conduz consistentemente a melhorias significativas nos processos de cuidados baseados em evidências, controle de doenças e outros desfechos. Os pacientes mais bem informados têm melhores desfechos quando recebem cuidados de profissionais de saúde mais informados que são apoiados por uma equipe de saúde bem organizada e com tecnologia de informação apropriada.

### Modelo de cuidados crônicos

Desenvolvido no final da década de 1990, o modelo de cuidados crônicos resume os elementos básicos para melhorar o cuidado de pessoas com doenças crônicas (e-Figura 11.1). Este modelo identifica seis características de um sistema de saúde que facilita a atenção de alta qualidade para doenças crônicas: apoio ao automanejo, desenho de sistema de atendimento, apoio à decisão, sistemas de informação clínica, organização de saúde e recursos da comunidade. As mudanças baseadas em evidências nessas seis áreas promovem interações produtivas dos pacientes informados que tomam parte ativa em seus cuidados e equipes de saúde organizadas para atender às suas necessidades.

O modelo de cuidados crônicos pressupõe que os pacientes com doenças crônicas tenham um médico do atendimento primário, generalista ou especialista, que assume a responsabilidade pelo manejo dos pacientes e pela coordenação das atividades de outros profissionais de saúde e instituições que prestam aconselhamento e serviços. Esse modelo postula que desfechos importantes para os pacientes, como a prevenção da morbidade, mortalidade e idas evitáveis ao departamento de emergência e hospitalizações, podem ser afetados por cuidados médicos produtivos. Há cada vez mais evidências de que a implementação dos elementos do modelo de atenção crônica esteja associada a melhorias na atenção e nos desfechos das doenças crônicas. As interações produtivas são mais prováveis quando os pacientes participam ativamente de seus cuidados. Para fazer isso, os pacientes se beneficiam de ter as informações relevantes e habilidades necessárias para o manejo de sua doença, bem como apoio e incentivo contínuos para superar a negação e a passividade.

O outro parceiro nas interações produtivas é o médico do atendimento primário e a equipe de saúde. Antes das consultas de pacientes com doenças crônicas, as equipes de saúde devem revisar as informações acessíveis para determinar quais serviços são necessários, ter atribuições claras ou prescrições permanentes para o fornecimento desses serviços e incluir profissionais treinados para executá-los. Embora os seis elementos do modelo de atendimento crônico contribuam para um sistema de atendimento que consiga gerenciar com efetividade as doenças crônicas, mudanças em duas categorias – desenho do sistema de atendimento e apoio ao automanejo – são essenciais para melhorar o controle da doença e reduzir as taxas de morbidade e mortalidade.

### Desenho do sistema de prestação de atendimento

#### Cuidados de equipe

A meta do projeto do sistema de prestação de atendimento é combinar a organização da prestação do atendimento às necessidades dos pacientes crônicos. Sem a ajuda de uma equipe, é improvável que os médicos, no decurso de uma consulta de 15 a 20 minutos, consigam controlar efetivamente problemas intercorrentes, revisar e ajustar o tratamento, fornecer avaliações recomendadas e cuidados preventivos, discutir metas e planos de automanejo, e plano de acompanhamento. O planejamento de cuidados de equipe efetivos começa com a consideração das várias tarefas necessárias para atender às necessidades dos pacientes crônicos e garantir a adesão às diretrizes. As tarefas principais são alocadas aos membros mais adequados da equipe de saúde (Tabela 11.2).[1] O envolvimento de rotina da equipe nas visitas do paciente é facilitado por protocolos ou ordens permanentes que orientam a ação independente da equipe não clínica. Reuniões breves, muitas vezes chamadas de encontros, antes das sessões clínicas possibilitam que as equipes de saúde revisem os dados principais (com frequência obtidos nos prontuários) dos pacientes agendados, para identificar os serviços necessários e planejar seu fornecimento. A meta é maximizar a produtividade de cada interação com o paciente.

A mudança específica associada às maiores melhorias nos desfechos das doenças crônicas é o maior envolvimento dos membros não médicos das equipes de saúde às necessidades de cuidados clínicos do paciente. Por exemplo, adicionar leigos que fizeram treinamento por curtos períodos às equipes de atenção primária aumentou significativamente a probabilidade de os pacientes atingirem as metas específicas para cada doença, como exames de retina diabética e controle efetivo da pressão arterial.

#### Interações planejadas

Grande parte do manejo de cuidados crônicos envolve cuidados preventivos previsíveis ou atividades de manejo de doenças, que são frequentemente adiadas quando os pacientes com doenças crônicas procuram atendimento em razão de um agravo agudo. A disponibilidade de dados-chave do paciente dá às equipes de saúde a oportunidade de atualizar o cuidado com doenças crônicas, mesmo durante as consultas decorrentes de condições mais urgentes. Armados com informações de sistemas de lembretes de prontuários eletrônicos, os membros não médicos da equipe de saúde podem aplicar vacinas contra gripe, fazer exames dos pés de pacientes diabéticos e outras ações baseadas em evidências. As equipes

| Tabela 11.2 | Exemplos de papéis e tarefas nos cuidados com base na equipe. |
|---|---|
| **FUNÇÃO** | **TAREFAS** |
| Assistente médico[a] | Planejamento da pré-visita; treinamento em saúde; escrever para fornecedores; conduzir o contato com o paciente; reconciliar medicamentos; executar injeções, testes e procedimentos dentro da licença |
| Enfermeiro | Manejo de cuidados complexos; visitas compartilhadas com os médicos; visitas de cuidados preventivos; visitas independentes com medicamentos titulados segundo protocolo preestabelecido |
| Farmacêutico clínico | Aconselhar sobre o uso e a dosagem de medicamentos; trabalhar com os pacientes para resolver problemas de medicação e melhorar a adesão; auxiliando na simplificação dos esquemas medicamentosos para pacientes em uso de vários medicamentos (polifarmácia) |
| Leigo | Treinamento em saúde; facilitar e participar do aprimoramento da qualidade; conectar os pacientes com os recursos da comunidade |
| Especialista em saúde comportamental | Trabalho com a equipe no mesmo local promove um atendimento consistente; tratamento a curto prazo; facilitação do encaminhamento para pacientes com necessidades de cuidados especializados e a longo prazo |
| Assistente social | Abordagem das barreiras socioeconômicas no cuidado; coordenação do atendimento; fornecimento de consulta de saúde comportamental; treinamento em bem-estar |
| Médico do atendimento primário | Liderar a equipe; compartilhar poder, controle e tomada de decisão no atendimento do paciente com outras pessoas da equipe; apoiar os membros da equipe para trabalhar no máximo de suas competências |

[a]N.R.T.: Esta profissão não existe no Brasil.
Adaptada de Wagner EH, Flinter M, Hsu C, et al. Effective team-based primary care: observations from innovative practices. *BMC Fam Pract.* 2017;18:13.

também podem iniciar consultas planejadas com pacientes que não conseguiram atingir as metas do tratamento ou perderam o acompanhamento. Outro formato para o atendimento planejado é a consulta em grupo, em que os pacientes recebem o atendimento médico primário juntos como um grupo. As sessões em grupo geralmente incluem as mesmas atividades de *check-in* de uma consulta individual, seguidas de breves comunicações individuais entre o médico do atendimento primário e cada paciente, oportunidades para consultas particulares e uma sessão educacional com ampla oportunidade para interação dos pacientes. Aproximadamente 30 a 50% dos pacientes do programa de consultas em grupo comparecem às mesmas, e muitos preferem receber muitos de seus cuidados nesse ambiente.

### Acompanhamento e manejo de cuidados

O acompanhamento adaptado às necessidades do paciente e à gravidade clínica da doença é um componente crítico do manejo efetivo do cuidado crônico. Tradicionalmente, o acompanhamento consiste em consultas médicas presenciais periódicas, cuja frequência é limitada pelo custo e conveniência. Amplas evidências indicam que o acompanhamento por telefone, *e-mail* seguro ou telemedicina pode ser custo-efetivo e muito mais flexível do que a dependência total em repetidas consultas presenciais. Os membros não médicos da equipe, guiados por protocolos com critérios de referência claros, conseguem gerenciar com efetividade grande parte desse acompanhamento. O automonitoramento pelos pacientes é um componente importante dos planos de acompanhamento para muitas doenças crônicas e é especialmente útil quando os pacientes usam os resultados para ajustar seu tratamento, além de para informar sua equipe de saúde. A coleta de dados de automonitoramento com o único propósito de levá-los ao consultório médico parece ser muito menos efetiva.

Os indivíduos com doenças crônicas com alto risco de hospitalização, de alojamento em casas de repouso, de complicações maiores ou morte, muitas vezes passam por períodos em que monitoramento e manejo mais intensivos seriam úteis. Os pacientes com quadros menos graves também precisam de acompanhamento mais atento durante exacerbações ou doenças intercorrentes, após a alta hospitalar ou quando as doses dos medicamentos estão sendo tituladas ou quando os medicamentos são trocados. Os pacientes em estado grave apresentam, com frequência, múltiplas condições crônicas, que são complicadas por depressão e outros transtornos psicossociais. Em resposta a essas necessidades, proliferaram programas de manejo de cuidados que se comunicam regularmente com os pacientes, eletrônica ou pessoalmente. Esses programas avaliam as condições do paciente, revisam e apoiam as metas e planos de ação de automanejo, ajudam a coordenar o atendimento entre os profissionais de saúde e os estabelecimentos de atendimento e podem ajudar a administrar os medicamentos. É mais provável que o manejo de cuidados seja mais efetivo se o gestor dos cuidados colaborar de perto com o médico do atendimento primário, se tiver metas de manejo específicas (p. ex., melhorar o controle da doença ou melhorar as funções vitais), se influenciar o esquema medicamentoso direta ou indiretamente e se revisar seu número de casos regularmente com especialistas clínicos.[2] Os programas atuais de manejo de cuidados parecem ser mais efetivos quando visam a uma doença isolada ou um número limitado de condições de saúde com tarefas específicas e metas de melhoria. Os programas direcionados para o manejo da multimorbidade mais ampla em pacientes que correm risco de hospitalização mostraram melhorias no estado de saúde autorrelatado e na satisfação do paciente, mas até agora não reduziram o custo, a taxa de mortalidade ou a utilização de cuidados primários ou especializados.[A2]

### Apoio ao automanejo

Já foi demonstrado que a educação didática do paciente por si só tem pouco ou nenhum impacto no comportamento do mesmo ou no controle da doença. Para mudar seu estilo de vida, tomar os medicamentos de acordo com as instruções, lidar com os sintomas e o estresse e enfrentar os outros desafios de viver com doenças crônicas, os pacientes precisam participar ativamente de seus cuidados, para compreender e colaborar com os médicos na avaliação dos problemas e recomendações, e para aprender as habilidades necessárias para realizar as recomendações. Os pacientes mais ativos são mais propensos a se envolver em comportamentos de automanejo relevantes e a usar os cuidados de saúde de forma mais efetiva; portanto, os pacientes devem ser empoderados para ter participação ativa em seus cuidados de saúde.

Intervenções em grupo e individuais podem ajudar os pacientes a compreender sua doença e seu tratamento e dar-lhes as habilidades e a confiança necessárias para o automanejo competente. Em geral, esses programas compartilham características comuns que incluem o ensino de habilidades críticas (p. ex., automonitoramento, uso de medicamentos), a elaboração colaborativa de metas realistas e planos de ação para atingir essas metas. Embora os cursos de automanejo viabilizados por colegas ou líderes profissionais melhorem o controle em doenças como diabetes melito, hipertensão arterial, doença pulmonar obstrutiva crônica (DPOC)[A3] e outras doenças crônicas, seus efeitos diminuem após o término do programa; portanto, o acompanhamento e o reforço sustentados são essenciais. O apoio ao automanejo a longo prazo é mais bem realizado pela equipe de atenção primária no contexto do cuidado contínuo de doenças crônicas. Embora a orientação e o incentivo de um médico sejam importantes, a maioria dos médicos da atenção primária não tem tempo nem treinamento para ajudar os pacientes a definir metas comportamentais, elaborar planos de ação e, em seguida, fazer o acompanhamento por telefone ou *e-mail* seguro. Membros da equipe de saúde, como enfermeiros, com boas habilidades de comunicação e treinamento adicional como *coaches* de saúde, podem e devem desempenhar essas funções.

### Apoio à decisão

Os esforços para educar os profissionais de saúde têm um impacto limitado no desempenho clínico. Inserir informações e alertas diretamente no fluxo de tomada de decisão é mais útil, embora a "fadiga do alerta" tenha se tornado um problema sério. Mesmo as diretrizes baseadas em evidências mais cuidadosamente elaboradas não terão impacto na prática se não forem integradas ao manejo clínico por meio de modelos, alertas, protocolos, prescrições permanentes e outros esforços para padronizar a atuação profissional.

Muitos pacientes com doenças crônicas que são atendidos por generalistas se beneficiam da orientação e do envolvimento de médicos especialistas. O cuidado verdadeiramente compartilhado, envolvendo comunicação interativa entre médicos da atenção primária e especialistas, melhora os desfechos. Canais de comunicação interativos entre generalistas e especialistas (Capítulo 402) podem ser melhorados com a criação de sistemas por meio dos quais os consultores respondem às perguntas por meio de mensagens seguras em um sistema de prontuário eletrônico ou por meio de um sistema de referência baseado na web.

### Sistemas de informação clínica

Registros bem mantidos, independentes ou incorporados em um prontuário eletrônico, possibilitam que as unidades de saúde identifiquem os pacientes que precisam de serviços adicionais, produzam resumos rápidos dos principais dados clínicos e serviços para futuros encontros com pacientes e medem o desempenho clínico. Os registros permitem que as unidades de saúde monitorem e gerenciem suas populações com doenças crônicas. Por exemplo, os indivíduos que estão atrasados para intervenções preventivas importantes ou que não compareçam às consultas podem ser identificados e contatados com eficiência.

A comunicação eletrônica bidirecional entre pacientes e profissionais de saúde está desempenhando um papel cada vez mais importante no manejo de doenças crônicas.[A4] Os aplicativos de telessaúde, portais da web e dispositivos móveis possibilitam que os profissionais de saúde obtenham e respondam aos dados clínicos dos pacientes e fornecem aos pacientes mecanismos eficientes para responder às suas dúvidas e preocupações.

### Recursos comunitários

Programas e organizações nas comunidades locais de pacientes podem atender com mais efetividade muitas de suas necessidades. Essas demandas incluem transporte, serviços de arrumação da casa, abandono do tabagismo (Capítulo 29), exercícios físicos (Capítulo 13), controle de peso (Capítulo 207), apoio de colegas, apoio e descanso do cuidador, treinamento de automanejo e aconselhamento e assistência financeira. Para os serviços comumente necessários, as unidades de saúde devem pelo menos ser capazes de fornecer informações específicas para aconselhar os pacientes sobre suas melhores opções.

## TRANSFORMAÇÃO DA ATUAÇÃO CLÍNICA

Medidas de controle de doenças e outros indicadores da qualidade no cuidado crônico começam a melhorar apenas quando as unidades de saúde fazem mudanças amplas na maioria dos elementos do modelo de cuidado crônico, de modo que o cuidado de rotina de todos os seus pacientes crônicos seja modificado.[3]

Nos EUA, por exemplo, o aumento da cobertura de seguro e acesso para pacientes com doenças crônicas sob o *Affordable Care Act* melhorou o manejo das doenças crônicas, mas lacunas substanciais persistem, especialmente em populações minoritárias e em estados que não expandiram a cobertura do Medicaid.[4] As rotinas das unidades de saúde e a cultura precisam mudar de maneiras que inicialmente são estranhas e desconfortáveis para muitos profissionais de saúde. O atendimento no formato de equipe significa mais reuniões, novas funções e treinamento adicional dos profissionais. Para ter registros úteis e fornecer atendimento proativo, as unidades de saúde muito movimentadas precisam definir sua população de pacientes e aprender a manipular *softwares* e dados para obter as informações de que precisam. Algumas mudanças exigem investimento financeiro adicional. Por todos esses motivos e mais alguns, o aprimoramento do manejo dos cuidados crônicos exige médicos altamente motivados e unidades de saúde que se engajem ativamente no aprimoramento contínuo da qualidade. As unidades de saúde precisam desenvolver abordagens que se ajustem à sua população de pacientes, recursos e estilo de atuação, e precisam refiná-las e adaptá-las usando métodos de aprimoramento de ciclo rápido.

## Centros de atendimento à saúde

Muitas unidades de saúde que atendem pessoas com doenças crônicas fazem parte de organizações de saúde maiores que encorajam e promovem o aprimoramento dos cuidados crônicos ou o sabotam e emperram. Organizações úteis promovem a melhoria contínua da qualidade, incorporam um sistema de medição de desempenho confiável e fornecem incentivos financeiros ou não financeiros para alta qualidade.

 **Recomendações de grau A**

A1. McManus RJ, Mant J, Haque MS, et al. Effect of self-monitoring and medication self-titration on systolic blood pressure in hypertensive patients at high risk of cardiovascular disease: the TASMIN-SR randomized clinical trial. *JAMA*. 2014;312:799-808.

A2. Kastner M, Cardoso R, Lai Y, et al. Effectiveness of interventions for managing multiple high-burden chronic diseases in older adults: a systematic review and meta-analysis. *CMAJ*. 2018;190:E1004-E1012.

A3. Lenferink A, Brusse-Keizer M, van der Valk PD, et al. Self-management interventions including action plans for exacerbations versus usual care in patients with chronic obstructive pulmonary disease. *Cochrane Database Syst Rev*. 2017;8:CD011682.

A4. Posadzki P, Mastellos N, Ryan R, et al. Automated telephone communication systems for preventive healthcare and management of long-term conditions. *Cochrane Database Syst Rev*. 2016;12:CD009921.

## REFERÊNCIAS BIBLIOGRÁFICAS

*As referências bibliográficas, bem como os outros materiais suplementares deste livro, encontram-se no GEN-IO, nosso ambiente virtual de aprendizagem.*

# SEÇÃO 3
## QUESTÕES RELACIONADAS À PREVENÇÃO E AO AMBIENTE

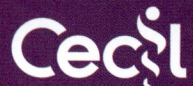

**12** O EXAME PERIÓDICO DE SAÚDE, *52*

**13** ATIVIDADE FÍSICA, *57*

**14** MEDICINA DE ADOLESCENTE, *60*

**15** IMUNIZAÇÃO, *65*

**16** PRINCÍPIOS DA MEDICINA OCUPACIONAL E AMBIENTAL, *81*

**17** LESÃO POR RADIAÇÃO, *85*

**18** BIOTERRORISMO, *90*

**19** ENVENENAMENTO CRÔNICO: OLIGOELEMENTOS E OUTROS METAIS, *96*

# O EXAME PERIÓDICO DE SAÚDE

DAVID ATKINS E MARY BARTON

A prevenção primária e a prevenção secundária são elementos essenciais da atenção primária e da clínica médica centrada no paciente (Capítulo 11). Os serviços apropriados e sua frequência variam com a idade, o gênero e os fatores de risco de cada paciente. Um exame de saúde periódico com foco na prevenção aumenta a oferta de rastreamento adequado e aconselhamento sobre estilo de vida. As recomendações de prevenção mais abrangentes são produzidas pela U.S. Preventive Services Task Force (USPSTF), um painel contínuo de especialistas apoiado pela Federal Agency for Healthcare Research and Quality (http://www.uspreventiveservicestaskforce.org).

Nos EUA, as recomendações da USPSTF são usadas pelos principais grupos de subespecialidade de atenção primária, muitos planos de saúde e organizações de qualidade, e suas recomendações A e B orientam os serviços preventivos que são cobertos pela *Affordable Care Act* (que ficou conhecida como Obamacare). A USPSTF baseia suas recomendações em dois fatores: uma estimativa dos *benefícios líquidos* (benefícios menos danos) de um serviço e uma avaliação da *certeza* dessa estimativa, com base no rigor dos estudos de apoio. As recomendações de grau A demandam alta certeza de um benefício líquido substancial, muitas vezes de grandes estudos prospectivos controlados que medem a morbidade ou mortalidade.[1] As recomendações de grau B têm alta certeza de benefício líquido moderado ou têm certeza moderada para benefício substancial. As recomendações da USPSTF são, portanto, mais conservadoras do que as de algumas organizações de subespecialidade que podem dar mais peso às evidências indiretas, como a detecção precoce da doença, e menos peso aos danos potenciais das intervenções. Os médicos podem tirar várias conclusões gerais a partir de uma abordagem de prevenção baseada em evidências: devemos ser seletivos no uso de testes de rastreamento, sobretudo em pacientes mais velhos, e envolver os pacientes nas decisões sobre serviços específicos para os quais uma pequena chance de benefício precisa ser comparada aos possíveis danos.

## ANAMNESE E AVALIAÇÃO DE RISCO

A anamnese e a avaliação de risco são ferramentas importantes para identificar indivíduos que precisam de testes de rastreamento adicionais ou imunizações geralmente não recomendadas para sua faixa etária ou que podem se beneficiar de aconselhamento específico para lidar com comportamentos prejudiciais à saúde. As avaliações formais de risco à saúde devem ser vinculadas a um sistema para fornecer um *feedback* específico e intervenções direcionadas. A avaliação de risco deve abordar o seguinte:

- Tabagismo, etilismo e uso de substâncias psicoativas (especialmente injetáveis) (Capítulos 29, 30 e 31)
- Dieta (Capítulos 202 e 207)
- Atividade física (Capítulo 13)
- Comportamento sexual que aumente o risco de infecções sexualmente transmissíveis ou gravidez indesejada (Capítulos 269, 360 e 363)
- História familiar de câncer e doenças cardíacas
- Local de nascimento e residência atual (risco comunitário de doenças infecciosas)
- Existência de doenças crônicas, como diabetes melito, e de outros fatores de risco cardiovascular.

## RASTREAMENTO DE DOENÇA PRECOCE OU FATORES DE RISCO ASSINTOMÁTICOS

Todos os anos, novos testes de rastreamento são introduzidos e comercializados com base em sua capacidade de detectar doenças não reconhecidas ou fatores de risco para doenças. Entretanto, outras condições precisam ser atendidas para que um teste de rastreamento valha a pena para o uso de rotina (Tabela 12.1). Os benefícios do rastreamento precisam ser comparados aos danos potenciais, incluindo resultados falso-positivos e riscos e custos de procedimentos ou tratamentos de acompanhamento. Mesmo quando os testes têm alta especificidade, a maioria dos resultados positivos será falso-positiva se o teste for usado para rastrear populações saudáveis à procura de condições incomuns, como o câncer (Capítulo 8). Há evidências crescentes de que o rastreamento do câncer pode levar ao "sobrediagnóstico" – detecção de cânceres de crescimento lento que nunca teriam causado sintomas clínicos durante a vida de um paciente. O sobrediagnóstico sujeita os pacientes aos efeitos colaterais do tratamento, sem benefícios. Um número relativamente pequeno de testes de rastreamento provou ser benéfico para a população em geral (Tabela 12.2), mas testes adicionais são indicados para populações específicas em risco (Tabela 12.3). Muitos testes comumente usados não são recomendados pela USPSTF (Tabela 12.4) porque eles fornecem pouco benefício ou não há evidências suficientes para provar ou refutar seu valor.

**Tabela 12.1** Requisitos de um teste de rastreamento efetivo.

- A doença que está sendo rastreada é uma causa importante de morbidade e mortalidade.
- O rastreamento consegue detectar a doença em uma fase precoce e pré-sintomática.
- O rastreamento e o tratamento de pacientes com doença precoce ou fatores de risco promovem melhores desfechos de saúde do que o tratamento de pacientes quando apresentam sintomas.
- O teste de rastreamento é aceitável para pacientes e médicos – seguro, conveniente, taxa de falso-positivo aceitável, custos aceitáveis.
- Os benefícios da detecção e do tratamento precoces são suficientes para justificar os danos e custos potenciais do rastreamento.

### Depressão

A depressão é comum e frequentemente não é detectada na atenção primária (Capítulo 369), e o rastreamento é especificamente recomendado na população adulta em geral, incluindo gestantes e puérperas.[2] O rastreamento mais comumente usado, e um dos mais simples, é o Questionário-9 de saúde do paciente (PHQ-9) (Tabela 12.5) que tem nove itens, cada um pontuado de 0 a 3. O PHQ leva de 5 a 10 minutos para ser administrador.[2b] Uma pontuação total de 10 indica depressão moderada, enquanto uma pontuação de 20 geralmente corresponde à depressão grave. Para melhorar os desfechos, no entanto, o rastreamento da depressão tem de ser vinculado a um sistema organizado com o apoio da equipe para garantir o acompanhamento da avaliação diagnóstica e do tratamento.

### Hipertensão arterial, dislipidemia e outros fatores de risco cardiovascular

O risco geral de doença cardiovascular (DCV) com base na idade, no gênero, na pressão arterial, nos níveis de lipídios, no diabetes melito e no tabagismo deve ser calculado em intervalos regulares para orientar as decisões de tratamento para reduzir o risco cardiovascular. A pressão arterial deve ser aferida pelo menos a cada 2 anos (Capítulo 70). A melhor ferramenta de estimativa de risco se baseia em medidas de colesterol (total, HDL e LDL) (Capítulo 195) para estimar o risco de 10 anos de doença da artéria coronária (DAC).[3] A USPSTF recomenda estatinas em doses baixas a moderadas para adultos com idade entre 40 e 75 anos que tenham pelo menos 10% de risco de DCV em 10 anos, pelo menos um fator de risco para DCV, mas sem história pregressa de DCV.[A1] As recomendações da American Heart Association e do American College of Cardiology favorecem o tratamento para aqueles com um risco estimado de 10 anos acima de 7,5%, mas como as ferramentas de risco podem superestimar o risco real, a USPSTF recomenda individualizar as decisões de tratamento para adultos com risco de 10 anos para DCV de 7,5 a 10%. A USPSTF concluiu que as evidências eram insuficientes para recomendar a favor ou contra o início do tratamento antes dos 40 anos ou após os 75 anos em adultos sem evidências de DCV. Embora fatores como proteína C reativa, homocisteína e calcificação coronariana avaliada por TC estejam associados a risco aumentado de doença cardíaca, a USPSTF não encontrou, pelo menos até agora, evidências suficientes para recomendar seu uso rotineiro para direcionar as decisões terapêuticas.

### Aneurisma da aorta abdominal

Entre 5 e 9% dos homens com mais de 65 anos têm um aneurisma da aorta abdominal (AAA) (Capítulo 69). O risco de aneurisma é maior em fumantes e substancialmente menor em mulheres (1%). A USPSTF

## Tabela 12.2 — Recomendações de prevenção para a população em geral: U.S. Preventive Services Task Force e outras fontes.

### RASTREAMENTO

Altura, peso e cálculo do índice de massa corporal (IMC): periodicamente
Pressão arterial: pelo menos a cada 2 anos
Rastreamento de consumo abusivo de álcool etílico
Rastreamento sucinto de depressão*
Níveis no sangue de colesterol total, de HDL-colesterol e de LDL-colesterol: a cada 5 anos para homens e mulheres ≥ 20 anos com fatores de risco de DAC e homens ≥ 35 anos sem fatores de risco para DAC
Rastreamento de câncer colorretal: idade entre 50 e 74 anos
Mamografia: pelo menos a cada 2 anos para mulheres
Câncer de colo do útero: esfregaço de Papanicolaou a cada 3 anos para mulheres de 21 a 29 anos; para mulheres com idade entre 30 e 65 anos, esfregaço de Papanicolaou a cada 3 anos ou testagem de HPV a cada 5 anos
Teste de HIV: pelo menos uma vez em todos os adultos; repetir com base na atividade sexual de alto risco
Infecção por *Chlamydia* e gonorreia: mulheres sexualmente ativas ≤ 24 anos e mulheres mais velhas em risco
Densitometria óssea: mulheres ≥ 65 anos e mulheres de alto risco < 65 anos

### ACONSELHAMENTO

Uso de substâncias psicoativas
   Abandono do tabagismo
   Redução do consumo perigoso ou prejudicial de álcool etílico
Dieta e exercício
   Limitar consumo de gordura saturada; manter equilíbrio calórico; enfatizar o consumo de grãos, frutas e vegetais†
   Atividade física regular‡
Comportamento sexual
   Gravidez indesejada: contracepção
Saúde dental
   Visitas regulares ao dentista‡
   Uso de fio dental, escovar com creme dental com flúor diariamente‡

### IMUNIZAÇÕES[a]

Vacina pneumocócica (VPC13 e VPP23, administradas com 1 ano de intervalo, idade ≥ 65 anos)
Vacina antigripal (anual)
Reforço para tétano-difteria (Td) (a cada 10 anos)
Vacina contra sarampo, caxumba, rubéola (Tríplice viral) (adultos suscetíveis com idade entre 19 e 49 anos)§
Varicela (duas doses, adultos suscetíveis nascidos após 1980)§
Vacina contra herpes-zóster, duas doses após os 50 anos
Vacina contra o papilomavírus humano (HPV) (duas doses, meninos e meninas com idades entre 12 e 13 anos; três doses se administradas entre 15 e 26 anos)

### QUIMIOPREVENÇÃO

Multivitamínico com ácido fólico (mulheres planejando engravidar ou em idade fértil)
Discutir os benefícios e danos do ácido acetilsalicílico (AAS) para prevenir doenças cardiovasculares e câncer colorretal em adultos de meia-idade e outros com risco aumentado de doença vascular

*O rastreamento é mais efetivo quando existem sistemas para melhorar o manejo da depressão.
†A orientação nutricional é mais efetiva quando é direcionada a grupos de risco (sobrepeso ou pessoas com fatores de risco de DAC).
‡A capacidade do aconselhamento clínico de influenciar esse comportamento é incerta.
§A imunidade pode ser verificada por provas sorológicas, história documentada de doença ou vacinação. Outras fontes para as Tabelas 12.2 e 12.3 incluem U.S. Department of Health and Human Services (dieta, atividade física) e Centers for Disease Control and Prevention (prevenção de lesões/ferimentos, imunizações, PPD).

DAC = doença da artéria coronária; HDL = lipoproteína de alta densidade; HIV = vírus da imunodeficiência humana; LDL = lipoproteína de baixa densidade.

[a]N.R.T.: Ver calendário de vacinação preconizado no Brasil em https://sbim.org.br/calendarios-de-vacinacao.

## Tabela 12.3 — Rastreamento recomendado e intervenções para populações de alto risco nos EUA.

| POTENCIAL DE INTERVENÇÃO | POPULAÇÃO |
|---|---|
| Ultrassonografia para aneurisma da aorta abdominal | Fumantes atuais ou homens ex-fumantes com idade entre 65 e 75 anos |
| Tomografia computadorizada de baixa dose para o câncer de pulmão | Fumantes com história de tabagismo de pelo menos 30 anos-maço (fumantes atuais e aqueles que pararam de fumar nos últimos 15 anos) |
| Teste para hepatite C | Nascidos entre 1945 e 1965; história pregressa de uso de drogas injetáveis ou outros comportamentos de alto risco |
| Sífilis (RPR/VDRL) | Comportamento sexual de alto risco; considerar a epidemiologia local* |
| Rastreamento de gonorreia | Comportamento sexual de alto risco; considerar a epidemiologia local* |
| PPD | Grupos específicos de imigrantes, prisioneiros, pacientes com HIV |
| Vacina contra hepatite B | Exposição a hemoderivados; uso de drogas IV; comportamento sexual de alto risco; viajantes para áreas de alto risco |
| Vacina contra hepatite A | Pessoas que vivem ou viajam para áreas de alto risco; indivíduos com determinadas condições clínicas crônicas |
| Vacina meningocócica | Universitários do primeiro ano que ficam em dormitórios; recrutas militares; indivíduos com asplenia; viajantes para áreas de alto risco |
| Vacina contra varicela | Adultos nascidos após 1980 sem evidências de imunidade |
| Quimioprevenção para câncer de mama | Mulheres com risco aumentado de câncer de mama e baixo risco de complicações tromboembólicas |
| Rastreamento de diabetes melito | Pessoas com risco aumentado de diabetes |
| Aconselhamento para prevenir infecções sexualmente transmissíveis | Adultos com risco aumentado |

*O rastreamento de rotina pode ser indicado em comunidades ou locais onde a infecção seja prevalente.
HIV = vírus da imunodeficiência humana; IV = intravenoso; PPD = derivado proteico purificado; RPR = teste de reagina plasmática rápido; VDRL = Venereal Disease Research Laboratory.

## Tabela 12.4 — Intervenções não recomendadas para uso de rotina em adultos assintomáticos de médio risco.*

Eletrocardiograma de repouso ou exercício (D) ou tomografia computadorizada helicoidal (TC) para doença coronariana assintomática (I)
Ultrassonografia para estenose assintomática da artéria carótida (D)
Radiografia de tórax para câncer de pulmão
Exame oral para câncer bucal (I)
Exames de sangue de rotina para anemia
Exames de urina de rotina (para pesquisa de infecção, câncer ou doença renal crônica) (I)
Exames de sangue ou ultrassonografia para câncer de ovário (D)
TC de corpo inteiro
Testes breves de estado mental para detectar demência (I)
Suplementos vitamínicos (I, D)
Nível de proteína C reativa no sangue para prever risco coronariano (I)
Provas de função pulmonar para doença pulmonar obstrutiva crônica (D)
Sorologia para herpes (D)
Exames de sangue para doença celíaca (I)

*Não há evidências suficientes para apoiar o uso rotineiro (I) ou há pelo menos evidências razoáveis de que não tenham efeitos benéficos ou de que os danos superem os benefícios (D).

recomenda o rastreamento único com ultrassonografia em homens com idade entre 65 e 75 anos que sejam fumantes ou ex-fumantes,[3b] com base em estudos que demonstram uma taxa de mortalidade até 40% menor por ruptura de AAA em homens examinados, mesmo que não diminua a mortalidade por todas as causas.[A1b]

### Câncer colorretal

O rastreamento consegue reduzir a incidência e a taxa de mortalidade por câncer colorretal. As opções para o rastreamento de homens e mulheres com mais de 50 anos incluem uma pesquisa de sangue oculto nas fezes (PSOF) altamente sensível ou um teste imunoquímico fecal (FIT) uma vez ao ano, um teste de DNA das fezes com múltiplos alvos a cada 3 anos, retossigmoidoscopia flexível a cada 5 anos (ou a cada 10 anos com PSOF anual), colonografia por TC a cada 5 anos ou colonoscopia a cada 10 anos (Capítulo 184).[A2,4]

### Tabela 12.5 Questionário-9 de saúde do paciente (PHQ-9).

Nas últimas 2 semanas, com que frequência você foi incomodado por algum dos seguintes problemas?

| USE "✓" PARA INDICAR SUA RESPOSTA | NUNCA | MUITOS DIAS | MAIS DE METADE DOS DIAS | QUASE TODOS OS DIAS |
|---|---|---|---|---|
| 1. Pouco interesse ou prazer em fazer as coisas | 0 | 1 | 2 | 3 |
| 2. Sentir-se melancólico, deprimido ou sem esperança | 0 | 1 | 2 | 3 |
| 3. Problemas para adormecer ou permanecer dormindo, ou dormir muito | 0 | 1 | 2 | 3 |
| 4. Sentir-se cansado ou com pouca energia | 0 | 1 | 2 | 3 |
| 5. Perda de apetite ou comer demais | 0 | 1 | 2 | 3 |
| 6. Sentir-se mal consigo – ou que você é um fracasso ou não correspondeu às suas expectativas ou às expectativas de seus familiares | 0 | 1 | 2 | 3 |
| 7. Problemas para se concentrar nas atividades, como ler o jornal ou assistir televisão | 0 | 1 | 2 | 3 |
| 8. Está se movendo ou falando tão devagar que outras pessoas poderiam ter notado? Ou o oposto – estar tão agitado ou inquieto que está se movendo muito mais do que o normal | 0 | 1 | 2 | 3 |
| 9. Pensamentos suicidas ou de se machucar de alguma forma | 0 | 1 | 2 | 3 |
| Para codificação do consultório | 0 | +___ | +___ | +___ |

= Pontuação total: _____

Se você assinalou quaisquer problemas, até que ponto esses problemas dificultaram seu trabalho, suas tarefas domésticas ou sua interação com outras pessoas?

| SEM NENHUMA DIFICULDADE | UM POUCO DIFÍCIL | MUITO DIFÍCIL | EXTREMAMENTE DIFÍCIL |
|---|---|---|---|
| ☐ | ☐ | ☐ | ☐ |

Desenvolvida por Drs. Robert L. Spitzer, Janet B.W. Williams, Kurt Kroenke, et al.

---

A colonoscopia combina a detecção com a oportunidade de biopsia e remoção das lesões, por isso é preferida em algumas diretrizes. Porém, acarreta custos e riscos mais elevados e nenhuma estratégia isolada se mostrou mais efetiva ou custo-efetiva do que as alternativas. A USPSTF recomenda que o rastreamento de rotina comece aos 50 anos e termine aos 75 anos.

### Câncer de mama

Em grandes estudos, o rastreamento mamográfico (em intervalos de 1 a 2 anos, com ou sem exame clínico da mama) reduz a taxa de mortalidade por câncer de mama em 15 a 30% (Capítulo 188).[5] A maioria dos estudos sugere que os benefícios do rastreamento se estendem às mulheres na faixa dos 40 anos, mas os benefícios são menores e os riscos de resultados falso-positivos são maiores do que em mulheres de 50 a 70 anos. Se uma mulher de 40 a 49 anos tem um risco duas vezes maior de câncer de mama, ela terá uma razão benefício/dano semelhante para a mamografia de rastreamento bienal que uma mulher de risco médio com 50 a 74 anos. Nenhum estudo fornece dados sobre os benefícios do rastreamento de mulheres com 75 anos ou mais. Em um estudo colaborativo, seis modelos independentes previram que a média de 80% do benefício da mamografia poderia ser alcançada com uma mamografia bienal em vez de anual, enquanto os dados de vigilância nacional de mamografias indicam que os resultados falso-positivos e outros danos do rastreamento seriam reduzidos pela metade se as mulheres fossem rastreadas a cada 2 anos, em vez de anualmente. A USPSTF recomenda mamografia de rastreamento bienal para mulheres de 50 a 74 anos, que a decisão de iniciar a mamografia de rastreamento em mulheres antes dos 50 anos deve ser uma decisão individual e que as evidências atuais não são suficientes para avaliar o equilíbrio dos benefícios e malefícios da mamografia de rastreamento em mulheres com 75 anos ou mais.[6]

Embora muitos cânceres sejam descobertos pelas pacientes, ensinar as mulheres a fazer o autoexame das mamas aumenta a probabilidade de uma mulher ser submetida a avaliações adicionais para um achado sem importância, mas não melhora os resultados. O rastreamento generalizado de *BRCA1* ou *BRCA2*, as mutações hereditárias que aumentam o risco de câncer de mama, não é recomendado, mas a USPSTF recomenda que os médicos do atendimento primário rastreiem mulheres que tenham familiares com câncer de mama, de ovário, das tubas uterinas ou peritoneal usando uma das várias ferramentas de rastreamento de história familiar recomendadas para identificar mulheres em risco de mutações potencialmente prejudiciais. Mulheres com história familiar positiva devem ser encaminhadas para aconselhamento genético.

### Câncer de colo do útero

O esfregaço de Papanicolaou é extremamente efetivo na prevenção do câncer de colo do útero invasivo, mas muitas mulheres de baixo risco nos EUA são examinadas com mais frequência do que o necessário. A USPSTF e uma sociedade de multiespecialidades colaborativas endossam o adiamento do rastreamento até os 21 anos e, a seguir, o rastreamento de mulheres de 21 a 30 anos com resultados normais anteriores apenas a cada 3 anos em vez de anualmente (Capítulo 189). Em mulheres com idades entre 30 e 65 anos, a USPSTF recomenda o esfregaço de Papanicolaou a cada 3 anos ou testagem do papilomavírus humano (HPV) a cada 5 anos[7] (Capítulos 15 e 349). [A3] Afora seu valor para a realização de um esfregaço de Papanicolaou, as evidências são inadequadas para recomendar exame ginecológico para mulheres assintomáticas não grávidas.[8] Mulheres com histórico de rastreamento adequado devem ter a opção de interromper o rastreamento após os 65 anos. O rastreamento não é indicado para mulheres que se submeteram a histerectomia total por conta de doença benigna. Ainda não se sabe se as mulheres que receberam a vacina contra o HPV (Capítulo 15) precisam de rastreamento menos frequente.

### Câncer de próstata

O rastreamento com antígeno específico da próstata (PSA) consegue aumentar a detecção do câncer de próstata confinado ao órgão, mas três grandes ensaios forneceram resultados conflitantes quanto ao fato de o rastreamento reduzir a morbidade ou mortalidade do câncer de próstata (Capítulo 191). Com base no acompanhamento a longo prazo desses ensaios e de estudos de tratamento precoce do câncer detectado no rastreamento,[A4] a USPSTF concluiu que programas de rastreamento baseados em PSA de homens com idades entre 55 e 69 anos podem prevenir até 1 a 2 mortes por câncer de próstata e até 3 casos de câncer de próstata metastático por 1.000 homens rastreados ao longo de 13 anos.[A5] Esses benefícios são superados pelos danos do rastreamento, incluindo um risco estimado de 15% de resultados falso-positivos que exigiram biopsia. Mais importante, os modelos estimam que 20 a 40% dos cânceres detectados no rastreamento são "sobrediagnosticados" (*i. e.*, submetem os pacientes a riscos de tratamento desnecessário). Homens submetidos à prostatectomia têm um risco de 5% de complicações cirúrgicas graves, 20% desenvolvem incontinência urinária a longo prazo e 2 em 3 homens sofrem de disfunção erétil a longo prazo. Mais da metade dos homens que fazem radioterapia apresentam disfunção erétil a longo prazo, e até 1 em cada 6 homens apresentam manifestações intestinais perturbadoras por períodos prolongados, incluindo urgência intestinal e incontinência fecal. Por conta do pequeno benefício do rastreamento e dos potenciais danos do sobrediagnóstico e sobretratamento, a USPSTF recomenda a tomada de decisão individual no caso de homens com idade entre 55 e 69 anos. A USPSTF não recomenda o rastreamento dos níveis de PSA para homens com 70 anos ou mais devido a falta de benefícios e aumento dos danos.[9]

### Câncer de pulmão
A USPSTF recomenda o rastreamento anual com TC de baixa dose de adultos com idade entre 55 e 80 anos que tenham pelo menos 30 maços-ano de tabagismo e atualmente fumem ou tenham parado de fumar nos últimos 15 anos, com base em um grande ensaio em que tal rastreamento reduziu mortes por câncer de pulmão em 20% e da taxa de mortalidade por todas as causas em 7%. Mais de 10% das pessoas rastreadas terão outro achado clinicamente significativo, como massa no rim ou na glândula suprarrenal ou um aneurisma aórtico, e pelo menos um teste falso-positivo ocorrerá em mais de 40% dos adultos rastreados.

### Osteoporose
Os testes de densidade mineral óssea (DMO) conseguem identificar homens e mulheres com alto risco de fratura devido à osteoporose e que possam se beneficiar de medicamentos que comprovadamente reduzam o risco de fratura (Capítulo 230). A USPSTF recomenda o rastreamento da osteoporose em mulheres com mais de 65 anos, bem como em mulheres mais jovens que apresentam fatores de risco que as coloquem em risco comparável. O preditor mais acurado de risco de fratura de quadril é a DMO do colo do fêmur avaliada por absorciometria por emissão de raios X de dupla energia. Uma ferramenta desenvolvida pela Organização Mundial da Saúde (http://www.shef.ac.uk/FRAX/) incorpora a densidade mineral óssea e outros fatores de risco, como idade e história pregressa de fraturas, para orientar as decisões de tratamento.

### Doença da tireoide
As provas de função tireóidea de rotina ocasionalmente identificam pacientes com hipotireoidismo sintomático, mas não diagnosticado (Capítulo 213); contudo, detecta mais frequentemente o hipotireoidismo subclínico, que ocorre em 5% das mulheres e 3% dos homens nos EUA[b] e é caracterizado pela elevação no hormônio tireoestimulante (TSH) com níveis normais de tiroxina (T4) livre.

Como os benefícios do tratamento do hipotireoidismo subclínico permanecem incertos, a USPSTF não recomenda o teste de tireoide de rotina na ausência de sintomas.[10] Os médicos devem estar alertas para sinais sutis de doenças da tireoide e ter um baixo limiar para testar pacientes em grupos de alto risco, incluindo mulheres pós-parto e pós-menopausa.

### Diabetes melito
Embora o tratamento do pré-diabetes (antes denominado "glicemia de jejum alterada" e "tolerância diminuída à glicose")[c] possa retardar a progressão para diabetes (Capítulo 216), o rastreamento do diabetes melito do tipo 2 (DM2) não melhora as taxas de mortalidade após 10 anos de acompanhamento.[11] O rastreamento de rotina para DM a partir dos 45 anos é recomendado por alguns grupos, mas a USPSTF recomenda o rastreamento como parte da avaliação de risco cardiovascular em adultos de 40 a 70 anos com sobrepeso ou obesidade. Os médicos devem encaminhar os pacientes com glicemia anormal para intervenções intensivas de aconselhamento comportamental que possam reduzir o risco de DCV. Embora o controle rigoroso da glicemia possa reduzir a incidência de doença microvascular, o benefício da detecção pré-sintomática precoce no tocante a retinopatia, neuropatia e nefropatia clinicamente importantes é provavelmente pequeno.

### Infecção pelo HIV
A USPSTF e o CDC recomendam o rastreamento da infecção pelo HIV (Capítulos 363, 364 e 365) em todos os adolescentes e adultos com 15 a 65 anos,[11b] incluindo gestantes.[11c] A manutenção do rastreamento após os 65 anos depende de fatores de risco, como novos parceiros sexuais. O intervalo ideal de rastreamento não é claro, mas a rastreamento anual é razoável em pessoas com risco muito alto, como indivíduos que estejam ativamente envolvidos em comportamentos sexuais de risco. Um novo rastreamento não é necessário em pacientes soronegativos que não tenham incorrido em risco aumentado desde o último rastreamento.

### Infecções por vírus das hepatites B e C
Os medicamentos para infecções crônicas por vírus das hepatites B (HBV) e C (HCV) (Capítulo 140) aumentaram a capacidade de atingir a supressão viral e prevenir as complicações da doença hepática crônica em indivíduos infectados. Como resultado, a USPSTF e o CDC agora recomendam o rastreamento para HBV e HCV em pessoas com alto risco de infecção, especialmente indivíduos com história pregressa ou atual de uso de drogas injetáveis. Como as pessoas nascidas entre 1945 e 1965 representam 75% dos americanos que vivem com hepatite C, o rastreamento dessa coorte também é recomendado.

### Infecção sexualmente transmissível
O rastreamento de infecção por *Chlamydia* e gonorreia (Capítulo 302) é recomendado para todas as mulheres sexualmente ativas com 24 anos ou menos e para mulheres mais velhas em risco. Os testes de amplificação de ácido nucleico para *Chlamydia* podem ser realizados em amostras do colo do útero ou de urina. A detecção precoce da infecção por *Chlamydia* pode reduzir a doença inflamatória pélvica (Capítulo 269), um fator de risco para infertilidade e gravidez ectópica. Benefícios semelhantes são prováveis do rastreamento de mulheres para gonorreia (Capítulo 283), mas o risco de infecção por *Neisseria gonorrhoeae* (gonorreia) está mais concentrado nas populações urbanas de alto risco e nas populações rurais do sudeste dos EUA. A sorologia de sífilis é recomendada para pessoas com risco aumentado de infecção, como pessoas HIV-positivas, homens que fazem sexo com homens e pessoas cujas comunidades tenham prevalência elevada de sífilis.

### Visão e audição
Déficits de visão (Capítulo 395) e audição (Capítulo 400) não detectados, mas corrigíveis, são comuns em idosos e podem ser descobertos perguntando sobre os problemas e realizando testes simples de acuidade visual e auditiva. Infelizmente, as evidências são limitadas para mostrar que o rastreamento regular leve a benefícios funcionais mensuráveis. O teste de acuidade visual regular é recomendado para adultos mais velhos por muitas organizações, mas um grande estudo não encontrou benefício duradouro do rastreamento, apesar de detectar muitas causas corrigíveis de problemas de visão. A USPSTF concluiu que as evidências não eram suficientes para recomendar exames rotineiros de visão ou audição.

## INTERVENÇÕES COMPORTAMENTAIS
Fatores de estilo de vida contribuem para uma grande proporção de mortes evitáveis nos EUA. Intervenções breves são efetivas para alguns comportamentos, como tabagismo e etilismo problemático, mas mudar outros comportamentos geralmente exige abordagens mais intensivas. A estrutura dos 5 As – perguntar (*ask*), avaliar (*assess*), aconselhar (*advise*), auxiliar (*assist*) e tomar providências (*arrange*) – que foi desenvolvida a partir de pesquisas sobre o abandono do tabagismo, constitui um arcabouço útil para o aconselhamento.

### Tabagismo
Intervenções breves conseguem promover aumentos pequenos, mas clinicamente importantes, das taxas de abandono do tabagismo. Os efeitos aumentam com aconselhamento e apoio mais intensivos, incluindo o uso de medicamentos (Capítulo 29).

### Consumo indevido de álcool etílico
A USPSTF recomenda o rastreamento de todos os adultos de 18 anos ou mais à procura de consumo indevido de álcool com uma das três ferramentas: o formulário AUDIT de 10 perguntas, sua versão de 3 perguntas AUDIT-C (http://www.integration.samhsa.gov/images/res/tool_auditc.pdf), ou uma única pergunta: "Quantas vezes no último ano você bebeu cinco (para homens) ou quatro (para mulheres e adultos com

---
[b] N.R.T.: No Brasil, segundo dados do Ministério da Saúde (2013): hipotireoidismo é o agravo mais comum da tireoide; tem prevalência de 2% na população geral e de 15% em pessoas com mais de 60 anos; é 8 vezes mais frequente em mulheres que em homens.
[c] N.R.T.: Ver Diretrizes completas da Sociedade Brasileira de Diabetes (https://www.diabetes.org.br/profissionais/images/DIRETRIZES-COMPLETA-2019-2020.pdf)

mais de 65 anos) ou mais drinques alcoólicos por dia?" Intervenções comportamentais breves com múltiplos contatos conseguem reduzir com sucesso o consumo de álcool de etilistas de risco (Capítulo 30).

### Dieta e atividade física

A orientação para promover uma dieta saudável (Capítulo 202) e para promover a atividade física (Capítulo 13) consegue reduzir a ingestão de gordura saturada, aumentar o consumo de frutas e vegetais e aumentar a atividade física semanal. Estudos de aconselhamento também demonstram melhorias pequenas, mas potencialmente importantes, nos fatores de risco de DCV, incluindo pressão arterial, níveis sanguíneos de LDL-colesterol e adiposidade.[12] Os efeitos são mais consistentes quando a orientação é mais intensiva (várias sessões com profissionais treinados) e nos pacientes de risco mais alto, como aqueles com sobrepeso ou obesos e com fatores de risco de DCV (Capítulos 13 e 202).

### Prevenção de lesões

As lesões em veículos automotivos são a principal causa de perda de anos potenciais de vida antes dos 65 anos. Em pessoas mais velhas, as quedas são a principal causa de lesões não intencionais e podem ser reduzidas pela promoção de atividades físicas pelos idosos que vivem em comunidade e intervenções direcionadas de vários componentes em grupos de alto risco (Capítulo 22). A USPSTF recomenda que as mulheres em idade fértil sejam examinadas quanto à violência por parceiro íntimo (Capítulo 228),[13] mas não encontrou evidências insuficientes para recomendar o rastreamento de todos os idosos ou outros adultos vulneráveis à procura de evidências de maus-tratos e negligência.

## IMUNIZAÇÕES[d]

As recomendações relacionadas à imunização (Capítulo 15) são atualizadas regularmente pelo Advisory Committee on Immunization Practices do CDC (http://www.cdc.gov/vaccines).[14] A imunização anual contra *influenza* é recomendada para todos os adultos. A vacina pneumocócica polissacarídica (VPP23) e a vacina pneumocócica conjugada 13-valente (VPC13) é recomendada para adultos com 65 anos ou mais; as duas vacinas devem ser administradas com 1 ano de intervalo. A vacinação pneumocócica também é indicada para adultos jovens com: doença cardíaca, pulmonar ou renal crônica; asma; diabetes melito; asplenia e outras doenças imunológicas; bem como fumantes. Duas doses da vacina contra varicela são recomendadas para todos os adultos nascidos nos EUA após 1980 sem outras evidências de imunidade, e duas doses da vacina zóster são recomendadas para todos os adultos com 60 anos. Os adultos devem ser revacinados uma vez com a vacina Tdap (tétano, difteria, coqueluche acelular) e a cada 10 anos com Td; se sua história de vacinação for incerta, a imunização primária completa com duas doses adicionais de Td é recomendada. Uma série de três doses de uma vacina contra o HPV é recomendada para homens e mulheres jovens com idades entre 15 e 26 anos (apenas duas doses são necessárias para a vacinação nas idades de 11 a 14 anos) para reduzir o risco de câncer do colo do útero e verrugas genitais, bem como para diminuir a transmissão do vírus.

## QUIMIOPREVENÇÃO E SUPLEMENTOS

Ácido acetilsalicílico (AAS), terapia de reposição hormonal pós-menopausa, fármacos quimiopreventivos para câncer de mama e suplementos de vitaminas ou minerais podem trazer benefícios e riscos. As decisões precisam considerar os benefícios prováveis (que aumentam com o risco subjacente de a doença ser prevenida), a probabilidade de dano e as preferências de cada paciente.

### Ácido acetilsalicílico

Em homens e mulheres sem doença vascular conhecida, o ácido acetilsalicílico (AAS) reduz o risco de infarto do miocárdio não fatal e acidente vascular cerebral (AVC) isquêmico. Por até 10 anos após o início da terapia com AAS, ele também reduz a incidência de câncer colorretal. Esses benefícios são superados pelo risco aumentado de sangramento gastrintestinal grave e acidente vascular cerebral hemorrágico.[A7] A USPSTF concluiu que, para homens e mulheres com risco elevado de DCV (risco de 10 anos de pelo menos 10%), os benefícios do ácido acetilsalicílico (AAS) superam moderadamente os riscos em adultos com idade entre 50 e 59 anos, mas os benefícios superam pouco os riscos na faixa etária de 60 a 69 anos. Como resultado, ele recomenda que as decisões sobre o AAS devem ser individualizadas com base na consideração adicional dos riscos e valores dos pacientes.[15] A USPSTF não encontrou evidências suficientes para recomendar a favor ou contra o início da terapia com AAS antes dos 50 anos ou após os 70 anos (Capítulo 76).

### Quimioprevenção do câncer de mama

O tamoxifeno e o raloxifeno conseguem reduzir a incidência de câncer de mama invasivo em quase 50% em mulheres com risco aumentado, mas ambos os agentes aumentam o risco de eventos tromboembólicos e exacerbam os sintomas da menopausa; o tamoxifeno também aumenta o risco de câncer endometrial (Capítulo 188). A USPSTF recomenda que os médicos discutam o equilíbrio entre os benefícios e os danos destes medicamentos com mulheres com mais de 35 anos que corram risco aumentado de câncer de mama. As mulheres com maior probabilidade de se beneficiar são aquelas com menos de 60 anos e cujo risco de câncer de mama invasivo em 5 anos seja igual ou superior a 3%. Ferramentas *online* podem ser usadas para avaliar esse risco (http://www.cancer.gov/bcrisktool/).

### Terapia hormonal pós-menopausa

Em estudos de acompanhamento a longo prazo, a terapia apenas com estrogênio reduziu o risco de fratura, câncer de mama invasivo e diabetes, mas aumentou o risco de acidente vascular cerebral, tromboembolismo, demência, doença da vesícula biliar e incontinência (Capítulo 227). A terapia combinada com estrogênio e progesterona geralmente tem benefícios e riscos comparáveis, mas aumenta o risco de câncer de mama invasivo, doença cardíaca coronária e demência.[A8] A terapia hormonal é uma opção razoável para mulheres menopáusicas mais jovens com sintomas persistentes e incômodos da menopausa, mas a USPSTF não recomenda seu uso rotineiro para fins preventivos.

### Suplementação de vitaminas e minerais

A USPSTF não recomenda o uso rotineiro de suplementos vitamínicos ou minerais porque não há evidências convincentes de que multivitaminas ou suplementos individuais ou associados (p. ex., vitamina A, C e D; ácido fólico; selênio; ou cálcio) reduzam DCV, câncer ou mortalidade por todas as causas em adultos de risco médio que vivem na comunidade. No caso da vitamina E e do betacaroteno, entretanto, os danos comprovadamente superam os benefícios. A USPSTF encontrou evidências insuficientes para apoiar o uso rotineiro de suplementos de cálcio e vitamina D para a prevenção primária de fraturas em adultos ambulatoriais, mas os estudos de prevenção primária têm como alvo mais comum mulheres saudáveis após a menopausa.

## QUESTÕES FUTURAS

As recomendações de cuidados preventivos muitas vezes variam com base nas características do paciente, como idade, gênero e fatores de risco clínicos, incluindo comportamento e raça ou etnia. Dadas as diferenças epidemiológicas bem descritas na prevalência de doenças e seus impactos na saúde, as diretrizes de prevenção e tratamento provavelmente se tornarão mais específicas para subpopulações se e quando houver evidências suficientes.[16] O teste genômico tem o potencial de orientar recomendações pessoais para rastreamento e prevenção, mas o rastreamento genômico atualmente disponível para indivíduos de risco médio é limitado pela compreensão incompleta do valor preditivo de genótipos específicos na população em geral, o efeito incerto de tais informações sobre as decisões clínicas e as preocupações sobre os possíveis efeitos adversos do rastreamento (p. ex., ansiedade, falsa tranquilização ou discriminação). Uma área final de estudo ativo é o uso de novas tecnologias móveis (monitores de atividades, aplicativos para *smartphones* e mensagens de texto) para promover mudança de comportamento mais efetiva.[17]

### Recomendações de grau A

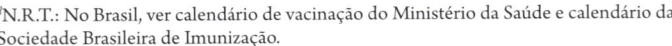

A1. Chou R, Dana T, Blazina I, et al. Statins for prevention of cardiovascular disease in adults: evidence report and systematic review for the US Preventive Services Task Force. *JAMA*. 2016;316:2008-2024.

---

[d]N.R.T.: No Brasil, ver calendário de vacinação do Ministério da Saúde e calendário da Sociedade Brasileira de Imunização.

A1b. Guirguis-Blake JM, Beil TL, Senger CA, et al. Primary care screening for abdominal aortic aneurysm: updated evidence report and systematic review for the US Preventive Services Task Force. *JAMA.* 2019;322:2219-2238.
A2. Lin JS, Piper MA, Perdue LA, et al. Screening for colorectal cancer: updated evidence report and systematic review for the US Preventive Services Task Force. *JAMA.* 2016;315:2576-2594.
A3. Melnikow J, Henderson JT, Burda BU, et al. Screening for cervical cancer with high-risk human papilloma virus testing: updated evidence report and systematic review for the US Preventive Services Task Force. *JAMA.* 2018;320:687-705.
A4. Fenton JJ, Weyrich MS, Durbin S, et al. Prostate-specific antigen–based screening for prostate cancer: evidence report and systematic review for the US Preventive Services Task Force. *JAMA.* 2018;319:1914-1931.
A5. Center for Healthcare Policy and Research. Prostate-specific antigen–based screening for prostate cancer: a systematic evidence review for the U.S. Preventive Services Task Force. (Evidence syntheses, no. 154.) Rockville, MD: Agency for Healthcare Research and Quality, April 2017. AHRQ Publication No. 17-05229-EF-1.
A6. LeFevre ML. Screening for chlamydia and gonorrhea: U.S. Preventive Services Task Force recommendation statement. *Ann Intern Med.* 2014;161:902-910.
A7. Zheng SL, Roddick AJ. Association of aspirin use for primary prevention with cardiovascular events and bleeding events: a systematic review and meta-analysis. *JAMA.* 2019;321: 277-287.
A8. Gartlehner G, Patel SV, Feltner C, et al. Hormone therapy for the primary prevention of chronic conditions in postmenopausal women evidence report and systematic review for the US Preventive Services Task Force. *JAMA.* 2017;318:2234-2249.

## REFERÊNCIAS BIBLIOGRÁFICAS

As referências bibliográficas, bem como os outros materiais suplementares deste livro, encontram-se no GEN-IO, nosso ambiente virtual de aprendizagem.

# 13
# ATIVIDADE FÍSICA
DAVID M. BUCHNER E WILLIAM E. KRAUS

## DEFINIÇÃO

A *atividade física* pode ser amplamente definida como o movimento corporal produzido pelos músculos esqueléticos. *Exercício* refere-se ao subconjunto de atividade física que envolve um programa estruturado para melhorar a aptidão física. A *atividade física que promove a saúde* se refere ao subconjunto de atividades físicas que resultam em benefícios à saúde – geralmente atividades que envolvem grandes grupos musculares do corpo e gastos substanciais de energia. Os dois tipos mais importantes de atividade física promotora da saúde são a atividade física aeróbica de intensidade moderada a vigorosa e a atividade de fortalecimento muscular de intensidade moderada a vigorosa.

A atividade física regular melhora a *aptidão física relacionada à saúde* – os componentes fisiológicos da aptidão que influenciam o risco de doenças, limitações funcionais, incapacidade e morte prematura. Esses componentes incluem resistência cardiorrespiratória (capacidade aeróbica); força, potência e resistência do músculo esquelético; composição corporal e resistência óssea; e equilíbrio, flexibilidade e tempo de reação.

Os atributos primários da atividade física são *tipo* (modo), *frequência*, *duração* e *intensidade*. Os tipos de atividade física (p. ex., caminhada, natação, levantamento de peso, alongamento) são agrupados de acordo com seus principais efeitos fisiológicos em categorias bem conhecidas: *aeróbica* (ou "cárdio"), *fortalecimento muscular*, *flexibilidade* e *equilíbrio*. A intensidade é o nível de esforço durante a atividade. No caso de atividade aeróbica, a *intensidade absoluta* é medida em equivalentes metabólicos (METs), com 1 MET sendo a taxa metabólica de repouso, que é comumente considerada 3,5 m$\ell$ $O_2$/kg/minuto em adultos. A *intensidade relativa* é medida como a porcentagem da reserva de consumo de oxigênio (capacidade aeróbica) necessária para realizar uma atividade. Na prática, a frequência cardíaca (FC) é usada para monitorar a intensidade relativa devido à relação geralmente linear entre a frequência cardíaca e o consumo de oxigênio. Quando a frequência cardíaca não é monitorada, as opções para estimar a intensidade relativa incluem o *teste de fala* e o índice do esforço percebido, no qual 6 é igual a nenhum esforço e 20 é igual ao esforço máximo. A Tabela 13.1 descreve métodos para avaliar a intensidade relativa e a intensidade absoluta.

O *volume* de atividade é o produto de frequência, duração e intensidade. O volume pode ser medido (p. ex., por questionários) como MET-minutos por semana (uma soma da intensidade do MET de todas as atividades multiplicada pelos minutos em que cada atividade é realizada). O volume também pode ser avaliado por meio de dispositivos usados como acessórios de vestuário (*wearable devices*), como acelerômetros, que são calibrados para traduzir o movimento do corpo em medidas de volume.

## EPIDEMIOLOGIA

### Níveis de atividade física

Em 2015, cerca de 50% dos adultos relataram que atendiam às diretrizes de saúde pública (Tabela 13.2) para atividade física moderada a vigorosa, cerca de 25% relataram que atendiam às diretrizes para atividades de fortalecimento muscular e cerca de 20% dos adultos relataram que cumpriram ambas as diretrizes. Nos EUA, homens, pessoas brancas, pessoas mais jovens e pessoas com renda e níveis de escolaridade mais altos relatam, em média, níveis mais altos de atividade física.[1] Além disso, embora a atividade física recreativa esteja estável ou melhorando discretamente, nos EUA ocorreu um declínio constante da atividade física ocupacional nas últimas cinco décadas (e-Figura 13.1), e é provável que os níveis de atividade física próximo à residência também tenha diminuído.

### Benefícios preventivos para a saúde de adultos

Há fortes evidências de que a atividade física que melhora a saúde (Tabela 13.2) reduz o risco de morte prematura e doença da artéria coronária (DAC) (Capítulo 65), acidente vascular cerebral (Capítulo 379), hipertensão (Capítulo 70), perfil lipídico adverso (Capítulo 195), diabetes melito do tipo 2 (DM2) (Capítulo 216), síndrome metabólica, osteoporose (Capítulo 230), câncer de cólon (Capítulo 184), câncer de mama (Capítulo 188), obesidade (Capítulo 207) e depressão (Capítulo 369).[2,2b] A redução do risco é substancial: por exemplo, quando adultos ativos e inativos são comparados, a redução do risco é maior ou igual a 30% para todas as causas de morte, doença cardiovascular, acidente vascular cerebral, hipertensão arterial, câncer de cólon e DM2.[3] Ensaios clínicos randomizados mostram que programas de exercícios multicomponentes, mais

| Tabela 13.1 | Critérios para avaliação da intensidade relativa e da intensidade absoluta da atividade aeróbica. | | | |
|---|---|---|---|---|
| | **INTENSIDADE RELATIVA** | | | **INTENSIDADE ABSOLUTA** |
| Intensidade | Porcentagem de reserva da frequência cardíaca ou reserva de consumo de oxigênio | Índice de esforço percebido | Teste da fala | Nível de MET |
| Comportamento sedentário | < 20* | < 9 | Consegue cantar | 1,0 a ≤ 1,5 |
| Leve | 20 a 39* | 9 a 11 | Consegue cantar | > 1,5 a < 3,0 |
| Moderado | 40 a < 60 | 12 a 13 | Consegue falar sem parar para respirar, mas não consegue cantar | 3,0 a < 6,0 |
| Vigoroso | > 60 | 14 a 17 | Não consegue falar sem parar para respirar | ≥ 6,0 |

*As informações na tabela foram adaptadas de várias fontes, incluindo as diretrizes do American College of Sports Medicine (ACSM) (ACSM's *Guidelines for Exercise Testing and Prescription*. Ninth Edition. Lippincott Williams & Wilkins: 2013). Note que a ACSM categoriza > 90 a 100% da reserva de frequência cardíaca e classificação dos níveis de esforço percebido de 18 a 20 como "próximo do máximo ao máximo". MET = equivalentes metabólicos (ver detalhes no texto).

## Tabela 13.2 Principais diretrizes de atividade física para adultos.

Todos os adultos devem evitar a inatividade. Alguma atividade física é melhor do que nenhuma, e os adultos que participam de qualquer atividade física obtêm alguns benefícios à saúde.

Para benefícios substanciais à saúde, os adultos devem fazer pelo menos 150 min (2,5 h)/semana de atividade aeróbica de intensidade moderada ou 75 min (1,25 h)/semana de atividade aeróbica de intensidade vigorosa, ou uma combinação equivalente de atividade aeróbica de intensidade moderada e vigorosa – atividade aeróbica intensa. No entanto, evidências recentes mostram que sessões de exercícios com duração inferior a 10 min também trazem benefícios à saúde.

Para efeitos benéficos adicionais e mais prolongados, os adultos devem aumentar sua atividade física aeróbica para 300 min (5 h)/semana de intensidade moderada ou 150 min (2,5 h)/semana de atividade física aeróbica de intensidade vigorosa ou uma combinação equivalente de atividade de intensidade moderada e vigorosa.

Benefícios adicionais para a saúde são obtidos quando a pessoa ultrapassa esse nível de atividade física.

Os adultos também devem fazer atividades de fortalecimento muscular de intensidade moderada ou alta e envolver todos os principais grupos musculares em 2 ou mais dias/semana, porque essas atividades proporcionam benefícios adicionais à saúde.

Adaptada de U.S. Department of Health and Human Services. 2008 Physical Activity Guidelines for Americans. https://health.gov/paguidelines/pdf/paguide.pdf. Washington, DC: U.S. Acesso em 10 de maio de 2019.

comumente focados em treinamento de equilíbrio e atividades de fortalecimento muscular, reduzem o risco de quedas e fraturas relacionadas a quedas em até 40%,[A1] e os treinamentos de equilíbrio provavelmente melhoram a função física em adultos mais velhos.[A2] Um grande ensaio randomizado relatou que exercícios em adultos mais velhos reduziram o risco de deficiência motora persistente e grave em 28%.[A3] As atividades aeróbicas e de fortalecimento muscular que melhoram a saúde também reduzem o risco de comprometimento cognitivo em adultos mais velhos e melhoram a cognição em adultos com mais de 50 anos,[A4] mas o exercício físico não diminui o declínio cognitivo em pacientes com demência leve a moderada (Capítulo 374).[A5] Algumas evidências também sugerem que a atividade física reduza o risco de transtornos de ansiedade, osteoartrite, transtornos do sono e dorsalgia, bem como muitos tipos de câncer.[4]

Por algumas estimativas, 10% ou mais dos gastos agregados com saúde nos EUA estão relacionados à atividade física inadequada. Os benefícios da atividade física são independentes de outros fatores de risco. Por exemplo, um fumante obeso sedentário obtém benefícios para a saúde com os exercícios, mesmo se continuar fumando e permanecer obeso. Quando dieta saudável, atividades físicas regulares e abstinência de fumar são combinadas, os efeitos no estilo de vida são dramáticos.

## Mecanismos de efeito e dose-resposta

Os benefícios da atividade física para a saúde são devidos a efeitos fisiológicos múltiplos e não completamente compreendidos. Por exemplo, a atividade física reduz os níveis tensionais em pessoas com hipertensão arterial.[A6] Os possíveis mecanismos incluem redução da atividade simpática e aumento do tônus vagal, redução dos níveis de norepinefrina, liberação de vasodilatadores como as endorfinas, redução da resistência à insulina, redução dos níveis de renina plasmática e prevenção do sobrepeso e obesidade. Em adultos com DM2, os efeitos da atividade física no músculo esquelético incluem alterações nas isoformas das proteínas contráteis, volume mitocondrial e capacidade funcional, regulação metabólica, sinalização intracelular e função neuromuscular.[5]

O determinante dominante dos benefícios da atividade física para a saúde é provavelmente o volume total semanal de atividade física moderada a vigorosa, em vez de sua intensidade ou frequência. Os benefícios substanciais à saúde começam a se acumular com um volume de 500 a 1.000 MET-minutos/semana. Um adulto pode acumular 500 METs-minutos caminhando a 4,8 quilômetros por hora (uma atividade de 3,3 METs) em 3 dias por semana durante 50 minutos (3,3 METs × 3 × 50 minutos = ≈ 500 MET-minutos). Quando medido pelo gasto calórico, esse volume de caminhada em um adulto de 75 kg gasta 430 kcal extras além das 190 kcal que seriam gastas em repouso.

A relação dose-resposta entre o volume de atividade física moderada a vigorosa e os benefícios para a saúde é curvilínea. O benefício marginal da atividade mesmo em pequenos volumes é grande, e o benefício diminui com volumes maiores de atividade, com riscos de morte caindo em 20% com atividade mínima, em 30% em pessoas que atendem à recomendação mínima de 7,5 MET horas de atividade por semana, e cerca de 40% nas pessoas que realizam mais do que o dobro desse valor.

A dose de atividade física moderada a vigorosa reflete tanto o gasto energético quanto a intensidade. Assim, alguns benefícios à saúde devem ocorrer com baixo gasto energético (ou seja, baixas doses de atividade física moderada a vigorosa) e em baixa intensidade (ou seja, intensidade leve). Por exemplo, 15 minutos por dia (90 minutos por semana) de atividade moderada a intensa está associado à redução de cerca de 15% na taxa de mortalidade. Mesmo em níveis mais baixos de atividade física moderada a vigorosa, maior gasto energético com atividades de intensidade leve, conforme indicado por menos tempo sentado, está associado a menor taxa de mortalidade.[6] No entanto, parece que altos níveis de atividade física moderada a vigorosa (p. ex., cerca de 60 a 75 minutos por dia) podem ser suficientes para eliminar os efeitos adversos da postura sentada. A atividade de fortalecimento muscular também parece estar associada a menor risco de mortalidade por todas as causas, independentemente do volume de atividade aeróbica.[7] Os dados também mostram que uma combinação de treinamento de força e treinamento aeróbico é mais benéfica para a saúde que cada um isoladamente para promover a função física em adultos mais velhos, para reduzir os níveis de hemoglobina A1C em pessoas com diabetes melito (Figura 13.1) e para melhorar a sensibilidade à insulina em adultos com síndrome metabólica.

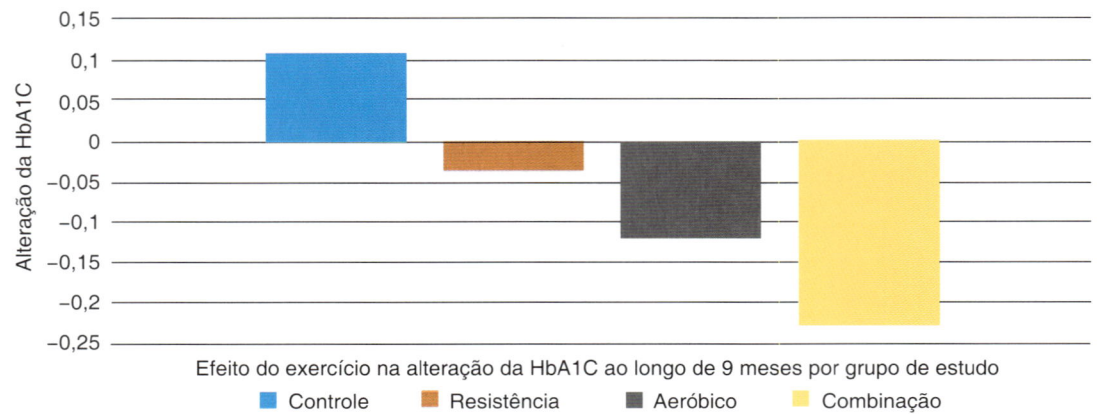

**FIGURA 13.1** Alterações nos níveis de hemoglobina A1C em um estudo randomizado de 9 meses comparando três intervenções de exercícios a um controle em adultos com diabetes melito do tipo 2 (total N = 262). A maior melhora da HbA1C ocorreu com exercícios aeróbicos combinados e treinamento de resistência (atividade de fortalecimento muscular). (Dados de Church TS, Blair SN, Cocreham S, et al. Effects of aerobic and resistance training on hemoglobin A1c levels in patients with type 2 diabetes: a randomized controlled trial. *JAMA*. 2010; 304:2253-2262.)

## CAPÍTULO 13 Atividade Física

## TRATAMENTO

### Benefícios terapêuticos para a saúde em adultos
As diretrizes de prática clínica atribuem um papel terapêutico substancial à atividade física em pacientes com DAC, hipertensão arterial (Capítulo 70), diabetes melito do tipo 2 (Capítulo 216), obesidade (Capítulo 207), osteoporose (Capítulo 230), osteoartrite (Capítulo 246), claudicação (Capítulo 71) e doença pulmonar obstrutiva crônica (Capítulo 82). A atividade física também é importante no manejo da depressão e dos transtornos de ansiedade (Capítulo 369), hipercolesterolemia (Capítulo 195), dor (Capítulo 27), insuficiência cardíaca (Capítulo 53),[A6b] síncope (Capítulo 57), acidente vascular cerebral (Capítulo 378), dorsalgia (Capítulo 372), demência (Capítulo 374) e constipação intestinal (Capítulo 128), bem como na profilaxia de tromboembolismo venoso (Capítulo 74). Embora haja mais evidências para os efeitos terapêuticos do exercício aeróbico, o exercício de fortalecimento muscular também exerce efeitos terapêuticos, que podem ser aditivos ou sinérgicos aos do exercício aeróbico isoladamente.

### Riscos das atividades físicas para a saúde
As atividades físicas e os exercícios apresentam alguns riscos. As lesões musculoesqueléticas são, sem dúvida, o tipo mais comum de evento adverso relacionado à atividade. O risco de lesão depende do tipo e do volume de atividade. O volume semanal de atividade está diretamente relacionado ao risco de lesões musculoesqueléticas, mas ao seguir as diretrizes de saúde pública de cerca de 500 a 1.000 MET-minutos/semana, o risco de lesões é baixo. O risco de lesão está diretamente relacionado à taxa de aumento da dose de atividade, com aumentos mais rápidos apresentando maior risco. Lesões musculoesqueléticas anteriores, excesso de peso e baixa aptidão física também aumentam o risco de lesões.

A atividade física relativamente vigorosa aumenta agudamente o risco de morte cardíaca súbita (Capítulo 57) e infarto agudo do miocárdio (Capítulo 64). No entanto, o risco de morte súbita e eventos não fatais durante e imediatamente após a atividade física é extremamente baixo – bem abaixo de 1 evento por 1.000.000 pessoas-hora de atividade.[8] É importante ressaltar que adultos fisicamente ativos estão protegidos de eventos cardíacos fatais e não fatais, com risco cerca de 70% menor de morte súbita. Essa proteção ocorre porque o tempo gasto em atividades vigorosas por dia é relativamente pequeno, e o maior risco de atividades vigorosas é muito superado pelo menor risco de eventos cardíacos durante o resto do dia.

### Atividade aeróbica para prevenção
Para se obterem benefícios substanciais à saúde com a atividade física, os adultos devem fazer pelo menos 150 minutos/semana de atividade aeróbica de intensidade moderada ou 75 minutos/semana de atividade vigorosa. Os adultos podem fazer uma combinação de atividades de intensidade moderada e vigorosa, usando a regra de que 1 minuto de atividade de intensidade vigorosa equivale a 2 minutos de intensidade moderada.[9] Embora as recomendações anteriores fossem para sessões de atividade aeróbica de pelo menos 10 minutos, as sessões de menos de 10 minutos também parecem trazer benefícios à saúde.

### Atividade de fortalecimento muscular para prevenção
Os adultos devem realizar atividades que fortaleçam os principais grupos musculares do corpo pelo menos 2 dias por semana. Os *principais grupos musculares* são os dos membros inferiores, do quadril, do dorso, do tórax, do abdome, dos ombros e dos braços.

### Atividade de flexibilidade
Atividades de flexibilidade são uma parte aceitável de um esquema de atividade física, mas não há evidências suficientes de que as atividades de flexibilidade sejam benéficas para a saúde, mesmo para prevenir lesões. No entanto, o treinamento de flexibilidade facilita os tipos de atividade física que trazem benefícios à saúde. Nesse caso, o treinamento de flexibilidade pode ser mais importante para pessoas com flexibilidade reduzida, como adultos mais velhos com alterações na amplitude de movimento relacionadas à idade e doenças.

### Atividade de equilíbrio
O treinamento de equilíbrio é recomendado para adultos com risco aumentado de quedas, como aqueles com mais de 65 anos com marcha ou equilíbrio prejudicados ou quedas frequentes. Os exemplos de exercícios de equilíbrio incluem andar de lado, andar para trás, andar apoiado nos calcanhares e ficar em pé usando uma base estreita de apoio. O *tai chi* é uma abordagem baseada em evidências para a prevenção de quedas. De preferência, os adultos com risco de quedas devem fazer treinamento de equilíbrio pelo menos 3 dias/semana segundo um programa de prevenção de quedas baseado em evidências.

### Comportamento sedentário
O aumento das atividades de intensidade leve com redução do comportamento sedentário é útil para alcançar e manter um peso saudável e reduzir eventos adversos à saúde. Por exemplo, mais tempo sedentário está associado a maior risco de morte por todas as causas, doenças cardiovasculares, alguns tipos de câncer e DM2.[10]

### Diretrizes para manejo do peso corporal
A atividade necessária para manter um peso corporal saudável varia muito entre os adultos. Para alguns adultos, os níveis de atividade física recomendados nas diretrizes resultarão em um peso corporal estável e saudável. Muitos adultos, entretanto, precisam de mais atividades para atingir um peso saudável. Esses indivíduos devem restringir sua ingestão calórica e aumentar gradativamente sua atividade física semanal até efetivamente atingir e manter um peso corporal saudável para eles.

### Diretrizes adicionais para adultos mais velhos
Além do treinamento de equilíbrio, as diretrizes de 2018 contêm outras recomendações específicas para idosos. Os adultos mais velhos que não podem fazer 150 minutos/semana de atividades de intensidade moderada devem ser tão ativos quanto suas habilidades e condições permitirem. Os adultos mais velhos devem determinar seu nível de atividade física usando a intensidade relativa, não a intensidade absoluta. Esta última diretriz visa evitar níveis inadequadamente altos de esforço em idosos com baixa aptidão.

### Recomendação de atividade física em unidades de saúde
A promoção da atividade física em unidades de saúde envolve essencialmente as mesmas etapas que os "5 As" do abandono do tabagismo (Capítulo 29): pergunte (*ask*), oriente (*advise*), avalie (*assess*), ajude (*assist*) e organize (*arrange*). Consistente com essa abordagem, os médicos devem ter conhecimento em quatro domínios: como avaliar a atividade física; como fazer recomendações/prescrições seguras de atividade física para pessoas saudáveis e para pessoas com condições crônicas; como usar intervenções comportamentais efetivas e como adotar um estilo de vida ativo para o equilíbrio profissional e como modelo para os pacientes.[11]

Os profissionais de saúde devem perguntar e orientar os pacientes sobre atividades físicas regularmente. Uma medida de qualidade de atendimento avalia se o questionamento e a orientação são feitos pelo menos uma vez por ano em adultos mais velhos. Alguns recomendam que a atividade física seja um "sinal vital" que é avaliado a cada consulta. Os estudos relatam consistentemente que os adultos (especialmente os idosos) identificam seus profissionais de saúde como uma fonte importante de orientação sobre atividade física. A orientação comportamental é recomendada para adultos, mesmo que eles não tenham fatores de risco cardiovascular.[12] A orientação comportamental intensiva é recomendada para adultos com sobrepeso ou obesidade e com fatores de risco adicionais para doenças cardiovasculares, e deve ser um componente dos programas comunitários que promovam atividade física para pessoas com risco aumentado de DM2.

### Prescrição de exercícios físicos
Para os pacientes que desejam praticar exercícios, um médico pode fazer uma prescrição de exercícios ou encaminhar o paciente a um profissional de esporte da comunidade.[13] As diretrizes baseadas em evidências para prescrição de exercícios estão disponíveis no American College of Sports Medicine.[a]

### Prescrição de estilo de vida
Uma prescrição de estilo de vida consiste em abordagens que integrem a atividade física à vida diária. Por exemplo, em vez de caminhadas como forma específica de atividade física, uma pessoa pode caminhar para o trabalho ou por prazer como atividade recreativa. As formas comuns de integrar a atividade física à vida diária são caminhar e andar de bicicleta em vez de usar o transporte público ou dirigir e fazer jardinagem. O uso de acessórios (*wearable devices*), como pedômetros, para monitorar a atividade física pode aumentar os passos por dia em cerca de 2.000 acima do valor basal,[A7] bem como aumentar a adesão às prescrições de estilo de vida.

### Ajustes das recomendações
As recomendações devem ser adaptadas às capacidades (competências) individuais, preferências individuais, condições clínicas e técnicas comportamentais que aumentem a adesão. As intervenções têm maior probabilidade de sucesso se houver consenso no estabelecimento das metas,

---
[a]N.R.T.: No Brasil, ver Sociedade Brasileira de Medicina do Exercício e do Esporte (https://www.medicinadoesporte.org.br/)

*feedback* regular, tarefas graduadas e uso de equipamentos, como um monitor de passos.[A8] A maioria das pessoas prefere programas domiciliares, que podem fornecer benefícios à saúde semelhantes aos programas conduzidos em outros lugares.[A9]

Um nível-alvo de atividade física abaixo das recomendações preventivas é apropriado para adultos com aptidão física muito baixa, uma grande carga de doença crônica (p. ex., doença pulmonar obstrutiva crônica grave) ou limitações funcionais importantes. Uma avaliação da natureza das limitações das atividades e das capacidades e preferências do indivíduo consegue determinar o nível desejado de atividade e outros detalhes da recomendação de atividades. Frequentemente, a promoção da atividade física em tais adultos depende de cuidados de saúde e recursos da comunidade projetados para pessoas com limitações preexistentes, como reabilitação cardíaca, reabilitação pulmonar e aulas de exercícios para adultos com artrite.

### Manejo de risco

As estratégias para reduzir as lesões durante a atividade física incluem aumentar a atividade física gradualmente ao longo do tempo, selecionar atividades em que a colisão ou contato com pessoas ou objetos seja incomum, aumentar a aptidão física, usar equipamentos e equipamentos esportivos apropriados (p. ex., capacetes de bicicleta), participar de atividades em ambientes seguros e seguir as regras e políticas básicas de segurança. Atividades populares como caminhadas, ciclismo, natação e jardinagem apresentam baixo risco de lesões. Quando os indivíduos estão aumentando seu nível de atividade física, eles devem começar com atividades de intensidade relativamente moderada e, em seguida, aumentar a duração e a frequência primeiro e, por último, a intensidade. Em geral, adicionar 5 a 15 minutos de atividade de intensidade moderada por sessão, 2 a 3 vezes/semana, às atividades usuais de uma pessoa impõe pouco risco de lesão musculoesquelética e nenhum risco conhecido de morte cardíaca súbita.

Não há evidências do valor protetor de uma consulta médica ou de exercícios supervisionados em pessoas saudáveis de qualquer idade que busquem aumentar seu nível de atividade física, e a USPSTF não recomenda o rastreamento de rotina para DAC em adultos em baixo risco. Mesmo em adultos com alto risco de DAC, não há evidências suficientes para recomendar ou ser contra o rastreamento com ECG de repouso, teste ergométrico, TC por emissão de feixe de elétrons ou níveis de proteína C reativa.

### Coordenação entre a assistência médica e a comunidade

Muitos fatores que afetam os níveis de atividade física em norte-americanos não o fazem nas unidades de saúde, como as características do ambiente comunitário (p. ex., parques e instalações recreativas) e o ambiente social (p. ex., crime e apoio social). As intervenções no nível da comunidade que abordam essas características são essenciais para promover a atividade física. As intervenções comunitárias efetivas incluem educação física escolar, intervenções de apoio social, campanhas em toda a comunidade e melhoria do acesso a locais onde a atividade física é possível. Um recente "Call to Action" do U.S. Surgeon General enfatiza a importância de promover atividade física para todas as pessoas, independentemente da idade e da capacidade física. A assistência médica e os esforços comunitários devem ser sinérgicos e solidários. Por exemplo, os planos de saúde devem defender intervenções comunitárias baseadas em evidências. Os programas comunitários devem promover determinadas atividades terapêuticas baseadas em evidências para adultos com doenças crônicas, como exercícios para reduzir o risco de quedas.

### Recomendações de grau A

A1. Zhao R, Feng F, Wang X. Exercise interventions and prevention of fall-related fractures in older people: a meta-analysis of randomized controlled trials. *Int J Epidemiol*. 2017;46:149-161.
A2. Lesinski M, Hortobagyi T, Muehlbauer T, et al. Effects of balance training on balance performance in healthy older adults: a systematic review and meta-analysis. *Sports Med*. 2015;45:1721-1738.
A3. Pahor M, Guralnik JM, Ambrosius WT, et al. Effect of structured physical activity on prevention of major mobility disability in older adults: the LIFE study randomized clinical trial. *JAMA*. 2014;311:2387-2396.
A4. Northey JM, Cherbuin N, Pumpa KL, et al. Exercise interventions for cognitive function in adults older than 50: a systematic review with meta-analysis. *Br J Sports Med*. 2018;52:154-160.
A5. Lamb SE, Sheehan B, Atherton N, et al. Dementia and physical activity (DAPA) trial of moderate to high intensity exercise training for people with dementia: randomised controlled trial. *BMJ*. 2018;361:1-11.
A6. Börjesson M, Onerup A, Lundqvist S, et al. Physical activity and exercise lower blood pressure in individuals with hypertension: narrative review of 27 RCTs. *Br J Sports Med*. 2016;50:356-361.
A6b. Taylor RS, Long L, Mordi IR, et al. Exercise-based rehabilitation for heart failure: Cochrane systematic review, meta-analysis, and trial sequential analysis. *JACC Heart Fail*. 2019;7:691-705.
A7. Mansi S, Milosavljevic S, Baxter GD, et al. A systematic review of studies using pedometers as an intervention for musculoskeletal diseases. *BMC Musculoskelet Disord*. 2014;15:1-13.
A8. Samdal GB, Eide GE, Barth T, et al. Effective behaviour change techniques for physical activity and healthy eating in overweight and obese adults; systematic review and meta-regression analyses. *Int J Behav Nutr Phys Act*. 2017;14:1-14.
A9. Buckingham SA, Taylor RS, Jolly K, et al. Home-based versus centre-based cardiac rehabilitation: abridged Cochrane systematic review and meta-analysis. *Open Heart*. 2016;3:1-15.

### REFERÊNCIAS BIBLIOGRÁFICAS

*As referências bibliográficas, bem como os outros materiais suplementares deste livro, encontram-se no GEN-IO, nosso ambiente virtual de aprendizagem.*

# 14

## MEDICINA DE ADOLESCENTE

DEBRA K. KATZMAN E ALAIN JOFFE

A adolescência, período de transição entre a infância e a idade adulta, é marcada por mudanças críticas biológicas, psicológicas, sociais e cognitivas. Durante esse período único de desenvolvimento, padrões de comportamento e escolhas de estilo de vida são estabelecidos e podem influenciar a saúde atual e futura, e problemas médicos e psicológicos exclusivos podem surgir.[1] Os profissionais de saúde orientados para adultos desempenham um papel fundamental no envolvimento dos jovens na sua saúde e no atendimento dos adolescentes.

### CRESCIMENTO FÍSICO E DESENVOLVIMENTO NORMAL

O crescimento e o desenvolvimento biológico em adolescentes são assinalados pelo início da puberdade (Capítulo 222), que varia temporalmente entre os adolescentes e explica por que adolescentes com a mesma idade cronológica têm aspecto físico muito diferente. O primeiro sinal visível de puberdade nas meninas é, em geral, a telarca, ou o desenvolvimento de brotos mamários, que ocorre em média aos 10 anos em meninas brancas e 1 ano antes em meninas afro-americanas (Capítulo 222).

A menarca ocorre 2 a 4 anos após o aparecimento inicial dos brotos mamários e pelos pubianos. A idade média da menarca é de 12,9 anos para meninas brancas e 12,2 anos para meninas afro-americanas. Os períodos menstruais nem sempre são regulares durante os primeiros 2 anos após a menarca. Na menarca, apenas 20% dos ciclos são ovulatórios; pode levar até outros 4 anos para que 80% dos ciclos sejam ovulatórios. O tempo médio de conclusão da puberdade nas meninas é de 4 anos (variação de 1,5 a 8,0 anos).

A puberdade começa cerca de 1 ano mais tarde nos meninos em relação às meninas. Os primeiros sinais físicos de puberdade em meninos, aumento testicular e adelgaçamento da pele do escroto, ocorrem aos 10 anos. A adrenarca geralmente começa cerca de 6 meses depois (Capítulo 221), e os pelos faciais aparecem cerca de 3 anos após o aparecimento dos pelos pubianos. O término da puberdade em meninos é, em média, em 3 anos (variação de 2 a 5 anos).

O ganho de peso puberal é responsável por cerca de metade do peso corporal ideal de uma pessoa adulta. O pico de ganho de peso segue a aceleração do crescimento linear após 3 a 6 meses em meninas adolescentes e após 3 meses em meninos adolescentes. O ganho médio de peso durante a puberdade nas adolescentes é de 7 a 25 kg (ganho médio, 17,5 kg). No geral, os meninos adolescentes ganham 7 a 30 kg durante a puberdade (ganho médio, 23,7 kg).

Os níveis de gordura corporal dos meninos diminuem durante a adolescência, caindo para 12% de gordura corporal no final da puberdade. Em média, a massa corporal magra das adolescentes cai de 80 para 75%, enquanto seus níveis médios de gordura corporal aumentam de 16 para 27% no final da adolescência. Quando as meninas adolescentes atingem 16 anos e os meninos adolescentes atingem 18 anos, eles já acumularam mais de 90% de sua massa esquelética adulta.

A *classificação da maturidade sexual*, também conhecida como desenvolvimento puberal de Tanner, é usada para descrever a progressão das características sexuais secundárias que ocorrem em adolescentes, independentemente da idade cronológica. O estadiamento de Tanner é baseado no desenvolvimento das mamas e no aparecimento de pelos pubianos nas meninas (e-Figura 14.1) e no desenvolvimento testicular e peniano e no aparecimento de pelos púbicos nos meninos (e-Figura 14.2). O estágio 1 corresponde ao estágio pré-púbere: a puberdade não começou e nenhum desenvolvimento sexual ocorreu. Os estágios 2 a 5 indicam a progressão da puberdade para a idade adulta. Quando os jovens atingem o estágio 5, eles já desenvolveram totalmente as características sexuais secundárias. A maturação sexual se correlaciona com crescimento linear, mudanças no peso e composição corporal e mudanças hormonais.[2] A maturação sexual é um indício importante da progressão normal da puberdade ou identificação de desenvolvimento anormal da puberdade.

## DESENVOLVIMENTO PSICOSSOCIAL NORMAL

A adolescência é frequentemente dividida em três fases de desenvolvimento psicossocial: início da adolescência (11 a 13 anos), parte média da adolescência (14 a 16 anos) e final da adolescência (17 a 21 anos). No início da adolescência, os adolescentes começam a se separar dos pais e estabelecer uma identidade individual. À medida que os adolescentes se afastam dos pais em busca de sua própria identidade, seus colegas/amigos começam a ganhar importância crescente.

No início da adolescência, a capacidade cognitiva é dominada pelo pensamento concreto. Os adolescentes jovens não têm capacidade de raciocínio abstrato, habilidades de resolução de problemas necessárias para superar as barreiras às mudanças comportamentais e a capacidade de avaliar como os comportamentos atuais podem afetar o estado de saúde futuro.

A parte média da adolescência é caracterizada pelo crescimento da autonomia emocional e pela separação progressiva da família. Os colegas dos adolescentes desempenham um papel poderoso, e os adolescentes estão cada vez mais envolvidos em relacionamentos de parceria que incluem namoro, experimentação sexual e comportamentos adversos à saúde, como tabagismo, etilismo, consumo de substâncias psicoativas e vadiagem. As habilidades de raciocínio abstrato surgem, mas frequentemente regridem ao pensamento concreto quando os adolescentes se deparam com situações estressantes. Esses adolescentes começam a compreender a relação entre os comportamentos de saúde e o estado de saúde futuro, mas a pressão dos colegas/amigos dificulta a tomada de escolhas adequadas relacionadas à saúde.

No final da adolescência, os jovens tornam-se cada vez mais independentes emocionalmente. Os valores do grupo de colegas/amigos tornam-se menos importantes e os jovens passam mais tempo no relacionamento com uma pessoa. Este estágio final da adolescência é caracterizado pelo desenvolvimento de uma forte identidade pessoal. As habilidades de raciocínio abstrato se expandem e os adolescentes mais velhos têm habilidades de resolução de problemas que os ajudam a superar os desafios da mudança comportamental.

## ESTATÍSTICAS VITAIS

A morbidade e a mortalidade entre as pessoas de 10 a 19 anos são, com frequência, resultado de comportamentos de risco e fatores ambientais (Tabela 14.1).[3] As lesões não intencionais são a principal causa de morte nessa faixa etária. Neoplasias malignas, suicídio e homicídio são as próximas três causas principais. A maioria das mortes devido a lesões intencionais, ou seja, suicídio e homicídio, é teoricamente evitável.

### Lesões não intencionais e intencionais

As lesões não intencionais são responsáveis por 25 a 40% de todas as mortes entre crianças de 10 a 19 anos. As principais causas de lesões não intencionais incluem acidentes com veículos motorizados, afogamento, incêndio, envenenamento e quedas. Os fatores que contribuem para lesões em adolescentes incluem fatores socioeconômicos (adolescentes pobres correm maior risco de lesões), fatores ambientais (perigos como veículos para todos os tipos de terreno, piscinas no quintal, armas de fogo, aquecedores a querosene e atividade de gangue), ambiente escolar e fatores de desenvolvimento.

As taxas de suicídio (Capítulo 369) têm aumentado nos jovens com 10 a 19 anos desde 1999, e o suicídio é agora a segunda principal causa de morte entre jovens de 15 a 19 anos e a terceira principal causa entre 10 e 14 anos. Em ambas as faixas etárias, os nativos americanos têm as taxas mais altas, seguidos por jovens brancos; jovens afro-americanos e asiáticos têm taxas substancialmente mais baixas. A taxa de tentativas de suicídio é quase cinco vezes maior entre estudantes *gays*, lésbicas e transgênero (minoria sexual) (29%) em comparação com estudantes heterossexuais (6,4%). A razão estimada de suicídios tentados a suicídios consumados entre adolescentes varia entre 50:1 e 100:1. Os métodos mais comuns usados em tentativas de suicídio são substâncias psicoativas e álcool, enquanto sufocamento, enforcamento ou uso de armas de fogo estão associados a suicídios consumados. As taxas de mortalidade por suicídios causados por armas de fogo são quase sete vezes maiores em meninos de 15 a 19 anos do que em meninas com idades comparáveis.

O homicídio é a terceira causa de morte entre jovens de 15 a 19 anos e a quarta causa entre adolescentes mais jovens. Entre os homens afro-americanos, no entanto, é a principal causa de morte entre 15 e 19 anos (95% envolvendo armas de fogo) e a segunda causa principal entre as idades de 10 a 14 anos (80% relacionadas a armas de fogo.

Aproximadamente 1 em cada 10 alunos do nono ano do Ensino Fundamental ao terceiro ano do Ensino Médio que namoraram ou "ficaram com alguém" relata ter sido vítima de violência física ou sexual no namoro nos 12 meses anteriores. A prevalência de violência física e de comportamentos abusivos é maior no caso de mulheres que de homens (12 *vs.* 7% e 16 *vs.* 5%, respectivamente). Entre os alunos dessas séries, quase 16% relatam ter sofrido *bullying* eletronicamente e mais de 20% relataram ter sofrido *bullying* no ambiente escolar. Ser vítima de *bullying* está associado a uma ampla gama de transtornos da saúde mental. Quando os adolescentes agressores se tornam adultos, eles têm mais probabilidade de se tornarem violentos ou abusivos em relação aos parceiros, cônjuges e filhos.

### Outras doenças

Excluindo as lesões intencionais e não intencionais, o câncer é a principal causa de morte em adolescentes. Os cânceres de maior importância em adolescentes incluem linfoma de Hodgkin (Capítulo 177), tumores de células germinativas (Capítulo 190), tumores do sistema nervoso central (Capítulo 180), linfoma não Hodgkin (Capítulo 176), câncer da tireoide (Capítulo 213), melanoma maligno (Capítulo 193) e leucemia linfoblástica aguda (Capítulo 173).

**Tabela 14.1** Principais causas de morte entre 10 e 19 anos, EUA, 2015.

| 10 A 14 ANOS | | 15 A 19 ANOS | |
|---|---|---|---|
| CAUSA | NÚMERO (%) | CAUSA | NÚMERO (%) |
| Todas as causas | 3.009 | Todas as causas | 10.186 |
| Lesão não intencional | 763 (25,4) | Lesão não intencional | 3.919 (38,5) |
| Neoplasias malignas | 428 (14,2) | Suicídio | 2.061 (20,2) |
| Suicídio | 409 (13,6) | Homicídio | 1.587 (15,6) |
| Homicídio | 158 (5,3) | Neoplasias malignas | 583 (5,7) |
| Anomalias congênitas | 156 (5,2) | Cardiopatia | 306 (3,0) |
| Cardiopatia | 125 (4,2) | Anomalias congênitas | 195 (1,9) |
| Doença crônica das vias respiratórias inferiores | 93 (3,1) | *Influenza* e pneumonia | 72 (0,7) |
| Todas as outras | 763 (25,4) | Todas as outras | 1.287 (12,6) |

Dados do Center for Disease Control and Prevention's Web-based Statistics Query and Reporting System (WISQARS™). Disponível em https://webappa.cdc.gov/sasweb/ncipc/leadcause.html. Acesso em 10 de maio de 2019.

## ABORDAGEM AO PACIENTE ADOLESCENTE

Ao entrevistar pacientes adolescentes, o médico deve considerar o estágio de desenvolvimento físico, cognitivo e psicossocial; sua crescente autonomia e crescente papel em assumir a responsabilidade pela gestão de sua própria saúde e bem-estar; e sua progressão individual da infância à idade adulta. A idade cronológica não é garantia de que todos os adolescentes estarão no mesmo estágio de desenvolvimento. O médico deve oferecer cuidados de saúde ao adolescente de maneira sensível, flexível e apropriada em termos de desenvolvimento e cultura.

O médico pode primeiro encontrar-se sozinho com o adolescente para transmitir-lhe a mensagem de que ele ou ela é o paciente e que o médico está ansioso para ouvir o que o adolescente tem a dizer. Esta é também uma oportunidade para avaliar a capacidade do adolescente para a tomada de decisão autônoma. Por outro lado, o médico pode se encontrar com o adolescente e seus pais ou responsáveis juntos para a parte inicial da entrevista e, em seguida, encontrar-se sozinho com o adolescente; essa abordagem possibilita que o médico compreenda o motivo da visita da perspectiva do adolescente e de seus pais ou responsáveis e comunique que a opinião do adolescente e dos pais ou responsáveis é altamente valorizada. Essa abordagem também oferece uma oportunidade para o médico observar a interação do adolescente com os pais ou responsáveis. A abordagem final da entrevista é cumprimentar o adolescente e a família e solicitar um encontro apenas com os pais ou responsáveis. Essa abordagem possibilita que os pais ou responsáveis discutam as preocupações sobre o adolescente que eles podem não se sentir à vontade para questionar na presença dele. Ter essas informações melhora o foco da consulta. Nesta abordagem, o encontro com os pais ou responsáveis é seguido por uma reunião do médico apenas com o adolescente. Nessa estrutura de entrevista, é importante que o adolescente esteja presente desde o momento em que se encontra com o médico até o final da consulta, para que o adolescente não perceba a quebra de sigilo.

### Confidencialidade (sigilo profissional)[a]

Questões de consentimento e confidencialidade são centrais na interação médico-adolescente. Quando a confidencialidade é garantida, os adolescentes são mais propensos a buscar o atendimento médico necessário, a divulgar informações sigilosas e a confiar em seu médico. Nessas circunstâncias, a maioria dos adolescentes envolverá seus pais em seus cuidados em algum momento. Os pais apreciam o esclarecimento sobre o conceito de confidencialidade e reconhecem a importância de permitir que o adolescente tenha a oportunidade de falar a sós com o médico. A confidencialidade também é importante para os médicos fazerem um diagnóstico acurado e fornecerem tratamento.

A confidencialidade (sigilo profissional) e a definição dos limites da confidencialidade devem ser discutidas com o adolescente e seus pais ou responsáveis no início da entrevista. O adolescente e a família precisam saber que o médico irá intervir se ele acreditar que as ações do adolescente podem causar a ele ou a outra pessoa danos significativos ou que o adolescente está em perigo iminente. Exemplos de situações em que o médico não manteria a confidencialidade ao lidar com jovens incluem a divulgação de intenção atual suicida ou homicida.

Outra meta da entrevista é construir um relacionamento com o adolescente e seus pais ou responsáveis. Os médicos podem estabelecer um relacionamento no início da entrevista, criando um ambiente imparcial, sem intimidação e oferecendo apoio. É útil encorajar o adolescente a falar sobre si – amigos, passatempos, escola. O médico deve escutar atentamente as declarações e os sentimentos do adolescente. A sensibilidade e a compreensão do estágio de desenvolvimento e da formação cultural do adolescente são importantes para entrevistar e interpretar as respostas com acurácia. O médico deve respeitar a necessidade crescente do adolescente de ser independente e desejar ser tratado como uma pessoa individual. Dedicar algum tempo para criar um relacionamento é crucial para envolver o adolescente em uma discussão de suas preocupações pessoais de saúde com o médico.

### Saúde preventiva

Os cuidados preventivos de saúde para adolescentes (Capítulos 12 e 15) devem promover a saúde física e mental, o crescimento e o desenvolvimento físico, psicológico e social saudáveis. Comportamentos positivos como exercícios (Capítulo 13) e alimentação nutritiva (Capítulo 202) devem ser incentivados, e comportamentos de risco à saúde, como direção insegura, comportamentos sexuais de alto risco, tabagismo (Capítulo 29), uso de substâncias psicoativas e etilismo (Capítulo 30) devem ser desencorajados. Como os hábitos de saúde ao longo da vida são estabelecidos durante a adolescência, é um momento importante para investir na promoção da saúde e serviços preventivos.

Nos EUA, a USPSTF (U.S. Preventive Services Task Force)[4] recomenda o rastreamento e a orientação de todos os adolescentes sobre depressão e obesidade e garantir que todos os adolescentes estejam em dia com suas imunizações para tétano, difteria, coqueluche, varicela, sarampo, caxumba, rubéola, hepatites A e B, meningococos (A, C, Y, W-135), *influenza*, poliomielite e papilomavírus humano (HPV; Capítulo 15). Além disso, os adolescentes em risco devem ser aconselhados sobre infecções sexualmente transmissíveis (p. ex., infecção pelo HIV, infecção por *Chlamydia*, gonorreia e sífilis) e informados sobre imunizações para pneumococo e meningococo do sorotipo B.

### Componentes da visita de saúde de cuidados ao adolescente

#### Anamnese

Perguntas abertas, imparciais, adequadas ao desenvolvimento e neutras em relação ao gênero ajudam a colocar o adolescente à vontade e a produzir respostas informativas (Capítulo 12). Além da anamnese padrão, a avaliação deve incluir uma história psicossocial do adolescente, seja por meio de um questionário de rastreamento ou durante a entrevista apenas com o adolescente. Uma valiosa ferramenta de triagem para obter uma história psicossocial abrangente inclui os seguintes tópicos:

- Casa: membros da família, arranjos de moradia e relacionamentos
- Escolaridade/Emprego: sucesso acadêmico ou vocacional e planos futuros
- Alimentação: preocupações com peso ou imagem corporal ou atitudes e comportamentos alimentares desordenados; tipo de dieta
- Atividades: atividades recreativas, namoro e relacionamentos
- Substâncias psicoativas: uso de tabaco ou cigarros eletrônicos, etilismo, uso de substâncias psicoativas, esteroides anabolizantes, uso sem indicação clínica de medicamentos prescritos e dirigir veículos automotivos enquanto está intoxicado ou após o uso de substâncias psicoativas
- Sexualidade: orientação sexual, comportamentos sexuais (incluindo abstinência) e abuso sexual
- Suicídio (saúde mental): sentimentos de tristeza, solidão, depressão; ou ideias suicidas, tentativas e autolesão não suicida
- Segurança: risco de ferimentos não intencionais ou violência, brigas; ou porte de arma; cintos de segurança ao dirigir veículos motorizados; capacetes de bicicleta e equipamentos de proteção para esportes

#### Exame físico

Em geral, o exame físico do adolescente deve ocorrer sem a presença dos pais ou responsável. Em algumas situações, pergunta-se ao adolescente se ele prefere ter um acompanhante na sala durante o exame físico. Um médico do sexo masculino deve solicitar a presença de uma acompanhante durante o exame físico de uma paciente, especialmente durante o exame das mamas e genital. Em teoria, uma médica deve solicitar que um acompanhante esteja presente durante o exame genital de um paciente do sexo masculino.

Cuidados devem ser tomados para garantir a privacidade do adolescente. É importante fornecer um jaleco para exame que cubra o tronco e a área genital. Conversar com o adolescente durante o exame também tende a aumentar o conforto; explicar os procedimentos e comentar os resultados são úteis. Um exame físico abrangente (Capítulo 12) deve incluir mensuração do peso e da altura, cálculo do índice de massa corporal, projeção dessas medidas em gráficos de crescimento padronizados e determinação do estágio de desenvolvimento puberal do adolescente.

Uma história sexual completa deve ser obtida para determinar quais locais anatômicos (oral, anal, vaginal, uretral) devem ser rastreados à procura de infecções sexualmente transmissíveis (ISTs). O rastreamento anual para *C. trachomatis* e *N. gonorrhoeae* é recomendado para adolescentes sexualmente ativos. Um *swab* vaginal autocoletado é a amostra preferida para testar mulheres, enquanto uma amostra da primeira urina pela manhã é preferível para homens para rastreamento de infecção uretral

---

[a] N.R.T.: Ver mais detalhes no Código de Ética Médica de 2019 (https://sistemas.cfm.org.br/normas/visualizar/resolucoes/BR/2018/2217).

(e é aceitável para mulheres também). Os adolescentes com 13 anos ou mais devem ser examinados pelo menos uma vez para infecção pelo HIV. Os intervalos de rastreamento para todas as ISTs devem ser baseados no comportamento sexual do paciente.

O rastreamento do câncer do colo do útero deve ser feito a cada 3 anos, começando aos 21 anos em mulheres.[5] Essas recomendações não se aplicam a mulheres jovens com resultados de rastreamento previamente anormais, mulheres com infecção pelo HIV ou que tenham outras formas de imunodeficiência. As indicações para o exame ginecológico de uma adolescente incluem sinais/sintomas de infecção vaginal ou uterina, irregularidades menstruais (p. ex., amenorreia, sangramento uterino disfuncional, menorragia e dismenorreia grave), dor abdominal ou pélvica não diagnosticada, dor à palpação do abdome, massa, traumatismo, abuso sexual ou agressão.

### Conclusão da visita de saúde
Na conclusão da consulta de saúde do adolescente, o médico deve revisar os achados com o adolescente e conversar sobre o que acontece a seguir. O adolescente deve ter a oportunidade de fazer perguntas, obter esclarecimentos, fazer comentários e responder a sugestões. O médico deve discutir com o adolescente quais informações permanecerão confidenciais. O médico deve então se reunir com o adolescente e os pais ou responsáveis (se eles acompanharem o adolescente à consulta de saúde) para revisar os desfechos e discutir as questões não confidenciais.

## SAÚDE SEXUAL E REPRODUTIVA
Os cuidados relacionados à saúde sexual e reprodutiva incluem questões de desenvolvimento sexual do adolescente, orientação sexual, comportamento sexual,[6] gravidez e, se indicado, contracepção. É importante que os médicos não presumam, ao obter uma história sexual, que o adolescente é heterossexual; isso provavelmente impedirá o recebimento de informações corretas. Quase 5% dos jovens relatam atração pelo mesmo sexo e cerca de 1% dos adolescentes se descrevem como principalmente homossexuais ou bissexuais.

Nos EUA, pouco mais de 2% das meninas e quase 6% dos meninos do nono ano do Ensino Fundamental ao terceiro ano do Ensino Médio começaram a fazer sexo antes dos 13 anos. Cerca de 45% dos meninos do Ensino Médio e 40% das meninas do nono ano do Ensino Fundamental ao terceiro ano do Ensino Médio já tiveram relações sexuais vaginais pelo menos uma vez, e cerca de 60% dos meninos e meninas têm relações sexuais até a conclusão do Ensino Médio.[7] Cerca de 12% dos adolescentes tiveram quatro ou mais parceiros sexuais durante a vida, e mais de 40% dos estudantes do Ensino Médio sexualmente ativos não usaram preservativo na última relação sexual. Quase 15% das mulheres de 18 a 19 anos relatam terem sido forçadas a ter relações sexuais. Os adolescentes são mais propensos a relatar a prática de sexo oral do que vaginal porque consideram o sexo oral significativamente menos arriscado (menos consequências para a saúde, sociais e emocionais) do que o sexo vaginal, mas os adolescentes que praticam sexo oral também são mais propensos a se envolver no sexo vaginal.

Nos EUA, a cada ano, quase 250.000 recém-nascidos têm mães com idades entre 15 e 19 anos, mas essa taxa de 24,2 nascimentos/1.000 mulheres nessa faixa etária representa uma baixa histórica para os EUA.[8] Mesmo assim, os EUA têm a maior taxa de natalidade de adolescentes de qualquer país desenvolvido. As taxas de aborto nessa faixa etária diminuíram em quase 50% desde 1990. A maior parte dessa redução é atribuível ao aumento do uso de anticoncepcionais efetivos e à diminuição da atividade sexual. A gravidez na adolescência é mais comum em afro-americanas e hispânicas, bem como nas famílias de baixa renda.

### Contracepção
Os métodos anticoncepcionais mais comumente usados em adolescentes são anticoncepcionais orais e preservativos, embora novos sistemas de aplicação hormonal, como adesivos transdérmicos, anéis vaginais e anticoncepcionais reversíveis de ação prolongada, sejam convenientes e efetivos (Capítulo 225). Os métodos anticoncepcionais reversíveis de ação prolongada (dispositivos intrauterinos [DIU] e implantes anticoncepcionais) são agora recomendados como o método anticoncepcional de escolha para mulheres jovens devido à sua efetividade elevada. O aconselhamento de rotina e o fornecimento antecipado de anticoncepção de emergência são partes importantes da estratégia de saúde pública para reduzir as taxas de gravidez na adolescência (Capítulo 225).

### Infecções sexualmente transmissíveis
Jovens de 15 a 24 anos são responsáveis por metade de todas as novas ISTs nos EUA (Capítulo 269). Em 2015, adolescentes de 15 a 19 anos representaram 26% dos casos notificados de infecção por *Chlamydia* (Capítulo 302) e 18% dos casos de gonorreia (Capítulo 283) nos EUA. A prevalência geral de infecções por *Chlamydia trachomatis* entre 14 e 19 anos é de aproximadamente 2%, mas a prevalência varia e é maior nas mulheres jovens do que homens. Em adolescentes, a infecção pelo HIV (Capítulo 360) é contraída principalmente como IST, e os jovens de 13 a 24 anos representam mais de 20% de todos os novos diagnósticos de infecção pelo HIV nos EUA. A infecção por HPV (Capítulo 349), que é a mais prevalente de todas as ISTs em jovens de 15 a 24 anos, tem uma prevalência de cerca de 20% em meninas adolescentes de 14 a 17 anos. A infecção pelo HIV e a sífilis são uma preocupação particular em rapazes afro-americanos e latinos com parceiros do mesmo sexo.

Os adolescentes correm maior risco de adquirir ISTs por vários motivos, incluindo taxas elevadas entre parceiros sexuais e uso inconsistente ou incorreto do preservativo. Os jovens de minorias sexuais podem ter dificuldade especial para acessar os serviços de saúde sexual apropriados. Meninas adolescentes podem ter o epitélio vaginal colunar persistente, que é mais suscetível do que o epitélio escamoso à infecção por *Neisseria gonorrhoeae*, *C. trachomatis* e HPV, bem como níveis mais baixos de imunoglobulina A em seu muco cervical. Para todos os adolescentes, o tratamento pode ser atrasado devido à incapacidade de acessar serviços confidenciais de saúde, falta de cobertura de saúde, caos da vizinhança, pobreza e tráfico e uso de drogas.

As infecções por *Chlamydia* (Capítulo 302) são, quase sempre, assintomáticas. Quando existem sinais/sintomas, são tão leves ou breves que são facilmente ignorados. Afora isso, as apresentações clínicas e os tratamentos das ISTs (Capítulo 269) em adolescentes são semelhantes aos dos adultos.

Para maximizar a probabilidade de sucesso no tratamento dessas infecções, é recomendada uma terapia de dose única observada. Além disso, sempre que possível, deve-se prescrever tratamento dos parceiros sexuais sem avaliação clínica prévia ou aconselhamento de prevenção, porque essa abordagem reduz o risco de ISTs recorrentes de modo mais efetivo do que o manejo padrão (de preferência nos 60 dias após a consulta). Os médicos devem considerar essa abordagem terapêutica para parceiros expostos a homens e mulheres heterossexuais com infecções por *Chlamydia* ou *Neisseria gonorrhoeae* (gonorreia), sobretudo quando a avaliação e o tratamento presenciais são improváveis (Capítulo 269).[9]

##  OBESIDADE
Mais de um terço das crianças e adolescentes estão com sobrepeso ou obesos. Adolescentes obesos têm uma probabilidade significativamente maior de se apresentar obesidade de grau 3 na idade adulta. As intervenções devem se concentrar em modificação do comportamento, aumento da atividade física, redução do tempo de rastreamento e modificação da dieta.[A1] Os ensaios randomizados também mostram que a substituição de bebidas com açúcar por bebidas sem açúcar consegue reduzir o ganho de peso a curto prazo,[A2] mas programas de tratamento comportamental de base familiar oferecem melhor sucesso a curto e longo prazos para controle de peso.[A3] Em casos extremos, farmacoterapia e até mesmo cirurgia bariátrica podem ser consideradas no plano terapêutico (Capítulo 207).

##  SAÚDE MENTAL
Aproximadamente 75% dos casos de depressão e ansiedade ao longo da vida (Capítulo 369) começam até os 24 anos. Cerca de 5 a 8% dos adolescentes têm doença depressiva clinicamente significativa e 10 a 20% dos jovens de 15 a 24 anos têm transtorno de ansiedade. Aproximadamente 10% das crianças em idade escolar têm transtorno de déficit de atenção/hiperatividade. Adolescentes com diagnóstico de um desses transtornos de saúde mental costumam ter outras comorbidades. Se não forem diagnosticados ou tratados, esses transtornos podem influenciar o desenvolvimento, a escolaridade, as relações sociais e a participação na força de trabalho.

### Transtornos alimentares
Os transtornos alimentares (Capítulo 206) geralmente começam durante a adolescência.[10] Para transtornos alimentares de início na adolescência,

o reconhecimento precoce e o tratamento agressivo são essenciais para um desfecho bem-sucedido. As complicações clínicas dos transtornos alimentares em adolescentes incluem retardo de crescimento, atraso puberal, baixa densidade mineral óssea e mudanças na estrutura cerebral e na função cognitiva. Essas complicações, que ocorrem precocemente, não são completamente reversíveis.

As metas do tratamento são restaurar a saúde física, os padrões normais de comportamento alimentar e a saúde mental e reduzir o impacto do transtorno alimentar na qualidade de vida. Os adolescentes devem ser tratados em uma instituição onde os profissionais de saúde entendam os transtornos alimentares e tenham experiência no tratamento de adolescentes. As estratégias de manejo bem-sucedidas para adolescentes com transtornos alimentares incluem restauração precoce de um estado nutricional e fisiológico normal, envolvimento da família no tratamento e incorporação de uma equipe interdisciplinar no tratamento. A terapia familiar é um processo ambulatorial de primeira linha efetivo para adolescentes com transtornos alimentares e ajuda a proteger contra recaídas.

### Abuso de substâncias psicoativas

Nos EUA, quase 50% dos adolescentes experimenta uma substância psicoativa ilícita (Capítulo 31) até o final do Ensino Médio. Pouco mais de 60% dos adolescentes consomem álcool (Capítulo 30) ao final do Ensino Médio, e cerca de 40% relatam ter bebido pelo menos uma vez na vida. Os adolescentes que começam a consumir álcool ou substâncias psicoativas antes dos 15 anos têm cinco vezes mais probabilidade de desenvolver drogadição mais tarde na vida em comparação com aqueles que usam álcool pela primeira vez aos 21 anos. Cerca de 25% dos adolescentes norte-americanos usaram maconha no ano anterior ao questionamento, e esse percentual permaneceu relativamente estável na última década. Os adolescentes agora estão mais propensos a usar cigarros eletrônicos do que a fumar cigarros convencionais (Capítulo 29); no entanto, aqueles que usam cigarros eletrônicos são mais propensos do que os não usuários a iniciar o uso de cigarros convencionais também. Em 2004, quase 10% dos alunos da 12ª série relataram o uso sem indicação clínica de opioides prescritos (Capítulo 31), mas esse número caiu para menos de 5% em 2016.

O consumo de substâncias psicoativas por adolescentes é o resultado de uma complexa interação de fatores de risco genéticos, sociais, ambientais e pessoais. Os meninos tendem a iniciar o consumo de substâncias psicoativas e álcool mais cedo do que as meninas, mas uma vez que as meninas começam a experimentar, elas têm a mesma probabilidade de usar substâncias psicoativas que os meninos. Os meninos são mais propensos a consumir maconha, esteroides e tabaco sem fumaça, enquanto as meninas são mais propensas a abusar de anfetaminas e metanfetamina.

Os adolescentes com baixa autoestima e baixa motivação, assim como aqueles sem escolaridade e/ou com baixo rendimento escolar, apresentam maior propensão ao abuso de álcool e substâncias psicoativas do que aqueles sem essas características. Os adolescentes com história familiar de etilismo ou outras substâncias psicoativas também correm maior risco. É menos provável que os adolescentes cedam às pressões externas em relação ao uso de drogas se tiverem um forte senso de afeto pelos pais que comuniquem claramente sua reprovação ao uso de drogas.

Os sinais e sintomas sugestivos de abuso de substâncias psicoativas incluem mudanças na aparência física, falta de higiene ou vestimenta, uso de camisas de mangas longas para esconder cicatrizes nos locais de injeção, tosse ou bronquite persistente, dificuldade para dormir, perda súbita ou ganho de peso, mudanças repentinas na personalidade, comportamento agressivo, irritabilidade, nervosismo, tontura, mudanças no grupo de colegas, aumento do isolamento de colegas ou família, depressão, perda de interesse em atividades que antes eram favoritas, declínio no desempenho ou frequência na escola ou no trabalho, esquecimento, discrição exacerbada, dinheiro ou objetos desaparecendo de casa e medicamentos prescritos que parecem se esgotar muito rapidamente.

Uma ferramenta de rastreamento validada para etilismo e abuso de substâncias psicoativas (Tabela 14.2) deve ser usada em adolescentes.[11] Aqueles que respondem sim a uma pergunta devem receber *feedback* sobre os efeitos adversos do abuso de substâncias psicoativas. Aqueles que respondem sim a duas ou mais perguntas correm alto risco de problemas de abuso de substâncias e precisam de avaliação adicional ou encaminhamento (Capítulos 30 e 31). O exame toxicológico na urina apresenta baixa sensibilidade para detecção do uso de substâncias psicoativas e não há consenso sobre seu valor no rastreamento de adolescentes.

### Tabela 14.2 — Ferramenta de rastreamento de consumo de substâncias psicoativas e álcool em adolescentes.

O adolescente é instruído, "Por favor, responda às próximas perguntas honestamente. Suas respostas serão mantidas em sigilo. Durante os últimos 12 meses, você..."
- Bebeu álcool (mais do que alguns goles)?
- Fumou maconha ou haxixe?
- Usou mais alguma coisa para ficar chapado?

Se o adolescente responder não às três perguntas iniciais, o médico só precisa fazer ao adolescente a primeira pergunta. Se o adolescente responder sim a qualquer uma ou mais das três perguntas iniciais, o médico fará as seis perguntas.

1. Você já andou de carro dirigido por alguém (incluindo você) que estivesse "chapado" ou tivesse usado álcool ou drogas?
2. Você já consumiu álcool ou drogas para relaxar, para se sentir melhor consigo ou se adaptar a um local novo?
3. Você já usou álcool/drogas enquanto estava sozinho?
4. Você já se esqueceu do que fez enquanto consumiu álcool ou drogas?
5. Sua família ou amigos alguma vez lhe disseram que você deveria diminuir o consumo de álcool ou drogas?
6. Você já teve problemas enquanto usava álcool ou drogas?

O etilismo e o consumo de substâncias psicoativas contribuem para mais de 40% das mortes de adolescentes em decorrência de colisões com veículos motorizados, tentativas de suicídio e para um risco aumentado de uso e dependência subsequentes e problemas relacionados na vida adulta. Historicamente, o tratamento do abuso de substâncias tem sido baseado na abstinência. Mais recentemente, uma abordagem de redução de danos ganhou aceitação. Os adolescentes interrompem o consumo de substâncias psicoativas e álcool etílico principalmente por conta da preocupação com seus efeitos negativos, e intervenções baseadas na comunidade podem ser efetivas. As intervenções individuais parecem ter um efeito maior do que as intervenções baseadas na família na redução do abuso de álcool, com o tamanho do efeito diminuindo com o tempo.

## DOENÇA CRÔNICA E TRANSIÇÃO

A prevalência de doenças crônicas em adolescentes aumentou significativamente porque os avanços na tecnologia médica e nos tratamentos aumentaram a sobrevida de jovens com doenças infantis antes consideradas letais. Cerca de 18% dos adolescentes nos EUA vivem com uma doença crônica. As doenças crônicas influenciam o desenvolvimento do adolescente, ou o desenvolvimento do adolescente afeta a doença. Por exemplo, a fibrose cística (Capítulo 83) retarda a puberdade e prejudica a criação de laços com adolescentes da mesma faixa etária. A puberdade pode exacerbar o diabetes melito (Capítulo 216). A exacerbação do comportamento de correr riscos por adolescentes com diabetes, asma ou insuficiência renal crônica prejudica a adesão deles aos seus esquemas medicamentosos.

Os adolescentes em geral e aqueles com necessidades especiais de saúde em particular precisam de transição suave, contínua, coordenada e adequada ao desenvolvimento para apoiar seu envolvimento no sistema de saúde de adultos. O paciente, a família e os sistemas de saúde pediátrica e adulta devem encarar a transição como uma parte natural do processo de desenvolvimento do cuidado para todos os adolescentes. Os elementos recomendados de um plano de transição incluem planejamento individualizado e preparo do paciente, família e equipes de saúde; planos de transição escritos sob medida; coordenação por médicos que encaminham o paciente e aqueles que o recebem; reuniões introdutórias para jovens adultos com seus novos médicos antes do encaminhamento; encaminhamento em um momento de estabilidade da doença e não durante um período de instabilidade; e a apresentação de coordenadores de transição que atuam como elos entre o sistema de saúde pediátrica e adulta.

### Recomendações de grau A

A1. Boff RM, Liboni RPA, Batista IPA, et al. Weight loss interventions for overweight and obese adolescents: a systematic review. *Eat Weight Disord*. 2017;22:211-229.
A2. Ebbeling CB, Feldman HA, Chomitz VR, et al. A randomized trial of sugar-sweetened beverages and adolescent body weight. *N Engl J Med*. 2012;367:1407-1416.

A3. Sung-Chan P, Sung YW, Zhao X, et al. Family-based models for childhood-obesity intervention: a systematic review of randomized controlled trials. *Obes Rev*. 2013;14:265-278.
A4. Couturier J, Kimber M, Szatmari P. Efficacy of family-based treatment for adolescents with eating disorders: a systematic review and meta-analysis. *Int J Eat Disord*. 2013;46:3-11.
A5. US Preventative Services Task Force. Screening and behavioral counseling interventions to reduce unhealthy alcohol use in adolescents and adults: updated evidence report and systematic review for the US Preventive Services Task Force. *JAMA*. 2018;320:1910-1928.
A6. Stockings E, Hall WD, Lynskey M, et al. Prevention, early intervention, harm reduction, and treatment of substance use in young people. *Lancet Psychiatry*. 2016;3:280-296.
A7. Tanner-Smith EE, Lipsey MW. Brief alcohol interventions for adolescents and young adults: a systematic review and meta-analysis. *J Subst Abuse Treat*. 2015;51:1-18.

## REFERÊNCIAS BIBLIOGRÁFICAS

*As referências bibliográficas, bem como os outros materiais suplementares deste livro, encontram-se no GEN-IO, nosso ambiente virtual de aprendizagem.*

# 15

# IMUNIZAÇÃO

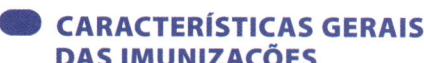

RAYMOND A. STRIKAS E WALTER A. ORENSTEIN

A imunização é um dos meios mais custo-efetivos de prevenir morbidade e mortalidade por doenças infecciosas. A imunização de rotina, sobretudo de crianças, resultou nas reduções de 90% ou mais dos casos relatados de sarampo, caxumba, rubéola, síndrome da rubéola congênita, poliomielite, tétano, infecções por *Haemophilus influenzae* tipo B invasivo, varicela, hepatite A e difteria. Em muitas circunstâncias, a imunização em crianças e adultos não apenas previne a morbidade e a mortalidade, mas também reduz os custos de saúde a longo prazo.[a]

## CARACTERÍSTICAS GERAIS DAS IMUNIZAÇÕES

A imunização protege contra doenças ou sequelas de doenças por meio da administração de um agente imunobiológico – vacina, toxoide, preparação de imunoglobulina ou antitoxina. A proteção induzida pela imunização pode ser ativa ou passiva (Tabelas 15.1 e 15.2).

### Imunização ativa

A administração de uma vacina ou toxoide faz com que o corpo produza uma resposta imune contra o agente infeccioso ou suas toxinas. As vacinas consistem em suspensões de microrganismos vivos (geralmente atenuados) ou inativados ou suas frações. Os toxoides são toxinas bacterianas modificadas que retêm propriedades imunogênicas, mas não apresentam toxicidade. A imunização ativa geralmente resulta em imunidade a longo prazo, embora o início da proteção possa ser retardado porque o corpo leva tempo para responder. Nas vacinas ativas vivas, pequenas quantidades de microrganismos vivos se multiplicam no receptor até que uma resposta imune interrompa a replicação. Na maioria dos receptores, uma única dose da maioria das vacinas vivas geralmente induz uma resposta imune a longo prazo que é muito semelhante à infecção natural. Doses adicionais são recomendadas para garantir altas taxas de imunidade da população. Em contraste, vacinas com microrganismos inativados e toxoides frequentemente exigem múltiplas doses para induzir proteção a longo prazo.

### Imunização passiva

A imunização passiva com o uso de imunoglobulinas ou antitoxinas fornece anticorpos pré-formados para prover imunidade temporária. As imunoglobulinas obtidas do sangue humano podem conter anticorpos para vários agentes, dependendo do *pool* de plasma humano a partir do qual são preparadas. As imunoglobulinas específicas são feitas do plasma de doadores com altos níveis de anticorpos para antígenos específicos (como a imunoglobulina antitetânica). A maioria das imunoglobulinas deve ser injetada por via intramuscular, embora preparações intravenosas e subcutâneas também estejam disponíveis (antitoxina diftérica). A imunização passiva geralmente é indicada para proteger os indivíduos imediatamente antes da exposição antecipada ou logo após a exposição conhecida ou suspeita a um agente infeccioso (ver Tabela 15.1), quando a imunização ativa não é possível ou não foi adequada.

### Via de administração e cronologia da vacinação

Cada imunobiológico tem um local e uma via de administração preferenciais. Em adultos, as vacinas destinadas à injeção intramuscular devem ser administradas preferencialmente no músculo deltoide. Para a maioria dos adultos, as injeções intramusculares devem ser administradas com uma agulha de calibre 22 a 25, com 2,5 a 3,0 cm. O uso das nádegas é desencorajado, exceto quando grandes volumes são necessários devido ao potencial de dano ao nervo ciático e por conta da resposta imunológica diminuída a algumas vacinas (como hepatite B), provavelmente porque a vacina é injetada na gordura em vez de no músculo. As vacinas vivas e inativadas geralmente podem ser administradas ao mesmo tempo. Por exemplo, a vacina contra sarampo, caxumba e rubéola (MMR) pode ser administrada ao mesmo tempo que a vacina inativada contra o vírus da poliomielite e a vacina viva atenuada contra varicela. Em geral, as vacinas vivas injetadas e administradas por via intranasal não devem ser administradas no mesmo dia: devem ser separadas por um intervalo mínimo de 4 semanas para evitar a interferência da replicação viral da segunda vacina e a imunidade induzida pela primeira vacina. As vacinas vivas administradas por via oral (como a vacina tifoide oral) podem ser administradas em qualquer intervalo antes ou depois das vacinas vivas injetadas ou intranasais. A imunoglobulina pode interferir na replicação dos vírus da vacina viva injetada; idealmente, a maioria das vacinas vivas deve ser administrada pelo menos 2 semanas antes ou 3 a 11 meses após a imunoglobulina. A imunoglobulina não interfere na resposta à vacina contra a febre amarela e não se acredita que interfira com as vacinas de vírus vivo administradas por via oral ou intranasal.

### Contraindicações e precauções

Os indivíduos que administram as vacinas devem examinar os pacientes quanto a contraindicações e precauções com a vacina antes de cada dose da vacina ser administrada (Tabela e-15.1). O rastreamento é facilitado pelo uso consistente de questionários, que estão disponíveis em certos programas estaduais de vacinação e outras fontes (p. ex., a Immunization Action Coalition, http://www.immunize.org). Uma contraindicação é uma condição que aumenta o risco de uma reação adversa grave. A vacina não deve ser administrada quando houver contraindicação; por exemplo, a vacina MMR não deve ser administrada em indivíduos gravemente imunocomprometidos. A única contraindicação aplicável a todas as vacinas é uma história de reação alérgica grave (ou seja, anafilaxia) após uma dose anterior da vacina ou a um componente da vacina (a menos que o receptor tenha sido dessensibilizado). Além disso, indivíduos gravemente imunocomprometidos geralmente não devem receber vacinas vivas. Pelo risco teórico para o feto, as gestantes geralmente não devem receber vacinas de vírus vivos atenuados.

Uma precaução[b] é uma condição que pode aumentar o risco de uma reação adversa grave ou que pode comprometer a capacidade da vacina de produzir imunidade (p. ex., administrar vacina contra sarampo em um indivíduo com imunidade passiva ao sarampo por transfusão de sangue ou administrar vacina antigripal a um indivíduo com história pregressa de síndrome de Guillain-Barré nas 6 semanas anteriores à vacinação antigripal). Um indivíduo pode ter uma reação mais grave à vacina que seria esperada; no entanto, esses riscos são menores do que o risco esperado com uma contraindicação. Na maioria dos casos, as vacinações devem ser adiadas quando houver precaução. No entanto, a vacinação pode ser indicada apesar de uma precaução, se o benefício da proteção da vacina superar o risco de uma reação adversa. Por exemplo, uma dose de toxoide

---

[a]N.R.T.: No Brasil, ver Calendário Vacinal em https://sbim.org.br/calendarios-de-vacinacao (Sociedade Brasileira de Imunizações) e em https://www.sbp.com.br/fileadmin/user_upload/23107b-DocCient-Calendario_Vacinacao_2021.pdf (Sociedade Brasileira de Pediatria).

[b]N.R.T.: Ver Guia Prático de Imunizações para Trabalhadores da Sala de Vacinação em https://www.saude.go.gov.br/files/imunizacao/Guia.Pratico.Imunizacao.10ED.2021.pdf.

### Tabela 15.1 Imunizações passivas para adultos.

| DOENÇA | NOME DO MATERIAL* | COMENTÁRIOS E UTILIZAÇÃO |
|---|---|---|
| Tétano | Imunoglobulina antitetânica, humana | Manejo de feridas com tendência ao tétano em indivíduos sem imunização ativa prévia adequada e tratamento do tétano |
| Citomegalovírus (CMV) | Imunoglobulina anticitomegalovírus, intravenosa | Profilaxia para receptores de transplante de medula óssea e de rim |
| Difteria | Antitoxina diftérica, equina | Tratamento da doença estabelecida; alta frequência de reações a soro de origem não humana; nos EUA, disponível apenas no CDC |
| Raiva | Imunoglobulina antirrábica, humana | Profilaxia pós-exposição de mordidas de animais |
| Sarampo | Imunoglobulina, humana | Prevenção ou modificação de doenças em indivíduos expostos, não para controle de surtos; indicada para lactentes não vacinados, gestantes sem evidências de imunidade ao sarampo e indivíduos gravemente imunocomprometidos |
| Hepatite A | Imunoglobulina, humana | Profilaxia pré e pós-exposição para viajantes e outros indivíduos que precisam de proteção antes que a imunidade possa ser alcançada com a vacina contra hepatite A |
| Hepatite B | Imunoglobulina contra hepatite B, humana | Profilaxia para picada de agulha ou contato de mucosa com indivíduos HBsAg-positivos, para parceiros sexuais de pessoas com hepatite B aguda ou portadores de hepatite B, para recém-nascidos de mulheres portadoras de HBsAg, para recém-nascidos/lactentes cuja mãe ou cuidador principal tenha hepatite B aguda |
| Varicela | Imunoglobulina antivaricela-zóster, humana | Indivíduos com doença subjacente e em risco de complicações de varicela que não receberam a vacina contra varicela ou não tiveram varicela e que estão expostas à varicela; pode ser administrada até 10 dias após a exposição a adultos sabidamente suscetíveis, sobretudo se o anticorpo for negativo |
| Vaccínia<sup>c</sup> | Imunoglobulina contra vaccínia | Tratamento de eczema *vaccinatum*, *vaccinia necrosum* e inoculações inadvertidas graves, como vaccínia ocular após vacinação contra vaccínia (varíola); disponível apenas no CDC |
| Eritroblastose fetal | Imunoglobulina anti-Rh | Mulheres Rh-negativas que dão à luz ou que abortam fetos Rh-positivos |
| Hipogamaglobulinemia | Imunoglobulina intravenosa, subcutânea | Tratamento de manutenção |
| Púrpura trombocitopênica idiopática | Imunoglobulina, intravenosa | Tratamento para episódios agudos |
| Botulismo | Antitoxina heptavalente A, B, C, D, E, F, E, G, equina<br>Imunoglobulina antibotulismo para lactentes | Tratamento do botulismo; disponível via CDC<br>Tratamento do botulismo em lactentes |
| Picada de cobra | Antiveneno, equino (antiveneno de cobra-coral da América do Norte) | Específico para cobra-coral da América do Norte, *Micrurus fulvius* |
| Crotalidae, polivalente | Efetivo para picadas de crotalídeos, incluindo *Agkistrodon contortrix* e *Agkistrodon piscivorus* | |
| Crotalidae Immune F (ab') 2 (Equino) | Antiveneno derivado de equino indicado para o manejo de pacientes adultos e pediátricos com envenenamento por cascavéis na América do Norte | Específico para cascavéis norte-americanas, *Crotalus* spp. |
| Picada de aranha | Antiveneno, equino | Específico para a aranha viúva-negra, *Latrodectus mactans* e outros membros do gênero |
| Escorpião | Fragmentos Fab, equinos | Específico para escorpiões do gênero *Centruroides* |

*Todos os produtos devem ser administrados por via intramuscular, salvo indicação contrária. CDC = Centers for Disease Control and Prevention; HBsAg = antígeno de superfície da hepatite B.

tetânico combinado, toxoide diftérico reduzido e coqueluche acelular (Tdap) deve ser considerada para uma pessoa em uma comunidade com surto de coqueluche, mesmo que essa pessoa tenha desenvolvido anteriormente a síndrome de Guillain-Barré após uma dose. Nenhuma vacina deve ser administrada na vigência de doença aguda moderada ou grave, com ou sem febre.

A proteína do ovo contida nas vacinas cultivadas em ovos de galinha (vacinas antigripal e contra febre amarela) pode causar reações em indivíduos com alergia significativa a ovos. Os indivíduos que tiveram apenas urticária devem receber vacinas antigripal e contra febre amarela, conforme recomendado. Os indivíduos cujas reações aos ovos incluam sintomas que não sejam urticária, como angioedema, angústia respiratória, tontura ou vômitos recorrentes, ou que precisaram de epinefrina ou outra intervenção médica de emergência, podem da mesma forma receber qualquer vacina antigripal que seja apropriada para sua idade e estado de saúde.

Se um indivíduo tem sensibilidade grave ao ovo ou um teste cutâneo positivo para a vacina contra febre amarela, mas a vacinação é recomendada devido ao risco específico do destino da viagem, a dessensibilização pode ser realizada sob supervisão direta de um médico com experiência no tratamento de anafilaxia. Para esses indivíduos que recebem vacinas antigripal e/ou contra febre amarela, as vacinas devem ser administradas em um ambiente hospitalar ou ambulatorial (incluindo, mas não necessariamente limitado a hospitais, clínicas, ambulatórios e consultórios médicos) e ser supervisionadas por um profissional de saúde capaz de reconhecer e controlar condições alérgicas graves. Os aplicadores de vacinas devem considerar a observação dos pacientes por 15 minutos após a administração de qualquer vacina para diminuir o risco de lesões caso ocorra síncope. Embora as vacinas contra sarampo e caxumba sejam cultivadas em cultura de tecido de embrião de galinha, o risco de anafilaxia, mesmo em indivíduos com hipersensibilidade grave a ovos, é baixo; portanto, podem ser aplicadas sem teste cutâneo prévio.

### Reações adversas

Nenhuma vacina é totalmente segura. As reações adversas se enquadram em três categorias gerais: local, sistêmica e alérgica, incluindo anafilática. As reações locais são geralmente as mais frequentes, mas menos graves. As reações adversas sistêmicas incluem febre, mal-estar, mialgias, cefaleia e perda de apetite. Esses sintomas, que são comuns e inespecíficos, podem ocorrer em indivíduos vacinados por conta da vacina ou por algo não

<sup>c</sup>N.R.T.: O vírus vaccínia (VACV) é uma espécie diferente, porém estreitamente relacionada, do vírus da varíola. Foi utilizado na campanha de erradicação da varíola como amostra vacinal, porque consegue induzir uma resposta imune protetora contra a infecção pelo vírus da varíola. O vírus vaccínia (VACV) é o agente etiológico da vaccínia bovina, doença zoonótica reemergente e de grande importância socioeconômica.

## Tabela 15.2 Agentes imunizantes selecionados indicados para adultos.*

| DOENÇA | AGENTE IMUNIZANTE | INDICAÇÕES | CRONOGRAMA | PRINCIPAIS CONTRAINDICAÇÕES (C) E PRECAUÇÕES (P) | COMENTÁRIOS |
|---|---|---|---|---|---|
| Antraz | Vacina contra o antraz, adsorvida, vacina inativada | Profilaxia pré-exposição de indivíduos com alto risco de exposição (p. ex., militares, certos trabalhadores de laboratório) Considerar com antibióticos para profilaxia pós-exposição | Dose de 0,5 mℓ IM em 0, 4 e 6 semanas e reforços em 12 e 18 meses, e reforço anualmente a partir de então Se usado após a exposição, três doses em 0, 2 e 4 semanas com 60 dias de tratamento antimicrobiano; os antibióticos devem ser continuados por 14 dias após a terceira dose | C: Reação alérgica grave a um componente da vacina ou após uma dose anterior P: Doença aguda moderada ou grave | Efetividade contra exposição a aerossol inferida principalmente de dados em animais Dados limitados sobre os benefícios do uso pós-exposição |
| Cólera | Vacina contra cólera, vacina viva atenuada contra cólera | Adultos de 18 a 64 anos, viajando para uma área de transmissão ativa de cólera | Uma dose oral antes da viagem; doses de reforço não são recomendadas atualmente | C: Reação alérgica grave a um componente da vacina ou após uma dose anterior P: Doença aguda moderada ou grave Não há dados sobre o uso dessa vacina em <br>• Gestantes <br>• Indivíduos imunocomprometidos <br>• Crianças < 18 anos e adultos com 65 anos ou mais | Todos os viajantes para áreas afetadas pela cólera devem seguir as precauções de alimentos e água seguros e medidas adequadas de saneamento e higiene pessoal como estratégias primárias para prevenir a cólera |
| Difteria | Toxoides tetânico e diftérico combinados | Todos os adultos | Para adultos incompletamente imunizados, três doses IM necessárias para a série primária: duas doses IM com 4 semanas de intervalo, terceira dose 6 a 12 meses após a segunda dose; uma dessas doses deve ser Tdap Reforçar a cada 10 anos Não há necessidade de repetir se a programação for interrompida | C: História de reação neurológica após uma dose anterior C: Reação alérgica grave a um componente da vacina ou após uma dose anterior P: Doença aguda moderada ou grave | Toxoides do tétano e difteria combinados com vacina acelular contra coqueluche (Tdap) preferida como reforço único para todos os indivíduos |
| Hepatite A | Vacina inativada contra hepatite A | Viajantes para países altamente endêmicos ou intermediários Homens que fazem sexo com homens Usuários de drogas ilícitas (injetáveis e não injetáveis) Indivíduos que trabalham com primatas infectados com o vírus da hepatite A ou que fazem pesquisas com o vírus Indivíduos com doença hepática crônica Receptores de fatores de coagulação | Duas doses com pelo menos 6 meses de intervalo para indivíduos com idade ≥ 1 ano | C: Reação alérgica grave a um componente da vacina ou após uma dose anterior P: Doença aguda moderada ou grave | Recomendada para todas as crianças Deve ser considerada para controle de surto |
| Hepatite B | Duas vacinas de subunidade do vírus inativado da hepatite B contendo HBsAg; uma vacina contendo HBsAg e um adjuvante | Adolescentes Profissionais de saúde e da segurança pública potencialmente expostos a sangue Clientes e funcionários de instituições para indivíduos com deficiência de desenvolvimento Pacientes em hemodiálise Homens que fazem sexo com homens Usuários de drogas injetáveis ilícitas Receptores de fatores de coagulação Contatos domiciliares e sexuais de portadores de HBV Reclusos de instituições correcionais de longa permanência Heterossexuais tratados para ISTs ou com múltiplos parceiros sexuais Viajantes com contato próximo por ≥ 6 meses com populações com alta prevalência de portadores de HBV Adultos de 19 a 59 anos com diabetes melito | Três doses IM em 0, 1 e 6 meses, ou duas doses com 1 mês de intervalo | C: Reação alérgica grave a um componente da vacina ou após uma dose anterior P: Doença aguda moderada ou grave | Gravidez não é contraindicação Profissionais de saúde que tenham contato com pacientes ou sangue, contatos sexuais de indivíduos com infecção crônica por HBV, pacientes em hemodiálise, outros indivíduos imunossuprimidos e receptores de concentrados de fator de coagulação devem ser testados 1 a 2 meses após a vacinação para determinar a resposta sorológica |

| Tabela 15.2 | Agentes imunizantes selecionados indicados para adultos (continuação). | | | | |
|---|---|---|---|---|---|
| DOENÇA | AGENTE IMUNIZANTE | INDICAÇÕES | CRONOGRAMA | PRINCIPAIS CONTRAINDICAÇÕES (C) E PRECAUÇÕES (P) | COMENTÁRIOS |
| Papilomavírus humano | Proteínas do capsídio L1 dos tipos 6, 11, 16, 18, 31, 33, 45, 52 e 58 (vacinas nonavalente; bivalente e tetravalente, embora licenciadas, não estão mais disponíveis nos EUA) | Mulheres de 11 a 12 anos; vacinação de atualização de mulheres até 26 anos<br>Homens de 11 a 12 anos e vacinação de atualização até 21 anos; considere atualizar até 26 anos para prevenir os cânceres anogenital e orofaríngeo e verrugas genitais | Duas doses de 0,5 ml IM em 0 e 6 a 12 meses se iniciar a série de vacinas antes de 15 anos<br>Três doses de 0,5 ml IM em 0, 1 a 2 e 6 meses se a primeira dose for administrada com 15 anos ou mais | C: Reação alérgica grave a um componente da vacina ou a uma dose anterior<br>A vacina não é recomendada para gestantes<br>P: Doença aguda moderada ou grave | A vacina não protegerá contra infecções existentes<br>Como os tipos nas vacinas não são responsáveis por todas as infecções por HPV associadas ao câncer do colo do útero, o rastreamento do câncer deve ocorrer em mulheres não vacinadas<br>Aprovada pela FDA para adultos de 27 a 45 anos |
| Gripe | Vacina de vírus inativado | Todos os indivíduos ≥ 6 meses, com maior prioridade para aqueles com maior risco de complicações da gripe (p. ex., ≥ 65 anos, indivíduos com condições clínicas subjacentes, gestantes) ou em contato com aqueles em maior risco (p. ex., profissionais da saúde e indivíduos com contato próximo com crianças < 5 anos) | Vacinação anual; ver recomendação anual do ACIP | C: Reação alérgica grave a um componente da vacina antigripal (exceto ovos) ou após uma dose anterior<br>P: Doença aguda moderada ou grave<br>P: SGB nas 6 semanas seguintes à dose anterior da vacina antigripal | O momento ideal no hemisfério norte para a vacinação é outubro. No entanto, a vacinação pode ocorrer durante a temporada de *influenza*, sobretudo para indivíduos com alto risco de complicações e seus contatos que não foram vacinados anteriormente<br>Apenas uma dose de vacina antigripal por temporada é recomendada para adultos |
| | Vírus influenza vivo atenuado (LAIV) | Indivíduos de 2 a 49 anos sem condições subjacentes que os coloquem em alto risco de complicações da *influenza* | Administrado por via intranasal<br>Veja as recomendações anuais do ACIP | C: Indivíduos < 2 anos ou ≥ 50 anos<br>P: Indivíduos com distúrbios subjacentes que os coloquem com alto risco de complicações da gripe<br>P: História pregressa de SGB nas 6 semanas após a dose anterior da vacina antigripal<br>C: Gestantes<br>C: Hipersensibilidade aos componentes da vacina (exceto ovos) | Pode ser usada para contatos domiciliares e profissionais de saúde que cuidam de pacientes sem imunocomprometimento grave |
| Encefalite japonesa | Vacina com vírus da encefalite japonesa inativado | Viajantes para a Ásia passando pelo menos 1 mês em áreas endêmicas durante a temporada de transmissão | Duas doses de 0,5 ml IM nos dias 0 e 28 para indivíduos com 18 anos ou mais<br>A FDA aprovou um cronograma alternativo de 0 e 7 dias | C: Gravidez | |
| Sarampo | Vacina de vírus vivo | Todos os adultos nascidos após 1956 sem histórico de vacina viva no primeiro aniversário ou após o primeiro aniversário ou anticorpos detectáveis contra sarampo<br>Indivíduos nascidos antes de 1957 geralmente podem ser considerados imunes | Uma dose é suficiente para a maioria dos adultos; duas doses com pelo menos 1 mês de intervalo indicadas para indivíduos que estejam ingressando na faculdade ou assumindo cargos em centro médico, viajando para o exterior ou em risco de sarampo durante surtos | C: Imunidade alterada (p. ex., leucemia, linfoma, doença maligna generalizada, imunodeficiência congênita, terapia imunossupressora)<br>C: Imunoglobulina ou outros hemoderivados administrados nos 3 a 11 meses anteriores, dependendo da dose de imunoglobulina ou produto sanguíneo recebido<br>C: Tuberculose não tratada<br>C: Hipersensibilidade anafilática a neomicina ou gelatina<br>C: Gravidez<br>P: Trombocitopenia | Indivíduos com alergia anafilática a ovos podem ser vacinados (ver texto)<br>A vacina deve ser administrada em indivíduos com infecção pelo HIV assintomáticos e deve ser considerada para pacientes, exceto aqueles com imunocomprometimento grave |

| Tabela 15.2 | Agentes imunizantes selecionados indicados para adultos (*continuação*). | | | | |
|---|---|---|---|---|---|
| DOENÇA | AGENTE IMUNIZANTE | INDICAÇÕES | CRONOGRAMA | PRINCIPAIS CONTRAINDICAÇÕES (C) E PRECAUÇÕES (P) | COMENTÁRIOS |
| Doença meningocócica (duas vacinas) | 1. Vacinas meningocócicas conjugadas contendo polissacarídeo de sorogrupos A, C, W e Y (idade de 2 meses a 55 anos) | Todos os indivíduos de 11 a 18 anos e todos os indivíduos com deficiências persistentes de componentes do complemento, infecção pelo HIV ou asplenia anatômica ou funcional<br>Indivíduos que irão viajar para áreas com doenças hiperendêmicas ou epidêmicas<br>Microbiologistas rotineiramente expostos a *Neisseria meningitidis* isolados<br>Pode ser útil durante surtos localizados | Uma dose com revacinação aos 16 anos de crianças que receberem vacina conjugada aos 11 a 12 anos e a cada 5 anos para indivíduos de alto risco | C: Reações alérgicas a um componente da vacina, incluindo toxoide diftérico e látex | |
| | 2. Vacinas de proteína B meningocócica recombinante contendo duas (MenB-FHbp) ou três (MenB-4C) proteínas (com 10 anos ou mais) | Todos os indivíduos com 10 anos ou mais com deficiências persistentes de componentes do complemento (incluindo deficiências hereditárias ou crônicas em C3, C5-9, properdina, fator D, fator H ou que estejam tomando eculizumabe), ou tenham asplenia anatômica ou funcional<br>Alguns trabalhadores de laboratório<br>Pode ser útil durante surtos localizados<br>Pode ser administrada a adolescentes e adultos jovens com idade entre 16 e 23 anos para fornecer proteção a curto prazo contra a maioria das cepas da doença meningocócica do sorogrupo B; a idade preferida para a vacinação MenB é 16 a 18 anos | Ou uma série de 2 doses de MenB-4C em 0 e 1 mês, ou uma série de 2 doses de MenB-FHbp em 0 e 6 meses. A série de duas doses de MenB-FHbp é recomendada apenas para indivíduos saudáveis que não apresentem risco aumentado de doença meningocócica. Para indivíduos com risco aumentado de doença meningocócica e para uso durante surtos do sorogrupo B, MenB-FHbp deve ser administrada em 3 doses a 0, 1 a 2 e 6 meses. Para indivíduos com risco aumentado, a série de 2 doses de MenB-4C em 0 e 1 mês permanece em vigor. O mesmo produto de vacina deve ser usado para todas as doses. Nenhuma recomendação de revacinação no momento | C: Reação alérgica grave a um componente da vacina ou após uma dose anterior<br>C: Gravidez<br>P: Doença aguda moderada ou grave | As evidências apoiam o uso de vacinas MenB em todos os indivíduos com risco aumentado de doença meningocócica do sorogrupo B. As evidências do uso dessas vacinas em adolescentes e adultos jovens apoiam uma recomendação para a tomada de decisão clínica individual |
| Caxumba | Vacina de vírus vivo | Todos os adultos nascidos após 1956 sem histórico de vacina viva em ou após o primeiro aniversário ou anticorpos detectáveis contra caxumba<br>Indivíduos nascidos antes de 1957 geralmente podem ser considerados imunes | Uma dose é suficiente para a maioria dos adultos<br>Duas doses com pelo menos 1 mês de intervalo são indicadas para indivíduos que ingressam em faculdade ou instituição médica ou viajam para o exterior | C: Imunidade alterada (p. ex., leucemia, linfoma, doença maligna generalizada, imunodeficiência congênita, terapia imunossupressora)<br>C: Imunoglobulina ou outros hemoderivados nos 3 a 11 meses anteriores<br>C: Hipersensibilidade anafilática à neomicina ou gelatina<br>C: Gravidez<br>P: Trombocitopenia se administrada com vacina contra sarampo<br>P: Doença aguda moderada ou grave | Embora os indivíduos nascidos depois de 1956 sejam geralmente imunes, a vacina pode ser administrada em adultos de todas as idades e pode ser particularmente indicada para homens pós-púberes que sejam considerados suscetíveis<br>Indivíduos com alergia anafilática a ovos podem ser vacinados<br>Indivíduos previamente vacinados com duas doses de uma vacina contendo caxumba que sejam identificados pela saúde pública como tendo risco aumentado de caxumba devido a um surto de caxumba devem receber uma terceira dose de uma vacina contendo o vírus para melhorar a proteção contra a doença caxumba e complicações relacionadas |

## Tabela 15.2 Agentes imunizantes selecionados indicados para adultos (continuação).

| DOENÇA | AGENTE IMUNIZANTE | INDICAÇÕES | CRONOGRAMA | PRINCIPAIS CONTRAINDICAÇÕES (C) E PRECAUÇÕES (P) | COMENTÁRIOS |
|---|---|---|---|---|---|
| Coqueluche | Preparação adulta de antígenos de coqueluche combinados com toxoides tetânico e diftérico (Tdap) | Todos aos 11 a 12 anos<br>Vacinação de atualização para todos os indivíduos ≥ 13 anos | Uma dose<br>Gestantes: uma dose em cada gravidez no início do período entre 27 e 36 semanas de gestação | C: Reação alérgica grave a um componente da vacina ou após uma dose anterior<br>P: Doença aguda moderada ou grave | Duas preparações estão disponíveis, uma licenciada para todos os indivíduos ≥ 10 anos, e uma para 10 a 64 anos |
| Doença pneumocócica | Vacina polissacarídica 23-valente (VPP23) | Todos os adultos com doença cardiovascular, doença pulmonar (incluindo asma), diabetes melito, alcoolismo, cirrose, extravasamento do líquido cerebrospinal, disfunção esplênica ou asplenia anatômica, doença de Hodgkin, linfoma, mieloma múltiplo, insuficiência renal crônica, síndrome nefrótica, imunossupressão, infecção pelo HIV, fumantes de cigarro com 19 anos e mais velhos<br>Populações de alto risco, como alguns povos nativos americanos e todos os adultos ≥ 65 anos | Uma dose IM ou SC; uma segunda dose deve ser considerada ≥ 5 anos mais tarde para adultos com alto risco de doença (p. ex., pacientes asplênicos) e aqueles que perdem anticorpos rapidamente (p. ex., síndrome nefrótica, insuficiência renal, receptores de transplante)<br>Revacinar adultos que tiverem recebido a primeira dose antes de 65 anos, que agora tenham ≥ 65 anos e que tiverem recebido a vacina pelo menos 5 anos antes | C: Reação alérgica grave a um componente da vacina ou após uma dose anterior<br>P: Doença aguda moderada ou grave | |
| | Vacina pneumocócica conjugada (VPC13) | Uma dose recomendada para todos os adultos com 65 anos ou mais, para adultos imunocomprometidos ≥ 19 anos e aqueles com asplenia funcional/anatômica, implantes cocleares, extravasamentos de líquido cerebrospinal | Uma dose, se não tiver sido previamente vacinado com a VPC13 como adulto<br>Dar ≥ 1 ano após VPP23; ou, se não recebeu antes, VPP23; se tiver 65 anos ou mais e não for imunocomprometido, dar VPP23 ≥ 1 ano após a VPC13; se ≥ 19 anos e imunocomprometido, dar VPP23 ≥ 8 semanas após a VPC13 | C: Reação alérgica grave (p. ex., anafilaxia) a qualquer componente da VPC13 ou qualquer vacina contendo toxoide diftérico<br>P: Doença aguda moderada ou grave | Embora licenciada para uso em adultos ≥ 50 anos, é recomendada apenas para adultos ≥ 19 anos com as condições clínicas observadas |
| Poliomielite | Vacina de poliovírus inativado (IPV) | Adultos que correm maior risco de exposição ao poliovírus selvagem do que a população em geral, incluindo viajantes para países onde a poliomielite é epidêmica ou endêmica ou populações específicas com doença causada pelo poliovírus selvagem | Para adultos não vacinados, duas doses IM ou SC com 4 semanas de intervalo e uma terceira dose 6 a 12 meses após a segunda; se < 4 semanas disponíveis antes que a proteção seja necessária, uma única dose da IPV<br>Para adultos incompletamente imunizados, uma série primária completa de três doses de IPV ou vacina oral anterior de poliovírus (OPV); não há necessidade de reiniciar a série interrompida<br>Uma única dose da IPV pode ser administrada em adultos que receberam anteriormente uma série primária, mas agora estão em alto risco, como aqueles que viajam para uma área endêmica | P: Em bases teóricas, as gestantes não deveriam receber a IPV, mas se a proteção imediata for necessária, a IPV pode ser usada<br>C: Reação alérgica grave a um componente da vacina ou após uma dose anterior<br>P: Doença aguda moderada ou grave | |
| Raiva | Vacina inativada, HDCV ou PCECV | Indivíduos com alto risco, incluindo manipuladores de animais, laboratórios selecionados e trabalhadores de campo, e indivíduos viajando por ≥ 1 mês para áreas com alto risco de raiva | Profilaxia pré-exposição: três doses de 1 mℓ IM nos dias 0, 7 e 21 ou 28 | C: História de reação de hipersensibilidade grave<br>P: Doença aguda moderada ou grave | Mais doses necessárias após a exposição |

| Tabela 15.2 | Agentes imunizantes selecionados indicados para adultos *(continuação)*. | | | | |
|---|---|---|---|---|---|
| DOENÇA | AGENTE IMUNIZANTE | INDICAÇÕES | CRONOGRAMA | PRINCIPAIS CONTRAINDICAÇÕES (C) E PRECAUÇÕES (P) | COMENTÁRIOS |
| Rubéola | Vacina com vírus vivo | Adultos, principalmente mulheres em idade fértil, que não têm histórico de vacinação contra rubéola e anticorpos específicos para rubéola detectáveis no soro<br>Homens e mulheres em instituições onde podem ocorrer surtos de rubéola, como hospitais, militares e faculdades<br>Indivíduos nascidos antes de 1957, exceto mulheres que possam engravidar, geralmente podem ser consideradas imunes | Uma dose SC | C: Gravidez, imunidade alterada (p. ex., leucemia, linfoma, doença maligna generalizada, imunodeficiência congênita, terapia imunossupressora)<br>C: Imunoglobulina ou outros hemoderivados nos 3 a 11 meses anteriores à vacinação<br>C: Hipersensibilidade anafilática à neomicina<br>C: A administração de hemoderivados não deve contraindicar a vacinação pós-parto<br>P: Trombocitopenia se administrada com vacina contra sarampo<br>P: Doença aguda moderada ou grave | Mulheres devem ser orientadas a evitar a gravidez por 1 mês após a vacinação |
| Varíola | Vírus vaccínia vivo | Indivíduos que trabalham com vírus ortopóxicos<br>Membros das equipes de resposta de saúde pública e cuidados de saúde | Uma dose intracutânea com agulha bifurcada<br>Um reforço a cada 10 anos e talvez a cada 3 anos para indivíduos que trabalham com vírus ortopóxicos virulentos | C: História pregressa ou atual de eczema ou outro quadro agudo, condição crônica ou esfoliativa da pele em paciente ou em uma família próxima ou contato pessoal<br>C: Imunossupressão ou gravidez em paciente ou uma família próxima ou<br>P: Histórico de doença cardíaca<br>C: Amamentação<br>C: Idade < 1 ano<br>C: Alergia a um componente da vacina<br>P: História pregressa de doença cardíaca<br>P: Doença aguda moderada ou grave<br>Sem contraindicações se exposto à varíola | Algumas complicações da vacinação são tratáveis com a imunoglobulina vaccínia<br>A vacina é efetiva 3 a 4 dias após a exposição à varíola e talvez mais para prevenir ou modificar a doença<br>Eventos adversos sérios são raros, mas significativos, incluindo eczema *vaccinatum*, vaccínia progressiva, miopericardite, autoinoculação e encefalite<br>Vaccínia é transmissível |
| Tétano | Toxoides tetânico e diftérico combinados | Todos os adultos | Três doses IM necessárias para a série primária: duas doses com 4 semanas de intervalo, terceira dose 6 a 12 meses após a segunda dose<br>Reforçar a cada 10 anos; não há necessidade de repetir se a programação for interrompida | C: História pregressa de reação neurológica ou alérgica grave após uma dose anterior<br>P: Doença aguda moderada ou grave | Recomendações especiais para tratamento de feridas (ver texto)<br>Indivíduos com SGB nas primeiras 6 semanas após a imunização, particularmente adultos que receberam uma série primária anterior, provavelmente não devem ser revacinados na maioria das circunstâncias<br>Toxoides tetânico e diftérico combinados com vacina acelular *pertussis* (Tdap) preferida para reforço aos 11 a 12 anos<br>Reforço único de Tdap para todos os adultos |

## Tabela 15.2 — Agentes imunizantes selecionados indicados para adultos (continuação).

| DOENÇA | AGENTE IMUNIZANTE | INDICAÇÕES | CRONOGRAMA | PRINCIPAIS CONTRAINDICAÇÕES (C) E PRECAUÇÕES (P) | COMENTÁRIOS |
|---|---|---|---|---|---|
| Febre tifoide | Vacina de polissacarídeo capsular Vi / Vacina oral viva atenuada Ty21a | Viajantes para áreas onde o risco de exposição prolongada a alimentos e água contaminados seja alto. Pode ser considerado para contatos íntimos e familiares de portadores e laboratoristas que trabalham com *Salmonella typhi* | Vacina polissacarídica Vi: uma dose IM 0,5 mℓ; reforços a cada 2 anos. Vacina oral: quatro doses em dias alternados; repetir a série a cada 5 anos se o risco continuar | C: Reação local ou sistêmica grave a uma dose anterior. C: A vacina Ty21a não deve ser administrada em indivíduos com imunidade alterada ou que recebam agentes antimicrobianos. P: Doença aguda moderada ou grave | Eficácia apenas 50 a 77%. Precauções de alimentos e água essenciais |
| Varicela: cepa da catapora | Cepa Oka atenuada do vírus da varicela | Todos os indivíduos sem evidências de imunidade à varicela, especialmente profissionais de saúde, mulheres em idade fértil e indivíduos com domicílio ou outro contato com indivíduos em alto risco de complicações da varicela (p. ex., indivíduos imunossuprimidos suscetíveis) | Duas doses de 0,5 mℓ SC 4 a 8 semanas de intervalo para indivíduos ≥ 13 anos. Uma segunda dose é recomendada para todos os indivíduos que receberam anteriormente uma dose | C: Imunocomprometimento. C: Gravidez. C: Alergia aos componentes da vacina. P: Doença aguda moderada ou grave | Adultos com história de varicela previamente diagnosticada ou comprovada podem ser considerados imunes. O vírus vacinal raramente foi transmitido a contatos a partir de vacinados saudáveis nos quais a erupção se desenvolveu. Mulheres que recebem vacina não devem engravidar por 1 mês |
| Varicela: zóster | Vacina zóster de subunidade recombinante inativada com adjuvante (RZV) | 1. A RZV é recomendada para a prevenção de herpes-zóster e complicações relacionadas para adultos imunocompetentes com 50 anos ou mais. 2. A RZV é recomendada para a prevenção de herpes-zóster e complicações relacionadas para adultos imunocompetentes que receberam anteriormente a vacina zóster viva (ZVL). 3. A RZV é preferível à ZVL para a prevenção de herpes-zóster e complicações relacionadas | Duas doses de 0,5 mℓ com 2 a 6 meses de separação | C: Alergia aos componentes da vacina. P: Doença aguda moderada ou grave. P: Gravidez. P: Doença zóster ativa | |
| | Cepa Oka atenuada do vírus da varicela, teor ≥ 14 vezes maior do que a vacina da varicela (ZVL) | Indivíduos ≥ 60 anos | Uma dose de 0,65 mℓ SC | C: Imunocomprometimento. C: Gravidez. C: Alergia aos componentes da vacina. P: Doença aguda moderada ou grave | Pode ser administrada independentemente de um histórico anterior de herpes-zóster |
| Febre amarela | Vírus vivo atenuado (cepa 17D) | Indivíduos que vivem ou viajam para áreas onde existe febre amarela | Uma dose; reforço a cada 10 anos para profissionais de laboratório em risco e certos viajantes (gestantes, receptores de transplante de células-tronco hematopoéticas vacinados antes do transplante, infectados com HIV, indivíduos e viajantes que estarão em um ambiente de alto risco com base em temporada, localização, atividades e duração da sua viagem, como viajantes que planejam passar um período prolongado em áreas endêmicas ou aqueles que viajam para áreas altamente endêmicas, como África Ocidental rural durante a temporada de pico de transmissão ou uma área com um surto em andamento) | C: Indivíduos imunocomprometidos. C: História pregressa de alergia anafilática a ovos. P: Gravidez em bases teóricas, embora possa ser dada se o risco for alto. P: Doença aguda moderada ou grave | Febre, icterícia e falência de múltiplos órgãos (doença viscerotrópica) foram raramente relatadas em receptores de vacinação contra febre amarela derivada de 17D pela primeira vez. Vacinar apenas indivíduos que viajam para áreas endêmicas de febre amarela |

*Consulte o texto e as bulas para obter mais detalhes, particularmente em relação a indicações, dosagem, administração, efeitos colaterais e reações adversas e contraindicações.
ACIP = Advisory Committee on Immunization Practices; SGB = síndrome de Guillain-Barré; HBsAg = antígeno de superfície do vírus da hepatite B; HBV = vírus da hepatite B; HDCV = vacina de célula diploide humana para raiva; HIV = vírus da imunodeficiência humana; HPV = papilomavírus humano; IM = intramuscular; IPV = vacina de poliovírus inativado; MMR = vacina contra sarampo, caxumba e rubéola; OPV = vacina trivalente de poliovírus oral vivo; PCECV = vacina antirrábica purificada de cultura de células embrionárias de pinto; SC = via subcutânea.

relacionado à vacina. Antipiréticos não devem ser administrados rotineiramente antes ou no momento da vacinação porque podem reduzir a resposta imune,[A1] mas podem ser usados para o tratamento de febre e desconforto local que pode ocorrer após a vacinação. As reações alérgicas anafiláticas, que são as menos frequentes, porém as mais graves de tais reações, podem ser causadas pelo próprio antígeno da vacina; por outro componente da vacina, tal como o material de cultura de células, estabilizador (p. ex., gelatina), conservante ou antibiótico usado para inibir o crescimento bacteriano; ou pelo conteúdo da embalagem da vacina (ou seja, látex). As reações anafiláticas com risco à vida ocorrem a uma taxa de cerca de uma por milhão de doses.

Nos EUA, os eventos adversos suspeitos relacionados temporariamente às vacinações devem ser relatados ao Vaccine Adverse Event Reporting System (em www.vaers.hhs.gov). O National Vaccine Injury Compensation Program foi estabelecido na década de 1980 para compensar os indivíduos que vivenciaram certos eventos de saúde após a vacinação de forma "sem culpa". Sem culpa significa que os indivíduos que fazem reivindicações não são obrigados a provar negligência por parte do profissional de saúde ou do fabricante para receber indenização. O programa cobre todas as vacinas infantis rotineiramente recomendadas, embora os adultos que recebem uma vacina também possam fazer uma queixa. As reclamações podem ser baseadas na Vaccine Injury Table (ver https://www.hrsa.gov/sites/default/files/hrsa/vaccine-compensation/vaccine-injury-table.pdf), que lista os eventos adversos associados com vacinas e é atualizada periodicamente.

## Considerações gerais

O principal grupo que faz recomendações abrangentes, detalhadas e baseadas em evidências sobre imunização de adultos é o Advisory Committee on Immunization Practices (ACIP), dos Centers for Disease Control and Prevention, que publica suas informações no *Morbidity and Mortality Weekly Report* (também disponível em http://www.cdc.gov/vaccines/schedules/hcp/adult.html). As imunizações para adultos dependem da idade, do estilo de vida, da ocupação e das condições clínicas. Dois esquemas de imunização de adultos estão disponíveis, um baseado na faixa etária (Figura 15.1 e e-Tabela 15.2) e outro baseado no risco subjacente (Figura 15.2 e ver Tabela 15.2). Outras vacinas recomendadas para viagens e exposições ao bioterrorismo não estão incluídas nessas duas figuras, mas serão discutidas posteriormente.

Todos os adultos que não receberam uma série primária de vacina contendo difteria-tétano-*pertussis* quando crianças devem receber uma dose de Tdap, seguida por uma segunda dose de toxoides tetânico e diftérico (Td) 4 semanas depois, uma terceira dose de Td 6 a 12 meses mais tarde, e um reforço Td a cada 10 anos.[1-3] Todos os adultos (e especialmente os profissionais de saúde) que receberam uma série de vacinas contra difteria-tétano-*pertussis* (DTaP) quando crianças deveriam receber uma dose única de Tdap, seguida de Td a cada 10 anos. Indivíduos nascidos em 1957 ou depois devem ter evidências de imunidade ao sarampo, caxumba e rubéola (p. ex., documentação de vacinação ou anticorpos em níveis considerados compatíveis com a proteção). Os adultos sem evidências de imunidade à varicela (documentação de vacinação apropriada para a idade com duas doses de vacina contra varicela; evidências laboratoriais de imunidade ou confirmação da doença; nascimento nos EUA antes de 1980, exceto para profissionais de saúde, gestantes ou indivíduos imunocomprometidos; ou diagnóstico ou verificação de relato de varicela ou herpes-zóster por um profissional de saúde) devem receber a vacina contra varicela. Os adultos de 50 anos ou mais devem receber duas doses de vacina com subunidade zóster recombinante.

| Vacina | 19-21 anos | 22-26 anos | 27-49 anos | 50-64 anos | ≥ 65 anos |
|---|---|---|---|---|---|
| Antigripal[1] | 1 dose anualmente ||||| 
| Tdap[2] ou Td[2] | 1 dose de Tdap e reforço de Td a cada 10 anos ||||| 
| MMR[3] | 1 ou 2 doses dependendo da indicação (se nascido em 1957 ou mais tarde) |||| |
| VAR[4] | 2 doses ||||| 
| RZV[5] (preferencial) | | | | | 2 doses de RZV (preferencial) |
| ou ZVL[5] | | | | | ou 1 dose de ZVL |
| HPV-Feminino[6] | 2 ou 3 doses, dependendo da idade no início da série | | | | |
| HPV-Masculino[6] | 2 ou 3 doses, dependendo da idade no início da série | | | | |
| VPC13[7] | | | | | 1 dose |
| VPP23[7] | 1 ou 2 doses dependendo da indicação |||| 1 dose |
| HepA[8] | 2 ou 3 doses dependendo da vacina ||||| 
| HepB[9] | 3 doses ||||| 
| MenACWY[10] | 1 ou 2 doses dependendo da indicação, então reforço a cada 5 anos se o risco permanecer ||||| 
| MenB[10] | 2 ou 3 doses dependendo da vacina ||||| 
| Hib[11] | 1 ou 3 doses dependendo da indicação ||||| 

Legenda:
- Recomendado para adultos que atendam aos requisitos de idade, não apresentem documentação de vacinação ou não apresentem evidências de infecção anterior
- Recomendado para adultos com outras indicações
- Sem recomendação

**FIGURA 15.1** Esquema de imunização recomendado para adultos por vacina e faixa etária, nos EUA, 2018. Ver notas de rodapé na e-Tabela 15.2. (Adaptada de http://www.cdc.gov/vaccines/schedules/downloads/adult/adult-combined-schedule.pdf.)

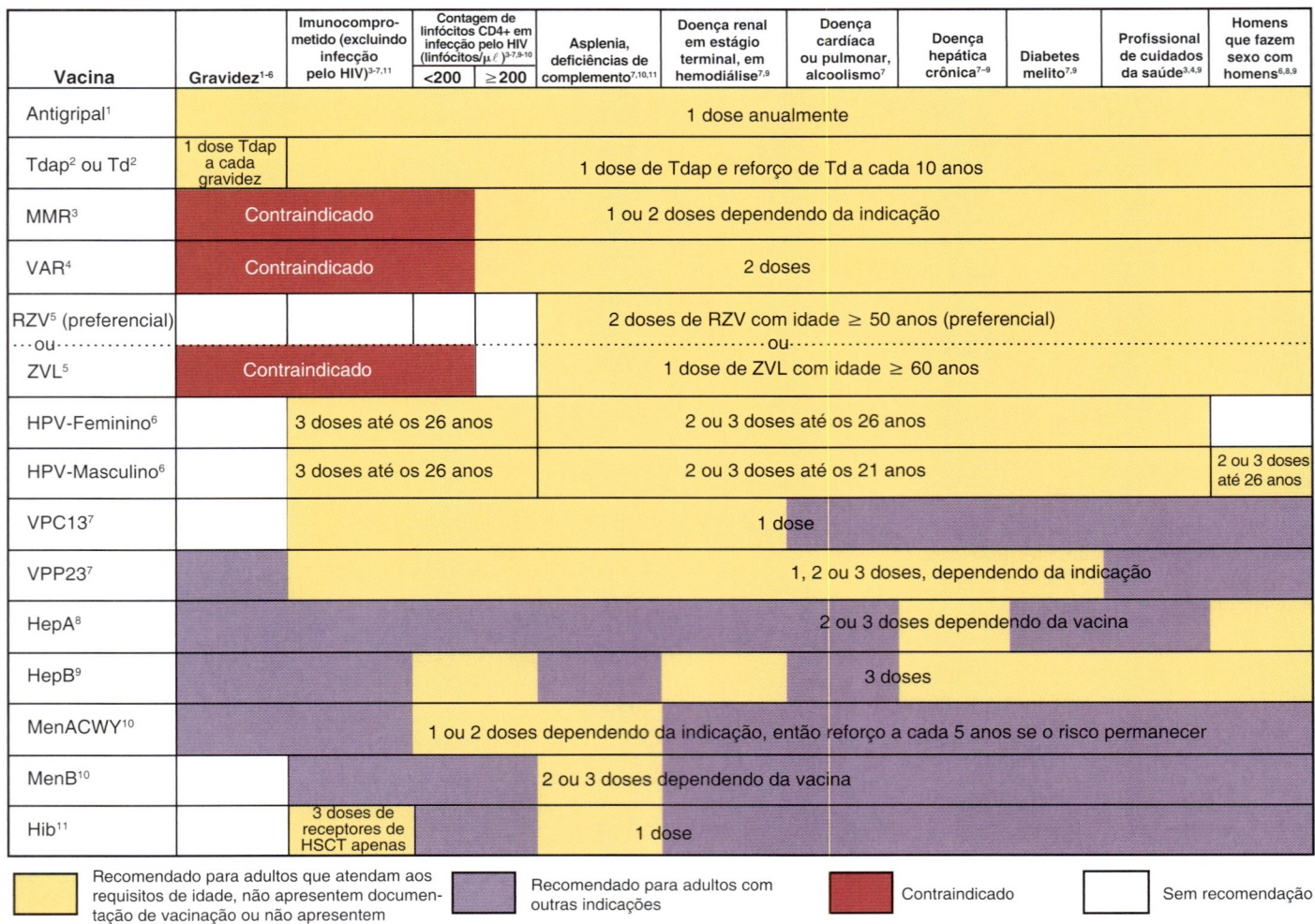

**FIGURA 15.2** Esquema de imunização de adultos recomendado por vacina e indicações clínicas e outras, nos EUA, 2018. Ver e-Tabela 15.2 para notas de rodapé. (Adaptada de http://www.cdc.gov/vaccines/schedules/downloads/adult/adult combinado-agendamento.pdf.)

Todas as mulheres com menos de 27 anos e todos os homens com menos de 22 anos devem receber uma série de vacinas contra o papilomavírus humano (HPV). Todos os homens com idades entre 22 e 26 anos podem ser vacinados. Os homens de 22 a 26 anos que fazem sexo com homens e/ou que são imunocomprometidos (incluindo infecção por imunodeficiência humana [HIV]) devem ser vacinados.

A vacina pneumocócica polissacarídica (VPP23) é indicada para todos os adultos com 65 anos ou mais e para adultos jovens com determinadas condições clínicas que os coloquem em alto risco de complicações (ver Tabela 15.2). Todos os adultos com 65 anos ou mais e indivíduos com 19 anos ou mais com condições que promovam imonocomprometimento (incluindo insuficiência renal crônica e síndrome nefrótica), asplenia funcional ou anatômica, extravasamentos de líquido cerebrospinal ou implantes cocleares devem receber uma única dose da vacina pneumocócica conjugada, idealmente antes de receber a vacina pneumocócica polissacarídica. Os adultos com 65 anos ou mais devem receber a vacina pneumocócica polissacarídica 1 ano ou mais após o recebimento da vacina pneumocócica conjugada. Os adultos com condições associadas a imunocomprometimento também devem receber uma dose de VPP23 pelo menos 8 semanas depois. Os adultos imunocomprometidos que já receberam VPP23 ainda devem receber a vacina pneumocócica conjugada 1 ano ou mais após a dose de VPP23; eles devem ser revacinados com VPP23 uma vez após a vacina pneumocócica conjugada, quando 5 anos tiverem se passado desde a primeira dose de VPP23. A vacina conjugada tem 75% de eficácia para prevenir a doença pneumocócica invasiva causada por sorotipos do tipo vacina e 45% de eficácia para prevenir a pneumonia pneumocócica não bacteriêmica causada por sorotipos na vacina, mas não previne a pneumonia adquirida na comunidade por nenhuma outra causa.

A vacinação antigripal é recomendada anualmente para todos os indivíduos com 6 meses ou mais, incluindo todos os profissionais de saúde. Os profissionais de saúde expostos a sangue ou hemoderivados devem receber a vacina contra hepatite B. Os profissionais de saúde também devem ser imunizados contra o sarampo, caxumba, rubéola e varicela.

### Indivíduos imunocomprometidos

Os pacientes com condições que comprometam seu sistema imune – doenças de imunodeficiência, leucemia, linfoma e doença maligna generalizada, e aqueles que estejam imunossuprimidos por conta de tratamento com corticosteroides, agentes alquilantes, antimetabólitos e radiação – geralmente não devem receber vacinas vivas (e-Tabela 15.3). Uma exceção é a infecção pelo HIV. Duas doses da vacina MMR são recomendadas para todos os indivíduos com 12 meses ou mais que tenham infecção pelo HIV e não tenham evidência de imunidade ao sarampo, rubéola e caxumba e que não estejam gravemente imunossuprimidos (ou seja, a porcentagem de CD4 ≥ 15% e as contagens de linfócitos CD4$^+$ ≥ 200/$\mu\ell$ por ≥ 6 meses para indivíduos com idade > 5 anos). A vacinação contra varicela (duas doses, com 3 meses de intervalo) pode ser considerada em indivíduos infectados pelo HIV com contagens de linfócitos T CD4$^+$ acima de 200/$\mu\ell$. Os pacientes com leucemia em remissão que não tenham recebido quimioterapia durante pelo menos 3 meses podem receber vacinas de vírus vivos. Um tratamento de curta duração (< 2 semanas) com corticosteroides, esquemas de dias alternados com doses baixas a moderadas de corticosteroides de ação curta e aplicações tópicas ou injeções no tendão não são habitualmente contraindicações à administração de vacinas vivas.

Os pacientes imunocomprometidos podem receber vacinas inativadas e toxoides, embora a eficácia de tais preparações possa ser diminuída.

Os pacientes com infecção pelo HIV conhecida devem receber vacina pneumocócica e vacinação antigripal anual.

## Gravidez

Em geral, as vacinas vivas não devem ser administradas a gestantes em razão da preocupação teórica de que as vacinas poderiam afetar adversamente o feto (ver e-Tabela 15.3). Nenhum evento adverso significativo foi documentado como atribuível à vacinação de gestantes com vacinas contendo vírus de rubéola ou varicela; no entanto, as gestantes não devem receber a vacina MMR ou contra varicela, e as mulheres que recebem essas vacinas devem esperar 1 mês antes de engravidar. As vacinas contra poliomielite e febre amarela geralmente não devem ser administradas em gestantes, a menos que o risco de doença seja substancial. A vacinação Tdap é indicada a cada gravidez, de preferência no início do período entre 27 e 36 semanas de gestação, para prevenir a coqueluche nos fetos e nas gestantes. A segurança da vacinação contra a hepatite A durante a gravidez não foi determinada; portanto, o risco deve ser avaliado em relação ao benefício. Todas as gestantes devem ser testadas para o antígeno de superfície da hepatite B (HBsAg). Se o HBsAg for positivo, seus filhos devem receber a vacina contra a hepatite B e a imunoglobulina contra a hepatite B nas primeiras 12 horas após o parto. Todas as mulheres que estão ou estarão grávidas durante a temporada de *influenza* devem receber a vacina antigripal inativada para proteger a si mesmas e a seus filhos.

## IMUNOBIOLOGIA INDIVIDUAL

Os imunobiológicos para adultos sem evidências de infecção anterior, imunidade ou vacinação documentada, seja os recomendados para todos os adultos em determinada idade ou em decorrência de um ou mais fatores de risco (condição de saúde, estilo de vida, ocupação ou outra indicação), são discutidos na seção a seguir.

### Hepatite A

Duas vacinas inativadas contra hepatite A (Capítulo 139) estão disponíveis nos EUA. As taxas de soroconversão após uma única dose de qualquer vacina em indivíduos com mais de 1 ano excedem 95%, e a proteção deve persistir por pelo menos 25 anos.

### Indicações

Para adultos, a vacina é indicada principalmente para indivíduos que viajam para países (geralmente aqueles no mundo em desenvolvimento) com endemicidade alta ou intermediária para hepatite A, mas também é recomendada para outros grupos com alto risco de infecção ou para desenvolvimento de hepatite grave. Além disso, a vacina é rotineiramente recomendada para crianças de 12 a 23 meses. A vacinação também é recomendada para indivíduos de 1 a 40 anos para profilaxia pós-exposição após contato próximo com uma pessoa infectada ou exposição a um alimento ou fonte de água contaminados. Não foi demonstrado que os profissionais de saúde correm maior risco de hepatite A do que a população em geral e não precisam de imunização de rotina. Embora os manipuladores de alimentos não apresentem risco aumentado de hepatite A em comparação com a população em geral, as consequências da infecção ou suspeita de infecção nesse grupo, que podem levar a extensas investigações de saúde pública, podem tornar a vacinação econômica em alguns locais. As doses variam de acordo com a idade e o produto. Todas as programações exigem uma segunda dose pelo menos 6 meses após a primeira.

### Eventos adversos

As reações adversas mais comuns após a vacinação contra a hepatite A são sensibilidade e dor no local da injeção. Embora eventos adversos raros e mais graves tenham sido relatados em associação temporal com a vacinação, nenhuma relação causal foi estabelecida.

### Hepatite B

A vacina da hepatite B (Capítulo 139) foi a primeira vacina conhecida para prevenir o câncer. Ela também pode prevenir complicações agudas e crônicas da hepatite B, incluindo uma estimativa de 1.800 mortes anualmente nos EUA por câncer de fígado, cirrose e doença hepática fulminante. As vacinas produzidas atualmente são derivadas da inserção do gene para HBsAg em *Saccharomyces cerevisiae*. Quando ela é administrada em uma série de três doses, a vacina contra hepatite B produz respostas adequadas de anticorpos (anti-HBs ≥ 10 UI/$\ell$) em mais de 90% dos adultos saudáveis com menos de 40 anos e em mais de 95% dos lactentes, crianças e adolescentes normais. Aos 60 anos, os níveis protetores de anticorpos se desenvolvem em apenas 75% dos indivíduos vacinadas. Uma nova vacina de hepatite B com adjuvante foi licenciada em 2017. Ela consiste em HBsAg recombinante, produzido em leveduras (*Hansenula polymorpha*) combinado com um novo adjuvante de citosina fosfoguanina (CpG) enriquecido com oligodesoxinucleotídio (ODN), adjuvante imunoestimulador de fosforotioato (CpG 1018 adjuvante). É administrada em séries de duas doses, com intervalo de 1 mês. A duração da imunidade conferida pela vacina não é conhecida, embora o acompanhamento dos vacinados por mais de 20 anos indique a persistência da proteção contra infecções clinicamente significativas (ou seja, viremia detectável e doença clínica). Doses de reforço não são recomendadas atualmente. A vacina deve ser injetada no músculo deltoide.

### Indicações

A vacina contra hepatite B é indicada para adultos com risco aumentado de infecção (ver Figura 15.1 e e-Tabela 15.1),[4] incluindo todos os indivíduos de 19 a 59 anos com diabetes. A vacinação pode ser oferecida a critério do médico para indivíduos com 60 anos ou mais com diabetes melito. O rastreamento universal para HBsAg é recomendado para todas as gestantes; três doses de vacina e uma dose de imunoglobulina contra hepatite B são recomendadas para filhos de mulheres com infecção aguda ou crônica.

### Eventos adversos

A reação adversa mais comum é dor no local da injeção. Casos raros de síndrome de Guillain-Barré (SGB), leucoencefalite, neurite óptica, mielite transversa, artrite reumatoide, diabetes melito do tipo 1 (DM1) e doença autoimune foram relatados, mas associações causais não foram confirmadas com quaisquer complicações imunológicas sistêmicas.

### Papilomavírus humano

Três vacinas licenciadas contra o HPV contêm a proteína do capsídio L1 dos tipos 16 e 18, que são responsáveis por cerca de 70% dos casos de câncer de colo do útero. Essas vacinas reduziram a incidência de infecção por HPV do tipo vacinal,[A3] bem como o risco de neoplasia intraepitelial cervical.[A4] Duas dessas vacinas, bivalente e tetravalente, permanecem licenciadas, mas não estão mais disponíveis nos EUA. A vacina nonavalente (9vHPV) contém a proteína do capsídio L1 dos tipos 6 e 11, que são as causas mais comuns de verrugas anogenitais. A 9vHPV também contém proteínas do capsídio L1 dos tipos 31, 33, 45, 52 e 58, que causam um adicional de 15% dos cânceres de colo do útero.

### Indicações

A vacinação de rotina de meninas e meninos de 11 a 12 anos é recomendada em um esquema de duas doses de 0 e 6 a 12 meses caso se inicie a vacinação antes dos 15 anos e um esquema de três doses de 0, 1 a 2, e 6 meses para aqueles que começam a vacinação aos 15 anos ou mais ou que são imunossuprimidos.[5] A vacina pode ser administrada em indivíduos com até 9 anos. A vacinação de atualização deve ser realizada para mulheres até os 26 anos, todos os homens até os 21 anos e homens imunocomprometidos e homens que fazem sexo com homens até os 26 anos. A vacinação de atualização também pode ser considerada para outros homens de 22 a 26 anos. As mulheres com esfregaço de Papanicolaou anterior anormal e indivíduos com verrugas genitais devem ser vacinadas para prevenir infecção persistente com tipos de HPV que podem ainda não ter adquirido. A Food and Drug Administration aprovou a atual vacina contra o HPV para uso em adultos de 27 a 45 anos, mas o CDC ainda não emitiu uma recomendação para seu uso nessa faixa etária.

### Eventos adversos

Os sinais/sintomas locais mais comumente relatados são dor, vermelhidão e inchaço no local da injeção. Os sinais/sintomas generalizados mais comuns são tontura, síncope, náuseas, vômitos, fadiga, cefaleia, febre e urticária.

### Gripe

As vacinas contra *influenza* sazonal incluem a formulação intramuscular e a formulação intradérmica inativada, que pode conter três ou quatro tipos de vírus influenza divididos ou subvírion – A(H3N2), A(H1N1) e uma ou duas cepas B – e a vacina intranasal viva atenuada. A vacina viva atenuada (LAIV), que consiste em quatro vírus atenuados adaptados ao frio e sensíveis à temperatura, um para cada uma das cepas circulantes esperadas, usa vírus que foram recombinados com cepas circulantes para conter seis genes internos do vírus original e genes para a hemaglutinina e neuraminidase de superfície de uma cepa A(H3N2), A(H1N1) e duas B. Tendo em vista a efetividade variável da vacina viva nos EUA nos últimos anos, sua utilidade futura é incerta e precisará ser reavaliada no futuro.[6]

### Indicações

A vacinação antigripal anual (Capítulo 340) é indicada para todos os indivíduos com 6 meses ou mais, mas especialmente para indivíduos com alto risco de complicações da doença: todas as crianças de 6 a 59 meses; todos os indivíduos com 50 anos ou mais; adultos e crianças com doenças pulmonares, cardiovasculares, renais, hepáticas, neurológicas, hematológicas ou metabólicas crônicas; indivíduos imunossuprimidos; mulheres que estejam ou estarão grávidas durante a temporada de *influenza*; crianças e adolescentes que estejam recebendo tratamento a longo prazo com ácido acetilsalicílico e que possam estar em risco de desenvolver a síndrome de Reye após a infecção pelo vírus influenza; residentes de instituições de longa permanência; povos nativos americanos ou do Alasca; e indivíduos com obesidade mórbida. Para reduzir a transmissão da *influenza* para pacientes de alto risco, profissionais de saúde e contatos domiciliares de pacientes de alto risco, incluindo contatos com crianças menores de 5 anos, também devem ser vacinados anualmente. No hemisfério norte, os profissionais de saúde devem oferecer a vacinação até o final de outubro, se possível. Os níveis de vacinação ainda são baixos na maioria das populações adultas nos EUA e demandam esforços de vacinação mais agressivos.[7]

A eficácia da vacina antigripal inativada varia com a condição do hospedeiro e o grau em que os antígenos na vacina correspondem aos vírus que circulam durante a temporada seguinte.[8] Desde que a compatibilidade seja boa, a eficácia da vacina é estimada entre 50 e 67% para adultos saudáveis com menos de 65 anos. A efetividade varia, mas atinge em média cerca de 60% na prevenção de doenças ambulatoriais confirmadas por laboratório em indivíduos com 50 anos ou mais, mas é de apenas 35% nos idosos institucionalizados. A vacina viva atenuada é licenciada apenas para pessoas não grávidas com idade entre 2 e 49 anos, sem condições subjacentes que as coloquem em alto risco de complicações da *influenza*. A LAIV pode ser usada para contatos com idade adequada de indivíduos de alto risco, mas geralmente não é recomendada para contatos de pacientes gravemente imunossuprimidos, como pacientes com transplantes de medula óssea. A vacina viva atenuada foi mais de 85% efetiva em crianças pequenas. Em adultos saudáveis, a vacina antigripal com vírus vivos atenuados e a vacina antigripal com vírus inativados foram igualmente efetivas.

A vacinação antigripal também reduz os eventos cardiovasculares. Os esforços de vacinação devem começar assim que a vacina estiver disponível, geralmente em outubro no hemisfério norte, e deve continuar ao longo da temporada. O pico da atividade de *influenza* geralmente ocorre em janeiro ou fevereiro, e a temporada de *influenza* continua até março.

### Eventos adversos

O efeito colateral mais comum da vacina inativada é dor no local da injeção. Febre, mal-estar e mialgia podem começar 6 a 12 horas após a vacinação e persistir por 1 ou 2 dias, embora essas reações sejam mais comuns em crianças expostas à vacina pela primeira vez. Os eventos adversos mais comuns após a vacina antigripal com vírus vivos atenuados em adultos são coriza, cefaleia e dor de garganta. A síndrome de Guillain-Barré (SGB) ocorre em uma taxa de cerca de um caso por 1 milhão de doses.

## Sarampo
### Indicações

A imunização contra o sarampo (Capítulo 343) é recomendada para todos os indivíduos nascidos em 1957 ou depois sem evidências laboratoriais de imunidade, confirmação laboratorial de doença anterior ou vacinação prévia apropriada. As crianças devem receber rotineiramente duas doses da vacina MMR – uma aos 12 a 15 meses e outra aos 4 a 6 anos. A maioria dos adultos é considerada devidamente vacinada se tiver recebido uma dose da vacina aos 12 meses de vida ou depois. No entanto, os adultos que correm maior risco de exposição ao sarampo ou transmissão (p. ex., profissionais de saúde, estudantes universitários, viajantes internacionais) devem receber uma segunda dose se não tiverem recebido uma segunda dose quando crianças, a menos que tenham imunidade sorologicamente documentada, confirmação laboratorial da doença ou nascido antes de 1957. Os indivíduos embarcando em viagem ao exterior devem ter recebido duas doses da vacina MMR ou ter outra evidência de imunidade ao sarampo, conforme definido anteriormente. Os indivíduos nascidos antes de 1957 geralmente são imunes, como resultado de infecção natural, e não precisam de vacinação, embora a vacinação não seja contraindicada se eles forem considerados suscetíveis.

Durante os surtos institucionais de sarampo, todos os indivíduos que não tiverem recebido duas doses ou que não tenham outras evidências de imunidade ao sarampo devem ser vacinados. Embora a vacina contra sarampo seja administrada com caxumba e rubéola como a MMR, os indivíduos já imunes a um ou mais dos componentes podem receber MMR sem danos.

A vacina contra o sarampo é, teoricamente, contraindicada para gestantes, para indivíduos com doenças febris agudas moderadas a graves e para indivíduos com imunocompetência alterada, exceto aqueles com infecção pelo HIV que não estejam gravemente imunocomprometidos. Os pacientes com reações anafiláticas a ovos podem ser vacinados sem teste cutâneo prévio.

### Eventos adversos

A vacina MMR pode causar febre (< 15%), erupção cutânea (5%), linfadenopatia transitória (20%) ou parotidite (< 1%). As reações febris, que geralmente não são acompanhadas por outras reações, ocorrem 7 a 12 dias após a vacinação e persistem por 1 ou 2 dias. A vacinação com MMR raramente provoca anafilaxia, convulsões febris em crianças, púrpura trombocitopênica, artralgia transitória e encefalite de corpúsculos de inclusão em indivíduos com imunodeficiências comprovadas.

## Doença meningocócica

Duas vacinas meningocócicas tetravalentes estão disponíveis contra doenças causadas pelos sorogrupos A, C, Y e W135. Uma vacina conjugada consiste em 4 µg de cada polissacarídeo covalentemente ligado a 48 µg de toxoide diftérico e foi licenciada para indivíduos de 9 meses a 55 anos. A outra vacina conjugada consiste em polissacarídeo ligado ao $CRM_{197}$ e é licenciada para indivíduos de 2 meses a 55 anos. Os quatro sorogrupos em cada vacina são responsáveis por aproximadamente dois terços da doença meningocócica nos EUA e cerca de 75% da doença em indivíduos com 11 anos ou mais (Capítulo 282). As vacinas conjugadas induzem memória imunológica, resultam em níveis mais altos e mais duráveis de anticorpos de alta avidez e induzem a imunidade coletiva. A duração da imunidade para MenACWY é estimada entre 3 e 5 anos.

Duas vacinas meningocócicas recombinantes do sorogrupo B foram recentemente licenciadas nos EUA para indivíduos de 10 a 25 anos. Uma vacina (MenB-4C) contém três proteínas do sorogrupo B e a outra (MenB-FHbp) contém duas proteínas do sorogrupo B diferentes. Devido à baixa incidência de doença meningocócica do sorogrupo B, a evidência da efetividade da vacina foi inferida com base na demonstração da resposta imune, medida pela atividade bactericida sérica usando complemento humano, contra um pequeno número de cepas do sorogrupo B.

### Indicações

A vacinação de rotina com MenACWY é recomendada para todos os adolescentes de 11 a 18 anos, com a primeira dose administrada aos 11 ou 12 anos e revacinação aos 16 anos, ou a primeira dose entre 13 e 15 anos e revacinação à idade 16 a 18 anos. A vacinação meningocócica em dose única também é recomendada para calouros de faculdade que não foram vacinados anteriormente e viverão em dormitórios, recrutas militares, indivíduos em risco durante um surto comunitário atribuível a um sorogrupo de vacina e indivíduos que viajam ou vivem em áreas com doença hiperendêmica ou epidêmica (p. ex., o "cinturão da meningite" da África Subsaariana, que se estende da Mauritânia à Etiópia). Para alguns indivíduos com risco muito alto de doença meningocócica (p. ex., microbiologistas com exposição frequente a *Neisseria meningitidis* em cultura e indivíduos com deficiências persistentes do componente do complemento, disfunção esplênica, asplenia ou infecção pelo HIV), a revacinação é recomendada a cada 5 anos.

A MenACWY pode ser usada por indivíduos de 2 meses a 10 anos com condições de alto risco, mas não é recomendada rotineiramente para essa faixa etária.

As vacinas MenB são recomendadas para indivíduos de alto risco semelhantes com 10 anos ou mais como a MenACWY: indivíduos com deficiências persistentes de componentes do complemento (incluindo deficiências hereditárias ou crônicas em C3, C5 a C9, properdina, fator D, fator H, ou que estejam tomando eculizumabe; asplenia anatômica ou funcional; microbiologistas rotineiramente expostos a isolados de *N. meningitidis*; e aqueles com risco aumentado devido a um surto de doença por um sorogrupo B meningocócico. A vacina MenB não é rotineiramente recomendada para estudantes universitários do primeiro ano em residências, recrutas militares ou viajantes internacionais. No momento, não há recomendações de revacinação. Uma série de vacinas MenB pode ser administrada a adolescentes e adultos jovens com idade entre 16 e 23 anos para fornecer proteção a curto prazo contra a maioria das cepas da doença meningocócica do sorogrupo B. A idade preferida para a vacinação com a MenB é de 16 a 18 anos. A baixa prevalência atual da doença, com a falta de dados para fazer recomendações de políticas para vacinas MenB, resultou na determinação da existência de evidências insuficientes do ACIP para fazer uma recomendação de saúde pública de rotina para que todos os adolescentes sejam vacinados com a vacina MenB. Dadas a gravidade da doença meningocócica e a disponibilidade de vacinas licenciadas, o ACIP concordou que existem evidências suficientes para encorajar a tomada de decisão clínica individual sobre a vacinação com MenB para adolescentes e adultos jovens de não alto risco.

### Eventos adversos

As reações adversas mais comuns a MenACWY são reações no local da injeção e sintomas sistêmicos, como cefaleias e mal-estar, que geralmente persistem durante 1 ou 2 dias. Um risco excessivo de síndrome de Guillain-Barré foi relatado inicialmente após a vacinação com MenACWY, mas não foi confirmado em estudos subsequentes.

As reações no local da injeção são comuns com as vacinas MenB. As reações adversas sistêmicas mais comuns observadas nos 7 dias após o recebimento das vacinas MenB são fadiga, dor de cabeça e mialgia.

## Caxumba

### Indicações

A vacina contra caxumba (Capítulo 345) é indicada para todos os indivíduos sem evidência de imunidade. Para a maioria dos adultos, essa evidência consiste em uma história prévia de vacinação no primeiro aniversário ou após este, evidência laboratorial de imunidade ou confirmação laboratorial de doença. Para adultos de alto risco, incluindo profissionais de saúde, viajantes internacionais e estudantes em instituições de ensino pós-secundário, duas doses da vacina contra caxumba constituem evidência aceitável de imunidade. A maioria dos indivíduos nascidos antes de 1957 pode ser considerada imune como resultado de infecção natural, embora a vacinação não seja contraindicada se esses indivíduos forem considerados suscetíveis. Os indivíduos que tiverem sido previamente vacinados com duas doses de uma vacina contra caxumba e que sejam identificados pela saúde pública como tendo risco aumentado devido a um surto de caxumba devem receber uma terceira dose de uma vacina contendo o componente contra caxumba para melhorar a proteção contra a doença e complicações relacionadas.

A vacina contra caxumba é contraindicada para gestantes em bases teóricas, para indivíduos com doenças febris agudas moderadas a graves e para indivíduos com imunocompetência alterada. Quando combinada com a vacina contra o sarampo, pode ser administrada em indivíduos com infecção pelo HIV assintomática e considerada para os indivíduos com infecção sintomática, se não estiverem gravemente imunocomprometidos. Os pacientes com reações anafiláticas a ovos podem ser vacinados sem teste cutâneo.

### Eventos adversos

Os eventos adversos após a cepa da vacina usada nos EUA são incomuns, mas incluem febre, parotidite e reações alérgicas. A púrpura trombocitopênica foi relatada raramente após a MMR.

## Coqueluche

Cada uma das duas vacinas licenciadas para aumentar a imunidade à coqueluche em adultos é combinada com Tdap, e elas têm um conteúdo menor de antígenos da coqueluche em comparação com as vacinas infantis contendo coqueluche (DTaP). A Boostrix® (GlaxoSmithKline), que é licenciada para adolescentes e adultos de 10 anos ou mais, contém três antígenos da coqueluche – toxoide (PT), hemaglutinina filamentosa (FHA) e pertactina (PRN). A Adacel® (Sanofi Pasteur), que é licenciada para indivíduos de 10 a 64 anos, contém cinco antígenos da coqueluche: PT, FHA, PRN e duas fímbrias. Ambas as vacinas, quando administradas em adolescentes e adultos previamente vacinados, induzem respostas sorológicas que são comparáveis àquelas induzidas com vacinação infantil eficaz.

### Indicações

Uma dose única de Tdap é indicada para todos os adolescentes de 11 a 12 anos. Os adolescentes mais velhos e adultos que não receberam a Tdap devem tomá-la em vez do próximo reforço de Td programado. A Tdap pode ser administrada em qualquer intervalo após uma Td anterior. Todas as gestantes devem receber uma dose da vacina Tdap durante cada gravidez, idealmente no início do período entre 27 e 36 semanas de gestação para maximizar a resposta materna de anticorpos e a transferência passiva de anticorpos para o feto. Se não tiverem sido vacinadas durante a gravidez, as mulheres devem receber a Tdap no pós-parto, caso nunca tenham sido vacinadas com ela. Com exceção de gestantes, as doses de reforço de Tdap não são recomendadas.

### Eventos adversos

Os eventos adversos, geralmente reações locais, são semelhantes à preparação para adultos da Td isolada em comparação com a vacina Tdap (consulte a seção tétano e difteria mais adiante).

## Doença pneumocócica

Duas vacinas pneumocócicas estão disponíveis para adultos. A vacina polissacarídica pneumocócica (VPP23) consiste em antígenos capsulares polissacarídicos purificados dos 23 tipos de *Streptococcus pneumoniae* que são responsáveis por 85 a 90% das doenças bacteriêmicas nos EUA (Capítulo 273). A maioria dos adultos, incluindo pacientes idosos e aqueles com cirrose alcoólica e diabetes melito, tem um aumento de duas vezes ou mais nos anticorpos específicos do tipo dentro de 2 a 3 semanas após a vacinação. A vacinação é aproximadamente 60% eficaz contra a doença pneumocócica invasiva, mas sua eficácia contra a pneumonia em populações de alto risco, como pacientes com cirrose alcoólica ou doença de Hodgkin, não é clara.

A vacina pneumocócica conjugada (VPC13), licenciada em 2011 para adultos com 50 anos ou mais, deve ser administrada uma vez em adultos elegíveis porque se espera que adicione proteção àquela oferecida pelo VPP23. Idealmente, o VPC13 deve preceder o VPP23 em pelo menos 8 semanas em indivíduos imunocomprometidos com mais de 19 anos e em pelo menos 1 ano em indivíduos com 65 anos ou mais e não imunocomprometidos; se a VPP23 for administrada primeiro, um intervalo de 1 ano deve decorrer antes de a VPC13 ser administrada.

### Indicações

A preponderância de informações apoia o uso de vacinas pneumocócicas em populações de alto risco, incluindo todos os indivíduos com 65 anos ou mais, indivíduos com 19 anos ou mais que fumem cigarros e pacientes com asma. Os esforços especiais devem ter como alvo os pacientes hospitalizados. Aproximadamente dois terços dos pacientes que são admitidos posteriormente com doença pneumocócica foram hospitalizados por outras razões nos 5 anos anteriores. A vacina VPC13 mais recente é recomendada para todos os adultos com 65 anos ou mais e para adultos com 19 anos ou mais com condições associadas a imunocomprometimento, asplenia funcional ou anatômica, extravasamentos de líquido cerebrospinal ou implantes cocleares.

Como a imunidade pode diminuir 5 anos ou mais após a vacinação inicial com VPP23, uma única dose de reforço de VPP23 deve ser considerada naquele momento para adultos com maior risco de doença (como pacientes asplênicos) e para adultos que perdem anticorpos rapidamente (como pacientes com síndrome nefrótica ou insuficiência renal).

Os indivíduos com 65 anos ou mais que receberam uma dose há mais de 5 anos, quando eram menores de 65 anos, também devem ser revacinados. Devido à raridade de reações graves em pacientes revacinados, os indivíduos com indicações para vacinação, mas com histórico desconhecido de vacinação anterior, devem ser vacinados.

### Eventos adversos
As reações locais a VPP23 são frequentes, mas menos de 1% dos vacinados experimentam reações locais graves ou sintomas sistêmicos, como febre e mal-estar. Os eventos graves, como anafilaxia ou reações semelhantes a Arthus no local da injeção, são raros. As reações da VPC13 incluem dor, vermelhidão e inchaço no local da injeção; limitação de movimento do braço injetado; fadiga; e dor de cabeça.

## Poliomielite
Desde 2000, a vacina de poliovírus inativada (IPV) substituiu a vacina viva de poliovírus oral (OPV) nos EUA porque a vacina de OPV causava cerca de oito a nove casos de poliomielite por ano nos EUA entre receptores ou seus contatos (Capítulo 355). A OPV trivalente contendo os tipos 1, 2 e 3 foi substituída por OPV bivalente contendo os tipos 1 e 3 em todos os países que usam a OPV. Além disso, há uma recomendação de que todos os países incluam pelo menos uma dose da IPV em seus programas de imunização.[9]

### Indicações
A vacinação de rotina de indivíduos com 18 anos ou mais não é recomendada. Se os adultos não vacinados, vacinados de forma incompleta ou com *status* vacinal desconhecido viajarem para áreas onde o poliovírus selvagem seja endêmico ou epidêmico, eles devem receber uma série de três doses: duas doses da IPV administradas em um intervalo de 4 a 8 semanas, com uma terceira dose administrada 6 a 12 meses após a segunda. Se as três doses de IPV não puderem ser administradas, as alternativas incluem o seguinte: três doses da IPV administradas com 4 semanas ou mais de intervalo; se restarem menos de 8 semanas antes que a proteção seja necessária, duas doses da IPV administradas com 4 semanas ou mais de intervalo; e se faltarem menos de 4 semanas para que a proteção seja necessária, uma única dose de IPV. Se menos de três doses forem administradas, as doses restantes necessárias para completar uma série de três doses devem ser administradas quando possível, nos intervalos recomendados, especialmente se o indivíduo permanecer com risco aumentado de exposição ao poliovírus.

Como precaução, os adultos (≥ 18 anos) que estejam viajando para áreas onde ocorram casos de poliomielite e que tiverem recebido uma série de rotina com a IPV ou a OPV na infância devem receber outra dose da IPV antes da partida. Para adultos, os dados disponíveis não indicam a necessidade de mais do que uma única dose de reforço vitalícia com a IPV.

### Eventos adversos
Reações locais menores (dor, vermelhidão) comumente ocorrem após a IPV. Como a IPV contém traços de estreptomicina, polimixina B e neomicina, podem ocorrer reações alérgicas em indivíduos alérgicos a esses antibióticos.

## Raiva
Duas vacinas antirrábicas inativadas estão licenciadas nos EUA. A vacina de células diploides humanas (HDCV), que é preparada a partir da cepa Pitman-Moore do vírus da raiva, também contém pequenas quantidades de sulfato de neomicina, albumina e indicador vermelho de fenol. A vacina purificada de embrião de galinha (PCECV), que é preparada a partir da cepa do vírus da raiva Flury LEP, também contém pequenas quantidades de poligelina, albumina sérica humana, glutamato de potássio e ácido etilenodiaminotetracético sódico (EDTA). Ambas as vacinas são administradas por via intramuscular.

### Indicações
A vacina contra a raiva (Capítulo 386) é indicada para a profilaxia pré-exposição de indivíduos de alto risco, incluindo manipuladores de animais, laboratórios selecionados e trabalhadores de campo, e indivíduos que viajam por mais de 1 mês para áreas onde a raiva é uma ameaça constante.

Para ambas as vacinas antirrábicas, o esquema de pré-exposição consiste em três injeções intramusculares de 1 m$\ell$ nos dias 0, 7 e 21 ou 28. O tratamento pós-exposição depende da exposição anterior à vacina (Capítulo 386). Os indivíduos que estão sendo tratados pela primeira vez devem receber imunoglobulina antirrábica humana, bem como quatro doses de vacina nos dias 0, 3, 7 e 14.

### Eventos adversos
As reações locais (p. ex., dor no local da injeção, vermelhidão, edema e induração) são comuns após ambas as preparações de vacina contra a raiva. Reações de hipersensibilidade foram relatadas em até 6% dos indivíduos após doses de reforço da HDCV.

## Rubéola
### Indicações
Uma dose da vacina contra rubéola (Capítulo 344) é indicada para adultos nascidos em 1957 ou depois sem evidências de imunidade e para mulheres de qualquer idade que não tenham evidências de imunidade e que estejam considerando engravidar. Os indivíduos sem história pregressa de vacinação no primeiro aniversário ou após este, evidências laboratoriais de imunidade ou confirmação laboratorial de doença devem ser considerados como sem evidências de imunidade. Uma única dose da vacina é 95% ou mais efetiva. Muitos indivíduos recebem duas doses da vacina contra rubéola pelo esquema de duas doses da MMR.

A vacina contra rubéola é contraindicada para indivíduos com doenças agudas moderadas a graves e indivíduos com imunocompetência reduzida. Quando é administrada com a vacina contra o sarampo, pode ser administrada a indivíduos com infecção pelo HIV assintomática e considerada para indivíduos sintomáticos que não estejam gravemente imunocomprometidos. A vacina contra rubéola é cultivada em células diploides humanas e pode ser administrada a indivíduos com alergia a ovo.

### Eventos adversos
O acompanhamento de gestantes que não tinham evidências de imunidade e que receberam vacinas contra rubéola nos 3 meses anteriores à data estimada de concepção não mostrou evidências de defeitos compatíveis com a síndrome da rubéola congênita em sua prole. No entanto, a vacina é contraindicada para gestantes por motivos teóricos e a concepção deve ser adiada por 1 mês após a vacinação contra a rubéola.

Artralgia se desenvolve em cerca de 25% das mulheres pós-púberes não imunes após a vacinação com a vacina contra rubéola. Os sintomas geralmente começam em 1 a 3 semanas após a vacinação, geralmente são leves, persistem por cerca de 2 dias e raramente recorrem. Esses sintomas são menos comuns em homens pós-púberes do que em mulheres. Outros eventos adversos infrequentes incluem neurite periférica transitória e dor nos braços e pernas. A púrpura trombocitopênica é rara quando a vacina contra rubéola é administrada como MMR.

## Tétano e difteria
O toxoide tetânico (Capítulo 280) é uma das imunizações mais efetivas, com mais de 95% de proteção após uma série primária de três doses. Em indivíduos com 7 anos ou mais, deve sempre ser usado em combinação com o toxoide diftérico (Capítulo 276) (Td), que é mais de 85% efetivo na prevenção de doenças. As combinações que também incluem antígenos da coqueluche (Tdap) são preferíveis a Td para a imunização de rotina de adolescentes e adultos que ainda não receberam a Tdap, bem como para gestantes (para as quais a Tdap é recomendada durante toda gravidez). As doses não precisam ser repetidas se o programa for interrompido. Uma dose de reforço da Td é recomendada a cada 10 anos.

### Indicações
Após uma ferida, indivíduos com imunização desconhecida ou indivíduos que tiverem recebido menos de três doses de toxoide tetânico devem receber uma dose de Tdap ou Td, independentemente da gravidade da ferida. A Td também é indicada para indivíduos que receberam anteriormente três ou mais doses se mais de 10 anos tiverem se passado desde a última dose, no caso de feridas limpas e pequenas, e se mais de 5 anos tiverem se passado para todas as outras feridas. Indivíduos que nunca receberam uma dose da Tdap devem recebê-la em vez da Td para tratamento de feridas. A imunoglobulina antitetânica deve ser administrada simultaneamente em um local separado para

indivíduos com feridas que não estejam limpas nem sejam pequenas, caso não tenham recebido anteriormente pelo menos três doses de toxoide.

### Eventos adversos

A maioria das reações a Td consiste em inflamação local e febre baixa. As reações locais exageradas (semelhantes a Arthus), com edema doloroso substancial, muitas vezes do ombro ao cotovelo, são ocasionalmente relatadas 2 a 8 horas após o recebimento de uma vacina contendo difteria ou tétano, sobretudo em indivíduos que receberam doses frequentes de difteria ou toxoide tetânico. As reações sistêmicas graves, como urticária generalizada, anafilaxia, síndrome de Guillain-Barré e outras complicações neurológicas, raramente foram relatadas após o recebimento do toxoide tetânico.

## Varicela (catapora)

Uma única dose da vacina viva atenuada contra a varicela (cepa Oka), que pode ser combinada com a vacina MMR, protege 70 a 90% dos receptores contra qualquer doença e mais de 95% dos receptores contra doença grave, mas um esquema de duas doses é recomendado. Não está claro se a imunidade diminui com o aumento do tempo após a vacinação. O uso da vacina foi associado a reduções dramáticas na incidência de varicela.

### Indicações

A vacina contra varicela é indicada rotineiramente para todas as crianças sem contraindicação. O esquema de duas doses inclui a vacinação aos 12 a 15 meses e novamente aos 4 a 6 anos. Para indivíduos < 13 anos que receberam anteriormente apenas uma dose única, uma segunda vacinação de atualização é recomendada, de preferência pelo menos 3 meses após a primeira dose. Os indivíduos com 13 anos ou mais sem evidências de imunidade à varicela devem receber duas doses com pelo menos 4 semanas de intervalo. A evidência de imunidade à varicela inclui a documentação da vacinação apropriada à idade com duas doses da vacina da varicela com pelo menos 28 dias de intervalo, evidência laboratorial de imunidade ou confirmação laboratorial da doença, nascimento nos EUA antes de 1980 ou diagnóstico ou verificação de um histórico de varicela ou herpes-zóster por um profissional de saúde. O rastreamento sorológico de adultos em algumas situações pode ser custo-efetivo, desde que os adultos suscetíveis identificados sejam vacinados. O teste sorológico não é indicado após a vacinação. A vacina é contraindicada para indivíduos imunocomprometidos, em indivíduos com alergia anafilática aos componentes da vacina e gestantes. A vacinação pós-exposição dentro de 3 dias da exposição pode reduzir a probabilidade de infecção sintomática em cerca de dois terços. A formulação da vacina contra varicela comercializada nos EUA é sensível à temperatura; portanto, deve ser armazenada a –15°C ou menos para reter a potência e deve ser descartada se não for usada nos 30 minutos seguintes à reconstituição.

### Eventos adversos

O efeito colateral mais comum é dor no local da injeção, relatado em 25 a 35% dos receptores de 13 anos ou mais. Erupções cutâneas variceliformes no local da injeção (mediana de duas lesões) foram relatadas em 3% dos receptores nessa faixa etária após a primeira dose e em 1% após a segunda dose. Erupções cutâneas não localizadas com uma mediana de cinco lesões foram relatadas em 5,5% dos receptores após a primeira dose e em 0,9% após a segunda dose. Embora o vírus da vacina possa causar herpes-zóster, sobretudo em crianças, a incidência é substancialmente mais baixa do que seria esperado após a varicela natural (Capítulo 351). Eventos mais graves em relação temporal à vacina foram relatados raramente, mas uma relação causal não foi estabelecida. A transmissão do vírus da vacina a um contato é extremamente rara e provavelmente ocorre apenas em vacinados nos quais se desenvolveu erupção cutânea semelhante à varicela.

## Varicela: zóster

A vacina viva do vírus da varicela-zóster (ZVL), que tem um conteúdo ≥ 14 vezes maior de cepa Oka do vírus da varicela-zóster do que a vacina da varicela usada rotineiramente em crianças, reduz o zóster em cerca de 50% e a neuralgia pós-herpética em cerca de dois terços em indivíduos com 60 anos ou mais. A eficácia contra o zóster diminui após os 70 anos, mas a proteção contra a neuralgia pós-herpética é melhor mantida. Para a formulação comercializada nos EUA, é necessário armazenamento especial em *freezer*. Uma vacina de subunidade recém-licenciada contendo glicoproteína E do vírus varicela-zóster e o sistema adjuvante AS01$_B$ (chamada vacina zóster recombinante) é 97% eficaz contra o herpes-zóster para todas as faixas etárias.

### Indicações

A vacina de subunidade de zóster recombinante (RZV), que é preferida à vacina de zóster vivo para a prevenção de herpes-zóster e complicações relacionadas, é recomendada mesmo em adultos que receberam anteriormente a vacina de zóster vivo. Não é necessário obter um histórico de varicela ou testar a imunidade à varicela antes de administrar qualquer uma das vacinas. A vacina não é recomendada para indivíduos imunocomprometidos ou gestantes. O CDC ainda recomenda a ZVL como uma opção alternativa para adultos saudáveis com 60 anos ou mais para prevenir o herpes-zóster, quando uma pessoa prefere a ZVL, é alérgica à RZV ou solicita vacinação imediata e a RZV não está disponível.

### Eventos adversos

As reações locais (eritema, dor espontânea ou à palpação e edema no local da injeção) são comuns. As reações graves foram de incidência semelhante em receptores de vacinas e placebo em ensaios clínicos.

## VACINAS DESTINADAS PRINCIPALMENTE A VIAJANTES INTERNACIONAIS

A avaliação dos indivíduos antes da viagem deve incluir revisão e fornecimento de vacinas de rotina recomendadas com base na idade e em outras características individuais. As recomendações para vacinas específicas relacionadas a viagens dependerão do itinerário, duração da viagem e fatores do hospedeiro. As recomendações detalhadas estão disponíveis em www.cdc.gov/travel.[10]

## Cólera

### Indicações

A vacina contra cólera (Capítulo 286) é indicada para viajantes adultos (com idade entre 18 e 64 anos) dos EUA para áreas do mundo com cólera endêmica ou epidêmica causada pelo *Vibrio cholerae* O1 toxigênico no último ano (https://wwwnc.cdc.gov/travel/). A CVD 103-HgR liofilizada (Vaxchora™, PaxVax) é uma vacina contra cólera viva atenuada oral, de dose única. Sua eficácia contra diarreia grave (definida como produção fecal > 3 $\ell$/24 h) após o desafio oral de *V. cholerae* O1 é estimada em 90% em 10 dias após a vacinação e 80% em 3 meses após a vacinação. Não há recomendação para o uso de doses de reforço neste momento.

### Eventos adversos

Os dados de segurança disponíveis não indicam danos, exceto por um risco ligeiramente elevado de diarreia leve entre os receptores da vacina.

## Encefalite japonesa

### Indicações

A vacina contra a encefalite japonesa (Capítulo 359) é indicada principalmente para viajantes à Ásia que passarão 1 mês ou mais em áreas endêmicas durante a temporada de transmissão, especialmente se a viagem incluir áreas rurais. Em todos os casos, os viajantes devem ser aconselhados a tomar precauções pessoais para reduzir a exposição a picadas de mosquitos. Uma vacina mais antiga foi relatada como sendo 80 a 91% eficaz na prevenção doença clínica, e a atual vacina inativada de vírus inteiro (Ixiaro®, Intercell Biomedical) foi licenciada com base em imunogenicidade comparável. A série primária consiste em duas doses de 0,5 m$\ell$ administradas por via intramuscular nos dias 0 e 28, com a segunda dose administrada pelo menos 1 semana antes da viagem (ver Tabela 15.2). Se a série primária foi administrada há mais de 1 ano, uma dose de reforço pode ser administrada antes da próxima exposição potencial ao vírus. A FDA aprovou uma programação alternativa de 0 e 7 dias.

### Eventos adversos

Cefaleia, mialgia e reações locais (dor espontânea e à palpação) ocorrem em mais de 10% dos vacinados. No entanto, as taxas de incidência desses eventos foram semelhantes às de um grupo de comparação que recebeu um placebo com hidróxido de alumínio.

## Febre tifoide

### Indicações
Dois tipos de vacinas, uma vacina oral Ty21a com atenuação viva e uma vacina polissacarídica capsular (ViCPS), parecem ter eficácia comparável (50 a 77%). A vacina contra febre tifoide (Capítulo 292) é indicada principalmente para viajantes a áreas onde o risco de exposição prolongada a alimentos e água contaminados é alto. Como a vacina nem sempre é efetiva, as precauções com alimentos e água ainda são essenciais. A vacina também pode ser considerada para familiares ou outros contatos íntimos de portadores de febre tifoide e funcionários de laboratório que trabalham com *Salmonella typhi*. Para adultos e crianças de 6 anos ou mais, qualquer uma das vacinas pode ser usada. Para a Ty21a, uma cápsula com revestimento entérico é tomada em dias alternados para quatro doses. Alternativamente, uma única dose da vacina ViCPS pode ser dada. A duração da proteção com a Ty21a não é conhecida; a repetição da série primária é recomendada a cada 5 anos para indivíduos em risco. Reforços são recomendados a cada 2 anos para a vacina ViCPS se os indivíduos continuarem em risco. A vacina ViCPS pode ser administrada a crianças a partir dos 2 anos.

### Eventos adversos
Febre e dor de cabeça podem ocorrer após o recebimento de vacinas contra a febre tifoide. Dor de estômago, náuseas e erupções na pele raramente são observadas.

## Febre amarela

### Indicações
A febre amarela (Capítulo 357) ocorre apenas em áreas da América do Sul e da África. A vacinação com uma única dose da cepa 17D viva atenuada do vírus confere proteção a quase todos os receptores por pelo menos 10 anos. Para a maioria dos indivíduos, apenas uma única dose é recomendada. No entanto, uma dose de reforço é recomendada a cada 10 anos para funcionários de laboratório em risco e certos viajantes previamente vacinados (gestantes antes de viajar para áreas de risco, receptores de transplante de células-tronco hematopoéticas vacinados antes do transplante, indivíduos infectados com HIV e viajantes que serão em um ambiente de alto risco com base na temporada, localização, atividades e duração da viagem, como viajantes que planejam passar um período prolongado em áreas endêmicas ou aqueles que viajam para áreas altamente endêmicas, como a zona rural da África Ocidental durante a alta temporada de transmissão ou uma área com um surto em andamento).

A vacina contra a febre amarela não deve ser administrada em indivíduos imunocomprometidos ou com alergia anafilática a ovos. A vacina é contraindicada para gestantes por motivos teóricos, embora gestantes que devam viajar para uma área de alto risco possam ser vacinadas.

### Eventos adversos
As reações adversas (febre, dor, dolorimento, vermelhidão ou edema onde a injeção foi administrada) ocorrem em até 25% dos vacinados. A anafilaxia foi relatada em 0,8 a 1,8 indivíduo por 100.000 doses de vacina distribuídas. Uma síndrome rara (0,25 caso por 100.000 doses distribuídas) de falência de múltiplos sistemas de órgãos com altas taxas de mortalidade chamada doença viscerotrópica foi relatada, principalmente entre adultos mais velhos e indivíduos que tiverem sido submetidos a timectomia ou tenham disfunção tímica grave. Meningoencefalite, síndrome de Guillain-Barré, encefalomielite disseminada aguda e paralisia bulbar foram relatados em 1 a 2 indivíduos por 100.000 doses e são mais comuns em vacinas mais antigas. Em pacientes com 60 anos ou mais que passarão algum tempo em zonas endêmicas de febre amarela, a vacina contra a febre amarela deve ser administrada com cautela e somente após aconselhamento cuidadoso.

## ● VACINAS PARA POSSÍVEIS AGENTES DE BIOTERRORISMO

### Antraz
A vacina adsorvida de antraz (Capítulo 278) (AVA) é preparada a partir de um filtrado acelular de uma cepa não encapsulada de antraz e contém muitos produtos celulares, incluindo antígeno protetor. O antígeno protetor é responsável pela ligação às células, permitindo o transporte do fator letal e do fator de edema para as células hospedeiras. Uma vacina com antígeno protetor recombinante (rPA) está em testes clínicos.

### Indicações
A profilaxia pré-exposição consiste em um esquema intramuscular primário de três doses em 0 e 4 semanas e em 6 meses, com doses de reforço em 12 e 18 meses, seguidas de reforços anuais. A eficácia protetora de uma forma anterior da vacina contra o antraz cutâneo foi de 92,5%. Os modelos animais sugerem eficácia contra o antraz por inalação. A vacinação pré-exposição é recomendada para profissionais envolvidos em trabalhos que compreendam exposição a altas concentrações de *Bacillus anthracis* ou em atividades com alto potencial para produção de aerossol. A vacina é recomendada em conjunto com antibióticos para profilaxia pós-exposição após exposição a esporos de *B. anthracis* em aerossol. O esquema recomendado é de três doses da AVA administradas em 0, 2 e 4 semanas, combinadas com pelo menos 60 dias de antibióticos, que devem ser continuados por pelo menos 14 dias após a terceira dose da vacina (Capítulo 278).

### Eventos adversos
Os eventos adversos mais comuns são reações locais, incluindo nódulos subcutâneos, que se acredita serem devidos à deposição do adjuvante contendo alumínio no tecido subcutâneo. Esses eventos adversos são menos comuns com injeções intramusculares do que com injeções subcutâneas.

### Varíola
A vacina contra a varíola usa o vírus vaccínia, um ortopoxvírus que é distinto dos vírus da varíola e da varíola bovina e que fornece proteção cruzada contra a varíola. A vacina contra varíola é quase 100% efetiva quando administrada adequadamente com uma agulha bifurcada. A vacinação também previne ou modifica a doença quando é administrada dentro de 3 a 4 dias de exposição e talvez até mesmo após atrasos maiores. A pele geralmente não precisa de preparo especial. Se for usado álcool para a limpeza, a pele deve secar antes da vacinação para evitar a inativação da vacina. A agulha é mantida perpendicular à pele com 15 punções para todos os vacinados, feitas rapidamente e com vigor suficiente para garantir que um traço de sangue apareça em 15 a 20 segundos. Com uma tomada primária, o local da vacinação deve ficar avermelhado e pruriginoso dentro de 3 ou 4 dias após a vacinação; uma grande vesícula com uma aréola vermelha se forma e se torna pustulosa em 7 a 11 dias. A lesão forma crostas na terceira semana.

### Indicações
A vacina é indicada para indivíduos que trabalham com o ortopoxvírus. Para aumentar a preparação para um ataque de varíola, a vacinação geralmente é recomendada para indivíduos que servirão em equipes de saúde pública ou de atendimento de saúde. A duração da imunidade não é clara. A revacinação é recomendada pelo menos a cada 10 anos para indivíduos que continuam em risco. As contraindicações incluem história ou presença de eczema, outras doenças crônicas ou esfoliativas da pele, e imunossupressão ou gravidez no paciente ou em uma família próxima ou outro contato. Os indivíduos com menos de 1 ano, que estejam amamentando ou com alergia aos componentes da vacina não devem ser vacinados. Devido aos relatos de eventos cardíacos pós-vacinação, a vacinação deve ser adiada em indivíduos com isquemia ou outras doenças cardíacas graves ou indivíduos em alto risco para eventos de doença cardíaca isquêmica (https://www.cdc.gov/smallpox/clinicians/vaccination.htm). Em caso de exposição à varíola, não há contraindicações. Caso a varíola seja introduzida em uma comunidade, a vacinação seria indicada para todos os indivíduos expostos e seus contatos próximos para evitar propagação posterior, e as recomendações para uma vacinação mais ampla teriam que ser avaliadas caso a caso.

### Eventos adversos
A febre é o evento adverso mais comum. Outras complicações mais sérias incluem eczema *vaccinatum*, que é uma infecção por vaccínia local ou disseminada em indivíduos com história pregressa de eczema ou outra dermatite esfoliativa; *vaccinia necrosum*, que ocorre em indivíduos imunocomprometidos; autoinoculação, especialmente do olho, que pode

causar ceratite e cicatrizes; vaccínia generalizada; miopericardite; e encefalite. O risco de morte por vaccínia é de cerca de um caso por 1 milhão de vacinações primárias.

### Outros agentes

Outros microrganismos ou produtos que foram considerados ameaças potenciais de bioterrorismo incluem a peste (Capítulo 296) e a toxina botulínica (Capítulo 280). O envenenamento com toxina botulínica pode ser tratado com uma antitoxina trivalente disponível nos Centers for Disease Control and Prevention (ver http://www.cdc.gov/laboratory/drugservice/formulary.html). Um toxoide botulínico heptavalente experimental pode ser obtido nos Centers for Disease Control and Prevention para trabalhadores de laboratório com alto risco de exposição à toxina. A vacinação pré-exposição não é garantida ou viável para a população em geral.

## OUTRAS VACINAS

Uma vacina conjugada com proteína para *H. influenzae* tipo b (Hib) deve ser considerada para alguns adultos com alto risco de doença invasiva por Hib (p. ex., asplenia, doença falciforme ou receptor de um transplante de células-tronco hematopoéticas) se não tiverem sido vacinados anteriormente.

### Recomendações de grau A

A1. Das RR, Panigrahi I, Naik SS. The effect of prophylactic antipyretic administration on post-vaccination adverse reactions and antibody response in children: a systematic review. *PLoS ONE*. 2014;9:e106629.
A2. Bonten MJ, Huijts SM, Bolkenbaas M, et al. Polysaccharide conjugate vaccine against pneumococcal pneumonia in adults. *N Engl J Med*. 2015;372:1114-1125.
A3. D'Addario M, Redmond S, Scott P, et al. Two-dose schedules for human papillomavirus vaccine: systematic review and meta-analysis. *Vaccine*. 2017;35:2892-2901.
A4. Haghshenas MR, Mousavi T, Kheradmand M, et al. Efficacy of human papillomavirus L1 protein vaccines (cervarix and gardasil) in reducing the risk of cervical intraepithelial neoplasia: a meta-analysis. *Int J Prev Med*. 2017;8:44.
A5. Kraicer-Melamed H, O'Donnell S, Quach C. The effectiveness of pneumococcal polysaccharide vaccine 23 (PPV23) in the general population of 50 years of age and older: a systematic review and meta-analysis. *Vaccine*. 2016;34:1540-1550.
A6. Macartney K, Heywood A, McIntyre P. Vaccines for post-exposure prophylaxis against varicella (chickenpox) in children and adults. *Cochrane Database Syst Rev*. 2014;(6):CD001833.
A7. Cunningham AL, Lal H, Kovac M, et al. Efficacy of the herpes zoster subunit vaccine in adults 70 years of age or older. *N Engl J Med*. 2016;375:1019-1032.

### REFERÊNCIAS BIBLIOGRÁFICAS

*As referências bibliográficas, bem como os outros materiais suplementares deste livro, encontram-se no GEN-IO, nosso ambiente virtual de aprendizagem.*

# PRINCÍPIOS DA MEDICINA OCUPACIONAL E AMBIENTAL

MARK R. CULLEN

Nas primeiras décadas após a Segunda Guerra Mundial, quando muitos trabalhadores americanos passaram a ter cobertura de seguro-saúde – para tudo, exceto acidentes e doenças no local de trabalho – cresceu o mito de que o trabalho moderno está amplamente livre dos riscos dos horrores industriais de eras passadas. A partir da década de 1970, entretanto, o ressurgimento do interesse social e médico por essas consequências do trabalho revelou que as doenças relacionadas ao trabalho não estão realmente extintas, apenas não são bem observadas ou estudadas. Os médicos do trabalho, muitas vezes desligados da prática médica convencional, tinham dificuldade em mudar a percepção, e a maioria dos internistas praticantes ignorava isso. É agora reconhecido que um fardo substancial de condições de saúde e incapacidade é devido aos riscos físicos, químicos e biológicos associados ao trabalho. Os aspectos psicossociais do trabalho também podem ser prejudiciais à saúde.

Embora dezenas de milhares de produtos químicos tóxicos e outros perigos possam causar ou agravar uma ampla gama de condições agudas e crônicas, certos princípios básicos e abordagens clínicas se aplicam amplamente à prática médica geral e especializada. Este capítulo descreve esses princípios básicos e, em seguida, resume brevemente os transtornos ocupacionais mais comuns vistos por internistas em países em desenvolvimento; finalmente, analisa os efeitos das exposições ambientais mais prováveis de serem encontradas.[a]

##  PRINCÍPIOS DAS DOENÇAS OCUPACIONAIS E AMBIENTAIS

É amplamente imaginado que os principais efeitos na saúde de exposições ambientais e ocupacionais são distúrbios únicos mais bem reconhecidos por sua incapacidade de se encaixar facilmente em outras categorias de diagnóstico (p. ex., envenenamento por arsênico). Na verdade, *as principais consequências das exposições químicas e físicas são, sem exploração adicional de uma conexão ambiental, indistinguíveis dos quadros clínicos dos distúrbios que constituem a maior parte da prática médica ambulatorial e hospitalar:* erupções cutâneas comuns (Capítulo 409), anormalidades inespecíficas das provas de função hepática (Capítulo 138), sibilos e sinais/sintomas irritativos das vias respiratórias superiores e inferiores (Capítulo 81), vários cânceres (Capítulo 170), neuropatias periféricas (Capítulo 392), disforia (Capítulo 369) e disfunção cognitiva inespecífica (Capítulo 374). Embora vários distúrbios histopatologicamente distintos ainda ocorram, como silicose (Capítulo 87) e envenenamento por chumbo (Capítulo 19), quando um agente ambiental ou local de trabalho provoca doença evidente, estudos fisiológicos e radiográficos revelam tipicamente manifestações completamente consistentes com diagnósticos comuns, como asma (Capítulo 81), dermatite de contato (Capítulo 409), esteatose hepática (Capítulo 143) e câncer de pulmão (Capítulo 182).

A causa subjacente de tais condições permanecerá inevitavelmente obscura, a menos que o médico adote uma abordagem disciplinada destinada a investigar e excluir causas ocupacionais ou ambientais, sempre que isso for apropriado. A melhor abordagem é o uso consistente da história ocupacional e ambiental, uma pequena série de perguntas que podem ser expandidas com base nas respostas (ver mais adiante). A questão é que o médico não pode *esperar* para considerar as questões ocupacionais ou ambientais até que outras doenças sejam descartadas, sem correr o risco de perder quase todos os efeitos ocupacionais e ambientais que ele ou ela encontrará.

*Qualquer que seja a via ou a evolução temporal, a dose de exposição é o principal determinante do risco de desenvolvimento de doença.* Como na farmacologia (Capítulo 26), é impossível fazer qualquer declaração significativa sobre causa e efeito sem avaliação da dose. Considere, por exemplo, a diferença nos efeitos sobre a saúde de 65 mg, 650 mg e 6.500 mg de ácido acetilsalicílico (Capítulo 76). Acima dessa magnitude de alteração, a substância química deixa de ter um órgão-alvo terapêutico e passa a ser letal. Não é diferente com chumbo, pesticidas organofosforados ou solventes, exceto que raramente há uma maneira tão simples de determinar a dose como na situação do medicamento, em que os frascos de comprimidos são rotulados, as prescrições de medicamentos são registradas e os níveis sanguíneos ou urinários são prontamente disponíveis na maioria dos laboratórios. Essa limitação é exacerbada porque, ao contrário dos medicamentos, a gama de exposições tóxicas varia muito mais. Por exemplo, a água em um poço contaminado ou o ar de má qualidade em um escritório pode ter toxinas em um nível que é duas, três ou mesmo quatro ordens de magnitude (ou seja, 10.000 vezes) inferior ao nível que pode ter sido avaliado em estudos epidemiológicos de trabalhadores ou testado em animais. Felizmente, é muito mais fácil *determinar a gama de concentração* do que se poderia pressupor (ver discussão posterior da história), e a ânsia por precisão – muitas vezes inatingível – não deve interferir na obtenção de informações que *podem* ser prontamente obtidas

---

[a]N.R.T.: No Brasil, a Medicina do Trabalho foi reconhecida formalmente como especialidade médica pelo Conselho Federal de Medicina (CFM), por meio da resolução CFM 1.643/2002. A Associação Nacional de Medicina do Trabalho (Anamt), em 2003, definiu as competências necessárias para o exercício profissional da Medicina do Trabalho. Em 2018, a Demografia Médica do CFM constatou a existência de 15.895 médicos com essa especialidade no país.

a partir do paciente e muitas vezes são suficientes para agir. O ponto crucial é que nenhuma tentativa de aplicar informações clínicas em relação ao local de trabalho ou ao ambiente pode ser útil se não for feito algum esforço para caracterizar a dose de exposição.

Os riscos ambientais afetam preferencialmente populações vulneráveis – pessoas com doenças subjacentes, nos extremos etários, com atopia e com outros riscos graves à saúde, como tabagismo ou diabetes melito. A variabilidade genética pode ser responsável por algumas dessas diferenças, mas poucos genes relevantes foram suficientemente caracterizados para uso na prática. Estudos clínicos de várias doenças ocupacionais comuns já identificaram cofatores comportamentais e constitucionais; por exemplo, o tabagismo aumenta substancialmente o risco de câncer de pulmão em trabalhadores expostos ao amianto (Capítulo 182). Essa interação cria uma demanda dupla sobre o clínico – tabagismo ou atopia em uma mulher jovem com tosse não apenas não *exclui* a possibilidade de uma causa ocupacional para sua asma, mas na verdade *aumenta* a probabilidade de que tal exposição seja importante.

### História ocupacional e ambiental e avaliação da exposição

O relato da exposição é crucial para determinar se o trabalho e outras exposições ambientais podem estar causando ou contribuindo para condições de saúde. A forma de obtenção dessas informações e da utilização dos recursos disponíveis para corroborar e complementá-las depende do contexto clínico. No atendimento médico primário e em muitas especialidades, em que se prevê que um paciente será observado durante um longo período no futuro, o passo mais importante é estabelecer os perigos a que o paciente pode estar exposto no local de trabalho atualmente, as atividades que resultaram em exposições prejudiciais pregressas potencialmente relevantes para a saúde futura e se o ambiente residencial atual (incluindo fontes de ar, água e alimentos) está contaminado por materiais nocivos. A abordagem recomendada é usar um questionário simples, que pode ser autoaplicável ou supervisionado por um profissional de saúde (e-Figura 16.1). Esses questionários podem ser revisados juntos pelo paciente e pelo médico, assim que for possível, e devem ser atualizados ao longo do tempo. Quando os tipos de trabalho ou materiais são anotados, mas as exposições genéricas reais não são conhecidas, o paciente e as fontes de referência disponíveis podem ser recrutados para "traduzir" a história em detalhes, como quais metais estão sendo soldados ou o conteúdo real de um agente de limpeza ou plástico. Essas informações são obrigatoriamente mantidas e fornecidas a pedido dos empregadores na maioria dos países desenvolvidos na forma de fichas técnicas denominadas *Material Safety Data Sheets* (Fichas de Dados de Segurança de Material),[b] muitas das quais podem ser facilmente encontradas *online*. Dessa forma, as exposições contínuas e anteriores, que podem ter um impacto na saúde, podem ser observadas e, quando importantes, incorporadas aos cuidados preventivos de rotina ou vigilância clínica para sequelas.

Para pacientes com novas queixas clínicas ou condições recentemente diagnosticadas, a questão de uma causa ambiental se torna mais urgente, então a abordagem deve ser mais focada. Se os sintomas ou sinais de doença aguda ou subaguda forem sugeridos, a *cronologia* de exposições ambientais recentes ou incomuns em relação aos sinais/sintomas é fundamental – mais importante que detalhes químicos específicos. Por exemplo, se o paciente desenvolver dispneia logo após a introdução de um novo produto químico ou processo no trabalho ou após um vazamento ou derramamento, esse fato deve gerar mais perguntas, como "Outras pessoas também adoeceram?" Para sinais/sintomas recorrentes, como tosse ou erupção cutânea, as alterações cíclicas são, na maioria das vezes, o indício mais forte: os sinais/sintomas pioram nos dias de trabalho e melhoram nos dias de folga ou feriados? No caso de manifestações mais insidiosas, como fraqueza ou dormência nos membros ou disfunção hepática de aparecimento recente, a pergunta apropriada seria se o aparecimento da anormalidade ocorreu semanas ou meses após alguma mudança demonstrável no ambiente de trabalho ou em casa. Novamente, a coincidência de outras pessoas afetadas de forma semelhante é mais valiosa que o conhecimento detalhado dos constituintes desse ambiente. Quando esse padrão temporal é sugerido, esforços adicionais são necessários para estabelecer qual exposição pode ter ocorrido e qual pode ter sido sua dose, frequentemente em conjunto com solicitação de parecer de especialista.

Na elucidação de condições evidentemente mais crônicas, como fibrose pulmonar, insuficiência renal crônica ou uma neoplasia maligna, uma abordagem alternativa é sugerida porque a exposição, se relevante, geralmente é remota. Nessa situação, um questionamento detalhado sobre o ambiente de trabalho ou ambiente atual provavelmente *não* será útil no diagnóstico diferencial, embora o conhecimento de exposição anterior a um perigo importante (como sílica, amianto ou cádmio) possa, com base no conhecimento de seus efeitos, influenciar a sequência da avaliação. No entanto, geralmente é mais eficiente explorar exposições passadas *após* a caracterização do distúrbio fisiopatológico, focalizando a investigação em fatores conhecidos por causar ou suspeitos de causar esse distúrbio – facilmente encontrados em textos sugeridos ou pesquisas na literatura.

Em casos agudos ou crônicos, as informações sobre *qual* foi a exposição (genericamente) precisam ser incrementadas por uma estimativa da dose de exposição. Uma breve exposição a uma fumaça contendo uma pequena porcentagem de chumbo não causará, em geral, envenenamento agudo por chumbo (embora as pessoas tenham reações diferentes), nem o achado de contaminação por benzeno de um poço de água para beber explicará a existência de discrasias sanguíneas. O paciente raramente será capaz de fornecer informações detalhadas sobre a *dose* passada ou mesmo atual, mas muitas vezes consegue fornecer indícios valiosos: a exposição persistiu durante muitos anos? Os vapores ou fibras eram visíveis no ar? Os respiradores ou outros equipamentos de proteção foram necessários ou oferecidos? Os episódios de exposição desprotegida provocaram, em algum momento, irritação ou desconforto agudo? Uma resposta positiva a qualquer uma dessas perguntas sugeriria exposição *alta*, em que o ponto de referência é o nível no qual o risco de desenvolvimento de um efeito sobre a saúde se torna substancial. Por outro lado, se a exposição ocorreu em um escritório típico ou em torno de uma reforma de casa, os níveis de exposição são mais provavelmente *baixos*. No entanto, tal exposição de baixo nível não exclui um efeito à saúde, especialmente aquele causado por mecanismos idiossincráticos ou ocorrendo em hospedeiros que sejam mais *sensíveis* a exposições químicas, uma característica de saúde encontrada em 2 a 10% da população. Embora não devam ser tolerados devido às potenciais consequências mais amplas para a saúde pública, as exposições a resíduos de contaminantes em alimentos e água potável são causas incomuns de distúrbios clínicos *perceptíveis*. Quando a preocupação com a exposição é alta, as informações dos pacientes podem ser prontamente complementadas por informações dos empregadores (com o consentimento do paciente!) e autoridades regulatórias ou de saúde ou por meio de consulta com especialistas que devem conhecer os níveis da maioria dos riscos no local de trabalho na comunidade. Finalmente, com uma compreensão adequada dos limites de teste e consciência dos problemas de *tempo* em relação à exposição (como com a medição dos níveis de drogas), um número crescente de produtos químicos perigosos pode ser medido biologicamente no sangue ou na urina. Testes confiáveis estão disponíveis atualmente para a maioria dos metais e alguns pesticidas, e os testes podem se tornar disponíveis para uma ampla gama de produtos químicos orgânicos em um futuro previsível. A amostragem aleatória de *elementos desconhecidos* raramente é útil e, na maioria das vezes, leva a inferências errôneas porque traços de produtos químicos são onipresentes, ou seja, quase todos terão um nível "algo" acima da média.

## DISTÚRBIOS DE SAÚDE OCUPACIONAL E AMBIENTAL COMUNS NA PRÁTICA

Embora quase todas as queixas ou condições clínicas possam, em teoria, ter uma causa ou contribuição ocupacional ou ambiental, determinadas condições encontradas na prática clínica *comumente* têm causa ou contribuição ocupacional ou ambiental (Tabela 16.1). Nessas condições, a atenção à anamnese é muito importante e, muitas vezes, gratificante.

### Asma

Homens e mulheres atópicos com doenças preexistentes das vias respiratórias não toleram bem substâncias irritantes no local de trabalho e podem apresentar exacerbações em relação temporal a uma ou mais

---

[b] N.R.T.: A sigla FISPQ significa Ficha de Informação de Segurança de Produtos Químicos. É um documento normalizado pela Associação Brasileira de Normas Técnicas (ABNT), conforme NBR 14725-4. O fabricante/fornecedor deve disponibilizar as fichas com o produto, pois se trata de um documento obrigatório para a comercialização desses produtos. Para mais informações, consultar: https://ww3.icb.usp.br/wp-content/uploads/2019/11/Parte4_NBR_14725-4 a 2009.pdf.

## CAPÍTULO 16 Princípios da Medicina Ocupacional e Ambiental

**Tabela 16.1** Condições comuns da saúde ocupacional e ambiental na prática geral.

| DOENÇA | CONDIÇÕES DE EXPOSIÇÃO | COMENTÁRIO |
|---|---|---|
| Asma | Praticamente qualquer local de trabalho interno ou externo | Asma de aparecimento recente, recrudescente ou exacerbada |
| Doenças pulmonares intersticiais, parenquimatosas e inflamatórias | Poeiras, metais e materiais orgânicos | Todos os distúrbios do parênquima pulmonar têm uma ou mais causas ambientais |
| Cânceres do sistema respiratório | Amianto, radônio, sílica, fumos de combustão, alcatrão e alguns metais | É mais provável que fumantes sejam afetados |
| Perda de audição neurossensorial | Ruído, metais e solventes | Perda da audição de alta frequência, especialmente em trabalhadores mais jovens |
| Distúrbios musculoesqueléticos de tronco e membros | Atividades ou posturas repetitivas ou que exijam esforço físico | Frio, vibração e estresse no trabalho contribuem |
| Irritação das vias respiratórias superiores | Poeira e fumaça | Mais comum em fumantes e pessoas atópicas |
| Doença inespecífica relacionada a edifícios | Escritório | É preciso excluir causas *específicas* |
| Dermatite, alérgica ou irritativa | Exposição repetida de pele desprotegida | As exposições ambientais e de trabalho devem ser consideradas em todos os casos |
| Múltipla sensibilidade a substâncias químicas | Qualquer uma | Complicação da exposição ambiental adversa |

exposições. Mais importante ainda, numerosos antígenos persistem no local de trabalho, desde grandes proteínas, como látex e pelos de animais, até pequenas moléculas, como os isocianatos necessários para a formulação do poliuretano. Mais de 250 agentes já foram bem caracterizados e muitos outros são suspeitos. Praticamente nenhuma profissão ou trabalho está imune, e até 20% de todos os casos de asma com início na idade adulta têm um componente ocupacional. A apresentação clínica é frequentemente inespecífica; a cronologia dos sinais/sintomas durante ou logo após a exposição é o indício diagnóstico, tendo em mente que pode haver um intervalo de várias horas entre a exposição e o aparecimento de tosse ou outros sinais/sintomas. A recompensa do reconhecimento precoce dessas causas é a probabilidade de que a inflamação das vias respiratórias diminua quando a exposição nociva for eliminada;[1] caso contrário, a asma vitalícia, muitas vezes generalizada, é a regra (Capítulo 81).

### Doenças pulmonares crônicas intersticiais, parenquimatosas e inflamatórias

As opacidades arredondadas da silicose (Capítulo 87) e da pneumoconiose dos mineiros de carvão (Capítulo 87) assemelham-se radiograficamente à sarcoidose (Capítulo 89); a beriliose crônica (Capítulo 87), um distúrbio granulomatoso causado pela sensibilização a esse metal leve amplamente usado, é clinicamente idêntica à sarcoidose em quase todos os aspectos, mas hoje em dia existe um exame razoavelmente específico no sangue e líquido de lavado broncoalveolar (LBA) que possibilita a diferenciação.[2] Mesmo depois de contabilizar o tabagismo, a exposição ocupacional está associada ao desenvolvimento e à gravidade da doença pulmonar obstrutiva crônica (DPOC).[2b] A asbestose (Capítulo 87) é idêntica à fibrose pulmonar idiopática (Capítulo 86) em todos os aspectos clínicos, exceto que alterações pleurais benignas frequentemente acompanham a asbestose, e a evolução da asbestose tende a ser mais arrastada e geralmente para de progredir quando a exposição cessa ou alguns anos após isso. A pneumonite por hipersensibilidade (Capítulo 87) raramente é suspeita fora dos estabelecimentos agrícolas, mas está ocorrendo com muito mais frequência; as causas são provavelmente contaminantes microbianos de materiais de trabalho, mas alguns produtos químicos, como os isocianatos, também podem ser a causa. A bronquiolite constritiva ocupacional, que pode causar dispneia de evolução arrastada ou rapidamente progressiva, é observada após exposição a vários produtos químicos nocivos. Recentemente, produtos químicos industriais e inorgânicos foram associados a surtos de alveolite alérgica, e fibras sintéticas e flavorizantes alimentares precipitaram reações graves e, às vezes, fatais das vias respiratórias. Essas observações apoiam uma investigação cuidadosa do ambiente em todos os casos de doença pulmonar de início na idade adulta.

### Cânceres do sistema respiratório

Embora a maioria dos carcinomas pulmonares e das vias respiratórias superiores ocorra em fumantes, as exposições ocupacionais a amianto, sílica e hidrocarbonetos poliaromáticos na poluição do ar por material particulado, exaustão de *diesel*, piche e asfalto contribuem para a carga, assim como radônio e metais carcinogênicos, como cromo e níquel encontrados na maioria das ligas (Capítulo 182). Alguns materiais orgânicos, como o formaldeído, também são agressores prováveis. Os pacientes com essas exposições devem ser observados de modo expectante; no mínimo, esforços extraordinários devem ser feitos para controlar o tabagismo nesses indivíduos expostos. Mesmo os não fumantes podem se beneficiar de rastreamento periódico com tomografia de tórax, mas esse benefício ainda não foi comprovado. Os trabalhadores expostos ao amianto – fumantes ou não – também correm risco de mesotelioma maligno (Capítulos 92 e 182), mas além da prevenção primária, a única implicação clínica é a conscientização para o diagnóstico precoce e o cuidado compassivo para essa doença industrial ainda incurável.

### Esteatose hepática

Graças ao uso disseminado de exames de imagem do abdome, a esteatose hepática foi reconhecida como mais comum do que se pensava anteriormente (Capítulo 143). Esse distúrbio é comum em indivíduos expostos regularmente a solventes orgânicos, possibilidade que deve ser considerada ao mesmo tempo que causas infecciosas, metabólicas e farmacêuticas. Uma vez que haja suspeita, existam ou não outros fatores concomitantes, a exposição química deve ser reduzida. A melhora tende a ser lenta, frequentemente durante um período de muitos meses, mas o risco de progressão provavelmente é evitado ou pelo menos diminuído. Os riscos a longo prazo de progressão para cirrose ou hepatoma permanecem desconhecidos.

### Perda de audição neurossensorial[c]

Afora o envelhecimento, o ruído é a causa mais importante de perda auditiva neurossensorial de alta frequência (Capítulo 398). Passatempos como tiro ao alvo e música alta se combinam com ruídos industriais e agrícolas para acelerar a perda auditiva. Embora seja responsabilidade dos empregadores realizar audiogramas de rotina e controlar a exposição, os médicos devem testar os pacientes expostos ao ruído periodicamente e reforçar quaisquer estratégias de controle que possam estar em vigor no local de trabalho. A exposição a metais como chumbo e solventes orgânicos aumenta ainda mais o risco.

### Distúrbios musculoesqueléticos do membro superior e do tronco[d]

A causa mais comum de incapacidade para o trabalho, incluindo incapacidade permanente, é uma lesão no dorso (Capítulo 372) ou no membro

---

[c]N.R.T.: A NR-15 estabelece as atividades que devem ser consideradas insalubres, gerando direito ao adicional de insalubridade aos trabalhadores. É composta de uma parte geral e mantém 13 anexos, que definem os Limites de Tolerância para agentes físicos, químicos e biológicos, quando é possível quantificar a contaminação do ambiente, listando ou mencionando situações em que o trabalho é considerado insalubre qualitativamente.
[d]N.R.T.: A norma regulamentadora nº 17 (Ergonomia) do Ministério do Trabalho e Emprego é regulamentada pela Portaria nº 3.214, de 08 de junho de 1978, que aprova as normas regulamentadoras do Capítulo V, Título II, da Consolidação das Leis do Trabalho (CLT), relativas a Segurança e Medicina do Trabalho. A NR-17 tem como objetivo estabelecer os parâmetros que possibilitam a adaptação das condições de trabalho às características psicofisiológicas dos trabalhadores, de modo a proporcionar um máximo de conforto, segurança e desempenho eficiente. O empregador tem por obrigação realizar a análise ergonômica do trabalho (AET).

superior; a perda anual para a economia dos EUA com despesas com incapacidade e saúde é estimada em 1 a 2% do produto interno bruto (PIB). Atividades repetitivas, que demandam esforço físico, posturas peculiares e prazos apertados contribuem notoriamente, assim como o frio e a vibração. A maioria dos casos, entretanto, ocorre em trabalhadores cujas funções não exigem esforço físico significativo, como profissionais de saúde ou outros serviços. Embora uma lesão anatomicamente localizada possa ser identificada e especificamente tratada em uma pequena fração dos casos, como na síndrome do túnel do carpo (Capítulo 392) ou obstrução do desfiladeiro torácico, as modalidades de cuidado mais importantes na maioria dos casos são o *reconhecimento precoce* e a *redução de agravo adicional*. Fisioterapia e medicamentos podem acelerar a recuperação, mas não conseguem evitar recorrências e até mesmo progressão, a menos que a atividade laboral causal e as atividades de lazer sejam modificadas.[A1] Os empregadores, que estão cada vez mais familiarizados com essas questões ergonômicas, compartilham um incentivo para modificar tarefas ou estações de trabalho.

### Irritação das vias respiratórias superiores

Praticamente qualquer fumaça, fumo, poeira ou produto químico tem potencial para irritar o sistema respiratório superior (Capítulo 87), causando sinais/sintomas agudos ou crônicos indistinguíveis de manifestações alérgicas comuns (Capítulo 235) ou infecções respiratórias superiores (Capítulo 90).[3] Embora as mucosas dos olhos, do nariz, dos seios da face e da garganta tendam à tolerância, os episódios recorrentes são extremamente incômodos e causam incapacidade laboral significativa. Os pacientes atópicos e os pacientes com infecções frequentes são frequentemente os mais sensíveis a esses agravos ambientais onipresentes, que precisam ser abordados com os próprios sintomas e infecções secundárias.

### Dermatite

As erupções cutâneas eritematosas são uma consequência comum de exposições tópicas a materiais de trabalho, de lazer e domésticos, incluindo látex, plásticos e muitos alimentos (Capítulo 411). Embora a cronologia e a relação anatômica com as roupas sejam cruciais para o reconhecimento, produtos químicos alergênicos e irritantes podem alcançar locais anatômicos improváveis, como região inguinal e cintura. A solicitação de parecer de dermatologista/alergologista e a realização de testes de contato estão justificados nos casos intratáveis, mas não devem substituir a observação cuidadosa e a anamnese na maioria das situações. Lesões acneiformes e foliculite (Capítulo 411) também são frequentemente causadas por irritação química ou fatores físicos no trabalho, como calor, pressão ou fricção.

### Síndrome do edifício doente[e] e doenças inespecíficas relacionadas ao edifício

O esforço para reduzir a renovação do ar nos edifícios para economizar custos de aquecimento e ar-condicionado resultou em irritação das vias respiratórias superiores e dérmica, bem como sintomas vagos do sistema nervoso central, como cefaleia e fadiga, ocorrendo logo após o início da jornada de trabalho e finalização em minutos a horas depois de deixar o prédio afetado. Muitos ocupantes são tipicamente afetados, sobretudo aqueles que passam a maior parte do tempo em um só lugar. A causa não é conhecida, mas evidências recentes sugerem que materiais microbianos são os culpados mais comuns. Em todos os casos, vale a pena fazer uma busca por um alergênio ou irritante específico (Capítulo 235), mas as causas mais passíveis de correção são a ventilação geral deficiente e a umidade, que propiciam a proliferação de fungos. Quando a causa é corrigida, a maioria dos ocupantes do edifício apresenta tipicamente melhora sintomática. Do ponto de vista clínico, a principal consideração é se alguma condição mais séria, como asma, também ocorreu.

### Sensibilidade a múltiplas substâncias químicas

Uma doença ambiental tão transitória quanto uma única inalação nociva ou tão persistente quanto evolução arrastada de doença inespecífica relacionada ao edifício pode iniciar um ciclo de sinais/sintomas semelhantes após a exposição a odores ou irritantes em níveis muito baixos, tornando assim problemáticas tarefas diárias, como fazer compras ou dirigir. O paciente se queixa tipicamente de se sentir "alérgico" a tudo, embora não haja evidências de mecanismos alérgicos (Capítulo 235); a causa dessa complicação incômoda, mais prevalente em mulheres, não é conhecida e pode envolver fatores psicológicos e fisiológicos. Apesar da gravidade das queixas, que frequentemente incluem fadiga, mialgia, estridor, sensação de opressão torácica e palpitações, os resultados dos exames laboratoriais são normais; muitos pacientes atenderão aos critérios clínicos para fibromialgia (Capítulo 258) ou síndrome da fadiga crônica. A ansiedade e a depressão coexistentes frequentemente levam ao encaminhamento para a psiquiatria (Capítulo 369), mas o transtorno se mostrou relativamente refratário a todas as modalidades de tratamento.[A2] Suporte simpático, modificação ambiental conforme necessário para fornecer algum alívio sintomático e franqueza em relação à natureza desconhecida do transtorno são apropriados; extensas investigações clínicas geralmente servem apenas para reforçar o papel de "doente" do paciente e devem ser evitadas. Apesar de todos os esforços, os indivíduos mais gravemente afetados frequentemente procuram terapias alternativas (Capítulo 34) com teorias convincentes, embora não comprovadas, e remédios caros e potencialmente prejudiciais.

## EXPOSIÇÕES PERIGOSAS COMUNS NO LOCAL DE TRABALHO E NO AMBIENTE

Dezenas de milhares de produtos químicos no local de trabalho, bem como perigos físicos e biológicos importantes, podem ser encontrados no ambiente em geral (Tabela 16.2). Vários desses perigos são de grande preocupação atualmente nos países industrializados.

### Metais

As exposições ao chumbo e ao arsênio (Capítulo 19), antes comuns na indústria, agora são geralmente controladas; a preocupação continua alta em relação ao ambiente, especialmente no tocante às crianças. Atualmente há maior preocupação com o mercúrio – acumulado em grandes peixes oceânicos em todo o mundo – e com o manganês, uma potente neurotoxina encontrada em fumos de soldagem e várias ligas e que afeta as funções extrapiramidais e autônomas. Para a maioria dos metais – o manganês é uma exceção notória – existem exames de sangue ou urina para

| Tabela 16.2 | Perigos comuns no local de trabalho e no ambiente. | |
|---|---|---|
| **PERIGO** | **EFEITOS MAIS PREOCUPANTES PARA A SAÚDE** | **COMENTÁRIOS** |
| Metais | Neurotoxicidade, câncer | A maioria dos metais pode ser determinada no sangue ou urina para avaliar a dose |
| Solventes orgânicos | Irritação respiratória e dérmica, neurotoxicidade, hepatotoxicidade | O benzeno e alguns outros têm efeitos únicos |
| Organoclorados (p. ex., dioxina, PCBs) | Câncer, anormalidades endócrinas | Carcinógenos suspeitos onipresentes de grande preocupação para a população |
| Herbicidas e pesticidas | Neurotoxicidade aguda rara, efeitos a longo prazo desconhecidos | Riscos generalizados de grande preocupação para a população |
| Radiação eletromagnética | Leucemia, glioblastoma | Exposições onipresentes com efeitos não comprovados |
| Material particulado | Doença cardiovascular aterosclerótica (aguda e crônica) | Poluição do ar, local de trabalho |
| Mofo | Alergia | Grande preocupação da população com relação a supostos efeitos crônicos |
| Poeiras minerais | Câncer | Riscos antigos ainda são de grande preocupação (p. ex., amianto, sílica) |

DDT = diclorodifeniltricloroetano; PCBs = bifenilas policloradas.

---
[e]N.R.T.: A síndrome do edifício doente (SED) foi reconhecida pela Organização Mundial da Saúde (OMS) em 1982.

quantificar a carga em um paciente, mas a solicitação desses exames precisa levar em conta a cronologia, a forma do metal e possíveis "fatores de confusão", como a forma amplamente benigna do arsênico excretado na urina por vários dias após até mesmo uma única refeição com mariscos.

### Solventes orgânicos

Esses derivados de petróleo permanecem onipresentes no local de trabalho e em produtos domésticos. Todos são irritantes, potencialmente neurotóxicos e, em vários graus, hepatotóxicos (Capítulo 102). As neurotoxinas mais sérias, como dissulfeto de carbono e n-hexano, não são mais amplamente utilizadas, nem o são as toxinas da medula óssea como o benzeno e os éteres do etilenoglicol (Capítulo 156).

### Organoclorados

Embora esses pesticidas orgânicos complexos e materiais industriais não sejam mais produzidos e vendidos em países desenvolvidos, sua notável biopersistência resultou em seu entranhamento no tecido adiposo de todas as pessoas, incluindo crianças. Pior, o temível subproduto dioxina, antes associado à fabricação de herbicidas, agora foi reconhecido como uma consequência previsível da combustão de qualquer material que contenha cloro. Todos são cancerígenos suspeitos, embora o debate permaneça se esse efeito se limita aos sarcomas de tecidos moles (Capítulo 192) – uma relação estabelecida para a dioxina – ou promoção do risco de câncer de forma mais global. Algumas evidências toxicológicas e epidemiológicas vinculam essa classe de agentes ao diabetes melito do tipo 2 e às dislipidemias; outros efeitos endócrinos são sugeridos por estudos toxicológicos, mas não foram documentados em seres humanos.

### Herbicidas e pesticidas

A neurotoxicidade aguda e as propriedades irritantes da maioria dos herbicidas e pesticidas já foram bem estudadas (Capítulo 102). Esses agentes são geralmente bem controlados, embora ocasionalmente ocorram superexposições ocupacionais e residenciais. Nos países em desenvolvimento, essas substâncias continuam sendo um veículo comum tanto para suicídio quanto para homicídio.

### Radiação eletromagnética não ionizante

Fios elétricos, aparelhos e, notoriamente, telefones celulares emitem radiação eletromagnética de baixa frequência em níveis muito abaixo daqueles que causam lesões térmicas locais (Capítulo 17). Essas radiações não são ionizantes, mas há evidências epidemiológicas de risco aumentado de leucemia infantil com exposição de alto nível de fiação doméstica e de excesso de tumores cerebrais em trabalhadores adultos com exposições regulares. Esses dados são difíceis de interpretar porque os resultados do estudo diferem dependendo do tipo de avaliação da exposição; a única conclusão é que há base para preocupação e necessidade de estudos mais aprofundados, mas não há causa para alarme generalizado ou ação diferente de precaução na colocação de novas linhas de alta tensão perto de escolas e residências.

### Material particulado

As evidências acumuladas na última década comprovam que a poluição do ar do ambiente contribui de forma mensurável para o risco populacional de doenças cardiovasculares.[4,4b] O foco mudou dos irritantes respiratórios bem estabelecidos – os gases dióxido de enxofre e ozônio – para as partículas menores, chamadas $PM_{2,5}$.  Essas partículas podem estar carregadas com hidrocarbonetos poliaromáticos a partir da exaustão do *diesel*, queima de carvão e fontes industriais, que são pró-inflamatórias. Esse risco também atinge os trabalhadores industriais mais expostos, embora não esteja claro se o risco está associado a partículas de qualquer origem ou apenas aquelas que evoluem da combustão.[5]

### Mofo

Os fungos são onipresentes e muito conhecidos por seus odores desagradáveis e potencial para induzir respostas alérgicas (Capítulo 235), incluindo asma.[6] Recentemente, surgiu a preocupação com o potencial de efeitos graves de várias micotoxinas, problemas antigos em medicina veterinária quando animais domésticos consomem alimentos contaminados; no entanto, um painel de consenso concluiu que não há evidências de riscos para os seres humanos além daqueles bem estabelecidos de viver ou trabalhar em um ambiente mofado. A formação de fungos deve ser evitada sempre que possível, especialmente em escolas e escritórios, onde os fungos contribuem para reduzir a qualidade do ar interno. A identificação, com a erradicação de vazamentos e outras fontes de acúmulo de água, é fundamental.

### Poeiras minerais

Embora o amianto tenha sido amplamente eliminado, a sílica e as fibras minerais feitas pelo homem continuam amplamente distribuídas no meio ambiente. A sílica (Capítulo 87), existente em praticamente todas as formas de "rocha", é uma causa importante de lesão pulmonar e câncer, portanto, a exposição respiratória deve ser controlada cuidadosamente em todos os ambientes. A evidência de risco sério de vidro fibroso, lã mineral e outras fibras minerais feitas pelo homem é menos clara; provavelmente apenas as fibras mais finas, como a lã de escória, têm potencial para causar câncer, mas muitas são potentes irritantes dérmicos e respiratórios superiores e devem ser bem controladas apenas por esse motivo.

## RESUMO

Os problemas de saúde ocupacional e ambiental continuam prevalentes, embora seu espectro e natureza tenham mudado tão rapidamente quanto qualquer outro na medicina e provavelmente mudem ainda mais rápido conforme a tecnologia, o trabalho e o conhecimento continuem a evoluir. Os médicos não precisam necessariamente desenvolver uma grande base de *fatos* – sujeitos a revisão frequente – mas, sim, uma *abordagem* que incorpore elementos-chave e forneça uma base para o reconhecimento e o manejo eficientes das síndromes clínicas atuais e futuras. A consideração dos fatores ambientais e a obtenção apropriada da anamnese são essenciais.

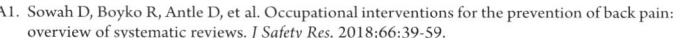

**Recomendações de grau A**

A1. Sowah D, Boyko R, Antle D, et al. Occupational interventions for the prevention of back pain: overview of systematic reviews. *J Safety Res*. 2018;66:39-59.
A2. Hauge CR, Rasmussen A, Piet J, et al. Mindfulness-based cognitive therapy (MBCT) for multiple chemical sensitivity (MCS): results from a randomized controlled trial with 1 year follow-up. *J Psychosom Res*. 2015;79:628-634.

### REFERÊNCIAS BIBLIOGRÁFICAS

*As referências bibliográficas, bem como os outros materiais suplementares deste livro, encontram-se no GEN-IO, nosso ambiente virtual de aprendizagem.*

# LESÃO POR RADIAÇÃO

DAVID J. BRENNER

## RADIAÇÃO IONIZANTE

### DEFINIÇÃO

As radiações ionizantes são raios X e gama, partículas alfa e beta e (indiretamente) nêutrons. Ao contrário das radiações não ionizantes, como ondas de rádio, micro-ondas, luz infravermelha, luz visível e radiação ultravioleta (UV), as radiações ionizantes têm energia suficiente para tirar os elétrons das órbitas atômicas ou moleculares, potencialmente rompendo ligações químicas em biomoléculas importantes, como o DNA.

Uma diferença crucial entre as várias radiações ionizantes é a capacidade delas de penetrar na matéria (Figura 17.1).  Por exemplo, partículas alfa têm alcance muito limitado, medido em micrômetros. Como as partículas alfa não conseguem penetrar na pele, sua importância para a saúde está inteiramente no contexto da exposição interna por inalação ou ingestão de materiais radioativos emissores de partículas alfa. As partículas beta, que têm faixas intermediárias, podem tipicamente ser interrompidas

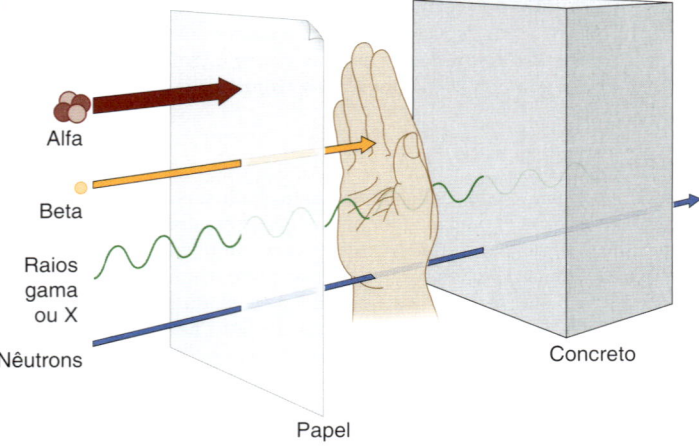

**FIGURA 17.1** Ilustração esquemática das faixas relativas de partículas alfa, partículas beta, raios X ou gama e nêutrons à medida que penetram na matéria.

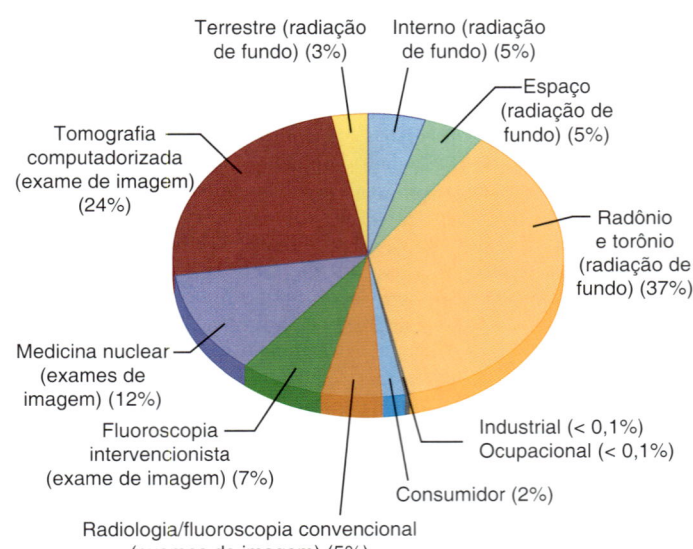

**FIGURA 17.2** As principais fontes de exposição à radiação de um indivíduo médio nos EUA. (De Hall EJ and Giaccia, AJ, *Radiobiology for the Radiologist*. 7th ed. Philadelphia: Lippincott Williams & Wilkins; 2012.)

por um pedaço de papel. Por outro lado, os raios X, raios gama e nêutrons são extremamente penetrantes e difíceis de blindar.

As radiações ionizantes são emitidas por materiais radioativos, que podem ocorrer naturalmente ou podem ser produzidas pelos seres humanos, usando máquinas como reatores nucleares. A radiação ionizante emitida por um material radioativo é determinada por sua atividade, medida em becquerels (1 Bq = 1 desintegração radioativa/segundo) ou curies (Ci).

A radioatividade deve ser diferenciada da dose absorvida, que é uma medida da energia ionizante que realmente é absorvida por uma estrutura de interesse, como uma pessoa ou um órgão. A unidade básica de medida da dose absorvida, que é a energia depositada por unidade de massa, é o Gray (1 Gy = 1 J/kg). A *dose equivalente* leva em consideração o fato de que nem todos os tipos de radiação são igualmente efetivos, a *dose efetiva* leva em consideração o fato de que nem todos os órgãos no corpo são igualmente sensíveis à radiação ionizante, e a *dose coletiva* é a soma das doses efetivas administradas a toda uma população exposta (Tabela 17.1).

### EPIDEMIOLOGIA

A exposição à radiação pode vir de fontes naturais, exposições terapêuticas ou de diagnóstico ou exposições acidentais de indivíduos ou grandes populações. As fontes naturais e exames radiológicos são os principais (e quase iguais) contribuintes para a dose de radiação coletiva geral para a população dos EUA (Figura 17.2).

### Fontes naturais de radiação ionizante

A maior fonte de radiação que ocorre naturalmente é o gás radônio, que é um emissor de partículas alfa. O radônio é um componente constituinte de todas as rochas, principalmente rochas magmáticas ou ígneas. O radônio é um membro de uma cadeia de elementos radioativos que começa com o urânio natural e decai radioativamente de um elemento para o outro; exclusivamente nessa cadeia de elementos, o radônio é um gás que pode emergir do solo e resultar em níveis elevados no porão e pisos superiores das casas. A exposição prolongada ao gás radônio pode causar câncer de pulmão porque as partículas alfa emitidas no pulmão podem danificar as células do epitélio brônquico. As três outras fontes principais de exposição à radiação de ocorrência natural são da exposição terrestre (raios gama emitidos por materiais radioativos de ocorrência natural no solo), das radiações espaciais (principalmente os raios cósmicos intergalácticos que penetram na atmosfera) e da radiação interna (a partir de elementos radioativos que naturalmente ocorrem no corpo, como o potássio-40).

### Exposições relacionadas a procedimentos clínicos

Uma única e principal fonte de exposição relacionada a procedimentos clínicos é a tomografia computadorizada (TC), que em média contribui com cerca de 25% da dose coletiva para a população dos EUA. Essa fonte de exposição é recente porque a TC tem sido comumente usada apenas desde a década de 1980. Agora, no entanto, cerca de 90 milhões de TCs são realizadas anualmente nos EUA. Além da TC, a medicina nuclear, a fluoroscopia intervencionista e a radiografia convencional constituem cerca de 25% da dose coletiva geral para a população dos EUA.

### Acidentes

Desde a introdução generalizada de usinas nucleares, acidentes importantes se tornaram uma fonte intermitente, embora rara, de exposição à radiação. Os acidentes em Chernobyl em 1986 e em Fukushima em 2011 liberaram muito mais radioatividade que quaisquer outros acidentes (Tabela 17.2). Nos indivíduos expostos a baixas doses de radiação, muitos sintomas comuns relatados imediatamente após o acidente nuclear não eram necessariamente distúrbios físicos de saúde diretamente atribuíveis à exposição à radiação, mas sim efeitos psicológicos e psicossociais.[1]

### Terrorismo radiológico

Em termos mais amplos, existem dois tipos diferentes de ameaças, uma de um dispositivo nuclear improvisado e a outra de um dispositivo de

**Tabela 17.1** Grandezas radiológicas dosimétricas e unidades padrão associadas com a exposição à radiação ionizante.

| GRANDEZAS RADIOLÓGICAS DOSIMÉTRICAS | DEFINIÇÃO | UNIDADES |
|---|---|---|
| Dose absorvida | Energia por unidade de massa | Gray (Gy) |
| Dose equivalente | Dose média × fator de ponderação de radiação específico para o tipo de radiação | Sievert (Sv) |
| Dose efetiva | Soma de doses equivalentes para todos os órgãos expostos, cada uma multiplicada por um fator apropriado de sensibilidade relativa do órgão | Sievert (Sv) |
| Dose coletiva | Soma das doses efetivas aplicadas em uma população de indivíduos expostos | Person-Sv |

**Tabela 17.2** Liberações estimadas de iodo radioativo e césio radioativo a partir dos quatro maiores acidentes em usinas nucleares na história.

| | $^{131}$I (TBQ) | $^{137/134}$CS (TBQ) |
|---|---|---|
| Windscale, 1957 | 750 | 20 |
| Three Mile Island, 1979 | 1 | 0,000001 |
| Chernobyl, 1986 | 1.800.000 | 110.000 |
| Fukushima, 2011 | ~ 500.000 | ~20.000 |

dispersão radiológica, às vezes chamado de *bomba suja*.² Os dois são muito diferentes em termos de suas consequências potenciais e também de sua probabilidade de ocorrência.

As consequências da explosão de um dispositivo nuclear improvisado, talvez semelhante aos detonados em Hiroshima ou Nagasaki, embora mais provavelmente explodido no nível do solo, seriam devastadoras em termos de perda de vidas e ferimentos graves. Por exemplo, uma explosão durante o dia de um dispositivo nuclear improvisado de superfície de 20 kT no centro de Manhattan poderia envolver 2,2 milhões de pessoas expostas a altas doses de radiação, das quais talvez apenas 1,6 milhão poderiam sobreviver.

Por outro lado, as consequências da explosão de um dispositivo de dispersão radiológica ou bomba suja, dispersando o que poderia ser uma quantidade muito pequena ou muito grande de material radioativo provavelmente envolveria uma área espacial relativamente pequena na qual os indivíduos seriam significativamente expostos, bem como uma área muito maior na qual os indivíduos estariam expostos a níveis muito baixos de radioatividade. A importância de uma bomba suja depende da radioatividade existente no dispositivo e da eficiência da aerossolização e dispersão do material radioativo. Obviamente, as consequências de um dispositivo de dispersão radiológica se estendem além dos efeitos na saúde e poderiam incluir perturbações sociais e econômicas em grande escala.

### BIOPATOLOGIA

A radiação ionizante provoca mutação nas células e morte celular. O principal local de dano inicial é uma ruptura da dupla fita de DNA, embora outros tipos de dano sejam possíveis. Essa ruptura da dupla fita é geralmente reparada por vários mecanismos, o mais importante deles sendo a reconexão da extremidade não homóloga. A reconexão imprecisa da extremidade não homóloga pode levar a pequenas mutações, enquanto o reparo incorreto da ruptura da dupla fita (ou seja, as extremidades erradas das rupturas sendo reconectadas umas às outras) pode levar a translocações cromossômicas, inversões, fusões de telômeros e outras alterações estruturais cromossômicas em grande escala.

Embora translocações cromossômicas, inversões e mutações pontuais não sejam tipicamente lesões letais, essas aberrações cromossômicas induzidas por radiação podem ser as lesões iniciais associadas à carcinogênese. Por exemplo, o evento inicial em muitos cânceres hematopoéticos (Capítulos 173 e 175) é frequentemente uma translocação recorrente, que por sua vez resulta na fusão de genes localizados nos pontos de ruptura da translocação. Mutações pontuais e deleções induzidas por radiação também estão frequentemente associadas à perda de heterozigosidade em genes supressores de tumor.

O reparo incorreto das rupturas da dupla fita também pode resultar em aberrações cromossômicas dicêntricas e anéis cêntricos (Capítulo 171), que geralmente são lesões letais que causam a morte celular reprodutiva (a célula perde sua capacidade de se dividir). Um segundo mecanismo bastante diferente de morte celular induzida por radiação é a apoptose, ou morte celular programada que, por exemplo, é importante após a exposição à radiação de células hematopoéticas e células da cripta jejunal.

### MANIFESTAÇÕES CLÍNICAS

As consequências da exposição à radiação dependem da dose e também de a exposição ser de todo o corpo ou de apenas uma parte do corpo. Após altas doses de exposição do corpo inteiro, as principais consequências são as síndromes agudas das radiações, que podem ser fatais. Após altas doses de exposição parcial do corpo, como após radioterapia, as consequências são extremamente órgão-específicas. Essas reações teciduais a altas doses de radiação são determinísticas, o que significa que tipicamente há um limite abaixo do qual os efeitos não são observados, com a gravidade do efeito aumentando com o aumento da dose. Em contrapartida, a principal preocupação nas doses mais baixas de radiação é com os efeitos estocásticos, nos quais não há limiar de dose, e é a probabilidade do efeito que aumenta com o aumento da dose. O exemplo mais importante aqui é o câncer induzido por radiação.

### Síndromes agudas das radiações

A dose de radiação necessária para matar as células em mitose ativa é muito menor que a dose necessária para remover a capacidade funcional das células diferenciadas. Como resultado, as síndromes agudas das radiações geralmente estão relacionadas à falha das células precursoras de repor as células funcionais de um órgão, quando estas precisam ser substituídas. As síndromes agudas das radiações progridem tipicamente em quatro estágios: pródromos, latência clínica, doença manifesta e recuperação ou morte.

### Estágio prodrômico

Os sinais/sintomas prodrômicos (precoces) ocorrem logo após a irradiação, com a dose de radiação determinando a gravidade, a duração e o início. Os sinais/sintomas prodrômicos típicos incluem náuseas, vômitos, anorexia, fadiga, diarreia, cólicas abdominais e desidratação. Em doses muito altas, esses sinais/sintomas podem surgir alguns minutos após a exposição; mas em doses um pouco mais baixas, eles podem demorar muitas horas ou nunca aparecer.

### Período de latência

Após o estágio prodrômico, um período de latência tipicamente precede as manifestações de doença. Esse atraso ocorre porque as síndromes subsequentes (hematopoéticas ou gastrintestinais) envolvem a falha de autorrenovação de tecidos relevantes, e a doença manifestada só ocorre após os tempos de renovação celular típicos desses tecidos.

### Doença manifestada

A *síndrome hematopoética* resulta de exposição de corpo inteiro ou parte significativa do corpo a 3 a 9 Gy. Nessas doses, a radiação mata as células precursoras hematopoéticas mitoticamente ativas. Os sinais/sintomas resultam da falta de elementos sanguíneos circulantes cerca de 4 a 8 semanas depois, quando as células circulantes morrem e não são substituídas. A síndrome hematopoética pode se manifestar como infecções e possível hemorragia, comprometimento dos mecanismos imunológicos e, potencialmente, falência de múltiplos órgãos.

A *síndrome gastrintestinal* geralmente ocorre após exposição de corpo inteiro ou parte significativa do corpo a 8 Gy ou mais. Essas doses levam à morte de células-tronco intestinais nas criptas em processo de regeneração. Os sinais/sintomas surgem quando células diferenciadas das vilosidades descamam naturalmente, mas as células-tronco não conseguem produzir novas células, levando à perda do revestimento epitelial do sistema digestório. Após um período de latência de cerca de 7 dias, a perda ou o encurtamento significativo das vilosidades do epitélio intestinal resulta em crescimento bacteriano e aumenta o risco de sepse. Os sinais/sintomas comuns incluem anorexia, náuseas, vômitos, diarreia com sangue prolongada, cólicas abdominais, desidratação e perda de peso. Caso ocorra morte, é tipicamente 7 a 10 dias depois.

Em doses de radiação extremamente altas, a morte é tipicamente causada por *síndrome vascular cerebral* alguns dias após a exposição. Acredita-se que a causa da morte seja edema cerebral secundário a alterações na permeabilidade de pequenos vasos sanguíneos no cérebro.

### Efeitos tardios órgão-específicos após a radioterapia

Os efeitos tardios iatrogênicos órgão-específicos ocorrem de maneira bastante previsível após radioterapia direcionada na qual o órgão em questão é irradiado, embora a gravidade da resposta seja menos previsível.[3] Esses efeitos teciduais podem ser divididos em respostas globais do órgão e respostas focais, nas quais uma parte específica do órgão é irradiada de forma diferenciada (Tabela 17.3).

**Tabela 17.3** Efeitos tardios típicos determinísticos específicos para órgãos após radioterapia em alta dose.

| ÓRGÃO | ENDPOINT LOCAL | ENDPOINT GLOBAL |
|---|---|---|
| Cérebro, nervos cranianos | Fraqueza focal, perda de visão | Déficit neurocognitivo |
| Pulmão | Estenose brônquica | Dispneia |
| Coração | Estenose coronariana | Pericardite, cardiomiopatia |
| Bexiga | Sangramento | Polaciuria, diarreia |
| Intestino | Isquemia, sangramento | Enterite |

Adaptada com mudanças de Rubin P, Constine LS, Marks LB, eds. *ALERT – Adverse Late Effects of Cancer Treatment*. Vol. 1: General Concepts and Specific Precepts. Heidelberg: Springer; 2014.

Por exemplo, a exposição significativa à radiação no coração aumenta o risco de doenças cardíacas graves subsequentes.[3b] Esses riscos foram mais notáveis em mulheres que fizeram radioterapia para câncer de mama do lado esquerdo (Capítulo 188), pacientes tratadas com irradiação de manto para linfoma de Hodgkin (Capítulo 177) e alguns pacientes tratados para tumores pulmonares adjacentes ao coração. Os efeitos da radiação no coração podem ser amplos, incluindo as artérias coronárias, o miocárdio, as valvas cardíacas e o saco pericárdico. O risco aumentado, que é proporcional à dose cardíaca, começa alguns anos após a exposição e continua ao longo da vida. Esses riscos de radiação parecem ser multiplicativos dos riscos cardíacos de base natural, de modo que os pacientes com fatores de risco cardíacos preexistentes provavelmente têm maiores aumentos absolutos do risco de doença cardíaca induzida por radiação.

### Efeitos estocásticos da radiação

Em contraste com os efeitos determinísticos da radiação baseados em órgãos, a radiação ionizante também provoca efeitos estocásticos, em que a gravidade da doença não depende da dose, mas a probabilidade de um efeito aumenta com a elevação da dose. Esses efeitos são em grande parte devidos a mutações induzidas por radiação das células-alvo, em oposição à morte celular, com de longe o efeito mais importante sendo a carcinogênese por radiação. Outros efeitos estocásticos potenciais à saúde induzidos por radiação incluem efeitos genéticos deletérios induzidos por radiação para as gerações subsequentes.

#### *Carcinogênese por radiação*

Em geral, a radiação atua como um multiplicador das taxas de câncer de base natural, embora haja exceções, como câncer de mama induzido por radiação, em que os riscos de radiação são amplamente independentes das taxas de base natural, e câncer de próstata, que geralmente não é um tumor radiogênico. A maioria dos cânceres induzidos por radiação ocorre muitos anos após a exposição à radiação, tipicamente nos mesmos anos "propensos ao câncer" (cerca de 55 a 75 anos), como os cânceres de ocorrência natural. As exceções incluem cânceres hematopoéticos induzidos por radiação e cânceres de tireoide induzidos por radiação, os quais ocorrem tipicamente alguns anos após a exposição à radiação. A sensibilidade ao câncer induzido por radiação depende da idade, com pessoas expostas em idades mais jovens correndo maiores riscos de câncer ao longo da vida.

A maior parte do que é conhecido quantitativamente sobre os riscos induzidos pela radiação para o câncer vem de estudos de sobreviventes da bomba atômica, que tiveram riscos subsequentes aumentados mensuráveis para o câncer: com uma dose de 1 Gy no acompanhamento, mais de 50 anos depois, os sobreviventes da bomba atômica mostraram risco 64% maior de câncer sólido em mulheres e aumento de 20% em homens.[4] Apesar de muitos estudos, não foram detectados efeitos hereditários em filhos de sobreviventes da bomba atômica.[5]

Os sobreviventes a longo prazo da radioterapia também correm risco pequeno, mas significativamente aumentado, de um segundo câncer associado à radiação.[6] Em baixas doses de radiação, por exemplo, abaixo de 0,1 Gy, os estudos epidemiológicos são difíceis de realizar e interpretar devido à dificuldade em quantificar um pequeno excesso de risco de câncer acima do risco natural de câncer ao longo da vida humana de cerca de 40%. No entanto, estudos epidemiológicos de grande escala em crianças que fizeram TCs ou tiveram pequenas exposições a iodo radioativo em Chernobyl mostraram um risco aumentado de câncer induzido por radiação.

#### *Cataratogênese por radiação*

A radiação ionizante induz catarata ocular (Capítulo 395) com probabilidade, gravidade e latência relacionadas à dose de radiação.[7] Estudos com sobreviventes da bomba atômica, trabalhadores envolvidos na limpeza de Chernobyl, astronautas e técnicos de radiologia mostraram aumento na incidência de catarata, mesmo em doses de radiação abaixo de 1 Gy. A cataratogênese por radiação é o resultado de danos por radiação às células em divisão no cristalino. Como não há essencialmente nenhum mecanismo no cristalino para a remoção das células danificadas, as fibras não translúcidas resultantes do cristalino migram em direção ao polo posterior do cristalino, onde representam o primeiro estágio de uma catarata. A catarata subcapsular posterior é menos comum que a catarata nuclear ou cortical na população em geral, mas é o tipo mais comumente associado à radiação ionizante.

## DIAGNÓSTICO

O diagnóstico de lesão por radiação pode ser aventado em dois contextos diferentes. O primeiro contexto é quando a dose de radiação não é conhecida, e a meta é estimar a dose que foi administrada para otimizar o tratamento. Os exemplos incluem acidentes e terrorismo com material radioativo. O segundo contexto é quando a dose de radiação é conhecida, em particular após a radioterapia. Nesse caso, as sequelas (ver Tabela 17.3) são previsíveis, mas a cronologia e a gravidade da lesão são menos previsíveis.

### Biodosimetria da radiação

Para um indivíduo exposto a uma grande dose de radiação de corpo inteiro, a primeira tarefa crítica é estimar a dose de radiação que o indivíduo recebeu, porque diferentes síndromes (hematopoética, gastrintestinal, cerebrovascular) estão associadas a diferentes faixas de dose de radiação. A técnica para estimar as exposições de indivíduos é conhecida como *biodosimetria da radiação*. Nesse processo de diagnóstico, uma pequena amostra de tecido corporal, como sangue ou urina, é analisada e os *endpoints* dependentes da dose na amostra são medidos para fornecer uma dose estimada. O *endpoint* mais comum de dano ao DNA, como micronúcleos, em amostras de sangue, agora pode ser avaliado por tecnologias de alto rendimento comumente disponíveis.[8] Outros *endpoints* práticos incluem a expressão gênica no sangue ou indução de metabólitos na urina.

### Sequelas da radioterapia

Síndromes determinísticas de órgãos induzidas por radiação ocorrem em intervalos razoavelmente previsíveis após radioterapia. Por exemplo, pericardite por radiação (Capítulo 68) pode se desenvolver durante o tratamento ou meses a anos após, inicialmente com derrame pericárdico e progredindo para constrição pericárdica. A enterocolite por radiação (Capítulo 131) pode se desenvolver em 6 a 12 meses após doses de radiação de 40 a 60 Gy para câncer de próstata ou malignidades ginecológicas. A lesão pulmonar induzida por radiação pode ser detectada em até 50% dos pacientes que recebem radioterapia torácica, mas apenas uma minoria deles desenvolverá manifestações clínicas (Capítulo 88). Além disso, a maioria de todos os pacientes de radioterapia apresenta toxicidade aguda na pele ou nas mucosas, em particular dermatite por radiação, mucosite oral e xerostomia.

## TRATAMENTO

### Síndromes de exposição de corpo inteiro

Para exposições abaixo de 2 Gy, nenhum tratamento imediato é necessário (Figura 17.3). Para pacientes com síndrome hematopoética potencial (doses entre 2 e 10 Gy), as duas abordagens de tratamento primárias são: primeiro, antibióticos e cuidados de barreira, que podem aumentar a $DL_{50}$ humana (a dose na qual 50% dos indivíduos expostos morrem) a partir de 4 Gy a 8 Gy; e segundo, fator estimulador de colônias de granulócitos.[A1] G-CSF subcutâneo, filgrastim (10 μg/kg/dia durante até 2 semanas) ou pegfilgrastim (duas doses de 6 mg com 1 semana de intervalo) são aprovados pela FDA para o tratamento de pacientes com mielossupressão induzida por radiação após um acidente radiológico/nuclear. Uma célula estromal aderente derivada da placenta foi aprovada pela FDA para tratamento de emergência da exposição aguda à radiação em um possível evento nuclear.[9]

O valor do transplante de medula óssea no tratamento de indivíduos com síndrome hematopoética é provavelmente bastante limitado a doses inferiores a cerca de 9 Gy. Após o acidente de Chernobyl, por exemplo, 13 indivíduos foram submetidos a transplante de medula óssea, e três mortes foram atribuídas diretamente às sequelas do procedimento em pacientes nos quais o transplante não foi indicado com base na exposição. Os esquemas de tratamento conservador, incluindo antibióticos, citocinas, transfusões e cuidados gerais são efetivos, mas as opções de tratamento atuais são muito limitadas em doses acima de cerca de 10 Gy, quando a síndrome gastrintestinal se torna a causa dominante de morte.

### Sequelas da radioterapia

Comparativamente, poucos medicamentos foram aprovados pela FDA para minimizar as sequelas associadas à radioterapia. A amifostina (200 mg/m² administrada por via IV diariamente, antes de cada sessão de radioterapia)[A2] é aprovada pela FDA para minimizar a xerostomia associada à radioterapia, mas seu uso foi limitado por conta de toxicidade significativa e os dados sobre sua eficácia são conflitantes.[A3] Vários medicamentos foram desenvolvidos para mitigar ou tratar os danos causados pela radioterapia, principalmente na barreira mucosa. A palifermina, que é um fator de crescimento de queratinócitos humanos recombinantes, é aprovada pela FDA (60 μg/kg/dia em injeção IV em *bolus* por 3 dias consecutivos antes da terapia e 3 dias consecutivos após a terapia para leucemia ou linfoma) para diminuir a incidência ou duração de mucosite oral grave.[A4] No entanto, nenhum medicamento tem sido consistentemente efetivo na redução dos efeitos colaterais gastrintestinais da radioterapia pélvica.[A5]

Para dermatite, mucosite e xerostomia induzidas por radioterapia, os tratamentos incluem agentes tópicos para dermatite (Capítulo 409), analgésicos para mucosite e substitutos de saliva para xerostomia. Além da dermatite, da mucosite e da xerostomia, os efeitos determinísticos nos tecidos induzidos por radiação são tipicamente tratados da mesma maneira que seus equivalentes não induzidos por radiação. Por exemplo, o tratamento da doença da artéria coronária (DAC) induzida por radiação não é diferente da abordagem das DAC em geral (Capítulos 62 a 65). No entanto, o manejo dos sinais/sintomas gastrintestinais agudos e crônicos após radioterapia demanda uma abordagem mais especializada devido ao risco de estenose local (Capítulo 133).

### PREVENÇÃO

## Contramedidas após acidentes radiológicos ou terrorismo

Três produtos farmacêuticos aprovados pela FDA conseguem limitar a dose de radiação causada por exposições a radioisótopos específicos: iodeto de potássio para iodo radioativo, azul da Prússia para césio ou tálio radioativo e penta-acetato de dietilenotriamina (DTPA) para plutônio, amerício ou cúrio. Embora essas contramedidas farmacêuticas consigam limitar as doses nos órgãos e, portanto, as consequências para a saúde produzidas por esses radioisótopos específicos, elas não podem ser usadas para tratar nenhum dos efeitos clínicos adversos por eles causados.

A administração de iodeto de potássio (KI), que contém iodo não radioativo, satura a tireoide com iodo não radioativo e, assim, impede que o iodo radioativo seja absorvido pela tireoide, onde pode causar câncer (Capítulo 213). Os efeitos protetores do KI duram cerca de 24 horas, por isso deve ser ingerido diariamente (130 mg para adultos, 65 mg para crianças > 3 anos, 32 mg para crianças de 1 a 3 anos, 16 mg para lactentes) enquanto houver a probabilidade de exposição.

O azul da Prússia (hexacianoferrato férrico [II]) se liga ao césio no sistema digestório e limita sua reabsorção para a corrente sanguínea, reduzindo, assim, a meia-vida biológica do césio no corpo de cerca de 110 dias para cerca de 30 dias e limitando os efeitos tóxicos nos órgãos. A dose recomendada de azul da Prússia é de 3 g VO três vezes ao dia para adultos e 1 g VO três vezes ao dia para crianças de 2 a 12 anos, por um período mínimo de 30 dias.

O DTPA é um agente quelante que se liga ao plutônio radioativo, amerício e cúrio,[a] diminuindo, assim, sua persistência no corpo. O DTPA vem em duas formas, Ca-DTPA e Zn-DTPA, com a forma de cálcio considerada mais efetiva nas primeiras 24 horas de exposição e a forma de zinco preferível em momentos posteriores, embora ambas sejam efetivas durante várias semanas; são administradas por via intravenosa (ou com nebulizador), com dose diária de 1 g para adultos e 14 mg/kg para crianças menores de 12 anos.

Vários medicamentos usados como contramedida para a radiação foram desenvolvidos para neutralizar os sintomas das síndromes agudas das radiações, foram comprovadamente efetivos em modelos animais e estão sendo submetidos a testes antes da aprovação pela FDA.

## Exames de imagem

A TC é um excelente exame de imagem e os riscos associados à radiação da TC são pequenos; como resultado, a maioria dos aproximadamente 90 milhões de TCs realizadas anualmente nos EUA geralmente oferece muito mais benefícios que riscos. No entanto, as doses de radiação que atingem os órgãos na TC são geralmente muito maiores que as dos exames radiográficos convencionais; portanto, os princípios duplos de otimização e justificativa devem ser seguidos quando da solicitação de uma TC. A otimização envolve a redução da dose de radiação por TC, usando protocolos e tecnologia aprimorados. Em termos de justificativa – certificar-se de que todas as tomografias computadorizadas sejam clinicamente justificadas, uma proporção substancial das TCs poderia ser substituída por outras modalidades de exame, como ressonância magnética para alguns exames de cabeça e uso seletivo de US para diagnosticar apendicite. Além disso, muitas TCs podem ser evitadas totalmente seguindo os critérios de adequação de uso.

## LESÃO POR RADIAÇÃO NÃO IONIZANTE

As radiações ionizantes têm energia suficiente para causar rupturas na fita de DNA que, por sua vez, podem levar a morte celular e mutações. Em contrapartida, as radiações não ionizantes, como ondas de rádio, micro-ondas, radiação infravermelha e luz visível, não têm energia suficiente para romper as fitas de DNA e nenhuma dessas radiações foi associada a riscos à saúde. Uma exceção é a radiação ultravioleta, que geralmente é mutagênica e cancerígena. Uma segunda exceção possível é a radiação de radiofrequência, embora, nesse caso, as evidências epidemiológicas e as considerações mecanísticas não forneçam fortes evidências de riscos à saúde.

### Radiação ultravioleta

As radiações UV, que fazem parte do espectro eletromagnético não ionizante, cobrem um comprimento de onda de cerca de 150 a 400 nm (intermediário entre a luz visível e os raios X). Por sua vez, esses comprimentos de onda UV são subcategorizados como UVA (400 a 320 nm), UVB (315 a 280 nm) e UVC (280 a 150 nm).

A luz solar é, sem dúvida, a maior fonte de radiação ultravioleta para os humanos. Por conta da filtragem na atmosfera, cerca de 95% do espectro de UV que atinge a superfície da Terra é UVA, o restante é quase todo UVB e quase nenhum UVC penetra na camada de ozônio para atingir a Terra. Outras fontes de exposição aos raios UV incluem cabines e câmaras de bronzeamento. As exposições industriais incluem arcos de soldagem, tochas de plasma, lâmpadas germicidas e de luz negra, fornos elétricos a arco,[b] operações com metal quente, lâmpadas de vapor de mercúrio e alguns *lasers*.

### BIOPATOLOGIA

As radiações UV não penetram profundamente nos tecidos humanos; portanto, as lesões que causam são principalmente na pele e nos olhos. Os efeitos biológicos da radiação UV são atribuídos principalmente à sua absorção no DNA, onde os dímeros de pirimidina e seus produtos são produzidos. Esses produtos são geralmente removidos de forma muito eficiente, principalmente por meio do reparo por excisão de nucleotídios, mas também por meio do reparo por excisão de base, mas os erros nesses processos de reparo podem resultar em mutações. Embora a maior parte da radiação UV na luz solar seja UVA, a UVB é absorvida de forma muito mais eficiente pelos ácidos nucleicos, e a maioria dos efeitos biológicos da luz solar está associada à UVB.

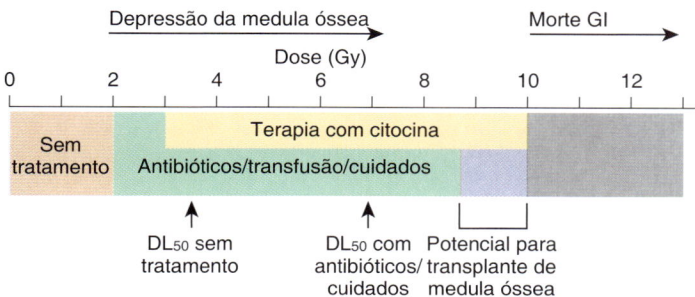

**FIGURA 17.3** Tratamento esquemático recomendado para as síndromes agudas das radiações, em função da dose estimada que o indivíduo recebeu. Observe a janela de dose muito estreita para a qual os transplantes de medula óssea são potencialmente úteis. (Adaptada com alterações de *Radiobiology for the Radiologist*. 7th ed. Philadelphia: Lippincott Williams & Wilkins; 2012.)

---

[a]N.R.T.: O cúrio-242 e o cúrio-244 podem ser utilizados como fontes de energia portátil, em marca-passos e instrumentos de localização remotos. O cúrio (Cm) foi nomeado em homenagem ao casal Pierre e Marie Curie.

[b]N.R.T.: Fornos elétricos a arco (FEA) são reatores metalúrgicos que transformam sucata em aço de alta qualidade.

Os efeitos prejudiciais da radiação UV são exacerbados em pacientes que apresentam defeitos subjacentes no reparo por excisão de nucleotídios. Por exemplo, estudos de pacientes com xeroderma pigmentoso forneceram evidências importantes da ligação entre a luz ultravioleta e o câncer de pele. Além disso, os efeitos da radiação ultravioleta são frequentemente exacerbados em pacientes que estejam usando medicamentos que contenham agentes fotodinâmicos, como tetraciclinas, fluoroquinolonas, anti-inflamatórios não esteroides, diuréticos, estatinas, fenotiazinas, tioxantenos e antifúngicos. Essas reações fototóxicas relacionadas ao medicamento tipicamente desaparecem após a suspensão do mesmo.

## MANIFESTAÇÕES CLÍNICAS

Os principais efeitos agudos da exposição aos raios UVB são queimaduras solares e eritema, enquanto a exposição aos raios UVA raramente é a causa direta de queimaduras solares. Todas as radiações ultravioleta são carcinógenos cutâneos bem estabelecidos (Capítulo 193). Os carcinomas de células escamosas (CCE) e os carcinomas basocelulares estão tipicamente associados a exposições múltiplas ou crônicas à luz solar, enquanto o melanoma está relacionado principalmente a episódios de queimadura solar aguda. Indivíduos de pele mais clara, cuja pele e olhos contêm menos melanina, são mais propensos a sofrer todos os efeitos UV porque a melanina atua como um fotoprotetor. As exposições agudas do olho à UVB (Capítulo 395) podem causar fotoceratite, e exposições crônicas estão associadas a cataratas, assim como pterígio.

## PREVENÇÃO

A exposição excessiva à luz solar ou outras fontes de radiação UV deve ser evitada, especialmente por indivíduos de pele clara. Loções ou cremes com fator de proteção contra radiação ultravioleta e óculos de sol com bloqueadores de radiação ultravioleta devem ser usados quando apropriado.

Durante exposição significativa à luz solar, é importante usar um filtro solar de amplo espectro que forneça proteção contra UVB e também contra UVA. As recomendações padrão são o uso de filtro solar com fator de proteção solar (FPS) 30, com reaplicação no mínimo a cada 2 horas. Da mesma forma, devem ser usados óculos de sol que bloqueiem 99% ou 100% da radiação UVB e UVA.

### Radiação UVC distante

Determinado comprimento de onda UV, UVC distante (207 a 222 nm), é um agente antibactericida efetivo.[10] Por conta de sua penetração muito limitada, pode ser seguro para exposição humana, ao contrário da radiação UV típica.

### Radiações por radiofrequência

A radiação eletromagnética de radiofrequência (RF) também faz parte do espectro não ionizante (e-Figura 17.1). Os exemplos são a radiação emitida por telefones celulares (800 a 2.000 MHz), linhas de energia elétrica (50/60 Hz) e escâneres de corpo inteiro em aeroportos (24 a 30 GHz). Estudos biológicos de exposição à RF de baixo nível geralmente não mostraram genotoxicidade mensurável.

Numerosos estudos epidemiológicos enfocaram os efeitos da proximidade de linhas de energia elétrica e do uso de telefones celulares.[11] Embora alguns estudos anteriores tenham mostrado associações positivas entre exposição e danos à saúde, esses estudos geralmente não se mostraram consistentes nem foram reproduzidos. Mais estudos são, entretanto, necessários, e um estudo prospectivo europeu em andamento está acompanhando 290.000 usuários adultos de telefones celulares ao longo de um período de 20 anos.

### Recomendações de grau A

A1. Singh VK, Romaine PL, Seed TM. Medical countermeasures for radiation exposure and related injuries: characterization of medicines, FDA-approval status and inclusion into the Strategic National Stockpile. *Health Phys*. 2015;108:607-630.
A2. Gu J, Zhu S, Li X, et al. Effect of amifostine in head and neck cancer patients treated with radiotherapy: a systematic review and meta-analysis based on randomized controlled trials. *PLoS ONE*. 2014;9:1-9.
A3. Lee MG, Freeman AR, Roos DE, et al. Randomized double-blind trial of amifostine versus placebo for radiation-induced xerostomia in patients with head and neck cancer. *J Med Imaging Radiat Oncol*. 2019;63:142-150.
A4. Mazhari F, Shirazi AS, Shabzendehdar M. Management of oral mucositis in pediatric patients receiving cancer therapy: a systematic review and meta-analysis. *Pediatr Blood Cancer*. 2019;68:1-9.
A5. Lawrie TA, Green JT, Beresford M, et al. Interventions to reduce acute and late adverse gastrointestinal effects of pelvic radiotherapy for primary pelvic cancers. *Cochrane Database Syst Rev*. 2018;(1):CD012529.

### REFERÊNCIAS BIBLIOGRÁFICAS

*As referências bibliográficas, bem como os outros materiais suplementares deste livro, encontram-se no GEN-IO, nosso ambiente virtual de aprendizagem.*

# 18

# BIOTERRORISMO

MARK G. KORTEPETER E THEODORE J. CIESLAK

Os médicos desempenham papéis essenciais como porta de entrada no sistema de saúde e como consultores de serviços de emergência, por isso é importante que eles estejam familiarizados com possíveis indícios epidemiológicos de que ocorreu um ataque, aspectos clínicos gerais de agentes considerados as maiores ameaças, e como alertar as autoridades de saúde pública apropriadas se suspeitarem de um evento.

## HISTÓRIA

Ao longo dos séculos, patógenos biológicos foram usados repetidamente como armas de guerra, variando desde o despejo da carcaça ou das fezes de um animal morto nos poços de água de um adversário até a liberação de agentes infecciosos por pulverização (aerossol). O foco mais recente voltou-se para seu uso potencial por terroristas em populações civis.

## INDÍCIOS EPIDEMIOLÓGICOS

Como acontece em outros surtos, a resposta a um possível ato de bioterrorismo se baseia em preceitos fundamentais de saúde pública.[1] Com exceção de evidências diretas de liberação, nenhum outro achado pode ser considerado definitivo, mas vários achados simultâneos devem levantar a suspeita de um evento não natural (Tabela 18.1).

As vítimas de liberação de uma arma química ou convencional provavelmente adoeceriam logo após o lançamento ou explosão, enquanto as vítimas de um ataque de arma biológica silenciosa provavelmente procurariam atendimento tardiamente de diferentes profissionais de saúde, dispersos no espaço e no tempo devido ao período de incubação. Uma das formas de diferenciar um ataque de bioterrorismo de um surto natural

### Tabela 18.1 Pistas epidemiológicas de um ataque com arma biológica.

Um grande surto, especialmente em uma população bem-definida
Muitos casos de doenças inexplicáveis ou mortes
Doença mais grave que o esperado para um patógeno específico ou ausência de resposta à terapia padrão
Manifestação incomum da doença, como doença inalatória a partir de agentes que tipicamente não causam doença clínica
Uma doença incomum para determinada área geográfica ou estação do ano, especialmente na ausência de um vetor competente
Epidemias múltiplas simultâneas ou seriadas
Um caso isolado de doença rara (varíola, algumas febres hemorrágicas virais, antraz inalatório, peste pneumônica)
Cepas incomuns ou variantes de microrganismos, ou padrões de resistência antimicrobiana diferentes dos padrões circulantes conhecidos
Taxas de ataque mais altas em pessoas fora de uma área protegida ou taxas mais baixas em pessoas dentro de uma área protegida ou abrigo
Surtos da mesma doença ocorrendo simultaneamente em áreas não contíguas
Doença zoonótica que ocorre em seres humanos, mas não em animais
Evidências diretas ou informes de lançamento de microrganismo (equipamento, munições, adulteração) ou outro veículo potencial de propagação (dispositivo de pulverização, carta contaminada)
Um padrão de localização de vítimas a favor do vento

Modificada de Withers MR, Alves DA, Bell TM, et al. *USAMRIID's Medical Management of Biological Casualties Handbook*, 8th ed. September 2014. Disponível em www.usamriid.army.mil, guia de materiais de referência. Acesso em 17 de maio de 2019.

é a apresentação incomum de uma doença. Por exemplo, uma doença que ocorre tipicamente na pele ou causa doença gastrintestinal poderia se apresentar com manifestações respiratórias (p. ex., antraz, peste). Outro indício poderia ser doenças que não respondem aos tratamentos padrão devido a um perfil incomum de sensibilidade aos antibióticos. A suspeita também deve ser levantada pelo achado de uma doença fora do local ou estação do ano na qual ocorre tipicamente.

## AGENTES PREOCUPANTES

Entre a miríade de patógenos infecciosos humanos, um número relativamente pequeno apresenta as propriedades necessárias para serem considerados armas potenciais e que poderiam causar doenças generalizadas, as chamadas armas de destruição em massa (Tabela 18.2). Esses agentes permanecem, tipicamente, estáveis em aerossol, o que possibilita sua distribuição eficiente por uma grande população.

## ANTRAZ

### EPIDEMIOLOGIA

O antraz, causado pela infecção com o bacilo gram-positivo *Bacillus anthracis* (Capítulo 278), é um flagelo mundial dos herbívoros. A maioria dos casos em seres humanos resulta de contato ocupacional direto com animais infectados ou suas peles, pelos ou ossos, embora um surto recente tenha ocorrido em usuários de drogas injetáveis no Reino Unido. As áreas endêmicas incluem partes subdesenvolvidas da África Subsaariana e do Sudeste Asiático, onde humanos têm contato próximo com animais que não foram vacinados. Casos esporádicos ocorrem nos EUA, tipicamente ao longo das trilhas históricas de gado nas planícies centrais. Os animais são tipicamente infectados enquanto pastam em áreas contaminadas com esporos de antraz, que sobrevivem no solo por décadas e são estáveis na forma de pó dessecado. Embora a maioria dos casos em todo o mundo seja cutânea, a forma de esporo do microrganismo pode ser moída até o tamanho de partícula ideal (2 a 6 μm) para infectar o pulmão e causar doença inalatória.

### BIOPATOLOGIA E MANIFESTAÇÕES CLÍNICAS

A exposição aos esporos pode ocorrer por meio de uma solução de continuidade na pele, do sistema digestório ou por inalação. Os esporos são captados pelos macrófagos e se replicam na pele local, ou são transportados para os linfonodos regionais no sistema digestório ou nos pulmões. Durante a replicação, os bacilos secretam uma toxina letal, que causa necrose local, e toxina de edema, que causa edema local significativo. Em doenças não tratadas ou não reconhecidas, o organismo pode causar bacteriemia, toxemia sistêmica e morte.

O antraz cutâneo pode ser facilmente reconhecido pelo médico com base em duas manifestações clínicas causadas por suas toxinas: uma escara preta, da qual o antraz recebe seu nome (do grego *anthrakis*, para carvão), e edema circundante que é desproporcional ao tamanho da lesão. A lesão começa como uma pápula que se torna uma vesícula e acaba apresentando uma área central, preta e necrótica. Embora essa forma de doença seja facilmente tratável, a taxa de letalidade pode chegar a 20% se não for reconhecida e tratada adequadamente. O antraz gastrintestinal, que ocorre após a ingestão de carne infectada e malcozida, é muito mais difícil de reconhecer e pode ter uma taxa de letalidade de 50% ou mais. Relatada pela primeira vez nos EUA após um evento de roda de tocadores de tambor (os tambores eram feitos de pele de animal) em 2009, a doença causa febre, dor abdominal, diarreia, hematoquezia, hematêmese e ascite. A paracentese revela ascite hemorrágica.

O antraz inalatório é a maior preocupação após um ataque com arma biológica em aerossol. Após um período de incubação de 1 a 6 dias, em média, mas que pode durar até 43 dias, os pacientes apresentam febre, sudorese intensa, náuseas, vômitos, diarreia, dispneia, tosse e dor torácica. Sem o reconhecimento imediato e o tratamento apropriado, o estado geral dos indivíduos deteriora rapidamente com agravamento da dispneia, estridor, cianose e insuficiência respiratória. O ingurgitamento e a hemorragia dos linfonodos mediastinais com mediastinite associada levam à característica clínica de alargamento do mediastino na radiografia de tórax em cerca de 60% dos casos. Os pacientes também podem desenvolver grandes derrames pleurais hemorrágicos e infiltrados. A disseminação bacteriêmica pode resultar em infecção amplamente metastática no sistema digestório e nas meninges.

### DIAGNÓSTICO

*B. anthracis* pode ser identificado por coloração de Gram ou cultura de tecido ou líquidos corporais, incluindo biopsia de pele para doença cutânea, sangue periférico, derrame pleural e líquido cerebrospinal (LCS), mas não escarro. Uma radiografia de tórax fornece indícios iniciais de doença inalatória com manifestações como plenitude hilar ou paratraqueal e derrames pleurais. Uma tomografia computadorizada (TC) de tórax pode confirmar adenopatia mediastinal. Outras técnicas, como coloração com anticorpo fluorescente ou reação em cadeia da polimerase (PCR), podem fornecer um diagnóstico mais rápido.

### Tabela 18.2 Agentes de bioterrorismo da categoria A do Centers for Disease Control and Prevention.

| DOENÇA (E AGENTE) | ASSOCIAÇÕES DE DIAGNÓSTICOS | MOTIVOS PARA SER USADO(A) COMO ARMA BIOLÓGICA | TRATAMENTO* (VER DETALHES NO TEXTO) |
|---|---|---|---|
| Antraz (*Bacillus anthracis*; Capítulo 278) | Mediastinite hemorrágica | Doença inalatória altamente letal; esporos estáveis sobrevivem à dessecação; pode ser formulado como aerossol | **Ciprofloxacino** (400 mg 8/8 h) ou (a) levofloxacino (750 mg 24/24 h) ou moxifloxacino (400 mg 24/24 h) + (b) **meropeném** (2 g 8/8 h) ou imipeném (1 g 6/6 h) ou doripeném (500 mg 8/8 h) mais (c) **linezolida** (600 mg 12/12 h) ou clindamicina (900 mg 8/8 h) ou rifampicina (600 mg 12/12 h) ou cloranfenicol (1 g a cada 6 a 8 h)† |
| Varíola (vírus da varíola; Capítulo 348) | Exantema sincrônico | Víríons estáveis no ambiente; população imunologicamente virgem | Cuidados de suporte; cidofovir e tecovirimat são fármacos experimentais promissores |
| Peste (*Yersinia pestis*; Capítulo 296) | Hemoptise | Contagiosa por meio de gotículas respiratórias; "peste negra" evoca medo | Gentamicina (5 mg/kg 1 ×/dia) ou ciprofloxacino (400 mg 12/12 h) ou doxiciclina (200 mg 1×, depois 100 mg 12/12 h) |
| Tularemia (*Francisella tularensis*; Capítulo 295) | Doença semelhante à peste | Bactérias estáveis no meio ambiente; dose infecciosa muito baixa | O mesmo da peste |
| Botulismo (toxinas botulínicas; Capítulo 280) | Paralisia flácida descendente | Toxina extremamente potente; pode ser veiculada em alimentos e água; os casos consomem vastos recursos | Cuidados de suporte; suporte ventilatório; a antitoxina botulínica pode interromper (mas não reverter) a progressão dos sinais/sintomas |
| Febres hemorrágicas virais (Capítulo 357; ver e-Tabela 18.1) | Diáteses hemorrágicas | O fator medo é primordial; existem poucas contramedidas | Cuidados de suporte; ribavirina pode ser útil em casos selecionados (p. ex., febre de Lassa, arenavírus do Novo Mundo, vírus da febre hemorrágica da Crimeia-Congo, síndrome renal da febre hemorrágica), quando é administrada segundo um protocolo experimental: 30 mg/kg como dose de ataque, depois 16 mg/kg 6/6 h por 4 dias, então 8 mg/kg 8/8 h por 6 dias |

*Todos os agentes terapêuticos listados nesta tabela devem ser administrados por via intravenosa.
†Os tratamentos preferidos estão em **negrito**.

## TRATAMENTO

As diretrizes para o tratamento de pacientes infectados ou expostos ao antraz diferem entre pacientes com meningite e pacientes nos quais a meningite foi excluída.[2] Para pacientes com meningite ou quando esta não pode ser excluída, três antibióticos são administrados por via intravenosa (os medicamentos preferidos estão em negrito):

- **Ciprofloxacino** (400 mg 8/8 h) ou **levofloxacino** (750 mg 24/24 h) ou **moxifloxacino** (400 mg 24/24 h) mais
- **Meropeném** 2 g 8/8 h ou imipeném (1 g 6/6 h) ou doripeném (500 mg 8/8 h) mais
- **Linezolida** (600 mg 12/12 h) ou clindamicina (900 mg 8/8 h) ou rifampicina (600 mg 12/12 h) ou cloranfenicol (1 g a cada 6 a 8 h).

Se a meningite foi excluída, um esquema com dois medicamentos pode ser usado:

- **Ciprofloxacino** ou levofloxacino ou moxifloxacino ou meropeném ou imipeném ou doripeném ou vancomicina (penicilina G ou amoxicilina também podem ser usados se a cepa infectante for sabidamente suscetível) mais
- **Clindamicina ou linezolida** ou doxiciclina ou rifampicina.

Um novo anticorpo monoclonal, raxibacumabe (dose única de 40 mg/kg IV durante 2 horas e 15 minutos após pré-medicação com difenidramina 25 a 50 mg IV), é aprovado para o tratamento adicional do antraz inalatório com antibióticos com base em dados de eficácia em animais.[3] Imunoglobulina hiperimune específica para antraz foi administrada por via intravenosa como terapia adjuvante a vários pacientes, incluindo três nos EUA em 2006, 2009 e 2011, bem como a vários pacientes no Reino Unido. Com base em dados obtidos em coelhos, foi aprovada nos EUA para uso em associação a antibióticos para antraz inalatório. Outro anticorpo, obiltoxaximabe (16 mg/kg IV), também é aprovado pela FDA para tratar o antraz inalatório em combinação com agentes antibacterianos apropriados ou para prevenir o antraz inalatório com base em sua eficácia em coelhos e macacos, e segurança em voluntários humanos saudáveis.[4]

### PREVENÇÃO

A vacina contra o antraz, que é efetiva na prevenção de todas as formas de doenças, foi reservada principalmente para fazendeiros em risco ou veterinários que tenham contato regular com herbívoros, pesquisadores de laboratório e militares. A vacina é administrada em cinco doses IM ao longo de 18 meses (dia 0, seguido por 1, 6, 12 e 18 meses), com reforços anuais se houver risco contínuo.

Após uma exposição conhecida, a quimioprofilaxia é recomendada com ciprofloxacino (500 mg VO 2 vezes/dia) ou doxiciclina (100 mg VO 2 vezes/dia) por 60 dias, embora durações mais curtas sejam provavelmente efetivas, especialmente se combinadas com a vacinação. Se a vacina estiver disponível, três doses podem ser administradas concomitantemente com antibióticos, mas não está licenciada para esse propósito e deve ser administrada sob um protocolo experimental. Raxibacumabe (ver posologia anteriormente) também é aprovado pela FDA para profilaxia se antibióticos não estiverem disponíveis.

### PROGNÓSTICO

Os fatores associados à sobrevida ao antraz incluem antibióticos ou antissoro específico administrados durante a fase prodrômica, drenagem do líquido pleural e um esquema de múltiplos medicamentos. As taxas de letalidade em pacientes não tratados se aproximam de 100%, embora 55% das vítimas de antraz inalatório tenham sobrevivido a um surto em 2001 graças aos antibióticos e à terapia intensiva moderna.

## VARÍOLA

### EPIDEMIOLOGIA

Embora a varíola tenha sido erradicada oficialmente em 1980, existem preocupações em relação a estoques não declarados fora dos repositórios aprovados nos EUA e na Rússia. As recentes descobertas de frascos de varíola não contabilizados nos EUA fornecem algum crédito a essa preocupação. Além da suscetibilidade quase universal, a estabilidade ambiental das partículas virais da varíola a torna uma arma potencial formidável.

A varíola é causada pelo vírus varíola, um ortopoxvírus (Capítulo 348) intimamente relacionado à varíola bovina, vaccínia, e varíola dos macacos. A varíola geralmente se espalha para pessoas que moram no mesmo domicílio e outros contactantes próximos, mas pode se espalhar por distâncias maiores em núcleos de gotículas aerossolizadas, bem como pelo contato direto com secreções de pacientes ou fômites. Os profissionais de saúde que prestam cuidados ao paciente ou indivíduos que tiveram contato com objetos contaminados também correm risco.

### BIOPATOLOGIA E MANIFESTAÇÕES CLÍNICAS

A infecção ocorre inicialmente na mucosa respiratória, seguida por replicação nos linfonodos regionais e, em seguida, ocorre viremia primária assintomática que semeia o sistema reticuloendotelial. Aproximadamente 1 semana após a infecção (variação, cerca de 1 a 2 semanas), uma viremia secundária semeia a pele. Nesse momento, o início súbito da doença inclui febre, cefaleia, dorsalgia e vômitos. Após 2 ou 3 dias desse pródromo, e muitas vezes conforme a temperatura cai, a erupção cutânea característica começa com pequenas pápulas em um padrão centrífugo (mais na face e nos membros que no tronco) que progridem de forma sincronizada durante a semana seguinte para vesículas, pústulas umbilicadas e, finalmente, crostas. As lesões são profundas e podem ser intensamente dolorosas. Os indivíduos são contagiosos no início da erupção cutânea e deixam de ser depois que as crostas descamam.

### DIAGNÓSTICO

A varicela (catapora; Capítulo 351), que pode ser confundida com varíola, ocorre predominantemente no tronco, não nos membros (um padrão centrípeto), e as lesões ocorrem em ondas sucessivas, portanto, máculas, pápulas, pústulas e crostas podem ser vistas simultaneamente. Além disso, a varicela é transmissível antes do início da erupção cutânea, mas a contagiosidade diminui quando todas as lesões apresentam crostas. Outras doenças no diagnóstico diferencial de varíola incluem varíola dos macacos (Capítulo 348), outros poxvírus, vaccínia disseminada em um receptor de vacina ou contactante, herpes-zóster disseminado (Capítulo 351) ou infecção por herpes-vírus simples (Capítulo 350), impetigo (Capítulo 412), erupções medicamentosas (Capítulo 411), dermatite de contato (Capítulo 409), eritema multiforme (Capítulo 410) e riquetsiose variceliforme (Capítulo 311).

O reconhecimento clínico da erupção cutânea característica (Figura 18.1) deve levantar a suspeita de varíola. O diagnóstico provavelmente seria confirmado por PCR ou cultura viral de amostras de pele ou sangue ou de sorologias agudas e convalescentes.

## TRATAMENTO

O tratamento primário para a varíola ainda consiste em medidas de suporte. As terapias potenciais incluem cidofovir (5 mg/kg IV), um produto licenciado para o tratamento da retinite por citomegalovírus em pacientes infectados pelo HIV, e o tecovirimat, que foi adicionado ao estoque estratégico nos EUA para uso em caso de surto de varíola.

### PREVENÇÃO

Na vacinação é usada a vaccínia, um ortopoxvírus relacionado à varíola. No caso de um surto, a vacinação pós-exposição em 4 dias pode prevenir ou atenuar a doença e poderia ser aplicada em um método de vigilância e contenção como foi usado durante a erradicação global.[5,6] O governo dos EUA estocou doses suficientes para toda a população dos EUA de um produto mais novo de cultura de células para uso em caso de emergência nacional. O método de vigilância e contenção ou vacinação em anel combina a descoberta ativa de casos com a vacinação de contatos potenciais dentro de determinado raio ao redor dos casos. Os profissionais de saúde precisariam ser vacinados e as precauções de transporte e de contato (máscaras de filtro HEPA, salas de pressão negativa, jalecos, luvas, proteção para os olhos) seriam recomendadas no ambiente hospitalar. Como a vacina é um agente vivo, é contraindicada para indivíduos com eczema ou doenças cutâneas esfoliativas significativas ou imunocomprometimento no cenário de pré-exposição. Mesmo em hospedeiros normais, pode estar associada a inoculação de outros locais do corpo, disseminação para contactantes próximos, doença disseminada, encefalite pós-vacinal, vaccínia progressiva em indivíduos com comprometimento da imunidade mediada por células, *eczema vaccinatum* em pessoas com eczema prévio

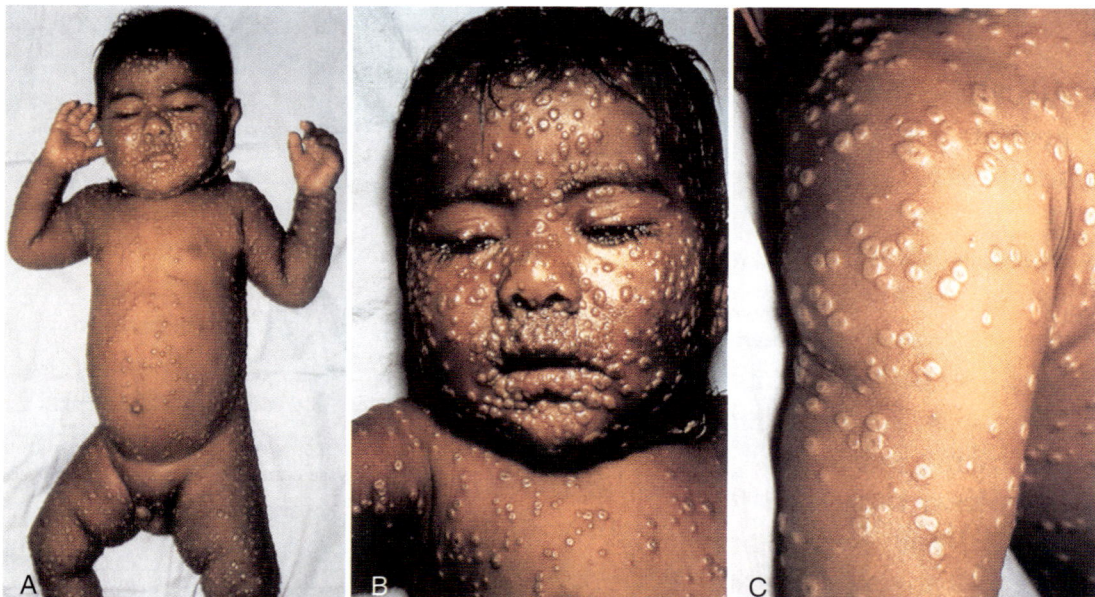

**FIGURA 18.1** Varíola. **A.** Natureza centrífuga da erupção cutânea. **B.** Coalescência de algumas pústulas. **C.** Pústulas umbilicadas. (De Fenner F, Henderson DA, Arita A, et al. Smallpox and its eradication. Geneva: World Health Organization; 1988.)

e pericardite ou miocardite. No cenário pós-exposição, os benefícios do risco teriam que ser pesados em relação a quais indivíduos em risco de complicações podem receber a vacina e se a imunoglobulina hiperimune contra vaccínia pode ser administrada concomitantemente. O tratamento de primeira linha para reações vacinais significativas é a imunoglobulina hiperimune contra vaccínia.

### PROGNÓSTICO

A taxa de letalidade para a forma típica de varíola, varíola *major*, é de aproximadamente 30%, mas existem grandes variações entre as etnias. Na minoria dos indivíduos que desenvolvem varíola hemorrágica, a taxa de letalidade se aproxima de 100%. Uma cepa viral diferente, a varíola *minor* (alastrim), tem taxas de letalidade de apenas cerca de 1%. Os sobreviventes da varíola apresentam, com frequência, cicatrizes no lugar das lesões para o resto da vida. Cegueira e deformidades ósseas, principalmente em crianças, também são complicações conhecidas.

## PESTE

### EPIDEMIOLOGIA

A peste foi responsável por milhões de mortes durante três pandemias. A peste foi usada como arma pelos japoneses antes da Segunda Guerra Mundial, quando eles liberaram pulgas infectadas em cidades chinesas, e foi incluída no arsenal de armas biológicas da antiga União Soviética. A peste é transmissível pela via respiratória; portanto, uma liberação de aerossol poderia ter efeitos devastadores.

A peste é causada pelo cocobacilo gram-negativo *Yersinia pestis* (Capítulo 296). Na microscopia óptica, o microrganismo pode ter aspecto bipolar, parecendo um alfinete de segurança. Em geral, os humanos são infectados por pulgas que se alimentam de roedores em regiões onde a peste é enzoótica ou quando seus animais de estimação servem como veículos para trazer as pulgas ou a doença para dentro de casa. A "peste negra" dos séculos XIV e XV deveu muito da sua persistência à onipresença de ratos nas casas e à falta de conhecimento de seu papel na transmissão de doenças.

A cada ano, nos EUA, vários casos humanos são relatados, geralmente no sudoeste. A maioria desses casos é peste bubônica, embora peste pneumônica ocasional seja correlacionada a infecções em gatos domésticos.

### BIOPATOLOGIA E MANIFESTAÇÕES CLÍNICAS

A peste se manifesta de três maneiras. A peste bubônica, que é a forma mais comum, ocorre após a picada de uma pulga infectada. O microrganismo se espalha pelos vasos linfáticos locais para os linfonodos regionais. Conforme a replicação ocorre, o linfonodo ou o grupo de linfonodos aumenta de tamanho e fica extremamente doloroso à palpação. Como a maioria das picadas de pulgas ocorre nos membros inferiores, os linfonodos inguinais e femorais são os mais frequentemente afetados. A peste bubônica não tratada pode evoluir para peste septicêmica após os microrganismos terem acesso à corrente sanguínea. Além disso, os pacientes podem desenvolver necrose de áreas mais frias do corpo, como a ponta do nariz, as orelhas ou os dedos, devido a uma coagulase dependente da temperatura produzida pelo microrganismo. A peste septicêmica também pode ocorrer sem bubão antecedente. Meningite é consequente à semeadura pela corrente sanguínea. Na peste pneumônica, os pulmões são semeados secundariamente pela bacteriemia da peste septicêmica ou primariamente quando uma pessoa inala gotículas infecciosas. Embora a peste pneumônica de ocorrência natural seja rara, essa forma de doença é a principal preocupação após a liberação intencional de aerossol. A peste pneumônica pode ser propagada de uma pessoa para outra. Uma das características da doença é a possibilidade de o escarro purulento se tornar hemorrágico.

### DIAGNÓSTICO

Os bacilos da peste são prontamente identificados com as colorações de Gram, Wright-Giemsa ou Wayson em associação com a cultura do escarro ou outro líquido corporal infectado, como sangue, líquido de um bubão ou líquido cerebrospinal (LCS). Outros métodos de diagnóstico incluem PCR para o antígeno F1, coloração com anticorpo fluorescente direto de líquidos corporais e sorologia por ensaio imunossorvente ligado à enzima (ELISA) ou hemaglutinação passiva. No entanto, a sorologia é principalmente útil em retrospecto, porque os pacientes precisam ser tratados empiricamente antes que ocorra uma resposta sorológica.

### TRATAMENTO

O fármaco preferido tem sido a estreptomicina (1 g IM 2 vezes/dia durante 7 a 10 dias ou por 3 dias após a remissão da febre), mas alternativas adequadas incluem gentamicina (5 mg/kg IM ou IV diariamente ou uma dose de ataque de 2 mg/kg seguida por 1,7 mg IM ou IV 3 vezes/dia), doxiciclina (dose de ataque de 200 mg IV, em seguida 100 mg IV a cada 12 h), ciprofloxacino (400 mg IV a cada 12 h), moxifloxacino (400 mg IV 1 vez/dia) e levofloxacino (500 a 750 mg IV 1 vez/dia) (Tabela 18.2). O medicamento de escolha para a meningite por *Yersinia pestis* é o cloranfenicol (dose de ataque de 25 a 30 mg/kg IV, seguida por 50 a 60 mg/kg/dia a cada 6 h; se a resposta clínica for favorável, a dose pode ser reduzida para 25 a 30 mg/kg/dia a cada 6 h).

## PREVENÇÃO

O uso de precauções padrão é apropriado para a peste bubônica. Precauções com gotículas devem ser instituídas quando os pacientes têm peste pneumônica, incluindo uma sala privada onde os cuidadores usem máscaras, aventais, luvas e proteção para os olhos a uma distância de 90 a 180 cm dos pacientes. Essas precauções devem ser mantidas até o paciente melhorar e ter recebido antibióticos efetivos durante 72 horas. Ciprofloxacino, levofloxacino ou doxiciclina oral são recomendados para profilaxia pós-exposição de contactantes domiciliares ou indivíduos com suspeita de exposição em ambiente endêmico ou de bioterrorismo. A profilaxia deve continuar por 7 dias após o período de exposição.

Nenhuma vacina licenciada para a peste existe atualmente nos EUA, e uma vacina previamente licenciada de células inteiras mortas não está mais disponível. Novas vacinas estão sendo estudadas.

## PROGNÓSTICO

As taxas de letalidade são de 50% ou mais para a peste bubônica não tratada e quase 100% para a peste septicêmica e pneumônica não tratada. Essas taxas de fatalidade podem ser reduzidas significativamente com reconhecimento imediato e terapia adequada.

## TULAREMIA

A tularemia (Capítulo 295) é causada pelo cocobacilo aeróbico, *Francisella tularensis*. Uma doença zoonótica de coelhos, esquilos terrestres e outros pequenos mamíferos, a tularemia pode infectar humanos pelo contato da pele ou de mucosas com líquidos corporais ou tecidos de animais infectados ou pela picada de moscas do gênero *Chrysops* (mutucas), mosquitos ou carrapatos infectados. A doença raramente ocorre por inalação de poeira contaminada ou ingestão de alimentos ou água contaminados. Menos de 150 casos de tularemia humana de ocorrência natural são, tipicamente, notificados a cada ano. No entanto, a estabilidade ambiental da *F. tularensis*, bem como sua dose infecciosa muito baixa (até mesmo 10 microrganismos), torna esse microrganismo uma ameaça potencial bioterrorismo.

### MANIFESTAÇÕES CLÍNICAS E DIAGNÓSTICO

As manifestações clínicas da tularemia dependem da via de exposição. Embora seis formas diferentes tenham sido descritas, talvez seja mais simples comparar a tularemia com a peste, com formas linfonodais análogas à peste bubônica e formas pneumônica e tifoide com quadro clínico semelhante ao das formas pneumônica e septicêmica da peste. Uma preponderância dessas últimas formas seria esperada após liberação intencional por aerossol. Após um período de incubação de 2 a 10 dias, os sinais/sintomas começam com febre e evoluem com prostração intensa, dor torácica subesternal, tosse improdutiva e perda de peso.

O diagnóstico, que exige o isolamento do microrganismo no sangue, na expectoração, na pele ou nas lesões de mucosa, pode ser difícil devido às exigências incomuns de cultivo e crescimento excessivo de microrganismos comensais. Portanto, a sorologia é a base do diagnóstico, muitas vezes em retrospecto. Devido ao risco de disseminação para a equipe do laboratório de microbiologia, é importante notificar o laboratório se houver suspeita de infecção por esse microrganismo.

### TRATAMENTO E PROGNÓSTICO

O tratamento da tularemia é semelhante ao da peste, com aminoglicosídeos por 10 a 14 dias; estreptomicina e gentamicina são considerados os fármacos de escolha, embora ciprofloxacino seja uma alternativa potencial mais recente (Tabela 18.2). Doxiciclina/tetraciclina e cloranfenicol são opções de segunda linha porque seu uso foi associado a recidivas e a duração recomendada do tratamento é de 14 a 21 dias.

A disseminação interpessoal é incomum e as precauções padrão são adequadas no cuidado de indivíduos doentes. Para exposições conhecidas, a profilaxia com tetraciclina (500 mg VO 4 vezes/dia durante 2 semanas) é efetiva se for iniciada nas 24 h seguintes à exposição; as recomendações de consenso em um cenário de bioterrorismo são 100 mg de doxiciclina ou 500 mg de ciprofloxacino VO 2 vezes/dia como profilaxia pós-exposição. Uma vacina viva atenuada tem eficácia comprovada na prevenção de doenças devido a exposições laboratoriais e contaminação por aerossol em voluntários humanos, mas não está prontamente disponível para o público.

A taxa de letalidade para tularemia pneumônica e tifoide não tratada é de 35%, mas essa taxa pode ser reduzida para menos de 5% com tratamento apropriado.

## BOTULISMO

O botulismo é causado pela exposição a uma de oito neurotoxinas relacionadas (A até H) produzidas por cepas de *Clostridium botulinum* (Capítulo 280), um bacilo gram-positivo formador de esporos anaeróbico onipresente. As toxinas botulínicas, que estão entre as substâncias mais tóxicas conhecidas, podem ser letais em doses tão baixas quanto 0,001 μg/kg. Essas toxinas bloqueiam a liberação de acetilcolina pelas terminações nervosas pré-sinápticas, provocando paralisia com flacidez generalizada e disfunção do sistema nervoso autônomo. Embora a maioria das toxinas seja instável no ambiente e, portanto, seja uma ameaça duvidosa como arma biológica, a natureza potente da toxina botulínica, com a facilidade com que pode ser usada para contaminar alimentos e água, gera preocupação. O botulismo humano de ocorrência natural é limitado aos tipos A, B e E, embora outros sorotipos de toxinas possam provocar uma síndrome clínica idêntica. Por esse motivo, uma antitoxina heptavalente com atividade contra os sorotipos A a G foi licenciada em 2013.

### MANIFESTAÇÕES CLÍNICAS E DIAGNÓSTICO

Tipicamente, o botulismo ocorre após um período latente que varia de horas a vários dias. As manifestações iniciais envolvem paralisia bulbar (comprometimento dos NC IX, X, XI e XII), ptose, fotofobia, borramento visual e outros sinais de disfunção dos nervos cranianos. Os sinais/sintomas progridem no sentido craniocaudal, levando a disfonia, disfagia e, por fim, paralisia simétrica descendente. Em casos fatais, a morte resulta tipicamente de falência da musculatura respiratória.

Embora o botulismo possa mimetizar outros transtornos neurológicos, como miastenia *gravis* e síndrome de Guillain-Barré, a ocorrência de um surto com múltiplos casos de paralisia descendente, simétrica e flácida deve tornar o diagnóstico de botulismo relativamente simples.

### TRATAMENTO E PROGNÓSTICO

As medidas de cuidados de suporte associadas à administração da antitoxina, incluindo atenção meticulosa ao suporte ventilatório, são a base do manejo do botulismo. Os pacientes podem precisar desse suporte por vários meses; portanto, o manejo de um surto de botulismo em grande escala exigiria muitos recursos. O botulismo não é contagioso; portanto, as precauções padrão são apropriadas. As primeiras vítimas de um surto podem ter taxas de letalidade mais altas devido a atrasos no reconhecimento. Aqueles que se recuperam podem ter sequelas a longo prazo, como dispneia aos esforços, fadiga e fraqueza.

## FEBRES HEMORRÁGICAS VIRAIS

### EPIDEMIOLOGIA

O termo febre hemorrágica viral (Capítulo 357) descreve uma síndrome clínica causada por quatro famílias de vírus RNA: filovírus (Ebola e Marburg), arenavírus (febre de Lassa do "Velho Mundo" e vírus da América do Sul do "Novo Mundo", Machupo, Junin e outros), bunyavírus (hantavírus, febre hemorrágica da Crimeia e Congo e febre do Vale do Rift) e flavivírus (febre amarela e dengue) (e-Tabela 18.1). Os agentes de maior preocupação do ponto de vista do bioterrorismo incluem os filovírus e arenavírus, que são infecciosos por aerossol e conseguem se replicar bem em cultura de células para produção em larga escala e cuja síndrome clínica de hemorragia e febre gera medo. O surto impressionante da doença causada pelo vírus Ebola na África Ocidental (2013 a 2016) demonstrou a devastação que um vírus de febre hemorrágica pode causar em uma população, mesmo sem bioterrorismo, em um ambiente propício à disseminação, incluindo infraestrutura médica limitada, populações móveis, desconfiança no governo e contato próximo durante as práticas de sepultamento, entre outros fatores.[7]

## BIOPATOLOGIA E MANIFESTAÇÕES CLÍNICAS

Depois que o vírus consegue penetrar através da pele, das mucosas ou do sistema respiratório, a replicação ocorre em macrófagos e células dendríticas. Os microrganismos são, então, transportados para os linfonodos regionais e, por fim, pelos vasos linfáticos e pela corrente sanguínea para órgãos-alvo, como o fígado e o baço, onde ocorre necrose local. O corpo responde com ativação de citocinas e quimiocinas, e a depleção significativa de linfócitos desativa a resposta imune adaptativa do hospedeiro. A seguir, ocorre um quadro semelhante à sepse, com diminuição progressiva da pressão arterial média, aumento da permeabilidade vascular e diátese hemorrágica.

As manifestações clínicas das febres hemorrágicas incluem o início agudo de mal-estar, dor de garganta, febre, rubor cutâneo, hiperemia conjuntival, prostração, mialgias e diarreia não sanguinolenta. Esses vírus têm diferenças significativas na proeminência dos achados clínicos individuais. Por exemplo, o vírus da dengue, os filovírus e o vírus de Lassa causam mais comumente erupção maculopapular na primeira semana. O filovírus e o vírus da América do Sul causam, mais tipicamente, obnubilação e encefalite. Embora todos provoquem elevações modestas dos níveis de aminotransferase, a febre amarela e a febre do Vale do Rift são conhecidas por causar disfunção hepática significativa, resultando em icterícia. Dependendo de vários fatores, incluindo virulência, via de exposição, inóculo e outros fatores do hospedeiro, a doença pode progredir na segunda semana para sinais evidentes de sangramento, incluindo petéquias, púrpura, equimoses e exsudação de locais de punção venosa. Anormalidades eletrolíticas e grandes perdas gastrintestinais foram relatadas durante o surto de Ebola na África Ocidental de 2013 a 2016. Sangramento significativo ocorre raramente, mas, se ocorrer, a fonte geralmente é o sistema digestório. Os casos graves demonstrarão uma combinação de anormalidades neurológicas e hematológicas.

## DIAGNÓSTICO

Numerosas doenças mais comuns devem ser consideradas no diagnóstico diferencial de febre hemorrágica viral, incluindo riquetsioses (febre maculosa das Montanhas Rochosas, erliquiose, anaplasmose e febre maculosa por *Rickettsia africae*; Capítulo 311), leptospirose (Capítulo 307), meningococcemia (Capítulo 282), febre tifoide (Capítulo 292) e malária por *Plasmodium falciparum* (Capítulo 324). No entanto, uma febre hemorrágica viral deve ser considerada quando os pacientes apresentam uma síndrome clinicamente compatível, especialmente se um grupo de casos for observado. As características laboratoriais podem incluir trombocitopenia, níveis elevados de aminotransferases, leucopenia, anemia (embora hematócrito elevado possa ser observado em pacientes com extravasamento vascular significativo, como às vezes é visto na dengue e na infecção por hantavírus), hematúria e proteinúria. PCR, cultura viral, ensaio de imunoabsorção enzimática específica para imunoglobulina M, sorologia aguda e convalescente ou imuno-histoquímica em amostras de necropsia podem estabelecer o diagnóstico. Amostras clínicas de rotina e qualquer tentativa de isolamento viral exigem um laboratório de nível de biossegurança 3 ou 4 com solicitação de parecer especializado do CDC (Centers for Disease Control and Prevention) ou do U.S. Army Medical Research Institute of Infectious Diseases.[a]

## TRATAMENTO

Não existem terapias licenciadas para as febres hemorrágicas virais; portanto, as medidas de suporte são o meio primário de manejo com atenção especial ao equilíbrio hidreletrolítico, prevenção de procedimentos que causem sangramento e medicamentos que comprometam a função plaquetária, uso de hemoderivados conforme necessário, vasopressores para hipotensão e diálise para insuficiência renal. A atenção especial à hidratação reduziu significativamente a taxa de mortalidade por dengue, e a reposição agressiva de líquido foi necessária para lidar com a perda significativa de volume líquido devido à diarreia, anormalidades eletrolíticas e depleção de proteína/nutricional em infecções por vírus Ebola.[8] Para pacientes infectados por vírus Ebola durante o surto de 2013 a 2016 na África Ocidental, cuidados intensivos na Europa e nos EUA reduziram a taxa de mortalidade para 18,5%. A ribavirina oral ou intravenosa (ver Tabela 18.2), segundo um protocolo experimental aprovado pela FDA, conseguiu reduzir a taxa de mortalidade na febre hemorrágica de Lassa e também parece ser benéfica contra a febre hemorrágica argentina (vírus Junin) e hantavírus que causam febre hemorrágica com síndrome renal. Não tem eficácia evidente contra filovírus (Ebola ou Marburg) ou flavivírus (dengue, febre amarela). O uso do coquetel de anticorpos monoclonais humanizados ZMapp para Ebola pareceu benéfico em um ensaio clínico randomizado, mas o benefício não atingiu significância estatística.[9]

## PREVENÇÃO

A vacina contra a febre amarela é a única licenciada contra febre hemorrágica viral nos EUA. Existem vacinas experimentais contra o vírus Junin e o vírus da febre do Vale do Rift, mas essas vacinas têm sido usadas principalmente para proteger os trabalhadores de laboratório. Os ensaios clínicos randomizados mostraram benefícios de uma vacina experimental contra vesiculostomatite por Ebola.[A1,A2]

Determinadas febres hemorrágicas virais (principalmente Ebola, Marburg, Lassa e febre hemorrágica da Crimeia-Congo) produzem viremia de alto nível durante o período de maior risco de sangramento e produção de líquido corporal, tornando-as notórias por causar surtos hospitalares. Em geral, esses surtos ocorrem em ambientes, como a África Subsaariana, onde as práticas básicas de controle de infecção são inadequadas devido aos recursos limitados (p. ex., falta de aventais, luvas e proteção para os olhos, bem como reutilização de agulhas e seringas não esterilizadas). A disseminação desses vírus no ambiente hospitalar pode ser significativamente reduzida com precauções padrão que limitam o contato com sangue e líquidos corporais, embora mais de 800 profissionais de saúde tenham sido infectados na África Ocidental. Ao cuidar de pacientes que podem espalhar doenças, o uso de máscaras em conjunto com aventais, luvas e proteção para os olhos é recomendado. Muitos casos nos EUA e na Europa foram tratados em unidades de biocontenção especificamente projetadas para reduzir a disseminação hospitalar para os cuidadores.[10]

## PROGNÓSTICO

Os vírus hemorrágicos exibem uma ampla gama de taxas de mortalidade, desde menos de 1%, da febre do Vale do Rift, até 80 a 90%, do Ebola Zaire (e-Tabela 18.1). Apesar da notoriedade desses vírus como causa de hemorragias, a maioria dos indivíduos não morre em razão da perda sanguínea. Em vez disso, a morte resulta de um quadro semelhante à sepse, incluindo perda da hemostasia vascular, coagulação intravascular disseminada, hipotensão, insuficiência renal, choque e morte. A prestação de cuidados intensivos parece ter benefícios.

## RESPOSTA A UM ATAQUE DE BIOTERRORISMO[b]

Mesmo um evento de bioterrorismo relativamente pequeno pode ter consequências profundas. Nos EUA, após o envio de cartas contaminadas com antraz em 2001, milhares de pessoas receberam profilaxia antibiótica e prédios do governo foram fechados para descontaminação. Desde então, melhorias significativas nas respostas futuras a um evento de bioterrorismo incluem o licenciamento, a fabricação e o armazenamento de vacina contra varíola suficiente para todos os habitantes dos EUA; produção de antitoxinas específicas para antraz e botulismo para o estoque nacional estratégico e elaboração de protocolos e cadeia de comando para resposta.

No entanto, a detecção precoce da liberação de um patógeno permanece um desafio significativo. O surto de Ebola de 2013 a 2016 também identificou deficiências na preparação, que podem ser mitigadas, em parte, pelo estabelecimento de uma rede de unidades de biocontenção. Uma estrutura proposta recentemente para pandemia incluiu quatro

---

[a]N.R.T.: No Brasil, ver Boletim epidemiológico da Secretaria de Vigilância em Saúde, do Ministério da Saúde, em: https://portaldeboaspraticas.iff.fiocruz.br/wp-content/uploads/2020/06/Boletim-epidemiologico-SVS-20-aa.pdf.

[b]N.R.T.: No Brasil, ver Plano de Contingência para Emergência em Saúde Pública por Agentes Químico, Biológico, Radiológico e Nuclear (http://portalarquivos2.saude.gov.br/images/pdf/2015/julho/23/Plano-de-Contingencia-para-ESP-por-agentes-QBRN.pdf).

características principais: garantir que a comunidade global comprometa os recursos financeiros apropriados e monitore o progresso; reforço das instalações e infraestrutura nacional de saúde pública; fortalecimento do papel de liderança da Organização Mundial da Saúde; e aumentar o arsenal científico contra doenças infecciosas. Esses princípios se aplicariam facilmente à preparação para o bioterrorismo também.[11]

Em qualquer ataque de bioterrorismo futuro, os primeiros sinais de alerta poderiam incluir grupos de pacientes com adenopatia mediastinal ou alargamento do mediastino na radiografia de tórax, erupção pustulosa centrífuga (varíola), pneumonia e hemoptise (peste), paralisia flácida descendente (botulismo) ou manifestações hemorrágicas e comprometimento da coagulação (febre hemorrágica viral). Caso tal grupo seja identificado ou suspeito nos EUA, os médicos devem entrar em contato com o departamento de saúde local ou municipal, o departamento de saúde estadual e, potencialmente, o CDC. Ao contrário de um surto natural, um surto potencial de bioterrorismo também demanda diálogo rápido entre as autoridades de saúde pública e as autoridades policiais, porque as amostras de pacientes e ambientais constituem evidências contra um perpetrador e devem ser tratadas sob custódia. Os médicos também devem estar preparados não apenas para se proteger e proteger seus pacientes, mas também para servir como recursos da comunidade, independentemente do surto ser natural ou de origem terrorista.

### Recomendações de grau A

A1. Henao-Restrepo AM, Camacho A, Longini IM, et al. Efficacy and effectiveness of an rVSV-vectored vaccine in preventing Ebola virus disease: final results from the Guinea ring vaccination, open-label, cluster-randomised trial (Ebola Ça Suffit!). *Lancet*. 2017;389:505-518.
A2. Regules JA, Beigel JH, Paolino KM, et al. A recombinant vesicular stomatitis virus Ebola vaccine. *N Engl J Med*. 2017;376:330-341.

### REFERÊNCIAS BIBLIOGRÁFICAS

*As referências bibliográficas, bem como os outros materiais suplementares deste livro, encontram-se no GEN-IO, nosso ambiente virtual de aprendizagem.*

# 19
# ENVENENAMENTO CRÔNICO: OLIGOELEMENTOS E OUTROS METAIS

LOUISE W. KAO E DANIEL E. RUSYNIAK

Cerca de 80% dos elementos da tabela periódica são metais ou metaloides, e vários metais entram em contato com os seres humanos em casa, no local de trabalho e no ambiente. Os metais fazem parte de vários processos fisiológicos normais, como o ferro na hemoglobina, mas também podem causar vários efeitos tóxicos adversos.[1-3]

## ENVENENAMENTO POR CHUMBO

### EPIDEMIOLOGIA

O chumbo (Pb) é um metal maleável cinza-prata resistente à corrosão. Não tem uso fisiológico conhecido; portanto, qualquer chumbo encontrado no corpo humano deve ser considerado contaminação.

As fontes mais comuns de envenenamento por chumbo (plumbismo, saturnismo) são tintas à base de chumbo, poeira contaminada com chumbo em edifícios mais antigos e solo contaminado com chumbo. Outras fontes incluem encanamento, solda, baterias, projéteis de arma de fogo retidos no organismo, brinquedos, pesos de cortina, pingentes de colar, recipientes de comida e cosméticos, incluindo delineadores nigerianos. Adultos em ocupações como fabricação de baterias, soldagem, construção, mineração, sopro de vidro (vidreiro) e construção naval têm as maiores exposições ao chumbo. Outras vias de exposição menos comuns, mas importantes, incluem bebidas alcoólicas de fabricação clandestina contaminadas com chumbo e remédios populares contendo chumbo (p. ex., greta e azarcon no México).

As crianças em áreas socioeconômicas menos favorecidas têm as maiores exposições ao chumbo, e a maioria da literatura científica é tendenciosa para estudos pediátricos. Muito do que aprendemos, entretanto, é aplicável a adultos.

### BIOPATOLOGIA

Os efeitos mais devastadores do chumbo são no sistema nervoso central (SNC) das crianças. Ao interromper a junção intracelular do endotélio capilar, o chumbo compromete a barreira hematencefálica, o que aumenta ainda mais sua absorção pelo SNC. O chumbo também exacerba o extravasamento capilar, que em casos graves pode resultar em edema cerebral.

O chumbo inibe várias enzimas envolvidas na síntese do heme: ácido aminolevulínico sintetase, ácido δ-aminolevulínico desidratase, coproporfirinogênio descarboxilase e ferroquelatase. O chumbo também inibe a enzima pirimidina-5-nucleotidase eritrocitária, que compromete a degradação do RNA e contribui para a lise das hemácias (hemólise). Coletivamente, a inibição dessas enzimas resulta em diminuição das concentrações de hemoglobina e vida útil mais curta das hemácias.

Ao depositar complexos chumbo-proteína nas células tubulares proximais renais, o chumbo interfere na função mitocondrial normal, resultando, assim, em diminuição da reabsorção de glicose, aminoácidos e fosfato. Pessoas cronicamente expostas podem desenvolver insuficiência renal em decorrência de atrofia tubular, fibrose intersticial e esclerose glomerular.

Embora o chumbo não tenha sido associado a distúrbios ósseos específicos, o sistema esquelético é o principal reservatório de chumbo; nos casos de exposição crônica, as reservas de chumbo nos ossos podem ter meia-vida de 5 a 19 anos. Como resultado, os tecidos são submetidos à exposição aumentada ao chumbo durante os períodos de renovação óssea acelerada, como durante o crescimento na infância, após fratura de osso longo ou durante a gestação.

### MANIFESTAÇÕES CLÍNICAS

O envenenamento por chumbo pode ser sutil e difícil de diagnosticar porque muitas de suas associações clínicas históricas (p. ex., neuropatia, gota, cólica abdominal) raramente ocorrem nos dias atuais. Em crianças, as complicações mais preocupantes a longo prazo da exposição ambiental ao chumbo são os déficits cognitivos de desenvolvimento, especialmente quando as concentrações de chumbo em crianças pequenas excedem 100 µg/dℓ. Os transtornos neurológicos subagudos incluem ataxia, letargia, convulsões e coma. Os adultos também podem apresentar manifestações neurológicas graves (p. ex., convulsões e edema cerebral) do plumbismo, mas tipicamente apenas quando os níveis de chumbo no sangue total são superiores a 150 µg/dℓ. Mais comumente, os transtornos neurológicos causados pelo chumbo em adultos se manifestam como problemas de memória, insônia, depressão, alterações de personalidade e aumento do risco de doenças cardiovasculares.[4]

Outros efeitos clínicos da intoxicação por chumbo, em crianças e adultos, incluem anemia normocítica ou microcítica, dor abdominal, hepatotoxicidade e pancreatite. O achado clássico de neuropatia periférica com queda do pé e do punho é bem descrito em adultos, mas apenas ocasionalmente em crianças. A nefrotoxicidade mais comumente se manifesta como síndrome de Fanconi (Capítulo 119) com aminoacidúria, glicosúria e fosfatúria. Uma consequência da nefrotoxicidade é o comprometimento da eliminação do ácido úrico e gota. Os níveis elevados de chumbo também provavelmente aumentam o risco de hipertensão arterial.

### DIAGNÓSTICO

As evidências existentes são insuficientes para recomendar o rastreamento de níveis elevados de chumbo no sangue em indivíduos assintomáticos;[4b] portanto, o diagnóstico de intoxicação por chumbo envolve um alto nível de suspeita clínica. O melhor teste inicial é a determinação do nível de chumbo no sangue total coletado em um tubo sem chumbo certificado (Tabela 19.1). O nível de chumbo no sangue pode estar falsamente elevado em indivíduos submetidos à quelação, que mobiliza as reservas de chumbo nos tecidos, nos 7 dias anteriores.

As imagens radiográficas podem apoiar o diagnóstico de envenenamento por chumbo e, às vezes, detectar um objeto contendo chumbo ou um projétil de arma de fogo retido. A tecnologia de fluorescência de raios X dos ossos consegue estimar os níveis de chumbo nos ossos, o que pode refletir a exposição crônica ao chumbo, mas esse exame é principalmente uma ferramenta de pesquisa e não está comumente disponível.

# CAPÍTULO 19 Envenenamento Crônico: Oligoelementos e Outros Metais

**Tabela 19.1** Testagem diagnóstica para metais: faixas de referência.

| METAL | NÍVEL SÉRICO | NÍVEL NO SANGUE TOTAL | EXAME DE URINA DO TIPO 1 | EXAME DE URINA DE 24 H |
|---|---|---|---|---|
| Chumbo | | < 5 µg/dℓ | | |
| Mercúrio | | < 10 µg/ℓ | < 20 µg/ℓ | < 5 µg/g de creatinina |
| Arsênico | | < 5 µg/ℓ | | < 50 µg/ℓ ou < 100 µg/g de creatinina |
| Cádmio | | < 5 µg/ℓ | | < 3 µg/g de creatinina |
| Alumínio | < 2 µg/ℓ | < 12 µg/ℓ | | 4 a 12 µg/g de creatinina |
| Bismuto | < 1 µg/dℓ | < 5 µg/dℓ | < 20 µg/ℓ | |
| Cobalto | 0,1 a 1,2 µg/ℓ | | 0,1 a 2,2 µg/ℓ | |
| Manganês | 0,9 a 2,9 µg/ℓ | 4 a 15 µg/ℓ | | < 10 µg/ℓ |
| Prata | < 1 µg/ℓ | | | < 2 µg/ℓ |
| Tálio | | < 2 µg/ℓ | | < 5 µg/ℓ |
| Zinco | 109 a 130 µg/dℓ | 600 a 1.000 µg/dℓ | | < 500 µg/dia |

Modificada de Nelson L, Goldfrank LR. *Goldfrank's Toxicologic Emergencies*. 9th ed. New York: McGraw-Hill Medical; 2011.

## TRATAMENTO

O primeiro passo no manejo de pacientes com níveis elevados de chumbo é a remoção imediata da fonte, embora a efetividade da limpeza do ambiente doméstico e das iniciativas educacionais sejam decepcionantes.[A1,A2] Se o chumbo for de origem ocupacional, há normas específicas (ver Atenção à Saúde dos Trabalhadores Expostos ao Chumbo Metálico, em https://central3.to.gov.br). A quelação aumenta a excreção de chumbo na urina de 24 h; portanto, diminui as concentrações sanguíneas, mas os estudos até o momento com o agente quelante succímero (ácido 2,3-dimercaptossuccínico, DMSA) em crianças não mostraram melhora da função neuropsicológica, apesar do sucesso na redução dos níveis sanguíneos de chumbo. A recomendação atual é que adultos assintomáticos com níveis sanguíneos de chumbo inferiores a 70 µg/dℓ não precisam de quelação; os pacientes com sintomas leves ou níveis sanguíneos de chumbo entre 70 e 100 µg/dℓ devem receber apenas quelação oral, e pacientes com encefalopatia induzida por chumbo ou níveis de chumbo no sangue acima de 100 µg/dℓ devem ser considerados para quelação parenteral. Embora o DMSA seja aprovado pela Food and Drug Administration apenas para crianças, ele também é comumente usado em adultos (Tabela 19.2).

A irrigação de todo o intestino com uma solução eletrolítica de polietilenoglicol deve ser considerada se o paciente tiver um objeto de chumbo retido no tubo gastrintestinal. Os pacientes com fragmentos de projétil de arma de fogo com chumbo alojados em tecidos moles ou espaços articulares precisam ser operados para remoção.

## PROGNÓSTICO

Apesar da controvérsia sobre a recuperação a longo prazo dos déficits cognitivos associados ao chumbo em crianças, os adultos com sinais/sintomas neurológicos melhoram após a remoção da exposição. Os efeitos hematológicos e nefrotóxicos do chumbo também são reversíveis.

## INTOXICAÇÃO POR MERCÚRIO

### EPIDEMIOLOGIA

O mercúrio (Hg) é um metal de ocorrência natural com três formas distintas. Embora todas as formas sejam neurotóxicas, o mercúrio elementar ($Hg^0$) também causa toxicidade pulmonar, o mercúrio inorgânico ($Hg^+$ ou $Hg^{++}$) causa toxicidade gastrintestinal e renal e o mercúrio orgânico (etil, metil, alquil ou fenil) é um teratógeno.

O mercúrio elementar é encontrado em amálgamas dentais, termômetros, lâmpadas fluorescentes, baterias e algumas tintas. As exposições ocupacionais podem ocorrer em dentistas e higienistas dentais, pintores, mineração de ouro, fundição de bronze, galvanizadores, metalúrgicos, fabricantes de polpa de papel, mineradores, ceramistas e outros trabalhadores que usam mercúrio no processamento. Os termômetros de mercúrio estão se tornando cada vez mais raros e muitos países os proibiram devido aos efeitos tóxicos potenciais do mercúrio. A intoxicação por mercúrio elementar decorre principalmente da inalação de seu vapor volatilizado.

O mercúrio inorgânico tem sido usado historicamente como medicamento, cosmético e antisséptico tópico nas formas de HgCl (cloreto mercuroso ou calomelano) e $HgCl_2$ (cloreto mercúrico). É também utilizado na indústria de curtumes, na taxidermia, na fabricação de fogos de artifício e na fabricação de tinturas. O mercúrio inorgânico também pode ser encontrado em medicamentos patenteados, remédios populares (como o empacho entre indivíduos de origem mexicana), cremes clareadores da pele e fitoterápicos asiáticos. A intoxicação pode ocorrer por ingestão, inalação ou absorção cutânea.

Os compostos orgânicos de mercúrio podem ser classificados como alquil de cadeia curta (como metilmercúrio), alquil de cadeia longa e compostos de arila. Os compostos arílicos, como o timerosal, comportam-se como compostos mercuriais inorgânicos. O metilmercúrio já causou várias epidemias de envenenamento humano em grande escala.

Microrganismos marinhos e no solo metilam o mercúrio inorgânico do ar e dos resíduos industriais. Por meio de um processo conhecido como biomagnificação, o metilmercúrio concentra-se nos tecidos da vida marinha, atingindo as maiores concentrações em grandes peixes predadores como o atum e o peixe-espada. O consumo de peixes é agora a maior via de exposição ao mercúrio orgânico na população em geral. O mercúrio orgânico também é usado como fungicida, pesticida, conservante de madeira e antisséptico ou conservante medicinal (merbromina[a] [Mercurocromo®] e timerosal). A intoxicação ocorre tipicamente por ingestão.

### BIOPATOLOGIA

A fisiopatologia do envenenamento por mercúrio está relacionada à disrupção da fisiologia celular pela ligação a grupos sulfidrila, fosforila, carboxila e amida, causando disfunção generalizada dos mecanismos celulares normais. Cada tipo de mercúrio causa efeitos diferentes dependendo da via de exposição, solubilidade e lipofilicidade.

O mercúrio elementar é pouco absorvido após ser ingerido. Se a motilidade gastrintestinal ou a integridade da mucosa estiverem comprometidas, entretanto, o mercúrio elementar pode ser ionizado em formas mais facilmente absorvidas. A intoxicação do mercúrio elementar ocorre principalmente pela inalação do vapor para os alvéolos, onde é bem absorvido na circulação pulmonar e atravessa prontamente a barreira hematencefálica. No cérebro, ele interfere em vários processos celulares, incluindo a síntese de proteínas e ácidos nucleicos. O mercúrio também inibe a catecol-*O*-metiltransferase, elevando, assim, os níveis circulantes de catecolaminas.

O mercúrio inorgânico é absorvido após a ingestão, inicialmente se liga à mucosa gastrintestinal e se acumula nos rins, onde exerce dano oxidativo direto. Embora não atravesse prontamente a barreira hematencefálica, efeitos tóxicos no SNC podem ser observados nas exposições crônicas por conta da taxa de eliminação prolongada. Aparentemente, os íons mercúricos não atravessam a barreira placentária.

Os compostos orgânicos de mercúrio são prontamente absorvidos após ingestão e inalação e são moderadamente absorvidos após exposição dérmica, principalmente se a pele não estiver intacta. Devido à sua alta lipossolubilidade, o mercúrio orgânico atravessa a barreira hematencefálica e se concentra no SNC. Também consegue cruzar a barreira placentária e se concentrar no feto. O mercúrio orgânico se concentra nos eritrócitos, distribui-se por todo o corpo e é eliminado principalmente nas fezes. Algumas formas de mercúrio orgânico são metabolizadas no corpo em compostos inorgânicos de mercúrio. A intoxicação resulta da inibição dos sistemas enzimáticos e da interferência na maturidade celular, na função dos microtúbulos e na síntese e captação de neurotransmissores.

---

[a] N.R.T.: A merbromina não é mais utilizada em países como EUA, Brasil e Portugal. A merbromina é um sal dissódico, composto de mercúrio orgânico e fluoresceína.

## Tabela 19.2 Quelantes para envenenamento por metal pesado em adultos.

| SINAIS/SINTOMAS | QUELANTE | DOSE RECOMENDADA[†] | EFEITOS ADVERSOS |
|---|---|---|---|
| **CHUMBO** | | | |
| Assintomático, NSC* < 70 | Nenhum | | |
| Leves a moderados, NSC = 70 a 100 | DMSA | 10 mg/kg 3 ×/dia VO durante 5 dias, depois 2 ×/dia durante 14 dias | Náuseas, vômitos, diarreia; elevações leves dos níveis de aminotransferases |
| Encefalopatia, NSC > 100 | BAL+ | 4 mg/kg IM profunda 4/4 h durante 5 dias | No local da injeção (dor, vermelhidão, abscesso estéril); náuseas, vômitos, diarreia; ansiedade, hipertensão arterial, taquicardia, febre; contraindicado em caso de alergia a amendoim |
| | CaNa$_2$EDTA[‡] | 1.500 mg/m$^2$/dia (aproximadamente 50 a 75 mg/kg/dia, máximo de 3 g) ambos em infusão IV contínua ou em 2 a 4 doses IV divididas durante 5 dias, com ajuste da dose em caso de insuficiência renal | Nefrotoxicidade (em decorrência do quelato metálico), sinais/sintomas sistêmicos, hipotensão transitória |
| **MERCÚRIO** | | | |
| Agudos (elementar ou inorgânico) com sinais/sintomas moderados/graves | BAL | 5 mg/kg IM profunda, em seguida, 2,5 mg/kg a cada 12 a 24 h durante 10 dias ou até que os sinais/sintomas melhorem e o paciente consiga ingerir o quelante | No local da injeção (dor, vermelhidão, abscesso estéril); náuseas, vômitos, diarreia; ansiedade, hipertensão arterial, taquicardia, febre; contraindicado em caso de alergia a amendoim |
| Crônicos (elementar ou inorgânico) ou orgânico com sintomas | DMSA | 10 mg/kg 3 ×/dia VO durante 5 dias, depois 2 ×/dia durante 14 dias | Náuseas, vômitos, diarreia; elevações leves dos níveis de aminotransferase |
| **ARSÊNICO** | | | |
| Exposição aguda com sinais/sintomas moderados a graves | BAL | 3 mg/kg IM profunda 4/4 h durante 2 dias, depois 3 ×/dia durante 7 a 10 dias | No local da injeção (dor, vermelhidão, abscesso estéril); náuseas, vômitos, diarreia; ansiedade, hipertensão arterial, taquicardia, febre; contraindicado para pacientes com em alergia ao amendoim |
| Exposição crônica com sintomas moderados[§] | DMSA | 10 mg/kg 3 ×/dia VO durante 5 dias, depois 2 ×/dia durante 14 dias | Náuseas, vômitos, diarreia; elevações leves dos níveis de aminotransferases |
| **ALUMÍNIO** | | | |
| Exposição aguda ou crônica em paciente em diálise com encefalopatia | Deferoxamina | Ver http://www2.kidney.org/professionals/kdoqi/guidelines_bone/Guide12.htm | Hipotensão, risco aumentado de sepse, lesão pulmonar aguda |
| **TÁLIO** | | | |
| Envenenamento agudo por tálio com sinais/sintomas moderados a graves | Azul da Prússia | 3 g 3 ×/dia VO até a excreção urinária de tálio ser inferior a 0,5 mg/dia | Constipação intestinal, fezes azuis |

*Recomendações para adultos.
[†]As doses para quelação em geral não são bem estudadas ou validadas, com exceção do chumbo em crianças. A dosagem ideal não está bem estabelecida, particularmente para BAL. As doses listadas são sugestões do autor.
[‡]Começar 4 h após a primeira dose de BAL ser administrada.
[§]O benefício nessa configuração não é estabelecido.
BAL = British anti-Lewisite, dimercaprol; NSC = nível sanguíneo de chumbo; DMSA = ácido 2,3-dimercaptossuccínico, succímero; EDTA = ácido etilenodiaminotetracético.

### MANIFESTAÇÕES CLÍNICAS

As manifestações da intoxicação por mercúrio elementar variam dependendo da dose e da cronicidade da exposição. A inalação de altas concentrações de vapor de mercúrio, como pode ocorrer em um ambiente industrial, pode resultar em tosse, calafrios, febre e dispneia. Os pacientes também apresentam náuseas, vômitos e fraqueza. Essa síndrome pode progredir para lesão pulmonar aguda grave e insuficiência respiratória, além de falência renal. A exposição crônica a concentrações mais baixas de vapor de mercúrio provoca uma tríade clássica de tremor, gengivoestomatite e transtornos neuropsiquiátricos. O tremor mercurial pode ser estático e intencional. Episódios repentinos de tremor, também chamados tétano mercurial, já foram descritos. As manifestações neuropsiquiátricas de envenenamento por mercúrio, também conhecidas como eretismo, incluem fadiga, insônia, disfunção de memória, retraimento social, timidez e depressão.

O envenenamento por mercúrio inorgânico pode ocorrer após absorção cutânea ou mucosa de cosméticos contendo mercúrio e após aplicados nas gengivas quando os dentes estão nascendo, bem como após ingestão acidental ou intencional de antissépticos contendo cloreto de mercúrio. Após a ingestão aguda, uma gastrenterite hemorrágica é tipicamente seguida por insuficiência renal (necrose tubular aguda). A exposição crônica está associada a eretismo, disfunção renal e manifestações neurológicas, como neuropatia sensorimotora, constrição dos campos visuais, tremor e *delirium*. Acrodinia foi descrita após exposição ao mercúrio elementar ou inorgânico, mais notavelmente em crianças após a exposição ao pó odontológico de mercúrio e pomada para fraldas. Essa síndrome se manifesta como erupção cutânea eritematosa, hiperqueratótica e frequentemente descamativa nas palmas das mãos, nas solas dos pés e no rosto, em conjunto com erupção cutânea papular. A acrodinia também está associada à hipersensibilidade idiossincrática a íons mercúrio e envenenamento por mercúrio, que por si sós aumentam as catecolaminas circulantes e mimetizam feocromocitoma (Capítulo 215). Achados comuns incluem tremor, diaforese, taquicardia e hipertensão arterial.

A intoxicação humana por mercúrio orgânico foi reconhecida pela primeira vez quando o despejo de resíduos contendo mercúrio na baía de Minamata, no Japão, provocou envenenamento em grande escala da população, cujo principal alimento básico era o peixe da baía. No que agora é chamado de doença de Minamata, os pacientes apresentavam parestesia, ataxia, disartria, tremor e constrição dos campos visuais ou "visão em túnel". Esses sinais/sintomas podem ser progressivos e, às vezes, fatais. As crianças nascidas dessas mães expostas (doença de Minamata congênita) sofrem retardo mental, deformidades nos membros, coreia, convulsões e microcefalia. No entanto, a exposição pré-natal a níveis elevados de mercúrio orgânico materno na República de Seychelles, cuja população apresenta alto consumo de peixes, não tem efeito adverso sobre os desfechos do neurodesenvolvimento infantil.[5] Além disso, embora o consumo de frutos do mar esteja correlacionado a níveis mais elevados de mercúrio no cérebro em adultos, esses níveis mais elevados estão menos associados à neuropatologia da doença de Alzheimer.[6]

Na intoxicação por mercúrio orgânico, os sinais/sintomas costumam demorar semanas a meses. Outros sintomas que se seguem ao envenenamento por mercúrio orgânico incluem irritação da mucosa após ingestão e dermatite após exposição cutânea. No entanto, não foram relatados efeitos tóxicos cardiovasculares quando há elevação leve a moderada dos níveis de mercúrio no sangue.

## DIAGNÓSTICO

O diagnóstico de intoxicação por mercúrio deve ser considerado quando são reconhecidos os sinais e sintomas característicos, associados à exposição conhecida ou suspeita. Os níveis de mercúrio no sangue total e na urina podem confirmar a exposição, mas a correlação entre os níveis e os sinais/sintomas é inconsistente. Nos casos de ingestão ou injeção de mercúrio elementar, as radiografias também podem ser úteis. Em caso de exposição não ocupacional, a concentração de mercúrio no sangue total não deve exceder 10 $\mu g/\ell$, e a concentração de mercúrio na urina de 24 horas não deve exceder 20 $\mu g/\ell$ (Tabela 19.1); a urina deve ser coletada em um recipiente lavado com ácido. Em geral, as concentrações na urina são mais confiáveis para monitorar a exposição e a resposta ao tratamento, mas a concentração no sangue total é o teste de monitoramento preferido para envenenamento por metilmercúrio. A razão entre as hemácias e o mercúrio plasmático consegue diferenciar a intoxicação por mercúrio orgânico da intoxicação por mercúrio inorgânico porque o mercúrio orgânico se concentra significativamente nas hemácias. A análise de fios do cabelo não é confiável devido ao potencial de contaminação externa. A prática de obter os níveis de mercúrio na urina após um desafio de quelação não é recomendada porque os níveis obtidos dessa forma são difíceis de interpretar.

## TRATAMENTO

O tratamento é basicamente sintomático e de suporte, com remoção da fonte de exposição. Em casos de exposição aguda, descontaminação é necessária. Em casos de exposição ocupacional ou ambiental, podem ser necessárias descontaminação ambiental e fiscalização por órgãos locais ou federais. Após a inalação do vapor de mercúrio elementar, o suporte da função respiratória é crucial. Após a ingestão de sais de mercúrio inorgânico, a reanimação com fluidos, geralmente com soro fisiológico, é necessária para corrigir a depleção intravascular, e o tratamento de substituição renal pode ser necessário em casos de insuficiência renal oligúrica. Os compostos de mercúrio são pouco depurados por medidas de eliminação extracorpórea, como hemodiálise ou diálise peritoneal.

Se a dieta (peixe) for a causa provável de um nível elevado de mercúrio, os indivíduos afetados são orientados a não comer peixe ou marisco por 1 mês, após o que os níveis de mercúrio no sangue ou na urina devem ser reanalisados. Se os níveis de mercúrio caírem para a faixa normal, como geralmente é o caso, os peixes com baixo teor de mercúrio (camarão, atum *light* enlatado, salmão, paloco, bagre) podem ser reintroduzidos na dieta em uma frequência de no máximo duas refeições por semana.

O tratamento de quelação aumentará a eliminação urinária de mercúrio (Tabela 19.2) e dados clínicos limitados apoiam seu uso logo após intoxicações agudas. O DMSA oral, que é o quelante de escolha, geralmente é bem tolerado. Se a administração oral não for possível, o dimercaprol (anti-Lewisite britânico, BAL) pode ser usado, exceto após a exposição ao metilmercúrio, para a qual é contraindicado, porque pode transferir o mercúrio para o cérebro.

## PROGNÓSTICO

A neurotoxicidade que se segue ao envenenamento significativo por todos os tipos de mercúrio pode ser irreversível, particularmente no estabelecimento do envenenamento por mercúrio orgânico, em que o diagnóstico é frequentemente tardio. No entanto, 33 das 40 crianças sintomáticas afetadas no surto de grãos contaminados de 1971 no Iraque melhoraram durante um período de observação de 2 anos. A insuficiência renal aguda após envenenamento por mercúrio elementar ou inorgânico às vezes desaparece. Foi relatado que os pacientes com acrodinia se recuperaram completamente após quelação e remoção da exposição.

## INTOXICAÇÃO POR ARSÊNICO

### EPIDEMIOLOGIA

O arsênico (As), além de existir no solo, nos minerais, nas rochas e nos minérios de metal, é encontrado em todos os organismos vivos. Existe em várias formas: elementar, inorgânica ($As^{3+}$ arsenito trivalente e $As^{5+}$ arseniato pentavalente), gasosa (arsina ou hidreto de arsênio, $AsH_3$) e orgânica. O arsênico elementar e orgânico tem baixa toxicidade, enquanto a arsina gasosa e o arsênico inorgânico são extremamente tóxicos. As propriedades medicinais do arsênico eram reconhecidas já em 400 a.C.; tem sido usado ao longo da história como medicamento, bem como componente de pigmentos, cosméticos e, notoriamente, como veneno.

A exposição humana ao arsênico pode ser consequente à contaminação do ar, dos lençóis freáticos, do solo e dos alimentos, especialmente frutos do mar, arroz e produtos hortifrutigranjeiros.[7] Organismos marinhos, especialmente crustáceos, contêm arsenicais orgânicos arsenobetaína e arsenocolina, que são comumente relatados em ensaios laboratoriais como níveis elevados de arsênico, mas não exercem efeito tóxico conhecido.

Em Bangladesh, o envenenamento epidêmico por arsênico em curso de águas subterrâneas contaminadas afetou milhões de pessoas. Taiwan, Chile, a província de Córdoba na Argentina, Bengala Ocidental e outras regiões da planície do Ganga também apresentam níveis elevados de arsênico natural e casos de envenenamento por arsênico.

A exposição ocupacional ao arsênico ocorre na indústria de microeletrônica, em que os cristais de arseneto são usados para gravar circuitos em *microchips*. O gás arsina é liberado quando o arsênico inorgânico entra em contato com o ácido, como pode ocorrer em ocupações como fundição de metais, galvanização e fabricação de semicondutores. Os compostos de arsênico também são usados na produção de tintas, fungicidas, inseticidas, pesticidas, herbicidas, conservantes de madeira, cerâmicas e vidro, e os funcionários dessas indústrias também podem estar potencialmente expostos.

Compostos arsenicais também podem ser encontrados em remédios populares e em medicamentos patenteados. Os usos medicinais modernos do arsênico incluem o trióxido de arsênico para tratamento da leucemia promielocítica aguda (Capítulo 173) e melarsoprol, um composto arsenical orgânico, para tratamento da tripanossomíase africana (Capítulo 325).

### BIOPATOLOGIA

Os compostos arsenicais toxicologicamente significativos são inorgânicos (trivalentes e pentavalentes). O gás arsina, que também é tóxico, causa hemólise aguda. Após a absorção, o arsênico inorgânico liga-se à hemoglobina e é distribuído para o fígado, os rins, o coração e os pulmões. No fígado, o arsênico é metilado para formar os ácidos monometilarsônico e dimetilarsínico, ambos menos tóxicos. O arsênico se concentra em tecidos ricos em queratina, como cabelo, pele e unhas. Grande parte da dose ingerida de arsênico é eliminada na urina. O mecanismo de toxicidade é pela ligação aos grupos sulfidrila de enzimas críticas, incluindo aquelas do ciclo de Krebs, resultando, assim, em comprometimento da gliconeogênese e da fosforilação oxidativa e, em última instância, esgotamento das reservas de energia celular. O arseniato pentavalente pode substituir o fosfato em reações bioquímicas e interromper a fosforilação oxidativa normal. O arsênico também afeta a condução cardíaca, bloqueando os canais de potássio cardíacos. O arsênico pode alterar a expressão gênica por meio de indução, infrarregulação e suprarregulação de vários genes envolvidos na apoptose, sinalização celular e resposta ao fator de crescimento.

A arsina é um gás incolor e não irritante. Após a inalação, é rapidamente absorvido e se liga aos eritrócitos, onde exerce estresse oxidativo e causa hemólise intravascular Coombs-negativa grave. A insuficiência renal é devida à deposição de pigmentos de hemoglobina e, também, aos efeitos tóxicos diretos da arsina nas células tubulares renais.

### MANIFESTAÇÕES CLÍNICAS

As manifestações clínicas iniciais após a ingestão de arsênico inorgânico são náuseas, vômitos, diarreia sanguinolenta e dor abdominal. Em alguns dias, podem ser observados achados hematológicos, como pancitopenia. O prolongamento do intervalo QT, que pode se desenvolver de forma aguda ou crônica, pode levar a arritmias, como *torsade de pointes*. Após a melhora dos sinais/sintomas gastrintestinais, desenvolve-se neuropatia periférica simétrica distal, potencialmente acompanhada de fraqueza ou encefalopatia.

As exposições crônicas afetam a medula óssea, a pele e o sistema nervoso periférico. Os efeitos dermatológicos incluem alopecia irregular ou difusa, hiperpigmentação e melanose, bem como hiperqueratose nas palmas das mãos e plantas dos pés. A pigmentação do envenenamento crônico comumente aparece em um padrão de pigmentação ou despigmentação simétrica em "gota de chuva" finamente pontilhado que é particularmente pronunciado no tronco e nos membros. As unhas podem apresentar faixas brancas transversais, conhecidas como linhas de Mees (Capítulo 413) e refletem a interrupção do crescimento durante o envenenamento. Podem ser observadas anemia, pancitopenia, neutropenia, trombocitopenia e eosinofilia. A neuropatia, que é característica do envenenamento por arsênico, é descrita como uma neuropatia sensorimotora dolorosa difusa, simétrica, ascendente, mais proeminente em uma distribuição em forma de luva. No envenenamento grave, a fraqueza ascendente e a paralisia podem resultar em insuficiência respiratória que imita a síndrome de Guillain-Barré (Capítulo 392). A exposição ao arsênico também causa um declínio dependente da dose na função pulmonar. A doença vascular periférica, incluindo gangrena vascular periférica (doença do pé preto), pode se desenvolver em pacientes cronicamente expostos. Mesmo a exposição crônica ao arsênico de baixa a moderada aumenta o risco a longo prazo de doenças cardiovasculares em cerca de 30%. O arsênico é um carcinógeno humano e as populações expostas têm risco aumentado de desenvolver neoplasias malignas nos pulmões, pele e bexiga.

O gás arsina provoca uma tríade clínica de dor abdominal, hemólise e hematúria, geralmente ocorrendo horas após a exposição. Os pacientes podem inicialmente apresentar cefaleia, fraqueza, náuseas e vômitos. Várias semanas após uma exposição aguda, pode se desenvolver neuropatia periférica.

### DIAGNÓSTICO

Como o arsênico é eliminado do sangue rapidamente, um nível de arsênico acima de 100 μg/24 horas na urina coletada em um recipiente lavado com ácido exige exame mais minucioso (Tabela 19.1). Os níveis de arsênico acima de 50 μg/ℓ em um exame de urina aleatório justificam o exame de urina de 24 horas. Os pacientes que ingeriram frutos do mar recentemente podem ter níveis de arsênico na urina superiores a 1.500 μg/ℓ, exclusivamente de arsênico orgânico; portanto, diferenciar o arsênico inorgânico do não tóxico orgânico é frequentemente crítico. Os níveis totais de arsênico nos fios de cabelo ou nas unhas, onde o arsênico se acumula, são indicadores úteis de exposições anteriores. O arsênico sanguíneo, o arsênico urinário e seus metabólitos podem ser usados para confirmar a exposição recente ou contínua. No indivíduo não exposto, o arsênico no sangue deve ser inferior a 1 μg/ℓ; os níveis nos fios de cabelo e nas unhas devem ser inferiores a 1 ppm.

Em pacientes com exposição crônica ao arsênico, um hemograma completo pode mostrar anemia (normocítica, normocrômica ou megaloblástica), leucopenia e trombocitopenia. Um esfregaço de sangue periférico pode mostrar pontilhado basofílico (Figura 148.14) ou cariorrexe. Disfunção renal, elevação das enzimas hepáticas e hiperbilirrubinemia também podem ser observadas. O eletrocardiograma pode mostrar prolongamento do intervalo QT e alterações inespecíficas da onda ST-T. Os estudos de condução nervosa mostram, tipicamente, evidências de axonopatia sensorimotora simétrica distal. A desaceleração da condução pode ser observada em intoxicações graves.

### TRATAMENTO

O tratamento inicial da intoxicação por arsênico inclui cuidados de suporte, reposição volêmica, descontaminação, se necessário, e remoção da fonte de exposição. A hemodiálise pode ser necessária em pacientes com disfunção renal significativa.

Em casos de intoxicação aguda grave por arsênico inorgânico, a quelação é benéfica se for instituída precocemente. O dimercaprol (BAL; Tabela 19.2), que é o agente quelante tradicional para arsênico, é eficaz na redução da morbidade e mortalidade se for administrado dentro de minutos a horas após a exposição aguda. Em um pequeno ensaio randomizado, 2,3-dimercapto-1-propanosulfonato, que não está disponível comercialmente nos EUA, melhorou significativamente os sinais/sintomas clínicos, especialmente fraqueza, pigmentação da pele e doença pulmonar, quando administrado na forma de 100 mg VO 4 vezes/dia a cada 2 semanas por quatro ciclos. O análogo oral do BAL, o ácido dimercaptossuccínico (DMSA, succímero) também é útil para envenenamento subagudo ou crônico por arsênico. Na intoxicação crônica por arsênico inorgânico, no entanto, um claro benefício da terapia de quelação não foi demonstrado.

A hemólise causada por envenenamento por gás arsina deve ser tratada com exsanguinotransfusão. A exsanguinotransfusão pode restaurar os eritrócitos funcionais, remover pigmentos de hemoglobina, remover o próprio arsênico e remover produtos tóxicos formados na reação arsina-hemoglobina.

### PROGNÓSTICO

Os desfechos após o envenenamento por arsênico são influenciados pela dose, pelo tipo de composto de arsênico e pela via e cronicidade da exposição. A inalação aguda de gás arsina em altas doses com efeitos tóxicos sistêmicos rápidos e graves pode ser fatal. Com o tratamento apropriado, entretanto, a recuperação foi relatada. Após a ingestão aguda de arsênico inorgânico, o diagnóstico e o tratamento rápidos, incluindo quelação, podem reduzir a taxa de mortalidade de cerca de 75% a cerca de 45%. Após o envenenamento agudo ou crônico por arsênico, as anormalidades eletrocardiográficas e a mielossupressão são geralmente reversíveis após o término da exposição, mas a encefalopatia e a neuropatia podem ser permanentes. As alterações cutâneas, como hiperpigmentação e hiperqueratoses, podem progredir para câncer, mas também podem melhorar se a exposição for reduzida.

## INTOXICAÇÃO POR CÁDMIO

### EPIDEMIOLOGIA

O cádmio (Cd) é encontrado principalmente nos minérios de zinco na forma de sulfato de cádmio. As exposições humanas graves geralmente provêm do uso industrial, incluindo a produção de baterias de níquel-cádmio, galvanoplastia, soldagem e soldagem. As exposições no local de trabalho consistem em inalação de poeira contendo óxidos de cádmio ou fumos de soldagem ou fundição de metais contendo cádmio. Dependendo do tamanho da partícula, mais de 50% do cádmio podem ser absorvidos pelos pulmões, mas pouco cádmio é absorvido pelo sistema digestório. Muitas plantas absorvem o cádmio do meio ambiente, mas a baixa biodisponibilidade oral e as concentrações relativamente baixas de alimentos tornam a ingestão de alimentos uma fonte improvável de cádmio significativo. Uma exceção é quando resíduos industriais contendo cádmio são despejados em regiões agrícolas, como aconteceu quando resíduos de mineração contendo cádmio em cursos d'água que irrigavam campos de arroz causaram um grande surto de doença renal. Os pacientes com doença renal frequentemente desenvolvem osteomalacia (Capítulo 231), que pode resultar em fraturas dolorosas. Hoje, a fonte mais comum de exposição ambiental ao cádmio é o tabagismo, porque o tabaco concentra o cádmio do solo, e os pulmões são expostos a esses altos níveis de cádmio. Em comparação com os não fumantes, um fumante médio tem cerca do dobro da concentração de cádmio corporal total.

### BIOPATOLOGIA

O cádmio comumente existe como um íon divalente ($Cd^{2+}$) em sais como sulfeto de cádmio e óxido de cádmio. Como outros metais divalentes, ele se liga e inibe proteínas e enzimas contendo sulfidrila, resultando em estresse oxidativo, apoptose celular ou necrose. Para sobreviver em um ambiente onde os metais são onipresentes, os mamíferos desenvolveram vários sistemas antioxidantes para proteção. O sistema antioxidante mais bem estudado no caso do cádmio é a proteína metalotioneína, que é uma proteína intracelular rica em cisteína encontrada especialmente no fígado e nos rins, onde é um potente antioxidante protetor que se liga ao cádmio ionizado.

### MANIFESTAÇÕES CLÍNICAS

A manifestação de intoxicação por cádmio com maior risco à vida é a pneumonite química aguda (Capítulos 87 e 88). Em pessoas expostas a altas concentrações de fumaça de cádmio (p. ex., fundição ou soldadores), a pneumonite por cádmio se manifesta como febre dos fumos metálicos com febre, mal-estar, mialgias e contagens elevadas de leucócitos que se desenvolvem nas 12 horas seguintes à exposição. Ao contrário da febre dos fumos metálicos que tipicamente desaparece em alguns dias, a pneumonite por cádmio pode progredir, com dispneia, hemoptise, edema pulmonar e angústia respiratória, bem como infiltrados alveolares bilaterais difusos nas radiografias de tórax.

A manifestação mais problemática da exposição crônica ao cádmio é a insuficiência renal. Como o chumbo, o cádmio pode danificar os túbulos proximais dos rins e resultar na síndrome de Fanconi (Capítulo 119). O cádmio, ligado à metalotioneína, acumula-se nos rins, onde sua meia-vida é de décadas. Quando a ligação da metalotioneína é saturada, pode ocorrer toxicidade. Ao contrário das manifestações pulmonares agudas, os sinais/sintomas de nefrotoxicidade por cádmio podem ter uma latência de 10 anos ou mais. Clinicamente, os sinais de doença renal por conta de cádmio não são diferentes daqueles de outras causas de doença tubular proximal. Os pacientes frequentemente têm manifestações secundárias de disfunção renal, como osteoporose ou cálculos ureterais, decorrentes do comprometimento do metabolismo do cálcio. A hipertensão arterial e a anemia por exposição ao cádmio também são provavelmente secundárias à sua toxicidade renal.

### DIAGNÓSTICO

Nenhum exame laboratorial pode ajudar no diagnóstico de pneumonite por cádmio, então os médicos precisam confiar em sua suspeita clínica ou no achado de infiltrados alveolares em uma radiografia de tórax de um trabalhador que apresenta sinais/sintomas gripais.

O diagnóstico de nefrotoxicidade por exposição crônica ao cádmio depende predominantemente do nível de cádmio na urina de 24 horas padronizado para gramas de creatinina em um laboratório certificado com experiência em testes de metais pesados (Tabela 19.1). Em não fumantes não expostos, os valores de cádmio devem ser, em média, cerca de 0,08 μg/grama de creatinina. Níveis iguais ou superiores a 7 μg de cádmio/grama de creatinina exige a remoção do local de trabalho. Para os pacientes com níveis acima de 3 μg de cádmio/grama de creatinina, uma avaliação médica e provas de função renal são indicadas. A disfunção renal foi relatada em pacientes com níveis mais baixos, e o melhor teste para avaliar a função renal é a determinação dos níveis urinários de $\beta_2$-microglobulina, que é um marcador precoce útil de intoxicação; níveis acima de 300 μg de cádmio/grama de creatinina devem gerar preocupação quanto à doença renal em estágio inicial.

### TRATAMENTO

Devido às semelhanças entre a pneumonite por cádmio e a febre dos fumos metálicos, qualquer paciente que apresente sintomas gripais após trabalhar com cádmio aquecido deve ser internado para observação. Se o metal que o paciente estava soldando ou cortando não for conhecido, quaisquer sinais clínicos ou radiográficos de edema pulmonar não cardiogênico também justificariam internação hospitalar para oxigênio suplementar e suporte pulmonar.

Não existem tratamentos efetivos para a nefrotoxicidade causada pelo cádmio. O tratamento de quelação não é recomendado.

### PROGNÓSTICO

Os pacientes com pneumonite por cádmio conseguem sobreviver com tratamento agressivo, mas os casos graves podem resultar em morte e os sobreviventes podem ter doença pulmonar restritiva persistente. Devido à sua longa meia-vida no rim, o dano renal induzido pelo cádmio é praticamente irreversível, a menos que seja detectado precocemente quando a carga corporal for baixa (cádmio urinário < 10 μg/grama de creatinina).

## SÍNDROMES ESPECÍFICAS DE OUTROS METAIS TÓXICOS

### Alumínio (demência de diálise)

Na década de 1970, os pacientes com insuficiência renal expostos a quelantes de fosfato contendo alumínio ou líquido de diálise contaminado com alumínio desenvolveram comprometimento neurológico progressivo e convulsões multifocais. Também conhecida como demência da diálise, essa síndrome se desenvolvia durante semanas a anos e era, com frequência, fatal se não fosse detectada. Líquido de diálise e quelantes de fosfato contendo alumínio não são mais usados em pacientes com insuficiência renal, e os pacientes em diálise são rotineiramente examinados à procura de intoxicação por alumínio. No entanto, surtos ocasionais continuam a ser relatados, geralmente devido à contaminação do líquido de diálise com alumínio de bombas elétricas ou tambores.

O alumínio é encontrado no ar, no solo e na água e é um componente de ligas metálicas usadas em casa, como utensílios de cozinha. O alumínio também é encontrado em alguns antiácidos (sucralfato) e como sulfato de potássio de alumínio, que é usado para tratar cistite hemorrágica. As fontes iatrogênicas adicionais de alumínio incluem soluções de nutrição parenteral total e vacinas. O alumínio ingerido não é metabolizado pelo corpo e é excretado inalterado pelos rins. Em pacientes com insuficiência renal, o alumínio liga-se à transferrina e se concentra principalmente nos ossos. Quantidades menores, no entanto, são distribuídas para o coração, o fígado, os rins e o cérebro. Acredita-se que o alumínio ingerido afete várias funções bioquímicas, incluindo produção, captação e liberação de neurotransmissores. O alumínio também afeta a eritropoese e a função normal dos ossos; provavelmente, isso se deve em parte à interferência na função das glândulas paratireoides.

### MANIFESTAÇÕES CLÍNICAS E DIAGNÓSTICO

Os efeitos clínicos em pacientes com exposições crônicas incluem anemia, osteomalacia e efeitos neurológicos, incluindo perda de memória, tremor, dispraxia, encefalopatia e convulsões. A relação entre alumínio e demência por Alzheimer tem sido debatida, mas as características complexas da biodisponibilidade do alumínio dificultam a produção de evidências conclusivas.

Os níveis de alumínio no soro e na urina podem ser obtidos para estimar a exposição. A concentração de alumínio sérico não deve exceder 2 μg/ℓ, e a concentração na urina de 24 horas deve ser de 4 a 12 μg por grama de creatinina em um paciente com exposição basal típica ao alumínio (Tabela 19.1).

### TRATAMENTO E PROGNÓSTICO

O manejo da intoxicação por alumínio se baseia na remoção da fonte de exposição. O único quelante com benefício comprovado é a deferoxamina (Tabela 19.2), que tem alta afinidade pelo alumínio e forma um complexo dialisável de alumínio e desferoxamina. Se for detectada precocemente, há relatos de tratamento bem-sucedido com deferoxamina e recuperação total da função neurológica.

### Bismuto (encefalopatia por bismuto)

Os sais de bismuto usados para tratar distúrbios gastrintestinais incluem subgalato de bismuto, citrato de bismuto, subnitrato de bismuto e subsalicilato de bismuto. O bismuto (Bi) é pouco absorvido pelo sistema digestório e ainda é usado atualmente para tratar úlcera péptica e diarreia. Também é usado como desodorante oral para pacientes com colostomias. A intoxicação idiopática por bismuto está quase sempre associada à ingestão crônica de medicamentos de venda livre.

### MANIFESTAÇÕES CLÍNICAS E DIAGNÓSTICO

A intoxicação por bismuto se manifesta principalmente como encefalopatia subaguda com ataxia e incoordenação seguida por perda progressiva de memória, alterações comportamentais, insônia e cãibras musculares. Conforme os sinais/sintomas progridem, uma característica prevalente é a mioclonia de membros quando os pacientes se assustam ou adormecem. À medida que os sinais/sintomas pioram, a mioclonia pode progredir e envolver todo o corpo, incluindo a língua, e pode ocorrer sem estímulo. Convulsões também podem ocorrer.

O diagnóstico da encefalopatia por bismuto pode ser difícil. Os níveis de sangue e urina podem indicar exposição ao bismuto (Tabela 19.1), mas não se correlacionam com os sinais/sintomas. Além disso, os achados no EEG, nos exames laboratoriais e nos exames de imagem não são específicos. Por conta de sua semelhança no início e nos sintomas, a encefalopatia por bismuto é frequentemente diagnosticada incorretamente como doença de Creutzfeldt-Jakob (Capítulo 387) ou outras encefalopatias progressivas. Portanto, sempre que esses diagnósticos forem aventados, deve ser rastreado o uso de produtos à base de bismuto. Como o bismuto causa fezes pretas, o achado de fezes pretas heme-negativas em um paciente com encefalopatia de progressão rápida justifica a investigação de intoxicação por bismuto.

### Cobalto (efeitos tóxicos tireoidianos e cardíacos)

O cobalto (Co) é um oligoelemento essencial que atua como centro catalítico da vitamina $B_{12}$. A intoxicação é mais comumente associada à ingestão crônica de sais de cobalto e, mais recentemente, a próteses de metal contendo cobalto. Um dos efeitos colaterais da ingestão crônica é a policitemia. Ao estabilizar os fatores de transcrição induzíveis por hipoxia que normalmente respondem a baixas concentrações de oxigênio, o cobalto imita a hipoxia e estimula a produção de eritropoetina. Na década de 1950, o cloreto de cobalto foi usado para tratar a anemia por deficiência de ferro. Alguns desses pacientes desenvolveram hipotireoidismo e bócio devido à capacidade do cobalto de inibir a tirosina iodinase. Além disso, o cobalto causou miocardiopatia dilatada com derrame pericárdico em adultos que consumiram grandes quantidades de cerveja na qual sais de cobalto foram adicionados como estabilizador de espuma. O cobalto também pode causar neurotoxicidade com perda auditiva, deficiência visual e polineuropatia.

### TRATAMENTO E PROGNÓSTICO

O tratamento da encefalopatia por bismuto consiste na interrupção do uso do agente agressor. Embora haja relatos de casos alegando os benefícios de quelantes de metal (p. ex., DMSA, BAL e ácido 2,3-dimercapto-1-propansulfônico; Tabela 19.2) a raridade do distúrbio torna um ensaio clínico impossível. O ácido etilenodiaminotetracético (EDTA) aumenta as concentrações de bismuto no cérebro e não deve ser usado. Embora tenham ocorrido mortes por encefalopatia por bismuto, a recuperação total é possível se o medicamento agressor for interrompido e o paciente receber cuidados de suporte modernos.

Como o cobalto não é mais usado como formulação terapêutica nem como aditivo à cerveja, a preocupação com intoxicação por cobalto agora é isolada em pacientes com próteses de cromocobalto. O cobalto liberado de prótese (artroplastia de metal sobre cerâmica e próteses de metal sobre metal) foi associado a hipotireoidismo, miocardiopatia dilatada e neurotoxicidade. Quando vista no contexto de milhões de próteses articulares colocadas a cada ano e dos poucos casos relatados, essa complicação parece rara. O diagnóstico em um paciente com substituição da articulação contendo cobalto exige sinais/sintomas de policitemia, hipotireoidismo, miocardiopatia e neurotoxicidade. Nesses pacientes, um nível de cromo no sangue acima de 7 $\mu g/\ell$ deve estimular o encaminhamento para possível revisão articular. Existem poucas evidências de que a quelação melhore os desfechos de pacientes envenenados por cobalto.

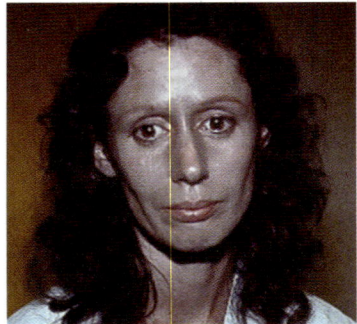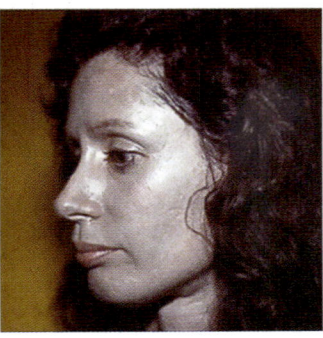

**FIGURA 19.1** As vistas frontal e lateral de uma mulher de 36 anos com argiria mostram a coloração acinzentada de rosto e pescoço. (De Jacobs R. "Argyria: my life story", *Clin Dermatol*. Elsevier, 2006;24:66-69. Figure 3.)

### Prata (Argiria)

A prata (Ag) é um metal precioso usado há muito tempo em moedas e por suas propriedades antibacterianas. A prata é um antimicrobiano de amplo espectro e comumente usada como antimicrobiano tópico em ataduras, cateteres e dispositivos médicos. A ingestão de preparações de prata coloidal como suplemento "natural" é responsável pela maioria dos casos recentes de intoxicação significativa.

Quando é ingerida continuamente, a prata se deposita na pele e no fígado.[8] A intoxicação crônica primária da prata é a argiria, que é uma coloração azul-acinzentada permanente da pele devido à deposição a prata ao longo do tempo (Figura 19.1). A argiria pode resultar de inalação, ingestão, absorção pela mucosa ou aplicação ou exposição dérmica. A argiria pode estar especificamente no local de exposição, como a argiria corneana, que foi observada no passado com o uso de colírios contendo prata coloidal, ou no local de brincos e anéis de prata. Raramente, argiria foi relatada após a implantação de dispositivos médicos contendo prata.

O diagnóstico de argiria é baseado principalmente na anamnese e no exame físico. A biopsia de pele localizada, tipicamente para diferenciar argiria de lesões malignas, mostrará glóbulos marrom-escuros característicos aderidos às fibras elásticas dérmicas, aos vasos sanguíneos, às membranas basais, aos folículos capilares e às glândulas sudoríparas na microscopia óptica; partículas refráteis em microscopia de campo escuro; e a presença de prata na microscopia eletrônica de varredura com radiografia dispersiva de energia.

O tratamento de quelação não é efetivo para argiria, mas há relatos de tratamento a *laser* bem-sucedido.

### Tálio (neuropatia e alopecia)

O tálio (Tl) não tem função benéfica no corpo humano. Seus sais são inodoros, insípidos, bem absorvidos no sistema digestório e muito tóxicos. Essas características o tornam um potencial agente homicida, e pacientes com intoxicação por tálio devem sempre ser considerados potenciais vítimas de um crime. Ao interferir com as enzimas que contêm potássio e sulfidrila, o tálio interrompe a produção normal de energia. Embora seja tóxico para todos os órgãos, o sistema nervoso periférico e o sistema tegumentar são os mais sensíveis.

O primeiro sinal clínico de envenenamento por tálio consiste em polineuropatia sensorial dolorosa e rapidamente progressiva. Os pacientes, 2 ou 3 dias após a exposição, descrevem parestesias dolorosas em caráter de queimação nos pés. Essas parestesias podem ascender aos membros inferiores e, com o tempo, podem acometer as mãos. Os nervos motores também podem ser afetados, e fraqueza profunda, incluindo nos músculos respiratórios, pode ser diagnosticada erroneamente como síndrome de Guillain-Barré (Capítulo 392). Neuropatias cranianas também foram relatadas. A complicação mais conhecida do tálio é a perda de cabelo indolor, começando tipicamente 5 a 14 dias após a exposição e, às vezes, evoluindo para alopecia corporal total. Pele e unhas também podem ser afetadas, com descamação das palmas das mãos, lesões acneiformes na face e linhas de Mees nas unhas. Outros sinais/sintomas neurológicos de envenenamento por tálio incluem alucinações, estado mental alterado, insônia, psicose, ataxia e coma. Também podem ocorrer constipação intestinal, mialgias, dor torácica de caráter pleurítico, arritmias e hipotensão.

Como os efeitos tóxicos sistêmicos frequentemente se desenvolvem antes da queda de cabelo e nem todos os pacientes perdem seus cabelos, os médicos devem considerar o tálio como uma possível causa de qualquer neuropatia dolorosa rapidamente progressiva. Em pacientes com envenenamento por tálio, um fio de cabelo puxado frequentemente apresenta escurecimento da raiz do cabelo quando visualizado em um microscópio óptico de baixa potência. O diagnóstico definitivo de envenenamento por tálio demanda a identificação de concentrações elevadas de tálio em uma amostra de urina de 24 horas (normal, < 20 $\mu g$/amostra). Como o tálio passa pela circulação êntero-hepática e é eliminado nas fezes, o tratamento exige ligação do tálio no intestino. O antídoto mais efetivo é o azul da Prússia (um complexo de hexacianoferrato de potássio), com doses recomendadas variando de 3 g VO 3 vezes/dia até 250 mg/kg 3 vezes/dia.[9]

### Zinco (mielopatia)

O zinco (Zn) é um mineral essencial necessário para a função celular normal; participa na atividade catalítica de mais de 100 enzimas e desempenha papel importante no olfato, no paladar, na função imunológica, na síntese de proteínas e na síntese do DNA. É encontrado naturalmente em uma ampla variedade de alimentos e é absorvido no jejuno, onde se liga às metalotioneínas. A deficiência de zinco se manifesta como uma tríade de dermatite, diarreia e alopecia, que é reversível após a reposição de zinco.

Na sobrecarga de zinco, as metalotioneínas são suprarreguladas; como o cobre tem afinidade maior pelas metalotioneínas, o resultado é o aumento da ligação do cobre e a subsequente eliminação do mesmo. A deficiência de cobre induzida por zinco foi relatada após o uso excessivo de suplementos contendo zinco, com o uso impróprio de adesivos para dentaduras contendo zinco e pela presença de moedas retidas contendo zinco, como moedas de um centavo. No entanto, o filtro solar de óxido de zinco parece ser seguro.[10]

As manifestações hematológicas da deficiência de cobre induzida por zinco incluem anemia sideroblástica, leucopenia, neutropenia e síndrome mielodisplásica, todas reversíveis apenas com a interrupção da exposição ao zinco. Além disso, uma síndrome de mieloneuropatia, caracterizada por marcha espástica e ataxia sensorial, também está associada à sobrecarga de zinco/deficiência de cobre e melhora com a suplementação de cobre e a interrupção do zinco.

A investigação diagnóstica quando existe a suspeita de sobrecarga de zinco deve incluir a determinação das concentrações de zinco no soro ou na urina (Tabela 19.1), dos níveis séricos de cobre e dos níveis de ceruloplasmina. Em pacientes com mieloneuropatia, os estudos de condução nervosa mostram neuropatia sensorial, e a RM mostra hipersinal nas imagens ponderadas em T2 na medula espinal cervical. O tratamento da deficiência de cobre induzida por sobrecarga de zinco consiste basicamente em interrupção da exposição ao zinco e reposição de cobre. Embora não haja um esquema posológico padrão, uma recomendação comum é de 2 a 10 mg/dia de cobre elementar oral. Vários esquemas de quelação já foram relatados, mas os dados são insuficientes para apoiar seu uso rotineiro nos casos de intoxicação crônica.

## Manganês (parkinsonismo)

O manganês (Mn) é um elemento essencial necessário para o funcionamento de várias enzimas, incluindo a superóxido dismutase e a glutamina sintetase. Embora não haja uma síndrome clara associada à deficiência de manganês, um conjunto bem descrito de sinais e sintomas está associado à intoxicação por manganês. Associada primariamente à exposição ocupacional crônica, a intoxicação por manganês dose-dependente resulta da inalação de altas concentrações de poeira de manganês (p. ex., em mineradores) ou fumos de manganês (p. ex., fundição, trituração e raramente soldagem).[11] Mais recentemente, a intoxicação por manganês foi relatada em usuários de metcatinona, quando essa droga foi ilegalmente sintetizada com permanganato de potássio. Embora o mecanismo não seja claro, o manganês causa efeitos tóxicos seletivos no globo pálido, no corpo estriado e na parte reticulada da substância negra. Ao contrário da doença de Parkinson idiopática (Capítulo 381), o manganês não afeta a parte compacta da substância negra.

Os sintomas do manganismo se desenvolvem insidiosamente após anos de exposição. Os pacientes primeiro desenvolvem mudanças no apetite, fraqueza muscular e apatia. Ocasionalmente, os pacientes desenvolvem sinais de excitação central e podem ter o que é denominado psicose do manganês. Os sinais/sintomas geralmente evoluem para dificuldades de marcha, fala e expressão facial. As anormalidades da marcha consistem em marcha lenta e desajeitada, além de incapacidade de andar para trás. Os pacientes frequentemente congelam ao virar e frequentemente caem. O quadro pode evoluir para hipertonia muscular em extensão e marcha peculiar em que os pacientes andam sobre a planta dos pés com os tornozelos estendidos. Os pacientes também desenvolvem fala rouca, hipomimia, transtornos do sono e mialgias. Ao contrário da doença de Parkinson idiopática, os pacientes expostos ao manganês geralmente não desenvolvem tremor de repouso e esses sintomas são, quase sempre, simétricos no início.

Embora não haja nenhum teste definitivo para a intoxicação por manganês, o relato de exposição, testes laboratoriais confirmatórios (Tabela 19.1), estudos radiográficos e sinais/sintomas clínicos apoiam o diagnóstico. O melhor teste laboratorial é um nível de manganês no sangue total (normal, < 15 $\mu g/\ell$), com níveis elevados indicativos de exposição, mas não necessariamente correlacionados diretamente com os sinais/sintomas. Como o manganês pode se concentrar no globo pálido, a RM frequentemente mostrará hipersinal nas imagens ponderadas em T1 do globo pálido bilateralmente. Todavia, como ocorre no sangue, a RM indica exposição ao manganês, mas não se correlaciona com os sinais/sintomas clínicos. Por conta das diferenças nas regiões afetadas do cérebro entre a intoxicação por manganês e a doença de Parkinson, a tomografia por emissão de pósitrons (PET) com fluorodopa pode ajudar a diferenciar esses distúrbios: pacientes com intoxicação por manganês apresentam, tipicamente, PETs normais, enquanto os pacientes com doença de Parkinson apresentam anormalidades.

Tipicamente, manganismo não responde ao tratamento. Embora a quelação com CaNa$_2$EDTA tenha sido associada ao aumento da eliminação urinária do manganês, não há dados convincentes sobre a melhora dos desfechos dos pacientes.

 **Recomendações de grau A**

A1. Nussbaumer-Streit B, Yeoh B, Griebler U, et al. Household interventions for preventing domestic lead exposure in children. *Cochrane Database Syst Rev*. 2016;10:CD006047.
A2. Braun JM, Hornung R, Chen A, et al. Effect of residential lead-hazard interventions on childhood blood lead concentrations and neurobehavioral outcomes: a randomized clinical trial. *JAMA Pediatr*. 2018;172:934-942.

## REFERÊNCIAS BIBLIOGRÁFICAS

*As referências bibliográficas, bem como os outros materiais suplementares deste livro, encontram-se no GEN-IO, nosso ambiente virtual de aprendizagem.*

# SEÇÃO 4
## ENVELHECIMENTO E MEDICINA GERIÁTRICA

**20** EPIDEMIOLOGIA DO ENVELHECIMENTO: IMPLICAÇÕES DO ENVELHECIMENTO DA SOCIEDADE, *106*

**21** AVALIAÇÃO GERIÁTRICA, *108*

**22** SEQUELAS CLÍNICAS COMUNS DO ENVELHECIMENTO, *113*

**23** INCONTINÊNCIA URINÁRIA, *117*

**24** ASPECTOS NEUROPSIQUIÁTRICOS DO ENVELHECIMENTO, *121*

**25** *DELIRIUM* NO PACIENTE IDOSO, *125*

# EPIDEMIOLOGIA DO ENVELHECIMENTO: IMPLICAÇÕES DO ENVELHECIMENTO DA SOCIEDADE

ANNE B. NEWMAN E JANE A. CAULEY

## DEMOGRAFIA

O mundo está envelhecendo e o faz em um ritmo cada vez maior. O chamado "tsunami de prata" transformará o mundo de maneira significativa. A população mundial com mais de 60 anos está aumentando em 20 milhões de pessoas (cerca de 3%) por ano. Em 2030, estima-se que o 1,4 bilhão de indivíduos com 65 anos ou mais representarão 12% da população mundial total, porque o número de indivíduos com 65 anos ou mais aumentará, enquanto a população geral diminuirá. Em 2050, quase dois terços da população idosa do mundo viverão na Ásia. O número estimado de centenários era de cerca de 270 mil em 2005. Estima-se que esse número chegue a 2,3 milhões em 2040.

Nos EUA, a população de indivíduos com 65 anos ou mais aumentou em cerca de 10 milhões na última década. Quase 15% da população tem 65 anos ou mais. Estima-se que o número de pessoas com 65 anos ou mais aumentará 70% até 2040, quando 20% dos norte-americanos terão 65 anos ou mais. Além disso, a população idosa está envelhecendo: projeta-se que a população com 85 anos de idade ou mais aumentará de cerca de 6 milhões, em 2015, para aproximadamente 15 milhões em 2040. A população idosa também está se tornando mais diversificada. Em 2015, cerca de 22% (10,6 milhões) dos idosos eram de minorias raciais e étnicas. Projeta-se que esse número crescerá para 28% (21,1 milhões) em 2030.

Essas mudanças demográficas representam uma das histórias de maior sucesso dos séculos XX e XXI. Elas consistem em um triunfo de avanços nas áreas de saúde, saúde pública, social e econômica. No entanto, o envelhecimento global apresenta desafios únicos, incluindo a sustentabilidade dos programas de assistência social, as mudanças nas estruturas familiares e os recursos para atender às necessidades sociais, de saúde e economia dessa população cada vez mais envelhecida. Além disso, a recente redução e até mesmo o declínio da expectativa de vida nos EUA mostram que incrementos da taxa de mortalidade na meia-idade por causas como suicídio (Capítulo 369), *overdoses* de substâncias psicoativas (Capítulo 31) e obesidade (Capítulo 207) podem afetar adversamente a longevidade.[1]

## A SAÚDE DOS IDOSOS

### Taxa de mortalidade

A atual geração de idosos é mais saudável que as gerações anteriores. Entre 2004 e 2014, a expectativa de vida aos 65 anos aumentou de 17,2 para 18,0 anos em homens brancos, de 19,9 para 20,5 anos em mulheres brancas, de 15,1 para 16,2 anos em homens negros, de 18,5 para 19,5 anos em mulheres negras, de 18,5 para 19,2 anos em homens hispânicos e de 21,5 para 22,2 anos em mulheres hispânicas. A expectativa de vida de aproximadamente 20 anos após os 65 anos de idade tem implicações importantes, visto que as taxas de doenças, incapacidades e deficiências são muito maiores em indivíduos com 85 anos de idade ou mais. O principal fator contribuinte para a melhora na expectativa de vida em idades mais avançadas é o declínio nas mortes por doenças cardiovasculares e acidente vascular encefálico (AVE).[2]

À medida que os indivíduos envelhecem, sua taxa de mortalidade aumenta.[3] As taxas de mortalidade nos EUA são de cerca de 1,8% ao ano em homens e de 1,2% ao ano em mulheres com idade entre 65 e 70 anos. Essas taxas aumentam para 15% ao ano em homens e 13% ao ano em mulheres com mais de 85 anos de idade. Nos últimos 15 anos, as taxas de mortalidade ajustadas por idade para todas as causas de morte de indivíduos com 65 anos ou mais diminuíram 20%. Reduziram-se as taxas de mortalidade por doenças cardiovasculares, cânceres, doenças crônicas das vias respiratórias inferiores, AVE, diabetes melito, gripe e pneumonia. Por outro lado, as taxas de mortalidade por doença de Alzheimer e lesões não intencionais aumentaram (Tabela 20.1). Com o aumento da idade, as causas de morte em idosos passam de câncer e doenças cardiovasculares para AVE e demência. No entanto, as doenças cardiovasculares e o câncer continuam sendo as duas principais causas de morte em idosos na velhice avançada.

A expectativa de vida é uma boa medida para resumir os dados de mortalidade da população. No entanto, para o envelhecimento, o importante é a "expectativa de vida saudável". Esta é definida pela Organização Mundial da Saúde (OMS) como o número médio de anos vividos com saúde plena, considerando os anos vividos com saúde inferior à plena decorrentes de doenças, lesões e comorbidades.

### Morbidade e multimorbidade

As condições crônicas de saúde mais comuns são doenças cardíacas, hipertensão arterial e artrite (Figura 20.1), sendo as doenças cardíacas mais comuns em homens; e a artrite, mais comum em mulheres. Entre os indivíduos com 65 anos de idade ou mais, os afrodescendentes apresentam maior ocorrência de hipertensão arterial (cerca de 70% contra aproximadamente 55%) e diabetes melito (cerca de 30% contra aproximadamente 20%) que os caucasianos. Aproximadamente 80% dos norte-americanos com 65 anos de idade ou mais apresentam estado de saúde bom a excelente, mas essa porcentagem cai para cerca de 70% nos indivíduos com 85 anos ou mais. Isso também varia de acordo com a etnia: cerca de 80% em caucasianos contra aproximadamente 65% em afrodescendentes e hispânicos. A porcentagem da população de idosos com 65 anos de idade ou mais sem lar com demência é de 9% nos homens e 11% nas mulheres. No entanto, entre aqueles com 85 anos ou mais, 24% dos homens e 30% das mulheres têm demência. É mais provável que mulheres idosas relatem sintomas depressivos clinicamente relevantes (15%) que os homens (10%). Comprometimento da mobilidade é a incapacidade mais comum nos idosos, seguido por déficit auditivo.

A maioria dos idosos tem uma ou mais doenças crônicas de saúde e 50% deles têm duas ou mais. Por conta dessa alta prevalência de múltiplas doenças, o cuidado de idosos exige uma abordagem equilibrada, que considere o impacto do tratamento de uma condição sobre as outras condições e o potencial de algumas condições serem mascaradas pelos vários sintomas sobrepostos. A existência simultânea de múltiplas condições é comumente chamada de comorbidade, embora multimorbidade seja um termo mais acurado.

**Tabela 20.1** Principais causas de morte nos EUA em indivíduos com 65 anos de idade ou mais, 1980-2014: mortes por 100 mil pessoas.

| CLASSIFI-CAÇÃO | 1980 TODAS AS CAUSAS | 1.341.848 | 2014 TODAS AS CAUSAS | 1.922.271 |
|---|---|---|---|---|
| 1 | Doenças cardíacas | 595.406 | Doenças cardíacas | 489.722 |
| 2 | Neoplasias malignas | 258.389 | Neoplasias malignas | 413.885 |
| 3 | Doenças cerebrovasculares | 146.417 | Doenças crônicas das vias respiratórias inferiores | 124.693 |
| 4 | Pneumonia e *influenza* (gripe) | 45.512 | Doenças cerebrovasculares | 113.308 |
| 5 | Doenças pulmonares obstrutivas crônicas (DPOC) | 43.587 | Doença de Alzheimer | 92.604 |
| 6 | Aterosclerose | 28.081 | Diabetes melito | 54.161 |
| 7 | Diabetes melito | 25.216 | Lesões não intencionais | 48.295 |
| 8 | Lesões não intencionais | 24.844 | Gripe (*influenza*) e pneumonia | 44.836 |
| 9 | Nefrite, síndrome nefrótica e nefrose | 12.968 | Nefrite, síndrome nefrótica e nefrose | 39.957 |
| 10 | Doença hepática crônica e cirrose | 9.519 | Septicemia | 29.124 |

De Federal Interagency Forum on Aging-Related Statistics. *Older Americans 2016: Key Indicators of Well-Being.* Federal Interagency Forum on Aging-Related Statistics. Washington, DC: U.S. Government Printing Office. August 2016.

# CAPÍTULO 20 Epidemiologia do Envelhecimento: Implicações do Envelhecimento da Sociedade

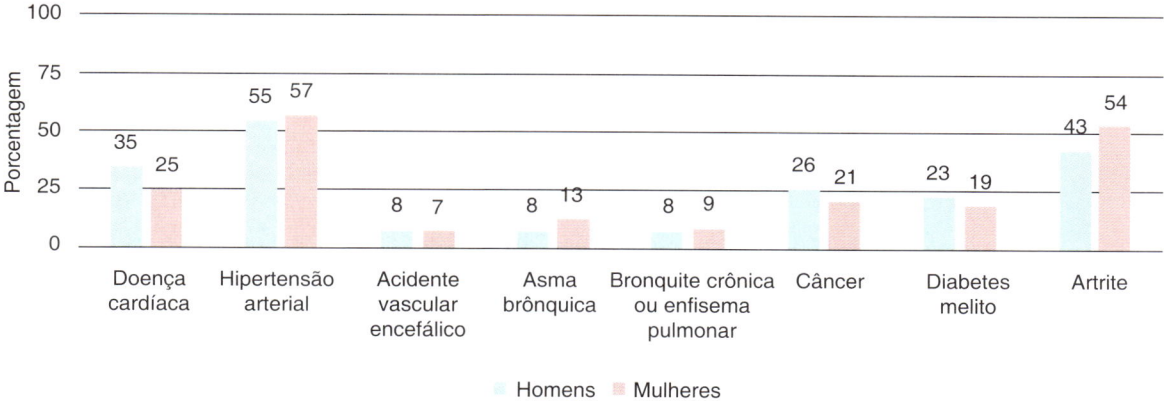

**FIGURA 20.1** Porcentagem de indivíduos com 65 anos de idade ou mais que relataram ter condições crônicas de saúde específicas, por sexo, 2013-2014. Observação: os dados são baseados na média de 2 anos, de 2013-2014. População de referência: esses dados se referem à população civil não institucionalizada. (Fonte: Centers for Disease Control and Prevention, National Center for Health Statistics, National Health Interview Survey.)

A multimorbidade está fortemente associada à incapacidade, com aumento gradativo na proporção de indivíduos que relatam dificuldade nas atividades de vida diária de acordo com o número de condições clínicas. Prospectivamente, o número de condições comórbidas prediz incapacidades futuras. A multimorbidade também está associada a marcha mais lenta, menor força muscular e menos equilíbrio dos membros inferiores. Além disso, incapacidades e comorbidades fornecem informações distintas e não devem ser consideradas construtos equivalentes. A influência combinada de diversas doenças crônicas sobre a função física pode ser maior do que o simples somatório de seus efeitos.

### Doenças subclínicas

As doenças subclínicas também são comuns e cada vez mais reconhecidas como contribuintes importantes para o risco de incapacidade e mortalidade. Com o advento dos exames funcionais e de imagem não invasivos, está claro que muitas condições podem estar em estágio avançado em idosos, mesmo que não sejam sintomáticas. Os sintomas também podem ser inespecíficos e atribuídos ao envelhecimento, não à doença subjacente. Por exemplo, estudos populacionais de doenças cardiovasculares revelam que AVEs são encontrados na ressonância magnética (RM) de cerca de um terço dos idosos sem histórico desse evento; mostram ainda que aterosclerose avançada também é encontrada em um terço dos idosos sem história pregressa de infarto agudo do miocárdio (IAM). O rastreamento do índice tornozelo-braquial (ITB) documenta que a doença arterial periférica (DAP) é 5 a 10 vezes mais comum do que a claudicação intermitente clássica. Outras condições, como a doença pulmonar obstrutiva crônica (DPOC) e a osteoartrite (OA), também são mais comuns quando é realizado teste não invasivo em comparação com a doença diagnosticada clinicamente. É importante ressaltar que o ônus das doenças subclínicas está fortemente relacionado com a mortalidade.

### Obesidade

A obesidade (Capítulo 207) está aumentando em idosos muito mais rapidamente que em qualquer outra faixa etária. A obesidade e a incapacidade afetam desproporcionalmente as mulheres, sobretudo as mulheres não brancas. Cerca de um terço dos caucasianos com mais de 60 anos são obesos, em comparação com cerca de 50% dos afrodescendentes e 40% dos hispânicos. A obesidade tem grande impacto sobre a incapacidade, incluindo dificuldade para caminhar ou subir degraus. A epidemia de obesidade também está contribuindo para o grande aumento na incidência de diabetes melito em idosos. O aumento das taxas de obesidade pode interromper ou reverter o aumento da expectativa de vida, reduzir a qualidade de vida e aumentar a incapacidade.

### Síndromes geriátricas

Muitas doenças multifatoriais em idosos não se enquadram em uma categoria de doença única e são chamadas de síndromes geriátricas. Por exemplo, a incontinência urinária (Capítulo 23) consiste em perda funcional do controle vesical que pode ser influenciada por comprometimento da mobilidade, redução da acuidade visual, perda da capacidade de concentração urinária e uso de determinados medicamentos, bem como por comprometimento estrutural ou funcional da bexiga urinária. Outras síndromes geriátricas importantes incluem transtorno do sono (Capítulo 377), *delirium* (Capítulo 25), quedas (Capítulo 22) e perda de peso. Em vez de focar na identificação de uma causa primária, é necessário considerar todos os fatores contribuintes na avaliação e no tratamento dessas síndromes.

### Incapacidade

Em idosos, a incapacidade geralmente está relacionada com várias condições crônicas. A incapacidade pode ser de progressão lenta e crônica, ou pode ser repentina e devastadora, como no caso de AVE ou fratura de colo do fêmur. Os níveis de incapacidade incluem a perda de habilidades básicas de autocuidado, como tomar banho e ir ao banheiro; perda da capacidade de viver na comunidade desempenhando habilidades como fazer compras e pagar contas; perda da mobilidade; e perda da capacidade de realizar tarefas de alto nível. Os esquemas de classificação para incapacidade em geriatria são descritos no Capítulo 21.

A maioria dos idosos não tem incapacidade. Os dados da National Health Interview Survey mostram que os níveis de incapacidade diminuíram nas décadas de 1980 e 1990, mas praticamente se estabilizaram nos últimos anos. Em 2012, cerca de 28% dos homens e 34% das mulheres com mais de 65 anos relataram dificuldade para realizar atividades complexas. A incapacidade para realizar atividades de vida diária parece estar diminuindo em todo o mundo, embora as evidências sugiram que níveis menos graves de incapacidade estejam se tornando mais comuns. É possível, no entanto, que a epidemia de obesidade resulte em mais anos com incapacidade.

A incapacidade está fortemente relacionada com a multimorbidade (e-Figura 20.1). A combinação de incapacidades mais comum é artrite com hipertensão arterial (17%). Quando estão associadas à depressão, essas condições são as mais incapacitantes.[4]

### Fragilidade *versus* vigor

A fragilidade (ver Tabela 22.1) foi descrita como um estado de reserva fisiológica diminuída e vulnerabilidade aumentada ao estresse. A fragilidade pode ser definida como uma síndrome debilitante caracterizada por fraqueza, fadiga, redução da atividade, movimentos lentos e perda de peso.[5] Também foi caracterizada por disfunção física isolada ou pela carga cumulativa de doenças. Por outro lado, o vigor e/ou a resiliência podem ser definidos como uma alta reserva fisiológica e uma resposta robusta ao estresse. A resiliência exige testagem dinâmica para avaliação adequada. Quando definida como uma síndrome debilitante, a fragilidade é encontrada em 7% dos idosos que vivem na comunidade com 65 anos ou mais, e em 25% dos idosos com 85 anos ou mais. Essas estimativas, sem dúvida, subestimam a prevalência da fragilidade, porque é menos provável que indivíduos frágeis participem de estudos epidemiológicos.

A perda de massa muscular, ou sarcopenia, é um componente subjacente da fragilidade, mas o excesso de gordura, especialmente visceral e muscular, tem maior influência sobre função física, inflamação e metabolismo que a massa muscular reduzida. Em idosos, a força muscular, incluindo a força contrátil, a função mitocondrial e a velocidade ou força de contração, é mais importante para a função física do que a massa muscular. A fraqueza pode ser avaliada em um ambiente de consultório medindo a força de preensão (< 30 kg em homens e < 20 kg em mulheres). A fragilidade por si só é um fator de risco para desfechos piores e também piora o prognóstico de condições crônicas, como doenças cardiovasculares.[6] Uma medida da fragilidade, o número de resultados de exames laboratoriais de rotina anormais no momento da admissão hospitalar, está fortemente correlacionada com a taxa de mortalidade a longo prazo, independentemente de idade, doenças crônicas e condições agudas.[7]

### Longevidade e envelhecimento saudável

Cerca de 20 a 30% da longevidade são herdados, de modo semelhante a muitas doenças crônicas complexas. Modelos animais de envelhecimento mostram que a expectativa de vida pode ser estendida em vários anos alterando os genes, especialmente na via metabólica. Em organismos inferiores e camundongos, a restrição calórica, obtida por meio da restrição diária a longo prazo das calorias disponíveis, prolonga a vida, mas essa abordagem tem resultados mistos em primatas. Muitos fatores hormonais são reduzidos com o envelhecimento, mas a reposição hormonal com estrogênio, hormônio do crescimento, testosterona e andrógenos suprarrenais não é benéfica para a longevidade e pode ser prejudicial. Entre os fatores genéticos, a ausência do alelo *ApoE4* continua sendo o preditor mais robusto da longevidade. Estudos recentes de associação genômica ampla (GWAS) de centenários também apontam para genes como o *FOXO3A* na via de controle metabólico.

Novas descobertas sobre a biologia básica do envelhecimento sugerem que algumas vias essenciais que controlam o metabolismo, a proteostase, o reparo do DNA e outras podem ser fundamentais para as pesquisas envolvendo a longevidade.[8] O controle epigenético do DNA também parece desempenhar um papel importante porque os padrões de metilação (o relógio epigenético) estão fortemente relacionados com a idade.

Muitas condições de saúde na velhice podem ser decorrentes de exposições no início da vida, incluindo a saúde materna durante a gestação. Por exemplo, baixo peso ao nascer ou inanição durante a gestação prediz a ocorrência de doenças cardiovasculares precoces e diabetes melito quando os recém-nascidos/lactentes são expostos posteriormente a maior aporte de calorias. Na Suécia, menor exposição ao longo da vida a doenças infecciosas foi associada a maior expectativa de vida. São necessárias mais pesquisas para determinar os períodos críticos para o desenvolvimento e as exposições ambientais ideais que podem potencializar o envelhecimento saudável mais tarde na vida.

## PREVENÇÃO

O tratamento da osteoporose efetivamente reduz o risco de fratura na velhice avançada.[A1] Sabe-se também que o tratamento da hipertensão arterial é eficaz na redução da taxa de mortalidade após os 80 anos de idade.[A2] As estatinas são efetivas na redução de coronariopatia em idosos;[A3] contudo, seu custo-benefício na prevenção primária em indivíduos com mais de 75 anos pode ser neutralizado até mesmo por pequenos efeitos colaterais específicos da geriatria.[9] As estatinas podem ser descontinuadas com segurança em caso de doença avançada que limite a vida.[A4] A atividade física, sobretudo o treinamento de resistência, diminui significativamente o risco de incapacidade [A5,A6] e pode reduzir o risco de demência. Contudo, esse último achado é decorrente principalmente de estudos observacionais, cujos resultados podem ter sido confundidos pelo fato de que indivíduos mais saudáveis têm maior capacidade de fazer exercícios. A reposição de testosterona em homens hipogonadais tem benefícios limitados no tratamento da função sexual, mas não melhora a função física e cognitiva.[A7] Em idosos saudáveis, o uso de ácido acetilsalicílico (AAS) em baixas doses não apenas não melhora a sobrevida livre de incapacidade, como também aumenta a taxa de mortalidade por todas as causas.[A8,A9]

 **Recomendações de grau A**

A1. Zhao R, Xu Z, Zhao M. Antiresorptive agents increase the effects of exercise on preventing postmenopausal bone loss in women: a meta-analysis. *PLoS ONE*. 2015;10:1-16.
A2. Williamson JD, Supiano MA, Applegate WB, et al. Intensive vs standard blood pressure control and cardiovascular disease outcomes in adults aged ≥ 75 years: a randomized clinical trial. *JAMA*. 2016;315:2673-2682.
A3. Savarese G, Gotto AM Jr, Paolillo S, et al. Benefits of statins in elderly subjects without established cardiovascular disease: a meta-analysis. *J Am Coll Cardiol*. 2013;62:2090-2099.
A4. Kutner JS, Blatchford PJ, Taylor DH Jr, et al. Safety and benefit of discontinuing statin therapy in the setting of advanced, life-limiting illness: a randomized clinical trial. *JAMA Intern Med*. 2015;175:691-700.
A5. Pahor M, Guralnik JM, Ambrosius WT, et al. Effect of structured physical activity on prevention of major mobility disability in older adults: the LIFE study randomized clinical trial. *JAMA*. 2014;311:2387-2396.
A6. Lai CC, Tu YK, Wang TG, et al. Effects of resistance training, endurance training and whole-body vibration on lean body mass, muscle strength and physical performance in older people: a systematic review and network meta-analysis. *Age Ageing*. 2018;47:367-373.
A7. Snyder PJ, Bhasin S, Cunningham GR, et al. Effects of testosterone treatment in older men. *N Engl J Med*. 2016;374:611-624.
A8. McNeil JJ, Woods RL, Nelson MR, et al. Effect of aspirin on disability-free survival in the healthy elderly. *N Engl J Med*. 2018;379:1499-1508.
A9. McNeil JJ, Nelson MR, Woods RL, et al. Effect of aspirin on all-cause mortality in the healthy elderly. *N Engl J Med*. 2018;379:1519-1528.

### REFERÊNCIAS BIBLIOGRÁFICAS

*As referências bibliográficas, bem como os outros materiais suplementares deste livro, encontram-se no GEN-IO, nosso ambiente virtual de aprendizagem.*

# 21

# AVALIAÇÃO GERIÁTRICA

DAVID B. REUBEN

Avaliação geriátrica é um termo amplo usado para descrever a avaliação de adultos mais velhos, um processo que reconhece as diversas condições clínicas e psicossociais que influenciam o estado de saúde dos idosos. Além das doenças comuns à população idosa, essas influências incluem fatores sociais, psicológicos e ambientais. A avaliação geriátrica pode variar de exames breves realizados por um único médico a um processo interdisciplinar intensivo que inclui reavaliação e manejo clínico.

Três conceitos fundamentais guiam a avaliação geriátrica e o manejo clínico resultante. No centro da avaliação geriátrica está o estado funcional, tanto como uma dimensão a ser avaliada quanto como um desfecho a ser melhorado ou mantido. Um segundo conceito abrangente que guia a avaliação geriátrica é o prognóstico, particularmente a expectativa de vida. Por fim, a avaliação geriátrica deve ser guiada pelos objetivos do paciente.

## ESTADO FUNCIONAL

O estado funcional pode ser visto como uma medida resumida do impacto geral das condições de saúde no contexto do ambiente de um indivíduo idoso e de sua rede de apoio social. A estrutura subjacente do estado funcional é uma hierarquia de complexidade crescente, começando com movimentos físicos específicos (p. ex., levantar, andar) que são integrados em atividades de nível superior (p. ex., desempenhar papéis ocupacionais e sociais). O comprometimento do estado funcional pode ser desencadeado pelo início de uma doença, pelo descondicionamento físico, por mudanças no suporte social ou no ambiente e pelo avanço da idade.

Mais comumente, o estado funcional de idosos é avaliado em dois níveis: atividades da vida diária (AVDs) e atividades instrumentais da vida diária (AIVDs). As AVDs se referem a tarefas de autocuidado, como tomar banho, vestir-se, ir ao banheiro, manter a continência, arrumar-se, alimentar-se e transferir-se do leito para a cadeira e vice-versa. A dependência nessas tarefas, que ocorre em até 10% dos idosos, geralmente exige ajuda em tempo integral em casa ou a internação em unidade de longa permanência.

As AIVDs se referem a tarefas essenciais para a manutenção de um lar independente, como usar o telefone, lavar roupa, fazer compras, dirigir o próprio carro ou usar o transporte público, preparar refeições, tomar medicamentos, realizar tarefas domésticas e administrar as finanças. A dependência nas AIVDs é mais comum; quase 20% dos indivíduos com 75 anos ou mais têm incapacidade em pelo menos uma tarefa. Com a perda progressiva de múltiplas funções de AIVD, os idosos têm mais dificuldade em permanecer em suas casas. Consequentemente, muitos serviços sociais (p. ex., entrega de refeições em domicílio, serviços de limpeza domiciliar, serviços de transporte) estão disponíveis para compensar essas incapacidades. A mudança para uma instituição de vida assistida pode fornecer a maior parte das funções de AIVD, mas muitas instituições não fornecem assistência rotineira nas AVDs, exceto por um custo adicional. Nos EUA, por exemplo, os custos das instituições de vida assistida não são cobertos pelo Medicare.

Em um nível superior de função, as atividades avançadas da vida diária (AAVDs) se referem à capacidade de desempenhar papéis sociais, comunitários e familiares, bem como participar de tarefas recreativas ou ocupacionais. Essas atividades avançadas variam consideravelmente de um indivíduo para outro, mas podem ser valiosas no monitoramento do estado funcional antes do desenvolvimento da incapacidade.

A escolha da ferramenta de avaliação funcional depende das características da população avaliada. Por exemplo, residentes de lares de idosos quase sempre são totalmente dependentes nas AIVDs, portanto, o foco deve ser avaliar as AVDs e outras dimensões básicas da saúde. Os idosos hospitalizados devem ser avaliados em relação ao seu estado funcional pré-hospitalização para fornecer uma visão sobre o que pode ser alcançado, bem como seu estado funcional no momento da alta, para identificar qualquer lacuna existente e para facilitar os planos para eliminá-la.

O estado funcional é geralmente medido por autorrelato ou relato do cuidador. No entanto, fisioterapeutas e terapeutas ocupacionais frequentemente adicionam informações objetivas usando avaliações ou exames clínicos estruturados. Além disso, dimensões como mobilidade e equilíbrio que contribuem para a função podem ser avaliadas por medidas objetivas (descritas posteriormente).

O estado funcional deve ser avaliado periodicamente: na consulta inicial; depois de uma doença grave; e no momento de marcos sociais, como a doença do cônjuge ou mudança na situação de vida ou de trabalho. Mudanças no estado funcional devem sempre levar a avaliação diagnóstica e intervenção adicionais, a menos que a mudança seja esperada e reflita uma trajetória consistente com os desejos do paciente. A medição do estado funcional é valiosa no monitoramento da resposta ao tratamento (especialmente de doenças crônicas) e pode fornecer informações prognósticas que são úteis no planejamento de cuidados de curto e longo prazo.

## PROGNÓSTICO

A expectativa de vida afeta tanto o processo de avaliação quanto as decisões de manejo baseadas nessa avaliação. Em alguns pacientes idosos, as comorbidades podem piorar o prognóstico, de modo que exames de rastreamento (p. ex., mamografia) e tratamentos (p. ex., para hipertensão arterial) com efetividade demonstrada não seriam benéficos no período de sobrevida esperado. O termo "tempo para se beneficiar", que tem sido usado para equilibrar o risco de dano imediato e benefício a longo prazo, tem sido aplicado ao rastreamento à procura de câncer, especialmente em idosos.[1]

A probabilidade de um paciente sobreviver por um dado período de tempo (p. ex., 5 anos a partir do momento da avaliação) ou até uma dada idade (p. ex., a idade de 100 anos) pode ser estimado com base em tabelas de vida produzidas pelo governo, que levam em consideração a idade, o sexo e a raça (e-Tabela 21.1).[2] A expectativa de vida também pode ser estimada com calculadoras *online* (p. ex., eprognosis.org) ou incorporando características clínicas. Por exemplo, melhor estado cognitivo e menos comorbidades são os melhores preditores da sobrevida em 5 anos em nonagenários.

## METAS DO PACIENTE

À medida que os indivíduos envelhecem, sua saúde atual e futura se torna um fator importante para determinar e alcançar suas metas de vida. Entre pacientes muito idosos, as metas podem ser limitadas a alcançar um estado funcional ou de saúde (p. ex., ser capaz de caminhar independentemente), controle dos sintomas (p. ex., dor, dispneia), manutenção de sua situação de vida (p. ex., permanecer em casa) ou sobrevida a curto prazo (p. ex., viver o suficiente para alcançar um marco pessoal, como um feriado que se aproxima). Às vezes, as metas dos pacientes e dos médicos são diferentes. Por exemplo, um paciente pode desejar uma cura, enquanto o médico acredita que é possível obter apenas o controle dos sinais/sintomas. Por outro lado, o médico pode acreditar que um desfecho melhor é possível, mas o paciente se recusa a seguir a recomendação (p. ex., cirurgia de artroplastia do quadril para restaurar a mobilidade). Médicos e pacientes precisam reconhecer que pacientes idosos se beneficiam menos de algumas intervenções que pacientes mais jovens, em razão de outros fatores prognósticos adversos. No caso de idosos frágeis com múltiplas condições crônicas ou com expectativa de vida curta, os médicos e os pacientes devem trabalhar em conjunto para identificar os objetivos pessoais do paciente dentro e ao longo de várias dimensões (p. ex., sintomas, função física, função social e desempenho de papéis). No caso de algumas doenças crônicas incuráveis (p. ex., demência), as metas do paciente e do cuidador não são, frequentemente, clínicas.[3] O plano de cuidados pode, então, ser elaborado e enquadrado no contexto de alcançar esses objetivos.

## COMPONENTES DA AVALIAÇÃO GERIÁTRICA

A avaliação geriátrica começa com uma avaliação clínica. Alguns aspectos (descritos posteriormente) que raramente são anormais em adultos jovens (p. ex., mobilidade, cognição) podem causar morbidade substancial em idosos. Além disso, alguns achados anormais, como perda de massa muscular, falta de higiene, hematomas, úlceras de decúbito (lesões por pressão) e contraturas, devem levantar a suspeita de maus-tratos, negligência ou abuso contra idosos. Nesses casos, os pacientes devem ser questionados e examinados sem a presença de familiares ou cuidadores. Os pacientes devem então ser questionados se alguém os ameaçou ou os feriu, se eles receberam cuidados suficientes e se alguém subtraiu seus pertences. As respostas a essas perguntas fornecem informações confirmatórias e são importantes para os serviços de proteção a adultos.

Avaliações não clínicas (p. ex., suporte ambiental, financeiro e não financeiro) também são importantes porque conseguem identificar questões que devem ser abordadas e podem ser fundamentais para manter a independência do paciente ou para que ele alcance suas metas. Em algumas situações, especialmente quando os idosos ficam gravemente enfermos ou passam por estresse do cuidador ou perda de um ente querido, a avaliação das necessidades espirituais, com o encaminhamento apropriado, é valiosa.

### Diretivas antecipadas de vontade

Os médicos devem discutir as preferências dos pacientes idosos por tratamentos específicos enquanto eles ainda têm a capacidade cognitiva de tomar essas decisões. Deve-se solicitar ao paciente que identifique um representante para tomar decisões clínicas por eles, caso não possam falar por si mesmos. Essas informações devem ser expressas por meio de uma procuração permanente para cuidados de saúde, que também possibilita que os pacientes especifiquem os tratamentos que não desejam receber. A maioria dos estados norte-americanos permite o uso do Physician Orders for Life-Sustaining Treatment (POLST, formulário para tratamentos de sustentação da vida), uma diretiva antecipada de vontade (DAV) específica que documenta as preferências de tratamento de fim de vida de um paciente e serve como um formulário de prescrição. O formulário padronizado, que é assinado pelo médico e pelo paciente, tem de ser respeitado em todos os ambientes de cuidado, inclusive por socorristas que atendam às ligações para serviços de emergência.

### Avaliação clínica

A avaliação clínica inclui acuidade visual; acuidade auditiva; testagem da cognição; exame do humor e do afeto; probabilidade de quedas, incluindo a força muscular, a marcha, a mobilidade e o equilíbrio; revisão de medicamentos; estado nutricional; investigação de incontinência urinária; e fragilidade. Numerosos instrumentos de rastreamento já foram elaborados para avaliar muitas dessas dimensões. Outro importante componente clínico da avaliação geriátrica inclui determinar se os serviços preventivos estão atualizados.

### Acuidade visual

Embora as evidências atuais para o rastreamento de comprometimento da acuidade visual em idosos sejam insuficientes para que se chegue a conclusões,[A1,4] os médicos precisam estar cientes de que o comprometimento visual é comum e é um importante contribuinte para o declínio funcional. Por exemplo, o comprometimento visual foi associado a aumento do risco de quedas, declínios funcional e cognitivo, imobilidade e depressão. A prevalência das quatro principais doenças oculares – catarata, degeneração macular relacionada com a idade, retinopatia diabética e glaucoma (Capítulo 395) – aumenta com a idade. Além disso, a presbiopia é virtualmente universal e a maioria dos idosos precisa de óculos.

Lentes corretivas ou outros tratamentos podem restaurar a visão ou prevenir declínio adicional da função visual.

Uma única pergunta pode ser feita para rastrear o comprometimento visual: Você tem dificuldade para dirigir, assistir à televisão, ler ou realizar alguma de suas atividades diárias por conta da visão, mesmo usando óculos?

O gráfico de Snellen é o método padrão de rastreamento da acuidade visual. Solicita-se ao paciente que fique a 6 m do gráfico e leia as letras. A incapacidade de ler as letras da linha 20/40 ou abaixo com a melhor visão corrigida (usando óculos) indica a necessidade de avaliação adicional. Pode-se avaliar a visão para perto testando o uso de *tablets* ou *smartphones*.

### Acuidade auditiva

A perda auditiva (Capítulo 400), que afeta mais de 60% dos adultos que vivem na comunidade com mais de 70 anos e 75% dos residentes em lares de idosos, está associada à redução nas funções cognitiva, social, emocional e física. Quando a perda auditiva é detectada, a amplificação por aparelhos auditivos ou aparelhos de auxílio à escuta pode melhorar a qualidade de vida e o estado funcional.

Para identificar se há perda auditiva, pode-se fazer perguntas simples (p. ex., Você diria que tem alguma dificuldade para ouvir?; Você acha que tem perda auditiva?). Pode-se usar também o formulário de autorrelato Hearing Handicap Inventory for the Elderly, que tem 10 itens. Se algum destes rastreamentos encontrar algum problema ou se o médico suspeitar de perda auditiva, um teste objetivo consiste no teste de sussurrar. Este envolve sussurrar três palavras aleatórias diferentes em cada orelha a distâncias de 15, 30 e 60 cm da orelha do paciente e então pedir a ele que reproduza as palavras. Os pacientes que falharem no teste – ou seja, não forem capazes de repetir corretamente metade das palavras sussurradas – devem ser encaminhados a um fonoaudiólogo para avaliação adicional.

Uma ferramenta de rastreamento mais acurada para déficits auditivos é o Welch Allyn AudioScope®. Esse otoscópio de mão conta com um audiômetro embutido que pode ser configurado em diferentes níveis de intensidade. Um pré-tom a 60 dB é administrado ao paciente e, em seguida, são apresentados quatro tons de 500, 1.000, 2.000 e 4.000 Hz a 40 dB. A incapacidade de ouvir a frequência de 1.000 ou 2.000 Hz em ambas as orelhas ou ambas as frequências de 1.000 e 2.000 Hz em uma orelha indica um achado e identifica a necessidade de realizar um teste audiométrico formal. Existem vários testes de rastreamento disponíveis para computadores[5] e *smartphones* (p. ex., Audicus®), mas a maioria deles ainda não foi validada formalmente.

### Avaliação cognitiva

A incidência de demência (Capítulos 24 e 374) aumenta com a idade, especialmente em pessoas com mais de 85 anos. Embora não haja evidências suficientes para equilibrar os benefícios e malefícios do rastreamento à procura de comprometimento cognitivo, os instrumentos de rastreamento e avaliações cognitivas detalhadas subsequentes podem ser valiosos quando familiares ou cuidadores levantam preocupações ou quando há suspeita por parte de um médico.[6] Diversos testes de rastreamento cognitivo foram validados. O Mini-Cog® (Capítulo 24) combina um teste de desenho do relógio com um recordatório de três itens e pode ser aplicado rapidamente.

A detecção precoce de problemas de memória pode levar à identificação de condições tratáveis que contribuem para o comprometimento cognitivo e ao desenvolvimento de um plano de manejo proativo com a participação total do paciente (Capítulo 24). Ainda não foi comprovado se dieta, prática de exercícios físicos ou treinamento cognitivo podem melhorar ou manter a função cognitiva (Capítulo 374); contudo, a manutenção da pressão arterial sistólica (PAS) abaixo de 120 mmHg reduz o declínio cognitivo em indivíduos idosos saudáveis.

Outro componente da avaliação cognitiva é a capacidade de tomada de decisão. Quando o idoso tem integridade cognitiva, presume-se que ele seja competente. Se houver comprometimento cognitivo, deve-se avaliar a capacidade de tomada de decisão antes de iniciar diversas modalidades de tratamento. Como regra, avalia-se se há capacidade para o paciente tomar a decisão específica que ele está sendo solicitado a tomar. Faça as seguintes perguntas para determinar a capacidade de tomada de decisão do paciente:

- O paciente é capaz de escolher e expressar preferências pessoais?
- O paciente é capaz de compreender os riscos e benefícios?
- O paciente compreende as implicações?
- O paciente pode justificar a alternativa selecionada?
- Os motivos apresentados são racionais?

Se a resposta a todas essas perguntas for afirmativa, o paciente é competente para tomar a decisão em questão. Caso contrário, um representante legal (o responsável para decisões em saúde designado pela procuração permanente para cuidados de saúde) deve tomar a decisão. Se não houver esse representante designado, a decisão pode ser tomada por um familiar, amigo ou cuidador que conheça bem o paciente. Nos EUA, a ordem dos representantes é determinada pelas leis estaduais.[a] Se ninguém estiver disponível, o prestador de cuidados de saúde deve tomar a decisão com base no sistema de valores conhecido do paciente ou no que ele acredita ser o melhor para o paciente.

### Humor e afeto

Embora a depressão maior (Capítulo 369) não seja mais comum nos idosos que na população mais jovem, a depressão leve e outros transtornos afetivos são comuns e causam morbidade considerável. Além disso, as manifestações clínicas da depressão podem ser atípicas e a depressão pode ser mascarada em pacientes com comprometimento cognitivo ou outros transtornos neurológicos, como doença de Parkinson (Capítulo 381). Recomenda-se o rastreamento à procura de depressão na população adulta em geral, embora haja incertezas sobre o melhor momento para o rastreamento e sua frequência.[7]

Uma versão de dois itens do Patient Health Questionnaire pode rastrear com efetividade sintomas de depressão. O avaliador pergunta ao paciente: Nas últimas 2 semanas, com que frequência você foi incomodado por algum dos seguintes problemas?

- Pouco interesse ou prazer em fazer as atividades
- Desalento, depressão ou desesperança.

As respostas são pontuadas da seguinte maneira: 0, de modo algum; 1, vários dias; 2, mais da metade dos dias; 3, quase todos os dias. Indivíduos que pontuam um total de 3 pontos ou mais no rastreamento de dois itens têm 75% de probabilidade de ter um transtorno depressivo e devem ser avaliados mais detalhadamente (ver Tabela 24.3 e Capítulo 369).

### Quedas, mobilidade e equilíbrio

Aproximadamente um terço dos indivíduos com mais de 65 anos e metade dos indivíduos com mais de 80 anos que vivem na comunidade sofrem quedas a cada ano. Dez por cento dessas quedas resultam em ferimentos graves.

Todos os pacientes idosos devem ser questionados pelo menos uma vez ao ano se apresentaram quedas. Idosos frágeis devem ser questionados quanto a quedas em todas as consultas. Aqueles que apresentaram pelo menos dois episódios de queda no ano anterior ou que tiveram lesões anteriores relacionadas com quedas estão particularmente em risco de apresentar outra lesão relacionada. As quedas também são mais comuns em indivíduos que são menos independentes em suas atividades básicas e complexas de vida e que estão deprimidos.[9] Além disso, questionar sobre o medo de cair pode identificar pacientes em risco de quedas futuras.

Pacientes que caíram ou têm medo de cair devem ser submetidos a uma avaliação direcionada para queda, que inclui aferição da medição da pressão arterial na posição ortostática; avaliação da visão; revisão de medicamentos; e teste de equilíbrio, marcha e força dos membros inferiores. Pode-se avaliar o equilíbrio e a marcha pela observação direta da sua capacidade de realizar tarefas específicas. Os testes de equilíbrio incluem a capacidade de manter a postura ortostática com os pés lado a lado, *semitandem* e *tandem* por 10 segundos; resistência a um empurrão; e estabilidade durante uma volta de 360 graus (pivô). A força do músculo quadríceps femoral é avaliada observando-se o indivíduo idoso se levantando de uma cadeira rígida sem braços, sem usar as mãos.

Além disso, a observação direta qualitativa e quantitativa da marcha para determinar sua estabilidade é um componente rápido e importante da avaliação. Os aspectos qualitativos incluem avaliação de hesitação; oscilação; comprimento, altura, simetria e continuidade dos passos; e desvio do percurso. A velocidade da marcha também é um marcador útil

---

[a]N.R.T.: O Estatuto do Idoso, instituído pela Lei 10.741/2003, é a legislação que visa garantir, no ordenamento jurídico brasileiro, os direitos assegurados a pessoas com idade ≥ 60 anos.

para quedas recorrentes. Pacientes que levam mais de 13 segundos para caminhar 10 metros (0,8 metro por segundo) têm maior probabilidade de sofrer quedas recorrentes e têm expectativa de vida menor.

O teste *timed up-and-go* combina algumas características de força e marcha.[10] É um teste cronometrado da capacidade do paciente de se levantar de uma poltrona convencional, caminhar 3 metros, fazer um pivô, caminhar de volta e sentar-se novamente. Os pacientes que levam mais de 20 segundos para concluir o teste devem ser submetidos a uma avaliação mais detalhada.

A mobilidade pode variar desde a transferência do leito para uma cadeira até viagens para fora da região geográfica do paciente, o que foi descrito como avaliação do espaço vital. Um rastreamento rápido pode se concentrar em saber se o paciente tem dificuldade para subir um lance de 10 degraus ou caminhar 400 m ou se ele precisou modificar a maneira como faz isso por condições de saúde ou físicas.

### Revisão de medicamentos

O idoso costuma consultar vários médicos, que prescrevem diversos medicamentos, o que aumenta o risco de interações medicamentosas e eventos adversos. No mínimo, o médico deve revisar a lista de medicamentos acurada e atualizada do paciente em cada consulta. Um bom método para detectar potenciais problemas é fazer com que os pacientes tragam todos os seus medicamentos (prescritos e de venda livre) em seus frascos. Inserir a lista de medicamentos de um paciente em programas de interação de medicamentos de computador disponíveis comercialmente ajuda a prevenir eventos adversos. Muitos prontuários eletrônicos de saúde também alertam os médicos sobre potenciais interações medicamentosas.

### Nutrição

A má nutrição em idosos inclui obesidade (Capítulo 207), desnutrição (Capítulo 204) e deficiências em vitaminas específicas (Capítulo 205). A obesidade em idosos é definida como um índice de massa corporal (IMC) de 30 kg/m² ou superior. O IMC elevado está associado a uma função insatisfatória e a mais comorbidades, como diabetes melito do tipo 2 (Capítulo 216), osteoartrite (Capítulo 246), hiperlipidemia (Capítulo 195), doença da artéria coronária (Capítulo 46) e apneia do sono (Capítulo 377).

Na consulta inicial, os pacientes devem ser pesados e questionados em relação à perda de peso nos 12 meses anteriores. Eles devem ser pesados em todas as consultas de acompanhamento. Deve-se calcular o IMC na consulta inicial e periodicamente depois disso (p. ex., anualmente ou quando uma mudança no peso sugerir a necessidade de recalcular).

Uma perda de peso de 4% ou mais durante 12 meses é preditiva de aumento da taxa de mortalidade e deve incitar uma avaliação à procura de causas clínicas (p. ex., doença maligna, distúrbios gastrintestinais, hipertireoidismo, diabetes melito), psiquiátricas (p. ex., depressão, demência), odontológicas e sociais ou funcionais (p. ex., pobreza, incapacidade de fazer compras ou preparar refeições). Não há evidências suficientes para apoiar o rastreamento de idosos para procura de deficiência de vitamina D e nenhuma evidência de que a suplementação de vitamina D em altas doses evite o declínio funcional.[A2][11]

### Incontinência urinária

Aproximadamente um terço das mulheres idosas que vivem na comunidade têm algum grau de incontinência urinária (Capítulo 23) e 75% dos homens idosos têm sinais/sintomas anormais relacionados com o sistema urinário. As complicações da incontinência urinária incluem irritação da pele, lesões por pressão, infecções urinárias, transtornos do sono e quedas. A identificação da incontinência urinária é importante porque existem tratamentos comportamentais e farmacológicos efetivos.

A pergunta a seguir possibilita o rastreamento simples à procura de incontinência urinária: Você teve incontinência urinária ("perda" de urina) a ponto de isso ser incômodo e gostaria de saber como pode ser tratado? Isso pode ser valioso para determinar quais pacientes desejam avaliação e tratamento adicionais. Os pacientes que responderem sim devem ser questionados quanto ao volume de urina extravasado, o quanto isso interfere na vida diária e quando ocorre a perda. A avaliação e o tratamento adicionais dependem de a incontinência ser de transbordamento, de urgência ou de esforço (ver Tabela 23.3).

### Fragilidade

Recentemente, tem havido um interesse crescente em medir e identificar o declínio fisiológico na terceira idade, o que tem sido denominado "fragilidade" (Capítulo 22). Embora várias abordagens tenham sido usadas, um dos métodos mais amplamente usados define a pré-fragilidade como envolvendo 1 ou 2 dos itens a seguir e a fragilidade como atendendo a pelo menos três dos seguintes: perda de peso (≥ 5% do peso corporal no último ano), exaustão (resposta positiva a perguntas sobre o esforço necessário para realizar a atividade), fraqueza (diminuição da força de preensão), velocidade de caminhada lenta (velocidade de marcha) (> 6 a 7 segundos para caminhar 5 m) e diminuição da atividade física (quilocalorias gastos por semana: homens gastando < 383 kcal e mulheres < 270 kcal). A fragilidade geralmente é avaliada por uma combinação de autorrelato e tarefas baseadas no desempenho (p. ex., preensão manual, velocidade da marcha).[12] A fragilidade está associada a aumento da mortalidade, fraturas de colo do fêmur, declínio cognitivo, desfechos adversos relacionados a vários procedimentos cirúrgicos e cuidados intra-hospitalares.[13,14]

## SERVIÇOS PREVENTIVOS

Os serviços preventivos incluem aconselhamento em relação ao estilo de vida, testes de rastreamento para detectar doenças assintomáticas e vacinação.[b] Os esquemas de imunização de adultos recomendados para idosos (Capítulo 15) incluem a vacinação anual contra *influenza* (gripe), vacinação pneumocócica única (vacina pneumocócica conjugada e vacina pneumocócica polivalente dadas em momentos diferentes), vacinação única contra herpes-zóster (mesmo se o paciente relatar um episódio pregresso de herpes-zóster) e vacinação com toxoide tetânico a cada 10 anos após receber uma dose de vacinação contra tétano, difteria e coqueluche (Tdap) (Capítulo 15).

Conselhos em relação a outras recomendações da U.S. Preventive Task Force podem ser encontrados no *site* interativo (http://epss.ahrq.gov/ePSS/search.jsp) de acordo com idade, sexo, tabagismo e atividade sexual atual do paciente. Para idosos mais jovens, as recomendações incluem rastreamento da pressão arterial,[A3] diabetes melito (se estiver com sobrepeso ou obesidade), hiperlipidemia, obesidade, consumo indevido de álcool etílico, câncer colorretal (até 75 anos), bem como osteoporose e câncer de mama (até 75 anos) nas mulheres, com aconselhamento e tratamento adequados, se esses distúrbios forem detectados. Recomenda-se a realização de exercícios ou fisioterapia para prevenir quedas em pacientes que apresentem risco aumentado. O uso de ácido acetilsalicílico (AAS) não é recomendado para idosos saudáveis porque seus efeitos adversos superam quaisquer benefícios cardiovasculares. Outras recomendações dependem de fatores de risco específicos do paciente.

Com o aumento da idade, menos serviços preventivos são recomendados em razão da expectativa de vida limitada e maiores comorbidades. Quando a base de evidências para serviços preventivos for esparsa, as decisões devem ser individualizadas, com base em valores, metas e preferências pessoais do paciente.

## AVALIAÇÕES NÃO CLÍNICAS

### Avaliação ambiental

A avaliação do ambiente de um paciente inclui a análise de três componentes: a capacidade do indivíduo de acessar serviços comunitários (p. ex., chegar ao banco e lojas se o paciente não puder dirigir), a segurança do ambiente físico e a adequação da situação de vida em relação à capacidade funcional e ao estado cognitivo do indivíduo. Pode-se realizar um rastreamento rápido da segurança do ambiente físico usando uma lista de verificação de domínio público (https://www.cdc.gov/steadi/pdf/check_for_safety_brochure-a.pdf). Para pacientes idosos que vão para casa, é mais apropriado realizar uma avaliação da segurança doméstica por uma agência de saúde doméstica.

### Avaliação do suporte social

Quando os idosos se tornam frágeis, a adequação da sua rede de suporte social pode ser o fator determinante para que possam permanecer em casa ou necessitar de institucionalização. Um rastreamento rápido do apoio social inclui saber a história social, perguntando quem estaria disponível

---

[b]N.R.T.: No Brasil, ver https://sbim.org.br/images/calendarios/calend-sbim-idoso.pdf.

## Tabela 21.1 — Abordagens para avaliação da função em idosos.

| ASPECTO SENDO AVALIADO | QUESTIONÁRIO PRÉ-CONSULTA | | ADMINISTRADO PELO FUNCIONÁRIO | |
|---|---|---|---|---|
| | DURAÇÃO DO TESTE | INSTRUMENTOS | DURAÇÃO DO TESTE* | INSTRUMENTOS |
| Estado funcional | D | Atividades de Vida Diária Atividades Instrumentais de Vida Diária | | |
| Diretivas antecipadas de vontade | B | Questão específica em relação às diretivas antecipadas de vontade | | |
| **Avaliação clínica** | | | | |
| Deficiência visual | B | Pergunta de item único | B | Gráfico de Snellen (consultar Tabela 395.1) |
| Deficiência auditiva | B | Hearing Handicap Inventory for the Elderly (Inventário de deficiência auditiva para idosos) | B (se necessário) | Teste do sussurro Audioscópio |
| Transtornos cognitivos | B | | D | Mini-Cog* (consultar Capítulo 24) |
| Transtornos mentais e afetivos | D | PHQ-2 e 9 (ver texto) | B | |
| Quedas, mobilidade, equilíbrio | B | Perguntas simples | B | Teste *timed up-and-go* |
| Revisão de medicamentos | D | Inspeção de frascos de medicamentos | | |
| Má nutrição | D | Pergunta única | B | Peso |
| Incontinência urinária | B | Pergunta única | B | Versão curta do International Consultation on Incontinence Modular Questionnaire se a resposta à pergunta única for positiva (ver Capítulo 23) |
| Fragilidade | B | Perguntas | B | Velocidade de marcha, força de preensão |
| Serviços preventivos | D | Perguntas específicas | | |
| **Outras dimensões** | | | | |
| Ambiente | D | Lista de verificação da segurança doméstica | | |
| Apoio social | B | Pergunta única | | |
| Condições financeiras | | | B | Seguro de saúde/SUS |

*B = rastreamento rápido (p. ex., < 2 min); D = avaliação detalhada (geralmente ≥ 5 min); PHQ = Patient Health Questionnaire (ver texto).

para ajudar se o paciente adoecesse. Para pacientes com comprometimento funcional, o médico deve determinar quem pode ajudar o paciente a realizar AVDs ou AIVDs. A identificação precoce de problemas com o suporte social pode ajudar a evitar situações de crise se o paciente apresentar um declínio clínico ou funcional repentino. Deve-se examinar periodicamente os cuidadores à procura de sintomas de depressão ou síndrome de *burnout*;[c] eles devem ser encaminhados para aconselhamento ou grupos de apoio, se necessário.

### Avaliação financeira

Embora a maior parte dos médicos não tenha treinamento ou experiência para explorar recursos financeiros em detalhes, saber o tipo de seguro de saúde do paciente é útil. Por exemplo, nos EUA, os pacientes com cobertura Medicaid podem se qualificar para benefícios adicionais de assistência clínica ou social. Alguns podem ser elegíveis para outros benefícios estaduais ou locais, dependendo de sua renda. Outros podem ter seguro de assistência a longo prazo ou benefícios de veteranos, que podem ajudar a pagar por cuidadores, evitando a necessidade de institucionalização.[d]

### ABORDAGEM ESTRATÉGICA DO MÉDICO ASSISTENTE PARA AVALIAÇÃO GERIÁTRICA

Embora a montagem de uma equipe de avaliação interdisciplinar esteja além da capacidade da maior parte dos médicos, mesmo unidades de saúde de pequeno porte podem usar o trabalho em equipe e a metodologia de prática simples para realizar avaliações geriátricas de maneira eficiente e abrangente. Essas avaliações podem levar à implementação no local ou encaminhamento para modelos de cuidados abrangentes que podem melhorar os desfechos de indivíduos idosos com várias condições crônicas, especialmente em idosos hospitalizados.[A5] Por exemplo, uma avaliação geriátrica pré-operatória abrangente pode encurtar o tempo de internação pós-operatória e reduzir complicações depois de uma cirurgia vascular de grande porte.  Em razão das limitações de tempo, o rastreamento é cada vez mais delegado à equipe e aos pacientes e suas famílias por meio de prescrições permanentes, formulários e questionários (Tabela 21.1). Por exemplo, podem ser usados questionários prévios para coletar informações em relação a: história patológica pregressa (clínica e cirúrgica); medicamentos e alergias; história social, incluindo recursos de suporte social disponíveis, serviços preventivos, capacidade de realizar tarefas funcionais e necessidade de assistência; segurança doméstica; e diretivas antecipadas de vontade. Além disso, o questionário pré-consulta pode incluir perguntas específicas que avaliem a visão, a audição, episódios de queda, a incontinência urinária e sintomas depressivos. Uma abordagem razoável é avaliar essas questões anualmente a partir dos 75 anos. Indivíduos com menos de 75 anos, mas com múltiplas comorbidades, também devem ser rastreados e reavaliados anualmente. Ademais, alguns elementos da avaliação geriátrica (avaliação de AVDs e AIVDs; marcha, equilíbrio e quedas; humor e afeto; e cognição) devem ser realizados após doenças graves, especialmente quando os pacientes forem internados.

### Recomendações de grau A

A1. Chou R, Dana T, Bougatsos C, et al. Screening for impaired visual acuity in older adults: updated evidence report and systematic review for the US Preventative Services Task Force. *JAMA.* 2016;315:915-933.
A2. Bischoff-Ferrari HA, Dawson-Hughes B, Orav EJ, et al. Monthly high-dose vitamin D treatment for the prevention of functional decline: a randomized clinical trial. *JAMA Intern Med.* 2016;176:175-183.
A3. Piper MA, Evans CV, Burda BU, et al. Screening for high blood pressure in adults: a systematic evidence review for the U.S. Preventive Services Task Force. Rockville (MD): Agency for Healthcare Research and Quality (US); 2014. (Evidence Syntheses, No. 121.). https://www.ncbi.nlm.nih.gov/books/NBK269495/. Accessed June 5, 2019.
A4. McNeil JJ, Woods RL, Nelson MR, et al. Effect of aspirin on disability-free survival in the healthy elderly. *N Engl J Med.* 2018;379:1499-1508.
A5. Ellis G, Gardner M, Tsiachristas A, et al. Comprehensive geriatric assessment for older adults admitted to hospital. *Cochrane Database Syst Rev.* 2017;9:CD006211.
A6. Partridge JS, Harari D, Martin FC, et al. Randomized clinical trial of comprehensive geriatric assessment and optimization in vascular surgery. *Br J Surg.* 2017;104:679-687.

### REFERÊNCIAS BIBLIOGRÁFICAS

As referências bibliográficas, bem como os outros materiais suplementares deste livro, encontram-se no GEN-IO, nosso ambiente virtual de aprendizagem.

---

[c] N.R.T.: Ver autoteste da Sociedade Brasileira de Geriatria e Gerontologia em http://www.sbgg-sp.com.br/voce-esta-caminhando-para-burnout-do-cuidador/.
[d] N.R.T.: No Brasil, é interessante ver Portaria número 2.528, de 19 de outubro de 2006, que aprova a Política Nacional de Saúde da Pessoa Idosa (https://bvsms.saude.gov.br/bvs/saudelegis/gm/2006/prt2528_19_10_2006.html).

# SEQUELAS CLÍNICAS COMUNS DO ENVELHECIMENTO

JEREMY D. WALSTON

## EPIDEMIOLOGIA

Os idosos constituem a maior parte dos pacientes tratados ativamente no sistema de saúde, em grande parte em razão do aumento do ônus das doenças crônicas, mas também em razão de sua acentuada vulnerabilidade a desfechos adversos de saúde, como declínio funcional e cognitivo, quedas, *delirium* (Capítulo 25) e fragilidade. Acredita-se que essa vulnerabilidade relacionada com a idade tenha sua base na biologia alterada que resulta em mudanças nos tecidos e no sistema fisiológico, que, por sua vez, podem contribuir para muitas dessas condições e para os estados de doença crônica comumente vistos em idosos. É importante ressaltar que essas mudanças biológicas provavelmente são heterogêneas e ocorrem em diferentes idades cronológicas e em diferentes órgãos, em velocidades distintas (Figura 22.1). Essas complexas mudanças biológicas relacionadas com a idade representam uma fonte de vulnerabilidade que prepara o terreno para o aumento acentuado das sequelas clínicas observadas em idosos.

## BIOPATOLOGIA

### Alterações celulares e moleculares relacionadas com a idade

As múltiplas alterações biológicas do envelhecimento afetam funções homeostáticas importantes e podem levar à alteração da função celular, ao declínio na resiliência dos tecidos e à perda celular. Várias vias tornam-se desreguladas com o aumento da idade. Primeiro, a autofagia, um processo intracelular responsável pela reciclagem de organelas ou proteínas danificadas ou redundantes, torna-se menos eficaz com a idade. O resultado é um acúmulo intracelular de mitocôndrias e proteínas disfuncionais, que, por sua vez, desencadeia a desregulação celular por meio do aumento dos níveis de radicais livres, diminuição da produção de energia mitocondrial e morte celular programada (apoptose). Em segundo lugar, as populações de células senescentes crescem com o passar dos anos e podem levar a alterações no tecido e na função do sistema imune. Por exemplo, os fibroblastos e os adipócitos evoluem para um fenótipo em que a reprodução e a morte celular têm menor probabilidade de ocorrer e a sobrevivência persiste em um estado alterado e menos funcional. Essas células senescentes não funcionam normalmente e, com frequência, secretam cronicamente citocinas inflamatórias e outras moléculas bioativas que alteram os tecidos circundantes. Populações senescentes de linfócitos T também evoluem com o aumento da idade, talvez relacionado com infecções virais no início da vida. Embora frequentemente sejam normais em aparência e quantidade, esses linfócitos T têm menor capacidade de responder apropriadamente aos sinais imunogênicos, aumentando assim a vulnerabilidade a infecções. Terceiro, alguns tecidos se tornam mais sensíveis à apoptose ou morte celular programada. Embora a apoptose seja uma programação celular normal que mata e desmonta células danificadas ou redundantes em todos os tecidos, ela é acelerada com a idade e provavelmente contribui para a vulnerabilidade a doenças crônicas, como a doença de Parkinson, a insuficiência cardíaca e a perda generalizada de células em muitos tecidos. Quarto, as evidências sugerem que o incremento da atividade na sinalização do fator de crescimento transformador-β possa desempenhar um papel importante nas alterações fibróticas que são observadas no coração, no músculo esquelético e no tecido pulmonar e que resultam em decréscimos funcionais com o aumento da idade. É importante ressaltar que essas alterações moleculares e celulares relacionadas com o envelhecimento são heterogêneas e podem afetar indivíduos em diferentes idades e em tecidos distintos. No entanto, o resultado final é maior suscetibilidade a estados de doenças crônicas, fragilidade, declínios na função e cognição e, em última instância, mortalidade.

### Desregulação do sistema fisiológico e suas consequências

A disfunção em vários sistemas fisiológicos de resposta ao estresse também influencia a vulnerabilidade na idade avançada. Doenças crônicas como o diabetes, a doença vascular, a doença pulmonar obstrutiva crônica, a depressão e a insuficiência cardíaca ativam o sistema imune inato, o sistema nervoso simpático e o eixo hipotálamo-hipófise-suprarrenal, que, por sua vez, aumenta o cortisol e a citocina inflamatória interleucina 6 (IL-6). Essas respostas agravam ainda mais as condições clínicas relacionadas com o envelhecimento, como a osteoporose e a hipertensão arterial; além disso, aumentam a vulnerabilidade à fragilidade, o declínio funcional, as lesões acidentais e agravam os estados de doença crônica (e-Figura 22.1).

## MANIFESTAÇÕES CLÍNICAS

Algumas manifestações clínicas não estão relacionadas com o envelhecimento fisiológico, mas com exposições cumulativas – como câncer de pele relacionado com o sol (Capítulo 193) – ou a expressão tardia de anormalidades genéticas, como a doença de Huntington (Capítulo 382) ou a doença renal policística (Capítulo 118). No entanto, muitos órgãos

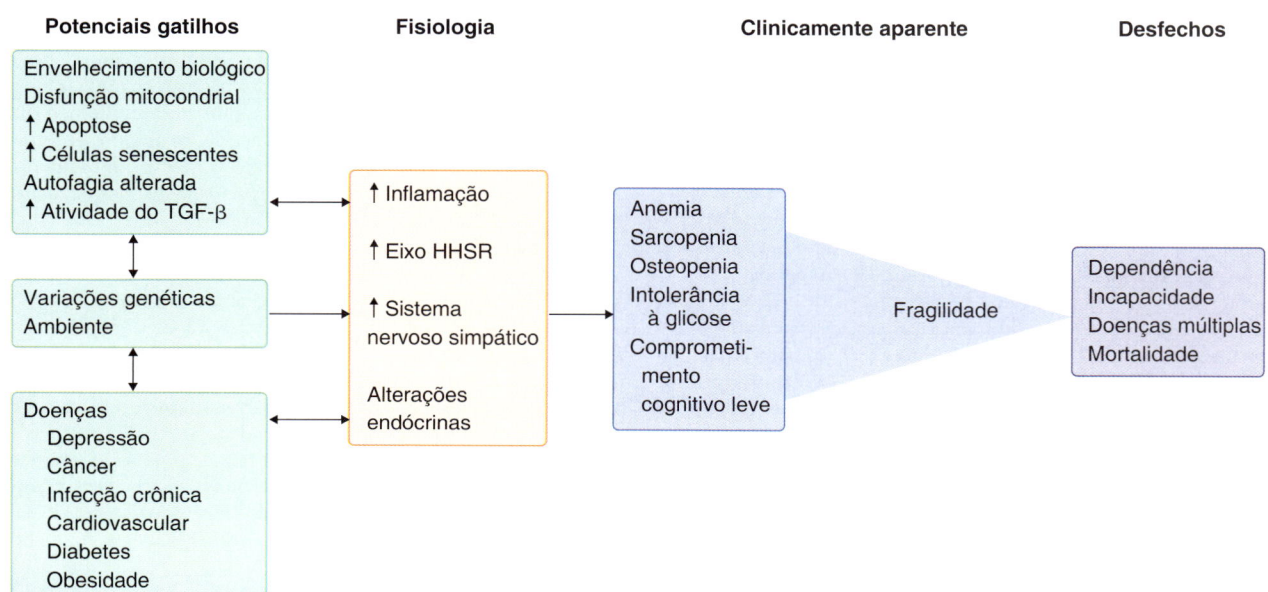

**FIGURA 22.1** Modelo abrangente de via para a vulnerabilidade biológica a desfechos adversos no envelhecimento. HHSR = hipotálamo-hipófise-suprarrenal; TGF-β = fator de crescimento transformador-β.

e sistemas tornam-se menos funcionais com a idade. Por exemplo, um indivíduo saudável de 70 anos terá apenas cerca de 50% da função pulmonar (Capítulo 77) e da função renal (Capítulo 107) de um adulto jovem. A resultante falta de capacidade de reserva fisiológica não afeta as funções do dia a dia, mas pode afetar muito a capacidade de recuperação de uma doença grave que esgote a capacidade de reserva do corpo.

Apesar das temperaturas basais normais, os idosos são mais suscetíveis à hipotermia ou à hipertermia (Capítulo 101) após a exposição ambiental, embora tenham menor probabilidade de desenvolver febre nas infecções. Por exemplo, pacientes com pneumonia (Capítulo 91) podem apresentar confusão mental e desidratação, em vez de febre e tosse. Entre os idosos com doença grave, mais da metade morre em 1 mês ou experimenta declínio funcional significativo no ano seguinte.[1]

## EFEITOS DO ENVELHECIMENTO SOBRE ÓRGÃOS E SISTEMAS ESPECÍFICOS

### Sistema cardiovascular

Entre os 20 e 80 anos de idade, a função sistólica do ventrículo esquerdo não muda, mas o ventrículo esquerdo se espessa gradualmente. O resultado é que o enchimento ventricular esquerdo no início da diástole diminui em 50% e o enchimento ventricular se torna mais dependente da contração atrial (Capítulo 47). Embora a aterosclerose seja a causa mais importante de doença cardíaca sintomática em idosos, a rigidez vascular associada com a idade resulta em aumento relacionado com a idade na insuficiência cardíaca, apesar da função sistólica normal (Capítulo 52). Com a perda gradual de até 90% das células marca-passo do nó sinusal por volta dos 80 anos de idade, tanto a frequência cardíaca de repouso quanto a frequência cardíaca máxima diminuem aos exercícios. A disfunção do sistema de condução contribui para um aumento na prevalência de fibrilação atrial, que é observada em cerca de 4% dos idosos residentes na comunidade (Capítulo 58) e pode se desenvolver em até um terço dos idosos após uma cirurgia (Capítulo 405). As valvas cardíacas se espessam e enrijecem; a prevalência de estenose aórtica e calcificações anulares mitrais aumenta (Capítulo 66), frequentemente causando sopros cardíacos.

O enrijecimento da aorta causa um aumento na pressão arterial sistólica, enquanto a pressão arterial diastólica frequentemente permanece estável ou até declina (Capítulo 70). Pacientes hipertensos com 80 anos ou mais em geral devem ser tratados de acordo com as recomendações atuais para indivíduos com mais de 65 anos, com uma pressão arterial sistólica alvo < 140 mmHg,[A1] embora um alvo < 120 mmHg provavelmente esteja associado a menos problemas cardiovasculares e mortalidade por todas as causas em idosos de outra maneira saudáveis.[A1b] Contudo, em idosos frágeis, o tratamento deve ser individualizado.[2] Em idosos com déficits cognitivos leves, a descontinuação do tratamento anti-hipertensivo não melhora a função cognitiva, psicológica ou diária geral.[A2]

A combinação de enchimento ventricular prejudicado e incapacidade de aumentar a frequência cardíaca ao estresse contribuem para a hipotensão postural que é observada em 20% dos indivíduos idosos (Capítulo 56), bem como sua predisposição a quedas[3] e síncope a estresses que indivíduos mais jovens tolerariam. A capacidade reduzida do idoso de tolerar o estresse cardiovascular deve ser reconhecida e antecipada sempre que apresentar uma doença grave. Além disso, a doença arterial coronariana pode limitar a reserva cardíaca e aumentar o risco de que a hipotensão cause um infarto agudo do miocárdio secundário.

A hiperlipidemia é comum em idosos, e as estatinas são eficazes nesta faixa etária para reduzir os eventos de doença cardíaca coronariana.[A3, A3b] No entanto, seu custo-benefício favorável para a prevenção primária em indivíduos com mais de 75 anos pode ser neutralizado até mesmo por pequenos efeitos colaterais específicos da geriatria;[4] esses medicamentos podem ser descontinuados com segurança em caso de doença avançada que limite a vida.[A4] O ácido acetilsalicílico em baixas doses não é benéfico a idosos saudáveis porque seus efeitos colaterais superam seus benefícios.[A5, A6]

Todas as doenças cardíacas da idade adulta se tornam mais comuns com o envelhecimento. O treinamento físico pode melhorar a resistência e diminuir a rigidez cardíaca relacionada com a idade.[A7] As recomendações de tratamento para anormalidades cardíacas específicas devem equilibrar o potencial benefício de intervenções direcionadas às multimorbidades comumente encontradas com o envelhecimento.[5]

### Sistema respiratório

A parede torácica se enrijece com o avanço da idade e os pulmões perdem seu recuo elástico (Capítulo 79). A capacidade vital máxima diminui em cerca de 40%, mas as trocas de oxigênio diminuem em cerca de 50% em razão do efeito aditivo da incompatibilidade ventilação-perfusão progressiva (Capítulo 79). Como resultado, a $Po_2$ arterial de muitos indivíduos com 80 anos é de cerca de 70 a 75 mmHg. As manifestações clínicas frequentemente incluem progressiva falta de ar aos exercícios (Capítulo 77) e suscetibilidade aumentada à pneumonia adquirida na comunidade (Capítulo 91) e, até mesmo, à pneumonia por aspiração.

### Sistema gastrintestinal

O paladar e o olfato (Capítulo 399) diminuem com o avanço da idade. Os alimentos tendem a ter um sabor menos doce e mais amargo.

O esfíncter esofágico pode ficar flácido (Capítulo 129), aumentando assim o refluxo e até a aspiração. A gastrite atrófica reduz o risco de úlcera duodenal, mas também a absorção de ferro (Capítulo 150) e vitamina $B_{12}$ (Capítulo 155). O esvaziamento gástrico retardado pode levar a uma sensação de saciedade precoce e diminuição do apetite.

Um declínio gradual na quantidade de hepatócitos diminui o peso do fígado em cerca de um terço aos 90 anos de idade e reduz a capacidade do fígado de metabolizar medicamentos (Capítulo 26). A motilidade colônica distal do retossigmoide ao canal anal diminui e mais de 60% dos idosos desenvolvem constipação intestinal (Capítulo 127). Os divertículos (Capítulo 133) se tornam mais comuns com a idade e são encontrados em até 50% dos indivíduos com mais de 80 anos.

### Sistema urinário

A filtração glomerular diminui em cerca de 1% ao ano. O tamanho dos rins diminui em cerca de um terço em idosos (Capítulo 107). A capacidade de concentração máxima diminui e fica mais difícil excretar uma carga de sal ou preservar água em caso de desidratação.

A bexiga se torna mais irritável com o avançar da idade e pode produzir menos força ao se contrair, o que é um problema especialmente em homens com hipertrofia prostática (Capítulo 120). Por outro lado, a incontinência urinária (Capítulo 23) é mais prevalente em mulheres. O volume urinário residual da bexiga aumenta e a noctúria é comum. A atrofia vaginal e uretral predispõe as mulheres a infecções do trato urinário (Capítulo 268).

O rim é mais suscetível aos efeitos de medicamentos, particularmente anti-inflamatórios não esteroides, que podem resultar em retenção de sódio e líquidos e subsequente hipertensão arterial. Em idosos, uma leve acidemia resulta da excreção de ácido prejudicada e pode contribuir para o desenvolvimento de osteoporose.

### Sistema endócrino

Os níveis de hormônio do crescimento caem com o avanço da idade (Capítulo 211), resultando em diminuição da força muscular, enfraquecimento dos ossos e da pele e aumento da gordura central. No entanto, a reposição do hormônio do crescimento não parece resultar em melhora da força muscular. Os níveis de hormônios da tireoide não diminuem com a idade (Capítulo 213). Os níveis de hormônio da paratireoide, entretanto, comumente aumentam, especialmente em mulheres, provavelmente em resposta ao declínio da capacidade dos rins de manter níveis séricos normais de fósforo e cálcio (Capítulos 189 e 232).

A capacidade do pâncreas de liberar insulina diminui com o passar dos anos (Capítulo 216), mas a depuração de insulina pelo rim também diminui. O resultado líquido é a manutenção dos níveis plasmáticos de insulina em jejum, mas há um aumento na probabilidade de hiperglicemia pós-prandial ou induzida por estresse. Declínios drásticos na produção de estrogênio e progesterona precipitam a menopausa em uma idade média de 51 anos (Capítulo 227). Os níveis de testosterona começam a diminuir nos homens por volta dos 50 anos de idade, frequentemente com declínios resultantes na função sexual, mas não na potência do sêmen (Capítulo 221). Os suplementos de testosterona revertem a perda muscular e as implicações sexuais da diminuição dos níveis de testosterona, mas seus efeitos sobre o risco de complicações cardiovasculares são incertos.

### Sistema imune

O declínio na capacidade de resposta do sistema imune explica por que a incidência de doenças autoimunes, como lúpus eritematoso sistêmico

(Capítulo 250) e esclerose múltipla (Capítulo 383), diminui em idosos. No entanto, esse mesmo declínio explica o aumento da morbidade e mortalidade por doenças infecciosas e o aumento do risco de reativar infecções, como tuberculose (Capítulo 308) e herpes-zóster (Capítulo 351). Esses riscos enfatizam a importância da vacinação contra herpes-zóster, *influenza*, pneumonia pneumocócica e tétano em idosos (Capítulo 15).

## Sistema hematopoético

A hematopoese (Capítulo 147) geralmente é mantida com o envelhecimento, exceto em resposta ao estresse acentuado. A única exceção é que o hematócrito diminui um pouco em homens idosos, provavelmente em razão dos níveis mais baixos de testosterona.

## Sistema tegumentar

Com o envelhecimento, a epiderme e a derme aderem com menos firmeza e o tecido subcutâneo se torna mais fino, o que faz com que a pele fique mais solta e com maior probabilidade de enrugar e ulcerar. As sequelas clínicas incluem a púrpura senil (Figura 22.2) em razão de lacerações em pequenas vênulas após inchaços ou abrasões (Capítulo 411). A exposição à luz ultravioleta também predispõe ao câncer de pele (Capítulo 193), à rosácea (Capítulo 410), à xerose e à queda de cabelo (Capítulo 413).

A cicatrização de feridas também é comprometida. Em indivíduos com mais de 65 anos, a cicatrização completa da pele pode levar 5,5 semanas, em vez de 3,5 semanas. Como resultado, os idosos estão mais sujeitos a lesões por pressão quando acamados. As lesões por pressão, que são áreas necróticas de músculo, gordura subcutânea e pele, geralmente ocorrem entre o osso subjacente e uma superfície rígida (ou uma superfície macia durante um tempo prolongado) como resultado de compressão e subsequente isquemia (Figura 22.3). É necessário um limiar de pressão contínua de apenas 30 a 35 mmHg para causar lesões por pressão; um colchão convencional pode levar a pressões cinco vezes mais altas. Além da lesão por pressão, outros fatores contribuintes incluem a lesão por cisalhamento por fricção constante contra superfícies subjacentes; a queimadura por atrito das camadas superficiais da pele; e a umidade que amolece a pele, faz com que ela adira às superfícies subjacentes e prové fácil acesso a infecções.

O posicionamento seguro, a mudança de decúbito regular, evitar a pressão direta, os leitos redutores de pressão e colchões estáticos modernos ou coberturas estáticas avançadas podem reduzir a incidência de lesões por pressão. Colchões ou coberturas infláveis não são recomendados.[6] As lesões por pressão devem ser fotografadas para estabelecer uma condição de base. A ferida deve ser mantida livre de qualquer pressão para evitar lesões por pressão adicionais. Curativos úmidos e secos são a base do tratamento e curativos semioclusivos e oclusivos também podem ser úteis. Suplementação de proteína ou aminoácido enriquecida com zinco e antioxidantes,[A8] curativos de hidrocoloide ou espuma e estimulação elétrica adjuvante podem ser úteis.[7] O desbridamento cirúrgico ou químico é frequentemente preciso. Podem ser necessários antibióticos tópicos ou sistêmicos (Capítulo 266). As lesões por pressão geralmente cicatrizam em 6 meses, mas às vezes é necessário reparo cirúrgico.

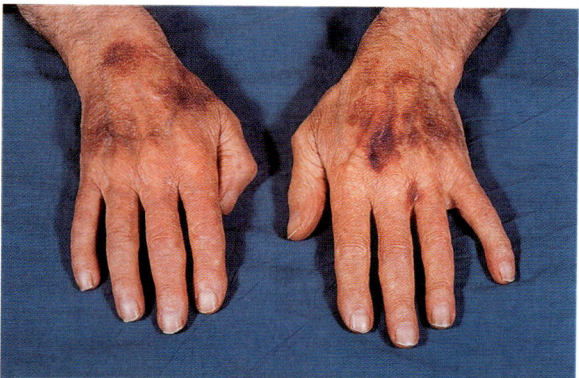

**FIGURA 22.2** A púrpura senil é uma condição comum e benigna que resulta da produção prejudicada de colágeno e da fragilidade capilar em alguns idosos. Na ausência de outros sinais de doença, não é necessário investigação. (De Forbes CD, Jackson WF. *Color Atlas and Text of Clinical Medicine*. 3rd ed. London: Mosby; 2003.)

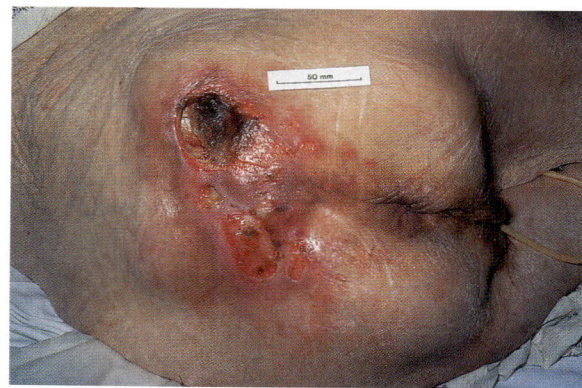

**FIGURA 22.3** Lesão por pressão sacral avançada, uma das complicações graves, mas evitáveis, da imobilidade. (De Forbes CD, Jackson WF. *Color Atlas and Text of Clinical Medicine*. 3rd ed. London: Mosby; 2003.)

## Sistema musculoesquelético

A massa e a densidade óssea diminuem em cerca de 1% ao ano, mas em até 2 a 3% ao ano nos primeiros 5 a 10 anos após a menopausa em mulheres (Capítulos 227 e 230). Em mulheres idosas com osteopenia, o tratamento com bifosfonato (p. ex., zoledronato, quatro infusões de 5 mg em intervalos de 18 meses) reduz significativamente o risco de fraturas por fragilidade não vertebrais ou vertebrais.[A9] Os tendões e ligamentos tornam-se menos elásticos, contribuindo assim para maior incidência de ruptura, principalmente do tendão calcâneo. A sarcopenia é comum em idosos.[7b] Por exemplo, a massa muscular diminui cerca de 25% aos 70 anos e 30 a 40% aos 80 anos, a menos que a perda seja compensada por exercícios.

## Farmacologia clínica

Os idosos recebem uma parcela desproporcional de todos os medicamentos prescritos (Capítulo 26) e não prescritos (Capítulo 34) e apresentam risco aumentado de interações medicamentosas. Como os idosos têm menos massa muscular e mais gordura proporcionalmente ao peso corporal total, eles são mais sensíveis aos efeitos de fármacos hidrossolúveis e têm efeitos prolongados dos fármacos lipofílicos. Declínios nas funções renal e hepática reduzem a depuração da maioria dos medicamentos, embora os medicamentos conjugados e glicuronidados sejam eliminados de maneira relativamente normal. Os idosos também são mais propensos a não seguir os regimes prescritos em razão da quantidade de medicamentos e de seu custo, déficit cognitivo e efeitos colaterais dos medicamentos.

## Sistemas sensoriais e sono

Além do declínio cognitivo relacionado com a idade (Capítulos 24 e 25), há ocorrência de perda auditiva em cerca de 25% dos indivíduos com mais de 65 anos (Capítulo 400). A diminuição da transmissão neural leva a uma dificuldade em discriminar sons principais de ruídos de fundo. A presbiacusia diminui a capacidade de ouvir sons de alta frequência.

O espessamento e o enrijecimento do cristalino diminuem a capacidade de focar objetos próximos e aumentam o brilho (Capítulo 395). A transmissão de luz através do cristalino pode diminuir em 50% ou mais, de modo que os idosos precisam de mais luz ambiente. O descolamento vítreo leva ao surgimento de "moscas volantes", que também podem interferir na visão. A diminuição da produção de lágrimas causa secura dos olhos. Todas essas condições contribuem para o declínio da acuidade visual, na medida em que 40% dos homens e 60% das mulheres com mais de 65 anos têm acuidade visual de 20/70 ou pior.

Os idosos tendem a apresentar dificuldade para dormir (Capítulo 377), mas passam muito mais tempo na cama. A apneia do sono também se torna mais comum com o avançar da idade (Capítulo 377).

## Fragilidade como um marcador clínico da vulnerabilidade em idosos

A fragilidade em idosos é uma síndrome geriátrica caracterizada por fraqueza, lentidão e perda de peso, em razão de um agregado de comorbidades e condições.[8] A fragilidade serve como um indicador clínico de que os idosos estão alto risco de desfechos adversos, incluindo *delirium*

(Capítulo 25), quedas e mortalidade.[9] As medidas de fragilidade também são cada vez mais utilizadas para identificar idosos que estejam em maior risco de desfechos adversos de saúde relacionados com procedimentos ou tratamentos clínicos, como terapia intensiva[10] ou cirurgia.[11,12] Ferramentas validadas de rastreamento da fragilidade (Tabela 22.1) possibilitam que os médicos identifiquem pacientes em maior risco de efeitos colaterais,[13] desfechos adversos e mortalidade e desenvolvam intervenções preventivas que diminuirão o risco e melhorarão a qualidade de vida.

## Biologia da vulnerabilidade e resiliência em adultos mais velhos

A biologia que diferencia adultos mais velhos vulneráveis ou frágeis de adultos mais velhos resilientes ou robustos é de natureza complexa e multissistêmica. Por exemplo, a diminuição da variabilidade da frequência cardíaca – que é um marcador da atividade desregulada do sistema nervoso simpático – está associada com envelhecimento, fragilidade e arritmias cardíacas. Idosos frágeis apresentam níveis significativamente mais elevados de cortisol salivar durante o período de nadir da tarde, sugerindo aumento crônico na atividade do eixo hipotálamo-hipófise-suprarrenal. Níveis elevados de citocinas inflamatórias, especialmente IL-6, receptor 1 do fator de necrose tumoral-α (TNFR1) e proteína C reativa, estão fortemente relacionados com declínio funcional, fragilidade, doença crônica e mortalidade em adultos mais velhos, provavelmente em razão do aumento do tecido adiposo, do maior número de células senescentes e da produção aumentada de radicais livres a partir de mitocôndrias alteradas. É provável que a IL-6 tenha impacto negativo sobre as células-tronco e células satélite, o que, por sua vez, pode contribuir para a anemia crônica e os declínios relacionados com a idade da musculatura esquelética (sarcopenia) e da massa óssea (osteopenia), comumente observados em idosos frágeis. O TNFR1 estimula apoptose e necroptose, que são programações celulares que resultam em morte celular e, possivelmente, depleção e vulnerabilidade dos tecidos mais tarde na vida. Além dos sistemas de resposta ao estresse, os fatores endócrinos que normalmente mantém a massa muscular também influenciam a fragilidade. Por exemplo, o androgênio suprarrenal sulfato de desidroepiandrosterona e o fator de crescimento semelhante à insulina 1 são significativamente mais baixos em adultos frágeis. Estratégias futuras de prevenção ou tratamento para reduzir a fragilidade e melhorar a resiliência podem ter como alvo algumas dessas respostas ao estresse ou alterações endocrinológicas.

Uma abordagem é medir os parâmetros fisiológicos, como força de preensão, velocidade de caminhada e perda de peso, bem como reunir informações sobre os níveis de atividade e fadiga. Com o uso dessa abordagem, a prevalência de fragilidade aumenta com o passar dos anos; aproximadamente 10% dos idosos com mais de 65 anos que vivem na comunidade atendem a esses critérios de fragilidade e, subsequentemente, apresentam risco aumentado de declínio funcional, queda, hospitalização e morte, mesmo após ajuste para idade, *status* socioeconômico, tabagismo e vários estados de doença comuns.

A fragilidade aumenta a probabilidade de o paciente apresentar gripe ou doença gripal nos 6 meses após a vacinação; de precisar de cuidados em unidade especializada ou de longa permanência após a hospitalização para cirurgia geral; de desfechos ruins em pacientes com doença cardiovascular; de disfunção de transplante renal; de reinternação precoce após o transplante; de quedas, hospitalização e morte de pacientes em hemodiálise por insuficiência renal crônica; e de morte em idosos usuários de drogas intravenosas. As diferenças biológicas entre idosos frágeis e não frágeis (ver Figura 22.1) levam à vulnerabilidade marcante a desfechos adversos observada em indivíduos frágeis.

As intervenções devem ser direcionadas às características específicas da fragilidade do paciente.[A10] O aumento da prática de exercícios físicos é o esteio da maioria dos programas.[A11,A11b]

## Atendimento do paciente idoso frágil no contexto clínico

A prevenção focada em lesões iatrogênicas ou hospitalizações recorrentes e o alívio de sintomas costumam ser necessários para idosos vulneráveis e frágeis (Figura 22.4). A atividade física, as intervenções com exercícios e a suplementação nutricional conseguem reduzir a incapacidade e os sintomas e melhorar a qualidade de vida em todo o espectro de idosos, desde robustos a frágeis.[A12] Além disso, a combinação de exercícios e perda de peso melhoram a função em idosos obesos e frágeis. Outras opções incluem uma abordagem em equipe que envolve o paciente, seus familiares, seus cuidadores, profissionais de saúde e assistentes sociais. Os cuidados paliativos clássicos, que incluem manejo adequado da dor, planos de tratamento menos invasivos, hospitalizações limitadas e planos de cuidados domiciliares organizados, conseguem melhorar muito a qualidade de vida. Se o paciente foi hospitalizado com frequência, um programa de atendimento abrangente ou hospital-dia ajuda a prevenir internações recorrentes e a melhorar a qualidade de vida. Uma vez hospitalizados, os idosos frágeis podem se beneficiar de serem reunidos em uma unidade especializada em seus cuidados e direcionada para funcionalidade, continência, transtornos do sono, *delirium* e cuidados paliativos.

As quedas são uma manifestação comum de fragilidade. Os fatores contribuintes incluem doenças cardiopulmonares, visão deficiente, perda auditiva, distúrbios do equilíbrio, fraqueza, distúrbios do movimento, neuropatias, comprometimento do estado mental, depressão, osteoporose, artrite e distúrbios nos pés. O risco de queda também aumenta em pacientes que tomam mais medicamentos prescritos, especialmente hipnóticos, relaxantes musculares, anti-hipertensivos, diuréticos e antidepressivos. Os riscos ambientais incluem escadas, mobília, tapetes, iluminação insuficiente, sapatos mal-ajustados, assoalhos/calçadas irregulares e superfícies escorregadias.

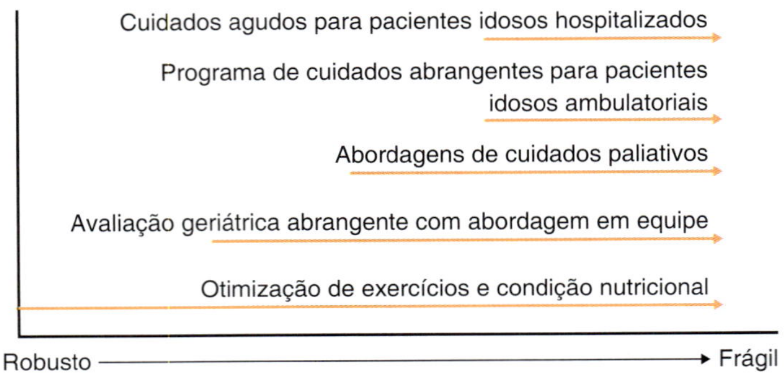

**Tabela 22.1** Quatro instrumentos comumente usados para medir a fragilidade em idosos, com domínios de medição relevantes e critérios de pontuação.

| INSTRUMENTOS | DOMÍNIOS | ESCORE |
| --- | --- | --- |
| Fragilidade física (modelo de síndrome biológica)* | Função física (lentidão, baixa atividade, fraqueza), nutricional (perda de peso) e exaustão | Variação do escore: 0 a 5. Frágil ≥ 3 critérios presentes. Intermediário/pré-frágil = presença de 1 a 2 critérios. Robusto = presença de 0 critério |
| Modelo de déficit cumulativo de fragilidade (modelo de comorbidade)† | Doenças, capacidade nas AVDs, atitudes/valores de saúde e sintomas/sinais em exames clínico e neurológico | Número de déficits presentes e dividido pelo número de déficits considerados. Maior proporção equivale a maior nível de fragilidade |
| Vulnerable Elders Survey (VES-13)‡ | Função física e incapacidade nas AVDs/AIVDs | Variação do escore: 0 a 10. Frágil = escore ≥ 3 |
| Medida de fragilidade de 1994 (modelo de domínios funcionais)§ | Função física, função nutricional, função cognitiva, problemas sensoriais | Indivíduo com escore de 3 ou mais em pelo menos um item em qualquer domínio é considerado como tendo um problema ou dificuldade nesse domínio. Frágil = problemas/dificuldades em ≥ 2 domínios |

Detalhes sobre o uso e a implementação dessas ferramentas podem ser encontrados nos artigos referenciados. AVDs = atividades de vida diária; AIVDs = atividades instrumentais de vida diária.
*Fried LP, Tangen CM, Walston J, et al. Frailty in older adults: evidence for a phenotype. *J Gerontol A Biol Sci Med Sci.* 2001;56:M146-M156.
†Rockwood K, Andrew M, Mitnitski A. A comparison of two approaches to measuring frailty in elderly people. *J Gerontol A Biol Sci Med Sci.* 2007;62:738-743.
‡Saliba D, Elliott M, Rubenstein LZ, et al. The Vulnerable Elders Survey: a tool for identifying vulnerable older people in the community. *J Am Geriatr Soc.* 2001;49:1691-1699.
§Strawbridge WJ, Shema SJ, Balfour JL, et al. Antecedents of frailty over three decades in an older cohort. *J Gerontol B Psychol Sci Soc Sci.* 1998;53:S9-S16.

Cuidados agudos para pacientes idosos hospitalizados
Programa de cuidados abrangentes para pacientes idosos ambulatoriais
Abordagens de cuidados paliativos
Avaliação geriátrica abrangente com abordagem em equipe
Otimização de exercícios e condição nutricional

Robusto ⟶ Frágil

**FIGURA 22.4** Avaliação e tratamentos de idosos frágeis e vulneráveis.

Pacientes que já sofreram quedas ou que têm medo de cair devem ser submetidos a avaliação específica, incluindo mensuração da pressão arterial em posição ortostática; avaliação da visão; revisão de medicamentos; e testes de equilíbrio, marcha e força de membros inferiores.[14] A prática de exercícios físicos como medida isolada e combinada com outras intervenções (p. ex., avaliação e tratamento da visão; modificação ambiental) reduz o risco em comparação com os cuidados usuais.[A13-A14c]

### Recomendações de grau A

- A1. Bavishi C, Bangalore S, Messerli FH. Outcomes of intensive blood pressure lowering in older hypertensive patients. *J Am Coll Cardiol.* 2017;69:486-493.
- A1b. Murad MH, Larrea-Mantilla L, Haddad A, et al. Antihypertensive agents in older adults: a systematic review and meta-analysis of randomized clinical trials. *J Clin Endocrinol Metab.* 2019;104:1575-1584.
- A2. Moonen JE, Foster-Dingley JC, de Ruijter W, et al. Effect of discontinuation of antihypertensive treatment in elderly people on cognitive functioning—the DANTE study leiden: a randomized clinical trial. *JAMA Intern Med.* 2015;175:1622-1630.
- A3. Teng M, Lin L, Zhao YJ, et al. Statins for primary prevention of cardiovascular disease in elderly patients: systematic review and meta-analysis. *Drugs Aging.* 2015;32:649-661.
- A3b. Cholesterol Treatment Trialists' Collaboration. Efficacy and safety of statin therapy in older people: a meta-analysis of individual participant data from 28 randomised controlled trials. *Lancet.* 2019;393:407-415.
- A4. Kutner JS, Blatchford PJ, Taylor DH Jr, et al. Safety and benefit of discontinuing statin therapy in the setting of advanced, life-limiting illness: a randomized clinical trial. *JAMA Intern Med.* 2015;175:691-700.
- A5. McNeil JJ, Nelson MR, Woods RL, et al. Effect of aspirin on all-cause mortality in the healthy elderly. *N Engl J Med.* 2018;379:1519-1528.
- A6. McNeil JJ, Woods RL, Nelson MR, et al. Effect of aspirin on disability-free survival in the healthy elderly. *N Engl J Med.* 2018;379:1499-1508.
- A7. Howden EJ, Sarma S, Lawley JS, et al. Reversing the cardiac effects of sedentary aging in middle age—a randomized controlled trial: implications for heart failure prevention. *Circulation.* 2018;137:1549-1560.
- A8. Cereda E, Klersy C, Serioli M, et al. A nutritional formula enriched with arginine, zinc, and antioxidants for the healing of pressure ulcers: a randomized trial. *Ann Intern Med.* 2015;162:167-174.
- A9. Reid IR, Horne AM, Mihov B, et al. Fracture prevention with zoledronate in older women with osteopenia. *N Engl J Med.* 2018;379:2407-2416.
- A10. Cameron ID, Fairhall N, Langron C, et al. A multifactorial interdisciplinary intervention reduces frailty in older people: randomized trial. *BMC Med.* 2013;11:1-10.
- A11. Gine-Garriga M, Roque-Figuls M, Coll-Planas L, et al. Physical exercise interventions for improving performance-based measures of physical function in community-dwelling, frail older adults: a systematic review and meta-analysis. *Arch Phys Med Rehabil.* 2014;95:753-769.
- A11b. Martínez-Velilla N, Casas-Herrero A, Zambom-Ferraresi F, et al. Effect of exercise intervention on functional decline in very elderly patients during acute hospitalization: a randomized clinical trial. *JAMA Intern Med.* 2019;179:28-36.
- A12. Pahor M, Guralnik JM, Ambrosius WT, et al. Effect of structured physical activity on prevention of major mobility disability in older adults: the LIFE study randomized clinical trial. *JAMA.* 2014;311:2387-2396.
- A13. Guirguis-Blake JM, Michael YL, Perdue LA, et al. Interventions to prevent falls in older adults: updated evidence report and systematic review for the US Preventive Services Task Force. *JAMA.* 2018;319:1705-1716.
- A14. Tricco AC, Thomas SM, Veroniki AA, et al. Comparisons of interventions for preventing falls in older adults: a systematic review and meta-analysis. *JAMA.* 2017;318:1687-1699.
- A14b. Liu-Ambrose T, Davis JC, Best JR, et al. Effect of a home-based exercise program on subsequent falls among community-dwelling high-risk older adults after a fall: a randomized clinical trial. *JAMA.* 2019;321:2092-2100.
- A14c. de Souto Barreto P, Rolland Y, Vellas B, et al. Association of long-term exercise training with risk of falls, fractures, hospitalizations, and mortality in older adults: a systematic review and meta-analysis. *JAMA Intern Med.* 2019;179:394-405.

### REFERÊNCIAS BIBLIOGRÁFICAS

*As referências bibliográficas, bem como os outros materiais suplementares deste livro, encontram-se no GEN-IO, nosso ambiente virtual de aprendizagem.*

## 23
# INCONTINÊNCIA URINÁRIA
NEIL M. RESNICK

### DEFINIÇÃO
A incontinência urinária consiste no extravasamento involuntário de urina suficiente para ser um problema de saúde ou social.

### EPIDEMIOLOGIA
Mais de duas vezes mais comum em mulheres que em homens, a prevalência de incontinência urinária aumenta com a idade. Afeta de 15 a 30% dos adultos mais velhos que vivem em casa, um terço dos adultos mais velhos em unidades de pronto atendimento e metade daqueles em unidades de longa permanência. Seu custo nos EUA ultrapassa US$ 83 bilhões anuais.

A incontinência urinária predispõe a erupções cutâneas no períneo, lesões por pressão (úlceras de decúbito), infecções urinárias, urossepse, quedas e fraturas. Está associada a constrangimento, estigmatização, isolamento, depressão, ansiedade, disfunção sexual e risco de institucionalização. Muitos idosos em estado grave a consideram um desfecho pior do que a morte.[1]

Apesar de sua prevalência e consequências adversas, a incontinência geriátrica permanece amplamente negligenciada, tanto pelos pacientes quanto pelos médicos. Essa negligência é lamentável porque sua prevalência aumentada com a idade está mais relacionada com doenças e incapacidades funcionais associadas à idade do que com a idade em si. Mais importante, a incontinência urinária geralmente é tratável e, com frequência, curável em todas as idades, mesmo em idosos frágeis, embora a abordagem em pacientes idosos frágeis precise ser mais ampla do que aquela empregada em pacientes mais jovens.[2]

### BIOPATOLOGIA
Em qualquer idade, a continência urinária depende não apenas da integridade da função das vias urinárias inferiores, mas também de atividade mental, mobilidade, motivação e destreza manual adequadas. Embora a incontinência urinária em pacientes mais jovens raramente esteja associada a déficits nesses domínios, estes déficits comumente ocorrem em pacientes idosos e podem causar ou exacerbar a incontinência urinária ou influenciar as abordagens terapêuticas.

Com a idade, a capacidade vesical não muda, mas a sensibilidade e a contratilidade da bexiga diminuem. No nível celular, o músculo detrusor (liso) desenvolve um "padrão de banda densa" caracterizado por bandas de sarcolema densas com depleção de cavéolas. Essa depleção media o declínio relacionado com a idade na contratilidade vesical. Além disso, desenvolve-se um padrão de disjunção incompleto caracterizado por junções de protrusão dispersas, que pode ser a base da alta prevalência de contrações involuntárias da bexiga (hiperatividade do detrusor) em idosos de ambos os sexos. Isquemia e/ou inflamação da bexiga provavelmente também contribuem. O comprimento uretral e a força do esfíncter diminuem nas mulheres, enquanto a próstata aumenta de tamanho na maioria dos homens e causa obstrução em cerca de metade deles. O volume residual pós-miccional na bexiga também aumenta em ambos os sexos, mas normalmente para menos de 100 m$\ell$. Além disso, os idosos frequentemente excretam a maior parte de sua ingestão de líquidos durante a noite, mesmo na ausência de insuficiência venosa, doença renal, ICC ou prostatismo. Como essa mudança na excreção noturna de líquidos está associada a aumento associado com a idade dos transtornos do sono, a maior parte dos idosos tem um ou dois episódios de noctúria por noite.

Nenhuma dessas alterações causa incontinência urinária, mas todas predispõem a ela. Essa predisposição, combinada com o aumento da probabilidade de um idoso sofrer um agravo patológico, fisiológico ou farmacológico adicional, explica o aumento da prevalência de incontinência urinária com a idade. Portanto, o início ou a exacerbação da incontinência urinária em um indivíduo idoso geralmente se devem a fatores precipitantes que estão fora das vias urinárias inferiores e que são passíveis de intervenção médica. Ademais, o tratamento dos fatores precipitantes por si só pode ser suficiente para restaurar a continência, mesmo se houver disfunção do sistema urinário coexistente. Por exemplo, um episódio de artrite de quadril em uma mulher com hiperatividade do detrusor relacionada com a idade pode diminuir a mobilidade o suficiente para converter sua urgência urinária em incontinência urinária. O tratamento da artrite, em vez das contrações involuntárias do músculo detrusor, não só restaura a continência, mas também diminui a dor e melhora a mobilidade. Por conta de sua frequência, reversibilidade e associação com morbidades além da incontinência urinária, as causas precipitantes transitórias devem ser abordadas primeiro.

**Causas da incontinência urinária transitória**
A incontinência urinária é transitória em até um terço dos idosos que vivem na comunidade e em até metade dos pacientes em hospitalização aguda. Embora a maior parte das causas transitórias esteja fora do sistema

urinário inferior (Tabela 23.1), três pontos merecem ênfase. Em primeiro lugar, o risco de incontinência urinária transitória aumenta se, além das alterações fisiológicas do sistema urinário inferior, também houver alterações patológicas. É mais provável que agentes anticolinérgicos provoquem incontinência urinária de transbordamento em indivíduos com bexiga fraca ou obstruída, enquanto é mais provável que o excesso de produção de urina provoque incontinência urinária de urgência em indivíduos com hiperatividade do detrusor ou mobilidade prejudicada. Em segundo lugar, essas causas transitórias podem persistir se não forem tratadas e não devem ser descartadas apenas porque a incontinência urinária é de longa data. Terceiro, a identificação da causa mais comum é de pouco valor porque as causas variam entre os indivíduos, e a incontinência urinária geriátrica raramente tem apenas uma causa.

### Causas da incontinência urinária estabelecida relacionadas com o sistema urinário inferior

A *hiperatividade do músculo detrusor*, também chamada contração involuntária da bexiga ou *bexiga hiperativa*, geralmente causa *incontinência urinária de urgência* e é o tipo mais comum de disfunção do sistema urinário inferior em idosos incontinentes, sendo responsável por cerca de dois terços de casos. Histologicamente, a hiperatividade do músculo detrusor está associada ao padrão de disjunção completo, com alargamento do espaço intercelular, redução das junções celulares musculares normais (intermediárias) e surgimento de novas junções de protrusão e pilares muito juntos que conectam as células em cadeias. Essas conexões podem mediar a mudança no acoplamento celular de um mecanismo mecânico para um mecanismo elétrico que resulta na contração involuntária da bexiga. Outras causas potenciais incluem isquemia, anormalidades nos miofibroblastos suburoteliais e alterações nos mecanismos de controle estrutural e funcional do sistema nervoso central.[3,4]

Em qualquer idade, a hiperatividade do músculo detrusor geralmente é idiopática, mas pode estar associada a várias outras causas que podem afetar o prognóstico e o manejo. Essas condições incluem lesão do neurônio motor superior (Capítulos 372 e 391), obstrução uretral, incontinência urinária de esforço, cálculo vesical e carcinoma da bexiga (Capítulo 187).

A hiperatividade do músculo detrusor ocorre como dois subconjuntos em idosos: um em que a função contrátil é preservada e outro em que está prejudicada. A última condição, denominada *hiperatividade do músculo detrusor com comprometimento da contratilidade*, tem várias implicações. Em primeiro lugar, como a bexiga está enfraquecida, esses pacientes comumente desenvolvem retenção urinária, que pode mimetizar a observada em pacientes com obstrução da saída e hipoatividade do músculo detrusor. Em segundo lugar, mesmo na ausência de retenção, a hiperatividade do músculo detrusor com comprometimento da contratilidade mimetiza outras causas de incontinência urinária do sistema urinário inferior. Por exemplo, se a contração involuntária do músculo detrusor ocorrer durante uma manobra de estresse e se não for detectada contração fraca, a hiperatividade do músculo detrusor com contratilidade prejudicada será diagnosticada erroneamente como incontinência urinária de esforço. Alternativamente, como a hiperatividade do músculo detrusor com contratilidade prejudicada pode estar associada a urgência urinária, polaciuria, velocidade de fluxo fraca, urina residual elevada e trabeculação da bexiga, em homens pode mimetizar obstrução prostática. Terceiro, o tratamento com anticolinérgicos da hiperatividade do músculo detrusor com comprometimento da contratilidade pode resultar em retenção urinária em razão de condições urinárias, exigindo abordagens terapêuticas alternativas.

A *incontinência urinária de esforço*, que é a segunda causa mais comum de incontinência urinária em mulheres idosas e a causa predominante em mulheres de meia-idade, geralmente reflete hipermobilidade uretral associada a algum grau de fraqueza esfincteriana. A incontinência urinária de esforço é rara em homens, mas pode resultar de lesão esfincteriana pós-prostatectomia radical, mas não transuretral.

A *obstrução uretral* é a segunda causa mais comum de incontinência urinária estabelecida em homens idosos, embora a maior parte dos homens com obstrução não seja incontinente. Quando a obstrução está associada à incontinência urinária, geralmente se manifesta como incontinência urinária de urgência em razão da hiperatividade do músculo detrusor associada; a incontinência urinária por transbordamento é incomum. A obstrução da saída é rara em mulheres, mas pode resultar de suspensão do colo da bexiga ou de prega uretral associada a uma cistocele grande.

A *hipoatividade do músculo detrusor* geralmente é idiopática. Quando causa incontinência urinária, está associada à incontinência urinária por transbordamento (< 10% dos casos de incontinência urinária).

Danos à inervação do sistema urinário inferior podem causar vários tipos de disfunção. Uma lesão cerebral pode causar hiperatividade do músculo detrusor. Uma lesão raquimedular (Capítulos 180 e 372) acima do nível sacral pode causar hiperatividade do músculo detrusor e

| Tabela 23.1 | Causas da incontinência transitória: mnemônico DIUFEMI. | | |
|---|---|---|---|
| *Delirium* | Resultado de doença subjacente ou medicação; a incontinência urinária é secundária e diminui quando a causa do *delirium* é corrigida | | |
| Infecção – infecção urinária *sintomática* | Infecção urinária aguda e sintomática causa incontinência urinária; contudo, a bacteriúria assintomática, muito mais comum, não o faz | | |
| Uretrite/vaginite atrófica | Caracterizada por erosões vaginais, telangiectasia, petéquias e friabilidade; pode causar ou contribuir para a incontinência urinária | | |
| Fármacos | *Tipo de fármaco:* | | *Potenciais efeitos sobre a continência:* |
| | Sedativos-hipnóticos (p. ex., benzodiazepínicos de ação prolongada; álcool etílico) | | Sedação, *delirium*, diminuição da mobilidade |
| | Anticolinérgicos (diciclomina, disopiramida, anti-histamínicos sedativos, antipsicóticos, antidepressivos tricíclicos, ciclobenzaprina, antiparkinsonianos, antidepressivos) (não ISRS) | | Retenção urinária, incontinência por transbordamento, *delirium*, impactação fecal; os antipsicóticos também diminuem a mobilidade |
| | Opioides | | Retenção urinária, impactação fecal, sedação, *delirium* |
| | Antagonistas alfa-adrenérgicos | | Relaxam o esfíncter; podem induzir à incontinência urinária de esforço em mulheres |
| | Agonistas alfa-adrenérgicos | | Retenção urinária em homens (contração do esfíncter, próstata) |
| | Bloqueadores dos canais de cálcio, especialmente os di-hidropiridínicos | | Diurese noturna decorrente da retenção de líquidos |
| | Diuréticos de "alça" (agentes semelhantes aos tiazídicos raramente provocam incontinência urinária) | | Poliúria, polaciuria, urgência |
| | AINEs | | Diurese noturna decorrente da retenção de líquidos |
| | Tiazolidinedionas | | Diurese noturna decorrente da retenção de líquidos |
| | Alguns nociceptivos (gabapentina, pregabalina) | | Diurese noturna decorrente da retenção de líquidos; sedação; *delirium* |
| | Agonistas do receptor de dopamina (p. ex., ropinirol, pramipexol) | | Diurese noturna decorrente da retenção de líquidos |
| | Inibidores da enzima de conversão da angiotensina | | Tosse induzida por fármacos leva à incontinência urinária de esforço em mulheres |
| | Vincristina | | Retenção urinária decorrente de neuropatia |
| Excesso de produção de urina | Decorrente da ingestão elevada de líquidos, agentes diuréticos (teofilina, bebidas com cafeína, álcool etílico) e distúrbios metabólicos (hiperglicemia, hipercalcemia); a incontinência urinária noturna pode resultar de apneia obstrutiva do sono ou mobilização de edema periférico (ICC, insuficiência venosa, efeitos colaterais de medicamentos) | | |
| Mobilidade restrita | Muitas vezes resulta de condições passíveis de correção, como artrite, dor, problemas nos pés, hipotensão pós-prandial ou medo de cair | | |
| Impactação fecal | Pode causar incontinências fecal e urinária que desaparecem após a resolução de impactação fecal | | |

AINEs = anti-inflamatórios não esteroides; ISRS = inibidor seletivo da recaptação da serotonina; ICC = insuficiência cardíaca congestiva.
Adaptada de Resnick NM, Tadic SD, Yalla SV. Geriatric incontinence and voiding dysfunction. In: Wein AJ, Novick AC, Partin AW, et al., eds. *Campbell-Walsh Urology*, 10th ed. St. Louis: Elsevier; 2012.

dissinergia detrusor-esfíncter, uma condição na qual o esfíncter se contrai em vez de relaxar durante a contração do músculo detrusor; o resultado pode ser obstrução da saída da bexiga e hidronefrose. Uma lesão raquimedular abaixo do nível sacral pode causar hipoatividade do músculo detrusor e/ou fraqueza do esfíncter. Danos nos nervos periféricos e autônomos podem causar problemas adicionais. Como *bexiga neurogênica* é um termo inespecífico, é preferível referir-se à disfunção específica que ela causa.

## Causas de incontinência urinária não relacionadas com o sistema urinário inferior (incontinência urinária funcional)

A incontinência urinária "funcional", que é frequentemente descrita como um tipo distinto de incontinência urinária geriátrica e atribuída a déficits de cognição e mobilidade, implica que a função do sistema urinário seja normal. No entanto, a função normal do sistema urinário é a exceção, mesmo em idosos continentes, e raramente é observada em idosos incontinentes. Além disso, a incontinência urinária não é inevitável, mesmo em casos de demência ou imobilidade. Entre os idosos institucionalizados com demência mais grave, quase 20% são continentes; entre aqueles que podem se transferir do leito para a cadeira, quase metade é continente. Indivíduos com comprometimento funcional também são os mais propensos a experimentar fatores que causam incontinência urinária transitória, e um diagnóstico de incontinência urinária funcional pode resultar da falha em detectar essas causas reversíveis. Finalmente, se os indivíduos com comprometimento funcional também apresentarem obstrução uretral ou incontinência urinária de esforço, eles podem se beneficiar de um tratamento direcionado. No entanto, o comprometimento funcional muitas vezes contribui para a incontinência urinária. Abordar suas causas e as da incontinência urinária transitória pode melhorar a incontinência urinária o suficiente para evitar a necessidade de investigações adicionais.

## MANIFESTAÇÕES CLÍNICAS

As manifestações da incontinência urinária transitória dependem da condição subjacente. Na incontinência urinária estabelecida, a hiperatividade do detrusor geralmente se manifesta como *incontinência urinária de urgência*, caracterizada por perda que segue o início *abrupto* ou a intensificação do desejo de urinar, perda de volume moderado a grande de urina, polaciúria (> 8 extravasamentos/dia), noctúria e incontinência urinária noturna. No entanto, alguns pacientes com hiperatividade do músculo detrusor podem não manifestar urgência urinária. A *incontinência urinária de esforço* causa extravasamento que coincide *instantaneamente* com o início e a cessação de tosse ou outra causa de aumento da pressão abdominal; extravasamento noturno é raro. Alguns pacientes relatam ambos os tipos de incontinência urinária, ou *incontinência urinária mista*, mas é útil determinar qual componente é o mais incômodo. Em homens com lesão esfincteriana pós-prostatectomia radical, o extravasamento involuntário de urina se assemelha ao gotejamento intermitente de uma torneira. Ocasionalmente, os pacientes apresentam incontinência urinária que é mais difícil de caracterizar clinicamente sem exames adicionais.

## DIAGNÓSTICO

Além da avaliação clínica direcionada (Tabela 23.2), um diário miccional pode fornecer indícios diagnósticos e guiar o tratamento (e-Figura 23.1). Por exemplo, a incontinência urinária que ocorre apenas entre 8 e 12 horas pode ser causada por um diurético de alça ingerido pela manhã. A incontinência urinária que ocorre à noite em um homem com demência e insuficiência cardíaca congestiva, mas não durante um cochilo de 4 horas em sua cadeira de rodas, provavelmente é decorrente da diurese noturna associada à insuficiência cardíaca e não da demência, da dificuldade de locomoção ou da obstrução prostática. Uma mulher com incontinência urinária de esforço dependente de volume pode apresentar extravasamento involuntário de urina apenas no caminho até o banheiro depois de uma noite inteira de sono, quando sua bexiga contém mais de 400 m$\ell$ – mais do que durante quaisquer horas de vigília em que a continência é mantida.

Como a retenção urinária é difícil de detectar por exame físico e pode afetar o diagnóstico e o tratamento, o volume residual pós-micção deve ser determinado rotineiramente, exceto na mulher de meia-idade que deseja apenas terapia comportamental para quadro clássico de incontinência urinária de esforço.[5] O teste urodinâmico geralmente é recomendado apenas quando é necessário certeza do diagnóstico, como antes da maioria dos reparos cirúrgicos em pacientes idosos, ou se houver evidências de uma causa grave subjacente à incontinência urinária, como lesão cerebral ou raquimedular, carcinoma da bexiga ou da próstata, hidronefrose ou cálculo vesical. A avaliação urodinâmica compreende uma bateria de testes concebidos para avaliar o sistema urinário inferior durante as fases de enchimento e esvaziamento da micção. A seleção entre os testes depende do quadro clínico e da pergunta a ser respondida; por exemplo, a medida da pressão do músculo detrusor e o fluxo de urina durante a micção conseguem determinar se há obstrução uretral, enquanto o monitoramento das pressões vesicais e uretrais durante a fase de enchimento e a tosse pode ser útil para pacientes com quadro atípico de incontinência urinária mista.

### Tabela 23.2 Avaliação clínica do paciente com incontinência urinária.

**HISTÓRIA**

Tipo (urgência, esforço, transbordamento ou mista)
Frequência, gravidade e duração da incontinência urinária
Padrão (diurno, noturno ou ambos; também, por exemplo, após ingerir medicamentos)
Manifestações associadas (esforço para urinar, esvaziamento incompleto, disúria, hematúria, desconforto ou dormência suprapúbica/perineal)
Alteração no ritmo intestinal/função sexual (em razão da proximidade com a bexiga e inervação compartilhada)
Outros fatores relevantes (câncer, doença aguda, doença neurológica, cirurgia/radioterapia pélvica ou do sistema urinário inferior)
Medicamentos, incluindo de venda livre (ver Tabela 23.1)
Avaliação breve das funções cognitiva e física

**EXAME FÍSICO**

Identificar outras condições clínicas relevantes (p. ex., insuficiência cardíaca congestiva, edema periférico)
Se houver suspeita de incontinência urinária de esforço, determinar se a perda *coincide* com o início *e* a cessação de um episódio único e forte de tosse
Palpação à procura de distensão da bexiga pós-miccional
Exame ginecológico para detectar vaginite atrófica, massa, frouxidão muscular pélvica ou prolapso (se oriundo da vagina, há risco aumentado de retenção urinária)
Exame retal à procura de irritação da pele, tônus de repouso e controle voluntário do esfíncter anal, nódulo na próstata; impactação fecal (*observação*: o tamanho da próstata se correlaciona mal com obstrução uretral)
Exame neurológico, especialmente do estado mental e exame elementar, incluindo reflexos sacrais e sensibilidade perineal

**INVESTIGAÇÃO INICIAL**

Diário miccional (ver e-Figura 23.1)
Perfil metabólico (eletrólitos, cálcio, glicose e ureia, conforme apropriado)
Quantificar o volume residual pós-micção por ultrassonografia portátil, se disponível
Urinálise para detectar hematúria estéril ou infecção; cultura se houver incontinência urinária de início recente ou que tenha apresentado agravamento
Ultrassonografia renal para detectar hidronefrose em homens cujo volume de urina residual pós-micção exceda aproximadamente 200 m$\ell$
Citologia urinária para pacientes com hematúria, dor ou incontinência urinária inexplicada de início recente ou que tenha apresentado agravamento
Urofluxometria para homens quando houver suspeita de obstrução uretral
Cistoscopia para pacientes com hematúria, suspeita de doença do sistema urinário inferior (p. ex., fístula, cálculo ou tumor vesical; divertículo uretral) ou necessidade de cirurgia do sistema urinário inferior

Adaptada de Resnick NM, Yalla SV. Management of urinary incontinence in the elderly. *N Engl J Med.* 1985;313:800-805.

## TRATAMENTO

O tratamento ideal exige abordagem multifatorial (Tabela 23.3), incluindo o tratamento de causas transitórias, condições clínicas subjacentes, incapacidades funcionais e a anormalidade do sistema urinário propriamente dita.[6,7] Embora os absorventes íntimos e fraldas tenham seu valor, continuam sendo adjuvantes para um tratamento mais específico.

### Terapia comportamental

A terapia comportamental inclui orientações, automonitoramento com um diário miccional, ajuste da ingestão de líquidos e cafeína, perda de peso para mulheres com sobrepeso e incontinência urinária de esforço, atividade física,[8] uso de auxiliares (p. ex., urinol à beira do leito) e vários

### Tabela 23.3 — Abordagem passo a passo para o tratamento da incontinência urinária.*

| CONDIÇÃO | TIPO CLÍNICO DE INCONTINÊNCIA URINÁRIA | TRATAMENTO |
|---|---|---|
| Hiperatividade do músculo detrusor com contratilidade normal | Urgência | 1. Retreinamento da bexiga ou micção em horário programado<br>2. ± Fármaco relaxante da bexiga, se necessário e não contraindicado (consultar a lista de medicamentos adiante). Se o tratamento falhar, considerar neuroestimulação tibial posterior, neuromodulação sacral ou injeção de toxina onabotulínica no músculo detrusor<br>3. O cateterismo de demora isolado costuma ser inútil porque os espasmos do músculo detrusor frequentemente aumentam, levando a vazamento ao redor do cateter urinário<br>4. Em casos específicos, induzir retenção urinária farmacologicamente e adicionar cateterismo intermitente ou de demora† |
| Hiperatividade do músculo detrusor com comprometimento da contratilidade | Urgência§ | 1. Se a bexiga se esvaziar adequadamente, métodos comportamentais (ver acima) ± medicação relaxante da bexiga (baixas doses; especialmente viável se houver incompetência associada do esfíncter)<br>2. Se o volume de urina residual > 150 mℓ, técnicas para desencadear a micção¶ ou cateterismo intermitente (± medicamento relaxante da bexiga). Se nenhum for viável, absorventes íntimos ou pessário†<br>3. Em casos específicos, induzir retenção urinária farmacologicamente e adicionar cateterismo intermitente ou de demora† |
| Incontinência urinária de esforço | Esforço | 1. Métodos conservadores (perda de peso em caso de obesidade; tratamento de tosse ou vaginite atrófica; manobras físicas para evitar extravasamento de urina [p. ex., contrair os músculos pélvicos antes da tosse, cruzar as pernas]; ocasionalmente, o uso de absorvente interno ou pessário é útil)<br>2. Se identificado limiar de extravasamento ≥ 150 mℓ, ajustar a excreção de líquidos e os intervalos miccionais de maneira adequada<br>3. Exercícios para músculos pélvicos ± *biofeedback*/cones intravaginais com peso; precisam ser mantidos indefinidamente<br>4. Cirurgia (*sling*, esfíncter artificial, injeções periuretrais de agentes de volume) |
| Obstrução uretral | Urgência/transbordamento‖ | 1. Métodos conservadores (incluindo ajuste da excreção de líquidos, retreinamento da bexiga/micção induzida), se excluídas hidronefrose, infecção urinária sintomática recorrente e hematúria<br>2. Antagonista α-adrenérgico<br>3. Considerar também adicionar um relaxante da bexiga se coexistir hiperatividade do músculo detrusor, se o volume residual pós-micção for pequeno e se uma cirurgia não for desejada/viável; *monitorar o volume residual pós-micção!*<br>4. Inibidor da 5-alfarredutase, se não for contraindicado e o paciente preferir ou não for candidato à cirurgia; o benefício clínico demora meses<br>5. A cirurgia (incisão, prostatectomia) é uma alternativa efetiva antes ou depois dessas medidas |
| Músculo detrusor hipoativo | Transbordamento | 1. Descomprimir durante alguns dias (quanto maior o volume residual pós-micção, mais longa deve ser a descompressão [até 1 mês]) e, em seguida, fazer prova de esvaziamento<br>2. Descartar obstrução uretral se isso ainda não tiver sido feito<br>3. Se não for possível urinar ou se o volume residual pós-micção permanecer grande, tentar técnicas para desencadear a micção¶ ± um antagonista α-adrenérgico, mas apenas se for possível urinar; betanecol raramente é útil<br>4. Se falhar, ou se a micção não for possível, cateterismo intermitente ou de demora† |

**AGENTES RELAXANTES DA BEXIGA PARA INCONTINÊNCIA URINÁRIA DE ESFORÇO**

- Anticolinérgicos
  Oxibutinina de liberação imediata 7,5 a 20 mg/dia (2,5 a 5 mg, 3 a 4 vezes/dia; doses > 2,5 mg, 4 vezes/dia podem ser problemáticas e raramente são úteis); oxibutinina de liberação prolongada 5 a 30 mg, 1 vez/dia; adesivo de oxibutinina 3,9 mg/dia, 2 vezes/semana; gel de oxibutinina a 10% (1 g topicamente, 1 vez/dia)
  Tolterodina 1 a 2 mg, 2 vezes/dia; tolterodina de liberação prolongada 4 mg, 1 vez/dia
  Darifenacina 7,5 a 15 mg, 1 vez/dia
  Solifenacina 5 a 10 mg, 1 vez/dia
  Tróspio 20 mg, 1 a 2 vezes/dia; 60 mg (liberação prolongada), 1 vez/dia
  Fesoterodina 4 a 8 mg, 1 vez/dia
- Agonista $β_3$-adrenérgico
  Mirabegrona 25 a 50 mg, 1 vez/dia

*Esses tratamentos devem ser iniciados somente depois de ter sido garantido acesso adequado ao banheiro, condições contribuintes terem sido tratadas (p. ex., vaginite atrófica, infecção urinária, impactação fecal, insuficiência cardíaca), otimização do aporte de líquidos e interrupção de medicamentos desnecessários ou exacerbantes. Para obter detalhes adicionais, consultar o texto.
†*Urgência*: extravasamento de urina na ausência de manobras de esforço e retenção urinária, geralmente precedida por início abrupto ou intensificação da necessidade de urinar; *esforço*: extravasamento de urina que coincide instantaneamente com as manobras de esforço, na ausência de retenção urinária ou contração do músculo detrusor; *transbordamento*: extravasamento frequente de pequenos volumes associado à retenção urinária.
‡A profilaxia de infecção urinária pode ser usada para infecções urinárias sintomáticas recorrentes, mas apenas se o cateterismo não for de demora.
§Pode também mimetizar incontinência urinária de esforço ou por transbordamento.
‖Também pode causar "gotejamento" pós-micção isoladamente, que é tratado de maneira conservadora (p. ex., sentando-se para urinar e ficando mais tempo esperando para urinar, "esvaziamento duplo" e, nos homens, "ordenha" delicada da uretra após o início da micção).
¶As técnicas para desencadear a micção incluem as manobras de Credé (aplicação de pressão suprapúbica) e Valsalva (esforço) e a micção dupla. Elas devem ser realizadas somente após o início da micção.
Adaptada e atualizada de Resnick NM. Voiding dysfunction and urinary incontinence. In: Beck JC, ed. *Geriatric Review Syllabus*. New York: American Geriatrics Society; 2011:141-154.

tipos de exercícios de retreinamento da bexiga e do esfíncter uretral (p. ex., aumento progressivo dos intervalos de micção, estratégias para lidar com a urgência urinária e exercícios para os músculos do assoalho pélvico).[A1,A2] A eficácia da terapia comportamental é equivalente à da farmacoterapia para a incontinência urinária de urgência.[A3] Na incontinência urinária de esforço, a eficácia da terapia comportamental é superior aos medicamentos,[A3b] mas inferior à cirurgia.[9,A4] Acupuntura[A5] e pessários também podem ser efetivos. A combinação de terapia comportamental e fármacos para a incontinência urinária de urgência pode ser mais benéfica do que qualquer um dos tratamentos utilizado isoladamente, porque em geral nenhum dos tratamentos abole as contrações involuntárias da bexiga. Para pacientes institucionalizados com comprometimento cognitivo, mas que sejam capazes de dizer seu nome e tenham mobilidade parcial, os lembretes diurnos regulares para urinar ("micção solicitada") provaram ser efetivos para a incontinência urinária diurna; absorventes íntimos e fraldas são adequados para os demais.[A6]

### Farmacoterapia

Os medicamentos atualmente aprovados pela FDA não se mostraram efetivos para a incontinência urinária de esforço e a incontinência urinária por transbordamento. Para a incontinência urinária de urgência, no entanto, vários relaxantes da bexiga provaram ser modesta e igualmente efetivos (ver Tabela 23.3), mesmo em estudos que tinham como alvo pacientes de mais idade.[10, A7, A8] Todos os anticolinérgicos têm propriedades antimuscarínicas, como xerostomia, constipação intestinal, borramento visual e confusão mental ocasional. Ainda assim, quando prescritos adequadamente, eles são bem tolerados, mesmo em pacientes idosos com déficit cognitivo, embora o estado cognitivo deva ser monitorado.[11] Esses medicamentos também podem ser bem tolerados em pacientes que usam inibidores da colinesterase. A escolha entre esses fármacos geralmente depende de outras considerações. Por exemplo, a oxibutinina de liberação imediata tem o início de ação mais rápido, tornando-se uma escolha barata e efetiva para pacientes que precisam de controle em horários previsíveis. Outros medicamentos, embora mais caros, podem ser usados com menos frequência e podem ser mais bem tolerados para o uso diário. A mirabegrona, um agonista $\beta_3$-adrenérgico, é um medicamento mais recente com eficácia semelhante à dos agentes anticolinérgicos e seria preferível para pacientes com comprometimento cognitivo. Se necessário, pode também ser combinado com um anticolinérgico para melhor eficácia.[12] A desmopressina deve ser evitada em idosos.

Independentemente do fármaco escolhido, é crucial começar com uma dose baixa e aumentá-la lentamente, levando em consideração que o benefício total geralmente não é evidente por até 2 meses e que os efeitos colaterais podem ser superiores aos benefícios. Com essa titulação, a incontinência urinária de urgência pode ser controlada em cerca de um terço dos pacientes e substancialmente melhorada em outro terço. No entanto, as taxas de sucesso são menores em pacientes com demência.

Para a incontinência urinária causada por vaginite atrófica, um curso de 3 a 12 meses de estrogênio tópico pode ser útil, embora o estrogênio oral possa piorar a incontinência urinária.[A9]

### Procedimentos cirúrgicos

A cirurgia é comprovadamente efetiva na incontinência urinária de esforço[13] e na mista (de esforço e de urgência)[A9b] em mulheres de todas as idades, incluindo idosas, e é relativamente duradoura. As injeções periuretrais de agentes de volume podem ajudar mulheres frágeis ou com incontinência urinária de esforço leve, mas geralmente não restauram a continência.[14] No entanto, os procedimentos de *sling* uretral e suspensão com fita da uretra conseguem curar a maioria das mulheres durante pelo menos 5 anos. Para mulheres com incontinência urinária de esforço mais complexa e para homens com incontinência urinária de esforço mais de 1 ano após prostatectomia radical, um esfíncter artificial provou ser efetivo e relativamente duradouro. A experiência com o *sling* masculino ainda é limitada.

As intervenções cirúrgicas para a incontinência urinária de urgência, incluindo neuromodulação,[A10] estimulação do nervo tibial[15] e injeções de toxina onabotulínica,[A11] são agentes de terceira linha. Dados limitados sugerem que sua eficácia seja apenas um pouco maior que a da farmacoterapia, e que pacientes idosos não evoluem tão bem quanto os mais jovens. É mais provável, também, que os pacientes idosos tratados com toxina onabotulínica desenvolvam retenção urinária e infecções urinárias.[16]

### Distúrbios específicos de homens

Além da vaginite atrófica, as causas transitórias de incontinência urinária nos homens são as mesmas que nas mulheres. No entanto, em razão da frequência de próstata aumentada, a retenção urinária ocorre com mais frequência no contexto de condições que suprimem a contratilidade do músculo detrusor (p. ex., impactação fecal ou uso de fármacos como anticolinérgicos, agonistas alfa-adrenérgicos e opioides). A incontinência urinária de urgência é igualmente comum em homens e mulheres, mas pode estar associada a uma obstrução pela próstata. Por outro lado, a incontinência urinária de esforço é rara em homens, a menos que eles tenham sido submetidos à prostatectomia radical (não transuretral) por conta de carcinoma. Como nas mulheres, a incontinência urinária por transbordamento é incomum, mas, quando ocorre em homens, mais provavelmente, é decorrente de obstrução. As considerações terapêuticas são descritas na Tabela 23.3. A cirurgia para controle da incontinência urinária, como colocação de *sling* ou criação de um esfíncter urinário artificial,[17] geralmente é reservada para casos graves em homens que, de outra maneira, têm um bom prognóstico.

### PREVENÇÃO

Existem poucos dados sobre a prevenção da incontinência urinária. Programas de orientação e modificação comportamental para mulheres com mais de 55 anos podem ser úteis, e a perda de peso consegue reduzir o risco de incontinência urinária de esforço.

### PROGNÓSTICO

Dados limitados sugerem que a incontinência urinária piore em cerca de um terço dos pacientes e melhore em cerca de 10 a 15%, embora não esteja claro quanto da remissão reflete intervenções ou melhora das condições funcionais ou clínicas.

### Recomendações de grau A

A1. Imamura M, Williams K, Wells M, et al. Lifestyle interventions for the treatment of urinary incontinence in adults. *Cochrane Database Syst Rev.* 2015;12:CD003505.
A2. Radzimińska A, Straczyńska A, Weber-Rajek M, et al. The impact of pelvic floor muscle training on the quality of life of women with urinary incontinence: a systematic literature review. *Clin Interv Aging.* 2018;13:957-965.
A3. Qaseem A, Dallas P, Forciea MA, et al. Nonsurgical management of urinary incontinence in women: a clinical practice guideline from the American college of physicians. *Ann Intern Med.* 2014;161:429-440.
A3b. Balk EM, Rofeberg VN, Adam GP, et al. Pharmacologic and nonpharmacologic treatments for urinary incontinence in women: a systematic review and network meta-analysis of clinical outcomes. *Ann Intern Med.* 2019;170:465-479.
A4. Labrie J, Berghmans BL, Fischer K, et al. Surgery versus physiotherapy for stress urinary incontinence. *N Engl J Med.* 2013;369:1124-1133.
A5. Liu Z, Liu Y, Xu H, et al. Effect of electroacupuncture on urinary leakage among women with stress urinary incontinence: a randomized clinical trial. *JAMA.* 2017;317:2493-2501.
A6. Roe B, Flanagan L, Maden M. Systematic review of systematic reviews for the management of urinary incontinence and promotion of continence using conservative behavioural approaches in older people in care homes. *J Adv Nurs.* 2015;71:1464-1483.
A7. Dubeau CE, Kraus SR, Griebling TL, et al. Effect of fesoterodine in vulnerable elderly subjects with urgency incontinence: a double-blind, placebo controlled trial. *J Urol.* 2014;191:395-404.
A8. Drake MJ, Chapple C, Esen AA, et al. Efficacy and safety of mirabegron add-on therapy to solifenacin in incontinent overactive bladder patients with an inadequate response to initial 4-week solifenacin monotherapy: a randomised double-blind multicentre phase 3b study (BESIDE). *Eur Urol.* 2016;70:136-145.
A9. Rahn DD, Ward RM, Sanses TV, et al. Vaginal estrogen use in postmenopausal women with pelvic floor disorders: systematic review and practice guidelines. *Int Urogynecol J.* 2015;26:3-13.
A9b. Sung VW, Borello-France D, Newman DK, et al. Effect of behavioral and pelvic floor muscle therapy combined with surgery vs surgery alone on incontinence symptoms among women with mixed urinary incontinence: the ESTEEM randomized clinical trial. *JAMA.* 2019;322:1066-1076.
A10. Amundsen CL, Richter HE, Menefee SA, et al. OnabotulinumtoxinA vs sacral neuromodulation on refractory urgency urinary incontinence in women: a randomized clinical trial. *JAMA.* 2016;316:1366-1374.
A11. Ginsberg DA, Drake MJ, Kaufmann A, et al. Long-term treatment with onabotulinumtoxina results in consistent, durable improvements in health related quality of life in patients with overactive bladder. *J Urol.* 2017;198:897-904.

### REFERÊNCIAS BIBLIOGRÁFICAS

*As referências bibliográficas, bem como os outros materiais suplementares deste livro, encontram-se no GEN-IO, nosso ambiente virtual de aprendizagem.*

# 24 ASPECTOS NEUROPSIQUIÁTRICOS DO ENVELHECIMENTO

SHARON K. INOUYE

### DEFINIÇÃO

O processo de envelhecimento provoca importantes mudanças fisiológicas no sistema nervoso central (Tabela 24.1), incluindo alterações neuroanatômicas, neurotransmissoras e neurofisiológicas. Em muitos idosos, esses processos resultam em sintomas e manifestações relacionados com a idade (Tabela 24.2). Contudo, essas mudanças fisiológicas se desenvolvem em velocidades drasticamente variáveis entre os idosos; o declínio pode ser modificado por fatores como dieta, prática de exercícios físicos, ambiente, estilo de vida, predisposição genética, incapacidade, doença e efeitos colaterais de medicamentos.[1]

Essas alterações podem resultar nos sintomas comumente relacionados com a idade de senescência benigna, tempo de reação lento, hipotensão postural, vertigem ou tontura, presbiopia, presbiacusia, rigidez da marcha e dificuldades para dormir. Na ausência de doença, essas mudanças

| Tabela 24.1 | Alterações fisiológicas relacionadas com a idade no sistema nervoso central. |
|---|---|

Alterações neuroanatômicas
  Atrofia cerebral
  Diminuição da contagem de neurônios
  Aumento de placas neuríticas
  Aumento de lipofuscina e melanina

Alterações em neurotransmissores
  Diminuição da transmissão colinérgica
  Diminuição da síntese dopaminérgica
  Diminuição da síntese de catecolaminas

Alterações neurofisiológicas
  Fluxo sanguíneo cerebral diminuído
  Alterações eletrofisiológicas (alentecimento do ritmo alfa, aumento das latências nas respostas evocadas)

| Tabela 24.2 | Manifestações neuropsiquiátricas de mudanças fisiológicas relacionadas com a idade. |
|---|---|
| SISTEMA | MANIFESTAÇÃO |
| Cognitivo | Esquecimento<br>A velocidade de processamento diminui ao longo da vida adulta<br>Declínios neuropsicológicos: atenção seletiva, fluência verbal, recuperação de memórias, percepção visual complexa, análise lógica |
| Reflexos | Os reflexos de estiramento perdem sensibilidade<br>Diminuição ou ausência do reflexo aquileu<br>Reflexos autônomos e vestíbulo-ocular diminuídos, instabilidade postural |
| Sentidos | Presbiacusia (perda da acuidade auditiva para altas frequências), tinido<br>Deterioração do sistema vestibular, vertigem<br>Presbiopia (elasticidade do cristalino diminuída)<br>Reatividade pupilar reduzida, diminuição do olhar para cima<br>Deterioração do sistema olfatório<br>Percepção vibratória diminuída |
| Marcha e equilíbrio | Marcha mais rígida, alentecida, em flexão anterior<br>Aumento da oscilação do corpo e leve instabilidade |
| Sono | Diminuição da eficiência do sono, fadiga<br>Aumento de despertares, insônia<br>Diminuição dos estágios 3 e 4 do sono<br>Duração do sono mais variável, mais cochilos |

fisiológicas geralmente resultam em sintomas relativamente modestos e pouca restrição nas atividades de vida diária (AVDs). Contudo, essas mudanças diminuem a reserva fisiológica e aumentam a suscetibilidade aos desafios apresentados por estressores ambientais, farmacológicos e relacionados a doenças. Como resultado, o comprometimento cognitivo leve (risco relativo, 1,2) e moderado (risco relativo, 1,4) está associado a aumento da taxa de mortalidade.

### EPIDEMIOLOGIA

Os transtornos neuropsiquiátricos, a principal causa de incapacidade em idosos, são responsáveis por quase 50% da incapacidade funcional. Estima-se que condições neuropsiquiátricas graves ocorram em 15 a 25% dos idosos em todo o mundo. Essas condições estão relacionadas com doenças que são mais frequentes com a idade, como as deficiências visual e auditiva,[2] mas não fazem parte do processo normal de envelhecimento. Doença de Alzheimer e demências relacionadas ocorrem em aproximadamente 10% dos indivíduos com 65 anos ou mais e em mais de 30% daqueles com mais de 85 anos (Capítulo 374).[3] O comprometimento cognitivo pré-clínico preditivo da doença de Alzheimer pode se manifestar como escores reduzidos em testes cognitivos até pelo menos 18 anos antes do diagnóstico dessa doença.

Os fatores de risco incluem o alelo *APOE* ε4, sintomas depressivos atuais, início de hipertensão arterial na meia-idade, número crescente de doenças vasculares e condições crônicas. O risco é reduzido em idosos que participam de atividades sociais.[4] *Delirium* ocorre em 5 a 10% de todos os indivíduos com mais de 65 anos e em até 80% dos idosos durante hospitalizações por doenças agudas (Capítulo 25). As hospitalizações não eletivas também estão associadas a uma aceleração do declínio cognitivo em idosos.[4b]

Depressão grave (Capítulo 369) ocorre em aproximadamente 5% dos idosos, com 15% apresentando sintomas depressivos importantes. Transtornos de ansiedade ocorrem em 10% dos idosos. Os idosos também estão sujeitos a morbidade substancial e incapacidade funcional por doença vascular cerebral (Capítulos 378 a 380), doença de Parkinson (Capítulo 381), neuropatias periféricas (Capítulo 392), mielopatias degenerativas (Capítulos 372 e 394), estenose espinal e doença de discos intervertebrais (Capítulo 372), transtornos convulsivos (Capítulo 375), apneia do sono (Capítulo 377), distúrbios visuais (Capítulo 395), quedas (Capítulo 22), incontinência urinária (Capítulo 23) e disfunção erétil (Capítulo 221).

### DIAGNÓSTICO

Para diagnosticar essas condições neuropsiquiátricas, os médicos precisam compreender e realizar um exame do estado mental e uma avaliação da capacidade funcional e conhecer os usos e efeitos colaterais dos fármacos psicoativos em pacientes geriátricos. Mudanças no aspecto social geralmente são uma indicação precoce de perda cognitiva.[5]

### Exame do estado mental

Além de um exame neurológico detalhado, a avaliação de transtornos neuropsiquiátricos em idosos exige análise detalhada do estado mental, incluindo humor, afeto e cognição. Existem testes de rastreamento rápidos para avaliar esses domínios e ajudar na detecção de condições que exigiriam avaliação e tratamento adicionais (Capítulo 21). Pontuações de 6 ou mais na Escala de Depressão Geriátrica abreviada de 15 itens (Tabela 24.3) indicam sintomas depressivos substanciais que justificam investigação adicional. Para pacientes com déficit cognitivo, são recomendadas as escalas de depressão preenchidas por um observador, como a Escala de Depressão de Hamilton ou a Escala de Cornell.

Os déficits cognitivos iniciais podem facilmente passar despercebidos durante uma conversa, porque o comprometimento intelectual pode ser mascarado por habilidades sociais intactas. Tendo em vista a elevada frequência de comprometimento cognitivo, o rastreamento cognitivo formal é apropriado, mas não mandatório, para todos os idosos. Idealmente, a testagem cognitiva deve avaliar no mínimo os domínios gerais de atenção, orientação, linguagem, memória, capacidade visuoespacial e conceituação. Para excluir *delirium*, deve-se avaliar primeiro a atenção, pedindo ao paciente para realizar uma tarefa, como repetir números em sequência (teste normal: mais de cinco para a frente ou mais de três para trás) ou recitar os meses do ano de trás para frente (permitir no máximo um erro); o restante da testagem cognitiva não seria útil em um paciente desatento ou delirante. Para aprofundar a avaliação cognitiva, existem muitos instrumentos de

| Tabela 24.3 | Escala geriátrica de depressão – versão resumida. |
|---|---|
| 1. Você basicamente está satisfeito com sua vida? | sim/**NÃO** |
| 2. Você abandonou muitas de suas atividades e interesses? | **SIM**/não |
| 3. Você sente que sua vida está vazia? | **SIM**/não |
| 4. Você costuma ficar entediado? | **SIM**/não |
| 5. Você está de bom humor na maior parte do tempo? | sim/**NÃO** |
| 6. Você tem medo de que algo ruim aconteça com você? | **SIM**/não |
| 7. Você se sente feliz na maior parte do tempo? | sim/**NÃO** |
| 8. Você se sente desamparado? | **SIM**/não |
| 9. Você prefere ficar em casa em vez de sair e fazer coisas novas? | **SIM**/não |
| 10. Você acha que tem mais problemas de memória do que a maioria das pessoas? | **SIM**/não |
| 11. Você acha maravilhoso estar vivo agora? | sim/**NÃO** |
| 12. Você se sente inútil do jeito que está agora? | **SIM**/não |
| 13. Você se sente cheio de energia? | sim/**NÃO** |
| 14. Você acha que sua situação é desesperadora? | **SIM**/não |
| 15. Você acha que a maior parte das pessoas está melhor do que você? | **SIM**/não |

Pontuação: as respostas que indicam depressão estão em letras maiúsculas; seis ou mais respostas em maiúsculas indicam sintomas depressivos.
Modificada com permissão de Yesavage J, Brink T, Rowe T, et al. Development and validation of a geriatric depression screening scale: a preliminary report. *J Psychiatr Res.* 1983;17:37-49.

# CAPÍTULO 24 Aspectos Neuropsiquiátricos do Envelhecimento

rastreamento breves e práticos. Historicamente, o instrumento mais utilizado é o Mini-Mental State Examination, uma escala de 19 itens e 30 pontos que pode ser completada em 10 minutos. Este instrumento protegido por direitos autorais agora cobra uma taxa por uso se for utilizada a versão oficial. Instrumentos alternativos úteis e breves incluem o Short Portable Mental Status Questionnaire (Tabela 24.4) e o teste Mini-Cog (Tabela 24.5), os quais podem ser preenchidos em menos de 5 minutos. A Montreal Cognitive Assessment (Figura 24.1) possibilita uma avaliação mais detalhada e exige 15 a 20 minutos; pontuações inferiores a 26 indicam comprometimento cognitivo. Perguntas para avaliar a capacidade de julgamento e resolução de problemas em situações hipotéticas, como em um incêndio ou ao dirigir, podem fornecer uma visão crucial sobre a capacidade do paciente de viver com segurança e independência. Se houver suspeita de demência, é necessária avaliação adicional (Capítulo 374).

## Avaliação funcional

O comprometimento funcional, definido como dificuldade de realizar as atividades diárias, é comum entre os idosos. Embora não seja rotineiramente analisada na avaliação clínica padrão, a determinação do grau de incapacidade funcional do paciente com base nas condições clínicas e neuropsiquiátricas é crucial para o diagnóstico de comprometimento cognitivo leve e demência, bem como para a compreensão do ônus da doença e de seu impacto no dia a dia do indivíduo. A importante relação entre o estado funcional e a saúde em idosos se reflete na descoberta de que as medidas funcionais são preditores mais fortes de mortalidade após a hospitalização que os diagnósticos de admissão. As medidas funcionais são preditores fortes de outros desfechos a longo prazo importantes em idosos, como necessidade futura de cuidados, sobrecarga do cuidador, risco de institucionalização e prognóstico a longo prazo. A independência funcional é essencial para que os pacientes continuem vivendo de maneira independente na comunidade, e o declínio funcional representa

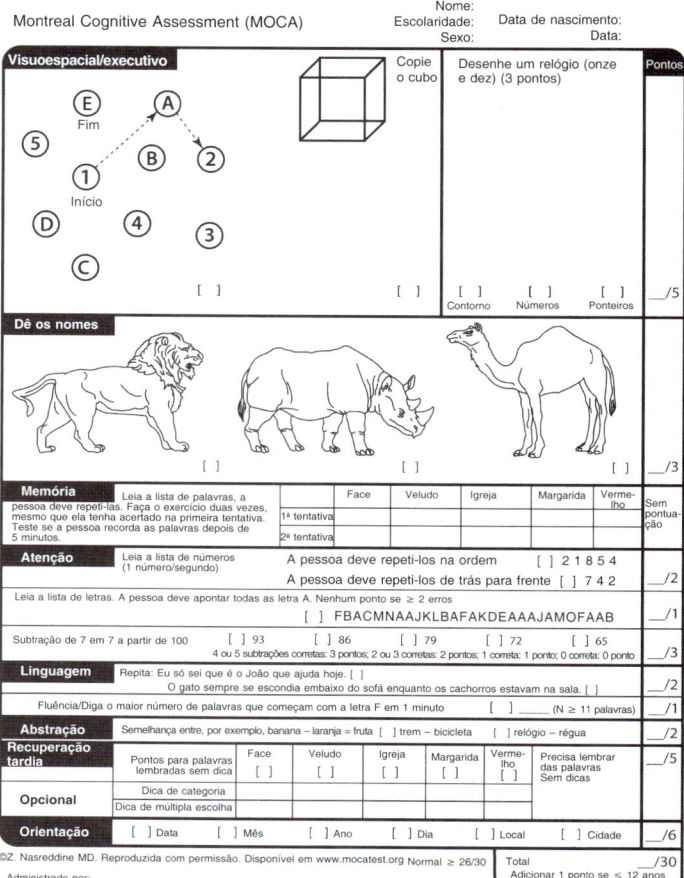

**FIGURA 24.1** Montreal Cognitive Assessment. (Reproduzida, com autorização, de Nasreddine ZS, Phillips NA, Bedirian V, et al. The Montreal Cognitive Assessment, MoCA: A brief screening tool for mild cognitive impairment. *J Am Geriatr Soc*. 2005; 53:695-699.)

o principal fator de risco para a internação de idosos em unidades de longa permanência.

A avaliação funcional deve aferir a capacidade do paciente de realizar atividades básicas de autocuidado de vida diária e atividades instrumentais de vida diária, as atividades de nível superior necessárias para uma vida independente. As atividades de vida diária incluem habilidades básicas de autocuidado, como alimentação, higiene, banho, vestir-se, ir ao banheiro, transferir-se e deambular. As atividades instrumentais de vida diária são tarefas mais complexas, incluindo fazer compras, preparar refeições, administrar finanças, cuidar da limpeza da casa, usar o telefone, tomar medicamentos e dirigir ou usar transporte público. A avaliação funcional é realizada com o paciente, com corroboração de um familiar ou cuidador. Outros domínios relacionados que devem ser avaliados incluem visão, audição, continência, estado nutricional, segurança, quedas, condições habitacionais, disponibilidade de suporte social e nível socioeconômico.

O aparecimento agudo de declínio cognitivo ou funcional é frequentemente o primeiro e, às vezes, o único sinal de doença aguda grave em idosos; exige atenção médica imediata. Da mesma maneira, o início ou o agravamento de condições relacionadas, como *delirium*, quedas, incontinência urinária, depressão, fragilidade ou piora do quadro clínico, indica a necessidade de avaliação clínica imediata.

## Tabela 24.4 Questionário prático e rápido do estado mental.

| PERGUNTA | RESPOSTA | | | ERRO? |
|---|---|---|---|---|
| Qual é a data (dia, mês e ano)?* | Dia | Mês | Ano | |
| Qual é o dia da semana? | | | | |
| Qual é o nome deste lugar? | | | | |
| Qual é o seu número de telefone? | | | | |
| Quantos anos você tem? | | | | |
| Quando você nasceu? | | | | |
| Quem é o/a atual presidente(a) da República? | | | | |
| Quem foi o/a presidente(a) antes dele(a)? | | | | |
| Qual era o nome de solteira da sua mãe? | | | | |
| Você consegue contar de três em três, de trás para frente, começando do 20? | | | | |

*Um erro em qualquer parte dessa pergunta deve ser pontuado como um erro.
Total de erros possíveis: 10; mais de três erros indicam comprometimento cognitivo.
De Pfeiffer E. A short portable mental status questionnaire for the assessment of organic brain deficit in elderly patients. *J Am Geriatr Soc*. 1975;23:433-441. Copyright © E. Pfeiffer 1994. Reproduzida, com autorização, do autor.

## Tabela 24.5 Teste Mini-Cog.

1. Instruir o paciente a ouvir atentamente e memorizar três palavras não relacionadas e, em seguida, repetir as palavras: banana, amanhecer, cadeira.
2. Instruir o paciente a desenhar um relógio, seja em uma folha de papel em branco ou em uma folha com um grande círculo já desenhado na página. Depois que o paciente colocar os números no mostrador do relógio, peça a ele que desenhe os ponteiros do relógio de modo a marcar uma hora específica, como 11h10. Essas instruções podem ser repetidas, mas não deve ser fornecida qualquer instrução adicional. Aguardar até 3 minutos para conclusão do desenho do relógio.
3. Pedir ao paciente que repita as três palavras apresentadas anteriormente.
4. Atribuir 1 ponto para cada palavra correta e 2 pontos para um relógio desenhado corretamente.
   Pontuações < 3 sugerem comprometimento cognitivo.

Modificada de Borson S, Scanlan J, Watanabe J, et al. Improving identification of cognitive impairment in primary care. *Int J Geriatr Psychiatry*. 2006;21:349-355. Reproduzida, com autorização, do detentor dos direitos autorais (S. Borson).

# TRATAMENTO

## Efeitos psicoativos de fármacos em pacientes idosos

### Eventos medicamentosos adversos em idosos

As complicações iatrogênicas ocorrem em 30 a 40% dos pacientes idosos hospitalizados, com um risco 3 a 5 vezes maior em pacientes idosos em comparação com pacientes mais jovens. Os eventos medicamentosos adversos, o tipo mais comum de complicação iatrogênica, são responsáveis por 20 a 40% de todas as complicações e pelo menos 25% delas são evitáveis. Os idosos são particularmente vulneráveis a reações medicamentosas adversas, que ocorrem em aproximadamente 10% das hospitalizações de idosos por conta do uso simultâneo de múltiplos fármacos,[6] doenças crônicas múltiplas, insuficiência renal e hepática relativa, reserva fisiológica diminuída e alteração no metabolismo dos fármacos e na sensibilidade dos receptores com o envelhecimento. Uso inadequado de medicamentos foi relatado em até 40% dos pacientes idosos hospitalizados, com mais de 25% desses pacientes apresentando contraindicações absolutas ao medicamento e os demais recebendo um medicamento desnecessário. Dentre a estimativa de 100 mil hospitalizações de emergência anuais relacionadas com medicamentos em pacientes com mais de 65 anos, os fármacos mais comumente implicados foram varfarina (33%), insulina (14%), antiplaquetários orais (13%) e hipoglicemiantes orais (11%). Como até 50% dos eventos adversos com medicamentos ocorrem em pacientes que recebem medicamentos inadequados, o potencial para reduzir esses eventos adversos é substancial.

### Fármacos com efeitos psicoativos

Quase todas as classes de medicamentos têm o potencial de causar alterações no estado mental em um paciente vulnerável, mas medicamentos específicos são comumente implicados (Tabela 24.6) e devem ser usados com cautela em pacientes idosos. Muitos casos de *delirium* ou declínio cognitivo nessa população podem ser evitados por meio da prevenção, substituição ou redução da dose desses fármacos psicoativos. Os benzodiazepínicos de ação prolongada (p. ex., diazepam, clonazepam, clordiazepóxido) são especialmente problemáticos para idosos[7] e não devem ser usados para tratar a insônia. Se as abordagens não farmacológicas para o manejo da insônia fracassarem, recomenda-se o uso a curto prazo de um benzodiazepínico de ação intermediária sem metabólitos ativos (p. ex., lorazepam 0,5 mg, meia-vida de 10 a 15 horas). Fármacos com efeitos anticolinérgicos (p. ex., anti-histamínicos, antidepressivos, neurolépticos, antiespasmódicos) provocam uma gama de efeitos colaterais mal tolerados em pacientes idosos, incluindo *delirium*, hipotensão postural, retenção urinária, constipação intestinal e xerostomia. Dos narcóticos, a meperidina causa *delirium* com mais frequência que outros agentes, por conta de um metabólito ativo, a normeperidina. Fármacos com ação cardiovascular, como digitálicos e antiarrítmicos, têm meia-vida prolongada, janelas terapêuticas estreitas e menor ligação às proteínas plasmáticas em pacientes idosos. O médico deve estar ciente de que a toxicidade por esses agentes (p. ex., digoxina) pode ocorrer mesmo em níveis terapêuticos do fármaco. Os antagonistas do receptor $H_2$ (p. ex., cimetidina, ranitidina, famotidina, nizatidina) são causas comuns de *delirium* induzido por medicamentos em idosos em razão do seu uso frequente; os médicos devem considerar fortemente o uso de alternativas menos tóxicas (p. ex., sucralfato, antiácidos) ou reduções de dosagem para pacientes idosos, especialmente quando o medicamento estiver sendo usado para profilaxia em vez de para tratamento de doença ativa. Os inibidores da bomba de prótons têm sido associados ao *delirium*, mas apresentam menos toxicidade neuropsiquiátrica do que os antagonistas dos receptores $H_2$.

Os fármacos psicoativos são responsáveis por quase 50% dos eventos medicamentosos adversos evitáveis, frequentemente em pacientes que receberam prescrição de três ou mais fármacos psicoativos, em geral em doses inadequadamente altas para idosos. *Delirium* e comprometimento cognitivo são os desfechos adversos mais frequentes dos fármacos psicoativos. O uso de qualquer fármaco psicoativo está associado a um risco quatro vezes maior de *delirium* ou declínio cognitivo, mas os desfechos dessas condições dependem do tipo ou classe de fármaco administrado e do número total de fármacos recebidos. Os sedativo-hipnóticos estão associados a um risco 3 a 12 vezes maior de *delirium* ou declínio cognitivo, os narcóticos estão associados a um risco 2 a 3 vezes maior e os anticolinérgicos estão associados a um risco 5 a 12 vezes maior. Cada medicamento carrega seu próprio risco individual de desfechos adversos e, quando múltiplos medicamentos são usados, o risco geral é agravado pelo potencial elevado de interações medicamentosas e da medicação com a doença. Se mais de três medicamentos forem adicionados em um período de 24 horas, o risco de *delirium* aumenta em quatro vezes. Da mesma maneira, o risco de declínio cognitivo aumenta proporcionalmente ao número de medicamentos prescritos, de um risco três vezes maior com dois ou três medicamentos para um risco 14 vezes maior com seis ou mais medicamentos.

### Princípios do tratamento farmacológico em idosos

O médico deve sempre considerar se podem ser usadas abordagens não farmacológicas (Capítulo 34) em vez de medicamentos em idosos. Técnicas de relaxamento, massoterapia e música são muito efetivas para o tratamento da insônia e da ansiedade; a dor localizada muitas vezes pode ser efetivamente aliviada com medidas locais, como injeção, calor, ultrassom e estimulação elétrica transcutânea.

Quando um idoso precisa de tratamento farmacológico, o médico deve escolher o medicamento com o menor potencial tóxico e dar preferência a medicamentos que já foram bem testados em populações idosas (Tabela 24.7). Frequentemente, é aconselhável começar com 25 a 50% da dosagem padrão para adultos de um fármaco psicoativo e aumentar a dose lentamente. Os esquemas posológicos devem ser simples, com o mínimo de medicamentos e o menor número de comprimidos possível. Por exemplo, como a hipotensão sistólica diurna está independentemente associada a maior progressão do declínio cognitivo, deve-se tomar cuidado e evitar sobretratamento de idosos hipertensos.

### Tabela 24.6 Fármacos com efeitos psicoativos.

**Sedativo-hipnóticos**
  Benzodiazepínicos (especialmente flurazepam, diazepam)
  Barbituratos
  Sedativos (hidrato de cloral)

**Narcóticos (sobretudo meperidina)**

**Anticolinérgicos**
  Anti-histamínicos (difenidramina, hidroxizina)
  Antiespasmódicos (beladona, difenoxilato/atropina)
  Antidepressivos heterocíclicos (amitriptilina, imipramina, doxepina)
  Neurolépticos (clorpromazina, haloperidol, tioridazina)
  Fármacos antiparkinsonianos (benzatropina, triexifenidil)
  Atropina, escopolamina

**Fármacos com ação cardiovascular**
  Digitálicos
  Antiarrítmicos (quinidina, procainamida e lidocaína)
  Anti-hipertensivos (betabloqueadores, metildopa)

**Fármacos de ação gastrintestinal**
  Antagonistas dos receptores $H_2$ (cimetidina, ranitidina, famotidina, nizatidina)
  Inibidores da bomba de prótons (esomeprazol, lansoprazol, omeprazol, pantoprazol)
  Metoclopramida

**Outros**
  Anti-inflamatórios não esteroides
  Corticosteroides
  Anticonvulsivantes
  Levodopa
  Lítio

**Medicamentos de venda livre**
  Sintomáticos para resfriado e sinusite (anti-histamínicos, pseudoefedrina)
  Indutores de sono (difenidramina, elixires contendo álcool etílico)
  Remédios para ficar acordado (cafeína)
  Antieméticos, ação gastrintestinal (atapulgita, meclizina, antagonistas do receptor $H_2$, loperamida)

### Tabela 24.7 Diretrizes para o tratamento farmacológico em idosos.

**PRINCÍPIOS GERAIS**

Lembrar que os idosos são muito sensíveis aos efeitos psicoativos de todos os fármacos

É importante conhecer a farmacologia dos medicamentos prescritos. Os detalhes de alguns medicamentos precisam ser reconhecidos

**ABORDAGEM RECOMENDADA**

Usar abordagens não farmacológicas sempre que possível
Evitar o uso SOS *rotineiro* de medicamentos para dormir, ansiedade, dor
Selecionar o fármaco com o menor potencial tóxico
Substituir por alternativas menos tóxicas sempre que possível (antiácido ou sucralfato em vez de bloqueador $H_2$ ou inibidores da bomba de prótons, *Psyllium* com subsalicilato de bismuto em vez de loperamida ou difenoxilato/atropina, paracetamol em horários fixos para controle da dor)
Reduzir a dosagem
"Iniciar com dose baixa e aumentar lentamente"
  Começar com 25 a 50% da dose padrão de fármacos psicoativos em idosos
  Aumentar lentamente as doses dos medicamentos
  Definir metas finais realistas: titular as doses para melhorar, não para eliminar os sintomas
Manter um esquema simples
Reavaliar regularmente a lista de medicamentos. Solicitar ao paciente para trazer todos os frascos e analisar o que está sendo tomado
Reavaliar fármacos usados há muito tempo porque as condições do paciente estão mudando
Revisar os medicamentos de venda livre, incluindo fitoterápicos

O monitoramento ambulatorial da pressão arterial ajuda a evitar sobretratamento (Capítulo 70).[8] Mais importante, a lista de medicamentos deve ser reavaliada com frequência. A inclusão de um farmacêutico na equipe de atendimento pode melhorar significativamente os desfechos dos cuidados de saúde.[A1] Intervenções sistemáticas envolvendo geriatras, farmacêuticos e sistemas de monitoramento computadorizados também conseguem reduzir significativamente a frequência de reações medicamentosas adversas em idosos.[A2,A3]

Em indivíduos com demência ou comprometimento cognitivo, as seguintes classes de fármacos devem ser evitadas ou descontinuadas, se possível: anticolinérgicos, benzodiazepínicos, antagonistas do receptor $H_2$, meperidina, sedativo-hipnóticos e antipsicóticos (a menos que estejam sendo usados para tratar manifestações psicóticas ou delirantes ativas). Mesmo medicamentos de uso crônico devem ser reavaliados conforme as condições do paciente mudem com a idade e a doença. O uso prolongado não justifica a continuidade do uso. O médico deve revisar regularmente com o paciente todos os medicamentos prescritos e de venda livre, preferencialmente fazendo com que o paciente traga todos os frascos de medicamentos e indique como cada um está sendo tomado. Os pacientes frequentemente subestimam o potencial tóxico dos medicamentos de venda livre e fitoterápicos, e podem estar usando vários desses agentes que poderiam potencializar os efeitos colaterais ou neutralizar diretamente os efeitos desejados da medicação prescrita (Capítulo 26). Por exemplo, medicamentos de alto risco vendidos livremente para idosos incluem anti-inflamatórios não esteroides, bloqueadores $H_2$ e anti-histamínicos. Além disso, os fitoterápicos podem interagir com a varfarina, aumentando ou diminuindo seu efeito (*Hypericum perforatum* diminui o efeito da varfarina e dificulta a anticoagulação; *Gingko biloba* aumenta o efeito da varfarina e pode causar sangramento); outros (como *Piper methysticum* G. Forst [cava-cava], *Echinacea purpurea* [equinácea] e preparações de ervas chinesas) foram associados a risco de hepatotoxicidade. Mesmo em homens idosos com baixos níveis de testosterona, a suplementação de testosterona não melhora a função cognitiva.[A4]

### Recomendações de grau A

A1. Clyne B, Smith SM, Hughes CM, et al. Effectiveness of a multifaceted intervention for potentially inappropriate prescribing in older patients in primary care: a cluster-randomized controlled trial (OPTI-SCRIPT study). *Ann Fam Med.* 2015;13:545-553.
A2. O'Connor MN, O'Sullivan D, Gallagher PF, et al. Prevention of hospital-acquired adverse drug reactions in older people using screening tool of older persons' prescriptions and screening tool to alert to right treatment criteria: a cluster randomized controlled trial. *J Am Geriatr Soc.* 2016;64:1558-1566.
A3. O'Sullivan D, O'Mahony D, O'Connor MN, et al. Prevention of adverse drug reactions in hospitalised older patients using a software-supported structured pharmacist intervention: a cluster randomised controlled trial. *Drugs Aging.* 2016;33:63-73.
A4. Resnick SM, Matsumoto AM, Stephens-Shields AJ, et al. Testosterone treatment and cognitive function in older men with low testosterone and age-associated memory impairment. *JAMA.* 2017;317:717-727.

### REFERÊNCIAS BIBLIOGRÁFICAS

*As referências bibliográficas, bem como os outros materiais suplementares deste livro, encontram-se no GEN-IO, nosso ambiente virtual de aprendizagem.*

## 25

# DELIRIUM NO PACIENTE IDOSO

SHARON K. INOUYE

Estima-se que o *delirium*, uma das manifestações iniciais mais comuns em idosos com doença aguda, seja encontrado em 30% das avaliações de emergência de idosos. A alteração do estado mental serve, com frequência, como um barômetro da saúde subjacente de um paciente idoso e comumente é a única manifestação de uma doença grave subjacente. Uma ampla gama de condições clínicas, neurológicas e psiquiátricas pode levar ao *delirium* (Capítulos 369 e 374). Uma abordagem sistemática auxilia na avaliação da suspeita de *delirium* em um paciente idoso (Figura 25.1).

A primeira etapa na avaliação da suspeita de *delirium* em um paciente idoso é obter anamnese detalhada de uma pessoa confiável para estabelecer o nível basal de função cognitiva do paciente e a evolução clínica de quaisquer alterações cognitivas. As alterações crônicas (aquelas que ocorrem ao longo de meses a anos) provavelmente representam uma doença demencial subjacente e devem ser avaliadas em conformidade (Capítulo 374). Alterações agudas (aquelas que ocorrem ao longo de dias a semanas) – mesmo se superpostas à demência subjacente – devem ser investigadas com uma avaliação cognitiva formal para determinar se há *delirium*. Se não houver características do *delirium* (p. ex., desatenção, pensamento desorganizado, nível alterado de consciência, sintomas flutuantes), indica-se investigação adicional à procura de depressão, transtornos psicóticos agudos não orgânicos ou outras condições psiquiátricas.

###  DELIRIUM

O *delirium*, uma síndrome clínica caracterizada por transtorno agudo da atenção e da função cognitiva, é a complicação mais frequente da hospitalização de idosos, e é um problema potencialmente prejudicial. O *delirium* muitas vezes não é reconhecido, apesar dos métodos sensíveis para sua detecção, e suas complicações são preveníveis.[1]

### DEFINIÇÃO

Os critérios diagnósticos para *delirium* estão evoluindo (Tabela 25.1). O *Diagnostic and Statistical Manual of Mental Disorders* é baseado no consenso de especialistas, mas a sensibilidade diagnóstica e a especificidade de seus critérios não foram testadas. O Confusion Assessment Method e uma versão mais sucinta desse instrumento podem fornecer uma abordagem diagnóstica simples e operacionalizada (Tabela 25.2). Em estudos com mais de 1.000 indivíduos, tem sensibilidade de 94%, especificidade acima de 85% e alta confiabilidade entre avaliadores.

### EPIDEMIOLOGIA

Em indivíduos com mais de 65 anos internados em enfermarias de clínica médica, a prevalência de *delirium* na admissão hospitalar é de 18 a 35%. O *delirium* se desenvolve como evento "novo" em 11 a 14% desses pacientes durante a hospitalização. Encontram-se taxas mais altas quando é realizado monitoramento frequente em populações de idosos submetidos a cirurgia[2] e em UTI. *Delirium* ocorre em 10 a 50% dos pacientes no período pós-operatório, em até 80% dos pacientes em UTIs, em até 35% dos pacientes em asilos e em pelo menos 45% dos pacientes no fim da vida.

As taxas de mortalidade hospitalar por *delirium* são de 25 a 33%, tão altas quanto as associadas à sepse. O ônus do *delirium* em pacientes idosos hospitalizados assumiu particular destaque porque os pacientes com 65 anos ou mais atualmente representam mais de 50% de todos os dias de internação hospitalar. Com base nas estatísticas vitais de saúde dos EUA, o *delirium* complica as internações hospitalares de pelo menos 2,6 milhões de indivíduos com 65 anos ou mais e é responsável por mais de US$ 164 bilhões em gastos com saúde anualmente. Assim, o *delirium* tem amplas implicações econômicas e de política de saúde.

### BIOPATOLOGIA

Como outras síndromes geriátricas comuns (Capítulo 22), o *delirium* geralmente tem múltiplas causas. Uma busca pelos muitos potenciais contribuintes subjacentes requer astúcia clínica e avaliação clínica completa, especialmente porque muitos desses fatores são tratáveis, mas podem resultar em taxas de morbidade e mortalidade substanciais se não forem tratados. O processo torna-se mais desafiador por conta das características frequentemente inespecíficas, atípicas ou discretas da doença subjacente em idosos. *Delirium* é, comumente, o único sinal inicial de uma doença subjacente potencialmente fatal, como pneumonia (Capítulo 91), urossepse (Capítulo 268) ou infarto agudo do miocárdio (Capítulo 64), na população idosa.

A patogênese básica do *delirium* permanece obscura. Evidências recentes sugerem que a interação de fatores biológicos resulta na interrupção de redes neuronais em grande escala no encéfalo, levando, assim, a uma disrupção cognitiva aguda e ao *delirium*. Por exemplo, *delirium* está relacionado com alterações na difusão longitudinal na substância branca dos lobos frontal, parietal e temporal.[3] Alguns dos principais mecanismos propostos incluem disrupção dos sistemas de neurotransmissores, inflamação, estressores fisiológicos, distúrbios metabólicos e fatores genéticos. Muitos sistemas de neurotransmissores estão potencialmente envolvidos,

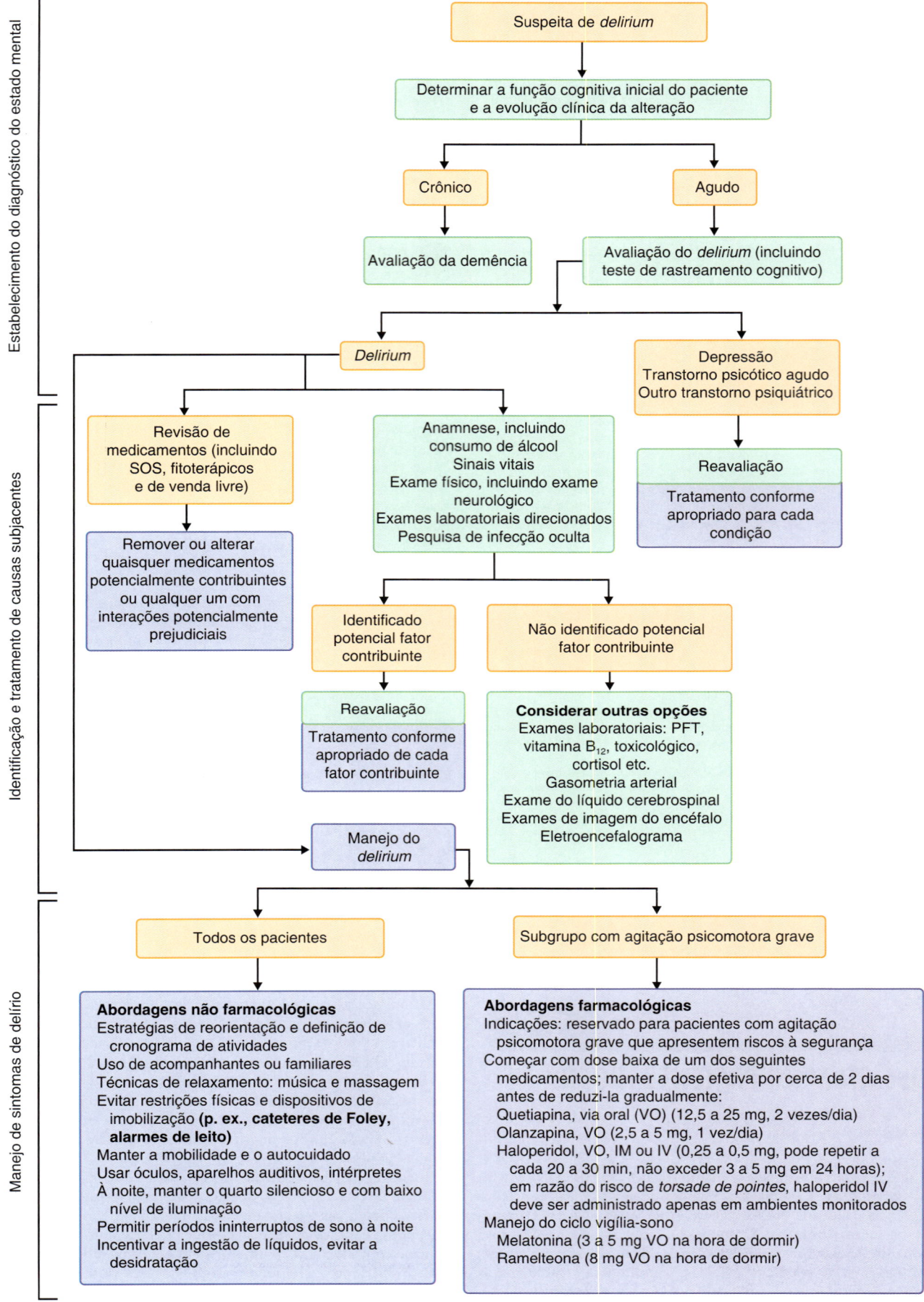

**FIGURA 25.1** Algoritmo para avaliação da suspeita de *delirium* em idosos. SOS = conforme necessário; PFT = provas de função tireoidiana.

mas a deficiência colinérgica relativa e o excesso de dopamina são os mais frequentemente associados. A inflamação pode desempenhar um papel importante, com a inflamação periférica desencadeando neuroinflamação e ativação da micróglia.

O desenvolvimento de *delirium* geralmente envolve uma complexa inter-relação de um paciente vulnerável com fatores predisponentes pertinentes e exposição a insultos nocivos ou fatores precipitantes. O *delirium* pode se desenvolver em pacientes vulneráveis, como pacientes com déficit cognitivo ou em estado grave, após agravo relativamente benigno, como uma única dose de ansiolítico. Por outro lado, em pacientes que não sejam vulneráveis, o *delirium* pode se desenvolver apenas após a exposição a vários agravos nocivos. Estudos prévios mostraram que os efeitos desses fatores de risco podem ser cumulativos. O reconhecimento dessa causa multifatorial é importante para o médico porque a remoção ou o tratamento de um fator isoladamente geralmente não é suficiente para resolver o *delirium*. Deve-se abordar todo o espectro de vulnerabilidade e fatores precipitantes.

Os fatores que predispõem os pacientes ao *delirium* incluem comprometimento cognitivo ou demência preexistente, relato prévio de *delirium*, comprometimento funcional, deficiência visual ou auditiva, múltiplas comorbidades, doença subjacente grave, depressão, história pregressa de acidente vascular encefálico (AVE) ou ataque isquêmico transitório (AIT), consumo abusivo de álcool e idade avançada. A demência é um fator de risco importante e consistente para *delirium*; indivíduos com demência correm risco duas a cinco vezes maior de *delirium*, e 30 a 50% dos pacientes com *delirium* apresentam demência subjacente.

Os medicamentos, as causas remediáveis mais comuns do *delirium*, contribuem para a condição em 40% dos casos (Capítulo 24). Insuficiência ou falência de qualquer sistema de órgãos importante, sobretudo insuficiência renal ou hepática, pode precipitar o *delirium*. Os procedimentos cirúrgicos são fatores de risco importantes de *delirium*. Hipoxemia e hipercarbia têm sido associadas ao *delirium*. Os médicos precisam estar atentos para insuficiência respiratória oculta, que em idosos geralmente não apresenta os sinais e sintomas usuais de dispneia e taquipneia e pode passar despercebida quando é considerada apenas a saturação de oxigênio. Infarto agudo do miocárdio (IAM) ou insuficiência cardíaca podem se manifestar como *delirium* em um paciente idoso, sem os sintomas usuais de dor torácica ou dispneia. A infecção oculta é uma causa particularmente notável de *delirium*. Os pacientes idosos frequentemente não conseguem desenvolver a resposta febril ou leucocitótica à infecção, e os médicos precisam avaliá-los cuidadosamente à procura de sinais de pneumonia, infecção urinária, endocardite, abscesso abdominal ou articulações infectadas. Diversos distúrbios metabólicos podem contribuir para o *delirium*, incluindo hipernatremia e hiponatremia, hipercalcemia, distúrbios acidobásicos, hipoglicemia e hiperglicemia e distúrbios da tireoide ou suprarrenais. Imobilização e itens que levam à imobilização (p. ex., cateteres vesicais de demora, restrições físicas, alarmes de leito) são fatores importantes na precipitação do *delirium*. Fatores que comprovadamente contribuem para o *delirium* incluem desidratação, depleção de volume e declínio nutricional durante a hospitalização (p. ex., perda de peso, queda da concentração de albumina sérica). A abstinência de substâncias psicoativas e álcool etílico é uma causa importante e frequentemente insuspeitada de *delirium* em idosos. Fatores ambientais, como ambiente desconhecido, privação de sono, modificação de horários, mudanças frequentes de quarto, sobrecarga sensorial e privação sensorial, agravam o *delirium* no hospital. Fatores psicossociais, como depressão, estresse psicológico, dor e falta de suporte social, também podem precipitar *delirium*.

### MANIFESTAÇÕES CLÍNICAS

As principais características do *delirium* incluem o início agudo e a desatenção.[4] Determinar a agudeza do início requer conhecimento acurado da função cognitiva basal do paciente. Pacientes com *delirium* são desatentos; isto é, eles têm dificuldade em focar, manter e desviar a atenção. Eles parecem se distrair facilmente e têm dificuldade em manter uma

### Tabela 25.1 Critérios diagnósticos do *delirium*.

**CRITÉRIOS DO DSM-5\***

- Alterações da atenção (ou seja, capacidade reduzida de direcionar, focar, manter e desviar a atenção) e da conscientização (redução da orientação em relação ao ambiente) que ocorreram em um curto período de tempo (geralmente horas a alguns dias), e que representam mudança em relação à atenção e à conscientização basais e cuja intensidade tenda a flutuar ao longo do dia
- Um transtorno cognitivo adicional (p. ex., déficit de memória, desorientação, alteração na linguagem, na capacidade visuoespacial ou na percepção)
- Evidências detectadas na anamnese, no exame físico ou nos exames laboratoriais de que o distúrbio seja consequência fisiológica direta de outra condição clínica, intoxicação ou abstinência de substância, exposição a uma toxina ou múltiplas causas
- Nenhuma evidência de outro transtorno neurocognitivo preexistente, estabelecido ou em evolução que explique a desatenção e o transtorno cognitivo
- Nenhuma evidência de nível reduzido da vigília, a exemplo de coma

**ALGORITMO DIAGNÓSTICO CAM†**

Característica 1. Início agudo e evolução flutuante. Essa informação geralmente é obtida de um familiar ou da equipe de enfermagem: Há evidências de alteração aguda no estado mental em relação à condição inicial do paciente? O comportamento (anormal) oscilou durante o dia?

Característica 2. Desatenção. O paciente teve dificuldade em focar a atenção – por exemplo, ele se distraiu facilmente ou teve dificuldade em acompanhar o que estava sendo dito?

Característica 3. Pensamento desorganizado. O pensamento do paciente estava desorganizado ou incoerente, como uma conversa incoerente ou irrelevante, fluxo de ideias pouco claro ou ilógico ou mudança imprevisível de um assunto para outro?

Característica 4. Nível alterado de consciência. De modo geral, como você classificaria o nível de consciência deste paciente: alerta (normal), vigilante (hiperalerta), letárgico (sonolento, desperta facilmente), torporoso (difícil de despertar) ou comatoso (incapaz de despertar)?

*\*DSM-5 = Diagnostic and Statistical Manual of Mental Disorders. 5ª ed. Modificada com permissão da American Psychiatric Association. Diagnostic and Statistical Manual of Mental Disorders. 5th ed. Washington, DC: American Psychiatric Association; 2013.*
*†O diagnóstico de delirium exige a presença das características 1 e 2 e 3 ou 4. CAM = Confusion Assessment Method. Adaptado com permissão. Copyright 2003, Hospital Elder Life Program, LLC. Não deve ser reproduzido sem permissão. Instrumento completo em: www.hospitalelderlifeprogram.org.*

### Tabela 25.2 Entrevista diagnóstica de 3 minutos para o Confusion Assessment Method (3D-CAM).\*

| TIPO DE AVALIAÇÃO | CARACTERÍSTICA 1: ALTERAÇÃO AGUDA NO ESTADO MENTAL COM EVOLUÇÃO FLUTUANTE† | CARACTERÍSTICA 2: DESATENÇÃO | CARACTERÍSTICA 3: PENSAMENTO DESORGANIZADO | CARACTERÍSTICA 4: ALTERAÇÃO DO NÍVEL DE CONSCIÊNCIA |
|---|---|---|---|---|
| Respostas do paciente: qualquer critério isolado ou incapacidade de responder indica que a característica está presente | No dia anterior, o paciente<br>• ficou confuso?<br>• pensou que não estava no hospital?<br>• viu coisas que não existiam? | O paciente consegue<br>• contar de 3 em 3 de trás para frente?<br>• contar de 4 em 4 de trás para frente?<br>• citar os dias da semana de trás para frente?<br>• citar os meses do ano de trás para frente? | O paciente consegue dizer<br>• o ano vigente?<br>• o dia da semana?<br>• que está no hospital? | Nenhuma |
| Observações do entrevistador: qualquer critério indica que a característica está presente | Apresentou flutuações em:<br>• atenção?<br>• discurso ou pensamento? | O paciente se distraiu facilmente ou teve dificuldade para acompanhar a avaliação? | • O fluxo de ideias do paciente era pouco claro ou ilógico?<br>• Sua conversa era divagante ou tangencial?<br>• Sua fala era incomumente limitada ou esparsa? | O paciente estava comatoso, torporoso, sonolento ou hipervigilante? |

*\*A presença das características 1 e 2 e 3 ou 4 determina o diagnóstico de delirium.*
*†Uma avaliação suplementar da característica 1 deve ser realizada apenas se houver a característica 2 associada à característica 3 ou 4, mas sem a característica 1. Adaptada de Marcantonio ER. Delirium in hospitalized older adults. N Engl J Med. 2017;377:1456-1466.*
*Para o Confusion Assessment Method, consulte Marcantonio ER, Ngo LH, O'Conner M, et al. Ann Intern Med. 2014;161:554-561.*

conversa e seguir comandos. Objetivamente, os pacientes têm dificuldade para realizar tarefas repetitivas simples, repetir uma sequência de números e citar os meses do ano de trás para frente. Outras manifestações importantes são processos de pensamento desorganizados, que geralmente são manifestação de distúrbios cognitivos ou perceptivos subjacentes; nível alterado de consciência, que normalmente consiste em letargia com consciência reduzida do ambiente; e flutuação de sintomas cognitivos. Embora não sejam elementos cardinais, outras manifestações que frequentemente ocorrem durante o *delirium* são desorientação, déficits cognitivos, agitação ou retardo psicomotor, transtornos da percepção como alucinações e ilusões, ideias delirantes paranoides e reversão do ciclo vigília-sono.

## DIAGNÓSTICO

As bases da avaliação do *delirium* são a anamnese e o exame físico meticulosos (Tabela 25.3). A primeira etapa é estabelecer o diagnóstico de *delirium* por meio da avaliação cognitiva e determinar se a condição atual representa uma alteração aguda da função cognitiva inicial do paciente, segundo informações de um familiar. Como o comprometimento cognitivo pode não ser aparente durante a conversa, deve-se usar testes rápidos de rastreamento cognitivo, como o Short Portable Mental Status Questionnaire (ver Tabela 24.4), o teste Mini-Cog (ver Tabela 24.5), o Confusion Assessment Method, a entrevista diagnóstica de três minutos (ver Tabela 25.2) ou outra ferramenta de *delirium* validada (Vídeo 25.1). Posteriormente deve-se avaliar a atenção com outros testes simples, como repetição de uma sequência de números (a desatenção é indicada pela incapacidade de repetir cinco números em sequência) ou a recitação dos meses do ano de trás para frente (no máximo um erro). A anamnese, que deve ser obtida de um informante confiável, visa estabelecer a função cognitiva basal do paciente e a evolução de qualquer alteração do estado mental e obter indícios sobre potenciais fatores precipitantes, como alterações recentes de medicação, infecção intercorrente ou doença clínica. O exame físico deve incluir um exame neurológico detalhado à procura de déficits focais e uma pesquisa cuidadosa em busca de sinais de infecção oculta ou evento abdominal agudo.

A revisão da lista de medicamentos do paciente, incluindo os de venda livre e fitoterápicos, é crucial, e o uso de medicamentos com efeitos psicoativos deve ser interrompido ou minimizado sempre que possível. Em idosos, esses medicamentos podem causar efeitos psicoativos, mesmo em doses e níveis medidos de fármaco considerados dentro da "faixa terapêutica". Deve-se considerar também a possibilidade de que a abstinência de álcool ou de outros medicamentos contribua para o *delirium*.

### Tabela 25.3 Avaliação de *delirium* em pacientes idosos.

Realizar testes cognitivos e determinar a função cognitiva inicial: estabelecer o diagnóstico de *delirium*

Fazer anamnese abrangente e realizar exame físico, inclusive exame neurológico detalhado à procura de déficits focais e pesquisa de infecção oculta

Revisão da lista de medicamentos do paciente: descontinuar ou minimizar todos os fármacos psicoativos; verificar os efeitos colaterais de todos os medicamentos

Exames laboratoriais (personalizados): hemograma completo, eletrólitos, ureia sanguínea, creatinina, glicose, cálcio, fosfato, enzimas hepáticas, saturação de oxigênio

Pesquisa de infecção oculta: exame físico, urinálise, radiografia de tórax, culturas específicas (conforme indicado)

Quando nenhuma causa óbvia for revelada após essas etapas, considerar a investigação direcionada adicional para pacientes específicos, como segue:
Exames laboratoriais: magnésio, provas de função tireóidea, nível de vitamina $B_{12}$, níveis de drogas ilícitas, painel toxicológico
Análise da gasometria arterial: indicada para pacientes com dispneia, taquipneia, qualquer processo pulmonar agudo ou história pregressa de doença respiratória significativa
Eletrocardiografia (ECG): indicada para pacientes com desconforto torácico ou abdominal, dispneia ou história pregressa de distúrbios cardíacos
Exame do líquido cerebrospinal: indicado quando houver suspeita de meningite ou encefalite
Exames de imagem do encéfalo: indicados para pacientes com sinais neurológicos focais novos ou com relato ou sinais de traumatismo cranioencefálico
Eletroencefalografia (EEG): útil no diagnóstico de transtorno convulsivo oculto e na diferenciação entre *delirium* e transtornos psiquiátricos não orgânicos

## Achados laboratoriais

A investigação laboratorial deve ser adaptada à situação específica (consulte ver Tabela 25.3). Em pacientes com doenças cardíacas ou respiratórias preexistentes ou sintomas relacionados, pode ser indicada a realização de eletrocardiograma (ECG) ou gasometria arterial. A necessidade de exame do líquido cerebrospinal é controversa, exceto pela indicação clara do paciente febril com *delirium*, em quem haja suspeita de meningite ou encefalite. Os exames de imagem do encéfalo devem ser reservados a pacientes com sinais neurológicos focais recentes, aqueles com história ou sinais de traumatismo cranioencefálico (p. ex., equimoses na parte superior do corpo) e aqueles sem outra causa identificável de *delirium*. O eletroencefalograma (EEG), que tem uma taxa de falso-negativo de 17% e uma taxa de falso-positivo de 22% para distinguir pacientes delirantes de não delirantes, tem valor limitado e é mais útil para detectar um transtorno convulsivo oculto e diferenciar o *delirium* de transtornos psiquiátricos.

## Diagnóstico diferencial

Uma dificuldade crucial é distinguir um estado confusional de longa data (demência) do *delirium* isolado ou do *delirium* sobreposto à demência (ver Figura 25.1). Essas duas condições são diferenciadas pelo início agudo das manifestações no *delirium* (a demência é muito mais insidiosa), pelo comprometimento da atenção e pela alteração do nível de consciência associados ao *delirium*. O diagnóstico diferencial também inclui depressão e transtornos psicóticos não orgânicos. Embora paranoia, alucinações e transtornos do afeto possam ocorrer com o *delirium*, as características principais de início agudo, desatenção, alteração do nível de consciência e comprometimento cognitivo global auxiliam no reconhecimento do *delirium*. Às vezes, o diagnóstico diferencial é difícil, sobretudo quando o paciente não é cooperativo ou quando não é possível coletar uma anamnese acurada. Em razão da natureza potencialmente fatal do *delirium*, é prudente tratar o paciente como se ele tivesse *delirium* e procurar e tratar fatores precipitantes subjacentes (p. ex., doença intercorrente, distúrbio metabólico, toxicidade de fármacos) até que mais informações possam ser obtidas.

## TRATAMENTO

### Prevenção

A estratégia mais efetiva para reduzir o *delirium* e suas complicações associadas é a prevenção primária antes que o *delirium* ocorra. As estratégias preventivas devem abordar fatores de risco importantes e são voltadas a pacientes de risco moderado a alto (Tabela 25.4).[5] Os ensaios clínicos documentam que intervenções não farmacológicas com múltiplos componentes direcionadas aos fatores de risco de *delirium* conseguem reduzir a incidência dessa condição em 30 a 40%.[A1-A4] Esses componentes incluem, tipicamente, estratégias destinadas a melhorar a orientação, fornecer atividades terapêuticas, aumentar a mobilização e a atividade física, melhorar o sono com intervenções não farmacológicas, otimizar a visão e a audição e controlar a desidratação. O parecer geriátrico pré-operatório e a anestesia mais leve também podem reduzir o *delirium* pós-operatório, mas uma visita familiar mais flexível não parece ser útil.[A4b]

Em um ensaio clínico randomizado, a ramelteona (um agonista do receptor de melatonina, 8 mg à noite) reduziu significativamente o risco de *delirium* em pacientes idosos em estado grave hospitalizados, de 32% para 3%.[A5] Se confirmado em estudos adicionais, é promissor como tratamento potencial para pacientes em risco. Em outros ensaios clínicos randomizados, a dexmedetomidina intravenosa profilática (0,1 µg/kg/hora, desde admissão na UTI no dia da cirurgia até as 8 horas da manhã do primeiro dia de pós-operatório) diminuiu significativamente e com segurança o risco de *delirium* após cirurgias não cardíacas, e também pode reduzir o *delirium* em pacientes em UTI (começando em 0,2 µg/kg/h e titulado até 0,7 µg/kg/h das 21h30 às 6h15).[A6,A7] O paracetamol intravenoso (15 mg/kg a cada 6 horas, não deve exceder 750 mg/dose ou 3.750 mg/dia, por 48 horas) combinado com propofol (20 a 100 µg/kg/min) ou dexmedetomidina (dose em *bolus* de 0,5 a 1 µg/kg IV durante o fechamento do tórax, seguido por uma infusão de manutenção de 0,1 a 1,4 µg/kg/hora) pode reduzir o *delirium* após cirurgias cardíacas.[A7b] Em comparação, nenhum outro tratamento farmacológico, incluindo antipsicóticos como haloperidol[A8,A8b] ou inibidores da colinesterase, foi consistentemente efetivo na prevenção do *delirium*.

Os esforços preventivos exigem mudanças em todo o sistema para orientar médicos e enfermeiros, melhorar sua capacidade de reconhecer o *delirium* e aumentar a conscientização em relação às suas implicações clínicas, fornecer incentivos para mudar os padrões de prática que levam ao *delirium* (p. ex., imobilização, ansiolíticos/neurolépticos, cateteres

| Tabela 25.4 | Diretrizes de prática clínica atuais da American Geriatrics Society para prevenção e tratamento de *delirium* pós-operatório.* |
|---|---|
| **RECOMENDAÇÕES FORTES** | **BENEFÍCIOS CLARAMENTE SUPERAM OS RISCOS OU VICE-VERSA** |
| Prevenção não farmacológica multicomponente | • Equipe interdisciplinar<br>• Voltada a mobilidade, orientação, sono, líquidos, nutrição, comprometimento sensorial |
| Programas educacionais | • Orientar profissionais de saúde continuamente em relação ao *delirium* |
| Avaliação clínica | • Identificar e gerenciar os fatores contribuintes subjacentes ao *delirium* |
| Manejo da dor | • Otimizar o controle da dor, usando fármacos não opioides |
| Fármacos a evitar | • Fármacos associados à precipitação do *delirium*<br>• Inibidores da colinesterase recém-adicionados<br>• Benzodiazepínicos para tratamento de primeira linha ou para *delirium* hipoativo<br>• Antipsicóticos para *delirium* hipoativo |
| **RECOMENDAÇÕES FRACAS** | **EVIDÊNCIAS A FAVOR DESSAS INTERVENÇÕES, MAS NÍVEL DE EVIDÊNCIA OU POTENCIAIS RISCOS LIMITAM A FORÇA DA RECOMENDAÇÃO** |
| Intervenções não farmacológicas com múltiplos componentes (para tratamento) | • Administradas por uma equipe interdisciplinar depois do diagnóstico de *delirium* pós-operatório |
| Manejo da dor | • Injeção de anestésico regional no momento da cirurgia e no período pós-operatório para melhorar o controle da dor |
| Antipsicóticos | • Apenas para agitação psicomotora grave, uso de antipsicóticos (haloperidol, risperidona, olanzapina, quetiapina ou ziprasidona) na menor dose efetiva pela menor duração possível |

*Observação: essas diretrizes precedem vários ensaios clínicos randomizados citados neste capítulo.
Adaptada de American Geriatrics Society Expert Panel on Postoperative Delirium in Older Adults. American Geriatrics Society abstracted clinical practice guideline for postoperative delirium in older adults. *J Am Geriatr Soc.* 2015;63:142-150. Diretrizes completas disponíveis em GeriatricsCareOnline.org.

vesicais, restrições físicas) e criar sistemas que melhorem os cuidados geriátricos de alta qualidade (p. ex., *expertise* geriátrica, manejo de casos, algoritmos, monitoramento de qualidade).

### Tratamento clínico

As abordagens não farmacológicas e o envolvimento da família costumam ser úteis no controle dos sintomas. As abordagens farmacológicas devem ser reservadas para pacientes cujos sintomas possam resultar na interrupção dos tratamentos clínicos necessários (p. ex., intubação, acessos venosos) ou possam colocar em risco a segurança do paciente ou de outros indivíduos. Nenhum medicamento é ideal para o tratamento do *delirium*, e todo medicamento pode comprometer ainda mais o estado mental do paciente e prejudicar os esforços para monitorar as mudanças no estado mental. Na verdade, os fármacos antipsicóticos podem ser inefetivos[A9] ou prejudiciais ao prolongar o *delirium* e aumentar os desfechos adversos.[A10-A11b]

Todo medicamento deve ser administrado na dose mais baixa e pelo menor tempo possível. Os neurolépticos são os agentes preferidos. O haloperidol, o agente mais usado, causa menos hipotensão ortostática e menos efeitos colaterais anticolinérgicos que a tioridazina e pode ser administrado por via parenteral; no entanto, tem uma taxa mais alta de efeitos colaterais extrapiramidais e distonias agudas. Os antipsicóticos de segunda geração não se mostraram superiores ao haloperidol. Se a administração parenteral for necessária, o haloperidol intravenoso deve ser administrado em um ambiente monitorado, porque tem rápido início de ação, curta duração do efeito e risco de hipotensão e *torsade de pointes*; as vias de administração oral e intramuscular têm duração de ação melhor e são preferidas. A dose inicial recomendada é de 0,25 a 0,5 mg de haloperidol VO ou IM, repetida a cada 30 minutos após a verificação dos sinais vitais, até a sedação. O ponto final deve ser um paciente lúcido, mas controlável. O paciente idoso médio que não foi tratado anteriormente com neurolépticos não deve receber mais do que 3 a 5 mg de haloperidol em um período de 24 horas. Subsequentemente, deve-se administrar uma dose de manutenção que consista em metade da dose de ataque em doses divididas durante as 24 horas seguintes, com as doses diminuídas durante os próximos dias à medida que a agitação psicomotora desaparecer.

Os benzodiazepínicos não são recomendados como tratamento de primeira linha para o *delirium* porque tendem a provocar sedação excessiva e exacerbar o estado de confusão mental. Contudo, ainda são os fármacos de escolha para o tratamento das síndromes de abstinência de álcool e fármacos sedativos (Capítulos 30 e 31).

### Manejo não farmacológico

Intervenções geriátricas com múltiplos componentes efetivamente melhoram a qualidade de vida com potencial economia de custos. As técnicas não farmacológicas recomendadas para todos os pacientes delirantes incluem o incentivo à presença de familiares, o uso de "acompanhantes" como influências orientadoras e a transferência de um paciente agitado para um quarto particular ou próximo ao posto de enfermagem para maior supervisão. O contato e a comunicação interpessoais, incluindo estratégias de reorientação verbal, instruções e explicações simples e contato visual frequente, são vitais. Os pacientes devem se envolver em seus próprios cuidados e ter permissão para participar da tomada de decisões tanto quanto possível. Óculos e aparelhos auditivos reduzem os déficits sensoriais. A mobilidade, o autocuidado e a independência devem ser incentivados. Restrições físicas e alarmes de leito devem ser evitados, se possível, por conta da tendência a aumentar sua agitação psicomotora, sua falta de eficácia e seu potencial para causar lesões. Deve-se atentar para minimizar as influências perturbadoras do ambiente hospitalar. Devem ser fornecidos relógios e calendários para auxiliar na orientação. As trocas de quarto e funcionários devem ser mínimas. Um ambiente silencioso e com baixo nível de iluminação é o ideal para pacientes delirantes, e o uso de protetores auriculares pode ser útil para o tratamento do *delirium*. Talvez a intervenção mais importante seja programar a verificação dos sinais vitais, a administração de medicamentos e a realização de procedimentos para possibilitar um período de sono ininterrupto à noite. Abordagens não farmacológicas de relaxamento, incluindo música, fitas de relaxamento e massagem, podem ser extremamente efetivas no controle da agitação psicomotora.

### Cuidados na terminalidade da vida

Na terminalidade da vida, *delirium* ocorre em pelo menos 80% dos pacientes e é considerado parte do processo de morte por muitos profissionais de cuidados paliativos (Capítulo 3). Estabelecer com antecedência as metas do cuidado com o paciente e familiares é fundamental para orientar o manejo adequado. Por exemplo, alguns pacientes priorizam a preservação da lucidez e a capacidade de se comunicar com entes queridos por tanto tempo quanto possível, enquanto outros priorizam o conforto. Os médicos precisam saber que, mesmo em pacientes terminais, muitas causas de *delirium* são potencialmente reversíveis com intervenções simples, como ajuste da medicação, fornecimento de oxigênio ou tratamento da desidratação; no entanto, a avaliação diagnóstica agressiva geralmente é inadequada nessa população. Deve-se instituir medidas não farmacológicas para tratar a agitação psicomotora e o *delirium* em todos os pacientes (incluindo massagem, música e terapias de relaxamento). Contudo, o *delirium* hipoativo pode não se beneficiar da farmacoterapia.[6] Haloperidol ainda é a terapia de primeira linha para o *delirium* com agitação psicomotora em pacientes terminais. Se mais sedação for indicada, recomenda-se o uso de um benzodiazepínico de ação curta, como lorazepam (dose inicial, 0,5 a 1,0 mg VO, IM ou SL), que é facilmente titulado. O acréscimo de lorazepam (3 mg IV) ao haloperidol é comprovadamente mais efetivo que o haloperidol sozinho para reduzir a agitação psicomotora em pacientes com câncer avançado que apresentam *delirium* com agitação psicomotora grave.[A12] Como a sedação pode resultar em diminuição da interação e da comunicação, piora da confusão mental e depressão respiratória, essa escolha deve ser feita em conjunto com a família, respeitando as preferências do paciente.

### PROGNÓSTICO

O *delirium* aumenta o risco de morte em cerca de duas vezes,[7] de institucionalização em cerca de 2,5 vezes e de demência em mais de 12 vezes, mesmo após o controle por idade, sexo, gravidade da doença, comorbidades e demência basal. O *delirium* também está associado a internação prolongada, maior institucionalização e reinternação em 30 dias.[8]

O *delirium* já foi considerado uma condição reversível e transitória, mas apenas 20% dos pacientes apresentam resolução completa em 6 meses, e 15% têm declínio cognitivo a longo prazo em 3 anos.[9] O *delirium* tem efeitos ainda mais pronunciados em pacientes com demência subjacente. A taxa de declínio cognitivo em pacientes com demência mais do que duplica após um episódio de *delirium*, e cerca de um em cada oito pacientes hospitalizados com demência que desenvolvem *delirium* terão pelo menos um desfecho adverso grave, incluindo um risco cinco vezes maior de morte e um risco nove vezes maior de institucionalização. Os efeitos prejudiciais a longo prazo provavelmente estão relacionados com a duração, a gravidade e a causa subjacente do *delirium* e da vulnerabilidade dos pacientes.

## Recomendações de grau A

A1. Hshieh TT, Yue J, Oh E, et al. Effectiveness of multicomponent nonpharmacological delirium interventions: a meta-analysis. *JAMA Intern Med*. 2015;175:512-520.
A2. Chen CC, Li HC, Liang JT, et al. Effect of a modified hospital elder life program on delirium and length of hospital stay in patients undergoing abdominal surgery: a cluster randomized clinical trial. *JAMA Surg*. 2017;152:827-834.
A3. Kolanowski A, Fick D, Litaker M, et al. Effect of cognitively stimulating activities on symptom management of delirium superimposed on dementia: a randomized controlled trial. *J Am Geriatr Soc*. 2016;64:2424-2432.
A4. Siddiqi N, Harrison JK, Clegg A, et al. Interventions for preventing delirium in hospitalised non-ICU patients. *Cochrane Database Syst Rev*. 2016;3:CD005563.
A4b. Rosa RG, Falavigna M, da Silva DB, et al. Effect of flexible family visitation on delirium among patients in the intensive care unit: the ICU visits randomized clinical trial. *JAMA*. 2019;322:216-228.
A5. Perkisas SM, Vandewoude MF. Ramelteon for prevention of delirium in hospitalized older patients. *JAMA*. 2015;313:1745-1746.
A6. Su X, Meng ZT, Wu XH, et al. Dexmedetomidine for prevention of delirium in elderly patients after non-cardiac surgery: a randomised, double-blind, placebo-controlled trial. *Lancet*. 2016;388:1893-1902.
A7. Skrobik Y, Duprey MS, Hill NS, et al. Low-dose nocturnal dexmedetomidine prevents ICU delirium. A randomized, placebo-controlled trial. *Am J Respir Crit Care Med*. 2018;197:1147-1156.
A7b. Subramaniam B, Shankar P, Shaefi S, et al. Effect of intravenous acetaminophen vs placebo combined with propofol or dexmedetomidine on postoperative delirium among older patients following cardiac surgery: the DEXACET randomized clinical trial. *JAMA*. 2019;321:686-696.
A8. van den Boogaard M, Slooter AJC, Bruggemann RJM, et al. Effect of haloperidol on survival among critically ill adults with a high risk of delirium: the REDUCE randomized clinical trial. *JAMA*. 2018;319:680-690.
A8b. Oh ES, Needham DM, Nikooie R, et al. Antipsychotics for preventing delirium in hospitalized adults: a systematic review. *Ann Intern Med*. 2019;171:474-484.
A9. Girard TD, Exline MC, Carson SS, et al. Haloperidol and ziprasidone for treatment of delirium in critical illness. *N Engl J Med*. 2018;379:2506-2516.
A10. Agar MR, Lawlor PG, Quinn S, et al. Efficacy of oral risperidone, haloperidol, or placebo for symptoms of delirium among patients in palliative care: a randomized clinical trial. *JAMA Intern Med*. 2017;177:34-42.
A11. Neufeld KJ, Yue J, Robinson TN, et al. Antipsychotic medication for prevention and treatment of delirium in hospitalized adults: a systematic review and meta-analysis. *J Am Geriatr Soc*. 2016;64:705-714.
A11b. Nikooie R, Neufeld KJ, Oh ES, et al. Antipsychotics for treating delirium in hospitalized adults: a systematic review. *Ann Intern Med*. 2019;171:485-495.
A12. Hui D, Frisbee-Hume S, Wilson A, et al. Effect of lorazepam with haloperidol vs haloperidol alone on agitated delirium in patients with advanced cancer receiving palliative care: a randomized clinical trial. *JAMA*. 2017;318:1047-1056.

## REFERÊNCIAS BIBLIOGRÁFICAS

*As referências bibliográficas, bem como os outros materiais suplementares deste livro, encontram-se no GEN-IO, nosso ambiente virtual de aprendizagem.*

# SEÇÃO 5
## FARMACOLOGIA CLÍNICA

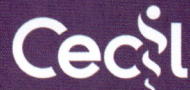

- **26** PRINCÍPIOS DA TERAPIA MEDICAMENTOSA, *132*
- **27** DOR, *142*
- **28** BIOLOGIA DA DROGADIÇÃO, *151*
- **29** NICOTINA E TABACO, *154*
- **30** TRANSTORNOS POR USO DE ÁLCOOL, *159*
- **31** DROGAS DE ABUSO, *167*
- **32** AGENTES IMUNOMODULADORES, *174*
- **33** AGENTES BIOLÓGICOS E INIBIDORES DA SINALIZAÇÃO, *180*
- **34** MEDICINA COMPLEMENTAR, ALTERNATIVA E INTEGRATIVA, *185*

# 26

# PRINCÍPIOS DA TERAPIA MEDICAMENTOSA

ROBERT B. DIASIO

Em diferentes condições, um medicamento pode exercer diversos efeitos, ou seja, nenhum efeito, efeito desejável ou efeito tóxico indesejável. Os médicos precisam aprender como escolher a dosagem correta do medicamento para diferentes condições para garantir um tratamento efetivo e seguro. Isso exige a compreensão da farmacocinética – o movimento de um medicamento no corpo ao longo do tempo – e a farmacodinâmica – a relação entre a concentração e o efeito do medicamento (Figura 26.1). Este capítulo revisa os conceitos básicos de farmacocinética e farmacodinâmica, seguidos de diretrizes sobre como usar essas informações para otimizar aplicações terapêuticas. As interações medicamentosas e as respostas adversas a medicamentos são discutidas brevemente, com conselhos sobre como ambas podem ser reconhecidas e minimizadas na prática clínica. Por último, é discutido o papel crescente da farmacogenômica[1b] na individualização do tratamento, além da prevenção ou previsão de respostas adversas aos medicamentos.

##  PRINCÍPIOS FARMACOCINÉTICOS

### Administração

O meio mais eficiente e direto de administrar um medicamento na circulação sistêmica é por injeção intravenosa rápida (em *bolus*). Nessa via, a dose total de um medicamento chega na circulação sistêmica quase imediatamente. A mesma dose também pode ser administrada como uma infusão intravenosa por um período mais longo, resultando em diminuição da concentração plasmática máxima e aumento concomitante no tempo em que o medicamento está presente na circulação. Muitas outras vias de administração podem ser usadas, incluindo sublingual, oral, transdérmica, retal, inalatória, subcutânea e intramuscular; cada uma dessas vias acarreta não apenas um retardo potencial no tempo que o medicamento leva para entrar na circulação, mas também a possibilidade de que uma grande fração nunca chegue à circulação.

### Absorção

Absorção refere-se à transferência de um medicamento do local de administração para a circulação sistêmica. Muitos medicamentos atravessam uma barreira de membrana por difusão passiva e entram na circulação sistêmica. Como a difusão passiva nessa configuração depende da concentração do soluto na superfície da membrana, a taxa de absorção do fármaco é afetada pela concentração do fármaco livre na superfície de absorção. Os fatores que influenciam a disponibilidade do medicamento livre afetam a absorção do medicamento no local de administração; esse efeito pode ser explorado para designar formulações que liberam um medicamento lentamente na circulação, prolongando a absorção do mesmo. Em determinadas formulações orais de liberação sustentada, a taxa de dissolução do medicamento no sistema digestório determina a sua taxa de absorção (p. ex., anti-histamínicos de liberação programada). Da mesma forma, um efeito prolongado do medicamento pode ser obtido pela aplicação transdérmica (p. ex., nitroglicerina) ou por preparações de depósito intramuscular (p. ex., penicilina G benzatina).

### Efeito de primeira passagem

Alguns medicamentos administrados por via oral são absorvidos de forma relativamente eficiente pela circulação porta, mas são metabolizados pelo fígado antes de atingirem a circulação sistêmica. Em virtude deste efeito de *primeira passagem* ou *pré-sistêmico*, a via oral é menos adequada do que outras vias de administração para essas substâncias. Um bom exemplo é a nitroglicerina, que é bem absorvida, mas metabolizada de forma eficiente durante a primeira passagem pelo fígado. No entanto, o mesmo medicamento consegue atingir níveis sistêmicos adequados quando é administrado por via sublingual ou transdérmica.

### Biodisponibilidade

A absorção de um medicamento pela circulação sistêmica pode ser incompleta. A biodisponibilidade de determinado medicamento é a fração (F) da dose total que finalmente atinge a circulação sistêmica a partir do local de administração. Esta fração é calculada dividindo-se a dose do medicamento que atinge a circulação a partir do local de administração pela dose do medicamento que entraria na circulação sistêmica após a injeção intravenosa direta na circulação (essencialmente a dose total). A biodisponibilidade, ou F, pode variar de 0, ou seja, nenhuma fração do medicamento atinge a circulação sistêmica, a 1,0 (essencialmente todo o medicamento é absorvido). A biodisponibilidade do medicamento pode variar em diferentes formulações porque a absorção geral difere. Essa variabilidade se tornou uma preocupação com o uso crescente de medicamentos genéricos.

### Distribuição

Após a administração de um medicamento na circulação sistêmica, seja diretamente por injeção intravenosa ou após absorção, o medicamento é transportado por todo o corpo, inicialmente para os tecidos bem perfundidos e, depois, para áreas menos perfundidas. A fase de distribuição pode ser mais bem avaliada plotando a concentração plasmática do medicamento em uma escala logarítmica *versus* o tempo em uma escala linear (Figura 26.2). Para um medicamento administrado por via intravenosa (IV), quando a absorção não é um fator, a fase inicial – desde

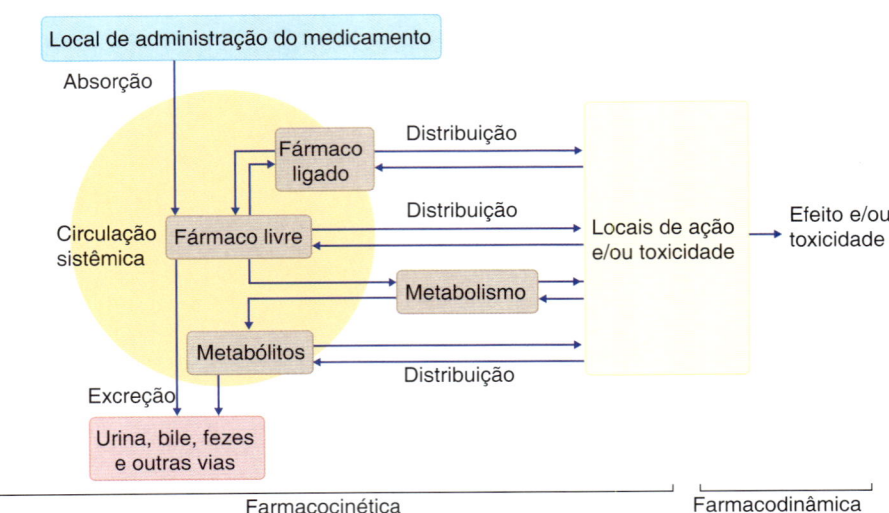

**FIGURA 26.1** Esquema do movimento de um medicamento no corpo, desde o local de administração até a produção do efeito do medicamento. A relação entre a farmacocinética e a farmacodinâmica é mostrada.

# CAPÍTULO 26 Princípios da Terapia Medicamentosa

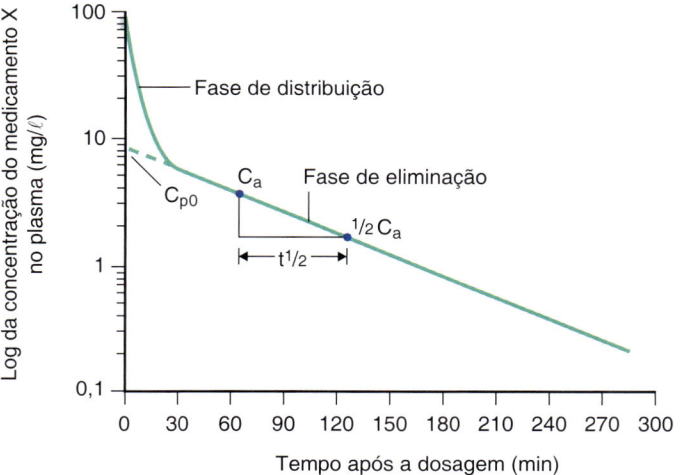

**FIGURA 26.2** Gráfico representativo da concentração do fármaco em função do tempo utilizado em estudos farmacocinéticos. A concentração do medicamento é plotada com uma escala logarítmica na ordenada e o tempo é plotado com uma escala linear na abscissa. A curva resultante tem duas fases: a fase de distribuição, que é a porção inicial da linha plotada quando a concentração do medicamento diminui rapidamente; e a fase de eliminação posterior, durante a qual há um desaparecimento exponencial do medicamento do plasma ao longo do tempo. A linha tracejada extrapolada a partir da fase de eliminação de volta ao momento zero é usada para calcular a concentração plasmática no momento zero ($C_{p0}$). Durante a fase de eliminação, a meia-vida ($t_{1/2}$) pode ser calculada como o período de tempo que leva para diminuir a concentração pela metade (mostrado aqui como o tempo necessário para a diminuição da concentração $C_a$ para $1/2\,C_a$).

imediatamente após a administração até a rápida queda na concentração – representa a fase de distribuição, durante a qual um medicamento desaparece rapidamente da circulação e penetra nos tecidos. Isso é seguido pela fase de eliminação (ver adiante), quando o medicamento no plasma se equilibra com o medicamento nos tecidos. Durante esta última fase, acredita-se que a concentração plasmática do medicamento esteja relacionada ao efeito do medicamento.

## Volume de distribuição

O volume de distribuição (VD) relaciona a quantidade do medicamento no corpo com a concentração plasmática do medicamento. É calculado dividindo-se a dose que finalmente chega à circulação sistêmica pela concentração plasmática no momento zero ($C_{p0}$):

$$VD = dose/C_{p0} \qquad (1)$$

O $C_{p0}$ pode ser calculado extrapolando a fase de eliminação de volta ao momento zero (ver Figura 26.2). O VD é melhor considerando o *VD aparente* porque representa o volume aparente necessário para conter a quantidade total do medicamento, presumindo que seja distribuído por todo o corpo na mesma concentração do plasma. A Tabela 26.1 lista os dados farmacocinéticos de medicamentos de várias classes comumente usadas, mostrando a ampla variação do VD. A digoxina, p. ex., tem VD grande (> 5 ℓ), enquanto a glimepirida tem um VD relativamente pequeno (0,18 ℓ). Conforme discutido mais tarde, VD é uma ferramenta farmacocinética útil para calcular a dose de ataque e avaliar como várias mudanças podem afetar a meia-vida de um medicamento.

## Eliminação

Os medicamentos são removidos do corpo por dois mecanismos principais: eliminação hepática, na qual os medicamentos são metabolizados no fígado e excretados pelas vias biliares; e eliminação renal, na qual os medicamentos são removidos da circulação por filtração glomerular ou secreção tubular. Para a maioria dos medicamentos, as taxas de eliminação hepática e renal são proporcionais à concentração plasmática do medicamento. Essa relação é, frequentemente, descrita como um processo de *primeira ordem*. Duas medições, depuração e meia-vida, são usadas para avaliar a eliminação.

### Depuração

A eficiência da eliminação pode ser avaliada pela quantificação da rapidez com que o medicamento é eliminado da circulação. A eliminação do medicamento é a medida do volume de plasma depurado do medicamento por unidade de tempo. É semelhante à medição clínica usada para avaliar a função renal – depuração (*clearance*) da creatinina, que é o volume de plasma do qual a creatinina é removida por minuto. A depuração (*clearance*) total do medicamento ($Cl_{tot}$) é a taxa de eliminação por todos os processos ($El_{tot}$) dividida pela concentração plasmática do medicamento ($C_p$):

$$Cl_{tot} = El_{tot}/C_p \qquad (2)$$

Os fármacos podem ser eliminados por vários órgãos, mas, como observado anteriormente, a depuração renal e a depuração hepática são os dois principais mecanismos. A depuração total do medicamento ($Cl_{tot}$) pode ser mais bem descrita como a soma das depurações de cada órgão. Para a maioria dos medicamentos, esta é essencialmente a soma da depuração renal e da depuração hepática:

$$Cl_{tot} = Cl_{Ren} + Cl_{Hep} \qquad (3)$$

A Tabela 26.1 mostra a ampla variação nos valores de depuração entre os medicamentos comumente usados; algumas substâncias (p. ex., fenobarbital) têm depurações relativamente baixas (< 5 mℓ/minuto) e outras

| Tabela 26.1 | Parâmetros farmacocinéticos para alguns medicamentos de uso comum. | | | | | |
|---|---|---|---|---|---|---|
| **MEDICAMENTO** | **VD (ℓ/kg)** | **LIGAÇÃO COM PROTEÍNAS (%)** | **DEPURAÇÃO TOTAL (mℓ/min)** | **% DA DEPURAÇÃO TOTAL COMO DEPURAÇÃO RENAL** | **MEIA-VIDA (h)** | **JANELA TERAPÊUTICA (mg/ℓ)** |
| Amoxicilina | 0,47 | 17 a 18 | | 86 | 1,2 | 2 a 8 |
| Ácido acetilsalicílico | 0,14 a 0,18 | 80 a 90 | 575 a 725 | < 2 | 0,2 a 0,3 | 20 a 250 |
| Carbamazepina | 1,2 | 75 a 90 | 50 a 125 | 1 a 3 | 12 a 17 | 4 a 12 |
| Carbonato de lítio | 0,7 a 1 | 0 | 20 a 40 | 95 a 99 | 20 a 270 | Variável |
| Digoxina | 5 a 7,3 | 20 a 30 | 75 | 50 a 70 | 34 a 44 | 0,5 a 2 |
| Glimepirida | 0,18 | > 99,5 | 0,62 ± 0,26 | < 0,5 | 3,4 ± 2,0 | 1 a 5 |
| Lidocaína | 3 | 60 a 80 | 700 | < 10 | 1,5 a 2 | 0,4 a 1,4* |
| Fenobarbital | 0,6 a 0,7 | 20 a 45 | 4 | 25 | 2 a 6 dias | 10 a 20 |
| Fenitoína | 0,4 a 0,8 | 88 a 93 | – | < 5 | 7 a 26 | 4 a 8 |
| Penicilina G | 0,5 a 0,7 | 45 a 68 | – | 20 | 0,4 a 0,9 | <10 a 40* |
| Procainamida | 2,2 | 14 a 23 | 470 a 600 | 40 a 70 | 2,5 a 4,7 | 5 a 20 |
| Teofilina | 0,3 a 0,7 | 60 | 36 a 50 | < 10 | 4 a 16 | 5 a 10 (TR) |
| Vancomicina | 0,4 a 1 | 52 a 60 | 65 | 85 | 4 a 6 | 25 a 35 (PK) |

*A janela terapêutica varia de acordo com a indicação do medicamento. Por exemplo, carbonato de lítio na faixa de 0,4 a 1,3 mg/ℓ é apropriado para o transtorno de esquizofrenia afetiva; uma faixa de 1,0 a 1,4 mg/ℓ é apropriada para mania. A concentração de fenobarbital abaixo de 10 mg/mℓ é apropriada para terapia anticonvulsivante; 40 mg/ℓ é apropriado como um hipnótico.
PK = valor máximo; TR = valor mínimo; VD = volume de distribuição.

(p. ex., ácido acetilsalicílico) têm depurações relativamente altas (> 500 mℓ/minuto). Os aminoglicosídeos são eliminados quase inteiramente pelos rins, enquanto o ácido acetilsalicílico, a carbamazepina e a fenitoína são eliminados em menos de 5% pelos rins.

A depuração do medicamento é afetada por vários fatores, incluindo o fluxo sanguíneo através do órgão de depuração, a ligação da proteína ao medicamento e a atividade dos processos de depuração nos órgãos de eliminação (p. ex., taxa de filtração glomerular e secreção tubular renal, atividade enzimática no fígado). A eliminação do medicamento não é afetada pela distribuição do medicamento pelo corpo (VD) porque os mecanismos de eliminação atuam apenas sobre o medicamento na circulação.

## Meia-vida

O tempo necessário para eliminar um medicamento do corpo depende da depuração e do VD. A constante de eliminação de primeira ordem ($K_e$) representa a proporção do VD aparente que é eliminado do medicamento por unidade de tempo durante o desaparecimento exponencial do medicamento do plasma ao longo do tempo (fase de eliminação):

$$K_e = Cl/VD \quad (4)$$

O valor dessa constante para um medicamento específico pode ser determinado plotando a concentração do medicamento em função do tempo em um gráfico log-linear (ver Figura 26.2) e medindo a inclinação da linha reta obtida durante a fase exponencial (eliminação).

O tempo necessário para eliminar o medicamento é mais bem descrito por sua meia-vida ($t_{1/2}$), que é o tempo necessário, durante a fase de eliminação (ver Figura 26.2), para que a concentração plasmática do medicamento seja diminuída pela metade. Matematicamente, a meia-vida é igual ao logaritmo natural de 2 (representando uma redução da concentração do medicamento pela metade) dividido por $K_e$. Substituindo $K_e$ da Equação 4 e calculando o logaritmo natural de 2, a meia-vida pode ser representada pela seguinte equação:

$$t_{1/2} = 0{,}693 VD/Cl \quad (5)$$

A partir dessa equação, pode-se prever que, em determinada depuração, à medida que o VD aumenta, a meia-vida aumenta. Da mesma forma, em determinado VD, à medida que a depuração aumenta, a meia-vida diminui. Clinicamente, muitas doenças (ver adiante) podem afetar o VD e a depuração. Como a doença afeta o VD e a depuração de maneira diferente, a meia-vida pode aumentar, diminuir ou não mudar muito. Portanto, a meia-vida por si só não é um bom indicador da magnitude da anormalidade na eliminação.

A meia-vida é útil para prever quanto tempo leva para um medicamento ser eliminado do corpo. Para qualquer medicamento com eliminação de primeira ordem, seria esperado que, ao final da primeira meia-vida, o medicamento fosse reduzido para 50%; ao final da segunda meia-vida, para 25%; ao final da terceira meia-vida, para 12,5%; ao final da quarta meia-vida, para 6,25%; e ao final da quinta meia-vida, para 3,125%. Em geral, um medicamento pode ser considerado essencialmente eliminado após cinco meias-vidas, quando resta menos de 5% da concentração efetiva. A Tabela 26.1 mostra a ampla variação da meia-vida de vários medicamentos comumente usados.

## APLICAÇÃO CLÍNICA DOS PRINCÍPIOS FARMACOCINÉTICOS

### Uso de uma dose de ataque

Para atingir rapidamente uma concentração terapêutica desejada, costuma-se usar uma dose de ataque. Ao determinar a dose de medicamento a ser administrada, o médico precisa considerar o *volume* dentro do corpo no qual o medicamento será distribuído. Este volume é mais bem descrito pelo VD aparente. A dose de ataque pode ser calculada multiplicando-se a concentração desejada pelo VD:

$$\text{Dose de ataque} = \text{concentração desejada} \times VD \quad (6)$$

A administração rápida de toda a dose de ataque pode produzir um pico de concentração inicialmente alto que resulta em toxicidade. Isso pode ser evitado administrando-se a dose de ataque como uma dose dividida ou variando a velocidade de acesso à circulação, como ao administrar o medicamento como uma infusão (com um medicamento intravenoso) ou aproveitando o acesso mais lento à circulação de várias outras vias (p. ex., dosagem oral). Esta abordagem é ilustrada pela fenitoína (ver Tabela 26.1), que pode precisar ser administrada com uma dose de ataque para atingir um nível terapêutico (10 a 20 mg/ℓ) rapidamente. Como o VD para a fenitoína é de aproximadamente 0,6 ℓ/kg, a dose de ataque calculada a partir da Equação 6 é 420 mg/ℓ para atingir um nível terapêutico mínimo de 10 mg/ℓ em um adulto de 70 kg. No entanto, a administração de 420 mg de fenitoína em *bolus* intravenoso traz o risco de parada cardíaca e morte. Aproveitando a biodisponibilidade reduzida (F = 0,8) e a absorção lenta da fenitoína oral, a dose de ataque pode ser administrada com segurança como uma dose oral de 500 mg.

A equação para a dose de ataque também pode ser usada para calcular a dose necessária para *impulsionar* um nível inadequado do medicamento no sangue para uma faixa terapêutica desejada. Se o monitoramento terapêutico (ver adiante em Monitoramento dos medicamentos como guia para o tratamento) mostrar que o nível de fenitoína é 5 mg/ℓ e o nível desejado é 15 mg/ℓ, é necessário multiplicar a diferença necessária para atingir a concentração desejada (10 mg/ℓ) pelo VD (0,6 ℓ/kg) para determinar a dose (em mg/kg) necessária para atingir este nível do medicamento após a distribuição. Em um indivíduo de 70 kg, 0,6 mg/kg é multiplicado por 70 kg para obter a dose de ataque calculada (420 mg) que pode ser administrada com segurança. Uma dose oral de 500 mg com biodisponibilidade inferior a 1 (p. ex., F = 0,8) levaria à circulação sistêmica a quantidade aproximada necessária e evitaria os riscos associados à administração intravenosa rápida.

### Determinação do acúmulo de medicamentos

A continuação da administração de um medicamento, seja como uma infusão prolongada ou como doses repetidas, resulta em acúmulo até que ocorra um equilíbrio dinâmico. O equilíbrio dinâmico é o ponto em que a quantidade do medicamento administrada é igual à quantidade eliminada, de modo que os níveis plasmático e tecidual permaneçam constantes. A meia-vida de eliminação determina não apenas o tempo de eliminação do medicamento, mas também o tempo de acúmulo do medicamento. Este padrão especular de acúmulo e eliminação de medicamentos é ilustrado na Figura 26.3. Tal como acontece com a eliminação do medicamento, cinco meias-vidas é o tempo aproximado que leva para atingir o equilíbrio dinâmico durante o acúmulo do medicamento. Enquanto os medicamentos com meia-vida curta se acumulam rapidamente, os medicamentos com meia-vida longa precisam de um tempo maior para se acumular, com potencial atraso no alcance dos níveis terapêuticos. Para medicamentos com meia-vida longa, pode ser necessária uma dose de ataque para obter um rápido acúmulo do medicamento e um efeito terapêutico mais rápido.

A cada mudança na dose do medicamento ou na velocidade de infusão, ocorre mudança no equilíbrio dinâmico. Embora não seja óbvio para

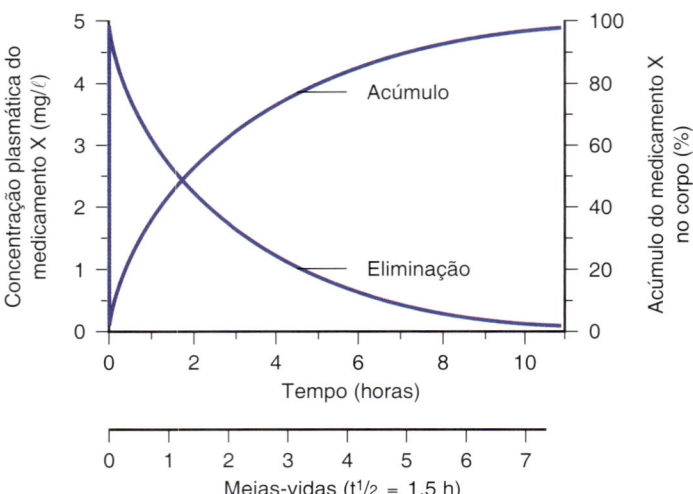

**FIGURA 26.3** Gráfico representativo da relação especular entre a eliminação do medicamento (após sua suspensão) e o acúmulo do medicamento (durante a infusão). O gráfico mostra a concentração no eixo y esquerdo e o tempo no eixo x superior. O eixo x inferior mostra o tempo em meias-vidas e o eixo y à direita mostra a porcentagem de medicamento no corpo. Após cinco meias-vidas, a eliminação está essencialmente completa e o acúmulo está essencialmente em um equilíbrio dinâmico.

medicamentos com meia-vida curta, os efeitos dos ajustes posológicos para medicamentos com meia-vida mais longa são demorados e o tempo varia diretamente com a meia-vida do medicamento.

### Uso de dose de manutenção

Após o equilíbrio dinâmico ser alcançado em aproximadamente cinco meias-vidas com uma infusão contínua ou doses intermitentes, a taxa do medicamento administrado é igual à taxa do medicamento eliminado. Para um medicamento intravenoso, a taxa de administração é a velocidade de infusão (I); para um medicamento administrado por outra via (p. ex., oral), a taxa de administração é a dose por unidade de tempo (D/t). A Equação 7 mostra que a taxa de eliminação (total) é igual a $Cl_{tot} \times C_p$. No caso de um medicamento administrado por via intravenosa, como a velocidade de infusão é igual à taxa de eliminação no equilíbrio dinâmico, segue-se que

$$I = Cl_{tot} \times C_p \tag{7}$$

Da mesma forma, quando um medicamento é administrado por via oral, a dose administrada por unidade de tempo é igual à taxa de eliminação no equilíbrio dinâmico, com o resultado de

$$D/t = Cl_{tot} \times C_p \tag{8}$$

Essas equações mostram a relação direta entre a dose e a concentração plasmática resultante no equilíbrio dinâmico. Essa relação é independente da distribuição do medicamento. Por meio dessas equações, é possível determinar a velocidade de infusão ou o intervalo e as doses necessárias para atingir e manter uma concentração específica do medicamento no plasma.

Quando um medicamento é administrado de modo intermitente, ele se aproxima da concentração do equilíbrio dinâmico ao longo do tempo, com um padrão semelhante ao observado com a infusão contínua (Figura 26.4). No caso de administração intermitente do medicamento, como uma dose oral, a concentração do medicamento flutua; a magnitude da flutuação entre as concentrações máxima e mínima depende do intervalo de administração, da meia-vida do medicamento, das características de absorção e do local de administração. O efeito da modificação no intervalo de administração de um medicamento oral é mostrado na Figura 26.4. À medida que os intervalos diminuem abaixo da meia-vida, a flutuação diminui e se aproxima da curva produzida por uma infusão intravenosa. Os medicamentos administrados por via oral podem chegar à corrente sanguínea mais rapidamente, atingindo um pico de concentração mais alto com uma formulação, enquanto o mesmo medicamento administrado como formulação de liberação lenta é absorvido mais lentamente, com um pico de concentração mais baixo, mas permanecendo mais no plasma. Por fim, o mesmo fármaco administrado por diferentes vias pode ter diferentes perfis plasmáticos, não apenas em razão das distintas características de absorção, mas também em virtude de outros efeitos, como o metabolismo de primeira passagem.

### Diminuição do nível do medicamento

Às vezes, é necessário diminuir o nível plasmático do medicamento enquanto mantém o tratamento (p. ex., quando os sinais de toxicidade se tornam evidentes ou é observada uma concentração potencialmente perigosamente alta do medicamento; ver mais adiante). A resposta mais efetiva e rápida é descontinuar o medicamento; o período de tempo de suspensão do medicamento é determinado pela meia-vida estimada do mesmo no paciente específico. Após a descontinuação do medicamento por um período de tempo com base em sua meia-vida, a depuração total ($Cl_{tot}$) do medicamento pode ser usada para determinar qual velocidade de infusão (I, Equação 7) ou dose e intervalo (D/t, Equação 8) precisa ser utilizada para atingir a nova concentração desejada ($C_p$).

### Efeito do aumento da dose na cinética de eliminação

Embora os princípios farmacocinéticos discutidos anteriormente possam ser um guia para a posologia da maioria dos medicamentos, nem todos se comportam da mesma forma quando a dose é aumentada. A eliminação da maioria dos fármacos segue uma cinética de primeira ordem ou linear; a quantidade do medicamento eliminada é diretamente proporcional à concentração plasmática do medicamento (Figura 26.5A). Alguns medicamentos têm um padrão de eliminação diferente. Três substâncias químicas mais usadas que exibem esse padrão farmacocinético diferente são o etanol, a fenitoína e o salicilato. Essas substâncias têm cinética de saturação não linear e dose-dependente. À medida que a dose do medicamento aumenta e a concentração plasmática dele aumenta, a quantidade relativa do medicamento sendo eliminada cai (i. e., a depuração diminui) até que a taxa de metabolismo dele esteja no seu máximo. Nesse ponto, diz-se que a eliminação do medicamento é de ordem zero e a concentração plasmática do medicamento começa a aumentar muito mais (não mais de modo linear) a cada aumento subsequente da dose (Figura 26.5B).

## MONITORAMENTO DOS MEDICAMENTOS COMO GUIA PARA O TRATAMENTO

Embora os dados farmacocinéticos publicados (geralmente médias populacionais), como os da Tabela 26.1, sejam úteis para determinar a dosagem inicial do medicamento, a modificação da dose pode ser necessária em um dado paciente. Para alguns medicamentos (p. ex., anti-hipertensivos ou anticoagulantes), os efeitos terapêuticos (p. ex., pressão arterial ou coagulação) podem ser quantificados facilmente em uma faixa de concentrações, possibilitando o ajuste adequado do medicamento. Para muitos outros medicamentos (p. ex., alguns antiarrítmicos ou anticonvulsivantes), os efeitos terapêuticos em uma faixa de concentrações não são prontamente detectáveis. Com esses medicamentos, a concentração plasmática pode fornecer orientação adicional na otimização do tratamento se a concentração plasmática do medicamento for um reflexo de sua concentração no local de ação e os efeitos do medicamento forem reversíveis. Um terceiro grupo de medicamentos, muito menor, provoca efeitos irreversíveis (p. ex., inibição da agregação plaquetária pelo ácido acetilsalicílico). Com esses medicamentos, a concentração plasmática não se correlaciona com o efeito do medicamento, e seu monitoramento não é útil.

Para usar a concentração do medicamento como guia para o tratamento, é necessário estabelecer uma faixa de concentrações desde mínima a maximamente eficaz com toxicidade tolerável. Essa faixa de concentrações, ou *janela terapêutica*, é geralmente determinada a partir de uma curva dose-resposta gerada a partir de uma população de pacientes que foi examinada atentamente à procura de efeitos terapêuticos e tóxicos (Figura 26.6). Este gráfico também pode ser usado para determinar o *índice terapêutico*, medida útil da toxicidade do medicamento, calculada dividindo-se o valor de 50% da curva de toxicidade pelo valor de 50% da curva de eficácia. Como essas curvas são geradas a partir de dados populacionais, os valores não são aplicáveis a todos os indivíduos.

A Tabela 26.1, além de fornecer dados farmacocinéticos úteis, mostra faixas (janelas) terapêuticas de vários medicamentos comuns para os quais medir a concentração e conhecer a janela terapêutica é útil no manejo

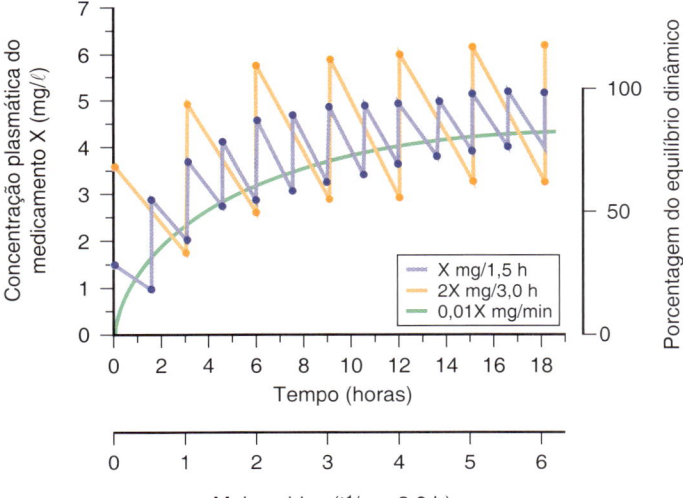

**FIGURA 26.4** Acúmulo do medicamento ao longo do tempo, aproximando-se de um equilíbrio dinâmico. O tempo é representado em horas (eixo x superior) e meias-vidas (eixo x inferior, mostrando que o equilíbrio dinâmico é atingido em aproximadamente cinco meias-vidas). A *linha verde* representa o padrão produzido pela infusão de um medicamento hipotético na dose de 0,01X. A *linha laranja* mostra o padrão resultante da administração oral de uma dose 2X a cada 3 horas, e a *linha azul* representa o padrão produzido pela administração oral da dose X a cada 1,5 hora.

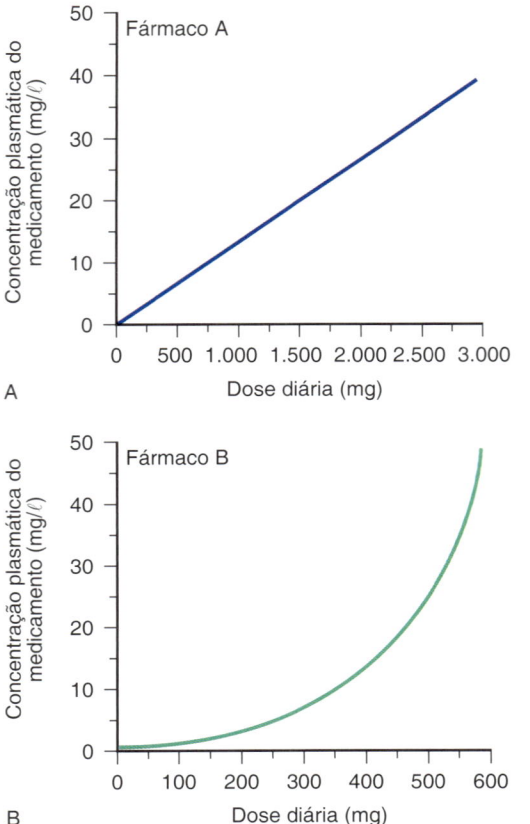

**FIGURA 26.5** Efeito do aumento progressivo da dose de um medicamento em sua concentração sérica. **A.** O medicamento A segue a cinética de primeira ordem ou linear. **B.** O medicamento B segue cinética de ordem zero ou não linear (ou saturável).

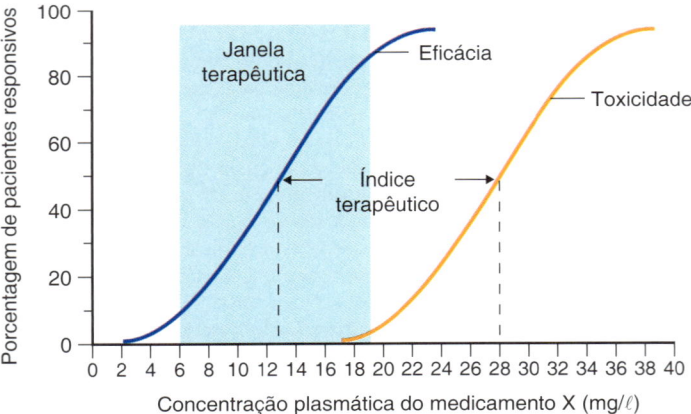

**FIGURA 26.6** Padrão produzido em um estudo populacional de dose-resposta em que o efeito e a toxicidade são mensurados. A janela terapêutica é mostrada como a faixa de concentrações terapeuticamente efetivas, que inclui a maior parte da curva de eficácia e menos de 10% da curva de toxicidade. O índice terapêutico é calculado dividindo o valor de 50% na curva de toxicidade pelo valor de 50% na curva de eficácia.

clínico. Muitos desses medicamentos são usados para tratar doenças graves ou potencialmente fatais. Nestes casos, é essencial evitar doses inadequadas porque um efeito terapêutico é frequentemente crítico. Doses excessivas também precisam ser evitadas em razão do risco de toxicidade de medicamentos com baixo índice terapêutico. Em contrapartida, não é necessário avaliar os níveis de medicamentos usados para tratar doenças não críticas (quando um tratamento inadequado não é um problema sério) ou para os quais o índice terapêutico é grande (quando não é provável que o tratamento excessivo relativo provoque toxicidade).

## Problemas com a interpretação da concentração dos medicamentos

O momento da coleta do sangue, talvez mais que qualquer outro fator, contribui para a interpretação errônea dos níveis do medicamento. Como pode ser visto na Figura 26.2, se a coleta for realizada muito cedo, enquanto o medicamento ainda está na fase de distribuição, o seu nível pode estar alto e não refletir a concentração do mesmo no local de ação. Portanto, é importante coletar a amostra após a fase de distribuição.

Para muitos medicamentos administrados intermitentemente, um nível mínimo, obtido imediatamente antes de a próxima dose ser administrada, é mais útil para tomar decisões sobre os ajustes posológicos (ver Tabela 26.1). No caso de medicamentos administrados por infusão ou de modo intermitente em intervalos curtos (ver Figura 26.4), o melhor momento para coletar o sangue é durante o equilíbrio dinâmico.

A ligação com proteínas é outro fator importante que contribui para a interpretação errônea dos níveis do medicamento. O fármaco livre (não ligado à proteína e capaz de se equilibrar com os tecidos e interagir com o local de ação) é a concentração crítica do fármaco quando decisões terapêuticas estão sendo tomadas. Todavia, muitos medicamentos estão fortemente ligados às proteínas plasmáticas. A Tabela 26.1 mostra que muitos medicamentos comumente usados, como ácido acetilsalicílico, carbamazepina, fenitoína e glimepirida, têm mais de 75% de ligação com as proteínas. Como muitos ensaios de medicamentos comumente usados determinam a concentração total do medicamento (que inclui a fração ligada à proteína e a fração livre), a avaliação da concentração *verdadeira* da fração livre do medicamento pode não ser acurada, sobretudo se houver variação na fração do medicamento ligada às proteínas. Além disso, a ligação do medicamento pode ser diminuída por doença ou por outros fármacos, levando ao aumento dos níveis de medicamento livre que altera a interpretação das concentrações medidas. Doenças renais e hepáticas podem alterar a ligação de determinados medicamentos (p. ex., fenitoína) às proteínas por causar diminuição delas (p. ex., albumina diminuída, como na síndrome nefrótica ou doença hepática) ou como resultado de competição pela ligação com as proteínas por substâncias produzidas endogenamente (p. ex., uremia na doença renal, hiperbilirrubinemia na doença hepática). Da mesma forma, outros medicamentos administrados podem competir pela ligação com as proteínas. Um problema secundário a essas mudanças na ligação com as proteínas é que o fármaco livre não é, tipicamente, medido em muitos ensaios de fármacos comuns usados por laboratórios de análises clínicas. Por último, as alterações na ligação do fármaco com as proteínas podem afetar a farmacocinética do fármaco, com o efeito principal sendo no VD, que aumenta à medida que diminui a ligação proteica.

A utilidade de um ensaio de fármaco também é limitada por mudanças fisiológicas que podem alterar a resposta a uma concentração de determinado medicamento. Um exemplo desta alteração farmacodinâmica é a resposta provocada por determinado nível de digoxina quando as concentrações de eletrólitos (p. ex., potássio, cálcio e/ou magnésio) estão alteradas. A tolerância, uma resposta reduzida a determinada concentração do medicamento com o uso contínuo, é outra alteração farmacodinâmica que influencia a forma como a concentração do medicamento é interpretada. Tolerância é comumente observada com o uso contínuo de narcóticos (p. ex., pacientes com câncer terminal); inicialmente, o controle adequado da dor é observado em determinada concentração do medicamento, mas após a administração prolongada, a mesma concentração do medicamento não está mais associada ao alívio da dor.

## AJUSTES POSOLÓGICOS DO MEDICAMENTO COM A DOENÇA

### Doença renal

As principais questões a serem respondidas ao determinar se a dosagem de um medicamento precisa ser ajustada no início da doença renal são as seguintes: O medicamento é excretado principalmente pelos rins? É provável que os níveis aumentados do medicamento estejam associados à toxicidade? Se a resposta a ambas for sim, é provável que, com a diminuição da depuração renal, um medicamento se acumule e se torne tóxico. Na insuficiência renal, é necessário ajustar o esquema posológico desses fármacos, sobretudo se apresentarem meia-vida longa e índice terapêutico pequeno (p. ex., digoxina).

Para se obter a concentração desejada ao longo do tempo quando a depuração está diminuída, os ajustes podem ser feitos diminuindo a dose,

# CAPÍTULO 26 Princípios da Terapia Medicamentosa

mantendo o intervalo de dose (DD), mantendo a dose, mas aumentando o intervalo entre as doses (II), ou uma combinação de ambos (DD e II). A e-Tabela 26.1 na versão eletrônica deste capítulo mostra como esses três métodos diferentes são utilizados para ajustar as dosagens de vários medicamentos comuns de acordo com o grau de disfunção renal (ver na Tabela 26.1 suas propriedades farmacocinéticas quando a função renal é normal). Esses ajustes possibilitam atingir uma concentração média semelhante à obtida quando a função renal é normal; no entanto, existem alterações acentuadas concomitantes na magnitude dos valores de máximo e mínimo. Ao escolher o tipo de ajuste do medicamento, o médico deve considerar não apenas o índice terapêutico do medicamento, mas também (1) se uma concentração efetiva precisa ser alcançada rapidamente e mantida dentro de uma faixa estreita (i. e., mantendo uma concentração média do medicamento e evitando níveis mínimos nos quais o medicamento não seja efetivo) e (2) se concentrações elevadas do medicamento estão associadas a efeitos tóxicos.

A depuração renal do medicamento está correlacionada à depuração da creatinina (se o medicamento é eliminado por filtração glomerular ou secreção tubular); portanto, para qualquer ajuste posológico na doença renal pode-se usar a depuração da creatinina para estimar a dose necessária porque a depuração renal do medicamento é proporcional à depuração da creatinina. A depuração da creatinina ($Cl_{cr}$), que é usada como uma estimativa da taxa de filtração glomerular (TFG), pode ser calculada diretamente a partir da concentração de creatinina sérica pela seguinte equação:

$$Cl_{cr} = [(140 - idade) \times peso (kg)]/[72 \times creatinina\ sérica\ (mg/d\ell)] \quad (9)$$

A depuração da creatinina calculada deve ser multiplicada por 0,85 para mulheres. (*Observação*: este cálculo se aplica apenas quando a concentração de creatinina sérica é inferior a 5 mg/dℓ e a função renal não está mudando rapidamente.)

## Uso da depuração para ajuste posológico

A dose de um medicamento usada na insuficiência renal ($dose_{D-RI}$) é proporcional à dose usada quando a função renal está normal ($dose_D$) na mesma razão entre a depuração do medicamento na insuficiência renal ($Cl_{D-RI}$) e a depuração com função renal normal ($Cl_D$). A $dose_{D-RI}$ é definida como:

$$Dose_{D-RI} = dose_D \times [Cl_{D-RI}/Cl_D] \quad (10)$$

Pode-se estimar a $Cl_{D-RI}$ multiplicando $Cl_D$ pela razão da depuração de creatinina na insuficiência renal ($Cl_{cr-RI}$) sobre $Cl_{cr}$ com a função renal normal:

$$Cl_{D-RI} = Cl_D \times [Cl_{cr-RI}/Cl_{cr}] \quad (11)$$

Conforme mostrado na Equação 3, a depuração total é a soma da depuração por mecanismos renais e não renais (tipicamente hepáticos). Presume-se que a depuração não renal seja normal e apenas a depuração renal seja ajustada, com a depuração total sendo reduzida apenas na medida em que a depuração renal é reduzida. A dose pode ser calculada a partir da depuração total (ajustada) e da concentração plasmática desejada pela Equação 7 ou Equação 8. Todavia, a dose calculada é apenas um guia inicial para a dose necessária. O monitoramento da resposta ao medicamento ou da concentração plasmática do medicamento em vários momentos após a dosagem inicial possibilita que sejam feitos ajustes posológicos adicionais conforme necessário. De uma perspectiva prática, a maioria dos ajustes posológicos na vigência de disfunção renal pode ser orientada por tabelas publicadas com base nas alterações na taxa de filtração glomerular (ver e-Tabela 26.1) e na efetividade da diálise na remoção do medicamento. Os sistemas computadorizados de apoio à decisão são efetivos sobretudo para orientar a dosagem de medicamentos para pacientes internados com insuficiência renal.

## Dose de ataque na insuficiência renal

Para medicamentos tipicamente administrados com uma dose de ataque em pacientes com função renal normal, a mesma abordagem pode ser usada em pacientes com insuficiência renal para garantir que a concentração desejada seja alcançada rapidamente. No caso de medicamentos tipicamente administrados sem dose de ataque, a meia-vida prolongada resultante da insuficiência renal retarda o acúmulo do medicamento no equilíbrio dinâmico. Nesse caso, é necessária uma dose de ataque (igual à quantidade necessária para atingir o equilíbrio dinâmico com função renal normal).

## Considerações adicionais na insuficiência renal

Em virtude das diferenças entre os pacientes, as abordagens descritas anteriormente devem ser consideradas apenas aproximações iniciais para prevenir doses inefetivas (muito baixas) ou tóxicas (muito altas). Para o tratamento de manutenção, é desejável monitorar os níveis sanguíneos para orientar a dosagem.

Se um metabólito do medicamento for responsável por seu efeito ou toxicidade e o metabólito se acumular na insuficiência renal, o nível do medicamento sozinho pode não fornecer orientação suficiente para o planejamento do tratamento. Por exemplo, o principal metabólito da procainamida é a N-acetilprocainamida, que tem toxicidade semelhante à do medicamento original, mas exibe atividade antiarrítmica modesta. Na vigência de insuficiência renal, N-acetilprocainamida pode se acumular substancialmente porque é mais dependente da eliminação renal. A medição dos níveis de procainamida por si só não avalia com acurácia os níveis necessários para o efeito antiarrítmico ou o risco de toxicidade.

### Doença hepática

Embora muitos medicamentos sejam biotransformados no fígado, não é possível fazer recomendações gerais para ajustes posológicos em pacientes com doenças hepáticas. Ao contrário da doença renal, não existe exame laboratorial útil para basear os ajustes posológicos. Foi sugerido que, se a capacidade do fígado de produzir proteína (refletida pela concentração de albumina e tempo de protrombina) for reduzida significativamente, a depuração dos medicamentos metabolizados pelas enzimas do citocromo P-450 provavelmente também será reduzida.

Uma situação especial que pode se desenvolver com doença hepática crônica e pode exigir ajuste de dose é o desvio portocava. Essa condição, além de provocar alteração hemodinâmica potencial, levando à diminuição do fluxo sanguíneo hepático e consequente diminuição da depuração, não apresenta efeito de primeira passagem, resultando em concentrações maiores do fármaco atingindo a circulação sistêmica. Fármacos com grande extração hepática que são tipicamente administrados por via oral (p. ex., propranolol) podem aparecer na circulação sistêmica em concentrações mais altas e potencialmente tóxicas.

### Doenças hemodinâmicas

A diminuição do débito cardíaco e as condições hipotensivas reduzem a perfusão dos órgãos, incluindo os responsáveis pela eliminação dos medicamentos. Conforme observado anteriormente em relação à doença renal primária, a dose pode ser ajustada para diminuição da perfusão renal pelo uso da depuração (*clearance*) da creatinina. O efeito da diminuição do fluxo sanguíneo hepático na farmacocinética é mais difícil de avaliar. No caso de medicamentos com extração hepática elevada (p. ex., lidocaína), o fluxo sanguíneo hepático diminuído sugere a necessidade de redução da dose.

A hemodinâmica alterada também influencia a distribuição de alguns medicamentos. Os medicamentos com VD relativamente grande (p. ex., lidocaína, procainamida, quinidina) podem ser afetados por condições que levam à hipotensão, como choque, resultando em diminuição do VD aparente. Com um VD reduzido, a dose de ataque de um medicamento deve ser reduzida para evitar níveis de medicamento potencialmente tóxicos.

Em geral, quando a hemodinâmica está muito comprometida, é aconselhável ser conservador, evitando cargas potencialmente tóxicas e doses de manutenção dos fármacos. Os níveis do medicamento e o estado clínico devem ser monitorados atentamente, e as doses do medicamento devem ser ajustadas conforme necessário.

## ABORDAGEM À SUPERDOSAGEM DE MEDICAMENTOS

Os princípios farmacocinéticos discutidos antes podem ser usados para determinar a melhor abordagem para a remoção do medicamento no caso de superdosagem do mesmo, particularmente se for considerada hemodiálise ou hemoperfusão. A meta principal é aumentar a depuração geral do medicamento, removendo uma fração substancial da carga corporal total deste. A análise dos valores de VD e depuração pode fornecer alguma orientação. Para medicamentos com grande VD (p. ex., digoxina; ver Tabela 26.1), apenas uma pequena quantidade pode ser removida porque a depuração afeta apenas o medicamento no plasma, e boa parte do medicamento está fora do compartimento plasmático. Da mesma forma, para medicamentos com altos valores de depuração, a hemoperfusão aumenta a depuração geral apenas minimamente e não é indicada. A e-Tabela 26.1 fornece dados para determinar se a hemodiálise pode ser útil para remover vários medicamentos comumente prescritos.

## USO DE MEDICAMENTOS EM PACIENTES IDOSOS

A administração de medicamentos em pacientes idosos é, talvez, a área mais desafiadora da terapêutica para adultos por vários fatores: a probabilidade crescente de doenças múltiplas, frequentemente com envolvimento multissistêmico; a necessidade de esses pacientes tomarem vários medicamentos (muitas vezes prescritos por médicos diferentes); e a probabilidade crescente de alterações na farmacocinética e na farmacodinâmica. Esses fatores juntos contribuem para um aumento significativo da frequência de interações medicamentosas e respostas adversas aos medicamentos nesse grupo de pacientes.

### Alterações farmacocinéticas com a idade

Essas alterações podem ser secundárias aos efeitos fisiológicos gerais do envelhecimento, como alteração na composição corporal ou alterações específicas em órgãos farmacocineticamente importantes (p. ex., rins, fígado). A distribuição dos medicamentos tende a mudar drasticamente com a idade, principalmente em razão das mudanças na composição corporal. O mais típico é o aumento da gordura corporal total, com consequente diminuição da massa corporal magra e da água corporal total. A concentração de proteínas plasmáticas também pode mudar; em particular, a albumina diminui conforme o fígado "envelhece". As mudanças na distribuição do medicamento se manifestam como alteração do VD aparente. Para medicamentos solúveis em água que não se ligam às proteínas plasmáticas, o VD aparente é reduzido; em contraste, para os medicamentos lipossolúveis, o VD é aumentado. Modificações mínimas do metabolismo acompanham o envelhecimento, mas por si sós não são responsáveis pela farmacocinética alterada.

A excreção pode estar alterada em idosos e a depuração (clearance) de muitos medicamentos estar diminuída. O débito cardíaco e o fluxo sanguíneo para os rins e o fígado também podem estar diminuídos. A taxa de filtração glomerular (TFG) pode estar reduzida em 50%. A eliminação hepática de medicamentos é menos afetada, exceto para os medicamentos com alta depuração hepática (p. ex., lidocaína). A meia-vida de eliminação de muitos medicamentos é aumentada com o envelhecimento como consequência de VD aparente maior e depuração hepática ou renal diminuída (ver Equação 5).

### Alterações farmacodinâmicas com a idade

Essas mudanças resultam de alterações na responsividade do órgão-alvo. Elas exigem o uso de doses menores do medicamento em pacientes idosos, mesmo que a farmacocinética permaneça inalterada. Isso afeta muitos medicamentos comumente usados em idosos; por exemplo, ansiolíticos e sedativo-hipnóticos podem agravar depressão do sistema nervoso central em pacientes idosos em concentrações que são bem toleradas em adultos jovens. Da mesma forma, anticoagulantes (p. ex., varfarina) podem provocar hemorragia em pessoas idosas em concentrações que são bem toleradas em adultos jovens.

### Recomendações gerais para o uso de medicamentos em pacientes idosos

- A eliminação dos medicamentos eliminados pelos rins pode estar reduzida em 50%
- Os medicamentos eliminados principalmente pelo fígado não precisam, tipicamente, de ajuste posológico para a idade, exceto para medicamentos com alta depuração hepática, que podem ser afetados pela diminuição relacionada à idade no fluxo sanguíneo hepático
- Em razão do potencial aumento da sensibilidade do órgão-alvo em idosos, apenas a dose efetiva mais baixa deve ser usada
- Revisões frequentes na história medicamentosa do paciente devem ser realizadas, incluindo medicamentos vendidos com receita e de venda livre, tendo em mente o risco potencial aumentado de interações medicamentosas e respostas adversas aos medicamentos.

## INTERAÇÕES MEDICAMENTOSAS

Como os pacientes são, tipicamente, tratados com vários agentes, mesmo para uma única doença, as possibilidades de interações medicamentosas são grandes. Muitas interações medicamentosas clinicamente importantes envolvem tipicamente um medicamento com baixo índice terapêutico (p. ex., varfarina) e um efeito farmacológico facilmente detectável (p. ex., sangramento), de modo que um pequeno aumento na quantidade do medicamento provoca um efeito significativo (toxicidade).

É difícil avaliar de modo acurado a prevalência de interações medicamentosas tanto no paciente internado quanto no ambulatorial, principalmente porque não há mecanismo de vigilância formal e abrangente. O risco de interações medicamentosas parece estar aumentando, sobretudo em pacientes hospitalizados em estado crítico,[1] que frequentemente recebem mais de 10 medicamentos.

Existem basicamente dois tipos de interação medicamentosa: (1) farmacocinéticas, causadas por alteração na quantidade do medicamento ou metabólito ativo no local de ação e (2) farmacodinâmicas (sem alteração na farmacocinética), causadas por alteração no efeito do medicamento.

### Interações medicamentosas farmacocinéticas

#### Menos medicamento no local de ação

*Absorção diminuída*

O lúmen do estômago e dos intestinos é, talvez, o melhor exemplo de uma área onde as interações medicamentosas podem resultar na diminuição da absorção do medicamento. Alguns medicamentos comumente usados podem ilustrar esse tipo de interação. Interações físico-químicas impedem a absorção de muitos medicamentos. Fármacos como colestipol e colestiramina (resinas usadas para reduzir os níveis de colesterol e que se ligam aos ácidos biliares) também podem ligar-se a outros medicamentos no lúmen do estômago e dos intestinos, incluindo digoxina e varfarina. Em razão do potencial de ligação de muitos outros medicamentos, geralmente é recomendado que outros medicamentos não sejam administrados por 2 horas antes ou após a ingestão de colestipol ou colestiramina. Outro tipo de interação ocorre quando íons metálicos (p. ex., alumínio, cálcio e magnésio em antiácidos e ferro em suplementos para tratar deficiência de ferro) formam complexos insolúveis com tetraciclinas, que podem atuar como agentes quelantes. Outros medicamentos comumente usados que diminuem a absorção incluem suspensões de caolim-pectina para tratar diarreia. Esses medicamentos podem inibir significativamente a absorção de medicamentos coadministrados (p. ex., digoxina).

Os medicamentos que são muito suscetíveis a mudanças de pH podem ter absorção diminuída quando são administrados com outros medicamentos que afetem a acidez gástrica ou influenciem o tempo de exposição a pH baixo. Os inibidores da bomba de prótons ou antagonistas do receptor de histamina-2 elevam o pH gástrico, o que pode inibir a dissolução e a subsequente absorção de medicamentos que são bases fracas (p. ex., cetoconazol). Os medicamentos que retardam o esvaziamento gástrico (p. ex., alcaloides da beladona) aumentam a degradação de um fármaco instável em ácido coadministrado (p. ex., levodopa), resultando em absorção diminuída.

*Distribuição alterada*

Os medicamentos que usam o mesmo processo de transporte ativo para atingir seu local de ação podem competir no nível de transporte, resultando em níveis mais baixos do medicamento que chega a esse local. O exemplo clássico desse tipo de interação é a coadministração de anti-hipertensivos guanidínicos com antidepressivos tricíclicos, fenotiazinas e certas aminas simpaticomiméticas (p. ex., efedrina), que bloqueiam os efeitos dos medicamentos anti-hipertensivos.

*Aumento do metabolismo*

Muitos medicamentos (p. ex., fenobarbital, fenitoína, etanol, glutetimida, griseofulvina, rifampicina) e compostos tóxicos (p. ex., fumaça de cigarro, certos hidrocarbonetos clorados) aumentam o metabolismo hepático de outros medicamentos (p. ex., corticosteroides, ciclofosfamida, ciclosporina, alguns betabloqueadores adrenérgicos, teofilina, varfarina) pela indução da atividade da superfamília da enzima mono-oxigenase do citocromo P-450 (medicine.iupui.edu/clinpharm/ddis/).

## Mais medicamento no local de ação

### Absorção aumentada
Qualquer medicamento que acelere o esvaziamento gástrico (p. ex., metoclopramida) pode aumentar a absorção de medicamentos instáveis em ácido. Além disso, os medicamentos que diminuem a motilidade intestinal (p. ex., anticolinérgicos) aumentam a absorção de medicamentos que são relativamente mal absorvidos (p. ex., comprimidos de digoxina), aumentando o tempo de contato do medicamento com a superfície de absorção.

### Distribuição alterada
Os medicamentos ligados às proteínas são limitados em sua distribuição (principalmente no local de ação) e não estão disponíveis para metabolismo ou excreção. Os medicamentos podem competir entre si pela ligação às proteínas plasmáticas, resultando em interações medicamentosas. As sulfonamidas conseguem deslocar os barbitúricos ligados à albumina sérica, resultando em níveis aumentados de barbitúricos livres e possível toxicidade.

### Metabolismo diminuído
Uma das interações medicamentosas mais impressionantes ocorre quando um medicamento inibe o metabolismo de outro, levando a acúmulo do segundo medicamento e risco significativo de toxicidade. Esse tipo de interação ocorre quando a 6-mercaptopurina, um medicamento antileucêmico com baixo índice terapêutico, é usada com o alopurinol, muitas vezes administrado para controlar a hiperuricemia. A interação pode resultar em toxidade potencialmente fatal.

Alguns medicamentos conseguem inibir o metabolismo de muitos outros medicamentos. Por exemplo, a cimetidina consegue inibir o metabolismo de diazepam, imipramina, lidocaína, propranolol, quinidina, teofilina e varfarina. A amiodarona inibe o metabolismo dos bloqueadores dos canais de cálcio, fenitoína, quinidina e varfarina. O dado extremamente importante da amiodarona é a sua meia-vida de 1 a 2 meses; ela continua a inibir o metabolismo do medicamento por vários meses após sua suspensão.

Outros fármacos são notáveis porque seu metabolismo é inibido por vários medicamentos diferentes. O metabolismo da varfarina, anticoagulante comumente usado, é inibido não apenas por cimetidina e amiodarona, mas também por muitas outras substâncias, incluindo álcool etílico, alopurinol, dissulfiram, metronidazol, fenilbutazona, sulfimpirazona e sulfametoxazol-trimetoprima. Da mesma forma, o metabolismo da fenitoína é inibido por cloranfenicol, clofibrato, dicumarol, dissulfiram, isoniazida (acetiladores lentos), fenilbutazona e o ácido valproico.

Embora a maioria desses exemplos envolva enzimas que metabolizam o medicamento no fígado, as enzimas que metabolizam o medicamento fora do fígado também podem ser afetadas por certos medicamentos. O exemplo mais conhecido é a monoamina oxidase (MAO), que pode ser afetada por inibidores inespecíficos da MAO, resultando no acúmulo de catecolaminas em vários locais após sua liberação em resposta à ingestão de alimentos contendo tiramina, como queijo envelhecido, carnes maturadas ou curadas e qualquer carne, frango ou peixe estragado.

### Excreção diminuída
Os medicamentos podem competir pelos transportadores ativos existentes no rim. A maioria dessas interações envolve os transportadores de ácido. A interação mais conhecida é a inibição do transporte da penicilina pela probenecida, resultando em diminuição da depuração da penicilina e, portanto, níveis plasmáticos mais elevados, uma interação que foi usada no passado para maximizar o tratamento com penicilina. Um efeito inibitório semelhante na excreção renal de metotrexato pode ser provocado por salicilatos, fenilbutazona e probenecida. O transporte ativo de medicamentos básicos (p. ex., procainamida) também pode ser inibido por outras substâncias (p. ex., cimetidina, amiodarona).

## Interações medicamentosas farmacodinâmicas
Nas interações farmacodinâmicas, os medicamentos interagem no nível do receptor (alvo) ou provocam efeitos aditivos agindo em locais separados nas células. Um exemplo do primeiro é a interação do propranolol e da epinefrina, que bloqueia os receptores beta-adrenérgicos; como resultado, os efeitos alfa-adrenérgicos da epinefrina não têm oposição. Esta interação indesejável pode resultar em hipertensão arterial grave.

Existem muitos exemplos de efeitos aditivos de medicamentos. O ácido acetilsalicílico, que prolonga o tempo de sangramento por ação sobre as plaquetas, pode interagir com a varfarina, que afeta a coagulação. O resultado é risco aumentado de hemorragia. Da mesma forma, agentes ativos no sistema circulatório, como betabloqueadores adrenérgicos e bloqueadores dos canais de cálcio, exercem efeitos inotrópicos negativos aditivos quando coadministrados, resultando em risco aumentado de insuficiência cardíaca.

## DIAGNÓSTICO E PREVENÇÃO DAS INTERAÇÕES MEDICAMENTOSAS

Para que uma interação medicamentosa seja reconhecida, o índice de suspeita precisa ser alto sempre que vários medicamentos são usados juntos. Em razão da lista cada vez maior de interações medicamentosas conhecidas e suspeitas, é impossível para um médico lembrar todas ou mesmo muitas das interações possíveis. Hoje, há vários *websites* que mantêm informações atualizadas sobre as interações medicamentosas (p. ex., www.drugs.com/drug_interactions.php e reference.medscape.com/drug-interactchecker).

Várias situações clínicas devem levantar preocupação sobre a possibilidade de interações medicamentosas:

- O uso de qualquer medicamento com baixo índice terapêutico (Tabela 26.2) deve levantar suspeita
- À medida que aumenta o número de medicamentos usados simultaneamente, existe um risco desproporcionalmente maior de interações medicamentosas, sobretudo com mais de 10 medicamentos
- Pacientes em estado crítico com doença multissistêmica e comprometimento da função renal, hepática, cardíaca ou pulmonar correm risco aumentado de interações medicamentosas. O risco é maior no caso de pacientes com síndrome da imunodeficiência adquirida (AIDS), que estejam imunocomprometidos e façam uso de um grande número de medicamentos
- Os pacientes com vários transtornos comportamentais e psiquiátricos (p. ex., usuários de um grande número de medicamentos prescritos, bem como drogas ilícitas e álcool etílico) correm risco de interações medicamentosas

Outro tipo de interação medicamentosa que está se tornando cada vez mais importante é aquela entre alimentos (p. ex., suco de toranja) ou produtos naturais (p. ex., fitoterápicos) e medicamentos. O suco de toranja (*grapefruit*), ao inibir o sistema enzimático do citocromo P-450 3A4 intestinal, aumenta os níveis de medicamentos metabolizados por esta via (p. ex., saquinavir, ciclosporina, verapamil) e resulta em toxicidade ou efeitos adversos do medicamento. É agora reconhecido que vários alimentos e fitoterápicos influenciam as enzimas que metabolizam fármacos/drogas, por exemplo, cyp P-450 s (medicine.iupui.edu/clinpharm/ddis/).

Várias medidas podem ser tomadas para prevenir as interações medicamentosas:

- Ao fazer a anamnese, é importante documentar todos os medicamentos que o paciente está usando (e que usou recentemente), incluindo medicamentos prescritos, de venda livre e substâncias psicoativas que provoquem drogadição
- É desejável minimizar o número de medicamentos em uso, revisando frequentemente a lista de medicamentos do paciente para garantir que cada um continue a ser necessário
- Deve haver um alto grau de suspeita quando são usados medicamentos com baixo índice terapêutico e alto risco de interações medicamentosas (ver Tabela 26.2)

**Tabela 26.2** Fármacos com baixos índices terapêuticos e alto risco de respostas adversas a medicamentos e interações medicamentosas.

| |
|---|
| Anticoagulantes |
| Antiarrítmicos |
| Anticonvulsivantes |
| Carbonato de lítio |
| Digoxina |
| Hipoglicemiantes orais |
| Teofilina |

- Situações clínicas de alto risco, como as que ocorrem nos pacientes em estado crítico, devem levantar a suspeita de interações medicamentosas adversas
- As interações medicamentosas adversas devem ser consideradas no diagnóstico diferencial sempre que ocorrer qualquer alteração na evolução de um paciente.

## REAÇÕES ADVERSAS AOS MEDICAMENTOS

Uma resposta adversa ao medicamento (RAM) é um efeito indesejado produzido por um medicamento em doses padrão, que tipicamente exige a redução ou interrupção do agente suspeito e o tratamento do efeito nocivo provocado. Mais danos podem ocorrer com a continuação ou futuro tratamento com o medicamento.

### EPIDEMIOLOGIA

O impacto financeiro das RAMs é estimado em mais de US$ 100 bilhões por ano. A incidência real das RAMs é difícil de quantificar porque muitos casos não são reconhecidos ou não são relatados. Vários grandes estudos mostraram que a incidência pode se aproximar de 20% para pacientes ambulatoriais (ainda maior para pacientes que tomam mais de 15 medicamentos) e de 2 a 7% para pacientes internados. A incidência de RAMs aumenta exponencialmente com mais de quatro medicamentos. Metanálises de vários estudos prospectivos sugerem que as RAMs são agora a terceira principal causa de morte em pacientes hospitalizados. É claro, a partir de pesquisas mais recentes, que um grupo relativamente pequeno de medicamentos (ver Tabela 26.2) continua a ser responsável pela maioria das RAMs relatadas. Os eventos medicamentosos adversos causam cerca de quatro idas ao departamento de emergência por 1.000 indivíduos anualmente nos EUA. As classes de medicamentos mais comumente relacionadas são anticoagulantes, antibióticos, medicamentos para diabetes melito e analgésicos opioides.[2,3] As tendências atuais também sugerem que a incidência das RAMs tende a aumentar como resultado do uso de mais medicamentos prescritos e de venda livre. Embora ainda em uma fase evolutiva, as abordagens sistêmicas têm o potencial de avançar muito na compreensão dos eventos medicamentosos adversos e na capacidade de predizê-los.[4]

### BIOPATOLOGIA

A maioria das RAMs é causada por um efeito farmacológico exagerado (mas previsível) do medicamento ou por um efeito tóxico ou imunológico do medicamento ou de um metabólito (tipicamente não esperado). De, aproximadamente, 100.000 hospitalizações anuais de emergência relacionadas a medicamentos em pacientes com mais de 65 anos, os medicamentos mais comumente relacionados são varfarina (33%), insulina (14%), antiplaquetários orais (13%) e hipoglicemiantes orais (11%).

### Respostas tóxicas previsíveis aos medicamentos

Respostas exageradas ao medicamento que causam efeitos adversos podem ser consequentes a qualquer condição que cause alteração farmacocinética ou farmacodinâmica (discutido anteriormente). Tem havido um interesse crescente na disciplina de farmacogenômica, que explora o papel de fatores genéticos na alteração farmacocinética ou farmacodinâmica e o aumento resultante da suscetibilidade às RAMs. Além disso, uma disciplina em desenvolvimento (farmacometabolômica) deve complementar a farmacogenômica no tratamento medicamentoso personalizado, incorporando influências ambientais e no nível do microbioma nas respostas aos medicamentos.[4]

Atualmente, há amplas evidências de que alterações moleculares nos genes codificadores de enzimas que metabolizam os medicamentos podem ser responsáveis pela variabilidade na farmacocinética e nos efeitos dos medicamentos observados em estudos populacionais. Existem agora muitos exemplos do papel da farmacogenômica em resposta e efeito alterados do medicamento. Três dos exemplos mais bem estudados são polimorfismos genéticos associados a debrisoquina-esparteína, N-acetilação e mefenitoína. Cada um está associado à herança autossômica recessiva e, juntos, são responsáveis pelo metabolismo de aproximadamente 40 fármacos (Tabela 26.3). Indivíduos com genes recessivos autossômicos são tipicamente *metabolizadores fracos*, com farmacocinética potencialmente alterada que resulta em concentrações plasmáticas elevadas de medicamentos e pode levar à toxicidade. Estudos recentes focaram nas alterações genômicas associadas à variabilidade na resposta a alguns medicamentos comumente usados. Assim, a variabilidade da resposta à varfarina (Capítulo 76) é agora entendida como devida a polimorfismos de um único nucleotídio nos genes do citocromo P-450 2C9 (CYP2C9) e da vitamina K epóxido redutase (VKOR). Esses polimorfismos de um único nucleotídio exercem efeito significativo nas necessidades de dose da varfarina. Da mesma forma, polimorfismos em genes transportadores podem exercer efeitos profundos na farmacocinética das estatinas (Capítulo 195). Uma variante genética comum do polipeptídio transportador de ânions orgânicos 1B1 pode reduzir a captação hepática de muitas estatinas, aumentando o risco de miopatia induzida por estatinas. Além disso, agora é reconhecido que o cassete de ligação da adenosina trifosfato (ATP) geneticamente alterado e a atividade de efluxo do transportador G2 podem resultar em aumento na exposição sistêmica a várias estatinas. De particular importância para a terapêutica é que os efeitos desses polimorfismos genéticos diferem, dependendo da estatina específica usada. Isso fornece uma base racional para uma abordagem individualizada para o uso de agentes terapêuticos hipolipemiantes.

Um exemplo particularmente impressionante ocorre com determinados agentes quimioterápicos para o câncer que têm uma janela terapêutica relativamente estreita e o potencial de provocar citotoxicidade grave (p. ex., a deficiência na atividade da enzima di-hidropirimidina desidrogenase pode resultar em toxicidade potencialmente fatal após a administração de 5-fluoruracila). Esses defeitos não são, tipicamente, reconhecidos até que o paciente receba o medicamento. Frequentemente, são descritos como síndromes *farmacogenéticas*.

Outras alterações genéticas não afetam especificamente o metabolismo e não provocam uma gama de alterações quantitativas. Esses defeitos podem provocar defeitos *qualitativos* e costumam estar associados a defeitos estruturais. O exemplo clássico é a glicose-6-fosfato desidrogenase. Os indivíduos com deficiência dessa enzima não toleram o estresse oxidativo produzido por alguns medicamentos, resultando em hemólise

### Tabela 26.3 Polimorfismos genéticos de enzimas metabolizadoras de medicamentos.

| TIPO | EXEMPLOS DE MEDICAMENTOS PRIMÁRIOS | OUTROS MEDICAMENTOS QUE SÃO SUBSTRATOS | INCIDÊNCIA DE *METABOLIZADORES INSATISFATÓRIOS* EM BRANCOS (%) | ENZIMA ENVOLVIDA |
|---|---|---|---|---|
| Polimorfismo da debrisoquina-esparteína | Amitriptilina, codeína, tamoxifeno | Antidepressivos, antiarrítmicos, bloqueadores dos receptores beta-adrenérgicos, codeína, dextrometorfano, neurolépticos | 5 a 10 | Citocromo P-450 IID6 (CYP2D6) |
| Polimorfismo da mefenitoína | Mefenitoína | Mefobarbital, hexobarbital, diazepam, omeprazol | 4 (japonês, chinês, 15 a 20) | Citocromo P-450 IIC (CYP2C) |
| Polimorfismo da N-acetilação | Isoniazida, sulfadiazina | Hidralazina, fenelzina, procainamida, dapsona, sulfametazina, sulfapiridina, aminoglutetimida, ácido aminossalicílico, sulfassalazina | 40 a 70 (japonês, 10 a 20) | N-acetiltransferase (NAT2) |
| Polimorfismo da conjugação com grupamentos metila | Catecolaminas | L-Dopa, metildopa | 25 a 30 | Catecol-O-metiltransferase (COMT) |

(Capítulo 152). Os medicamentos que podem provocar esse quadro clínico incluem ácido acetilsalicílico, nitrofurantoína, primaquina, probenecida, quinidina, quinina, sulfonamidas, sulfonas e vitamina K. Outro defeito semelhante é a deficiência de metemoglobina redutase, que resulta na incapacidade de manter o ferro na hemoglobina no estado ferroso, causando metemoglobinemia (Capítulo 149) após a exposição a medicamentos oxidantes, como nitritos, sulfonamidas e sulfonas.

### Respostas tóxicas imprevisíveis aos medicamentos

Outras RAMs tóxicas ou imunológicas não são previsíveis e não são obviamente decorrentes do aumento da concentração do medicamento (farmacocinética) ou efeito do medicamento (farmacodinâmica). As respostas tóxicas imprevisíveis incluem reações diretas entre um medicamento e um órgão específico (p. ex., medicamentos contendo platina, como a cisplatina, podem provocar efeitos tóxicos diretos no rim e no oitavo nervo craniano, e uma ampla gama de medicamentos é hepatotóxica [Capítulo 141]).[5] No caso de outros fármacos, o metabolismo para um intermediário ativo precisa ocorrer primeiro. Uma dose padrão de paracetamol não provoca efeitos adversos porque a quantidade relativamente pequena de metabólito reativo formado pelo metabolismo oxidativo é destoxificada rapidamente pela glutationa reduzida. Na superdosagem, a glutationa está esgotada e o metabólito reativo restante pode danificar o fígado. A compreensão do mecanismo desse efeito tóxico forneceu uma base racional para o tratamento da superdosagem de paracetamol. Compostos contendo sulfidrila (p. ex., N-acetilcisteína), que conseguem formar complexos com o metabólito reativo, podem ser administrados para reduzir a quantidade de metabólito tóxico livre, protegendo o fígado.

As reações imunológicas aos fármacos geralmente não são provocadas pelo fármaco sozinho. Como outros compostos de baixo peso molecular (< 1.000 Da), eles não são, tipicamente, antigênicos. Quando um medicamento ou metabólito reativo se combina com uma proteína para formar um complexo medicamento-proteína, ele pode se tornar antigênico, capaz de induzir uma resposta imune.

Talvez a forma mais impressionante de alergia a medicamentos seja a anafilaxia, que se deve à hipersensibilidade mediada por imunoglobulina E. Foi demonstrado que muitos medicamentos de diferentes classes provocam esse tipo de alergia a medicamentos. O exemplo mais conhecido é a resposta anafilática provocada pela penicilina, que pode ocorrer após sua administração por qualquer via. O teste cutâneo com penicilina G, ácido peniciloico ou peniciloil polilisina consegue identificar pacientes em risco e deve ser realizado quando há suspeita de penicilina em indivíduos que precisam de tratamento com este medicamento. Se o resultado do teste cutâneo for positivo, o paciente precisa ser dessensibilizado antes de receber a penicilina. Se o resultado do teste cutâneo for negativo, a penicilina pode ser administrada com cautela.

### DIAGNÓSTICO E PREVENÇÃO DE RESPOSTAS ADVERSAS A MEDICAMENTOS

Embora muitos dos efeitos adversos bem conhecidos se devam a um grupo relativamente pequeno de fármacos, todos têm o potencial de causar uma RAM. O médico deve sempre considerar a possibilidade de uma RAM no diagnóstico diferencial, mesmo que nada tenha sido relatado anteriormente para o medicamento específico. Nas edições anteriores deste livro, fornecemos uma tabela listando muitas apresentações clínicas diversas associadas a RAMs. O leitor pode agora consultar os diversos sites que fornecem informações mais completas e atualizadas sobre as RAMs do que as que podem ser detalhadas aqui. Por exemplo, *www.fdable.com* possibilita monitorar a segurança de medicamentos com acesso ilimitado a informações atualizadas a partir do U.S. Food and Drug Administration (FDA) Adverse Event Reporting System (AERS).

Em muitos casos, é prontamente evidente que um medicamento específico provocou uma RAM, como o aparecimento de erupção cutânea em um paciente saudável que foi medicado recentemente com um único fármaco (p. ex., penicilina).[4b] Em outros casos, o efeito provocado pelo medicamento pode ser difícil de distinguir de outras doenças. Em outros casos, o efeito adverso simula a doença a ser tratada (p. ex., desenvolvimento de arritmia cardíaca em um paciente que está sendo tratado com um agente antiarrítmico).

Da perspectiva da saúde pública, é extremamente desejável ter um mecanismo disponível para detectar, catalogar e rastrear a incidência e a gravidade das RAMs não apenas para medicamentos em vários estágios de desenvolvimento, mas também para medicamentos que já foram aprovados pela FDA. Nos EUA a agência FDA rastreia eventos adversos de medicamentos por meio de um programa de relatórios voluntários, MedWatch. Os profissionais de saúde são incentivados a relatar quaisquer eventos adversos ou problemas com produtos em um formulário de uma página que pode ser enviada por correio, fax ou eletronicamente para a FDA. Recursos não tradicionais gerados por pacientes por meio da internet podem complementar as abordagens de farmacovigilância existentes. Embora vários métodos de vigilância das RAMs tenham sido propostos, em última análise, a cooperação de médicos, profissionais de saúde e pacientes tem de ser incentivada.

A lista de medicamentos prescritos de um paciente deve ser revisada a cada consulta e as potenciais interações com quaisquer medicamentos não prescritos também devem ser avaliadas. Ferramentas de rastreamento que conseguem identificar prescrições de medicamentos potencialmente inapropriadas ou desnecessárias também podem reduzir os riscos de reações medicamentosas adversas.[A1,A2]

### DADOS GENÔMICOS QUE FORNECEM ORIENTAÇÃO PARA A DECISÃO TERAPÊUTICA DO CÂNCER

Além de os dados genéticos serem úteis para compreender e prever cada vez mais os efeitos adversos dos medicamentos (ver anteriormente), está se tornando cada vez mais claro que os dados genômicos (p. ex., a existência de uma variante genética específica) também podem ajudar a informar o médico sobre o medicamento apropriado ou dose do medicamento que deve ser usada para o paciente específico.[5,6] Não há área terapêutica em que isso seja mais aparente do que com agentes oncológicos e, particularmente, muitos dos novos agentes terapêuticos direcionados, para os quais o perfil genômico do tumor (em comparação com o tecido hospedeiro) é crítico (Capítulo 169). Um exemplo representativo é o vemurafenibe, um agente direcionado que recentemente demonstrou ter valor terapêutico no melanoma[7] e, potencialmente, em outras doenças malignas. O vemurafenibe é efetivo em tumores que tenham mutação específica em seu gene *BRAF*, a mutação da valina para ácido glutâmico no resíduo 600 (V600E), que resulta na proteína oncogênica, quinase BRAF (V600E), exibindo uma atividade muito elevada que superativa a via de sinalização MAPK. Vemurafenibe é um inibidor de pequenas moléculas da quinase BRAF (V600E), com biodisponibilidade oral, competitivo com o ATP e atividade antineoplásica. Ele se liga seletivamente ao local de ligação de ATP da quinase BRAF (V600E) e inibe sua atividade, resultando na inibição *downstream* de uma via de sinalização MAPK superativada em células tumorais que expressam quinase BRAF (V600E), reduzindo assim a proliferação as células tumorais. Existem vários outros exemplos em oncologia que demonstram que os dados genômicos do tumor de um paciente podem ser úteis na tomada de uma decisão terapêutica (ver Tabela de Biomarcadores Farmacogenômicos em Rotulagem de Medicamentos no *website* da FDA: www.fda.gov/drugs/scienceresearch/researchareas/pharmacogenetics/)

 **Recomendações de grau A**

A1. Hill-Taylor B, Walsh KA, Stewart S, et al. Effectiveness of the STOPP/START (screening tool of older persons' potentially inappropriate prescriptions/screening tool to alert doctors to the right treatment) criteria: systematic review and meta-analysis of randomized controlled studies. *J Clin Pharm Ther*. 2016;41:158-169.
A2. O'Connor MN, O'Sullivan D, Gallagher PF, et al. Prevention of hospital-acquired adverse drug reactions in older people using screening tool of older persons' prescriptions and screening tool to alert to right treatment criteria: a cluster randomized controlled trial. *J Am Geriatr Soc*. 2016;64:1558-1566.

### REFERÊNCIAS BIBLIOGRÁFICAS

*As referências bibliográficas, bem como os outros materiais suplementares deste livro, encontram-se no GEN-IO, nosso ambiente virtual de aprendizagem.*

# DOR

STEVEN P. COHEN E SRINIVASA N. RAJA

A dor é onipresente na vida, geralmente servindo como um sinal de alerta de lesão iminente ou real ao organismo. É mais antiga do que o próprio homem: data dos nossos ancestrais mais primitivos. Ela também é um indício diagnóstico vital para os médicos. Estes devem estar familiarizados com a dor, porque é o sintoma mais comum para os pacientes procurarem atendimento médico.

É difícil superestimar o impacto que a dor exerce na sociedade. De acordo com o National Health Interview Study 2012 envolvendo 8.781 entrevistados, 55,7% dos adultos relataram dor nos 3 meses anteriores, com 10,3% sofrendo de dor diária e 11,2% tendo dor intensa.[1] Dentre os diversos tipos de dor, a dorsalgia é a mais comum, seguida por cefaleia, artralgias e cervicalgia. Dorsalgia é a principal causa de invalidez no mundo, com custo econômico nos EUA próximo a 90 bilhões de dólares por ano.[2,3] As populações de risco para dor crônica incluem idosos e indivíduos com morbidades físicas e psicológicas. Muitas condições álgicas crônicas, incluindo cefaleia, dor abdominal, fibromialgia e síndrome de dor regional complexa, são mais prevalentes em mulheres.

## DEFINIÇÕES

A International Association for the Study of Pain define a dor como "uma experiência sensorial e emocional desagradável associada a dano real ou potencial ao tecido, ou descrita em termos de tal dano". Essa definição reconhece que a dor pode ocorrer na ausência de dano tecidual contínuo, como fibromialgia ou dor fantasma em um membro. Uma implicação desse construto é a suposição de que a dor é sempre subjetiva; portanto, o relato de dor de um paciente sempre deve ser aceito, mesmo que haja evidências em contrário.

## BIOPATOLOGIA

### Classificação dos estados álgicos

Múltiplas classificações têm sido usadas para descrever estados álgicos com base na duração, na origem anatômica e nos mecanismos. *Dor aguda* resulta de lesão ou inflamação, tem valor de sobrevida e pode desempenhar um papel na cura, promovendo comportamentos que minimizam uma nova lesão. Por outro lado, a *dor crônica* talvez seja mais bem interpretada como uma *doença* sem propósito útil.[4] Embora não haja um limiar claro para a transição da dor aguda para um estado crônico, é geralmente aceito que a dor que persiste além do período de cura esperado é patológica. Na maioria dos casos, esse período é de 3 a 6 meses. A intensidade da dor pode ser classificada em leve (1 a 3), moderada (4 a 7) ou intensa ($\geq 7$ em uma escala de 0 a 10).

### Dores somáticas e viscerais

A dor pode originar-se de estruturas somáticas ou viscerais. A *dor somática* é, tipicamente, bem localizada e resulta de lesões ou doenças da pele e estruturas musculoesqueléticas. Diferentes tipos de estimulação podem evocar dor ligando-se a receptores distintos (também conhecidos como nociceptores), que são categorizados como polimodais (que respondem a estímulos dolorosos e não dolorosos) ou nociceptivos específicos, que respondem a estímulos mecânicos, de temperatura ou químicos. A *dor visceral* surge da disfunção de órgãos internos e pode resultar de inflamação, isquemia, oclusão de fluxo (p. ex., cálculos renais, obstrução intestinal) ou patologia funcional (p. ex., síndrome do intestino irritável). Ao contrário da dor somática, a dor visceral é geralmente difusa e mal localizada, é frequentemente referida para regiões somáticas (p. ex., isquemia miocárdica irradiando para o braço) e tende a estar associada a reflexos autônomos exagerados e maiores características emocionais. Os motivos dessas diferenças incluem densidade mais baixa e diferentes tipos de nociceptores e convergência com vias aferentes na medula espinal.

### Dor neuropática, nociceptiva, nociplástica e mista

A dor pode ser etiologicamente classificada como neuropática, nociceptiva ou mista (Tabela 27.1). Essa distinção talvez seja a mais útil, porque influencia a tomada de decisões em todos os níveis de atenção. A dor *neuropática* é definida como dor causada por uma lesão ou doença que afeta o sistema somatossensorial.[5] Os estados comuns de dor neuropática periférica incluem a neuropatia diabética e dor radicular. Um subtipo de neuropatia é a dor central, que se manifesta como uma constelação de sintomas após uma lesão que afeta o sistema nervoso central. Em virtude de sua alta prevalência, a causa geral mais comum de dor central é a dor central pós-AVC (ocorrendo após aproximadamente 8% dos AVCs), embora as lesões da medula espinal estejam associadas a maior incidência de dor central (> 50%). A *dor nociceptiva* resulta de uma lesão ou doença que afeta estruturas somáticas, como pele, músculos, tendões, ossos e articulações. A *dor nociplástica* é a dor que surge da nocicepção alterada, apesar de não haver evidências claras de dano tecidual real ou ameaçado, causando a ativação de nociceptores periféricos ou evidências de doença ou lesão do sistema somatossensorial causando a dor. Anteriormente conhecidas como *síndromes da dor funcional*, essas condições incluem estados de dor como fibromialgia, síndrome do intestino irritável e, possivelmente, até mesmo dor nas costas inespecífica. Os mecanismos fisiopatológicos precisos responsáveis por esses distúrbios ainda estão sendo elucidados, embora eles provavelmente incluam processamento sensorial aumentado, vias inibitórias diminuídas e uma taxa de coprevalência mais alta de condições associadas à dor crônica, como transtornos do humor e do sono. A dor mista é aquela que contém porções significativas tanto da dor neuropática quanto da nociceptiva. Por exemplo, a dor associada ao câncer pode resultar do próprio tumor ou como consequência da terapia (p. ex., cirurgia, quimioterapia e radioterapia), e as doenças malignas avançadas incluem tipicamente componentes neuropáticos e nociceptivos.

## Mecanismos da dor

A nocicepção é o processo fisiológico de ativação de receptores periféricos especializados (*nociceptores*) por estímulos que são potencialmente prejudiciais ao tecido (p. ex., *mecânico* [crescimento de tumor, incisão], *térmico* [quente ou frio] ou *químico* [isquemia ou infecção]). Além dos nociceptores que respondem a cada tipo de estímulo, existem nociceptores polimodais que respondem a múltiplas modalidades. A dor, em contraste, é uma experiência consciente que resulta não apenas da ativação das vias nociceptivas, mas também é influenciada por alterações no processamento somatossensorial após a lesão do tecido e por fatores psicossociais. Uma vez que um estímulo é detectado, ele é convertido em um sinal nervoso elétrico por meio da ativação de canais de transdução (p. ex., canais de potencial receptor transiente [TRP]) expressos na membrana axonal (*transdução*). Esses potenciais de ação são transportados ao longo dos axônios das fibras nervosas não mielinizadas (C) ou finamente mielinizadas (A-delta) por meio de vias específicas (*transmissão*). A *modulação* se refere à atenuação dos sinais de dor por meio da atividade inibitória intrínseca nos sistemas nervosos periféricos e central (p. ex., neurônios espinais intrínsecos que liberam vários neurotransmissores) antes de serem percebidos como desagradáveis (*percepção*), embora em alguns casos os sinais de dor possam ser amplificados durante este processo. A *dor patológica* é o resultado de lesões ou alterações induzidas por doenças nos sistemas nervosos periférico e/ou central, levando a um aumento da sinalização da dor. Um exemplo de dor patológica por lesão do sistema nervoso é a *sensibilização periférica*. Essa forma de dor é caracterizada pelo desenvolvimento de atividade ectópica espontânea em nervos lesados e células ganglionares da raiz dorsal, bem como maior sensibilidade a estímulos.

A ativação prolongada e repetida das fibras aferentes nociceptivas provoca *sensibilização central*, um estado de hiperexcitabilidade dos neurônios sinalizadores de dor central. A ativação dos receptores N-metil-D-aspartato (NMDA) pelo glutamato é um mecanismo importante para a sensibilização central. Estudos recentes indicam que, além das alterações funcionais nos neurônios, as células gliais também podem ser ativadas após inflamação e lesão do nervo e liberar mediadores inflamatórios e fatores de crescimento, que são importantes na sensibilização. A perda de interneurônios inibitórios (p. ex., GABA) e o equilíbrio alterado entre os mecanismos inibitórios descendentes e moduladores excitatórios desempenham um papel fundamental na manutenção da dor. Outras alterações neuroplásticas centrais que contribuem para a dor neuropática incluem hiperatividade por desaferenciação após lesões na medula espinal ou avulsão, perda de inibição de grandes fibras e reorganização das conexões centrais das fibras aferentes primárias. A sensibilização central e a sensibilização periférica são consideradas as principais responsáveis pela dor induzida por estímulos inócuos (*alodinia*) e aumento da dor a estímulos normalmente nocivos (*hiperalgesia*), que são comumente observados na dor neuropática.

### Genética

A dor crônica é um exemplo prototípico da interação de genes e ambiente. Há muitas maneiras pelas quais o genótipo de uma pessoa consegue influenciar a dor, incluindo diferenças na sensibilidade à dor, suscetibilidade à doença, resposta imunomoduladora à lesão, predisposição psicológica para persistência da dor, interações de diferenças genotípicas e ambiente e resposta ao tratamento com analgésico. Não apenas a genética, mas também a epigenética consegue influenciar a percepção dos estímulos dolorosos.

Estima-se que a herdabilidade seja responsável por 30 a 60% da variância na resposta à dor e desempenhe um papel na percepção da dor aguda e na transição da lesão aguda para a dor crônica. Mesmo quando a variabilidade associada com gênero e raça (ou seja, mulheres e afro-americanos são mais propensos a relatar dor do que homens e caucasianos, respectivamente) é levada em consideração, a genética continua a desempenhar um papel importante na explicação das diferenças de dor. As condições álgicas hereditárias podem ocorrer por meio da transmissão de genes dominantes ou recessivos e envolvem vários fenótipos diferentes.

Os exemplos óbvios mais simples do papel que a genética desempenha na dor são aqueles resultantes de mutação de um único gene com alta penetrância, como neuropatias sensoriais hereditárias e canalopatias, como eritromelalgia primária. Mais comuns são as condições associadas a múltiplas anormalidades gênicas e penetrância incompleta, com várias centenas de candidatos a genes potenciais sendo identificados. Na maioria dos casos, os genes promovem predisposição à dor, o que exige um evento de incitação ambiental subsequente (p. ex., uma lesão no contexto da depressão) para a manifestação. Embora muitos especialistas acreditem que a lombalgia não seja um bom candidato para estudos genéticos em razão da grande influência de fatores psicossociais, estima-se que ela tenha uma herdabilidade entre 30 e 46%.[6]

## DIAGNÓSTICO

### Anamnese

A avaliação da dor começa com uma anamnese completa. Uma vez que nenhum exame complementar ou biomarcador consegue identificar ou medir a dor de forma confiável, as queixas de dor do paciente sempre devem ser levadas a sério. As técnicas mais promissoras envolvem imagens cerebrais funcionais que refletem o metabolismo cerebral. Essas ferramentas de pesquisa nos ajudaram a compreender que os cérebros de pacientes com dor crônica são diferentes dos cérebros de indivíduos normais e sofrem alterações morfológicas, como diminuição da substância cinzenta como consequência da dor crônica. A imagem funcional pode não apenas refletir a experiência de dor de uma pessoa, mas no futuro também pode ser usada para orientar e avaliar o tratamento.[7]

Uma anamnese abrangente deve incluir a localização da dor, suas características, o evento desencadeador, os fatores de exacerbação e alívio, sintomas e sinais associados (p. ex., dormência), interferência nas atividades da vida diária e resposta a tratamentos anteriores. Como a dor aguda tende a ser autolimitada e a relação com um evento precipitante é mais tangível, geralmente é mais bem tolerada e associada a menos sequelas psicológicas.

A intensidade da dor pode ser medida por meio de várias escalas de avaliação diferentes. Como existem diferenças sutis entre as escalas, as avaliações repetidas ou a resposta à terapia são idealmente avaliadas com o mesmo instrumento. Para as crianças pequenas e pacientes com déficit mental, o uso de escalas ou expressões faciais apropriadas substitutas para a idade foi validado. Os estudos anteriores descobriram que, para a maioria dos pacientes, uma redução ≥ 30% na dor média constitui melhora clinicamente significativa.

As diretrizes concluíram que os escores de dor compreendem apenas um componente da avaliação e devem ser considerados no contexto da capacidade funcional, bem-estar psicológico e emocional, índices de satisfação, efeitos adversos e condição de trabalho. Portanto, é imperativo que metas realistas sejam estabelecidas e que esquemas terapêuticos individualizados sejam desenvolvidos para atingir esses fins.

A distinção entre dor neuropática e dor nociceptiva tem implicações importantes no tratamento (Tabela 27.2). A dor neuropática é caracterizada por sintomas positivos e negativos. Os sintomas negativos, como perda de sensibilidade, geralmente são o resultado da perda de axônios/neurônios, enquanto os sintomas positivos refletem a excitabilidade anormal do sistema nervoso. A parestesia e outros sintomas sugestivos de disfunção sensorial são indicativos de dor neuropática, especialmente quando ocorrem em uma distribuição por dermátomos ou nervos. Descritores como *penetrante* e *semelhante a choque elétrico* são mais propensos a serem associados à dor neuropática, enquanto *latejante* e *dolorido* tendem a serem identificados com dor nociceptiva, como artralgias. Outros sintomas positivos observados em estados de dor neuropática incluem dor evocada por estímulos normalmente inócuos (alodinia) e uma resposta álgica exagerada ou prolongada a estímulos nocivos (hiperalgesia/hiperpatia). A relação temporal com as atividades também pode fornecer pistas de

**Tabela 27.1** Classificação e prevalência de condições comuns de dor.

| NEUROPÁTICA | | NOCICEPTIVA | | NOCIPLÁSTICA[4] | MISTAS |
|---|---|---|---|---|---|
| **PERIFÉRICA**[1] | **CENTRAL** | **SOMÁTICA** | **VISCERAL** | | |
| Neuropatia periférica (1 a 3%) | Dor central pós-AVC (8%) | Artrite (25 a 40% em pessoas > 40 anos) | Endometriose (10% em mulheres em idade reprodutiva) | Síndrome do intestino irritável (5 a 15%) | Cefaleia (15% para enxaqueca, 20 a 30% para cefaleia tensional) |
| Neuralgia pós-herpética (incidência anual 0,1 a 0,2%) | Lesão da medula espinal (30 a 50%) | Dor miofascial (5 a 10%) | Cistite intersticial[3] (0,2 a 1% das mulheres) | Fibromialgia (3 a 6%) | Câncer[5] (prevalência ao longo da vida de 30 a 40%) |
| Dor pós-cirúrgica crônica (2 a 10% no geral, até 50% para operações de alto risco) | Esclerose múltipla (25%) | Doenças do tecido conjuntivo (0,2 a 0,5%) | Úlceras/gastrite/esofagite (3 a 9%) | Síndrome tipo I da dor regional complexa (0,006 a 0,05%, 3 a 20% após cirurgia ortopédica) | Lombalgia[6] (taxa anual de prevalência de 20 a 40%) |
| Dor fantasma no membro (30 a 60%) | Doença de Parkinson (10%) | Dor de queimadura[2] (incidência anual de 0,01% de queimaduras exigindo hospitalização) | Colecistite/apendicite | Distúrbio temporomandibular (5 a 12%) | Cervicalgia[7] (taxa anual de prevalência de 20 a 40%) |
| Neuralgia do trigêmeo (0,01%) | Transtorno convulsivo (1 a 3%) | | | | Dor isquêmica[6] |
| Radiculopatia/estenose do canal vertebral (3 a 10%) | | | | | |
| Síndromes de compressão nervosa (p. ex., túnel do carpo, desfiladeiro torácico, meralgia parestésica; 2 a 4%) | | | | | |

1. As taxas de prevalência representam a proporção de pacientes com a condição que desenvolvem dor.
2. Queimaduras de terceiro grau frequentemente associadas a dor neuropática.
3. Às vezes também é considerada dor nociplástica (síndrome da dor na bexiga).
4. Forte predominância em mulheres.
5. A dor neuropática ocorre em 20 a 50% dos casos e pode ser secundária a invasão do tumor, cirurgia, quimioterapia e radioterapia.
6. A dor neuropática pode predominar ou acompanhar a dor nociceptiva em 20 a 50% dos casos.
7. Normalmente nociceptiva, mas a dor de longa duração pode resultar em neuropatia isquêmica.

## Tabela 27.2 — Categorização da dor neuropática e nociceptiva.

| CARACTERÍSTICA CLÍNICA | DOR NEUROPÁTICA | DOR NOCICEPTIVA |
|---|---|---|
| Etiologia | Nervo lesionado | Tecido ou dano potencial ao tecido |
| Descritores | Lancinante, penetrante, semelhante a choque elétrico | Latejante, dolorido, semelhante à pressão |
| Déficits sensoriais | Frequente (p. ex., dormência, formigamento, pontadas) | Infrequentes, a distribuição não segue dermátomos nem trajeto de nervos |
| Déficits motores | Pode existir fraqueza neurológica | Pode ter fraqueza muscular induzida pela dor |
| Hipersensibilidade | Dor frequentemente evocada por estímulos não dolorosos (alodinia) ou dolorosos (resposta exagerada) | Incomum, exceto por hipersensibilidade na área imediata de uma lesão aguda |
| Caráter | Irradiação distal é comum | Irradiação distal é menos comum; irradiação proximal frequente |
| Paroxismos | Exacerbações comuns e imprevisíveis | Exacerbações menos comuns e associadas à atividade |
| Sinais autônomos | Pode ocorrer em 1/3 a 1/2 dos pacientes | Incomum |

categorização. Enquanto a dor neuropática tende a ser mais imprevisível do que a dor nociceptiva, a dor vertebral mecânica é classicamente exacerbada pelo movimento. Como mencionado anteriormente, algumas condições, como o câncer, podem ser caracterizadas por aspectos de dor nociceptiva e neuropática. Existem vários instrumentos de relatório de paciente disponíveis que podem ajudar a distinguir a dor neuropática da nociceptiva (p. ex., pain DETECT, DN4, s-LANSS), embora a determinação do médico permaneça o padrão de referência.

Uma anamnese completa deve avaliar os padrões de sono e dieta. Em estudos epidemiológicos, mais de 50% dos pacientes com dor crônica apresentam alguma forma de transtorno do sono, que é quase onipresente em algumas condições, como a fibromialgia. É bem conhecido que a dor pode interferir no sono, mas é menos apreciado que a privação do sono aumenta a sensibilidade à dor e reduz a resposta à terapia. Embora haja algumas evidências de que a melhora do sono diminua a dor crônica, os estudos são em sua maioria correlacionais.[8]

Em termos de dieta alimentar, há fortes evidências para apoiar a perda de peso para uma ampla gama de condições de dor em indivíduos com sobrepeso e a suplementação de vitamina D em indivíduos com deficiência documentada, o que pode ser mais comum em pacientes com dor crônica. Outros suplementos que podem aliviar a dor crônica incluem ácidos graxos poli-insaturados ômega-3, cúrcuma, gengibre, magnésio e vitamina $B_{12}$.

A avaliação de um paciente com dor deve incluir a história psicossocial. Entre metade e dois terços dos pacientes com dor crônica apresentam graus variados de psicopatologia, sendo a depressão a comorbidade mais comum, seguida por transtornos de ansiedade, transtornos somatoformes e abuso de substâncias psicoativas. A maioria das condições psicológicas coexistentes tem sido associada ao desenvolvimento e à persistência da dor. Os fatores sociais que podem impactar negativamente o tratamento incluem baixa satisfação no trabalho e ganho secundário.

### Exame físico

O exame do paciente com dor deve abranger todos os sistemas corporais, porque a dor é manifestação frequente de doença sistêmica. O achado do exame físico por si só quase nunca é patognomônico, mas pode ajudar a selecionar pacientes para exames complementares ou tratamento. Ao contrário da dor aguda, a dor crônica geralmente não está associada à ativação autônoma, resultando em sinais vitais alterados. Parestesia na distribuição de um nervo ou raiz nervosa sugere dor neuropática, mas alterações sensoriais que não seguem dermátomos também podem acompanhar a dor nociceptiva. Alodinia e hiperalgesia são características da dor neuropática. As formas mais comuns de neuropatia estão associadas a déficits sensoriais na distribuição em "luvas e meias", mas também ocorrem outros padrões (Capítulo 392).

Ao examinar a força muscular, deve-se fazer uma distinção entre a fraqueza induzida pela dor e a fraqueza neurológica, com a última frequentemente ocorrendo em conjunto com atrofia muscular ou assimetria nos reflexos. Às vezes, a avaliação dos reflexos é a única maneira de distinguir entre uma condição neurológica verdadeira e etiologias não orgânicas.

### Exames complementares

Os exames de imagem suplantaram amplamente a anamnese e o exame físico como padrão-ouro para o diagnóstico de patologias, mas existem desvantagens. Em virtude de sua falta de especificidade, a correlação entre os achados na ressonância magnética e a intensidade da dor na coluna é insatisfatória, com mais de 50% dos indivíduos assintomáticos apresentando anormalidades nas radiografias lombares, torácicas e cervicais. As revisões sistemáticas descobriram que a realização precoce de exames de imagem em pacientes com dorsalgia nas costas não melhora os desfechos nem influencia a tomada de decisão, embora resulte em maior satisfação do paciente e mais custos. Portanto, deve ser reservado para aqueles com déficits neurológicos graves ou progressivos ou "sinais de alerta", como suspeita de malignidade, infecção ou fraturas. Alguns até questionaram a utilidade dos exames de imagem como ferramenta de prognóstico antes dos procedimentos. Em um ensaio randomizado para avaliar se a RM melhora os desfechos do tratamento em pacientes com dor ciática que foram encaminhados para injeções de esteroides peridurais, uma RM pré-procedimento não melhora comprovadamente os desfechos e apenas raramente modificou a tomada de decisão.[A1] Para distúrbios álgicos crônicos, como cefaleias primárias e dor abdominal ou pélvica crônica, os exames de imagem devem ser reservados para a avaliação de processos agudos ou mudança significativa dos sinais/sintomas.

A eletromiografia (EMG) e os estudos de condução nervosa (Capítulo 368) são usados para diagnosticar lesões em fibras nervosas grandes. No entanto, esses estudos estão associados a taxas significativas de resultados falso-negativos e falso-positivos e não são sensíveis na detecção do comprometimento de pequenas fibras nervosas. Para neuropatias de fibras curtas, uma biopsia de pele demonstrando densidade diminuída de fibras nervosas pode ser valiosa.

## TRATAMENTO

A dor é uma experiência perceptual complexa afetada por inúmeros fatores que inclui não apenas a ativação de nociceptores, mas também emoções, memória e cognição, contextos social e cultural e expectativas. Não é de surpreender, portanto, que o tratamento com placebo tenha capacidade documentada, embora modesta, de reduzir a dor.[A2]

As metas do tratamento devem, portanto, incluir e elucidar a causa da dor, atenuar a nocicepção, melhorar a função e aliviar o sofrimento. O sofrimento pode ser consequência de numerosos fatores que incluem perda da função física, isolamento social, angústia familiar e sensação de inadequação ou perda espiritual. O modelo biopsicossocial postula que fatores biológicos, psicológicos e sociais desempenham um papel na dor crônica e devem ser abordados. Apesar da escassez de estudos avaliando uma abordagem integrativa, existe um consenso de que um modelo interdisciplinar seja benéfico. A meta do tratamento da dor não deve se limitar à redução da dor, mas também abranger a melhoria da função, comorbidades psicológicas, sono e interações sociais. Tem sido argumentado que o tratamento deve ser baseado no mecanismo, em vez da etiologia ou da doença, mas faltam ferramentas clínicas simples para correlacionar os sintomas com os mecanismos. O desenvolvimento de métodos de diagnóstico para identificar mecanismos (p. ex., teste sensorial quantitativo, testes de infusão intravenosa) pode ajudar a desenvolver novos agentes farmacológicos específicos para o alvo (Figura 27.1). Quando possível, os métodos não narcóticos são preferidos, especialmente para dor crônica.[8b]

### Tratamentos farmacológicos

#### Analgésicos antipiréticos

O ácido acetilsalicílico (Capítulo 76) é o analgésico mais usado no mundo. Junto com os anti-inflamatórios não esteroidais (AINEs) e os antipiréticos paracetamol e fenacetina, esse grupo forma a base da farmacoterapia

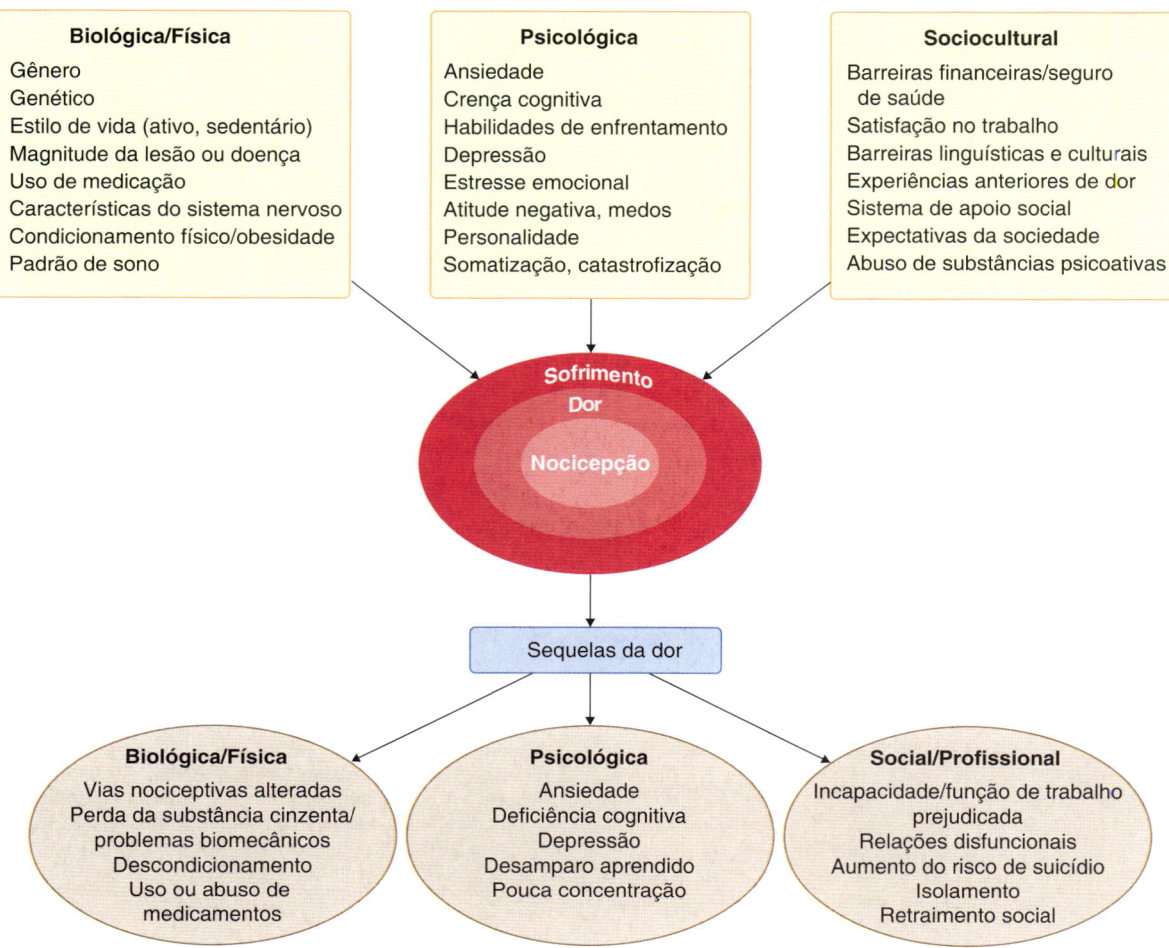

**FIGURA 27.1** Desenho esquemático do modelo biopsicossocial de dor.

da dor. Os analgésicos antipiréticos exercem seus efeitos antinociceptivos pela inibição da ciclo-oxigenase (COX), a enzima que limita a velocidade da produção de prostaglandinas, que sensibiliza os nociceptores e regula a inflamação. Existem várias distinções farmacológicas entre os AINEs e o paracetamol. Enquanto os AINEs agem tanto central quanto perifericamente, tornando-os agentes tópicos efetivos para condições inflamatórias nociceptivas, o principal local de inibição enzimática para paracetamol é o sistema nervoso central. O paracetamol também é um analgésico mais fraco do que os AINEs e amplamente desprovido de efeitos anti-inflamatórios.

A principal desvantagem dos analgésicos antipiréticos não opioides é seu efeito teto. Para a dor oncológica, o paradigma de tratamento da Organização Mundial da Saúde preconiza a adição de opioides a um esquema analgésico não controlado por AINEs, e não substituí-los. Os AINEs atuam sinergicamente com os opioides e têm efeitos poupadores de opioides. Embora os analgésicos antipiréticos sejam mais efetivos no tratamento da dor nociceptiva do que na dor neuropática, muitas pessoas que sofrem de dor neuropática os tomam regularmente.

Uma grande preocupação com os agentes antipiréticos são os efeitos colaterais. Para os AINEs, isso inclui sangramento, ulceração gastrintestinal, toxicidade renal e um risco aumentado de eventos cardiovasculares. Embora o uso de inibidores seletivos da COX-2, como o celecoxibe, ou a adição de inibidores da bomba de proteína aos AINEs convencionais possam atenuar o risco de sangramento e úlceras, eles não afetam a incidência de eventos adversos renais ou cardiovasculares. Esses riscos aumentam significativamente em idosos, em pacientes com múltiplas comorbidades e pacientes com polifarmácia. Os AINEs devem ser evitados em pacientes em uso de anticoagulantes, pois podem aumentar o risco de sangramento. Em vista de seus riscos consideráveis, os AINEs devem ser prescritos na menor dose possível, pelo menor período de tempo e com vigilância periódica. Por ter um perfil de segurança mais favorável, o paracetamol é frequentemente considerado uma terapia de primeira linha antes dos AINEs, mesmo para condições de dor associadas à inflamação. Os AINEs tópicos (p. ex., diclofenaco) também foram demonstrados em estudos controlados randomizados como benéficos para distúrbios de dor reumatológica regional e têm eficácia comparável, mas menos efeitos colaterais do que os AINEs sistêmicos.[A3]

### Analgésicos adjuvantes

Muitas diretrizes para o tratamento da dor crônica, particularmente dor neuropática, já foram publicadas (Tabela 27.3). Em geral, eles sugerem que os antidepressivos (antidepressivos tricíclicos [TCA] e inibidores da recaptação da serotonina e norepinefrina [IRSN]) e anticonvulsivantes (gabapentina e pregabalina) devem ser as duas classes de medicamentos de primeira linha para a dor neuropática crônica.[9] Dependendo do medicamento e da condição específicos, esses medicamentos podem fornecer alívio significativo da dor em pacientes cuidadosamente selecionados, além do observado com placebo em 15 a 30% dos candidatos farmacológicos ideais (ou seja, o número necessário para tratar está entre 3,6 e 7,2). Embora os opioides tenham eficácia semelhante para a dor neuropática, os anticonvulsivantes e antidepressivos apresentam um risco menor de eventos adversos graves, como abuso e tolerância a longo prazo, tornando-os preferíveis para dor não cancerígena de longa duração. Em termos de eficácia, os TCAs são superiores aos IRSNs, que por sua vez são mais eficazes do que os inibidores de recaptação específicos da serotonina. A amitriptilina é o TCA mais estudado, mas sua eficácia é comparável à do seu metabólito nortriptilina e sua "prima" imipramina. No entanto, os perfis de efeito colateral mais favoráveis dos dois últimos medicamentos (p. ex., menos sedação e atividade anticolinérgica) os tornam preferíveis para dor neuropática. Em pacientes que não toleram os TCA, um inibidor da recaptação de serotonina e norepinefrina (IRSN), como a duloxetina, pode ser benéfico. Além da dor neuropática, os antidepressivos também são efetivos na profilaxia da cefaleia, dor abdominal e pélvica, fibromialgia e dor musculoesquelética.

Os anticonvulsivantes são efetivos para a dor neuropática em virtude de suas propriedades estabilizadoras de membrana. Embora os agentes anticonvulsivantes sejam melhores do que os antidepressivos para a dor neuropática prototípica do tipo lancinante, os antidepressivos são mais versáteis, porque são comprovadamente efetivos em várias outras condições álgicas. Em razão de sua alta eficácia e perfis de efeitos colaterais

## Tabela 27.3 Recomendações para o tratamento farmacológico da dor neuropática crônica do International Association for the Study of Pain Neuropathic Pain Special Interest Group (NEUPSIG).

| AGENTES DE PRIMEIRA LINHA/CLASSES DE AGENTES (FORTES RECOMENDAÇÕES) | DOSE DIÁRIA TOTAL E ESQUEMA |
|---|---|
| Gabapentina | 1.200 a 3.600 mg, dividida em três doses |
| Gabapentina de liberação prolongada ou enacarbil | 1.200 a 3.600 mg, dividida em duas doses |
| Pregabalina | 300 a 600 mg, dividida em duas doses |
| Duloxetina ou venlafaxina* inibidores da recaptação de serotonina-norepinefrina | 60 a 120 mg, 1 vez/dia (duloxetina) 150 a 225 mg, 1 vez/dia (venlafaxina ER) |
| Antidepressivos tricíclicos | 25 a 150 mg, 1 vez/dia ou dividida em duas doses |
| **AGENTES DE SEGUNDA LINHA (RECOMENDAÇÕES FRACAS)** | |
| Adesivos de capsaicina 8% (para dor neuropática periférica) | 1 a 4 adesivos na área dolorida por 30 a 60 min a cada 3 meses |
| Adesivos de lidocaína (para dor neuropática periférica) | 1 a 3 adesivos na região da dor 1 vez/dia durante até 12 h |
| Tramadol | 200 a 400 mg, divididos em duas (liberação prolongada de tramadol) ou três doses |
| **AGENTES DE TERCEIRA LINHA (RECOMENDAÇÕES FRACAS)** | |
| Toxina botulínica A (SC) | 50 a 200 unidades para a área dolorida a cada 3 meses |
| Opioides fortes | Titulação Individual Ver Tabela 27.4 |

*A duloxetina é o mais estudado entre os inibidores da recaptação da serotonina-norepinefrina e, portanto, recomendado como primeira escolha; ER = liberação estendida
Recomendações baseadas na classificação GRADE, adaptada a partir de Finnerup et al. *Lancet Neurol* 2015.

favoráveis, os gabapentinoides (gabapentina e pregabalina) são agentes de primeira linha para muitas formas de dor neuropática. Eles foram aprovados pela Food and Drug Administration (FDA) dos EUA para o tratamento de neuralgia pós-herpética (gabapentina e pregabalina), fibromialgia (pregabalina) e dor neuropática associada a diabetes melito e lesões da medula espinal (pregabalina). No entanto, a pregabalina não reduziu significativamente a intensidade da dor nas pernas associada ao nervo isquiático, em comparação com o placebo, ao longo de 8 semanas.[A4] Os ensaios clínicos randomizados também sugerem que esses agentes atuem sinergicamente com opioides e antidepressivos,[10] tenham efeito ansiolítico e exibam efeitos analgésicos preemptivos antes da cirurgia.[A5,A6]

Quando os gabapentinoides não são efetivos ou tolerados, podem ser empregados anticonvulsivantes alternativos que atuam por meio de diferentes mecanismos. Para a neuralgia do trigêmeo, a carbamazepina continua sendo o tratamento de escolha, embora os efeitos adversos, como a agranulocitose, limitem sua utilidade para outras doenças. Outras classes de adjuvantes que podem ser efetivos em determinados contextos incluem cremes tópicos (p. ex., capsaicina, a substância química pungente na pimenta-malagueta), antagonistas de N-metil-D-aspartato (p. ex., cetamina e dextrometorfano), relaxantes musculares esqueléticos (p. ex., baclofeno) e canabinoides. Foi demonstrado que os adesivos de lidocaína tópicos reduzem a dor e a alodinia em pacientes com neuralgia pós-herpética e outras condições neuropáticas. Demonstrou-se em ensaios clínicos que um adesivo tópico com alta concentração (8%) de capsaicina fornece alívio significativo da dor em comparação com placebo para neuralgia pós-herpética e neuropatia pelo HIV e é considerado uma terapia de segunda linha para estados de dor neuropática periférica.[A7] Uma única aplicação de uma hora pode resultar na atenuação da dor por até 12 semanas.

Nos últimos anos, o uso de canabinoides para tratar a dor aguda e crônica gerou um interesse extraordinário. Os canabinoides exercem seus efeitos primários ligando-se a dois receptores: CB1, que é expresso em altas concentrações no sistema nervoso central (e é responsável pela maioria dos efeitos eufóricos e outros psicológicos) e ao longo das vias de dor, e CB2, que é encontrado principalmente nas células imunológicas dos tecidos periféricos e contribui para as propriedades anti-inflamatórias. Os dois canabinoides sintéticos aprovados pela FDA são dronabinol e nabilona, que são indicados para vômitos induzidos por quimioterapia e estimulação do apetite associada a doenças debilitantes. Em 2018, a FDA dos EUA aprovou um medicamento derivado da maconha, o canabidiol, para uma forma rara de epilepsia resistente ao tratamento grave. Apesar das leis federais que proíbem o uso de maconha, mais da metade dos estados têm leis que permitem o uso de maconha medicinal, algumas das quais consideram a dor crônica como uma indicação. Uma revisão sistemática avaliando canabinoides para dor crônica concluiu que havia evidências de um pequeno efeito para dor crônica não oncológica e relacionada ao câncer, com a evidência mais forte para dor neuropática.[A8] Os efeitos adicionais que podem beneficiar os pacientes incluem propriedades antieméticas e estimulantes do apetite em pacientes com câncer, bem como a melhora do sono e diminuição da ansiedade. Os efeitos colaterais graves dos canabinoides podem incluir comprometimento cognitivo e motivacional e efeitos psicológicos, como ideias delirantes, alucinações, transtornos de pânico, depressão e dependência.

### Analgésicos opioides

Os analgésicos opioides são a base do tratamento para a dor oncológica (Tabela 27.4). Embora estudos randomizados tenham descoberto que os opioides são eficazes em condições de dor não oncológica, várias revisões concluíram que eles fornecem melhora a longo prazo em apenas uma minoria de indivíduos e que sua superioridade em relação a outros analgésicos e capacidade de melhorar a função é inconclusiva.[A9] Para os pacientes que se apresentam ao departamento de emergência com dor aguda nos membros, não foi encontrada nenhuma diferença significativa ou clinicamente importante na redução da dor em 2 horas entre o tratamento de dose única com ibuprofeno e paracetamol ou com a combinação de três diferentes analgésicos opioides e paracetamol.[A10] A otimização da terapia com analgésicos opioides exige um equilíbrio cuidadoso entre os efeitos benéficos e indesejáveis, incluindo a drogadição. Compreender a farmacologia clínica dos opioides, incluindo sua potência relativa, duração de ação, biodisponibilidade e farmacocinética, é essencial para o uso racional. Seu uso para o tratamento da dor crônica é limitado principalmente por uma miríade de efeitos colaterais que incluem náuseas, constipação intestinal, sedação, prurido, depressão respiratória e deficiência endócrina, levando a disfunção sexual e osteoporose acelerada.[10b] Os opioides eliminados predominantemente por via renal, como a morfina, devem ser usados com cautela em pacientes com disfunção renal. Dois metabólitos da morfina, morfina-6-glicuronídeo, que contém propriedades analgésicas, e morfina-3-glicuronídeo, que pode amplificar a dor em certos contextos, podem se acumular em pacientes com disfunção renal. As substâncias alternativas incluem fentanila e metadona.

O uso crescente de opioides prescritos para dor crônica tem sido associado a um aumento de mais de três vezes nas mortes relacionadas aos opioides nos primeiros anos do século XXI. Uma síntese das evidências sugere que, entre os pacientes com dor crônica que tomam opioides, até 40% apresentam comportamentos aberrantes relacionados aos fármacos, 20% abusam de seus fármacos e cerca de 10% se tornam dependentes. Essas estatísticas graves levaram a uma diretriz recente do Centers for Disease Control and Prevention (CDC) dos EUA para a prescrição de opioides para dor crônica.[A11] As diretrizes enfocam três áreas principais:
1. Determinar quando iniciar ou continuar os opioides para dor crônica;
2. Seleção, dosagem, duração, acompanhamento e descontinuação dos opioides; e
3. Avaliar os riscos e abordar os danos do uso de opioides.

As 12 recomendações principais na diretriz do CDC são:
1. Terapia farmacológica não opioide e não farmacológica é preferida e deve ser prescrita antes de iniciar a terapia com opioide.
2. Estabelecer metas realistas antes de iniciar a terapia com opioides e discutir como a terapia será descontinuada se os benefícios não superarem os riscos.
3. Antes de iniciar e periodicamente durante a terapia com opioides, discutir os riscos conhecidos e os benefícios realistas da terapia.
4. Iniciar a terapia com opioides de liberação imediata.
5. Começar com a menor dose efetiva, reavaliar cuidadosamente os benefícios e riscos quando a dosagem for aumentada além de 50 equivalentes em mg de morfina (MME) por dia e tentar evitar dosagens superiores a 90 MME por dia.
6. O tratamento da dor aguda com opioides deve ser geralmente limitado a 3 dias ou menos e raramente além de 7 dias.
7. Avaliar o paciente 1 a 4 semanas após o início dos opioides e reavaliar os benefícios e danos da terapia com opioides em 3 meses.
8. Antes de iniciar a terapia com opioides e durante o tratamento, os fatores de risco para danos devem ser avaliados e as estratégias para mitigar o risco, como oferecer naloxona, devem ser consideradas.
9. Revisar o histórico de prescrições de substâncias psicoativas controladas do paciente usando programas estaduais de monitoramento de medicamentos prescritos.

## Tabela 27.4 Formulações, dosagens e informações farmacológicas dos opioides comumente prescritos.

| MEDICAMENTO | DOSAGEM EQUIANALGÉSICA (ORAL A MENOS QUE ESPECIFICADA) | VIAS DE ADMINISTRAÇÃO PRONTAMENTE DISPONÍVEIS | DURAÇÃO DA AÇÃO | COMENTÁRIOS |
|---|---|---|---|---|
| **AGONISTAS OPIOIDES PUROS** | | | | |
| Morfina | 30 mg | IV, IM, VO, VR; formulação SR | 3 a 6 h para ação curta, 8 a 12 h para SR | Padrão de referência para todos os opioides. Metabólito ativo excretado por via renal |
| Oxicodona | 20 mg | VO, VR; formulação SR | 3 a 6 h para ação curta, 8 a 12 h para SR | Amplamente disponível em combinação com analgésicos não opioides. Efeitos eufóricos maiores do que a morfina. Muito usada para fins não terapêuticos |
| Hidromorfona | 3 a 6 mg | VO, VR, IV, IM, formulação SR | 3 a 6 h, 18 a 24 h para SR | Maior taxa de conversão VO:IV do que outros opioides. Formulação SR reservada para pacientes tolerantes a opioides e contraindicada para pacientes que usaram recentemente IMAO |
| Hidrocodona | 30 a 60 mg | VO, formulação SR | 3 a 6 h, 12 a 24 h para SR | Grande variação na dose equivalente da morfina. Opioide mais comumente prescrito nos EUA. Tipicamente usada em combinação com paracetamol analgésico não opioide. Formulação SR disponível sem paracetamol |
| Oximorfona | 10 mg | VO, IV, IM, VR; formulação SR | 4 a 8 h, 8 a 12 h para SR | A ingestão de álcool etílico com a formulação SR da oximorfona pode levar a rápido aumento dos níveis plasmáticos e superdosagem. Biodisponibilidade oral muito baixa (10%) |
| Metadona | 2 a 20 mg | VO, VR, IV | 6 a 12 h para dor | Morfina: a conversão da metadona varia de acordo com a dose e a duração do uso de opioides, variando de 2:1 a > 20:1 em pacientes com doses muito altas. Pode levar de 5 a 7 dias para atingir o estado de equilíbrio dinâmico em razão da meia-vida longa. Monitoramento do ECG é recomendado com doses mais altas. Outras propriedades, como o antagonismo do receptor NMDA e a inibição da recaptação de serotonina e norepinefrina, podem alentecer o desenvolvimento de tolerância e aumentar a eficácia para a dor neuropática |
| Levorfanol | 4 mg | VO, IM, V | 4 a 10 h | Razão de conversão oral para IV de 2:1. Agonista nos receptores mu, kappa e delta. Múltiplos mecanismos de ação, incluindo a inibição da recaptação da serotonina e norepinefrina, antagonismo do receptor NDMA e agonismo do receptor sigma. A meia-vida longa é superada apenas pela meia-vida da metadona |
| Fentanila | 12,5 µg/h (TD) 100 a 300 µg (TM) | TD, TM | 72 h para TD; 1,5 a 3 h para TM | As formulações TD, TM e B podem ser úteis em pacientes com função intestinal deficiente. Sistema iontoforético TD de início rápido (< 10 min) disponível para dor pós-operatória<br>TD: Grande variação nas taxas de conversão e doses dependendo da via. O sistema de administração pode estar associado a menos efeitos colaterais gastrintestinais e inclui as vias bucal, sublingual e intranasal<br>Distribuição TM associada com início mais rápido (10 min) do que opioides orais de liberação imediata. Aprovado pela FDA para episódios de dor em pacientes tolerantes a opioides<br>Aproximadamente 40% mais biodisponibilidade para películas transmucosa e *sprays* do que pastilhas e comprimidos |
| Sufentanila | 15 a 30 µg | TM | 1,5 a 3 h | Início rápido, ampla variação na taxa de conversão. Para uso somente em instalações de cuidados de saúde e sob a configuração de campos de batalhas. Dosagens de 15 e 30 µg aprovadas na Europa; dosagem de 15 µg aprovada nos EUA |
| Codeína | 200 mg | VO, VR, IM, SR Produto de combinação da codeína disponível como supressor da tosse | 3 a 6 h, 8 a 12 h para SR | Frequentemente usada em combinação com analgésicos não opioides. A eficácia e os efeitos colaterais podem ser afetados pela taxa de metabolismo do metabólito ativo morfina, que varia significativamente. Popular como supressor da tosse |
| Propoxifeno | 200 mg | VO, VR | 3 a 6 h | Removido do mercado nos EUA<br>Grande variação na dose equivalente de morfina. Frequentemente usado em combinação com analgésico não opioide. O metabólito tóxico pode se acumular com o uso excessivo, especialmente em idosos. Antagonista fraco no receptor NMDA |
| Meperidina | 300 mg | VO, VR, IM, IV | 2 a 4 h | O metabólito tóxico pode se acumular com o uso excessivo, especialmente em pacientes com insuficiência renal. Associado a taquicardia e hipertensão arterial sistêmica. O uso concomitante com IMAO pode resultar em reações fatais. Pode causar mais "euforia" do que outros opioides. Absorção IM errática |
| **AGONISTAS-ANTAGONISTAS, AGONISTAS PARCIAIS** | | | | |
| Buprenorfina<br>Buprenorfina/ naloxona (razão de 4:1 para dependência de opioides) | 0,3 a 24 mg SL<br>5 a 70 µg/h (TD)<br>2 a 24 mg/dia | TM, VR, IV, TD | 8 a 12 h para TM, 7 dias para formulação SR, 1 vez/dia para combinação estável de buprenorfina/ naloxona | Agonista µ parcial antagonista κ que pode precipitar a abstinência em pacientes dependentes de opioides em altas doses. Menor potencial de abuso e menos efeitos colaterais do que agonistas puros. Não é revertido prontamente para naloxona. Pode prolongar o intervalo QT |

## Tabela 27.4 Formulações, dosagens e informações farmacológicas dos opioides comumente prescritos (continuação)

| MEDICAMENTO | DOSAGEM EQUIANALGÉSICA (ORAL A MENOS QUE ESPECIFICADA) | VIAS DE ADMINISTRAÇÃO PRONTAMENTE DISPONÍVEIS | DURAÇÃO DA AÇÃO | COMENTÁRIOS |
|---|---|---|---|---|
| Butorfanol | 1 mg/*spray*, repetir após 60 a 90 min (IN) 1 a 2 mg (IV/IM) | IN, IM, IV, VO | 3 a 5 h | Agonista e antagonista misturados no receptor μ e antagonista no receptor κ. Comumente usado como *spray* nasal para tratar a enxaqueca e menos comumente para a dor do parto. Potencial de abuso significativo |
| Nalbufina | Razão parenteral de 1:1 | SC, IM, IV | 3 a 6 h | Agonista e antagonista misturados, frequentemente usada para trabalho de parto e parto. Às vezes usada para tratar o prurido induzido por opioides refratários |
| Pentazocina Pentazocina/Naloxona (razão de 100:1 de pentazocina para naloxona) | 90 mg | VO, SC, IM, IV | 3 a 4 h parenteral, 3 a 8 h VO | Agonista e antagonista misturados. O entantiômero negativo é agonista kappa. A naloxona foi adicionada em 1970 para prevenir o abuso |
| Tramadol | 150 a 300 mg | VO | 4 a 6 h, 24 h para SR | A ação dupla envolve a inibição da recaptação da serotonina e da norepinefrina. Afinidade para o receptor opioide μ 6.000 × menor do que a da morfina. Análogo da codeína com metabólito ativo no qual as diferenças no metabolismo podem influenciar os efeitos do medicamento. Disponível em combinação com paracetamol. Dose máxima recomendada de 400 mg/dia. Evitar o uso concomitante de IMAO |
| Tapentadol | 75 a 110 mg | VO | 4 a 6 h, 12 h na formulação SR | A ação dupla envolve a inibição da recaptação da norepinefrina. Pode ter menos efeitos colaterais do que a morfina, como depressão gastrintestinal e respiratória. Dose máxima 600 mg/dia. Evitar o uso concomitante de IMAO |

VO = via oral; VR = via retal; IV = intravenoso; IM = intramuscular; IN = intranasal; SL = sublingual; TD = transdérmico; TM = transmucosa; B = bucal; NMDA = *N*-metil-D-aspartato; SR = liberação prolongada; IMAO = inibidores da monoamina oxidase

10. Solicitar rastreamento de drogas/medicamentos na urina antes de iniciar a terapia com opioides e pelo menos uma vez por ano posteriormente.
11. Não prescrever opioides e benzodiazepínicos simultaneamente.
12. Para pacientes com transtorno do uso de opioides, oferecer ou organizar o tratamento com buprenorfina ou metadona em combinação com terapias comportamentais.

Em resumo, ao considerar um ensaio com opioides, os médicos precisam considerar a patologia da doença, avaliar características como conformidade e responsabilidade, realizar estratificação de risco e monitorar metas de tratamento predefinidas e comportamentos aberrantes relacionados a medicamentos (Figura 27.2).

O uso prolongado de opioides pode estar associado a tolerância e dependência física. A tolerância cruzada entre os opioides é incompleta e uma estratégia frequentemente usada quando há suspeita de tolerância é a rotação para um opioide alternativo, o que pode resultar em uma redução de 30 a 50% na dose equianalgésica. O tramadol e o tapentadol representam uma classe de analgésicos com duplo mecanismo de ação. O tramadol é um agonista fraco que inibe a recaptação de norepinefrina e serotonina. Junto com os efeitos colaterais típicos dos opioides, foram relatadas convulsões. O tapentadol funciona como um agonista opioide μ e um inibidor da recaptação da norepinefrina e é ligeiramente mais forte do que o tramadol.

O butorfanol, a nalbufina e a pentazocina são agonistas-antagonistas de opioides que podem antagonizar as ações dos agonistas opioide μ e causar efeitos psicotomiméticos em virtude de suas ações no receptor opioide κ. Esses medicamentos devem ser usados com cautela, principalmente em pacientes recebendo outros agonistas opioides μ, porque eles podem precipitar a abstinência ou reduzir a efetividade dos agonistas opioides puros. A buprenorfina, um agonista parcial no receptor opioide μ e um antagonista em outros receptores opioides, está disponível em várias formulações, incluindo um adesivo transdérmico 1 vez/semana para dor e em combinação com naloxona para o tratamento da dependência de opioides.

### Terapias combinadas

As diretrizes sugerem que, quando a monoterapia não é efetiva, vários agentes podem ser empregados. O uso racional da polifarmácia deve incluir agentes que atuem em diferentes locais do processo de sinalização da dor e, idealmente, apresentem efeitos adversos antagônicos (Figura 27.3). Os ensaios controlados descobriram que gabapentina e nortriptilina, gabapentina e morfina, e nortriptilina e morfina fornecem benefício superior do que qualquer um dos medicamentos isoladamente para a dor neuropática.[A12] Em pacientes com dor lombar crônica, entretanto, os gabapentinoides parecem ter valor limitado com uma relação risco-benefício inexpressiva.[A13]

### Tratamento psicológico

A relação entre dor e psicopatologia é complexa. A prevalência ao longo da vida de doenças psiquiátricas coexistentes em pacientes com dor crônica varia de 50% a mais de 80%. Entre 30 e 60% dos que sofrem de dor crônica apresentam sintomas de depressão, tornando-a a comorbidade mais comum. Para transtornos de ansiedade e abuso de substâncias, as taxas de coprevalência são em torno de 30% e 10 a 15%, respectivamente. Mas, embora seja amplamente conhecido que a dor crônica pode predispor os pacientes a depressão, ansiedade, abuso de substâncias psicoativas e suicídio, o que é menos comumente apreciado é que a psicopatologia coexistente é um forte preditor para o desenvolvimento de dor crônica após um episódio de dor aguda (p. ex., episódio de dorsalgia, cirurgia) e é associada a desfechos terapêuticos menos satisfatórios.[11,A14]

É responsabilidade dos médicos rastrear todos os pacientes com dor à procura de condições psicológicas que possam impactar negativamente o tratamento (Tabela 27.5). Não apenas as principais condições psiquiátricas, como depressão e ansiedade generalizada, mas também comportamentos desadaptativos e diagnósticos secundários, como transtorno de somatização e fracas habilidades de enfrentamento, podem influenciar negativamente o tratamento.

Técnicas de relaxamento, como *biofeedback* e imagens guiadas, têm se mostrado efetivas em uma ampla gama de condições álgicas agudas e crônicas, mas são especialmente úteis em indivíduos com altos níveis de ansiedade. A terapia cognitivo-comportamental é uma forma estruturada de psicoterapia baseada na substituição de padrões de pensamento e comportamentos negativos por outros mais construtivos. Este tratamento aumenta os sinais de dor inibitórios e também pode ser efetivo para os sintomas associados, como fadiga e insônia. Os candidatos ideais incluem pacientes motivados nos quais o pensamento distorcido (p. ex., catastrofização) e comportamentos contraproducentes amplificam o comportamento de dor. O acompanhamento de 2 anos de um ensaio clínico randomizado de redução do estresse com base na atenção plena (*mindfulness*) em comparação a terapia cognitivo-comportamental (TCC) ou tratamento usual para dor lombar crônica revelou que diferenças significativas entre os grupos foram sustentadas apenas entre a TCC e o cuidado normal; houve alguma diminuição dos efeitos superiores da redução do estresse com base na atenção plena (*mindfulness*) em relação ao tratamento usual após 1 ano.[A15] Em pacientes com transtornos de personalidade e comportamentos mal-adaptativos arraigados, a psicoterapia a longo prazo pode ser necessária.

### Terapias intervencionistas: bloqueios nervosos, neuromodulação e cirurgia

#### Bloqueios nervosos

As injeções podem ser realizadas para fins terapêuticos, diagnósticos e prognósticos. Mecanicamente, as injeções realizadas com anestésico local

## CAPÍTULO 27 Dor

**Apresentação clínica e fatores relacionados à doença**

- Síndromes em vez de entidades mórbidas (p. ex., fibromialgia, síndrome do intestino irritável)
- Carga elevada da doença subjacente (p. ex., deficiência)
- Sinais não orgânicos (p. ex., sinal de Waddell)
- Discrepância entre pontuações de dor e resultados de teste (p. ex., RM normal)

**Comportamentos aberrantes**

- Contagens de comprimidos ou resultados de toxicologia da urina discrepantes
- Remédios ou prescrições perdidas ou roubadas
- Pedidos de reposição antecipados
- Aparência desgrenhada
- Perde consultas de reposição de medicamentos não opioides, mas não as consultas de reposição de opioides
- Receituários falsificados ou roubados
- Apenas opioides, ou um tipo (p. ex., oxicodona) ou via (p. ex. IV) de administração é efetivo

↓

**Desfecho ruim com o uso de opioides**

↑

**Fatores de risco basais para abuso**

**Biológico**
Idade ≤ 45 anos
Genética/história familiar de abuso de substâncias psicoativas
Sexo masculino

**Psicológico**
História pregressa de abuso de substâncias psicoativas ou tabagismo
Comorbidade psiquiátrica importante
Abuso sexual ou físico anterior

**Social**
Subcultura disfuncional
Fraco suporte social
Problemas legais/acidentes anteriores com veículos motorizados

**FIGURA 27.2** Fatores associados ao abuso de opioides e/ou fracasso do tratamento. RM = ressonância magnética.

---

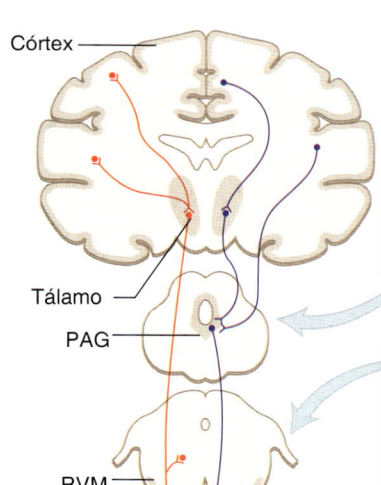

Córtex
Tálamo
PAG
RVM

**Percepção e amplificação da dor:**
- Terapia cognitivo-comportamental
- Placebo

**Modulação descendente:**
- Antidepressivos
- Opioides (tramadol)
- Relaxantes musculares
- Acupuntura

**Transmissão sináptica e sensibilização central:**
- Anticonvulsivantes
- Agonistas alfa-adrenérgicos
- Opioides
- Bloqueadores de NMDA (i. e., cetamina)
- Analgesia peridural/intratecal
- Estimulação da medula espinal
- Canabinoides
- Relaxantes musculares

**Estimulação periférica, transdução, transmissão e amplificação:**
- Agentes tópicos
- Anestésico local/bloqueios nervosos
- Anticonvulsivantes
- Canabinoides
- Antidepressivos
- Anti-inflamatórios
- Esteroides epidurais

**FIGURA 27.3** A escolha racional de terapias combinadas para a dor deve ser baseada nos mecanismos de ação do medicamento. Combinar fármacos com ações díspares pode ter efeitos analgésicos aditivos ou sinérgicos e minimizar os efeitos adversos.

---

liberam os nervos comprimidos, aumentando o fluxo sanguíneo e interrompendo os processos envolvidos na sensibilização central (ou seja, "quebrando o ciclo de dor"). Os benefícios adicionais da adição de corticosteroide ao anestésico local incluem o bloqueio da cascata inflamatória, suprimindo descargas ectópicas de nervos lesionados e inibindo a síntese de prostaglandinas, algumas das quais sensibilizam os nociceptores.

Os bloqueios nervosos estão sob crescente escrutínio em razão do aumento da utilização. Em pacientes apropriados, as injeções conseguem fornecer alívio da dor a médio prazo, facilitar a reabilitação e melhorar a qualidade de vida. Mas o rápido aumento no uso altera a razão risco-benefício, pois

### Tabela 27.5 Fatores psicossociais associados à dor crônica.

| |
|---|
| Múltiplas queixas de dor |
| Pouca satisfação no trabalho, baixa remuneração |
| Habilidades de enfrentamento inadequadas |
| Comportamento de evitação do medo |
| Trabalho manual, trabalho fisicamente estressante |
| Obesidade |
| Somatização |
| Tabagismo |
| Níveis basais baixos de atividade física |
| Processo legal em andamento |
| Idoso |
| Baixo nível de escolaridade |
| Intensidade inicial maior da dor, deficiência |
| Sintomas neurológicos |
| Ansiedade |
| Humor deprimido |
| Sofrimento emocional |

os pacientes com pouca probabilidade de se beneficiarem são submetidos ao tratamento. Os pacientes com problemas psicossociais concomitantes (p. ex., ganho secundário, depressão não tratada), maior carga de doença, uso de opioides e com achados nos exames de imagem ou no exame físico discordantes de seus sintomas provavelmente não se beneficiarão dos procedimentos. Naqueles que se beneficiam, traduzir o alívio temporário proporcionado pela administração direcionada da medicação em melhora a longo prazo exige que se abordem as etiologias subjacentes e os fatores predisponentes, o que muitas vezes envolve psicoterapia e reabilitação. As injeções que podem fornecer benefícios em indivíduos cuidadosamente selecionados incluem injeções de ponto de gatilho para dor miofascial, injeções intra-articulares para osteoartrite crônica e bloqueios de nervos com corticosteroide para síndromes de compressão de nervo. As terapias biológicas, como plasma rico em plaquetas, mostraram resultados modestos no tratamento de distúrbios musculoesqueléticos e estão sendo cada vez mais empregadas para tratar lesões de nervos periféricos, mas as evidências de benefícios em relação a outros tratamentos, ou a longo prazo, são fracas.[A16,A17] Entre as injeções espinais, a evidência mais forte é para as injeções epidurais de esteroides em pacientes com dor radicular aguda ou subaguda.[12] Em indivíduos com dor espinal secundária à artrite facetária dos processos articulares das vértebras, há evidências mistas que sustentam a denervação por radiofrequência. Em pacientes com dor oncológica, procedimentos neurolíticos direcionados ao plexo celíaco para dor abdominal superior e plexo hipogástrico superior para dor pélvica podem fornecer benefícios significativos por vários meses.

### Estimulação elétrica/neuromodulação
A estimulação elétrica tem sido usada há milênios para tratar a dor. A forma mais comum de estimulação elétrica é a estimulação elétrica nervosa transcutânea (TENS), em que a corrente elétrica é usada para estimular os nervos. As evidências que apoiam a TENS para tratar a dor crônica são ambíguas, com uma crítica de que o benefício é de curta duração. A estimulação da medula espinal é uma técnica neuromoduladora para o tratamento da dor crônica refratária, na qual um eletrodo é inserido periduralmente para estimular o segmento dorsal da medula espinal. Foi desenvolvido com base na teoria do portão ou do controle da dor, que postula que a ativação das fibras A sensoriais periféricas pode atenuar a sinalização da dor pelas fibras C de condução mais lenta. Embora originalmente destinado a tratar a dor neuropática, os avanços tecnológicos, como a estimulação de alta frequência e explosão, também podem trazer benefícios para condições nociceptivas. As indicações mais comuns para estimulação do segmento dorsal da medula espinal são a síndrome pós-laminectomia, a síndrome de dor regional complexa, a neuropatia diabética e a dor isquêmica associada a doença vascular periférica ou angina. Em pacientes com dor crônica intratável que não responda a medidas conservadoras, a estimulação cerebral profunda e do córtex motor pode fornecer benefícios para condições como dor em membro fantasma, cefalalgia e dor central.

### Cirurgia
As intervenções cirúrgicas são frequentemente defendidas para pacientes que não respondem às medidas conservadoras. Um neuroma traumático é uma consequência inexorável da secção ou lesão por calor de um nervo, formado como resultado da regeneração desregulada e desorganizada dos nervos. Foi demonstrado que os neuromas emitem sinais de dor ectópica e costumam ser bastante dolorosos. Portanto, os procedimentos neurolíticos raramente são bem-sucedidos no tratamento a longo prazo da dor neuropática. Parte do desafio em decidir quando a terapia operatória é indicada gira em torno da dificuldade envolvida em estabelecer uma relação causal entre a patologia-alvo e a dor. No caso de descompressão espinal, a incidência de dor pós-cirúrgica crônica tem pouca relação com o tamanho da hérnia de disco, o que sugere que a patologia-alvo pode não ser a causa primária dos sintomas. Da mesma forma, o tecido cicatricial é uma sequela previsível do tratamento cirúrgico, mas a lise das aderências raramente está associada a melhora dos sintomas a longo prazo, em razão da alta taxa de recorrência e da ausência de meios confiáveis para correlacionar as aderências com a dor. Não surpreendentemente, a cirurgia feita apenas para remover uma parte do corpo dolorida (p. ex., orquiectomia) raramente resulta em benefício a longo prazo.

### Dorsalgia
Os médicos publicaram diretrizes clínicas para tratamentos não invasivos para dor lombar aguda, subaguda e crônica em adultos. Em três ensaios clínicos randomizados em pacientes com lombalgia crônica, a denervação por radiofrequência combinada com um programa de exercícios padronizado resultou em nenhuma melhora ou nenhuma melhora clinicamente importante em comparação com um programa de exercícios padronizado sozinho.[A18] Em pacientes que apresentam patologia vertebral grave (tumor, traumatismo), a descompressão, a estabilização e a fusão podem ser benéficas, mas os desfechos dependem substancialmente da seleção do paciente. Estudos randomizados determinaram que os procedimentos de descompressão feitos para radiculopatia e estenose de canal vertebral efetivamente aliviam a dor a curto prazo, mas a maioria não demonstra melhora a longo prazo (> 2 anos) em comparação ao tratamento conservador.[A19,A20] Para fusão ou substituição de disco intervertebral realizada para dor mecânica associada a alterações degenerativas comuns, estudos randomizados sugerem que não mais de um terço dos pacientes pode esperar alívio significativo da dor ou desfecho altamente funcional, com os resultados diminuindo ao longo do tempo[A21,A22] (Tabela 27.6).

### Fisioterapia
O uso de fisioterapia para fornecer alívio da dor e melhorar a função é a base da abordagem integrativa do paciente com dor. Os fisioterapeutas avaliam, orientam e fornecem intervenções procedimentais minimamente invasivas para ajudar a prevenir e aliviar a dor e a disfunção. Isso inclui tratar as causas da dor (p. ex., corrigir anormalidades da marcha) e fornecer tratamentos (p. ex., compressas quentes e frias, manipulação de articulações).

**Tabela 27.6** Evidências dos tratamentos para diferentes etiologias de lombalgia crônica.

| CONDIÇÃO | PREVALÊNCIA | TRATAMENTO |
|---|---|---|
| Radiculopatia lombossacra consequente a hérnia de disco | Prevalência anual 5 a 15% | Evidências moderadas de que os esteroides peridurais promovam alívio a curto prazo, evidências fracas de benefício a longo prazo<br>Fortes evidências de que a cirurgia seja benéfica por até 2 anos, mas evidências conflitantes de benefício a longo prazo<br>Evidências fracas para duloxetina |
| Estenose do canal vertebral | 5 a 10% dos adultos ≥ 65 anos<br>Raro em pacientes < 50 anos | Evidências fracas de que esteroides epidurais promovam alívio significativo a curto prazo, evidências negativas de benefício a longo prazo<br>Evidências moderadas de que a cirurgia seja benéfica por pelo menos 2 anos<br>Evidências negativas ou fracas para tratamento farmacológico |
| Dor discogênica (doença degenerativa do disco intervertebral) | 20 a 40% dos pacientes com lombalgia axial | Evidências conflitantes de efeitos benéficos modestos a curto prazo com tratamentos intradiscais<br>Evidências fracas e conflitantes de que a cirurgia exerça pequeno benefício por até 2 anos em comparação com nenhum tratamento ou tratamento não estruturado e que a cirurgia não é mais efetiva do que o tratamento conservador<br>Evidências negativas para injeções |
| Artrite nos processos articulares das vértebras | 10 a 15% dos pacientes com lombalgia axial, aumentando com a idade | Evidências conflitantes sobre os efeitos benéficos da denervação por radiofrequência<br>Evidências negativas para injeções de esteroides e cirurgia |
| Dor nas articulações sacroilíacas | 15 a 30% dos pacientes com lombalgia axial abaixo da quinta vértebra lombar | Evidências moderadas de alívio a curto prazo com injeções de esteroides<br>Evidências fracas de efeitos benéficos da denervação por radiofrequência<br>Evidências fracas para cirurgia minimamente invasiva |
| Dor miofascial | 20%, mas é superposta a uma causa primária em mais de 75% dos pacientes | Fortes evidências para exercícios, relaxantes musculares e AINEs<br>Evidências fracas e conflitantes para antidepressivos. O tratamento farmacológico é mais efetivo para dorsalgia aguda do que para a dorsalgia crônica |

Os exercícios são usados há décadas como tratamento para a dor crônica e um meio de prevenir lesões. O exercício tem vários mecanismos de ação, incluindo aumento do fluxo sanguíneo, liberação de endorfinas, aplicação de efeitos anti-inflamatórios, ativação de vias inibitórias e melhora do sono e do humor. Enquanto o maior corpo de pesquisas foi conduzido para dor na coluna, os benefícios também foram demonstrados em fibromialgia, cefaleia, artrite, dor neuropática e câncer.

### Terapias complementares e alternativas

Os pacientes estão buscando tratamentos médicos alternativos e complementares (MAC) (Capítulo 34) com frequência crescente, com taxas de utilização em torno de 40%. A dor é a indicação mais comum para terapias de MAC. Algumas das modalidades de MAC mais populares são acupuntura,[13] quiropraxia[14] e ioga, todas as quais se mostraram benéficas em certos contextos. No entanto, seus efeitos tendem a ser modestos e há pouca evidência para apoiar uma modalidade em relação a outra, ou contra os tratamentos médicos convencionais. Em uma revisão que avaliou a aceitação da MAC por vários estudantes das áreas da saúde, os estudantes de medicina foram os mais críticos.

### Tratamento da dor em idosos

É mais provável que adultos mais velhos relatem dor do que as coortes mais jovens e, com frequência, apresentam múltiplas comorbidades. O aumento do risco de efeitos adversos relacionados aos medicamentos nessa população é a base para a recomendação popular, "comece devagar e vá devagar" na titulação dos medicamentos. Os fatores fisiológicos relacionados à idade que podem diminuir a dose terapêutica de analgésicos opioides e não opioides incluem alterações no volume de distribuição e ligação às proteínas, diminuição do metabolismo, diminuição da excreção e aumento da sensibilidade farmacológica. Assim, intervenções não farmacológicas, como modificações ergonômicas, fisioterapia personalizada e programas de exercícios, consulta nutricional, abordagens psicocomportamentais e injeções devem ser consideradas para pacientes apropriados.[15]

## NO FUTURO

A maioria das pessoas desenvolverá um episódio de dor aguda, mas apenas uma pequena porcentagem desenvolverá dor crônica. Duas áreas relacionadas que recebem atenção significativa em pesquisas envolvem a genotipagem e a fenotipagem de pacientes com dor crônica, que podem ser usadas tanto para identificar indivíduos com alto risco de cronificação da dor quanto para orientar o tratamento. O apelo conceitual desses esforços é que o tratamento sob medida para a dor pode resultar em maiores benefícios e menos danos do que uma abordagem indiscriminada.

As terapias regenerativas que procuram facilitar a capacidade do corpo de reparar, substituir, restaurar ou regenerar tecidos doentes ou danificados são outras fronteiras na medicina da dor. Enquanto alguns desses tratamentos, como plasma rico em plaquetas, são comumente usados para tratar doenças musculoesqueléticas com resultados mistos, outros, como a terapia com células-tronco, que está sendo investigada como para lesões nervosas e doenças degenerativas, estão em estágios mais preliminares de desenvolvimento.

Além de prevenir o desenvolvimento de dor crônica, outra prioridade importante da pesquisa de dor crônica do National Institutes of Health é o estabelecimento de registros. Ao contrário dos estudos controlados, que medem a eficácia em populações pequenas e cuidadosamente selecionadas, os registros podem fornecer medida melhor da efetividade em grandes populações tratadas em condições da vida real, bem como informações importantes sobre quem provavelmente se beneficiará de um tratamento.

Finalmente, a especialidade da medicina da dor deve enfrentar a realidade dos custos crescentes de saúde, desenvolvendo modelos terapêuticos custo-efetivos. Os ensaios clínicos que avaliam novas terapias devem medir não apenas os desfechos subjetivos, como escores de dor, mas também desfechos objetivos que possam resultar em economia para a sociedade, como retorno ao trabalho. Provar que os novos tratamentos são mais efetivos do que os existentes, em vez dos tratamentos com placebo, deve ser a base de pesquisas clínicas futuras.

### Recomendações de grau A

A1. Cohen SP, Gupta A, Strassels SA, et al. Does MRI affect outcomes in patients with lumbosacral radiculopathy referred for epidural steroid injections? A randomized, double-blind, controlled study. *Arch Intern Med*. 2012;172:134-142.
A2. Zunhammer M, Bingel U, Wager TD. Placebo effects on the neurologic pain signature: a meta-analysis of individual participant functional magnetic resonance imaging data. *JAMA Neurol*. 2018;75:1321-1330.
A3. Derry S, Conaghan P, Da Silva JA, et al. Topical NSAIDs for chronic musculoskeletal pain in adults. *Cochrane Database Syst Rev*. 2016;4:CD007400.
A4. Mathieson S, Maher CG, McLachlan AJ, et al. Trial of pregabalin for acute and chronic sciatica. *N Engl J Med*. 2017;376:1111-1120.
A5. Moore RA, Wiffen PJ, Derry S, et al. Gabapentin for chronic neuropathic pain and fibromyalgia in adults. *Cochrane Database Syst Rev*. 2014;4:CD007938.
A6. Clarke H, Bonin RP, Orser BA, et al. The prevention of chronic postsurgical pain using gabapentin and pregabalin: a combined systematic review and meta-analysis. *Anesth Analg*. 2012;115:428-442.
A7. Derry S, Rice AS, Cole P, et al. Topical capsaicin (high concentration) for chronic neuropathic pain in adults. *Cochrane Database Syst Rev*. 2017;1:CD007393.
A8. Whiting PF, Wolff RF, Deshpande S, et al. Cannabinoids for medical use: a systematic review and meta-analysis. *JAMA*. 2015;313:2456-2473.
A9. Hegmann KT, Weiss MS, Bowden K, et al. American College of Occupational and Environmental Medicine. ACOEM practice guidelines: opioids for treatment of acute, subacute, chronic, and postoperative pain. *J Occup Environ Med*. 2014;56:e143-e159.
A10. Chang AK, Bijur PE, Esses D, et al. Effect of a single dose of opioid and nonopioid analgesics on acute extremity pain in the emergency department: a randomized clinical trial. *JAMA*. 2017;318:1661-1667.
A11. Dowell D, Haegerich TM, Chou R. CDC guideline for prescribing opioids for chronic pain—United States, 2016. *JAMA*. 2016;315:1624-1645.
A12. Gilron I, Tu D, Holden RR, et al. Combination of morphine with nortriptyline for neuropathic pain. *Pain*. 2015;156:1440-1448.
A13. Shanthanna H, Gilron I, Rajarathinam M, et al. Benefits and safety of gabapentinoids in chronic low back pain: a systematic review and meta-analysis of randomized controlled trials. *PLoS Med*. 2017;14:1-21.
A14. Steenstra IA, Munhall C, Irvin E, et al. Systematic review of prognostic factors for return to work in workers with sub acute and chronic low back pain. *J Occup Rehabil*. 2017;27:369-381.
A15. Cherkin DC, Anderson ML, Sherman KJ, et al. Two-year follow-up of a randomized clinical trial of mindfulness-based stress reduction vs cognitive behavioral therapy or usual care for chronic low back pain. *JAMA*. 2017;317:642-643.
A16. Meheux CJ, McCulloch PC, Lintner DM, et al. Efficacy of intra-articular platelet-rich plasma injections in knee osteoarthritis: a systematic review. *Arthroscopy*. 2016;32:495-505.
A17. Tsikopoulos K, Tsikopoulos I, Simeonidis E, et al. The clinical impact of platelet-rich plasma on tendinopathy compared to placebo or dry needling injections: a meta-analysis. *Phys Ther Sport*. 2016;17:87-94.
A18. Juch JNS, Maas ET, Ostelo RWJG, et al. Effect of radiofrequency denervation on pain intensity among patients with chronic low back pain: the mint randomized clinical trials. *JAMA*. 2017;318:68-81.
A19. Jacobs WC, van Tulder M, Arts M, et al. Surgery versus conservative management of sciatica due to a lumbar herniated disc: a systematic review. *Eur Spine J*. 2011;20:513-522.
A20. Kovacs FM, Urrútia G, Alarcón JD. Surgery versus conservative treatment for symptomatic lumbar spinal stenosis: a systematic review of randomized controlled trials. *Spine*. 2011;36:E1335-E1351.
A21. Jacobs W, Van der Gaag NA, Tuschel A, et al. Total disc replacement for chronic back pain in the presence of disc degeneration. *Cochrane Database Syst Rev*. 2012;(9):CD008326.
A22. Hedlund R, Johansson C, Hägg O, et al. Swedish lumbar spine study group. The long-term outcome of lumbar fusion in the Swedish lumbar spine study. *Spine J*. 2016;16:579-587.

## REFERÊNCIAS BIBLIOGRÁFICAS

*As referências bibliográficas, bem como os outros materiais suplementares deste livro, encontram-se no GEN-IO, nosso ambiente virtual de aprendizagem.*

# CAPÍTULO 28

# BIOLOGIA DA DROGADIÇÃO

ERIC J. NESTLER

## DEFINIÇÃO

A drogadição é o consumo compulsivo de substâncias psicoativas, apesar das graves consequências negativas. O uso e a dependência de substâncias psicoativas prejudiciais contribuem significativamente para morbidade e mortalidade clínicas, tanto diretamente, como resultado dos efeitos tóxicos das drogas de abuso, quanto indiretamente, por meio de acidentes, violência, uso de agulhas não estéreis, tabagismo e outros riscos à saúde. Os principais contribuintes para doenças e morte são, sem dúvida, as substâncias psicoativas legais amplamente utilizadas, o tabaco (Capítulo 29) e o álcool etílico (Capítulo 30), embora substâncias psicoativas ilegais que causem dependência e uso abusivo de substâncias psicoativas prescritas também sejam importantes. Além disso, a drogadição cria um ônus substancial para a sociedade ao prejudicar a função do drogadicto em vários papéis na vida, desorganizando famílias e vizinhanças e motivando crime.

O uso compulsivo, a característica fundamental da drogadição, significa que a pessoa afetada não pode controlar o uso de substâncias por um período significativo de tempo, apesar de fortes motivos para fazê-lo, como problemas de saúde relacionados com as substâncias psicoativas, detenções associadas às substâncias psicoativas ou a ameaça de perder o emprego ou o cônjuge. Na clínica ambulatorial, o tratamento da drogadição pode ser extremamente frustrante: a busca e a administração de substâncias psicoativas são comportamentos aparentemente voluntários que uma pessoa senciente parece incapaz de controlar. Mesmo depois de esforços significativos terem sido feitos para tratar um paciente drogadicto, a recaída é comum, mesmo muito tempo depois de o último sintoma de abstinência ter desaparecido. As recaídas são frequentemente precipitadas por estresse ou por deflagradores de uso de substâncias psicoativas (gatilhos) que podem variar desde contextos familiares do uso de substâncias psicoativas (como fumar após uma refeição) a interações com amigos usuários de substâncias psicoativas, o cheiro de maconha ou a fumaça do tabaco e sensações corporais anteriormente associadas à procura de substâncias psicoativas (os chamados gatilhos interoceptivos). Estudos moleculares, celulares e comportamentais da ação de substâncias psicoativas em modelos animais e estudos não invasivos de neuroimagem humana estão fornecendo percepções significativas sobre a neurobiologia subjacente ao uso compulsivo de substâncias psicoativas e sua persistência. Outras fronteiras importantes da pesquisa incluem a genética humana do risco de drogadição e, mais recentemente, a neurobiologia do que tem sido chamado de comportamentos aditivos, como o jogo compulsivo.

Os usuários de substâncias psicoativas fazem uso das mesmas de modo repetitivo para obter prazer ou para escapar de sentimentos negativos, incluindo os sentimentos aversivos que podem ocorrer quando desaparece o efeito das substâncias psicoativas.[1] Como resultado da administração repetida de fármacos/drogas ao longo do tempo, os alvos proteicos iniciais dos mesmos e suas vias de sinalização posteriores (Tabela 28.1) são excessivamente estimulados e, portanto, sofrem adaptações homeostáticas. Essas adaptações podem provocar tolerância (a necessidade de aumentar progressivamente as doses do medicamento/droga para atingir os efeitos desejados) ou dependência (revelada por sinais/sintomas de abstinência entre as doses do medicamento/droga ou com a suspensão do medicamento/droga). Tanto a tolerância quanto a dependência podem contribuir para o uso contínuo de medicamentos/drogas e para o aumento da dosagem; entretanto, nem a tolerância nem a dependência explicam o uso compulsivo. Em primeiro lugar, a tolerância e a dependência ocorrem não apenas com o uso repetido de substâncias psicoativas (p. ex., heroína), mas também com o uso de muitas outras substâncias (p. ex., antagonistas beta-adrenérgicos [propranolol], anti-hipertensivos agonistas $\alpha_2$-adrenérgicos [clonidina], nitratos, antidepressivos inibidores seletivos da recaptação da serotonina). Em segundo lugar, algumas substâncias altamente viciantes, como a cocaína, provocam pouca dependência física e abstinência em alguns indivíduos que, apesar disso, apresentam uso compulsivo. Finalmente, se a dependência e o afastamento fossem fatores necessários no vício, o fenômeno da recaída tardia pós-desintoxicação não seria o grande problema clínico que é. Embora essas formas de adaptação homeostática desempenhem um papel no vício, como será descrito, outros tipos de plasticidade no sistema nervoso são mais significativos.

## FATORES DE RISCO PARA DROGADIÇÃO

Apenas uma minoria dos usuários de substâncias psicoativas se torna drogadicta. Os fatores de risco mais bem estabelecidos para a drogadição são sexo masculino e história familiar. Em todos os países e culturas, os homens correm risco maior de uso de drogas pesadas e drogadição, com razões de risco na faixa de 1,4:1 a 2:1. Nos últimos anos, no entanto, as razões entre homens e mulheres diminuíram em muitos países, especialmente no tocante a tabagismo e etilismo. Além disso, as mulheres que se tornam drogadictas tendem a fazê-lo mais rapidamente após as exposições iniciais, e o uso de substâncias psicoativas durante a gravidez pode ter efeitos extremamente deletérios sobre o feto.

Os genes têm participação preponderante no risco familiar, conforme evidenciado por estudos de gêmeos e de adoção.[2,3] Estudos com gêmeos mostram consistentemente taxas mais altas de concordância para uso pesado de substâncias psicoativas e drogadição em pares de gêmeos monozigóticos do que em pares de gêmeos dizigóticos. Os estudos de adoção realizados em vários países escandinavos e nos EUA se concentraram principalmente no alcoolismo. Esses estudos demonstram que os indivíduos adotados cedo na vida tendem a se assemelhar a seus pais biológicos, e não a seus pais adotivos, no que diz respeito aos padrões de consumo de bebidas alcoólicas. Estudos genéticos de grandes populações sugerem que o risco hereditário de dependência de qualquer uma das várias substâncias psicoativas, incluindo opiáceos, estimulantes, nicotina, álcool etílico e maconha, é aproximadamente o mesmo e varia entre 20 e 60%, dependendo do estudo.

Embora os genes claramente desempenhem um papel significativo na vulnerabilidade à drogadição, poucas das variantes genéticas específicas que conferem risco foram identificadas com certeza. Como todos os transtornos neuropsiquiátricos comuns, o risco de drogadição é muito complexo do ponto de vista genético; há evidências de estudos de ligação e associação para contribuições de um grande número de variantes genéticas de efeito relativamente pequeno. Os fatores de risco genético mais fortes identificados até o momento são variações nos genes que codificam alvos agudos de fármacos/drogas, como subunidades de receptores colinérgicos nicotínicos, embora cada um contribua com apenas uma pequena porção do risco hereditário geral.[4] Grandes estudos de associação genômica ampla (GWAS) e estudos de sequenciamento do genoma completo e do exoma estão sendo realizados. No entanto, a tarefa de identificação do gene é complicada pelos desafios da definição do fenótipo. Não há exames de análises clínicas objetivos que confirmem o diagnóstico e existem fatores de risco genéticos e não genéticos independentes para diferentes estágios de transtornos por uso de substâncias psicoativas, como experimentação de substâncias psicoativas, drogadição e capacidade de resposta

### Tabela 28.1 Propriedades das drogas aditivas.

| MEDICAMENTO | NEUROTRANSMISSOR | ALVO DAS SUBSTÂNCIAS PSICOATIVAS | EFEITO APÓS A LIGAÇÃO |
|---|---|---|---|
| Opiáceos (morfina, heroína, oxicodona) | Endorfina; encefalinas | Receptores de opioide μ e δ (agonista) | Ativação de $G_i/G_o$; ativação de canais de $K^+$ |
| Psicoestimulantes (cocaína, anfetaminas) | Dopamina (DA) | Transportador de dopamina (DAT)* (antagonista) | Aumento de DA sináptica; estimulação de receptores pré-sinápticos e pós-sinápticos de dopamina |
| Nicotina | Acetilcolina | Receptor nicotínico de acetilcolina (nAChR) (agonista) | Estimulação de canais de cátion (pode dessensibilizar) |
| Álcool etílico | Ácido γ-aminobutírico (GABA) Glutamato | Receptor $GABA_A$ (agonista) Receptor N-metil-D-aspartato (NMDA) (antagonista) | Ativação de canais de $Cl^-$ Inibição da entrada de $Na^+/Ca^{2+}$ |
| Maconha ($\Delta^9$-tetra-hidrocanabinol) | Anandamida; 2-araquido-noilglicerol | Canabinoide $CB_1$ (agonista) | Ativação de $G_i/G_o$; ativação de canais de $K^+$ |
| Fenciclidina, cetamina | | Receptor NMDA (antagonista) | Inibição da entrada de $Na^+/Ca^{2+}$ |

*Os psicoestimulantes também interagem com os transportadores de norepinefrina e serotonina, mas em condições normais, é o transportador de dopamina que é crítico para as propriedades recompensadoras e viciantes. Ao contrário da cocaína, as anfetaminas entram nas terminações nervosas da dopamina via DAT e interagem com um segundo alvo, o transportador de monoamina vesicular (VMAT), para liberar DA no citoplasma e, daí, via DAT, para liberá-lo na sinapse.
Modificada de Hyman SE, Malenka RC, Nestler EJ. Neural mechanisms of addiction: the role of reward-related learning and memory. *Annu Rev Neurosci*. 2006;29:565-598.

ao tratamento. Além disso, estudos com gêmeos e famílias sugerem que pode haver fatores de risco genéticos compartilhados e não compartilhados subjacentes à drogadição a diferentes substâncias. Como em outras doenças geneticamente complexas, espera-se que, com a identificação de múltiplas variantes que conferem o risco, seja possível identificar as vias bioquímicas envolvidas na patogênese da drogadição, que irão, então, sugerir alvos potenciais para novos e mais efetivos tratamentos.

## CIRCUITO DE RECOMPENSA: O SUBSTRATO NEURAL DA DROGADIÇÃO

A sobrevida e a perpetuação das espécies exige que os animais, incluindo os seres humanos, aprendam a prever ameaças e também aprendam as circunstâncias em que podem obter "recompensas", como comida, água, abrigo e oportunidades de acasalamento. Uma definição operacional simples de recompensa é um estímulo que suscita comportamento de abordagem e de consumo. Vários circuitos neurais interconectados, extremamente conservados em evolução, controlam as respostas de um indivíduo a estímulos recompensadores e aversivos (e-Figura 28.1). Neurônios liberadores de dopamina na área tegmental ventral (VTA) do mesencéfalo e seus principais neurônios-alvo no *nucleus acumbens* (NAc) no corpo estriado ventral servem como um reostato que detecta e direciona respostas a recompensas e ameaças. A amígdala e o hipocampo são cruciais para a formação de memórias relacionadas à recompensa e ao medo. O estriado dorsal (corpo caudado e putame) faz a mediação de comportamentos e hábitos bem aprendidos. Finalmente, várias regiões do córtex pré-frontal exercem controle executivo sobre esses sistemas subcorticais. A drogadição envolve funcionamento anormal de todo o circuito.[5]

O neurotransmissor dopamina, liberado pelas terminações nervosas na VTA do NAc, desempenha o papel-chave (embora não o único) na vinculação de recompensas e gatilhos associados a recompensas para respostas adaptativas de busca de recompensas. Em animais, eletrodos implantados conseguem registrar disparos de neurônios dopaminérgicos; cateteres de microdiálise e métodos eletroquímicos podem ser usados para detectar a dopamina que foi liberada pelas terminações pré-sinápticas. Nos seres humanos, a tomografia por emissão de pósitrons (PET) possibilita medidas indiretas da liberação de dopamina pela observação do deslocamento de um ligante do receptor de dopamina $D_2$ que emite pósitrons previamente ligados a receptores após um estímulo ou desafio farmacológico. Graças ao uso de tais métodos em múltiplos paradigmas, foi bem estabelecido que as recompensas naturais causam disparos de neurônios na VTA e liberação de dopamina no NAc e outras regiões do prosencéfalo. Quando a ação da dopamina é bloqueada, seja por lesão dos neurônios dopaminérgicos, bloqueio dos receptores pós-sinápticos da dopamina ou inibição da síntese de dopamina, as recompensas não motivam mais os comportamentos necessários para obtê-las.

Novas percepções sobre o papel da dopamina surgiram de estudos de pacientes com doença de Parkinson (Capítulo 381). A doença de Parkinson resulta da morte de neurônios dopaminérgicos do mesencéfalo; no entanto, os neurônios na substância negra, que se projetam para o corpo estriado dorsal, são mais comprometidos do que os neurônios na VTA. Os pacientes geralmente são tratados com L-dopa, um precursor da dopamina, mas conforme a doença progride, outros medicamentos podem ser necessários, incluindo agonistas seletivos do receptor de dopamina $D_2$. O relevante para esta discussão é que uma minoria de pacientes tratados com agonistas do receptor de dopamina $D_2$ desenvolve novos comportamentos de risco direcionados a uma meta, como compulsão por jogo ou compras. Esses comportamentos geralmente cessam quando o medicamento é suspenso. Acredita-se que, enquanto os agonistas do receptor de dopamina exercem efeitos terapêuticos no comportamento motor no corpo estriado dorsal mais completamente desnervado, eles podem se combinar com a dopamina endógena dos neurônios na VTA preservados e superestimular o NAc e outros componentes do circuito de recompensa. Essas observações não apenas enfatizam o papel da dopamina na motivação e na busca de recompensa, mas também sugerem que comportamentos aditivos compartilham substratos neurais com drogadição.[6]

Muitas evidências sugerem que o padrão preciso de disparo do neurônio dopaminérgico e a liberação sináptica resultante da dopamina nos circuitos do prosencéfalo atuam para moldar o comportamento de modo a maximizar a recompensa futura. Em um estado basal, os neurônios de dopamina têm um padrão de disparo tônico lento. Quando ocorre uma recompensa, que seja nova, inesperada ou maior do que o esperado, há uma salva fásica de disparo de neurônios de dopamina causando aumento transitório na dopamina sináptica. Quando uma recompensa é prevista a partir de gatilhos conhecidos e é exatamente a esperada, há pouca mudança no padrão tônico de disparo, ou seja, apenas uma pequena liberação adicional de dopamina. Quando uma recompensa prevista não ocorre ou é menor do que o esperado, os neurônios dopaminérgicos interrompem seu disparo em níveis abaixo de sua taxa tônica. Os aumentos fásicos da dopamina sináptica significam que o mundo está melhor do que o esperado e facilitam o aprendizado de novas informações preditivas e vinculam os gatilhos preditivos recém-aprendidos à ação.

A dopamina não é o único neurotransmissor que sinaliza recompensa. Outros, incluindo acetilcolina, peptídios opioides endógenos (p. ex., encefalina e endorfina) e substâncias lipídicas endógenas chamadas endocanabinoides (porque os canabinoides como a maconha são agonistas em seus receptores), também são liberados no circuito de recompensa em resposta às recompensas naturais.

## PROPRIEDADES DAS SUBSTÂNCIAS PSICOATIVAS QUE PROVOCAM DROGADIÇÃO

As substâncias psicoativas que provocam drogadição são quimicamente diversas e interagem com diferentes alvos moleculares no sistema nervoso (ver Tabela 28.1). Elas também exibem diferenças significativas entre si em muitos de seus efeitos fisiológicos e comportamentais. Por exemplo, a cocaína e as anfetaminas são estimulantes; exacerbam o estado de vigília, podem causar ansiedade e em doses mais baixas aumentam o desempenho cognitivo. O álcool etílico é um depressivo, é ansiolítico em doses baixas e degrada o desempenho cognitivo. A heroína e outros opiáceos são analgésicos e causam sonolência, constipação intestinal e miose. O efeito comportamental compartilhado de todas as substâncias psicoativas que provocam drogadição é a capacidade, em indivíduos vulneráveis, de provocar uso compulsivo. A propriedade farmacológica compartilhada que é um importante mediador de drogadição é a capacidade de aumentar os níveis de dopamina sináptica no NAc e em outras regiões do prosencéfalo. Por exemplo, a cocaína bloqueia o transportador de captação de dopamina que normalmente retira a dopamina das sinapses. As anfetaminas causam o transporte reverso de dopamina para as sinapses via transportador de captação de dopamina. Os opiáceos, a nicotina, o álcool etílico e os canabinoides causam liberação de dopamina, agindo por diferentes mecanismos iniciais para estimular os neurônios dopaminérgicos da VTA ou para liberá-los do controle inibitório em repouso. Outras substâncias também induzem recompensa por meio de mecanismos não relacionados a dopamina, ou seja, por meio da ativação de receptores colinérgicos, opioides ou canabinoides no circuito de recompensa (ver Tabela 28.1).

As recompensas naturais, como comida ou oportunidades sexuais, regulam o disparo dos neurônios dopaminérgicos por meio de informações sensoriais altamente processadas, tanto externas quanto interoceptivas. As substâncias psicoativas que provocam drogadição causam curto-circuito nesse tipo de processamento de informação, agindo diretamente nas proteínas que controlam a dopamina e outros sinais no circuito de recompensa. Tipicamente, tais substâncias, via esses mecanismos farmacológicos diretos, provocam a produção de muito mais dopamina sináptica e de outros neurotransmissores relacionados à recompensa por um período mais longo do que as recompensas naturais. Além disso, essas substâncias fornecem um sinal de aprendizagem flagrantemente patológico ao obstruir as pausas no disparo de dopamina e na ativação de outros neurônios, mesmo quando seu uso provoca menos prazer que o esperado ou é, até mesmo, aversivo. Por exemplo, quando a inalação causa tosse dolorosa no tabagista, seria esperado que o cérebro sinalizasse uma experiência pior do que o esperado, com decréscimo resultante na taxa de disparo dos neurônios na VTA. No entanto, como a nicotina causa liberação de dopamina farmacologicamente, independentemente da experiência real do tabagista, os circuitos de recompensa, indisponíveis para a introspecção consciente, ainda recebem uma mensagem positiva que reforça a busca e o uso de nicotina. Em suma, as substâncias psicoativas que provocam drogadição, em virtude de seus efeitos sobre a dopamina e neurotransmissores relacionados, sempre sinalizam "melhor do que o esperado".

## PLASTICIDADE NEURAL INDUZIDA POR SUBSTÂNCIAS PSICOATIVAS RELEVANTE PARA A DROGADIÇÃO

A pesquisa neurobiológica sobre drogadição se concentrou bastante nos aspectos compulsivos do uso de substâncias psicoativas, na capacidade de estímulos específicos ativarem a busca e a ânsia por substâncias psicoativas, e a longa persistência de estresse e risco de recaída dependente de estímulos. Conforme descrito anteriormente, o uso compulsivo de substâncias psicoativas e o poder dos gatilhos associados às mesmas refletem a usurpação dos circuitos de recompensa do cérebro pelas drogas de abuso.[7] A persistência da drogadição reflete mudanças a longo prazo nos neurônios e sinapses e em seus circuitos de interação. Pesquisas durante mais de uma década identificaram mudanças a longo prazo na expressão gênica resultantes do uso de substâncias que provocam drogadição; recentemente, algumas alterações de longa duração na expressão gênica foram atribuídas a mecanismos epigenéticos induzidos pelas substâncias psicoativas, como modificações da cromatina.[8]

Mudanças a longo prazo na expressão gênica podem tornar a pessoa drogadicta suscetível ao estresse e também podem criar mudanças persistentes no estado hedônico e na regulação do humor que motivam o consumo de substâncias psicoativas. Todavia, as mudanças na expressão gênica, por si sós, não explicam a capacidade de sinais extremamente específicos de ativar a busca por substâncias psicoativas ou, se a busca for impedida, a intensa ânsia subjetiva por elas. A capacidade de gatilhos específicos ativarem a busca e a ânsia por substâncias psicoativas é baseada em memórias associativas a longo prazo consolidadas sob a influência da dopamina e outros sinais de recompensa. A formação da memória a longo prazo representa talvez as mudanças mais persistentes na função cerebral que podem ocorrer na vida adulta. Os substratos neurais da memória provavelmente incluem alterações nos pesos sinápticos, como potencialização ou depressão a longo prazo e remodelação física das espinhas dendríticas. Os processos de sensibilização às substâncias psicoativas (ou tolerância reversa), demonstrados em modelos animais e em seres humanos, contribuiriam para esses fenômenos relacionados à memória.

A centralização dos mecanismos de aprendizagem associativa para a drogadição foi reconhecida pela primeira vez a partir da observação clínica: consumo abusivo da substância psicoativa e, mais notavelmente, recaídas tardias após exposição a gatilhos previamente associados ao uso dessa substância. Os gatilhos que podem reiniciar o consumo de substâncias psicoativas incluem estímulos ambientais (p. ex., pessoas com quem as substâncias psicoativas eram usadas, o equipamento usado no preparo, uso ou ocultação das drogas) e sensações corporais. Como as substâncias psicoativas aumentam de forma confiável as concentrações de dopamina sináptica e de outros neurotransmissores relacionados a recompensas como resultado de suas ações farmacológicas diretas – de fato, elas provocam sinais de recompensa excessivos e bastante distorcidos – o cérebro recebe um impulso poderoso para conectar as circunstâncias nas quais as substâncias psicoativas foram usadas com a motivação para voltar a consumi-las. Mesmo que a substância psicoativa já não induza prazer, os sinais continuam a reforçar o desejo e a busca por ela. Além disso, a certeza e a magnitude desses sinais dão às substâncias psicoativas uma vantagem marcante sobre as recompensas naturais e outras metas aprendidas, incluindo atividades pró-sociais.

No laboratório, foi possível estudar os efeitos das substâncias psicoativas e dos gatilhos sobre os circuitos neurais, fisiologia e respostas subjetivas em seres humanos drogadictos. Por exemplo, foi demonstrado que os estímulos associados à substância psicoativa incitam ânsia pela substância e respostas fisiológicas (como ativação simpática), bem como ativação de circuitos de recompensa em seres humanos drogadictos. Graças à PET foi possível mostrar que gatilhos relacionados à cocaína provocam a liberação de dopamina nas regiões estriadas dos drogadictos.

As investigações nos níveis celular e molecular começaram a identificar as mudanças fisiológicas e moleculares subjacentes aos efeitos das substâncias psicoativas que provocam drogadição nos processos de memória relacionados à recompensa. Entre as substâncias psicotrópicas que foram examinadas, apenas aquelas que conseguem causar drogadição provocam potencialização a longo prazo nos circuitos de recompensa do cérebro, incluindo na VTA. As substâncias que provocam drogadição também ativam fatores de transcrição, como a proteína de ligação responsiva ao monofosfato de adenosina cíclico (CREB), e alteram a composição de complexos de proteína ativadora 1 (AP-1) (compostos de famílias Fos e Jun de fatores de transcrição) em circuitos de recompensa do cérebro.[9] Já foi demonstrado que cocaína, opiáceos e outras substâncias que provocam drogadição regulam muitos genes derivados de CREB, AP-1 e outros fatores de transcrição. Da mesma forma, tem sido cada vez mais possível, por meio do uso de camundongos geneticamente modificados e transferência gênica mediada por vírus, demonstrar diretamente o envolvimento desses mecanismos de transcrição na gama de anormalidades comportamentais induzidas pela exposição repetida a substâncias psicoativas em modelos animais. No entanto, é muito mais desafiador determinar quais proteínas reguladas por fármacos/drogas estão causalmente envolvidas na drogadição humana. Parte do desafio é que, embora os modelos em roedores tenham fornecido muito conhecimento sobre a ação e o comportamento das substâncias psicoativas, é difícil modelar a compulsão humana em animais, isto é, criar um modelo de uma pessoa de vida livre e independente que perde o controle sobre o uso de substâncias psicoativas enquanto experimenta as consequências negativas desse uso. Dito isso, há cada vez mais dados sobre os processos neurais e moleculares que resultam em drogadição, com a esperança de traduzir esses avanços em exames complementares e tratamentos mais efetivos de transtornos aditivos.

### REFERÊNCIAS BIBLIOGRÁFICAS

*As referências bibliográficas, bem como os outros materiais suplementares deste livro, encontram-se no GEN-IO, nosso ambiente virtual de aprendizagem.*

# 29
# NICOTINA E TABACO
TONY P. GEORGE

## DEFINIÇÕES

Fumar cigarros é o método de uso de tabaco mais frequente (> 90%), embora outras formas, incluindo tabaco para cachimbo, charutos e tabaco sem fumaça, sejam comuns. A nicotina é o ingrediente ativo do tabaco, reforçando o uso de todas as formas de tabaco.

## EPIDEMIOLOGIA

O tabagismo de cigarros é a principal causa de morbidade e mortalidade no mundo ocidental. Nos EUA, aproximadamente 17% da população geral são tabagistas, em comparação com 47% em 1965. Desde o lançamento do relatório do Surgeon General em 1965, a prevalência do tabagismo foi substancialmente reduzida, mas essa redução parece ter diminuído nos últimos anos, provavelmente porque os fumantes restantes são refratários ao tratamento do tabaco. Aproximadamente 475.000 pessoas morrem a cada ano nos EUA em decorrência de doenças clínicas relacionadas ao tabagismo, como câncer de pulmão, doença pulmonar obstrutiva crônica (DPOC), doença cardiovascular (DCV) e acidente vascular cerebral; e os custos econômicos e de saúde relativos ao tabagismo excedem US$ 400 bilhões anualmente. O uso do tabaco sem fumaça (p. ex., tabaco ou fumo de mascar) também aumentou, o que contribuiu para taxas mais altas de patologias orais, incluindo lesões orais pré-cancerosas e cânceres da boca e da nasofaringe. Além disso, os riscos à saúde da fumaça ambiental do tabaco tornaram-se cada vez mais claros, levando ao desenvolvimento de proibições generalizadas do tabaco em ambientes públicos.

Em todo o mundo, estima-se que aproximadamente 1,1 bilhão de pessoas usem tabaco regularmente, incluindo aproximadamente 47 milhões de adultos nos EUA.[1] O tabagismo está aumentando rapidamente em todo o mundo em desenvolvimento,[2] e estima-se que o tabagismo causará cerca de 450 milhões de mortes em todo o mundo nos próximos 50 anos. Em particular, o início do tabagismo ocorre em uma idade mais jovem nos novos fumantes, a taxa de tabagismo em mulheres está aumentando e mais fumantes têm condições socioeconômicas mais baixas. A redução da prevalência do tabagismo em 50% evitaria de 20 a 30 milhões de mortes prematuras no primeiro quarto do século XXI e 150 milhões nos 25 anos seguintes. Para a maioria dos fumantes, o abandono do tabagismo é a mudança de comportamento mais importante para melhorar a saúde geral. Um estudo de coorte prospectivo na Noruega sugeriu que, mesmo com reduções sustentadas (> 25 a 75%) no consumo diário de fumo, há pouca ou nenhuma diminuição na doença cardiovascular, pulmonar ou outro risco de câncer relacionado ao fumo, comprovando ainda mais os méritos de parar contra reduzir o tabagismo.

### BIOPATOLOGIA

A nicotina é o agente reforçador primário do tabaco, com contribuições em mais de 4.000 componentes para os aspectos sensoriais (não nicotina) do fumo de cigarro. O principal local de ação da nicotina é o receptor de acetilcolina nicotínico α4β2 (nAChR), no qual a acetilcolina é o neurotransmissor endógeno. Os nAChRs no sistema nervoso central (SNC) são complexos de canais de íons pentaméricos que são compostos por duas subunidades α e três β; as sete subunidades α são designadas α2 a α9 e as três subunidades β são designadas β2 a β4. Isso produz uma diversidade considerável em combinações de subunidades, o que pode explicar a seletividade específica da região e funcional dos efeitos nicotínicos no SNC.[3] A ativação dos nAChRs leva aos fluxos dos canais iônicos $Na^+/Ca^{2+}$ e à despolarização da membrana neuronal. Os nAChRs são pré-sinápticos em vários tipos de neurônios secretores de neurotransmissores no SNC, incluindo neurônios dopaminérgicos mesolímbicos que se projetam da área tegmental ventral (VTA) para o núcleo *accumbens* (NAc), levando à secreção de dopamina (DA) no núcleo *accumbens*.

Em concentrações baixas de nicotina, predomina a estimulação α4β2 nAChR de projeções afetivas GABAérgicas em neurônios DA mesoacúmbicos, levando à redução do disparo de neurônios DA mesolímbicos e à liberação de DA. Em concentrações mais altas de nicotina, os nAChRs α4β2 dessensibilizam e ocorre ativação predominante do nAChRs α7 nas projeções glutamatérgicas, levando a um aumento na liberação do neurônio dopaminérgico mesolímbico. Em milissegundos de ligação à nicotina, os nAChRs perdem a sensibilidade. Após a abstinência durante a noite, os nAChRs são novamente sensibilizados; isso explicaria por que a maioria dos fumantes relata que o primeiro cigarro da manhã é o mais satisfatório. Curiosamente, estudos de neuroimagem de tomografia por emissão de pósitrons (PET) mostraram que fumar 2 a 3 tragadas em um cigarro produz saturação dos nAChRs no sistema de recompensa do cérebro, sugerindo que, embora a ligação aos nAChRs centrais seja um primeiro passo importante nos efeitos da nicotina, não é uma explicação completa para a continuação do tabagismo.

### MANIFESTAÇÕES CLÍNICAS

Embora exista um subconjunto de fumantes de cigarros que não fumam todos os dias (p. ex., "festivos"), a maioria dos fumantes de cigarros são usuários diários e têm dependência fisiológica da nicotina. Os fumantes descrevem, tipicamente, uma "onda" e sensações de alerta, relaxamento e "satisfação" ao fumar, porque a nicotina tem efeitos estimulantes e ansiolíticos, dependendo do nível basal de excitação. A estimulação das vias respiratórias é um aspecto importante do comportamento de fumar, e aditivos como o mentol melhoram a experiência, melhorando o sabor e reduzindo a "aspereza" do tabaco fumado.

Os efeitos positivos do fumo do cigarro (p. ex., sabor, satisfação) parecem ser mediados por componentes não nicotínicos do tabaco, como o alcatrão. Além de reforço positivo, abstinência e anseio, existem efeitos secundários ao uso de nicotina e tabaco que podem contribuir para a manutenção e recaída do tabagismo, incluindo a modulação do humor (p. ex., redução do afeto negativo), redução do estresse e controle de peso. Além disso, deflagradores condicionados podem provocar o desejo de fumar, mesmo após períodos prolongados de abstinência. A nicotina também pode beneficiar fumantes que desejam perder peso e aqueles com manifestações psiquiátricas (modulação do humor, reforço cognitivo, redução do estresse). Estes efeitos secundários são alvos adicionais para intervenção farmacológica em subgrupos de fumantes (p. ex., esquizofrenia, depressão ou fumantes preocupados com o peso corporal).

### Diagnóstico

De acordo com o DSM-5, o transtorno por uso de tabaco é estabelecido clinicamente por documentação histórica de dois dos 11 critérios a seguir:

1. Tabaco frequentemente consumido em quantidades maiores ou por um período mais longo do que o planejado;
2. Desejo persistente ou esforços malsucedidos para reduzir ou controlar o uso do tabaco;
3. Muito tempo gasto em atividades necessárias para obter ou usar o tabaco;
4. Ânsia ou forte desejo ou urgência de fumar;
5. Uso recorrente de tabaco, resultando no não cumprimento de obrigações importantes no trabalho, escola ou casa;
6. Uso continuado de tabaco, apesar de problemas sociais ou interpessoais persistentes ou recorrentes causados ou exacerbados pelos efeitos do tabaco;
7. Atividades sociais, ocupacionais ou recreativas importantes abandonadas ou reduzidas em virtude do uso do tabaco;
8. Uso recorrente de tabaco em situações em que é fisicamente perigoso (p. ex., fumar na cama);
9. Uso continuado do tabaco, apesar dos distúrbios físicos ou psicológicos persistentes ou recorrentes que são causados ou exacerbados pelo uso do tabaco;
10. Tolerância, conforme definida pela necessidade de quantidades acentuadamente aumentadas de tabaco para atingir os efeitos desejados, ou efeitos acentuadamente diminuídos com o uso continuado da mesma quantidade de tabaco;
11. Abstinência, manifestada pela síndrome de abstinência característica do tabaco (p. ex., quadro de irritabilidade, ansiedade, dificuldade de concentração, aumento do apetite, inquietação, humor disfórico, insônia) ou o tabaco (ou nicotina) é usado para aliviar ou evitar sintomas de abstinência do tabaco.

Para fumantes em abstinência, a remissão é classificada como precoce (entre 3 e 12 meses de abstinência) ou sustentada (> 12 meses de abstinência). Além disso, a gravidade atual do transtorno por uso do tabaco é codificada como leve (2 a 3 sintomas), moderada (4 a 5 sintomas) ou grave (6 ou mais sintomas).

Além disso, a maioria dos fumantes de tabaco fisiologicamente dependentes afirma que fuma o primeiro cigarro do dia nos primeiros 5 minutos após acordar. O uso de procedimentos de acompanhamento de cronograma e diários de tabagismo tem sido usado com sucesso para monitorar o consumo de tabaco. As escalas como Fagerstrom Test for Nicotine Dependence (FTND) possibilitam a avaliação do nível de dependência da nicotina.

### TRATAMENTO

#### Tratamentos psicossociais

As terapias comportamentais são baseadas na teoria de que processos de aprendizagem operam no desenvolvimento, na manutenção e no abandono do tabagismo (Tabela 29.1). Os tratamentos comportamentais podem facilitar a motivação para parar de fumar, dar ênfase aos aspectos sociais e contextuais do tabagismo e aumentar o sucesso geral da cessação. As terapias comportamentais envolvem taxas de abandono de 6 meses de 20 a 25% e tipicamente aumentam as taxas de abandono em até duas vezes em relação ao aconselhamento médico padrão. As metas primárias das terapias comportamentais para o tratamento da dependência do tabaco incluem fornecer as habilidades necessárias aos fumantes para ajudá-los a parar de fumar e ensinar habilidades para evitar o fumo em situações de alto risco.

#### Intervenções breves

Já foi constatado que uma orientação sucinta aumenta as taxas de abandono do tabagismo e foi fortemente endossada nas mais recentes U.S. Department of Health and Human Services Guidelines on Tobacco Dependence Treatment (https://www.ncbi.nim.nih.gov/books/NBK63952).[2b] Recomenda-se que os médicos usem os *5 As* com todos os pacientes (perguntar [*ask*] aos pacientes se eles fumam, orientá-los [*advise*] a parar de fumar, avaliar [*assess*] o nível de motivação dos pacientes para parar, ajudar (*assist*) nas tentativas de parar e organizar [*arrange*] contatos de acompanhamento). Fornecer material de autoajuda é outra forma de intervenção breve usada para facilitar a motivação e fornecer habilidades para a cessação do tabagismo. Estudos recentes documentaram que intervenções comportamentais mínimas, como grupos de apoio comunitário, aconselhamento por telefone e materiais de autoajuda gerados por computador, podem aumentar as taxas de cessação do tabagismo em ambientes controlados.

### Intervenções motivacionais
A meta das intervenções motivacionais é provocar mudanças por meio da abordagem da ambivalência, aumentando a motivação intrínseca para a mudança e criando uma atmosfera de aceitação na qual os pacientes assumem a responsabilidade e a iniciativa para a mudança. Foram desenvolvidas intervenções breves de MI para a cessação do tabagismo e algumas evidências apoiam o aumento da cessação do tabagismo usando técnicas de intervenção motivacional.

### Terapias cognitivo-comportamentais
Na terapia cognitivo-comportamental (TCC), os pacientes aprendem a antecipar situações de alta probabilidade de fumar e planejam lidar com essas situações usando técnicas comportamentais (p. ex., substituição de comportamento) e cognitivas (p. ex., pensamentos desafiadores). Algum grau de eficácia da TCC em fumantes foi observado nos formatos de aconselhamento individual e em grupo.

### Terapias de prevenção de recaídas (habilidades de enfrentamento)
Um grande número de fumantes apresenta recaída 6 meses após parar de fumar. Reconhecimento das situações de alto risco e enfrentamento dos lapsos podem ser incluídos no tratamento inicial de abandono do tabagismo ou após uma tentativa de parar de fumar.

### Tratamentos farmacológicos
Existem três classes de farmacoterapias para cessação do tabagismo aprovadas pela FDA dos EUA: terapias de reposição da nicotina (TRNs), bupropiona de liberação prolongada e vareniclina[4,5] (Tabela 29.2).

### Terapias de reposição de nicotina
O objetivo da terapia de reposição de nicotina (TRN) é aliviar a abstinência do tabaco, permitindo que os fumantes se concentrem no hábito e nos fatores condicionantes ao tentar parar. As TRNs dependem da absorção venosa sistêmica e não produzem os níveis arteriais elevados e rápidos de nicotina obtidos com a inalação da fumaça do cigarro. Portanto, é improvável que os indivíduos se tornem dependentes das TRNs. As evidências sugerem que a TRN pré-interrupção do tabagismo não é perigosa, e que o uso de TRN *antes* da data programada para o abandono do tabagismo facilita essa ação em comparação com a administração no momento de parar de fumar.[A1] As formas comercialmente disponíveis de TRN são efetivas, aumentando as taxas de abandono em aproximadamente 1,5 a 2,5 vezes em comparação com o placebo. As TRN consistem em adesivo transdérmico, goma de mascar, pastilhas, *spray* nasal e inalador.

#### Goma de nicotina
A nicotina ingerida por via oral sofre substancial metabolismo de primeira passagem no fígado. A goma de nicotina evita essa barreira por meio da absorção bucal. Ao mascar chiclete de nicotina, 2 ou 4 mg de nicotina são liberados de uma resina. A goma de nicotina deve ser administrada de modo programado (p. ex., 1 pedaço de goma de 2 mg/hora). A duração do tratamento originalmente recomendada era de 3 meses, embora muitos especialistas acreditem que um tratamento mais longo seja mais efetivo. A absorção da nicotina proveniente da goma de mascar atinge o pico 30 minutos após o uso inicial. Os níveis de nicotina venosa de 2 mg e 4 mg de goma são cerca de um terço e dois terços, respectivamente, dos níveis de nicotina em estado de equilíbrio dinâmico (p. ex., entre cigarros) obtidos com o tabagismo. A nicotina fornecida pelos cigarros é absorvida diretamente na circulação arterial pulmonar, fazendo com que os níveis arteriais sejam 5 a 10 vezes maiores do que os da goma de nicotina. A absorção da nicotina na mucosa bucal é diminuída por condições ácidas e os pacientes não devem consumir bebidas (p. ex., café, refrigerante, suco) imediatamente antes, durante ou após o uso.

Vários estudos controlados por placebo estabeleceram a segurança e a eficácia da goma de mascar de nicotina no abandono do tabagismo.

### Tabela 29.1 Tratamentos comportamentais para dependência do tabaco.

| TRATAMENTOS COMPORTAMENTAIS | MECANISMO DE AÇÃO | |
|---|---|---|
| Intervenções breves | Aumentar a motivação para parar e transmitir habilidades de cessação (p. ex., apoio comunitário, aconselhamento por telefone) | 2 |
| Terapias cognitivo-comportamentais e de prevenção de recaídas | Estratégias comportamentais são desenvolvidas para gerenciar deflagradores; as estratégias cognitivas de enfrentamento têm como alvo os pensamentos desadaptativos para prevenir recaídas | 1 |
| Entrevista motivacional | O terapeuta promove declarações motivacionais do paciente e, por sua vez, o paciente ganha maior conscientização dos problemas com o fumo; aumenta a intenção de parar de fumar | 2 |

Avaliação de efetividade: 1 = Evidências fortes apoiam a eficácia; 2 = evidências moderadas apoiam a eficácia; 3 = poucas evidências apoiam a eficácia.

### Tabela 29.2 Tratamentos farmacológicos para dependência do tabaco.

| TERAPIAS DE SUBSTITUIÇÃO DA NICOTINA* | |
|---|---|
| Goma de mascar (venda livre) | A absorção lenta da nicotina reduz gradualmente a ânsia e a abstinência de nicotina |
| Adesivo transdérmico de nicotina (venda livre) | A absorção lenta da nicotina reduz gradualmente a ânsia e a abstinência de nicotina |
| Pastilha (venda livre) | A absorção lenta da nicotina reduz gradualmente a ânsia e a abstinência de nicotina |
| Inalador de vapor (com receita médica) | A rápida absorção da nicotina provoca estimulação do nAChR, o que reduz rapidamente a ânsia e a abstinência da nicotina |
| *Spray* nasal (com receita médica) | A rápida absorção de nicotina provoca estimulação do nAChR, o que reduz ânsia e a abstinência |
| **FARMACOTERAPIAS NÃO NICOTÍNICAS** | |
| Bupropiona de liberação prolongada* | Bloqueia a recaptação de DA e NE; alta afinidade, o antagonismo não competitivo com o nAChR reduz o reforço, a abstinência e o desejo de nicotina |
| Vareniclina[a] | Atua como agonista parcial de nAChRs $\alpha_4\beta_2$ |
| Nortriptilina | Bloqueia a recaptação de NA e 5-HT; provavelmente reduz os sintomas de abstinência e os sintomas depressivos comórbidos; os efeitos colaterais limitam a utilidade |
| Clonidina | Agonista do $\alpha_2$-adrenorreceptor; reduz os sintomas de abstinência da nicotina |
| Mecamilamina | Antagonista nAChR não competitivo e de alta afinidade combinado com adesivo transdérmico de nicotina; reduz o reforço, a ânsia e a abstinência de nicotina, e pode aumentar as taxas de cessação do tabagismo em comparação com o adesivo sozinho |
| Naltrexona | Evidências mínimas de que este antagonista do receptor peptídio μ de opioide melhore os desfechos da cessação do tabagismo sozinho ou em combinação com adesivo transdérmico de nicotina. Pode reduzir o consumo de álcool etílico e evitar o ganho de peso induzido pela cessação |
| Citisina[b] | O agonista parcial nicotínico parece ser seguro e eficaz para parar de fumar (Grau A) |
| Vacina contra nicotina | Evidências limitadas de eficácia para a cessação do tabagismo nos primeiros testes em seres humanos e os recentes testes de Fase III foram negativos |

*Aprovada pela FDA.
Classificação de efetividade: 1 = Evidências fortes apoiam a eficácia; 2 = Evidências moderadas apoiam a eficácia; 3 = Poucas evidências apoiam a eficácia. 5-HT = 5-hidroxitriptamina; DA = dopamina; NE = norepinefrina; nAChR = receptores nicotínicos de acetilcolina.
[a]N.R.T.: a vareniclina é uma substância química sintética produzida a partir do alcaloide citisina da planta *Cytisus laburnum* L.
[b]N.R.T.: A citisina é um alcaloide parecido com a nicotina e chegou a ser fumada por soldados alemães e russos durante a Segunda Guerra Mundial; é encontrada em várias plantas e seu nome vem do gênero *Cytisus*.

Parece haver algumas evidências que apoiam o uso de doses mais altas (pedaços de 4 mg) em fumantes mais dependentes (≥ 25 cigarros por dia [cpd]), o que apoia a correspondência da dose de goma de nicotina com o nível de dependência do fumante. Os efeitos colaterais são raros e incluem aqueles de origem mecânica (p. ex., dificuldade para mastigar, feridas na mandíbula) ou de origem farmacológica local (p. ex., queimação na boca, irritação na garganta). A tolerância se desenvolve para a maioria dos efeitos colaterais durante a primeira semana, e a orientação sobre o uso adequado (p. ex., não mastigar muito vigorosamente) diminui os efeitos colaterais.

### Pastilhas de nicotina
As pastilhas de nicotina liberam nicotina (preparações de 2 mg e 4 mg) por absorção bucal. As pastilhas oferecem maior flexibilidade nas opções de reposição de nicotina para fumantes e sabidamente resultam em maior absorção de nicotina do que a goma de mascar. As pastilhas de nicotina mostraram superioridade em relação às pastilhas de placebo, com redução significativa da ânsia e da abstinência de nicotina. Doses altas de pastilha aumentam a eficácia em fumantes mais dependentes, sugerindo que, da mesma forma que a goma de nicotina, a dose da pastilha pode ser combinada com o nível de dependência. Curiosamente, a combinação de pastilha de nicotina com adesivo de nicotina pode levar às maiores taxas de abandono a longo prazo em comparação com TRN isoladas e bupropiona. Os ensaios preliminares relataram irritação leve na garganta e na boca como efeitos colaterais.

### Adesivo transdérmico de nicotina
Adesivos transdérmicos de nicotina, aplicados diariamente todas as manhãs, possibilitam rápida absorção da nicotina pela pele. Três formulações são para uso de 24 horas e uma é para uso de 16 horas. As doses iniciais são adesivos com 21 a 22 mg/24 horas e adesivo com 15 mg/16 horas. A nicotina é absorvida lentamente dos adesivos e, no primeiro dia, os níveis de nicotina venosa atingem o pico 6 a 10 horas após a administração. Depois disso, os níveis de nicotina permanecem razoavelmente estáveis com declínio do nível mais alto ao mais baixo de 25 a 40% com adesivos de 24 horas. Os níveis de nicotina obtidos a partir de adesivos são tipicamente a metade dos obtidos pelo fumo de cigarro. Após 4 a 6 semanas em adesivos com alta dose (21 ou 22 mg/24 horas e 15 mg/16 horas), os fumantes são reduzidos a uma dose média (p. ex., 14 mg/24 horas ou 10 mg/16 horas) e em seguida, para a dose mais baixa após 2 a 4 semanas adicionais (7 mg/24 horas ou 5 mg/16 horas). A maioria dos estudos sugere que a interrupção abrupta do uso do adesivo muitas vezes causa nenhuma abstinência significativa; assim, a retirada gradual não parece ser necessária. A duração total recomendada do tratamento é geralmente de 6 a 12 semanas.

A eficácia geral do adesivo de nicotina no abandono do tabagismo foi bem documentada.[A2] Os efeitos do adesivo de nicotina ativo são independentes do tipo de adesivo, da duração do tratamento, dos procedimentos de redução gradual e do formato ou da intensidade da terapia comportamental, embora deva ser observado que o tratamento comportamental melhora os desfechos do adesivo de nicotina em comparação ao adesivo de nicotina sozinho. Não foram encontrados eventos adversos graves com adesivos de nicotina e os efeitos colaterais menores incluem reações na pele (50%), insônia e sonhos intensos ou vívidos (15% com adesivos de 24 horas) e náusea (5 a 10%). A tolerância a esses efeitos colaterais geralmente se desenvolve em 1 semana. A rotação dos locais dos adesivos diminui a irritação da pele. A insônia relatada 1 semana após a interrupção parece ser principalmente decorrente da abstinência da nicotina, e não do adesivo de nicotina em si, e um adesivo de nicotina de 24 horas pode ser removido antes de dormir para determinar se a insônia é induzida por ele. Sem tratamento, a insônia geralmente diminui após 4 a 7 dias. Há um risco mínimo de dependência associado ao uso do adesivo e apenas 2% dos usuários de adesivos continuam a usá-lo por um período prolongado após a interrupção.

### Spray nasal de nicotina
O spray nasal de nicotina, aprovado para o tratamento da dependência da nicotina nos EUA em 1996, consiste em uma solução de nicotina em um frasco de spray nasal semelhante aos usados para sprays de solução salina. O spray nasal fornece aproximadamente 1 mg de nicotina por administração e o paciente administra o spray (10 mg/mℓ) em cada narina a cada 4 a 6 horas. Esta formulação promove elevação mais rápida dos níveis de nicotina do que a goma de nicotina, e a elevação dos níveis de nicotina promovida pelo spray de nicotina está entre os níveis produzidos pela goma de nicotina e pelos cigarros. Os níveis máximos de nicotina ocorrem em 10 minutos, e os níveis de nicotina no sangue venoso são cerca de dois terços dos níveis do período entre o fumo de cigarros. Os fumantes podem usar o spray nasal conforme necessário até 30 vezes/dia durante 12 semanas.

Os ensaios clínicos randomizados, duplos-cegos e controlados por placebo de spray nasal versus spray placebo estabeleceram a segurança e a eficácia do spray nasal no abandono do tabagismo. Ambos os estudos empregaram tratamento por 3 a 6 meses e descreveram uma duplicação das taxas de abandono durante o uso ativo de spray nasal de nicotina. As diferenças foram reduzidas ou ausentes com seguimento prolongado, sugerindo a necessidade de uso de manutenção desse agente; entretanto, nenhum desses estudos a longo prazo foi publicado até o momento. Os efeitos colaterais do spray nasal de nicotina são irritação nasal e da garganta, rinite, espirros, tosse e olhos lacrimejantes. O spray nasal de nicotina pode ter um risco modesto de dependência; o spray é usado por longos períodos por cerca de 10% dos fumantes, portanto, o acompanhamento dos usuários é recomendado.

### Inalador de nicotina
Os inaladores de nicotina são cartuchos de nicotina (cerca de 1 mg de nicotina por cartucho) colocados dentro de bastões de plástico ocos semelhantes a cigarros. Os cartuchos produzem um vapor de nicotina quando o ar quente passa por eles. A absorção dos inaladores de nicotina é principalmente bucal, e não respiratória. As versões mais recentes de inaladores promovem elevação dos níveis de nicotina no sangue venoso mais rapidamente do que com goma de nicotina, mas menos rapidamente do que com spray nasal de nicotina, consistindo em níveis sanguíneos de nicotina cerca de um terço dos níveis encontrados em tabagistas entre um cigarro e outro. Os fumantes são instruídos a inalar continuamente no inalador (0,013 mg/inalação) durante o dia, com dosagem recomendada de 6 a 16 cartuchos por dia. O inalador deve ser usado conforme necessário por cerca de 12 semanas. Nenhum efeito colateral grave foi relatado com inaladores de nicotina, embora 50% dos indivíduos relatem irritação na garganta ou tosse. Os resultados de estudos randomizados, duplos-cegos e controlados por placebo revelaram um aumento de 2 a 3 vezes nas taxas de abandono (17 a 26%) ao final do ensaio em usuários de inaladores de nicotina em comparação com usuários de inaladores de placebo, e diferenças menores nos períodos de acompanhamento de 1 ano ou mais. Esses dados apoiam a eficácia a curto prazo dos inaladores em fumantes de cigarros, mas são necessários ensaios a longo prazo com o inalador. Há uma preocupação modesta com abuso com base no uso prolongado do produto por menos de 10% dos fumantes.

## Bupropiona de liberação prolongada
O agente antidepressivo atípico bupropiona, na formulação de liberação prolongada, é um tratamento farmacológico de primeira linha sem nicotina para fumantes dependentes de nicotina que desejam parar de fumar. O mecanismo de ação no tratamento da dependência da nicotina provavelmente envolve o bloqueio da recaptação da dopamina e da norepinefrina, bem como o antagonismo dos nAChRs de alta afinidade; no entanto, o mecanismo exato pelo qual a bupropiona exerce efeitos antitabagismo não está claro. As metas da terapia com bupropiona são: (1) parar de fumar; (2) redução da ânsia de nicotina e sintomas de abstinência e; (3) prevenção do ganho de peso induzido pela cessação.

A dose-alvo deste agente é 300 mg/dia (150 mg, 2 vezes/dia), e é normalmente iniciada 7 dias antes da data programada de abandono do tabagismo com 150 mg/dia, então aumentada para 150 mg, 2 vezes/dia, após 3 ou 4 dias. Ao contrário das TRNs, não há exigência absoluta de que os fumantes parem completamente de fumar até a data programada de abandono do tabagismo, embora muitos fumantes relatem redução significativa da urgência e da ânsia de fumar, o que facilita a cessação na data programada de abandono do tabagismo quando os níveis da substância atingem níveis plasmáticos em equilíbrio dinâmico. Alguns fumantes reduzem gradualmente o tabagismo ao longo de várias semanas antes de parar de fumar.

A bupropiona de liberação prolongada para o tratamento da dependência da nicotina[A3] é segura e efetiva. Em um ensaio de 7 semanas, por exemplo, quatro doses de bupropiona de liberação prolongada (0, 100, 150 e 300 mg/dia na dosagem 2 vezes/dia) em combinação com aconselhamento individual semanal para cessação, foram prescritas para 615 fumantes de cigarros que fumavam pelo menos 15 cigarros por dia (cpd). No acompanhamento de 1 ano, as taxas de cessação foram de 12,4%, 19,6%, 22,9% e 23,1%, respectivamente. O tratamento com bupropiona de liberação prolongada reduziu de forma dependente da dose o ganho de peso associado à cessação do tabagismo e reduziu significativamente os sintomas de abstinência da nicotina nas doses de 150 e 300 mg/dia.

Posteriormente, a eficácia da bupropiona de liberação prolongada combinada com adesivo transdérmico de nicotina foi estudada em um estudo duplo-cego, controlado por placebo, randomizado e multicêntrico. Oitocentos e noventa e três fumantes de cigarros, usando pelo menos 15 cpd, foram randomizados para um dos quatro grupos experimentais: (1) bupropiona + adesivo placebo, (2) bupropiona placebo + adesivo de nicotina, (3) bupropiona (300 mg/dia) + adesivo placebo, ou (4) bupropiona + adesivo de nicotina. As taxas de cessação na avaliação de acompanhamento de 1 ano foram de 15,6%, 16,4%, 30,3% e 35,5%, respectivamente. Os grupos de bupropiona foram significativamente melhores do que as condições com placebo e adesivo de nicotina isoladamente, mas a combinação de bupropiona e adesivo de nicotina não foi significativamente melhor do que a bupropiona isoladamente. A supressão de peso após a cessação foi mais robusta no grupo de terapia combinada. Finalmente, um ensaio clínico randomizado e controlado demonstrou a eficácia da bupropiona de liberação prolongada na prevenção da recaída do tabagismo após a cessação. Em indivíduos que pararam de fumar com 7 semanas de tratamento com bupropiona (300 mg/dia), bupropiona de liberação prolongada versus placebo por 12 meses atrasou a recaída do tabagismo e resultou em ganho de peso.

Os efeitos colaterais comuns relatados com a bupropiona administrada a fumantes de cigarros incluem cefaleia, náuseas e vômitos, xerostomia, insônia e ativação, a maioria dos quais ocorre durante a primeira semana de tratamento. A principal contraindicação para o uso da bupropiona é história de convulsões de qualquer etiologia. No entanto, as taxas de convulsões *de novo* são baixas com este agente (< 0,5%) em doses de 300 mg/dia ou menos e foram observadas quando a dosagem diária excede 450 mg/dia.

### Vareniclina

O tartarato de vareniclina, um agonista parcial do receptor nicotínico de acetilcolina $\alpha_4\beta_2$, foi aprovado como agente de abandono do tabagismo de primeira linha pela FDA.[6] Os estudos iniciais de Fase II da vareniclina estabeleceram sua segurança e eficácia em comparação com o placebo e sugeriram uma dose ótima de 2,0 mg/dia. Os resultados de dois ensaios de Fase III independentes, mas idênticos, de 12 semanas comparando a vareniclina (2 mg/dia) com a bupropiona de liberação prolongada (300 mg/dia) foram então conduzidos.[A4] Em ambos os estudos, as taxas de abandono foram semelhantes para abstinência contínua nas últimas 4 semanas do estudo, e foram significativamente maiores para participantes que tomavam vareniclina em comparação com bupropiona de liberação prolongada, mas ambos os medicamentos resultaram em taxas de abandono significativamente maiores em comparação com o placebo. A abstinência contínua foi menor durante o período de acompanhamento de 43 semanas e os participantes que tomaram vareniclina continuaram a mostrar uma taxa maior de abstinência do que os participantes que tomaram bupropiona e placebo. A vareniclina também foi considerada efetiva na prevenção da recaída do tabagismo em comparação com o placebo.

A vareniclina reduz a ânsia e a satisfação com o fumo e é geralmente bem tolerada e segura, mesmo em pacientes com DCV preexistente.[A5] Os eventos adversos mais comuns relatados nos estudos iniciais foram náuseas e insônia. No entanto, desde a aprovação da FDA, surgiram preocupações sobre eventos neuropsiquiátricos emergentes do tratamento, incluindo agitação psicomotora, ideação suicida e homicida, mania e psicose. Assim, o monitoramento cuidadoso de fumantes, especialmente aqueles com histórico de doenças psiquiátricas, é fortemente aconselhado ao prescrever este agente. Na verdade, há fortes evidências de que a vareniclina parece ser segura e eficaz em fumantes com transtornos psiquiátricos comórbidos em comparação a bupropiona de liberação prolongada e adesivo de nicotina.[A6]

### Farmacoterapias de combinação

Há evidências substanciais que sugerem que a combinação de várias formulações de TRNs pode levar a desfechos aprimorados em termos de abandono do tabagismo em comparação com monoterapias. No entanto, pouco se sabe sobre a melhor maneira de trocar de medicação no caso de ausência de resposta inicial. Usando um desenho de ensaio adaptativo,[A7] foi demonstrado que a resposta inicial à nicotina transdérmica (p. ex., redução de 50% no tabagismo nas primeiras 2 semanas após a aplicação do adesivo) previu o sucesso na subsequente cessação do tabagismo; além disso, aqueles que não responderam inicialmente à nicotina transdérmica responderam ao aumento para bupropiona SR ou a mudança para vareniclina. No entanto, a combinação de bupropiona mais vareniclina não parece ser melhor do que a vareniclina sozinha.[A8] Mais estudos de farmacoterapias combinadas e estratégias para alternar medicamentos aprovados são necessários.

### Medicamentos *off-label*

Outros medicamentos (consultar Tabela 29.2) demonstraram algumas evidências de eficácia no tratamento do tabagismo, mas não foram aprovados pela FDA e devem ser considerados tratamentos de segunda linha.

### Sistemas eletrônicos de administração de nicotina[c]

Os sistemas eletrônicos de administração de nicotina (SEAN) constituíram um mercado global de aproximadamente US$ 10 bilhões em 2015, com 56% do mercado nos EUA. De acordo com um relatório abrangente intitulado "Public Health Consequences of E-cigarettes" lançado em 2018 pela National Academies of Sciences, Engineering and Medicine (https://www.nap.edu/read/24952), o mercado global de SEANs mais do que dobrou desde 2013, de 2,8 milhões para 6,1 milhões em 2016, e mais de 40% dos consumidores agora consideram seu uso como *regular* em vez de ocasional. A maioria dos adultos que usam cigarros eletrônicos são fumantes ou ex-fumantes e relatam o abandono do tabagismo ou a personalização do dispositivo como motivos para o uso. Os adolescentes relatam "aromatizante" como o principal motivo de uso e, ao contrário dos adultos, não são fumantes concomitantes de tabaco.[6b] A prevalência é maior entre adolescentes e adultos jovens, brancos, homens e indivíduos com escolaridade média a alta. Os SEANs estão sendo cada vez mais usados com a meta de abandono do tabagismo, mas as evidências são insuficientes ou inexistentes sobre seus efeitos a longo prazo na saúde.[7,8]

Os SEANs consistem estruturalmente em um cartucho de e-líquido, um elemento de aquecimento e uma bateria. A solução líquida usada nos SEANs, consistindo no próprio propilenoglicol ou misturado com glicerina, nicotina (0 a 26 mg/m$\ell$) e agentes aromatizantes, é aquecida e vaporizada em um aerossol que é então inalado por um bocal. O risco de dependência de nicotina dos cigarros eletrônicos depende do modelo do dispositivo, da concentração de nicotina e da técnica de inalação, mas é geralmente menor do que o risco representado pelos cigarros.[9,10] A utilidade dos SEANs no abandono do tabagismo é sugestiva, mas ainda não foi comprovada.[A9,A10b]

Os níveis de toxinas variam em função da fabricação e do uso do produto, mas geralmente são mais baixos em comparação com a fumaça do cigarro, exceto pelos níveis de oligoelementos encontrados em níveis semelhantes a mais elevados nos cigarros eletrônicos. As preocupações fisiológicas com relação aos SEANs envolvem irritação da boca e garganta, náuseas, dores de cabeça, tontura e tosse seca. As lesões tópicas pelo e-líquido, ingestão e inalação excessivamente concentradas de nicotina, bem como superaquecimento, incêndios e explosões dos SEANs são outros meios de causar danos aos usuários.

## PREVENÇÃO

O tabagismo ainda é uma das principais causas evitáveis de morbidade e mortalidade no mundo ocidental. No entanto, as terapias de abandono do tabagismo estão entre as mais custo-efetivas e comprovadas na medicina. A maioria dos médicos, não obstante, não identifica o tabagismo em seus pacientes. Recomendações recentes sugerem que todos os fumantes devem ser orientados a abandonar o tabagismo. Além disso, políticas efetivas de combate ao tabagismo, como impostos estaduais e esforços de prevenção voltados para a redução do início do tabagismo por jovens e adultos, são elementos essenciais na estratégia geral para reduzir a carga de doenças relacionadas ao tabagismo e os custos sociais e de saúde relacionados.

## PROGNÓSTICO

O prognóstico dos tabagistas que param de fumar é excelente em termos de anos e qualidade de vida adquirida, e o abandono mais precoce parece estar associado a aumentos da expectativa de vida e da qualidade de vida. Cinco anos após o abandono do tabagismo, o risco de doenças cardiovasculares diminui cerca de 60% e em 10 a 15 anos o risco se torna semelhante ao das pessoas que nunca fumaram.[10b] Além disso, embora medicamentos e tratamentos comportamentais tenham eficácia documentada no tratamento do transtorno por uso do tabaco, é importante que essas terapias sejam combinadas para alcançar os melhores resultados gerais e garantir a aquisição de habilidades adequadas e adesão ao tratamento. A promessa de novos tratamentos e intervenções de prevenção, como a vacina contra nicotina, e o emprego de medicina personalizada combinando os medicamentos certos para fumantes com respostas preferenciais usando farmacogenética (p. ex., polimorfismos em genes para catecolamina-O-metiltransferase [COMT], as subunidades do receptor nicotínico CHRNA3 e CHRNA4, e a enzima metabólica da nicotina CYP 2A6 e biomarcadores de neuroimagem, como PET e fMRI) são de considerável entusiasmo para o campo do tratamento do tabaco. Além disso, dadas as altas taxas de uso e dependência de tabaco em populações psiquiátricas e as taxas mais baixas de abandono neste subgrupo, a adaptação específica de tratamentos de abandono do tabagismo para fumantes com doenças mentais será de suma importância para melhorar o prognóstico e os desfechos nesses grupos de difícil tratamento. Os desafios futuros adicionais incluem o desenvolvimento de terapias de abandono

---

[c]N.R.T.: Ver Sistemas Eletrônicos de Administração de Nicotina e Sistemas Eletrônicos sem Nicotina (SEAN/SESN) FCTC/COP/7/11 Relatório da Organização Mundial da Saúde (OMS), 2017, em https://www.inca.gov.br/sites/ufu.sti.inca.local/files//media/document//sistemas-eletronicos-de-administracao-de-nicotina-e-sistemas-eletronicos-sem-nicotina-sean-sesn.pdf.

do tabagismo mais seguras e efetivas e a disponibilização dessas terapias a todos aqueles que desejam parar de fumar.

### Recomendações de grau A

- A1. Rose JE, Behm FM. Adapting smoking cessation treatment according to initial response to precessation nicotine patch. *Am J Psychiatry*. 2013;170:860-867.
- A2. Hartmann-Boyce J, Chepkin SC, Ye W, et al. Nicotine replacement therapy versus control for smoking cessation. *Cochrane Database Syst Rev*. 2018;5:CD000146.
- A3. Patnode CD, Henderson JT, Thompson JH, et al. Behavioral counseling and pharmacotherapy interventions for tobacco cessation in adults, including pregnant women: a review of reviews for the U.S. Preventive Services Task Force. *Ann Intern Med*. 2015;163:608-621.
- A4. Sterling LH, Windle SB, Filion KB, et al. Varenicline and adverse cardiovascular events: a systematic review and meta-analysis of randomized controlled trials. *J Am Heart Assoc*. 2016;1-11.
- A5. Benowitz NL, Pipe A, West R, et al. Cardiovascular safety of varenicline, bupropion, and nicotine patch in smokers: a randomized clinical trial. *JAMA Intern Med*. 2018;178:622-631.
- A6. Anthenelli R, Benowitz NL, West R, et al. Neuropsychiatric safety and efficacy of varenicline, bupropion, and nicotine patch in smokers with and without psychiatric disorders (EAGLES): a double-blind, randomised, placebo-controlled clinical trial. *Lancet*. 2016;387:2507-2520.
- A7. Rose JE, Behm FM. Adaptive smoking cessation to initial response to precessation nicotine patch. *Am J Psychiatry*. 2013;170:860-867.
- A8. Cinciripini PM, Minnix JA, Green CE, et al. An RCT with the combination of varenicline and bupropion for smoking cessation: clinical implications for front line use. *Addiction*. 2018;113:1673-1682.
- A9. Halpern SD, Harhay MO, Saulsgiver K, et al. A pragmatic trial of e-cigarettes, incentives, and drugs for smoking cessation. *N Engl J Med*. 2018;378:2302-2310.
- A10. Masiero M, Lucchiari C, Mazzocco K, et al. E-cigarettes may support smokers with high smoking-related risk awareness to stop smoking in the short run: preliminary results by randomized controlled trial. *Nicotine Tob Res*. 2019;21:119-126.
- A10b. Hajek P, Phillips-Waller A, Przulj D, et al. A randomized trial of e-cigarettes versus nicotine-replacement therapy. *N Engl J Med*. 2019;380:629-637.

### REFERÊNCIAS BIBLIOGRÁFICAS

*As referências bibliográficas, bem como os outros materiais suplementares deste livro, encontram-se no GEN-IO, nosso ambiente virtual de aprendizagem.*

# 30
# TRANSTORNOS POR USO DE ÁLCOOL
PATRICK G. O'CONNOR

### DEFINIÇÃO

Vários termos já foram usados para descrever o espectro de transtornos clínicos, psicológicos, comportamentais e sociais associados ao consumo excessivo de álcool. *Alcoolismo* é, talvez, o termo mais amplamente usado para descrever pacientes com transtornos relacionados ao consumo de álcool etílico. Em uma tentativa de definir o *alcoolismo* com mais precisão, um painel de especialistas do e U.S. National Council on Alcoholism and Drug Dependence e da American Society of Addiction Medicine elaborou uma definição de alcoolismo que incluía "uma doença crônica primária com fatores genéticos, psicossociais e ambientais... frequentemente progressiva e fatal... caracterizada por controle prejudicado sobre o consumo, preocupação com o álcool, consumo de álcool apesar das consequências futuras e distorções de pensamento, principalmente a negação." Como o termo *alcoolismo* é tão amplo, ele também pode ser impreciso na definição de todo o espectro dos transtornos relacionados ao álcool.

*Abstêmios* são indivíduos que não consomem bebidas alcoólicas. O *consumo moderado* de álcool é definido pelo U.S. National Institute on Alcohol Abuse and Alcoholism como o número médio de bebidas consumidas diariamente que coloca um adulto em baixo risco de transtornos por uso de álcool etílico. Existem evidências epidemiológicas que sugerem que o consumo moderado de álcool pode trazer alguns benefícios à saúde, ao reduzir o risco de doenças cardiovasculares (Capítulo 46). O escopo do consumo de álcool que transmite este benefício, se houver, é provavelmente muito baixo, no entanto (p. ex., menos de uma bebida por dia). Na verdade, um estudo epidemiológico recente sugeriu que o nível de consumo de álcool que minimiza os riscos à saúde é zero.[1]

O *consumo de risco* é o nível de consumo de álcool etílico que apresenta riscos à saúde (Tabela 30.1). Esta categoria de comportamento de beber foi identificada com base em evidências epidemiológicas de que certos níveis-limite de consumo de álcool estão associados a um risco aumentado de problemas de saúde específicos. O consumo de risco de álcool é definido de maneira diferente para homens com menos de 65 anos do que para mulheres de todas as idades, em razão do peso corporal geralmente menor e das taxas mais baixas de metabolismo do álcool nas mulheres. A definição em homens com mais de 65 anos é a mesma que em mulheres em razão do aumento do risco relacionado à idade para problemas com álcool, em parte decorrente de mudanças no metabolismo do álcool em indivíduos mais velhos. *O consumo exagerado ("bebedeira")* seria o consumo substancial e episódico de álcool, geralmente cinco ou mais drinques por ocasião para homens e quatro ou mais drinques por ocasião para mulheres. Um drinque padrão contém 12 g de álcool puro, o equivalente a 150 m$\ell$ de vinho, 360 m$\ell$ de cerveja ou 45 m$\ell$ de bebidas destiladas com cerca de 40% de álcool.

O mais recente *Manual Diagnóstico e Estatístico para Transtornos Mentais*, 5ª edição (DSM-5) substituiu a terminologia anterior de *abuso e dependência de álcool* pelo termo *transtorno pelo uso de álcool* (ver Tabela 30.1) para descrever mais claramente o espectro dos sintomas experimentados pelos pacientes. Os pacientes que atendem a 2 ou 3 dos 11 critérios para transtorno por uso de álcool são considerados como tendo transtorno por uso de álcool *leve*, 4 ou 5 critérios correspondem a transtorno por uso de álcool *moderado* e 6 a 11 critérios para transtorno pelo uso de álcool *grave*.

### EPIDEMIOLOGIA

Em pesquisas nacionais,[a] 52% dos adultos americanos relataram que fazem uso de bebidas alcoólicas (licor, vinho ou cerveja), enquanto 23% relataram consumo excessivo de álcool e 6,3% relataram consumo excessivo de álcool nos últimos 30 dias.[2] Entre os etilistas, muitos têm problemas por sua causa. Estima-se que mais de US$ 100 bilhões sejam gastos pela sociedade americana a cada ano para tratar transtornos causados pelo uso de álcool e para recuperar os custos das perdas econômicas relacionadas ao álcool. O consumo excessivo é a terceira causa de morte evitável nos EUA, após o tabagismo e a obesidade. Mais de 100.000 mortes por ano nos EUA são atribuídas a transtornos por uso de álcool.

Estudos epidemiológicos de base populacional demonstraram que os transtornos relacionados ao uso de álcool estão entre os transtornos clínicos, comportamentais ou psiquiátricos mais prevalentes na população em geral. Uma pesquisa epidemiológica da população adulta em geral

| Tabela 30.1 | Termos e critérios para os padrões de uso de álcool. |
|---|---|

**CONSUMO DE RISCO**

Homens: > 14 drinques/semana ou > 4 drinques/dia
Mulheres: > 7 drinques/semana ou > 3 drinques/dia

**CRITÉRIOS DE TRANSTORNO PELO USO DE ÁLCOOL***

Tolerância
Abstinência
Consumo maior do que o pretendido
"Fissura" (ânsia ou necessidade de consumir álcool etílico)
Tentativas malsucedidas de reduzir o consumo
Muito tempo é gasto em atividades necessárias para adquirir álcool
Importantes atividades sociais, profissionais ou recreacionais são abandonadas ou reduzidas em virtude do consumo de álcool
Consumo continuado apesar dos efeitos negativos (sociais ou interpessoais)
Consumo recorrente de álcool que resulta em fracasso em desempenhar papéis importantes no trabalho, na escola ou em casa
Uso recorrente em situações perigosas para a integridade física
Uso contínuo, apesar de problemas sociais ou intrapessoais persistentes ou recorrentes causados ou exacerbados pelos efeitos do álcool

*Leve = 2 a 3 critérios, moderado = 4 a 5 critérios, grave = 6 ou mais critérios. De American Psychiatric Association. *Diagnostic and Statistical Manual of Mental Disorders*. 5th ed. Arlington, VA: American Psychiatric Publishing; 2013.

---

[a] N.R.T.: No Brasil, consultar a publicação "Álcool e a saúde dos brasileiros, Panorama de 2020" em https://cisa.org.br/images/upload/Panorama_Alcool_Saude_CISA2020.pdf

nos EUA demonstrou prevalências de transtorno do uso de álcool em 12 meses e ao longo da vida de aproximadamente 13,9% e 29,1%, respectivamente. O transtorno por uso de álcool foi geralmente mais prevalente em homens brancos e nativos americanos e indivíduos mais jovens. A forma grave do transtorno por uso de álcool foi mais prevalente nos indivíduos de menor renda. Surpreendentemente, apenas 19,8% dos indivíduos entrevistados com transtorno do uso de álcool ao longo da vida já receberam tratamento. Além disso, os indivíduos com transtorno por uso de álcool eram mais propensos a experimentar transtorno por uso de substâncias psicoativas associado e comorbidade psiquiátrica, especialmente depressão, transtorno bipolar, transtorno antissocial e transtorno de personalidade *borderline*. Um estudo descobriu que o primeiro casamento com um cônjuge sem transtorno por uso de álcool na vida está associado a redução substancial no risco de transtorno por uso de álcool. De modo geral, embora esses e outros dados identifiquem as características dos pacientes associadas aos transtornos por uso de álcool, deve-se enfatizar que eles são prevalentes em todos os grupos sociodemográficos e todos os indivíduos devem ser avaliados com cuidado. O estereótipo de história social de pobreza do paciente dependente de álcool é muito mais exceção do que regra.

A prevalência de transtornos relacionados ao uso de álcool é mais alta na maioria das unidades de saúde do que na população em geral porque os problemas com o álcool frequentemente resultam em comportamentos de busca por tratamento. A prevalência de problemas com o álcool em ambientes ambulatoriais gerais e hospitais internos foi estimada entre 15 e 40%. Esses dados apoiam fortemente a necessidade de os médicos examinarem todos os pacientes à procura de transtornos relacionados ao uso de álcool.

## BIOPATOLOGIA

As bebidas alcoólicas contêm etanol, que atua como agente sedativo-hipnótico. O álcool etílico é rapidamente absorvido pela corrente sanguínea a partir do estômago e dos intestinos. Como as mulheres têm níveis mais baixos da enzima gástrica álcool desidrogenase, responsável pelo metabolismo do álcool etílico, elas apresentam concentrações sanguíneas de álcool mais elevadas do que os homens que consomem doses semelhantes de etanol por quilograma de peso corporal. A absorção de álcool pode ser afetada por outros fatores, incluindo a presença de alimentos no estômago e a velocidade de consumo de álcool. Por meio do metabolismo no fígado, o álcool é convertido em acetaldeído e acetato (Figura 30.1). O metabolismo é proporcional ao peso corporal de um indivíduo, mas vários outros fatores influenciam o metabolismo do álcool. Uma variação genética em uma proporção significativa da população asiática altera a estrutura de uma isoenzima aldeído desidrogenase, resultando no desenvolvimento de uma reação ao álcool, que inclui rubor facial, fogacho, taquicardia e hipotensão.

No cérebro, o álcool afeta uma variedade de receptores, incluindo o ácido γ-aminobutírico (GABA), N-metil-D-aspartato e receptores opioides. Acredita-se que os receptores glicinúricos e serotoninérgicos também estejam envolvidos na interação do álcool com o cérebro. Acredita-se que os fenômenos de reforço e adaptação celular, pelo menos em parte, influenciem os comportamentos dependentes do álcool. O álcool é conhecido por ser reforçador porque a interrupção do consumo e a própria ingestão do etanol são conhecidas por promover o consumo de álcool. Após a exposição crônica ao álcool, alguns neurônios cerebrais parecem se adaptar a essa exposição, ajustando sua resposta a estímulos normais. Acredita-se que essa adaptação seja responsável pelo fenômeno da tolerância, em que quantidades crescentes de álcool são necessárias ao longo do tempo para atingir os efeitos desejados. Embora muito tenha sido aprendido sobre a variedade de efeitos que o álcool pode ter sobre vários receptores cerebrais, nenhum receptor foi identificado. Vários transtornos neuropsicológicos são observados em associação com o uso crônico de etanol, incluindo comprometimento da memória a curto prazo, disfunção cognitiva e dificuldades de percepção.

Embora o cérebro seja o principal alvo das ações do álcool, vários outros tecidos têm participação importante no modo como o álcool afeta o corpo humano. A hepatotoxicidade direta está entre as consequências mais importantes do uso agudo e crônico de álcool (Capítulo 143). Inúmeras anormalidades histológicas, variando de inflamação a fibrose e cirrose, já foram descritas. Acredita-se que o mecanismo fisiopatológico desses efeitos inclua a liberação direta de toxinas e a formação de radicais livres, que podem interagir negativamente com as proteínas, lipídios e DNA do fígado. O álcool também tem efeitos negativos substanciais no coração e no sistema cardiovascular. A toxicidade direta para as células do miocárdio frequentemente resulta em insuficiência cardíaca (Capítulo 52), e o consumo crônico de álcool é considerado o principal contribuinte para a hipertensão arterial (Capítulo 70). Outros sistemas orgânicos que apresentam toxicidade direta significativa do álcool incluem o sistema digestório (esôfago, estômago), o sistema imune (medula óssea, função das células imunes) e o sistema endócrino (pâncreas, gônadas).

## MANIFESTAÇÕES CLÍNICAS

O álcool exerce inúmeros efeitos agudos e crônicos específicos. Os efeitos agudos mais frequentes são intoxicação e abstinência alcoólica. Os efeitos clínicos crônicos do álcool incluem quase todos os sistemas orgânicos.

### Efeitos agudos

#### Intoxicação alcoólica

Depois de entrar na corrente sanguínea, o álcool passa rapidamente pela barreira hematencefálica. As manifestações clínicas da intoxicação alcoólica estão diretamente relacionadas ao nível sanguíneo de álcool.[3] Em virtude da tolerância, os indivíduos cronicamente expostos ao álcool geralmente apresentam efeitos menos graves em determinado nível sanguíneo de álcool do que os indivíduos que não são cronicamente expostos.

Os sinais/sintomas da intoxicação alcoólica leve em indivíduos não tolerantes geralmente ocorrem em níveis sanguíneos de álcool de 20 a 100 mg/dℓ e incluem euforia, incoordenação muscular leve e comprometimento cognitivo leve. Em níveis sanguíneos mais elevados de álcool (100 a 200 mg/dℓ), ocorre disfunção neurológica mais substancial, incluindo comprometimento mental mais grave, ataxia e tempo de reação prolongado. Os indivíduos com níveis sanguíneos de álcool nessas faixas podem estar obviamente intoxicados, com fala arrastada e falta de coordenação. Esses efeitos progridem à medida que o nível de álcool no sangue sobe para níveis mais altos, ao ponto em que torpor, coma e morte podem ocorrer em níveis iguais ou superiores a 300 a 400 mg/dℓ, especialmente em indivíduos que não são tolerantes aos efeitos do álcool. As causas comuns de morte em indivíduos com níveis sanguíneos muito elevados de álcool são a depressão respiratória e a hipotensão.

#### Síndrome de abstinência alcoólica

A abstinência alcoólica pode ocorrer quando os indivíduos diminuem o consumo de álcool ou param de consumir álcool. A gravidade dos sinais/sintomas é bastante variável. Muitos indivíduos sofrem abstinência alcoólica sem procurar atendimento médico, enquanto outros precisam de hospitalização em razão das manifestações clínicas graves. Como o etanol é um depressor do sistema nervoso central (SNC), a resposta natural do corpo à retirada da substância é um estado neurológico hiperexcitável. Acredita-se que esse estado seja o resultado de mecanismos neurológicos adaptativos não controlados pelo álcool, com a consequente liberação de várias substâncias neuro-humorais, incluindo norepinefrina. Além disso, a exposição crônica ao álcool resulta em diminuição do número de receptores GABA e prejudica sua função.

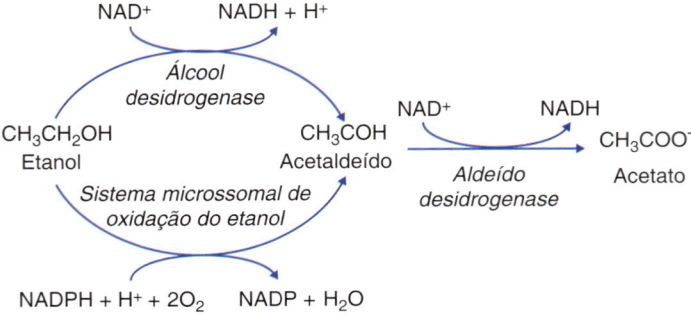

**FIGURA 30.1 Metabolismo do etanol.** A enzima álcool desidrogenase predomina em doses baixas a moderadas de etanol. O sistema microssomal de oxidação do etanol é induzido em altos níveis de etanol por exposição crônica e por certos medicamentos. A inibição da aldeído desidrogenase (genética ou induzida por drogas) leva ao acúmulo de acetaldeído, principalmente no último grupo.

As manifestações clínicas da abstinência alcoólica incluem hiperatividade, resultando em taquicardia e diaforese. Os pacientes também apresentam tremores, ansiedade e insônia. A abstinência alcoólica mais grave pode resultar em náuseas e vômitos, o que pode agravar os distúrbios metabólicos. Anormalidades perceptivas, incluindo alucinações visuais e auditivas e agitação psicomotora, são manifestações comuns de abstinência alcoólica mais moderada a grave. Convulsões do tipo grande mal geralmente ocorrem durante a abstinência alcoólica, embora geralmente não exijam tratamento além da fase aguda da mesma.

A evolução da síndrome de abstinência alcoólica varia em um dado indivíduo e de acordo com o complexo de sintomas, e a duração geral dos sintomas pode ser de alguns a vários dias (Figura 30.2). O tremor está tipicamente entre os primeiros sinais/sintomas e pode ocorrer até 8 horas após o consumo do último drinque. Os sinais/sintomas de tremor e hiperatividade motora geralmente atingem seu máximo em 24 a 48 horas. Embora o tremor leve geralmente envolva as mãos, os tremores mais graves podem envolver todo o corpo e prejudicar bastante várias funções motoras básicas. As anomalias perceptivas geralmente começam nas 24 a 36 horas seguintes ao consumo do último drinque e remitem em alguns dias. Quando ocorrem convulsões por abstinência, são tipicamente tônico-clônicas generalizadas e, na maioria das vezes, ocorrem nas primeiras 12 a 24 horas após a redução da ingestão de álcool. As convulsões podem ocorrer, no entanto, em períodos posteriores também.

A manifestação mais grave da síndrome de abstinência alcoólica é o *delirium tremens*. Este complexo de sintomas inclui desorientação, confusão, alucinação, diaforese, febre e taquicardia. O *delirium tremens* começa, tipicamente, após 2 a 4 dias de abstinência, e a forma mais grave pode resultar em morte.

## Efeitos crônicos

As manifestações agudas, incluindo intoxicação e abstinência, são geralmente estereotipadas em sua manifestação e evolução temporal, mas as manifestações crônicas tendem a ser mais variadas. Muitos pacientes com dependência de álcool podem ficar sem evidências de quaisquer manifestações médicas crônicas por muitos anos. Com o passar do tempo, entretanto, a probabilidade de que uma ou mais dessas manifestações ocorra aumenta consideravelmente. Todos os principais sistemas orgânicos podem ser afetados, mas os principais sistemas orgânicos envolvidos são o sistema nervoso, o sistema cardiovascular, o fígado, o sistema digestório, o pâncreas, o sistema hematopoético e o sistema endócrino (Tabela 30.2). Os etilistas correm risco de várias neoplasias malignas, como câncer de cabeça e pescoço, esofágico, colorretal, de mama e de fígado (consultar os capítulos individuais sobre esses cânceres). O consumo excessivo de álcool, frequentemente, causa morbidade psiquiátrica e social significativa que pode ser mais comum e mais grave do que os efeitos médicos diretos, especialmente no início do curso do problema com bebidas alcoólicas.

## Sistema nervoso

Além das manifestações neurológicas agudas de intoxicação e abstinência, o álcool tem importantes efeitos neurológicos crônicos. Cerca de 10 milhões de americanos têm comprometimento do sistema nervoso identificável pelo uso crônico de álcool. A predisposição individual para esses

### Tabela 30.2 Complicações relacionadas ao álcool.

| SISTEMA/DOMÍNIO DO PROBLEMA | COMPLICAÇÕES |
|---|---|
| Sistema nervoso | Intoxicação<br>Abstinência<br>Comprometimento cognitivo<br>Degeneração cerebelar<br>Neuropatia periférica |
| Sistema cardiovascular | Arritmia cardíaca<br>Cardiomiopatia crônica<br>Hipertensão arterial |
| Fígado | Lipidose hepática<br>Hepatite alcoólica<br>Cirrose |
| Sistema digestório, esôfago | Inflamação crônica<br>Neoplasias malignas<br>Lacerações de Mallory-Weiss<br>Varizes no esôfago |
| Estômago | Gastrite<br>Úlcera péptica |
| Pâncreas | Pancreatite aguda<br>Pancreatite crônica |
| Outras condições clínicas | Cânceres: boca, orofaringe, esôfago, colorretal, mama, carcinoma hepatocelular<br>Pneumonia<br>Tuberculose |
| Psiquiátrico | Depressão<br>Ansiedade<br>Suicídio |
| Comportamental e psicossocial | Lesões/ferimentos<br>Violência<br>Crime<br>Maus-tratos de criança ou parceiro<br>Tabaco, outras drogas psicoativas<br>Desemprego<br>Problemas legais |

transtornos é extremamente variável e está relacionada a genética, meio ambiente, características sociodemográficas e gênero; a contribuição relativa desses fatores não é clara.

No SNC, o principal efeito é o comprometimento cognitivo. Os pacientes podem apresentar problemas de memória leves a moderados de curto ou longo prazo ou podem ter demência grave semelhante à doença de Alzheimer (Capítulo 374). O quanto o efeito tóxico direto do álcool é responsável por esses problemas ou o impacto das deficiências nutricionais relacionadas ao álcool é incerto (Capítulo 388). A deficiência de vitaminas, como a tiamina, tem participação importante na promoção a demência alcoólica e disfunção cognitiva grave, como é visto na encefalopatia de Wernicke e na síndrome de Korsakoff (Capítulo 388). O álcool também causa polineuropatia que pode se manifestar com parestesias, dormência, fraqueza e dor crônica (Capítulos 388 e 392). Tal como acontece no SNC, acredita-se que os efeitos no sistema nervoso periférico sejam causados por uma combinação da toxicidade direta do álcool e deficiências nutricionais. Uma pequena proporção (< 1%) dos pacientes com dependência de álcool desenvolve degeneração cerebelar na linha média, que se apresenta como marcha instável.

## Sistema cardiovascular

As complicações cardiovasculares mais comuns do consumo crônico de álcool são cardiomiopatia, hipertensão arterial e arritmias supraventriculares. Na verdade, um estudo epidemiológico demonstrou que o consumo excessivo de álcool aumentou o risco de insuficiência cardíaca, infarto do miocárdio e fibrilação atrial em um grau semelhante a outros fatores de risco "tradicionais" estabelecidos.[4] A cardiomiopatia alcoólica pode se apresentar clinicamente de maneira semelhante a outras causas de insuficiência cardíaca (Capítulo 52). É a causa mais comum de cardiomiopatia não isquêmica nos países ocidentais, sendo responsável por cerca de 45% dos casos. Como outras causas, a cardiomiopatia alcoólica também responde a tratamentos convencionais de insuficiência cardíaca

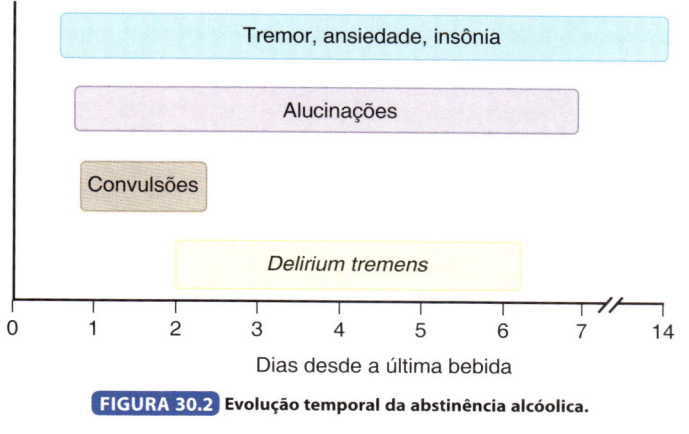

**FIGURA 30.2** Evolução temporal da abstinência alcoólica.

(Capítulo 53). A abstinência alcóolica pode resultar em melhora significativa da cardiomiopatia em alguns pacientes. Níveis crescentes de consumo de álcool também estão associados a níveis crescentes de hipertensão arterial sistólica e diastólica (Capítulo 70).

As arritmias mais comuns associadas ao consumo crônico de álcool incluem fibrilação atrial e taquicardia supraventricular; estas são vistas comumente na intoxicação aguda e na síndrome de abstinência alcoólica (Capítulo 58). A prevalência de arritmias induzidas por álcool não é bem-definida. Um estudo observou que o consumo excessivo de álcool era um fator de risco para prolongamento do intervalo QTc, sugerindo uma etiologia potencial para algumas arritmias relacionadas ao álcool (Capítulo 59). A cardiomiopatia alcoólica também está associada a arritmias, em particular arritmias ventriculares (Capítulo 59). A associação entre altos níveis de ingestão de álcool e aumento da mortalidade cardiovascular pode ser diminuída na presença de alta atividade física.[5]

### Fígado

O abuso de álcool é a principal causa de morbidade e mortalidade por doenças hepáticas nos EUA.[6] Estima-se que existam mais de 2 milhões de pessoas com doença hepática alcoólica conhecida nos EUA. Os fatores que predispõem à doença hepática precoce incluem o volume e a duração da exposição ao álcool, sexo feminino e desnutrição. A gama de manifestações clínicas inclui esteatose hepática aguda, hepatite alcoólica e cirrose (Capítulo 143). A esteatose hepática associada à ingestão de álcool pode ser assintomática ou associada a desconforto abdominal inespecífico; geralmente melhora com a abstinência alcoólica. A hepatite alcoólica pode ser uma condição assintomática identificada por anormalidades nas enzimas hepáticas ou se manifestar como um episódio agudo com dor abdominal, náuseas, vômitos e febre. Os pacientes com hepatite alcoólica apresentam níveis sanguíneos particularmente elevados de aspartato aminotransferase (AST) e níveis elevados de γ-glutamiltransferase. A hepatite alcoólica geralmente melhora com a abstinência alcoólica e com cuidados de suporte.

A cirrose hepática relacionada ao álcool é uma das principais causas de morte nos EUA (Capítulo 145). Embora os pacientes sejam frequentemente assintomáticos, os pacientes com cirrose mais avançada apresentam vários sintomas e sinais, incluindo icterícia, ascite e coagulopatia, que podem se beneficiar de abordagens de manejo adaptadas a essa população de pacientes. A cirrose também está associada ao sangramento de varizes esofágicas (Capítulo 129). Embora haja alguma controvérsia sobre o uso do transplante de fígado para tratar pacientes com cirrose alcoólica, muitos acreditam que os pacientes em recuperação estabelecida sejam bons candidatos ao transplante de fígado (Capítulo 145).

### Doença gastrintestinal

O uso crônico de álcool está associado a vários distúrbios esofágicos, incluindo varizes esofágicas, lacerações de Mallory-Weiss e carcinoma de células escamosas (CCE, espinocelular) do esôfago (Capítulo 183). O risco de CCE aumenta ainda mais em pacientes que sejam tabagistas e etilistas (Capítulo 183). Os pacientes com esses problemas podem apresentar dificuldade para engolir, dor torácica, perda de sangue gastrintestinal e perda de peso. A gastrite alcoólica aguda geralmente se apresenta com desconforto abdominal, náuseas e vômitos (Capítulo 123).

### Pâncreas

O risco de pancreatite em indivíduos com dependência de álcool é aproximadamente quatro vezes maior do que na população em geral. A quantidade e a duração da exposição ao álcool e uma história de pancreatite são preditivas de episódios futuros. A pancreatite alcoólica aguda, que pode se manifestar com dor abdominal intensa, náuseas, vômitos, febre e hipotensão, pode ser fatal (Capítulo 135). Os indivíduos com pancreatite aguda recorrente podem desenvolver pancreatite crônica, que geralmente se apresenta com dor abdominal crônica, má absorção, perda de peso e desnutrição.

### Sistema hematopoético

A anemia comumente observada em pacientes com problemas crônicos por álcool pode ser multifatorial (p. ex., perda de sangue, deficiência de nutrientes, secundária a doença hepática e hiperesplenismo). Estudos de pacientes internados selecionados com dependência de álcool mostraram que a prevalência de anemia varia em cerca de 10 a 60%. A perda de sangue gastrintestinal devido a lacerações de Mallory-Weiss (Capítulo 126), gastrite alcoólica (Capítulo 123) ou varizes esofágicas (Capítulos 126 e 144) é crucial e muitos pacientes desenvolvem deficiência de ferro subsequente. A deficiência de folato na dieta pode estar associada a anemias megaloblásticas (Capítulo 155). O álcool também exerce efeito tóxico direto na medula óssea, que pode levar à anemia sideroblástica que desaparece após a abstinência. O álcool pode suprimir a produção de megacariócitos e causar trombocitopenia, que pode se manifestar como equimoses ou sangramento (Capítulo 163); a trombocitopenia é particularmente sensível à abstinência, com a contagem de plaquetas geralmente se recuperando ou retornando ao normal 5 a 7 dias após a interrupção da ingestão de álcool. O álcool também parece interferir diretamente na função plaquetária. A disfunção imune relacionada ao álcool, evidenciada pela diminuição da produção e função dos leucócitos e comprometimento da imunidade humoral e mediada por células, explica em parte por que os dependentes de álcool correm maior risco de doenças infecciosas, como pneumonia e tuberculose.

### Neoplasias malignas

A ingestão de álcool tem sido associada a vários cânceres,[7] incluindo câncer nas partes altas do sistema digestório, no sistema respiratório e no fígado. A exposição ao álcool que aumenta o risco de câncer é bastante variável e não se correlaciona com o que podem ser considerados níveis *seguros* para consumo de álcool. Com relação a cânceres específicos, o consumo de álcool está associado a carcinomas de células escamosas do esôfago (Capítulo 183) e da cabeça e pescoço (Capítulo 181). A concomitância de abuso de álcool e tabagismo parece ser sinérgica. Tanto o consumo excessivo de álcool quanto o fumo individual aumentam a taxa de câncer orofaríngeo em cerca de seis ou sete vezes a da população em geral, enquanto a taxa para pessoas com ambos os fatores de risco é cerca de 40 vezes maior do que a da população em geral. Os pacientes com doença hepática induzida por álcool que também têm história pregressa de hepatite B ou C correm risco particularmente elevado de carcinoma hepatocelular (Capítulo 186).

O uso crônico de álcool também foi associado a neoplasias malignas da mama (Capítulo 188), próstata (Capítulo 191), pâncreas (Capítulo 185), colo do útero (Capítulo 189), pulmão (Capítulo 182) e cólon (Capítulo 184). As mulheres que ingerem mais de um ou dois drinques por dia aumentam o risco de câncer de mama em 1,5 vez ou mais. Os mecanismos hormonais e efeitos carcinogênicos diretos do álcool foram postulados como causas dessa associação. A associação de câncer do colo de útero com dependência de álcool pode ser decorrente de comportamentos sexuais de alto risco associados ao álcool, que podem aumentar o risco de câncer do colo do útero.

### Outras condições clínicas

A gota tem sido associada ao abuso de álcool, e as crises podem ocorrer em níveis mais baixos de urato sérico do que em pacientes não alcoólicos (Capítulo 257). A cetoacidose alcoólica (Capítulo 110), que geralmente ocorre após uma *bebedeira*, manifesta-se como náuseas, vômitos, dor abdominal e depleção de volume. Tipicamente, a cetoacidose é observada com níveis sanguíneos de glicose baixos ou normais. Anormalidades leves ou inespecíficas na função tireoidiana, especialmente em pacientes com doença hepática subjacente, podem refletir anormalidades na depuração do hormônio tireoestimulante (TSH) ou o impacto de estrogênios circulantes elevados. Infertilidade e irregularidades menstruais têm sido associadas ao consumo crônico de álcool, presumivelmente devido a disfunção hipotálamo-hipofisária induzida pelo álcool, toxicidade gonadal e comprometimento do metabolismo hepático dos hormônios circulantes. O hipogonadismo é altamente prevalente em alcoólatras do sexo masculino com cirrose. A dependência de álcool também está associada a taxas mais altas de doenças dentais e periodontais (Capítulo 397) e a várias condições dermatológicas, incluindo angiomas aracneiformes e, em pacientes com higiene precária, infecções de pele. Demonstrou-se que tanto o consumo de risco quanto a dependência de álcool estão associados a risco aumentado de infecções hospitalares, sepse e morte, especialmente de pacientes em UTI.

### Transtornos psiquiátricos

Sintomas e transtornos psiquiátricos são extremamente comuns nos indivíduos com transtornos por uso de álcool. A prevalência de transtornos de ansiedade é de cerca de 40% e a prevalência de transtornos afetivos é de cerca de 30%. O transtorno de personalidade antissocial também é mais comum em indivíduos com transtornos por uso de álcool do que na população em geral. Esses transtornos psiquiátricos são mais prevalentes durante os períodos de consumo excessivo de álcool e abstinência alcoólica. Todos os pacientes com transtornos por uso de álcool precisam de exame cuidadoso à procura de doenças psiquiátricas. Embora a dependência de álcool possa estar associada a desfechos piores em pacientes com transtornos psiquiátricos comuns, como depressão e ansiedade, o tratamento efetivo de transtornos psiquiátricos subjacentes resulta em melhores comportamentos relativos ao consumo de álcool.

### Outras questões comportamentais e psicossociais

O álcool geralmente é a causa subjacente de violência doméstica, lesões, traumatismos, colisões de veículos motorizados e queimaduras. Por exemplo, de todas as substâncias de abuso, o álcool e a maconha parecem ter associação mais forte com violência do parceiro íntimo. Os pacientes que apresentam lesões devem ser questionados cuidadosamente sobre etilismo. O uso de tabaco (Capítulo 29) e outras substâncias psicoativas (Capítulo 31) são mais prevalentes em pessoas com transtornos por uso de álcool do que na população em geral.

## DIAGNÓSTICO

Dados da anamnese, do exame físico e dos exames laboratoriais geralmente são necessários para fornecer um quadro completo da magnitude dos transtornos por uso de álcool em pacientes afetados (Tabela 30.3).

### Anamnese

Uma abordagem de quatro etapas para a determinação do consumo de bebidas alcoólicas inclui perguntas abrangentes sobre o uso de álcool e uma avaliação completa para problemas relacionados ao álcool.[8]

**Tabela 30.3** Diagnósticos de transtornos por uso de álcool.

**HISTÓRICO**

Etapa 1: Pergunte a todos os pacientes sobre o consumo atual e anterior.
  Você bebe álcool (nunca ou atualmente)?
  Você tem história familiar de transtornos por uso de álcool?
Etapa 2: Obtenha um relato detalhado em relação ao volume e a frequência do consumo de álcool.
  Que tipo de bebida alcoólica você consome?
  Com que frequência você bebe?
  Quanto você costuma beber?
  Você já bebeu mais e, em caso afirmativo, quanto?
Etapa 3: Questionário padronizado
  CAGE questões:
  • Você já sentiu que deve parar de beber?
  • As pessoas o irritaram ao criticar seu modo de beber?
  • Você já se sentiu mal ou culpado por beber?
  • Você já bebeu no início da manhã (assim que abriu os olhos) para acalmar os nervos ou se livrar de uma ressaca?
Etapa 4: Avalie áreas específicas em etilistas suspeitos ou com problemas conhecidos.
  Critérios para abuso e dependência de álcool
  Evidências de condições clínicas e psiquiátricas
  Evidências de transtornos comportamentais ou sociais
  Uso de outras substâncias psicoativas
  • Tabaco
  • Medicamentos que alterem o humor
  • Drogas ilícitas (p. ex., heroína, cocaína)
  • Tratamento anterior para abuso de álcool ou substâncias

**EXAME FÍSICO**

Exame físico minucioso e completo é importante em todos os pacientes
Concentrar a atenção no sistema com problemas identificados
Em todos os pacientes, examinar cuidadosamente:
  Sistema nervoso, central e periférico
  Sistema cardiovascular
  Fígado
  Sistema digestório

**EXAMES LABORATORIAIS (EM PACIENTES SELECIONADOS)**

Enzimas hepáticas
Coagulograma
Hemograma completo
Transferrina deficiente em carboidratos

### Etapa 1: Perguntar a todos os pacientes sobre o consumo atual e pregresso de álcool

Uma única pergunta – Você atualmente ou alguma vez consumiu bebidas alcoólicas? – consegue identificar rapidamente os pacientes que não são abstêmios vitalícios e precisam de exames adicionais. Os pacientes que responderem sim a esta pergunta devem prosseguir para as três etapas subsequentes. Os pacientes que respondem não podem ser classificados como abstêmios de álcool ao longo da vida e não requerem mais questionamentos, a menos que suas respostas mudem com o tempo. É crucial perguntar sobre o consumo atual e pregresso de álcool porque muitos pacientes que atendem aos critérios para transtorno por uso de álcool, mas que estão atualmente em recuperação, respondem não à pergunta sobre o uso atual; a menos que seja especificamente questionado, informações importantes sobre o uso anterior podem ser perdidas.

### Etapa 2: Obter um relato detalhado em relação ao volume e à frequência do consumo de álcool

Uma pergunta a ser feita rotineiramente é: Que tipo ou tipos de bebidas alcoólicas (cerveja, vinho, destilados) você consome? Muitos pacientes não consideram o uso de cerveja ou vinho como *bebida*. O volume consumido habitual deve ser determinado– quanto você costuma beber em um dia comum? – bem como o intervalo de consumo – Você já bebeu mais do que seu habitual e, em caso afirmativo, quanto? Esta segunda pergunta pode ser particularmente importante para identificar o consumo excessivo de álcool. As questões de volume oferecem uma identificação fácil do consumo arriscado de álcool. Perguntar sobre a frequência do consumo de álcool – com que frequência você bebe? – ajuda a distinguir os usuários de álcool diários dos não diários. Os bebedores excessivos que bebem apenas nos fins de semana tendem a ter problemas significativos com o álcool, mas não bebem diariamente. Um dos principais objetivos da etapa 2 é adquirir uma caracterização completa dos comportamentos atuais de uso de álcool e o padrão de quantidade e frequência do uso de álcool durante a vida do paciente.

### Etapa 3: Usar ferramentas de rastreamento padronizadas

Muitos questionários padronizados foram desenvolvidos para detectar abuso e dependência de álcool. Os dois questionários que foram avaliados mais extensivamente em ambientes clínicos são o CAGE (*Cut down, Annoyed, Guilty e Eye opener*) (ver Tabela 30.3) e o Alcohol Use Disorder Identification Test (AUDIT). O questionário CAGE inclui quatro perguntas e é pontuado dando 1 ponto para cada resposta positiva. Visto que a palavra já é usada nas questões do CAGE, por definição este instrumento foi projetado para detectar problemas de álcool ao longo da vida e não distingue entre problemas de vida e problemas atuais. Para rastrear abuso e dependência de álcool dos critérios do DSM-IV, o CAGE tem 43 a 94% de sensibilidade e 70 a 97% de especificidade quando uma pontuação de corte de 2 é usada para indicar um resultado *positivo*. Como este e outros instrumentos se relacionam com os novos critérios do DSM-5 para transtorno por uso de álcool é o assunto de investigação contínua.

As 10 perguntas do AUDIT abrangem o volume e a frequência do consumo de álcool, hábitos relacionados ao consumo de álcool, sintomas psicológicos adversos e problemas relacionados ao álcool. O AUDIT foi desenvolvido pela Organização Mundial da Saúde para identificar consumo perigoso de bebidas (p. ex., em risco) e consumo prejudicial (p. ex., uso de álcool que resulta em danos físicos ou psicológicos). Em contraste com o questionário CAGE, o AUDIT concentra-se em comportamentos de consumo de álcool recentes (do ano anterior ao atual). Cada questão é pontuada de 0 a 4 (a variação da pontuação total é de 0 a 40) e uma pontuação total de 8 é considerada um resultado positivo.

### Etapa 4: Avaliar áreas específicas em etilistas com problemas suspeitos ou conhecidos

As perguntas feitas na etapa 4 são baseadas nos resultados das perguntas feitas nas etapas 2 e 3 para obter informações mais detalhadas em pacientes com problemas potenciais de álcool. Mesmo os pacientes que não apresentam triagem positiva no questionário CAGE podem justificar questionamentos detalhados sobre abuso e dependência de álcool (ver Tabela 30.1), especialmente se eles estão bebendo em níveis de risco ou acima ou se houver outras evidências de possíveis problemas com álcool.

Uma revisão detalhada à procura de evidências de transtornos clínicos e psiquiátricos relacionados ao álcool deve ocorrer, e a necessidade de avaliação clínica e psiquiátrica adicional deve ser determinada. O médico deve procurar evidências de problemas comportamentais e sociais comumente associados ao consumo de álcool e examinar as disfunções familiares e ocupacionais e outros problemas, como violência doméstica. Os pacientes devem ser questionados sobre o uso de tabaco, medicamentos que alterem o humor e drogas ilícitas, como heroína e cocaína.

Finalmente, muitos pacientes com problemas com álcool têm episódios anteriores de tratamento que devem ser detalhados. A investigação deve incluir perguntas não apenas sobre o tratamento formal do álcool (incluindo o número de episódios, a duração do tratamento e tratamento hospitalar *versus* ambulatorial), mas também sobre tratamentos mais informais, como atendimento em grupos de autoajuda como Alcoólicos Anônimos (AA). Para os pacientes que precisam de encaminhamento para tratamento, o conhecimento da experiência anterior de tratamento é um determinante crucial das recomendações de encaminhamento futuro.

O National Institute on Alcohol Abuse and Alcoholism publicou *Helping patients who drink too much: a clinician's guide*, que fornece uma abordagem alternativa para rastreamento e avaliação de pacientes para problemas relacionados ao álcool e inclui um apêndice de materiais de apoio úteis (https://pubs.niaaa.nih.gov/publications/practitioners/clinicians-guide2005/guide.pdf). Essa abordagem começa com a pergunta "Você às vezes bebe cerveja, vinho ou outras bebidas alcoólicas?" Se a resposta for "sim", então pergunta-se ao paciente "Quantas vezes no último ano você bebeu… 5 ou mais doses por dia (para homens) (ou) 4 ou mais doses por dia (para mulheres)." Se a resposta for "uma (ou mais) vezes", o paciente será considerado positivo e, então, serão feitas perguntas adicionais destinadas a avaliar os transtornos por uso de álcool.

### Exame físico

Os pacientes com transtornos por uso de álcool em potencial precisam de um exame físico detalhado para complementar a história. Além disso, a atenção deve se concentrar na detecção de problemas comuns relacionados ao álcool, incluindo sistema nervoso, sistema cardiovascular, fígado e sistema digestório (ver Tabela 30.2).

### Resultados laboratoriais

Vários exames laboratoriais têm sido propostos para auxiliar na triagem de abuso e dependência de álcool. Os níveis de aminotransferases, volume corpuscular médio de eritrócitos (MCV) e transferrina deficiente em carboidratos, isoladamente ou em combinação, não são tão efetivos quanto os questionários de rastreamento, como o CAGE e o AUDIT.

Os exames laboratoriais são importantes no diagnóstico e avaliação de pacientes com problemas potenciais de álcool. Os exames laboratoriais de rotina, incluindo enzimas hepáticas (Capítulo 138), bilirrubina, hemograma completo e tempo de protrombina devem ser obtidos regularmente em todos os pacientes com transtornos por uso de álcool, para que um quadro adequado e completo dos efeitos do álcool no indivíduo seja obtido.

## PREVENÇÃO E TRATAMENTO

A relação da mudança no consumo de álcool com a prevenção de distúrbios subsequentes foi bem estabelecida. O tratamento dos transtornos relacionados ao uso de álcool deve ser baseado na gravidade dos distúrbios potenciais ou reais com o álcool e adaptado para atender às necessidades específicas dos pacientes.[9] As abordagens separadas de aconselhamento e gestão são sugeridas para etilistas não dependentes em risco ou problemáticos em comparação com indivíduos que sejam dependentes de álcool (critérios do DSM-IV) (Tabela 30.4). Tal como acontece com as ferramentas de rastreamento descritas anteriormente, a maneira como os novos critérios do DSM-5 se relacionam com as recomendações de tratamento específicas ficará mais clara em um futuro próximo.

### Discussão do diagnóstico com os pacientes

Ao discutir os transtornos por uso de álcool, é crucial que os médicos sejam sensíveis ao estigma e à vergonha que podem ser sentidos pelos pacientes com problemas com álcool e por suas famílias. Os diagnósticos ou problemas relacionados ao álcool devem ser discutidos de maneira não crítica, o que estabelece uma parceria e indica o compromisso de ajudar com quaisquer problemas que os pacientes possam ter. A discussão deve incluir a orientação dos pacientes sobre os vários níveis de problemas com álcool (p. ex., consumo de risco, transtorno por uso de álcool) para que os pacientes compreendam o espectro dos transtornos por uso de álcool. Muitos pacientes podem ter uma visão distorcida do que se qualifica como etilismo problemático e podem acreditar que apenas indivíduos com formas graves de transtornos por uso de álcool são realmente problemáticos. A anamnese, o exame físico e os exames laboratoriais devem ser fornecidos como *prova* da existência real ou provável de um problema.

### Tratamento de bebedores em risco

As evidências confirmam que médicos generalistas podem, de modo custo-efetivo, ajudar os pacientes a reduzir a ingestão de álcool e prevenir transtornos subsequentes relacionados ao álcool usando técnicas de aconselhamento breves e focadas (intervenções breves) que sejam adequadas para cuidados primários e outros ambientes médicos.[A1] A pesquisa também examinou o uso de intervenções breves em ambientes mais especializados, apoiando seu uso em ambientes hospitalares gerais e departamentos de emergência. As abordagens mais recentes para diminuir o consumo de álcool em etilistas pesados incluem o fornecimento de aconselhamento personalizado por meio de intervenções eletrônicas[10,11] e o uso de mensagens de texto e mídia social.

A estratégia de aconselhamento breve inclui quatro componentes principais: técnicas motivacionais, *feedback* sobre os transtornos relacionados ao uso do álcool, discussão dos efeitos adversos do álcool e estabelecimento de limites recomendados de consumo. As técnicas motivacionais são projetadas para motivar os pacientes a mudar seu comportamento com o uso de álcool, identificando problemas potenciais ou reais aos quais o uso de álcool esteja associado. O *feedback* sobre esses problemas pode deixar claro para o paciente que os problemas existem. Para bebedores em risco e problemáticos que não atendam aos critérios para dependência de álcool, definir limites de consumo recomendados abaixo dos níveis de risco (p. ex., menos de uma bebida por dia para mulheres e menos de duas bebidas por dia para homens) é realista e um objetivo adequado. As evidências epidemiológicas sugerem que beber abaixo desses níveis tem menos probabilidade de estar associado a problemas. Vários ensaios clínicos randomizados confirmam que os pacientes que recebem intervenções breves diminuem significativamente a ingestão de álcool, geralmente para níveis "seguros", e também podem diminuir o uso de cuidados de saúde.

### Tabela 30.4 — Conselhos para pacientes com problemas com álcool.

**Declarar sua preocupação médica:**
Seja específico sobre os padrões de consumo de álcool do seu paciente e os riscos relacionados à saúde.
*Perguntar*: Como você se sente em relação ao hábito de beber?

**Combinar um plano de ação:**
*Perguntar*: Você está pronto para tentar reduzir ou se abster?
Conversar com os pacientes que estejam prontos para fazer uma mudança em seu modo de beber sobre um plano de ação específico.

**Para pacientes que não sejam dependentes de álcool:**
Orientar o paciente a diminuir se o consumo de álcool for igual ou superior ao consumo de risco (consulte a Tabela 30.1) e não houver evidências de dependência de álcool.
*Pedir* ao paciente para definir uma meta específica de consumo de álcool: Você está pronto para definir uma meta de consumo de álcool? Alguns pacientes optam por se abster por um período de tempo ou para sempre; outros preferem limitar o consumo. O que você acha que funcionaria melhor para você?
Fornecer material de orientação ao paciente e dizer a ele: Ajuda a pensar sobre suas razões para querer reduzir e examinar quais situações desencadeiam padrões de consumo não saudáveis. Esse material fornece algumas dicas úteis sobre como manter a meta de consumo de álcool.

**Para pacientes com evidências de dependência de álcool:**
Aconselhar a se abster se:
- Houver evidências de dependência de álcool
- Houver relato de repetidas tentativas fracassadas de reduzir o consumo
- Grávida ou tentando engravidar
- Condição clínica ou medicação contraindicada

Encaminhar para investigação diagnóstica adicional ou tratamento.
Procedimentos para o paciente na tomada de decisões do encaminhamento:
- Envolver o paciente na tomada de decisões do encaminhamento
- Discutir os serviços de tratamento de alcoolismo disponíveis
- Agendar encaminhamento enquanto o paciente estiver no consultório

## Tratamento dos transtornos relacionados ao uso de álcool

Os pacientes que preenchem os critérios para transtorno por uso de álcool, sobretudo os dependentes, geralmente precisam de serviços mais intensivos do que os pacientes que atendem aos critérios para consumo de risco de álcool. A maioria dos pacientes pode ser tratada em esquema ambulatorial, enquanto os pacientes com formas mais graves de transtorno por uso de álcool ou comorbidades provavelmente precisarão, a princípio, de tratamento hospitalar, programas de aconselhamento específicos e medicamentos. Antes de entrar em um programa formal para manter a remissão, muitos pacientes precisam primeiro de tratamento clínico para a abstinência alcóolica. As organizações profissionais publicaram diretrizes de prática que fornecem recomendações úteis sobre como selecionar entre as opções de tratamento para pacientes com dependência de álcool.

### Manejo da abstinência alcóolica

Muitos pacientes não procuram atendimento médico para abstinência alcóolica e lidam com isso por conta própria. No entanto, um subconjunto substancial procura tratamento de abstinência alcóolica. Os pacientes com formas leves a moderadas de abstinência alcóolica geralmente podem ser tratados com segurança em esquema ambulatorial com acompanhamento rigoroso.[12] Os pacientes com formas moderadas a graves de abstinência alcóolica, manifestadas por hipertensão arterial, tremor e quaisquer alterações do estado mental, especialmente pacientes com comorbidades clínicas ou psiquiátricas significativas, geralmente são mais bem tratados no hospital.[13] Os pacientes que já apresentaram manifestações graves de abstinência (p. ex., *delirium tremens*) ou que já apresentaram convulsões pela abstinência alcóolica geralmente também devem ser internados. As três metas principais do manejo clínico da abstinência alcóolica são minimizar a gravidade dos sinais/sintomas relacionados à abstinência; prevenir complicações específicas relacionadas à abstinência, como convulsões e *delirium tremens*; e fornecer encaminhamento para tratamento de prevenção de recaídas.

Uma ampla variedade de medicamentos foi avaliada quanto à sua efetividade no manejo da síndrome de abstinência alcóolica (Tabela 30.5). Os benzodiazepínicos de ação mais longa são preferidos porque proporcionam abstinência mais tranquila. Os benzodiazepínicos de ação mais curta, como o oxazepam, podem ser indicados em indivíduos com doença hepática grave. A abordagem mais comum é administrar uma dose programada de um benzodiazepínico, com medicação adicional sendo administrada *conforme necessário* (SOS) com base nos sinais/sintomas de abstinência. O benzodiazepínico específico e a dose frequentemente dependem da experiência do médico prescritor e das características do paciente, incluindo a gravidade da abstinência (doses mais altas são usadas se a abstinência for mais grave), a existência de doença hepática (os pacientes com doença hepática grave devem receber doses mais baixas ou medicamentos de ação mais curta) e a resposta a doses anteriores de medicamentos (doses mais altas são administradas se o controle dos sinais/sintomas for inadequado; doses mais baixas são administradas se efeitos adversos, como sedação excessiva, ocorrerem). Em geral, a medicação (dose e frequência) é diminuída gradualmente à medida que a síndrome de abstinência diminui. Uma abordagem *desencadeada por sintomas* com doses individualizadas, na qual os benzodiazepínicos são administrados de acordo com os sinais/sintomas de abstinência, é segura e efetiva em determinados pacientes e consegue reduzir as doses totais de benzodiazepínicos necessárias para tratar a abstinência. Betabloqueadores (atenolol e propranolol), α-agonistas (clonidina) e antiepilépticos (carbamazepina) melhoram os sinais e sintomas da abstinência alcóolica, mas são medicamentos adjuvantes a serem usados além dos benzodiazepínicos.

### Prevenção de recaída

#### Estratégias de aconselhamento usadas por programas de tratamento de abuso de álcool

Três técnicas comumente usadas são terapia de aprimoramento motivacional, facilitação de 12 passos e habilidades cognitivo-comportamentais de enfrentamento. Duas dessas técnicas são projetadas para fornecer, aos pacientes, ferramentas específicas para ajudá-los a evitar a recaída no uso de álcool. Na terapia de aprimoramento motivacional, os pacientes identificam os motivos para evitar o consumo de álcool. A terapia de facilitação de 12 passos usa os princípios do AA para ajudar os pacientes a focalizar sua atenção na abstinência. Na terapia de habilidades de enfrentamento cognitivo-comportamentais, o paciente identifica os gatilhos para o uso de álcool e desenvolve estratégias para ajudar a lidar com possíveis gatilhos.

O Projeto MATCH (*Matching Alcohol Treatment to Client Heterogenicity*) mostrou equivalência entre três abordagens de aconselhamento (terapia de habilidades de enfrentamento cognitivo-comportamentais, terapia de aprimoramento motivacional ou terapia de facilitação de 12 passos) para tratar a dependência de álcool. No acompanhamento de 1 ano, a maioria

### Tabela 30.5 Medicamentos para o tratamento da dependência de álcool.*

| MEDICAMENTO | DOSE E VIA DE ADMINISTRAÇÃO | FREQUÊNCIA | EFEITOS | PRINCIPAIS EFEITOS ADVERSOS COMUNS |
|---|---|---|---|---|
| **ABSTINÊNCIA ALCOÓLICA** | | | | |
| **Benzodiazepínicos**[‡] | | | | |
| Clordiazepóxido* | 25 a 100 mg, VO/IV/IM[‡] | A cada 4 a 6 h | Redução da gravidade da abstinência; estabilização dos sinais vitais; prevenção de convulsões e *delirium tremens* | Confusão, sedação excessiva, depressão respiratória |
| Diazepam[†] | 5 a 10 mg, VO/IV/IM[‡] | A cada 6 a 8 h | | |
| Oxazepam[†] | 15 a 30 mg, VO[‡] | A cada 6 a 8 h | | |
| Lorazepam[†] | 1 a 4 mg, VO/IV/IM[‡] | A cada 4 a 8 h | | |
| **Betabloqueadores** | | | | |
| Atenolol | 25 a 50 mg, VO | 1 vez/dia | Melhoria nos sinais vitais | Bradicardia, hipotensão |
| Propranolol | 10 a 40 mg, VO | A cada 6 a 8 h | Redução da ânsia | |
| **α-agonistas** | | | | |
| Clonidina | 0,1 a 0,2 mg, VO | A cada 6 h | Diminuição dos sinais/sintomas de abstinência | Hipotensão, fadiga |
| **Antiepilépticos** | | | | |
| Carbamazepina | 200 mg, VO | A cada 6 a 8 h | Redução da gravidade da abstinência; prevenção de convulsões | Tontura, fadiga, anormalidades nos eritrócitos |
| **PREVENÇÃO DA RECAÍDA** | | | | |
| Dissulfiram[†] | 125 a 500 mg, VO | Diariamente | Diminuição do consumo de álcool pelos indivíduos que apresentam recaída | Reação dissulfiram-álcool, erupção cutânea, sonolência, neuropatia periférica |
| Naltrexona[†] | 50 mg, VO / 380 mg, IM | Diariamente / A cada 4 semanas | Aumento da abstinência, diminuição dos dias de consumo | Náuseas, dor abdominal, mialgias-artralgias |
| Acamprosato[†] | 666 mg, VO | Três vezes/dia | Aumento da abstinência | Diarreia |

*Medicamentos mais comumente usados.
[†]Atualmente aprovado pela Food and Drug Administration dos EUA para a indicação observada.
[‡]Dose e vias de administração de esquemas com dose fixa padrão, que incluem diminuição da dose ao longo do tempo.

dos pacientes inscritos permaneceu abstêmia ou diminuiu significativamente o uso de álcool.

### Grupos de autoajuda

Grupos de autoajuda, como o AA e *Rational Recovery*, são uma importante fonte de apoio e tratamento para muitos pacientes com dependência de álcool. O AA[b] tem a vantagem de estar amplamente disponível nos EUA e é gratuito. A abordagem geral do tratamento é baseada nos 12 passos para manter a abstinência e lidar com os vários efeitos do álcool. As reuniões do AA podem ser *abertas* a qualquer pessoa da comunidade ou *fechadas* apenas para membros ativos. As reuniões variam em formato, tamanho, localização e composição demográfica. Ao aconselhar os pacientes sobre a participação no AA, é importante que os médicos os conscientizem de que variações na natureza de reuniões específicas, especialmente localização e dados demográficos dos participantes, exigem que os pacientes estejam dispostos a comparecer a mais de um local de reunião em caráter experimental, até eles encontrarem um ambiente confortável.

A pesquisa sobre a efetividade do AA foi limitada e não existem grandes estudos controlados. As evidências indiretas sugerem, no entanto, melhora significativa nos comportamentos de consumo de álcool.

### Farmacoterapia para prevenir a recaída do consumo de álcool

A adição de medicamentos para aumentar a efetividade das terapias de aconselhamento tem sido objeto de pesquisas há mais de 40 anos. À medida que a neurobiologia dos transtornos por uso de álcool se tornou mais bem compreendida, aumentou o potencial de desenvolvimento de medicamentos que podem promover a abstinência ou diminuir o consumo de álcool.[14,15] Três medicamentos – dissulfiram, naltrexona e acamprosato – estão aprovados para o tratamento da dependência de álcool nos EUA (ver Tabela 30.5).

### Dissulfiram

O dissulfiram foi desenvolvido para prevenir o consumo de álcool, causando uma reação adversa grave quando os pacientes ingerem bebidas alcoólicas. A reação ao dissulfiram, que inclui rubor, náuseas, vômitos e diarreia, é mediada pela inibição da enzima álcool desidrogenase e há elevação resultante dos níveis séricos de acetaldeído e acetato após a ingestão de álcool (ver Figura 30.1). O dissulfiram também afeta o metabolismo da monoamina, e a reação álcool-dissulfiram pode estar relacionada a alterações no funcionamento da monoamina central. Embora o dissulfiram ofereça poucos benefícios para a maioria dos pacientes, é efetivo na redução da ingestão de álcool em pacientes altamente motivados que sejam supervisionados em um programa de tratamento de alcoolismo.

### Naltrexona

Acredita-se que a naltrexona diminua o consumo de álcool, reduzindo os efeitos euforigênicos e diminuindo o desejo em pacientes dependentes dessa substância. Os ensaios clínicos randomizados controlados por placebo de uma forma geral demonstraram que pacientes dependentes de álcool que recebem naltrexona (50 mg/dia) têm maior probabilidade de diminuir o uso de álcool ou permanecer abstinentes em comparação com pacientes que recebem placebo, e os efeitos persistem após a descontinuação do tratamento, embora um ensaio randomizado não tenha mostrado benefícios em homens veteranos de guerra com dependência grave de álcool. Enquanto a maioria dos estudos da naltrexona foi realizada em um ambiente de tratamento de álcool especial e observou indivíduos por apenas 10 a 12 semanas, a naltrexona também é efetiva em ambientes ambulatoriais e de cuidados primários em pacientes que são acompanhados por até 34 semanas.[A2] Um biomarcador previsto (polimorfismo do gene do receptor μ para opioide) de risco de recaída ao consumo excessivo de álcool após o tratamento com naltrexona não foi confirmado em um ensaio clínico randomizado.[A3] No entanto, a farmacogenética continua promissora em melhorar o direcionamento de medicamentos para prevenir a recaída do uso de álcool. Os efeitos colaterais da naltrexona são raros, principalmente náuseas autolimitadas em cerca de 10% dos pacientes. Hepatotoxicidade dose-relacionada foi relatada em pacientes tratados para obesidade com altas doses de naltrexona (300 mg/dia). As anormalidades leves das enzimas hepáticas não são uma contraindicação à naltrexona, mas os pacientes devem ser acompanhados por estudos repetidos das enzimas hepáticas. Os pacientes com hepatite aguda ou insuficiência hepática não devem usar naltrexona. Além da naltrexona oral, uma nova forma injetável de ação prolongada da naltrexona está aprovada pela Food and Drug Administration (FDA) dos EUA. A naltrexona injetável é tipicamente administrada na dose de 380 mg por via intramuscular a cada 4 semanas. Antes de iniciar a naltrexona, é importante ter certeza de que o paciente não seja dependente de opioides para evitar uma reação de abstinência potencialmente grave para os opioides. Recomenda-se a abstinência completa de opioides por pelo menos 7 a 10 dias. As reações adversas observadas mais comumente em pacientes que recebem naltrexona injetável incluem reações no local da injeção (p. ex., induração, prurido) e sintomas como náuseas e cefaleia, que geralmente são autolimitados. Esta formulação de naltrexona é especialmente efetiva em pessoas com formas mais graves do transtorno por uso de álcool.

### Acamprosato

Aprovado pela FDA em 2004, o acamprosato (acetil-homotaurinato de cálcio) foi identificado como efetivo para o tratamento da dependência do álcool. O mecanismo de ação preciso do acamprosato é incerto, mas está relacionado aos seus efeitos nos aminoácidos neuroexcitatórios e no sistema GABA inibitório. Em ensaios clínicos randomizados e controlados com placebo, os indivíduos que receberam acamprosato tinham maior probabilidade de permanecerem abstêmios em comparação com os indivíduos que receberam placebo. Os efeitos colaterais são mínimos e tipicamente incluem diarreia. Como a naltrexona, o acamprosato é administrado como terapia adjuvante aos tratamentos psicológicos para a dependência de álcool. O acamprosato parece ser efetivo em homens e mulheres.

### Outras abordagens farmacológicas para prevenir recaídas

Tem havido muito interesse na avaliação da efetividade das combinações de terapias medicamentosas para tratar a dependência de álcool. Um estudo com 160 pacientes sugeriu que a combinação de naltrexona e acamprosato foi mais efetiva do que qualquer um dos medicamentos isoladamente. Um estudo maior financiado pelo governo federal norte-americano que inscreveu 1.383 participantes, o Projeto COMBINE, examinou a naltrexona e o acamprosato isoladamente e em combinação com duas terapias psicológicas diferentes para ver qual combinação de terapias farmacológicas e comportamentais era mais efetiva. As terapias comportamentais eram de manejo médico e foram projetadas para aproximar o aconselhamento que pode ser fornecido na atenção primária e outros ambientes de saúde, e a intervenção comportamental combinada, que incorporou técnicas de aconselhamento que são fornecidas em ambientes especializados de tratamento do abuso de álcool. Os resultados deste estudo demonstraram que os pacientes sob manejo clínico com naltrexona e/ou intervenção comportamental se saíram melhor, dando mais apoio à ideia de que os pacientes dependentes de álcool podem ser efetivamente tratados na atenção primária e em outros ambientes de saúde. Curiosamente, o acamprosato não se mostrou efetivo nesse estudo. A gabapentina foi efetiva como terapia medicamentosa única para tratar a dependência de álcool e os sintomas relacionados à recaída, como insônia,[A4] e a adição de gabapentina à naltrexona melhora os desfechos do consumo de álcool em pacientes dependentes do mesmo.

O topiramato, um derivado da frutopiranose, é um tratamento efetivo para a dependência do álcool em uma dose de até 300 mg/dia e é especialmente efetivo em pacientes com polimorfismo *GRIK1*. Outros medicamentos que se mostraram promissores incluem ondansetrona, bromocriptina e valproato de sódio. Outros fármacos mostraram possíveis benefícios em pacientes com transtornos por uso de álcool, talvez mais especificamente aqueles com depressão concomitante (p. ex., fluoxetina) ou ansiedade (p. ex., buspirona).

### PROGNÓSTICO

O abuso e a dependência de álcool são doenças crônicas que se caracterizam por exacerbações e remissões. O prognóstico é melhor para pacientes que procuram tratamento e o recebem de forma sistemática (Tabela 30.6), mas é desfavorável para pacientes com doença hepática avançada e consumo continuado de álcool. Além disso, o uso de combinações de medicamentos (p. ex., naltrexona mais acamprosato) está sob investigação.

### FUTURO

Até o momento, a maioria dos estudos focou em desfechos a curto prazo, de alguns meses a 1 ano. É importante entender mais claramente o que acontece com esses pacientes ao longo do tempo, especialmente a necessidade de *sessões de reforço* para sustentar as melhorias proporcionadas por intervenções breves. As abordagens farmacológicas mais recentes, incluindo novas formulações de medicamentos existentes que se

---

[b]N.R.T.: No Brasil também existe esse grupo, o Alcoólicos Anônimos do Brasil (https://www.aa.org.br/). Em 2018. como parte das comemorações dos 70 anos dos Alcoólicos Anônimos (AA) no Brasil, o grupo lançou um aplicativo para celulares. O objetivo é facilitar o acesso a informações como horário e local de encontros e divulgar as bases e preceitos da entidade. Tudo disponível gratuitamente em português, inglês e espanhol para os sistemas Android e iOS, digitando Alcoólicos Anônimos no Google Play ou na Apple Store.

| Tabela 30.6 | Visão geral da abordagem terapêutica para pacientes com transtornos por uso de álcool. |
|---|---|

**Avaliar todos os pacientes**
À procura de padrões de consumo problemático de álcool (ver Tabela 30.1)
À procura de complicações relacionadas ao álcool, se houver indicação (ver Tabela 30.2)
Com o uso de dados coletados da anamnese, do exame físico e dos exames laboratoriais (ver Tabela 30.3)

**Para etilistas problemáticos em risco e não dependentes**
Aconselhamento para diminuir o consumo de álcool etílico abaixo dos níveis de risco (ver Tabela 30.4)
Aconselhamento para os pacientes que não conseguem diminuir o uso para níveis abaixo de risco até a abstinência

**Para pacientes que sejam dependentes de álcool**
Avaliar a necessidade de medicamentos de manejo da abstinência alcoólica (ver Tabela 30.5)
Encaminhar para um programa de tratamento de alcoolismo
Considerar medicação para prevenir recaídas (ver Tabela 30.5)

mostraram benéficos junto com novos medicamentos, podem ajudar muitos pacientes. Tem havido interesse crescente em expandir as abordagens de manejo de cuidados crônicos, como aquelas usadas no manejo de pacientes com diabetes melito ou insuficiência cardíaca para pacientes com transtornos por uso de substâncias psicoativas. Embora um grande ensaio inicial não tenha encontrado benefício, esta abordagem pode ser benéfica em populações selecionadas de pacientes com transtornos por uso de substâncias psicoativas. As terapias mais recentes baseadas em tecnologia, como um aplicativo de *smartphone* para apoiar a recuperação em indivíduos com transtornos por uso de álcool, prometem melhorar os desfechos do tratamento no futuro.

### Recomendações de grau A

A1. Joseph J, Basu D. Efficacy of brief interventions in reducing hazardous or harmful alcohol use in middle-income countries: systematic review of randomized controlled trials. *Alcohol Alcohol*. 2017;52:56-64.
A2. Jonas DE, Amick HR, Feltner C, et al. Pharmacotherapy for adults with alcohol use disorders in outpatient settings: a systematic review and meta-analysis. *JAMA*. 2014;311:1889-1900.
A3. Oslin DW, Leong SH, Lynch KG, et al. Naltrexone vs placebo for the treatment of alcohol dependence: a randomized clinical trial. *JAMA Psychiatry*. 2015;72:430-437.
A4. Mason BJ, Quello S, Goodell V, et al. Gabapentin treatment for alcohol dependence: a randomized clinical trial. *JAMA Intern Med*. 2014;174:70-77.

### REFERÊNCIAS BIBLIOGRÁFICAS

*As referências bibliográficas, bem como os outros materiais suplementares deste livro, encontram-se no GEN-IO, nosso ambiente virtual de aprendizagem.*

# 31

# DROGAS DE ABUSO[a]
ROGER D. WEISS

### DEFINIÇÃO

O termo *transtorno por uso de substâncias* substituiu o *abuso* e a *dependência* de *substâncias* no léxico diagnóstico; pesquisas recentes mostraram que a distinção hierárquica anterior entre abuso e dependência, com a dependência representando uma forma mais grave do transtorno, era problemática e não justificada. Um transtorno por uso de substâncias é uma síndrome clínica caracterizada pela seguinte declaração da quinta edição do *Manual Diagnóstico e Estatístico de Transtornos Mentais* da American Psychiatric Association: "A característica essencial de um transtorno por uso de substâncias é um agrupamento de fatores cognitivos, comportamentais e sintomas fisiológicos que indicam que o indivíduo continua usando a substância, apesar de problemas significativos relacionados à mesma." Não há um único sintoma patognomônico que seja diagnóstico de um transtorno por uso de substância. Na verdade, a síndrome é uma série de 11 sintomas, dos quais o indivíduo precisa atender dois ou mais no mesmo período de 12 meses para justificar o diagnóstico de um transtorno por uso de substância (Tabela 31.1). Esses 11 sintomas podem ser agrupados em quatro categorias gerais:

*Controle reduzido:* fazer uso de uma substância em quantidades maiores ou por mais tempo do que o pretendido; desejo persistente ou tentativas malsucedidas de interromper ou reduzir o uso; muito tempo gasto usando uma substância ou se recuperando dos efeitos de seu uso; sofreguidão (*fissura*).

*Comprometimento social:* não cumprimento das tarefas domésticas, profissionais ou escolares como resultado do uso repetido de substâncias; uso continuado de substâncias apesar de problemas interindividuais; ou redução ou abandono de atividades sociais, recreativas ou ocupacionais importantes.

*Uso arriscado:* uso recorrente em situações perigosas (p. ex., dirigir) ou apesar do conhecimento de que o uso de substância está causando ou agravando um distúrbio físico ou psicológico.

*Critérios farmacológicos:* tolerância e dependência física, quando relevante; nem todas as substâncias psicoativas causam esses sintomas.

Para os indivíduos que recebem medicamentos que podem causar tolerância e dependência física, o termo diagnóstico *transtorno por uso de substâncias* deve ser usado apenas quando o uso de medicamentos for problemático; tolerância e dependência física não são consideradas critérios para o diagnóstico de um transtorno por uso de substância em pacientes que estejam usando medicamentos como opioides ou sedativo-hipnóticos exclusivamente como parte do atendimento médico adequado. Se alguém estiver usando medicamentos prescritos legitimamente conforme pretendido (p. ex., opioides para dor crônica ou benzodiazepínicos para transtorno do pânico) e esses medicamentos estiverem ajudando a indivíduo a funcionar melhor, esse indivíduo não atenderá aos critérios para um transtorno por uso de substâncias, mesmo que seja tolerante à medicação e seja fisicamente dependente.

### EPIDEMIOLOGIA

O uso de drogas ilícitas e o uso não medicinal de substâncias prescritas são comuns. Em 2015, aproximadamente 27,1 milhões de norte-americanos relataram o uso de droga ilícita no mês anterior, o que representa

| Tabela 31.1 | Critérios do DSM-5 para transtornos por uso de substâncias. |
|---|---|

**CONTROLE REDUZIDO**
1. Uso de quantidades maiores/por um período mais longo do que o pretendido
2. Desejo persistente ou tentativas malsucedidas de interromper ou reduzir o uso
3. Muito tempo gasto usando uma substância ou se recuperando de seus efeitos
4. Fissura

**COMPROMETIMENTO SOCIAL**
5. Não cumprimento das obrigações domésticas, profissionais ou escolares em virtude do uso repetido de substâncias
6. Uso contínuo apesar de problemas interindividuais
7. Redução/abandono de atividades sociais, recreativas ou ocupacionais importantes

**USO ARRISCADO**
8. Uso recorrente em situações perigosas
9. Distúrbios físicos/psicológicos relacionados ao uso

**CRITÉRIOS FARMACOLÓGICOS**
10. Tolerância, quando relevante*
11. Dependência física, quando relevante*

O transtorno por uso de substâncias é diagnosticado se dois ou mais desses 11 critérios forem atendidos em um período de 12 meses.
*"Quando relevante" indica que esses critérios não são contados, mesmo se houver sintomas, quando o indivíduo estiver usando medicamentos prescritos legitimamente conforme pretendido e esses medicamentos estiverem ajudando o indivíduo a funcionar melhor. Dados a partir de Hasin DS, O'Brien CP, Auriacombe M, et al. DSM-5 criteria for substance use disorders: recommendations and rationale. *Am J Psychiatry*. 2013;170:834-851.

---
[a]N.R.T.: No Brasil, o decreto nº 9.761, de 11 de abril de 2019, aprovou a política nacional sobre drogas e estabeleceu a necessidade de um Plano Nacional de Políticas sobre Drogas (PLANAD).

aproximadamente 10% da população. Quando questionados sobre o uso de substâncias psicoativas no mês passado, 22 milhões de indivíduos relataram uso de maconha, 6,4 milhões relataram uso de medicamentos potencialmente psicoativos de forma não medicinal (3,8 milhões dos quais usaram opioides com intuito não medicinal), 1,9 milhão de indivíduos usaram cocaína e 1 milhão de indivíduos usaram alucinógenos; na verdade, 10% dos jovens de 12 a 17 anos relataram uso de droga ilícita no mês anterior. As mortes por *overdose* de opioides, cocaína e psicoestimulantes continuam a aumentar nos EUA, agora ultrapassando 60.000 por ano.[1]

## BIOPATOLOGIA

Os transtornos por uso de substâncias envolvem interações complexas de farmacologia de um medicamento específico, composição genética de um indivíduo, pontos psicológicos fortes e fracos, circunstâncias ambientais e influências sociais (como disponibilidade física e percebida do medicamento, estado legal e custo do medicamento, costumes religiosos e culturais e existência de atividades alternativas gratificantes). Assim, pode-se conceituar a etiologia do abuso de substâncias empregando o modelo de saúde pública frequentemente citado no estudo das doenças infecciosas, ou seja, como uma interação de hospedeiro (ou seja, o potencial usuário de substâncias psicoativas), agente (uma substância específica), e meio ambiente (a vida familiar do indivíduo e o grupo de pares e as atitudes sociais, culturais e religiosas em relação ao uso dessa substância).

### Hospedeiro

Um fator do hospedeiro que sabidamente aumenta a vulnerabilidade aos problemas relacionados ao uso de substâncias psicoativas é a história familiar positiva de transtorno por uso de substâncias, que comprovadamente aumenta a probabilidade de desenvolvimento de transtornos por uso de álcool e substâncias psicoativas. Estudos de gêmeos e estudos de adoção têm mostrado que fatores genéticos e ambientais contribuem para essa vulnerabilidade, embora a natureza exata pela qual isso ocorre ainda seja desconhecida e um assunto de pesquisa ativa.[2] Uma área de pesquisa de grande interesse refere-se a se os indivíduos podem ser vulneráveis a transtornos por uso de substâncias psicoativas em geral (p. ex., como resultado de temperamento de risco ou tomada de decisão inadequada) ou se estão em alto risco de abusar de determinadas substâncias (talvez devido a uma resposta altamente reforçadora a uma substância específica).

Já foi demonstrado que as doenças psiquiátricas influenciam a probabilidade de desenvolvimento de transtorno por uso de substâncias. Por exemplo, o transtorno de conduta na infância e adolescência e o transtorno de personalidade antissocial na idade adulta predispõem a problemas subsequentes de uso de drogas. Os transtornos psiquiátricos, como transtornos de humor, são frequentemente observados em indivíduos com transtornos por uso de substâncias. No entanto, a existência desses dois transtornos no mesmo indivíduo não implica necessariamente relação causal, mesmo que um dos transtornos se manifeste primeiro.

Além dos fatores de risco mencionados anteriormente, determinados fatores de proteção individual reduzem a probabilidade de um transtorno por uso de substâncias. Os indivíduos que têm relacionamentos familiares positivos, sucesso acadêmico e afiliações religiosas significativas têm probabilidade menor de desenvolver transtornos por uso de substâncias psicoativas. O fato de que muitos indivíduos têm uma mistura de fatores de risco e proteção fala sobre a natureza etiológica complexa dos transtornos por uso de substâncias.

### Agente

A maioria das drogas de abuso é inerentemente reforçadora; os animais tipicamente se autoadministram a maioria das substâncias comumente usadas. No entanto, nem todas as substâncias são igualmente reforçadoras em geral, e há uma grande variação individual na preferência das substâncias. Alguns indivíduos gostam dos efeitos estimulantes de substâncias como a cocaína e as anfetaminas, enquanto outros sentem esse nível de estimulação como algo desconfortável. Alguns indivíduos gostam do relaxamento induzido por substâncias como a maconha e os sedativo-hipnóticos, enquanto outros se sentem excessivamente alentecidos por essas substâncias. Embora alguns indivíduos prefiram drogas de abuso específicas em razão de suas propriedades farmacológicas específicas, outras usam várias substâncias indiscriminadamente, com base no nível de disponibilidade; alguns desses indivíduos buscam principalmente alterar seu estado emocional atual, independentemente da direção da mudança. As propriedades de reforço de muitas drogas de abuso parecem ser mediadas por vias dopaminérgicas, embora outros neurotransmissores, incluindo ácido γ-aminobutírico, serotonina e norepinefrina, também estejam envolvidos na mediação do reforço induzido por drogas.

### Ambiente

O terceiro fator crítico no desenvolvimento, na manutenção e, talvez, na interrupção dos transtornos por uso de substâncias é o ambiente em que o uso ocorre. O uso de drogas não ocorre no vácuo. Em vez disso, muitos fatores sociais, incluindo estado legal, disponibilidade, preço, percepção de periculosidade, desejo social, grupo de pares e crenças religiosas, influenciam o comportamento relacionado ao uso de substâncias. A disponibilidade de substâncias sabidamente influencia a probabilidade de uso de substâncias. Por exemplo, demonstrou-se que o consumo de etanol aumenta quando os horários em que bebidas alcoólicas podem ser vendidas são estendidos. A restrição da disponibilidade de álcool, restringindo o horário de venda ou aumentando seu custo por meio de impostos, por sua vez, reduz o consumo. As drogas ilícitas, é claro, por definição, estão menos disponíveis do que o álcool etílico (Capítulo 30) ou o tabaco (Capítulo 29). Um fator importante que influencia o uso de esses agentes é a percepção potencial do usuário sobre a segurança da substância, prestígio social (ou a falta dele), probabilidade de ocorrerem consequências legais e comportamento do grupo de pares. Uma pesquisa de tratamento mostrou que as influências ambientais podem ter um efeito poderoso no uso de substâncias psicoativas. Estudos têm mostrado, por exemplo, que oferecer uma recompensa positiva alternativa (p. ex., um *voucher* que pode ser trocado por bens e serviços desejados, como ingressos de cinema ou roupas) em resposta à abstinência de substâncias psicoativas pode ajudar os indivíduos dependentes a superar seu desejo e reduzir o uso de substâncias. Na verdade, esse tipo de abordagem de tratamento, baseada em incentivos motivacionais para a abstinência, tem se mostrado uma das intervenções de tratamento mais poderosas disponíveis para o tratamento de transtornos por uso de drogas. O impacto das contingências ambientais demonstra a importância de se valorizar a complexidade da interação de indivíduo, droga e meio ambiente na determinação do uso de drogas.

## MANIFESTAÇÕES CLÍNICAS

### Complicações clínicas relacionadas aos transtornos por uso de substâncias

Os transtornos por uso de substâncias estão associados à morbidade clínica significativa e, às vezes, à mortalidade. As complicações clínicas costumam estar diretamente relacionadas à farmacologia do agente usado de modo abusivo, por exemplo, as propriedades vasoconstritoras da cocaína; as complicações específicas das substâncias são descritas mais adiante nas seções que enfocam as drogas de abuso específicas.

Além dessas sequelas específicas do medicamento, entretanto, muitas complicações clínicas dos pacientes com transtornos por uso de substâncias não resultam da substância usada. Complicações sérias podem, em vez disso, resultar de três fatores que afetam muitas drogas de abuso: parafernália, sobretudo agulhas não esterilizadas; adulterantes e questões de estilo de vida.

#### Parafernália

Alguns das condições clínicas mais sérias que ocorrem em indivíduos com transtornos por uso de substâncias resultam da via de administração, e não da substância usada. O uso de agulhas não esterilizadas, especialmente se forem compartilhadas com outros usuários de drogas, pode resultar em infecções localizadas e sistêmicas, algumas delas potencialmente fatais. Infecções de pele e celulite são relativamente comuns nos usuários de drogas injetáveis. As infecções sistêmicas relacionadas ao uso de agulhas são frequentemente graves; indivíduos que injetam drogas podem desenvolver endocardite infecciosa (Capítulo 67). Outras infecções relativamente comuns nos usuários de drogas injetáveis incluem hepatite B, hepatite C e infecção pelo HIV.

#### Adulterantes

As substâncias que são compradas e vendidas ilicitamente são frequentemente adulteradas ou *misturadas* com outros produtos de aspecto semelhante, com a intenção de aumentar a margem de lucro do traficante. Por exemplo, substâncias brancas em pó são tipicamente adicionadas à cocaína e à heroína pelos traficantes para diluir sua pureza. Alguns desses adulterantes podem, por sua vez, causar distúrbios clínicos.[3] Às vezes, essas complicações ocorrem em virtude da toxicidade combinada do adulterante e da via de administração. Assim, por exemplo, um paciente pode ter granulomas no pulmão ou no fígado como resultado do uso de talco; o talco é comumente adicionado à heroína de rua e também pode causar dificuldades em usuários que esmagam comprimidos farmacêuticos contendo talco (p. ex., opioides) e, em seguida, os injetam. Outros adulterantes comuns nas drogas de rua incluem quinino (frequentemente usado com heroína) e lidocaína ou levamisol (frequentemente adicionado à cocaína), mas materiais tóxicos como estricnina e vidro fosco já foram encontrados em amostras de drogas de rua, levando a graves sequelas médicas. Nos últimos anos, um opioide extremamente poderoso, a fentanila, passou a ser usado como adulterante (p. ex., adicionado à heroína) ou como substituto de outros opioides, como a oxicodona. Na verdade, estimou-se que a fentanila foi responsável por 41% das mortes por *overdose* de heroína no período de 2012-2014.[4]

### Questões de estilo de vida

Muitos pacientes com transtornos por uso de substâncias se expõem a múltiplos riscos devido a intoxicação, participação em atividades ilegais perigosas e associação com indivíduos potencialmente violentos. Como resultado, esses indivíduos apresentam taxas elevadas de lesões traumáticas e correm maior risco de serem vítimas de agressão, homicídio ou suicídio. O suicídio é muito mais comum nos indivíduos com transtornos por uso de substâncias do que na população em geral; isso pode estar relacionado a uma combinação dos efeitos da intoxicação aguda, a alta prevalência de depressão nesses indivíduos e a maior taxa de transtorno de personalidade antissocial nesta população, que está associada a propensão à impulsividade, correr riscos e violência. Embora seja bem conhecido que a intoxicação pode levar a acidentes de veículos motorizados, a intoxicação também é um fator de risco para se tornar uma vítima do veículo de outro indivíduo; um estudo relatou que um terço dos pedestres mortos por veículos motorizados tem álcool no sangue, talvez um reflexo da combinação de correr riscos, julgamento inadequado e coordenação motora prejudicada que pode ocorrer durante os períodos de intoxicação.

### TRATAMENTO

#### Princípios gerais do tratamento

Os transtornos por uso de substâncias representam um grupo heterogêneo de transtornos. Estes são baseados no tipo de substância(s) usada(s); frequência e quantidade de uso; gravidade das consequências médicas, comportamentais e sociais; existência e gravidade de doenças clínicas e psiquiátricas associadas e motivação para mudar. O tratamento, portanto, exige avaliação clínica e psiquiátrica cuidadosa, incluindo anamnese detalhada em relação ao uso de substâncias e exames laboratoriais. Muitas vezes é útil obter a ajuda de um membro da família ou outro indivíduo significativo (com a permissão do paciente) para coletar dados para a anamnese. As síndromes de intoxicação e abstinência precisam ser tratadas agudamente; o tratamento a longo prazo envolve ajudar o paciente a reduzir ou, idealmente, a se abster de substâncias de abuso e, assim, melhorar o funcionamento geral.

Medicamentos aprovados pela Food and Drug Administration (FDA) dos EUA estão disponíveis apenas para uso abusivo de opioides e nicotina (a nicotina é discutida no Capítulo 29). No entanto, os pesquisadores estão estudando ativamente vários compostos para o tratamento de outras drogas de abuso, sobretudo estimulantes e maconha. Os tratamentos comportamentais são extremamente importantes para os transtornos por uso de substâncias. Vários tratamentos comportamentais têm uma base substancial de evidências que apoiam sua eficácia; isso inclui terapia cognitivo-comportamental, terapia de aprimoramento motivacional, terapia de gerenciamento de contingências (também chamada de incentivo motivacional), terapia de facilitação de 12 etapas e terapia comportamental de casais. Além do tratamento profissional, grupos de apoio de pares, como os Alcoólicos ou Narcóticos Anônimos, orientados para 12 etapas, e outros grupos, como o SMART Recovery, podem ser extremamente úteis para facilitar a recuperação de problemas por abuso de drogas.

## PRINCIPAIS DROGAS DE ABUSO

### Opioides

Durante séculos, os opioides foram uma parte essencial da farmacopeia médica, principalmente em razão de sua capacidade de tratar a dor, mas também em virtude de suas propriedades antitussígenas e antidiarreicas. Infelizmente, os opioides também são euforizantes poderosos e, portanto, apresentam risco substancial de abuso. Embora o próprio ópio tenha sido usado por séculos, o isolamento da morfina e da codeína a partir do ópio no século XIX, junto com a introdução da agulha hipodérmica, levou ao aumento da prevalência do uso de opioides intravenosos. Ironicamente, a heroína foi introduzida perto do final do século XIX como um tratamento para o vício em morfina.

Os opioides podem ser divididos em quatro categorias: alcaloides naturais do ópio, incluindo ópio, morfina e codeína; derivados semissintéticos de morfina, incluindo heroína e oxicodona; opioides sintéticos não derivados da morfina, incluindo metadona e meperidina; e preparações contendo opioides, tais como elixir de hidrato de terpina.

#### EPIDEMIOLOGIA

O transtorno por uso de opioides representa um problema significativo de saúde pública e é responsável não apenas por muitas admissões para tratamento, mas também pelo aumento da taxa de mortalidade na última década; de acordo com o CDC dos EUA, as *overdoses* por opioides foram responsáveis por mais de 33.000 mortes em 2015, ou seja, o número quadruplicou desde 1999. Atualmente, os opioides são os medicamentos prescritos mais usados de modo indevido. A maioria dos indivíduos que usa analgésicos opioides dessa forma relata que os obteve inicialmente de um amigo ou parente. Portanto, é provável que alguns desses indivíduos tenham, por exemplo, usado um opioide de um parente para o tratamento de uma condição dolorosa temporária, como uma enxaqueca. No entanto, o número de indivíduos que procuram tratamento como resultado de transtorno do uso de analgésicos opioides aumentou dramaticamente nas últimas duas décadas. Embora as *overdoses* com opioides prescritos sejam mais comuns do que com heroína, as mortes por *overdose* de heroína têm aumentado rapidamente nos últimos anos.[5] Os fatores que têm sido vinculados ao aumento nas mortes por *overdose* de heroína incluem a mudança de alguns usuários de opioides de prescrição não medicinal para a heroína em resposta a menor disponibilidade e maior custo de opioides de prescrição e aumento do uso de fentanila como adulterante na heroína.[6]

#### BIOPATOLOGIA

Os opioides são prontamente absorvidos após administração oral, intranasal ou por fumo ou injeção. A heroína, que é quase imediatamente convertida em morfina no fígado, é mais comumente injetada, mas pode ser fumada ou usada por via intranasal.

Os opioides se ligam a receptores opioides específicos e, em seguida, exercem seus efeitos. Os principais subtipos de receptores opioides foram identificados e bem descritos. A maioria dos opioides comumente usados liga-se como agonista ao receptor $\mu$ e, tipicamente, provoca os efeitos mais comumente associados aos opioides: miose, depressão respiratória, analgesia, euforia e sonolência. Os opioides que se ligam ao receptor $\kappa$, ao contrário dos agonistas do receptor $\mu$, frequentemente provocam disforia em vez de euforia. Os outros dois receptores, $\delta$ e N/OFQ-receptores, não parecem desempenhar um papel significativo conhecido nos transtornos por uso de opioides.

Os analgésicos opioides são habitualmente ingeridos, mas podem ser modificados para serem usados por uma via de administração diferente. Isso é particularmente comum com as preparações de liberação prolongada, algumas das quais podem ser alteradas mastigando o comprimido (o que facilita a liberação rápida do opioide) ou esmagando-o, dissolvendo-o em água e, em seguida, injetando-o ou usando-o por via intranasal.

#### MANIFESTAÇÕES CLÍNICAS

A resposta inicial à administração de heroína, principalmente quando usada por via intravenosa, é uma "onda", muitas vezes descrita como orgástica, que dura de 30 a 60 segundos. Essa sensação geralmente é seguida por uma profunda sensação de relaxamento que às vezes é chamada de "embrulhar-se em um algodão morno". Durante esse período, o usuário geralmente se sente sonolento e pode parecer que está "balançando a cabeça", com confusão mental e uma sensação de tranquilidade. Ocorrem redução da frequência respiratória, junto com a miose; redução da contratilidade dos músculos lisos e secreções reduzidas no estômago, pâncreas e vias biliares. Assim, podem ocorrer constipação intestinal e hesitação urinária. O prurido ocorre comumente durante a intoxicação por opioides. Muitos indivíduos sentem náuseas e vômitos no uso inicial, embora a tolerância a esse efeito tenda a se desenvolver com o tempo. A tolerância também ocorre para alguns outros efeitos muito rapidamente, sobretudo as propriedades analgésica, depressora respiratória e euforizante dos opioides. Por outro lado, ocorre relativamente pouca tolerância à constipação intestinal ou à constrição pupilar. É importante estar ciente, então, de que a miose é manifestação do uso de opioides, mas não é diagnóstica de uso excessivo ou intoxicação por opioides.[7]

### Dependência física

A dependência física de opioides leva a uma síndrome de abstinência característica, cujos principais sinais incluem elevação da frequência cardíaca e da pressão arterial, midríase, cólicas abdominais, sudorese, arrepios, rinorreia, lacrimejamento e desconforto gastrintestinal, sobretudo diarreia, náuseas e vômitos. A insônia é comum, sobretudo dificuldade para adormecer; esta é frequentemente a queixa mais duradoura dos indivíduos que sofrem de abstinência de opioides. Bocejos, espasmos musculares e dificuldade de regular a temperatura corporal também são comuns. A gravidade da abstinência é extremamente variável, dependendo da dose de opioide usada, da duração do uso e de fatores individuais. Para os opioides de curta ação, como heroína e hidrocodona, os primeiros estágios de abstinência tipicamente ocorrem cerca de 6 a 12 horas após o último uso. Os picos dos sinais/sintomas tendem a ocorrer 48 a 72 horas após a última dose, e a maioria das manifestações clínicas geralmente desaparece em 7 a 10 dias. Para os opioides de ação mais longa, como a metadona, cada um desses períodos de tempo associados à retirada de opioides de ação curta deve ser aproximadamente dobrado ou triplicado.

### Outras complicações clínicas

As complicações clínicas sérias mais comuns que ocorrem com o uso de opioides (exceto *overdose* e transtorno do uso de opioides em si) estão tipicamente relacionadas a outros fatores que não os próprios opioides, sobretudo uso de agulhas e adulterantes; estes foram discutidos anteriormente. As condições clínicas comuns nos usuários de heroína incluem hepatite B, hepatite C, endocardite infecciosa, granulomatose por talco,[7b] infecção pelo HIV, celulite e abscessos, todos tipicamente relacionados ao uso de agulhas.

Uma complicação não infecciosa importante que tem sido relatada nos transtornos por uso de opioides é a alteração do sistema de condução cardíaca, com prolongamento do intervalo QT; isso pode levar a arritmias potencialmente graves, incluindo *torsade de pointes*. Essa complicação foi observada principalmente com metadona, especialmente em altas doses.

Dor crônica é comum em indivíduos com transtornos por uso de opioides, não apenas naqueles que receberam opioides para o tratamento da dor. Dor pode ocorrer nesses indivíduos por muitos motivos. Além da possibilidade de que uma condição dolorosa crônica tenha levado ao uso de opioides em primeiro lugar, é mais provável que os dependentes de opioides sofram acidentes, violência e outras formas de traumatismo físico que poderiam provocar dor crônica. Também há algumas evidências de que o uso crônico de opioides possa levar à hiperalgesia, embora haja alguma controvérsia a respeito desse assunto. Como acontece com todos os transtornos por uso de substâncias, as doenças psiquiátricas (sobretudo transtornos de humor) são mais comuns em indivíduos com transtornos por uso de opioides do que na população em geral. Além disso, o uso de múltiplas substâncias é comum em pacientes com transtornos de uso de opioides, principalmente nos usuários de heroína. Na verdade, o uso de mais de uma substância psicoativa é mais regra do que exceção na maioria dos transtornos por uso de substâncias. O uso de benzodiazepínicos junto com opioides foi associado a risco maior de *overdose*.[8]

## TRATAMENTO

### Abstinência de opioides

A desintoxicação de opioides pode ser realizada trocando os pacientes de sua droga de abuso atual (p. ex., heroína, hidrocodona) para metadona ou buprenorfina e, em seguida, diminuindo essa medicação.[9] Embora os detalhes para realizar isso variem, um método comumente usado em ambientes hospitalares é administrar metadona 10 mg VO sempre que um paciente apresentar sinais objetivos de abstinência de opioides (p. ex., midríase, taquicardia, hipertensão arterial sistêmica e sudorese). Esse processo pode ser repetido a cada 2 a 4 h por 24 h após a dose inicial; a dose total de metadona administrada nesse período de 24 h é a *dose de estabilização*, que, habitualmente, não deve exceder 40 mg. A dose de estabilização é, então, reduzida em 5 mg/dia até que a desintoxicação seja concluída.

A buprenorfina também pode ser usada com sucesso para a desintoxicação de opioides;[A1] os pacientes que demonstram sinais objetivos de abstinência de opioides (geralmente medidos com uma escala de gravidade de abstinência padronizada, como a Clinical Opiate Withdrawal Scale) podem ser estabilizados com buprenorfina durante um período de 1 a 2 dias; a redução subsequente das doses de buprenorfina pode ocorrer imediatamente ou após um período de estabilização com esta droga.[10] A dose de buprenorfina dependerá de o medicamento ser usado para desintoxicação em alguns dias ou para estabilização por um período mais longo ou tratamento de manutenção. Já foi relatado que o tramadol de liberação prolongada é mais efetivo do que a clonidina e é comparável à buprenorfina na redução dos sinais/sintomas de abstinência de opioides.[A2]

### Tratamento mais prolongado da dependência de opioides

Três medicamentos efetivos são aprovados pela FDA para o tratamento da dependência de opioides: metadona (um agonista de opioide completo), buprenorfina (um agonista parcial) e naltrexona (um antagonista de opioide).[10b] A metadona tem sido usada com sucesso para desintoxicação de opioides e tratamento de manutenção por muitos anos.[A3] Ao contrário da buprenorfina e da naltrexona, que podem ser prescritas por médicos em seus consultórios (embora os médicos que desejam prescrever a buprenorfina para o tratamento de transtorno do uso de opioides devam receber treinamento especializado e certificação para fazê-lo), a metadona está disponível para o tratamento do uso de transtorno de opioides apenas em programas de tratamento especialmente licenciados. A metadona é um agonista do receptor μ de ação prolongada com um início lento dos efeitos de pico (tipicamente cerca de 2 a 6 h) e um início de ação lento, permitindo a administração 1 vez/dia. A metadona reduz a ânsia por opioides e induz tolerância cruzada, bloqueando ou atenuando, assim, os efeitos do uso de outros opioides. Embora a dose terapêutica de metadona para determinado indivíduo possa variar, doses de 60 mg ou mais mostraram-se tipicamente mais efetivas do que doses mais baixas; há alguma evidência de que doses ainda mais altas (p. ex., 80 mg/dia ou mais) sejam mais efetivas do que 60 mg. O tratamento com metadona comprovadamente reduz o uso de opioides, aumenta o emprego, diminui o comportamento criminoso e reduz a taxa de desenvolvimento da infecção pelo HIV.

Quando um paciente inscrito em um programa de tratamento com metadona sente dor aguda (p. ex., no período pós-operatório) exigindo analgesia opioide, o paciente deve continuar a receber a dose de tratamento de manutenção com metadona para a drogadição e deve receber um opioide diferente para o tratamento da dor (Capítulo 27) ou, se a metadona adicional for o analgésico de escolha, ela deve ser administrada a cada 6 a 8 h, além da dose diária usual para o transtorno por uso de opioides. Antes de administrar metadona, no entanto, é uma boa ideia confirmar a dose de metadona com o programa de tratamento do paciente. O fato de o paciente estar recebendo metadona todos os dias não elimina a necessidade de analgesia opioide. Na verdade, muitos pacientes que recebem tratamento com metadona para transtorno por uso de opioides irão necessitar de uma dose de opioides que é relativamente alta como resultado da tolerância cruzada com outros agentes opioides.

Nos EUA, a *Drug Addiction Treatment Act* de 2000 revolucionou o tratamento do transtorno por uso de opioides, possibilitando a aprovação do agonista de opioide parcial buprenorfina para o tratamento da dependência e viabilizando o tratamento com buprenorfina em consultórios médicos e não apenas em programas de tratamento especializado para opioides.[b]

---

[b]N.R.T.: No Brasil a RDC nº 169/2017, publicada no *Diário Oficial da União* de 17 de agosto de 2017, alterou o tipo de receita médica exigida para a compra de medicamentos contendo buprenorfina na forma farmacêutica de adesivos transdérmicos em matriz polimérica adesiva, ou seja, sem reservatório de substância ativa.

Com a publicação da norma, estes medicamentos passaram a ser sujeitos à prescrição em RECEITA DE CONTROLE ESPECIAL em 2 (duas) vias e não mais à prescrição em Notificação de Receita "A" (amarela). A norma flexibilizou o tipo de receituário, tendo em vista as características farmacológicas e da tecnologia farmacêutica do produto, além dos dados de monitoramento da segurança de uso deste tipo de medicamento no Brasil. As vendas de buprenorfina na forma de adesivos continuarão a ser registradas no sistema eletrônico de controle de medicamentos da Anvisa, Sistema Nacional de Gerenciamento de Produtos Controlados (SNGPC). A alteração de receituário entrou em vigor no dia 16 de setembro de 2017.

A buprenorfina, um antagonista parcial dos receptores µ e antagonista dos receptores κ, tem um perfil de segurança mais favorável do que a metadona devido às suas propriedades agonistas parciais. A depressão respiratória, que pode ser induzida por agonistas completos e é responsável por algumas mortes por *overdose*, é muito menos provável de ocorrer com a buprenorfina porque suas propriedades agonistas parciais causam um patamar de efeitos opioides à medida que a dose aumenta. A buprenorfina é administrada por via sublingual, na forma de comprimido ou filme, para o tratamento de transtorno por uso de opioides, seja como buprenorfina sozinha (às vezes referida como monoterapia) ou (mais comumente, nos EUA) como um produto de combinação buprenorfina e naloxona; a naloxona é adicionada para desencorajar os usuários a dissolver e injetar o medicamento porque a naloxona no produto combinado precipita a síndrome de abstinência se for injetada enquanto o paciente usa outros opioides. A buprenorfina demonstrou ser efetiva tanto para a desintoxicação de opioides quanto para o tratamento de manutenção. Ensaios randomizados mostraram que o tratamento prolongado com buprenorfina-naloxona produziu desfechos muito melhores em comparação com a desintoxicação a curto prazo em jovens viciados em opioides com idade entre 15 e 21 anos.[A4] O início desta combinação em pacientes dependentes de opioides atendidos em um departamento de emergência também foi melhor do que o encaminhamento para tratamento ou uma intervenção breve seguida por encaminhamento para tratamento facilitado para reduzir o uso subsequente de instalações de tratamento para dependência de pacientes internados.[A5] As doses típicas de 12 a 16 mg de buprenorfina sublingual por dia parecem ser tão efetivas quanto a metadona em doses de até aproximadamente 60 mg/dia. A buprenorfina também é efetiva no tratamento de manutenção da dependência de heroína,[A6] mas os indivíduos que precisam de doses muito mais altas de metadona respondem melhor a esse agente do que à buprenorfina.[A7] Para tratar de problemas de adesão, desvio e uso não medicinal, uma formulação implantável de buprenorfina aprovada pela FDA pode fornecer um nível baixo e estável do medicamento que perdura por 1 mês[7b] ou por até 6 meses.

A naltrexona, um antagonista de opioide puro, bloqueia os efeitos (incluindo euforia) dos opioides. Como resultado, os indivíduos em uso de naltrexona devem ter um desejo reduzido de usar opioides porque eles não terão o efeito desejado. Quando usada VO (50 mg/dia) ou em sua forma de ação prolongada (380 mg IM a cada 4 semanas), a naltrexona é extremamente efetiva na supressão do uso ilícito de opioides. Um ensaio clínico randomizado em pacientes ambulatoriais dependentes de opioides prescritos também demonstrou a efetividade da manutenção com naltrexona após redução gradual da buprenorfina.[A8] No entanto, a naltrexona tradicionalmente sofre de baixa aceitabilidade; poucos pacientes se interessaram em serem tratados com naltrexona oral. Além disso, entre aqueles que inicialmente aceitam esse tratamento, o índice de abandono é extremamente alto. Uma vantagem da naltrexona injetável de liberação prolongada é que ela pode mitigar a tradicionalmente baixa adesão associada à formulação oral; a naltrexona pode ser um medicamento útil para pacientes que desejam (seja como resultado de pressão externa ou por motivação interna) usá-la, como aqueles envolvidos no sistema de justiça criminal.[A9]

A metadona, a buprenorfina e a naltrexona não foram concebidas para serem administradas isoladamente, mas devem ser administradas em conjunto com o tratamento comportamental para serem efetivas. Está bem demonstrado que a administração da metadona na ausência de aconselhamento é uma abordagem de tratamento inadequada; menos se sabe sobre a combinação ideal de buprenorfina e aconselhamento. Vários estudos demonstraram que o aconselhamento fornecido no consultório médico pode ser efetivo em conjunto com o tratamento com buprenorfina, sugerindo que os clínicos gerais treinados para usar buprenorfina podem tratar efetivamente pelo menos alguns pacientes com dependência de opioides em seus consultórios com uma combinação de buprenorfina e aconselhamento.[11]

## Estimulantes do sistema nervoso central: cocaína e anfetaminas

Os dois estimulantes do SNC mais importantes, cocaína e anfetamina (incluindo metanfetamina),[12] têm fontes diferentes; a cocaína é extraída das folhas da coca, enquanto a anfetamina é um composto sintético. No entanto, ambas induzem atividade psicoativa semelhante quando são usadas ilicitamente e podem provocar consequências adversas semelhantes. A anfetamina tem sido usada ao longo dos anos para tratar a obesidade e combater a fadiga e a depressão. A cocaína ainda é usada como anestésico tópico para cirurgia otorrinolaringológica (ORL). Ironicamente, sua ação vasoconstritora, responsável por muitas das complicações clínicas relacionadas à cocaína descritas posteriormente, pode ser valiosa para os cirurgiões em razão da redução resultante do fluxo sanguíneo no campo operatório. Embora a cocaína não tenha sido extraída da folha de coca até o século XIX, as folhas de coca foram mascadas por mais de 1.500 anos para fins medicinais e religiosos, bem como para combater a fadiga relacionada ao trabalho. Sigmund Freud foi um dos principais defensores da cocaína, tanto exaltando suas propriedades psicoativas quanto descobrindo sua capacidade de aliviar a dor, o que acabou levando à sua descoberta como o primeiro anestésico local. A cocaína era vista no final do século XIX como uma "panaceia" e foi incluída em vários produtos comerciais, bem como na Coca-Cola. A *Harrison Narcotic Act* de 1914 restringia o uso de cocaína, e a droga não era amplamente usada até o final dos anos 1970, quando houve um ressurgimento do uso de cocaína nos EUA.

Como a cocaína, a anfetamina foi sintetizada pela primeira vez no final do século XIX. Foi usada para fins clínicos pela primeira vez na década de 1920. Os relatos de abuso de anfetaminas ocorreram pela primeira vez na década de 1930, com epidemias intermitentes desde então. Nos últimos anos, o abuso de metanfetaminas tornou-se particularmente prevalente e preocupante nos EUA, com concentração particularmente alta de seu uso nos estados do meio-oeste e oeste, incluindo o Havaí.

A cocaína pode ser usada por via intranasal, por injeção intravenosa ou fumando. O cloridrato de cocaína, que é a forma da droga usada na terapêutica médica, é um composto hidrossolúvel que pode ser usado por via intranasal ("aspirado") ou injetado. Adicionar um composto alcalino como o bicarbonato de sódio a uma solução aquosa de cloridrato de cocaína produz um composto semelhante a uma pedra conhecido como *crack*, que pode ser fumado. Fumar cocaína provoca o início de intoxicação mais rápido (6 a 10 segundos) e o período mais curto de efeito da droga (10 a 15 minutos). A metanfetamina também pode ser usada de várias maneiras – por via oral, fumando ou por via intravenosa. Os efeitos da metanfetamina duram muito mais do que os promovidos pela cocaína; manifestações psiquiátricas, como a paranoia, que tipicamente duram apenas algumas horas em usuários de cocaína, podem persistir por dias a semanas após o uso da metanfetamina e, ocasionalmente, podem resultar em um estado psicótico crônico.

### EPIDEMIOLOGIA

Em 2015, aproximadamente 1,9 milhão de indivíduos, ou 0,7% da população dos EUA, relataram uso de cocaína no mês anterior. Desses usuários de cocaína no mês anterior, 21% (394.000) usaram *crack*. A cocaína e a metanfetamina tiveram, cada uma, a terceira maior taxa de transtorno por uso de drogas em 2015 (atrás dos opioides e da maconha).

### BIOPATOLOGIA

Tanto a cocaína quanto a anfetamina aumentam o acúmulo e a atividade de neurotransmissores específicos na fenda sináptica, incluindo dopamina, norepinefrina e serotonina. Acredita-se que a cocaína exerça esse efeito ligando-se ao transportador de dopamina. Acredita-se que o aumento da atividade dopaminérgica, particularmente no núcleo *accumbens*, seja responsável pelos efeitos de reforço da cocaína. As anfetaminas parecem aumentar o nível de dopamina na fenda sináptica principalmente por estimular a liberação de dopamina pré-sináptica em oposição ao bloqueio da recaptação.

### MANIFESTAÇÕES CLÍNICAS

Tanto a cocaína quanto as anfetaminas provocam de forma confiável euforia, excitação, um senso de iniciativa, autoconfiança aumentada (às vezes ao ponto da grandiosidade) e, em alguns casos, estimulação sexual. Com doses mais altas, os usuários podem se sentir "ligados", uma síndrome caracterizada por ansiedade, irritabilidade e talvez paranoia. A abstinência de qualquer um desses agentes leva a efeitos opostos aos da intoxicação: aumento do apetite, hipersonia e depressão, que ocasionalmente são graves. As complicações clínicas associadas ao uso de cocaína estão relacionadas a uma combinação da atividade estimulante da cocaína (aumento da frequência cardíaca e da pressão arterial) e suas propriedades vasoconstritoras. As complicações locais que resultam da atividade vasoconstritora da droga incluem ulcerações da mucosa nasal, perfuração do septo nasal e diminuição da capacidade de difusão pulmonar. As complicações sistêmicas incluem infarto do miocárdio, hemorragia intracraniana, convulsões tônico-clônicas (como resultado de intoxicação, não de abstinência) e taquiarritmias ventriculares, que podem ser responsáveis por morte súbita. Os médicos que atendem um paciente em um departamento de emergência em virtude de uma convulsão inexplicada devem considerar o uso de drogas como causa potencial. (Não apenas a cocaína, mas também a intoxicação por fenciclidina e meperidina podem causar convulsões, assim como a abstinência de sedativo-hipnótico ou álcool.) Um exame toxicológico sérico ou urinário é, portanto, uma ferramenta diagnóstica importante em tal situação.

## TRATAMENTO

O tratamento dos transtornos por uso de estimulantes consiste principalmente em terapias comportamentais, incluindo terapia individual e em grupo e grupos de autoajuda. Formas específicas, como terapia cognitivo-comportamental, aconselhamento individual segundo um modelo com 12 etapas e tratamento comportamental em que os pacientes são reforçados por desfechos positivos (p. ex., exames de urina sem drogas), foram considerados bem-sucedidos. Numerosas pesquisas foram realizadas em busca de um tratamento farmacológico efetivo para a dependência de estimulantes, mas ainda não há medicamento que tenha sido consistentemente considerado efetivo o suficiente para garantir a aprovação da FDA para esse propósito.

## Agentes sedativo-hipnóticos e ansiolíticos

Os benzodiazepínicos e outros medicamentos sedativo-hipnóticos e ansiolíticos, como barbitúricos e zolpidem, são frequentemente prescritos para o tratamento da ansiedade e dos transtornos do sono. Embora esses fármacos tenham estruturas químicas muito diferentes, são agrupados de acordo com suas aplicações terapêuticas. A maioria desses agentes age no receptor do ácido γ-aminobutírico (GABA) do tipo A e pode causar dependência física e tolerância tanto disposicional quanto farmacodinâmica.

Como os benzodiazepínicos são, de longe, os sedativos-hipnóticos mais prescritos, eles também são os mais amplamente usados em excesso. Existem dois padrões principais de abuso de benzodiazepínicos. Muitos indivíduos que acabam por abusar desses medicamentos inicialmente receberam uma receita legítima de benzodiazepínicos para o tratamento da ansiedade ou insônia. No entanto, uma combinação de tolerância e diminuição da efetividade do agente ao longo do tempo pode levar alguns indivíduos a aumentar a dose por conta própria. Em tais circunstâncias, as tentativas do médico para diminuir gradualmente a medicação do indivíduo podem ser muito difíceis.

Um segundo padrão de abuso de benzodiazepínicos ocorre em indivíduos que usam outras drogas de abuso, mais comumente opioides ou estimulantes. Por exemplo, muitos indivíduos que são dependentes de heroína ou outros opioides usam benzodiazepínicos para aumentar o efeito dos opioides ou atenuar os sintomas de abstinência aos mesmos. Tipicamente, esses indivíduos usam doses relativamente altas de modo intermitente de benzodiazepínicos e, portanto, muitos desses pacientes não desenvolvem dependência física aos mesmos, ao contrário da primeira categoria de pacientes, para os quais a dependência física é comum.

## TRATAMENTO

O tratamento de indivíduos que abusam de benzodiazepínicos depende, em certa medida, do padrão de abuso. Para indivíduos que têm transtorno de ansiedade e têm feito uso indevido de um medicamento prescrito de forma legítima, uma abordagem comum seria reduzir a quantidade de benzodiazepínicos e instituir um tipo diferente de tratamento, como um antidepressivo, juntamente com terapia cognitivo-comportamental. A redução gradual de um benzodiazepínico que um indivíduo está tomando por um período prolongado (às vezes muitos anos) é geralmente um processo lento, com monitoramento cuidadoso dos sintomas de abstinência (ansiedade, agitação psicomotora, insônia, taquicardia, palpitações). Como a abstinência de benzodiazepínicos, assim como a abstinência alcoólica, pode ocasionar uma convulsão, a retirada gradual é preferida. A maioria dos pacientes tolera uma redução da dose de benzodiazepínico inicialmente com relativamente pouca dificuldade. No entanto, como acontece com a maioria dos esquemas para abstinência de substâncias psicoativas, os indivíduos sentem maior desconforto no final da redução. Um motivo é que a redução percentual da dose na extremidade inferior de um esquema de redução continua a aumentar com o tempo; uma redução de 2 mg para 1,5 mg de clonazepam, por exemplo, é uma redução de 25%, enquanto a mesma redução da dose de 0,5 miligrama de 1 mg para 0,5 mg representa uma queda de 50%.

Para os pacientes que abusam de benzodiazepínicos como parte de um padrão de uso de múltiplas substâncias, a desintoxicação clínica do próprio benzodiazepínico muitas vezes é desnecessária; para esta população, as abordagens psicossociais que defendem a abstinência de todas as substâncias de abuso, em conjunto com a farmacoterapia apropriada conforme necessário (p. ex., no caso de transtorno por uso de opioides), são preferidas. No entanto, algumas mortes foram relatadas na França e em outros lugares como resultado da combinação de buprenorfina e benzodiazepínicos, geralmente usados por via parenteral. Portanto, os médicos que tratam de pacientes que abusam de opioides e benzodiazepínicos precisam estar atentos a essa questão ao considerar o uso de buprenorfina.

### Maconha

A maconha, que se refere às folhas e flores secas da planta *Cannabis sativa*, é utilizada há séculos por suas propriedades psicoativas e medicinais. A substância psicoativa responsável pelo "barato" da maconha é o $\Delta^9$-tetra-hidrocanabinol (THC); a concentração de THC aumentou de 1 a 3% em 1970 para quase 10% nos últimos anos.

#### EPIDEMIOLOGIA

A maconha é a substância psicoativa ilícita mais usada nos EUA; quase 120 milhões de americanos usaram maconha e aproximadamente 22 milhões relatam que usaram maconha no mês anterior à enquete. Com a tendência recente de legalização da maconha medicinal[13] e a legalização da maconha recreativa em alguns estados, esses números provavelmente aumentarão.

#### BIOPATOLOGIA

A maconha e outros canabinoides, como o haxixe (resina da *Cannabis* desidratada), exercem seus efeitos ligando-se aos receptores de canabinoides, dos quais dois são atualmente conhecidos. A ligação ao receptor $CB_1$, que está localizado principalmente no cérebro, parece ser responsável pelos efeitos psicoativos do THC, enquanto o receptor $CB_2$ pode estar associado a respostas do sistema imune.

#### MANIFESTAÇÕES CLÍNICAS

Quando a maconha é fumada, seus efeitos psicoativos ocorrem quase imediatamente, com intensidade máxima em aproximadamente 30 minutos; os efeitos tendem a desaparecer em 3 horas. A administração oral da maconha leva a início de ação retardado, mas os efeitos persistem por mais tempo. Como o THC é muito lipossolúvel, ele pode ser armazenado em reservas de gordura de usuários regulares por várias semanas, às vezes mais, com resultados positivos para THC em teste de urina. Os efeitos fisiológicos da intoxicação por maconha incluem aumento da frequência cardíaca e hiperemia conjuntival. Os efeitos psicológicos incluem sensação de euforia e bem-estar, afabilidade, aumento do apetite, percepção distorcida do tempo, comprometimento da memória a curto prazo e, às vezes, sensação de ter alcançado *insights* especiais. A maconha tem a capacidade de causar tolerância em usuários regulares, e alguns usuários regulares pesados apresentam sintomas de abstinência ao cessar o uso, incluindo irritabilidade, dificuldade para dormir e ansiedade.

## TRATAMENTO

O evento adverso agudo mais comum que ocorre em fumantes de maconha é a sensação de pânico agudo, mais comum em fumantes inexperientes, quando o nível de intoxicação do usuário é maior do que o esperado e este perde o controle. A melhor forma de lidar com esse evento consiste em tranquilizar o usuário de que os efeitos vão desaparecer gradativamente. O recente aumento na potência da *Cannabis* (os níveis de THC nas plantas aumentaram da média de 4% em 1995 para 12% em 2014) eleva a probabilidade de reações adversas. Evidências recentes mostraram que o uso de *Cannabis*, especialmente durante a adolescência, aumenta a probabilidade de desenvolvimento de déficits neuropsicológicos e, em alguns casos, de um transtorno psicótico como a esquizofrenia mais tarde na vida.

Em comparação com o álcool etílico, os opioides e os estimulantes, é relativamente incomum os indivíduos buscarem tratamento para o transtorno por uso de maconha (Cannabis). No entanto, essa situação mudou gradativamente nos últimos anos, e um número cada vez maior de indivíduos tem procurado tratamento em razão da dificuldade em interromper o uso da maconha. Não há medicamentos aprovados pela FDA para o tratamento do transtorno por uso de maconha. Abordagens psicossociais semelhantes às usadas em outros transtornos por uso de substâncias são atualmente o tratamento de escolha.

## Alucinógenos

Os alucinógenos são um grupo de substâncias sintéticas e de origem vegetal que provocam basicamente alterações da percepção visual, tais como ilusões e alucinações, juntamente com alteração da percepção de estímulos externos; eventos comuns podem parecer importantes para os indivíduos enquanto estão sob a influência desses agentes. Os alucinógenos mais comuns são dietilamida do ácido lisérgico (LSD), mescalina e psilocibina. A metileno dioximetanfetamina (MDMA), também conhecida como *ecstasy*, é um estimulante leve e tem propriedades potencialmente alucinógenas e, portanto, às vezes é classificada com os alucinógenos e, às vezes, como estimulante.

### EPIDEMIOLOGIA
Aproximadamente 1,2 milhão de indivíduos nos EUA relatam ter usado um alucinógeno no mês anterior; LSD é o alucinógeno mais usado.

### BIOPATOLOGIA
Acredita-se que o LSD exerça sua ação por meio da atividade agonista da serotonina, particularmente no receptor $5\text{-HT}_{2A}$. Outros neurotransmissores também podem estar envolvidos na atividade alucinógena. Os alucinógenos provocam tolerância em questão de dias, mas não provocam dependência física.

### MANIFESTAÇÕES CLÍNICAS
Além de seus efeitos na percepção e no comportamento, os alucinógenos podem ter efeitos simpatomiméticos, como taquicardia, elevação da pressão arterial e da temperatura corporal e dilatação pupilar. Hiper-reflexia e fraqueza muscular também podem ser observadas. A consequência clínica mais comum do uso de alucinógenos é a hipertermia, que pode ocorrer mais comumente em usuários de MDMA.

O evento adverso psicológico agudo mais comum, semelhante à maconha, é o sentimento de pânico pela percepção de perda de controle resultante da intoxicação; como é o caso da maconha, é mais provável que isso ocorra em usuários inexperientes. Alguns usuários de alucinógenos desenvolvem sintomas psicóticos que não remitem após o término do efeito da substância. O uso de alucinógenos também pode levar a dificuldades de percepção a longo prazo. Quando isso ocorre, um retorno espontâneo de sintomas muito breves induzidos por alucinógenos, muito tempo depois do efeito do medicamento, é conhecido como *flashback*. Pode-se dizer que os indivíduos com dificuldades de percepção muito mais generalizadas têm *transtorno de percepção persistente por alucinógeno*, que às vezes é bastante incapacitante.

### TRATAMENTO

O tratamento sintomático é focado nas sequelas clínicas e psiquiátricas adversas específicas descritas anteriormente. Se um episódio psicótico que ocorre após o uso de um alucinógeno persistir ao longo do tempo, ele será tratado como qualquer outro transtorno psicótico. Não existe tratamento específico para o transtorno por uso de alucinógenos e é incomum que os indivíduos procurem tratamento especificamente porque desejam parar de usar alucinógenos.

## Fenciclidina

A fenciclidina (PCP) foi originalmente desenvolvida como anestésico geral em seres humanos, mas seu uso para esse fim foi interrompido na década de 1960 porque frequentemente causava psicose e alucinações no período pós-operatório. Aproximadamente 120.000 indivíduos relataram o uso de fenciclidina durante 2011. Doses baixas de fenciclidina podem provocar sinais/sintomas que se assemelham à intoxicação alcoólica, com fala arrastada, ataxia e sensação subjetiva às vezes descrita como "sensação de morte". A intoxicação por PCP geralmente é acompanhada por aumento do tônus muscular, hiper-reflexia, nistagmo e ataxia.

O consumo de altas doses de PCP tem graves consequências clínicas e psiquiátricas. Os usuários de altas doses podem apresentar psicose, catatonia e comportamento extremamente violento. As sequelas clínicas da intoxicação por PCP incluem rigidez muscular, convulsões, hipertermia, coma e, ocasionalmente, morte.

## Esteroides anabólicos androgênicos

Os esteroides anabólicos androgênicos (EAAs) diferem de outras substâncias descritas neste capítulo porque a motivação para o uso está tipicamente relacionada aos seus efeitos físicos e não aos efeitos comportamentais. Os EAAs, como a testosterona e seus análogos sintéticos, têm sido tradicionalmente usados principalmente para aumentar a força muscular e, portanto, o desempenho atlético, embora nos últimos anos um número crescente de indivíduos tenha usado esses agentes principalmente na tentativa de melhorar sua aparência física. Os EAAs podem ser prescritos por motivos clínicos legítimos; eles têm sido mais comumente utilizados para tratar a deficiência de testosterona em homens e, mais recentemente, para tratar síndromes debilitantes em pacientes com AIDS.

O abuso de EAAs pode causar vários transtornos clínicos e psiquiátricos, incluindo hipertensão arterial sistêmica, níveis elevados de colesterol ligado a lipoproteína de baixa densidade (LDL-colesterol), cardiomiopatia, hepatotoxicidade, acne, feminização (ginecomastia e tamanho testicular reduzido) em homens e masculinização (hirsutismo, redução do tecido mamário, voz mais grave) nas mulheres. Pesquisas recentes encontraram função ventricular esquerda reduzida e aterosclerose acelerada da artéria coronária em usuários regulares de esteroides.[14] Os efeitos comportamentais incluem agressividade (às vezes levando à violência) e prevalência aumentada de transtornos de humor. Não existe um tratamento específico para ajudar os indivíduos que abusam de esteroides anabolizantes a parar. As abordagens de tratamento comportamental comumente usadas para outros transtornos por uso de substâncias devem ser empregadas nessa população.

## CONCLUSÕES E DIREÇÕES FUTURAS

A epidemiologia em constante mudança do abuso de substância significa que a próxima década provavelmente apresentará novos desafios à medida que novas drogas de abuso se tornarem cada vez mais populares. A pesquisa recente se concentrou no desenvolvimento e na testagem de tratamentos farmacológicos e comportamentais efetivos para transtornos por uso de substâncias. O rastreamento desses transtornos na prática médica geral e a combinação de intervenções no consultório com encaminhamentos para tratamento de transtorno por uso de substâncias por especialistas, conforme indicado, podem levar a desfechos bem-sucedidos para muitos desses pacientes.

### Recomendações de grau A

A1. Gowing L, Ali R, White JM, et al. Buprenorphine for managing opioid withdrawal. *Cochrane Database Syst Rev*. 2017;2:CD002025.
A2. Dunn KE, Tompkins DA, Bigelow GE, et al. Efficacy of tramadol extended-release for opioid withdrawal: a randomized clinical trial. *JAMA Psychiatry*. 2017;74:885-893.
A3. Nielsen S, Larance B, Degenhardt L, et al. Opioid agonist treatment for pharmaceutical opioid dependent people. *Cochrane Database Syst Rev*. 2016;5:CD011117.
A4. Minozzi S, Amato L, Bellisario C, et al. Maintenance treatments for opiate-dependent adolescents. *Cochrane Database Syst Rev*. 2014;6:CD007210.
A5. D'Onofrio G, O'Connor PG, Pantalon MV, et al. Emergency department-initiated buprenorphine/naloxone treatment for opioid dependence: a randomized clinical trial. *JAMA*. 2015;313:1636-1644.
A6. Mattick RP, Breen C, Kimber J, et al. Buprenorphine maintenance versus placebo or methadone maintenance for opioid dependence. *Cochrane Database Syst Rev*. 2014;2:CD002207.
A7. Weiss RD, Potter JS, Fiellin DA, et al. Adjunctive counseling during brief and extended buprenorphine-naloxone treatment for prescription opioid dependence a 2-phase randomized controlled trial. *Arch Gen Psychiatry*. 2011;68:1238-1246.
A7b. Haight BR, Learned SM, Laffont CM, et al. Efficacy and safety of a monthly buprenorphine depot injection for opioid use disorder: a multicentre, randomised, double-blind, placebo-controlled, phase 3 trial. *Lancet*. 2019;393:778-790.
A8. Sigmon SC, Dunn KE, Saulsgiver K, et al. A randomized, double-blind evaluation of buprenorphine taper duration in primary prescription opioid abusers. *JAMA Psychiatry*. 2013;70:1347-1354.
A9. Lee JD, Friedmann PD, Kinlock TW, et al. Extended-release naltrexone to prevent opioid relapse in criminal justice offenders. *N Engl J Med*. 2016;374:1232-1242.

### REFERÊNCIAS BIBLIOGRÁFICAS

*As referências bibliográficas, bem como os outros materiais suplementares deste livro, encontram-se no GEN-IO, nosso ambiente virtual de aprendizagem.*

# AGENTES IMUNOMODULADORES
ANNE R. BASS E INEZ ROGATSKY

Mesmo com a disponibilidade de tratamentos biológicos direcionados (Capítulo 33), os medicamentos imunomoduladores sintéticos ainda são a base da terapia de muitas doenças autoimunes, incluindo artrite reumatoide (AR), artrite inflamatória juvenil, artrite psoriática e lúpus eritematoso sistêmico (LES) (Tabela 32.1). Quando usados para doenças reumáticas, são frequentemente chamados de agentes antirreumáticos modificadores de doenças (ARMDs). Biodisponíveis por via oral e relativamente com baixo custo, esses agentes têm como alvo processos intracelulares importantes para a sobrevida e/ou função das células imunes. Muitos, embora nem todos, desses agentes são imunossupressores; ou seja, predispõem os pacientes à infecção. Com exceção dos glicocorticoides, os agentes imunomoduladores sintéticos têm ação lenta, geralmente levando de 2 a 3 meses para ter efeito terapêutico. Alguns agentes imunomoduladores sintéticos são aprovados pela FDA para um grupo restrito de doenças, mas são usados mais amplamente na prática clínica. Por exemplo, o micofenolato de mofetila é aprovado pela FDA para a prevenção da rejeição de transplantes, mas é frequentemente usado para tratar o LES.

## GLICOCORTICOIDES

Introduzidos pela primeira vez na prática clínica no início da década de 1950, os glicocorticoides (GCs) permanecem entre as classes de medicamentos mais prescritos em todo o mundo, principalmente devido às suas propriedades imunossupressoras e anti-inflamatórias extremamente potentes e a um custo muito baixo. Apesar de sua eficácia, efeitos colaterais graves associados ao uso de glicocorticoides levaram à corrida por compostos semelhantes aos glicocorticoides *seletivos* e menos tóxicos; entretanto, nenhum desses glicocorticoides de nova geração já se tornou disponível. Uma diferença fundamental entre os GCs e outros medicamentos anti-inflamatórios é que eles são modelados a partir de hormônios esteroides produzidos endogenamente com inúmeras funções na fisiologia normal dos mamíferos. Portanto, os *efeitos adversos* de sua administração não são imprevistos; na verdade, refletem respostas esperadas dos sistemas biológicos que recebem esses hormônios além de seus níveis fisiológicos e independentemente do ciclo circadiano normal de secreção de glicocorticoides. Os GCs endógenos são produzidos a partir do colesterol pelo córtex suprarrenal junto com mineralocorticoides estruturalmente semelhantes (o termo unificador *corticosteroides* se refere a ambos os tipos de moléculas). Esses hormônios sinalizam via receptores de glicocorticoide e mineralocorticoide (GR e MR), respectivamente; no entanto, o principal glicocorticoide endógeno, o cortisol, consegue se ligar aos dois receptores. A maioria dos GCs sintéticos usados clinicamente têm afinidade muito maior para o GR.[1]

| Tabela 32.1 | Esquemas recomendados de diminuição gradual da dose de glicocorticoides, sujeitos à variabilidade individual e exigindo monitoramento da resposta clínica do paciente.* |
|---|---|
| **DOSE INICIAL DE PREDNISONA (OU EQUIVALENTE)** | **DIMINUIÇÃO PROGRESSIVA DA DOSE DIÁRIA** |
| > 40 mg/dia | 5 a 10 mg/dia a cada 1 a 2 semanas |
| 20 a 40 mg/dia | 5 mg/dia a cada 1 a 2 semanas |
| 10 a 19 mg/dia | 2,5 mg/dia a cada 2 a 3 semanas |
| 5 a 9 mg/dia | 1 mg/dia a cada 2 a 4 semanas |
| < 5 mg/dia | 0,5 mg/dia a cada 2 a 4 semanas |

*Os esquemas recomendados podem ser modificados para pacientes individuais, dependendo da doença e da duração do tratamento com glicocorticoides.
Adaptada de Guerrero Pérez F, Marengo AP, Villabona Artero CV. The unresolved riddle of glucocorticoid withdrawal. *J Endocrinol Invest*. 2017;40:1175-1181.

### Receptor de glicocorticoide

O gene humano GR (NR3C1) codifica a proteína GRα com 795 aminoácidos principal responsável pela maioria das atividades dos glicocorticoides e uma variante de *splice* GRβ que difere de GRα em seu terminal C exclusivo além do aminoácido 728 e não se liga a hormônio. A importância fisiológica da isoforma β tem sido debatida e, provavelmente, difere entre os tipos de células, dependendo da expressão da isoforma β; relatou-se que funciona como um inibidor negativo dominante de GRα em certos contextos. Além disso, o início da tradução alternativa de locais de GRα (doravante GR) pode dar origem a diferentes combinações de isoformas presentes em diferentes tecidos. A proteína GR é um membro da família de receptores nucleares – a maior família de fatores de transcrição de mamíferos. Após a ativação por seu ligante hormonal endógeno ou sintético, o GR ligado à proteína de choque térmico citoplasmático sofre alterações estruturais e se transloca para o núcleo da célula, onde se liga diretamente ao DNA – normalmente, uma sequência palindrômica específica conhecida como elemento de resposta a glicocorticoide – ou é ligado ao DNA por meio de proteínas: interações de proteínas com outros reguladores ligados ao DNA, sobretudo aqueles das famílias da proteína ativadora-1 (AP1) e do fator nuclear-κB (NF-κB) (Figura 32.1). Em cada caso, a GR pode ativar ou reprimir a transcrição. Normalmente, a ligação da GR a elementos de resposta de glicocorticoides palindrômicos convencionais leva à ativação de genes associados, enquanto a ligação a AP1/NF-κB reprime a transcrição de seus genes-alvo (Figura 32.1). As propriedades anti-inflamatórias e imunossupressoras dos glicocorticoides resultam tanto da ativação direta de anti-inflamatórios (IL10, fosfatase de especificação dupla [Dusp1], leucina-zíper induzível por glicocorticoides [GILZ], TNFAIP3/A20 e outros) e repressão de AP1-/ genes inflamatórios dirigidos por NF-κB.

As consequências extremamente amplas das ações dos GC derivam do fato de que a proteína GR é expressa essencialmente em todos os tipos de células do corpo. Em cada tipo de célula, a GR ativa e reprime centenas de genes que levam a efeitos fisiológicos específicos. Análises recentes de todo o genoma de ligação da GR e transcriptomas regulados por glicocorticoides revelaram um nível impressionante de especificidade nas ações da GR, em que mesmo em tipos de células intimamente relacionadas (p. ex., diferentes tipos de leucócitos), os genes regulados pela GR exibiram uma

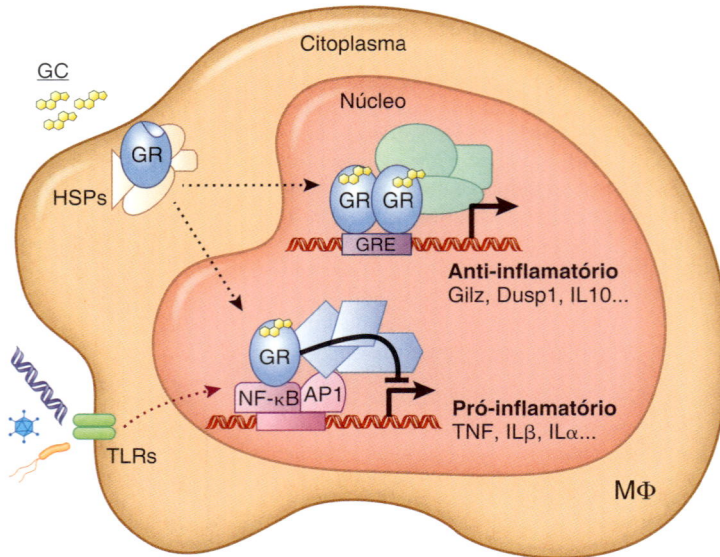

**FIGURA 32.1** Via de sinalização do receptor de glicocorticoide (GR). O GR sem ligante é citoplasmático e cercado por proteínas de choque térmico (HSPs) que mantém sua competência para conexão com o ligante. Quando conectado com o ligante, o GR sofre alteração estrutural, transloca-se para o núcleo e se associa a elementos de resposta genômica (GREs). Pode ligar-se especificamente a GREs palindrômicos (dois meios-locais hexaméricos cabeça a cauda [invertidos] separados por três pares de bases) ou ser preso ao DNA por interações de proteína: proteína com AP1 e NF-κB, os fatores de transcrição pró-inflamatórios efetores *downstream* de receptores do tipo Toll (TLRs). Em cada caso, várias proteínas coativadoras e correpressoras se associam com GR de modo específico para o local de ligação. Alguns genes ativados e reprimidos por GR em um macrófago (MΦ) por meio de ligação e conexão direta ao DNA, respectivamente, são listados. GC = glicocorticoide.

sobreposição de apenas 15%. Isso indicou que variáveis específicas da célula, como o envoltório de cromatina e acessibilidade à ligação do fator de transcrição, a composição das proteínas acessórias que interagem com GR (p. ex., coativadores e correpressores que se associam com GR em uma célula e modos de locais de ligação específicos) (Figura 32.1), juntamente com o estado fisiológico da célula, desempenham um papel importante na especificação da função dos glicocorticoides.

## Efeitos fisiológicos e farmacológicos dos glicocorticoides em diferentes tecidos

### Glicocorticoides e inflamação

O efeito mais conhecido dos GCs subjacente ao seu uso generalizado é a supressão da inflamação.[2] Isso decorre da redução dramática nas quantidades de citocinas inflamatórias (TNF, IL1α, IL1β, IL12p40, IL6), quimiocinas (Cxcl10, Ccl2, Ccl3, Ccl4, Ccl5) e moléculas de adesão celular (ICAM, ELAM), junto com outros mediadores da inflamação (como aqueles produzidos pela atividade da ciclo-oxigenase-2 [COX-2] e fosfolipase A2: prostaglandinas, leucotrienos e metabólitos do ácido araquidônico) produzidos por macrófagos, células endoteliais, fibroblastos e outros tipos de células. Essas mudanças transcricionais produzem um ambiente menos inflamatório, reduzindo o trânsito de leucócitos e linfócitos, bem como suas quantidades, devido à diminuição da proliferação e ao aumento da apoptose para certos subconjuntos de células. Deve-se notar que a apoptose mediada pela GR, especificamente de linfócitos imaturos e transformados, torna os glicocorticoides a droga de escolha para inúmeras neoplasias hematológicas.

Fisiologicamente, a produção de glicocorticoides em condições inflamatórias é desencadeada pela ativação do eixo hipotálamo-hipófise-suprarrenal (HHSR)[3] pela sinalização de citocinas inflamatórias quando os mecanismos locais de controle da inflamação falham. Este efeito é transitório e autolimitado devido a uma alça de *feedback* negativo de volta ao hipotálamo que suprime a atividade excessiva do eixo HHSR. Farmacologicamente, a administração prolongada ou de altas doses de glicocorticoides não é suscetível à inibição mediada pelo eixo HHSR e leva a imunossupressão e aumento da suscetibilidade a infecções. É importante notar que o efeito dos glicocorticoides nos tipos de células imunológicas não é indiscriminadamente supressor, mas modulador e geralmente favorece as respostas dos linfócitos Th2 ao mesmo tempo que suprime os linfócitos Th1; da mesma forma, os GCs inibem a função dos macrófagos inflamatórios ao mesmo tempo que promovem o comprometimento dos macrófagos com o fenótipo anti-inflamatório homeostático.

### Glicocorticoides e metabolismo no fígado, no tecido adiposo e nos músculos

Como o nome sugere, os GCs endógenos são mediadores críticos da glicose, bem como do metabolismo de lipídios e proteínas. No fígado, os GCs são essenciais para manter os níveis sanguíneos normais de glicose durante o jejum, o despertar e os períodos de estresse, em parte por aumentar a responsividade hepática ao glucagon. Isso ocorre por meio da estimulação da gliconeogênese (de fato, o GR ativa genes que codificam enzimas limitantes da taxa de gliconeogênese, como PEPCK). Os GCs também têm sido implicados na regulação do metabolismo dos ácidos graxos no fígado; no tecido adiposo, ambos aumentam a diferenciação dos adipócitos e diminuem a lipólise que, juntos, promovem o acúmulo de gordura. Finalmente, no músculo esquelético, os glicocorticoides inibem a síntese de proteínas enquanto promovem a proteólise para fornecer aminoácidos para a gliconeogênese.

Os efeitos sistêmicos compostos do excesso de glicocorticoide nos principais tecidos metabólicos – fígado, tecido adiposo e músculo – são talvez mais bem evidenciados em pacientes com síndrome de Cushing (Capítulo 214) resultante de adenomas hipofisários ou adrenocorticais ou administração de medicamentos glicocorticoides por um longo prazo. Isso inclui intolerância à glicose devido ao aumento da gliconeogênese no fígado e antagonismo dos efeitos da insulina na utilização periférica da glicose, hiperglicemia em jejum e pós-prandial e sensibilidade reduzida à insulina[4] – sinais típicos de diabetes melito do tipo 2 (DM2) e síndrome metabólica (Capítulo 216). Os pacientes com síndrome de Cushing frequentemente apresentam dislipidemia resultante de elevação dos níveis séricos de triglicerídeos e colesterol total e diferenciação de adipócitos no tecido adiposo visceral, levando à adiposidade centrípeta. Finalmente, os efeitos catabólicos dos glicocorticoides de alta circulação nos músculos resultam em atrofia e fraqueza do músculo esquelético.

### Glicocorticoides e sistema cardiovascular

Os GCs são necessários para manter o volume sanguíneo e a pressão arterial, o tônus arteriolar e o débito cardíaco normais. Consequentemente, a exposição sustentada a altas doses de glicocorticoides resulta em elevação da pressão arterial – um efeito observado tanto em pacientes com Cushing quanto em indivíduos tratados com GCs. Vale mencionar que na síndrome de Cushing parte desse efeito é uma consequência da retenção aumentada de água e sódio pelos rins – uma atividade do MR, e não do GR, ativada pelo cortisol endógeno. No entanto, GCs sintéticos sem qualquer atividade de ligação a MR têm um efeito independente mediado pela GR sobre a pressão arterial, suprimindo a produção de vasodilatadores (p. ex., prostaglandinas e óxido nítrico endotelial) enquanto estimulam a responsividade a vasoconstritores, vasopressina e catecolaminas e aumentando a expressão de receptores de angiotensina II, em última análise, aumentando a resistência vascular periférica (Capítulo 70).

### Glicocorticoides e ossos

Um dos efeitos mais indesejáveis do tratamento com GCs é a osteoporose (Capítulo 230)[5] e a osteonecrose (Capítulo 234). Os GCs têm um espectro de efeitos na fisiologia óssea normal, agindo sobre os dois tipos de células cruciais: osteoblastos e osteoclastos (Capítulo 230). Os GCs são necessários para crescimento e remodelação ósseos normais; eles estimulam a osteoclastogênese, em parte, ativando a expressão do ligante RANK – um fator de crescimento crítico para a maturação dos osteoclastos – enquanto inibem a expressão de seu receptor osteoprotegerina chamariz pelos osteoblastos e células estromais circundantes, levando à reabsorção óssea. Ao mesmo tempo, os GCs inibem a proliferação e a diferenciação dos osteoblastos (mudando a diferenciação das células estromais dos osteoblastos para os adipócitos) e promovem sua apoptose. Clinicamente, essas atividades resultam em perda óssea significativa e risco aumentado de fraturas, especialmente com o uso prolongado (> 3 meses), mas podem ser atenuadas pela coadministração de bifosfonatos.[6]

### Glicocorticoides e sistema nervoso central

Há muito se sabe que os níveis normais de GCs têm uma função crítica no hipocampo, facilitando a memória e o aprendizado. Também há amplas evidências de que o excesso de GCs (incluindo durante um período sustentado de estresse) está associado a diminuição da celularidade do hipocampo, comprometimento da memória e mudanças no humor, cognição e raciocínio. Da mesma forma, embora níveis adequados de GCs sejam protetores contra o estresse traumático agudo, o tratamento repetido com altas doses de GCs imita o estresse crônico e induz o alongamento dendrítico na amígdala basolateral – uma região responsável pelo desenvolvimento do medo, ansiedade e agressão. Notavelmente, evidências experimentais também mostram que a exposição do cérebro a quantidades aumentadas de glicocorticoides no início da vida ou mesmo no útero pode ter consequências duradouras no eixo HHSR e na função dos corticosteroides e em outros processos regulados por glicocorticoides, como metabolismo e a função cardiovascular.

Em geral, embora a secreção fisiológica, diurna ou aguda induzida por estresse de GCs seja essencial para as funções cerebrais normais e proteção contra danos induzidos por estresse, níveis elevados de glicocorticoides sustentados causam um espectro de patologias do SNC cuja gravidade depende da dose, da duração e do momento de exposição, bem como fatores genéticos, epigenômicos e ambientais em jogo.[7]

### *Uso clínico*

Os glicocorticoides são aprovados pela FDA para uso em uma ampla gama de condições inflamatórias em várias doses e durações. Os GCs podem ser utilizados para o controle a curto prazo de crises de doenças, como em pacientes com asma, gota, artrite reumatoide, artrite inflamatória juvenil ou artrite psoriática e para pacientes que apresentam reações alérgicas agudas, enquanto outras condições exigem o uso prolongado de GCs para manter a remissão da doença, tais como sarcoidose, colite ulcerosa, eczema, glomerulonefrite de alteração mínima, lúpus eritematoso sistêmico, dermatomiosite, arterite temporal e polimialgia reumática. Doses baixas (≤ 10 mg) são frequentemente adequadas para artrite reumatoide e polimialgia reumática, enquanto altas doses (p. ex., prednisona 1 mg/kg) são necessárias para o controle de arterite temporal aguda, nefrite lúpica e dermatomiosite. Glicocorticoides inalados podem ser usados para o tratamento da asma e da doença pulmonar obstrutiva crônica, enquanto os glicocorticoides intra-articulares (IA) são usados para controlar os sintomas articulares localizados em pacientes com artrite inflamatória e osteoartrite. No entanto, as injeções IA repetidas de glicocorticoide estão associadas a perda de cartilagem mais rápida em pacientes com osteoartrite. Finalmente, os glicocorticoides podem ser administrados topicamente para o tratamento de psoríase, eczema e outras doenças de pele.

O manejo de glicocorticoides no período peroperatório para pacientes em tratamento crônico com esteroides tem sido tradicionalmente baseado na suposição de que aumentos de dose suprafisiológicos são sempre necessários para evitar o desenvolvimento de insuficiência suprarrenal. Com base nos resultados negativos de um pequeno número de ensaios clínicos randomizados para testar essa suposição e na experiência clínica mais recente, juntamente com os riscos de hipertensão arterial sistêmica, retenção de líquido, hiperglicemia e infecção com o uso rotineiro de suplementação de GCs em altas doses, esta prática deve ser reservada para situações especiais. Em caso de (1) procedimentos cirúrgicos maiores, (2) hipotensão refratária ao volume, ou (3) necessidade de terapia de reposição fisiológica crônica para insuficiência suprarrenal, tem sido recomendado que os pacientes recebam sua dose de esteroide até o momento da cirurgia, seguido por hidrocortisona 50 mg por via intravenosa, iniciada durante a cirurgia e repetida a cada 8 horas por no máximo 48 a 72 horas no pós-operatório (com base na taxa de secreção normal conhecida de cortisol de 75 a 150 mg/dia durante a anestesia e cirurgia de grande porte). Isso deve ser seguido imediatamente pela substituição com terapia com glicocorticoide oral para o paciente. Por outro lado, os glicocorticoides suplementares peroperatórios não são indicados para procedimentos cirúrgicos de intensidade menor ou intermediária, para aqueles que tomam prednisona cronicamente (ou equivalente) em doses de 10 mg ou menos por dia, aqueles em dias alternados de esteroides ou aqueles que usam esteroides apenas administrados topicamente. Em todos esses casos, os médicos responsáveis pelo tratamento devem ser prontamente reativos com glicocorticoides exógenos administrados em caso de hipotensão pós-operatória inesperada ou outras manifestações de insuficiência adrenocortical. As recomendações para a suspensão da terapia suprafisiológica de esteroides no período peroperatório nas configurações descritas anteriormente não se aplicam a indivíduos em reposição crônica de glicocorticoides para insuficiência suprarrenal ou a qualquer cirurgia em crianças cronicamente tratadas com glicocorticoides.

### Toxicidade e monitoramento

A toxicidade dos GCs é dependente da dose e da duração.[8b] Toxicidades comuns incluem ganho de peso, síndrome de Cushing, osteoporose, osteonecrose, diabetes melito, hipertensão arterial sistêmica, hiperlipidemia, catarata subcapsular posterior, elevação da pressão intraocular (PIO), fragilidade da pele, má cicatrização de feridas, sangramento e perfuração do sistema digestório, alterações de humor, miopatia e predisposição à infecção, incluindo as oportunistas. Os GCs administrados em crianças também podem resultar em retardo de crescimento. Os pacientes que estão começando a usar glicocorticoides devem ser aconselhados a tomar suplementos de cálcio e vitamina D; tratamentos adicionais para prevenir a osteoporose dependem da dose prevista e da duração do tratamento com glicocorticoides, da idade do paciente e do risco basal de osteoporose.

Como os pacientes que tomam GCs exógenos podem desenvolver insuficiência suprarrenal secundária, a dose de glicocorticoides deve ser reduzida gradualmente para acomodar um retorno lento da função adrenal (Tabela 32.1). Os diferentes esquemas de redução gradual para glicocorticoides em doenças diferentes são baseados em evidências de qualidade muito baixa. Considerando a variação individual bastante ampla em resposta à redução gradual, é improvável que um esquema de redução gradual uniforme e seguro dos GCs aplicável a todos os pacientes seja determinado em um futuro previsível, conforme resumido recentemente.[9,10] Uma revisão sistemática e ampla estimou o risco de insuficiência suprarrenal clínica ou subclínica após a retirada dos glicocorticoides em aproximadamente 30% após o uso de vários tipos de GCs em várias doenças subjacentes.[11]

O problema dessa taxa aparentemente alta de insuficiência suprarrenal é agravado por sua dificuldade de reconhecimento, porque os sintomas e sinais geralmente são inespecíficos (p. ex., náuseas, vômitos, cólicas abdominais, fadiga) e de início insidioso. A dosagem, a duração do tratamento, a via de administração, a idade, a fragilidade, a doença subjacente e até mesmo o teste laboratorial do nível de cortisol sérico não são completamente úteis para prever a insuficiência adrenal.[11b] Algumas generalizações podem ser feitas em relação à retirada de glicocorticoides:

1. A supressão do eixo hipotálamo-hipófise-suprarrenal (HHSR) ocorre principalmente após o tratamento oral ou parenteral com glicocorticoides que leve a níveis sistêmicos mais elevados dos mesmos, mas também pode aparecer com administração cutânea, ototópica ou oftálmica.
2. A supressão do eixo HHSR é improvável em pacientes que receberam tratamento com glicocorticoides por menos de 3 semanas.
3. A supressão do eixo HHSR é improvável em pacientes que receberam prednisona diária em dose inferior a 5 mg (ou equivalente) ou prednisona em dias alternados em doses inferiores a 10 mg (ou equivalente).
4. O monitoramento bioquímico repetido para insuficiência suprarrenal com a retirada de glicocorticoides é impraticável. Se necessário, uma primeira avaliação que mede o nível de cortisol sérico matinal (entre 8h e 9h) pode ser útil, mas não conclusiva na maioria dos casos. Dentre os testes estimuladores clássicos para o diagnóstico de insuficiência suprarrenal, o teste de tolerância à insulina é considerado o padrão-ouro, mas exige supervisão médica devido ao seu risco e é contraindicado em várias populações. Um teste de corticotropina com dose padrão análogo pode ser mais confiável e preciso do que o nível de cortisol matinal, mas é complexo.
5. Os pacientes que apresentam insuficiência suprarrenal após a retirada de GCs geralmente respondem sintomaticamente à reinstituição da terapia com glicocorticoides.

Apesar das variáveis complexas que determinam a eficácia e a segurança da redução gradual de glicocorticoides, que também podem incluir determinantes genéticos, um exemplo de um esquema geral de redução gradual pode ser uma redução estável de 10 a 20% com monitoramento da resposta clínica do paciente (Tabela 32.1).

Durante o ano após a interrupção dos glicocorticoides, os pacientes podem necessitar de glicocorticoides em situações de estresse (como cirurgia ou doença médica significativa) para compensar a redução da produção de glicocorticoides pelas glândulas suprarrenais.

O uso de GCs na gravidez pode estar associado a recém-nascidos de baixo peso e aumenta discretamente o risco de fenda palatina, mas os glicocorticoides são comumente usados na gravidez quando necessários pela mãe. A prednisona e a prednisolona são metabolizadas a uma forma inativa pela enzima 11β-hidroxiesteroide desidrogenase placentária e não chegam ao feto. Em contraste, os glicocorticoides fluorados, como a dexametasona e a betametasona, atravessam a placenta e são usados antes do parto para tratar o feto e induzir a maturação pulmonar fetal.

## AGENTES IMUNOMODULADORES

### Hidroxicloroquina

#### Mecanismo de ação

O mecanismo de ação da hidroxicloroquina[12] não é totalmente compreendido, mas sabidamente se acumula nas vesículas lisossomais, onde diminui a sinalização por meio dos receptores do tipo Toll 7 e 9 e também inibe a autofagia (o processo em que organelas e proteínas são sequestradas em vesículas que se fundem com os lisossomos para serem quebradas e usadas como combustível para outras necessidades celulares). A hidroxicloroquina é administrada por via oral 1 ou 2 vezes/dia. É prontamente absorvida e tem meia-vida longa devido à grande absorção pelos tecidos.

#### Uso clínico

A hidroxicloroquina foi desenvolvida para tratar a malária, mas também foi aprovada pela FDA para o tratamento de lúpus e artrite reumatoide. A hidroxicloroquina pode ajudar a controlar doença de pele lúpica, artrite, serosite e anormalidades hematológicas leves, e a suspensão da hidroxicloroquina aumenta o risco de erupção cutânea lúpica. A hidroxicloroquina não é usada como tratamento primário para a nefrite lúpica, mas pode ajudar a reduzir o risco de doença renal em estágio terminal nesses pacientes. A hidroxicloroquina também reduz o risco de diabetes melito do tipo 2 (DM2) e tromboembolismo venoso, diminui os níveis de colesterol e melhora a sobrevida geral ao lúpus. Em pacientes com artrite reumatoide, a hidroxicloroquina é um componente da *terapia tripla* (junto com sulfassalazina e metotrexato), que é tão eficaz quanto o metotrexato mais um inibidor do fator de necrose tumoral (TNF). A hidroxicloroquina também é usada em algumas doenças de pele inflamatórias e reumáticas, principalmente como agente poupador de esteroides.[13]

### Toxicidade e monitoramento
A hidroxicloroquina pode causar retinopatia,[14] que está relacionada à dose e à duração do tratamento. O risco de retinopatia pode ser minimizado com o uso de uma dose menor ou igual a 5 mg/kg e encaminhando o paciente para triagem oftalmológica. A hidroxicloroquina também pode estar associada a prurido, áreas de pigmentação da pele azul-acinzentada *semelhante a hematomas*, miopatia (incluindo cardiomiopatia) e neuromiopatia. A anemia hemolítica pode ser observada em indivíduos com deficiência da glicose-6-fosfato desidrogenase (Capítulo 152).

A hidroxicloroquina não está associada a malformações fetais e geralmente é continuada durante a gravidez em pacientes com lúpus para prevenir o agravamento da doença.

## Sulfassalazina
### Mecanismo de ação
A sulfassalazina é metabolizada pelas bactérias intestinais em sulfapiridina e ácido 5-aminossalicílico (5-ASA). A sulfapiridina é bem absorvida, enquanto a maior parte do 5-ASA permanece no intestino. O 5-ASA parece ser responsável pelo efeito terapêutico da sulfassalazina na colite ulcerosa (Capítulo 132) por meio de um mecanismo desconhecido. Deve-se observar que o 5-ASA é um inibidor fraco das ciclo-oxigenases 1 e 2, e os agentes anti-inflamatórios não esteroides tradicionais, que inibem fortemente a ciclo-oxigenase, na verdade pioram a colite. Não se sabe como a sulfassalazina melhora a artrite reumatoide. A sulfassalazina é administrada em doses diárias divididas de 2 a 4 g/dia.

### Uso clínico
A sulfassalazina é aprovada pela FDA para o tratamento da colite ulcerosa (Capítulo 132), bem como da artrite inflamatória juvenil poliarticular e da artrite reumatoide. Na artrite reumatoide, a sulfassalazina é um componente da *terapia tripla* (junto com a hidroxicloroquina e o metotrexato), que se mostrou tão eficaz quanto o metotrexato mais um inibidor do TNF. A sulfassalazina também é usada no tratamento da artrite psoriática.

### Toxicidade e monitoramento
A sulfassalazina pode estar associada a reações de hipersensibilidade graves e nunca deve ser administrada a indivíduos com alergia a sulfa ou ácido acetilsalicílico. A sulfassalazina também pode causar agranulocitose (Capítulo 158) e anemia aplásica (Capítulo 156). Os efeitos colaterais mais comuns da sulfassalazina incluem distúrbios gastrintestinais, dor de cabeça e disfunção hepática.

A sulfassalazina não foi associada a anormalidades fetais; entretanto, como a sulfassalazina pode inibir a absorção de folato, a suplementação de ácido fólico é especialmente importante em mulheres grávidas que tomam o medicamento. A sulfassalazina pode causar oligospermia reversível e tratamentos alternativos devem ser considerados em pacientes do sexo masculino que pretendam conceber um filho.

##  AGENTES IMUNOSSUPRESSORES
### Metotrexato
#### Mecanismo de ação
O metotrexato inibe a ácido di-hidrofólico redutase, o que resulta em efeitos antiproliferativos por meio da síntese reduzida de purinas, pirimidinas e poliaminas. Os poliglutamatos de metotrexato (metabólitos) também inibem a aminoimidazol carboxamida ribonucleotídio transformilase, um inibidor da adenosina desaminase. Isso resulta em altos níveis intracelulares de adenosina que, quando liberada, pode ter efeitos anti-inflamatórios em neutrófilos, macrófagos e linfócitos. A absorção oral do metotrexato é dependente da dose e varia entre os indivíduos. A dosagem subcutânea pode ser usada para garantir a biodisponibilidade e ajuda a reduzir os efeitos colaterais gastrintestinais. O metotrexato é excretado principalmente por filtração glomerular e secreção tubular ativa, e a redução da dose é importante em indivíduos com insuficiência renal, como os idosos. O metotrexato é administrado semanalmente como uma dose única ou em três doses divididas com 12 horas de intervalo durante um período de 24 horas. Embora o metotrexato em altas doses (25 a 30 mg por semana) esteja associado a maior eficácia do que em doses mais baixas (5 a 15 mg por semana), as dosagens geralmente são *aumentadas* durante o monitoramento de toxicidades dose-dependentes.

### Uso clínico
Junto com a ciclosporina e a acitretina, o metotrexato é aprovado como um dos tratamentos imunomoduladores sistêmicos convencionais da psoríase (Capítulo 409). Vários agentes biológicos surgiram desde então para o tratamento da psoríase moderada a grave. O metotrexato é aprovado pela FDA para o tratamento da artrite reumatoide,[15] artrite inflamatória juvenil poliarticular (AIJ) e psoríase, mas também é comumente prescrito para artrite psoriática. O uso de metotrexato é recomendado como tratamento de primeira linha para pacientes com artrite reumatoide inicial, com ou sem terapia com glicocorticoides (Capítulo 248). Se a atividade da doença permanecer alta, o metotrexato pode ser combinado com hidroxicloroquina e sulfassalazina (*terapia tripla*) ou combinado com um ARMD biológico, geralmente um inibidor do TNF. Em pacientes com artrite psoriática (Capítulo 249), o metotrexato é eficaz no tratamento da artrite periférica e da psoríase, mas não é eficaz no tratamento de entesite, dactilite ou envolvimento das unhas ou coluna vertebral. O metotrexato é aprovado pela FDA para o tratamento da AIJ poliarticular com doença moderada a alta e para o tratamento da AIJ oligoarticular se houver alta atividade da doença ou moderada atividade da doença, mas com fatores de prognóstico desfavorável. O metotrexato também é usado no tratamento da AIJ sistêmica.

### Toxicidade e monitoramento
Além de predispor os pacientes à infecção, o metotrexato pode causar toxicidade hepática[16] e supressão da medula óssea. Devem ser realizados hemogramas completos e testes de função hepática mensalmente durante 3 meses no início do tratamento (e após alterações na dose) e a cada 3 a 4 meses daí em diante. A função renal também deve ser monitorada porque uma queda na taxa de filtração glomerular reduz a depuração do metotrexato. O álcool deve ser evitado em pacientes que tomam metotrexato, e não deve ser prescrito para indivíduos com doença hepática subjacente. Os pacientes com psoríase (Capítulo 409), particularmente aqueles que são diabéticos ou obesos, parecem ter maior risco de toxicidade hepática do que pacientes com artrite reumatoide. A biopsia hepática é recomendada em pacientes com psoríase que receberam uma dose cumulativa de metotrexato entre 1,5 e 4 gramas, dependendo do nível de risco. Linfoma não Hodgkin (Capítulo 176) foi relatado em pacientes tratados com metotrexato, incluindo alguns casos que regrediram sem tratamento adicional após a sua retirada. O metotrexato pode estar associado a pneumonite aguda ou fibrose pulmonar e os fumantes apresentam risco aumentado de toxicidade pulmonar. Em pacientes com artrite reumatoide, a lesão pulmonar induzida por metotrexato às vezes pode ser difícil de distinguir da doença pulmonar reumatoide, e uma radiografia torácica basal é recomendada antes do início do metotrexato. Estomatite, náuseas, mal-estar e fadiga são outros efeitos colaterais relativamente comuns do metotrexato. A toxicidade pode ser diminuída pela administração de ácido fólico 1 mg/dia ou ácido folínico 5 mg por semana 12 a 24 horas após cada dose de metotrexato.

O metotrexato é teratogênico e também pode causar morte fetal; é contraindicado em mulheres grávidas e lactantes, e não deve ser usado por pelo menos 3 meses antes da concepção planejada em homens ou mulheres.

## INIBIDORES DE PURINA E PIRIMIDINA
### Leflunomida
#### Mecanismo de ação
A leflunomida inibe a di-hidro-orotato desidrogenase, o que resulta em diminuição da síntese de pirimidina e efeitos antiproliferativos. A leflunomida é administrada em uma dose diária de 20 mg. Tem meia-vida longa (cerca de 2 semanas) devido à reciclagem biliar e o uso de uma dose de ataque (100 mg/dia × 3 dias) no início do tratamento leva a uma resposta clínica mais rápida. A leflunomida tem eliminação renal (precoce)

e fecal (tardia) e, em casos de toxicidade grave, uma eliminação com colestiramina (colestiramina 8 g, 3 vezes/dia × 11 dias) causa rápida eliminação do fármaco. Sem essa eliminação, os metabólitos da leflunomida permanecem detectáveis no sangue por até 2 anos.

### Uso clínico
A leflunomida é aprovada pela FDA para o tratamento da artrite reumatoide, em que melhora os sinais e sintomas da doença e previne danos estruturais. A leflunomida também é utilizada no tratamento da artrite periférica em pacientes com artrite psoriática.

### Toxicidade e monitoramento
A leflunomida pode causar lesões hepáticas graves, incluindo insuficiência hepática fatal. A leflunomida também pode causar supressão da medula e predispor os pacientes à infecção. As provas de função hepática e hemogramas completos devem ser realizados mensalmente durante 6 meses no início da terapia e a cada 2 a 3 meses a partir de então. Se houver elevação de 3 vezes nos níveis séricos das transaminases, a leflunomida deve ser descontinuada e deve ser prescrita colestiramina. Tal como acontece com o metotrexato, existem relatos de doença pulmonar intersticial associada à leflunomida. A leflunomida comumente causa diarreia e alopecia leve. Os efeitos colaterais menores podem ser resolvidos com a redução da dose da leflunomida. Embora não existam dados ligando especificamente a leflunomida ao desenvolvimento de malignidade, o risco de linfoma pode ser aumentado em qualquer paciente em terapia imunossupressora.

A leflunomida é teratogênica e também pode causar morte fetal; é contraindicada em mulheres grávidas e lactantes e não deve ser usada em mulheres em idade fértil que não estejam usando métodos contraceptivos. As mulheres que planejem engravidar devem interromper a leflunomida e usar uma eliminação com colestiramina. A gravidez não deve ser tentada até que o nível de metabólito de leflunomida M1 no sangue seja inferior a 0,02 mg/ℓ em dois testes separados com pelo menos 2 semanas de intervalo.

## Micofenolato de mofetila
### Mecanismo de ação
O micofenolato de mofetila (MMF) é rapidamente metabolizado em ácido micofenólico, o metabólito ativo. O ácido micofenólico bloqueia a função da inosina monofosfato desidrogenase, o que resulta na inibição da via de novo da síntese de guanosina. Como os linfócitos T e B não apresentam vias de salvamento para sintetizar purinas, o MMF atua preferencialmente nos linfócitos. Além desses efeitos antiproliferativos, o MMF também reduz a formação de anticorpos pelas células B. O MMF é administrado por via oral, 2 vezes/dia, com redução da dose em pacientes com insuficiência renal grave.

### Uso clínico
O MMF está aprovado para uso em receptores de transplante renal, hepático e cardíaco (Capítulo 43) em combinação com ciclosporina e glicocorticoides. O MMF também se mostrou tão eficaz quanto a ciclofosfamida na indução da remissão da nefrite lúpica e superior à azatioprina na manutenção da remissão da nefrite lúpica (Capítulo 250). Um estudo recente também demonstrou que o MMF é tão eficaz quanto a ciclofosfamida no tratamento da doença pulmonar intersticial relacionada à esclerodermia.

### Toxicidade e monitoramento
Como alguns outros imunossupressores, o MMF requer monitoramento de substâncias terapêuticas em razão do índice terapêutico estreito e da variabilidade interindividual significativa nas concentrações sanguíneas.[17] O MMF pode causar neutropenia e outras citopenias. Náuseas e diarreia são comuns com o fármaco. O MMF aumenta o risco de infecção e também pode aumentar o risco de linfoma.

O MMF é um medicamento da categoria D para gravidez que tem sido associado a malformações congênitas e abortos espontâneos, sendo contraindicado nesta condição. Uma contracepção confiável deve ser usada em mulheres em idade fértil que utilizam o MMF, e a contracepção deve ser continuada por pelo menos 6 semanas após a interrupção do medicamento. A amamentação também deve ser evitada em mães que tomam MMF.

## Azatioprina e 6-mercaptopurina
### Mecanismo de ação
A azatioprina é um derivado da 6-mercaptopurina (6-MP) e seus efeitos são semelhantes. Ambas as substâncias são ativadas pela hipoxantina-guanina fosforribosiltransferase (HGPRT) para formar nucleotídios 6-tioguanina que podem ser incorporados ao DNA, causando citotoxicidade. Outros metabólitos do fármaco inibem a enzima glutamina-5 fosforribosilpirofosfato amidotransferase, necessária para a síntese de novo de purinas. Ambos os medicamentos resultam na supressão dependente da dose da hipersensibilidade e citotoxicidade do tipo retardado. A azatioprina e o 6-MP são metabolizados no fígado e nos eritrócitos por duas vias, uma usando tiopurina S-metiltransferase (TPMT) e outra usando xantina oxidase. Dez por cento da população é heterozigótica para um alelo TPMT não funcionante e 0,3% é homozigótica para esse alelo, resultando em níveis intermediários ou baixos de TPMT, respectivamente. Os pacientes com TPMT baixo ou ausente podem apresentar mielossupressão com risco à vida quando administradas azatioprina ou 6-MP, enquanto aqueles com níveis intermediários se beneficiam de dosagens mais baixas do medicamento. O teste de TPMT (nível ou genótipo) ajuda a identificar indivíduos com risco aumentado de mielotoxicidade, mas como a mielotoxicidade pode ocorrer mesmo quando os níveis de TPMT são normais, todos os pacientes precisam de monitoramento cuidadoso de hemogramas completos, sobretudo no início da terapia e com qualquer mudança de dose. A segunda via de inativação da azatioprina e 6-MP, via xantina oxidase, pode ser inibida por inibidores da xantina oxidase, como o alopurinol ou o febuxostate, usados no tratamento de gota. A dose de azatioprina ou 6-MP deve ser reduzida quando um desses medicamentos for usado. Azatioprina e 6-MP são administradas em uma dose diária única ou dividida. A dose diária de azatioprina em pacientes com doenças autoimunes, e como manutenção para prevenir a rejeição do transplante, é de 1 a 3 mg/kg.

### Uso clínico
A azatioprina é aprovada pela FDA para o tratamento da artrite reumatoide, embora raramente usada para essa indicação, e como terapia adjuvante na prevenção da rejeição do transplante renal. 6-MP foi aprovada pela FDA para o tratamento da leucemia linfática aguda como parte de um esquema combinado. A azatioprina e a 6-MP podem ajudar a manter a remissão na colite ulcerosa[18] e às vezes são usadas como agentes poupadores de esteroides na doença de Crohn. A azatioprina é mais comumente usada como agente poupador de esteroides no lúpus eritematoso sistêmico.

### Toxicidade e monitoramento
A supressão da medula óssea é comum e relacionada à dose em pacientes que recebem azatioprina ou 6-MP e pode resultar em leucopenia, anemia e trombocitopenia. Os efeitos colaterais gastrintestinais, incluindo náuseas, vômitos, diarreia e elevação das enzimas hepáticas, são comuns, e a azatioprina também pode causar pancreatite. Devem ser realizados hemogramas completos e medição das enzimas hepáticas a cada 1 a 2 semanas durante o primeiro mês de tratamento e com cada mudança na dose, a cada 2 semanas por mais 2 meses e, a seguir, a cada 3 meses. Azatioprina e 6-MP estão associadas a risco aumentado de infecções, linfoma e câncer de pele. Casos raros de linfoma hepatoesplênico de linfócitos T foram relatados em pacientes com doença inflamatória intestinal recebendo azatioprina.

Azatioprina e 6-MP são classificadas como medicamentos da categoria D para gravidez porque podem estar associadas a prematuridade, baixo peso ao nascer, leucopenia neonatal, hipoplasia tímica e hipogamaglobulinemia. No entanto, os efeitos imunológicos no feto geralmente se normalizam em 1 ano e a azatioprina não está associada a malformações fetais. Por esse motivo, a azatioprina é frequentemente continuada em gestantes com lúpus, especialmente se elas tiveram nefrite recentemente.

## AGENTES DE LIGAÇÃO DA IMUNOFILINA, INCLUINDO INIBIDORES DA CALCINEURINA

### Ciclosporina
#### Mecanismo de ação
A ciclosporina se liga à ciclofilina A, a imunofilina predominante nos linfócitos T, e essa ligação aumenta a inibição da calcineurina pela ciclofilina. A calcineurina é estimulada durante a ativação dos linfócitos T para

ativar o fator nuclear dos linfócitos T ativados (NFAT), que por sua vez leva à produção de interleucina-2 e outras citocinas importantes na resposta imune. A calcineurina também aumenta indiretamente a ativação do NF-κB, que é crítico para a função e a sobrevida dos linfócitos T. A ciclosporina também tem efeitos inibitórios independentes da calcineurina na via das proteinoquinases ativadas por mitogênio (MAPK). A ciclosporina é metabolizada por citocromo P450 3A (CYP3A) no fígado e 95% da excreção é biliar. A eliminação da ciclosporina também é fortemente estimulada pela expressão da glicoproteína P nos enterócitos intestinais. A ciclosporina é administrada 2 vezes/dia em uma dose oral dividida. As dosagens diárias para pacientes com doenças reumáticas são menores do que as doses de manutenção usadas para prevenir a rejeição do transplante (2,5 a 4 mg/kg *versus* 8 a 10 mg/kg, respectivamente). Os níveis mínimos do fármaco devem ser medidos para determinar a dose terapêutica ideal, especialmente em pacientes transplantados. As concentrações de substâncias terapêuticas diferem com a instituição da técnica de medição, indicação e protocolo. As interações medicamentosas ocorrem quando a ciclosporina é administrada concomitantemente com inibidores ou indutores do CYP3A ou da glicoproteína P. Agentes antifúngicos azólicos, antibióticos macrolídios e bloqueadores dos canais de cálcio aumentam os níveis de ciclosporina, enquanto muitos anticonvulsivantes e *Hypericum perforatum* diminuem os níveis de ciclosporina.

### Uso clínico

A ciclosporina é aprovada pela FDA para o tratamento da forma grave da psoríase em placas (Capítulo 409) e para prevenir a rejeição de transplante alogênico de rim, coração e fígado. Também é aprovada pela FDA para o tratamento da artrite reumatoide ativa, mas não é comumente prescrita para essa indicação. Em pacientes com psoríase, a ciclosporina é geralmente usada de forma intermitente e por menos de 12 semanas para evitar toxicidade cumulativa. A ciclosporina também é um tratamento de primeira linha para aplasia eritrocitária pura (Capítulo 156).

### Toxicidade e monitoramento

A ciclosporina pode causar hipertensão arterial sistêmica, insuficiência renal, hiperpotassemia e hiperuricemia. Em pacientes com artrite reumatoide e psoríase, a pressão arterial e os níveis de creatinina devem ser monitorados a cada 2 semanas durante o início do tratamento e a cada 1 a 3 meses durante o uso a longo prazo. Se o nível de creatinina aumentar 25% acima da linha de base, o teste deve ser repetido e a dosagem reduzida de 25 a 50% se não houver melhora. Os anti-inflamatórios não esteroides (AINEs) devem ser evitados pelos pacientes em uso de ciclosporina. Os pacientes com psoríase tratados com ciclosporina que foram previamente tratados com PUVA ou metotrexato correm risco aumentado de câncer de pele. A ciclosporina também aumenta o risco de linfoma e predispõe os pacientes à infecção. Os efeitos colaterais mais comuns da ciclosporina incluem hipertricose, hiperplasia gengival e tremor.

A ciclosporina é um medicamento da categoria C para gravidez. A experiência limitada em receptoras de transplantes grávidas sugere que a ciclosporina não está associada a malformações fetais, mas está associada a recém-nascidos de baixo peso. A amamentação deve ser evitada quando as lactantes fazem uso de ciclosporina.

## Tacrolimo

### Mecanismo de ação

O tacrolimo[19] liga-se à proteína de ligação 12 da imunofilina da FK de linfócitos T (FKBP-12) e este complexo inibe a ativação da calcineurina (ver Ciclosporina, Mecanismo de ação). Como a ciclosporina, o tacrolimo também tem efeitos inibitórios independentes da calcineurina na via MAPK. O tacrolimo é metabolizado pelo CYP3A no fígado e mais de 90% são excretados nas fezes. Ocorrem interações medicamentosas quando o tacrolimo é coadministrado com inibidores ou indutores da CYP3A. O tacrolimo é administrado 2 vezes/dia em uma dose oral dividida com ajustes posológicos feitos com base nos níveis mínimos.

### Uso clínico

O tacrolimo foi aprovado pela FDA para a prevenção da rejeição alogênica de transplante renal, cardíaco e hepático, e a sobrevida do enxerto é semelhante à alcançada com regimes baseados em ciclosporina. O tacrolimo deve ser usado em combinação com azatioprina ou MMF em receptores de transplante de coração e rim.

### Toxicidade e monitoramento

O tacrolimo, sobretudo em altas doses, pode causar nefrotoxicidade e hipertensão arterial sistêmica e não deve ser combinado com a ciclosporina. Assim como a ciclosporina, o tacrolimo também pode causar hiperpotassemia, cefaleia e tremor e está associado a um risco aumentado de infecções, linfoma e câncer de pele. O tacrolimo está associado a DM2 de início recente em aproximadamente 20% dos receptores de transplante, mas é revertido em cerca de um terço deles em 1 ano após o transplante. O tacrolimo tem sido associado à hipertrofia cardíaca, que é reversível com a redução da dose ou suspensão do medicamento. O tacrolimo administrado por injeção pode estar associado à anafilaxia, provavelmente devido a derivados de óleo de rícino contidos na formulação IV, e deve ser evitado, a menos que a administração oral seja impossível.

O tacrolimo não foi associado a malformações fetais, mas foi associado a parto prematuro, bem como a hiperpotassemia e insuficiência renal durante a gravidez. A amamentação deve ser evitada quando as lactantes fazem uso de tacrolimo.

## Sirolimo

### Mecanismo de ação

O sirolimo, como o tacrolimo, liga-se à imunofilina FKBP-12. No entanto, ao contrário do tacrolimo, o complexo sirolimo/FKBP-12 inibe a ativação do alvo mamífero da rapamicina (mTOR) e não tem efeito sobre a calcineurina. A inibição do mTOR bloqueia a proliferação de linfócitos T induzida por antígenos e citocinas e também inibe a produção de anticorpos. O mTOR também é um modulador importante para o envelhecimento e doenças relacionadas com a idade. Os inibidores de mTOR podem ter atividade anticâncer para muitos tipos de doenças malignas. O sirolimo é administrado 1 vez/dia em dose oral e a excreção nas fezes é superior a 90%. O sirolimo tem meia-vida longa e os ajustes posológicos não devem ser mais frequentes do que a cada 7 a 14 dias, guiados pelos níveis mínimos. Uma dose de indução atinge mais rapidamente os níveis terapêuticos, tanto quando o tratamento com sirolimo é iniciado como quando são feitos ajustes posológicos. Como a ciclosporina, o sirolimo é um substrato de CYP3A4 e da glicoproteína P, e o uso concomitante de fortes indutores ou inibidores de CYP3A4 ou da glicoproteína P deve ser evitado sempre que possível. Quando administrado concomitantemente com ciclosporina, o sirolimo deve ser administrado 4 horas após a ciclosporina para minimizar sua interação. A dose de sirolimo frequentemente precisa ser aumentada após a retirada da ciclosporina.

### Uso clínico

O sirolimo é aprovado pela FDA para a prevenção da rejeição do transplante renal alogênico e é usado em combinação com a ciclosporina e glicocorticoides, começando no momento do transplante. A ciclosporina pode ser retirada 3 a 12 meses após o transplante, dependendo do risco de rejeição do paciente.

### Toxicidade e monitoramento

Os pacientes que tomam sirolimo correm risco aumentado de linfoma e infecção. O sirolimo pode estar associado a angioedema (particularmente quando associado com inibidores da ECA), acúmulo de líquido e cicatrização retardada. O sirolimo pode estar associado à insuficiência renal, principalmente quando usado com ciclosporina, e ao novo aparecimento de proteinúria. Os pacientes em uso de sirolimo podem desenvolver hiperlipidemia e correm risco de rabdomiólise quando recebem inibidores da HMG-CoA redutase, principalmente se estiverem recebendo ciclosporina concomitante.

O sirolimo é contraindicado na gravidez em virtude de seus efeitos antiproliferativos. A amamentação também deve ser evitada quando as lactantes fazem uso de sirolimo.

## AGENTE ALQUILANTE

## Ciclofosfamida

### Mecanismo de ação

A ciclofosfamida é um profármaco que é metabolizado no fígado pelas enzimas CYP450 em moléculas alquilantes que causam a ligação cruzada do DNA. Isso ocorre preferencialmente em células de proliferação rápida, como células tumorais e hematopoéticas.

## Uso clínico

A ciclofosfamida é aprovada pela FDA para o tratamento de várias doenças malignas, bem como para a síndrome nefrótica de alteração mínima, mas também é usada no tratamento de nefrite lúpica e vasculite associada a ANCA. O uso de ciclofosfamida para essas condições diminuiu, entretanto, à medida que terapias menos tóxicas, como MMF para nefrite lúpica e rituximabe para vasculite associada a ANCA, mostraram-se igualmente eficazes.

## Toxicidade e monitoramento

A ciclofosfamida causa mielossupressão e predispõe os pacientes a infecções (incluindo as oportunistas), e os metabólitos da ciclofosfamida podem causar cistite hemorrágica. Cardiotoxicidade também é observada. A ciclofosfamida aumenta o risco de doenças malignas secundárias[20] e aumenta o risco de câncer de bexiga, mesmo em pacientes que não apresentam cistite hemorrágica durante o tratamento. A ciclofosfamida comumente causa náuseas e queda de pelos/cabelo. A ciclofosfamida não deve ser associada a um inibidor do TNF em razão do risco aumentado de tumores sólidos com esta combinação.

A ciclofosfamida pode causar infertilidade, e o risco é maior quanto mais velho for o paciente e quanto maior a dose cumulativa de ciclofosfamida. O tratamento com um agonista de GnRH antes de cada dose de ciclofosfamida ajuda a proteger a função gonadal. A ciclofosfamida causa malformações fetais e abortos espontâneos e não deve ser usada durante a gravidez ou lactação.

### REFERÊNCIAS BIBLIOGRÁFICAS

*As referências bibliográficas, bem como os outros materiais suplementares deste livro, encontram-se no GEN-IO, nosso ambiente virtual de aprendizagem.*

# 33

# AGENTES BIOLÓGICOS E INIBIDORES DA SINALIZAÇÃO

NANCY J. OLSEN E JOHN J. O'SHEA

A terapêutica derivada de moléculas biológicas e outras terapias com alvo molecular transformaram muitas áreas da medicina nas últimas duas décadas. Muitas substâncias utilizadas, mesmo se efetivas e seguras, foram descobertas empiricamente, o que significa que seu alvo molecular não era necessariamente conhecido com antecedência. Uma grande vantagem desse novo tipo de medicamento é a possibilidade de atuar sobre moléculas específicas diretamente envolvidas na patogênese da doença. O conceito de agentes com alvos moleculares trazia consigo a promessa de toxicidade reduzida em comparação com os agentes gerados empiricamente. Embora essa promessa não tenha sido plenamente atendida, a maioria dos medicamentos com alvos moleculares tem margens de segurança relativamente boas e seu uso em muitas áreas da medicina tem aumentado constantemente. A eficácia (ou sua ausência) de terapias com alvos moleculares também contribuiu para a compreensão dos mecanismos das doenças.

A terapêutica com alvos moleculares pode ser amplamente classificada como *biológica*, o que significa que os fármacos são produzidos a partir de fontes naturais ou organismos vivos. Neste capítulo, porém, iremos nos concentrar em substâncias produzidas por células usando métodos de biotecnologia. Em geral, são moléculas grandes administradas por via intravenosa ou subcutânea. As adições mais recentes a esta classe são pequenas moléculas sintetizadas e projetadas para alvos específicos. O direcionamento de vias de sinalização específicas foi um desafio, dadas as semelhanças de algumas dessas moléculas, como as quinases, que contribuem para muitos processos intracelulares. No entanto, muitos desses obstáculos foram superados com sucesso, resultando em uma nova classe de agentes terapêuticos.

Os agentes biológicos e inibidores de sinalização têm aplicações em muitas áreas da medicina, incluindo doenças autoimunes e reumatológicas, doenças alérgicas, doenças da pele, doenças malignas, doenças ósseas e até doenças cardiovasculares. Este capítulo discutirá brevemente os agentes de ambas as categorias, examinando suas características moleculares, alvos e aplicações clínicas. A gama de indicações possíveis e aprovadas em ambas as categorias é quase infinita e continuará a ser uma área de intensa pesquisa e desenvolvimento, mas a ênfase aqui será em tratamentos atualmente aprovados usando agentes exemplares selecionados para ilustrar conceitos gerais.

## AGENTES BIOLÓGICOS

Vários tipos de produtos biológicos têm sido usados como terapias com alvos moleculares (Tabela 33.1; Figura 33.1). Uma classe de substâncias amplamente utilizadas são as proteínas recombinantes, incluindo citocinas, interferonas, fatores de crescimento e fatores estimuladores de colônias. Os exemplos incluem fator estimulador de colônia de granulócitos (filgrastim, lenograstim), usado para tratar neutropenia, e IL-2 (aldesleucina), aprovada pela FDA para tratamento de melanoma e carcinoma de células renais. Os mediadores endócrinos clássicos que envolvem receptores e ativam vias de sinalização intracelular, como o hormônio do crescimento (GH), também podem ser considerados nesta categoria, mas são discutidos em detalhes no Capítulo 211 e não serão discutidos mais neste capítulo.

Além das citocinas, os seres humanos produzem antagonistas endógenos de citocinas. Um exemplo é anacinra, que é uma versão recombinante de uma proteína que ocorre naturalmente, o antagonista do receptor de IL-1. A anacinra, como a proteína natural, bloqueia a ligação da IL-1 ao seu receptor, impedindo a sinalização. Ela difere da proteína humana nativa pela adição de um aminoácido terminal. É aprovada para tratar a artrite reumatoide (AR) (Capítulo 248) e algumas síndromes inflamatórias infantis.

Muitos dos produtos biológicos comumente usados são anticorpos monoclonais, que foram inicialmente derivados de camundongos usando tecnologia de hibridoma. O primeiro deles, aprovado em 1985, foi OKT3, uma IgG de camundongo que tem como alvo os linfócitos T e foi usada para prevenir a rejeição de transplante. O desenvolvimento de anticorpos contra camundongo foi um problema que limitou seu uso e estimulou o desenvolvimento de imunoglobulinas quiméricas que foram projetadas para ter regiões murinas variáveis dos componentes das cadeias pesadas e leves ligadas às regiões constantes humanas. Um exemplo é o infliximabe, que tem como alvo o fator de necrose tumoral de citocina (TNF)-α e que foi aprovado para o tratamento de AR pela FDA dos EUA em 1999. Anticorpos antiquiméricos, no entanto, desenvolveram-se em alguns pacientes tratados e tinham potencial para bloquear a eficácia, embora isso fosse menos problemático do que com os monoclonais murinos. Refinamentos adicionais usando técnicas de exibição de fago levaram ao

| Tabela 33.1 | Classes de agentes bioterapêuticos. | |
|---|---|---|
| **CLASSE** | **TIPOS** | **EXEMPLOS** |
| Proteínas recombinantes | Citocinas<br>Fatores de crescimento<br>Antagonista do receptor de IL-1 | Aldesleucina<br>Filgrastim<br>Anacinra |
| Anticorpos monoclonais | Murino<br>Quimérico<br>Humanizado | OKT3<br>Infliximabe<br>Adalimumabe |
| Conjugados anticorpo-fármaco | Tumor citotóxico | Brentuximabe vedotina[a] |
| Proteínas de fusão | Receptores chamariz<br>Imunotoxinas | Etanercepte<br>Difidox de denileucina |
| Células projetadas | Células CAR-T | Tisagenlecleucel |

[a]N.R.T.: Brentuximabe vedotina foi incorporado, no âmbito do Sistema Único de Saúde, para o tratamento de pacientes adultos com linfoma de Hodgkin refratário ou recidivado após transplante autólogo de células-tronco hematopoéticas (TACTH), conforme protocolo estabelecido pelo Ministério da Saúde. Tem registro na ANVISA desde setembro de 2014 e está indicado para o tratamento de pacientes adultos com: (1) linfoma de Hodgkin (LH) CD30+ recidivado ou refratário após TACTH ou após pelo menos dois tratamentos anteriores, quando o TACTH ou a poliquimioterapia não for uma opção; (2) linfoma anaplásico de grandes células sistêmico (LAGCs) recidivado ou refratário; (3) linfoma de Hodgkin com risco aumentado de recidiva ou progressão após TACTH.

# CAPÍTULO 33 Agentes Biológicos e Inibidores da Sinalização

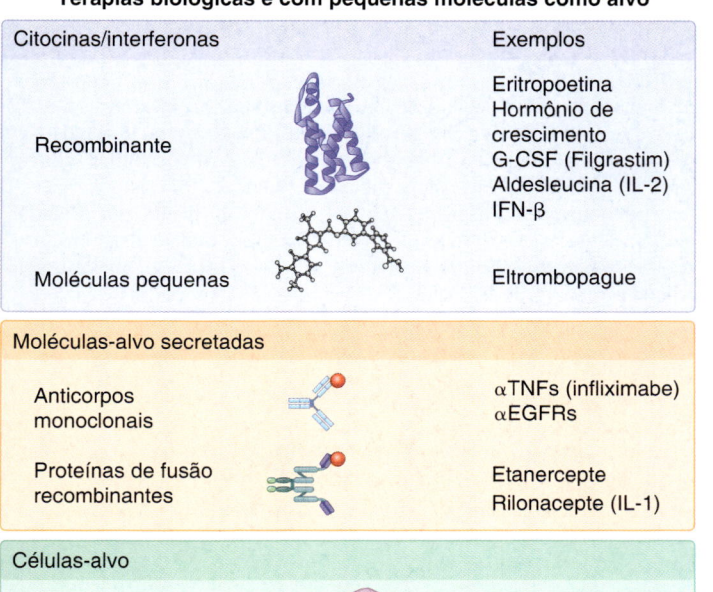

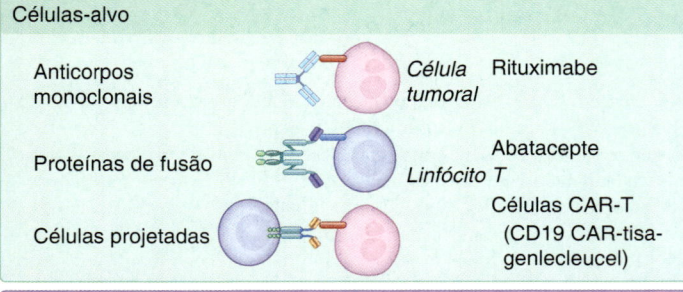

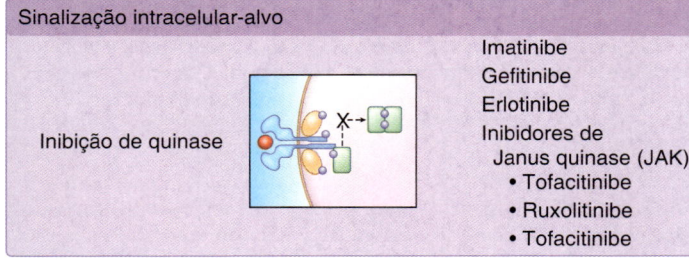

**FIGURA 33.1** Os inibidores biológicos e de sinalização que têm aplicações clínicas como terapêuticas com alvos moleculares. As citocinas recombinantes e fatores de crescimento, anticorpos monoclonais e proteínas de fusão têm como alvo pequenas moléculas ou células. Abordagens mais recentes incluem células que são projetadas para atingir tumores e inibidores de quinase de baixo peso molecular que bloqueiam as vias de sinalização intracelular. As aplicações clínicas dessas terapias são inúmeras, variando de doenças malignas a doenças autoimunes. CAR-T = receptor de antígeno quimérico de células T; EGFR = receptor do fator de crescimento epidérmico; G-CSF = fator estimulador de colônias de granulócitos; IFN = interferona; IL = interleucina; TNF = fator de necrose tumoral.

funcionando como receptores chamariz que impedem a ligação do mediador ao seu receptor. A primeira grande aplicação terapêutica dessa tecnologia foi o etanercepte, que combina o receptor TNF-α humano com uma porção Fc humana da molécula de IgG. Uma estratégia alternativa é enxertar peptídios biologicamente ativos no domínio Fc da IgG, como no romiplostim, um agonista do receptor de trombopoetina, aprovado pela FDA para o tratamento de trombocitopenia imune (Capítulo 163). Moléculas de fusão das citocinas também podem ser criadas. Um exemplo é a IL-2 ligada a um peptídio da toxina da difteria que foi aprovada para o tratamento do linfoma cutâneo de linfócitos T, mas foi posteriormente removida do mercado em razão das toxicidades, especialmente perda da visão.

Uma classe de produtos biológicos desenvolvida mais recentemente são as células modificadas. Talvez o exemplo mais emocionante dessa terapia seja o receptor de antígeno quimérico (CAR) – linfócitos T.[2,3] Essas células são um exemplo notável de terapia gênica em que os linfócitos T são direcionados contra as células tumorais por transdução com receptores de antígenos projetados. O primeiro exemplo desta classe de agentes, tisagenlecleucel, foi aprovado pela FDA em 2017. Essas células CAR-T têm como alvo o CD19 nos linfócitos B e representam o primeiro exemplo de uma célula viva projetada sendo aprovada.

Os produtos biológicos serão considerados mais adiante em grupos definidos pelos alvos correspondentes. Estes incluem **mediadores solúveis**, como citocinas, proteínas do complemento, anticorpos e fatores de crescimento e células, incluindo células malignas e células normais, especialmente linfócitos T e B.

## Produtos biológicos que visam proteínas solúveis

### CITOCINAS

#### Fator de necrose tumoral-α

A citocina TNF-α liga-se a dois receptores (TNFR55 e TNFR75), onde contribui para as respostas do hospedeiro contra a infecção. Quando a produção de TNF-α não é controlada, a inflamação crônica pode causar danos subsequentes aos tecidos em doenças como a AR (Capítulo 248). Os anticorpos monoclonais e as moléculas receptoras de TNF-α solúveis são eficazes na inibição da atividade do TNF-α (Tabela 33.2). Todos esses produtos biológicos neutralizam o TNF-α solúvel, mas os anticorpos monoclonais são mais eficazes também na ligação e na prevenção da sinalização de formas transmembrana da citocina. A eficácia desses produtos biológicos aprovados pela FDA na AR e em outras condições foi demonstrada em grandes ensaios clínicos randomizados e controlados por placebo em combinação com metotrexato[A1] ou como monoterapia.[A2,A3] No entanto, não são plenamente intercambiáveis, conforme demonstrado pela falta de utilidade do etanercepte no tratamento de doenças granulomatosas, como a doença de Crohn, ao passo que o infliximabe é eficaz.[A4,A5] Os efeitos adversos do bloqueio do TNF incluem risco aumentado de infecção, especialmente reativação da tuberculose (TB) latente e, portanto, testes de rastreamento para excluir TB são necessários antes do uso.

### Ligante RANK (RANKL)

RANKL é outro membro da superfamília do TNF que promove a diferenciação dos osteoclastos e a reabsorção óssea. O denosumabe é um anticorpo monoclonal humano recombinante que tem como alvo a RANKL e interfere na diferenciação, na ativação e na sobrevida dos osteoclastos. É indicado para o tratamento da osteoporose pós-menopausa e em homens e mulheres com alto risco de perda óssea devido a terapia de privação de andrógenos ou inibidores da aromatase, respectivamente. As consequências a longo prazo da desaceleração da remodelação óssea ainda não são conhecidas.

### Interleucina-1β

A citocina IL-1β derivada de monócitos liga-se a dois receptores de superfície diferentes, mas apenas o receptor de IL-1 do tipo 1 transduz sinais. A produção de IL-1 está associada à febre e à indução da síntese de proteínas de fase aguda. Três agentes bioterapêuticos aprovados pela FDA para bloqueio de IL-1 estão disponíveis neste momento (Tabela 33.2): antagonista do receptor de IL-1 humano recombinante (anacinra), uma molécula de fusão de receptor (rilonacepte) exibindo tanto o receptor de

desenvolvimento de IgGs monoclonais completamente humanizadas e o adalimumabe (contra TNF-α), foi um dos primeiros exemplos. Foi aprovado pela FDA para tratamento da AR em 2002 e agora também é usado em pacientes com artrite psoriática, espondilite anquilosante e doença inflamatória intestinal.

Uma variação na terapia com anticorpos monoclonais é a criação de conjugados de anticorpo e agente, o que significa que outras porções, incluindo pequenas moléculas, estão quimicamente ligadas aos anticorpos.[1] Apenas quatro desses agentes foram aprovados pela FDA e apenas dois, brentuximabe vedotina e trastuzumabe entansina, são comercializados. O primeiro é usado no linfoma de Hodgkin (Capítulo 177) e tem como alvo o CD30 com um anticorpo acoplado à monometil auristatina e para efetuar a morte celular. O último tem como alvo o HER2 nas células cancerosas pelo anticorpo e mata as células com sua "ogiva".

Outra abordagem de agentes bioterapêuticos é com proteínas de fusão. A maioria deles são receptores que se fundem a outras proteínas humanas, como a porção Fc das imunoglobulinas. Estes podem ter como alvo moléculas solúveis ou ligadas a células, como citocinas,

| Tabela 33.2 | Agentes bioterapêuticos aprovados pela FDA que têm como alvo TNF-α, interleucina-1 e interleucina-6. | | |
|---|---|---|---|
| ALVO | AGENTE BIOTERAPÊUTICO | DESCRIÇÃO | INDICAÇÕES APROVADAS PELA FDA |
| TNF-α | Infliximabe | Anticorpo monoclonal quimérico | Artrite reumatoide, artrite psoriática, psoríase, espondilite anquilosante, doença de Crohn |
| | Etanercepte | Molécula de fusão receptora | Artrite reumatoide, artrite psoriática, psoríase, espondilite anquilosante, artrite poliarticular idiopática juvenil |
| | Adalimumabe | Anticorpo monoclonal humanizado | Artrite reumatoide, psoríase, hidradenite supurativa, doença de Crohn (em crianças e e adultos), espondilite anquilosante, artrite poliarticular idiopática juvenil |
| | Golimumabe | Anticorpo monoclonal IgG1 humana | Artrite reumatoide, artrite psoriática, espondilite anquilosante, colite ulcerativa |
| | Certolizumabe pegol | Fragmento Fab' peguilado de um anticorpo monoclonal | Artrite reumatoide, artrite psoriática, doença de Crohn |
| IL-1 | Anacinra | Antagonista do receptor de IL-1 humano recombinante | Artrite reumatoide, síndromes periódicas associadas à criopirina |
| | Rilonacepte | Molécula de fusão de receptor recombinante | Síndromes periódicas associadas à criopirina |
| | Canacinumabe | Anticorpo monoclonal IgG1 humana | Artrite idiopática sistêmica juvenil, febre familiar pediátrica do Mediterrâneo juvenil e do adulto, síndrome periódica associada ao receptor de TNF, síndrome de hiper-IgD |
| IL-6 | Tocilizumabe | Anticorpo monoclonal humanizado recombinante | Artrite reumatoide, arterite de células gigantes, sistêmica artrite idiopática juvenil, artrite poliarticular idiopática juvenil |
| | Sarilumabe | Anticorpo monoclonal IgG1 humana | Artrite reumatoide |

IgG = imunoglobulina G; IL = interleucina;.

IL-1 quanto a IL-1 proteína acessória do receptor e um anticorpo monoclonal totalmente humano contra IL-1 β (canacinumabe). A eficácia de anacinra em adultos com AR foi um tanto decepcionante, mas estudos subsequentes em crianças com artrite inflamatória mostraram efeitos terapêuticos significativos.[4] Ficou claro que IL-1β é o mediador inflamatório-chave das síndromes autoinflamatórias (Capítulo 245), e o bloqueio de IL-1 usando esses agentes foi aprovado para o tratamento dessas doenças. Uma vantagem do bloqueio de IL-1 é um risco menor de infecções do que o associado com inibidores do TNF-α. Um novo e estimulante desenvolvimento com relação ao canacinumabe é sua utilidade na prevenção de eventos cardiovasculares recorrentes em indivíduos com níveis elevados de proteína C reativa (PCR) que sofreram infarto do miocárdio.[A6]

### Interleucina-2 (IL-2)
O daclizumabe é um anticorpo monoclonal IgG1 humanizado que tem como alvo o receptor de IL-2 de alta afinidade ao se ligar à cadeia alfa do IL-2R. Foi aprovado pela FDA em 1997 para prevenção da rejeição aguda do transplante renal, mas foi descontinuado em 2009 devido à falta de demanda. Posteriormente, em 2016, a aprovação foi obtida para o tratamento de formas recorrentes de esclerose múltipla[5] (Capítulo 383).

### IL-4/IL-13
O dupilumabe, que é um anticorpo monoclonal humano, liga-se à subunidade da cadeia alfa que é compartilhada pelos receptores de IL-4 e IL-13. A ligação do dupilumabe a este alvo inibe a sinalização de ambas as citocinas do tipo 2 que estão envolvidas em doenças atópicas e alérgicas. Recentemente, dois ensaios clínicos de fase 3 controlados por placebo em dermatite atópica (Capítulo 409) mostraram melhora significativa após 16 semanas de tratamento.[A7] Vale mencionar que essa melhora foi refletida em medidas de qualidade de vida que são diminuídas nessa doença. Os resultados confirmam o papel central dessas duas citocinas na expressão de doenças atópicas e alérgicas.

### IL-5
Dois anticorpos monoclonais anti-IL-5, mepolizumabe e reslizumabe, reduzem a atividade biológica da IL-5 e são úteis no tratamento de adultos com asma grave (Capítulo 81) e eosinofilia (Capítulo 161).[6,A8] As ações de IL-5 incluem maturação de eosinófilos, e diminuições na eosinofilia periférica nesses pacientes são observadas, mas isso não foi validado como biomarcador de resposta terapêutica.

### IL-6
A IL-6 é a citocina inflamatória prototípica, que impulsiona a produção do TNF-α e a IL-1. Também induz a diferenciação de linfócitos T *helper* tipo 17, que produzem IL-17 que atua sinergicamente com o TNF-α para causar dano articular no AR.[7] O bloqueio terapêutico de IL-6 com anticorpos monoclonais, como tocilizumabe e sarilumabe, está aprovado pela FDA para o tratamento de doenças inflamatórias articulares em adultos e crianças[8] (Tabela 33.2). O tocilizumabe subcutâneo foi recentemente aprovado pela FDA para o tratamento da arterite de células gigantes.[A9] Tal como acontece com outras terapêuticas anticitocinas, o aumento do risco de infecções graves está associado ao seu uso. O tocilizumabe tem alguns efeitos indesejáveis únicos, incluindo um risco aumentado de infecção pelo vírus varicela-zóster (VZV), bem como anomalias no fígado e colesterol.

### IL-12/IL-23
As citocinas IL-12 e IL-23 são citocinas diméricas que compartilham uma subunidade (designada p40). O anticorpo monoclonal humano ustequinumabe tem como alvo essa cadeia p40 comum, evitando a ligação de ambas as citocinas aos seus receptores correspondentes, que são expressos principalmente nos linfócitos T ativados. O ustequinumabe é aprovado pela FDA para psoríase (Capítulo 409), artrite psoriática (Capítulo 249) e doença de Crohn (Capítulo 132).[A10]

### IL-17
As citocinas IL-17 são produzidas por linfócitos inatos e um subconjunto de linfócitos T auxiliares, designadas Th17. A família IL-17 tem seis membros, com IL-17A e IL-17F compartilhando similaridades de sequência e tendo o maior papel no desenvolvimento de autoimunidade. Os receptores para membros da família IL-17 são únicos e não estão relacionados a outros receptores de citocinas conhecidos. Os anticorpos neutralizantes para IL-17A são agentes bioterapêuticos relativamente novos. Os anticorpos monoclonais secucinumabe e ixecizumabe são aprovados pela FDA para o tratamento da espondilite anquilosante, psoríase e artrite psoriática.[9]

### Linfopoetina estromal tímica (TSLP)
Essa citocina derivada de células epiteliais participa na regulação da imunidade do tipo 2 e suprarregula outras citocinas. Foi demonstrado que está elevada nas vias respiratórias de pacientes com asma. Um estudo recente de fase 2 mostrou a eficácia de um anticorpo monoclonal anti-TSLP, tezepelumabe, em pacientes com asma.[10]

### ANTICORPOS
Os anticorpos IgE mediam doenças alérgicas por meio da ligação através da porção Fc da molécula a receptores específicos, FcεRI e CD23/FcεRII. O omalizumabe é um anticorpo monoclonal IgG1 humanizado aprovado pela FDA que se liga à IgE livre e evita a ligação e sinalização do receptor. Os níveis séricos de IgE diminuem nos pacientes tratados e, como

consequência, o número de receptores celulares IgE é infrarregulado.[11] As indicações para o tratamento com omalizumabe incluem asma alérgica que não respondeu a outras terapias e urticária espontânea crônica (Capítulo 237). Devido ao elevado risco de reações alérgicas, as injeções subcutâneas desse medicamento devem ser feitas em um consultório médico ou no ambulatório, e não em casa.

## COMPLEMENTO

O dano tecidual em doenças alérgicas e imunológicas é frequentemente mediado por proteínas do complemento; portanto, ter como alvo essas moléculas é uma abordagem terapêutica útil.[12] O eculizumabe é um anticorpo monoclonal IgG2/IgG4 recombinante humanizado que bloqueia a conversão de C5 em C5a e C5b, evitando, assim, a formação do complexo de ataque à membrana, bem como bloqueando a atividade quimiotática de C5a. É aprovado pela FDA para tratar a hemoglobinúria paroxística noturna (Capítulo 151) e está disponível em alguns países para o tratamento da síndrome hemolítico-urêmica (SHU) atípica. As aplicações em processo de investigação incluem degeneração macular relacionada à idade.

## FATORES DE CRESCIMENTO

### Fator de crescimento endotelial vascular (VEGF)

A família de fatores de crescimento VEGF está envolvida na angiogênese e foi implicada na patogênese de doenças malignas, no desenvolvimento de metástases e nas formas de retinopatia. Os efeitos sobre a reabsorção óssea em doenças como esclerodermia também foram mostrados.[13] Os produtos biológicos que têm como alvo o VEGF incluem bevacizumabe, um anticorpo monoclonal humanizado que inibe a angiogênese e tem sido usado em esquemas terapêuticos para algumas doenças malignas. Os riscos do bevacizumabe incluem sangramento e retardo na cicatrização de feridas. Outra abordagem que tem como alvo o VEGF é a proteína de fusão recombinante aflibercepte, composta de domínios de ligação dos dois receptores humanos para VEGF fundidos com Fc da IgG1 humana. As indicações incluem degeneração macular úmida e edema macular diabético (Capítulo 395), utilizando injeções intraoculares, e câncer de cólon metastático (Capítulo 184), por via intraperitoneal.[14,15]

### Fator de crescimento epidérmico (EGF)

A ativação do EGFR, que se liga ao EGF e ao fator transformador de crescimento (TGF)-α, leva à proliferação descontrolada de células tumorais. Os agentes bioterapêuticos direcionados a esta via bloqueiam o receptor usando anticorpos monoclonais para o domínio extracelular. Uma dessas moléculas é o trastuzumabe, um anticorpo monoclonal humanizado usado no tratamento do câncer de mama metastático (Capítulo 188).

## Agentes biológicos que têm células como alvo

### CÉLULAS IMUNES

### Linfócitos B

O ramo humoral da resposta imune media muitos distúrbios autoimunes por meio da produção de autoanticorpos. Portanto, o bloqueio ou eliminação direcionada de linfócitos B, bem como a inibição de citocinas derivadas de linfócitos B, tem sido usado terapeuticamente em doenças como o lúpus eritematoso sistêmico (LES) (Capítulo 250) e AR. O rituximabe é um anticorpo monoclonal quimérico que tem como alvo linfócitos B CD20 para exclusão. Foi usado pela primeira vez para o tratamento de linfomas de células B (Capítulo 176) e agora também está aprovado pela FDA para o tratamento de AR. Os ensaios clínicos de rituximabe no LES, no entanto, não conseguiram atingir os *endpoints* e esta não é uma indicação aprovada pela FDA. No entanto, as diretrizes publicadas e os documentos de consenso sugerem que o rituximabe pode ser útil como tratamento de lesão em órgãos pelo LES quando outras terapias não foram bem-sucedidas.[16] O ocrelizumabe é um anticorpo monoclonal humanizado que tem como alvo um epítopo de sobreposição de CD20 e é um tratamento aprovado pela FDA para esclerose múltipla (Capítulo 383). Ter como alvo CD19 em vez de CD20 é interessante como abordagem alternativa devido ao potencial de esgotamento de plasmócitos de vida longa e linfócitos B iniciais que não são positivos para CD20, enquanto ao mesmo tempo poupam linfócitos B regulatórios. Os anticorpos anti-CD19 estão atualmente em testes para doenças autoimunes e malignidades.[17]

Outra abordagem para inibir os linfócitos B é ter como alvo as citocinas que são essenciais para os linfócitos B amadurecerem e sobreviverem, como o fator de ativação de linfócitos B (BAFF) na família TNF. O belimumabe é um anticorpo monoclonal anti-CD257 (BAFF) que mostrou eficácia no LES, mas não na nefrite lúpica. É aprovado pela FDA para tratar adultos com LES ativo. Uma proteína de fusão direcionada a CD257, blisibimode, não conseguiu atingir os desfechos de eficácia no LES, mas está atualmente sendo investigada como um tratamento para nefropatia por IgA.

### Linfócitos T

O papel central dos linfócitos T na resposta imune torna esse subconjunto de células um alvo atraente para tratamentos de doenças autoimunes e rejeição de enxertos. Como observado anteriormente, as terapias direcionadas ao marcador de superfície de linfócitos T CD3 estão disponíveis há várias décadas e ainda são de uso limitado para o tratamento de rejeição de transplante. O primeiro anticorpo monoclonal humanizado usado como agente terapêutico foi o alentuzumabe, que tinha como alvo a molécula CD52 nos linfócitos T e B. Uma consequência inesperada e ainda não explicada deste tratamento foi linfopenia de longa duração, limitando seu uso.

### MOLÉCULAS COESTIMULATÓRIAS

Outra abordagem é a inibição dos sinais coestimuladores necessários para a ativação completa dos linfócitos T. O melhor exemplo é a proteína de fusão abatacepte, na qual a porção extracelular do antígeno 4 do linfócito T citotóxico (CTLA-4) é acoplada à porção extracelular da IgG1 humana. Esta molécula, que inibe os sinais coestimuladores entre o CD28 e o CD80/86, é aprovada pela FDA para o tratamento da AR. A adição de abatacepte à ciclofosfamida, entretanto, não melhorou o desfecho de nefrite lúpica em um estudo.[A11] Em geral, as complicações infecciosas associadas ao abatacepte são menores do que as dos bloqueadores do TNF-α. Fisiologicamente, CTL-A4 liga CD80/CD86 e fornece um sinal que inibe a ativação dos linfócitos T. Os anticorpos que têm como alvo CTL-A4 e outros reguladores negativos da ativação de linfócitos T (PD1, PDL1) representam uma nova classe de agentes, inibidores de pontos de controle, que atualmente são prescritos para vários tipos de câncer. Os exemplos incluem ipilimumabe, nivolumabe, atezolizumabe e pembrolizumabe.

### MOLÉCULAS DE ADESÃO

Outra maneira de manipular os linfócitos T na resposta imune é bloquear a migração para os locais de inflamação. O natalizumabe é um anticorpo monoclonal humano contra a $\alpha_4$-integrina que atinge esse efeito e foi aprovado pela FDA para tratar as formas reincidentes/remitentes da EM. Uma preocupação com a segurança do natalizumabe é o risco de leucoencefalopatia multifocal progressiva (Capítulo 346), uma condição fatal que está associada à reativação do vírus JC em indivíduos imunossuprimidos.

## Terapias que têm como alvo pequenas moléculas

Além de citocinas recombinantes, foram criados agonistas de pequenas moléculas de receptores de citocinas. O eltrombopague é um agonista do receptor de trombopoetina de molécula pequena aprovado pela FDA para o tratamento de casos de trombocitopenia imune (PTI) resistentes a outras terapias. Tem a vantagem da dosagem oral (Capítulo 163). A aprovação original para PTI foi posteriormente expandida e incluiu a anemia aplásica grave, em que a eficácia se deve a ações nas células-tronco que resultam na produção de outras linhas celulares.[18] Esse precedente interessante sugere que muitos outros agonistas e antagonistas do receptor de citocinas de pequenas moléculas podem ser terapêuticas úteis.

Sete receptores transmembrana, incluindo os receptores de quimiocinas, são alvos muito interessantes. Dois exemplos de agentes que têm como alvo os receptores de quimiocinas incluem maraviroque, uma pequena molécula disponível por via oral que tem como alvo o receptor de quimiocinas CCR5. Este receptor é um cofator essencial para a entrada do HIV na célula, que é o mecanismo de seus efeitos antirretrovirais. Fingolimode é um inibidor de molécula pequena que tem como alvo o receptor de esfingosina-1-fosfato (S1PR1), que é crítico para o trânsito dos linfócitos T, e é aprovado pela FDA para esclerose múltipla.

## INIBIDORES DE SINALIZAÇÃO

Uma alternativa para atingir citocinas fora das células é usar pequenas moléculas que bloqueiam as vias intracelulares ativadas pela ligação de citocinas a seus receptores específicos. Uma vantagem dessa abordagem é que os medicamentos são administrados por via oral. Em virtude dos alvos de citocina a jusante semelhantes, um princípio básico de segurança é que os produtos biológicos e inibidores de sinalização geralmente não são recomendados para uso em combinação. As Janus quinases (JAKs) são essenciais para a sinalização por uma grande família de citocinas, representando um alvo terapêutico especialmente atraente (Figura 33.2). O papel crítico da JAK3 nas células do sistema imune é evidenciado pela ligação entre as mutações de *JAK3* e a imunodeficiência primária. Os inibidores de JAK de primeira geração atuam em várias JAKs e, portanto, em um grande número de citocinas. O tofacitinibe é o primeiro inibidor de Janus quinases aprovado pela FDA para AR.[A12] O tofacitinibe foi estudado em outras doenças e condições, incluindo artrite psoriática, espondilite anquilosante, psoríase, colite ulcerativa e uma série de condições dermatológicas.[19] A policitemia vera e neoplasias mieloproliferativas relacionadas são devidas a mutações de ganho de função JAK2. Ruxolitinibe inibe JAK1 e JAK2 e é aprovado pela FDA para o tratamento de neoplasias mieloproliferativas (Capítulo 157). Inibidores das Janus quinases de primeira geração inibem JAK2, que media a sinalização de muitas citocinas, incluindo hormônio do crescimento, eritropoetina, trombopoetina, IL-11, G-CSF e GM-CSF; portanto, os pacientes tratados podem desenvolver anemia e outras citopenias. Embora esses efeitos não sejam geralmente graves o suficiente para levar à descontinuação do tratamento, novos inibidores seletivos das Janus quinases estão sendo desenvolvidos para poupar JAK2.

Como JAK3, as mutações da tirosinoquinase de Bruton (Btk) estabelecem seu papel crítico na função das células B. O inibidor Btk ibrutinibe foi aprovado pela FDA para tratar leucemia linfocítica crônica (Capítulo 174), macroglobulinemia de Waldenstrom e linfoma. Ao todo, mais de 35 inibidores de quinases foram aprovados pela FDA para várias indicações, incluindo muitos tipos de câncer.

## CONCLUSÃO

Os agentes biológicos e inibidores de sinalização aprimoraram bastante o tratamento de uma ampla gama de doenças, desde autoimunidade a doenças malignas. Esses agentes com alvos moleculares também forneceram *insights* sobre os mecanismos patogenéticos básicos em muitos desses transtornos. É provável que, no futuro, alvos moleculares sejam ainda mais refinados, com maior seletividade para processos mórbidos com conservação das vias normais e redução dos efeitos imprevistos. A expansão para outras áreas da medicina também é provável, com agentes "emprestados", modificados ou completamente novos.

### Recomendações de grau A

A1. Mary J, De Bandt M, Lukas C, et al. Triple oral therapy versus antitumor necrosis factor plus methotrexate (MTX) in patients with rheumatoid arthritis and inadequate response to MTX: a systematic literature review. *J Rheumatol*. 2017;44:773-779.
A2. Donahue KE, Gartlehner G, Schulman ER, et al. AHRQ comparative effectiveness reviews. Drug therapy for early rheumatoid arthritis: a systematic review update. Rockville (MD): Agency for Healthcare Research and Quality (US); 2018.
A3. Emery P, Pope JE, Kruger K, et al. Efficacy of monotherapy with biologics and JAK inhibitors for the treatment of rheumatoid arthritis: a systematic review. *Adv Ther*. 2018; 35:1535-1563.
A4. Colombel JF, Sandborn WJ, Reinisch W, et al. Infliximab, azathioprine, or combination therapy for Crohn's disease. *N Engl J Med*. 2010;362:1383-1395.
A5. Fukushima K, Sugita A, Futami K, et al. Postoperative therapy with infliximab for Crohn's disease: a 2-year prospective randomized multicenter study in Japan. *Surg Today*. 2018;48:584-590.
A6. Ridker PM, Everett BM, Thuren T, et al. Antiinflammatory therapy with canakinumab for atherosclerotic disease. *N Engl J Med*. 2017;377:1119-1131.
A7. Simpson EL, Bieber T, Guttman-Yassky E, et al. Two phase 3 trials of dupilumab versus placebo in atopic dermatitis. *N Engl J Med*. 2017;375:2335-2348.
A8. Pavord ID, Chanez P, Criner GT, et al. Mepolizumab for eosinophilic chronic obstructive pulmonary disease. *N Engl J Med*. 2017;377:1613-1629.
A9. Stone JH, Tuckwell K, Dimonaco S, et al. Trial of tocilizumab in giant-cell arteritis. *N Engl J Med*. 2017;377:317-328.
A10. Griffiths CE, Strober BE, van de Kerkhof P, et al. Comparison of ustekinumab and etanercept for moderate-to-severe psoriasis. *N Engl J Med*. 2010;362:118-128.
A11. ACCESSTrialGroup. Treatment of lupus nephritis with abatacept: the Abatacept and Cyclophosphamide Combination Efficacy and Safety Study. *Arthritis Rheumatol*. 2014;66:3096-3104.
A12. Singh JA, Hossain A, Tanjong Ghogomu E, et al. Biologics or tofacitinib for people with rheumatoid arthritis unsuccessfully treated with biologics: a systematic review and network meta-analysis. *Cochrane Database Syst Rev*. 2017;3:CD012591.

### REFERÊNCIAS BIBLIOGRÁFICAS

*As referências bibliográficas, bem como os outros materiais suplementares deste livro, encontram-se no GEN-IO, nosso ambiente virtual de aprendizagem.*

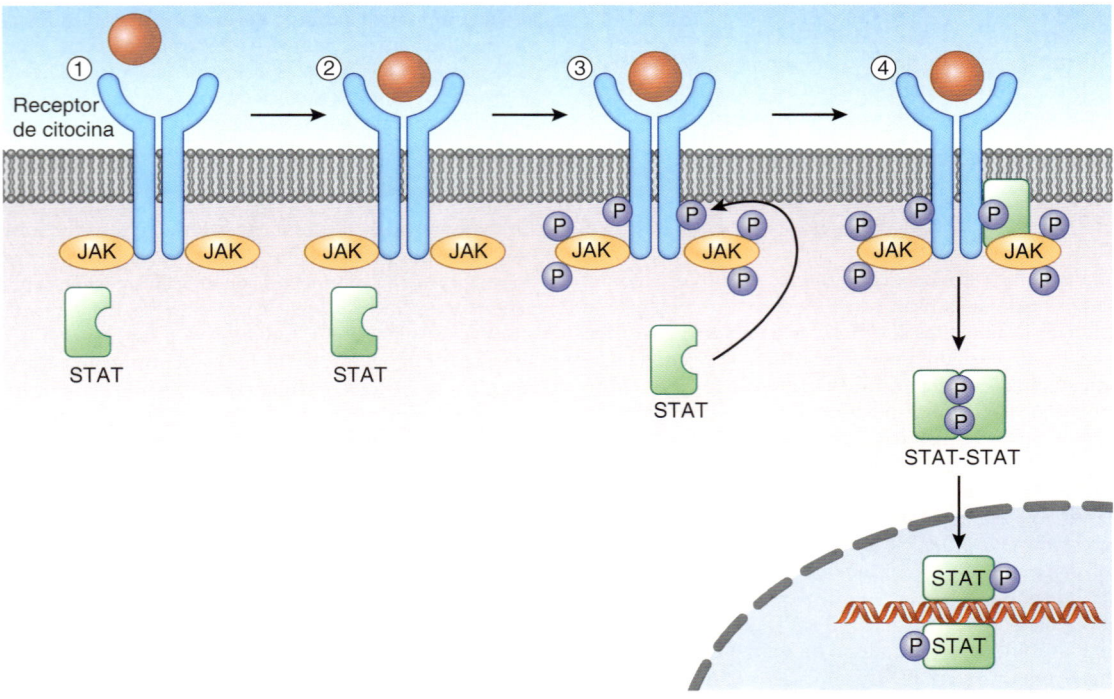

**FIGURA 33.2** Janus quinases (JAKs) são essenciais para a sinalização por uma grande família de citocinas. (1) Quando uma citocina se acopla ao seu receptor, as JAKs são ativadas e se fosforilam mutuamente, assim como a cauda intracelular de seus receptores. (2) Isso cria um local de encaixe para STATs, que agora conseguem se ligar ao domínio citoplasmático do receptor. (3) STATs, por sua vez, são fosforilados e ativados, o que possibilita sua dimerização. (4) O dímero STAT-STAT se transloca para o núcleo, onde se liga diretamente ao DNA e regula a expressão gênica. (O' Shea JJ, Schwartz DM, Villarino A, Gadina M, McInnes IB, Laurence A. *Ann Rev Med*. 2015. 66:311-28.)

# MEDICINA COMPLEMENTAR, ALTERNATIVA E INTEGRATIVA

FREDERICK M. HECHT

Os tratamentos farmacêuticos e cirúrgicos têm sido fundamentais para os avanços na gestão médica. Uma grande proporção de pessoas em todo o mundo, no entanto, também usa tratamentos de saúde que estão fora das terapias farmacêuticas e cirúrgicas, muitos dos quais são agrupados sob o termo *terapias complementares*. A compreensão das bases das evidências para terapias complementares oferece o potencial de um arsenal terapêutico expandido para os médicos e também é importante para o aconselhamento dos pacientes. No entanto, como essas terapias geralmente recebem pouca ou nenhuma atenção durante a formação médica e em razão das alegações conflitantes e das limitações na qualidade da pesquisa existente, aconselhar os pacientes sobre as terapias complementares pode ser um desafio.

O U.S. National Center for Complementary and Integrative Health (NCCIH) do National Institutes of Health definiu os cuidados de saúde complementares como "abordagens de cuidados de saúde desenvolvidas fora da medicina convencional ocidental ou convencional" quando são usados junto com a medicina convencional ou como tratamento alternativo no lugar da medicina convencional. Este capítulo concentra-se em parte em uma abordagem mais recente, a *medicina integrativa*, que envolve reunir abordagens convencionais e complementares de forma coordenada. Embora o termo *medicina integrativa*[a] seja usado em vários contextos, neste capítulo é usado para uma abordagem da prática médica que incorpora terapias não farmacêuticas e não cirúrgicas que não foram consideradas convencionais, mas para as quais agora há alguma base de evidências, e que pode incluir uma ênfase no uso de estilo de vida e outras intervenções não farmacêuticas, com atenção à aliança terapêutica com profissionais de saúde. Embora existam sistemas diferentes para classificar essas terapias, o NCCIH classifica a maioria das abordagens complementares de saúde em um de dois subgrupos amplos: (1) práticas corporais e mentais ou (2) produtos naturais.

## USO DE TRATAMENTOS INTEGRATIVOS, COMPLEMENTARES E ALTERNATIVOS

Nos dados do National Health Interview Survey (NHIS) de 2012, entre os adultos dos EUA com mais de 18 anos, 33,2% relataram o uso de alguma forma de abordagem complementar de saúde nos 12 meses anteriores. As abordagens mais comumente usadas incluem produtos naturais, ioga e *tai chi*, respiração profunda, meditação, quiropraxia e manipulação osteopática e massagem.

## PRÁTICAS DA MENTE E DO CORPO

### Meditação

A meditação e as práticas contemplativas relacionadas envolvem várias técnicas para autorregular a atenção. Frequentemente derivada de diferentes tradições espirituais, a meditação tem sido usada por séculos para atingir estados de calma mental e emocional, autocompreensão e atenção aprimorada. Mais recentemente, as práticas de meditação passaram a ser frequentemente usadas sem um contexto religioso, e cada vez mais são usadas em unidades de saúde para ajudar a controlar o estresse, melhorar as habilidades de regulação emocional e influenciar outros desfechos de saúde física e mental.

Existem diferentes abordagens para a meditação. Nos usos da meditação relacionados à saúde, os dois tipos gerais que receberam mais estudo são a meditação *baseada na atenção plena* (*mindfulness*) e a meditação com *mantra de concentração*. A meditação baseada na atenção plena envolve práticas destinadas a "prestar atenção de uma forma específica: propositalmente, no momento presente e com tolerância "nas palavras de Jon Kabat-Zinn, que desenvolveu o programa de Redução de Estresse com Base na Atenção Plena (MBSR; do inglês, *Mindfulness-Based Stress Reduction*), provavelmente o mais conhecido dos programas de atenção plena usados em unidades de saúde. Um dos usos comuns do MBSR e programas relacionados em estabelecimentos de saúde é melhorar a capacidade dos pacientes de lidar com a dor crônica. Em ensaios clínicos randomizados e controlados, o MBSR mostrou efetividade pelo menos igual à de abordagens como a terapia cognitivo-comportamental (TCC) para lombalgia crônica, e ambas as abordagens se mostraram mais efetivas do que o tratamento médico usual sozinho.

Outra aplicação importante das abordagens baseadas na atenção plena tem sido a abordagem da regulação do humor, particularmente em condições como a depressão. A terapia cognitiva baseada na atenção plena (MBCT; do inglês *Mindfulness-Based Cognitive Therapy*) combina alguns elementos da TCC com práticas de atenção plena e foi desenvolvida para prevenir a recaída da depressão, um problema comum para pessoas que apresentaram pelo menos um episódio de depressão significativa. Em um ensaio clínico randomizado, a MBCT mostrou ser tão efetiva quanto a continuação da medicação antidepressiva na prevenção da recaída da depressão, e a coleta de dados entre os ensaios sugeriu uma redução de 24% na recaída da depressão em comparação com a continuação da medicação antidepressiva. A MBCT também apresentou custos semelhantes em comparação com o fornecimento de medicação antidepressiva. A MBCT é agora recomendada como uma das abordagens para a prevenção da recaída da depressão por entidades nacionais de política de saúde, como o National Institute for Health and Care Excellence, no Reino Unido (UK) e é oferecida pelo National Health Service,[1] embora poucos planos de saúde nos EUA atualmente cubram esse tratamento. No entanto, as intervenções baseadas na atenção plena estão cada vez mais integradas ao local de trabalho de maneiras diferentes, incluindo programas baseados na Web, aulas de ioga ou meditação e programas MBSR completos.[2]

Uma forma comum de meditação baseada em mantra é a meditação transcendental, embora médicos como Herbert Benson tenham estudado formas mais genéricas de meditação com mantra, que foram descritas como evocando a *resposta de relaxamento*. Existem algumas evidências de que essas formas de meditação melhoram os desfechos de saúde, como redução da pressão arterial[3] e melhora da depressão;[4] no entanto, algumas limitações metodológicas nos estudos existentes limitam a força das evidências.

### Ioga e *tai chi*

Embora a ioga, o *tai chi* e o *qigong* sejam praticados para diferentes propósitos e com uma variedade de estilos, esta discussão se concentra nas aplicações que visam principalmente aos benefícios à saúde, além do condicionamento físico geral. Cada uma dessas abordagens trabalha com atenção concentrada durante as práticas de movimento e tem sido vista, em parte, como formas de meditação em movimento.

Há evidências de melhorias de vários desfechos de saúde com o uso dessas abordagens. No manejo de transtornos cognitivos e de humor na idade avançada, o movimento consciente (p. ex., ioga, *tai chi*, caminhada meditativa) pode até superar o exercício físico convencional no que diz respeito aos efeitos na qualidade de vida, humor e funcionamento cognitivo em adultos mais velhos.[5] Metanálise de ensaios clínicos randomizados de *tai chi* encontrou evidências de melhorias no equilíbrio e redução de cerca de 50% no risco de quedas em idosos. Outra metanálise constatou que a prática regular de *tai chi* melhorou significativamente os desfechos psicológicos, incluindo redução do estresse (tamanho do efeito [ES, *effect size*], 0,66; intervalo de confiança de 95% [IC], 0,23 a 1,09), ansiedade (ES, 0,66; IC de 95%, 0,29 a 1,03) e depressão (ES, 0,56; IC de 95%, 0,31 a 0,80).

A ioga tem se mostrado tão efetiva quanto a TCC orientada para a dor nos casos de lombalgia crônica, e ambas são mais efetivas do que o tratamento usual. Metanálise da ioga para hipertensão arterial sistêmica encontrou diminuição média da pressão arterial sistólica (PAS) de 9,6 mmHg, mas esse achado foi limitado pela qualidade dos estudos. Metanálises também sugerem benefícios da ioga para a depressão. Existem

---

[a]N.R.T.: O reconhecimento da medicina integrativa (MI) no Brasil motivou a implementação, em 2006, da Política Nacional de Práticas Integrativas e Complementares (PNPIC), que normatizou e regularizou a prática da MI. Segundo o Ministério da Saúde: [...] em 2017, 8.200 Unidades Básicas de Saúde ofertaram alguma das Práticas Integrativas e Complementares, o que corresponde a 19% desses estabelecimentos. Essa oferta está distribuída em 3.018 municípios, ou seja, 54% do total, existindo em 100% das capitais por iniciativa das gestões locais. Em 2016, foram registrados 2.203.661 atendimentos individuais e 224.258 atividades coletivas, envolvendo mais de 5 milhões de pessoas.

várias linhas de ioga, como *hatha ioga* (ioga clássico), *ashtanga ioga*, *vinyasa ioga*, *kundalini ioga*, *raja ioga*, *iyengar ioga*. O *hatha ioga*, por exemplo, é uma das linhas mais populares no Ocidente porque é focada no condicionamento físico, no fortalecimento do corpo e no aumento da flexibilidade. Essa linha é indicada para pessoas que começam a prática da ioga. Por exemplo, a ioga que é efetiva para lombalgia foi especificamente adaptada e evita posturas que poderiam exacerbar o quadro álgico enquanto se concentra em posturas e métodos de direcionar a atenção para o corpo que se pensava ser útil.[6] Programas de ioga projetados para condições como lombalgia estão disponíveis em alguns centros médicos e estúdios de ioga. Se aulas especificamente adaptadas não estiverem disponíveis, muitos estúdios de ioga oferecem aulas de ioga restaurativas, que são menos propensas a incluir posturas e movimentos que possam agravar a dor lombar e mais propensas a incluir um foco no movimento consciente e consciência corporal, o que pode ser útil na dor lombar.

### Terapias manuais

As terapias manuais incluem uma ampla gama de abordagens físicas comumente usados por fisioterapeutas, massoterapeutas, quiropráticos e osteopatas. Essas terapias geralmente incluem massagem e manipulação dos músculos, bem como técnicas para mobilizar as articulações.

Metanálise mostrou que a massagem terapêutica é efetiva para condições como dor no pescoço e no ombro,[A7] e a massagem é comumente usada para lesões esportivas, dor muscular de aparecimento tardio após exercícios extenuantes, lombalgia[7] e outras causas de dores musculares. Os mecanismos de ação da massagem terapêutica não são totalmente compreendidos. No entanto, estudos usando biopsias musculares após lesão muscular induzida por exercício descobriram que a massagem diminui a produção de citocinas inflamatórias e aumenta os indicadores de reparo celular, como a biogênese mitocondrial. A massagem terapêutica também reduz a ansiedade e a pressão arterial. Além de seus benefícios diretos em condições como ansiedade, alguns dos benefícios da massagem sobre a dor podem ser por meio de seus efeitos psicológicos. Uma questão importante para os médicos entenderem é que existem várias técnicas de massagem, bem como diferentes tipos de especialização entre os massoterapeutas. Algumas formas, como a massagem sueca, visam principalmente ao relaxamento. Outras formas de massagem, como a massagem esportiva, tendem a usar maior pressão e técnicas especificamente destinadas a melhorar a recuperação de lesões musculares. Ao encaminhar um paciente para massagem devido a condições como lesões esportivas, é preciso verificar se o massoterapeuta tem treinamento e experiência específicos no trabalho com lesões esportivas.

A manipulação da coluna envolve a aplicação de uma força controlada a uma articulação da coluna. Habitualmente é realizada por quiropráticos ou osteopatas, mas também pode ser feita por fisioterapeutas e alguns médicos. A terapia de manipulação da coluna vertebral para lombalgia foi testada em vários ensaios clínicos. A metanálise mostra que é efetiva na redução da lombalgia aguda, com melhora média combinada da dor de cerca de 10 mm em uma escala visual analógica de dor de 100 mm,[A8] embora pesquisas anteriores apresentem alguns pontos fracos metodológicos. Junto com a massagem e a acupuntura, a manipulação da coluna está incluída nas recomendações do American College of Physicians para o tratamento da dor lombar aguda.[8]

### Acupuntura e medicina tradicional chinesa

A acupuntura[9] é praticada na China há milhares de anos. Envolve a colocação de agulhas finas em locais específicos, ou pontos de acupuntura, que são frequentemente estimulados de várias maneiras, como girando a agulha. Embora haja alguma controvérsia sobre o grau de benefício da acupuntura devido ao efeito placebo em relação aos efeitos reais da inserção das agulhas, algumas metanálises recentes que usam dados individuais dos pacientes são úteis para esclarecer essas questões. Essas análises sugerem que a acupuntura tem benefício significativo na melhora da dor crônica em condições como lombalgia, osteoartrite e cefaleia crônica, com reduções de 50% ou mais nos escores de dor em cerca de 50% dos pacientes, quando comparada com grupos de controle sem acupuntura. No entanto, quando comparada com grupos de controle que não foram submetidos a acupuntura, cerca de metade da redução da dor parece ser consistente com um efeito placebo – embora os procedimentos de controle possam ter incluído elementos ativos, como a estimulação de um ponto de acupuntura sem uma agulha penetrar na pele.

Também há evidências substanciais de que a acupuntura reduz as náuseas e vômitos da quimioterapia ou cirurgia. Metanálise encontrou uma redução de 75% na náusea pós-operatória, embora esse efeito tenha sido visto apenas após o primeiro período de 6 horas após a cirurgia.[A9]

A acupuntura é uma parte importante da medicina tradicional chinesa. Outros componentes incluem uma abordagem diagnóstica para condições de saúde que envolve a avaliação de desequilíbrios ou bloqueios potenciais na circulação de *qi*, ou energia vital, através do corpo e uso de fitoterápicos, bem como recomendações de dieta e exercícios (incluindo *qigong*). As evidências para os elementos mais amplos da medicina tradicional chinesa são mais fracas, mas o interesse tem crescido na pesquisa de *sistemas inteiros*, que usam abordagens mais amplas da medicina chinesa, em vez de apenas a acupuntura. Um processo semelhante está ocorrendo com a pesquisa sobre a medicina ayurvédica do subcontinente indiano, que inclui alguns elementos da ioga junto com componentes paralelos à medicina tradicional chinesa, como uma abordagem diagnóstica e tratamentos com ervas.

## PRODUTOS NATURAIS

Os produtos naturais[b] englobam vitaminas e minerais, ervas (também conhecidas como fitoterápicos) e probióticos. Esses produtos são frequentemente vendidos como suplementos dietéticos. Embora muitos desses produtos tenham suporte informal e alguns tenham resistido ao teste do tempo, sendo recomendados há centenas de anos, há evidências limitadas de eficácia de estudos rigorosos e bem planejados para a maioria desses produtos. Os produtos naturais são atualmente regulamentados nos EUA sob a *Dietary Supplement Health and Education Act* (DSHEA), que foi promulgada em 1994. Sob a DSHEA, os suplementos dietéticos são considerados alimentos e os fabricantes de suplementos não precisam obter a aprovação da Food and Drug Administration (FDA) se o suplemento já era comercializado antes de 1994 (*direito adquirido*). Novos ingredientes dietéticos introduzidos após 1994 precisam de evidências razoáveis de sua segurança, que devem ser revisadas antes da comercialização.

De acordo com esse sistema, a FDA é a agência responsável por tomar medidas contra um produto inseguro após ele ter chegado ao mercado, mas os fabricantes não são obrigados a provar a segurança ou eficácia de produtos naturais *adquiridos* antes da comercialização. Os críticos levantaram preocupações de que há proteções limitadas para os consumidores para garantir que os suplementos dietéticos contenham ingredientes ativos nas quantidades especificadas e não contenham outras substâncias às quais as pessoas possam ter alergias ou outras formas de intolerância. Também foram levantadas preocupações de que existem recursos limitados para a FDA avaliar se um suplemento pode ser responsável por eventos adversos graves. Usando dados de vigilância nacionalmente representativos de 63 departamentos de emergência (DE) nos EUA de 2004 a 2013, estimou-se que 23.000 consultas todos os anos sejam atribuídas a eventos adversos relacionados a suplementos dietéticos.[10] Um dos desenvolvimentos que estimulou o aumento da atenção às questões de segurança foi a controvérsia sobre os alcaloides da efedrina, que foram incluídos em vários suplementos dietéticos, mas foram associados a eventos cardiovasculares. Em resposta a preocupações como esta, a *Dietary Supplement and Nonprescription Drug Consumer Protection Act* foi aprovada pelo congresso norte-americano em 2006. É importante para os médicos que essa lei exige que uma "pessoa responsável" envie à agência FDA todos os relatórios de um "evento adverso sério" associado a um suplemento dietético. Embora esta lei seja voltada especialmente para fabricantes de suplementos, o processo do relatório pode ser iniciado por profissionais de saúde, usando um formulário disponível no *site* da FDA (MedWatch Form 3500A).

Duas fontes de informação que podem ser úteis para obter o *status* atual da pesquisa de diferentes produtos naturais são o *site* do NCCIH, que atualizou relatórios sobre pesquisas com ervas individuais (https://nccih.nih.gov/health/herbsataglance.html), e o National Institutes of Health Office of Dietary Supplements, que tem informações adicionais sobre diferentes suplementos dietéticos (https://ods.od.nih.gov/factsheets/list-all/). Além disso, o primeiro de cinco artigos de revisão abrangentes investigando os mais de 50.000 suplementos dietéticos, incluindo fitoterápicos, atualmente inscritos no *Dietary Supplement Label Database* do U.S. Office of Dietary Supplements foi publicado recentemente e fornece

---

[b]N.R.T.: No Brasil ver https://www.gov.br/anvisa/pt-br/assuntos/alimentos/suplementos-alimentares.

uma visão geral da eficácia, segurança e regulamentações governamentais nos EUA.[11] Embora grande parte da pesquisa não tenha encontrado evidências que apoiem claramente o uso de diferentes suplementos nutricionais, existem exceções intrigantes. Um exemplo é a cúrcuma, que historicamente tem sido usada na medicina ayurvédica (medicina tradicional do subcontinente indiano). A cúrcuma é rica em curcumina, um curcuminoide que tem atividade biológica substancial, incluindo propriedades anti-inflamatórias e antioxidantes. Um estudo randomizado, duplo-cego e controlado por placebo descobriu que uma preparação curcuminoide foi mais efetiva do que o placebo para diminuir a intensidade da dor e a interferência funcional relacionada com a dor em pessoas com osteoartrite de joelho.[A10] Outro exemplo é *Mucuna pruriens*, uma planta leguminosa tropical contendo levodopa usada como fonte alternativa de levodopa para indivíduos indigentes que não podem pagar medicamentos para a doença de Parkinson.[A10b]

## Potenciais interações com terapias medicamentosas

Uma razão para os médicos conhecerem os suplementos dietéticos que seus pacientes estão tomando é que alguns deles apresentam interações potenciais com a medicação alopata. Um exemplo é hipérico (*Hypericum perforatum*). Há algumas evidências de que o hipérico melhore a depressão, mas estudos bem elaborados não conseguiram mostrar que ele seja mais eficaz do que o placebo. Hipérico (*Hypericum perforatum*) induz várias isoenzimas de citocromo P450 e tem interações significativas com vários medicamentos metabolizados por esse sistema, incluindo varfarina, ciclosporina, anticoncepcionais orais, alguns antirretrovirais e inibidores seletivos da recaptação da serotonina (ISRS). Outros fitoterápicos com potencial significativo para interações medicamentosas incluem hidraste (*Hydrastis canadensis* L.) e ginseng.

## Suplementos vitamínicos e minerais

Os suplementos vitamínicos e minerais são populares e amplamente utilizados. Estudos observacionais ligaram o consumo de vários micronutrientes, ou medições desses micronutrientes no sangue, à redução do risco de determinadas doenças. As evidências de seus benefícios para a população geral a partir de ensaios clínicos randomizados tem sido decepcionante. Na verdade, vários estudos randomizados sobre suplementação de nutrientes não só não conseguiram encontrar evidências de benefício, mas também sugeriram danos potenciais. Os problemas com a tradução do benefício potencial de estudos observacionais em benefícios comprovados de estudos controlados provavelmente envolvem várias limitações de dados observacionais para avaliar os efeitos dos micronutrientes na saúde. Em primeiro lugar, os padrões de dieta são altamente confundidos com outros fatores de estilo de vida, dificultando assim separar o consumo de certos micronutrientes de vários outros fatores comportamentais e de estilo de vida que podem estar subjacentes aos aparentes benefícios à saúde, variando de mais exercícios a uma adesão mais cuidadosa aos esquemas prescritos por médicos. Em segundo lugar, é provável que haja diferenças importantes entre consumir níveis adequados de certos micronutrientes de alimentos inteiros e ingerir suplementos específicos que tentam extrair o que se pensa ser o ingrediente ativo. Por exemplo, a obtenção de altos níveis de vitamina A de uma dieta rica em vegetais provavelmente fornecerá vários nutrientes adicionais com benefícios potenciais à saúde, como fitonutrientes, que não existem nos comprimidos de suplemento. Terceiro, a suplementação em níveis mais altos do que os tipicamente alcançados por uma dieta saudável pode ter danos imprevistos. Um exemplo possível é a suplementação de cálcio. Embora seja lógico que a obtenção de cálcio adequado seja útil para a resistência óssea, há evidências de que altos níveis de suplementação de cálcio aumentem o risco de nefrolitíase em indivíduos suscetíveis e algumas preocupações de que possa aumentar o risco de calcificação arterial e eventos cardiovasculares – sem fortes evidências de que diminua o risco de fraturas ósseas.

Juntas, essas considerações sugerem que os médicos devem se concentrar em fazer com que os pacientes sigam um padrão geral de alimentação saudável com baixo teor de alimentos processados e alto teor de alimentos ricos em nutrientes, em vez de tomar suplementos dietéticos. Foi demonstrado em ensaios clínicos randomizados que o padrão de dieta mediterrânea, por exemplo, reduz o risco cardiovascular, e este tipo de dieta deve fornecer micronutrientes adequados para a maioria dos pacientes. As condições especiais em que há evidências de benefício da suplementação de micronutrientes incluem gravidez e condições como síndromes disabsortivas. A vitamina D, a maior parte da qual provém da exposição ao sol em épocas anteriores, pode ser uma exceção em que a suplementação é de maior benefício, mas esse problema ainda aguarda os resultados de ensaios clínicos em larga escala que estão em andamento.

## Probióticos e pré-bióticos

Há evidências crescentes de que o microbioma encontrado no intestino exerça várias influências importantes na saúde, embora mais pesquisas sejam necessárias. Uma questão importante é o que pode ser feito para influenciar o microbioma intestinal de forma a promover a saúde. Os probióticos são microrganismos vivos considerados benéficos para o intestino humano e podem promover um microbioma intestinal saudável. Estes estão disponíveis naturalmente em alimentos diferentes (p. ex., iogurte e outros alimentos fermentados) ou como suplementos dietéticos específicos. Os pré-bióticos são ingredientes alimentares não digeríveis que promovem o crescimento de microrganismos benéficos. O aumento de certos pré-bióticos é uma segunda abordagem potencial para melhorar o microbioma intestinal.

Talvez a evidência mais impressionante de como a alteração do microbioma intestinal pode tratar uma condição clínica venha dos estudos em que o transplante de microbiota fecal de indivíduos saudáveis foi usado para tratar colite recorrente associada a *Clostridium difficile*. O transplante de microbioma fecal parece ser altamente efetivo e atualmente é oferecido em muitos centros médicos importantes para essa condição.[12]

Existem várias outras condições para as quais os probióticos são úteis. Os estudos de probióticos para a síndrome do intestino irritável (SII) sugeriram melhora geral dos sintomas,[13] e os probióticos estão incluídos nas recomendações para o tratamento da SII do American College of Gastroenterology. No entanto, as evidências também foram consideradas de baixa qualidade e não adequadas para fazer boas recomendações sobre quais espécies, preparações ou cepas são melhores. As evidências para o uso de prebióticos foram consideradas insuficientes para fazer recomendações.

## ● CONCLUSÕES

Embora mais evidências sejam necessárias em muitas frentes, as terapias complementares baseadas em evidências estão cada vez mais sendo integradas à prática médica. Quando usadas de forma apropriada, essas abordagens expandem as ferramentas disponíveis para os profissionais de saúde e as opções que podem ser recomendadas aos pacientes. Muitos pacientes podem apreciar outras opções além de medicamentos em diferentes condições. Para algumas condições, como dor, o uso de tratamentos não farmacológicos reduz o risco de danos dos tratamentos convencionais, como superdosagem de narcóticos.

### Recomendações de grau A

A1. Cherkin DC, Sherman KJ, Balderson BH, et al. Effect of Mindfulness-based stress reduction vs cognitive behavioral therapy or usual care on back pain and functional limitations in adults with chronic low back pain: a randomized clinical trial. *JAMA*. 2016;315:1240-1249.
A2. Kuyken W, Hayes R, Barrett B, et al. Effectiveness and cost-effectiveness of mindfulness-based cognitive therapy compared with maintenance antidepressant treatment in the prevention of depressive relapse or recurrence (PREVENT): a randomised controlled trial. *Lancet*. 2015;386:63-73.
A3. Huang ZG, Feng YH, Li YH, et al. Systematic review and meta-analysis: Tai Chi for preventing falls in older adults. *BMJ Open*. 2017;7:1-8.
A4. Wang C, Bannuru R, Ramel J, et al. Tai chi on psychological well-being: systematic review and meta-analysis. *BMC Complement Altern Med*. 2010;10:1-16.
A5. Cramer H, Haller H, Lauche R, et al. A systematic review and meta-analysis of yoga for hypertension. *Am J Hypertens*. 2014;27:1146-1151.
A6. Cramer H, Lauche R, Langhorst J, et al. Yoga for depression: a systematic review and meta-analysis. *Depress Anxiety*. 2013;30:1068-1083.
A7. Kong LJ, Zhan HS, Cheng YW, et al. Massage therapy for neck and shoulder pain: a systematic review and meta-analysis. *Evid Based Complement Alternat Med*. 2013;2013:1-10.
A8. Paige NM, Miake-Lye IM, Booth MS, et al. Association of spinal manipulative therapy with clinical benefit and harm for acute low back pain: systematic review and meta-analysis. *JAMA*. 2017;317:1451-1460.
A9. Cheong KB, Zhang JP, Huang Y, et al. The effectiveness of acupuncture in prevention and treatment of postoperative nausea and vomiting—a systematic review and meta-analysis. *PLoS ONE*. 2013;8:1-17.
A10. Panahi Y, Rahimnia AR, Sharafi M, et al. Curcuminoid treatment for knee osteoarthritis: a randomized double-blind placebo-controlled trial. *Phytother Res*. 2014;28:1625-1631.
A10b. Cilia R, Laguna J, Cassani E, et al. *Mucuna pruriens* in Parkinson disease: a double-blind, randomized, controlled, crossover study. *Neurology*. 2017;89:432-438.
A11. Liyanage T, Ninomiya T, Wang A, et al. Effects of the Mediterranean diet on cardiovascular outcomes—a systematic review and meta-analysis. *PLoS ONE*. 2016;11:1-11.

## REFERÊNCIAS BIBLIOGRÁFICAS

*As referências bibliográficas, bem como os outros materiais suplementares deste livro, encontram-se no GEN-IO, nosso ambiente virtual de aprendizagem.*

# SEÇÃO 6
# GENÉTICA

**35** PRINCÍPIOS DE GENÉTICA, *190*

**36** GENÔMICA CLÍNICA – ESTRUTURA E VARIAÇÃO GENÔMICAS, *193*

**37** APLICAÇÕES DAS TECNOLOGIAS MOLECULARES NA MEDICINA CLÍNICA, *200*

**38** MEDICINA REGENERATIVA E TERAPIAS CELULARES E GÊNICAS, *205*

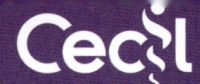

# PRINCÍPIOS DE GENÉTICA

BRUCE R. KORF

A elucidação da estrutura e da função do genoma é um dos maiores triunfos científicos do século XX. A relevância da hereditariedade para a saúde e para a doença provavelmente foi reconhecida ao longo da história humana, mas foi apenas no último século que foram compreendidas as regras que governam a hereditariedade e os mecanismos por intermédio dos quais a informação genética é armazenada e utilizada. Por muito tempo, a aplicação desse conhecimento na prática médica se concentrou em distúrbios cromossômicos e monogênicos raros. Contribuições importantes foram feitas nas áreas de aconselhamento genético, testes genéticos, diagnósticos pré-natais, rastreamento do estado de portador e, em um nível limitado, no tratamento de pacientes. Agora estamos na era da medicina genômica,[1] que fornece abordagens mais poderosas para o manejo de distúrbios, sejam eles raros ou comuns.

## CONTRIBUIÇÕES DA GENÉTICA PARA AS DOENÇAS

É possível afirmar que nenhum distúrbio é completamente determinado geneticamente ou completamente determinado por fatores não genéticos. Mesmo as doenças monogênicas, como a fenilcetonúria, são modificadas pelo ambiente – nesse caso, pela ingestão de fenilalanina. Fatores genéticos do hospedeiro sabidamente modicam a suscetibilidade a infecções e a outros agentes ambientais. Mesmo vítimas de traumatismos podem ter seus riscos aumentados por traços genéticos que afetem seus comportamentos ou sua capacidade de perceber e/ou escapar de um perigo.

De uma perspectiva médica, é útil dividir a contribuição genética para a doenças em três categorias: (1) distúrbios monogênicos ou cromossômicos de alta penetrância; (2) versões monogênicas de distúrbios comuns e (3) distúrbios complexos e multifatoriais. Cada uma dessas categorias impacta a prática médica de modo distinto.

### Distúrbios monogênicos ou cromossômicos de alta penetrância

Os distúrbios ou cromossômicos monogênicos de alta penetrância são doenças que a maioria dos médicos lembra quando pensa em "doenças genéticas" (Capítulo 36). Eles incluem distúrbios raros, porém conhecidos, que afetam um único gene – como a neurofibromatose, a síndrome de Marfan e a fibrose cística – e anomalias cromossômicas, como a trissomia do 21 (síndrome de Down). Milhares de diferentes doenças genéticas humanas já foram descritas e catalogadas pela iniciativa intitulada *Mendelian Inheritance in Man* (disponível em www.omim.org). Elas incluem distúrbios mendelianos dominantes, recessivos e relacionados ao sexo, além de distúrbios relacionados a variantes localizadas nas 16,6 quilobases (kb) do genoma mitocondrial. Também estão incluídas as principais síndromes cromossômicas, além de duplicações ou deleções de pequenas regiões do genoma que resultam em síndromes reprodutíveis, como a síndrome de Williams (deleção de *loci* contíguos de uma região do cromossomo 7), ou em comprometimento intelectual, além de transtornos do espectro autista.

### PAPEL DO NÃO ESPECIALISTA NO MANEJO DOS DISTÚRBIOS GENÉTICOS RAROS

Por conta da raridade de muitas dessas doenças, a maioria dos médicos tem experiência limitada com determinado distúrbio e, possivelmente, precisará encaminhar o paciente para um especialista adequado, com propósitos de assistência com o diagnóstico e de manejo do paciente. Além disso, o não especialista tem muitos papéis distintos no cuidado desses pacientes. Esses papéis começam com a percepção de que o paciente pode ter um distúrbio genético e com o encaminhamento para uma avaliação diagnóstica adequada. Muitos distúrbios genéticos provocam sinais ou sintomas óbvios que devem levar a um encaminhamento mesmo que não sejam imediatamente sugestivos de um diagnóstico. Outros sinais e sintomas podem ser mais sutis, mas ainda assim com consequências significativas se não houver diagnóstico. Um exemplo é a síndrome de Marfan (Capítulo 244). O médico precisa estar alerta às características físicas dos pacientes com síndrome de Marfan porque a dissecção da aorta – um evento potencialmente fatal – pode ser evitada com monitoramento e tratamento adequados. Na Tabela 35.1 há alguns exemplos de condições monogênicas com início na vida adulta, com as quais o médico deve se familiarizar.

### Tratamento de pacientes com distúrbios genéticos raros

O tratamento de pacientes com distúrbios genéticos raros exige a assistência de um especialista, porém é provável que o não especialista seja o primeiro contato quando um indivíduo afetado adoece. Os médicos do atendimento primário precisam se familiarizar com o distúrbio e suas principais complicações. Por exemplo, o paciente com neurofibromatose e dorsalgia crônica pode apresentar um tumor maligno na bainha dos nervos periféricos, o que exige uma avaliação mais agressiva que a que seria necessária para um indivíduo não portador dessa doença que se queixe de dorsalgia. A formação de uma boa relação de trabalho entre o especialista e o não especialista é crucial para assegurar atendimento efetivo.

O não especialista também é importante no suporte ao paciente e ajudando a explicar as difíceis escolhas que podem ser oferecidas no seu manejo. Isso inclui fornecer suporte para os pacientes com distúrbios que não possam ser tratados e para o impacto emocional que acompanha o conhecimento de que determinado distúrbio pode ser passado para os filhos ou compartilhado com outros parentes. A maioria dos pacientes tem pouco conhecimento acerca dos mecanismos genéticos e da doença genética. Embora a responsabilidade da explicação dessas questões seja do especialista e dos responsáveis pelo aconselhamento genético, o médico de cuidado primário tem um papel de apoio importante.

## ABORDAGENS GENÔMICAS PARA OS DISTÚRBIOS RAROS

Muitos distúrbios nesse grupo são conhecidos há muito tempo; porém, avanços na área genômica melhoraram bastante as abordagens

**Tabela 35.1** Distúrbios monogênicos com alta penetrância que podem se manifestar na vida adulta, com algumas implicações clínicas importantes.*

| DISTÚRBIO | HERANÇA | PRINCIPAIS IMPLICAÇÕES CLÍNICAS |
|---|---|---|
| **CARDIOVASCULAR** | | |
| Síndrome de Marfan | AD | Risco de dissecção da aorta, descolamento da retina |
| Síndrome do QT longo | AD, AR | Arritmia, morte súbita |
| **RENAL** | | |
| Doença renal policística do adulto | AD | Insuficiência renal |
| **PULMONAR** | | |
| Deficiência de antitripsina $\alpha_1$ | AR | Enfisema, cirrose |
| **NEUROLÓGICO** | | |
| NF1 | AD | Tumores benignos e malignos na bainha dos nervos periféricos, gliomas |
| NF2 | AD | Schwannomas (especialmente vestibulares), meningiomas |
| Von Hippel-Lindau | AD | Hemangioblastoma do cerebelo, do tronco encefálico e do olho; feocromocitoma; carcinoma das células renais |
| Doença de Huntington | AD | Transtornos do movimento, transtornos psiquiátricos, demência |
| **HEMATOLÓGICO** | | |
| Distúrbios das globinas | AR | AVC, sobrecarga de ferro |
| Síndromes NEM | AD | Tumores das glândulas paratireoides e tireoide, feocromocitoma |

*Ver a Tabela 35.2 para exemplos de distúrbios de penetrância menor.
AD = autossômica dominante; AR = autossômica recessiva; AVC = acidente vascular cerebral; NEM = neoplasia endócrina múltipla; NF = neurofibromatose.

diagnósticas e de manejo. A identificação dos genes subjacentes possibilita que testes diagnósticos moleculares detectem variantes patogênicas com objetivos diagnósticos. Bancos de dados de laboratórios de análises clínicas podem ser encontrados na internet (disponível em www.ncbi.nlm.nih.gov/gtr/). Análises de microarranjo citogenômico conseguem revelar pequenas deleções ou duplicações em pacientes com transtornos como o do espectro autista, para os quais as análises cromossômicas padrão anteriores não foram de grande utilidade.[2] O sequenciamento de toda a região codificante do genoma (*sequenciamento exômico total*) ou o sequenciamento de todo o genoma (*sequenciamento genômico total*) agora pode ser aplicado clinicamente.[3,4] O rastreamento populacional para a identificação do estado de portador para distúrbios autossômicos recessivos tem sido oferecida há muitos anos, sendo que grupos étnicos específicos têm sido testados para condições de alta prevalência em cada etnia. As abordagens genômicas agora fazem com que seja possível expandir o escopo da testagem, aumentando a quantidade de doenças testadas e tornando possível oferecer rastreamento abrangente de dezenas, ou até mesmo centenas, de genes independentemente da etnia.[5] O rastreamento pré-natal de trissomias e de algumas mudanças patológicas do número de cópias de alguns genes pode ser oferecida de maneira não invasiva pelo sequenciamento do DNA fetal isolado a partir do sangue materno.[6] O rastreamento dos recém-nascidos também está sendo expandido para além dos erros inatos do metabolismo – como fenilcetonúria e galactosemia – com o advento da espectrometria de massa em *tandem* e a disponibilidade de painéis padronizados.[7]

Finalmente, o tratamento de alguns distúrbios monogênicos está se tornando possível. Novas terapias que utilizam fármacos, genes ou estratégias de substituição enzimática estão sendo testadas para muitas doenças. Os princípios do manejo dos distúrbios genéticos estão evoluindo rapidamente e o atendimento dos pacientes exige cada vez mais uma parceria ativa entre especialistas e médicos do atendimento primário. Além disso, indivíduos com distúrbios congênitos como a síndrome de Down estão rotineiramente sobrevivendo até a vida adulta e necessitando de médicos que estejam familiarizados com suas necessidades especiais.

### Versões monogênicas de distúrbios comuns

Nem todos os distúrbios monogênicos produzem fenótipos obscuros e nem todos os distúrbios comuns têm causas multifatoriais complexas. Alguns distúrbios comuns ocorrem em algumas famílias, como traços monogênicos (Tabela 35.2). De modo geral, isso ocorre em apenas uma proporção dos indivíduos afetados, porém, em alguns casos, essa proporção é significativa e representa um grupo importante de pacientes a serem reconhecidos.

### PREDISPOSIÇÃO GENÉTICA PARA O CÂNCER

Variantes genéticas que predispõem ao aparecimento de câncer são um exemplo importante de fatores de risco em um único gene para uma doença comum.[8] Todos os cânceres ocorrem por conta de acúmulo de mutações em genes que fazem com que as células escapem dos controles normais de crescimento, porém, tipicamente essas mudanças são adquiridas somaticamente. Em alguns casos, todavia, o primeiro passo genético na direção da malignidade ocorre na linhagem germinativa. Um exemplo é a síndrome do câncer de mama e de ovário familiar (Capítulo 188). Muitos genes já foram identificados como capazes de aumentar o risco de desenvolvimento de câncer de mama e de ovário, sendo os mais comuns e prevalentes os genes *BRCA1* e *BRCA2*. Mulheres que herdam uma variante patogênica em um desses genes correm risco elevado de desenvolvimento posterior de câncer de mama ou de ovário – até 80% ou mais para o câncer de mama aos 70 anos. As mulheres com risco genético não têm aparência diferente daquelas com câncer de mama esporádico, mas podem ser percebidas por muitas características, incluindo um histórico familiar de câncer de mama ou de ovário, idade jovem quando do aparecimento do câncer e multifocalidade do câncer (p. ex., câncer bilateral de mama ou de ovário). Um número cada vez maior de síndromes de predisposição genética ao câncer tem sido identificada; por exemplo, risco de cânceres de cólon e de outros cânceres gastrintestinais (p. ex., síndrome de Lynch e polipose adenomatosa familiar). Os testes genéticos para grupos de distúrbios associados com câncer estão agora disponíveis como painéis multigênicos que são rotineiramente utilizados na avaliação diagnóstica e no aconselhamento genético.

### UTILIDADE CLÍNICA DO RECONHECIMENTO DOS DISTÚRBIOS MONOGÊNICOS COMUNS

O médico pode ser chamado para atuar nesses distúrbios de muitas maneiras. Existe um motivo importante para fazer um diagnóstico rápido de hemocromatose, porque suas complicações podem ser prevenidas, mas não revertidas, por flebotomia e monitoramento subsequente das reservas de ferro. Indivíduos em risco de câncer de cólon podem ser acompanhados com colonoscopia ou ressecção cirúrgica do cólon para reduzir o risco de câncer. Indivíduos em risco de câncer de mama e ovário também podem receber acompanhamento, quimioterapia preventiva ou cirurgia. Os benefícios do conhecimento dos riscos genéticos são menos claros em alguns casos. Portadores de mutações no fator V de Leiden só seriam medicados com anticoagulantes após um evento de trombose e o tratamento de um portador e de um não portador não seria diferente. Entretanto, em alguns casos, o reconhecimento do estado de portador pode ajudar a garantir um diagnóstico ágil ou evitar situações de alto risco.

### TESTAGEM GENÉTICA

Assim como ocorrem em outros exames médicos, o médico deve considerar cuidadosamente os riscos, os benefícios e a utilidade clínica na tomada de decisão de solicitação de testagem genética. Alguns riscos legais e éticos se aplicam a alguns testes genéticos.[9] Isso inclui ansiedade, estigmatização, culpa e, possivelmente, discriminação por parte de planos de saúde e seguradoras de vida. Alguns desses riscos podem ser abordados por legislações específicas visando à manutenção da privacidade da informação genética, como é o caso, nos EUA, do *Genetic Information Nondiscrimination Act* de 2008, mas os riscos de ansiedade, culpa e estigmatização não podem ser resolvidos por leis. Pesquisas adicionais podem melhorar os programas de prevenção ou levar a tratamentos efetivos para algumas doenças. Por enquanto, muitos desses distúrbios são uma faca com dois gumes: por um lado, conhecimento potencialmente útil; por outro, informações potencialmente perigosas.

### PAPEL DO NÃO ESPECIALISTA NO MANEJO

O papel do médico no manejo das doenças monogênicas inclui o reconhecimento de indivíduos em risco e a participação na formulação de um plano de cuidado.[9b] Indivíduos em risco podem não ser identificados por sua aparência física e, em geral, isso não é evidente a partir dos achados na anamnese ou no exame físico. A ferramenta de triagem mais valiosa é a história familiar. O questionamento direcionado sobre a história familiar (à procura dos principais distúrbios monogênicos, especialmente cânceres de mama, ovário e cólon, bem como hipercolesterolemia, hipertensão arterial, trombose venosa profunda, diabetes melito e cirrose hepática) consegue identificar um paciente ocasional com segregação mendeliana desses distúrbios comuns. Mesmo se a informação for de baixa confiança, investigar a história familiar pode resultar em encaminhamento para avaliação adicional, busca da documentação da história

**Tabela 35.2** Distúrbios de um único gene com penetrância incompleta e que podem contribuir para formas hereditárias de alguns distúrbios comuns.

| DISTÚRBIO | HEREDITARIEDADE: GENES | PRINCIPAIS IMPLICAÇÕES MÉDICAS |
|---|---|---|
| Hemocromatose | AR: *HFE* | Cirrose, cardiopatia, diabetes melito |
| Trombofilia | AD, AR: múltiplos genes | Trombose venosa profunda |
| Cânceres de mama e ovário | AD: *BRCA1*, *BRCA2* | Cânceres de mama e ovário |
| Polipose adenomatosa familiar | AD: *APC* | Múltiplos pólipos no cólon, câncer de cólon |
| Síndrome de Lynch | AD: genes de reparo do DNA | Câncer colorretal, câncer endometrial |
| Diabetes MODY (do inglês, *maturity-onset diabetes of the young*) | AD: vários genes | Diabetes melito |
| Miocardiopatia | AD: genes envolvidos no sistema contrátil cardíaco | Arritmia, insuficiência cardíaca |

AD = autossômica dominante; AR = autossômica recessiva.

familiar e solicitação de testagem genética. O trabalho do médico não é simplesmente identificar o indivíduo em risco; algumas pessoas acreditam que elas correm alto risco mesmo na ausência de fatores de risco bem documentados. Abordar esses erros conceituais pode trazer paz de espírito e, geralmente, não exige testagem genética.

O advento do sequenciamento de todo o exoma ou genoma com objetivos diagnósticos de distúrbios raros abriu a possibilidade da identificação de indivíduos em risco com base em achados secundários. O American College of Medical Genetics and Genomics recomenda que os laboratórios de testagem avaliem uma lista de genes (atualmente com 59 genes) para os quais a identificação de uma variante patogênica levaria a um manejo que reduziria substancialmente o risco dos pacientes.[10] Isso seria feito mesmo se o indivíduo testado fosse uma criança, porque a condição pode ter relevância para a saúde da criança quando ela crescer, bem como para a de seus genitores e outros parentes.

### Distúrbios multifatoriais complexos

Compreender a genética dos distúrbios comuns é um dos maiores desafios da medicina moderna, com a promessa de grandes retornos em termos de prevenção, diagnóstico e tratamento. A etiologia desses distúrbios é complexa, uma vez que resultam de uma interação de múltiplos genes entre si e com fatores ambientais. Os genes específicos relevantes são diferentes de uma pessoa para a outra. A identificação desses genes é difícil, dados a heterogeneidade e o efeito relativamente pequeno que um gene específico pode ter em determinada pessoa.

## ESTUDOS POPULACIONAIS

A dissecção da contribuição genética para doenças comuns não pode ser realizada pelas abordagens genéticas convencionais envolvendo o estudo de variantes raras ou estudos de ligação baseados em famílias. Os esforços mais recentes abordaram o estudo de grandes grupos de pacientes, comparando a prevalência de marcadores genéticos em particular nos pacientes e em indivíduos saudáveis. A disponibilidade de milhões de variantes genéticas ao longo do genoma e as abordagens rápidas e baratas para a genotipagem permitiram a realização de estudos de associação genômica ampla (GWAS; do inglês, *genome-wide association studies*) visando à identificação de marcadores genéticos associados a distúrbios comuns. Centenas dessas associações foram encontradas, seja porque esses marcadores genéticos contribuem para o risco ou porque eles estão intimamente associados a outra sequência genética envolvida com o distúrbio (desequilíbrio de ligação). Entretanto, para a maior parte dos distúrbios a contribuição total da hereditariedade para a condição não foi determinada por GWAS.[11]

## AVALIAÇÃO DO RISCO GENÉTICO

A meta da avaliação do risco genético é a identificação de indivíduos em risco de desenvolver a doença antes do aparecimento de seus sinais ou sintomas (Figura 35.1). Em princípio, os fatores genéticos poderiam ser identificados ao nascimento ou em qualquer momento da vida, testando uma amostra de DNA. Qualquer pessoa em risco poderia receber tratamento antes do início da doença para evitar complicações ou poderia receber orientações a respeito de modificações em seu estilo de vida para evitar a exposição a fatores ambientais que poderiam aumentar o risco de desenvolvimento da doença.

Embora o conceito de avaliação do risco genômico pareça ser um paradigma atraente, muitas questões podem ser levantadas a respeito de praticidade e implementação. Em primeiro lugar, os testes preditivos são úteis apenas para orientação de manejo adicional. A utilidade de intervenções é valorizada de modo distinto por pessoas diferentes. Esse já é o caso para avaliação de distúrbios como o câncer de mama. Algumas mulheres em risco escolhem não saber o estado de seus genes *BRCA* porque as opções – incluindo vigilância ou cirurgia profilática – são inaceitáveis para elas. Se houvesse um tratamento efetivo, seguro e de baixo custo, então qualquer risco na decisão de testar seria neutralizado e a decisão seria simples, mas existem argumentos convincentes a favor e contra a realização do teste. Para muitos distúrbios, levará muito tempo até a demonstração da eficácia de qualquer intervenção porque pode haver um período de muitos anos de distância entre a realização do teste e o início de um distúrbio. A menos que marcadores substitutos possam ser identificados e acompanhados, a tarefa de fornecer um benefício para a testagem preditiva pode levar anos ou décadas em alguns casos.

### Valor preditivo da testagem genética

Uma segunda questão diz respeito ao grau de previsão da testagem genética. Quando existe suspeita de condições genéticas, o sequenciamento de todo o exoma atualmente consegue fechar um diagnóstico em cerca de 25% dos casos. Todavia, é provável que a maior parte dos testes genéticos detecte alelos polimórficos relativamente comuns que contribuem para pequenos incrementos no risco de contrair uma doença. O valor preditivo desses testes seria modesto, talvez pequeno demais para induzir uma pessoa a modificar um comportamento ou a tomar um remédio. A classificação errônea de variantes benignas como patogênicas também pode ser um problema, a menos que estejam disponíveis genomas de controles assintomáticos suficientemente diversos para comparação. Progressos recentes no desenvolvimento de pontuações de risco poligênico para alguns distúrbios comuns podem levar à melhora na capacidade de identificar indivíduos com alto risco.[12]

### Questões éticas e sociais

Uma terceira preocupação diz respeito a questões éticas e sociais. As pessoas utilizarão os resultados dos testes como uma desculpa para se engajar em comportamentos autodestrutivos se elas receberem o que poderia ser uma falsa segurança de "imunidade"? As pessoas interpretarão os resultados dos exames em termos de uma noção simplista de determinismo genético, acreditando erroneamente que seu futuro esteja escrito e as deixando sem alternativa além de sucumbir a esse destino? A velocidade das mudanças tecnológicas irá desafiar a capacidade dos nossos sistemas sociais e legais de acompanharem esse ritmo.

### Testes genômicos de venda direta ao consumidor

Conforme os custos da análise genômica diminuíram, algumas empresas passaram a oferecer testes genômicos diretamente aos consumidores. Embora tenham sido oferecidos, inicialmente, testes para a verificação de riscos de doenças comuns, foram levantadas questões importantes a respeito da validade e da utilidade clínicas desses exames. A agência norte-americana FDA (Food and Drug Administration) tem imposto restrições à entrega desses resultados diretamente ao consumidor. Os testes atuais focam mais em ancestralidade, "traços" (como a cor dos olhos), estado de portador para distúrbios autossômicos recessivos e em algumas variantes genéticas patogênicas bem caracterizadas.

## ESTRATIFICAÇÃO DE DOENÇAS

Outra aplicação da genômica na prática médica é possibilitar a estratificação de doenças. Mesmo se o teste genético não for utilizado para encontrar indivíduos em risco, ele pode ser utilizado para determinar o tratamento mais adequado para um distúrbio diagnosticado clinicamente. Isso frequentemente é chamado "medicina de precisão". Existe um grande esforço científico nos EUA para identificar os fatores de risco de doenças e seus tratamentos adequados.[13] A maioria dos distúrbios comuns, como hipertensão arterial e diabetes melito, são complexos de sinais/sintomas que provavelmente têm várias causas. A combinação específica dessas causas

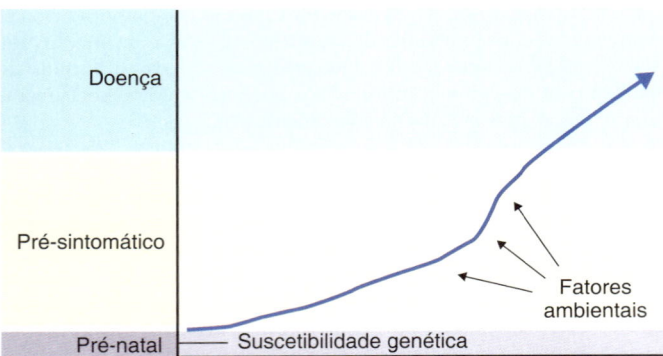

**FIGURA 35.1** Etiologia multifatorial da doença. Um indivíduo nasce com uma suscetibilidade genética, mas permanece em um estado pré-sintomático por algum tempo até que eventos adicionais ocorram, incluindo a exposição a fatores ambientais, que resultam na ultrapassagem de um limiar identificado como *doença*. Em casos de distúrbios monogênicos de alta penetrância, a suscetibilidade genética pode ser esmagadora. Em outros casos, fatores genéticos contribuem pouco para o risco de desenvolvimento da doença.

é distinta entre as pessoas, fazendo com que elas respondam a diferentes tipos de tratamentos. Por exemplo, a pressão arterial tem um componente genético substancial e a escolha do fármaco anti-hipertensivo pode, no futuro, ser guiada pelos testes genéticos, para a determinação da causa específica da hipertensão arterial em um dado paciente. O conceito de estratificação da doença é especialmente bem desenvolvido no tratamento do câncer, em que testes genéticos direcionados para alguns genes – e até mesmo para o sequenciamento genômico – são utilizados cada vez mais para guiar a terapia.[14] É provável que os testes genéticos acabem acompanhando muitas, se não a maioria, das decisões de tratamento.

## TESTAGEM FARMACOGENÉTICA

Além de ajudar a escolher o fármaco mais eficaz, a testagem genética é importante para evitar efeitos colaterais e para ajudar a decidir a dose adequada.[15] Muitos fármacos têm, sabidamente, efeitos adversos raros, alguns deles graves o suficiente para fazer com que o fármaco seja retirado do mercado. Alguns desses efeitos colaterais ocorrem apenas em indivíduos suscetíveis, porque eles têm um alelo específico em um *locus* polimórfico. Um exemplo é a associação de polimorfismos em alguns genes de canais de sódio ou potássio com o risco de arritmia após a exposição a determinados fármacos.

A absorção e o metabolismo de fármacos são determinados, em grande parte, por fatores genéticos. Vários polimorfismos sabidamente causam metabolismo particularmente rápido ou lento, fazendo com que os indivíduos apresentem efeitos colaterais relacionados com a dose ou resultando em ausência de eficácia das doses padrões (Tabela 35.3). A detecção desses polimorfismos possibilitaria a customização das doses de fármacos para o padrão de metabolismo de uma pessoa, aumentando a probabilidade de eficácia sem um período prolongado de tentativa e erro.

O maior presente da genética e da genômica para a medicina é a capacidade de identificar novos alvos farmacêuticos e o desenvolvimento de novas abordagens para o tratamento. A identificação de genes que contribuem para distúrbios comuns está revelando os mecanismos celulares responsáveis pelas doenças. Esse conhecimento oferece a oportunidade de desenvolver novos agentes farmacêuticos direcionados para os mecanismos fisiológicos de maneira mais precisa, levando a fármacos que funcionem melhor e que causem menos efeitos colaterais. Novas abordagens de substituição ou inserção de genes em células como sistemas localizados de fornecimento de fármacos também podem ser desenvolvidas. O tratamento de distúrbios comuns provavelmente envolveria o uso de abordagens desenvolvidas como resultado das pesquisas genômicas, mesmo em casos nos quais não é feita testagem genética para a identificação de indivíduos em risco.

## CONCLUSÃO

Nesse momento, a maioria dos médicos assistentes foi treinada antes da elucidação da sequência do genoma humano. Apesar disso, os médicos incorporarão cada vez mais a medicina genômica em sua prática diária nos próximos anos, atendendo pacientes com um distúrbio genético raro ou pacientes com uma condição comum que geralmente não é encarada como genética; as escolhas de manejo serão informadas por testes e tratamentos que, de alguma maneira, estão baseados em informações genômicas.

## REFERÊNCIAS BIBLIOGRÁFICAS

*As referências bibliográficas, bem como os outros materiais suplementares deste livro, encontram-se no GEN-IO, nosso ambiente virtual de aprendizagem.*

| Tabela 35.3 | Genes nos quais polimorfismos comuns afetam as taxas de metabolismo de fármacos ou sua ação. |
|---|---|
| **GENE** | **MEDICAMENTOS (EXEMPLOS)** |
| CYP2C9 | Fenitoína, varfarina |
| CYP2D6 | Debrisoquina, betabloqueadores, antidepressivos |
| VKORC1 | Varfarina |
| UGT1A1 | Irinotecano |
| Tiopurina metiltranferase | Mercaptopurina, azatioprina |
| N-acetiltransferase | Isoniazida, hidralazina |
| CYP2C19 | Clopidogrel |

# GENÔMICA CLÍNICA – ESTRUTURA E VARIAÇÃO GENÔMICAS

LESLIE G. BIESECKER

## GENÔMICA CLÍNICA

A genômica descreve um conjunto amplo e em rápida evolução de técnicas automatizadas que possibilitam o uso em alta escala para avaliar globalmente as bases moleculares das doenças hereditárias. A genômica está mudando a prática médica da atualidade.[1,2] As técnicas que compõem essa tecnologia estão sendo cada vez mais usadas em situações clínicas. É provável que até o momento da impressão deste livro, mais de 250.000 pacientes tenham sido avaliados utilizando tecnologias genômicas. Isso significa que os médicos possivelmente já pediram sequenciamentos de pacientes em suas práticas e eles querem saber como utilizar esses dados para melhorar a saúde de seus pacientes.

Um genoma é o DNA nuclear contido nos 23 pares de cromossomos: 22 cromossomos autossômicos e dois cromossomos sexuais (XX nas mulheres e XY nos homens). O genoma diploide (2n) contém duas cópias haploides, cada uma delas com cerca de 3 bilhões de pares de bases (pb). Dois genomas haploides são reconstituídos no embrião fertilizado como um genoma diploide, apresentando um total de 6 bilhões de nucleotídios. Os cerca de 23.000 genes codificadores de proteínas compõem uma pequena minoria (cerca de 2%) do genoma humano. As outras sequências incluem RNA não codificante (*i. e.*, RNA que não é traduzido em proteína), microRNA (miRNA), pequenos RNA nucleolares (snoRNA; do inglês, *small nucleolar RNA*), RNA longo não codificante (lncRNA; do inglês, *long noncoding RNA*) e elementos regulatórios conservados. Apesar dessa complexidade biológica, os médicos podem focar nos 2% do genoma que codificam genes porque é nesses genes que estão as variações mais bem compreendidas como importantes para o diagnóstico o manejo dos pacientes.

## GENE

Gregor Mendel identificou dois fatores, agora reconhecidos como alelos de DNA, que estão localizados em cromossomos homólogos que se separam durante a meiose e, então, são segregados em dois gametas. O princípio da segregação independente agora é conhecido como a primeira lei de Mendel. A segunda lei de Mendel descreve a segregação independente de dois *loci* distintos quando dois gametas são formados. Os fatores de herança, ou unidades da hereditariedade que codificam as informações genéticas, agora são chamados de genes. Um gene é o DNA que é transcrito em RNA, além do elemento regulador primário – as sequências promotoras.

O DNA genômico é configurado na forma de uma macromolécula com duplo filamento em dupla-hélice e foi descoberto por Watson e Crick. Um filamento de DNA contém quatro nucleotídios: duas bases purinas, adenina (A) e guanina (G), e duas bases pirimidinas, timina (T) e citosina (C). Cada base está conectada a um açúcar do tipo desoxirribose e é ligada por ligações fosfodiéster nos carbonos 5′ e 3′ do açúcar. A orientação dos filamentos é demarcada pelos fosfodiésteres da desoxirribose – 5′ para 3′ ou 3′ para 5′. Dois desses filamentos, em orientação oposta e com uma torção elegante, compõem a dupla-hélice. Três nucleotídios consecutivos (códon) do DNA codificante especificam um aminoácido. Como existem 64 códons diferentes possíveis, mas apenas 20 aminoácidos, o código genético é chamado de "degenerado", ou seja, mais de um códon consegue codificar determinado aminoácido. A maior parte dos genes codificadores de proteínas são compostos por vários éxons separados por íntrons não codificantes (Figura 36.1). O gene inteiro (éxons e íntrons) é transcrito em RNA mensageiro (mRNA) pela enzima RNA polimerase II, que começa na extremidade 5′ e continua para além do sinal de reconhecimento de poli-A na extremidade 3′. Tipicamente, a molécula de mRNA começa com um capuz (*cap*) (5′) e termina com uma cauda poliadenilada (poli-A) na extremidade 3′. No processo de *splicing* subsequente, os íntrons são deletados e a molécula madura de

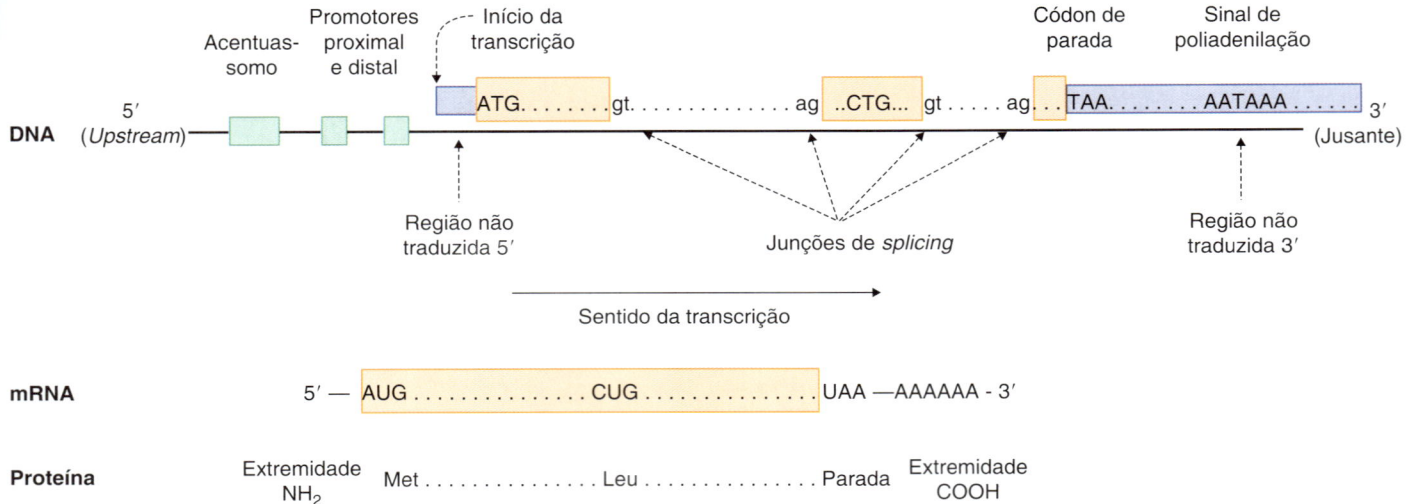

**FIGURA 36.1** Estrutura gênica. Ilustração da estrutura geral de um gene. A extremidade 5′ do gene está à esquerda e a extremidade 3′ está à direita. São mostrados três éxons como retângulos, compostos por sequências que codificam proteínas (laranja) ou sequências não codificantes (azul). Repare que a tradução começa, tipicamente, com um códon ATG, que codifica o aminoácido metionina. A porção 5′ (*upstream*) de um gene corresponde à extremidade $NH_2$ (aminoterminal) da proteína, e a porção 3′ (*downstream*) codifica a terminação COOH (carboxiterminal) da proteína codificada. Sequências promotoras e acentuadoras (acentuassomos) são mostradas como retângulos verdes.

RNA é traduzida em um polipeptídio. Os aminoácidos também têm uma orientação, demarcada pela extremidade $NH_2$ (amina) versus a extremidade COOH (carboxila). Os peptídios são sintetizados no ribossomo começando na extremidade 5′ do gene (que se torna a porção aminoterminal da proteína) com uma metionina codificada pelo códon ATG. Na extremidade 3′ da tradução do gene (a porção carboxiterminal da proteína) os polipeptídios são terminados por um dos três códons de parada – TAA, TAG ou TGA.

## Padrões de herança

### HERANÇA MENDELIANA

Muitos traços herdados em seres humanos são chamados de monogênicos porque eles podem ser atribuídos à variação em um único gene ou *locus* e porque eles se segregam em um padrão de herança mendeliana:[3] autossômico dominante, autossômico recessivo ou ligado ao sexo. O genótipo é o estado (normal ou variante) de determinado par de alelos de genes em um indivíduo. Para as mulheres, isso é simples porque elas têm 23 pares de cromossomos homólogos (22 pares de autossomos e um par de cromossomos X), enquanto os homens apresentam 22 pares de autossomos, mas apenas um cromossomo X e um cromossomo Y. Desse modo, nas mulheres, o estado de todos os genes é sempre homozigoticamente normal (ambas as cópias são normais), homozigoticamente variante (as duas cópias são variantes), heterozigoto (um de cada tipo) ou heterozigoto composto (as duas cópias são diferentes, mas ambas são variantes). Para os homens, em relação aos genes no cromossomo X, eles são hemizigoticamente normais ou hemizigoticamente variantes para denotar o fato de que eles têm apenas um cromossomo X. O cromossomo Y conta com alguns genes que são alelos de genes no cromossomo X, que são chamados de genes pseudoautossômicos de X e Y. Esses genes têm genótipos semelhantes aos autossômicos, podendo ser homozigoticamente normais, homozigoticamente variantes, heterozigotos ou heterozigotos compostos.

A herança autossômica dominante é o padrão resultante de um distúrbio em que o gene está localizado em um autossomo (*i. e.*, um cromossomo não sexual) e no qual o fenótipo resultante dos genótipos do heterozigoto e do homozigoto (ou do heterozigoto composto) é anormal (Figura 36.2A). O genótipo heterozigoto é muito mais comum que a mutação homozigota e se um genitor for heterozigoto, a variante é encontrada em apenas um dos dois alelos, o que significa que há uma chance de transmissão de 50% para cada filho. Ao analisar um heredograma, uma herança autossômica dominante pode ser reconhecida pela transmissão vertical do traço – do genitor para a criança. Existe algum grau de nuance na herança dominante – formalmente, um traço é chamado de autossômico dominante apenas quando o fenótipo do heterozigoto é o mesmo da variante homozigótica (Figura 36.2A). Isso só ocorre em pouquíssimas doenças humanas, sendo a doença de Huntington uma delas. Para outros traços dominantes, o fenótipo do heterozigoto apresenta gravidade intermediária entre os dois estados de homozigose (normal e variante) (Figura 36.2B). O exemplo clássico é a hipercolesterolemia familiar, em que o fenótipo heterozigoto apresenta hipercolesterolemia moderada (níveis de LDL-C entre 350 e 550 mg/d$\ell$), enquanto o fenótipo homozigoto (ou o heterozigoto composto) é muito mais grave (níveis de LDL-C > 600 mg/d$\ell$). O termo formal para isso é semidominância (ou dominância incompleta). Nos seres humanos, a maioria das variantes patogênicas desse tipo é tão rara que ocorrem pouquíssimos encontros em que ambos os pais sejam heterozigotos para variantes patogênicas no mesmo gene, fazendo com que essa situação não seja observada comumente. Na prática, todos os traços humanos que seguem o padrão autossômico dominante "verdadeiro" ou semidominante são chamados de autossômicos dominantes. Um tipo final de herança autossômica é a codominância, conhecida como o padrão de herança do sistema sanguíneo ABO, em que ambos os alelos são expressos de modo independente e não há dominância de um sobre o outro.

A herança autossômica recessiva é o padrão resultante de variantes em que o fenótipo do heterozigoto não é diferente do homozigoto normal (Figura 36.2C). Em outras palavras, os heterozigotos, ou portadores, não são afetados. Essa é uma distinção importante entre as formas recessiva e dominante. Na herança autossômica recessiva, um indivíduo afetado apresenta duas variantes patogênicas no mesmo *locus*. Essas variantes podem ser a mesma (homozigose) ou distintas (heterozigose composta). Tipicamente, ambas as variantes patogênicas são herdadas de cada um dos genitores. Como existe uma chance de 1 em 2 de transmissão da variante patogênica de cada genitor, então existe um risco de 1 em 4 de que o filho herdará variantes patogênicas de ambos os genitores (½ × ½). A herança autossômica recessiva é observada como uma ocorrência horizontal do traço – ou seja, vários irmãos são afetados, mas não ocorre transmissão de pai/mãe para as crianças. Ocasionalmente, os heterozigotos manifestam um fenótipo leve, que é na prática a mesma situação descrita anteriormente que foi denominada herança semidominante. Entretanto, se o fenótipo heterozigoto for tão sutil ou detectável apenas com fenotipagem sofisticada e sensível, o traço é considerado como seguindo um padrão de herança autossômica recessiva.

Na herança ligada ao sexo, não é observada transmissão de homem para homem, porque, se o pai for afetado, ele é hemizigoto para a variante patogênica em seu cromossomo X; ele consegue transmitir seu cromossomo X com a variante patogênica (nesse caso a prole tem de ser do sexo feminino) ou transmite seu cromossomo Y, que não tem a variante patogênica (nesse caso a prole é do sexo masculino). Todas as filhas de pais afetados são, portanto, heterozigotas para a variante patogênica. A correlação fenotípica dos distúrbios hereditários ligados ao sexo é complicada pela inativação do cromossomo X. Esse processo de inativação do cromossomo X confere certo grau de similaridade na expressão gênica entre os sexos – os homens têm apenas um cromossomo X, de modo que sua

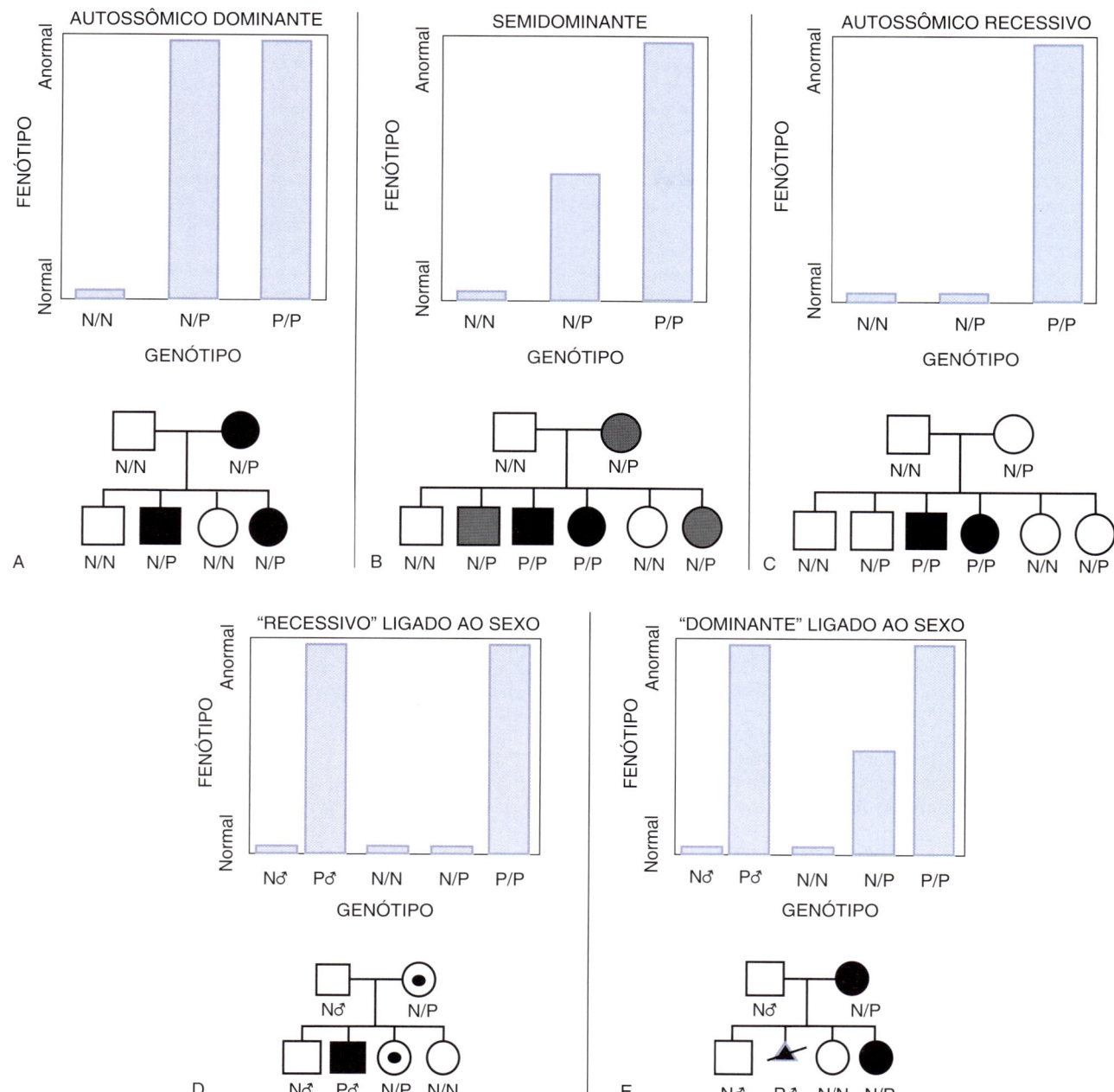

**FIGURA 36.2** **Modos de herança.** Nos modos clássicos mendelianos de herança, o padrão de herança observado nas famílias é determinado pelos efeitos biológicos das variantes no gene. Na herança autossômica dominante (**A**), o padrão reflete o fato de que o alelo variante anormal causa um fenótipo quando existe apenas uma cópia, sobrepujando os efeitos do alelo normal. Duas cópias da variante causam a mesma gravidade de apenas uma cópia. Na semidominância (**B**), os efeitos da variante anormal são aditivos – de modo que duas cópias da variante são mais graves que uma única cópia. No padrão autossômico recessivo (**C**), uma cópia da variante anormal causa pouca ou nenhuma anomalia, de modo que apenas os indivíduos com dois alelos variantes apresentam o distúrbio. Os padrões de herança ligados ao sexo (**D** e **E**) seguem as mesmas ideias dos padrões autossômicos, com a ressalva de que os homens apresentam apenas uma cópia do gene, apresentando menos combinações de alelos. Símbolos: quadrados = homens; círculos = mulheres; símbolo preto = indivíduo afetado; círculos com um ponto no centro = portador; símbolo branco = indivíduo não afetado; triângulo preto riscado = gravidez interrompida.

dosagem gênica é de 1,0. O processo de inativação do cromossomo X equilibra a expressão entre homens e mulheres pelo silenciamento aleatório da expressão da maior parte dos genes em um dos dois cromossomos X nas mulheres, levando a uma dose gênica funcional de 1,0 nelas.

Levando em consideração a inativação do cromossomo X e as várias combinações entre genótipo e fenótipo que podem se manifestar em distúrbios ligados ao sexo, existem dois padrões clássicos. O padrão de herança recessiva ligada ao sexo (Figura 36.2D) está tipicamente associada a uma perda parcial da função alélica, que reduz, mas não anula, a função do gene e não é letal à célula. Esse padrão de herança tipicamente é manifestado apenas nos homens afetados. As mulheres heterozigotas, tendo apenas um alelo normal do gene, não são afetadas porque uma dose de 50% é suficiente para a função normal. Isso pressupõe inativação aleatória do cromossomo X. Entretanto, uma mulher pode manifestar um fenótipo do que é um padrão tipicamente recessivo ligado ao sexo se a inativação do cromossomo X for incompleta ou se houver desvios na inativação, se ela tiver apenas um cromossomo X (síndrome de Turner) ou se ocorrer uma translocação entre o cromossomo X e um autossomo (o material genético do X em um autossomo não é inativado). Na herança recessiva ligada ao sexo, as mulheres heterozigotas têm uma probabilidade de afetar o filho homem de 1 em 2, a mesma probabilidade de que cada filha seja uma portadora heterozigota. Se o distúrbio possibilitar que os homens afetados se reproduzam, todos os filhos homens não serão afetados e todas as filhas mulheres serão portadoras heterozigotas. A descrição clássica da herança dominante ligada ao sexo (Figura 36.2E) é associada tipicamente a alelos mais graves, que são mais letais às células. Isso leva à inviabilidade dos embriões do sexo masculino, de modo que a variante patogênica nunca é transmitida a partir de um homem.

As mulheres heterozigotas são afetadas e têm uma chance de 1 em 2 de que cada filha também seja afetada, mas embora a chance de um homem receber a variante seja 1 em 2, todos os homens afetados morrem no início do desenvolvimento.

Formalmente, os termos autossômico dominante, autossômico recessivo e ligado ao sexo descrevem padrões de herança e não genes, doenças, alelos ou variantes. Embora isso possa parecer enigmático, é importante porque o descritor do padrão de herança pode ser confundido com o descritor da base celular da doença. Isso é mais óbvio para os traços de suscetibilidade ao câncer causados por variantes em genes supressores de tumores. O padrão de herança do traço clínico, que é o aumento da suscetibilidade ao câncer, é autossômico dominante. Entretanto, biologicamente, esses distúrbios são descritos como recessivos celulares porque o fenótipo do câncer apenas se manifesta após uma segunda variante somática naquele gene fazer com que as células sejam homozigotas ou heterozigotas compostas para variantes no gene. Da mesma maneira, é melhor associar doenças ou fenótipos anormais a variantes patogênicas em um gene e não ao gene em si. Em relação a isso, é correto descrever um paciente como "apresentando uma variante patogênica em um gene da síndrome de Lynch" que dizer que a pessoa "tem o gene da síndrome de Lynch." Também não faz sentido dizer que um paciente tem "o gene da síndrome de Lynch" porque, na realidade, essencialmente todos os seres humanos têm duas cópias desses genes. Também é incorreto dizer que o câncer de cólon é "causado pelo gene da síndrome de Lynch." Genes não causam doenças – eles "causam" fisiologia normal e saúde.

### HERANÇA NÃO MENDELIANA

Os distúrbios genéticos podem se apresentar como várias ocorrências em uma família (múltiplos) ou como uma única ocorrência (simples). Uma doença de ocorrência simples pode se desenvolver como uma mutação *de novo* (nova) que, nas próximas gerações, adotará um padrão mendeliano clássico de herança. Entretanto, uma doença de ocorrência simples também pode ser resultante de herança não mendeliana, como ocorre nos eventos de *imprinting* genômico, dissomia uniparental, herança digênica, mosaicismo e variantes no DNA mitocondrial.

#### *Imprinting* genômico

Alguns genes se tornam ativados de modo diferente (geralmente por metilação) após o processo de espermatogênese, em comparação com a oogênese, ou vice-versa. O gene pode ser silenciado (sofrer *imprinting*) dependendo de qual genitor contribuiu originalmente com esse gene.[4] Esse efeito de origem parental é observado no gene *UBE3A*, que sofre *imprinting* durante a espermatogênese, de modo que as cópias ativas são originadas apenas da mãe; se a cópia materna ativa for deletada, mutada ou inativada, a prole afetada desenvolverá a síndrome de Angelman.

#### Dissomia uniparental

Muito raramente, um par de cromossomos é herdado de apenas um dos genitores. Essa distorção da herança biparental, chamada de dissomia uniparental, está associada à idade materna avançada. Ela pode ser clinicamente significativa se os cromossomos uniparentais tiverem um ou mais genes que sofreram *imprinting* ou uma variante patogênica que se manifeste tipicamente como um padrão de herança autossômica recessiva. Se ambos os homólogos forem herdados de um genitor, o fenômeno é chamado de heterodissomia; se ambos os homólogos forem provenientes de apenas um dos homólogos parentais, isso é chamado de isodissomia. A origem mais frequente de dissomia uniparental é o resgate de trissomia, em que um embrião pós-zigótico inicial é trissômico por conta de não disjunção cromossômica durante a meiose e, então, o cromossomo adicional é perdido posteriormente durante o desenvolvimento, restaurando a dissomia. Como esse tipo de evento é aleatório, os cromossomos dissômicos permanecem após o resgate da trissomia e representarão uma dissomia uniparental em um terço dos embriões.

#### Herança digênica

Uma variante em um gene pode afetar o fenótipo causado por variantes em outro gene. Em algumas doenças, as variantes patogênicas ocorrem em alelos únicos de dois genes diferentes, enquanto os outros alelos de cada um desses *loci* permanecem normais. Esse fenômeno de dupla heterozigose em dois genes que interagem entre si é chamado herança digênica[5] e foi observado nos genes *ROM1* e *RDS* para retinite pigmentosa e nos genes *GJB6* e *GJB2* para a surdez. Esse fenômeno pode ser considerado como um caso especial de um modificador em que o efeito das duas variantes é praticamente igual. O caso geral é quando variantes em dois ou mais genes interagem afetando o fenótipo, mais frequentemente de maneira desigual. A variante de efeito maior pode ser considerada como a variante primária associada à doença e a variante de efeito menor é chamada de modificadora. Variantes de qualquer um dos tipos descritos anteriormente podem exercer efeitos sutis ou, ocasionalmente, grandes em um fenótipo. Como podem existir múltiplos modificadores de efeito variável no fenótipo principal, espera-se que exista um espectro enorme dessa variação. Os termos *herança oligogênica* ou *herança trialélica* descrevem algumas divisões desse espectro; porém, é mais correto considerar um espectro de influência de múltiplos genes entre si.

#### Mosaicismo

Outra distorção da herança mendeliana pode ser causada pelo mosaicismo.[6] Um genitor pode apresentar duas ou mais linhagens celulares nas gônadas (mosaicismo germinativo) ou em células somáticas. O nível de mosaicismo nas células somáticas pode ser baixo o suficiente ou limitado a tecidos ou órgãos não críticos, de modo que o genitor parece não ser afetado, ou ser afetado com um padrão heterogêneo (Figura 36.3). Alguns distúrbios mosaicos podem se manifestar como anomalias pigmentares que seguem as linhas de Blaschko. Deve-se desconfiar de mosaicismo quando dois ou mais filhos de genitores saudáveis desenvolvem uma doença que é herdada tipicamente em um padrão autossômico dominante.

#### Variantes no DNA mitocondrial

Raramente, uma doença é transmitida tanto para filhas quanto para filhos apenas pelas mães. Nessas situações, uma doença mitocondrial deve ser considerada em decorrência de variantes no DNA mitocondrial (mtDNA).[7] Múltiplas cópias do mtDNA são encontradas no citoplasma celular e são herdadas apenas das mães via ovócitos. Os sintomas e sinais clínicos tipicamente são originados em tecidos muito dependentes de energia (p. ex., olhos, cérebro, músculo esquelético e coração). A expressão fenotípica varia entre os membros da família e depende principalmente da proporção de mtDNA citoplasmático carreando a variante (*i. e.*, heteroplasmia).

### VARIAÇÃO GENÔMICA NOS SERES HUMANOS

A variação genômica é a base biológica fundamental de todos os traços e doenças hereditários.[7b] Esse espectro de variação genômica compreende qualquer coisa entre um par de bases (variante de nucleotídeo único [SNV; do inglês, *single nucleotide variant*]) até $3 \times 10^9$ pares de bases (triploidia). As categorias de variação genômica descritas a seguir representam fatias do espectro de variação e são agrupamentos categóricos úteis dessa variação (assim como vermelho, laranja, amarelo, verde, azul, anil e violeta são faixas arbitrárias do espectro eletromagnético visível contínuo). Outra dimensão do espectro amplo e contínuo da variação genômica é a relação dessa variação com a saúde e a doença. Determinada SNV pode ser tão devastadora que apresenta 100% de letalidade no início do desenvolvimento embriológico. No outro extremo, cada um de nós tem mais de um milhão de SNVs sem repercussões biológicas conhecidas.

#### Mutação e variantes

Essa terminologia foi revisada recentemente e agora está mais simples e clara. O processo de modificar um genoma de um estado para outro é chamado de mutação; mutação é um processo, não um estado. A mutação é definida como o processo de mudança em uma sequência nucleotídica proveniente de erros intrínsecos na replicação do DNA, em sua recombinação ou em seu reparo. As causas podem incluir vírus, radiação, mutágenos químicos ou transpósons. Uma variante é um estado do genoma em que um ou mais nucleotídios diferem da sequência utilizada como referência. Em um primeiro momento, isso pode ser arbitrário e insatisfatório – parece uma tentativa de escape da questão de se uma variante é normal ou anormal, associada a uma doença ou benigna. Mas há utilidade e mérito nessa abordagem porque não é tão simples dizer que se em determinada posição uma adenina é normal, então uma citosina, guanina ou timina é anormal. A variação genética pode ser complexa e sutil, de modo que essa nova formulação é simplesmente a definição de

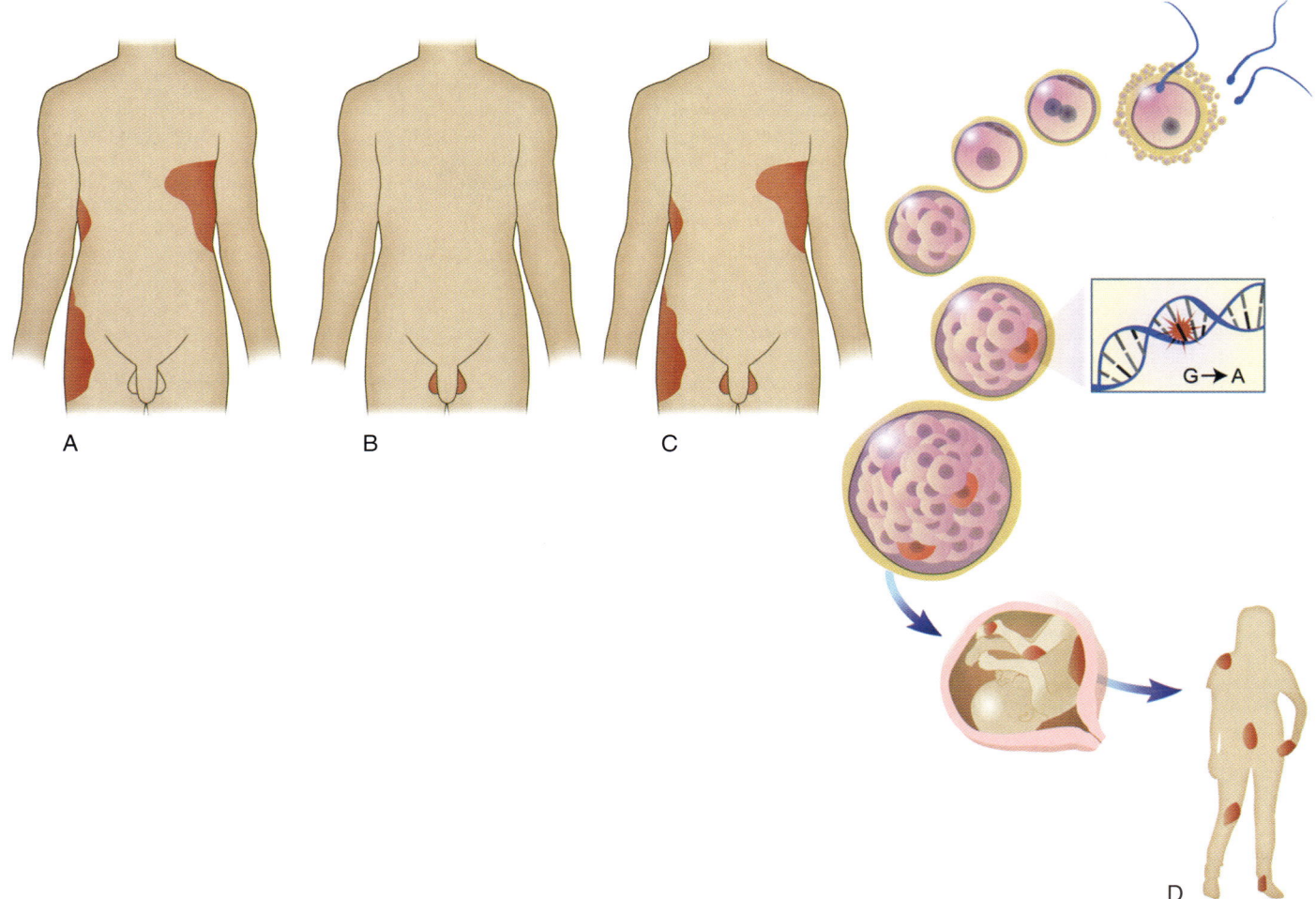

**FIGURA 36.3** **Tipos de mosaicismo.** O mosaicismo é classificado como de linhagem germinativa ou somática. Determinado indivíduo pode apresentar uma variante mosaica em uma dessas duas categorias gerais de células: células germinativas ou células não germinativas (somáticas). Desse modo, o indivíduo pode ter variantes em um (**A** ou **B**) ou em (**C**) ambos os compartimentos. Como o mosaicismo é gerado é ilustrado em **D**. Após a fertilização, em um embrião multicelular, uma célula sofre mutação e todas as células derivadas dela carreiam a variante. (De Spinner N, Biesecker LG. Mosaicism in human disease. *Nat Rev Genet.* 2013;14:307-320.)

uma sequência de referência típica, mas não necessariamente normal ou anormal. Como isso se baseia em sequências de seres humanos reais, pode ser uma mistura de ambos os estados. Desse modo, as pessoas simplesmente descrevem uma variante como sendo diferente ou igual à referência.

As variantes genômicas podem ser herdadas de um genitor (variantes hereditárias, constitutivas ou germinativas) (Figura 36.3) e ser encontradas em todas as células ou as variantes podem ser adquiridas em apenas alguns tecidos durante o desenvolvimento ou em qualquer momento durante a vida (variantes somáticas ou mosaicas) (Figura 36.3).

## VARIANTES DE NUCLEOTÍDIO ÚNICO E OUTRAS PEQUENAS VARIANTES

As SNVs são definidas como mudança em um único nucleotídio em determinada posição. As variantes não sinônimas podem (1) modificar um único aminoácido (*missense*); (2) alterar a leitura modificando, então, a estrutura proteica a jusante (*frameshift*); (3) introduzir um códon de parada (códon de terminação prematura), o que encerra prematuramente a proteína (*nonsense*) ou (4) abolir o local específico em que um íntron é removido quando o mRNA precursor é processado em mRNA maduro (local de *splicing*). A maior parte dos mRNA com variantes *nonsense* é inativada e removida das células por um mecanismo de vigilância celular conhecido como decaimento mediado por *nonsense*, que é iniciado por um códon de terminação prematuro em qualquer éxon – exceto os últimos 50 a 55 pb do penúltimo éxon, que, em geral, consegue escapar do decaimento mediado por *nonsense*. As variantes transicionais se referem a mudanças de pirimidina para pirimidina (p. ex., citosina para timina) ou de purina para purina (p. ex., adenina para guanina) e são mais frequentes que as transversões, em que ocorrem mudanças de purinas para pirimidina (p. ex., adenina para citosina) ou pirimidina para purina (p. ex., timina para guanina). A transição mais comum, citosina para timina, é cerca de 10 vezes mais frequente que as outras mudanças e ocorre em um dinucleotídio CpG metilado (uma sequência citosina-guanina) porque a citosina metilada pode ser desaminada e convertida em timina.

Quaisquer dois seres humanos não aparentados diferem em cerca de 3,5 milhões de SNVs (cerca de 0,1% dos 3 milhões de pb do genoma haploide de referência). Embora a maior parte dessas SNVs se encontrem fora dos éxons, em média, cerca de 20.000 SNVs ocorrem nas regiões codificantes. Entre essas SNVs, cerca de 7.000 a 10.000 são não sinônimas (*i. e.*, ditam mudanças em aminoácidos). Entretanto, as SNVs fora das regiões codificadoras de proteínas podem ter efeitos fenotípicos por modificarem a regulação gênica, alterarem os locais de ligação de fatores de transcrição, gerarem variantes de *splicing* ou afetarem RNA não codificantes. O termo anterior, SNP (do inglês, *single nucleotide polymorphism*) ou polimorfismo de nucleotídio único, foi definido como uma variante no DNA encontrada em mais de 1% da população, mas esse termo agora é desencorajado porque "polimorfismo" tem uma conotação "benigna", o que é claramente falso quando há um número substancial de SNPs.

As variantes podem ser divididas em substituições, inserções e deleções. Se uma variante em uma sequência codificadora de proteínas modificar a estrutura proteica, ela é chamada de não sinônima, enquanto variantes que não alteram as proteínas são chamadas de sinônimas. As variantes sinônimas ainda podem ter consequências funcionais; por exemplo, elas podem gerar um sítio críptico de *splicing*, um aumentador do *splicing* de um éxon ou afetar elementos regulatórios. Um conjunto de SNVs consecutivas (ou outras variantes) que residem em um único cromossomo é chamado de haplótipo. Uma associação não aleatória de marcadores em uma população não interrompida por recombinação meiótica (processo de *crossing over*) é chamada de desequilíbrio de ligação. O desequilíbrio de ligação exemplifica a exceção à segunda lei de Mendel. Mais de 100.000 SNVs comprovadamente causam distúrbios mendelianos. Muitos deles estão catalogados em bancos de dados específicos para *locus* (http://www.hgvs.org/*locus*-specific-mutation-databases), no Human Gene Mutation Database (http://www.hgmd.cf.ac.uk/ac/index.php) e no ClinVar (https://www.ncbi.nlm.nih.gov/clinvar/).

### DELEÇÕES, INSERÇÕES E *INDELS*
Essas variações são menos comuns que as SNVs. Elas constituem pequenas alterações em nucleotídios, incluindo deleções de um a alguns nucleotídios, inserções de um a um número moderado de nucleotídios (que pode ser uma duplicação do DNA adjacente ou nucleotídios de algum outro local do genoma) e variantes compostas por ambos os eventos – a deleção de um ou mais nucleotídios e a inserção de um ou mais nucleotídios. A maior parte dessas variantes está catalogada nos mesmos bancos de dados descritos anteriormente para as SNVs.

### REPETIÇÕES EM *TANDEM*
Número variável de repetições consecutivas ou em *tandem* (chamadas de minissatélites) e repetições curtas em *tandem* (p. ex., dinucleotídios, trinucleotídios e tetranucleotídios – $[GT]_n$, $[CAA]_n$ ou $[GATA]_n$ – chamados de microssatélites) são repetições altamente polimórficas que podem apresentar uma grande variação no número de cópias de suas subunidades repetidoras.[8] O número desses marcadores pode ser utilizado para inferir um padrão único de marcadores genotípicos para cada ser humano e isso é utilizado na identificação forense e nas análises de paternidade (https://www.fbi.gov/services/laboratory/biometric-analysis/codis).

As mutações instáveis são chamadas de dinâmicas. A expansão dinâmica patogênica de repetições de sequências de trinucleotídios, tetranucleotídios e pentanucleotídios pode causar doenças se for localizada em regiões codificadoras (p. ex., o trinucleotídio CAG na doença de Huntington), mas também em íntrons não codificantes (p. ex., GAA na ataxia de Friedreich), na porção 5′ não transcrita (p. ex., CGG na síndrome do X frágil) ou na porção 3′ (p. ex., CTG na distrofia miotônica). Essas variantes podem ser herdadas de maneira autossômica dominante (p. ex., distrofia miotônica), autossômica recessiva (p. ex., ataxia de Friedreich) ou em um padrão ligado ao sexo (p. ex., síndrome do X frágil) por conta de ganhos ou perdas de função da proteína codificada. Cada doença envolvendo repetições instáveis tem um limite específico para a quantidade de repetições, acima do qual ocorre o fenótipo da doença. Repetições acima do normal, mas abaixo do limiar da doença são chamadas de pré-mutações. Algumas vezes, entretanto, as pré-mutações estão associadas a um fenótipo distinto, mais leve e com início mais tardio (p. ex., insuficiência ovariana em mulheres e transtornos neurológicos de início tardio em homens com pré-mutações no gene *FMR1*, relacionado com a síndrome do X frágil). O número de repetições tende a aumentar nas gerações subsequentes, um fenômeno chamado de antecipação.

### ELEMENTOS REPETITIVOS
O outro grupo de elementos variáveis é representado pelos retrotransposons, que são elementos nucleares intercalados longos (LINE; do inglês, *long interespersed nuclear element*) e curtos (SINE; do inglês, *short interspersed nuclear element*). Os elementos mais comuns são Alu e L1, que causam atividade mutagênica insercional e instabilidade genômica em razão de sua propensão a se mover ao longo do genoma. Embora seu posicionamento possa variar substancialmente no genoma, uma quantidade relativamente pequena de variantes patogênicas é atribuída a esses elementos. Entretanto, como esses elementos repetitivos constituem uma grande fração dos nossos genomas, é importante reconhecê-los quando eles ocorrem.

### VARIANTES ESTRUTURAIS E VARIANTES DO NÚMERO DE CÓPIAS
Foi reconhecido há bastante tempo que os genomas podem ter uma grande variação na quantidade de DNA ou em seu arranjo, como demonstrado pela análise microscópica dos cromossomos. Avanços tecnológicos recentes (Capítulo 37) melhoraram massivamente nossa capacidade de identificar e caracterizar essas variações. Análises de alta resolução das sequências do genoma humano identificaram características da arquitetura do DNA com o potencial de causar instabilidade genômica e substanciais variações estruturais submicroscópicas. Variante do número de cópias (CNV; do inglês, *copy number variant*) é o termo utilizado para descrever um ganho ou uma perda em grande escala do DNA de um cromossomo, em comparação com os processos de inserção, deleção ou *indel* descritos anteriormente. Novamente, todas essas categorias são definidas arbitrariamente e algumas dessas categorias refletem mais uma categoria de detecção que de relevância biológica. Cada indivíduo tem, em média, cerca de 1.000 CNVs, com tamanhos variando de 500 pb a 1,2 Mb (milhão de pares de bases). Essas variantes estruturais consistem em ganhos ou perdas de CNV, incluindo deleções, inserções, duplicações e triplicações, bem como rearranjos balanceados como inversões genômicas e translocações balanceadas. CNVs menores (< 1 kb, quilobase ou 1.000 pares de bases) e *indels* (inserção ou deleção de < 100 pb) são mais frequentes que rearranjos maiores porque são mais bem toleradas biologicamente. O número de CNVs é muito menor que o de SNVs, mas se for determinado o número de bases alteradas, há mais pares de bases nas CNVs que nas SNVs em determinada pessoa.

As CNVs estão associadas a doenças mendelianas, a traços não mendelianos (p. ex., doenças complexas) e a traços comuns (incluindo traços neurocomportamentais),[9] mas também podem ser relativamente benignas. As CNVs podem causar distúrbios por prejudicar a estrutura de um gene ou por mudar o número de cópias de genes sensíveis à dosagem. Entretanto, CNVs que envolvem sequências não gênicas e deixam genes intactos podem ter efeitos de longo alcance. O Toronto Database of Genomic Variants (http://projects.tcag.ca/variation) reúne CNVs e muitas dessas variantes também estão incluídas no Database of Chromosomal Imbalance and Phenotype in Humans using Ensembl Resources (DECIPHER) (https://decipher.sanger.ac.uk/information).

Existem duas principais classes de CNVs.[10] Rearranjos recorrentes (deleções, duplicações ou inversões) são causados por recombinação homóloga não alélica entre repetições de poucas cópias. A posição fixa dessas repetições com poucas cópias ou duplicações segmentares resulta em rearranjos recorrentes de tamanho comum em determinada região do genoma humano. A recombinação homóloga não alélica entre repetições com poucas cópias causa deleções ou duplicações recíprocas da região genômica localizada entre elas, enquanto a recombinação homóloga não alélica entre poucas cópias com orientação oposta resulta em inversão do segmento genômico entre elas. O restante dos rearranjos não recorrentes de tamanho heterogêneo resulta, provavelmente, de um mecanismo de união de extremidade não homóloga. Um mecanismo proeminente, sobretudo em rearranjos complexos, é o mecanismo de replicação induzida por quebra de DNA e mediada por micro-homologia.

### ABERRAÇÕES CROMOSSÔMICAS
As aberrações cromossômicas são uma classe de variação genômica que causa as maiores alterações no DNA. As aberrações cromossômicas, que podem ser divididas em aberrações numéricas ou em aberrações estruturais, ocorrem em cerca de 1 a cada 160 nascidos vivos.

A maioria das aberrações numéricas é letal. As aberrações numéricas são classificadas como poliploides (a quantidade de cromossomos é um múltiplo do conjunto haploide de 23 cromossomos) ou como aneuploides (existem alguns cromossomos a mais ou a menos e não um múltiplo do conjunto haploide). Um complemento cromossômico feminino normal é 46,XX; e o masculino é 46,XY. Poliploidias como triploidias (69,XXX; 69,XXY e 69,XYY) são causadas pela fertilização anormal de um oócito por dois espermatozoides, enquanto a tetraploidia (92,XXYY ou 92,XXXX) é causada por falha na divisão celular do zigoto. Entre as aneuploidias cromossômicas *viáveis*, as trissomias e monossomias mais comuns envolvem os cromossomos X, Y, 21, 18 e 13 e resultam de não disjunções meióticas. Essas aneuploidias são as mais comuns porque esses quatro cromossomos têm o menor número de genes transcritos bialelicamente. Embora essas quatro aneuploidias sejam as mais comuns em indivíduos nascidos vivos, a trissomia do 16 é a aneuploidia humana mais comum; entretanto, como esse cromossomo apresenta uma grande quantidade de genes, ela é 100% letal no início do desenvolvimento e, portanto, não é observada clinicamente.

As aneuploidias dos cromossomos sexuais, que são mais comuns que as aneuploidias autossômicas, são encontradas em 1 em cada 440 recém-nascidos. A monossomia do X (45,X) em mulheres causa a síndrome de Turner (Capítulo 220), que ocorre em 1 em cada 4.000 recém-nascidas. Entretanto, essa taxa de nascimento observada representa apenas 1% de todos os fetos 45,X porque mais de 99% desses fetos são abortados espontaneamente. Na maioria das pacientes vivas, a linhagem celular 45,X é um mosaico com outra linhagem celular com um cariótipo normal ou com um rearranjo estrutural do cromossomo X (p. ex., deleção do braço curto, cromossomo em anel ou isocromossomo do braço longo ou do braço curto). Um em cada 1.000 homens é 47,XXY (síndrome de Klinefelter) (Capítulo 220) ou 47,XYY (tipicamente com mais manifestações fenotípicas).

As únicas trissomias autossômicas compatíveis com a vida são a síndrome de Down (trissomia do 21, 1 a cada 670 recém-nascidos) (e-Figura 36.1A), a síndrome de Edwards (trissomia do 18, 1 a cada 7.500 recém-nascidos) e a síndrome de Patau (trissomia do 13, 1 a cada 22.700 recém-nascidos). Ao contrário das trissomias, as monossomias em todos os autossomos são letais.

Cromossomos supranumerários incompletos, que são chamados de cromossomos marcadores, geralmente são originados de autossomos acrocêntricos (cerca de 50% a partir do cromossomo 15). Eles são encontrados em 1 a cada 4.000 recém-nascidos e a gravidade dos fenótipos varia substancialmente entre os diferentes cromossomos.

## ABERRAÇÕES ESTRUTURAIS

As deleções e duplicações cromossômicas podem ser classificadas como microscopicamente visíveis ou submicroscópicas, como terminais ou intersticiais e como recorrentes ou não recorrentes. As translocações recíprocas balanceadas, que resultam de troca de material genético entre dois cromossomos, são encontradas em cerca de 1 a cada 600 indivíduos. Durante a meiose, os cromossomos translocados são segregados, promovendo a transmissão de produtos balanceados ou desbalanceados para a geração seguinte. Os produtos não balanceados frequentemente causam abortos espontâneos ou consequências clínicas significativas. Até 40% das translocações aparentemente balanceadas que são encontradas em pacientes fenotipicamente anormais estão associadas a desequilíbrios adicionais no ponto de quebra da translocação, próximo a ele ou em algum outro local do genoma. As translocações que envolvem os braços curtos (ou os centrômeros) dos cromossomos acrocêntricos são chamadas de translocações robertsonianas. As translocações robertsonianas balanceadas (complemento cromossômico de 45) são, portanto, os rearranjos cromossômicos mais prevalentes em seres humanos, encontradas em 1 a cada 900 recém-nascidos. A translocação robertsoniana mais frequente, (13;14) é encontrada em 1 a cada 1.300 indivíduos. Os portadores de translocações robertsonianas balanceadas correm risco significativamente elevado de terem filhos com cariótipos desbalanceados (p. ex., trissomia do 13) ou dissomia uniparental dos cromossomos 14 e 15 que, conhecidamente, contêm genes que sofrem *imprinting*. As translocações cromossômicas não robertsonianas constitutivas são não recorrentes, exceto por três translocações recorrentes: t(11;22)(q11.2;q23.3), t(4;8)(p16;p23) e t(4;11)(p16;p15.2), que estão relacionadas com grupos de genes com repetições de poucas cópias.

Quando um fragmento de um cromossomo é translocado internamente para o braço de outro cromossomo, a aberração é chamada de inserção ou de translocação insercional. As translocações insercionais ocorrem com uma frequência 100 vezes maior do que se pensava. Os portadores de inserções balanceadas têm até 50% de chance de terem filhos anormais.

Uma inversão é definida como um fragmento cromossômico invertido de uma extremidade a outra. As inversões que incluem o centrômero são chamadas pericêntricas, enquanto as inversões cujos pontos de quebra são mapeados no mesmo braço do cromossomo são chamadas paracêntricas. Os produtos acêntricos ou dicêntricos das inversões paracêntricas não são estáveis e não são transmitidos para a prole, mas os produtos das inversões pericêntricas (deleção terminal não balanceada de um braço cromossômico acompanhada por duplicação terminal do segundo braço) frequentemente podem ser transmitidos para a prole.

Outras anomalias cromossômicas estruturais menos comuns incluem isocromossomos, cromossomos em anel, rearranjos cromossômicos complexos e variantes da heterocromatina. Os anéis surgem quando duas extremidades quebradas do mesmo cromossomo se fundem. O material cromossômico telomérico aos pontos de quebra é perdido, levando a um fenótipo anormal. Os isocromossomos ocorrem quando parte de um cromossomo é duplicada e separada da outra. Os isocromossomos podem ser monocêntricos (ponto de quebra no centrômero) ou dicêntricos e, portanto, instáveis, a menos que um dos centrômeros seja inativado (pseudoisodicêntrico). Os anéis são, com frequência, instáveis mitoticamente e acabam formando estruturas de anel duplo.

## Mosaicismo e quimeras

O mosaicismo é definido como a existência de duas ou mais linhagens celulares com complementos cromossômicos diferentes e originadas a partir do mesmo zigoto. Uma quimera ocorre quando as células são originadas de diferentes zigotos, como ocorre quando uma pessoa recebe um tecido transplantado. O mosaicismo é comum em alguns distúrbios bem reconhecidos, como a queratose seborreica da pele, causada por variantes somáticas dos genes *PIK3CA* ou *FGFR3*, e a hemoglobinúria noturna paroxísmica, associada a variantes somáticas no gene *PIGA*. O mosaicismo também é a base genômica do câncer – um clone de células com muitas variantes genéticas que foi originado de uma célula normal do indivíduo.

## AVALIAÇÃO DA VARIAÇÃO GENÉTICA

As aberrações cromossômicas maiores que cerca de 5 Mb podem ser detectadas por microscopia óptica (citogenética) após o uso de corantes específicos que geram um padrão característico de bandeamento (p. ex., análise do cariótipo por bandeamento G). Os rearranjos submicroscópicos, como as microdeleções ou microduplicações (30 kb a 5 Mb), podem ser analisados pela técnica de hibridização *in situ* de fluorescência (FISH; do inglês, *fluorescence in situ hybridization*).[11] De maneira geral, as técnicas utilizando microscopia óptica estão sendo cada vez menos utilizadas e dando lugar às análises moleculares.

O desenvolvimento de testagem baseada em hibridização genômica comparativa (arranjo CGH; do inglês, *comparative genomic hybridization*) ou em SNP em um *chip* permitem que todo o genoma humano seja avaliado para desequilíbrios, com o nível de resolução dependendo apenas da quantidade, do tamanho e da distância entre as sondas de análise. Milhões dessas sondas de oligonucleotídios podem ser sintetizadas em uma lâmina de vidro. As sondas de oligonucleotídios também são utilizadas em arranjos SNP, que, ao contrário do CGH baseado em microarranjo, pode gerar estudos de associação ou detectar dissomias uniparentais. O amplo uso diagnóstico de arranjo de CGH e de *chips* para detecção de SNP não apenas aumentou a sensibilidade para a detecção de doenças associadas a CNV como também levou à descoberta de muitas doenças associadas a CNV. Para detectar desequilíbrios genômicos, uma alternativa é a técnica quantitativa baseada na reação em cadeia da polimerase chamada de amplificação múltipla de sonda dependente de ligação (MLPA; do inglês, *multiplex ligation-dependent probe amplification*). A MLPA constitui um método simples, rápido e sensível para a detecção de alterações na dose de regiões genômicas selecionadas.

Mais recentemente, várias tecnologias baseadas em sequenciamento de nova geração (NGS; do inglês, *next generation sequencing*) possibilitaram o sequenciamento simultâneo e massivamente paralelo de DNA (Capítulo 37). Essas tecnologias facilitam a realização de painéis (análise simultânea de vários genes relacionados com um fenótipo específico), o sequenciamento do exoma (as regiões codificantes do genoma) e o sequenciamento do genoma. Os métodos de NGS geram muito mais dados com baixo custo; entretanto, os dados brutos do sequenciamento gerados a partir de sequências amplificadas individuais de DNA têm leituras de baixo comprimento, que podem apresentar dificuldades no mapeamento no genoma. Desse modo, nem o sequenciamento do exoma nem o sequenciamento do genoma é verdadeiramente "exômico total" ou "genômico total". Ainda assim, o sequenciamento redundante de um genoma humano diploide (p. ex., uma cobertura de 30 vezes em relação à sequência genômica humana haploide de referência) pode gerar uma avaliação genômica individual robusta e acurada. Essas tecnologias de NGS resultaram em aumento rápido da descoberta de genes e conhecimento cada vez maior das bases mecanísticas dos distúrbios genéticos. Atualmente, o sequenciamento exômico sozinho tem um rendimento de 25% para o diagnóstico clínico de pacientes com síndromes fenotípicas de causa desconhecida – melhora significativa em relação às modalidades de testagem disponíveis anteriormente.

Avanços recentes e uso relativamente disseminado de arranjo de CGH, *chip* de SNP e de tecnologias de NGS transformaram nossa compreensão e o diagnóstico das doenças humanas (Capítulo 37). Conforme o sequenciamento se torna mais barato e disponível, nossa compreensão a respeito da evolução humana, das doenças e seus tratamentos está avançando rapidamente.

## LAUDOS DOS TESTES GENÉTICOS

No passado as mudanças gênicas costumavam ser chamadas de "polimorfismos" se fossem benignas e de "mutações" se fossem associadas a doenças ou traços, mas esses termos caíram em desuso. Agora, como dito anteriormente, um estado gênico diferente da referência é chamado de variante e o termo variante é modificado por um adjetivo como "benigna", "possivelmente benigna", "de significado incerto", "provavelmente patogênica" ou "patogênica".[12] Os médicos encontrarão com cada vez mais frequência resultados de testes genéticos com descritores como "variante provavelmente patogênica" ou "variante benigna", ou ainda "variante de importância incerta".

Assim como todos os tipos de exames médicos, os resultados dos testes genéticos são probabilísticos. Alguns deles, como encontrar uma trissomia do 21 não mosaica, conferem uma probabilidade extremamente alta (do ponto de vista prático, 100%) de uma anomalia fenotípica no paciente. Outros, como um novo códon de terminação prematura no gene de suscetibilidade ao câncer ovariano e de mama hereditário *BRCA1*, são considerados como provavelmente patogênicos.

Diferentes variantes em um gene podem causar fenótipos idênticos (heterogeneidade alélica) ou distintos (heterogeneidade fenotípica). Ao contrário, o mesmo fenótipo clínico anormal pode ser causado por variantes em diferentes genes (heterogeneidade genética ou de *locus*).

Com base nas consequências funcionais, as variantes também podem ser categorizadas como ganho de função ou perda de função. As variantes de perda de função – também conhecidas como perdas de função hipomórficas (perda parcial) ou amórficas (nulas) – afetam genes com sensibilidade à dose ou haploinsuficientes, em que a redução da produção proteica não permite o funcionamento normal. Variantes de ganho de função aumentam a função ou adicionam uma nova função para a proteína (neomórficas), enquanto as variantes dominantes negativas codificam uma proteína que interage de modo antagônico ao produto normal do outro alelo (antimórfica).

## GENÔMICA E GENÉTICA COMO PARTES NORMAIS DA MEDICINA

Algumas vezes, os não geneticistas ficam intimidados ou preocupados ao utilizar o diagnóstico genético em suas práticas e existe alguma base histórica para esse receio. A genética clínica está associada a um legado trágico de eugenia, o conceito amplamente desacreditado de que a nossa espécie deve ser "melhorada" pela prevenção da reprodução de indivíduos considerados geneticamente indesejáveis ou inaptos. A eugenia surgiu na Grã-Bretanha e foi praticada amplamente nos EUA, em alguns casos até à década de 1970, mas seu apogeu catastrófico ocorreu na Alemanha durante a Segunda Guerra Mundial. A prática da genética e da genômica clínicas na medicina adulta mudou dramaticamente a esse respeito e, não apenas deixou de lado a eugenia, mas ela agora é indiscutivelmente disgênica. Ou seja, a prática da genética busca melhorar a saúde e o tempo de vida de indivíduos com distúrbios genéticos, teoricamente aumentando a frequência de variantes patogênicas na população, porque os indivíduos tratados conseguem viver mais e se reproduzir. O qualificador teórico aqui é importante porque, do ponto de vista global, esse efeito sobre a população é muito menor que a taxa de mutação natural. A genética reprodutiva ainda pode gerar preocupações em relação a tendências eugênicas. Embora não existam mais leis ou práticas médicas eugênicas, existem preocupações de que a grande disponibilidade de testagem pré-natal e de aborto seletivo associados a pressões econômicas e sociais contra as doenças e as deficiências constitua um viés eugênico sutil na área da medicina reprodutiva.

A mensagem final importante da história e da sociologia da genética é que os profissionais atuando na medicina para adultos e buscando melhorar a saúde de seus pacientes não devem hesitar em utilizar os diagnósticos genético e genômico e as terapias direcionadas por conta de receios persistentes do histórico de eugenia desse campo. Em relação a isso, a genética é semelhante a qualquer outro componente tecnologicamente avançado da medicina moderna e, portanto, não é diferente do restante da medicina. Ela pode ter dilemas bioéticos, que podem ser diferentes das outras especialidades médicas, mas eles não são particularmente maiores ou mais preocupantes que os de outras disciplinas. Os médicos devem ignorar as alegações de que a genética e a genômica sejam, de alguma maneira, diferentes de todos os outros aspectos da medicina ou que elas sejam algo a ser evitado ou desencorajado. Um teste genético ou genômico utilizado para diagnosticar e tratar um adulto com uma doença cardíaca não é diferente do uso de um cateter, uma ultrassonografia ou uma dosagem de troponina – é apenas outro recurso da biomedicina moderna com grande potencial para melhorar a saúde e estender a longevidade.

## CONCLUSÃO

A estrutura do genoma humano é afetada por processos ancestrais e contínuos de mutação, que levam a um espectro amplo e contínuo de variação, abrangendo SNVs, CNVs e aberrações cromossômicas. Embora o genoma seja, de modo geral, estável, a ocorrência contínua e regular de variantes contribui para a doença, e a variação genética interindividual é substancial. A compreensão de todo o espectro dessa variação e sua associação com mudanças no fenótipo humano, incluindo as doenças, é o desafio central no campo da genômica clínica. O uso efetivo de tecnologias genéticas está aumentando rapidamente e já afetou todas as disciplinas médicas.

### REFERÊNCIAS BIBLIOGRÁFICAS

*As referências bibliográficas, bem como os outros materiais suplementares deste livro, encontram-se no GEN-IO, nosso ambiente virtual de aprendizagem.*

# 37
# APLICAÇÕES DAS TECNOLOGIAS MOLECULARES NA MEDICINA CLÍNICA

GEOFFREY S. GINSBURG

O Projeto Genoma Humano, o impulsionador da exploração sistemática das bases moleculares das doenças, produziu a expectativa de que essas informações levariam à transformação da prática médica. A maioria das doenças é definida por sua localização anatômica e por seus sintomas clínicos e é tratada de modo inespecífico sem levar em conta a composição biológica única do indivíduo. Hoje em dia, as tecnologias baseadas no genoma possibilitam a análise da arquitetura molecular das doenças e do genoma dos portadores dessas doenças para melhorar o potencial de diagnóstico e as estratégias terapêuticas mais precisos.[1b] O Projeto Genoma Humano (https://www.genome.gov/10001772/all-about-the-human-genome-project-hgp/) forneceu a base para a medicina de precisão junto com avanços nas tecnologias de genotipagem e de sequenciamento, na bioinformática, na biologia dos sistemas e na biologia computacional. Hoje em dia, a medicina de precisão tenta se erguer sobre essa base, traduzindo essas descobertas na prática clínica, com a meta de melhorar a saúde e o cuidado dos indivíduos e das populações.

## TECNOLOGIAS MOLECULARES NO ESPECTRO DA SAÚDE E DA DOENÇA

Em 2015, o presidente dos EUA, Barack Obama, anunciou que aquele país embarcaria em uma iniciativa de medicina de precisão, recrutando mais de um milhão de pessoas no que agora é chamado de "All of US" (https://allofus.nih.gov/), cujos dados compartilhados de sequenciamento, de prontuários eletrônicos dos pacientes, de informações pessoais relatadas e de tecnologias digitais de saúde seriam analisados para alimentar um novo paradigma de entendimento da biologia das doenças, bem como a prática clínica do cuidado com a saúde guiado por dados. O paradigma resultante da medicina de precisão permitirá a tomada de decisões mais informada ao longo do espectro da saúde e da doença (como mostrado na Figura 37.1). Hoje em dia, já existem exemplos importantes do cuidado de precisão sendo utilizado na prática clínica (Tabela 37.1 e referências).[1] Os testes de DNA são utilizados para orientação de casais planejando uma gravidez e para o diagnóstico pré-natal com o sequenciamento do

## CAPÍTULO 37 Aplicações das Tecnologias Moleculares na Medicina Clínica

**Tabela 37.1** Aplicação do diagnóstico molecular ao longo do contínuo da saúde até a doença.

| MOMENTO DA TOMADA DE DECISÃO CLÍNICA | CÂNCER | | DOENÇA CARDIOVASCULAR | |
|---|---|---|---|---|
| | TESTE | INDICAÇÃO | TESTE | INDICAÇÃO |
| Risco/suscetibilidade | BRCA1, BRCA2<br>HNPCC<br>TP53, PTEN | Mama<br>Cólon<br>Sarcomas | 9p21<br>Familion® com 5 genes | DAC<br>SQTL |
| Rastreamento | Genótipos de HPV | Colo do útero | APOB, LDLR, LDLRA P1, PCSK9 | Hipercolesterolemia familiar |
| Diagnóstico | Origem do câncer | Câncer de origem primária desconhecida | ABCC9, AKAP9, ANK2, CACNA1C, CACNA2D1, CACNB2, CALM1, CALM2, CALM3, CASQ2, CAV3, DES, DSC2, DSG2, DSP, GPD1L, HCN4, JUP, KCND3, KCNE1, KCNE1L, KCNE2, KCNE3, KCNH2, KCNJ2, KCNJ5, KCNJ8, KCNQ1, LMNA, NKX2-5, PKP2, PLN, RANGRF, RYR2, SCN10A, SCN1B, SCN2B, SCN3B, SCN4B, SCN5A, SNTA1, TGFB3, TMEM43, TRDN, TRPM4, TTN | Síndrome do QT longo |
| | OVA1 | Massa ovariana maligna | TnI, PNC, PCR<br>CorusCAD® | SCA<br>DAC |
| Prognóstico | Oncotype DX® (ensaio de 21 genes)<br>MammaPrint® (ensaio de 70 genes)<br>HER2/neu, RE, RP | Mama | | |
| Resposta a fármacos* | BCR-ABL<br>EML4-ALK | Imatinibe (LMC)<br>Crizotinibe (CPCNP) | CYP2C19 | Clopidogrel |
| Monitoramento | CTC | Recorrência ou progressão tumoral | AlloMap® | Rejeição a transplante |

SCA = síndromes coronarianas agudas; PNC = peptídio natriurético cerebral; DAC = doença da artéria coronária; PCR = proteína C reativa; CTC = células tumorais circulantes; RE = receptor de estrogênio; HPV = papilomavírus humano; SQTL = síndrome do QT longo; RP = receptor de progesterona; TnI = troponina I. (Dados de Ginsburg GS, Willard H. eds., *Genomic and Personalized Medicine*. 3rd ed: Academic Press; 2016.)
*Pares adicionais de fármacos e genes podem ser encontrados na e-Tabela 37.1.

DNA fetal na circulação materna para avaliar os distúrbios mendelianos e do desenvolvimento. O sequenciamento de pacientes nas UTI neonatais está se tornando mais comum para o diagnóstico e a determinação das opções terapêuticas de recém-nascidos em estado grave. Para uma avaliação inicial do risco de doenças, a história familiar ainda é a ferramenta mais poderosa. Entretanto, para complementar a história familiar, pontuações de risco com base nas informações genômicas estão sendo definidas para algumas doenças crônicas. Embora ainda não apresentem a redução significativa do custo nem o aumento do rendimento do sequenciamento de DNA, as plataformas que medem o genoma expressado (RNA, proteínas, metabólitos) estão sendo cada vez mais utilizadas para definir estados fisiológicos em resposta ao ambiente, para classificar doenças, para confirmar diagnósticos e para predizer desfechos clínicos futuros. Essas abordagens formam a base da nova classificação molecular e da taxonomia das doenças e de seus diagnósticos, podendo fornecer modos mais precisos para detectar doenças em suas manifestações moleculares mais precoces, com frequência antes do aparecimento de manifestações clínicas. Além disso, a escolha de determinados fármacos está sendo cada vez mais guiada pelo genoma do paciente, bem como pela composição molecular da doença. Uma vez que a evolução de uma doença desde o risco basal ocorre frequentemente ao longo de muitos anos (Figura 37.1), os testes moleculares e diagnósticos periódicos definirão um novo tipo de cuidado com foco em avaliações de saúde e na prevenção de doenças, com o manejo proativo no lugar do paradigma atual de intervenção aguda e de administração de crises.

### GENOMAS, DOENÇA E TRATAMENTO

Uma questão essencial na medicina é até que ponto a variação genética influencia a probabilidade de aparecimento de uma doença, afeta a história natural da doença em combinação com o ambiente ou fornece indícios relevantes para o manejo da doença. Os genomas estão agora fornecendo novas abordagens para o diagnóstico, o estudo e o tratamento das doenças (ver adiante).

### Rastreamento de recém-nascidos, diagnóstico pré-natal e investigação preconceptiva do estado de carreador

Um desfecho natural da identificação de genes para distúrbios mendelianos raros (Capítulo 36) é a aplicação desses achados para detecção mais precoce da doença: ao nascimento (rastreamento de recém-nascidos), *in utero* (diagnóstico pré-natal) ou preconceptiva (pesquisa de estado de carreador). O rastreamento de recém-nascidos – um programa de saúde pública obrigatório e financiado pelo governo que foi desenvolvido para proteger os recém-nascidos por meio da pesquisa de distúrbios raros e tratáveis (e, portanto, preveníveis) logo após o nascimento – tem aumentado consistentemente da média de cinco doenças em 1995 para um painel de 34 doenças, que é recomendado atualmente pelo U.S. Department of Health and Human Services.[2] O sequenciamento rápido do genoma (cerca de 26 horas do exame até o resultado) tem sido relatado e utilizado para tratar pacientes com distúrbios sem diagnóstico fechado e potencialmente fatais em unidades de terapia intensiva (UTI) neonatal.[3] Conforme aumenta o número de doenças investigadas no rastreamento dos recém-nascidos, o sequenciamento rápido tem o potencial de ampliar e acelerar o diagnóstico diferencial, resultando em menos tratamentos empíricos e rápida progressão para aconselhamento genético e prognóstico, além de, potencialmente, encerrar a odisseia diagnóstica dos pacientes e de seus familiares.[3b,3c]

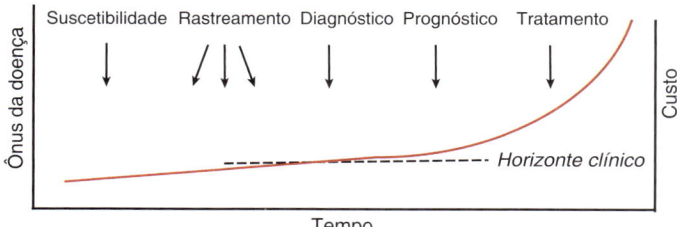

**FIGURA 37.1** Uso das tecnologias moleculares no *continuum* de saúde até a doença. Várias tecnologias moleculares podem ser utilizadas agora para complementar a abordagem tradicional para avaliar a saúde e a doença ao longo da vida. A curva vermelha indica a evolução de uma doença crônica ao longo do tempo. A linha tracejada indica quando surgem sinais/sintomas clínicos. A meta geral é deslocar o paradigma de detecção e tratamento para a esquerda. (Adaptada de Ginsburg GS, Willard H. eds., *Genomic and Personalized Medicine*. 3rd ed: Academic Press; 2016.)

O DNA fetal livre circulante no sangue materno foi isolado, amplificado e sequenciado de maneira não invasiva a partir de uma amostra de plasma materno em 1997. Em 2008, as tecnologias de sequenciamento de nova geração (NGS; do inglês, *next generation sequencing*) foram utilizadas com sucesso para a identificação de aneuploidias fetais a partir do DNA fetal livre no plasma materno. Estudos clínicos desse novo método foram realizados em seguida e, no fim de 2011, o teste pré-natal não invasivo da trissomia do 21 por sequenciamento do DNA no plasma materno já estava sendo oferecido comercialmente nos EUA. O rastreamento pré-natal não invasivo elimina a necessidade de procedimentos invasivos, enquanto expande muito o número de variantes genéticas que tradicionalmente eram detectadas *in utero*.

Antes da concepção, a investigação do estado de carreador possibilita que os casais avaliem o risco de ter um filho com um distúrbio mendeliano recessivo (Capítulo 36) e que eles utilizem essa informação para guiar suas decisões reprodutivas. Existem mais de 1.000 distúrbios mendelianos *recessivos* e raros para os quais a mutação genética causadora é conhecida. Embora essas mutações sejam raras individualmente, elas podem ter um impacto considerável na saúde pública se levarmos em consideração que cada pessoa carreia em média 2,8 mutações para distúrbios recessivos graves conhecidos. O impacto do rastreamento pode ser considerável em termos de redução das taxas de morbidade e mortalidade das doenças na população geral.

### Sequenciamento: impulsionador da medicina de precisão

Os estudos de associação genômica ampla (GWAS; do inglês, *genome-wide association study*) estrearam em 2005 com a identificação de variantes no gene do fator H do complemento como a causa de degeneração macular relacionada com a idade (https://www.ebi.ac.uk/gwas/). Agora, o catálogo do GWAS contém mais de 3.000 publicações e mais de 50.000 associações singulares entre traços e polimorfismos de nucleotídio único (SNP) a partir de grandes coortes de pacientes e controles em numerosas doenças. GWAS foi uma abordagem transformadora para a identificação sem vieses da variação genética comum em todo o genoma humano, oferecendo uma oportunidade sem precedentes para descobrir novas vias biológicas das doenças. Ainda assim, a descoberta real das variantes causadoras de doenças e a genômica funcional dos achados de GWAS têm amadurecido lentamente. Entretanto, novas tecnologias de edição genética utilizando repetições palindrômicas curtas agrupadas e regularmente intercaladas (CRISPR; do inglês, *clustered regularly interspaced short palindromic repeats*) e nucleases com efetores do tipo ativador transcricional (TALEN; do inglês, *transcription activator-like effector nucleases*) estão modificando a abordagem para definir a biologia das variantes genéticas descobertas por GWAS e sequenciamento.[4]

Desde 2001, o custo do sequenciamento do genoma humano caiu de mais de US$ 3 bilhões para menos de mil dólares. Atualmente, a tecnologia de sequenciamento de nova geração (NGS) consegue ler aproximadamente 150 bilhões de bases em 1 dia e possibilita a medida direta não apenas das variantes comuns, mas, também, teoricamente, de toda a variação existente em um genoma. Estima-se que a frequência populacional de variantes da linhagem germinativa seja de aproximadamente 1 em cada 1.000 das 3,2 bilhões de posições de nucleotídios, originando aproximadamente 3 milhões de variantes em um genoma humano. O desafio é descobrir o significado dessas variantes, muitas delas ocorrendo em regiões não codificadoras do genoma, cuja função é majoritariamente desconhecida. A importância das variantes não codificadoras ainda é pouco compreendida e, portanto, o foco clínico tem sido no sequenciamento do exoma (que pesquisa variações na sequência codificadora do genoma) onde as mutações exercem efeitos previsíveis nas estruturas proteicas *downstream* (ou seja, abaixo do gene a ser transcrito). A interpretação genômica é um gargalo importante na aplicação do sequenciamento na medicina clínica.[5] Isso ocorre principalmente por conta da escassez de diagnósticos definitivos associados a uma variante causal e de bancos de dados fragmentados onde estão armazenados os achados. Com os esforços crescentes para encorajar o compartilhamento de dados e a criação de bancos de dados intercambiáveis, espera-se que diagnósticos definitivos a partir de dados genômicos sejam cada vez mais comuns.[6] O American College of Medical Genetics and Genomics atualmente define 59 variantes no genoma humano que criam ou aumentam o risco de determinadas doenças (https://www.ncbi.nlm.nih.gov/clinvar/docs/acmg/), que, quando encontradas, devem ser discutidas com seus portadores.

### Previsão de risco para doenças complexas comuns

Apesar das fortes associações estatísticas entre variantes genéticas e doenças complexas em GWAS, o baixo risco relativo do alelo da doença (geralmente < 2) limita seu uso para a avaliação da predisposição e risco à doença. Existem exceções notáveis que incluem a variação genética subjacente às síndromes de câncer de mama hereditárias, da síndrome de Lynch e da hipercolesterolemia familiar, em que algumas variantes possibilitaram o tratamento preventivo ou o rastreamento dos familiares, bem como tem sido considerada sua inclusão em programas de rastreamento populacional. Apesar dos avanços nos exames genéticos, a história familiar continua sendo uma das melhores ferramentas para identificar os riscos de doenças comuns. De fato, para condições com herdabilidade elevada, como as doenças cardiovasculares, a história familiar é um preditor muito mais forte do que qualquer combinação de marcadores genéticos/genômicos. Um modelo sugere que nem a história familiar nem a testagem genética devem ser utilizadas individualmente e que o valor verdadeiro de previsão da doença, de avaliação dos riscos e de diagnóstico diferencial provém do uso combinado dessas ferramentas.

### Sequenciamento clínico para doenças raras e dilemas diagnósticos

Mais de 3.500 distúrbios mendelianos apresentam uma base molecular conhecida (http://omim.org/). Entretanto, existe pelo menos a mesma quantidade de traços mendelianos para os quais as bases moleculares ainda não foram identificadas. O potencial do sequenciamento clínico para a descoberta das causas e para a identificação das opções terapêuticas dessas doenças raras – e, muitas vezes, debilitantes – levou à formação de vários consórcios científicos nacionais e internacionais para o estudo dessas doenças raras. Em alguns centros clínicos especializados e por intermédio de programas como o National Human Genome Research Institute's Undiagnosed Diseases Program (http://www.genome.gov/27544402), o sequenciamento clínico está sendo oferecido a pacientes com suspeita de doenças genéticas – os chamados "dilemas diagnósticos". Os resultados preliminares desses programas de sequenciamento clínico sugerem que a taxa de sucesso para a identificação do gene envolvido seja de cerca de 33%, oferecendo esperança de um diagnóstico para milhares de indivíduos com distúrbios raros não diagnosticados ou tratados anteriormente.[7]

### Farmacogenômica: variantes genéticas na linhagem germinativa e resposta a fármacos

Ao longo da última década, foram descobertos muitos marcadores genômicos de eficácia, potencial de efeitos colaterais e posologia de medicamentos e seu uso tem sido recomendado na prática clínica (e-Tabela 37.1). Porém, sua incorporação na prática clínica tem sido variável, apesar de sua evidente relevância/funcionalidade. Em alguns casos, como o genótipo *HLA-B\*5701* para o antirretroviral abacavir e o genótipo *HLA-B\*1502* para o fármaco anticonvulsionante carbamazepina, os portadores desses genótipos devem evitar completamente o fármaco para eliminar um evento adverso grave específico. Em outros casos, como *TPMT* para a mercaptopurina ou *CYP2C9/VKORC1* para a varfarina, o ajuste da dose do fármaco com base no genótipo ajuda a evitar a toxicidade e a melhorar a eficácia. A *funcionalidade/relevância* não é suficiente para garantir a incorporação dos exames farmacogenômicos, como exemplificado pelo fármaco antiplaquetário clopidogrel. Nos EUA, a bula do clopidogrel apresenta uma advertência sobre a alteração da eficácia desse fármaco em indivíduos com a variante genética *CYP2C19*; contudo, frequentemente não existe um consenso claro entre os médicos sobre o uso dos testes. Os marcadores genéticos preditivos de redução da eficácia terapêutica podem encontrar resistência ainda maior no caso de fármacos bem estabelecidos, a menos que haja evidências fortes de validade e utilidade clínicas do exame (ver adiante).

### Farmacogenômica e câncer: sequenciamento somático do DNA tumoral para terapias farmacológicas direcionadas

O câncer resulta de mutações no DNA somático que conferem uma vantagem de crescimento para as células com essas mutações, originando os tumores. A comparação do perfil genético de tumores e do tecido normal adjacente pode revelar variações adquiridas no DNA que promoveram o crescimento e indicar alvos para o tratamento.⁸ A ideia de associar fármacos a marcadores tumorais específicos se tornou uma realidade na metade dos anos 1980 quando estudos moleculares detalhados de câncer de mama levaram à descoberta do receptor 2 para o fator de crescimento epidérmico humano (HER-2; do inglês, *human epidermal growth factor receptor 2*), um biomarcador superexpressado em aproximadamente 30% dos tumores de mama e associado a desfechos adversos. Subsequentemente, o trastuzumabe, um anticorpo monoclonal humanizado direcionado para HER-2, foi desenvolvido em 1998 e apresentou eficácia aumentada em pacientes cujos tumores eram positivos para essa molécula. A testagem de HER-2 agora é parte do manejo padrão do câncer de mama. Na última década, outros exemplos de terapias anticâncer associadas a diagnósticos genéticos emergiram (https://www.mycancergenome.org/). Por exemplo, a pesquisa de mutações no gene *EGFR* melhorou bastante a eficácia dos fármacos gefitinibe e erlotinibe, pequenas moléculas usadas no tratamento de câncer de pulmão de células não pequenas que atuam sobre o *EGFR*. Para o câncer colorretal metastático, tumores com mutações no gene *KRAS* são, habitualmente, resistentes ao tratamento com cetuximabe e panitumumabe, o que levou a American Society of Clinical Oncologists e a U.S. Food and Drug Administration (FDA) a desaconselharem o uso dessas substâncias nesses pacientes. O NGS agora possibilita uma avaliação abrangente de marcadores tumorais que indicam o potencial de uma terapia específica ser eficaz em determinado tumor (https://www.mycancergenome.org/). Em 2011, duas substâncias anticâncer receberam aprovação acelerada da FDA para serem utilizadas com um teste diagnóstico: crizotinibe para o tratamento de pacientes com câncer de pulmão de células não pequenas metastático ou local, com um teste genético diagnóstico para a detecção da fusão dos genes *EML4-ALK*, e vemurafenibe para o tratamento de pacientes com melanoma metastático ou irressecável positivos para mutações *BRAF* V600E. O International Cancer Genome Consortium (https://www.icgc.org/icgc) e o Cancer Genome Atlas (http://cancergenome.nih.gov/) representam esforços colaborativos internacionais para definir o espectro de mutações encontradas em tumores, mapeando a paisagem genômica do câncer. Esses esforços fornecerão a base para o desenvolvimento de estratégias terapêuticas adicionais contra novos alvos; entretanto, mesmo se eles forem bem-sucedidos, os resultados podem ser curtos uma vez que pode ocorrer resistência terapêutica. Desse modo, embora o NGS seja uma ferramenta promissora para a avaliação do genoma do câncer, ele pode não ser uma panaceia para a medicina genômica do câncer.

## Sequenciamento microbiano para o diagnóstico de doenças infecciosas

No caso de doenças infecciosas, o diagnóstico por NGS pode suplantar a necessidade do crescimento de microrganismos em cultura, o que era anteriormente uma grande barreira para a identificação dos patógenos. Por exemplo, em 2003, o sequenciamento de amostras de pacientes infectados com síndrome respiratória aguda grave (SARS; do inglês, *severe acute respiratory syndrome*) identificou o agente responsável como um coronavírus. A comparação de sequências de um microrganismo isoladas de vários indivíduos em uma epidemia fornece um quadro a respeito da evolução desse microrganismo, possibilitando inferir onde o surto começou e como a infecção se propagou.⁹ O sequenciamento foi utilizado para determinar a origem de surtos históricos de cólera, de tuberculose e da *influenza* H1N1 de 2009. A aplicação clínica do NGS para doenças infecciosas foi destacada quando *Klebsiella pneumoniae* resistente a carbapenêmicos em um surto hospitalar foi identificada a partir do sequenciamento em tempo real da bactéria nos indivíduos infectados e do exame das diferenças genéticas.

##  O GENOMA EXPRESSO

### Testes genômicos complexos com múltiplos marcadores para diagnóstico e prognóstico de doenças

Além da sequência de DNA, medidas da expressão gênica, proteínas, metabólitos e mudanças epigenéticas estão sendo utilizadas para gerar perfis abrangentes dos sistemas biológicos na saúde e na doença. Muitos dos desafios computacionais para a análise desses bancos de dados grandes e complexos estão sendo enfrentados para a formação da nova geração de biomarcadores que são multianalíticos, diagnósticos, prognósticos e preditivos. Um número crescente de testes comercializados agora mede os níveis de proteínas ou RNA, frequentemente com algoritmos complexos, possibilitando o diagnóstico e o prognóstico. O exemplo é o Oncotype Dx® (Genomic Health, Inc.), um teste que avalia a expressão de 21 genes em tecidos tumorais para determinar a probabilidade de recorrência da doença em mulheres com câncer de mama positivo para o receptor de estrogênio em estágio inicial. O teste avalia os níveis de expressão, convertendo-os em uma pontuação de risco de recorrência, que ajuda a guiar o tratamento de pacientes, reduzir os custos globais do sistema de saúde e melhorar os desfechos e, hoje em dia, esse exame é coberto pelas principais companhias de seguro de saúde dos EUA. Outros exemplos incluem MammaPrint® (Agendia, Inc.), que analisa a expressão de 70 genes para determinar se os pacientes correm risco elevado ou baixo de recorrência de câncer de mama; Allomap® (CareDx, Inc.), um painel para a avaliação da expressão de 11 assinaturas de RNA no sangue para o monitoramento da rejeição após transplante cardíaco; e Corus CAD® (CardioDx, Inc.), um painel com 23 genes para rastrear assinatura de RNA em pacientes com doença da artéria coronária (DAC) obstrutiva.

Apesar de sua complexidade, os ensaios para diagnóstico *in vitro* com múltiplos analitos como esses estão começando a ser usados na prática clínica. A orientação de 2007 da agência norte-americana FDA sugeria que os ensaios para diagnóstico *in vitro* com múltiplos analitos fossem utilizados para a tomada de algumas decisões de saúde críticas e, portanto, devem ser regulados por essa agência. Alguns, mas não todos, ensaios para diagnóstico *in vitro* com múltiplos analitos vendidos têm validade clínica e analítica comprovada, mas ainda não há evidências de sua utilidade na prática clínica. Além disso, a própria natureza dos ensaios para diagnóstico *in vitro* com múltiplos analitos apresenta desafios para os segurados, que têm que lidar não apenas com os dados ou com a utilidade clínica limitada desses estudos, mas também com o processo de reembolso desses testes, que inclui tanto um componente laboratorial quanto um algoritmo associado para a avaliação do risco, sendo que o pagamento dessa última porção é de responsabilidade integral do paciente nos EUA.

O sucesso de alguns ensaios para diagnóstico *in vitro* com múltiplos analitos é evidência do valor da biologia computacional, mas também da importância dos recursos financeiros e promocionais que os desenvolvedores comerciais desses testes precisam ter. As empresas desenvolvendo ensaios para diagnóstico *in vitro* com múltiplos analitos conseguem financiar estudos importantes para a demonstração da validade clínica, navegar pelos meandros regulatórios e pleitear a cobertura de seus custos pelas empresas de seguro, além de disseminar seus exames por intermédio do *marketing* para os médicos. Seus esforços frequentemente oferecem lições valiosas sobre a tradução efetiva dos exames moleculares complexos para a medicina. A FDA pausou sua tentativa de regulamentação dos ensaios para diagnóstico *in vitro* com múltiplos analitos e priorizou o desenvolvimento de uma estrutura de supervisão dos testes desenvolvidos pelos laboratórios (LDTS; https://www.fda.gov/downloads/medicaldevices/deviceregulationandguidance/guidancedocuments/ucm416685.pdf) em 2014, embora a orientação final sobre esse tópico ainda deva ocorrer.

### Perfil metabólico e proteico

*Endofenótipos* são os vários domínios moleculares que existem em níveis intermediários de organização entre o genótipo e o fenótipo, inclusive metabolômica e proteômica.¹⁰ Um perfil metabólico é bastante semelhante a alguns dos perfis tradicionais testados, como lipidograma, embora seja mais abrangente. A metabolômica avalia modificações nos metabólitos ou no meio químico posteriores às alterações genômicas e proteômicas. Estima-se que seres humanos contenham aproximadamente 5.000 metabólitos pequenos bem-definidos, e a identificação dessa assinatura metabólica em algumas doenças pode ter utilidade prática para a elaboração de terapias porque as alterações metabólicas imediatamente sugerem alvos enzimáticos para serem tratados farmacologicamente. Como a genômica e a proteômica, a metabolômica pode ser útil no diagnóstico de doenças, no prognóstico delas e no desenvolvimento de fármacos. A metabolômica será, provavelmente, uma ferramenta valiosa para a avaliação da toxicidade induzida por fármacos. A análise do perfil metabólico-alvo baseada em espectrometria de massa tem sido cada vez mais aplicada em estudos de doenças e condições humanas. Essas ferramentas estão sendo aplicadas em diversas áreas, como diabetes melito, obesidade, doenças cardiovasculares, câncer e transtornos mentais.

O estudo em larga escala de proteínas, a proteômica, possibilita a identificação e a expressão diferenciada concomitantes de proteínas, comparando-as entre dois estados fisiológicos (como saúde e doença). A proteômica quantitativa, em que são medidas as diferenças globais na abundância proteica, continua sendo uma área prioritária para a descoberta de biomarcadores e para a medicina molecular.[11] Essa área tem sido dominada pelas abordagens envolvendo isótopos estáveis, mas métodos quantitativos sem o uso de marcadores foram desenvolvidos recentemente e utilizam a intensidade de peptídios iônicos e comparam essas intensidades às de outras amostras. Os métodos sem marcadores têm como vantagem seu maior rendimento e menor manipulação das amostras. O monitoramento de várias reações ou de algumas reações de peptídios específicos nos líquidos biológicos possibilita a quantificação da abundância absoluta das proteínas em amostras clínicas. Embora essa tecnologia seja relativamente imatura em suas aplicações na saúde e na doença humanas em comparação com a análise de RNA ou de metabólitos, acredita-se que esses métodos, em combinação com o desenvolvimento da tecnologia da espectrometria de massa, levarão a proteômica a um uso mais rotineiro na classificação e no diagnóstico, no prognóstico e na farmacogenômica de algumas doenças nos próximos anos.

## A IMPLEMENTAÇÃO DA MEDICINA DE PRECISÃO NA PRÁTICA CLÍNICA

Apesar do progresso e da aceleração na descoberta da informação genômica com potencial para impactar o cuidado médico, ainda existem desafios e barreiras significativos para a amplificação do uso da genômica na prática clínica.[12] Vários institutos de saúde dos EUA apoiaram a formação de redes (p. ex., CSER [https://cserconsortium.org/] e IGNITE [http://ignite-genomicmedicine.org/]) que estão enfrentando esses desafios e elaborando soluções. Os desafios incluem a geração de evidências, os métodos de implementação, a posse e o compartilhamento dos dados, a infraestrutura e o engajamento e a confiança dos participantes (Tabela 37.2).

### GERAÇÃO DE EVIDÊNCIAS

A adoção da medicina genômica é prejudicada significativamente pela falta de evidências de sua utilidade clínica ou de seu impacto nos desfechos de saúde. Evidências são necessárias para a demonstração de que as abordagens genômicas fornecem melhores desfechos de saúde de modo custo-efetivo e acessível. Conforme as tecnologias baseadas no genoma amadurecem cientificamente, é preciso elaborar mecanismos para garantir a avaliação e a geração contínua de evidências de seu valor para os pacientes, os profissionais de saúde e os sistemas de saúde. Hoje em dia, o ritmo das descobertas é muito maior do que a nossa capacidade de avaliar sistematicamente o valor de cada tecnologia utilizando as abordagens tradicionais, como os estudos clínicos controlados e randomizados (ECRs). O avanço nesse campo provavelmente se beneficiará do uso de uma gama de fontes científicas, incluindo ECRs, estudos clínicos pragmáticos, estudos observacionais e mineração de dados a partir de registros eletrônicos de saúde.

Uma estratégia para o desenvolvimento da base de evidências é o uso da coleção contínua de dados entre diversas populações após entrada no mercado do fármaco ou do teste diagnóstico. Desse modo, uma estrutura que guie a implementação e garanta a geração contínua de evidências uma vez que esses produtos tenham sido aprovados pelas agências reguladoras e tenham entrado no mercado ou por intermédio de uma "rede de implementação de medicina genômica" dedicada (como a IGNITE [http://ignite-genomicmedicine.org/]) poderia aumentar o ritmo de adoção. A captação de dados e o desenvolvimento de evidências após a entrada no mercado é um paradigma que tem sido amplamente subutilizado e que poderia avaliar o impacto econômico das abordagens da medicina genômica. A aquisição longitudinal dos dados econômicos necessários para as decisões de cobertura frequentemente é difícil de gerar no contexto dos estudos clínicos.

### IMPLEMENTAÇÃO DA MEDICINA DE PRECISÃO NOS SISTEMAS DE SAÚDE

A geração da base científica para a medicina de precisão requer a superação de muitos desafios práticos e logísticos, como a ausência de infraestrutura adequada de tecnologia da informação (TI), padrões e operabilidade cruzada entre os dados, tecnologia para suporte à decisão e financiamento para a implementação e a pesquisa translacional. Os prontuários eletrônicos dos pacientes podem permitir a conexão entre a informação genética e outros dados de saúde, permitindo a geração de novos conhecimentos a respeito da saúde e da doença. Entretanto, mesmo onde os prontuários eletrônicos dos pacientes estão disponíveis, eles geralmente não foram preparados para lidar com a informação genômica. Adicionalmente, também há uma falta de padrões para como esses dados devem ser armazenados. Isso é chamado de interoperabilidade, ou a capacidade de que os programas de TI se comuniquem com outros sistemas tanto em termos de dados e de códigos que eles contêm quanto dos sistemas operacionais que eles utilizam. Além disso, devem ser desenvolvidos padrões para dados estruturados, ou elementos comuns dos dados, a serem capturados pelos prontuários eletrônicos dos pacientes. A obtenção desses dados estruturados permitirá que os conjuntos de dados sejam agregados entre os sistemas de saúde, possibilitando a criação de coortes científicas entre as instituições. Isso melhoraria o poder estatístico das análises. Um exemplo de trabalho sendo feito para permitir a integração da informação genômica é o DIGITizE – Action Collaborative of the National Academies of Science, Medicine and Engineering (http://www.nationalacademies.org/hmd/Activities/Research/GenomicBasedResearch/Innovation-Collaboratives/EHR.aspx).

O apoio às decisões clínicas está se tornando mais relevante conforme o volume de informação que os médicos precisam ter "à disposição" aumenta e conforme as condições clínicas continuam a ser subdivididas e tratadas de modo diferente.[13] O apoio à decisão clínica tem o poder da utilização da informação genética para guiar a tomada de decisões, reduzir a carga cognitiva e, potencialmente, limitar os erros de medicamentos. O apoio à decisão clínica, possibilitado por uma infraestrutura robusta de TI, representa uma abordagem importante para garantir a adesão à medicina de precisão baseada em evidências na prática clínica, bem como uma plataforma para o compartilhamento de sucessos clínicos e de informação capaz de economizar recursos.

### POSSE, PRIVACIDADE E COMPARTILHAMENTO DE DADOS

O compartilhamento de dados entre sistemas de saúde, indústrias, pesquisadores, médicos e pacientes é parte integrante da geração de evidências e necessário para avançar a nossa compreensão da saúde e da doença. Estão sendo desenvolvidos protótipos para o compartilhamento

**Tabela 37.2** Desafios e soluções para possibilitar o uso da medicina de precisão na prática.

| DESAFIO | POTENCIAIS SOLUÇÕES |
| --- | --- |
| Geração de evidências | • Equilibrar o uso de evidências geradas a partir de estudos controlados randomizados com a análise de grandes bancos de dados e estudos observacionais<br>• Uma estrutura que garanta a geração contínua de evidências uma vez que os produtos sejam aprovados pelos órgãos reguladores e entrem no mercado<br>• Possível aprovação final das agências regulatórias e dos contribuintes com a inclusão de uma análise econômica de saúde |
| Implementação | • Dados com estrutura padronizada e elementos comuns nos dados nos prontuários eletrônicos dos pacientes<br>• Implementação de um conjunto de ferramentas globais centralizadas para a inclusão de dispositivos que permitam a otimização das decisões<br>• Aumento do investimento na ciência para a implementação e nas pesquisas para a difusão, bem como os impactos para os desfechos individuais e para a saúde pública<br>• Incentivos para encorajar a adoção das melhores práticas de medicina de precisão por médicos e por sistemas de saúde |
| Posse, privacidade e compartilhamento dos dados | • Incentivos entre as empresas públicas e privadas, a academia e o governo<br>• Governança dos dados e estrutura da posse dos dados<br>• Medidas de privacidade e riscos associados a violações dos dados |
| Engajamento dos pacientes e público | • Uma agenda de pesquisa para compreender as preferências, as crenças, a escolaridade e os valores dos participantes nas pesquisas de medicina de precisão e no cuidado clínico<br>• Os programas devem abordar populações excluídas<br>• Programas educacionais, começando nos primeiros estágios da educação formal, para enfatizar a precisão e os conceitos relacionados |

Adaptada de Ginsburg GS, Finkelman E, Balatbat C, Flott K, Prestt J, Dzau V. (2016). *Precision Medicine: A Global Action Plan for Impact*. Doha, Qatar: World Innovation Summit for Health, 2016.

## Recursos adicionais

| WEBSITE | URL | DESCRIÇÃO |
|---|---|---|
| CPIC | http://www.pharmgkb.org/page/cpic | Fornece diretrizes disponíveis gratuitamente, revisadas por pares, atualizadas e detalhadas sobre genes e fármacos para a prática clínica |
| EGAPP | http://www.egappreviews.org/ | Resume as evidências científicas e fornece recomendações sobre o uso apropriado dos exames genéticos na prática clínica |
| FDA Biomarkers | http://www.fda.gov/drugs/scienceresearch/researchareas/pharmacogenetics/ucm083378.htm | Lista de biomarcadores farmacogenômicos nos rótulos de fármacos (fornece *links* para os rótulos dos fármacos) |
| Genetic Testing Registry | http://www.ncbi.nlm.nih.gov/gtr/ | Localização central da submissão voluntária de informação de testes genéticos por médicos; inclui informações a respeito da metodologia do teste, sua validade, evidências da utilidade do teste e contatos e credenciais dos laboratórios |
| PharmGKB | http://www.pharmgkb.org | Informações sobre associações entre genes e fármacos que potencialmente podem ter repercussões clínicas e sobre relações genótipo-fenótipo |
| IGNITE | https://ignite-genomics.org/ | Um conjunto de ferramentas para a implementação da genômica em diferentes áreas da saúde |

de dados genômicos e clínicos em uma plataforma centralizada,[14] mas os custos de TI podem ser proibitivos para alguns sistemas de saúde. Essas populações mal servidas podem ser excluídas e essas pessoas podem ser sub-representadas ou podem estar completamente ausentes dos bancos de dados compartilhados. Coletar dados mais abrangentes e mais diversos e compartilhá-los com sistemas de saúde menores ou com limitações importantes de recursos é crítico para que essas populações sejam incluídas nas estratégias futuras da medicina de precisão. De fato, o programa "All of US" (https://allofus.nih.gov/) tornou prioritária a inclusão de minorias e de populações sub-representadas e mal atendidas nas coortes clínicas.

Os arcabouços regulatórios precisam abordar as preocupações dos participantes relacionadas com a posse e a privacidade dos dados. Dada a natureza intrinsecamente identificável dos dados genômicos, os pacientes têm preocupações a respeito de sua privacidade e de seus direitos.[15] Como a obtenção do consentimento livre e esclarecido do participante é o primeiro passo necessário para a coleta dos dados para pesquisas, o processo de consentimento livre e esclarecido poderia ser realizado de maneira mais padronizada e objetiva globalmente, incluindo a implementação e a padronização de ferramentas eletrônicas não tradicionais, que façam com que seja mais fácil a coleta do consentimento tanto para os pacientes quanto para os pesquisadores.

A legislação norte-americana proíbe a discriminação com base nos dados genéticos, como o *Genetic Information Nondiscrimination Act*, de 2008,[16] um passo importante para aliviar os receios do público sobre a possível utilização de seus dados genômicos. O processo de consentimento livre e esclarecido poderia ser facilitado por uma estrutura que (1) aborde os riscos e as preocupações dos pacientes e do público geral, (2) forneça informações sobre as proteções à privacidade em uso e (3) forneça informações sobre como o compartilhamento de dados promove o bem público.

### ENGAJAMENTO E CONFIANÇA DO PARTICIPANTE

Os participantes são, de fato, os principais estimuladores da medicina de precisão. Suas informações genéticas e pessoais contribuem para a pesquisa e, por fim, para a geração de evidências. Seu apetite pelo compartilhamento dos dados encorajará a implementação da genômica na assistência à saúde. Sua confiança de que seus dados pessoais serão utilizados de maneira efetiva e ética possibilitará o compartilhamento de dados. As iniciativas que buscam maior engajamento entre os participantes e as áreas de cuidado clínico e de pesquisa de vários sistemas de saúde farão com que esse campo progrida. O engajamento está aumentando por intermédio de vários canais, incluindo as abordagens educativas tradicionais (para médicos, pacientes e o público geral) e de organizações de pacientes e de defesa da saúde.

Por conta da natureza longitudinal da geração de evidências na medicina de precisão, devem ser realizados esforços contínuos para engajar e atualizar os participantes a respeito dos riscos e benefícios existentes e/ou potenciais da participação nas pesquisas da medicina de precisão para ajudar a manter uma parceria frutífera dos participantes e dos seus familiares. As estratégias de engajamento com o participante devem prestar atenção à diversidade do grau de instrução em relação a tópicos de saúde e à matemática (p. ex., como a informação a respeito dos riscos pode ser compreendida) da população. O grau de engajamento dos indivíduos com as pesquisas e o cuidado clínico depende de sua capacidade de acessar e compreender a informação sobre a saúde, os documentos de consentimento relevantes e o impacto em potencial dos testes e tratamentos sobre seus desfechos clínicos. Esforços poderiam ser envidados não apenas para garantir que a informação seja oferecida aos participantes (talvez por intermédio de portais de pacientes conectados com os prontuários eletrônicos, como discutido anteriormente) e que esse material esteja dentro de um contexto e seja culturalmente adequado. A medicina de precisão e a genômica podem exacerbar as disparidades existentes nos sistemas de saúde; portanto, esforços adicionais serão necessários para garantir que os vários grupos étnicos e culturais sejam informados, engajados e representados para garantir que a medicina de precisão tenha o máximo impacto na melhora dos desfechos de saúde.[17]

### REFERÊNCIAS BIBLIOGRÁFICAS

*As referências bibliográficas, bem como os outros materiais suplementares deste livro, encontram-se no GEN-IO, nosso ambiente virtual de aprendizagem.*

# MEDICINA REGENERATIVA E TERAPIAS CELULARES E GÊNICAS

LIOR GEPSTEIN E KARL SKORECKI

## TERAPIA CELULAR

### Introdução e definições

Existe uma necessidade clínica considerável para o desenvolvimento de métodos que facilitem a regeneração de tecidos e órgãos "doentes" ou lesionados. Essa necessidade surge a partir da prevalência assustadora de traumatismos, distúrbios congênitos, isquemias e processos degenerativos, que estão se tornando cada vez mais urgentes conforme a população mundial aumenta e envelhece. O câncer está associado a esse campo tanto diretamente (reposição da função vital perdida do órgão em decorrência da invasão pelo câncer ou das modalidades terapêuticas para o câncer, como o fornecimento de terapias celulares e gênicas que confiram imunidade ao câncer) quanto indiretamente (p. ex., o papel das células-tronco na patogênese do câncer e no risco de formação de tumores a partir de terapia celular). Os avanços recentes na biologia das células-tronco, nas intervenções moleculares, em biopolímeros e em outras disciplinas relacionadas da biologia e da engenharia abriram caminho para o campo emergente da pesquisa e da clínica de medicina regenerativa.

## Medicina regenerativa

A medicina regenerativa busca métodos para a reposição ou o reparo de células, tecidos ou órgãos disfuncionais em uma tentativa de restaurar a função normal. Portanto, ela se baseia nos três pilares convencionais da terapia clínica (agentes farmacêuticos, substâncias biológicas e dispositivos médicos), bem como na plataforma tecnológica mais recente, a terapia celular. A meta a longo prazo da medicina regenerativa é curar as doenças pela substituição das funções perdidas dos tecidos e dos órgãos e, portanto, representa um acréscimo transformador às terapias convencionais, tentando alterar o curso natural da doença ou promover controle sintomático.

## Terapia celular

A terapia celular envolve a aplicação de células para obter um benefício terapêutico, independentemente do tipo celular ou da indicação clínica. Embora alcançar a regeneração do órgão ou do tecido via substituição de suas células represente meta importante da tecnologia da terapia celular, suas aplicações podem ir além do campo da medicina regenerativa. Assim, o espectro de aplicações da terapia celular pode ir desde estratégias de substituição celular transitória ou permanente para alcançar efeitos imunomoduladores (p. ex., para a prevenção da doença enxerto *versus* hospedeiro [DEVH]), passando pelo seu uso como veículos para o fornecimento de genes ou de produtos gênicos (estratégias de terapia gênica baseada em células) e chegando até as terapias anticâncer baseadas em células modificadas geneticamente. Neste capítulo, nós focaremos no uso da terapia celular para a medicina regenerativa e nos concentraremos especificamente no papel potencial dos diferentes tipos de células-tronco neste desafio.[1b]

## Células-tronco

As células-tronco têm duas propriedades que as definem: (1) a capacidade de autorrenovação e (2) a capacidade de se diferenciarem em tipos celulares com funções celulares especializadas (Figura 38.1). Isso pode ocorrer no nível da célula-tronco individual por intermédio do processo de divisão celular assimétrica ou no nível da população celular em que um subconjunto de células se diferencia e o restante das células-tronco permanece quiescente ou se replica na forma de células-tronco. Após divisão celular assimétrica, os derivados de outras células que não as células-tronco podem gerar um conjunto de células com potencial restrito a um sistema ou órgão capaz de se multiplicar durante esse processo, ou seja, com capacidade proliferativa aumentada, ou podem continuar a se diferenciar por intermédio de mudanças no seu perfil de expressão gênica e de epigenética até alcançar o estado terminalmente diferenciado. Esse arcabouço conceitual foi desenvolvido após a descoberta de que as células da medula óssea são capazes de reconstituir o sistema hematopoético adulto. Essas células-tronco hematopoéticas constituem a base para o transplante de células-tronco hematopoéticas, o único tipo de terapia com células-tronco que é atualmente bem estabelecido na prática clínica (Capítulo 168).

Os diferentes tipos de células-tronco são classificados rotineiramente com base nas proteínas ou nos fatores de transcrição que elas expressam, mas também de acordo com três atributos adicionais básicos: (1) capacidade de replicação (limitada *versus* ilimitada); (2) grau ou potência de diferenciação (p. ex., pluripotente, multipotente, oligopotente e unipotente); e (3) sua localização na história de vida do organismo (embrionário ou pós-embrionário). Assim, a terminologia mais recente ampliou o uso do termo *células-tronco* para cobrir um conjunto mais abrangente de tipos celulares que contribuem para o desenvolvimento dos órgãos ou que tenham capacidade de repovoar tecidos e sistemas orgânicos. O termo *células-tronco*, junto com as formulações descritas anteriormente, também foi extrapolado recentemente para descrever algumas subpopulações celulares que podem ser responsáveis pelo crescimento de tumores malignos. Entretanto, como as células-tronco do câncer não atuam na regeneração tecidual, elas serão discutidas no Capítulo 171.

### Células-tronco adultas (pós-natais)

Após o nascimento, acredita-se que muitos tecidos contenham uma subpopulação celular com capacidade aumentada de autorrenovação, combinada com a capacidade de se diferenciarem em tipos celulares mais maduros com funções especializadas (Figura 38.2). As células-tronco adultas representam possivelmente menos de 0,01% do número total de células e estão localizadas em nichos especializados de suporte em vários locais do sistema hematopoético e em outros locais, respondendo a estímulos em seu microambiente local. Como resultado do sucesso do transplante de células-tronco hematopoéticas para o tratamento da insuficiência da medula óssea ou em conjunto com terapias mieloablativas em casos de malignidade, os pesquisadores se motivaram a encontrar células-tronco adultas em outros órgãos. Foi relatado que tecidos adultos e órgãos que contêm possíveis células-tronco incluem a medula óssea (compartimentos hematopoético e mesenquimal), o sangue periférico, o endotélio dos vasos sanguíneos, a polpa dentária, o epitélio da pele, o tecido adiposo, o sistema digestório, a córnea, a retina, os testículos e o fígado. Também foram relatadas células-tronco/progenitoras em órgãos que se acreditava historicamente que não contivessem esses tipos celulares, como o sistema nervoso central e o rim. Não se sabe se as células-tronco adultas representam resquícios das células-tronco embrionárias que persistem na vida adulta para o objetivo da manutenção e do reparo dos órgãos ou se elas representam um tipo celular distinto dedicado a esse objetivo. Vale afirmar que, em muitos órgãos, apesar desse tipo de célula-tronco, sua capacidade regenerativa ainda é inadequada para lidar com a grande perda celular que ocorre após eventos como a isquemia cerebral.

### Células-tronco embrionárias e pluripotentes induzidas

Ao contrário das células-tronco adultas que têm capacidade de diferenciação relativamente limitada, as células no embrião em desenvolvimento, na fase de pré-implantação, retêm a capacidade de se diferenciar em derivados dos três folhetos germinativos (ectoderma, mesoderma e endoderma), contribuindo eventualmente para todos os tecidos do corpo (Figura 38.2). Entretanto, durante o desenvolvimento normal, essas células não persistem além do estágio de blastocisto. Quando são isoladas de blastocistos pré-implantação não utilizados após a fertilização *in vitro*, as células da massa interna do blastocisto podem ser utilizadas para a geração de linhagens de células-tronco embrionárias humanas (Figura 38.3). As células-tronco embrionárias humanas geradas exibem capacidade ilimitada de autorrenovação em cultura enquanto mantêm o estado indiferenciado e retêm a capacidade de se diferenciar nos derivados dos três folhetos germinativos, essencialmente originando qualquer tipo celular do corpo. Utilizando lições aprendidas com a embriologia, os pesquisadores são capazes de utilizar uma aplicação sequencial de diferentes combinações de fatores de crescimento para alcançar sistemas eficientes de diferenciação das células-tronco embrionárias humanas, dando origem a populações purificadas de diferentes tipos neuronais, células da glia, miocardiócitos, células musculares lisas e endoteliais vasculares, células beta pancreáticas, hepatócitos, diferentes células sanguíneas (plaquetas, eritrócitos) e várias outras linhagens celulares.

Uma das limitações da tecnologia das células-tronco embrionárias humanas é a incapacidade de serem geradas a partir de indivíduos adultos, o que inviabiliza sua utilização de modo paciente-específico. Essas

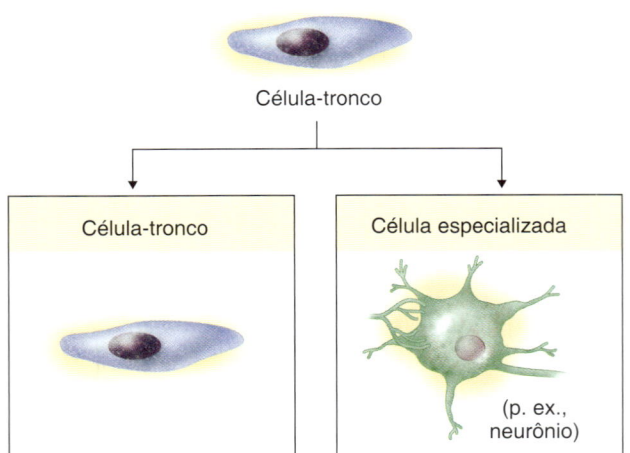

**FIGURA 38.1** Divisão celular assimétrica. Embora essa primeira característica tenha sido considerada um pré-requisito para as células-tronco, com base em sua descrição original no sistema hematopoético adulto, nem todos os tipos celulares atualmente chamados de células-tronco apresentam necessariamente essa propriedade. Por exemplo, as células-tronco embrionárias humanas se dividem por divisão celular simétrica.

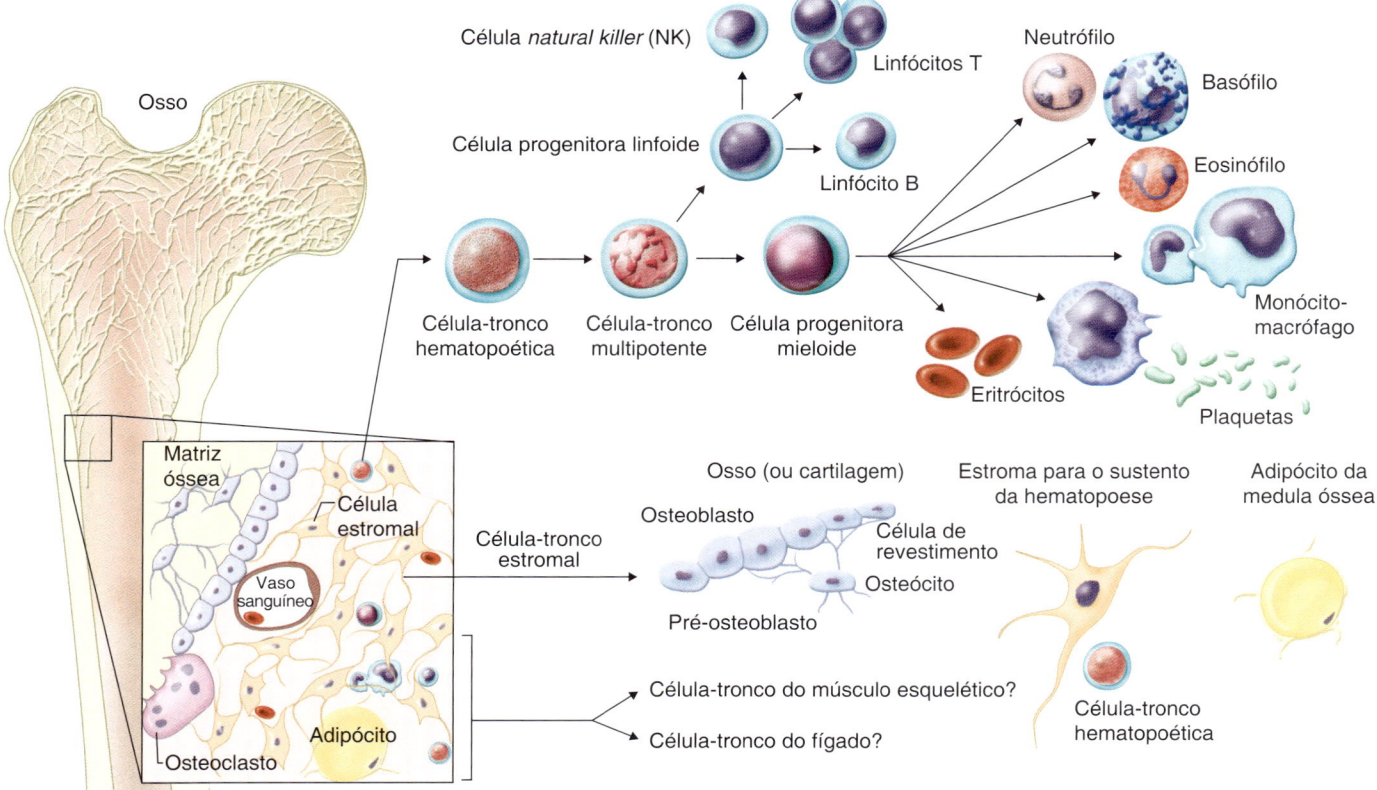

**FIGURA 38.2** Células-tronco adultas. As células-tronco adultas podem ser multipotentes e apresentar a capacidade de se diferenciarem em um número limitado de tipos celulares diferentes, frequentemente restritas a determinado tecido ou órgão, como é o caso das células hematopoéticas adultas e das células-tronco epidérmicas. Foram isolados dois tipos de células-tronco da medula óssea adulta – a célula-tronco hematopoética e a célula-tronco mesenquimal. As células-tronco mesenquimais adultas da medula óssea, embora tenham amplitude de diferenciação maior do que outros tipos de células-tronco adultas, não alcançam a pluripotência. Acredita-se que, em alguns órgãos, como no epitélio do sistema digestório, exista um conjunto de progenitores onipotentes para repovoar um conjunto de um único tipo de célula, mas com uma população com alta renovação – embora seja difícil saber se esses progenitores podem ser distintos da população geral de células completamente diferenciadas em tecidos com alta renovação celular.

limitações podem ser superadas com a introdução da tecnologia de célula-tronco pluripotente induzida (iPSC; do inglês, *induced pluripotent stem cell*). Essa abordagem possibilita que células somáticas adultas (como fibroblastos ou células sanguíneas) sejam reprogramadas em células-tronco pluripotentes pela introdução de um conjunto de fatores de transcrição relacionados com a pluripotência. As células-tronco pluripotentes induzidas humanas (hiPSC) geradas dessa maneira podem ser induzidas a se diferenciarem em vários tipos celulares, utilizando protocolos de diferenciação semelhantes àqueles usados para células-tronco embrionárias humanas. Vale mencionar que as hiPSC podem ser geradas de modo paciente-específico; portanto, existe o potencial de utilizar essa tecnologia para o desenvolvimento de estratégias de substituição celular autóloga para evitar a rejeição imunológica, para a geração de modelos de doenças específicos dos pacientes (importante para diferentes distúrbios genéticos), para otimizar terapias específicas dos pacientes e para estabelecer testes de fármacos, permitindo o ajuste de sua dosagem e a descoberta de novas substâncias (Figura 38.4).

### Abordagens de terapia celular para a medicina regenerativa

Historicamente, o campo da terapia celular tem se resumido à transfusão de sangue e de seus derivados (Capítulo 167), ao transplante de órgãos sólidos (Capítulo 43), à fertilização *in vitro* e ao transplante de medula óssea (Capítulo 168). Apesar disso, além das terapias citadas – que se tornaram os principais tratamentos em vários campos da Medicina – abordagens adicionais de terapia celular são consideradas altamente experimentais e se encontram em estágios variáveis de desenvolvimento pré-clínico e clínico. Esses esforços atuais podem ser agrupados conceitualmente em sete abordagens diferentes (Figura 38.5).

### Administração de células progenitoras/tronco derivadas de medula óssea e sangue

Numerosos estudos na última década avaliaram a capacidade de as células-tronco hematopoéticas ou mesenquimais derivadas da medula óssea promoverem reparo tecidual de vários órgãos. Esses estudos se basearam inicialmente na premissa de que esses tipos de células-tronco adultas poderiam apresentar algum grau de plasticidade, possibilitando sua transdiferenciação em tipos celulares relevantes (como células cardíacas, nervosas ou hepáticas) após serem transplantadas em ambientes teciduais adequados. Embora muitas evidências sugiram que essa transdiferenciação provavelmente não ocorra em um grau significativo, muitos desses estudos encontraram graus variáveis de melhora funcional após o transplante de células-tronco em diferentes órgãos. Agora parece que o benefício clínico pode resultar da secreção de diferentes fatores de crescimento pelas células enxertadas ("hipótese parácrina"), que, por sua vez, aumentariam os mecanismos endógenos de reparo tecidual, melhorariam a vascularização tecidual e modulariam a inflamação, protegendo os tecidos em risco.

### Fornecimento de vesículas extracelulares

As vesículas extracelulares (VEs) são mediadores intrínsecos da comunicação celular no corpo, permitindo a transferência funcional de biomoléculas (lipídios, proteínas e ácidos nucleicos como DNA, mRNA, microRNA [miR] e outros RNA não codificantes) entre diversos locais do corpo. As VEs representam um termo coletivo para vesículas secretadas ou soltas por células e que podem ser encontradas no meio de cultura, quando essas células são cultivadas *in vitro*, ou em diferentes líquidos corporais *in vivo*, como sangue, urina, saliva e líquido cerebrospinal (LCS). Foram realizadas tentativas de classificar as VEs em grupos, seja por tamanho ou por seus mecanismos de formação e de liberação. Essas classificações incluem corpúsculos apoptóticos (CAs, 1 a 5 μm), micropartículas (100 a 1.000 nm) e exossomos (< 100 nm). Entretanto, estudos recentes concluíram que esses subgrupos apresentam bastante sobreposição.

As VEs estão atraindo um interesse científico considerável tanto para a compreensão de seus diversos papéis biológicos em diferentes tecidos, e também como biomarcadores para diferentes estados mórbidos e, vale mencionar, como agentes terapêuticos em potencial. Como já foi

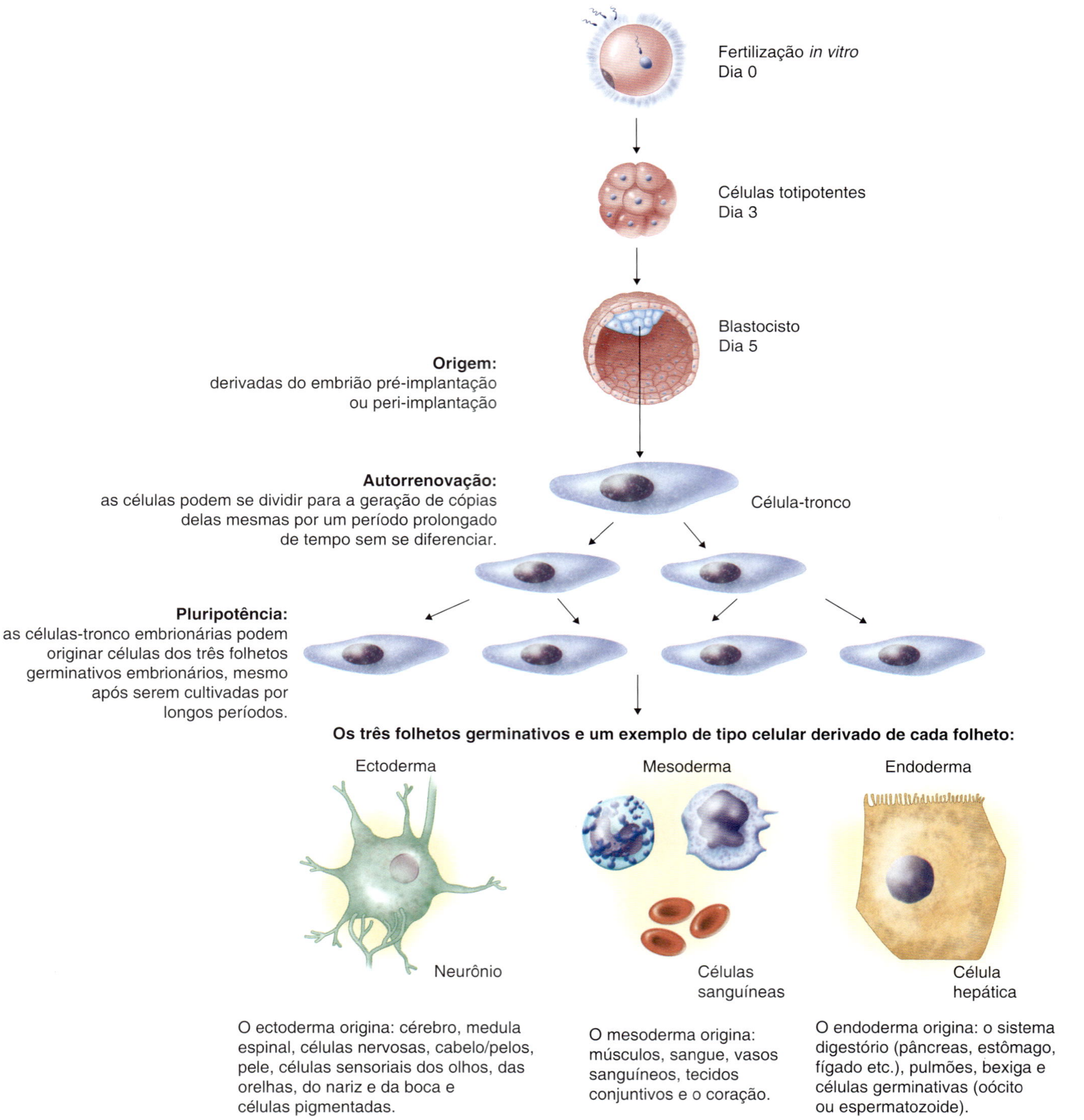

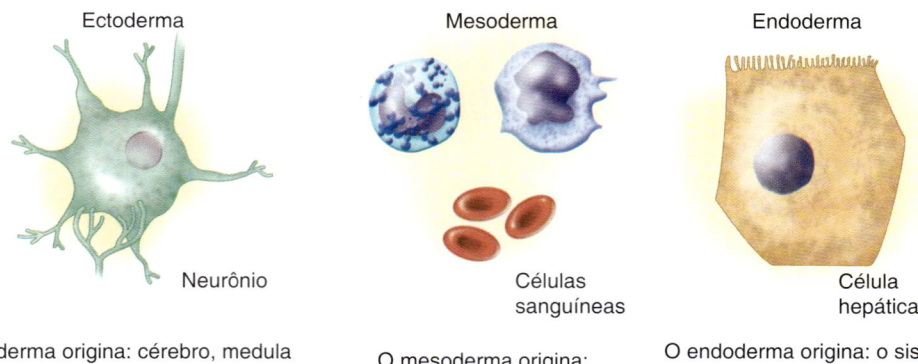

**FIGURA 38.3** Células-tronco embrionárias. *Totipotência* se refere à capacidade de diferenciação em todos os tipos celulares de um organismo, incluindo os tecidos extraembrionários, a placenta e o cordão umbilical – uma propriedade contida apenas no oócito fertilizado e nas células derivadas das primeiras divisões após a fertilização. *Pluripotência* se refere à capacidade de diferenciação em todos os tipos celulares especializados derivados dos três folhetos germinativos (ectoderma, mesoderma e endoderma) do embrião em desenvolvimento e é uma característica das células-tronco embrionárias e germinativas.

dito, muitos tipos de células-tronco podem exercer seus efeitos benéficos potenciais na regeneração/reparo tecidual por intermédio de um efeito parácrino. Recentemente, foi relatado que as VEs derivadas de diferentes tipos celulares/células-tronco poderiam recapitular esses efeitos terapêuticos observados em procedimentos de transplante celular. A hipótese prevalecente é que as VEs das células-tronco exercem seus efeitos terapêuticos pela transferência de moléculas biologicamente ativas como proteínas, lipídios, mRNA e microRNA de células-tronco para as células danificadas ou adoecidas. A administração de VEs no lugar de células pode apresentar algumas vantagens, como menor custo, manufatura e transplante tecnicamente mais simples e imunogenicidade reduzida. Os estudos pré-clínicos e clínicos em andamento estão avaliando a eficácia desses procedimentos de transplante de VE para reparo/regeneração teciduais em vários órgãos. Finalmente, como as VE representam uma nova abordagem de fornecimento de fármacos com alta eficiência, propriedades intrínsecas de direcionamento e baixa imunogenicidade, também estão sendo realizadas tentativas de manipular suas propriedades (diretamente ou por intermédio de modificações das células-fonte) para conferir propriedades únicas e aplicações específicas a esses agentes.

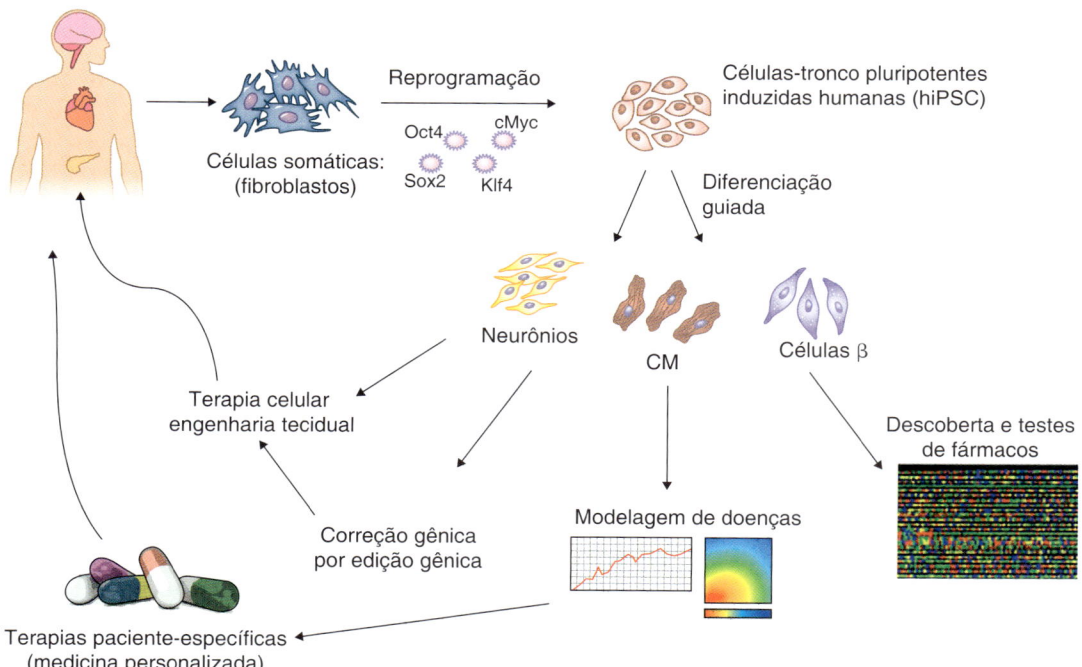

**FIGURA 38.4** Aplicação da tecnologia de hiPSC. As hiPSC paciente-específicas podem ser geradas pela reprogramação das células somáticas adultas (fibroblastos) com um conjunto de fatores de transcrição e, então, são estimuladas a se diferenciarem em vários tipos celulares. As hiPSC paciente-específicas podem, então, ser transplantadas de volta para o paciente de modo autólogo nas aplicações da medicina regenerativa. Em uma abordagem semelhante, podem ser gerados modelos específicos de distúrbios hereditários paciente-específicos utilizando hiPSC ("modelos de doença em uma placa"), que podem ser utilizados para compreender melhor os distúrbios genéticos, para o desenvolvimento de fármacos e para a otimização de terapias paciente-específicas. As técnicas de edição gênica podem ser utilizadas para a correção de mutações e para o transplante de células saudáveis.

## Administração ou ativação de células progenitoras/tronco tecido-específicas ou indução da proliferação celular

Ao contrário do dogma convencional, novas evidências sugerem que vários órgãos que antes eram considerados sem capacidade regenerativa (como cérebro, pâncreas, rim e coração), na realidade, têm essa capacidade, embora em um nível restrito. Se ela se deve às células progenitoras/tronco tecido-específicas ou à de replicação das células terminalmente diferenciadas ainda é motivo de debate para cada um desses órgãos.

Nos últimos anos, foram realizados esforços significativos para isolar essas células progenitoras/tronco tecido-específicas com base na expressão de marcadores celulares gerais ou específicos de células-tronco ou com base em suas propriedades únicas de cultivo celular. Esses estudos também destacaram o potencial de essas células serem cultivadas de modo clonal, dando origem a um ou mais tipos celulares relevantes para os órgãos de onde elas foram isoladas. Os esforços atuais para utilizar os achados citados anteriormente para a medicina regenerativa agora focam no isolamento, na expansão *ex vivo* e no transplante dessas células progenitoras/tronco potenciais de volta em seus órgãos nativos respectivos ou em aumentar seu potencial reparativo endógeno *in vivo*. A primeira estratégia pode ser exemplificada no caso do sistema nervoso central, em que células progenitoras foram isoladas, cultivadas em cultura (como neurosferas) e deram origem a diferentes tipos de neurônios e de células gliais de suporte. Estão sendo realizados esforços semelhantes para outros sistemas orgânicos.

Já a última abordagem tenta influenciar possíveis nichos de células-tronco dentro dos órgãos danificados a aumentarem as propriedades reparativas endógenas de suas células progenitoras/tronco. Esse tipo de efeito pode ser responsável pelo benefício terapêutico das células-tronco derivadas que foram transplantadas em diferentes órgãos.

A estratégia final busca aumentar o reparo orgânico endógeno por intermédio da replicação de células tecido-específicas terminalmente diferenciadas. Essas estratégias podem aumentar a capacidade fisiológica inerente de determinado órgão (p. ex., secretagogos de insulina para células beta pancreáticas) ou tentar induzir a proliferação de células que já haviam saído do ciclo celular. É importante ser cauteloso com a última abordagem, porque a indução de uma proliferação descontrolada (p. ex., por manipulação genética) pode aumentar o risco de tumorigênese.

### Enxerto de tecido fetal

A abordagem mais direta para o reparo de um órgão seria substituir as células ausentes por células idênticas. Porém, coletar e expandir células humanas adultas para transplante pode não ser possível em vários órgãos com capacidade regenerativa limitada. Durante o desenvolvimento humano pré-natal, células de origem fetal frequentemente apresentam alta capacidade proliferativa, bem como a capacidade de se diferenciarem em mais de um tipo de célula madura ou especializada. Além disso, estudos em animais demonstraram que o transplante de tecidos coletados de órgãos em desenvolvimento (coletados em uma janela de tempo específica do desenvolvimento embrionário) pode originar órgãos inteiros funcionais, como rins, pulmões e pâncreas. No caso dos rins, um sucesso recente no isolamento de células precursoras do néfron e expansíveis em cultura a partir de fontes fetais e seu uso para retardar ou impedir o progresso de lesões crônicas nos rins em modelos experimentais permitiu o desenvolvimento de protocolos para a geração dessas células progenitoras a partir da reprogramação de células de origens não fetais. Apesar disso, atualmente, as únicas células derivadas de fetos que foram utilizadas em aplicações clínicas em seres humanos são as células dopaminérgicas derivadas do sistema nervoso fetal em desenvolvimento para o tratamento da doença de Parkinson (Capítulo 381). O uso maior de tecidos fetais para a medicina regenerativa pode ser prejudicado pelo acesso limitado a esse tipo de células por motivos éticos e técnicos, da natureza alogênica desses procedimentos (necessitando de supressão imunológica) e do potencial de formação tumoral, como já descrito em alguns relatos de caso.

### Transplante de células-tronco pluripotentes diferenciadas *ex vivo*

Ao contrário dos tecidos fetais, as células-tronco embrionárias humanas são verdadeiramente pluripotentes (podem originar derivados celulares avançados dos três folhetos germinativos). Vale mencionar que as células-tronco embrionárias humanas podem ser cultivadas no estado indiferenciado e, então, induzidas a se diferenciarem em vários tipos celulares, originando um número potencialmente ilimitado de tipos celulares

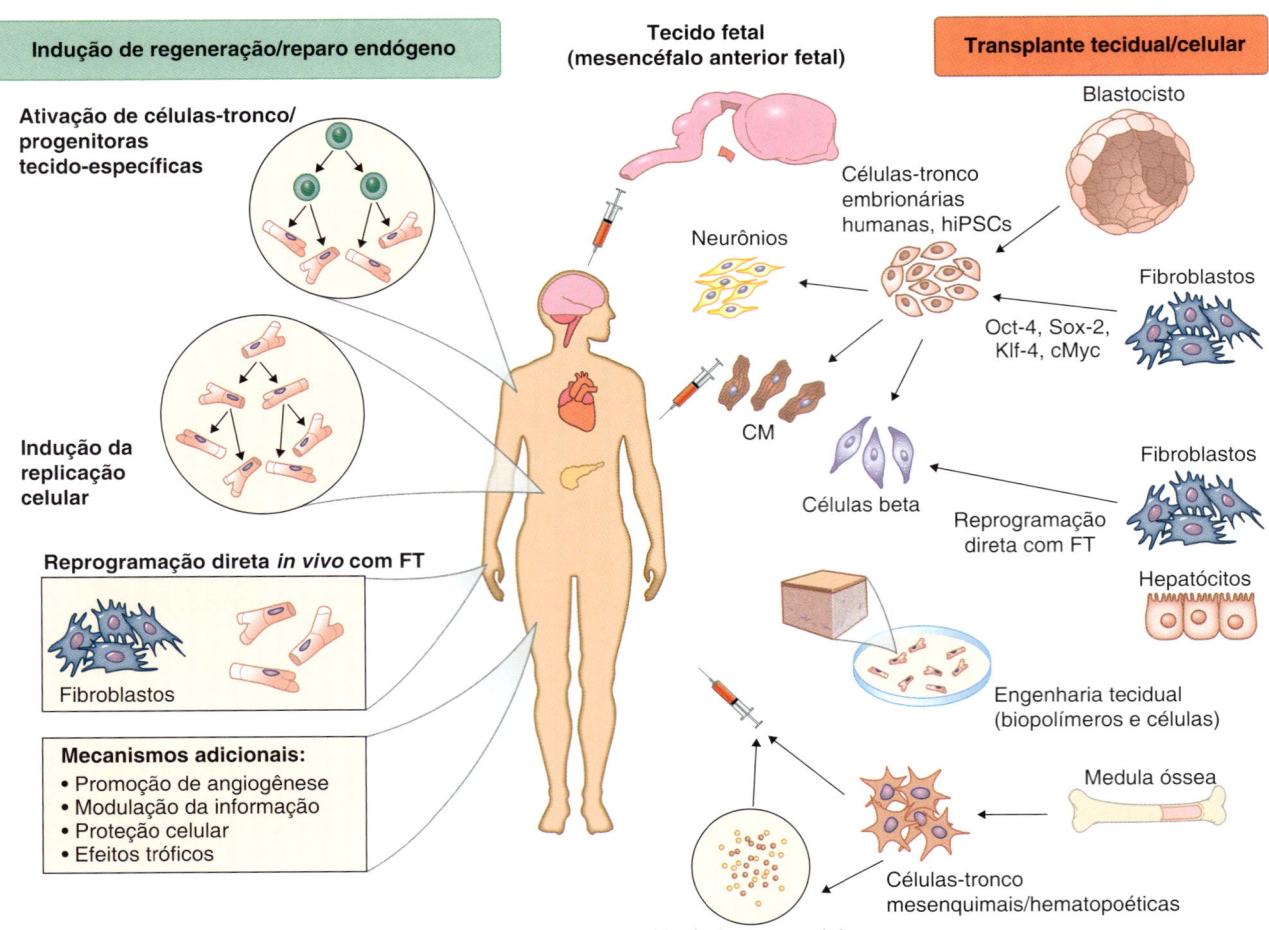

**FIGURA 38.5** Arcabouço conceitual das abordagens de medicina regenerativa. Essas estratégias podem ser divididas naquelas que tentam aumentar a regeneração endógena e naquelas que focam no transplante de células. As primeiras podem ser alcançadas pela ativação de células progenitoras/tronco tecido-específicas, pela indução da divisão celular, pela reprogramação *in vivo* baseada em fatores de transcrição (FT) (conversão direta de uma célula somática [fibroblasto] em outra) e por vários outros modos indiretos (modulação da inflamação, indução de angiogênese, efeitos tróficos, proteção do tecido em risco etc.). As fontes celulares que podem ser utilizadas para o transplante celular incluem tecidos fetais (p. ex., mesencéfalo anterior fetal rico em neurônios dopaminérgicos para a doença de Parkinson), linhagens celulares derivadas de células-tronco pluripotentes (células-tronco embrionárias humanas e hiPSC) e células somáticas que possam ser geradas *ex vivo* por reprogramação de fibroblastos baseada em fatores de transcrição. Mais recentemente, o fornecimento de vesículas extracelulares derivadas dessas fontes celulares foi sugerido como uma alternativa à terapia celular. Finalmente, as fontes celulares citadas anteriormente podem ser combinadas com biopolímeros como uma estratégia de engenharia tecidual.

especializados para o transplante. Consequentemente, vários estudos pré-clínicos demonstraram a capacidade de as células-tronco embrionárias humanas se enxertarem, sobreviverem e melhorarem o desempenho do órgão em um amplo espectro de modelos de doenças relevantes (insuficiência cardíaca, doença de Parkinson e outros distúrbios neurodegenerativos, diabetes melito etc.). Estão surgindo agora estudos clínicos iniciais utilizando derivados de células-tronco embrionárias humanas e eles estão focando na retina (transplante de células do epitélio pigmentar da retina [EPR]), em lesões da medula espinal (utilizado progenitores de oligodendrócitos) e no coração (utilizando células progenitoras vasculares derivadas de células-tronco embrionárias humanas), além de estarem planejados futuros estudos clínicos para doenças do sistema nervoso central (doença de Parkinson utilizando células dopaminérgicas) e para o tratamento do diabetes melito.

Apesar dos avanços significativos realizados com as células-tronco embrionárias humanas, a incapacidade de gerar células-tronco embrionárias humanas paciente-específicas a partir de indivíduos adultos e as questões éticas que surgem a partir da destruição de embriões humanos, além da possível rejeição imunológica associada ao transplante celular alogênico, impuseram obstáculos importantes para seu uso clínico. A tecnologia de hiPSC fornece uma solução em potencial para esses desafios. Como dito anteriormente, as células somáticas do próprio paciente (fibroblastos, folículos pilosos, células epiteliais da urina ou células sanguíneas) podem ser reprogramadas utilizando um conjunto de fatores de transcrição e de substâncias químicas para gerar células-tronco pluripotentes. As hiPSC paciente-específicas podem, então, ser induzidas a se diferenciar em uma variedade de linhagens celulares, utilizando protocolos semelhantes aos já empregados para células-tronco embrionárias humanas. Por sua vez, esses derivados celulares diferenciados poderiam ser transplantados de modo autólogo ou alogênico. Estudos clínicos utilizando linhagens celulares derivadas de hiPSC foram iniciados recentemente, como no caso da degeneração macular (células do EPR)[1] ou devem começar nos próximos anos para doença de Parkinson (neurônios dopaminérgicos), transfusão de hemoderivados (plaquetas e eritrócitos) e insuficiência cardíaca (miocardiócitos).

Uma das preocupações do uso de células-tronco embrionárias humanas e hiPSC em uma plataforma terapêutica é seu risco oncogênico. Essa preocupação surge a partir do potencial de as células indiferenciadas remanescentes nos enxertos celulares formarem teratomas e também por conta do uso de fatores de reprogramação oncogênicos, da integração aleatória dos vetores virais utilizados na reprogramação celular ("oncogênese insercional") e de mutações. O progresso dos estudos clínicos demanda a resolução definitiva dessa preocupação essencial. Outro desafio é a esperada rejeição imune associada a um transplante alogênico de células (que exige imunossupressão) e das barreiras regulatórias, técnicas e econômicas associadas ao transplante autólogo. Para superar esse último desafio, estão sendo empregados esforços para a geração de bancos de doadores de células pluripotentes induzidas universais.

### Reprogramação direta

Ao contrário do que é feito nas abordagens utilizando hiPSC que buscam reprogramar inicialmente as células somáticas em um estado de pluripotência e, então, diferenciar as hiPSC geradas em linhagens celulares específicas, as estratégias recém-descritas de reprogramação direta convertem o fenótipo de uma célula madura (fibroblasto) em outro. O protótipo dessa estratégia foi a demonstração de que o gene *MyoD*, o principal regulador da formação dos músculos esqueléticos, pode converter fibroblastos diretamente em músculo esquelético. A aplicação desse processo em outros tipos celulares demorou vários anos porque, ao contrário do músculo esquelético, não foram identificados genes reguladores mestres para a maior parte das linhagens celulares.

Com base na abordagem experimental utilizada para identificação de uma combinação de fatores de transcrição capazes de reprogramar células somáticas em iPSC, vários pesquisadores avaliaram a possibilidade de alcançar reprogramações análogas utilizando fatores de transcrição para modificar diretamente o destino celular das células somáticas. Consequentemente, o uso de uma combinação de fatores de transcrição relacionados ao desenvolvimento de linhagens celulares específicas permitiu que pesquisadores convertessem fibroblastos – ou outras células somáticas terminalmente diferenciadas – diretamente em neurônios, células beta pancreáticas, diferentes linhagens de células hematopoéticas e em células semelhantes a miocardiócitos. Estudos recentes levaram esse conceito adiante e demonstraram que a transdiferenciação baseada em fatores de transcrição pode ser realizada *in vivo*, sugerindo um método pelo qual células residentes (fibroblastos, hepatócitos ou outras células) poderiam ser convertidas em outros tipos celulares para o reparo tecidual. O desenvolvimento desse tipo de abordagem para aplicações clínicas pode ser considerado análogo à terapia gênica, com as vantagens, os conhecimentos e os desafios associados a essa disciplina.

### Engenharia tecidual

A engenharia tecidual consiste em uma tecnologia multidisciplinar que combina princípios de biologia e de engenharia com o objetivo de desenvolver substitutos funcionais para tecidos e órgãos danificados.[2] Em vez de simplesmente introduzir células na área danificada, na engenharia tecidual as células são cultivadas ou misturadas em arcabouços tridimensionais (derivados a partir de diferentes biomateriais) antes do transplante. Independentemente da aplicação clínica específica, as estratégias de engenharia tecidual em geral envolvem o uso de combinações de biomateriais, células e de fatores biologicamente ativos. O arcabouço utilizado desempenha vários papéis, incluindo o controle do formato e do tamanho do tecido enxertado, o fornecimento de sinais biológicos e de apoio biomecânico adequado para as células, a indução da vascularização do enxerto e a proteção das células contra danos físicos. Os arcabouços utilizados nas abordagens de engenharia tecidual são normalmente divididos em duas categorias gerais: os arcabouços celulares que são preenchidos *ex vivo* com células antes do transplante *in vivo* e os arcabouços acelulares que dependem de repovoamento e, depois, reconstituição pelas células do hospedeiro. Esses esforços de engenharia tecidual já realizaram estudos clínicos de prova de conceito. Até o momento, os trabalhos têm focado no sistema musculoesquelético (consolidação de ossos e cartilagens), mas também há estudos em órgãos como coração e em estruturas complexas como esôfago, traqueia e bexiga urinária.

### Aplicações de terapia celular em doenças específicas

Embora uma quantidade crescente de terapias celulares experimentais tenha alcançado diferentes estágios de estudos clínicos, nenhuma se tornou ainda um tratamento aprovado ou estabelecido, com a exceção já citada das células-tronco hematopoéticas e do transplante de órgãos sólidos. Apesar disso, com a expectativa de avanços significativos no horizonte, oferecemos exemplos de alguns esforços atuais em terapia celular nos campos de distúrbios neurodegenerativos, insuficiência cardíaca e diabetes.

### Distúrbios neurodegenerativos

O sistema nervoso central (SNC) tem capacidade limitada para a regeneração de tecidos perdidos tanto em condições neurológicas degenerativas que progridem lentamente, como doença de Parkinson, doença de Alzheimer ou esclerose lateral amiotrófica (ELA), e em lesões agudas que promovem perda celular rápida (p. ex., acidente vascular cerebral isquêmico, lesão traumática da medula espinal). As terapias baseadas em células-tronco estão sendo exploradas com potenciais novos paradigmas terapêuticos tanto para os distúrbios neurodegenerativos agudos quanto para os crônicos. Consistente com o espectro de ações mecanísticas descritas anteriormente para a atuação da terapia celular, esses procedimentos poderiam agir potencialmente por intermédio dos mecanismos a seguir:

(1) reposição celular, em que células (pré-programadas para uma linhagem neuronal ou glial específica) são transplantadas para substituir os subtipos celulares específicos perdidos (*i. e.*, neurônios dopaminérgicos na doença de Parkinson, neurônios motores na ELA ou uma mistura de subtipos neuronais e gliais diferentes em outros distúrbios); (2) apoio trófico, em que as células enxertadas são utilizadas para promover a sobrevida dos neurônios ou da glia afetados, ou ainda estimular o reparo endógeno do cérebro adoecido por intermédio da secreção de fatores neurotróficos e (3) modulação do processo inflamatório que contribui para a patogênese de muitos processos neurodegenerativos. Alcançar o primeiro objetivo mecanístico, apesar de ser o mais atraente, provavelmente é o mais difícil porque seria necessário não apenas gerar quantidades clinicamente relevantes de subtipos gliais ou neuronais específicos, ou ainda uma combinação dessas células, como também entregá-las no local adequado (seja focal ou difusamente ao longo do encéfalo), bem como assegurar a sobrevida do enxerto celular, sua função contínua e adequada e, mais importante, sua integração com a rede neuronal do hospedeiro.

Pesquisas utilizando abordagens baseadas em células-tronco para o tratamento de outras doenças neurodegenerativas, incluindo ELA, doença de Alzheimer, doença de Batten, AVC e lesões raquimedulares e encefálicas, estão agora se movendo entre estudos em modelos animais para a preparação de estudos clínicos. Relatos recentes têm mostrado um grande benefício clínico em modelos animais com o transplante de células-tronco embrionárias humanas e de hiPSC diferenciadas em epitélio pigmentar da retina (EPR). Estudos em seres humanos com essas células foram iniciados recentemente para pacientes com degeneração macular em vários países.

### Doenças cardíacas

Embora alguns estudos tenham desafiado o dogma de que o coração é um órgão completa e terminalmente diferenciado já no estágio neonatal, os mecanismos de reparo endógeno do coração adulto geralmente não conseguem lidar com infarto do miocárdio extenso. A redução resultante da massa contrátil, que está associada à perda de aproximadamente um bilhão de miocardiócitos, pode resultar em insuficiência cardíaca clínica (Capítulos 52 e 53). Como a insuficiência cardíaca é a principal causa de hospitalização e considerando a escassez mundial de órgãos disponíveis para o transplante cardíaco, não é surpreendente que o coração tenha se tornado o foco de vários esforços da medicina regenerativa.[4]

A maior experiência clínica com a terapia celular miocárdica provém do uso de células-tronco derivadas da medula óssea (principalmente células-tronco hematopoéticas e, mais recentemente, células-tronco mesenquimais). Os efeitos da administração dessas células (principalmente via circulação coronariana) foram estudados em milhares de pacientes, principalmente na vigência de infarto agudo/recente do miocárdio. As metanálises de miocardiopatias isquêmicas ou não isquêmicas demonstraram resultados inconsistentes, com alguns estudos sugerindo melhoras leves da função ventricular esquerda e outros mostrando resultados neutros.

Esforços mais recentes nesse campo focaram na tentativa de induzir que os miocardiócitos adultos reentrassem no ciclo celular (diretamente ou após uma fase inicial de desdiferenciação) ou de conversão do fenótipo de não miócitos (fibroblastos) em miocardiócitos. Nessa última abordagem, foi demonstrado que o fenótipo de fibroblastos murinos pode ser convertido, tanto *in vivo* quanto *in vitro*, em células semelhantes a miocardiócitos pela expressão de uma combinação de fatores de transcrição específicos de miocardiócitos. Embora esses e outros esforços tenham o potencial de aumentar o número de miocardiócitos e, consequentemente, melhorar a contração do coração insuficiente, eles ainda se encontram nas fases iniciais de descoberta.

### Diabetes melito

O transplante pancreático bem-sucedido e protocolos sem glicocorticoides aprimorados para o transplante de ilhotas de Langerhans não apenas reestabelecem o controle glicêmico em pacientes com diabetes melito como também previnem ou, até mesmo, revertem algumas das complicações dessa doença (Capítulo 216). Entretanto, as abordagens de transplante do órgão inteiro ou das ilhotas são limitadas tanto pela rejeição imunológica quanto pela pouca disponibilidade de tecidos transplantáveis. Isso motivou a busca por tipos celulares que possam tanto substituir (diabetes melito do tipo 1 [DM1]) quanto aumentar (DM2) a função deficiente das células betapancreáticas.

O desenvolvimento de células-tronco embrionárias humanas e hiPSC, associado à melhora do conhecimento a respeito do desenvolvimento de células beta, forneceu uma fonte celular potencialmente única para a geração de células beta para as terapias de transplante.[5] Com base na embriologia, foram desenvolvidos protocolos eficientes para promover a diferenciação de células pluripotentes in vitro em um fenótipo precursor ou inicial das células beta. A pesquisa avançou ainda mais ao solucionar o desafio de gerar células beta mais maduras e funcionais. Essa abordagem agora está entrando nas fases iniciais dos estudos clínicos, com pacientes recebendo implantes de progenitores pancreáticos derivados de células-tronco embrionárias humanas, mas os resultados detalhados desses estudos ainda não foram liberados.

Um dos problemas em utilizar células beta para a terapia de substituição celular é que destruição autoimune das células beta pancreáticas endógenas, que explica a patogênese do diabetes melito do tipo 1 (DM1), provavelmente também resultará na destruição das células beta derivadas de células pluripotentes, mesmo quando a fonte for autóloga (hiPSC). Portanto, estão sendo feitos esforços para desenvolver maneiras biotecnológicas (tecnologias de encapsulamento) para fornecer as células em um ambiente imunoprotetor que evitará a rejeição delas, com conservação da capacidade de as células beta enxertadas responderem à glicose e secretarem insulina. Outro desafio é a interação complexa das células beta com as células adjacentes na ilhota pancreática, necessária para o controle adequado do metabolismo e da fisiologia da glicose.

A estratégia regenerativa final foca o aumento da massa de células beta pancreáticas pela indução da replicação das células beta existentes. Essa abordagem terapêutica provavelmente envolveria principalmente os pacientes com DM2, reduzindo a carga sobre as células beta existentes, mas também poderia ser benéfica para alguns pacientes com DM1 que ainda conservam alguma massa de células beta. Embora alguns tecidos sejam regenerados pela diferenciação de células-tronco tecido-específicas, novas células beta pancreáticas são formadas a partir da replicação das células beta existentes. Candidatos promissores para o aumento da replicação das células beta foram identificados recentemente e incluem o uso de ativadores de glicoquinase ou betatrofina, uma proteína secretada pelo fígado.

### Plataformas derivadas de células-tronco para modelagem de doenças, medicina personalizada e descoberta de fármacos

Além da geração de células para aplicações regenerativas, a capacidade de criar uma gama de tipos celulares especializados de origem humana em cultura fornece oportunidades sem precedentes para a descoberta de genes e de fármacos e para o teste dessas substâncias. Por exemplo, a capacidade de cultivar miocardiócitos humanos possibilita a geração de plataformas experimentais pré-clínicas baseadas em células humanas para triagem de fármacos recentemente descobertos em termos de seu potencial de causar prolongamento do intervalo QT e, assim, o risco de arritmias em cenários clínicos. Outros exemplos incluem a criação de um microambiente tecidual experimental de origem humana para o estudo da resposta estromal ao crescimento de tumores e para o teste de fármacos anticâncer que atuem sobre as respostas tumorigênicas, como a angiogênese.

O advento da tecnologia de hiPSC revolucionou ainda mais esse campo porque possibilita, pela primeira vez, a geração de modelos celulares paciente-específicos para a relação entre doença/genótipo de uma grande variedade de distúrbios hereditários. Os estudos iniciais focaram nas doenças com herança monogênica, porém, estudos mais recentes incluíram doenças com padrões mais complexos de herança. Consequentemente, diferentes tipos de neurônios derivados de hiPSC paciente-específicos, além de miocardiócitos, músculo esquelético, células sanguíneas, hepatócitos e outros tipos celulares, comprovadamente reiteram em uma placa de cultura o fenótipo anormal de uma gama de distúrbios genéticos, incluindo distúrbios neurodegenerativos (como atrofia muscular espinal, disautonomia familiar, esclerose lateral amiotrófica, esquizofrenia e, até mesmo, doenças de início mais tardio, como as doenças de Parkinson e Alzheimer), diferentes miocardiopatias e síndromes arritmogênicas, uma gama de distúrbios sanguíneos e vários outros distúrbios genéticos. Esses modelos já geraram informações importantes a respeito dos mecanismos subjacentes a esses processos mórbidos e estabeleceram plataformas experimentais únicas que possibilitarão a verificação das terapias existentes de modo paciente-específico (medicina personalizada) com avaliação das terapias em desenvolvimento ("estudos clínicos na placa de cultura") e elaboração de novas técnicas terapêuticas.

## TERAPIA CELULAR PARA O CÂNCER

Como essas novas abordagens promissoras envolvem a manipulação genética de células ex vivo, elas serão consideradas como terapias gênicas.

## TERAPIA GÊNICA

A terapia gênica pode ser definida, de modo bastante simplificado, como a transferência de material genético para células com a meta de restauração ou correção de uma função celular, ou o fornecimento de uma nova função celular na tentativa de curar uma doença ou, pelo menos, melhorar o estado clínico de um paciente.[5b] O uso de genes como plataformas terapêuticas emergiu durante a metade do século XX e, na década de 1990, os primeiros estudos registrados e regulados foram realizados nos EUA. No primeiro estudo clínico, uma menina de 4 anos com deficiência de adenosina desaminase (ADA) foi tratada por transfecção do gene ADA para seus leucócitos, resultando em melhoras em seu sistema imune. Desde então, dezenas de milhares de pacientes foram recrutados em um grande número de estudos clínicos de terapia gênica realizados em todo o planeta. As populações mais comuns de pacientes recrutados nesses estudos são os portadores de câncer e distúrbios hereditários monogênicos (e-Figura 38.1). Embora a terapia gênica tenha sido concebida inicialmente como maneira de tratar distúrbios potencialmente letais (erros inatos, câncer) refratários ao tratamento convencional, ela agora está sendo explorada para condições que afetem adversamente a qualidade de vida de um paciente, ainda que não sejam potencialmente fatais.

Embora a ocorrência de fracassos clínicos e de algumas mortes (apenas duas foram de fato atribuíveis diretamente à terapia gênica), além de casos de transformação leucêmica associada à terapia gênica, tenha feito com que muitas pessoas considerassem a terapia gênica como perigosa e prematura, sucessos clínicos recentes promoveram um novo otimismo.[6] Esses sucessos incluem iniciativas completamente inéditas para o tratamento de síndromes de imunodeficiência primária, distúrbios sanguíneos e leucodistrofias; a melhora da visão em pacientes com doenças da retina; abordagens inovadoras para infecções virais crônicas (como o HIV) e resultados experimentais e clínicos encorajadores para o tratamento de vários tipos de câncer.

Apesar dessas histórias de sucesso, apenas alguns agentes de terapia gênica foram aprovados pela FDA e estão disponíveis atualmente. Fomivirseno sódico é utilizado para o tratamento de retinite causada por citomegalovírus (Capítulo 346) em pacientes com a síndrome da imunodeficiência adquirida (AIDS). Em 2012, Glybera® (alipogene tiparvovec) se tornou a primeira terapia gênica a ser aprovada para uso clínico na Europa ou nos EUA. Glybera® utiliza um vírus injetado no paciente para o fornecimento de uma cópia funcional do gene para a produção da lipase lipoproteica (LPL) para o tratamento da deficiência de LPL, uma síndrome rara e hereditária. Também é utilizada a sequência codificadora da proteína supressora de tumores p53 em um vetor adenoviral para o tratamento de pacientes com câncer da cabeça e do pescoço, mas esse tratamento está registrado apenas na China. A engenharia genética ex vivo de linfócitos T para que eles expressem receptores quiméricos de antígeno (células CAR-T; do inglês, chimeric antigen receptors) para o tratamento de câncer tem apresentado resultados bastante encorajadores e recebeu a aprovação da FDA para uso em algumas malignidades hematológicas em crianças e adultos jovens, com outros tratamentos sendo analisados (ver adiante). Semelhantemente, em 2016, a European Commission concedeu a aprovação de venda para a terapia gênica das células-tronco hematopoéticas (CTH) ex vivo para o tratamento da imunodeficiência combinada grave (IDCG) associada à deficiência de adenosina desaminase (ADA). Essa terapia consiste em uma única infusão de células-tronco hematopoéticas autólogas com a correção gênica e é preparada a partir das células-tronco hematopoéticas existentes na medula óssea (MO) do próprio paciente, que são modificadas geneticamente utilizando um vetor retroviral gama para a inserção de uma cópia funcional do gene ADA.[7]

### Classificações e mecanismos de ação

Em geral, as aplicações de terapia gênica somática podem ser divididas naquelas que buscam tratar ou corrigir vários distúrbios genéticos e naquelas que buscam curar doenças não genéticas tentando alterar a função celular, tecidual ou orgânica de um modo favorável. De acordo com a Organização Mundial da Saúde, existem mais de 10.000 distúrbios com hereditariedade monogênica (http://www.who.int/genomics/public/geneticdiseases/en/index2.html), mas apenas uma pequena fração deles é passível de terapia gênica. Os esforços tradicionais da terapia gênica em distúrbios monogênicos focaram principalmente na expressão exógena de genes codificando as proteínas ausentes ou anormais e, em menor grau, na modificação de padrões anormais de expressão gênica. Espera-se que os esforços futuros desloquem o foco da superexpressão descontrolada da proteína ausente para a correção direta da mutação no nível do DNA (estratégias de edição gênica), descritas com mais detalhes adiante.

Para os distúrbios não genéticos, os esforços da terapia gênica buscam a superexpressão de uma proteína específica em uma tentativa de alterar favoravelmente a função celular (p. ex., para aumentar a contratilidade do coração insuficiente pela superexpressão de proteínas relacionadas com o cálcio), de proteger o tecido em risco (p. ex., na lesão renal aguda, Capítulo 112), para exercer efeitos parácrinos pela secreção local de proteínas específicas por células modificadas por bioengenharia (p. ex., para promover a angiogênese em tecidos isquemiados ou para induzir efeitos neurotróficos em doenças neurodegenerativas) e, até mesmo, para secretar proteínas sistemicamente (p. ex., em estudos de terapia gênica para a correção de distúrbios sanguíneos pela secreção de fatores de coagulação ou para a administração sistêmica de hormônios como a eritropoetina para o tratamento da anemia). Os principais esforços na área da terapia gênica até hoje focaram nas abordagens imunológicas do câncer (ver adiante).

### Métodos de administração da terapia gênica

Os agentes da terapia gênica frequentemente são compostos por dois elementos: (1) o próprio material genético (i. e., o cassete de expressão de DNA [o método terapêutico mais comumente utilizado], RNA curto de interferência ou uma molécula antissenso) e (2) um sistema vetorial de entrega. Essa última porção em geral é o componente mais complexo e limitante e é importante selecionar o método de entrega mais eficiente para qualquer terapia gênica, bem como estar ciente dos potenciais efeitos colaterais de cada tipo de vetor, adaptando a terapia a considerações clínicas específicas. Existem barreiras formidáveis para uma transferência gênica bem-sucedida, como atravessar a membrana celular, escapar do endossomo, atravessar a membrana nuclear e a integração ao genoma hospedeiro. Os vetores que foram desenvolvidos para tentar superar esses obstáculos se encontram em duas categorias amplas: vetores não virais ou virais.

A terapia gênica mediada por vetores não virais é chamada de transfecção e consiste na entrega direta do DNA nu por injeção, pelo uso de lipossomos (lipídios catiônicos misturados com ácidos nucleicos), nanopartículas e outros métodos. Embora os vetores não virais possam ser produzidos em quantidade relativamente grande e possivelmente apresentem toxicidade ou problemas imunológicos mínimos, seu maior problema é a transferência gênica ineficiente. Além disso, a expressão do gene externo tende a ser transiente, limitando sua aplicação em alguns estados patológicos em que é necessária a expressão do transgene de maneira sustentada e em alto nível para o tratamento da doença. A eficiência dos vetores não virais pode ser aumentada pelo uso de diferentes métodos físicos, como eletroporação (para compartimentos ou massas corporais bem circunscritos, como músculo, pele e tumores), arma gênica (para a vacinação com DNA) e ultrassom (para aplicações cardiovasculares e relacionadas com tumores).

A terapia gênica mediada por vetores virais é chamada de *transdução* e essa abordagem tem sido o principal método de transferência de genes para as células humanas na maioria dos estudos de terapia gênica. O conceito básico dos vetores virais é a utilização da capacidade inata de os vírus levarem material genético para as células infectadas. Os vírus utilizados na terapia gênica foram modificados para aumentar a segurança, a especificidade da captação e a eficiência. Entretanto, para cada vetor viral específico para a terapia gênica, existem desvantagens que devem ser comparadas com os benefícios terapêuticos potenciais. Por exemplo, na terapia gênica contra o câncer, a resposta imunológica ao veículo que transporta o material genético anticâncer pode ser adjuvante ao tratamento. Já o sistema de transporte de um gene que deve ser expresso por um período de tempo prolongado para substituir ou suplementar um produto gênico ausente em doenças monogênicas deve, preferencialmente, ser ignorado pelo sistema imunológico.

Os vetores virais são derivados de vírus de RNA (retrovírus e lentivírus) ou DNA (adenovírus, vírus adenoassociado [AAV], herpes-vírus simples [HSV] e poxvírus [vírus da vaccínia]). Os vetores virais também são classificados em duas categorias principais: vetores integrativos, que se inserem no genoma do hospedeiro, e vetores não integrativos, que frequentemente (embora não sempre) formam um elemento genético extracromossômico. Os vetores integrativos, como os γ-retrovírus e lentivírus, são utilizados geralmente para a transfecção de células que se dividem ativamente porque são herdados de maneira estável. Entretanto, os vetores integrativos podem carregar o risco de mutagênese insercional (com transformações oncogênicas clínicas relatadas com o uso de retrovírus). Os vetores não integrativos, como os vetores adenovirais e os vetores AAV, podem ser utilizados para a transfecção de células quiescentes ou de divisão celular lenta, mas eles são perdidos rapidamente (no caso dos vetores adenovirais) de células que se dividem mais rapidamente. Finalmente, a transdução gênica eficiente também pode ser alcançada utilizando vetores mantidos na forma de epissomos, particularmente em células que não se dividem.

### Doenças tratadas pela terapia gênica

#### Imunodeficiência hereditária

As células-tronco hematopoéticas são o principal alvo para a terapia gênica *ex vivo* porque modificações genéticas nas células-tronco hematopoéticas multipotentes e autorreplicativas garantiriam um aporte contínuo de suas células descendentes corrigidas geneticamente para o corpo. Portanto, esse tipo de abordagem tem o potencial de tratar doenças que se manifestam quando as linhagens hematopoéticas maduras não conseguem se desenvolver ou funcionar corretamente. O processo de terapia gênica baseada em células-tronco hematopoéticas envolve o isolamento inicial desses progenitores a partir da medula óssea ou do sangue periférico utilizando anticorpos específicos para o marcador de superfície CD34, seguido pela modificação genética *ex vivo* utilizando vetores que carregam o cassete de expressão para o transgene corretivo. Antes que as células modificadas possam ser administradas de volta ao paciente, o recipiente normalmente é tratado com um regime quimioterápico de precondicionamento, cujo objetivo é depletar a população progenitora endógena e favorecer o enxerto das células corrigidas geneticamente.

O primeiro benefício clínico convincente da terapia gênica em geral – e particularmente da terapia gênica baseada em células-tronco hematopoéticas – foi demonstrado em pacientes com imunodeficiências hereditárias (Capítulo 236). Esses estudos iniciais abordaram dois tipos de síndromes de imunodeficiência combinada grave (IDCG) e ambas são caracterizadas pela desregulação do desenvolvimento linfocitário, bem como um terceiro distúrbio, a doença granulomatosa crônica ligada ao X (DGC-X). As crianças afetadas com esses distúrbios apresentam infecções importantes ou déficit de desenvolvimento.

Os pacientes com IDCG por conta de deficiência de adenosina desaminase (ADA) sofrem com a morte prematura de seus linfócitos T, linfócitos B e células *natural killer* (NK) como resultado do acúmulo de metabólitos purínicos. Pacientes com essa condição foram tratados com vetores expressando o gene ADA. Nos primeiros pacientes com ADA-IDCG, a transdução dos linfócitos T com o transgene ADA permitiu a persistência desse gene por mais de 10 anos; entretanto, o efeito terapêutico da terapia gênica resultou em correção apenas parcial do defeito metabólico. Mais recentemente, um protocolo de transferência gênica mais eficiente de linfócitos CD34 positivos da medula óssea, combinados com doses baixas de bussulfano, resultou em um enxerto estável e multilinhagem de progenitores transduzidos em níveis substanciais, restaurando a função imunológica, corrigindo o defeito metabólico ADA e provando seu benefício clínico.

O subtipo ligado ao X (subtipo IDCG-X), em que existe um defeito na sinalização de sobrevida dependente de citocinas nos linfócitos T e nas células NK, foi corrigido pela introdução da sequência selvagem da cadeia comum γ-C, que é um componente essencial dos cinco receptores de citocina. A reconstituição completa do sistema imunológico, combatendo infecções e permitindo o crescimento ocorreu na maior parte das crianças tratadas. Em um estudo clínico, foram desenvolvidas malignidades hematológicas em quatro pacientes. Entretanto, entre os mais de 20 pacientes tratados em dois estudos clínicos individuais, cinco deles desenvolveram uma doença aguda semelhante à leucemia, resultando em uma morte. Finalmente, dois pacientes adultos com IDCG-X que apresentavam infecções bacterianas recorrentes foram tratados com linfócitos CD34 positivos transduzidos com o gene *gp91 phox*. Isso gerou melhoras clínicas significativas a curto prazo. Entretanto, em ambos os pacientes, houve expansão das células transduzidas, que foi causada pela ativação transcricional de genes promotores do crescimento, levando a mielodisplasia (Capítulo 172) e perda gradual da eficácia.

Apesar da melhora clínica convincente observada na maior parte dos pacientes tratados com terapias gênicas de primeira geração baseadas em células-tronco hematopoéticas para a imunodeficiência, as consequências adversas graves e potencialmente letais resultantes da integração aleatória dos retrovírus pararam o progresso nesse campo por muitos anos. O desenvolvimento recente de vetores (como os lentivírus vetores) com maior eficácia e segurança em modelos pré-clínicos renovou o interesse nessa abordagem. Como resultado, as terapias gênicas de células-tronco hematopoéticas incorporando esses novos vetores foram testadas com sucesso em doenças hereditárias graves do sistema imunológico (síndrome Wiskott-Aldrich [SWA] e imunodeficiência combinada grave ligada ao X [IDCG-X]) e do sangue (β-talassemia), além de doenças de armazenamento neurodegenerativas (adrenoleucodistrofia e leucodistrofia metacromática).

### Perda visual

Os benefícios marcantes que a substituição gênica pode fornecer aos pacientes com doenças degenerativas graves foram destacados originalmente pela terapia gênica na retina. Os pesquisadores clínicos utilizaram a terapia de aumento gênico, com a injeção sub-retiniana direta de um vírus adenoassociado (AAV) recombinante expressando o transgene *RPEG5*, em adultos e crianças com amaurose congênita de Leber.[8] Essa doença ocular hereditária rara destrói os fotorreceptores (Capítulo 396) e os resultados da terapia gênica mostraram evidências clínicas de preservação visual, apesar da degeneração retiniana contínua.

### Fígado

O fígado representa um alvo atraente para as terapias gênicas diretas *in vivo* porque os hepatócitos são fábricas proteicas robustas que liberam seus produtos na circulação sanguínea. Portanto, as terapias gênicas hepáticas poderiam fornecer uma estratégia para o tratamento de várias doenças metabólicas hereditárias, bem como deficiências de proteínas plasmáticas como as diferentes coagulopatias (Capítulo 165). Como o aumento dos níveis circulantes de fatores de coagulação de valores de menos de 1% (em indivíduos afetados) para a faixa de 5% pode ser suficiente para um tratamento efetivo, a terapia gênica direcionada para o fígado tem sido testada principalmente para o tratamento de formas graves de hemofilia B. Estudos utilizando vetores AAV-8 (com tropismo específico para os hepatócitos) para a aplicação do transgene dos fatores VIII ou IX, associado à imunossupressão transitória (esteroides), resultaram em níveis sanguíneos suficientes dos fatores (6%) a longo prazo e melhora clínica significativa.[9,10]

### Doenças cardiovasculares e pulmonares

Os esforços de terapia gênica na área cardiovascular focaram em alcançar a angiogênese terapêutica em pacientes sofrendo de doença cardíaca isquêmica crônica ou de isquemia crítica de membros inferiores (ICMI), além de melhorar a função cardíaca de pacientes com insuficiência cardíaca. O uso de genes para revascularizar o miocárdio devido à doença da artéria coronária (DAC) ou para revascularizar os membros afetados por ICMI devido à doença arterial periférica (DAP) permearam mais de duas décadas de pesquisas pré-clínicas, que focaram em uma variedade de mediadores angiogênicos, incluindo fator de crescimento de endotélio vascular (VEGF; do inglês, *vascular endothelial growth factor*), fator de crescimento de fibroblastos, fator de crescimento de hepatócitos e outros, codificados por DNA de plasmídeo ou por vetores adenovirais. Em geral, esses estudos de terapia gênica em modelos animais de isquemia foram bastante encorajadores, resultando em alguns estudos clínicos. Apesar da prova de conceito estabelecida e de uma segurança razoável, os resultados dos estudos clínicos mais recentes para a angiogênese terapêutica da isquemia miocárdica e da ICMI se mostraram inconsistentes e ainda não se conhece um método definitivo para a indução de angiogênese terapêutica clinicamente útil nesses casos. Esses resultados menos do que ótimos podem ser provenientes de alguns motivos, incluindo a possibilidade de que a aplicação de um único fator de crescimento possa não ser suficiente para satisfazer o desafio complexo de desenvolver uma circulação eficiente por vasos colaterais. Além disso, pode ser necessária a entrega eficiente e mais sustentada desses fatores para o estabelecimento de mais vasos e a necessidade de induzir arteriogênese em vez de angiogênese para alcançar uma perfusão mais adequada também pode ser um problema. Portanto, os esforços nesse campo estão sendo deslocados para o uso de diferentes terapias celulares para essas condições isquêmicas, bem como o uso combinado de estratégias de terapia celular e gênica para alcançar melhores resultados. Por exemplo, uma abordagem elegante recente utilizou o fornecimento combinado de células endoteliais e de músculo liso (cada tipo celular modificado para secretar um fator de crescimento angiogênico diferente) em pacientes com ICMI.

Os estudos de terapia gênica para insuficiência cardíaca focaram o restabelecimento das características de manejo de cálcio, que se encontram anormais em miocardiócitos humanos insuficientes.[11] Como foi descoberto que uma redução nos níveis de ATPase de cálcio do retículo sarcoplasmático (SERCA2a), a bomba de cálcio do retículo sarcoplasmático, é um fator importante para a alteração do ciclo de cálcio na insuficiência cardíaca, essa proteína se tornou um alvo clínico atraente para a terapia gênica. O aumento dos níveis de expressão de SERCA2a em miocardiócitos promovido pela terapia gênica levou à restauração dos transientes de cálcio anormais, levando a melhora da contratilidade cardíaca, redução da frequência de arritmias e melhora da utilização de oxigênio em modelos animais com insuficiência cardíaca. Como resultado, os benefícios clínicos da administração de AAV com o transgene SERCA2a pela circulação coronariana foram observados tanto na fase 1 quanto na fase 2 do estudo CUPID (*Calcium Upregulation by Percutaneous Administration of Gene Therapy in Cardiac Disease*). Infelizmente, um estudo maior de acompanhamento (CUPID-2)[A3] não demonstrou os mesmos benefícios clínicos, provavelmente por conta da expressão ineficiente do transgene no miocárdio. Isso mostra o tamanho do desafio de conseguir a administração efetiva de genes no coração.

#### Fibrose cística

Os protocolos experimentais para a terapia gênica da fibrose cística (FC) (Capítulo 83) têm sido implementados desde 1990. A proteína receptora de condutância transmembranar da fibrose cística (CFTR; do inglês, *cystic fibrosis transmembrane conductance regulator*) está mutada em pacientes com FC. A transdução do epitélio nasal ou da árvore brônquica é potencialmente realizável por intermédio de abordagens não sistêmicas. Os métodos não virais de terapia gênica que entregam uma cópia do gene *CFTR* nas vias respiratórias de pacientes com FC já foram desenvolvidos. Vários estudos clínicos controlados por placebo de transferência do gene *CFTR* mediada por lipossomos no epitélio nasal confirmaram sua segurança e demonstraram graus variáveis de correção funcional. Além disso, vários estudos clínicos avaliaram o potencial do uso de vetores retrovirais, adenovirais e AAV para a terapia gênica da FC. Tanto o sistema não viral quanto o viral apresentaram efeitos colaterais apenas leves. Entretanto, o benefício clínico a longo prazo foi marginal. Estão sendo avaliados melhores vetores virais em estudos pré-clínicos.

### Câncer

Uma das oportunidades mais excitantes da terapia gênica se encontra na área do câncer. As estratégias de terapia gênica que atuam sobre o câncer podem ser agrupadas de acordo com seu mecanismo de ação proposto. Isso inclui terapias gênicas que buscam induzir diretamente efeitos citotóxicos nas células cancerosas (por intermédio do uso de vírus oncolíticos ou pelo fornecimento de genes indutores de apoptose e de suicídio celular), terapias gênicas que buscam aumentar a resposta imunológica aos antígenos tumorais e terapias gênicas que atuam sobre o microambiente tumoral.

#### Efeitos citotóxicos diretos

Os vírus oncolíticos são terapeuticamente úteis com capacidade de seletivamente infectar, amplificar e, então, danificar os tecidos cancerosos sem causar danos aos tecidos normais. A seletividade de diferentes vírus oncolíticos utiliza em seu benefício os defeitos encontrados comumente em muitos tipos de tumores, como a ausência de respostas antivirais, a ativação das vias de Ras, a perda de supressores tumorais e defeitos nas vias de apoptose. Os vírus oncolíticos conseguem matar as células cancerosas infectadas de muitas maneiras diferentes, variando desde citotoxicidade direta mediada por vírus até mecanismos imunológicos efetores citotóxicos.

Além da via citopática viral direta, os vetores virais podem ser utilizados para transferir genes para as células cancerosas que resultarão na morte do tumor. Os transgenes relevantes codificam proteínas celulares envolvidas na apoptose ou previnem a proliferação. A seletividade de ativação desses genes apenas nas células tumorais é alcançada pelo uso dos vírus oncolíticos citados anteriormente ou pela expressão de transgenes sobre o controle de promotores que estão ativados apenas nas células cancerosas (p. ex., telomerase humana ou survivina) ou em tipos específicos de tumores (probasina no câncer de próstata, ceruloplasmina no câncer de ovário, HER2 no câncer de mama e antígeno carcinoembrionário no câncer de cólon). A terapia gênica mais avançada clinicamente contra o câncer é o adenovetor não replicativo expressando o gene humano p53. Essa terapia (com o nome de Gendicine®) foi aprovada na China para o tratamento de pacientes com carcinoma espinocelular de cabeça e pescoço pela administração direta no leito tumoral.

Outra abordagem atraente é a terapia do gene suicida, que consiste na administração de uma enzima ativadora de profármacos (gene suicida) que converte um profármaco não tóxico em metabólitos citotóxicos. O protótipo dessa combinação gene suicida/profármaco é HSV timidinoquinase (TK)/ganciclovir (GCV). O gene TK é expresso seletivamente apenas nas células cancerosas (por um dos métodos descritos anteriormente) e, após a aplicação de GCV, o fármaco é convertido no agente citotóxico GCV fosforilado. Interessantemente, o GCV fosforilado é tóxico apenas para as células se dividindo, aumentando ainda mais a seletividade às células cancerosas. Essa estratégia foi explorada inicialmente em tumores cerebrais agressivos (glioblastoma multiforme) e mais recentemente nos tumores localmente recorrentes de próstata, mama e cólon. Outras estratégias citotóxicas são a expressão de proteínas pró-apoptóticas secretadas, como o ligante indutor de apoptose relacionado com o fator de necrose tumoral (TRAIL) ou citotoxinas como a exotoxina de *Pseudomonas*.

### Terapia celular imunomoduladora
Após muitos anos de pesquisas experimentais e clínicas, as abordagens imunomoduladoras estão emergindo rapidamente como o "quinto pilar" (junto com cirurgia, radioterapia, quimioterapia e terapias direcionadas para as vias de fatores de crescimento) no tratamento do câncer. Duas dessas abordagens imunomoduladoras envolvem o uso de (1) anticorpos monoclonais para dominar os inibidores dos pontos de checagem do ciclo celular, como o antígeno 4 associado aos linfócitos T citotóxicos (CTLA-4) e o gene de morte programada 1 (PD-1) em linfócitos T citotóxicas ou (2) um tipo de transferência celular que utiliza a engenharia genética *ex vivo* dos linfócitos T de pacientes com câncer para a expressão dos receptores quiméricos de antígeno (CAR) gerando células CAR-T paciente-específicas (Figura 38.6).[12] O uso de células CAR-T pode ser considerado um tipo de combinação das abordagens celular e gênica, que está revolucionando o tratamento do câncer. A terapia com células CAR-T exige a retirada de sangue do paciente, a separação dos linfócitos T, a modificação genética dessas células *ex vivo* para a expressão superficial de CAR e sua expansão *in vitro*. CAR são moléculas sintéticas que possibilitam que os linfócitos T modificados por bioengenharia reconheçam e se liguem a proteínas específicas ou a antígenos específicos das células tumorais. Após imunodepleção por quimioterapia, as células CAR-T são infundidas no paciente. As células CAR-T infundidas se multiplicam no paciente, onde elas atacam e matam as células expressando o antígeno superficial correspondente ao CAR modificado geneticamente. Esse processo promove uma resposta substancial de liberação de citocinas, que é um efeito adverso esperado, cujo manejo clínico utilizando corticosteroides e fármacos anti-interleucina-6, junto com o tratamento de outros efeitos colaterais (p. ex., edema cerebral em alguns casos) é essencial para o sucesso dessa nova abordagem terapêutica anticâncer.

As terapias celulares CAR-T, que foram bastante estudadas e aprovadas para uso clínico, atuam sobre o antígeno superficial CD19 nos linfócitos B e, portanto, são efetivas para malignidades dos linfócitos B, incluindo a leucemia linfoide aguda (LLA) da infância e linfomas de grandes células B, que ocorrem em adultos jovens. Como o CD19 também é expresso em linfócitos B normais, os pacientes tratados que experimentem aplasia de linfócitos B devem receber reposição de imunoglobulinas para evitar infecções. O sucesso marcante da terapia celular CAR-T para alcançar remissão durável, mesmo em casos de LLA com recaídas ou prognóstico ruim, além de casos de linfomas de grandes células B, está promovendo o desenvolvimento de células CAR-T direcionadas para outros antígenos superficiais em diferentes células cancerosas. Por exemplo, estão sendo estudadas terapias envolvendo os antígenos CD22 e CD123 em leucemias e a proteína BCMA em miclomas. Ainda precisa ser determinado se a especificidade e a acessibilidade desses antígenos em tumores sólidos os tornarão aptos a esse tipo de terapia. Estudos iniciais geraram células CAR-T direcionadas para a proteína EGFRvIII em pacientes com glioblastoma e mesotelina, que é relativamente superexpressada no câncer pancreático e no câncer de pulmão do tipo não pequenas células. O número de estudos clínicos registrados utilizando terapia celular CAR-T é de quase 200 hoje em dia. Uma esperança para o futuro desse campo é a produção de células CAR-T de voluntários saudáveis (*off the shelf*) prontas para o uso em qualquer paciente com um tumor expressando um alvo conhecido de interesse, eliminando a necessidade de remover, separar, modificar geneticamente e reinfundir as células do próprio paciente, processos que são demorados, logisticamente complicados e caros.

### Disrupção do microambiente tumoral
A atuação no microambiente tumoral é outra opção atraente para a terapia gênica anticâncer porque consiste em células normais que não devem desenvolver resistência à terapia. O alvo mais óbvio é o processo de neovascularização tumoral. O uso de fármacos antiangiogênicos, como bevacizumabe, um anticorpo monoclonal anti-VEGF, apresentou sucesso em estudos clínicos para alguns tipos de câncer, mas o efeito é transitório ou negligenciável em outros. Isso pode se dever ao fato de que o processo de angiogênese é complexo e inibir apenas um aspecto dele pode não ser o suficiente. Uma estratégia semelhante pode envolver o uso de siRNA

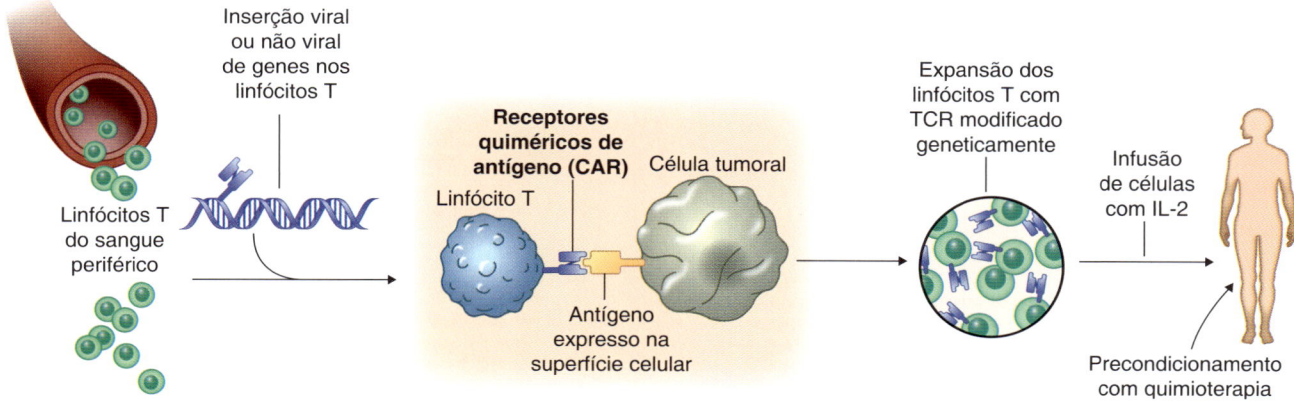

**FIGURA 38.6** Terapia anticâncer com células CAR-T. As células CAR-T são modificadas geneticamente *ex vivo* para produzir receptores quiméricos de antígeno (CAR) em sua superfície. Elas são, então, expandidas em laboratório e reinfundidas no paciente. TCR = receptor de linfócitos T. (Adaptada de uma publicação do National Cancer Institute, disponível em https://www.cancer.gov/about-cancer/treatment/research/car-t-cells. Crédito: National Cancer Institute. Fonte: https://www.cancer.gov/about-cancer/treatment/research/car-t-cells#new-target.)

para a redução da expressão de VEGF ou de seu receptor. Da mesma forma, vários fatores antiangiogênicos (como a angiostatina e a endostatina) são expressos em vetores virais e utilizados em estudos pré-clínicos, mas nenhum deles é usado na prática clínica.

## Outros tipos de terapia molecular: RNA de interferência e edição genômica

### RNA de interferência

O RNA de interferência (RNAi) regula a expressão gênica por um mecanismo extremamente preciso de silenciamento gênico direcionado pela sequência do RNA no estágio da tradução, seja por degradação de RNA mensageiros específicos ou por bloqueio de sua tradução em proteínas. Pesquisas sobre o uso de RNAi para aplicações terapêuticas ganharam destaques consideráveis.[13] Foi sugerido que muitos dos novos alvos associados a doenças que foram identificados não são facilmente sujeitos a bloqueios convencionais com pequenas moléculas e alvos potenciais de RNAi. Nos próximos anos, o conceito de RNAi será transformado ativamente em uma opção terapêutica, com numerosos estudos iniciais em andamento.

O RNAi já foi utilizado para reprimir a função de genes implicados com o câncer, a degeneração macular relacionada com a idade e a amiloidose transtirretina (TTR), entre outros, resultando em um efeito terapêutico em estudos clínicos. Como resultado desses estudos, a primeira terapia com RNA de interferência foi aprovada recentemente para uso clínico pela FDA. Essa terapia (patisirana) foi aprovada pela FDA para o tratamento de uma doença nervosa periférica (polineuropatia) causada pela amiloidose hereditária mediada por transtirretina (hATTR; do inglês, *hereditary transthyretin-mediated amyloidosis*).[A4] Mais recentemente, estudos clínicos bem-sucedidos mostraram a eficácia do silenciamento (*knockdown*) específico da expressão de PCSK9 por SiRNA como maneira de reduzir os níveis de LDL-colesterol.[A5]

### Edição genômica

O foco terapia gênica está se deslocando do acréscimo de um gene terapêutico por estratégias convencionais de terapia gênica para a edição genômica, na qual a mutação patogênica pode ser corrigida em seu local natural no genoma utilizando nucleases programáveis. Essas nucleases programáveis incluem nucleases dedo de zinco, nucleases efetoras semelhantes a fatores de transcrição (TALEN; do inglês, *transcription activator-like effector nucleases*) e – mais recentemente descrita – a nuclease Cas9 associada a repetições palindrômicas curtas agrupadas e regularmente interespaçadas (CRISPR-Cas9; do inglês, *clustered regulatory interspaced short palindromic repeat–associated nuclease Cas9*).[14] Essas metodologias de edição gênica podem ser utilizadas não somente para correção de mutações, como também para inativação de mutações deletérias em células "adoecidas", para introdução de mutações protetoras, para acréscimo de transgenes terapêuticos e para disrupção de DNA viral. Essas terapias de edição genômica já estão em fases avançadas de estudos pré-clínicos e clínicos para várias indicações.[15]

### Mecanismos de ação e aplicações clínicas da edição genômica

As nucleases programáveis agem como "tesouras moleculares" altamente específicas e programáveis para agir sobre uma sequência específica no genoma, introduzindo uma quebra na fita dupla (QFD) no DNA proximal ao local-alvo (Figura 38.7). A via predominante de reparo da quebra de fita dupla no DNA é a junção terminal não homóloga (JTNH), que

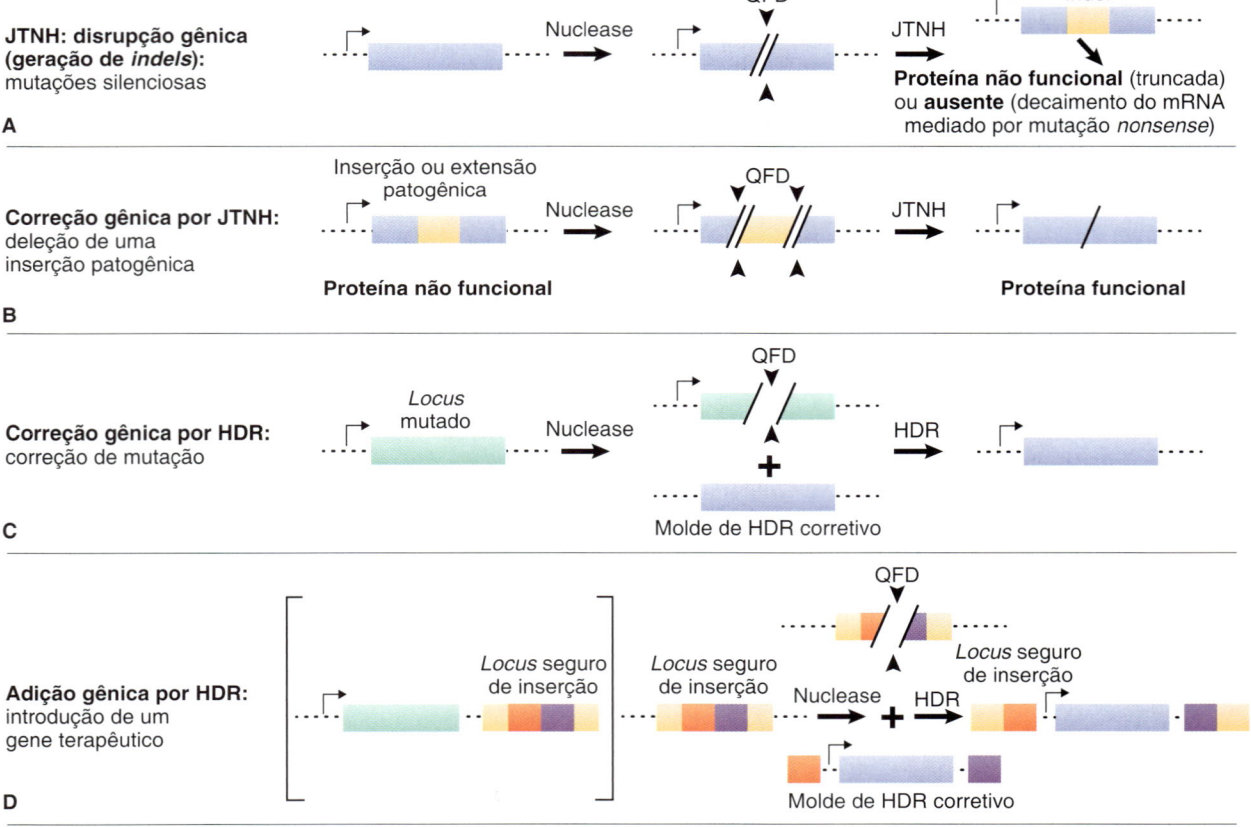

**FIGURA 38.7** Modificações conceituais da edição genômica terapêutica. O tipo específico de estratégia para edição genômica terapêutica depende da natureza da mutação/doença. **A.** Disrupção gênica por JTNH: para a disrupção gênica, a expressão da proteína patológica é suprimida pela introdução de uma quebra no filamento duplo (QFD) no *locus* gênico desejado. O mecanismo de reparo inefetivo por junção terminal não homóloga (JTNH) leva à formação de *indel* no gene de interesse, resultando frequentemente em mutações do tipo *frameshift* que criam códons de parada prematuros e um produto proteico não funcional (proteína truncada) ou causa o decaimento mediado por variantes *nonsense* nos transcritos (não há proteína). **B.** Correção gênica por JTNH: duas QFD direcionadas para as duas extremidades de uma expansão ou inserção patogênica podem ser resolvidas por JTNH, causando uma deleção na sequência intermediária, promovendo a terapia. **C.** Correção gênica por HDR: para a correção de mutações, o mecanismo de correção gênica por reparo direcionado por homologia (HDR) é utilizado. Uma QFD é induzida próximo ao sítio de mutação. O reparo por HDR do local de quebra é alcançado com um molde exógeno, corrigindo a mutação e restaurando a função gênica normal. **D.** Edição gênica: essa abordagem introduz um transgene terapêutico em um *locus* nativo ou não nativo (porém seguro) no genoma. Uma QFD é induzida no *locus* desejado e um molde de HDR contendo o transgene relevante e elementos de controle transcricional associados é introduzido no núcleo.

une duas extremidades da QFD pela sua ligação direta com pouca ou nenhuma homologia entre as extremidades unidas. Como resultado, a JTNH está associada à alta probabilidade de erros resultantes da inserção ou da deleção de alguns nucleotídios no sítio de quebra. As mutações de inserção-deleção (*indel*) resultantes podem ser exploradas para inativar seletivamente genes (Figura 38.7A). Alguns alvos interessantes para essa abordagem são os distúrbios genéticos dominantes negativos, em que o produto gênico do alelo mutado age como uma "proteína tóxica" e interfere na função do produto proteico saudável do alelo não mutado. A utilização do mecanismo mediado por JTNH para inativar especificamente o gene mutante, deixando a cópia selvagem intacta, poderia melhorar significativamente o fenótipo desses distúrbios.

A mesma lógica também pode ser aplicada para a proteção contra infecções ou contra doenças genéticas pela inativação de genes selvagens que favoreçam os processos patológicos. Por exemplo, a indução de mutações do tipo perda de função por JTNH no receptor de linfócitos T CCR5 para o tratamento do HIV ou no gene PCSK9 para o tratamento da hipercolesterolemia. Nesse contexto, o primeiro estudo clínico de edição gênica envolveu o uso de nucleases dedo de zinco (NDZ) para alterar o *locus* CCR5 em linfócitos T CD4+ autólogos *ex vivo* por vetores adenovirais (AdV) para o tratamento da infecção pelo HIV. O acompanhamento clínico revelou que a transferência dos linfócitos T editados geneticamente para os pacientes foi bem tolerada e que as células nocauteadas para CCR5 estavam protegidas da infecção pelo HIV com tropismo para CCR5. Entretanto, a frequência geral do nocaute de CCR5, bem como a quantidade absoluta de linfócitos T transferidos, foi muito baixa para apresentar um efeito terapêutico duradouro. Alguns ensaios clínicos atuais estão testando a capacidade de melhorar a eficiência clínica dessa abordagem pelo aumento da enxertia das células editadas (pela linfodepleção não mieloablativa), pela modificação de células-tronco hematopoéticas CD34+ autólogas (e de vários subtipos celulares suscetíveis ao HIV, incluindo os macrófagos), pelo teste de diferentes vetores e pelo uso da tecnologia TALEN.

As nucleases programáveis também podem ser utilizadas para atuarem sobre o DNA externo, como genomas virais, agindo sobre e inativando especificamente genes virais, sem afetar o DNA humano hospedeiro. Esse tipo de abordagem já chegou em estudos clínicos para o papilomavírus humano (HPV). Finalmente, o uso de duas nucleases para a geração de duas QFD ao redor de uma inserção (Figura 38.7B) pode ser útil para o tratamento de distúrbios de expansão de nucleotídios, como a ataxia espinocerebelar e a doença de Huntington.

Um mecanismo alternativo para solucionar a quebra do DNA é o reparo direcionado por homologia (HDR; do inglês, *homology directed repair*) entre o DNA endógeno e um fragmento doador exógeno e que contém a sequência normal de nucleotídios (Figura 38.7C). Desse modo, a mutação patogênica é corrigida permanentemente de volta para a sequência normal. Essa *correção da mutação* preserva a arquitetura do genoma e mantém o controle gênico sob os elementos regulatórios celulares normais e poderia, portanto, ser utilizada para a modificação de uma ampla gama de distúrbios genéticos. Atualmente, as técnicas de edição gênica foram utilizadas apenas em estudos pré-clínicos para a correção de mutações patogênicas associadas à imunodeficiência combinada grave ligada ao X (IDCG), à hemofilia B, à anemia falciforme e à deficiência de antitripsina α-1, além do reparo de mutações associadas à doença de Parkinson (gene SNCA) em hiPSCs derivadas de pacientes ou em modelos pré-clínicos de camundongos.

Finalmente, as nucleases local-específicas também podem trazer um benefício único para a abordagem tradicional de adição gênica por permitirem a inserção de transgenes terapêuticos (Figura 38.7D) em locais "seguros" específicos do genoma humano, garantindo a expressão a longo prazo do transgene, um controle melhor sobre a quantidade de cópias do transgene e seus níveis de expressão e a redução do potencial de mutagênese insercional aleatória. A inserção gênica pode ser utilizada para a secreção de alguns fatores e para alterar favoravelmente o fenótipo de uma célula modificada geneticamente.

As estratégias mencionadas anteriormente para a modificação gênica podem ser utilizadas tanto para uma abordagem *in vivo* direta para modificar células existentes ou, alternativamente, como um passo inicial de modificação celular *ex vivo* seguido pelo transplante *in vivo* das células modificadas geneticamente (Figura 38.8), de modo parecido com o que já foi implementado para as células CAR-T descritas anteriormente. A abordagem de correção gênica *in vivo* já chegou em estudos clínicos para

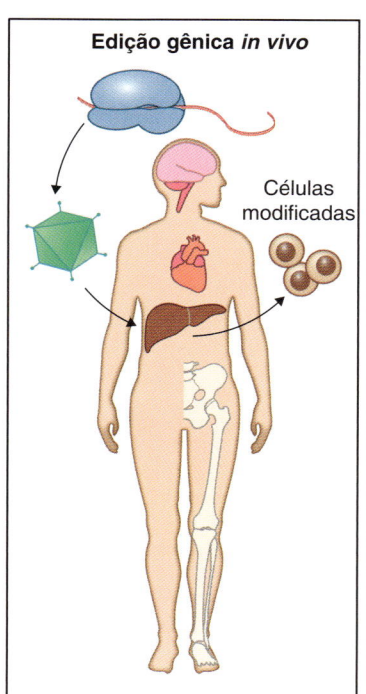
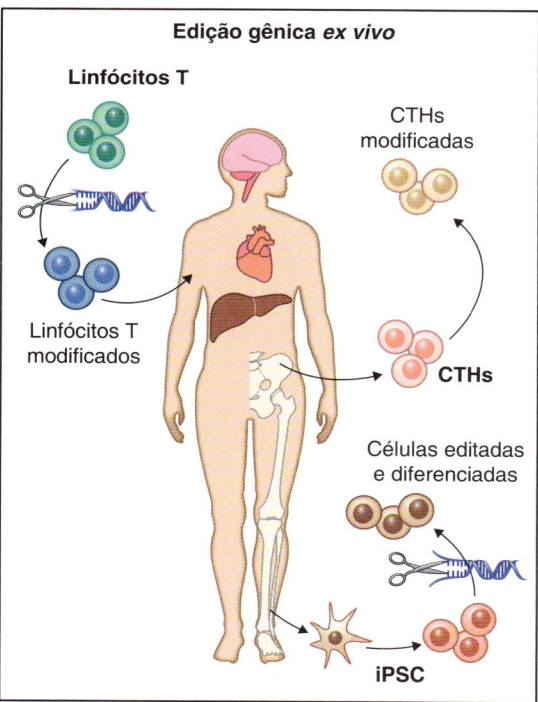
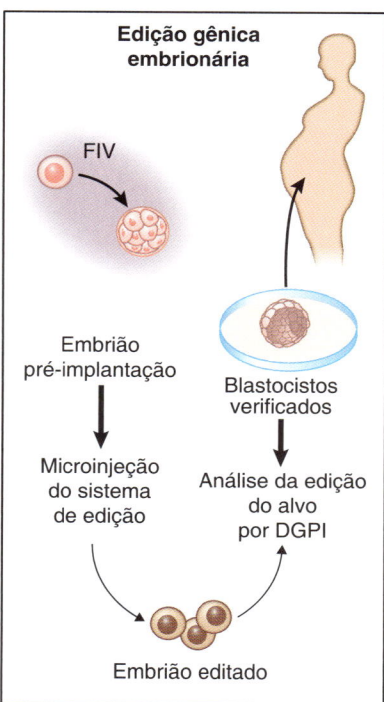

**FIGURA 38.8** Estratégias de terapia genômica *ex vivo versus in vivo*. Na terapia de edição gênica *ex vivo*, as células são removidas de um paciente, passam pela edição genômica, são expandidas e, então, recolocadas no paciente para que elas repovoem o órgão ou os tecidos com células saudáveis. Candidatos importantes para essa abordagem são as células-tronco hematopoéticas (CTHs), que podem ser reintroduzidas por transplante de medula óssea. Candidatas alternativas são iPSC paciente-específicas, que podem ser geradas a partir de um indivíduo doente, modificadas geneticamente, induzidas a se diferenciarem na linhagem celular desejada (células cardíacas, nervosas, hepáticas etc.) e, então, transplantadas de volta para o mesmo paciente. A terapia *in vivo* envolve a edição genômica das células *in situ*. A entrega dos vetores pode ser sistêmica ou localizada, com os órgãos candidatos preferidos sendo o fígado, os músculos, o cérebro e os olhos. Para a correção embrionária, o embrião em estágio inicial formado durante os processos de fertilização *in vitro* pode ser editado geneticamente e, então, o blastocisto corrigido pode ser implantado na mãe.

o tratamento da hemofilia B. Essa abordagem é baseada no fornecimento simultâneo de vetores AAV que codificam NDZ e o fator IX (F9) para a promoção da integração do DNA complementar (cDNA) corretivo de F9 no *locus* codificante da albumina em células hepáticas. Abordagens semelhantes para pacientes com hemofilia A ou com distúrbios do armazenamento lisossomal devem entrar em estudos clínicos em breve.

Alvos atraentes para a abordagem *ex vivo* poderiam ser as células-tronco adultas, que poderiam ser extraídas do paciente, modificadas geneticamente *ex vivo*, expandidas e, então, enxertadas de volta no paciente para que elas repovoem o tecido ou o órgão com essas células saudáveis. A longa experiência clínica com purificação, cultivo, modificação genética e transplante de células-tronco hematopoéticas fez com que as doenças que afetam o sistema sanguíneo fossem bons alvos para essas estratégias de edição genômica *ex vivo*. Alvos potenciais incluem IDCG, anemia de Fanconi, síndrome de Wiskott-Aldrich e anemia falciforme. O desafio para essas abordagens será alcançar modificação gênica eficiente, robusta e específica das células-tronco hematopoéticas *ex vivo* porque, ao contrário das iPSC, por exemplo, elas não apresentam expansão clonal efetiva. Os primeiros estudos clínicos envolvendo CRISPR/Cas9 na China e nos EUA buscam alvos semelhantes e ambas envolvem a disrupção nos genes da morte programada 1 (PD-1) ou codificadores do receptor dos linfócitos T em células CAR-T, como descrito anteriormente, para a geração de imunoterapias para o câncer mais eficazes para mieloma múltiplo, câncer pancreático e pulmonar ou glioblastoma.

Quando as abordagens somáticas não parecem promissoras, os pesquisadores estão considerando uma terceira abordagem pela realização de mudanças permanentes nos genomas de embriões humanos. Da perspectiva médica, isso tem a vantagem de que a correção gênica será permanente; nem o indivíduo tratado nem os seus descendentes apresentarão o alelo doente. Em princípio, o procedimento envolveria a manipulação de embriões em um estágio muito inicial, em conjunto com a fertilização *in vitro* (Figura 38.8C). Dois grupos chineses publicaram recentemente artigos descrevendo os passos iniciais na produção dessas modificações em embriões viáveis e inviáveis. Algumas falhas reveladas nesses estudos incluem o potencial de modificações não intencionais induzidas pelo sistema CRISPR/Cas9 (foi observado que as células continham edições indesejadas fora do gene-alvo), bem como o potencial de mosaicismo (quando o embrião consiste em uma mistura de células editadas e não editadas). Finalmente, em um estudo recente, pesquisadores dos EUA conseguiram introduzir várias melhorias técnicas nesse processo e corrigiram uma mutação genética no gene *MYBPC3* (responsável pela miocardiopatia hipertrófica) em embriões humanos pré-implantação viáveis sem evidências de modificações não intencionais ou mosaicismo. Em todos esses estudos – e em outros esforços que estão sendo realizados – não havia a intenção de resultar em gravidez e esses embriões nunca foram implantados, mas foi demonstrada a plausibilidade dessa abordagem controversa.

## Recomendações de grau A

A1. Wen Y, Ding J, Zhang B, et al. Bone marrow-derived mononuclear cell therapy for non-ischemic dilated cardiomyopathy: a meta-analysis. *Eur J Clin Invest*. 2018;48:1-9.
A2. Jeyaraman MM, Rabbani R, Copstein L, et al. Autologous bone marrow stem cell therapy in patients with ST-elevation myocardial infarction: a systematic review and meta-analysis. *Can J Cardiol*. 2017;33:1611-1623.
A3. Greenberg B, Butler J, Felker GM, et al. Calcium upregulation by percutaneous administration of gene therapy in patients with cardiac disease (CUPID 2): a randomised, multinational, double-blind, placebo-controlled, phase 2b trial. *Lancet*. 2016;387:1178-1186.
A4. Adams D, Gonzalez-Duarte A, O'Riordan WD, et al. Patisiran, an RNAi therapeutic, for hereditary transthyretin amyloidosis. *N Engl J Med*. 2018;379:11-21.
A5. Ray KK, Landmesser U, Leiter LA, et al. Inclisiran in patients at high cardiovascular risk with elevated LDL cholesterol. *N Engl J Med*. 2017;376:1430-1440.

## REFERÊNCIAS BIBLIOGRÁFICAS

*As referências bibliográficas, bem como os outros materiais suplementares deste livro, encontram-se no GEN-IO, nosso ambiente virtual de aprendizagem.*

# SEÇÃO 7
## PRINCÍPIOS DE IMUNOLOGIA E DE INFLAMAÇÃO

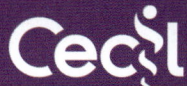

**39** SISTEMA IMUNOLÓGICO INATO, *220*

**40** SISTEMA IMUNE ADAPTATIVO, *225*

**41** MECANISMOS DE LESÃO TECIDUAL MEDIADA PELO SISTEMA IMUNE, *232*

**42** MECANISMOS DE INFLAMAÇÃO E REPARO TECIDUAL, *236*

**43** IMUNOLOGIA DO TRANSPLANTE, *241*

**44** SISTEMA COMPLEMENTO NA DOENÇA, *246*

# SISTEMA IMUNOLÓGICO INATO

MARY K. CROW

## SISTEMA IMUNOLÓGICO INATO NA DEFESA DO HOSPEDEIRO E NA PATOGÊNESE DAS DOENÇAS

O sistema imunológico, formado por células, pelas moléculas que elas produzem e pelos órgãos que organizam esses componentes, evoluiu ao longo de milhões de anos em resposta a infecções por microrganismos patogênicos. Seu papel essencial para a manutenção da saúde baseia-se no reconhecimento e na eliminação ou controle desses agentes microbianos estranhos; desse modo, a capacidade de distinguir o que é externo e perigoso do que é próprio do organismo é central para o sucesso de seu papel protetor.[1] Além das contribuições para a defesa do hospedeiro, o sistema imunológico está envolvido na prevenção do câncer, por buscar e reconhecer células próprias que expressem antígenos diferentes,[2] além de participar da resolução e do reparo dos danos teciduais.

O sistema imunológico geralmente é descrito como sendo composto por um *sistema imunológico inato* e um *sistema imunológico adaptativo*. O primeiro fornece uma linha de defesa rápida e inicial e respostas celulares a um estímulo estranho. O adaptativo, que depende de ativação pela resposta imune inata, desenvolve uma resposta mais específica, direcionada para o microrganismo externo e que gera memória, de modo que aquele estímulo possa ser elicitado rapidamente caso o microrganismo seja encontrado em uma ocasião posterior (Capítulo 40).

As células do sistema imunológico são derivadas de células precursoras da linhagem hematopoética na medula óssea (Capítulo 147)[3] e estão localizadas em órgãos linfoides bem-definidos, incluindo linfonodos, baço e timo, além de pele e intestino. As células do sistema imunológico inato agem como sentinelas em locais em que é provável encontrar microrganismos estranhos e, após sua ativação, frequentemente se deslocam até um órgão linfoide local. A indução da resposta imune adaptativa ocorre no contexto de agregados estruturados de células imunes inatas e adaptativas nos órgãos linfoides. Uma vez ativadas e diferenciadas para a produção de moléculas efetoras, as células do sistema imunológico podem ser observadas no sangue conforme se deslocam até os locais de infecção ou dano tecidual. Lá, elas podem interagir diretamente com as células-alvo para mediar a morte celular ou fornecer sinais de ativação para a expansão ou regulação de uma resposta, ou ainda secretar níveis locais elevados de substâncias imunomoduladoras chamadas de citocinas. As citocinas são pequenas proteínas solúveis que medeiam a comunicação das células no sistema imunológico ou entre as células do sistema imunológico e as de outros tecidos.[4] As células e os produtos do sistema imunológico agem como um sistema complexo regulado finamente. Variações hereditárias em centenas de genes evoluíram, sob a pressão de desafios microbianos, para garantir uma defesa adequada contra microrganismos patogênicos em toda a população humana. Entretanto, em qualquer indivíduo, o perfil genético complexo pode causar predisposição a infecções ou doenças autoimunes ou inflamatórias.

A resposta imune inata foi vista tradicionalmente como mediadora de uma proteção inespecífica via produção de moléculas efetoras pré-formadas. Entretanto, avanços importantes na caracterização dos receptores de reconhecimento de padrão (RRP) intracelulares e na superfície celular, particularmente a família de receptores *Toll-like* (TLR; do inglês, *Toll-like receptor*) e as vias de sinalização utilizadas pelas células imunes inatas para a implementação de uma resposta defensiva, possibilitaram a atual compreensão de que o sistema imunológico inato exibe especificidade relativa para os padrões moleculares associados aos patógenos (PAMP; do inglês, *pathogen-associated molecular patterns*), que são característicos de algumas categorias de microrganismos.[5] Ao contrário dos sistemas de receptores que iniciam uma resposta imune inata, os produtos proteicos que implementam a resposta, seja para a expansão da reação a outras células, para a promoção do deslocamento a um local mais relevante ou para a modulação dos programas de diferenciação das células do sistema imunológico adaptativo, não apresentam especificidade ao estímulo inicial de disparo. Os produtos da resposta imune inata podem ser altamente efetivos em eliminar ou limitar o grau de infecção e podem gerar um programa de reparo tecidual capaz de estabelecer uma resolução satisfatória para o episódio infeccioso. Entretanto, quando esses processos são sustentados ou mal regulados, eles podem representar um mecanismo fisiopatológico importante para muitas doenças autoimunes e inflamatórias.

### Células do sistema imunológico inato

#### Monócitos e macrófagos

Os monócitos circulam no sangue periférico com meia-vida de 1 a 3 dias. Os macrófagos surgem a partir dos monócitos que migraram para fora da circulação sanguínea e proliferaram e se diferenciaram no tecido. Os macrófagos teciduais incluem os macrófagos alveolares nos pulmões, as células de Kupffer no fígado, os osteoclastos nos ossos, a micróglia no sistema nervoso central (SNC) e os sinoviócitos do tipo A na membrana sinovial. Os macrófagos secretam numerosos produtos, incluindo enzimas hidrolíticas, espécies reativas de oxigênio, citocinas e quimiocinas. Eles envolvem microrganismos e partículas estranhas diretamente ou são ativados por complexos proteicos contendo anticorpos que se ligam a receptores na superfície celular para a porção Fc das moléculas de imunoglobulina (receptores Fc ou RFc). Esses encontros ativam vias de sinalização intracelular que induzem a transcrição de genes-alvo, principalmente aqueles que codificam mediadores da inflamação ou da morte de microrganismos mediada por enzimas. As citocinas de outras células do sistema imunológico, incluindo interferona γ (IFN-γ) ou interleucina (IL)-4, podem promover a diferenciação dos macrófagos para a produção de mediadores que são principalmente pró-inflamatórios ou então para um perfil funcional promotor de cicatrização. Os pesquisadores caracterizaram esses fenótipos funcionais como M1 ou M2, embora seja conhecido que o contexto da resposta imune inata determinará a resposta funcional, sendo comuns perfis mistos.[6]

Além de responder a organismos estranhos, os macrófagos contribuem para a eliminação de células senescentes ou apoptóticas de maneira que evita a indução de uma resposta inflamatória. Os macrófagos também interagem com outros tipos celulares por intermédio de receptores de adesão na superfície celular ou de receptores coestimuladores. Após a captura do antígeno, eles podem agir como células apresentadoras de antígenos para os linfócitos T e, então, conseguem interagir com células de outros sistemas que não o imunológico, como células endoteliais ou fibroblastos.

#### Células dendríticas

As células dendríticas (CD) consistem em uma família complexa de células que desempenham funções essenciais na resposta imune inata e são intermediárias para a ativação da resposta imune adaptativa. As CD mieloides conseguem incorporar antígenos derivados de microrganismos invasores, deslocar-se para linfonodos próximos e apresentar peptídios antigênicos processados para os linfócitos T (células T) na forma de complexos entre moléculas do complexo de histocompatibilidade principal (MHC; do inglês, *major histocompatibility complex*) e peptídios. Elas são as células apresentadoras de antígenos mais efetivas com base na expressão de moléculas coestimuladoras na superfície celular e elas produzem citocinas, incluindo IL-12 e IL-23, após a interação com PAMP. Assim, elas contribuem para o direcionamento do programa de diferenciação dos linfócitos T para a geração das funções celulares efetoras. As células dendríticas plasmocitoides (pCD) já foram identificadas como altamente efetivas na produção de IFN do tipo I, um mediador central da defesa do hospedeiro contra infecções virais.[7]

#### Células *natural killer*

As células *natural killer* (NK) e os linfócitos T NK constituem a primeira defesa contra infecções virais e outros patógenos intracelulares, enquanto as respostas adaptativas estão se desenvolvendo. As células NK são sensibilizadas por citocinas, incluindo IFN tipo I, liberadas por pCD e macrófagos, secretando quantidades abundantes de IFN-γ, que ativa macrófagos e outras células. Elas também são capazes de eliminar células infectadas por vírus pela injeção de enzimas formadoras de poro e de granzimas. A ativação das células NK é inibida pela interação com as moléculas MHC da classe I do próprio indivíduo nas células-alvo. Quando não existem esses autoantígenos de histocompatibilidade, a morte mediada pelas células NK é implementada. As células NK são importantes para a vigilância contra os tumores porque conseguem eliminar células tumorais deficientes em MHC da classe I, que não são mais suscetíveis às respostas imunes adaptativas. Além das células NK, as células linfoides inatas, um tipo de linfócito que participa do início das respostas imunes inatas, mas não expressa receptores rearranjados, são foco de muitos estudos atuais e parecem ser particularmente importantes para as respostas imunes no intestino.[8]

### Neutrófilos

Os neutrófilos são os leucócitos circulantes mais abundantes. Eles são recrutados rapidamente para os sítios de inflamação e podem fagocitar e digerir microrganismos (Capítulo 158). A ativação dos neutrófilos e a fagocitose são facilitadas pelos receptores Fc ou receptores de complemento. Os fagossomos contendo microrganismos se fundem com os lisossomos, que contêm enzimas, proteínas e peptídios que inativam e digerem esses agentes. Além de sua capacidade fagocítica, os neutrófilos produzem vários produtos tóxicos. A liberação desses produtos é conhecida como "explosão respiratória" porque ela é acompanhada por aumento do consumo de oxigênio. Durante a explosão respiratória, são gerados radicais de oxigênio pelas oxidases de fosfato de dinucleotídio de nicotinamida e adenina (NADPH). Os neutrófilos também contribuem para a defesa do hospedeiro com a extrusão de seu DNA e de proteínas associadas na forma de armadilhas extracelulares dos neutrófilos (NET; do inglês, *neutrophil extracellular traps*), onde as bactérias acabam ficando grudadas, facilitando sua remoção. Apesar de sua contribuição efetiva para a resposta imune inata e a defesa do hospedeiro contra microrganismos, os neutrófilos podem gerar danos colaterais consideráveis. As NET têm a capacidade de induzir a produção de citocinas por pCD e podem danificar as células endoteliais vasculares.[9] A secreção do conteúdo dos grânulos dos neutrófilos, particularmente suas enzimas (mieloperoxidase, elastase, colagenase e lisozima), causa danos celulares diretos e danifica as macromoléculas nos locais de inflamação.

### Eosinófilos

Ao contrário dos macrófagos e dos neutrófilos, a capacidade fagocítica dos eosinófilos é baixa; porém, eles são células efetoras citotóxicas potentes contra parasitas. Seu principal mecanismo efetor é a secreção de proteínas catiônicas (proteína básica principal, proteína catiônica eosinofílica e neurotoxina derivada de eosinófilos). Essas proteínas são liberadas no espaço extracelular, onde elas destroem diretamente os microrganismos invasores, mas também danificam o tecido hospedeiro (Capítulo 161).

### Basófilos e mastócitos

Os basófilos e os mastócitos teciduais secretam mediadores anti-inflamatórios, como histamina, prostaglandinas, leucotrienos e algumas citocinas. A liberação dessas substâncias é disparada quando receptores da imunoglobulina E (IgE) na superfície celular encontram IgE monomérica. Essas células são importantes nas alergias atópicas, em que antígenos do alergênio se ligam à imunoglobulina E (IgE) e fazem ligação cruzada com receptores FcεRs. Os mastócitos foram observados no tecido sinovial da artrite reumatoide e foram implicados em respostas inflamatórias locais (Capítulo 240). Assim como as pCD e os macrófagos, os mastócitos expressam TLR e FcR e produzem citocinas após encontrarem complexos imunes compostos por ligantes de TLR.

## Receptores de reconhecimento e gatilhos de resposta imune inata

### Receptores *Toll-like*

O sistema imunológico inato utiliza RRP intracelulares e na superfície celular para o reconhecimento de estruturas conservadas em microrganismos (PAMP). Exemplos de PAMP são lipopolissacarídeos bacterianos, peptidoglicanos, manana, DNA bacteriano, RNA de fita dupla e glicanas. A descoberta e a caracterização da família de TLR e de seus ligantes relevantes chamaram a atenção para os mecanismos que possibilitam que a resposta imune inata modele a natureza dos programas inflamatórios ou de reparo resultantes, bem como as funções efetoras dos linfócitos T após o reconhecimento de antígenos presentes no patógeno relevante. Os TLR têm como característica comum domínios ricos em leucina e ligam PAMP comuns a classes de organismos patogênicos. Por exemplo,

o TLR-4, um RRP expresso na superfície celular, liga lipopolissacarídeos de bactérias gram-negativas, enquanto o TLR-2 reconhece peptidoglicanas e lipoproteínas bacterianas, frequentemente com base na dimerização com outros membros da família TLR. Avanços importantes no reconhecimento das doenças sistêmicas autoimunes ocorreram após a caracterização de TLR endossomal, com especificidade relativa para RNA de fita simples (TLR-7 e TLR-8), para DNA enriquecido com 5′-citosina-fosfato-guanina-3′ (CpG) metilado (TLR-9) e RNA de fita dupla (TLR-3, que está presente tanto na superfície celular quanto no endossomo). A distribuição de TLR particulares entre as células do sistema imunológico inato varia e membros adicionais da família de TLR ainda podem ser descobertos e caracterizados. O TLR desempenha papéis centrais para alertar o sistema imunológico de que um microrganismo, tipicamente uma bactéria no caso de TLR-2 e TLR-4, ou um vírus no caso de TLR-3, TLR-7, TLR-8 e TLR-9, está ameaçando o hospedeiro. Porém, em alguns casos, quando um complexo imune com ácidos nucleicos do próprio indivíduo ganha acesso a um TLR endossomal, pode ser iniciada ou amplificada uma resposta imune inata autodirigida.[10]

### Sensores citoplasmáticos de ácidos nucleicos

Após a descrição da família de TLR e da capacidade de os TLR endossomais reconhecerem ácidos nucleicos microbianos e do próprio indivíduo, foi definida uma segunda categoria de receptores intracelulares do sistema imunológico inato, capazes de reconhecer RNA ou DNA de microrganismos, principalmente de vírus, que chegam ao citoplasma celular. A família de helicases DExD/H-box inclui o gene I induzível por ácido retinoico (RIG-I) e a proteína 5 associada à diferenciação de melanoma (MDA5), descritos como membros da família de receptores do tipo RIG-I que reconhece RNA viral com características estruturais em particular para a distinção do RNA viral do RNA do hospedeiro (Figura 39.1).[11] Também foram identificados receptores citoplasmáticos de DNA, sendo que foi descoberto que a enzima monofosfato cíclico de guanosina/adenina sintase (GAS) é um sensor importante de DNA citoplasmático, capaz de incitar respostas do sistema imunológico inato após a interação com o estimulador de genes de IFN (STING; do inglês, *stimulator of IFN genes*).[12] Quando DNA ou RNA estimulam esses sensores citoplasmáticos, o resultado é a transcrição e a produção de IFN-β e de outras citocinas pró-inflamatórias que coordenam a resposta imune antiviral inicial. O receptor de hidrocarbonetos de arila é outro receptor no citosol que pode ser estimulado por vários ligantes, demonstrando uma resposta cruzada com outras vias intracelulares.

### Receptores NOD

Uma outra categoria de receptores intracelulares é importante para a defesa antimicrobiana, bem como para a ativação dos estados inflamatórios. A família de receptores semelhantes ao domínio oligomerização por ligação de nucleotídios (NOD; do inglês, *nucleotide-binding oligomerization domain*, e NLR; do inglês, *NOD-like receptor*) é formada por componentes de uma estrutura intracelular chamada de inflamassomo, uma plataforma de sinalização que organiza a ativação do sistema imunológico inato em resposta a alguns estímulos.[13] O inflamassomo pode ativar caspase-1, uma enzima importante para a maturação das citocinas pró-inflamatórias IL-1β e IL-18. O inflamassomo contendo NLRP3 foi bastante estudado e relacionado com a resposta imune aos cristais de urato monossódico, o gatilho das crises de gota (Capítulo 257). Mutações no gene *NLRP3* constituem a base para síndromes autoinflamatórias crônicas que estão associadas a uma produção exagerada de IL-1 (revistas no Capítulo 245).

### Receptores de lectina tipo C

Os membros da família de receptores de lectina tipo C apresentam um domínio de reconhecimento de carboidratos e um domínio de ligação de cálcio que promovem a sinalização após a interação com microrganismos que expressem carboidratos, bem como moléculas do próprio organismo. CD-SIGN (do inglês, *specific intracellular adhesion molecule-3 grabbing non-integrin*) é um exemplo de um membro da família que reconhece estruturas ricas em manose em antígenos estranhos e que auxilia a ativação das CD. Receptores de manose em macrófagos, CD e outros tipos celulares, como nas células mesangiais renais, participam da depuração de microrganismos, bem como na imobilização de antígenos para que estes sejam apresentados para as células do sistema imunológico adaptativo. A família de proteínas selectinas tem um domínio de lectina,

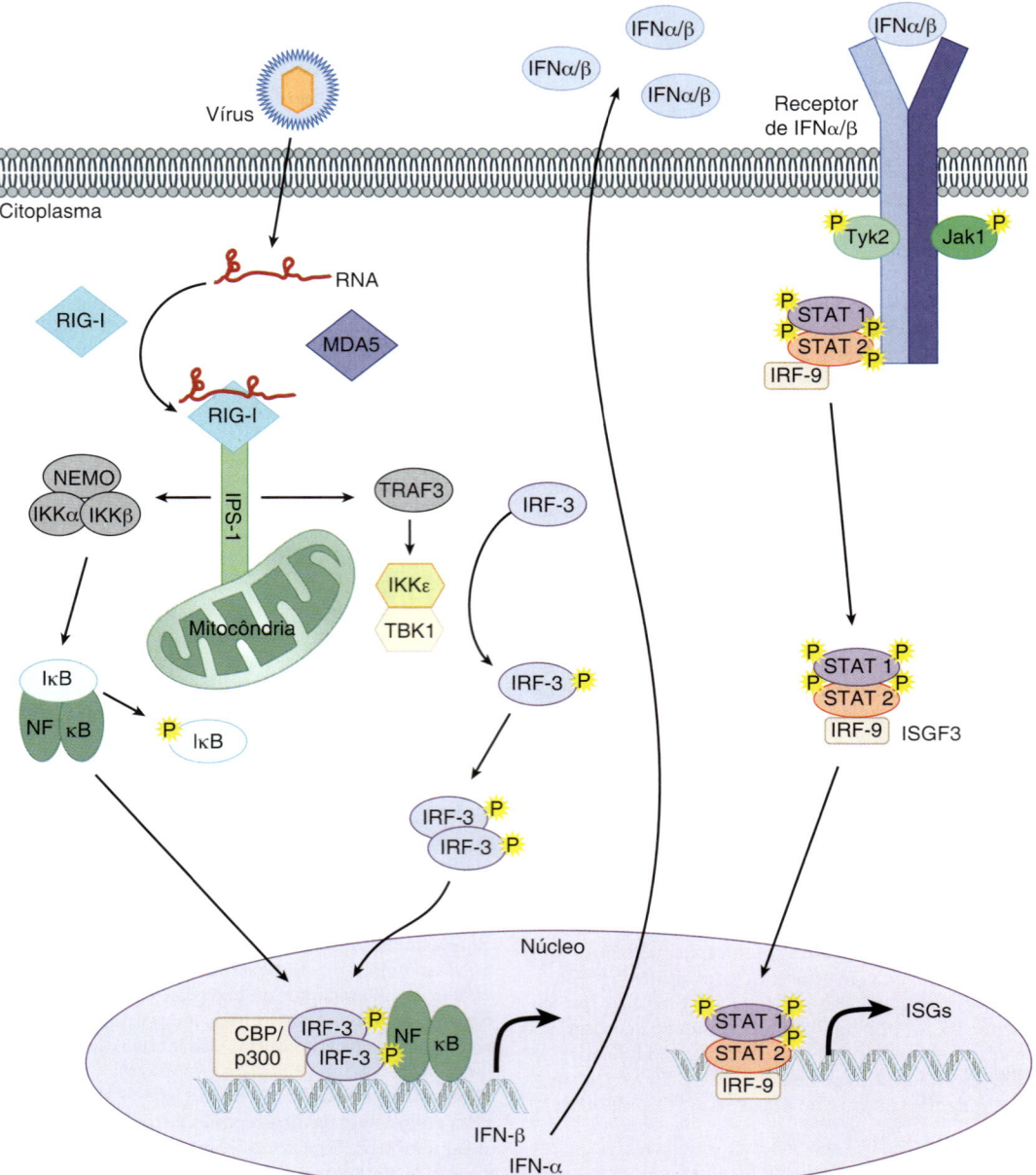

**FIGURA 39.1** Indução de resposta antiviral por interferona do tipo I (IFN). Sensores citoplasmáticos de RNA, incluindo o gene 1 induzível por ácido retinoico (RIG-1) e a proteína 5 associada à diferenciação de melanoma (MDA5), disparam uma cascata de sinalização que resulta na translocação do fator regulatório de interferona (IRF-3) para o núcleo e na transcrição de interferonas. Essas citocinas promovem uma resposta imune antiviral após se ligarem a seus receptores, ativando as vias do transdutor de sinal e ativador de transcrição (STAT) e Janus quinase (JAK). CBP/p300 = proteína ligadora de CREB; NEMO = modulador essencial do fator nuclear κB (do inglês *nuclear factor-κB essential modulator*); IκB = inibidor de κB; IKK = inibidor da subunidade quinase do fator nuclear κB (do inglês, *inhibitor of nuclear factor κB kinase subunit*); IPS-1 = estimulador do promotor de interferona β; ISG = gene estimulado por interferona (do inglês, *interferon stimulated gene*); ISGF3 = fator gênico 3 estimulado por interferona (do inglês, *interferon-stimulated gene factor 3*); NF-κB = fator nuclear κB (do inglês, *nuclear factor κB*); P = fosfato; TBK1 = quinase 1 ligadora de TANK (do inglês, *TANK-binding kinase 1*); TRAF3 = fator associado ao receptor de TNF (do inglês, *TNF receptor–associated factor*); Tyk = tirosinoquinase. (Fonte: Wilkins C, Gale M Jr. Recognition of viruses by cytoplasmic sensors. *Curr Opin Immunol.* 2010; 22:41-47.)

ligam-se a ligantes de carboidratos e mediam os passos iniciais da migração leucocitária. A selectina do tipo L está presente em virtualmente todos os leucócitos; as selectinas P e são expressas em células endoteliais ativadas e a selectina P também está armazenada em plaquetas. As selectinas capturam leucócitos circulantes e iniciam seus processos de ligação e rolamento sobre as células endoteliais ativadas.

### Receptores *scavenger*

Os receptores *scavenger* constituem uma família diversa de receptores que apresentam em comum o papel funcional de reconhecer vários ligantes e transportar ou remover alvos não próprios ou alterados.[14] Eles podem participar na depuração de microrganismos e no transporte de colesterol, mas também podem contribuir para a patologia das doenças. Por exemplo, entre os receptores *scavenger* está o receptor de lipoproteínas de baixa densidade (LDL) oxidadas, que podem promover a geração de macrófagos carregados de lipídios e aterosclerose quando acumuladas em excesso, além de receptores para substâncias relativamente inertes como o silício, que pode disparar uma resposta inflamatória após ser englobado por células fagocíticas. Os receptores *scavenger* também podem participar na ativação do inflamassomo, como ocorre após a ligação com a proteína amiloide sérica A.

### Receptores contendo domínios semelhantes à imunoglobulina

A família de receptores do tipo receptor inibitório *assassino* semelhante à imunoglobulina (KIR; do inglês, *killer inhibitory receptor*) participa da distinção das células do próprio organismo e das células de origem estranha, ou ainda das células tumorais expressando moléculas próprias modificadas. As células NK estão prontas para produzir seus mediadores tóxicos, mas elas são mantidas inativadas por receptores inibitórios que reconhecem moléculas MHC de classe I ou semelhantes a MHC de classe I. O reconhecimento das moléculas de MHC classe I fornece um sinal negativo que suprime a atividade celular. A observação de que as células NK matam células que não contêm moléculas de MHC de classe I levou à hipótese de *perda do próprio*. Testando as superfícies celulares para a expressão de moléculas de MHC de classe I, o sistema imunológico inato coleta informação a respeito de quão intactos os tecidos se encontram, enfatizando o papel crucial dessas moléculas de MHC de classe I como marcadoras da integridade tecidual. A família de receptores da superfície celular chamada de TREM (do inglês, *triggering receptors expressed by myeloid cells*) foi reconhecida como um importante regulador da inflamação.[15] TREM-1 atua em sinergia com outros receptores de reconhecimento de patógenos nas respostas antivirais e TREM-2 participa da imunidade inata contra a doença de Alzheimer.[16]

### Receptores Fc e de complemento

A maior parte das células do sistema imunológico inato apresenta receptores (FcR) que interagem especificamente com a região constante (porção Fc) das imunoglobulinas e podem ligar anticorpos ligados a antígenos. O isótipo do anticorpo determina qual tipo celular será ativado em determinada resposta. A ligação da maior parte dos FcR transmite sinais de ativação, porém, FcR inibitórios em linfócitos do tipo B (células B) e em macrófagos podem limitar respostas. A ligação de um FcγR em macrófagos ou em neutrófilos promove a fagocitose do antígeno, a ativação da "explosão respiratória" e a indução de citotoxicidade. Nas células NK, os FcγR iniciam a citotoxicidade mediada por células e dependente de anticorpos. FcR em pCD são importantes para levar complexos imunológicos até compartimentos intracelulares contendo TLR endossomal. FcR em mastócitos, basófilos e em eosinófilos ativados ligam IgE monomérica com afinidade extremamente elevada. A ligação cruzada de IgE constitutivamente ligada à superfície celular induz ativação celular e a liberação de grânulos citoplasmáticos. Alguns isótipos de imunoglobulinas fixam o complemento e receptores de complemento em monócitos amplificam a ativação celular induzida por complexos imunológicos antígeno-anticorpo-complemento (Capítulo 44). O receptor de complemento 1 (RC1) liga C3b e C4b, produtos iniciais da degradação da ativação do complemento que, quando ativado, promove a fagocitose de um complexo imune carregando complemento. CR3 e CR4 são integrinas $\beta_2$ que ligam o produto de degradação iC3b.

### Receptores de citocinas e de quimiocinas

As células do sistema imune inato expressam receptores para muitas citocinas – moléculas de glicoproteínas solúveis e com baixo peso molecular que são produzidas por diversas fontes celulares.[5] A ligação de IFN-γ, produzida por células NK ou por linfócitos T *helper* do tipo 1 ($T_H1$), por seus receptores localizados em monócitos ativa um programa de diferenciação que expande uma resposta inflamatória. Receptores de IL-4 em monócitos induzem um programa de transcrição gênica que é mais propenso a induzir a cicatrização de feridas e um programa de reparo. O fator de necrose tumoral α (TNF-α) é um produto de macrófagos ativados, mas se liga a receptores específicos nessas mesmas células, expandindo a resposta inflamatória. As células imunes inatas também expressam receptores para IL-6, que induz reagentes de fase aguda e IFN do tipo I. Esses mediadores coordenam um amplo programa de defesa do hospedeiro contra infecções virais (Figura 39.2). Receptores de quimiocinas incluem muitos membros de famílias que são distribuídos diferencialmente entre as células do sistema imunológico e eles detectam o gradiente gerado por quimiocinas solúveis, resultando na atração de células para locais onde são necessárias para implementarem funções inflamatórias ou imunológicas.

### Vias de sinalização e mediadores efetores do sistema imunológico inato

Cada família de receptores do sistema imunológico inato utiliza uma rede complexa de moléculas para transmitir informação da superfície celular

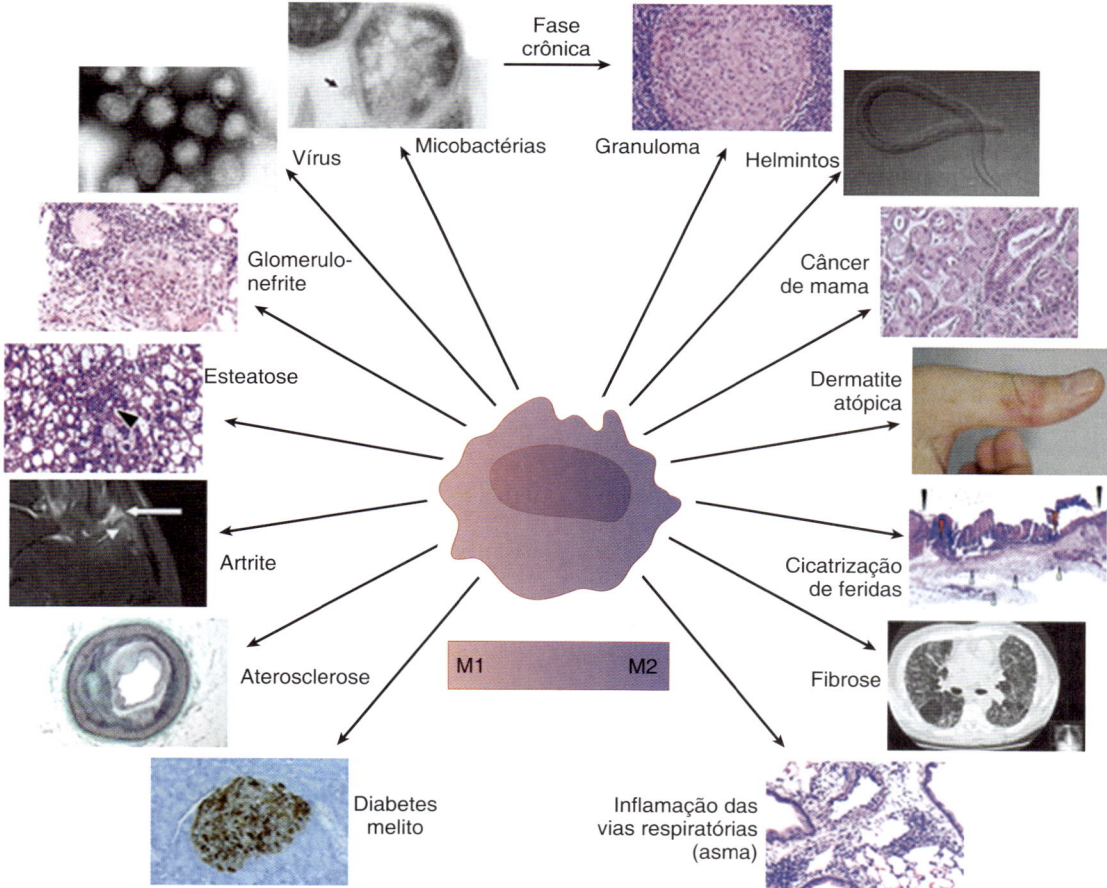

**FIGURA 39.2** Representação esquemática da plasticidade e da polarização de macrófagos na patologia. Ocorrem mudanças dinâmicas ao longo do tempo com a evolução da patologia: por exemplo, mudança da polarização de macrófagos do perfil M1 (pró-inflamatório/classicamente ativado) para M2 (anti-inflamatório/alternadamente ativado) caracteriza a transição da fase aguda para a fase crônica de uma infecção. Além disso, podem coexistir fenótipos mistos ou populações contendo fenótipos mistos. (Fonte: Sica A, Mantovani A. Macrophage plasticity and polarization: in vivo veritas. *J Clin Invest*. 2012; 122:787-795.)

ou do citoplasma para o núcleo, resultando na indução de um amplo programa de transcrição gênica e de síntese de proteínas que implementam a fase seguinte da resposta. As contribuições de cada uma das vias de transdução de sinais para a resposta imune inata geral dependerão das proteínas produzidas e determinarão se os produtos celulares resultantes direcionarão a função imunológica para a redução dos efeitos maléficos da infecção viral no hospedeiro, para a limitação da inflamação e do dano tecidual após uma infecção bacteriana ou fúngica ou para a cicatrização de uma ferida pela produção de um tecido de cicatrização.

### Vias de sinalização mediadas por receptores

Alguns sistemas comuns de sinalização celular são utilizados por muitos sistemas de receptores e células. Indiscutivelmente, o sistema de sinalização mais importante é a via do acentuassomo de cadeia leve do fator nuclear κ dos linfócitos B ativados (NF-κB). NF-κB é um fator de transcrição de ação rápida porque ele já se encontra pré-formado nas células do sistema imunológico inato e não requer uma nova síntese proteica para começar a agir. Sua atividade é induzida pela ligação de TLR e de muitos receptores de citocinas. Os fatores de transcrição que compõem essa via são translocados para o núcleo celular após a degradação de um componente inibitório, o inibidor de κB (IκB), onde se ligam a regiões promotoras de genes que codificam mediadores de inflamação e de proliferação celular. Outra via importante é mediada pela família de fatores regulatórios de IFN (IRF), incluindo fatores de transcrição que são ativados por TLR endossomal em resposta à ligação de DNA ou RNA, ou por sensores citoplasmáticos de ácido nucleicos, em geral provenientes de fontes virais. O IRF-3 é particularmente importante para a promoção da transcrição de IFN-β, que é produzido tipicamente no início de uma resposta antiviral do sistema imunológico inato. IRF-7 é particularmente facilitador da produção de IFN-α induzida por TLR endossomal e é encontrado constitutivamente em pCD, os maiores produtores de IFN-α.

As vias do transdutor de sinal e ativador de transcrição (STAT) e Janus quinase (JAK) são utilizadas por muitos receptores de citocinas e envolvem reações enzimáticas sequenciais por quinases que culminam na translocação de proteínas STAT para o núcleo, onde se ligam a promotores de genes, induzindo a transcrição e a síntese de produtos importantes para a implementação da imunorregulação e da inflamação.

Os membros da família de receptor de TNF ativam uma via complexa de sinalização que envolve proteínas contendo domínio de morte associado ao receptor de TNF (TRADD) e fatores associados ao receptor de TNF (TRAF), ativando finalmente as vias de NF-κB e de proteinoquinase ativada por mitógeno (MAP).

O receptor de TGF-β é um receptor de serino/treoninoquinase que fosforila proteínas citoplasmáticas da família SMAD, que agem como fatores de transcrição após a ligação do receptor por TGF-β. A sinalização de TGF-β tem participação importante no término da resposta imune inata e no início do programa de reparo tecidual ou de cicatrização de feridas.

É evidente que estratégias comuns de sinalização intracelular são utilizadas por muitos sistemas de receptores que ativam e regulam o sistema imunológico inato, com os complexos de ligantes e receptores disparando a ativação de quinases que fosforilam vias proteicas a jusante, resultando na translocação de fatores de transcrição importantes do citoplasma para o núcleo, onde ocorrerá a transcrição de novos genes.

### Produtos solúveis da resposta imune inata

As células do sistema imunológico inato são as principais produtoras de muitas citocinas pró-inflamatórias e regulatórias que já foram mencionadas e também são seus alvos. Além das citocinas descritas, as células do sistema imunológico inato produzem quimiocinas que atraem as células do sistema imunológico até os locais de dano tecidual ou de infecção, produzindo fatores de sobrevida e de diferenciação celulares que ajudam a desenvolver uma resposta imune adaptativa. Macrófagos e CD produzem IL-12 e IL-23 para ajudar no desenvolvimento de programas de linfócitos T efetores. Eles também produzem o fator de ativação de linfócitos B (BAFF), um mediador solúvel da família de TNF. BAFF sustenta a sobrevida dos linfócitos B e pode fornecer sinais coestimulatórios para os linfócitos B que tenham recebido sinais de ativação antígeno-específicos em seus receptores de antígenos superficiais, promovendo sua diferenciação em plasmócitos produtores de anticorpos.

Um conjunto de produtos particularmente importante inclui componentes do sistema complemento, um grupo de enzimas e de proteínas regulatórias plasmáticas que são convertidas de um estado pró-enzimático inativo para enzimas ativas em uma cascata controlada e sistemática, que é crucial para a ligação do reconhecimento microbiano com a função celular efetora (Capítulo 44). A lectina que liga manose circula no plasma sanguíneo e age como uma opsonina, estando envolvida na ativação da via do complemento. A proteína C reativa, uma proteína da fase aguda, participa na opsonização por se ligar a fosfolipídios bacterianos. Macrófagos e neutrófilos são importantes na fase inicial de uma resposta imune inata pela produção de defensinas antimicrobianas, de proteínas catiônicas ricas em cisteína e de peptídios do tipo catelicidina, como LL37. Ambas as categorias de mediadores podem auxiliar na eliminação dos microrganismos em fagossomos. Os neutrófilos provocam a extrusão DNA estimulatório na forma de NET ou liberam DNA mitocondrial, junto com proteínas associadas ao DNA, como HMGB1 (do inglês, *high-mobility group box 1*), que amplifica as respostas de TLR em pCD ou em macrófagos.

## Papel do sistema imunológico inato na localização, extensão e resolução de uma reação de defesa do hospedeiro

### Localização das células do sistema imunológico inato

A maior parte das células da resposta do sistema imunológico inato são agentes livres, transitando de um local para o outro. A mobilidade dos constituintes celulares do sistema imunológico inato é necessária para iniciar efetivamente uma resposta contra agentes invasores. As células utilizam um processo de adesão e de ativação com várias etapas. Inicialmente, os leucócitos rolam sobre as células endoteliais ativadas, seus receptores de quimiocina são ativados, ocorre um aumento em sua adesividade e, por fim, migram através da camada endotelial seguindo um gradiente de quimiocinas. A família selectina de proteínas medeia as primeiras etapas da migração leucocitária. A selectina P e a selectina E são expressas em células endoteliais ativadas e a selectina P também é armazenada nas plaquetas. As selectinas capturam leucócitos flutuantes e iniciam a ligação e o rolamento sobre as células endoteliais ativadas. Para transformar a ligação e o rolamento em adesão firme, é necessária uma ação coordenada entre quimiocinas, receptores de quimiocinas e integrinas. As integrinas são heterodímeros formados por diferentes tipos de cadeia α e β; diferentes combinações de α/β são expressas em distintos tipos celulares. É apenas após a ativação que as integrinas conseguem agir com ligantes nas células endoteliais. A ativação envolve uma modificação do domínio citoplasmático da cadeia β, resultando em modificação estrutural dos domínios extracelulares. Esse processo é chamado de *sinalização de dentro para fora*. A última etapa do processo de recrutamento é a migração transendotelial. Nessa etapa, os leucócitos ligados firmemente migram através da monocamada celular endotelial e da membrana basal da parede do vaso.

### Transição para a resposta imune adaptativa

O movimento das células do sistema imunológico inato também é necessário para a transição da resposta do hospedeiro de uma que depende principalmente das células do sistema imunológico inato para outra que envolve a participação dos linfócitos B e T. As CD residentes na pele e no intestino agem como sentinelas e como a primeira linha de defesa contra organismos invasores. Quando essas células são ativadas após a detecção de PAMP pelos RRP e após a captação de componentes microbianos pelas CD, essas células migram para linfonodos locais onde seus constituintes, agora já expressos em sua superfície em associação com as moléculas de MHC das classes I ou II, podem ser apresentados aos linfócitos T. Como dito anteriormente, macrófagos ativados, CD e pCD produzem citocinas que orientam o programa de diferenciação dos linfócitos T. Além disso, moléculas coestimulatórias na superfície celular induzidas após a ativação mediada por TLR, como CD80 e CD86, fornecem sinais de ativação acessórios essenciais para os linfócitos T, garantindo sua ativação efetiva. Macrófagos e CD também auxiliam o desenvolvimento de uma resposta imune adaptativa por intermédio da produção de fatores de sobrevida e de diferenciação. O Capítulo 40 fornece uma descrição completa do sistema imunológico adaptativo e de sua implementação.

### Papel das células do sistema imunológico inato na resolução de uma resposta imune e no reparo tecidual

Os macrófagos são particularmente importantes para a resolução de uma resposta imune e para a organização do reparo ao tecido danificado. O paradigma clássico que descreve macrófagos pró-inflamatórios/classicamente ativados (M1) e anti-inflamatórios/alternativamente ativados (M2) (ver seção de Monócitos e macrófagos) é, provavelmente, simplista demais. Ainda assim, está claro que, durante uma infecção crônica, os macrófagos conseguem modificar seu perfil funcional de M1 para M2, em alguns casos sob o controle das citocinas de linfócitos T e IL-4 e IL-13, para desenvolverem um programa de expressão gênica que inclua a produção de TGF-β, que sustenta uma resposta fibrótica, e de IL-10, uma citocina que inibe a função celular de apresentação de antígenos. Embora um perfil do tipo M1 determinado por IFN-γ seja altamente eficiente em alcançar um controle inicial sobre um microrganismo patogênico invasor e os mediadores derivados da resposta M2 promovam a cicatrização de feridas, deve ficar claro que qualquer um desses dois fenótipos de macrófagos, além de perfis intermediários complexos, pode estar associado a qualquer estado patológico (Figura 39.2). As pesquisas atuais estão revelando os mecanismos imunológicos inatos que contribuem para doenças tão diversas quanto aterosclerose (Capítulo 71), considerada associada a macrófagos M1, quanto a fibrose pulmonar idiopática (Capítulo 86), que possivelmente envolve macrófagos do tipo M2.

### Contribuição da resposta imune inata para a patogênese de doenças autoimunes

Entre as descobertas mais significativas da última década está a contribuição essencial do sistema imunológico inato para a patogênese de doenças autoimunes e inflamatórias. Por exemplo, em ambientes Amish, com sua ênfase em práticas tradicionais de agricultura, ocorre uma proteção contra asma em razão da influência da resposta imune inata.[17] Como descrito anteriormente, as células do sistema imunológico inato são agentes integrais no reconhecimento inicial de microrganismos patogênicos invasores; portanto, quando as funções desse sistema complexo são equilibradas e orquestradas cuidadosamente, o resultado é a remoção, ou pelo menos o isolamento eficiente, desses microrganismos. Entretanto, se eles não forem efetivamente removidos do sistema e persistirem, o resultado será um estado crônico de infecção associado à ativação imunológica e ao dano tecidual. De maneira interessante, podem ser traçados muitos paralelos entre as alterações imunológicas observadas nas situações de infecção viral crônica e a imunorregulação prejudicada que é característica da doença autoimune prototípica chamada de lúpus eritematoso sistêmico. A produção excessiva de IFN-α é uma característica da maioria dos pacientes com essa doença e agora se sabe que a ativação de TLR endossomal ou de sensores citosólicos, ou ambos, por complexos imunológicos contendo ácidos nucleicos amplifica a atividade da resposta imune inata e direciona a produção de IFN tipo I e outras citocinas pró-inflamatórias. Agora é conhecido que os neutrófilos contribuem para a indução daquela resposta por intermédio da produção de HMGB1, catelicidinas e da extrusão de agregados estimulatórios de DNA. A ativação de TLR possivelmente contribui para muitas outras doenças inflamatórias e autoimunes, porque ligantes endógenos de TLR podem agir como estímulos efetivos de TLR no contexto de um ambiente pró-inflamatório associado a um dano celular apoptótico ou oxidativo. Alterações na degradação de RNA e de DNA endógenos com base em mutações monogênicas podem causar a ativação de sensores citosólicos de ácidos nucleicos, além de manter uma alta produção de IFN do tipo I e causar lesões na pele e no SNC em doenças chamadas de interferonopatias do tipo I.[18,19] O inflamassomo e seus componentes proteicos, incluindo receptores do tipo NOD, são reconhecidos como mediadores das respostas inflamatórias induzidas por cristais de urato, resultando nas crises de gota (Capítulo 257) e eles são alvos de mutações que definem síndromes autoinflamatórias importantes (Capítulo 245), particularmente em crianças.

### Conclusão

As células e os produtos da resposta imune inata, considerados por muitos anos como menos sofisticados e importantes do que os linfócitos B e T altamente específicos da resposta imune adaptativa, hoje são reconhecidos como defensores essenciais contra microrganismos patogênicos. Graças ao reconhecimento de padrões moleculares comuns de microrganismos por membros de famílias de receptores, alguns ainda sendo descobertos, as células da resposta imune inata orquestram os programas efetores que são ajustados para agir sobre as vulnerabilidades de cada tipo de patógeno, matando-o ou, pelo menos, impedindo sua expansão. Avanços na compreensão dos mecanismos utilizados pela resposta imune inata e nas síndromes clínicas resultantes quando componentes desse sistema se encontram alterados geneticamente elucidaram o papel central que receptores e produtos do sistema imunológico inato desempenham na patogênese de doenças autoimunes e inflamatórias. Essas descobertas estão guiando esforços para o desenvolvimento de terapias direcionadas que permitirão o controle ou, até mesmo, a prevenção de doenças humanas nas quais o sistema imunológico inato desempenha um papel importante na patogênese.

### REFERÊNCIAS BIBLIOGRÁFICAS

*As referências bibliográficas, bem como os outros materiais suplementares deste livro, encontram-se no GEN-IO, nosso ambiente virtual de aprendizagem.*

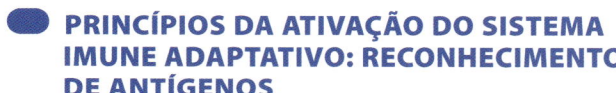

# SISTEMA IMUNE ADAPTATIVO
JOSEPH CRAFT

## PRINCÍPIOS DA ATIVAÇÃO DO SISTEMA IMUNE ADAPTATIVO: RECONHECIMENTO DE ANTÍGENOS

### Estrutura dos receptores específicos para antígenos

O sistema imune inato reconhece padrões estruturais que são comuns no mundo microbiano, enquanto o sistema imune adaptativo é projetado para responder a todo o *continuum* de antígenos.[1,2] Essa meta é alcançada por intermédio de dois tipos principais de receptores para reconhecimento de antígenos (Ag): anticorpos (Ac) e receptores de linfócitos T (TCR; do inglês, *T-cell receptors*). Os anticorpos, ou imunoglobulinas, são expressos como receptores na superfície dos linfócitos B ou são secretados, e ambos apresentam a mesma especificidade para os antígenos. Eles reconhecem estruturas conformacionais formadas pela configuração terciária das proteínas e, em alguns casos, carboidratos e lipídios. Já os TCR α/β, a classe mais abundante de TCR, se encaixam especificamente em epítetos formados por pequenos peptídios lineares integrados a moléculas do complexo de histocompatibilidade principal (MHC) na superfície das células apresentadoras de antígenos.

### Anticorpos

Os anticorpos são formados por duas cadeias pesadas idênticas e por duas cadeias leves idênticas, que estão ligadas covalentemente por ligações dissulfeto. O domínio amino (N) terminal de cada cadeia é variável e representa a estrutura de reconhecimento que interage com o antígeno. Cada anticorpo tem dois braços de ligação com especificidade idêntica. As extremidades carboxila (C) terminais das cadeias pesadas e leves formam a região constante, que define a subclasse do anticorpo (κ ou λ para as cadeias leves; imunoglobulina M (IgM), IgA, IgD, IgE ou IgG para as cadeias pesadas). Existem subclasses adicionais para IgG e IgA. A região constante dos anticorpos inclui a região Fc. As regiões Fc podem se polimerizar (IgA) ou pentamerizar (IgM) na presença de uma cadeia J (de junção). As regiões Fc também são ligantes para os receptores de Fc (FcR) nas células do sistema imune inato.

### Receptores de linfócitos T

Os TCR são dímeros de cadeias α e β ou de cadeias γ e δ, cada um contendo três locais de ligação determinantes da complementariedade no domínio N terminal.[3] Esses locais determinantes da complementariedade definem a especificidade. Os TCR α/β reconhecem fragmentos de peptídios nas moléculas de MHC, embora alguns deles possam ligar antígenos glicolipídicos, por exemplo, das micobactérias, apresentadas por moléculas com singularidade estrutural ao MHC. Os TCR γ/δ são mais variáveis e conseguem reconhecer peptídios ou alguns antígenos glicolipídicos no contexto das moléculas semelhantes a MHC ou, até mesmo, antígenos não processados, com funcionamento semelhante a anticorpos; um reflexo de sua similaridade estrutural.

### Especificidades dos anticorpos e dos receptores de linfócitos T

O repertório, ou número total de especificidades, de anticorpos e de TCR é extremamente elevado e estima-se que em seres humanos seja de, respectivamente, $10^{11}$ ou mais e $10^{18}$ combinações. Essa diversidade enorme é reflexo da natureza antecipatória dos receptores do sistema imune adaptativo e precisa ser adquirida; não é possível codificar cada um deles individualmente, ao contrário do que acontece com os receptores do sistema imune inato. Sua base consiste em menos de 400 genes que são recombinados e modificados. As cadeias pesadas da imunoglobulina são formadas a partir de quatro segmentos gênicos – as regiões variável, de diversidade, de junção e constante dos segmentos gênicos. Além disso, as cadeias β e δ do TCR são formadas pela recombinação de segmentos das regiões variável, de diversidade, de junção e constante dos genes TCR. As cadeias leves da imunoglobulina e as cadeias α e γ do TCR não têm o segmento de diversidade, sendo compostas por três segmentos gênicos. Durante o rearranjo para a formação de anticorpos ou de TCR, os segmentos gênicos são cortados por nucleases e recombinados no nível do DNA, formando unidades de codificação linear para cada gene receptor. Por intermédio da combinação de vários mecanismos diferentes, é gerada uma diversidade enorme de receptores. Primeiro, o genoma contém várias formas dos segmentos gênicos; cada receptor ou anticorpo utiliza uma combinação diferente desses segmentos gênicos. Em seguida, o processo de recombinação e de reparo é impreciso, introduzindo variações de nucleotídios nas junções das porções variável-diversidade, diversidade-junção e variável-junção. Essas imprecisões causam mudanças no RNA mensageiro, resultando em sequências de aminoácidos completamente diferentes. Finalmente, podem ser inseridos nucleotídios nas regiões de junção por uma enzima chamada de desoxinucleotidiltransferase terminal.

Uma vez geradas, as sequências de TCR permanecem inalteradas. Essa regra não se aplica às imunoglobulinas, que sofrem modificações. As modificações das imunoglobulinas incluem: (1) substituição de uma região variável inteira, ou edição do receptor, ocorrendo tipicamente na medula óssea durante o desenvolvimento das células B para modificarem os receptores de imunoglobulinas que sejam capazes de, inadequadamente, ligarem antígenos do próprio organismo na recombinação inicial de segmentos gênicos; (2) mudança de classe, em que os genes da unidade variável-diversidade-junção se combinam com diferentes regiões constantes (mudança de isótipo); ou (3) hipermutação somática, em que as áreas de contato do anticorpo com o antígeno sofrem mutações durante uma resposta imune para melhorar a afinidade (maturação de afinidade). Os dois últimos eventos ocorrem em tecidos linfoides secundários, como o baço, os linfonodos e no tecido linfoide associado à mucosa, onde são iniciadas as respostas imunes aos antígenos.

### Processamento de antígenos

As células T contendo TCR α/β reconhecem fragmentos peptídicos que são apresentados no contexto das moléculas de MHC das classes I e II por um processo chamado de *apresentação de antígenos*. As duas classes de moléculas de MHC são utilizadas como elementos de restrição por dois subtipos diferentes de células T. Os linfócitos T CD4$^+$ reconhecem peptídios antigênicos associados às moléculas de MHC da classe II, enquanto os linfócitos T CD8$^+$ ligam peptídios complexados com moléculas de MHC da classe I. Geralmente, as moléculas de MHC da classe II são expressas apenas em células apresentadoras de antígenos especializadas – chamadas de profissionais – como as células dendríticas, os monócitos, os macrófagos e os linfócitos B, enquanto as proteínas da classe I são apresentadas por virtualmente todas as células nucleadas, facilitando o reconhecimento de peptídios provenientes de vírus (que frequentemente têm uma grande variedade de alvos teciduais) pelos linfócitos T CD8$^+$. Os peptídios ligados às moléculas de MHC da classe II tipicamente são derivados de antígenos extracelulares que são capturados e internalizados em endossomos para serem digeridos por proteinases, principalmente a catepsina. Entretanto, ocasionalmente, proteínas intracelulares ou proteínas membranares são capturadas nesse processo. As moléculas de MHC da classe II são "montadas" no retículo endoplasmático em associação a uma proteína chamada de *cadeia invariante* (Figura 40.1). As moléculas são transportadas para o endossomo, onde a cadeia invariante é removida da fenda de ligação peptídica, fazendo com que a fenda possa ser acessada por peptídios derivados das proteínas extracelulares. As moléculas de MHC da classe II, estabilizadas por peptídios de 10 a 30 aminoácidos, são mostradas na superfície celular, onde reconhecem os linfócitos T CD4$^+$.

Os peptídios associados ao MHC da classe I são gerados no citosol pelo proteassomo, um grande complexo enzimático e multiproteico citoplasmático (Figura 40.1), possibilitando o reconhecimento de peptídios microbianos produzidos dentro das células infectadas pelos linfócitos T CD8$^+$. Proteínas transportadoras especializadas, chamadas de *transportador no processamento de antígenos* (TAP; do inglês, *transporter in antigen processing*) facilitam a translocação de peptídios do proteassomo citosólico para o retículo endoplasmático. Ali, os peptídios se ligam a moléculas de MHC da classe I recentemente formadas e são transportados para a superfície celular, onde são reconhecidos por linfócitos T CD8$^+$ antígeno-específicos. Os peptídios associados ao MHC da classe I também podem se originar do ambiente extracelular e ser apresentados aos linfócitos T pelo processo chamado adequadamente de *via de apresentação cruzada*. Isso possibilita que os linfócitos T CD8$^+$ reconheçam peptídios estranhos, por exemplo, provenientes de vírus, que são originados de células infectadas ou de células morrendo e que foram ingeridas por células mieloides e, então, apresentadas por moléculas de MHC da classe I.

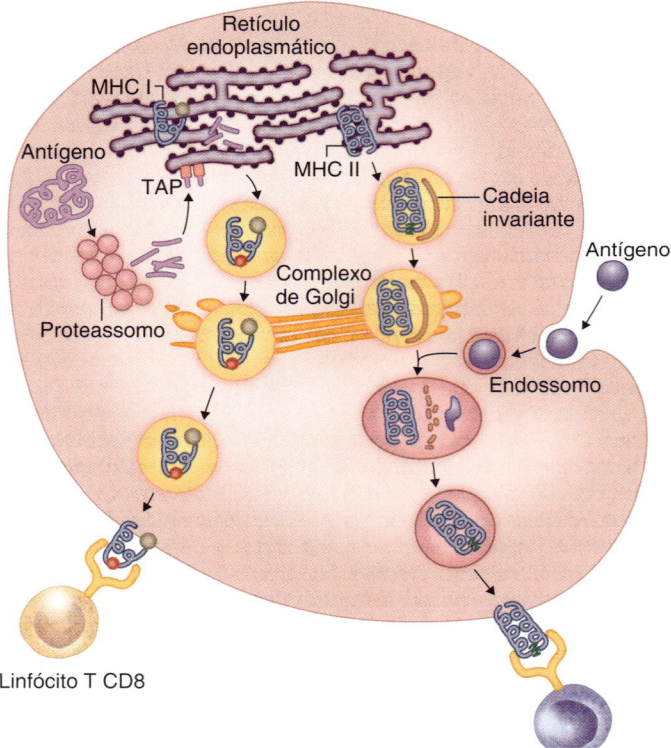

**FIGURA 40.1** Via de processamento de antígenos e sua incorporação nas moléculas do complexo de histocompatibilidade principal (MHC). As proteínas citosólicas são degradadas pelo proteassomo, gerando fragmentos peptídicos que são transportados para o retículo endoplasmático por transportadores especializados de peptídios (transportador no processamento de antígenos [TAP]). Após os peptídios se ligarem às moléculas de MHC da classe I, os complexos de MHC-peptídio são liberados do retículo endoplasmático e são deslocados até a superfície celular, onde eles são ligantes dos receptores dos linfócitos T CD8$^+$ (TCR). Antígenos extracelulares estranhos são captados em vesículas intracelulares, chamadas de *endossomos*. Conforme o pH do endossomo diminui gradualmente, são ativadas proteases que digerem os antígenos em fragmentos peptídicos. Após a fusão com vesículas contendo moléculas de MHC da classe II, são colocados peptídios antigênicos no local de ligação de antígenos. Os complexos de MHC da classe II-peptídio são transportados para a superfície celular, onde são reconhecidos por linfócitos T CD4$^+$ contendo TCR.

A natureza da via de processamento de antígenos determina a sequência de eventos na resposta imune. Em geral, antígenos extracelulares entram no conjunto endossomal e são associados a moléculas de MHC da classe II para a estimulação dos linfócitos T CD4+. Antígenos citosólicos, incluindo antígenos de agentes infecciosos intracelulares, são degradados e apresentados no contexto de moléculas de MCH da classe I para promoverem respostas mediadas por linfócitos T CD8+.

## ELEMENTOS CELULARES DO SISTEMA IMUNE ADAPTATIVO

### Linfócitos T

#### Desenvolvimento dos linfócitos T

Os precursores dos linfócitos T são derivados de progenitores hematopoéticos que migram para o timo, um tecido linfoide primário, onde ocorrem todos os estágios subsequentes na maturação dos linfócitos T (Figura 40.2). Os linfócitos no estágio pré-T expressam duas enzimas, a RAG recombinase e a desoxinucleotidiltransferase terminal, que possibilitam a recombinação dos genes TCR. A cadeia β do TCR é rearranjada primeiro e é expressa junto com uma cadeia α pré-TCR. Sinais do complexo TCR imaturo inibem o rearranjo do segundo alelo da cadeia β, induzindo a proliferação dos timócitos e a expressão de ambas as moléculas – CD4 e CD8 – gerando os timócitos chamados de duplos-positivos. Subsequentemente, a cadeia α do TCR é recombinada, formando um TCR maduro.

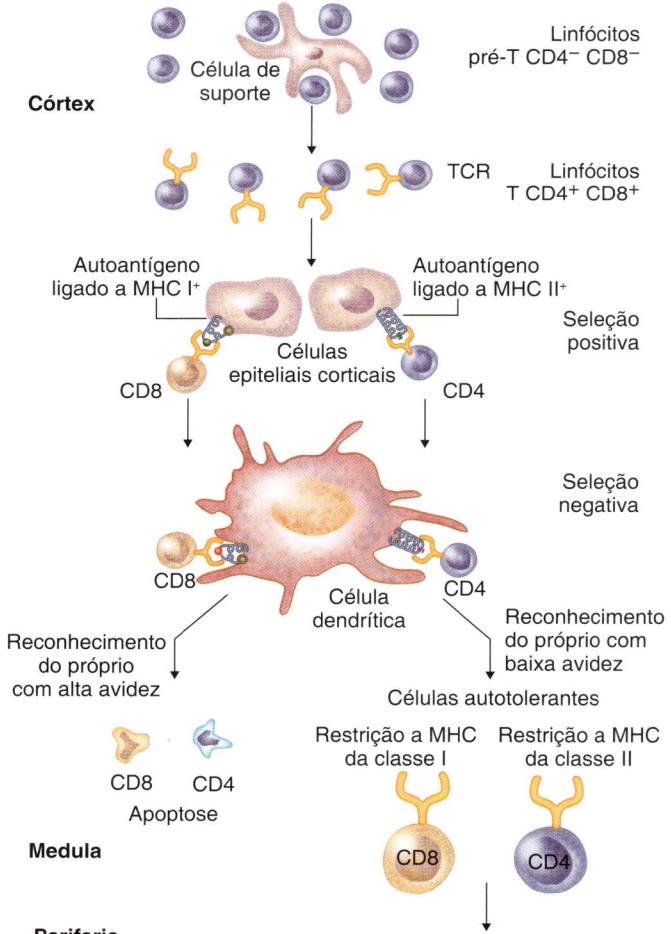

**FIGURA 40.2** **Maturação dos linfócitos T no timo.** Células precursoras condicionadas para a linhagem T chegam ao timo e começam a sofrer o rearranjo dos genes do receptor de linfócitos T (TCR). Os linfócitos T imaturos com receptores se ligam ao complexo de histocompatibilidade principal (MHC) das células epiteliais corticais, recebendo sinais para a sua sobrevida (seleção positiva). Na junção corticomedular, os linfócitos T sobreviventes encontram autoantígenos apresentados por células dendríticas e por macrófagos. Os linfócitos T que conseguem reagir fortemente a esses autoantígenos são eliminadas por apoptose (seleção negativa). Os linfócitos T liberados para a periferia são tolerantes aos antígenos próprios (*self*) e reconhecem antígenos estranhos que estejam associados às moléculas de MHC.

A partir de então, o timócito passa por muitas etapas de diferenciação e de seleção moduladas pelo microambiente do timo, com o resultado sendo a formação de um linfócito T pronto para migrar para um tecido linfoide secundário e reconhecer peptídios antigênicos. Os timócitos dos primeiros estágios estão localizados no córtex do timo, onde interagem principalmente com as células epiteliais. Eles, então, migram para a medula do timo, entrando em contato com células dendríticas e com macrófagos na junção corticomedular. As células estromais do timo regulam a proliferação dos linfócitos T pela secreção de fatores de crescimento linfopoéticos, como interleucina-7 (IL-7). Interações do TCR com as moléculas de MHC expressas nas células epiteliais ou nas células dendríticas (ou nos macrófagos) determinam o destino do timócito. O reconhecimento com baixa avidez de complexos peptídio-MHC nas células corticais do timo pelo TCR resulta em uma seleção positiva. Esse evento de reconhecimento resgata as células da morte celular por apoptose e garante que apenas os linfócitos T com receptores funcionais capazes de reconhecer as moléculas de MHC – o que é crítico para a ativação dos linfócitos T e sua localização subsequente no baço e nos linfonodos – sobrevivam. Após a seleção positiva, os timócitos migram para as células epiteliais na medula tímica, que expressam e apresentam seletivamente antígenos dos tecidos periféricos para a mediação da seleção negativa dos linfócitos T autorreativas. Os timócitos que expressam o receptor que não se liga a nenhum complexo MHC-antígeno morrem. A interação de alta afinidade do TCR com o complexo MHC-peptídio induz a morte apoptótica desse linfócito T. Esse processo de seleção negativa elimina os linfócitos T com especificidade para autoantígenos e é responsável pela tolerância central de muitos autoantígenos. Estima-se que apenas 1% dos timócitos sobreviva a esse processo rigoroso de seleção. Durante a seleção, os linfócitos T continuam a se diferenciar, com uma expressão ordenada de moléculas na superfície celular, que fazem contato com as proteínas de MHC das classes I e II, respectivamente, ajudando a estabilizar interações com o TCR para a geração de um sinal mais durável para os linfócitos T. Os timócitos duplos-positivos expressando tanto CD4 quanto CD8 inicialmente perdem a expressão de CD4 e, se isso não tiver efeito na magnitude do sinal de TCR, a célula se tornará um linfócito T CD8+ citotóxico. Entretanto, se a perda do CD4 resultar em redução do sinal de TCR, a célula se tornará um linfócito T CD4+ do tipo *helper*. Essas células positivas apenas para CD4 ou CD8 são linfócitos T maduros prontos para migrar pela circulação até os órgãos linfoides secundários, incluindo baço, linfonodos e tecidos linfoides associado a mucosas, seguindo sinais de quimiocinas e utilizando moléculas de adesão para entrar nesses locais. Essas células existem na forma inativa (*naïve*) nesses tecidos até receberem sinais antigênicos apropriados para que sejam ativadas e adquiram subsequentemente sua função efetora.

#### Estimulação dos linfócitos T em moléculas acessórias

A ativação dos linfócitos T é iniciada quando complexos de TCR reconhecem peptídios antigênicos associados à molécula de MHC adequada na superfície de uma célula apresentadora de antígenos em um órgão linfoide secundário.[3b] As principais células apresentadoras de antígeno para a ativação das células T *naïve* são as células dendríticas. O reconhecimento de peptídios associados a MHC pelo TCR, o primeiro sinal para a ativação dos linfócitos T, promove a agregação do receptor e a fosforilação do domínio intracelular do complexo proteico de CD3, o componente sinalizador do TCR, por tirosinoquinases associadas ao receptor. Esses eventos transmitem sinais para o núcleo e iniciam a ativação da célula T. Os correceptores CD4 e CD8 também são críticos para os eventos iniciais da ativação da célula T, por intermédio de sua interação com as moléculas de MHC classe II e classe I, respectivamente, apoiando os sinais mediados por CD3. Ainda assim, esse primeiro sinal de ativação fornecido pelo TCR e por seus correceptores não é capaz de sozinho promover sobrevivência e diferenciação robustas das células T. É necessário haver a complementação por intermédio da interação de moléculas acessórias na célula T com seus ligantes na célula apresentadora de antígenos. Foi identificada uma grande variedade de moléculas acessórias, sendo que a molécula CD28 é a mais conhecida e ela é ativada por CD80 e CD86 (também conhecidas como B7.1 e B7.2, respectivamente) nas células apresentadoras de antígeno (e-Tabela 40.1). A ligação de CD28 fornece às células T um segundo sinal, também chamado de sinal coestimulatório. Esse segundo sinal, fornecido pela célula dendrítica apresentadora de antígeno, garante a sobrevivência e a expansão das células T. Os sinais mediados por CD28 são obrigatórios para a expressão de muitos marcadores de ativação nas células T envolvidas e, particularmente, para a secreção de IL-2. Na ausência desse segundo sinal, as células T são consideradas não responsivas e anérgicas, podendo sofrer apoptose. Finalmente, moléculas de adesão (integrinas) estabilizam a interação das células T com as células apresentadoras de antígeno.

Sinais do TCR resultam na ativação de muitos genes e promovem a entrada da célula T no ciclo celular. Os sinais são transmitidos por uma cascata de eventos citoplasmáticos. A ligação do TCR e as mudanças conformacionais nas moléculas de CD3 associadas resultam no recrutamento e na ativação de tirosinoquinases e na fosforilação dos constituintes moleculares do TCR e de várias moléculas adaptadoras. Os sinais mediados por TCR ativam, então, várias vias bioquímicas, que coletivamente promovem a ativação de fatores de transcrição que regulam a expressão gênica.

Três variáveis importantes determinam o resultado da estimulação do TCR: a duração e a afinidade da interação TCR-antígeno, o estágio de maturação dos linfócitos T em questão e a natureza da célula apresentadora de antígenos. As células apresentadoras de antígenos são guardiãs do início das respostas dos linfócitos T. Elas podem aumentar a expressão de moléculas acessórias que fornecem os sinais coestimulatórios às células T. Os complexos MHC-peptídio são particularmente densos nas células dendríticas, permitindo que elas ativem as células T *naïve*. Já as células de memória e efetoras apresentam um limiar mais baixo para a ativação, podendo reagir a antígenos apresentados nas células dos tecidos periféricos.

### Diferenciação e funções efetoras das células T

A ativação das células T induz sua proliferação com o objetivo de selecionar e expandir clonalmente células T antígeno-específicas. O grau de proliferação clonal é impressionante. As células T CD8$^+$ antígeno-específicas se expandem muitos milhares de vezes; as células T CD4$^+$ proliferam um pouco menos. Durante a fase de crescimento rápido, as células T se diferenciam do estado *naïve*, que é essencialmente desprovido de funções efetoras em células T efetoras, necessárias para a eliminação dos organismos infecciosos (patógenos). A transição em células efetoras está associada a uma mudança fundamental em seu perfil funcional. Em primeiro lugar, as células T efetoras não requerem coestimulação para funcionar e podem realizar a vigilância em tecidos que não contêm células especializadas em apresentação de antígenos. Em segundo lugar, elas modificam a expressão de receptores de quimiocinas e de moléculas de adesão para que consigam acessar os tecidos periféricos. Então, finalmente, elas adquirem suas funções efetoras.

A principal função efetora das células T CD8$^+$ é romper células infectadas, contendo antígenos. Esse comprometimento a uma função citotóxica eventual é realizado durante o desenvolvimento no timo. Após a migração para fora do timo no estado *naïve*, ou inativado, as células T CD8$^+$ circulam até os tecidos linfoides secundários, procurando células dendríticas apresentadoras de antígenos contendo o complexo MHC classe I-peptídio adequado para a ativação do TCR e dos sinais coestimulatórios necessários. Após a ativação, as células T CD8$^+$ adquirem funções citotóxicas e, utilizando uma variedade de receptores e de moléculas de adesão, saem dos órgãos linfoides secundários para tecidos periféricos, buscando células infectadas por vírus ou por bactérias intracelulares por intermédio de moléculas de MHC classe I contendo peptídios derivados desses patógenos. Após o reconhecimento do complexo adequado de MHC classe I-peptídio, as células T CD8$^+$ induzem a apoptose das células-alvo. A célula T sofre uma polarização na direção do contato com o antígeno e grânulos contendo substâncias líticas especializadas são agrupados na área de contato. Uma proteína formadora de poros, a perforina, é liberada desses grânulos líticos e inserida na membrana plasmática da célula-alvo. Proteases (granzimas) são injetadas nas células-alvo, iniciando processos apoptóticos pela ativação de cascatas enzimáticas. Os mecanismos utilizados pelas células T CD8$^+$ são essencialmente idênticos aos das células *natural killer* (NK). As células T CD4$^+$ também podem induzir a apoptose, mas por um mecanismo diferente das células T CD8$^+$. Após a ativação, elas expressam moléculas superficiais como ligante de Fas (CD178) e TRAIL, que iniciam a cascata apoptótica seletivamente nas células que expressam Fas (CD95) respectivos ou os receptores de morte DR4 e DR5.

Em comparação com as células T CD8$^+$, o espectro de opções para as células T CD4$^+$ é maior. Elas são geralmente caracterizadas como células T *helper*, ou T$_H$, porque elas produzem citocinas e expressam moléculas na superfície que promovem a função efetora de outros linfócitos e fagócitos. Assim como as células T CD8$^+$, elas são ativadas inicialmente nos órgãos linfoides secundários após o contato com células dendríticas contendo complexos MHC-peptídio (MHC classe II, ao contrário do MHC classe I para a ativação das células T CD8$^+$) ligado a um TCR específico, junto com sinais coestimulatórios adequados. Após a ativação, subtipos diferentes de células T CD4$^+$ efetoras podem ser discriminados com base na produção preferencial de determinas citocinas (e-Tabela 40.1). As células T do tipo T$_H$1 produzem predominantemente interferona-γ (IFN-γ) e fator de necrose tumoral-α (TNF-α) e estão envolvidas na imunidade mediada por células, como nas reações de hipersensibilidade do tipo retardado. Essas citocinas, entre outras ações, promovem a ativação de macrófagos, que é crítica para as respostas protetoras contra patógenos intracelulares como micobactérias e listéria. As células T$_H$2 produzem preferencialmente IL-4, IL-5 e IL-13, citocinas que promovem a manutenção dos eosinófilos, sua expansão e acumulação tecidual, bem como a função macrofágica; todos esses fatores são importantes para a proteção do hospedeiro após uma infecção por helmintos, como esquistossomo e outros vermes. As células T do tipo T$_H$17 produzem IL-17, que é crítica para a expansão e a função dos neutrófilos, causando a morte de bactérias extracelulares, como estreptococos, além de fungos patogênicos. Essas células também produzem IL-22, que promove a função de proteção do hospedeiro em superfícies de barreira, como a pele e o intestino. As células T *helper* foliculares (T$_{HF}$) migram para os folículos linfoides, onde as células B se acumulam, e expressam o ligante de CD40 (CD154), outras proteínas de superfície e citocinas, incluindo IL-21, IL-4 e IFN-γ críticas para a maturação das células B em plasmócitos e em células B de memória. A decisão a respeito de qual via de diferenciação seguir é dependente de vários fatores, incluindo (1) as citocinas produzidas pela célula apresentadora de antígenos envolvida e de outras células do sistema imune inato no microambiente, (2) da natureza dos sinais coestimulatórios e (3) da avidez da interação de TCR e MHC. O desenvolvimento do subconjunto (linhagem) de células T CD4$^+$ geralmente está relacionado com a expressão de fatores de transcrição específicos (T-bet para T$_H$1, GATA3 para T$_H$2, RORγt para T$_H$17 e Bcl6 para os linfócitos T$_{HF}$). Entretanto, o comprometimento com uma linhagem entre os linfócitos T CD4$^+$ não é absoluto ou terminal, sendo possível a transição entre diferentes tipos efetores.

### Linfócitos T regulatórios

Dependendo do seu perfil de citocinas, os linfócitos T CD4$^+$ apresentam a capacidade de inter-regulação, de influenciar a diferenciação dos linfócitos T e de suprimir a atividade efetora deles. Exemplos clássicos de linfócitos T com atividade regulatória geradas durante uma resposta imune normalmente são as células produtoras de IL-10 e fator transformador do crescimento β (TGF-β). Além disso, subconjuntos especializados de linfócitos T regulatórios (Treg) são caracterizados pela expressão do fator de transcrição do tipo forquilha P3 (Foxp3). Os linfócitos Treg Foxp3$^+$ de ocorrência natural são originados durante o desenvolvimento dos linfócitos T no timo e reconhecem autoantígenos. Eles também podem surgir a partir de linfócitos T CD4$^+$ convencionais na periferia. Os linfócitos Treg naturais e induzíveis são, de muitas maneiras, indistinguíveis, particularmente porque o seu desenvolvimento e sua função dependem de Foxp3 e conseguem suprimir a expansão dos linfócitos T, além de expressar constitutivamente vários marcadores superficiais, embora esses marcadores não sejam necessariamente específicos para os linfócitos Treg porque os linfócitos T ativados também os expressam. Os linfócitos Treg são importantes para a tolerância periférica, controlando a expansão de linfócitos T autorreativos. Eles também atuam nas respostas imunes aos patógenos em razão da sua capacidade de suprimir a função efetora dos linfócitos T e, por conseguinte, modular negativamente a resposta inflamatória induzida pelos linfócitos T efetores, uma consequência natural da eliminação do patógeno.[4] Os linfócitos Treg também podem especializar-se de acordo com o microambiente tecidual. Por exemplo, podem regular seletivamente a inflamação provocada pelos linfócitos T$_H$1, T$_H$2 e T$_H$17, além de regular os linfócitos T$_{HF}$, que promove a promoção de autoanticorpos por linfócitos B em doenças autoimunes.[5]

Uma diferença importante entre os linfócitos Treg naturais e induzidos é que estes patrulham principalmente mucosas e outras superfícies expostas ao ambiente. Apesar de extensos estudos em diferentes modelos, os mecanismos *in vivo* de funcionamento dos linfócitos Treg ainda não são completamente conhecidos, embora sua ação seja certamente uma consequência da secreção de citocinas regulatórias, como IL-10 e TGF-β, que conseguem reduzir as respostas inflamatórias, bem como agir como um "ralo" para as citocinas pró-inflamatórias, como IL-2. Os linfócitos Treg também podem expressar a molécula de linfócitos T chamada de antígeno de linfócito T citotóxico (CTLA)-4 (CD152) que, assim como o CD28, liga CD80 e CD86 nas células apresentadoras de antígenos. Ao contrário do CD28, que recebe um sinal positivo de CD80 e de CD86, causando a ativação robusta dos linfócitos T, a ligação dessas moléculas em células apresentadoras de antígenos pelo CTLA-4 nos linfócitos Treg reduz a capacidade de as células apresentadoras de antígenos ativarem linfócitos T *naïve*.

## Homeostase dos linfócitos T

A imunidade efetiva depende da capacidade de o sistema imune gerar rapidamente numerosos linfócitos T Ag-específicos, mas o espaço no compartimento dos linfócitos T é limitado. Para evitar a competição por espaço e recursos e não comprometer a diversidade de linfócitos T pela exposição crônica a antígenos, o sistema imune adaptativo emprega vários mecanismos regulatórios. Nos estágios mais finais do processo de ativação, é gerado um forte sinal negativo a partir da interação de CTLA-4 com CD80/CD86 nas células apresentadoras de antígenos. Além disso, os linfócitos T sofrem morte celular induzida por ativação. Os linfócitos T CD4+ ativados passam a secretar ligante de Fas e adquirem sensibilidade à morte mediada por Fas, induzindo o suicídio celular por apoptose e o fratricídio dos linfócitos T vizinhos. Esses mecanismos impõem restrições nos estágios iniciais da resposta dos linfócitos T aos antígenos. Outros mecanismos controlam a redução rápida dos linfócitos T antígeno-específicos recém-expandidos, após a eliminação do antígeno ter sido alcançada. A remoção do antígeno causa escassez de citocinas e de moléculas coestimulatórias e os linfócitos T privados de fatores de crescimento morrem por apoptose. Estima-se que apenas 5% da população expandida após o contato com o antígeno sobreviva depois da remoção deste, tornando-se células de memória cuja função será responder em caso de o hospedeiro ser desafiado novamente pelo mesmo patógeno.

## Linfócitos B

### Desenvolvimento dos linfócitos B

Os linfócitos B são gerados na medula óssea, que, assim como o timo, é um órgão linfoide primário. As células-tronco linfoides se diferenciam em células distintas da linhagem B na medula óssea, auxiliadas por um microambiente especializado de células estromais não linfoides, que fornecem as quimiocinas necessárias, incluindo o fator derivado de células estromais 1 (CXCL12) e citocinas (IL-7). Os precursores de linfócitos B entram em um processo sequencial e altamente controlado de rearranjos nos genes da cadeia pesada e da cadeia leve das imunoglobulinas. Nos linfócitos no estágio pré-B, a cadeia μ na membrana está associada a uma cadeia leve precursora (ou substituta), formando um receptor de linfócito pré-B (BCR). Sinais fornecidos por esse receptor induzem a proliferação da progênie que, subsequentemente, rearranjam diferentes segmentos do gene da cadeia leve.

Estima-se que apenas 10% dos linfócitos B gerados na medula óssea chegue ao *pool* circulante. As perdas se devem principalmente à seleção negativa e à deleção clonal dos linfócitos B imaturos que expressem receptores contra antígenos próprios. A ligação cruzada da IgM de superfície por antígenos próprios multivalentes faz com que os linfócitos B imaturos morram. Esses linfócitos B autorreativos podem ser resgatados do programa de morte celular pela substituição da cadeia leve por outra posteriormente rearranjada e que não seja mais autorreativa, um processo chamado de *edição de receptor*. Durante a maturação, os linfócitos B começam a expressar IgD em sua superfície. Os linfócitos B positivos para IgD e IgM são exportados da medula óssea e migram para os tecidos linfoides periféricos seguindo um gradiente de quimiocinas, um processo análogo ao de migração dos linfócitos T *naïve* do timo para os mesmos tecidos (Figura 40.3). A localização dos linfócitos T e B nos tecidos

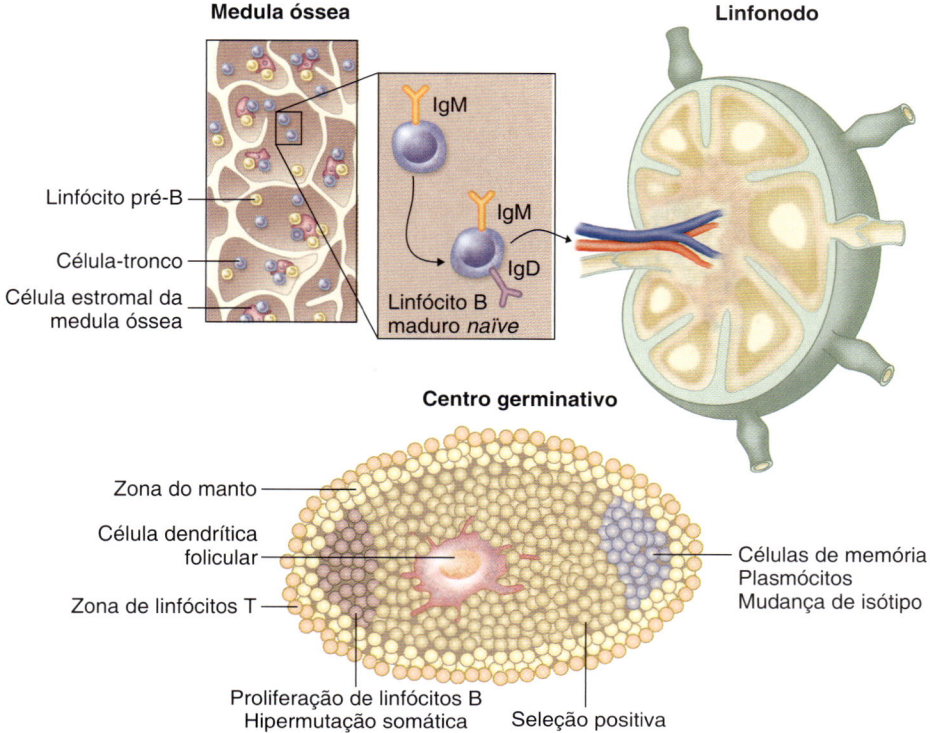

**FIGURA 40.3** Desenvolvimento e diferenciação dos linfócitos B. Os estágios iniciais do desenvolvimento dos linfócitos B ocorrem na medula óssea, com as células progredindo através de um programa de desenvolvimento determinado pelo rearranjo e pela expressão de genes de imunoglobulina (Ig). Os linfócitos B imaturos com receptores para autoantígenos multivalentes morrem na medula óssea. Os linfócitos B sobreviventes coexpressam os receptores de superfície IgD e IgM. Eles são exportados para os órgãos linfoides periféricos, para onde migram e recebem sinais de sobrevida, tornando-se linfócitos B *naïve* de duração mais longa. Os linfócitos B de ligação a antígenos e os linfócitos B de apresentação de antígenos recebem ajuda de linfócitos T antígeno-específicos e são ativados por intermédio de moléculas ligadas à membrana plasmática ou secretadas. Os linfócitos B ativados migram para os folículos, levando à formação de centros germinativos. Os linfócitos B nos centros germinativos passam por uma hipermutação somática dos genes de imunoglobulina. As células com alta afinidade por antígenos apresentados na superfície das células dendríticas foliculares são selecionadas e se diferenciam em plasmócitos protetores, que secretam anticorpos e têm vida longa. Essas células migram para a medula óssea, enquanto as células que se diferenciam em linfócitos B de memória de vida longa têm afinidade variável pelos antígenos, possibilitando respostas mais diversas em caso de reinfecção por patógenos que evoluem, como o vírus da imunodeficiência humana (HIV) ou o vírus influenza.

linfoides secundários facilita sua interação após a exposição a um antígeno. Isso possibilita que os linfócitos B recebam ajuda dos linfócitos T para sua ativação e função, incluindo o desenvolvimento de memória e de secreção de anticorpos, processos necessários para a resposta a antígenos proteicos.

### Estimulação dos linfócitos B

Os linfócitos B maduros, porém *naïve*, nos órgãos linfoides secundários são ativados por antígenos solúveis ou ligados às células e se desenvolvem em células efetoras secretoras de anticorpos. Os linfócitos B respondem a uma grande variedade de antígenos, incluindo proteínas, polissacarídeos e lipídios. A ligação de antígenos em moléculas de IgM na superfície celular induz o agrupamento de BCR, o passo inicial na ativação dos linfócitos B. Além da imunoglobulina ligadora de antígenos, o BCR ainda é formado por outras duas proteínas, Ig-α e Ig-β. O heterodímero Ig-α/Ig-β age como um transdutor de sinais e inicia a cascata de sinalização intracelular, de maneira análoga à molécula CD3 do TCR. Desse modo, a composição do BCR, com unidades ligadoras de ligantes e transdutoras de sinais, além dos eventos de sinalização que levam à indução gênica, são semelhantes ao TCR. A sinalização de BCR é aumentada por correceptores, assim como o TCR. O complexo de BCR e correceptores é composto por CD81, CD19 e CD21, de maneira análoga aos correceptores CD4 e CD8 do TCR. O CD21 se liga a fragmentos de complemento em antígenos opsonizados ligados ao BCR, resultando na fosforilação da porção intracelular de CD19 por tirosinoquinases, aumentando o sinal mediado por BCR.

Assim como os linfócitos T *naïve*, os linfócitos B *naïve* precisam de sinais acessórios além da ligação do antígeno em seu receptor. Elas recebem sinais secundários tanto dos linfócitos T *helper* foliculares quanto de componentes microbianos. Constituintes microbianos, como polissacarídeos bacterianos, podem induzir a produção de anticorpos na ausência de linfócitos T *helper*, sendo conhecidos como antígenos independentes do timo, ou independentes de linfócitos T.[6] Já no caso de antígenos proteicos, que são dependentes de linfócitos T, o estímulo inicial de BCR prepara a célula para interação subsequente com linfócitos T *helper* foliculares. Esses linfócitos B ativados começam a entrar no ciclo celular, aumentam a expressão de moléculas de superfície, como CD80 e CD86, que fornecem sinais coestimulatórios para os linfócitos T e aumentam a expressão de alguns receptores de citocinas. Assim, esses linfócitos B passam a estar preparados para ativar os linfócitos T *helper* e a responder a citocinas secretadas por esses linfócitos T, mas não conseguem se diferenciar em células produtoras de anticorpos sem a ajuda de um linfócito T. Fatores de sobrevida e de diferenciação produzidos pelas células mieloides, como o fator de ativação de linfócitos B (BAFF), também estimulam os linfócitos B e ajudam a manter o conjunto de linfócitos B.

### Diferenciação dos linfócitos B

A diferenciação dos linfócitos B ativados por antígenos proteicos depende da interação com linfócitos T *helper*. Os linfócitos B utilizam seu receptor de antígenos não apenas para reconhecê-los, mas também para internalizá-los.[7] Após o processamento dos antígenos endocitados, aparecem complexos de MHC classe II com peptídios na superfície celular, onde os linfócitos T CD4+ antígeno-específicos conseguem detectá-los. Além disso, os linfócitos B expressam moléculas coestimulatórias e fornecem condições ótimas para a ativação dos linfócitos T. Após sua ativação, os linfócitos T CD4+ expressam CD154, também conhecido como ligante de CD40, em sua superfície e são capazes de estimular a molécula de CD40 no linfócito B parceiro. A interação CD40-CD154 é essencial para a proliferação e a diferenciação do linfócito B. Citocinas secretadas pelos linfócitos T *helper* agem em conjunto com CD154 para amplificar a diferenciação dos linfócitos B e para determinar o tipo de anticorpo por intermédio do controle da expressão de isótipo. Os isótipos influenciam bastante a versatilidade dos anticorpos como moléculas efetoras e as citocinas promovem a comutação da classe das imunoglobulinas. Isso ocorre porque elas estimulam a ativação transcricional de regiões a montante dos genes das regiões constantes da cadeia pesada, facilitando a excisão do gene da cadeia pesada de IgM e a recombinação dos segmentos VDJ com uma das regiões constantes a jusante, IgG, IgA ou IgE.

A ativação dos linfócitos B dependente de linfócitos T e a sua maturação ocorrem nos centros germinativos, áreas especializadas nos tecidos linfoides secundários onde os linfócitos B proliferam rapidamente e alteram a porção variável (ligadora de antígenos) de seus receptores superficiais de imunoglobulina (BCR) em um processo chamado de *hipermutação somática* (Figura 40.3). Os linfócitos B contendo receptores com mutações que lhes conferem afinidades muito elevada para antígenos são selecionadas para sobrevivência com ajuda de sinais específicos fornecidos pelos linfócitos T *helper* foliculares, enquanto aquelas com mutações conferindo uma afinidade menor morrem por apoptose. Esse processo possibilita a maturação dos linfócitos B que se liguem mais eficientemente ao antígeno, facilitando sua remoção e a eliminação do patógeno. Conforme ocorrem os processos de hipermutação e de maturação no centro germinativo, também acontece a comutação da classe dos receptores de imunoglobulinas.

### Linfócitos e tecido linfoide

O início das respostas imunes adaptativas depende de os raros linfócitos B e T antígeno-específicos encontrarem células apresentadoras de antígenos contendo antígenos relevantes. O reconhecimento de um antígeno específico no tecido por esses linfócitos T raros apresenta baixa probabilidade, e é improvável que quantidades suficientes de células apresentadoras de antígenos e de linfócitos T se aproximem para fornecer a ativação crucial. O sistema imune utiliza microestruturas linfoides especializadas para aproximar os antígenos dos locais de trânsito e de acúmulo de linfócitos. Os órgãos linfoides secundários incluem o baço para antígenos presentes no sangue, os linfonodos para antígenos encontrados nos tecidos periféricos e os tecidos linfoides associados a mucosas, a brônquios e ao intestino, onde são coletados antígenos provenientes das superfícies epiteliais. Os linfócitos circulam pelos órgãos linfoides secundários, buscando constantemente seu antígeno.[8] Sua migração até os linfonodos é facilitada por microvasos especializados, chamados de *vênulas de endotélio alto*, que fornecem a estrutura adequada para que essas células deixem a circulação sanguínea e entrem no tecido. Os tecidos linfoides secundários desenvolveram várias estratégias para o sequestro dos antígenos relevantes. Antígenos nos tecidos periféricos são encontrados primeiro pelas células dendríticas, que, após sua ativação, são mobilizadas para transportar os antígenos até os linfonodos locais pela linfa sendo drenada. Essas células dendríticas contendo antígenos entram nos linfonodos por intermédio dos vasos linfáticos aferentes e se instalam em zonas ricas em linfócitos T para apresentar os antígenos processados aos linfócitos T. O resultado desse processo é o acúmulo e a concentração de antígenos em um ambiente que pode ser prontamente rastreado pelos raros linfócitos T antígeno-específicos.

Os linfócitos B são segregados dos linfócitos T nos linfonodos e se encontram nos folículos. Os linfócitos B *naïve* captam antígenos conforme circulam pelos tecidos linfoides secundários, como os que são apresentados a eles pelas células dendríticas migratórias ou por macrófagos na região subcapsular dos linfonodos. Se, após a ligação com o antígeno, os linfócitos B encontrarem os linfócitos T de cooperação (cognatos) na borda das áreas ricas em linfócitos T e dos folículos, ambos recebem sinais para entrar nos centros germinativos e enviar sinais semelhantes aos linfócitos T *helper* foliculares cognatos. Os centros germinativos contêm uma rede de células dendríticas foliculares que capturam partículas de antígenos ou de complexos imunes na superfície celular. Esses antígenos não processados são captados por linfócitos B antígeno-específicos, processados, apresentados e reconhecidos por linfócitos $T_{HF}$ antígeno-específicos. Eles fornecem citocinas e sinais de contato célula-célula para sustentar a reação no centro germinativo, um processo que inclui a hipermutação somática, a seleção por afinidade e a comutação da classe das imunoglobulinas (Figura 40.3). Os centros germinativos são essenciais para a geração de plasmócitos de vida longa secretores de anticorpos e linfócitos B de memória.

O desenvolvimento dos órgãos linfoides é extremamente dependente de fatores ambientais. A relação simbiótica entre o sistema imune do hospedeiro e dos microrganismos é bem exemplificada pelo sistema digestório. O desenvolvimento do tecido linfoide associado ao intestino é absolutamente dependente da colonização bacteriana. Cada vez mais evidências sugerem que interações do hospedeiro com os microrganismos simbiontes regulam as funções imunológicas adaptativas ao longo de toda vida. Alterações da microbiota bacteriana e incapacidade de manter a homeostase intestinal são importantes em várias doenças, incluindo a doença inflamatória intestinal (Capítulo 132) e defeitos imunes associados ao HIV.

## Memória

Uma consequência importante da imunidade adaptativa é a geração da memória imunológica, a base da proteção em longo prazo após uma infecção primária. A indução de memória pela vacinação é um marco do sucesso em Medicina. A memória imunológica é definida como a capacidade de responder mais rápida e efetivamente a patógenos com os quais já houve contato prévio. As bases da memória imunológica são as mudanças qualitativas e quantitativas nos linfócitos B e T antígeno-específicos. Como resultado direto da expansão clonal e da seleção nas respostas induzidas por antígeno, as frequências de linfócitos B e T antígeno-específicos de memória aumentam 10 e 1.000 vezes, respectivamente, em comparação com os repertórios *naïve*. Os mecanismos pelos quais os linfócitos T e B de memória escapam da redução clonal nos estágios terminais da resposta imune primária são consequência da regulação positiva de um grupo seleto de fatores de transcrição que garantem a sobrevivência. O enriquecimento de linfócitos B e T antígeno-específicos aumenta a sensibilidade do sistema para novos desafios, fornecendo um ponto de partida de 4 a 10 divisões celulares. Além do aumento em sua frequência, os linfócitos B e T de memória são funcionalmente diferentes dos linfócitos *naïve*. As células de memória sobrevivem por longos períodos, mesmo na presença de determinadas citocinas e sem a necessidade de estimulação antigênica contínua, garantindo memória imunológica por toda a vida daquela célula individual. Os linfócitos B de memória produzem predominantemente anticorpos IgG e IgA, com evidências de hipermutação somática e de alta afinidade para o antígeno, sendo que IgA é importante para a proteção nas superfícies de mucosas. Anticorpos IgE de alta afinidade também são produzidos após o contato com determinados patógenos, como os helmintos e após a exposição a alergênios. A expressão na superfície celular de anticorpos de alta afinidade permite uma captação mais eficiente de antígenos, o que aumenta as interações cruciais com os linfócitos T. Após o encontro com o antígeno, os linfócitos B de memória se modificam em plasmócitos secretores de anticorpos ou retornam para o centro germinativo, onde a alta afinidade de seu receptor de imunoglobulina fornece a elas uma vantagem competitiva em relação aos linfócitos B *naïve* para a ligação com o antígeno, causando maturação progressiva na afinidade das moléculas de anticorpos mutadas somaticamente.

Como o TCR não sofre comutação da classe das imunoglobulinas ou maturação por afinidade, é mais difícil distinguir os linfócitos T de memória dos linfócitos T *naïve* ou dos linfócitos T efetores. Ao contrário das células efetoras, os linfócitos T de memória não têm marcadores de ativação e precisam de estimulação antigênica para restaurar suas funções efetoras. Ao contrário dos linfócitos T *naïve*, os linfócitos T de memória têm menor limiar de ativação e são menos dependentes de sinais coestimulatórios. Essencialmente, sua necessidade de estimulação antigênica é menor e seu tamanho clonal é maior, permitindo respostas rápidas e eficientes em próximos encontros com o antígeno. Além disso, os linfócitos T de memória retomam suas funções efetoras sem ter que passar por divisões celulares.

## Tolerância imunológica e autoimunidade

A falta de responsividade ao que é próprio (*self*) é uma propriedade fundamental do sistema imune e é essencial para a manutenção da integridade tecidual do hospedeiro. A distinção entre o que é próprio do que não é próprio é relativamente direta no sistema imune inato, onde os receptores para as moléculas estranhas são codificados geneticamente e selecionados evolutivamente. Essa discriminação é muito mais complexa para o sistema imune adaptativo, em que receptores Ag-específicos são gerados aleatoriamente e todo o espectro de antígenos pode ser reconhecido. Desse modo, o sistema imunológico adaptativo deve adquirir a capacidade de distinguir o que é próprio do que não é próprio. São utilizados vários mecanismos diferentes, que são chamados coletivamente de *tolerância*. A tolerância no sistema imune adaptativo é Ag-específica; sua indução exige o reconhecimento do antígeno por linfócitos em uma situação definida. A incapacidade de geração de tolerância ao que é próprio resulta em respostas imunes contra antígenos do próprio organismo.[9] Essas reações são chamadas de *autoimunidade* e podem originar doenças autoimunes inflamatórias crônicas.

Os mecanismos centrais e periféricos de tolerância podem ser diferenciados. Na tolerância central, os linfócitos autorreativos são deletados durante o desenvolvimento. Esse processo de seleção negativa é particularmente importante para os linfócitos T. Durante o desenvolvimento tímico, os linfócitos T que reconhecem antígenos com alta afinidade, sobretudo antígenos expressos constitutivamente nas células apresentadoras de antígenos, são deletados. A tolerância central para os linfócitos B segue os mesmos princípios. O reconhecimento de antígenos pelos linfócitos B em desenvolvimento na medula óssea induz apoptose ou edição do receptor, substituindo o receptor autorreativo por outro contendo o produto do gene da cadeia leve rearranjado. A seleção negativa é particularmente importante para os linfócitos B que reconhecem antígenos multivalentes porque eles não dependem da ajuda dos linfócitos T e não conseguem ser controlados perifericamente.

Nem todos os linfócitos T autorreativos são removidos centralmente do repertório; alguns antígenos não são encontrados em densidade suficiente no timo. Além disso, todos os linfócitos T têm algum grau de autorreatividade, que é necessária para a seleção positiva no timo e para a sobrevida na periferia. Os mecanismos de tolerância dos linfócitos T na periferia incluem (1) anergia, (2) deleção periférica, (3) ignorância clonal e (4) supressão das respostas imunes pelos linfócitos T regulatórios. A anergia dos linfócitos T é transitória e é mantida ativamente. Ela é induzida quando os linfócitos T CD4$^+$ reconhecem antígenos apresentados por moléculas de MHC da classe II e não recebem os sinais coestimulatórios. Em geral, as moléculas coestimulatórias como CD80 e CD86 são expressas apenas nas células apresentadoras de antígenos e sua expressão é dependente do reconhecimento microbiano, que promove a ativação das células apresentadoras de antígenos. A apresentação de peptídios do MHC aos linfócitos T por células apresentadoras de antígenos imaturas ou inativadas, ou ainda por qualquer outra célula que não seja apresentadora de antígenos resulta em anergia porque essas células tipicamente não expressam as moléculas coestimulatórias. Células dendríticas imaturas residentes nos tecidos devem ser ativadas por citocinas ou pelo reconhecimento de padrões moleculares associados a patógenos (PAMP) para que possam estimular os linfócitos T e não promover sua anergia. O segundo mecanismo de tolerância, a deleção periférica, é induzido como consequência da hiperestimulação. A hiperestimulação dos linfócitos T (p. ex., por altas doses de antígenos e altas concentrações de IL-2) ativa preferencialmente as vias pró-apoptóticas e causa a eliminação do linfócito T que responde com tal especificidade. Esse mecanismo pode ser responsável pela eliminação de linfócitos T específicos para uma grande variedade de autoantígenos periféricos e também pela eliminação de linfócitos T capazes de reconhecer antígenos presentes abundantemente durante uma infecção. Enquanto a indução da anergia e a morte celular induzida por ativação são consequências ativas do reconhecimento de antígenos, o terceiro mecanismo de tolerância, a ignorância clonal, é menos compreendido. A ignorância clonal é definida como a existência de linfócitos autorreativos que não reconhecem nem respondem a antígenos periféricos. Essas células permanecem responsivas a desafios antigênicos se houver um meio adequado. Um exemplo de ignorância clonal é a falta de responsividade a antígenos "sequestrados" que não são acessíveis ao sistema imune. Entretanto, outro mecanismo deve existir porque a ignorância clonal também foi demonstrada para antígenos acessíveis. O quarto mecanismo, os linfócitos T reguladores (Treg), é crucial na manutenção da tolerância periférica. Durante uma resposta imune, os linfócitos T adquirem a capacidade de produzir citocinas regulatórias, como TGF-β, IL-10 ou IL-4, que suprimem as respostas imunes. Um subconjunto dedicado de linfócitos Treg, os linfócitos T CD4$^+$ Foxp3$^+$, foi identificado e caracterizado. A avaliação das frequências e da função dessas células é uma abordagem promissora para o restabelecimento da tolerância periférica no tratamento de doenças autoimunes ou ainda facilitar a tolerância a transplantes;[10] sua eliminação ou supressão funcional potencializa a imunoterapia anticâncer.

Um mecanismo criticamente importante para a tolerância periférica dos linfócitos B é mantido pela ausência de linfócitos T *helper*. Os linfócitos B precisam de sinais dos linfócitos T para se diferenciar em células efetoras. Linfócitos B que reconhecem autoantígenos na periferia sem ajuda de linfócitos T se tornam anérgicos ou são impossibilitados de penetrar nos folículos linfoides, onde poderiam receber a ajuda dos linfócitos T. Esse processo faz com que essas células sejam excluídas das respostas imunes. A seleção negativa e a autotolerância dos linfócitos T são cruciais para esse processo.

A geração e a manutenção da autotolerância podem falhar e, nesse caso, desenvolve-se uma resposta autoimune.[11] Em geral, doenças inflamatórias crônicas induzidas por falhas de tolerância ocorrem em cerca de 5% da população geral. Dada a complexidade dessa regulação, é surpreendente que as doenças autoimunes não sejam mais frequentes. Acredita-se que a maioria das doenças autoimunes resulte de disfunções no sistema imune adaptativo, embora a ativação do sistema imune inato possa ser o passo inicial para uma resposta imune adaptativa autorreativa. Muitos modelos de autoimunidade se baseiam na hipótese de que a anergia periférica é rompida. A expressão aberrante de moléculas coestimulatórias em células apresentadoras de antígenos "não profissionais" ou a ativação inapropriada das células dendríticas residentes no tecido prepara o terreno para a indução de respostas de linfócitos T "proibidas". Além disso, linfócitos B autorreativos que reconhecem autoantígenos complexados com antígenos estranhos fagocitam esse complexo e recebem ajuda de linfócitos T específicos contra o antígeno estranho. A autoimunidade também pode surgir se a ignorância antigênica for prejudicada. Isso pode ocorrer se as barreiras teciduais forem rompidas e antígenos que geralmente estão "escondidos" do sistema imune, como os do sistema nervoso central (SNC) ou dos olhos, se tornarem acessíveis. Os mecanismos de tolerância de anergia ou de ignorância clonal também podem falhar se um antígeno estranho for suficientemente diferente de um autoantígeno para deflagrar uma resposta imune, mas semelhante o suficiente para que os linfócitos T ativados promovam as funções efetoras dos linfócitos T e B (mimetismo molecular).

## REFERÊNCIAS BIBLIOGRÁFICAS

*As referências bibliográficas, bem como os outros materiais suplementares deste livro, encontram-se no GEN-IO, nosso ambiente virtual de aprendizagem.*

# 41
# MECANISMOS DE LESÃO TECIDUAL MEDIADA PELO SISTEMA IMUNE
JANE E. SALMON

## RESPOSTA IMUNE ADAPTATIVA

### Definição

A resposta imune adaptativa (Capítulo 40) é um componente crucial da defesa do hospedeiro contra infecções. Sua característica única e distinta é a capacidade de reconhecimento específico de patógenos, com base na seleção clonal de linfócitos que apresentam receptores antígeno-específicos. Antígenos não associados a agentes infecciosos também podem causar respostas imunes adaptativas.[1] Muitas doenças clinicamente importantes são caracterizadas por respostas imunes normais direcionadas contra um antígeno inadequado, tipicamente na ausência de infecção. Respostas imunes direcionadas contra agentes não infecciosos ocorrem na alergia, em que o antígeno é uma substância estranha inócua, e na autoimunidade, em que a resposta ocorre contra um autoantígeno.

Os mecanismos efetores que eliminam os patógenos durante as respostas imunes adaptativas são essencialmente idênticos aos da imunidade inata (Capítulo 39). A característica de reconhecimento de antígenos específicos da resposta imunológica adaptativa parece ter evoluído do sistema de defesa inato preexistente. Como resultado, as células e moléculas inflamatórias do sistema imune inato são essenciais para as funções efetoras dos linfócitos B e T. Além de iniciar as respostas protetoras, elas medeiam a lesão tecidual nos processos de alergia, hipersensibilidade e autoimunidade.

### Mecanismos efetores

As ações efetoras dos anticorpos dependem do recrutamento de células e moléculas do sistema imune inato. Anticorpos são adaptadores que ligam antígenos a células inflamatórias inespecíficas, direcionando suas respostas efetoras destrutivas. Os anticorpos também ativam o sistema do complemento, que aumenta a opsonização dos antígenos, recrutam as células fagocíticas e amplificam (ou *complementam*) o dano deflagrado pelos anticorpos. O isótipo ou classe de anticorpo produzido determina qual mecanismo efetor será utilizado.

Os receptores celulares de imunoglobulinas (Ig) são o elo entre os elementos humorais e celulares da cascata imunológica e são importantes no processo de opsonização de materiais estranhos ou endógenos, para a sua identificação e destruição. Esses locais de ligação celular de anticorpos, chamados de *receptores Fc*, interagem com a região constante (porção Fc) da cadeia pesada da imunoglobulina de uma classe específica de anticorpos, independentemente de sua especificidade a antígenos. Células acessórias sem especificidade intrínseca, como neutrófilos, macrófagos e mastócitos, são recrutadas para que participem das respostas inflamatórias por intermédio da interação de seus receptores Fc com anticorpos antígeno-específicos. Receptores distintos para diferentes isótipos de imunoglobulina são expressos em diferentes células efetoras.

Os receptores de IgG (FcγR) são um grupo diverso de receptores expressos como moléculas de superfície em células hematopoéticas em fagócitos (macrófagos, monócitos, neutrófilos), plaquetas, mastócitos, eosinófilos e células *natural killer* (NK).[2] Os FcγR são expressos frequentemente como um par estimulador e inibidor. A ativação de FcγR estimulador inicia uma cascata de eventos, incluindo a fagocitose, a citotoxicidade mediada por células e dependente de anticorpos, a secreção de grânulos e a liberação de mediadores inflamatórios, como citocinas, oxidantes reativos e proteases. A grande diversidade estrutural dos membros da família FcγR causa diferenças em sua capacidade de ligação, nas vias de transdução de sinais e nos padrões de expressão específicos dos tipos celulares. Ela possibilita que os complexos de IgG ativem um programa abrangente de funções celulares relevantes para inflamação, defesa do hospedeiro e autoimunidade. A ativação dos fagócitos é promovida pelos FcγR estimulatórios, facilitando o reconhecimento, a captação e a destruição de alvos cobertos por anticorpos, enquanto a ligação de IgG multivalente a FcγR em plaquetas promove a agregação plaquetária e a trombose e a ligação de FcγR em células NK promove citotoxicidade dos alvos cobertos por anticorpos.

IgE se liga a FcεR de alta afinidade em mastócitos, basófilos e em eosinófilos ativados. Ao contrário dos FcγR, que apresentam baixa afinidade e se ligam a IgG multivalente em vez de moléculas de IgG individuais circulantes, FcεR conseguem ligar IgE monomérica. Um único mastócito pode ter moléculas de IgE específicas para diferentes antígenos, todas elas ligadas a FcεR superficial. Os mastócitos, localizados abaixo da mucosa dos sistemas digestório e respiratório e na derme da pele, aguardam a exposição a antígenos multivalentes, que fazem ligações cruzadas com IgE de superfície ligadas a FcεR e promovem a liberação de grânulos contendo histamina, além da geração de citocinas e de outros mediadores inflamatórios (Capítulo 240). A ativação de eosinófilos mediada por IgE, células normalmente presentes no tecido conjuntivo próximo aos epitélios respiratórios, urogenitais e intestinais, promove a liberação de grânulos proteicos altamente tóxicos, radicais livres e mediadores químicos como prostaglandinas, citocinas e quimiocinas (Capítulo 161). Essas moléculas amplificam as respostas inflamatórias locais por ativarem as células endoteliais, recrutando e ativando mais eosinófilos e leucócitos. Os grânulos previamente formados e com alta afinidade a FcεR, que se ligam à IgE monomérica livre, permitem uma resposta imediata a patógenos ou alergênios no primeiro local de sua entrada, onde as células que expressam FcεR residem.

Já os FcγR inibitórios, que modulam os limiares de ativação e encerram os sinais estimulatórios, são cruciais na regulação da função efetora. Visto que os receptores de Fc inibitórios ou estimulatórios são frequentemente coexpressos nas mesmas células, a resposta efetora a um estímulo específico em determinada célula representa o equilíbrio entre sinais estimulatórios e inibitórios. FcγR inibitórios podem inativar as respostas disparadas por FcεR nos mastócitos e a inflamação mediada por FcγR nos locais de deposição de imunocomplexos.

As atividades efetoras mediadas por IgG e por IgM também podem envolver componentes do sistema complemento (Capítulo 44). A imunoglobulina multimérica ligada a antígenos pode causar a ativação da via clássica do complemento, aumentando a fagocitose de complexos antígeno-anticorpo, a permeabilidade vascular e o recrutamento e ativação de células inflamatórias. O local de lesão é especificado pelo anticorpo e o grau de dano é determinado pelas atividades sinergéticas de imunoglobulinas e complemento.

Os linfócitos T efetores antígeno-específicos também podem causar lesão tecidual. Após a exposição a um antígeno adequado, os linfócitos T de memória são estimulados a liberar citocinas e quimiocinas que ativam células endoteliais locais e que recrutam e ativam macrófagos e outras células inflamatórias.[3] As células efetoras direcionadas pelas citocinas derivadas de linfócitos T ou os próprios linfócitos T citolíticos mediam o dano tecidual. Os linfócitos T *helper* 1 ($T_H1$) produzem interferona-$\gamma$ (IFN-$\gamma$) e ativam macrófagos que causam lesões, enquanto os linfócitos $T_H2$ produzem interleucina-4 (IL-4), IL-5 e eotaxina (uma quimiocina específica de eosinófilos) e deflagram respostas inflamatórias com predomínio de eosinófilos. Os linfócitos $T_H17$ secretam várias moléculas efetoras, incluindo IL-17, que age tanto sobre células imunes quanto células não imunes, promovendo sua diferenciação, liberação de moléculas, citocinas e quimiocinas antimicrobianas e recrutamento de células para os locais de inflamação. Foram identificados recentemente novos subtipos de linfócitos $T_H$ efetores, incluindo os linfócitos T *helper* foliculares ($T_{HF}$), que auxiliam os linfócitos B nos centros germinativos e são, portanto, reguladores essenciais das respostas humorais e da produção de anticorpos.

## REAÇÕES DE HIPERSENSIBILIDADE

Em indivíduos com predisposição, antígenos ambientais inócuos podem estimular uma resposta imune adaptativa, memória imunológica e, em uma exposição subsequente ao antígeno, inflamação. Essas *reações exageradas* do sistema imune a antígenos ambientais inofensivos (alergênios) chamadas de *reações de hipersensibilidade* ou *alérgicas*, provocam dano tecidual e podem causar doenças sérias. As reações de hipersensibilidade são agrupadas em quatro tipos de acordo com os mecanismos efetores responsáveis por sua produção (Tabela 41.1). Os efetores das reações de hipersensibilidade dos tipos I, II e III são moléculas de anticorpos, enquanto as reações do tipo IV são mediadas por linfócitos T efetores antígeno-específicos.

As doenças autoimunes são caracterizadas por anticorpos e linfócitos T específicos para autoantígenos expressos nos tecidos-alvo. Os mecanismos de reconhecimento de antígenos e a função efetora que leva ao dano tecidual em doenças autoimunes são semelhantes aos mecanismos ativados por patógenos e antígenos ambientais. Esses mecanismos lembram algumas reações de hipersensibilidade e podem ser classificados de acordo com elas (e-Tabela 41.1).

As doenças autoimunes causadas por anticorpos específicos contra antígenos da superfície celular ou da matriz extracelular correspondem às reações de hipersensibilidade do tipo II; doenças causadas pela formação de complexos imunes (imunocomplexos) solúveis que são depositados subsequentemente nos tecidos correspondem à hipersensibilidade do tipo III e doenças causadas por linfócitos T efetores correspondem à hipersensibilidade do tipo IV. Tipicamente, vários desses mecanismos patogênicos atuam nas doenças autoimunes. Entretanto, as respostas de IgE não estão associadas a danos na autoimunidade.

### Reações de hipersensibilidade do tipo I

As reações de hipersensibilidade do tipo I (Figura 41.1) são provocadas pela interação de um antígeno com a IgE antígeno-específica ligada a Fc$\varepsilon$R em mastócitos, causando a ativação desse mastócito.[4] Enzimas proteolíticas e mediadores tóxicos, como a histamina, são liberados imediatamente por grânulos pré-formados e quimiocinas, citocinas e leucotrienos são sintetizados após a ativação. Juntos, esses mediadores aumentam a permeabilidade vascular, degradam proteínas da matriz extracelular e promovem a produção e a ativação de eosinófilos (IL-3, IL-5 e fator estimulador de colônias de macrófagos e granulócitos [GM-CSF]), causando influxo de leucócitos efetores (fator de necrose tumoral alfa [TNF-$\alpha$], fator de ativação de plaquetas e proteína inflamatória de macrófagos [MIP-1]), contração do músculo liso, estimulação da secreção de muco e amplificação das respostas celulares $T_H2$ (IL-4 e IL-13). Eosinófilos e basófilos, ativados por intermédio de Fc$\varepsilon$R na superfície celular, liberam rapidamente proteínas granulares altamente tóxicas (proteína básica principal, peroxidase de eosinófilos e colagenase) e, ao longo de um período maior, produzem citocinas (IL-3, IL-5 e GM-CSF), quimiocinas (IL-8), prostaglandinas e leucotrienos que ativam células epiteliais, leucócitos e eosinófilos, aumentando a inflamação local e o dano tecidual.

Os efetores contendo Fc$\varepsilon$R agem de maneira coordenada. A reação inflamatória alérgica imediata iniciada pelos produtos de mastócitos é seguida por uma resposta tardia que envolve o recrutamento e a ativação de eosinófilos, basófilos e linfócitos $T_H2$. As manifestações das reações mediadas por IgE dependem do local da ativação do mastócito. Os mastócitos residem nos tecidos epiteliais e vasculares em todo o corpo. Em um hospedeiro sensibilizado (um indivíduo com respostas de IgE a antígenos), a reexposição ao antígeno promove a hipersensibilidade do tipo I apenas nos mastócitos expostos ao antígeno. A inalação de antígenos provoca broncoconstrição e aumento da secreção de muco (asma e rinite alérgica); a ingestão de antígenos provoca aumento da peristalse e de secreção (diarreia e vômitos) e antígenos subcutâneos deflagram aumento da permeabilidade vascular e edema (urticária e angioedema). Antígenos sanguíneos promovem ativação sistêmica dos mastócitos, aumentando a permeabilidade capilar e promovendo hipotensão, edema tecidual e contração da musculatura lisa – características de anafilaxia sistêmica.[5]

### Tabela 41.1 — Quatro tipos principais de reações de hipersensibilidade imunomediadas.*

| ESPECIFICIDADE IMUNOLÓGICA | TIPO I (ANTICORPO IgE) | TIPO II (ANTICORPO IgG) | TIPO III (ANTICORPO IgG) | TIPO IV (LINFÓCITOS T) | | | |
|---|---|---|---|---|---|---|---|
| | | | | LINFÓCITOS $T_H1$ | LINFÓCITOS $T_H2$ | LINFÓCITOS $T_H17$ | LINFÓCITOS T |
| Antígeno | Alergênio antígeno-solúvel | Antígeno associado a células ou à matriz | Antígenos solúveis | Antígenos solúveis | Antígenos solúveis | Antígenos solúveis | Antígenos associados às células |
| Mecanismo efetor | Ativação de mastócitos dependente de Fc$\varepsilon$RI ou Fc$\gamma$RIII, com a liberação de mediadores/citocinas | Células Fc$\gamma$R$^+$ (fagócitos, células NK), complemento | Células Fc$\gamma$R$^+$, complemento | Ativação de macrófagos | Ativação de eosinófilos | Ativação de macrófagos, ativação de neutrófilos | Citotoxicidade direta |
| Exemplos | Anafilaxia sistêmica, asma, rinite alérgica, urticária, angioedema | Algumas reações a fármacos e reações de incompatibilidade de transfusões sanguíneas | Reação de Arthus e outras reações mediadas por complexos imunes (p. ex., doença do soro, endocardite bacteriana subaguda) | Dermatite de contato, reação de tuberculina | Inflamação alérgica crônica (p. ex., asma crônica, rinite alérgica crônica) | Dermatite de contato, dermatite atópica, asma, artrite reumatoide | Dermatite de contato (p. ex., hera venenosa), reações a algumas células infectadas por vírus, alguns tipos de rejeição de enxerto |

*As reações de hipersensibilidade foram classificas em quatro tipos por Coombs e Gell (1963) e modificadas por Janeway, et al. (2001). Fc$\gamma$R = receptor Fc para imunoglobulina G; Fc$\varepsilon$R = receptor Fc para imunoglobulina E; NK = *natural killer*. (De Coombs RRA, Gell PGH. Classification of allergic reactions responsible for clinical hypersensitivity and disease. In: Gell PGH, Coombs RA, eds. *Clinical Aspects of Immunology*. Oxford, UK: Blackwell; 1963; e Janeway C, Travers P, Walport M, Shlomchick M: *Immunobiology: the immune system in health and disease*. 5th ed. New York: Garland Publishing; 2001.)

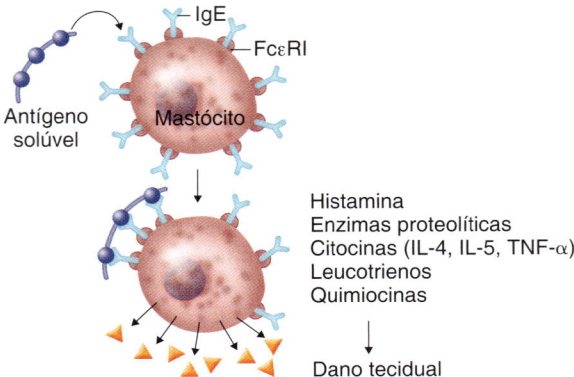

**FIGURA 41.1** Hipersensibilidade do tipo I. As respostas do tipo I são mediadas por imunoglobulina E (IgE), que induz a ativação de mastócitos. A ligação cruzada do receptor Fc para IgE (FcεR) nos mastócitos, promovida pela interação de antígenos multivalentes com IgE antígeno-específica ligada a FcεR, promove a liberação de grânulos pré-formados contendo histamina e proteases. Citocinas, quimiocinas e mediadores lipídicos são sintetizados após a ativação celular. IL = interleucina; TNF = fator de necrose tumoral.

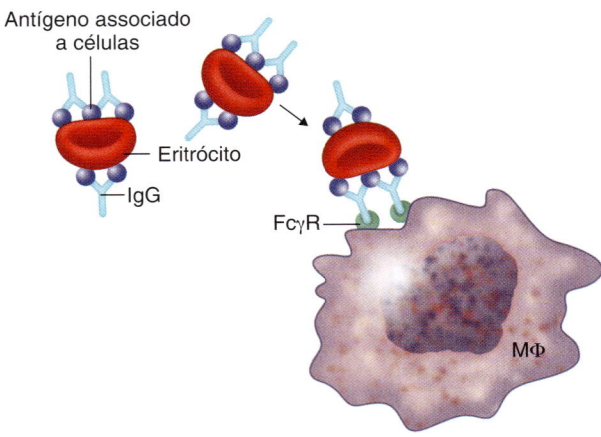

**FIGURA 41.2** Hipersensibilidade do tipo II. As respostas do tipo II são mediadas por imunoglobulina G (IgG) direcionada contra antígenos na superfície celular ou na matriz extracelular, que deflagra respostas efetoras por intermédio do receptor Fc para IgG (FcγR) e complemento. As contribuições relativas dessas vias variam dependendo da subclasse de IgG e da natureza do antígeno. Apenas a fagocitose mediada por FcγR e realizada por macrófagos (MΦ) é mostrada nesta figura. A ativação dos componentes do complemento resultará na ligação de C3b à membrana dos eritrócitos, tornando-os suscetíveis à fagocitose e causando a formação do complexo de ataque à membrana e lise celular.

## Reações de hipersensibilidade do tipo II

As reações de hipersensibilidade do tipo II (Figura 41.2) são causadas pela modificação química de antígenos na superfície celular ou associados à matriz que geram epítopos "estranhos" para os quais o sistema imunológico não é tolerante. Os linfócitos B respondem a esse desafio antigênico produzindo IgG, que se liga a essas células modificadas, tornando-as suscetíveis à destruição pela ativação do complemento, pela fagocitose e pela citotoxicidade dependente de anticorpos.

Esse fenômeno é observado clinicamente quando fármacos interagem com constituintes sanguíneos e alteram seus antígenos celulares. A anemia hemolítica causada pela destruição de eritrócitos imunomediada (Capítulo 151) e a trombocitopenia causada pela destruição de plaquetas (Capítulo 163), ambas reações de hipersensibilidade do tipo II, são efeitos colaterais de alguns fármacos. As moléculas de fármacos quimicamente reativas se ligam covalentemente à superfície de eritrócitos ou de plaquetas, criando novos epítopos que, em um pequeno subconjunto de indivíduos, são reconhecidos como antígenos estranhos pelo sistema imune, estimulando a produção de anticorpos IgM e IgG reativos contra a associação do fármaco com a proteína na superfície celular. A IgG específica para penicilina se liga a proteínas modificadas pela penicilina em eritrócitos, incitando a ativação da cascata do complemento. A ativação dos componentes do complemento C1 por C3 resulta na ligação covalente de C3b à membrana do eritrócito, fazendo com que os eritrócitos circulantes fiquem suscetíveis à fagocitose por FcγR e por macrófagos contendo receptores de complemento no baço ou no fígado. A ativação dos componentes do complemento C1 a C9 e a formação do complexo de ataque à membrana causam a lise intravascular dos eritrócitos. Os fatores que predispõem apenas algumas pessoas às reações de hipersensibilidade do tipo II induzidas por fármacos não são conhecidos. Penicilina, quinidina e metildopa foram associadas a anemia hemolítica e trombocitopenia por intermédio desse mecanismo. Outro exemplo é a trombocitopenia ou trombose induzida por heparina, uma complicação grave e potencialmente fatal que ocorre em de 1 a 3% dos pacientes expostos à heparina (Capítulo 163). As interações de heparina, fator plaquetário 4 humano, anticorpos para o complexo heparina-fator plaquetário 4 humano, FcγRIIA plaquetário e FcγR no baço (que remove plaquetas opsonizadas) estão envolvidas na patogênese dessa doença.

Autoanticorpos direcionados contra antígenos na superfície celular ou na matriz extracelular causam danos teciduais por mecanismos semelhantes às reações de hipersensibilidade do tipo II.[6] Anticorpos IgG ou IgM contra eritrócitos promovem a destruição celular na anemia hemolítica autoimune porque as células opsonizadas (cobertas com IgG ou IgM e complemento) são removidas da circulação por fagócitos no fígado ou no baço ou são lisadas pela formação do complexo de ataque à membrana. A destruição de plaquetas na púrpura trombocitopênica autoimune ocorre por intermédio de um processo semelhante. Como as células nucleadas expressam proteínas regulatórias do complemento ligadas à membrana, elas são menos sensíveis à lise pelo complexo de ataque à membrana, mas, quando estão cobertas por anticorpos, elas se tornam alvos de fagocitose ou de citotoxicidade dependente de anticorpos. Esse mecanismo é responsável pela neutropenia autoimune e aloimune (Capítulo 158).

Anticorpos IgM e IgG capazes de reconhecer antígenos dentro dos tecidos ou de se ligar a antígenos extracelulares causam danos inflamatórios locais por mecanismos envolvendo FcγR e complemento. Pênfigo vulgar (Capítulo 410) é uma doença séria resultante da perda de adesão entre os queratinócitos causada por autoanticorpos contra as porções extracelulares da desmogleína 3, uma estrutura de adesão intercelular dos queratinócitos epidérmicos. Outro exemplo de uma reação de hipersensibilidade do tipo II é a síndrome de Goodpasture (Capítulo 85), em que anticorpos contra a cadeia $\alpha_3$ do colágeno do tipo IV (o colágeno das membranas basais) são depositados nas membranas basais glomerulares e pulmonares. Autoanticorpos ligados ao tecido ativam monócitos, neutrófilos e basófilos por FcγR, iniciando a liberação de proteases, oxidantes reativos, citocinas e prostaglandinas. A ativação local do complemento, particularmente C5a, recruta e ativa células inflamatórias, amplificando o dano tecidual. As células circunjacentes são lisadas pelo acúmulo de complexo de ataque à membrana ou por citotoxicidade dependente de anticorpos, iniciada por FcγR.

Autoanticorpos contra receptores de superfície celular provocam doenças por estimularem ou bloquearem a função do receptor. Na miastenia *gravis* (Capítulo 394), autoanticorpos contra receptores de acetilcolina nas células musculares esqueléticas se ligam ao receptor, induzindo sua internalização e degradação em lisossomos, reduzindo a eficiência da transmissão neuromuscular e causando fraqueza muscular progressiva. Já a doença de Graves (Capítulo 213) é caracterizada por autoanticorpos que agem como agonistas. Autoanticorpos contra os receptores do hormônio tireoestimulante (TSH) ligam-se ao receptor, mimetizando o ligante natural e induzindo a superprodução de hormônios tireoidianos e prejudicando a regulação por retroalimentação, causando hipertireoidismo.

## Reações de hipersensibilidade do tipo III

As reações de hipersensibilidade do tipo III (Figura 41.3) são causadas pela deposição tecidual de pequenos imunocomplexos solúveis que contêm antígenos e anticorpos IgG de alta afinidade contra esses antígenos. A deposição localizada de imunocomplexos ativa mastócitos e fagócitos contendo FcγR iniciando a cascata do complemento, sendo todos esses mecanismos efetores do dano tecidual.

Os imunocomplexos são gerados em todas as respostas humorais (de anticorpos). A formação e o destino deles dependem das propriedades biofísicas e imunológicas do antígeno e do anticorpo. Essas propriedades incluem o tamanho, a carga elétrica total e a valência do antígeno; a

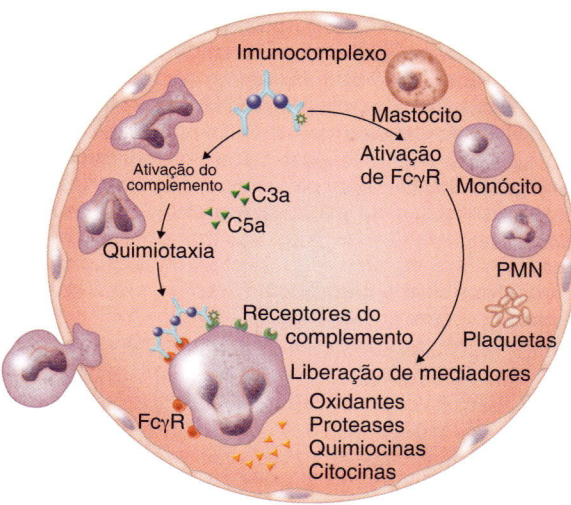

**FIGURA 41.3** Hipersensibilidade do tipo III. As respostas do tipo III são mediadas por imunoglobulina (IgG) direcionada contra antígenos solúveis. A deposição localizada de imunocomplexos ativa mastócitos, monócitos, neutrófilos e plaquetas contendo o receptor de Fc para IgG (FcγR), iniciando a cascata do complemento e todos os efetores de dano tecidual. A geração de componentes do complemento C3a e C5a recruta e estimula células inflamatórias, amplificando as funções efetoras. PMN = leucócito polimorfonuclear (também chamado de neutrófilo).

imunocomplexos em que a deposição de complexos contendo IgG, IgM e antígenos do HCV causa inflamação dos nervos periféricos, dos rins e da pele. A doença do soro também pode acontecer em receptores de transplante que são tratados com anticorpos monoclonais de camundongo específicos para os linfócitos T humanos, prevenindo sua rejeição, e em pacientes com infarto do miocárdio tratados com a enzima bacteriana estreptoquinase para promover a trombólise.

O lúpus eritematoso sistêmico (Capítulo 250), protótipo de doença autoimune mediada por imunocomplexos, é caraterizado pela produção de IgG circulantes direcionada contra constituintes celulares comuns, tipicamente DNA e proteínas ligadoras de DNA. Imunocomplexos pequenos são depositados na pele, nas articulações e nos glomérulos, iniciando o dano tecidual local.

### Reações de hipersensibilidade do tipo IV

As reações de hipersensibilidade do tipo IV (Figura 41.4), também conhecidas como reações de hipersensibilidade do tipo tardio, são mediadas por linfócitos T efetores antígeno-específicos. Elas se diferenciam das outras reações de hipersensibilidade pelo tempo entre a exposição ao antígeno e a resposta ficar evidente (1 a 3 dias). O antígeno é captado, processado e, então, apresentado por macrófagos ou por células dendríticas. As células efetoras $T_H1$ que reconhecem aquele antígeno específico (elas são raras e demoram para chegar) são estimuladas a liberar quimiocinas, que recrutam macrófagos para o local, citocinas, que medeiam a lesão tecidual, e fatores de crescimento, que estimulam a produção de monócitos. A IFN-γ ativa macrófagos e aumenta a liberação de mediadores inflamatórios por essas células, enquanto TNF-α e TNF-β ativam células endoteliais, aumentam a permeabilidade vascular e danificam o tecido local. A reação de hipersensibilidade do tipo IV prototípica é o teste tuberculínico, mas reações semelhantes podem ocorrer após o contato com agentes sensibilizantes (p. ex., hera venenosa, alguns metais), levando a reações epidérmicas caracterizadas por eritema, infiltração celular e vesículas. Os linfócitos T $CD8^+$ também podem mediar danos por toxicidade direta.

classe e a subclasse do anticorpo; a afinidade da interação anticorpo-antígeno; a carga elétrica total e a concentração do anticorpo; a razão molar entre antígenos disponíveis e anticorpos e a capacidade de o imunocomplexo interagir com proteínas do sistema complemento. O tamanho do imunocomplexo é influenciado fortemente pelo tamanho físico e pela valência do antígeno, pela associação constante do anticorpo para aquele antígeno, pela razão molar de antígeno e anticorpo e pelas concentrações absolutas dos reagentes. Agregados maiores fixam o complemento mais eficientemente, apresentam um conjunto multivalente mais amplo de ligantes para que complemento e FcγR se liguem e são captados mais prontamente por fagócitos mononucleares no fígado e no baço, sendo removidos da circulação. Imunocomplexos menores, que se formam quando há excesso de antígenos – como ocorre no início de uma resposta imune – circulam pelo sangue e são depositados em vasos sanguíneos, onde iniciam reações inflamatórias e dano tecidual por intermédio de interações de FcγR e receptores do complemento.

A doença do soro[7] é uma reação de hipersensibilidade sistêmica do tipo III, historicamente descrita em pacientes que receberam injeções terapêuticas de soro equino para o tratamento de infecções bacterianas. Geralmente, a doença do soro ocorre após a injeção de grandes doses de antígeno solúvel. As características clínicas incluem febre, calafrios, erupções cutâneas, urticária, artrite e glomerulonefrite. As manifestações da doença se tornam evidentes de 7 a 10 dias após a exposição ao antígeno, quando os anticorpos são gerados contra as proteínas estranhas e formam imunocomplexos com esses antígenos circulantes. Os imunocomplexos são depositados nos vasos sanguíneos, onde eles ativam fagócitos e complemento, provocando extensa lesão tecidual e sintomas clínicos. Entretanto, os efeitos são transitórios e desaparecem após a remoção do antígeno.

Uma síndrome semelhante à doença do soro ocorre em infecções crônicas em que os patógenos persistem mesmo com uma resposta imune contínua. Na endocardite bacteriana subaguda (Capítulo 67), a produção de anticorpos continua, mas não consegue eliminar os microrganismos infectantes. Conforme os patógenos se multiplicam, gerando novos antígenos, são formados imunocomplexos na circulação, que são depositados em pequenos vasos sanguíneos, onde causam danos inflamatórios a pele, rins e nervos. A infecção pelo vírus de hepatite B (Capítulos 139 e 140) pode estar associada à deposição de imunocomplexos no início de seu curso, durante um período de excesso antigênico, porque a produção de anticorpos contra o antígeno de superfície da hepatite B (HBsAg) é relativamente ineficiente; alguns pacientes anictéricos apresentam artrite aguda. A crioglobulinemia essencial mista, que pode estar associada à infecção pelo vírus da hepatite C (HCV), é uma vasculite mediada por

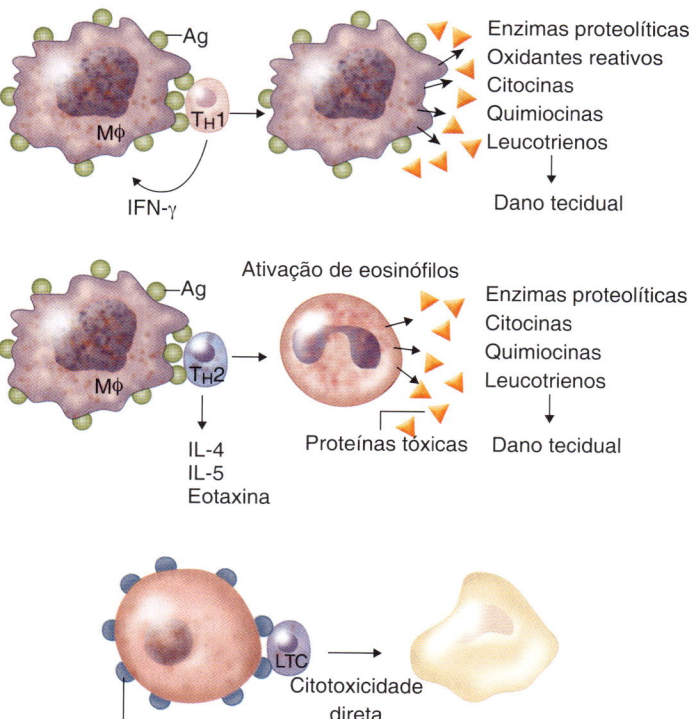

**FIGURA 41.4** Reação de hipersensibilidade do tipo IV. As respostas do tipo IV são mediadas por linfócitos T por três vias diferentes. Na primeira, os linfócitos T *helper* do tipo 1 ($T_H1$) reconhecem antígenos (Ag) solúveis e liberam interferona-γ (IFN-γ), ativando células efetoras, nesse caso, macrófagos (MΦ), causando lesão tecidual. Nas respostas mediadas por $T_H2$, os eosinófilos predominam. Os linfócitos $T_H2$ produzem citocinas para recrutar e ativar eosinófilos, levando à sua degranulação e à lesão tecidual. Na terceira via, o dano é causado diretamente por linfócitos T citolíticos (LTC). IL = interleucina.

Ao contrário das reações de hipersensibilidade mediada por $T_H1$, em que as células efetoras são os macrófagos, os eosinófilos predominam nas respostas mediadas por $T_H2$. Os linfócitos T efetores $T_H2$ estão associadas ao dano tecidual na asma crônica (Capítulo 81). Os linfócitos $T_H2$ produzem citocinas que recrutam e ativam eosinófilos (IL-5 e eotaxina), causando sua degranulação, aumentando a lesão tecidual e o dano crônico e irreversível às vias respiratórias.

Linfócitos $T_H$ efetores adicionais, como os linfócitos $T_H17$, medeiam danos teciduais. Estes últimos produzem citocinas da família IL-17, bem como IL-21, IL-22 e GM-CSF, que regulam efetores inatos e orquestram a inflamação local pela indução da liberação de citocinas e de quimiocinas pró-inflamatórias, promovendo a proliferação e a ativação de células efetoras e de outras células-alvo, recrutando neutrófilos e aumentando a inflamação mediada por linfócitos $T_H2$, amplificando as respostas alérgicas e autoimunes. Os linfócitos $T_H17$ foram associados a distúrbios alérgicos (dermatite atópica, asma), a doenças autoimunes e inflamatórias (psoríase, doença intestinal inflamatória, artrite reumatoide, lúpus eritematoso sistêmico, esclerose múltipla) e a rejeição crônica de transplantes.[8]

Em algumas doenças autoimunes, os linfócitos T efetores reconhecem especificamente autoantígenos, causando dano tecidual, seja por citotoxicidade direta ou por respostas inflamatórias mediadas por macrófagos ativados. No diabetes melito do tipo 1, dependente de insulina, os linfócitos T promovem a destruição das células β nas ilhotas pancreáticas. Linfócitos T produtores de IFN-γ específicos para proteínas básicas da mielina foram relacionados com esclerose múltipla. A artrite reumatoide é outra doença autoimune causada, pelo menos em parte, por linfócitos $T_H1$ ativados.

### REFERÊNCIAS BIBLIOGRÁFICAS

*As referências bibliográficas, bem como os outros materiais suplementares deste livro, encontram-se no GEN-IO, nosso ambiente virtual de aprendizagem.*

# 42

# MECANISMOS DE INFLAMAÇÃO E REPARO TECIDUAL

GARY S. FIRESTEIN E STEPHANIE M. STANFORD

## RESPOSTA INFLAMATÓRIA

Os mecanismos de defesa do hospedeiro evoluíram para conseguirem reconhecer rapidamente os patógenos, para inativá-los e para reparar o tecido danificado. Esses eventos complexos e altamente regulados também podem ser elicitados por estímulos ambientais como agentes químicos e mecânicos prejudiciais. Em condições normais, respostas altamente controladas protegem contra danos adicionais e curam o tecido danificado. Entretanto, em algumas doenças, a inflamação patológica pode levar à destruição marcante da matriz extracelular (MEC) e à disfunção orgânica.

### Início da resposta inflamatória

Quando o tecido encontra um patógeno, as células residentes são estimuladas pela ativação dos receptores de reconhecimento de padrões que, por sua vez, ativam um braço ancestral da defesa do hospedeiro conhecida como *imunidade inata*. Ao contrário da *imunidade adaptativa*, que exibe especificidade refinada aos antígenos, as respostas imunes inatas reconhecem motivos comuns nos patógenos (Capítulo 39). Receptores citoplasmáticos adicionais conseguem perceber sinais de "perigo" a partir de um ambiente tóxico ou do estresse celular, como a presença de urato ou de trifosfato de adenosina (ATP). Mecanismos inatos são projetados para fornecerem respostas rápidas (entre minutos e horas) se comparados com o sistema adaptativo, mais lento, que pode demorar entre dias e semanas para se desenvolver. Além de orquestrar os eventos iniciais que permitem a defesa do hospedeiro, as células do sistema imunológico inato organizam a cascata adaptativa subsequente por intermédio da geração de quimiocinas, que organizam o tecido linfoide e a apresentação de antígenos aos linfócitos. A imunidade inata proporciona continuidade intergeracional no sentido de que os receptores são codificados na linhagem germinativa e passam inalterados para a próxima geração, protegendo a espécie. Em contrapartida, cada indivíduo precisa gerar seu próprio sistema imune adaptativo por intermédio de mutações somáticas e de rearranjos gênicos. Isso resulta em defesa específica para cada membro da espécie; sua complexidade e conformação possibilitam especificidade, mas também criam oportunidades de erro como as respostas contra autoantígenos na autoimunidade.[1]

### RECONHECIMENTO DOS PADRÕES MOLECULARES ASSOCIADOS A PATÓGENOS (PAMP)

As proteínas dos receptores do tipo *Toll-like* (TLR; do inglês, *Toll-like receptor*) ligam padrões comuns das estruturas moleculares existentes em patógenos microbianos e que não são encontradas normalmente nas células de mamíferos.[2] Os TLR são membros críticos para o sistema imune inato, agindo como sentinelas que iniciam uma resposta rápida. Alguns desses receptores são expressos na superfície celular, como TLR2, que é ativado por peptidoglicanas e lipoproteínas bacterianas, e TLR4, que é ativado por lipopolissacarídeo (LPS ou endotoxina). Outros são expressos na membrana interna das vesículas citoplasmáticas, como TLR9, que é ativado por sequências bacterianas ricas em CpG não metilado, ou TLR3 e TLR7, que promovem defesa antiviral por se ligarem a RNA virais de fita dupla ou de fita simples, respectivamente. Algumas estruturas endógenas podem se ligar em TLR, incluindo proteínas do choque térmico e lipoproteína de baixa densidade oxidada (oxLDL). Essas moléculas são importantes na patogênese da aterosclerose, em que LDL ativa TLR4 nas placas vasculares, promovendo fatores quimiotáticos derivados de macrófagos e de células endoteliais locais, que recrutam linfócitos T para o ateroma.

Os mecanismos de transdução dos sinais de TLR integram estímulos ambientais e geram uma resposta antipatogênica ampla que também ativa as respostas adaptativas. TLR direcionam as células dendríticas (Capítulo 39) a migrarem dos tecidos periféricos para os órgãos linfoides centrais. As células dendríticas produzem citocinas e, após sua maturação, migram para os tecidos periféricos a partir dos órgãos linfoides centrais. As células dendríticas produzem citocinas e, após sua maturação, apresentam antígenos para os linfócitos T por intermédio das moléculas do complexo de histocompatibilidade principal do tipo II e das proteínas coestimulatórias superficiais. Os linfócitos T ativados migram então para o tecido, aumentando e amplificando a respostas do hospedeiro.

### ESTRESSE AMBIENTAL E PADRÕES MOLECULARES ASSOCIADOS A PERIGO

As moléculas dos padrões moleculares associados ao perigo (DAMP; do inglês, *danger-associated molecular pattern*), também conhecidas como "alarminas", servem para detectar e responder a danos microambientais. O dano tecidual em virtude de traumatismo ou de estímulos tóxicos inicia uma resposta inflamatória associada a dano microvascular, ao extravasamento de leucócitos e à passagem de plasma e de proteínas para o tecido. As alarminas se encontram frequentemente pré-formadas nas células, como os mastócitos, e são liberadas ou processadas e secretadas rapidamente em resposta ao estresse. Proteínas endógenas, incluindo receptores de ATP, proteínas S100, proteínas do choque térmico e a proteína do grupo 1 de alta mobilidade (HMGB1; do inglês, *high mobility-group box 1*) medeiam a liberação de moléculas que refletem a toxicidade celular e induzem uma resposta celular. Outras alarminas incluem produtos de dano tecidual, como ATP ou ácido úrico. Os canais iônicos sensíveis a ácido (ASIC; do inglês, *acid-sensitive ion channels*) localizados na superfície celular também podem detectar estressores ambientais por perceberem a redução do pH tecidual. Eles medeiam várias funções celulares, inclusive a morte celular por apoptose, ou ainda as respostas de dor que levam a comportamentos adaptativos, limitando ainda mais a exposição ao estímulo nocivo.

### PROTEASES, COAGULAÇÃO E INFLAMAÇÃO

Embora a principal função do sistema de coagulação seja a manutenção da integridade vascular, as proteases que regulam a coagulação também promovem respostas iniciais durante o dano tecidual e a inflamação. Por exemplo, o plasminogênio é uma proenzima circulante que pode ser clivada

# CAPÍTULO 42 Mecanismos de Inflamação e Reparo Tecidual

em plasmina por enzimas da via de coagulação, incluindo os Fatores XIa e XIIa. O fator tecidual de ativação de plasminogênio e a calicreína também têm essa capacidade. Uma vez ativada, a serinoprotease plasmina pode digerir fibrina, fibronectina, trombospondina e laminina, bem como ativar metaloproteinases pró-matriz como colagenase (MMP1). Graças ao remodelamento da MEC, esse sistema consegue regular o recrutamento celular e o dano tecidual.

A formação de trombos no local do dano vascular pode começar a cascata inflamatória via liberação de aminas vasoativas (p. ex., serotonina), pela liberação de proteases lisossomais e pela formação de produtos eicosanoides. As plaquetas também podem regular posteriormente a cicatrização pela liberação de fatores de crescimento como o fator de crescimento derivado de plaquetas (PDGF; do inglês, *platelet-derived growth factor*) e o fator transformador de crescimento β (TGF-β; do inglês, *transforming growth factor-β*).

## INFLAMASSOMO

O inflamassomo é um dos mecanismos mais bem caracterizados para a detecção de perigo e inclui a família com 22 membros dos receptores humanos semelhantes a *Nod like* (NLR; do inglês, *Nod-like receptor*), que são proteínas citoplasmáticas.[3] A ativação das proteínas NLR recruta proteínas adicionais, formando um complexo com a caspase-1 e com a molécula adaptadora chamada ASC (do inglês, *apoptosis-associated specklike protein*). A ativação de caspase-1 é uma função primordial dos inflamassomos, que resulta na clivagem e na ativação de interleucina-1 (IL-1), IL-18 e da alarmina IL-33.

Distúrbios do inflamassomo estão associados a um grupo de condições conhecidas como doenças autoinflamatórias (Capítulo 245). As síndromes prototípicas conhecidas como síndrome autoinflamatória familiar associada ao frio, doença Muckle-Wells e doença inflamatória multissistêmica de início neonatal (NOMID; do inglês, *neonatal-onset multisystem inflammatory disease*) são resultantes de mutações não conservadoras no gene NLR, que codifica a proteína criopirina (também conhecida como NALP3). Essas doenças raras são caracterizadas por uma ativação anormal do inflamassomo, com produção anormal de IL-1β ativada. O papel crítico de IL-1 foi demonstrado por estudos utilizando tratamentos com inibidores de IL-1, que foram capazes de prevenir erupções e de reverter danos em órgãos. O inflamassomo também participa da gota (Capítulo 257), em que cristais de urato podem ativar o inflamassomo.

## COMPLEXOS IMUNES E COMPLEMENTO

O sistema complemento (Capítulo 44) é outro mecanismo de defesa ancestral que conecta a imunidade inata com o braço humoral da imunidade adaptativa. Tanto a via clássica do complemento, ativada por imunoglobulina G (IgG) e por complexos imunes contendo IgM, quanto a via alternativa, ativada por produtos bacterianos, convergem no terceiro componente do complemento, C3, com a liberação proteolítica de fragmentos que amplificam a resposta inflamatória e medeiam a lesão tecidual. C3a e C5a aumentam diretamente a permeabilidade vascular e a contração do músculo liso. C5a induz os mastócitos a liberarem histamina, mediando indiretamente o aumento da permeabilidade vascular. C5a também ativa leucócitos, aumentando sua quimiotaxia, adesão e degranulação, resultando em liberação de proteases e de metabólitos tóxicos. C5b se liga à superfície de células e de microrganismos e é o primeiro componente na montagem do complexo de ataque à membrana C5b-9.

## REDES EXTRACELULARES DE NEUTRÓFILOS

Os neutrófilos contribuem para a eliminação dos microrganismos pela fagocitose, pela geração de espécies reativas de oxigênio e pela degranulação. Outra atividade antimicrobiana descoberta mais recentemente é a extrusão de fibras de cromatina contendo peptídeos e enzimas antimicrobianas, um produto chamado de redes extracelulares de neutrófilos (NET; do inglês, *neutrophil extracellular traps*).[5] Essas estruturas imobilizam e matam microrganismos invasores. Elas também podem contribuir para distúrbios autoimunes e inflamatórios por se ligarem e apresentarem autoantígenos extracelulares ou por estimularem a formação de trombos.

### Segunda onda da resposta inflamatória

A ativação da imunidade inata leva rapidamente a um influxo vigoroso de células inflamatórias. As células residentes, como as células endoteliais vasculares, os mastócitos, as células dendríticas e os fibroblastos intersticiais respondem pela liberação de mediadores solúveis, incluindo eicosanoides e citocinas pró-inflamatórias (e-Tabela 42.2). Esses mediadores amplificam a resposta inflamatória e recrutam leucócitos adicionais. As células estimuladas localmente, junto com as células inflamatórias chegadas recentemente ao local, liberam intermediários reativos de nitrogênio e de oxigênio bastante tóxicos, bem como várias proteases, principalmente de metaloproteinases (MMP) de matriz, serinoproteases e cisteína proteases. Na maioria das situações, a resposta fisiológica normal é um programa de coordenação precisa que utiliza enzimas proteolíticas para remodelar a MEC e para promover um ambiente facilitador da cura de feridas em vez do dano tecidual.

## RESPOSTA CELULAR

A infiltração de células inflamatórias no local de dano tecidual começa com a liberação de quimiocinas e de mediadores solúveis a partir das células residentes, incluindo fibroblastos intersticiais, mastócitos e células endoteliais vasculares. A sinalização promovida por esses eventos altera o perfil de moléculas de adesão local e gera um gradiente quimiotático que recruta células de toda a corrente sanguínea. Os mastócitos agem como sentinelas capazes de desgranularem em segundos após a ligação a imunorreceptores e a ativação da molécula de sinalização tirosinoquinase (Syk) no baço, liberando aminas vasoativas. Nas respostas agudas, os leucócitos polimorfonucleares (PMN) são, habitualmente, as primeiras células inflamatórias a chegarem no local da lesão, seguidos pelas células mononucleares.

## MEDIADORES SOLÚVEIS

### Citocinas pró-inflamatórias

As citocinas pró-inflamatórias, frequentemente produzidas por macrófagos e fibroblastos, são mediadores que ativam o sistema imunológico. Os membros pró-inflamatórios da família IL-1 (IL-1α, IL-1β, IL-18 e IL-33) e TBF têm atividades pleotrópicas e podem aumentar a expressão de moléculas de adesão em células endoteliais, induzir a proliferação de células endógenas e estimular a apresentação de antígenos. IL-1 e TNF aumentam a expressão de enzimas capazes de degradar a MEC, como colagenase e estromelisina, e estimulam a síntese de outros mediadores inflamatórios, como prostaglandinas pelos fibroblastos. Os inibidores de TNF (Capítulo 33) são efetivos em doenças inflamatórias como a psoríase, a AR e a doença inflamatória intestinal. Além disso, os inibidores de IL-1 são benéficos em doenças genéticas como as criopirinopatias.

### Eicosanoides

As respostas inflamatórias locais causam a liberação de eicosanoides derivados de lipídios. Essas moléculas são produzidas em locais adjacentes à lesão e suas meias-vidas variam entre segundos e minutos. Os eicosanoides, como os prostanoides e os leucotrienos, são produzidos a partir de lipídios da membrana plasmática quando a ativação celular promovida por traumatismo mecânico, citocinas, fatores de crescimento ou outros estímulos causam a liberação de ácido araquidônico livre a partir de fosfolipídios da membrana. Esse processo ocorre principalmente pela ação da enzima fosfolipase $A_2$ citosólica ($cPLA_2$). Os prostanoides, inclusive as prostaglandinas, as prostaciclinas e os tromboxanos, são produzidos a partir do ácido araquidônico livre pela ação de ciclo-oxigenases (COX) e de isomerases específicas. Essas moléculas agem sobre os neurônios sensoriais periféricos e sobre locais centrais na medula espinal e no encéfalo, causando dor e hiperalgesia. Sua produção encontra-se elevada na maior parte das condições inflamatórias agudas, inclusive nas exacerbações da artrite e da doença inflamatória intestinal. Em resposta a pirógenos exógenos e endógenos, a $PGE_2$ produzida pela ciclo-oxigenase 2 (COX-2) promove uma resposta central de febre. As prostaglandinas, um tipo de prostanoide, agem em sinergia com a bradicinina e com a histamina, aumentando a permeabilidade vascular e o edema.[7] Os níveis de prostaglandinas em tecidos normais encontram-se muito baixos, mas aumentam rapidamente durante a inflamação aguda, muito antes do recrutamento dos leucócitos. A indução de COX-2 pelos estímulos inflamatórios possivelmente contribui para os altos níveis de prostanoides na inflamação crônica.

COX-2 é essencial nas interações de plaquetas e células endoteliais, aumentando a produção de prostaciclinas ($PGI_2$) nas células endoteliais. O aumento no risco de infarto do miocárdio associado ao uso de alguns inibidores de COX-2 pode estar relacionado com a produção descontrolada de tromboxano $A_2$ por COX-1 em plaquetas. A prostaciclina também protege contra aterosclerose em camundongos e o bloqueio de COX-2 anula esse efeito benéfico. Desse modo, os inibidores da COX têm o potencial de aumentar a frequência de eventos trombóticos.

Um conjunto distinto de enzimas direciona os metabólitos do ácido araquidônico para a síntese de leucotrienos. Sua importância relativa depende do órgão-alvo específico na resposta inflamatório. Por exemplo, antagonistas de receptores de leucotrienos são efetivos na asma, enquanto abordagens semelhantes são menos impressionantes no tratamento da AR. Ao contrário das prostaglandinas, os leucotrienos são produzidos principalmente por células inflamatórias como neutrófilos, macrófagos e mastócitos. A enzima 5-lipo-oxigenase transforma o ácido araquidônico liberado em epóxido leucotrieno $A_4$ ($LTA_4$) junto com a proteína ativadora de lipo-oxigenase 5 (FLAP). $LTA_4$ pode ser hidrolisado pela enzima $LTA_4$ hidrolase em $LTB_4$, uma molécula potente para atração de neutrófilos e também um estimulador da adesão de leucócitos a células endoteliais. $LTA_4$ também pode ser conjugado a glutationa, formando $LTC_4$ pela enzima $LTC_4$ sintase localizada no envelope nuclear. $LTC_4$ pode ser metabolizado no meio extracelular em $LTD_4$ e $LTE_4$. Esses leucotrienos promovem o extravasamento de plasma a partir das vênulas pós-capilares e também aumentam a expressão de moléculas de adesão na superfície celular e causam broncoconstrição.

### Produtos dos mastócitos

A histamina é uma amina vasoativa produzida por basófilos e por mastócitos (Capítulo 240) que aumenta expressivamente a permeabilidade capilar. Nos basófilos, a histamina é liberada em resposta a sequências bacterianas formadas por formil-metionil-leucil-fenilalanina (f-MLP), pelos fragmentos do complemento C3a e C5a e por IgE. O edema resultante pode ser facilmente observado durante a urticária (Capítulos 237 e 411) e na rinite alérgica (Capítulo 398). O estímulo para a liberação de histamina pelos grânulos dos mastócitos é o mesmo dos basófilos, exceto pela ausência do receptor de f-MLP nos mastócitos. A histamina age sinergicamente com $LTB_4$ e $LTC_4$ produzidos localmente. Além disso, a histamina aumenta o rolamento de leucócitos e sua adesão firme, induzindo fenestrações no revestimento das células endoteliais e aumentando o extravasamento leucocitário.

Apesar da produção de histamina na asma e na sinovite aguda, os bloqueadores de histamina disponíveis atualmente apresentam efeitos terapêuticos mínimos nessas doenças. A ação sobre o receptor de histamina do tipo 4 (HR4), que exerce vários efeitos imunomodulatórios sobre as células derivadas da medula óssea, sugere que a inibição mais precisa dessa via de histamina pode apresentar sucessos mais importantes.

A triptase é uma serinoprotease neutra liberada pelos mastócitos em resposta a alergênios e é utilizada como biomarcador de mastocitose e de anafilaxia sistêmica.[8] A triptase também pode contribuir para a inflamação por promover angiogênese.

### Cininas

As cininas induzem vasodilatação, edema e contração da musculatura lisa, bem como dor e hiperalgesia por intermédio da estimulação das fibras do tipo C.[9] Elas são formadas a partir de cininogênios de alto ou de baixo peso molecular pela ação da serinoprotease calicreína no plasma e nos tecidos periféricos. Os principais produtos da digestão do cininogênio são a bradicinina e a lisil-bradicinina. Esses produtos têm alta afinidade para o receptor B2, que é amplamente expresso. Os peptídeos desArg-BK e Lys-desArg-BK são gerados por carboxipeptidases e se ligam ao subtipo de receptor de cinina B1, que não é expresso nos tecidos normais; porém, sua expressão é rapidamente aumentada pela ação de ligantes de TLR e citocinas. As ações das cininas estão associadas à produção secundária de outros mediadores de inflamação, incluindo óxido nítrico, produtos derivados de mastócitos e as citocinas pró-inflamatórias IL-6 e IL-8.

### METABOLISMO CELULAR

Muitas vias de sinalização ativadas durante a inflamação alteram o metabolismo celular, auxiliando o crescimento e a sobrevivência.[10] As células ativadas respondem ao estresse e à inflamação pelo aumento da captação da glicose e da glicólise. Isso possibilita o aumento da proliferação celular pelo aumento da geração de ATP e pelo fornecimento de substratos para a síntese de macromoléculas. O acréscimo no fluxo através de várias vias metabólicas foi relatado nas células do sistema imunológico e no sangue de pacientes com várias condições inflamatórias como LES, AR, espondilite anquilosante e gota.

### REGULAÇÃO EPIGENÉTICA DA INFLAMAÇÃO

A regulação epigenética da expressão gênica, como por intermédio da metilação do DNA ou da modificação das histonas, pode alterar profundamente a função celular.[11,12] Por exemplo, o equilíbrio dos linfócitos Th1 e Th2 por modificações na metilação do DNA contribui para o risco de doenças como a asma. Aberrações no padrão de metilação do DNA e do *imprinting* celular também foram observadas nas células do sangue periférico de pacientes com LES e nas células sinoviais na AR. Os genes e as vias que são modificados por esses marcadores epigenéticos frequentemente envolvem vias imunológicas, como interações de receptores de citocinas, adesão celular e migração celular. As assinaturas de cada doença que regulam o comportamento das células dos sistemas imunes inato e adaptativo podem ser utilizadas para identificar novos alvos terapêuticos e para fornecer uma compreensão mais profunda da patogênese dessas condições.

## Mecanismos de dano tecidual na inflamação

### OXIGÊNIO E NITROGÊNIO REATIVOS

Macrófagos, neutrófilos e outros fagócitos geram intermediários reativos de oxigênio tóxicos (ROI; do inglês, *reactive oxygen intermediates*) e intermediários reativos de nitrogênio (RNI; do inglês, *reactive nitrogen intermediates*), que matam diretamente os patógenos. ROI e RNI também agem como moléculas de transdução de sinal capazes de regular a expressão de genes inflamatórios.

Essas moléculas também têm efeitos deletérios nos tecidos normais por danificarem o DNA, oxidarem lipídios nas membranas e por nitrosilarem as proteínas. A liberação de intermediários reativos pode ser iniciada por produtos microbianos, por citocinas inflamatórias e pela ativação dos receptores Fc por IgG. Esses eventos causam a translocação de várias proteínas citosólicas, incluindo Rac2 e trifosfatase de guanosina (GTPase) da família Rho, para o complexo ligado à membrana que carreia citocromo *c*, com a ativação subsequente da enzima oxidase de fosfato de dinucleotídio de adenina e nicotinamida reduzida (NADPH). A reação catalisada pela NADPH oxidase leva à produção de superóxido, que, por sua vez, aumenta a produção de peróxido de hidrogênio, de radicais e ânions contendo hidroxila, de ácido hipocloroso e de cloraminas.

ROI também contribui diretamente para o início de doenças crônicas. A oxidação lipídica produz aldeídos que substituem resíduos de lisina na apolipoproteína B-100. Esse meio alterado pode ligar a TLR2, induzindo a produção de citocinas, ou ser internalizado por macrófagos, promovendo a produção de células espumosas e estrias gordurosas, as primeiras lesões da aterosclerose. Subsequentemente, epítopos alterados em proteínas danificadas do hospedeiro podem ser apresentados aos linfócitos T para iniciar uma resposta imune adaptativa que amplifica a lesão vascular inflamatória.

As sintases de óxido nítrico (NOS; do inglês, *nitric oxide sintase*) convertem L-arginina e oxigênio molecular em L-citrulina e óxido nítrico (NO). Existem três isoformas de NOS: NOS neuronal (nOS ou NOS1) e NOS de células endoteliais (ecNOS ou NOS3), que são expressas constitutivamente, enquanto NOS de macrófagos (macNOS, iNOS ou NOS2) é induzida por citocinas pró-inflamatórias, por produtos virais, microrganismos, por baixa tensão de oxigênio ou por um pH ambiental baixo.

### PROTEASES E DANOS À MATRIZ

A produção de enzimas que degradam a MEC regula a renovação tecidual na inflamação. A reconfiguração da matriz remodela o tecido danificado, libera fatores de crescimento e citocinas ligados à matriz, prepara o tecido para o crescimento de novos vasos sanguíneos e modifica o meio local, possibilitando a adesão e a retenção de células recentemente recrutadas.

As MMP são uma família com mais de 20 endopeptidases extracelulares que participam da degradação e do remodelamento da MEC (Tabela 42.1). Elas são produzidas como proenzimas e exigem proteólise limitada ou desnaturação parcial para que o local catalítico seja exposto. Elas são dependentes de íons metálicos (superfamília de zinco/metzincina) para a sua habilidade de degradar as proteínas da MEC. As MMP também clivam moléculas na superfície celular e outras proteínas pericelulares

## Tabela 42.1 Metaloproteinases de matriz (MMP) comuns e seus substratos.

| FAMÍLIA DE MMP | SUBSTRATOS DE MATRIZ | OUTROS SUBSTRATOS |
|---|---|---|
| Colagenase | Colágenos I, II, III, VII e X<br>Agrecana | Pró-MMP-1, -2, -8, -9, -13<br>Pró-TNF |
| Entactina | Inibidores de proteinase-$\alpha_1$<br>Gelatina<br>Tenascina | |
| Gelatinase | Agrecana<br>Colágeno desnaturado<br>Elastina<br>Fibronectina<br>Laminina<br>Vitronectina | Pró-MMP-1, -2, -13<br>Pró-TNF<br>Pró-IL-1β<br>TGF-β latente |
| Matrilisina | Proteoglicanas<br>Colágenos desnaturados<br>Entactina<br><br>Fibrina, fibrinogênio<br>Fibronectina<br>Gelatina<br>Laminina<br>Tenascina<br>Vitronectina | Pró-MMP-2, -7<br>Pró-TNF<br>Ligante de Fas (FasL) ligado à membrana<br><br>Plasminogênio<br>Integrinas β4 |
| Estromelisinas | Proteoglicanas<br><br>Agrecana<br>Colágenos III, IV, V, IX, X e XI<br>Pró-IL-1β<br>Entactina<br>Fibrina, fibrinogênio<br>Fibronectina<br>Gelatina<br>Laminina<br>Tenascina<br>Vitronectina | Pró-MMP-1, -3, -7, -8, -9, -10, -13<br><br>Pró-TNF<br><br><br>Plasminogênio<br>Inibidores de proteinase-$\alpha_1$ |

IL = interleucina; TGF = fator transformador de crescimento; TNF = fator de necrose tumoral.

que não são MEC, regulando assim, o comportamento celular. As MMP podem alterar o crescimento celular por digerirem proteínas de matriz associadas a fatores de crescimento como FGF e TGF-β. A proteólise da matriz libera fatores de crescimento, tornando-os disponíveis para receptores na superfície celular. MMP também degrada diretamente fatores de crescimento, ativando-os, além de afetar a migração celular por alterar locais de receptores célula-matriz ou célula-célula.

### Reparo tecidual e resolução da inflamação

A inflamação é uma resposta fisiológica normal, mas pode causar lesões sérias ao hospedeiro se persistir. São necessários mecanismos para o restabelecimento da homeostase uma vez que essa resposta seja iniciada.

A supressão da inflamação aguda pela remoção ou desativação dos mediadores e das células efetoras permite que o hospedeiro repare os tecidos danificados por intermédio da elaboração de fatores de crescimento e citocinas adequados (Figura 42.1). Assim como ocorre na geração da resposta inflamatória, os componentes da resolução incluem uma resposta celular (apoptose e necrose), a formação de mediadores solúveis (como citocinas anti-inflamatórias e antioxidantes) e a produção de efetores diretos (como inibidores de protease).

### DELEÇÃO DAS CÉLULAS INFLAMATÓRIAS

As células podem ser removidas do local da inflamação por diversos mecanismos. Primeiramente, o influxo celular pode ser reduzido pela supressão da produção de fatores de quimiotaxia e da expressão de moléculas de adesão vascular. Em segundo lugar, as células, especialmente os linfócitos, podem ser liberadas do tecido e retornar para a circulação pelo sistema linfático. Em terceiro lugar, as células estressadas podem sofrer necrose com a liberação de seu conteúdo para o ambiente local. Um quarto mecanismo, conhecido como autofagia, pode causar a digestão de organelas internas e causar a morte celular.

Talvez o método mais crítico e efetivo para a remoção das células de um local inflamatório seja a morte celular programada, ou apoptose. Os fagócitos PMN apresentam meia-vida muito curta no tecido e a persistência ou a liberação de seus conteúdos no microambiente após sua morte pode ser deletéria. Outras células, incluindo os linfócitos T, sofrem apoptose após sua ativação para evitar persistência exagerada da resposta do hospedeiro. Defeitos na apoptose ou mesmo a persistência de células apoptóticas capazes de escapar do processo de remoção contribuem para doenças inflamatórias crônicas e autoimunes.

O comprometimento celular com a apoptose é iniciado por muitos fatores, incluindo ROI no microambiente celular e a sinalização pelas vias dos receptores de morte (p. ex., FasL/Fas e ligante indutor de apoptose relacionado com TNF [TRAIL; do inglês, *TNF-related apoptosis-inducing ligand*]). ROI podem danificar o DNA e se o dano for excessivo, o reparo pelos mecanismos normais é interrompido e a morte celular programada pode ser iniciada por genes como a proteína p53. As mutações induzidas por ROI ou RNI na inflamação crônica podem acumular-se ao longo do tempo e causar substituições de aminoácidos em proteínas regulatórias. Em última análise, como já foi observado na colite ulcerativa, pode ocorrer uma doença neoplásica.

Embora algumas células imunes sejam removidas durante a fase de resolução, outras linhagens celulares proliferam. As células mesenquimais, especialmente os fibroblastos, proliferam e produzem nova matriz que pode se contrair, formando uma cicatriz fibrótica. Fatores de crescimento produzidos localmente, como PDGF, induzem a síntese de DNA nessas células estromais pela ativação de PI3K. TGF-β também estimula a proliferação de fibroblastos e converte o fenótipo celular na direção de formação de matriz em vez de sua destruição por aumentar a produção de colágeno e suprimir a expressão de MMP. Além disso, células-tronco mesenquimais que residem no tecido ou que migram a partir do sangue periférico podem se diferenciar na linhagem apropriada específica ao órgão em questão. As células pluripotentes, em um meio adequado, podem se tornar adipócitos, condrócitos, células ósseas ou outras células estromais terminalmente diferenciadas.

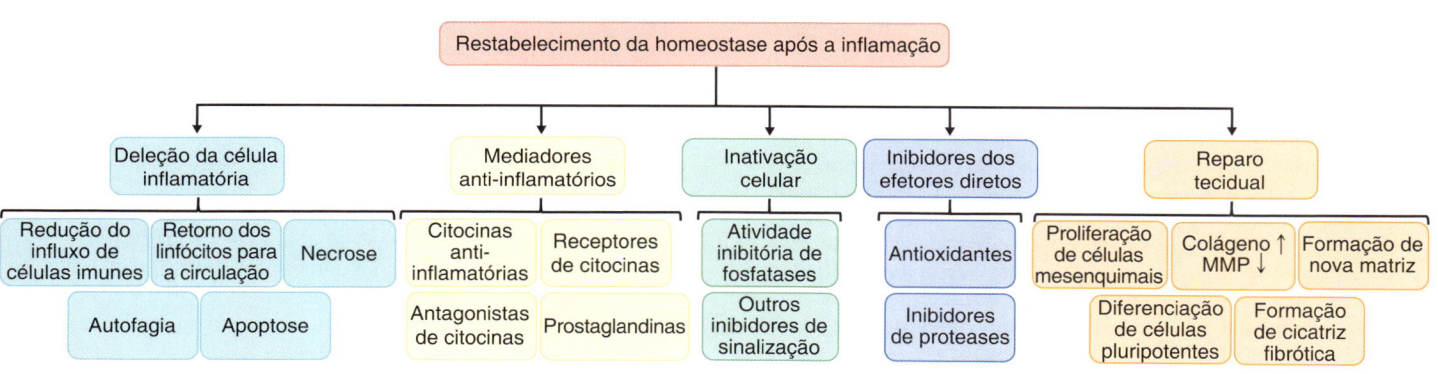

**FIGURA 42.1** Mecanismos que resolvem a inflamação e promovem o reparo da matriz extracelular. MMP = metaloproteinases de matriz.

## MEDIADORES SOLÚVEIS

### Citocinas anti-inflamatórias

Várias citocinas anti-inflamatórias são liberadas por células residentes e do infiltrado inflamatório. TGF-β e IL-10 são produzidos por macrófagos, fibroblastos intersticiais ou linfócitos T. As citocinas dos linfócitos T, incluindo IL-4, IL-10 e IL-13, suprimem a expressão de MMP pelas células estimuladas por IL-1 ou TNF. Além de aumentar a proliferação dos fibroblastos, TGF-β suprime a produção de colagenase, aumenta a deposição de colágeno e diminui a atividade de MMP pela indução da produção de inibidores teciduais de metaloproteinases (TIMP; do inglês, *tissue inhibitor of metalloproteinases*). A fase de reparo se encontra anormal em doenças em que a fibrose tecidual representa manifestação patológica importante. Por exemplo, o escleroderma (Capítulo 251) é marcado pela fibrose difusa e é acompanhado por níveis elevados de TGF-β e produção elevada de MEC.

Receptores de citocinas também podem reduzir a resposta inflamatória. Os receptores podem ser liberados da superfície celular após a clivagem proteolítica e absorver citocinas, evitando que elas se liguem a receptores funcionais nas membranas celulares. Esses inibidores de citocinas podem ser liberados de maneira coordenada para evitar inflamação desregulada, como ocorre no choque séptico (Capítulo 100), em que as endotoxinas induzem a produção de receptores solúveis. Outras proteínas ligadoras de citocinas são produzidas como mecanismos contrarregulatórios, incluindo a proteína ligadora de IL-18 (IL-18PL), um receptor relacionado com a superfamília da Ig que captura IL-18. Durante o remodelamento ósseo, interações do receptor ativador de NF-κB (RANK) com o ligante de RANK são necessárias para a reabsorção óssea mediada por osteoclastos. O antagonista competitivo osteoprotegerina é um membro da família de receptores de TNF capaz de ligar o ligante de RANK e inibir a ativação dos osteoclastos.

### Inativação das vias de sinalização

As vias de sinalização que iniciam uma resposta inflamatória têm mecanismos intracelulares que garantem que o processo seja autolimitado. Muitas quinases, como os receptores de fatores de crescimento e as MAPK, exigem modificações pós-tradução, como fosforilação, para aumentar a atividade enzimática. Um sistema de fosfatases que removem esses grupos fosfatos pode retornar as quinases a seu estado de repouso. Várias fosfatases, incluindo PTP1B, suprimem a sinalização de fatores de crescimento por desfosforilarem quinases na superfície celular que agem como receptores de fatores de crescimento. Várias fosfatases inibem a sinalização por desfosforilação de MAPK. A enzima DUSP1 desfosforila a MAPKp38, assim como outros membros de MAPK. A expressão de DUSP1 é aumentada pela MAPK p38; desse modo, o próprio processo de ativação celular por p38 é responsável pelo seu mecanismo contrarregulatório. A ativação de NF-κB é tipicamente iniciada pela fosforilação de IκB, o que direciona essa proteína para a proteólise.[13] A expressão de IκB aumenta dramaticamente posteriormente e interrompe a sinalização dessa via. A sinalização de JAK-STAT é inibida por proteínas supressoras da estimulação de citocinas (SOCS; do inglês, *supressor of cytokine stimulation*), bem como por fosfatases que desfosforilam as proteínas JAK ou STAT.

### Prostanoides anti-inflamatórios e ciclo-oxigenases

COX-2 é induzida por mediadores pró-inflamatórios e aparece no início das respostas inflamatórias, contribuindo para a sua evolução. Entretanto, a expressão tardia de COX-2 sugere que ela também funciona limitando a inflamação. Essa regulação pode ocorrer por intermédio da formação de prostaglandinas ciclopentenonas (CyPG). Esses prostanoides podem agir como ligantes para os receptores ativados por proliferadores de peroxissomos (PPAR; do inglês, *peroxisome proliferator-activated receptors*)[14] (Capítulo 216). Existem três classes principais de receptores PPAR – PPARα, PPARβ/δ e PPARγ – todos eles capazes de se ligar ao DNA na forma de heterodímeros em associação com o receptor de retinoide X. A ativação de PPARγ por CyPG está associada à supressão da proteína ativadora 1 (PA-1) e às vias de transcrição de STAT em macrófagos. Vários agonistas naturais e sintéticos de PPAR apresentam eficácia demonstrada em modelos de lesão por isquemia e reperfusão, artrite e doenças inflamatórias das vias respiratórias.

## INIBIDORES DOS EFETORES DIRETOS

### Antioxidantes

Enzimas antioxidantes como catalase e superóxido dismutase inativam intermediários tóxicos. A catalase é uma enzima do peroxissomo que catalisa a conversão de peróxido de hidrogênio em água e oxigênio. As enzimas superóxido dismutase (SOD) catalisam a dismutação de superóxido em peróxido de hidrogênio que, por sua vez, é removido pela catalase ou pela glutationa peroxidase. A glutationa peroxidase e a glutationa redutase constituem mecanismos adicionais para a manutenção do equilíbrio redox e para a redução de metabólitos tóxicos. A produção insuficiente de antioxidantes intracelulares como a glutationa pode suprimir as respostas linfocitárias e contribuir para sinalização defeituosa dos receptores dos linfócitos T e para os danos imunológicos dos linfócitos T encontrados no líquido sinovial na AR (Capítulo 248).

### Inibidores de protease

Os inibidores de protease (Tabela 42.2) regulam a função das proteases endógenas e reduzem a probabilidade de danos colaterais aos tecidos. Eles são classificados como inibidores de locais ativos ou como macroglobulina-$\alpha_2$ ($\alpha$2M).[15] A família de inibidores de serinoprotease (SERPIN) são os membros mais abundantes da primeira classe de inibidores de protease que desempenham um papel importante na regulação da resolução dos coágulos sanguíneos e na inflamação, como indicado por muitos de seus nomes: antitrombina III, inibidores do ativador de plasminogênio 1 e 2, antiplasmina-$\alpha_2$, antitripsina-$\alpha_1$ e calistatina. A última classe age ligando covalentemente a protease à cadeia $\alpha$2M, e desse modo bloqueando o acesso aos substratos. A macroglobulina-$\alpha_2$ se liga a todas as classes de proteases e, após formar a ligação covalente, entrega essas enzimas às células via endocitose mediada por receptor para inativação enzimática subsequente.

A família de inibidores teciduais de metaloproteinases (TIMP) bloqueia o funcionamento da maioria das MMP. TIMP se liga às MMP ativadas e bloqueia irreversivelmente seus locais catalíticos. Exemplos de estados patológicos com um equilíbrio desfavorável entre TIMP e MMP incluem a perda de cartilagem na artrite e a regulação da metástase tumoral.

**Tabela 42.2** Inibidores comuns de protease e seus alvos.

| CLASSE DO INIBIDOR | PROTEASE-ALVO | MECANISMO |
|---|---|---|
| Macroglobulina-$\alpha_2$ | Inibidor pamprotease | Prende covalentemente a protease em um estado irreversível, quase ativo; substratos compostos por pequenas moléculas, mas não proteínas, podem ser hidrolisados |
| SERPIN (p. ex., antitrombina III, inibidores de proteinase-$\alpha_1$, inibidores do ativador de plasminogênio, antiplasmina-$\alpha_2$, antitripsina-$\alpha_1$, calistatina, PI9) | Serinoproteases (p. ex., trombina, ativador de plasminogênio, tripsina, granzimas) | Ligação covalente com as proteases e distorção irreversível do local ativo |
| TIMP<br>TIMP-1, -2, -4<br>TIMP-3 | Metaloproteinase<br>MMP<br>MMP, ADAM e proteases ADAMTS | Bloqueiam o acesso ao local ativo da protease e coordenam íons metálicos catalíticos |
| Cistatinas | Cisteínoproteases (p. ex., calpaína) | Bloqueiam o acesso ao local ativo da protease |
| XIAP | Caspases | Bloqueia a entrada do substrato nos locais ativos de caspase-3 e caspase-7; sequestra caspase-9 em um estado monomérico |

MMP = metaloproteinase da matriz; PI9 = inibidor de protease 9; TGF = fator transformador de crescimento; SERPIN = inibidor de serinoprotease; XIAP = proteína inibidora de apoptose ligada ao X.

O desequilíbrio entre TIMP e MMP em formas destrutivas de artrite parece ser causado pela capacidade limitada de produção de inibidores de protease, que é dominada pela expressão prodigiosa de MMP. Enquanto IL-1 e TNF induzem MMP, IL-6 e TGF-β suprimem a produção de MMP e aumentam os níveis de TIMP. Portanto, o perfil de citocinas exerce influência crucial no estado do remodelamento. Quando as citocinas pró-inflamatórias predominam, o equilíbrio favorece a destruição da matriz; quando existem inibidores de citocinas inflamatórias e de fatores de crescimento, a produção de proteínas da matriz aumenta e as MMP são inibidas por TIMP.

**Recomendação de grau A**

A1. Boyle DL, Soma K, Hodge J, et al. The JAK inhibitor tofacitinib suppresses synovial JAK1-STAT signalling in rheumatoid arthritis. *Ann Rheum Dis.* 2015;74:1311-1316.

### REFERÊNCIAS BIBLIOGRÁFICAS

*As referências bibliográficas, bem como os outros materiais suplementares deste livro, encontram-se no GEN-IO, nosso ambiente virtual de aprendizagem.*

# 43
# IMUNOLOGIA DO TRANSPLANTE
MEGAN SYKES

### DEFINIÇÃO

O transplante clínico engloba transplante de órgãos e de ilhotas de Langerhans contendo células β produtoras de insulina, em que é necessário suprimir a resposta imune do hospedeiro contra o enxerto (HCE) para evitar a rejeição, bem como o transplante de células hematopoéticas (TCH) (Capítulo 168), em que é necessário lutar não apenas contra a resposta imune do HCE, mas também contra a resposta imune do enxerto contra o hospedeiro (ECH). Como as preparações de medula óssea ou de células-tronco do sangue periférico mobilizadas (mCTSP) contêm linfócitos T maduros, sua administração a receptores condicionados e, consequentemente, imunoincompetentes está associada a risco de desenvolvimento da doença enxerto *versus* hospedeiro (DEVH). Os órgãos e os tecidos transplantados incluem córnea, rins, fígado, coração, pulmões, intestino delgado, pâncreas e até mãos e face. Os transplantes originados de um membro da mesma espécie são chamados de *alotransplantes*. Entretanto, transplantes de outras espécies, chamados de *xenotransplantes*, constituem uma solução promissora para um suprimento muitas vezes inadequado de órgãos e tecidos alogênicos, podendo ser utilizados no futuro. Transplantes de tecidos ou células originárias do próprio receptor, seja processando as células do próprio órgão do receptor (p. ex., ilhotas de Langerhans após pancreatectomia para o tratamento de pancreatite crônica) ou populações celulares (p. ex., células-tronco e progenitoras hematopoéticas CD34+ coletadas por leucoférese após a mobilização da medula óssea antes de aplicação de altas doses de radiação ou de quimioterapia para o tratamento do câncer) são chamados de *autólogos*. No futuro, esses transplantes podem incluir células autólogas derivadas de células-tronco utilizadas para propósitos terapêuticos.

###  ANTÍGENOS NO TRANSPLANTE

Os principais antígenos reconhecidos durante a rejeição ao enxerto e os tipos celulares envolvidos estão resumidos na Tabela 43.1.

#### Antígenos de histocompatibilidade principal

O complexo de histocompatibilidade principal (MHC; do inglês, *major histocompatibility complex*; também chamado de antígeno leucocitário humano [HLA; do inglês, *human leukocyte antigen*] em seres humanos) controla as respostas imunológicas adaptativa e algumas inatas e é de importância central em muitas doenças mediadas pelo sistema imune. O MHC também representa o maior obstáculo imunológico para todos os tipos de aloenxertos. A molécula de HLA tem duas isoformas principais, chamadas de classe I e classe II, sendo que ambas são codificadas pelo complexo do MHC localizado no cromossomo 6. Embora todas as moléculas de HLA tenham uma estrutura geral semelhante, as moléculas de classe I e de classe II apresentam padrões diferentes de expressão, sendo que MHC de classe I é expresso na maior parte das células do corpo enquanto os antígenos de classe II são expressos principalmente nas populações de células apresentadoras de antígenos (CAA), como células dendríticas, macrófagos e linfócitos B, bem como as células epiteliais tímicas envolvidas na seleção de linfócitos T. As moléculas de MHC classe II podem também ser expressas nas células endoteliais vasculares humanas e nos linfócitos T ativados.

A função das duas classes de moléculas de MHC é apresentar antígenos peptídicos para os receptores de linfócitos T (TCR), possibilitando a ocorrência de respostas imunes (Capítulo 40). As moléculas de classe I tipicamente apresentam peptídios contendo de 8 a 9 aminoácidos provenientes de proteínas citosólicas (p. ex., proteínas virais), que são transportados para o retículo endoplasmático, onde são processados e carreados nas moléculas de classe I. As moléculas CD8 interagem com o domínio $\alpha_3$ da cadeia pesada de classe I, fortalecendo a interação dos linfócitos T CD8+ que reconhecem os complexos de peptídios com MHC de classe I. Os peptídios apresentados pelas moléculas de MHC classe II, por sua vez, costumam ser formados por entre 10 e 20 aminoácidos e são derivados de proteínas exógenas (p. ex., bactérias fagocitadas), que são processadas pela via de processamento endossomal e são reconhecidos pelos TCR nos linfócitos T cujas moléculas de CD4 estreitam a interação global entre o linfócito T e a CAA. A via de apresentação de classe I é de importância particular porque possibilita a destruição de células infectadas por vírus, consistente

| Tabela 43.1 | Linfócitos envolvidos na rejeição ao enxerto. | | |
|---|---|---|---|
| **TIPO CELULAR** | **ANTÍGENOS RECONHECIDOS** | **FUNÇÃO** | **RELEVÂNCIA** |
| Células T CD4+ | MHC de classe II alogênico (+ peptídio)<br>MHC de classe II próprio + peptídio doador | Ativação celular apresentadora de antígeno<br>Ajuda (citocinas e coestimulação)<br>Produção de citocinas pró-inflamatórias<br>Citotoxicidade<br>Funções regulatórias | Alotransplantes de órgãos<br>Alotransplantes celulares<br>Xenotransplantes<br>DEVH |
| Células T CD8+ | MHC de classe I alogênico (+ peptídio)<br>MHC de classe I próprio + peptídio doador | Citotoxicidade<br>Produção de citocinas<br>Função regulatória | Alotransplantes de órgãos<br>Alotransplantes celulares<br>Xenotransplantes<br>DEVH |
| Células NK | MHC de classe I (ativa ou inibe a função da célula NK)<br>Outros ligantes ativadores | Citotoxicidade<br>Produção de citocinas | Alotransplantes de órgãos<br>Alotransplantes celulares<br>Xenotransplantes |
| Células B | MHC de classe I e de classe II<br>Antígenos do grupo sanguíneo<br>Carboidratos xenogênicos | Rejeição mediada por anticorpos (rejeição hiperaguda, aguda humoral e crônica) | Alotransplantes de órgãos e células hematopoéticas<br>Alotransplantes celulares<br>Xenotransplantes |

LTC = linfócito T citotóxico; DEVH = doença do enxerto *versus* hospedeiro; MHC = complexo de histocompatibilidade principal; NK = *natural killer*.

com a expressão de MHC de classe I em praticamente todos os tipos celulares no corpo. Uma exceção ocorre quando as moléculas de classe I apresentam peptídios provenientes de antígenos exógenos, resultando em apresentação cruzada e ativação cruzada de linfócitos T. A apresentação de MHC de classe II de antígenos exógenos ocorre principalmente em CAA profissionais e nos linfócitos B, o que é consistente com o papel dos linfócitos T CD4$^+$ no início das respostas imunes pela ativação das CAA, fornecendo *ajuda* direta e indireta (por intermédio de CAA ativadas que também apresentam peptídios nas moléculas de classe I) para os linfócitos T CD8$^+$ citotóxicos (LTC) e para os linfócitos B produtores de anticorpos. Os linfócitos B conseguem focar em antígenos reconhecidos por seus receptores específicos de imunoglobulinas na superfície celular por ligarem e internalizarem esses antígenos, que entram na via de processamento de antígenos nos endossomos e passam a ser apresentados por moléculas de classe II aos linfócitos B. Essa capacidade de os linfócitos B apresentarem preferencialmente peptídios derivados de seus antígenos cognatos para os linfócitos T CD4 que reconhecem esses aloantígenos é importante para o direcionamento da produção de aloanticorpos.

Algumas moléculas de MHC foram cristalizadas, tanto sozinhas quanto em conjunto com os TCR que as reconhecem. A estrutura de ligação do TCR das moléculas de MHC classe I e classe II é semelhante e inclui tanto a fenda de ligação peptídica formada por uma folha β-pregueada quanto duas α-hélices, que formam as laterais da fenda (e-Figura 43.1). Entretanto, as moléculas de MHC de classes I e II apresentam diferenças estruturais significativas, resumidas na e-Tabela 43.1. As moléculas de TCR interagem fisicamente com ambas as α-hélices das moléculas de MHC e as cadeias laterais do peptídio que se encontra ligado na fenda, representando uma interação trimolecular de MHC-peptídio-TCR (e-Figura 43.1). É a porção mais variável ("hipervariável") do TCR, formada pelos rearranjos somáticos VD (para TCRβ)-J e as inserções N-terminais das cadeias α e β do TCR conhecidas como região 3 de determinação de complementaridade (CDR3; do inglês, *complementarity-determining region 3*), que reconhece os complexos específicos de MHC e peptídio.

As moléculas de HLA são todas codificadas em uma região com 3,6 milhões de pares de bases que codifica mais de 200 genes, incluindo os genes do complemento e do fator de necrose tumoral (TNF) e muitas outras moléculas com funções imunológicas, além do MHC. A organização da região HLA se encontra ilustrada na e-Figura 43.2. A região de classe II contém dois genes de cadeias α e β, mas apenas um dos dois é funcional, para cada HLA-DQ e DP. Entretanto, o *locus* DR contém quantidades diferentes de cadeias β para diferentes alelos de HLA. Algumas dessas cadeias DR β são pseudogenes, mas vários alelos de HLA-DR contêm um ou dois genes funcionais de cadeia β.

Uma das características marcantes das moléculas de HLA (e do MHC na maior parte das espécies mamíferas) é seu polimorfismo extenso.[1] Existem milhares de alelos de HLA definidos nas regiões de classe I e de classe II. Como a principal função da apresentação de antígenos para os linfócitos T é possibilitar a responsividade e a remoção de microrganismos patogênicos, esse polimorfismo pode ter evoluído para a manutenção da diversidade da resposta imune a vários patógenos em uma população, evitando a aniquilação dessa população por um único microrganismo que poderia não ser bem apresentado por determinado MHC. Os alelos de HLA foram reconhecidos originalmente por painéis de soro humano altamente sensibilizado contendo vários aloanticorpos. Entretanto, esse método não consegue reconhecer muitas diferenças alélicas que sejam de importância funcional para o reconhecimento e a ligação de antígenos pelos linfócitos T. Foi apenas com o desenvolvimento dos métodos moleculares para a distinção de alelos em nível genômico, finalmente via sequências genômicas específicas, que foi revelado todo o grau de polimorfismo dessa região. Além desse conhecimento, é necessário revisar e refinar continuamente o sistema de nomenclatura que define esses alelos. De acordo com a nomenclatura aceita mais recentemente, os alelos de HLA são identificados pelo *locus* (p. ex., HLA-A), seguido por um asterisco e, então, por um número único com até quatro conjuntos de dígitos separados por dois pontos. O primeiro conjunto descreve o grupo alélico (p. ex., HLA-A*02), que em geral corresponde a um antígeno definido sorologicamente, e o segundo conjunto indica o alelo específico (p. ex., HLA-A*02:101). O terceiro e o quarto conjunto de dígitos são de menor importância prática porque identificam substituições silenciosas de nucleotídios em diferentes alelos e variações nas porções não traduzidas do gene, respectivamente.

Entretanto, em algumas populações, o nível de diversidade nos grupos alélicos pode ser bastante limitado em razão da origem genética comum do alelo. Por exemplo, para o grupo alélico HLA-DR3, que foi originalmente definido por métodos sorológicos, existe pouca diversidade entre as populações do norte da Europa, uma vez que a maior parte desses indivíduos é portadora do alelo DRB1*0301. Desse modo, para essa população, é razoável se referir ao tipo sorológico HLA-DR3 como o definidor desse alelo. Existem alguns alelos que predominam dentro de grupos étnicos. Por exemplo, cinco alelos DRB1 predominam entre populações do norte europeu, sendo que cada alelo é representado em 10 a 30% dessa população. A e-Tabela 43.2 resume os principais grupos alélicos DRB1 que foram definidos inicialmente em nível sorológico e, mais tarde, foram sequenciados genomicamente.

A maior parte dos transplantes de órgãos ocorre com incompatibilidade (*mismatch*) HLA e as fortes abordagens imunossupressoras utilizadas nos receptores de transplantes são projetadas para prevenirem a rejeição por essa resposta imune excepcionalmente forte. Ao contrário das respostas de linfócitos T a antígenos peptídicos derivados de proteínas estranhas, que são reconhecidos por uma pequena fração de linfócitos T *naïve* (na faixa de 1 em 10$^5$), uma proporção muito alta, estimada em de 1 a 10% do repertório de linfócitos T, reconhece aloantígenos em MHC. A aplicação recente de sequenciamento em alta escala das regiões hipervariáveis dos TCR dos linfócitos T que proliferam em resposta a MHC alogênico demonstrou diretamente o grande número de clones de linfócitos T que contribuem para essa resposta.[2] A forte imunogenicidade das moléculas de MHC alogênicas está relacionada com o modo de seleção dos linfócitos T no timo; timócitos em desenvolvimento não sobrevivem a menos que possam reconhecer fracamente um complexo de MHC/peptídio próprio em uma célula do estroma do timo. Esse processo é chamado de *seleção positiva*. Os timócitos cujos receptores têm alta afinidade para complexos MHC/próprio são deletados, de modo que linfócitos T fortemente autorreativos raramente conseguem chegar ao conjunto de linfócitos T periféricos. Antígenos alogênicos não fazem parte desse processo de *seleção negativa*. O resultado dessas etapas de seleção e reatividade cruzada inerente dos TCR é que o "repertório" de linfócitos T reconhece moléculas alogênicas de MHC, constituindo uma barreira para o transplante de órgãos e de células hematopoéticas. No caso de transplantes de órgãos, em que são utilizados por períodos prolongados fármacos poderosos imunossupressores visando à prevenção da rejeição do enxerto, isso pode ser melhorado utilizando órgãos com compatibilidade de HLA. Apesar da desvantagem da isquemia fria prolongada associada ao transporte de um enxerto de um doador morto, um estudo de transplante de rim pediátrico apresentou desfechos superiores em doadores falecidos de rins, mas com alta compatibilidade de HLA, em comparação com doadores vivos, mas com baixa compatibilidade de HLA.[3] Em razão das altas taxas de perda tardia do enxerto associada à formação *de novo* de anticorpos anti-HLA, foram realizados esforços para reduzir esse desfecho pela identificação de incompatibilidades de HLA para reduzir a chance de produção desses aloanticorpos.

Para o transplante de células hematopoéticas (Capítulo 168), os riscos de DEVH e falha de enxertia da medula óssea são muito amplificados na presença de incompatibilidades extensas de HLA. Isso fez com que esse tipo de transplante tenha sido bastante evitado no passado. Disparidades nas moléculas de classe I e de classe II altamente polimórficas predispõem à DEVH. O risco de DEVH é elevado por disparidades em HLA-DPB1, apesar de seu baixo nível de polimorfismo, especialmente quando a variante rs9277534 na região regulatória é um alelo altamente expresso em receptores, mas é pouco expresso nos doadores. Se não houver um doador aparentado e com alta compatibilidade, tipicamente é conduzida busca em grandes registros contendo milhões de doadores voluntários não aparentados. Em razão do substancial polimorfismo, é difícil encontrar doadores não aparentados com moléculas idênticas de MHC, mesmo se a busca fosse realizada em toda a população humana. Para indivíduos com genótipos comuns de HLA, a probabilidade de encontrar um doador não aparentado compatível é maior do que para indivíduos com genótipos raros. Essa situação está relacionada em parte em virtude do fenômeno de *desequilíbrio de ligação*, em que alelos de *loci* próximos são encontrados juntos no mesmo segmento cromossômico, ou *haplótipo*, mais frequentemente do que ocorreria por acaso. O padrão de desequilíbrio de ligação é diferente nos distintos grupos étnicos, de modo que a chance de encontrar um haplótipo verdadeiramente idêntico genotipicamente é maior na mesma população.

Avanços recentes na capacidade de realização de transplante a partir de doadores alternativos aumentou a disponibilidade de transplante de células hematopoéticas (TCH) em indivíduos sem doadores aparentados HLA-idênticos (Capítulo 168). Avanços para evitar a DEVH em TCH com doadores aparentados haploidênticos aumentaram a segurança para os casos de TCH com algumas incompatibilidades de HLA, gerando resultados que podem ser superiores ao uso de doadores não aparentados HLA-idênticos e, em alguns casos, comparáveis com resultados encontrados com doadores irmãos.[4]

### Antígenos secundários de histocompatibilidade

Antígenos de histocompatibilidade "secundários" são peptídios derivados de proteínas polimórficas apresentados por uma molécula de MHC. Mesmo irmãos HLA-idênticos genotipicamente apresentam muitos antígenos secundários de histocompatibilidade diferentes. Isso é suficiente para induzir a rejeição do enxerto se não for utilizada a farmacoterapia imunossupressora e também pode afetar o risco de rejeição apesar da imunossupressão. Por exemplo, o *locus LIMS1* codifica um antígeno secundário de histocompatibilidade associado à rejeição de alotransplantes renais em razão da produção de anticorpos anti-LIMS1 IgG2 e IgG3.[4b] Além disso, a DEVH frequentemente (30 a 50% das vezes) complica o TCH entre irmãos HLA-idênticos, mesmo com o uso de imunoprofilaxia farmacológica.

### Outros antígenos

Os antígenos do grupo sanguíneo principal (ABO) podem ser alvo de um processo dramático de rejeição "hiperaguda" que ocorre quando enxertos vascularizados e não compatíveis são transplantados. O reconhecimento de antígenos do grupo sanguíneo na superfície endotelial dos vasos do enxerto pelos anticorpos "naturais" do receptor (anticorpos que estão presentes mesmo sem uma sensibilização conhecida aos antígenos) ativam as cascatas de complemento e coagulação, resultando em trombose e isquemia rápida do enxerto. Um desfecho semelhante pode ocorrer após o transplante em um indivíduo com anticorpos anti-HLA do doador pré-formados, resultantes de pré-sensibilização por transplantes, transfusões ou gestações prévias. Anticorpos contra outros antígenos polimórficos, como a cadeia A relacionada com MHC de classe I (MICA; do inglês, *MHC class I–related chain A*) estão associados à rejeição do enxerto. No passado, transplantes não podiam ser realizados com sucesso quando ocorria uma reação cruzada contra o doador. Entretanto, foram alcançados sucessos consideráveis no transplante de rins, fígado e coração (no caso do coração, apenas no período neonatal) entre diferentes tipos ABO, além de transplantes de rins em pacientes altamente pré-sensibilizados.[5,6] No caso dos transplantes de rim e fígado, a remoção inicial dos anticorpos e, algumas vezes, a depleção dos linfócitos B, bem como a infusão intravenosa de imunoglobulina (IVIG) promoveram esses sucessos. O transplante de coração neonatal entre diferentes tipos ABO foi bem-sucedido porque os transplantes foram realizados antes que os receptores tivessem desenvolvido níveis elevados de anticorpos contra antígenos dos grupos sanguíneos e os linfócitos B parecem ter se tornado tolerantes ao grupo sanguíneo do doador em razão do processo de transplante. O reconhecimento de antígenos do grupo sanguíneo também pode ser importante nos casos de TCH em que as barreiras ABO são rotineiramente ultrapassadas nos dois sentidos. Isso pode causar a hemólise dos eritrócitos do receptor se o desencontro for no sentido ECH, mas esse problema pode ser evitado se o produto celular for *lavado* antes da infusão. Incompatibilidades sentido HCE podem causar problemas mais persistentes em razão da destruição contínua das células eritropoéticas do doador, resultando em aplasia pura da série vermelha. Entretanto, é mais frequente que que a eritropoese do doador seja estabelecida com sucesso e que iso-hemaglutininas contra o doador desapareçam completamente da circulação. Em decorrência da realização cada vez mais comum de TCH com doadores incompatíveis, foi reconhecida a importância dos aloanticorpos contra HLA no cerne da rejeição aos enxertos e pode ser necessária a realização de procedimentos de dessensibilização semelhantes aos utilizados em receptores de alotransplantes em órgãos sensibilizados.[7]

Os antígenos dos grupos sanguíneos A e B são consequência da presença ou da ausência de enzimas específicas de glicosilação em diferentes indivíduos. Semelhantemente, uma especificidade antigênica de grande importância em xenotransplantes é um epítopo de carboidrato, Galα1–3Galβ1–4GlcNAc (αGal), que é produzido por uma galactosil transferase específica. Seres humanos e macacos do Velho Mundo não apresentam uma transferase αGal funcional e produzem altos níveis de anticorpos naturais contra o epítopo αGal ubíquo. Uma vez que os animais de interesse como fontes de xenotransplante (p. ex., porcos) expressam altos níveis de αGal em seu endotélio vascular, o transplante de órgãos vascularizados de porcos resulta em rejeição hiperaguda. Portanto, o desenvolvimento de porcos nocautes para αGal foi um feito importante para o avanço do campo do xenotransplante. O reconhecimento mais recente dos alvos dos anticorpos naturais contra carboidratos não Gal nas células de porcos nocautes para αGal levou a modificações genéticas adicionais nesses animais, um procedimento que tem sido facilitado pelas técnicas atuais de edição gênica.

Em outro tipo de reação de transplante, o reconhecimento como estranho é resultante não da presença de um antígeno, mas, paradoxalmente, da ausência de uma molécula própria de MHC. As células *natural killer* (NK) expressam vários receptores inibitórios e ativadores na superfície celular que, coletivamente, determinam se a célula NK matará ou não uma célula-alvo em potencial. Os ligantes para os receptores inibitórios são as moléculas de MHC classe I e os receptores reconhecem grupos específicos de alelos. Uma célula NK pode matar um alvo alogênico que não tenha um ligante inibitório de MHC próprio. Esse fenômeno pode resultar em uma rejeição rápida de medula óssea em modelos animais, podendo ser importante no caso de TCH com incompatibilidade de HLA. O possível papel das células NK na rejeição de alotransplantes de órgãos é controverso, mas acredita-se que ele seja importante para o xenotransplante de órgãos. As células NK claramente são importantes na rejeição de células hematopoéticas xenogênicas, uma observação que é relevante na abordagem para a indução de tolerância (ver adiante).

## MECANISMOS DE REJEIÇÃO E DOENÇA DO ENXERTO *VERSUS* HOSPEDEIRO

### Mediadores celulares

Muitos tipos celulares diferentes participam das respostas de rejeição e há uma redundância considerável. Os linfócitos T desempenham papéis importantes na maior parte dos tipos de rejeição, sendo a exceção a rejeição induzida por anticorpos na ausência de ajuda de linfócitos T, como na rejeição hiperaguda e aguda vascular induzida por anticorpos naturais. Vários estudos sugerem um papel dominante para os linfócitos T de memória na rejeição aos transplantes, mas é difícil determinar se os linfócitos T *de memória* detectados após um transplante foram convertidos a partir de linfócitos T *naïve* antes ou após o transplante.

### Alorreconhecimento direto, semidireto e indireto

As respostas dos linfócitos T são induzidas por CAA que apresentam aloantígenos. O reconhecimento de aloantígenos pode ser categorizado como *direto*, *semidireto* e *indireto* (Figura 43.1). O alorreconhecimento direto envolve o reconhecimento de antígenos doadores nas CAA do doador fornecidas pelo enxerto.[8] A frequência extraordinariamente alta de linfócitos T com alorreatividade é causada pelo reconhecimento de MHC alogênico. Entretanto, os linfócitos T com essas especificidades também podem detectar seus ligantes nas CAA do receptor, uma vez que podem reconhecer complexos intactos de MHC-peptídio do doador que tenham sido transferidos em exossomos. Essa via *semidireta* pode ser importante para a manutenção de alorrespostas diretas fortes muito tempo após as CAA do doador no órgão enxertado serem substituídas pelas do receptor. O reconhecimento indireto é o reconhecimento de antígenos doadores que foram assimilados, processados e apresentados em moléculas de MHC do receptor localizadas em CAA do receptor. A resposta indireta é mais semelhante às respostas de linfócitos T "normais", em que CAA profissionais apresentam antígenos peptídicos para os linfócitos T que se encontram presentes com uma frequência relativamente baixa no repertório *naïve*. A resposta indireta, assim como a resposta semidireta, pode ser mantida pelo conjunto de CAA do receptor, que é constantemente renovado. A resposta indireta é de importância particular para a indução de resposta envolvendo anticorpos.

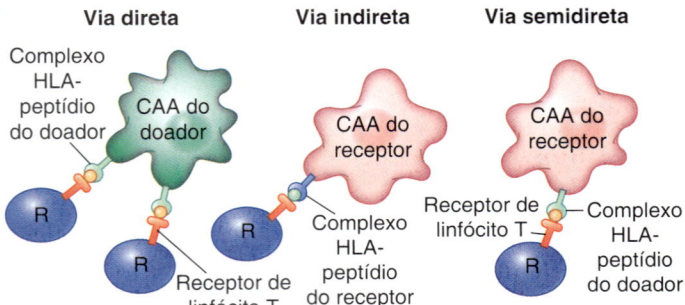

**FIGURA 43.1** Alorreconhecimento direto e indireto. O alorreconhecimento direto envolve o reconhecimento de moléculas do complexo de histocompatibilidade principal (MHC) (com ou sem um peptídio) por um linfócito T em uma célula apresentadora de antígenos (CAA) do doador. O alorreconhecimento indireto envolve o reconhecimento pelo receptor de linfócitos T que um peptídio doador apresentado em uma CAA do receptor que tenha captado e processado antígenos doadores. HLA = antígeno leucocitário humano.

### Mecanismos efetores da rejeição

Os linfócitos T podem promover a rejeição do enxerto por intermédio de vários mecanismos efetores. Fazem parte deles os processos dependentes de anticorpos que já foram discutidos. Os linfócitos T CD4 fornecem ajuda cognata aos linfócitos B quando seus TCR reconhecem complexos de MHC próprio com antígenos peptídicos derivados do MHC doador produzidos pelos linfócitos B cujos receptores superficiais de Ig reconhecem e captam o antígeno de MHC doador. Anticorpos contra o doador podem causar o quadro histopatológico da rejeição humoral aguda e também podem participar em um processo mais lento de rejeição crônica. A rejeição crônica de alotransplantes de rim e coração é caracterizada por lesões vasculares específicas com espessamento da íntima e perda do espaço do lúmen do vaso. A rejeição crônica de transplantes de pulmão é chamada de bronquiolite obliterante. Os mecanismos por trás dessas lesões de rejeição crônica não são bem compreendidos e vários processos imunes diferentes podem levar a lesões semelhantes. Respostas induzidas pelos autoantígenos expostos pelo tecido transplantado e lesionado foram relacionadas com vários tipos de rejeição crônica.

Outra via efetora principal que promove a rejeição do transplante envolve os linfócitos T citotóxicos (LTC), que são predominantemente CD8+, mas também incluem linfócitos T CD4+. Vários mecanismos efetores promovem a morte das células-alvo pelos LTC, incluindo as vias de granzimas/perforina e Fas/ligante de Fas (FasL), além de outros membros das famílias de TNF/receptor de TNF (Capítulo 41). Uma vez que os linfócitos T CD8+ reconhecem as moléculas de MHC de classe I, que são amplamente expressas, não é difícil perceber que a destruição do enxerto possa ocorrer pelos LTC CD8+. Os LTC CD8+ podem ser ativados por uma CAA que tenha sido estimulada inicialmente pelo contato com um linfócito T CD4+ alorreativo. Esse é um tipo de *ajuda* de um linfócito T CD4+ para um linfócito T CD8+. Além disso, os linfócitos T CD8+ podem ser dependentes de citocinas como interleucina-2 (IL-2) produzida pelos linfócitos T CD4+ para sua expansão e sua diferenciação citotóxica. Entretanto, existem muitos exemplos de rejeição mediada por linfócitos T CD8+ independentes da *ajuda* dos linfócitos T CD4+. As moléculas de MHC de classe II, que são reconhecidas pelos linfócitos T CD4+, são menos amplamente expressas nos tecidos enxertados do que as moléculas de MHC classe I, embora possam ser encontradas em células endoteliais e nas células parenquimatosas do enxerto na presença de citocinas inflamatórias como interferona-γ (IFN-γ).

Além dos mecanismos citotóxicos resultantes do alorreconhecimento direto, os linfócitos T CD4+ e CD8+ com especificidade indireta também parecem ser capazes de causar a destruição do enxerto em algumas circunstâncias. Citocinas como IFN-γ e TNF-α, bem como mediadores celulares do sistema imunológico inato, estão relacionadas com alguns casos. Porém, em geral, as vias de destruição indireta do enxerto não são bem compreendidas.

### Papel da circulação de linfócitos T

Os processos de rejeição exigem o deslocamento de linfócitos T para o enxerto, que ocorre após a ativação inicial de linfócitos T *naïve* localizados nos tecidos linfoides. Os linfócitos T *naïve* podem migrar para os linfonodos em razão de sua expressão do receptor de quimiocina CCR7 e da molécula de adesão selectina L. Esses linfócitos T são ativados pelas CAA migratórias do enxerto que também entram nos linfonodos. A ativação dos linfócitos T está associada à perda da expressão de CCR7 e de selectina L e à aquisição de um novo conjunto de receptores de quimiocinas e de moléculas de adesão que permitem o rolamento e a adesão ao endotélio do enxerto e sua entrada em seu parênquima (Capítulo 42). A inflamação no enxerto, como a induzida pela lesão de isquemia-reperfusão e pelo procedimento de transplante, bem como a induzida pelos linfócitos T da resposta inicial, está associada ao aumento da expressão de quimiocinas e de ligantes de adesão capazes de promover a entrada dos linfócitos no enxerto. Além disso, enxertos bem incorporados podem ser lentamente rejeitados pelos linfócitos T de memória transferidos adotivamente, demonstrando que a lesão aguda do enxerto e a inflamação não são essenciais para a rejeição quando existe uma resposta estabelecida de linfócitos T de memória. A rejeição de enxertos de células hematopoéticas pode envolver muitos desses mesmos mecanismos discutidos para os órgãos sólidos, embora existam menos trabalhos detalhados nessa área.

### Mecanismos da doença do enxerto *versus* hospedeiro

O início da DEVH (Capítulo 168) exige que os linfócitos T do doador sejam capazes de reconhecer aloantígenos do hospedeiro. Linfócitos T do doador infiltram vários tecidos epiteliais do receptor, principalmente pele, intestino e fígado. Modelos animais demonstraram claramente os papéis dos linfócitos T CD4+ e CD8+ na gênese da DEVH e cada subconjunto é capaz de realizar esse processo independentemente um do outro. Os mecanismos da DEVH incluem a ativação de linfócitos T alorreativos do doador por CAA do receptor dentro dos tecidos linfoides do receptor, promovendo a diferenciação de células efetoras com atividade citotóxica direta e produção de citocinas em resposta a antígenos do hospedeiro. Um papel central é desempenhado pelo TNF-α, cuja produção é induzida em parte pela translocação de bactérias através da barreira intestinal, promovendo a ativação do sistema imune inato pelos receptores *Toll-like* (Capítulo 39). Um ambiente intensamente pró-inflamatório é produzido pela combinação de lesões teciduais induzidas pelo condicionamento com a quebra de barreiras mucosas, ativação bacteriana do sistema imunológico inato e alorresposta ECH. Agora é reconhecido um papel importante do microambiente inflamatório nos tecidos-alvo para a promoção do deslocamento de linfócitos T reativos ao ECH para esses tecidos.[9]

### ESTRATÉGIAS PARA EVITAR A DOENÇA DO ENXERTO *VERSUS* HOSPEDEIRO

Tendo em vista o papel crítico dos linfócitos T do doador na indução da DEVH, uma estratégia óbvia para a prevenção dessa complicação é a remoção dos linfócitos T maduros da medula enxertada. Essa abordagem tem sido utilizada tanto em modelos animais quanto em ensaios clínicos e se mostrou efetiva na prevenção da DEVH. Entretanto, existem muitas desvantagens nessa abordagem. Uma delas é que humanos adultos, sobretudo aqueles submetidos a quimioterapia e radioterapia prévias, têm pouco tecido tímico restante e, portanto, demonstram recuperação lenta dos linfócitos T, o que causa infecções oportunistas graves. Por exemplo, a inclusão de imunoglobulina antilinfócito T humano em um esquema de condicionamento mieloablativo em pacientes com leucemia aguda diminuiu significativamente a taxa de DEVH, mas não melhorou significativamente a sobrevida.[A1]

A depleção de linfócitos T dos enxertos de células hematopoéticas utilizados para o tratamento de malignidades hematológicas está associada a aumento na taxa de recidiva em razão da perda do efeito enxerto contra o tumor (ECT), que é em grande parte mediado pela alorreatividade ECH. A separação da DEVH do efeito ECT é meta importante das pesquisas na área de TCH e algumas estratégias promissoras têm sido exploradas (e-Tabela 43.3). Ensaios clínicos com baixas doses de IL-2 apresentaram eficácia na prevenção da DEVH, aparentemente pela expansão de linfócitos T reguladores.[10] A infusão de linfócitos T reguladores expandidos também foi incluída em ensaios clínicos[11] e a infusão de células estromais mesenquimais apresentou benefícios para o tratamento da DEVH refratária.[12] A prevenção do trânsito de linfócitos T para os tecidos-alvo epiteliais da DEVH é uma abordagem particularmente promissora em razão da preservação teórica do efeito ECT em tecidos linfo-hematopoéticos.

O bloqueio de receptor de quimiocinas é uma abordagem promissora para alcançar essa meta.¹³

Uma terceira desvantagem da depleção dos linfócitos T é que isso elimina os efeitos promotores de enxertia que são conferidos pelos linfócitos T alorreativos, resultando em taxas elevadas de rejeição dos aloenxertos, especialmente em transplantes com incompatibilidades de HLA. O reconhecimento de células NK no sentido ECH, resultado da ausência de ligantes de MHC classe I no receptor (e-Figura 43.3), pode estimular um receptor inibitório de células NK do doador (KIR; do inglês, *NK-cell inhibitory receptor*), podendo promover o enxerto das células hematopoéticas e os efeitos antitumorais contra leucemias mieloides agudas no contexto de TCH com incompatibilidade de HLA e depleção de linfócitos T. O papel das incompatibilidades de KIR doador-receptor e dos polimorfismos no genótipo e na expressão de KIR para seus efeitos antitumorais, para a DEVH e para a imunidade contra infecções em TCH é complexo e pode variar com diferentes doenças e tipos de condicionamento para o transplante, além dos diferentes tipos de incompatibilidade doador-receptor.

Clinicamente, a profilaxia imunossupressora farmacológica é utilizada por, pelo menos, os primeiros 6 meses após o TCH para minimizar o risco de complicações da DEVH. Além disso, doadores HLA-idênticos ou quase idênticos são escolhidos sempre que possível porque a DEVH aumenta em frequência e gravidade a cada barreira de HLA que é ultrapassada. Ainda assim, essas medidas são insuficientes e a DEVH ainda é uma grande complicação no TCH. Desse modo, muitas estratégias novas estão sendo exploradas para transplantes de órgãos e outros campos de pesquisa que buscam a prevenção da DEVH em modelos experimentais. Entretanto, é importante ter em mente que a tolerância dos linfócitos T doadores aos aloantígenos do receptor (ver discussão adiante) pode não ser completamente benéfica no contexto de TCH para tratamento de doenças malignas porque a perda de alorreatividade ECH possivelmente é acompanhada por perdas dos efeitos antitumorais.

## ESTRATÉGIAS PARA A PREVENÇÃO DA REJEIÇÃO DOS ALOENXERTOS

### Imunossupressão inespecífica

Os fármacos imunossupressores são o pilar do transplante de órgãos e melhoras nesses fármacos após a descoberta da ciclosporina possibilitaram o transplante de órgãos como coração, pulmões, pâncreas, fígado e outros órgãos e tecidos nos últimos 30 anos. Os mecanismos de ação desses agentes são discutidos no Capítulo 32. Entretanto, é importante ressaltar que, apesar desses avanços e de seu grande impacto na sobrevida inicial do enxerto, esses agentes são menos efetivos na prevenção da perda tardia dos enxertos. Como os processos crônicos de rejeição imunológica e os efeitos colaterais dos fármacos imunossupressores são responsáveis pela maior parte dessa perda tardia do enxerto, a melhora dos agentes imunossupressores e a indução de imunotolerância (ver discussão adiante) são metas importantes da pesquisa na área de transplantes.

### Bloqueio coestimulatório

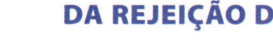

Conforme a compreensão a respeito das respostas imunes aumentou, os anos recentes trouxeram a exploração de vários agentes biológicos – incluindo anticorpos e pequenas moléculas capazes de ativar receptores do sistema imunológico, bem como terapias celulares – em esforços para aumentar a sobrevivência dos aloenxertos. Em razão do papel central desempenhado pelos linfócitos T na resposta imune foi devotada atenção considerável em bloqueadores da coestimulação dos linfócitos T. Quando um linfócito T *naïve* reconhece um antígeno por seu TCR único, sinais *coestimulatórios* adicionais são necessários para permitir que a ativação, a expansão e a diferenciação dessas células ocorram. Esses sinais são frequentemente fornecidos por CAA na forma de ligantes (p. ex., B7-1 e B7-2) para receptores coestimulatórios (p. ex., CD28) no linfócito T. A comunicação cruzada entre o linfócito T e CAA (p. ex., em razão da ativação de CD40 promovida pelo aumento da regulação de CD154 no linfócito T ativado) amplifica ainda mais a atividade coestimulatória da CAA, possibilitando que ela ative efetivamente outros linfócitos T. A interação de CD154 (linfócito T) e CD40 (linfócito B) também promove a mudança de classe de Ig e o funcionamento dos linfócitos B como CAA. O bloqueio desses processos (p. ex., por LTCA4Ig e anticorpos monoclonais [mAb] anti-CD154 ou CD40) possibilitou um importante prolongamento da sobrevida dos aloenxertos em modelos de roedores e de animais de grande porte. Foi alcançada tolerância sistêmica e robusta aos antígenos doadores em roedores que receberam transplantes de medula óssea com bloqueio coestimulatório e pouco ou nenhum condicionamento adicional. Alguns desses agentes se juntaram ao conjunto de agentes imunossupressores em ensaios clínicos em transplantes e doenças autoimunes. LTCA4Ig possibilitou que fosse evitado o uso dos inibidores de calcineurina – que são nefrotóxicos – com melhora na sobrevida a longo prazo tanto do paciente quanto do alotransplante renal. Embora os anticorpos anti-CD154 tenham sido relacionados com complicações tromboembolíticas, evitando que fossem avaliados em ensaios clínicos de transplante, anticorpos anti-CD40 desenvolvidos recentemente apresentaram efeitos promissores em estudos pré-clínicos. Várias vias adicionais coestimulatórias ou inibitórias que afetam as respostas dos linfócitos T já foram descritas e todas elas são alvos em potencial para a manipulação adicional da alorresposta.

### Imunotolerância

A *imunotolerância* é um estado no qual o sistema imune é especificamente não reativo ao enxerto do doador (ou ao receptor no caso da reatividade ECH) enquanto permanece com respostas normais a outros antígenos. A tolerância é diferente do estado provocado pelos agentes imunossupressores inespecíficos, que aumentam os riscos de infecção e malignidade. Foram descritas várias abordagens para a indução da tolerância em modelos de roedores, principalmente em razão da forte geração de tolerância de enxertos primariamente vascularizados de coração, fígado e rins nesses animais. Esses enxertos são menos indutores de tolerância em seres humanos e, até hoje, poucas dessas estratégias foram aplicadas efetivamente na prática clínica. As estratégias de tolerância adequadas para a avaliação clínica devem ser testadas primeiramente em modelos *convincentes*, incluindo enxertos altamente imunogênicos como transplante de pele com incompatibilidade de MHC em roedores e modelos de transplante de órgãos vascularizados em animais de grande porte.

Os três mecanismos principais de tolerância de linfócitos T são deleção, anergia e supressão (frequentemente chamada de *regulação*). *Deleção* significa a destruição dos linfócitos T com receptores capazes de reconhecer antígenos doadores; ela pode ser alcançada durante o desenvolvimento dos linfócitos T no timo, por exemplo, pela indução de quimerismo misto em hospedeiros com depleção de linfócitos T. A deleção também pode ser aplicada a linfócitos T maduros na periferia, por exemplo, pelo transplante de um órgão indutor de tolerância ou um enxerto de medula óssea em combinação com o bloqueio de moléculas coestimulatórias. *Anergia* significa a incapacidade de resposta plena dos linfócitos T aos antígenos que reconhecem e ela pode ser induzida pela apresentação de antígenos sem coestimulação. *Supressão* atraiu um interesse considerável desde a descoberta de que linfócitos T CD25⁺ do subconjunto CD4⁺ têm atividade supressora dependente da expressão do fator de transcrição FoxP3 (do inglês *Forkhead Box Protein 3*). Esses e outros tipos de linfócitos T supressores (p. ex., células T NK, linfócitos CD8⁺ reguladores, linfócitos B, células supressoras derivadas da linhagem mieloide, monócitos regulatórios e células dendríticas) foram implicados em modelos de indução de tolerância após transplantes em roedores e na prevenção da autoimunidade. O uso de células reguladoras expandidas foi aplicado recentemente em ensaios clínicos tanto para transplantes quanto para doenças autoimunes, incluindo terapias celulares antígeno-específicas e antígeno-inespecíficas (*policlonais*).¹⁴ Outros tipos celulares reguladores, incluindo monócitos e células dendríticas indutores de tolerância, também foram utilizados em ensaios clínicos. Entretanto, na ausência de estudos com animais de grande porte demonstrando a eficácia dessas terapias celulares na indução de tolerância e sem biomarcadores validados de tolerância, a remoção rápida da imunossupressão para testar a indução de tolerância não é o objetivo desses estudos. Também há interesse no desenvolvimento de estratégias para a ativação ou a expansão *in vivo* de linfócitos T reguladores, favorecendo desse modo a resposta imune supressora em detrimento da aloimunidade destrutiva.

Os avanços em modelos animais e a compreensão dos mecanismos imunológicos descritos aqui forneceram ímpeto para a realização de esforços para alcançar imunotolerância em transplantes clínicos. Todos os centros de transplante têm relatos sem comprovação científica de pacientes que interromperam o uso crônico de imunossupressores e não apresentaram rejeição ao enxerto. Entretanto, para cada caso assim existem outras dúzias de pacientes que experimentaram rejeição com a redução da dose ou a remoção dos fármacos imunossupressores. Ensaios de remoção lenta de terapia imunossupressora para aloenxertos renais tiveram pouco sucesso, mas apresentaram taxa de sucesso um pouco mais elevada em um grupo altamente seleto de receptores de aloenxertos hepáticos, especialmente crianças com sobrevida a longo prazo do enxerto sem rejeição.[15] A aplicação dessa abordagem em um grupo maior de pacientes dependerá de avanços futuros na capacidade de identificar *assinaturas de tolerância* molecular com valor preditivo suficiente para possibilitar que essa remoção seja realizada com segurança.

Uma abordagem desenvolvida em modelos animais foi aplicada com sucesso para a indução de imunotolerância em um pequeno grupo de pacientes que receberam alotransplantes renais. Essa abordagem, envolvendo o transplante de medula óssea após condicionamento mieloablativo, que é bem menos tóxico do que o condicionamento padrão de TCH, foi efetiva nos modelos de roedores e de animais de grande porte mais rigorosos antes de ser avaliada clinicamente. O sucesso inicial utilizando transplante combinado de rins e de medula óssea em pacientes com insuficiência renal devido a mieloma múltiplo levou a estudos-piloto em pacientes com insuficiência renal sem malignidades, com resultados encorajadores. Esse protocolo envolveu a indução de quimerismo transiente em combinação com um alotransplante renal de doadores HLA-incompatíveis e não ocorreram complicações provenientes de DEVH. O desenvolvimento de abordagens baseadas em sequenciamento de nova geração para a identificação e o rastreamento do amplo repertório de linfócitos T reativos ao doador possibilitou a demonstração de um papel da deleção clonal na tolerância a longo prazo.[16] Outra abordagem não mieloablativa obteve sucesso, alcançando tolerância e quimerismo mais duráveis, mas apenas em transplantes envolvendo irmãos HLA-idêntico, e uma terceira abordagem promoveu o quimerismo completo dos doadores, mesmo com extensas barreiras de HLA, mas houve toxicidade significativa, incluindo DEVH. Com refinamentos adicionais dessa abordagem e provas de sua eficácia em modelos de animais de grande porte, espera-se que o transplante de todos os tipos de órgãos possa ser realizado rotineiramente sem a necessidade de terapia imunossupressora crônica, com suas complicações inerentes e sua capacidade limitada em controlar rejeições crônicas. Como as doenças autoimunes são os principais contribuintes para doenças renais em estágio terminal (DRET), da perda de células β no diabetes melito tipo 1 (DM1) e de outros tipos de falência de órgãos, o potencial de reversão da autoimunidade por essas estratégias ao mesmo tempo que elas induzam tolerância ao alotransplante também é uma fonte de esperança.[17] Entretanto, todas essas abordagens precisam ser realizadas com cautela, porque os regimes bem-sucedidos também podem levar à imunotolerância a microrganismos infecciosos ativos.

### Recomendações de grau A

A1. Kroger N, Solano C, Wolschke C, et al. Antilymphocyte globulin for prevention of chronic graft-versus-host disease. N Engl J Med. 2016;374:43-53.
A2. Vincenti F, Rostaing L, Grinyo J, et al. Belatacept and long-term outcomes in kidney transplantation. N Engl J Med. 2016;374:333-343.

### REFERÊNCIAS BIBLIOGRÁFICAS

*As referências bibliográficas, bem como os outros materiais suplementares deste livro, encontram-se no GEN-IO, nosso ambiente virtual de aprendizagem.*

## 44

# SISTEMA COMPLEMENTO NA DOENÇA

JOHN P. ATKINSON

O sistema complemento consiste em proteínas plasmáticas e membranares que participam na defesa do hospedeiro contra infecções e na remoção de debris celulares e extracelulares, bem como em uma grande variedade de estados autoimunes e inflamatórios (Figura 44.1).[1-3] O complemento é essencial para a imunidade inata e é um braço efetor potente da imunidade adaptativa (humoral). Ele é uma das *primeiras* respostas, especialmente no sangue, após uma invasão bacteriana ou viral (Tabela 44.1). Ele ajuda a manter a esterilidade (*guardião do espaço intravascular*) por depositar em segundos seus fragmentos capazes de promover opsonização e perturbação na membrana plasmática da superfície do patógeno. Uma segunda atividade principal do complemento é a promoção da resposta inflamatória por intermédio da liberação de fragmentos solúveis (*anafilotoxinas*). Eles se ligam a seus receptores, promovendo ativação celular, inclusive quimiocinese e quimiotaxia de células fagocíticas, e, desse modo, aumentam a proteção contra infecções. Além disso, a deposição de fragmentos do complemento em complexos imunes evita que eles precipitem e promove sua adesão aos eritrócitos, para que eles sejam entregues aos monócitos e às células dendríticas no fígado e no baço.

Graças a essas interações, o complemento também orienta as respostas do sistema imunológico adaptativo. Antígenos cobertos por proteínas do complemento são captados de modo mais eficiente por monócitos, células dendríticas foliculares, linfócitos B e por outras células apresentadoras de antígenos, resultando em uma resposta imunológica adaptativa (o sistema complemento frequentemente é chamado de *adjuvante da natureza*). Desse modo, a ativação do complemento é necessária para uma resposta ótima de anticorpos contra a maior parte dos antígenos externos.[4] Indivíduos sem o sistema complemento funcional são predispostos a infecções bacterianas, predominantemente por organismos encapsulados, incluindo estreptococos, estafilococos, *Haemophilus* spp. e *Neisseria* spp. Surpreendentemente, a ausência completa de um componente inicial da via clássica do complemento predispõe o portador a doenças autoimunes, particularmente o lúpus eritematoso sistêmico (LES).[5] Essa associação sugere que o complemento é necessário não apenas para a defesa do hospedeiro contra agentes externos, mas também para a identificação e a remoção segura de materiais próprios (p. ex., remoção de debris), particularmente moléculas de RNA e de DNA.

Uma característica notável do sistema complemento é que ele é capaz de reagir em segundos (Tabela 44.2). Em menos de dois minutos, ele consegue cobrir uma bactéria gram-positiva encapsulada com muitos milhões de fragmentos de C3b e de lisar bactérias gram-negativas pela inserção de seus componentes terminais (o complexo de ataque à membrana). Ele funciona ainda mais rapidamente se for direcionado pela ligação de imunoglobulina M (IgM) ou IgG ao antígeno sobre a membrana plasmática microbiana para a ativação da cascata. Anticorpos e lectinas direcionam o processo de ativação para a superfície do patógeno. De modo geral, a cascata do complemento é projetada para se ligar à superfície de um patógeno, particularmente de bactérias. Moléculas chamadas de *reguladoras da ativação do complemento* inibem a formação dos complexos sobre a superfície de células *próprias* normais.

A maior parte das patologias mediadas pelo complemento gira em torno da alça de amplificação da via alternativa. Essa alça de amplificação por retroalimentação é essencial para a promoção da ativação no início de uma resposta imune; entretanto, ela deve ser regulada rigorosamente para prevenir a ativação sobre células normais do próprio organismo e a ativação excessiva sobre células lesionadas.[6] Aproximadamente metade das proteínas associadas ao sistema complemento é dedicada a controlar sua ativação e suas funções efetoras, especialmente para manter a homeostase da alça de amplificação da via alternativa.

Na clínica médica, o sistema do complemento participa de três processos patológicos: (1) redução hereditária em sua atividade funcional, levando a: aumento de suscetibilidade a infecções bacterianas e a autoimunidade; (2) mediação de dano tecidual indesejável com ativação por autoanticorpos e complexos imunes; e (3) ativação excessiva em locais de lesão tecidual em indivíduos portadores de variantes genéticas nos reguladores (Tabelas 44.3 e 44.4).

O conhecimento a respeito de como o complemento é ativado e de como ele pode ser controlado aponta para oportunidades para o desenvolvimento de agentes terapêuticos, como a terapia com anticorpos monoclonais anti-C5, que foram aprovados recentemente para o tratamento de vários distúrbios hemolíticos dependentes do complemento.

# CAPÍTULO 44 Sistema Complemento na Doença

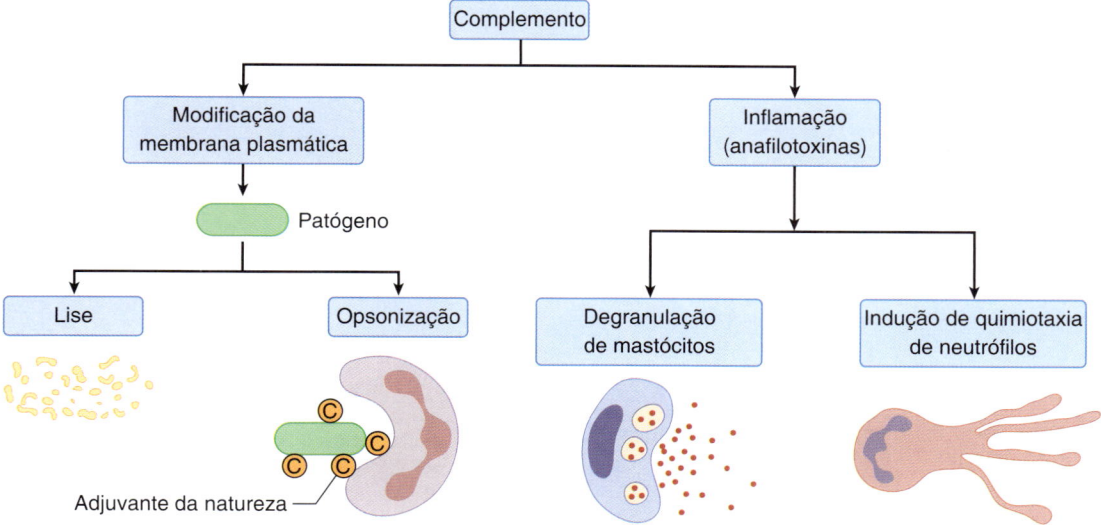

**FIGURA 44.1** Função do sistema complemento. A função mais importante do sistema complemento é alterar a membrana plasmática de patógenos cobrindo sua superfície com grupos de fragmentos de ativação. Em um caso, eles facilitam os processos essenciais de opsonização em que C4b e C3b interagem com receptores do complemento. No outro caso, assim como acontece com algumas bactérias gram-negativas e com vírus, o complexo de ataque à membrana destrói o microrganismo. A segunda função crítica do complemento é a ativação das células e, assim, a promoção das respostas inflamatórias e imunológicas. Os fragmentos do complemento C3a e C5a (chamados de anafilotoxinas) estimulam muitos tipos celulares, como mastócitos, a liberarem seus conteúdos e estimulam as células fagocíticas a migrarem até os locais de inflamação (quimiotaxia). Por intermédio desses fenômenos de opsonização e de ativação celular, o sistema complemento age como um adjuvante da natureza, preparando, facilitando e instruindo a resposta imunológica adaptativa do hospedeiro. Como a ativação do complemento ocorre em alguns segundos, esse sistema imunológico inato inicialmente ataca a maioria dos patógenos, especialmente aqueles que tentam entrar no espaço vascular. Como será discutido, essas funções básicas também são necessárias para a remoção de complexos imunes e para a prevenção da autoimunidade. (Modificada de Arthritis Foundation. *Primer on the Rheumatic Diseases*. 12th ed. Atlanta, GA: Arthritis Foundation; 2001.)

## Tabela 44.1 Sistema complemento na defesa do hospedeiro contra bactérias e vírus.

| ATIVIDADE | PARTICIPANTES |
|---|---|
| Opsonização | (C3b > C4b, C1q, MBL)* |
| Alteração da membrana plasmática, incluindo lise (o complexo de ataque à membrana) | (C5b-C9) |
| Pró-inflamatória por ativação celular (as anafilotoxinas e seus receptores) | (C3a, C4a, C5a) |

*C3b é a principal opsonina do sistema complemento. C1q e MBL (lectina ligadora de manose ou manana, do inglês *mannose or mannan-binding lectin*) participam tanto da via de ativação clássica quanto da via de ativação por lectina, respectivamente, mas também se ligam a seus receptores específicos após se ligarem a um alvo.

## Tabela 44.2 Características importantes do sistema complemento.

Sistema de imunidade inata ancestral encontrado predominantemente no sangue (ou *guardião do espaço intravascular*)
Capaz de opsonizar e de lisar rapidamente bactérias e vírus (milhões de fragmentos ativos podem ser depositados sobre um alvo)
Funciona em segundos!
A maior parte das proteínas é sintetizada pelo fígado
São renovadas constantemente (proteína C3 da VA é renovada em uma taxa de 1 a 2%/hora)
A VA também contém uma alça de retroalimentação ou amplificação, que requer um controle preciso
Ramo efetor do sistema imunológico humoral (IgM e IgG)
Crítico para a remoção de debris próprios (remoção de lixo)
Após imunoglobulinas e albumina, as proteínas do complemento são as mais abundantes no sangue
Adjuvante da natureza (quase todos os antígenos externos são cobertos por fragmentos do complemento); instrui a resposta imunológica adaptativa
A deficiência de um ativador causa infecções bacterianas ou autoimunidade (LES)
A deficiência de um regulador promove danos celulares e teciduais indesejáveis em locais de lesão ou degeneração (ativação excessiva): SHUa, DMI

SHUa = síndrome hemolítico-urêmica atípica; DMI = degeneração macular relacionada com a idade; VA = via alternativa; Ig = imunoglobulina; LES = lúpus eritematoso sistêmico.

## Tabela 44.3 Participação do sistema complemento em doenças humanas.

Ativação por autoanticorpos (formação de complexos imunes)
Combate a elementos próprios (*self*) modificados (remoção de debris ou *restos celulares*)
- Processos degenerativos (doenças do envelhecimento, como degeneração macular relacionada com a idade)
- Danos celulares e teciduais (lesão por isquemia e reperfusão; síndrome hemolítico-urêmica atípica)

## Tabela 44.4 Condições patológicas associadas à ativação do complemento.

Exemplos de doenças em que a ativação do complemento contribui para a imunopatologia:
Síndrome hemolítico-urêmica atípica*†
Hemoglobinúria paroxística noturna†
Degeneração macular relacionada com a idade*†
Glomerulonefrite membranoproliferativa (tipos 1, 2 e 3)†‡
Miastenia *gravis*‡
Penfigoide bolhoso‡
Lúpus eritematoso sistêmico/síndrome antifosfolipídio‡
Artrite reumatoide‡
Anemias hemolíticas imunes‡
Vasculite imune (as síndromes ANCA-positivas)‡
Lesão por isquemia e reperfusão*†
Alotransplante‡
Doença do soro‡
Exposição a materiais estranhos (p. ex., membranas, nanopartículas)*

*Lesão, isquemia, traumatismo, degeneração ou corpos estranhos são o gatilho (ativação do sistema imune inato). †A ausência de regulação adequada contribui para a patogênese da doença em questão. ‡Ativação do sistema complemento dependente de anticorpos (ativação do sistema imunológico humoral adaptativo). ANCA = anticorpo contra citoplasma de neutrófilo (do inglês *antineutrophil cytoplasmic antibody*).

## ATIVAÇÃO DO COMPLEMENTO

### Via clássica

A ligação de IgM ou IgG a um antígeno específico ativa essa via excepcionalmente poderosa e rápida para a destruição dos microrganismos (Figuras 44.2 e 44.3).[7] A cascata de reação da via clássica é projetada para

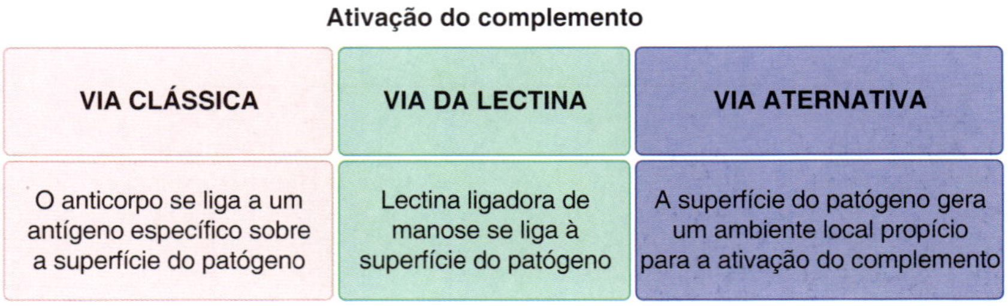

## Ativação do complemento

| VIA CLÁSSICA | VIA DA LECTINA | VIA ATERNATIVA |
|---|---|---|
| O anticorpo se liga a um antígeno específico sobre a superfície do patógeno | Lectina ligadora de manose se liga à superfície do patógeno | A superfície do patógeno gera um ambiente local propício para a ativação do complemento |

**FIGURA 44.2** As três vias de ativação do complemento. O sistema é projetado para apresentar eficiência máxima sobre a superfície da membrana plasmática. Entretanto, a ativação do complemento na fase fluida, como por exemplo na doença do soro, também pode ocorrer. Além disso, a via alternativa se renova continuamente em níveis baixos (hidrólise espontânea ou *tickover*) na fase fluida (Figura 44.3).

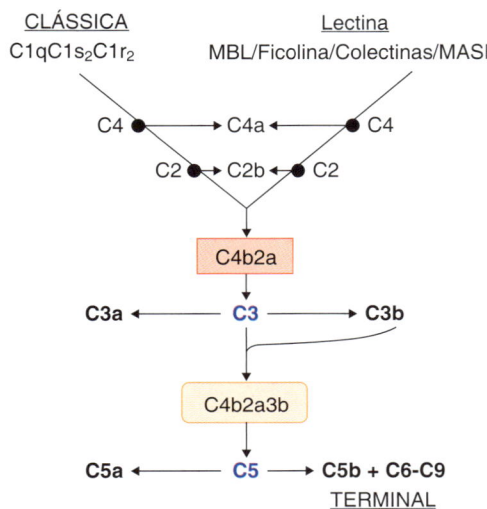

**FIGURA 44.3** Ativação das vias clássica e da lectina. MBL = lectina ligadora de manose ou manana; MASP = serinoprotease associada à lectina.

opsonisar e perturbar a superfície da membrana plasmática de microrganismos. É claro que autoanticorpos também disparam essa via clássica altamente eficiente. A ativação do complemento mediada por complexos imunes pode, então, causar danos celulares e teciduais. Exemplos instrutivos de doenças mediadas por autoanticorpos e pelo complemento são as anemias hemolíticas imunes, a miastenia *gravis* e o penfigoide bolhoso. O problema básico ou defeito patológico nesse tipo de doença humana é a formação do autoanticorpo. A identificação errônea do que é próprio (*self*) é consequente à disrupção da tolerância. Nessa situação patológica, o sistema complemento é acionado pelo autoanticorpo.

A via clássica também é ativada por outros mecanismos além da formação de complexos imunes contendo IgM e IgG. Proteínas β-amiloides nas placas neuríticas de pacientes com doença de Alzheimer ativam diretamente a via clássica por intermédio de uma interação com C1q (Tabela 44.5). Semelhantemente, a proteína C reativa (PCR) e a proteína amiloide sérica se ligam à cromatina e a outros complexos ribonucleoproteicos liberados por células apoptóticas e esses complexos ativam a via clássica. Como dito anteriormente, a via clássica desempenha um papel central na opsonização e na remoção de debris nucleares. Aproximadamente 80% dos pacientes com ausência hereditária de C1q ou C4 desenvolvem LES. Depósitos de PCR e de C1 ativado foram encontrados em tecidos isquêmicos como o miocárdio humano após o infarto. Essas observações indicam que a ativação da via clássica por esses mecanismos independentes de anticorpos é crítica para a proteção contra respostas autoimunes pela facilitação da remoção de debris.

A regulação da ativação da via clássica ocorre em dois níveis. Primeiramente, um inibidor de serinoprotease (serpina), conhecido como inibidor de C1 (C1-INH) bloqueia a atividade de muitas proteases, incluindo o fator XIIa, calicreína e fator XIa do sistema de coagulação, bem como C1r, C1s e MASP-2 do sistema do complemento. A importância de C1-INH é exemplificada por sua participação no angioedema hereditário (Tabela 44.6). Nessa doença hereditária autossômica dominante, a deficiência de C1-INH possibilita proteólise descontrolada de C4 e de C2, além da geração de bradicinina, causando episódios recorrentes de edema. Essa serpina evita a ativação crônica da cascata da via clássica e, após alguns minutos, ajuda a inativar o sistema. A ativação da via clássica também é regulada por vários inibidores no passo crucial da ativação de C3. Essas proteínas plasmáticas e membranares inibem a formação de C3 convertase nas células saudáveis do organismo. Os reguladores na membrana plasmática são altamente expressos na maioria dos tipos celulares, onde eles evitam a ativação do complemento sobre células normais e também a ativação exagerada sobre células alteradas ou células estranhas.

### Via da lectina

A proteína lectina ligadora de manose (MBL; do inglês, *mannan or mannose-binding lectin*) é um membro da família de colectina, que também inclui os surfactantes pulmonares A e D.[8] MBL apresenta uma estrutura semelhante a C1q, porque é constituída por várias subunidades; especificamente, um domínio composto por uma cabeça globular de reconhecimento de carboidratos e uma cauda semelhante a colágeno, que interage com serinoproteases. No caso do MBL, o domínio globular é uma lectina (proteína) que se liga a resíduos repetitivos de manose e de *N*-acetilglicosamina sobre a superfície de patógenos (Figuras 44.2 e 44.3). Muitos microrganismos são reconhecidos por MBL, incluindo bactérias gram-positivas e gram-negativas, micobactérias, fungos, parasitos e vírus (incluindo o vírus da imunodeficiência humana [HIV-1]). Geralmente, como seria esperado, glicoproteínas e glicolipídios de mamíferos não são prontamente reconhecidos por MBL e pelas lectinas relacionadas (ficolinas e colectinas), que ativam a via da lectina.

Três serinoproteases, MASP-1, MASP-2 e MASP-3, se associam a MBL (e a ficolinas e colectinas) por intermédio do seu domínio semelhante ao colágeno. Isso é análogo à associação de C1r e C1s a C1q. A ativação de MASP-2, com alguma ajuda de MASP-1, resulta na clivagem de C2 e de C4, promovendo a formação da C3 convertase da via clássica/lectina (C4b2a).

Variações genéticas nas porções estrutural e regulatória do gene MBL levam a diferenças grandes em seus níveis séricos. Uma baixa quantidade de MBL está associada a infecções recorrentes em crianças e adultos e é um fator de risco para o desenvolvimento de LES. Mais marcante é a associação entre níveis baixos de MBL e infecções no contexto do tratamento do LES. Por exemplo, deficiência heterozigota de MBL está

| Tabela 44.5 | Lesão ou degeneração tecidual e ativação do complemento.* |
|---|---|
| Degeneração macular relacionada com a idade |
| Osteoartrite (doença articular degenerativa) |
| Infarto isquêmico |
| Infarto do miocárdio |
| Lesão traumática (p. ex., cérebro, rins, fígado, intestino) |
| Lesão por isquemia e reperfusão |
| Queimaduras |
| Síndrome respiratória aguda grave |
| Choque séptico |
| Síndromes de disfunção de múltiplos órgãos |
| Doença de Alzheimer |

*Nessas condições, a ativação do complemento promove a deposição de fragmentos no local da lesão; entretanto, não se sabe quanto da lesão tecidual é atribuível ao sistema complemento. Em muitos casos, modelos animais apoiam um papel patológico para o sistema complemento. Apenas no caso de degeneração macular relacionada com a idade existe evidência genética poderosa em seres humanos que indicam um papel essencial para o sistema do complemento.

## Tabela 44.6 — Fatores solúveis e ligados à membrana plasmática que regulam o complemento.

### FATORES SOLÚVEIS QUE REGULAM O COMPLEMENTO

| NOME | LIGANTE OU FATOR DE LIGAÇÃO | ATIVIDADE FUNCIONAL | PATOLOGIA, SE DEFICIENTE |
|---|---|---|---|
| C1-INH | C1r, C1s, MASP-2 | Liga e desloca C1r e C1s de C1q e MASP-2 do MBL | AEH |
| C4bp* (proteína ligadora de C4, do inglês *C4 binding protein*) | C4b, GAG | Desloca C2a (AAD); cofator da clivagem de C4b pelo fator I (AC) | Nenhuma síndrome clínica foi bem definida |
| CPN-1 (carboxipeptidase-N) | C3a, C5a | Inativa C3a e C5a | Urticária e angioedema |
| Fator H*† | C3b, C3d, GAG | Desloca Bb das C3 e C5 convertases da VA (AAD) e é um cofator para que o fator I clive C3b (AC) | DMI, SHUa, glomerulopatias C3; infecções bacterianas secundárias aos baixos níveis de C3 |
| Fator I† | C3b, C4b | Serinoprotease; cliva C3b e C4b, precisa de uma proteína como cofator (AC) | DMI, SHUa; infecções bacterianas secundárias aos baixos níveis de C3 |
| Proteína S (vitronectina) | C5b67 | Inibe a ligação de C5b67 à membrana plasmática | Nenhuma definida |

### FATORES LIGADOS À MEMBRANA PLASMÁTICA QUE REGULAM O COMPLEMENTO

| NOME | LIGANTE OU FATOR DE LIGAÇÃO | ATIVIDADE FUNCIONAL | DOENÇA, SE DEFICIENTE |
|---|---|---|---|
| FAD (CD55) | C3 e C5 convertases | Evita a ligação e desloca Bb da convertase da VA e C2a das convertases das vias clássica ou da lectina, respectivamente | HPN |
| Proteína cofator de membrana (PCM, CD46) | C3b, C4b | Cofator para o fator I (AC) | SHUa |
| Protectina (CD59) | C8, C9 | Inibe a formação e a inserção de CAM | HPN |
| CR1 (CD35) (aderência imune ou receptor de C4b/C3b) | C3b, C4b, C3 e C5 convertases | Cofator para que o fator I clive C4b e C3b (AC); desloca Bb de C3b e C2a de C4b para inibir convertases (AAD) | Nenhuma deficiência completa foi descrita; níveis reduzidos em doenças mediadas por complexos imunes como o lúpus |
| RCIg | C3b, iC3b, C3c | Inibe a ativação de VA | Nenhuma definida |

*Fator H e C4bp também se ligam a superfícies, particularmente em locais de lesão tecidual e celular, onde eles desempenham atividades regulatórias.
†Se for deficiente de modo heterozigoto, o indivíduo apresenta predisposição a DMI e a SHUa. Se for deficiente de modo homozigoto, ocorre renovação excessiva de VA, resultando em doença renal (glomerulopatias de C3) e infecções bacterianas (secundárias aos níveis muito baixos de C3). SHUa = síndrome hemolítico-urêmica atípica; DMI = degeneração macular relacionada com a idade; VA = via alternativa; (C3b)₂ Bb = C5 convertase da via alternativa; C3bC4bC2a = C5 convertase das vias clássica e de lectina; C4bC2a = C3 convertase das vias clássica e de lectina; AC = atividade de cofator; CR1 = receptor de complemento do tipo 1, do inglês *complement receptor type 1*; RCIg = receptor de complemento da superfamília de imunoglobulina; AAD = atividade de aceleração de decaimento; FAD = fator de aceleração do decaimento; GAG = glicosaminoglicana; AEH = angioedema hereditário; CAM = complexo de ataque à membrana; MASP = serinoprotease associada à lectina ligadora de manana (do inglês *mannan-binding lectin-associated serine protease*); MBL = lectina ligadora de manose ou manana (do inglês *mannan or mannose-binding lectin*); HPN = hemoglobinúria paroxística noturna.

---

associada a um aumento de 4 vezes no risco de pneumonia bacteriana e a deficiência homozigótica está associada a um aumento de mais de 100 vezes.

### Via alternativa

A via alternativa se beneficia do fato de que C3 sofre ativação espontânea, em baixos níveis e crônica (Figura 44.4; ver também as Figuras 44.2 e 44.3). Esse C3b se liga de modo covalente a qualquer célula; entretanto, em células normais, a amplificação da cascata é bloqueada por inibidores. Já a sua deposição sobre polissacarídeos em membranas bacterianas e sobre outros alvos, como em células infectadas por vírus ou afetadas por endotoxinas, promovendo ativação rápida dessa via. Esses locais, de modo semelhante aos complexos imunes e a quase todos os tipos de biomaterial (circulação extracorpórea e membranas de hemodiálise, nanopartículas e assim por diante), não têm reguladores e pode ocorrer ativação rápida e substancial.

Durante a ativação espontânea, chamada de hidrólise espontânea ou de *tickover*, pequenas quantidades de C3 ativado são geradas continuamente (a taxa de renovação de C3 no sangue é de 1 a 2% por hora). Isso pode iniciar uma alça de retroalimentação e clivar mais C3 em C3b. Além disso, C3b inicial pode ser derivado tanto da via clássica quanto da via de lectina. Desse modo, a ativação do complemento por qualquer uma dessas três vias tem o potencial de ser rapidamente amplificada.[9] A C3 convertase da via alternativa é controlada negativamente (para manter a homeostase) tanto na fase fluida quanto nas células do hospedeiro por duas proteínas abundantes no plasma sanguíneo e por duas proteínas também expressas em abundância nas membranas plasmáticas celulares.[10]

O papel central da via alternativa como amplificador da ativação do complemento é comprovado por sua associação a alguns estados patológicos em casos de regulação deficiente (Tabelas 44.6 e 44.7). Por exemplo, algumas formas de glomerulonefrite membranoproliferativa (Capítulo 113) estão relacionados com deposição excessiva de fragmentos de C3 nos rins em razão ou da presença de autoanticorpos (fatores nefríticos C3 ou C4) que estabilizam as C3 convertases ou de uma deficiência genética em alguma proteína regulatória do complemento (fator H ou fator I)[11,12] Da mesma maneira, a síndrome hemolítico-urêmica atípica (*i. e.*, não associada a infecção enteropática prévia envolvendo toxinas semelhantes à *Shiga*) pode ocorrer (Capítulo 163) em portadores de variantes *missense* em heterozigose no fator H, na proteína cofator de membrana (PCM) ou no fator I, ou ainda em casos de variantes do tipo ganho de função no fator B ou em C3.[13,14] Estudos de associação genômica ampla (GWAS) e de sequenciamento de nova geração de alvos específicos também relacionaram a degeneração macular relacionada com a idade (DMI) (Capítulo 396) com mutações na região codificante funcional dos fatores H e I e, mais raramente, no fator B e em C3.[15] Finalmente, modelos roedores de artrite reumatoide, LES e de síndromes vasculares positivas para o anticorpo contra citoplasma de neutrófilo (ANCA) sofrem melhoras se a via alternativa for interrompida.

### Convertases de C3 e C5

As três vias de ativação convergem em C3. Uma característica notável de C3 é a presença de uma ligação tioéster. Dentro da estrutura tridimensional da proteína C3 se encontra um grupo γ-cárboxi de um resíduo reativo de ácido glutâmico ligado a uma cisteína em um *tioéster interno*. Após sua clivagem, por apenas alguns microssegundos, pode ocorrer uma ligação covalente por uma ligação de éster ou de amida a qualquer grupo hidróxi ou amino adjacente. A maior parte das ligações tioéster clivadas é hidrolisada pela água, produzindo uma forma de C3 (conhecida como C3[H$_2$O]). Entretanto, um percentual substancial forma uma ligação éter ou amida a grupos amino ou a carboidratos, ligando covalentemente C3b à superfície do alvo. Além disso, a adição de C3b em C4b2a (C3 convertase das vias clássica/lectina) ou em C3bBb (C3 convertase da via alternativa) forma então a C5 convertase (C3bBbC3b para a via alternativa e C4bC2aC3b para as vias clássica/lectina).

### Reguladores da ativação do complemento nas etapas C3 e C5
Os reguladores da ativação do complemento (Tabela 44.2) limitam a produção de C3b, principalmente pelas convertases de C3 da via alternativa. Como a adição de C3b em uma C3 convertase a transforma em uma C5 convertase, a regulação desses dois complexos enzimáticos está associada.

As proteínas regulatórias da ativação do complemento controlam esse processo por dois mecanismos. O primeiro mecanismo é a *ativação de aceleração de decaimento*, que se refere a quando o inibidor se liga transientemente a C3b ou a C4b na convertase e, desse modo, dissocia outros membros do complexo, tornando-o enzimaticamente inativo (uma vez que o componente liberado é o próprio domínio catalítico da protease). O segundo é a atividade de cofator, que requer o reconhecimento de C3b ou de C4b por uma proteína plasmática que atue como cofator. Após essa interação, a protease – cofator I – cliva C3b ou C4b. A clivagem de C3b pelo fator I faz com que a convertase se inative irreversivelmente (ocorre a formação de iC3b, que não participa da formação da convertase).

### Complexo de ataque à membrana
A clivagem de C5 gera C5a, a mais potente das anafilotoxinas do complemento, e C5b. C5b se associa a C6 e a C7, gerando um trímero lipofílico, que é a porção inicial do complexo de ataque à membrana (e-Figura 44.1). O trímero C5b67 se insere na bicamada lipídica e age como um sítio de ligação para C8 e C9. C9 sofre autopolimerização, acumulando de 12 a 18 moléculas de C9 para a formação de uma estrutura em formato de anel, completando o complexo de ataque à membrana. O complexo de ataque à membrana lembra o formato de uma rosca, com um poro de 10 nm em seu centro. Esse poro permite que água e íons entrem nas células, levando a sua lise osmótica. Muitos patógenos, como as bactérias gram-positivas, têm uma cápsula que as torna resistentes à lise. Nesses casos, a opsonização, levando à fagocitose, é a principal maneira de eliminar esses organismos.

O complexo de ataque à membrana parece ser essencial apenas para a eliminação de *Neisseria* spp. Indivíduos com deficiência completa de C5, C6, C7, C8 ou C9 apresentam risco elevado de infecção por meningococos ou gonococos (Capítulos 282 e 283). A deficiência de C9 é uma imunodeficiência comum no Japão, com frequência de heterozigose em torno de 3 a 5%. Desse modo, a deficiência em heterozigose parece não ser deletéria para a população em geral, mas pode apresentar uma vantagem seletiva.

A ativação extensa do complemento durante uma resposta inflamatória pode resultar em deposição de complexo de ataque à membrana suficiente para produzir a lise da célula hospedeira. Entretanto, as células hospedeiras apresentam mecanismos para resistir às mudanças osmóticas causadas pelo complexo de ataque à membrana e para bloquear a formação desse complexo (a proteína é conhecida como protectina ou CD59). Os efeitos não letais da deposição de complexos de ataque à membrana sublíticos são possivelmente capazes de contribuir para estados patológicos. Na maior parte das células, isso ocorre por intermédio da ativação de várias vias de sinalização intracelular.

A resposta à deposição de complexos de ataque à membrana nos locais de ativação do complemento depende do tipo celular envolvido (Tabela 44.8). Nas células fagocíticas, como neutrófilos ou macrófagos, a inserção de complexos de ataque à membrana sublíticos promove a produção de espécies reativas de oxigênio (p. ex., superóxido, peróxido

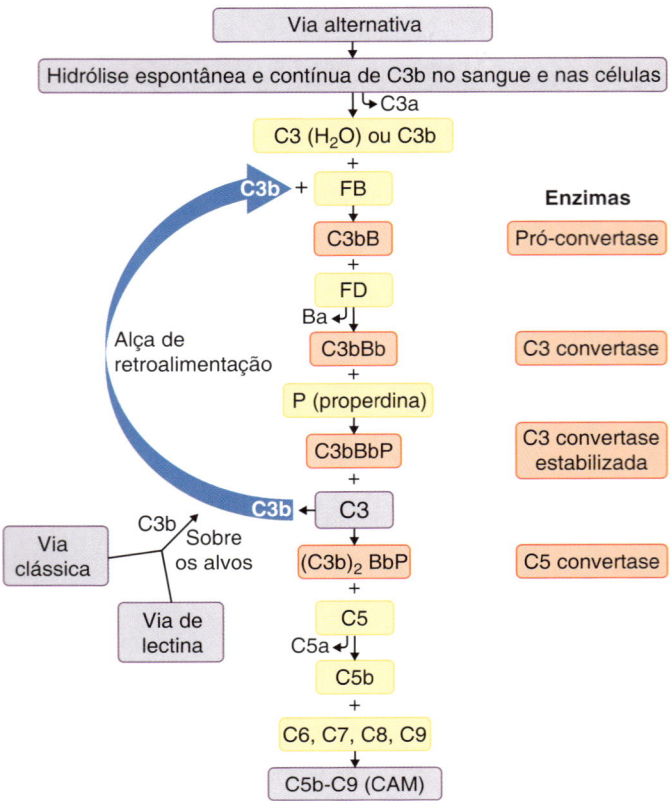

**FIGURA 44.4** Via de ativação do complemento. Na reação em cascata mostrada, C3b ou C3 ($H_2O$) se liga à proenzima fator B (FB) e o complexo C3bB ou C3 ($H_2O$)B é, então, clivado pela protease fator D (FD). A adição de properdina (P) ao complexo enzimático aumenta sua meia-vida em aproximadamente 10 vezes. Embora a fonte de C3b possa ser a ativação da via de lectina (VL), a via clássica (VC) ou sua renovação espontânea, a alça de retroalimentação da via alternativa (VA) comumente se destaca, gerando a maior parte do C3b que se liga a um alvo. A via alternativa está continuamente se renovando. Se C3b ativado ou C3 ($H_2O$) permanecer na fase fluida, ele é rapidamente inibido pelos reguladores plasmáticos fator H e fator I. Se C3b ativado se ligar a uma célula normal ou saudável, ele é impedido de formar uma convertase pela proteína cofator de membrana (PCM [CD46]), que é expressa ubiquamente, e pelo fator de aceleração do decaimento (FAD [CD55]) (não mostrado). FAD evita que B se ligue a C3b e remove o domínio catalítico Bb (uma parada temporária), mas PCM induz uma parada permanente porque, após sua ligação, C3b é clivado proteoliticamente em C3b inativo (iC3b) pela serinoprotease fator I. A alça de retroalimentação é um sistema poderoso de amplificação. Uma única bactéria *Escherichia coli* no sangue pode ser recoberta por vários milhões de moléculas de C3b em alguns minutos!

| Tabela 44.7 | O sistema complemento medeia processos patológicos e sua inibição trata a condição. | | | |
|---|---|---|---|---|
| **DOENÇA** | **FISIOPATOLOGIA** | **ETIOLOGIA** | **TRATAMENTO** | **APROVAÇÃO PELA FDA** |
| HPN | Lise de eritrócitos | Mutação adquirida em células-tronco somáticas hematopoéticas em um gene necessário para a síntese da âncora de GPI | mAC para C5 | Sim |
| SHUa | Danos às células endoteliais | Variantes de perda de função herdadas em reguladores da VA ou variantes de ganho de função em ativadores da VA | mAC para C5 | Sim |
| AEH | Geração de bradicinina | Variantes autossômicas dominantes no gene inibidor de C1 | Reposição do inibidor de C1<br>Bloqueio do receptor de bradicinina<br>Inibidor de calicreína | Sim<br>Sim<br>Sim |
| DMI | Degeneração da retina | Variantes hereditárias em um regulador (FH ou FI) ou ganho de função em um componente da via alternativa (C3 ou FB) | Ensaios clínicos em progresso | Não |

SHUa = síndrome hemolítico-urêmica atípica; DMI = degeneração macular relacionada com a idade; VA = via alternativa; FB = fator B; FDA = Food and Drug Administration; FH = fator H; FI = fator I; AEH = angioedema hereditário; GPI = glicosil fosfatidilinositol, do inglês *glycosyl phosphatidylinositol*; mAC = anticorpo monoclonal; HPN = hemoglobinúria paroxística noturna.

| Tabela 44.8 | Respostas à ativação sublítica de complexos de ataque à membrana. |
|---|---|
| **TIPO CELULAR** | **EFEITOS** |
| Maior parte das células | Aumento do fluxo de cálcio intracelular<br>Ativação de proteínas G<br>Ativação de proteinoquinases<br>Ativação de fatores de transcrição<br>Proliferação |
| Neutrófilos e macrófagos | Liberação de espécies reativas de oxigênio<br>Ativação de fosfolipase $A_2$<br>Liberação de prostaglandinas, tromboxano e leucotrienos |
| Plaquetas | Liberação de ATP<br>Aumento da expressão de selectina P<br>Mudanças pró-coagulantes na membrana plasmática |
| Células endoteliais | Aumento na síntese de IL-1α<br>Aumento de liberação de fator tecidual<br>Aumento de liberação de fator de von Willebrand<br>Aumento da síntese dos fatores de crescimento: derivado de plaquetas e básico de fibroblastos |
| Sinoviócitos | Aumento da síntese de prostaglandinas<br>Aumento da síntese de IL-6<br>Aumento da produção de metaloproteinase de matriz |
| Epitélio glomerular | Ativação de fosfolipase $A_2$<br>Síntese de prostaglandinas<br>Aumento da síntese de colágeno e de fibronectina |
| Oligodendrócitos | Aumento da síntese de proteína básica de mielina e proteolipídios<br>Aumento da proliferação |

ATP = trifosfato de adenosina; IL = interleucina.

de hidrogênio), bem como a liberação de prostaglandinas e leucotrienos. Plaquetas sofrendo uma *inserção de complexo de ataque à membrana* expõem fosfatidilserina na porção externa de sua membrana plasmática, facilitando a montagem de complexos enzimáticos de coagulação sanguínea sobre a sua superfície, com um efeito potencial de pró-coagulação. Sobre as células endoteliais, a deposição de complexos de ataque à membrana induz a síntese de interleucina-1α (IL-1α), que leva a uma ativação autócrina e parácrina adicional da célula endotelial. Isso estimula um estado pró-coagulação por (1) alterar a composição fosfolipídica da membrana endotelial; (2) induzir a síntese de fator tecidual e aumentar a síntese do inibidor de ativador de plasminogênio; (3) aumentar a expressão de moléculas de adesão, incluindo a molécula de adesão intercelular 1 (ICAM-1) e selectina E e (4) estimular as células endoteliais a proliferarem por intermédio da produção de fatores de crescimento. Em resumo, embora a morte celular não ocorra em geral, a deposição de níveis sublíticos de complexos de ataque à membrana promove uma situação potencialmente perigosa, com o aumento de inflamação, um estado pró-coagulação e proliferação celular. É claro que parte dessa resposta é necessária nos locais de lesão para a eliminação de patógenos e de debris para facilitar o reparo das feridas. A curta duração da ativação do complemento e a presença de inibidores ajudam a manter a homeostase.

A regulação da formação do complexo de ataque à membrana é importante clinicamente (Figura 44.5). Duas proteínas plasmáticas, clusterina e S-proteína (vitronectina), se ligam ao complexo C5b-7 e evitam sua associação com lipídios da membrana plasmática. C8 e várias moléculas de C9 aderem a esse complexo solúvel, chamado de *C5b-9 solúvel*, que é liticamente inativo. CD59 (protectina) é um inibidor da formação do complexo de ataque à membrana encontrado na membrana plasmática. Essa pequena glicoproteína se liga à membrana plasmática por uma ponte de glicosil fosfatidilinositol (a chamada âncora de GPI). Ela se liga a C5b-8, inserido na membrana celular, evitando a ligação e a polimerização de C9. A expressão de CD59 é deficiente em pacientes com hemoglobinúria paroxística noturna (HPN) (Capítulo 151), em razão da incapacidade de síntese de âncoras de GPI, utilizadas por essa e por muitas outras proteínas de membrana (inclusive o fator de aceleração de decaimento [FAD]). As características clínicas da HPN são principalmente a hemólise crônica e a trombose intermitente. A hemólise é causada pela ativação do complemento sobre os eritrócitos em razão da falta de FAD e, particularmente, de CD59. A trombose (Capítulo 73) possivelmente é

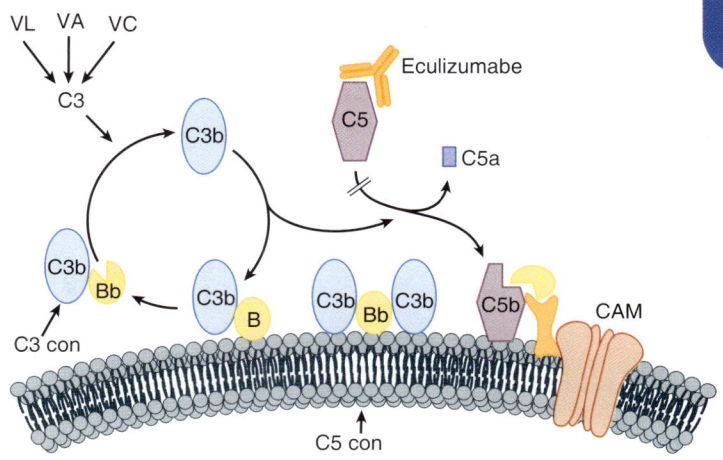

**FIGURA 44.5** Ativação do complemento e mecanismo de ação de eculizumabe (anticorpo monoclonal para C5). A via alternativa (VA) sofre uma hidrólise espontânea constantemente, mas pode ser induzida pela via clássica (VC) e pela via de lectina (VL). O C3b formado interage com o fator B (B), que é, então, clivado pelo fator D, formando uma C3 convertase (C3bB). Conforme mais C3b é gerado, uma fração se liga à C3 convertase e forma uma C5 convertase. Anticorpos monoclonais contra C5 (eculizumabe) previnem a clivagem de C5 pela C5 convertase. A figura não mostra, mas properdina se liga a ambas as convertases (C3 e C5), aumentando suas meias-vidas em aproximadamente cinco a dez vezes (de cerca de 30 segundos para vários minutos). (Modificada de Wong EK, Goodship TH, Kavanagh D. Complement therapy in atypical haemolytic uraemic syndrome [aHUS]. *Mol Immunol.* 2013;56[3]:199-212.)

secundária à ativação intravascular do complemento, causando ativação das células endoteliais. O principal defeito é a mutação adquirida nas células-tronco hematopoéticas em um gene do cromossomo X responsável por codificar a primeira enzima na via de síntese de âncoras de GPI.

### Anafilotoxinas

As anafilotoxinas exercem um papel inicial importante disparando uma resposta inflamatória local uma vez que elas ativam vias que preparam a célula para encarar um patógeno ou uma lesão (Tabela 44.9). Como o complexo de ataque à membrana, as anafilotoxinas são outra fonte importante de dano patológico potencial resultante da ativação do complemento. Esses peptídios, C3a e C5a, são clivados a partir de suas proteínas respectivas durante a ativação do complemento. Eles apresentam 77 (C3a) ou 74 (C5a) aminoácidos e contêm uma arginina essencial na porção carbóxi (C)-terminal. Eles interagem com receptores de anafilotoxinas. No plasma, a arginina C-terminal é removida pela carboxipeptidase-N a partir de anafilotoxinas não ligadas a seus receptores. Dependendo da resposta estudada, essa remoção inativa totalmente a anafilotoxina ou reduz sua potência em cerca de 1.000 vezes.

O receptor de C5a (C5aR [CD88]) é uma proteína com sete domínios transmembrana que transduz a ligação do ligante extracelular a uma sinalização por proteína G. Expresso em células mieloides, particularmente em neutrófilos e em eosinófilos, ele media a poderosa propriedade quimiotática de C5a para esses dois tipos celulares. A sinalização por CD88 leva à secreção rápida de todo o conteúdo em grânulos. Isso inclui lipases e proteases, bem como lactoferrina de neutrófilos e peroxidase, proteína básica principal e proteína catiônica de eosinófilos. C5a também induz a liberação de citocinas, como fator de necrose tumoral (TNF; do inglês, *tumor necrosis factor*), IL-1, IL-6, IL-8 e moléculas de adesão, promovendo a resposta inflamatória. C5aR é expresso em vários outros tecidos, incluindo hepatócitos, epitélio brônquico e alveolar, endotélio vascular, células mesangiais e células epiteliais tubulares renais e nas células neuronais. Essas células são ativadas pela ligação ao receptor, promovendo a produção e a liberação de citocinas, quimiocinas e prostaglandinas – atividades que induzem a proliferação celular.

O receptor de C3a também é uma proteína com sete domínios transmembrana. Ele é expresso em quase todas as células mieloides, incluindo mastócitos, onde ele media a liberação de mediadores alérgicos. C3aR também foi detectado em muitos tecidos, incluindo no cérebro e nos pulmões.

As anafilotoxinas têm muitos efeitos biológicos. Em geral, provocam contração da musculatura lisa e recrutamento de granulócitos, monócitos

| Tabela 44.9 | Distribuição de receptores de anafilotoxinas e suas respostas celulares. |
|---|---|
| **TIPO CELULAR** | **RESPOSTAS** |
| **C5aR (CD88)** | |
| Neutrófilos | Quimiotaxia |
| Eosinófilos | Liberação de enzimas |
| Basófilos | Geração de espécies reativas de oxigênio |
| Mastócitos | Aumento da expressão de moléculas de adesão |
| Monócitos | Aumento da síntese de IL-1, IL-6 e IL-8 |
| | Síntese de prostaglandina e leucotrienos |
| Hepatócitos | Aumento da síntese de reagentes de fase aguda |
| Epitélio pulmonar | Aumento de IL-8 |
| Células neuronais | Ativação celular |
| Células endoteliais | Aumento da expressão de selectina P |
| Células epiteliais/mesangiais renais | Proliferação e síntese de fatores de crescimento |
| **C3aR** | |
| Eosinófilos | Quimiotaxia |
| Mastócitos | Liberação de enzimas |
| Plaquetas | Geração de espécies reativas de oxigênio |
| | Aumento da expressão de moléculas de adesão |
| Células epiteliais, endoteliais etc. | Ativação celular |

IL = interleucina.

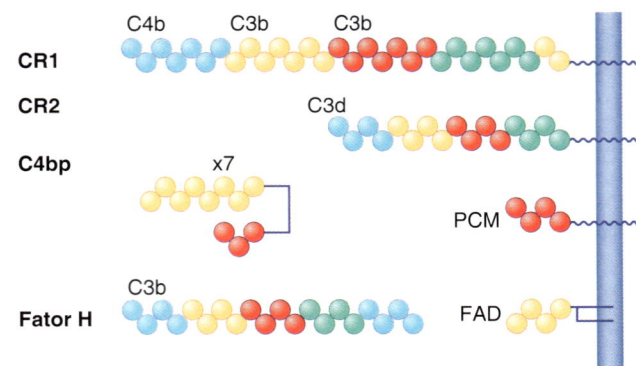

**FIGURA 44.6** Modelo de reguladores do complemento necessários para a inibição da ativação do complemento em células próprias nas etapas de clivagem de C3 e de C5. Os *círculos* representam repetições individuais de controle do complemento (cerca de 60 aminoácidos cada um) e o *sombreado* indica unidades com maior organização compostas por várias repetições. As localizações aproximadas para a ligação dos fragmentos C3b e C4b são indicadas. Fator H e C4bp são proteínas plasmáticas. C4bp = proteínas ligadoras de C4; CR = receptor do complemento, do inglês *complement receptor*; FAD = fator de aceleração do decaimento; PCM = proteína cofator de membrana.

e mastócitos. Teoricamente, podem contribuir para a fisiopatologia de qualquer condição inflamatória. Em modelos de doenças, foi demonstrado que C3a e C5a atuam em condições patológicas como a síndrome de desconforto respiratório agudo (SDRA), falência de múltiplos órgãos, choque séptico, lesão miocárdica por isquemia e reperfusão, asma, artrite reumatoide, LES e síndrome inflamatória intestinal. Os peptídios de anafilotoxinas também são responsáveis pela síndrome pós-perfusão observada em pacientes que recebem hemodiálise ou submetidos à circulação extracorpórea. A exposição do sangue às membranas de diálise ou de perfusão causa a ativação do complemento. Alguns minutos após o início da circulação extracorpórea, ocorre elevação importante dos níveis de C3a e de C5a no circuito extracorpóreo que retorna ao paciente. Esse aumento pode estar associado a distúrbios respiratórios, hipertensão pulmonar e edema pulmonar. Foi mostrado que o intervalo de tempo em que os pacientes ficam em ventilação após a cirurgia com circulação extracorpórea está relacionado com os níveis de C3a gerado durante a reperfusão.

C3a e C5a têm sido relacionados com o início e o prolongamento da SDRA (Capítulo 96) e com a falência de múltiplos órgãos. Após traumatismo importante, os níveis de C3a medidos sugerem que houve ativação de todo o conjunto circulante de C3. Essa ativação causa broncoconstrição, aumento da permeabilidade vascular, hipotensão e adesão de leucócitos ao endotélio vascular. A ativação dos leucócitos perpetua o ciclo de dano tecidual com ativação adicional do complemento. Elevações contínuas nos níveis de C3a no caso de choque ou de SDRA é um sinal de prognóstico ruim. C3a e C5a também parecem desempenhar um papel importante na patogênese da asma (Capítulo 81).

### Receptores do complemento

A opsonização do alvo por C4b e por C3b é efetiva para a prevenção de infecções porque esses dois fragmentos de complemento (e os produtos subsequentes de clivagem no caso de C3b) são ligantes para os receptores do complemento (Figura 44.6). Após a ligação covalente de C4b e de C3b, ocorre aderência imunológica entre o microrganismo opsonizado e as células do sistema imune, predominantemente neutrófilos, monócitos e macrófagos. As opsoninas do complemento são mediadoras altamente efetivas da aderência imune. Nas células fagocíticas, isso é o início do processo de ingestão e de destruição do antígeno-alvo. Nos eritrócitos, a aderência imune é seguida pela transferência da carga coberta por C4b/C3b para monócitos e macrófagos no fígado e no baço. CR1 é particularmente eficiente nesse processo de aderência imune. Modificações proteolíticas em C3b formam iC3b, que é um ligante para os receptores altamente fagocíticos CR3 e CR4. Uma degradação adicional de iC3b formando C3d leva a uma interação com CR2, reduzindo o limiar de ativação de células B. Em geral, o processo é projetado para alcançar dois objetivos:

(1) destruição do microrganismo pelo processo de fagocitose e (2) recobrir os antígenos microbianos para uma resposta imune adaptativa. Por exemplo, células dendríticas foliculares e linfócitos B expressam CR1, CR2, CR3 e CR4, que facilitam a ligação, a internalização e a apresentação para outras células imunes de antígenos recobertos por complemento. CR3 e CR4 facilitam a fagocitose e CR2 em células dendríticas foliculares facilita a geração de memória imunológica.

## INIBIDORES DO COMPLEMENTO

Dados os muitos estados patológicos em que o complemento é um dos mediadores centrais da patologia, não é surpreendente que inibidores do complemento estejam em desenvolvimento pré-clínico ou clínico para o tratamento de doenças humanas (Tabela 44.2 e Figura 44.6). Esses inibidores têm diferentes formatos. Enquanto alguns deles são variações de inibidores fisiológicos, outros são produtos de buscas em biologia molecular para a descoberta de novos compostos.

É importante levar em consideração em que local da via do complemento um inibidor deve ser projetado para agir. A inibição de vias de ativação limita a produção de peptídios ativos biologicamente. A inibição da ativação de C3 não apenas evita a geração da anafilotoxina C3a como também deixa o paciente suscetível a infecções por limitar a deposição de C3b sobre os alvos. A inibição da deposição de C3b reduziria a habilidade de o paciente remover complexos imunes, potencialmente resultando em danos renais, pulmonares e/ou vasculares. Isso também poderia promover o desenvolvimento de anticorpos para antígenos do próprio indivíduo.

A inibição das convertases de C5 é um objetivo atraente porque isso preveniria a geração da anafilotoxina C5a e do complexo de ataque à membrana (Figura 44.5). Essa estratégia inibiria a ativação do complemento sem limitar a deposição de C3b. Inibidores baseados nesse conceito obtiveram sucesso; o anticorpo monoclonal contra C5 foi aprovado pela Food and Drug Administration (FDA) para o tratamento de HPN e de síndrome hemolítico-urêmica atípica (SHUa) (Capítulo 163).

Outras considerações a respeito da inibição do complemento incluem se ela é de curto ou longo prazo e se ela é sistêmica ou local. A inibição a longo prazo do complemento, particularmente dos passos iniciais, possivelmente predispõe a infecções e, possivelmente, a autoimunidade. É improvável que a inibição a curto prazo (horas ou dias) de qualquer passo cause problemas. Uma vez que a inflamação é, em geral, um fenômeno local, vários mecanismos estão sendo testados para ativarem inibidores do complemento nesses locais. Dessa maneira, níveis elevados de inibição podem ser obtidos quando necessário e com menores doses de inibidor.

### Inibidores naturais do complemento

Compostos que ocorrem naturalmente e controlam a ativação do complemento incluem produtos ou extratos de plantas, fungos, insetos, bactérias, vírus e venenos. O mecanismo de inibição do complemento por alguns desses produtos naturais é conhecido e tem importância experimental e clínica. Particularmente, para conseguirem se proteger do sistema complemento do hospedeiro, poxvírus, herpes-vírus e flavivírus produzem substâncias que mimetizam os reguladores humanos das células que eles invadiram ou proteínas capazes de se ligarem aos reguladores do hospedeiro, como a proteína fator H. Bactérias também expressam uma ampla variedade de inibidores do sistema do complemento humano. *Staphylococcus aureus*, por exemplo, sintetiza até 10 proteínas diferentes que inibem quase todos os passos da cascata do complemento. O fator do veneno de cobra (FVC) é uma forma modificada de C3b secretada pelas glândulas de veneno das cobras, localizadas na cavidade oral. Ela é uma glicoproteína de 144.000 dáltons que forma uma convertase da via alternativa em associação com o fator B do hospedeiro. Após sua injeção, FCV promove ativação significativa da via alternativa, resultando em choque e em lesão microvascular pulmonar em animais de experimentação. Ele é resistente aos inibidores do hospedeiro porque o local de interação encontra-se alterado no FVC. Talvez o inibidor da ativação do complemento mais amplamente utilizado seja a heparina. Ela diminui a ativação da via clássica e da via alternativa. Na prática clínica, o efeito anticomplemento da heparina tem sido utilizado para prevenir a ativação do complemento durante cirurgias com circulação extracorpórea. Medidas de produtos de ativação do complemento, com C3b ou C5b-9 solúvel, após cirurgias com circulação extracorpórea mostraram reduções entre 35 e 70% em pacientes adultos e pediátricos quando foram utilizados circuitos extracorpóreos cobertos por heparina. Embora vários estudos tenham abordado a redução da ativação do complemento com circuitos de circulação extracorpórea recobertos por heparina, houve poucas tentativas de correlacionar esses dados com o desfecho clínico.

## Anti-C5

O inibidor do complemento que ganhou a maior atenção como agente terapêutico para interromper a ativação do sistema complemento é o anticorpo monoclonal contra C5, que evita sua clivagem em C5a (anafilotoxina potente) e em C5b (iniciador do complexo de ataque à membrana) (Figura 44.5). A geração de C3b e de C4b ainda ocorre, permitindo a opsonização de patógenos e a formação de complexos imunes. Uma vez que a ativação dos componentes iniciais da cascata do complemento também é importante para a manutenção da tolerância a autoantígenos, a inibição da ativação de C5 é menos preocupante do que a ativação da inibição de C3. A única consequência da deficiência de C5 em seres humanos é o aumento no risco de infecções por *Neisseria* (Capítulos 282 e 283), que pode ser mitigada pela vacinação. O anticorpo monoclonal anti-C5 – eculizumabe – teve seu uso aprovado pela FDA para pacientes com HPN e SHUa.

O sistema complemento está passando por um renascimento. Existem vários motivos, mas provavelmente o principal é a descoberta de que mutações em reguladores do complemento causam SHUa e DMI. Em segundo lugar está o sucesso terapêutico do anticorpo monoclonal contra C5 no tratamento de SHUa e de HPN. Em terceiro lugar, a introdução de C1-INH purificado, de inibidores de calicreína e de antagonista do receptor de bradicinina para prevenção e tratamento dos edemas de pacientes com angioedema hereditário. Por último, dados recentes intrigantes implicam o sistema complemento na fisiopatologia de vários distúrbios, incluindo DMI, lesão por isquemia e reperfusão, regeneração de órgãos, desenvolvimento do cérebro (destruição de sinapses indesejáveis), obesidade, asma, fenômenos de ativação de linfócitos T associados a doenças alérgicas ou reumáticas[16] e muito mais.

## REFERÊNCIAS BIBLIOGRÁFICAS

*As referências bibliográficas, bem como os outros materiais suplementares deste livro, encontram-se no GEN-IO, nosso ambiente virtual de aprendizagem.*

# SEÇÃO 8
## DOENÇAS CARDIOVASCULARES

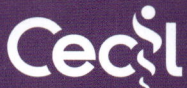

- **45** ABORDAGEM DO PACIENTE COM POSSÍVEL DOENÇA CARDIOVASCULAR, *256*
- **46** EPIDEMIOLOGIA DAS DOENÇAS CARDIOVASCULARES, *265*
- **47** FUNÇÕES CARDÍACA E CIRCULATÓRIA, *270*
- **48** ELETROCARDIOGRAFIA, *275*
- **49** ECOCARDIOGRAFIA, *283*
- **50** EXAMES DE IMAGEM CARDÍACOS NÃO INVASIVOS, *292*
- **51** CATETERISMO E ANGIOGRAFIA, *301*
- **52** INSUFICIÊNCIA CARDÍACA: FISIOPATOLOGIA E DIAGNÓSTICO, *306*
- **53** INSUFICIÊNCIA CARDÍACA: MANEJO E PROGNÓSTICO, *314*
- **54** DOENÇAS DO MIOCÁRDIO E DO ENDOCÁRDIO, *331*
- **55** PRINCÍPIOS DE ELETROFISIOLOGIA, *350*
- **56** ABORDAGEM AO PACIENTE COM SUSPEITA DE ARRITMIA, *355*
- **57** ABORDAGEM A PARADA CARDÍACA E ARRITMIAS POTENCIALMENTE FATAIS, *364*
- **58** ARRITMIAS CARDÍACAS SUPRAVENTRICULARES, *369*
- **59** ARRITMIAS VENTRICULARES, *382*
- **60** CIRURGIA E PROCEDIMENTOS INTERVENCIONISTAS ELETROFISIOLÓGICOS, *390*
- **61** CARDIOPATIA CONGÊNITA EM ADULTOS, *397*
- **62** *ANGINA PECTORIS* E CARDIOPATIA ISQUÊMICA ESTÁVEL, *407*
- **63** SÍNDROME CORONARIANA AGUDA: ANGINA INSTÁVEL E INFARTO DO MIOCÁRDIO SEM SUPRADESNIVELAMENTO DO SEGMENTO ST, *421*
- **64** INFARTO AGUDO DO MIOCÁRDIO COM SUPRADESNIVELAMENTO DO SEGMENTO ST E COMPLICAÇÕES, *431*
- **65** TRATAMENTO INTERVENCIONISTA E CIRÚRGICO DA DOENÇA DA ARTÉRIA CORONÁRIA, *445*
- **66** VALVOPATIA CARDÍACA, *451*
- **67** ENDOCARDITE INFECCIOSA, *465*
- **68** DOENÇAS PERICÁRDICAS, *475*

# ABORDAGEM DO PACIENTE COM POSSÍVEL DOENÇA CARDIOVASCULAR

LEE GOLDMAN

Os pacientes com doenças cardiovasculares (DCV) podem apresentar uma grande variedade de sintomas e sinais, e cada um deles pode ser causado por condições não cardiovasculares. Da mesma maneira, pacientes com DCV substancial podem ser assintomáticos. Uma vez que as DCV são a principal causa de morte nos EUA e em outros países desenvolvidos, é crucial que os pacientes sejam avaliados cuidadosamente para a detecção precoce, que seus sinais ou sintomas sejam avaliados detalhadamente e que seja instituída terapia adequada. Melhoras no diagnóstico, na terapia e na prevenção contribuíram para uma redução de cerca de 70% nas taxas de morte por doença cardiovascular nos EUA desde a década de 1960, mesmo com ajustes para a idade. Além disso, entre pessoas com 65 anos ou mais, consultas regulares a um médico de cuidado primário estão associadas a redução de 25 a 30% na taxa de mortalidade total. Entretanto, a quantidade absoluta de mortes por DCV nos EUA não diminuiu proporcionalmente em razão do aumento na população com mais de 40 anos, bem como do envelhecimento da população em geral.

Ao avaliar um paciente com uma doença cardíaca conhecida ou suspeita, o médico precisa determinar rapidamente se existe uma condição potencialmente letal. Nessas situações, a avaliação deve focar na questão específica daquele momento e ser acompanhada pela realização rápida de exames adicionais direcionados adequadamente. Exemplos de condições potencialmente letais incluem o infarto agudo do miocárdio (IAM) (Capítulo 64), a angina instável (Capítulo 63), a dissecção aórtica (Capítulo 69), o edema pulmonar (Capítulo 73) e a embolia pulmonar (Capítulo 74).

## USO DA ANAMNESE PARA A DETECÇÃO DE MANIFESTAÇÕES CARDIOVASCULARES

Os pacientes podem queixar-se espontaneamente de vários sinais/sintomas cardiovasculares (Tabela 45.1); porém, algumas vezes, esses sintomas são descobertos apenas com uma anamnese completa e cuidadosa. Em pacientes com DCV conhecida ou suspeita, perguntas a respeito das manifestações cardiovasculares são componentes essenciais da história da doença atual (HDA); em outros pacientes, essas questões são uma parte fundamental da revisão dos sistemas.

### Dor torácica

Desconforto ou dor torácica é a manifestação cardinal da isquemia miocárdica resultante de doença da artéria coronária (DAC) ou de qualquer outra condição que cause isquemia miocárdica por um desequilíbrio entre a demanda de oxigênio pelo miocárdio em comparação com o suprimento de oxigênio (Capítulo 62). Dor de aparecimento recente, aguda e frequentemente persistente pode indicar IAM, angina instável ou dissecção aórtica; uma causa pulmonar, como embolia pulmonar aguda ou irritação pleural; uma condição musculoesquelética da parede torácica ou dos ombros; ou ainda uma anomalia do sistema digestório, como refluxo ou espasmo esofágico, úlcera péptica ou colecistite (Tabela 45.2). O desconforto torácico causado por infarto do miocárdio ocorre comumente sem uma causa clínica imediata ou óbvia e sua intensidade aumenta por pelo menos alguns minutos; a sensação pode variar desde desconforto até dor intensa (Capítulo 64). Embora possam ser utilizados vários adjetivos pelos pacientes na tentativa de descrever a sensação, os médicos devem desconfiar de qualquer desconforto, especialmente se ele irradiar para pescoço, ombro ou braços. A probabilidade de IAM pode ser estimada pela combinação de dados da anamnese, do exame físico e do eletrocardiograma (ECG) (e-Figura 45.1).[1] Testes rápidos com troponina de alta sensibilidade são muito úteis no rastreamento de pacientes com ECG não diagnósticos (Capítulo 63).[2,2b]

O desconforto torácico causado por angina instável é clinicamente indistinguível daquele causado por infarto do miocárdio, exceto pelo fato de que o primeiro pode ser precipitado mais claramente pela atividade e pode responder mais rapidamente à terapia antianginosa (Capítulo 63). A dissecção aórtica (Capítulo 69) se apresenta classicamente com início súbito de dor torácica intensa que irradia para o dorso; a localização da dor frequentemente fornece indícios sobre a localização da dissecção. Dissecções na aorta ascendente se apresentam comumente com desconforto torácico que irradia para o dorso, enquanto dissecções da aorta descendente frequentemente se apresentam com dor nas costas que irradia para o abdome. Dorsalgia ou história pregressa de hipertensão arterial ou outros fatores predisponentes, como a doença de Marfan, devem indicar uma avaliação cuidadosa dos pulsos periféricos para determinar se os grandes vasos foram afetados pela dissecção e deve ser solicitada radiografia do tórax para avaliar o tamanho da aorta. Se essa avaliação inicial for sugestiva, são indicados testes adicionais com ecocardiografia transesofágica, tomografia computadorizada (TC) ou ressonância magnética (RM). A dor da pericardite (Capítulo 68) pode simular a dor de um IAM, pode ser primariamente pleurítica ou pode ser contínua; um achado físico essencial é o atrito pericárdico. A dor da embolia pulmonar (Capítulo 74) comumente é de natureza pleurítica e é associada à dispneia; pode ocorrer hemoptise. A hipertensão pulmonar (Capítulo 75) de qualquer causa pode estar associada a desconforto torácico aos esforços; ela comumente está associada à dispneia intensa e à cianose.

Desconforto torácico episódico e recorrente pode ocorrer na angina *pectoris* e com muitas causas cardíacas e não cardíacas (Capítulo 62). Vários testes de esforço (Tabela 45.3) podem ser utilizados para provocar isquemia miocárdica reversível em indivíduos suscetíveis para ajudar a determinar se a isquemia é a explicação fisiopatológica do desconforto torácico (Capítulo 62).

### Dispneia

A dispneia, que é a conscientização desconfortável da respiração, comumente é causada por DCV ou pulmonares. Uma abordagem sistemática (ver Figura 77.2, no Capítulo 77) com exames selecionados quase sempre revela a causa. A dispneia aguda pode ser causada por isquemia miocárdica, insuficiência cardíaca, hipertensão arterial grave, tamponamento pericárdico, embolia pulmonar, pneumotórax, obstrução das vias respiratórias superiores, bronquite aguda ou pneumonia ou por superdosagem de alguns fármacos (p. ex., salicilatos). Dispneia crônica ou subaguda também é uma apresentação comum ou um sintoma frequente em pacientes com doenças pulmonares (Capítulo 77). A dispneia também pode ser causada por anemia grave (Capítulo 149) e pode ser confundida com a fadiga que é notada frequentemente em pacientes com doenças sistêmicas e neurológicas (Capítulos 241 e 368).

Na insuficiência cardíaca, a dispneia tipicamente é notada como "avidez por ar" e anseio ou urgência em respirar. A sensação de que a respiração está mais trabalhosa ou que é necessário mais esforço para respirar é mais típica de obstrução nas vias respiratórias ou de uma doença neuromuscular. Sensação de aperto ou constrição torácica durante a respiração é típica de broncoconstrição, que é causada comumente por doença obstrutiva das vias respiratórias (Capítulos 81 e 82), mas também pode ser vista no edema pulmonar. Sensação de "respiração pesada", de "respiração rápida" ou uma necessidade de "respirar mais" está classicamente associada à falta de condicionamento físico.

Nas condições cardiovasculares, a dispneia crônica geralmente é causada por elevação da pressão venosa pulmonar como resultado de insuficiência ventricular esquerda (Capítulos 52 e 53) ou de valvopatia cardíaca (Capítulo 66). A ortopneia, que é uma exacerbação da dispneia quando o paciente está reclinado, é causada por aumento no trabalho da respiração em razão de maior retorno venoso para a vasculatura pulmonar ou

| Tabela 45.1 | Sinais/sintomas cardinais de doenças cardiovasculares. |
|---|---|
| Dor ou desconforto torácico | |
| Dispneia, ortopneia, dispneia paroxística noturna, sibilos | |
| Palpitações, tontura, síncope | |
| Tosse, hemoptise | |
| Fadiga, fraqueza | |
| Dor nos membros durante esforços (claudicação) | |

## Tabela 45.2 Causas de dor torácica.

| CONDIÇÃO | LOCALIZAÇÃO | CARACTERÍSTICAS | DURAÇÃO | FATORES DE AGRAVAMENTO OU ALÍVIO | SINTOMAS OU SINAIS ASSOCIADOS |
|---|---|---|---|---|---|
| **CAUSAS CARDIOVASCULARES** | | | | | |
| Angina | Região retroesternal; irradia para (ou é ocasionalmente isolada em) pescoço, mandíbula, epigástrio, ombro ou braços (o esquerdo é o mais comum) | Pressão, queimação, aperto, sensação de peso, indigestão | < 2 a 10 min | Precipitada por exercício, tempo frio ou estresse emocional; aliviada por repouso ou nitroglicerina; angina atípica (Prinzmetal) pode não estar relacionada com atividade, frequentemente no início da manhã | $B_3$ ou sopro de disfunção do músculo papilar durante a dor |
| Angina instável ou em repouso | A mesma da angina | As mesmas da angina, porém mais intensas | Geralmente < 20 min | Os mesmos da angina, com menor tolerância aos esforços ou em repouso | Semelhantes aos da angina estável, mas podem ser mais pronunciados; pode ocorrer insuficiência cardíaca transitória |
| Infarto do miocárdio | Subesternal ou pode irradiar como a angina | Sensação de peso, pressão, queimação, constrição | ≥ 30 min, mas é variável | Não é aliviada por repouso ou nitroglicerina | Dispneia, sudorese, fraqueza, náuseas, vômitos |
| Pericardite | Geralmente começa sobre o esterno ou na direção do ápice cardíaco e pode irradiar para pescoço ou ombro esquerdo; frequentemente é mais localizada do que a dor do infarto do miocárdio | Aguda, semelhante a facada | Dura muitas horas ou dias; pode piorar e melhorar | Agravada por respirações profundas, ao girar o tórax ou decúbito dorsal; é aliviada ao se sentar e ao se inclinar para a frente | Atrito pericárdico |
| Dissecção aórtica | Face anterior do tórax; pode irradiar para o dorso | Excruciante, dilacerante, semelhante a facada | Início súbito, constante | Geralmente ocorre em pacientes hipertensos ou com condições predisponentes, como a síndrome de Marfan | Sopro de insuficiência aórtica, assimetria na pressão arterial ou de pulso; déficit neurológico |
| Embolia pulmonar (com frequência não ocorre dor torácica) | Região subesternal ou sobre a área de infarto pulmonar | Dor pleurítica (no infarto pulmonar) ou semelhante à angina | Início súbito; minutos a menos de 1 h | Pode ser agravada pela respiração | Dispneia, taquipneia, taquicardia; hipotensão, sinais de insuficiência ventricular direita aguda e hipertensão pulmonar com êmbolos grandes; estertores pulmonares, atrito pericárdico, hemoptise com infarto pulmonar |
| Hipertensão pulmonar | Subesternal | Pressão; opressiva | Semelhante à angina | Agravada por esforço | A dor geralmente está associada à dispneia; sinais de hipertensão pulmonar |
| **CAUSAS NÃO CARDÍACAS** | | | | | |
| Pneumonia com pleurisia | Localizada sobre a área envolvida | Pleurítica, localizada | Breve ou prolongada | Respiração dolorosa | Dispneia, tosse, febre, macicez à percussão, broncofonia, estertores pulmonares, atrito pleural ocasional |
| Pneumotórax espontâneo | Unilateral | Aguda, bem localizada | Início súbito, dura muitas horas | Respiração dolorosa | Dispneia; hiper-ressonância e redução do murmúrio vesicular e pectorilóquia no pulmão afetado |
| Distúrbios musculoesqueléticos | Variável | Dolorimento | Duração curta ou longa | Agravada pelo movimento; relato de esforço ou lesão muscular | Dor à compressão ou ao movimento |
| Herpes-zóster | Distribuição em dermátomos | Queimação, prurido | Prolongada | Nenhuma | Erupção cutânea (vesículas) aparecem na área do desconforto |
| Refluxo esofágico | Subesternal, epigástrica | Queimação, desconforto visceral | 10 a 60 min | Agravada pelas refeições, pelo decúbito dorsal pós-prandial; alívio com antiácidos | Refluxo ácido |
| Úlcera péptica | Epigástrica, subesternal | Queimação visceral, dolorimento | Prolongada | Alívio com refeições, antiácidos | |
| Doenças na vesícula biliar | Epigástrica, quadrante superior direito do abdome | Visceral | Prolongada | Pode não ser provocada ou ocorrer após as refeições | Pode haver dor à palpação do quadrante superior direito do abdome |
| Estado de ansiedade | Frequentemente precordial | Variável; a localização frequentemente muda de lugar | Varia; frequentemente fugaz | Situacional | Respiração suspirosa, com frequência há dor à palpação da parede torácica |

Modificada de Andreoli TE, Carpenter CCJ, Griggs RC, et al. Evaluation of the patient with cardiovascular disease. In: *Cecil Essentials of Medicine*. 6th ed. Philadelphia: WB Saunders; 2004. p. 34-35.

| Tabela 45.3 | Protocolos comuns de teste de esforço.* | | | | | |
|---|---|---|---|---|---|---|
| PROTOCOLO | ESTÁGIO | DURAÇÃO (min) | NOTA (%) | RITMO (km/h) | EQUIVALENTES METABÓLICOS NA CONCLUSÃO | CLASSE FUNCIONAL |
| Protocolo Bruce modificado† | 1 | 3 | 0 | 2,7 | 2,5 | III |
|  | 2 | 3 | 10 | 2,7 | 5 | II |
|  | 3 | 3 | 12 | 4,0 | 7 | I |
|  | 4 | 3 | 14 | 5,4 | 10 | I |
|  | 5 | 3 | 16 | 6,7 | 13 | I |
| Protocolo Naughton‡ | 0 | 2 | 0 | 3,2 | 2 | III |
|  | 1 | 2 | 3,5 | 3,2 | 3 | III |
|  | 2 | 2 | 7 | 3,2 | 4 | III |
|  | 3 | 2 | 10,5 | 3,2 | 5 | II |
|  | 4 | 2 | 14 | 3,2 | 6 | II |
|  | 5 | 2 | 17,5 | 3,2 | 7 | I |

*Os protocolos de rampa, em que a carga de trabalho é gradualmente aumentada com base na capacidade funcional estimada do paciente para alcançar o esforço máximo em aproximadamente 10 minutos, também são úteis. †Normalmente usado em pacientes ambulatoriais. ‡Normalmente usado em pacientes com infarto do miocárdio recente, angina instável ou outras condições que provavelmente limitem o exercício. Modificada de Braunwald E, Goldman L, eds. *Primary Cardiology*. 2nd ed. Philadelphia: WB Saunders; 2003.

da perda de assistência gravitacional para o esforço diafragmático. A dispneia paroxística noturna é uma forma grave de dispneia que desperta o paciente à noite e o força a adotar a posição sentada ou ortostática para promover redistribuição gravitacional do líquido. Uma característica notável é que a diurese aguda alivia a dispneia causada por insuficiência cardíaca grave, mas o alívio dos sinais/sintomas não está sempre relacionado diretamente com o grau da diurese.[3]

## Palpitações

Palpitações (Capítulo 56) descrevem a sensação subjetiva de frequência cardíaca irregular ou anormal. As palpitações podem ser causadas por qualquer arritmia (Capítulos 58 e 59), com ou sem doença cardíaca estrutural importante. As palpitações podem ser definidas em termos de duração e frequência dos episódios; dos fatores precipitadores e relacionados e por qualquer sintoma associado, como dor torácica, dispneia, tontura ou síncope. É crucial que a anamnese seja feita para determinar se as palpitações são causadas por contrações cardíacas irregulares ou regulares. A sensação associada a uma contração prematura (extrassístole) atrial ou ventricular, frequentemente descrita como "um batimento que foi pulado" ou "uma reviravolta no coração", precisa ser diferenciada do ritmo irregular da fibrilação atrial e do ritmo rápido, porém regular, da taquicardia supraventricular. Sintomas associados de dor torácica, dispneia, tontura ou diaforese sugerem um efeito importante no débito cardíaco e exigem avaliação adicional. Em geral, a avaliação começa com um ECG ambulatorial (Tabela 45.4), que é indicado para pacientes com palpitações associadas a doença cardíaca estrutural ou sinais/sintomas substanciais. Dependendo da série, entre 9 e 43% dos pacientes têm doença cardíaca importante. Nesses pacientes, é necessária uma avaliação mais detalhada (ver Figura 56.1, no Capítulo 56).

*Tonturas* ou *síncopes* (Capítulo 56) podem ser causadas por qualquer condição que diminua o débito cardíaco (p. ex., bradiarritmia, taquiarritmia, obstrução do influxo ou do efluxo ventricular direito ou esquerdo, tamponamento cardíaco, dissecção aórtica ou grave falência de bomba), por instabilidade vasomotora mediada por reflexos (p. ex., síncope vasovagal, situacional ou do seio carotídeo) ou por hipotensão ortostática (ver Tabela 56.1, no Capítulo 56). As doenças neurológicas (p. ex., enxaqueca, ataques isquêmicos transitórios ou convulsões) também podem causar perda transitória da consciência. A anamnese, o exame físico e o ECG frequentemente diagnosticam a causa da síncope (ver Tabela 56.2, no Capítulo 56). Síncopes causadas por arritmia cardíaca geralmente ocorrem sem aviso. Síncopes aos esforços ou logo após o término do esforço físico tipicamente são causadas por estenose aórtica e por miocardiopatia

| Tabela 45.4 | Diretrizes de American Heart Association/American College of Cardiology para solicitação de exames a pacientes com palpitação.* |
|---|---|
| **ELETROCARDIOGRAFIA AMBULATORIAL** | |
| Classe I | Palpitações, síncope, tontura |
| Classe II | Dispneia, dor torácica ou fadiga (não explicada de outra maneira, episódica e fortemente sugestiva de arritmia como causa em razão da relação do sintoma com a palpitação) |
| Classe III | Não se espera que os sintomas sejam causados por arritmia |
| **ESTUDO ELETROFISIOLÓGICO** | |
| Classe I | Pacientes com palpitações e com frequência de pulso documentada por profissionais de saúde como inadequadamente rápida nos quais registros eletrocardiográficos não documentaram a causa da palpitação<br>Pacientes com um episódio de síncope precedido por palpitação |
| Classe II | Pacientes com palpitações clinicamente significativas, com suspeita de origem cardíaca e nos quais os sintomas são esporádicos e não puderam ser documentados; os estudos são realizados para determinar o mecanismo da arritmia, para direcionar ou fornecer terapia e para avaliar o prognóstico |
| Classe III | Pacientes com palpitações com causas extracardíacas documentadas (p. ex., hipertireoidismo) |
| **ECOCARDIOGRAFIA** | |
| Classe I | Arritmias com evidências de doença cardíaca<br>História familiar de distúrbio genético associado a arritmias |
| Classe II | Arritmias comumente associadas a, mas sem evidências de, doença cardíaca<br>Fibrilação ou *flutter* atrial |
| Classe III | Palpitações sem evidências de arritmias<br>Arritmias benignas sem evidências de doença cardíaca |

*Classe I, o consenso geral é que o teste é útil e indicado; classe II, o teste é utilizado frequentemente, mas existe divergência a respeito de sua utilidade; classe III, o consenso geral é de que o teste não é útil. (De Braunwald E, Goldman L, eds. *Primary Cardiology*. 2nd ed. Philadelphia: WB Saunders; 2003:132.)

hipertrófica obstrutiva. Em muitos pacientes são necessários exames adicionais para documentar uma doença do sistema nervoso central, a causa da redução do débito cardíaco ou a síncope causada pelo seio carotídeo. Quando a anamnese, o exame físico e o ECG não fornecem informações diagnósticas úteis que apontem para uma causa específica da síncope, é imperativo que os pacientes com doença cardíaca ou com um ECG anormal sejam testados com monitoramento ambulatorial contínuo de ECG para diagnosticar uma possível arritmia; em alguns pacientes, pode ser indicado um estudo eletrofisiológico formal (Capítulo 56). Em pacientes sem evidência de doença cardíaca, o teste de inclinação ortostática (Capítulo 56) pode ajudar a detectar instabilidade vasomotora mediada por reflexo.

### Outros sintomas

A *tosse* não produtiva (Capítulo 77), especialmente a tosse persistente (Figura 77.1), pode ser manifestação precoce de aumento na pressão venosa pulmonar e de insuficiência cardíaca não diagnosticada. Fadiga e *fraqueza* são manifestações comuns de doença cardíaca avançada e refletem a incapacidade de realizar as tarefas cotidianas normais. São utilizadas diversas abordagens para classificar a gravidade das limitações cardíacas, variando da classe I (pouca ou nenhuma limitação) até a classe IV (limitação importante) (Tabela 45.5). *Hemoptise* (Capítulo 77) é um achado clássico em pacientes com embolia pulmonar, mas também é comum em pacientes com estenose mitral, edema pulmonar, infecções pulmonares e neoplasias malignas (Tabela 77.6). A *claudicação*, que é a dor nos membros aos esforços físicos, deve alertar o médico para a possibilidade de doença arterial periférica (Capítulos 71 e 72).

### Anamnese

A anamnese deve incluir uma revisão abrangente dos sistemas, da história familiar, da história social e da história patológica pregressa (Capítulo 12). A revisão dos sistemas pode revelar outros sintomas sugestivos de uma doença sistêmica como a causa de qualquer distúrbio cardiovascular. A história familiar deve focar em aterosclerose prematura ou nas evidências de anomalias familiares, como as que são encontradas em várias causas de síndrome do QT longo (Capítulo 59) ou em miocardiopatia hipertrófica (Capítulo 54).

A história social deve incluir perguntas específicas sobre tabagismo, etilismo e uso de substâncias psicoativas. A história patológica pregressa (HPP) pode revelar condições prévias ou medicamentos sugestivos de doenças sistêmicas, variando desde doença pulmonar obstrutiva crônica (DPOC), que pode explicar uma queixa de dispneia, até a hemocromatose, que pode ser uma causa de cardiomiopatia restritiva. Uma anamnese cuidadosa que inclua perguntas a respeito de procedimentos odontológicos recentes é crucial se a endocardite bacteriana for parte do diagnóstico diferencial.

## EXAME FÍSICO PARA DETECÇÃO DE SINAIS DE DOENÇAS CARDIOVASCULARES

O exame físico cardiovascular, que é um subconjunto do exame físico completo, fornece indícios importantes para o diagnóstico de doenças cardíacas sintomáticas e assintomáticas e pode revelar manifestações cardiovasculares de doenças não cardiovasculares. O exame físico cardiovascular começa com a aferição cuidadosa do pulso e da pressão arterial (Capítulo 7). Se uma dissecção aórtica (Capítulo 69) estiver sendo considerada, a pressão arterial deve ser aferida nos dois braços e, preferencialmente, em pelo menos um membro inferior. Se a suspeita for coarctação da aorta (Capítulo 61), a pressão arterial tem de ser aferida em pelo menos um membro inferior e em ambos os braços. Discrepâncias na pressão arterial entre os dois braços também podem ser causadas por doença aterosclerótica dos grandes vasos. O pulso paradoxal, que é maior do que a queda usual de 10 mmHg na pressão arterial sistólica durante a inspiração, é típico de tamponamento pericárdico (Capítulo 68).

### Aspecto geral

A frequência respiratória pode estar aumentada em pacientes com insuficiência cardíaca. De modo geral, os pacientes com edema pulmonar apresentam taquipneia acentuada e a respiração é trabalhosa. Pacientes com insuficiência cardíaca avançada podem apresentar respiração de Cheyne-Stokes.

**Tabela 45.5** Uma comparação dos três métodos para avaliar o comprometimento cardiovascular.

| CLASSE | CLASSIFICAÇÃO FUNCIONAL DA NEW YORK HEART ASSOCIATION | CLASSIFICAÇÃO FUNCIONAL DA CANADIAN CARDIOVASCULAR SOCIETY | ESCALA DE ATIVIDADE ESPECÍFICA |
|---|---|---|---|
| I | Pacientes com doença cardíaca, mas sem limitações de atividade física. A atividade física ordinária não causa fadiga, palpitação, dispneia ou angina indevidas | A atividade física ordinária, como caminhar e subir escadas, não causa angina. Angina com esforço extenuante ou rápido ou prolongado no trabalho ou em atividades recreativas | Os pacientes conseguem completar qualquer atividade que exija ≥ 7 equivalentes metabólicos, por exemplo, conseguem subir até 8 degraus carregando 11 kg de peso; carregam objetos que pesem até 36 kg; realizam atividades externas (remover a neve, cavar a terra); realizam atividades recreativas (esqui, basquete, *squash*, handebol, correr ou caminhar a 8 km/h) |
| II | Pacientes com doença cardíaca que resulta em limitação leve da atividade física. Eles sentem conforto durante o repouso. A atividade física ordinária resulta em fadiga, palpitações, dispneia ou angina | Limitação leve da atividade ordinária. Caminhar ou subir escadas rapidamente, subir ladeira, caminhar ou subir escadas após as refeições, no frio, ao vento ou sob estresse emocional ou apenas durante as primeiras horas após acordar. Caminhar > 2 quarteirões em nível plano e subir > 1 lance de escadas normais em um ritmo normal e em condições normais | O paciente consegue completar qualquer atividade que requeira ≥ 5 equivalentes metabólicos, mas não consegue completar atividades que requeiram ≥ 7 equivalentes metabólicos, como ter relações sexuais sem paradas, jardinagem, utilizar ancinho, andar de patins, dançar foxtrote, caminhar a 6,4 km/h em terreno plano |
| III | Pacientes com doença cardíaca que resulta em limitação importante da atividade física. Eles sentem conforto durante o repouso. A atividade física menos do que ordinária resulta em fadiga, palpitações, dispneia ou angina | Limitações importantes durante a atividade física ordinária. Caminhar um ou dois quarteirões em terreno plano e subir > 1 lance de escadas em condições normais | O paciente consegue completar qualquer atividade que requeira ≥ 2 equivalentes metabólicos, mas não consegue completar atividades que requeiram ≥ 5 equivalentes metabólicos, como tomar banho sem pausas, trocar a roupa de cama, limpar janelas, caminhar a 4 km/h, jogar boliche, golfe, se vestir sem pausas |
| IV | Pacientes com doença cardíaca que resulta em incapacidade de realizar qualquer atividade física sem desconforto. Sintomas de insuficiência cardíaca ou de síndrome anginal podem estar presentes mesmo durante o repouso. Se qualquer atividade física for realizada, o desconforto aumenta | Incapacidade de realizar qualquer atividade física sem desconforto – a síndrome anginal pode estar presente em repouso | O paciente não consegue completar atividades que requeiram ≥ 2 equivalentes metabólicos; ele não consegue realizar as atividades listadas acima (escala de atividade específica, classe III) |

De Goldman L, Hashimoto B, Cook EF, et al. Comparative reproducibility and validity of systems for assessing cardiovascular functional class: advantages of a new specific activity scale. *Circulation*. 1981; 64:1227-1234. Reproduzida, com autorização, da American Heart Association.

Doenças sistêmicas, como hipertireoidismo (Capítulo 213), hipotireoidismo (Capítulo 213), artrite reumatoide (Capítulo 248), esclerodermia (Capítulo 251) e hemocromatose (Capítulo 201), podem ser suspeitadas a partir do aspecto geral do paciente. Síndrome de Marfan (Capítulo 244), síndrome de Turner (Capítulo 222), síndrome de Down (Capítulo 36) e várias anomalias congênitas também são evidentes.

### Exame oftalmológico

O exame do fundo de olho (fundoscopia) detecta retinopatia diabética (Figura 395.22) ou hipertensiva (Figura 395.24), ou ainda manchas de Roth (Figura 395.26), típicas de endocardite infecciosa. Dilatações das artérias retinianas são um achado típico em hipercolesterolemia grave. A osteogênese imperfeita, que está associada à esclera azulada, também tem associação com a dilatação aórtica e com o prolapso da valva mitral. A oclusão da artéria retiniana (Figura 395.27) pode ser causada por um êmbolo derivado de um coágulo no átrio esquerdo ou no ventrículo esquerdo, um mixoma atrial esquerdo ou por debris ateroscleróticos dos grandes vasos. O hipertireoidismo pode se apresentar com exoftalmia e olhar típico (Figura 395.5), enquanto a distrofia miotônica, que está associada a bloqueios atrioventriculares (BAV) e a arritmias, frequentemente está relacionada com ptose e face sem expressão (Figura 393.4).

### Veias jugulares

As veias jugulares externas ajudam na avaliação da pressão atrial direita média, que normalmente varia entre 5 e 10 cmH$_2$O; a altura (em centímetros) da pressão venosa central é medida somando 5 cm à altura da distensão venosa jugular observada acima do ângulo de Louis do esterno (Figura 45.1). O pulso venoso jugular normal, que é mais bem observado na veia jugular interna (e não é visto na veia jugular externa a menos que exista insuficiência das válvulas das veias jugulares), inclui uma onda *a*, causada por contração atrial direita; uma onda *c*, que reflete a pulsação da artéria carótida; um colapso *x*; uma onda *v*, que corresponde à contração ventricular direita isovolumétrica e é mais acentuada na insuficiência tricúspide; e um colapso *y*, que ocorre quando a valva tricúspide se abre e o ventrículo começa a se encher de sangue (Figura 45.2). Anomalias da pressão venosa jugular (Figura 45.3) são úteis para a detecção de insuficiência cardíaca e elas se correlacionam bem com os níveis de peptídio natriurético cerebral (Capítulo 52) e com evidências ecocardiográficas de elevação da pressão arterial pulmonar (Capítulo 49). A pressão venosa jugular também ajuda a diagnosticar doença pericárdica, doença da valva tricúspide e hipertensão pulmonar (Tabela 45.6).

### Pulso carotídeo

O pulso carotídeo deve ser avaliado em termos de volume e contorno. O pulso carotídeo (Figura 45.4) pode estar aumentado em frequência e pode ser mais intenso do que o normal em pacientes com um volume sistólico mais elevado secundário a regurgitação aórtica, fístula arteriovenosa, hipertireoidismo, febre ou anemia. Na regurgitação aórtica ou na fístula arteriovenosa, o pulso ser bisférico ou bifásico (Capítulo 66) e ter contorno normal, mas com redução na amplitude em qualquer causa de diminuição do volume sistólico.

### Inspeção e palpação cardíacas

A inspeção do precórdio pode revelar a hiperinsuflação de doença pulmonar obstrutiva ou assimetria unilateral do lado esquerdo do tórax

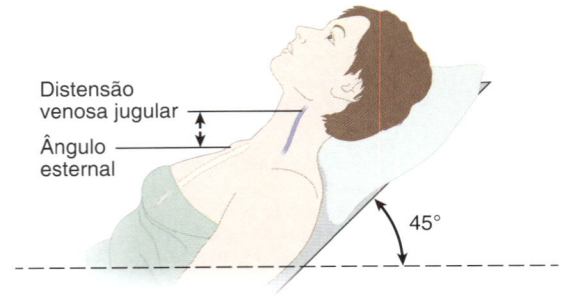

**FIGURA 45.1** A distensão venosa jugular é definida pelo ingurgitamento da veia jugular interna de mais de 5 cm acima do ângulo esternal a 45 graus. A pressão venosa central é a distensão venosa observada acima do ângulo esterno mais 5 cm.

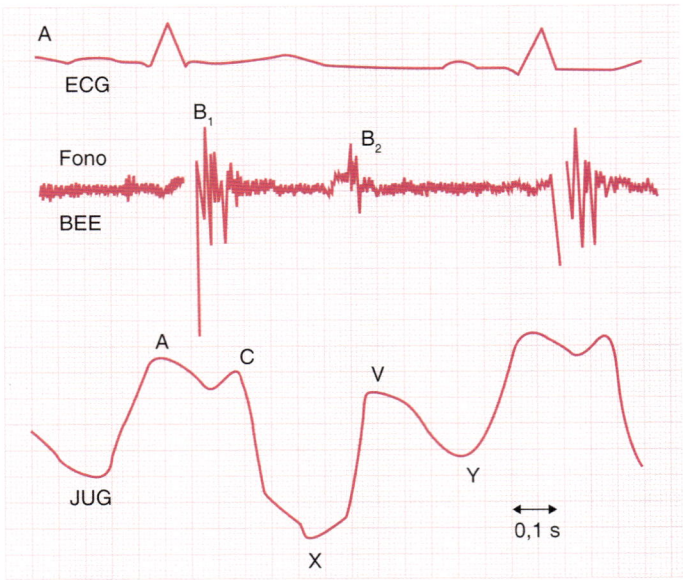

**FIGURA 45.2** Pulso venoso jugular normal. ECG = eletrocardiograma; JUG = veia jugular; BEE = borda esternal esquerda; Fono = fonocardiograma; B$_1$ = primeira bulha cardíaca; B$_2$ = segunda bulha cardíaca.

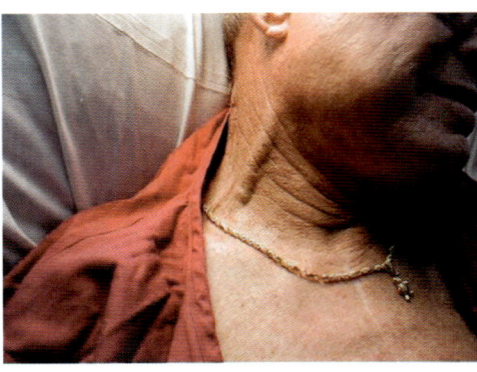

**FIGURA 45.3** Distensão típica da veia jugular interna. (De http://courses.cvcc.vccs.edu/WisemanD/jugular_vein_distention.htm.)

| Tabela 45.6 | Anomalias da pressão venosa e do pulso venoso e sua importância clínica. |
|---|---|
| Refluxo hepatojugular positivo | Suspeita de insuficiência cardíaca, particularmente de disfunção sistólica ventricular esquerda (recomenda-se ecocardiografia) |
| Elevação da pressão venosa sistêmica sem colapso *x* ou *y* óbvio, ausculta precordial sem alterações e pulso paradoxal | Suspeita de tamponamento cardíaco (recomenda-se ecocardiografia) |
| Elevação da pressão venosa sistêmica com colapso *y* acentuado, sinal de Kussmaul e ausculta precordial sem alterações | Suspeita de pericardite constritiva (cateterismo cardíaco e RM ou TC são recomendadas) |
| Elevação da pressão venosa sistêmica com colapso *y* acentuado e breve, sinal de Kussmaul e evidências de hipertensão pulmonar e regurgitação tricúspide | Suspeita de miocardiopatia restritiva (cateterismo cardíaco e RM ou TC são recomendadas) |
| Uma onda *a* proeminente com ou sem elevação da pressão venosa sistêmica média | Exclui estenose tricúspide, hipertrofia ventricular direita causada por estenose pulmonar e hipertensão pulmonar (ecocardiograma com Doppler é recomendado) |
| Uma onda *v* proeminente com colapso *y* acentuado | Suspeita de regurgitação tricúspide (ecocardiograma com Doppler ou cateterismo cardíaco para determinar a etiologia) |

TC = tomografia computadorizada; RM = ressonância magnética.
De Braunwald E, ed. *Heart Disease: A Textbook of Cardiovascular Medicine*. 5th ed. Philadelphia: WB Saunders; 1997.

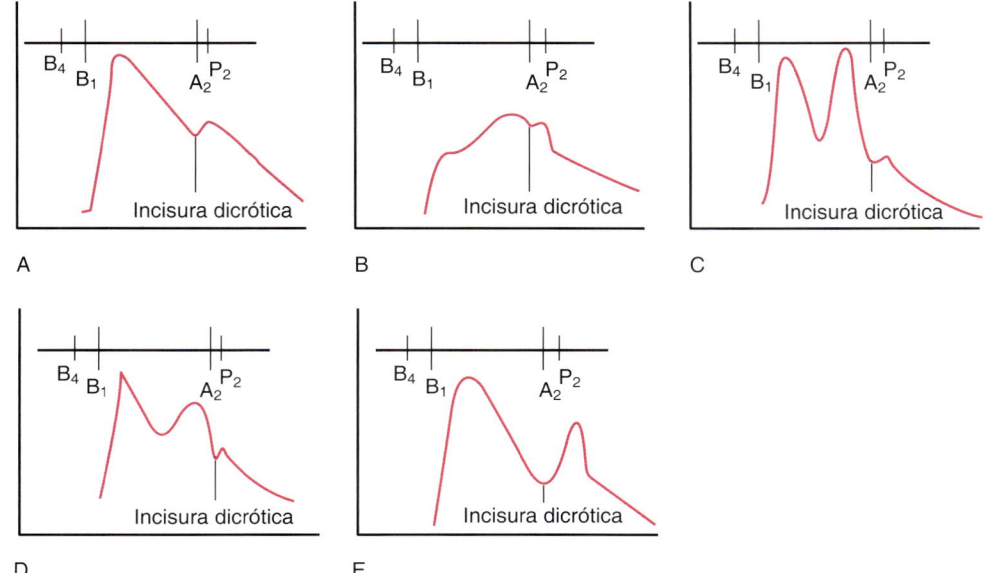

**FIGURA 45.4** Diagramas esquemáticos das alterações na configuração no pulso carotídeo e seu diagnóstico diferencial. As bulhas cardíacas estão ilustradas. **A.** Normal. **B.** Pulso anacrótico com ascensão inicial lenta. O pico se encontra próximo da segunda bulha cardíaca. Essas características sugerem obstrução fixa do efluxo ventricular esquerdo, como estenose da valva aórtica. **C.** Pulso bisférico ou bifásico, onda de pulso central com dois picos separados por uma depressão mesossistólica bem definida. Esse tipo de contorno no pulso carotídeo é observado mais frequentemente em pacientes com regurgitação aórtica hemodinamicamente significativa ou com combinação de estenose e regurgitação da valva aórtica, com dominância da regurgitação. Ele raramente é observado em pacientes com prolapso da valva mitral ou em indivíduos normais. **D.** Pulso bisférico (bifásico) na miocardiopatia hipertrófica obstrutiva. Esse achado raramente é detectado à beira do leito por palpação. **E.** O pulso dicrótico é resultante de uma onda dicrótica acentuada e tende a ocorrer na sepse, na insuficiência cardíaca grave, no choque hipovolêmico, no tamponamento cardíaco e após valvoplastia aórtica. $A_2$ = componente aórtico da segunda bulha cardíaca ($B_2$); $P_2$ = componente pulmonar da $B_2$; $B_1$ = primeira bulha cardíaca; $B_4$ = quarta bulha cardíaca (atrial). (De Chatterjee K. Bedside evaluation of the heart: the physical examination. In: Chatterjee K, Chetlin MD, Karliner J, et al., eds. *Cardiology: An Illustrated Text/Reference*. Philadelphia: JB Lippincott; 1991:3.11-3.51.)

decorrente de hipertrofia ventricular direita antes da puberdade. A palpação pode ser realizada com o paciente em decúbito dorsal ou lateral esquerdo; o decúbito lateral esquerdo desloca o ápice ventricular esquerdo para uma posição mais próxima da parede torácica e aumenta a capacidade de palpar o ponto de impulso máximo (*ictus cordis*) e outros fenômenos. Fenômenos de baixa frequência, como elevação sistólica do ventrículo esquerdo (no ápice cardíaco) ou do ventrículo direito (paraesternal no terceiro ou no quarto espaço intercostal), são mais bem percebidos pela base da palma da mão. Com o paciente em decúbito lateral esquerdo, essa técnica também permite a palpação de um galope por $B_3$ em casos de insuficiência cardíaca avançada ou de um galope por $B_4$ em casos de pouca distensibilidade ventricular esquerda durante a diástole. O ápice do ventrículo esquerdo é mais difuso e, algumas vezes, é francamente discinético em pacientes com doença cardíaca avançada. A parte distal da palma é melhor para sentir os frêmitos, que são os equivalentes táteis aos sopros cardíacos. Por definição, um frêmito significa um sopro de grau 4/6 ou maior. Eventos de frequência mais elevada podem ser sentidos com as pontas dos dedos; exemplos incluem o estalido de abertura da estenose mitral ou componente pulmonar ($P_2$) hiperfonético da segunda bulha cardíaca da hipertensão pulmonar.

## Ausculta

A primeira bulha cardíaca (Figura 45.5) é produzida principalmente pelo fechamento das valvas mitral e (em menor grau) tricúspide, sendo hiperfonética em pacientes com estenose da valva mitral cujas válvulas conservam seu movimento. $B_1$ é hipofonética em pacientes com regurgitação mitral (Capítulo 66). A segunda bulha cardíaca é causada primariamente pelo fechamento da valva aórtica, mas o fechamento da valva pulmonar também é comumente audível. Em indivíduos normais, o som mais alto do fechamento da valva aórtica ocorre primeiro, seguido pelo fechamento da valva pulmonar. Na expiração, os dois sons são virtualmente sobrepostos. Na inspiração, o aumento do débito sistólico do ventrículo direito comumente leva a separação perceptível do segundo componente de $B_2$. Esse desdobramento de $B_2$ pode ser fixo em pacientes com defeitos no septo interatrial (Capítulo 61) ou com bloqueio de ramo direito (BRD). O desdobramento pode ser paradoxal em pacientes com bloqueio de ramo esquerdo (BRE) ou outras causas de retardo no esvaziamento ventricular esquerdo. O componente aórtico ($A_2$) da segunda bulha cardíaca tem sua intensidade aumentada na hipertensão sistêmica e diminuída em pacientes com estenose aórtica. O componente pulmonar de $B_2$ é hiperfonético na hipertensão pulmonar.

Os sons protossistólicos de ejeção estão associados à abertura vigorosa da valva aórtica ou pulmonar. Esses sons são comuns em estenose congênita da valva aórtica, com valva móvel; na hipertensão arterial, com abertura vigorosa da valva aórtica e, em indivíduos jovens saudáveis, especialmente quando o débito cardíaco está aumentado. Cliques mesossistólicos ou telessistólicos são causados mais comumente por prolapso da valva mitral (Capítulo 66). Os cliques são sons de frequência relativamente elevada e que são mais bem auscultados com o diafragma do estetoscópio.

$B_3$ corresponde ao enchimento ventricular rápido durante o início da diástole. A terceira bulha cardíaca pode ocorrer em crianças e em adultos jovens normais, especialmente se o volume sistólico for aumentado. Entretanto, após os 40 anos, $B_3$ deve ser considerada anormal; é causada por condições que aumentam o volume do enchimento ventricular durante o início da diástole (p. ex., regurgitação mitral) ou que elevam a pressão no início da diástole (p. ex., insuficiência cardíaca avançada). Um galope por $B_3$ ventricular esquerda é mais bem auscultado no ápice, enquanto o galope por $B_3$ ventricular direita é mais bem auscultado no quarto espaço intercostal na borda paraesternal esquerda e ambos são mais bem auscultados com a campânula do estetoscópio. $B_4$ raramente é auscultada em indivíduos jovens, mas é comum em adultos com mais de 40 ou 50 anos em razão da redução da complacência ventricular durante a contração atrial; a quarta bulha cardíaca é um achado quase universal em pacientes com hipertensão arterial, insuficiência cardíaca ou cardiopatia isquêmica.

O estalido de abertura da estenose mitral e, menos comumente, da estenose tricúspide (Capítulo 66) ocorre no início da diástole mecânica, antes de começar a fase de enchimento ventricular rápido. Um estalido de abertura é agudo e mais bem auscultado com o diafragma do estetoscópio; essa característica ajuda a distinguir um estalido de abertura de uma $B_3$ durante o exame físico. Um estalido de abertura pode ser comumente diferenciado de hiperfonese de $P_2$ pela localização diferencial (estalido de abertura mitral no ápice, estalido de abertura tricúspide no terceiro ou quarto espaço intercostal esquerdo e $P_2$ no segundo espaço intercostal esquerdo) e pelo intervalo mais longo entre $B_2$ e o estalido de abertura.

Os sopros cardíacos podem ser classificados como sistólicos, diastólicos ou contínuos (Tabela 45.7). Os sopros são classificados por intensidade em uma escala que vai de 1 a 6. O sopro de classe 1 (+/++++++) é sutil e detectado apenas com ausculta cuidadosa; o sopro de classe 2 é facilmente audível; o sopro de classe 3 é moderadamente forte; o sopro

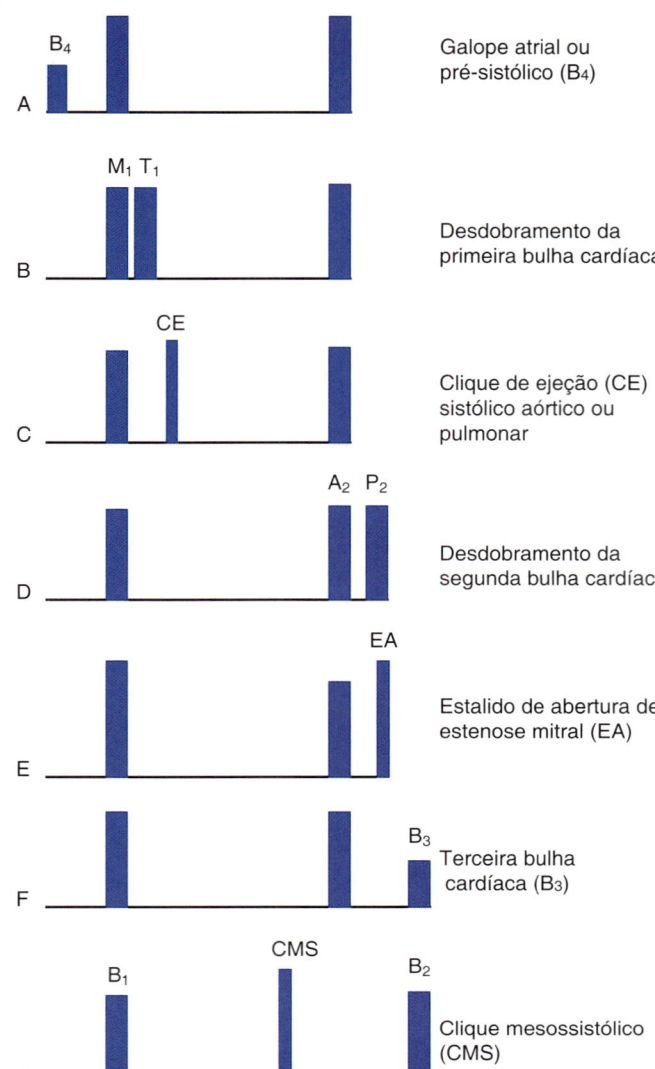

**FIGURA 45.5** Cronologia das bulhas cardíacos e de ruídos adventícios. (Modificada de Wood P. *Diseases of the Heart and Circulation*. 3rd ed. Philadelphia: JB Lippincott; 1968.)

de classe 4 é forte e associado a frêmito palpável; o sopro de classe 5 é forte e audível com o estetoscópio colocado apenas parcialmente sobre o tórax; o sopro de classe 6 é forte o suficiente para ser escutado sem o estetoscópio no tórax. Os sopros sistólicos de ejeção são, em geral, máximos entre o início e o meio da sístole, quando a ejeção ventricular esquerda é máxima; exemplos incluem estenose aórtica infravalvar, supravalvar ou valvar fixa e estenose pulmonar. O sopro da miocardiopatia hipertrófica obstrutiva tem características de ejeção semelhantes, embora seu pico seja mais tardio na sístole, quando a obstrução dinâmica é máxima (Capítulo 54). Os sopros pansistólicos são característicos de regurgitação (insuficiência) mitral ou tricúspide ou com um desvio da esquerda para a direita em condições como o defeito do septo interventricular (do ventrículo esquerdo para o ventrículo direito). Um sopro telessistólico é característico de prolapso da valva mitral (Capítulo 66) ou de disfunção isquêmica do músculo papilar. As características dos sopros de ejeção também podem ser observadas em pacientes com valvas normais, mas com aumento do fluxo, como ocorre com a anemia importante, a febre ou a bradicardia secundária a um BAV completo congênito; eles também podem ser auscultados através de uma valva que esteja a jusante do fluxo aumentado em razão de um desvio (*shunt*) intracardíaco. Manobras como inspiração, expiração, ficar de pé, agachamento e preensão manual (*handgrip*) são especialmente úteis para o diagnóstico diferencial de um sopro; entretanto, a ecocardiografia é, com frequência, necessária para realizar um diagnóstico definitivo de causa e gravidade (Tabela 45.8).

Sopros protodiastólicos agudos são típicos de regurgitação aórtica e de regurgitação pulmonar e têm causas. Os sopros de estenose tricúspide ou mitral começam no início até a metade da diástole e tendem a ter sua intensidade reduzida no final da diástole se não houver contração atrial efetiva, mas eles tendem a aumentar em intensidade no final da diástole se houver contração atrial efetiva.

Sopros contínuos podem ser causados por qualquer anomalia associada a um gradiente de pressão na sístole e na diástole. Exemplos incluem persistência do canal arterial (PCA), ruptura do aneurisma do seio de Valsalva, fístula arteriovenosa (da artéria coronária, da artéria pulmonar ou da artéria torácica) e sopro (*soufflé*) mamário. Em algumas situações, os sopros de duas condições coexistentes (p. ex., estenose e regurgitação aórticas, defeito do septo interatrial com um grande desvio e consequentes sopros de fluxo de estenose pulmonar e mitral relativa) podem mimetizar um sopro contínuo.

Embora examinadores experientes ainda sejam capazes de diagnosticar valvopatia cardíaca significativa de maneira acurada pela ausculta,[4] a maior parte dos médicos generalistas não é tão acurada, mesmo após treinamento.[5] Como resultado, a ecocardiografia (Capítulo 49) é crítica para a avaliação de pacientes com suspeita de cardiopatia estrutural.

### Abdome

A causa mais comum de hepatomegalia em pacientes com doença cardíaca é o aumento do fígado resultante de elevações nas pressões nas câmaras cardíacas direitas associadas a insuficiência ventricular direita de qualquer causa. O refluxo hepatojugular é eliciado pela compressão do fígado com elevação da pressão venosa jugular; indica insuficiência ventricular direita avançada ou obstrução ao enchimento ventricular direito. A avaliação do abdome também pode revelar hepatomegalia causada por uma doença sistêmica, como a hemocromatose (Capítulo 201) ou a sarcoidose (Capítulo 89), que também afetam o coração. Nos casos mais graves, também podem ser observadas esplenomegalia e ascite. Rins policísticos grandes e palpáveis (Capítulo 118) estão comumente associados à hipertensão arterial. Um sopro sistólico sugestivo de estenose arterial renal (Capítulo 116) ou de alargamento da aorta abdominal (Capítulo 69) é um indício de aterosclerose.

### Membros

Os membros devem examinados à procura de pulsos arteriais periféricos, edema, cianose e baqueteamento digital. A redução dos pulsos arteriais periféricos sugere doença arterial periférica (Capítulos 71 e 72). Pulsos arteriais retardados nos membros inferiores são consistentes com coarctação da aorta e são observados após dissecção aórtica.

*Edema* (Figura 45.6) é manifestação cardinal de insuficiência cardíaca direita. Quando ele é causado por insuficiência cardíaca, doença pericárdica ou hipertensão pulmonar, o edema é geralmente simétrico e ascende a partir dos tornozelos; cada uma dessas causas de edema cardíaco está comumente associada à distensão venosa jugular e, frequentemente, com congestão hepática. Edema unilateral sugere tromboflebite, obstrução venosa proximal ou obstrução linfática (Figura 45.7). Edema sem evidências de insuficiência cardíaca direita ou esquerda sugere doença renal, hipoalbuminemia, mixedema ou outras causas não cardíacas. Cerca de 40% dos pacientes com edema bilateral têm uma cardiopatia que explica o quadro, cerca de 40% apresentam pressão arterial pulmonar elevada, cerca de 20% têm doença venosa bilateral, cerca de 20% têm doença renal e cerca de 25% têm edema idiopático.

*Cianose* (Figura 45.8) consiste em coloração azulada causada por níveis de hemoglobina reduzida superiores a 5 g/d$\ell$ no leito capilar. A cianose central é observada em pacientes com baixa saturação de oxigênio resultante de redução na concentração do oxigênio inspirado ou incapacidade de oxigenar o sangue nos pulmões (p. ex., como resultado de uma doença pulmonar avançada, de edema pulmonar, de fístula arteriovenosa pulmonar ou de um desvio da direita para a esquerda); ela também pode ser vista em pacientes com eritrocitose marcante. A metemoglobinemia (Capítulo 149) também pode se apresentar com cianose. A cianose periférica pode ser causada por redução do fluxo sanguíneo para os membros, o que pode ocorrer em razão vasoconstrição, insuficiência cardíaca ou choque. Baqueteamento digital (Figura 45.9), que é a perda da configuração côncava normal da unha quando ela emerge da falange distal, é observada em pacientes com anomalias pulmonares, como câncer de pulmão (Capítulo 182) e em pacientes com cardiopatia congênita cianótica (Capítulo 61).[6]

## Tabela 45.7 — Algumas causas comuns de sopros cardíacos.*

| | LOCALIZAÇÃO HABITUAL | ACHADOS ASSOCIADOS COMUNS |
|---|---|---|
| **SOPROS SISTÓLICOS** | | |
| Holosistólico | | |
|   Regurgitação mitral | Ápice → axila | ↑ na manobra de preensão manual; $B_3$ se houver regurgitação mitral significativa; dilatação ventricular esquerda comum |
|   Regurgitação tricúspide | BEIE | ↑ com a inspiração; dilatação ventricular direita é comum |
|   Defeito do septo interventricular | BEIE → BEID | Frequentemente com frêmito |
| Protossistólico a mesossistólico | | |
|   Estenose da valva aórtica | BESD | |
|     Supravalvar ou subvalvar fixa | BESD | Clique de ejeção se a valva for móvel; $A_2$ suave ou ausente se a valva for imóvel; pico tardio associado a estenose mais grave |
|     Infravalvar dinâmica | BEIE → ápice + axila | Miocardiopatia hipertrófica obstrutiva; o sopro é mais alto se o volume ventricular esquerdo for menor ou se a contratilidade estiver aumentada, será mais baixo se o volume ventricular esquerdo diminuir;[†] pode ser mais tarde na sístole se houver atraso em razão da obstrução |
|   Estenose valvar pulmonar | BESE | ↑ com inspiração |
|     Infravalvar (infundibular) | BESE | ↑ com inspiração |
|     Supravalvar | BESE | ↑ com inspiração |
|   "Sopros de fluxo" | BESE | Anemia, febre, aumento no fluxo por qualquer causa[‡] |
| Mesossistólico a telessistólico | | |
|   Prolapso da valva mitral | BEIE ou ápice → axila | Precedido por um clique; o sopro se alonga com manobras que diminuem o volume ventricular esquerdo[†] |
|   Disfunção dos músculos papilares | Ápice → axila | Cardiopatia isquêmica |
| **SOPROS DIASTÓLICOS** | | |
| Protodiastólico | | |
|   Regurgitação aórtica | BESD, BESE | Sopro agudo de caráter aspirativo; endocardite, doenças da aorta, estenose da valva aórtica associada; sinais de resistência vascular periférica diminuída |
|   Regurgitação da valva pulmonar | BESE | A hipertensão pulmonar é um fator causal |
| Mesodiastólico a telediastólico | | |
|   Estenose mitral, estenose tricúspide | Ápice, BEIE | Som grave; na cardiopatia reumática o estalido de abertura comumente precede o sopro; pode ser causado por aumento de fluxo sanguíneo através de uma valva normal[†] |
|   Mixomas atriais | Ápice (E), BEIE (D) | "Plop tumoral" |
| Contínuo | | |
|   Zumbido venoso (*venous hum*) | Sobre a veia jugular ou hepática ou sobre a mama | |
|   Persistência do canal arterial (PCA) | BESE | |
|   Fístula arteriovenosa | | |
|     Coronariana | BESE | |
|     Pulmonar, brônquica, parede do tórax | Sobre a fístula | |
|   Ruptura no aneurisma do seio de Valsalva | BESD | Início súbito |

*Ver também os Capítulos 61 e 66. [†]O volume ventricular esquerdo diminui quando o indivíduo está em pé ou durante expiração forçada e prolongada contra a glote fechada (manobra de Valsalva); ele aumenta com agachamento ou elevação dos membros inferiores; a contratilidade aumenta por estimulação adrenérgica ou no batimento extrassistólico. [‡]Inclusive um *shunt* da direita para a esquerda decorrente de um defeito no septo interatrial nos sopros de fluxo pulmonar ou tricúspide e um defeito no septo interventricular (comunicação interventricular) nos sopros de fluxo pulmonar ou mitral. BEIE = borda esternal inferior esquerda (quarto espaço intercostal); BESE = borda esternal superior esquerda (segundo e terceiro espaços intercostais); BEID = borda esternal inferior direita (quarto espaço intercostal); BESD = borda esternal superior direita (segundo e terceiro espaços intercostais).

## Tabela 45.8 — Sensibilidade e especificidade das manobras à beira do leito para a identificação de sopros sistólicos.

| MANOBRA | RESPOSTA | SOPRO | SENSIBILIDADE (%) | ESPECIFICIDADE (%) |
|---|---|---|---|---|
| Inspiração | ↑ | LD | 100 | 88 |
| Expiração | ↓ | LD | 100 | 88 |
| Manobra de Valsalva | ↑ | MCH | 65 | 96 |
| Agachar e depois levantar | ↑ | MCH | 95 | 84 |
| Levantar e depois agachar | ↓ | MCH | 95 | 85 |
| Elevação dos membros inferiores | ↓ | MCH | 85 | 91 |
| Preensão manual | ↓ | MCH | 85 | 75 |
| Preensão manual | ↑ | RM e DSV | 68 | 92 |
| Oclusão arterial transitória | ↑ | RM e DSV | 78 | 100 |

MCH = cardiomiopatia hipertrófica; RM = regurgitação mitral; LD = lado direito; DSV = defeito do septo interventricular. Modificada, com autorização, de Lembo NJ, Dell'Italia IJ, Crawford MH, et al. Bedside diagnosis of systolic murmurs. *N Engl J Med*. 1988; 318:1572-1578. Copyright 1988 Massachusetts Medical Society. Todos os direitos reservados.

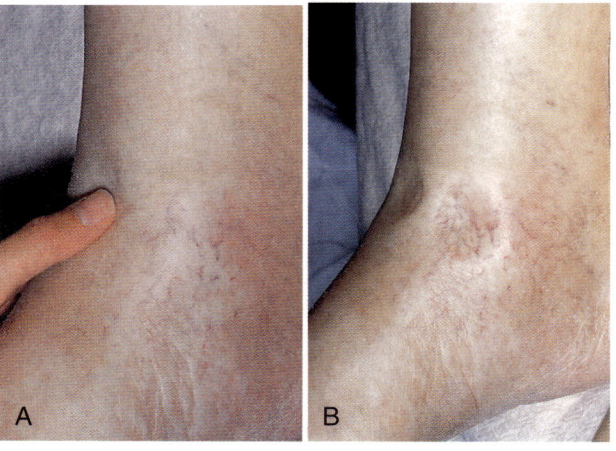

**FIGURA 45.6** Edema com cacifo (depressível) em um paciente com insuficiência cardíaca. Uma depressão permanece no edema por alguns minutos após compressão firme com a ponta do dedo da mão. (De Forbes CD, Jackson WD. *Color Atlas and Text of Clinical Medicine*. 3rd ed. London: Mosby; 2003.)

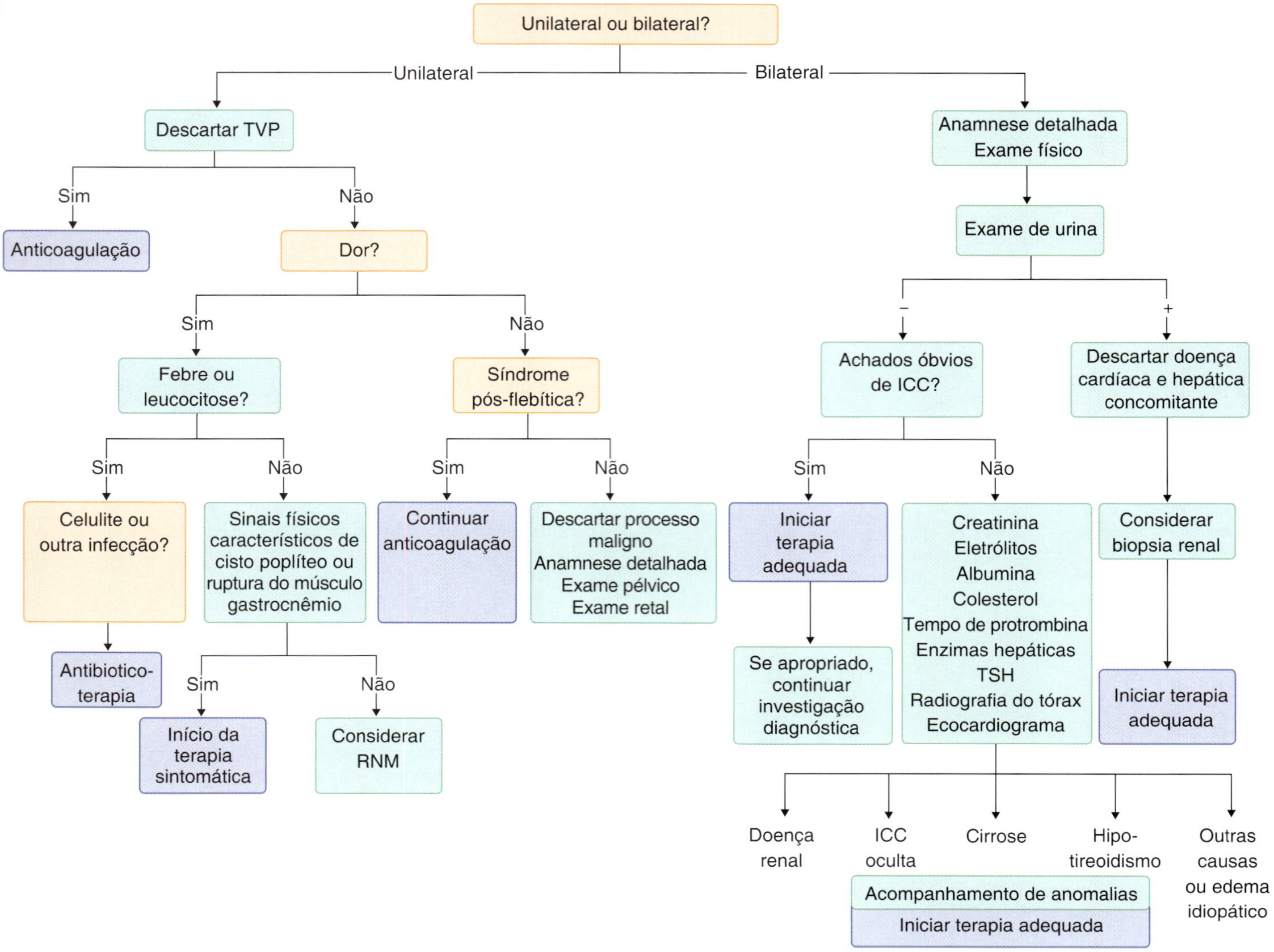

Unilateral ou bilateral?
Unilateral
Bilateral
Descartar TVP
Sim
Não
Anticoagulação
Dor?
Sim
Não
Febre ou leucocitose?
Síndrome pós-flebítica?
Sim
Não
Celulite ou outra infecção?
Antibioticoterapia
Sinais físicos característicos de cisto poplíteo ou ruptura do músculo gastrocnêmio
Sim
Não
Início da terapia sintomática
Considerar RNM
Continuar anticoagulação
Descartar processo maligno
Anamnese detalhada
Exame pélvico
Exame retal
Anamnese detalhada
Exame físico
Exame de urina
–
+
Achados óbvios de ICC?
Sim
Não
Iniciar terapia adequada
Se apropriado, continuar investigação diagnóstica
Creatinina
Eletrólitos
Albumina
Colesterol
Tempo de protrombina
Enzimas hepáticas
TSH
Radiografia do tórax
Ecocardiograma
Descartar doença cardíaca e hepática concomitante
Considerar biopsia renal
Iniciar terapia adequada
Doença renal
ICC oculta
Cirrose
Hipotireoidismo
Outras causas ou edema idiopático
Acompanhamento de anomalias
Iniciar terapia adequada

**FIGURA 45.7** **Abordagem diagnóstica para pacientes com edema.** ICC = insuficiência cardíaca congestiva; TVP = trombose venosa profunda; RNM = ressonância nuclear magnética; TSH = hormônio tireoestimulante. (De Chertow G. Approach to the patient with edema. In: Braunwald E, Goldman L, eds. *Primary Cardiology*. 2nd ed. Philadelphia: WB Saunders; 2003.)

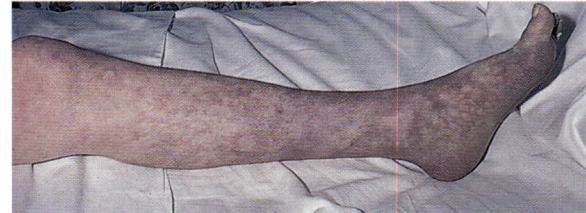

**FIGURA 45.8** **Embolia arterial causando isquemia aguda e cianose na perna.** A palidez inicial da perna e do pé foi seguida por cianose. (De Forbes CD, Jackson WD. *Color Atlas and Text of Clinical Medicine*. 3rd ed. London: Mosby; 2003.)

## Exame da pele

O exame da pele pode revelar pigmentação bronze típica da hemocromatose (Capítulo 201); icterícia (Figura 137.1), característica de insuficiência cardíaca direita ou de hemocromatose ou ainda hemangiomas capilares típicos de telangiectasia hemorrágica hereditária (Figura 164.4), que também está associada a fístulas arteriovenosas pulmonares e cianose. Endocardite infecciosa pode estar associada a nódulos de Osler (Figura 67.2), a lesões de Janeway ou a hemorragias subungueais (Figura 45.10)[7] (Capítulo 67). Xantomas (e-Figura 45.2) são depósitos subcutâneos de colesterol que são observados nas superfícies extensoras dos membros ou nas palmas e nos sulcos digitais; eles são encontrados em pacientes com hipercolesterolemia grave.

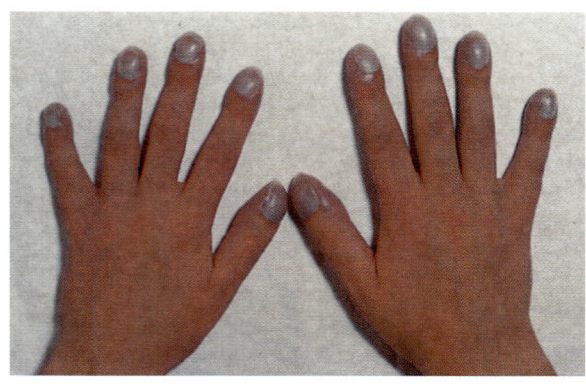

**FIGURA 45.9** **Baqueteamento digital grave em um paciente com cardiopatia congênita cianótica.** (De Forbes CD, Jackson WD. *Color Atlas and Text of Clinical Medicine*. 3rd ed. London: Mosby; 2003.)

## Exames laboratoriais

Todos os pacientes com cardiopatia conhecida ou suspeita devem realizar um ECG e uma radiografia do tórax. O ECG (Capítulo 48) ajuda a identificar a frequência cardíaca, o ritmo cardíaco, as anomalias de condução e de possível isquemia miocárdica. A radiografia do tórax (Capítulo 50) fornece informações importantes sobre o aumento das dimensões das câmaras, da vasculatura pulmonar e dos grandes vasos.

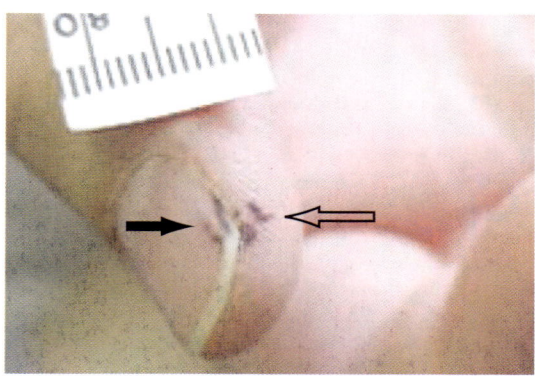

**FIGURA 45.10** Hemorragia subungueal (*seta sólida*) e lesões de Janeway (*seta vazada*). Esses achados devem estimular a investigação diagnóstica de endocardite. (Cortesia de Daniel L. Stulberg, MD.)

Exames de sangue em pacientes com cardiopatia conhecida ou suspeita devem ser adequados para as condições em questão. Geralmente, hemograma completo, provas de função tireóidea e lipidograma fazem parte da avaliação padrão. A determinação dos níveis dos biomarcadores no departamento de emergência pode reduzir internações desnecessárias e a duração mediana da internação. Por exemplo, nos pacientes avaliados para IAM, um nível de troponina indetectável na apresentação ao hospital reduz a probabilidade de um IAM ou de um evento coronariano agudo para menos de 1%.[8] Um protocolo em que o ECG e a determinação dos níveis de troponina são repetidos após duas horas é tão bom quanto observações mais prolongadas para a avaliação de pacientes com dor torácica aguda e suspeita de infarto do miocárdio.[A1] Entretanto, o advento de ensaios de alta sensibilidade para troponina também aumentou bastante o risco de um diagnóstico falso-positivo de infarto do miocárdio, especialmente em razão das elevações crônicas de troponina em muitas doenças cardíacas e em pacientes idosos (Capítulo 63). A determinação dos níveis do peptídio natriurético do tipo pró-B é útil para a avaliação de um paciente com insuficiência cardíaca em potencial, sendo que o nível < 300 pg/m$\ell$ praticamente exclui o diagnóstico.[9]

A ecocardiografia (Capítulo 49) é o exame mais útil para analisar a função ventricular e valvular. Utilizando métodos de fluxo de Doppler, lesões regurgitantes e estenóticas podem ser quantificadas. A ultrassonografia manual realizada por médicos generalistas melhora a avaliação da função ventricular esquerda, da cardiomegalia e da efusão (derrame) pericárdica. A ecocardiografia transesofágica é o método de escolha para a avaliação de uma possível dissecção aórtica e para identificar coágulos nas câmaras cardíacas. Cintilografias (Capítulo 50) conseguem medir a função ventricular esquerda, avaliar a isquemia miocárdica e determinar se o miocárdio isquêmico é viável. A TC consegue detectar o cálcio coronariano, que é um fator de risco para DAC sintomática (Capítulo 50). Em casos de dor torácica aguda, a TC é efetiva para o diagnóstico de DAC. Em um ensaio clínico randomizado em pacientes que procuram um departamento de emergência com risco baixo ou intermediário de uma possível síndrome coronariana aguda, a angiografia coronariana por TC resultou em taxa mais elevada de alta do departamento de emergência (50% *versus* 23%), duração mais curta da estadia (mediana, 18 *versus* 24,8 horas) e taxa mais elevada de detecção de DAC (9% *versus* 3,5%), sem alteração da taxa de eventos adversos sérios. Entretanto, em um ensaio clínico randomizado subsequente com pacientes que chegavam ao departamento de emergência com sintomas sugestivos de síndromes coronarianas agudas, mas sem mudanças isquêmicas em ECG ou sem um teste inicial positivo para troponina, a incorporação da angiografia coronariana por TC na estratégia de rastreamento não reduziu os gastos globais do atendimento médico.

As provas de esforço, seja físico ou farmacológico, são úteis para precipitar isquemia miocárdica que possa ser detectada por ECG, por anomalias de perfusão em cintilografias ou por anomalias transitórias no movimento da parede em ecocardiografia. Esses exames são, frequentemente, cruciais para o diagnóstico de uma possível isquemia miocárdica (Capítulo 62) e para o estabelecimento de prognóstico em pacientes com doença cardíaca isquêmica conhecida. Em pacientes sintomáticos com suspeita de DAC, as estratégias que utilizam inicialmente angiografia coronariana por TC e testes funcionais como ECG durante o exercício, cintilografia de esforço ou ecocardiografia de esforço fornecem desfechos clínicos equivalentes ao longo de um acompanhamento mediano de 2 anos.[A2,A3] Entretanto, nenhum desses testes é recomendado atualmente para o rastreamento de indivíduos assintomáticos ou antes da participação em esportes.

O cateterismo cardíaco (Capítulo 51) consegue medir gradientes precisos através das valvas cardíacas estenóticas, além de determinar a intensidade de desvios (*shunts*) intracardíacos e as pressões intracardíacas. A angiografia coronariana fornece um diagnóstico definitivo de DAC e é um prelúdio necessário para a revascularização miocárdica, seja via intervenção percutânea ou cirurgia (Capítulo 65).

O monitoramento eletrocardiográfico ambulatorial contínuo ajuda a diagnosticar arritmias. Várias tecnologias mais recentes permitem o monitoramento a longo prazo de pacientes com sintomas importantes, porém de ocorrência infrequente (Capítulo 56). Testes eletrofisiológicos invasivos formais podem ser úteis para o diagnóstico de taquicardia complexa supraventricular ou ventricular e são cruciais para orientar uma ampla gama de novas terapias eletrofisiológicas invasivas (Capítulo 60).

## Resumo

A anamnese, o exame físico e a avaliação laboratorial devem ajudar o médico a estabelecer a causa de qualquer condição cardiovascular; identificar e quantificar qualquer anomalia anatômica; determinar o estado fisiológico das valvas, do miocárdio e do sistema de condução; determinar a capacidade funcional; estimar o prognóstico e fornecer prevenção primária ou secundária. Estratégias preventivas importantes, incluindo modificação dietética, reconhecimento e tratamento de hiperlipidemia, abandono do tabagismo e exercício físico adequado devem ser parte da abordagem a qualquer paciente, com ou sem doença cardíaca.

### Recomendações de grau A

A1. Than M, Aldous S, Lord SJ, et al. A 2-hour diagnostic protocol for possible cardiac chest pain in the emergency department: a randomized clinical trial. *JAMA Intern Med*. 2014;174:51-58.
A2. Foy AJ, Dhruva SS, Peterson B, et al. Coronary computed tomography angiography vs functional stress testing for patients with suspected coronary artery disease: a systematic review and meta-analysis. *JAMA Intern Med*. 2017;177:1623-1631.
A3. Mark DB, Anstrom KJ, Sheng S, et al. Quality-of-life outcomes with anatomic versus functional diagnostic testing strategies in symptomatic patients with suspected coronary artery disease: results from the PROMISE randomized trial. *Circulation*. 2016;133:1995-2007.

### REFERÊNCIAS BIBLIOGRÁFICAS

*As referências bibliográficas, bem como os outros materiais suplementares deste livro, encontram-se no GEN-IO, nosso ambiente virtual de aprendizagem.*

# 46

# EPIDEMIOLOGIA DAS DOENÇAS CARDIOVASCULARES

DONALD M. LLOYD-JONES

As doenças cardiovasculares (DCV) são a principal causa de morte, incapacitação e custos médicos no mundo e espera-se que o quadro permaneça dessa maneira durante o futuro vislumbrado. As DCV se manifestam de vários modos diferentes, incluindo: malformações vasculares e cardíacas congênitas (Capítulo 61); doença da artéria coronária (DAC) (Capítulos 62, 63, 64 e 65); insuficiência cardíaca (Capítulo 53); miocardiopatias (Capítulo 54); valvopatia cardíaca (Capítulo 66); arritmias (Capítulos 56, 57, 58 e 59); doenças pericárdicas (Capítulo 68); doenças aórticas (Capítulo 69), periféricas (Capítulo 71) e cerebrovasculares (Capítulo 378); hipertensão arterial sistêmica (Capítulo 70); vasculites (Capítulo 254); doença tromboembólica venosa (Capítulo 74) e hipertensão vascular pulmonar (Capítulo 75). Dessas doenças, a DAC, o acidente vascular encefálico (AVE) e a insuficiência cardíaca, que compartilham muitos fatores de risco, apresentam o maior impacto sobre a população em termos de incidência, prevalência, qualidade de vida e custos médicos.

## SOBRECARGA NOS EUA

As DCV são a principal causa de morte nos EUA em todos os anos dos séculos XX e XXI, exceto por 1918, quando a gripe espanhola as ultrapassou. As DCV contribuem para uma a cada três mortes nos EUA por ano, ou cerca de 800.000 mortes, incluindo cerca de 400.000 mulheres e um número um pouco maior entre os homens.[1] A taxa de morte geral ajustada pela idade decorrente de DCV nos EUA é de cerca de 222 para cada 100.000 indivíduos, com taxas mais elevadas em homens do que em mulheres e em negros do que em brancos ou hispânicos ou asiáticos norte-americanos. Em razão das tendências seculares nos fatores de risco e do desenvolvimento de tratamentos eficientes nos últimos 40 a 50 anos, as taxas de mortalidade em virtude de AVE e DAC diminuíram em cerca de 70%, mas tendências recentes sugerem um nivelamento nesses declínios.[2]

As DCV também são a principal causa de hospitalização e de gastos com saúde nos EUA. Todos os anos, cerca de 5,8 milhões de norte-americanos são hospitalizados por DCV, sendo que um pouco mais de 1,3 milhão são em razão de DAC e outro milhão por insuficiência cardíaca. Atualmente, nos EUA, US$ 320 bilhões por ano são gastos em custos diretos decorrentes de DCV, e projeta-se que esses custos totais excedam US$ 800 bilhões por ano a partir de 2030.

Nos EUA, cerca de 16,5 milhões de adultos (6,3%) têm DAC, e aproximadamente 50% desses indivíduos teve um infarto do miocárdio. Todos os anos, norte-americanos sofrem cerca de um milhão de novos e recorrentes infartos do miocárdio, com cerca de 360.000 mortes decorrentes de DAC, sendo um grande percentual de mortes súbitas cardíacas. Nos EUA, existem cerca de 7,2 milhões de sobreviventes de AVE (2,7%), com 800.000 novos AVE (ou AVE recorrentes) todos os anos. Os AVE são especialmente proeminentes no chamado "cinturão do AVE" no sudeste dos EUA, onde muitos afro-americanos vivem. Com o envelhecimento, os riscos de desenvolvimento de AVE e de insuficiência cardíaca tendem a aumentar mais tarde nas mulheres e nos afro-americanos do que em homens brancos, cujo risco coronariano aumenta mais cedo. Até a presente data, mais de 5 milhões de norte-americanos sofrem com insuficiência cardíaca crônica, com um número aproximadamente igual de homens e mulheres afetados. Entretanto, a prevalência de insuficiência cardíaca é cerca de duas vezes maior em negros do que em brancos.

## SOBRECARGA GLOBAL

As DCV, incluindo DAC e AVE, se tornaram a principal causa de morte e de incapacitação no mundo no início do século XXI (e-Figura 46.1). Cerca de 80% das mortes e eventos cardiovasculares acontecem agora em países com renda baixa ou média e o início da DCV tende a ocorrer em idades menores nesses países.[3] Por exemplo, cerca de 50% das mortes em virtude de DAC ocorrem antes dos 70 anos na Índia, enquanto apenas cerca de 25% dessas mortes ocorrem nessa idade em países com alta renda. Tendências globais desfavoráveis em padrões de alimentação, taxas elevadas de tabagismo e níveis crescentes de obesidade, diabetes melito e hipertensão arterial estão aumentando o ônus das DCV. Embora o AVE tenha sido a causa dominante de morte e de incapacidade nos países do leste asiático por décadas em razão da hipertensão arterial resultante da alta ingestão de sódio, mudanças recentes na dieta, nos níveis de atividade física e no tabagismo fizeram com que a DAC se tornasse uma sobrecarga equivalente ou maior nessa área do mundo.

## FATORES DE RISCO PARA DOENÇAS CARDIOVASCULARES

### Fatores de risco estabelecidos

Alguns fatores causais foram estabelecidos para DCV com base em sua força e consistência de associações, especificidade, temporalidade e plausibilidade biológica. Além disso, esses fatores de risco estabelecidos explicam a vasta maioria do risco para o infarto do miocárdio incidente. Estudos longitudinais demonstram que 90% dos indivíduos que sofrem um infarto do miocárdio têm pelo menos um fator de risco estabelecido antes do primeiro evento e níveis adversos de nove fatores e comportamentos de risco contribuem coletivamente para mais de 90% do risco de infarto do miocárdio em homens e mulheres, em indivíduos idosos e jovens em todas as regiões do mundo. Esses nove fatores e comportamentos de risco incluem tabagismo (Capítulo 29), razão elevada entre apolipoproteína B/apolipoproteína A1 (Capítulo 195), hipertensão (Capítulo 70), diabetes (Capítulo 216), obesidade abdominal (Capítulo 207), fatores psicossociais, baixo consumo de frutas e vegetais (Capítulo 202), etilismo (Capítulo 30) e sedentarismo (Capítulo 13). Muitos dos fatores de risco estabelecidos tendem a se agrupar em uma *síndrome metabólica*, que é caracterizada por adiposidade abdominal, resistência à insulina, hiperglicemia, hipertensão arterial sistêmica, níveis elevados de triglicerídeos e níveis baixos de colesterol ligado à lipoproteína de alta densidade (HDL; do inglês, *high-density lipoprotein*).[4] Esse agrupamento de fatores de risco cardiovascular pode causar aumentos sinérgicos no risco para o desenvolvimento de eventos.

A *idade* é o fator de risco mais poderoso para o desenvolvimento da maioria das DCV, especialmente AVE (Capítulo 379), insuficiência cardíaca (Capítulos 52 e 53) e fibrilação atrial (Capítulo 58). A idade cronológica integra a exposição agregada de um indivíduo a vários efeitos fisiológicos e ambientais sobre o sistema circulatório. A incidência de DCV pelo menos dobra a cada década adicional de idade na vida adulta até idades avançadas, quando a pesada sobrecarga de outras causas de morte (Capítulo 20) limita a progressão adicional.

O impacto do *sexo* de um indivíduo sobre a DCV é importante. Em termos absolutos, aproximadamente a mesma quantidade de homens e mulheres morre anualmente por DCV nos EUA. Entretanto, as mulheres tendem a desenvolver fatores de risco mais tarde na vida do que os homens e as taxas de incidência em mulheres ocorrem aproximadamente 10 anos depois dos homens. As contribuições precisas dos hormônios sexuais para essas tendências são incertas, mas muitas mulheres desenvolvem piora nos níveis de fatores de risco, particularmente no que diz respeito a lipídios, pressão arterial, peso e resistência à insulina durante e após a transição da menopausa (Capítulo 227).

A *etnia* não é considerada um fator de risco independente para DCV e os fatores de risco causais estabelecidos têm efeitos basicamente semelhantes em todos os grupos étnicos. Ainda assim, a hipertensão tende a ser mais prevalente em indivíduos com ancestralidade africana, especialmente em ambientes com alto consumo de sódio, e tende a ter uma associação um pouco mais forte com eventos cardiovasculares, especialmente insuficiência cardíaca e AVE. Em comparação com caucasianos, indivíduos com ascendência do leste e sul asiáticos tendem a correr risco maior para o desenvolvimento de síndrome metabólica, resistência à insulina e diabetes melito em um nível menor de índice de massa corporal (IMC). Entretanto, algumas das diferenças no risco cardiovascular observadas entre grupos étnicos podem ser atribuídas a diferenças de nível socioeconômico em vez da etnia em si.

Os níveis de *lipídios sanguíneos* (Capítulo 195), incluindo os níveis de colesterol sérico total e suas subfrações, sobretudo o colesterol ligado à lipoproteína de baixa densidade (LDL; do inglês, *low-density lipoprotein*), apresentam associações significativas, contínuas e gradativas com o risco de DAC e doença aterotrombótica arterial periférica.[5] Em comparação, associações diretas e independentes entre lipídios sanguíneos e AVE ou insuficiência cardíaca são muito mais fracas. Partículas contendo apolipoproteína B constituem a subpopulação de partículas circulantes contendo colesterol que representam as frações lipoproteicas aterogênicas. Essas partículas são consideradas os atores principais no início e na promoção da aterogênese com base em um corpo substancial de evidências epidemiológicas, clínicas e da ciência básica. Entre adultos norte-americanos com mais de 20 anos, 40% (ou cerca de 95 milhões) apresentam níveis sanguíneos de colesterol total acima da faixa desejável de menos de 200 mg/d$\ell$ e 12% (29 milhões) apresentam níveis iguais ou maiores do que 240 mg/d$\ell$. Os níveis médios de colesterol têm diminuído bastante nas décadas recentes em razão de mudanças na composição dietética e, também, em virtude do uso mais comum de fármacos capazes de reduzir os níveis de lipídios circulantes. Na década de 1970, as concentrações médias de colesterol total eram de aproximadamente 220 mg/d$\ell$, enquanto atualmente elas estão logo abaixo de 200 mg/d$\ell$. Essas melhoras têm contribuído bastante para o declínio nas taxas de morte por DAC ao longo do mesmo período de tempo. Ensaios clínicos randomizados estabeleceram inequivocamente o LDL-colesterol (e as partículas que carregam ele) como um agente causal da DAC e as terapias redutoras de LDL-colesterol (Capítulo 195) são efetivas para a redução das taxas de DAC e de AVE de maneira significativa e substancial. [A1]

A *pressão arterial* (Capítulo 70) tem uma associação forte, contínua e independente com a incidência de DAC, AVE e insuficiência cardíaca. Em estudos em todo o mundo com quase um milhão de indivíduos, o risco em cada idade para todos os tipos de morte por DCV dobrou a cada 20 mmHg de aumento da pressão arterial sistólica (PAS) e a cada 10 mmHg de aumento da pressão arterial diastólica (PAD), a partir de uma pressão arterial de 115/75 mmHg. Em 2017, as diretrizes de pressão arterial sistêmica nos EUA reduziram a definição de hipertensão arterial sistêmica para valores iguais ou maiores que 130 mmHg de PAS ou 80 mmHg ou mais de PAD.

Entre os indivíduos normotensos aos 55 anos, o risco de desenvolver hipertensão arterial sistêmica até o fim da vida é de 90%. Aproximadamente um terço de todos os adultos norte-americanos têm hipertensão atualmente e sua prevalência tem aumentado em razão da epidemia da obesidade. A hipertensão tem associações relativas mais fortes com AVE e insuficiência cardíaca do que com DAC, em parte em virtude de seus efeitos sobre o remodelamento miocárdico e cerebrovascular. Nos EUA, as taxas de tratamento e controle da hipertensão arterial sistêmica têm aumentado gradualmente. O tratamento efetivo da hipertensão reduz o risco de AVE, insuficiência cardíaca e eventos coronarianos.[A2] Dados atuais sugerem que a meta terapêutica de PAS menor do que 120 mmHg (com uma média alcançada de PAS entre 120 e 124 mmHg) reduz a taxa de eventos cardiovasculares e a taxa de mortalidade por todas as causas em comparação com a meta de PAS menor do que 140 mmHg em pacientes sem insuficiência cardíaca preexistente ou diabetes melito.[A3,6] Para pacientes com diabetes, a meta de PAS menor do que 130 mmHg é razoável.[A4,7]

O *tabagismo (cigarros)* (Capítulo 29) é um dos fatores de risco mais fortes para eventos cardiovasculares. Após o ajuste para outros fatores de risco, o tabagismo confere um risco duas a três vezes mais elevado para todas as manifestações de doença cardiovascular, especialmente de DAC e de doença arterial periférica (DAP). Felizmente, esforços consistentes de saúde pública conseguiram reduzir a prevalência de tabagismo nos EUA de cerca de 45% em 1960 para menos de 15% hoje em dia. A prevalência do uso de tabaco ainda é mais elevada em muitos países europeus e asiáticos e ela continua a aumentar em algumas partes do mundo, o que causa tendências desfavoráveis nas taxas de mortalidade e morbidade cardiovascular. Numerosas evidências indicam que a exposição ambiental à fumaça do tabaco por não fumantes (fumo "passivo") também aumenta o risco de eventos cardiovasculares de maneira substancial (Capítulo 29), contribuindo para a sobrecarga populacional dessas doenças. Dados substanciais também suportam os benefícios da interrupção do tabagismo para a redução dos riscos de um evento coronariano subsequente e de morte.

*Sobrepeso* e *obesidade* têm aumentado nos EUA e no restante do mundo. Antes de 1985, menos de 10% dos norte-americanos eram obesos, com a obesidade definida como um IMC maior ou igual a 30 kg/m². Entretanto, hoje em dia, aproximadamente 70% (157 milhões) dos adultos norte-americanos têm sobrepeso ou obesidade, sendo metade em cada categoria (Capítulo 207). Vinte e dois por cento (24 milhões) das crianças norte-americanas com idades entre 2 e 19 anos têm sobrepeso ou obesidade (Capítulo 207), novamente com metade delas em cada estrato.[8] Grandes mudanças na disponibilidade e no conteúdo dietético dos alimentos, associadas a reduções nos níveis de atividade física, produziram essa epidemia sem precedentes. Embora sobrepeso e obesidade tendam a ser preditores independentes fracos de eventos cardiovasculares a curto prazo, eles são importantes para o desenvolvimento de hipertensão arterial sistêmica, hiperglicemia e dislipidemias, que são grandes contribuidores para a incidência de DCV em curto e longo prazos. A existência de um "paradoxo da obesidade", em que indivíduos diagnosticados com DCV e que tenham sobrepeso ou obesidade pareçam viver mais do que indivíduos com peso normal, parece representar um início precoce de DCV em razão do sobrepeso, com menor longevidade total e mais tempo gasto com a DCV.[9]

A *glicemia* (Capítulo 216) e seu marcador alternativo de níveis crônicos, a hemoglobina A1c, apresentam uma associação contínua e independente com eventos cardiovasculares. Pessoas com diabetes melito, seja ele diagnosticado ou não, correm um risco ajustado de duas a três vezes mais elevado para eventos cardiovasculares em comparação com indivíduos sem diabetes e elas também correm riscos substancialmente mais elevados para o desenvolvimento de doença renal crônica (Capítulo 121). Enquanto o diabetes era relativamente incomum antes de 1980, a epidemia da obesidade causou um aumento dramático na prevalência de diabetes melito do tipo 2 (DM2) e de alterações nos níveis de glicose em jejum, chamada de *pré-diabetes*. Atualmente nos EUA, mais de 23 milhões de pessoas, representando mais de 9% de todos os adultos, têm diabetes diagnosticado e outros 7,5 milhões (cerca de 3,1% dos adultos) tem diabetes melito não diagnosticado. Além disso, 81 milhões de adultos, ou cerca de 34% da população norte-americana adulta, têm pré-diabetes. Se a tendência atual continuar, estima-se que 77% dos homens e 53% das mulheres nos EUA possam ter pré-diabetes em 2020. O diabetes melito afeta desproporcionalmente grupos étnicos não caucasianos, como ameríndios, afro-americanos, asiáticos e latinos, que parecem ter maior probabilidade de apresentar resistência à insulina com níveis menores de IMC e em proporções muitos maiores do que os brancos. Infelizmente, um controle rígido da glicemia em indivíduos com diabetes não está associado de maneira consistente a reduções significativas no risco de DCV do tipo macrovascular (Capítulo 216).

A *dieta adversa* (Capítulo 202) é um grande contribuinte para obesidade, diabetes melito, hipertensão arterial sistêmica e hiperlipidemia. Padrões saudáveis de alimentação se baseiam em uma ingestão calórica menor e no consumo de frutas e vegetais, além de gorduras saudáveis provenientes de oleaginosas e de azeite de oliva, fontes magras de proteína como peixe, grãos integrais, ingestão reduzida de sódio e limitação na ingestão de alimentos processados, gorduras não saudáveis e açúcares simples. Esse padrão alimentar é típico da dieta mediterrânea, que está associada a menor incidência de DCV[A5] e ao padrão alimentar DASH (do inglês *Dietary Approaches to Stop Hypertension*) (Capítulo 202).[10] Por sua vez, suplementos vitamínicos, minerais e de ácidos graxos n-3, independentemente do padrão alimentar, não reduzem de maneira conclusiva o risco cardiovascular,[A6,A7] mesmo em pacientes com diabetes melito ou com cardiopatia preexistente.[A8,A9]

O *etilismo* (Capítulo 30) apresenta uma associação complexa com eventos cardiovasculares. A ingestão moderada de uma porção de álcool por dia está associada a um risco moderadamente menor de DCV, mas não está claro se essa associação é causal.[10b] Entretanto, em níveis maiores de ingestão de álcool, os riscos de mortalidade total, hipertensão, AVE e insuficiência cardíaca claramente tendem a aumentar. Enquanto o consumo excessivo de álcool e padrões de bebedeira estão associados à insuficiência cardíaca e à fibrilação atrial, a associação entre o consumo de bebidas alcoólicas e DCV aterosclerótica é menos clara.

A *inatividade física* (Capítulo 13) e um *estilo de vida sedentário* também são fatores de risco significativos para DCV. Indivíduos que não participam de nenhuma atividade física apresentam os riscos mais elevados de eventos cardiovasculares. Os riscos são significativamente menores em pessoas que participam de atividade física mesmo mínima e esses riscos diminuem a cada nível maior de atividade, particularmente porque eles contribuem para a melhora na aptidão física. A biologia e os riscos do tempo sedentário podem ser maiores do que apenas a ausência de atividade física, uma vez que o estilo de vida sedentário, medido pelas horas gastas em frente a uma tela de televisão ou computador, parece ter um efeito adverso independente do tempo gasto em atividade física.

O *histórico familiar* é claramente um fator importante de risco cardiovascular, independentemente de outros fatores de risco mensuráveis. Variantes genéticas que influenciam os fatores de risco cardiovascular, como pressão arterial e níveis lipídicos, afetam o risco ao longo da vida mais do que seria estimado por estudos epidemiológicos ou intervencionais.[10c] Entretanto, níveis ideais de saúde cardiovascular não parecem ser programados geneticamente. Dados indicam que a hereditariedade de uma saúde cardiovascular ideal é menor do que 20%, sugerindo assim influências fortes do ambiente e do comportamento nesse traço.

### Novos marcadores de risco

Os *marcadores sanguíneos de inflamação* e de *dano a órgãos-alvo*, como a proteína C reativa, a troponina de alta sensibilidade e os níveis de peptídio natriurético, parecem ter associações significativas com a incidência de eventos cardiovasculares, independentemente dos fatores de risco estabelecidos. Por exemplo, uma redução nos níveis de proteína C reativa com o uso de canaquinumabe, um anticorpo monoclonal que age sobre interleucina-1β, pode reduzir significativamente a incidência de eventos cardiovasculares recorrentes, independentemente de redução lipídica em pacientes com infarto do miocárdio prévio e um nível de proteína C reativa de alta sensibilidade de 2 mg/ℓ ou mais.[A10] Entretanto, esse tratamento foi associado a aumento no risco de infecções e não reduziu significativamente a taxa de mortalidade por todas as causas. Ainda assim, esse ensaio mostra o potencial dos tratamentos que agem sobre novos fatores de risco.

*Exames de imagem* e *testagem cardíaca não invasiva* têm potencial mais claro para a detecção de doenças pré-clínicas e para guiar intervenções precoces ou evitar a terapia farmacológica em indivíduos que estejam em risco, mas que não tenham evidência de doença pré-clínica. Por exemplo, evidências eletrocardiográficas de hipertrofia ventricular esquerda conferem um aumento significativo no risco de DAC acima do conferido pela hipertensão arterial sistêmica e por outros fatores de risco. Níveis mais elevados de calcificação coronariana na tomografia computadorizada (TC) do coração (Capítulo 50) ou aumento na espessura das camadas íntima e média da artéria carótida medida por ultrassonografia (US) em modo B das artérias carótidas conferem um risco maior de eventos cardiovasculares futuros. Uma vez que esses marcadores em exames de imagem detectam evidências das doenças subjacentes de interesse (*i. e.*, hipertrofia ventricular esquerda ou aterosclerose), em vez de fatores de risco inespecíficos, eles são mais efetivos na identificação de indivíduos com alto risco para a incidência de eventos clínicos, como insuficiência cardíaca, AVE e infarto do miocárdio. Entre as modalidades disponíveis, o rastreamento por TC para identificação de calcificação arterial coronariana é um método amplamente disponível para a detecção de indivíduos em risco próximo. Por exemplo, indivíduos assintomáticos com níveis de cálcio arterial coronariano de mais de 100 unidades Agatston apresentam risco relativo para um evento coronariano 7 a 10 vezes mais elevado do que pessoas sem calcificação coronariana, mesmo após ajustes para os principais fatores de risco estabelecidos. Os escores de cálcio coronariano são o método mais efetivo e confiável para a reclassificação de risco após uma avaliação quantitativa utilizando fatores de risco estabelecidos, com a capacidade de reclassificar corretamente indivíduos em baixo risco, mas que ainda assim terão um evento cardiovascular, bem como indivíduos em alto risco que não terão um evento cardiovascular.[11]

### Avaliação do risco de doença cardiovascular

#### Estimativa do risco em curto prazo

Níveis adversos de qualquer fator ou marcador de risco unitário estão associados a aumento do risco de incidência de eventos cardiovasculares. Entretanto, combinações de fatores de risco adversos são aditivas e, algumas vezes, sinérgicas para o aumento do risco. Para melhorar a predição de eventos cardiovasculares e fornecer uma avaliação quantitativa do risco, foram desenvolvidas algumas equações ou pontuações de risco multivariável, como Pooled Cohort Equations.[12] A maioria dos escores de risco disponíveis focam na predição do risco absoluto em 10 anos e essencialmente todos eles incluem idade, sexo, tabagismo, colesterol e pressão arterial, com alguns incluindo diabetes, história familiar, IMC, nível socioeconômico ou novos biomarcadores. Os pontos de interesse para as diversas equações de risco variam bastante, desde a predição apenas da morte por motivos cardiovasculares até a predição de eventos coronarianos importantes fatais ou não fatais, eventos ateroscleróticos importantes (DAC e AVE) ou uma gama ampla de eventos cardiovasculares (incluindo insuficiência cardíaca, revascularização miocárdica, angina ou claudicação). Como exemplo, o risco em 10 anos para a incidência de DCV aterosclerótica pode ser predito para homens e mulheres com 50 anos de acordo com sexo, etnia e níveis diferentes de fatores de risco (e-Figura 46.2) e os riscos são dramaticamente mais elevados quanto maiores forem os fatores de risco.

#### Estimativa de risco ao longo da vida

Apesar do amplo uso das estimativas de risco em 10 anos para orientar estratégias de prevenção, essa abordagem tem limitações importantes. Por exemplo, uma consequência do enfoque substancial da idade nas equações de risco em 10 anos é que homens e mulheres mais jovens, mesmo com fatores de risco substanciais, não tendem a apresentar um risco elevado a curto prazo. Quando são aplicados limiares de tratamento para as estimativas quantitativas de risco em diretrizes clínicas, homens com menos de 50 anos e mulheres com menos de 60 anos raramente vão exceder esses limiares. Portanto, diretrizes recentes levam em consideração horizontes mais longos para o risco, como 30 anos ou o restante da vida. Os fatores de risco estabelecidos estão todos associados a riscos de DCV ao longo da vida toda, mas a natureza das relações algumas vezes é diferente das associações a curto prazo porque alguns fatores de risco competem entre si. Por exemplo, o tabagismo é um fator de risco forte para eventos cardiovasculares em um futuro próximo, mas um preditor fraco para o risco de eventos cardiovasculares ao longo da vida em razão do risco simultâneo e substancial de morte por câncer, o que limita o risco de DCV ao longo da vida nos fumantes. Como resultado, as estimativas de risco ao longo da vida podem melhorar a comunicação para os pacientes individualmente, mas como elas devem ser utilizadas na tomada de decisões a respeito do estabelecimento de terapias farmacológicas preventivas é menos certo.

### Prevenção das doenças cardiovasculares

Em pacientes com dor torácica estável, terapias guiadas por angiografia coronariana por TC podem reduzir o risco de morte por DAC ou de infarto do miocárdio não fatal em comparação com o cuidado habitual.[A11] Uma vez que pacientes com uma DCV sintomática prevalente apresentam os maiores riscos, intervenções preventivas como modificações no estilo de vida e terapia farmacológica são mais efetivas e custo-efetivas quando utilizadas como terapia para a prevenção secundária de eventos recorrentes. Exemplos de modificações intensas em estilo de vida e de terapias comprovadas incluem ácido acetilsalicílico (AAS),[A12] estatinas[A13] e medicamentos anti-hipertensivos,[A14] bem como a implantação de dispositivos que possam prevenir complicações como infarto do miocárdio ou arritmias ventriculares fatais (Capítulo 60).

Para a prevenção primária, indivíduos assintomáticos podem correr risco em virtude de história familiar de DCV prematura, por um ou mais fatores de risco bastante elevados ou por vários fatores de risco moderadamente elevados. Por exemplo, o rastreamento de homens dinamarqueses com idades entre 65 e 74 anos para aneurisma aórtico abdominal (AAA), doença vascular periférica e hipertensão arterial sistêmica reduziu a taxa de mortalidade em 7% nos 4 ou 5 anos subsequentes.[A15] Para a prevenção primária, o AAS não é melhor do que o placebo em indivíduos idosos saudáveis, nos quais houve, na verdade, redução da sobrevida livre de incapacidade e da sobrevida geral,[A16,A17] sem reduzir o risco de DCV.[A18] Mesmo em pacientes com diabetes ou pacientes com risco moderado de DCV, quaisquer benefícios para a prevenção de eventos cardiovasculares futuros são sobrepujados pelos efeitos colaterais do AAS.[A19,A20]

O paradigma atual de prevenção primária é combinar a intensidade dos esforços de prevenção com o risco absoluto do paciente.[12b] Intervenções adequadas no estilo de vida (p. ex., parar de fumar, perder peso, modificar a dieta) são recomendadas para todas as pessoas, enquanto a terapia farmacológica é recomendada apenas para indivíduos para os quais os benefícios absolutos possam exceder os efeitos adversos em potencial dos fármacos, mantendo a custo-efetividade. Em ambientes com limitação de recursos, uma única pílula contendo 200 mg de atorvastatina e 12,5 mg de hidroclorotiazida (seja com [a] 2,5 mg de anlodipino mais 12,5 mg de losartana ou [b] 81 mg de AAS mais 5 mg de enalapril), foi efetiva para reduzir níveis lipídicos, pressão arterial[A20b] e, até mesmo, grandes eventos cardiovasculares[A20c] em comparação com o cuidado usual. O tratamento que restabelece níveis ótimos dos fatores de risco não implica necessariamente que o indivíduo tratado agora passará a ter taxas muito baixas de incidência, iguais às observadas em pessoas que mantiveram níveis ótimos desses fatores de risco ao longo de toda a vida adulta, até a meia-idade. Como resultado, um conceito que está ganhando importância é o de *prevenção primordial*, que é a prevenção do desenvolvimento inicial dos fatores de risco.[13,14] A prevenção primordial requer um foco em comportamentos saudáveis que possam evitar o desenvolvimento de dislipidemia, diabetes melito e hipertensão arterial sistêmica, bem como estratégias populacionais que tentem gerar um ambiente favorável a comportamentos saudáveis. Aplicativos móveis também podem ajudar no autocuidado que possivelmente é crítico para esses esforços.[15]

### Saúde cardiovascular: um novo paradigma

Após décadas de declínio nas taxas de mortalidade por DCV e AVE nos EUA, a nova meta é a promoção da saúde cardiovascular em indivíduos e na população em geral, monitorá-la ao longo do tempo e melhorá-la com ações orquestradas.[15b] Central ao conceito de saúde vascular é a observação de que níveis ótimos de sete comportamentos e fatores (Tabela 46.1) estão associados à saúde cardiovascular ideal. Embora cerca de 40% dos adultos norte-americanos acreditem que tenham saúde

## Tabela 46.1 Definições de saúde cardiovascular baixa, intermediária e ideal para cada uma das sete métricas, em adultos e em crianças.

| MÉTRICA | BAIXA | INTERMEDIÁRIA | IDEAL |
|---|---|---|---|
| **TABAGISMO ATUAL** | | | |
| Adultos | Sim | Ex-fumante, ≤ 12 m | Nunca fumou ou parou > 12 meses |
| Crianças | Tentou nos últimos 30 dias | – | Nunca experimentou; nunca fumou um cigarro inteiro |
| **ÍNDICE DE MASSA CORPORAL** | | | |
| Adultos | 30 kg/m² | 25 a 29,9 kg/m² | < 25 kg/m² |
| Crianças | > 95º percentil | 85º ao 95º percentil | < 85º percentil |
| **ATIVIDADE FÍSICA** | | | |
| Adultos | Nenhuma | 1 a 149 min de atividade física moderada ou 1 a 74 min de atividade física vigorosa por semana | ≥ 150 min de atividade física moderada ou ≥ 75 min de atividade física vigorosa por semana |
| Crianças | Nenhuma | 1 a 59 min de atividade física moderada ou vigorosa diariamente | ≥ 60 min de atividade física moderada ou vigorosa diariamente |
| **PONTUAÇÃO DE DIETA SAUDÁVEL*** | | | |
| Adultos | Pontua de 0 a 1 componente | Pontua de 2 a 3 componentes | Pontua de 4 a 5 componentes |
| Crianças | Pontua de 0 a 1 componente | Pontua de 2 a 3 componentes | Pontua de 4 a 5 componentes |
| **COLESTEROL TOTAL** | | | |
| Adultos | ≥ 240 mg/dℓ | 200 a 239 mg/dℓ ou tratamento até alcançar a meta | < 200 mg/dℓ sem tratamento |
| Crianças | ≥ 200 mg/dℓ | 170 a 199mg/dℓ | < 170 mg/dℓ sem tratamento |
| **PRESSÃO ARTERIAL** | | | |
| Adultos | PAS ≥ 140 mmHg ou PAD ≥ 90 mmHg | PAS 120 a 139 mmHg ou PAD 80 a 89 mmHg ou tratamento até alcançar a meta | < 120/< 80 sem tratamento |
| Crianças | > 95º percentil | 90º a 95º percentil ou PAS ≥ 120 mmHg ou PAD ≥ 80 mmHg | < 90º percentil sem tratamento |
| **GLICOSE EM JEJUM** | | | |
| Adultos | ≥ 126 mg/dℓ | 120 a 125 mg/dℓ ou tratamento até alcançar a meta | < 100 mg/dℓ sem tratamento |
| Crianças | ≥ 126 mg/dℓ | 120 a 125 mg/dℓ ou tratamento até alcançar a meta | < 100 mg/dℓ sem tratamento |

PAD = pressão arterial diastólica; PAS = pressão arterial sistólica. *A pontuação de dieta saudável é formada por cinco componentes, incluindo baixa ingestão de sódio, baixo consumo de bebidas açucaradas e consumo elevado de frutas/vegetais, peixes e grãos integrais. (Adaptada de Coorey GM, Neubeck L, Mulley J, et al. Effectiveness, acceptability and usefulness of mobile applications for cardiovascular disease self-management: systematic review with meta-synthesis of quantitative and qualitative data. *Eur J Prev Cardiol*. 2018; 25:505-521.)

cardiovascular ideal, menos de 1% apresenta todas as sete métricas em níveis ideais, principalmente em virtude da dieta de baixa qualidade. Indivíduos que mantêm níveis elevados de saúde cardiovascular desde a juventude até a meia-idade apresentam desfechos extremamente favoráveis durante o envelhecimento, inclusive aumento marcante da longevidade; qualidade de vida melhor; incidência significativamente menor de eventos cardiovasculares fatais e não fatais; menor incidência de outras doenças crônicas relacionadas com o envelhecimento, como câncer, demência e tromboembolismo venoso; taxa menor de aterosclerose subclínica (p. ex., espessura das túnicas íntima e média das artérias carótidas, calcificação das artérias coronárias); níveis mais elevados de função cognitiva na meia-idade e na velhice e redução dos gastos médicos. Esses desfechos são observados em todos os segmentos da população, bem como em todas as faixas etárias e em ambos os sexos.

É muito mais provável que pessoas com estilos de vida saudáveis desde a juventude até a meia-idade preservem a saúde cardiovascular ideal do que aquelas pessoas que não o fazem: 60% do primeiro grupo em comparação com 3% do segundo grupo conservaram fatores de saúde cardiovascular ideais durante a meia-idade. Portanto, a promoção da saúde cardiovascular representa uma importante mudança de paradigma e uma oportunidade em termos de saúde pública.

## O futuro da epidemiologia cardiovascular

Décadas de sucesso na pesquisa epidemiológica observacional continuam a fornecer novas descobertas nas tendências e nos marcadores de risco para DCV, bem como a influência de exposições *in utero* e no início da vida e seus efeitos sobre as DCV no futuro. Novas técnicas para a caracterização de exposições ambientais e comportamentais, a fisiologia, o estado de saúde e os precursores das doenças incluem epigenética, proteômica, metabolômica e imageamento de alta resolução. Com essas ferramentas, a pesquisa epidemiológica avançou e melhorou a caracterização da evolução das DCV ao longo da vida de indivíduos e de populações, ampliando a compreensão da interação complexa de genes e ambiente. Por exemplo, estudos do genótipo de indivíduos nos extremos da distribuição dos níveis de LDL-colesterol levaram à descoberta de polimorfismos em um gene chamado de subtilisina/kexina convertase de pró-proteína tipo 9 (*PCSK9*). Embora esses polimorfismos sejam incomuns, mutações específicas do tipo *missense* (sentido trocado) ou *nonsense* (sem sentido) em homens e mulheres brancos ou afro-americanos estão associadas a níveis substancialmente mais baixos de LDL-colesterol ao longo da vida. Por sua vez, indivíduos com esses polimorfismos apresentam incidência de 47 a 88% menor de DAC ao longo dos 15 anos de acompanhamento em comparação com indivíduos sem esses polimorfismos. Desde então, *PCSK9* se tornou um novo alvo terapêutico para a redução do risco cardiovascular aterosclerótico. Outros genes, como o gene semelhante à angiopoetina 3 (*ANGPTL3*), também podem se tornar alvos terapêuticos em breve.[16]

Um segundo foco emergente na pesquisa epidemiológica cardiovascular é o estudo dos efeitos de intervenções em populações por políticas sociais e de saúde pública. Por exemplo, estudos demonstraram reduções importantes nas hospitalizações por infarto agudo do miocárdio (IAM) que ocorreram rapidamente após o início de proibições de fumo em ambientes internos em vários locais. Estudos de modelagem resumiram dados de várias fontes epidemiológicas e mostraram que aproximadamente entre 50 e 75% das reduções nas taxas de morte por motivos coronarianos em países ocidentais podem ser atribuídas a mudanças populacionais nos níveis dos fatores de risco, apesar da piora recente na prevalência de obesidade e de diabetes melito, e o restante dessa redução é possivelmente atribuível a avanços nas terapias clínicas e cirúrgicas. A ampla disponibilidade de prontuários eletrônicos dos pacientes e de tecnologias de dispositivos usados como acessórios (*wearables*) oferece uma promessa substancial para os estudos futuros em epidemiologia cardiovascular em segmentos maiores e bem definidos da população.

## Recomendações de grau A

A1. Silverman MG, Ference BA, Im K, et al. Association between lowering LDL-C and cardiovascular risk reduction among different therapeutic interventions: a systematic review and meta-analysis. *JAMA*. 2016;316:1289-1297.

A2. Ettehad D, Emdin CA, Kiran A, et al. Blood pressure lowering for prevention of cardiovascular disease and death: a systematic review and meta-analysis. *Lancet*. 2016;387:957-967.
A3. Bundy JD, Li C, Stuchlik P, et al. Systolic blood pressure reduction and risk of cardiovascular disease and mortality: a systematic review and network meta-analysis. *JAMA Cardiol*. 2017;2:775-781.
A4. Kalkman DN, Brouwer TF, Vehmeijer JT, et al. J curve in patients randomly assigned to different systolic blood pressure targets: an experimental approach to an observational paradigm. *Circulation*. 2017;136:2220-2229.
A5. Estruch R, Ros E, Salas-Salvado J, et al. Primary prevention of cardiovascular disease with a Mediterranean diet supplemented with extra-virgin olive oil or nuts. *N Engl J Med*. 2018;378:e1-e14.
A6. Manson JE, Cook NR, Lee IM, et al. Vitamin D supplements and prevention of cancer and cardiovascular disease. *N Engl J Med*. 2019;380:33-44.
A7. Manson JE, Cook NR, Lee IM, et al. Marine n-3 fatty acids and prevention of cardiovascular disease and cancer. *N Engl J Med*. 2019;380:23-32.
A8. Bowman L, Mafham M, Wallendszus K, et al. Effects of n-3 fatty acid supplements in diabetes mellitus. *N Engl J Med*. 2018;379:1540-1550.
A9. Aung T, Halsey J, Kromhout D, et al. Associations of omega-3 fatty acid supplement use with cardiovascular disease risks: meta-analysis of 10 trials involving 77917 individuals. *JAMA Cardiol*. 2018;3:225-234.
A10. Ridker PM, Everett BM, Thuren T, et al. Antiinflammatory therapy with canakinumab for atherosclerotic disease. *N Engl J Med*. 2017;377:1119-1131.
A11. Newby DE, Adamson PD, Berry C, et al. Coronary CT angiography and 5-year risk of myocardial infarction. *N Engl J Med*. 2018;379:924-933.
A12. Guirguis-Blake JM, Evans CV, Senger CA, et al. Aspirin for the primary prevention of cardiovascular events: a systematic evidence review for the U.S. Preventive Services Task Force. *Ann Intern Med*. 2016;164:804-813.
A13. Karmali KN, Lloyd-Jones DM, Berendsen MA, et al. Drugs for primary prevention of atherosclerotic cardiovascular disease: an overview of systematic reviews. *JAMA Cardiol*. 2016;1:341-349.
A14. Reboussin DM, Allen NB, Griswold ME, et al. Systematic review for the 2017 ACC/AHA/AAPA/ABC/ACPM/AGS/APhA/ASH/ASPC/NMA/PCNA guideline for the prevention, detection, evaluation, and management of high blood pressure in adults: a report of the American College of Cardiology/American Heart Association Task Force on Clinical Practice Guidelines. *J Am Coll Cardiol*. 2018;71:2176-2198.
A15. Lindholt JS, Sogaard R. Population screening and intervention for vascular disease in Danish men (VIVA): a randomised controlled trial. *Lancet*. 2017;390:2256-2265.
A16. McNeil JJ, Woods RL, Nelson MR, et al. Effect of aspirin on disability-free survival in the healthy elderly. *N Engl J Med*. 2018;379:1499-1508.
A17. McNeil JJ, Nelson MR, Woods RL, et al. Effect of aspirin on all-cause mortality in the healthy elderly. *N Engl J Med*. 2018;379:1519-1528.
A18. McNeil JJ, Wolfe R, Woods RL, et al. Effect of aspirin on cardiovascular events and bleeding in the healthy elderly. *N Engl J Med*. 2018;379:1509-1518.
A19. Bowman L, Mafham M, Wallendszus K, et al. Effects of aspirin for primary prevention in persons with diabetes mellitus. *N Engl J Med*. 2018;379:1529-1539.
A20. Gaziano JM, Brotons C, Coppolecchia R, et al. Use of aspirin to reduce risk of initial vascular events in patients at moderate risk of cardiovascular disease (ARRIVE): a randomised, double-blind, placebo-controlled trial. *Lancet*. 2018;392:1036-1046.
A20b. Muñoz D, Uzoije P, Reynolds C, et al. Polypill for cardiovascular disease prevention in an underserved population. *N Engl J Med*. 2019;381:1114-1123.
A20c. Roshandel G, Khoshnia M, Poustchi H, et al. Effectiveness of polypill for primary and secondary prevention of cardiovascular diseases (PolyIran): a pragmatic, cluster-randomised trial. *Lancet*. 2019;394:672-683.

### REFERÊNCIAS BIBLIOGRÁFICAS

*As referências bibliográficas, bem como os outros materiais suplementares deste livro, encontram-se no GEN-IO, nosso ambiente virtual de aprendizagem.*

## 47

# FUNÇÕES CARDÍACA E CIRCULATÓRIA

ANDREW R. MARKS

O coração tem a tarefa desafiadora de bombear volume suficiente de sangue para satisfazer suas próprias demandas metabólicas e as dos outros órgãos. Ao contrário de todos os outros órgãos, a incapacidade de o coração realizar sua tarefa por até mesmo alguns minutos causa a morte. O coração satisfaz continuamente esse papel fisiológico graças a várias funções elétricas, contráteis e estruturais que controlam o fluxo de sangue para os órgãos.

## ESTRUTURA DO CORAÇÃO

### Desenvolvimento cardíaco
Em seres humanos, a formação de um tubo cardíaco linear a partir do crescente cardíaco primário ocorre entre os dias 21 e 23 da gestação. O dobramento do tubo cardíaco e a formação das trabéculas ventriculares ocorre aos 26 dias de gestação (e-Figura 47.1). Na sexta semana de gestação, a comunicação interventricular embrionária se fecha, e, em seguida, ocorrem o espessamento e o remodelamento das paredes ventriculares ao longo do primeiro trimestre. Até o final da sétima semana de gestação, a morfogênese cardíaca está essencialmente terminada, embora o coração continue a crescer ao longo da gestação.

### Células elétricas
O coração é uma bomba muscular controlada por impulsos elétricos regulares provenientes de células musculares especializadas no sistema de condução (Capítulo 55). A base molecular para a atividade elétrica do coração é a ativação de canais iônicos específicos (Figura 47.1). A ativação e a inativação coordenadas dos canais iônicos cardíacos regulam o potencial de membrana das células do coração, resultando em uma sequência rápida de despolarização, seguida por repolarização. Essa atividade elétrica, que se manifesta na superfície corporal e pode ser detectada pelo eletrocardiograma (ECG), é conhecida como potencial de ação, responsável pela ativação da contração do músculo cardíaco. Em uma frequência cardíaca típica de 70 batimentos por minuto (bpm), o coração contrai cerca de 100.000 vezes/dia, ou 37 milhões de vezes por ano, o que corresponde a 3 bilhões de contrações ao longo de uma vida de 80 anos. A incapacidade de propagar o sinal pelo coração (p. ex., bloqueio atrioventricular [AV]) ou ritmos anormais (arritmias), que podem ser muito lentos (bradicardia) ou muito rápidos (taquicardia), podem resultar em morte (Capítulo 56). Estudos indicam que as arritmias cardíacas podem ser disparadas por extravasamento de cálcio dentro dos miocardiócitos, sugerindo um possível novo alvo terapêutico para o desenvolvimento de novos agentes antiarrítmicos.

### Canais iônicos
Canais de sódio, de potássio e de cálcio determinam a atividade elétrica do coração por se abrirem e se fecharem com um padrão bem coordenado, que determina o potencial de ação do coração. A regulação elétrica cardíaca, que é refletida pelas concentrações iônicas relativas dentro e fora das células musculares do coração, determina as quatro fases do potencial de ação (Capítulo 55). O potencial de ação começa com a abertura de canais de sódio, que promovem um influxo rápido de sódio (fase 0) a favor de seu gradiente de concentração (cerca de 145 mmol fora da célula muscular, cerca de 10 mmol dentro dela). Após uma breve repolarização inicial proveniente da ativação de canais de potássio (fase 1), o influxo rápido de sódio despolariza a célula, ativando, assim, os canais de cálcio que possibilitam o influxo de cálcio (fase 2) a favor de seu gradiente de concentração (cerca de 3 mmol fora, cerca de 100 nmol dentro). Esse influxo de cálcio deflagra o acoplamento entre excitação e contração, que resulta no bombeamento de sangue pelo coração. Canais de potássio então se abrem, causando a repolarização (fase 3), conforme o potássio flui para fora da célula de acordo com seu gradiente de concentração (cerca de 4 mmol fora, cerca de 135 mmol dentro). O potencial de membrana retorna para o nível do repouso, de cerca de –90 mV (fase 4). Mutações nos genes que codificam os canais iônicos foram relacionadas com formas hereditárias de arritmias atriais e ventriculares (Capítulos 58 e 59).

### Sistema de condução
Células marca-passos especializadas localizadas no nó sinoatrial (Figura 47.2) apresentam potenciais de repouso um pouco mais elevados (menos negativos) e despolarizam gradualmente durante a fase 4 em razão da atividade de canais de cálcio e de potássio e de canais controlados por nucleotídios cíclicos e ativados por hiperpolarização, que são responsáveis por uma pequena corrente de influxo (despolarizante). No coração normal, as células marca-passos são as primeiras a se despolarizar e promovem a despolarização subsequente das células localizadas nas fibras de condução especializadas que propagam o sinal elétrico pelo músculo cardíaco de modo integrado e regular. A propagação da ativação elétrica (despolarização) através dos átrios para o nó AV é refletida pela onda P no ECG (Capítulo 48). O alentecimento da condução no nó AV contribui para o intervalo PR no ECG. Após atravessar o nó AV, o sinal despolarizante entra no feixe de His, onde a condução é rápida. O feixe de His se divide nos ramos direito e esquerdo, que conduzem os sinais despolarizantes para os ventrículos, contribuindo para o complexo QRS no ECG. A repolarização é representada pelo segmento ST e pelas ondas T e U do ECG.

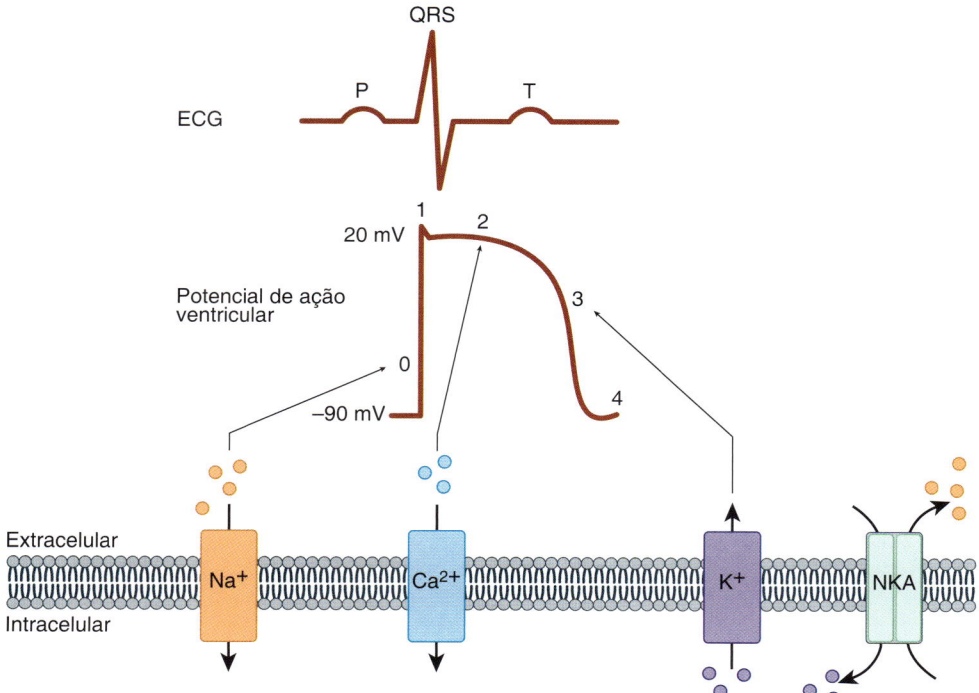

**FIGURA 47.1** **Potencial de ação cardíaco e canais iônicos.** A contração miocárdica começa quando canais de sódio se abrem e os íons sódio com carga elétrica positiva fluem para dentro da célula, causando a despolarização da membrana plasmática (fase 0). Durante as fases 1, 2 e 3, íons cálcio fluem para dentro da célula através de canais de cálcio do tipo L, enquanto o potássio flui para fora da célula através de canais de potássio dependentes de voltagem. Essas três fases correspondem à contração miocárdica, que corresponde ao complexo QRS no eletrocardiograma (ECG) de superfície. A sódio-potássio adenosina trifosfatase (NKA) ajuda o sistema a retornar ao seu estado de repouso.

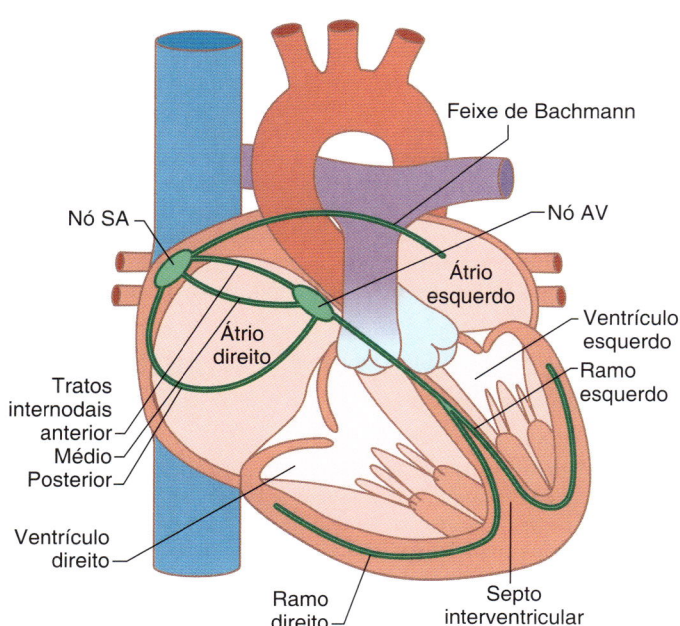

**FIGURA 47.2** **Anatomia cardíaca.** A anatomia cardíaca é formada por componentes elétricos e estruturais. O impulso elétrico que direciona a contração cardíaca é originado no nó sinoatrial (SA) e é conduzido rapidamente através dos átrios por um sistema de condução especializado. Os impulsos se fundem no nó atrioventricular (AV), onde, após uma pequena pausa, são conduzidos rapidamente para os ventrículos pelo feixe de His, que é composto por células de Purkinje especializadas. O sangue se move dos átrios para os ventrículos através das valvas tricúspide e mitral durante a diástole. Durante a sístole, o sangue dos ventrículos é bombeado para a artéria pulmonar e para a aorta através das valvas pulmonar e aórtica, respectivamente.

## Células contráteis

O músculo cardíaco é composto por bilhões de células individuais conhecidas como miocardiócitos, que contêm uma maquinaria elaborada necessária para a contração coordenada que bombeia o sangue. Cada miocardiócito está conectado aos outros miocardiócitos por junções especializadas que possibilitam o trabalho como uma única unidade contrátil.

Os miocardiócitos são cheios de proteínas contráteis especializadas organizadas em unidades altamente regulares, chamadas de sarcômeros, que dão aos músculos padrões característicos conhecidos como estriações (e-Figura 47.2). Desse modo, assim como o músculo esquelético, o músculo cardíaco é chamado de estriado, ao contrário dos músculos lisos que formam a vasculatura e órgãos como bexiga, útero e estômago. Os miocardiócitos também são repletos de mitocôndrias, que fornecem a energia (trifosfato de adenosina [ATP]) necessária para satisfazer as necessidades energéticas das contrações (sístole) e relaxamentos (diástole) do coração ao longo de toda a vida.

## Ultraestrutura

A unidade básica do sistema contrátil é o sarcômero, definido anatomicamente como a distância entre duas linhas Z, que ancoram filamentos finos compostos por actina, tropomiosina e troponina. Os filamentos finos deslizam pelos filamentos grossos (compostos por miosina e titina) de maneira dependente de cálcio, encurtando o comprimento do sarcômero. Mutações nos genes que codificam proteínas contráteis foram relacionadas com as miocardiopatias dilatada e hipertrófica (Capítulo 54).[1] As proteínas contráteis são circundadas por uma membrana repleta de cálcio chamada de retículo sarcoplasmático. O retículo sarcoplasmático forma associações especializadas com os túbulos transversos, que são invaginações da membrana plasmática e contêm canais de cálcio dependentes de voltagem. Quando o músculo é ativado pela despolarização de sua membrana, esse sinal elétrico chega até o interior do músculo através dos túbulos transversos. Dentro do músculo, o sinal elétrico despolarizante ativa canais dependentes de voltagem, que se abrem e possibilitam a entrada de algum cálcio nas células musculares. Esse influxo de cálcio, por sua vez, ativa o receptor de rianodina do tipo 2 (RyR2), que são canais de liberação de potássio localizados no retículo sarcoplasmático. Os canais de RyR2 se abrem e liberam cálcio suficiente para que as concentrações desse íon no mioplasma se elevem em cerca de 10 vezes. Como resultado, o cálcio se liga à troponina C nos filamentos finos, causando mudança conformacional que permite a ligação cruzada entre actina e miosina, promovendo o deslizamento dos filamentos, o encurtamento do sarcômero e a contração muscular. A hidrólise do ATP fornece a energia necessária para a geração de força pela interação actina-miosina. A conversão de energia elétrica (despolarização da membrana plasmática) em energia mecânica é conhecida como acoplamento excitação-contração. O relaxamento do músculo cardíaco ocorre quando o cálcio é bombeado de volta para o retículo sarcoplasmático pela ATPase do retículo sarcoendoplasmático.

## Sinais que regulam a contração

A força contrátil pode ser aumentada durante o estresse pela ativação da via beta-adrenérgica, que aumenta tanto a liberação de cálcio quanto a captação de cálcio pelo retículo sarcoplasmático (e-Figura 47.3). Agonistas β (p. ex., epinefrina ou norepinefrina) se ligam aos receptores beta-adrenérgicos, ativando adenililciclase, que gera monofosfato cíclico de adenosina e ativa a proteinoquinase A. A proteinoquinase A fosforila fosfolamban, o canal de cálcio dependente de voltagem, o canal de liberação de cálcio/receptor de rianodina e proteínas regulatórias sarcoméricas, resultando em aumento da liberação de cálcio pelo retículo sarcoplasmático e da contratilidade cardíaca.

## Células não musculares

Embora o coração seja uma bomba muscular, entre 60 e 70% de seu conteúdo celular são compostos por fibroblastos cardíacos, e não células musculares. Esses fibroblastos fornecem componentes críticos de matriz extracelular que determinam a estrutura cardíaca. O colágeno, que é produzido pelos fibroblastos cardíacos, é um componente importante da matriz extracelular, onde ele forma uma rede que envolve os miocardiócitos e gera um tecido capaz de suportar o estresse do bombeamento constante. Em algumas condições patológicas, incluindo hipertensão arterial sistêmica, infarto agudo do miocárdio (IAM) e insuficiência cardíaca, os fibroblastos cardíacos respondem ao estresse gerando excesso de matriz extracelular, o que causa fibrose e pode prejudicar a função cardíaca. De fato, várias terapias utilizadas comumente para doenças cardíacas, inclusive fármacos para a redução dos teores lipídicos, como estatinas ou fibratos e tratamentos anti-hipertensivos com inibidores da enzima conversora de angiotensina (IECA), betabloqueadores e bloqueadores do receptor de angiotensina (BRA), exercem parte de seus efeitos benéficos sobre os fibroblastos cardíacos pela redução da fibrose, resultando, desse modo, em um remodelamento "reverso" favorável do coração. Linhagens de fibroblastos residentes mediam a fibrose cardíaca induzida por sobrecarga de pressão.

## ● ANATOMIA DO CORAÇÃO

A principal câmara bombeadora de sangue do coração é o ventrículo esquerdo, cujas paredes grossas são formadas por bilhões de miocardiócitos conectados terminoterminalmente por junções comunicantes. O ventrículo direito é uma câmara de parede mais fina, separada do ventrículo esquerdo pelo *septo interventricular*. Acima dos ventrículos se encontram os átrios direito e esquerdo, que são câmaras de parede fina que recebem sangue venoso sob baixa pressão; eles são separados dos ventrículos pela *valva tricúspide* no lado direito e pela *valva mitral* no lado esquerdo. Essas valvas são ligadas aos *músculos papilares* que emergem das paredes ventriculares pelas *cordas tendíneas*. O gradiente de pressão entre os ventrículos e os átrios abre as valvas AV. Os músculos papilares ajudam a estabelecer o posicionamento das válvulas das valvas e evitam o fluxo regurgitante durante a contração. As *valvas aórtica e pulmonar* separam os ventrículos esquerdo e direito de suas conexões arteriais e possibilitam o fluxo de sangue para fora dos ventrículos.

### Fluxo de sangue coronariano

As artérias coronárias recebem sangue da aorta, diretamente acima da valva aórtica, e atravessam o epicárdio que envolve o coração, fornecendo sangue para o músculo cardíaco (ver Figura 51.1, no Capítulo 51). A pressão arterial diastólica na aorta ascendente, logo acima da valva aórtica, determina a maior parte do fluxo de sangue para as artérias coronárias normais (sem estenose) enquanto o coração está relaxado. Durante a sístole, o fluxo coronariano é determinado pela pressão intracavitária no ventrículo esquerdo, que é igual à pressão na parede miocárdica interna, onde as artérias coronárias são comprimidas durante a sístole. O sangue coronariano flui para o epicárdio durante a sístole e a diástole, mas ele flui para o endocárdio predominantemente durante a diástole.

### Regulação metabólica do sistema cardiovascular

O músculo cardíaco precisa de perfusão coronariana constante para atender suas demandas de oxigênio e de outros metabólitos. O aumento do consumo energético por causa de elevação da contratilidade exigida por elevação da pressão arterial (PA) ou aumento da frequência cardíaca (p. ex., durante o exercício) pode ser alcançado apenas pelo aumento do fluxo de sangue nas artérias coronárias. Sinais que aumentam o fluxo de sangue nas artérias coronárias (em até seis vezes) incluem óxido nítrico, adenosina, bradicinina, prostaglandinas e dióxido de carbono. A clivagem de ATP é a fonte de adenosina, enquanto o óxido nítrico é produzido pela ação da enzima óxido nítrico sintase, que metaboliza o aminoácido L-arginina. Mecanismos autorregulatórios, incluindo constrição em resposta a aumentos das pressões luminais e dilatação em resposta à redução da pressão, também participam na determinação do fluxo sanguíneo nas artérias coronárias. Outros fatores metabólicos que causam vasoconstrição incluem endotelina, serotonina, 5-hidroxitriptamina, tromboxano, angiotensina II e estimulação $β_1$-adrenérgica.

As vias simpática e parassimpática do sistema nervoso autônomo e o sistema renina-angiotensina exercem efeitos regulatórios potentes sobre a função cardiovascular. O sistema nervoso simpático é essencial na resposta ao estresse (p. ex., a resposta de luta ou fuga), aumentando a frequência cardíaca e a contratilidade miocárdica e reduzindo o tônus vascular. A regulação da função cardiovascular pelo sistema nervoso simpático é mediada pela norepinefrina liberada nas terminações nervosas e pela epinefrina proveniente da glândula suprarrenal. A sinalização beta-adrenérgica é mediada por epinefrina, que aumenta a frequência cardíaca e dilata o leito arterial central, resultando em uma redução da pós-carga, que, por sua vez, ajuda a aumentar o débito cardíaco (DC).

Os nós sinoatrial e AV são regulados pela inervação parassimpática, que reduz a taxa de disparo do marca-passo e sua condução pelo nó AV por meio da liberação de acetilcolina. A vasoconstrição do sistema venoso é mediada pelo sistema nervoso simpático, o que limita a perda de líquido e sangue após um traumatismo.

O sistema renina-angiotensina também regula a pressão arterial, a vasoconstrição periférica e a contratilidade de maneira coordenada com o sistema nervoso simpático. Tanto o sistema nervoso simpático quanto o sistema renina-angiotensina se encontram ativados cronicamente durante a insuficiência cardíaca (Capítulo 52), quando o remodelamento do sistema cardiovascular promove a progressão para a insuficiência cardíaca. A redução da perfusão para os rins, a diminuição do fornecimento de sódio na mácula densa ou o aumento da atividade simpática resulta em liberação do hormônio renina pelas células da mácula densa dentro do aparelho justaglomerular dos rins. A renina resulta na produção de angiotensina II, um potente constritor das artérias periféricas e coronárias. Por sua vez, a angiotensina II promove a liberação do hormônio capaz de reter sódio chamado aldosterona, pela glândula suprarrenal (Capítulo 214). Juntos, esses sinais resultam em retenção de sódio e em aumento da pressão arterial.

## ● FISIOLOGIA CARDÍACA E CONTROLE CIRCULATÓRIO

### Energética cardíaca

A principal fonte imediata de energia no coração é a oxidação de ácidos graxos e de glicose. Quando o suprimento de oxigênio é limitado, o metabolismo da glicose é favorecido porque ele gera mais ATP por molécula de oxigênio consumida. O coração não consegue realizar metabolismo anaeróbico (i. e., glicólise) e, portanto, é dependente de oxigênio para o seu funcionamento. Por exemplo, a função cardíaca é deteriorada imediatamente em condições de hipoxia, isquemia e intoxicação por monóxido de carbono.

O metabolismo basal, o trabalho mecânico total realizado pelo coração, a sua contratilidade e a frequência cardíaca determinam o consumo de oxigênio e de energia pelo coração. Durante o acoplamento excitação-contração, duas etapas essenciais exigem consumo de energia (hidrólise de ATP): a liberação da interação da cabeça da miosina com a actina e a recaptação de cálcio para o retículo sarcoplasmático.

O trabalho mecânico do coração é determinado pela *área total de pressão-volume*, que está relacionada com o número de pontes cruzadas entre actina e miosina, que são formadas durante a contração. Isso se dá pela soma do trabalho externo realizado pelo coração bombeando sangue do ventrículo para a aorta (representado pela área dentro da alça pressão-volume) e da energia armazenada no miocárdio ao final da contração. O aumento a contratilidade exige aumento do consumo de oxigênio porque qualquer acréscimo no cálcio liberado pelo retículo sarcoplasmático demanda mais ATP e consumo de oxigênio para bombear o cálcio liberado de volta para o retículo sarcoplasmático, por intermédio da ação da ATPase no retículo sarcoplasmático. Com base nesses princípios, o aumento da frequência cardíaca depende de aumento do consumo de oxigênio. Se a frequência cardíaca aumentar de 70 para 140 bpm durante exercício ou estresse, o consumo de oxigênio aumenta quase duas vezes acima do valor basal.

## Contração e relaxamento

### Ciclo cardíaco

Em seres humanos em repouso, o coração contrai aproximadamente uma vez por segundo. A cada contração, o coração passa por quatro eventos hemodinâmicos representados por variações em pressões e volumes (e-Figura 47.4), bem como em sua atividade elétrica – representada pelo ECG. Quando o músculo cardíaco está relaxado ao final da diástole, a pressão ventricular se encontra em seu nível de repouso (*pressão diastólica final*) e os volumes ventriculares se encontram em seus valores máximos (*volume diastólico final [VDF]*). A pressão aórtica diminui conforme o sangue ejetado na aorta durante a contração ventricular anterior flui para a circulação periférica. A contração atrial fornece um acréscimo final ao volume ventricular imediatamente antes da sístole ventricular. A contração ventricular aumenta a pressão no ventrículo; quando essa pressão excede aquela do átrio, a valva mitral se fecha. Entretanto, como a pressão ventricular ainda é menor do que a pressão aórtica, a valva aórtica permanece fechada e nenhum sangue entra ou sai do ventrículo durante essa primeira fase do ciclo cardíaco, chamada de fase de *contração isovolumétrica*. Durante a sístole, a pressão ventricular acaba excedendo a pressão aórtica e, a partir desse momento, a valva aórtica se abre, o sangue é ejetado para a aorta e o volume ventricular diminui durante a fase de *ejeção* do ciclo. No final da sístole, quando a contração é máxima, a ejeção termina e os volumes ventriculares se encontram em seus menores valores (*volume sistólico final*). O volume de sangue ejetado, que é chamado de volume sistólico (VS), é definido como a diferença entre o VDF e o volume sistólico final. A fração de ejeção (FE), definida como o percentual de VDF ejetado durante uma contração (FE = 100 × VS/VDF), é um índice do funcionamento do coração. A fase seguinte do ciclo ocorre quando o músculo cardíaco relaxa, as pressões ventriculares são menores do que a pressão aórtica e a valva aórtica se fecha. Durante essa fase de *relaxamento isovolumétrico*, os volumes ventriculares permanecem constantes porque, mais uma vez, ambas as valvas (mitral e aórtica) estão fechadas. Quando as pressões ventriculares se tornam menores do que as pressões atriais, as valvas mitral e tricúspide se abrem e o sangue flui dos átrios para os ventrículos durante a fase de *enchimento*.

Essas quatro fases do ciclo cardíaco podem ser representadas por um diagrama *pressão-volume* (e-Figura 47.5), que mostra a pressão ventricular instantânea contra o volume, permitindo o cálculo da alça *pressão-volume*. Efeitos semelhantes ocorrem nos lados esquerdo e direito do coração, mas as pressões são maiores do lado esquerdo (Tabela 47.1).

### Tabela 47.1 Variação dos valores hemodinâmicos normais em repouso.

**PRESSÃO**

Venosa central (média): 0 a 5 mmHg
Atrial direita (média): 0 a 5 mmHg
Ventricular direita (sistólica/diastólica): 20 a 30/0 a 5 mmHg
Artéria pulmonar (sistólica/diastólica): 20 a 30/8 a 12 mmHg
Atrial esquerda (média): 8 a 12 mmHg
Ventricular esquerda (sistólica/diastólica): 100 a 150/8 a 12 mmHg
Aórtica (sistólica/diastólica): 100 a 150/70 a 90 mmHg

**MEDIDAS RELACIONADAS COM O VOLUME**

Volume diastólico final do ventrículo direito: 70 a 100 ml
Volume diastólico final do ventrículo esquerdo: 70 a 100 ml
Volume sistólico: 40 a 70 ml
Índice cardíaco: 2,5 a 4,0 l/min/m²
Fração de ejeção: 55 a 70%

**RESISTÊNCIA ARTERIAL**

Resistência vascular sistêmica: 10 a 20 mmHg · min/l
Resistência vascular pulmonar: 0,5 a 1,5 mmHg · min/l

## Relações pressão-volume

O volume de uma câmara ventricular está relacionado com o comprimento de seus músculos e sarcômeros. No ventrículo esquerdo, com sua área transversal circular, a lei de Laplace define a relação entre a pressão na câmara (P), a tensão muscular (T, força/unidade de área transversal do músculo), a espessura da parede da câmara (h) e o raio interno da câmara (R): $P \approx 2 \cdot T \cdot h/R$. Tanto o cálcio quanto o comprimento do músculo cardíaco determinam a força (Figura 47.3). Cada músculo é composto por um arranjo linear de feixes de sarcômeros. A força máxima é alcançada em um comprimento sarcomérico de cerca de 2,2 a 2,3 µm, que resulta em sobreposição ótima entre os filamentos grossos e finos. Quando o comprimento sarcomérico é menor do que 2,0 µm, as extremidades dos filamentos finos entram em contato entre si, resultando em redução da força. Quando os sarcômeros são alongados além de 2,3 µm, a força diminui em virtude da redução da sobreposição entre as cabeças de miosina e actina.

As relações entre força e comprimento, que são determinadas medindo-se a força desenvolvida em diferentes comprimentos musculares enquanto se evita que o músculo reduza seu comprimento (contração isométrica), caracterizam as propriedades contráteis sistólica e diastólica do músculo cardíaco. Com o aumento do comprimento muscular, a força sistólica final aumenta mais do que a força diastólica final. A diferença entre a força no final da diástole e no final da sístole aumenta conforme o comprimento muscular é alongado como resultado da força aumentada gerada pelo músculo alongado. Essa relação entre força e comprimento é chamada de lei de Frank-Starling do coração.

## Trabalho cardíaco

O desempenho cardiovascular é refletido na pressão arterial e no DC (fluxo sanguíneo arterial médio) que, por sua vez, é dependente de quatro fatores: pré-carga, pós-carga, contratilidade ventricular e frequência cardíaca.

A *pré-carga* se refere ao grau de distensão dos sarcômeros imediatamente antes da sístole e é definida pela pressão ou pelo VDF. A lei de Frank-Starling do coração dita que a pressão ventricular e o DC variam com a pré-carga, de modo que uma redução na pré-carga reduz o volume e a pressão diastólicos finais, a pressão máxima e o débito (volume) sistólico. Ao contrário, o aumento da pré-carga aumenta a pressão e o débito ventriculares, até os limites nos quais a pressão de pré-carga pode ser aumentada. Pressões diastólicas finais no ventrículo esquerdo maiores do que de 20 a 25 mmHg causam exsudação de líquido para os alvéolos e edema pulmonar (Capítulo 52).

A *pós-carga* se refere à tensão que o ventrículo precisa superar para ejetar o sangue. A PA máxima reflete a tensão máxima imposta aos miocardiócitos de acordo com a lei de Laplace (descrita anteriormente como $P \approx 2 \cdot T \cdot h/R$). Enquanto não houver obstrução ao fluxo de saída

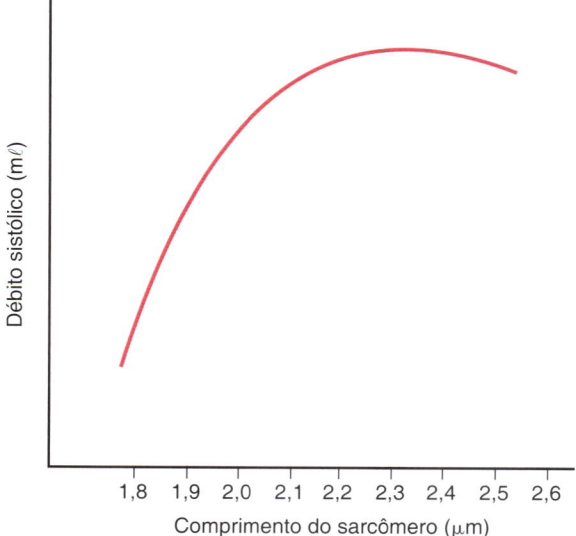

**FIGURA 47.3** Lei de Frank-Starling. O débito cardíaco, representado como débito ou volume sistólico (o volume sistólico final menos o volume diastólico final), como uma função do comprimento inicial do sarcômero. Quanto maior o comprimento inicial das fibras durante a diástole, chamado de pré-carga, mais força é gerada durante a sístole.

do ventrículo esquerdo, a PA reflete a pós-carga dos miócitos, assim como a *resistência periférica total* (RPT), que corresponde ao tônus dos vasos de resistência. A RPT é a razão entre a redução de pressão média no sistema arterial (pressão arterial média [PAM] menos a pressão venosa central [PVC]) e o DC: RPT = (PAM − PCV)/DC. Quando a RPT aumenta, a relação pressão-volume se desloca de modo que a pressão máxima aumenta, enquanto o débito sistólico e a FE diminuem.

A *contratilidade* do músculo cardíaco (*contratilidade miocárdica*) ou de um ventrículo (*contratilidade ventricular*) é a capacidade intrínseca de geração de força independentemente da pré-carga ou da pós-carga. Quando a contratilidade ventricular aumenta, a relação pressão-volume se desloca de modo que pressão, débito sistólico e FE estão aumentados em um volume de pré-carga e em uma resistência arterial constantes. Comparativamente, a contratilidade ventricular está diminuída na miocardiopatia dilatada (Capítulo 54) e a contratilidade atrial está diminuída na miopatia atrial que pode preceder a fibrilação atrial e ocorrer comumente após a mesma.[2]

O DC é medido em litros por minuto e é igual ao volume de sangue ejetado em cada contração cardíaca (débito ou volume sistólico de ejeção em litros por contração) multiplicado pelo número de batimentos por minuto. Como resultado, a *frequência cardíaca* é um determinante poderoso do desempenho cardíaco. O DC e a PAM podem se relacionar com pré-carga, pós-carga, contratilidade e frequência cardíaca por intermédio das curvas de Frank-Starling, que relacionam a pressão diastólica final com o DC ou a PAM, gerando um quadro global da função ventricular esquerda.

## ● RESPOSTAS CARDIOVASCULARES A ESTRESSORES

### Exercício físico
O exercício físico exige aumentos substanciais da função cardíaca combinados com remodelamento da circulação periférica para satisfazer as demandas metabólicas aumentadas de órgãos críticos e para redirecionar o fluxo sanguíneo para esses órgãos. De fato, o consumo de oxigênio durante o exercício pode aumentar até 18 vezes. Cerca de um terço da demanda de consumo aumentado de oxigênio é satisfeito pela melhora na extração de oxigênio do sangue para os músculos (reduzindo a saturação venosa de cerca de 75% para cerca de 25%) e o restante ocorre pelo aumento do DC em até seis vezes. O aumento da função cardíaca é alcançado principalmente por estimulação simpática e redução do tônus vagal, que se combinam para aumentar a frequência cardíaca, a FE, as taxas de enchimento e a pressão arterial sistólica, além de reduzir a impedância aórtica. Em indivíduos saudáveis jovens, a frequência cardíaca pode aumentar de um valor basal de 60 a 70 bpm durante o repouso para valores de 170 a 200 bpm com o exercício. Para aumentar em vez de reduzir o DC nessas frequências cardíacas elevadas, que podem limitar o enchimento ventricular e o VS, a contratilidade também precisa aumentar, o que ocorre por intermédio de um fenômeno conhecido como relação positiva entre força e frequência ou fenômeno de Bowditch. Junto com o aumento na contratilidade cardíaca, a vasodilatação arterial na aorta e em outras artérias importantes reduz a resistência ao fluxo de sangue que deixa o coração. Tanto o aumento da contratilidade cardíaca quanto a dilatação arterial são deflagrados pelos mesmos sinais do sistema nervoso simpático. Com o aumento do DC, o retorno venoso também precisa aumentar de modo que a pré-carga possa ser mantida, além de aumentar a função cardíaca pelo mecanismo de Frank-Starling. Em resposta ao estresse do exercício repetido (p. ex., em atletas treinados), o coração sofre hipertrofia fisiológica, que deve ser diferenciada da hipertrofia patológica promovida por hipertensão arterial sistêmica, IAM e ativação crônica de vias neuro-hormonais (p. ex., sistema renina-angiotensina) (e-Figura 47.6).

### Insuficiência cardíaca
A insuficiência cardíaca pode ser definida como a incapacidade de o coração fornecer fluxo sanguíneo adequado para satisfazer as demandas metabólicas dos órgãos (Capítulo 52). A insuficiência cardíaca pode ser causada por disfunção sistólica com sobrecarga de volume, o que ocorre mais frequentemente como consequência de cardiopatia isquêmica (IAM) ou como a consequência final da hipertensão arterial sistêmica. A insuficiência cardíaca sistólica é caracterizada por aumentos no tamanho de várias câmaras cardíacas (deslocamento para a direita da relação entre pressão e volume diastólicos finais). Em outro tipo de insuficiência cardíaca, conhecida como *insuficiência cardíaca diastólica*, o coração não necessariamente aumenta de tamanho e a função sistólica é preservada.[3] Dados mais recentes mostram que alterações na regulação do cálcio dentro dos miocardiócitos participam na patogênese da fraqueza muscular cardíaca e esquelética, que é observada na insuficiência cardíaca.

### Envelhecimento
O prolongamento dos tempos de contração e relaxamento, que são anomalias comuns em indivíduos idosos, pode ser relacionado com hipertrofia cardíaca como uma consequência da alta prevalência de hipertensão arterial sistêmica durante o envelhecimento (Capítulo 70). Um "endurecimento" progressivo das grandes artérias com o avanço da idade aumenta a resistência, embora o mecanismo subjacente a essa alteração não seja compreendido. A frequência cardíaca e as respostas contráteis aos sinais simpáticos são reduzidas, comprometendo a capacidade de responder a condições de pós-carga aguda, como elevação da pressão arterial ou IAM.

### Regeneração cardíaca
Alguns animais, como peixe-zebra, conseguem regenerar porções substanciais de seus corações após uma lesão, algumas vezes recrutando miócitos atriais para que eles substituam miócitos ventriculares danificados. Entretanto, em mamíferos, os miocardiócitos param de proliferar logo após o nascimento. Qualquer aumento subsequente do coração em resposta ao estresse (p. ex., hipertensão) ou a uma perda de miocárdio (p. ex., infarto do miocárdio) é limitado à hipertrofia dos miocardiócitos existentes. Entretanto, alguns estudos mostraram que microRNA (miRNA) podem ativar a proliferação dos miocardiócitos e permitir o reparo tecidual por fazerem com que miocardiócitos terminalmente diferenciados entrem novamente no ciclo celular e proliferem. Esses microRNA são RNA curtos não codificantes que infrarregulam os mRNA-alvo por se ligarem a sequências parcialmente complementares e reduzirem a expressão das proteínas codificadas por eles. Em camundongos, miRNA conseguem induzir regeneração cardíaca e prevenir a perda da função do coração após um infarto do miocárdio, levantando a possibilidade do uso de terapias envolvendo essas moléculas para um tratamento potencial das doenças cardíacas, bem como para aumentar a compreensão a respeito delas. Entretanto, até a presente data, as terapias com células-tronco têm sido decepcionantes para a insuficiência cardíaca[A1] e para o IAM.[A2]

## ● COMPROMETIMENTO DA FUNÇÃO CIRCULATÓRIA: ATEROSCLEROSE

A aterosclerose, que é um processo dependente de idade que causa dano progressivo aos vasos arteriais, pode prejudicar o fluxo de sangue coronariano e resultar em isquemia miocárdica (Capítulo 62) e infarto do miocárdio (Capítulos 63 e 64). A aterosclerose está relacionada a fatores de risco cardíacos que incluem níveis elevados de colesterol, hipertensão arterial sistêmica, tabagismo, obesidade, genética (história familiar positiva) e diabetes melito.[4] A aterosclerose pode causar bloqueios parciais ou completos nas artérias em razão da formação de placas ateroscleróticas formadas por lipoproteínas, células inflamatórias e tecido conjuntivo. As placas ateroscleróticas podem se romper, causando trombos e oclusões arteriais que resultam em infarto do miocárdio (Capítulos 63 e 64), acidente vascular encefálico (AVE) isquêmico (Capítulo 379) e doença arterial periférica (Capítulo 71). Repetidos ataques isquêmicos induzidos por aterosclerose podem resultar em miocardiopatia dilatada e em insuficiência cardíaca (Capítulo 52). Estima-se que 90% dos casos de IAM (Capítulo 64), 60% dos AVE (Capítulo 379), a maioria dos casos de insuficiência cardíaca (Capítulo 52) e até um terço de todos os casos de demência (Capítulo 374) sejam causados por aterosclerose.

### Fatores de risco para aterosclerose
Os principais fatores de risco que promovem o desenvolvimento de aterosclerose são nível elevado de colesterol ligado à lipoproteína de baixa densidade (LDL) (Capítulo 195), tabagismo (Capítulo 29), diabetes melito (Capítulo 216), hipertensão arterial sistêmica (Capítulo 70) e história familiar de cardiopatia isquêmica, AVE isquêmico ou doença arterial periférica. Outras condições que aumentam o risco de doença ou de eventos ateroscleróticos incluem nível baixo de lipoproteína de alta densidade (HDL) (Capítulo 195), obesidade, hipertrigliceridemia, níveis plasmáticos elevados de lipoproteína A, hiperfibrinogenemia, homocistinúria e inatividade física (Capítulo 46).

Um fenótipo lipoproteico aterogênico (caracterizado pela predominância de partículas LDL pequenas e densas, hipertrigliceridemia e baixa concentração plasmática de HDL-colesterol) e a síndrome metabólica estão associados a fatores aterogênicos e trombóticos, incluindo níveis elevados de fibrinogênio plasmático, de inibidor do ativador de plasminogênio-1 e fator de coagulação VII, bem como hiperatividade plaquetária. O biomarcador inflamatório proteína C reativa não causa aterosclerose, mas reflete inflamação ativa que pode acelerar o processo aterosclerótico.[5]

### Fisiopatologia da aterosclerose

Quando LDL se acumula na parede interna das artérias (íntima), torna-se oxidada, resultando na liberação de quimiocinas e de moléculas de adesão que promovem a inflamação, que se caracteriza pelo recrutamento de monócitos, que se tornam macrófagos (e-Figura 47.7). Os macrófagos acumulam colesterol e se tornam células espumosas carregadas de colesterol.[6] Outros macrófagos produzem mediadores pró-inflamatórios, incluindo fator de necrose tumoral (TNF), interleucina-1 (IL-1), eicosanoides pró-inflamatórios, radicais livres de oxigênio e de nitrogênio e fatores pró-trombóticos.

### Ativação plaquetária, trombose e infarto

O processo aterosclerótico é, tipicamente, silencioso por meses, anos e, até mesmo, décadas e pode nunca resultar em manifestações clínicas. Entretanto, se a placa se romper pode ocorrer oclusão trombótica da artéria (Figura 47.4).[6b] Os agregados plaquetários que se formam sobre as superfícies expostas são estabilizados por uma rede de fibrina. O fator tecidual, expresso pelas células musculares lisas da vasculatura e por macrófagos da placa aterosclerótica, é o principal iniciador celular da cascata de coagulação sanguínea que leva à formação de fibrina. Os trombos ateroscleróticos se expandem rapidamente e conseguem preencher o lúmen em minutos, causando isquemia e infarto.

As metaloproteinases de matriz e as cisteinoproteinases, que são produzidas por macrófagos, são encontradas nos locais de ruptura de placa e estão associadas a essa ruptura, mas seus efeitos sobre a composição e as dimensões das lesões são complexos. A morte celular é um deflagrador importante da ruptura da placa. Células apoptóticas contidas na placa em geral são removidas por eferocitose. Se esse processo falhar, ocorre necrose secundária, causando redução da integridade mecânica e acúmulo do material pró-trombótico proveniente de células mortas.

### Terapia antiaterosclerótica

O tratamento atual da aterosclerose foca na redução dos fatores de risco, incluindo interrupção do fumo, redução dietética e farmacológica dos níveis de LDL-colesterol (Capítulo 195), manejo da pressão arterial (Capítulo 70), tratamento da hiperglicemia (Capítulo 216), da hipertrigliceridemia (Capítulo 195), da obesidade (Capítulo 207) e da inatividade física (Capítulo 13).

A redução dos níveis de colesterol com o uso de estatinas,[A3] ezetimiba[A4] e anticorpos contra PCSK9 (do inglês *proprotein convertase subtilisin kexin type 9*)[A5,A6] consegue reduzir as lesões ateroscleróticas, inibir sua progressão e diminuir a taxa de eventos coronarianos subsequentes. Entretanto, metanálise recente de 35 ensaios clínicos com PCSK9 não mostrou benefícios em termos de taxas de mortalidade por todas as causas ou cardiovascular,[A7] talvez porque o acompanhamento não tenha sido longo o suficiente. O ácido acetilsalicílico (AAS)[A8] e outros inibidores da agregação plaquetária, além de bloqueadores dos receptores beta-adrenérgicos, de antagonistas de angiotensina II ou IECA também são parte da rotina de prevenção secundária da cardiopatia isquêmica (Capítulos 62, 63 e 64). Inibidores da agregação plaquetária são amplamente utilizados para a prevenção secundária da doença cardiovascular aterosclerótica. O AAS inibe a formação de prostaglandinas pró-agregatórias, enquanto outros inibidores da agregação plaquetária modulam a expressão de moléculas de adesão nas plaquetas. Além das terapias médicas, terapias intervencionais têm afetado bastante os impactos da aterosclerose na saúde. Essas terapias incluem a angioplastia coronariana e a inserção de *stents*, inclusive *stents* farmacológicos (Capítulo 65).

### Recomendações de grau A

A1. Nguyen PK, Rhee JW, Wu JC. Adult stem cell therapy and heart failure, 2000 to 2016: a systematic review. *JAMA Cardiol.* 2016;1:831-841.
A2. Fisher SA, Doree C, Taggart DP, et al. Cell therapy for heart disease: trial sequential analyses of two Cochrane reviews. *Clin Pharmacol Ther.* 2016;100:88-101.
A3. Taylor F, Huffman MD, Macedo AF, et al. Statins for the primary prevention of cardiovascular disease. *Cochrane Database Syst Rev.* 2013;1:CD004816.
A4. Cannon CP, Blazing MA, Giugliano RP, et al. Ezetimibe added to statin therapy after acute coronary syndromes. *N Engl J Med.* 2015;372:2387-2397.
A5. Zhu Y, Shen X, Jiang Q, et al. Effects of monoclonal antibodies against PCSK9 on clinical cardiovascular events: a meta-analysis of randomized controlled trials. *Herz.* 2019;44:336-346.
A6. Sabatine MS, Giugliano RP, Keech AC, et al. Evolocumab and clinical outcomes in patients with cardiovascular disease. *N Engl J Med.* 2017;376:1713-1722.
A7. Karatasakis A, Danek BA, Karacsonyi J, et al. Effect of PCSK9 inhibitors on clinical outcomes in patients with hypercholesterolemia: a meta-analysis of 35 randomized controlled trials. *J Am Heart Assoc.* 2017;6:1-55.
A8. Guirguis-Blake JM, Evans CV, Senger CA, et al. Aspirin for the primary prevention of cardiovascular events: a systematic evidence review for the U.S. Preventive Services Task Force. *Ann Intern Med.* 2016;164:804-813.

### REFERÊNCIAS BIBLIOGRÁFICAS

*As referências bibliográficas, bem como os outros materiais suplementares deste livro, encontram-se no GEN-IO, nosso ambiente virtual de aprendizagem.*

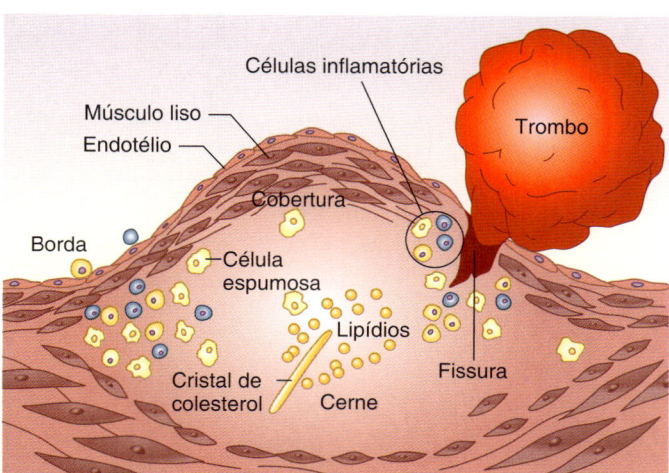

**FIGURA 47.4 Ruptura da placa e aterotrombose.** A placa aterosclerótica avançada tem um núcleo central com lipídios (especialmente colesterol), células vivas e mortas, material necrótico das células espumosas mortas e sais de cálcio. A placa é recoberta por uma estrutura fibrosa que consiste em células musculares lisas e colágeno (produzido pelas células musculares) e também por uma camada intacta de células endoteliais. Células inflamatórias (macrófagos, linfócitos T, mastócitos, células dendríticas e linfócitos B ocasionais) se encontram misturadas com esses componentes e são particularmente abundantes nas bordas das placas, onde fissuras (também chamadas de rupturas) podem expor o cerne trombogênico (p. ex., lipídios, colágeno, fator tecidual) para os componentes sanguíneos. Esse evento promove a agregação plaquetária e a coagulação humoral, levando à formação de trombo no local da fissura. Os trombos se expandem localmente e obstruem o fluxo sanguíneo ou eles se descolam e causam embolização.

# 48

# ELETROCARDIOGRAFIA

**LEONARD GANZ E MARK S. LINK**

A eletrocardiografia, que, surpreendentemente, mudou muito pouco desde a sua introdução por Einthoven no início dos anos 1900, possibilita o registro simultâneo da ativação miocárdica a partir de vários pontos na superfície do corpo, permitindo assim a análise da ativação elétrica em diferentes regiões miocárdicas. A eletrocardiografia de superfície pode ser suplementada por registros intracardíacos, que são particularmente úteis para o diagnóstico e o manejo de arritmias cardíacas (Capítulo 56).

## FUNÇÃO E ELETROCARDIOGRAMA NORMAIS

### Ativação cardíaca normal

A ativação elétrica do coração depende da propagação pelo músculo cardíaco de uma onda despolarizante proveniente das células marca-passo, bem como por tecidos especializados de condução (Figura 48.1). Em circunstâncias normais, as células no nó sinoatrial (SA), localizado na porção epicárdica lateral superior do átrio direito, se despolarizam espontaneamente em uma frequência mais elevada e, portanto, constituem o marca-passo cardíaco dominante (Capítulo 55). Essa onda elétrica se espalha pelos átrios direito e esquerdo e células especializadas de condução chamadas de feixe de Bachmann aceleram a onda despolarizante para o átrio esquerdo. A ativação elétrica atrial promove a contração muscular atrial, propelindo assim o sangue através das valvas tricúspide e mitral para os ventrículos direito e esquerdo. Normalmente, o nó atrioventricular (AV), onde a condução é atrasada de maneira fisiológica, age como o único local de conexão elétrica entre os átrios e os ventrículos; os anéis das valvas AV são isolados eletricamente. A onda despolarizante deixa o nó AV e passa para o feixe de His, um tecido de condução especializado capaz de conduzir rapidamente a onda elétrica. O feixe de His se bifurca em ramos direito e esquerdo; o ramo esquerdo se divide em fascículos esquerdos anterior e posterior. Os ramos do feixe de His e suas porções mais distais contendo tecido de condução especializado são chamados de sistema de Purkinje. A partir desses tecidos condutores especializados, a onda despolarizante entra e se move através do músculo ventricular. Assim como ocorre nos átrios, a ativação elétrica ventricular promove a contração muscular, que bombeia o sangue através das valvas semilunares para as circulações pulmonar e sistêmica. Após a ativação elétrica, ou despolarização, é necessário um período de recuperação elétrica, ou repolarização, antes de uma nova ativação.

Em nível celular, uma ação orquestrada complexa de abertura e fechamento de potenciais iônicos determina o potencial de membrana durante esse processo. O fluxo de íons para dentro e para fora das células miocárdicas constitui o potencial de ação, que reflete a despolarização e a repolarização, bem como a despolarização espontânea das células marca-passo (Capítulo 55).

## Ondas eletrocardiográficas

Nomeadas alfabeticamente, começando com a onda P, as ondas básicas do eletrocardiograma (ECG) correspondem a esses eventos elétricos (Figura 48.2). A onda P representa a despolarização do músculo atrial; durante a hiperpotassemia grave, a ativação elétrica atrial pode ser desacoplada da ativação muscular atrial e não ocorrer uma onda P. O ritmo resultante é chamado de sinoventricular. O complexo QRS representa a despolarização muscular ventricular; a disparidade entre as massas musculares atrial e ventricular gera tipicamente um complexo QRS muito maior em amplitude de voltagem do que a onda P. Registrado a partir de vários pontos, o complexo QRS fornece muitas informações a respeito da estrutura e da função do tecido ventricular. Em circunstâncias normais, o intervalo PR, que é o segmento desde o início da onda P até o início do complexo QRS, representa o retardo entre as despolarizações atrial e ventricular. O segmento ST e a onda T (e, ocasionalmente, a onda U) representam a repolarização ventricular, um processo de recuperação elétrica que deve ocorrer antes que o ventrículo possa ser despolarizado novamente. O ponto J (de junção) denota o final do complexo QRS e o início do segmento ST. A musculatura atrial também precisa ser repolarizada antes da onda despolarizante seguinte. Como a massa ventricular excede em muito a massa atrial, a onda de repolarização atrial, de baixa amplitude, é mascarada pelo complexo QRS e, portanto, não é observada no ECG.

Um achado raro no ECG, a onda J (de Osborn), quebra a convenção alfabética das outras ondas eletrocardiográficas. Definida como uma deflexão positiva no ângulo de descida do complexo QRS ou no ponto J, a onda J é vista mais comumente em situações de hipotermia (Figura 48.3). Ela também é observada em situações de hipercalcemia e de lesão cerebral e está relacionada com o risco de fibrilação ventricular idiopática (ver adiante).

## Padrões eletrocardiográficos

Um ECG padrão é registrado em papel (e, frequentemente, digitalmente) com linhas de grade de 1 mm (quadrados "pequenos"), bem como de 5 mm (quadrados "grandes") (Figura 48.2). A amplitude da voltagem é medida no eixo vertical (tipicamente 10 mm significam 1 mV) e o tempo é registrado no eixo horizontal. Como a velocidade usual de registro de ECG é de 25 mm/s, cada linha de grade de 1 mm (quadrado pequeno) representa 0,04 segundo (40 ms) e cada linha de grade de 5 mm (quadrado grande) é igual a 0,2 segundo (200 ms). Esses parâmetros, que são tipicamente impressos no ECG para ajudar na interpretação adequada, representam a calibração usual, ou padronização, mas eles podem ser modificados em circunstâncias incomuns.

Um ECG padrão é registrado ao longo de um período de 10 segundos, embora os registros possam ser realizados por períodos substancialmente maiores, se for necessário. Várias derivações são tipicamente registradas de maneira simultânea do início até o fim da página. Os agrupamentos usuais de derivações incluem I, II e III; aVR, aVL e aVF; $V_1$, $V_2$ e $V_3$ e $V_4$, $V_5$ e $V_6$ (ver adiante). Cada grupo de derivações é gravado por 2,5 segundos. Um registro de uma única derivação (ou de várias derivações) é registrado na porção inferior ao longo de todos os 10 segundos. Desse modo, se um ECG for examinado da esquerda para a direita, o indivíduo vê 10 segundos de atividade cardíaca, com cada complexo registrado simultaneamente em várias derivações.

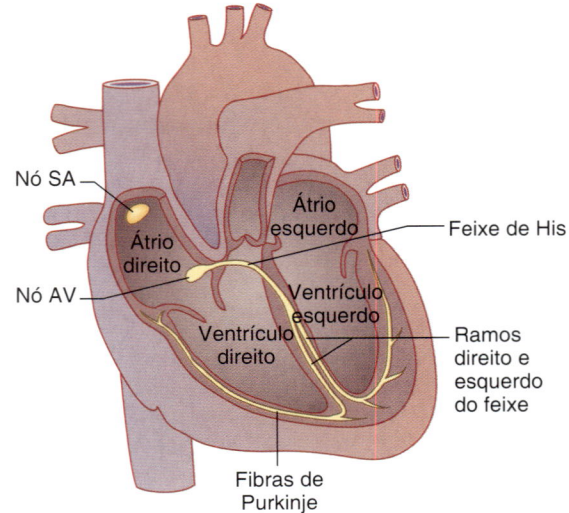

**FIGURA 48.1** Sistema de condução cardíaco. O sistema de condução normal consiste em células marca-passo no complexo do nó sinoatrial (SA), tratos especializados de condução intra-atrial (incluindo o feixe de Bachmann), nó atrioventricular (AV), o sistema His-Purkinje e miocárdio ventricular e atrial de trabalho.

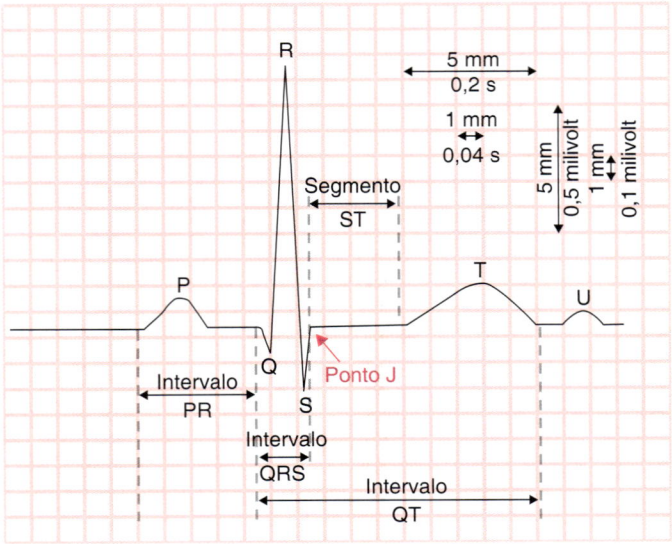

**FIGURA 48.2** Inscrição de um eletrocardiograma (ECG) normal. A despolarização do nó sinoatrial não é visível no ECG de superfície; a onda P corresponde à despolarização muscular atrial. O intervalo PR denota a condução através do músculo atrial, do nó atrioventricular e do sistema His-Purkinje. O complexo QRS reflete a despolarização do músculo ventricular. O segmento ST e a onda T correspondem à repolarização ventricular. O ponto J se encontra na junção do final do complexo QRS com o início do segmento ST. O intervalo QT é medido desde o início do complexo QRS até o final da onda T. Repare nas linhas de grade. No eixo horizontal, cada linha de 1 mm (o quadrado "pequeno") denota 0,04 segundo (40 ms); uma caixa "grande" denota 0,2 segundo (200 ms). No eixo vertical, 1 mm (caixa "pequena") corresponde a 0,1 mV; 10 mm (duas caixas "grandes"), portanto, corresponde a 1 mV.

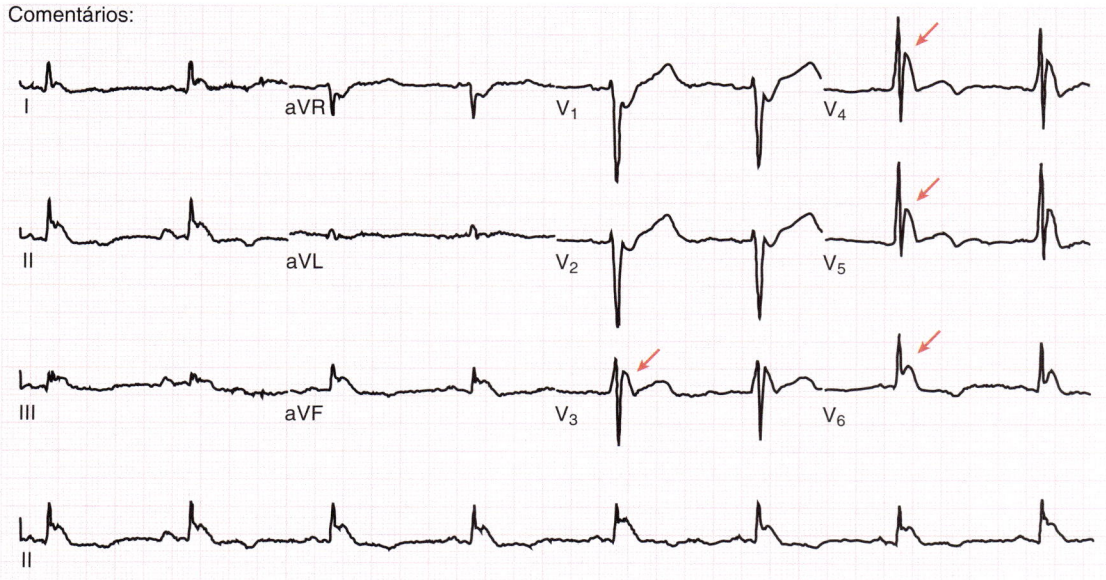

**FIGURA 48.3** **Onda J de Osborn.** Esse eletrocardiograma (ECG) foi registrado em mulher diabética de 40 anos apresentando hipotermia profunda (26,6°C), cetoacidose diabética e hipopotassemia. Repare nas grandes ondas J nos eletrodos $V_3$-$V_6$ e ondas J menores nas derivações I, II, III e aVF. Outros achados notáveis incluem bradicardia sinusal e prolongamento do intervalo QT.

## Intervalos normais

Cada um dos vários intervalos e ondas do ECG apresenta faixas de normalidade, definidas a partir de numerosos registros eletrocardiográficos em indivíduos (presumivelmente) saudáveis (Tabela 48.1 e Figura 48.2).[1,2]

O intervalo RR (idêntico ao intervalo PP no ritmo sinusal) que é a medida de uma onda R até outra onda R (ou de uma onda P até outra onda P) permite o cálculo da frequência cardíaca (FC). Como existem 60.000 ms em um minuto, a FC, em batimentos por minuto, pode ser facilmente calculada a partir do intervalo RR ou PP em milissegundos:

$$FC = \frac{60.000}{RR}$$

Embora tradicionalmente a faixa de FC em um adulto normal em repouso seja definida como entre 60 e 100 bpm, a faixa entre 50 e 90 bpm é, na realidade, mais condizente com a fisiologia normal de um indivíduo em repouso. Vários estressores (exercício, dor, febre etc.) aumentam a FC; uma FC menor é observada após as refeições e durante o sono. As frequências cardíacas em repouso tendem a diminuir com a idade. Quando a FC é grosseiramente irregular, como ocorre na fibrilação atrial (Capítulo 58), o intervalo RR pode ser calculado a partir da média de alguns ciclos cardíacos para a estimativa da FC. Como um ECG padrão registra 10 segundos, a FC (batimentos por minuto) será igual ao número de batimentos registrados em um ECG padrão multiplicado por seis. Alternativamente, em um ritmo regular, a FC pode ser rapidamente estimada contando o número de quadrados grandes entre dois complexos QRS ou ondas P consecutivas (i. e., dois quadrados grandes = 150 bpm, três quadrados grandes = 100 bpm, quatro quadrados grandes = 75 bpm, cinco quadrados grandes = 60 bpm e assim por diante).

### Duração da onda P

A duração da onda P, desde o início até o fim de uma onda P, tipicamente é menor do que 0,12 segundo (120 ms, três quadrados pequenos) em comprimento. Uma onda P alargada reflete um atraso de condução intra-atrial e/ou interatrial. Anomalias na amplitude, na morfologia e no eixo elétrico da onda P podem refletir dilatação atrial.

### Intervalo PR

O intervalo PR, medido desde o início da onda P até o início do complexo QRS, normalmente dura entre 0,09 e 0,2 segundo (90 a 200 ms). Uma condução AV de *1:1* com um intervalo PR maior do que 0,2 segundo é tradicionalmente chamada de *bloqueio AV (BAV) de primeiro grau*, mas o termo *atraso da condução AV* seria mais adequado. A condução através do tecido atrial, do nó AV e do sistema His-Purkinje contribui para o intervalo PR. Quando o intervalo PR é prolongado, o atraso ocorre geralmente no nó AV, embora outros locais de retardo sejam possíveis. Um intervalo PR curto pode refletir pré-excitação ventricular (síndrome de Wolff-Parkinson-White), ritmo juncional ou condução mais lenta no nó AV (Capítulos 56 e 58) e esse achado está associado a risco elevado de morbidade e mortalidade cardíacas.[3]

### Complexo QRS

O complexo QRS, que reflete a ativação elétrica muscular ventricular, fornece informações importantes sobre pacientes com doença da artéria coronária (DAC), cardiomiopatia, anomalias metabólicas e outras condições. As letras maiúsculas (Q, R, S) denotam deflexões de grande amplitude (≥ 5 mm ou 0,5 mV), enquanto letras minúsculas (q, r, s) significam deflexões de baixa amplitude (< 5 mm ou 0,5 mV). As ondas Q, q, S e s são excursões negativas da linha de base isoelétrica, enquanto as ondas R e r são deflexões positivas. As ondas Q e q são deflexões negativas iniciais e as ondas S e s são deflexões negativas após uma deflexão positiva (onda R ou r); um complexo QS é uma deflexão completamente negativa. As ondas Q podem refletir infarto prévio (Capítulos 62 a 64). Uma onda R' ou r' se refere a uma segunda deflexão positiva após uma onda S (ou s). A duração do complexo QRS reflete o tempo necessário para a despolarização ventricular. A ativação ventricular, em geral, exige pelo menos 0,075 segundo (75 ms, praticamente dois quadrados pequenos). Existe algum debate a respeito do limite superior da faixa normal de duração QRS; um consenso recente especificou esse valor em 0,11 segundo (110 ms), cerca de 3 três quadrados pequenos. Se a duração do QRS for prolongada, está presente um atraso de condução intraventricular e/ou interventricular. Padrões específicos de atraso de condução interventricular são chamados de bloqueio de ramo (ver adiante).

### Intervalo QT

O intervalo QT é medido desde o início do complexo QRS até o final da onda T. Embora o intervalo QT geralmente seja utilizado como sinônimo da repolarização ventricular, ele também inclui o tempo necessário para

| Tabela 48.1 | Intervalos eletrocardiográficos normais. |
|---|---|
| Frequência cardíaca | 50 a 100 bpm |
| Duração da onda T | < 0,12 s (120 ms) |
| Intervalo PR | 0,09 a 0,20 s (90 a 200 ms) |
| Duração do complexo QRS | 0,075 a 0,11 s (75 a 110 ms) |
| Intervalo QTc | homens: 0,39 a 0,45 s (390 a 450 ms); mulheres: 0,39 a 0,46 s (390 a 460 ms) |
| Eixo elétrico do complexo QRS | −30 a +90° |

a despolarização ventricular (duração do complexo QRS). O intervalo QT geralmente é medido nas derivações II, $V_5$ e $V_6$ (ver adiante) e é considerado como o maior intervalo entre os três, usando a média de três a cinco ciclos. Se o intervalo QT não puder ser medido com precisão nessas três derivações, outras derivações podem ser utilizadas. O intervalo QT deve ser corrigido para possibilitar a comparação desse intervalo em diferentes frequências cardíacas. A abordagem utilizada mais comumente, a fórmula de Bazett, define um intervalo QT corrigido (QTc) como:

$$QTc = \frac{QT}{\sqrt{RR}}$$

A fórmula de Bazett trabalha razoavelmente bem em frequências cardíacas na faixa da normalidade, mas ela corrige demais em frequências elevadas e corrige de menos em frequências baixas. Ritmos irregulares (principalmente a fibrilação atrial) complicam o cálculo do QTc. Alguns pesquisadores recomendam a medida de pelo menos três intervalos QT para a obtenção da média e, então, utilizar o intervalo RR calculado como a média ao longo de 10 ciclos. Fórmulas de regressão mais complexas foram desenvolvidas para a correção do intervalo QT em diferentes frequências cardíacas. Por exemplo, a fórmula de Fridericia:

$$QTc = \frac{QT}{\sqrt[3]{RR}}$$

Ela é mais acurada que a fórmula de Bazett em casos de fibrilação atrial e melhor para a predição de desfechos adversos,[4] mas não tem uso clínico amplo.

A existência de uma onda U complica a medida do intervalo QT (e, portanto, do QTc); pode não ficar claro onde a onda T termina e se a onda U deve ser incluída em um intervalo QTU. Se a linha de base isoelétrica for alcançada entre as ondas T e U, a onda U geralmente não é incluída no intervalo QT. Se a onda T se fundir com a onda U sem que a linha de base isoelétrica seja alcançada, a onda U é incluída no intervalo QT (ou QTU). O QTc de um dado paciente pode variar ao longo do dia e tende a ser um pouco mais longo em mulheres jovens e de meia-idade do que nos homens. O limite superior de um QTc normal é discutível, mas um ponto de corte de 0,45 segundo (450 ms) em homens e 0,46 segundo (460 ms) em mulheres geralmente é utilizado. O intervalo QT é sensível a efeitos de fármacos, bem como a anormalidades de eletrólitos e metabólitos. Pacientes com complexos QRS alargados frequentemente apresentam intervalos QT e QTc prolongados. Nesses pacientes, o intervalo JT (desde o ponto J até o final da onda T) pode ser um indicador mais acurado da repolarização, mas ainda não foram estabelecidos padrões normais. Pacientes com prolongamento de QTc, seja congênito ou adquirido, podem estar em risco de desenvolver taquicardia ventricular do tipo *torsade de pointes* (Capítulo 59). Um intervalo QTc muito curto (< 390 ms) é incomum e o raro paciente com síndrome do QT curto também corre risco de desenvolvimento de arritmias ventriculares malignas.[5]

## Derivações eletrocardiográficas

O registro de uma única derivação de ECG possibilita o cálculo da FC e, muitas vezes, o diagnóstico acurado do ritmo cardíaco. Quando o ECG é registrado simultaneamente em vários pontos na pele a direção (ou vetor) da ativação conforme a onda elétrica se move através do coração pode ser inferida. Embora diferentes sistemas de derivação (e alguns deles são realmente utilizados em ambientes de pesquisa) sejam possíveis, a eletrocardiografia padronizada utiliza 12 pontos (i. e., derivações), a partir de 10 eletrodos, sendo seis na parede torácica e quatro nos membros. Na realidade, apenas três derivações nos membros são utilizadas de verdade para a geração dos registros; a derivação na perna direita funciona como "terra". As derivações nos membros, chamadas de derivações no plano frontal, geram registros de derivações bipolares e unipolar aumentada. Os eletrodos no peito ou precordiais geram registros unipolares. Derivações bipolares registram a diferença de potencial entre dois eletrodos na pele. Nos registros unipolares, a derivação de interesse, o eletrodo sendo avaliado, é comparada com um eletrodo de referência. Por convenção, é gerada uma deflexão positiva se a onda elétrica estiver se movendo em direção a um eletrodo positivo em um par bipolar ou em direção ao eletrodo exploratório em uma derivação unipolar.

As derivações bipolares em membros medem diferenças de potencial entre os eletrodos em pares de membros e lembram bastante os registros originais no galvanômetro de Einthoven. A derivação I compara o braço direito (negativo) e o braço esquerdo (positivo), a derivação II compara o braço direito (negativo) com a perna esquerda (positivo) e a derivação III compara o braço esquerdo (negativo) com a perna esquerda (positivo) (e-Figura 48.1). Como o sentido tanto da despolarização atrial quanto da despolarização ventricular é para longe do braço direito e na direção do braço esquerdo, geralmente são registrados onda P e complexo QRS positivos na derivação I. Da mesma maneira, a onda P e o complexo QRS são positivos nas derivações II e III em um ritmo sinusal normal porque a ativação atrial e ventricular se dá no sentido craniocaudal.

As derivações aVR, aVL e aVF são derivações unipolares aumentadas em que o potencial em cada membro é comparado com um eletrodo de referência. Para a derivação aVR, o potencial do braço direito é comparado com uma referência composta pelos eletrodos no braço esquerdo e na perna esquerda. A derivação aVL compara o potencial do braço esquerdo com uma referência que combina o braço direito com a perna esquerda; aVF compara a perna esquerda com uma referência nos braços direito e esquerdo. Como a ativação atrial e ventricular normalmente se move da direita para a esquerda e tem direção craniocaudal, a onda P e o complexo QRS são negativos na derivação aVR, mas são positivos na derivação aVF. Na derivação aVL, as ondas P e os complexos QRS geralmente são para cima, embora um complexo rS possa ser registrado, sobretudo em pacientes jovens.

Os eletrodos precordiais são posicionados em pontos específicos na parede torácica (e-Figura 48.2A). Essas derivações unipolares comparam o potencial elétrico entre o eletrodo torácico com um eletrodo de referência chamado de terminal central de Wilson. O terminal central de Wilson combina os potenciais do braço direito, do braço esquerdo e da perna esquerda com resistores de 5.000 Ω. As seis derivações precordiais definem a ativação atrial e ventricular em um plano um pouco transversal através da parede torácica (e-Figura 48.2B). Nesse plano, a ativação atrial se move da direita para a esquerda. A ativação ventricular inicial envolvendo o septo é direcionada da esquerda para a direita; a despolarização ventricular esquerda, que domina a despolarização ventricular direita em razão da diferença de massa miocárdica, se move apical e lateralmente. Na derivação $V_1$, à direita do esterno, a onda P é bifásica (refletindo a ativação atrial direita e, então, esquerda). A ativação ventricular inicial do septo inscreve uma onda r, enquanto a ativação subsequente para longe da derivação $V_1$ registra uma onda S dominante. Na derivação $V_6$, a onda P é positiva e a despolarização septal ventricular inicial inscreve uma pequena onda q "septal" (em geral ≤ 0,02 segundo). A despolarização ventricular subsequente registra uma onda R dominante.

As derivações no lado direito do tórax devem ser realizadas quando se suspeita de anomalias ventriculares direitas. $RV_3$ corresponde à derivação $V_3$ no lado direito do peito e é registrada rotineiramente em pacientes pediátricos em virtude da possibilidade de doença cardíaca congênita. Em adultos, supradesnivelamento do segmento ST na derivação $RV_3$ é bastante específico para infarto ventricular direito em pacientes sendo avaliados para um infarto agudo na parede inferior do miocárdio.

## Eixo elétrico

Um eixo de ativação elétrica pode ser definido no plano frontal pela combinação das derivações bipolares e unipolares aumentadas nos membros (e-Figura 48.3 A). Por convenção, o eixo elétrico paralelo à derivação I, para a esquerda, é chamado de 0 grau. Um eixo no plano frontal entre –30 e +90° é normal; outros eixos são anormais (e-Figura 48.4). Desvios leves para a direita no eixo, além de +90°, são variações normais em crianças e adolescentes. O eixo no plano frontal pode ser estimado pela identificação da derivação no membro em que o complexo QRS seja mais isoelétrico (uma amplitude semelhante nas deflexões positiva e negativa); o eixo é perpendicular a esse eletrodo (e-Figura 48.3 B). Como é possível desenhar duas linhas com uma angulação de 180° perpendicularmente a qualquer linha, a avaliação da derivação no outro membro define a direção para a qual o eixo aponta. Se o complexo QRS for positivo em qualquer derivação em membro, o eixo será orientado para a direção da derivação daquele membro, e não se afastando dele. Por outro lado, o eixo elétrico se encontra na faixa da normalidade se os complexos QRS estiverem positivos nas derivações I e II.

Um eixo elétrico em si não é definido pelas derivações precordiais. Em vez disso, uma vez que a progressão típica das derivações $V_1$ a $V_6$ ocorre a partir de um complexo QRS predominantemente negativo para um positivo, o ponto de transição em geral é definido como o ponto no qual a amplitude da onda R passa a exceder a amplitude da onda S. A rotação no sentido horário (zona de transição em $V_4$ ou posterior) é preditiva de risco mais elevado de eventos coronarianos futuros e a rotação no sentido anti-horário (zona de transição em $V_3$ ou anterior) implica um risco menor de eventos.

## ABORDAGEM PARA A INTERPRETAÇÃO DO ELETROCARDIOGRAMA

Uma abordagem detalhada para a interpretação do ECG garante que nenhuma característica do traçado deixará de ser observada (Tabela 48.2).

### Eletrocardiograma normal

A Figura 48.4 é um exemplo de ECG normal. O ritmo sinusal ocorre em cerca de 78 bpm, com pequenas variações nos intervalos RR (arritmia sinusal). O intervalo PR, a duração QRS e o QTc estão todos normais. O complexo QRS é mais isoelétrico na derivação aVL, então o eixo QRS será perpendicular à derivação aVL. Como aVL aponta a –30°, o eixo elétrico do complexo QRS deve estar em aproximadamente –120 ou +60°. Como o complexo QRS é positivo nas derivações I e II (grandes ondas R), o eixo elétrico do complexo QRS está em aproximadamente +60°. A transição das derivações precordiais ocorre tipicamente na derivação $V_3$ ou $V_4$. A onda P é bifásica na derivação $V_1$ e passa a ser positiva nas outras derivações precordiais. As ondas q septais não refletem infarto lateral, e sim, a despolarização inicial normal do septo e são observadas nas derivações $V_5$ e $V_6$. Pequenas ondas q, uma variação normal, são observadas nas derivações inferiores.

### Eletrocardiograma anormal

A eletrocardiografia em pacientes com DAC é revisada nos Capítulos 62 a 64 e em pacientes com arritmias nos Capítulos 55 a 60.

#### Anomalias de condução e desvios no eixo

Anomalias no sistema especializado de condução (i. e., sistema His-Purkinje) refletem condução lenta ou ausente em uma estrutura específica (Tabela 48.3 e Figura 48.5). Um bloqueio fascicular posterior ou anterior esquerdo não prolonga a duração QRS além de 120 ms. Um ramo incompleto se refere a padrões QRS morfologicamente semelhantes a um bloqueio no ramo esquerdo ou direito, mas com duração menor do que 0,12 segundo (120 ms). Um atraso de condução interventricular geralmente é definido como duração QRS maior do que 0,11 segundo (110 ms). Quando o complexo QRS tem duração de pelo menos 0,12 segundo (120 ms), frequentemente ele tem a configuração de um bloqueio em um ramo específico. Um bloqueio isolado no ramo esquerdo

| Tabela 48.2 | Abordagem detalhada para a interpretação do eletrocardiograma. |
|---|---|

Calcule a frequência cardíaca
Defina o ritmo cardíaco (regular *versus* irregular; a relação das ondas P com os complexos QRS)
Meça os intervalos (PR, duração de QRS, QT)
Calcule/estime o intervalo QTc
Estime o eixo elétrico do complexo QRS
Examine a morfologia, a duração e o eixo elétrico da onda P
Avalie a progressão de QRS e a transição nas derivações precordiais
Avalie os complexos QRS nos grupos regionais (derivações septais [$V_1$, $V_2$], derivações anteriores [$V_2$, $V_3$, $V_4$], derivações laterais [I, aVL, $V_5$, $V_6$], derivações inferior e posterior [II, III, aVF, $V_1$, $V_2$])
Avalie os segmentos ST nos grupos regionais
Avalie as ondas T nos grupos regionais

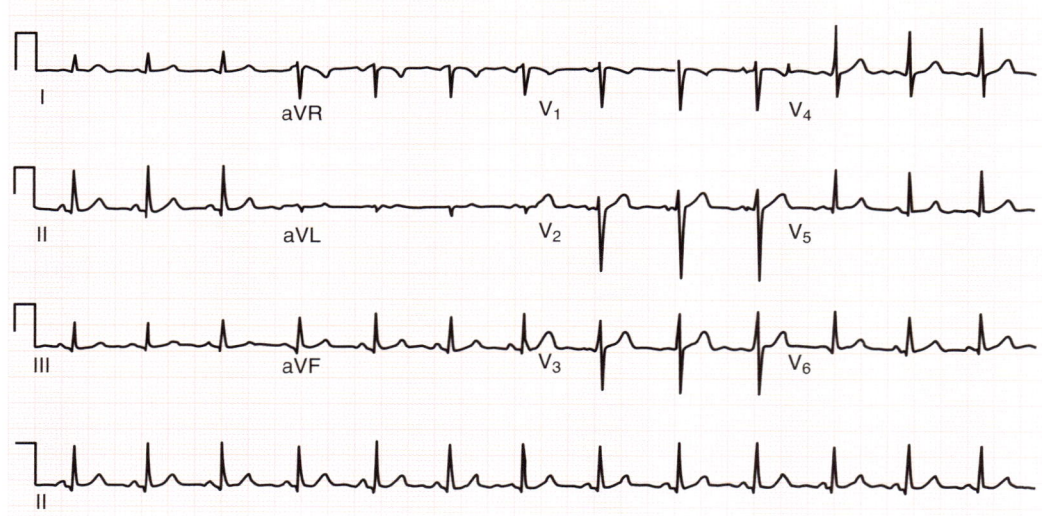

**FIGURA 48.4** Eletrocardiograma normal. A frequência cardíaca é de aproximadamente 78 bpm, com uma leve irregularidade. Existe arritmia sinusal. O eixo elétrico é de aproximadamente +60°. Os intervalos PR, QRS e QT são de aproximadamente 140, 90 e 360 ms, respectivamente. A morfologia, a duração e o eixo elétrico da onda P são normais. A transição ocorre na derivação $V_4$. Não há onda Q anormal. Os segmentos ST são isoelétricos e as ondas T são concordantes com os complexos QRS.

| Tabela 48.3 | Bloqueios fasciculares e de ramos. | | | |
|---|---|---|---|---|
| | DURAÇÃO QRS | EIXO | MORFOLOGIA DO QRS | SEGMENTOS ST E ONDAS T |
| BFAE | < 0,12 s (120 ms) | –45 a 90° | Transição atrasada através de QR e aVL precordiais | Normal |
| BFPE | < 0,12 s (120 ms) | +90 a +180° | Transição atrasada em rS I, aVL<br>qR em III, aVF | Normal |
| BRD | ≥ 0,12 s (120 ms) | Normal | rsr', rsR', rSR' em $V_1$ (e, em geral, em $V_2$); S longa em $V_6$ e I | Discordante em $V_1$ e $V_2$ |
| BRD com BFAE | ≥ 0,12 s (120 ms) | –45 a –90° | rsr', rsR', rSR' em $V_1$ (e, em geral, em $V_2$); S longa em $V_6$ e I | Discordante em $V_1$ e $V_2$ |
| BRD com BFPE | ≥ 0,12 s (120 ms) | +90 a +180° | rsr', rsR', rSR' em $V_1$ (e, em geral, em $V_2$); S longa em $V_6$ e I | Discordante em $V_1$ e $V_2$ |
| BRE | ≥ 0,12 s (120 ms) | Variável | rS ou QS em $V_1$ (S ampla e entalhada); R ampla e entalhada sem q em $V_5$, $V_6$ e I<br>R ampla e entalhada com ou sem q pequena em aVL | Discordante em $V_1$ a $V_6$ |

BFAE = bloqueio fascicular anterior esquerdo; BRE = bloqueio do ramo esquerdo; BFPE = bloqueio fascicular posterior esquerdo; BRD = bloqueio do ramo direito.

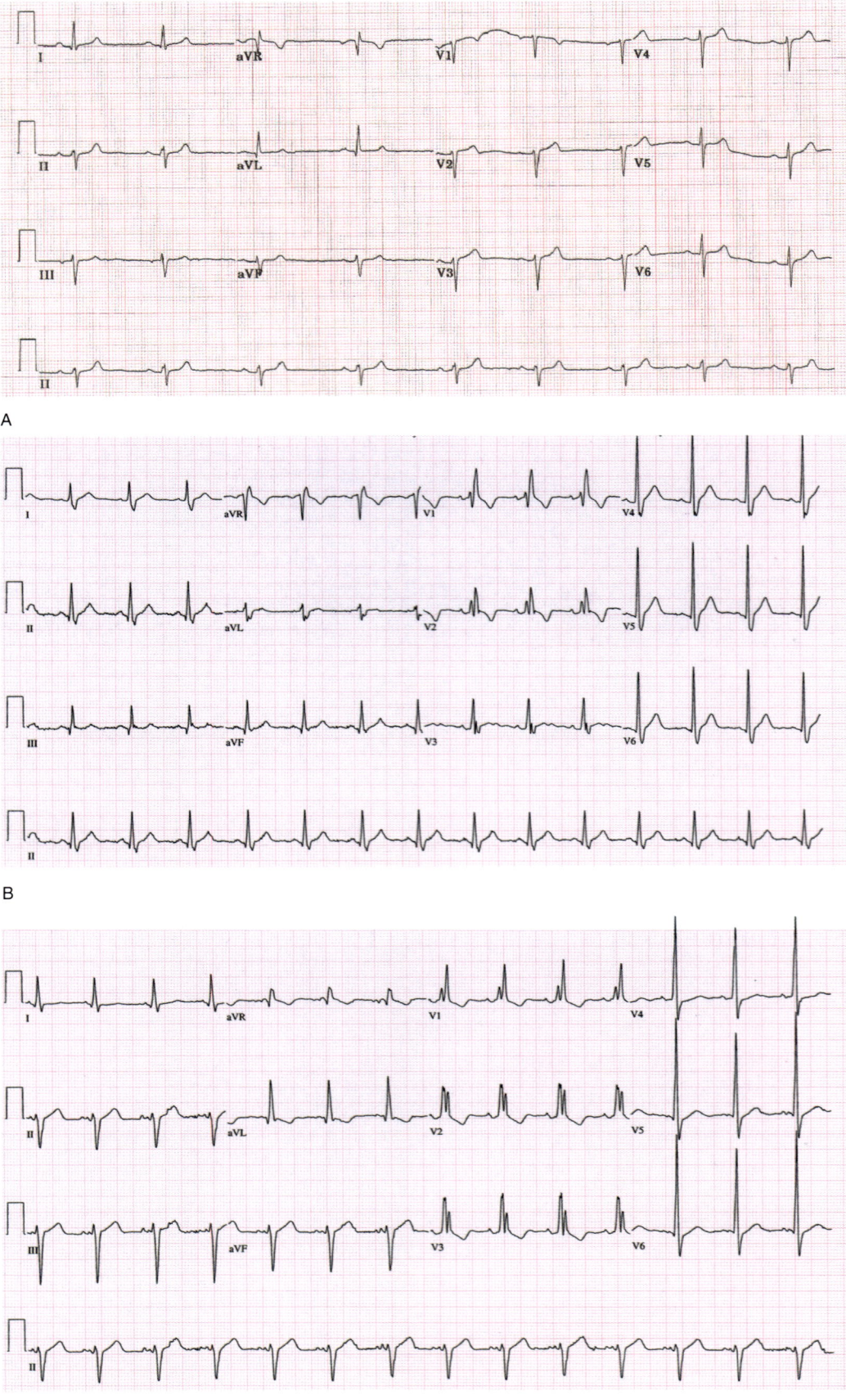

**FIGURA 48.5** **Bloqueios fasciculares e nos ramos. A.** Bloqueio fascicular anterior esquerdo (BFAE). Existe desvio para a esquerda do eixo elétrico; o eixo é de aproximadamente –60°. A duração do complexo QRS é normal e ocorre um atraso na progressão da onda R nas derivações precordiais (transição tardia). Pequenas ondas q são observadas nas derivações I e aVL e pequenas ondas r nas derivações II, III e aVF. **B.** Bloqueio de ramo direito (BRD). O complexo QRS está alargado, com um padrão rsR' na derivação $V_1$ e uma ampla onda S terminal na derivação $V_6$. Os segmentos ST apresentam uma queda na linha de base e as ondas T são discordantes com o complexo QRS nas derivações precordiais direitas. O eixo elétrico é normal e existem sinais de ativação septal normal (ondas q na derivação $V_6$). **C.** BRD e BFAE. Além das características diagnósticas do BRD, existe um eixo elétrico de –60°.

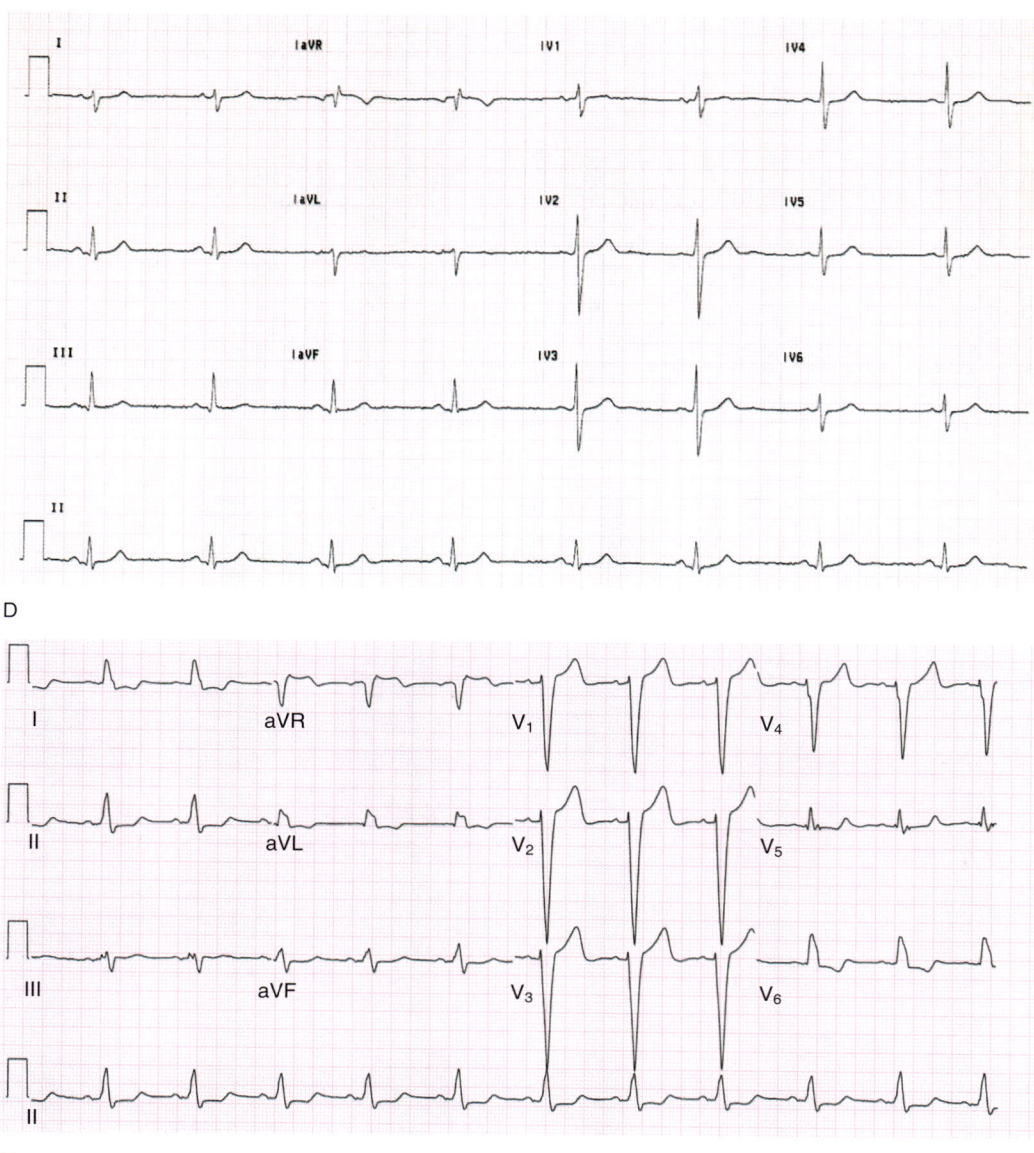

**FIGURA 48.5** **D.** Bloqueio fascicular posterior esquerdo (BFPE). Está presente desvio do eixo à direita (+120 graus). A duração do QRS é normal e a progressão da onda R ao longo da derivação precordial está atrasada. As derivações I e AVL têm complexos rS e as derivações inferiores têm ondas q insignificantes. **E.** Bloqueio de ramo esquerdo (BRE). O QRS é alargado, com complexo amplo e entalhado nas derivações I, aVL e nas derivações precordiais esquerdas. Ondas r pequenas e ondas S amplas e profundas estão presentes nas derivações precordiais direitas. Com BRE, o eixo é geralmente normal ou desviado para a esquerda. Os segmentos ST e as ondas T são discordantes com o complexo QRS em todo o precórdio.

em um indivíduo considerado saudável está associado a um risco duas vezes maior para o desenvolvimento de um evento cardiovascular ou de morte por causa cardiovascular. Como resultado, esse achado deve indicar a avaliação para uma possível doença cardíaca. Por comparação, um bloqueio completo no ramo direito geralmente não está associado a risco elevado, embora um estudo tenha sugerido um aumento de até 30% no risco de morte cardiovascular.[6]

### Hipertrofia de câmara

Já foram propostos diversos critérios para a definição de hipertrofia ventricular esquerda (HVE; Figura 48.6) e de hipertrofia ventricular direita (HVD). Todos os critérios de HVE têm baixa sensibilidade (variando entre 30 e 50%), embora a especificidade seja boa (85 a 95%). O critério de voltagem de Cornell, desenvolvido com um padrão ecocardiográfico para HVE, simplesmente soma a amplitude da onda S em $V_3$ com a amplitude da onda R em aVL; um total maior do que 2,0 mV em mulheres e de 2,8 mV em homens implica HVE. Em muitos ambientes clínicos, o critério de Cornell foi substituído pelo critério mais complicado de Romhilt-Estes, que designa pontos para a amplitude QRS, para anomalias de repolarização (padrão de "*strain*"), desvios para a esquerda do eixo elétrico e outras características eletrocardiográficas. A HVD é muito menos comum do que a HVE. Critérios eletrocardiográficos para o diagnóstico de HVD têm sensibilidade ainda menor (10 a 20%) do que para HVE, embora a especificidade seja semelhante. O critério de Sokolow-Lyon para HVD soma a amplitude da onda R em $V_1$ com a amplitude da onda S em $V_1$ ou $V_6$; uma soma maior do que 1,05 mV implica HVD.

### Baixa voltagem do complexo QRS

Baixa voltagem do complexo QRS é definida como voltagem menor do que 5 mm (0,5 mV) em todas as derivações nos membros ou voltagem menor do que 10 mm (1 mV) em todas as derivações precordiais. O diagnóstico diferencial é amplo (Tabela 48.4) e muitos pacientes não terão uma explicação clinicamente aparente.

### Anomalias de repolarização

As anomalias do segmento ST e/ou das ondas T são extremamente comuns (Tabela 48.5). As ondas T podem ter a mesma direção (concordantes) do complexo QRS ou podem ser discordantes. Desequilíbrios eletrolíticos e de outros metabólitos, efeitos de fármacos (sobretudo digoxina e outros antiarrítmicos) e efeitos secundários causados por HVE ou bloqueio de ramo são bastante encontrados. Padrões anormais de despolarização frequentemente produzem repolarização anormal.

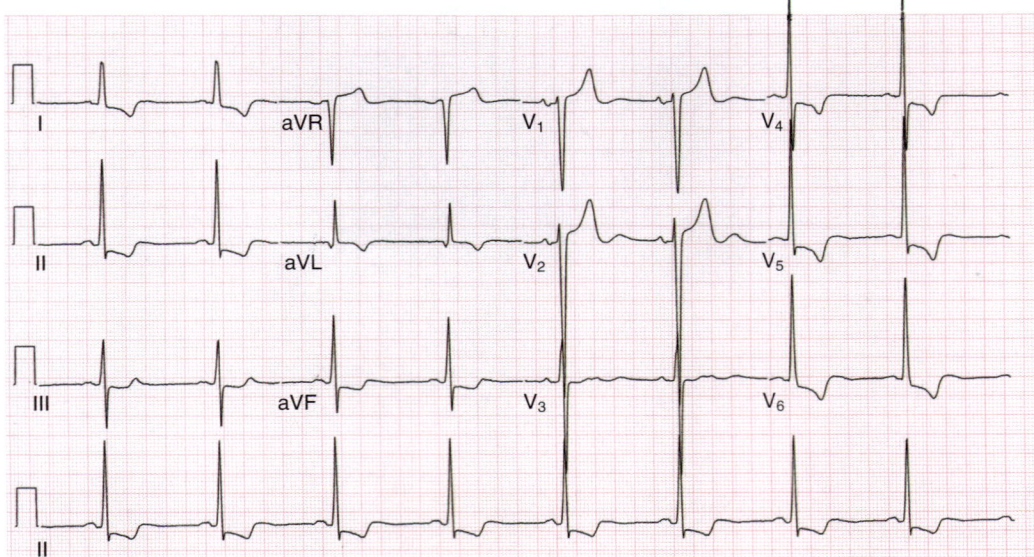

**FIGURA 48.6** Hipertrofia ventricular esquerda. Repare na grande amplitude da onda S nas derivações precordiais direitas e na amplitude da onda R nas derivações precordiais esquerdas. Existem anomalias de repolarização nas derivações precordiais esquerdas, bem como nas derivações dos membros. A amplitude da onda S em $V_3$ (2,4 mV), somada à amplitude da onda R em aVL (1,0 mV) totaliza 3,4 mV, satisfazendo facilmente o critério de voltagem de Cornell neste homem de 76 anos com hipertensão. Também há bradicardia sinusal (50 bpm).

| Tabela 48.4 | Causas de baixa voltagem do complexo QRS. |
|---|---|
| Variação normal | |
| Efusão pericárdica | |
| Infarto do miocárdio | |
| Cardiomiopatia | |
| Hipotireoidismo | |
| Obesidade | |
| Sarcoidose | |
| Amiloidose | |
| Doença pulmonar obstrutiva crônica | |
| Anasarca | |

| Tabela 48.5 | Causas de anomalias de repolarização. |
|---|---|
| Coração de atleta | |
| Repolarização precoce (variação normal) | |
| Isquemia/lesão do miocárdio | |
| Pericardite | |
| Anormalidades eletrolíticas | |
| Hipertrofia ventricular esquerda | |
| Bloqueio de ramo/atraso de condução intraventricular | |
| Efeitos de fármacos (digitálicos, antiarrítmicos etc.) | |
| Síndrome do QT longo | |
| Acidente vascular encefálico/transtorno neurológico | |

A repolarização precoce, um padrão relativamente comum de supradesnivelamento do segmento ST e que era considerado benigno, ocorre mais comumente em pacientes com fibrilação ventricular idiopática do que em controles e tem sido associada a aumento do risco relativo de morte cardíaca. O risco absoluto de morte súbita em pacientes aparentemente saudáveis com padrão de repolarização precoce ainda assim permanece bastante baixo. Não está claro se a "síndrome de repolarização precoce" é uma síndrome arrítmica distinta ou se é um fator de predisposição em pacientes com outros substratos arrítmicos.[7]

## Armadilhas nos laudos computadorizados automatizados de eletrocardiogramas

Interpretações computadorizadas automáticas de ECG geralmente são acuradas para o cálculo das frequências cardíacas, dos eixos elétricos e dos intervalos. Um grande estudo com pacientes que fizeram ECG pré-hospitalar mostrou que a interpretação automatizada de supradesnivelamento do segmento ST em infarto do miocárdio (STEMI; do inglês, *ST elevation MI*) apresenta sensibilidade e especificidade de 92,8 e 98,7%, respectivamente. Interpretações falso-positivas ocorreram principalmente por causa de artefatos e de causas não isquêmicas de supradesnivelamento do segmento ST; os falso-negativos foram raros, mas estavam relacionados principalmente com problemas no algoritmo.[8] Entretanto, um estudo comparando três algoritmos de automatização relatou sensibilidades e especificidades muito menores.[9] Laudos computadorizados não são confiáveis para o diagnóstico de distúrbios de ritmo, uma fraqueza importante desses programas. Ainda é obrigatória a interpretação do ECG por um médico, incluindo a comparação com traçados prévios, quando disponível.

## Eletrocardiogramas em atletas

O treinamento físico substancial causa adaptações estruturais, eletrofisiológicas e autonômicas que podem parecem anormais em um ECG.[10] Entre as alterações mais importantes encontram-se ritmos sugestivos de hipervagotonia, repolarização precoce e aumento no tamanho das câmaras (Tabela 48.6 e Figura 48.7). A diferenciação entre as adaptações fisiológicas ao exercício e anomalias potencialmente fatais pode ser difícil e, frequentemente, exige o parecer de

| Tabela 48.6 | Achados geralmente benignos em eletrocardiogramas de atletas. |
|---|---|
| Arritmia sinusal, bradicardia sinusal, marca-passo migratório atrial, ritmo juncional | |
| BAV de primeiro grau | |
| BAV de segundo grau Mobitz I (Wenkebach) | |
| Bloqueio incompleto do ramo direito | |
| Critérios isolados de voltagem para HVE (sem anomalias de repolarização, desvios do eixo elétrico para a esquerda, anomalia atrial esquerda, ondas Q patológicas etc.) | |
| Padrão de repolarização precoce | |

BAV = bloqueio atrioventricular.

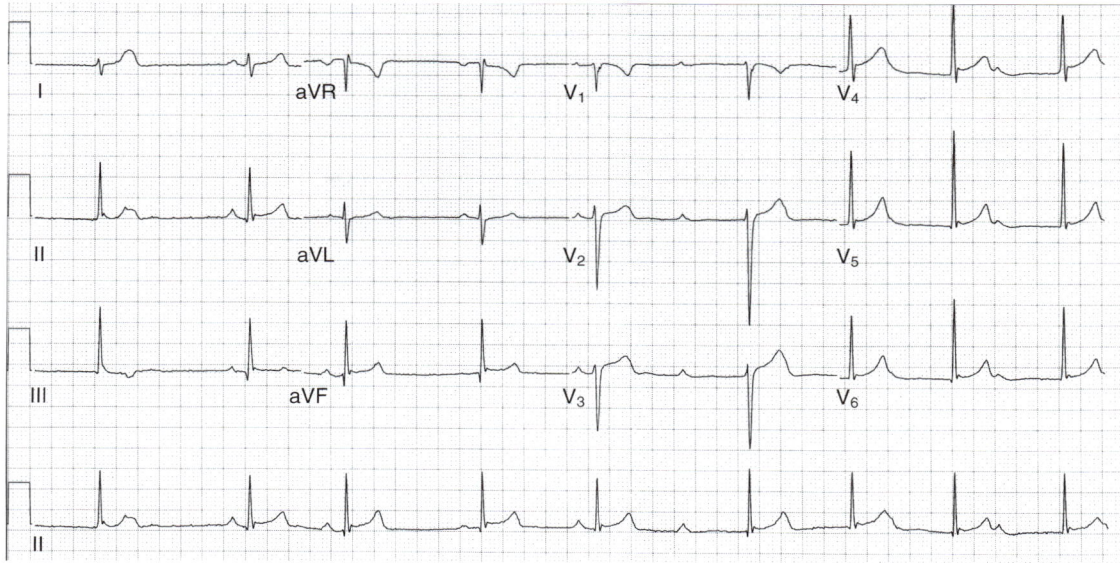

**FIGURA 48.7** **Coração de atleta.** Bradicardia, morfologia variável da onda P, bloqueio atrioventricular (BAV) de segundo grau Mobitz I (Wenkebach) e batimento ectópico originado na junção AV refletem hipervagotonia nesse atleta magro de 18 anos. Existe discreto desvio do eixo elétrico para a direita, que não é incomum em adolescentes e adultos jovens. Existem ondas S proeminentes nas derivações $V_2$ e $V_3$, embora não existam critérios formais de voltagem para HVE. Note as ondas P sinusais após os batimentos juncionais, que estão bloqueados; isso não é uma fisiologia anormal.

um especialista. Os padrões de repolarização precoce são vistos frequentemente em atletas e não implicam, necessariamente, risco significativo nesse contexto.

### Eletrocardiograma como exame de rastreamento

Embora sejam frequentemente recomendados por cardiologistas e por médicos da atenção primária, ECG de rastreamento e ECG durante o exercício (*i. e.*, teste de esforço) não melhoram os desfechos em adultos assintomáticos. A U.S. Preventive Service Task Force (USPSTF) é contra o uso de ECG em repouso ou em exercício como exame de rastreamento de adultos assintomáticos e com baixo risco de eventos cardíacos coronarianos (Capítulo 12).[A1,11] Para adultos assintomáticos com risco intermediário ou elevado, as evidências ainda são insuficientes para fazer tal recomendação. O American College of Cardiology faz, especificamente, uma recomendação contra a realização de ECG antes de algum procedimento quando os pacientes são de baixo risco e assintomáticos (Capítulo 403).[12] A realização de ECG para fins de rastreamento de atletas de competição antes da participação em eventos ainda é motivo de controvérsia.[13]

### Eletrocardiografia ambulatorial

A eletrocardiografia ambulatorial (Capítulo 56) é utilizada principalmente para a correlação de sintomas, como palpitações e tontura, com arritmias cardíacas intermitentes.[14] O monitoramento ambulatorial do segmento ST tem sido utilizado para avaliar isquemia miocárdica em um contexto de pesquisa, mas não clinicamente. Nos anos recentes surgiram inúmeros aplicativos para monitoramento eletrocardiográfico e de FC utilizando *smartphones*. O uso desses aplicativos para a promoção da aptidão física parece bastante evidente e os médicos começaram a ver "autodiagnósticos" de arritmias, tanto as benignas quanto as mais sérias, usando essas tecnologias.

 **Recomendação de grau A**

A1. Jonas DE, Reddy S, Middleton JC, et al. Screening for cardiovascular disease risk with resting or exercise electrocardiography: evidence report and systematic review for the US Preventive Services Task Force. *JAMA*. 2018;319:2315-2328.

### REFERÊNCIAS BIBLIOGRÁFICAS

*As referências bibliográficas, bem como os outros materiais suplementares deste livro, encontram-se no GEN-IO, nosso ambiente virtual de aprendizagem.*

# 49

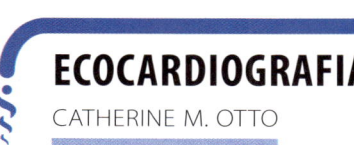

## ECOCARDIOGRAFIA

CATHERINE M. OTTO

A ecocardiografia é o padrão clínico para a avaliação da função cardíaca em pacientes com doença cardíaca conhecida ou suspeita. Este capítulo revisa os princípios básicos da ecocardiografia, as abordagens ecocardiográficas, as medidas quantitativas e as indicações clínicas. As indicações específicas de ecocardiografia e de imagens ecocardiográficas adicionais são apresentadas em outros capítulos junto com os tipos individuais de doenças cardiovasculares.

### ECOCARDIOGRAFIA

#### Princípios

A ecocardiografia se baseia no uso de um cristal piezoelétrico que converte energia elétrica em energia mecânica e vice-versa, possibilitando tanto a transmissão quanto a recepção de um sinal de ultrassom. A frequência das ondas de ultrassom utilizadas para a obtenção de imagens diagnósticas varia de 2 a 10 MHz; as frequências menores apresentam maior penetração tecidual, e as maiores fornecem melhor resolução de imagem. Cada transdutor consiste em um conjunto complexo de cristais piezoelétricos organizados para que forneçam imagens 2D ou 3D triangulares; a porção estreita superior desse setor indica a origem do sinal do ultrassom. Os transdutores também incluem uma lente acústica que determina a profundidade focal, a altura e a largura do feixe de ultrassom.

As imagens são geradas com base na reflexão do ultrassom por interfaces acústicas; por exemplo, a interface entre o sangue no ventrículo esquerdo e o miocárdio. O atraso temporal entre a transmissão e a recepção é utilizado para determinar a profundidade da origem da reflexão do ultrassom. As profundidades dos sinais refletidos a partir de vários feixes de ultrassom são combinadas para a geração de uma imagem. A velocidade da análise do sinal possibilita a aquisição de imagens bidimensionais em frequências de 30 a 60 quadros por segundo e de imagens tridimensionais em frequências menores. O feixe de ultrassom é muito atenuado por osso e ar, de modo que a ecocardiografia conta com "janelas" acústicas, em que o feixe de ultrassom consegue penetrar o coração evitando as costelas e os pulmões. Na ecocardiografia transtorácica, o paciente é posicionado de modo a aproximar as estruturas cardíacas da parede torácica, em geral em decúbito lateral esquerdo, e o transdutor é colocado sobre o tórax, com o uso de gel para a geração de um acoplamento acústico entre o transdutor e a pele. As janelas acústicas padronizadas são paraesternal, apical, subcostal e incisura supraesternal.[1]

### Planos padrão de aquisição de imagens

A partir da janela paraesternal, o plano da imagem é ajustado manualmente pelo médico para a geração das imagens nos eixos longo e curto. Os planos padronizados de aquisição de imagens cardíacas são alinhados em relação ao eixo do coração, com o eixo longo sendo definido como o plano que faz interseção com o ápice cardíaco e com a porção média da valva aórtica. Os eixos curtos são perpendiculares a esse eixo longo, sendo que os planos padronizados de aquisição de imagens estão nos níveis da base cardíaca (nível da valva aórtica), da valva mitral e medioventriculares. A partir da janela apical, o transdutor é rotacionado para fornecer três vistas orientadas a 60° entre elas, produzindo uma vista de quatro câmaras, outra de duas câmaras e uma do eixo longo (Figura 49.1; Vídeo 49.1). Esses planos também podem ser adquiridos com transdutores de ultrassom tridimensionais e é possível reconstruir o plano padrão bidimensional a partir dos dados tridimensionais.

### Medidas

A ecocardiografia fornece as dimensões cardíacas acuradas a partir dos registros tridimensionais e bidimensionais. As medidas fornecidas tipicamente incluem os diâmetros sistólico final e diastólico final do ventrículo esquerdo, além de espessura da parede, diâmetro e volume do átrio esquerdo e diâmetro do seio aórtico. A fração de ejeção (FE) do ventrículo esquerdo é determinada a partir das imagens tridimensionais ou bidimensionais em duas vistas ortogonais (Figuras 49.2 e 49.3; Vídeo 49.2).[2] O volume ventricular diastólico final (VDF) e o volume ventricular sistólico final (VSF) são calculados por fórmulas validadas e a FE é calculada da seguinte maneira:

$$FE = (VDF - VSF)/VDF$$

### Limitações

A ecocardiografia é um exame de imagem acurado e amplamente disponível. Em alguns pacientes, a qualidade da imagem é subótima por causa de penetração tecidual insatisfatória (p. ex., excesso de tecido adiposo, posição dos pulmões em relação ao coração), mas as imagens não são diagnósticas em menos de 5% dos pacientes. As reflexões são mais fortes quando a interface é perpendicular ao feixe do ultrassom, de modo que as estruturas paralelas ao feixe podem não ser visíveis, um artefato chamado de *echo dropout*. Essa limitação em potencial é evitada utilizando várias posições de transdutor e de plano de aquisição de imagens. Artefatos de ultrassom, como espessura do feixe, sombra acústica e reverberações, podem ser mal interpretados por observadores inexperientes.

## ECOCARDIOGRAFIA COM DOPPLER

### Princípios

A energia do ultrassom, que é dispersa de volta para o transdutor pelos eritrócitos em movimento, é deslocada para uma frequência mais elevada quando o sangue se desloca em direção do transdutor e para uma frequência mais baixa quando o sangue se afasta do transdutor. A magnitude desse desvio de Doppler corresponde à velocidade do fluxo sanguíneo.

### Modalidades

O *Doppler pulsado* possibilita a medida da velocidade do fluxo em um local intracardíaco específico com as vantagens de resolução elevada temporal e espacial. Entretanto, a localização espacial é baseada em uma amostragem intermitente em um intervalo de tempo correspondente à profundidade de interesse. A frequência de amostragem, que é dependente da profundidade, limita a velocidade máxima detectável por causa de um fenômeno chamado de ambiguidade de direção do sinal (*signal aliasing*). O Doppler pulsado comumente possibilita o registro das velocidades de fluxo intracardíacas normais, que são de cerca de 1 m/s.

O *Doppler de onda contínua* possibilita a medida de altas velocidades ao longo de todo o comprimento do feixe de ultrassom, mas a origem do sinal de alta velocidade deve ser inferida a partir das imagens bidimensionais. Se as valvas forem estenóticas e regurgitantes, a velocidade do fluxo sanguíneo poderá chegar a 5 a 6 m/s, exigindo o uso de Doppler no modo de onda contínua. Tanto no caso do Doppler pulsado quanto no de onda contínua, as velocidades são mostradas como um gráfico de velocidade por tempo, com a densidade espectral correspondendo à força do sinal.

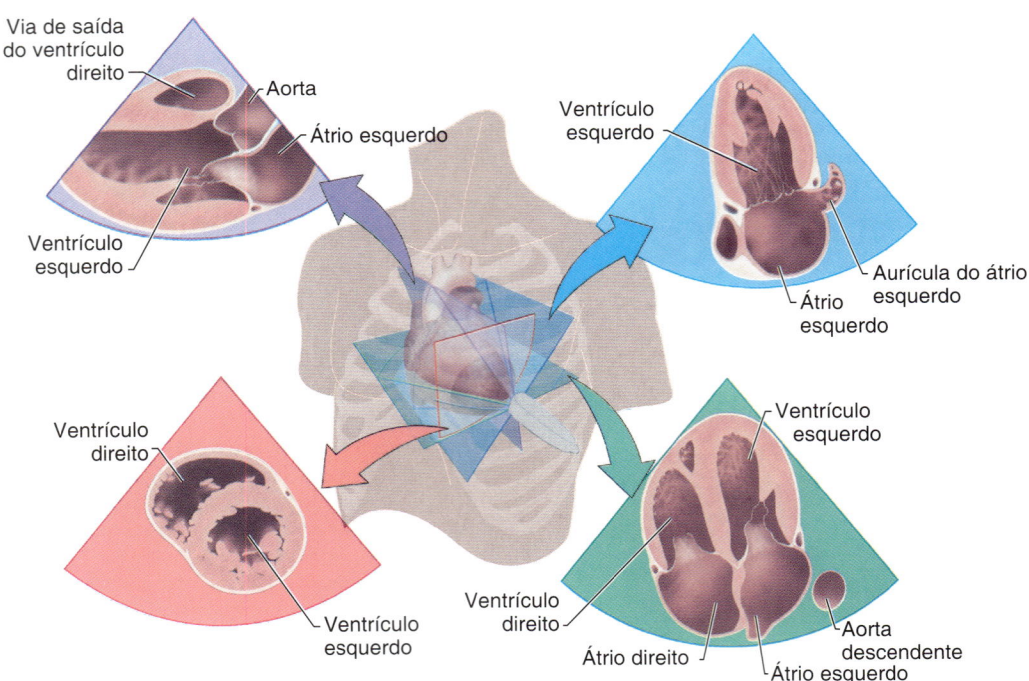

**FIGURA 49.1** Os quatro planos básicos de aquisição de imagem utilizados na ecocardiografia transtorácica. Uma posição ou "janela" transdutora paraesternal é utilizada para obter vistas do eixo longo e do eixo curto. A vista do eixo longo (*destaque em roxo*) se estende a partir do ápice ventricular esquerdo até o plano da valva aórtica. A vista do eixo curto é perpendicular à vista do eixo longo, resultando em uma vista circular do ventrículo esquerdo (*destaque em vermelho*). O transdutor é colocado no ápice ventricular para a obtenção de visões de duas câmaras (*destaque em azul*) e de quatro câmaras (*destaque em verde*), sendo que cada uma delas apresenta uma rotação de cerca de 60° a partir da vista do eixo longo e são perpendiculares à vista do eixo curto. A vista de quatro câmaras inclui ambos os átrios e ambos os ventrículos. A vista de duas câmaras inclui o ventrículo esquerdo e o átrio esquerdo; algumas vezes o apêndice atrial é visualizado. Ver Vídeo 49.1. (De Otto CM. *Textbook of Clinical Echocardiography*. 6th ed. Philadelphia: Elsevier; 2018.)

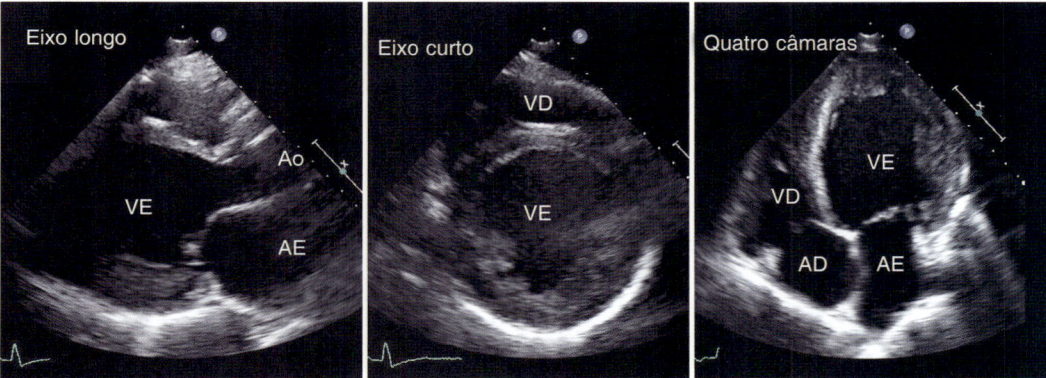

**FIGURA 49.2** Miocardiopatia dilatada em um ecocardiograma. Este exemplo mostra dilatação importante do ventrículo esquerdo e disfunção sistólica nos planos de aquisição de imagens padronizados do eixo longo paraesternal (*esquerda*), do eixo curto paraesternal (*centro*) e apical das quatro câmaras (*direita*). Ao = aorta; AE = átrio esquerdo; VE = ventrículo esquerdo; AD = átrio direito; VD = ventrículo direito. Ver Vídeo 49.2.

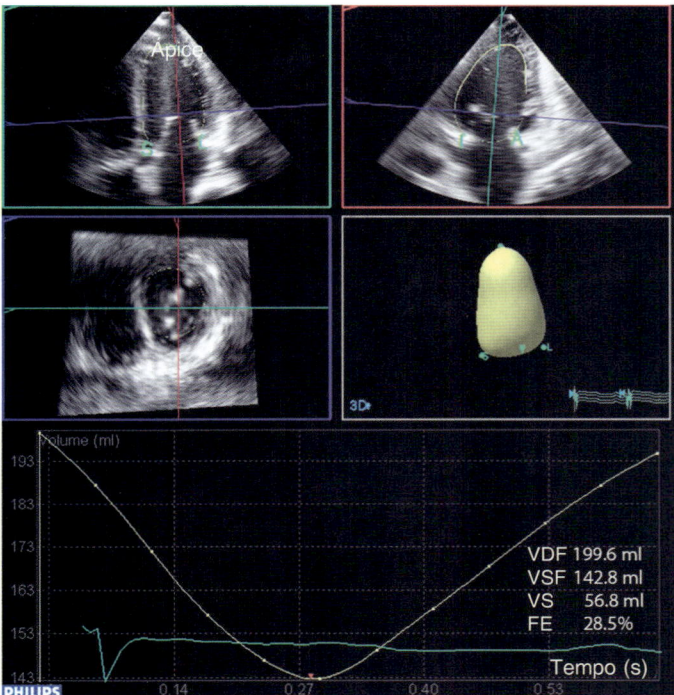

**FIGURA 49.3** Medida ecocardiográfica tridimensional dos volumes e da fração de ejeção do ventrículo esquerdo. O ventrículo é mostrado nas vistas de quatro câmaras (*superior esquerda*), de duas câmaras (*superior direita*) e do eixo curto (*inferior esquerda*) a partir de aquisição de imagens 3D. O ventrículo esquerdo é reconstruído na porção direita inferior. A fração de ejeção (FE) é de 28,5%. VDF = volume diastólico final; VSF = volume sistólico final; VS = volume sistólico.

A ecocardiografia com *Doppler colorido* é uma modificação do Doppler pulsado em que a velocidade de fluxo é mostrada por uma imagem 2D ou 3D com uma escala de cor indicando a direção e a velocidade. A vantagem é uma apresentação visualmente atraente dos padrões de fluxo intracardíaco. As desvantagens são a baixa resolução temporal (frequência de quadros de 10 a 30 por segundo) e a baixa resolução de velocidade por causa do sinal de amostragem.

O *Doppler tecidual* utiliza o princípio de Doppler para registrar a velocidade do movimento da parede miocárdica. Os registros de Doppler tecidual do miocárdio adjacente ao anel mitral são utilizados para avaliar a função ventricular diastólica. A aferição *strain*[a] por *speckle tracking* possibilita a avaliação direta da mecânica miocárdica (e-Figura 49.1).

[a]N.R.T.: *Strain* e taxa de *strain* são índices clínicos de deformação miocárdica regional e global que podem ser aferidos pela técnica do rastreamento de pontos (*speckle tracking*) na ecocardiografia bidimensional. A tecnologia de *speckle tracking* é objeto de vários estudos científicos que descrevem a mecânica miocárdica; consiste na captura e no rastreamento de pontos no ecocardiograma 2D ao longo do ciclo cardíaco, gerando vetores de movimento e curvas de deformação.

## Medidas

Uma ecocardiografia padrão inclui a medida de Doppler pulsado das velocidades de fluxo anterógrado (transmitral e transaórtico) e a avaliação de regurgitação valvar com as modalidades de Doppler colorido e de onda contínua. Outras medidas de Doppler dependem da indicação clínica específica.

As medidas quantitativas utilizando dados de Doppler são derivadas a partir de dois conceitos básicos: a razão entre volume e fluxo e a relação entre pressão e velocidade. O volume sistólico (VS, em centímetros cúbicos) é calculado como o volume de um cilindro, em que a base é a área transversal (AT, em centímetros quadrados) do fluxo, determinada como a área de um círculo a partir das medidas de diâmetro bidimensional. A altura do cilindro é a distância que a célula sanguínea média percorre em um ciclo cardíaco, que é a integral da velocidade-tempo (IVT, em centímetros) de fluxo. Portanto,

$$VS\ (cm^3) = AT\ (cm^2) \times IVT\ (cm)$$

Essa abordagem foi validada para as medidas de fluxo transaórtico, transmitral e transpulmonar. As medidas da razão de fluxo de volume em dois locais intracardíacos possibilitam a quantificação de desvios (*shunts*) intracardíacos e de regurgitação valvar.

A relação entre o gradiente de pressão ($\Delta P$) através de um estreitamento e a velocidade (v) do fluxo sanguíneo é descrita pela equação de Bernoulli simplificada:

$$\Delta P = 4v^2$$

Essa equação possibilita o cálculo dos gradientes máximo e médio através de valvas estenóticas, a estimativa da pressão sistólica pulmonar e uma avaliação detalhada da hemodinâmica intracardíaca quando há regurgitação valvar.

## ABORDAGENS ECOCARDIOGRÁFICAS

A *ecocardiografia transtorácica* é a abordagem clínica padrão para a maior parte dos pacientes com doença cardíaca conhecida ou suspeita (Tabela 49.1). As vantagens são que esse método é não invasivo, não tem efeitos colaterais conhecidos e fornece dados detalhados de anatomia e fisiologia cardíacas. As limitações incluem baixa qualidade de imagem em alguns pacientes, visualização limitada das estruturas distantes do transdutor (p. ex., septo interatrial, apêndice atrial esquerdo) e a incapacidade de visualizar estruturas distais a próteses valvares cardíacas por causa da sombra acústica.

A *ecocardiografia transesofágica* oferece uma qualidade superior de imagem por causa da distância menor entre o transdutor e o coração, da ausência de interposição de ossos ou pulmão e do uso de um transdutor de frequência mais elevada (Tabela 49.2). A ecocardiografia transesofágica em geral é bem tolerada, mas ela envolve algum risco, uma vez que a maior parte dos médicos realiza esse procedimento com o paciente sob sedação moderada. A ecocardiografia transesofágica é muito mais sensível do que a ecocardiografia transtorácica para a detecção de trombo atrial esquerdo (95 *versus* 50%), vegetação valvar (99 *versus* 60%) e regurgitação de valva mitral protética (Figura 49.4).

| Tabela 49.1 | Indicações de ecocardiografia transtorácica no contexto agudo e em pacientes com sinais ou sintomas cardíacos. |
|---|---|

**SINAIS E SINTOMAS CARDÍACOS**

- Sintomas cardíacos incluindo dor torácica, dispneia, palpitação, síncope/pré-síncope, AIT, AVE ou evento embólico periférico
- Sopro cardíaco anormal (qualquer sopro diastólico ou sistólico de grau maior ou igual a 3)
- Resultados de exames prévios sugestivos de cardiopatia estrutural
- Fibrilação atrial, TSV, TV, ESV frequente ou induzida por exercício
- Avaliação de hipertensão pulmonar
- Suspeita de endocardite infecciosa (valva nativa ou prótese valvar) com hemoculturas positivas ou sopro cardíaco novo

**CONTEXTO AGUDO**

- Hipotensão ou instabilidade hemodinâmica com suspeita de etiologia cardíaca
- Dor torácica aguda com suspeita de IAM, mas sem diagnóstico por ECG
- Biomarcadores cardíacos elevados sem outras características de SAC
- Suspeita de complicações de IAM
- Avaliação da função ventricular após SAC
- Insuficiência respiratória de etiologia desconhecida
- Guiar terapia com embolia pulmonar aguda
- Traumatismo torácico ou lesão por desaceleração grave com possíveis consequências cardíacas

SAC = síndrome aguda coronariana; ECG = eletrocardiograma; IAM = infarto agudo do miocárdio; TSV = taquicardia supraventricular; AIT = ataque isquêmico transitório; AVE = acidente vascular encefálico; ESV = extrassístole ventricular; TV = taquicardia ventricular. (Resumida a partir de Douglas PS, Garcia MJ, Haines DE, et al. ACCF/ASE/AHA/ASNC/HFSA/HRS/SCAI/SCCM/SCCT/SCMR 2011 Appropriate Use Criteria for Echocardiography. A Report of the American College of Cardiology Foundation Appropriate Use Criteria Task Force, American Society of Echocardiography, American Heart Association, American Society of Nuclear Cardiology, Heart Failure Society of America, Heart Rhythm Society, Society for Cardiovascular Angiography and Interventions, Society of Critical Care Medicine, Society of Cardiovascular Computed Tomography, and Society for Cardiovascular Magnetic Resonance Endorsed by the American College of Chest Physicians. *J Am Coll Cardiol.* 2011;57:1126-1166. Reproduzida a partir de Otto CM. *Textbook of Clinical Echocardiography.* 6th ed. Philadelphia: Elsevier; 2018.)

| Tabela 49.2 | Indicações para o uso de ecocardiografia transesofágica como um exame inicial ou suplementar. |
|---|---|

- Pacientes com uma grande probabilidade de ETT não diagnóstica por causa de características do próprio paciente ou da capacidade de visualizar as estruturas de interesse
- Suspeita de doença aórtica aguda, incluindo dissecção e transecção
- Suspeita de endocardite com uma probabilidade pré-teste moderada ou elevada (p. ex., bacteriemia por estafilococos, fungemia, prótese valvar cardíaca ou dispositivo intracardíaco)
- Avaliação de estrutura e função valvares para a verificação da adequação de intervenções valvares por cateterismo ou cirurgia
- Guiar intervenções cardíacas não coronarianas percutâneas, incluindo, mas não limitado a ablação septal, valvoplastia mitral, fechamento de PFO/CIA, ablação por radiofrequência
- Avaliação de pacientes com fibrilação ou *flutter* atrial para facilitar a tomada de decisões clínicas a respeito de anticoagulação, cardioversão ou ablação por radiofrequência
- Avaliação de fonte cardíaca de embolia sem uma fonte identificada na ETT
- Reavaliação de alterações em comparação com ETE prévia, quando estiver prevista mudança na terapia
- Suspeita de complicações de endocardite (p. ex., abscessos, fístulas)*
- Suspeita de disfunção em valva mitral protética*
- Avaliação de estruturas posteriores (p. ex., condutores atriais) em pacientes com cardiopatia congênita*

*Não considerada nos documentos contendo diretrizes de adequação, mas geralmente aceita como indicação adequada para ecocardiografia transesofágica como abordagem inicial. PFO/CIA = persistência do forame oval/comunicação interatrial; ETE = ecocardiografia transesofágica; ETT = ecocardiografia transtorácica. (Adaptada de Douglas PS, Garcia MJ, Haines DE, et al. ACCF/ASE/AHA/ASNC/HFSA/HRS/SCAI/SCCM/SCCT/SCMR 2011 Appropriate Use Criteria for Echocardiography. A Report of the American College of Cardiology Foundation Appropriate Use Criteria Task Force, American Society of Echocardiography, American Heart Association, American Society of Nuclear Cardiology, Heart Failure Society of America, Heart Rhythm Society, Society for Cardiovascular Angiography and Interventions, Society of Critical Care Medicine, Society of Cardiovascular Computed Tomography, and Society for Cardiovascular Magnetic Resonance Endorsed by the American College of Chest Physicians. *J Am Coll Cardiol.* 2011;57:1126-1166. Reproduzida a partir de Otto CM. *Textbook of Clinical Echocardiography.* 6th ed. Philadelphia: Elsevier; 2018.)

A *ultrassonografia em ponto de atendimento (point of care [POCUS])* se refere ao uso de sistemas de ultrassom menores e mais baratos, operados pelo médico para a realização de exames rápidos e limitados no departamento de emergência, à beira do leito em casos de internação ou em situações ambulatoriais (Tabela 49.3).[3] Os sistemas de ecocardiografia POC variam desde aparelhos que cabem no bolso até um *laptop.* Alguns são muito simples, com apenas imagens bidimensionais e controles limitados; outros sistemas fornecem imagens de alta qualidade e modalidades de Doppler. POCUS não substituem um estudo de imagem completo, mas auxiliam no exame físico, sobretudo no cuidado agudo, como para diferenciar dilatação ventricular de efusão pericárdica, para estimar o desempenho sistólico ventricular ou para testar estenose aórtica crítica.

A *ecocardiografia contrastada* é realizada com a injeção intravenosa de solução salina agitada para opacificar as câmaras cardíacas do lado direito.[b] Essas microbolhas são relativamente grandes e não atravessam os capilares pulmonares. Portanto, o aparecimento do contraste no lado esquerdo do coração uma ou duas contrações após o lado direito se tornar opaco é consistente com um desvio (*shunt*) intracardíaco. Embora muitos desvios atriais sejam predominantemente da esquerda para a direita, existem alguns desvios da direita para a esquerda, que é a base dessa abordagem.

A ecocardiografia contrastada também pode ser realizada com microbolhas disponíveis comercialmente (com 1 a 5 μm). Como essas microbolhas são menores do que os capilares pulmonares, o lado esquerdo do coração é opacificado após o lado direito e isso aprimora a avaliação da função sistólica quando a qualidade da imagem é subótima, especialmente durante a ecocardiografia de estresse (Figura 49.5).

---

[b]N.R.T.: Ver atualização da Diretriz Brasileira de Cardiologia Nuclear – 2020 da Sociedade Brasileira de Cardiologia, em: https://www.derc.org.br/Diretriz%20Cardiologia%20Nuclear_portugues_06-02-2020.pdf.

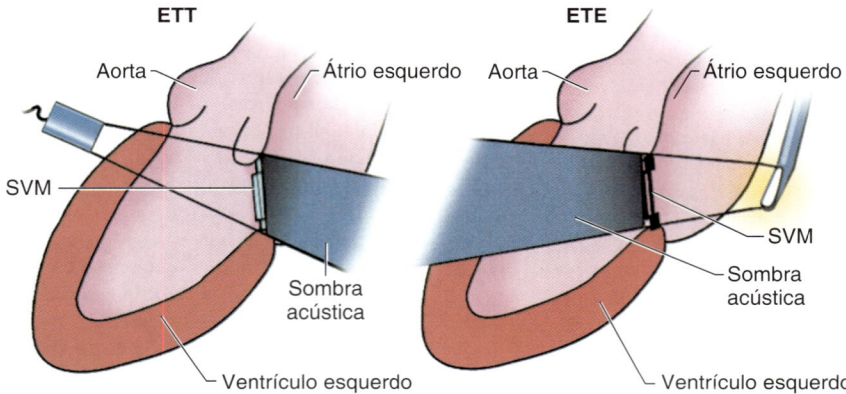

**FIGURA 49.4** O problema da sombra acústica a partir de uma substituição de valva mitral por uma prótese (SVM). *Esquerda,* com a ecocardiografia transtorácica (*ETT*), a sombra acústica distal à valva protética obscurece o átrio esquerdo, limitando a avaliação da regurgitação valvar por técnicas de Doppler. *Direita,* com a ecocardiografia transesofágica (*ETE*), o átrio esquerdo agora pode ser avaliado para a regurgitação valvar. Entretanto, a sombra acústica agora obscurece o ventrículo esquerdo. (De Otto CM. *Textbook of Clinical Echocardiography.* 5th ed. Philadelphia: Elsevier; 2018.)

| Tabela 49.3 | Indicações da ecocardiografia POC. |
|---|---|

Avaliação clínica urgente (departamento de emergência ou unidade de terapia intensiva)
- Dimensões (volume) e função sistólica do ventrículo esquerdo
- Dimensões e função sistólica do ventrículo direito
- Efusão (derrame)/tamponamento pericárdico

Rastreamento de populações em risco (atletas, cardiopatia reumática etc.)
Exames seriados frequentes para uma anomalia conhecida (p. ex., resposta à terapia de insuficiência cardíaca)

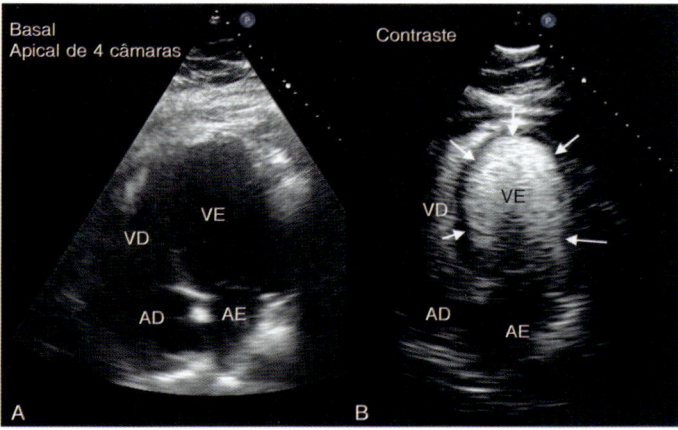

**FIGURA 49.5** Vista apical de baixa qualidade (A) com aprimoramento marcante na definição da cavidade ventricular esquerda após a imagem se tornar opaca pela ecocardiografia contrastada (B). As *setas* indicam uma identificação melhor da borda endocárdica do ventrículo esquerdo para o cálculo da fração de ejeção. AE = átrio esquerdo; VE = ventrículo esquerdo; AD = átrio direito; VD = ventrículo direito.

A *ecocardiografia tridimensional* está cada vez mais disponível e é recomendada para a quantificação da função ventricular esquerda, para a avaliação de doenças cardíacas estruturais complexas e orientar intervenções no uso de cateter (Figura 49.6; Vídeo 49.3).[c]

A *ecocardiografia de estresse* é uma abordagem padrão para a avaliação de pacientes com doença da artéria coronária (DAC) conhecida ou suspeita que tem altas sensibilidade (85 a 95%) e especificidade (80 a 90%).[4] O infarto agudo do miocárdio (IAM) resulta em adelgaçamento e

---

[c] N.R.T.: A Resolução CNRM nº 4, de 07 de dezembro de 2020, aprova a matriz de competências dos Programas de Residência Médica na Área de Atuação em Ecocardiografia no Brasil (ver https://www.in.gov.br/en/web/dou/-/resolucao-cnrm-n-4-de-07-de-dezembro-de-2020-293193442), que inclui a ecocardiografia (contrastada, 3D, de estresse).

acinesia da parede afetada. Entretanto, na ausência de infarto, a função miocárdica em repouso é normal, mesmo quando existe DAC epicárdica grave. O aumento da demanda miocárdica associado a um estresse farmacológico ou por exercício físico causa isquemia miocárdica, resultando em anomalia do movimento em uma região da parede, frequentemente antes do início da dor torácica ou de alterações eletrocardiográficas (Figura 49.7; Vídeo 49.4).

Em pacientes que possam se exercitar, as vistas padronizadas do ventrículo esquerdo são registradas na linha de base e imediatamente após um exercício máximo em esteira ou em bicicleta ergométrica. Se a definição endocárdica for subótima, é utilizado um contraste no lado esquerdo. As imagens durante o repouso e após o exercício são comparadas em um formato de *loop* lado a lado. Existirá isquemia miocárdica se o movimento da parede durante o repouso for normal, mas com hipocinesia ou acinesia após o exercício. O padrão de movimento regional da parede identifica acuradamente a área do miocárdio em risco e é razoavelmente confiável para a identificação da artéria coronária afetada. Quando houver doença em três artérias coronárias, em vez de uma anomalia do movimento em uma região da parede, o único indício no exame de imagem poderá ser a ausência da redução esperada das dimensões das câmaras durante o ápice do exercício, que é causada por isquemia difusa. A interpretação de um ecocardiograma após o exercício inclui a duração do exercício, a resposta hemodinâmica, os sintomas e as mudanças eletrocardiográficas, além das imagens ecocardiográficas.

Em pacientes incapazes de se exercitar, o teste de estresse é realizado com uma infusão intravenosa gradual de dobutamina, começando com dose de 5 a 10 µg/kg/minuto e gradualmente aumentando até uma dose máxima de 40 µg/kg/minuto. Se necessário, é utilizada atropina para alcançar 85% da frequência cardíaca máxima prevista. Além de avaliar isquemia miocárdica, a viabilidade do miocárdio é evidenciada por melhora no movimento endocárdico da linha de base para a baixa dose de dobutamina, com piora subsequente de função com doses mais elevadas – a resposta "bifásica".

A *ecocardiografia intracardíaca* é realizada com uma sonda de ultrassom em um cateter que é inserido no lado direito do coração através da veia femoral. A ecocardiografia intracardíaca é utilizada no laboratório de cateterismo cardíaco para guiar o fechamento percutâneo de persistência do forame oval (PFO), além de outros procedimentos. No laboratório de eletrofisiologia, a ecocardiografia intracardíaca ajuda a posicionar o cateter e a identificar complicações.

## MEDIDAS DA FUNÇÃO CARDÍACA

Além das descrições qualitativas da anatomia e da fisiologia cardíacas, a ecocardiografia fornece a quantificação precisa da função cardíaca (tanto da função ventricular sistólica quanto da diastólica), a estimativa da gravidade da estenose e da regurgitação valvares e a estimativa não invasiva das pressões pulmonares.

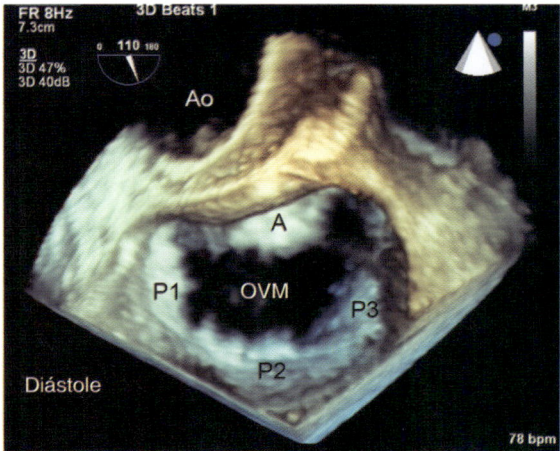 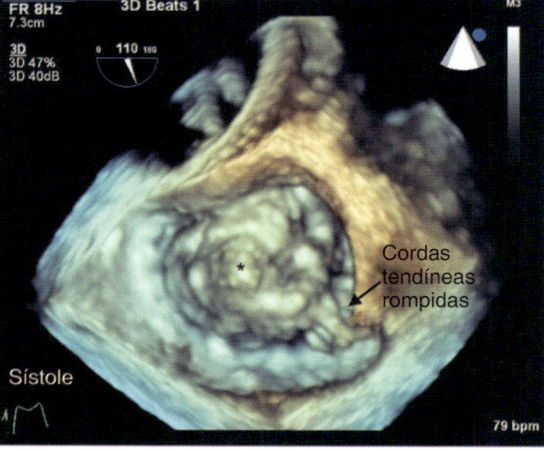

**FIGURA 49.6** A vista tridimensional de um cirurgião da valva mitral a partir do lado atrial esquerdo da valva, com a valva aórtica no topo da imagem. Na diástole, a válvula anterior (A) e a válvula posterior (com as porções P1, P2 e P3) são vistas na posição aberta, com o orifício normal da valva mitral (OVM). Na sístole, é observado prolapso significativo da válvula anterior, sobretudo uma seção protuberante (*asterisco*) e é visualizado um segmento ondulado com duas pequenas cordas tendíneas rompidas (*seta*). Essas anomalias causam regurgitação mitral importante e direcionada posteriormente. Ao = aorta. Ver Vídeo 49.3. (De Otto CM. *Textbook of Clinical Echocardiography*. 6th ed. Philadelphia: Elsevier; 2018.)

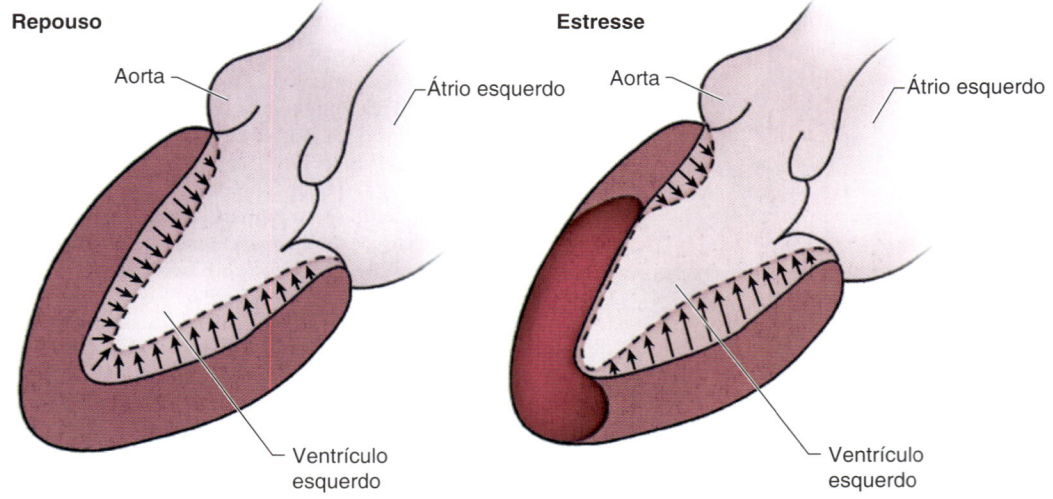

**FIGURA 49.7** O conceito de ecocardiografia de estresse em um paciente com estenose de 70% no terço proximal da artéria coronária descendente anterior esquerda. Durante o repouso (*esquerda*) o movimento do endocárdio e a espessura da parede são normais. Após o estresse (*direita*), seja ele por exercício ou farmacológico, os segmentos médio e apical da parede anterior se tornam isquêmicos, mostrando a redução do movimento da parede endocárdica e o espessamento da parede. Se a artéria coronária descendente anterior esquerda se estender ao redor do ápice, o segmento apical da parede posterior também será afetado, como é mostrado aqui. O segmento normal da parede posterior apresenta hipercinese compensatória (ver Vídeo 49.4). (De CM. *Textbook of Clinical Echocardiography*. 6th ed. Philadelphia: Elsevier; 2018.)

### Função ventricular sistólica

A função ventricular esquerda sistólica é classificada por uma estimativa visual, com uma correspondência aproximada com a FE da seguinte maneira: normal (FE > 55%), levemente reduzida (FE 40 a 55%), moderadamente reduzida (FE 20 a 40%) e muito reduzida (FE < 20%). Entretanto, a quantificação mais precisa com o cálculo da FE tridimensional ou bidimensional biplanar é realizada rotineiramente hoje em dia. Os cálculos do débito cardíaco não são rotineiros, mas podem ser úteis para o monitoramento não invasivo da terapia de pacientes com insuficiência cardíaca. Como as medidas de FE são afetadas pela pré-carga e pela pós-carga, medidas que são menos dependentes das condições de carga, incluindo a dimensão ou o volume sistólico final, são geralmente preferidas para a tomada de decisão clínica em situações como em qual momento realizar uma cirurgia para regurgitação valvar crônica.

*Speckle tracking* é menos dependente da carga do que a aquisição de imagens padrão e possibilita a avaliação da função ventricular regional e global. Redução da deformação miocárdica (*strain*) longitudinal global pode ser observada antes de ocorrer diminuição detectável na FE em pacientes com miocardiopatias hereditárias ou após quimioterapia cardiotóxica. A aferição do *strain* também fornece informações sobre a dissincronia ventricular, embora a utilidade clínica dessas medidas seja controversa.

A avaliação quantitativa da função ventricular direita por ecocardiografia é difícil por causa do formato complexo dessa câmara. Medidas úteis incluem o diâmetro basal, a excursão sistólica no plano anular da valva tricúspide e a velocidade sistólica com Doppler no anel. A ressonância magnética cardíaca possibilita uma quantificação mais acurada dos volumes ventriculares direitos e de sua função, quando for clinicamente necessário.

### Função ventricular diastólica

A avaliação da função ventricular diastólica é desafiadora porque os padrões de enchimento ventricular são afetados pela pré-carga, pela frequência cardíaca e por regurgitação valvar coexistente, além das propriedades diastólicas do ventrículo. Entretanto, a ecocardiografia pode classificar a função diastólica com base na combinação do influxo ventricular esquerdo, do fluxo na veia pulmonar, nas velocidades de Doppler tecidual e do tempo de relaxamento isovolumétrico.[5] Também pode ser inferida uma estimativa da pressão de enchimento ventricular esquerdo (p. ex., pressão diastólica final do ventrículo esquerdo [PDFVE]) com o uso dessas abordagens.

### Estenose valvar

A ecocardiografia é o padrão clínico para a avaliação da estenose valvar (Figuras 66.2 e 66.4). O cateterismo cardíaco é reservado para casos em que a ecocardiografia não é diagnóstica, os dados clínicos não são compatíveis com os achados ecocardiográficos ou a anatomia coronariana precisa ser avaliada (Capítulo 66).

Em pacientes com estenose aórtica, a medida mais direta da gravidade da estenose é a velocidade anterógrada através da valva, indicando obstrução valvar leve (< 3 m/s), moderada (3 a 4 m/s) ou grave (> 4 m/s). Os gradientes de pressão transaórtica máximo e médio também podem ser calculados pela equação de Bernoulli. A avaliação adequada depende da observação cuidadosa por um cardiologista experiente.

A área valvar aórtica (AVA) é calculada pela equação de continuidade, com base no conceito de que as taxas de fluxo de volume proximais e em um orifício estreitado são iguais:

$$AVA \times IVT_{EAo} = AT_{VSVE} \times IVT_{VSVE}$$

ou

$$AVA = (AT_{VSVE} \times IVT_{VSVE})/IVT_{EAo}$$

Em que VSVE é a via de saída do ventrículo esquerdo, IVT é a integral velocidade-tempo, AT é a área transversal e EAo é a estenose aórtica (Figura 49.8). É especialmente importante o cálculo da AVA quando a disfunção sistólica ventricular esquerda for acompanhada por valvopatia aórtica. Em alguns pacientes, a ecocardiografia por estresse com o uso de baixas doses de dobutamina é útil para a distinção da disfunção ventricular causada por estenose aórtica grave de uma doença miocárdica primária com estenose aórtica moderada concomitante.

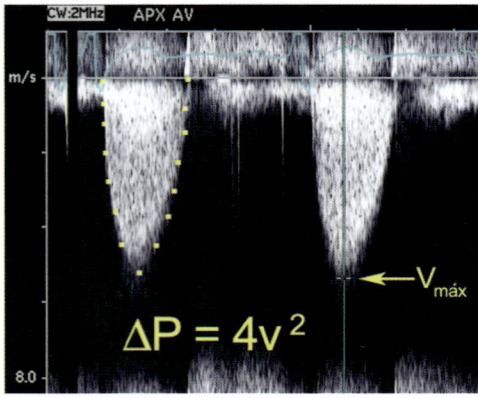

**FIGURA 49.8** Em um paciente com estenose aórtica, a velocidade do jato aórtico é registrada com Doppler contínuo a partir da janela que possibilitar a maior **velocidade do sinal**. A velocidade máxima ($V_{máx}$) é utilizada para calcular o gradiente sistólico máximo. É traçada uma curva de Doppler, como mostrado, para o cálculo do gradiente sistólico médio com a equação de Bernoulli, em que o gradiente pressórico (ΔP) é igual a quatro vezes o quadrado da velocidade.

A avaliação da estenose mitral (Figura 66.4) inclui a medida do gradiente transmural médio a partir da curva de velocidade e o cálculo da área valvar, ambos obtidos a partir de planimetria direta da área do orifício em imagens 2D ou 3D a partir da inclinação de desaceleração da curva de Doppler (método de tempo de meia-pressão).

### Regurgitação valvar

A abordagem atual para a avaliação da regurgitação valvar (Figuras 66.5 e 66.8) é baseada na geometria proximal do jato regurgitante, com a medida da menor largura de jato (*vena contracta*). Quando for necessária uma quantificação adicional, são calculados o volume regurgitante, a fração de regurgitação e a área do orifício regurgitante. Embora a visualização do fluxo colorido da perturbação do fluxo possa ser útil para a detecção da regurgitação e para a compreensão do mecanismo de disfunção valvar, essa abordagem não deve mais ser utilizada para a avaliação da gravidade.

No caso de regurgitação aórtica, uma *vena contracta* estreita (< 3 mm) indica regurgitação leve, enquanto uma *vena contracta* larga (> 6 mm) indica regurgitação grave. A avaliação adicional da gravidade da regurgitação aórtica se baseia na presença de uma reversão do fluxo holodiastólico na aorta abdominal e na densidade e na inclinação da curva de velocidade Doppler de onda contínua. A abordagem para a avaliação da regurgitação mitral (Figura 66.5) é semelhante, começando com a medida da *vena contracta*. Além de cálculos baseados nas taxas de fluxo dos volumes transmitral *versus* transaórtico, a aceleração proximal do fluxo no orifício regurgitante permite a avaliação com jatos regurgitantes centrais. O fluxo colorido mostra uma área de superfície de mesma velocidade proximal.

### Pressões pulmonares

A estimativa da pressão sistólica na artéria pulmonar (PAP) é o componente padrão de um exame completo. A diferença de pressão sistólica entre o ventrículo direito e o átrio direito é calculada a partir do pico de velocidade no jato regurgitante na valva tricúspide ($V_{TR}$), com o uso da equação de Bernoulli. Desse modo, a pressão atrial direita (PAD) é estimada a partir do tamanho e da aparência da veia cava inferior. Como as pressões sistólicas da artéria pulmonar e do ventrículo direito são iguais (na ausência de estenose pulmonar),

$$PAP = 4\,(V_{TR})^2 + PAD$$

A maioria dos pacientes apresenta regurgitação tricúspide discreta, de modo que as pressões pulmonares podem ser estimadas com essa abordagem em mais de 90% deles. Como essa abordagem mede apenas a pressão sistólica pulmonar e não a resistência vascular pulmonar, ainda é necessária avaliação invasiva em alguns contextos clínicos (Capítulo 75).

## ECOCARDIOGRAFIA

### Indicações clínicas

A ecocardiografia não é útil para rastreamento da população geral em países desenvolvidos,[A1] mas ela é uma abordagem efetiva para a avaliação inicial de muitos sinais e sintomas cardíacos (Tabela 49.4),[6,7] com melhor sensibilidade do que a avaliação clínica para a detecção de disfunção ventricular esquerda e de doença cardíaca valvar.[7b] O rastreamento pode ser efetivo em contextos de poucos recursos que tenham uma alta prevalência de cardiopatia reumática.[8,9] Mesmo quando a ecocardiografia transesofágica é útil, a maior parte dos médicos solicita primeiro um ecocardiograma transtorácico. Uma exceção é o paciente com uma possível dissecção aórtica aguda (Capítulo 69), para quem a ecocardiografia transesofágica deve ser realizada o mais rápido possível; além da avaliação de uma possível trombose atrial esquerda antes de cardioversão (Capítulo 58). A ecocardiografia em repouso não é útil para o diagnóstico de DAC; o exame de imagem sob estresse é necessário se a suspeita for esse diagnóstico (Capítulo 62). Em pacientes com cardiopatia conhecida, a ecocardiografia é utilizada para a avaliação da gravidade, para medir os resultados de intervenções médicas e cirúrgicas e para guiar procedimentos. A ultrassonografia portátil é útil para o rastreamento rápido da função ventricular esquerda global e para a detecção de efusão (derrame) pericárdica (Figura 49.9; Vídeo 49.5).

### Tabela 49.4 Indicações para ecocardiografia transtorácica (ETT) por diagnóstico conhecido.

| DIAGNÓSTICO CLÍNICO | PRINCIPAIS ACHADOS ECOCARDIOGRÁFICOS | LIMITAÇÕES DA ECOCARDIOGRAFIA | ABORDAGENS ALTERNATIVAS |
|---|---|---|---|
| **VALVOPATIA CARDÍACA (CAPÍTULO 66)** | | | |
| Estenose valvar | Causa da estenose, anatomia da valva<br>ΔP transvalvar, área da valva<br>Dilatação e hipertrofia de câmara<br>Função sistólica do VE e do VD<br>Regurgitação valvar associada | Possível subestimativa da gravidade da estenose<br>Possível DAC coexistente | Cateterismo cardíaco; RMC |
| Regurgitação valvar | Mecanismo e causa da regurgitação<br>Gravidade da regurgitação<br>Dilatação de câmara<br>Função sistólica de VE e de VD<br>Estimativa da pressão da AP | ETE pode ser necessária para a avaliação da gravidade do regurgitamento mitral e da anatomia da valva (especialmente antes do reparo da VM) | Cateterismo cardíaco; RMC |
| Função de prótese valvar | Evidências de estenose<br>Detecção de regurgitação<br>Dilatação de câmara<br>Estimativa da pressão da AP<br>Função ventricular | A ETT é limitada por sombreamento e reverberações<br>A ETE é necessária quando houver suspeita de regurgitação mitral por causa do "mascaramento" do AE na ETT | Cateterismo cardíaco; fluoroscopia |
| Endocardite (Capítulo 67) | Detecção de vegetações (sensibilidade da ETT, 70 a 85%)<br>Existência e grau da disfunção valvar<br>Dilatação e função de câmara<br>Detecção de abscesso<br>Possíveis implicações prognósticas | A ETE é mais sensível para a detecção de vegetações (> 90%)<br>Um diagnóstico definitivo de endocardite também depende de critérios bacteriológicos<br>A ETE é mais sensível para a detecção de abscessos | Hemoculturas e achados clínicos também são critérios diagnósticos para a endocardite |
| **DOENÇA DA ARTÉRIA CORONÁRIA** | | | |
| Infarto agudo do miocárdio (Capítulos 63 e 64) | Anomalias no movimento de segmentos da parede refletem "miocárdio em risco"<br>Função global do VE (FE)<br>Complicações:<br>  Regurgitação mitral aguda *vs.* CIV<br>  Pericardite<br>  Trombo, aneurisma ou ruptura em VE<br>  Infarto do VD | A anatomia da artéria coronária não é visualizada diretamente | Angiografia coronária (cateterismo ou TC)<br>Cintilografia ou PET para a perfusão miocárdica |

## Tabela 49.4 Indicações para ecocardiografia transtorácica (ETT) por diagnóstico conhecido. *(continuação)*

| DIAGNÓSTICO CLÍNICO | PRINCIPAIS ACHADOS ECOCARDIOGRÁFICOS | LIMITAÇÕES DA ECOCARDIOGRAFIA | ABORDAGENS ALTERNATIVAS |
|---|---|---|---|
| Angina (Capítulo 62) | Função sistólica do VE global e segmentar<br>Exclusão de outras causas de angina (p. ex., EAo, MCH) | O movimento da parede em repouso pode ser normal apesar de DAC significativa<br>A ecocardiografia sob estresse é necessária para induzir isquemia e anomalia do movimento da parede | Angiografia coronária<br>Cintilografia ou PET<br>ETE |
| Pré-revascularização/pós-revascularização (Capítulo 65) | Avaliação de espessamento de parede e do movimento endocárdico na linha de base<br>Melhora da função segmentar após o procedimento | A ecocardiografia com contraste sob estresse com o uso de dobutamina é necessária para a detecção de miocárdio viável, porém não funcional | RMC<br>Angiografia coronária<br>Cintilografia ou PET<br>Ecocardiografia com contraste |
| Doença isquêmica em estado terminal | Função sistólica global de VE (FE)<br>Pressões da AP<br>Regurgitação mitral associada<br>Trombo em VE<br>Função sistólica de VD | – | Angiografia coronária (cateterismo ou TC)<br>Cintilografia ou PET<br>RMC para a viabilidade miocárdica |
| **MIOCARDIOPATIA (CAPÍTULOS 52 A 54)** | | | |
| Dilatada | Dilatação da câmara (todas as quatro)<br>Função sistólica de VE e de VD (qualitativa e FE)<br>Regurgitação de valva atrioventricular coexistente<br>Pressão sistólica em AP<br>Trombo em VE | Medidas indiretas da PDFVE<br>Uma medida acurada de FE pode ser difícil se a qualidade da imagem não for boa | RMC para verificar tamanho, função e fibrose miocárdica em VE<br>Angiografia de VE com hemodinâmica cardíaca (direita e esquerda) |
| Restritiva | Espessura da parede de VE<br>Função sistólica de VE<br>Função diastólica de VE<br>Pressão sistólica de AP | Tem de ser diferenciada de pericardite constritiva | Cateterismo cardíaco com medida simultânea da pressão em VD e em VE após carga de volume<br>RMC |
| Hipertrófica | Padrão e magnitude da hipertrofia de VE<br>Obstrução dinâmica da VSVE (ecocardiografia e Doppler)<br>Regurgitação mitral coexistente<br>Disfunção diastólica em VE | Ecocardiograma sob estresse por exercício para a detecção de obstrução induzível da via de saída de VE | RMC<br>Aferição do *strain* e da taxa de *strain* |
| **HIPERTENSÃO ARTERIAL SISTÊMICA (CAPÍTULO 70)** | | | |
| | Espessura da parede de VE e dimensões das câmaras<br>Hipertrofia de VE<br>Disfunção diastólica de VE<br>Função sistólica de VE<br>Esclerose da valva aórtica, fibrocalcificação do anel da valva mitral | A disfunção diastólica precede a disfunção sistólica, mas a detecção é difícil por causa da idade e de outros fatores | *Speckle tracking*; aferição do *strain* e da taxa de *strain*<br>*Twist* e torção de VE |
| **DOENÇA PERICÁRDICA (CAPÍTULO 68)** | | | |
| | Espessamento pericárdico<br>Detecção, dimensões e localização da EP<br>Sinais bidimensionais da fisiologia do tamponamento<br>Sinais de Doppler da fisiologia do tamponamento | O diagnóstico de tamponamento é um diagnóstico hemodinâmico e clínico<br>A pericardite constritiva é um diagnóstico difícil<br>Nem todos os pacientes com pericardite apresentam efusão pericárdica | Medidas da pressão intracardíaca para tamponamento ou constrição<br>RMC ou TC para a detecção de espessamento pericárdico |
| **DOENÇAS DA AORTA (CAPÍTULO 69)** | | | |
| Dilatação da raiz aórtica | Causa de dilatação aórtica<br>Medidas acuradas do diâmetro da raiz aórtica<br>Anatomia dos seios de Valsalva (especialmente para a síndrome de Marfan)<br>Regurgitação aórtica associada | A aorta ascendente é visualizada apenas parcialmente na ETT na maior parte dos pacientes | TC<br>RMC<br>ETE |
| Dissecção aórtica | Imagens 2D da aorta ascendente, do arco aórtico e da aorta torácica descendente e abdominal proximal<br>Imagem do "retalho" de dissecção<br>Regurgitação aórtica associada<br>Função ventricular | A ETE é mais sensível (97%) e mais específica (100%)<br>Não consegue acessar os leitos vasculares distais | Aortografia<br>TC<br>RMC<br>ETE |
| **MASSAS CARDÍACAS (CAPÍTULO 54)** | | | |
| Trombo em VE | Sensibilidade e especificidade elevadas para o diagnóstico de trombo em VE<br>Suspeita com anomalia no movimento da parede apical ou disfunção sistólica difusa em VE | Artefatos técnicos podem enganar<br>É necessário um transdutor com frequência maior ou igual a 5 MHz e vistas apicais anguladas | O trombo em VE pode não ser reconhecido por angiografia com contraste ou radionuclídeos |
| Trombo em AE | Baixa sensibilidade para a detecção de trombo em AE, mas a especificidade é elevada<br>Suspeita com dilatação de AE, valvopatia mitral | A ETE é necessária para a detecção confiável de trombos em AE | ETE |
| Tumores cardíacos | Tamanho, localização e consequências fisiológicas da massa tumoral | O envolvimento extracardíaco não é visto eficientemente<br>Não consegue distinguir tumores benignos de malignos ou tumores de trombos | ETE<br>TC<br>RMC (com sincronização cardíaca)<br>Ecocardiografia intracardíaca |

## CAPÍTULO 49 Ecocardiografia

### Tabela 49.4 Indicações para ecocardiografia transtorácica (ETT) por diagnóstico conhecido. (continuação)

| DIAGNÓSTICO CLÍNICO | PRINCIPAIS ACHADOS ECOCARDIOGRÁFICOS | LIMITAÇÕES DA ECOCARDIOGRAFIA | ABORDAGENS ALTERNATIVAS |
|---|---|---|---|
| **HIPERTENSÃO PULMONAR (CAPÍTULO 75)** | | | |
| | Estimativa da pressão de AP | Medida indireta da pressão de AP | Cateterismo cardíaco |
| | Evidência de doença cardíaca esquerda que contribua para aumento da pressão na AP | Dificuldade para a determinação acurada da resistência vascular pulmonar | |
| | Tamanho de VD e sua função sistólica (*cor pulmonale*) | | |
| | RT associada | | |
| **CARDIOPATIA CONGÊNITA (CAPÍTULO 61)** | | | |
| | Detecção e avaliação de anomalias anatômicas | Nenhuma medida direta de pressão intracardíaca | RMC com reconstrução tridimensional |
| | Quantificação de anomalias fisiológicas | A anatomia complicada pode ser difícil de avaliar se a qualidade da imagem não for boa (ETE é útil) | Cateterismo cardíaco |
| | Dilatação de câmara | | ETE |
| | Função ventricular | | Ecocardiografia tridimensional |

EAo = estenose aórtica; DAC = doença da artéria coronária; RMC = ressonância magnética cardíaca; TC = tomografia computadorizada; FE = fração de ejeção; TEE = teste de esforço com exercício físico; MCH = miocardiopatia hipertrófica; AE = átrio esquerdo; VE = ventrículo esquerdo; PDFVE = pressão diastólica final do ventrículo esquerdo; VSVE = via de saída do ventrículo esquerdo; ∆P = gradiente de pressão; AP = artéria pulmonar; EP = efusão pericárdica; PET = tomografia por emissão de pósitrons; VD = ventrículo direito; ETE = ecocardiografia transesofágica; RT = regurgitação tricúspide; ETT = ecocardiografia transtorácica; CIV = comunicação interventricular. (De Otto CM. *Textbook of Clinical Echocardiography*. 6th ed. Philadelphia: Elsevier; 2018.)

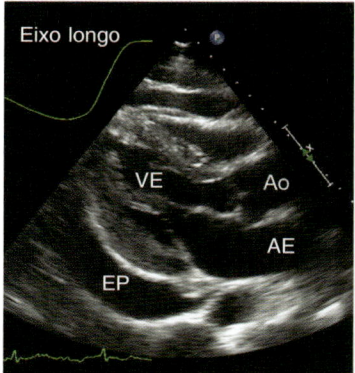 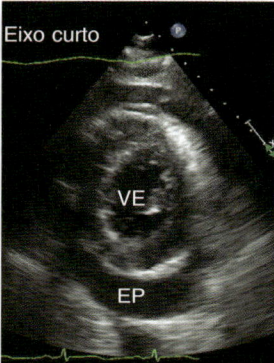 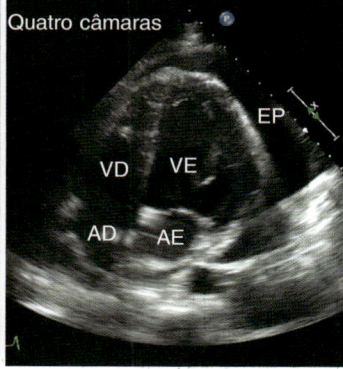

**FIGURA 49.9** Efusão (derrame) pericárdica. Um grande espaço anecoico é observado anterior e posteriormente à estrutura cardíaca na vista do eixo longo paraesternal (*esquerda*), na vista do eixo curto (*centro*) e na vista apical de quatro câmaras (*direita*), consistente com efusão pericárdica (EP). Ao = aorta; AE = átrio esquerdo; VE = ventrículo esquerdo; AD = átrio direito; VD = ventrículo direito. Ver Vídeo 49.5.

### Achados normais

Regurgitação valvar mínima a leve é considerada "fisiológica" e é vista em de 70 a 80% das valvas mitrais, de 80 a 90% das valvas tricúspides e de 70 a 80% das valvas pulmonares em indivíduos normais. A prevalência de regurgitação aórtica aumenta com a idade, mas ela é encontrada em apenas 5% dos adultos jovens normais; o achado de regurgitação aórtica levanta a possibilidade de anomalias sutis da valva ou da raiz aórtica.

PFO (Capítulo 61) é encontrada em 25 a 35% dos indivíduos normais e pode ser identificada por Doppler colorido ou por ecocardiografia contrastada. O uso da manobra de Valsalva aumenta a identificação de PFO por causa da discreta elevação da pressão atrial direita, que pode provocar pequeno desvio (*shunt*) da direita para a esquerda. A importância da PFO em pacientes sem eventos clínicos não é clara. Outras variantes anatômicas comuns observadas durante a ecocardiografia incluem cordões aberrantes (ou "teias") no ventrículo esquerdo; pequenos ecos móveis lineares associados às valvas (excrescências de Lambl)[d] e apêndices normais nos átrios esquerdo e direito.

Alterações inesperadas também podem ser encontradas em exames solicitados por outros motivos. Valva aórtica bicúspide é encontrada em de 1 a 2% da população; muitos desses pacientes são assintomáticos até uma fase mais avançada da vida, de modo que muitos casos são diagnosticados "incidentalmente" por ecocardiografia. A esclerose valvar aórtica, que é um diagnóstico ecocardiográfico inesperado e frequente, é um marcador de doença cardiovascular e risco elevado de infarto do miocárdio, mesmo se a função valvar não for normal.

---

[d]N.R.T.: As excrescências de Lambl são estruturas filiformes nos locais de fechamento valvar que podem ser encontradas sem outras evidências de cardiopatia. Originam-se como pequenos trombos nas superfícies endomiocárdicas onde as margens valvares têm contato (locais de lesão mínima do endotélio).

### INTEGRAÇÃO DOS ACHADOS ECOCARDIOGRÁFICOS E CLÍNICOS

O pedido de ecocardiografia deve indicar o motivo específico para o exame e qualquer sintoma ou sinal relevante. A avaliação ecocardiográfica pode então ser direcionada para a resposta da pergunta clínica. Programas educacionais conseguem reduzir a solicitação desnecessária de ecocardiogramas e, talvez, aumentar o número de ecocardiogramas bem indicados, mesmo por cardiologistas experientes.[A2,A3]

Os resultados ecocardiográficos devem ser interpretados em conjunto com outros dados clínicos. Se os dados do ecocardiograma não forem compatíveis com os dados clínicos, o médico que pediu o exame deve revisar as imagens junto com o cardiologista para a identificação de áreas de incerteza e para a determinação do próximo passo diagnóstico, para que ele seja o melhor possível.

 **Recomendações de grau A**

A1. Lindekleiv H, Lochen ML, Mathiesen EB, et al. Echocardiographic screening of the general population and long-term survival: a randomized clinical study. *JAMA Intern Med.* 2013;173:1592-1598.
A2. Dudzinski DM, Bhatia RS, Mi MY, et al. Effect of educational intervention on the rate of rarely appropriate outpatient echocardiograms ordered by attending academic cardiologists: a randomized clinical trial. *JAMA Cardiol.* 2016;1:805-812.
A3. Bhatia RS, Ivers NM, Yin XC, et al. Improving the appropriate use of transthoracic echocardiography: the Echo WISELY trial. *J Am Coll Cardiol.* 2017;70:1135-1144.

### REFERÊNCIAS BIBLIOGRÁFICAS

*As referências bibliográficas, bem como os outros materiais suplementares deste livro, encontram-se no GEN-IO, nosso ambiente virtual de aprendizagem.*

# 50

# EXAMES DE IMAGEM CARDÍACOS NÃO INVASIVOS

CHRISTOPHER M. KRAMER, GEORGE A. BELLER E KLAUS D. HAGSPIEL

## RADIOGRAFIA DO CORAÇÃO

A radiografia do tórax é um exame de imagem de rápida realização, amplamente disponível e relativamente barato, com uma dose média de radiação efetiva de 0,03 a 0,1 mSv. O coração é mais bem avaliado nas incidências posteroanterior (PA) e lateral (perfil), com o coração mais próximo do detector da imagem.

Na radiografia do tórax, o coração aparece como uma sombra homogênea, cercada pelos pulmões, de modo que a avaliação diagnóstica do coração e dos grandes vasos é baseada nas dimensões e no formato da silhueta cardíaca, em vez da visualização direta da anatomia cardíaca interna. Ainda assim, o tamanho e o formato do coração, suas mudanças ao longo do tempo e a aparência da vasculatura pulmonar ajudam no diagnóstico de doenças cardíacas. O aspecto radiográfico do coração também é influenciado pela técnica radiográfica, pela incidência, pelo biotipo, pelo grau de inspiração e pela posição do paciente (decúbito dorsal ou posição ortostática) durante o exame.

Na incidência PA, o coração normal está localizado no mediastino médio, com aproximadamente dois terços se projetando para a esquerda da porção média do esterno (Figura 50.1). O segmento superior da borda cardíaca direita é uma linha mais ou menos reta formada pela veia cava superior e pela veia braquiocefálica. O segmento inferior é convexo e formado pelo átrio direito. A borda cardíaca esquerda consiste em três segmentos: o arco aórtico na porção superior, a artéria pulmonar principal na porção média e o ventrículo esquerdo (VE) na porção inferior. O apêndice atrial esquerdo encontra-se situado na junção entre os segmentos inferior e médio; se ele estiver aumentado, ele pode aparecer como um segmento separado e proeminente. A borda cardíaca inferior algumas vezes não é bem diferenciada do diafragma (Figura 50.1).

Nas imagens laterais do tórax, o ventrículo direito (VD) e a via de saída do VD formam a borda cardíaca anterior, com o VD em contato com o terço inferior do esterno. O pulmão entre o esterno e o VD curvado posteriormente e a via de saída do VD forma o espaço retroesternal. A borda cardíaca posterior, que é vista entre a carina e o diafragma nas incidências laterais, consiste superiormente no átrio esquerdo e inferiormente no VE. O trajeto ascendente da veia cava inferior é oblíquo antes de chegar ao átrio direito. A aorta ascendente, o arco aórtico e a aorta torácica descendente proximal em geral são vistas com clareza nas incidências laterais (Figura 50.1).

Alterações no contorno cardíaco geralmente são causadas por dilatação dos átrios, dos ventrículos ou dos vasos sanguíneos. As radiografias de tórax não são sensíveis para a detecção de hipertrofia cardíaca, a menos que ela seja substancial.

Uma análise cardiovascular abrangente das radiografias do tórax exige a avaliação do tamanho e da morfologia do coração e dos grandes vasos, da vasculatura pulmonar e da existência e do posicionamento de qualquer calcificação ou dispositivo implantado, como próteses valvares, marca-passos e desfibriladores.

### Avaliação radiográfica das dimensões cardíacas

A razão cardiotorácica (Figura 50.1) estima as dimensões do coração. Um valor menor do que 0,5 é considerado normal em uma radiografia realizada durante uma inspiração profunda. Deformidades do tipo tórax escavado (pectus excavatum) (Capítulo 92) e depósitos de gordura epicárdica podem resultar em uma razão cardiotorácica anormalmente grande, apesar de um coração de tamanho normal. A dilatação do VE, que aumenta a razão cardiotorácica, aparece como uma borda cardíaca esquerda média côncava e um alongamento de toda a borda cardíaca esquerda, com um ápice apontando para baixo e se projetando para baixo do diafragma nas incidências PA (Figura 50.2). A extensão da margem posterior do VE maior do que 2 cm posterior à veia cava inferior nas incidências laterais é considerada um sinal de aumento das dimensões do VE. Aumento localizado e não global do VE em geral indica aneurisma ventricular (Capítulo 64). A hipertrofia de VE sem dilatação geralmente não é detectável nas radiografias do tórax.

A causa mais comum de aumento das dimensões do átrio esquerdo é secundária à disfunção de VE, especialmente a dilatação de VE. O aumento isolado do átrio esquerdo em geral é uma sequela de anomalias da valva mitral ou de fibrilação atrial. O aumento do átrio esquerdo também pode ocorrer com hipertrofia de VE sem dilatação em pacientes com estenose aórtica (Capítulo 66) ou com cardiomiopatia hipertrófica (Capítulo 54). A retificação da borda cardíaca esquerda entre a artéria pulmonar principal e o VE, logo abaixo do brônquio principal esquerdo, por causa do aumento do apêndice atrial esquerdo é um dos primeiros sinais de aumento atrial esquerdo; com o aumento do tamanho, esse segmento se torna convexo. Um contorno duplo dentro da borda cardíaca direita (sinal de densidade dupla), o deslocamento da carina e a elevação do brônquio principal direito são sinais menos frequentes (Figura 50.3).

O VD normalmente não faz parte da borda cardíaca nas incidências PA, mas um aumento significativo do VD pode provocar convexidade anormal da borda cardíaca esquerda, com elevação e deslocamento para a esquerda do ápice cardíaco. A melhor indicação radiográfica do aumento de VD é a obliteração do espaço retroesternal na incidência lateral por causa da dilatação da via de saída do VD (Figura 50.4).

A dilatação do átrio direito faz com que o segmento inferior da borda cardíaca direita se torne mais proeminente e progressivamente arredondado. Em casos mais graves, toda a borda cardíaca direita torna-se aumentada; em casos extremos, o átrio direito pode fazer parte da borda direita em incidência lateral (ver Figura 50.3).

### Derrame (efusão) pericárdico

Grandes derrames epicárdicos causam aumento significativo da silhueta cardíaca apesar de um mediastino superior normal – o chamado "sinal de garrafa d'água". O líquido no saco pericárdico vai obscurecer os vasos hilares na incidência PA da radiografia de tórax (Figura 50.5), ao contrário da cardiomegalia sem efusão, em que as estruturas hilares frequentemente são relativamente conspícuas. O deslocamento posterior da linha de gordura pericárdica nas incidências laterais também é um achado valioso para a detecção de efusões pericárdicas.

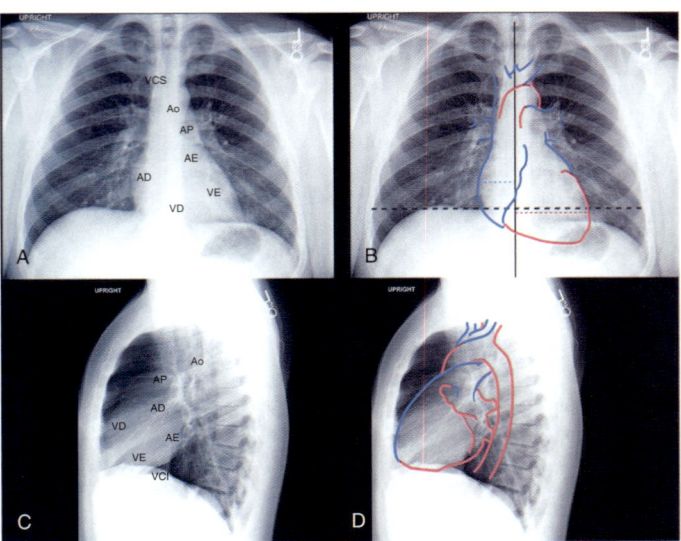

**FIGURA 50.1** Anatomia normal. Incidências radiográficas posteroanterior (A) e lateral (B) do tórax em um homem saudável de 28 anos. As câmaras cardíacas e os grandes vasos estão marcados nos desenhos correspondentes (C, D). A razão cardiotorácica (C) é calculada dividindo-se o diâmetro transversal máximo da silhueta cardíaca (linha azul: maior distância entre a borda cardíaca direita e o ponto médio da coluna vertebral; linha vermelha: maior distância entre a borda cardíaca esquerda e o ponto médio da coluna vertebral) pela distância entre a margem interna das costelas no topo do diafragma direito (linha preta). Ao = aorta; VCI = veia cava inferior; AE = átrio esquerdo; VE = ventrículo esquerdo; AD = átrio direito; VD = ventrículo direito; AP = artéria pulmonar; VCS = veia cava superior.

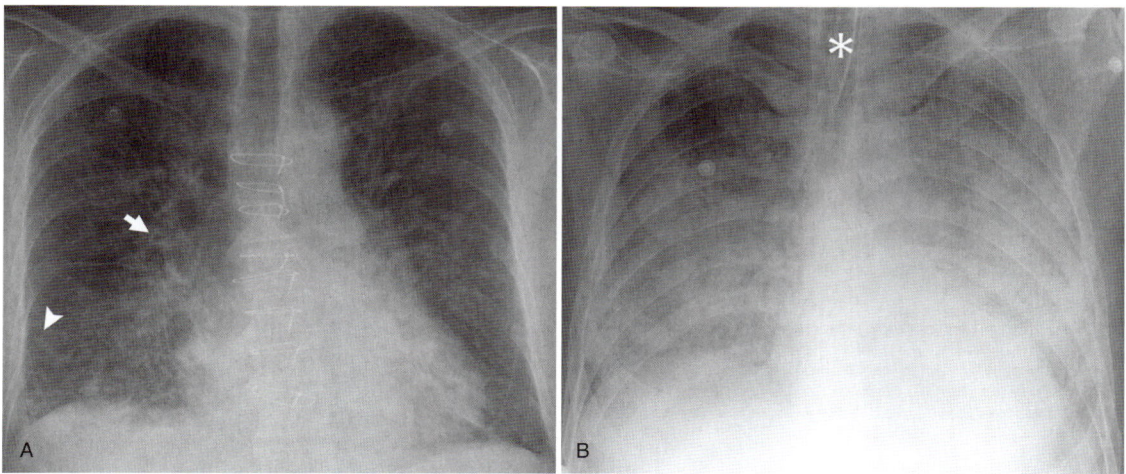

**FIGURA 50.2** Aumento ventricular esquerdo e edema pulmonar em dois pacientes diferentes. A imagem da esquerda (A) foi obtida em um paciente com infarto agudo do miocárdio e que havia passado anteriormente por um enxerto aórtico (os fios da esternotomia e do enxerto são observados). O edema intersticial é evidenciado pela redistribuição vascular, pelas linhas B de Kerley (*ponta de seta*) e por espessamento peribrônquico (*seta*). A imagem à direita (B) foi obtida em um paciente com edema alveolar cardiogênico. O ventrículo esquerdo está significativamente aumentado e há consolidação de ar bilateral extensiva com aerobroncograma. Repare na posição normal de um tubo endotraqueal (*asterisco*) e de um tubo nasogástrico.

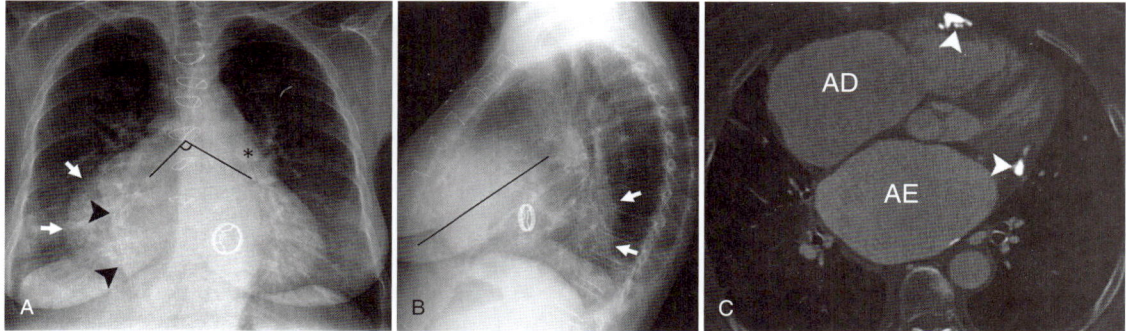

**FIGURA 50.3** Dilatação biatrial em uma paciente que sofreu reparo da valva mitral. A radiografia, incidência posteroanterior (PA) (A), do tórax mostra uma aurícula de átrio esquerdo proeminente (*asterisco*), o sinal de densidade dupla (*pontas de seta*) e o deslocamento da carina. Também há dilatação do átrio direito, evidenciada pela proeminência e pelo formato arredondado da borda direita na incidência PA (*setas*). O abaulamento posterior do coração (*setas*) por causa da dilatação biatrial é observado na incidência lateral (B). Existe edema pulmonar intersticial. A localização das valvas cardíacas é avaliada mais adequadamente em uma incidência lateral (B), por uma linha imaginária entre a carina e o recesso costofrênico anterior (*linha preta*). As valvas pulmonar e aórtica em geral estão posicionadas superiormente a essa linha e as valvas tricúspide e mitral estão localizadas inferiormente a ela. A tomografia computadorizada (C) também demonstra dilatação biatrial, bem como calcificações pericárdicas. AE = átrio esquerdo; AD = átrio direito.

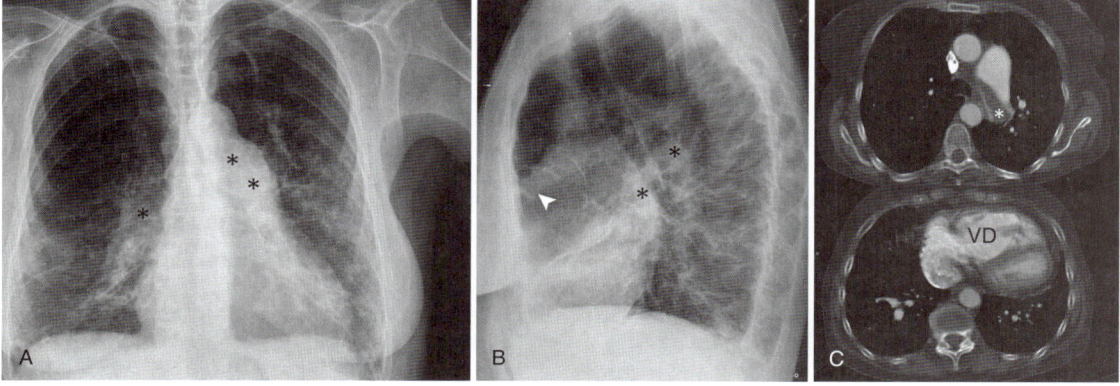

**FIGURA 50.4** Hipertensão arterial pulmonar em uma paciente com enfisema pulmonar grave e embolia pulmonar crônica. As artérias pulmonares centrais aumentadas (*asteriscos*) e o "sinal da árvore podada" podem ser observados nas incidências posteroanterior (A) e lateral (B). A hipertransparência em ambos os lobos superiores se deve a enfisema pulmonar extenso. O crescimento ventricular direito obliterou o espaço retroesternal na incidência lateral (*ponta de seta*) (B). A imagem de tomografia computadorizada (TC) mostra dilatação das artérias pulmonares centrais com êmbolo pulmonar crônico aderente (*asterisco*) (C), bem como dilatação e hipertrofia do ventrículo direito (*VD*).

## Vasculatura pulmonar

As artérias e veias de tamanho grande e médio podem ser observadas na radiografia como sombras lineares e suas dimensões e seu aspecto estão relacionados com o fluxo de sangue pulmonar e com a pressão venosa pulmonar. Os vasos nas zonas pulmonares inferiores normalmente são maiores do que nas zonas superiores por causa da distribuição normal do fluxo sanguíneo pulmonar (Figura 50.1). Em pacientes com desvios (*shunts*) da direita para a esquerda (Capítulo 61), a vasculatura pulmonar exibe calibre reduzido. Nos desvios da esquerda para a direita, a vascularidade aumenta e os vasos são destacados acentuadamente se o paciente não tiver insuficiência cardíaca (Figura 50.6). Com o aumento da pressão venosa pulmonar, como observado na insuficiência cardíaca (Capítulos 52

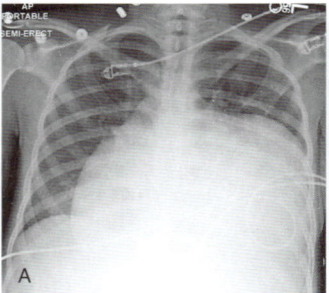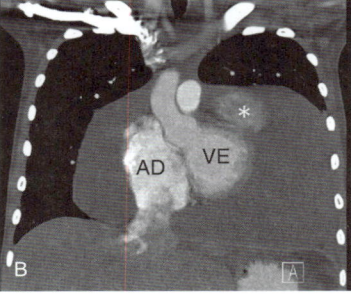

**FIGURA 50.5** Jovem de 17 anos apresentando derrame pericárdico substancial. A incidência posteroanterior (PA) (A) da radiografia de tórax mostra o sinal de garrafa d'água; os vasos hilares estão obscurecidos. Uma imagem de tomografia computadorizada (TC) no plano coronal (B) mostra o líquido no saco pericárdico, bem como dilatação do átrio direito e da aurícula do átrio esquerdo (*asterisco*). VE, ventrículo esquerdo; AD = átrio direito.

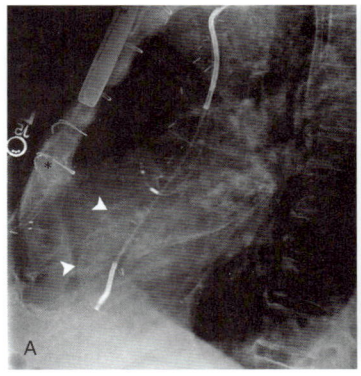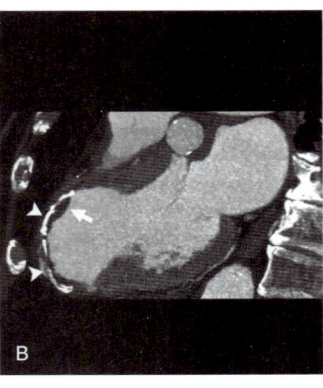

**FIGURA 50.7** Infarto crônico do miocárdio com calcificação. A incidência lateral (A) demonstra calcificações curvilíneas finas (*pontas de seta*) na região do ápice ventricular esquerdo. Uma imagem de tomografia computadorizada (TC) do coração (B) mostra dilatação de aneurisma e afinamento do ápice, além de calcificações curvilíneas e trombo (*seta*). Também são observados eletrodos de marca-passo de câmara dupla, clipes de *bypass* aortocoronariano e fratura do fio mais inferior da esternotomia (*asterisco*) na incidência lateral (A).

e 53), os vasos da zona superior se encontram aumentados na radiografia do tórax. Com aumentos adicionais na pressão venosa pulmonar, o fluido extravasa para o interstício pulmonar e os vasos pulmonares perdem sua demarcação precisa. Linhas horizontais na periferia dos pulmões (linhas B de Kerley) e linhas verticais nos lobos superiores (linhas A de Kerley) representam septos interglobulares espessados. O fluido no interstício das paredes brônquicas causa espessamento peribrônquico (Figura 50.2). Em casos mais avançados, os pulmões têm aspecto de vidro difuso que mascara as estruturas vasculares e edema pulmonar acaba se desenvolvendo (Figura 50.2). A hipertensão arterial pulmonar de longa data causa dilatação das artérias pulmonares centrais, com alteração abrupta no calibre, em vez do afinamento normal. O tamanho e o número dos ramos arteriais periféricos diminuem, resultando em aspecto de árvore podada (Figura 50.4).

### Calcificações

Calcificações são frequentemente observadas nas radiografias do tórax. No coração, as calcificações envolvem mais frequentemente as valvas e o anel mitral (Capítulo 66). A maioria das calcificações valvares é degenerativa e ocorre em valvas até então normais, mas sua incidência se encontra elevada nas valvas bicúspides ou em pacientes que tiveram febre reumática. A calcificação do anel mitral é comum e, em geral, é um achado assintomático. As calcificações das artérias coronárias são frequentes, mas raramente são observadas em radiografias do tórax. As calcificações ventriculares são vistas mais frequentemente em pacientes com infarto prévio do miocárdio ou aneurismas ventriculares (Figura 50.7). As calcificações pericárdicas tendem a ser mais espessas do que as calcificações no miocárdio e, em casos graves, conseguem circundar todo o coração (Figura 50.3).

### Dispositivos implantados

Muitos dispositivos podem ser observados em uma radiografia do tórax e é importante estar familiarizado com seu aspecto para que seja possível avaliar sua posição correta e sua integridade. A avaliação acurada da posição do dispositivo exige ocasionalmente a solicitação de exames de imagem (Figuras 50.2, 50.3 e 50.7).

### Aspecto característico da silhueta cardíaca

Alguns conjuntos de achados nas radiografias do tórax podem ser característicos de distúrbios específicos. Na estenose mitral, o aumento do átrio

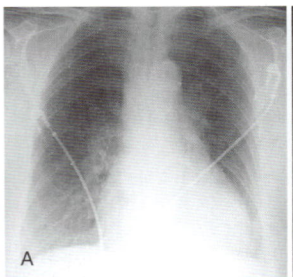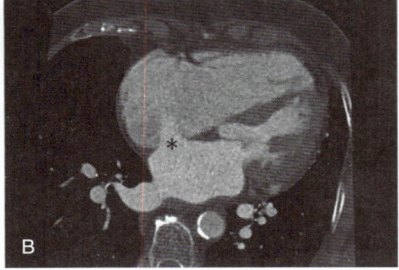

**FIGURA 50.6** Mulher com defeito do septo interatrial do tipo *ostium secundum*. A incidência posteroanterior (A) mostra dilatação das artérias pulmonares, desvio da vascularidade e aumento da borda cardíaca direita. Uma imagem de tomografia computadorizada (B) mostra o defeito septal (*asterisco*), com desvio da direita para a esquerda. Também é observado aumento do coração direito.

esquerdo, a hipertensão venosa pulmonar, uma pequena protuberância aórtica e o aumento da artéria pulmonar principal são achados típicos. Na estenose aórtica, o aumento de VE, calcificações da valva aórtica e dilatação da aorta ascendente frequentemente estão presentes. Na estenose da valva pulmonar, o aumento do tronco pulmonar é o sinal radiográfico mais comum, com ou sem sinais de aumento de VD. Nos defeitos do septo atrial, o coração comumente apresenta tamanho normal, com uma vasculatura pulmonar proeminente (desvio de vascularidade). Nos defeitos do septo interventricular (comunicação interventricular [CIV]), o átrio esquerdo e o VE são proeminentes e existe desvio de vascularidade. Vários sinais clássicos nas radiografias do tórax foram descritos para pacientes com cardiopatia congênita mais complexa (Capítulo 61). Esses achados incluem o formato de ovo com pedículo estreitado na transposição das grandes artérias, o sinal de pescoço de ganso nos defeitos dos coxins endocárdicos, o coração com formato de bota na tetralogia de Fallot (e-Figura 50.1), os sinais de 3 e de 3 reverso na coarctação da aorta, o coração com formato quadrado na anomalia de Ebstein, o sinal do homem de gelo no retorno venoso pulmonar totalmente anômalo e o sinal de cimitarra no retorno venoso pulmonar parcialmente anômalo. Por causa do diagnóstico e do tratamento precoces de cardiopatias congênitas, o papel diagnóstico da radiografia do tórax nessas condições é limitado hoje em dia, mas ela ainda é útil para o monitoramento da progressão da doença e sua resposta ao tratamento.

## CARDIOLOGIA NUCLEAR

As técnicas de cardiologia nuclear possibilitam a aquisição de imagens de modo não invasivo da perfusão miocárdica sob estresse ou em repouso, além da função global e regional em repouso com o uso de radionuclídeos e de câmaras para a detecção de partículas gama ou de pósitrons com processamento computadorizado associado. Todas essas técnicas se baseiam na aquisição de imagens provenientes de agentes emissores de radioatividade localizados no músculo cardíaco ou no sangue presente no VE e no VD. A aquisição de imagens da perfusão miocárdica é a técnica de cardiologia nuclear realizada com mais frequência, muitas vezes em conjunto com estresse farmacológico ou por exercício, com a finalidade de produzir heterogeneidade de fluxo entre as regiões miocárdicas hipoperfundidas e normalmente perfundidas. A tomografia computadorizada com emissão de um único fóton (SPECT; do inglês, *single-photon emission computed tomography*) é outra técnica utilizada para registrar a captação de traçadores no miocárdio. Na angiografia com radionuclídeos, eritrócitos marcados com tecnécio-99m ($^{99m}Tc$) ou outros agentes marcados com $^{99m}Tc$ são injetados por via intravenosa (IV) para a medida da fração de ejeção do VE e para a avaliação do movimento regional da parede, especialmente para monitorar mudanças na função global do VE. A tomografia com emissão de pósitrons (PET; do inglês, *positron emission tomography*) consegue avaliar o metabolismo miocárdico regional para estimar a viabilidade miocárdica, mais frequentemente com o uso de 2-desoxiglicose marcada com flúor-18 (FDG; do inglês, *fluorine-18-labeled 2-deoxyglucose*), bem como para estimar a perfusão miocárdica com o uso de amônia contendo nitrogênio-13 ($^{13}N$) ou rubídio-82 ($^{82}Rb$).

## Aquisição de imagens da perfusão miocárdica

### AGENTES DE IMAGEAMENTO

Para a avaliação da perfusão miocárdica utilizando SPECT, agentes de perfusão marcados com $^{99m}$Tc ou com tálio-201 ($^{201}$Tl) são utilizados durante estresse farmacológico ou por exercício para avaliar pacientes com cardiopatia isquêmica conhecida ou suspeita. Entre os vários agentes marcados com $^{99m}$Tc, os mais comuns são $^{99m}$Tc-sestamibi e $^{99m}$Tc-tetrofosmina. Esses agentes marcados com $^{99m}$Tc possibilitam a avaliação simultânea da função global e da função regional do VE e seus volumes utilizando tecnologia de SPECT sincronizada com ECG. As vantagens da PET da perfusão miocárdica em comparação com SPECT incluem maiores sensibilidade e especificidade para a detecção de doença da artéria coronária (DAC), utilizando uma dose mais baixa de radiação. A comparação do fluxo sanguíneo durante o estresse com o fluxo em repouso possibilita que a PET cardíaca dinâmica também quantifique o fluxo sanguíneo miocárdico regional absoluto em m$\ell$/min/g e da reserva de fluxo coronariana.

### DETECÇÃO DE CARDIOPATIA ISQUÊMICA

As principais indicações para aquisição de imagens de perfusão miocárdica em repouso ou sob estresse são o diagnóstico de cardiopatia isquêmica, a avaliação do seu prognóstico e para a detecção da viabilidade miocárdica.[1] A aquisição de imagens da perfusão miocárdica sob estresse farmacológico ou por exercício em pacientes com dor torácica tem sensibilidade para a detecção de 88% por SPECT e de 93% por PET.[2] A especificidade para a exclusão de cardiopatia isquêmica é de 76% para SPECT e de 81% para PET. A aquisição de imagens da perfusão sob estresse farmacológico ou por exercício utilizando SPECT tem sensibilidade e especificidade superiores ao uso de teste de esforço com eletrocardiograma (ECG) sozinho. A especificidade da SPECT da perfusão miocárdica aumenta com a inspeção da função regional em imagens direcionadas por ECG e com algoritmos computadorizados, que corrigem a atenuação.[3] Tanto a sensibilidade quanto a especificidade para a detecção de cardiopatia isquêmica aumentam com a quantificação da imagem.

A aquisição de imagens da perfusão miocárdica é particularmente importante em comparação com testes de esforço com ECG em pacientes com anomalias no ECG de repouso, como as observadas na hipertrofia de VE ou no bloqueio do ramo esquerdo (BRE). A aquisição de imagens da perfusão sob estresse vasodilatador aumenta a detecção de cardiopatia isquêmica em pacientes que não conseguem alcançar mais de 85% da frequência cardíaca máxima prevista. A detecção de doença em múltiplas artérias coronárias aumenta com a identificação de espessamento sistólico regional ou de anomalias no movimento da parede em imagens de SPECT em comparação com a avaliação baseada apenas na perfusão. Se possível, fármacos como nitratos de longa ação, betabloqueadores e bloqueadores de cálcio capazes de diminuir a frequência cardíaca devem ter seu uso interrompido por 24 horas antes do teste de esforço realizado para o diagnóstico ou para a exclusão de DAC como a causa de dor torácica. Avanços na tecnologia das câmeras gama permitiram o desenvolvimento de uma nova geração de câmeras gama de SPECT de alta velocidade que utilizam detectores semicondutores com telureto de zinco e cádmio.[4] Essa tecnologia apresenta melhor resolução espacial, possibilita o uso de uma dose efetiva menor de traçador para a aquisição de imagens e exige menos tempo de exame em comparação com uma câmera gama convencional (Figura 50.8).

O emprego de um protocolo "apenas de estresse" para a aquisição de imagens da perfusão miocárdica por SPECT em pacientes com uma probabilidade pré-teste de DAC baixa ou intermediária com base nas variáveis clínicas reduz a exposição à radiação e o tempo de aquisição de imagens. O protocolo convencional de SPECT de 1 dia envolve realizar primeiro uma SPECT em repouso, seguida por SPECT sob estresse algumas horas depois utilizando doses mais altas de traçador. Com a abordagem "apenas de estresse", o estudo sob estresse é realizado primeiro. Se o estudo sob estresse for normal, não é realizado o estudo em repouso; porém, se o estudo sob estresse for anormal, o paciente deve retornar no dia seguinte para o estudo em repouso para observar se o defeito de perfusão em questão é reversível e indicativo de isquemia induzível. As duas abordagens são igualmente boas para a predição das taxas futuras de eventos por DAC (e-Figura 50.2).

Algumas câmeras gama e PET são combinadas com um *scanner* de TC, o que possibilita a aquisição de imagens híbridas de multimodalidades envolvendo a anatomia e a fisiologia cardíacas. A aquisição de imagens da perfusão miocárdica pode ser adicionada à angiocoronariografia por TC se for observada estenose coronariana intermediária entre 50 e 70% do diâmetro do vaso. Já a angio-TC pode ser realizada após resultado ambíguo de SPECT ou PET para diferenciar entre defeitos de perfusão verdadeiro-positivos e falso-positivos. A aquisição de imagens híbrida também possibilita combinar a avaliação da deposição de cálcio nas artérias coronárias com a perfusão miocárdica.

### AQUISIÇÃO DE IMAGENS SOB ESTRESSE FARMACOLÓGICO

Em pacientes incapazes de se exercitar a 85% de sua frequência cardíaca máxima prevista para a idade em protocolos de teste de esforço, os testes sob estresse farmacológico com o uso de vasodilatadores ou de dobutamina são uma alternativa ao exercício para a detecção de estenoses arteriais

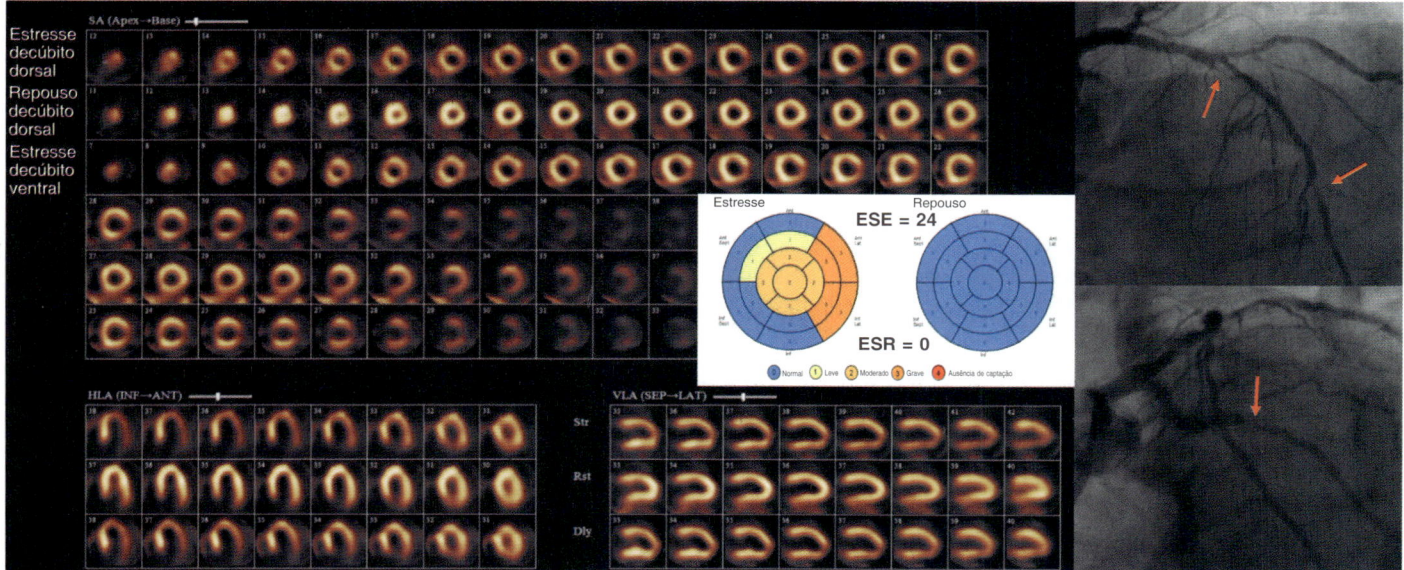

**FIGURA 50.8** Imagens de tomografia computadorizada com emissão de um único fóton (SPECT) em decúbito dorsal pós-estresse, em repouso e decúbito ventral pós-estresse (*à esquerda*), bem como imagens de angiografia coronária (*à direita*) em paciente com angina. Há defeitos reversíveis de perfusão envolvendo as paredes apical até anterior média/ápice e apical até lateral média. O escore somado no estresse (*ESE*) foi de 24 e o escore somado no repouso (*ESR*) foi zero, indicando isquemia apenas com estresse. A angiocoronariografia do paciente apresentou doença da artéria coronária (DAC) grave e estenoses na artéria coronária descendente anterior esquerda e na artéria coronária circunflexa esquerda, correspondendo aos dois defeitos de perfusão observados nas imagens de SPECT. (Cortesia da University of Virginia.)

coronarianas fisiologicamente significativas. SPECT da perfusão miocárdica sob estresse vasodilatador pode utilizar dipiridamol ou adenosina. O agente de estresse vasodilatador utilizado mais comumente nos EUA agora é a regadenosona, um agonista do receptor de adenosina do tipo A2A, administrado em *bolus* intravenoso. A adição de exercício limitado à aquisição de imagens com o uso de adenosina ou regadenosona pode atenuar a redução na pressão arterial induzida pelo vasodilatador e aprimorar a qualidade da imagem por aumentar a razão entre a captação do traçador pelo coração e pelo fígado. O estresse com dobutamina é preferível no caso de pacientes com broncospasmo ou história pregressa de asma, ou que tenham consumido cafeína, que é um antagonista do receptor de adenosina, 12 horas antes do exame. Pacientes que apresentam efeitos colaterais como hipotensão e dor torácica durante a infusão do vasodilatador devem ser tratados com aminofilina intravenosa, um antagonista de adenosina. A administração de regadenosona normalmente aumenta a frequência cardíaca e sua incapacidade de provocar esse aumento é um sinal prognóstico adverso.

## AVALIAÇÃO DO PROGNÓSTICO

Os graus de hipoperfusão e de isquemia induzível (*i. e.*, defeitos reversíveis) nas imagens de perfusão por SPECT pós-estresse fornecem uma informação prognóstica incremental importante quando somados às características clínicas, à fração de ejeção do VE em repouso, às variáveis do teste de esforço com ECG e, até mesmo, à anatomia arterial coronariana. Pacientes não diabéticos com dor torácica e exame de imagem de perfusão miocárdica normal no ponto máximo do exercício ou sob estresse vasodilatador apresentam uma taxa de infarto ou de morte cardíaca menor do que 1% por ano e geralmente são candidatos adequados à terapia médica (Capítulo 62) ou precisam de investigação diagnóstica adicional de uma causa não cardíaca para dor torácica (Capítulos 45 e 128). Já pacientes com resultados de exames de imagem indicando alto risco podem se beneficiar de uma indicação precoce para estratégias invasivas, incluindo revascularização do miocárdio (Capítulo 65), mesmo se os sintomas forem leves. Pacientes com defeitos de perfusão isquêmicos envolvendo mais de 10% do miocárdio do VE podem ter um desfecho melhor com a revascularização do miocárdio do que com a terapia farmacológica.

A dilatação da cavidade do VE isquêmica transitória, em que a cavidade do VE aparece mais dilatada nas imagens sob estresse em comparação com as imagens durante o repouso, ocorre quando a isquemia subendocárdica após o estresse causa uma redução na captação do traçador no subendocárdio. Esse achado é preditivo de desfechos piores em pacientes que também apresentam defeitos de perfusão, mas tem valor limitado em pacientes de baixo risco cujas imagens são normais e nenhum defeito é observado.[5]

A avaliação da função regional do VE em imagens de SPECT pós-estresse aumenta a detecção de doença em múltiplas artérias coronárias. A fração de ejeção do VE e os volumes diastólico final e sistólico final também podem ser medidos por SPECT. A aquisição de imagens de perfusão miocárdica sob estresse não parece adicionar informações prognósticas úteis em relação ao teste de esforço com ECG em pacientes capazes de alcançar 10 ou mais equivalentes metabólicos sem infradesnivelamento isquêmico do segmento ST no ECG durante o exercício. Da mesma maneira, em mulheres de baixo risco e com boa capacidade física, uma estratégia diagnóstica utilizando apenas ECG durante o exercício é tão boa quanto a aquisição de imagens de perfusão miocárdica por SPECT sob estresse por exercício para a predição dos desfechos em 2 anos e ainda é mais barata. Outra limitação significativa do imageamento da perfusão miocárdica por SPECT é a incapacidade de identificar DAC na artéria principal esquerda e em múltiplos vasos em alguns pacientes que tenham isquemia equilibrada, em que a captação do agente de imageamento no estresse máximo é diminuída homogeneamente por todo o miocárdio do VE por causa de uma redução difusa do fluxo em regiões abastecidas por todas as três artérias coronárias principais. O imageamento da perfusão miocárdica por PET quantitativo consegue identificar esses pacientes, demonstrando redução global no fluxo coronariano absoluto e reserva anormal de fluxo coronariano.

## DETERMINAÇÃO DA VIABILIDADE MIOCÁRDICA COM TOMOGRAFIA COMPUTADORIZADA POR EMISSÃO DE UM ÚNICO FÓTON OU COM TOMOGRAFIA POR EMISSÃO DE PÓSITRONS

A aquisição de imagens de perfusão por SPECT é realizada no estado de repouso para identificar a viabilidade miocárdica residual em zonas correspondentes a anomalias graves do movimento regional da parede em pacientes com DAC e redução na função do VE. Quando a disfunção grave do VE é causada por "hibernação" (um estado de contratilidade reduzida crônica por causa de isquemia substancial), e não por necrose miocárdica irreversível, as áreas de hipoperfusão em repouso que são viáveis e que contribuem para a hibernação apresentam defeitos iniciais nas primeiras imagens, mas não apresentam defeito ou apresentam defeitos menos graves nas imagens após três horas. Se a captação exceder 50 ou 60% da captação máxima nessas regiões, existe uma alta probabilidade (65 a 75%) de que a função miocárdica regional poderá melhorar após uma revascularização bem-sucedida, em comparação com apenas 10 a 20% de probabilidade para as zonas miocárdicas que apresentam menos de 50% da captação máxima nas imagens em repouso.

O metabolismo miocárdico regional pode ser avaliado de maneira não invasiva por PET utilizando FDG ou um traçador de fluxo como amônia [$^{13}$N] ou $^{82}$Rb. FDG é um análogo da glicose que é captado inicialmente pelas células miocárdicas e fica retido no seu interior após sua conversão a FDG-6-fosfato. O FDG é impermeável pelas membranas plasmáticas e permanece dentro das células viáveis em altas concentrações por mais de 40 a 60 minutos. O aumento de atividade de FDG nas imagens de PET em áreas de redução do fluxo sanguíneo regional, determinadas pela aquisição de imagens com amônia [$^{13}$N], é característico da viabilidade miocárdica. Essas áreas de incompatibilidade entre fluxo sanguíneo e FDG em geral apresentam melhora da função regional após a revascularização coronariana. Quando o grau de viabilidade (hibernação) por PET-FDG for maior do que 10% do VE, a revascularização está associada a melhora na sobrevida a longo prazo em comparação com a terapia farmacológica. Regiões do coração que apresentam hipoperfusão e diminuição da captação de FDG (um padrão de compatibilidade) representam predominantemente o miocárdio inviável, com uma probabilidade de apenas 10 a 15% de apresentarem melhora na função sistólica após a revascularização. Pacientes com miocardiopatia isquêmica e baixa viabilidade miocárdica no SPECT de repouso ou na PET têm desfecho pior após a revascularização do miocárdio em comparação com pacientes com um miocárdio predominantemente viável. A combinação de aquisição de imagens da perfusão por PET com FDG tem sido efetiva para o diagnóstico da inflamação na sarcoidose cardíaca e no monitoramento da resposta terapêutica a essa doença (Capítulo 54).

### Aquisição de imagens da função ventricular

As funções ventriculares direita e esquerda, segmentar e global podem ser avaliadas com acurácia pelo imageamento do sangue dentro do coração, originando angiografia ou ventriculografia por radionuclídeos. Essa técnica é realizada após uma mistura efetiva de células sanguíneas marcadas com $^{99m}$Tc no compartimento intravascular, após a injeção intravenosa do traçador. Como o $^{99m}$Tc permanece no sangue, exames seriados podem ser realizados durante muitas horas. A aquisição das imagens é sincronizada com o complexo QRS do ECG por intermédio de uma abordagem multicanal em que cada ciclo cardíaco é dividido em vários quadros. A diminuição uniforme da função sistólica do VE sem anomalias segmentares no movimento da parede sugere miocardiopatia dilatada não isquêmica (Capítulo 54), enquanto a redução global na função do VE associada a anomalias segmentares no movimento da parede sugere cardiopatia isquêmica. A função do VE também pode ser avaliada por SPECT e a fração de ejeção do VE, além da extensão das anomalias do movimento da parede, fornece informações prognósticas para a estratificação de risco em comparação com a perfusão sozinha.

## TOMOGRAFIA COMPUTADORIZADA CARDÍACA

No caso da TC, a aquisição de imagens com alta resolução espacial e temporal e sincronização com ECG enquanto o paciente prende a respiração gera quadros (*frames*) do coração, que podem ser reconstruídos a partir da mesma fase do ciclo cardíaco.[6] A angiocoronariografia por TC pode capturar uma imagem tridimensional do coração em um ou dois batimentos cardíacos nos aparelhos mais recentes, bem como fornecer uma avaliação da deposição de cálcio nas artérias coronárias sem o uso de contraste e com pouca radiação. A angiocoronariografia por TC exige entre 60 e 100 m$\ell$ de contraste contendo iodo. Com os aparelhos mais recentes, doses de radiação de 1 a 2 mSv são alcançáveis, embora a radiação ainda possa ser da ordem de 5 a 20 mSv em aparelhos mais antigos, com 64 detectores. Frequentemente são utilizados betabloqueadores para alcançar uma frequência cardíaca de 60 batimentos por minutos (bpm) ou menos para otimizar a aquisição de imagens, uma vez que ritmos irregulares como a fibrilação atrial reduzem a qualidade da imagem.

### Escore de cálcio arterial coronariano

O cálcio coronariano é um indicador da sobrecarga da placa aterosclerótica, embora não haja correlação entre a quantidade de cálcio coronariano local e o significado fisiológico ou anatômico de uma estenose coronariana. Os escores de cálcio geralmente são calculados como um escore de Agatston, que corresponde à área de cálcio de cada lesão coronariana multiplicada pelo valor máximo de atenuação de TC daquela lesão, que é então somada para toda a árvore coronariana (Figura 50.9). Escores elevados conferem um aumento de risco para eventos cardíacos futuros e morte, com taxas de mortalidade em 15 anos em pacientes assintomáticos variando de 3 a 28% em indivíduos com escores de calcificação arterial coronariana de 0 a 1.000, ou mais.[7] Os escores de cálcio são dependentes de idade, sexo e etnia, mas eles predizem os eventos relacionados com DAC independentemente dos fatores de risco padrão. A utilidade dos escores de cálcio é maior em pacientes com risco intermediário para o desenvolvimento de DAC, com base nos dados de risco de Framingham (Capítulo 46). Por comparação, um escore de cálcio em pacientes de risco baixo ou elevado raramente modifica o manejo, embora escores de cálcio muito elevados encorajem, algumas vezes, o uso de teste de esforço cardíaco.

### Angiocoronariografia por tomografia computadorizada

A angiocoronariografia por TC é uma técnica excelente para o diagnóstico de anomalias na anatomia arterial coronariana em adultos (e-Figura 50.3). Para a detecção de DAC, valores preditivos positivos (VPP) se encontram na faixa de 64 a 91%, e valores preditivos negativos (VPN) se aproximam de 99%. Assim, a técnica é um modo excelente para excluir (Figura 50.10) ou detectar doença significativa nas três artérias coronárias principais (Figura 50.11). Uma limitação da técnica é sua baixa especificidade em vasos muito calcificados, que são mais comuns em pacientes idosos. A acurácia para a detecção de estenose em enxertos nas artérias coronárias é bastante alta, embora a avaliação de doença em artérias coronárias nativas seja limitada nesses pacientes por causa da calcificação extensa e do tamanho menor desses vasos. A aquisição de imagens dentro da maioria dos *stents* coronarianos é bastante difícil. As medidas da reserva de fluxo fracional em artérias coronárias específicas utilizando dinâmica de fluxo computacional consegue aprimorar a acurácia (especialmente a especificidade) da angiografia (e-Figura 50.4).

A angiocoronariografia por TC não é recomendada como exame rotineiro de rastreamento em pacientes assintomáticos, mesmo naqueles com diabetes melito.[A1] Entretanto, ela é útil em algumas situações, como em pacientes com risco baixo ou intermediário que chegam ao departamento de emergência com dor torácica, mas sem alterações eletrocardiográficas ou elevação de biomarcadores cardíacos (Capítulos 45 e 63).[A2,A3] O alto valor preditivo negativo da angio-TC frequentemente consegue descartar a possibilidade de DAC e evitar a necessidade de outros exames nesse grupo de pacientes.

Em pacientes sintomáticos com suspeita de DAC, as estratégias de angiocoronariografia por TC inicial e teste funcional utilizando eletrocardiografia durante o exercício, cintilografias de esforço ou ecocardiografia de estresse fornecem desfechos clínicos equivalentes com um custo também equivalente ao longo de um acompanhamento mediano de 2 anos.[A4,A5,A6] Entretanto, a angio-TC pode melhorar o desfecho em comparação com o cuidado

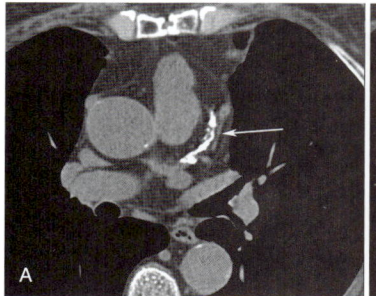 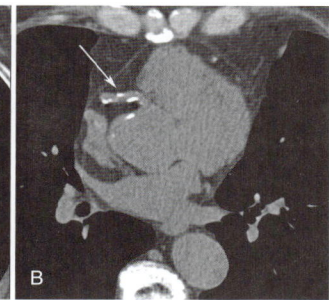

**FIGURA 50.9** Cortes axiais de tomografia computadorizada sem uso de contraste em duas localizações cardíacas para a determinação do escore de cálcio coronariano como parte da avaliação de risco em um paciente assintomático. **A.** O corte inclui a artéria coronária descendente anterior esquerda, que apresenta calcificação extensa em sua porção proximal (*seta*). **B.** O corte inclui a artéria coronária direita com calcificação errática proximal (*seta*). O escore de cálcio desse paciente foi 457, colocando-o em um grupo de risco maior independentemente do escore de risco de Framingham.

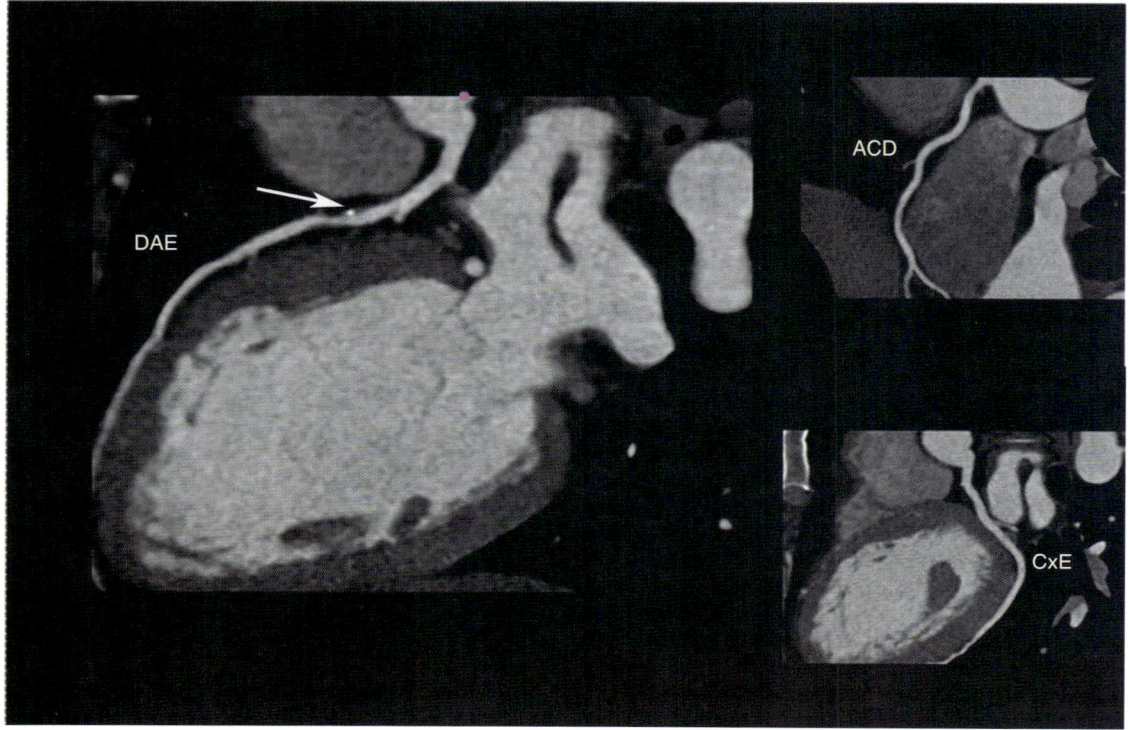

**FIGURA 50.10** Angiocoronariografia por tomografia computadorizada contratada em *scanner* de fonte dupla, com 64 detectores, em paciente com dor torácica atípica. A artéria coronária descendente anterior esquerda (*DAE*) apresenta uma lesão não obstrutiva (*seta*) contendo uma placa não calcificada (mole), que aparece escura, e uma área focal de calcificação. A artéria coronária direita (*ACD*) e a artéria coronária circunflexa esquerda (*CxE*) são normais.

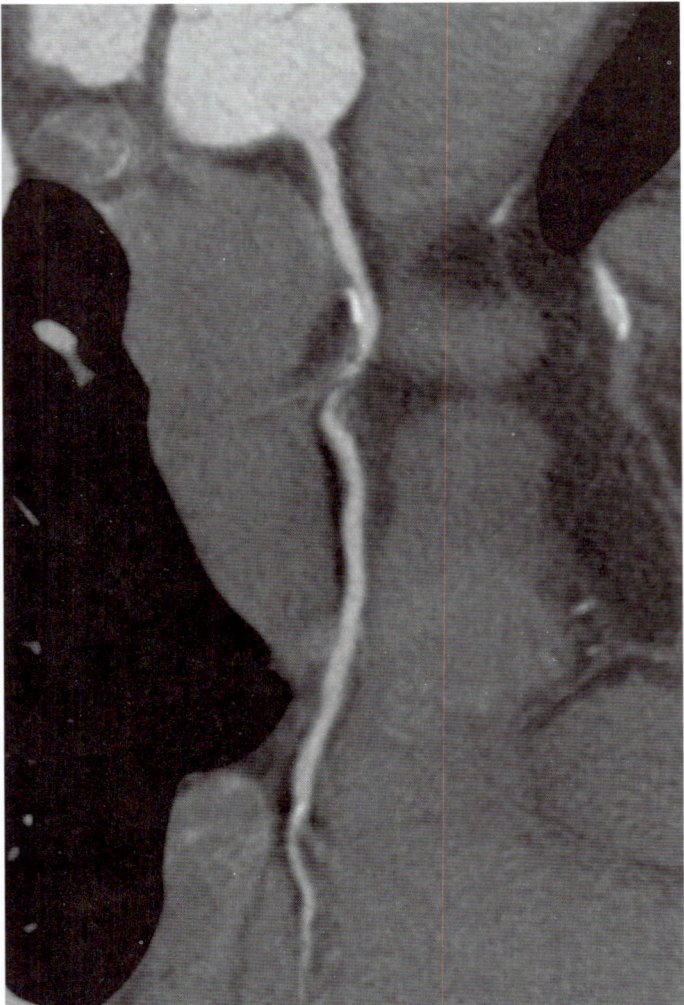

**FIGURA 50.11** Angiocoronariografia por tomografia computadorizada contrastada da artéria coronária descendente anterior esquerda (DAE) em um homem de 54 anos, que chegou ao departamento de emergência com fatores de risco e dor torácica atípica. A porção média da DAE apresenta uma placa obstrutiva mista, com componentes calcificados e não calcificados.

padrão em pacientes com angina estável por estimular o uso de terapias medicamentosas mais agressivas sem aumentar as taxas de angiocoronariografia ou de revascularização do miocárdio.[A7] A angio-TC também pode ser útil em pacientes com testes de esforço não diagnósticos ou insuficiência cardíaca de início recente. O grau e a gravidade da DAC encontrada na angio-TC está relacionada com a mortalidade subsequente por todas as causas de maneira semelhante à angiografia coronariana por cateterismo[8] e a progressão da calcificação está associada a um risco levemente aumentado de eventos subsequentes após o ajuste para outros fatores de risco.[9] Já em pacientes assintomáticos, a angio-TC não melhora a estratificação de risco além do escore de cálcio.

## Outras aplicações cardíacas

Os mesmos dados adquiridos pela angiocoronariografia por TC podem ser reformatados e utilizados para o exame de imagem cardíaco funcional, incluindo a medida dos volumes do VE, da fração de ejeção, da espessura da parede e do movimento da parede global e segmentar. A angio-TC pode complementar a ecocardiografia para a avaliação da anatomia cardíaca em pacientes com cardiopatia congênita. A TC pode avaliar a espessura pericárdica e a calcificação em pacientes com suspeita de pericardite constritiva (Figura 68.7) e pode avaliar estruturas valvares nativas e protéticas (e-Figura 50.5), além de massas cardíacas quando o imageamento com outras modalidades é inadequado.

A angio-TC frequentemente é utilizada para a aquisição de imagens do átrio esquerdo e da anatomia venosa pulmonar, além de descartar a possibilidade de trombos atriais esquerdos antes da ablação da veia pulmonar para a fibrilação atrial (Capítulo 60). A TC é um exame importante para o planejamento pericirúrgico de pacientes sendo avaliados para a reposição da valva aórtica por transcateterismo (Capítulo 66).

## RESSONÂNCIA MAGNÉTICA CARDIOVASCULAR

### Indicações, contraindicações e sequências de pulsos

A RMC é uma modalidade versátil e flexível de aquisição de imagens que pode ser aplicada em vários distúrbios cardiovasculares utilizando *scanners* com 1,5 ou 3 teslas (T). As vantagens da RMC incluem a ausência de radiação ionizante, a variedade de tecidos que podem ser caracterizados e a capacidade de registrar o coração em qualquer plano arbitrário. As imagens tipicamente são obtidas utilizando sincronização com ECG e técnicas de apneia.

Embora alguns dispositivos metálicos sejam contraindicações para a RMC, pacientes com sistemas de marca-passo e de desfibriladores mais recentes podem ser avaliados seguindo cuidadosamente as instruções dos fabricantes. Além disso, alguns pacientes que não sejam dependentes do marca-passo e que apresentem modelos mais antigos de marca-passo ou de desfibrilador podem ser avaliados cuidadosamente com monitoramento próximo, bem como reprogramando o dispositivo após o procedimento. A RMC é segura para todas as próteses valvares cardíacas e *stents* intracoronarianos. Os agentes de contraste baseados em gadolínio são contraindicados para pacientes com taxa de filtração glomerular (TFG) inferior a 30 m$\ell$/minuto/1,83 m$^2$, por causa de sua associação com fibrose sistêmica nefrogênica (Capítulo 251).

Uma RMC abrangente inclui a avaliação da estrutura cardíaca, da sua função, das características teciduais, de sua perfusão e da existência de tecido fibrótico (cicatricial). A RMC é extremamente acurada para a avaliação quantitativa não invasiva dos volumes do VE e do VD e de suas frações de ejeção. Os componentes da avaliação são adaptados para a pergunta diagnóstica em particular.

### Aplicações clínicas específicas
#### DOENÇA DA ARTÉRIA CORONÁRIA

Para a detecção da isquemia miocárdica, a aquisição de imagens de perfusão da primeira passagem de gadolínio durante estresse por uso de vasodilatador como adenosina ou regadenosona consegue mostrar defeitos, geralmente no subendocárdico, que persistem durante pelo menos cinco contrações cardíacas durante a primeira passagem do contraste em pacientes com DAC (Figura 50.12). A RMC sem gadolínio também pode diferenciar a DAC epicárdica da DAC microvascular.[10] O exame de imagem frequentemente é repetido em repouso após aproximadamente 10 minutos para garantir que qualquer defeito observado com o estresse não tenha sido um artefato ou causado por um infarto (o infarto é excluído utilizando a combinação de realce tardio de gadolínio). O teste de esforço com RMC é mais acurado do que a SPECT e é um forte preditor de eventos cardiovasculares e da sobrevida. Em pacientes com suspeita de angina, a RMC consegue reduzir o número de angiografias desnecessárias em até 12 meses em comparação com o cuidado clínico rotineiro, mas não em comparação com a cintilografia da perfusão miocárdica.[A8] A angiocoronariografia por TC tem resolução espacial e acurácia superiores em comparação com a RMC para a aquisição de imagens das artérias coronárias, mas a aquisição de imagens das artérias coronárias por RMC é útil para o diagnóstico de anomalias nesses vasos.

A RMC com realce tardio por gadolínio é a técnica padrão-ouro para a avaliação de fibrose miocárdica produzida por um infarto do miocárdio, com acurácia melhor do que as cintilografias, especialmente para infartos menores, sem onda Q (Figura 50.13). No infarto agudo do miocárdio (IAM), imagens ponderadas em T2 da RMC conseguem avaliar o miocárdio em risco e estimar o volume de miocárdio resgatado pela reperfusão. Áreas de baixo sinal no centro endocárdico do infarto representam regiões de obstrução microvascular, com destruição significativa dos capilares e são um marcador para o remodelamento adverso subsequente do VE e de desfecho pior. Para acessar a viabilidade miocárdica em pacientes com DAC crônica, a RMC com o realce tardio por gadolínio tem melhor sensibilidade para a recuperação da função com a revascularização, mas a reserva contrátil com baixa dose de dobutamina apresenta a melhor especificidade.

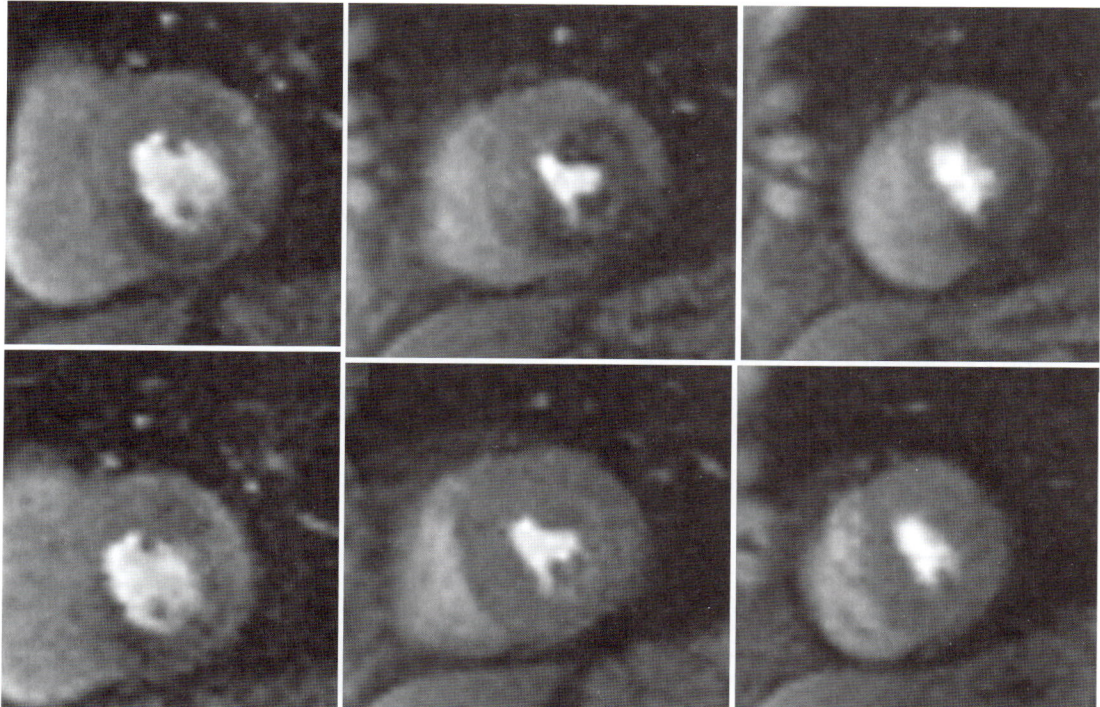

**FIGURA 50.12** Conjunto de imagens de perfusão por ressonância magnética na primeira passagem de gadolínio durante estresse induzido por adenosina (*linha de cima*) e em repouso (*linha de baixo*) na base (*esquerda*), no meio do ventrículo (*centro*) e no ápice (*direita*). As imagens durante o estresse demonstram um grande defeito de perfusão nas paredes inferolateral e anterolateral (posições do ponteiro de uma hora a sete horas), especialmente no meio do ventrículo e no ápice, enquanto as mesmas regiões permanecem normais durante o repouso.

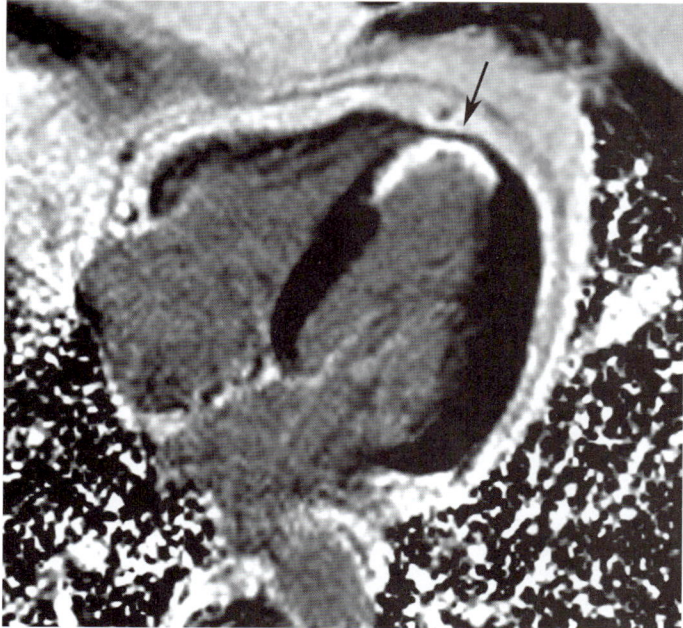

**FIGURA 50.13** Imagem de eixo longo, quatro câmaras, com realce tardio por gadolínio em um paciente com cicatriz (*seta*) causada por IAM prévio.

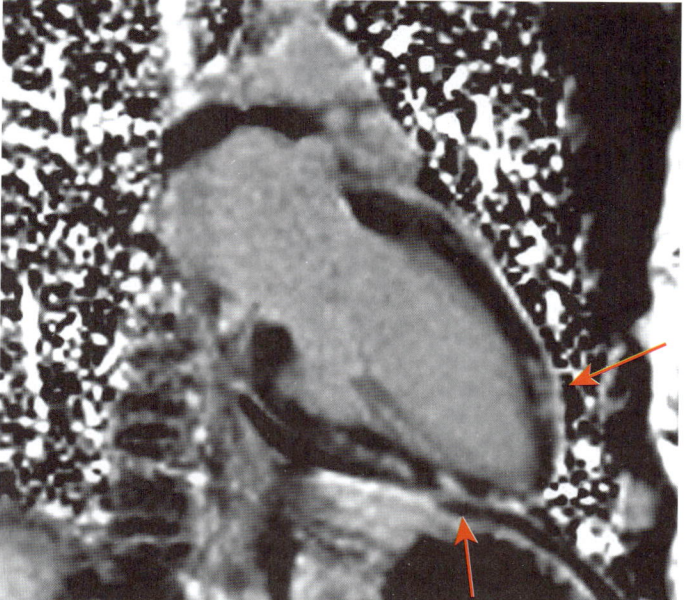

**FIGURA 50.14** Imagem contrastada por gadolínio em um homem com 22 anos mostra realce subepicárdico heterogêneo (*setas*), característico de miocardite aguda.

## MIOCARDIOPATIA

A RMC frequentemente é utilizada para identificar a etiologia das miocardiopatias (Capítulo 54).[11] Em pacientes que apresentam insuficiência cardíaca aguda ou dor torácica associada a níveis elevados de troponina, mas com arteriografia coronária negativa, a RMC é adequada para a identificação de miocardite (Capítulo 54) (Figura 50.14). Em pacientes com miocardiopatia hipertrófica (Capítulo 54), a RMC é mais sensível do que a ecocardiografia para a identificação do aumento regional da espessura da parede e pode demonstrar realce tardio por gadolínio (Figura 50.15); o grau desse aumento está relacionado com o risco de morte súbita. A amiloidose cardíaca (Capítulos 54 e 179) pode ser vista como realce subendocárdico difuso ou heterogêneo ou, ainda, simplesmente como dificuldade em igualar aos valores do miocárdio normal. Um método sem o uso de contrastes, o mapeamento nativo de T1, consegue identificar a amiloidose pela medida de valores marcantemente elevados de T1 no miocárdio. A fibrose de distribuição heterogênea é prontamente identificada na sarcoidose cardíaca (Capítulos 54 e 89) (Figura 50.16) e é mais sensível do que a biopsia endomiocárdica. O achado de fibrose por realce tardio por gadolínio em quase todas as formas de doença cardíaca está associado a prognóstico adverso em comparação com os pacientes sem fibrose.

A RMC é utilizada frequentemente no diagnóstico de miocardiopatia arritmogênica do VD (Figura 50.17; Capítulos 54 e 59), que é caracterizada por dilatação global do VD e por acinesia ou discinesia regional do VD. Realce tardio por gadolínio algumas vezes é observado, mas pode ser difícil de identificar na parede fina do VD. Gordura é um achado inespecífico. Em condições de sobrecarga de ferro, como a talassemia (Capítulo 153), a aquisição de imagens com ponderação em T1 e T2* consegue identificar o grau de sobrecarga de ferro e pode ser utilizada para acompanhar os efeitos da terapia de quelação. Causas mais raras de miocardiopatia, como a não compactação ventricular, a doença de Chagas (Capítulos 54 e 326) e a miocardiopatia *takotsubo* (Capítulo 54), também têm achados característicos e RMC.

## DOENÇA AÓRTICA, DOENÇA PERICÁRDICA E MASSAS

A RMC é um exame excelente para identificar aneurismas, mas é um exame de segunda linha para a detecção de dissecção aórtica aguda (Figura 69.5) ou um hematoma aórtico intraluminal (Figura 69.6) em pacientes estáveis. A RMC também é um exame excelente para a avaliação de doença pericárdica crônica (Figura 50.18) porque identifica com acurácia a espessura do pericárdio, bem como a aderência do pericárdio ao epicárdio em casos de pericardite constritiva. A aquisição de imagens em tempo real consegue demonstrar a interdependência ventricular, um achado característico dessa doença. A RMC também é uma ferramenta ideal para o diagnóstico de massas intracardíacas (Figura 50.19) e extracardíacas, como mixomas, trombos e tumores (Capítulo 54) por causa de sua alta resolução espacial e de sua capacidade para realizar a caracterização tecidual.

## CARDIOPATIA CONGÊNITA

A RMC é útil para a avaliação de cardiopatias congênitas simples ou complexas e é utilizada frequentemente de maneira adicional à ecocardiografia (Capítulo 61). Por exemplo, a velocidade de fase da RMC quantifica rapidamente o fluxo sanguíneo nos principais vasos sanguíneos, facilitando, assim, a avaliação acurada da razão entre fluxos sanguíneos pulmonar e sistêmico quando existem desvios (*shunts*). A RMC é particularmente valiosa para a avaliação de anormalidade dos grandes vasos, como coarctação da aorta (Figura 50.20), da anatomia extracardíaca ou da drenagem venosa pulmonar anômala, além de pacientes com cardiopatia congênita que realizaram cirurgia corretiva ou paliativa prévia, como na tetralogia de Fallot ou na síndrome cardíaca esquerda hipoplástica. A RMC é especialmente capaz de medir com acurácia os volumes ventriculares direitos, o que é frequentemente importante nesse contexto.

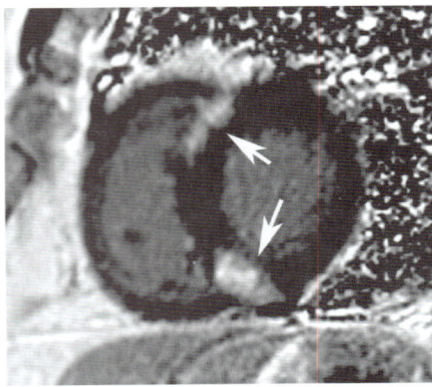

**FIGURA 50.15** Imagem do eixo curto, ressonância magnética (RM), com realce tardio por gadolínio em um homem de 35 anos e miocardiopatia hipertrófica mostrando um padrão clássico de realce, que identifica fibrose (*setas*) nos locais de inserção no ventrículo direito.

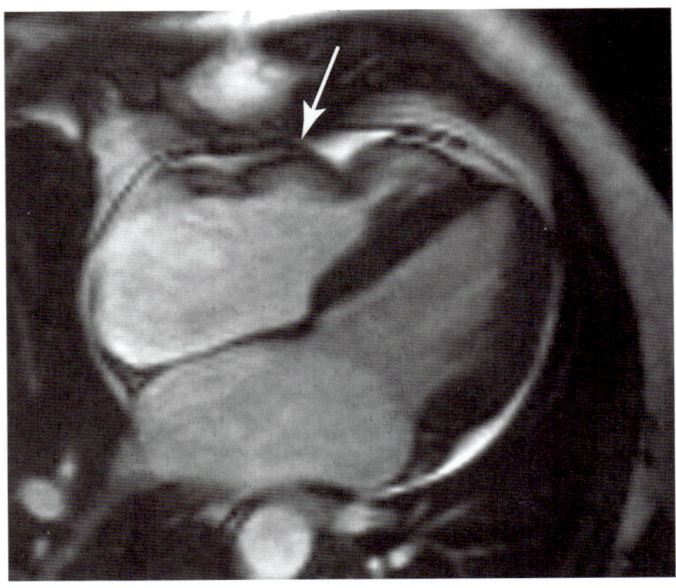

**FIGURA 50.17** Ressonância magnética de mulher de 27 anos com miocardiopatia arritmogênica do ventrículo direito (VD) mostrando disfunção sistólica regional de VD, que é patognomônica dessa condição. A *seta* mostra uma região de discinesia de VD no fim da sístole e o VD assemelha-se a um acordeão no fim da sístole.

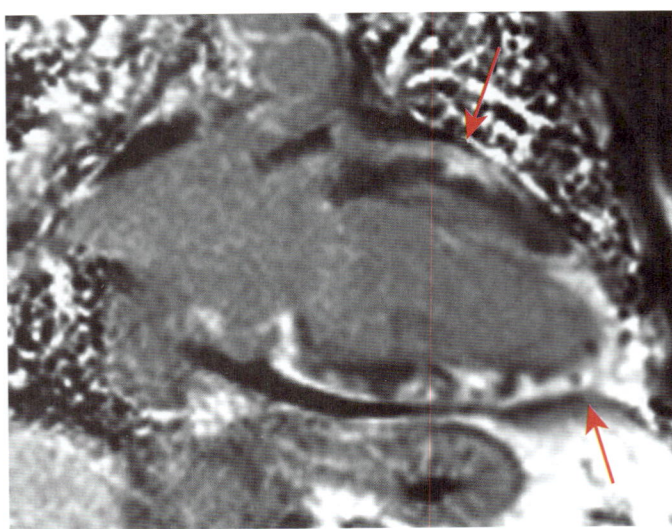

**FIGURA 50.16** Ressonância magnética com realce tardio por gadolínio em um homem de 47 anos e insuficiência cardíaca, bloqueio atrioventricular e linfadenopatia hilar, incluindo realce subepicárdico na parede anterior (*seta superior*) e realce apical quase transmural (*seta inferior*), consistente com sarcoidose miocárdica.

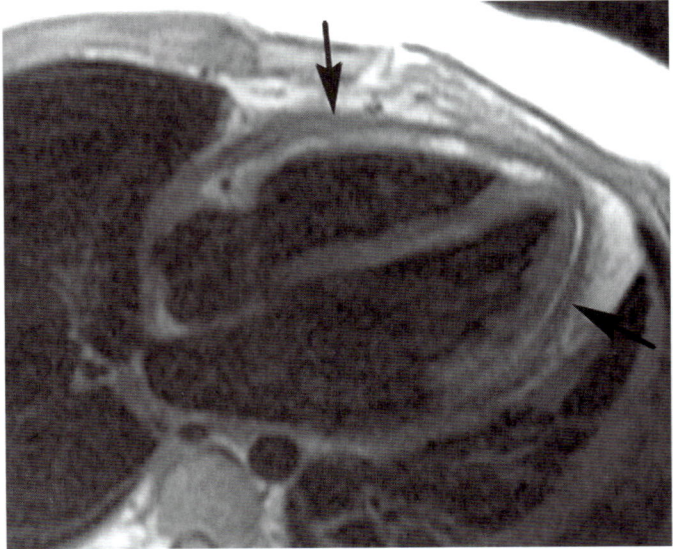

**FIGURA 50.18** Ressonância magnética, homem de 35 anos com dispneia muitos anos após radioterapia para linfoma de Hodgkin mostrando espessamento do pericárdio (*setas*) em torno dos ventrículos direito e esquerdo.

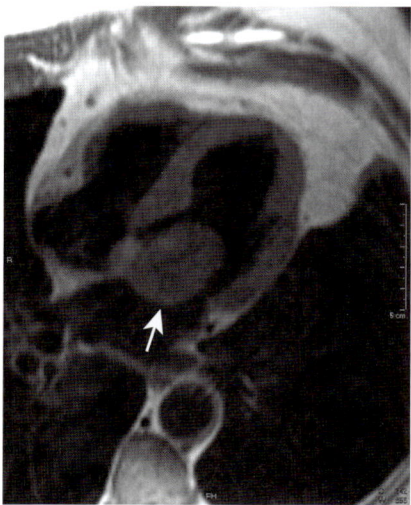

**FIGURA 50.19** Ressonância magnética, imagem da diástole, em um paciente com mixoma atrial esquerdo grande (*seta*), mostrando que ele está ligado ao septo interatrial e prolapsando através da valva mitral.

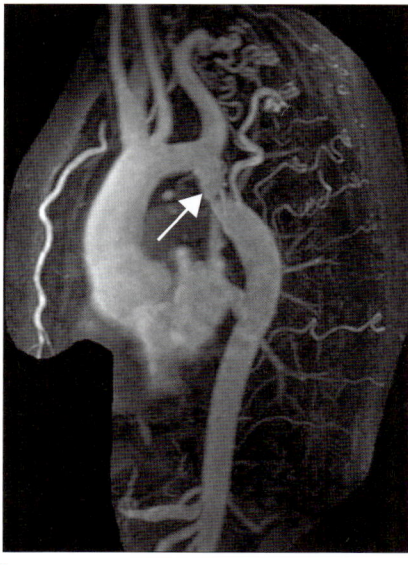

**FIGURA 50.20** Angiorressonância magnética tridimensional contrastada em paciente com coarctação da aorta (*seta*).

### Recomendações de grau A

A1. Muhlestein JB, Lappe DL, Lima JA, et al. Effect of screening for coronary artery disease using CT angiography on mortality and cardiac events in high-risk patients with diabetes: the FACTOR-64 randomized clinical trial. *JAMA*. 2014;312:2234-2243.
A2. Litt HI, Gatsonis C, Snyder B, et al. CT angiography for safe discharge of patients with possible acute coronary syndromes. *N Engl J Med*. 2012;366:1393-1403.
A3. Hoffmann U, Truong QA, Schoenfeld DA, et al. Coronary CT angiography versus standard evaluation in acute chest pain. *N Engl J Med*. 2012;367:299-308.
A4. Douglas PS, Hoffmann U, Patel MR, et al. Outcomes of anatomical versus functional testing for coronary artery disease. *N Engl J Med*. 2015;372:1291-1300.
A5. Foy AJ, Dhruva SS, Peterson B, et al. Coronary computed tomography angiography vs functional stress testing for patients with suspected coronary artery disease: a systematic review and meta-analysis. *JAMA Intern Med*. 2017;177:1623-1631.
A6. Mark DB, Federspiel JJ, Cowper PA, et al. Economic outcomes with anatomical versus functional diagnostic testing for coronary artery disease. *Ann Intern Med*. 2016;165:94-102.
A7. Newby DE, Adamson PD, Berry C, et al. Coronary CT angiography and 5-year risk of myocardial infarction. *N Engl J Med*. 2018;379:924-933.
A8. Greenwood JP, Ripley DP, Berry C, et al. Effect of care guided by cardiovascular magnetic resonance, myocardial perfusion scintigraphy, or NICE guidelines on subsequent unnecessary angiography rates: the CE-MARC 2 randomized clinical trial. *JAMA*. 2016;316:1051-1060.

### REFERÊNCIAS BIBLIOGRÁFICAS

*As referências bibliográficas, bem como os outros materiais suplementares deste livro, encontram-se no GEN-IO, nosso ambiente virtual de aprendizagem.*

# 51

# CATETERISMO E ANGIOGRAFIA
MORTON J. KERN E AJAY J. KIRTANE

O cateterismo cardíaco é a inserção e a passagem de pequenos tubos plásticos (cateteres) nas artérias e veias do coração para a obtenção de imagens radiográficas da vasculatura coronariana e das câmaras cardíacas (angiografia e ventriculografia) e para medir as pressões dentro do coração (hemodinâmica). A angiografia coronária, que é realizada por injeções seletivas nas artérias coronárias epicárdicas, pode definir sua morfologia, bem como o local e a gravidade das lesões nas artérias coronárias (tipicamente ateroscleróticas). A angiografia coronária também consegue identificar anomalias na vasculatura coronariana, bem como qualquer irrigação sanguínea colateral visível além dos segmentos dos vasos ocluídos. O cateterismo cardíaco é utilizado não apenas para diagnosticar doença da artéria coronária (DAC), valvopatias (Capítulo 66) e miocardiopatias (Capítulo 54), mas também para realizar procedimentos terapêuticos (intervencionistas) para aliviar a obstrução causada por estenoses arteriais (Capítulo 65), para abrir ou substituir valvas estreitadas ou para fechar defeitos intracardíacos (Capítulo 61), por intermédio de técnicas percutâneas minimamente invasivas, com base em cateteres (e-Tabela 51.1). Muitas dessas mesmas técnicas diagnósticas e terapêuticas são utilizadas também na circulação arterial periférica com algumas modificações para a investigação das doenças vascular periférica (Capítulos 71 e 72), renal e carotídea, bem como de aneurismas aórticos (Capítulo 69) e desvios vasculares (Tabela 51.1).

## INDICAÇÕES E CONTRAINDICAÇÕES DE CATETERISMO CARDÍACO

As indicações para a realização de cateterismo cardíaco incluem a necessidade de diagnosticar DAC, anomalias no funcionamento do músculo cardíaco (miocardiopatias), anomalias valvares e cardiopatia congênita (Tabela 51.2). As contraindicações são poucas, embora seja sempre importante lembrar que o cateterismo cardíaco é um procedimento invasivo e que existem alternativas não invasivas para o diagnóstico de cardiopatia isquêmica e valvopatia. As contraindicações absolutas envolvem apenas equipamentos ou ambientes inadequados para a sua realização. As contraindicações relativas dependem da urgência do procedimento e das condições clínicas.

## PROCEDIMENTO DO CATETERISMO

Após a explicação a respeito do procedimento, de suas indicações, riscos e benefícios e a obtenção do termo de consentimento livre e esclarecido (TCLE) pelo paciente, ele é colocado sobre a mesa de cateterismo e posicionado de maneira centralizada sob o braço em C do aparelho radiográfico (e-Figura 51.1). Após um tempo adequado de anestesia, são completadas preparações estéreis, além do campo cirúrgico. Anestesia local é administrada sobre o local do acesso vascular – preferencialmente a artéria radial ou a artéria femoral. Em comparação com o acesso femoral, o acesso pela artéria radial está associado a menos sangramento e melhores desfechos em pacientes com infarto agudo do miocárdio com supradesnivelamento do segmento ST (IAM CSST) ou com síndromes coronarianas agudas (SCA).[A1] A artéria é puncionada e é inserido um acesso vascular através do qual o cateter angiográfico avança sobre um fio-guia com 0,889 mm cuja ponta contém uma mola, que permite a passagem segura e sem traumatismos do cateter até coração. Cateteres com formatos especiais são posicionados no óstio da artéria coronária e são conectados a um coletor para medir a pressão e para a injeção de contraste radiográfico para a realização de arteriografia coronária e de ventriculografia esquerda (quando indicado). Além disso, os dados hemodinâmicos tipicamente são adquiridos para auxiliar a avaliação da função cardíaca em repouso (ou, em alguns casos, após exercício estacionário). Após a angiografia coronária diagnóstica, pode ser realizada uma intervenção coronariana percutânea (ICP) (Capítulo 65) em indivíduos adequados.

Ao final do procedimento de cateterismo, os cateteres são removidos e é iniciada a hemostasia no local de punção. Para a abordagem radial, o

| Tabela 51.1 | Procedimentos que acompanham a angiografia coronária. |
|---|---|
| **PROCEDIMENTO** | **COMENTÁRIOS** |
| Acesso venoso central: femoral, antecubital, jugular interna, subclávia | O acesso intravenoso é usado para infusão de medicamentos ou soluções em situações de emergência e colocação de marca-passo temporário; a colocação de marca-passo não é obrigatória na maioria das angiografias coronárias |
| Avaliação hemodinâmica, pressões do lado esquerdo do coração, da aorta e do ventrículo esquerdo | Rotina para todos os estudos |
| Pressões combinadas dos lados direito e esquerdo do coração | Não é rotina em casos de DAC, mas é obrigatória para valvopatia cardíaca e é rotineira para insuficiência cardíaca, disfunção ventricular direita, doença pericárdica, miocardiopatia, desvios (*shunts*) intracardíacos e anomalias congênitas |
| Ventriculografia esquerda | Rotina para todos os estudos; pode não ser feita em pacientes de alto risco com estenose aórtica ou na artéria coronária principal esquerda, além de casos de insuficiência cardíaca congestiva grave ou insuficiência renal |
| Angiografia de enxerto (veia safena e artéria torácica [mamária] interna) | Rotina para a realização de CRM |
| Estudos farmacológicos: Avaliação de espasmo coronariano (uso de ergonovina ou acetilcolina e realizado apenas em centros de pesquisa especializados) Uso de vasodilatadores | Conduzidos rotineiramente para angiografia coronária com uso de nitroglicerina (para espasmo coronariano) Óxido nítrico é utilizado para hipertensão pulmonar |
| Aortografia | Rotina para insuficiência aórtica, dissecção e aneurisma da aorta e pode ser realizada em pacientes com estenose aórtica; é rotina para a localização de enxertos não visualizados por angiografia seletiva |
| Estudos eletrofisiológicos cardíacos | Avaliação de arritmias |
| Técnicas intervencionistas e especiais | Intervenção coronariana percutânea: inclui angioplastia por balão, *stent* farmacológico ou de metal e aterectomia coronariana rotacional Ultrassonografia intravascular e medida da reserva de fluxo fracional para avaliar a gravidade funcional de uma estenose coronariana Valvoplastia por cateter de balão; substituição da valva aórtica por cateter; biopsia miocárdica; fechamento de defeitos do septo interatrial ou de forame oval persistente; perfuração transeptal para a avaliação de valvopatia cardíaca; ablação eletrofisiológica com cateter |
| Dispositivos de fechamento vascular | Rotineiramente disponível para pacientes propensos a sangramentos no acesso arterial femoral |

CRM = cirurgia de revascularização do miocárdio; DAC = doença da artéria coronária.
Modificada de Kern MJ, ed. *The interventional cardiac catheterization handbook.* 3rd ed. Philadelphia: Elsevier; 2012.

| Tabela 51.2 | Indicações e contraindicações para o cateterismo cardíaco. |
|---|---|

**INDICAÇÕES**

Identificação do grau e da gravidade da DAC e avaliação da função ventricular esquerda
Avaliação da gravidade de distúrbios miocárdicos ou valvares, como estenose ou insuficiência aórtica, estenose ou insuficiência mitral e diversas miocardiopatias para determinar a necessidade de correção cirúrgica
Coletar dados que confirmem e complementem estudos não invasivos
Determinação de doença da artéria coronária em pacientes com apresentações clínicas ambíguas ou dor torácica de origem incerta

**CONTRAINDICAÇÕES ABSOLUTAS**

Ambientes inadequados
Recusa do paciente

**CONTRAINDICAÇÕES RELATIVAS**

Hipertensão arterial sistêmica grave e não controlada
Arritmias ventriculares
Acidente vascular encefálico agudo recente
Anemia grave
Sangramento gastrintestinal ativo
Alergia aos meios de contraste radiográfico
Insuficiência renal aguda
Insuficiência congestiva não compensada (o paciente não consegue ficar deitado)
Estado febril sem explicação ou infecção ativa não tratada
Anomalias eletrolíticas (p. ex., hipopotassemia)
Coagulopatia grave
Gravidez
Arritmias descontroladas, hipertensão arterial sistêmica
Paciente pouco cooperativo ou recusa do paciente

DAC = doença da artéria coronária.

introdutor arterial é removido com a aplicação de um dispositivo de compressão especializado; o paciente consegue caminhar imediatamente após o procedimento e pode ter alta de 2 a 4 horas após a sua realização. Para a artéria femoral, a hemostasia é alcançada por compressão manual, que exige que o paciente permaneça imóvel no leito por 4 horas, ou pelo uso de um dispositivo de fechamento vascular enquanto o paciente permanece no leito por um período de 1 a 2 horas; os pacientes em geral recebem alta após 4 a 6 de recuperação.

## ANGIOGRAFIA CORONÁRIA

A angiografia coronária registra as imagens das artérias coronárias preenchidas por contraste a partir de vários ângulos utilizando um sistema radiográfico com braço em C móvel. As imagens são exibidas e preservadas em sistemas digitais de imageamento. Para que as imagens radiográficas bidimensionais mostrem a circulação coronariana tridimensional, são necessárias várias angulações do sistema de radiográfico de aquisição de imagens (Figura 51.1). A angiografia coronária documenta o trajeto das artérias coronárias (incluindo origens e ramificações anômalas) e avalia outros atributos de seu lúmen. A angiografia identifica não apenas a existência e a localização das estenoses, como também sua proximidade com ramificações laterais principais e secundárias, além de anomalias luminais (p. ex., trombos), áreas de calcificação e circulação colateral. Todos esses fatores influenciam a decisão e as técnicas utilizadas para a revascularização.

### Avaliação de estenoses coronarianas

O grau de uma estenose é relatado mais frequentemente como um percentual estimado visualmente da redução do diâmetro luminal do segmento com o estreitamento mais significativo em comparação com um segmento adjacente angiograficamente "normal" ou não obstruído, como observado na incidência radiográfica com maior gravidade (Figura 51.2). Como o cirurgião vascular/radiologista intervencionista tradicionalmente utiliza uma estimativa da gravidade da estenose, variações de 20% entre as leituras de dois ou mais profissionais experientes são tipicamente esperadas. Contudo, não se deve usar, sobretudo no caso de estenoses na faixa de 40 a 90%, a gravidade de uma estenose isolada para a predição do grau de anomalia fisiológica (fluxo) e de isquemia resultante. Além disso, como a DAC é um processo difuso, irregularidades luminais mínimas na angiografia podem representar DAC significativa, mas não obstrutiva.

O impacto fisiológico preciso ou os detalhes morfológicos de estenoses específicas podem ser avaliados com maior reprodutibilidade com o uso de cateteres especializados e com guias com sensores nas pontas. Por exemplo, lesões com gravidade intermediária (estreitamento de 40 a 90%) sem evidências prévias de isquemia podem ser acessadas com um fio-guia com sensor de pressão para determinação da pressão translesional durante o fluxo de sangue máximo (*i. e.*, hiperemia induzida por adenosina). A razão entre as pressões coronária e aórtica medida com fluxo máximo, chamada de reserva de fluxo fracional, representa o percentual de fluxo normal através da estenose.[1] Lesões estáveis com valores de reserva de fluxo fracional maiores do que 0,80 são consideradas não isquêmicas e, tipicamente, não exigem revascularização. Por sua vez, uma ICP é justificada para uma lesão com uma reserva

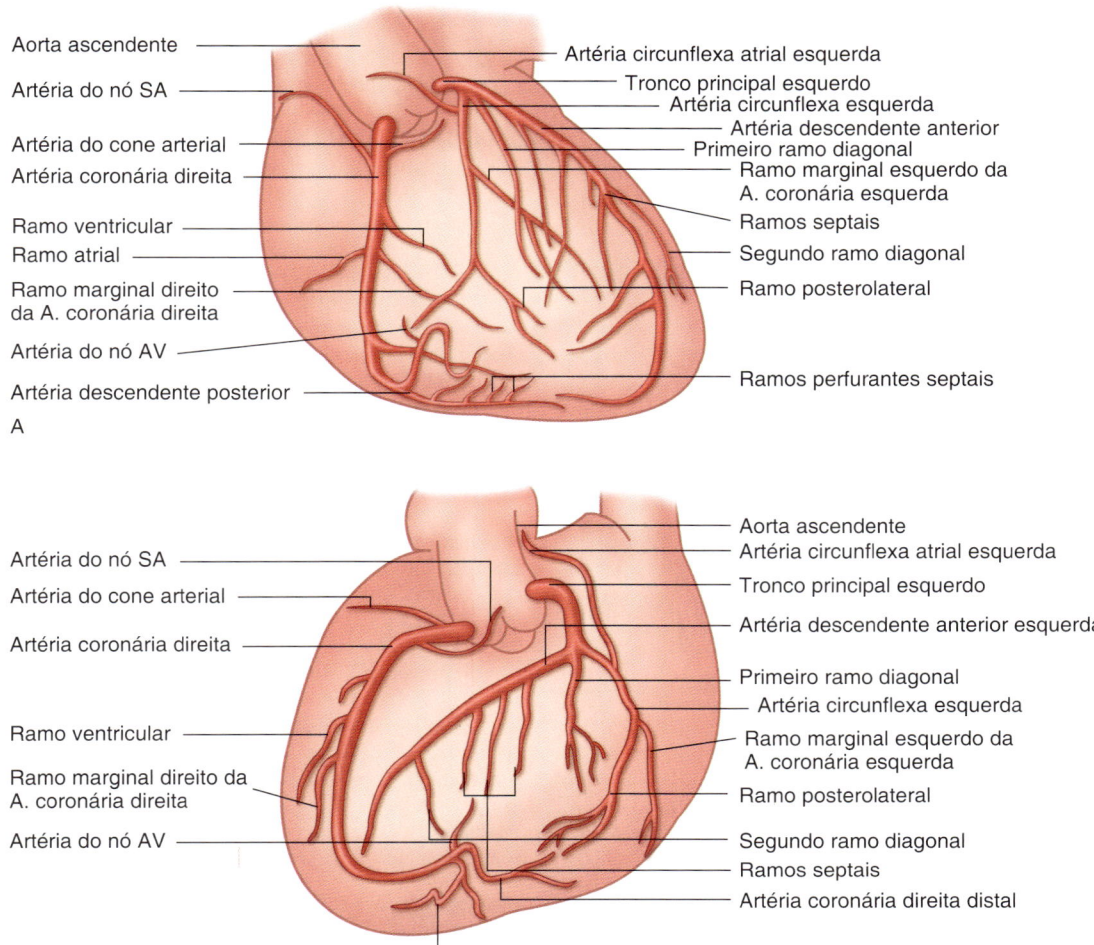

**FIGURA 51.1** **Artérias coronárias.** Vistas oblíquas anterior direita (**A**) e anterior esquerda (**B**). As principais artérias são a artéria esquerda principal, as artérias coronária descendente anterior esquerda, coronária circunflexa e coronária direita. AV = atrioventricular; SA = sinoatrial. (Modificada de Yang SS, Bentivoglio LG, Maranhao V, et al., eds. *From cardiac catheterization data to hemodynamic parameters*. Philadelphia: Oxford University Press; 1988.)

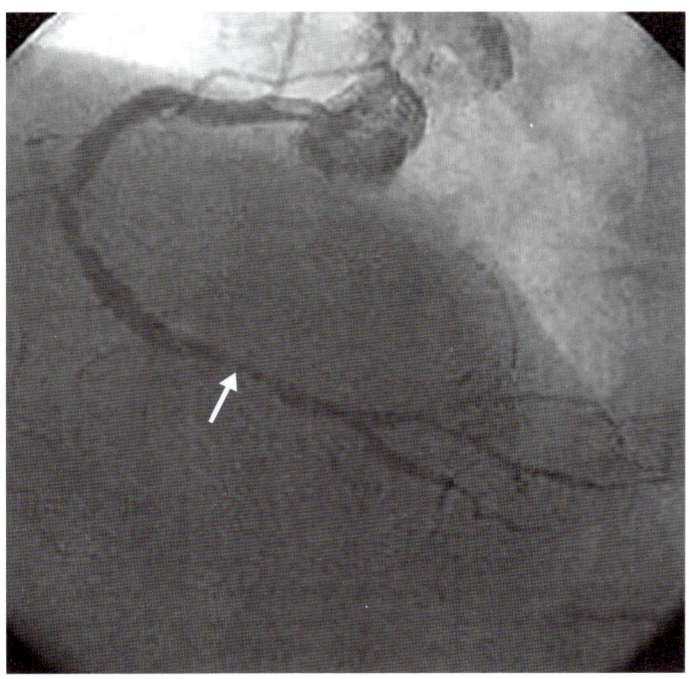

**FIGURA 51.2** Exemplo de estenose significativa (*seta*) na artéria coronária direita.

de fluxo fracional menor do que 0,80 em um cenário clínico adequado. Durante a realização da ICP, o comprimento da lesão, seu diâmetro real, sua excentricidade e seu grau de calcificação podem ser determinados por ultrassonografia (US) intravascular com aquisição de imagens por cateter ou pela luz refletida por tomografia de coerência óptica (TCO) (e-Figura 51.2). Entretanto, nem a US intravascular nem a TCO substituem a determinação calculada da gravidade de uma estenose pela reserva de fluxo fracional. Intervenções (Capítulo 65) com base em reservas de fluxo fracional conseguem melhorar o desfecho de cardiopatia isquêmica estável[A2] e aprimorar as decisões a respeito da abordagem em lesões não causadoras de infarto agudo do miocárdio sem supradesnivelamento do segmento ST (IAM SSST).[A3] Atualmente estão sendo pesquisadas medidas fisiológicas em repouso (não hiperêmicas) alternativas.

O grau de colateralização detectado pela angiografia também é importante. Por exemplo, pacientes com cardiopatia isquêmica estável e com circulação colateral significativa apresentam taxa de mortalidade cerca de 35% menor do que os pacientes com baixa colateralização.

## Anomalias das artérias coronárias

Anomalias das artérias coronárias podem ser encontradas em pacientes com síndromes de dor torácica ou em pessoas jovens que sobreviveram à morte súbita. O aspecto angiográfico das anomalias das artérias coronárias nem sempre é bem-definido, e a angiotomografia computadorizada (angio-TC) (Capítulo 50) se tornou o exame de imagem mais adequado para delinear a origem e o trajeto da anomalia (Figura 51.3). Apesar disso, anomalias das artérias coronárias algumas vezes são reconhecidas primeiro durante uma angiografia coronária invasiva.

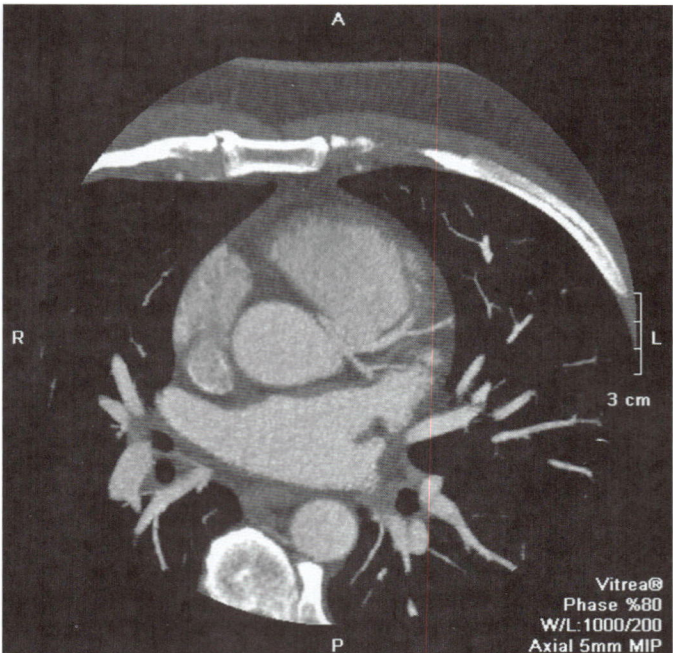

**FIGURA 51.3** Imagem de angiotomografia computadorizada (angio-TC) mostrando a origem da artéria coronária principal esquerda a partir do seio direito de Valsalva e seu trajeto anterior entre a aorta e a artéria pulmonar.

## Ventriculografia esquerda

A avaliação do ventrículo esquerdo (VE) pode ser uma parte integral de um procedimento de cateterismo cardíaco, embora essa técnica esteja sendo cada vez mais suplantada por avaliações não invasivas da função ventricular (p. ex., ecocardiografia e ressonância magnética). Um cateter específico para ventriculografia, que possibilita a injeção de contraste radiográfico que extravasa através de múltiplos orifícios, é inserido dentro do VE. Após o registro da pressão no VE, a ventriculografia é realizada pela injeção de contraste radiográfico (aproximadamente 25 a 45 mℓ) sob pressão elevada (1.000 psi) para a aquisição de imagens do movimento da parede do VE (Figura 51.4), além do tamanho da câmara, da existência de regurgitação da valva mitral e do formato da raiz aórtica. O padrão normal de contração do VE é um movimento para dentro, coordenado, uniforme e quase concêntrico em todos os pontos da superfície ventricular interna durante a sístole. As contrações descoordenadas são nomeadas de acordo com sua gravidade (p. ex., hipocinesia moderada ou grave, acinesia e aneurisma-discinesia). Focos de movimento anormal na parede indicam isquemia, infarto ou aneurisma. A fração de ejeção do VE é calculada como um percentual do volume diastólico ejetado (o normal é entre 50 e 70%).

## Intervenções coronarianas percutâneas após o cateterismo

Após a angiografia coronária diagnóstica ser completada, é avaliada a necessidade de revascularização coronariana (Capítulo 65). Se existirem obstruções arteriais coronarianas sintomáticas, pode ser realizada uma ICP ao mesmo tempo, desde que a decisão tenha sido discutida com o paciente e este tenha consentido antecipadamente. Outra opção é indicar intensificação (ou redução) da terapia medicamentosa, ou fornecer dados para discussões sobre cirurgia de revascularização do miocárdio (CRM) ou uma ICP em uma data posterior.

## COMPLICAÇÕES DO CATETERISMO CARDÍACO

Para o cateterismo cardíaco diagnóstico, os riscos de morte são menores do que 0,2%, menores do que 0,5% para infarto agudo do miocárdio (IAM), menores do que 0,07% para acidente vascular encefálico (AVE), menores do que 0,5% para arritmias sérias e menores do que 1% para complicações vasculares importantes, como trombose, embolia de colesterol (Capítulo 116)[2] e sangramento que exija transfusão ou pseudoaneurisma (Tabela 51.3).[3] As complicações vasculares ocorrem mais frequentemente na abordagem pela artéria femoral em comparação com a artéria radial. A abordagem pela artéria braquial, que é utilizada apenas quando não é possível acesso femoral ou radial, tem a taxa mais elevada de complicações vasculares, enquanto a abordagem da artéria radial apresenta a menor taxa.

Rotineiramente não é prescrito esquema de anticoagulação para um cateterismo diagnóstico. Para a abordagem radial, a anticoagulação preexistente pode, tipicamente, ser mantida sem interrupção. Para pacientes que estejam utilizando varfarina ou novos anticoagulantes orais e o cateterismo será feito pela abordagem femoral, não é necessário interromper a anticoagulação. Entretanto, o risco de sangramento tipicamente será maior, de modo que a anticoagulação frequentemente é interrompida 2 ou 3 dias antes do procedimento. Para um paciente que utilize varfarina após a colocação de prótese valvar mecânica, a substância deverá ser suprimida por cerca de 3 dias antes do cateterismo, a razão normalizada internacional (RNI) deve ser monitorada, e o paciente poderá receber heparina até o momento do procedimento; a varfarina é retomada após o cateterismo.

Para cateterismos eletivos em pacientes com diabetes melito insulino-dependente (DMID), metade da dose matinal usual de insulina é administrada na manhã do procedimento para fornecer uma cobertura razoável e evitar hipoglicemia. A metformina deve ser suspensa antes do

| Tabela 51.3 | Complicações do cateterismo cardíaco. |
|---|---|
| **COMPLICAÇÕES MAIS GRAVES** | |
| Morte | |
| Acidente vascular encefálico | |
| Infarto agudo do miocárdio, choque | |
| Taquicardia ou fibrilação ventricular | |
| **COMPLICAÇÕES RARAS, PORÉM SÉRIAS** | |
| Dissecção aórtica | |
| Perfuração cardíaca | |
| Tamponamento | |
| Insuficiência cardíaca | |
| Reação aos agentes de contraste, anafilaxia | |
| Nefrotoxicidade | |
| Arritmias, incluindo bloqueio atrioventricular (BAV), assistolia, taquiarritmias supraventriculares | |
| Hemorragia, local ou retroperitoneal | |
| Infecção | |
| Reação à injeção de protamina | |
| Complicações vasculares, incluindo trombose, embolia, lesão vascular, pseudoaneurisma | |

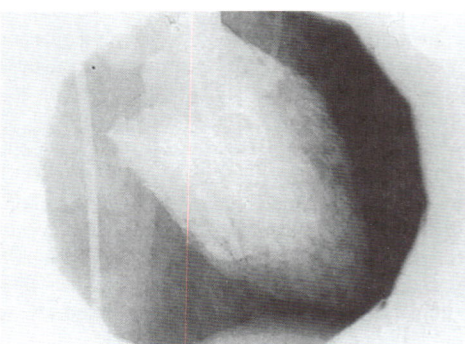
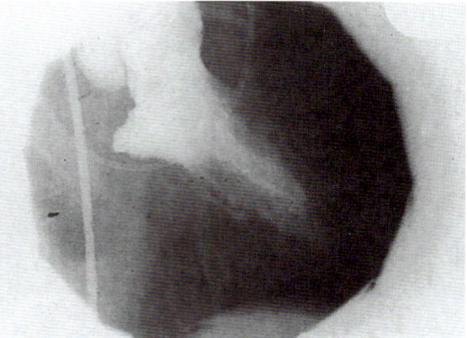

**FIGURA 51.4** Exemplo de ventriculografia esquerda. O contorno ventricular é observado na diástole (*esquerda*) e na sístole (*direita*).

estudo para evitar a ocorrência de acidose láctica se o paciente apresentar lesão renal aguda induzida pelo contraste, após o cateterismo. Medicamentos para a hipertensão arterial sistêmica e para outros distúrbios clínicos tipicamente são continuados até a manhã do procedimento.

A nefropatia induzida pelo contraste, que geralmente se torna clinicamente evidente de 2 a 3 dias após o cateterismo, é incomum.[4,4b] Pacientes com diabetes melito ou insuficiência renal e pacientes que tenham desidratado por qualquer motivo correm risco 3 a 4 vezes mais elevado de desenvolver lesão renal aguda induzida por contraste. Para pacientes com insuficiência renal e com alto risco de insuficiência renal induzida por contraste por causa de diabetes melito ou desidratação, a hidratação com cloreto de sódio pode ser utilizada para aumentar o volume urinário,[A4] embora dados recentes questionem sua utilidade no cuidado atual em que os pacientes são normalmente mantidos bem hidratados.[A5] O tratamento com N-acetilcisteína ou com bicarbonato de sódio não tem valor incremental e não é recomendado rotineiramente para a prevenção de nefropatia induzida por contraste.[A6,A7] A administração antes do procedimento de uma estatina oral (p. ex., rosuvastatina, seja 40 mg na admissão seguidos por 20 mg/dia para pacientes com síndrome coronariana aguda ou 10 mg por 2 dias antes e 3 dias após o procedimento para pacientes com diabetes melito e doença renal crônica) pode reduzir o risco de lesão renal aguda em cerca de 50%.[A8]

As reações adversas ao meio de contraste são raras, com uma incidência geral de menos de 5%, mas são potencialmente sérias. As reações adversas acometem 10 a 12% dos pacientes com história pregressa de alergia e 15% dos pacientes que relataram reação a um exame radiográfico prévio com o uso de contraste. Existem três tipos de alergia ao meio de contraste: manifestações cutâneas e mucosas, respostas anafilactoides menores e da musculatura lisa e respostas anafilactoides cardiovasculares e importantes, envolvendo edema pulmonar ou laríngeo. O pré-tratamento com corticosteroides é útil para a redução de todos os tipos de reação, exceto da urticária. Pacientes que tenham relatado reações alérgicas prévias ao meio de contraste devem ser pré-medicados com prednisona (60 mg VO na noite anterior e na manhã do procedimento) e difenidramina (de 25 a 50 mg VO na manhã do procedimento). Pacientes com reações anafilactoides prévias conhecidas devem ser pré-medicados com esteroides na mesma dose. O tratamento rotineiro com um bloqueador do receptor de histamina do tipo 2 (p. ex., cimetidina) não parece ter efeitos benéficos.

Hipotensão durante e após o cateterismo cardíaco pode ocorrer em virtude de resposta vasovagal, de sangramento retroperitoneal oculto, de isquemia ou IAM ou de tamponamento cardíaco. A hipotensão vasovagal é tratada com reposição volêmica e atropina (0,5 a 1,0 mg intravenosamente). Hipotensão associada a dorsalgia sugere hematoma e sangramento retroperitoneais. A hipotensão decorrente de tamponamento cardíaco, que pode ocorrer após ICP ou outras intervenções cardíacas, exige diagnóstico rápido, pericardiocentese urgente e tratamento da condição subjacente (p. ex., perfuração coronariana) (Capítulo 68).

Congestão pulmonar pode se desenvolver em pacientes com função marginal do VE ou valvopatia cardíaca crítica. A congestão compromete as funções hemodinâmica e respiratória e é uma emergência que deve ser tratada com oxigênio, diuréticos, nitroglicerina, agente inotrópicos, intubação e suporte mecânico do VE (p. ex., balão intra-aórtico, dispositivo de assistência ventricular esquerda percutâneo e oxigenação por membrana extracorpórea), conforme indicado (Capítulo 99).

Dor torácica durante a angiografia coronária é incomum, mas isquemia miocárdica com dor e com mudanças no segmento ST pode ocorrer durante uma ICP (Capítulo 65). O tratamento com nitroglicerina, heparina e medicamentos antiplaquetários em geral controla a isquemia do miocárdio antes da revascularização (Capítulo 63). Arritmias leves (p. ex., extrassístoles atriais ou ventriculares, episódios curtos de taquicardia supraventricular) são comuns e em geral desaparecem sem tratamento. Taquicardia ou fibrilação ventricular é uma ocorrência rara, mas que exige desfibrilação imediata (Capítulo 57).

## DADOS HEMODINÂMICOS OBTIDOS DURANTE O CATETERISMO CARDÍACO

Dados hemodinâmicos são os registros da pressão e dos sinais de fluxo gerados pelo coração durante o procedimento do cateterismo. Uma onda de pressão é gerada pela contração muscular cardíaca e é transmitida pelo circuito arterial. As ondas de pressão são medidas por cateteres preenchidos por líquido e contendo um transdutor de pressão, que converte a pressão mecânica em um sinal elétrico que é exibido em um monitor de vídeo.

Medidas simultâneas de pressão através das valvas cardíacas são utilizadas frequentemente para diagnosticar a função valvar (estenose ou regurgitação). Além das medidas de pressão, os dados hemodinâmicos também incluem a análise da saturação de oxigênio no sangue nos lados direito e esquerdo do coração para identificar possíveis desvios intracardíacos. O débito cardíaco é medido comumente por termodiluição ou pela técnica de Fick.[5] Os dados hemodinâmicos (Tabela 47.1) possibilitam o cálculo das resistências pulmonar e vascular e das áreas das valvas cardíacas. Os dados hemodinâmicos completos exigem cateterismo dos lados direito e esquerdo do coração e são indicados para a avaliação de dispneia de qualquer etiologia; para confirmar achados ecocardiográficos quando os dados obtidos não são compatíveis com o quadro clínico ou com outros exames; para determinar as condições de valvopatias cardíacas, miocardiopatias ou doenças cardíacas constritivas ou restritivas.

As complicações do cateterismo no lado direito do coração são raras. O distúrbio mais comum é uma arritmia transitória resultante da estimulação mecânica conforme o cateter atravessa a via de saída do ventrículo direito. Em pacientes com bloqueio do ramo esquerdo (BRE), pode ser necessário um marca-passo temporário se ocorrer bloqueio do ramo direito (BRD) durante o cateterismo no lado direito do coração.

### Exemplos de hemodinâmica para doença cardíaca valvar

A gravidade de uma estenose valvar é baseada no gradiente de pressão e de fluxo através da valva. Quando houver suspeita de estenose aórtica, um gradiente de pressão transvalvar deve ser obtido sempre que houver conflito entre os dados clínicos e ecocardiográficos (e-Figura 51.3 e Figura 51.5). A área normal da valva aórtica é de 2,5 a 3,5 $cm^2$ em adultos. Estenoses graves da valva aórtica estão associadas a áreas valvares menores do que 1,0 $cm^2$.

Em pacientes com estenose mitral, o gradiente valvar frequentemente é medido com as pressões nos capilares pulmonares e no VE (e-Figura 51.4). A área normal da valva mitral é de 4 a 6 $cm^2$. Áreas menores do que 1,0 a 1,2 $cm^2$ são consideradas estenoses mitrais graves.

Em pacientes com regurgitação mitral, o estudo hemodinâmico frequentemente mostra uma onda *v* grande característica no traçado dos capilares pulmonares (e-Figura 51.5). Durante a ventriculografia esquerda, a classificação angiográfica da regurgitação mitral ocorre em uma escala de gravidade semiquantitativa que varia de 1 a 4, com base no fluxo retrógrado de material de contraste observado do VE para o átrio esquerdo através da valva mitral incompetente. Na regurgitação mitral angiográfica de grau 1 há pequeno refluxo de material de contraste para o átrio esquerdo que é esvaziado imediatamente; o grau 2 mostra material de contraste

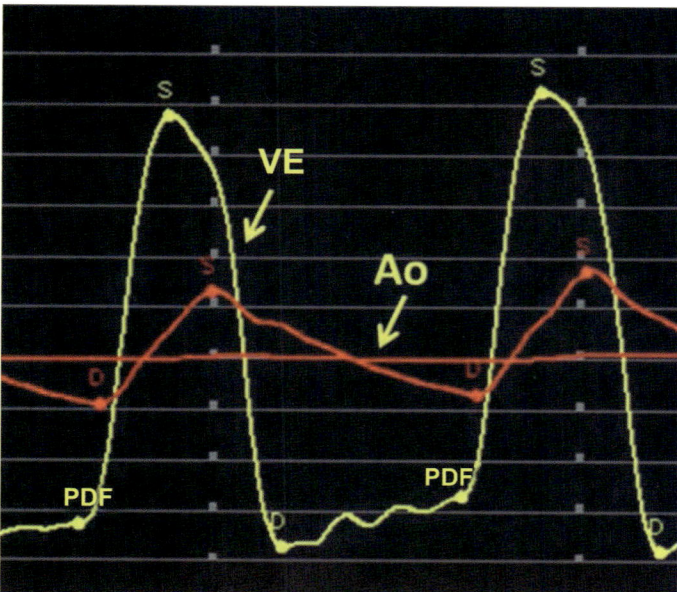

**FIGURA 51.5** Hemodinâmica da estenose aórtica. As pressões aórtica (*Ao*) e do ventrículo esquerdo (*VE*) em um paciente com estenose aórtica são medidas com um cateter com lúmen duplo. D = ponto mais precoce da pressão diastólica no VE; PDF = pressão diastólica final; S = pico de pressão no VE (sístole).

preenchendo o átrio esquerdo em três contrações com densidade moderada; o grau 3 mostra material de contraste preenchendo imediatamente o átrio esquerdo, com densidade moderada e que persiste por 2 ou 3 contrações; e o grau 4 mostra material de contraste preenchendo todo o átrio esquerdo, frequentemente até o apêndice atrial, com densidade igual à do VE por várias contrações após a injeção.

## PROCEDIMENTOS ADICIONAIS REALIZADOS NO LABORATÓRIO DE CATETERISMO

### Angiografia não cardíaca

Outros estudos angiográficos cardiovasculares que podem acompanhar a angiografia coronária e a ventriculografia esquerda incluem aortografia (Capítulo 69), angiografia pulmonar (Capítulo 74) e angiografia vascular periférica da aorta, dos grandes vasos (incluindo as artérias carótidas), das artérias ilíacas e dos membros inferiores (Capítulos 71 e 72) ou das artérias renais (Capítulo 116).

### Estudos eletrofisiológicos e técnicas de ablação

Um estudo eletrofisiológico (EEF) é um procedimento invasivo que envolve a colocação de cateteres contendo eletrodos multipolares em vários locais intracardíacos (Capítulo 56). Os propósitos gerais de um EEF são caracterizar as propriedades eletrofisiológicas do sistema de condução, induzir e analisar o mecanismo da arritmia e avaliar os efeitos das intervenções terapêuticas. Os cateteres e eletrodos são colocados rotineiramente no átrio direito, através do anel da valva tricúspide na área do nó atrioventricular e do feixe de His (fascículo atrioventricular), no ventrículo direito, no seio coronário e, algumas vezes, no VE. O EEF é utilizado rotineiramente no manejo clínico de pacientes com arritmias supraventriculares e ventriculares (Capítulos 58 e 59). Esses estudos também podem ser utilizados para orientar procedimentos terapêuticos de ablação para arritmias sintomáticas e/ou malignas.

## INTERVENÇÕES EM DOENÇAS CARDÍACAS ESTRUTURAIS

### Cateterismo cardíaco transeptal

O acesso transeptal pelo uso de um cateter longo contendo uma agulha para puncionar a membrana septal atrial fina no local da fossa oval possibilita a colocação de um cateter no átrio esquerdo e, então, no VE. A punção transeptal é uma técnica estabelecida utilizada para a aquisição de dados hemodinâmicos precisos e de alta qualidade para pacientes com estenose aórtica, valvopatia mitral (tanto estenose quanto regurgitação), miocardiopatia hipertrófica (gradiente de obstrução da via de saída) e para fornecer acesso para técnicas de valvoplastia mitral (Capítulo 66). As punções transeptais também são utilizadas para intervenções na valva mitral e para o fechamento via cateter de apêndice atrial esquerdo (aurícula esquerda segundo a Terminologia Anatômica). Os riscos do cateterismo transeptal – que incluem perfurações na raiz aórtica, no seio coronário ou na parede livre posterior do átrio – são potencialmente letais.

### Biopsia endomiocárdica

Os procedimentos de biopsia endomiocárdica utilizam um acesso venoso (veia jugular interna ou veia femoral) para a inserção de um biótomo de metal flexível para a obtenção de quatro a seis fragmentos de 1 $\mu\ell$ do miocárdio ventricular direito. Existem duas indicações definitivas para a biopsia endomiocárdica: o monitoramento da rejeição de transplante cardíaco (Capítulo 53) e a detecção de cardiotoxicidade por antraciclina (Capítulo 54). Outras indicações em pacientes selecionados incluem o diagnóstico de miocardiopatia e de miocardite e a diferenciação entre miocardiopatias restritiva e constritiva.

### Outros procedimentos

A pericardiocentese (Capítulo 68) e a ICP (Capítulo 65) são realizadas no laboratório de cateterismo com indicações específicas. Outros procedimentos incluem valvoplastia por cateter-balão[a] e a substituição da valva aórtica por cateterismo em casos de valvas estenóticas (Capítulo 66),[6]

intervenções na valva mitral (em casos de estenose ou regurgitação), fechamento de defeito de septo interatrial (comunicação interatrial [CIA]) ou de persistência de forame oval (Capítulo 61) e fechamento de apêndice atrial esquerdo para a prevenção de AVE em casos de fibrilação atrial (Capítulo 58).

 **Recomendações de grau A**

A1. Valgimigli M, Gagnor A, Calabro P, et al. Radial versus femoral access in patients with acute coronary syndromes undergoing invasive management: a randomised multicentre trial. *Lancet*. 2015;385:2465-2476.
A2. Xaplanteris P, Fournier S, Pijls NHJ, et al. Five-year outcomes with PCI guided by fractional flow reserve. *N Engl J Med*. 2018;379:250-259.
A3. Smits PC, Abdel-Wahab M, Neumann FJ, et al. Fractional flow reserve-guided multivessel angioplasty in myocardial infarction. *N Engl J Med*. 2017;376:1234-1244.
A4. Chong E, Poh KK, Lu Q, et al. Comparison of combination therapy of high-dose oral N-acetylcysteine and intravenous sodium bicarbonate hydration with individual therapies in the reduction of Contrast-induced nephropathy during cardiac catheterisation and percutaneous coronary intervention (CONTRAST): a multi-centre, randomised, controlled trial. *Int J Cardiol*. 2015;201:237-242.
A5. Nijssen EC, Rennenberg RJ, Nelemans PJ, et al. Prophylactic hydration to protect renal function from intravascular iodinated contrast material in patients at high risk of contrast-induced nephropathy (AMACING): a prospective, randomised, phase 3, controlled, open-label, non-inferiority trial. *Lancet*. 2017;389:1312-1322.
A6. Subramaniam RM, Suarez-Cuervo C, Wilson RF, et al. Effectiveness of prevention strategies for contrast-induced nephropathy: a systematic review and meta-analysis. *Ann Intern Med*. 2016;164:406-416.
A7. Weisbord SD, Gallagher M, Jneid H, et al. Outcomes after angiography with sodium bicarbonate and acetylcysteine. *N Engl J Med*. 2018;378:603-614.
A8. Wang N, Qian P, Yan TD, et al. Periprocedural effects of statins on the incidence of contrast-induced acute kidney injury: a systematic review and trial sequential analysis. *Int J Cardiol*. 2016;206:143-152.

### REFERÊNCIAS BIBLIOGRÁFICAS

*As referências bibliográficas, bem como os outros materiais suplementares deste livro, encontram-se no GEN-IO, nosso ambiente virtual de aprendizagem.*

# 52

# INSUFICIÊNCIA CARDÍACA: FISIOPATOLOGIA E DIAGNÓSTICO

JOSEPH G. ROGERS E CHRISTOPHER M. O'CONNOR

### DEFINIÇÃO

A insuficiência cardíaca é uma síndrome clínica que ocorre quando anomalias na estrutura e na função do miocárdio prejudicam o débito cardíaco ou diminuem o enchimento ventricular.[1] Os aspectos característicos da síndrome da insuficiência cardíaca incluem dispneia, fadiga, pouca tolerância ao exercício e edema. A congestão é uma característica comum, porém não é universal, de modo que o termo *insuficiência cardíaca congestiva* não é mais utilizado.

### EPIDEMIOLOGIA

O risco de insuficiência cardíaca ao longo da vida varia entre 20 e 45%, dependendo da idade e da etnia. A prevalência de insuficiência cardíaca continua a aumentar por causa do aumento da sobrevida a longo prazo de pacientes com outros tipos de cardiopatia e de sua forte associação à idade avançada.[2] Mais de 40% das pessoas com mais de 85 anos têm insuficiência cardíaca[3] e mais de oito milhões de pessoas nos EUA terão insuficiência cardíaca em 2030. Nos EUA, a insuficiência cardíaca é a principal causa de hospitalização em pacientes com mais de 65 anos e, uma vez que um paciente tenha sido hospitalizado por insuficiência cardíaca, o risco de re-hospitalização em 30 dias é de 25% e o risco de morte em até 30 dias após a alta é de 10%. Embora a sobrevida tenha melhorado, as taxas absolutas de mortalidade por insuficiência cardíaca permanecem em cerca de 50% nos 5 anos seguintes ao diagnóstico.

Aproximadamente metade dos pacientes com insuficiência cardíaca tem fração de ejeção preservada. Em comparação com os pacientes

---

[a] N.R.T.: Ver Atualização das Diretrizes Brasileiras de Valvopatias: Abordagem das Lesões Anatomicamente Importantes, 2017, em http://publicacoes.cardiol.br/2014/diretrizes/2017/05_diretriz_valvopatias.pdf.

portadores de insuficiência cardíaca, mas com fração de ejeção reduzida, os pacientes com insuficiência cardíaca e fração de ejeção preservada tendem a ser mais velhos e mulheres com história pregressa de hipertensão arterial sistêmica e diabetes melito. A taxa de mortalidade dos pacientes com fração de ejeção preservada é um pouco menor do que dos pacientes com fração de ejeção reduzida, mas ainda é mais elevada do que a população geral com a mesma idade. As taxas de hospitalização e re-hospitalização são compatíveis para os pacientes com insuficiência cardíaca, independentemente de sua fração de ejeção.

## Disparidades

Os afro-americanos correm risco aumentado de incidência de insuficiência cardíaca em comparação com os norte-americanos brancos e eles também têm hospitalizações mais frequentes. Os afro-americanos com insuficiência cardíaca também apresentam taxa de mortalidade mais elevada do que da população branca. Os motivos para essas disparidades são multifatoriais e incluem diferenças na etiologia da insuficiência cardíaca, na prevalência das comorbidades, no estado socioeconômico e na resposta a terapias.

Nos EUA, os hispânicos representam uma fração crescente de pacientes com insuficiência cardíaca. Embora os estudos em grande escala sejam limitados, dados preliminares sugerem que essa população seja particularmente vulnerável à insuficiência cardíaca.

## Classificação

A classificação da insuficiência cardíaca leva em consideração o estado da doença e de sua progressão, o grau de intolerância ao exercício (Capítulo 45), a medida da função cardíaca pela fração de ejeção e sua causa.[4] Na primeira abordagem, a insuficiência cardíaca é classificada por sua progressão ao longo de quatro estágios, desde um estado pré-patológico até o de sintomas avançados (Figura 52.1). A segunda abordagem avalia os estados funcionais com o uso de sistemas de classificação padronizados, como a classificação da New York Heart Association, o sistema da Canadian Cardiovascular Society ou outras medidas validadas de tolerância ao exercício (Tabela 45.5). O estado funcional é o modo mais adequado para compreender as limitações de um paciente e o impacto da insuficiência cardíaca na sua qualidade de vida. Ele também está relacionado com o prognóstico e é utilizado comumente como uma análise secundária nos ensaios clínicos. A terceira abordagem descreve a insuficiência cardíaca com base na fração de ejeção. Esse método estratifica os pacientes em indivíduos com fração de ejeção reduzida (< 40%), intermediária (40 a 50%) e preservada (> 50%). Essa abordagem também ajuda a compreender os processos fisiopatológicos do paciente e ajuda a guiar terapias adequadas. A classificação baseada em etiologia, em geral isquêmica *versus* não isquêmica (Capítulo 54), é útil para guiar a avaliação diagnóstica e para adequar o tratamento.

## Causas da insuficiência cardíaca

A insuficiência cardíaca tem várias causas (Tabela 52.1). Nos países desenvolvidos, a doença da artéria coronária (DAC), habitualmente com um infarto agudo do miocárdio (IAM) prévio, contribui para quase 70% dos casos de insuficiência cardíaca (Capítulo 64). Comorbidades como hipertensão arterial sistêmica, diabetes melito e obesidade são comumente associadas à insuficiência cardíaca.[5] Doenças do miocárdio (Capítulo 54), das valvas (Capítulo 66) e do pericárdio (Capítulo 68), bem como endocrinopatias, anomalias metabólicas e condições genéticas podem causar insuficiência cardíaca. Quimioterapia (p. ex., antraciclinas e trastuzumabe; Capítulo 169) e radioterapia torácica (Capítulo 17) podem danificar o miocárdio. Disfunções miocárdicas reversíveis causadas pela exposição a toxinas (p. ex., cocaína [Capítulo 31] e ingestão excessiva de álcool etílico [Capítulo 30]), pela taquicardia persistente (Capítulos 58 e 59) e por estresse mental/emocional significativo (p. ex., miocardiopatia Takotsubo [Capítulo 54]) podem causar disfunção ventricular que melhora após a remoção do agente causal.

Os mecanismos fisiopatológicos que contribuem para a sobrecarga da insuficiência cardíaca variam em cada região. Por exemplo, a miocardiopatia de Chagas (Capítulo 54) é prevalente na América Central e na

### Tabela 52.1 — Causas de insuficiência cardíaca.

| Causas |
|---|
| DAC ou IAM prévio ou lesão isquêmica |
| Hipertensão arterial sistêmica |
| Distúrbios familiares e genéticos, incluindo miocardiopatia dilatada, miocardiopatia hipertrófica, doenças de armazenamento e distrofias musculares |
| Doenças valvares: estenose ou regurgitação valvar |
| Danos induzidos por agentes tóxicos/medicamentos, incluindo quimioterapia prévia |
| Processos infiltrativos, como sarcoide, amiloide e hemocromatose (*i. e.*, miocardiopatia restritiva) |
| Disfunção relacionada com arritmia, incluindo miocardiopatia induzida por contração ventricular prematura e disfunção relacionada com taquiarritmia atrial |
| Miocardiopatia arritmogênica do ventrículo direito |
| Doença cardíaca pulmonar, incluindo *cor pulmonale* |
| Agentes infecciosos, incluindo infecções virais e doença de Chagas |
| Lesão miocárdica imunomediada |
| Desvios (*shunts*) intracardíacos e extracardíacos |
| Pericardite constritiva (*i. e.*, processos não miocárdicos) |
| Distúrbios nutricionais, como beribéri |
| Doença cardíaca inflamatória, como lúpus eritematoso sistêmico |
| Estados de alto débito cardíaco como anemia crônica e tireotoxicose |

DAC = doença da artéria coronária; IAM = infarto agudo do miocárdio.

---

**Em risco de insuficiência cardíaca**

**Estágio A** — Em risco de IC, mas sem cardiopatia estrutural ou sintomas de IC

p. ex., pacientes com:
- Hipertensão arterial sistêmica
- Doença aterosclerótica
- Diabetes melito
- Obesidade
- Síndrome metabólica

ou pacientes:
- Em uso de cardiotoxinas
- Com HFMC

→ Cardiopatia estrutural →

**Estágio B** — Cardiopatia estrutural, mas sem sinais ou sintomas de IC

p. ex., pacientes com:
- IAM prévio
- Remodelamento do VE, incluindo HVE e baixa FE
- Valvopatia cardíaca assintomática

→ Desenvolvimento dos sintomas de IC →

**Insuficiência cardíaca**

**Estágio C** — Cardiopatia estrutural com sinais ou sintomas prévios ou atuais de IC

p. ex., pacientes com:
- Cardiopatia estrutural conhecida e
- Dispneia e fadiga, redução da tolerância ao exercício

→ Sintomas refratários de IC durante o repouso →

**Estágio D** — IC refratária que exige intervenções especializadas

p. ex., pacientes com: sintomas marcantes durante o repouso, apesar de terapia clínica máxima (p. ex., aqueles atualmente hospitalizados ou que não podem ser liberados com segurança do hospital sem intervenções especializadas)

Terapia — Ver Figura 53.2

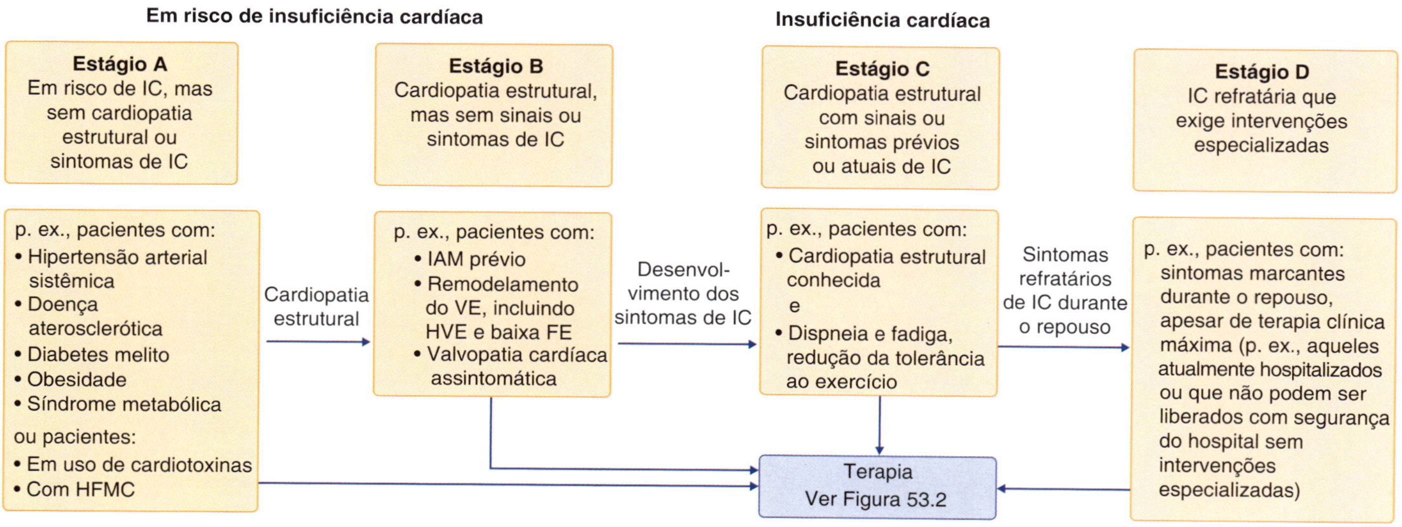

**FIGURA 52.1** Estágios da insuficiência cardíaca. FE = fração de ejeção; HFMC = história familiar de miocardiopatia; IC = insuficiência cardíaca; VE = ventrículo esquerdo; HVE = hipertrofia do ventrículo esquerdo; IAM = infarto agudo do miocárdio. (Modificada de Hunt SA. ACC/AHA 2005 guideline update for the diagnosis and management of chronic heart failure in the adult: a report of the American College of Cardiology/American Heart Association Task Force on Practice Guidelines [Writing Committee to Update the 2001 Guidelines for the Evaluation and Management of Heart Failure]. *J Am Coll Cardiol.* 2005;46:e1-e82.)

América do Sul. Valvopatia reumática é uma causa comum de insuficiência cardíaca em países em desenvolvimento, mas é infrequente em países desenvolvidos.

O grande número de causas potenciais de insuficiência cardíaca pode desafiar o médico. A descompensação aguda da insuficiência cardíaca pode estar relacionado com a piora da causa primária, com um novo distúrbio cardíaco ou pulmonar, com a influência de outros estados patológicos que requeiram aumento do débito cardíaco, com uma baixa adesão à terapia farmacológica ou com a adição de medicamentos utilizados para o tratamento de outras condições (Tabela 52.2). Como resultado, o uso de uma abordagem sistemática para a avaliação clínica é crucial. Alguns pacientes apresentarão insuficiência cardíaca descompensada que exige hospitalização, enquanto outros terão insuficiência cardíaca como uma comorbidade durante a hospitalização por outro problema.

## BIOPATOLOGIA

Vários fatores contribuem para o desenvolvimento e a progressão da insuficiência cardíaca (Tabela 52.3). A contribuição relativa desses mecanismos para as manifestações fisiopatológicas globais da insuficiência cardíaca (e-Figura 52.1) varia em cada paciente.

### Insuficiência cardíaca com redução da fração de ejeção

Um dogma central da insuficiência cardíaca é que uma anomalia na função miocárdica é responsável pela incapacidade de o coração bombear sangue em uma frequência adequada às necessidades do metabolismo tecidual ou que o coração consegue satisfazer essas necessidades apenas nas situações de pressões de enchimento elevadas. A biopatologia do coração insuficiente resulta de regulação inadequada de várias vias neuro-hormonais que reduzem a contratilidade cardíaca intrínseca e que causam o remodelamento ventricular prototípico (Capítulo 47). Alterações na matriz extracelular e fibrose aumentam o teor de tecido conjuntivo e prejudicam ainda mais as funções sistólica e diastólica (Capítulo 47). Várias vias neuro-hormonais regulam a fibrose miocárdica, incluindo aldosterona, metaloproteinases de matriz, inibidores teciduais de metaloproteinases (TIMPS; do inglês, *tissue inhibitors of metalloproteinases*), fator de necrose tumoral alfa (TNF-α) e ST2.

A ativação do sistema nervoso adrenérgico é importante no desenvolvimento e na progressão da disfunção ventricular esquerda. A redução da pressão de pulso ativa barorreceptores arteriais e estimula a atividade do sistema nervoso simpático, aumentando os níveis de norepinefrina circulante e aumentando a liberação de norepinefrina por vários órgãos, incluindo o coração. A exposição dos miocardiócitos a níveis cronicamente elevados de norepinefrina reduz a densidade de seus receptores beta-adrenérgicos, diminui as vias de sinalização e é diretamente tóxica. O sistema renina-angiotensina-aldosterona, que também é ativado relativamente cedo na insuficiência cardíaca, causa vasoconstrição e retenção de sódio. Os supostos mecanismos de indução incluem hipoperfusão renal, estímulo do sistema beta-adrenérgico e hiponatremia. As ativações adrenérgicas e do sistema renina-angiotensina-aldosterona estimulam o coração insuficiente e ajudam a circulação a curto prazo. Entretanto, com o passar do tempo, a ativação prolongada desses sistemas causa remodelamento inadequado e disfunção ventricular adicional. Além disso, o sistema nervoso simpático e o sistema renina-angiotensina-aldosterona são corregulados, de modo que o aumento da atividade de cada uma dessas vias estimula o aumento simultâneo na outra.

Os peptídios natriuréticos equilibram a ação vasoconstritora e de retenção de sódio do sistema renina-angiotensina-aldosterona e do sistema nervoso simpático, promovendo dilatação arterial e venosa, natriurese e diurese. O grau da ativação da via natriurética é um marcador da gravidade da insuficiência cardíaca e está associado a desfechos adversos, incluindo o risco de hospitalização e morte.[6]

Muitos pacientes com insuficiência cardíaca apresentam níveis elevados de endotelina e de vasopressina. A vasopressina induz vasoconstrição por intermédio de um receptor vascular ($V_1$) e reduz a depuração (*clearance*) de água livre por intermédio de um receptor nos túbulos renais ($V_2$). A endotelina causa vasoconstrição prolongada, reduz a taxa de filtração glomerular e promove constrição nas arteríolas pulmonares.

As interações cardiorrenais destacam o papel integral da disfunção renal na piora da insuficiência cardíaca, com ambos os órgãos contribuindo para a retenção de sódio e água. Na maioria dos pacientes com insuficiência cardíaca crônica, os rins são anatômica e estruturalmente normais, mas a congestão venosa passiva e a redução da perfusão renal contribuem para o agravamento da função renal e para o desenvolvimento de um ciclo vicioso de disfunção progressiva em ambos os sistemas. A insuficiência renal pode limitar a habilidade do uso de inibidores do sistema renina-angiotensina-aldosterona para o tratamento da insuficiência cardíaca.

Ciclos anormais de cálcio reduzem o teor de cálcio no retículo sarcoplasmático por causa de um vazamento diastólico através de receptores de rianodina alterados. A redução do teor de cálcio no retículo sarcoplasmático altera as interações da miosina cardíaca com os miofilamentos de actina durante a contração. Além disso, a perda na função da SERCA2a (ATPase 2a de transporte de cálcio do retículo sarcoendoplasmático) cardíaca, que é responsável pela remoção do cálcio citoplasmático, afeta o relaxamento ventricular e promove a disfunção diastólica.

Em todos os tipos de insuficiência cardíaca, vários estímulos (p. ex., níveis elevados de neuro-hormônios, ativação adrenérgica, mecanismos inflamatórios e exposição a toxinas) aumentam a morte celular. Níveis séricos elevados de citocinas pró-inflamatórias (incluindo fator de necrose tumoral-α, interleucina-1β e interleucina-6) induzem disfunção contrátil, fibrose miocárdica e necrose dos miocardiócitos, possivelmente pela mediação de algumas das respostas deletérias das catecolaminas e da angiotensina II.

A taquicardia persistente (p. ex., fibrilação atrial com resposta ventricular rápida) também pode resultar em insuficiência cardíaca, possivelmente relacionada com o estímulo hiperadrenérgico crônico. Em alguns pacientes, a resposta taquicárdica à insuficiência cardíaca contribui para a piora da insuficiência cardíaca. Esses tipos de insuficiência cardíaca podem ser reversíveis, dependendo da contribuição relativa da taquicardia para a disfunção miocárdica.

Mutações genéticas estão sendo cada vez mais identificadas como mediadores importantes das anomalias funcionais e estruturais cardíacas relacionadas com a insuficiência cardíaca sintomática (e-Tabela 54.1). A maioria das miocardiopatias familiares (Capítulo 54), a maior parte delas herdada de modo autossômico dominante, está relacionada com defeitos em proteínas do citoesqueleto ou do núcleo. As miocardiopatias hereditárias também estão associadas a distrofias musculares, doenças infiltrativas como hemocromatose e distúrbios mitocondriais.

**Tabela 52.3** Mecanismos biopatológicos da insuficiência cardíaca.

Hemodinâmica
Neuro-hormônios
Interações cardiorrenais
Ciclo anormal de cálcio
Morte celular
Genética do miocárdio

**Tabela 52.2** Fatores que precipitam descompensação aguda da insuficiência cardíaca crônica.

Isquemia ou infarto do miocárdio
Arritmias
Piora da hipertensão arterial sistêmica
Piora da regurgitação mitral ou tricúspide
Uso de medicamentos que pioram a insuficiência cardíaca (antagonistas de cálcio, betabloqueadores, anti-inflamatórios não esteroides, agentes antiarrítmicos, fármacos quimioterápicos e hipoglicemiantes)
Incapacidade de aderir ao manejo direcionado por diretrizes
Imprudência dietética
Sobrecarga de volume iatrogênica (transfusão, administração de líquido)
Consumo de álcool
Febre ou infecção
Anemia
Anomalias da tireoide
Exposição a toxinas ambientais
Exposição a altitudes elevadas
Gravidez

### Insuficiência cardíaca com fração de ejeção preservada

O mecanismo fisiopatológico da insuficiência cardíaca com fração de ejeção preservada é complexo e inclui alterações na estrutura e no funcionamento cardíaco, anomalias vasculares, disfunção orgânica e comorbidades inter-relacionadas (Tabela 52.4). Em princípio, a disfunção diastólica na insuficiência cardíaca com fração de ejeção preservada pode ser resultado de aumento da rigidez ventricular decorrente de hipertrofia e de fibrose intersticial, bem como de relaxamento ventricular anormal causado por uma disfunção nos ciclos de cálcio. Embora existam muitas causas potenciais para a insuficiência cardíaca com fração de ejeção preservada, a maior parte dos pacientes apresenta hipertensão atual ou prévia; a hipertrofia e a fibrose ventriculares esquerdas resultantes são responsáveis pelo aumento da rigidez da câmara. A cardiopatia isquêmica também pode contribuir para a insuficiência cardíaca com fração de ejeção preservada por causa da fibrose subendocárdica ou como resultado de uma disfunção isquêmica intermitente. A idade em si é um fator de predisposição crucial porque ela causa perda de miócitos (apoptose), aumento da fibrose, com deposição de tipos mais rígidos de colágeno, e perda da complacência vascular.

O relaxamento miocárdico é um processo dependente de energia. Processos que interferem com o metabolismo energético do miocárdio, como a isquemia, comprometem o relaxamento miocárdico. Essas alterações reduzem a complacência ventricular e aumentam as pressões de enchimento. O aumento das pressões de enchimento eleva a pressão nos capilares pulmonares e contribui para a sensação de dispneia. A disfunção diastólica pode permanecer assintomática por anos, mas o aumento da idade, a disfunção renal, a hipertensão e disfunção ventricular esquerda progressiva estão associados ao desenvolvimento da insuficiência cardíaca sintomática. O perfil hemodinâmico em repouso na insuficiência cardíaca com fração de ejeção preservada frequentemente é normal, mas perturbações fisiológicas como taquicardia ou exercício resultam em aumentos exagerados na pressão de enchimento. Esse fenômeno contribui para as limitações ao esforço observadas nessa síndrome.[7] Além disso, como a contração atrial é responsável por uma fração desproporcionalmente grande do enchimento diastólico ventricular em um ventrículo não complacente, a fibrilação atrial pode exacerbar os sintomas. Anomalias no relaxamento ventricular e na rigidez miocárdica limitam o enchimento ventricular, de modo que os pacientes apresentam uma janela estreita de volume ótimo de líquido. Sobrecargas modestas de volume podem exacerbar substancialmente os sintomas de dispneia e a diurese pode precipitar hipotensão sintomática por causa de um baixo enchimento ventricular. Embora possa ocorrer disfunção diastólica isolada, a maior parte dos pacientes com disfunção ventricular apresenta componentes tanto sistólicos quanto diastólicos. Como resultado, é preferível caracterizar os pacientes como sendo portadores de insuficiência cardíaca com fração de ejeção preservada ou sendo portadores insuficiência cardíaca com fração de ejeção reduzida em vez de dizer que eles apresentam insuficiência cardíaca sistólica ou diastólica.

A *insuficiência cardíaca de alto débito cardíaco* é observada em casos de anemia grave e de hipertireoidismo (Capítulo 213). Ela também é observada em pacientes com estados vasodilatadores como obesidade (Capítulo 207), doença renal em estado avançado (Capítulo 145), desvios arteriovenosos, doença pulmonar hipóxica ou hipercápnica e distúrbios mieloproliferativos/mielofibróticos com hematopoese extramedular (Capítulo 157).[8]

### MANIFESTAÇÕES CLÍNICAS

O diagnóstico da insuficiência cardíaca pode ser aparente quando os pacientes apresentam os sintomas clássicos de dispneia em combinação com um exame físico consistente com sobrecarga de volume. Um histórico prévio de infarto do miocárdio ou de hipertensão mal controlada deve aumentar a suspeita diagnóstica do médico. Por sua vez, o diagnóstico pode não ser realizado ou demorar em pacientes que apresentam um curso mais insidioso, com sintomas vagos, como fadiga e intolerância ao exercício. O uso de biomarcadores como os peptídios natriuréticos melhorou significativamente a acurácia diagnóstica nos últimos anos.

A avaliação de um paciente com suspeita de insuficiência cardíaca deve ocorrer de maneira organizada e objetiva (Figura 52.2 e Tabela 52.5).

### Sintomas

#### Dispneia

A dispneia (Capítulo 77) é o sintoma mais comum, porém inespecífico, da insuficiência cardíaca porque pacientes com doença pulmonar ou anemia também podem ter sintomas semelhantes. Na maior parte dos pacientes com insuficiência cardíaca, a dispneia está presente apenas durante a atividade. Ela é o motivo mais comum para os pacientes buscarem cuidado para a insuficiência cardíaca, tanto durante o estado crônico quanto com a insuficiência cardíaca agudamente descompensada. A causa mais importante de dispneia é a congestão pulmonar, que aumenta o acúmulo de líquido intersticial ou intra-alveolar, reduz a complacência pulmonar e aumenta o trabalho respiratório (e-Figura 52.2). O alívio da dispneia é um objetivo terapêutico primário por causa de seu efeito sobre a qualidade de vida e sua associação a desfechos piores intra-hospitalares e após a alta.

Quando a dispneia ocorre no decúbito, ela é chamada de *ortopneia*. Resulta de aumento do retorno venoso dos membros e da circulação esplâncnica para a circulação central em função de mudanças na postura. O aumento na pré-carga ventricular eleva as pressões hidrostáticas nos capilares e nas veias pulmonares. A ortopneia é caracterizada clinicamente pelo número de travesseiros de que o paciente precisa para dormir de modo confortável sem dispneia. Indivíduos com ortopneia podem relatar incapacidade de dormir em uma cama e acabam dormindo sentados. Trata-se de um sintoma específico da insuficiência cardíaca e está relacionado com a gravidade da congestão pulmonar.

A *bendopneia*[a] é definida como a dispneia que ocorre ao se curvar. O mecanismo da bendopneia é mal definido, mas parece estar relacionado com aumentos nas pressões de enchimento do ventrículo esquerdo quando pacientes com elevação na pressão capilar pulmonar se curvam. Parece haver uma associação entre a bendopneia e uma incompatibilidade entre as pressões de enchimento do lado esquerdo e do lado direito (*i. e.*, aumento na pressão de secção transversal de maneira desproporcional à pressão no átrio direito). O espectro clínico desse sintoma e sua relação com os desfechos não são bem entendidos, mas dados recentes sugerem que esse sintoma seja mais comum do que foi reconhecido anteriormente.

A *dispneia paroxística noturna* (DPN) é uma dispneia aguda e intensa que acorda o paciente de seu sono. De modo geral, ocorre cerca de 1 hora após o paciente se deitar e desaparece quando ele se senta ou levanta da cama. A DPN resulta de aumento do retorno venoso e da mobilização do líquido intersticial proveniente da circulação esplâncnica e dos membros inferiores, com o acúmulo de edema alveolar. Esse sintoma é relativamente incomum, mas quase sempre representa insuficiência cardíaca grave e parece estar associada ao aumento da taxa de mortalidade.

#### Fadiga

A fadiga ocorre em mais de 90% dos pacientes com insuficiência cardíaca. Embora seja inespecífica e difícil de quantificar, pode ser manifestação oculta e incômoda.

#### Dor torácica

A dor torácica (Capítulo 45) pode ser mediada pela isquemia do miocárdio relacionada com DAC ou com aumento do estresse de parede, que

---

| Tabela 52.4 | Contribuições para a insuficiência cardíaca com fração de ejeção preservada. |
|---|---|

Hipertrofia ventricular esquerda
Hipertensão arterial sistêmica
Fibrose miocárdica
Fibrose subendocárdica (por isquemia intermitente, especialmente com diabetes melito)
Rigidez arterial
Disfunção endotelial
Inflamação

---

[a] N.R.T: O termo original é *bendopnea*, que deriva do verbo *to bend*, que significa "dobrar". A bendopneia foi descrita, pela primeira vez, por Thibodeau, et al. (2014) em pacientes com insuficiência cardíaca sistólica grave. Nesse estudo, foram analisados 102 pacientes com fração de ejeção menor ou igual a 40%, que seriam submetidos a cateterismo cardíaco direito. Tais voluntários foram avaliados imediatamente antes da realização do exame por um clínico independente. Bendopneia foi definida como o surgimento de dispneia em um paciente sentado, pelo menos 30 segundos após a adoção de posição inclinada para frente. Nesse grupo de pacientes, a prevalência desse sintoma foi de 28%, e o tempo mediano em posição fletida para o seu surgimento foi 8 segundos.

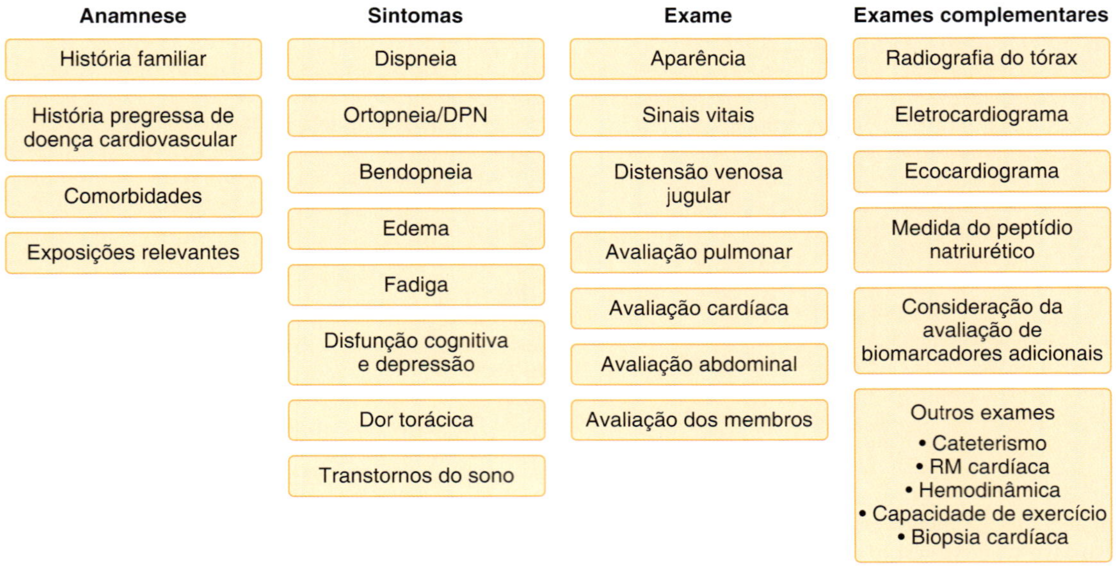

| Anamnese | Sintomas | Exame | Exames complementares |
|---|---|---|---|
| História familiar | Dispneia | Aparência | Radiografia do tórax |
| História pregressa de doença cardiovascular | Ortopneia/DPN | Sinais vitais | Eletrocardiograma |
| Comorbidades | Bendopneia | Distensão venosa jugular | Ecocardiograma |
| Exposições relevantes | Edema | Avaliação pulmonar | Medida do peptídio natriurético |
| | Fadiga | Avaliação cardíaca | Consideração da avaliação de biomarcadores adicionais |
| | Disfunção cognitiva e depressão | Avaliação abdominal | |
| | Dor torácica | Avaliação dos membros | Outros exames<br>• Cateterismo<br>• RM cardíaca<br>• Hemodinâmica<br>• Capacidade de exercício<br>• Biopsia cardíaca |
| | Transtornos do sono | | |

**FIGURA 52.2** Avaliação diagnóstica da insuficiência cardíaca. Os vários componentes da avaliação diagnóstica dos pacientes com insuficiência cardíaca são apresentados, desde a anamnese, os sintomas e a avaliação dos exames complementares. RM = ressonância magnética; DPN = dispneia paroxística noturna.

### Tabela 52.5 — Abordagem para o diagnóstico da insuficiência cardíaca.

Obtenha o histórico médico e realize a avaliação física para identificar distúrbios ou comportamentos que possam causar ou exacerbar a insuficiência cardíaca

Obtenha o histórico familiar para ajudar no diagnóstico de causas hereditárias da insuficiência cardíaca

Avalie o estado volumétrico e os sinais vitais em cada encontro

Pacientes com suspeita de insuficiência cardíaca recente ou aguda devem realizar uma radiografia do tórax para avaliar o tamanho do coração e a congestão pulmonar, além de detectar outras doenças que possam causar ou contribuir para os sintomas do paciente

Um eletrocardiograma com 12 derivações deve ser obtido em todos os pacientes com insuficiência cardíaca

O ecocardiograma deve ser realizado durante a avaliação inicial dos pacientes com insuficiência cardíaca para avaliar a função ventricular e a função valvar

A dosagem dos peptídios natriuréticos é recomendada com as seguintes indicações:
Para auxiliar o diagnóstico de insuficiência cardíaca em pacientes ambulatoriais com dispneia, bem como naqueles com possível insuficiência cardíaca aguda, especialmente no contexto de um diagnóstico incerto
Para estabelecer o prognóstico ou a gravidade da doença na insuficiência cardíaca

A avaliação inicial dos pacientes com insuficiência cardíaca deve incluir um hemograma completo, urinálise e função renal, eletrólitos séricos, perfil lipídico e de glicose, provas de função hepática e hormônio tireoestimulante (TSH)

O monitoramento hemodinâmico é recomendado para guiar a terapia em pacientes com distúrbios respiratórios ou evidências clínicas de distúrbios de perfusão em quem a adequação ou o excesso de pressão de enchimento intracardíaco não pode ser determinada a partir da avaliação clínica

Modificada de Yancy CW, Jessup M, Bozkurt B, et al. 2013 ACCF/AHA guideline for the management of heart failure: a report of the American College of Cardiology Foundation/American Heart Association Task Force on Practice Guidelines. J Am Coll Cardiol. 2013;62:e147-e239.

é proporcional ao grau de dilatação do ventrículo esquerdo. A hipertrofia ventricular esquerda (HVE) pode causar dor torácica por causa de incompatibilidade entre o aporte de oxigênio e a demanda de oxigênio. Pacientes com cardiopatia amiloide apresentam dor torácica por causa de isquemia transitória causada pela deposição da proteína amiloide na camada média das arteríolas miocárdicas.

### Caquexia cardíaca

Conforme a insuficiência cardíaca progride, os pacientes podem desenvolver sintomas sistêmicos ou constitucionais, que incluem náuseas, vômito, anorexia, dor abdominal e perda muscular. O desenvolvimento da caquexia cardíaca está associado a um prognóstico ruim.[9] Em muitos pacientes, esses sintomas são causados por insuficiência cardíaca direita, com ou sem regurgitação concomitante da tricúspide, e que resulta em congestão venosa passiva na vasculatura abdominal ou no fígado. Pacientes com congestão hepática significativa podem desenvolver dor no quadrante abdominal superior direito e icterícia, que pode ser difícil de distinguir clinicamente de doenças na vesícula biliar ou de outras condições abdominais (Capítulo 146). Em pacientes com choque cardiogênico avançado (Capítulo 99), dor abdominal intensa é um sinal particularmente notável de isquemia abdominal (Capítulo 134).

### Disfunção cognitiva e transtornos do humor

A disfunção cognitiva (Capítulo 374) é comum, particularmente em pacientes idosos com insuficiência cardíaca. A confusão pode ser manifestação da piora da insuficiência cardíaca relacionada com hipotensão relativa ou precipitada por medicamentos utilizados para o tratamento da insuficiência cardíaca, como os betabloqueadores. Embora a função cerebral intrínseca não seja afetada na maioria dos pacientes com insuficiência cardíaca, a hipoperfusão cerebral na insuficiência cardíaca avançada pode causar problemas de memória, atenção limitada e raciocínios alterados.

Sintomas depressivos (Capítulo 369) ocorrem em até 25% dos pacientes com insuficiência cardíaca. Os sintomas depressivos podem ser detectados por perguntas simples como o módulo de depressão do Questionário de Saúde do Paciente (Capítulo 21), que tem um valor preditivo de 80% para depressão e está associado a desfechos piores nos pacientes com insuficiência cardíaca.

### Transtornos do sono

A apneia do sono é observada em até 70% dos pacientes com insuficiência cardíaca e está associada ao aumento de morbidade e de mortalidade. Padrões de apneia do sono incluem a apneia obstrutiva e a apneia central/respiração de Cheyne-Stokes (Capítulo 80). Os pacientes podem ter ambos os tipos de apneia e a proporção relativa de cada modalidade varia com a gravidade da insuficiência cardíaca e com o seu tratamento. O movimento rostral de do líquido corporal à noite a partir dos membros inferiores em pacientes com insuficiência cardíaca agrava a apneia do sono do tipo obstrutivo. A apneia do sono do tipo central é devida, em parte, à instabilidade dos sistemas de controle ventilatório na insuficiência cardíaca.

A apneia do sono crônica também causa várias alterações que podem precipitar ou exacerbar a insuficiência cardíaca. A apneia do sono aumenta a pressão arterial e o risco de arritmias.

Os sinais/sintomas da apneia do sono (Capítulo 377) incluem hipersonolência, engasgo durante o sono, despertares recorrentes, sono não reparador, fadiga diurna e prejuízos para a concentração ou a memória. Eles podem ser difíceis de distinguir dos outros sintomas da insuficiência cardíaca, incluindo sono não reparador por causa de ortopneia ou de DPN. Os dados preliminares sugerem que o diagnóstico e o tratamento da apneia do sono com ventilação com pressão positiva possam aumentar a qualidade do sono em alguns pacientes com insuficiência cardíaca, mas não houve redução da taxa de mortalidade.[A1] O uso de servo-ventilação adaptativa aumenta a mortalidade e deve ser evitado nessa população.[A2]

## Exame físico
Um exame físico realizado cuidadosamente é crítico para a elaboração de um diagnóstico acurado, para avaliar as comorbidades e para estimar o prognóstico.

### Observação global e sinais vitais
A aparência geral do paciente pode fornecer detalhes a respeito da acuidade e da gravidade da insuficiência cardíaca. Pacientes com sinais/sintomas graves podem ser pálidos ou diaforéticos e incapazes de falar frases completas. Em circunstâncias extremas, eles não conseguem permanecer em decúbito (dorsal, ventral, lateral) no leito por causa de dispneia intensa. A frequência cardíaca pode estar aumentada (> 100 bpm) e são comuns contrações ventriculares prematuras (extrassístoles ventriculares) ou arritmias atriais. Aproximadamente 30% dos pacientes com insuficiência cardíaca têm fibrilação atrial (Capítulo 58). O pulso alternante (amplitude alternada de batimentos sucessivos) é um sinal incomum, mas é virtualmente diagnóstico de insuficiência cardíaca avançada. A pressão arterial (PA) é mais comumente normal ou elevada, mas pode ser baixa (PA sistólica < 90 mmHg) na insuficiência cardíaca avançada. Os níveis de PA têm sido identificados historicamente como um importante marcador do prognóstico (i. e., PA mais elevada está associada a melhores desfechos a longo prazo), mas esses dados não são aplicáveis a todos os subgrupos de pacientes, especialmente os idosos. Uma pressão diferencial estreita (p. ex., < 30 a 35 mmHg) é indicativa de insuficiência cardíaca mais grave. O peso deve ser avaliado e comparado com a trajetória recente de peso do paciente. A avaliação do peso corporal não apenas ajuda o médico a avaliar a gravidade da sobrecarga de volume, como também pode ajudar a quantificar o grau de caquexia cardíaca. A frequência respiratória deve ser avaliada. São encontradas frequências respiratórias tanto baixas quanto elevadas na insuficiência cardíaca. Da mesma maneira, tanto a hipotermia quanto a hipertermia podem ser informativas de choque ou de causas secundárias de insuficiência cardíaca.

### Veias jugulares
O exame das veias jugulares avalia a pressão atrial direita (Figura 45.2). A pressão atrial direita pode ser estimada medindo a altura do pulso jugular em centímetros acima do ângulo esternal e adicionando 5 cmH$_2$O (normal = 8 cmH$_2$O; Figura 45.3). Uma alternativa é avaliar a altura das veias em relação à clavícula. As pulsações jugulares podem ser diferenciadas das pulsações carotídeas por sua localização mais lateral, pela falta de palpabilidade e por um formato de onda dupla visível. Também pode ser útil comparar a cronometragem com a carótida contralateral ou com o pulso radial. Se a pulsação jugular não for observada no pescoço, a pressão atrial direita pode ser muito elevada ou muito baixa. A presença de refluxo abdominojugular, que é um sinal de pressões de enchimento direitas anormalmente elevadas, deve ser avaliada colocando-se pressão sustentada sobre o abdome por 30 segundos; um achado positivo é de um aumento de pelo menos 1 cm na pressão jugular, que, então, diminui lentamente quando a pressão abdominal é removida. Tanto uma pressão venosa jugular elevada quanto um refluxo jugular abdominal anormal foram relatados em 80% dos pacientes com insuficiência cardíaca.

Um achado adicional importante no pescoço é a evidência de regurgitação da tricúspide, que é visualizada como uma onda *cv* grande (Figura 45.3). Esse achado frequentemente é corroborado pelas pulsações hepáticas, que podem ser detectadas durante a avaliação abdominal. Dificuldade na palpação dos pulsos carotídeos pode sugerir baixo débito cardíaco por causa da insuficiência cardíaca, da estenose aórtica ou da doença arterial carotídea (Figura 45.4).

### Avaliação pulmonar
Apesar de as elevadas pressões de enchimento no ventrículo esquerdo serem transmitidas para o átrio esquerdo e para a circulação pulmonar, a maior parte dos pacientes com insuficiência cardíaca não tem evidência de congestão pulmonar durante o exame físico. Os pulmões dos pacientes com insuficiência cardíaca crônica sofrem mudanças adaptativas e apresentam uma drenagem linfática robusta que compensa as pressões de enchimento elevadas. Entretanto, um subconjunto de pacientes pode desenvolver acúmulo de líquido alveolar, que é observado como estertores (Capítulo 77), sendo um preditor independente do prognóstico entre pacientes com insuficiência cardíaca com fração de ejeção reduzida.[9b] Esses achados são mais comuns em pacientes com edema pulmonar agudo por causa de uma descompensação súbita causada por algum evento.

Os líquidos também podem se acumular no espaço pleural por causa de aumento na transudação de líquidos e de redução na drenagem linfática no contexto de aumento das pressões venosas sistêmicas (Capítulo 92). O médico deve escutar e procurar pela possível presença de efusões pleurais (Capítulo 92), que tendem a apresentar lateralização direita por causa da maior área superficial dos pulmões e da posição do diafragma.[10] O diagnóstico de efusão pleural moderada ou grande é crítico porque a drenagem da efusão pode melhorar a dispneia.

### Exame cardíaco
O exame cardíaco é a pedra central da avaliação do paciente com insuficiência cardíaca. A inspeção visual e a palpação podem revelar impulsão sistólica na borda esternal, sugestiva de disfunção ventricular direita e de hipertensão pulmonar. A localização, o tamanho e a duração do ponto de impulso máximo contra a parede torácica podem revelar detalhes a respeito do grau de dilatação ventricular esquerda; o impulso tipicamente é deslocado no contexto de aumento do ventrículo esquerdo e pode ser sustentado em casos de HVE.

A ausculta dos sons cardíacos fornece informações importantes a respeito do ritmo e da frequência de contrações ectópicas. A ausculta de P2 hiperfonético ou a capacidade de auscultar P2 fora do foco pulmonar sugere hipertensão pulmonar. A existência (ou a piora) de distúrbios valvares (Capítulo 66) pode ser caracterizada por sua contribuição potencial para a disfunção cardíaca. Um ritmo de galope por B$_3$ apical (Figura 45.6 no Capítulo 45) é comum em casos de disfunção grave do VE e sua ocorrência está relacionada com aumento da pressão diastólica final do ventrículo esquerdo e prognóstico ruim. Um ritmo de galope por B$_4$ é comum em pacientes com cardiopatia isquêmica e hipertensão arterial sistêmica e é possivelmente um indicativo de disfunção diastólica. As efusões (derrames) pericárdicas (Capítulo 68) também ocorrem ocasionalmente no contexto da insuficiência cardíaca, sobretudo nas miocardiopatias inflamatórias.

### Abdome
A avaliação física deve estimar as dimensões do fígado e do baço para a identificação de ascite (Capítulo 137). A congestão venosa abdominal pode causar hipertensão venosa renal e, subsequentemente, disfunção renal. Um fígado aumentado e pulsátil é observado em indivíduos com pressões cardíacas direitas altamente elevadas e em pacientes com insuficiência significativa da valva tricúspide. No contexto de doença hepática irreversível (i. e., cirrose cardíaca), os pacientes com insuficiência cardíaca apresentam um risco substancialmente elevado durante intervenções cirúrgicas. Desse modo, a avaliação abdominal extensa representa um componente crítico da avaliação dos pacientes com insuficiência cardíaca.

### Extremidades
O edema (Capítulo 45) é resultado da retenção de sódio por causa do baixo débito cardíaco e da redução das pressões de perfusão renal, que levam a aumentos nas pressões de enchimento no lado direito do coração, elevando as pressões hidrostáticas na circulação venosa e a passagem de líquidos para os espaços intersticiais dependentes, especialmente nos tornozelos e nas extremidades inferiores.[11] O edema é medido comumente em uma escala de 0 a 3+, mas esse sistema tem uma variação importante entre os observadores. O edema periférico é um achado não específico e o edema decorrente da insuficiência cardíaca deve ser diferenciado do edema relacionado com o uso de medicamentos (p. ex., bloqueadores de canal de cálcio, tiazolidinedionas ou agentes anti-inflamatórios não esteroidais), com insuficiência venosa ou com hipoproteinemia.

A temperatura das extremidades também deve ser avaliada. Extremidades frias sugerem baixo débito cardíaco ou doença arterial periférica concomitante (Capítulo 71).

## DIAGNÓSTICO

### Padrões de apresentação
A apresentação inicial varia desde achados sutis em pacientes ambulatoriais até descompensação aguda que requer hospitalização. Nos pacientes criticamente doentes com comprometimento respiratório, a distinção

entre edema pulmonar cardíaco e síndrome do desconforto respiratório (Capítulo 96) pode ser difícil.[12]

Uma apresentação inicial da insuficiência cardíaca pode representar a progressão gradual de casos conhecidos, mas anteriormente assintomáticos (estágio A ou B) da insuficiência cardíaca ou ser a primeira indicação de um funcionamento cardíaco alterado. Em pacientes com histórico prévio de insuficiência cardíaca, fatores precipitantes, como IAM (Capítulo 64), taquiarritmias (Capítulos 58 e 59), anomalias valvares novas ou não identificadas anteriormente (Capítulo 66), lesão tóxica (incluindo o excesso de álcool) ou miocardite aguda (Capítulo 54) devem ser levados em consideração.

Quando os pacientes nos estágios C ou D da insuficiência cardíaca apresentam sintomas de piora, os fatores precipitantes também podem incluir isquemia, arritmias ou piora da função valvar (Tabela 52.2). Outras condições podem incluir anemia, infecção, problemas na tireoide e qualquer processo patológico que possa acompanhar ou requerer um débito cardíaco mais elevado. Entretanto, em muitos pacientes, a piora pode ser gradual, anunciada por sintomas e sinais bastante sutis (Figura 52.3).

### Eletrocardiograma

Um eletrocardiograma (ECG) com 12 derivações (Capítulo 48) deve ser realizado em todos os pacientes que apresentem possível insuficiência cardíaca para a avaliação do ritmo cardíaco, para identificar isquemia atual ou IAM prévio e para detectar evidências de HVE. As anomalias do ritmo podem ser responsáveis pelo desenvolvimento ou pela exacerbação da disfunção cardíaca. Por exemplo, uma taquiarritmia pode levar ao desenvolvimento de disfunção sistólica ventricular esquerda reversível com intervenções adequadas. As ondas Q sugerem que a DAC seja um possível fator contribuindo para a disfunção ventricular. Os critérios de voltagem para a HVE sustentam um diagnóstico de cardiopatia hipertensiva, incluindo insuficiência cardíaca com fração de ejeção preservada. As anomalias de condução, como o retardo na condução ventricular (*i. e.*, morfologia de bloqueio de ramo), determinam os critérios de elegibilidade para a terapia de ressincronização cardíaca em pacientes adequados (Capítulos 53 e 60) e apresentam implicações prognósticas importantes. O monitoramento por Holter algumas vezes é útil para determinar o fardo das arritmias ventriculares ou das extrassístoles, porque as miocardiopatias mediadas por taquicardia podem ser revertidas com terapia farmacológica ou com ablação.

### Radiografia do tórax

Pacientes com suspeita de insuficiência cardíaca nova ou de piora do quadro devem realizar uma radiografia do tórax para avaliar as dimensões cardíacas e a congestão pulmonar, bem como para detectar outras doenças que possam causar ou contribuir para os sintomas do paciente.[13] Muitos pacientes com insuficiência cardíaca aguda e um pequeno número dos pacientes crônicos apresentam evidências claras de hipertensão venosa pulmonar (redistribuição vascular do lobo superior, aumento das veias pulmonares) ou de edema pulmonar (infiltrados periféricos com distribuição heterogênea ou peri-hilar; Figura 50.2). Efusões (derrames) pleurais, geralmente do lado direito se forem unilaterais, mas se apresentando frequentemente bilaterais, também são identificadas na radiografia do tórax (Figura 92.3). A radiografia do tórax também ajuda na localização dos eletrodos de dispositivos intracardíacos, como marca-passos biventriculares. Posicionamento inadequado de um eletrodo pode ser observado em pacientes com piora dos sintomas de insuficiência cardíaca.

### Exames laboratoriais

A avaliação inicial dos pacientes com insuficiência cardíaca deve incluir um hemograma completo para a detecção de anemia e de doenças sistêmicas com manifestações hematológicas; urinálise e provas de função renal para identificar doença renal; valores de eletrólitos séricos para identificar anomalias que precisem de tratamento e para fornecer uma linha de base para a terapia subsequente; níveis de glicose e perfil lipídico para diagnosticar diabetes e dislipidemia, que devem ser manejados cuidadosamente nos pacientes com insuficiência cardíaca e níveis de hormônio tireoestimulante (TSH). Os marcadores de congestão hepática, como aumentos dos níveis séricos de aminotransferase e de bilirrubina (Capítulo 138) também devem ser avaliados porque eles apresentam importância prognóstica. O rastreamento de hemocromatose (Capítulo 201) ou de infecção pelo vírus da imunodeficiência humana (HIV) é razoável em alguns pacientes com insuficiência cardíaca. Exames complementares para doenças reumatológicas (Capítulo 241), amiloidose (Capítulo 179) ou feocromocitoma (Capítulo 215) não são indicados rotineiramente, mas devem ser realizados em pacientes com achados secundários sugestivos dessas condições. Os títulos de anticorpos virais geram pouca informação adicional e raramente são indicados na avaliação da insuficiência cardíaca.

#### *Peptídios natriuréticos*

O peptídio natriurético cerebral (BNP; do inglês, *brain natriuretic peptide*) e o seu fragmento aminoterminal (NT-pró-BNP) fornecem informação diagnóstica e prognóstica adicionais acima e além da anamnese e da avaliação física de pacientes com insuficiência cardíaca. Os níveis de peptídio natriurético devem ser avaliados para auxiliar o diagnóstico da insuficiência cardíaca em pacientes ambulatoriais apresentando dispneia, bem como em pacientes com possível insuficiência cardíaca aguda, especialmente no contexto de um diagnóstico incerto. Ele também é útil para estimar a gravidade da insuficiência cardíaca e seu prognóstico.

Os níveis de BNP são relativamente sensíveis (cerca de 95 a 99%), mas são marcadores menos específicos (cerca de 50 a 60%) para o diagnóstico de insuficiência cardíaca confirmada clinicamente. Seus níveis circulantes são influenciados por processos de comorbidade. Por exemplo, a obesidade reduz os níveis de BNP, enquanto idade avançada e disfunção renal estão associados a níveis mais elevados. A maioria das terapias para insuficiência cardíaca reduz os níveis de BNP, mas a utilidade da terapia guiada pelos níveis de BNP não é bem estabelecida.[A3,A4]

#### *Troponina*

Por causa da sensibilidade cada vez maior dos ensaios atualmente disponíveis para a dosagem de troponina, a maior parte dos pacientes admitidos com insuficiência cardíaca aguda apresenta elevações nos níveis de troponina circulante, mesmo sem qualquer isquemia miocárdica óbvia. Essas elevações, que sugerem lesão ou necrose atual nos miocardiócitos, estão associadas a piores desfechos clínicos e a maior mortalidade.[14]

#### *Outros biomarcadores: galectina-3 e ST2*

Alguns outros biomarcadores adicionais caracterizam inflamação, lesão celular, aumento da regulação neuro-hormonal e renovação da matriz extracelular em pacientes com insuficiência cardíaca (e-Tabela 52.1 e e-Figura 52.3). Futuramente, estratégias que combinam vários biomarcadores em um modelo de estratificação de risco podem fornecer informações adicionais para o julgamento clínico.

### Ecocardiograma

Um ecocardiograma deve ser realizado durante a avaliação inicial dos pacientes com insuficiência cardíaca para avaliar as funções ventricular e

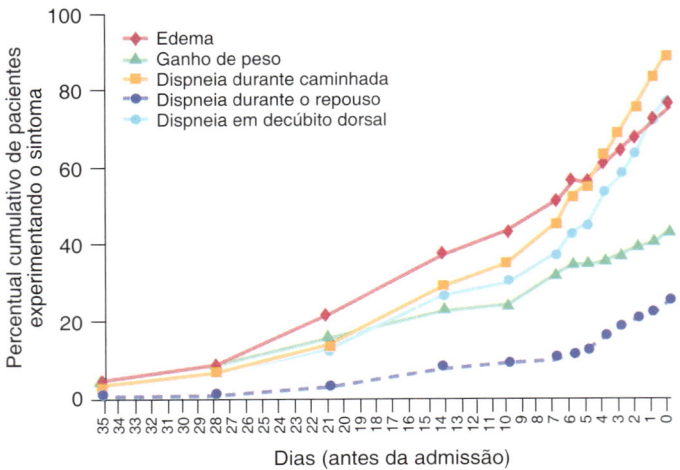

**FIGURA 52.3** Número de dias desde o início da piora de alguns sintomas de insuficiência cardíaca até a admissão hospitalar: percentual cumulativo de pacientes. (De Schiff GD, Fung S, Speroff T, et al. Decompensated heart failure: symptoms, patterns of onset, and contributing factors. *Am J Med*. 2003;114:625-630.)

valvar. Ecocardiogramas de repetição também são indicados quando os pacientes apresentam alteração significativa de seu estado clínico ou quando recebem tratamento que possa ter um efeito significativo sobre a função cardíaca. Já a repetição rotineira das medidas da função ventricular esquerda na ausência de mudança no estado clínico ou no tratamento não deve ser realizada.[15]

A ecocardiografia (Capítulo 49) possibilita a avaliação da função ventricular sistólica e diastólica (Figuras 49.2 e 49.3). A espessura da parede, o tamanho da câmara e anomalias no movimento em regiões da parede fornecem evidências a respeito da etiologia e da cronicidade da insuficiência cardíaca. A ecocardiografia também avalia a disfunção valvar (Capítulo 66), que pode ser resultado ou a causa da piora da função ventricular e dos sintomas. Medidas quantitativas da pressão arterial pulmonar e da pressão venosa central ajudam a caracterizar o grau de hipertensão pulmonar e podem guiar as terapias diuréticas em circunstâncias nas quais as veias jugulares sejam difíceis de visualizar. A detecção de trombos atriais ou ventriculares exige anticoagulação. Novos métodos utilizando análise da deformação do miocárdio (*strain*) ventricular e ecocardiografia tridimensional podem fornecer informações adicionais a respeito do desempenho miocárdico.

### Cardiologia nuclear e angiografia coronariana

Quando a isquemia do miocárdio puder estar contribuindo para a insuficiência cardíaca, a arteriografia coronária (Capítulo 51) é razoável para avaliar a elegibilidade para a revascularização. Os preditores mais poderosos do prognóstico de pacientes com miocardiopatia isquêmica são história pregressa de IAM, estenose maior do que 75% da artéria coronária descendente anterior esquerda proximal ou da artéria coronária principal esquerda, estenose maior do que 75% de dois ou mais vasos epicárdicos e a gravidade da disfunção ventricular. A angiocoronariografia guiada por TC (Capítulo 50) é modalidade não invasiva para a avaliação de DAC em pacientes adequadamente selecionados.

Exames de imagem não invasivos (Capítulo 50) para detecção da isquemia miocárdica e de sua viabilidade são uma opção razoável para pacientes que apresentam insuficiência cardíaca *de novo* e em pacientes com DAC conhecida e sem angina, a menos que eles não sejam elegíveis para a revascularização. A avaliação da viabilidade é razoável em algumas situações no planejamento da revascularização em pacientes portadores de insuficiência cardíaca e DAC.[16] Entretanto, até hoje os testes de esforço para avaliar a viabilidade miocárdica não foram capazes de identificar pacientes que se beneficiariam da revascularização em comparação com a terapia médica sozinha.

O uso do traçador *m*-iodobenzilguanidina (mIBG) para a tomografia computadorizada com emissão de um único fóton (SPECT) tem sido amplamente utilizado para o estudo das causas e dos efeitos da hiperatividade simpática cardíaca. A aquisição de imagens do sistema simpático cardíaco com mIBG é uma ferramenta não invasiva que pode auxiliar na estratificação de risco dos pacientes com insuficiência cardíaca. A captação e a distribuição de mIBG pelo miocárdio podem ser visualizadas e quantificadas calculando a razão entre o coração e o mediastino. Essa abordagem fornece um índice altamente reprodutível da atividade simpática cardíaca. São necessários estudos adicionais para determinar o valor desse exame de imagem na estratificação de risco da insuficiência cardíaca e no cuidado clínico.

### Ressonância magnética cardíaca

A ressonância magnética cardíaca (RMC) (Capítulo 50) fornece medidas acuradas do volume e da fração de ejeção do ventrículo esquerdo e é útil quando a ecocardiografia é inadequada. Ele também é útil para avaliar miocardiopatias infiltrativas potenciais quando a causa da insuficiência cárdica, especialmente da insuficiência cardíaca com fração de ejeção preservada, não é clara. O realce tardio por gadolínio adiciona informações prognósticas importantes em relação a arritmias ventriculares e ao risco de mortalidade (Figura 50.15).

### Biopsia miocárdica

As diretrizes indicam que a biopsia endomiocárdica não deve ser realizada na avaliação de rotina de pacientes com insuficiência cardíaca. Entretanto, a biopsia endomiocárdica pode ser útil em pacientes que apresentam insuficiência cardíaca e uma suspeita diagnóstica específica poderia influenciar a terapia. Por exemplo, em pacientes com miocardite aguda ou com miocardite das células gigantes e em pacientes com miocardiopatia sarcoide ou amiloide (Capítulo 54), o diagnóstico histopatológico adequado pode informar as recomendações para o tratamento e o prognóstico. Em algumas circunstâncias, a biopsia é realizada junto com a testagem genética (p. ex., mutação do gene da transtirretina) para informar as decisões sobre o manejo e para aconselhar os membros da família.

### Avaliação da capacidade de realização de exercícios

A capacidade de realização de exercícios por um paciente com insuficiência cardíaca pode ser quantificada por diferentes modalidades de testes, incluindo a distância caminhada em seis minutos e o teste de esforço cardiopulmonar (Capítulo 79). Embora esses testes não sejam recomendados rotineiramente, eles são úteis para determinar a contribuição relativa das causas cardíacas e das causas pulmonares da limitação funcional. Os resultados do teste de esforço cardiopulmonar são críticos para determinar a aptidão para o transplante cardíaco ou para a implantação de um dispositivo de assistência ventricular (Capítulo 53). Um consumo máximo de oxigênio menor do que 14 mℓ/kg/minuto está associado a um prognóstico suficientemente ruim, habilitando o paciente para o transplante ou a implantação de um dispositivo de assistência para o ventrículo esquerdo. Testes de esforço cardiopulmonar seriados, o teste de caminhada por seis minutos ou o teste de caminhada de 18,3 metros podem ser úteis para acompanhar a evolução de alguns pacientes de maneira objetiva.

### Diagnóstico invasivo e monitoramento hemodinâmico

O monitoramento invasivo pode ser útil em alguns pacientes com insuficiência cardíaca aguda, que apresentam sintomas persistentes apesar do ajuste das terapias padronizadas e para aqueles cujo estado de líquidos ou de perfusão seja incerto. Entretanto, é desencorajado o uso rotineiro de cateteres arteriais pulmonares.

Até 30% dos pacientes com insuficiência cardíaca com redução da fração de ejeção têm um dispositivo implantável que detecta arritmias e que pode fornecer avaliação hemodinâmica. Medidas indiretas, como as mudanças na impedância ou a variabilidade da frequência cardíaca, são precursores da piora dos sintomas da insuficiência cardíaca. Monitores hemodinâmicos crônicos (*i. e.*, medidas diretas das pressões pulmonares e da pressão ventricular direita) foram aprovados pela U.S. Food and Drug Administration (FDA) e agora estão disponíveis naquele país para a avaliação seriada da pressão de enchimento ventricular esquerda. Perguntas acerca desses dispositivos podem se tornar parte do acompanhamento diagnóstico de rotina para orientar a terapia de pacientes com estresse respiratório ou com evidência clínica de prejuízos à perfusão, em quem a adequação ou o excesso de pressão de enchimento intracardíaco não pode ser determinada a partir da avaliação clínica.

## CONSEQUÊNCIAS DO DIAGNÓSTICO INCORRETO

O diagnóstico da insuficiência cardíaca pode ser bastante direto em um paciente com dispneia, sinais de congestão e níveis elevados de BNP. Ao contrário, muitos pacientes apresentam várias comorbidades que fazem com que a avaliação da dificuldade respiratória seja um dilema diagnóstico. Condições pulmonares como doença pulmonar obstrutiva crônica (Capítulo 82) representam o motivo mais comum de diagnóstico incorreto. Os níveis de BNP e o ecocardiograma fornecem informações úteis para distinguir essas condições. Outras causas potenciais de edema ou de sobrecarga de volume incluem insuficiência renal (Capítulo 122), trombose venosa (Capítulo 74) e insuficiência venosa. Se a função sistólica ventricular esquerda estiver normal, pode ser difícil fazer uma determinação conclusiva do papel relativo da insuficiência cardíaca com fração de ejeção preservada em comparação com outras condições concomitantes, como constrição pericárdica,[17] obesidade grave, falta de condicionamento físico, anemia crônica ou outras doenças sistêmicas. Os níveis de BNP podem ser úteis em algumas circunstâncias. Em outras situações, o teste de esforço ou exames hemodinâmicos invasivos podem ser necessários para o estabelecimento do diagnóstico adequado. Diagnósticos errôneos podem resultar em exames excessivos e desnecessários, custos elevados e aumento da morbidade e da mortalidade decorrente do uso inadequado ou da falta de uso adequado de terapias farmacológicas.

### Recomendações de grau A

A1. Khan SU, Duran CA, Rahman H, et al. A meta-analysis of continuous positive airway pressure therapy in prevention of cardiovascular events in patients with obstructive sleep apnoea. *Eur Heart J*. 2018;39:2291-2297.
A2. Cowie MR, Woehrle H, Wegscheider K, et al. Adaptive servo-ventilation for central sleep apnea in systolic heart failure. *N Engl J Med*. 2015;373:1095-1105.
A3. McLellan J, Heneghan CJ, Perera R, et al. B-type natriuretic peptide-guided treatment for heart failure. *Cochrane Database Syst Rev*. 2016;12:CD008966.
A4. Stienen S, Salah K, Moons AH, et al. NT-proBNP (N-terminal pro-B-type natriuretic peptide)-guided therapy in acute decompensated heart failure: PRIMA II randomized controlled trial (can NT-proBNP-guided therapy during hospital admission for acute decompensated heart failure reduce mortality and readmissions?). *Circulation*. 2018;137:1671-1683.

### REFERÊNCIAS BIBLIOGRÁFICAS

*As referências bibliográficas, bem como os outros materiais suplementares deste livro, encontram-se no GEN-IO, nosso ambiente virtual de aprendizagem.*

---

## 53

# INSUFICIÊNCIA CARDÍACA: MANEJO E PROGNÓSTICO[a]

JOHN J. V. MCMURRAY E MARC A. PFEFFER

### AVALIAÇÃO E MANEJO DA INSUFICIÊNCIA CARDÍACA

*Insuficiência cardíaca* é um termo que descreve uma síndrome (*i. e.*, um conjunto de sinais e sintomas) que abrange um vasto espectro de distúrbios cardiovasculares e que está associada a um risco bastante elevado de morte e de eventos cardiovasculares adversos não fatais (Capítulo 52). O tratamento é direcionado inicialmente para a prevenção da lesão cardíaca (p. ex., consequente a hipertensão arterial sistêmica ou infarto do miocárdio) ou para limitar a progressão estrutural se o dano cardíaco já tiver ocorrido (p. ex., remodelamento do ventrículo esquerdo com redução da fração de ejeção ventricular esquerda) e depois para o retardo do desenvolvimento da insuficiência cardíaca sintomática. Quando os sintomas se desenvolvem, os tratamentos também são direcionados para a melhora do estado funcional, bem como do prognóstico.

Aproximadamente um em cada cinco adultos desenvolverá insuficiência cardíaca. Nos EUA, 6,5 milhões de pessoas têm insuficiência cardíaca e 900.000 pacientes são liberados dos hospitais norte-americanos todos os anos com um diagnóstico de insuficiência cardíaca.[1] O custo estimado com a insuficiência cardíaca nos EUA é de cerca de US$ 31 bilhões por ano. Ensaios clínicos controlados e randomizados (ECR) fornecem uma abordagem para a quantificação do que cada abordagem terapêutica pode oferecer. Mesmo quando eles são definitivos, os ECR geram dados apenas sobre os riscos e benefícios médios da opção terapêutica testada em uma coorte selecionada. Como as respostas de um paciente individual podem apenas ser inferidas a partir das respostas globais estimadas para o grupo, os ECR não conseguem direcionar definitivamente a abordagem para cada paciente e não conseguem responder ao grande número de perguntas com que o médico se depara a respeito das circunstâncias específicas daquele paciente. Outra limitação importante dos ECR é seu período de observação relativamente limitado, geralmente de apenas meses a poucos anos, em comparação com as experiências epidemiológicas que duram décadas. Apesar dessas limitações, os ECR são a ferramenta principal da medicina baseada em evidências e o campo da insuficiência cardíaca felizmente tem sido o foco de ECR de alta qualidade, que forneceram evidências robustas para a melhora do cuidado clínico e do prognóstico

[a] N.R.T.: No Brasil, ver Diretriz Brasileira de Insuficiência Cardíaca Crônica e Aguda, 2018, da SBC, em http://publicacoes.cardiol.br/portal/abc/portugues/2018/v11103/pdf/11103021.pdf.

### Tabela 53.1 — Terapias com benefício provado para a insuficiência cardíaca.

Inibidores da enzima conversora de angiotensina (IECA)
Bloqueadores do receptor de angiotensina (BRA)
Betabloqueadores
Antagonistas do receptor de mineralocorticoide (ARM)
Sacubitril-valsartana
Hidralazina-dinitrato de isossorbida
Ivabradina
Digitálicos
Terapia de ressincronização cardíaca
Cardiodesfibrilador
Dispositivo de assistência ventricular
Transplante cardíaco
Treinamento físico

(Tabela 53.1). De fato, a implementação das evidências obtidas pelos ECR na prática clínica resultou em melhoras temporais impressionantes na sobrevida após a alta hospitalar em que ocorreu o diagnóstico da insuficiência cardíaca. Além disso, a idade em que a insuficiência cardíaca sintomática se torna evidente pela primeira vez também aumentou. Apesar desses avanços tangíveis, a insuficiência cardíaca continua sendo a principal causa de morbidade e de mortalidade em pessoas idosas.

### ESTÁGIOS DA INSUFICIÊNCIA CARDÍACA

As diretrizes de American Heart Association/American College of Cardiology para avaliação e manejo da insuficiência cardíaca crônica no adulto utilizam uma classificação em estágios para avaliar a evolução e progressão da gravidade da insuficiência cardíaca (Figura 53.1).[2] Essa classificação enfatiza o uso de diferentes estratégias e de opções terapêuticas ao longo de todo o espectro da síndrome, desde a prevenção da insuficiência cardíaca até os cuidados paliativos dos pacientes com doença em estágio terminal.

#### Estágio A: indivíduos em risco de desenvolver insuficiência cardíaca

O estágio A designa pacientes em risco de desenvolver insuficiência cardíaca com base em suas doenças cardiovasculares concomitantes, como hipertensão, doença da artéria coronária (DAC) e diabetes melito. Também estão incluídos no estágio A indivíduos com exposição prévia a agentes cardiotóxicos, como doxorrubicina (Capítulo 169) e indivíduos com histórico familiar de miocardiopatia (Capítulo 54). Embora esses fatores predisponentes tecnicamente não façam parte da síndrome da insuficiência cardíaca, as diretrizes destacam a importância de identificar os indivíduos com fatores modificáveis porque isso representa uma oportunidade importante para a redução do número de pacientes em risco.

Abordagens preventivas populacionais podem reduzir a incidência da insuficiência cardíaca. Por exemplo, programas de saúde pública cujo objetivo era erradicar o inseto vetor do parasito *Trypanosoma cruzi* (Capítulo 326) reduziram a incidência da miocardiopatia de Chagas (Capítulo 54) em regiões endêmicas das Américas do Sul e Central.

Outras abordagens populacionais para a redução da incidência da insuficiência cardíaca incluem esforços de rastreamento para a identificação de indivíduos com fatores de risco modificáveis. O fator mais importante, porém, infelizmente, não modificável para o desenvolvimento da insuficiência cardíaca é a idade avançada; a incidência de insuficiência cardíaca aumenta bastante para cada década de vida após a idade de 45 anos (Capítulo 52). Para cada década de idade após os 45 anos, a incidência de insuficiência cardíaca duplica e essa doença é o principal diagnóstico hospitalar de pacientes com mais de 65 anos nos EUA.

#### HIPERTENSÃO ARTERIAL SISTÊMICA

Entre os fatores modificáveis, a hipertensão arterial sistêmica (Capítulo 70) sem dúvida contribui com o maior risco atribuível em nível populacional para a insuficiência cardíaca. Em outras palavras, mesmo que o aumento do risco de insuficiência cardíaca em um indivíduo hipertenso seja modesto, a alta prevalência da hipertensão arterial sistêmica na população geral significa que, em um nível populacional, a hipertensão é a maior causa de insuficiência cardíaca.

A contribuição da hipertensão para o risco de insuficiência cardíaca foi um achado consistente em todos os principais estudos epidemiológicos cardiovasculares e os primeiros ECR de terapia anti-hipertensivas mostraram reduções claras no risco de insuficiência cardíaca. Entre os

## CAPÍTULO 53 Insuficiência Cardíaca: Manejo e Prognóstico

### Ensaios

| Terapia | Estágio A | Estágio B | Estágio C | Estágio D |
|---|---|---|---|---|
| Agentes anti-hipertensivos | ✓ | ✓ | ✓ | |
| Estatinas | ✓ | ✓ | (✓) | (✓) |
| Betabloqueadores | | ✓ | ✓ | ✓ |
| IECA | ✓ | ✓ | ✓ | ✓ |
| Bloqueadores do receptor de angiotensina II (BRA) | | ✓ | ✓ | ✓ |
| Hidralazina-nitratos | | | ✓ | ✓ |
| INBRA | | | ✓ | ✓ |
| Digoxina | | | ✓ | ✓ |
| Ivabradina | | | ✓ | ✓ |
| Antagonistas de mineralocorticoides | | | ✓ | ✓ |
| Cardiodesfibrilador implantável (CDI) | | ✓ | ✓ | (✓) |
| Terapia de ressincronização cardíaca (TRC) | | | ✓ | ✓ |
| Dispositivo de assistência ventricular esquerda (DAVE) | | | | ✓ |

| | Estágio A | Estágio B | Estágio C | Estágio D |
|---|---|---|---|---|
| | Risco elevado de IC sem cardiopatia estrutural ou sintomas de IC | Cardiopatia estrutural, mas sem sinais ou sintomas de IC | Cardiopatia estrutural com sintomas prévios ou atuais de IC | IC refratária que exige intervenções especializadas |
| | Pacientes com<br>• Hipertensão arterial sistêmica<br>• Doença aterosclerótica<br>• Diabetes melito<br>• Obesidade<br>• Síndrome metabólica<br>ou<br>• Paciente utilizando cardiotoxinas e apresentando história familiar de miocardiopatia (HFMC) | Pacientes com<br>• IAM prévio<br>• Remodelamento do VE, incluindo HVE e baixa FE<br>• Doença valvar assintomática | Pacientes com<br>• Cardiopatia estrutural conhecida<br>• Dispneia e fadiga, baixa tolerância ao exercício | Pacientes com sintomas importantes durante o repouso, apesar de terapia clínica máxima (p. ex., aqueles que estão hospitalizados atualmente ou que não podem ser liberados com segurança do hospital sem intervenções especializadas) |
| **Terapia** | **Metas**<br>• Tratar a hipertensão arterial sistêmica<br>• Encorajar o abandono do tabagismo<br>• Tratar dislipidemia<br>• Encorajar o exercício regular<br>• Desencorajar a ingestão de álcool, o uso de substâncias psicoativas<br>• Controlar a síndrome metabólica<br>**Fármacos**<br>• IECA ou BRA conforme indicado para pacientes com doença vascular ou diabetes melito | **Metas**<br>• Tratar a hipertensão arterial sistêmica<br>• Encorajar o abandono do tabagismo<br>• Tratar dislipidemia<br>• Encorajar o exercício regular<br>• Desencorajar a ingestão de álcool, o uso de substâncias psicoativas<br>• Controlar a síndrome metabólica<br>**Fármacos**<br>• IECA ou BRA conforme indicado para pacientes com doença vascular ou diabetes melito<br>• Betabloqueadores em pacientes adequados<br>**Dispositivos em pacientes selecionados**<br>• Desfibriladores implantáveis | **Metas**<br>• Tratar a hipertensão arterial sistêmica<br>• Encorajar o abandono do tabagismo<br>• Tratar dislipidemia<br>• Encorajar o exercício regular<br>• Desencorajar a ingestão de álcool, o uso de substâncias psicoativas<br>• Controlar a síndrome metabólica<br>• Restrição do sal dietético<br>**Fármacos de uso rotineiro**<br>• Diuréticos para a retenção hídrica<br>• IECA ou INBRA<br>• Betabloqueadores<br>• Antagonistas de mineralocorticoides<br>**Fármacos em pacientes selecionados**<br>• BRA<br>• Digitálicos<br>• Hidralazina/nitratos<br>• Ivabradina<br>**Dispositivos em pacientes selecionados**<br>• Estimulação (*pacing*) biventricular (TRC)<br>• Desfibriladores implantáveis | **Metas**<br>• Terapias adequadas dos estágios A, B, C<br>• Decidir sobre a readequação do nível de cuidado<br>**Opções**<br>• Cuidado de fim da vida com empatia<br>• Medidas extraordinárias<br>  • Transplante cardíaco<br>  • Tratamento inotrópico crônico<br>  • Suporte mecânico permanente<br>  • Cirurgia ou fármacos experimentais |

**FIGURA 53.1** Estágios da insuficiência cardíaca e terapias para cada um desses estágios. Os quadros assinalados indicam terapias comprovadamente benéficas por ensaios randomizados; os quadros assinalados contendo parênteses indicam benefícios incertos. IECA = inibidor da enzima conversora de angiotensina; INBRA = inibidor de neprilisina/bloqueador de receptor de angiotensina; FE = fração de ejeção; IC = insuficiência cardíaca; VE = ventrículo esquerdo; HVE = hipertrofia ventricular esquerda; IAM = infarto agudo do miocárdio.

componentes da pressão arterial (PA), o aumento da PA sistólica tem a maior influência sobre a incidência de insuficiência cardíaca, em comparação com a PA diastólica. De fato, o envelhecimento está associado à elevação progressiva da PA sistólica e queda da PA diastólica conforme a complacência da árvore arterial diminui (Capítulo 70). Em estudos realizados em comunidades, hipertensão sistólica isolada e pressão diferencial ("pressão de pulso") elevada foram as medidas de PA mais preditivas para o desenvolvimento de insuficiência cardíaca. O tratamento anti-hipertensivo visando à PA sistólica de 130 mmHg parece reduzir o risco do desenvolvimento de insuficiência cardíaca.[A1] Uma redução da PA sistólica para valores menores do que 120 mmHg fornece benefícios adicionais para a redução de eventos cardiovasculares não fatais e de mortalidade por todas as causas em pacientes sem diabetes melito ou insuficiência cardíaca prévia,[A2] mas ao custo de mais hipotensão, distúrbios eletrolíticos e comprometimento renal (Capítulo 70). A meta atual para a PA é abaixo de 120 mmHg para pacientes selecionados com alto risco cardiovascular e sem diabetes melito ou insuficiência cardíaca prévia ou menor do que 130 mmHg para o restante da população.[3]

## DIABETES MELITO

Indivíduos com DM (Capítulo 216) também correm risco elevado de mortalidade e de morbidade cardiovascular prematura, incluindo insuficiência cardíaca. DM2 está, frequentemente, associado a hipertensão arterial sistêmica, obesidade e sedentarismo, exacerbando os riscos associados a cada condição. Entretanto, os níveis de glicose são um fator de risco independente para eventos cardiovasculares, incluindo insuficiência cardíaca. Ao contrário da hipertensão arterial sistêmica, em que a terapia farmacológica geralmente apresenta um impacto favorável na redução do risco de desenvolvimento de insuficiência cardíaca, historicamente, as terapias para a redução dos níveis de glicose não parecem reduzir o risco de insuficiência cardíaca. Entretanto, recentemente foi mostrado que inibidores do cotransportador sódio-glicose do tipo 2 (Capítulo 216) reduzem o risco de hospitalização por insuficiência cardíaca em pacientes com DM2 e fatores de risco cardiovascular ou doença cardiovascular preexistente.[A3-A4c] Os agonistas do receptor do peptídio-1 semelhante a glucagon (GLP-1; do inglês, *glucagon-like peptide-1*), a acarbose, um inibidor de alfaglicosidade, a insulina e a meglitinida nateglinida não aumentam o risco de desenvolvimento de insuficiência cardíaca em pacientes com alterações na tolerância a glicose, diabetes ou ambos.[A5]

Em comparação, as tiazolidinedionas causam retenção de sódio e de água e não devem ser utilizadas em pacientes com risco de desenvolvimento de insuficiência cardíaca. A saxagliptina também aumenta o risco de desenvolvimento de insuficiência cardíaca por pacientes portadores de diabetes tipo 2 e de fatores de risco cardiovascular ou doença cardiovascular prévia.[A6]

## OUTROS FATORES DE RISCO

O tratamento dos fatores de risco ateroscleróticos, como hipercolesterolemia (Capítulo 195) e a promoção de medidas que encorajem estilos de vida mais saudáveis, como a interrupção do tabagismo (Capítulo 29), o controle do peso (Capítulo 207), a adoção de uma dieta mediterrânea (Capítulo 202) e o exercício aeróbico (Capítulo 13) também devem reduzir a quantidade de pessoas que progridem do estágio A para o estágio B (cardiopatia estrutural, mas sem sintomas de insuficiência cardíaca). Os IECA protegem contra o desenvolvimento de insuficiência cardíaca em pacientes com diabetes melito e evidências de aterosclerose. Níveis elevados de peptídios natriuréticos e de troponina podem ajudar a identificar pacientes com risco elevado de desenvolvimento de insuficiência cardíaca.

Muitos fármacos utilizados contra o câncer – sobretudo antraciclinas, ciclofosfamida e trastuzumabe – podem causar dano miocárdico e insuficiência cardíaca, bem como a radioterapia no mediastino. A constrição pericárdica pode ser resultado de radioterapia prévia e o envolvimento maligno do pericárdio pode causar efusão e tamponamento (Capítulo 68).

### Estágio B: cardiopatia funcional ou estrutural assintomática

O estágio B identifica pacientes assintomáticos (classe I da New York Heart Association ou da Canadian Cardiovascular Society; Capítulo 52) que apresentam um distúrbio cardíaco funcional ou estrutural (p. ex., hipertrofia, aumento ou disfunção ventricular esquerda ou disfunção e anomalias valvares), mas não apresentam sinais e sintomas, como dispneia e fadiga, da síndrome da insuficiência cardíaca. Além do exame físico e da anamnese, frequentemente são necessários um eletrocardiograma (Capítulo 48), rastreamento mais detalhado incluindo ecocardiografia (Capítulo 49) ou outros exames de imagem (Capítulo 50) para a detecção de pacientes com anomalias estruturais cardíacas assintomáticas.

Um paciente com infarto agudo do miocárdio (IAM) não complicado por insuficiência cardíaca precoce é um exemplo óbvio de alguém que está passando do estágio A para o estágio B. A rápida reperfusão coronariana farmacológica ou mecânica é uma das metas imediatas da terapia, com a finalidade de limitar o grau de lesão miocárdica e de reduzir o risco de morte e do desenvolvimento futuro de insuficiência cardíaca (Capítulos 63 e 64). Os sobreviventes da fase aguda do infarto do miocárdio, uma coorte bem estudada do estágio B, correm risco particularmente elevado para o desenvolvimento futuro de insuficiência cardíaca, com uma incidência anual geral de 2% por ano – mas esses valores são maiores em pacientes mais velhos, que apresentem uma fração de ejeção ventricular esquerda menor, que não realizem regularmente exercícios pelo menos moderados ou que tenham hipertensão arterial sistêmica ou diabetes melito. Por exemplo, estima-se que um paciente assintomático clinicamente estável que tenha se recuperado de um IAM, mas que tenha mais de 60 anos e uma fração de ejeção menor do que 50% associada a história pregressa de diabetes e hipertensão, tenha uma probabilidade de morrer ou de desenvolver insuficiência cardíaca em 5 anos de 30%; se ele não tiver diabetes ou hipertensão, essa taxa em 5 anos passa a ser 12%. Comparativamente, espera-se que um sobrevivente de IAM mais jovem que tenha uma fração de ejeção ventricular esquerda acima de 50% e que não tenha diabetes ou hipertensão tenha uma taxa de insuficiência cardíaca ou morte em 5 anos de apenas 3%. Avaliações da função ventricular direita e de biomarcadores como peptídios natriuréticos e troponina fornecem uma predição adicional independente para o risco de desenvolvimento de insuficiência cardíaca. Com as melhoras contínuas no cuidado dos pacientes com infarto agudo do miocárdio (Capítulo 63 e 64) e com o uso de cardiodesfibriladores implantáveis (CDI) após IAM em pacientes com fração de ejeção ventricular esquerda reduzida, esse conjunto de pacientes no estágio B – que representa um "reservatório" para novos casos de insuficiência cardíaca – tem aumentado cada vez mais. É recomendável a implantação de um CDI em pacientes com fração de ejeção ventricular esquerda menor do que 35% e que tenham sobrevivido pelo menos 40 dias após um infarto agudo do miocárdio para reduzir seu risco de morte (Capítulo 64).

A redução da função ventricular esquerda, frequentemente causada por IAM prévio, pode causar um aumento progressivo da câmara. Esse processo, também chamado de remodelamento ventricular esquerdo, descreve alterações estruturais tempo-dependentes e, frequentemente, nocivas que ocorrem no ventrículo esquerdo adoecido. Isso faz com que a relação entre o volume da cavidade ventricular esquerda aumente desproporcionalmente em relação à sua massa, de modo que a geometria ventricular se torna mais distorcida, em geral mais esférica. Essa distorção da geometria ventricular esquerda frequentemente causa regurgitação mitral. Essas mudanças estruturais produzem aumentos regionais e globais no estresse de parede do miocárdio, o que pode promover um remodelamento adicional e contribuir para a deterioração progressiva da função e da estrutura cardíacas, o que está associado aos estágios posteriores da insuficiência cardíaca sintomática.

## TRATAMENTO

O tratamento da insuficiência cardíaca é guiado pelo estágio dos sintomas e dos sinais (Figura 53.1), bem como por uma literatura robusta sobre as terapias comprovadamente benéficas a partir de ensaios randomizados (Figura 53.2).[4]

### Inibidores da enzima conversora de angiotensina e bloqueadores do receptor de angiotensina

Estudos mecanísticos confirmam que os IECA inibem o aumento progressivo do ventrículo esquerdo por atuarem sobre a tensão na parede ao longo de todo o ciclo cardíaco, bem como por inibição mais direta sobre as vias de sinalização intracelulares envolvidas na hipertrofia miocárdica e na fibrose intersticial. Essa atenuação do remodelamento ventricular pelos IECA reduz o desenvolvimento de insuficiência cardíaca sintomática ou de morte, incluindo morte súbita e não explicada, em pacientes assintomáticos no estágio B com disfunção ventricular esquerda de cerca de 20%.

Vários IECA são efetivos como terapia profilática para pacientes de alto risco no estágio B e a dose-alvo de cada agente já foi estabelecida (Tabela 53.2). Portanto, pacientes com disfunção sistólica ventricular esquerda, insuficiência cardíaca ou ambas as situações complicando o infarto agudo do miocárdio devem receber um IECA para reduzir o risco de insuficiência cardíaca crônica, de reinfarto, de acidente vascular encefálico (AVE) e de morte. O bloqueador do receptor de angiotensina (BRA) valsartana é tão efetivo quanto o captopril na redução do risco de morte cardiovascular e de outros desfechos cardiovasculares não fatais, constituindo uma classe farmacológica alternativa de agentes para os pacientes que não toleram um IECA por causa de tosse ou de angioedema. Importantemente, em pacientes com disfunção ventricular esquerda ou insuficiência cardíaca aguda no contexto de um IAM, a combinação de IECA e BRA não é melhor do que a terapia isolada com esses fármacos, de modo que não é recomendada a terapia combinada nesse contexto.

### Betabloqueadores
É conhecido há bastante tempo que os bloqueadores do receptor beta-adrenérgico (betabloqueadores) reduzem o risco de morte e de infarto recorrente quando são administrados durante a fase aguda do infarto do miocárdio em pacientes sem congestão pulmonar (Capítulo 64). Entretanto, o carvedilol (Tabela 53.3) também melhora a sobrevida, reduz IAM não fatais subsequentes e tem uma tendência favorável para a redução de hospitalizações decorrentes de insuficiência cardíaca em pacientes com um infarto do miocárdio recente e redução na fração de ejeção ventricular esquerda (≤ 40%), quando combinado a um IECA e deve ser considerado para esses pacientes. Para os pacientes do estágio B cuja disfunção ventricular esquerda não tenha etiologia isquêmica, a evidência dos betabloqueadores é menos conclusiva.

### Tratamento de arritmias
Distúrbios funcionais, bem como estruturais, podem levar ao desenvolvimento de insuficiência cardíaca. Por exemplo, uma frequência ventricular persistentemente rápida em pacientes com fibrilação atrial pode causar miocardiopatia relacionada à frequência (induzida por taquicardia) (Capítulo 58). O controle farmacológico adequado da frequência ventricular ou intervenções que restabeleçam o ritmo sinusal ou que removam as vias de reentrada (Capítulo 60) podem reduzir o risco de insuficiência cardíaca.

### Outras terapias
Quaisquer tratamentos que controlem a hipertensão ou que reduzam o risco de IAM beneficiarão os pacientes do estágio B. Exemplos incluem estatinas, agentes antiplaquetários e interrupção do tabagismo.

## Estágios C e D: insuficiência cardíaca sintomática

O desenvolvimento de sinais e sintomas da síndrome de insuficiência cardíaca define a transição dos pacientes dos estágios assintomáticos "em risco" (A e B) para aqueles que preenchem o diagnóstico clínico de insuficiência cardíaca sintomática (Capítulo 52). Essa transição para a fase sintomática evidencia a natureza progressiva da insuficiência cardíaca e traz um declínio marcante para o prognóstico. Em um estudo, por exemplo, a taxa de mortalidade em 2 anos foi de 27% em pacientes sintomáticos e de 10% em pacientes assintomáticos, apesar de frações de ejeção ventriculares esquerdas reduzidas de maneira semelhante e do ajuste para comorbidades.

### TRATAMENTO

Os objetivos terapêuticos para o paciente com insuficiência cardíaca de estágios C ou D são alívio dos sintomas, evitar admissões hospitalares decorrentes da piora da insuficiência cardíaca e prevenção da morte prematura. Em geral, as medidas preventivas que são valiosas durante os estágios A e B devem ser mantidas para os pacientes com os estágios C e D da insuficiência cardíaca.

#### Insuficiência cardíaca com fração de ejeção ventricular esquerda reduzida

##### Tratamento farmacológico
Os fármacos são a base terapêutica para os pacientes com insuficiência cardíaca sintomática com base nas experiências acumuladas a partir dos ECR, particularmente para pacientes com fração de ejeção ventricular esquerda reduzida.[4b] Entretanto, dispositivos e cirurgias apresentam um papel importante e crescente para pacientes com insuficiência cardíaca sintomática avançada (estágios C e D; Figura 53.1). O exercício claramente melhora o bem-estar e o desfecho clínico, mas as evidências de outras intervenções no estilo de vida são menos robustas. A organização e o oferecimento do cuidado também têm um impacto substancial nos desfechos.

### Diuréticos
**Mecanismos de ação**
Os diuréticos convencionais (Tabela 108.6 no Capítulo 108) agem bloqueando a reabsorção de sódio na alça de Henle e nos túbulos distais do rim, aumentando, assim, a excreção urinária de sódio e de água.

**Benefícios clínicos**
Embora não tenha sido mostrado em ensaios grandes que eles melhorem a mortalidade ou a morbidade, os diuréticos são necessários para quase todos os pacientes com insuficiência cardíaca sintomática (estágios C e D) para aliviar a dispneia e os sinais de retenção de sódio e de água ("congestão"), ou seja, os edemas periférico e pulmonar. Nenhum outro tratamento alivia os sinais e sintomas de sobrecarga de sódio e de água tão rápida e efetivamente quanto os diuréticos. Uma vez que um paciente precise de um diurético, o tratamento em geral é necessário para o resto da vida desse indivíduo, embora a dose e o tipo de diurético possam variar.

**Uso prático**
O princípio-chave é a prescrição da dose mínima de diurético necessária para manter um estado de ausência de edema ("peso seco"). O uso excessivo pode causar desequilíbrio eletrolíticos como hiponatremia, hipopotassemia (e o risco de toxicidade com o uso de digitálicos), hiperuricemia (e o risco de gota) e uremia. O risco de disfunção renal é aumentado com o uso concomitante de fármacos anti-inflamatórios não esteroidais (AINE). A hipovolemia induzida pelos diuréticos também pode causar hipotensão sintomática e azotemia pré-renal. A restrição da ingestão dietética de sódio também pode ajudar a reduzir, mas não elimina, a necessidade do uso de diuréticos. A dose do diurético deve ser flexível, com aumentos temporários se houver evidências de retenção hídrica (p. ex., piora dos sintomas, ganho de peso, edema) e diminuição se houver evidências de hipovolemia (p. ex., como uma consequência da perda aumentada de eletrólitos causada por gastrenterite e/ou redução da ingestão de líquido).

Em alguns pacientes com sintomas mais leves de insuficiência cardíaca e função renal preservada (estágio C), um diurético do tipo tiazida, como a clortalidona, pode bastar. Na insuficiência cardíaca mais avançada (estágio D) ou em pacientes com disfunção renal concomitante, frequentemente é necessário o uso de um diurético de alça, como a furosemida. Os diuréticos de alça causam início rápido de diurese intensa, mas relativamente curta, em comparação com os efeitos mais duradouros, porém mais moderados, de um diurético do tipo tiazida. O momento da administração de um diurético de alça, que não precisa ser tomado logo que o paciente acorda, pode ser ajustado de acordo com as atividades sociais do paciente. A dose pode ser adiada, ou até mesmo temporariamente omitida, se o paciente tiver que viajar ou se tiver outra atividade que possa ser comprometida pela ação rápida do diurético. Na insuficiência cardíaca grave (estágio D), os efeitos da administração a longo prazo de um diurético de alça podem ser reduzidos pelo aumento da reabsorção de sódio no túbulo distal. Esse problema pode ser contornado pelo uso combinado de um diurético de alça e de uma tiazida, ou de um diurético do tipo tiazida (p. ex., hidroclorotiazida ou metolasona), que agem em sinergia com o diurético de alça, bloqueando a reabsorção de sódio em diferentes segmentos do néfron. Essa combinação requer o monitoramento mais frequente dos eletrólitos e da função renal para a hiponatremia induzida pelos diuréticos, anomalias do nível sérico de potássio e azotemia pré-renal.

Um período de administração intravenosa de diurético de alça, administrado como injeções em *bolus* ou por infusão contínua, pode ser necessário tanto no contexto ambulatorial quanto no contexto hospitalar em pacientes que tenham se tornado resistentes à ação dos diuréticos orais. Não está claro porque essa resistência se desenvolve, mas fatores importantes incluem um prejuízo na absorção dos diuréticos orais causado por edema intestinal, hipotensão, redução do fluxo sanguíneo renal, congestão venosa renal e mudanças adaptativas no néfron.

Os pacientes com insuficiência cardíaca sintomática (estágios C e D) também devem ser considerados para a terapia com um antagonista do receptor de mineralocorticoide (aldosterona), como espironolactona, que aumenta a excreção de sódio, mas não a de potássio (ver adiante). Os pacientes que recebem uma combinação de diuréticos requerem o monitoramento cuidadoso dos níveis sanguíneos de eletrólitos e de marcadores renais e do estado clínico. O uso de um antagonista do receptor de mineralocorticoide (ou, raramente, de um diurético poupador de potássio) junto com um IECA, um BRA ou associação de um inibidor de neprilisina

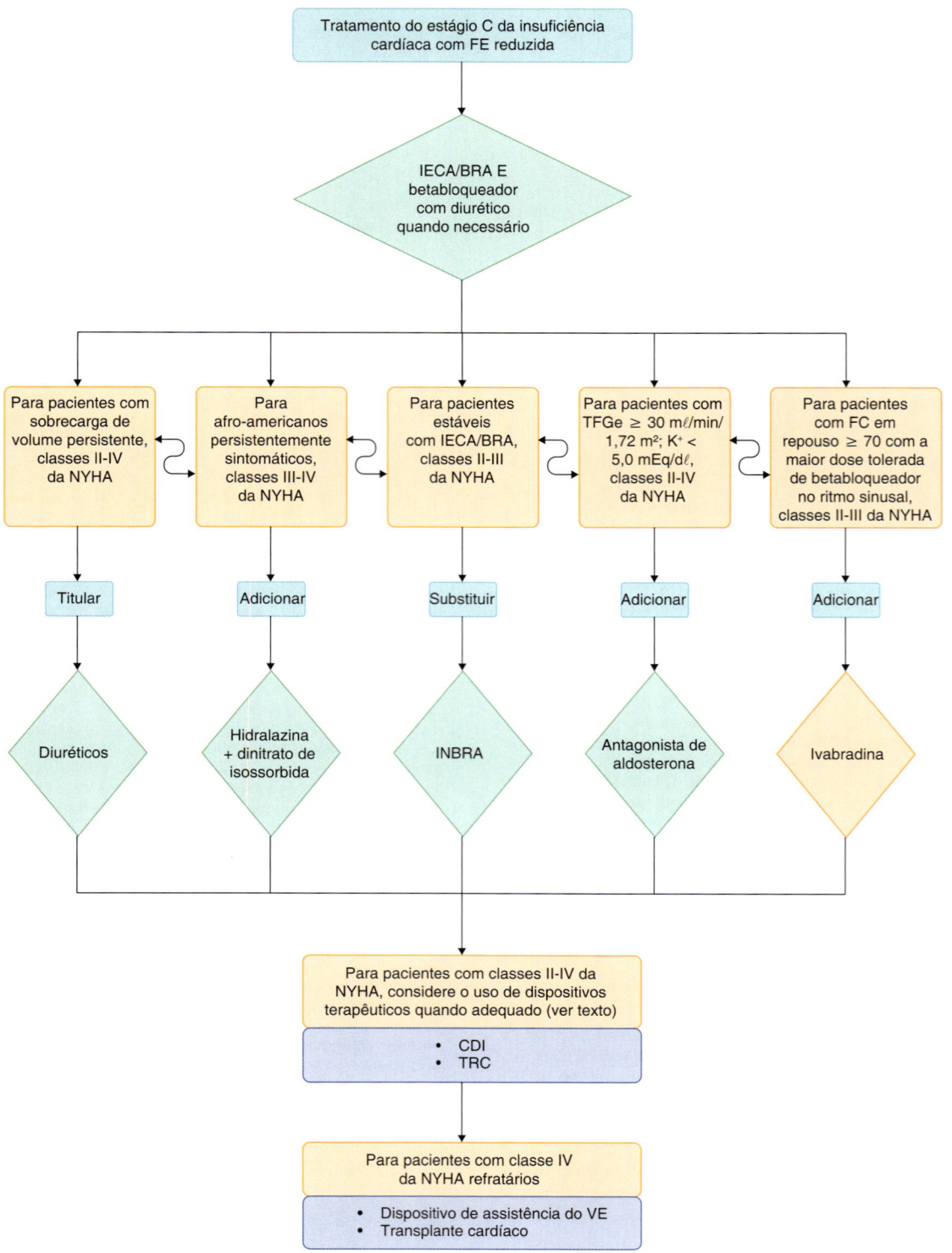

**FIGURA 53.2** Abordagem geral para a insuficiência cardíaca. Estágio C da insuficiência cardíaca com fração de ejeção reduzida. Terapia médica direcionada por diretrizes e baseada em evidências. FE = fração de ejeção; IECA = inibidor da enzima conversora de angiotensina; BRA = bloqueador do receptor de angiotensina; INBRA = inibidor de neprilisina/bloqueador do receptor de angiotensina; TRC = terapia de ressincronização cardíaca; TFGe = taxa de filtração glomerular estimada; FC = frequência cardíaca; CDI = cardiodesfibrilador implantável; VE = ventrículo esquerdo; NYHA = New York Heart Association. (Adaptada de Yancy CW, Januzzi JL, Jr., Allen LA, et al. 2017 ACC Expert Consensus Decision Pathway for optimization of heart failure treatment: answers to 10 pivotal issues about heart failure with reduced ejection fraction: a report of the American College of Cardiology Task Force on Expert Consensus Decision Pathways. *J Am Coll Cardiol*. 2018;71:201-230.)

e bloqueador do receptor de angiotensina (INBRA) (o tratamento com os três não é recomendado) requer cuidado em particular e a vigilância para hiperpotassemia.

Embora eles sejam altamente efetivos em aliviar alguns sintomas e sinais da insuficiência cardíaca, os diuréticos sozinhos não são suficientes para tratar essa condição. Em caso de sobrecarga de volume grave resistente, a remoção mecânica de líquido por ultrafiltração pode ser considerada. A adição de outros tratamentos modificadores da doença retardará a progressão estrutural, melhorará a manutenção da estabilidade clínica e reduzirá o risco de admissão hospitalar e de morte prematura.

### IECA e bloqueadores do receptor de angiotensina (BRA)

#### Mecanismo de ação

Os IECA inibem a enzima que converte o decapeptídio inativo angiotensina I no octapeptídio ativo angiotensina II (e que também cliva a bradicinina). Em pacientes com insuficiência cardíaca, acredita-se que a

## Tabela 53.2 — Orientação prática para o uso de inibidores da enzima conversora de angiotensina e de bloqueadores do receptor de angiotensina em pacientes com insuficiência cardíaca causada por disfunção sistólica ventricular esquerda.

### POR QUÊ?

Ensaios randomizados mostraram conclusivamente que os inibidores da enzima conversora de angiotensina (IECA) aumentam a sobrevida, reduzem as admissões hospitalares e melhoram a classe segundo a NYHA e a qualidade de vida de pacientes com *todos* os graus de insuficiência cardíaca sintomática. Outros ensaios randomizados em pacientes com disfunção sistólica após infarto agudo do miocárdio mostram que os IECA aumentam a sobrevida. Em pacientes com insuficiência cardíaca, as análises cujos *endpoints* eram a morte ou a admissão hospitalar mostraram que estes eram reduzidos com doses mais elevadas de um IECA em comparação com doses mais baixas. Os IECA também retardam ou previnem o desenvolvimento de insuficiência cardíaca sintomática em pacientes com disfunção sistólica ventricular esquerda *assintomática*.

Em pacientes intolerantes aos IECA, é indicado o uso de um bloqueador do receptor de angiotensina (BRA). Por exemplo, a candesartana reduz o risco de desfechos como morte por causa cardiovascular ou hospitalização por insuficiência cardíaca, também reduz o risco de admissão hospitalar por insuficiência cardíaca e melhora a classe da NYHA. A valsartana é tão efetiva quanto o captopril na redução da mortalidade e da morbidade cardiovascular em pacientes com disfunção sistólica ventricular esquerda, insuficiência cardíaca ou ambas as condições complicadas por infarto agudo do miocárdio

### EM QUEM E QUANDO?

**IECA/BRA**

Indicações
- Potencialmente todos os pacientes portadores de insuficiência cardíaca e FE baixa
- Tratamento de primeira linha (junto com betabloqueadores) em pacientes com insuficiência cardíaca de classes II a IV da NYHA; começar o mais rápido possível no curso da doença. Os IECA (e provavelmente os BRA) também beneficiam pacientes com disfunção sistólica ventricular esquerda assintomática (classe I da NYHA)

Contraindicações
- Apenas IECA – história pregressa de angioedema
- Estenose arterial renal bilateral conhecida
- Combinação com um bloqueador do receptor de angiotensina/inibidor de neprilisina (valsartana/sacubitril) – risco de angioedema se combinado com um IECA (e disfunção renal e hiperpotassemia quando combinado com um IECA ou um BRA)

Cuidados/buscar orientação de especialista
- Hiperpotassemia significativa ($K^+ > 5{,}0$ mmol/$\ell$)
- Disfunção renal significativa (creatinina > 221 μmol/$\ell$ ou > 2,0 mg/d$\ell$)
- Hipotensão assintomática ou sintomática grave (PA sistólica < 90 mmHg)

Interações medicamentosas para observar
- Suplementos de $K^+$/diuréticos poupadores de $K^+$ (p. ex., amilorida e triantereno [fique alerta para a combinação de preparações com furosemida])
- Antagonistas do receptor de mineralocorticoide (espironolactona, eplerenona), BRA e anti-inflamatórios não esteroides*
- Substitutos do tipo "sal *light*" com um alto teor de $K^+$
- Bloqueador do receptor de angiotensina/inibidor de neprilisina (valsartana/sacubitril) – ver anteriormente (contraindicado)

### ONDE?

Na comunidade para a maior parte dos pacientes
Exceções – ver Cuidados/solicitar parecer de especialista

### QUAL IECA E QUAL DOSE?

| | DOSE INICIAL | DOSE DESEJADA |
|---|---|---|
| Captopril | 6,25 mg, 3 vezes/dia | 50 mg, 3 vezes/dia |
| Enalapril | 2,5 mg, 2 vezes/dia | 10 a 20 mg, 2 vezes/dia |
| Lisinopril | 2,5 a 5,0 mg, 1 vez/dia | 20 a 35 mg, 1 vez/dia |
| Ramipril | 2,5 mg, 1 vez/dia | 5 mg, 2 vezes/dia ou 10 mg, 1 vez/dia |
| Trandolapril | 0,5 mg, 1 vez/dia | 4 mg, 1 vez/dia |

### QUAL BRA E QUAL DOSE?

| | DOSE INICIAL | DOSE DESEJADA |
|---|---|---|
| Candesartana | 4 ou 8 mg, 1 vez/dia | 32 mg, 1 vez/dia |
| Valsartana | 40 mg, 2 vezes/dia | 160 mg, 2 vezes/dia |
| Losartana | 50 mg, 1 vez/dia | 150 mg/dia |

### COMO UTILIZAR?

- Comece com uma dose baixa (ver as doses na coluna ao lado)
- Duplique a dose em intervalos não menores do que 2 semanas
- Busque a dose desejada (ver as doses na coluna ao lado) e, se não for possível, a maior dose tolerada
- Lembre-se: *algum* IECA/BRA é melhor do que *nenhum* IECA/BRA
- Monitore a pressão arterial e os exames de sangue (ureia/nitrogênio na ureia sanguínea, creatinina, $K^+$)
- Refaça os exames de sangue 1 a 2 semanas após o início do tratamento e de 1 a 2 semanas após chegar na dose final
- Quando parar a titulação, reduzir a dose ou interromper o tratamento – veja Resolução de problemas
- Um farmacêutico ou um enfermeiro especialista em insuficiência cardíaca pode ajudar na educação do paciente, no acompanhamento (pessoalmente ou por telefone), no monitoramento bioquímico e na titulação da dose

### ACONSELHAMENTO DO PACIENTE

- Explique os benefícios esperados (ver Por quê?)
- O tratamento é fornecido para melhorar os sintomas, para prevenir a piora da insuficiência cardíaca que causa admissão hospitalar e para aumentar a sobrevida
- Os sintomas melhoram em algumas semanas ou poucos meses após o início do tratamento
- Aconselhe os pacientes a relatarem os principais efeitos adversos (i. e., tontura/hipotensão sintomática, tosse) – veja Resolução de problemas
- Aconselhe os pacientes a evitarem fármacos anti-inflamatórios não esteroidais que não tenham sido prescritos por um médico (automedicação) e substitutos do sal contendo alto teor de $K^+$ – veja Resolução de problemas

### RESOLUÇÃO DE PROBLEMAS

Pressão arterial baixa assintomática
- Em geral não requer nenhuma mudança na terapia

Hipotensão sintomática
- Se ocorrer tontura, vertigem ou confusão e uma baixa pressão arterial, reconsidere a necessidade de nitratos, de bloqueadores do canal de cálcio† e outros vasodilatadores
- Se não houver sinais ou sintomas de congestão, considere reduzir a dose do diurético
- Se essas medidas não resolverem o problema, busque o aconselhamento de um especialista

Tosse
- A tosse é comum em pacientes com insuficiência cardíaca, muitos dos quais apresentam doença pulmonar relacionada com o tabagismo
- A tosse também é um sintoma de edema pulmonar, que deve ser excluído quando se desenvolve piora ou uma nova tosse
- A tosse induzida por IECA raramente pode não necessitar da descontinuidade do tratamento
- Quando uma tosse problemática se desenvolve (p. ex., uma que interrompe o sono do paciente) e que comprovadamente foi causada por uma inibição da ECA (i. e., some após a remoção do IECA e retorna após o uso do IECA), deve ser considerada a substituição por um BRA

Piora da função renal
- É esperado algum aumento nos níveis de ureia (nitrogênio da ureia sanguínea), na creatinina e no potássio após o início do tratamento com um IECA/BRA; se o aumento for pequeno e o paciente permanecer assintomático, nenhuma ação é necessária
- Um aumento na creatinina maior do que 50% em relação à linha de base, ou valores acima de 266 μmol/$\ell$ (3 mg/d$\ell$), o que for menor, é aceitável
- Um aumento nos níveis de potássio até valores ≤ 5,5 mmol/$\ell$ é aceitável, mas deve ser dosado novamente
- Se os níveis de ureia, creatinina ou potássio aumentarem excessivamente, considere interromper os fármacos nefrotóxicos concomitantes (p. ex., AINE)* e outros suplementos de potássio ou agentes retentores de $K^+$ (triantereno, amilorida, espironolactona-eplerenona), e, se não houver sinais de congestão, reduzir a dose do diurético
- Se os aumentos nos níveis de creatinina ou de potássio forem maiores do que os descritos anteriormente e se eles persistirem apesar dos ajustes nos medicamentos concomitantes, a dose do IECA deve ser diminuída pela metade e um novo exame de sangue deve ser feito entre 1 e 2 semanas; se a resposta ainda for insatisfatória, um especialista deve ser consultado
- Se os níveis de potássio forem maiores do que 5,5 mmol/$\ell$ ou se os níveis de creatinina aumentarem mais do que 100% em relação à linha de base ou alcançarem valores de 310 μmol/$\ell$ (3,5 mg/d$\ell$), o IECA/BRA deve ser interrompido e um especialista deve ser consultado
- Os exames de sangue devem ser realizados frequentemente e de maneira seriada até que os níveis de creatinina e de potássio alcancem um platô

*Nota*: raramente é necessário interromper o tratamento com um IECA/BRA e a deterioração clínica é provável com a interrupção do tratamento. Idealmente, um especialista deve ser consultado antes da interrupção do tratamento.
*Evite fármacos anti-inflamatórios não esteroidais (AINE), a menos que sejam essenciais.
†Os bloqueadores do canal de cálcio devem ser interrompidos, a menos que eles sejam absolutamente essenciais (p. ex., para angina ou hipertensão).

Modificada de McMurray J, Cohen-Solal A, Dietz R, et al. Practical recommendations for the use of ACE inhibitors, β-blockers, mineralocorticoid receptor antagonists and angiotensin receptor blockers in heart failure: putting guidelines into practice. *Eur J Heart Fail*. 2005;7:710-721.

## Tabela 53.3 Orientação prática para o uso de betabloqueadores em pacientes com insuficiência cardíaca decorrente de disfunção sistólica ventricular esquerda.

### POR QUÊ?

Vários ensaios clínicos importantes controlados e randomizados mostraram, conclusivamente, que alguns betabloqueadores aumentam a sobrevida, reduzem as internações hospitalares e melhoram a classe de acordo com a New York Heart Association (NYHA) e a qualidade de vida quando combinados com a terapia padrão (diuréticos, digoxina e inibidores da enzima conversora de angiotensina [IECA]) em pacientes com insuficiência cardíaca. O carvedilol é substancialmente mais efetivo do que uma dose baixa de metoprolol de ação curta*

### EM QUEM E QUANDO?

Indicações
  Potencialmente *todos* os pacientes com insuficiência cardíaca *estável* com sintomas leves ou moderados; pacientes com insuficiência cardíaca grave devem buscar avaliação de especialistas
  Tratamento de primeira linha (junto com IECA) para pacientes com insuficiência cardíaca *estável* de classes II ou III da NYHA; começar o mais rapidamente possível no curso da doença
Contraindicações
  Asma
  BAV de segundo ou terceiro grau
Cuidados/buscar orientação de especialista
  Insuficiência cardíaca grave (classe IV da NYHA)
  Exacerbação atual ou recente (< 4 semanas) da insuficiência cardíaca (p. ex., internação hospitalar com piora da insuficiência cardíaca. BAV ou frequência cardíaca < 60 bpm)
  Sinais persistentes de congestão, hipotensão/pressão arterial baixa (sistólica < 90 mmHg), pressão venosa jugular elevada, ascite, edema periférico significativo
Interações medicamentosas para observar
  Verapamil, diltiazem (deve ser interrompido)†
  Digoxina, amiodarona

### ONDE?

Na comunidade em pacientes estáveis (classe IV da NYHA/pacientes com insuficiência cardíaca grave devem ser encaminhados para um especialista)
Não em pacientes instáveis hospitalizados com piora da insuficiência cardíaca
Outras exceções – ver Cuidados/buscar orientação de especialista

### QUAL BETABLOQUEADOR E QUAL DOSE?

|  | DOSE INICIAL | DOSE DESEJADA |
|---|---|---|
| Bisoprolol | 1,25 mg, 1 vez/dia | 10 mg, 1 vez/dia |
| Carvedilol | 3,125 mg, 2 vezes/dia | 25 a 50 mg, 2 vezes/dia |
| Metoprolol CR/XL | 12,5 a 25 mg, 1 vez/dia | 200 mg, 1 vez/dia* |
| Nebivolol | 1,25 mg, 1 vez/dia | 10 mg, 1 vez/dia |

### COMO UTILIZAR?

Começar com uma dose baixa (ver a dose mostrada na coluna ao lado)
Duplicar a dose com intervalos *não menores do que* 2 semanas
Buscar a dose desejada (ver a dose mostrada na coluna ao lado) ou, se não for possível, a maior dose tolerada
Lembre-se: *algum* betabloqueador é melhor do que *nenhum* betabloqueador
Monitorar a frequência cardíaca, a pressão arterial e o estado clínico (sintomas, sinais – especialmente sinais de congestão, aumento do peso corporal)
Solicitar exames de bioquímica de 1 a 2 semanas após o início do tratamento e de 1 a 2 semanas após a titulação da dose final
Quando parar a titulação, reduzir dose ou interromper o tratamento – ver Resolução de problemas
Um enfermeiro com capacitação em insuficiência cardíaca pode ajudar com a orientação do paciente, com o acompanhamento (pessoalmente ou por telefone) e com a titulação da dose

### ORIENTAÇÃO DO PACIENTE

Explicar os benefícios esperados (ver Por quê?)
O tratamento visa melhorar os sintomas, para prevenir a piora da insuficiência cardíaca, que leva à internação hospitalar e para aumentar a sobrevida
A melhora sintomática pode se desenvolver lentamente após o início do tratamento, geralmente levando de 3 a 6 meses, ou mais
*Pode* ocorrer uma deterioração *temporária* dos sintomas durante a fase de titulação; a longo prazo, os betabloqueadores melhoram o bem-estar
Orientar o paciente a relatar as deteriorações (ver Resolução de problemas) e explicar que a deterioração (sensação de cansaço, fadiga, dispneia) em geral pode ser manejada com facilidade pelo ajuste de outros medicamentos; os pacientes não devem ser aconselhados a suspender o betabloqueador sem consultar o médico
Para detectar e tratar rapidamente a piora, os pacientes devem ser encorajados a se pesarem diariamente (após acordar, antes de se vestir, antes de comer) e aumentarem sua dose de diurético se o peso aumentar persistentemente (> 2 dias), ganhando > 1,5 a 2,0 kg‡

### RESOLUÇÃO DE PROBLEMAS

Piora dos sintomas ou dos sinais (p. ex., piora da dispneia, fadiga, edema, ganho de peso)
  Se aumentar a congestão, aumentar a dose do diurético ou diminuir pela metade a dose do betabloqueador (se o aumento da dose do diurético não funcionar)
  Se houver fadiga importante (ou bradicardia – ver adiante), diminuir a dose do betabloqueador pela metade (isso raramente é necessário); reavaliar o paciente em 1 a 2 semanas; se não houver melhora, solicitar parecer de especialista
  Se houver deterioração séria, diminuir a dose do betabloqueador pela metade ou interromper esse tratamento (raramente é necessário); buscar orientação de um especialista
Frequência cardíaca baixa
  Se < 50 bpm e os sintomas estiverem piorando, diminuir a dose do betabloqueador pela metade ou, se houver deterioração grave, interromper o betabloqueador (isso raramente é necessário)
  Reavaliar a necessidade de outros fármacos capazes de reduzir a frequência cardíaca (p. ex., digoxina, amiodarona, diltiazem ou verapamil)†
  Solicitar ECG para excluir BAV
  Solicitar parecer de especialista
Pressão arterial baixa assintomática
  Em geral não exige modificação da terapia
Hipotensão sintomática
  Se houver tontura, vertigem ou confusão e hipotensão, reavaliar a necessidade de nitratos, de bloqueadores de canal de cálcio† e outros vasodilatadores
  Se não houver sinais ou sintomas de congestão, considerar redução da dose do diurético
  Se essas medidas não solucionarem o problema, solicitar parecer de um especialista

*Nota:* os betabloqueadores não devem ser interrompidos subitamente, a menos que seja absolutamente necessário (existe o risco de aumento "de rebote" da isquemia ou do infarto do miocárdio e nas arritmias). Idealmente, deve ser buscada orientação de um especialista antes de interromper o tratamento.
*O tartarato de metoprolol não deve ser utilizado em vez de um betabloqueador baseado em evidências na insuficiência cardíaca.
†Os bloqueadores de canal de cálcio devem ser interrompidos, a menos que sejam absolutamente necessários e o diltiazem e o verapamil geralmente são contraindicados na insuficiência cardíaca.
‡Essa geralmente é uma boa orientação para todos os pacientes com insuficiência cardíaca.
Modificada de McMurray J, Cohen-Solal A, Dietz R, et al. Practical recommendations for the use of ACE inhibitors, β-blockers, mineralocorticoid receptor antagonists and angiotensin receptor blockers in heart failure: putting guidelines into practice. *Eur J Heart Fail.* 2005;7:710-721.

---

angiotensina II em excesso exerce várias ações danosas mediadas pela estimulação do receptor tipo 1 de angiotensina II (AT1R), incluindo vasoconstrição (que aumenta a pós-carga ventricular), crescimento excessivo de miócitos e de matriz extracelular (contribuindo para o remodelamento ventricular esquerdo mal adaptativo), ativação do sistema nervoso simpático, ações pró-trombóticas e aumento da liberação da vasopressina e, consequentemente, da retenção de sódio (tanto diretamente quanto por intermédio da estimulação da secreção de aldosterona, que ativa o receptor de mineralocorticoide). Os BRA bloqueiam seletivamente a ação da angiotensina II sobre o receptor AT1. Embora sejam farmacologicamente diferentes dos inibidores da ECA, seus efeitos clínicos são semelhantes.

A inibição da ECA também reduz a clivagem de bradicinina e o acúmulo resultante de bradicinina é responsável direta ou indiretamente por dois desses efeitos colaterais específicos dos inibidores da ECA: tosse e angioedema. Os BRA não inibem a cininase II, nem a clivagem da bradicinina, de modo que eles não causam tosse e estão associados a taxas menores de angioedema do que os inibidores da ECA. Essa diferença entre BRA e inibidores da ECA explica por que a combinação de inibidor de neprilisina (que também cliva a bradicinina e pode causar por si só angioedema) e um BRA é segura (e por que a combinação de um IECA e de um inibidor de neprilisina aumenta significativamente o risco de angioedema e não é recomendada).

### Benefícios clínicos

Os ensaios clínicos mostraram que o tratamento com um IECA, quando utilizado sozinho ou combinado com diuréticos e digoxina, reduz o tamanho ventricular esquerdo, aumenta a fração de ejeção, reduz os sintomas e as admissões hospitalares e prolonga a sobrevida. Esses agentes também reduzem o risco de desenvolvimento de infarto do miocárdio e, possivelmente, de diabetes e de fibrilação atrial. Consequentemente, o tratamento com um IECA é recomendado para todos os pacientes com disfunção sistólica ventricular esquerda, independentemente dos sintomas ou da etiologia. Os inibidores da ECA não são substitutos dos diuréticos, mas mitigam a hipopotassemia induzida por diuréticos.

Quando utilizados como o único agente na insuficiência cardíaca, os BRA produzem benefícios semelhantes aos dos inibidores da ECA. Um BRA pode ser utilizado como substituto em pacientes com tosse ou angioedema após o tratamento com um IECA. Quando eles são utilizados em doses clinicamente efetivas, são encontrados outros efeitos colaterais, como hipotensão, disfunção renal e hiperpotassemia tão frequentemente quanto com um IECA.

### Uso prático

Um IECA (ou BRA) deve ser introduzido o mais rapidamente possível no tratamento do paciente. As únicas contraindicações são um histórico de angioedema (para um IECA), hipotensão sintomática atual e estenose bilateral das artérias renais (Capítulo 116); essa última condição está frequentemente associada a um aumento rápido e marcante nos níveis séricos de nitrogênio ureico e de creatinina quando a perfusão renal é bastante reduzida pela inibição da produção e das ações da angiotensina II. O uso combinado de um IECA e de um BRA é contraindicado porque ele causa mais efeitos colaterais sem aumentar a eficácia.

O tratamento deve começar com uma dose baixa (Tabela 53.2) e a dose deve aumentar gradualmente até a dose desejada, que tenha sido comprovadamente benéfica em um ensaio clínico. O paciente deve ser avaliado para presença de hipotensão sintomática, uremia e hiperpotassemia após cada aumento na dose; esses efeitos colaterais são incomuns e em geral podem ser resolvidos reduzindo a dose do diurético (se o paciente não tiver edema) ou de medicamentos concomitantes que sejam hipotensivos ou nefrotóxicos (p. ex., nitratos, bloqueadores do canal de cálcio ou AINE). Uma tosse seca, não produtiva, ocorre em aproximadamente 15% dos pacientes tratados com um IECA e se ela for problemática, é recomendada a substituição por um BRA. Nos raros casos de angioedema (Capítulo 237), o IECA deve ser interrompido e não deve ser utilizado novamente; um BRA pode ser utilizado com cuidado (ver adiante).

### *Inibição da neprilisina*

A neprilisina é uma enzima que cliva peptídeos natriuréticos e outras substâncias vasoativas, incluindo adrenomedulina e bradicinina. A inibição da neprilisina aumenta a concentração dessas substâncias, que apresentam ações vasodilatadoras e natriuréticas e também inibe o crescimento patológico, incluindo a hipertrofia e a fibrose. Como a neprilisina também degrada a angiotensina II, um inibidor da neprilisina deve ser combinado com um agente que bloqueie o sistema renina-angiotensina. Como tanto a ECA como a neprilisina degradam a bradicinina, a inibição de ambas as enzimas causa um aumento significativo no risco de angioedema. Quando combinado com um betabloqueador ou um antagonista do receptor de mineralocorticoide, sacubitril/valsartana (200 mg 2 vezes/dia) reduz a hospitalização por insuficiência cardíaca, a mortalidade cardiovascular, a morte por todas as causas e outras medidas da piora progressiva da insuficiência cardíaca em comparação com a adição de enalapril (10 mg, 2 vezes/dia).[A7] Em comparação com o enalapril, a combinação sacubitril/valsartana causa mais hipotensão e um pouco mais de angioedema, porém, com menos disfunção renal e hiperpotassemia. A inibição da neprilisina aumenta os níveis de peptídeo natriurético do tipo B, mas não da porção N-terminal do peptídeo natriurético do tipo pró-B (Tabela 53.4).

### *Betabloqueadores*
#### Mecanismo de ação

A insuficiência cardíaca é caracterizada pela ativação excessiva do sistema nervoso simpático, que causa vasoconstrição e retenção de sódio,

---

**Tabela 53.4** Orientação prática para o uso de uma combinação de inibidor de neprilisina/bloqueador do receptor de angiotensina (sacubitril/valsartana) em pacientes com insuficiência cardíaca decorrente de disfunção sistólica ventricular esquerda.

**POR QUÊ?**

Em um grande ensaio randomizado, os pacientes com insuficiência cardíaca sintomática e que foram tratados previamente com um inibidor da enzima conversora de angiotensina (IECA) ou com um bloqueador do receptor de angiotensina (BRA) foram randomizados para receber um inibidor de neprilisina e um BRA (INBRA) – sacubitril/valsartana – ou o IECA enalapril. Ambos os grupos também recebiam a terapia farmacológica padrão (diuréticos, betabloqueadores, antagonistas do receptor de mineralocorticoide [ARM] e digoxina). Pacientes tratados com sacubitril/valsartana tiveram sobrevida melhor, menos admissões hospitalares e classe melhor de acordo com a New York Heart Association (NYHA), além de melhor qualidade de vida em comparação com os pacientes tratados com enalapril

**EM QUEM E QUANDO?**

Indicações
  Potencialmente *todos* os pacientes com insuficiência cardíaca e fração de ejeção baixa
  Tratamento de primeira linha (junto com betabloqueadores e ARM) para pacientes com insuficiência cardíaca das classes II a IV da NYHA, como uma alternativa a um IECA ou BRA
Contraindicações
  História pregressa de angioedema
  Estenose bilateral das artérias renais conhecida
  Combinação com um IECA ou BRA – risco de angioedema se houver combinação com um IECA (e disfunção renal e hiperpotassemia quando combinado com um IECA ou BRA)
Cuidados/buscar orientação de especialista
  Hiperpotassemia significativa ($K^+$ > 5,0 mmol/$\ell$)
  Disfunção renal significativa (creatinina > 221 $\mu$mol/$\ell$ ou > 2,5 mg/d$\ell$)
  Hipotensão sintomática ou assintomática (pressão arterial sistólica < 95 mmHg)
Interações medicamentosas para observar
  Suplementos de $K^+$/diuréticos poupadores de $K^+$ (p. ex., amilorida e trianterreno [esteja alerta para a combinação de preparações com a furosemida])
  Antagonistas do receptor de mineralocorticoide (espironolactona, eplerenona), AINE*
  Substitutos do tipo "sal *light*", com um alto teor de $K^+$
  Inibidor da ECA/BRA – ver acima (contraindicado)

**ONDE?**

Na comunidade para a maior parte dos pacientes
Exceções – ver Cuidados/buscar orientação de especialista

**QUAL DOSE?**

DOSE INICIAL Em geral sacubitril/valsartana 49 mg/51 mg, 2 vezes/dia se estiver substituindo IECA/BRA (24 mg/26 mg, 2 vezes/dia se essa combinação for o primeiro tratamento)
DOSE DESEJADA Sacubitril/valsartana 97/103 mg, 2 vezes/dia

**COMO UTILIZAR?**

Assim como os IECA/BRA
O tratamento com o IECA deve ser interrompido 36 horas antes do início da combinação sacubitril/valsartana (para minimizar o risco de angioedema)

**ORIENTAÇÃO DO PACIENTE**

Igual aos IECA/BRA

**RESOLUÇÃO DE PROBLEMAS**

Igual aos IECA/BRA (o manejo da tosse relacionada com a inibição da neprilisina é igual ao da tosse induzida por IECA)

*Evite o uso de fármacos anti-inflamatórios não esteroidais (AINE), a menos que sejam essenciais.

---

aumentando, assim, a pré-carga e a pós-carga cardíacas e, frequentemente, induzindo isquemia miocárdica ou arritmias. Além disso, a norepinefrina pode causar hipertrofia dos cardiomiócitos e aumentar sua taxa de apoptose. Os betabloqueadores agem inibindo muitos desses efeitos danosos da hiperatividade do sistema nervoso simpático. Uma frequência cardíaca elevada é um fator prognóstico importante na insuficiência cardíaca entre pacientes com ritmo sinusal e os betabloqueadores reduzem a frequência cardíaca.

### Benefícios clínicos

A combinação a longo prazo de um betabloqueador com um IECA (ou um BRA ou um INBRA) e diurético, digoxina e antagonista do receptor de mineralocorticoide melhora ainda mais a função ventricular esquerda e os sintomas, reduz as admissões hospitalares e aumenta bastante a sobrevida. Consequentemente, recomenda-se o uso de um betabloqueador para todos os pacientes com disfunção sistólica sintomática, independentemente da etiologia e da gravidade e a combinação de um betabloqueador com um IECA (ou BRA ou INBRA) agora é o pilar do tratamento da insuficiência cardíaca sintomática (Figura 53.1). O tratamento com um betabloqueador combinado com um IECA (ou BRA ou INBRA) e com um antagonista do receptor de mineralocorticoide geralmente é recomendado para todos os pacientes com sintomas (classes II a IV da NYHA) e disfunção sistólica do ventrículo esquerdo, independentemente da etiologia.

Em uma análise retrospectiva dos dados coletados em 11 ensaios randomizados em pacientes com insuficiência cardíaca, os betabloqueadores melhoraram a fração de ejeção ventricular esquerda, mas não pareceram reduzir a mortalidade por todas as causas em pacientes com fibrilação atrial, enquanto eles reduziram a mortalidade em 27% em pacientes que tinham ritmo sinusal.[A8] Embora a interpretação desses resultados seja controversa, os betabloqueadores ainda são o tratamento de preferência para o controle da frequência ventricular em pacientes com fibrilação atrial e insuficiência cardíaca com fração de ejeção reduzida por causa de seu excelente perfil de segurança.

### Uso prático

As principais contraindicações para o uso de um betabloqueador são asma (embora seja importante observar que dispneia causada pela congestão pulmonar pode ser confundida com uma doença reativa das vias respiratórias) e bloqueio atrioventricular de segundo ou terceiro grau. O início do tratamento durante um episódio de insuficiência cardíaca descompensada aguda também deve ser evitado até que o paciente tenha sido estabilizado. Além disso, é preciso ter cuidado com pacientes com frequência cardíaca menor do que 60 bpm ou com pressão sistólica menor do que 90 mmHg. Recomenda-se que seja utilizado um betabloqueador que tenha produzido benefícios em um ensaio randomizado.

Assim como um IECA (ou um BRA ou INBRA), os betabloqueadores devem ser introduzidos o mais rapidamente possível no tratamento de um paciente, começando com uma dose baixa (Tabela 53.3) e aumentando gradualmente até a dose desejada, utilizada em um ensaio clínico (a abordagem "comece baixo – vá devagar"). O paciente deve ser observado para hipotensão sintomática e bradicardia excessiva após cada aumento na dose, mas ambos os efeitos colaterais são incomuns e a hipotensão frequentemente pode ser resolvida reduzindo-se a dose de outros medicamentos não essenciais capazes de reduzir a pressão arterial (p. ex., nitratos e bloqueadores do canal de cálcio). A bradicardia é mais comum em pacientes que também estejam recebendo digoxina e amiodarona e o uso simultâneo desses agentes deve ser reavaliado se ocorrer bradicardia excessiva. Ocasionalmente, pode ocorrer piora dos sintomas e retenção hídrica (p. ex., ganho de peso ou edema) após o início de um betabloqueador ou durante a titulação da dose; esses efeitos colaterais em geral podem ser resolvidos por um aumento temporário na dose do diurético, sem a necessidade de interromper o uso do betabloqueador.

O tratamento com um betabloqueador deve ser administrado por toda a vida, embora a dose possa ser reduzida (ou, raramente, o tratamento possa ser descontinuado) temporariamente durante episódios de descompensação aguda se o paciente apresentar sinais de subperfusão circulatória ou de congestão refratária.

### *Antagonistas do receptor de mineralocorticoide (aldosterona, ARM)*
#### Mecanismo de ação

A aldosterona, que é o segundo hormônio efetor na cascata renina-angiotensina-aldosterona, apresenta ações vasculares, renais, autônomicas e cardíacas deletérias quando produzida em excesso em pacientes com insuficiência cardíaca. O excesso de aldosterona promove retenção de sódio e hipopotassemia e acredita-se que ele contribua para a fibrose do miocárdio, predispondo o indivíduo a arritmias. A aldosterona medeia esses efeitos pela ativação do receptor de mineralocorticoide, que também é estimulado por outros corticosteroides endógenos. Os ARM bloqueiam essas ações indesejáveis e, em altas doses, também agem como diuréticos poupadores de potássio.

#### Benefícios clínicos

O antagonista do receptor de mineralocorticoide espironolactona melhora os sintomas, reduz as admissões hospitalares e aumenta a sobrevida quando combinado com um IECA (e diuréticos e digoxina) em pacientes com fração de ejeção ventricular esquerda reduzida e insuficiência cardíaca gravemente sintomática. A eplerenona, outro antagonista do receptor de mineralocorticoide, reduz a mortalidade e a morbidade quando combinado com um IECA e um betabloqueador em pacientes com fração de ejeção ventricular esquerda reduzida e insuficiência cardíaca com sintomas leves (classe II da NYHA). Consequentemente, um antagonista do receptor de mineralocorticoide deve ser considerado para todos os pacientes que permaneçam sintomáticos (classes II a IV) apesar do tratamento com um diurético, um IECA (ou BRA ou INBRA) e um betabloqueador.[A9] Uma vez que o tratamento se inicie, um antagonista do receptor de mineralocorticoide deve ser fornecido indefinidamente.

#### Uso prático

O tratamento com um antagonista do receptor de mineralocorticoide deve ser iniciado com uma dose baixa (Tabela 53.5) e com monitoramento cuidadoso dos eletrólitos séricos e da função renal. Hiperpotassemia e uremia são os efeitos colaterais de maior preocupação (assim como com inibidores da ECA, BRA ou INBRA) e um antagonista do receptor de mineralocorticoide não deve ser administrado a pacientes com concentrações séricas de potássio maiores do que 5,0 mmol/ℓ, concentrações séricas de creatinina maiores do que 2,5 mg/dℓ (> 221 μmol/ℓ) ou outra evidência de função renal com redução importante. A importância da seleção dos pacientes e da dose terapêutica é ressaltada pelos relatos de uma incidência preocupante de hiperpotassemia grave em clínicas comunitárias. A espironolactona pode ter efeitos antiandrogênicos, especialmente ginecomastia dolorosa em homens; como a eplerenona tem uma ação menor sobre o receptor de androgênios, ela é um substituto razoável para pacientes que experimentam esse efeito adverso.

### *Inibidores do nó sinusal: ivabradina*
#### Mecanismo de ação

A ivabradina é a primeira de uma nova classe de fármacos desenvolvida para inibir o canal ou corrente mista de sódio e potássio (também conhecido como canal *funny*, abreviado como $I_f$ ou $I_{kf}$) no nó sinoatrial e, desse modo, reduzir a frequência cardíaca. A redução da frequência cardíaca é o único mecanismo de ação conhecido da ivabradina, que apresenta esse efeito apenas em pacientes com ritmo sinusal.

#### Benefícios clínicos

Em pacientes com insuficiência cardíaca sintomática (classes II a IV da NYHA), uma fração de ejeção reduzida (≤ 35%) e ritmo sinusal com uma frequência maior ou igual a 70 bpm, a ivabradina melhora os sintomas e a fração de ejeção e reduz o risco de hospitalização por insuficiência cardíaca (mas não a mortalidade) quando administrada em conjunto com um IECA (ou um BRA ou, presumivelmente, um INBRA), um betabloqueador e um antagonista do receptor de mineralocorticoide.[A9b]

#### Uso prático

A ivabradina deve ser considerada me pacientes com sintomas persistentes (classes II a IV da NYHA) apesar do tratamento com um diurético e de outras terapias modificadoras da doença (*i. e.*, um IECA [ou BRA ou INBRA], betabloqueador e um antagonista do receptor de mineralocorticoide) e que tenham ritmo sinusal, como frequência cardíaca maior ou igual a 70 bpm. A ivabradina não é um substituto para os betabloqueadores e não é efetiva na fibrilação atrial. O tratamento deve começar com 5 mg, 2 vezes/dia e deve aumentar para 7,5 mg, 2 vezes/dia após 14 dias, a menos que a frequência cardíaca diminua para valores menores do que 60 bpm. O tratamento deve ser em geral reduzido para 2,5 mg, 2 vezes/dia se a frequência for menor do que 50 bpm. Bradicardia sintomática e distúrbios visuais (fosfenos) são incomuns, mas requerem a redução da dose ou a interrupção do tratamento com ivabradina. A ivabradina também pode aumentar o risco de desenvolvimento de fibrilação atrial, que deve levar à interrupção do fármaco. A ivabradina não deve ser utilizada em combinação com agentes que prolonguem o intervalo QT (p. ex., amiodarona) e deve ser utilizada cuidadosamente com inibidores (inclusive o suco de toranja) ou indutores de CYP3A4.

### *Digoxina*
#### Mecanismo de ação

Os glicosídeos digitálicos inibem a bomba $Na^+,K^+$-ATPase na membrana plasmática, aumentando, assim, os níveis intracelulares de cálcio e a contratilidade miocárdica. Além disso, acredita-se que a digoxina aumente a atividade nervosa parassimpática e reduza a atividade simpática, além de inibir a liberação de renina.

#### Benefícios clínicos

No único grande ECR que avaliou os efeitos do início do tratamento com digoxina (ao contrário da remoção desse fármaco), a digoxina não reduziu a mortalidade, mas diminuiu o risco de admissão hospitalar decorrente da piora da insuficiência cardíaca e aumentou a qualidade de vida quando foi administrada em conjunto com um diurético e um IECA. Em pacientes com ritmo sinusal, a adição da digoxina pode ser considerada se a insuficiência cardíaca permanecer sintomática apesar do tratamento com um diurético e com três fármacos modificadores da doença (*i. e.*, um IECA [ou BRA ou INBRA], um betabloqueador e um antagonista do receptor de mineralocorticoide).

| Tabela 53.5 | Orientação prática para o uso de antagonistas do receptor de mineralocorticoide (ARM) em pacientes com insuficiência cardíaca decorrente de disfunção sistólica ventricular esquerda. |
|---|---|

**POR QUÊ?**

O tratamento com um ARM (espironolactona ou eplerenona) aumenta a sobrevida, reduz as admissões hospitalares e melhora a classe da New York Heart Association (NYHA) quando adicionado à terapia padrão (diurético, digoxina, IECA/BRA e betabloqueador) em pacientes com insuficiência cardíaca sintomática (classes II a IV da NYHA). A eplerenona também aumenta a sobrevida e reduz as admissões hospitalares por motivos cardíacos em pacientes com disfunção sistólica ventricular esquerda e insuficiência cardíaca (ou diabetes) complicando um infarto *agudo* do miocárdio

**EM QUEM E QUANDO?**

Indicações
  Potencialmente todos os pacientes com insuficiência cardíaca sintomática (classes II a IV da NYHA)
  Tratamento de segunda linha (após IECA/BRA/INBRA e betabloqueador) em pacientes com insuficiência cardíaca sintomática (classes II a IV da NYHA) e uma FEVE ≤ 40%
Cuidados/buscar orientação de especialista
  Hiperpotassemia significativa ($K^+$ > 5,0 mmol/$\ell$)[†]
  Disfunção renal significativa (creatinina > 221 μmol/$\ell$ ou > 2,5 mg/d$\ell$)[†]
Interações medicamentosas para observar
  Suplementos de $K^+$/diuréticos poupadores de $K^+$ (p. ex., amilorida e triantereno; esteja alerta para a combinação de preparações com a furosemida)
  IECA, BRA, INBRA, AINE[‡]
  Substitutos do tipo "sal *light*", com alto teor de $K^+$

**ONDE?**

Na comunidade ou no hospital
Exceções – ver Cuidados/buscar orientação de especialista

**QUAL DOSE?**

| | DOSE INICIAL | DOSE DESEJADA |
|---|---|---|
| Espironolactona | 25 mg, 1 vez/dia ou em dias alternados | 25 a 50 mg, 1 vez/dia |
| Eplerenona | 25 mg, 1 vez/dia | 50 mg, 1 vez/dia |

**COMO UTILIZAR?**

Começar com uma dose baixa (ver as doses mostradas na coluna ao lado)
Verificar a bioquímica sanguínea após 1, 4, 8 e 12 semanas; após 6, 9 e 12 meses e a cada 6 meses a partir de então
Se os níveis de $K^+$ alcançarem valores maiores do que 5,5 mmol/$\ell$ ou se a creatinina alcançar valores maiores do que 221 μmol/$\ell$ (2,5 mg/d$\ell$), reduzir a dose para 25 mg em dias alternados e monitorar a bioquímica sanguínea
Se os níveis de $K^+$ alcançarem valores maiores do que 6,0 mmol/$\ell$ ou se a creatinina alcançar valores maiores do que 310 μmol/$\ell$ (3,5 mg/d$\ell$), interromper imediatamente o tratamento com ARM e buscar orientação de um especialista
Um enfermeiro com capacitação em insuficiência cardíaca pode ajudar na orientação do paciente, com o acompanhamento (pessoalmente ou por telefone), com o monitoramento bioquímico e com a titulação da dose

**ORIENTAÇÃO DO PACIENTE**

Explique os benefícios esperados (ver Por quê?)
O tratamento visa melhorar os sintomas, prevenir a piora da insuficiência cardíaca que causa internação hospitalar e prolongar a sobrevida
A melhora dos sintomas ocorre após algumas semanas ou meses do início do tratamento
Evite o uso de AINE[‡] não prescritos por um médico (comprados por conta própria) e de substitutos de sal ricos em $K^+$
Se ocorrerem diarreia ou vômitos, os pacientes devem interromper o uso de ARM e entrar em contato com o médico

**RESOLUÇÃO DE PROBLEMAS**

Piora da função renal/hiperpotassemia
  Ver a seção Como utilizar?
A principal preocupação é a hiperpotassemia (> 6,0 mmol/$\ell$)
  Algumas vezes são desejáveis níveis de potássio dentro da normalidade, mas próximos ao limite superior, em pacientes com insuficiência cardíaca, especialmente se eles estiverem tomando digoxina
É importante evitar outros fármacos capazes de reter $K^+$ (p. ex., diuréticos poupadores de $K^+$ como amilorida ou triantereno) e agentes nefrotóxicos (p. ex., AINE)[‡]
A segurança da abordagem de iniciar um ligador de $K^+$ para permitir a manutenção de ARM não é conhecida e essa prática não é recomendada até que haja evidências disponíveis
Alguns substitutos do tipo "sal *light*" têm alto teor de $K^+$
Homens tratados com espironolactona podem desenvolver desconforto nas mamas ou ginecomastia (esses efeitos colaterais são significativamente menos comuns com o uso de eplerenona)

Modificada de McMurray J, Cohen-Solal A, Dietz R, et al. Practical recommendations for the use of ACE inhibitors, β-blockers, aldosterone antagonists and angiotensin receptor blockers in heart failure: putting guidelines into practice. *Eur J Heart Fail*. 2005;7:710-721.
IECA = inibidor da enzima conversora de angiotensina; BRA = bloqueador do receptor de angiotensina; INBRA = inibidor de neprilisina/bloqueador do receptor de angiotensina; ARM = antagonista do receptor de mineralocorticoide; AINE = anti-inflamatório não esteroide.
[†]É extremamente importante aderir a essas preocupações e a essas doses à luz das evidências recentes de hiperpotassemia grave com o uso de espironolactona na prática clínica, que foi relatada em Ontário, no Canadá.
[‡]Evitar o uso de anti-inflamatórios não esteroides (AINE), a menos que sejam essenciais.

---

Entretanto, a digoxina não foi muito bem estudada e pode não ser tão segura quanto a ivabradina quando utilizada em conjunto com as terapias atuais. Em pacientes com fibrilação atrial, a digoxina pode ser utilizada em um estágio anterior se o betabloqueador não conseguir controlar a frequência ventricular durante o exercício (Capítulo 58). A digoxina também pode ser utilizada para controlar a frequência ventricular quando o tratamento com um betabloqueador estiver começando ou estiver sendo titulado.

Se o efeito da digoxina for necessário com urgência, pode ser utilizado um esquema de 10 a 15 μg/kg de peso corporal magro, administrado em três doses separadas por seis horas. A dose de manutenção deve ser de um terço dessa dose. Doses de manutenção ainda menores (p. ex., um quarto dessa dose inicial e não mais do que 62,5 μg/dia) devem ser utilizadas em pacientes idosos e em pacientes com função renal reduzida, bem como em pacientes com massa corporal baixa. O monitoramento da concentração sérica de digoxina é recomendado por causa da estreita janela terapêutica. Um estado de estabilidade é alcançado entre 7 e 10 dias após o início do tratamento; o sangue deve ser coletado pelo menos 6 h (e, idealmente, entre 8 e 24 h) após a última dose. A faixa terapêutica recomendada atualmente é de 0,5 a 1,0 ng/m$\ell$.

A digoxina pode causar anorexia, náuseas, arritmias, confusão e distúrbios visuais, especialmente se a concentração sérica for acima de 2,0 ng/m$\ell$. A hipopotassemia aumenta a suscetibilidade a efeitos adversos. A dose de digoxina deve ser reduzida em pacientes idosos e em pacientes com disfunção renal. Alguns fármacos aumentam a concentração sérica de digoxina, incluindo a amiodarona.

### Hidralazina e dinitrato de isossorbida

#### Mecanismo de ação

A hidralazina é um vasodilatador arterial de ação direta poderoso. Seu mecanismo de ação não é bem compreendido, embora ela possa inibir a produção enzimática de superóxido, que neutraliza o óxido nítrico e pode induzir tolerância ao nitrato. Os nitratos dilatam tanto as veias quanto as artérias, reduzindo a pré-carga e a pós-carga por intermédio do estímulo da via do óxido nítrico e pelo aumento dos níveis de monofosfato de guanosina cíclica na musculatura lisa vascular. Nenhum fármaco sozinho ou com qualquer outro vasodilatador de ação direta foi demonstradamente benéfico na insuficiência cardíaca.

#### Benefícios clínicos

A adição de hidralazina e de dinitrato de isossorbida reduz a mortalidade, as admissões hospitalares decorrentes de insuficiência cardíaca e os sintomas da insuficiência cardíaca quando combinados com os fármacos modificadores usuais (*i. e.*, um IECA [ou, presumivelmente, um BRA ou um INBRA], um betabloqueador e um antagonista do receptor de mineralocorticoide) em pacientes afro-americanos com sintomas classes III ou IV da NYHA e uma fração de ejeção menor ou igual a 45%. A dose é uma combinação fixa de 37,5 mg de hidralazina e de 20 mg de dinitrato de isossorbida; se um comprimido for tolerado, é administrado um segundo após 12 horas. Então o comprimido é administrado 3 vezes/dia durante 3 a 5 dias, quando a dose é aumentada até a dose de manutenção de dois comprimidos 3 vezes/dia (*i. e.*, uma dose diária de 225 mg de hidralazina e de 120 mg de dinitrato de isossorbida). Não está claro se a adição de hidralazina/dinitrato de isossorbida à terapia padrão em pacientes não afro-americanos seja efetiva.

### Uso prático
Além do uso em afro-americanos, a principal indicação da combinação de hidralazina e de dinitrato de isossorbida é como um substituto para pacientes intolerantes a IECA, BRA e INBRA. Entretanto, muitos pacientes que não conseguem tolerar essas três classes de fármacos também não toleram hidralazina e dinitrato de isossorbida. A hidralazina e o dinitrato de isossorbida também podem ser utilizados como um tratamento adicional em indivíduos não afro-americanos que permaneçam sintomáticos mesmo com o uso de outras terapias comprovadas. Os principais efeitos colaterais limitadores da dose de hidralazina e de dinitrato de isossorbida são dor de cabeça e tontura. Um efeito colateral raro de altas doses de hidralazina, especialmente em acetiladores lentos, é uma síndrome semelhante ao lúpus eritematoso sistêmico (Capítulo 250).

### Ácidos graxos poli-insaturados ômega-3
Em um ensaio, um grama de AGP In-3 (850 a 852 mg de ácido eicosapentaenoico e ácido docosa-hexaenoico na forma de ésteres de etil, com uma proporção média de 1:1,2) por dia promoveu uma pequena redução na morbidade e na mortalidade cardiovasculares em pacientes com insuficiência cardíaca. Embora esse agente possa apresentar efeitos anti-inflamatórios e antiarrítmicos benéficos, seu papel atual no tratamento da insuficiência cardíaca não está claro, especialmente porque ensaios realizados em sobreviventes de infarto agudo do miocárdio não mostraram benefícios (Capítulo 64).[A10]

### Outros agentes
Outros tratamentos foram testados em ensaios randomizados e mostraram efeitos neutros (p. ex., anlodipino) ou incertos (p. ex., bosentana e etanercepte) sobre a mortalidade e a morbidade ou, em alguns casos, apresentaram aumentos na mortalidade (p. ex., dronedarona, milrinona, flosequinana, vesnarinona e moxonidina). O inibidor direto de renina alisquireno é inferior a um IECA e não é recomendado como uma alternativa aos IECA (ou BRA ou INBRA) em pacientes com insuficiência cardíaca e fração de ejeção reduzida.[A11]

### Outras questões farmacológicas
Algumas terapias que apresentam valor comprovado para problemas cardiovasculares que causam ou que estão associados à insuficiência cardíaca têm benefícios incertos (tratamento antiplaquetário, Capítulo 76) ou não melhoram os desfechos (estatinas, Capítulo 195) em pacientes com insuficiência cardíaca sintomática persistente. Anticoagulantes orais de ação direta mais recentes ou a varfarina são indicados para pacientes com fibrilação atrial para reduzir o risco de tromboembolismo, a menos que os pacientes tenham contraindicações para o seu uso (Capítulo 58). Anticoagulantes também podem ser utilizados em pacientes com evidência de trombo intracardíaco (p. ex., detectado durante um exame ecocardiográfico) ou tromboembolismo sistêmico, mas eles não são indicados em pacientes que não tenham fibrilação atrial.[A12] As muitas interações da varfarina com outros fármacos, incluindo algumas estatinas e a amiodarona (Capítulo 76), devem sempre ser consideradas. Os anticoagulantes orais diferentes da vitamina K são contraindicados para pacientes com prejuízos renais graves e devem ser administrados em uma dose reduzida para pacientes com prejuízos menos graves (Capítulo 76).[5] A profilaxia com heparina (Capítulo 76) contra a trombose venosa profunda é indicada quando os pacientes com insuficiência cardíaca estão acamados, como durante uma internação hospitalar. A vacinação contra influenza e infecção pneumocócica é aconselhável (Capítulo 15) em todos os pacientes com insuficiência cardíaca porque essas infecções podem causar uma deterioração clínica grave.

## Insuficiência cardíaca refratária e edema pulmonar
Os pacientes que se apresentam com insuficiência cardíaca aguda incluem aqueles que desenvolvem insuficiência cardíaca de novo como uma consequência de outro evento cardíaco, em geral um infarto do miocárdio,[6] e aqueles que apresentam pela primeira vez um quadro já descompensado de disfunção cardíaca anteriormente assintomática e frequentemente desconhecida (pacientes previamente no estágio B, uma transição com implicações prognósticas profundas). Entretanto, por causa das recorrências frequentes, a maior parte dos episódios de descompensação ocorre em pacientes com insuficiência cardíaca crônica estabelecida que piorou ou como resultado de uma progressão natural inevitável da síndrome, com um evento intercorrente cardíaco (p. ex., arritmia) ou não cardíaco (p. ex., pneumonia), ou, ainda, como uma consequência de um motivo evitável, como a não adesão ao tratamento ou o uso de um agente capaz de alterar a função renal. Embora nem sempre isso possa ser identificado, a busca por um agente precipitador reversível é um aspecto importante do plano terapêutico inicial (Tabela 53.6). Muitos pacientes com insuficiência cardíaca descompensada apresentam piora ao longo de um período de dias ou semanas antes de procurarem o médico.

Muitos pacientes com insuficiência cardíaca descompensada requerem admissão hospitalar, especialmente se houver edema pulmonar. Ao contrário do contexto ambulatorial, geralmente não há dados suficientes de ECR para guiar uma terapia efetiva para a piora da insuficiência cardíaca crônica ou para a nova insuficiência cardíaca aguda.[6b] Os principais objetivos do manejo desse grupo heterogêneo de pacientes são o alívio dos sintomas (o mais importante sintoma é a dispneia extrema) e a manutenção ou o restabelecimento da perfusão dos órgãos vitais.[7] A administração precoce intravenosa em *bolus* ou por infusão de um diurético de alça e, em pacientes hipoxêmicos, de oxigênio são os principais tratamentos de primeira linha.[8] Um pequeno ECR sugeriu que uma alta dose de diuréticos (maior do que 2,5 vezes a dose oral prévia) resulta em um alívio maior da dispneia e da congestão em comparação com uma dose baixa de diurético (a dose intravenosa igual à dose oral prévia), mas ao custo de uma disfunção renal maior, porém transiente.[A13] Uma infusão contínua de furosemida pode aumentar o débito urinário em comparação com a administração intermitente em *bolus*, mas não reduz a mortalidade.[A13b] Um opiáceo intravenoso também pode ser utilizado com cuidado em alguns pacientes para aliviar a ansiedade e o estresse.

A ventilação não invasiva utilizando máscara justa para fornecer ventilação com pressão positiva reduz o desconforto respiratório e as perturbações metabólicas mais rapidamente do que a terapia padrão com oxigênio, mas não reduz a mortalidade a curto prazo. A infusão intravenosa de um nitrato (p. ex., infusão intravenosa contínua de 20 a 200 µg/min de nitroglicerina, titulado de acordo com a resposta sintomática e com as medidas hemodinâmicas, particularmente da pressão arterial) também pode ser valiosa para pacientes com hipertensão e isquemia miocárdica (Figura 53.3).

A administração intravenosa de nesiritida pode reduzir a pressão transversal nos capilares pulmonares mais rapidamente do que a administração intravenosa de nitroglicerina, mas apresenta efeitos mínimos sobre a dispneia e não melhora outros desfechos clínicos.[A14] Em pacientes com sobrecarga de volume e insuficiência cardíaca grave não responsiva a diuréticos, a ultrafiltração é uma opção em centros especializados, embora ela não tenha sido superior à intensificação da terapia farmacológica em um ensaio recente.

Em pacientes com hipotensão marcante ou outra evidência de hipoperfusão orgânica, um agente inotrópico como a dobutamina (infusão intravenosa contínua de 2,5 a 25 µg/kg/min, titulado de acordo com a resposta hemodinâmica e de frequência cardíaca e com a indução de arritmias ou de isquemia miocárdica) ou um inibidor de fosfodiesterase (p. ex., milrinona) deve ser considerada, embora nenhum desses tratamentos tenha sido efetivo para a redução de morte intra-hospitalar. Em alguns países, o sensibilizador de cálcio levosimendana também está disponível para uso nesses pacientes. Em geral, agentes inotrópicos potentes devem ser utilizados em um ambiente de monitoramento cardíaco na menor dose efetiva clinicamente e pela menor duração possível (Capítulo 99). Embora uma baixa dose de dopamina (infusão intravenosa de 2,5 µg/kg/min) seja administrada frequentemente em uma tentativa de melhorar a diurese e a função renal, esses benefícios não foram confirmados por ECR.

### Dispositivos e cirurgia
Em pacientes criticamente doentes (Capítulo 99), o suporte circulatório mecânico percutâneo temporário (p. ex., com uma bomba intra-aórtica) também pode ser considerado. O objetivo do tratamento é auxiliar a

**Tabela 53.6** Algumas causas frequentes de insuficiência cardíaca.

Isquemia ou infarto agudo do miocárdio
Fibrilação atrial ou outras taquicardias supraventriculares
Hipertensão arterial sistêmica descontrolada
Valvopatia cardíaca
Taquicardia ventricular
Embolia pulmonar
Doença pericárdica
Sepse
Anemia
Baixa adesão à dieta ou ao tratamento médico
Efeitos colaterais de fármacos
Hipertireoidismo ou hipotireoidismo
Desconhecida/inexplicada*

*Comumente nenhum agente é identificado como a causa da insuficiência cardíaca. (Adaptada de Kimmelstiel CD, DeNofrio D, Konstam MA. Heart failure. In: Wachter RM, Goldman L, Hollander H, eds. *Hospital Medicine*. 2nd ed. Philadelphia: Lippincott Williams & Wilkins; 2005:360.)

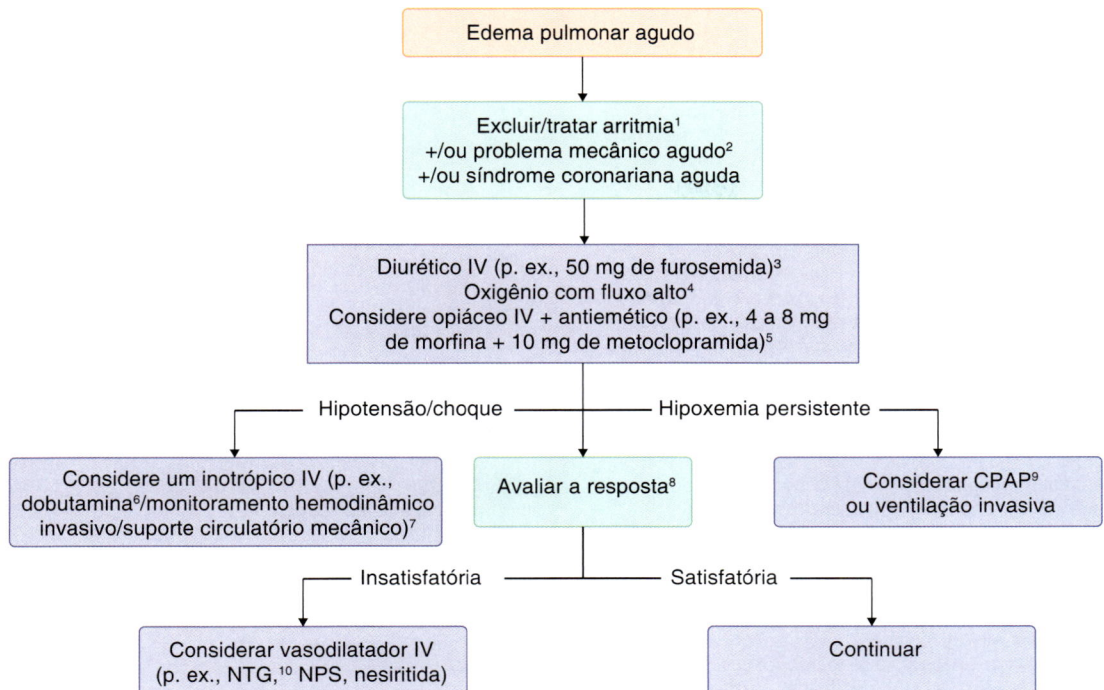

**FIGURA 53.3** Abordagem ao paciente com edema pulmonar agudo. NPS = nitroprussiato de sódio.

¹ Arritmia casual (p. ex., taquicardia ventricular). Pode ser difícil determinar se a fibrilação atrial é a causa primária do edema pulmonar agudo ou se é secundária a ele. Um ECG é essencial para a investigação.
² Problemas mecânicos agudos incluem ruptura do septo interventricular e ruptura do músculo papilar da valva mitral. Suporte mecânico (p. ex., balão intra-aórtico) e cirurgia urgente devem ser considerados. Um ecocardiograma deve ser realizado o mais rapidamente possível, sobretudo no paciente sem diagnóstico prévio de insuficiência cardíaca/outra cardiopatia relevante (p. ex., infarto prévio do miocárdio ou valvopatia cardíaca).
³ A dose do diurético depende do uso anterior do diurético e da função renal – uma dose mais baixa pode ser suficiente se a função renal estiver preservada e se não houver uso anterior de diurético.
⁴ O oxigênio causa aumento da resistência vascular sistêmica e redução da frequência cardíaca e do débito cardíaco, devendo ser administrado apenas quando os pacientes apresentam hipoxemia.
⁵ Considerar se o paciente estiver agitado/estressado/com dor; pode causar depressão respiratória e a dose deve ser reduzida em indivíduos muito idosos.
⁶ Uma infusão intravenosa de dobutamina pode começar com uma dose de 2,5 mg/kg/min dobrando a cada 15 minutos de acordo com a resposta e a tolerância (a titulação em geral é limitada por taquicardia excessiva, arritmia ou isquemia). Raramente é necessária uma dose acima de 20 mg/kg/min.
⁷ Por exemplo, um balão intra-aórtico.
⁸ Melhora dos sintomas, da perfusão periférica e débito urinário adequado – o paciente deve ser monitorado atentamente e a resposta ocorre, em geral, em até 30 minutos. O cateterismo da bexiga urinária ajuda no monitoramento do débito urinário.
⁹ A pressão positiva contínua das vias respiratórias (CPAP; do inglês, *continuous positive airway pressure*) é valiosa para o edema pulmonar grave, especialmente se houver associação com hipoxemia. Intubação endotraqueal e ventilação mecânica invasiva devem ser consideradas para pacientes com hipoxemia persistente e exaustão ventilatória física.
¹⁰ Se a pressão arterial sistólica estiver adequada (> 100 mmHg), pode ser considerada uma infusão intravenosa de nitroglicerina (NTG). Começar com uma dose de 10 μg/min e dobrar a cada 10 minutos de acordo com a resposta e a tolerância (em geral a titulação é limitada pela hipotensão). Raramente é necessária uma dose maior do que 100 μg/min.

circulação do paciente e a função dos órgãos vitais até que o próprio coração do paciente se recupere ou que um procedimento cirúrgico definitivo possa ser realizado (p. ex., intervenção coronariana percutânea, implantação de um dispositivo de assistência ventricular ou transplante cardíaco).

### Cardiodesfibrilador implantável

Cerca de metade dos pacientes com insuficiência cardíaca morre subitamente, principalmente como resultado de uma arritmia ventricular. O risco relativo de morte súbita, ao contrário da morte por insuficiência cardíaca progressiva, é maior em pacientes com sintomas mais leves. Em pacientes com insuficiência cardíaca mais avançada, as mortes decorrentes de insuficiência progressiva da bomba são relativamente mais comuns. Fármacos antiarrítmicos não melhoram a sobrevida na insuficiência cardíaca. Entretanto, os CDI (Capítulo 60) reduzem o risco de morte em pacientes selecionados após um infarto do miocárdio (Capítulo 64) e, em um grande ECR, melhoraram a sobrevida de pacientes com insuficiência cardíaca de classe II ou III e a disfunção sistólica refratária comparativamente que era considerado a terapia médica ótima naquele momento. Entretanto, recentemente, um grande ECR com acompanhamento mais longo não observou reduções na mortalidade por todas as causas quando um CDI foi adicionado a uma terapia farmacológica excelente atual e à terapia com dispositivos em pacientes mais velhos com insuficiência cardíaca não isquêmica.[A15] Atualmente, além de seu papel em pacientes com etiologia isquêmica, as evidências favorecem o uso de CDI em pacientes com insuficiência cardíaca não isquêmica,[A16] comorbidades limitadas (*i. e.*, um baixo risco de morte não cardiovascular), sobrevida prevista de pelo menos 1 ano e fração de ejeção ventricular esquerda abaixo de 35% apesar de pelo menos 3 meses de tratamento com terapia modificadora (*i. e.*, um IECA [ou BRA ou INBRA], betabloqueador e antagonista do receptor de mineralocorticoide).⁹

### Terapia de ressincronização cardíaca

Cerca de 30% dos pacientes com insuficiência cardíaca e fração de ejeção reduzida apresentam um prolongamento substancial da duração do complexo QRS ao eletrocardiograma, que é um marcador de ativação elétrica anormal do ventrículo esquerdo, causando dissincronia da contração, esvaziamento ventricular menos eficiente e, frequentemente, regurgitação mitral. O acoplamento atrioventricular também pode ser anormal, como refletido por um intervalo PR prolongado, assim como pode ocorrer na sincronia interventricular. A terapia de ressincronização cardíaca (TRC) com indução de ritmo atrial-biventricular ou multissítio otimiza a ativação atrioventricular e melhora a sincronização da contração cardíaca. Em pacientes sintomáticos (classes II a IV da NYHA), que tenham ritmo sinusal, disfunção sistólica marcante (fração de ejeção ventricular esquerda ≤ 35%) e um QRS largo, a adição da TRC à terapia médica ótima e a um CDI melhora a função de bomba, reduz a regurgitação mitral, alivia os sintomas e prolonga significativamente a capacidade de realização de exercícios. A TRC também reduz substancialmente o risco de morte e de admissão hospitalar por piora da insuficiência cardíaca nesses pacientes.[A17] Muitas outras medidas de desfecho, incluindo a qualidade de vida, também são melhoradas. Não está claro se a TRC é benéfica para pacientes com fibrilação atrial ou com alargamento de QRS decorrente de bloqueio em ramo cardíaco não esquerdo. Todos os pacientes com ritmo sinusal e sintomas persistentes (classes II a IV da NYHA), além de fração de ejeção menor ou igual a 35%, apesar de terapia médica modificadora ótima (IECA [ou BRA ou INBRA], betabloqueador e antagonista do receptor de mineralocorticoide) devem ser considerados para TRC se apresentarem duração de QRS maior ou igual a 130 ms, especialmente se houver morfologia de bloqueio do ramo esquerdo, com os maiores benefícios observados em pacientes com duração de QRS maior ou igual a 150 ms. Já pacientes com duração de QRS menor do que 130 ms podem ser prejudicados pela TRC.[A18]

### Cirurgia
Exceto para o transplante cardíaco e os dispositivos de assistência ventricular, não existem critérios amplamente aceitos para a intervenção cirúrgica. O uso de procedimentos cirúrgicos é variável entre os centros médicos e é bastante dependente da experiência e da *expertise* locais. Em geral são necessários exames de imageamento realizados por especialistas e avaliações hemodinâmicas e funcionais detalhadas quando qualquer paciente com insuficiência cardíaca é considerado para uma cirurgia e é essencial um trabalho próximo entre os especialistas relevantes nesses campos. A *expertise* coletiva nos centros cirúrgicos frequentemente é utilizada para a tomada de decisões altamente individualizadas sobre se é necessário operar e quais procedimentos serão realizados. Tratamentos cirúrgicos "estabelecidos" para insuficiência cardíaca incluem enxerto de *bypass* arterial coronariano, cirurgia cardíaca, intervenções cirúrgicas ou percutâneas para a estenose da valva aórtica e para a incompetência da valva mitral (Capítulo 66), implantação de dispositivos de assistência ventricular e transplante cardíaco.

#### Intervenção coronariana percutânea e enxerto de *bypass* arterial coronariano
A intervenção coronariana percutânea ou o uso de *bypass* arterial coronariano (Capítulo 65), quando adequado, é indicado para o alívio da angina. Os graus de isquemia e da viabilidade miocárdica residual podem ser determinados por avaliações não invasivas como a ecocardiografia com dobutamina (Capítulo 49), o imageamento por ressonância magnética (Capítulo 50) e a tomografia por emissão de pósitrons (Capítulo 50) em pacientes com fração de ejeção ventricular esquerda prejudicada. O enxerto de *bypass* arterial coronariano reduz o risco de morte cardiovascular e de hospitalização cardiovascular (incluindo hospitalização por insuficiência cardíaca) em pacientes com miocardiopatia isquêmica, fração de ejeção menor ou igual a 35% e DAC tratável por *bypass* arterial coronariano (embora o principal estudo tenha excluído indivíduos com doença na artéria principal esquerda e angina de classes III-IV de acordo com a Canadian Cardiovascular Society).[A19] O benefício líquido não foi aparente até aproximadamente 2 anos após a randomização por causa da mortalidade peroperatória relacionada com a cirurgia. O enxerto de *bypass* arterial coronariano é, portanto, recomendado em pacientes que sejam elegíveis para a cirurgia e que tenham uma expectativa de vida prevista de pelo menos 2 anos. Não está claro se a intervenção coronariana percutânea tem o mesmo benefício prognóstico.

#### Transplante cardíaco
O transplante cardíaco ainda é a intervenção cirúrgica mais aceita (Tabela 53.7) para o estágio terminal da insuficiência cardíaca. Os critérios de seleção em geral focam em pacientes com insuficiência cardíaca refratária, ou seja, aqueles com sintomas e limitações funcionais graves (com pico de consumo de oxigênio menor do que 12 mℓ/kg por minuto), bem como um curso clínico e um prognóstico particularmente preocupantes atribuídos ao problema cardíaco. Esses pacientes frequentemente são dependentes de agentes inotrópicos administrados intravenosamente e de suporte mecânico.

São realizados cerca de 3.000 transplantes cardíacos por ano nos EUA (em comparação com cerca de 4.000 implantações de dispositivos de assistência ventricular). A principal limitação é a escassez de órgãos. Os critérios de exclusão absolutos e relativos para o transplante cardíaco (Tabela 53.8) incluem idade avançada, comorbidades sérias, resistência vascular pulmonar não reversível de mais de 6 unidades Wood.

**Tabela 53.7** Indicações para o transplante cardíaco.

1. Choque cardiogênico refratário que exija suporte inotrópico intravenoso contínuo ou suporte circulatório mecânico com um balão intra-aórtico, oxigenação por membrana extracorpórea venoarterial ou dispositivo de assistência ventricular esquerda
2. Insuficiência cardíaca congestiva persistente de classe IV da NYHA refratária à terapia médica máxima (pico de consumo de oxigênio < 10 a 12 mℓ/kg/min)
3. Sintomas intratáveis ou graves de isquemia em pacientes com DAC que não responda à revascularização percutânea ou cirúrgica
4. Arritmias recorrentes potencialmente fatais e refratárias à terapia clínica, à ablação por cateterismo, à implantação de desfibrilador intracardíaco ou a uma combinação desses tratamentos
5. Cardiopatia congênita com disfunção ventricular grave que não possa ser corrigida ou atenuada por tratamento clínico ou cirúrgico

De Mancini D, Naka Y. Cardiac transplantation. In: Goldman L, Schafer AI, eds. *Goldman-Cecil Medicine*. 25th ed. Philadelphia: Elsevier Saunders; 2016.

**Tabela 53.8** Critérios de contraindicação para o transplante cardíaco.

I. Contraindicações absolutas
1. Doença sistêmica com limitação da expectativa de vida apesar do transplante cardíaco, incluindo:
   a. Malignidade de órgãos sólidos ou de sangue ativa ou recente
   b. Disfunção renal ou hepática irreversível em pacientes aguardando apenas por transplante de coração
   c. Doença pulmonar obstrutiva grave (VEF$_1$ < 1 ℓ/min)
   d. Doenças multissistêmicas ativas
2. Hipertensão pulmonar fixa com um gradiente transpulmonar médio > 5 mmHg ou resistência vascular pulmonar > 6 unidades Wood que não seja reduzida por vasodilatadores, por agentes inotrópicos parenterais, por inibidores da fosfodiesterase do tipo V, por antagonistas do receptor de endotelina ou por um dispositivo de assistência mecânica

II. Contraindicações relativas
1. Idade > 72 anos
2. Qualquer infecção ativa (exceto por infecções relacionadas ao dispositivo em pacientes com dispositivo de assistência ventricular)
3. Úlcera péptica ativa
4. Diabetes melito com envolvimento moderado de órgãos (neuropatia, nefropatia ou retinopatia)
5. Doença cerebrovascular ou vascular periférica grave
6. Obesidade mórbida (IMC > 35) ou caquexia (IMC < 18)
7. Disfunção renal crônica significativa com níveis de creatinina > 2,5 mg/dℓ, depuração (*clearance*) de creatinina < 25 mℓ/min*
8. Disfunção hepática significativa com níveis de bilirrubina > 2,5 mg/dℓ, níveis séricos de transaminase > 3 vezes o normal, RNI > 1,5 sem varfarina
9. Disfunção pulmonar grave com VEF$_1$ < 40% do normal
10. Infarto pulmonar nas últimas 6 a 8 semanas
11. Distúrbio neuromuscular ou neurológico irreversível
12. Doença mental ativa ou instabilidade psicossocial
13. Abuso de substâncias psicoativas, tabaco ou álcool etílico nos últimos 6 meses
14. Coagulopatias significativas

*Pode ser elegível para o transplante cardíaco se o suporte inotrópico ou se o manejo hemodinâmico produzir valores de creatinina < 2 mg/dℓ e depuração (*clearance*) de creatinina > 50 mℓ/min. O transplante também pode ser aconselhável na forma de um transplante duplo de coração e rim.
IMC = índice de massa corporal; VEF$_1$ = volume expiratório forçado em 1 segundo; RNI = razão normalizada internacional.
De Mancini D, Naka Y. Cardiac transplantation. In: Goldman L, Schafer AI, eds. *Goldman-Cecil Medicine*. 25th ed. Philadelphia: Elsevier Saunders; 2016.

Para diagnosticar a rejeição ao transplante, que pode ser mediada por anticorpos ou por células, em geral são realizadas biopsias endomiocárdicas transjugulares semanalmente durante 1 mês ou a cada 2 semanas durante 2 meses e, então, a cada 1 ou 2 meses durante o primeiro ano. Em pacientes assintomáticos com baixas doses de corticosteroide, a análise do perfil de expressão gênica do sangue periférico[10] pode fornecer desfechos clínicos equivalentes com menos biopsias.[A20] A rejeição celular em geral é facilmente tratada com altas doses de corticosteroides, mas a rejeição humoral pode precisar de imunossupressão mais agressiva (Capítulo 43).

Outro tipo de rejeição crônica é a vasculopatia do transplante, que ocorre em uma taxa anual de 5 a 10%.[11] As apresentações mais comuns dessa síndrome são fadiga, insuficiência cardíaca, infarto do miocárdio, arritmia ventricular ou morte súbita e, menos frequentemente, angina com o esforço.

Os pacientes são tipicamente avaliados por angiografia coronariana realizada anualmente, além de ecocardiografia sob estresse e tomografia com emissão de pósitrons. O tratamento utiliza altas doses de estatinas (Tabela 195.3 no Capítulo 195) e inibidores de mTOR (p. ex., sirolimo ou everolimo),[A21] mas pode ser necessário um segundo transplante.

A taxa de sobrevida após o transplante cardíaco atualmente é de cerca de 85 a 90% no primeiro ano, de 70 a 75% em 5 anos e de 20% em 20 anos. Vasculopatia do transplante e malignidades contribuem para quase um terço das mortes entre pacientes que sobrevivem 10 ou mais anos após o transplante.

### Suporte circulatório mecânico
Dada a escassez de órgãos para transplante, pode ser utilizado o suporte circulatório mecânico com um dispositivo de assistência ventricular esquerda (ou biventricular) – DAVE – como uma "ponte até o transplante" ou, em alguns centros, como uma alternativa permanente e definitiva ao transplante ("terapia final").[12] O suporte circulatório mecânico também pode ser utilizado como uma "ponte para a elegibilidade" (i. e., para tentar melhorar suficientemente o estado clínico de um paciente para que este se torne elegível para o transplante).[13] Um dispositivo de fluxo axial contínuo pode fornecer a 46% dos pacientes uma sobrevida de 2 anos livre de uma segunda cirurgia ou de derrame incapacitante. Uma nova bomba ventricular de fluxo centrífugo com levitação magnética pode fornecer melhores desfechos a curto prazo e em 2 anos do que a bomba de fluxo axial.[A22,A22b]

Como nem todo hospital pode ou deve oferecer todos esses níveis de suporte para os pacientes com insuficiência cardíaca avançada, existe um reconhecimento geral de que esses dispositivos devem estar concentrados em uma quantidade limitada de centros especializados. Os centros que oferecem esses dispositivos utilizam critérios como sintomas graves persistentes (> 2 meses) apesar de terapia farmacológica ótima e com o uso de dispositivos ou, ainda, outras características que coloquem os pacientes em alto risco de morte (p. ex., fração de ejeção ventricular esquerda < 25%, três ou mais hospitalizações decorrentes de insuficiência cardíaca nos últimos 12 meses, pico de consumo de oxigênio < 12 m$\ell$/kg por minuto, dependência de terapia inotrópica intravenosa, disfunção orgânica progressiva e deterioração da função ventricular direita) para decidir quem deve receber o suporte circulatório mecânico.

### Organização do cuidado e monitoramento remoto
Estudos mostraram que um cuidado organizado, liderado por enfermeiros e multidisciplinar pode melhorar os desfechos em pacientes com insuficiência cardíaca, particularmente por reduzir a recorrência de internações hospitalares. Desse modo, recomenda-se que todos os pacientes com insuficiência cardíaca participem de um programa de manejo da doença. A abordagem mais bem-sucedida de manejo da doença parece envolver a educação dos pacientes, de seus familiares e de seus cuidadores a respeito da insuficiência cardíaca e de seu tratamento (incluindo a flexibilidade da dose do diurético e reforçando a importância de aderir ao tratamento), reconhecendo (e intervindo) na deterioração precoce (dispneia, ganho súbito de peso, edema) e otimizando tratamentos farmacológicos consolidados. Uma abordagem centrada na casa do paciente em detrimento a uma clínica pode ser melhor, embora sejam necessários ensaios para comparar diretamente esses tipos de intervenção. Até mesmo o acompanhamento por telefone é valioso.[A23] Também estão sendo testadas novas tecnologias que permitem o monitoramento não invasivo a distância de medidas fisiológicas (p. ex., frequência e ritmo cardíacos, pressão arterial, temperatura, frequência respiratória, peso e estimativa do teor de água corporal) e dos dispositivos implantados, que coletam dados semelhantes e que podem ser avaliados a distância. Porém, estudos ainda não forneceram resultados consistentes. Apesar da utilidade do peptídio natriurético cerebral (BNP) para o diagnóstico da insuficiência cardíaca e como medida prognóstica, o tratamento guiado pelos níveis de BNP não foi demonstrado em ensaios randomizados como sendo consistentemente melhor do que o cuidado padrão, baseado em evidências. Por sua vez, em um ECR moderadamente grande, o tratamento baseado em dados hemodinâmicos transmitidos a partir de um sensor de pressão implantado na artéria pulmonar reduziu as hospitalizações decorrentes de insuficiência cardíaca em 30% ao longo de um período de 6 meses.[A24]

### Educação
A educação do paciente, de sua família e de seus cuidadores (Tabela 53.9) é valiosa. A autodetecção dos sinais e sintomas precoces da deterioração do quadro permite uma intervenção mais rápida. O aconselhamento a respeito do uso adequado das terapias, com ênfase sobre a adesão, é crítico.

Existem materiais úteis direcionados para os pacientes disponíveis a partir de várias fontes confiáveis: o Heart Failure Society of America (http://www.hfsa.org/patient/patient-tools/), a American Heart Association (http://www.heart.org/HEARTORG/Conditions/HeartFailure/Heart-Failure_UCM_002019_SubHomePage.jsp), o National Heart, Lung and Blood Institute (http://www.nhlbi.nih.gov/health/dci/Diseases/Hf/HF_WhatIs.html),

**Tabela 53.9** Tópicos que devem ser conversados com os pacientes com insuficiência cardíaca e com seus familiares e cuidadores.

**ORIENTAÇÃO GERAL**
Explicar o que é a insuficiência cardíaca e por que ocorrem os sinais/sintomas
  Causas da insuficiência cardíaca
  Como reconhecer os sinais/sintomas
  O que fazer se ocorrerem sinais/sintomas
  Como se pesar (para identificar retenção de líquido)

**BASE RACIONAL DO TRATAMENTO**
A importância da adesão aos tratamentos farmacológicos e não farmacológicos (p. ex., dieta)
Aconselhamento sobre tabagismo
Prognóstico

**ACONSELHAMENTO SOBRE OS FÁRMACOS**
Análise racional (i. e., benefícios dos fármacos individuais)
Dose e cronologia da administração
Efeitos colaterais potenciais (e qual ação deve ser tomada, se for o caso)
O que fazer se esquecer uma dose
Automanejo (p. ex., dosagem flexível de diurético)

**REPOUSO E EXERCÍCIO**
Repouso
Exercício e atividades relacionadas com o trabalho
Atividade física diária
Atividade sexual
Reabilitação

**ASPECTOS PSICOSSOCIAIS**
Depressão
Função cognitiva
Suporte social

**VACINAÇÕES E IMUNIZAÇÕES**
Antigripal
Pneumococos

**OUTROS**
Viagem
Direção de veículos automotivos
Hábitos sociais e dietéticos
  Controle da ingestão de sódio, quando necessário (p. ex., alguns pacientes com insuficiência cardíaca grave)
  Evitar o excesso de líquido na insuficiência cardíaca grave
  Evitar o consumo excessivo de álcool etílico e de substâncias psicoativas

Modificada de McMurray JJ, Adamopoulos S, Anker SD, et al. ESC Guidelines for the diagnosis and treatment of acute and chronic heart failure 2012: the Task Force for the Diagnosis and Treatment of Acute and Chronic Heart Failure 2012 of the European Society of Cardiology. Developed in collaboration with the Heart Failure Association (HFA) of the ESC. *Eur Heart J.* 2012;33:1787-1847.

a Heart Failure Association of the European Society of Cardiology (http://www.heartfailurematters.org/en_GB) e outras organizações elaboraram documentos.

#### Aconselhamento sobre o uso dos medicamentos
Quando adequado, é preciso ensinar o paciente a ajustar a dose do diurético dentro de limites individualizados. A dose pode ser aumentada (ou pode ser adicionado um diurético suplementar) se houver evidências de retenção hídrica (sintoma de congestão) ou diminuída se houver evidências de hipovolemia (p. ex., aumento da sede associada a perda de peso ou tontura postural, especialmente durante dias quentes ou alguma doença que cause redução da ingestão de líquido ou de sódio e perda de água). Se a hipovolemia for mais evidente, as doses de outros medicamentos também devem ser reduzidas.

Os efeitos esperados, benéficos ou adversos, dos outros fármacos também devem ser explicados detalhadamente (p. ex., possível associação entre tosse e IECA). É útil informar os pacientes que as melhoras com o uso de qualquer fármaco são graduais e podem se tornar totalmente evidentes apenas após várias semanas ou meses do início do tratamento. Também é importante explicar a necessidade da titulação gradual com um IECA, BRA, INBRA e betabloqueador até o nível desejado, o que novamente pode demorar semanas ou meses para alcançar. Os pacientes devem ser aconselhados a não utilizarem AINE sem consultar um médico e a serem cautelosos a respeito do uso de fitoterápicos ou outros compostos não registrados (Capítulo 34).

### Adesão
A orientação e o aconselhamento do paciente, de seus familiares e de seus cuidadores promovem a adesão, que está associada a desfechos melhores. A adesão farmacológica também pode ser melhorada por visitas em casa, programas especializados de acompanhamento e alguns auxílios farmacológicos, como caixas para a alocação das doses (organização da medicação).

### Modificação do estilo de vida
#### Exercícios físicos
O exercício aeróbico supervisionado, estruturado e personalizado é seguro e melhora a capacidade funcional e a qualidade de vida em pacientes com insuficiência cardíaca. Uma prescrição adequada de exercícios também pode reduzir a hospitalização e a taxa de mortalidade de pacientes com insuficiência cardíaca. A atividade física regular ou o treinamento de exercícios, se disponível, é recomendado para todos os pacientes com insuficiência cardíaca capazes de se exercitarem.

#### Dieta, nutrição e etilismo
A maior parte das diretrizes defende evitar alimentos com teor de sódio relativamente elevado na crença de que dessa maneira é possível reduzir a necessidade de terapia com diuréticos. Essa recomendação se baseia na experiência clínica, que sugere que o excesso de ingestão de sódio pode precipitar uma descompensação clínica. Alguns substitutos para o sal de cozinha apresentam alto teor de potássio, que pode causar hiperpotassemia.

A restrição da ingestão de líquido é indicada apenas durante episódios de descompensação associados a edema periférico ou hiponatremia. Nessas situações, a ingestão diária deve ser restrita a de 1,0 a 2,0 $\ell$ para ajudar a facilitar a redução do volume de líquido extracelular e a evitar hiponatremia.

A redução do peso em excesso diminui o trabalho cardíaco e pode reduzir os níveis de pressão arterial (Capítulo 70). Por sua vez, uma dieta inadequada é comum em casos de insuficiência cardíaca grave e o desenvolvimento de caquexia cardíaca é um sinal desfavorável. A redução da ingestão de alimentos algumas vezes é causada por náuseas (p. ex., relacionadas com o uso de digoxina ou por congestão hepatoesplênica) ou inchaço abdominal (p. ex., decorrente de ascite). Nesses casos, refeições pequenas e frequentes e líquidos ricos em proteínas e calorias podem ser úteis. Na insuficiência cardíaca descompensada grave, comer e se inclinar podem ser atividades difíceis por causa da dispneia – a chamada "bendopneia".

Acredita-se que o consumo moderado de álcool etílico não seja prejudicial na insuficiência cardíaca, embora a ingestão excessiva possa causar miocardiopatia e arritmias atriais em indivíduos suscetíveis. Em pacientes com suspeita de miocardiopatia alcoólica, a abstinência de álcool pode melhorar a função cardíaca.

#### Tabagismo
O tabagismo causa vasoconstrição periférica, que é prejudicial na insuficiência cardíaca. A terapia de substituição de nicotina (Capítulo 29) é segura na insuficiência cardíaca. A segurança da bupropiona é incerta na insuficiência cardíaca, especialmente porque ela sabidamente eleva a pressão arterial e a vareniclina aumenta o risco cardiovascular.

#### Atividade sexual
A atividade sexual não precisa ser reduzida nos pacientes com insuficiência cardíaca compensada, embora a dispneia possa ser um fator limitante. Em homens com disfunção erétil (Capítulo 221), o tratamento com um inibidor de fosfodiesterase de monofosfato de guanina cíclica do tipo 5 pode ser útil, mas esses fármacos não devem ser ingeridos em menos de 24 horas após o uso de um nitrato e os nitratos não devem ser retomados durante pelo menos 24 horas após o uso desses fármacos. É preciso tomar cuidado quando sildenafila ou outro inibidor de fosfodiesterase do tipo 5 é utilizado junto com sacubitril/valsartana por causa do risco de hipotensão.

#### Direção
Os pacientes com insuficiência cardíaca podem continuar a dirigir veículos automotivos, desde que sua condição não induza dispneia, fadiga ou outros sintomas incapacitantes. Pacientes que já tenham experimentado recentemente síncope, cirurgia cardíaca, intervenção coronariana percutânea ou implantação de dispositivo podem ser aconselhados a restringir a direção, pelo menos temporariamente, de acordo com as regulações locais. Os pacientes com carteira de motorista profissional também estão sujeitos a restrições adicionais.

#### Viagens
Voos curtos dificilmente causam problemas para um paciente com insuficiência cardíaca compensada. Para pacientes com um DAVE, a viagem deve ser planejada com antecedência e em conjunto com a equipe que atende o paciente. A pressão da cabine geralmente é mantida para fornecer um nível de oxigênio que não seja menor do que o equivalente a 1.830 metros acima do nível do mar, o que deve ser bem tolerado por pacientes sem doença pulmonar grave ou hipertensão pulmonar. Viagens mais longas podem causar edema e desidratação, por causa da perda insensível de líquido, agravada pelo consumo de bebidas cafeinadas e pelo álcool, predispondo, assim, à trombose venosa. Evitar a desidratação é especialmente importante em pacientes com um DAVE porque o funcionamento desses dispositivos é sensível ao volume sanguíneo. Os ajustes posológicos de diuréticos e de outros tratamentos devem ser discutidos com o paciente que deseje viajar para um clima quente ou para um país em que o risco de gastrenterite seja elevado. Também é aconselhável que o paciente com insuficiência cardíaca carregue uma lista de medicamentos, o contato de seu médico e, para a segurança no aeroporto, as informações do dispositivo implantado. Nos pacientes com DAVE, é aconselhável entrar em contato com um médico no destino do paciente.

### Comorbidades
As comorbidades, que são comuns e importantes nos pacientes com insuficiência cardíaca, podem estar relacionadas com a doença cardiovascular que causou ou contribuiu para a insuficiência cardíaca (p. ex., hipertensão arterial sistêmica, DAC, diabetes melito), podem surgir como uma complicação da insuficiência cardíaca (p. ex., arritmias) ou podem ser resultado de um efeito colateral de algum tratamento fornecido para a insuficiência cardíaca (p. ex., gota). As causas exatas de outras comorbidades na insuficiência cardíaca, como diabetes (Capítulo 216), depressão (Capítulo 369), apneia do sono (Capítulo 377), disfunção renal (Capítulo 121) e anemia (Capítulo 149) são complexas e incertas. Essas e outras comorbidades, como DPOC e asma, são importantes porque constituem o principal determinante do prognóstico e limitam o uso de alguns tratamentos para a insuficiência cardíaca (p. ex., disfunção renal limitando o uso de IECA ou asma limitando o uso de betabloqueadores) e porque o tratamento das comorbidades pode afetar a estabilidade da insuficiência cardíaca (p. ex., AINE necessário para o tratamento de condições reumáticas pode causar retenção de sal e de água e disfunção renal). Tanto a prevenção (p. ex., diabetes melito) quanto o tratamento (p. ex., anemia) das comorbidades estão sendo avaliados como uma nova meta terapêutica potencial na insuficiência cardíaca.

#### Angina e isquemia
Os betabloqueadores são benéficos tanto para a angina quanto para a insuficiência cardíaca. Semelhantemente, a ivabradina, que reduz a frequência cardíaca por inibir a corrente $I_f$ no nó SA, também é benéfica tanto para a angina quanto para a insuficiência cardíaca. Os nitratos aliviam a angina, mas não apresentam valor comprovado na insuficiência cardíaca crônica. Os bloqueadores de canal de potássio devem geralmente ser evitados na insuficiência cardíaca porque têm ação inotrópica negativa e causam edema periférico; apenas anlodipino comprovadamente não exerce efeitos colaterais na sobrevida, mas aumenta o risco de edema pulmonar. Trimetasidina, ranolasina e nicorandil são fármacos para o tratamento da angina disponíveis em alguns países; sua segurança para pacientes com insuficiência cardíaca não é conhecida. A revascularização percutânea ou cirúrgica (Capítulo 65) também é valiosa para o alívio da angina em alguns pacientes com insuficiência cardíaca (ver adiante). O enxerto coronariano pode reduzir o risco de morte e de hospitalização por causas cardiovasculares (incluindo hospitalização por insuficiência cardíaca) em alguns pacientes com insuficiência cardíaca e angina, além de fração de ejeção reduzida.[A25]

#### Fibrilação atrial
A fibrilação atrial (Capítulo 58) pode ser a causa ou a consequência da insuficiência cardíaca em um paciente com fibrilação atrial e uma frequência ventricular acelerada e essa distinção pode ser difícil, especialmente porque fibrilações atriais prolongadas podem levar a miocardiopatia relacionada com a frequência cardíaca. Tireotoxicose (Capítulo 213) e valvopatia mitral (Capítulo 66), especialmente a estenose, devem ser excluídas. O abuso de álcool etílico também deve ser considerado. São oferecidos betabloqueadores e digoxina para o controle da frequência ventricular. O paciente deve ser supervisionado atentamente após o início desses tratamentos porque disfunções do nó SA podem aumentar o risco de bradicardia. Se o paciente se apresentar no departamento de emergência com insuficiência cardíaca grave, choque ou isquemia miocárdica, deve ser considerado o uso de cardioversão elétrica ou farmacológica urgente (Capítulo 60). Afora isso, existe pouca ou nenhuma evidência para justificar uma estratégia de restabelecimento do ritmo sinusal além do controle da frequência ventricular na maior parte dos pacientes com fibrilação atrial e insuficiência cardíaca (Capítulo 58). Um ECR de tamanho modesto mostrou que a ablação por cateter reduz as hospitalizações e a taxa de mortalidade de alguns pacientes com insuficiência cardíaca e fibrilação atrial[A26] e metanálise utilizando principalmente aquele estudo chegou a uma conclusão semelhante.[A26b] Entretanto, esses achados precisam ser confirmados por ensaios adicionais. Se a terapia farmacológica não conseguir controlar a frequência ventricular, pode ser necessária a ablação ou estimulação do

nó atrioventricular (Capítulo 60). Existe uma indicação forte de profilaxia de tromboembolismo com o uso de um anticoagulante de ação direta ou de varfarina em pacientes com insuficiência cardíaca e fibrilação atrial paroxística, persistente ou permanente (Capítulo 58).

### Asma e obstrução reversível das vias respiratórias
A asma é uma contraindicação para o uso de betabloqueador, mas a maior parte dos pacientes com doença pulmonar obstrutiva crônica (Capítulo 82) consegue tolerar um betabloqueador. A congestão pulmonar pode mimetizar a DPOC. A administração sistêmica de um corticosteroide para tratar uma obstrução reversível das vias respiratórias pode causar retenção de sódio e de água e exacerbar a insuficiência cardíaca, enquanto a terapia inalatória é mais bem tolerada.

### Diabetes melito
A prevalência e a incidência de diabetes melito são elevadas na insuficiência cardíaca e o risco de desenvolvimento de diabetes melito do tipo 2 (DM2) pode ser reduzido com o uso de inibidores da ECA e de BRA. O tratamento com betabloqueador não é contraindicado e é benéfico para os pacientes com diabetes e insuficiência cardíaca. Em pacientes com insuficiência cardíaca e DM2, o uso de sacubitril/valsartana reduz o nível de hemoglobina glicada e a necessidade de instituição de tratamento insulínico em comparação com o uso de um IECA.

Para pacientes diabéticos com insuficiência cardíaca, o ideal seria utilizar medicamentos que não piorem ou, melhor ainda, que reduzam os sintomas da insuficiência cardíaca ou que melhorem o prognóstico. Por exemplo, nem a insulina nem os antagonistas do receptor do peptídio-1 semelhante ao glucagon (GLP-1; do inglês, *glucagon-like peptide-1*) aumentam o risco de desenvolvimento de insuficiência cardíaca e ambos são considerados seguros em pacientes com insuficiência cardíaca. Os inibidores do cotransportador de sódio e glicose do tipo 2, que reduzem o risco de desenvolvimento de insuficiência cardíaca, estão sendo utilizados atualmente em pacientes com insuficiência cardíaca persistente. Comparativamente, vários agentes não são recomendados para pacientes com insuficiência cardíaca grave. As tiazolidinedionas causam retenção de sódio e de água; a metformina pode causar acidose láctica em pacientes com insuficiência cardíaca grave e a saxagliptina, que aumenta o risco de desenvolver insuficiência cardíaca, deve ser evitada. Embora não existam evidências de um risco semelhante com o uso de outros inibidores dipeptil peptidase-4, esses medicamentos também não são recomendados.

### Função tireoidiana anormal
Tanto a tireotoxicose quanto o hipotireoidismo podem causar insuficiência cardíaca (e a tireotoxicose pode causar fibrilação atrial, o que pode precipitar a insuficiência cardíaca). A amiodarona também pode induzir tanto o hipotireoidismo quanto o hipertireoidismo, sendo que o hipertireoidismo é particularmente difícil de diagnosticar. O risco de disfunção tireoidiana pode ser menor com o agente antiarrítmico dronedarona, mas a dronedarona aumenta a mortalidade na insuficiência cardíaca grave e deve ser evitada por pacientes com insuficiência cardíaca de estágios C ou D ou com insuficiência cardíaca recentemente descompensada.

### Gota
A hiperuricemia e a gota (Capítulo 257) são frequentes na insuficiência cardíaca e podem ser causadas ou agravadas pelo tratamento com diurético. Crises agudas de gota são tratadas mais eficientemente com colchicina, esteroides orais ou esteroides intra-articulares em vez de AINEs. O alopurinol também pode prevenir os ataques de gota com mais segurança do que o febuxostate.[A27]

### Disfunção renal
A maioria dos pacientes com insuficiência cardíaca apresenta uma taxa de filtração glomerular reduzida. IECA, BRA, sacubitril/valsartana e ARM frequentemente causam redução inicial, porém pequena, da taxa de filtração glomerular e aumento dos níveis séricos de ureia e creatinina, porém, se esses aumentos forem limitados, o tratamento não deve ser interrompido. Elevações acentuadas da ureia sanguínea e da creatinina sérica, por sua vez, devem ser observadas atentamente e deve ser investigada estenose arterial coronariana (Capítulo 116). A disfunção renal também pode ser causada por depleção de sódio e de água (p. ex., decorrente de diurese excessiva, diarreia e vômitos), que leva à hipovolemia e à hipotensão relativas. Por sua vez, a congestão venosa renal contribui para a disfunção renal em pacientes com sobrecarga importante de volume. Agentes nefrotóxicos como AINEs também são uma causa comum de disfunção renal na insuficiência cardíaca.

### Obstrução prostática
Para a doença prostática (Capítulo 120), um inibidor da 5α-redutase pode ser preferível a um antagonista do adrenorreceptor-α, que pode causar hipotensão e retenção de sódio e de água. Um inibidor da fosfodiesterase do tipo 5 é uma alternativa, mas não pode ser utilizado em pacientes tratados com nitratos e deve ser utilizado com cuidado por pacientes em uso de sacubitril/valsartana. A obstrução prostática também deve ser considerada em homens com deterioração da função renal.

### Anemia
Anemia normocítica e normocrômica (Capítulo 149) é comum na insuficiência cardíaca, parcialmente por causa da alta prevalência de disfunção renal. A subnutrição e a perda sanguínea também podem contribuir. Três ECR curtos mostraram que o tratamento intravenoso com carboximaltose férrica melhorou com segurança a qualidade de vida, reduziu os sintomas e aumentou a capacidade funcional de pacientes com insuficiência cardíaca de classe II ou III da NYHA e deficiência de ferro, mas outro ensaio não mostrou benefício com o uso de ferro oral. O agente estimulador de eritropoese darbepoetina não apresentou benefícios para pacientes com insuficiência cardíaca e anemia.

### Depressão
Depressão (Capítulo 369) é comum em pacientes com insuficiência cardíaca, talvez em parte por causa de distúrbios no eixo hipotálamo-hipófise e de outras vias neuroquímicas, mas também como resultado de isolamento social e de ajuste à doença crônica. A depressão está associada a um estado funcional pior, redução na adesão ao tratamento e desfechos clínicos insatisfatórios. Tanto as intervenções psicossociais quanto o tratamento farmacológico são úteis. Inibidores seletivos da recaptação de serotonina (ISRSs) são considerados os agentes farmacológicos com melhor tolerância, enquanto os antidepressivos tricíclicos devem ser evitados por causa de suas ações anticolinérgicas e de seu potencial para causar arritmias.

### Apneia do sono
Distúrbios respiratórios durante o sono, incluindo tanto a apneia do sono do tipo obstrutivo quanto do tipo central (Capítulo 377), são comuns em pacientes com insuficiência cardíaca. A administração contínua de ar com pressão positiva melhora os sintomas da apneia do sono do tipo obstrutivo em alguns pacientes (Capítulo 377), mas a servo-ventilação adaptativa aumenta o risco de morte em pacientes com insuficiência cardíaca e apneia do sono do tipo central.

### Fármacos que devem ser utilizados com cuidado na insuficiência cardíaca
Pacientes com insuficiência cardíaca, especialmente se ela for grave, frequentemente têm disfunções renal e hepática, de modo que qualquer fármaco excretado predominantemente pelos rins ou metabolizado pelo fígado pode se acumular no organismo (Capítulo 26). Da mesma forma, por causa de suas comorbidades significativas, pacientes com insuficiência cardíaca são inevitavelmente tratados com vários fármacos, aumentando, assim, o risco de interações medicamentosas.

Fármacos que devem ser evitados, se possível, na insuficiência cardíaca incluem a maioria dos antiarrítmicos (incluindo dronedarona, embora a amiodarona e a dofetilida possam ser utilizadas), muitos bloqueadores do canal de cálcio (com a possível exceção sendo anlodipino, embora esse fármaco aumente o risco de edema pulmonar), corticosteroides, AINE, inibidores da ciclo-oxigenase-2, tiazolidinedionas, saxagliptina, metformina, muitos antipsicóticos (p. ex., clozapina) e anti-histamínicos. A FDA recentemente levantou a suspeita de que o agonista de dopamina pramipexol, utilizado para o tratamento da doença de Parkinson (Capítulo 381), também aumente o risco de desenvolvimento de insuficiência cardíaca. Alguns substitutos do sal de cozinha contêm quantidades substanciais de potássio e devem ser utilizados com cuidado. Outros constituintes dietéticos (p. ex., sucos de toranja e *cranberry*) e suplementos como hipérico podem interagir com os fármacos utilizados pelos pacientes com insuficiência cardíaca, especialmente a varfarina e a digoxina. Antagonistas do adrenorreceptor-α, utilizados comumente para sintomas prostáticos (Capítulo 120), podem causar hipotensão e retenção hídrica. Vários fármacos usados contra o câncer, incluindo trastuzumabe, podem agravar a insuficiência cardíaca (Tabela 169.4).

## Subtipos de insuficiência cardíaca

### Insuficiência cardíaca com fração de ejeção (FE) ventricular esquerda preservada
Embora todos os pacientes com insuficiência cardíaca sintomática compartilhem vários sinais e sintomas, além de redução na capacidade física e na qualidade de vida, alguns apresentam FE ventricular esquerda preservada (geralmente > 45%)[14] e muitos têm disfunção diastólica (Capítulo 52). A insuficiência cardíaca com FE preservada frequentemente tem uma causa diferente da insuficiência cardíaca sistólica e apresenta melhores taxas de sobrevida (Capítulos 47, 52 e 54). Essa distinção é importante porque a maior parte dos ECR que geraram evidências para o tratamento da insuficiência cardíaca incluíram apenas pacientes com FE ventricular esquerda reduzida. O tratamento dos distúrbios cardiovasculares subjacentes à insuficiência cardíaca com FE preservada ou de outros distúrbios que

possam contribuir para os estágios C e D dessa doença, como hipertensão arterial sistêmica, isquemia miocárdica e diabetes melito, é tão crítico quanto para os estágios A e B (ver seções anteriores). Em pacientes com fibrilação atrial, o controle da frequência ventricular com um betabloqueador ou com um bloqueador do canal de cálcio que limite a frequência (ou que restabeleça o ritmo sinusal) pode ajudar (Capítulo 58). Os diuréticos são utilizados empiricamente para tratar a retenção de sódio e de água, de acordo com os mesmos princípios da insuficiência cardíaca com FE ventricular esquerda reduzida. O tratamento com o antagonista do receptor de mineralocorticoide espironolactona pode reduzir o risco de admissões hospitalares decorrentes de insuficiência cardíaca e pode ser benéfico para a redução da morte cardiovascular.[A28] Pequenos estudos realizados em pacientes com ritmo sinusal mostraram que o bloqueador do canal de cálcio verapamil pode melhorar os sintomas e a capacidade física de pacientes com insuficiência cardíaca com fração de ejeção ventricular esquerda preservada, mas não foi mostrado que ele possa reduzir a taxa de mortalidade. Em pacientes com insuficiência cardíaca com fração de ejeção preservada, a ivabradina não apresentou efeitos benéficos sobre a capacidade física e o tratamento com mononitrato de isossorbida tende a piorar os níveis de atividade.[A29] A combinação de inibidor de neprilisina e bloqueador de receptor de angiotensina (sacubitril/valsartana) não é benéfica para pacientes com fração de ejeção > 45%.[A29b]

Em um pequeno ECR, um dispositivo intracardíaco transcateter para gerar um desvio intra-atrial da esquerda para a direita reduziu a pressão arterial esquerda durante o repouso e o exercício.[15] Entretanto, ensaios maiores são necessários para verificar a eficácia e a segurança a longo prazo.

### Insuficiência cardíaca decorrente de valvopatia cardíaca
A insuficiência cardíaca também pode ser decorrente de valvopatia cardíaca regurgitante ou estenótica (Capítulo 66). Algumas vezes é difícil determinar se a regurgitação mitral é primária ou secundária em um paciente com insuficiência cardíaca e dilatação ventricular esquerda, embora história pregressa de valvopatia cardíaca conhecida ou de febre reumática sugira valvopatia primária. O objetivo do tratamento da valvopatia cardíaca primária é a prevenção da insuficiência cardíaca pelo reparo cirúrgico ou pela substituição da valva lesionada (Capítulo 66). O desenvolvimento de insuficiência cardíaca é um mau sinal e algumas vezes exige substituição emergencial da valva (p. ex., estenose aórtica), mas, algumas vezes, indica que a reposição da valva não é possível (p. ex., por causa de hipertensão pulmonar grave).

#### Estenose aórtica
A avaliação da valva aórtica (Capítulo 66) pode ser difícil em pacientes com função sistólica ventricular esquerda prejudicada. Esses pacientes podem ter um débito cardíaco insuficiente para gerar um gradiente alto através de uma valva muito estenótica. Por sua vez, uma valva aórtica calcificada e degenerada, porém não estenótica, pode parecer estenosada simplesmente porque ela não se abre normalmente em pacientes com um débito cardíaco muito baixo. O cálculo da área valvar fornece uma avaliação melhor da gravidade da estenose aórtica nesses pacientes. A ecocardiografia de estresse (Capítulo 49) pode ajudar a avaliar o potencial de recuperação ventricular após o alívio da estenose aórtica. Devem ser feitas considerações a respeito de se a isquemia miocárdica concomitante decorrente de DAC também possa contribuir para depressão reversível da função sistólica. A reposição da valva por cateterismo é uma técnica valiosa para pacientes com estenose aórtica, mas com alto risco de uma substituição aberta de valva.

#### Regurgitação mitral
A regurgitação mitral pode ter uma causa primária (orgânica) ou ser manifestação secundária (funcional) em um paciente com insuficiência cardíaca e dilatação ventricular esquerda (Capítulo 66). Na regurgitação mitral primária, algumas vezes a cirurgia resultará em melhora clínica, mas alguns pacientes com disfunção ventricular esquerda avançada não obtêm benefício substancial (p. ex., cirurgia da valva mitral em um paciente com regurgitação mitral grave há muito tempo). O reparo da valva é preferível à sua substituição,[A30] embora nenhum procedimento tenha comprovadamente melhorado a sobrevida. Geralmente, a terapia clínica e o uso de dispositivos (p. ex., TRC) é preferível a uma cirurgia isolada de valva por regurgitação secundária.

O valor do reparo percutâneo da valva mitral ainda é incerto e está sob investigação. Dois ensaios recentes relataram resultados conflitantes,[A31,A32] mas um sugeriu que essa abordagem poderia reduzir o risco de morte e de hospitalização por insuficiência cardíaca em pacientes bem selecionados.

### Insuficiência cardíaca decorrente de miocardiopatia dilatada não isquêmica
Pacientes com insuficiência cardíaca e artérias coronárias normais devem ser avaliados à procura de possíveis causas reversíveis. A hipertensão arterial sistêmica não tratada é, atualmente, uma causa incomum de miocardiopatia dilatada nos EUA, mas a hipertensão arterial sistêmica já foi uma causa importante dessa condição nos EUA e ainda é um problema importante em muitas partes do mundo. As miocardiopatias infiltrativas (p. ex., hemocromatose, amiloide, sarcoide) e as arterites algumas vezes têm terapias específicas recomendadas (Capítulos 54, 89, 179 e 201). A doença de Chagas (Capítulo 326) deve ser considerada em pacientes provenientes de áreas endêmicas. Álcool e outras toxinas (p. ex., agentes quimioterápicos) são outras causas reconhecidas de miocardiopatia dilatada. A miocardiopatia dilatada também pode ocorrer no período periparto. A maior parte dos casos de miocardiopatia dilatada não isquêmica em geral são chamados de "idiopáticos" (i. e., sem que possa ser determinada uma etiologia específica), embora muitos possam ter uma origem genética, especialmente se houver história familiar positiva. Em muitos centros são realizados rotineiramente testes genéticos em pacientes mais jovens com miocardiopatia dilatada não explicada, sobretudo quando houver história familiar de insuficiência cardíaca ou de morte súbita e naqueles com doença de condução (p. ex., bloqueio de ramo). Independentemente da etiologia, a miocardiopatia dilatada não isquêmica deve ser tratada da mesma maneira que a miocardiopatia dilatada isquêmica.

### Insuficiência cardíaca decorrente de miocardiopatia hipertrófica
A insuficiência cardíaca pode ocorrer em pacientes com miocardiopatia hipertrófica por causa de disfunção diastólica predominante, da incompetência mitral associada ou do desenvolvimento de disfunção sistólica. O manejo da miocardiopatia hipertrófica e de suas complicações frequentemente é bastante diferente do manejo da miocardiopatia dilatada (Capítulo 54), mostrando, dessa maneira, a importância da ecocardiografia para a avaliação dos pacientes com insuficiência cardíaca.

## Acompanhamento ambulatorial
Para os pacientes que recebem alta hospitalar, o planejamento da alta e o manejo subsequente são importantes para a redução do risco de readmissão hospitalar. Idealmente, um esquema efetivo de diuréticos orais já deve ter sido estabelecido e as estabilidades bioquímica e volêmica já devem ter sido alcançadas. Essa otimização do volume e o desenvolvimento de um esquema oral estável antes da alta hospitalar reduz o risco de readmissão precoce. O tratamento com um IECA (ou BRA ou INBRA), um betabloqueador e um antagonista do receptor de mineralocorticoide, quando adequado, deve ser iniciado e titulado no paciente estabilizado antes da alta. O acompanhamento ambulatorial deve ser providenciado para garantir que qualquer um dos tratamentos que não tenha sido iniciado antes da alta seja começado o mais rapidamente possível e que a dose de cada fármaco seja aumentada, conforme a tolerância, até o alvo adequado.

A chave para o sucesso do acompanhamento é a observação cuidadosa dos sintomas clínicos e do peso do paciente, que, frequentemente, envolve entrevistar não apenas o paciente, mas também seus familiares, que podem estar mais alertas para mudanças no estado do paciente do que ele próprio. O tratamento da insuficiência cardíaca estabelecida com base nos níveis de peptídeos natriuréticos não parece melhorar os desfechos em comparação com o melhor cuidado padrão.[A33,A34] A continuidade do cuidado e a transição suave do ambiente hospitalar para o ambulatorial são aspectos cruciais do manejo ótimo. Pacientes com insuficiência cardíaca avançada e aqueles com episódios frequentes de hospitalização precisam de atenção especial. Programas que fornecem acompanhamento telefônico dos sintomas e do peso diário podem detectar a deterioração do quadro clínico a tempo de intervir antes da necessidade de nova hospitalização e a implantação de um monitor da pressão arterial pulmonar pode ser valiosa para alguns pacientes. Embora esses programas possam ser caros, várias análises chegaram à conclusão de que elas são custo-efetivas. Uma vez que o cuidado desses pacientes exige experiência considerável, foram desenvolvidos programas especializados para o manejo da doença, que podem fornecer benefícios adicionais em relação ao cuidado tradicional.

## PROGNÓSTICO
O prognóstico dos pacientes com insuficiência cardíaca melhorou graças aos avanços terapêuticos. Embora seja difícil prever o prognóstico em pacientes individuais, até recentemente os pacientes com sintomas durante o repouso (classe IV da NYHA) tinham taxa de mortalidade anual entre 30 e 50%, pacientes sintomáticos com atividade leve (classe III) tinham taxa de mortalidade anual entre 10 e 20% e pacientes com sintomas apenas durante a atividade moderada (classe II) apresentavam taxa de mortalidade anual entre 5 e 10%. As taxas de mortalidade são maiores em pacientes mais velhos, homens, pacientes com fração de ejeção ventricular esquerda

reduzida[16] ou cardiopatia isquêmica, além de pacientes com níveis séricos elevados de alguns biomarcadores (p. ex., peptídios natriuréticos e troponina de alta sensibilidade).[17,18]

## Considerações na terminalidade

Embora prever a evolução da doença em pacientes com insuficiência cardíaca avançada seja notoriamente difícil, frequentemente é evidente quando um paciente progrediu para insuficiência cardíaca em estágio terminal, comumente associada a insuficiência renal concomitante. Nessas circunstâncias, a experiência da equipe de cuidados paliativos é especialmente útil (Capítulo 3).[A35] *Sites* úteis da internet fornecem informações a respeito do cuidado paliativo relevante para a insuficiência cardíaca (http://www.goldstandardsframework.org.uk/, http://www.palliativecarescotland.org.uk/content/links e https://www.hospiceuk.org/what-we-offer/clinical-and-care-support/heart-failure-and-hospice-care).[b] Medicamentos como opiáceos parenterais (com um antiemético) e benzodiazepínicos podem ser particularmente úteis para aliviar a dispneia, a ansiedade e a dor decorrentes de ascite, congestão hepática, edema de membros inferiores e pontos de pressão. Nesse estágio da doença do paciente, pode ser adequado discutir a retirada do tratamento convencional, a inativação de um CDI para evitar descargas elétricas indesejáveis e desagradáveis e a elaboração de um documento solicitando a não reanimação do paciente se ele e os seus cuidadores concordarem que o cuidado com o conforto é adequado.[19] Os cuidados paliativos podem ser escolhidos por algumas pessoas nesse momento.

### NO FUTURO

Várias abordagens experimentais empregando a biologia regenerativa estão sob investigação, mas nenhuma gerou dados suficientes para promover seu uso clínico. A terapia com uso de dispositivos continua a avançar e o desenvolvimento de um coração totalmente artificial ainda é a meta a longo prazo.

### Recomendações de grau A

A1. Xie X, Atkins E, Lv J, et al. Effects of intensive blood pressure lowering on cardiovascular and renal outcomes: updated systematic review and meta-analysis. *Lancet*. 2016;387:435-443.
A2. Bundy JD, Li C, Stuchlik P, et al. Systolic blood pressure reduction and risk of cardiovascular disease and mortality: a systematic review and network meta-analysis. *JAMA Cardiol*. 2017;2:775-781.
A3. Zinman B, Wanner C, Lachin JM, et al. Empagliflozin, cardiovascular outcomes, and mortality in type 2 diabetes. *N Engl J Med*. 2015;373:2117-2128.
A4. Neal B, Perkovic V, Mahaffey KW, et al. Canagliflozin and cardiovascular and renal events in type 2 diabetes. *N Engl J Med*. 2017;377:644-657.
A4b. Kato ET, Silverman MG, Mosenzon O, et al. Effect of dapagliflozin on heart failure and mortality in type 2 diabetes mellitus. *Circulation*. 2019;139:2528-2536.
A4c. Wiviott SD, Raz I, Bonaca MP, et al. Dapagliflozin and cardiovascular outcomes in type 2 diabetes. *N Engl J Med*. 2019;380:347-357.
A5. Holman RR, Coleman RL, Chan JCN, et al. Effects of acarbose on cardiovascular and diabetes outcomes in patients with coronary heart disease and impaired glucose tolerance (ACE): a randomised, double-blind, placebo-controlled trial. *Lancet Diabetes Endocrinol*. 2017;5:877-886.
A6. Green JB, Bethel MA, Armstrong PW, et al. Effect of sitagliptin on cardiovascular outcomes in type 2 diabetes. *N Engl J Med*. 2015;373:232-242.
A7. McMurray JJ, Packer M, Desai AS, et al. Angiotensin-neprilysin inhibition versus enalapril in heart failure. *N Engl J Med*. 2014;371:993-1004.
A8. Cleland JGF, Bunting KV, Flather MD, et al. Beta-blockers for heart failure with reduced, mid-range, and preserved ejection fraction: an individual patient-level analysis of double-blind randomized trials. *Eur Heart J*. 2018;39:26-35.
A9. Burnett H, Earley A, Voors AA, et al. Thirty years of evidence on the efficacy of drug treatments for chronic heart failure with reduced ejection fraction: a network meta-analysis. *Circ Heart Fail*. 2017;10:1-12.
A9b. Patel PA, Ali N, Roy A, et al. Effects of ivabradine on hemodynamic and functional parameters in left ventricular systolic dysfunction: a systematic review and meta-analysis. *J Gen Intern Med*. 2018;33:1561-1570.
A10. Aung T, Halsey J, Kromhout D, et al. Associations of omega-3 fatty acid supplement use with cardiovascular disease risks: meta-analysis of 10 trials involving 77917 individuals. *JAMA Cardiol*. 2018;3:225-234.
A11. McMurray JJ, Krum H, Abraham WT, et al. Aliskiren, enalapril, or aliskiren and enalapril in heart failure. *N Engl J Med*. 2016;374:1521-1532.
A12. Zannad F, Anker SD, Byra WM, et al. Rivaroxaban in patients with heart failure, sinus rhythm, and coronary disease. *N Engl J Med*. 2018;379:1332-1342.
A13. Felker GM, Lee KL, Bull DA, et al. Diuretic strategies in patients with acute decompensated heart failure. *N Engl J Med*. 2011;364:797-805.
A13b. Kuriyama A, Urushidani S. Continuous versus intermittent administration of furosemide in acute decompensated heart failure: a systematic review and meta-analysis. *Heart Fail Rev*. 2019;24:31-39.
A14. Packer M, O'Connor C, McMurray JJV, et al. Effect of ularitide on cardiovascular mortality in acute heart failure. *N Engl J Med*. 2017;376:1956-1964.
A15. Køber L, Thune JJ, Nielsen JC, et al. Defibrillator implantation in patients with nonischemic systolic heart failure. *N Engl J Med*. 2016;375:1221-1230.
A16. Beggs SAS, Jhund PS, Jackson CE, et al. Non-ischaemic cardiomyopathy, sudden death and implantable defibrillators: a review and meta-analysis. *Heart*. 2018;104:144-150.
A17. Goldenberg I, Kutyifa V, Klein HU, et al. Survival with cardiac-resynchronization therapy in mild heart failure. *N Engl J Med*. 2014;370:1694-1701.
A18. Ruschitzka F, Abraham WT, Singh JP, et al. Cardiac-resynchronization therapy in heart failure with a narrow QRS complex. *N Engl J Med*. 2013;369:1395-1405.
A19. Velazquez EJ, Lee KL, Jones RH, et al. Coronary-artery bypass surgery in patients with ischemic cardiomyopathy. *N Engl J Med*. 2016;374:1511-1520.
A20. Kobashigawa J, Patel J, Azarbal B, et al. Randomized pilot trial of gene expression profiling versus heart biopsy in the first year after heart transplant: early invasive monitoring attenuation through gene expression trial. *Circ Heart Fail*. 2015;8:557-564.
A21. Som R, Morris PJ, Knight SR. Graft vessel disease following heart transplantation: a systemic review of the role of statin therapy. *World J Surg*. 2014;38:2324-2334.
A22. Mehra MR, Goldstein DJ, Uriel N, et al. Two-year outcomes with a magnetically levitated cardiac pump in heart failure. *N Engl J Med*. 2018;378:1386-1395.
A22b. Mehra MR, Uriel N, Naka Y, et al. A fully magnetically levitated left ventricular assist device—final report. *N Engl J Med*. 2019;380:1618-1627.
A23. Pandor A, Thokala P, Gomersall T, et al. Home telemonitoring or structured telephone support programmes after recent discharge in patients with heart failure: systematic review and economic evaluation. *Health Technol Assess*. 2013;17:1-207.
A24. Abraham WT, Stevenson LW, Bourge RC, et al. Sustained efficacy of pulmonary artery pressure to guide adjustment of chronic heart failure therapy: complete follow-up results from the CHAMPION randomised trial. *Lancet*. 2016;387:453-461.
A25. Velazquez EJ, Lee KL, Jones RH, et al. Coronary-artery bypass surgery in patients with ischemic cardiomyopathy. *N Engl J Med*. 2016;374:1511-1520.
A26. Marrouche NF, Brachmann J, Andresen D, et al. Catheter ablation for atrial fibrillation with heart failure. *N Engl J Med*. 2018;378:417-427.
A26b. Turagam MK, Garg J, Whang W, et al. Catheter ablation of atrial fibrillation in patients with heart failure: a meta-analysis of randomized controlled trials. *Ann Intern Med*. 2019;170:41-50.
A27. White WB, Saag KG, Becker MA, et al. Cardiovascular safety of febuxostat or allopurinol in patients with gout. *N Engl J Med*. 2018;378:1200-1210.
A28. Pfeffer MA, Claggett B, Assmann SF, et al. Regional variation in patients and outcomes in the treatment of preserved cardiac function heart failure with an aldosterone antagonist (TOPCAT) trial. *Circulation*. 2015;131:34-42.
A29. Redfield MM, Anstrom KJ, Levine JA, et al. Isosorbide mononitrate in heart failure with preserved ejection fraction. *N Engl J Med*. 2015;373:2314-2324.
A29b. Solomon SD, McMurray JJV, Anand IS, et al. Angiotensin-neprilysin inhibition in heart failure with preserved ejection fraction. *N Engl J Med*. 2019;381:1609-1620.
A30. Acker MA, Parides MK, Perrault LP, et al. Mitral-valve repair versus replacement for severe ischemic mitral regurgitation. *N Engl J Med*. 2014;370:23-32.
A31. Stone GW, Lindenfeld J, Abraham WT, et al. Transcatheter mitral-valve repair in patients with heart failure. *N Engl J Med*. 2018;379:2307-2318.
A32. Obadia JF, Messika-Zeitoun D, Leurent G, et al. Percutaneous repair or medical treatment for secondary mitral regurgitation. *N Engl J Med*. 2018;379:2297-2306.
A33. Felker GM, Anstrom KJ, Adams KF, et al. Effect of natriuretic peptide-guided therapy on hospitalization or cardiovascular mortality in high-risk patients with heart failure and reduced ejection fraction: a randomized clinical trial. *JAMA*. 2017;318:713-720.
A34. Stienen S, Salah K, Moons AH, et al. NT-proBNP (N-terminal pro-B-type natriuretic peptide)-guided therapy in acute decompensated heart failure: PRIMA II randomized controlled trial (can NT-proBNP-guided therapy during hospital admission for acute decompensated heart failure reduce mortality and readmissions? *Circulation*. 2018;137:1671-1683.
A35. Rogers JG, Patel CB, Mentz RJ, et al. Palliative care in heart failure: the PAL-HF randomized, controlled clinical trial. *J Am Coll Cardiol*. 2017;70:331-341.

### REFERÊNCIAS BIBLIOGRÁFICAS

*As referências bibliográficas, bem como os outros materiais suplementares deste livro, encontram-se no GEN-IO, nosso ambiente virtual de aprendizagem.*

# DOENÇAS DO MIOCÁRDIO E DO ENDOCÁRDIO

WILLIAM J. MCKENNA E PERRY M. ELLIOTT

## DOENÇA MIOCÁRDICA

Uma minoria substancial dos casos de insuficiência cardíaca resulta de distúrbios familiares (genéticos) ou não familiares (adquiridos), que podem ser confinados ao coração ou multissistêmicos. O termo *miocardiopatia*

---

[b]N.R.T.: Ver Diretriz Brasileira de Insuficiência Cardíaca Crônica e Aguda da SBC, de 2018, em http://publicacoes.cardiol.br/portal/abc/portugues/2018/v11103/pdf/11103021.pdf.

se refere a distúrbios nos quais o músculo cardíaco se encontra estrutural e funcionalmente anormal na ausência de doença da artéria coronária (DAC) (Capítulo 64), hipertensão arterial sistêmica (Capítulo 70), valvopatia cardíaca (Capítulo 66) ou cardiopatia congênita (Capítulo 61) suficientes para causar a anomalia miocárdica observada. As miocardiopatias são classificadas de acordo com a morfologia ventricular e a fisiopatologia em quatro tipos principais: miocardiopatia dilatada, miocardiopatia hipertrófica, miocardiopatia restritiva e miocardiopatia arritmogênica do ventrículo direito (Tabela 54.1 e Figura 54.1). As doenças que não se encaixam nesses grupos (como a fibroelastose endocárdica e a não compactação do ventrículo esquerdo) são chamadas de miocardiopatias não classificadas. Podem existir fenótipos mistos; por exemplo, pacientes com miocardiopatias hipertrófica e dilatada frequentemente apresentam uma fisiologia ventricular esquerda restritiva ou desenvolvem dilatação ventricular.

## Miocardiopatia hipertrófica

### DEFINIÇÃO E EPIDEMIOLOGIA

A miocardiopatia hipertrófica é definida como hipertrofia ventricular esquerda (HVE) não explicada em pacientes sem condições de carga anormal (valvopatia cardíaca, hipertensão, defeitos cardíacos congênitos) suficientes para explicar o grau de hipertrofia.[1] A doença ocorre em todos os grupos étnicos, com uma prevalência entre 0,2 e 0,5%.

### Tabela 54.1 Perfis da doença miocárdica.

| | HIPERTRÓFICA | DILATADA | RESTRITIVA | ARRITMOGÊNICA |
|---|---|---|---|---|
| Causas | Genética (e-Tabela 54.1) | Miocardite (Tabela 54.3) Metabólica/endócrina Genética (e-Tabela 54.1) | Doenças infiltrativas ou de armazenamento (Tabela 54.7) Endomiocárdica (p. ex., Löffler, carcinoide) Genética (e-Tabela 54.1) | Genética (e-Tabela 54.1) |
| Fração de ejeção | Aumentada | Reduzida | 25 a 50% | Normal ou levemente reduzida em VE e VD até os estágios finais |
| Dimensão diastólica final do VE | Em geral diminuída | Aumentada | Normal | Normal ou levemente aumentada em VE e VD até os estágios finais |
| Espessura da parede do VE | Aumentada | Normal | Normal ou um pouco aumentada | Normal |
| Tamanho atrial | Aumentada | Aumentada | Aumentada; pode ser massiva | Átrios normais até os estágios finais |
| Valvopatia cardíaca | Regurgitação mitral (MSA) | Mitral (funcional); regurgitação tricúspide nos estágios tardios | Regurgitação mitral ou tricúspide, raramente grave | |
| Sintomas comuns | Dispneia; dor torácica, síncope Tardiamente: ortopneia, DPN | Dispneia, fadiga Tardiamente: ortopneia, DPN | Dispneia Tardiamente: ortopneia, DPN, insuficiência cardíaca direita | Palpitações, síncope Estágio final: insuficiência cardíaca direita e/ou esquerda |
| Arritmia | Fibrilação atrial, taquicardia ventricular; bloqueio de condução em *PRKAG2*, mitocondrial; doença de Fabry | Taquiarritmias ventriculares; BAV na doença de Chagas, miocardite de células gigantes, laminopatias | Fibrilação atrial; bloqueio de condução na sarcoidose, na doença amiloide e nas desminopatias | Ectopia biventricular e taquicardia |

BAV = bloqueio atrioventricular; VE = ventrículo esquerdo; VD = ventrículo direito; PRKAG2 = mutação na subunidade não catalítica gama 2 da proteinoquinase ativada por AMP; MSA = movimento sistólico anterior da valva mitral; DPN = dispneia paroxística noturna.

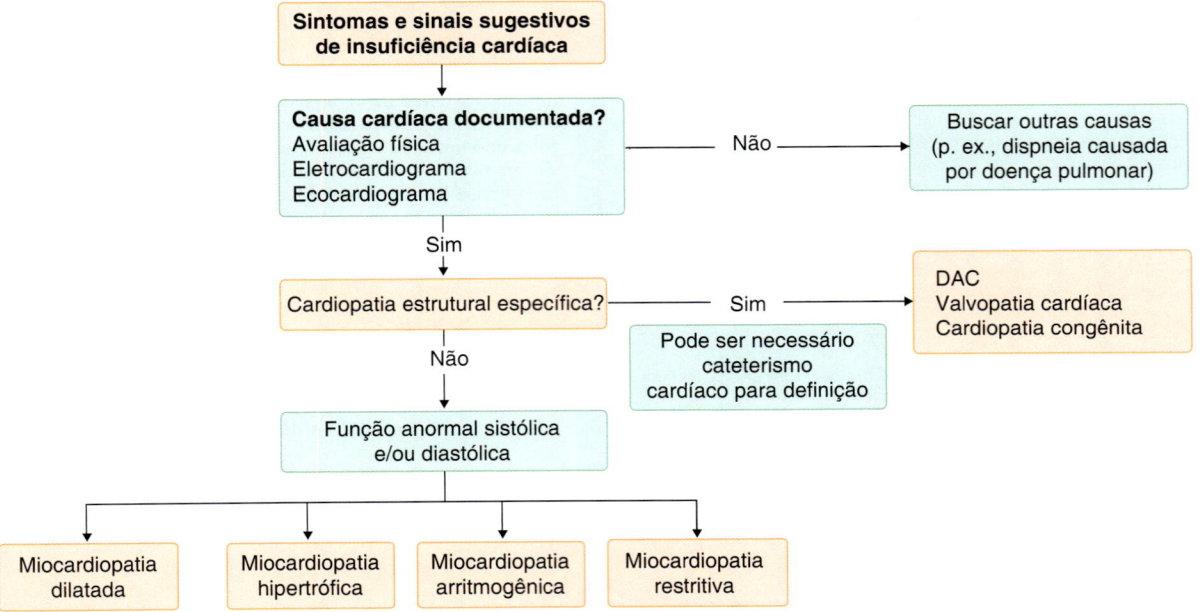

**FIGURA 54.1** Abordagem inicial para a classificação das miocardiopatias. A avaliação dos sintomas e dos sinais consistentes com insuficiência cardíaca incluem a confirmação de que eles podem ser atribuídos a uma causa cardíaca. Embora essa conclusão frequentemente seja evidente a partir do exame físico de rotina e do eletrocardiograma, um ecocardiograma confirma a cardiopatia e fornece indícios de outras cardiopatias, como anomalias focais sugestivas de valvopatia cardíaca primária ou de cardiopatia congênita. Após a exclusão dessas condições, a miocardiopatia geralmente é classificada como dilatada, restritiva ou hipertrófica, como mostrado na Tabela 54.1. Pacientes com estrutura e contração cardíacas aparentemente normais ocasionalmente apresentam padrões de fluxo intracardíaco anormal consistentes com disfunção diastólica, mas também devem ser avaliados cuidadosamente à procura de outras causas de seus sintomas. A maioria dos pacientes com a chamada disfunção diastólica também apresenta critérios pelo menos limítrofes para hipertrofia ventricular esquerda frequentemente no contexto de hipertensão arterial sistêmica crônica e de diabetes melito. A diminuição moderada da fração de ejeção sem dilatação significativa ou sem o padrão de miocardiopatia restritiva algumas vezes é chamada de miocardiopatia minimamente dilatada, que pode representar uma entidade distinta ou uma transição entre a doença aguda e a doença crônica. DAC = doença da artéria coronária.

## CAPÍTULO 54 Doenças do Miocárdio e do Endocárdio

### BIOPATOLOGIA

A miocardiopatia hipertrófica é, em geral, de caráter familiar com herança autossômica dominante. Mutações nos genes que codificam as proteínas contráteis do sarcômero (e-Tabela 54.1) representam aproximadamente 50 a 60% dos casos. Foram identificadas mais de 1.400 mutações diferentes, com uma variação importante na penetrância da doença e na expressão clínica. Um fenótipo clínico semelhante é observado em associação com outros distúrbios genéticos incomuns, incluindo síndrome de Noonan (Capítulo 61), ataxia de Friedreich (Capítulo 393), neurofibromatose (Capítulo 389), esferocitose hereditária (Capítulo 152), distúrbios da cadeia respiratória, doenças do armazenamento de glicogênio (Capítulo 196) e distúrbios do armazenamento lisossomal (Capítulo 195), especialmente a doença de Fabry.[2]

### Histopatologia

No tipo comum de miocardiopatia hipertrófica autossômica dominante, a hipertrofia miocárdica em geral afeta o septo interventricular mais do que as outras regiões do ventrículo esquerdo. Outros padrões, incluindo o concêntrico, o ventricular médio (algumas vezes associado a um divertículo apical ventricular esquerdo) e o apical também são encontrados. Também coexiste hipertrofia ventricular direita (HVD) em até 44% dos casos. Os músculos papilares frequentemente são pouco desenvolvidos e podem estar deslocados anteriormente, contribuindo, assim, para o movimento sistólico anterior da válvula anterior da valva mitral em 25% dos pacientes e das válvulas posteriores em 10% dos casos no estado de repouso. Frequentemente, a valva mitral tem estrutura anormal, com um alongamento da válvula anterior e, ocasionalmente, com uma inserção direta do músculo papilar na válvula anterior. A característica histológica marcante da miocardiopatia hipertrófica é uma tríade composta por hipertrofia dos miocardiócitos, desarranjo dos miocardiócitos e fibrose intersticial. O desarranjo dos miócitos se refere à desorganização da arquitetura do miocárdio, com os miócitos adjacentes alinhados oblíqua ou perpendicularmente entre si, associados a aumento dos níveis de colágeno intersticial. A arquitetura miofibrilar dentro do miócito também se encontra desorganizada. Embora possa ocorrer desarranjo dos miócitos com estenose aórtica, hipertensão a longo prazo e alguns tipos de doença cardíaca congênita, acredita-se que a presença de um desarranjo extenso (mais de 10% dos miócitos do septo ventricular) seja um marcador altamente específico para a miocardiopatia hipertrófica. As pequenas artérias coronárias intramurais frequentemente são displásicas e estreitas por causa do espessamento da parede provocado pela hiperplasia das células musculares lisas.

### FISIOPATOLOGIA

A geometria ventricular anormal, o espessamento da parede, a hipertrofia dos miocardiócitos, o desarranjo dos miocardiócitos e das miofibrilas e a fibrose miocárdica contribuem para a deterioração da função diastólica do ventrículo esquerdo. Os resultados finais são elevação das pressões diastólicas finais do ventrículo esquerdo, sinais/sintomas de insuficiência cardíaca e redução da tolerância ao exercício. As medidas globais da função sistólica ventricular esquerda frequentemente são normais, mas a disfunção regional do miocárdio e o prejuízo progressivo à função sistólica são relativamente comuns.

Aproximadamente 25% dos pacientes apresentam obstrução na via de saída do ventrículo esquerdo durante o repouso, que é causado pelo contato da válvula anterior da valva mitral com o septo interventricular durante a sístole ventricular. Muitos pacientes sem obstrução da via de saída durante o repouso acabam desenvolvendo essa condição durante intervenções fisiológicas ou farmacológicas que reduzem o volume diastólico final do ventrículo esquerdo ou que aumentam a contratilidade ventricular esquerda.

### MANIFESTAÇÕES CLÍNICAS

A maior parte dos pacientes é assintomática ou apresenta apenas sintomas leves ou intermitentes. A progressão sintomática em geral é lenta, está relacionada com a idade e associada a uma deterioração gradual da função ventricular esquerda ao longo de décadas. Menos de 5% dos pacientes apresentam deterioração rápida e sintomática. Os sintomas podem se desenvolver em qualquer idade, mesmo muitos anos após o aparecimento das manifestações eletrocardiográficas ou ecocardiográficas da HVE. Ocasionalmente, a morte súbita é a apresentação inicial. Entretanto, a maior parte dos indivíduos com miocardiopatia hipertrófica tem poucos ou nenhum sintoma e o diagnóstico frequentemente resulta de rastreamento familiar ou da detecção incidental de um sopro cardíaco ou de uma anomalia no eletrocardiograma (ECG).

Aproximadamente entre 20 e 30% dos adultos desenvolvem dor torácica (Capítulos 45 e 62), que pode ocorrer durante o esforço, durante o repouso ou à noite. A angina pós-prandial associada a esforços leves é típica. Dispneia leve ou moderada aos esforços é relativamente comum e alguns pacientes desenvolvem dispneia paroxística noturna (DPN) que pode ser causada por isquemia miocárdica transitória ou por arritmia. Aproximadamente 20% dos pacientes apresentam síncope (Capítulos 45 e 56) e uma proporção semelhante se queixa de pré-síncope. As palpitações (Capítulo 56) são frequentes, e em geral, atribuíveis a ectopias supraventriculares ou ventriculares ou a contrações cardíacas vigorosas. As palpitações sustentadas costumam ser causadas por taquiarritmias supraventriculares, mas uma apresentação inicial com uma arritmia sintomática é incomum. Pacientes com hipertrofia distal ou apical apresentam menos sintomas e arritmias, melhor capacidade de exercício e bom prognóstico. Entretanto, ocasionalmente, os pacientes com hipertrofia distal ou apical apresentam dor torácica intensa refratária ou arritmias supraventriculares preocupantes.

### DIAGNÓSTICO

Uma história familiar de três ou quatro gerações que deve ser obtida de todos os pacientes com um novo diagnóstico de miocardiopatia ajuda a determinar a probabilidade de doença familiar e seu modo de herança. A avaliação diagnóstica inicial inclui história familiar focando em cardiopatias prematuras ou morte súbita, anamnese abrangente focando nos sintomas cardiovasculares, exame físico cuidadoso, ECG com 12 derivações e ecocardiograma bidimensional.[3]

A avaliação geral pode fornecer indícios diagnósticos em pacientes cuja miocardiopatia hipertrófica esteja associada a síndromes ou distúrbios metabólicos. Por exemplo, a síndrome de Noonan é caracterizada por baixa estatura, retardo do desenvolvimento, anomalias cutâneas (manchas café com leite), hipertelorismo, ptose, implantação baixa e posterior das orelhas e pescoço alado. Essas características são compartilhadas com a síndrome de LEOPARD, que é menos comum. Angioceratomas, anidrose, manifestações semelhantes ao fenômeno de Raynaud com neuropatia, córnea verticilata, dilatação vascular da retina, tinido, diarreia e proteinúria são manifestações típicas da doença de Fabry (Capítulo 197).

A avaliação clínica do sistema cardiovascular frequentemente é normal. Quando existe obstrução da via de saída do ventrículo esquerdo, o pulso arterial exibe ascensão e queda rápidas (algumas vezes com caráter bisférico), o batimento apical é sustentado ou duplo (refletindo um impulso atrial palpável seguido por contração ventricular esquerda) e a ausculta detecta sopro de ejeção sistólico que é auscultado mais claramente na borda esternal esquerda e que irradia para a borda esternal superior e para o ápice (Capítulo 45). A maioria dos pacientes com obstrução da via de saída do ventrículo esquerdo também apresenta sopro de regurgitação mitral, que é resultado da incapacidade de as válvulas da valva mitral se fecharem por causa do movimento sistólico anterior da valva mitral. As manobras fisiológicas e farmacológicas que diminuam a pós-carga e o retorno venoso (p. ex., posição ortostática, manobra de Valsalva, inalação de nitrato de amila) ou que aumentem a contratilidade (p. ex., contração pós-extrassístole) aumentarão a intensidade do sopro, enquanto intervenções que aumentem a pós-carga e o retorno venoso (p. ex., agachamento ou preensão manual) reduzem o sopro (Tabela 45.8). Já os sinais físicos na maior parte dos pacientes sem obstrução da via de saída do ventrículo esquerdo são sutis e limitados a características que refletem a contração hiperdinâmica (pulso de subida rápida) e dos ventrículos direito (uma onda $a$ proeminente na pressão venosa jugular) e esquerdo (galope por $B_4$, batimento duplo no ápice) pouco complacentes (Capítulo 45).

### Exames complementares

Mais de 95% dos pacientes apresentam achados anormais de ECG, mas nenhuma alteração é específica da doença. As anomalias mais comuns são aumento da voltagem do complexo QRS consistente com HVE, desvio do eixo elétrico para a esquerda (15 a 20%), ondas Q anormais (25 a 30%, mais comumente nas derivações inferolaterais) e modificações no segmento ST ou na onda T (> 50%). Um aumento isolado da voltagem do complexo QRS sem alterações do segmento ST ou sem inversão da onda T é raro na miocardiopatia hipertrófica. Espessamento predominantemente distal ou apical está associada a inversão negativa gigante da onda T, que é máxima nas derivações $V_3$ e $V_4$.

A ecocardiografia bidimensional (Capítulo 49) é o principal método de imagem para fins de diagnóstico, mas a RM (Capítulo 50) e a TC (Capítulo 50) são alternativas se o ecocardiograma tiver pouca qualidade. Na maioria dos pacientes, a hipertrofia é assimétrica e envolve o septo atrioventricular anterior e posterior (Figura 54.2). Entretanto, a hipertrofia pode ser mais generalizada e envolver a parede livre do ventrículo esquerdo ou ela pode ser localizada e confinada a outras áreas além do septo, como a parede lateral ou posterior do ventrículo esquerdo. O ecocardiograma pode medir a obstrução na via de saída do ventrículo esquerdo, tanto durante o repouso quanto após manobras provocativas. Pacientes com gradiente na via de saída igual ou superior a 30 mmHg tipicamente apresentam movimento sistólico anterior da valva mitral, com o contato entre a válvula anterior ou a válvula posterior (menos comumente) da valva mitral e o septo intraventricular durante a sístole, em associação a um jato direcionado posteriormente de regurgitação mitral. A gravidade desse jato é proporcional à magnitude da obstrução. A maioria dos pacientes com miocardiopatia hipertrófica apresentam aumento da cavidade atrial bem como evidências ecocardiográficas de disfunção diastólica. A ressonância magnética (RM), embora não seja necessária para o diagnóstico, demonstra facilmente as anomalias características (e-Figuras 54.1 a 54.4).

Quando disponível, o teste de esforço cardiopulmonar com medidas da troca de gases pelo metabolismo fornece uma avaliação precisa e reprodutível da capacidade de realização de exercícios, que pode ser seguida de maneira seriada. O cateterismo cardíaco raramente é necessário para o diagnóstico ou para o manejo, mas ele pode ser indicado quando a avaliação das pressões intracardíacas é necessária para guiar as decisões terapêuticas (p. ex., em pacientes com regurgitação mitral grave) e para a exclusão de DAC coexistente em pacientes com dor torácica.

### Critérios diagnósticos

Uma espessura de parede maior do que dois desvios padrões acima da média, corrigida para idade, sexo e estatura, geralmente é aceita como diagnóstica. Em adultos, esse valor é tipicamente de 1,5 cm ou mais em homens e de 1,3 cm ou mais em mulheres. Quando existem outras causas de HVE, como hipertensão arterial sistêmica ou estenose aórtica de longa data, o diagnóstico da MCH pode ser problemático. Entretanto, a hipertrofia secundária a outras causas raramente excede 1,8 cm. A hipertrofia em atletas altamente treinados em geral é menor do que 1,6 cm em homens e do que 1,4 cm em mulheres e tipicamente ocorre em associação a um aumento na dimensão diastólica final ventricular esquerda e do débito sistólico. Um traçado de ECG mostrando alterações nas ondas Q ou na repolarização inferolateral em um atleta favorece o diagnóstico de miocardiopatia hipertrófica.

Dada a probabilidade de 50% da doença em parentes em primeiro grau de um paciente com MCH, critérios diagnósticos modificados (Tabela 54.2) consideram a alta probabilidade de que seus achados ecocardiográficos ou eletrocardiográficos não explicados de outra maneira reflitam a expressão incompleta da doença, com os riscos correspondentes de complicações e de passar o gene para os filhos.

**Tabela 54.2** Critérios diagnósticos para miocardiopatia hipertrófica em parentes de primeiro grau de pacientes afetados.*

| CRITÉRIOS PRINCIPAIS | CRITÉRIOS SECUNDÁRIOS |
|---|---|
| **ECOCARDIOGRAFIA** | |
| Espessura da parede ventricular esquerda ≥ 13 mm no septo anterior ou na parede posterior ou ≥ 15 mm no septo posterior ou na parede livre<br>MSA significativo da valva mitral (contato septo-válvula) | Espessura da parede ventricular esquerda de 12 mm no septo anterior ou na parede posterior ou de 14 mm no septo posterior ou na parede livre<br>MSA moderado da valva mitral (sem contato entre a válvula da valva mitral e o septo)<br>Válvulas redundantes da valva mitral |
| **ELETROCARDIOGRAFIA** | |
| Hipertrofia ventricular esquerda com mudanças na repolarização (Romhilt e Estes) | Bloqueio completo de ramo ou defeitos (pequenos) de condução interventricular (nas derivações ventriculares esquerdas) |
| Inversão da onda T nas derivações I e aVL (≥ 3 mm com uma diferença ≥ 30° no eixo da onda QRS-T), $V_3$-$V_6$ (≥ 3 mm) ou II, III e aVF (≥ 5 mm) | Mudanças menores de repolarização nas derivações ventriculares esquerdas<br>Onda S profunda na derivação $V_2$ (> 25 mm) |
| Ondas Q anormais (> 40 ms ou > 25% da onda R) em pelo menos duas derivações entre II, III e aVF (na ausência de hemibloqueio anterior esquerdo) e $V_1$-$V_4$; ou I, aVL, $V_5$-$V_6$ | Dor torácica, dispneia ou síncope sem explicação |

*O diagnóstico de miocardiopatia hipertrófica em parentes em primeiro grau de pacientes com a doença se baseia em um critério principal, dois critérios ecocardiográficos secundários ou um critério ecocardiográfico secundário associado a dois critérios eletrocardiográficos secundários. aVF = derivação de voltagem aumentada unipolar no pé esquerdo; aVL = derivação de voltagem aumentada unipolar no braço esquerdo; MSA = movimento sistólico anterior. (Modificada de McKenna WJ, Spirito P, Desnos M, et al. Experience in clinical genetics in hypertrophic cardiomyopathy. *Heart.* 1997;77:130-132.)

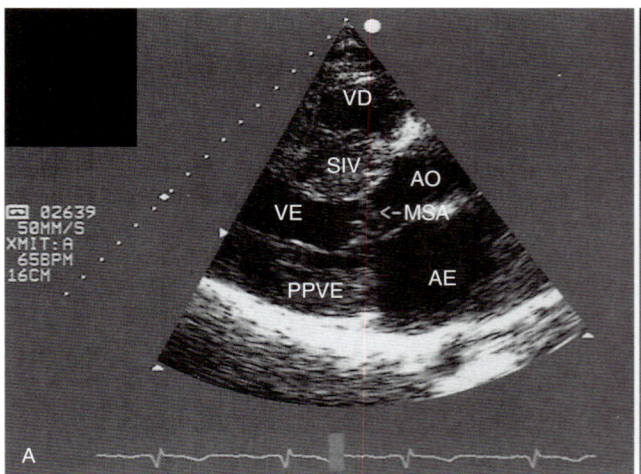 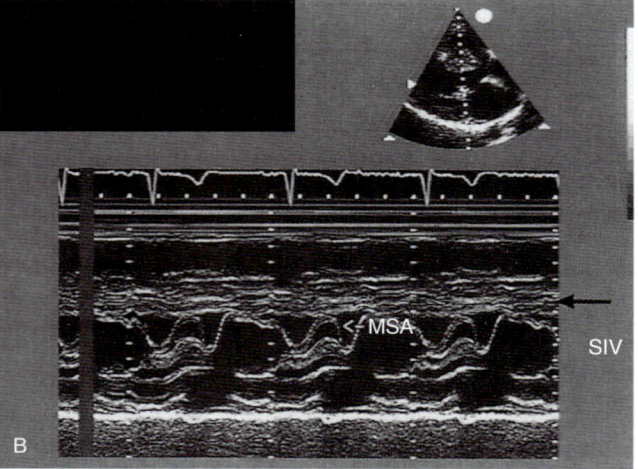

**FIGURA 54.2** Miocardiopatia hipertrófica obstrutiva. **A.** A vista bidimensional do eixo longo paraesternal mostra as câmaras cardíacas. A parede posterior do ventrículo esquerdo (PPVE) está espessada e a anomalia mais característica é a hipertrofia do septo interventricular (SIV). Outra característica marcante é o efeito Venturi: conforme o sangue deixa o ventrículo esquerdo (VE), ele suga o folheto anterior da valva mitral para a frente, um fenômeno chamado de movimento sistólico anterior (MSA). **B.** Esse fenômeno é mostrado mais claramente no eixo longo paraesternal no ecocardiograma em modo M. O espessamento massivo do septo também é óbvio na imagem do modo M (SIV). AO = aorta; AE = átrio esquerdo; VD = ventrículo direito. (De Forbes CD, Jackson WF. *Color Atlas and Text of Clinical Medicine.* 3rd ed. London: Mosby; 2003.)

## TRATAMENTO

O manejo clínico é baseado principalmente nos sintomas (Figura 54.3).[4,5] As exceções incluem terapias específicas para as doenças de armazenamento lisossomal, como a doença de Pompe (Capítulo 196) e a doença de Fabry (e-Figura 54.5; Capítulo 197); além da ataxia de Friedreich (Capítulo 393). O tratamento do restante dos pacientes com miocardiopatia hipertrófica foca no aconselhamento dos familiares, no manejo dos sintomas, no aconselhamento a respeito do estilo de vida, especialmente em relação ao exercício,[A1] e nas complicações relacionadas com a doença.

### Avaliação familiar

Todos os pacientes com miocardiopatia hipertrófica devem ser aconselhados a respeito das implicações do diagnóstico para seus familiares. A análise cuidadosa do heredograma pode ser tranquilizadora para os familiares que não correm risco de desenvolver a doença. Para aqueles em risco, as diretrizes atuais recomendam a avaliação com um ECG de 12 derivações e um ecocardiograma em intervalos de 12 a 18 meses, geralmente começando aos 12 anos (a menos que haja história familiar "maligna" de morte súbita prematura, que a criança seja sintomática ou um atleta competitivo ou, ainda, que exista uma suspeita clínica de HVE) até que sejam alcançados o crescimento e a maturação totais (geralmente por volta dos 18 aos 21 anos). A partir de então, se não houver sinais de expressão da doença, recomenda-se o rastreamento em intervalos de aproximadamente 5 anos porque o início da HVE pode ser retardado até idades avançadas em algumas famílias. Critérios diagnósticos modificados (Tabela 54.2) consideram a alta probabilidade de que anomalias eletrocardiográficas e ecocardiográficas sem outra explicação nos familiares em primeiro grau do paciente reflitam uma expressão incompleta da doença.

Quando disponíveis, os exames genéticos podem identificar a mutação causadora da doença em um caso índice e, assim, possibilitar o diagnóstico pré-sintomático dos familiares. Sempre que os exames genéticos forem considerados, os indivíduos devem ser informados a respeito do objetivo do teste, do modo mais provável de herança e dos potenciais riscos e limitações da testagem genética.

### Manejo dos sintomas
#### Terapia clínica

As opções para pacientes *sem* gradientes na via de saída no ventrículo esquerdo são limitadas predominantemente à terapia farmacológica. O uso de betabloqueadores melhora a dor torácica e a dispneia. A dose (começando com uma dose equivalente a 120 mg/dia de propranolol) deve ser titulada para alcançar uma frequência cardíaca desejada de 50 a 70 bpm durante o repouso e de 130 a 140 bpm no pico de exercício. Os antagonistas de cálcio, como verapamil (começando com uma dose de 120 mg/dia) e diltiazem (começando com uma dose de 180 mg/dia) são alternativas úteis, particularmente para pacientes com dor torácica refratária, porém podem ser necessárias doses elevadas (p. ex., verapamil > 480 mg/dia, diltiazem > 360 mg/dia). Em pacientes com dispneia paroxística noturna e sem evidências de obstrução da via de saída ventricular, um mecanismo transitório como isquemia do miocárdio ou arritmia pode estar implicado, embora as investigações em geral não consigam identificar a causa precisa. Esses pacientes, bem como aqueles com pressões pulmonares cronicamente elevadas, podem precisar de diuréticos (p. ex., furosemida, entre 20 e 40 mg VO conforme necessário, seguida por 20 mg/dia, se necessário). A dose e a duração da terapia com diurético devem ser minimizadas porque o uso indiscriminado desses fármacos pode ser perigoso, particularmente em pacientes com disfunção diastólica grave ou obstrução lábil.

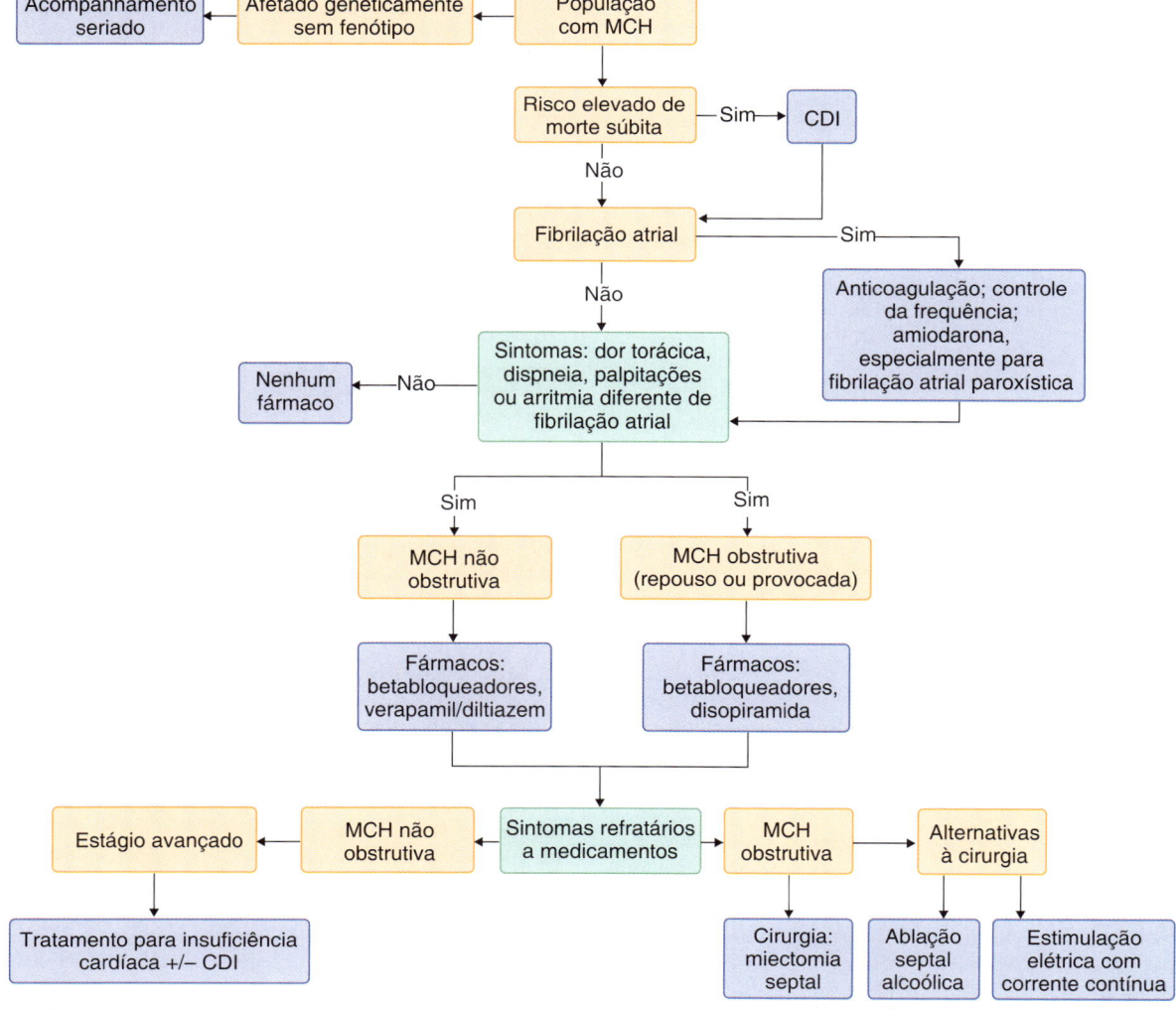

**FIGURA 54.3** Abordagem para o manejo da miocardiopatia hipertrófica (MCH). CD = câmara dupla; CDI = Cardioversor-desfibrilador implantável. (Modificada de Maron BJ, McKenna WJ, Danielson GK, et al. American College of Cardiology/European Society of Cardiology clinical expert consensus document on hypertrophic cardiomyopathy. *J Am Coll Cardiol*. 2003;42:1687-1713.)

Em pacientes com sintomas causados por obstrução da via de saída do ventrículo esquerdo, o principal objetivo do tratamento é reduzir o gradiente na via de saída. As opções incluem fármacos inotrópicos negativos, cirurgia, estimulação elétrica sequencial atrioventricular e ablação alcoólica percutânea do septo interventricular. Aproximadamente 60 a 70% dos pacientes melhoram com o uso de betabloqueadores, embora frequentemente sejam necessárias doses elevadas (o equivalente a 480 mg/dia de propranolol) e os efeitos colaterais frequentemente sejam limitantes. Quando apenas a administração de betabloqueadores não for efetiva, disopiramida, titulada até a dose máxima tolerada (em geral entre 400 e 600 mg/dia), pode ser efetiva em até dois terços dos pacientes, mas os efeitos colaterais relacionados às suas ações anticolinérgicas (p. ex., olhos e boca secos, retenção urinária) limitam seu uso. A disopiramida deve ser administrada concomitantemente a uma dose pequena ou média de betabloqueador (p. ex., propranolol, 120 a 240 mg/dia), o que reduz a frequência cardíaca e retarda a condução nodal atrioventricular rápida, se ocorrerem arritmias supraventriculares. Em pacientes com obstrução da via de saída do ventrículo esquerdo que estejam utilizando betabloqueador e disopiramida, devem ser evitados outros fármacos antiarrítmicos que alterem a repolarização (p. ex., sotalol ou amiodarona) por causa do potencial efeito pró-arrítmico. Em pacientes com gradientes na via de saída, o verapamil pode ser efetivo, mas é necessário cuidado em pacientes com obstrução grave ou com pressão pulmonar elevada. Em um pequeno estudo, o uso de mavacamten (uma pequena molécula moduladora da miosina cardíaca utilizada nas doses de 10 a 20 mg/dia) reduziu a obstrução e melhorou a tolerância ao exercício,[5b] mas são necessários dados adicionais antes de sua eficácia ser confirmada. A losartana (100 mg/dia) é segura, mas não apresenta benefícios em termos de desempenho miocárdico ou de progressão da doença.[A2] Da mesma forma, a ranolazina (1.000 mg 2 vezes/dia) é segura para a redução da ectopia ventricular, mas ela não altera o desempenho de exercícios, os níveis plasmáticos de peptídio natriurético cerebral, a função diastólica ou a qualidade de vida.[A3] Uma pequena molécula experimental inibidora da contratilidade sarcomérica pode suprimir a MCH em camundongos, mas não existe esse tipo de terapia disponível atualmente para seres humanos.

### Terapia intervencionista

A cirurgia deve ser considerada em pacientes com obstrução significativa da via de saída (gradiente > 50 mmHg) cujos sintomas sejam refratários à terapia médica.[6] O procedimento cirúrgico realizado mais comumente, a miectomia do septo interventricular, abole ou reduz substancialmente o gradiente em 95% dos casos, reduz a regurgitação mitral e melhora a capacidade de realização de exercícios e os sintomas. A cirurgia deve ser realizada em um centro especializado, cuja taxa de mortalidade deve ser menor do que 1% para a miectomia isolada. As principais complicações (bloqueio atrioventricular, defeitos no septo ventricular) são incomuns (2 a 5%). Como são necessários procedimentos concomitantes (p. ex., reparo ou substituição da valva mitral, enxerto coronariano) ou quando existirem outras comorbidades significativas, as taxas de mortalidade no período perioperatório são mais elevadas (4 a 5%).

Em centros especializados, a injeção seletiva de álcool em um ramo perfurador septal da artéria coronária descendente anterior esquerda para a geração de uma cicatriz septal localizada gera resultados semelhantes à cirurgia. A principal complicação não fatal é um bloqueio atrioventricular que requer o uso de marca-passo em 5 a 20% dos pacientes.

O uso de marca-passo de câmara dupla com um pequeno atraso atrioventricular programado para produzir pré-excitação máxima mantendo o transporte atrial efetivo pode reduzir o gradiente na via de saída entre 30 e 50%, mas isso fornece pouca melhora objetiva na capacidade de realização de exercícios para a maior parte dos pacientes. Os desfechos (redução do gradiente, melhora dos sintomas) são melhores em pacientes mais velhos, com septos angulados e com hipertrofia localizada na porção superior do septo.

### Arritmia supraventricular

A fibrilação atrial na MCH está associada a um risco elevado de embolismo sistêmico, de modo que a anticoagulação (razão normalizada internacional na faixa de 2,0 a 3,0) deve ser considerada para todos os pacientes com fibrilação atrial paroxística ou sustentada (Capítulo 58). O tratamento com doses baixas de amiodarona, 1.000 a 1.400 mg/semana, é efetivo para a manutenção do ritmo sinusal e para o controle da resposta ventricular durante episódios de fibrilação. A adição de uma dose baixa de betabloqueador, verapamil ou diltiazem pode ser necessária para o controle da frequência. Efeitos colaterais sérios com o uso de doses baixas de amiodarona são incomuns. Os betabloqueadores, particularmente aqueles com ação de classe III (p. ex., sotalol), são alternativas menos eficientes. Geralmente, os princípios para o manejo da fibrilação atrial em pacientes com MCH são semelhantes aos de outras condições (Capítulo 58), com a observação de que o limiar para o uso de anticoagulante deve ser baixo por causa do risco significativo de embolismo.

### Prevenção da morte súbita

O risco global de morte súbita em crianças e adultos com MCH é de aproximadamente 0,5 a 1% por ano, mas uma minoria de indivíduos corre risco muito mais elevado de arritmia ventricular e morte súbita. O preditor mais poderoso para a morte súbita cardíaca na miocardiopatia hipertrófica é o relato de parada cardíaca prévia. Em pacientes com esse tipo de relato, os marcadores mais úteis de risco são história familiar de morte súbita cardíaca prematura (< 40 anos), síncope sem explicação (não relacionada a mecanismos neurocardiogênicos), resposta hipotensiva ou sem aumento da pressão arterial ao realizar exercício na posição ortostática, taquicardia ventricular não sustentada durante o monitoramento ambulatorial por ECG ou durante o exercício e HVE grave ao ecocardiograma (definida como espessura máxima da parede ventricular esquerda maior ou igual a 30 mm). O modelo de predição do risco clínico de morte súbita (disponível *online* em http://www.hcmrisk.org/) pode estimar o risco absoluto de morte súbita em 5 anos para um paciente. Pacientes com uma taxa de mortalidade anual de 4 a 6%, com base no preditor de risco *online* ou na presença de dois ou mais desses marcadores, devem ser considerados para o uso de um cardiodesfibrilador implantável (CDI) (Capítulo 60). Todos os pacientes com miocardiopatia hipertrófica devem ser aconselhados a evitar esportes competitivos e esforço físico intenso. Não há justificativa para o uso de CDI em pacientes sem outros fatores de risco. Para os pacientes com um fator de risco, as decisões sobre o uso de CDI devem ser individualizadas com base na idade do paciente, na gravidade da doença e no nível de risco aceitável pelo paciente.

## PROGNÓSTICO

A evolução da maioria dos pacientes com MCH é estável e benigna, com risco baixo de eventos adversos e uma sobrevida semelhante à população normal corrigida para idade e sexo, mas muitos experimentam sintomas progressivos causados por arritmia atrial e deterioração gradual na função diastólica e sistólica do ventrículo esquerdo. Com as terapias modernas, a taxa de mortalidade relacionada especificamente com a miocardiopatia hipertrófica é de 0,53% por ano, com taxas de sobrevida relacionadas à miocardiopatia em 5 e 10 anos de 98 e 94%, respectivamente.[7] A incidência anual de acidente vascular encefálico (AVE) varia de 0,56 a 0,8% por ano, chegando a 1,9% em pacientes com mais de 60 anos e 23% desses AVE são fatais. O desenvolvimento de insuficiência cardíaca sistólica grave está associado a prognóstico ruim, com uma taxa de mortalidade global de até 11% por ano. A incidência de endocardite infecciosa é de 1,4 para cada 1.000 pessoas/ano, mas é de 3,8 para cada 1.000 pessoas/ano em pacientes com obstrução.

## Miocardite

### DEFINIÇÃO E EPIDEMIOLOGIA

A miocardite, que é um processo inflamatório envolvendo o miocárdio, pode ser causada por infecções, danos mediados pelo sistema imune ou toxinas (Tabela 54.3). A incidência e a prevalência da miocardite são difíceis de estimar porque a apresentação clínica varia desde anomalias eletrocardiográficas assintomáticas até o colapso hemodinâmico e a morte súbita. As estimativas populacionais da prevalência da miocardite variam de 1 a cada 100.000 até 1 a cada 10.000 indivíduos, enquanto estudos *post mortem* relatam o achado de miocardite em até 12% das vítimas jovens de morte súbita cardíaca.

Em todo o planeta, a miocardite infecciosa mais comum é a da doença de Chagas, causada pelo *Trypanosoma cruzi*, um protozoário endêmico de áreas rurais das Américas Central e do Sul (Capítulo 326).[8] No mundo ocidental, a miocardite viral é a causa mais frequente de doença cardíaca inflamatória. A infecção pelo vírus da imunodeficiência humana (HIV) (Capítulo 360) está associada à miocardite linfocítica e é um preditor forte de um prognóstico ruim. A vacina contra varíola (Capítulo 15) pode causar miopericardite, com uma incidência relatada de 7,8 casos para cada 100.000 vacinas administradas. Outras miocardites raras incluem a miocardite de células gigantes, a miocardite como complicação de distúrbios autoimunes, como lúpus eritematoso sistêmico (Capítulo 250), abuso de cocaína (Capítulo 31) e como complicação da combinação de terapias com inibidores do *checkpoint* imunológico (Capítulo 169).[9]

### BIOPATOLOGIA

A miocardite é definida histologicamente por lesões aos miocardiócitos, com degeneração ou necrose, e infiltrado inflamatório que não é causado

## Tabela 54.3 — Causas de miocardite.

**INFECÇÃO**

**Viral**
Vírus Coxsackie, vírus da imunodeficiência humana, vírus ECHO (vírus órfãos humanos citopáticos entéricos), adenovírus, vírus influenza, vírus do sarampo, vírus da caxumba, parvovírus, poliovírus, vírus da rubéola, vírus varicela-zóster, herpes-vírus simples (HSV), citomegalovírus (CMV), vírus da hepatite C (HCV), vírus da raiva, vírus sincicial respiratório, vírus vacinais, vírus da dengue, vírus da febre amarela

**Protozoário**
*Trypanosoma cruzi, Toxoplasma gondii*

**Bácterias**
*Brucella, Corynebacterium diphtheriae, Salmonella, Haemophilus influenzae, Mycoplasma pneumoniae, Neisseria meningitidis* (meningococo), *Streptococcus pneumoniae, Staphylococcus, Mycobacterium, Neisseria gonorrhoeae* (gonococo), *Vibrio cholerae*

**Espiroquetas**
*Treponema pallidum, Borrelia, Leptospira*

**Fungos**
*Aspergillus, Candida, Cryptococcus, Actinomyces, Blastomyces, Histoplasma, Coccidioides*

**Riquétsias**
*Coxiella burnetii, Rickettsia rickettsii, Rickettsia tsutsugamushi*

**Parasitária**
*Trichinella spiralis, Echinococcus granulosus, Taenia solium*

**DISTÚRBIOS IMUNOMEDIADOS**

**Aloantígenos**
Rejeição de transplante cardíaco

**Autoantígenos**
Granulomatose eosinofílica com poliangiite (chamada anteriormente de síndrome Churg-Strauss), doença celíaca, doença de Whipple, miocardite de células gigantes, doença de Kawasaki, lúpus eritematoso sistêmico, esclerose sistêmica, sarcoidose, esclerodermia, polimiosite, púrpura trombocitopênica

**Alergênios (fármacos)**
Penicilina, sulfonamidas, tetraciclinas, metildopa, estreptomicina, antidepressivos tricíclicos, diuréticos tiazídicos, dobutamina, indometacina

**CAUSAS TÓXICAS**

**Fármacos/drogas**
Antraciclinas, catecolaminas, anfetaminas, cocaína, ciclofosfamida, 5-fluoruracila, trastuzumabe, interferona, interleucina-2

**Agentes físicos**
Choque elétrico, radiação, hiperpirexia

**Metais pesados**
Cobre, ferro, chumbo

**Outros**
Arsênico, picada de cobra, picada de escorpião, ferrão de besouro, picada de aranha, fósforo, monóxido de carbono

**DISTÚRBIOS GENÉTICOS**
Miocardiopatias hereditárias com patogênese mediada pelo sistema imune (miocardiopatias ventricular direita e dilatada)

---

por isquemia. São reconhecidos quatro padrões: a *miocardite ativa*, com degeneração ou necrose de miocardiócitos e um infiltrado celular definido com ou sem fibrose; a *miocardite limítrofe*, com um infiltrado celular definido, mas sem evidências de lesão às células do miocárdio; a *miocardite persistente*, com miocardite ativa em biopsias seriadas e a *miocardite resolvida*, caraterizada pela diminuição ou ausência de infiltrado e com evidência de cicatrização do tecido conjuntivo em biopsias seriadas. Apesar de seu amplo uso, os chamados critérios de Dallas têm especificidade e sensibilidade baixas, com rendimento diagnóstico de 10 a 20% em alguns casos. Portanto, são utilizadas técnicas mais modernas de virologia em conjunto com a microscopia óptica convencional, incluindo o uso de reação da cadeia da polimerase do tipo *nested* ou reação em cadeia da polimerase com transcrição reversa a partir de RNA ou de DNA extraídos de amostras de biopsia endomiocárdica em conjunto com marcações imuno-histoquímicas para a identificação de subtipos de linfócitos infiltrantes e de padrões de expressão anormal de moléculas de adesão celular nas células intersticiais ou endoteliais.

## Miocardite viral

A maior parte dos dados sobre a patologia da miocardite viral é proveniente de modelos murinos. Inicialmente, ocorre invasão direta do miocárdio pelos vírus cardiotrópicos, que entram no miocardiócito por endocitose mediada por receptor. O genoma viral, que é traduzido intracelularmente para a produção de proteínas virais ou é incorporado ao genoma da célula hospedeira, pode contribuir para a disfunção dos miócitos pela clivagem da distrofina. Na segunda fase, a ativação do sistema imune do hospedeiro, incluindo o recrutamento de células *natural killer* e macrófagos, aumenta a expressão de citocinas pró-inflamatórias, como interleucina-1 e fator de necrose tumoral. A ativação dos linfócitos T $CD4^+$ promove a expansão clonal dos linfócitos B, resultando em dano adicional às células miocárdicas, inflamação e produção de anticorpos circulantes contra o coração, direcionados contra proteínas contráteis, estruturais ou mitocondriais do coração. Essa resposta autoimune pode causar um remodelamento ventricular a longo prazo por causa dos efeitos diretos sobre os componentes da estrutura miocárdica ou de alterações na matriz extracelular.

### MANIFESTAÇÕES CLÍNICAS

Alguns pacientes relatam sintomas prodrômicos de viremia, incluindo febre, mialgia, coriza e gastrenterite, mas muitos indivíduos com miocardite são assintomáticos e manifestam apenas alterações eletrocardiográficas transitórias, como alterações inespecíficas no segmento ST e na onda T, ondas Q patológicas e baixa voltagem do complexo QRS. Apresentações menos comuns incluem infarto agudo do miocárdio (IAM) com artérias coronárias angiograficamente normais (Capítulo 64), bloqueio atrioventricular (Capítulo 58) e arritmias ventriculares (Capítulo 59). Pacientes com comprometimento da função ventricular esquerda podem apresentar sintomas e sinais de choque cardiogênico fulminante (Capítulo 99), com colapso cardiovascular agudo. Em alguns casos, a morte súbita cardíaca é a primeira apresentação.

### DIAGNÓSTICO

O diagnóstico da miocardite exige um alto grau de suspeita porque pode mimetizar outras condições comuns. Não existem alterações típicas no ecocardiograma, mas pode existir comprometimento do desempenho sistólico ventricular direito ou esquerdo (com ou sem dilatação ventricular), anomalias regionais no movimento da parede, trombos ventriculares esquerdos (ou direitos), comprometimento diastólico e efusões (derrames) pericárdicas. A RM consegue detectar a inflamação miocárdica e a lesão aos miocardiócitos, com edema pericelular e celular.

Exames de sangue de rotina, como o hemograma e a velocidade de hemossedimentação (VHS), em geral não são úteis. Os marcadores séricos de lesão miocárdica, como troponinas T e I, podem estar elevados, mas a miocardite pode ser demonstrada por biopsia mesmo na ausência de aumento nos níveis séricos de troponina. A creatinoquinase e a sua isoforma cardíaca CK-MB são menos sensíveis e específicas do que a troponina. Níveis elevados de autoanticorpos contra proteínas miocárdicas (como miosina e a proteína translocadora do nucleotídio adenina) são biomarcadores da miocardite autoimune e estão correlacionados com a piora progressiva da função ventricular.

A RM contrastada (gadolínio) pode mostrar evidências de miocardite (Figura 54.4), mas o cateterismo cardíaco com biopsia do endomiocárdio ventricular direito ainda é o "padrão-ouro" para o diagnóstico. Nos EUA, as biopsias geralmente são reservadas para pacientes com insuficiência cardíaca refratária ao manejo padrão, características sugestivas de doença sistêmica (p. ex., doença do tecido conjuntivo [Capítulo 244], amiloidose [Capítulo 179], hemocromatose [Capítulo 201] e sarcoidose [Capítulo 89]) ou com suspeita de miocardite das células gigantes por causa de insuficiência cardíaca recente associada a taquiarritmias ou a doença de condução. Comparativamente, uma diretriz europeia recomenda que a biopsia endomiocárdica alcance um diagnóstico etiológico e oriente novas opções terapêuticas em potencial em pacientes com "suspeita clínica de miocardite" apesar da ausência de dados definitivos que sustentem essa recomendação.

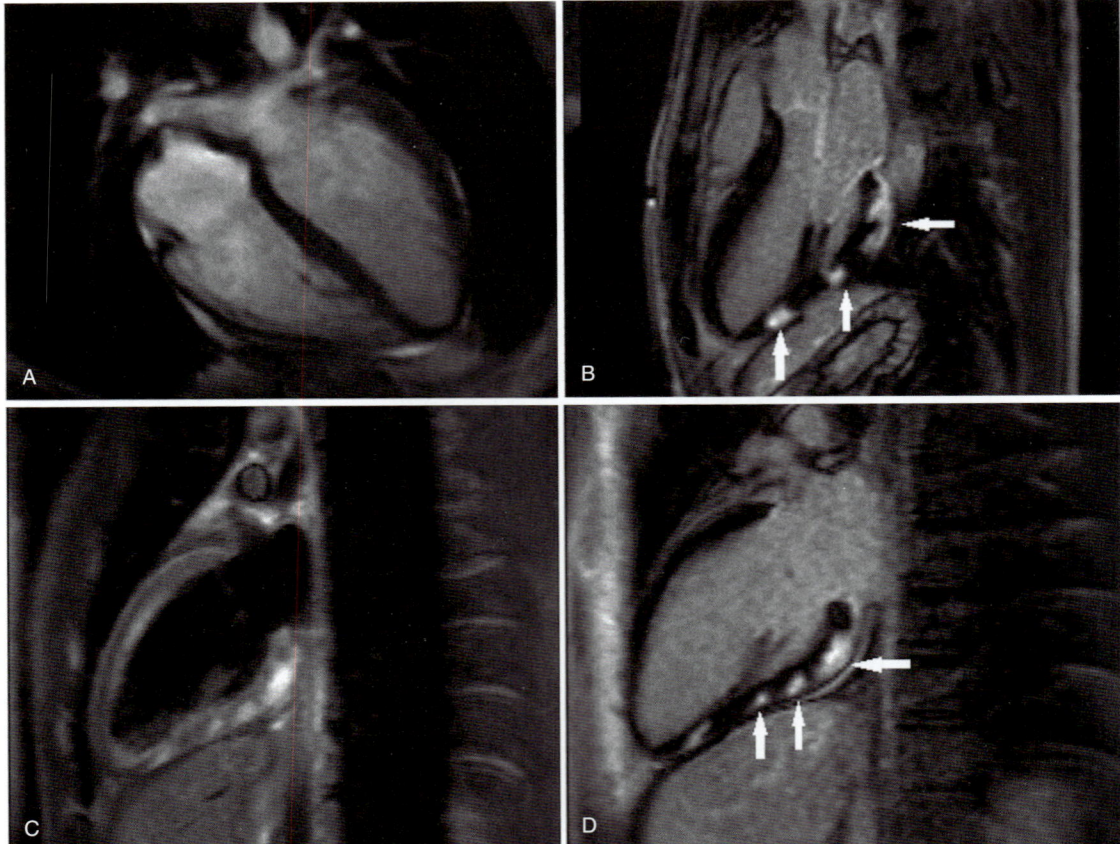

**FIGURA 54.4** Um rapaz de 17 anos e miocardite aguda aparente. A vista diastólica final das quatro câmaras (A) mostra um ventrículo esquerdo levemente dilatado. Existe um aumento tardio de gadolínio em porções das paredes inferior e lateral (B, D, setas). É observado edema na imagem T1 (C), em que ocorre um aumento tardio extenso. O diagnóstico diferencial dessas imagens também inclui a miocardite sarcoide e das células gigantes.

## Causas específicas

A suspeita de miocardite viral pode ocorrer a partir do quadro clínico de febre recente, frequentemente com mialgias proeminentes, seguida por dor torácica semelhante à angina, dispneia ou arritmias. Os níveis elevados de troponina sustentam o diagnóstico e títulos virais crescentes (para vírus Coxsackie, vírus ECHO, adenovírus ou vírus influenza) são consistentes com infecções recentes. A correlação com miocardite comprovada por biopsia é mais forte na infecção pelo HIV e na doença de Lyme (causada por espiroquetas pertencentes ao complexo *Borrelia burgdorferi sensu lato*). A miocardiopatia clínica ocorre entre 10 e 40% dos pacientes infectados com HIV por causa da infecção pelo HIV em si ou pela coinfecção por citomegalovírus (CMV).

A *miocardite de células gigantes*, que representa 10 a 20% dos casos de miocardite confirmados por biopsia, se manifesta por dor torácica de início rápido, febre e comprometimento hemodinâmico, frequentemente com taquicardia ventricular ou BAV. Quando as taquiarritmias ventriculares ou a insuficiência cardíaca progressiva são as principais características de suspeita clínica de miocardite, particularmente em um indivíduo jovem, recomenda-se a biopsia endomiocárdica para determinar se existe miocardite de células gigantes.

A *miocardite causada por toxoplasmose* (Capítulo 328), devido à ruptura intermitente de cistos no miocárdio, pode causar dor torácica atípica, arritmias, pericardite e sintomas de insuficiência cardíaca. O diagnóstico é realizado a partir dos títulos de anticorpos. A cardite de Lyme (Capítulo 305)[9b] se manifesta classicamente com anomalias no sistema de condução resultantes da infecção por *Borrelia burgdorferi*, que é diagnosticada por sorologia.

A *miocardite imunomediada* pode estar associada à polimiosite (Capítulo 253) ou ao lúpus eritematoso sistêmico (Capítulo 250), embora pericardite e vasculite coronariana sejam mais comuns. Reações de hipersensibilidade, especialmente a fármacos/drogas (Capítulo 239), podem causar miocardite, que está associada frequentemente à eosinofilia periférica e que pode ser confirmada por biopsia endomiocárdica.

### TRATAMENTO

O tratamento de primeira linha para miocardite é o de suporte com redução da pós-carga e diurese (Capítulo 53). Pacientes com miocardite aguda fulminante podem necessitar de suporte inotrópico, dispositivos de assistência mecânica ou oxigenação por membrana extracorpórea (Capítulo 99). Após a estabilização inicial, os pacientes com sintomas e sinais de insuficiência cardíaca devem receber inibidores da enzima conversora de angiotensina, diuréticos, betabloqueadores e anticoagulantes, de acordo com as diretrizes atuais (Capítulo 53). Pacientes com insuficiência cardíaca intratável ou em deterioração podem necessitar de transplante cardíaco (Capítulo 53).

O papel da imunossupressão não está claro. Em um ensaio randomizado e controlado com placebo com 111 adultos portadores de miocardite comprovada por biopsia, não houve diferença na mortalidade ou na função ventricular esquerda nos pacientes tratados com prednisolona em conjunto com ciclosporina ou azatioprina. Já em um ensaio randomizado com pacientes com expressão do complexo de histocompatibilidade principal nas amostras de biopsia endomiocárdica e que foram randomizados para receberem prednisolona (1 mg/kg/dia até uma dose de manutenção de 0,2 mg/kg/dia durante um total de 90 dias) e azatioprina (1 mg/kg/dia durante um total de 100 dias) ou um placebo, a fração de ejeção ventricular esquerda melhorou no grupo imunossuprimido, mas não foram observadas diferenças nas taxas de mortalidade, de transplante ou de re-hospitalização ao longo de um período de acompanhamento de 2 anos.[10] A imunossupressão parece ser benéfica para pacientes com miocardite de células gigantes e as recomendações atuais estendem a imunossupressão para outros tipos de miocardite comprovada por biopsia, negativa para agentes infecciosos e mediada pelo sistema imunológico, incluindo a miocardite eosinofílica, a sarcoidose cardíaca e a miocardite linfocítica, refratária à terapia convencional para insuficiência cardíaca.[A4] O regime ótimo ainda deve ser determinado e a terapia com o uso intravenoso de imunoglobulina não é útil.

## PROGNÓSTICO

Os pacientes com miocardite aguda e insuficiência cardíaca leve ou sintomas sugestivos de isquemia ou infarto do miocárdio tipicamente melhoram em algumas semanas sem sequelas. Uma apresentação aguda de miocardite com insuficiência cardíaca avançada (fração de ejeção < 35%) pode se resolver, mas pode causar disfunção ventricular esquerda crônica (miocardiopatia dilatada) ou progredir para a morte ou transplante cardíaco. Os pacientes que se apresentam com miocardite fulminante aguda, por sua vez, podem ter um prognóstico excelente, com taxas de sobrevida maiores do que 90%. Entretanto, a miocardite viral comprovada por biopsia frequentemente está associada a mortalidade a longo prazo de quase 20% em 4,7 anos e a presença de disfunção biventricular na apresentação é o melhor preditor para a mortalidade por todas as causas. A miocardite das células gigantes em geral é fatal sem transplante cardíaco, mas pode ser estabilizada com um diagnóstico precoce e a introdução imediata de imunossupressão.[11]

## Miocardiopatia dilatada

### DEFINIÇÃO E EPIDEMIOLOGIA

A miocardiopatia dilatada é um distúrbio do músculo cardíaco definido pela dilatação e pelo prejuízo à função sistólica do ventrículo esquerdo ou de ambos os ventrículos, na ausência de DAC, de anomalias valvares ou de doença pericárdica. Nos adultos, estima-se que a prevalência varie de 14 a 36 casos para cada 100.000 indivíduos. Em crianças, a miocardiopatia dilatada é a miocardiopatia mais comum, contribuindo para até 58% dos casos. De maneira geral, homens e mulheres são afetados de maneira aproximadamente igual, exceto pela miocardiopatia dilatada associada a distúrbios neuromusculares ou a erros inatos do metabolismo, em que há predominância masculina porque algumas dessas condições apresentam herança ligada ao X.

### BIOPATOLOGIA

Várias condições estão associadas à miocardiopatia dilatada, incluindo distúrbios neuromusculares, erros inatos do metabolismo e síndromes envolvendo malformação. Na maior parte dos pacientes, não é identificada uma causa e a doença é chamada de miocardiopatia dilatada idiopática.

#### Miocardiopatia dilatada genética

Entre 20 e 50% dos indivíduos afetados pela miocardiopatia dilatada têm evidências de doença familiar (e-Tabela 54.1).[12] A herança autossômica dominante, que contribui para 68% dos casos familiares, tem duas formas principais: a miocardiopatia dilatada isolada, que se manifesta como um quadro clínico de insuficiência cardíaca, e a miocardiopatia dilatada, em que uma arritmia associada (i. e., fibrilação atrial, doença do sistema de condução, taquicardia ventricular ou fibrilação) em geral é a manifestação inicial. Essa última miocardiopatia, agora chamada de miocardiopatia arritmogênica, também pode resultar em insuficiência cardíaca ou estar associada à miopatia esquelética. Os genes implicados na miocardiopatia dilatada (MCD) com predominância de insuficiência cardíaca incluem genes de proteínas sarcoméricas e do citoesqueleto. Mutações que levam à falta de função do gene *TTN*, que codifica a proteína sarcomérica titina, ocorrem em aproximadamente 25% dos casos familiares de MCD e em 18% dos casos esporádicos. Os genes implicados na miocardiopatia arritmogênica incluem genes de proteínas do desmossomo, de canais iônicos e do envelope nuclear. Mutações no gene lamina A/C, que codifica uma proteína do envelope nuclear, causam arritmia atrial e ventricular e doença de condução atrioventricular progressiva, que pode preceder o desenvolvimento da miocardiopatia dilatada.

A herança ligada ao X contribui para 2 a 5% dos casos familiares de MCD. Distúrbios neuromusculares contribuem para 26% dos casos, sendo que 90% deles são as distrofias de Duchenne, Becker e Emery-Dreifuss (Capítulo 393). A miocardiopatia dilatada isolada ligada ao X, também causada por mutações no gene da distrofina, é caracterizada pelo aumento sérico das isoformas musculares de creatinoquinase, mas não resulta em sinais ou sintomas clínicos de distrofia muscular esquelética.

#### Miocardiopatia dilatada adquirida

As causas comuns adquiridas de miocardiopatia dilatada incluem miocardite infecciosa, quimioterapia (Capítulo 169), radioterapia (Capítulo 17), álcool etílico (Capítulo 30), cocaína (Capítulo 31), deficiências nutricionais (Capítulo 203), sobrecarga de ferro (Capítulo 201), distúrbios inflamatórios e autoimunes (Capítulos 250 e 254), endocrinopatias (Capítulo 213) e gravidez (Capítulo 226). A miocardiopatia mediada por taquicardia (taquimiocardiopatia) é rara e em geral é revertida uma vez que a taquicardia seja controlada.

### MANIFESTAÇÕES CLÍNICAS

Os sintomas e sinais associados à miocardiopatia dilatada dependem da díade do paciente e do grau de disfunção ventricular esquerda. Embora a primeira apresentação possa ser morte súbita ou um evento tromboembólico, a maior parte dos pacientes apresenta sintomas de aumento da pressão venosa pulmonar ou baixo débito cardíaco (Capítulo 52), que podem ser agudos e, algumas vezes, precipitados por doenças ou arritmias intercorrentes, ou podem ser crônicos. A miocardiopatia dilatada tem sido cada vez mais diagnosticada em indivíduos assintomáticos durante o rastreamento familiar.

Os adultos inicialmente apresentam tolerância reduzida ao exercício e dispneia ao esforço. Com a piora da função ventricular esquerda, os pacientes podem desenvolver dispneia durante o repouso, ortopneia, DPN, edema periférico e ascite. Os sintomas relacionados à isquemia mesentérica, como dor abdominal após as refeições, náuseas, vômitos e anorexia podem ser dominantes, especialmente em crianças. Os sintomas arrítmicos, como palpitações, pré-síncope e síncope podem ocorrer em qualquer idade.

Com o aumento da idade, as características do baixo débito cardíaco incluem taquicardia sinusal, pulsos periféricos fracos e hipotensão. A pressão venosa jugular pode estar elevada e o impulso apical pode estar deslocado. O edema periférico, a hepatomegalia e a ascite são comuns em pacientes com insuficiência cardíaca. A ausculta do tórax tipicamente revela crepitações basais. A ausculta cardíaca pode revelar uma terceira bulha cardíaca ($B_3$) (e, algumas vezes, uma quarta bulha cardíaca). Em pacientes com regurgitação mitral funcional, pode ser escutado um sopro pansistólico no ápice que irradia para a axila, mas frequentemente nenhum sopro é auscultado, mesmo quando existir incompetência da valva mitral, especialmente se o débito cardíaco for muito baixo.

### DIAGNÓSTICO

O ECG pode estar normal, mas tipicamente ele apresenta taquicardia sinusal, mudanças inespecíficas do segmento ST e na onda T (mais comumente nas derivações inferior e lateral), aumento atrial e critérios de voltagem para hipertrofia ventricular. O bloqueio atrioventricular (BAV) aumenta a possibilidade de mutações no gene lamina A/C. São comuns arritmias supraventriculares e ventriculares. A radiografia do tórax em geral é anormal, com um aumento da razão cardiotorácica (> 0,5), refletindo a dilatação do átrio e do ventrículo esquerdos. Pacientes com edema pulmonar apresentam acentuação da trama vascular pulmonar e efusão (derrame) pleural.

No ecocardiograma, o achado de dimensões ventriculares diastólicas finais maiores do que dois desvios-padrões em relação à média corrigida pela área da superfície corporal (ou maior do que 112% da dimensão prevista) e de frações de encurtamento menores do que 25% é suficiente para a realização do diagnóstico. Outras características comuns incluem regurgitação funcional das valvas mitral e tricúspide e anomalias na função diastólica ventricular esquerda. A RM pode revelar áreas de fibrose miocárdica (e-Figura 54.6).

Outros testes recomendados (Tabela 54.4) incluem hemograma completo e provas das funções renal, tireoidiana e hepática. Os níveis séricos de creatinoquinase devem ser medidos em todos os pacientes com miocardiopatia dilatada porque isso pode fornecer indícios etiológicos importantes. Por exemplo, a miocardiopatia dilatada ligada à distrofina foi diagnosticada em até 8% dos homens com miocardiopatia dilatada e deve ser considerada em homens com níveis séricos elevados de creatinoquinase e história familiar ligada ao X. Outros biomarcadores cardíacos, como troponina I e troponina T, podem estar elevados. Os níveis plasmáticos de peptídio natriurético do tipo B predizem a sobrevida, as taxas de hospitalização e a indicação para transplante cardíaco. O teste de esforço limitado pelos sintomas, combinado com a análise dos gases respiratórios, é uma técnica útil para determinar a limitação funcional e a progressão da doença em pacientes com miocardiopatia dilatada estável.

O cateterismo cardíaco raramente é necessário, exceto talvez para descartar a possibilidade de DAC grave ou para fornecer informações mais acuradas sobre uma possível valvopatia cardíaca. A biopsia endomiocárdica

## Tabela 54.4 — Avaliação laboratorial para miocardiopatia.

**AVALIAÇÃO CLÍNICA**

Anamnese e exame físico para a identificação de distúrbios cardíacos e não cardíacos*
Avaliação da capacidade de realizar atividades rotineiras e desejadas*
Avaliação da volemia*

**AVALIAÇÃO LABORATORIAL**

Eletrocardiograma*
Radiografia do tórax*
Ecocardiograma bidimensional com Doppler*
Exame de sangue
   Níveis séricos de sódio,* potássio,* glicose, creatinina,* ureia,* cálcio,* magnésio*
   Albumina,* proteínas totais,* provas de função hepática,* ferro sérico, ferritina
Urinálise
Creatinoquinase
Hormônio tireoestimulante (TSH)*
Hematologia
   Hemoglobina/hematócrito*
   Contagem diferencial de leucócitos,* incluindo eosinófilos
   Velocidade de hemossedimentação (VHS)

**AVALIAÇÃO INICIAL APENAS EM PACIENTES SELECIONADOS**

Titulação quando houver suspeita de infecção
   Viral aguda (vírus Coxsackie, vírus ECHO, vírus influenza)
   Vírus da imunodeficiência humana, vírus Epstein-Barr
   Doença de Lyme, toxoplasmose
   Doença de Chagas
Cateterismo com angiocoronariografia em pacientes com angina e que são candidatos à intervenção*
Estudos sorológicos para doença reumatológica ativa
Biopsia endomiocárdica

*Recomendações de nível I obtidas a partir de Hunt SA, Abraham WT, Chin MH, et al. ACC/AHA 2005 Guideline Update for the Diagnosis and Management of Chronic Heart Failure in the Adult. Circulation. 2005;112:e154-e235.

pode ser diagnóstica para a miocardite e para alguns distúrbios metabólicos ou mitocondriais, mas raramente ela é aconselhável. A avaliação hemodinâmica das pressões diastólica final do ventrículo esquerdo e da artéria pulmonar pode ser útil antes do transplante.

## TRATAMENTO

A terapia de suporte inclui restrição de sódio e hídrica, evitar o consumo de álcool etílico e de outras toxinas e utilizar medicamentos estabelecidos para a insuficiência cardíaca (Capítulo 53).[13] Embora as recomendações mais antigas enfatizassem o repouso e a não realização de exercícios físicos, esse aconselhamento deve ser limitado a pacientes com miocardite ou miocardiopatia periparto; para todos os outros pacientes, é desejável um regime de exercícios submáximos para sustentar a mobilidade, evitar o descondicionamento físico e manter a saúde física e psicológica. Pacientes com fibrilação atrial ou com evidências ecocardiográficas de um trombo mural no ventrículo ou no átrio esquerdo devem utilizar anticoagulantes para alcançar uma razão normalizada internacional de 2,0 a 3,0. Um CDI é preferível a medicamentos em caso de arritmias ventriculares[A5] e alguns pacientes precisam de manejo para insuficiência cardíaca avançada (Capítulo 53), como estimulação biventricular, metabolismo inotrópico, dispositivos de assistência ventricular e transplante cardíaco (Capítulo 53).[14]

### Rastreamento familiar

A avaliação familiar dos parentes em primeiro grau por meio de anamnese, exame físico e testagem genética[15] é justificável após o diagnóstico. Se a testagem genética for positiva ou indeterminada, deve ser realizado um ecocardiograma bidimensional e um ECG com 12 derivações. Algoritmos precisos para orientar o intervalo da avaliação seriada ainda precisam ser desenvolvidos; como a progressão da doença em geral é lenta, considera-se que a avaliação a cada 5 anos até os 50 anos seja adequada. A detecção dos estágios iniciais da doença em um familiar oferece uma oportunidade para iniciar o tratamento, em geral com o uso de um inibidor da enzima conversora de angiotensina (IECA) ou de betabloqueador, mas a eficácia dessa terapia ainda deve ser determinada.

## PROGNÓSTICO

O prognóstico tanto da miocardiopatia dilatada idiopática quanto da miocardiopatia determinada geneticamente está relacionado com a gravidade da doença no momento da apresentação e na resposta ao tratamento. A maior parte dos pacientes melhora com o tratamento, mas a sobrevida em 5 anos é de menos de 50% em pacientes que apresentam doença grave (p. ex., fração de ejeção < 25%, dimensão diastólica final do ventrículo esquerdo > 65 mm e consumo máximo de oxigênio < 12 m$\ell$/kg/min).

## Causas específicas da miocardiopatia dilatada

### Miocardiopatia alcoólica

Nos EUA, o consumo excessivo de álcool etílico (Capítulo 30) contribui para mais de 10% dos casos de insuficiência cardíaca. O álcool etílico e seu metabólito, o acetaldeído, são cardiotoxinas. A depressão miocárdica inicialmente é reversível, mas se o consumo de álcool etílico for sustentado pode causar vacuolização dos miócitos, anomalias mitocondriais e fibrose miocárdica. Entretanto, mesmo nos estágios crônicos, a insuficiência cardíaca representa uma soma da disfunção miocárdica reversível e da disfunção irreversível. O consumo de álcool necessário para provocar miocardiopatia sintomática em indivíduos suscetíveis não é conhecido, mas estima-se que seja seis drinques (cerca de 120 m$\ell$ de etanol puro) por dia durante 5 a 10 anos. O consumo excessivo frequente, sem consumo diário, também pode ser suficiente. Miocardiopatia alcoólica pode se desenvolver em pacientes sem evidências sociais de alcoolismo. A abstinência gera melhora em pelo menos 50% dos pacientes com sinais/sintomas graves e alguns deles normalizam a fração de ejeção ventricular esquerda. Pacientes com outras causas de insuficiência cardíaca também devem limitar seu consumo de álcool.

### Quimioterapia

A cardiotoxicidade causada por *antraciclinas* (doxorrubicina, daunorrubicina, epirrubicina) (Capítulo 169) provoca mudanças histológicas características em biopsias endomiocárdicas com insuficiência cardíaca em 5 a 10% dos pacientes que tenham recebido doses iguais ou maiores do que 450 mg/m$^2$ de área superficial corporal. A maior parte da cardiotoxicidade ocorre no primeiro ano e está associada a dose elevada de antraciclinas e com uma fração de ejeção ventricular esquerda menor.[16] Em adultos que recebem esses fármacos, o tratamento combinado com enalapril (começando com doses de 1,25 mg ou 2,5 mg, 2 vezes/dia e aumentando até 10 mg, 2 vezes/dia, conforme tolerado com pressões sistólicas ≥ 90 mmHg) e carvedilol (começando com 6,25 mg, 2 vezes/dia e aumentando até 25 mg, 2 vezes/dia se não houver insuficiência cardíaca, bradicardia ou bloqueio atrioventricular) pode reduzir significativamente o risco de dilatação ventricular esquerda e insuficiência cardíaca.[A6,A7] Pacientes que receberam antraciclinas no período pré-puberal e que não tenham cardiotoxicidade evidente podem desenvolver insuficiência cardíaca quando adultos jovens. O risco é mais elevado em pacientes com frações de ejeção basais menores, ou que tenham recebido radioterapia concomitante ou doses mais elevadas de antraciclinas. A *ciclofosfamida* e a *ifosfamida* podem causar insuficiência cardíaca aguda grave e arritmias ventriculares malignas. Alguns *inibidores da tirosinoquinase* (p. ex., sunitinibe) causam redução da função sistólica, especialmente quando há DAC, mas esses pacientes respondem bem à remoção do fármaco e à terapia clínica convencional (Capítulo 169). A *5-fluoruracila* pode causar espasmo coronariano e redução da contratilidade ventricular esquerda. Até 11% dos pacientes que receberam trastuzumabe (Capítulo 188), um anticorpo monoclonal recombinante que se liga ao fator de crescimento epidérmico humano do tipo 2, desenvolvem miocardiopatia dilatada, que é reversível após a interrupção do composto e com o tratamento farmacológico convencional. O risco de cardiotoxicidade aumenta com tratamentos prévios com antraciclinas e radiação. A *interferona alfa* pode estar associada a hipotensão e arritmias em até 10% dos pacientes e a *interleucina-2* raramente é associada à cardiotoxicidade.

### Doença metabólica e endócrina

O excesso de catecolaminas, como ocorre no *feocromocitoma* (Capítulo 215), pode lesionar o coração por comprometer a microcirculação coronariana ou por causar efeitos tóxicos diretos sobre os miócitos. A *cocaína* (Capítulo 31) aumenta as concentrações sinápticas de catecolaminas por inibir a recaptação nas terminações nervosas; o resultado pode ser uma síndrome coronariana aguda ou miocardiopatia crônica.

A *deficiência de tiamina* causada por problemas nutritivos ou por alcoolismo (Capítulo 205) pode causar a doença cardíaca por beribéri, com vasodilatação e um alto débito cardíaco, que é seguido por baixo débito. A *deficiência de cálcio* resultante de hipoparatireoidismo, anomalias gastrintestinais ou de quelação compromete diretamente a contratilidade miocárdica.

A *hipofosfatemia* (Capítulo 111), que pode ocorrer no alcoolismo, durante a recuperação da desnutrição e na hiperalimentação, também reduz a contratilidade miocárdica. Pacientes com *depleção de magnésio* por causa de problemas de absorção ou de aumento da excreção renal (Capítulo 111) também podem apresentar disfunção ventricular esquerda.

O *hipotireoidismo* (Capítulo 213) diminui a contratilidade e a condução e pode causar efusões pericárdicas, enquanto o *hipertireoidismo* aumenta o débito cardíaco, pode piorar uma insuficiência cardíaca já existente e raramente é a única causa de insuficiência cardíaca.

O sinal de apresentação do *diabetes* (Capítulo 216) pode ser a miocardiopatia, especialmente com disfunção diastólica, independentemente de aterosclerose coronariana epicárdica. O diabetes é um grande fator de risco para a aterosclerose.

A *obesidade* (Capítulo 207) pode causar miocardiopatia com aumento da massa ventricular e redução da contratilidade, que melhora após a perda de peso ou que pode agravar a insuficiência cardíaca decorrente de outras causas.

### Miocardiopatia periparto

A miocardiopatia periparto surge no último mês da gravidez ou nos primeiros 5 meses após o parto na ausência de doença cardíaca preexistente (Capítulo 226).[17] A incidência é de 1 a cada 3.000 até de 1 a cada 15.000 partos, com risco elevado em mães mais velhas ou em casos de gêmeos, subnutrição, terapia tocolítica, toxemia ou hipertensão. A miocardite linfocítica, encontrada em 30 a 50% das biopsias, sugere um componente imunológico, talvez a reatividade cruzada entre proteínas uterinas e dos miocardiócitos ou uma suscetibilidade aumentada à miocardite viral. Mais recentemente, foi sugerido que o aumento do estresse oxidativo promove a ativação de catepsina D, uma enzima lisossomal ubíqua que cliva a prolactina sérica em sua forma de 16 kDa antiangiogênica e pró-apoptótica, que parece promover inflamação endotelial e prejudicar o metabolismo e a contração dos miocardiócitos. Cerca de 15% dos pacientes apresentam mutações nos mesmos genes que foram implicados na miocardiopatia dilatada, especialmente no gene *TTN*.

A apresentação em geral se dá com ortopneia e dispneia aos mínimos esforços, mais frequentemente nas primeiras semanas após o parto, quando o excesso de volume da gravidez normalmente seria mobilizado. Deve ser excluída a presença de doença cardíaca preexistente. Diuréticos facilitam a diurese pós-parto e inibidores da enzima conversora de angiotensina melhoram os sintomas (Capítulo 53).[18] O uso oral de bromocriptina (2,5 mg 2 vezes/dia durante 2 semanas e, então, diariamente por 6 semanas) pode melhorar significativamente a recuperação da função ventricular esquerda e pode reduzir o risco de morte.[A8] O prognóstico é a melhora para uma fração de ejeção normal ou perto do normal durante os 6 meses seguintes em mais de 50% dos pacientes. Cerca de 4% delas requerem transplante cardíaco e cerca de 9% sofrem morte súbita ou morrem por complicações do transplante cardíaco.

### Sobreposição com a miocardiopatia restritiva

Doenças que causam miocardiopatias primariamente restritivas podem ocasionalmente ter sobreposições, causando um quadro consistente com miocardiopatia dilatada. Por exemplo, a *hemocromatose* (Capítulo 201) e a *sarcoidose* (Capítulo 89) devem ser consideradas durante a avaliação de qualquer paciente com miocardiopatia, embora essas condições sejam consideradas mais frequentemente como doenças restritivas. A *amiloidose* (Capítulo 179) é confundida menos frequentemente com a miocardiopatia dilatada do que é com a miocardiopatia hipertrófica, mas essa condição deve ser considerada em um paciente com um ventrículo de parede espessa e função contrátil moderadamente reduzida.

## Miocardiopatia arritmogênica do ventrículo direito

### DEFINIÇÃO E EPIDEMIOLOGIA

A miocardiopatia arritmogênica do ventrículo direito (Capítulo 59) é um tipo de miocardiopatia arritmogênica determinada geneticamente, caracterizada histologicamente por perda de miocardiócitos e com substituição por tecido fibroso ou gorduroso no miocárdio ventricular direito; clinicamente por arritmias ventriculares, insuficiência cardíaca e morte súbita e histologicamente por perda de miocardiócitos e sua substituição. A doença é observada em pacientes com ancestralidade europeia, africana e asiática, com uma prevalência estimada entre 1 a cada 1.000 e 1 a cada 5.000 adultos.

### BIOPATOLOGIA

A miocardiopatia arritmogênica do ventrículo direito é uma doença hereditária autossômica dominante com penetrância incompleta, embora sejam reconhecidas formas recessivas com manifestações cutâneas (e-Tabela 54.1). A maior parte dos casos é causada por mutações em heterozigose em genes que codificam componentes da junção desmossomal dos miocardiócitos. As mutações mais comuns ocorrem nos genes que codificam as proteínas placofilina 2, desmocolina 2, desmoplaquina e desmogleína 2. Mutações em homozigose na placoglobina e na desmoplaquina são responsáveis por formas autossômicas recessivas raras (*i. e.*, doença de Naxos[a] e síndrome de Carvajal). Uma mutação altamente penetrante letal na proteína citoplasmática transmembrana 43 (TMEM43) foi descrita em famílias da Terra Nova. Dois outros genes não desmossomais, o receptor cardíaco de rianodina e o fator transformador do crescimento-β3, foram relacionados com a miocardiopatia arritmogênica do ventrículo direito, mas provavelmente não são importantes para a maior parte dos pacientes.

### Histopatologia

A principal característica histopatológica é a perda progressiva do miocárdio ventricular direito, que é substituído por tecido adiposo e fibroso. Essas alterações começam nas regiões da via de entrada, da via de saída e apical do ventrículo direito. A formação de aneurisma nessas áreas é típica. O envolvimento progressivo do miocárdio resulta em dilatação ventricular direita global. A doença ventricular direita grave frequentemente está associada a substituição fibroadiposa do miocárdio ventricular esquerdo, com a área da parede posterolateral sendo afetada preferencialmente.

Mutações nos genes das proteínas desmossomais aumentam a suscetibilidade miocárdica aos efeitos prejudiciais do estresse mecânico, predispondo os miocardiócitos a se soltarem, morrerem e, por fim, serem substituídos por tecido fibroadiposo. A fase aguda da lesão miocárdica pode ser acompanhada por inflamação. A predileção pelo ventrículo direito foi explicada por sua parede fina e por sua maior distensibilidade. Conforme as proteínas desmossomais interagem com muitas outras proteínas, incluindo os componentes do citoesqueleto celular e dos filamentos intermediários, é possível que ocorra disfunção ventricular como resultado de menor integridade citoesquelética e de redução na transdução de força. Algumas proteínas desmossomais, particularmente a placoglobina, também são moléculas de sinalização importantes que regulam a transcrição de muitos outros genes. Finalmente, a redução do número e do tamanho das junções comunicantes pode diminuir um defeito de acoplamento elétrico, aumentando, assim, a propensão a arritmias sem mudanças morfológicas significativas.

### MANIFESTAÇÕES CLÍNICAS

Por convenção, a história natural da miocardiopatia arritmogênica do ventrículo direito é dividida em quatro fases, mas não é inevitável que os pacientes progredirão por todas essas fases. Na fase inicial, os pacientes em geral são assintomáticos, mas ressuscitaram de uma parada cardíaca e a morte súbita pode ser a manifestação inicial, particularmente em adolescentes e adultos jovens. A fase de arritmias em geral começa em adolescentes e adultos jovens, quando os pacientes reparam em palpitações ou síncope. As arritmias sustentadas sintomáticas em geral são acompanhadas com o uso de ECG e as anomalias morfológicas e funcionais do ventrículo direito podem preencher os critérios diagnósticos para miocardiopatia arritmogênica do ventrículo direito. Uma pequena proporção de pacientes progride para uma fase mais avançada, que é caraterizada por disfunção ventricular difusa direita ou esquerda, que exige tratamento convencional para insuficiência cardíaca (Capítulo 53).

---

[a]N.R.T.: A doença de Naxos é uma condição de herança recessiva com displasia/miocardiopatia arritmogênica do ventrículo direito e um fenótipo cutâneo (cabelo encaracolado e ceratodermia palmoplantar). Foi descrita pela primeira vez em famílias oriundas da ilha grega de Naxos.

## DIAGNÓSTICO

A avaliação clínica inclui perguntas a respeito de sintomas de arritmias (síncope, pré-síncope e palpitação sustentada); história familiar de sintomas cardíacos prematuros ou de morte súbita; ECG de 12 derivações e de 24 horas; teste de esforço máximo e duas ecocardiografias bidimensionais com vistas específicas do ventrículo direito. A ecocardiografia contrastada pode ser necessária para obter uma definição melhor do endocárdio do ventrículo direito e do ápice do ventrículo esquerdo. A ressonância magnética (Capítulo 50) pode fornecer uma avaliação acurada dos volumes ventriculares e também uma caracterização não invasiva dos tecidos fibrosos e gordurosos característicos, que estabelecem o diagnóstico e fornecem informação prognóstica (Figura 54.5).[19]

As arritmias ventriculares com morfologia de bloqueio do ramo esquerdo (BRE), consistentes com uma origem ventricular direita, são características. Entretanto, o ECG e as manifestações arrítmicas não são específicos da miocardiopatia arritmogênica do ventrículo direito e podem apresentar sobreposições com muitos outros estados patológicos, de modo que são recomendados os critérios padrões para o diagnóstico (Tabela 54.5). Como esses critérios são extremamente específicos, mas têm baixa sensibilidade para a detecção de estágios precoces da doença, são recomendados critérios mais sensíveis para os parentes em primeiro grau dos casos conhecidos (Tabela 54.6). O diagnóstico em um probando também levanta a possibilidade de análises de mutação na família para identificar os indivíduos em risco e que precisam de avaliações seriadas, bem como aqueles que não precisam de um acompanhamento específico.

### Diagnóstico diferencial

O diagnóstico diferencial inclui outras miocardiopatias hereditárias, as síndromes arrítmicas hereditárias (síndrome do QT longo, síndrome de Brugada e taquicardia ventricular polimórfica catecolaminérgica; Capítulo 59), sarcoidose cardíaca, miocardite e causas de dilatação ventricular direita, como desvios (*shunts*) intracardíacos ou extracardíacos (Capítulo 61). A diferenciação com a chamada taquicardia benigna da via de saída do ventrículo direito pode ser problemática, embora o ECG de 12 derivações e os estudos de imagem do ventrículo direito sejam tipicamente normais e não haja doença familiar. Alguns pacientes com mutações no gene que codifica proteínas desmossomais apresentam o envolvimento do ventrículo esquerdo no início da doença e uma minoria apresenta um fenótipo de miocardiopatia ventricular esquerda predominante.

## TRATAMENTO

O tratamento farmacológico é a opção de primeira linha para pacientes com arritmias ventriculares bem toleradas e que não ameaçam a vida, como extrassístoles ventriculares frequentes. O tratamento dos pacientes com arritmias ventriculares sintomáticas é feito com um CDI,[20] com o uso suplementar de sotalol (160 a 240 mg/dia) ou mesmo amiodarona (dose de manutenção de 200 mg/dia). A ablação por cateter (Capítulo 60) pode ser necessária em pacientes com arritmia ventricular incessante e refratária aos medicamentos ou com recorrências frequentes de taquicardias ventriculares após a implantação de um CDI, embora a recorrência seja comum.

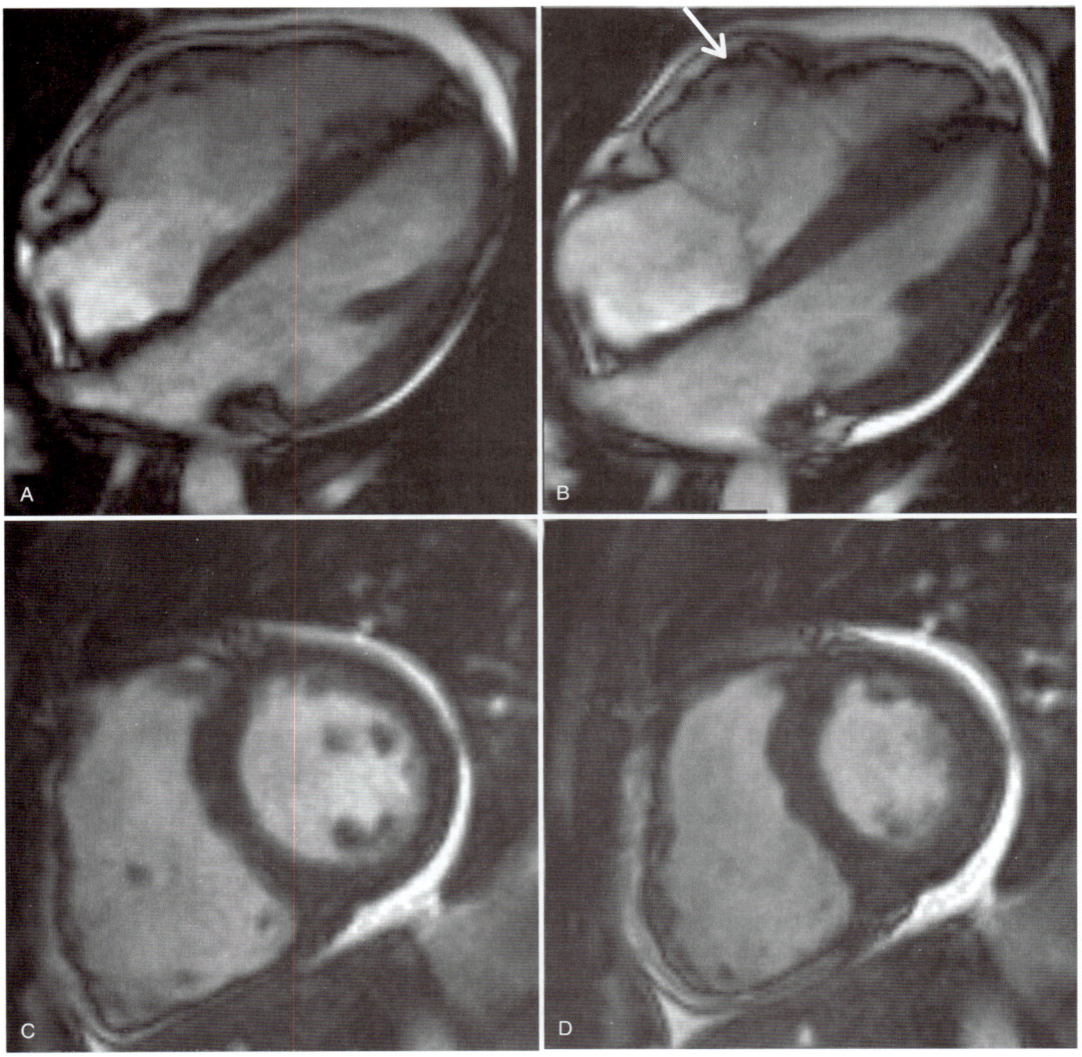

**FIGURA 54.5** Um rapaz de 21 anos com miocardiopatia arritmogênica do ventrículo direito. Quadros do fim da diástole (**A**) e do fim da sístole (**B**) a partir de uma vista de quatro câmaras, com ventrículo direito comprometido e dilatado e com uma anomalia do movimento da parede basal (*seta*), confirmada pelas vistas diastólica final (**C**) e sistólica final (**D**) do eixo curto. Esse indivíduo não apresentava fibrose no ventrículo esquerdo e tinha a função sistólica preservada; o exame de imagem da cicatriz (fibrose) na parede ventricular fina (com gordura adjacente e uma pequena efusão) foi ambígua.

## CAPÍTULO 54 Doenças do Miocárdio e do Endocárdio

**Tabela 54.5** Critérios revisados pela força-tarefa da miocardiopatia arritmogênica do ventrículo direito em probandos.*

### CRITÉRIOS

| PRINCIPAIS | SECUNDÁRIAS |
|---|---|
| **I. DISFUNÇÃO REGIONAL OU GLOBAL E ALTERAÇÕES ESTRUTURAIS*** | |
| **Por ecocardiografia bidimensional**<br>• Acinesia, discinesia ou aneurisma regional do VD<br>• e uma das seguintes condições (no fim da diástole):<br>  VELP VSVD ≥ 32 mm (corrigido para o tamanho corporal [VELP/ASC] ≥ 19 mm/m²)<br>  VECP VSVD ≥ 36 mm (corrigido para o tamanho corporal [VECP/ASC] ≥ 21 mm/m²)<br>  Ou variação fracional da área ≤ 33% | **Por ecocardiografia bidimensional**<br>• Acinesia ou discinesia do VD<br>• e uma das seguintes condições (no fim da diástole):<br>  VELP VSVD ≥ 29 mm a < 32 mm (corrigido para o tamanho corporal [VELP/ASC] ≥ 16 mm/m² a < 19 mm/m²)<br>  VECP VSVD ≥ 32 mm a < 36 mm (corrigido para o tamanho corporal [VECP/ASC] ≥ 18 mm/m² a < 21 mm/m²)<br>  Ou variação fracional da área > 33% a ≤ 40% |
| **Por IRM**<br>• Acinesia ou discinesia regional do VD ou contração dissíncrona do VD<br>• e uma das seguintes condições:<br>  Volume diastólico final do VD indexado a ASC ≥ 110 m$\ell$/m² (homens) ou ≥ 100 m$\ell$/m² (mulheres)<br>  Ou fração de ejeção do VD ≤ 40% | **Por IRM**<br>• Acinesia ou discinesia regional do VD ou contração dissíncrona do VD<br>• e uma das seguintes condições:<br>  Volume diastólico final do VD indexado a ASC ≥ 100 m$\ell$/m² a < 110 m$\ell$/m² (homens) ou ≥ 90 m$\ell$/m² a < 100 m$\ell$/m² (mulheres)<br>  Ou fração de ejeção do VD > 40% a ≤ 45% |
| **Por angiografia do VD**<br>• Acinesia, discinesia ou aneurisma regional do VD | |
| **II. CARACTERIZAÇÃO TECIDUAL DA PAREDE** | |
| • Miócitos residuais < 60% pela análise morfométrica (ou < 50% se for estimada) com substituição fibrosa do miocárdio da parede livre do VD em ≥ 1 amostra, com ou sem substituição adiposa do tecido na biopsia endomiocárdica | • Miócitos residuais de 60 a 75% pela análise morfométrica (ou de 50 a 65% se for estimada) com substituição fibrosa do miocárdio da parede livre do VD em ≥ 1 amostra, com ou sem substituição adiposa do tecido na biopsia endomiocárdica |
| **III. ANOMALIAS DE REPOLARIZAÇÃO** | |
| • Ondas T invertidas nas derivações precordiais direitas ($V_1$, $V_2$ e $V_3$) ou mais em indivíduos > 14 anos (na ausência de bloqueio completo do ramo direito com QRS ≥ 120 ms) | • Ondas T invertidas nas derivações $V_1$ e $V_2$ em indivíduos > 14 anos (na ausência de bloqueio completo do ramo direito) ou em $V_4$, $V_5$ ou $V_6$<br>• Ondas T invertidas nas derivações $V_1$, $V_2$, $V_3$ e $V_4$ em indivíduos > 14 anos |
| **IV. ANOMALIAS DE DESPOLARIZAÇÃO/CONDUÇÃO** | |
| • Onda épsilon (sinais de baixa amplitude reprodutíveis entre o fim do complexo QRS e o início da onda T) nas derivações precordiais direitas ($V_1$ a $V_3$) | • Potenciais tardios por ECGMS em ≥ 1 de três parâmetros na ausência de duração do QRS ≥ 110 ms no ECG padrão<br>• Duração do QRS filtrada (fQRS) ≥ 114 ms<br>• Duração do QRS terminal < 40 μV (duração de sinal de baixa amplitude) ≥ 38 ms<br>• Raiz quadrada da voltagem média dos 40 ms terminais ≥ 20 μV<br>• Duração da ativação terminal do QRS ≥ 55 ms, medida a partir do fim do complexo QRS, incluindo R' em $V_1$, $V_2$ ou $V_3$, na ausência de bloqueio completo do ramo direito |
| **V. ARRITMIAS** | |
| • Taquicardia ventricular não sustentada ou sustentada da morfologia do ramo esquerdo com eixo superior (QRS negativo ou indeterminado nas derivações II, III e aVF e positivo na derivação aVL) | • Taquicardia ventricular não sustentada ou sustentada de configuração da via de saída do VD, morfologia de BRE com eixo inferior (QRS positivo nas derivações II, III e aVF e negativo na derivação aVL) ou de eixo desconhecido<br>• > 500 extrassístoles ventriculares em 24 h (Holter) |
| **VI. HISTÓRIA FAMILIAR** | |
| • MCAVD confirmada em um parente em primeiro grau que satisfaça os critérios atuais da força-tarefa<br>• MCAVD confirmada patologicamente em uma necropsia ou cirurgia em um parente em primeiro grau<br>• Identificação de uma mutação† patogênica, caracterizada como associada ou provavelmente associada a MCAVD no paciente em avaliação | • História de MCAVD em um parente em primeiro grau em quem não seja possível ou prático determinar se o familiar satisfaz os critérios atuais da força-tarefa<br>• Morte súbita prematura (< 35 anos) por causa de suspeita de MCAVD em um parente em primeiro grau |

*A hipocinesia não é incluída nesta definição ou nas subsequentes de anomalias regionais do movimento da parede do ventrículo direito (VD) para os critérios modificados propostos. †Uma mutação patogênica é uma alteração do DNA associada à MCAVD que altere, ou que se espere que altere, a proteína codificada, que não seja observada ou que seja rara em populações-controle não portadoras de MCAVD e que altere (ou modelos predigam que altere) a estrutura ou a função da proteína ou, ainda, que tenha ligação demonstrada com o fenótipo da doença em um heredograma conclusivo. MCAVD = miocardiopatia arritmogênica do ventrículo direito; aVF = derivação unipolar de voltagem aumentada no pé esquerdo; aVL = derivação unipolar de voltagem aumentada no braço esquerdo; ASC = área de superfície corporal; ECG = eletrocardiograma; RM = ressonância magnética; VELP = vista do eixo longo paraesternal; VECP = vista do eixo curto paraesternal; VSVD = via de saída do ventrículo direito; ECGMS = eletrocardiograma com média de sinal. Terminologia diagnóstica para os critérios originais: o diagnóstico é satisfeito pela presença de dois critérios principais, um critério principal e dois secundários ou quatro critérios secundários de diferentes grupos. Terminologia diagnóstica para os critérios revisados: diagnóstico definitivo: dois critérios principais, um critério principal e dois secundários ou quatro critérios secundários a partir de diferentes categorias; limítrofe: um critério principal e um critério secundário ou três critérios secundários de diferentes categorias; possível: um critério principal ou dois critérios secundários de diferentes categorias. (De Marcus FI, McKenna WJ, Sherrill D, et al. Diagnosis of arrhythmogenic right ventricular cardiomyopathy/dysplasia: proposed modification of the task force criteria. Circulation. 2010;121:1533-1541.)

As análises retrospectivas de séries histopatológicas e clínicas identificaram alguns possíveis preditores de desfechos adversos nos probandos, incluindo idade precoce no início dos sintomas, atividade esportiva competitiva, dilatação ventricular direita grave, envolvimento ventricular esquerdo, síncope, episódios de arritmias ventriculares complexas ou TV e ainda aumento da dispersão QRS no ECG com 12 derivações. Recomenda-se a implantação de um cardiodesfibrilador para a prevenção de morte súbita cardíaca em pacientes com taquicardia ventricular sustentada documentada ou com fibrilação ventricular e uma expectativa razoável de sobrevida, com um bom estado funcional por mais de 1 ano. O CDI também pode ser adequado para pacientes com doença extensa, incluindo aqueles com envolvimento ventricular esquerdo ou com síncope sem diagnóstico quando taquicardia ventricular ou fibrilação ventricular não forem excluídas como causas.

A terapia padrão para insuficiência cardíaca, incluindo o uso de diuréticos, inibidores da enzima conversora de angiotensina (IECA) e betabloqueadores, é indicada para pacientes cuja miocardiopatia arritmogênica do ventrículo direito tenha evoluído para insuficiência cardíaca grave ou disfunção sistólica biventricular (Capítulo 53). A anticoagulação deve ser considerada quando houver fibrilação atrial (Capítulo 58), dilatação ventricular significativa ou aneurismas ventriculares. Quando a insuficiência cardíaca for refratária, o transplante cardíaco (Capítulo 53) deve ser considerado.

| Tabela 54.6 | Miocardiopatia arritmogênica do ventrículo direito: critérios diagnósticos para parentes em primeiro grau que não preencham os critérios de probandos.* |
|---|---|
| MCAVD em um parente de primeiro grau e uma das situações a seguir: | |
| ECG | Inversão da onda T nas derivações precordiais direitas ($V_2$ e $V_3$) |
| ECG com sinal médio | Potenciais tardios observados no ECG com sinal médio |
| Arritmia | Taquicardia ventricular do tipo bloqueio do ramo esquerdo no ECG, no monitoramento de Holter ou durante o teste de esforço; > 200 extrassístoles em um período de 24 h |
| Anomalia estrutural ou funcional do ventrículo direito | Dilatação ventricular direita global leve ou redução na fração de ejeção com ventrículo esquerdo normal; dilatação segmentar leve do ventrículo direito; hipocinesia ventricular direita regional |

*Qualquer um desses critérios é adequado para o diagnóstico.
MCAVD = miocardiopatia arritmogênica do ventrículo direito; ECG = eletrocardiograma. (De Hamid MS, Norman M, Quraishi A, et al. Prospective evaluation of relatives for familial arrhythmogenic right ventricular cardiomyopathy reveals a need to broaden diagnostic criteria. J Am Coll Cardiol. 2002;40:1445-1450.)

| Tabela 54.7 | Causas de miocardiopatias restritivas. |
|---|---|
| **DISTÚRBIOS INFILTRATIVOS** | |
| Amiloidose | |
| Sarcoidose | |
| **DISTÚRBIOS DE ARMAZENAMENTO** | |
| Hemocromatose | |
| Doença de Fabry | |
| Doença de armazenamento de glicogênio | |
| **DISTÚRBIOS FIBRÓTICOS** | |
| Radiação | |
| Escleroderma | |
| Fármacos (p. ex., doxorrubicina, serotonina, ergotamina) | |
| **DISTÚRBIOS METABÓLICOS** | |
| Deficiência de carnitina | |
| Defeitos no metabolismo de ácidos graxos | |
| **DISTÚRBIOS ENDOMIOCÁRDICOS** | |
| Fibrose endomiocárdica | |
| Síndrome hipereosinofílica (endocardite de Löffler) | |
| **CAUSAS VARIADAS** | |
| Síndrome carcinoide | |

### PROGNÓSTICO

A maior parte dos dados sobre prognóstico foi gerada a partir de pequenos estudos com populações de alto risco. Por volta dos 40 anos, a sobrevida livre de eventos é de 50 a 60% em pacientes com doença de Naxos e de algumas formas autossômicas dominantes. Em pacientes que tiveram síncope ou arritmia ventricular sustentada e que são tratados com CDI, a liberdade conquistada pela terapia com choques adequados é de cerca de 75% 48 meses após a implantação, com 96% dos pacientes vivos. Os fatores de risco para morte súbita cardíaca incluem doença ventricular direita grave, envolvimento ventricular esquerdo e um histórico de síncope sem explicação.

## Miocardiopatia restritiva

### DEFINIÇÃO E EPIDEMIOLOGIA

A incidência e a prevalência de miocardiopatia restritiva em adultos não são conhecidas. As miocardiopatias restritivas (Tabela 54.7) são caracterizadas por rigidez, comprometimento do enchimento ventricular, pressões diastólicas ventriculares esquerdas elevadas e redução do volume diastólico do ventrículo direito ou esquerdo, apesar de função sistólica e espessura de parede normais ou próximas ao normal.[21,22] Formas primárias são incomuns, enquanto as formas secundárias, em que o coração é afetado como parte de um distúrbio multissistêmico, em geral se apresentam em estágios avançados de uma doença infiltrativa (p. ex., amiloidose ou sarcoidose) ou como uma doença sistêmica de armazenamento (p. ex., hemocromatose). A cardiopatia restritiva idiopática afeta pacientes de ambos os sexos e pode se manifestar em crianças e adultos jovens.

### BIOPATOLOGIA

Aproximadamente 30% dos pacientes com miocardiopatia restritiva idiopática apresentam doença familiar e a maior parte desses pacientes terá mutações nos genes que codificam proteínas sarcoméricas cardíacas, particularmente a troponina I e a cadeia pesada da β-miosina. Mutações no gene que codifica a desmina (um filamento intermediário) causam miocardiopatia restritiva associada à miopatia esquelética e a anomalias no sistema de condução cardíaco.

As características macroscópicas da miocardiopatia restritiva incluem dilatação biatrial e cavidades ventriculares pequenas. Em muitos corações, há trombos nos apêndices atriais e fibrose endocárdica difusa. As características histológicas da miocardiopatia restritiva idiopática tipicamente não são específicas, com fibrose intersticial difusa, mas o desarranjo dos miócitos não é incomum em pacientes com miocardiopatia restritiva pura. Amiloidose, hemocromatose e sarcoidose estão entre as doenças sistêmicas que causam miocardiopatia restritiva (ver adiante).

### MANIFESTAÇÕES CLÍNICAS

A maior parte dos pacientes apresenta sintomas e sinais de insuficiência cardíaca e de arritmia. Os sintomas comuns incluem dispneia durante a realização de exercícios, infecções recorrentes do sistema respiratório, fadiga geral e fraqueza. Os sintomas podem progredir rapidamente para dispneia durante o repouso, ortopneia, DPN e desconforto abdominal causado por hepatomegalia. A maioria dos pacientes se queixa de dor torácica e palpitação. A síncope é um sintoma inicial em 10% das crianças. Raramente, a morte súbita é a manifestação inicial da doença.

O exame físico tipicamente revela elevação da pressão venosa jugular, que exibe colapso y proeminente e não consegue diminuir (ou até aumenta) durante a inspiração (sinal de Kussmaul). Na ausculta cardíaca, o componente pulmonar ($P_2$) da segunda bulha cardíaca pode ser hiperfonético se a resistência vascular pulmonar for elevada. Uma terceira bulha cardíaca ($B_3$) e, ocasionalmente, uma quarta bulha cardíaca ($B_4$) comumente produzem um ritmo de galope. Edema periférico, ascite e hepatomegalia são comuns.

### DIAGNÓSTICO

As anomalias eletrocardiográficas mais frequentes incluem P mitral e P pulmonar, anomalias inespecíficas do segmento ST e da onda T, infradesnivelamento do segmento ST e inversão da onda T, geralmente nas derivações inferolaterais. Podem existir critérios de voltagem para HVE e HVD, embora os pacientes com amiloidose apresentem complexos QRS de baixa voltagem. As anomalias de condução incluem atraso na condução intraventricular e ondas Q anormais.

Nos exames de imagem os dois átrios estão muito dilatados e podem diminuir o tamanho dos ventrículos em pacientes com função sistólica global normal e um ventrículo esquerdo não dilatado e não hipertrofiado. As velocidades de Doppler pulsado tipicamente mostram aumento da velocidade de enchimento no início da diástole, diminuição da velocidade de enchimento atrial, aumento da razão entre enchimento diastólico inicial e enchimento atrial, redução do tempo de desaceleração da onda E e redução do tempo de relaxamento isovolumétrico. As velocidades de Doppler pulsado da veia pulmonar e da veia hepática demonstram velocidades diastólicas maiores do que as sistólicas, aumento das velocidades reversas atriais e duração reversa atrial maior do que a duração de enchimento atrial mitral. O Doppler tecidual em geral mostra redução nas velocidades anulares diastólicas e aumento na razão entre a velocidade anular no início da diástole pelo Doppler tecidual e a velocidade de enchimento diastólico inicial mitral, refletindo aumento das pressões diastólicas finais no ventrículo esquerdo.

A característica hemodinâmica no cateterismo cardíaco é um declínio precoce, rápido e profundo na pressão ventricular no início da diástole, com aumento rápido até um platô no início da diástole ("mergulho e platô" ou "sinal da raiz quadrada") (Figura 54.6). As pressões diastólica final do ventrículo esquerdo, atrial esquerda e de secção transversal dos capilares pulmonares são marcantemente elevadas, em geral 5 mmHg ou mais acima das pressões diastólicas finais do ventrículo direito e do átrio

# CAPÍTULO 54 Doenças do Miocárdio e do Endocárdio

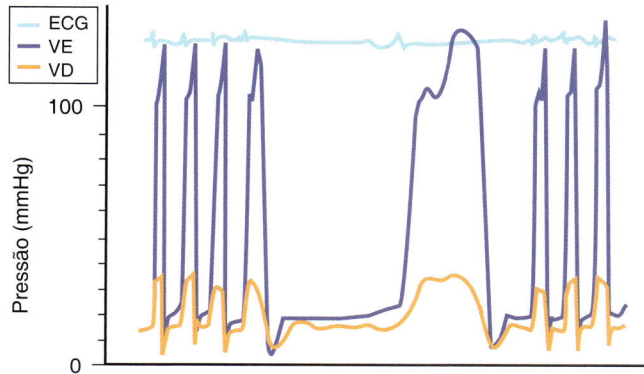

**FIGURA 54.6** Miocardiopatia restritiva idiopática. Traçados eletrocardiográficos (*ECG*) com a pressão do ventrículo direito (*VD*) e do ventrículo esquerdo (*VE*) em um paciente com miocardiopatia restritiva idiopática. É observado um padrão "mergulho e platô" em ambos os ventrículos e as pressões de enchimento diastólico se encontram elevadas. Os platôs ocorrem em diferentes pressões, aproximadamente 16 mmHg para o traçado do VD em comparação com 20 mmHg para o traçado do VE. O diagnóstico de doença restritiva foi confirmado por toracotomia. (Adaptada de Benofti JR, Grossman W, Cohn PF. The clinical profile of restrictive cardiomyopathy. *Circulation*. 1980;61:1206.)

direito. A carga de volume e o exercício acentuam a diferença entre as pressões do lado esquerdo e do lado direito.

A avaliação diagnóstica tem como objetivo descartar condições potencialmente reversíveis. Nesses casos, as manifestações cardíacas podem fornecer pistas, mas o diagnóstico definitivo é baseado na demonstração das características específicas da doença, como proteína amiloide na amiloidose (Capítulo 179), granulomas não necróticos na sarcoidose (Capítulo 89), estudos anormais de ferro na hemocromatose (Capítulo 201) ou redução nos níveis de α-galactosidase A na doença de Fabry (Capítulo 197). Raramente é necessária uma biopsia endomiocárdica para a realização desses diagnósticos.

### TRATAMENTO

Os diuréticos são a principal terapia para os sintomas da insuficiência cardíaca (Capítulo 53), mas devem ser administrados cuidadosamente para que não haja redução das pressões de enchimento do ventrículo esquerdo ao ponto de hipotensão. IECA e betabloqueadores são recomendados comumente apesar dos poucos dados acerca de seus benefícios. Em pacientes com miocardiopatias restritivas secundárias, o tratamento específico da doença sistêmica frequentemente é apropriado (ver adiante). Deve ser considerada a avaliação da indicação de transplante precocemente porque pode ocorrer hipertensão pulmonar, causando a necessidade de transplante de coração e pulmão.

### PROGNÓSTICO

Em adultos com miocardiopatia restritiva, o curso clínico em geral é lento e prolongado. A sobrevida a partir do momento do diagnóstico é frequentemente maior do que 10 anos, exceto para amiloidose AL, que progride muito mais rapidamente. Os sinais/sintomas de insuficiência cardíaca geralmente são progressivos e respondem mal aos tratamentos.

### Síndromes clínicas específicas

#### SARCOIDOSE

A frequência do envolvimento miocárdico em pacientes com sarcoidose (Capítulo 89) é difícil de determinar por sua natureza frequentemente subclínica e difusa. Estudos *post mortem* sugerem que o coração esteja envolvido em pelo menos 25% dos pacientes, mas o envolvimento cardíaco clínico ocorre em menos de 10% dos pacientes. As manifestações clínicas da sarcoidose incluem insuficiência cardíaca, anomalias de condução, arritmias atriais e ventriculares, efusão (derrame) pericárdica, disfunção valvar e, raramente, morte súbita cardíaca. A insuficiência cardíaca direita secundária à hipertensão pulmonar pode ocorrer em pacientes com doença pulmonar fibrótica extensiva. A infiltração miocárdica pelos granulomas sarcoides resulta em miocardiopatia restritiva ou dilatada. O local mais comum é a parede lateral do ventrículo esquerdo. O envolvimento dos músculos papilares é responsável pela valvopatia mais comum, a regurgitação mitral. A formação de granulomas no septo interventricular basal pode causar anomalias de condução. Arritmias ventriculares também são frequentes. A biopsia de regiões extracardíacas em geral é adequada para o diagnóstico, mas a cintilografia com gálio, a RM (imagem ponderada em T2) ou a PET/TC frequentemente revelam inflamação cardíaca. Uma biopsia miocárdica pode mostrar os granulomas, mas, por causa da distribuição focal das lesões, ela pode não ser diagnóstica. A terapia com corticosteroide pode melhorar as arritmias, mas a insuficiência cardíaca pode piorar apesar dessa terapia. Um CDI geralmente é indicado para arritmias ventriculares.[23] As estimativas de sobrevida livre de transplante em 1, 5 e 10 anos são de 97%, 90% e 83%, respectivamente, mas a insuficiência cardíaca na apresentação prediz um prognóstico ruim, com sobrevida livre de transplante em 10 anos de apenas 53%.

## AMILOIDOSE
### EPIDEMIOLOGIA E BIOPATOLOGIA

A amiloidose pode resultar na deposição de proteínas amiloides nos átrios, ventrículos, vasos coronarianos, sistema de condução e valvas. O grau de envolvimento cardíaco varia entre os subtipos.[24] Distúrbios hematológicos (Capítulo 178), associados à produção excessiva de imunoglobulina de cadeia leve (AL) são a causa mais comum de amiloide cardíaco. As formas familiares causadas pelo acúmulo de proteínas mutantes (transtirretina ou apolipoproteína A) (Capítulo 179) apresentam envolvimento cardíaco variável.[24b] A amiloidose secundária, causada pela deposição de proteína amiloide A sérica em doenças inflamatórias crônicas, raramente afeta o coração. Na amiloidose sistêmica senil, a miocardiopatia é causada pela deposição de transtirretina normal; essa doença quase sempre afeta os idosos (> 70 anos) com um curso clínico consideravelmente mais lento do que outros tipos de amiloide.

### DIAGNÓSTICO

O traçado de ECG na maior parte dos tipos de amiloide cardíaco apresenta caracteristicamente voltagem reduzida apesar de aumento na espessura da parede no ecocardiograma. Os achados característicos da ecocardiografia bidimensional na amiloidose cardíaca avançada são hipertrofia biventricular, valvas e septo interatrial espessados, átrios dilatados e uma pequena efusão pericárdica. O miocárdio tem uma textura granular hiper-reflectiva (Figura 54.7), que é observada melhor em uma análise digital. A ecocardiografia com Doppler na doença avançada mostra um padrão de enchimento ventricular esquerdo restritivo. A RM revela realce tardio por gadolínio na região subendocárdica, com cinética anormal de gadolínio (Figura 54.8). Imagens nucleares com componente P amiloide sérico marcado com $I^{123}$ são altamente específicas. Na amiloidose hereditária relacionada com transtirretina, as anomalias são, em geral, detectadas com cintilografia do tipo $^{99m}$Tc-DPD antes do aparecimento das alterações

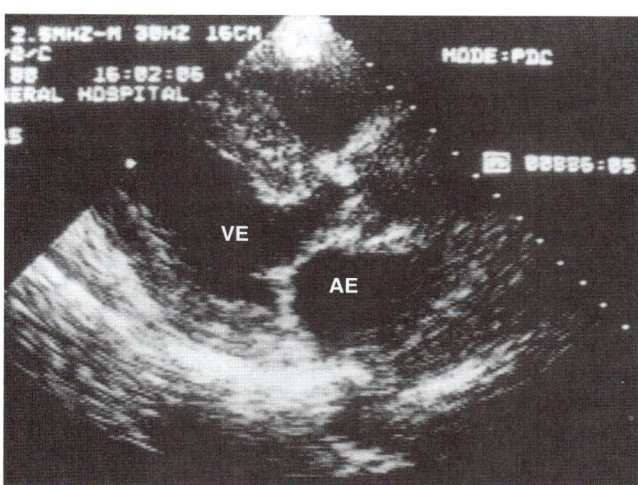

**FIGURA 54.7** Amiloidose. Ecocardiografia, vista apical de quatro câmaras, revela hipertrofia biventricular em um paciente com amiloidose comprovada por biopsia. AE = átrio esquerdo; VE = ventrículo esquerdo. (De Levine RA. Echocardiographic assessment of the cardiomyopathies. In: Weyman AE, ed. *Principles and Practice of Echocardiography*. 2nd ed. Philadelphia: Lea & Febiger; 1994:810.)

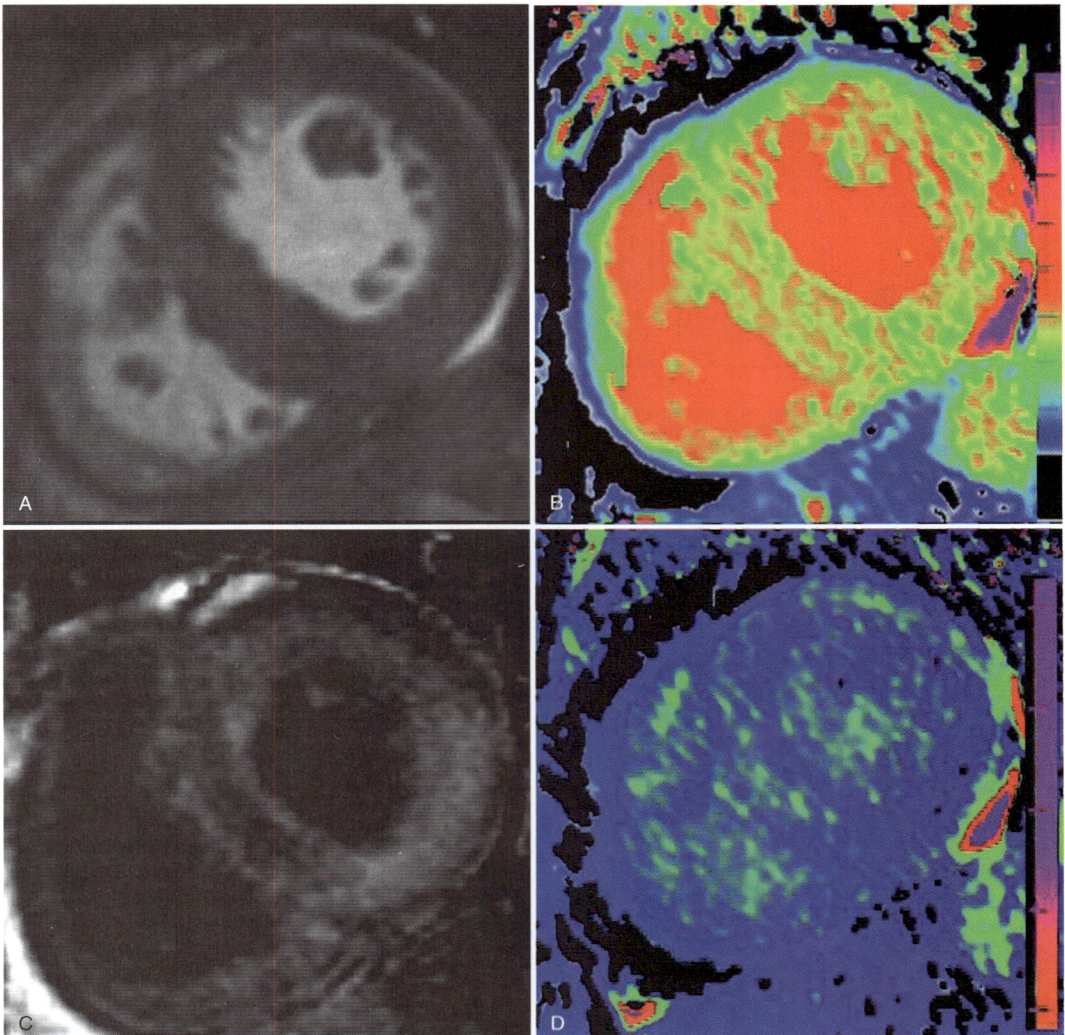

**FIGURA 54.8** Mulher de 68 anos com amiloidose AL e envolvimento cardíaco. Observar a hipertrofia concêntrica no eixo curto (**A**) e no sinal vermelho no miocárdio, sugestivo de T1 "nativo" alto (**B**). Existe um padrão de realce tardio por gadolínio transmural e circunferencial (**C**), que é típico da amiloidose cardíaca. Na imagem pós-contraste (**D**), as áreas azul-escuras intramiocárdicas são caracterizadas por gadolínio e T1 menor do que em outras partes do miocárdio e do sangue (*verde*). Esses achados sugerem elevado volume extracelular (substituição de fibrilas amiloides) dentro do miocárdio.

ecocardiográficas e consegue diferenciar esse tipo de amiloidose de outras amiloidoses AL e de outras miocardiopatias com fração de ejeção preservada.

Um diagnóstico definitivo exige uma amostra de biópsia tecidual, que pode ser obtida de outros locais. Por exemplo, a punção aspirativa com agulha fina (PAF) da gordura abdominal é positiva para depósitos amiloides em mais de 80% dos pacientes com amiloidose AL, mas é menos sensível para o diagnóstico de outros tipos de amiloides.[25] Se o resultado for negativo, a biópsia endomiocárdica tem sensibilidade bastante elevada.

### TRATAMENTO E PROGNÓSTICO

Terapias específicas que impeçam a produção da proteína precursora e a formação de fibrilas devem ser implementadas sempre que possível (Capítulo 179). Tafamadis[b] (20 a 80 mg/dia) pode reduzir a taxa de declínio funcional e a mortalidade por todas as causas na miocardiopatia amiloide transtirretina[A9] e patisirana[c] (0,3 mg/kg IV a cada 3 semanas) pode reduzir o declínio funcional e os desfechos cardíacos adversos.[A10] Os diuréticos, utilizados frequentemente em doses elevadas (p. ex., furosemida, 40 a 80 mg/dia), são o cerne do regime paliativo da insuficiência cardíaca. Os inibidores da enzima conversora de angiotensina ou de angiotensina II devem ser utilizados com cuidado porque eles são frequentemente pouco tolerados e sua eficácia não é comprovada em amiloides cardíacas. Os inibidores de aldosterona podem ser úteis em casos avançados. Os pacientes podem ser hipersensíveis à digoxina por causa da maior ligação do fármaco às fibrilas amiloides. Pacientes com fibrilação atrial na amiloidose AL devem receber anticoagulação (Capítulo 76) por causa de uma taxa elevada de tromboembolismo. O transplante cardíaco ainda é controverso, mas o transplante cardíaco (Capítulo 53) com altas doses de quimioterapia e transplante de células-tronco (Capítulo 168) tem sido utilizado em pacientes com amiloidose AL.

Pacientes com amiloidose e insuficiência cardíaca têm um tempo mediano de sobrevida menor do que 1 ano e uma taxa de sobrevida em 5 anos menor do que 5%, mas novas terapias, como tafamadis, reduziram a mortalidade em cerca de 30%. A maior parte das mortes ocorre subitamente. Pacientes com amiloidose familiar apresentam um curso mais lento do que pacientes com gamopatia monoclonal.

---

[b]N.R.T.: Tafamadis meglumina é um estabilizador seletivo de TTR; esse agente se liga, com cooperatividade negativa, aos dois locais de ligação da tiroxina na forma tetrâmera nativa de TTR, evitando a dissociação em monômeros, que é a etapa limitante da velocidade no processo amiloidogênico. É comercializado no Brasil na forma de cápsulas de 20 mg.

[c]N.R.T.: No Brasil, é comercializada como solução para diluição para infusão intravenosa, em frasco de vidro de 10 mℓ (10,5 mg de patisirana sódica).

### HEMOCROMATOSE HEREDITÁRIA

A hemocromatose hereditária (Capítulo 201) é um distúrbio autossômico recessivo causado pelo excesso de deposição de ferro em vários órgãos, incluindo fígado, baço, pâncreas, glândulas endócrinas e coração.

Em indivíduos brancos, sua prevalência está entre 1 a cada 200 e 1 a cada 500 pessoas, com uma prevalência ainda maior na população irlandesa. O tipo mais comum é causado por mutações no gene *HFE*, com duas mutações do tipo *missense* contribuindo para a maior parte dos casos (C282Y e H63D).

A maior parte dos pacientes com a doença clássica se apresentam entre os 40 e os 60 anos e têm hiperpigmentação, diabetes melito e hepatomegalia. Até 35% dos pacientes com hemocromatose experimentam insuficiência cardíaca e 36% desenvolvem arritmias. Características fisiológicas restritivas dominam no início da doença, seguidas por dilatação ventricular. O diagnóstico geralmente é feito a partir do quadro clínico, de níveis séricos de ferro elevados e de uma elevada saturação da transferrina. Testes genéticos são úteis e o diagnóstico pode ser confirmado por biopsia subendocárdica. A flebotomia e a terapia de quelação de ferro com o uso de deferoxamina (Capítulo 201) podem melhorar a função cardíaca antes que a lesão celular se torne irreversível. O tratamento padrão para a insuficiência cardíaca (Capítulo 53) geralmente é recomendado. A morte por hemocromatose ocorre mais frequentemente por causa de cirrose e carcinoma hepático do que por doença cardíaca.

## Miocardiopatias não classificadas

### NÃO COMPACTAÇÃO VENTRICULAR ESQUERDA

A incapacidade de compactação da camada trabecular ou espongiforme do miocárdio pode ocorrer com doença cardíaca congênita, incluindo defeitos septais atriais e ventriculares e coarctação da aorta (Capítulo 61) e com o raro distúrbio multissistêmico ligado ao X chamado de síndrome de Barth.[26] Com as melhoras recentes na tecnologia de imageamento, ela também foi reconhecida em pacientes com miocardiopatia hipertrófica ou dilatada. A prevalência de áreas localizadas de não compactação é desconhecida, mas a não compactação ventricular esquerda isolada clinicamente significante e na ausência de outras anomalias cardíacas é desconhecida.

Áreas de miocárdio não compactado podem ser melhor diferenciadas do miocárdio normal pela demonstração de fluxo no miocárdio por Doppler, ecocardiografia contrastada ou RM (Figura 54.9). Quando áreas extensas estão envolvidas, o desempenho sistólico é comprometido e há risco de arritmias ventriculares e embolia sistêmica. O tratamento, quando necessário, se dá para a insuficiência cardíaca associada (Capítulo 53), para arritmias (Capítulos 58 e 59) e para o risco de embolia (Capítulo 53). A história natural e o prognóstico não estão bem estabelecidos.

### MIOCARDIOPATIA *TAKOTSUBO*

A miocardiopatia *takotsubo* é uma síndrome de disfunção ventricular esquerda apical transitória que mimetiza IAM (Capítulo 64).[27] Cerca de 90% dos pacientes são mulheres. Os mecanismos postulados incluem espasmos arteriais coronarianos, miocardite, síndrome hiperadrenérgica e obstrução dinâmica no meio da cavidade. Cerca de 35% dos eventos são disparados por eventos emocionais e cerca de 30% deles são disparados por eventos físicos, sem fatores deflagradores óbvios no restante dos pacientes.

A síndrome clínica classicamente inclui dor torácica, supradesnivelamento do segmento ST e elevação dos níveis dos biomarcadores

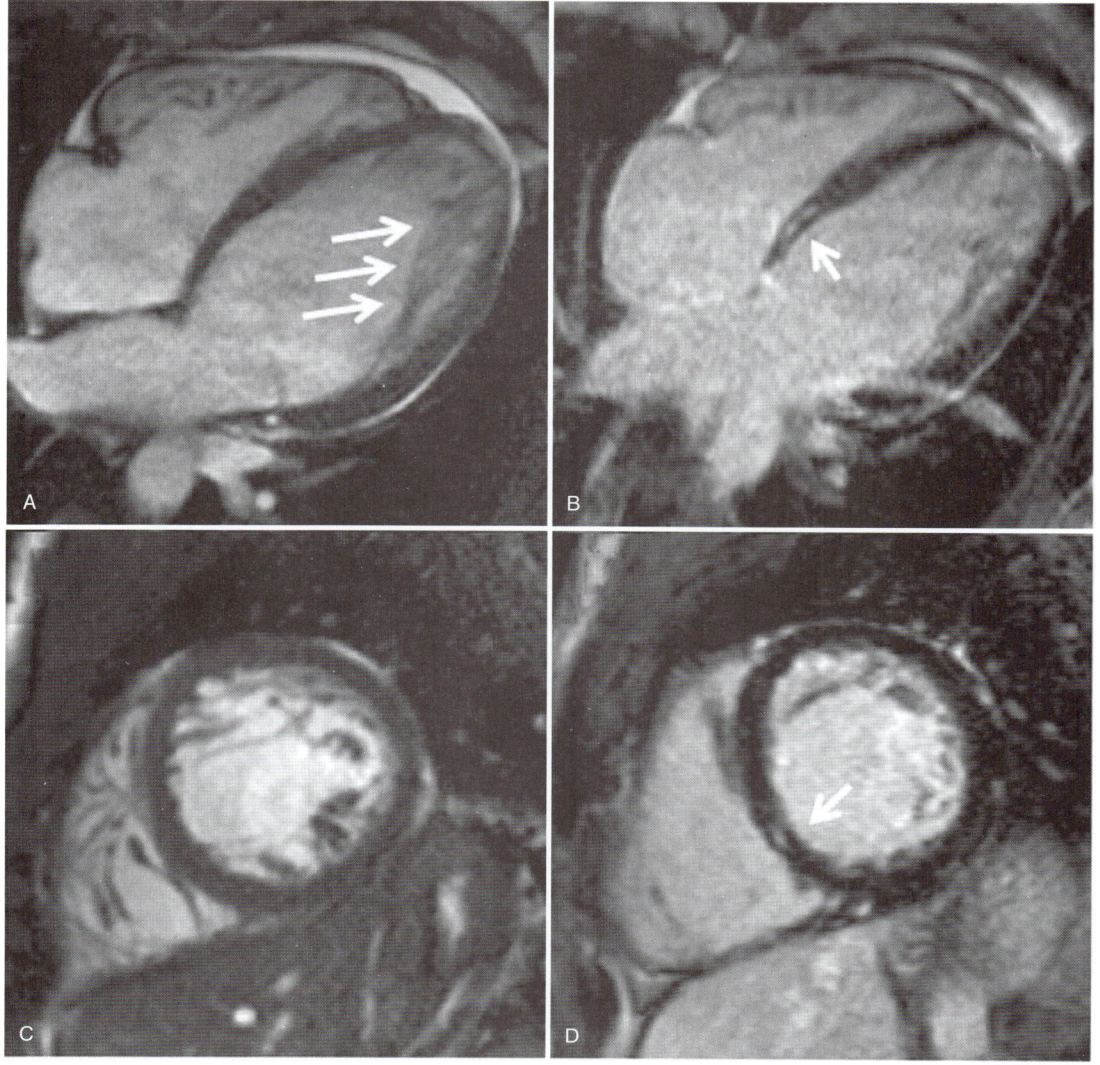

**FIGURA 54.9** Um homem branco de 23 anos e não compactação do ventrículo esquerdo. Vistas diastólica final das quatro câmaras (**A**) e do eixo curto (**C**) mostram dilatação ventricular esquerda, trabéculas proeminentes (*setas longas*) e músculos papilares pouco formados. A fração de ejeção foi de 55%. Existe um aumento tardio de gadolínio septal no meio do miocárdio e limitado.

cardíacos. A arteriografia coronariana revela vasos epicárdicos normais. A fração de ejeção média em um grande conjunto de pacientes foi de 40%.

O tratamento conservador com reidratação e remoção dos determinantes do estresse resulta parcialmente em resolução rápida, algumas horas após o início dos sintomas, das mudanças eletrocardiográficas e das anomalias no movimento da parede. Entre os aproximadamente 12.000 pacientes que desenvolvem miocardiopatia de *takotsubo* todos os anos nos EUA, a taxa de mortalidade intra-hospitalar é de 4,2%, principalmente de pessoas que tenham outra doença crítica. Entretanto, muitos pacientes apresentam limitações cardíacas persistentes[28] e a taxa de eventos cardiovasculares e cerebrovasculares a longo prazo pode ser de até 10% por ano e a taxa de mortalidade é de cerca de 5,5% por ano.

## DOENÇAS DO ENDOCÁRDIO

Fibrose, fibroelastose e trombose endocárdicas são subclassificadas como doença endomiocárdica com hipereosinofilia (síndromes hipereosinofílicas) e doença endomiocárdica sem hipereosinofilia (p. ex., fibrose endomiocárdica) (Tabela 54.7).

### Síndrome hipereosinofílica

As síndromes hipereosinofílicas são um grupo raro e heterogêneo de distúrbios definidos como eosinofilia sanguínea persistente ($> 1,5 \times 10^9/\ell$) por mais de 6 meses consecutivos, associada a evidências de danos orgânicos induzidos pelos eosinófilos na ausência de causas que justifiquem a hipereosinofilia como distúrbios alérgicos, parasitários e malignidades (Capítulo 161). Os mecanismos patogênicos incluem mutações em células-tronco que causam a expressão de genes fusionados contendo PDGFRA, principalmente o gene fusionado *FIP1L1-PDGFRA*, com atividade constitutiva de tirosinoquinase e superprodução sustentada de interleucina-5 pelos subconjuntos de linfócitos T ativados. Clinicamente, a síndrome hipereosinofílica pode ser classificada em leucemia eosinofílica crônica, síndrome hipereosinofílica linfocítica, síndrome hipereosinofílica mieloproliferativa e síndrome hipereosinofílica idiopática. O termo *doença eosinofílica restrita a um órgão*, como gastrenterite, dermatite ou pneumonia eosinofílica é utilizado quando um órgão ou tecido específico é o alvo exclusivo da infiltração eosinofílica e do dano causado por essas células. O termo *endocardite fibroplástica Löffler* com eosinofilia tem sido utilizado para descrever o dano cardíaco causado pela toxicidade direta dos eosinófilos circulantes em pacientes com hipereosinofilia persistente, mas seu uso agora é desencorajado.

#### MANIFESTAÇÕES CLÍNICAS E DIAGNÓSTICO

A síndrome hipereosinofílica é um distúrbio raro que tende a ocorrer em pacientes com idade entre 20 e 50 anos, mas todos os grupos etários são afetados. O envolvimento cardíaco geralmente evolui em três fases: um estágio necrótico inicial que envolve o endomiocárdio, que é em geral assintomático, mas que pode se manifestar como insuficiência cardíaca aguda; um estágio trombótico, em que trombos se desenvolvem no endocárdio ventricular, algumas vezes causando embolia periférica e o estágio fibrótico final, a fibrose endomiocárdica, que causa miocardiopatia restritiva e danos às valvas atrioventriculares.[29] Os sintomas típicos são dor torácica, tosse, dispneia ou ortopneia e edema de membros inferiores. Alguns pacientes também desenvolvem arritmias.

Os achados ecocardiográficos bidimensionais característicos incluem espessamento endocárdico, obliteração apical de um ou ambos os ventrículos por material ecogênico, contração hiperdinâmica das paredes ventriculares poupadas com aumento atrial bilateral e padrão restritivo na ecocardiografia com Doppler.

#### TRATAMENTO

Pacientes com rearranjo cromossômico e fusão de genes F/P devem ser tratados com o inibidor de tirosinoquinase imatinibe (100 mg/dia durante 1 semana, aumentando semanalmente em 100 mg até chegar à dose de 400 mg, guiado pela toxicidade e pela resposta hematológica); a duração da terapia ainda está sendo avaliada. Como alguns pacientes desenvolvem insuficiência cardíaca congestiva grave alguns dias após o início da terapia, algumas autoridades no assunto recomendam pré-tratamento com corticosteroides. Para pacientes sem a fusão F/P, a terapia de primeira linha mais comum é o uso de corticosteroides (dose diária máxima mediana de prednisona de 40 mg [variando de 5 a 60 mg]) por uma duração que varia de 2 meses a 20 anos; a dose de manutenção mediana é de 10 mg/dia [variando entre 1 e 40 mg/dia]). Fármacos de segunda linha poupadores de esteroides incluem a hidroxiureia (dose diária máxima mediana de 1.000 mg [variando de 500 a 2.000 mg], ajustada pela resposta), interferona alfa (dose máxima mediana de 14 milhões de unidades por semana [variando de 3 a 40 milhões de unidades por semana], ajustada pela resposta) e imatinibe (ver anteriormente).

### Fibrose endomiocárdica tropical

A fibrose endomiocárdica tropical é, provavelmente, o tipo mais comum de miocardiopatia restritiva em todo o planeta.[30] O distúrbio ocorre predominantemente entre os trópicos e afeta principalmente crianças e adolescentes, geralmente de nível socioeconômico baixo. Sua causa não é conhecida, mas fatores potenciais que contribuem incluem infecção, autoimunidade, predisposição genética, etnia, dieta, clima e pobreza.

Hipereosinofilia significativa é encontrada em alguns pacientes no estágio inicial da doença; é caracterizada por doença febril, pancardite, edema facial e periorbital, prurido, urticária e sintomas neurológicos. Essa fase é seguida por trombose ventricular, que afeta o ápice e os aparatos subvalvares e, então, envolve a fibrose endomiocárdica. O estágio final é caracterizado por fisiologia restritiva, por regurgitação da valva atrioventricular e dilatação atrial substancial. A morte ocorre em decorrência de complicações da insuficiência cardíaca crônica, mas pode ocorrer subitamente por causa de tromboembolismo ou arritmia.

A fibrilação atrial é comum na apresentação. Na doença avançada, o ECG mostra complexos QRS com baixa voltagem, alterações inespecíficas do segmento ST e na onda T e anomalias de condução. A ecocardiografia demonstra obliteração apical, redução do tamanho da cavidade ventricular e retração das válvulas da valva mitral e/ou da valva tricúspide. Não existe exame laboratorial específico e a hipereosinofilia ocorre apenas no início da doença.

Não existe tratamento específico para a fibrose endomiocárdica. Tratamento clínico é utilizado para controlar a insuficiência cardíaca (Capítulo 53) e as arritmias (Capítulos 58 e 59). A ressecção cirúrgica do endocárdio, combinada com reparo ou substituição de valva, apresenta taxa de mortalidade no período pós-operatório inicial entre 15 e 30%. O prognóstico em geral é ruim, com taxa de mortalidade de 44% em 1 ano, aumentando para quase 90% em 3 anos.

### Síndrome carcinoide

#### EPIDEMIOLOGIA E BIOPATOLOGIA

Os tumores carcinoides são neoplasias malignas neuroendócrinas raras (1 a cada 100.000 indivíduos) que se originam principalmente das células enterocromafins do sistema digestório (Capítulo 219). A síndrome carcinoide, com rubor cutâneo, diarreia e broncospasmo, ocorre após células tumorais formarem metástases no fígado e após a entrada na circulação sistêmica de substâncias vasoativas produzidas pelos tumores através da veia hepática.

A lesão cardíaca típica é a placa carcinoide, que é composta por células musculares lisas, miofibroblastos e tecido elástico, que forma uma camada fibrosa na superfície endocárdica do ventrículo e do átrio direitos, dos folhetos da valva e no aparato subvalvar, incluindo os músculos papilares e das cordas tendíneas. As placas na valva tricúspide tendem a se desenvolver no lado ventricular dos folhetos, enquanto eles aderem ao endocárdio mural e causam regurgitação valvar. Na valva pulmonar, a lesão predominante é a estenose. Em pacientes com um forame oval patente, pode ocorrer envolvimento valvar esquerdo. Pacientes ocasionais podem ter metástases miocárdicas concomitantes e efusões pericárdicas decorrentes diretamente da invasão tumoral.

A apresentação mais comum é dispneia, com sinais e sintomas de insuficiência cardíaca direita. O ECG e a radiografia não são específicos. A ecocardiografia mostra espessamento da valva tricúspide, do aparato subvalvar e da valva pulmonar. Na doença grave, as válvulas da valva tricúspide são retraídas e fixadas, com perda da coaptação normal. Achados semelhantes podem ser observados na ressonância magnética.

## TRATAMENTO E PROGNÓSTICO

O tratamento do carcinoide subjacente com um análogo de somatostatina pode melhorar os sintomas sistêmicos (Capítulo 219). Atualmente a substituição valvar tem uma taxa de mortalidade operatória menor do que 10% (Capítulo 219). Sem tratamento, os pacientes com cardiopatia carcinoide têm uma expectativa média de vida de 1,6 ano, mas a cirurgia cardíaca para valvopatia cardíaca está associada a um desfecho melhor.[31]

### Endocardite trombótica não bacteriana (marântica)

#### EPIDEMIOLOGIA E BIOPATOLOGIA

Massas de fibras plaquetárias que são aderentes às valvas mitral ou aórtica são observadas em cerca de 20% dos pacientes com tumores malignos, especialmente adenocarcinomas produtores de mucina, melanomas, leucemias e linfomas. As lesões são estéreis, comumente verruciformes e sem inflamação associada.

#### MANIFESTAÇÕES CLÍNICAS E DIAGNÓSTICO

A endocardite trombótica não bacteriana é virtualmente sempre assintomática, mas, ocasionalmente, ela é uma fonte de êmbolos sistêmicos. Por causa do pequeno tamanho de muitos dos êmbolos, a primeira apresentação frequentemente consiste em sintomas cerebrais. Lesões maiores são detectáveis por ecocardiografia, mas mesmo a ecocardiografia transesofágica não é sensível o bastante para identificar lesões que sejam encontradas na necropsia e que sejam a fonte de êmbolos sistêmicos.

#### TRATAMENTO

Nenhum tratamento se mostrou eficaz. Entretanto, anticoagulação sistêmica semelhante à utilizada em pacientes com trombose venosa profunda associada a tumores é tentada frequentemente (Capítulos 74 e 162).

### TUMORES CARDÍACOS

#### Tumores miocárdicos

A maioria dos tumores cardíacos primários (Tabela 54.8) é benigna. Entretanto, todos os tumores que se estendem de outros tecidos para o coração são malignos, assim como as lesões metastáticas.

#### EPIDEMIOLOGIA E BIOPATOLOGIA

Tumores primários do coração são incomuns, com prevalência entre 1 a cada 2.000 e 1 a cada 4.000 necropsias. Quase todos esses tumores primários são mixomas benignos, embora também possam ocorrer fibromas, lipomas e fibroelastomas. Rabdomiomas são observados em crianças, especialmente com esclerose tuberosa (Capítulo 389). Os raros tumores primários malignos incluem os sarcomas, especialmente os angiossarcomas (Tabela 54.8). Raramente, um mesotelioma ou um linfoma primário ocorre no coração.

Até 20% dos cânceres avançados envolvem o pericárdio, o epicárdio ou as câmaras cardíacas, seja por extensão direta do tumor primário ou por doença metastática. A extensão direta ocorre principalmente em cânceres de pulmão, mama, esôfago e mediastino. A extensão pela veia cava inferior até o átrio direito, e até mesmo o ventrículo direito, ocorre com cânceres de rim, glândula suprarrenal e fígado. Disseminação metastática é mais comum no caso de melanomas ou linfomas.

#### Tumores pericárdicos

##### MANIFESTAÇÕES CLÍNICAS

Os tumores pericárdicos quase sempre são resultado da extensão direta de tumores, principalmente pulmão e mama, que produzem derrame (efusão) pericárdico que pode progredir para tamponamento cardíaco (Capítulo 68). Os pacientes tipicamente são assintomáticos ou minimamente sintomáticos em termos do envolvimento cardíaco até que a efusão seja volumosa, embora eles frequentemente estejam muito doentes por causa da progressão tumoral em outro local.

**Tabela 54.8** Tumores cardíacos.

**PRIMÁRIOS**

**Benignos**
Mixoma
Lipoma
Fibroma
Rabdomioma
Fibroelastoma

**Malignos**
Sarcoma
Mesotelioma
Linfoma

**SECUNDÁRIOS**

**Extensão direta**
Câncer de pulmão
Câncer de mama
Tumores mediastinais

**Tumores metastáticos**
Melanoma maligno
Leucemia
Linfoma

**Extensão venosa**
Câncer de células renais
Câncer de glândula suprarrenal
Câncer hepático

#### DIAGNÓSTICO

O diagnóstico é frequentemente suspeito em um paciente com doença maligna avançada e evidências de insuficiência cardíaca, hipertensão arterial sistêmica ou arritmia e a confirmação se dá por ecocardiografia. A diferenciação entre o envolvimento pericárdico pelo tumor e pericardite pós-radiação depende de pericardiocentese, frequentemente guiada por ecocardiografia, e avaliação citológica.

#### TRATAMENTO

O tamponamento cardíaco tem de ser tratado com pericardiocentese urgente, preferencialmente guiada por ecocardiografia ou por radiologia (Capítulo 68). Embora esse tipo de procedimento possa salvar vidas e fornecer cuidado paliativo a curto prazo ou por mais tempo, o controle do derrame (efusão) pericárdico frequentemente exige drenagem prolongada, administração intrapericárdica de agentes quimioterápicos ou pericardiectomia limitada ou completa (Capítulo 68). Alguns pacientes com tumores pericárdicos respondem à quimioterapia sistêmica agressiva, mas o acúmulo recorrente de líquido é bastante indicativo de que deve ser feita uma janela pericárdica antes da alta hospitalar.

#### PROGNÓSTICO

Em muitos casos, um tumor que causa a pericardite se estendeu ou se estenderá através do espaço pericárdico até o miocárdio, de modo que possivelmente nenhuma terapia será bem-sucedida. O prognóstico é muito ruim, exceto em casos incomuns em que o tumor responda dramaticamente à terapia sistêmica.

#### Tumores intracavitários

##### MIXOMA

###### DEFINIÇÃO E EPIDEMIOLOGIA

O mixoma é uma neoplasia polipoide benigna originária de células endocárdicas, que se encontra ligado ao septo interatrial, em geral se projetando para o átrio esquerdo, mas, ocasionalmente, para o átrio direito e raramente para os ventrículos. Os mixomas são muito mais comuns em mulheres, especialmente entre 30 e 60 anos. Esses tumores podem ser familiares e raramente estão associados a outras anomalias sistêmicas.

###### MANIFESTAÇÕES CLÍNICAS

Os mixomas têm crescimento lento e, em geral, não provocam sintomas ou sinais até que estejam grandes o suficiente. A apresentação típica se dá com um êmbolo tumoral, em que em geral pequenas porções do mixoma se soltam e causam uma embolia única ou chuveiro de êmbolos. Entretanto, um êmbolo grande proveniente de um mixoma pode ter tamanho suficiente para obstruir uma artéria de tamanho médio. Alguns pacientes têm sintomas sistêmicos, incluindo febre, mal-estar e artralgias, como parte de uma síndrome clínica que pode ser confundida com endocardite bacteriana (Capítulo 67) ou com uma colagenose. Mixomas grandes podem prolapsar através do orifício da valva mitral durante a diástole, ou eles podem obstruir o fluxo de sangue do átrio esquerdo para o ventrículo esquerdo e mimetizar estenose mitral reumática.

## DIAGNÓSTICO

Um mixoma grande o suficiente para obstruir o orifício mitral pode produzir um som audível ("*plop* tumoral") quando o mixoma prolapsa e obstrui o fluxo de sangue durante a diástole, ao mesmo tempo que o estalido de abertura da estenose mitral seria tipicamente auscultado. Se a obstrução for incompleta, o "*plop* tumoral" pode ser seguido por um ruflar diastólico. Conforme a obstrução se agrava, o débito cardíaco pode cair precipitosamente. A ecocardiografia (Capítulo 49) é, em geral, definitiva; a ecocardiografia transesofágica tem sensibilidade superior à da ecocardiografia transtorácica e a ressonância magnética pode ser útil.

## TRATAMENTO

A remoção cirúrgica geralmente é curativa, embora os mixomas possam ser múltiplos ou apresentar recorrência em cerca de 5% dos casos. O acompanhamento pós-operatório com ecocardiografia geralmente é recomendado. Entretanto, a frequência e a duração ótimas para o acompanhamento ainda não foram determinadas.

## OUTROS TUMORES INTRACAVITÁRIOS PRIMÁRIOS

Os *fibroelastomas papilares* são tumores raros, tipicamente arborescentes que se originam em uma valva cardíaca, frequentemente a valva mitral, e, em geral, são um achado incidental na ecocardiografia. Entretanto, assim como os mixomas, eles podem se manifestar como êmbolos sistêmicos ou coronarianos. A excisão cirúrgica é, em geral, bem-sucedida.

Os *angiossarcomas*, que são mais frequentes em homens do que em mulheres, tipicamente envolvem o pericárdio e o átrio direito. Eles causam obstrução com sinais e sintomas clínicos de insuficiência cardíaca direita. Esses sarcomas geralmente não respondem à terapia.

## EXTENSÃO DO TUMOR PARA AS CAVIDADES CARDÍACAS

A extensão direta do tumor até a veia cava inferior, para dentro do átrio direito, pode ser observada em alguns carcinomas de células renais e, menos comumente, em câncer de fígado e da glândula suprarrenal. Em alguns casos, a extensão tumoral é acompanhada por um coágulo aderente, e o tumor ou o coágulo pode causar obstrução ou embolia pulmonar (Capítulo 74). De modo geral, nenhum tratamento é bem-sucedido e o prognóstico é ruim.

### Tumores intramiocárdicos

Os tumores intracardíacos malignos primários são raros, com uma incidência de cerca de 35 a cada 100 milhões. Os tumores mais comuns são sarcomas (Capítulo 192), linfomas (Capítulos 176 e 177) e mesoteliomas (Capítulos 92 e 182). As taxas de sobrevida em 5 anos para esses tumores são de cerca de 10, 35 e 25%, respectivamente.[32]

Tumores benignos no miocárdio incluem lipomas, fibromas e rabdomiomas. Tumores malignos primários incluem sarcomas, linfomas e mesoteliomas. Os tumores metastáticos incluem melanomas, linfomas e leucemias. Os tumores podem ser clinicamente silenciosos, ou podem provocar arritmias ou até mesmo comprimir as artérias coronárias, causando síndromes isquêmicas. Tumores grandes podem se projetar para a câmara cardíaca e causar obstrução. As terapias não são bem-sucedidas, exceto por pacientes ocasionais cujos tumores metastáticos respondem à quimioterapia sistêmica ou cujos tumores primários foram curados por transplante cardíaco.

## Recomendações de grau A

A1. Saberi S, Wheeler M, Bragg-Gresham J, et al. Effect of moderate-intensity exercise training on peak oxygen consumption in patients with hypertrophic cardiomyopathy: a randomized clinical trial. *JAMA*. 2017;317:1349-1357.
A2. Axelsson A, Iversen K, Vejlstrup N, et al. Functional effects of losartan in hypertrophic cardiomyopathy—a randomised clinical trial. *Heart*. 2016;102:285-291.
A3. Olivotto I, Camici PG, Merlini PA, et al. Efficacy of ranolazine in patients with symptomatic hypertrophic cardiomyopathy: the RESTYLE-HCM randomized, double-blind, placebo-controlled study. *Circ Heart Fail*. 2018;11:1-10.
A4. Lu C, Qin F, Yan Y, et al. Immunosuppressive treatment for myocarditis: a meta-analysis of randomized controlled trials. *J Cardiovasc Med (Hagerstown)*. 2016;17:631-637.
A5. Alba AC, Foroutan F, Duero Posada J, et al. Implantable cardiac defibrillator and mortality in non-ischaemic cardiomyopathy: an updated meta-analysis. *Heart*. 2018;104:230-236.
A6. Bosch X, Rovira M, Sitges M, et al. Enalapril and caRvedilol for preventing ChemOtherapy--induced left ventricular systolic dysfunction in patients with malignant hEmopathies: the OVERCOME trial (prevention of left ventricular dysfunction with enalapril and caRvedilol in patients submitted to intensive ChemOtherapy for the treatment of malignant hEmopathies). *J Am Coll Cardiol*. 2013;61:2355-2362.
A7. Avila MS, Ayub-Ferreira SM, de Barros Wanderley MR Jr, et al. Carvedilol for prevention of chemotherapy-related cardiotoxicity: the CECCY trial. *J Am Coll Cardiol*. 2018;71:2281-2290.
A8. Hilfiker-Kleiner D, Haghikia A, Berliner D, et al. Bromocriptine for the treatment of peripartum cardiomyopathy: a multicentre randomized study. *Eur Heart J*. 2017;38:2671-2679.
A9. Maurer MS, Schwartz JH, Gundapaneni B, et al. Tafamidis treatment for patients with transthyretin amyloid cardiomyopathy. *N Engl J Med*. 2018;379:1007-1016.
A10. Solomon SD, Adams D, Kristen A, et al. Effects of patisiran, an RNA interference therapeutic, on cardiac parameters in patients with hereditary transthyretin-mediated amyloidosis: an analysis of the APOLLO study. *Circulation*. 2019;139:431-443.

## REFERÊNCIAS BIBLIOGRÁFICAS

*As referências bibliográficas, bem como os outros materiais suplementares deste livro, encontram-se no GEN-IO, nosso ambiente virtual de aprendizagem.*

# 55

# PRINCÍPIOS DE ELETROFISIOLOGIA

GLENN I. FISHMAN

A contração rítmica do coração reflete a atividade integrada altamente regulada de vários complexos proteicos que controlam o fluxo de íons através das membranas celulares, incluindo canais, transportadores, permutadores e junções comunicantes.[1] O coração humano se contrai quase 3 bilhões de vezes ao longo de uma vida de duração normal e mesmo períodos breves de disfunção podem ter consequências fatais. Desse modo, a frequência de falhas no ritmo cardíaco é excepcionalmente baixa. Apesar disso, síndromes hereditárias, bem como doenças cardíacas adquiridas, podem afetar o ritmo cardíaco e esses distúrbios causam morbidade e mortalidade substanciais, incluindo morte súbita cardíaca (Capítulo 57). Este capítulo revisa os determinantes moleculares, celulares e orgânicos da geração de ritmo cardíaco e relaciona esses princípios aos mecanismos fundamentais responsáveis por arritmias clinicamente importantes.

 **CONCEITOS BÁSICOS**

A função do coração como uma bomba altamente dinâmica está intrinsecamente entrelaçada com a ativação elétrica finamente regulada de seus miocardiócitos. Durante cada ciclo cardíaco, o impulso elétrico chamado de *potencial de ação* é gerado espontaneamente por um número relativamente pequeno de células marca-passo no nó sinoatrial e, então, é propagado para os miocardiócitos vizinhos via canais intercelulares conhecidos como junções comunicantes. Subpopulações de miocardiócitos no coração têm propriedades elétricas únicas que refletem a especialização regional. Os miócitos do nó sinoatrial e do nó atrioventricular produzem potenciais de ação espontâneos que refletem sua função de marca-passo. Células do sistema His-Purkinje são otimizadas para fornecerem rapidamente uma corrente excitatória para a grande massa do miocárdio ventricular, enquanto os miócitos ventriculares apresentam potenciais de ação otimizados para viabilizar o acoplamento entre excitação e contração, ou seja, para deflagrar a liberação de íons cálcio do retículo sarcoplasmático e promover a formação das pontes cruzadas entre actina e miosina, que causam a contração cardíaca (Capítulo 47). Anomalias na eletrofisiologia cardíaca, seja como resultado de distúrbios mendelianos, de síndromes oligogênicas ou de estressores ambientais que evocam uma doença cardíaca adquirida, podem levar a distúrbios na inicialização, na propagação ou na condução dos impulsos elétricos e, como resultado, causam uma ampla gama de síndromes arrítmicas.

## BASES IÔNICAS DA ELETROFISIOLOGIA CARDÍACA

### Potencial de ação cardíaco

O potencial de ação cardíaco (Figura 55.1) é um registro do potencial de ação da membrana celular, $V_m$, em relação ao tempo. Durante cada ciclo cardíaco, os íons se movem de um lado para o outro através da membrana celular dos miocardiócitos, modificando, assim, o $V_m$. O potencial de ação cardíaco, que reflete o comportamento integrado de numerosas correntes iônicas individuais, é grandemente dominado pelo movimento dos íons Na$^+$, Ca$^{2+}$ e K$^+$. Esses íons atravessam a membrana celular graças a poros seletivos formados pela associação de proteínas integrais de membrana e de proteínas acessórias. O comportamento dessas vias iônicas é altamente regulado e a permeabilidade a íons específicos é influenciada por vários fatores, sendo os mais importantes as mudanças no potencial de membrana (i. e., ativação por voltagem), a atividade de ligantes, segundos mensageiros como monofosfato cíclico de adenosina (cAMP) e modificações pós-traducionais. A função do canal e, por extensão, o comportamento do potencial de ação são regulados dinamicamente em resposta a fatores fisiológicos normais, especialmente a frequência cardíaca. Entretanto, vários estressores patológicos influenciam a atividade dos canais, incluindo síndromes adquiridas que estão associadas à hipertrofia e à insuficiência cardíacas, bem como um número cada vez maior de doenças congênitas. Independentemente da etiologia da patologia, os efeitos sobre o comportamento do potencial de ação podem promover atividade arrítmica.

O potencial de ação cardíaco é dividido em fases, cada uma delas refletindo os principais movimentos iônicos que ocorrem. Nos miocardiócitos de trabalho, como os miócitos ventriculares ou atriais, o *potencial de repouso da membrana* durante a diástole, ou a fase 4 do potencial de ação cardíaco, é determinado pelos gradientes iônicos e de cargas que existem através da membrana do sarcolema. Esses gradientes são gerados por bombas e transportadores, sendo o mais importante a Na$^+$,K$^+$-ATPase. Essa bomba eletrogênica que demanda energia é o principal alvo de compostos semelhantes a ouabaína, como a digoxina, promove extrusão de três íons Na$^+$ do compartimento intracelular em troca de dois íons K$^+$, resultando em gradientes com sentidos opostos de íons Na$^+$ (exterior > interior) e íons K$^+$ (interior > exterior). Nas condições de repouso, um subconjunto de canais de membrana altamente permeáveis ao K$^+$ está aberto, mas aqueles que possibilitam a passagem de outros íons, como Na$^+$ ou Ca$^{2+}$, são apenas minimamente permeáveis. Como consequência, o gradiente de concentração promove o movimento de íons potássio de dentro para fora da célula até que o excesso resultante de carga elétrica negativa dentro da célula equilibre as forças de difusão e que seja estabelecido um equilíbrio eletroquímico. O potencial de equilíbrio para determinado íon é calculado utilizando a *equação de Nernst*, em que $E_{eq}$ é o potencial de equilíbrio, R é a constante universal dos gases, T é a temperatura absoluta, z é a valência do íon e F é a constante de Faraday:

$$E_{eq} = \frac{RT}{zF} \times ln\left(\frac{[X]_{ext}}{[X]_{int}}\right)$$

Se a membrana celular fosse permeável *apenas* aos íons K$^+$, nas concentrações de K$^+$ intracelular e extracelular medidas, o potencial de repouso da membrana seria de aproximadamente –100 mV. Entretanto, por causa da permeabilidade pequena, mas mensurável a outras espécies iônicas, que têm potenciais Nernst menos negativos do que o de K$^+$, o potencial de repouso real em um miocardiócito ventricular típico é próximo a –85 mV.

Quando a célula cardíaca é despolarizada até o seu limiar excitatório, um potencial de ação é disparado por intermédio de alterações tempo-dependentes e altamente reguladas das condutâncias iônicas (Figura 55.1B). A corrente rápida de sódio é ativada e despolariza rapidamente a membrana durante a fase 0 do potencial de ação. A corrente de sódio é inativada no

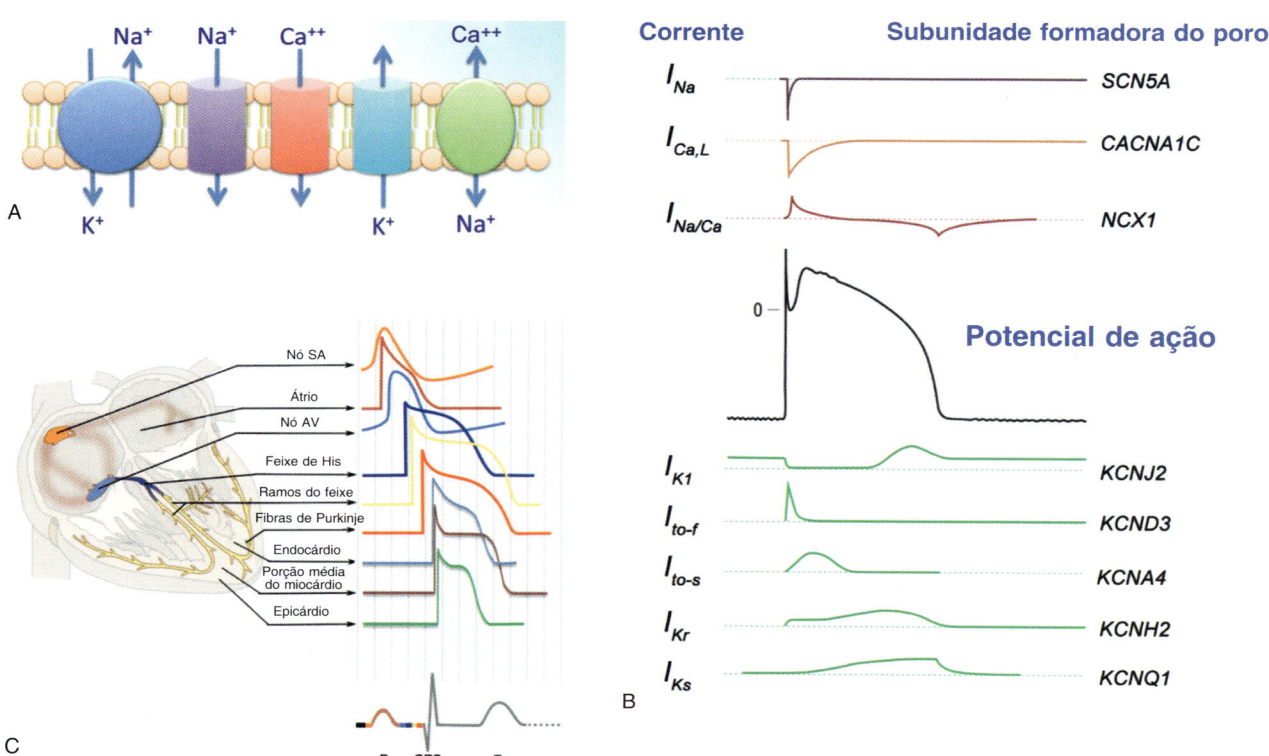

**FIGURA 55.1** Canais iônicos e potencial de ação cardíaco. **A.** Canais essenciais envolvidos na excitabilidade cardíaca e na geração do potencial de ação cardíaco. Correntes de influxo são compostas por canais de Na$^+$ (*roxo*) e por canais de Ca$^{2+}$ (*vermelho*). Correntes repolarizantes são compostas principalmente por canais de K$^+$ (*azul*). A Na$^+$/K$^+$ ATPase é um permutador dependente de energia que bombeia Na$^+$ para fora da célula e K$^+$ para dentro da célula e é essencial para o estabelecimento dos gradientes iônicos em repouso e do potencial de repouso da membrana. **B.** Correntes iônicas ao longo do tempo e sua magnitude relativa durante o potencial de ação cardíaco. As correntes de influxo são representadas por deflexões para baixo e as correntes de efluxo, como deflexões para cima. **C.** Potenciais de ação de diferentes regiões do coração e suas relações com o eletrocardiograma superficial são indicados. (Adaptada de Marbán E. Cardiac channelopathies. *Nature*. 2002;415:213-218.)

pico da despolarização, que é de aproximadamente +40 mV. O aumento do $V_m$ durante a fase 0 ativa várias outras correntes dependentes de voltagem. Uma corrente transitória de efluxo de potássio, ou $I_{to}$, repolariza rapidamente a célula, produzindo uma pequena endentação no potencial de ação, o que é chamado de fase 1. O aumento de $V_m$ durante a fase 0 também ativa, embora mais lentamente, a corrente de influxo de cálcio do tipo L, $I_{Ca-L}$. Esse é o gatilho de $Ca^{2+}$ que é responsável pela liberação de $Ca^{2+}$ pelo retículo sarcoplasmático e crucial para o processo de acoplamento excitação-contração (Capítulo 47). A corrente de influxo de $Ca^{2+}$ é balanceada por várias correntes repolarizantes de efluxo, incluindo o componente rápido da corrente retificadora retardada de potássio $I_{Kr}$, o componente lento da corrente retificadora tardia de potássio $I_{Ks}$ e o permutador eletrogênico $Na^+$-$Ca^{2+}$, resultando, assim, em um platô no potencial de ação, que é conhecido como fase 2. Quando as correntes de efluxo de potássio aumentam e a corrente de cálcio diminui no final da fase 2, o potencial de ação progride para a fase 3, que é a fase de repolarização rápida. A corrente retificadora de influxo de potássio $I_{K1}$ contribui significativamente para essa fase final da repolarização e leva o potencial de ação de volta ao seu potencial de membrana de repouso, ou fase 4, o ponto em que a célula está pronta para o próximo potencial de ação.

Os registros do potencial de ação de miocardiócitos atriais e de células do sistema His-Purkinje são qualitativamente semelhantes aos descritos anteriormente, mas com algumas diferenças notáveis que refletem principalmente a expressão diferencial de correntes repolarizantes de potássio que tendem a abreviar (no caso das células atriais) ou prolongar (para as células de Purkinje) a duração do potencial de ação (Figura 55.1C).

As populações relativamente pequenas de células no nó sinoatrial e no nó atrioventricular expressam complementos únicos das correntes iônicas, que são responsáveis pela despolarização espontânea durante a fase 4 e pelo disparo de potenciais de ação. As células marca-passo expressam substancialmente menos $I_{K1}$ em comparação com os miocardiócitos ventriculares e, como consequência, seu $V_m$ mínimo é de –65 mV e elas não repolarizam tanto quanto os miocardiócitos ventriculares de trabalho. Além disso, as células marca-passo têm o que é conhecido como corrente *funny*, $I_f$, que é ativada por hiperpolarização e carreada por sódio. A ativação de $I_f$ durante a fase 4 despolariza lentamente a membrana celular. Além disso, um relógio de cálcio abaixo do sarcolema contribui para a despolarização diastólica por intermédio da liberação espontânea e rítmica de $Ca^{2+}$ do retículo sarcoplasmático, um processo que está ligado ao relógio de voltagem por intermédio da atividade da permutadora de sódio e cálcio, $I_{NCX}$. Visto que existe um mínimo de $I_{Na}$ de influxo rápido expressado nas células nodais, o potencial de ação disparado por essa despolarização espontânea da fase 4 se deve à ativação de correntes de cálcio carreadas por $I_{Ca,L}$ e $I_{Ca,T}$. A magnitude de $I_f$ e de $I_{Ca}$ e, portanto, a inclinação da despolarização da fase 4, bem como a velocidade de ascensão do potencial de ação das células marca-passo, estão aumentadas por estimulação adrenérgica, que provoca uma resposta cronotrópica.

Por causa da considerável heterogeneidade regional da densidade das correntes iônicas individuais, mesmo em compartimentos distintos do coração, como o miocárdio ventricular, nem todos os potenciais de ação são idênticos (Figura 55.1C). Muito dessa heterogeneidade se deve a diferenças na magnitude de várias correntes repolarizantes de $K^+$. Por exemplo, embora o acoplamento eletrotônico por intermédio das junções comunicantes reduza essa heterogeneidade intrínseca, os potenciais de ação registrados nas células epicárdicas, miocárdicas e endocárdicas apresentam diferenças substanciais em morfologia, tanto no repouso quanto especialmente na resposta a estímulos de provocação, como alterações da frequência ou por agentes farmacológicos. Além disso, a morfologia do potencial de ação não é estática; ela varia em resposta a mudanças no estado fisiológico. A *adaptação da duração do potencial de ação*, que reflete o encurtamento normal do potencial de ação observado durante o aumento da frequência cardíaca, fornece um mecanismo para a preservação do tempo adequado de enchimento ventricular durante a diástole. O encurtamento da duração do potencial de ação neste contexto se deve ao aumento efetivo das correntes repolarizantes, principalmente do aumento de $I_{Ks}$ e do modo reverso de $I_{NaCa}$. Essa adaptação é regulada, pelo menos parcialmente, pela cinética de ativação e inativação dos canais responsáveis por essas correntes, bem como por sua modulação por várias cascatas de sinalização, como aquelas reguladas pelo sistema nervoso autônomo. Entretanto, regulação mal-adaptativa das correntes iônicas é manifestação frequente de tipos adquiridos de doença cardíaca e esse *remodelamento elétrico patológico* pode amplificar heterogeneidades intrínsecas na eletrofisiologia cardíaca e formar um substrato que promove o comportamento arrítmico.

### Propagação do impulso

No coração intacto, os potenciais de ação não apenas devem ser gerados, como também devem ser propagados célula a célula, como uma onda de excitação através do miocárdio atrial e ventricular. Para a propagação bem-sucedida, a célula excitada a montante precisa fornecer uma carga suficiente para levar o potencial de membrana, $V_m$, das células a jusante até o seu potencial limiar de excitação. As junções comunicantes, que são conjuntos de canais intercelulares, fornecem a base estrutural para esse fluxo eletrotônico de corrente intercelular. Para que a propagação seja bem-sucedida, a razão entre a carga elétrica gerada e a consumida durante o ciclo de excitação, conhecida como *fator de segurança*, tem de ser superior a 1.

Ao contrário das células nervosas, a duração do potencial de ação dos miocardiócitos humanos é bastante longa, na ordem de 200 ms. Essa duração maior do potencial de ação é necessária de modo que cada miócito tenha tempo suficiente para a contração e o relaxamento antes da contração cardíaca seguinte. Impulsos precoces não produzirão potenciais de ação normais. Se o impulso ocorrer durante a fase de ascensão ou de platô (fases 0 a 2), os canais de sódio não terão tempo suficiente para se recuperar da inativação rápida e a célula exibirá *refratariedade absoluta*. Se o impulso ocorrer um pouco mais tarde, durante a fase 3 do potencial de ação, um estímulo supranormal é necessário para superar as correntes de potássio que permaneceram ativas durante a porção terminal do potencial de ação, um fenômeno conhecido como *refratariedade relativa*. Além disso, como nem todos os canais de sódio terão se recuperado da inativação, a taxa de aumento de voltagem durante a fase 0 do batimento prematuro pode estar diminuída.

## BASES MOLECULARES DA ELETROFISIOLOGIA CARDÍACA

As correntes individuais responsáveis pela excitabilidade cardíaca refletem o comportamento integrado de vários complexos proteicos que se unem em canais específicos para íons, além de transportadores e permutadores.[2] Em nível molecular, os canais iônicos são formados por glicoproteínas com várias subunidades, incluindo uma subunidade principal formadora de poro, ou subunidade α, e por uma ou várias proteínas acessórias (e-Figura 55.1). Essas proteínas acessórias influenciam várias propriedades do canal, que incluem o deslocamento da subunidade principal para a membrana do sarcolema, bem como para a regulação das propriedades biofísicas do canal, ou seja, a abertura e o fechamento do canal em resposta a vários fatores como a voltagem de membrana, os ligantes, os estímulos mecânicos, os segundos mensageiros ou as modificações pós-traducionais.

### Canais de sódio

Os canais de sódio dependentes de voltagem são responsáveis pela ativação e propagação do potencial de ação cardíaco. Não é surpreendente que síndromes adquiridas ou hereditárias que afetem o funcionamento dos canais de sódio dependentes de voltagem no coração sejam responsáveis por uma ampla gama de fenótipos arrítmicos. Os canais de sódio cardíacos são ativados de modo extremamente rápido, dentro de 1 ms, e começam a ser inativados quase completamente após alguns milissegundos. A proporção muito pequena de canais que permanecem ativos por algumas centenas de milissegundos resulta na corrente de $Na^+$ tardia ou persistente, $I_{NaL}$.

O canal de sódio mais abundante no coração é formado por uma subunidade α formadora do poro conhecida como $Na_v1.5$ e por várias subunidades acessórias menores, ou subunidades β, que são nomeadas $Na_vβ1$ a 4. A subunidade α é uma proteína com aproximadamente 260 kDa, que consiste em quatro domínios homólogos, cada um contendo seis segmentos membranares. Trabalhos experimentais substanciais identificaram as regiões essenciais da proteína que regulam as propriedades do canal, incluindo sua dependência de voltagem, ativação e inativação, bem como os sítios de ligação para agentes farmacológicos, como anestésicos locais, fármacos antiarrítmicos e neurotoxinas. As subunidades β são proteínas contendo um único domínio transmembrana que se associam ao $Na_v1.5$ por intermédio de seus domínios extracelulares. Eles agem aumentando a chegada da subunidade α à membrana do sarcolema e influenciando o funcionamento do canal. As subunidades β também aumentam a localização subcelular do canal e suas interações com vários adaptadores, moléculas de sinalização e proteínas do citoesqueleto. Além de $Na_v1.5$, várias subunidades α "neuronais" são expressas em níveis baixos no coração e possivelmente contribuem para a heterogeneidade regional do funcionamento do canal de sódio. Mutações em $Na_v1.5$, em subunidades β específicas e em várias proteínas regulatórias, podem influenciar o comportamento da corrente de sódio no coração e provocar várias síndromes arrítmicas, incluindo a síndrome do QT longo do tipo 3 (SQTL3) e a síndrome de Brugada (Capítulo 59).[3]

A corrente $I_f$ contribui para a despolarização da fase 4 nas células marca-passo e é um reflexo da atividade dos canais de hiperpolarização ativados por nucleotídio cíclico, ou HCN. Os canais completos são compostos por dímeros de proteínas HCN, cada uma delas com seis domínios transmembrana. HCN4 e HCN1 são as isoformas predominantes encontradas nos nós, enquanto HCN2 é encontrado em todo o sistema de condução. A ligação do cAMP, um segundo mensageiro essencial na cascata de sinalização adrenérgica, com a porção carboxiterminal do canal desloca a ativação positivamente, aumentando a inclinação da despolarização da fase 4 e permitindo a conexão entre o tônus autonômico e a frequência cardíaca.

### Canais de cálcio

Os canais de cálcio dependentes de voltagem são importantes para a geração do potencial de ação nos nós sinoatrial e atrioventricular e para o acoplamento entre excitação e contração em virtualmente todos os miocardiócitos contráteis. Os tipos dominantes expressos no coração são os canais de cálcio do tipo L (grande e de duração longa) e do tipo T (pequeno e transitório). Ambos os tipos de canal apresentam subunidades α formadoras de poro, semelhante à estrutura geral dos canais de sódio dependentes de voltagem.

Os canais de $Ca^{2+}$ do tipo L contam com uma subunidade $\alpha_1$, uma subunidade acessória β que não é ligada covalentemente ao canal ($Ca_v\beta1$-4) e uma subunidade $\alpha_2$-δ, que sofre splicing alternativo e é processada após tradução por clivagem e formação de ligação de sulfeto. A subunidade $\alpha_1$ dominante no coração é a $Ca_v1.2$, enquanto $Ca_v1.3$ tem sua expressão restrita principalmente às células nodais e atriais. Ambas as subunidades $\alpha_1$ sofrem splicing alternativo, produzindo variantes que são reguladas de maneira única.

Os canais de cálcio do tipo T também são encontrados no coração, mas exibem propriedades biofísicas diferentes em comparação com os canais de $Ca^{2+}$ do tipo L; eles são ativados em voltagens mais negativas (−70 mV) e são inativados mais rapidamente. A isoforma mais expressa no coração é a $Ca_v3.1$ e, em menor quantidade, a $Ca_v3.2$. Esses canais normalmente estão restritos aos nós, às células de Purkinje e aos miocardiócitos atriais. Nas células marca-passo, as correntes do tipo T contribuem para a despolarização da fase 4. Mutações nas subunidades dos canais de $Ca^{2+}$ também são responsáveis por várias síndromes arrítmicas, incluindo a síndrome de Timothy (LQT8) e por um subconjunto de indivíduos com síndrome de Brugada.

### Canais de potássio

Numerosas classes de canais de potássio são expressas no coração, onde eles contribuem para a repolarização e para a manutenção do potencial de repouso. A expressão heterogênea de canais de potássio em diferentes regiões e tipos celulares é a principal responsável pelas morfologias variáveis observadas nos potenciais de ação. Assim como ocorre com os canais de sódio e de cálcio, os canais de potássio são formados pela associação entre subunidades formadoras do poro e várias subunidades β acessórias. Entretanto, as subunidades α dos canais de potássio apresentam entre dois e seis domínios transmembrana e o canal completo é formado como um dímero ou um tetrâmero, dependendo da subfamília específica. Expressão e função desreguladas dos canais de potássio são bastante comuns em muitos tipos adquiridos de doença cardíaca. A perda resultante nas correntes de repolarização promovem a prolongação da duração do potencial de ação e a síndrome do QT longo adquirida. Além disso, mutações hereditárias que diminuem as correntes de potássio são responsáveis por vários tipos de síndrome do QT longo adquirida, enquanto mutações de ganho de função podem provocar a síndrome do QT curto.

Os canais de potássio dependentes de voltagem, ou canais Kv, são ativados pela despolarização da membrana. Já foram identificados numerosas classes de canais Kv no coração. As subunidades α são proteínas com seis domínios transmembrana. Ao contrário dos canais de sódio e de cálcio, canais funcionais de potássio são formados pela associação de quatro subunidades α e de várias subunidades β. A corrente de efluxo transitória tem dois componentes, $I_{to,rápido}$ e $I_{to,lento}$, ambos são ativados rapidamente e contribuem para a fase 1 do potencial de ação cardíaco, mas suas cinéticas de recuperação são diferentes. $I_{to,rápido}$ é particularmente proeminente na camada epicárdica dos ventrículos, especialmente no ventrículo direito. Essa expressão diferencial contribui para a patologia das síndromes de onda J, incluindo as síndromes de Brugada.

A outra principal classe de canais de potássio dependentes de voltagem no coração é responsável pelas correntes retificadoras retardadas, classificadas amplamente como correntes $I_K$. Esses canais incluem a corrente de ativação ultrarrápida $I_{Kur}$, que é restrita aos miocardiócitos atriais, e as correntes retificadoras retardadas $I_{Kr}$ e $I_{Ks}$ – ambas contribuem para a fase 3, de repolarização, do potencial de ação cardíaco. $I_{Kr}$ é ativado e inativado rapidamente e apresenta uma forte retificação de influxo; ou seja, a corrente se move mais facilmente (mas não exclusivamente) na direção de influxo do que na direção de efluxo, embora a corrente de efluxo tenha maior relevância fisiológica. $I_{Ks}$ é ativado lentamente e não apresenta retificação de influxo. Ambas as correntes também apresentam uma grande heterogeneidade regional. Vários medicamentos cardíacos e não cardíacos, bem como síndromes hereditárias que reduzem a magnitude dessas correntes (particularmente $I_{Kr}$), causam prolongamento do potencial de ação e síndrome do intervalo QT longo adquirida ou hereditária.

A segunda classe principal de correntes de potássio no coração são as correntes Kir, compostas por canais de potássio de retificação de influxo. $I_{K1}$ é observado tanto nos miocardiócitos atriais quanto nos ventriculares. A condutância através desses canais é alta em potenciais de membrana negativos, de modo que essa corrente é crítica para a repolarização final (fase 3) e para o estabelecimento do potencial de repouso (fase 4). Outra corrente retificadora de influxo de potássio é carreada por canais $I_{KATP}$. Os canais completos incluem não apenas a subunidade formadora do poro, mas também subunidades SUR auxiliares, que são alvos da inibição do canal pelos fármacos da classe sulfonilureia. Como as correntes $I_{KATP}$ são inibidas por trifosfato de adenosina intracelular, elas são ativadas em contextos de isquemia. As correntes aumentadas de efluxo encurtam a duração do potencial de ação e abreviam a sístole, diminuindo as necessidades energéticas. Desse modo, os canais $I_{KATP}$ são uma conexão entre o estado metabólico e a excitabilidade da membrana. Importantemente, o encurtamento da duração do potencial de ação resultante da ação desses canais diminui o período refratário, o que pode aumentar o risco de arritmias de reentrada. A última classe de retificadores de influxo inclui os canais de potássio ativados por acetilcolina ou por adenosina, que são codificados por $K_{ir}3.1$ e $K_{ir}3.4$. Esses canais, que são enriquecidos nos miocardiócitos atriais e nodais, são ativados quando os ligantes se ligam aos receptores muscarínicos ou purinérgicos associados à proteína G, que facilita o desacoplamento de $G_{\beta\gamma}$ de $G_\alpha$ e a ativação dos canais $K_{ir}$ pelo $G_{\beta\gamma}$ liberado.

### Canais de junções comunicantes

Os canais de junções comunicantes, que são responsáveis pelo acoplamento eletrotônico dos miocardiócitos, são essenciais para a propagação normal do impulso através do miocárdio. Os canais são formados pela associação hexamérica de monômeros de conexina, sendo que cada um é uma proteína que atravessa a membrana plasmática quatro vezes. A conexina 43 é a isoforma dominante expressa no miocárdio ventricular e atrial, enquanto a conexina 40 também é expressa abundantemente no átrio. Os nós expressam quantidades variáveis de conexina 45 e de conexina 30.2 e os ramos do feixe e as fibras de Purkinje expressam níveis significativos de conexina 40. As junções comunicantes no nó integram a frequência intrínseca de batimentos de cada célula nodal em uma unidade funcional única. Anomalias na expressão e no funcionamento das conexinas, um processo chamado de remodelamento patológico das junções comunicantes, são observadas em miocardiócitos atriais e ventriculares em muitos tipos de doenças cardíacas adquiridas. O remodelamento contribui para a propagação anormal de impulsos e predispõe ao comportamento arrítmico. Além disso, mutações germinativas ou somáticas nos genes das conexinas cardíacas estão associadas a síndromes arrítmicas, especialmente a fibrilação atrial.

## MECANISMOS DE ARRITMOGÊNESE

As arritmias cardíacas, que são distúrbios na frequência ou no ritmo dos batimentos do coração, são um reflexo da formação ou da condução anormal dos impulsos. Visto que os miocardiócitos residem em um ambiente multicelular complexo e estão eletrotonicamente acoplados por junções comunicantes, as síndromes arrítmicas quase sempre refletem a interação complexa de propriedades individuais, ou *autônomas*, dentro de uma rede multicelular. A maior parte das arritmias clinicamente importantes ocorrem no contexto de doenças cardíacas adquiridas, em que o *remodelamento elétrico* patológico, resultante da desregulação da expressão ou da função dos canais iônicos, acompanha o *remodelamento estrutural*. Entretanto, muitas síndromes arrítmicas, incluindo aquelas que são induzidas por fármacos,[4] são resultantes de variações genéticas ou são exacerbadas por elas. Essas variações incluem alterações patológicas nas regiões codificantes que afetam diretamente o funcionamento das proteínas, que regulam a eletrofisiologia cardíaca, bem como variantes em regiões genômicas regulatórias ou não codificantes, que parecem regular o comportamento transcricional e pós-transcricional.[5]

### Distúrbios da formação dos impulsos

No coração saudável, o nó sinoatrial, que está localizado na junção entre o átrio direito e a veia cava superior, é o marca-passo predominante. Marca-passos secundários com ritmos intrinsecamente menores são encontrados a jusante no sistema de condução especializado do nó atrioventricular e no sistema His-Purkinje. A frequência de disparo das células marca-passo é regulada principalmente pelo tônus autonômico: a estimulação simpática aumenta a inclinação da despolarização da fase 4, enquanto a estimulação parassimpática diminui a inclinação por aumentar as correntes de repolarização. A supressão nodal pode ser decorrente de agentes farmacológicos, como bloqueadores beta-adrenérgicos, bloqueadores de canais de cálcio ou digitálicos, bem como de doenças fibróticas. Além disso, mutações em vários genes que afetam o relógio de voltagem (*SCN5A* e *HCN4*), o relógio de cálcio (*RYR2* e *CASQ2*) ou ambos (*ANKB*) podem causar disfunção familiar do nó sinoatrial.

Em condições patológicas, as células miocárdicas fora do sistema especializado de condução podem exibir atividade espontânea, um fenômeno chamado de *automatismo anormal*. O automatismo anormal é observado mais frequentemente em casos de isquemia ou reperfusão, em que os potenciais diastólicos máximos são reduzidos até valores de cerca de –60 mV a –50 mV, um nível no qual os canais de $Na^+$ ou $Ca^{2+}$ podem alcançar seu limiar de ativação e disparar potenciais de ação.

### Pós-despolarização e atividade deflagrada

Durante a repolarização cardíaca, várias correntes de influxo e efluxo são ativadas e pequenas mudanças na condutância de canais individuais podem afetar bastante a trajetória da repolarização. As *pós-despolarizações*, que são oscilações anormais no potencial de membrana, ocorrem durante (pós-despolarização precoce) ou após (pós-despolarizações tardias) um potencial de ação. As pós-despolarizações de magnitude suficiente para evocar um potencial de ação produzem a atividade "trigada". As pós-despolarizações precoces quase sempre são observadas no contexto de um prolongamento anormal da duração do potencial de ação, que fornece tempo suficiente para a reativação dos canais de $Ca^{2+}$ tipo L durante o platô do potencial de ação. Desse modo, síndromes congênitas, bem como bradicardia, hipopotassemia, hipomagnesemia, medicamentos antiarrítmicos e outros fármacos não cardíacos estão associados ao prolongamento do intervalo QT e à promoção de pós-despolarizações precoces. Por sua vez, ritmos rápidos e fármacos que encurtam a duração do potencial de ação tendem a suprimir as pós-despolarizações precoces. As pós-despolarizações precoces no contexto de prolongamento da duração do potencial de ação frequentemente promovem *torsade de pointes* (Capítulo 59), uma taquicardia ventricular polimórfica, especialmente quando há aumento da dispersão de repolarização. Já as pós-despolarizações tardias em geral são resultantes de sobrecarga intracelular de $Ca^{2+}$ e tipicamente são observadas nos contextos de excesso de catecolaminas, isquemia, concentrações tóxicas de agentes semelhantes a digitálicos e algumas síndromes congênitas, incluindo taquicardia ventricular polimórfica catecolaminérgica. A carga excessiva de $Ca^{2+}$ ativa o permutador $Na^+$-$Ca^{2+}$ eletrogênico, produzindo uma corrente de influxo despolarizante transitória, $I_{TI}$.

### Distúrbios da condução de impulsos

Durante cada ciclo cardíaco, os impulsos devem ser gerados nas células marca-passo dentro do nó sinoatrial e uma onda de excitação deve se propagar através dos átrios, passar para o sistema de condução especializado (incluindo o nó atrioventricular e o sistema His-Purkinje) e, então, ativar o miocárdio ventricular. Processos que reduzam o acoplamento intercelular, como fibrose ou calcificação do sistema de condução especializado, podem diminuir o fator de segurança para a condução, produzindo graus variáveis de bloqueio atrioventricular (BAV). Defeitos hereditários na condução foram observados com mutações nas subunidades do canal de sódio *SCN5A* e *SCN1B* que afetam a fase 0 do potencial de ação cardíaco; no *KCNJ2*, que afeta a repolarização terminal e o potencial de repouso e em vários distúrbios congênitos que afetam o sistema de condução cardíaco, como a síndrome de Holt-Oram, a distrofia muscular de Emery-Dreifuss e a distrofia miotônica do tipo 1. O bloqueio de condução também pode ser observado com o remodelamento elétrico secundário associado à doença cardíaca estrutural e com fármacos cardioativos.

### Reentrada

A reentrada é considerada o mecanismo mais comum responsável por arritmias cardíacas clinicamente significativas, incluindo tanto distúrbios supraventriculares quanto ventriculares. Fundamentalmente, a reentrada envolve ondas autoperpetuadoras de excitação que circulam um obstáculo inexcitável. Dependendo da quantidade de ondas de reentrada em um tecido (uma ou várias), seu tamanho e sua estabilidade espacial, o eletrocardiograma superficial pode revelar um ritmo relativamente organizado, como um *flutter* atrial ou taquicardia ventricular monomórfica; ou, ainda, um ritmo aparentemente desorganizado, como na fibrilação atrial e na taquicardia ventricular polimórfica. A reentrada normalmente exige bloqueio unidirecional de uma via de condução "rápida" ao redor de um obstáculo, combinado com a recirculação do impulso proveniente de uma via secundária "lenta" na direção retrógrada, como pode ocorrer em uma junção Purkinje-ventrículo bifurcante, ou ao redor de tecido cicatricial de um infarto do miocárdio cicatrizado (e-Figura 55.2). Entretanto, o "obstáculo" também pode ser miocárdio viável que se encontra inexcitável por causa de suas propriedades eletrofisiológicas intrínsecas, como desacoplamento celular ou refratariedade, um fenômeno chamado de *bloqueio funcional*. Como a refratariedade depende criticamente da duração do potencial de ação, áreas do miocárdio com prolongamento na duração do potencial de ação podem formar um substrato adequado para a reentrada funcional.

A heterogeneidade na duração do potencial de ação e a *dispersão da refratariedade* concomitante também desempenham papéis críticos na manutenção do comportamento arrítmico, especialmente por causa de um fenômeno conhecido como *reentrada de fase 2*. Esse termo se refere ao fluxo de corrente durante a fase 2 do potencial de ação cardíaco de uma célula despolarizada para células vizinhas que se encontram mais completamente repolarizadas e não refratárias à reexcitação. Esse princípio é bem caracterizado nas síndromes de onda J,[6] especialmente a síndrome de Brugada, em que a perda de função de correntes de influxo ($I_{Na}$ ou $I_{Ca}$) ou o ganho de função de correntes de efluxo ($I_{to}$, $I_{K-ATP}$) causam a perda do domo do potencial de ação durante a fase 2, abreviando a duração do potencial de ação em um conjunto de miocardiócitos. A corrente pode então fluir para essas células a partir de células vizinhas em que o domo do potencial de ação é mantido, causando, assim, a reexcitação local, uma extrassístole bastante próxima e o início da reentrada. Na síndrome de Brugada, acredita-se que esse processo surja na via de saída do ventrículo direito, onde a densidade de correntes transitórias de efluxo é significativamente maior no epicárdio em comparação com o endocárdio (Figura 55.2).

## RESUMO

Os conceitos de eletrofisiologia cardíaca, incluindo a gênese do potencial de ação, as bases moleculares da excitabilidade cardíaca e os mecanismos responsáveis pelos ritmos cardíacos anormais fornecem a base para a compreensão e a identificação de arritmias clinicamente relevantes. A compreensão da base biofísica das síndromes arrítmicas hereditárias e do remodelamento patológico observado nas síndromes arrítmicas adquiridas resultou em várias novas terapias guiadas pela expressão, pelo funcionamento e pela regulação dos canais iônicos.

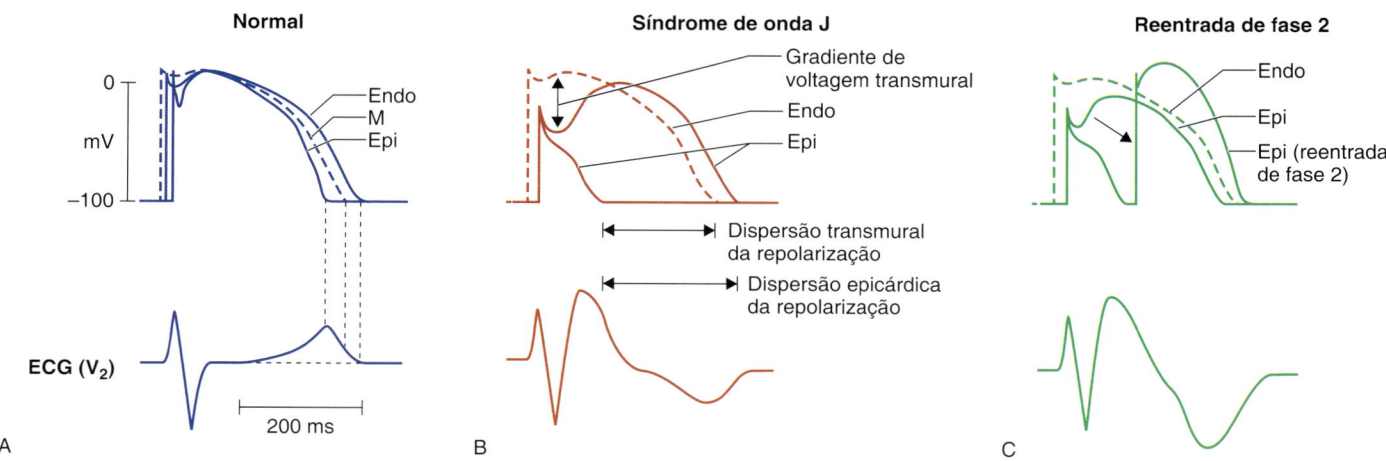

**FIGURA 55.2** Bases celulares para as síndromes de onda J e a reentrada de fase 2. Em condições normais, o segmento ST é isoelétrico por causa da ausência de gradientes de voltagem transmurais no nível do platô do potencial de ação. A acentuação de indentação da fase 1 em condições fisiopatológicas, como perda de função de $I_{Na}$ ou ganho de função de $I_{to}$, leva à perda do domo do potencial de ação em alguns locais do epicárdio, mas não em outros, produzindo mudanças no segmento ST e na onda T que são observadas tipicamente na síndrome de Brugada. A perda do domo do potencial de ação no epicárdio, mas não no endocárdio, resulta no desenvolvimento de uma dispersão transmural marcante de repolarização e condução do domo do potencial de ação a partir de locais em que ele se encontra mantido em direção aos locais onde ele foi perdido, causando, assim, a reexcitação local por um mecanismo de reentrada de fase 2. (Modificada de Antzelevitch C, Brugada P, Brugada J, et al. Brugada syndrome: from cell to bedside. Curr Probl Cardiol. 2005;30:9-54.)

## REFERÊNCIAS BIBLIOGRÁFICAS

*As referências bibliográficas, bem como os outros materiais suplementares deste livro, encontram-se no GEN-IO, nosso ambiente virtual de aprendizagem.*

# 56

# ABORDAGEM AO PACIENTE COM SUSPEITA DE ARRITMIA

JEFFREY E. OLGIN

## MANIFESTAÇÕES CLÍNICAS

Os pacientes com suspeita de arritmia podem se apresentar de diversas maneiras. Os sintomas típicos incluem palpitações, síncope e pré-síncope (tontura). Ocasionalmente, as arritmias se manifestam mais sutilmente como intolerância ao exercício, letargia ou queixas vagas de mal-estar. O paciente pode ser totalmente assintomático. Por outro lado, as arritmias ocasionalmente se manifestam como morte súbita cardíaca abortada (parada cardíaca) (Capítulo 57). O diagnóstico diferencial específico, o prognóstico e o tratamento dessas manifestações são determinados pela gravidade das mesmas (*i. e.*, se elas resultam em síncope) e se o paciente tem doença cardíaca (cardiopatia) estrutural subjacente. Em geral, a probabilidade de arritmia com risco de morte, como taquicardia ventricular (TV) ou fibrilação ventricular (FV), em um paciente com sintomas de palpitações ou síncope é significativamente maior em um paciente com cardiopatia estrutural. Portanto, determinar se o paciente tem doença cardíaca estrutural é crucial no diagnóstico e prognóstico dos pacientes com suspeita de arritmia. A exceção a essa regra geral ocorre em pacientes com história familiar significativa sugestiva de uma síndrome arrítmica hereditária (p. ex., síndrome do intervalo QT longo, síndrome de Brugada), nos quais uma história familiar de síncope e/ou morte súbita deve incitar encaminhamento para eletrofisiologista cardíaco.

### Palpitações

Palpitações, definidas como a percepção de batimentos cardíacos irregulares ou rápidos, são mais comumente devidas a batimentos ectópicos – contrações atriais prematuras (CAP, extrassístoles atriais; Capítulo 58) e contrações ventriculares prematuras (CVP, extrassístoles ventriculares;

Capítulo 59) – ou a taquiarritmias. Uma anamnese meticulosa consegue, muitas vezes, distinguir palpitações benignas daquelas que necessitam de avaliação adicional. Pode ser útil pedir ao paciente para percutir com um dedo como as palpitações são percebidas. Um padrão irregularmente anormal sugere fibrilação atrial, enquanto um padrão mais regular e rápido sugere taquicardia sustentada. Um sintoma confiável sugerindo que as palpitações são provocadas por uma taquiarritmia, sobretudo taquicardia supraventricular (TSV), é a sensação de um sobressalto rápido, regular, no pescoço. Por outro lado, a maioria dos pacientes que se queixam de extrassístoles atriais ou ventriculares frequentemente está mais ciente da pausa pós-extrassístole ou do débito acentuado do batimento pós-extrassístole do que do próprio batimento prematuro real. A maioria dos pacientes com sintomas sugestivos de extrassístoles, mas não de taquicardia sustentada, não necessita de avaliação adicional se eles não tiverem outros sintomas ou evidências de cardiopatia estrutural – ou seja, história patológica pregressa, exame físico e eletrocardiograma (ECG) normais sob todos os demais aspectos (Tabela 45.4). Entretanto, se os sintomas não forem devidos a uma extrassístole ocasional isolada ou forem acompanhados por pré-síncope ou síncope, é necessária avaliação adicional (Figura 56.1). A terapia antiarrítmica não é, em geral, necessária para tratar as extrassístoles atriais ou ventriculares, a menos que os sintomas sejam frequentes ou graves. Os betabloqueadores (p. ex., metoprolol 25 mg/dia ou atenolol 25 mg/dia) são a terapia de primeira linha para os pacientes altamente sintomáticos com extrassístoles atriais ou ventriculares documentadas. Dados recentes sugerem que pacientes cujas extrassístoles ventriculares representam mais de 24% dos batimentos ao longo de um monitoramento de 24 horas correm maior risco de desenvolver miocardiopatia induzida por extrassístoles ventriculares.[1]

As palpitações são a manifestação inicial mais comum das taquiarritmias, enquanto as bradiarritmias raramente se manifestam como palpitações. A maioria das taquiarritmias em pacientes sem cardiopatia estrutural é devida a taquicardias supraventriculares (Capítulo 58) que se resolvem espontaneamente dentro de alguns segundos. Quando a taquiarritmia é mais prolongada, ela frequentemente se resolverá com intervenções simples. Os próprios pacientes podem tossir várias vezes, efetuar a manobra de Valsalva, exalar com força contra a glote fechada por vários segundos, ou mesmo massagear delicadamente seus globos oculares. Um médico pode usar massagem no seio carotídeo (Capítulo 58), efetuada pela pressão e massagem do pulso carotídeo logo abaixo do ângulo da mandíbula por 5 a 15 segundos. Essa manobra deve ser evitada em pacientes idosos e em pacientes que tenham histórico de acidente vascular encefálico (AVE) prévio, estenose conhecida de artéria carótida ou sopro carotídeo à ausculta. Em pacientes com doença cardíaca estrutural, as palpitações podem significar TV (Capítulo 59), particularmente se ocorrerem com síncope ou pré-síncope. Ocasionalmente, um paciente sem doença cardíaca

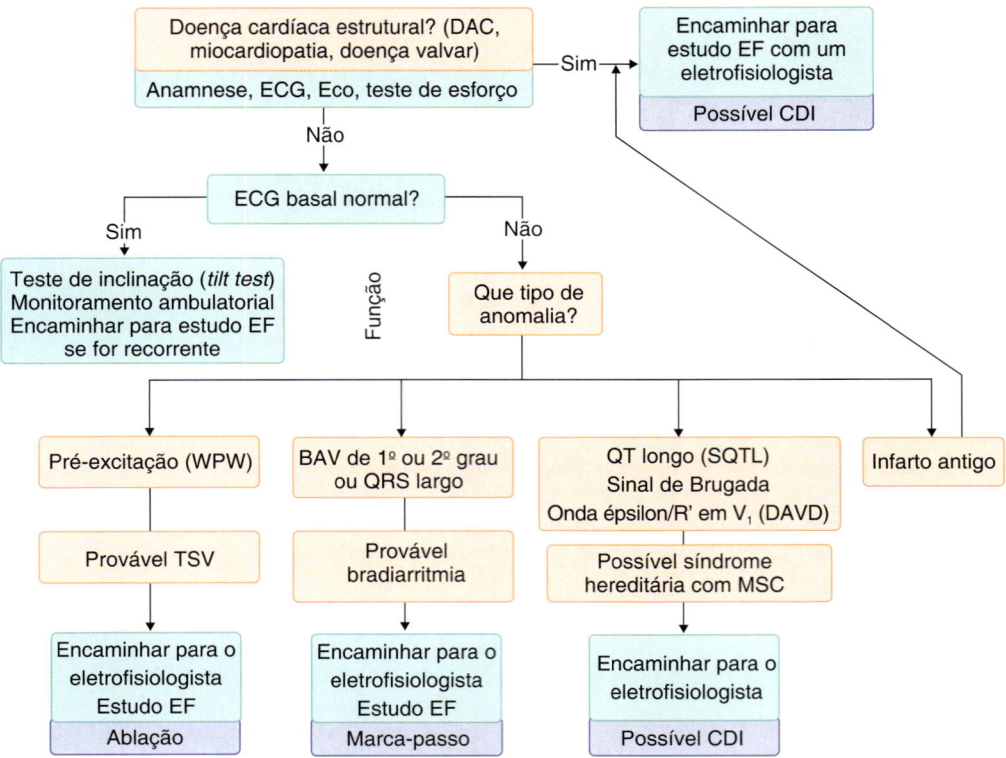

**FIGURA 56.1** Algoritmo para a avaliação de pacientes com sintomas de palpitação, tontura ou síncope. DAVD = displasia arritmogênica do ventrículo direito; BAV = bloqueio atrioventricular; DAC = doença da artéria coronária; ECG = eletrocardiograma; Eco = ecocardiograma; EF = eletrofisiológico; CDI = cardioversor-desfibrilador implantável; SQTL = síndrome do intervalo QT longo; MSC = morte súbita cardíaca; TSV = taquicardia supraventricular; WPW = síndrome de Wolff-Parkinson-White.

estrutural pode se apresentar com TV idiopática (tipicamente proveniente dos tratos de saída ventriculares; Capítulo 59), mas esses pacientes geralmente têm um curso mais benigno do que os pacientes com doença cardíaca estrutural e são facilmente curáveis com ablação (Capítulo 60).

### Pré-síncope e síncope

A síncope, definida como a perda súbita de consciência, e a pré-síncope, ou vertigem, são provocadas por comprometimento global do fluxo sanguíneo para o cérebro (Tabela 56.1). A síncope pode ser manifestação de taquiarritmias, bradiarritmias ou síncope neurocardiogênica, ou ainda pode não estar relacionada com nenhuma arritmia. Anamnese e exame físico cuidadosos são necessários para excluir outras causas cardíacas (p. ex., isquemia aguda, estenose aórtica) ou causas neurológicas. Os aspectos importantes da anamnese, que sugerem uma causa arrítmica, são a associação a palpitações e a ausência de qualquer déficit neurológico, que precedem ou seguem-se ao evento. A obstrução do trato de saída ventricular esquerdo, seja por causa de estenose aórtica (Capítulo 66), seja por causa de miocardiopatia hipertrófica obstrutiva (Capítulo 54) pode se apresentar como síncope, frequentemente durante ou logo após um esforço.

Os diagnósticos diferenciais importantes incluem condições outras que não sejam a tontura, mas que podem ser chamadas assim pelo paciente. A vertigem (Capítulo 400), a sensação de desequilíbrio ou "as paredes rodando", e a ataxia (Capítulo 382) podem em geral ser distinguidas pela anamnese e pelo exame físico. A possibilidade de convulsões (Capítulo 375) também deve ser avaliada porque a síncope a partir de uma arritmia ou síncope neurocardiogênica ocasionalmente resulta em atividade semelhante à convulsiva e porque convulsões podem às vezes ser confundidas com síncope. A característica distintiva mais importante é que sintomas pós-ictais, uma característica-chave dos distúrbios convulsivos, estão ausentes quando a síncope é o resultado de uma arritmia. Os pacientes com síncope por arritmia geralmente acordarão sem qualquer alteração neurológica, a não ser que o paciente tenha tido uma parada cardíaca com hipoxia prolongada e tenha necessitado de reanimação. Entre os pacientes que são hospitalizados com um primeiro

| Tabela 56.1 | Causas de síncope e sua prevalência. |
|---|---|
| **CAUSAS NEUROCARDIOGÊNICAS** | |

Vasovagal (8 a 41% dos pacientes)
Situacional (1 a 8% dos pacientes)
  Micção
  Defecação
  Deglutição
  Tosse
Síncope do seio carotídeo (0,4% dos pacientes)
Neuralgias
Transtornos psiquiátricos
Medicamentos, exercício

**HIPOTENSÃO ORTOSTÁTICA (4 A 10% DOS PACIENTES)**

**DIMINUIÇÃO DO DÉBITO CARDÍACO**

Obstrução ao fluxo (1 a 8% dos pacientes)
  Obstrução do trato de saída ou do trato de entrada do ventrículo esquerdo: estenose aórtica, miocardiopatia hipertrófica obstrutiva, estenose mitral, mixoma
  Obstrução do trato de saída ou influxo do ventrículo direito: estenose pulmonar, embolia pulmonar, hipertensão pulmonar, mixoma
Outras doenças cardíacas
Insuficiência da bomba, infarto do miocárdio, doença da artéria coronária, espasmo coronário, tamponamento, dissecção aórtica

**ARRITMIAS (4 A 38% DOS PACIENTES)**

Bradiarritmias: doença do nó sinusal, bloqueio atrioventricular de segundo e terceiro graus, mau funcionamento do marca-passo, bradiarritmias induzidas por medicamentos
Taquiarritmias: taquicardia ventricular, *torsade de pointes* (p. ex., associada à síndrome do QT longo congênita ou prolongamento QT adquirido), taquicardia supraventricular

**DOENÇAS NEUROLÓGICAS E PSIQUIÁTRICAS (3 A 32% DOS PACIENTES)**

Enxaqueca
Ataques isquêmicos transitórios

**DESCONHECIDA (13 A 41% DOS PACIENTES)**

Adaptada de Kapoor W. Approach to the patient with syncope. In: Braunwald E, Goldman L, eds. *Primary Cardiology*, 2nd ed. Philadelphia: Saunders; 2003.

episódio de síncope e em quem não é possível excluir embolia pulmonar com base em um escore de Wells baixo (Tabela 74.3) e um resultado negativo de dímero D, a embolia pulmonar pode ser encontrada em 25% dos pacientes que não tenham outra causa óbvia para a síncope e em cerca de 13% dos pacientes que tenham uma explicação alternativa para a síncope.[2] Comparativamente, entre todos os pacientes que chegam ao departamento de emergência com síncope, apenas cerca de 1,5% parecem ter embolia pulmonar.[2b]

Uma vez que a maioria dos surtos episódicos de perda da consciência ocorre sem observação médica, a anamnese é a parte mais crítica da avaliação (Tabela 56.2).[2c] Cada episódio de síncope deve ser revisado em detalhes, com especial atenção aos sintomas que precedem o episódio, eventos durante a perda de consciência e os sintomas e o tempo de recuperação da orientação após a consciência ser restaurada. As informações de uma testemunha podem ser essenciais para a avaliação.

A atividade e o posicionamento pré-sintomáticos do paciente, bem como os sintomas quando o episódio de síncope começou, são indícios diagnósticos importantes. Convulsões ou arritmias cardíacas podem ocorrer em qualquer posição corporal, mas pacientes deitados raramente desenvolvem síncope neurocardiogênica (vasovagal) e nunca apresentam hipotensão ortostática. A tontura prodrômica (mas raramente vertigem), zumbido bilateral, náuseas, fraqueza difusa e borramento visual são sintomas de hipoperfusão cerebral e corroboram o diagnóstico de síncope, que pode vir de uma causa cardíaca, ortostática ou neurocardiogênica. A perda de consciência de maneira tão rápida que não há pródromos pode ocorrer nas convulsões e durante algumas arritmias cardíacas, como a assistolia, que causa perda da consciência em 4 a 8 segundos na posição ortostática, porém necessita de 12 a 15 segundos no decúbito. Palpitações durante os pródromos sugerem taquiarritmia. A atividade do paciente imediatamente antes do início dos sintomas também pode auxilia o diagnóstico. A síncope associada à cessação do esforço ou à ansiedade ou à dor sugere síncope neurocardiogênica, enquanto os sintomas durante o esforço sugerem arritmia. A síncope associada a alteração postural sugere causa ortostática, enquanto a síncope durante o esforço ao urinar sugere uma síncope neurocardiogênica situacional.

A descrição de uma testemunha a respeito dos eventos durante o episódio de perda da consciência é muito útil. Embora enrijecimento do corpo e espasmos dos membros ocorram com convulsões generalizadas, movimentos semelhantes podem ser resultado de hipoperfusão cerebral, especialmente se a perfusão não for restaurada rapidamente. Este abalo muscular é frequentemente multifocal e pode ser síncrono ou assíncrono. Ao contrário das convulsões epilépticas, que geralmente provocam atividade tônico-clônica por pelo menos um a dois minutos, o abalo muscular na síncope raramente persiste por mais de 30 segundos. Se a arritmia persistir ou o paciente for mantido em posição ortostática, pode ocorrer enrijecimento tônico do corpo seguido de movimentos espasmódicos dos membros. Ocasionalmente, ocorrem movimentos motores idênticos a uma convulsão tônico-clônica e o diagnóstico equivocado de epilepsia pode ser feito. A incontinência urinária durante a síncope é frequentemente usada para sustentar ou refutar o diagnóstico de epilepsia; entretanto, desmaiar com a bexiga cheia pode resultar em incontinência, enquanto convulsionar com a bexiga vazia pode não resultar. A mordedura da língua favorece o diagnóstico de convulsão.

O período de tempo até a recuperação da consciência e da orientação é, talvez, o indício mais importante para diferenciar as crises epilépticas da síncope. A recuperação da orientação após a síncope neurocardiogênica ocorre segundos após o retorno da consciência. A recuperação da orientação após síncope associada à arritmia autorreversível é em geral proporcional à duração da perda de consciência e geralmente é rápida (0 a 10 segundos). As arritmias potencialmente fatais (p. ex., assistolia prolongada ou FV) geralmente não melhoram sem reanimação, e a confusão após a recuperação da consciência pode ser permanente devido à lesão cerebral isquêmica (Capítulo 57). Em comparação, o período confusional após convulsões frequentemente é acompanhado por agitação psicomotora, com duração de 2 a 20 minutos após a recuperação da consciência.

## DIAGNÓSTICO

A probabilidade de causa arrítmica para uma síncope é maior em pacientes com cardiopatia subjacente, pressão arterial sistólica (PAS) abaixo de 90 mmHg ou acima de 180 mmHg, duração de QRS > 130 ms ou um intervalo QTc > 480 ms.[3] As arritmias são geralmente classificadas como bradiarritmias (frequências cardíacas lentas), taquiarritmias (frequências cardíacas rápidas) ou contrações prematuras (extrassístoles atriais [Figura 58.10] ou ventriculares [Figura 59.2] isoladas, respectivamente) (Tabela 56.1). Embora não seja uma arritmia primária, a síncope neurocardiogênica é uma questão diagnóstica e de manejo correlata porque os seus sintomas são frequentemente semelhantes àqueles das arritmias e porque a síncope neurocardiogênica resulta secundariamente em bradicardia (ver adiante). Uma abordagem sistemática pode otimizar a probabilidade de identificar a causa da perda transitória de consciência (Tabela 56.3).

### Bradiarritmias

As bradiarritmias (Capítulo 58) podem ser devidas à disfunção no nó SA, no nó atrioventricular (AV) ou no sistema His-Purkinje (abaixo do nó AV). A bradicardia sinusal manifesta-se como frequência atrial (sinusal) baixa e pode ocorrer em repouso ou como uma frequência inapropriadamente baixa durante o exercício (incompetência cronotrópica). A parada sinusal pode ser intermitente, quando a perda transiente da atividade sinusal (perda da onda P no ECG) causa breves pausas sinusais, ou persistente, quando ocorre perda prolongada da ativação atrial. A frequência sinusal e mesmo as pausas sinusais são influenciadas pelo tônus autônomo. Portanto, os indivíduos saudáveis – particularmente os pacientes mais jovens e atletas bem treinados (com tônus vagal alto) – têm ocasionalmente retardo sinusal frequentemente durante o sono. Uma pausa sinusal de mais de três segundos é considerada patológica quando está associada a sintomas, enquanto o paciente está acordado. A bradicardia sinusal e a parada sinusal também podem ser resultantes de medicamentos, tipicamente betabloqueadores e bloqueadores dos canais de cálcio. Quando não é "fisiológica" ou devida a medicamentos, a bradicardia sinusal e a parada sinusal são o resultado de uma doença intrínseca do sistema de condução. A bradicardia sinusal, especialmente se for intermitente, também pode significar doença da artéria coronária direita.

| Tabela 56.2 | Manifestações clínicas sugerindo causas específicas. |
|---|---|
| **CONSIDERAÇÃO DIAGNÓSTICA** | |
| **Neurocardiogênica** | |
| Sintomas após ficar em pé por muito tempo, dor repentina e inesperada, medo, visão, som ou cheiro desagradável | |
| Síncope em um atleta bem treinado após esforço (sem doença cardíaca) | |
| Síncope situacional durante ou imediatamente após a micção, tosse, deglutição ou defecação | |
| Síncope com dor de garganta ou facial (neuralgia glossofaríngea ou trigeminal) | |
| **Doença cardíaca orgânica (p. ex., DAC, estenose aórtica, arritmia primária, miocardiopatia hipertrófica obstrutiva, hipertensão pulmonar)** | |
| Breve perda de consciência, sem pródromos, história pregressa de doença cardíaca | |
| Síncope aos esforços | |
| História familiar de morte súbita | |
| **Neurológica** | |
| Convulsões: confusão por > 5 min após recuperar a consciência | |
| Ataque isquêmico transitório, roubo da subclávia, enxaqueca basilar: síncope associada a vertigem, disartria, diplopia, exercício de braço | |
| Enxaqueca: síncope associada a episódios anteriores de cefaleia | |
| **Outras considerações vasculares** | |
| Seio carotídeo: síncope com rotação da cabeça ou compressão do seio carotídeo (tumores, depilação, colares apertados) | |
| Hipotensão ortostática: síncope imediatamente ao se levantar | |
| Roubo da subclávia ou dissecção aórtica: diferenças na pressão arterial ou pulso entre os dois braços | |
| **Induzida por fármaco** | |
| O paciente está tomando um medicamento que pode causar síndrome do QT longo, ortostase ou bradicardia | |
| **Doença psiquiátrica** | |
| Síncope frequente, queixas somáticas, sem doença cardíaca | |

DAC = doença da artéria coronária. (Adaptada de Kapoor WN. Syncope. *N Engl J Med.* 2000;343:1856-1862.)

| Tabela 56.3 | Resumo das recomendações clínicas para perda transitória de consciência. |
|---|---|
| **TÓPICO** | **RECOMENDAÇÕES** |
| Avaliação inicial | Anamnese detalhada, especialmente de testemunhas<br>Exame clínico completo<br>ECG de 12 derivações |
| Desmaios sem complicações | As características sugestivas incluem:<br>  Postura: ocorrência durante a permanência em pé por períodos prolongados ou episódios semelhantes prévios que foram evitados ao se deitar<br>  Fatores provocadores, como dor ou procedimento médico<br>  Sintomas prodrômicos, como suor ou sensação de calor ou calor antes da PTC<br>Não é necessário investigação adicional nem encaminhamento para especialista |
| Epilepsia | As características sugestivas são língua mordida; cabeça girando para um lado durante a PTC; nenhuma lembrança de comportamento anormal antes, durante ou após a PTC; postura incomum; espasmos prolongados dos membros (atividade breve semelhante a uma convulsão frequentemente ocorre durante a síncope, incluindo desmaios não complicados); confusão após o evento; ou *déjà vu* ou *jamais vu* prodrômico<br>Se houver características da epilepsia, solicitar revisão imediata por um especialista em epilepsia<br>Não fazer EEG antes da avaliação neurológica<br>Observe que uma breve atividade semelhante a convulsão frequentemente ocorre durante a síncope, incluindo desmaios sem complicações<br>Não suspeitar de epilepsia, a menos que haja características sugestivas. Solicitar avaliação cardiovascular se a causa da PTC for pouco clara |
| Encaminhamento urgente para especialista | Instituir tratamento imediato para condições clinicamente urgentes (como BAV completo ou sangramento grave)<br>Solicitar avaliação cardiovascular urgente para pacientes em risco de um evento adverso grave (como aqueles com intervalo QT longo, arritmia cardíaca ou cardiopatia estrutural) |
| Avaliação cardiovascular adicional | Concentrar-se em distúrbios específicos que possam causar PTC, como hipotensão ortostática, síndrome do seio carotídeo, cardiopatia estrutural ou arritmia cardíaca<br>A avaliação deve incluir repetição da anamnese, do exame clínico e do ECG de 12 derivações<br>Para suspeita de arritmia cardíaca ou PTC inexplicável, realizar ECG ambulatorial para avaliação adicional:<br>  Episódios muito frequentes: usar monitoramento Holter de 24 a 48 h<br>  Episódios moderadamente frequentes: usar monitoramento de eventos externos<br>  Episódios infrequentes: usar um gravador de eventos implantável<br>Em pacientes sintomáticos ou com motivos suficientes que justifiquem a admissão hospitalar e não tenham pontuação de Wells baixa (Capítulo 74) e um ensaio de dímero D negativo, investigar possível embolia pulmonar (angiotomografia computadorizada pulmonar ou cintilografia pulmonar de ventilação-perfusão) |

AV = atrioventricular; ECG = eletrocardiograma; EEG = eletroencefalograma; PTC = perda transitória de consciência. (Adaptada de Cooper PN, et al. Synopsis of the National Institute for Health and Clinical Excellence Guideline for management of transient loss of consciousness. *Ann Intern Med*. 2011;155:543-549.)

As bradiarritmias por doença do nó AV são resultado de falhas da condução do impulso do átrio para o ventrículo. Assim como o nó SA, o nó AV também é dramaticamente afetado pelo tônus autônomo. O BAV Mobitz do tipo I de segundo grau (bloqueio Wenckebach; Figura 58.6) pode ser visto durante períodos de alto tônus vagal (como durante o sono) e não é necessariamente patológico; por exemplo, ele não progride para BAV completo e não é associado a um complexo QRS alargado. Muitos fármacos, como os betabloqueadores e os bloqueadores dos canais de cálcio, comumente causam BAV de primeiro grau e devem ser considerados como causa potencial de qualquer grau de BAV. O BAV Mobitz tipo II (Figura 58.7) significa que o nível do BAV está abaixo do nó AV no sistema His-Purkinje, que não é sensível ao tônus autônomo; o QRS resultante é alargado e há alta probabilidade de progressão para BAV completo (BAV de terceiro grau; Figuras 58.8 e 58.9). O BAV paroxístico idiopático, detectado por monitoramento contínuo de ECG, também pode causar síncope. O BAV completo intermitente, que pode resultar em episódios de queda ou de Stokes-Adams, é geralmente precedido por achados anormais no ECG de base, como bloqueio de ramo ou BAV de segundo grau.

### Taquiarritmias

As taquiarritmias podem originar-se do átrio ou do nó AV (taquicardias supraventriculares) ou do ventrículo (taquicardias ventriculares). As taquiarritmias supraventriculares, que podem estar associadas às palpitações, à pré-síncope ou à síncope, incluem a taquicardia atrial (Figura 58.16), a taquicardia reentrante nodal AV (Figura 58.20), a taquicardia juncional AV (Figura 58.18), o *flutter* atrial (Figura 58.21) e a fibrilação atrial (Figura 58.22), ou, algumas vezes, em associação às vias de condução acessórias que facilitam a reentrada necessária para sustentar a arritmia (taquicardia AV recíproca). As taquiarritmias ventriculares incluem as várias formas de TV (Figuras 59.1 a 59.5).

### Síncope neurocardiogênica e síndromes relacionadas

A síncope neurocardiogênica é o início súbito de tontura ou perda de consciência como resultado de reflexos autônomos e é mais comum em pacientes mais jovens (da adolescência à terceira década de vida). Às vezes, é chamada de episódio vasovagal, desmaio comum ou síncope situacional, se estiver claramente induzida por determinada atividade (p. ex., síncope associada à micção). Algumas famílias apresentam síncope vasovagal autossômica dominante, que é um quadro geneticamente heterogêneo, mas parece estar relacionado ao cromossomo 15q26.

Na síncope neurocardiogênica, a eferência parassimpática aumentada, seja devido à estimulação direta (p. ex., tosse, micção, defecação, dor abdominal ou outras condições gastrintestinais) ou como um reflexo em resposta à estimulação simpática (p. ex., visualização de sangue, interrupção abrupta de exercício), resultam em dilatação arterial (chamada resposta vasodilatadora) e inibição da atividade do nó sinusal e AV (resposta cardioinibitória). O resultado é diminuição transitória da pressão arterial, frequentemente manifestada como tontura ou síncope. Como estão associados à eferência parassimpática (vagal), os episódios são frequentemente acompanhados de náuseas, diaforese e salivação. Análises com irmãos gêmeos revelaram fortes evidências de fatores genéticos na síncope vasovagal.

Raramente, a síncope situacional está associada à deglutição ou à tosse. A deglutição pode desencadear os reflexos do tronco encefálico que causam bradiarritmia induzida vagalmente, resultando em síncope. Este fenômeno pode ou não estar associado a dor intensa no pilar tonsilar, que pode irradiar para a orelha (i. e., neuralgia glossofaríngea; Capítulo 370). A síncope relacionada com a tosse pode ocorrer com tosse intensa, repetida, o que pode aumentar a pressão torácica e resultar em aumento do tônus vagal ou redução transitória na drenagem das veias intracranianas, seguida por elevação transitória da pressão intracraniana (PIC) e comprometimento do fluxo sanguíneo.

Uma causa relacionada de síncope é a hipersensibilidade do seio carotídeo, na qual o tônus vagal é aumentado pela estimulação direta deste. Esta condição é frequentemente vista em pacientes mais velhos (sobretudo homens com mais de 60 anos), nos quais os episódios estão associados à estimulação mecânica do pescoço (p. ex., virar a cabeça, barbear-se, usar colarinho ou gravata apertada). O uso de betabloqueadores, bloqueadores do canal de cálcio e digitálicos pode exacerbar ou predispor a essa condição. Este tipo de síncope é diagnosticado documentando-se pausas mais longas que 3 segundos em resposta à massagem do seio carotídeo.

A hipotensão postural ou ortostática pode resultar em síncope recorrente.[4] A anamnese confirma que os pacientes estão na posição ortostática durante os surtos, que os sintomas prodrômicos são os de hipoperfusão cerebral e que os sintomas são aliviados quando o paciente adota o decúbito dorsal. O diagnóstico é confirmado pela detecção de queda de 30 mmHg ou mais da PAS ou de 10 mmHg ou mais na pressão diastólica entre as medidas em decúbito e na posição ortostática. Entre as muitas causas estão fármacos/drogas, polineuropatias (Capítulo 392), a síndrome de taquicardia ortostática postural (um aumento ≥ 30 bpm da frequência cardíaca ao se levantar)[4b] ou distúrbios degenerativos (Capítulo 381).

A síncope cerebrovascular resulta da hipoperfusão cerebral devido aos fenômenos vasculares, ao contrário da hipotensão generalizada causada por arritmias ou reflexos neurocardiogênicos. A perda de consciência pode ser um componente de um ataque isquêmico transitório (AIT) da artéria basilar, mas outros sintomas relacionados ao tronco encefálico quase sempre precedem ou acompanham a falta de consciência. A vertigem é o sintoma mais frequente, porém diplopia ou distúrbios do campo visual, dormência hemifacial ou perioral e disartria ou ataxia também são comuns. A recuperação da consciência pode demorar 30 a 60 minutos. Embora o diagnóstico seja sugerido pela anamnese e pela apresentação clínica, os estudos de imagem podem ser úteis para confirmá-lo. Os estudos com Doppler das artérias carótidas podem demonstrar vários graus de estenose, especialmente nos pacientes mais velhos. Entretanto, a perda da consciência exige disfunção bi-hemisférica; e a estenose unilateral da artéria carótida isoladamente não causa síncope. Os estudos com Doppler transcraniano ou a angiografia com ressonância magnética (ARM) da artéria basilar estão indicados apenas se houver sintomas isquêmicos do tronco encefálico associados à perda da consciência; testes falso-positivos são comuns, especialmente com o avançar da idade.

Outras síndromes que podem causar síncope incluem a estenose da artéria subclávia, que pode resultar em fluxo sanguíneo retrógrado da artéria vertebral para um braço, tendo como consequência a hipoperfusão do tronco encefálico (i. e., síndrome do roubo da subclávia). Quase sempre, observa-se assimetria na pressão arterial dos membros superiores em média de 45 mmHg. Sintomas do tronco encefálico semelhantes aos dos AIT basilares ocorrem e podem incluir perda da consciência, mas um AVE subsequente, entretanto, é raro. A síncope também pode ocorrer em até 10% dos pacientes com enxaqueca da artéria basilar (Capítulo 370). Ela pode ter manifestação postural (ortostática) ou estar associada a outros sintomas da artéria basilar.

A síncope neuropsiquiátrica é um diagnóstico de exclusão, mas é sugerido por fatores como idade jovem, surtos frequentes, múltiplos sintomas (p. ex., tontura, vertigem, sensação de desmaio, dormências) e reprodução dos sintomas do paciente pela hiperventilação com a boca aberta por 2 a 3 minutos. Enquanto a síncope e as convulsões ocorrem com os olhos abertos, frequentemente com desvio do olhar, os eventos psicogênicos muitas vezes começam com o fechamento dos olhos.

As convulsões (Capítulo 375) podem provocar perda de consciência e, ocasionalmente, se manifestar clinicamente como síncope. Entretanto, as convulsões geralmente têm uma apresentação característica e incluem uma fase pós-ictal, enquanto a maioria dos pacientes que experimentam um episódio de síncope rapidamente recuperam a consciência, exceto quando a perfusão cerebral é tão comprometida que provoca uma convulsão secundária ou anoxia persistente e dano cerebral.

## Exames complementares

### Eletrocardiografia

O ECG basal é crítico na avaliação do paciente com palpitações ou síncope. O achado de pré-excitação ventricular, manifestada como intervalo PR curto e onda delta (Figura 58.19 e e-Figura 58.2), estabelece um diagnóstico provável de síndrome de Wolff-Parkinson-White em um paciente com palpitações e taquicardia AV recíproca (Capítulo 58); ela também pode ser utilizada para determinar a localização da via acessória responsável. O ECG basal oferece informações preditivas úteis acerca da probabilidade de anormalidades do sistema de condução serem responsáveis por bradiarritmias (p. ex., bradicardia sinusal sugere disfunção do nó sinusal, intervalo PR prolongado sugere doença do nó AV e complexo QRS alargado sugere doença abaixo do nó AV). O ECG também é útil no diagnóstico de infarto do miocárdio prévio (p. ex., achado de ondas Q patológicas), que aumenta a probabilidade de TV como causa potencial de síncope ou palpitações. Anomalias como prolongamento do intervalo QT em um paciente com síncope e história familiar de síncope ou morte súbita sugere uma das síndromes de QT longo congênitas (Capítulo 59). Um bloqueio de ramo direito (BRD) incompleto com elevação do segmento ST no ECG em $V_1$ ou $V_2$ em um paciente com síncope ou palpitações sugere a síndrome de Brugada, enquanto uma onda épsilon, um BRD incompleto e ondas T invertidas em $V_1$ são sugestivos de displasia ventricular direita (Capítulo 59). Todas estas síndromes acarretam risco aumentado de síncope recorrente e morte súbita se não tratadas (Capítulos 57 a 59). A síndrome do QT curto (QTc ≤ 330 ms ou QTc ≤ 360 ms e história familiar de morte súbita) também predispõe à duração de arritmias ventriculares.

A realização de um ECG durante um episódio de palpitações é extremamente útil para fazer um diagnóstico definitivo. Em taquicardias com complexos QRS estreitos, a TSV específica pode frequentemente ser presumida a partir do ECG de 12 derivações obtido durante os sintomas (Figura 56.2). Além disso, no caso de taquicardias com complexos QRS largos, o ECG de 12 derivações é útil para diferenciar uma TSV (com aberrância) de uma TV (Figura 56.3). O achado de batimentos de fusão ou dissociação AV durante uma taquicardia com complexos QRS largos leva ao diagnóstico de TV. Nas TV, a morfologia do complexo QRS é útil para determinar a localização do foco da TV e para identificar a TV idiopática (via de saída do ventrículo direito ou fascicular), que tem evolução muito mais benigna do que a TV no contexto de cardiopatia isquêmica (Capítulo 59).

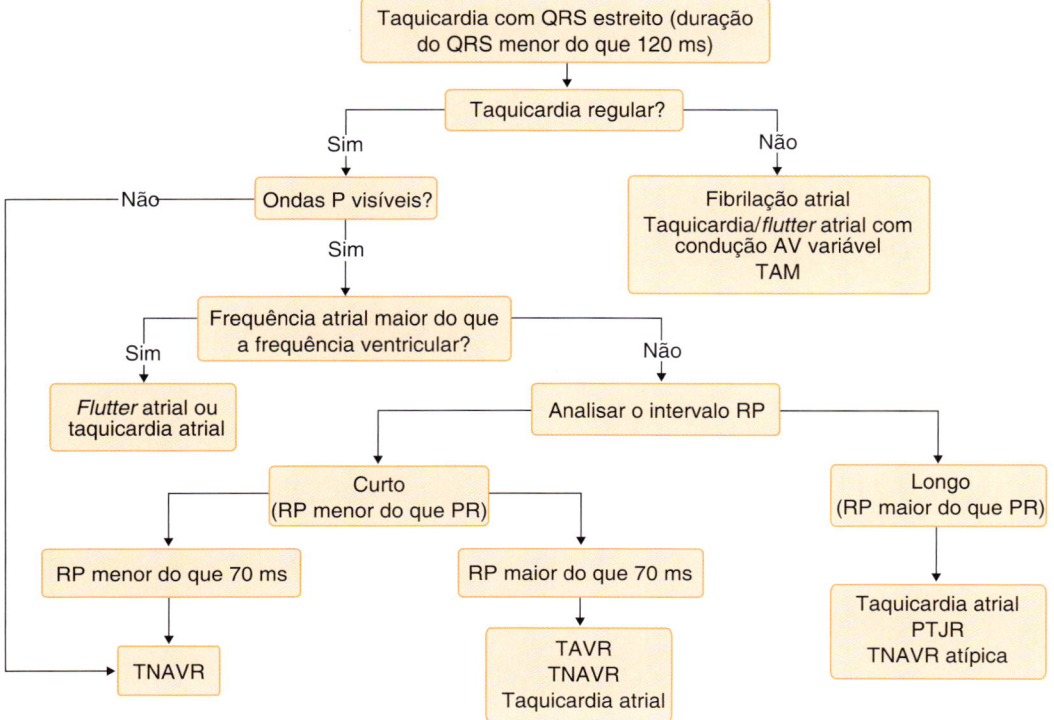

**FIGURA 56.2** Algoritmo de ECG para diagnóstico de taquicardias de complexo estreito. TNAVR = taquicardia nodal atrioventricular recíproca; TAVR = taquicardia atrioventricular recíproca; TAM = taquicardia atrial multifocal; PTJR = forma permanente de taquicardia juncional recíproca. (De Blomstrom-Lundqvist C, Scheinman MM, Aliot EM, et al. ACC/AHA/ESC guidelines for the management of patients with supraventricular arrhythmias – executive summary. Circulation. 2003;108:1871-1909.)

O efeito da massagem do seio carotídeo, manobras vagais ou adenosina (6 mg administrados em *bolus* IV rápido e repetida em uma dose de 12 mg se a dose inicial não for efetiva) também é útil para estreitar o diagnóstico diferencial de uma taquicardia. Essas manobras retardam a condução através do nó AV. Portanto, as taquicardias que terminam com essas manobras tendem a envolver o nó AV como um componente crítico do circuito de reentrada (taquicardia por reentrada nodal AV ou taquicardia por reentrada AV). Se a manobra induzir BAV, mas não cessar a arritmia, as causas prováveis são fibrilação atrial, *flutter* atrial e taquicardias atriais (ou, ocasionalmente, TV se o complexo QRS for largo). Em raras ocasiões, taquicardias atriais e algumas taquicardias ventriculares idiopáticas são interrompidas em resposta à adenosina. Indícios importantes quanto ao mecanismo específico podem ser obtidos no início ou no término da taquicardia; portanto, obter um ECG contínuo de 12 derivações durante a massagem do seio carotídeo ou durante a administração de adenosina é muito útil.

Durante bradicardias, o ECG é útil na determinação do nível do sistema de condução (nó SA, nó AV ou feixe de His) responsável pela bradicardia. A bradicardia sinusal é diagnosticada quando uma frequência atrial (onda P) baixa (< 50 por minuto em repouso) é conduzida ao ventrículo. A parada sinusal ou pausas sinusais são diagnosticadas por ondas P ausentes ou perdidas. O BAV de primeiro grau (Figura 58.5) é definido como um intervalo PR prolongado (> 200 ms) e o BAV de segundo grau é definido por ondas P que ocasionalmente não são conduzidas para o ventrículo (onda P sem um QRS subsequente); o BAV de segundo grau Mobitz do tipo I (também conhecido como bloqueio de Wenckebach; Figura 58.6) é caracterizado por alongamento progressivo do intervalo PR até que uma onda P não seja conduzida ao ventrículo. Este tipo de BAV é frequentemente visto em pacientes mais jovens, em geral é benigno e raramente progride para BAV completo (bloqueio AV de terceiro grau). O BAV de segundo grau Mobitz tipo II (Figura 58.7), que é caracterizado pela perda súbita e inesperada da condução de uma onda P para o ventrículo (QRS perdido), significa doença do sistema His-Purkinje e muitas vezes progride para BAV completo. O BAV completo ou o BAV de terceiro grau (Figuras 58.8 e 58.9) é diagnosticado pela dissociação das ondas P dos complexos QRS, com frequência atrial mais rápida do que a frequência ventricular.

### Monitoramento ambulatorial

No caso de sintomas intermitentes, como palpitações, tontura ou síncope, muitas vezes é difícil obter um ECG de 12 derivações enquanto os sintomas estão acontecendo. Portanto, o monitoramento ambulatorial, que possibilita o monitoramento do ECG durante longos períodos, constitui uma ferramenta vital para o diagnóstico.[5] Atualmente há quatro tipos de monitores ambulatoriais: os monitores Holter, que registram continuamente o ECG durante 24 a 48 horas; gravadores de eventos, que são gravadores de alça portáteis que registram somente durante eventos específicos (o paciente ativa o gravador por causa de sintomas ou o gravador detecta uma frequência cardíaca acima ou abaixo de um limiar especificado), mas podem ser usados durante 1 mês ou mais; telemetria ambulatorial cardíaca, que funciona de maneira semelhante aos gravadores de eventos, mas transmite os dados em tempo real através de uma rede sem fio até uma

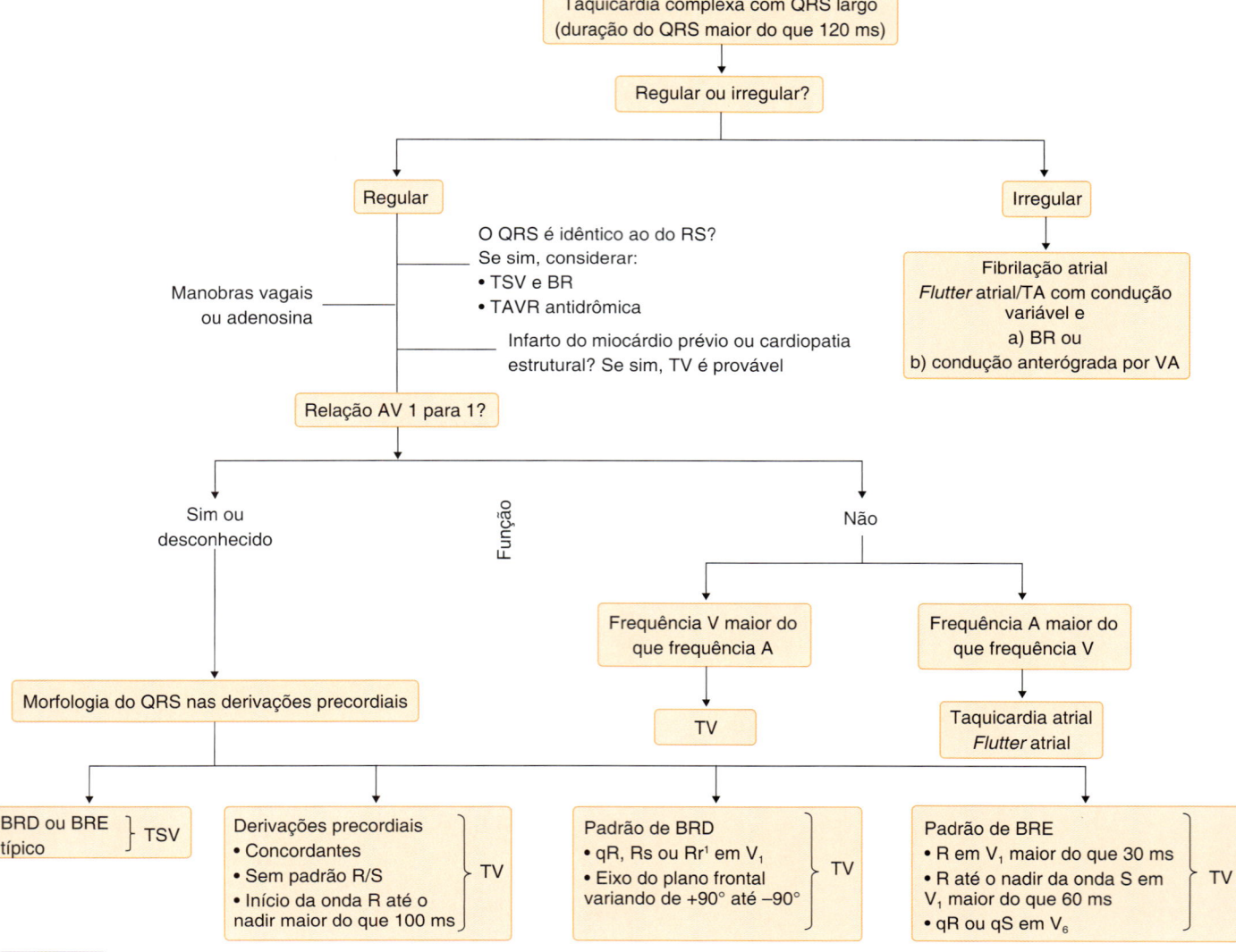

**FIGURA 56.3** Algoritmo de ECG para diagnóstico de taquicardias de complexo largo. A = atrial; VA = via acessória; TA = taquicardia atrial; AV = atrioventricular; TAVR = taquicardia atrioventricular recíproca; BR = bloqueio de ramo; BRE = bloqueio de ramo esquerdo; BRD = bloqueio de ramo direito; RS = ritmo sinusal; TSV = taquicardia supraventricular; V = ventricular; TV = taquicardia ventricular. (De Blomstrom-Lundqvist C, Scheinman MM, Aliot EM, et al. ACC/AHA/ESC guidelines for the management of patients with supraventricular arrhythmias–executive summary. *Circulation*. 2003;108:1871-1909.)

central de monitoramento e que pode ser utilizada por até 1 mês; e gravadores de alça implantáveis, que funcionam de modo semelhante aos gravadores de eventos, mas podem ser usados por até 3 anos. Mais recentemente, foram desenvolvidos dispositivos de ECG para *smartphones* para serem utilizados diretamente pelos consumidores, que se ligam a esses dispositivos e podem registrar um ECG de uma única derivação sob o comando do usuário. A escolha entre as opções de monitoramento ambulatorial é, em grande parte, determinada pela frequência e pela intensidade dos sintomas e pela probabilidade de capturar um episódio em um dado período de monitoramento.

O monitoramento ambulatorial é diagnóstico apenas se houver anormalidades durante os sintomas ou se o paciente tiver sintomas típicos sem quaisquer anormalidades concomitantes. Um registro "normal" de monitoramento não é diagnóstico se o paciente não apresentar sintomas durante o período.

### Monitores Holter

Os monitores Holter utilizam uma fita (em dispositivos mais antigos) ou meios digitais (em dispositivos mais recentes) para registrar um ECG de superfície de 3, 5 ou 12 derivações continuamente, em geral por 24 a 48 horas, mas podem ser utilizados por até 3 semanas quando indicado. O processamento, a impressão e a análise dos registros são efetuados *off-line* com sistemas comerciais. Além do registro do ritmo, análises como variabilidade da frequência cardíaca, alterações do segmento ST e contagens precisas de extrassístoles atriais ou ventriculares podem ser automatizadas. Alguns sistemas permitem extrapolação para produzir um registro "virtual" de 12 derivações a qualquer momento durante o período de monitoramento. O monitoramento com Holter é útil para a detecção de sintomas que sejam frequentes (várias vezes por dia) e para o diagnóstico de disfunção do nó SA (parada do nó SA, doença do nó SA) ou BAV intermitente. Ele também pode ser útil para avaliar a adequação do controle da frequência ventricular em um paciente com fibrilação atrial ou com numerosas extrassístoles ventriculares. Novas tecnologias possibilitaram a geração de monitores mais confortáveis e que permitem registros mais longos (como o uso de *patches*), viabilizando registros por várias semanas.

### Monitores de eventos

Os monitores de eventos, também conhecidos como gravadores de alça, são destinados a registrar episódios intermitentes durante longos períodos (semanas a meses) e são, assim, úteis para pacientes com sintomas menos frequentes. O sistema registra o ECG para uma memória em *loop* que é continuamente atualizada e sobrescrita. A duração da memória varia de alguns segundos a alguns minutos e é geralmente programável. Quando ativado, a informação é "trancada" na memória e o equipamento continua a registrar durante um período pré-programado de tempo. Os sistemas mais recentes possibilitam tanto a gravação ativada pelo paciente (quando ocorrem sintomas) quanto ativada por evento (quando a frequência cardíaca está acima ou abaixo de um limiar pré-ajustado). Alguns modelos têm algoritmos para detectar e gravar a fibrilação atrial automaticamente, independentemente da frequência cardíaca. Depois que os episódios foram registrados, o paciente então transmite a gravação por telefone para receptores centralizados. Sistemas mais modernos utilizam tecnologias baseadas em *smartphones* para transmitir os dados automaticamente. Alguns monitores de eventos exigem cabos semelhantes aos monitores Holter, enquanto outros são usados no punho ou são postos em pequenos aparelhos do tamanho de um cartão de crédito que são colocados sobre o tórax durante os sintomas. O último modelo é útil somente em pacientes cujos sintomas duram vários minutos e que não tenham síncope.

### Telemetria cardíaca móvel e ambulatorial

Os dispositivos de telemetria cardíaca móvel e ambulatorial são semelhantes aos monitores de eventos externos, exceto pelo fato de que os dados são transmitidos em tempo real e sem o uso de fios para uma central de monitoramento. Esses dispositivos são úteis para pacientes com sintomas intermitentes e graves ou para o diagnóstico diferencial, que inclui arritmias potencialmente perigosas e que devem ser diagnosticadas rápida e eficientemente. Por exemplo, um adesivo sensor de ECG utilizado como acessório (*wearable*) consegue acelerar o diagnóstico de FA em pacientes de alto risco.[A1] A central de monitoramento também tem a capacidade de acionar serviços de emergência se for necessário.

### Gravadores de alças implantáveis

Os gravadores de alça implantáveis são pequenos aparelhos com derivações integradas, que são implantados em uma pequena bolsa subcutânea durante uma cirurgia simples geralmente no laboratório de eletrofisiologia. Eles funcionam de modo semelhante aos gravadores de eventos em termos do registro de ECG. Os pacientes conseguem ativar o aparelho com um pequeno transmissor ou o dispositivo pode ser autodisparado com base em frequências cardíacas pré-programadas.[6] O aparelho pode ser escaneado por um computador, de modo semelhante aos marca-passos, para programar os parâmetros do aparelho e para recuperar ECG que foram registrados. Dispositivos mais recentes podem se comunicar via *wireless* com uma "base" conectada ao telefone na própria casa do paciente, para fazer o *upload* dos dados logo após um evento. Em pacientes com síncope recorrente de difícil diagnóstico, um gravador de alça implantável é melhor do que a combinação de teste de inclinação, monitoramento externo prolongado de ECG e estudo eletrofisiológico para o estabelecimento de diagnóstico de arritmia.[A2]

### Teste de inclinação (tilt test)

O teste de inclinação (*tilt test*) é usado para confirmar o diagnóstico de síncope neurocardiogênica. Ele envolve o monitoramento contínuo da frequência cardíaca e pressão arterial durante inclinação com cabeça para cima. Depois de medições básicas em decúbito dorsal, o paciente é inclinado de 60 a 80° durante 60 minutos. Alguns laboratórios usam isoproterenol ou nitroglicerina como estimulação adicional. Um resultado positivo ocorre quando há queda súbita e precipitada da pressão arterial e da frequência cardíaca, com reprodutibilidade concomitante dos sintomas (síncope). Como existe uma taxa apreciável de resultados falso-positivos, ele é mais bem indicado como teste de confirmação em pacientes com relato sugestivo de síncope neurocardiogênica ou em pacientes com síncope após serem descartadas cardiopatia estrutural e outras causas de síncope.

### Estudos eletrofisiológicos

Os estudos eletrofisiológicos (EEF) envolvem a colocação de vários cateteres transvenosos no coração para realizar medições temporárias de eletrogramas intracardíacos e para efetuar estimulação. Os EEF são úteis para identificar o mecanismo preciso de taquiarritmias e são uma etapa preliminar necessária a uma ablação curativa (Capítulo 60). A maioria das arritmias, especialmente aquelas com mecanismos reentrantes, podem ser facilmente induzidas durante estudos eletrofisiológicos. Além disso, a existência e as características das vias AV acessórias (*i. e.*, aquelas responsáveis pela síndrome de Wolff-Parkinson-White ou outras taquiarritmias reentrantes) podem ser facilmente avaliadas por um EEF. Em pacientes com infarto do miocárdio prévio, os EEF são úteis para determinar a existência de um substrato para arritmias ventriculares (Capítulo 59), que pode ser tratado com ablação ou desfibriladores implantáveis (Capítulo 60). Os EEF também são úteis para determinar a integridade do sistema de condução e o mecanismo preciso de bradiarritmias que podem estar causando síncope. Portanto, EEF são indicados para pacientes com taquiarritmias documentadas ou suspeitadas, como uma etapa preliminar para a ablação curativa em pacientes com TV idiopática ou TSV documentada ou suspeitada; em pacientes com um infarto do miocárdio prévio (mas com fração de ejeção de ventrículo esquerdo > 30 a 35%) e síncope, pré-síncope ou palpitações, para descartar TV; além de em pacientes com sinais/sintomas graves ou prolongados e nenhum diagnóstico aparente pela anamnese ou monitoramento ambulatorial, especialmente quando o ECG é anormal. Entretanto, com o advento dos gravadores de alça implantáveis capazes de um monitoramento eletrocardiográfico prolongado e do benefício conhecido da terapia com cardioversor-desfibrilador implantável em muitos pacientes com função ventricular esquerda reduzida, o papel dos estudos eletrofisiológicos cardíacos invasivos com fins diagnósticos diminuiu substancialmente em pacientes com síncope sem explicação.

### Outros testes

#### Ecocardiografia

A ecocardiografia (Capítulo 49) pode ser útil para assegurar que um paciente não tenha cardiopatia estrutural subjacente, o que pode ser um fator prognóstico importante em pacientes com TV ou síncope. A ecocardiografia deve ser realizada em pacientes que apresentam síncope que não seja obviamente neurocardiogênica, para garantir que não haja causa valvar ou miocárdica.

### Teste de esforço
O teste de esforço (Capítulos 45 e 62) pode ser útil para avaliar arritmias, particularmente em pacientes cujos sintomas estejam relacionados com o exercício. O teste de esforço também pode ser útil na avaliação de pacientes com bradiarritmias para diagnosticar incompetência cronotrópica e na diferenciação de BAV devido ao tônus autônomo (melhora com exercício) em relação à doença intrínseca do sistema de condução (geralmente piora com o aumento da frequência cardíaca).

### Exames neurológicos
O eletroencefalograma (EEG) de rotina (Capítulo 368) não é útil porque um estudo isolado pode ser normal, mesmo em pacientes epilépticos. Doenças estruturais cerebrais raramente causam perda episódica da consciência; portanto, estudos de imagem cerebrais de rotina estão indicados somente para pacientes com achados neurológicos focais.[7] Os estudos com Doppler das artérias carótidas (Capítulo 379) podem documentar a estenose, mas a perda de consciência exige disfunção bi-hemisférica. O Doppler transcraniano ou a angiografia por ressonância magnética (ARM) da artéria basilar estão indicados apenas para pacientes com sinais/sintomas sugestivos de isquemia do tronco encefálico.

## TRATAMENTO

O tratamento da síncope depende da causa subjacente (Capítulos 58 e 59).[8,8b] A admissão hospitalar imediata (p. ex., observação em uma unidade de dor torácica, unidade de síncope ou equivalente) é recomendada quando o paciente apresenta características de alto risco (Tabela 56.4); quando a causa da síncope é incerta (especialmente pacientes idosos, frágeis ou com comorbidades); a síncope resulta em lesões significativas; quando se suspeita que o paciente tenha causas cardíacas ou cerebrovasculares para a síncope ou quando o paciente satisfaz os critérios estabelecidos pelas sociedades profissionais (Tabela 56.5).[9] Os pacientes de alto risco têm pressão arterial sistólica (PAS) abaixo de 90 mmHg, história pregressa de infarto do miocárdio ou insuficiência cardíaca, queixa de dispneia, ECG inicial anormal ou hematócrito menor que 30%.

Até que a causa da síncope seja determinada e tratada, os pacientes devem ser orientados a evitar situações que possam causar lesão como resultado da síncope, especialmente se não houver pródromos e os episódios forem frequentes. Consideração cuidadosa deve ser dada às restrições da direção de veículos automotores, que podem ser obrigatórias de acordo com as leis locais, além de restrições a atividades laborais perigosas (p. ex., para pilotos, operadores de máquinas pesadas, motoristas de ônibus) até que a terapia definitiva seja administrada.

### Síncope cardíaca
Em pacientes com síncope de origem cardíaca, os alvos terapêuticos incluem troca valvar em casos de estenose aórtica (Capítulo 66); medicações para miocardiopatia hipertrófica (Capítulo 54); implantação de marca-passo para bradiarritmias (Capítulos 58 e 60) e hipersensibilidade do corpo carotídeo; cardioversão, cardioversor-desfibrilador implantável, ablação ou medicamentos para taquiarritmias (Tabela 56.6; Capítulos 57 a 59) e reposição de líquidos para a hipotensão ortostática.

### Síncope neurocardiogênica
Em pacientes com síncope neurocardiogênica, as terapias mais efetivas são comportamentais: evitar os gatilhos, utilizar meias de compressão e manter hidratação e ingestão de sal adequadas. Deitar-se com os pés elevados e realizar exercícios isométricos com as mãos abortam um episódio agudo. Os pacientes devem ser orientados especificamente sobre como tensionar seus braços e pernas e tracionar suas mãos durante os sintomas prodrômicos para aumentar a resistência periférica e a pressão arterial sistêmica.

Se a síncope neurocardiogênica recidivar apesar das orientações e mudanças no estilo de vida, fludrocortisona (0,1 mg/dia, dose inicial, aumentando para 0,2 mg/dia se o paciente tolerar ou reduzir para 0,05 mg/dia se o paciente não tolerar) consegue expandir o volume intravascular e reduzir os episódios de síncope,[A3] mas esse fármaco não foi definitivamente comprovado para a prevenção de síncope. A midodrina (geralmente de 5 a 10 mg 3 vezes/dia), um agonista do receptor $\alpha_1$ e vasoconstritor, mostrou benefício potencial,[A4] porém outros $\alpha$-agonista, não. A paroxetina (20 mg/dia), um inibidor seletivo da recaptação de

### Tabela 56.4 — Características da síncope de alto risco, geralmente exigindo monitoramento, internação e/ou parecer de um especialista.

**ANAMNESE**

Durante o esforço
Em decúbito dorsal
Aparecimento recente de desconforto torácico
Palpitações antes da síncope
História familiar de morte súbita
Insuficiência cardíaca ou fração de ejeção do ventrículo esquerdo < 35%
Estenose aórtica ou obstrução do fluxo ventricular esquerdo
Miocardiopatia (dilatada ou hipertrófica)
Miocardiopatia arritmogênica do ventrículo direito
Arritmia ventricular previamente documentada
Doença da artéria coronária
Doença cardíaca congênita
Hipertensão pulmonar
Implantação prévia de CDI

**EXAME FÍSICO**

Pressão arterial sistólica mais baixa < 90 mmHg
Bradicardia sinusal (< 40 bpm)
Suspeita de valvopatia

**AVALIAÇÃO LABORATORIAL**

Anemia (hemoglobina < 9 g/dℓ)
Hipoxia

**ELETROCARDIOGRAMA**

Novas (ou previamente desconhecidas) alterações isquêmicas, bloqueio de ramo esquerdo ou ritmo não sinusal
Bloqueio bifascicular
QTc prolongado (> 450 ms)
Padrão de Brugada

Adaptada de Costantino G, Sun BC, Barbic F, et al. Syncope clinical management in the emergency department: a consensus from the first international workshop on syncope risk stratification in the emergency department. *Eur Heart J.* 2016;37:1493-1498.

### Tabela 56.5 — Indicações para observação inicial e avaliação rápida da síncope.

| EUROPEAN SOCIETY OF CARDIOLOGY* | CANADIAN CARDIOVASCULAR SOCIETY† |
|---|---|
| Cardiopatia isquêmica ou estrutural conhecida, insuficiência cardíaca ou arritmia anterior | Insuficiência cardíaca ou história de cardiopatia isquêmica, arrítmica, obstrutiva ou valvar |
| ECG mostrando taquicardia ventricular não sustentada, bloqueio bifascicular, bradicardia sinusal < 50 bpm, bloqueio sinoatrial, pré-excitação ou evidências de doença hereditária | ECG anormal: arritmia, doença de condução, nova isquemia ou evidências de infarto do miocárdio prévio |
| Síncope durante o esforço ou em decúbito dorsal, palpitações precedendo a síncope, história familiar de morte cardíaca súbita | Pressão arterial sistólica < 90 mmHg |
| Comorbidades importantes (p. ex., anemia grave, distúrbio eletrolítico) | Comorbidades: idade > 60 anos, dispneia, hematócrito < 30%, hipertensão arterial sistêmica, doença cerebrovascular, história familiar de morte súbita antes dos 50 anos, síncope em decúbito dorsal, síncope durante o exercício, síncope sem sintomas prodrômicos |

ECG = eletrocardiograma; bpm = batimentos por minuto. *Moya A, Sutton R, Ammirati F, et al. Guidelines for the diagnosis and management of syncope (version 2009): the Task Force for the Diagnosis and Management of Syncope of the European Society of Cardiology (ESC). *Eur Heart J.* 2009;30:2631-2671. †Sanatani S, Chau V, Fournier A, et al. Canadian Cardiovascular Society and Canadian Pediatric Cardiology Association Position Statement on the Approach to Syncope in the Pediatric Patient. *Can J Cardiol.* 2017;33:189-198.

## Tabela 56.6 Causas arrítmicas de palpitações e síncope.

| ETIOLOGIA | ARRITMIA ESPECÍFICA | SINTOMAS | | | TRATAMENTO | COMENTÁRIOS |
|---|---|---|---|---|---|---|
| | | PALPITAÇÕES | TONTURA | SÍNCOPE | | |
| **BRADIARRITMIAS** | | | | | | |
| Disfunção do nó SA | Bradicardia sinusal | Não | Ocasional | Raros | Marca-passo (se sintomática) | Pode ser vista em associação com síncope neurocardiogênica Pausa > 3 s |
| | Parada sinusal | Ocasionais | Sim | Ocasional | Marca-passo | |
| | Síndrome do nó sinusal | Ocasionais | Sim | Ocasional | Marca-passo | |
| Doença do nó AV | BAV de primeiro grau | Não | Não | Não | Nenhum | |
| | BAV de segundo grau do tipo I | Ocasionais | Não | Não | Nenhum | Pode ser vista em associação com síncope neurocardiogênica |
| | BAV de segundo grau do tipo II | Ocasionais | Raros | Não | Marca-passo se for grave | Pode progredir para BAV completo |
| | BAV de terceiro grau | Sim | Sim | Sim | Marca-passo | |
| Síndrome taqui-bradi | | Sim | Sim | Ocasional | Tratar a taquicardia, se possível Marca-passo | Também pode ser manifestação de síndrome do nó SA |
| **TAQUIARRITMIAS** | | | | | | |
| TSV | Taquicardia atrial | Sim | Ocasional | Rara | Ablação Betabloqueadores (p. ex., metoprolol, atenolol)* Bloqueadores dos canais de cálcio (p. ex., diltiazem)* | |
| | Flutter atrial | Sim | Ocasional | Rara | Ablação Fármacos antiarrítmicos (p. ex., amiodarona)* Cardioversão (episódio agudo) | Muitas vezes é difícil controlar a frequência |
| | Fibrilação atrial | Sim | Ocasional | Rara | Controle de frequência ventricular Varfarina Fármacos antiarrítmicos (p. ex., amiodarona)* Cardioversão (episódio agudo) Ablação | |
| | Taquicardia reentrante nodal AV | Sim | Sim | Rara | Ablação Betabloqueadores (p. ex., metoprolol, atenolol)* Bloqueadores dos canais de cálcio (p. ex., diltiazem)* | |
| | Taquicardia reentrante AV (WPW) | Sim | Sim | Rara | Ablação Fármacos antiarrítmicos* | |
| TV | Idiopática (via de saída do VD, fascicular) | Sim | Sim | Ocasional | Ablação | Ausência de doença cardíaca estrutural Baixo risco de morte súbita |
| | TV secundária à DAC, miocardiopatia | Sim | Sim | Sim | CDI Amiodarona (400 mg, 1 ×/dia)* Ablação | Aumento da incidência de morte súbita |
| | Reentrada em ramo | Sim | Sim | Sim | Ablação | Geralmente no contexto de disfunção VE e retardo de condução intraventricular basal |
| | Síndromes genéticas (p. ex., síndrome do QT longo, Brugada, displasia ventricular direita arrítmica) | Ocasionais | Sim | Sim | CDI | Nem sempre há história familiar clara Aumento da incidência de morte súbita |
| Ectópica | Extrassístole atrial | Ocasionais | Não | Não | Nenhum Betabloqueadores (p. ex., atenolol, metoprolol) se sintomático* | |
| | Extrassístole ventricular | Ocasionais | Não | Não | Nenhum Betabloqueadores (p. ex., atenolol, metoprolol) se sintomático* | Benigna na ausência de doença cardíaca estrutural |
| **SÍNCOPE NEUROCARDIOGÊNICA** | | Não | Sim | Sim | Comportamental (hidratação, evitar gatilhos, abortar os episódios) Midodrina (10 mg, 3 vezes/dia) | |

*Veja a Tabela 58.5 para as doses dos fármacos. BAV = bloqueio atrioventricular; DAC = doença da artéria coronária; CDI = cardioversor-desfibrilador implantável; VE = ventrículo esquerdo; VD = ventrículo direito; TSV = taquicardia supraventricular; TV = taquicardia ventricular; WPW = síndrome de Wolff-Parkinson-White.

serotonina, teve desempenho decepcionante. A fluoxetina (entre 10 e 40 mg/dia) pode ser útil em pacientes com síncope neurocardiogênica recorrente causada por ansiedade.[A5] Os betabloqueadores (p. ex., pindolol, entre 5 e 15 mg, 2 vezes/dia) podem ter benefícios limitados. O uso de marca-passo reduz a síncope neurocardiogênica recorrente em alguns pacientes com componente cardioinibitório primário ou com síncope com assistolia grave mediada pelo sistema nervoso.[10] Por exemplo, em pacientes com mais de 40 anos e episódios frequentes de síncope (pelo menos três episódios em 2 anos) e que (a) demonstram bradicardia (assistolia ou BAV) durante um evento (≥ 3 segundos durante um episódio de síncope ou ≥ 6 segundos durante um episódio de pré-síncope) ou que (b) tenham tido um resultado positivo no teste de inclinação, o uso de estimulação (pacing) de dupla câmara reduz significativamente as síncopes subsequentes.[A6,A7]

Na síncope relacionada com a neuralgia glossofaríngea (Capítulo 370), a dor pode, em geral, ser prevenida com o uso de carbamazepina (400 a 1.000 mg/dia no total, divididos em duas a três doses orais por dia). Nos casos refratários, fenitoína (300 mg/dia em doses divididas de 1 a 4 vezes/dia) pode ser adicionada.

### Síncope neurológica

Pacientes que correm risco de AVE por comprometimento da artéria basilar devem ser tratados com ácido acetilsalicílico e devem ser considerados para outros tratamentos (p. ex., cirurgia, colocação de *stent*) apropriados para seus sintomas e anatomia (Capítulo 379). Para a estenose de artéria subclávia, o reparo da estenose é o tratamento de escolha. Para outros pacientes com doenças cerebrovasculares, o valor potencial da terapia antitrombótica e dos procedimentos de revascularização cerebral deve ser considerado de acordo com os critérios padronizados (Capítulo 379). Convulsões exigem a prescrição de medicamentos antiepilépticos (Capítulo 375). A enxaqueca relacionada com a artéria basilar exige terapia clínica cuidadosa (Capítulo 370).

### PROGNÓSTICO

Um evento de síncope é preditivo de risco substancial de síncope recorrente. Embora a síncope por si só não pareça aumentar o risco de morte, os pacientes com causas cardíacas ou cerebrovasculares têm taxas de mortalidade mais altas que os pacientes com causas não cardíacas ou sem causa definida. Para indivíduos saudáveis em todos os outros aspectos e que tiveram alta hospitalar com um diagnóstico primário de síncope, o risco subsequente de morte por todas as causas aumenta em 6%, o risco de AVE aumenta em 35% e o de hospitalização por motivos cardiovasculares aumenta em 75%. Entre os pacientes que procuram atendimento de urgência, a taxa de mortalidade é de cerca de 7,5% em 1 ano. Em pacientes com arritmias hereditárias, como a síndrome do QT longo (Capítulo 59), a síncope piora o prognóstico. Em comparação com outros pacientes com TSV, a síncope em si não aumenta a taxa de mortalidade, mas aumenta a probabilidade de que sejam necessárias terapias clínicas ou de ablação (Capítulo 60).

Em pacientes com arritmias, um fator essencial é se eles devem ser autorizados a dirigir um veículo motor. As recomendações de consenso variam, dependendo da arritmia e de seu tratamento (Tabela 56.7).

| Tabela 56.7 | Condução de veículos automotores por pacientes com arritmias. |
|---|---|
| **DISTÚRBIO CARDIOVASCULAR** | **RESTRIÇÃO DE DIREÇÃO** |
| TSV: fibrilação atrial, *flutter* atrial, TSV de complexo QRS estreito, TSV de complexo QRS largo | Proibido dirigir se for sintomático. Pode dirigir se assintomático por 1 mês (3 a 6 meses para TSV de complexo QRS largo) |
| TV, FV | Sem dirigir por 6 meses |
| Bradiarritmias | Sem restrição se assintomático; não dirigir se ocorrer síncope |
| Após ablação por cateter com sucesso | Pode dirigir após a recuperação do procedimento |
| Após a implantação de marca-passo | Sem dirigir por 1 semana (4 semanas para motoristas profissionais) |
| Após a implantação de um CDI | Sem dirigir por 6 meses (proibido de dirigir profissionalmente) |

CDI = cardioversor-desfibrilador implantável; TSV = taquicardia supraventricular; FV = fibrilação ventricular; TV = taquicardia ventricular. (Adaptada de Banning AS, Ng GA. Driving and arrhythmia: a review of scientific basis for international guidelines. *Eur Heart J.* 2013;34:236-244.)

 **Recomendações de grau A**

A1. Steinhubl SR, Waalen J, Edwards AM, et al. Effect of a home-based wearable continuous ECG monitoring patch on detection of undiagnosed atrial fibrillation: the mSToPS randomized clinical trial. *JAMA.* 2018;320:146-155.
A2. Solbiati M, Costantino G, Casazza G, et al. Implantable loop recorder versus conventional diagnostic workup for unexplained recurrent syncope. *Cochrane Database Syst Rev.* 2016;4:CD011637.
A3. Sheldon R, Raj SR, Rose MS, et al. Fludrocortisone for the prevention of vasovagal syncope: a randomized, placebo-controlled trial. *J Am Coll Cardiol.* 2016;68:1-9.
A4. Izcovich A, Gonzalez Malla C, Manzotti M, et al. Midodrine for orthostatic hypotension and recurrent reflex syncope: a systematic review. *Neurology.* 2014;83:1170-1177.
A5. Flevari P, Leftheriotis D, Repasos E, et al. Fluoxetine vs. placebo for the treatment of recurrent vasovagal syncope with anxiety sensitivity. *Europace.* 2017;19:127-131.
A6. Brignole M, Menozzi C, Moya A, et al. Pacemaker therapy in patients with neurally mediated syncope and documented asystole. Third international study on syncope of uncertain etiology (ISSUE-3): a randomized trial. *Circulation.* 2012;125:2566-2571.
A7. Baron-Esquivias G, Morillo CA, Moya-Mitjans A, et al. Dual-chamber pacing with closed loop stimulation in recurrent reflex vasovagal syncope: the SPAIN Study. *J Am Coll Cardiol.* 2017;70:1720-1728.

### REFERÊNCIAS BIBLIOGRÁFICAS

*As referências bibliográficas, bem como os outros materiais suplementares deste livro, encontram-se no GEN-IO, nosso ambiente virtual de aprendizagem.*

# 57

# ABORDAGEM A PARADA CARDÍACA E ARRITMIAS POTENCIALMENTE FATAIS

ROBERT J. MYERBURG

A parada cardíaca súbita é caracterizada por perda abrupta de consciência devido à ausência de fluxo sanguíneo por causa da perda da ação de bombeamento cardíaco. Se não for tratada imediatamente, pode causar lesões no sistema nervoso central ou morte em minutos. A parada cardíaca súbita é frequentemente precedida por alteração no estado cardiovascular, como indicado pelo aparecimento ou agravamento de sintomas relacionados com arritmias transitórias, tais como palpitações, tonturas, síncope ou quase síncope (Capítulo 56). Outros avisos prévios podem incluir sintomas novos ou piora de sintomas como dor torácica, dispneia ou fraqueza. Entretanto, em pacientes individuais estes sintomas de alerta têm sensibilidade e poder preditivo limitados para a parada cardíaca súbita porque eles também predizem síndromes coronarianas agudas (Capítulo 63) e um infarto agudo do miocárdio (IAM) (Capítulo 64).

### EPIDEMIOLOGIA

A carga populacional de parada cardíaca súbita levando à morte cardíaca súbita é descrita pela regra dos 50 – responsável por 50% de todas as mortes cardiovasculares, 50% dos quais são primeiros eventos cardíacos em indivíduos aparentemente saudáveis com doença não reconhecida e resultando em 50% da perda de anos de produtividade devido a doenças cardiovasculares.[1] A incidência na população geral acima de 35 anos é de 1 a 2 por 1.000 por ano. Nos adolescentes e adultos jovens, é de 1 por 100.000 por ano. A maioria das paradas cardíacas súbitas ocorre fora do hospital (> 375.000/ano nos EUA, com uma taxa de sobrevida média de 10%) e 200.000 adicionais ocorrem no hospital, com uma taxa de sobrevida de 26%.[2]

A doença da artéria coronária (DAC) é a causa mais comum de parada cardíaca súbita, seja durante eventos agudos ou como consequência de doença crônica. Os pacientes com miocardiopatias isquêmicas e não isquêmicas avançadas (Capítulo 54) e com insuficiência cardíaca (Capítulos 52 e 53) estão em maior risco, embora a incidência na insuficiência cardíaca pareça estar diminuindo como resultado de melhores terapias a longo prazo. Os pacientes com certas síndromes de arritmia adquirida e herdada (Capítulos 58 e 59) também correm risco aumentado de parada cardíaca súbita. Além disso, atletas recreativos competitivos e de alta intensidade têm aumento baixo, mas finito, no risco de parada cardíaca súbita. O risco é maior em homens e está associado a esportes específicos, como basquete e futebol americano nos EUA e ciclismo, corrida e futebol na Europa.[3] Em adolescentes e adultos jovens nos EUA, miocardiopatia hipertrófica (Capítulo 54) é a causa estrutural mais comumente identificada em atletas competitivos;[4] mas além da idade de 30 a 35 anos, a DAC é mais comum (Capítulo 64). Filhos em famílias em que a parada cardíaca súbita foi a manifestação inicial de doença cardíaca correm risco

# CAPÍTULO 57 Abordagem a Parada Cardíaca e Arritmias Potencialmente Fatais

aumentado de parada cardíaca como manifestação inicial da doença cardíaca, enfatizando, assim, a importância da história familiar cuidadosa para a avaliação de risco.[5]

## BIOPATOLOGIA

No passado, a fibrilação ventricular (FV) e a taquicardia ventricular (TV) sem pulso foram os mecanismos elétricos identificados inicialmente mais comuns de parada cardíaca súbita (Capítulo 59), em grande parte, em associação com IAM. No entanto, assistolia e atividade elétrica sem pulso são agora o primeiro ritmo registrado na maioria dos casos intra e extra-hospitalares. A assistolia pode ser primária ou pode seguir deterioração ou interrupção ativa de FV por cardioversão eléctrica. A atividade elétrica sem pulsação é definida como primária quando é o ritmo inicial observado em pacientes com distúrbios cardíacos predisponentes e como secundária quando ocorre no estabelecimento de fatores predisponentes não cardíacos, como hipoxia, distúrbios metabólicos, embolia pulmonar maciça ou perda de sangue.

Contrações ventriculares prematuras (CVP) e episódios curtos de TV não sustentada podem prevenir um risco a longo prazo de parada cardíaca súbita, principalmente quando associadas à doença cardíaca estrutural avançada, mas não há evidência de que a supressão de CVP crônicas seja protetora. Em contraste, as taquicardias sustentadas com QRS largo são de maior preocupação e devem ser consideradas de origem ventricular, devido ao seu elevado potencial de risco imediato, até que determinado de outra forma (Capítulo 56). A maior parte das taquicardias de QRS largo (Figura 56.3) é abordada como uma urgência médica ou emergência, enquanto a maioria das taquicardias de QRS estreito (Figura 56.2) é composta por taquicardias supraventriculares (TSV) e abordada com menos urgência (Capítulos 58 e 59). No entanto, quaisquer frequências rápidas associadas a quase síncope ou síncope devem ser tratadas com urgência.

É importante reconhecer que nem todas as mortes súbitas extra-hospitalares têm origem cardíaca. Outras causas incluem embolia pulmonar (Capítulo 74), ruptura de aneurisma de aorta (Capítulo 69), dissecção aórtica (Capítulo 69) e eventos neurológicos agudos, como hemorragia intracerebral ou subaracnoide (Capítulo 380).[6,7]

## MANIFESTAÇÕES CLÍNICAS

A ausência de pulso, em conjunto com nenhum esforço respiratório ou apenas respiração ofegante ou agonizante, é diagnóstico de parada cardíaca. Embora a ausência de pulso carotídeo ou femoral seja um critério diagnóstico primário para profissionais de saúde, a palpação para verificar o pulso não é mais recomendada para respondedores leigos. A ausência de esforços respiratórios ou estridor grave com *persistência de pulso* sugere uma parada respiratória primária que pode levar a parada cardíaca em pouco tempo. Nessa última circunstância, os esforços iniciais devem incluir exploração orofaríngea em busca de um corpo estranho e manobra de Heimlich, o que implica envolver os braços ao redor da vítima na parte de trás e entregar um impulso acentuado para a parte superior do abdome com o punho fechado, particularmente em um ambiente em que a aspiração seja provável (p. ex., desmaio em um restaurante).

## DIAGNÓSTICO

### Distinção de taquicardias supraventriculares de ventriculares

Diferenciar a TSV (Capítulo 58) com complexos QRS estreitos ou largos da TV é um desafio clínico importante tanto para a predição de risco quanto para a terapia. Embora seja geralmente aceito que as taquicardias com complexo QRS estreito sejam TSV, TV ocasionalmente tem complexo QRS estreito, especialmente quando analisado em uma fita de ritmo com uma ou duas derivações, mimetizando, assim, a TSV. Sempre que possível, a classificação de uma taquicardia como TSV ou TV deve ser baseada em um eletrocardiograma (ECG) de 12 derivações. No entanto, um ECG padrão não será sempre suficiente porque os pacientes com anomalias de condução intraventricular (tais como um bloqueio de ramo esquerdo ou direito) terão taquicardias com complexo largo durante a TSV. Além disso, quando uma TSV é muito rápida, um bloqueio de ramo funcional pode prolongar transitoriamente a duração do QRS e deslocar o eixo QRS. Taquicardias de complexo QRS largo recorrentes que podem ser TSV mimetizando TV podem exigir um estudo eletrofisiológico para esclarecer o diagnóstico (Capítulo 56).

Quando se suspeita clinicamente de uma TSV com complexo largo, a estimulação vagal transiente com massagem no seio carotídeo ou um agente de bloqueio nodal atrioventricular, tal como adenosina intravenosa (Tabela 58.5), pode ser útil para transitoriamente reduzir a frequência ventricular ou encerrar uma TSV. Uma fita de ritmo contínuo deve ser registrada durante as manobras vagais ou a administração de adenosina, porque as mudanças transientes características, quando vistas na tela de um monitor, podem não ser confiáveis. Agentes intravenosos bloqueadores de cálcio geralmente não devem ser utilizados para o diagnóstico ou tratamento de taquicardias com QRS largo, especialmente se houver doença cardíaca estrutural, devido aos seus efeitos depressores do miocárdio. A exceção é quando se sabe com certeza que o ritmo é uma TSV em um paciente com função ventricular esquerda normal ou quase normal.

A TV sustentada ocorre mais comumente quando há doença cardíaca estrutural e deve ser interpretada como um aviso prévio de arritmia fatal nesse contexto. É caracterizada por complexos QRS que geralmente têm mais de 0,12 segundo, com um vetor médio que é marcadamente diferente do vetor QRS dos impulsos conduzidos normalmente. A frequência da maioria das TV está entre 140 e 200 impulsos por minuto, mas pode ser mais lenta ou mais rápida. A TV pode ser eletricamente estável (como padrões de TV monomórficos em frequências relativamente lentas; Figura 57.1A) ou instável (como TV polimórficas ou TV monomórficas em frequências superiores a 190 a 200 por minuto; Figura 57.1B) (Capítulo 59).

## TRATAMENTO

O manejo de um paciente em parada cardíaca envolve a manutenção artificial do fluxo sanguíneo para preservar a viabilidade do sistema nervoso central, do coração e de outros órgãos vitais, junto ao empenho para restaurar a circulação espontânea o mais rapidamente possível. Esses objetivos são alcançados avaliando o paciente e contatando um sistema de resposta emergencial (SRE), seguido rapidamente por: iniciar o suporte básico à vida (SBV); desfibrilação precoce para aqueles com FV ou TV sem pulso; suporte avançado de vida (SAV) conforme necessário e cuidados pós-parada cardíaca.

A reanimação cardiopulmonar (RCP) realizada por leigos antes da chegada do SRE está associada com uma taxa de sobrevida em 30 dias mais de duas vezes maior do que a não realização de RCP antes da chegada do SRE.[8] Nos EUA, um sistema baseado em telefonia móvel que envia voluntários leigos, mas com treinamento em RCP, e localizados a cerca de 500 metros da vítima pode aumentar a frequência de resposta em cerca de 40%.[A1]

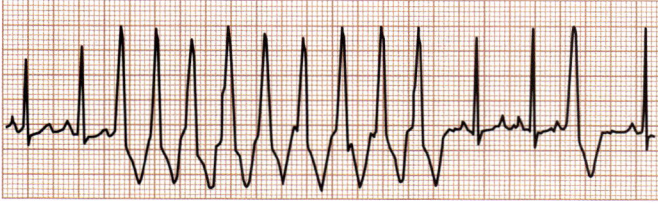

Taquicardia ventricular não sustentada monomórfica

A

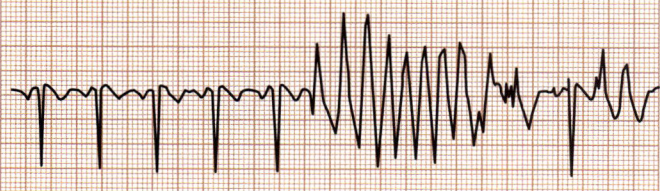

Taquicardia ventricular não sustentada polimórfica

B

**FIGURA 57.1** **Taquicardia ventricular não sustentada.** Os padrões monomórficos (**A**) são caracterizados por um padrão elétrico mais lento e estável do que os padrões polimórficos (**B**). Ambos têm implicações prognósticas a longo prazo para pacientes com doença cardíaca estrutural avançada, mas os padrões monomórficos tendem a ser mais estáveis a curto prazo.

## Suporte básico à vida

Após uma avaliação inicial para resposta à voz ou estimulação tátil e a observação dos movimentos respiratórios e da cor da pele, além da palpação simultânea das artérias principais para avaliar se há pulso, a determinação de que um incidente potencialmente fatal está em andamento deve imediatamente levar a uma chamada para o SRE (192).

Depois de confirmar a parada cardíaca, a meta do SBV é estabelecer a perfusão o mais rápido possível usando RCP ou o conceito de reanimação cardiocerebral (ver mais adiante). O algoritmo "ARC" de SBV (vias respiratórias-respiração-compressão) foi alterado para "CAR" (compressão-vias respiratórias-respiração), com base no reconhecimento de que a compressão por si só é a manobra principal porque o paciente é melhor perfundido, minimizando as interrupções entre as compressões e pode ser prejudicado pela ventilação excessiva.

Um soco precordial pode ser aplicado por um socorrista treinado como parte de uma resposta inicial, embora seu benefício adicional seja questionável. A técnica envolve um ou dois golpes aplicados com firmeza na junção dos terços médio e inferior do esterno, de uma altura de 20 a 25 centímetros. Esta técnica não deve ser utilizada em pacientes não monitorados com taquicardia rápida perceptível ou sem perda completa de consciência devido à preocupação com a conversão da atividade elétrica organizada em FV.

O início imediato da RCP, que pode ser realizado por médicos e paramédicos, por técnicos de emergência médica e por leigos treinados é o elemento-chave para a reanimação bem-sucedida. O intervalo entre o diagnóstico e o início da RCP deve ser mínimo. Se houver apenas uma testemunha, a única atividade que deve preceder o SBV é o contato telefônico com o SRE. O espectador leigo não treinado pode ser instruído sobre como realizar a RCP pelo telecomunicador do SRE.[9]

A liberação das vias respiratórias envolve inclinar a cabeça para trás e levantar o queixo, além de explorar as vias respiratórias em busca de corpos estranhos – incluindo dentaduras – e removê-los. A manobra de Heimlich deve ser realizada se houver motivo para suspeitar de um corpo estranho alojado na orofaringe, como sugerido por estridor respiratório grave, em vez de respirações agonais lentas ou apneia. Quando a pessoa no local não tem força física suficiente para realizar a manobra, o deslocamento mecânico de um corpo estranho pode às vezes ser obtido por impulsos abdominais com o paciente inconsciente em decúbito dorsal. Se houver suspeita de que a parada respiratória tenha precipitado a parada cardíaca, particularmente se houver obstrução mecânica das vias respiratórias, um segundo golpe precordial deve ser aplicado após a desobstrução das vias respiratórias.

Com a cabeça bem-posicionada e a orofaringe limpa, a respiração boca a boca pode ser iniciada. Entretanto, exceto as manobras de Heimlich, as estratégias de ventilação mecânica agora são reservadas para profissionais de saúde e profissionais de resposta ao SRE, em vez de não profissionais. Os dispositivos para estabelecer a ventilação incluem vias respiratórias orofaríngeas de plástico, obturadores esofágicos para estabelecer a ventilação, uma bolsa Ambu (bolsa-válvula-máscara) e tubos endotraqueais. A intubação é o procedimento de escolha, mas o tempo não deve ser sacrificado, mesmo em ambiente hospitalar, enquanto se espera um tubo endotraqueal ou pessoa treinada para inseri-lo. Suporte temporário com ventilação com bolsa Ambu é o método usual no hospital até que a intubação endotraqueal possa ser realizada. Quando o suporte ventilatório é fornecido por socorristas do SRE no ambiente extra-hospitalar, os pulmões devem ser inflados duas vezes seguidas após cada 30 compressões no tórax.

O suporte circulatório, que é o elemento principal do SBV, tem como objetivo manter o fluxo sanguíneo até que medidas definitivas possam ser tomadas. O raciocínio baseia-se na hipótese de que a compressão torácica mantém uma função de bomba acionada externamente por esvaziamento e enchimento sequencial de suas câmaras, com válvulas competentes favorecendo o fluxo na direção correta. A palma de uma mão é colocada sobre a porção inferior do esterno, enquanto a base da outra repousa sobre o dorso da mão inferior. O esterno é então deprimido com os braços do reanimador retos na altura dos cotovelos para fornecer um fulcro menos cansativo e mais forte na junção dos ombros e costas. Deve ser aplicada força suficiente para comprimir o esterno em pelo menos 5 centímetros, com relaxamento abrupto. O ciclo é realizado a uma frequência de cerca de 100 compressões por minuto. A RCP somente com compressão é tão boa quanto, senão ligeiramente melhor do que, o resgate com respiração e compressão, em parte porque pode ser mais eficaz do que sequências de compressão-ventilação, incentiva mais RCP por espectadores não treinados ou treinados remotamente que não tenham confiança e também diminui as preocupações sobre a ventilação boca a boca de vítimas desconhecidas na ausência de dispositivos mecânicos para vias respiratórias.[A2,A3] Uma alternativa é uma relação compressão-ventilação de 30:2 para respondedores únicos para vítimas até a idade adulta e para dois respondedores para vítimas adultas. Para RCP com dois operadores para lactentes e crianças, a razão compressão/ventilação recomendada é de 15:2. Outra modificação sugerida recentemente é a técnica "somente com as mãos" (somente cardíaca, somente compressão), que usa 200 compressões sucessivas sem interrupção. No ambiente pré-hospitalar, as recomendações atuais são para resfriamento até temperaturas entre 32 e 36°C.[10] A hipotermia terapêutica com solução salina intravenosa fria não é benéfica[A4] em adultos e pode até ser prejudicial.

## Suporte intermediário de vida: desfibriladores externos automatizados

Apesar do benefício temporário do SBV, o tempo até a desfibrilação é o principal determinante da sobrevida para vítimas de FV ou TV sem pulso. Como as estratégias de SAV são geralmente implementadas por pessoal hospitalar ou atendentes de SRE fora do hospital, uma estratégia intermediária é o uso de desfibriladores externos automatizados por indivíduos não convencionais que estejam fornecendo a primeira resposta.[11] Esses dispositivos solicitam que o usuário aplique um choque de desfibrilação quando considerado apropriado por um sistema computadorizado de detecção de ritmo integrado ao dispositivo. Os operadores podem ser policiais treinados, agentes de segurança, pessoal de aviação ou espectadores leigos treinados ou não treinados (Tabela 57.1). Vários estudos sugeriram taxas de sobrevida melhoradas quando tais estratégias são implantadas em locais públicos,[A5] mas um estudo inicial de uma estratégia implementada em domicílios foi decepcionante. Estudos adicionais são necessários uma vez que entre 70 e 80% de das paradas cardíacas fora do hospital ocorrem em casa, com taxas de sobrevida menores do que 6%. Os desfibriladores externos automatizados, que servem como um suplemento intermediário para a sequência SBV-SAV, têm como objetivo tentar uma desfibrilação precoce enquanto se espera a chegada do pessoal de emergência treinado em SAV.

## Suporte avançado de vida em cardiologia

Os métodos SAV, exceto aqueles diretamente relacionados ao controle de taquiarritmias, são guiados por protocolos abrangentes para ajudar os respondedores em uma ampla extensão de circunstâncias clínicas e mecanismos de parada cardíaca, variando de eventos clínicos transitórios a doença multissistêmica em estágio terminal. Os objetivos gerais do SAV são restaurar um ritmo cardíaco hemodinamicamente eficaz, otimizar a ventilação e manter e apoiar a circulação restaurada. Durante o SAV, TV sem pulso ou FV persistente é prontamente cardiovertida ou desfibrilada como a primeira prioridade, se o equipamento apropriado estiver imediatamente disponível. Se a parada cardíaca durar de 4 a 5 minutos antes da disponibilidade de um desfibrilador, um curto período de compressão cardíaca imediatamente antes da desfibrilação aumenta a probabilidade de sobrevida. A administração de epinefrina neste cenário a todos os pacientes pode aumentar a sobrevida geral de 30 dias, mas não a sobrevida com um resultado neurológico favorável.[A6]

Após a tentativa inicial de restaurar um ritmo hemodinamicamente eficaz, o paciente é intubado e oxigenado, se necessário. Deve-se tentar a estimulação elétrica do coração se houver bradiarritmia ou assistolia grave (Capítulo 60). Um acesso intravenoso é estabelecido para administrar medicamentos. Após a intubação, o objetivo da ventilação é reverter a hipoxemia e não apenas atingir uma $Po_2$ alveolar alta. Quando disponível, oxigênio em vez de ar ambiente deve ser usado para ventilar o paciente e a saturação arterial de $O_2$ deve ser monitorada, quando possível. No ambiente extra-hospitalar, geralmente é usada máscara facial ou bolsa Ambu por meio de tubo endotraqueal.

## Abordagem para arritmias específicas

### Parada cardíaca taquiarrítmica

As TV monomórficas lentas e bem toleradas, especialmente na ausência de doença cardíaca estrutural, podem geralmente ser tratadas com fármacos antiarrítmicos ou agentes bloqueadores beta-adrenérgicos em algumas circunstâncias (Tabela 58.5). Em contraste, quando a TV ou a FV rápida é identificada em um monitor ou por telemetria, a cardioversão ou a desfibrilação deve ser realizada imediatamente (Figura 57.2).[12] Quando uma causa reversível, como uma síndrome isquêmica aguda ou distúrbio eletrolítico, for o mecanismo, o ritmo normal pode ser restaurado com sucesso em até 90% das vítimas de FV com peso de até 90 kg com choque monofásico de corrente contínua (CC) de até 360 joules (J) ou com choque bifásico de até 200 J, administrado em 2 a 3 minutos. A falha do choque inicial em restaurar um ritmo efetivo é um sinal de mau prognóstico. Embora alguns algoritmos anteriores tenham sugerido uma sucessão de choques monofásicos com energias de 200 a 360 J, ou formas de onda bifásica de 100 a 200 J, durante uma sequência de tentativas, há pouco a ser obtido quando o protocolo inicia com energias menores do que 300 J monofásicos ou menos de 150 J bifásicos durante uma parada cardíaca.

Após um único choque, o paciente deve ser examinado imediatamente quanto ao restabelecimento de um pulso espontâneo; a RCP deve ser continuada por cinco ciclos se o pulso permanecer ausente. Posteriormente,

# CAPÍTULO 57 Abordagem a Parada Cardíaca e Arritmias Potencialmente Fatais

**Tabela 57.1** Estratégias de desfibrilador externo automatizado para resposta rápida a paradas cardíacas causadas por fibrilação ventricular.

| LOCAIS | EXEMPLOS | RESPONDEDORES | VANTAGENS | LIMITAÇÕES |
|---|---|---|---|---|
| Veículos de emergência | Carros de polícia<br>Carros de bombeiros<br>Ambulâncias | Pessoal de emergência treinado | Usuários experientes<br>Ampla implantação<br>Objetividade | Tempo de implantação<br>Atrasos na chegada<br>Variações da comunidade |
| Locais de acesso público | Edifícios públicos<br>Estádios, *shoppings*<br>Aeroportos<br>Aviões de passageiros | Pessoal de segurança<br>Socorristas designados<br>Leigos aleatórios | Densidade populacional<br>Atrasos mais curtos<br>Acesso de pessoal leigo e de emergência | Baixas taxas de eventos<br>Usuários inexperientes<br>Pânico e confusão |
| Conjuntos multifamiliares | Apartamentos<br>Condomínios<br>Hotéis | Pessoal de segurança<br>Socorristas designados<br>Membros da família | Locais familiares<br>Pessoal definido<br>Atrasos mais curtos | Uso pouco frequente<br>Baixas taxas de eventos<br>Fatores geográficos |
| Habitações de uma única família | Casas particulares<br>Apartamentos<br>"Vigilância cardíaca" na vizinhança | Membros da família | Acesso imediato<br>Ambiente familiar | Aceitação<br>Vítima pode estar sozinha<br>Usuário ocasional; pânico |

um segundo choque deve ser administrado, seguido por epinefrina, 1 mg por via intravenosa (IV). Se o pulso ainda estiver ausente, a RCP é repetida por cinco ciclos antes do próximo choque. A epinefrina pode ser repetida em intervalos de 3 a 5 minutos com choques desfibriladores entre eles, mas a epinefrina em altas doses não parece fornecer benefício adicional. A vasopressina, 40 U administrada IV de uma vez, é uma alternativa igualmente boa à epinefrina,[A7] mas a combinação não parece ser melhor do que qualquer uma delas sozinha.

As TSV podem causar parada cardíaca em duas circunstâncias. Uma é em pacientes com DAC de alto grau e nos quais a frequência cardíaca elevada pode causar isquemia miocárdica devido à dependência do fluxo sanguíneo coronariano do intervalo diastólico. Nesse cenário, a arritmia deve ser tratada com urgência restaurando o ritmo sinusal ou diminuindo a frequência cardíaca, seja por terapia clínica (p. ex., adenosina intravenosa, betabloqueadores ou bloqueadores de $Ca^{2+}$) (Capítulo 58) ou por cardioversão elétrica com corrente contínua (Capítulo 60). O segundo mecanismo de preocupação é a fibrilação atrial em pacientes com síndrome de Wolff-Parkinson-White (WPW), que podem ter frequências ventriculares superiores a 300 bpm quando a via acessória tem um curto período refratário (Figura 58.19). Essa fisiopatologia pode causar TV ou FV hipotensiva e requer redução imediata ou término da TSV (Capítulo 58).

## Terapia farmacológica para arritmias resistentes

Para um paciente que continue em FV ou TV sem pulso, apesar de várias tentativas de cardioversão CC após epinefrina, ou que tenha episódios recorrentes de FV ou TV após cardioversão, a probabilidade de retorno da circulação espontânea e sobrevida à hospitalização podem ser aumentadas pela administração intravenosa de agentes antiarrítmicos enquanto continuam os esforços de reanimação (Figura 57.2). Dados de ensaios clínicos randomizados sugerem que a amiodarona e a lidocaína são equivalentes e melhores do que o placebo quando a parada cardíaca é testemunhada por passantes ou SRE, mas também não é melhor do que placebo para pacientes que sofrem paradas sem testemunhas.[A8]

A amiodarona é administrada em *bolus* intravenoso de 150 mg ao longo de um período de 10 minutos, seguido de 1 mg/minuto por até 6 horas e 0,5 mg/minuto daí em diante. Uma dosagem em *bolus* adicional, até um máximo de 500 mg, pode ser tentada se o *bolus* inicial não tiver sucesso. A dose de lidocaína é um *bolus* intravenoso de 1,0 a 1,5 mg/kg, com a dose repetida em 2 minutos. Nenhum fármaco precisa ser administrado como rotina a indivíduos que respondem à desfibrilação inicial com um ritmo persistentemente estável. Para pacientes que permanecem eletricamente instáveis ou apresentam episódios recorrentes de TV ou FV após a desfibrilação e oxigenação iniciais, a terapia antiarrítmica continuada é indicada.

Se houver evidência clínica suficiente de que a parada cardíaca foi associada a uma síndrome coronariana aguda ou que arritmias recorrentes são causadas por isquemia, a lidocaína pode ser usada em detrimento à amiodarona. Em outras circunstâncias, a amiodarona intravenosa pode ser o fármaco inicial de escolha. Em todas as circunstâncias, o medicamento alternativo pode ser experimentado se a escolha inicial falhar. A procainamida intravenosa (infusão de ataque de 100 mg/5 minutos a uma dose total de 500 a 800 mg, seguida por uma infusão contínua de 2 a 5 mg/minuto) agora é raramente usada, mas pode ser tentada em pessoas com arritmias hemodinamicamente instáveis persistentes.

Em pacientes com hiperpotassemia aguda como o evento desencadeador de FV resistente, hipocalcemia ou parada potencialmente causada por doses excessivas de fármacos bloqueadores de cálcio, gliconato de cálcio

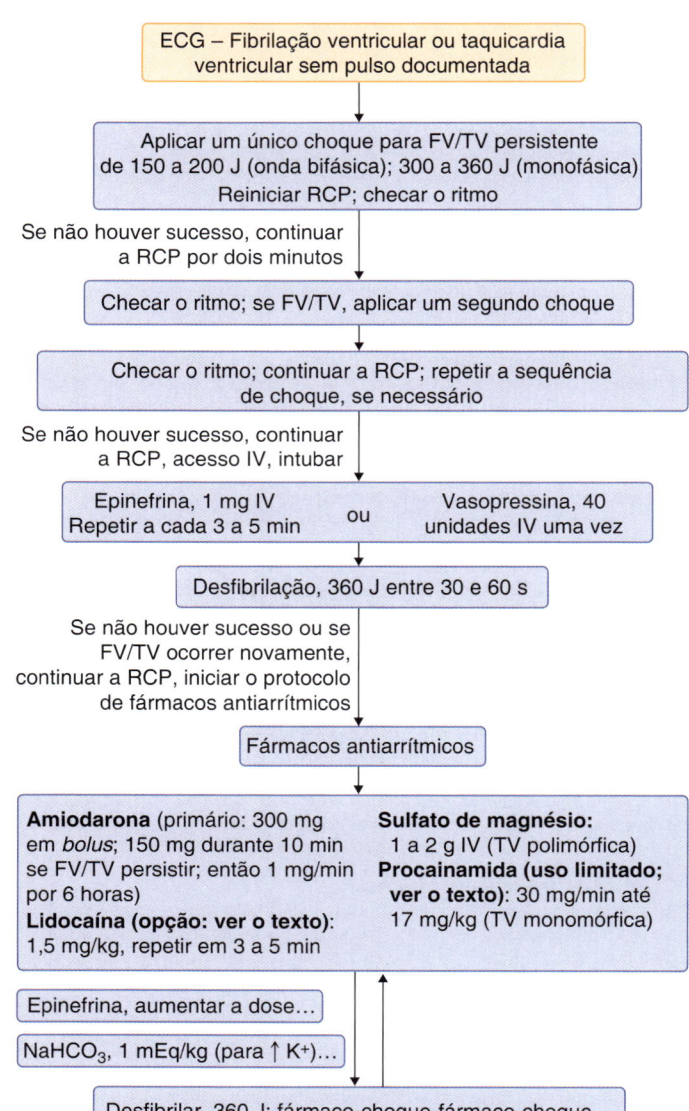

**FIGURA 57.2** Algoritmo geral para suporte avançado de vida em cardiologia (SAVC) em resposta à fibrilação ventricular (FV) ou à taquicardia ventricular sem pulso (TV). Para obter mais detalhes, consulte as diretrizes SAVC nas Recomendações de grau A. *Observação*: em um comunicado de 2008, 200 sequências apenas de compressão foram sugeridas como uma alternativa aos ciclos padronizados de reanimação cardiopulmonar (RCP) entre choques e esta abordagem está sendo considerada para diretrizes futuras. ECG = eletrocardiograma; IV = intravenoso; $K^+$ = potássio; $NaHCO_3$ = bicarbonato de sódio.

a 10% (5 a 20 m$\ell$ infundidos a uma taxa de 2 a 4 m$\ell$/minuto) pode ser útil. Caso contrário, o cálcio não deve ser utilizado rotineiramente durante a reanimação, embora os níveis de $Ca^{2+}$ ionizado possam ser baixos durante a reanimação de parada cardíaca.

Tipos resistentes de TV polimórficas (*torsade de pointes*), TV monomórfica rápida, *flutter* ventricular (frequência > 260/minuto) ou FV resistente podem responder ao sulfato de magnésio ($MgSO_4$) (1 a 2 g administrado IV ao longo de um período de 1 a 2 minutos) ou para terapia com betabloqueador (propranolol, *bolus* de 1 mg IV para uma dose total de até 15 a 20 mg; ou metoprolol, 5 mg IV, até 20 mg). O $MgSO_4$ é especificamente indicado para TV polimórficas causadas por padrões de QT longo hereditários ou adquiridos (induzidos por fármacos) (Capítulo 59). Esse padrão de TV também ocorre com hipopotassemia acentuada; portanto, 20 mEq/hora de cloreto de potássio intravenoso devem ser incluídos no tratamento de pacientes com níveis séricos de $K^+$ menores do que 3 mEq/$\ell$. No entanto, a hipopotassemia também pode ocorrer após as mudanças acidobásicas e eletrolíticas associadas a paradas prolongadas e não deve ser considerada a causa primária da parada cardíaca nessa circunstância.

### Assistolia, bradiarritmias e atividade elétrica sem pulso

A abordagem de um paciente com bradiarritmia, parada em assistolia ou atividade elétrica sem pulso difere da abordagem de pacientes com eventos taquiarrítmicos (TV/FV sem pulso). A RCP efetiva é crítica porque nenhuma estratégia elétrica é efetiva para restaurar a circulação. Assim que esse mecanismo de parada cardíaca for reconhecido, os esforços devem se concentrar na continuidade da RCP, na intubação e no estabelecimento do acesso intravenoso. Possíveis causas reversíveis, incluindo hipovolemia, hipoxia, tamponamento cardíaco, pneumotórax hipertensivo, acidose preexistente, superdosagem de drogas/fármacos, hipotermia e hiperpotassemia, devem ser identificadas e tratadas imediatamente (Figura 57.3). As causas respiratórias da atividade elétrica sem pulso ou assistolia podem responder prontamente às intervenções apropriadas, assim como o tamponamento e as causas hipovolêmicas. Epinefrina (1,0 mg IV a cada 3 a 5 minutos) ou isoproterenol (até 15 a 20 μg/minuto IV), que são normalmente utilizados na tentativa de induzir atividade elétrica espontânea ou aumentar a frequência de uma bradicardia, têm apenas sucesso limitado. Em um estudo observacional, a epinefrina pré-hospitalar aumentou a chance de retorno da circulação espontânea antes da chegada ao hospital, mas diminuiu a chance de sobrevida e bons resultados funcionais 1 mês após o evento. Em um ensaio randomizado de pacientes com parada cardíaca que requerem vasopressores, a combinação de vasopressina-epinefrina e metilprednisolona durante a RCP e hidrocortisona em dose de estresse no choque pós-reanimação melhorou a sobrevida até a alta hospitalar com estado neurológico favorável em comparação com o placebo de epinefrina e solução salina. Na ausência de um acesso intravenoso, a epinefrina (1 mg, ou seja, 10 m$\ell$ de uma solução 1:10.000) pode ser administrada por via intracardíaca, mas há um perigo de laceração da artéria coronária ou do miocárdio. O bicarbonato de sódio, 1 mEq/kg, pode ser testado para hiperpotassemia preexistente conhecida ou fortemente suspeita ou acidose responsiva ao bicarbonato, mas não é mais recomendado para uso de rotina. A atropina não é mais recomendada para o manejo de paradas cardíacas bradiarrítmicas devido à falta de eficácia.

A estimulação externa (Capítulo 60) deve ser tentada para parada bradicárdica ou assistólica fora do hospital, embora os dados existentes sugiram pouco efeito no resultado. No hospital, a estimulação externa é geralmente utilizada durante a resposta inicial a uma parada bradicárdica ou assistólica, mas deve ser substituída por estimulação transvenosa se a parada for prolongada, se a estimulação contínua for necessária ou se o dispositivo externo não conseguir estabelecer o ritmo. Infelizmente, um paciente em *assistolia* continua a ter um prognóstico muito ruim.

### Cuidados pós-reanimação

Após o retorno da circulação espontânea, particularmente após uma reanimação prolongada, a atenção se volta para os elementos da lesão causada pela parada cardíaca. Os quatro componentes da síndrome pós-parada cardíaca incluem lesão cerebral, disfunção miocárdica, respostas sistêmicas de isquemia-reperfusão e controle de fatores precipitantes persistentes. O objetivo terapêutico é manter um estado elétrico, hemodinâmico e do sistema nervoso central estável. A terapia específica é determinada pelas circunstâncias clínicas. A questão mais premente é a encefalopatia anóxica, que é um forte preditor de morte intra-hospitalar e incapacidade pós-parada. Para prevenir a encefalopatia pós-parada, a hipotermia terapêutica a 33 ou 34°C não é melhor do que o resfriamento a 36°C[A10],[13] e adicionar resfriamento evaporativo transnasal durante a parada não fornece benefício incremental,[A10b] sugerindo, assim, que o benefício da hipotermia pode estar mais relacionado à prevenção da febre pós-parada do que à redução das demandas metabólicas. Após 24 a 48 horas de resfriamento, os pacientes devem ser reaquecidos gradativamente até 37°C. Para pacientes que sofrem parada cardíaca dentro do hospital, a hipotermia terapêutica não parece ser benéfica.

Durante ou após a terapia destinada a restaurar um ritmo cardíaco eletricamente estável, o estado metabólico geral do paciente deve ser tratado melhorando a oxigenação e revertendo a acidose. O bicarbonato de sódio intravenoso (1 mEq/kg), com até 50% desta dose repetida a cada 10 a 15 minutos durante o curso da RCP, é recomendado para pacientes com causas de acidose responsivas a bicarbonato preexistentes conhecidas ou suspeitas, para algumas superdosagens de drogas/fármacos (Capítulo 102) e após tentativas prolongadas e malsucedidas de reanimação. Entretanto, é importante ter cuidado porque quantidades excessivas de bicarbonato de sódio podem ser deletérias, causando alcalose, hipernatremia e hiperosmolalidade. Além disso, a otimização da oxigenação cerebral direcionada ao objetivo não melhora os resultados neurológicos.[A10c] Quando possível, pH, $P_{O_2}$ e $P_{CO_2}$ arteriais devem ser monitorados durante a reanimação. A lesão miocárdica (Capítulo 64) e a disfunção hemodinâmica (Capítulo 99) são tratadas por técnicas padrão.

Paralelamente ao suporte terapêutico pós-parada, ações diagnósticas também são indicadas, especialmente quando se suspeita que a parada seja decorrente de uma síndrome coronariana aguda (Capítulo 63). O mais urgente é o cateterismo cardíaco seguido por intervenções coronarianas (Capítulo 65), para ajudar a controlar os ritmos instáveis associados à isquemia contínua e preservar o miocárdio nos sobreviventes.[14] No entanto, em pacientes sem supradesnivelamento do segmento ST, a angiografia imediata não é melhor do que atrasar a angiografia até após a recuperação neurológica.[A10d] Essas atividades exigem transporte SRE para hospitais com capacidade de atendimento avançado 24 horas por dia, 7 dias por semana. Um tempo de transporte adicional de menos de 15 minutos para alcançar o atendimento avançado imediato foi sugerido como uma compensação apropriada. A administração por 2 dias de amoxicilina-clavulanato (1 g, 200 mg) pode reduzir o risco de pneumonia associada à ventilação mecânica, mas não a mortalidade em 28 dias.[A10e]

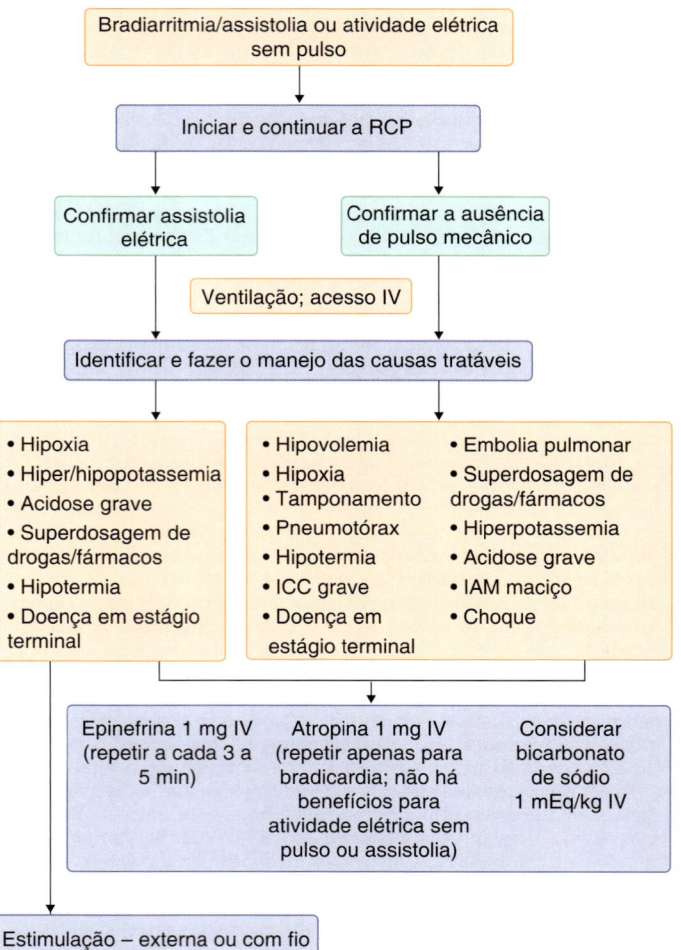

**FIGURA 57.3** Algoritmo geral para suporte avançado de vida em cardiologia em resposta à parada cardíaca bradicárdica ou assistólica ou atividade elétrica sem pulso. Para obter mais detalhes, consulte as Recomendações de grau A. ICC = insuficiência cardíaca congestiva; RCP = reanimação cardiopulmonar; IV = intravenoso; IAM = infarto agudo do miocárdio.

## PROGNÓSTICO

A probabilidade de sobrevida após uma intervenção imediata é de cerca de 25 a 30% para FV/TV sem pulso em comparação com cerca de 10 a 15% para atividade elétrica sem pulso e menos de 5% para assistolia. No hospital, a probabilidade de sobrevida é determinada pela categoria específica de paciente (síndromes agudas melhores do que doenças em estágio terminal), o mecanismo de parada cardíaca (melhor para taquiarritmias do que para bradiarritmias, assistolia ou atividade elétrica sem pulso) e o local do hospital (melhor em unidades de terapia intensiva ou outros ambientes monitorados do que em uma unidade de cuidados gerais não monitorada). A desfibrilação imediata em ambientes altamente protegidos, tais como um laboratório de cateterização cardíaca, onde os tempos de resposta menores do que 60 segundos são a norma, está associada com uma taxa de sobrevida maior do que 90% para FV na ausência de condições fisiopatológicas que tendam a perpetuar a arritmia potencialmente fatal. Em muitos ambientes de tratamento intensivo, incluindo pacientes com síndromes coronarianas agudas (Capítulos 63 e 64), os desfechos também podem ser excelentes. Para outras configurações intra-hospitalares e a maioria das configurações fora do hospital, o número absoluto e a proporção de sobreviventes permanecem baixos.

Alguns locais públicos podem ter tempos de resposta muito rápidos e atingir taxas de sobrevida de 50% ou mais. Se, entretanto, transcorrerem 3 a 4 minutos desde o início da parada cardíaca súbita até a tentativa de desfibrilação, a sobrevida cai para menos de 50% na maioria das circunstâncias intra e extra-hospitalares. As taxas de sobrevida continuam a cair rapidamente depois disso, diminuindo para 25% ou menos em 4 a 6 minutos e para menos de 10% em 10 minutos. Embora a desfibrilação imediata seja preferida nos primeiros minutos após o início, um breve período de RCP melhora a capacidade de sobrevida quando o tempo até a desfibrilação ultrapassar 4 a 5 minutos.

O prognóstico a longo prazo após a alta é determinado por vários fatores, incluindo função ventricular pré-evento, histórico de insuficiência cardíaca e gravidade da lesão neurológica residual. A reanimação e a desfibrilação realizadas por transeuntes não apenas melhoram a sobrevida, mas também reduzem a taxa de danos cerebrais e internação em clínicas de repouso.[15] No geral, cerca de 40% dos sobreviventes de parada cardíaca fora do hospital apresentam boa qualidade de vida e estado funcional. Os pacientes cuja parada cardíaca súbita tenha resultado de fatores transitórios, que tenham função ventricular esquerda preservada e que tenham defeitos neurológicos mínimos ou nenhum, apresentam bom prognóstico. Por outro lado, os pacientes com doença cardíaca avançada têm taxas de mortalidade anuais que variam de 10 a 50%. Os sobreviventes que recebem um desfibrilador implantável após uma parada cardíaca súbita não devido a fatores transitórios (Capítulo 60) alcançam uma redução do risco relativo de 25 a 30%, com o risco absoluto diminuindo de 21 a 25% para 15 a 18% em um período de acompanhamento de 2 anos. O teste genético é frequentemente indicado em parentes de pacientes com morte súbita sempre que uma necropsia não demonstrar uma causa anatômica da morte.[15b]

### Recomendações de grau A

- A1. Ringh M, Rosenqvist M, Hollenberg J, et al. Mobile-phone dispatch of laypersons for CPR in out-of-hospital cardiac arrest. *N Engl J Med*. 2015;372:2316-2325.
- A2. Nichol G, Leroux B, Wang H, et al. Trial of continuous or interrupted chest compressions during CPR. *N Engl J Med*. 2015;373:2203-2214.
- A3. Zhan L, Yang LJ, Huang Y, et al. Continuous chest compression versus interrupted chest compression for cardiopulmonary resuscitation of non-asphyxial out-of-hospital cardiac arrest. *Cochrane Database Syst Rev*. 2017;3:CD010134.
- A4. Kirkegaard H, Soreide E, de Haas I, et al. Targeted temperature management for 48 vs 24 hours and neurologic outcome after out-of-hospital cardiac arrest: a randomized clinical trial. *JAMA*. 2017;318:341-350.
- A5. Holmberg MJ, Vognsen M, Andersen MS, et al. Bystander automated external defibrillator use and clinical outcomes after out-of-hospital cardiac arrest: a systematic review and meta-analysis. *Resuscitation*. 2017;120:77-87.
- A6. Perkins GD, Ji C, Deakin CD, et al. A randomized trial of epinephrine in out-of-hospital cardiac arrest. *N Engl J Med*. 2018;379:711-721.
- A7. Zhang Q, Liu B, Zhao L, et al. Efficacy of vasopressin-epinephrine compared to epinephrine alone for out of hospital cardiac arrest patients: a systematic review and meta-analysis. *Am J Emerg Med*. 2017;35:1555-1560.
- A8. Kudenchuk PJ, Brown SP, Daya M, et al. Amiodarone, lidocaine, or placebo in out-of-hospital cardiac arrest. *N Engl J Med*. 2016;374:1711-1722.
- A9. Mentzelopoulos SD, Malachias S, Chamos C, et al. Vasopressin, steroids, and epinephrine and neurologically favorable survival after in-hospital cardiac arrest: a randomized clinical trial. *JAMA*. 2013;310:270-279.
- A10. Lilja G, Nielsen N, Friberg H, et al. Cognitive function in survivors of out-of-hospital cardiac arrest after target temperature management at 33°C versus 36°C. *Circulation*. 2015;131:1340-1349.
- A10b. Nordberg P, Taccone FS, Truhlar A, et al. Effect of trans-nasal evaporative intra-arrest cooling on functional neurologic outcome in out-of-hospital cardiac arrest: the PRINCESS randomized clinical trial. *JAMA*. 2019;321:1677-1685.
- A10c. Ameloot K, De Deyne C, Eertmans W, et al. Early goal-directed haemodynamic optimization of cerebral oxygenation in comatose survivors after cardiac arrest: the Neuroprotect post-cardiac arrest trial. *Eur Heart J*. 2019;40:1804-1814.
- A10d. Lemkes JS, Janssens GN, van der Hoeven NW, et al. Coronary angiography after cardiac arrest without ST-segment elevation. *N Engl J Med*. 2019;380:1397-1407.
- A10e. François B, Cariou A, Clere-Jehl R, et al. Prevention of early ventilator-associated pneumonia after cardiac arrest. *N Engl J Med*. 2019;381:1831-1842.
- A11. Kolodziejczak M, Andreotti F, Kowalewski M, et al. Implantable cardioverter-defibrillators for primary prevention in patients with ischemic or nonischemic cardiomyopathy: a systematic review and meta-analysis. *Ann Intern Med*. 2017;167:103-111.

## REFERÊNCIAS BIBLIOGRÁFICAS

*As referências bibliográficas, bem como os outros materiais suplementares deste livro, encontram-se no GEN-IO, nosso ambiente virtual de aprendizagem.*

# 58

# ARRITMIAS CARDÍACAS SUPRAVENTRICULARES

PETER ZIMETBAUM

As arritmias supraventriculares são divididas em bradiarritmias e taquiarritmias. Qualquer ritmo que se origine acima da bifurcação do feixe de His em seus ramos direito e esquerdo é considerado de origem supraventricular.

## ANATOMIA E ELETROFISIOLOGIA NORMAL

O impulso cardíaco normal começa no complexo do nó sinusal, que está localizado na junção do átrio direito e da veia cava superior. Ele então se propaga através do átrio direito e ativa o átrio esquerdo, principalmente através do seio coronário. O tempo necessário para ativar os átrios é representado pela onda P no eletrocardiograma (ECG). Após despolarizar os átrios, o impulso entra no nó atrioventricular, que está localizado na região do septo inferior do átrio direito, onde ocorre um atraso. Esse atraso possibilita que o átrio se contraia e encha os ventrículos. Na maioria dos indivíduos, o impulso viaja através do nó atrioventricular por uma via funcional uniforme. Algumas pessoas têm duas ou mais vias funcionais, chamadas vias nodais atrioventriculares (vias rápida e lenta). O atraso no nó atrioventricular representa a maior parte da porção isoelétrica do intervalo PR no ECG (e-Figura 58.1). A duração usual da ativação atrial, incluindo o atraso no nó AV, é de até 140 ms e pode ser medida diretamente como o intervalo atrial-His. O impulso então se propaga pelo sistema de condução especializado infranodal, ou seja, através do feixe de His, depois para os ramos direito e esquerdo e para a rede de Purkinje. A rede de Purkinje se estende por todo o endocárdio ventricular. Os impulsos são conduzidos rapidamente pela rede de Purkinje, permitindo ativações quase simultâneas dos ventrículos. Uma pequena porção do segmento isoelétrico do intervalo PR representa a condução infranodal. Esta condução infranodal pelo sistema His-Purkinje também pode ser medida diretamente (intervalo His-ventrículo) e sua duração deve ser de 40 a 60 ms. Uma vez fora do sistema de Purkinje, o impulso prossegue de maneira relativamente lenta da superfície endocárdica para a superfície epicárdica dos ventrículos. O complexo QRS no ECG representa a despolarização dos ramos do sistema especializado de condução e do miocárdio ventricular. Os pacientes que têm pré-excitação ventricular ativam os ventrículos por meio de uma via alternativa ao sistema de condução ventricular normal. Esses pacientes têm vias anômalas ou vias acessórias sobre as quais o miocárdio ventricular pode ser ativado diretamente, em vez de ter que viajar pelo nó atrioventricular e pelo sistema His-Purkinje (SHP). Essas vias, que se desenvolvem como uma falha da separação fibrosa normal dos átrios e ventrículos, estão localizadas nas proximidades das valvas mitral e tricúspide. A ativação direta do miocárdio ventricular sem o atraso usual no nó atrioventricular resulta em uma ativação ascendente lenta do complexo QRS, chamada de onda delta (δ) (e-Figura 58.2).

A frequência cardíaca normal é gerada por tecidos ou células marca-passo com automatismo intrínseco. As células do nó sinusal produzem a maior frequência (entre 60 e 100 batimentos por minuto [bpm]) de automatismo e suprimem outros tecidos potencialmente automáticos (junção atrioventricular, de 40 a 55 bpm; células do SHP, de 15 a 40 bpm) com taxas mais lentas de despolarização. O nó sinusal e o nó atrioventricular são fortemente influenciados pelos sistemas nervosos parassimpático (vagal) e simpático (adrenérgico). Em repouso, o sistema parassimpático controla o automatismo do nó sinusal. Com o esforço ou estresse emocional ou físico, ocorrem supressão do tônus parassimpático e aumento na frequência cardíaca, que é então perpetuada pelo tônus simpático, aumentando ainda mais a frequência cardíaca. A arritmia sinusal se refere à variação normal na frequência cardíaca com a inspiração e a expiração. Com a inspiração, uma suspensão do tônus vagal aumenta a frequência cardíaca; em comparação, a expiração é associada à queda na frequência cardíaca (Figura 58.1). Durante o sono, o predomínio do tônus vagal diminui a frequência cardíaca.

## BRADIARRITMIAS

As bradiarritmias podem ser causadas por disfunção no nó sinusal, no nó atrioventricular ou no sistema His-Purkinje (Tabela 58.1).

### Bradicardia sinusal e disfunção do nó sinusal

A bradicardia sinusal (Figura 58.2) é geralmente definida como frequência sinusal menor que 60 bpm. Entretanto, é importante destacar que frequências sinusais de até 45 a 50 bpm, sobretudo em repouso, podem ser fisiologicamente normais. A disfunção do nó sinusal abrange um grupo de distúrbios, incluindo bradicardia sinusal, bloqueio do nó sinoatrial (SA), pausa sinusal (pausa > 2 a 3 segundos) durante o ritmo sinusal, a incompetência cronotrópica e a síndrome de taquicardia-bradicardia (taqui-bradi).[1] A disfunção do nó sinusal associada a sintomas como fadiga, tonturas, síncope ou pré-síncope (Capítulos 45 e 56) ou à piora da insuficiência cardíaca (Capítulo 52) é chamada de doença do nó sinusal. A síndrome taqui-bradi é frequentemente identificada por demora prolongada na recuperação do nó sinusal após interrupção da fibrilação atrial (Figura 58.3). O bloqueio SA refere-se ao fenômeno eletrofisiológico de atraso ou bloqueio do impulso à medida que ele se desloca do nó sinusal para o tecido atrial adjacente (Figura 58.4). O bloqueio SA pode ser de primeiro grau, de segundo grau (tipo 1 ou 2) e de terceiro grau. O bloqueio SA de primeiro grau é difícil de diagnosticar a partir do ECG de superfície. O bloqueio SA de segundo grau tipo 1 se manifesta pelo encurtamento

| Tabela 58.1 | Bradicardias. |
|---|---|
| **DISFUNÇÃO DO NÓ SINUSAL** | |
| Bradicardia sinusal < 45 bpm | |
| Bloqueio de saída sinoatrial | |
|    Primeiro grau | |
|    Segundo grau | |
|    Terceiro grau | |
| Parada sinusal | |
| Síndrome de bradicardia-taquicardia | |
| **BLOQUEIO ATRIOVENTRICULAR** | |
| Primeiro grau | |
| Segundo grau | |
|    Mobitz tipo I (fenômeno de Wenckebach) | |
|    Mobitz tipo II | |
|    Grau superior (p. ex., 2:1, 3:1) | |
| Terceiro grau | |
|    Nó atrioventricular | |
|    Sistema His-Purkinje | |

progressivo do intervalo PP antecedendo a pausa sinusal. O intervalo PP após a pausa deve ser maior que duas vezes o intervalo PP que precedeu a pausa. O bloqueio SA de segundo grau tipo 2 é caracterizado por uma pausa igual a um múltiplo exato da frequência sinusal (i. e., intervalo PP constante antes e depois da pausa). O bloqueio de saída SA de alto grau se refere à ausência de ondas P múltiplas com uma pausa ainda correspondente a um múltiplo absoluto dos intervalos PP subjacentes, enquanto o bloqueio atrioventricular (BAV) de terceiro grau resulta em ausência completa das ondas P sinusais.

A incompetência cronotrópica refere-se à incapacidade de aumentar a frequência sinusal de maneira apropriada em resposta ao exercício ou a outra demanda fisiológica. Na maioria dos pacientes, a incompetência cronotrópica se manifesta por frequência cardíaca máxima de menos de 100 bpm.

## DISTÚRBIOS DE CONDUÇÃO ATRIOVENTRICULAR

Os distúrbios da condução atrioventricular se referem à condução anormal no nó atrioventricular ou no SHP, abaixo do nó atrioventricular. A transmissão elétrica através do sistema de condução atrioventricular é primariamente limitada pelo nó atrioventricular, que conduz de forma decremental para impedir a condução excessivamente rápida para os ventrículos. O nó atrioventricular normal raramente conduz mais rápido do que 200 bpm, e ele se torna mais lento com o envelhecimento. O nó atrioventricular é fortemente influenciado pelo tônus autônomo e pode

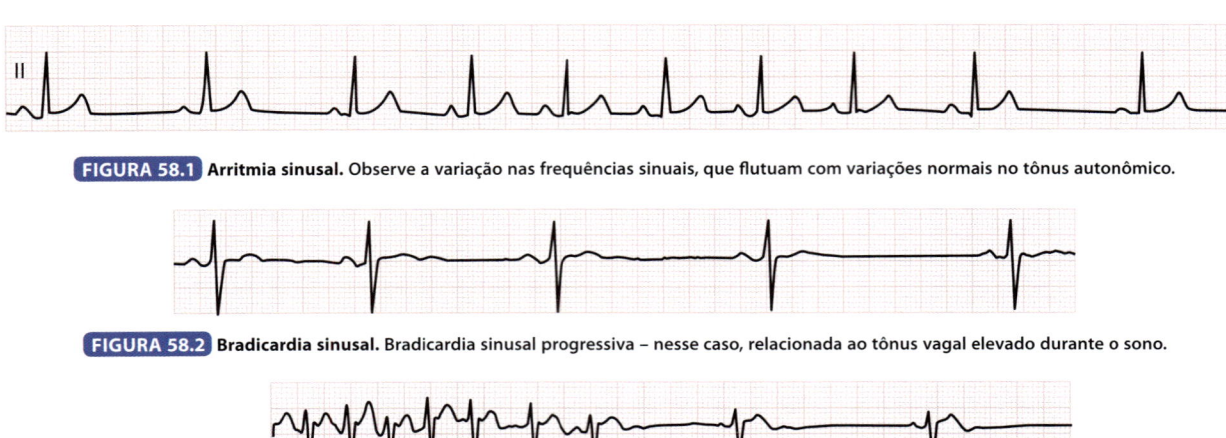

**FIGURA 58.1** Arritmia sinusal. Observe a variação nas frequências sinuais, que flutuam com variações normais no tônus autonômico.

**FIGURA 58.2** Bradicardia sinusal. Bradicardia sinusal progressiva – nesse caso, relacionada ao tônus vagal elevado durante o sono.

**FIGURA 58.3** Evidência eletrocardiográfica da síndrome de taqui-bradi. Fibrilação atrial com resposta ventricular taquicárdica seguida de conversão para bradicardia. sinusal.

**FIGURA 58.4** Bloqueio sinoatrial. O bloqueio de saída sinoatrial, provavelmente do tipo 2, é caracterizado por uma pausa igual a um múltiplo exato da frequência sinusal.

conduzir mais do que 200 bpm na vigência de aumento do tônus simpático e inibição do tônus parassimpático. A condução pelo SHP é mais rápida e não decremental.

Os BAV são classificados como de primeiro grau, de segundo grau, de alto grau e de terceiro grau. O BAV de primeiro grau é um nome impróprio porque, na verdade, nada é bloqueado – em vez disso, há um atraso, geralmente no nó atrioventricular, manifestado por um intervalo PR prolongado (Figura 58.5). O BAV de segundo grau é dividido em Mobitz do tipo I (Wenckebach) ou Mobitz do tipo II. O BAV Mobitz do tipo I é definido por prolongamento progressivo do intervalo PR que evolui para bloqueio após uma onda P (Figura 58.6). O prolongamento no intervalo PR inicial é maior, os intervalos RR subsequentes são mais curtos e o intervalo PR após a onda P bloqueada é mais curto do que o último intervalo PR conduzido antes da onda P bloqueada. O BAV Mobitz do tipo I geralmente ocorre no nó AV. O BAV Mobitz do tipo II, que é caracterizado por insuficiência abrupta da condução depois de uma onda P sem prolongamento do intervalo PR precedente, representa comprometimento da condução abaixo do nó AV. Em pacientes com bloqueio 2:1 (duas ondas P para cada complexo QRS) pode ser difícil determinar se o bloqueio é Mobitz I no nó AV ou Mobitz II abaixo do nó atrioventricular. Os sinais de comprometimento da condução no nó atrioventricular incluem intervalo PR prolongado (i. e., mais do que 300 ms) e complexo QRS estreito (duração diminuída). Os sinais de comprometimento da condução abaixo do nó atrioventricular incluem intervalo PR normal, mas com um bloqueio de ramo (Figura 58.7).

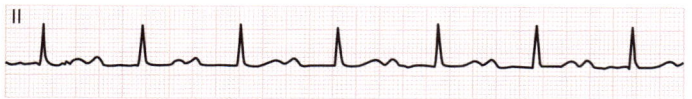

**FIGURA 58.5** Bloqueio atrioventricular (BAV) de primeiro grau. Repare na condução atrioventricular prolongada (> 200 ms).

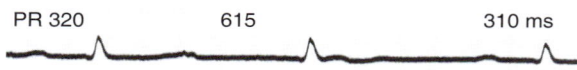

**FIGURA 58.6** BAV Mobitz do tipo I. Prolongamento progressivo do intervalo PR de 320 a 615 ms, seguido por uma onda P bloqueada. O intervalo PR conduzido subsequente é menor do que o intervalo PR antes da onda P descartada.

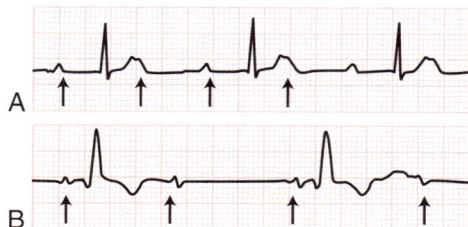

**FIGURA 58.7** Condução dois para um no nó atrioventricular e abaixo do nó atrioventricular. **A.** Condução dois para um, com os batimentos conduzidos demonstrando intervalo PR prolongado (> 300 ms) e complexo QRS estreito, indicando BAV Mobitz do tipo I no nó AV. **B.** Intervalo PR conduzido de duração normal e complexo QRS alargado favorecendo o bloqueio de Mobitz do tipo II em um local de bloqueio infranodal.

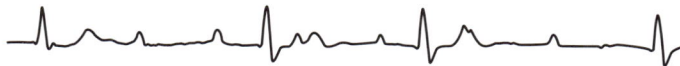

**FIGURA 58.8** Bloqueio atrioventricular (BAV) de alto grau. Períodos de BAV completo com três ondas P não conduzidas (a primeira delas ocluída no primeiro complexo QRS) seguidas por duas ondas P, a segunda das quais é conduzida para o ventrículo com um intervalo PR longo. As três ondas P subsequentes são novamente não conduzidas, com a última onda P ocluída pelo último complexo QRS.

O BAV de alto grau ou avançado, que é uma forma de BAV de segundo grau com múltiplas ou sucessivas ondas P não conduzidas, ou ambas (Figura 58.8), frequentemente recorre ou persiste. O BAV de terceiro grau (ou BAV completo) se refere a um ritmo em que a atividade atrial e a atividade ventricular ocorrem de forma independente e a frequência atrial geralmente excede a frequência ventricular. O BAV de terceiro grau pode ser visto com ritmo sinusal ou com qualquer taquiarritmia atrial com um ritmo de escape regular na junção AV ou abaixo dela (Figura 58.9). Algumas vezes, não há ritmo de escape e o BAV resulta em assistolia. O BAV completo, particularmente quando é agudo e acompanhado por um ritmo de escape, pode estar associado a prolongamento acentuado do intervalo QT, o que significa risco de *torsade de pointes* (Capítulo 59). Por esse motivo, os pacientes que se submetem à ablação do nó atrioventricular têm seus marca-passos programados para 80 bpm durante pelo menos 6 semanas após o procedimento, para prevenir prolongamento do QT e *torsade de pointes*. Por fim, a frequência de estimulação pode ser reduzida a níveis mais fisiológicos sem o risco continuado de arritmia ventricular. BAV completo e outros tipos de bradiarritmia grave podem manifestar-se com síncope, se houver uma pausa prolongada antes que um ritmo de escape se desenvolva. Mais frequentemente, esses ritmos se apresentam com sintomas de fadiga e dispneia. A pressão arterial muitas vezes está elevada devido à vasoconstrição periférica e pode haver insuficiência renal secundária à redução do débito cardíaco.

O termo "dissociação atrioventricular" refere-se a qualquer ritmo em que os átrios e os ventrículos se contraem de maneira independente. Se a frequência atrial for mais rápida do que a frequência ventricular, ela é chamada de BAV completo ou BAV de terceiro grau. A dissociação atrioventricular com frequência atrial mais lenta do que o marca-passo subsidiário geralmente é observada nas taquicardias juncionais ou ventriculares.

## MANIFESTAÇÕES CLÍNICAS

Bradicardia sinusal e diversos graus de BAV podem ocorrer assintomaticamente durante o sono em indivíduos saudáveis. Os BAV assintomáticos de primeiro e segundo graus, especialmente quando revertidos parcial ou completamente pelo exercício, costumam ser benignos. Os BAV de segundo e terceiro graus persistentes são anormais e frequentemente estão associados a tontura, fadiga, dispneia aos esforços, piora da insuficiência cardíaca, pré-síncope ou síncope. O BAV de terceiro grau, com um bom mecanismo de escape juncional que se acelera durante o exercício, como bem notado em pacientes com BAV congênito, pode permanecer assintomático. Os pacientes com BAV congênito podem não perceber o seu potencial para um estilo de vida mais ativo, devido à ausência de um ponto de referência, mas se sentem muito melhores quando uma aceleração apropriada da frequência cardíaca pode ser obtida após a terapia com marca-passo.

## DIAGNÓSTICO

As bradicardias são tipicamente diagnosticadas por ECG. Em pacientes sintomáticos com sintomas sugestivos de bradiarritmia, o monitoramento com Holter de 24 horas ou o monitoramento de alça prolongado geralmente pode fazer o diagnóstico, mas alguns pacientes podem precisar de um estudo eletrofisiológico formal (Capítulo 56). Qualquer bradicardia, incluindo disfunção do nó sinusal (Tabela 58.2) e bloqueio do nó atrioventricular (Tabela 58.3), pode ser causada pelo menos em parte pelas influências vagais, como episódios vasovagais, vômitos, cirurgia abdominal e procedimentos invasivos nos segmentos superior e inferior do sistema digestório. A síncope, algumas vezes causada por bradicardia e, algumas vezes, por vasodepressão com hipotensão, pode ocorrer (Capítulos 45 e 56). Medicamentos, doenças infiltrativas, degeneração fibrocálcica e várias outras causas devem ser consideradas. A doença de Lyme é uma causa comum de BAV completo reversível, em geral localizado no nó atrioventricular.

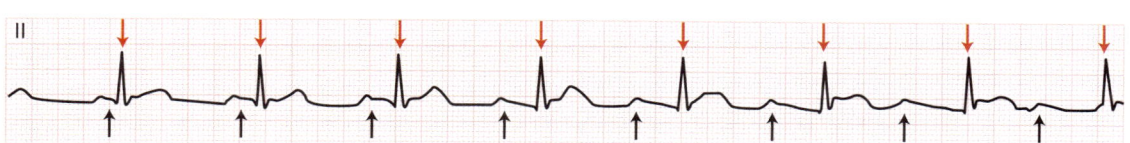

**FIGURA 58.9** Bloqueio atrioventricular (BAV) completo com batimentos atriais (*setas pretas*) dissociados dos batimentos ventriculares (*setas vermelhas*). Observe a elevação de ST nas derivações III e aVF, indicando infarto agudo do miocárdio inferior como a causa do BAV completo.

### Tabela 58.2 — Causas da disfunção do nó sinusal.

**INTRÍNSECAS**

Hipotireoidismo
Degeneração de fibrocalcificação
Tônus vagal aumentado, especialmente na apneia do sono
Mutações congênitas
Esclerodermia
Amiloidose
Doença de Chagas

**EXTRÍNSECAS**

Traumatismo, incluindo cirurgia cardíaca
Fármacos
   Bloqueadores dos canais de cálcio
   Betabloqueadores
   Digoxina
   Medicamentos antiarrítmicos (amiodarona, dronedarona, sotalol, flecainida, propafenona)
   Lítio

### Tabela 58.3 — Causas de bloqueio atrioventricular.

Todas as causas de disfunção do nó sinusal listadas na Tabela 58.2 e também:
  Doença de Lyme
  Endocardite bacteriana com formação de abscesso
  Sarcoidose cardíaca com granuloma
  Infarto do miocárdio (parede inferior)
  Infarto do miocárdio (parede anterior) (menos comum e frequentemente associado a choque cardiogênico)
  Mutações congênitas (possivelmente associadas ao lúpus eritematoso materno e transmissão de anticorpos anti-Ro e La)

Transposição corrigida dos grandes vasos

Doença de Chagas

Algumas condições neurológicas (especialmente distrofia miotônica)

Fármacos como na Tabela 58.2

### TRATAMENTO

O tratamento da disfunção do nó sinusal e dos bloqueios atrioventriculares consiste, em primeiro lugar, na interrupção dos medicamentos que podem precipitar a disfunção (Tabela 58.2).[1b] Embora alguns pacientes possam recuperar a condução normal, a suscetibilidade a medicamentos geralmente indica anormalidade de condução subjacente que pode piorar com o tempo. Por exemplo, a bradicardia sinusal assintomática (< 50 bpm) em adultos de meia-idade ou mais velhos não parece estar associada à incidência de doença cardiovascular ou morte, exceto em pacientes que utilizam fármacos modificadores da frequência cardíaca.[2]

A disfunção do nó sinusal assintomática não precisa de terapia. O BAV assintomático, particularmente se o complexo QRS de escape for estreito, também pode ser tratado sem intervenção, a menos que o intervalo QT esteja acentuadamente prolongado, quando um marca-passo deve ser considerado. Para a disfunção sintomática do nó sinusal e BAV de segundo e terceiro graus sintomáticos, o manejo agudo inclui atropina intravenosa (1 mg) ou isoproterenol (geralmente uma infusão de 1 a 2 μg/minuto) para aumentar a frequência cardíaca. A estimulação cardíaca temporária (Capítulo 60) pode ser necessária. Se a disfunção do nó sinusal ou o BAV for causado por anomalias transitórias, como as síndromes isquêmicas agudas induzidas por fármacos, o marca-passo temporário geralmente é suficiente; no entanto, quando se suspeita de um bloqueio infra-His ou intra-His (p. ex., BAV induzido pelo exercício ou BAV Mobitz do tipo II assintomático) e o local puder ser documentado com o registro do eletrograma do feixe de His, um marca-passo definitivo (Tabelas 60.1 e 60.2) é a única terapia efetiva a longo prazo e as recomendações de consenso para o implante do marca-passo devem guiar seu uso. Para todas as formas de disfunção do nó sinusal sintomática persistente ou BAV de segundo ou terceiro grau, o marca-passo definitivo é a terapia de escolha (Capítulo 60). Em pacientes com BAV e disfunção sistólica, prefere-se o uso de marca-passo biventricular.[A1] A única exceção é a doença de Lyme, em que a maioria dos casos de BAV melhora com 1 semana de terapia com antibióticos (Capítulo 305).

## Ritmos supraventriculares com frequência normal

As contrações prematuras atriais (CPA) ou extrassístoles atriais podem se originar do átrio direito ou esquerdo, ou, ainda, das veias pulmonares. A onda P, que difere da onda P do ritmo sinusal a menos que a CPA se origine próximo ao nó sinusal, sempre precede o complexo QRS (Figura 58.10). Entretanto, se a onda P for bloqueada, a mesma não é seguida por um complexo QRS. Uma extrassístole atrial bloqueada pode ser confundida com BAV de segundo grau, a não ser que a prematuridade seja reconhecida, ou com disfunção do nó sinusal, se ela for imperceptível. Uma aparência alterada do segmento ST-T frequentemente é um indício de onda P. Quando um complexo QRS prematuro tem a morfologia do ritmo sinusal subjacente, mas não é precedido por uma onda P, é rotulado como extrassístole juncional (Figura 58.11).

Um ritmo atrial ectópico se refere a um ritmo atrial não sinusal de um único foco com uma única morfologia da onda P (Figura 58.12). O marca-passo migratório atrial se refere a um ritmo atrial ectópico com pelo menos três morfologias diferentes da onda P em frequências entre 50 e 100 bpm (Figura 58.13).

### MANIFESTAÇÕES CLÍNICAS

As extrassístoles atriais frequentemente são assintomáticas, mas, ocasionalmente, são percebidas como palpitações (Capítulo 56). Da mesma forma, os ritmos atriais ectópicos, incluindo o marca-passo migratório atrial, são virtualmente sempre assintomáticos. Raramente, o ritmo atrial ectópico é muito lento e associado ao sintoma de fadiga.

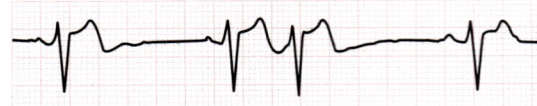

**FIGURA 58.10** Contração atrial prematura. Ritmo sinusal com contração atrial prematura como o terceiro complexo na fita de ritmo. A onda P está ocluída pela onda T anterior.

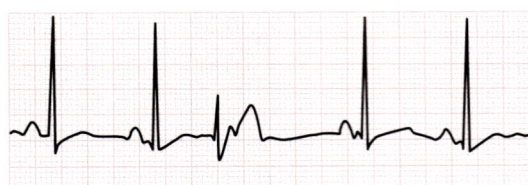

**FIGURA 58.11** Contração prematura juncional. A contração prematura é estreita, mas discretamente diferente na morfologia em comparação com os batimentos sinusais adjacentes. Essa contração prematura é proveniente da junção atrioventricular ou ligeiramente mais distal nos fascículos. A onda P invertida após o complexo QRS representa a ativação retrógrada dos átrios.

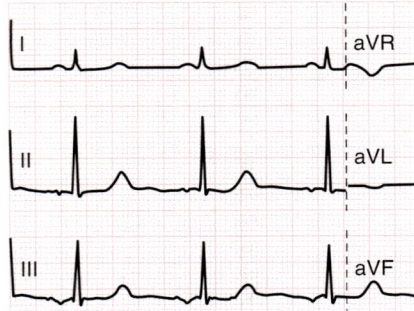

**FIGURA 58.12** Ritmo atrial ectópico. As ondas P invertidas nas derivações II, III e aVF indicam uma onda P não sinusal originando-se na porção inferior do átrio direito.

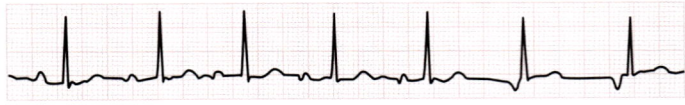

**FIGURA 58.13** Marca-passo migratório atrial. Ritmo com três morfologias distintas de ondas P.

## DIAGNÓSTICO

O diagnóstico das CPA, dos ritmos ectópicos atriais e do ritmo atrial multifocal são todos feitos pelo ECG ou Holter ou um gravador de eventos (Capítulo 56).

## TRATAMENTO

As extrassístoles atriais geralmente não exigem tratamento, a menos que estejam associadas a sintomas significativos. O tratamento consiste principalmente em betabloqueadores (p. ex., atenolol, de 25 a 100 mg/dia) ou bloqueadores dos canais de cálcio (p. ex., diltiazem de ação prolongada, de 180 a 300 mg/dia). Os ritmos atriais ectópicos e o marca-passo migratório atrial raramente são sintomáticos e não são tratados com medicamentos. Raramente, um ritmo ectópico lento associado à fadiga pode ser tratado com marca-passo atrial a uma frequência mais rápida do que o ritmo atrial ectópico. CPA muito frequentes aumentam o risco de FA e de outras arritmias atriais graves e elas estão associadas a aumento no risco a longo prazo de acidente vascular encefálico (AVE) e de doença cardiovascular clínica.[3]

## Taquiarritmias supraventriculares

As taquicardias supraventriculares (TSV) são definidas como arritmias com três ou mais batimentos a uma frequência maior do que 100 bpm (Tabela 58.4). Os batimentos, que podem ser regulares ou irregulares, são geralmente de complexo estreito, mas podem ser de complexo largo quando associados a bloqueio de ramo (aberrância) ou a condução por via acessória. Dilatação atrial, infarto agudo do miocárdio (IAM), embolia pulmonar, estados inflamatórios agudos ou crônicos ou cicatrizes de cirurgia prévia envolvendo o miocárdio atrial ou o pericárdio estão entre as causas de taquiarritmias atriais.

As pistas diagnósticas mais importantes para a determinação do tipo de TSV incluem a frequência da resposta ventricular, sua regularidade e, se for conhecido, quão súbito é o início da taquicardia. O complexo QRS é regular durante a taquicardia sinusal, o *flutter* atrial, a taquicardia reentrante do nó AV, a taquicardia com reciprocidade AV e a taquicardia atrial; ele é irregular com FA, *flutter* atrial com BAV variável, múltiplas CPA e taquicardia atrial multifocal. O início e o fim súbitos sugerem FA aguda, *flutter* atrial, taquicardia reentrante do nó AV, taquicardia com reciprocidade AV e taquicardia atrial. Início e fim graduais sugerem taquicardia sinusal, FA crônica, extrassístoles atriais e taquicardia atrial multifocal.

## TAQUICARDIA SINUSAL

A taquicardia sinusal (Figura 58.14) é uma arritmia que quase sempre é uma resposta fisiológica a um estresse emocional ou físico, como ansiedade, exercício, anemia, hipotensão, hipoxemia, febre, tireotoxicose ou insuficiência cardíaca. Ela é caracterizada por aumento e diminuição graduais na frequência cardíaca e raramente excede 180 bpm. Em casos raros é uma condição não fisiológica chamada de taquicardia sinusal inapropriada, que é caracterizada por taquicardia sinusal que se desenvolve em resposta ao estresse mínimo e que continua além do tempo em que a resposta normal teria diminuído.

A reentrada sinusal é uma forma rara de TSV causada pela reentrada no nó sinusal. Em oposição à TS fisiológica, ela começa abruptamente, é muitas vezes desencadeada por uma contração atrial prematura e termina abruptamente. A morfologia da onda P é idêntica à do ritmo sinusal e os betabloqueadores são o tratamento de escolha, caso seja necessário para o tratamento dos sintomas.

## TAQUICARDIA ATRIAL

O termo taquicardia atrial refere-se a um grupo de TSV que se origina a partir de localizações anatômicas focais nos átrios e se propaga em um padrão centrífugo (Figura 58.15). Essas localizações incluem as veias pulmonares, a crista terminal do átrio direito, o anel mitral ou tricúspide, o seio coronariano, o septo atrial, o apêndice atrial esquerdo, a continuidade aortomitral ou regiões de tecido cicatricial de cirurgia cardíaca prévia. As taquicardias atriais, que são, em geral, ritmos regulares que raramente excedem 200 bpm, podem apresentar-se na idade jovem, mas se desenvolvem com mais frequência em idades mais avançadas. As taquicardias

### Tabela 58.4 Taquicardias supraventriculares.

| | REGULARIDADE R-R | MORFOLOGIA DA ONDA P |
|---|---|---|
| **TAQUICARDIAS ATRIAIS** | | |
| Taquicardia sinusal | Regular | Positiva em II, III, aVF; negativa em aVR |
| Reentrada do nó sinusal | Regular | Positiva em II, III, aVF; negativa em aVR |
| Taquicardia atrial, unifocal | Regular | P diferente do nó sinusal |
| Taquicardia atrial, multifocal | Irregular | Três ou mais morfologias distintas de onda P |
| *Flutter* atrial, frequente: Anti-horário | Regular; irregular se bloqueio atrioventricular variável | Ondas de *flutter* serrilhadas; onda de forma regular; negativa em II, III, aVF, positiva em $V_1$, negativa em $V_6$ |
| Horário | | Positiva em II, III, aVF; negativa em $V_1$; positiva em $V_6$ |
| *Flutter* atrial: infrequente | Regular; irregular se bloqueio atrioventricular variável | Padrão diferente do *flutter* atrial frequente (anti-horário ou horário) |
| Fibrilação atrial | Irregularmente irregular | Ondas de fibrilação irregulares |
| **TAQUICARDIAS JUNCIONAIS ATRIOVENTRICULAR** | | |
| Reentrada atrioventricular (usando vias acessórias) | | |
| Ortodrômica | Regular | P retrógrada na onda ST-T |
| Antidrômica | Pré-excitado regular, exceto em fibrilação atrial pré-excitada irregular | P retrógrada, RP curto |
| Condução lenta | Regular | P retrógrada no final da onda T ou mais tarde (RP longo) |
| Atriofascicular (antidrômica) | Pré-excitado regular | P retrógrada, RP curto |
| Reentrada do nó atrioventricular | | |
| Frequente (lenta-rápida) | Regular | P retrógrada obscurecida por QRS ou altera o final de QRS (RP curto) |
| Infrequente (rápida-lenta) | Regular | P retrógrada no final da onda T ou mais tarde (RP longo) |
| Outras (lenta-lenta) | Regular | PR-RP aproximadamente iguais |
| Taquicardia juncional não paroxística* | Regular, frequência lenta | Dissociação atrioventricular |
| Taquicardia juncional automática* | Regular | Dissociação atrioventricular |

*O local de origem geralmente é infranodal.

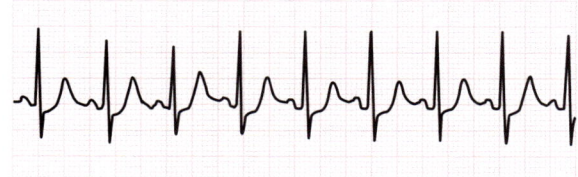

**FIGURA 58.14** Taquicardia sinusal a 120 bpm.

atriais podem ser: reentrantes, por atividade deflagrada ou automáticas em seus mecanismos. Algumas formas de taquicardia atrial são incessantes e podem predispor a uma miocardiopatia relacionada com a taquicardia (Capítulo 54). Outros tipos de taquicardia atrial são as paroxísticas e podem ter remissão espontânea sem tratamento. Quando persistentes, as taquicardias atriais podem ser tratadas com medicamentos (bloqueadores do canal de cálcio, betabloqueadores ou outros fármacos antiarrítmicos). O mapeamento eletrofisiológico e a ablação (Capítulo 60) da taquicardia atrial são altamente eficazes e oferecidos cada vez mais como terapia de primeira linha. A taquicardia atrial multifocal (Figura 58.16), que é a única forma de taquicardia atrial caracterizada por três ou mais

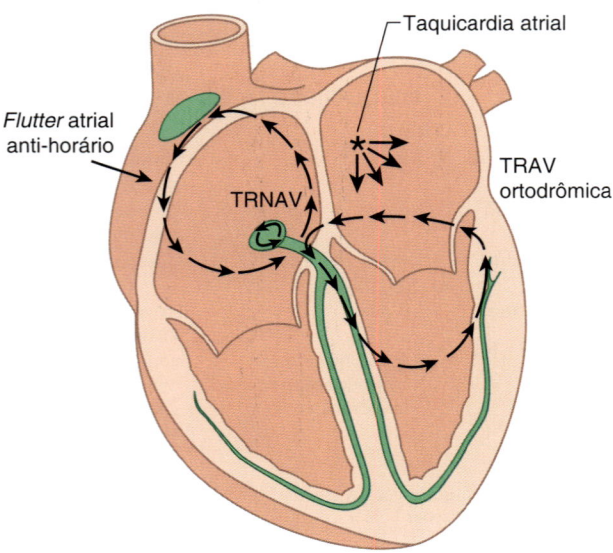

**FIGURA 58.15** Diagrama do local e do mecanismo dos tipos comuns de taquicardia supraventricular. TRNAV = taquicardia reentrante nodal atrioventricular; TRAV = taquicardia reentrante atrioventricular.

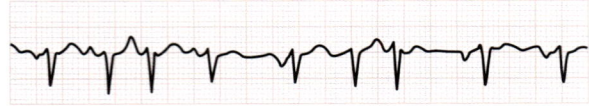

**FIGURA 58.16** Taquicardia atrial multifocal. Uma taquicardia atrial com três morfologias de ondas P distintas.

morfologias de ondas P, distingue-se do marca-passo migratório atrial pela frequência igual ou maior que 100 bpm. É um ritmo irregular e ocorre quase que exclusivamente em pacientes com doença pulmonar avançada.

## TAQUICARDIA POR REENTRADA NODAL ATRIOVENTRICULAR

A taquicardia por reentrada nodal atrioventricular (TRNAV), que é um tipo comum de TSV em todos os grupos etários, se apresenta mais frequentemente em jovens adultos e muitas vezes ocorre após mudança de posição.[4] É mais comum em mulheres do que em homens e pode se desenvolver ou ser exacerbada pela gravidez ou certas fases do ciclo menstrual. Os pacientes com TRNAV têm duas vias nodais atrioventricular funcionais (dupla via). Tipicamente, uma contração atrial prematura bloqueia em uma via (via rápida) e conduz lentamente sobre a outra (via lenta). Se esse batimento conduz de volta para a via rápida e, em seguida, reentra na via lenta, acontece a reentrada nodal AV (Figura 58.17). Este circuito reentrante é restrito ao nó atrioventricular e o resultado é que tanto os átrios como os ventrículos são ativados quase simultaneamente. As ondas P podem não ser visíveis no ECG porque elas estão embutidas no complexo QRS. Quando as ondas P estão presentes, elas geralmente são vistas logo após o QRS e apresentam um eixo superior ou negativo (negativo nas derivações II, III e aVF; taquicardia RP curta) (Figura 58.15). A TRNAV atípica é rara e ocorre com a condução anterógrada pela via rápida e retrógrada através da via lenta, com um longo intervalo entre a onda R precedente e a onda P negativa subsequente (p. ex., taquicardia de RP longo).

## TAQUICARDIA JUNCIONAL

A taquicardia juncional refere-se a uma taquicardia focal (não reentrante) originada na junção atrioventricular (Figura 58.18).[5] Várias formas diferentes de taquicardia juncional têm diferentes padrões clínicos. A taquicardia juncional não paroxística benigna é uma arritmia que raramente excede 120 bpm e, geralmente, exibe um padrão de "aquecimento" e de "resfriamento". Uma forma paroxística mais rápida que a taquicardia juncional ocorre em adultos jovens e é, muitas vezes, associada ao exercício. A taquicardia ectópica juncional congênita, que ocorre na população pediátrica, é associada a frequências muito rápidas e um risco de miocardiopatia relacionada com a taquicardia.

## TAQUICARDIAS RELACIONADAS COM VIAS ACESSÓRIAS

As taquicardias associadas a uma via acessória ou via anômala são denominadas taquicardias reentrantes atrioventriculares (TRAV). Essas taquicardias conduzem mais frequentemente para os ventrículos, pelo sistema de condução atrioventricular normal e, de maneira retrógrada, por uma

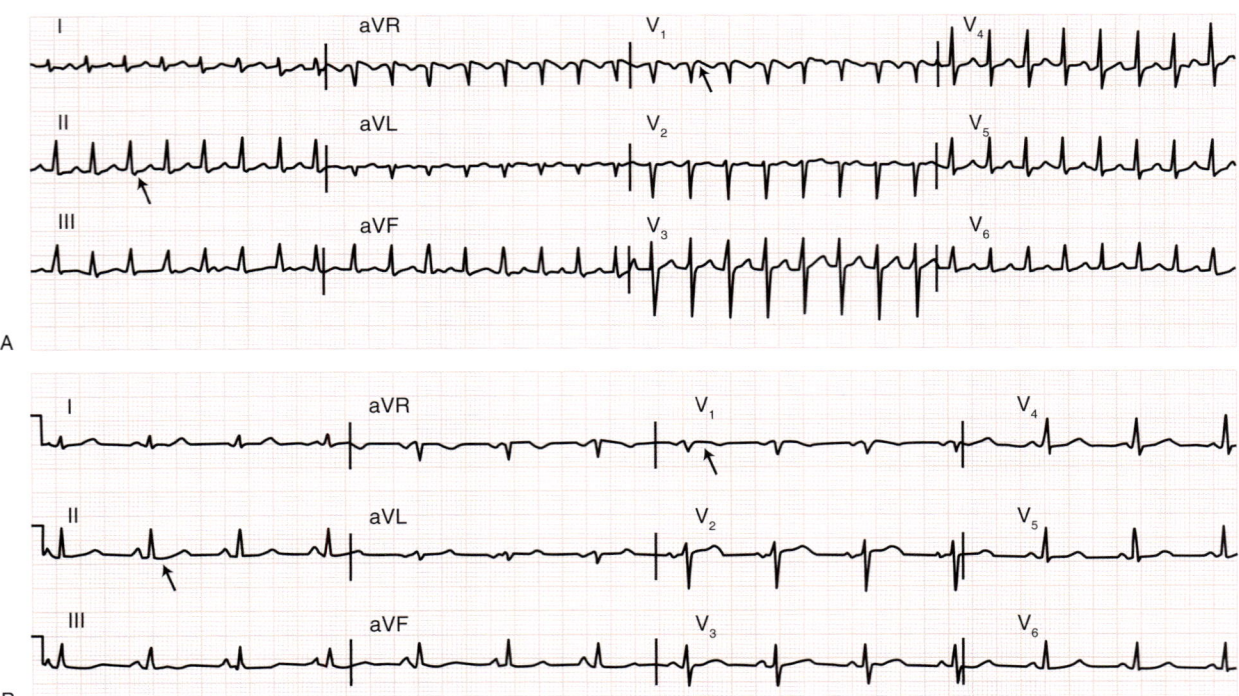

**FIGURA 58.17** Eletrocardiogramas demonstrando ritmos diferentes no mesmo paciente. **A.** Taquicardia reentrante nodal atrioventricular, com *setas* indicando ondas P retrógradas (negativas na derivação II, positivas em V₁). **B.** O mesmo paciente em ritmo sinusal. A ausência de uma deflexão negativa no final do complexo QRS na derivação II e uma deflexão positiva em V₁ confirmam que esses achados no painel A eram ondas P retrógradas.

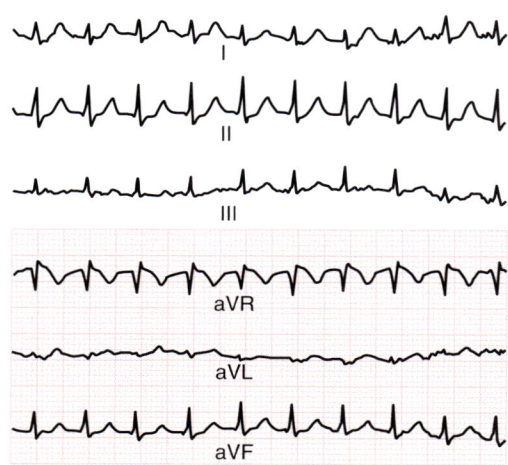

**FIGURA 58.18** **Taquicardia juncional.** Uma taquicardia sem ondas P evidentes. As deflexões negativas no final das derivações II, III e aVF representam ondas P retrógradas. Este ritmo é impossível de distinguir da taquicardia reentrante nodal atrioventricular no eletrocardiograma de superfície.

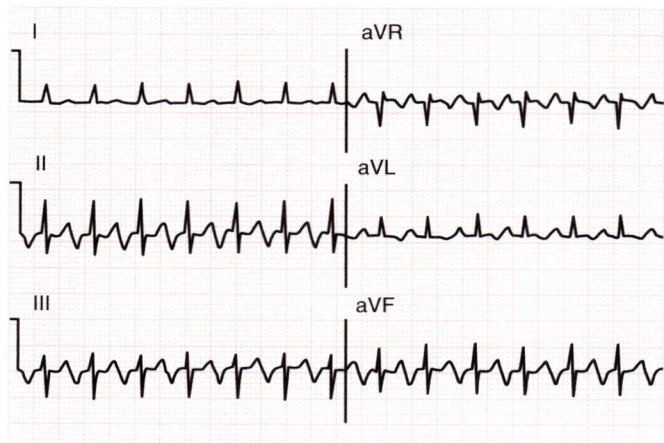

**FIGURA 58.20** **Taquicardia reentrante atrioventricular.** Ondas P negativas são observadas nas derivações II, III e aVF, indicativas de condução retrógrada para os átrios por uma via acessória septal.

via acessória (TRAV ortodrômica) (Figura 58.15). A taquicardia antidrômica é rara representa a condução anterógrada pela via acessória e retrógrada pelo sistema de condução normal ou, menos comumente, por uma segunda via acessória. A síndrome de Wolff-Parkinson-White é definida pelo achado de ondas delta ou pré-excitação no ECG em ritmo sinusal (Figura 58.19), em combinação com história pregressa de TRAV. Entretanto, é importante reconhecer que muitos pacientes com pré-excitação ventricular nunca chegam a ter TRAV. Além disso, até 40% dos pacientes com vias acessórias têm FA. Como o tecido da via acessória, diferente do nó atrioventricular, geralmente é não decremental, uma via acessória de condução rápida pode permitir que a FA conduza para os ventrículos em frequências muito elevadas e precipite fibrilação ventricular. Medicamentos como a digoxina, que aceleram a condução pela via acessória, devem ser evitados nesses pacientes.

O ECG durante a TRAV ortodrômica pode ter um complexo QRS estreito, mas um complexo QRS largo pode ser observado se houver aberração proveniente de um bloqueio no ramo, especialmente em frequências mais elevadas. A onda P retrógrada é negativa nas derivações I e aVL se ela conduzir ao longo de uma via acessória lateral esquerda e é negativa nas derivações II, III e aVF se ela conduzir ao longo de uma via acessória septal ou posteroseptal (Figura 58.20). A onda P ocorre mais tardiamente (após a onda R precedente), em comparação com TRNAV, porque na TRAV o impulso deve ser conduzido além do nó atrioventricular e para dentro do ventrículo antes de retornar aos átrios através de uma via acessória. Na TRAV antidrômica o complexo QRS é largo, com ativação inicial lenta, e se assemelha ao que é visto com a taquicardia ventricular em oposição a um bloqueio de ramo. A condução antidrômica com FA geralmente é rápida, ampla e irregular (Figura 58.19).

## FLUTTER ATRIAL

O *flutter* atrial é uma arritmia com uma frequência atrial de aproximadamente 300 bpm e uma resposta ventricular de 150 (2:1), 100 (3:1), ou múltiplos mais lentos.[6] O *flutter* atrial típico é um circuito macrorreentrante que circula no átrio direito em uma alça tanto no sentido horário como no anti-horário (Figura 58.21). A porção inferior do *flutter* típico utiliza

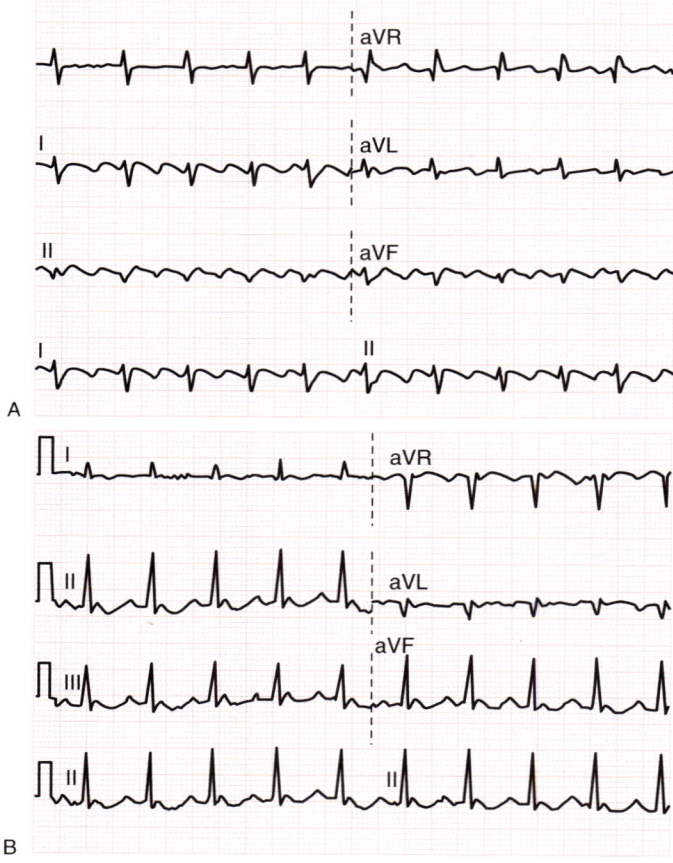

**FIGURA 58.21** **Dois exemplos de *flutter* atrial. A.** *Flutter* atrial direito no sentido anti-horário típico com as ondas serrilhadas clássicas vistas nas derivações II, III e aVF. **B.** *Flutter* atrial direito no sentido horário.

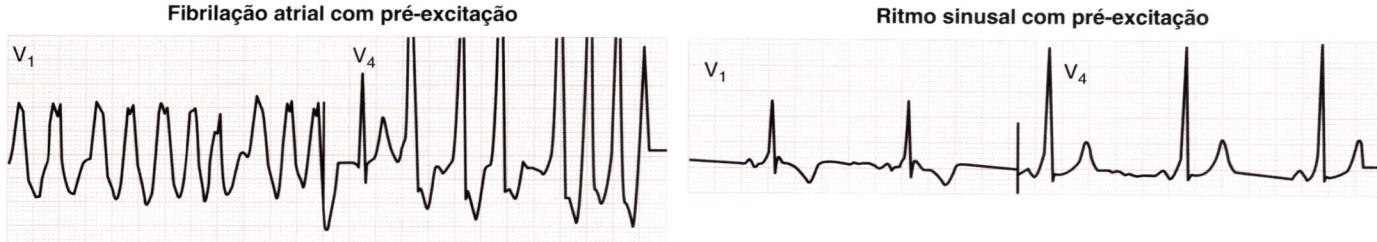

**FIGURA 58.19** **Dois painéis do mesmo paciente com pré-excitação ventricular.** O ritmo à esquerda é rápido, amplo e irregular, indicando fibrilação atrial com condução por uma via acessória. O ritmo à direita é sinusal com condução por uma via acessória.

a região estreita entre a veia cava inferior e o anel da tricúspide como um istmo crítico de condução. O *flutter* atrial típico quase sempre ocorre em pacientes com doenças cardiovasculares ou pulmonares subjacentes. Ele também pode se desenvolver em pacientes que recebem fármacos antiarrítmicos (p. ex., bloqueadores do canal de sódio) para o tratamento da FA. O *flutter* atrial atípico se refere aos circuitos atriais macrorreentrantes que não usam esse istmo cavotricúspide como parte crítica do circuito. Essas formas atípicas de *flutter* atrial frequentemente ocorrem no átrio esquerdo após cirurgia valvar mitral ou ablação por cateter da FA. O *flutter* atrial típico pode ser reconhecido pela morfologia de uma onda P "serrilhada", que é predominantemente negativa nas derivações II, III e aVF e positiva em $V_1$ (*flutter* atrial anti-horário) ou positiva nas derivações II, III e aVF e negativa em $V_1$ (*flutter* atrial horário).

## FIBRILAÇÃO ATRIAL

A FA é identificada pela ausência de ondas P e a presença de uma frequência ventricular irregularmente irregular. A FA "grossa", descrita pela presença de atividade atrial residual ao ECG, geralmente é mais bem observada na derivação $V_1$ com ausência da atividade semelhante à onda P em outras derivações (Figura 58.22). A FA pode estar associada a frequência ventricular regular quando há dissociação atrioventricular concomitante (p. ex., BAV completo ou taquicardia ventricular).

A FA, que é a arritmia mais comum na prática clínica, afeta mais de dois milhões de norte-americanos. A probabilidade do desenvolvimento de FA aumenta com a idade, com um aumento de três vezes na prevalência estimada à medida que a população norte-americana envelhecer nos próximos 20 anos. A FA quase sempre é um distúrbio recorrente, com a possível exceção de quando se desenvolve em associação com hipertireoidismo (Capítulo 213) ou cirurgia (Capítulo 405). A FA pode ser paroxística (termina espontaneamente) ou persistente (persiste por pelo menos 7 dias ou até que haja cardioversão). A FA paroxística pode ocorrer como arritmia autorremissiva por décadas ou pode progredir para a FA permanente. Os pacientes com FA persistente em geral progridem para a FA permanente, a menos que o ritmo sinusal tenha sido restaurado com a cardioversão.

Além de sua associação com o envelhecimento, a FA frequentemente ocorre em associação com a hipertensão (Capítulo 70) ou outras comorbidades, como diabetes melito, tireotoxicose, insuficiência cardíaca, doença da artéria coronária (DAC), valvopatia cardíaca ou doença pulmonar, como doença pulmonar obstrutiva crônica (DPOC) ou apneia do sono obstrutiva. Cerca de 20% dos pacientes não apresentam comorbidades associadas e têm o que se pode chamar de *FA isolada*. Alguns pacientes desenvolvem FA após consumo compulsivo de bebidas alcoólicas (síndrome do coração pós-feriado)[7] ou após ondas parassimpáticas, como após exercício vigoroso ou uma farta refeição (FA vagal). O consumo excessivo de cafeína é uma causa muito rara, mas frequentemente citada na FA. A FA requer um gatilho na forma de despolarizações prematuras atriais, que frequentemente se originam em veias pulmonares e que, nos indivíduos suscetíveis, resultam em FA. A suscetibilidade à FA pode estar relacionada com as alterações na função elétrica do átrio esquerdo. Os períodos prolongados de FA podem levar ao remodelamento estrutural e elétrico dos átrios e promover a perpetuação adicional de FA ("FA causa FA").

A FA provoca a perda da contribuição atrial para o enchimento ventricular. Esta chamada perda de expulsão rápida é geralmente bem tolerada em indivíduos normais, nos quais apenas cerca de 15% do enchimento ventricular são resultado da contração atrial. Entretanto, em pacientes que apresentam ventrículos rígidos, não complacentes (p. ex., pacientes com estenose aórtica, miocardiopatia hipertrófica ou restritiva ou hipertensão de longa data), até 40% do enchimento ventricular podem estar relacionados com a contração atrial, de modo que o volume sistólico pode cair notavelmente nesses pacientes.

A principal comorbidade associada à FA é o tromboembolismo. O tromboembolismo em pacientes com FA não valvar normalmente resulta de formação e deslocamento do trombo do apêndice atrial esquerdo. O risco de tromboembolismo está relacionado com doença vascular subjacente, mas não com o padrão de FA (persistente ou paroxística). Por exemplo, mesmo a FA subclínica está associada a um risco aumentado em 2,5 vezes de AVE isquêmico ou embolia sistêmica. Entretanto, o risco de embolia aumenta ainda mais nas primeiras 3 a 4 semanas após a cardioversão, quando o retorno gradual da função mecânica atrial pode resultar em um risco particularmente maior de tromboembolismo. O risco de tromboembolismo na FA aumenta com idade, diabetes melito, hipertensão arterial sistêmica, episódios embólicos prévios, doença vascular e insuficiência cardíaca. A menor incidência (< 1% anualmente) se dá em pacientes com menos de 65 anos e FA isolada. A FA está associada a um risco cerca de 1,4 vez maior de comprometimento cognitivo e demência, com ou sem história pregressa de AVE clínico. Cerca de 12% dos eventos clínicos de embolia são extracranianos e, cerca de 70% deles afetam os membros e o restante afeta principalmente a circulação mesentérica visceral.

### MANIFESTAÇÕES CLÍNICAS

As TSV podem provocar sintomas especificamente relacionados ao ritmo, incluindo fadiga, palpitações (Capítulo 56), tonturas, dispneia, desconforto torácico, pré-síncope e síncope. Esses sintomas são principalmente relacionados à rapidez da resposta ventricular e são mais prevalentes no início da arritmia. Ao contrário de outros tipos de TSV, os episódios assintomáticos de FA também são comuns em pacientes que têm FA sintomática.

A TSV incessante e as frequências ventriculares descontroladas podem causar miocardiopatia relacionada com a taquicardia, que é reversível com o controle dessas arritmias. Entretanto, em algumas situações, o quadro clínico pode ser dominado pela condição subjacente que precipita a arritmia, como febre, esforço físico, hipovolemia, insuficiência cardíaca (Capítulo 52), hipoxia, medicamentos simpatomiméticos ou parassimpatolíticos, tireotoxicose (Capítulo 213) e feocromocitoma (Capítulo 215).

As taquicardias reentrantes começam e terminam abruptamente, seja sem tratamento ou quando interrompidas com manobras vagais ou medicamentos intravenosos. Uma via acessória com pré-excitação ventricular pode não ser diagnosticada até a idade adulta, quando pode simular infarto do miocárdio ou hipertrofia ventricular direita ao ECG.

### DIAGNÓSTICO

A chave para o diagnóstico é o ECG de 12 derivações. O monitoramento com Holter é útil se houver possibilidade de detectar a arritmia por um monitoramento contínuo de 24 a 48 horas, ao passo que é preferível um gravador de eventos, que pode ser usado por até 1 mês e é ativado pelo paciente para gravação durante os sintomas, se a arritmia for menos frequente (Capítulo 56). Outra alternativa é um dispositivo que registra os dados continuamente e os transmite a uma estação central, capturando tanto as arritmias sintomáticas quanto as assintomáticas por um período de até 1 mês.

Ao exame físico, os pacientes com batimento atrial bloqueado ou TRNAV podem ter grandes ondas "a" (ondas "a" em canhão) detectadas na análise do pulso venoso jugular (Figura 45.3). A massagem do seio carotídeo, que tem um efeito vagal sobre o nó AV, pode interromper as TSV que dependem do nó AV como parte do seu circuito (TRNAV e TRAV). A massagem do seio carotídeo também pode ocasionalmente interromper a taquicardia atrial, embora mais frequentemente acarrete a diminuição da frequência de pulso por redução do número de impulsos atriais conduzidos através do nó AV. Da mesma forma, a massagem do seio carotídeo desacelerará a frequência ventricular, mas não terminará o *flutter* atrial e a FA.

O uso de adenosina (6 mg aplicados intravenosamente de maneira rápida, de 1 a 3 segundos) reduz a frequência cardíaca na taquicardia sinusal, na taquicardia atrial, na FA ou no *flutter* atrial e pode interromper a taquicardia reentrante do nó AV, a taquicardia AV com reciprocidade e algumas taquicardias atriais. Ela não deve ser administrada em pacientes com complexos QRS largos e irregulares porque ela pode exacerbar a FA na síndrome Wolff-Parkinson-White.

O estudo eletrofisiológico (Capítulo 60) é o método definitivo para o diagnóstico diferencial entre a TSV e a taquicardia ventricular (Tabela 59.2). A TSV pode muitas vezes ser iniciada por estimulação cardíaca programada, após a qual o mecanismo e o local da arritmia podem ser determinados.

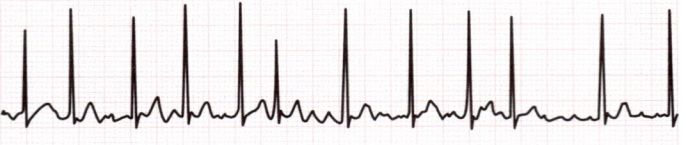

**FIGURA 58.22** Fibrilação atrial grosseira. A linha de base ondulada é sugestiva de atividade atrial e pode ser mal interpretada como ondas P ou ondas de *flutter*. A irregularidade dos complexos QRS indica que se trata de fibrilação atrial.

# CAPÍTULO 58 Arritmias Cardíacas Supraventriculares

## TRATAMENTO

### Terapia aguda[8]

#### Taquicardias sinusal, atrial, juncional e por reentrada nodal atrioventricular

A taquicardia sinusal raramente deve ser tratada diretamente. Em vez disso, o tratamento deve se concentrar na identificação e no tratamento de quaisquer condições subjacentes precipitantes, especialmente insuficiência cardíaca, doença pulmonar, febre, anemia e doença tireoidiana. Nos pacientes ocasionais que requerem tratamento para os sintomas associados à taquicardia sinusal inadequada, o uso de 5 mg de ivabradina 2 vezes/dia induz melhora significativa e elimina completamente os sintomas em aproximadamente metade dos pacientes.[9]

A taquicardia atrial multifocal é relativamente não responsiva à terapia clínica, é muito difícil de ser abolida e é mais bem abordada pelo manejo do distúrbio pulmonar ou cardíaco subjacente. Para os casos que precisem de tratamento agudo, as opções incluem o uso intravenoso de diltiazem, verapamil ou metoprolol (Tabela 58.5). A cardioversão não é útil.

Entretanto, episódios sustentados ou repetidos de TSV não sustentada geralmente exigem terapia efetiva. Se o controle rápido for desejado (p. ex., em pacientes com isquemia miocárdica ou hipotensão), a cardioversão é a melhor solução (Capítulo 60). As taquicardias atriais, incluindo o *flutter* atrial ou a FA, podem reverter espontaneamente ou após o tratamento de uma causa subjacente, como a hipoxia ou a insuficiência cardíaca, ou após a interrupção dos medicamentos precipitantes.

Um episódio agudo de TRNAV muitas vezes pode ser interrompido por manobras vagais, como a massagem do seio carotídeo. Em um ensaio randomizado, a realização de manobra de Valsalva modificada, realizada na posição semirrecumbente, com reposicionamento em decúbito dorsal e levantamento passivo dos membros inferiores imediatamente após a manobra aumentou a conversão de TSV para 43%, em comparação com os 17% da manobra clássica de Valsalva.[A2] Na maioria das taquicardias atriais, a adenosina e/ou a estimulação vagal provocam suficiente BAV para desmascarar a origem atrial da taquicardia. No entanto, algumas taquicardias atriais e a maioria dos episódios de TRNAV são interrompidas após a administração de adenosina. Os betabloqueadores intravenosos ou os bloqueadores dos canais de cálcio (Tabela 58.5) também podem ser usados para o mesmo propósito. Para o controle sustentado da frequência ventricular durante a taquicardia atrial, esmolol e diltiazem por via intravenoso são efetivos.

#### Taquicardias da via acessória

O manejo agudo das TSV que usam uma via acessória (TRAV) depende do mecanismo do ritmo cardíaco. Se a taquicardia utiliza o nó AV como parte essencial do circuito, ela pode ser interrompida por manobras vagais, como a massagem do seio carotídeo. Se a taquicardia utiliza uma via acessória, como a alça anterógrada (TRAV antidrômica), é importante evitar medidas que possam acelerar as propriedades de condução da via acessória. Por exemplo, a digoxina e a epinefrina irão aumentar a condução pela via acessória e podem, potencialmente, acelerar a taquicardia. Os pacientes podem ter resposta adrenérgica à queda na pressão arterial, induzida pelas propriedades vasodilatadoras dos betabloqueadores e dos bloqueadores dos canais de cálcio, sobretudo quando a FA conduz ao longo de uma via acessória. Como resultado dessas complicações em potencial, a adenosina (Tabela 58.5) é o medicamento de escolha para a interrupção aguda da TRAV antidrômica, mas um verdadeiro fármaco antiarrítmico, como a amiodarona intravenosa, ou a cardioversão, deve ser considerada para a FA conduzida pela via acessória. Na TRAV ortodrômica, em que o nó AV é o ramo anterógrado da taquicardia, os betabloqueadores e os bloqueadores do canal de cálcio podem ser usados, assim como a adenosina.

#### *Flutter* atrial

Pode ser muito difícil o controle da frequência do *flutter* atrial agudo, que geralmente deve ser tratado com a restauração do ritmo sinusal. A ibutilida intravenosa é aproximadamente 60% efetiva na conversão de *flutter* atrial para o ritmo sinusal. A cardioversão elétrica com corrente direta, que é altamente (> 95%) efetiva para a restauração do ritmo sinusal, não deve ser realizada a menos que o episódio de *flutter* atrial tenha menos de 48 horas de duração, ou o ETE tenha excluído coágulo no apêndice atrial esquerdo, ou até que o risco de AVE tenha sido minimizado ao se alcançar razão normalizada internacional (RNI) terapêutica de 2 a 3 com varfarina ou com a administração de uma dose terapêutica de dabigatrana, rivaroxabana, apixabana ou edoxabana (Capítulo 76) nas 4 semanas anteriores.

#### Fibrilação atrial

Para a FA aguda sem hipotensão, o controle da frequência cardíaca é crucial e pode ser obtido com esmolol, metoprolol, verapamil ou diltiazem (Tabela 58.5); em geral, a digoxina é um agente de terceira linha (Figura 58.23).[10] A maioria dos pacientes com FA de início recente deve ser anticoagulada com uma dose terapêutica de um anticoagulante oral de ação direta (dabigatrana, rivaroxabana, apixabana ou edoxabana; Capítulo 76), que agora é tipicamente utilizado em vez de heparina e varfarina. Metade dos pacientes com FA de início recente retornarão espontaneamente ao ritmo sinusal nas primeiras 48 a 96 horas. Portanto, mesmo em pacientes com fibrilação atrial sintomática de início recente, uma abordagem expectante – o controle da frequência com retardo da cardioversão se a FA não desaparecer nas primeiras 48 horas – é tão eficiente quanto a cardioversão precoce para o alcance do retorno ao ritmo sinusal no período de 1 mês.[A2b]

A decisão de restaurar e manter o ritmo sinusal ou permitir recorrências ou progressão para FA permanente é um componente fundamental do manejo da FA. Os testes de uma estratégia de controle da frequência em comparação com a estratégia de controle do ritmo com fármacos antiarrítmicos não demonstraram diferença na taxa de mortalidade total ou por arritmia associada a estas duas abordagens, mesmo após cirurgia cardíaca[A3] e em pacientes com fração de ejeção reduzida. Como um componente significativo dos eventos adversos experimentados nos ramos de controle do ritmo nesses estudos ocorreu devido ao AVE em pacientes não anticoagulados e à toxicidade dos fármacos antiarrítmicos, avanços na tecnologia dos medicamentos antiarrítmicos e anticoagulantes, bem como o advento de terapias ablativas confiáveis para a FA, podem promover uma reavaliação dessa questão.

Se uma estratégia de controle de frequência[11] for escolhida, é importante confirmar uma frequência cardíaca de 80 a 110 bpm em repouso e menor do que 140 bpm com o exercício, preferivelmente monitorando a frequência cardíaca durante o exercício em uma esteira ou por meio do monitoramento ambulatorial. O controle de frequência mais rigoroso não é benéfico. A falha em confirmar o controle da frequência pode resultar no desenvolvimento de miocardiopatia induzida por taquicardia. A terapia de primeira linha para controle da frequência inclui betabloqueadores ou bloqueadores do canal de cálcio; a digoxina também pode ser usada, mas geralmente é menos efetiva. Vale mencionar que os betabloqueadores não parecem reduzir a taxa de mortalidade por todas as causas quando utilizados por pacientes cuja FA é complicada por insuficiência cardíaca, mas não está claro se a digoxina é preferível nesse contexto. Do ponto de vista prático, os pacientes frequentemente precisam de uma combinação de medicamentos para atingir as frequências cardíacas almejadas.

Se uma estratégia do controle de ritmo[12] for escolhida, muitos pacientes necessitarão primeiro de cardioversão, seja farmacológica ou elétrica (Capítulo 60). O risco de formação do coágulo deve ser mitigado antes da cardioversão em todos os pacientes com FA de mais de 48 horas de duração. A primeira etapa geralmente é realizar a ecocardiografia transesofágica (ETE) (Capítulo 49). Se a ETE não mostrar evidências de um coágulo no átrio esquerdo, a cardioversão pode ser realizada sem anticoagulação sistêmica; se o paciente tiver fatores de risco para AVE em associação com FA, no entanto, a maioria dos médicos administra a anticoagulação durante a cardioversão e pelas próximas 4 semanas. Se a ETE mostrar evidências de coágulo, são necessárias 4 semanas consecutivas de anticoagulação pré-cardioversão (com doses terapêuticas de dabigatrana, rivaroxabana,[A4] apixabana ou edoxabana,[A5] ou, ainda, varfarina com RNI de pelo menos 2) e a anticoagulação deve ser mantida por pelo menos 3 a 4 semanas após a cardioversão. Mesmo quando não houver coágulo, a anticoagulação a longo prazo é recomendada comumente em pacientes com FA paroxística ou recorrente (ver adiante). A cardioversão elétrica, que deve ser realizada com um mínimo de 200 joules, é bem-sucedida em mais de 90% dos casos. A cardioversão farmacológica pode ser realizada com medicamentos intravenosos, como a ibutilida, que é mais bem-sucedida para o *flutter* atrial (60% de eficácia) do que para a FA (50%). Os medicamentos orais também podem ser utilizados como quando surgem os sintomas. Os pacientes podem tomar uma dose única de propafenona (600 mg) ou flecainida (300 mg), com uma taxa de reversão da FA de início recente (< 48 horas de duração) de aproximadamente 50%, sem necessidade de rastreamento por ETE. A amiodarona oral (dose de impregnação de 10 g durante a primeira semana, seguida por 400 a 600 mg/dia pelas próximas 3 semanas) também pode ser usada para a cardioversão e é bem-sucedida em aproximadamente 50% dos pacientes com FA, tanto recente quanto mais prolongada.

### Manejo a longo prazo

#### TRNAV, TRAV, taquicardias atriais e *flutter* atrial

A terapia crônica para a taquicardia atrial multifocal deve ser instituída apenas se for absolutamente necessária apesar dos melhores esforços para tratar a doença cardíaca ou pulmonar subjacente. As opções incluem diltiazem ou verapamil.

O tratamento crônico para TRNAV é guiado de acordo com a frequência e a gravidade dos sintomas. Muitos pacientes conseguem conviver com esse ritmo com recorrências infrequentes, que terminam espontaneamente ou com adenosina. A ablação de TRNAV (Capítulo 60) é efetiva e deve ser

| Tabela 58.5 | Fármacos antiarrítmicos: doses e efeitos colaterais. | | |
|---|---|---|---|
| **FÁRMACO ANTIARRÍTMICO E USO COMUM** | **DOSE/METABOLISMO** | **EFEITOS COLATERAIS E MONITORAMENTO NECESSÁRIO** | **ALGUMAS INTERAÇÕES MEDICAMENTOSAS** |
| **CONTROLE DE FREQUÊNCIA** | | | |
| Betabloqueadores (selecionados) | Hepático, renal<br>Apenas renal (atenolol, nadolol)<br>IV: esmolol, 250 a 500 µg por 1 min, então 50 a 300 µg/kg/min por 4 min; metoprolol, 2,5 a 5 mg em *bolus* IV por 2 min, até 3 doses com 10 min de intervalo<br>Oral: acebutolol, 200 a 600 mg, 2 ×/dia; atenolol, 25 a 100 mg, 1 ×/dia; carvedilol, 3,125 a 50 mg, 2 ×/dia; metoprolol, 25 a 150 mg, 2×/dia; nadolol, 20 a 120 mg, 1 ×/dia; nebivolol, 5 a 40 mg, 1 ×/dia; propranolol, 10 a 120 mg, 2 ×/dia | Fadiga, depressão, broncospasmo, disfunção erétil | Mínima, exceto para carvedilol e metoprolol, cujos níveis podem ser aumentados por amiodarona, propafenona, quinidina, fluoxetina, haloperidol, paroxetina e cimetidina |
| Bloqueador dos canais de cálcio (não di-hidropiridínico) | Hepático<br>Inibição de CYP3A4<br>IV: diltiazem, 20 mg em *bolus* IV por 2 min, em seguida, infusão de manutenção de 5 a 15 mg/hora; verapamil, *bolus* IV de 5 a 10 mg por 2 min (se não houver resposta, 10 mg adicionais após 30 min e, em seguida, uma infusão de 0,005 mg/kg/min)<br>Oral: verapamil de ação prolongada 120 a 480 mg, 1 ×/dia<br>Diltiazem de ação prolongada 180 a 300 mg, 1 ×/dia | Constipação intestinal, erupção cutânea, edema periférico | Inibe CYP3A4 – aumentará os níveis de alprazolam, carbamazepina, di-hidropiridínicos, ciclosporina, inibidores de HMG-CoA. Verapamil (mas não diltiazem) aumenta os níveis de digoxina |
| Digoxina | Renal, hepático, gastrintestinal, 0,125 a 375 mg/dia | Anorexia, náuseas, fadiga, confusão, visão alterada com halos verde-amarelados | Níveis de ou sensibilidade à digoxina aumentados por hipopotassemia, quinidina, verapamil, amiodarona, propafenona, insuficiência renal, hipoxia, redução da massa muscular<br>Os níveis de digoxina ou a sensibilidade a ela diminuíram por má absorção, hiperpotassemia, hipocalcemia |
| **CONTROLE DE RITMO** | | | |
| Adenosina | Eritrócitos, células endoteliais<br>Injeção IV de 6 mg, seguida, se necessário, de 12 mg após 1 a 2 min | Náuseas, cefaleia, rubor, dor torácica, broncospasmo (contraindicada para asmáticos) | Metilxantinas competem com a adenosina pela ligação aos receptores de adenosina<br>O dipiridamol diminui o metabolismo da adenosina |
| Amiodarona | Meia-vida hepática de 50 dias<br>Dose de ataque VO de 10 g por 7 a 10 dias, depois 400 mg por 3 semanas, então 200 mg/dia para fibrilação atrial<br>Dose de manutenção de 400 mg/dia para TV<br>Reduzir a dose em caso de bradicardia ou prolongamento do intervalo QT<br>IV: *bolus* de 150 a 300 mg, em seguida, infusão de 1 mg/min por 6 h, seguido por 0,5 mg/min depois disso | Pulmonar (pneumonite de hipersensibilidade aguda, infiltrados intersticiais crônicos), hepatite<br>Tireoide (hipo ou hipertireoidismo)<br>Fotossensibilidade, coloração cinza-azulada com alta dose crônica, náuseas, ataxia, tremor, alopecia<br>Evitar se for identificado nódulo tireoidiano<br>PFH duas a três vezes por ano, PFT duas vezes por ano, PFP e RXT na iniciação e RXT anual posteriormente<br>Prolongamento de QT esperado; reduza a dose se exceder 500 ms | Inibe as enzimas CYP450 – aumenta as concentrações de varfarina, digoxina, ciclosporina, alprazolam, carbamazepina, inibidores de HMG-CoA, fenitoína e quinidina |
| Sotalol | Renal: 80 a 120 mg, 2 ×/dia<br>Dose máxima, 240 mg, 2 ×/dia | Broncospasmo<br>Prolongamento de QT/*torsade de pointes* | Sem interações significativas |
| Ibutilida | CYP3A4 hepático 1 mg IV por 10 min, repita após 10 min, se necessário | Náuseas<br>Prolongamento de QT e *torsade de pointes*<br>Deve monitorar por 4 h após o início do fármaco | Nenhuma |
| Propafenona | Hepático<br>150 a 300 mg a cada 8 h ou liberação sustentada 225 a 425 mg, 2 ×/dia | Gosto metálico, tontura, SIADH<br>*Flutter* atrial, taquicardia ventricular | Pode diminuir o metabolismo da varfarina<br>Aumenta os níveis de digoxina |
| Flecainida | Renal, hepático CYP2D6<br>50 a 100 mg, 2 ×/dia; dose máxima, 300 a 400 mg/dia | Tontura, cefaleia, borramento visual<br>*Flutter* atrial, taquicardia ventricular | Pode aumentar os níveis de digoxina<br>Os níveis de flecainida aumentaram com amiodarona, haloperidol, quinidina, cimetidina e fluoxetina |
| Disopiramida | Renal, hepático (CYP3A4)<br>Dose: 100 a 400 mg a cada 8 a 12 h; dose máxima, 800 mg/24 h<br>Reduzir a dose para disfunção renal ou hepática | Anticolinérgico (contraindicado para glaucoma de ângulo estreito): xerostomia, retenção urinária, constipação intestinal, borramento visual<br>Prolongamento de QT/*torsade de pointes* | Nenhuma |
| Procainamida | Principalmente hepático – acetiladores rápidos produzem mais NAPA; NAPA liberado por via renal<br>Dose VO: 50 mg/kg/24 h<br>Dose IV: 1 g por 25 min, em seguida, infusão de 20 a 60 µg/kg/min<br>Reduzir a dose em caso de disfunção renal ou baixo débito cardíaco | Erupção cutânea, febre, artralgias, lúpus induzido por fármacos, particularmente em acetiladores lentos<br>Agranulocitose<br>Prolongamento de QT/*torsade de pointes* | Depuração de procainamida reduzida por trimetoprima, cimetidina e ranitidina |

## Tabela 58.5 Fármacos antiarrítmicos: doses e efeitos colaterais. (continuação)

| FÁRMACO ANTIARRÍTMICO E USO COMUM | DOSE/METABOLISMO | EFEITOS COLATERAIS E MONITORAMENTO NECESSÁRIO | ALGUMAS INTERAÇÕES MEDICAMENTOSAS |
|---|---|---|---|
| Quinidina | CYP3A4 hepático (70%), renal (30%)<br>Dose: sulfato – 600 mg, 3 vezes/dia, gliconato – 324 a 648 mg a cada 8 h<br>Dose reduzida para insuficiência renal | Trombocitopenia, cinchonismo<br>Prurido, erupção cutânea<br>Prolongamento de QT/*torsade de pointes* | ↑ Concentrações de digoxina e amiodarona<br>A quinidina inibe CYP2D6 e pode aumentar os fármacos metabolizados por esta enzima, por exemplo, ↑ efeito de antidepressivos tricíclicos, haloperidol, alguns betabloqueadores, fluoxetina, narcóticos<br>Metabolismo da quinidina é inibido pela cimetidina<br>O metabolismo da quinidina aumentou por fenobarbital, fenitoína e rifampicina |
| Dofetilida | Renal, hepático CYP3A4<br>CrCl > 60 (500 μg 2 vezes/dia), CrCl 40 a 60 (250 μg 2×/dia), CrCl 20 a 39 (125 μg 2×/dia) | Prolongamento de QT e *torsade de pointes*<br>São necessários 3 dias de monitoramento no hospital durante o início do medicamento | Contraindicado com verapamil, cetoconazol, cimetidina, megestrol, proclorperazina e trimetoprima<br>A hidroclorotiazida aumenta os níveis de dofetilida<br>É preciso interromper a amiodarona pelo menos 3 meses antes do início da dofetilida |
| Ivabradina[a] (não disponível nos EUA) | Dose inicial de 2,5 mg, 5 mg, 2×/dia durante 1 mês seguido de aumento para 7,5, 2×/dia, se necessário | Bradicardia sinusal<br>Cefaleia<br>Brilho visual | Antifúngicos azólicos, antibióticos macrolídios, nefazodona, nelfinavir, ritonavir |
| Dronedarona | Hepático, CYP3A4, meia-vida de 30 h<br>400 mg VO, 2×/dia<br>Melhor absorção com alimentos | Reduz a secreção de creatinina sem redução da TFG<br>Insuficiência hepática<br>Evitar na insuficiência cardíaca | Aumenta os níveis de digoxina (a dose reduz a digoxina pela metade)<br>Pode aumentar a miosite com sinvastatina<br>Evitar toranja |

[a]N.R.T.: Comercializada no Brasil em comprimidos de 5 e 7,5 mg. ClCr = *clearance* (depuração) da creatinina; RXT = radiografia de tórax; CYP = citocromo P-450; TFG = taxa de filtração glomerular; HMG-CoA = 3-hidroxi-3-metilglutaril coenzima A; IV = administração intravenosa; TFH = prova de função hepática; NAPA = *N*-acetil procainamida; TFP = prova de função pulmonar; VO = via oral; SIADH = síndrome de secreção inadequada de hormônio antidiurético; TFT = teste de função tireoidiana; TV = taquicardia ventricular.

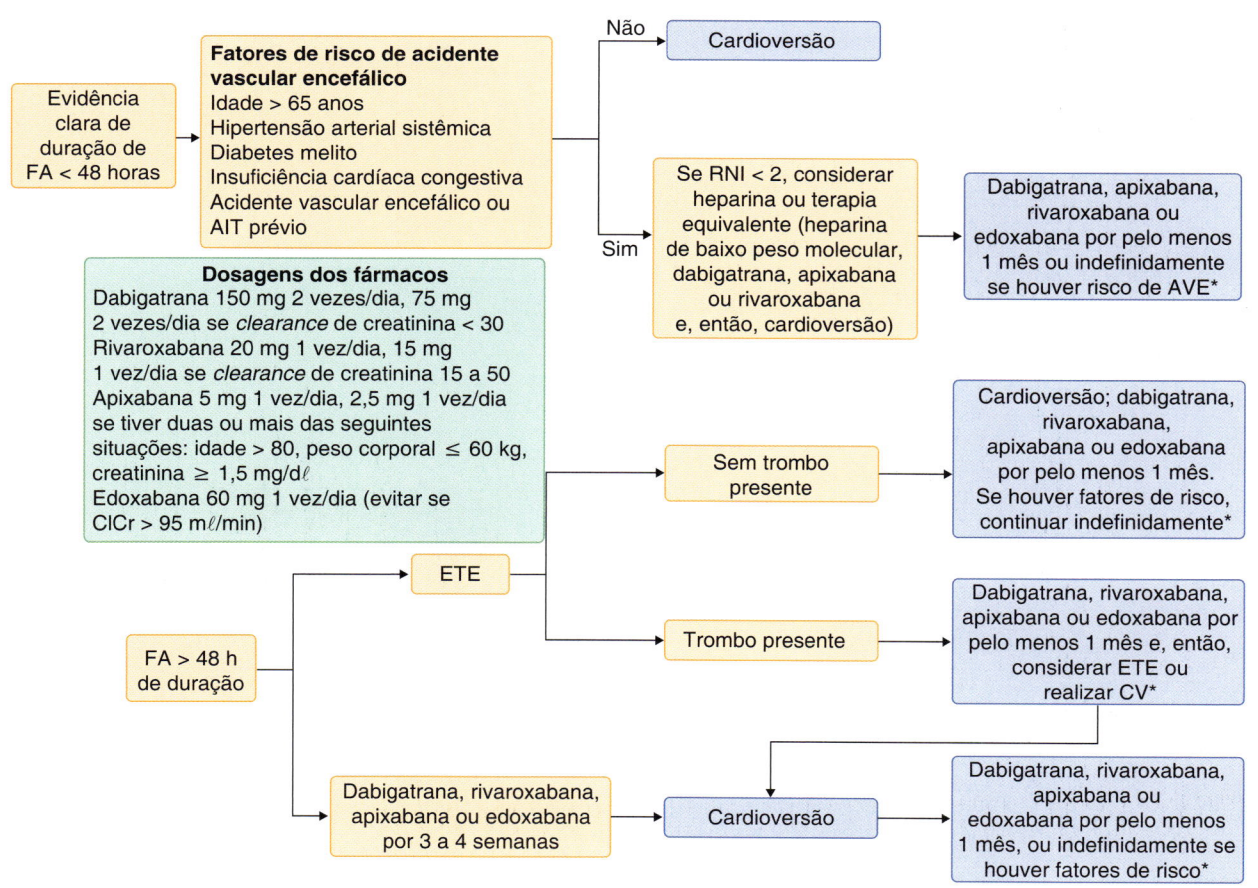

**FIGURA 58.23** Manejo da fibrilação atrial (FA) de início recente. ClCr = *clearance* (depuração) de creatinina; CV = cardioversão; RNI = razão normalizada internacional; ETE = ecocardiografia transesofágica; AIT = ataque isquêmico transitório.

considerada como terapia de primeira linha. Para os pacientes que não são elegíveis para ablação ou que recusam esse procedimento, são utilizados betabloqueadores ou bloqueadores do canal de cálcio. Bloqueadores dos canais de sódio ou de potássio são opções quando as outras abordagens falham.

A maioria dos pacientes com TRAV sintomática é tratada com ablação por cateter (Capítulo 60). A ablação das vias acessórias localizadas próximas ao nó AV ou ao feixe de His acarreta em risco de 1% de BAV completo, enquanto a ablação das vias acessórias do lado esquerdo do coração e distantes do nó AV e da região do feixe de His não é associada a um risco de BAV, porém apresenta um pequeno risco de AVE. No momento, o tratamento ablativo das vias acessórias em pacientes sem arritmias sintomáticas não é considerado padrão. As opções farmacológicas incluem betabloqueadores, diltiazem e verapamil, enquanto fármacos como flecainida ou propafenona são reservados para os casos refratários.

O manejo a longo prazo da taquicardia atrial depende dos sintomas. Se o ritmo for altamente sintomático, ele geralmente é tratado com um bloqueador dos canais de cálcio ou com um betabloqueador. Se esses medicamentos não forem bem-sucedidos ou não forem tolerados, a ablação é frequentemente recomendada, mas os medicamentos antiarrítmicos são uma alternativa.

Em pacientes com *flutter* atrial, o controle da frequência ventricular é possível por meio do BAV com betabloqueadores, bloqueadores do canal de cálcio e digitálicos. Entretanto, a ablação por radiofrequência, que é curativa, agora é a escolha preferida para a maioria dos pacientes com *flutter* atrial (Capítulo 60), especialmente o *flutter* atrial recorrente. Uma vez que o *flutter* atrial também acarreta em risco de 3% por ano de tromboembolismo, os pacientes com *flutter* devem também receber anticoagulação a longo prazo semelhante ao que é recomendado para a FA (ver adiante). Se a ablação do *flutter* atrial for bem-sucedida, o risco de recorrência é muito pequeno e a anticoagulação a longo prazo não é necessária.

### Fibrilação atrial

As terapias para a manutenção crônica de ritmo sinusal em pacientes com FA incluem abordagens farmacológicas e não farmacológicas (Figura 58.24). O acompanhamento cuidadoso com suporte multidisciplinar pode aumentar o tempo fora do hospital. As abordagens não farmacológicas incluem a ablação por cateter no interior do átrio esquerdo, com a meta de isolar eletricamente as veias pulmonares do átrio esquerdo. De modo semelhante, uma abordagem cirúrgica minimamente invasiva consegue isolar eletricamente as veias pulmonares da superfície externa do coração com a ressecção adicional do apêndice atrial esquerdo. Ambos os procedimentos se tornaram opções padrão para a FA, especialmente em pacientes que têm FA recorrente, apesar de pelo menos um fármaco antiarrítmico.

Devido ao aumento de eficácia com técnicas melhores,[13,13b] a ablação por cateter é cada vez mais oferecida como terapia de primeira linha para FA persistente, pois melhora a qualidade de vida, mesmo que não reduza o risco de morte ou AVE.[A6-A6d,13c] Vale mencionar que a continuação de uma terapia antiarrítmica anteriormente inefetiva após a ablação consegue reduzir ainda mais o risco de FA recorrente.[A7] A abordagem por cateter apresenta um pequeno risco de perfuração cardíaca, incluindo tamponamento pericárdico e formação de fístula atrioesofágica, além de um risco de 1% de AVE. Também existe um pequeno risco de estenose da veia pulmonar, que foi reduzido por tecnologias mais recentes. Um segundo procedimento normalmente é oferecido a pacientes com FA recorrente após um primeiro procedimento baseado em cateter. Adicionar ablação linear ou ablação de eletrogramas fracionados complexos não reduz a FA recorrente em pacientes com FA persistente.

A ablação por cateter é claramente a terapia inicial preferida para pacientes com FA persistente e insuficiência cardíaca sintomática, especialmente pacientes com insuficiência cardíaca cujas condições exijam a implantação de um cardioversor-desfibrilador ou terapia de ressincronização cardíaca (Capítulo 53).[A8-A9b] Para pacientes com FA persistente de longa data, as taxas de sucesso de 5 anos são de 20% para um único procedimento de ablação e de 45% para vários procedimentos de ablação. O isolamento elétrico do apêndice atrial esquerdo pode reduzir ainda mais a FA recorrente.[A10] Outra opção menos comum em pacientes com FA permanente, insuficiência cardíaca e QRS estreito é a ablação da junção atrioventricular combinada com estimulação biventricular.[A11b]

Para FA paroxística, a ablação por cateter reduz as recorrências e melhora a qualidade de vida em comparação com os medicamentos antiarrítmicos, mas as taxas de recorrência são altas.[A11,A12] Como resultado, a ablação não é vista atualmente como terapia de primeira linha para a maioria dos pacientes com FA paroxística, especialmente se eles responderem bem à estratégia de ingestão de antiarrítmico quando da ocorrência de sintomas (Figura 58.24).[14]

A abordagem cirúrgica implica maior risco de sangramento cardíaco, particularmente durante a ressecção do apêndice atrial esquerdo, e está associada a um tempo de recuperação significativamente mais longo do que a abordagem percutânea. No entanto, não deve haver risco de AVE associado ao procedimento cirúrgico, porque é realizado totalmente na superfície epicárdica do coração. Uma operação cirúrgica mais extensa, chamada de procedimento de labirinto, exige toracotomia completa e é mais frequentemente realizada concomitantemente como parte da cirurgia de revascularização do miocárdio a céu aberto ou uma operação de valva a céu aberto. Nesse procedimento, linhas elétricas de bloqueio são criadas no átrio esquerdo para interromper a perpetuação da FA, as veias

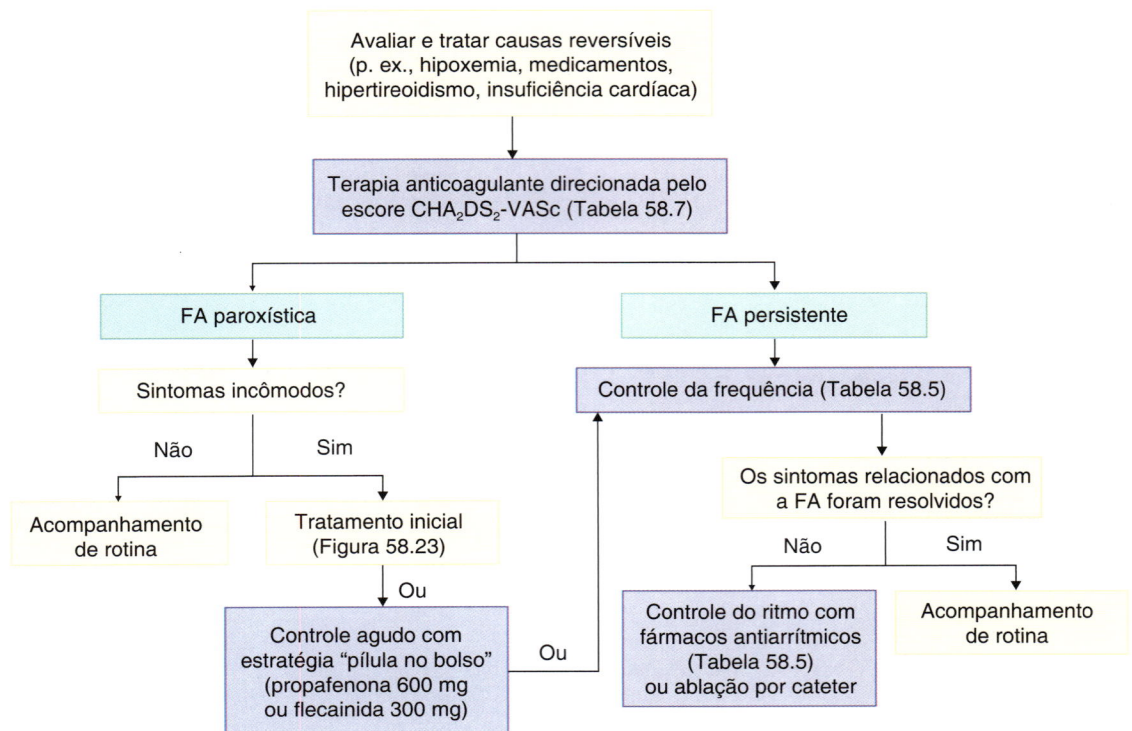

**FIGURA 58.24** Tratamento da fibrilação atrial (FA) paroxística crônica ou persistente. Os anticoagulantes orais mais novos são preferidos em detrimento à varfarina. Se a varfarina for usada, a meta da razão normalizada internacional geralmente é de 2 a 3. (Adaptada de Prystowsky EN, Padanilam BJ, Fogel RI. Treatment of atrial fibrillation. *JAMA*. 2015;314:278-288.)

pulmonares são isoladas e o apêndice atrial esquerdo é ressecado. As taxas de sucesso desse procedimento, que deve ser reservado para FA sintomática refratária, ultrapassam 80%. Por exemplo, a ablação cirúrgica da FA persistente durante a cirurgia da valva mitral a céu aberto reduz significativamente a FA subsequente, mas com pequeno aumento da necessidade de um marca-passo permanente.[A13]

As opções farmacológicas para o tratamento da FA incluem bloqueadores dos canais de sódio, dos canais de potássio ou uma combinação de canais cardíacos. O bloqueio desses canais resulta em retardo da condução cardíaca (canais de sódio) e no prolongamento da repolarização cardíaca (canais de potássio), bem como em efeitos adicionais da modulação do sistema nervoso autônomo. A escolha do fármaco antiarrítmico é baseada na condição clínica subjacente do paciente (Tabela 58.6).

A amiodarona é o medicamento mais usado para FA, com uma eficácia de 60 a 70% em 1 ano. Está associada a várias interações medicamentosas, principalmente com varfarina e digoxina. Seu risco associado de toxicidade para a tireoide, o fígado e o pulmão, relacionado em parte às porções de iodo neste composto, exige acompanhamento cuidadoso. Para a prevenção de FA recorrente, a amiodarona oral é significativamente mais efetiva do que a propafenona, a flecainida, a dofetilida ou o sotalol, que são as alternativas recomendadas. A dronedarona (400 mg, 2 vezes/dia), que está relacionada à amiodarona, mas não tem iodo e tem meia-vida de 24 horas, é bem tolerada em termos de efeitos colaterais não cardiovasculares, mas foi associada a um risco aumentado de insuficiência cardíaca, AVE e morte em pacientes com FA permanente. Como resultado, deve ser descontinuada quando o ritmo sinusal não for bem mantido.

Quinidina, procainamida e disopiramida são bloqueadores predominantemente dos canais de sódio que também bloqueiam os canais de potássio em frequências cardíacas lentas. Cada um desses fármacos é moderadamente bem-sucedido na FA, com cerca de 50% dos pacientes tratados em ritmo sinusal em 1 ano, mas cada um deles também tem toxicidades não cardiovasculares idiossincráticas que podem limitar significativamente sua utilidade (Tabela 58.5). A propafenona e a flecainida também são bloqueadores dos canais de sódio amplamente utilizados para a manutenção do ritmo sinusal. Esses fármacos são moderadamente efetivos, com uma taxa de 50% do ritmo sinusal em 1 ano, e geralmente são bem tolerados, mas devem ser evitados em pacientes com doença cardíaca estrutural, sobretudo quando houver história pregressa de infarto do miocárdio e comprometimento da função ventricular esquerda, por causa do risco de arritmia ventricular induzida por fármacos. Dofetilida é um medicamento bloqueador dos canais de potássio moderadamente efetivo na supressão da FA, mas apresenta risco dose-dependente de prolongamento do intervalo QT e *torsade de pointes*.

## Anticoagulação

Anticoagulação prolongada com dabigatrana, rivaroxabana, apixabana ou edoxabana (ou, menos comumente, varfarina) é geralmente recomendada para todos os pacientes com FA persistente ou paroxística, com mais de 65 anos e sem contraindicações à anticoagulação (Tabela 58.7).[15,16] A anticoagulação também deve ser mantida por 6 meses após cateter e procedimentos cirúrgicos em pacientes sem fatores de risco clínicos para AVE e cronicamente em pacientes com fatores de risco.

Para a profilaxia tromboembólica em pacientes que têm FA sem prótese valvar ou FA não valvar e cardiopatia reumática, medicamentos anticoagulantes orais de ação direta ou novos (Tabela 76.3) geralmente substituem a varfarina devido a sua facilidade de uso, eficácia superior ou equivalente e excelente perfil de segurança.[A14] As opções incluíram rivaroxabana (inibidor oral do fator Xa a 20 mg/dia), apixabana (inibidor oral do fator Xa a 5 mg, 2 vezes/dia), dabigatrana (inibidor direto da trombina a 150 mg, 2 vezes/dia) e edoxabana (30 ou 60 mg, 1 vez/dia). Todos os quatro medicamentos são eliminados pelo rim (apixabana 25%, edoxabana 50%, rivaroxabana 65% e dabigatrana 85%), de modo que não são recomendados para pacientes com disfunção renal significativa, e as doses devem ser reduzidas em pacientes com disfunção renal moderada (Capítulo 76).[17] Mesmo em pacientes com mais de 75 anos, esses agentes parecem ser pelo menos tão efetivos quanto a varfarina. O idarucizumabe (4 a 5 g IV) pode reverter rapidamente a dabigatrana[18] e o andexanete alfa (400 a 800 mg em *bolus* IV durante 15 a 30 minutos seguido por uma infusão de 400 a 960 mg) consegue reverter a rivaroxabana ou a apixabana e atingir hemostasia de boa a excelente em cerca de 75% dos pacientes com sangramento em 12 horas.[19]

Em pacientes com FA e doença da artéria coronária estável (Capítulo 65), rivaroxabana (10 mg, 1 vez/dia para pacientes com depuração da creatinina de 15 a 49 m$\ell$/min ou 15 mg, 1 vez/dia para pacientes com depuração da creatinina ≥ 50 m$\ell$/min) sozinha é mais segura e tão eficaz quanto combiná-la com um agente antiplaquetário.[A14b] Em pacientes com FA após uma síndrome coronariana aguda (Capítulo 63) ou um *stent* coronariano, a dose padrão de apixabana (5 mg, 2 vezes/dia ou 2,5 mg, 2 vezes/dia para pacientes que atendam a dois ou mais dos seguintes critérios de redução de dose: pelo menos 80 anos, peso não superior a 60 kg ou nível de creatinina sérica de 1,5 mg/d$\ell$ ou superior) mais um inibidor P2Y$_{12}$, como o clopidogrel, é mais seguro e tão eficaz quanto os dois medicamentos mais ácido acetilsalicílico.[A14c] Outra opção eficaz para pacientes com *stent* é a terapia dupla com dabigatrana (110 ou 150 mg, 2 vezes/dia) mais clopidogrel ou ticagrelor.[A15] A adição de dabigatrana, rivaroxabana ou apixabana ao ácido acetilsalicílico é preferível do que a adição de varfarina.[A16] A anticoagulação ponte (*bridging* anticoagulation) não é melhor do que interromper a anticoagulação[A17] no momento de um procedimento invasivo (Capítulo 403).[20]

A varfarina como agente único reduz o risco de AVE em aproximadamente 60%. Embora haja algum efeito protetor em uma RNI tão baixa quanto 1,8, a RNI-alvo para anticoagulação crônica com varfarina deve ser de 2 a 3 para evitar RNI menores que 1,8. No entanto, os anticoagulantes orais mais novos são mais seguros, mais eficazes ou ambos para esse fim.

### Tabela 58.6 Coletânea de medicamentos antiarrítmicos.

| CARACTERÍSTICAS DOS PACIENTES | OPÇÕES DE MEDICAMENTOS ANTIARRÍTMICOS |
|---|---|
| Sem doença cardíaca estrutural | *Primeira linha:* flecainida, propafenona, dronedarona, sotalol, amiodarona, dofetilida |
| Fração de ejeção ventricular esquerda reduzida com insuficiência cardíaca | *Primeira linha:* amiodarona, dofetilida *Evitar:* dronedarona, flecainida, propafenona |
| Doença da artéria coronária sem insuficiência cardíaca congestiva | *Primeira linha:* sotalol, dronedarona, dofetilida, amiodarona *Evitar:* flecainida, propafenona |
| Miocardiopatia hipertrófica | *Primeira linha:* amiodarona, sotalol *Segunda linha:* disopiramida |

### Tabela 58.7 Recomendações atuais para profilaxia tromboembólica para pacientes com fibrilação atrial com base em fatores de risco para acidente vascular encefálico (AVE).

| FATORES DE RISCO* | RECOMENDAÇÕES |
|---|---|
| Insuficiência cardíaca (1 ponto) Hipertensão (1 ponto) Idade ≥ 65 (1 ponto), ≥ 75 (2 pontos) Diabetes melito (1 ponto) AVE/AIT (2 pontos) Doença vascular (1 ponto) Sexo feminino (1 ponto) | Dois pontos ou mais: anticoagulação com varfarina ou um novo anticoagulante oral 1 ponto: anticoagulação ou nenhuma terapia, dependendo da preferência do paciente e do médico assistente 0 ponto: sem terapia |

*Com base no sistema de pontuação de estratificação de risco CHA$_2$DS$_2$-VASc. AIT = ataque isquêmico transitório. (De January CT, Wann S, Alpert JS, et al. 2014 AHA/ACC/HRS guideline for the management of patients with atrial fibrillation: a report of the American College of Cardiology/American Heart Association Task Force on Practice Guidelines and the Heart Rhythm Society. *J Am Coll Cardiol*. 2014;64:e1-e76.)

## Recomendações de grau A

A1. Curtis AB, Worley SJ, Adamson PB, et al. Biventricular pacing for atrioventricular block and systolic dysfunction. *N Engl J Med*. 2013;368:1585-1593.
A2. Appelboam A, Reuben A, Mann C, et al. Postural modification to the standard valsalva manoeuvre for emergency treatment of supraventricular tachycardias (REVERT): a randomised controlled trial. *Lancet*. 2015;386:1747-1753.
A2b. Pluymaekers N, Dudink E, Luermans J, et al. Early or delayed cardioversion in recent-onset atrial fibrillation. *N Engl J Med*. 2019;380:1499-1508.
A3. Gillinov AM, Bagiella E, Moskowitz AJ, et al. Rate control versus rhythm control for atrial fibrillation after cardiac surgery. *N Engl J Med*. 2016;374:1911-1921.
A4. Cappato R, Ezekowitz MD, Klein AL, et al. Rivaroxaban vs. vitamin K antagonists for cardioversion in atrial fibrillation. *Eur Heart J*. 2014;35:3346-3355.
A5. Goette A, Merino JL, Ezekowitz MD, et al. Edoxaban versus enoxaparin-warfarin in patients undergoing cardioversion of atrial fibrillation (ENSURE-AF): a randomised, open-label, phase 3b trial. *Lancet*. 2016;388:1995-2003.
A6. Chen C, Zhou X, Zhu M, et al. Catheter ablation versus medical therapy for patients with persistent atrial fibrillation: a systematic review and meta-analysis of evidence from randomized controlled trials. *J Interv Card Electrophysiol*. 2018;52:9-18.
A6b. Blomström-Lundqvist C, Gizurarson S, Schwieler J, et al. Effect of catheter ablation vs antiarrhythmic medication on quality of life in patients with atrial fibrillation: the CAPTAF randomized clinical trial. *JAMA*. 2019;321:1059-1068.

A6c. Mark DB, Anstrom KJ, Sheng S, et al. Effect of catheter ablation vs medical therapy on quality of life among patients with atrial fibrillation: the CABANA randomized clinical trial. *JAMA.* 2019;321:1275-1285.
A6d. Packer DL, Mark DB, Robb RA, et al. Effect of catheter ablation vs antiarrhythmic drug therapy on mortality, stroke, bleeding, and cardiac arrest among patients with atrial fibrillation: the CABANA randomized clinical trial. *JAMA.* 2019;321:1261-1274.
A7. Duytschaever M, Demolder A, Phlips T, et al. Pulmonary vein isolation with vs. without continued antiarrhythmic drug treatment in subjects with recurrent atrial fibrillation (POWDER AF): results from a multicentre randomized trial. *Eur Heart J.* 2018;39:1429-1437.
A8. Zhu M, Zhou X, Cai H, et al. Catheter ablation versus medical rate control for persistent atrial fibrillation in patients with heart failure: a PRISMA-compliant systematic review and meta-analysis of randomized controlled trials. *Medicine (Baltimore).* 2016;95:1-7.
A9. Marrouche NF, Brachmann J, Andresen D, et al. Catheter ablation for atrial fibrillation with heart failure. *N Engl J Med.* 2018;378:417-427.
A9b. Turagam MK, Garg J, Whang W, et al. Catheter ablation of atrial fibrillation in patients with heart failure: a meta-analysis of randomized controlled trials. *Ann Intern Med.* 2019;170:41-50.
A10. Friedman DJ, Black-Maier EW, Barnett AS, et al. Left atrial appendage electrical isolation for treatment of recurrent atrial fibrillation: a meta-analysis. *JACC Clin Electrophysiol.* 2018;4:112-120.
A11. Nielsen JC, Johannessen A, Raatikainen P, et al. Long-term efficacy of catheter ablation as first-line therapy for paroxysmal atrial fibrillation: 5-year outcome in a randomised clinical trial. *Heart.* 2017;103:368-376.
A11b. Brignole M, Pokushalov E, Pentimalli F, et al. A randomized controlled trial of atrioventricular junction ablation and cardiac resynchronization therapy in patients with permanent atrial fibrillation and narrow QRS. *Eur Heart J.* 2018;39:3999-4008.
A12. Morillo CA, Verma A, Connolly SJ, et al. Radiofrequency ablation vs antiarrhythmic drugs as first-line treatment of paroxysmal atrial fibrillation (RAAFT-2): a randomized trial. *JAMA.* 2014;311:692-700.
A13. Gillinov AM, Gelijns AC, Parides MK, et al. Surgical ablation of atrial fibrillation during mitral-valve surgery. *N Engl J Med.* 2015;372:1399-1409.
A14. López-López JA, Sterne JAC, Thom HHZ, et al. Oral anticoagulants for prevention of stroke in atrial fibrillation: systematic review, network meta-analysis, and cost effectiveness analysis. *BMJ.* 2018;359:1-13.
A14b. Yasuda S, Kaikita K, Akao M, et al. Antithrombotic therapy for atrial fibrillation with stable coronary disease. *N Engl J Med.* 2019;381:1103-1113.
A14c. Lopes RD, Heizer G, Aronson R, et al. Antithrombotic therapy after acute coronary syndrome or PCI in atrial fibrillation. *N Engl J Med.* 2019;380:1509-1524.
A15. Cannon CP, Bhatt DL, Oldgren J, et al. Dual antithrombotic therapy with dabigatran after PCI in atrial fibrillation. *N Engl J Med.* 2017;377:1513-1524.
A16. Bennaghmouch N, de Veer A, Bode K, et al. Efficacy and safety of the use of non-vitamin K antagonist oral anticoagulants in patients with nonvalvular atrial fibrillation and concomitant aspirin therapy: a meta-analysis of randomized trials. *Circulation.* 2018;137:1117-1129.
A17. Douketis JD, Spyropoulos AC, Kaatz S, et al. Perioperative bridging anticoagulation in patients with atrial fibrillation. *N Engl J Med.* 2015;373:823-833.

## REFERÊNCIAS BIBLIOGRÁFICAS

*As referências bibliográficas, bem como os outros materiais suplementares deste livro, encontram-se no GEN-IO, nosso ambiente virtual de aprendizagem.*

# 59

# ARRITMIAS VENTRICULARES

HASAN GARAN

## DEFINIÇÕES

Arritmias ventriculares são ritmos cardíacos que se originam no miocárdio ventricular ou no tecido de His-Purkinje. Elas incluem um amplo espectro de arritmias, incluindo contrações ventriculares prematuras (CVP) ou extrassístoles ventriculares isoladas (Figura 59.1A), taquicardia ventricular não sustentada (Figura 59.1B), taquicardia ventricular sustentada (Figura 59.1C) e fibrilação ventricular (FV) com ameaça imediata à vida (Figura 59.2).

Duas extrassístoles ventriculares consecutivas são denominadas *pareadas* ou *geminadas*, enquanto a *taquicardia ventricular* (TV) é arbitrariamente definida como três ou mais contrações ventriculares consecutivas em uma frequência superior a 100 batimentos por minuto (bpm) (Figura 59.1B). A definição de TV *sustentada* – um ritmo ventricular contínuo, em uma frequência superior a 100 bpm, sem interrupção por 30 segundos ou mais – é igualmente arbitrária. No entanto, a maioria, se não todas as TV sustentadas, é muito mais rápida do que 100 bpm (Figura 59.1C), persistem por mais de 30 segundos e causam diminuição substancial na função ventricular e débito cardíaco, especialmente em pacientes com cardiopatias orgânicas subjacentes. Essas alterações fisiológicas abruptas podem resultar em insuficiência cardíaca aguda, hipotensão, síncope ou mesmo colapso circulatório alguns segundos a minutos após o início da TV.

A TV monomórfica é definida, segundo os achados no eletrocardiograma (ECG), como uma taquicardia de complexo QRS largo sem alteração da configuração do complexo QRS, do eixo frontal ou do eixo horizontal de um batimento para o outro (Figura 59.3A). A TV polimórfica é caracterizada por alterações batimento a batimento da morfologia e do eixo do complexo QRS e uma TV polimórfica muito rápida pode ser difícil de distinguir da FV (Figura 59.3B). A FV, que é um ritmo ventricular flagrantemente irregular, geralmente em uma frequência superior a 300 bpm, aparece como atividade elétrica contínua de baixa amplitude no ECG de superfície e não gera débito cardíaco. *Torsade de pointes* e TV polimórfica bidirecional são dois subtipos distintos de TV polimórfica. A TV *pleomórfica* descreve o fenômeno de múltiplas TV monomórficas clínicas, cada uma com configurações e eixos de QRS distintos observados em momentos diferentes no mesmo paciente.

## EPIDEMIOLOGIA

A prevalência de CVP varia de acordo com o método e a duração da amostragem e extrassístoles ventriculares podem ser observadas em 50% dos indivíduos aparentemente saudáveis se o tempo de monitoramento for igual ou superior a 24 horas. Entretanto, as extrassístoles ventriculares assintomáticas podem ser um marcador de doença cardíaca subjacente mais séria.

A TV não sustentada é registrada em até 3% dos indivíduos aparentemente saudáveis sem cardiopatia identificável. A prevalência de TV não sustentada aumenta não apenas com a idade, mas também com a existência e a gravidade da cardiopatia subjacente. Portanto, o achado de TV não sustentada resulta, com frequência, em avaliação cardíaca para descartar a possibilidade de cardiopatia orgânica, mesmo que seja incidental em um paciente assintomático. A prevalência de TV não sustentada aumenta para 7 a 12% na fase tardia do infarto do miocárdio e pode chegar a 80% em pacientes com insuficiência cardíaca devido a miocardiopatia dilatada (Capítulo 54).

Aproximadamente 10% dos pacientes com TV sustentada documentada não têm cardiopatia identificável e, nesse caso, a TV é denominada idiopática. FV idiopática é extremamente rara. A morte cardíaca súbita (Capítulo 57) devido a arritmias ventriculares é responsável por cerca de 50% de todas as mortes cardiovasculares anuais nos EUA.

A natureza da doença cardíaca subjacente em pacientes que morrem de TV ou FV depende da idade. Antes dos 30 anos, a cardiopatia orgânica mais comumente associada à TV e à FV é a miocardiopatia genética (Capítulo 54), enquanto IAM e miocardiopatia isquêmica crônica são as cardiopatias subjacentes mais comuns em indivíduos com mais de 40 anos. Em 13% dos casos de morte súbita cardíaca sem cardiopatia orgânica subjacente óbvia na necropsia, a análise genética *post mortem* pode identificar mutação patológica clinicamente acionável em um canal iônico – a chamada canalopatia deletéria que predispõe à TV e à FV.[1]

## BIOPATOLOGIA

Com base em seus mecanismos subjacentes, as arritmias ventriculares são classificadas como reentrantes, deflagradas ("trigadas") ou automáticas (Capítulo 55). A reentrada, comumente o resultado da ativação em circuitos adjacentes que compartilham uma via comum conhecida como istmo, é iniciada pela ocorrência simultânea de bloqueio de condução em um ramo do circuito e condução anormalmente lenta em um ramo adjacente, possibilitando, assim, a recuperação da excitabilidade no primeiro (e-Figura 59.1A). Um tipo de atividade desencadeada é resultado de pós-potenciais precoces, que são despolarizações oscilatórias que ocorrem durante a fase final do potencial de ação no contexto de um processo de repolarização anormalmente atrasado (e-Figura 59.1B). Outro tipo de atividade desencadeada resulta de pós-potenciais tardios, que ocorrem no contexto de concentrações elevadas de cálcio intracelular. Essas despolarizações transitórias ocorrem imediatamente após o término do potencial de ação e podem atingir o limiar de ativação (e-Figura 59.1B). Arritmias automáticas surgem da atividade acelerada do marca-passo (e-Figura 59.1C).

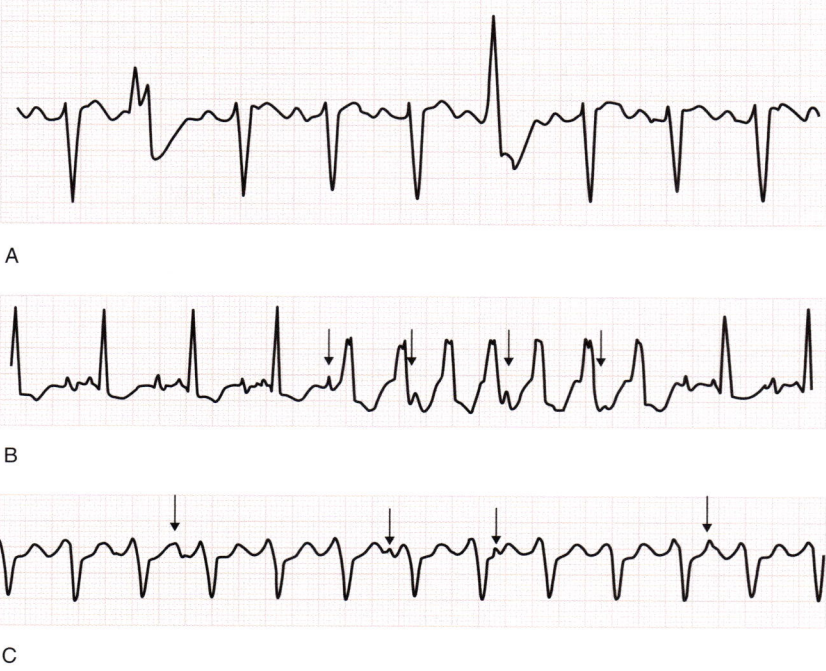

**FIGURA 59.1** Arritmias ventriculares. **A.** Batimentos ventriculares prematuros multifocais. **B.** Taquicardia ventricular (TV) monomórfica não sustentada. Observe as ondas P dissociadas indicadas por *setas*. **C.** TV monomórfica sustentada. As ondas P dissociadas são indicadas por *setas* e o oitavo batimento no traçado é um batimento de fusão.

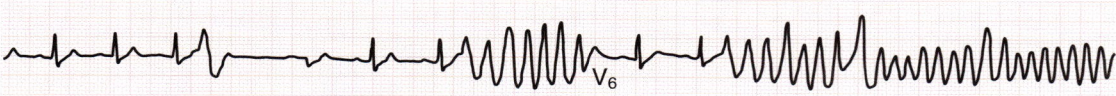

**FIGURA 59.2** Este eletrocardiograma em um paciente com fibrilação ventricular (FV) idiopática mostra contrações ventriculares prematuras (CVP) recorrentes e estreitamente acopladas e o início da FV por uma dessas CVP estreitamente acopladas.

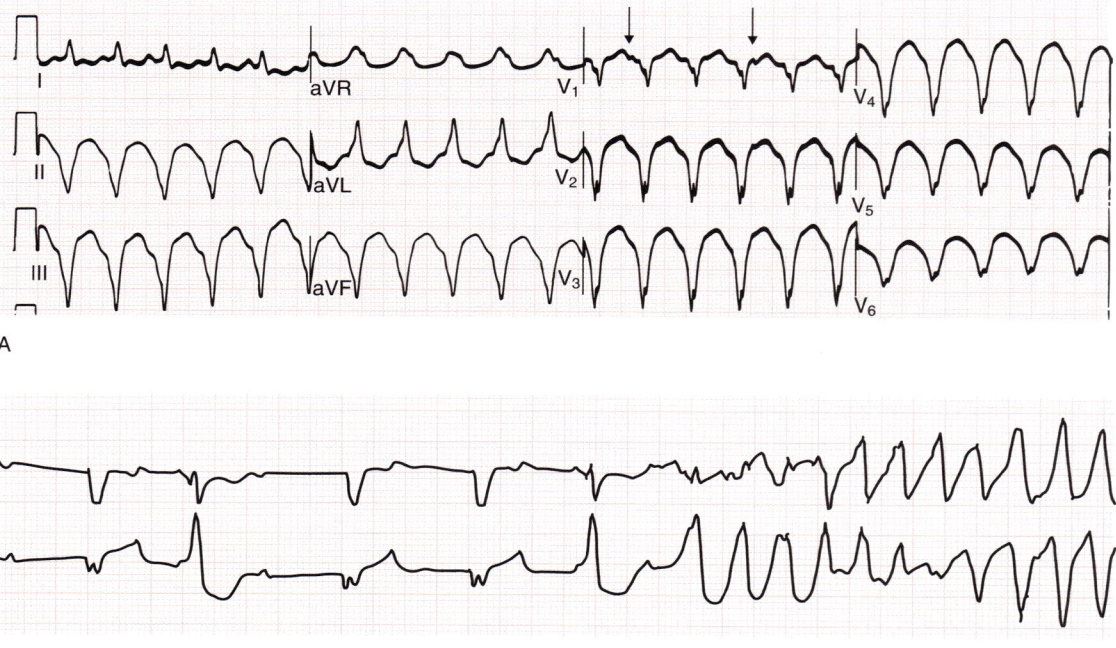

**FIGURA 59.3** **A.** Taquicardia ventricular (TV) monomórfica em paciente com infarto do miocárdio prévio. As *setas* identificam as ondas P na derivação $V_1$, mostrando a dissociação atrioventricular. Nenhuma onda R é registrada nas derivações precordiais $V_1$ a $V_6$ durante a TV. **B.** TV polimórfica em paciente com miocardiopatia isquêmica crônica e bloqueio atrioventricular (BAV) de primeiro grau acentuado. Não há prolongamento do intervalo QT antes do início da TV polimórfica.

A ativação reentrante sustentada no miocárdio é a causa mais comum de TV monomórfica. A reentrada geralmente surge quando o tecido fibrótico (que pode ser subendocárdico, transmural ou subepicárdico), mais comumente como resultado de lesão isquêmica prévia, cria um substrato eletrofisiologicamente anormal. Outras condições patológicas capazes de criar um substrato para a reentrada incluem inflamação, granuloma (p. ex., sarcoidose cardíaca), infiltrado fibrogorduroso (p. ex., miocardiopatia arritmogênica do ventrículo direito), alteração dos sarcômeros geneticamente causada (p. ex., miocardiopatia hipertrófica) e fibrose ou reparo iatrogênico (p. ex., reparo cirúrgico de tetralogia de Fallot). Esses substratos também podem resultar em TV e FV polimórficas por um mecanismo de reentrada semelhante.

Na síndrome de Brugada, a causa primária é a condução anormal no epicárdio da via de saída do ventrículo direito. Acredita-se que a atividade desencadeada, que resulta de despolarizações diastólicas tardias em vez de reentrada, seja o mecanismo subjacente para TV monomórfica idiopática que tem um local focal de origem na via de saída do ventrículo direito, em um dos seios de Valsalva, no endocárdio sob a valva aórtica ou no segmento miocárdico denominado ápice do ventrículo esquerdo. A TV idiopática de reentrada nos fascículos do ramo esquerdo tem um complexo QRS relativamente estreito que mimetiza o bloqueio do ramo direito (BRD) e o bloqueio fascicular anterior ou posterior.

*Torsade de pointes* é causada por despolarizações diastólicas precoces que surgem durante um potencial de ação anormalmente prolongado devido a um processo de repolarização retardado no contexto de síndromes genéticas de intervalo QT longo ou intervalo QT longo adquirido durante a terapia com determinados fármacos. A causa pode ser a diminuição das correntes de efluxo de potássio ou o aumento das correntes de influxo de sódio ou de cálcio. Embora muitos episódios terminem espontaneamente, as frequências geralmente são muito rápidas e um episódio de *torsade*, se for longo o suficiente, pode se transformar em FV sustentada.

A reentrada no ramo, que resulta da ativação da reentrada incorporando os ramos direito e esquerdo unidos distalmente pelo miocárdio septal de condução lenta, pode causar um ou dois batimentos ventriculares não sustentados em um coração normal. No entanto, a reentrada sustentada no ramo ocorre quando a doença miocárdica causa aumento da câmara e o alongamento do ramo e/ou a doença (comprometimento) no sistema de condução causa condução anormalmente lenta, criando, assim, o cenário para a reentrada sustentada no ramo. O tipo comum de reentrada no ramo tem ativação anterógrada no feixe direito e usa o feixe esquerdo retrogradamente, resultando em um padrão de bloqueio do ramo esquerdo (BRE) no ECG de superfície, mas no sentido oposto ao padrão de BRD também ocorre raramente.

A atividade acelerada do marca-passo em um local ectópico, com frequências excedendo a frequência de ritmo sinusal subjacente, pode surgir em contextos como inflamação transitória, níveis excessivos de digoxina, carga de cálcio intracelular, desequilíbrio eletrolítico e reperfusão coronariana após oclusão trombótica. Acredita-se que a TV bidirecional resulte da sobrecarga de cálcio dos miócitos devido à função anormal adquirida ou congênita do receptor de rianodina ou da calsequestrina, ou da intoxicação digitálica; pode ser um prelúdio de TV e FV polimórficas mais malignas.

Por fim, não há consenso quanto aos mecanismos subjacentes à FV. Teoricamente, a FV pode ser iniciada quando uma contração prematura cai no período vulnerável do potencial de ação, precipitando, assim, uma onda reentrante que se quebra em ondas irmãs e resulta em atividade elétrica de alta frequência. Na verdade, a FV pode ser considerada um estágio final de várias anormalidades eletrofisiológicas graves que resultam em ativação caótica.

### MANIFESTAÇÕES CLÍNICAS

As arritmias ventriculares podem se manifestar em várias condições clínicas (Tabela 59.1). Frequentemente, as arritmias ventriculares são assintomáticas e são detectadas por um pulso irregular no exame físico, em um ECG de rotina, em um teste de esforço ou no monitoramento hospitalar de rotina. Em outros pacientes, as arritmias ventriculares sintomáticas podem se manifestar como palpitações, tontura, síncope (Capítulos 45 e 56), dispneia ou parada cardíaca súbita (Capítulo 57). O diagnóstico pode ser confirmado por monitoramento ambulatorial de ECG de 24 horas (Capítulo 56), mas o monitoramento mais demorado por um gravador de alça é frequentemente necessário porque a arritmia pode ser rara e intermitente. O monitoramento ambulatorial também pode ajudar a correlacionar arritmias com quaisquer sintomas potencialmente relacionados. Em alguns pacientes, o teste de esforço pode ser útil para o diagnóstico, especialmente em pacientes com sintomas induzidos por exercício.

### Infarto agudo do miocárdio

A TV e a FV podem surgir minutos a horas após o início dos sintomas de IAM e a TV e a FV pré-hospitalares durante o IAM são responsáveis por uma grande proporção de mortes cardíacas súbitas fora do hospital (Capítulo 57). A incidência de FV peri-infarto diminuiu nas últimas duas décadas, talvez relacionada à ampla aplicação de revascularização do miocárdio precoce bem-sucedida (Capítulo 65) durante IAM.[2] Entre os pacientes com supradesnivelamento do segmento ST causado por IAM que agora chegam ao hospital, cerca de 3 a 4% desenvolvem TV, principalmente durante a fase aguda. A incidência de TV em pacientes com IAM sem supradesnivelamento do segmento ST (Capítulo 63) é menor, cerca de 1%. O ritmo idioventricular acelerado (RIVA) é um ritmo ventricular automático mais rápido do que a frequência sinusal, mas geralmente inferior a 120 bpm. Pode ocorrer no IAM e é comumente observado imediatamente após a reperfusão coronariana; tipicamente a resolução é espontânea, sem causar instabilidade hemodinâmica.

### DIAGNÓSTICO

Nem toda taquicardia de complexo largo é TV (Figura 56.3). O diagnóstico é direto quando um eletrograma de feixe de His é registrado durante uma taquicardia de complexo largo no laboratório de eletrofisiologia cardíaca, mas o diagnóstico em um ECG padrão de 12 derivações pode ser desafiador (Tabela 59.2). O diagnóstico diferencial de uma taquicardia sustentada de complexo largo de frequência regular inclui qualquer tipo de taquicardia supraventricular (TSV) com condução aberrante (Capítulo 58),[3] taquicardias supraventricular com pré-excitação ventricular, reentrada de ramo (que é um tipo específico de TV) e TV miocárdica. O ambiente clínico e a anamnese do paciente (p. ex., história pregressa de IAM ou miocardiopatia) são importantes para fazer um diagnóstico acurado. A taquicardia de complexo largo de início recente em um indivíduo jovem e saudável sem cardiopatia estrutural é mais provavelmente TSV com aberrância ou TSV com pré-excitação, mas também pode ser TV idiopática.

**Tabela 59.1** Taquicardia ventricular e diagnóstico cardíaco.

**CARDIOPATIA ESTRUTURAL**

Cardiopatia adquirida
  Infarto agudo do miocárdio
  Infarto do miocárdio prévio, cardiopatia isquêmica
  Miocardiopatia dilatada não isquêmica
  Cardiopatia hipertensiva
  Valvopatia cardíaca
  Sarcoidose cardíaca
  Amiloidose cardíaca
  Outras doenças infiltrativas (p. ex., doença de Chagas)
  Tumores cardíacos
Doença cardíaca congênita
  Miocardiopatia arritmogênica do ventrículo direito
  Miocardiopatia hipertrófica
  Miocardiopatias dilatadas genéticas
Iatrogênica
  Cardiopatia congênita reparada cirurgicamente
  Dispositivos de assistência ventricular esquerda

**SEM DOENÇA CARDÍACA ESTRUTURAL**

Taquicardia ventricular idiopática
  Taquicardias de via de saída dos ventrículos direito e esquerdo
  Reentrada intrafascicular esquerda
  Taquicardias de músculo papilar
Mutações de canais iônicos/receptor de rianodina
  Síndromes do QT longo
  Taquicardia ventricular polimórfica catecolaminérgica
  Síndrome do QT curto
Etiologia mista
  Síndrome de Brugada
Fibrilação ventricular idiopática

| Tabela 59.2 | Distinção entre taquicardia ventricular e taquicardia supraventricular com condução aberrante. |
|---|---|
| **TAQUICARDIA VENTRICULAR** | **TAQUICARDIA SUPRAVENTRICULAR** |
| Dissociação AV<br>aVR: R > S inicial ou R ou Q inicial > 40 ms<br>Ausência de ondas R em $V_1$ a $V_6$<br>$V_1$ a $V_6$: início de R a S > 100 ms em qualquer derivação<br>Duração do QRS > 160 ms<br>Onda R inicial em aVR | Mesma morfologia de QRS que o bloqueio de ramo preexistente em ritmo sinusal<br>$V_1$: rsR' |

AV = atrioventricular.

A observação eletrocardiográfica mais confiável em favor de TV é evidência de dissociação AV (i. e., ausência de qualquer relação entre a frequência atrial e ventricular, com a frequência ventricular mais rápida do que a atrial) (Figura 59.1C) ou uma taquicardia normal de complexo largo com os átrios fibrilantes. No entanto, a ausência de dissociação atrioventricular (AV) não exclui TV porque condução ventriculoatrial ocorre em cerca de 25% das TSV. Batimentos de fusão (que ocorrem quando um batimento sinusal ocasional é conduzido através do nó AV e atinge o sistema His-Purkinje ao mesmo tempo que a fonte de TV ativa o miocárdio, resultando, assim, em um batimento com morfologia que é o híbrido de um complexo QRS conduzido e de um complexo TV) (Figura 59.1C) também confirmam a dissociação AV, mas são observados apenas quando as frequências de TV são relativamente baixas. Outros achados que favorecem a TV incluem duração QRS maior que 160 ms, ou maior que 140 ms com um padrão BRD. Uma abordagem, com base na configuração QRS no ECG, usa a ausência do complexo RS em todas as derivações precordiais ou um intervalo de mais de 100 ms do início de R até o nadir da onda S como observações que favorecem fortemente a TV (Figura 59.4 e Figura 59.3A). A ausência de ondas R nos complexos QRS registrados em todas as seis derivações precordiais (Figura 59.3A), descrita como *concordância negativa*, sugere fortemente a TV, mas infelizmente não é um achado comum. Ondas R proeminentes observadas em todas as seis derivações de ECG precordial, denominadas *concordância positiva*, podem ser vistas na TSV com pré-excitação do ventrículo esquerdo, mas, por outro lado, também sugerem TV com um local de origem basal. Na ausência de pré-excitação, uma frequência lenta de aumento da voltagem durante os primeiros 40 a 60 ms do início do QRS sugere TV, assim como a presença de onda R inicial na derivação aVR. Uma taquicardia de complexo largo com morfologia QRS idêntica à do ritmo sinusal conduzido de forma aberrante, manifestando bloqueio de ramo (BR) em um ECG previamente registrado no mesmo paciente deve levantar suspeita de TV de reentrada de ramo se o ECG mostrar dissociação AV que exclua TSV 1:1 conduzida de forma aberrante.

Se não houver dissociação AV, o diagnóstico diferencial inclui TSV com condução aberrante, mas a rara condição de pré-excitação com uma via acessória atriofascicular também deve ser considerada em um paciente com padrão de BRE e razão AV de 1:1. Uma taquicardia monomórfica de complexo largo com frequência irregular, manifestada por uma diferença de mais de 60 ms na duração do ciclo de um batimento para o próximo, é provável que seja fibrilação atrial (FA) ou *flutter* atrial, com bloqueio AV variável e condução aberrante ou com pré-excitação. É importante enfatizar que desequilíbrios eletrolíticos graves ou o uso de fármacos antiarrítmicos diminui a precisão preditiva de todas essas pistas diagnósticas.

A taquicardia polimórfica de complexo largo sustentada com alterações importantes batimento a batimento na morfologia QRS é sempre ventricular e termina espontaneamente ou se transforma em FV. *Torsade de pointes*, um tipo específico de TV polimórfica, deriva seu nome da "torção" ou rotação do eixo QRS à medida que a taquicardia progride. Ocorre na síndrome do QT longo genético ou adquirido e é frequentemente dependente da pausa –começando tipicamente quando um batimento prematuro cai na onda T prolongada do batimento após um longo intervalo RR (Figura 59.5). Finalmente, a TV bidirecional manifestando uma característica única de alternância do eixo batimento a batimento pode ocorrer com toxicidade digitálica ou na síndrome de TV polimórfica catecolaminérgica congênita.

Vários algoritmos diferentes baseados nas configurações dos complexos QRS têm alta sensibilidade, alta especificidade e acurácia preditiva aceitável para distinguir TV epicárdica de TV endocárdica (Tabela 59.3). Todos são baseados em critérios de ECG para determinar se a ativação inicial provavelmente começa em um local epicárdico. Nesse caso, o sistema His-Purkinje de condução rápida não está disponível imediatamente e o atraso de condução intramiocárdica produz um componente inicial indistinto do complexo QRS, frequentemente chamado de *onda pseudodelta*, que se manifesta como frequência lenta de aumento de voltagem antes de atingir a deflexão intrinsecoide (Figura 59.6). O reconhecimento precoce dos achados de ECG sugerindo uma origem epicárdica de TV é importante no planejamento e preparação de um paciente antes de um procedimento de ablação por cateter (Capítulo 60) porque a abordagem epicárdica requer uma técnica especial no laboratório de eletrofisiologia cardíaca.

O teste de eletrofisiologia cardíaca (Capítulo 56) pode ser indicado em pacientes com doença cardíaca orgânica e síncope recorrente, mas nos quais a anamnese, o exame físico, o ECG, o ecocardiograma e o monitoramento ambulatorial do ritmo cardíaco falham em esclarecer a causa, especialmente se o paciente tiver um histórico de IAM ou miocardiopatia: em ambos os casos ocorre aumento na probabilidade de que a TV possa ser a causa da síncope. Esse tipo de estudo também pode diagnosticar ou excluir doença avançada no sistema de condução. Outra indicação diagnóstica para um estudo de eletrofisiologia cardíaca é identificar o mecanismo subjacente a uma taquicardia de complexo largo documentada antes de considerar a terapia de ablação por cateter (Capítulo 60).

## Identificação da causa subjacente de arritmias ventriculares

Em pacientes com arritmia ventricular diagnosticada, a próxima etapa é realizar uma avaliação cuidadosa para excluir qualquer doença cardíaca estrutural subjacente. Essa avaliação deve incluir anamnese e exame físico abrangentes (Capítulo 45), eletrocardiografia, ecocardiografia (Capítulo 49)

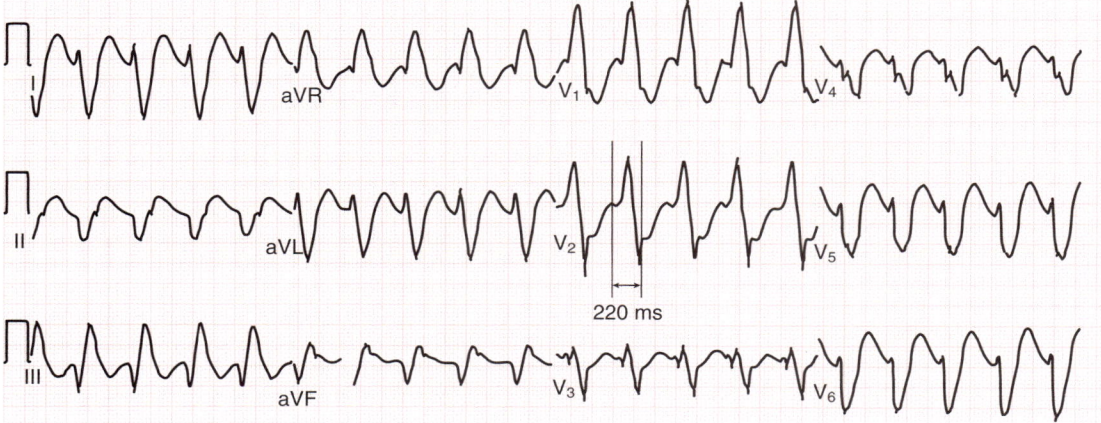

**FIGURA 59.4** Taquicardia ventricular monomórfica em paciente com miocardiopatia isquêmica crônica. Na derivação $V_2$, a duração do início da onda R ao nadir da onda S é de 220 ms. Veja o texto para mais explicações.

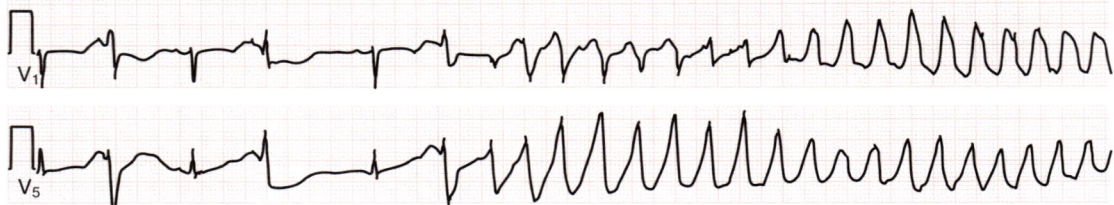

**FIGURA 59.5** *Torsade de pointes* (TdP) em um paciente com um intervalo QT acentuadamente prolongado. Um batimento ventricular prematuro logo após o pico da onda T inicia a TdP. À medida que a taquicardia progride, a rotação ou "torção" do eixo QRS é claramente observada na derivação $V_1$, com a polaridade do sinal mudando gradualmente de negativa para positiva.

| Tabela 59.3 | Parâmetros eletrocardiográficos para ajudar a predizer uma origem epicárdica da taquicardia ventricular. |
|---|---|
| **PARÂMETRO** | **CRITÉRIO** |
| Onda pseudodelta | > 75 ms favorece o local epicárdico |
| Tempo de deflexão intrinsecoide | > 85 ms favorece o local epicárdico |
| Início de R ao nadir de S em derivações precordiais | > 120 ms favorece o local epicárdico |
| Duração do QRS | Epicárdica é mais longa |
| Ondas Q durante TV na derivação I | Favorece o local epicárdico |
| Ondas Q durante TV em II, III, aVF | Favorece o local endocárdico |
| Razão de amplitude aVR/aVL | Epicárdica é maior |

TV = taquicardia ventricular.

e teste de esforço (Capítulo 62). O histórico familiar pode fornecer pistas para a presença de miocardiopatia hereditária (Capítulo 54). A ressonância magnética cardíaca (Capítulo 50) é indicada em pacientes selecionados para excluir condições como sarcoidose e miocardiopatia arritmogênica do ventrículo direito ou para estratificação de risco na miocardiopatia hipertrófica.

Apesar de uma avaliação abrangente, cerca de 10 a 15% dos pacientes terão CVP ou TV sem causa estrutural ou geneticamente identificável. A maioria das TV monomórficas idiopáticas estão em uma de duas categorias, distinguíveis pela morfologia do ECG. As TV que surgem na via de saída do ventrículo direito ou esquerdo tipicamente manifestam um eixo frontal dirigido inferiormente e marcadamente positivo nas derivações inferiores (e-Figura 59.2); a configuração do complexo QRS observada nas derivações precordiais direitas ($V_1$ e $V_2$) pode discriminar ainda mais os locais de origem como a via de saída do ventrículo esquerdo ou direito ou um dos seios de Valsalva. A TV com origem no seio de Valsalva direito se assemelha muito à TV com origem na via de saída do ventrículo direito. Na TV originada no seio esquerdo de Valsalva, a duração da onda R e a relação da amplitude das ondas R/S nas derivações $V_1$ e $V_2$ estão significativamente aumentadas em comparação com a TV da via de saída do ventrículo direito. Em comparação, a taquicardia ventricular esquerda idiopática resultante da reentrada intrafascicular geralmente mimetiza o BRD e o desvio do eixo para a esquerda, mas também pode haver desvio do eixo para a direita. Os complexos QRS tipicamente não são muito largos porque a região envolvida é o tecido de His-Purkinje adjacente ao septo interventricular. O diagnóstico diferencial inclui TV idiopática surgindo em um dos músculos papilares do ventrículo esquerdo com complexos QRS semelhantes aos da reentrada intrafascicular (e-Figura 59.3). Quando qualquer um desses padrões típicos é observado em um paciente sem doença cardíaca estrutural, o médico deve suspeitar de TV idiopática. Por outro lado, a TV sustentada que não se enquadra em nenhuma dessas duas grandes categorias deve sempre levantar um alto índice de suspeita de que doença cardíaca orgânica pode estar presente.

### Doença cardíaca isquêmica crônica e taquicardia ventricular pós-infarto do miocárdio

Em sobreviventes de IAM com supradesnivelamento do segmento ST (Capítulo 64), o risco de morte cardíaca súbita é 10 vezes maior durante o primeiro mês do que mais tarde durante a recuperação. A prevalência de TV sustentada por 6 semanas é de cerca de 1% e a TV pode ocorrer até 15 a 20 anos após o IAM, sem eventos intermediários. A TV comumente, mas nem sempre, reflete a função ventricular esquerda deficiente. O substrato eletrofisiológico é o tecido sobrevivente, mas eletrofisiologicamente anormal, inserido na zona infartada, o que cria as condições para a reentrada. As áreas que abrigam as vias subjacentes à reentrada podem ser identificadas por eletrogramas locais fracionados de baixa amplitude registrados no final da sístole do endocárdio durante o ritmo sinusal no laboratório de eletrofisiologia cardíaca. Até 16% das TV na doença isquêmica do coração são de origem epicárdica. O mesmo substrato patológico pode causar TV e FV polimórficas, que não dependem de um intervalo QT longo e são diferentes das *torsade de pointes* observadas com anormalidades de repolarização.

### Miocardiopatia dilatada não isquêmica

A causa mais comum de TV monomórfica sustentada na miocardiopatia não isquêmica (Capítulo 54) também é a reentrada no miocárdio, mas difere da TV pós-infarto no contexto de doença cardíaca isquêmica crônica. O substrato patológico, como a fibrose, pode ser difícil de identificar.

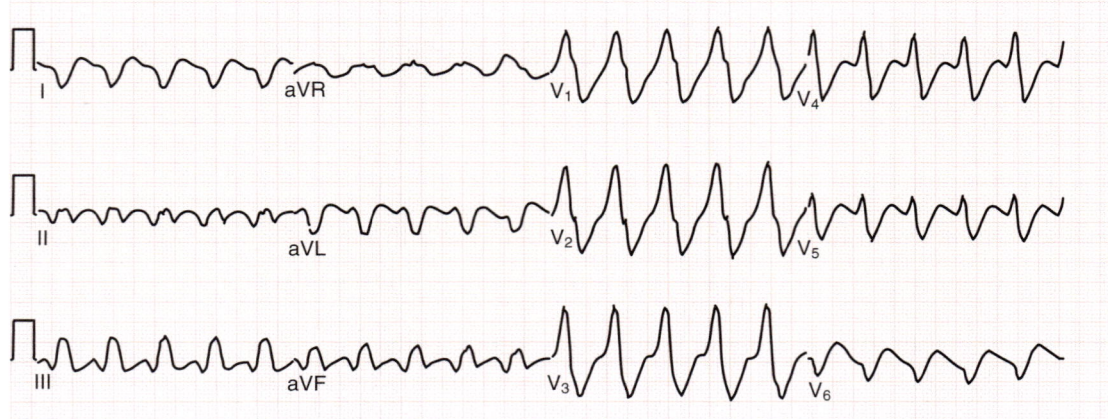

**FIGURA 59.6** Taquicardia ventricular epicárdica monomórfica em paciente com miocardiopatia dilatada não isquêmica. A onda pseudodelta de polaridade positiva é proeminente nas derivações precordiais direitas e a onda pseudodelta de polaridade negativa é proeminente nas derivações do membro inferior.

Os eletrogramas locais fracionados, anormais e de baixa voltagem tendem a estar localizados nas áreas ventricular esquerda basal, lateral e frequentemente perivalvar, o que pode se correlacionar com a localização da cicatriz intramiocárdica ou subepicárdica identificada pela ressonância magnética cardíaca. A proporção de TV monomórficas devido à reentrada de ramo é maior na miocardiopatia dilatada não isquêmica em comparação com a doença cardíaca isquêmica crônica e TV com um mecanismo focal em vez de reentrante raramente é observada. Além disso, a TV na miocardiopatia dilatada não isquêmica tem mais probabilidade de ter origem epicárdica – tão alta quanto 22 a 35% em muitas séries e chegando a 70% na doença de Chagas.

### Miocardiopatia de reversão rápida
Os pacientes com miocardiopatia induzida por estresse (*takotsubo*) (Capítulo 54) se recuperam ao longo de vários dias a semanas e os pacientes com miocardite viral também podem se recuperar. Apesar da recuperação da função sistólica ventricular, os dados observacionais sugerem que certos subgrupos com histórico de miocardite têm maior incidência de TV e mortalidade subsequentes do que os controles saudáveis durante o acompanhamento a longo prazo.[4]

### Insuficiência cardíaca
A insuficiência cardíaca por qualquer causa subjacente (Capítulo 52) é altamente vulnerável a arritmias ventriculares. A proporção de morte arrítmica súbita depende da classe da insuficiência cardíaca e pode ser tão alta quanto 60% na insuficiência cardíaca de classes II a III, enquanto a proporção de mortes devido à insuficiência cardíaca avançada, em vez de arritmia ventricular súbita, é maior em pacientes com insuficiência cardíaca classe IV. A TV de reentrada é comum, especialmente em pacientes cuja insuficiência cardíaca é decorrente de doença cardíaca isquêmica avançada, mas a atividade desencadeada resultante de distúrbios da homeostase do cálcio também pode desempenhar um papel importante. Além disso, fatores hormonais, anormalidades eletrolíticas e mudanças na atividade do sistema nervoso autônomo também aumentam a vulnerabilidade do coração com insuficiência às arritmias ventriculares.

### Doença inflamatória e infiltrativa
Entre os pacientes com sarcoidose (Capítulo 89), cerca de 40 a 50% têm envolvimento cardíaco, que pode se manifestar primeiro como bloqueio AV progressivo, TV ou ambos. Embora a verdadeira prevalência de TV na sarcoidose não seja conhecida, nos pacientes selecionados que receberam desfibriladores cardíacos implantáveis (CDI) para sarcoidose cardíaca diagnosticada por biopsia endomiocárdica, ressonância magnética cardíaca ou tomografia por emissão de pósitrons, cerca de 15% por ano têm descargas apropriadas do CDI para TV sustentada. Pacientes com outras doenças cardíacas infiltrativas, como amiloidose (Capítulo 179), doença de Fabry (Capítulo 197) e hemocromatose (Capítulo 201), também apresentam risco elevado de TV e arritmias ventriculares com risco à vida.

### Doença cardíaca congênita em adultos
A TV pode ocorrer no contexto de qualquer cardiopatia congênita adulta com uma cicatriz ou remendo cirúrgico ventricular, como é visto após o reparo da tetralogia de Fallot, ou um fechamento de defeito do septo ventricular ou um ventrículo sistêmico falho (Capítulo 61). Em pacientes com tetralogia de Fallot reparada cirurgicamente, a via de saída do ventrículo direito, com sua cicatriz e material artificial, serve como um ambiente ideal para a reentrada e para a TV. Nesses pacientes, a prevalência de TV é de cerca de 5 a 10% e cerca de 2% apresentam morte cardíaca súbita.

### Miocardiopatias herdadas geneticamente
A miocardiopatia hipertrófica (Capítulo 54) é responsável por mais de um terço das mortes cardíacas súbitas em pacientes com menos de 25 anos (Capítulo 57) e a mortalidade em pacientes jovens com miocardiopatia hipertrófica é quase exclusivamente devida à TV e à FV. Nem o teste genético nem um estudo de eletrofisiologia cardíaca podem identificar definitivamente os pacientes com alto risco de TV e FV e o risco é determinado com base em achados como histórico de síncope, TV não sustentada documentada, especialmente em um paciente jovem, um acentuado espessamento (> 3 cm) do septo interventricular e diminuição paradoxal da pressão arterial durante o exercício. Estudos recentes sugerem que a extensão do realce tardio do gadolínio na ressonância magnética cardíaca possa ser um preditor confiável de arritmias ventriculares graves em pacientes com miocardiopatia hipertrófica.[5]

A miocardiopatia arritmogênica do ventrículo direito é uma miocardiopatia congênita (Capítulo 54),[6] geralmente com herança autossômica dominante. O infiltrado fibrogorduroso do miocárdio ventricular direito, que também pode envolver o septo interventricular e o ventrículo esquerdo, resulta em alteração histológica progressiva e anormalidades eletrofisiológicas importantes, que podem se manifestar no ECG de superfície como uma onda épsilon (Figura 59.7). As características de condução marcadamente alteradas conduzem à reentrada. A incidência de TV na miocardiopatia arritmogênica do ventrículo direito está relacionada à gravidade das alterações miocárdicas histopatológicas e varia de 25 a 100%, dependendo da penetrância e da expressividade da doença. A TV é, tipicamente, iniciada por exercício e imita o BRE nas derivações de ECG precordiais. No entanto, ao contrário da TV idiopática da via de saída do ventrículo direito, o eixo frontal nem sempre pode ser direcionado para baixo e existem vários locais de origem endocárdica e epicárdica em cerca de 60% dos casos. Exercícios vigorosos podem acelerar a progressão da miocardiopatia.

### "Canalopatias" herdadas geneticamente
Várias síndromes geneticamente adquiridas, incluindo as síndromes do intervalo QT longo, síndrome de Brugada e TV polimórfica catecolaminérgica, aumentam o risco de morte cardíaca súbita devido a taquiarritmias ventriculares. Apesar da notável heterogeneidade genética da síndrome do QT longo, a maioria dos casos de LQT1, LQT2 e LQT3 resultam de mutações nos genes que codificam para um dos canais de potássio ou de sódio.[7] As outras mutações genéticas são extremamente raras. A TV da síndrome do QT longo é *torsade de pointes* e tanto a bradicardia quanto as pausas aumentam sua probabilidade em pacientes predispostos. A incidência de *torsade de pointes* é influenciada por vários fatores, incluindo idade, sexo, mutação genética específica e magnitude do prolongamento QT (Figura 59.8A).

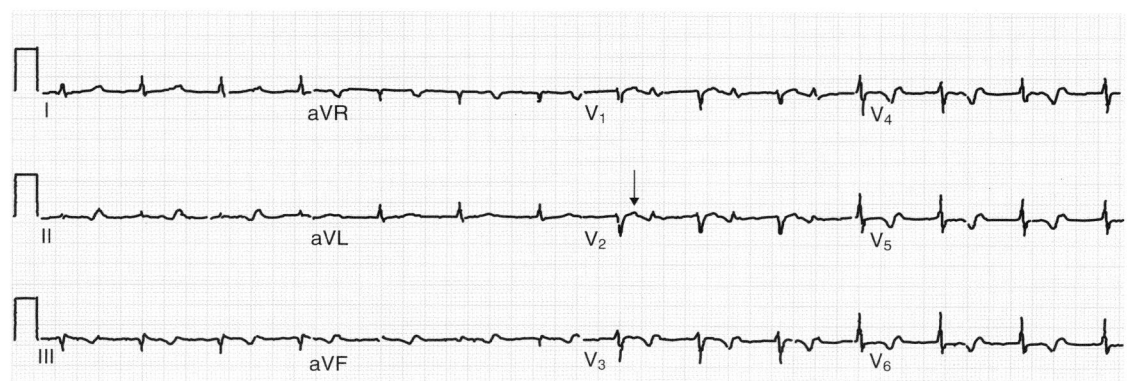

**FIGURA 59.7** Este eletrocardiograma foi registrado em um paciente com miocardiopatia arritmogênica do ventrículo direito, bloqueio atrioventricular (BAV) de primeiro grau acentuado e taquicardia ventricular recorrente. As ondas épsilon, marcadas pela *seta*, são visíveis nas derivações precordiais direitas.

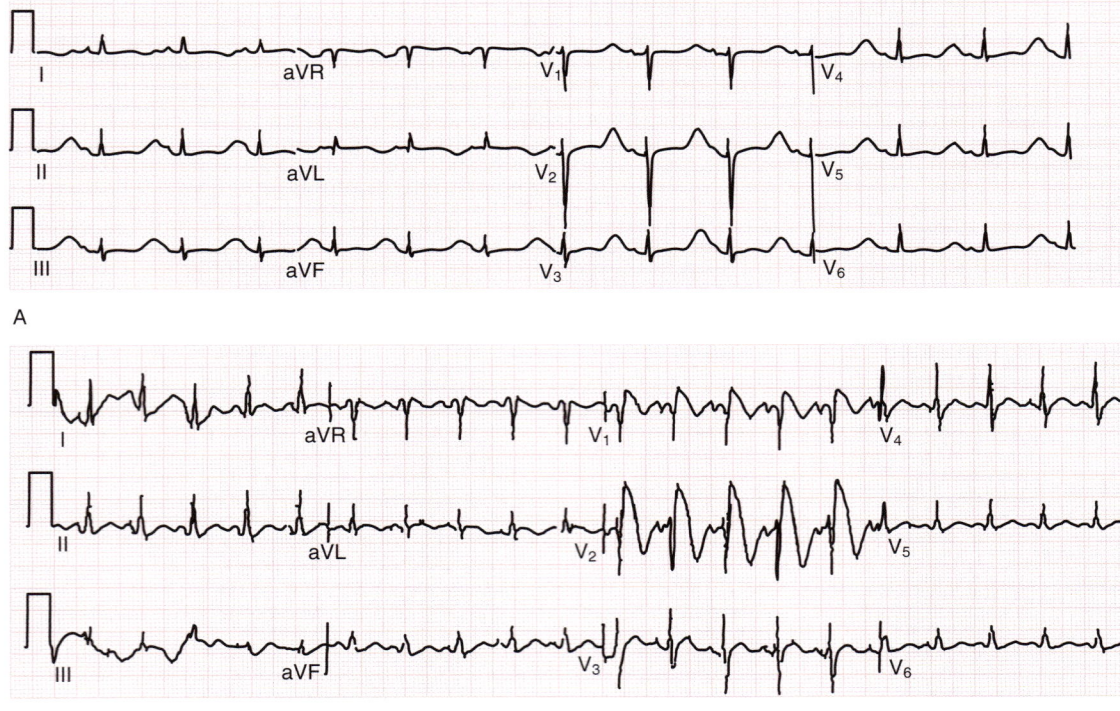

**FIGURA 59.8** **A.** Eletrocardiograma mostrando um intervalo QT de 640 ms em mulher com síndrome QT1, com a porção terminal da onda Q fundindo-se com a onda P. **B.** Eletrocardiograma de um homem com síndrome de Brugada, mostrando o típico supradesnivelamento "convexo" na derivação $V_1$.

A característica eletrocardiográfica da síndrome de Brugada, que também predispõe a taquiarritmias ventriculares e morte cardíaca súbita, é o supradesnivelamento convexo do segmento ST nas derivações precordiais direitas (Figura 59.8B). Em alguns casos, esse padrão não é encontrado, exceto quando o paciente está febril. A herança é autossômica dominante, mas a genética é complexa. Uma variante patogênica do gene *SCN5A* é encontrada em 20% dos casos. A TV polimórfica catecolaminérgica é uma doença genética rara resultante da homeostase anormal do cálcio. É caracterizada por taquicardia de complexo largo induzida por exercício, manifestando eixos de ECG alternados de um batimento para o outro. Essa condição também predispõe o paciente à FV induzida pelo exercício. Além disso, um haplótipo cromossômico que causa superexpressão da proteína 6 semelhante à dipeptidil peptidase foi descrito em um tipo de FV idiopática familiar, um subconjunto raro, mas desafiador, de síndromes de arritmia hereditária que causam morte cardíaca súbita.

### Taquicardia ventricular iatrogênica e fibrilação ventricular

Medicamentos que prolongam o intervalo QT, incluindo medicamentos antiarrítmicos de classe III (consulte www.torsades.org), podem precipitar *torsade de pointes* e FV em indivíduos geneticamente predispostos, mesmo se o intervalo QTc basal for normal ou limítrofe. Os medicamentos antiarrítmicos da classe IC podem causar TV potencialmente fatal em pacientes com cardiopatia isquêmica ou qualquer outra cardiopatia orgânica e em pacientes com síndrome de Brugada. Fibrose ventricular devido a aneurismectomia, reparo de tetralogia de Fallot, reparo de defeito do septo interventricular, ablação do septo interventricular com álcool para aliviar a obstrução da via de saída dinâmica na miocardiopatia hipertrófica ou implantação de um dispositivo de assistência ventricular esquerdo pode criar um substrato para reentrada e TV.

## TRATAMENTO

### Manejo agudo de taquicardia ventricular e fibrilação ventricular

O manejo da TV e FV hemodinamicamente instáveis deve estar de acordo com as diretrizes para suporte avançado de vida em cardiologia (Capítulo 57), com ênfase na desfibrilação. Para pacientes com TV sustentada que apresentam hipotensão modesta e estado mental normal, a terapia com fármacos intravenosos com lidocaína (administrada em *bolus* de 50 mg), procainamida (10 mg/kg em 20 minutos) ou amiodarona (150 mg infundidos por via IV em 10 minutos) pode ser tentada. A lidocaína efetivamente interrompe a TV, que sempre ocorre em alta frequência, mas não para prevenir recorrências, exceto no contexto de isquemia aguda. Em um estudo randomizado, a procainamida foi superior à amiodarona por encerrar prontamente a taquicardia de complexo largo com menos efeitos adversos.[A1] Em comparação, a amiodarona é mais efetiva em frequências cardíacas mais lentas e, portanto, é melhor para prevenir TV recorrente após o ritmo sinusal ser restaurado. A terapia intravenosa com bloqueadores dos canais de cálcio não deve ser administrada, a menos que o mecanismo seja conhecido com certeza como taquicardia ventricular esquerda idiopática sensível ao verapamil.

Os fatores mais importantes na prevenção da recorrência precoce são a identificação imediata e a reversão de quaisquer causas precipitantes. Os exemplos incluem hipopotassemia e outros desequilíbrios eletrolíticos, baixa saturação de oxigênio, agentes β-agonistas intravenosos ou milrinona, insuficiência cardíaca aguda (Capítulo 53) ou isquemia miocárdica (Capítulos 63 e 64). A insuficiência cardíaca deve ser tratada rigorosamente (Capítulo 53) e deve-se suspeitar de isquemia miocárdica residual se a FV for recorrente. A viabilidade da revascularização do miocárdio (Capítulo 65) deve ser avaliada, mas mesmo assim as recorrências são comuns.

### Tratamento de "tempestade elétrica"

*Tempestade elétrica* é um termo usado para descrever TV ou FV frequentemente recorrente, exigindo desfibrilações repetidas. A tempestade elétrica raramente ocorre na miocardiopatia não isquêmica ou em arritmias ventriculares adquiridas geneticamente. Quando essa condição é encontrada na fase inicial do IAM, o alívio da isquemia é de suma importância. Se a tempestade elétrica continuar mesmo após a reperfusão coronariana, a inserção de um balão intra-aórtico e o uso de terapia com betabloqueador intravenoso, de preferência com um medicamento de meia-vida curta (p. ex., esmolol 50 a 300 μg/kg por minuto por infusão intravenosa), deve ser considerada. Lidocaína intravenosa (2 a 4 mg por minuto) ou amiodarona intravenosa (0,5 a 1,0 mg por minuto) também podem ser usadas se esmolol for ineficaz. A ablação por cateter, se possível, pode reduzir a taxa de recorrência e potencialmente melhorar a sobrevida.[8]

### Tratamento de contrações ventriculares prematuras (CVP) e taquicardia ventricular idiopática

Na ausência de doença cardíaca estrutural, não há evidência convincente de que a atividade ectópica ventricular influencie a sobrevida, embora existam casos muito raros, anedóticos, relatados em que CVP desencadeiam FV. Portanto, as CVP não precisam de tratamento em pacientes assintomáticos. Se a ectopia ventricular resultar em sintomas que diminuem substancialmente a qualidade de vida, um betabloqueador cardiosseletivo (p. ex., metoprolol 50 mg, 2 vezes/dia ou atenolol 50 mg, 1 vez/dia) é uma terapia de primeira escolha segura, mas não muito eficaz para diminuir a frequência das CVP. Pacientes com CVP têm maior probabilidade a longo prazo de desenvolver insuficiência cardíaca[9] e CVP frequentes e TV não sustentada podem atingir um nível crítico, que resulta em diminuição da função ventricular sistólica. Esses pacientes devem ser tratados agressivamente, incluindo mapeamento de cateter e ablação (Capítulo 60), para evitar uma potencial miocardiopatia avançada sem os efeitos adversos dos medicamentos antiarrítmicos.

Em pacientes com doença cardíaca orgânica avançada, CVP frequentes e TV não sustentada pressagiam um prognóstico ruim, mas não há evidências de que a supressão da atividade ectópica ventricular com medicamentos antiarrítmicos reduza esse risco. Na verdade, a supressão de CVP com fármacos antiarrítmicos da classe IC em pacientes com IAM prévio aumenta a mortalidade.

Embora a parada cardíaca resultante da transformação de TV idiopática em FV seja extremamente rara, a TV sustentada a uma frequência superior a 200 bpm comumente causa sintomas cardiopulmonares e pode causar síncope (Capítulo 56), mesmo na ausência de doença cardíaca estrutural. As TV idiopáticas com origem na via de saída podem responder à terapia com betabloqueadores (p. ex., metoprolol 50 mg a cada 12 horas ou atenolol 50 mg/dia) e algumas podem responder a uma prova empírica de bloqueadores dos canais de cálcio (p. ex., diltiazem de liberação lenta 120 a 240 mg/dia ou verapamil de liberação lenta 120 a 240 mg/dia). No entanto, as taxas de sucesso são baixas, variando de 25 a 50%. A chamada taquicardia ventricular esquerda idiopática resultante da reentrada fascicular esquerda frequentemente responde ao verapamil (p. ex., liberação lenta de 180 a 360 mg/dia), mas a TV do músculo papilar pode não responder.

A terapia de ablação por cateter (Capítulo 60) pode ser curativa para TV idiopática e deve ser considerada como uma alternativa preferida à terapia com fármacos antiarrítmicos a longo prazo. A via de saída do ventrículo esquerdo ou a continuidade aortomitral devem ser consideradas como possíveis locais de origem se o mapeamento cuidadoso do cateter na via de saída do ventrículo direito não fornecer um alvo adequado. Quando a origem é em um dos seios de Valsalva, um sinal pré-sistólico inicial distinto pode frequentemente ser registrado durante a TV no laboratório de eletrofisiologia cardíaca. A taxa de sucesso a longo prazo da ablação por cateter para esses locais focais pode ser próxima a 90%. Pacientes com reentrada interfascicular ventricular esquerda idiopática e aqueles com taquicardia do músculo papilar podem ser curados com terapia de ablação por cateter.

Em comparação com o prognóstico relativamente benigno da TV sustentada idiopática, a FV idiopática é responsável por 5 a 10% de todos os casos de morte cardíaca súbita (Capítulo 57). O tratamento apropriado para sobreviventes de FV idiopática não é diferente do que para qualquer outro sobrevivente de FV (i. e., terapia com CDI), mas alguns pacientes podem ter achados em testes eletrofisiológicos que são passíveis de ablação por cateter – o que pode diminuir o risco de recorrência, mas ainda não elimina a necessidade de proteção com uso de CDI.

## Terapia para taquicardia ventricular e fibrilação ventricular na doença cardíaca estrutural

### Desfibrilador cardíaco implantável e medicamentos antiarrítmicos

TV ou FV sustentadas em pacientes com doença cardíaca orgânica são indicação primária para terapia com CDI.[10,11,A2,A3] Após um IAM, um CDI implantado como terapia de prevenção primária reduz a taxa de mortalidade em pacientes que sobreviveram mais de 40 dias e têm fração de ejeção ventricular esquerda de 30% ou menos. Para pacientes com insuficiência cardíaca da classe II ou III, independentemente da etiologia de sua cardiopatia orgânica, e que tenham fração de ejeção ventricular esquerda inferior a 35%, um CDI também reduz significativamente a morte cardíaca súbita, embora possa não prolongar a vida em pacientes com insuficiência cardíaca não isquêmica devido ao alto índice de mortalidade por outras causas.[A4] Em comparação, os CDI não reduzem a mortalidade quando rotineiramente implantados logo após o IAM ou em pacientes após revascularização recente do miocárdio.

Em pacientes com cardiopatia isquêmica e fração de ejeção cronicamente deprimida inferior a 30%, a colocação de um CDI reduz a taxa de mortalidade em 20%, de 36 para 29%, nos 5 anos subsequentes. Em comparação, a amiodarona (Tabela 58.5) reduz o risco de morte arrítmica súbita, mas não melhora a sobrevida.

Nenhum ensaio randomizado comparou a terapia com fármacos antiarrítmicos com placebo para a prevenção secundária de TV recorrente em pacientes com doença cardíaca orgânica. Como resultado, os fármacos antiarrítmicos atualmente servem como tratamentos paliativos para modificar a evolução da TV, em vez de como terapia definitiva. Em pacientes com CDI, a amiodarona (100 a 400 mg/dia) tem mais sucesso do que betabloqueadores ou sotalol para terapia paliativa de TV.[A5]

Em pacientes clinicamente instáveis devido à TV incessante apesar de um CDI, os fatores precipitantes reversíveis devem ser pesquisados e, se presentes, corrigidos imediatamente. Betabloqueadores intravenosos (p. ex., esmolol 50 a 300 µg/kg por minuto) e amiodarona (0,5 a 1,0 mg por minuto) constituem a terapia de primeira linha. A lidocaína intravenosa (p. ex., 2 a 4 mg por minuto) pode ser adicionada, especialmente se houver isquemia miocárdica, e a ablação por cateter pode ser considerada.

### Ablação por cateter

A ablação por cateter pode reduzir significativamente a frequência de TV recorrente e descarga de CDI em pacientes com arritmias ventriculares e IAM prévio.[12,12b] A ablação por cateter é mais bem-sucedida quando a TV clínica pode ser reproduzida no laboratório de eletrofisiologia cardíaca e tolerada por um período longo o suficiente para permitir o mapeamento detalhado do cateter. Por exemplo, os pacientes submetidos à ablação por cateter para TV relacionada à cicatriz podem atingir 1 ano de liberdade de TV em 70 a 75% dos casos, com taxas de sucesso ligeiramente menores em pacientes com insuficiência cardíaca.[13] No entanto, na ausência de estudos prospectivos randomizados, a ablação por cateter continua sendo um método de tratamento paliativo e um complemento da terapia com CDI.

### *Torsade de pointes*

A primeira linha de terapia para *torsade de pointes* em pacientes com síndrome do QT longo é a terapia com betabloqueadores (p. ex., metoprolol 50 a 100 mg/dia, atenolol 50 mg/dia ou nadolol 40 mg/dia e titulados conforme a tolerância), mas seu sucesso é influenciado pelo sexo e pela magnitude do prolongamento do QT, bem como pelo genótipo específico. Em um quadro agudo com *torsade de pointes* frequentemente recorrentes, o sulfato de magnésio (1 a 2 g de infusão intravenosa durante 10 a 30 minutos) pode ser eficaz. Um CDI é recomendado para pacientes que apresentam parada cardíaca abortada e aqueles que desenvolvem síncope recorrente ou *torsade de pointes* documentadas durante a terapia com betabloqueador. A denervação simpática cardíaca esquerda pode resultar em uma redução substancial na incidência de *torsade de pointes* e síncope em pacientes de alto risco que experimentam tempestades de arritmia ventricular.

Os betabloqueadores (Tabela 58.5) também são os medicamentos de escolha para a TV polimórfica catecolaminérgica e a terapia com CDI é recomendada para pacientes com síncope recorrente ou TV documentada durante terapia com betabloqueadores. A flecainida oral (Tabela 58.5) pode ser um adjuvante efetivo em tais pacientes.

### Tratamento de taquicardia ventricular e fibrilação ventricular geneticamente adquiridas

A maioria das TV observadas em pacientes com miocardiopatia arritmogênica do ventrículo direito pode ser induzida com reprodutibilidade por estimulação cardíaca programada e são passíveis de ablação por cateter. Quase metade dessas TV tem um local de origem epicárdico e o mapeamento e ablação por cateteres endocárdico e epicárdico simultâneos podem ser o método de tratamento mais eficaz. No entanto, a ablação por cateter não substitui a terapia de CDI concomitante. Em pacientes com miocardiopatia hipertrófica, a terapia com CDI é rotineiramente recomendada em pacientes de alto risco (Capítulo 54) e a amiodarona às vezes pode ser útil.

Para a síndrome de Brugada, a ablação por cateter do substrato eletrofisiologicamente anormal no epicárdio da via de saída do ventrículo direito consegue promover o desaparecimento o supradesnivelamento patognomônico de ST no ECG. Quinidina (600 a 900 mg/dia em três ou quatro doses divididas) é o único fármaco antiarrítmico que parece ser útil para tratar esta síndrome, mas ainda não foi comprovado se a ablação por cateter ou quinidina será um substituto para um CDI em pacientes de alto risco, que apresentam padrão de Brugada não provocado em seu ECG de repouso e têm história pregressa de síncope.

### Taquicardia ventricular iatrogênica

Para a TV monomórfica sustentada em pacientes com cardiopatia congênita reparada cirurgicamente, o mapeamento por cateter e a ablação são recomendados. As técnicas são semelhantes às usadas para ablação por cateter de TV isquêmica. Embora a TV e a FV sustentadas durante a terapia com dispositivo de assistência ventricular esquerda sejam geralmente bem toleradas de forma aguda, a TV ou a FV intratáveis recorrentes podem resultar em insuficiência cardíaca direita e em choques frequentes do CDI, ambos podendo acarretar morbidade significativa. A terapia com amiodarona (200 a 400 mg/dia) e betabloqueador (p. ex., metoprolol 100 a 200 mg/dia) é efetiva em pelo menos interromper a TV e a terapia de ablação por cateter tem sido tentada ocasionalmente na TV refratária com sucesso modesto.

## PROGNÓSTICO

Não foi demonstrado que a TV ou a FV nos primeiros minutos ou horas após um IAM afete o prognóstico a longo prazo em pacientes que sobrevivem à alta hospitalar. A TV monomórfica sustentada ocorrendo após a fase hiperaguda, mas nos dias seguintes a um IAM de parede anterior, pressagia um prognóstico ruim, com aumento de cerca de sete vezes da taxa de mortalidade subsequente, porque geralmente ocorre após a necrose de um volume significativo de miocárdio.

A evolução natural moderna da TV e da FV não tratadas talvez possa ser mais bem avaliada a partir de estudos prospectivos de pacientes recebendo terapia com CDI. Entre os pacientes com TV sustentada documentada, a terapia apropriada com CDI para TV ou FV ocorre em cerca de 70% dos pacientes em 2 anos e 85% dos pacientes em 3 anos. Para pacientes que sobreviveram a uma parada cardíaca, a frequência é de cerca de 70% em 3 anos. Esses números ressaltam a alta frequência de recorrência de TV e FV em pacientes com cardiopatia orgânica apresentando arritmias ventriculares sustentadas.

O prognóstico de pacientes com CVP ou TV não sustentada é menos bem conhecido, mas é criticamente dependente da cardiopatia subjacente. Nenhum estudo até o momento demonstrou benefício em termos de sobrevida do tratamento de extrassístoles ventriculares ou TV não sustentada em pacientes sem cardiopatia orgânica subjacente e que não desenvolvem miocardiopatia como resultado de sua atividade ectópica ventricular. Em pacientes de alto risco com cardiopatia isquêmica, fração de ejeção inferior a 40% e TV sustentada eletricamente induzida, a taxa de parada cardíaca ou morte por arritmia ventricular é superior a 30% em 2 anos.

 **Recomendações de grau A**

A1. Ortiz M, Martin A, Arribas F, et al. Randomized comparison of intravenous procainamide vs. intravenous amiodarone for the acute treatment of tolerated wide QRS tachycardia: the PROCAMIO study. *Eur Heart J.* 2017;38:1329-1335.
A2. Kolodziejczak M, Andreotti F, Kowalewski M, et al. Implantable cardioverter-defibrillators for primary prevention in patients with ischemic or nonischemic cardiomyopathy: a systematic review and meta-analysis. *Ann Intern Med.* 2017;167:103-111.
A3. Alba AC, Foroutan F, Duero Posada J, et al. Implantable cardiac defibrillator and mortality in non-ischaemic cardiomyopathy: an updated meta-analysis. *Heart.* 2018;104:230-236.
A4. Kober L, Thune JJ, Nielsen JC, et al. Defibrillator implantation in patients with nonischemic systolic heart failure. *N Engl J Med.* 2016;375:1221-1230.
A5. Claro JC, Candia R, Rada G, et al. Amiodarone versus other pharmacological interventions for prevention of sudden cardiac death. *Cochrane Database Syst Rev.* 2015;12:CD008093.

### REFERÊNCIAS BIBLIOGRÁFICAS

*As referências bibliográficas, bem como os outros materiais suplementares deste livro, encontram-se no GEN-IO, nosso ambiente virtual de aprendizagem.*

# 60
# CIRURGIA E PROCEDIMENTOS INTERVENCIONISTAS ELETROFISIOLÓGICOS

PETER A. SANTUCCI E DAVID J. WILBER

## CARDIOVERSÃO E DESFIBRILAÇÃO TRANSTORÁCICAS

A desfibrilação transtorácica, na qual é aplicada rapidamente uma carga elétrica armazenada ao coração por meio de dois eletrodos superficiais do tipo pá ou adesivo, é usada de modo emergencial no caso de taquicardias potencialmente fatais (Capítulo 57). A cardioversão, que se refere à administração de choque sincronizado com o complexo QRS, é recomendada a pacientes com arritmias supraventriculares (Capítulo 58) ou taquicardia ventricular (TV) (Capítulo 59) porque um choque elétrico não sincronizado coincidente com o período vulnerável da onda T pode precipitar uma fibrilação ventricular (FV). O choque resultante extingue as arritmias reentrantes despolarizando simultaneamente grandes porções dos átrios e/ou ventrículos. A desfibrilação é usada para ritmos desorganizados nos quais a sincronização com o complexo QRS não seja apropriada, como FV ou TV polimórfica rápida. Nessas situações emergenciais, as tentativas de sincronizar atrasam a aplicação do choque.

O sucesso da cardioversão ou da desfibrilação é afetado pela forma de onda de choque e pela força do choque. Os choques bifásicos são recomendados porque são significativamente mais efetivos do que os choques monofásicos com energias equivalentes. As energias de choque variam por indicação e entre as unidades desfibriladoras, mas geralmente são de 50 a 360 J. Outras variáveis dependentes da técnica que maximizam a energia fornecida ao coração incluem aumento da pressão da pá, aplicação do choque durante a expiração e choques repetitivos. Os fatores relacionados ao paciente que diminuem a probabilidade de cardioversão e desfibrilação bem-sucedidas incluem distúrbios metabólicos, maior duração da arritmia, cardiomegalia, doença pulmonar obstrutiva crônica (DPOC), tórax em tonel ou barril e peso corporal elevado. A cardioversão eletiva é realizada com o paciente em jejum, geralmente sob a ação de um agente anestésico de curta ação.

### Precauções e complicações

A cardioversão de fibrilação atrial (FA) e de *flutter* atrial (Capítulo 58) pode ser complicada por tromboembolismo, mas esse risco pode ser minimizado pela exclusão de um trombo atrial em um ecocardiograma transesofágico ou por anticoagulação terapêutica por 3 semanas antes da cardioversão eletiva. Os anticoagulantes orais mais novos são pelo menos tão seguros e efetivos quanto a varfarina para esse propósito (Capítulos 58 e 76). Todos os pacientes devem ser anticoagulados por 1 mês após a cardioversão se a FA ou *flutter* atrial persistir por mais de 48 h.

FV ocorre raramente, mesmo quando os choques são sincronizados com o complexo QRS. O risco aumenta com distúrbios eletrolíticos e intoxicação digitálica; portanto, a cardioversão eletiva deve ser adiada nesses pacientes. Embora os pacientes possam desenvolver elevações leves dos níveis séricos de troponina após a cardioversão, às vezes com supradesnivelamento transitório do segmento ST, a disfunção miocárdica clínica é rara. Bradicardia ou assistolia pós-choque exige, ocasionalmente, administração de atropina (0,5 a 2 mg por via intravenosa [IV]) ou estimulação transcutânea de emergência. Se um paciente tiver um marca-passo ou um cardiodesfibrilador implantável (CDI), os eletrodos de choque devem ser colocados o mais longe possível do gerador e tanto o gerador quanto o limiar de estimulação devem ser verificados após o procedimento.

## DISPOSITIVOS ELETRÔNICOS CARDÍACOS IMPLANTÁVEIS

Dispositivos eletrônicos cardíacos implantáveis são a base do manejo moderno das arritmias. Os gravadores de alça implantáveis podem detectar arritmias paroxísticas infrequentes (Capítulo 56). Os marca-passos são implantados para eliminar a bradicardia e os CDI oferecem proteção extremamente efetiva para taquiarritmias ventriculares com risco à vida (Capítulo 59). Além disso, a ressincronização cardíaca tornou-se uma ferramenta essencial para o manejo da insuficiência cardíaca (Capítulo 53) e está disponível em dispositivos que também incluem marca-passos e CDI.

Os dispositivos modernos são altamente programáveis e fornecem inúmeras informações diagnósticas que o médico pode usar para diagnosticar anomalias e personalizar a terapia. Muitas vezes, os dados podem ser transmitidos diretamente de casa para o médico assistente.

Uma questão cada vez mais importante é o uso de ressonância magnética (RM) em pacientes com um dispositivo cardíaco implantado. Historicamente, esses dispositivos eram considerados uma contraindicação para a RM, mas muitos agora são projetados para serem classificados como "compatível com RM" e os pacientes com esse dispositivo podem ser submetidos à RM com segurança com o manejo adequado do dispositivo. Mesmo muitos pacientes com dispositivos incompatíveis com RM mais modernos podem fazer esses exames quando existem indicações torácicas e não torácicas, desde que os pacientes sejam devidamente examinados e que seus dispositivos sejam reprogramados de acordo com os protocolos padrão.[1,2,A3]

## Estimulação temporária

A estimulação temporária é usada em pacientes que podem não necessitar de estimulação a longo prazo, bem como em emergências, como parada cardíaca assistólica (Capítulo 57). A estimulação transcutânea com eletrodos aplicados na parede torácica pode ser a opção mais rápida e pode salvar vidas, mas é desconfortável e deve ser usada com moderação. Normalmente, entretanto, o tempo permite que os eletrodos provisórios do marca-passo sejam inseridos percutaneamente, através de uma veia jugular interna ou subclávia, e posicionados suavemente no ápice ventricular direito, idealmente sob orientação fluoroscópica. Outra indicação para estimulação temporária é manter uma frequência de 85 a 100 bpm, a fim de suprimir *torsade de pointes* (Capítulo 59) até que o fator causal, especialmente um medicamento causador, seja eliminado. A estimulação temporária profilática é usada em pacientes com bloqueio atrioventricular (BAV) de alto grau no contexto de um infarto agudo do miocárdio (Capítulo 64) e em pacientes com alto risco de desenvolver bradicardia sintomática durante um procedimento cardíaco cirúrgico ou intervencionista.

A complicação mais comum da estimulação temporária é a infecção. O risco pode ser minimizado por técnica estéril adequada, limitando a estimulação temporária a 48 horas ou substituindo o eletrodo nesse momento em condições estéreis ideais.

## Estimulação permanente

Os sistemas de estimulação permanente geralmente consistem em um gerador de pulso conectado com um a três eletrodos implantados no coração para detectar a atividade intrínseca e fornecer os pulsos de estimulação conforme necessário (Figura 60.1). A estimulação sem eletrodo, com um gerador miniaturizado e sistema de aplicação combinados em uma única unidade, é uma opção mais recente para implantação dentro do coração.[3]

Com os sistemas tradicionais, os geradores de pulso são alimentados por baterias de marca-passo à base de lítio, que têm uma vida útil de 8 a 12 anos (ou mais) e podem pesar menos de 30 g. Esses geradores são comumente implantados por via subcutânea na região infraclavicular. A programabilidade de muitos parâmetros diferentes tornou-se padrão, assim como a capacidade do marca-passo de fornecer dados diagnósticos e telemétricos.

Os eletrodos do marca-passo são inseridos percutaneamente pela veia axilar ou subclávia, ou por corte da veia cefálica. Menos frequentemente, os eletrodos são colocados no epicárdio durante a cirurgia cardíaca. Os eletrodos ventriculares são tipicamente posicionados no ápice do ventrículo direito, septo do ventrículo direito ou trato de saída, e são fixados no lugar com um parafuso helicoidal, conhecido como "fixação ativa". Os eletrodos atriais são frequentemente colocados no apêndice atrial direito, mas podem ser colocados em vários locais, em parte com base nas medições do limiar elétrico local (e-Figura 60.1). A estimulação permanente do feixe de His utiliza o sistema de condução intrínseco do paciente, evitando, assim, a dissincronia ventricular. É uma opção emergente para estimulação fisiológica, mas ainda é usada de forma limitada devido a problemas técnicos e à falta de dados de desfechos suficientes.[4]

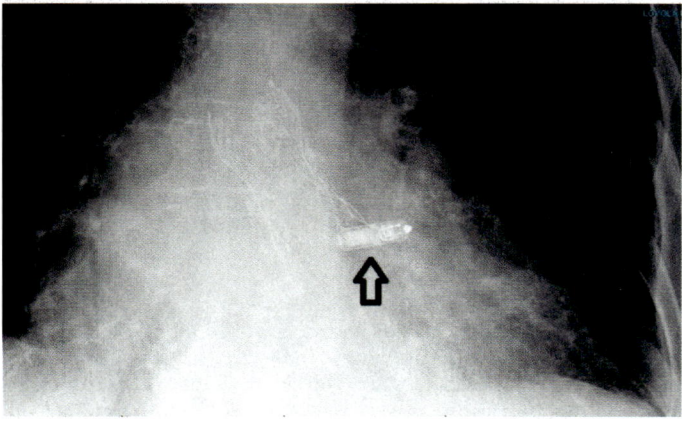

**FIGURA 60.1** Radiografia de tórax de marca-passo permanente monocâmara sem chumbo (*seta*) com posicionamento septal ventricular direito. Também existe substituição transcateter anterior da valva aórtica.

## Indicações para marca-passo permanente

Os marca-passos são implantados para aliviar os sinais/sintomas causados pela bradicardia ou para prevenir sintomas graves em pacientes nos quais seja provável o desenvolvimento de bradicardia sintomática (Tabelas 60.1 e 60.2).[5] Os sinais/sintomas mais comuns induzidos pela bradicardia são tontura ou vertigem, síncope ou quase síncope (Capítulos 45 e 56) e insuficiência cardíaca. A intolerância ao exercício causada por resposta insatisfatória da frequência cardíaca ao esforço (incompetência cronotrópica) é outra indicação comum. Como esses sinais/sintomas podem ser inespecíficos, a documentação de uma associação entre os sinais/sintomas e a bradicardia deve ser obtida sempre que possível antes que um marca-passo seja recomendado.[5b] Em alguns pacientes, um eletrocardiograma (ECG) simples pode ser suficiente para documentar a necessidade de um marca-passo. Se a bradicardia for intermitente, outros exames complementares, como o monitoramento ambulatorial de 24 horas, um gravador de alça externo ou implantável contínuo, um monitor de eventos implantável ou um teste de eletrofisiologia (Capítulo 56), podem ser necessários para documentar uma relação entre os sinais/sintomas e a bradicardia.

As causas corrigíveis de bradicardia (Capítulo 58) devem ser excluídas. Os exemplos incluem hipotireoidismo (Capítulo 213), distúrbios eletrolíticos e medicamentos como agentes bloqueadores beta-adrenérgicos, agentes bloqueadores dos canais de cálcio, digitálicos e antiarrítmicos (Capítulo 58). Outras causas temporárias de bradicardia que não exigem marca-passo permanente incluem isquemia aguda ou IAM, bradicardia peroperatória após cirurgia cardíaca e causas neurocardiogênicas. Às vezes, um marca-passo é necessário para permitir a continuação do tratamento com um medicamento responsável pela bradicardia, como um agente bloqueador beta-adrenérgico necessário para FA paroxística com uma resposta ventricular rápida.

## Modos de estimulação

Os modos de estimulação são descritos por um código simples. A primeira letra representa a câmara que está sendo estimulada (A para átrio, V para

### Tabela 60.1 Indicações de classe I* para implantação de marca-passo permanente.

**DISFUNÇÃO DO NÓ SA**

Bradicardia sinusal sintomática
Incompetência cronotrópica sintomática
Bradicardia sinusal sintomática resultante de terapia medicamentosa necessária

**BLOQUEIO ATRIOVENTRICULAR**

BAV de terceiro grau e de segundo grau avançado associado a bradicardia sintomática
BAV de terceiro grau e de segundo grau avançado em um paciente acordado com assistolia > 3 s ou uma frequência de escape de < 40 bpm ou com um ritmo de escape infranodal
Fibrilação atrial com uma pausa ≥ 5 s
BAV de terceiro grau e de segundo grau avançado devido a BAV pós-operatório sem expectativa de resolução
BAV de terceiro grau e de segundo grau avançado com doenças neuromusculares, como distrofia muscular miotônica, síndrome de Kearns-Sayre e distrofia de Erb
BAV de terceiro grau assintomático se cardiomegalia ou disfunção ventricular esquerda estiver presente ou se o bloqueio estiver abaixo do nó AV

**BLOQUEIO BIFASCICULAR CRÔNICO**

BAV de segundo grau avançado ou intermitente de terceiro grau
BAV de segundo grau do tipo II
Bloqueio de ramo alternante

**FASE PÓS-AGUDA DO INFARTO DO MIOCÁRDIO**

BAV infranodal de segundo grau com bloqueio de ramo alternante
BAV infranodal de terceiro grau
BAV transitório avançado infranodal de segundo ou terceiro grau e bloqueio de ramo associado
BAV sintomático persistente de segundo ou terceiro grau

**SÍNDROME DO SEIO CAROTÍDEO**

Síncope recorrente causada por estimulação espontânea do seio carotídeo ou pressão do seio carotídeo que induz assistolia > 3 s de duração

*As indicações de Classe I são condições para as quais um marca-passo é indicado. SA = sinoatrial; BAV = bloqueio atrioventricular. Adaptada de Gillis AM, Russo AM, Ellenbogen KA, et al. HRS/ACCF expert consensus statement on pacemaker device and mode selection. *J Am Coll Cardiol.* 2012;60:682-703.

## Tabela 60.2 Indicações de classe IIA* para implantação de marca-passo permanente.

**DISFUNÇÃO DO NÓ SA**

Frequência cardíaca < 40 bpm quando não foi demonstrada uma associação clara entre os sintomas consistentes com bradicardia e a presença real de bradicardia

Síncope de etiologia obscura quando a disfunção do nó SA for demonstrada por testes eletrofisiológicos

**BLOQUEIO ATRIOVENTRICULAR**

BAV de terceiro grau persistente com frequência de escape > 40 bpm em um adulto assintomático sem cardiomegalia

BAV infranodal de segundo grau assintomático

BAV de primeiro ou segundo grau associado a sintomas semelhantes à síndrome do marca-passo

BAV de segundo grau assintomático do tipo II com complexo QRS estreito

**BLOQUEIO BIFASCICULAR CRÔNICO**

Síncope, quando outras causas potenciais de síncope tiverem sido excluídas

Um intervalo HV ≥ 100 ms

BAV infranodal induzido por estimulação patológica durante o teste eletrofisiológico

**SÍNDROME DO SEIO CAROTÍDEO**

Síncope sem eventos provocativos claros e com assistolia > 3 s durante compressão do seio carotídeo

BAV = bloqueio atrioventricular; HV = His-ventrículo. SA = sinoatrial. Adaptada de Tracy CM, Epstein AE, Darbar D, et al. 2012 ACCF/AHA/HRS focused update of the 2008 guidelines for device-based therapy of cardiac rhythm abnormalities: a report of the American College of Cardiology Foundation/American Heart Association Task Force on Practice Guidelines. *J Am Coll Cardiol*. 2012;60:1297-1313.

---

ventrículo, D para câmara dupla). A segunda letra identifica a câmara cujas despolarizações são detectadas pelo marca-passo (A, V, D ou O para nenhuma detecção). A terceira letra indica se o marca-passo está funcionando em modo inibido (I), modo de rastreamento (T; do inglês, *tracking*), em ambos os modos (D), ou de forma assíncrona (O). A quarta letra designa se o marca-passo consegue modular a frequência de estimulação, geralmente aumentando as frequências de estimulação com atividade física (R). Uma letra adicional é raramente usada para definir a capacidade do marca-passo de fornecer estimulação antitaquicardia (P), aplicar choques (S) ou ambos (D).

O modo de estimulação mais apropriado tem de ser determinado para cada indivíduo. Os modos de estimulação permanente mais utilizados atualmente nos EUA são DDD e DDDR. Os modos VVI e VVIR são usados em pacientes com FA crônica com pausas sintomáticas ou bradicardia. Os marca-passos de mudança de modo podem estimular no modo DDD durante o ritmo sinusal e mudar automaticamente para estimulação ventricular com resposta em frequência (VVIR) durante FA paroxística ou outras arritmias supraventriculares. A troca automática do modo de AAI(R) para DDD(R) também está disponível para pacientes com disfunção do nó SA e BAV intermitente.

Muitos dispositivos de pacientes são programados em configurações escolhidas para minimizar a carga de estimulação, não apenas para conservar a bateria, mas também para reduzir a dissincronia ventricular induzida por estimulação, que às vezes pode levar à função ventricular prejudicada. Esse efeito colateral potencial é particularmente comum em pacientes que têm duração intrínseca normal de complexo QRS e, então, são submetidos a estimulação ventricular direita de câmara única.

Em pacientes com disfunção do nó SA, a estimulação atrial ou de dupla câmara reduz significativamente o risco de FA e melhora a qualidade de vida em comparação com a estimulação ventricular. Como esses pacientes apresentam risco substancial de BAV sintomático, a estimulação inicial de dupla câmara é comumente usada, embora a estimulação atrial isolada seja uma opção para pacientes selecionados com condução AV normal. Como a incompetência cronotrópica é frequente nessa população de pacientes, um modo responsivo à frequência (AAIR ou DDDR) geralmente é recomendado. Em pacientes com BAV, a estimulação de dupla câmara melhora a qualidade de vida, reduz o risco de desenvolver FA e evita o risco de 7 a 25% de desenvolver a síndrome do marca-passo, que consiste em sintomas de fraqueza, tontura, intolerância ao exercício ou palpitações devido à ausência de sincronia AV durante a estimulação ventricular de câmara única. Por esses motivos, as diretrizes de consenso atuais recomendam estimulação de dupla câmara para a maioria dos pacientes com disfunção do nó SA ou BAV.

### Complicações dos marca-passos

As complicações podem ser agudas ou tardias. Cerca de 1 a 2% dos pacientes desenvolvem complicações do próprio procedimento de implantação, incluindo infecção, pneumotórax, perfuração do átrio ou ventrículo, deslocamento do eletrodo, trombose da veia subclávia e complicações da bolsa. A bolsa subcutânea pode desenvolver hematoma, seroma, deiscência ou infecção local. Os hematomas de bolsa do gerador podem ser dolorosos e aumentar o risco de infecção. Sua ocorrência pode ser minimizada por técnica operatória meticulosa e cuidados pós-operatórios, bem como pela interrupção da anticoagulação, quando possível. Nos pacientes que precisam de anticoagulação ininterrupta, uma estratégia de tratamento contínuo com varfarina no momento do implante de um marca-passo ou CDI reduz significativamente a incidência de hematoma de bolsa do gerador de modo clinicamente significativo em comparação com a terapia de ponte com heparina. Os novos anticoagulantes orais também podem ser usados com mínima ou nenhuma interrupção do tratamento.

Além da infecção, as complicações a longo prazo incluem trombose ou obstrução venosa (incluindo a síndrome da veia cava superior; Figura 92.8), a síndrome do marca-passo, a dissincronia ventricular induzida por marca-passo e várias formas de mau funcionamento do marca-passo. Os últimos incluem falha na estimulação, falha na captura e detecção de anormalidades, muitas vezes resultantes de anormalidades do eletrodo (fraturas do condutor, quebras de isolamento ou alterações na interface eletrodo-tecido). As infecções do marca-passo geralmente envolvem principalmente a bolsa subcutânea do marca-passo, mas a resolução a longo prazo da infecção geralmente requer a remoção do gerador de pulso e dos eletrodos, bem como antibioticoterapia prolongada (Capítulo 67). Quase 40% dos pacientes têm envolvimento valvar coexistente, predominantemente infecção valvar tricúspide (Capítulo 67), com taxas de mortalidade de até 15% no hospital e 20 a 25% em 1 ano. Menos comumente, há disfunção do gerador de pulsos, incluindo esgotamento prematuro da bateria. Problemas a longo prazo também podem resultar de programação inadequada. O uso cada vez maior de estimulação sem eletrodo elimina muitos dos riscos dos sistemas de estimulação convencionais e provavelmente se tornará cada vez mais comum à medida que aumenta a experiência com essa tecnologia.

### Cardiodesfibriladores implantáveis

#### Indicações

Os CDI inicialmente evoluíram como prevenção secundária para tratar pacientes que sobreviveram a um episódio de FV ou TV hemodinamicamente instável e correm alto risco de morte subsequente devido a arritmias ventriculares recorrentes. No entanto, as taxas de sobrevida de uma parada cardíaca inicial são bastante baixas e os CDI agora são mais comumente implantados como prevenção primária em indivíduos com alto risco de uma primeira parada cardíaca com base em vários ensaios clínicos randomizados e análises cuidadosas de risco-benefício (Tabela 60.3). Os exemplos incluem pacientes com miocardiopatia isquêmica ou não isquêmica dilatada com fração de ejeção igual ou inferior a 35% e insuficiência cardíaca de classe II ou III, bem como pacientes selecionados com condições como miocardiopatia hipertrófica, síndrome de Brugada e síndrome do QT longo (Capítulos 54, 59 e 64). Essas indicações continuam a evoluir à medida que mais dados se tornam disponíveis.

#### Geradores de pulso e eletrodos do cardiodesfibrilador implantável

Os procedimentos de implantação de CDI são análogos aos usados para marca-passos permanentes. Os geradores de pulso, embora ainda um pouco maiores que os marca-passos (com alguns modelos agora com < 1 cm de espessura, < 28 m$\ell$ em volume e cerca de 60 g), distribuem choques bifásicos em energias programáveis enquanto registram o eletrograma durante a arritmia e seu tratamento. Eles também podem fornecer estimulação de antitaquicardia (Figura 60.2), bem como estimulação de bradicardia em duas câmaras ou terapia de estimulação de ressincronização cardíaca.

### Tabela 60.3 Indicações para o uso de cardiodesfibrilador implantável.

**CLASSE I*: PREVENÇÃO SECUNDÁRIA**

Sobrevivente de parada cardíaca (FV ou TV sustentada instável não associada a uma causa completamente reversível)
TV sustentada espontânea (independentemente da estabilidade) e doença cardíaca estrutural
Síncope de origem desconhecida associada a TV sustentada clinicamente relevante e hemodinamicamente significativa ou TV induzida em teste eletrofisiológico

**CLASSE I*: PREVENÇÃO PRIMÁRIA**

Infarto do miocárdio prévio (≥ 40 dias), FEVE < 35%, classe II ou III da NYHA
Infarto do miocárdio prévio (≥ 40 dias), FEVE < 30%, classe I da NYHA
Miocardiopatia dilatada não isquêmica, FEVE ≤ 35%, classe II ou III da NYHA
Infarto do miocárdio prévio, FEVE < 40%, TVNS espontânea, TV sustentada induzida ou FV em teste eletrofisiológico

**CLASSE IIA†**

Miocardiopatia dilatada não isquêmica, disfunção ventricular esquerda significativa e síncope
TV sustentada e função ventricular normal ou quase normal
Miocardiopatia hipertrófica e um ou mais fatores de risco para morte súbita
Miocardiopatia ventricular direita arritmogênica e um ou mais fatores de risco para morte súbita
Síndrome do QT longo com síncope ou TV, apesar da terapia com betabloqueador
Pacientes não hospitalizados aguardando transplante cardíaco
Síndrome de Brugada e síncope ou TV
TV polimórfica catecolaminérgica e síncope ou TV na terapia com betabloqueador
Sarcoidose cardíaca, miocardite de células gigantes ou doença de Chagas

*As indicações de classe I são condições para as quais um cardiodesfibrilador implantável é indicado. †As indicações de classe IIA são condições para as quais um cardiodesfibrilador implantável é razoável. FEVE = fração de ejeção do ventrículo esquerdo; TVNS = taquicardia ventricular não sustentada; FV = fibrilação ventricular; TV = taquicardia ventricular. Adaptada de Tracy CM, Epstein AE, Darbar D, et al. 2012 ACCF/AHA/HRS focused update of the 2008 guidelines for device-based therapy of cardiac rhythm abnormalities: a report of the American College of Cardiology Foundation/American Heart Association Task Force on Practice Guidelines. *J Am Coll Cardiol*. 2012;60:1297-1313.

O implante do CDI e a configuração do eletrodo são projetados para fornecer energia suficiente ao miocárdio ventricular para garantir uma desfibrilação confiável. O caminho mais comum para essa energia é do gerador de pulsos peitorais implantado até um eletrodo em espiral na porção distal do eletrodo transvenoso que é posicionado no ventrículo direito. A energia necessária para uma desfibrilação bem-sucedida é probabilística, com uma zona intermediária na qual a taxa de sucesso de qualquer tentativa de desfibrilação é variável. A maioria dos geradores de pulso de CDI transvenoso fornece até 30 a 40 J, que excede o limite de energia de desfibrilação típico de 10 a 15 J, permitindo, assim, margem de segurança substancial para desfibrilação.

Uma alternativa mais recente é o CDI totalmente subcutâneo. Como este sistema não exige a colocação de eletrodo no coração ou na vasculatura, várias complicações potenciais dos sistemas transvenosos podem ser evitadas. No entanto, esses sistemas atualmente têm um gerador de pulso maior, longevidade de bateria um pouco mais curta e não têm os efeitos habituais de estimulação bradicárdica, antitaquicardia ou ressincronização. A desfibrilação é obtida pelo fluxo de corrente entre um gerador de pulso implantado abaixo da axila e uma bobina subcutânea implantada paralela e acima ou apenas lateralmente ao esterno (Figura 60.3). O gerador de pulso deve fornecer maior energia armazenada (80 J) em comparação com a desfibrilação transvenosa para garantir margem de segurança adequada para a desfibrilação, mas os dados sugerem que a efetividade do dispositivo para detectar e encerrar FV seja comparável à dos sistemas transvenosos. É uma opção atraente para pacientes que tiveram complicações anteriores de sistemas transvenosos (p. ex., trombose venosa, infecção) ou problemas com acesso intravenoso, bem como para a prevenção primária em pacientes nos quais choques frequentes não são previstos. No entanto, a escolha de um sistema de CDI tem de ser individualizada de acordo com as necessidades gerais de cada paciente.[6]

### Programação dos cardiodesfibriladores implantáveis

A programação ideal do CDI possibilita: detecção apropriada de todas as arritmias; discriminação entre ritmos ventriculares e supraventriculares; terapia antitaquicárdica apropriada apenas quando necessária e desejada para arritmias sustentadas; evitando terapias desnecessárias e minimizando a aplicação de choque. A estimulação antitaquicardia deve ser ideal para interrupção bem-sucedida da TV enquanto minimiza a aceleração para FV e os choques são programados para fornecer margem de segurança adequada para cardioversão e desfibrilação confiáveis. Além disso, a estimulação bradicárdica deve ser otimizada, proporcionando uma resposta apropriada da frequência cardíaca ao esforço e minimizando a estimulação ventricular direita. Por outro lado, os ventrículos têm estimulação ideal para todos os batimentos em pacientes nos quais a ressincronização cardíaca é necessária.

Uma proporção substancial de recipientes de CDI sofreu TV monomórfica que pode ser interrompida sem dor por estimulação antitaquicárdica no momento adequado. Os choques do CDI são desconfortáveis e, portanto, não se destinam à conversão de rotina de taquicardias mais benignas. Os CDI incorporam vários algoritmos de discriminação programáveis projetados para reter terapias desnecessárias para episódios breves de arritmias supraventriculares rápidas, especialmente taquicardia sinusal ou FA. Além disso, muitas arritmias ventriculares, particularmente em frequências mais baixas, terminam por si mesmas em segundos; portanto, algoritmos projetados para atrasar a terapia por um curto período de tempo podem reduzir choques desnecessários. A programação ideal reduz o desconforto do paciente, maximiza a vida útil da bateria do gerador de pulso e reduz os potenciais efeitos adversos de choques desnecessários. Incorporar pontos de corte de frequência mais altos, retardo de detecção, discriminadores de ritmo e estimulação antitaquicardia pode reduzir choques inadequados do dispositivo em 50% e mortalidade em 30% em comparação com a programação de CDI padrão, sem aumentar significativamente o risco de síncope. Muitos atletas com CDI podem se envolver em esportes vigorosos e competitivos sem lesão física ou falha na interrupção da arritmia.[7]

### Terapia de ressincronização cardíaca

A ativação ventricular anormal e prolongada, indicada pela duração do complexo QRS superior a 120 ms, contribui para a ativação dessincronizada e mal coordenada do ventrículo esquerdo, que muitas vezes compromete a função sistólica. A estimulação ventricular direita, principalmente do ápice, também está associada a uma sequência de ativação retardada e, como resultado, à dissincronia mecânica inter e intraventriculares. A terapia de ressincronização cardíaca (TRC) exige estimulação sincronizada de ambos os ventrículos (estimulação biventricular) – mais comumente pela colocação transvenosa de um eletrodo no ventrículo direito e outro no sistema venoso coronariano para estimulação do ventrículo esquerdo lateral (Figura 60.4).

### Indicações para terapia de ressincronização cardíaca

A otimização do tempo entre a estimulação do septo ventricular direito e a parede livre do ventrículo esquerdo promove uma contração ventricular mais síncrona e resulta em "remodelamento reverso", com redução dos volumes ventriculares, melhora da função sistólica e melhora clínica da insuficiência cardíaca (Capítulo 53). Em ensaios clínicos de pacientes com função sistólica reduzida, duração do QRS superior a 120 ms e insuficiência cardíaca classe III ou classe IV ambulatorial,[8] a adição de TRC à terapia médica orientada por diretrizes está associada à redução de aproximadamente 30% nas hospitalizações e redução de 24 a 36% na mortalidade total. A melhora funcional dos sinais/sintomas de insuficiência cardíaca e na qualidade de vida é observada na maioria dos pacientes, mas 30 a 40% dos pacientes podem não melhorar sintomaticamente. Desfechos melhores estão associados a QRS mais longos (> 150 ms) e configuração de QRS de bloqueio de ramo esquerdo, enquanto pacientes com dissincronia mecânica identificada por imagem isolada, na ausência de prolongamento do complexo QRS, não melhoram com a TRC.

Os ensaios clínicos também estabeleceram que o benefício da TRC se estende a pacientes com sinais/sintomas de insuficiência cardíaca menos graves (classe I ou II), nos quais a TRC parece atrasar o início da insuficiência cardíaca sintomática e reduzir significativamente os eventos de insuficiência cardíaca nos próximos 1 a 7 anos se a fração de ejeção for 30% ou menos e a duração do complexo QRS for superior a 130 ms, especialmente em pacientes com bloqueio de ramo esquerdo. Além disso, a carga de comorbidade não parece comprometer os benefícios clínicos da TRC-D em comparação com o CDI sozinho.[A5] Em pacientes com bradicardia e fração de ejeção do ventrículo esquerdo (FEVE) de até 50%,

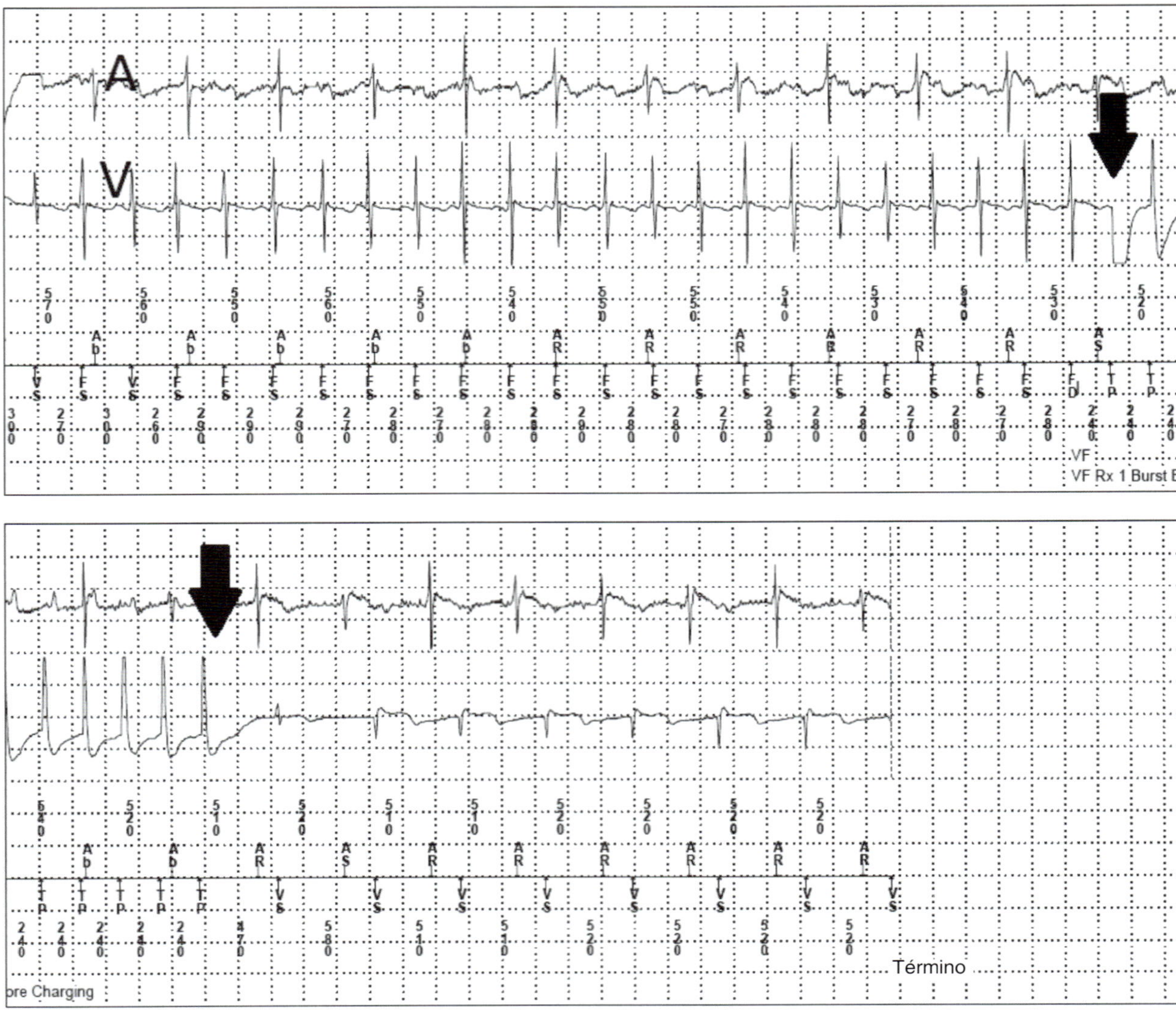

**FIGURA 60.2** Eletrogramas intracardíacos armazenados (canais atrial [A], ventricular [V] e marcadores) da terapia com cardiodesfibrilador implantável para taquicardia ventricular (TV). A TV rápida (270 ms) é detectada apropriadamente, iniciando a terapia de estimulação antitaquicardia a 240 ms (*entre as setas*), que interrompe com sucesso a taquicardia sem dor e sem aplicação de choque. A dissociação ventriculoatrial é aparente durante a TV.

a TRC deve ser considerada se for antecipada estimulação ventricular direita significativa (> 40% dos batimentos cardíacos).

As indicações atuais para a terapia de TRC (Tabela 60.4) provavelmente continuarão a evoluir à medida que evidências adicionais forem acumuladas. Em pacientes que atendam aos critérios para implantação de TRC e CDI, algumas evidências sugerem que a implantação de dispositivos com ambas as funções (TRC-D) pode proporcionar benefício adicional na mortalidade. No entanto, a TRC isolada pode ser apropriada para alguns pacientes com insuficiência cardíaca mais avançada, comorbidade significativa e expectativa de vida limitada quando o objetivo primário for a melhora sintomática e o valor agregado da desfibrilação é menos claro, como em alguns pacientes com cardiopatias não isquêmicas e um alto risco de morte por outras causas que não a morte súbita.[A6]

### Complicações

Muitas das complicações relacionadas aos procedimentos de implantação de CDI e TRC são semelhantes às associadas aos marca-passos. As principais complicações relacionadas ao procedimento incluem pneumotórax, perfuração do miocárdio e infecção, todos devendo ter uma incidência inferior a 1%. O uso de um envelope eluidor de antibiótico absorvível pode reduzir significativamente o risco de infecção grave.[A6b] No geral, complicações importantes ocorrem em 2 a 3% dos novos implantes de CDI e são mais comuns durante a substituição do gerador de pulso (5 a 6%). As complicações a longo prazo estão principalmente relacionadas à infecção e à falha do eletrodo. Devido ao seu tamanho e complexidade

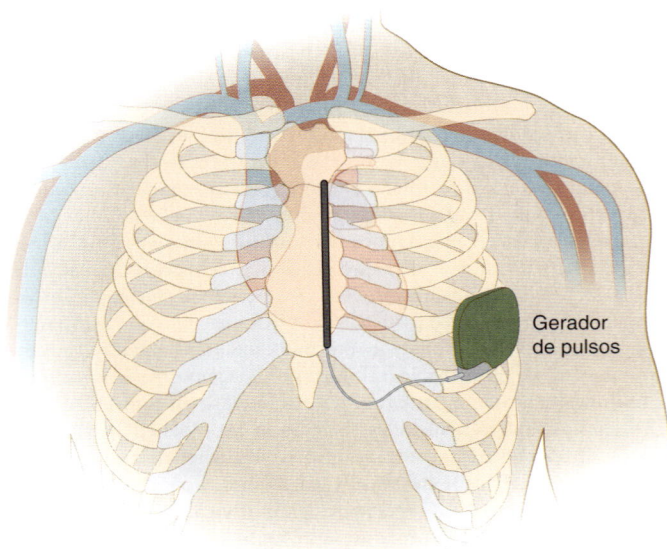

**FIGURA 60.3** Esquema do gerador de pulsos e posição do eletrodo para o desfibrilador subcutâneo. (Reproduzida, com autorização, de Bardy GH, Smith WM, Hood MA, et al. An entirely subcutaneous implantable cardioverter-defibrillator. *N Engl J Med.* 2010;363:36-44.)

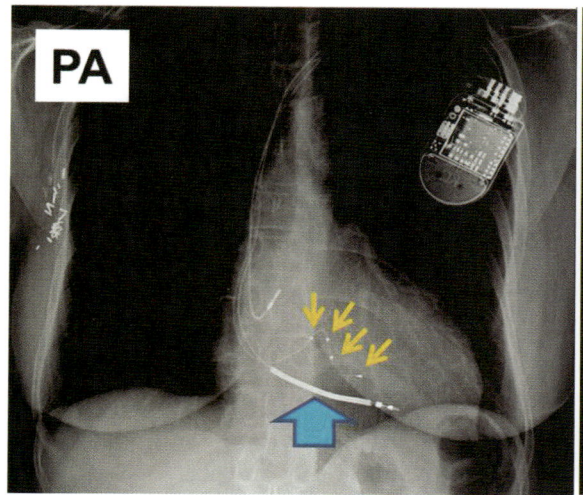 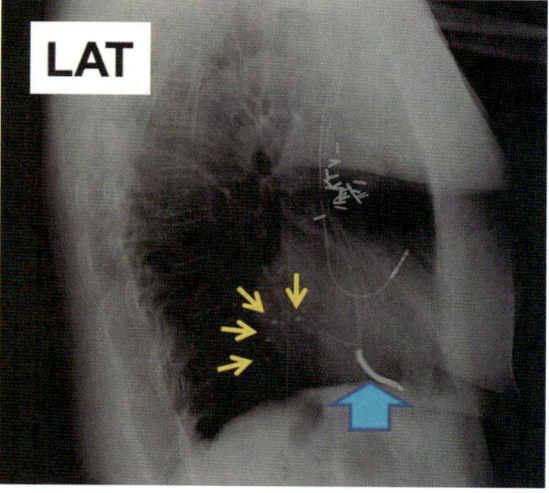

**FIGURA 60.4** Posição típica do eletrodo de estimulação ventricular esquerda (*setas amarelas*) em um ramo posterolateral do seio coronariano em uma paciente com dispositivo de ressincronização cardíaca. Observe a bobina desfibriladora no eletrodo distal do ventrículo direito (*seta azul*), indicando que o dispositivo também é capaz de desfibrilação. LAT = lateral; PA = posteroanterior.

### Tabela 60.4 Indicações para implante de dispositivo de terapia de ressincronização cardíaca (TRC)

**INDICAÇÕES DE CLASSE I***

FEVE ≤ 35%, ritmo sinusal, BRE (≥ 150 ms), classe II, III ou classe IV ambulatorial da NYHA em terapia médica orientada por diretrizes

**INDICAÇÕES DE CLASSE IIA**[†]

FEVE ≤ 35%, ritmo sinusal, BRE (120 a 149 ms), classe II, III ou classe IV ambulatorial da NYHA em terapia médica orientada por diretrizes

FEVE < 35%, ritmo sinusal, não BRE (≥ 150 ms), classe III ou classe IV ambulatorial da NYHA em terapia médica orientada por diretrizes

FEVE ≤ 35%, fibrilação atrial em terapia médica orientada por diretrizes e ambos:
- Exige estimulação ventricular ou atende a outros critérios de TRC
- Aproximadamente 100% de estimulação com TRC podem ser alcançados por ablação do nó AV ou controle de frequência farmacológica

FEVE ≤ 35% em terapia médica orientada por diretrizes e estão passando por implante de dispositivo novo ou de substituição com necessidade prevista de estimulação ventricular significativa (> 40%)

*As indicações de classe I são condições para as quais a TRC é indicada. [†]As indicações de classe IIA são condições para as quais a TRC é razoável. BRE = bloqueio de ramo esquerdo; FEVE = fração de ejeção ventricular esquerda; NYHA = New York Heart Association (classe funcional). Adaptada de Brignole M, Auricchio A, Baron-Esquivias G, et al. 2013 ESC Guidelines on cardiac pacing and cardiac resynchronization therapy: the Task Force on cardiac pacing and resynchronization therapy of the European Society of Cardiology (ESC). Developed in collaboration with the European Heart Rhythm Association (EHRA). *Eur Heart J*. 2013;34:2281-2329; e Tracy CM, Epstein AE, Darbar D, et al. 2012 ACCF/AHA/HRS focused update of the 2008 guidelines for device-based therapy of cardiac rhythm abnormalities: a report of the American College of Cardiology Foundation/American Heart Association Task Force on Practice Guidelines. *J Am Coll Cardiol*. 2012;60:1297-1313.

maiores, os eletrodos de CDI têm maior probabilidade de falhar (1 a 4% ao ano) do que os eletrodos de marca-passo (< 0,5% ao ano). A falha do eletrodo é geralmente devido à falha do isolamento ou à fratura dos fios condutores. Os dispositivos de TRC têm a maior probabilidade de complicações relacionadas ao procedimento, principalmente devido ao deslocamento do eletrodo do seio coronariano.

Embora uma descarga terapêutica ocasional do CDI seja comum, salvas de choques exigem avaliação urgente para determinar a causa. Essas causas podem variar de salvas de TV ou FV, que podem ter um fator precipitante corrigível (p. ex., desequilíbrio eletrolítico, efeitos tóxicos de fármacos), FA ou outra taquicardia supraventricular (TSV) com resposta ventricular rápida, fratura de eletrodo ou falha de isolamento. Em alguns casos, a terapia com fármacos antiarrítmicos (Tabelas 58.5 e 58.6), ablação por cateter ou ambos reduzem ou eliminam as arritmias associadas a choques frequentes.

### ABLAÇÃO POR CATETER

As técnicas de ablação por cateter tornaram-se comuns no manejo de vários tipos de taquicardias. Para arritmias apropriadas, a ablação frequentemente tem taxas de sucesso mais altas e é mais definitiva do que a terapia médica. Além disso, o tratamento pode ser curativo para algumas arritmias e evitar a necessidade de medicação crônica ou intervenção urgente. A ablação é baseada no conceito de que cada arritmia requer uma região anatômica crítica ou regiões do tecido miocárdico para iniciar e/ou manter o impulso anormal que pode ser necrosado seletivamente para eliminar a arritmia. Para muitas arritmias, os locais-alvo para a ablação são selecionados registrando-se a sequência de ativação elétrica durante um episódio de taquicardia sustentada. Para essas arritmias, a reprodução da arritmia clínica durante o teste eletrofisiológico diagnóstico (Capítulo 56) é crítica e pode ser facilitada pelo uso criterioso de sedação e infusão intravenosa de catecolaminas. Alternativamente, o(s) local(is)-alvo às vezes podem ser selecionados com base em pontos de referência anatômicos específicos ou tecidos e características elétricas identificados durante o ritmo sinusal. O mapeamento eletroanatômico facilitou a ablação de muitos tipos de taquiarritmias, permitiu reduções substanciais na necessidade de fluoroscopia e possibilitou a ablação de arritmias complexas com boas taxas de sucesso (Figura 60.5).

### Efeitos teciduais da energia aplicada

O tipo mais comum de energia usada na ablação por cateter é a corrente de radiofrequência (RF), tipicamente na faixa de 300 a 750 kHz. A energia é aplicada de forma unipolar entre um pequeno eletrodo de ponta de cateter em contato com o miocárdio-alvo e um grande eletrodo cutâneo dispersivo. A pequena área do eletrodo resulta em uma corrente de alta densidade e rápido aquecimento resistivo no miocárdio imediatamente subjacente ao eletrodo, com aquecimento condutor mais lento das camadas mais profundas do miocárdio. A lesão irreversível aos miócitos ocorre com uma temperatura tecidual superior a 50°C, com destruição visualmente aparente do tecido em temperaturas superiores a 60°C. A irrigação com solução salina do eletrodo reduz o aquecimento na interface tecido-eletrodo, possibilita maior aplicação de energia quando necessário, desloca a zona de aquecimento máximo mais profundamente no tecido e, portanto, provoca lesões maiores e mais profundas com menos risco de carbonização superficial e coágulo. Entre outras fontes de energia, a crioablação é a mais amplamente utilizada, enquanto micro-ondas, *laser* e ultrassom têm aplicações limitadas atualmente.

### Ablação por radiofrequência de taquicardias supraventriculares

A ablação por RF é o tratamento de primeira linha recomendado para TSV paroxística, síndrome de Wolff-Parkinson-White (WPW) ou *flutter* atrial tipo 1 (típico) que seja sintomático o suficiente para justificar terapia (Capítulo 58). Para *flutters* atriais atípicos, a ablação está se tornando mais comum à medida que as taxas de sucesso agora se aproximam daquelas para *flutters* atriais típicos. A ablação raramente é recomendada para taquicardia sinusal inadequada porque os resultados são menos previsíveis, geralmente parciais e podem resultar em disfunção do nó SA indesejada. A taquicardia nodal reentrante AV (Capítulo 58), que é o tipo mais comum

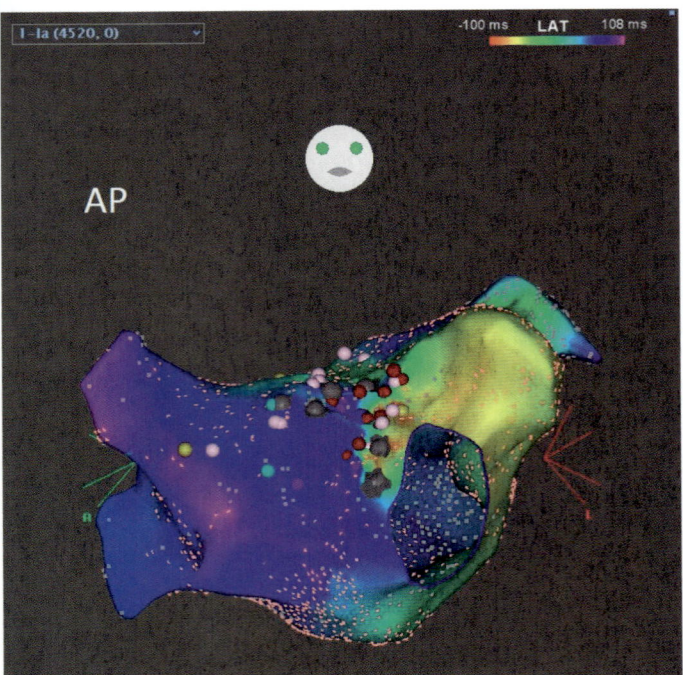

**FIGURA 60.5** Mapa eletroanatômico de uma taquicardia atrial esquerda complexa devido à macrorreentrada. A ablação aplicada a um canal crítico no teto atrial (*marcadores vermelho-escuros*) eliminou essa taquicardia. AP = anteroposterior; LAT = hora de ativação local, do inglês *local activation time*.

de TSV paroxística, é eliminada com sucesso em 98% dos casos (com um risco < 1% de BAV de alto grau) por ablação por RF do ramo "lento" do circuito de reentrada, geralmente na face posterosseptal do átrio direito.

As vias acessórias são a próxima causa mais comum de TSV paroxística e podem ser decorrentes de vias acessórias manifestas mostrando pré-excitação (síndrome de WPW) ou vias ocultas que conduzem apenas de forma retrógrada (sem pré-excitação em um ECG). As vias acessórias do lado esquerdo são submetidas a ablação usando uma abordagem aórtica retrógrada ou transeptal, enquanto uma abordagem venosa é utilizada nas lesões do lado direito e septais. O mapeamento detalhado é essencial para identificar o local ideal para ablação, geralmente na face atrial ou ventricular do anel mitral ou tricúspide. Para a ablação de uma via acessória, a taxa de sucesso é de 90 a 98%, com uma taxa geral de complicações de 2 a 3% e menos de 0,1% de risco de complicação fatal. A maioria das taquicardias atriais surge no átrio direito e é mapeada por meio de uma abordagem venosa, mas as taquicardias atriais esquerdas requerem uma abordagem transeptal. Aproximadamente 10 a 20% dos pacientes com taquicardia atrial têm mais de um foco e podem estar associados a outras formas de TSV, particularmente taquicardia de reentrada nodal AV. Se a taquicardia atrial se origina de um único local, a ablação tem uma taxa de sucesso de cerca de 90% e as complicações são raras. Para pacientes com múltiplas fontes de taquicardia atrial, as taxas de sucesso a longo prazo são mais baixas.

O *flutter* atrial típico (Capítulo 58), que surge no átrio direito, pode ser eliminado por ablação dirigida a um istmo crítico localizado no átrio direito baixo, entre o anel tricúspide e a veia cava inferior. A taxa de sucesso a longo prazo é superior a 90%, com risco inferior a 1% de complicações graves.

As complicações graves mais comuns da ablação são tamponamento cardíaco, devido à perfuração mecânica do coração por um cateter de eletrodo, e BAV de alto grau quando o alvo está próximo ao nó AV. A crioablação é uma alternativa razoável quando o tecido-alvo está próximo ao nó AV.

### Ablação de fibrilação atrial

A meta primária da ablação de FA atualmente é reduzir a carga de episódios recorrentes de FA em pacientes com sintomas e, assim, melhorar a qualidade de vida. A ablação por cateter da FA é efetiva no tratamento da FA paroxística, persistente e persistente de longa data (> 1 ano).[8b] A abordagem ideal para ablação de FA (Capítulo 58) é uma área de investigação ativa, mas o isolamento da veia pulmonar continua sendo a pedra angular da maioria dos procedimentos de ablação de FA. Para pacientes com FA paroxística recorrente, um fator causal primário da arritmia é proveniente de fontes focais nas regiões ao redor das porções proximais da veia pulmonar e, às vezes, de outras veias torácicas à medida que se inserem no miocárdio atrial. Arritmias desencadeadas focalmente podem surgir de outros locais atriais direito e esquerdo em 10 a 20% dos pacientes.

Para pacientes com FA paroxística sintomática recorrente, apesar do uso de fármacos antiarrítmicos, a ablação por RF ou por cateter criogênico reduz o risco de arritmias atriais recorrentes em 50 a 70% e melhora significativamente a qualidade de vida em comparação com as tentativas contínuas de controlar a arritmia com terapia medicamentosa alternativa.[9] A ablação por cateter criogênico e a ablação por RF têm eficácia semelhante para FA paroxística.[A7] Os dados de ensaios clínicos também demonstram melhores resultados para reduzir a FA recorrente em pacientes selecionados com FA paroxística nos quais a ablação por cateter é usada como tratamento de primeira linha, embora as recorrências permaneçam comuns mesmo em pacientes submetidos à ablação. Como a FA é uma doença progressiva, entretanto, a janela de oportunidade para intervenção para prevenir a progressão de FA paroxística para permanente ou para prevenir acidente vascular encefálico, insuficiência cardíaca ou morte pode ser limitada.

Em pacientes com FA persistente, o isolamento da veia pulmonar também é comumente realizado, mas tem menos sucesso em pacientes com FA persistente por mais de 1 ano de duração.[10] Para pacientes com insuficiência cardíaca sintomática, FEVE de 35% ou menos e FA persistente, a ablação pode melhorar os sintomas e o estado neuro-hormonal em comparação com a terapia de controle de frequência. Em pacientes com FA persistente no contexto de insuficiência cardíaca (e tanto um CDI de dupla câmara quanto um desfibrilador TRC), a ablação por cateter de FA é superior ao tratamento com amiodarona para obter cesação de FA no acompanhamento a longo prazo, bem como para reduzir hospitalização não planejada e mortalidade.[A8] Além disso, a ablação por cateter está associada a menor taxa de mortalidade total mais hospitalização por insuficiência cardíaca em pacientes com insuficiência cardíaca e uma fração de ejeção inferior a 35%.[A9] A ablação por cateter também pode ser melhor do que o controle da frequência em pacientes com insuficiência cardíaca inexplicada devido à disfunção sistólica do ventrículo esquerdo.[A10]

Devido às respostas limitadas apenas com o isolamento da veia pulmonar, uma variedade de alvos adicionais de ablação foi tentada, com resultados mistos e frequentemente decepcionantes. O isolamento elétrico empírico do apêndice atrial esquerdo mais a ablação extensa pode ser melhor do que a ablação extensa por si só, para proporcionar liberdade a longo prazo de arritmias atriais.[A11] No entanto, o valor de estratégias de ablação mais extensas continua a ser avaliado, sem qualquer consenso claro sobre a melhor abordagem.

No geral, a taxa de sucesso de 1 ano da ablação por cateter é de 75 a 85% para FA paroxística e de 60 a 75% para FA persistente. As complicações mais sérias da ablação de FA são perfuração atrial, tromboembolismo e fístula atrioesofágica, com um risco geral de cerca de 2%. Outras complicações são lesão do nervo frênico, estenose da veia pulmonar ou problemas de acesso vascular. Arritmias macrorreentrantes do átrio esquerdo, que podem ser uma sequela da ablação de FA, podem exigir ablação adicional.

Em pacientes com FA refratária associada a uma frequência ventricular não controlada apesar do bloqueio farmacológico do nó AV, a ablação do nó AV pode melhorar os sintomas, a capacidade funcional e a função ventricular esquerda. Na ablação do nó AV, o BAV de terceiro grau é induzido intencionalmente com uma taxa de sucesso que se aproxima de 100%. Quando as lesões induzidas pela ablação são proximais o suficiente da junção AV, um ritmo de escape juncional geralmente pode ser preservado. Todos os pacientes precisam de marca-passo permanente para fornecer resposta adequada à atividade física.

### Ablação de arritmias ventriculares

A ablação por RF está se tornando um tratamento comum para TV e não apenas para TV monomórfica idiopática, mas também para TV associada a cardiopatia estrutural, incluindo miocardiopatia isquêmica, miocardiopatia dilatada não isquêmica, miocardiopatia ventricular direita arritmogênica, sarcoidose e síndrome de Brugada.[11,11b] Ela apresenta uma taxa de sucesso de 85 a 100% para o tratamento de TV idiopática focal (Capítulo 59), quer surja na via de saída do ventrículo direito (com configuração de bloqueio de ramo esquerdo e eixo inferior) ou surja de outros locais, incluindo os anéis da valva AV, os seios de Valsalva, o septo ventricular esquerdo ou os músculos papilares. Dados esses resultados, a ablação é recomendada em pacientes sintomáticos, seja após a falha da terapia inicial com fármacos ou como terapia de primeira linha, dependendo da preferência do paciente. As complicações são raras e os pacientes podem evitar medicamentos ou um CDI.

Em comparação, a TV em pacientes com doença da artéria coronária (DAC) e outros tipos de doença cardíaca estrutural geralmente surge em tecido doente em qualquer um dos ventrículos. Em pacientes com infarto do miocárdio prévio, a ablação é frequentemente realizada endocardicamente, adjacente ou dentro de uma área de infarto anterior no ventrículo esquerdo. Em pacientes com TV recorrente, apesar dos medicamentos antiarrítmicos, a ablação de TV é mais eficaz do que um escalonamento da terapia medicamentosa.[A12]

Em outros tipos de doença estrutural, a ablação epicárdica percutânea é frequentemente necessária. A ablação por RF pode não ser curativa, mas reduz bastante a frequência dos episódios de TV e as descargas do CDI. As taxas de sucesso variam de 65 a 95%, com complicações graves em cerca de 5% dos pacientes. Para pacientes com TV refratária de alto risco, o tratamento não invasivo com radioablação guiada por eletrofisiologia é uma técnica experimental promissora.[12]

## CIRURGIA PARA ARRITMIA

### Fibrilação atrial

A ablação cirúrgica da FA pode envolver o isolamento da veia pulmonar ou um procedimento de labirinto (*maze*) biatrial completo, no qual várias incisões ou lesões lineares criadas por crioablação ou ablação por RF subdividem os átrios em partes muito pequenas para sustentar a FA. A indicação atual mais comum para o procedimento de labirinto é o tratamento da FA sintomática em pacientes submetidos a outros procedimentos cirúrgicos cardíacos, como revascularização miocárdica ou valvoplastia. A cirurgia de FA adicionada à cirurgia da valva mitral reduz significativamente a recorrência de FA em pacientes com FA persistente ou persistente de longa data.[A13] Vários procedimentos operatórios mais simples e até mesmo minimamente invasivos foram desenvolvidos para a FA, mas sua eficácia a longo prazo e seu valor no tratamento da FA permanecem obscuros.

### Taquicardia ventricular

A ressecção subendocárdica ou crioablação do tecido fibrótico que desencadeia TV monomórfica (Capítulo 59) em pacientes com infarto do miocárdio prévio consegue erradicar TV em alguns pacientes, com uma taxa de sucesso de 85 a 90%, mas uma taxa de mortalidade operatória de 5 a 15%, mesmo em centros experientes. Por causa dessa alta taxa de mortalidade e do desenvolvimento de técnicas baseadas em cateter, este procedimento é geralmente limitado a pacientes com TV refratária ou que tenham TV recorrente e outras indicações para cirurgia cardíaca, como aneurismas grandes associados a insuficiência cardíaca ou a necessidade de implante de um dispositivo de assistência ventricular esquerda.

### Recomendações de grau A

A1. Telles-Garcia N, Dahal K, Kocherla C, et al. Non-vitamin K antagonists oral anticoagulants are as safe and effective as warfarin for cardioversion of atrial fibrillation: a systematic review and meta-analysis. *Int J Cardiol*. 2018;268:143-148.
A2. Ezekowitz MD, Pollack CV Jr, Halperin JL, et al. Apixaban compared to heparin/vitamin K antagonist in patients with atrial fibrillation scheduled for cardioversion: the EMANATE trial. *Eur Heart J*. 2018;39:2959-2971.
A3. Nazarian S, Hansford R, Rahsepar AA, et al. Safety of magnetic resonance imaging in patients with cardiac devices. *N Engl J Med*. 2017;377:2555-2564.
A4. Kolodziejczak M, Andreotti F, Kowalewski M, et al. Implantable cardioverter-defibrillators for primary prevention in patients with ischemic or nonischemic cardiomyopathy: a systematic review and meta-analysis. *Ann Intern Med*. 2017;167:103-111.
A5. Zeitler EP, Friedman DJ, Daubert JP, et al. Multiple comorbidities and response to cardiac resynchronization therapy: MADIT-CRT long-term follow-up. *J Am Coll Cardiol*. 2017;69:2369-2379.
A6. Kober L, Thune JJ, Nielsen JC, et al. Defibrillator implantation in patients with nonischemic systolic heart failure. *N Engl J Med*. 2016;375:1221-1230.
A6b. Tarakji KG, Mittal S, Kennergren C, et al. Antibacterial envelope to prevent cardiac implantable device infection. *N Engl J Med*. 2019;380:1895-1905.
A7. Kuck KH, Brugada J, Furnkranz A, et al. Cryoballoon or radiofrequency ablation for paroxysmal atrial fibrillation. *N Engl J Med*. 2016;374:2235-2245.
A8. Di Biase L, Mohanty P, Mohanty S, et al. Ablation versus amiodarone for treatment of persistent atrial fibrillation in patients with congestive heart failure and an implanted device: results from the AATAC multicenter randomized trial. *Circulation*. 2016;133:1637-1644.
A9. Marrouche NF, Brachmann J, Andresen D, et al. Catheter ablation for atrial fibrillation with heart failure. *N Engl J Med*. 2018;378:417-427.
A10. Prabhu S, Taylor AJ, Costello BT, et al. Catheter ablation versus medical rate control in atrial fibrillation and systolic dysfunction: the CAMERA-MRI study. *J Am Coll Cardiol*. 2017;70:1949-1961.
A11. Di Biase L, Burkhardt JD, Mohanty P, et al. Left atrial appendage isolation in patients with longstanding persistent AF undergoing catheter ablation: BELIEF trial. *J Am Coll Cardiol*. 2016;68:1929-1940.
A12. Sapp JL, Wells GA, Parkash R, et al. Ventricular tachycardia ablation versus escalation of antiarrhythmic drugs. *N Engl J Med*. 2016;375:111-121.
A13. Gillinov AM, Gelijns AC, Parides MK, et al. Surgical ablation of atrial fibrillation during mitral-valve surgery. *N Engl J Med*. 2015;372:1399-1409.

## REFERÊNCIAS BIBLIOGRÁFICAS

*As referências bibliográficas, bem como os outros materiais suplementares deste livro, encontram-se no GEN-IO, nosso ambiente virtual de aprendizagem.*

# 61

# CARDIOPATIA CONGÊNITA EM ADULTOS

JUDITH THERRIN E ARIANE J. MARELLI

A convergência de grandes avanços na medicina, pediatria e cirurgia cardiovascular resultou na sobrevida de um número cada vez maior de pacientes adultos com cardiopatias congênitas. Estima-se que 2,4 milhões de pessoas vivam atualmente com cardiopatias congênitas nos EUA, dois terços das quais são adultos.[1] Os médicos que atendem adultos estão se tornando cada vez mais responsáveis por esses pacientes, geralmente em conjunto com um cardiologista e uma unidade de cuidados terciários.

## EPIDEMIOLOGIA

Os defeitos cardíacos congênitos são diagnosticados em aproximadamente 1% dos nascimentos nos EUA. Uma prevalência geral de 3 a 4 a cada 1.000 adultos foi documentada. A idade mediana dos pacientes com lesões *graves* aumentou da infância para o final da adolescência. Os avanços na terapia clínica e cirúrgica aumentaram a sobrevida de pacientes com defeitos cardíacos congênitos. Estima-se que cerca de 300.000 pessoas nos EUA tenham cardiopatias congênitas graves, definidas como uma combinação de pelo menos duas ou mais anormalidades, tipicamente associadas à cianose no nascimento.

A valva aórtica bicúspide ocorre em cerca de 2% da população geral, é a anomalia cardíaca congênita mais comumente encontrada em populações adultas e é responsável por até metade dos casos cirúrgicos de estenose aórtica em adultos (Capítulo 66). Os defeitos do septo interatrial, ou comunicação interatrial (CIA), constituem 30 a 40% dos casos de cardiopatia congênita em adultos, com a CIA do tipo *ostium secundum* representando 7% de todas as lesões congênitas. Um defeito do septo interventricular, ou comunicação interventricular (CIV), solitário representa 15 a 20% de todas as lesões congênitas e é a lesão mais comumente observada em crianças; suas altas taxas de fechamento espontâneo explicam a menor prevalência em adultos. A persistência do canal arterial (PCA) representa 5 a 10% de todas as lesões cardíacas congênitas em recém-nascidos com peso normal. A estenose pulmonar e a coarctação da aorta representam 3 a 10% de todas as lesões congênitas.

A tetralogia de Fallot é a cardiopatia congênita cianótica mais comumente observada em adultos. Juntamente com a transposição completa das grandes artérias, essas lesões são responsáveis por 5 a 12% das cardiopatias congênitas em recém-nascidos/lactentes. Lesões mais complexas, como atresia tricúspide, coração univentricular, transposição congênita corrigida das grandes artérias, anomalia de Ebstein e dupla saída de ventrículo direito, representam 2,5% ou menos de todas as cardiopatias congênitas.

## BIOPATOLOGIA

### Determinantes genéticos

Cerca de 20% dos defeitos cardíacos congênitos estão associados a uma síndrome ou anomalia cromossômica e a anomalia cromossômica mais comum é a síndrome de Down (trissomia do cromossomo 21), na qual cerca de 50% dos pacientes têm defeitos nos coxins endocárdicos e no septo interventricular. As CIV também ocorrem em 90% dos pacientes com trissomia do 13 e trissomia do 18. Os defeitos mais frequentemente observados em pacientes com síndrome de Turner (45,X) são coarctação aórtica, estenose aórtica e defeito do septo atrial. Cerca de 15% dos pacientes com tetralogia de Fallot têm uma deleção no cromossomo 22q11; a prevalência é maior naqueles com arco aórtico à direita. Anormalidades envolvendo a banda cromossômica 22q11 também podem resultar em um grupo de síndromes, a mais comum delas é a síndrome de DiGeorge. As características fenotípicas compartilhadas são chamadas de síndromes CATCH-22, ou seja, uma combinação de defeitos **c**ardíacos, faces **a**normais, hipoplasia **t**ímica, fenda palatina (do inglês **c**left) e **h**ipocalcemia. Para famílias com um filho portador de malformação cardíaca congênita devido a uma anomalia cromossômica, o risco de malformação cardíaca em filhos futuros está relacionado ao risco de recorrência da própria anomalia cromossômica.

Normalmente, genes mutantes únicos também estão associados a síndromes de malformações cardiovasculares, embora nem todo paciente com a síndrome tenha a anomalia cardíaca característica. Os exemplos incluem osteogênese imperfeita (autossômica recessiva; Capítulo 244), associada à doença da valva aórtica; síndrome de Jervell e Lange-Nielsen (autossômica recessiva) e síndrome de Romano-Ward (autossômica dominante), associada a um prolongamento do intervalo QT e morte súbita; e a síndrome de Holt-Oram (autossômica dominante), na qual ocorre uma CIA com uma série de outras anomalias esqueléticas. As telangiectasias de Osler-Weber-Rendu (Capítulo 164) estão associadas às fístulas arteriovenosas pulmonares. A síndrome de Williams (Capítulos 35 e 36) ocorre com estenose aórtica supravalvar na maioria dos casos. A síndrome de Noonan está associada a estenose pulmonar, CIA e cardiomiopatia hipertrófica. Embora a herança autossômica dominante tenha sido implicada em ambos, a maioria dos casos é esporádica. A deleção no cromossomo 7q11.23 foi identificada em pacientes com síndrome de Williams e um defeito genético foi mapeado para 12q22-qter em pacientes com síndrome de Noonan (Capítulo 54).

O risco de recorrência quando a mãe é portadora de uma lesão congênita de ocorrência esporádica varia de 2,5 a 18%, dependendo da lesão. Lesões obstrutivas da via de saída do ventrículo esquerdo têm as maiores taxas de recorrência na prole. Quando o pai tem a lesão, 1,5 a 3% da prole são afetados. Quando um irmão tem uma anomalia cardíaca congênita, o risco de recorrência em outro irmão varia de 1 a 3%.

O rastreamento genético para a microdeleção 22q11.2 deve ser considerado se os pacientes com tetralogia de Fallot planejarem ter filhos. Sem a deleção 22q11, o risco de cardiopatia congênita no feto é de 4 a 6%.

## MANIFESTAÇÕES CLÍNICAS

### Anamnese

A cardiopatia congênita é uma condição vitalícia durante a qual o paciente e a lesão evoluem concomitantemente. O diagnóstico diferencial da anatomia nativa e cirúrgica no adulto com diagnóstico desconhecido depende de o paciente ser cianótico ou acianótico. Ao completar a avaliação, as seguintes questões devem ser respondidas (Figura 61.1): Qual é a anatomia nativa? Este paciente foi submetido a cirurgia para essa condição? Quais são, se houver, as sequelas hemodinâmicas residuais?

### Exame físico

O exame físico do coração e da circulação inclui aspecto físico geral, pulso arterial, pulso venoso jugular, inspeção do tórax, percussão e palpação precordial e ausculta (Capítulo 45).

### Exames laboratoriais

Um eletrocardiograma (ECG) de 12 derivações, radiografia de tórax e saturação basal de oxigênio devem fazer parte de todas as avaliações

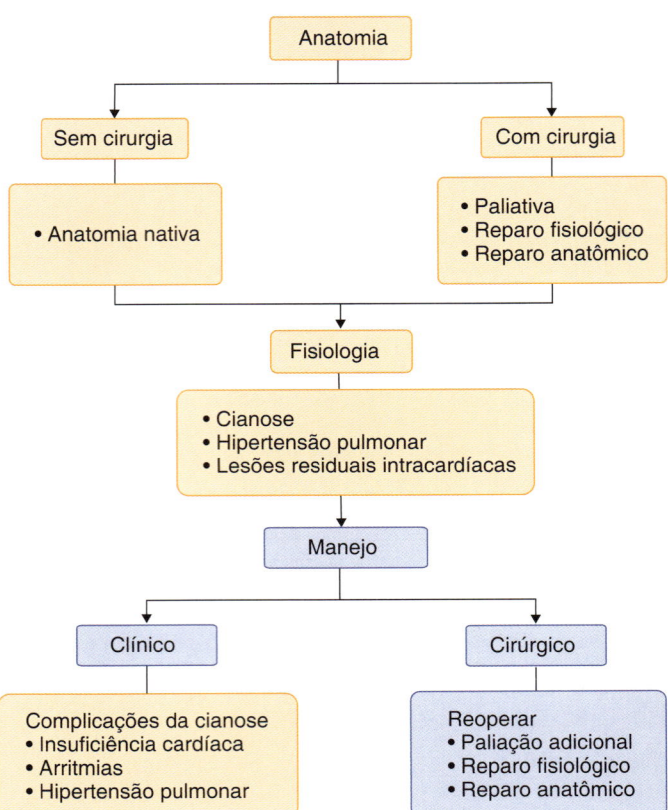

**FIGURA 61.1** As metas da avaliação clínica completa em cardiopatias congênitas são definir a anatomia e as sequelas residuais para determinar o manejo e o acompanhamento adequados.

iniciais. A ecocardiografia transtorácica bidimensional (Capítulo 49) e o Doppler e imagem de fluxo em cores são usados para estabelecer o diagnóstico e monitorar a evolução das complicações hemodinâmicas documentadas. A ecocardiografia transesofágica é particularmente útil em adultos e é cada vez mais importante durante a cirurgia e a terapia intervencionista guiada por cateter. A ressonância magnética (RM) (Capítulo 50) e a tomografia computadorizada (Capítulo 50) são exames adjuvantes úteis. O cateterismo cardíaco para cardiopatia congênita mudou do diagnóstico puro para incluir intervenção. A arteriografia coronariana é recomendada para adultos com mais de 40 anos para os quais a intervenção cirúrgica é considerada.

## LESÕES SIMPLES

### Lesões com *shunts* isolados

As complicações hemodinâmicas de *shunts* significativos estão relacionadas a sobrecarga de volume e dilatação da câmara primária que recebe o *shunt* esquerda-direita em excesso e a danos ao leito vascular pulmonar. As dimensões e a duração do *shunt* determinam o curso clínico e, portanto, as indicações para o fechamento. O grau de desvio é função tanto do tamanho da comunicação quanto, dependendo de sua localização, da complacência biventricular ou da resistência vascular pulmonar (RVP) e sistêmica. Sequelas hemodinâmicas clinicamente evidentes de *shunts* são tipicamente observadas ou podem ocorrer quando as taxas de fluxo pulmonar e sistêmico, conforme inferido por ecocardiografia com Doppler ou medido por cateterismo cardíaco, excedem 1,5:1. Aumento secundário das câmaras cardíacas recebendo fluxo excessivo de *shunt* na diástole ocorre se o tamanho do *shunt* for hemodinamicamente significativo; além disso, a artéria pulmonar aumenta com o aumento da pressão pulmonar.

### Persistência do forame oval e defeito do septo interatrial

A classificação das CIA é baseada na localização anatômica. Mais comumente, uma CIA do tipo *ostium secundum* ocorre na porção central do septo interatrial como resultado de um forame oval alargado ou reabsorção excessiva do *septum primum* (Vídeo 61.1). A combinação de uma

CIA do tipo *secundum* e estenose mitral adquirida é conhecida como *síndrome de Lutembacher*, cuja fisiopatologia é determinada pela gravidade relativa de cada uma. O desenvolvimento anormal dos coxins endocárdicos embriológicos resulta em vários defeitos do canal atrioventricular, o mais comum dos quais consiste em um defeito na parte inferior do septo interatrial na localização do *ostium primum*, tipicamente acompanhado por uma fenda na valva mitral e regurgitação mitral. O defeito do seio venoso, que corresponde a 2 a 3% de todas as CIA, está localizado superiormente na junção da veia cava superior e átrio direito e geralmente está associado à drenagem anômala das veias pulmonares do lado direito para a veia cava superior ou para o átrio direito. Menos frequentemente, as CIA podem ser observadas no local do seio coronariano, tipicamente associadas com uma veia cava superior esquerda anômala.

A fisiopatologia é determinada pelos efeitos do *shunt* no coração e na circulação pulmonar. A dilatação do átrio direito e do ventrículo direito ocorre à medida que o tamanho do *shunt* aumenta com as taxas de fluxo pulmonar para sistêmico maiores que 1,5:1. A hipertensão arterial sistêmica em conjunto com a doença da artéria coronária (DAC) modifica a complacência do ventrículo esquerdo e favorece o *shunt* da esquerda para a direita. Valvopatia mitral ocorre em até 15% dos pacientes com mais de 50 anos. A insuficiência cardíaca direita, a fibrilação atrial ou o *flutter* atrial podem ocorrer como resultado de sobrecarga de volume direita crônica e dilatação ventricular e atrial progressiva. O acidente vascular encefálico (AVE) pode resultar de êmbolos paradoxais, arritmias atriais ou ambos. Um aumento na pressão pulmonar ocorre por causa do aumento do fluxo sanguíneo pulmonar. A hipertensão pulmonar é incomum antes dos 20 anos, mas é observada em 50% dos pacientes com mais de 40 anos. A incidência geral de doença obstrutiva vascular pulmonar é de 15 a 20% em pacientes com CIA. O complexo de Eisenmenger (ver adiante) com *shunt* reverso, uma complicação tardia e rara de CIA do tipo *secundum* isolada, é relatado em 5 a 10% dos pacientes.

Até 30% dos adultos têm evidências de persistência do forame oval sem evidências hemodinâmicas de *shunt* em repouso. Estudos clínicos demonstraram que a prevalência de persistência do forame oval é 3 vezes maior em pacientes com AVE criptogênico (Capítulo 379), particularmente antes dos 55 anos, devido ao *shunt* da direita para a esquerda e à embolização paradoxal do material proveniente da circulação venosa.

## DIAGNÓSTICO

### Defeito do septo interatrial

Embora a maioria das CIA seja minimamente sintomática nas três primeiras décadas, mais de 70% apresentam comprometimento funcional na quinta década de vida. Os sintomas iniciais incluem intolerância ao exercício, dispneia aos esforços e fadiga causada mais comumente por insuficiência cardíaca direita e hipertensão pulmonar. Palpitações, síncope e AVE podem ocorrer com o desenvolvimento de arritmias atriais.

A palpação do precórdio geralmente revela um impulso ventricular esquerdo (*ictus cordis*) normal, a menos que o paciente também tenha doença da valva mitral. Se o paciente tiver *shunt* significativo da esquerda para a direita, o impulso ventricular direito geralmente pode ser sentido na área paraesternal esquerda no final da expiração ou na área subxifoide no final da inspiração. Uma artéria pulmonar dilatada às vezes é palpada no segundo espaço intercostal esquerdo. Na ausculta, a marca registrada de uma CIA é o desdobramento amplo e fixo da segunda bulha cardíaca ($B_2$), porque o aumento no retorno venoso eleva a pressão atrial direita durante a inspiração, diminuindo, assim, o grau de desvio da esquerda para a direita e alterando as mudanças respiratórias fásicas usuais. O fechamento da valva pulmonar, refletido por $P_2$, é retardado devido à sobrecarga do ventrículo direito e ao aumento da capacitância do leito vascular pulmonar. Um sopro mesossistólico suave gerado pelo aumento do fluxo através da valva pulmonar geralmente é auscultado no segundo espaço intercostal esquerdo. Quando existe desvio (*shunt*) de sangue volumoso da esquerda para a direita, o aumento do fluxo através da valva tricúspide é auscultado como um sopro mesodiastólico na borda esternal esquerda inferior. Na insuficiência cardíaca direita avançada, há evidências de congestão venosa sistêmica.

O ECG mostra caracteristicamente um padrão de bloqueio de ramo direito (BRD) incompleto (Figura 61.2). Desvio do eixo elétrico para a direita e anormalidades atriais, incluindo um intervalo PR prolongado, fibrilação e *flutter* atriais, também são vistos. Tipicamente, a radiografia de tórax mostra pletora vascular pulmonar com trama vascular acentuada

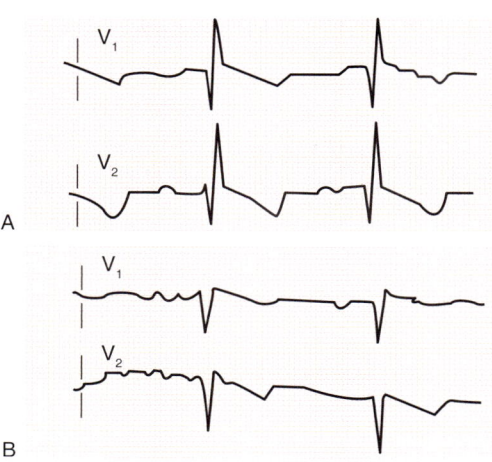

**FIGURA 61.2** Características eletrocardiográficas em um defeito do septo interatrial. As derivações precordiais direitas $V_1$ e $V_2$ ilustram duas variantes de um padrão de bloqueio de ramo direito incompleto, o padrão rSrT (**A**) e o padrão rsR′ (**B**).

em ambos os campos pulmonares consistentes com aumento do fluxo sanguíneo pulmonar (Figura 50.6). A artéria pulmonar principal e ambos os ramos estão dilatados. Dilatação do ventrículo e do átrio direitos também é observada. A ecocardiografia é diagnóstica e fornece informações prognósticas importantes (e-Figura 61.1). As CIA do tipo *ostium primum* e *secundum* são facilmente identificáveis nos cortes transtorácicos, mas uma CIA de seio venoso pode não ser detectada, a menos que seja especificamente procurada. No estudo com Doppler, as pressões da artéria pulmonar podem ser quantificadas e a razão de *shunt* interatrial pode ser estimada.

### Persistência do forame oval

A persistência do forame oval sem *shunt* em repouso não é detectável no exame físico e não está associada a anormalidades no ECG. O diagnóstico é estabelecido por ecocardiografia transesofágica com Doppler acompanhada de injeções de solução salina agitada para detectar um *shunt* da direita para a esquerda durante a manobra de Valsalva (Capítulo 45).

## TRATAMENTO E PROGNÓSTICO

O fechamento de uma CIA por via percutânea ou cirúrgica é indicado quando houver aumento do lado direito do coração, com ou sem sintomas. Em pacientes com mais de 40 anos com sintomas e *shunts* significativos, o fechamento melhora o estado funcional e a sobrevida. Uma CIA localizada centralmente ou persistência de forame oval com até 3,5 cm pode ser ocluída por técnicas transcateter em um laboratório de cateterismo cardíaco.[2] As vantagens dessa abordagem incluem evitar a esternotomia e a circulação extracorpórea.[A1] O fechamento cirúrgico geralmente é reservado para pacientes para os quais seja necessário reparo concomitante de anomalias valvares associadas, quando existem veias pulmonares anômalas ou quando o fechamento do dispositivo não é tecnicamente viável. Em pacientes que tiveram um AVE criptogênico,[3] o fechamento por via percutânea de um forame oval persistente reduz o risco de AVE recorrente e anticoagulação crônica, mas à custa de uma taxa mais alta de fibrilação atrial.[A2-A4b]

Quando existe *shunt* significativo, o fechamento de uma CIA antes dos 25 anos sem evidências de hipertensão pulmonar resulta em um desfecho a longo prazo semelhante ao de controles pareados por idade e sexo. Idade avançada (60 anos) não é uma contraindicação para o fechamento da CIA quando existe *shunt* significativo, porque um número significativo de pacientes mostrará evidências de melhora sintomática, embora esse fechamento tardio não melhore a longevidade.[3b] A pressão arterial pulmonar pré-operatória e a existência ou não de doença vascular pulmonar são importantes preditores do sucesso de abordagens intervencionistas.

### Defeito do septo ventricular

Para classificação anatômica das CIV, o septo interventricular pode ser dividido em quatro regiões. Os defeitos do septo membranoso, ou CIV infracristais, estão localizados em uma pequena área translúcida abaixo da valva aórtica e representam até 80% das CIV. Essas CIV geralmente mostram um grau considerável de extensão na entrada ou saída do septo, daí sua designação como perimembranosa (Vídeo 61.2). Os defeitos infundibulares ou CIV supracristal ocorrem no septo conal acima da crista supraventricular e abaixo da valva pulmonar. Defeitos de entrada são identificados no ponto crucial do coração entre as valvas tricúspide e mitral e geralmente estão associados a outras anomalias do canal atrioventricular. Os defeitos do septo trabecular ou muscular podem ser múltiplos e ocorrer distalmente à ligação do septo à valva tricúspide e em direção ao ápice.

Aproximadamente metade de todas as CIV nativas são pequenas e mais da metade delas fecham espontaneamente; CIV moderadas ou mesmo grandes também podem fechar em 10% ou menos dos casos. As maiores taxas de fechamento são observadas na primeira década de vida; o fechamento espontâneo na vida adulta é incomum.

Pacientes que apresentam um pequeno defeito com *shunts* triviais ou leves são definidos como aqueles com um *shunt* menor que 1,5 e pressão arterial pulmonar e resistência vascular normais. Defeitos mínimos ou leves geralmente não causam anormalidades hemodinâmicas ou fisiológicas significativas.

Pacientes com defeitos moderados apresentam razão de *shunt* maior que 1,2, com pressão arterial pulmonar elevada, mas sem RVP elevada. Pacientes com um defeito grande e grave têm um *shunt* da esquerda para a direita (1,5:1 ou mais) com pressão pulmonar elevada e RVP elevada. Um defeito moderado ou grave causa dilatação atrial e ventricular esquerda consistente com o grau de *shunt* da esquerda para a direita. O desvio através do septo ventricular ocorre predominantemente durante a sístole, quando a pressão do ventrículo esquerdo excede a do direito; anormalidades de enchimento diastólico ocorrem no átrio esquerdo. Com defeitos moderados ou graves, o lado direito do coração é afetado em função do aumento da pressão da artéria pulmonar e do fluxo sanguíneo pulmonar.

O complexo de Eisenmenger se desenvolve em cerca de 10% dos pacientes com CIV, geralmente quando não há resistência ao fluxo no nível do defeito, que pode ser tão grande quanto a aorta. Quando um gradiente de pressão sistólica está presente entre os ventrículos, a gravidade fisiológica pode ser trivial ou leve, mas também pode ser moderada ou grave.

### DIAGNÓSTICO

Um adulto com uma CIV apresenta mais comumente uma pequena lesão restritiva que era pequena ao nascimento ou sofreu algum grau de fechamento espontâneo. Os pacientes com um *shunt* trivial ou leve através de uma CIV pequena e restritiva geralmente são assintomáticos. O exame físico não revela evidências de congestão venosa sistêmica ou pulmonar e a pressão venosa jugular é normal. Um frêmito pode ser palpável na borda esternal esquerda. A ausculta revela $B_1$ e $B_2$ normais sem galopes. Um sopro pansistólico de grau 4 ou mais alto, amplamente distanciado e de alta frequência é auscultado ao máximo no terceiro ou quarto espaço intercostal e reflete o gradiente de alta pressão entre os ventrículos esquerdo e direito durante a sístole. O contraste marcante entre um sopro alto e outros achados normais no exame cardíaco é uma pista importante para o diagnóstico. O ECG e a radiografia de tórax também são normais em pacientes com pequenas CIV.

Os pacientes com CIV de tamanho moderado geralmente são sintomáticos quando crianças e, portanto, são mais propensos a fazer o reparo em uma idade jovem. Adultos com CIV grandes e não restritivas que não foram operados tipicamente tiveram complexo de Eisenmenger durante a maior parte de suas vidas. Caso contrário, geralmente apresentam uma combinação de hipertensão pulmonar e sobrecarga de volume do lado esquerdo resultante de um *shunt* da esquerda para a direita significativo. Tais pacientes raramente são vistos hoje em países desenvolvidos, mas ainda podem ser encontrados em países em desenvolvimento.

Em adultos, a dispneia aos esforços pode ser resultado tanto de congestão venosa pulmonar quanto de pressão pulmonar elevada. No exame físico, um impulso ventricular esquerdo palpável difuso ocorre com um grau variável de hipertrofia ventricular direita e hiperfonese de $B_2$. Um sopro sistólico persiste enquanto a RVP for menor do que a resistência sistêmica. O ECG comumente mostra aumento do átrio esquerdo e hipertrofia ventricular esquerda. A radiografia de tórax mostra a vascularização do *shunt* com átrio e ventrículo esquerdos aumentados. O grau de hipertensão pulmonar determina as dimensões do tronco da artéria pulmonar.

A ecocardiografia consegue identificar o defeito e determinar a importância do *shunt* avaliando o tamanho do átrio esquerdo e do ventrículo esquerdo, a pressão da artéria pulmonar e a existência ou não de hipertrofia ventricular direita. O cateterismo cardíaco é reservado para possíveis candidatos à cirurgia. Adultos com um pequeno defeito sem importância fisiológica não precisam ser estudados invasivamente. Aqueles com complexo de Eisenmenger têm doença vascular pulmonar grave e não são candidatos à cirurgia. Os pacientes que tenham um desvio moderado e que pareça ser hemodinamicamente significativo e nos quais as pressões pulmonares sejam elevadas são mais propensos a se beneficiar de medições diretas da resistência e da reatividade da vasculatura pulmonar.

### TRATAMENTO E PROGNÓSTICO

Pacientes com complexo de Eisenmenger apresentam RVP proibitiva à cirurgia. Para esse grupo de pacientes, o manejo se concentra nas complicações clínicas da cianose (ver mais adiante). Em alguns pacientes com pequenos defeitos, as complicações podem estar relacionadas à insuficiência tricúspide progressiva causada pela formação de aneurisma septal ou à insuficiência aórtica adquirida quando uma válvula da valva aórtica é comprometida pelo fluxo de jato de alta velocidade gerado pelo defeito. O grupo intermediário de pacientes com defeito de importância fisiológica moderada deve ter suas CIV fechadas, a menos que o fechamento seja contraindicado por alta RVP. Para uma CIV perimembranosa, o fechamento transcateter é tão efetivo quanto o fechamento com cirurgia a céu aberto e tem uma taxa menor de eventos adversos leves.[45]

A sobrevida cumulativa, que é de cerca de 85% aos 40 anos, é ligeiramente menor do que na população em geral. A sobrevida livre de eventos cumulativa após a cirurgia é de cerca de 70% aos 40 anos e uma lesão cardíaca concomitante (p. ex., PCA) e o tempo de clampeamento aórtico são determinantes dos eventos tardios. Os resultados tardios após o fechamento operatório de CIV isoladas incluem persistência residual do defeito em até 20% dos pacientes, apenas cerca de 5% dos quais precisam de uma segunda cirurgia. Os distúrbios do ritmo após o fechamento cirúrgico de CIV incluem taquiarritmias e distúrbios de condução. BRD ocorre em um terço a dois terços dos pacientes, enquanto bloqueio atrioventricular de primeiro grau e BAV completo ocorrem em menos de 10%. A morte cardíaca súbita após a correção cirúrgica da CIV ocorre em 2% dos pacientes.

### Persistência do canal arterial

O canal arterial conecta a aorta descendente ao tronco pulmonar principal próximo à origem da artéria subclávia esquerda (e-Figura 61.2). O fechamento pós-natal normal resulta em fibrose e alterações degenerativas no lúmen do canal arterial, deixando em seu lugar o ligamento arterioso residual, que raramente se torna parte de um anel vascular anormal.

As consequências fisiológicas da PCA são determinadas por suas dimensões e comprimento, bem como pela relação entre pressão e resistência das circulações pulmonar e aórtica em qualquer um dos ductos. Se as pressões sistólica e diastólica na aorta excederem a da artéria pulmonar, o sangue aórtico flui continuamente por um gradiente de pressão na artéria pulmonar e então retorna ao átrio esquerdo. O átrio esquerdo e, subsequentemente, o ventrículo esquerdo dilatam-se, enquanto o lado direito do coração torna-se progressivamente afetado à medida que a hipertensão pulmonar se desenvolve.

PCA pequena tem fluxo contínuo durante todo o ciclo cardíaco, sem dilatação do lado esquerdo do coração, hipertensão pulmonar ou sintomas. No entanto, os pacientes com PCA de pequenas dimensões desenvolvem endarterite infecciosa a uma taxa de cerca de 0,45% ao ano após a segunda década de vida e o fechamento deve ser considerado.

PCA moderada ou grande, mas ainda restritiva, quando *shunt* da esquerda para a direita ocorre durante toda a sístole e na diástole tem duração variável. A dilatação do átrio esquerdo ou ventrículo esquerdo e a hipertensão pulmonar variam com o volume de sangue desviado da esquerda para a direita, bem como com os efeitos secundários no leito vascular pulmonar. Os sinais/sintomas geralmente pioram na segunda e na terceira décadas de vida e incluem dispneia, palpitações e intolerância aos exercícios. À medida que se desenvolve insuficiência cardíaca, hipertensão pulmonar ou endarterite, a taxa de mortalidade aumenta para 3 a 4% ao ano na quarta década de vida e dois terços dos pacientes morrem até os 60 anos. O complexo de Eisenmenger com pressão pulmonar sistêmica ou suprassistêmica e *shunt* da direita para a esquerda se desenvolve em 5% dos pacientes com PCA isolada.

### DIAGNÓSTICO

Em pacientes com fisiologia de Eisenmenger, um *shunt* da direita para a esquerda da artéria pulmonar para a aorta descendente resulta em diminuição da saturação de oxigênio nos membros inferiores em comparação com os membros superiores. Essa diferença na cianose e no baqueteamento digital é mais proeminente nos dedos dos pés. Com um grande *shunt* da esquerda para a direita, a pressão diferencial aumenta à medida que o fluxo diastólico para a artéria pulmonar reduz a pressão diastólica sistêmica. A amplitude do pulso arterial aumenta como resultado da elevação do volume sistólico. A palpação do precórdio revela impulsos ventriculares esquerdo e direito variáveis, conforme determinado pelo grau relativo de sobrecarga de volume do lado esquerdo e hipertensão pulmonar. Quando existe gradiente aortopulmonar contínuo, o clássico sopro de "maquinário" da PCA pode ser auscultado no primeiro ou segundo espaço intercostal esquerdo abaixo da clavícula esquerda. À medida que a pressão pulmonar aumenta, o componente diastólico do sopro torna-se progressivamente mais curto. Com o desenvolvimento da fisiologia de Eisenmenger e a equalização das pressões aórtica e pulmonar, o sopro desaparece e os achados clínicos são dominados pela hipertensão pulmonar.

Em pacientes mais velhos, a radiografia de tórax mostra calcificação no local da PCA. Caracteristicamente, a aorta ascendente e a artéria pulmonar estão dilatadas e as câmaras cardíacas do lado esquerdo estão aumentadas. A ecocardiografia não visualiza diretamente a PCA, mas consegue identificá-la acuradamente por um sinal de Doppler que frequentemente acompanha a duração do sopro. Cateterismo cardíaco para avaliar a RVP é comumente indicado antes do fechamento.

### TRATAMENTO E PROGNÓSTICO

Após a ligadura de PCA na primeira infância, a função cardíaca geralmente é normal e não é necessário acompanhamento especial. Se a pressão arterial pulmonar e a RVP estiverem substancialmente elevadas, a avaliação pré-operatória deve incluir o grau de reversibilidade. O fechamento é contraindicado para o complexo de Eisenmenger. O fechamento de PCA por via percutânea ou cirúrgica é indicado quando existe aumento das câmaras cardíacas do lado esquerdo ou se já ocorreu endarterite. As taxas de mortalidade operatória relatadas variam de menos de 1 a 8%, dependendo da existência de calcificação e do grau de hipertensão pulmonar. A oclusão transcateter ou com mola é um procedimento aceito em adultos. As taxas de *shunts* residuais variam de 0,5 a 8%, dependendo do dispositivo usado.

## Fístulas arteriovenosas pulmonares

As fístulas arteriovenosas pulmonares podem ocorrer como distúrbios congênitos isolados ou como parte da telangiectasia hemorrágica hereditária generalizada (síndrome de Osler-Weber-Rendu; Capítulo 164). Essas fístulas ocorrem tipicamente nos lobos inferiores ou no lobo médio direito e podem ser pequenas ou grandes, únicas ou múltiplas. A irrigação geralmente provém de um ramo dilatado e tortuoso da artéria pulmonar.

O achado mais comum é o de opacidade anormal em uma radiografia de tórax em um paciente com manchas rubi na boca ou em um adulto saudável com cianose leve. A mistura entre o sangue arterial pulmonar desoxigenado e o sangue venoso pulmonar oxigenado resulta em *shunt* (desvio) fisiológico da direita para a esquerda. O grau de desvio é tipicamente pequeno e não é significativo o suficiente para resultar em dilatação do átrio e do ventrículo esquerdos. Insuficiência cardíaca é incomum. Pode ocorrer hemoptise se uma fístula se romper em um brônquio. Em pacientes com telangiectasia hemorrágica hereditária, os angiomas ocorrem nos lábios e na boca, bem como no sistema digestório e nas superfícies pleural, hepática e vaginal. Epistaxe é mais comum, mas também podem ocorrer AVE. Pacientes com telangiectasia hemorrágica hereditária podem ter sinais/sintomas semelhantes aos de um ataque isquêmico transitório (AIT), mesmo quando não existe *shunt* da direita para a esquerda. No exame físico, cianose e baqueteamento digital podem ser notáveis ou quase imperceptíveis. A ausculta revela sopros sistólicos suaves ou não cardíacos contínuos na parede torácica adjacente à fístula. O sopro é, tipicamente, acentuado pela inspiração. O ECG geralmente é normal. A radiografia de tórax mostra uma ou mais densidades, geralmente nos lobos inferiores ou no lobo médio direito. Um ecocardiograma pode confirmar a fístula, mostrando opacificação precoce do átrio esquerdo na ausência de qualquer outra comunicação intracardíaca quando solução salina é injetada em uma veia periférica. A ausência de *shunt* hemodinamicamente significativo pode ser confirmada pelo achado de câmaras cardíacas com dimensões normais.

Se a hipoxemia for progressiva ou se uma complicação neurológica for documentada por causa de êmbolos paradoxais, o fechamento da fístula deve ser considerado.[4] As opções incluem técnicas de cateter percutâneo se a fístula for pequena e acessível ou uma ressecção em cunha pulmonar ou lobectomia se a fístula for grande. Fístulas múltiplas ou recorrentes criam um grande desafio terapêutico.

## Lesões obstrutivas isoladas das vias de saída dos ventrículos direito e esquerdo

As complicações das lesões obstrutivas da via de saída estão relacionadas aos efeitos secundários da exposição à sobrecarga de pressão na câmara proximal à obstrução. A incapacidade de aumentar o fluxo de sangue sistêmico ou pulmonar quando existe obstrução fixa pode causar intolerância ao exercício, perfusão miocárdica inadequada, arritmias ventriculares e morte súbita.

### OBSTRUÇÃO DA DE SAÍDA DO VENTRÍCULO DIREITO

A obstrução da via de saída do ventrículo direito pode ocorrer no nível da valva pulmonar (ver adiante), acima dela na artéria pulmonar principal ou seus ramos, ou abaixo dela no próprio ventrículo direito. As estenoses supravalvar e de ramo da artéria pulmonar são complicações importantes e comuns em pacientes com tetralogia de Fallot (ver adiante). A estenose pulmonar supravalvar residual é às vezes observada após bandagem paliativa da artéria pulmonar para diminuir o fluxo sanguíneo pulmonar em pacientes com grandes *shunts* da esquerda para a direita. A estenose da artéria pulmonar congênita pode ocorrer de forma isolada ou com estenose pulmonar valvar, lesões de *shunt* ou várias síndromes.

### ESTENOSE PULMONAR VALVAR

A estenose pulmonar valvar congênita isolada (Capítulo 66) é uma lesão comum devido a uma valva bicúspide em 20% dos casos, uma valva displásica causada por alterações mixomatosas e espessamento grave em 10% dos casos e uma valva com três válvulas anormais na maioria dos demais casos. A fusão das válvulas resulta em grau variável de espessamento e calcificação em pacientes idosos.

### DIAGNÓSTICO

Um paciente com estenose pulmonar moderada ou mesmo grave pode ser assintomático. Quando a estenose é grave, a intolerância ao exercício pode estar associada a pré-síncope e arritmias ventriculares. Insuficiência cardíaca progressiva do lado direito é a causa mais comum de morte. No exame físico de pacientes com estenose pulmonar significativa, a pressão venosa jugular tem uma onda *a* dominante, refletindo um ventrículo direito não complacente. A palpação revela elevação paraesternal sustentada da hipertrofia ventricular direita. Um clique de ejeção sistólica expiratória é característico se as válvulas da valva ainda estiverem móveis. Na estenose moderada ou grave, um sopro sistólico de grau 3 ou mais alto pode ser auscultado e palpado no segundo espaço intercostal esquerdo. A duração do sopro aumenta à medida que atinge seu pico progressivamente mais tarde na sístole, com um grau crescente de obstrução. Se ocorrer insuficiência cardíaca do lado direito, os pacientes apresentarão insuficiência tricúspide e congestão venosa sistêmica. O ECG pode mostrar o desvio do eixo elétrico para a direita e ondas P apiculadas altas do átrio direito na derivação II. Na estenose com gravidade maior do que leve, a onda R excede a onda S na derivação $V_1$. Na radiografia de tórax, o tronco da artéria pulmonar pode estar dilatado, mesmo se a estenose for leve. Caracteristicamente, a artéria pulmonar esquerda é mais dilatada do que a direita por causa da direção esquerda do jato de alta velocidade. Um grau variável de hipertrofia ventricular direita se manifesta como aumento da câmara do lado direito. A ecocardiografia pode estabelecer o diagnóstico e determinar a gravidade por ultrassonografia com Doppler, portanto, o cateterismo cardíaco não é necessário.

## TRATAMENTO E PROGNÓSTICO

A sobrevida em 25 anos de pacientes com estenose valvar pulmonar é superior a 95%. Endocardite bacteriana, arritmias ventriculares complexas e progressão da estenose são incomuns em pacientes com estenose pulmonar leve (gradientes < 50 mmHg) ou moderada (gradientes de 50 a 80 mmHg).

Dependendo dos sinais/sintomas, a valvotomia percutânea por cateter com balão deve ser considerada para pacientes com estenose valvar pulmonar isolada e gradientes médios de Doppler de 30 mmHg ou mais, a menos que haja regurgitação pulmonar moderada ou grave. Se houver valva cupuliforme, a valvoplastia pulmonar é o procedimento de escolha para adultos, que alcançam resultados persistentemente bons em 10 anos de acompanhamento. Quando a valvoplastia não puder ser realizada ou não for bem-sucedida, a substituição transcateter da valva pulmonar tem bons desfechos hemodinâmicos e clínicos durante pelo menos 7 anos após a implantação. Para pacientes com artérias pulmonares hipoplásicas ou estenose subvalvar (ventrículo direito de dupla câmara), a ressecção cirúrgica das bandas musculares do ventrículo direito pode ser realizada.

### OBSTRUÇÃO DA VIA DE SAÍDA DO VENTRÍCULO ESQUERDO

A estenose da via de saída do ventrículo esquerdo pode ocorrer na altura da valva aórtica ou abaixo ou acima da mesma. A estenose subaórtica bem-definida, mais comumente causada por um anel fibromuscular logo abaixo da valva, é responsável por 15 a 20% de todos os casos de obstrução congênita da via de saída do ventrículo esquerdo. A insuficiência aórtica concomitante ocorre em 50% dos casos. A estenose aórtica supravalvar resulta do espessamento da média e da íntima acima dos seios da aorta; pode ocorrer aterosclerose coronariana precoce ou mesmo obstrução de óstios coronarianos.

### ESTENOSE AÓRTICA VALVAR CONGÊNITA

A valva aórtica normal tem três válvulas e comissuras. Uma valva aórtica univalvular é responsável pela maioria dos casos de estenose aórtica grave em recém-nascidos/lactentes (Capítulo 66). Uma valva aórtica bicúspide, que é a malformação cardíaca congênita mais comum, funciona normalmente no nascimento, mas frequentemente torna-se gradualmente obstruída à medida que ocorrem calcificação e fibrose.

### DIAGNÓSTICO

Os sintomas incluem angina, dispneia aos esforços, pré-síncope e síncope e podem progredir para a insuficiência cardíaca. A característica auscultatória de uma valva aórtica bicúspide em um adolescente ou adulto jovem é um clique de ejeção sistólico audível que é tipicamente de um tom mais alto que a primeira bulha cardíaca ($B_1$) e é mais bem auscultado no ápice e não na base cardíaca. O clique é causado pelo movimento súbito da valva estenótica conforme ela se move superiormente na sístole e é seguido pelo típico sopro de estenose aórtica (Capítulo 66). Quando calcificação significativa da valva resulta em mobilidade reduzida, o clique de ejeção não é mais auscultado. O diagnóstico é facilmente confirmado pela ecocardiografia bidimensional, na qual o número e a orientação das válvulas da valva aórtica podem ser prontamente identificados.

## TRATAMENTO E PROGNÓSTICO

O manejo conservador é geralmente indicado para estenose leve com gradiente máximo inferior a 25 mmHg, mas supervisão cuidadosa é necessária porque 20% desses pacientes precisam de intervenção durante o acompanhamento a longo prazo. A participação atlética ilimitada é permitida apenas para pacientes assintomáticos com gradientes máximos inferiores a 20 a 25 mmHg, ECG normal e teste de esforço normal. A valvoplastia aórtica pode ser considerada para adultos jovens, mas a calcificação limita seu sucesso e a substituição valvar geralmente é necessária (Capítulo 66). Para adultos, as decisões de tratamento são semelhantes às da estenose aórtica por outras causas. Para pacientes com estenose aórtica subvalvar, a intervenção cirúrgica é indicada quando existem gradientes máximos superiores a 50 mmHg, sinais/sintomas ou insuficiência aórtica progressiva significativa.

A taxa de sobrevida global estimada em 25 anos para pacientes com estenose aórtica valvar congênita diagnosticada na infância é de 85%. Crianças com gradientes máximos iniciais inferiores a 50 mmHg no cateterismo cardíaco têm taxas de sobrevida a longo prazo superiores a 90%, em oposição a taxas de sobrevida de 80% quando os gradientes são iguais ou superiores a 50 mmHg.

### COARCTAÇÃO DA AORTA

Tipicamente, a coarctação da aorta ocorre distalmente à artéria subclávia esquerda no local da inserção ductal aórtica ou em seu ligamento arterioso residual. Menos comumente, a crista de coarctação é proximal à artéria subclávia esquerda. Uma valva aórtica bicúspide é a anomalia coexistente mais comum, mas CIV e PCA também ocorrem.

As complicações mais comuns da coarctação da aorta são hipertensão arterial sistêmica (Capítulo 70) e hipertrofia ventricular esquerda secundária com insuficiência cardíaca. A insuficiência cardíaca ocorre mais comumente em recém-nascidos/lactentes e depois dos 40 anos. A alta pressão proximal à obstrução estimula o crescimento de colaterais a partir das artérias mamária interna, escapular e intercostal superior até as artérias intercostais provenientes da aorta descendente. A circulação colateral aumenta com a idade e contribui para a perfusão dos membros inferiores e da medula espinal. Os aneurismas ocorrem mais notavelmente na aorta ascendente e no círculo de Willis. Acredita-se que a cardiopatia isquêmica prematura esteja relacionada à hipertensão arterial sistêmica resultante. Complicações, incluindo endarterite bacteriana no local da coarctação ou, mais comumente, endocardite no local de uma valva aórtica bicúspide, complicações cerebrovasculares, infarto do miocárdio, insuficiência cardíaca e dissecção aórtica, ocorrem em 2 a 6% dos pacientes, mais frequentemente naqueles com o avançar da idade que não se submeteram a cirurgia.

### DIAGNÓSTICO

Os adultos jovens podem ser assintomáticos com hipertensão arterial sistêmica incidental e pulsos de membros inferiores diminuídos.[5] A coarctação deve ser sempre considerada em adolescentes e homens adultos jovens com hipertensão arterial sistêmica inexplicada nos membros superiores. O diferencial de pressão pode causar epistaxe, cefaleia, fadiga nos membros inferiores ou claudicação. Os pacientes mais velhos apresentam angina, sintomas de insuficiência cardíaca e complicações vasculares.

No exame físico, a metade inferior do corpo é tipicamente um pouco menos desenvolvida do que a metade superior. A pressão arterial deve ser aferida nos dois braços e em uma perna; a medição anormal é um aumento inferior a 10 mmHg na pressão arterial sistólica (PAS) poplítea em comparação com a PAS nos braços. A pressão arterial diastólica (PAD) deve ser a mesma nos membros superiores e inferiores. Uma diferença de pressão de mais de 30 mmHg entre os braços direito e esquerdo é consistente com o fluxo comprometido na artéria subclávia esquerda. A palpação braquial direita revela caracteristicamente um pulso forte ou latejante em comparação com um pulso femoral, poplíteo ou pedioso de ascensão lenta ou ausente. O exame do fundo dos olhos pode revelar artérias retinianas tortuosas ou com aspecto de saca-rolhas. A palpação do precórdio é consistente com a sobrecarga de pressão do ventrículo esquerdo. Na ausculta, deve-se procurar um sopro de ejeção sistólico refletindo uma valva aórtica bicúspide. A coarctação em si gera um sopro sistólico auscultado posteriormente, na região torácica média, cuja duração se correlaciona com a gravidade da coarctação. Na face anterior do tórax, sopros sistólicos refletindo aumento do fluxo colateral podem ser auscultados nas áreas infraclaviculares e na borda esternal ou nas axilas.

Na coarctação de adultos, o achado mais comum no ECG é a hipertrofia ventricular esquerda. Na radiografia de tórax, a localização do segmento de coarctação entre a artéria subclávia esquerda dilatada acima e a convexidade esquerda da aorta descendente abaixo resulta no "sinal do 3" (Figura 61.3). O entalhe costal bilateral como resultado da dilatação das artérias intercostais posteriores é visto na parte posterior da terceira à oitava costelas, quando a coarctação está abaixo da artéria subclávia esquerda. O entalhe costal unilateral poupando as costelas esquerdas é observado quando a coarctação ocorre proximal à artéria subclávia esquerda. A ecocardiografia transtorácica documenta o gradiente na aorta descendente e revela a hipertrofia ventricular esquerda. A RM (Capítulo 50) é a melhor modalidade para visualizar a anatomia da aorta descendente. O cateterismo cardíaco deve medir as pressões e avaliar a circulação colateral quando a cirurgia é considerada.

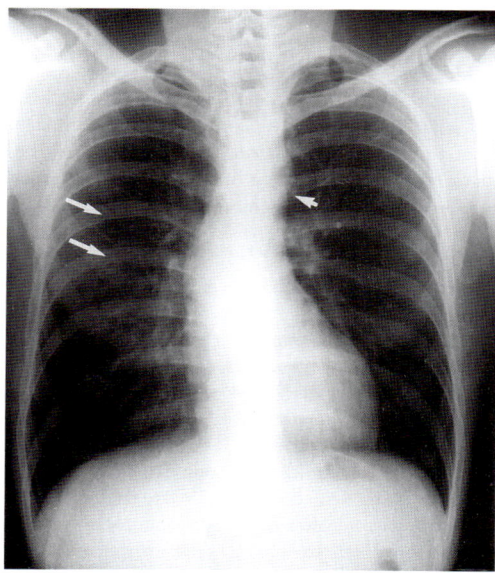

**FIGURA 61.3** Radiografia do tórax de um paciente com coarctação da aorta. O "sinal do 3" radiográfico formado pela artéria subclávia dilatada acima e a aorta dilatada abaixo (*seta curta*) é mostrado. Observe o entalhe, mais bem observado no nível da sétima e oitava costelas (*setas longas*). O segmento dilatado da aorta ascendente também pode ser visto.

## TRATAMENTO E PROGNÓSTICO

A intervenção, tipicamente via cateter em adultos, é recomendada para pacientes que têm hipertensão arterial sistêmica com um gradiente máximo de 20 mmHg ou mais no cateterismo cardíaco (Capítulo 51) ou evidências de fluxo colateral significativo em estudos de imagem. Cinquenta por cento dos pacientes com cardiopatias congênitas corrigidas quando têm mais de 40 anos apresentam hipertensão arterial sistêmica residual, enquanto aqueles que se submeteram à cirurgia entre 1 e 5 anos apresentam prevalência de hipertensão inferior a 10% no acompanhamento a longo prazo.

### Anomalias dos seios de Valsalva e artérias coronárias

#### ANEURISMAS DO SEIO DE VALSALVA

Na base da raiz aórtica, as válvulas da valva aórtica estão inseridas na parede da aorta, acima da qual existem três pequenas bolsas, ou seios. A artéria coronária direita origina-se de um seio e a artéria coronária esquerda se origina de outro; o terceiro é denominado *seio não coronariano*. Uma fraqueza na parede do seio pode resultar na formação de aneurisma com ou sem ruptura. Em mais de 90% dos casos, o aneurisma envolve a válvula direita ou não coronariana da valva. A ruptura ocorre tipicamente no lado direito do coração no nível do átrio ou ventrículo direito com um grande *shunt* da esquerda para a direita resultante, impulsionado pela alta pressão aórtica.

Um homem jovem previamente assintomático geralmente se queixa de dor torácica e dispneia de progressão rápida, às vezes após esforço físico. O exame físico é compatível com insuficiência cardíaca significativa. Mesmo que a comunicação seja entre a aorta e o lado direito do coração, a insuficiência biventricular não é incomum. O sopro clássico é alto e contínuo, muitas vezes com um frêmito. Um sopro de insuficiência aórtica secundário a dano à valva aórtica adjacente pode estar sobreposto. A radiografia de tórax mostra sobrecarga de volume de ambos os ventrículos com evidências de vascularização do *shunt* e congestão venosa pulmonar. O ecocardiograma confirma o diagnóstico. O cateterismo cardíaco consegue determinar a integridade da artéria coronária adjacente ao aneurisma roto.

Embora os sintomas possam diminuir à medida que o coração se dilata, a descompensação cardíaca progressiva geralmente resulta em morte em 1 ano após a ruptura. A ruptura do aneurisma do seio de Valsalva, portanto, exige reparo cirúrgico urgente.

#### FÍSTULAS ARTERIAIS CORONARIANAS

As fístulas surgem das artérias coronárias direita ou esquerda e em 90% dos casos drenam para o ventrículo direito, o átrio direito ou a artéria pulmonar em ordem decrescente de frequência. Tipicamente, os pacientes jovens são assintomáticos, mas arritmias supraventriculares ocorrem com a dilatação progressiva das câmaras intracardíacas. A angina pode ocorrer quando a fístula cria um roubo coronariano, desviando o sangue do miocárdio. A insuficiência cardíaca é observada com grandes fístulas. Um sopro contínuo auscultado em um paciente jovem, de outra forma normal acianótico, assintomático, deve sugerir o diagnóstico. A maioria das fístulas está associada a um pequeno *shunt* e, portanto, o sopro costuma ser menor que grau 3 e é auscultado no precórdio. A menos que o *shunt* seja grande, o ECG é normal, assim como a radiografia de tórax. O ecocardiograma, sobretudo o transesofágico, confirma o diagnóstico. O fechamento transcateter percutâneo com embolização por meio de mola é preferível, mas a ligadura cirúrgica também é uma alternativa.

#### ORIGEM ANÔMALA DAS ARTÉRIAS CORONÁRIAS

A artéria coronária principal esquerda normalmente origina-se do seio de Valsalva esquerdo e segue para a esquerda, posteriormente à via de saída do ventrículo direito. A artéria coronária direita origina-se do seio de Valsalva direito e segue para a direita até o ventrículo direito. Origens ectópicas ou anômalas isoladas das artérias coronárias (Figura 51.3) são observadas em 0,6 a 1,5% dos pacientes submetidos à angiografia coronariana.

A anomalia mais comum é a origem ectópica da artéria circunflexa esquerda a partir do seio de Valsalva direito, seguida pela origem anômala da artéria coronária direita a partir do seio esquerdo e a origem anômala do tronco da artéria coronária esquerda a partir do seio direito. Se a artéria coronária anômala não passar entre a artéria pulmonar e a aorta, o prognóstico é favorável. Os riscos de isquemia, infarto do miocárdio e morte são maiores quando o tronco da artéria coronária esquerda passa entre os dois grandes vasos.

As artérias coronárias também podem se originar a partir do tronco pulmonar. Se as artérias coronárias direita e esquerda se originam do tronco pulmonar, a morte geralmente ocorre no período neonatal. Se apenas a artéria coronária descendente anterior esquerda origina-se do tronco pulmonar, a taxa de sobrevida até a idade adulta é de aproximadamente 10%, dependendo do desenvolvimento de fluxo colateral retrógrado para a artéria anômala a partir de uma artéria coronária normal. Esse fluxo colateral pode causar um sopro contínuo ao longo da borda esternal esquerda, insuficiência cardíaca congestiva por causa do grande *shunt* e uma síndrome de roubo coronariano quando o sangue é desviado da artéria coronária normal.

Um único óstio coronariano pode fornecer uma única artéria coronária que se ramifica nas artérias coronárias direita e esquerda, a esquerda dando origem às artérias circunflexa e descendente anterior. O óstio pode originar-se do seio aórtico direito ou esquerdo. A circulação coronariana é funcionalmente normal, a menos que um dos ramos passe entre a aorta e a artéria pulmonar.

Os procedimentos de diagnóstico incluem angiografia, RM e ecocardiografia transesofágica. Para uma artéria coronária anômala que se origina na artéria pulmonar, o reimplante cirúrgico na aorta é preferível. Para uma artéria anômala que passa entre a artéria pulmonar e a aorta, um *bypass* para o vaso distal é preferível.

## LESÕES COMPLEXAS ESPECÍFICAS

### Tetralogia de Fallot

A tetralogia de Fallot, a malformação cianótica mais comum, é caracterizada pelo deslocamento superior e anterior do septo infundibular subpulmonar, que causa a tétrade da estenose pulmonar, CIV, sobreposição (cavalgamento) da aorta e hipertrofia ventricular direita. A CIV é perimembranosa em 80% dos casos. Anomalias cardíacas adicionais incluem arco aórtico do lado direito em até 25% dos pacientes. Uma origem anômala da artéria descendente anterior esquerda a partir da válvula coronariana direita da valva aórtica e que cruza a via de saída do ventrículo direito é observada em 10% dos casos. Outras anomalias associadas incluem CIA, veia cava superior esquerda, defeitos do canal atrioventricular e insuficiência aórtica. Na atresia pulmonar, o fluxo sanguíneo pulmonar ocorre via circulação colateral aortopulmonar.

O reparo cirúrgico completo na infância consiste no fechamento do *patch* da CIV e no alívio da obstrução da via de saída do ventrículo direito. O fluxo sanguíneo pulmonar adequado é garantido pela reconstrução do leito da artéria pulmonar distal. Os *shunts* paliativos anteriores geralmente são removidos. O reparo completo na infância produz uma taxa de sobrevida em 10 anos de 90 a 95% com bons resultados funcionais e as taxas de sobrevivência em 30 anos podem chegar a 85%.

Após o reparo, pode ser observada estenose pulmonar residual, proximal ou distal. Algum grau de insuficiência pulmonar é comum, especialmente se um *patch* foi inserido no nível da valva pulmonar ou se uma valvotomia pulmonar foi realizada. CIV residuais podem ser encontradas em até 20% dos pacientes. Os pacientes podem ser assintomáticos ou apresentar sintomas relacionados a complicações a longo prazo após o reparo cirúrgico. Os sintomas podem refletir pressão residual do ventrículo direito ou sobrecarga de volume ou arritmias em repouso ou com exercício. A angina pode ocorrer em um paciente jovem se o reparo cirúrgico tiver danificado uma artéria descendente anterior esquerda anômala ao longo da via de saída do ventrículo direito. Em adultos acianóticos, o baqueteamento digital comumente regride.

No exame físico, um impulso ventricular direito é frequentemente sentido como resultado de insuficiência pulmonar residual ou estenose. Um sopro sistólico pode representar estenose pulmonar residual, CIV residual ou insuficiência tricúspide. Um sopro diastólico pode refletir insuficiência aórtica ou pulmonar. Arritmias ventriculares são comuns após o reparo, com incidência de morte súbita de até 5%.

O ECG na tetralogia de Fallot não reparada mostra desvio do eixo para a direita, aumento do átrio direito e forças dominantes do ventrículo direito nas derivações precordiais. O achado mais comum após o reparo é o bloqueio completo do ramo direito, que ocorre em 80 a 90% dos pacientes. A radiografia do tórax geralmente mostra um ápice voltado para cima com um segmento de artéria pulmonar côncava, criando o aspecto clássico de coração em formato de bota. A Figura 61.4 demonstra os achados em um adulto após o reparo. O ápice é persistentemente voltado para cima, embora o segmento da artéria pulmonar não seja mais côncavo. A ecocardiografia pode confirmar o diagnóstico e documentar complicações intracardíacas em pacientes reparados ou não reparados. A permeabilidade do *shunt* pode ser determinada por exame com Doppler. A RM documenta acuradamente a estenose no leito da artéria pulmonar distal. O cateterismo cardíaco é reservado para pacientes nos quais o tratamento operatório ou reoperatório seja contemplado ou nos quais a integridade da circulação coronariana precise ser verificada.

Pacientes com alteração da tolerância ao exercício, angina ou evidências de insuficiência cardíaca direita e aqueles com arritmias sintomáticas ou síncope devem ser encaminhados para avaliação completa. Reintervenção cirúrgica é geralmente considerada quando a pressão do ventrículo direito é mais do que dois terços da pressão arterial sistêmica por causa da obstrução residual da via de saída do ventrículo direito, da regurgitação pulmonar livre com a disfunção ventricular direita, de arritmias sustentadas ou de CIV residual que provoque *shunt* significativo.

Os pacientes devem ser examinados anualmente por um cardiologista especialista em cardiopatias congênitas em adultos para avaliação da função ventricular direita, disfunção da valva pulmonar e arritmia. A vigilância deve incluir anamnese, exame físico e ECG de 12 derivações. A morte súbita cardíaca pode ocorrer em 3 a 6% dos pacientes observados entre 20 e 30 anos, às vezes apesar da hemodinâmica favorável.[6]

### Transposição completa das grandes artérias

A transposição completa das grandes artérias é a segunda lesão cianótica mais comum e adultos corrigidos cirurgicamente são cada vez mais comuns. Na transposição simples das grandes artérias, os átrios e os ventrículos estão em suas posições normais, mas a aorta origina-se do ventrículo direito e a artéria pulmonar origina-se do ventrículo esquerdo. Quando a aorta está anterior e à direita em relação à artéria pulmonar, como é mais comum, a transposição D está presente. A anatomia nativa tem as circulações pulmonar e sistêmica em paralelo, com sangue desoxigenado recirculando entre o lado direito do coração e a circulação sistêmica, enquanto o sangue oxigenado recircula do lado esquerdo do coração para os pulmões. A condição é incompatível com a vida, a menos que exista CIV, PCA ou CIA ou que seja criada uma CIA; uma CIV hemodinamicamente significativa é encontrada em 15% dos casos. A obstrução subpulmonar da via de saída do ventrículo esquerdo ocorre em 10 a 25% dos casos.

A operação de troca arterial corta a aorta e a artéria pulmonar acima de suas respectivas valvas e elas são realinhadas com as vias de saída fisiológicas e os ventrículos apropriados. As artérias coronárias proximais são translocadas dos seios da aorta nativa para a neoaorta (artéria pulmonar nativa). A sobrevida em 22 anos dos pacientes com transposição das grandes artérias operados entre 1990 e 2009 é de 93%. As complicações a longo prazo incluem regurgitação neoaórtica, estenose supravalvar e complicações nas artérias coronárias.[7]

### Transposição das grandes artérias congenitamente corrigida

Na transposição das grandes artérias congenitamente corrigida, as grandes artérias são transpostas, os ventrículos são invertidos, mas os átrios permanecem em sua posição normal. A circulação sistêmica (átrio esquerdo, ventrículo direito morfológico e aorta) e a circulação pulmonar (átrio direito, ventrículo esquerdo morfológico e artéria pulmonar) estão em série. O paciente é, portanto, acianótico, a menos que exista um *shunt* intracardíaco. O ventrículo direito está alinhado com a aorta e realiza trabalho sistêmico por toda a vida, o que é responsável, em parte, por sua inevitável falência. Pacientes com transposição das grandes artérias congenitamente corrigida e sem outros defeitos associados podem permanecer assintomáticos até a sexta década de vida, quando ocorre regurgitação valvar atrioventricular significativa, insuficiência do ventrículo direito (sistêmico), arritmias supraventriculares e bloqueio atrioventricular (BAV).

### Anomalia de Ebstein

Na anomalia de Ebstein da valva tricúspide, o lado direito do coração consiste em três componentes anatômicos: o átrio direito propriamente dito, o ventrículo direito verdadeiro e a porção atrializada do ventrículo direito entre os dois. As válvulas septal e posterior da valva tricúspide deslocadas ficam entre o ventrículo direito atrializado e o ventrículo direito verdadeiro. Funcionalmente, a valva é regurgitante porque não há aposição das três válvulas durante a contração ventricular. A regurgitação valvar e a função ventricular direita anormal e assíncrona causam a dilatação e a insuficiência cardíaca do lado direito observadas nas formas mais graves da lesão. O amplo espectro de gravidade da anomalia é baseado no grau de fixação da válvula da valva tricúspide e na proporção relativa entre o ventrículo direito atrializado e o verdadeiro. O defeito cardíaco mais comumente associado, uma CIA do tipo *secundum* ou persistência do forame oval, é relatado em mais de 50% dos pacientes. No exame físico, um clique semelhante ao "som de vela de barco" é auscultado como o segundo componente da primeira bulha cardíaca ($B_1$) quando o fechamento da valva tricúspide se torna alto e atrasado.

O ECG de 12 derivações geralmente mostra ondas P muito apiculadas com um complexo QRS alargado e frequentemente de aspecto bizarro. A pré-excitação (Capítulo 58) ocorre em 20% dos pacientes, enquanto

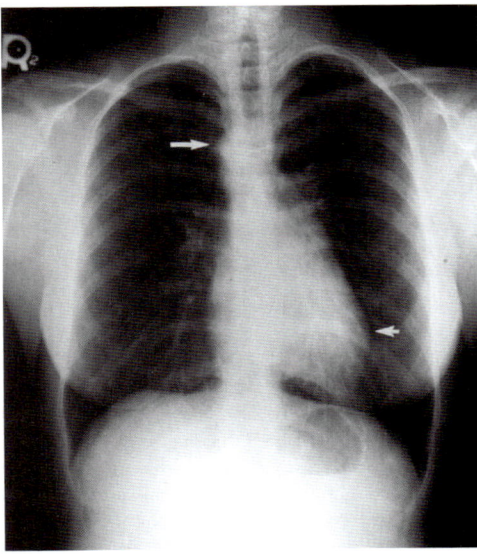

**FIGURA 61.4** Radiografia do tórax de mulher adulta após correção da tetralogia de Fallot. Um arco aórtico direito com endentação à direita da traqueia (*seta longa*) pode ser visto. O ápice do ventrículo direito permanece voltado para cima (*seta curta*). Observe os fios esternais consistentes com reparo intracardíaco, esclarecendo a plenitude do segmento da artéria pulmonar frequentemente visto após extenso alargamento da via de saída do ventrículo direito.

taquiarritmias supraventriculares, fibrilação atrial e *flutter* atrial ocorrem em 30 a 40% dos pacientes.

Quando pacientes de todas as idades são considerados juntos, a taxa de mortalidade prevista é de aproximadamente 50% na quarta ou quinta década de vida. As complicações incluem arritmias atriais, cianose e, se houver comunicação intra-atrial, AVE.

A intervenção é considerada quando o estado funcional ou cianose piora, arritmias atriais significativas são documentadas ou ocorre um AVE. As opções cirúrgicas incluem a substituição ou reparo da valva tricúspide e o fechamento da CIA.

### Defeito do canal atrioventricular

Um defeito parcial do canal atrioventricular refere-se a uma CIA do tipo *ostium primum* com uma fenda na valva mitral. A anomalia se manifesta como uma combinação hemodinâmica de uma CIA com um grau variável de regurgitação mitral. O ECG de 12 derivações mostra os achados típicos de desvio do eixo elétrico para a esquerda com uma onda Q nas derivações I e aVL e intervalo PR prolongado. O ecocardiograma mostra um defeito na porção inferior do septo interatrial e a fenda na valva mitral.

Um defeito completo do canal atrioventricular é um defeito incomum que consiste em uma CIA do tipo *primum*, uma CIV de entrada que geralmente se estende ao septo interventricular membranoso e uma valva atrioventricular comum. Os adultos que não foram operados geralmente têm síndrome de Eisenmenger.

O reparo cirúrgico consiste no fechamento da CIA ou interventricular com reconstrução da valva atrioventricular comum ou fechamento da fenda na valva mitral. Um adulto que foi submetido a reparo pode ter regurgitação residual significativa da valva mitral ou tricúspide. Mesmo após a cirurgia, pode ocorrer obstrução subaórtica adquirida.

### Coração univentricular e atresia tricúspide

Os termos *ventrículo único*, *ventrículo comum* e *coração univentricular* têm sido usados como sinônimos e descrevem o ventrículo de entrada dupla, no qual uma câmara ventricular recebe fluxo das valvas tricúspide e mitral. Em 75 a 90% dos casos, o ventrículo único é um ventrículo esquerdo morfológico. A obstrução de uma das grandes artérias é comum.

Na atresia tricúspide, não há comunicação entre o átrio direito e o ventrículo direito, mas existe um ventrículo direito subdesenvolvido ou hipoplásico. O ventrículo esquerdo morfológico está normalmente desenvolvido de forma consistente e, portanto, torna-se o único ventrículo funcional. Tipicamente, o sangue flui para o átrio direito, em seguida, através de uma CIA obrigatória para o átrio esquerdo, de onde segue para o ventrículo esquerdo. As características variáveis incluem CIV, posição anormal das grandes artérias e estenose pulmonar relativa, todas usadas para classificar a atresia tricúspide.

Pacientes adultos raramente não foram operados. Eles podem ser acianóticos após a operação de Fontan. No acompanhamento de 5 anos, 80% ou mais dos sobreviventes de Fontan estão na classe funcional I ou II da New York Heart Association, com gravidez bem-sucedida relatada em um número pequeno de pacientes. Quando pacientes de todas as idades são considerados juntos, as taxas de sobrevida em 10 anos variam de 60 a 70%. As mortalidades tardias se devem a reoperação, arritmia, insuficiência ventricular, enteropatia perdedora de proteínas e disfunção hepática. O acompanhamento anual com exames de imagem especializados é recomendado.

### Anomalias do retorno venoso pulmonar

No retorno venoso pulmonar anômalo parcial (RVPAP), uma ou mais, mas não todas as quatro veias pulmonares não estão ligadas ao átrio esquerdo. O padrão mais comum tem as veias pulmonares direitas conectadas à veia cava superior, geralmente com uma CIA do seio venoso.

No retorno venoso pulmonar anômalo total (RVPAT),[8] todas as veias pulmonares se conectam anormalmente ao átrio direito ou a uma das veias sistêmicas acima ou abaixo do diafragma. Ocorre obstrução simultânea das veias pulmonares quando a drenagem ocorre abaixo do diafragma e variável quando a drenagem ocorre acima dele. Uma CIA é essencial para sustentar a vida. Um terço dos casos ocorre com malformações cardíacas complexas maiores. O tratamento cirúrgico é indicado.

No *cor triatriatum*, as veias pulmonares drenam para uma câmara acessória, geralmente conectada ao átrio esquerdo por uma abertura de dimensões variáveis. As consequências hemodinâmicas são determinadas pelo tamanho dessa abertura e são semelhantes às da estenose mitral.

### Dextrocardia e mesocardia

Na dextrocardia, o coração está no lado direito do tórax, com ou sem *situs inversus*. Quando o coração está do lado direito com átrios invertidos, o estômago está do lado direito e o fígado está do lado esquerdo, a combinação é dextrocardia com *situs inversus*. O coração geralmente funciona normalmente e o diagnóstico muitas vezes é fortuito. As bulhas cardíacas são mais audíveis no hemitórax direito e o fígado é palpável no lado esquerdo do abdome. A radiografia de tórax mostra um ápice cardíaco do lado direito com um hemidiafragma inferior esquerdo e uma bolha gástrica do lado direito. O ECG mostra onda P e onda T invertidas na derivação I com uma deflexão QRS negativa e um padrão reverso entre aVR e aVL. Uma progressão de imagem espelhada é vista de $V_1$ para uma derivação $V_6$ do lado direito. Um ecocardiograma deve ser realizado para garantir que a anatomia intracardíaca seja normal.

Quando ocorre dextrocardia com *situs solitus*, os ventrículos são invertidos, mas não as vísceras e, portanto, não os átrios. Malformações cardíacas graves associadas são típicas. Na mesocardia, o coração está localizado centralmente no tórax com anatomia atrial e visceral normais. O ápice é central ou deslocado para a direita na radiografia de tórax. Tipicamente, não há malformações cardíacas associadas.

## CASOS ESPECIAIS

### Hipertensão pulmonar e suas complicações

A hipertensão pulmonar (Capítulo 75) secundária a doença estrutural do coração ou da circulação pode ocorrer com ou sem aumento da RVP. A doença obstrutiva vascular pulmonar ocorre quando a RVP aumenta e se torna fixa e irreversível. A *fisiologia de Eisenmenger* designa a resposta fisiológica na qual ocorre um *shunt* (desvio) da direita para a esquerda em resposta à elevação da RVP.

Nas anomalias congênitas mais comuns, a hipertensão pulmonar é resultado do aumento do fluxo sanguíneo pulmonar por causa de um *shunt* da esquerda para a direita nativo. Os exemplos incluem CIA, uma CIV de grandes dimensões, PCA e várias lesões complexas. A velocidade de progressão da hipertensão pulmonar para doença obstrutiva vascular pulmonar varia de uma lesão para outra e depende, pelo menos em parte, da origem do fluxo sanguíneo pulmonar. A hipertensão pulmonar tipicamente se desenvolve em pacientes com uma CIA após a quarta década de vida; a síndrome de Eisenmenger é uma complicação tardia observada em apenas 5 a 10% dos casos. Em contraste, em pacientes com uma grande CIV ou PCA, a elevação progressiva da RVP ocorre rapidamente porque o leito vascular pulmonar está exposto não apenas ao excesso de volume do *shunt* da esquerda para a direita, mas também às pressões arteriais sistêmicas. Como resultado, o complexo de Eisenmenger se desenvolve em aproximadamente 10% dos pacientes com uma grande CIV durante a primeira década de vida.

O termo *síndrome de Eisenmenger* deve ser reservado para pacientes nos quais a doença obstrutiva pulmonar vascular esteja presente e a RVP seja fixa e irreversível. Esses achados, em combinação com a ausência de *shunt* da esquerda para a direita, tornam o paciente inoperável.

As manifestações clínicas da síndrome de Eisenmenger incluem dispneia aos esforços, síncope, dor torácica, insuficiência cardíaca congestiva e sintomas relacionados a eritrocitose e hiperviscosidade. No exame físico, cianose central e hipocratismo digital são achados marcantes. A saturação sistêmica de oxigênio normalmente varia entre 75 e 85%. A pressão diferencial diminui à medida que o débito cardíaco diminui. O exame da pressão venosa jugular revela onda *a* dominante refletindo um ventrículo direito não complacente até que a insuficiência tricúspide seja grave o suficiente para gerar uma grande onda *v*. Um impulso ventricular direito proeminente é sentido na borda paraesternal esquerda no final da expiração ou na área subcostal no final da inspiração. Uma artéria pulmonar palpável é comumente sentida. O componente pulmonar de $B_2$ é hiperfonético e pode ser palpado na maioria dos casos. Sopros de ejeção pulmonar são comuns quando a artéria pulmonar está dilatada com uma valva estruturalmente normal. O galope atrial direito é auscultado com mais frequência quando a onda *a* é dominante. Um sopro de insuficiência tricúspide é comum, mas o aumento inspiratório do sopro (sinal de Carvallo) desaparece quando ocorre insuficiência ventricular direita. Na diástole, um sopro de insuficiência pulmonar é frequentemente auscultado. O ECG de 12 derivações mostra evidências de aumento do átrio direito, hipertrofia ventricular direita e desvio do eixo elétrico para a direita.

Os achados radiográficos do tórax incluem um segmento da artéria pulmonar dilatado, cardiomegalia e atenuação da trama vascular pulmonar. A ecocardiografia confirma a sobrecarga de pressão do lado direito e o aumento da artéria pulmonar, bem como insuficiência tricúspide e pulmonar. O cateterismo cardíaco é indicado se houver dúvida sobre a reversibilidade potencial da RVP elevada em um paciente que de outra forma poderia se beneficiar da cirurgia.[9]

Cianose ocorre quando a mistura venosa arterial persistente resulta em hipoxemia. Os mecanismos adaptativos para aumentar o aporte de oxigênio incluem aumento do teor de oxigênio, deslocamento para a direita na curva de dissociação da oxi-hemoglobina, hematócrito mais alto e aumento no débito cardíaco. Quando a cianose não é aliviada, a hipoxemia crônica e a eritrocitose resultam em complicações hematológicas, neurológicas, renais e reumáticas.

### TRATAMENTO E PROGNÓSTICO

Em pacientes com síndrome de Eisenmenger, bosentana (p. ex., 62,5 mg 2 vezes/dia durante 4 semanas, então 125 mg 2 vezes/dia) melhora a hemodinâmica e a capacidade de exercício após 4 meses de uso. É improvável que a oxigenoterapia crônica seja benéfica em pacientes com hipoxemia causada por desvio da direita para a esquerda RVP fixa. A oxigenoterapia é considerada para pacientes cianóticos durante voos de longa distância.

As indicações para flebotomia são hiperviscosidade sintomática em um paciente com reservas adequadas de ferro e prevenção de sangramento excessivo no período peroperatório. Quando as reservas de ferro são adequadas, os sinais/sintomas de hiperviscosidade moderada a grave ocorrem tipicamente quando os níveis de hematócrito excedem 65%. Se não houver evidências de desidratação, a remoção de 500 m$\ell$ de sangue durante um período de 30 a 45 minutos deve ser seguida por reposição volêmica quantitativa com soro fisiológico ou dextrana (e-Figura 61.3). O procedimento pode ser repetido a cada 24 horas até que ocorra melhora sintomática.

O tratamento do sangramento espontâneo é ditado por sua gravidade e pelos parâmetros hemostáticos anormais (e-Figura 61.4). Para sangramento grave, são prescritos transfusões de plaquetas, plasma fresco congelado, vitamina K, crioprecipitado e desmopressina. A redução da massa eritrocitária também melhora a hemostasia, de modo que os pacientes cianóticos submetidos a cirurgia devem fazer flebotomia profilática se o hematócrito for maior que 65%.

Hiperuricemia sintomática e artrite gotosa (Capítulo 257) podem ser tratadas conforme necessário com colchicina, probenecida ou alopurinol. É melhor evitar anti-inflamatórios não esteroides, porque esses pacientes apresentam anomalias hemostáticas basais.

### Profilaxia contra endocardite

A sobrevida prolongada de pacientes com cardiopatias congênitas complexas resultou em uma população com risco aumentado de endocardite infecciosa (Capítulo 67). Adultos com cardiopatias congênitas devem ser informados sobre os riscos de endocardite. Qualquer febre inexplicada exige a coleta de sangue para cultura antes do início dos antibióticos. Devem ser realizados ecocardiogramas transtorácicos e transesofágicos completos para pesquisar vegetações. Se houver suspeita de infecção do material protético, deve-se solicitar parecer precoce de um cirurgião cardíaco devido ao potencial de deterioração rápida. O risco de endocardite é maior em pacientes com cardiopatias congênitas cianóticas e material protético.

Profilaxia com antibiótico antes de procedimentos odontológicos que envolvam a manipulação da gengiva, das regiões periapicais dos dentes ou da mucosa é indicada para pacientes com endocardite infecciosa anterior, lesões cianóticas não reparadas, *shunts* ou condutos paliativos, próteses valvares ou material protético usado para reparo valvar, cardiopatia congênita reparada com material protético ou dispositivo transcateter nos 6 meses anteriores à intervenção e cardiopatia congênita reparada com lesões residuais no local ou adjacente ao local de correção cirúrgica ou dispositivo protético (Capítulo 67). Também é razoável considerar a profilaxia contra endocardite antes do parto vaginal, no momento da ruptura da membrana em tais pacientes. Profilaxia não é indicada para procedimentos não odontológicos na ausência de infecção ativa.

### Exercício

A meta da avaliação de exercícios é analisar os resultados funcionais de intervenções terapêuticas e fornecer diretrizes para prescrições de exercícios. Pacientes com lesões hemodinâmicas residuais ou anomalias cardíacas congênitas não corrigidas devem ser avaliados anualmente com exame físico, ECG e ultrassonografia cardíaca, se indicado. Testes adicionais pertinentes podem incluir monitoramento de Holter e teste de esforço. A atenção deve ser dirigida à detecção de hipertensão pulmonar, arritmias, disfunção miocárdica e sintomas induzidos por exercício, como tontura, síncope, dispneia ou dor torácica.

Pacientes que tenham realizado um reparo de uma única lesão de *shunt* sem hipertensão pulmonar, arritmias ou evidências de disfunção miocárdica há mais de 6 meses podem participar de todos os esportes (e-Tabela 61.1). No caso de *shunts* residuais, se o pico de pressão da artéria pulmonar for inferior a 40 mmHg na ausência de disfunção ventricular ou arritmias significativas, os pacientes podem desfrutar de uma gama livre de atividades. Pacientes com RVP elevada correm risco de morte súbita durante exercícios intensos; embora a maioria autolimite sua atividade, a participação em esportes competitivos é contraindicada. Pacientes com estenose aórtica ou pulmonar devem ser orientados como recomendado anteriormente, de acordo com a magnitude da alteração do gradiente. Para pacientes com coarctação aórtica não complicada, a participação atlética é permitida se o gradiente de pressão arterial braço-perna for igual ou inferior a 20 mmHg em repouso e o pico de PAS durante o exercício for normal. Para pacientes após o reparo da tetralogia de Fallot, reparo da transposição das grandes artérias e operação de Fontan, as recomendações de exercícios variam de acordo com a função ventricular residual e a existência ou não de arritmias.

### Pacientes mais velhos

A sobrevida global é semelhante à da população geral em pacientes sem cianose, fisiologia univentricular, distúrbios genéticos, disfunção ventricular, lesões hemodinâmicas residuais ou complicações tardias adquiridas. No entanto, a sobrevida média é de apenas 56 anos em pacientes com um ou mais desses fatores de risco.[10] Entre as mulheres que engravidam, o retardo do crescimento fetal é cerca de 30% mais comum se a cardiopatia congênita for simples, mas as lesões congênitas complexas estão associadas a um risco 60% maior de retardo do crescimento fetal e um risco 80 vezes maior de morte materna.[11]

Um número crescente de adultos mais velhos é sobrevivente de cirurgias e está sujeito a desenvolver uma gama completa de condições cardíacas relacionadas à idade, bem como complicações tardias de sua anomalia congênita corrigida cirurgicamente. Atenção cuidadosa à pressão arterial (Capítulo 70), níveis séricos de lipídios (Capítulo 195) e outras abordagens preventivas (Capítulo 46), incluindo atividade física (Capítulo 13), dieta (Capítulo 202) e abandono do tabagismo (Capítulo 29), é extremamente importante. Déficits de neurodesenvolvimento na infância e na adolescência também contribuem para declínio cognitivo detectável (Capítulo 374) e demência na idade adulta.[12]

### Recomendações de grau A

A1. Villablanca PA, Briston DA, Rodes-Cabau J, et al. Treatment options for the closure of secundum atrial septal defects: a systematic review and meta-analysis. *Int J Cardiol*. 2017;241:149-155.

A2. Søndergaard L, Kasner SE, Rhodes JF, et al. Patent foramen ovale closure or antiplatelet therapy for cryptogenic stroke. *N Engl J Med*. 2017;377:1033-1042.

A3. Saver JL, Carroll JD, Thaler DE, et al. Long-term outcomes of patent foramen ovale closure or medical therapy after stroke. *N Engl J Med*. 2017;377:1022-1032.

A4. Mas JL, Derumeaux G, Guillon B, et al. Patent foramen ovale closure or anticoagulation vs. antiplatelets after stroke. *N Engl J Med*. 2017;377:1011-1021.

A4b. Ahmad Y, Howard JP, Arnold A, et al. Patent foramen ovale closure vs. medical therapy for cryptogenic stroke: a meta-analysis of randomized controlled trials. *Eur Heart J*. 2018;39:1638-1649.

A5. Yang J, Yang L, Yu S, et al. Transcatheter versus surgical closure of perimembranous ventricular septal defects in children: a randomized controlled trial. *J Am Coll Cardiol*. 2014;63:1159-1168.

### REFERÊNCIAS BIBLIOGRÁFICAS

*As referências bibliográficas, bem como os outros materiais suplementares deste livro, encontram-se no GEN-IO, nosso ambiente virtual de aprendizagem.*

# ANGINA *PECTORIS* E CARDIOPATIA ISQUÊMICA ESTÁVEL

WILLIAM E. BODEN

## DEFINIÇÃO

A cardiopatia isquêmica é mais comumente causada por obstrução ou estenose de uma ou mais das artérias coronárias epicárdicas por placa ateromatosa, mas é cada vez mais reconhecido que tanto angina quanto isquemia podem ocorrer na ausência de obstrução de artéria coronária epicárdica – particularmente em mulheres que podem apresentar isquemia microvascular. Tanto a estenose quanto a obstrução coronariana podem causar isquemia do miocárdio e podem culminar em infarto (Capítulos 63 e 64) com os sinais/sintomas associados de angina, dispneia, insuficiência cardíaca (Capítulo 52), complicações arrítmicas (Capítulos 57 a 59) e, finalmente, a morte.

A angina *pectoris* resulta do desequilíbrio entre aporte e demanda de oxigênio do miocárdio quando aumento da atividade física ou estresse emocional aumenta a carga de trabalho cardíaca ou "demanda" com aumento concomitante da frequência cardíaca, da pressão arterial e da contratilidade, que, por sua vez, leva a aumento na tensão de parede do ventrículo esquerdo (VE); mas as artérias coronárias estenóticas (Capítulo 51) não conseguem aumentar o fluxo anterógrado ou "suprir" adequadamente em resposta a esse aumento na demanda. Esse desequilíbrio resulta classicamente em desconforto torácico (Capítulo 45) de intensidade e duração variadas. A angina *pectoris* é geralmente definida como um desconforto torácico ou áreas adjacentes, que ocorre de forma previsível e reproduzível em determinado nível de esforço e é aliviado com repouso ou nitroglicerina.

### Classificação da angina *pectoris*

A escala de graduação de angina segundo a Canadian Cardiovascular Society (CCS) é uma escala ordinal de quatro pontos amplamente usada que classifica a angina *pectoris* como leve (classe I: angina que ocorre apenas durante atividades físicas extenuantes ou prolongadas) a grave (classe IV: incapacidade para realizar qualquer atividade sem angina ou angina em repouso) e inclui todo o espectro da angina de estável crônica a instável (Tabela 45.5). Operacionalmente, escala de angina da CCS possibilita que os médicos categorizem os pacientes como leves ou estáveis (em geral, as classes I e II CCS) *versus* graves ou instáveis (tipicamente classes de III e IV CCS). Para fins de classificação, os indivíduos com cardiopatia isquêmica estável geralmente exibem sintomas de CCS classe I-II, que geralmente são provocados pelo esforço. Outros sistemas de graduação incluem uma escala de atividade específica, que é baseada no custo metabólico de atividades específicas, além de um escore anginoso, que integra as características clínicas e o ritmo da angina com alterações eletrocardiográficas e oferece informações prognósticas independentes além das fornecidas por idade, sexo, função ventricular e anatomia coronariana.

## EPIDEMIOLOGIA

Mais de 85 milhões de adultos norte-americanos (mais de um em cada três) têm pelo menos um tipo de doença cardiovascular, que inclui mais de 17 milhões de pessoas com cardiopatia isquêmica (Capítulo 45), incluindo 7,6 milhões de pessoas que sobreviveram a um infarto agudo do miocárdio (IAM), cerca de 10 milhões com angina *pectoris*, 5,7 milhões com insuficiência cardíaca e 6,6 milhões com acidente vascular encefálico (AVE) (de todos os tipos). Entre os adultos de 60 a 79 anos, aproximadamente 25% dos homens e 16% das mulheres têm cardiopatia isquêmica e entre pessoas com mais de 80 anos, as porcentagens aumentam para 37% e 23%, respectivamente.[1]

O Global Burden of Disease Study estima que cerca de 17 milhões anuais de mortes no mundo estejam relacionadas com doenças cardiovasculares (DCV), um aumento de mais de 40% desde 1990.[2] Embora as mortes atribuíveis à cardiopatia isquêmica tenham diminuído nos EUA durante as últimas décadas, houve mais de 600 mil mortes nos EUA durante o ano de 2015. Além disso, a cardiopatia isquêmica é agora a principal causa de morte em todo o mundo e espera-se que esta taxa de aumento continue a acelerar na próxima década, em consequência do aumento da epidemia da obesidade (Capítulo 207), diabetes melito do tipo 2 (Capítulo 216) e síndrome metabólica, provocando aumento do risco de doença da artéria coronária (DAC) prematura em gerações mais jovens.

## BIOPATOLOGIA

A angina é a expressão clínica mais frequente da isquemia miocárdica. A isquemia, que se desenvolve rapidamente quando surge uma incompatibilidade entre as necessidades de oxigênio do miocárdio e o suprimento de oxigênio do miocárdio, pode se manifestar clinicamente de muitas maneiras além da angina, de nenhum sintoma (p. ex., isquemia miocárdica silenciosa) a angina instável, IAM ou morte cardíaca súbita. Ela pode permanecer estável por muitos anos em pacientes selecionados ou pode progredir rapidamente com mudança abrupta na frequência e no andamento durante dias a semanas. Por outro lado, a aterosclerose, que é a causa mais comum de isquemia miocárdica, pode evoluir por anos sem qualquer manifestação de isquemia.

Em contraste com a complexidade patogenética inerente mediada por diferentes mecanismos associados à ruptura abrupta, a fissura ou a erosão das placas em pacientes que se apresentam como síndrome coronariana aguda (SCA; Capítulo 63), a patogênese da cardiopatia isquêmica estável é, por comparação, menos complicada e heterogênea porque é uma consequência de uma incompatibilidade entre oferta e demanda do miocárdio. Na maioria dos pacientes, a aterosclerose envolve um processo histopatológico fundamentalmente diferente (pequeno cerne lipídico necrótico com uma capa fibrosa espessa ou muito espessa sobrejacente e baixa propensão à ruptura da placa) em comparação com a SCA, em que o quadro histopatológico principal é aquele de um grande cerne lipídico subtendido por um fibroateroma de capa fina, que abriga a placa de alto risco ou vulnerável com alta propensão à ruptura.

Dois mecanismos patogenéticos principais podem resultar em isquemia miocárdica e angina no contexto crônico: a chamada *angina de demanda*, que é causada pelo aumento nas necessidades de oxigênio do miocárdio e na carga de trabalho; e a *angina de suprimento*, que é causada pela redução da oferta de oxigênio ao tecido miocárdico. A angina de demanda é consequente às necessidades aumentadas de oxigênio do miocárdio que ocorrem com o aumento da atividade física, emoção ou estresse. Em um paciente com perfusão miocárdica diminuída devido ao estreitamento aterosclerótico crônico de uma artéria coronária, essa demanda aumentada pode causar angina. Outros fatores precipitantes extracardíacos da angina incluem as demandas metabólicas excessivas impostas por febre, tireotoxicose (Capítulo 213), anemia grave (Capítulo 149) por perda de sangue, taquicardia de qualquer etiologia (Capítulos 56 a 58), hipoglicemia (Capítulo 217) e dor.

Por outro lado, a angina de suprimento pode ocorrer em pacientes com SCA (Capítulo 63) ou cardiopatia isquêmica estável por reduções transitórias na oferta de oxigênio ao miocárdio como consequência de constrição coronariana com estenose coronariana dinâmica resultante. Quando existe estreitamento luminal coronariano devido à aterosclerose, trombos plaquetários e leucócitos sobrepostos podem produzir substâncias vasoconstritoras, como serotonina e tromboxano $A_2$, enquanto danos endoteliais em artérias coronárias "doentes" diminuem a produção de substâncias vasodilatadoras, como óxido nítrico e adenosina. O resultado é uma resposta vasoconstritora fisiológica anormal ao exercício e outros estímulos, como a adenosina administrada exogenamente ou a resposta vasoconstritora paradoxal à hiperemia reativa mediada por fluxo típica associada à compressão da artéria braquial. Alguns pacientes com cineangiocoronariografias normais ou estenoses que não limitem o fluxo podem apresentar obstrução dinâmica isolada, o que pode causar isquemia do miocárdio e resultar em angina em repouso (angina de Prinzmetal [variante]). Por outro lado, em pacientes com estenoses coronarianas que limitam o fluxo sanguíneo, apenas um pequeno aumento na obstrução dinâmica pode reduzir o fluxo sanguíneo o suficiente para causar isquemia miocárdica.

A base fisiopatológica da angina e isquemia em pacientes com cardiopatia isquêmica estável tem implicações importantes para a seleção de agentes anti-isquêmicos. Em pacientes com *angina de demanda* – na qual os aumentos nas necessidades de oxigênio do miocárdio são desencadeados por aumentos na frequência cardíaca, pressão arterial e contratilidade

– agentes terapêuticos que reduzem a frequência cardíaca e a tensão da parede, como betabloqueadores ou antagonistas de cálcio não di-hidropiridínicos, serão frequentemente a terapia com maior benefício clínico. Em comparação, nitratos e antagonistas de cálcio com propriedades vasodilatadoras mais potentes (particularmente os di-hidropiridínicos) serão mais benéficos para aliviar a angina e a isquemia mediada por constrição coronariana e reduções no fornecimento de oxigênio ao miocárdio.

Embora a causa mais comum da cardiopatia isquêmica estável seja o estreitamento de uma artéria coronária aterosclerótica com obstrução ao fluxo sanguíneo epicárdico, a DAC obstrutiva também pode ter causas não ateroscleróticas, incluindo as anomalias congênitas das artérias coronárias (Capítulo 61), dissecção de artéria coronária, ponte miocárdica, arterite coronariana em associação com vasculites sistêmicas (Capítulo 254) e DAC induzida por radiação (Capítulo 17). A isquemia miocárdica e a angina *pectoris* também podem ocorrer na ausência de DAC obstrutiva, como no caso de valvopatia aórtica (Capítulo 66), miocardiopatia hipertrófica (Capítulo 54) e miocardiopatia dilatada. Além disso, a cardiopatia isquêmica estável pode coexistir com esses outros tipos de doença cardíaca.

## MANIFESTAÇÕES CLÍNICAS

### Anamnese

É importante reconhecer que existem muitas causas de desconforto torácico (Tabela 45.2), que a dor torácica semelhante à angina pode não representar cardiopatia isquêmica (Tabela 62.1), que a cardiopatia isquêmica causa outros sintomas além da dor anginosa (Tabela 62.2) e que anormalidades não ateroscleróticas da artéria coronária podem causar dor torácica isquêmica (Tabela 62.3).

A angina *pectoris* tem quatro características clínicas principais: o desconforto, sua localização e distribuição, sua provocação e sua duração. O desconforto da angina é tipicamente descrito como uma sensação de pressão que transmite uma sensação de estrangulamento e ansiedade (Capítulo 45), mas os pacientes também podem usar descritores como peso, aperto, compressão, sufocamento e esmagamento. Em alguns pacientes, especialmente mulheres e idosos, a sensação é mais vaga e atípica. Alguns pacientes descrevem o desconforto como uma sensação de queimação no meio do epigástrio ou como entorpecimento e desconforto. *Equivalentes anginosos* (*i. e.*, sintomas de isquemia miocárdica diferentes da angina), como dispneia, fadiga, tontura ou vertigem e eructação gástrica, também podem ser manifestações de doença cardíaca isquêmica.

O local e a distribuição do desconforto anginoso são predominantemente esternais ou retroesternais, mas também podem ser precordiais. A irradiação é comum, geralmente para o lado esquerdo do pescoço e ombro e para baixo na superfície ulnar do braço esquerdo; a irradiação para o braço direito é menos comum. O desconforto que irradia para a mandíbula é comum e deve ser diferenciado da dor dentária. Pode ocorrer desconforto epigástrico isolado ou em associação com a pressão torácica. A provocação da angina é classicamente causada por esforço ou atividade física, estresse emocional, exposição ao frio, relação sexual ou ingestão de uma refeição farta. A angina que ocorre em repouso ou noturna frequentemente anuncia mudança no padrão de estável para instável e pode indicar que há uma ruptura de placa incipiente levando à SCA. A angina vasospástica (ou de Prinzmetal) pode ocorrer espontaneamente em repouso ou à noite, sem provocação.

A duração típica de um episódio de angina *pectoris* é breve. Um episódio geralmente começa gradualmente e atinge a sua intensidade máxima durante um período de minutos antes de diminuir. É incomum que a

### Tabela 62.1 Probabilidade de pré-teste de doença da artéria coronária (DAC) por idade, sexo e sintomas.

| IDADE (ANOS) | SEXO | ANGINA *PECTORIS* TÍPICA/ DEFINIDA | ANGINA *PECTORIS* ATÍPICA/ PROVÁVEL | DOR TORÁCICA NÃO ANGINOSA |
|---|---|---|---|---|
| ≤ 39 | Masculino | Intermediária | Intermediária | Baixa |
|  | Feminino | Intermediária | Muito baixa | Muito baixa |
| 40 a 49 | Masculino | Alta | Intermediária | Intermediária |
|  | Feminino | Intermediária | Baixa | Muito baixa |
| 50 a 59 | Masculino | Alta | Intermediária | Intermediária |
|  | Feminino | Intermediária | Intermediária | Baixa |
| ≥ 60 | Masculino | Alta | Intermediária | Intermediária |
|  | Feminino | Alta | Intermediária | Intermediária |

Alta: > 90% de probabilidade pré-teste. Intermediária: entre 10 e 90% de probabilidade pré-teste. Baixa: entre 5 e 10% de probabilidade pré-teste. Muito baixa: probabilidade pré-teste < 5%.
(Adaptada de Wolk MJ, Bailey SR, Doherty JU, et al. ACCF/AHA/ASE/ASNC/HFSA/HRS/SCAI/SCCT/SCMR/STS 2013 multimodality appropriate use criteria for the detection and risk assessment of stable ischemic heart disease: a report of the American College of Cardiology Foundation Appropriate Use Criteria Task Force, American Heart Association, American Society of Echocardiography, American Society of Nuclear Cardiology, Heart Failure Society of America, Heart Rhythm Society, Society for Cardiovascular Angiography and Interventions, Society of Cardiovascular Computed Tomography, Society for Cardiovascular Magnetic Resonance, and Society of Thoracic Surgeons. *J Am Coll Cardiol.* 2014;63:380-406.)

### Tabela 62.2 Outras manifestações de cardiopatia isquêmica crônica.

**DISPNEIA**

Dispneia aos esforços
Dispneia em repouso
Dispneia paroxística noturna (DPN)
Alteração temporal do aumento da dispneia aos esforços com diminuição da tolerância ao esforço

**LOCAIS EXTRATORÁCICOS DE DESCONFORTO (NO EXERCÍCIO OU EM REPOUSO)**

Desconforto ou dor no pescoço ou mandibular
Sensação de "aperto na garganta"
Desconforto no ombro
Desconforto no braço ou antebraço (mais frequentemente no lado esquerdo)
Desconforto interescapular ou infraescapular

**EPIGÁSTRICA OU ABDOMINAL**

Queimação na porção média do epigástrio, frequentemente no período pós-prandial
Dor abdominal aguda (atípica, mais comum em mulheres)
Desconforto no quadrante superior direito do abdome (pode mimetizar doença da vesícula biliar ou pancreatite)
Náuseas ou vômitos (frequentemente associados ao aumento do tônus vagal secundário a isquemia ou infarto da parede inferior do miocárdio)

**DIAFORESE**

**FADIGA EXCESSIVA E FRAQUEZA**

Frequentemente, um pródromo perceptível de fadiga crescente com tolerância aos esforços decrescentes

**TONTURA E SÍNCOPE**

Pouco comum, a menos que precipitado ou exacerbado por alterações da frequência ou ritmo cardíaco (p. ex., bradiarritmia, taquiarritmia, BAV), pressão arterial (p. ex., hipotensão) ou débito cardíaco (p. ex., perfusão cerebral diminuída)

BAV = bloqueio atrioventricular.

### Tabela 62.3 Causas não ateroscleróticas de dor torácica de origem isquêmica.

**CAUSA CARDÍACA PRIMÁRIA**

Anormalidades da artéria coronária
   Espasmo coronariano
   Arterite coronariana
   Dissecção coronariana
   Anomalias da artéria coronária
   DAC induzida por radiação
Ponte miocárdica
Estenose aórtica
Miocardiopatia hipertrófica
Miocardiopatia dilatada
Taquicardia

**CAUSA NÃO CARDÍACA PRIMÁRIA**

Anemia
Anemia falciforme
Hipoxemia
Envenenamento por monóxido de carbono
Hiperviscosidade (p. ex., policitemia)
Hipertireoidismo
Feocromocitoma

DAC = doença da artéria coronária.

angina *pectoris* atinja o pico e a depressão em menos de um minuto e é comum que os pacientes com angina causada por esforço prefiram descansar, sentar-se ou parar de andar durante os episódios que podem ser precipitados pela atividade interrompida. Desconforto torácico que persiste por mais de 15 a 20 minutos, especialmente em repouso ou noturno, pode representar SCA ou IAM. Em contraste, as características que sugerem uma etiologia não cardíaca da angina *pectoris* incluem dor pleurítica, dor reproduzida por movimento ou palpação da parede torácica, dor aguda ou constante com duração de muitas horas, dor ou desconforto que um paciente pode localizar na parede torácica com a ponta do dedo e episódios muito breves de dor que duram segundos (Capítulo 45). A angina *pectoris* típica é geralmente aliviada em minutos com repouso ou uso de nitroglicerina sublingual, oral ou cutânea. A resposta à nitroglicerina sublingual é frequentemente uma ferramenta de diagnóstico útil, embora dor não cardíaca (p. ex., espasmo esofágico) também melhore com nitroglicerina.

Embora o desconforto torácico seja geralmente o sintoma predominante na cardiopatia isquêmica estável, o desconforto torácico pode estar ausente, atípico ou não proeminente em alguns pacientes. Os pacientes com cardiopatia isquêmica estável podem queixar-se predominantemente ou exclusivamente de dispneia, diminuindo a tolerância ao exercício, fadiga ou fraqueza. Outros apresentam primeiro um resultado de teste de esforço anormal ou outra evidência de isquemia do miocárdio sem quaisquer sintomas (a chamada *isquemia miocárdica silenciosa*). Alguns pacientes podem apresentar arritmias cardíacas ou até morte cardíaca súbita.

### Exame físico

Muitos pacientes com cardiopatia isquêmica estável apresentam achados físicos normais, mas um exame físico diligente pode revelar achados que representam as consequências da isquemia miocárdica ou evidências de fatores de risco para cardiopatia isquêmica. A inspeção dos olhos pode revelar um arco da córnea e o exame da pele pode mostrar xantomas (e-Figura 45.2). Alterações arteriolares retinianas são comuns em pacientes com cardiopatia isquêmica que têm hipertensão arterial sistêmica ou diabetes melito (Figuras 395.22 e 395.24).

O exame cardíaco geralmente apresenta benefício limitado na avaliação de pacientes com dor torácica ou no estabelecimento de um diagnóstico de cardiopatia isquêmica estável. Durante um episódio de desconforto torácico, a isquemia miocárdica pode produzir uma terceira bulha cardíaca ($B_3$) ou uma quarta bulha cardíaca ($B_4$).

A isquemia miocárdica também pode causar um sopro apical holossistólico transitório ou mesodiastólico a telediastólico devido à disfunção reversível do músculo papilar que resulta em regurgitação mitral. Esses sopros são mais prevalentes em pacientes com DAC extensa, principalmente com isquemia inferior ou inferoposterior por doença da artéria coronária direita. É importante distinguir esse sopro do sopro de estenose aórtica ou miocardiopatia hipertrófica obstrutiva (Tabelas 45.7 e 45.8). Um impulso apical de VE deslocado, sobretudo se houver discinesia, é um sinal de disfunção sistólica significativa do VE.

Se os pacientes apresentarem insuficiência cardíaca coexistente, pode haver elevação da pressão venosa jugular, estertores pulmonares e edema periférico (Capítulo 52). O exame físico pode revelar outras condições envolvidas ou contribuintes, como aumento da tireoide (Capítulo 213) ou anemia grave (Capítulo 149).

### DIAGNÓSTICO

Além de anamnese e exame físico cuidadosos, a avaliação dos pacientes com cardiopatia isquêmica estável inclui um eletrocardiograma (ECG) de 12 derivações, a medição de marcadores bioquímicos e inflamatórios e exames complementares não invasivos.[3] A primeira meta é avaliar a probabilidade de o paciente ter isquemia para que uma avaliação apropriada possa acelerar a terapia eficaz (Figura 62.1).

### Eletrocardiograma em repouso

Embora a resposta possa ser focal, os achados diagnósticos de infradesnivelamento do segmento ST ou inversões da onda T (Figura 62.2) no ECG em repouso de pacientes com cardiopatia isquêmica estável, mesmo aqueles com doença anatômica extensa da artéria coronária podem ter um traçado normal de ECG em repouso. Além da isquemia miocárdica, outras condições que podem produzir anormalidades da onda ST-T incluem hipertrofia e dilatação do VE devido a hipertensão arterial sistêmica de longa data e valvopatia cardíaca (p. ex., estenose aórtica, miocardiopatia hipertrófica), anormalidades eletrolíticas, efeitos neurogênicos e fármacos antiarrítmicos. O achado de novas alterações do segmento ST e da onda T no ECG em repouso, no entanto, pode ser útil no diagnóstico de DAC e pode estar correlacionado com a gravidade da cardiopatia subjacente.

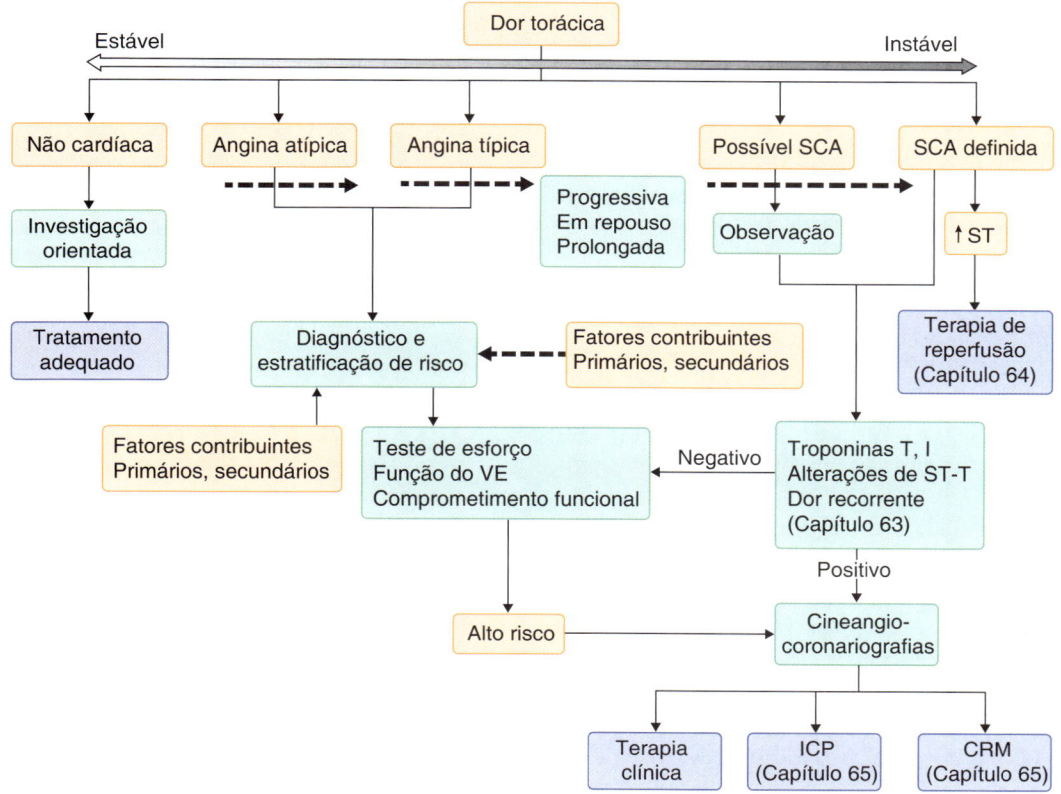

**FIGURA 62.1** Avaliação da dor torácica. SCA = síndrome coronariana aguda; CRM = cirurgia de revascularização do miocárdio; VE = ventrículo esquerdo; ICP = intervenção coronariana percutânea. (Modificada de Théroux P. Angina pectoris. In: Goldman L, Ausiello DA, eds. *Cecil Textbook of Medicine*. 23rd ed. Philadelphia: Saunders Elsevier; 2008.)

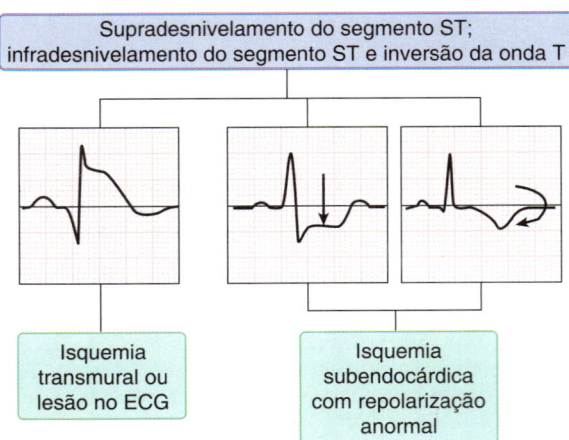

**FIGURA 62.2** Alterações isquêmicas do segmento ST e alterações de repolarização no eletrocardiograma (ECG).

Além de anormalidades focais no segmento ST e na onda T, o ECG pode revelar diversas alterações da condução, mais frequentemente bloqueio de ramo esquerdo (BRE) e bloqueio fascicular anterior esquerdo (Capítulo 48). O achado de ondas Q anormais é relativamente específico de IAM prévio, mas não ajuda a determinar quando tal evento ocorreu. Arritmias, especialmente extrassístoles ventriculares (Capítulo 59), podem ser encontradas no ECG, mas têm baixa sensibilidade e especificidade para DAC.

Durante um episódio espontâneo de angina *pectoris* ou durante esforço ou estresse, o ECG torna-se anormal em 50% ou mais dos pacientes com ECG normais em repouso. A anormalidade mais comumente observada é o infradesnivelamento focal do segmento ST, geralmente em um ou mais grupos de derivações do ECG, o que significa isquemia subendocárdica. Ocasionalmente, supradesnivelamento transitório e mínimo do segmento ST e normalização do infradesnivelamento ou inversão de ST-T prévia em ECG de repouso (pseudonormalização) ocorrem durante angina e isquemia crônicas, embora supradesnivelamento do segmento ST seja muito mais comumente observado em pacientes com SCA com ruptura de placa.

### Radiografia de tórax
A menos que haja história pregressa de infarto do miocárdio, insuficiência cardíaca ou cardiopatia estrutural, a radiografia de tórax (Capítulo 50) geralmente é normal em pacientes com angina crônica ou cardiopatia isquêmica estável. Se a silhueta cardíaca estiver aumentada, isso geralmente indica IAM prévio com dilatação do VE e remodelamento cardíaco. Outras causas de cardiomegalia incluem hipertensão arterial sistêmica de longa data (Capítulo 70), valvopatia concomitante (Capítulo 66), efusão (derrame) pericárdica (Capítulo 68) e miocardiopatia não isquêmica (Capítulo 54).

### Exames laboratoriais
Em pacientes com início recente ou agravamento dos sintomas, as medições seriadas da troponina conseguem distinguir IAM e SCA da cardiopatia isquêmica estável (Capítulos 63 e 64). Os níveis plasmáticos de peptídio natriurético cerebral, que aumenta em resposta a isquemia espontânea ou provocada, não distinguem com confiança a cardiopatia isquêmica estável da cardiopatia instável, mas estão associados ao risco de eventos cardiovasculares futuros em pacientes que correm risco de cardiopatia isquêmica.

Todos os pacientes com angina *pectoris* crônica devem ter uma avaliação bioquímica do colesterol total, lipoproteína de baixa densidade (LDL), lipoproteína de alta densidade (HDL), triglicerídeos, creatinina sérica (filtração glomerular estimada), além da glicemia em jejum (Tabela 62.4). Outros marcadores bioquímicos que não são recomendados rotineiramente, mas estão associados a maior risco de eventos cardiovasculares futuros, incluem lipoproteína (a), apolipoproteína B, LDL-colesterol pequeno e denso (sd-LDL; do inglês, *small dense LDL cholesterol*) e fosfolipase $A_2$ associada à lipoproteína. Os níveis de homocisteína estão correlacionados com o risco de desenvolvimento de cardiopatia isquêmica, mas os ensaios randomizados não conseguiram demonstrar redução dos

**Tabela 62.4** Exames de sangue para solicitar rotineiramente (ou seletivamente)* em pacientes com cardiopatia isquêmica estável crônica.

**NÍVEIS LIPÍDICOS**
Colesterol associado à lipoproteína de baixa densidade (LDL) e à lipoproteína de alta densidade (HDL)
Nível de triglicerídeos
Eletroforese de LDL (especialmente apolipoproteína B e LDL pequeno e denso)*
Lipoproteína (a)*
Fosfolipase $A_2$ associada à lipoproteína*

**AVALIAÇÃO METABÓLICA**
Concentração plasmática de glicose em jejum
Nível sérico de creatinina
Nível de tiroxina
Hemoglobina $A_{1c}$ em pacientes com diabetes melito conhecido ou suspeito*

**MARCADORES DE INFLAMAÇÃO OU FUNÇÃO CARDÍACA**
Proteína C reativa de alta sensibilidade*
Peptídio natriurético cerebral*

**AVALIAÇÃO PRÓ-TROMBÓTICA**
Fibrinogênio plasmático
Contagem de plaquetas
Fator V de Leiden*
Dímero D*
Inibidor do ativador de plasminogênio do tipo 1*

**PARA AVALIAR OUTROS FATORES DE RISCO CARDÍACOS EM POTENCIAL**
Nível de homocisteína sérica*

eventos clínicos quando os níveis elevados de homocisteína são reduzidos; como resultado, o rastreamento de rotina para um nível elevado de homocisteína não é recomendado.

A proteína C reativa de alta sensibilidade, um reagente de fase aguda da inflamação, tem uma relação forte e consistente para o risco de eventos cardiovasculares futuros e um nível elevado justifica avaliação diagnóstica e terapia mais agressivas. Da mesma forma, níveis elevados de peptídio natriurético N-terminal pró-tipo B conseguem predizer desfechos piores em pacientes com cardiopatia isquêmica estável.[4] Um novo exame de sangue que incorpora um escore de expressão gênica de mesma idade e sexo a partir dos níveis de microRNA de 23 genes selecionados de mais de 1.000 pacientes com dor torácica encaminhados para cineangiocoronariografia diagnóstica pode ajudar os médicos a descartar DAC obstrutiva.[5]

### Diagnóstico diferencial de angina
Muitos distúrbios não cardíacos comuns podem se manifestar com características clínicas que podem ser confundidas com angina *pectoris* (Tabela 45.2). Em alguns casos, os sintomas podem ser indistinguíveis de cardiopatia isquêmica. Por exemplo, muitos pacientes com angina apresentam distúrbios esofágicos coexistentes (Capítulo 129) e tanto a angina quanto o desconforto esofágico podem ser aliviados pela nitroglicerina (Capítulo 45). Uma característica distintiva da angina é que o desconforto esofágico é frequentemente aliviado por antiácidos, inibidores da bomba de prótons ou alimentos.

A costocondrite pode mimetizar angina, mas geralmente pode ser distinguida pela dor bem localizada à palpação. No entanto, a pressão, se for aplicada com muita força à parede anterior do tórax durante o exame de um paciente com suspeita de angina *pectoris*, pode provocar desconforto até mesmo em indivíduos normais. A radiculopatia cervical pode causar dor com irradiação para os ombros, pescoço ou antebraços e pode ser confundida com angina. No entanto, essa condição geralmente causa dor constante que é frequentemente exacerbada pelo movimento ou rotação do pescoço e pode ser acompanhada por déficit sensorial focal ou radiculopatia.

A *hipertensão pulmonar* (Capítulo 75) pode causar desconforto torácico por esforço que pode compartilhar muitas das características da angina *pectoris*. Acredita-se que a isquemia ventricular direita durante o esforço físico possa causar esse desconforto juntamente com sintomas associados de dispneia aos esforços, tontura e síncope. Os achados no exame físico geralmente incluem uma elevação paraesternal, um componente pulmonar ($P_2$) hiperfonético (e, às vezes, palpável) da segunda bulha cardíaca e achados de hipertrofia ventricular direita no ECG.

A dor torácica também pode ser uma característica clínica importante de embolia pulmonar (Capítulo 74). Os achados físicos geralmente incluem taquicardia e taquipneia, $P_2$ hiperfonético e, ocasionalmente, um galope por $B_4$ no lado direito. Desconforto pleurítico sugere infarto pulmonar, enquanto relato de dor exacerbada pela inspiração ou respiração profunda, junto com atrito pleural, geralmente ajuda a distingui-la da angina *pectoris*.

A *pericardite aguda* (Capítulo 68) pode ser confundida com o desconforto da angina *pectoris*, mas a pericardite tende a causar dor torácica que geralmente é aguda, não é aliviada por repouso ou nitroglicerina, é exacerbada por movimento ou respiração profunda e está associada a atrito pericárdico que pode ser evanescente. A dissecção da aorta (Capítulo 69), que pode se manifestar com dor torácica intensa e aguda, pode ser confundida com um IAM agudo, mas geralmente não com angina.

## Probabilidade pré-teste em pacientes com angina ou equivalentes isquêmicos

Quando sintomas de angina ou dispneia aos esforços sugerem cardiopatia isquêmica e a necessidade de avaliação cardíaca adicional, o médico deve primeiro fazer uma estimativa da probabilidade de DAC obstrutiva. Existem vários modelos de avaliação de risco validados que, em geral, são úteis no cálculo dessa probabilidade da seguinte forma:

- Probabilidade pré-teste baixa: menos de 10% de probabilidade de pré-teste de cardiopatia isquêmica
- Probabilidade pré-teste intermediária: entre 10 e 90% da probabilidade pré-teste de cardiopatia isquêmica
- Probabilidade pré-teste alta: maior que 90% de probabilidade pré-teste de cardiopatia isquêmica.

## Testes não invasivos

Teste de esforço não invasivo com esteira rolante padrão ou exercício de bicicleta, cintilografia (Capítulo 50), ecocardiografia de estresse (Capítulo 49) ou modalidades diagnósticas mais recentes, como ressonância magnética cardíaca (RMC; Capítulo 50) e tomografia por emissão de pósitrons (PET; Capítulo 50) são úteis e clinicamente importantes para estabelecer o diagnóstico e o prognóstico em pacientes com cardiopatia isquêmica estável (Figura 62.3). A acurácia preditiva desses testes é definida não apenas por sua sensibilidade e especificidade, mas também pela prevalência da doença (ou probabilidade pré-teste) na população em estudo. O teste não invasivo deve ser realizado apenas se as informações incrementais provavelmente modificarão a estratégia de manejo planejada. Desse modo, o valor do teste de estresse não invasivo é limitado em pacientes com probabilidade muito baixa de cardiopatia isquêmica (Capítulo 46) e é maior quando a probabilidade pré-teste é intermediária, porque o resultado do teste provavelmente terá o maior efeito na probabilidade pós-teste de DAC e, assim, na tomada de decisão clínica.[6]

Cada teste não invasivo tem uma sensibilidade e uma especificidade (Tabela 62.5) que, quando combinadas com a probabilidade pré-teste do paciente (Tabela 62.1), podem gerar uma probabilidade pós-teste para DAC (Figura 62.4). A escolha entre os testes depende das características do paciente (Tabela 62.6).

### Angiografia por tomografia computadorizada cardíaca

A angiografia por tomografia computadorizada cardíaca (ATCC; Capítulo 50) é um método altamente sensível para detectar calcificação coronariana (Figura 50.9), que está fortemente associada à aterosclerose coronariana e também pode fornecer angiografia não invasiva das artérias coronárias proximais. Embora a calcificação coronariana seja um achado altamente sensível (aproximadamente 90%) em pacientes com DAC, a especificidade para a identificação de pacientes com DAC obstrutiva é muito mais baixa (aproximadamente 50%). Devido ao potencial de testes desnecessários causados por resultados falso-positivos, a ATCC não é atualmente recomendada como uma abordagem de rastreamento de rotina para suspeita de DAC obstrutiva em indivíduos assintomáticos ou de baixo risco (< 10% de risco estimado em 10 anos de eventos coronarianos).

Por outro lado, o rastreamento seletivo de pacientes de risco intermediário pode ser razoável porque um escore de cálcio alto pode reclassificar esses indivíduos como de maior risco e, portanto, levar a uma modificação mais intensa do fator de risco. Em pacientes sintomáticos que tenham uma probabilidade pré-teste intermediária de DAC obstrutiva, a imagem de perfusão miocárdica de estresse e ATCC são

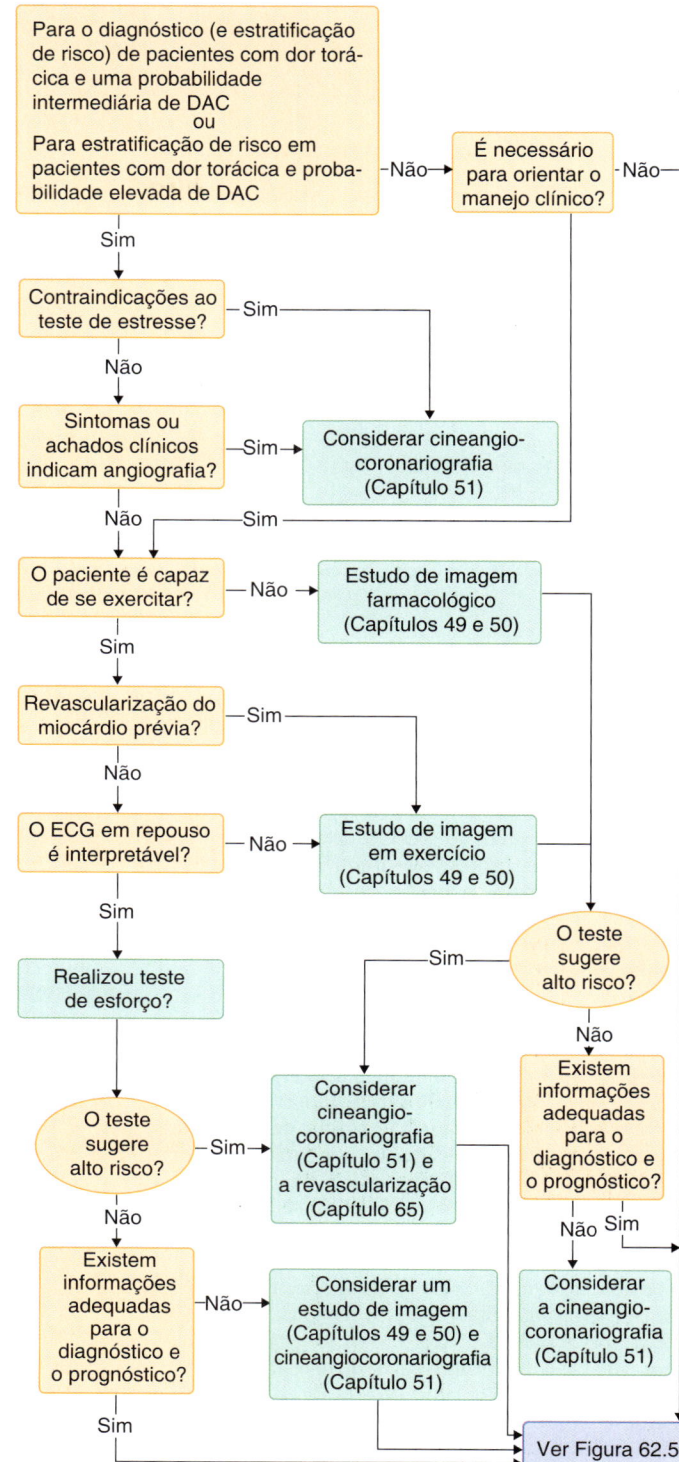

**FIGURA 62.3** Abordagem do uso de testes de estresse e angiografia para avaliação da angina estável crônica. ECG = eletrocardiograma; DAC = doença da artéria coronária. (Modificada de American College of Cardiology/American Heart Association Task Force on Practice Guidelines. Management of Patients with Chronic Stable Angina. *ACC/AHA/ACP-ASIM Pocket Guidelines*. Philadelphia: Elsevier Science; 2000.)

equivalentes na previsão do desfecho composto de morte, IAM ou hospitalização por SCA.[A1,A2] Uma ATCC negativa indica um prognóstico muito favorável.[7] Uma vez que ATCC identifica tanto a DAC obstrutiva quanto a não obstrutiva, ela parece ser melhor em fornecer informação prognóstica geral[A3,A4] e tem substituído testes funcionais em algumas diretrizes recentes.[8]

### Eletrocardiografia de esforço

Um ECG de esforço é o teste preferido em pacientes com suspeita de angina *pectoris* e que sejam considerados como tendo uma probabilidade

| Tabela 62.5 | Sensibilidade e especificidade aproximadas de testes comuns para diagnosticar doença da artéria coronária (DAC). | |
|---|---|---|
| ATCC | SENSIBILIDADE | ESPECIFICIDADE |
| **ELETROCARDIOGRAFIA COM EXERCÍCIO** | | |
| Infradesnivelamento de ST > 1 mm | 0,70 | 0,75 |
| Infradesnivelamento de ST > 2 mm | 0,33 | 0,97 |
| Infradesnivelamento de ST > 3 mm | 0,20 | 0,99 |
| **CINTILOGRAFIA DE PERFUSÃO** | | |
| SPECT de exercício | 0,88 | 0,72 |
| SPECT farmacológica | 0,90 | 0,82 |
| **ECOCARDIOGRAFIA** | | |
| Exercício | 0,85 | 0,81 |
| Estresse farmacológico | 0,81 | 0,79 |
| ATCC | 0,95 | 0,83 |
| PET | 0,95 | 0,95 |

ATCC = angiografia por tomografia computadorizada cardíaca; PET = tomografia por emissão de pósitrons; SPECT = tomografia computadorizada por emissão de fóton. (Adaptada de Gibbons RJ, Abrams J, Chatterjee K, et al. ACC/AHA 2002 guideline update for the management of patients with chronic stable angina–summary article: a report of the American College of Cardiology/American Heart Association Task Force on Practice Guidelines (Committee on Management of Patients with Chronic Stable Angina). *Circulation*. 2003;107:149-158.)

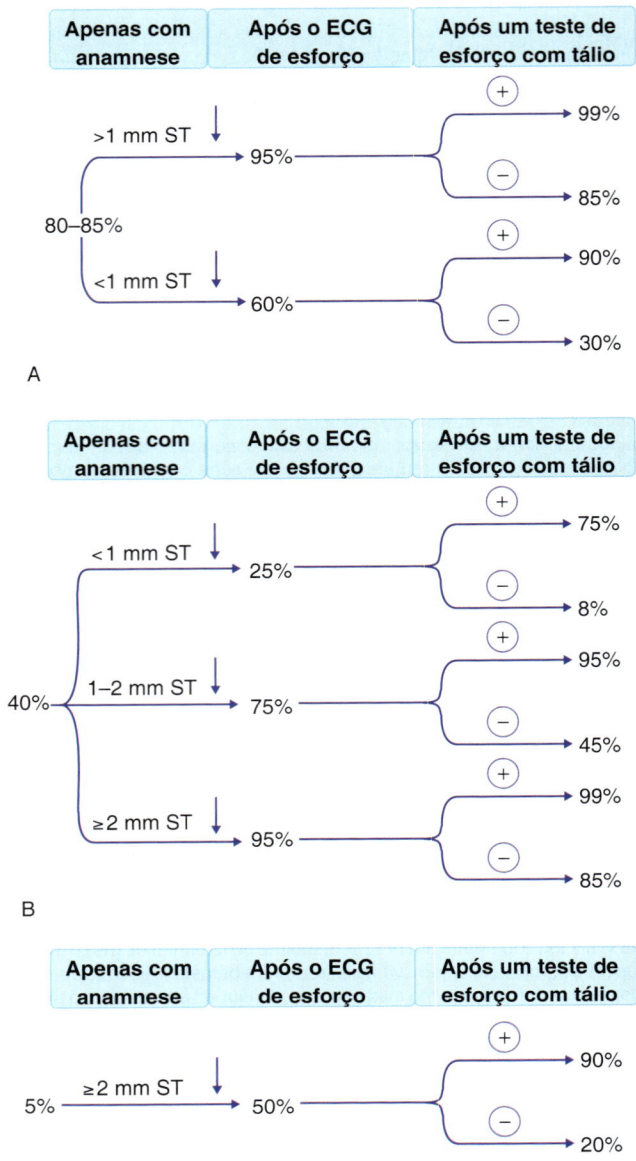

**FIGURA 62.4** Probabilidades aproximadas de doença da artéria coronária (DAC) em diferentes grupos de pacientes. **A.** Probabilidade aproximada de DAC antes e após o teste não invasivo em um paciente com angina *pectoris* típica. Esses percentuais demonstram como o uso sequencial de um eletrocardiograma (ECG) e de um teste de esforço com tálio podem afetar a probabilidade de DAC em um paciente com angina *pectoris* típica. **B.** Probabilidade aproximada de DAC antes e após o teste não invasivo em um paciente com sintomas de angina atípica. **C.** Probabilidade aproximada de DAC antes e após o teste não invasivo em um indivíduo assintomático na faixa etária de doença da artéria coronária. (Redesenhada de Branch WB Jr, ed. *Office Practice of Medicine*. 3rd ed. Philadelphia: WB Saunders; 1994:45.)

moderada de DAC se o ECG de repouso for interpretável (*i. e.*, os segmentos ST não estão obscurecidos por cardiopatia estrutural ou medicação), desde que os indivíduos consigam atingir uma carga de trabalho adequada. A interpretação do ECG de esforço deve incluir a capacidade de exercício alcançada (duração e equivalentes metabólicos do trabalho realizado; Tabela 45.5), a magnitude e a extensão do desvio do segmento ST, as respostas clínicas e hemodinâmicas ao exercício e a rapidez com que a frequência cardíaca retorna ao normal após o exercício (fase de recuperação).

O protocolo de teste de esforço é geralmente ajustado à tolerância do paciente, visando 6 a 12 minutos de tempo de exercício (*i. e.*, estágios II a IV do protocolo de Bruce) para atingir o consumo máximo de oxigênio e obter evidências objetivas de isquemia induzida, se existente. O teste de estresse com exercício é geralmente seguro, com morte ou IAM ocorrendo em menos de um caso a cada 2.500 testes, quando tal teste provocativo é evitado em pacientes com SCA, estenose aórtica grave, hipertensão arterial sistêmica grave ou insuficiência cardíaca não controlada. Outras contraindicações são IAM, arritmias sintomáticas, embolia pulmonar aguda e suspeita de dissecção aórtica aguda. Contraindicações relativas são hipertensão arterial com PA sistólica superior a 200 mmHg ou PA diastólica superior a 110 mmHg, estenose aórtica significativa, miocardiopatia hipertrófica e bloqueio atrioventricular (BAV) de alto grau.

A terapia antianginosa concomitante (principalmente o uso de betabloqueadores) reduz a sensibilidade do teste ergométrico como ferramenta de rastreamento. Se o objetivo do teste de esforço for diagnosticar isquemia, deve ser realizado, sempre que possível, antes do início dos betabloqueadores ou 2 a 3 dias após sua suspensão.

### Cintilografia

A cintilografia de perfusão miocárdica de estresse (Capítulo 50) com tomografia computadorizada por emissão de fóton único (SPECT) e ECG simultâneo (Figura 50.8) é particularmente útil no diagnóstico de DAC em pacientes com ECG de repouso anormais e entre aqueles nos quais as respostas do segmento ST não podem ser interpretadas de modo acurado, como pacientes com anormalidades de repolarização causadas por hipertrofia do VE, aqueles com BRE e aqueles que recebem digitálicos. Sua sensibilidade e sua especificidade são superiores às do ECG de esforço na detecção de DAC (especialmente quando há lesão em múltiplas artérias), na identificação de defeitos de perfusão regionais que localizam e se correlacionam às artérias com alterações patológicas e no delineamento da magnitude e extensão do miocárdio isquêmico e infartado. O teste em esteira rolante é preferido para pacientes que conseguem realizar tal atividade física devido às informações adicionais de diagnóstico e prognóstico obtidas com exercícios graduais. Em 40 a 50% dos pacientes que são incapazes de se exercitar adequadamente, entretanto, a cintilografia de perfusão miocárdica com estresse vasodilatador farmacológico com dipiridamol, adenosina ou regadenosona pode ser a abordagem preferida para o teste não invasivo.

### Ecocardiografia de estresse (Capítulo 49)

A ecocardiografia bidimensional de estresse com exercício ou estresse farmacológico consegue detectar isquemia regional identificando novas anormalidades de movimento da parede (Figura 49.7). Informações clínicas adicionais sobre cardiopatias estruturais associadas, dimensões das câmaras e função valvar podem ser obtidas prontamente. A ecocardiografia de esforço consegue detectar DAC com acurácia semelhante à da cintilografia de perfusão miocárdica de estresse e é útil para localizar e quantificar segmentos miocárdicos isquêmicos. O estresse farmacológico é geralmente realizado com dobutamina em pacientes que sejam

### Tabela 62.6 Sugestões de testes não invasivos em diferentes tipos de pacientes com angina estável.

| | |
|---|---|
| Angina de esforço, angina mista, angina atravessável, angina pós-prandial com ou sem infarto do miocárdio prévio | |
| ECG normal em repouso | Teste de esforço em esteira com ECG |
| ECG de repouso anormal e não interpretável | Cintilografia de perfusão miocárdica durante o exercício ($^{201}$Tl, $^{99m}$Tc-sestamibi) ou ecocardiografia de exercício |
| Inadequado para exercícios | Cintilografia de perfusão miocárdica com dipiridamol, adenosina ou regadenosona; ecocardiografia sob estresse com dobutamina |
| Dor torácica atípica com ECG de repouso normal ou limítrofe ou com ECG de estresse não diagnóstico, principalmente em mulheres | Cintilografia de perfusão miocárdica de exercício, ecocardiografia de exercício |
| Angina vasospástica | ECG durante dor no peito, ECG ambulatorial do segmento ST, teste de esforço |
| Miocardiopatia isquêmica dilatada com angina típica ou para avaliação de miocárdio hibernando ou atordoado | Fração de ejeção regional e global por ventriculografia radionuclídica ou ecocardiografia bidimensional, cintilografia de perfusão miocárdica com radionuclídeo; em pacientes selecionados, estudos de fluxo e metabólicos com tomografia por emissão de pósitrons |
| Síndrome X | ECG de esforço em esteira, fluxo sanguíneo coronariano por tomografia por emissão de pósitrons, sonda Doppler |
| Estenose aórtica grave conhecida ou miocardiopatia hipertrófica grave com angina estável | Testes de esforço físico contraindicados; cintilografia de perfusão miocárdica com dipiridamol, adenosina ou regadenosona em pacientes selecionados; angiografia coronariana é preferível |
| Doença valvar aórtica leve ou miocardiopatia hipertrófica com angina de esforço típica | Cintilografia de perfusão miocárdica em esteira "prudente"; cintilografia de perfusão miocárdica com dipiridamol, adenosina ou regadenosona |

ECG = eletrocardiograma de 12 derivações. (Modificada de Braunwald E, Goldman L, eds. *Primary Care Cardiology*. 2nd ed. Philadelphia: WB Saunders; 2003.)

### Tabela 62.7 Cineangiocoronariografia para diagnóstico e estratificação de risco em pacientes com angina crônica e cardiopatia isquêmica estável.

**PARA INDICAÇÃO DE DIAGNÓSTICO INICIAL**

**Recomendada com base em evidências ou consenso geral**
Pacientes com suspeita de angina e evidências de risco intermediário-alto, isquemia moderada-grave em testes não invasivos ou alteração do padrão de angina que sobreviveram a morte cardíaca súbita ou arritmia ventricular grave

**Peso da evidência ou opinião é a favor**
Diagnóstico incerto após o teste não invasivo e o benefício de um diagnóstico mais certo supera o risco e custo da angiografia coronariana
Incapacidade de se submeter a testes não invasivos devido a incapacidade, doença ou obesidade mórbida
Requisito ocupacional para um diagnóstico definitivo
Suspeita de causa não aterosclerótica de isquemia miocárdica
Suspeita de espasmo coronariano
Alta probabilidade pré-teste de doença na artéria esquerda principal ou em três vasos
Hospitalização recorrente por dor torácica na ausência de diagnóstico definitivo
Necessidade mandatória de um diagnóstico definitivo e probabilidade maior do que baixa de DAC

**Não recomendada**
Comorbidade significativa em pacientes nos quais o risco de cineangiocoronariografia supera o benefício do procedimento
Desejo pessoal mandatório de um diagnóstico definitivo e baixa probabilidade de DAC

**PARA ESTRATIFICAÇÃO DE RISCO INICIAL OU INDICAÇÃO DE TRATAMENTO**

**Recomendada com base em evidências ou consenso geral**
Com angina estável crônica incapacitante (CCS de classe III e classe IV), apesar da terapia clínica
Com critérios de alto risco em testes não invasivos, independentemente da gravidade da angina
Pacientes com angina que sobreviveram a morte cardíaca súbita ou arritmia ventricular grave
Angina e sintomas e sinais de insuficiência cardíaca congestiva
Características clínicas que indicam alta probabilidade de DAC grave

**Peso da evidência ou opinião é a favor**
Disfunção ventricular esquerda significativa (FE < 45%), angina de CCS de classe I ou classe II e isquemia demonstrável, mas inferior aos critérios de alto risco em testes não invasivos
Critérios de alto risco sugerindo isquemia em testes não invasivos
Informações prognósticas inadequadas após o teste não invasivo
Características clínicas que indicam alta probabilidade de DAC grave
Angina de CCS de classe I ou classe II, função ventricular esquerda preservada (FE > 45%) e critérios de baixo risco em testes não invasivos
Angina de CCS classe III ou classe IV que melhora para classe I ou classe II com terapia clínica
Angina de CCS classe I ou classe II, mas intolerância (efeitos colaterais inaceitáveis) à terapia clínica adequada

**Não recomendada**
Angina de CCS classe I ou classe II em pacientes que respondem à terapia clínica e que não têm evidência de isquemia em testes não invasivos
Pacientes que preferem evitar a revascularização após explicação adequada

DAC = doença da artéria coronária; CCS = Canadian Cardiovascular Society; FE = fração de ejeção. (Modificada de Gibbons RJ, Abrams J, Chatterjee K, et al. ACC/AHA 2002 guideline update for the management of patients with chronic stable angina–summary article: a report of the American College of Cardiology/American Heart Association Task Force on Practice Guidelines (Committee on Management of Patients with Chronic Stable Angina). *Circulation*. 2003;107:149-158.)

---

incapazes de se exercitar e naqueles incapazes de atingir frequências cardíacas adequadas com o exercício.

### Ressonância magnética cardíaca de estresse (Capítulo 50)

A RM cardíaca (RMC) com estresse farmacológico está se tornando cada vez mais disponível em muitos centros e é muito útil na detecção de cardiopatia estrutural, além da suspeita de DAC. A RMC contrastada (com gadolínio) é a maneira mais acurada de diagnosticar tecido cicatricial de um IAM prévio (Figura 50.13). Dados preliminares sugerem que a RM cardiovascular pode ser igualmente sensível, embora mais específica do que a reserva de fluxo fracional (RFF) (consulte "Cineangiocoronariografia diagnóstica") para determinar quais pacientes se beneficiarão da revascularização.[A4b]

### Cineangiocoronariografia diagnóstica

Apesar da evolução contínua dos testes diagnósticos não invasivos, a cineangiocoronariografia invasiva (Capítulo 51) continua sendo o "padrão-ouro" para a definição anatômica de DAC. Entre os pacientes com diagnóstico clínico de cardiopatia isquêmica estável encaminhados para cineangiocoronariografia, um estreitamento do diâmetro luminal de 70% ou mais é encontrado em uma (cerca de 25%), duas (cerca de 25%) ou todas as três (cerca de 25%) artérias coronárias epicárdicas em cerca de 75% dos casos; outros 5 a 10% dos pacientes apresentam obstrução do tronco da artéria coronária esquerda e os 15 a 20% restantes não têm obstruções coronarianas limitantes de fluxo. Esses dados enfatizam o valor da cineangiocoronariografia para fins diagnósticos (Tabela 62.7), mas esse exame também é útil para a estratificação de risco em pacientes com angina nítida e cardiopatia isquêmica. Em pacientes com estenose coronariana menos grave (i. e., 50 a 70% na cineangiocoronariografia), a ultrassonografia intravascular coronariana (Figura 51.2) aprimora substancialmente a quantificação da obstrução e vulnerabilidade do ateroma coronariano à instabilidade futura. Alternativamente, uma abordagem fisiológica invasiva com o uso de um fio de pressão posicionado proximal e distal a uma estenose coronariana consegue quantificar a estenose e determinar se existe redução do fluxo funcionalmente significativa (i. e., uma RFF aumentada < 0,8). Esta técnica pode ser útil quando há estenose coronariana visual limítrofe (50 a 60%) na cineangiocoronariografia, sobretudo se tal estenose subtende um segmento miocárdico isquêmico observado em teste não invasivo. Uma RFF abaixo de 0,8 é geralmente considerada redução suficientemente importante no fluxo coronariano para justificar intervenção coronariana percutânea (ICP) (Capítulo 65) para reduzir os sintomas e a necessidade subsequente de revascularização urgente.[A5] Por outro lado, uma RFF de 0,8 ou superior indicaria que a revascularização do miocárdio suprido pela artéria coronária estenótica teria pouco benefício clínico.

### Estratificação de risco

Critérios clínicos e não invasivos podem ser usados de forma complementar para refinar a estimativa de risco para o paciente individual com doença cardíaca isquêmica estável (Tabela 62.8). Características clínicas que incluem idade, sexo masculino, diabetes melito, IAM prévio e sintomas típicos de angina são preditivos da presença de DAC. A insuficiência cardíaca e a disfunção do VE (geralmente definida por uma fração de ejeção < 50%), a gravidade e a extensão da angina e os sintomas associados, como dispneia, também são preditores importantes de desfecho em pacientes com doença cardíaca isquêmica estável.

A simples classificação da doença em uniarterial, biarterial ou triarterial ou DAC esquerda continua a ser a abordagem mais amplamente utilizada (Tabela 62.9). Informações prognósticas adicionais são fornecidas pela gravidade e extensão do estreitamento luminal coronariano e sua localização. Por exemplo, lesões de alto grau do tronco da coronária esquerda ou seu equivalente, conforme definido por doença descendente anterior proximal e DAC circunflexa esquerda proximal, são particularmente fatais. O estudo SYNTAX permitiu a identificação de subconjuntos de pacientes com DAC em três tercis de achados anatômicos de baixo, moderado e alto risco com base em múltiplas características lesionais (Tabelas 62.8 e 62.9). No entanto, a placa que causa a estenose crônica mais grave não é necessariamente aquela que se romperá subsequentemente para causar SCA ou IAM.

**Tabela 62.8** Utilização dos resultados da estratificação de risco não invasivo para orientar a tomada de decisões clínicas.

**ALTO RISCO (TAXA DE MORTALIDADE ANUAL > 3%)**

Disfunção ventricular esquerda grave em repouso (FEVE < 35%)
Pontuação de esteira de alto risco (≤ −11)*
Disfunção ventricular esquerda grave em exercício (FEVE de exercício < 35%)
Grande defeito de perfusão induzido por estresse (particularmente se anterior)
Defeitos de perfusão múltiplos induzidos por estresse de tamanho moderado
Grande defeito de perfusão fixo com dilatação ventricular esquerda ou aumento da captação pulmonar ($^{201}$Tl)
Defeito de perfusão moderado induzido por estresse com dilatação ventricular esquerda ou aumento da captação pulmonar ($^{201}$Tl)
Anormalidade ecocardiográfica do movimento da parede (envolvendo mais de dois segmentos) se desenvolvendo com baixa dose de dobutamina ou com baixa frequência cardíaca (< 120 bpm)
Evidências ecocardiográficas de estresse de isquemia extensa

**RISCO INTERMEDIÁRIO (TAXA ANUAL DE MORTALIDADE DE 1 A 3%)**

Disfunção ventricular esquerda em repouso leve a moderada (FEVE = 35 a 49%)
Pontuação de esteira de risco intermediário (−11 < pontuação < 5)*
Defeito de perfusão moderado induzido por estresse sem dilatação ventricular esquerda ou aumento da captação pulmonar ($^{201}$Tl)
Isquemia ecocardiográfica de estresse limitada com anormalidade do movimento da parede apenas com doses mais altas de dobutamina envolvendo dois segmentos ou menos

**BAIXO RISCO (TAXA ANUAL DE MORTALIDADE < 1%)**

Pontuação de esteira de baixo risco (≥ 5)*
Defeito de perfusão miocárdica normal ou pequeno em repouso ou com estresse†
Movimento de parede normal na ecocardiografia de estresse ou nenhuma alteração das anormalidades limitadas do movimento da parede em repouso durante o estresse†

*Pontuação = (duração do exercício em minutos) − (5 × mm de infradesnivelamento do segmento ST) − (4 × pontuação de angina), em que 0 = sem angina, 1 = angina não limitante e 2 = angina que provoca a interrupção do teste. †Embora os dados publicados sejam limitados, os pacientes com esses achados provavelmente não serão de baixo risco quando a pontuação na esteira for de alto risco ou quando houver disfunção ventricular esquerda grave em repouso (FEVE < 35%). FEVE = fração de ejeção do ventrículo esquerdo. (De Gibbons RJ, Abrams J, Chatterjee K, et al. ACC/AHA 2002 guideline update for the management of patients with chronic stable angina–summary article: a report of the American College of Cardiology/American Heart Association Task Force on practice guidelines (Committee on the Management of Patients with Chronic Stable Angina). J Am Coll Cardiol. 2003;41:159-168.)

**Tabela 62.9** Índice prognóstico de doença da artéria coronária.

| EXTENSÃO DA DOENÇA ARTERIAL CORONARIANA | TAXA DE MORTALIDADE EM 5 ANOS (%)* |
|---|---|
| Doença de um vaso, 75% | 7 |
| Doença > 1 vaso, 50 a 74% | 7 |
| Doença de um vaso, ≥ 95% | 9 |
| Doença de dois vasos | 12 |
| Doença de dois vasos, ambos ≥ 95% | 14 |
| Doença de um vaso, ≥ 95% DAE proximal | 17 |
| Doença de dois vasos, ≥ 95% DAE | 17 |
| Doença de dois vasos, ≥ 95% DAE proximal | 21 |
| Doença de três vasos | 21 |
| Doença de três vasos, ≥ 95% em pelo menos um | 27 |
| Doença de três vasos, 75% DAE proximal | 33 |
| Doença de três vasos, ≥ 95% DAE proximal | 41 |

*Supondo apenas tratamento médico. DAE = artéria coronária descendente anterior esquerda. (De Califf RM, Armstrong PW, Carver JR, et al. Task Force 5: stratification of patients into high, medium and low risk subgroups for purposes of risk factor management. J Am Coll Cardiol. 1996;27:1007-1019.)

## TRATAMENTO

O manejo abrangente da angina e da doença cardíaca isquêmica estável (Figura 62.5) envolve múltiplas abordagens terapêuticas para a identificação e tratamento de doenças associadas que podem precipitar ou piorar a angina e a isquemia (Tabela 62.10): identificação e intervenção de fatores de risco cardíaco; aplicação de intervenções farmacológicas e não farmacológicas para prevenção secundária; tratamento farmacológico e sintomático da angina e isquemia; e revascularização do miocárdio com ICP ou cirurgia de revascularização do miocárdio (CRM), quando indicado (Tabela 62.11). Uma abordagem de manejo multidimensional integra todas essas considerações, muitas vezes simultaneamente, em cada paciente. Entre as farmacoterapias, três classes de fármacos são classificadas como "modificadoras da doença", pois demonstraram reduzir as taxas de mortalidade e morbidade em pacientes com cardiopatia isquêmica estável e função VE preservada: agentes antiplaquetários, como ácido acetilsalicílico (AAS); inibidores do sistema renina-angiotensina-aldosterona, especialmente inibidores da enzima de conversão da angiotensina (IECA) e agentes hipolipemiantes efetivos, principalmente estatinas. Outras terapias, como nitratos, betabloqueadores, antagonistas de cálcio e ranolazina, podem reduzir a isquemia miocárdica, melhorar ou prevenir a angina e melhorar o desempenho nos exercícios, mas não foi demonstrada redução da taxa de mortalidade em pacientes com cardiopatia isquêmica estável.

### Terapias modificadoras da doença

Atenção cuidadosa ao estilo de vida e ao manejo dos fatores de risco coronariano são essenciais (Figura 62.6). Essas estratégias de prevenção secundária podem reduzir o risco de cardiopatia isquêmica progressiva, morbidade e mortalidade.

#### Fármacos que alteram o metabolismo lipídico

Cada aumento de 1% no nível de LDL-colesterol resulta em um aumento de 2 a 3% no risco de eventos coronarianos (Capítulo 46). Ensaios clínicos grandes e randomizados em pacientes com cardiopatia isquêmica mostraram redução consistente e significativa da taxa de mortalidade e dos eventos cardíacos com a terapia com estatinas (Capítulo 195). Pacientes com angina estável devem ser tratados rotineiramente com estatinas[9] (Tabela 195.3). As diretrizes atuais dos EUA recomendam altas doses de estatina (p. ex., atorvastatina até 80 mg/dia ou rosuvastatina até 40 mg/dia) sem monitoramento dos níveis de LDL. Em comparação, as diretrizes europeias geralmente recomendam monitorar os níveis de LDL, muitas vezes para a meta de menos de 70 mg/dℓ. Com a documentação recente do benefício adicional da ezetimiba e dos antagonistas de PCSK9, a maioria dos cardiologistas dos EUA também adotou essa abordagem direcionada.[10]

A ezetimiba adicionada a estatinas diminui os níveis de LDL-colesterol e os eventos cardiovasculares subsequentes em pacientes que sobreviveram a uma SCA,[A6] mesmo quando as estatinas tiverem reduzido os níveis de LDL-colesterol a valores de 50 a 125 mg/dℓ. Se elas serão igualmente efetivas em pacientes com angina estável não foi comprovado, mas é provável. Os antagonistas de PCSK9, que podem reduzir os níveis de

LDL-colesterol em 60%, são uma opção efetiva para pacientes com níveis elevados de LDL-colesterol, apesar dos agentes orais (Capítulo 195).[A7]

Apesar da ligação epidemiológica do LDL-colesterol com eventos de DAC, outros agentes hipolipemiantes direcionados a reduzir triglicerídios ou aumentar o HDL-colesterol não provaram fornecer benefícios clínicos incrementais além do alcançado com as estatinas. Esses agentes incluem quelantes de ácidos biliares, fibratos e várias preparações de óleo de peixe (Capítulos 195). No entanto, um derivado de ácido eicosapentaenoico puro (um éster icosapentaetílico) pode reduzir a morte cardiovascular, IAM e AVE e mortalidade por todas as causas quando adicionado a estatinas em pacientes com cardiopatia isquêmica estável, níveis de LDL-colesterol bem controlados (40 a 100 mg/dℓ) e triglicerídeos basais elevados (135 a 500 mg/dℓ).[A8] Para subgrupos selecionados de alto risco cujos níveis de LDL-colesterol estejam na meta, mas que tenham níveis de triglicerídeos e/ou níveis de colesterol não HDL persistentemente elevados, os fibratos podem ser adicionados como terapia adjuvante para redução de lipídios. A terapia medicamentosa que eleva os níveis de HDL-colesterol com inibidores da proteína de transferência de éster de colesterol ou niacina tem sido universalmente decepcionante.

### Inibidores da enzima conversora da angiotensina

IECA e bloqueadores do receptor de angiotensina (Tabela 70.5) reduzem eventos cardíacos, taxa de mortalidade cardiovascular e taxa de mortalidade por todas as causas em pacientes com fatores de risco para ou com DAC

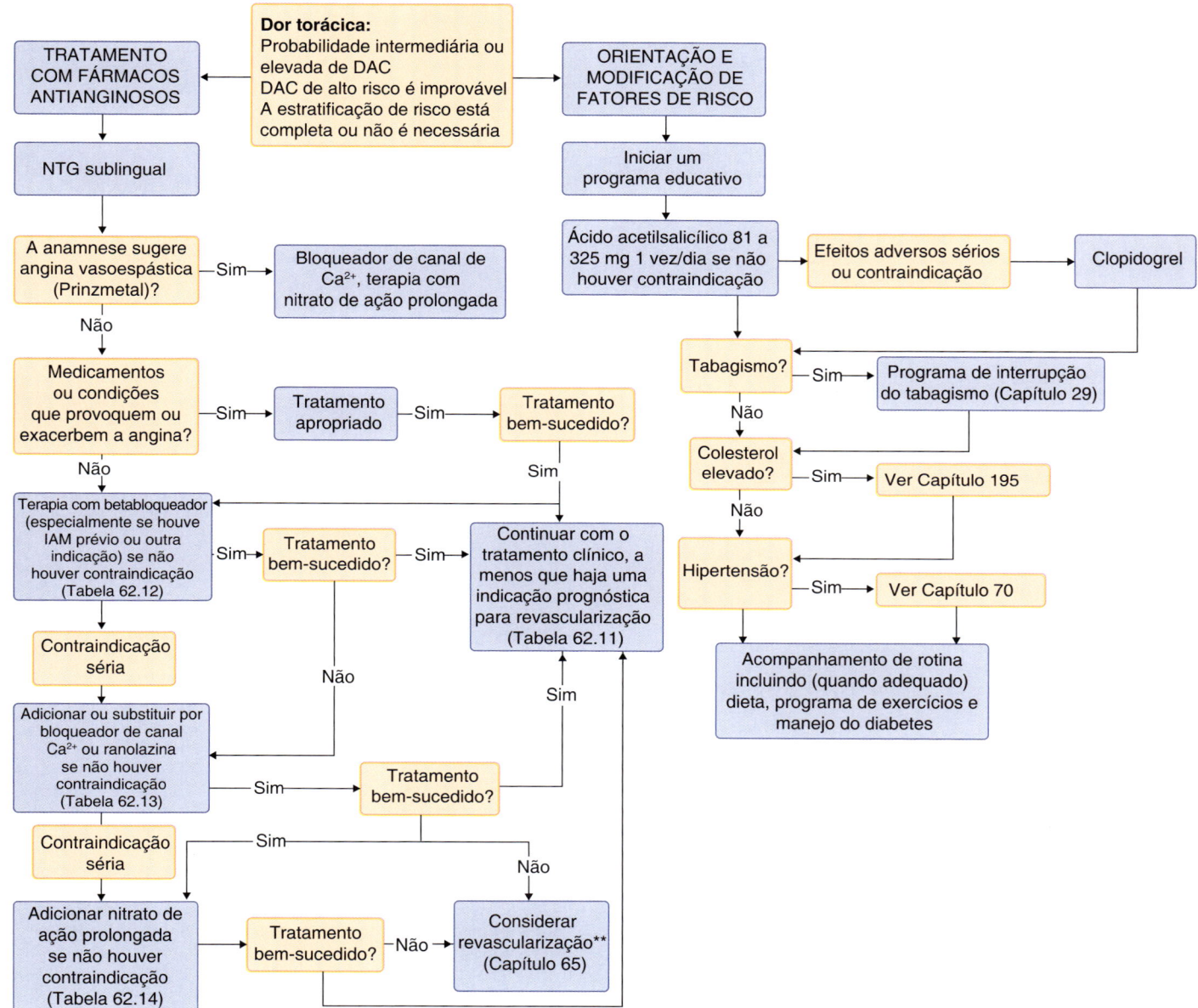

**FIGURA 62.5** Algoritmo para o tratamento da angina estável. EA = estenose aórtica; CRM = cirurgia de revascularização do miocárdio; DAC = doença da artéria coronária; IAM = infarto agudo do miocárdio; NTG = nitroglicerina; ACTP = angioplastia coronariana transluminal percutânea. (Modificada de American College of Cardiology/American Heart Association Task Force on Practice Guidelines. Management of Patients with Chronic Stable Angina. *ACC/AHA/ACP-ASIM Pocket Guidelines*. Philadelphia: Elsevier Science; 2000.).

## Tabela 62.10 — Tratamento de pacientes com angina estável.

**MEDIDAS GERAIS**

Eliminar e controlar as condições agravantes
- Doenças não cardíacas associadas
- Doença cardíaca associada
- Uso de fármacos agravando angina

Parar de fumar
Aconselhamento dietético para peso corporal e controle de lipídios
Prescrição de exercícios
Tratar para alvos
- Hipertensão
- Lipídios sanguíneos
- Diabetes

**TERAPIA FARMACOLÓGICA: RECOMENDAÇÕES DE FARMACOTERAPIA PARA PREVENIR IAM E MORTE E PARA REDUZIR OS SINTOMAS**

*Recomendado com base em evidências ou consenso geral*

Ácido acetilsalicílico na ausência de contraindicações
Betabloqueador como terapia inicial na ausência de contraindicações em pacientes com IAM prévio ou sem IAM anterior
Inibidor da enzima conversora da angiotensina em todos os pacientes com DAC que também tenham diabetes ou disfunção sistólica ventricular esquerda
Terapia de redução de níveis de LDL em pacientes com DAC documentada ou suspeita, com meta < 55 mg/d$\ell$ usando estatinas de alta potência, ezetimiba e inibidores de PCSK9
Nitroglicerina sublingual ou *spray* de nitroglicerina para o alívio imediato da angina
Antagonistas dos canais de cálcio ou nitratos de ação prolongada como terapia inicial para redução dos sintomas quando os betabloqueadores forem contraindicados
Antagonistas do canal de cálcio ou nitratos de ação prolongada em combinação com betabloqueadores quando o tratamento inicial com betabloqueadores não for bem-sucedido
Antagonistas do canal de cálcio e nitratos de ação prolongada como um substituto para betabloqueadores se o tratamento inicial com betabloqueadores levar a efeitos colaterais inaceitáveis

*Peso da evidência ou opinião é a favor*

Rivaroxabana 2,5 mg 2 vezes/dia adicionada ao ácido acetilsalicílico em baixa dose (81 a 100 mg/dia)
Clopidogrel quando o ácido acetilsalicílico for contraindicado
Antagonistas dos canais de cálcio não di-hidropiridínicos de longa ação em vez de betabloqueadores como terapia inicial
Redução de peso e aumento da atividade física em pessoas com síndrome metabólica
Considerar derivados de ácido fíbrico para pacientes de alto risco com triglicerídeos elevados se LDL-colesterol for o alvo na terapia com estatinas
Inibidor da enzima conversora da angiotensina em pacientes com DAC ou outra doença vascular

*Não recomendado*

Dipiridamol
Terapia de quelação

DAC = doença da artéria coronária; HDL = lipoproteína de alta densidade; LDL = lipoproteína de baixa densidade; IAM = infarto agudo do miocárdio. (De Fihn SD, Blankenship JC, Alexander KP, et al. 2014 ACC/AHA/AATS/PCNA/SCAI/STS focused update of the guideline for the diagnosis and management of patients with stable ischemic heart disease: a report of the American College of Cardiology/American Heart Association Task Force on Practice Guidelines, and the American Association for Thoracic Surgery, Preventive Cardiovascular Nurses Association, Society for Cardiovascular Angiography and Interventions, and Society of Thoracic Surgeons. *J Am Coll Cardiol*. 2014;64:1929-1949.)

## Tabela 62.11 — Recomendações atuais para a revascularização miocárdica em pacientes com angina crônica estável.

**CRM VERSUS TERAPIA CLÍNICA**

A CRM é indicada para melhorar os sintomas de pacientes com angina *pectoris* refratária a medicamentos

Entre os pacientes com angina *pectoris* clinicamente estável, a CRM é indicada para prolongar a vida de pacientes com doença da artéria coronária esquerda principal ou de três artérias coronárias (independentemente da função ventricular esquerda) e, possivelmente, para aliviar os sintomas

A CRM é indicada para prolongamento da vida se houver comprometimento da parte proximal da artéria coronária descendente anterior esquerda (independentemente do número de artérias coronárias comprometidas)

A CRM consegue reduzir o *endpoint* composto de morte, infarto do miocárdio ou AVE em pacientes diabéticos com DAC significativa e múltipla (duas a três artérias) em comparação com a terapia clínica

A cirurgia de CRM consegue reduzir os sintomas, eventos cardiovasculares e morte em pacientes diabéticos com angina estável

**ICP VERSUS TERAPIA CLÍNICA**

Para o manejo inicial de pacientes com cardiopatia isquêmica estável, a ICP não reduz o risco de morte, infarto do miocárdio ou outros eventos cardiovasculares importantes quando adicionada à terapia clínica ótima

A ICP é indicada para melhorar os sintomas de pacientes com angina *pectoris* sintomática

A ICP é indicada quando existe isquemia miocárdica grave, independentemente dos sintomas. A ICP não parece melhorar a sobrevida de pacientes com alterações em uma ou mais artérias coronárias em comparação com o tratamento clínico

Na ausência de sintomas ou isquemia miocárdica, a ICP não é indicada (apenas se houver estenose anatômica)

**ICP VERSUS CRM**

Para doença uniarterial, a ICP e a CRM fornecem excelente alívio dos sintomas, mas procedimentos de revascularização repetidos são necessários com mais frequência após a ICP. O *stent* intracoronariano é preferível à ICP regular, mas a comparação direta com a cirurgia de CRM é limitada

Para pacientes diabéticos tratados com alterações em duas ou três artérias coronárias, a CRM é o tratamento de escolha

Para pacientes não diabéticos, ICP multiarterial e CRM são alternativas aceitáveis. A escolha de ICP ou CRM para o tratamento inicial depende principalmente da experiência local e das preferências do paciente e do médico

Em geral, a ICP é preferida para pacientes de baixo risco e a CRM para pacientes de alto risco

CRM = cirurgia de revascularização do miocárdio; ICP = intervenção coronariana percutânea.

---

previamente diagnosticada, incluindo pacientes de alto risco com doença vascular ou diabetes e pacientes com cardiopatia isquêmica estável e nenhuma evidência clínica de insuficiência cardíaca. No entanto, o benefício incremental de tais agentes em pacientes bem tratados com cardiopatia isquêmica estável e nenhuma outra indicação para eles não é claro.[A9]

### Agentes antiplaquetários e anticoagulantes

AAS reduz o risco de eventos cardiovasculares adversos em 33% em pacientes com angina estável. A redução nos eventos vasculares é comparável nas doses de 75 a 150 mg/dia e 160 a 325 mg/dia, mas doses diárias inferiores a 75 mg têm menos benefícios. Portanto, na ausência de contraindicações, AAS, 75 a 325 mg, 1 vez/dia, deve ser prescrito rotineiramente para todos os pacientes com angina e cardiopatia isquêmica estável.

A terapia antiplaquetária dupla parece ser preferível ao uso isolado de AAS.[11] Embora o clopidogrel e ticagrelor (Capítulo 76) tenham benefício comprovado quando combinados com AAS para reduzir os valores das análises finais de morte, IAM ou AVE em pacientes com SCA e em pacientes que se submetem a ICP, especialmente com *stents* revestidos com fármacos (Capítulos 63 e 65), esses agentes não mostraram ser superiores ao AAS em dose baixa (75 a 162 mg/dia) isolada em pacientes com angina e doença hematológica isquêmica estável. Ticagrelor, 60 a 90 mg/dia, quando adicionado ao AAS de baixa dose em pacientes com histórico de infarto do miocárdio prévio (1 a 3 anos) é superior ao AAS para reduzir um desfecho primário composto de IAM, AVE ou morte por causas cardiovasculares.[A10] No entanto, a combinação de AAS e ticagrelor não é melhor do que AAS sozinho em pacientes com cardiopatia isquêmica estável (com história pregressa de infarto do miocárdio ou AVE) e diabetes melito porque a redução de eventos cardiovasculares é pelo menos compensada por eventos hemorrágicos maiores.[A10b] Clopidogrel deve ser usado para pacientes que não tolerem AAS ou tenham insensibilidade ao AAS.

Rivaroxabana em dose baixa (2,5 mg, 2 vezes/dia) combinada com AAS em dose baixa (81 a 100 mg/dia) é superior ao AAS para reduzir o *endpoint* primário composto de morte cardiovascular, IAM ou AVE,[A11] incluindo 23% de redução da taxa de mortalidade em pacientes com cardiopatia isquêmica estável,[A12] embora cause mais sangramento. A varfarina é geralmente tão efetiva quanto o AAS para prevenir eventos coronarianos em pacientes com angina e é preferível ao AAS para pacientes com fibrilação atrial concomitante (Capítulo 58), mas está associada a um risco maior de sangramento. A terapia combinada com varfarina e AAS é superior à monoterapia com AAS se a razão normalizada internacional (RNI) for mantida acima de 2,0, mas o benefício da combinação deve ser pesado contra um risco de sangramento de 1 por 100 pacientes/ano.

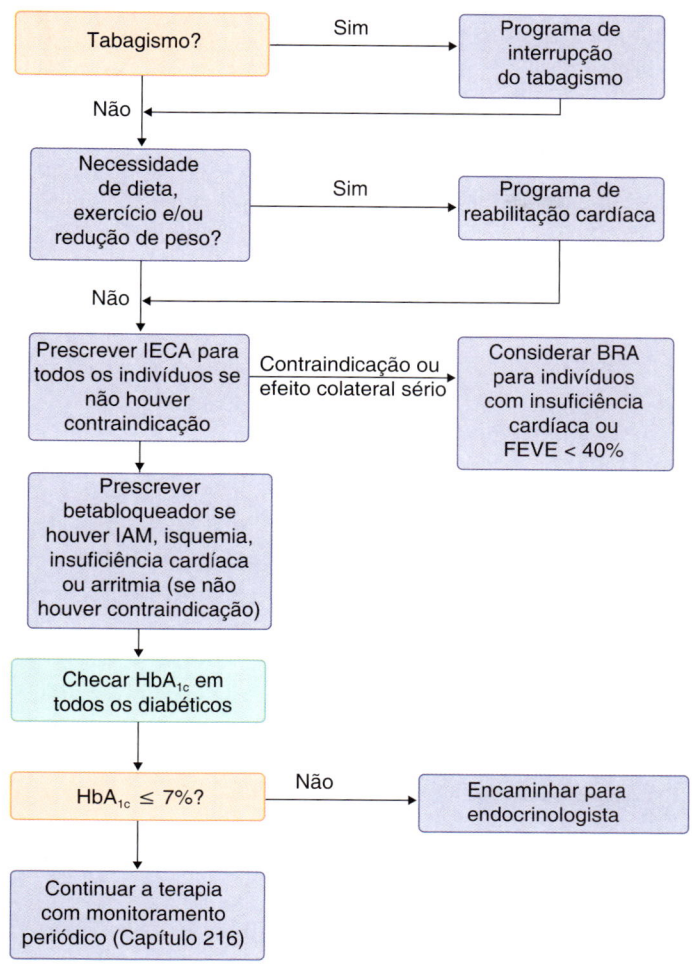

**FIGURA 62.6** Abordagem de intervenções no estilo de vida e farmacoterapia. IECA = inibidor da enzima conversora da angiotensina; BRA = bloqueador do receptor da angiotensina; $HbA_{1c}$ = hemoglobina $A_{1c}$; FEVE = fração de ejeção do ventrículo esquerdo; IAM = infarto agudo do miocárdio.

## Agentes terapêuticos para reduzir a angina e a isquemia

A meta da terapia antianginosa é aliviar os sintomas da isquemia cardíaca e melhorar a qualidade de vida.[12,13] Os betabloqueadores, que previnem a ligação das catecolaminas ao receptor beta-adrenérgico, diminuem a frequência cardíaca e a contratilidade miocárdica, reduzindo a carga de trabalho miocárdica, a demanda miocárdica de oxigênio, a isquemia e os sintomas anginosos. Os betabloqueadores aumentam o limiar de isquemia e retardam ou previnem o aparecimento de angina com o exercício. Os betabloqueadores também reduzem a frequência de eventos cardíacos secundários e morte cardíaca súbita em pacientes pós-infarto do miocárdio, mas até o momento não foram realizados ensaios de desfecho controlados com placebo em pacientes com angina. Todos os betabloqueadores parecem ser igualmente efetivos em pacientes com angina estável crônica (Tabela 62.12). A dose do betabloqueador deve ser titulada para a meta de frequência cardíaca em repouso de 50 a 60 bpm, conforme tolerado pelo paciente.

Os *bloqueadores do canal de cálcio* (Tabela 62.13) reduzem a pós-carga graças aos seus efeitos vasodilatadores periféricos e, assim, diminuem a carga de trabalho do miocárdio e sua demanda de oxigênio. Bloqueadores dos canais de cálcio também reduzem a resistência vascular coronariana e inibem o espasmo coronariano por prevenir a contração da musculatura lisa das artérias coronárias. Essa redução favorável na demanda miocárdica de oxigênio, associada a aumento do suprimento miocárdico de oxigênio, resulta em redução da angina e da isquemia. Os bloqueadores dos canais de cálcio não di-hidropiridínicos, como o verapamil e o diltiazem, também reduzem a frequência cardíaca. Por outro lado, os antagonistas dos canais de cálcio di-hidropiridínicos, como o anlodipino, têm maior efeito no músculo liso vascular, são melhores vasodilatadores periféricos e coronarianos e, portanto, podem ter vantagens para o uso no paciente hipertenso com angina. Em ensaios clínicos randomizados, os bloqueadores dos canais de cálcio e os betabloqueadores são geralmente igualmente efetivos no alívio da angina, melhorando o tempo para o início de angina e melhorando o tempo até ocorrer infradesnivelamento isquêmico do segmento ST durante o exercício. Como os bloqueadores dos canais de cálcio não mostraram reduzir a morte ou IAM em pacientes com cardiopatia isquêmica estável ou previamente instável, esses agentes são geralmente prescritos para pacientes que não toleram betabloqueadores ou que precisam de farmacoterapia adicional para controlar seus sintomas. Quando os bloqueadores de canais de cálcio são usados com betabloqueadores, deve-se ter cuidado para não causar bradicardia sintomática com verapamil e diltiazem. Quando os bloqueadores dos canais de cálcio são usados isoladamente, o diltiazem costuma ser preferido porque os bloqueadores dos canais de cálcio di-hidropiridínicos podem aumentar a frequência cardíaca.

Os *nitratos* (Tabela 62.14) continuam a ser amplamente prescritos para o tratamento antianginoso e são efetivos quando administrados por via

### Tabela 62.12 Uso clínico de betabloqueadores.

| FÁRMACO POR ATIVIDADE DO RECEPTOR | ATIVIDADE SIMPATOMIMÉTICA INTRÍNSECA* | EFEITO DE ESTABILIDADE DA MEMBRANA | MEIA-VIDA (h) | EXCREÇÃO | USO |
|---|---|---|---|---|---|
| **$β_1$ E $β_2$** | | | | | |
| Propranolol | – | ++ | 1 a 6 | Hepática | 20 a 80 mg, de 2 a 3 vezes/dia |
| Propranolol de liberação prolongada | – | ++ | 8 a 11 | Hepática | 80 a 360 mg/dia |
| Nadolol | – | – | 40 a 80 | Renal | 40 a 80 mg/dia |
| Pindolol | + | + | 3 a 4 | Renal | 2,5 a 7,5 mg, 3 vezes/dia |
| Sotalol | – | – | 7 a 18 | Renal | 40 a 160 mg, 2 vezes/dia |
| Timolol | – | – | 4 a 5 | Hepatorrenal | 10 a 15 mg, 2 vezes/dia |
| **SELETIVIDADE $β_1$** | | | | | |
| Acebutolol | + | + | 3 a 4 | Hepática | 200 a 600 mg, 2 vezes/dia |
| Atenolol | – | – | 6 a 9 | Renal | 50 a 200 mg/dia[†] |
| Bisoprolol | – | – | 9 a 12 | 50% renal | 5 a 20 mg/dia |
| Metoprolol | – | – | 3 a 7 | Hepática | 50 a 200 mg, 2 vezes/dia |
| Metoprolol de liberação prolongada | – | – | 14 a 25 | Hepática | 25 a 400 mg |
| Esmolol | – | – | 4,5 min | Esterases nos eritrócitos | *Bolus* IV 500 μg/kg 50 a 300 μg/kg/min |
| **$β_1, β_2, α_2$** | | | | | |
| Labetalol | + | – | 6 | Hepática | 200 a 600 mg, 2 vezes/dia |
| Carvedilol | – | + | 6 a 10 | Hepática | 25 a 50 mg, 2 vezes/dia |

*Comumente associada à manutenção ou aumento da frequência cardíaca; ausência associada à diminuição da frequência cardíaca. [†]Atenolol é prescrito para indivíduos mais velhos em uma dose mais baixa de 25 mg 1 vez/dia. (De Théroux P. Angina pectoris. In: Goldman L, Ausiello DA, eds. *Cecil Textbook of Medicine*. 23rd ed. Philadelphia: Saunders Elsevier; 2008.)

| Tabela 62.13 | Propriedades de fármacos bloqueadores de canais de cálcio em uso clínico. | | | | | |
|---|---|---|---|---|---|
| **FÁRMACO** | **DOSE USUAL** | **MEIA-VIDA DE ELIMINAÇÃO (h)** | **EFEITO HEMODINÂMICO** | | **EFEITOS COLATERAIS** |
| | | | **FC** | **RVP** | |
| **DI-HIDROPIRIDÍNICOS** | | | | | |
| Nifedipino PA* | 10 a 40 mg, 2 vezes/dia | 10 | ↑↑ | ↓↓↓ | Hipotensão, tontura, rubor, edema, constipação intestinal |
| Nifedipino XL* | 30 a 120 mg/dia | 24 | ↑ | ↓↓ | |
| Anlodipino | 2,5 a 10 mg/dia | 30 a 50 | = | ↓↓↓ | Cefaleia, edema |
| Felodipino | 2,5 a 10 mg/dia | 11 a 16 | ↑ | ↓↓↓ | Cefaleia, tontura |
| Isradipino | 2,5 a 10 mg, 2 vezes/dia | 8 | = | ↓↓↓ | Cefaleia, fadiga |
| Nicardipino | 20 a 40 mg, 3 vezes/dia | 2 a 4 | ↑ | ↓↓↓ | |
| Nicardipino SR* | 30 a 60 mg, 2 vezes/dia | 8 a 10 | ↑ | ↓↓ | Cefaleia, tontura, rubor, edema |
| Nisoldipino | 10 a 40 mg/dia | 7 a 12 | = | ↓↓↓ | Iguais aos do nifedipino |
| Nitrendipino | 20 mg/dia ou 2 vezes/dia | 5 a 12 | ↑ | ↓↓↓ | Iguais aos do nifedipino |
| **OUTROS** | | | | | |
| Bepridil | 200 a 400 mg/dia | 24 a 40 | ↓ | ↓ | Arritmias, tonturas, náuseas |
| Diltiazem | 30 a 90 mg, 3 vezes/dia | 4 a 6 | ↓ | ↓ | Hipotensão, tontura, bradicardia, edema |
| Diltiazem CD* | 120 a 540 mg/dia | – | ↓ | ↓ | |
| Verapamil | 80 a 160 mg, 3 vezes/dia | 3 a 8 | ↓ | ↓↓ | |
| Verapamil SR* | 120 a 480 mg/dia | – | ↓ | ↓↓ | Hipotensão, insuficiência cardíaca, edema, bradicardia |

*PA, XL, SR, CD: ação lenta. FC = frequência cardíaca; RVP = resistência vascular periférica. (De Théroux P. Angina pectoris. In: Goldman L, Ausiello DA, eds. *Cecil Textbook of Medicine*. 23rd ed. Philadelphia: Saunders Elsevier; 2008.)

| Tabela 62.14 | Uso clínico de nitroglicerina e nitratos. | | |
|---|---|---|---|
| | **DOSE** | **DURAÇÃO DA AÇÃO** | **INDICAÇÃO** |
| **NITROGLICERINA** | | | |
| Sublingual ou *spray* bucal | 0,15 a 1,5 mg | Alívio da angina | Antes ou no início da dor |
| Pomada | 7,5 a 40 mg | 8 a 12 h | Profilaxia de angina |
| Transdérmica | 0,1 a 0,8 mg/h | 8 a 16 h | Profilaxia de angina |
| Intravenosa | 5 a 400 µg/h | Contínua; aumentar as doses conforme necessário | Dor torácica recorrente, hipertensão arterial sistêmica, insuficiência cardíaca esquerda |
| **DINITRATO DE ISOSSORBIDA** | | | |
| Oral | 5 a 40 mg, 3 vezes/dia | 6 a 8 h | Profilaxia de angina |
| **5-MONONITRATO DE ISOSSORBIDA** | | | |
| Oral | 20 mg, 2 vezes/dia | 8 a 12 h | Profilaxia de angina |
| Oral, liberação lenta | 30 a 240 mg/dia | 12 a 20 h | Profilaxia de angina |

De Théroux P. Angina *pectoris*. In: Goldman L, Ausiello DA, eds. *Cecil Textbook of Medicine*. 23rd ed. Philadelphia: Saunders Elsevier; 2008.

sublingual, oral ou tópica.[14] Eles atuam como vasodilatadores ao entrarem na musculatura lisa vascular, onde são metabolizados em óxido nítrico, que relaxa a musculatura lisa vascular, inclusive nas artérias coronárias. Esses efeitos reduzem a angina, melhorando o fluxo sanguíneo coronariano. Os nitratos também diminuem a pré-carga por causa de seus efeitos venodilatadores, com redução resultante da pressão diastólica final do VE e da tensão da parede, que por sua vez diminui a demanda subendocárdica de oxigênio. Quando nitratos são utilizados em pacientes com angina estável, eles melhoram a tolerância ao exercício, o tempo até o início da angina e o infradesnivelamento do segmento ST durante o teste de esforço em esteira. Os nitratos de ação prolongada, que frequentemente são combinados com betabloqueadores e bloqueadores dos canais de cálcio, têm efeitos antianginosos e anti-isquêmicos aditivos em pacientes com cardiopatia isquêmica estável. Nitroglicerina sublingual ou *spray* oral podem interromper um episódio de angina e podem ser usados como profilaxia para prevenir angina de esforço. Os nitratos de longa ação administrados por via oral ou transdérmica são usados para prevenir a angina e melhorar a tolerância ao exercício. Para evitar tolerância ao nitrato ou taquifilaxia, recomenda-se um intervalo diário sem nitrato de 8 a 12 horas. A nitroglicerina e os nitratos podem causar cefaleia induzida pela vasodilatação, diminuição da pressão arterial e, mais raramente, hipotensão grave com bradicardia devido à ativação do reflexo vagal de Bezold-Jarisch. Como a vasodilatação pela nitroglicerina é acentuada e prolongada quando são uados inibidores da fosfodiesterase sildenafila, vardenafila e tadalafila, esses agentes e os nitratos não devem ser usados concomitantemente.

A *ranolazina* (iniciada com uma dose de 500 mg, 2 vezes/dia e titulada até uma dose máxima de 1.000 mg, 2 vezes/dia) reduz a sobrecarga de cálcio intracelular em miócitos isquêmicos, inibindo a corrente de influxo tardio de sódio. O efeito líquido da redução da corrente sódica interna é uma redução na tensão da parede do VE e na demanda de oxigênio do miocárdio, reduzindo, assim, a angina e a isquemia. A ranolazina aumenta a tolerância ao exercício em pacientes com angina estável, reduz os episódios de isquemia recorrente e fornece benefícios antianginosos adicionais em pacientes que já estão recebendo terapia antianginosa intensiva com betabloqueadores e bloqueadores dos canais de cálcio, mas não foi demonstrada a redução nas taxas de hospitalizações causadas por isquemia ou revascularizações coronarianas.[A13] Não foi comprovado se a ranolazina pode reduzir morte, IAM ou isquemia recorrente em comparação com o placebo em pacientes com angina crônica.

### Tratamento da inflamação

Injeções de um anticorpo monoclonal (canaquinumabe) direcionado à interleucina-1beta (IL-1β), administrado em combinação com o tratamento padrão (incluindo terapia de redução de lipídios) em pacientes com um infarto do miocárdio prévio e uma proteína C reativa de alta sensibilidade maior ou igual a 2 mg/ℓ, reduz o desfecho primário composto de IAM não fatal, AVE e morte cardiovascular em 15% durante uma mediana de 3,7 anos de acompanhamento.[A14] Em comparação, um ensaio randomizado de metotrexato em baixa dose não reduziu os biomarcadores inflamatórios nem os eventos cardiovasculares.[A15] Portanto, se o tratamento das vias inflamatórias se tornará parte do tratamento padrão é incerto devido ao seu efeito concomitante desconhecido sobre os lipídios sanguíneos.

## Tratamento não farmacológico

A contrapulsação externa é um tratamento alternativo para pacientes com angina refratária. A contrapulsação externa é geralmente administrada como 35 sessões sequenciais (1 hora diária; 5 dias/semana) durante 7 semanas. A contrapulsação externa não reduz a isquemia na cintilografia de perfusão miocárdica e os mecanismos subjacentes aos seus efeitos são mal compreendidos. Os possíveis mecanismos incluem alterações hemodinâmicas duráveis que reduzem a demanda miocárdica de oxigênio, melhora na perfusão miocárdica por aumento diastólico do fluxo coronariano retrógrado e melhora da função endotelial. Embora a contrapulsação externa tenha aumentado o tempo até ocorrer infradesnivelamento do segmento ST durante o teste de esforço, reduzido a angina e melhorado a qualidade de vida relacionada à saúde por pelo menos 1 ano em um estudo randomizado duplo-cego de pacientes com angina estável crônica, seu valor no tratamento da angina permanece obscuro. Em pacientes com angina *pectoris* refratária apesar da terapia clínica e que não são candidatos para revascularização, a redução do retorno venoso via seio coronariano redistribui potencialmente o fluxo para as zonas isquêmicas do miocárdio e é uma abordagem experimental para reduzir os sintomas e melhorar a qualidade de vida.

## Revascularização miocárdica

A revascularização cirúrgica do miocárdio (mas não ICP) (Capítulo 65) prolonga a vida, reduz os principais eventos cardiovasculares e melhora o estado de saúde, a qualidade de vida e a capacidade funcional em pacientes selecionados com cardiopatia isquêmica estável e crônica que atendem a certos critérios anatômicos: doença de artéria coronária esquerda principal significativa, doença em três artérias coronárias ou DAC múltipla em pacientes que tenham uma fração de ejeção do VE inferior a 50% ou tenham diabetes melito.[15]

### Comparações entre a ICP e a terapia clínica ótima

Numerosos ensaios clínicos randomizados compararam a ICP com a terapia clínica em pacientes com cardiopatia isquêmica estável. A ICP melhora os sintomas de angina, mas não reduz o risco de morte, infarto do miocárdio ou outros eventos cardiovasculares importantes quando adicionada à terapia clínica ótima como estratégia de manejo inicial em pacientes com cardiopatia isquêmica estável,[A16,A17] incluindo pacientes com oclusão total crônica de uma artéria coronária principal.[A18] Como resultado, a terapia clínica ótima para controlar os sintomas é justificável e mais custo-efetiva para pacientes cuja cardiopatia isquêmica estável não esteja associada a características anatômicas para as quais a revascularização cirúrgica do miocárdio demonstrou prolongar a vida. Para pacientes com angina estável e lesões coronarianas com RFF reduzida abaixo de 0,8 em uma ou mais artérias visualmente estenóticas (≥ 50% de estenose), a ICP inicial reduz significativamente a necessidade de hospitalização para revascularização urgente, mas não foi mostrado reduzir o *endpoint* composto de IM ou morte. Assim, a prevenção secundária intensiva com farmacoterapias comprovadas combinadas com a modificação do estilo de vida é de suma importância na redução de eventos cardiovasculares maiores em tais pacientes e deve ser considerada a base do tratamento.

### Comparações entre CRM e terapia clínica

Ensaios clínicos randomizados comparando CRM com terapia médica indicam que maior gravidade de isquemia, extensão maior de DAC anatômica e disfunção sistólica de VE favorecem magnitude maior de benefício de sobrevida da CRM em relação à terapia clínica. A CRM prolonga a sobrevida em pacientes com doença da artéria coronária esquerda significativa, independentemente dos sintomas, em pacientes com DAC múltipla e função do VE prejudicada (fração de ejeção < 50%) e em pacientes com doença em duas ou três artérias coronárias, incluindo a parte proximal da artéria coronária descendente anterior esquerda. Pacientes com DAC múltipla e extensa parecem derivar um benefício de sobrevida da CRM, particularmente se eles também forem diabéticos, enquanto a ICP pode ser considerada apropriada para o alívio dos sintomas, particularmente em pacientes com doença em uma ou duas artérias coronárias. Também vale a pena enfatizar, no entanto, que os ensaios randomizados de CRM em comparação com a terapia clínica foram realizados há mais de 40 anos e os aprimoramentos subsequentes tanto da terapia clínica quanto da CRM tornam cada vez mais difícil extrapolar esses achados iniciais à prática clínica contemporânea.

### Comparações de ICP com CRM para DAC múltipla

Em ensaios clínicos randomizados que compararam ICP com CRM em pacientes com DAC múltipla, foram excluídos pacientes com doença de artéria coronária esquerda significativa e esses ensaios foram conduzidos em uma era anterior ao advento dos *stents* e de outros avanços na tecnologia de ICP, incluindo novas terapias clínicas adjuvantes cujo uso é cada vez mais difundido. Em pacientes com doença grave de três artérias coronárias ou doença de artéria principal esquerda que foram randomizados para CRM ou ICP com um *stent* liberador do fármaco paclitaxel, a CRM reduziu significativamente os *endpoints* de morte cardíaca, IAM recorrente e revascularização repetida nos pacientes com DAC múltipla tratados com CRM, especialmente em pacientes diabéticos.[A19] Em um grande estudo randomizado de pacientes diabéticos com cardiopatia isquêmica multiarterial, mas estável, a CRM reduziu significativamente tanto a morte quanto o IAM, bem como o *endpoint* composto de morte, IAM e AVE, em comparação com ICP durante um acompanhamento de 5 anos.[A20] Além disso, uma análise conjunta de pacientes diabéticos mostrou que a CRM é superior tanto à ICP quanto à terapia clínica ótima na redução do *endpoint* composto de morte ou IAM em pacientes com cardiopatia isquêmica estável com doença de duas ou três artérias coronárias durante um acompanhamento de 5 anos.[A21] Em estudos recentes de pacientes com doença principal esquerda isolada, a ICP parece ser aproximadamente equivalente à CRM para o *endpoint* combinado de morte, AVE ou IAM, mas pode haver uma vantagem de sobrevida com a CRM.[A21b]

Em resumo, entre os pacientes que permanecem sintomáticos apesar do tratamento intensivo ou que apresentam isquemia substancial ou DAC extensa, ICP ou CRM é apropriada para indivíduos que não responderam à terapia clínica ótima. No entanto, se a meta da revascularização for melhorar a sobrevida ou reduzir os eventos clínicos, a CRM é claramente superior à ICP em pacientes sintomáticos que tenham cardiopatia isquêmica estável e que tenham uma doença anatomicamente mais complexa, incluindo doença de três artérias coronárias ou da artéria coronária esquerda e em pacientes diabéticos com DAC múltipla (Tabela 62.11; Capítulo 64).[15b] Embora a ICP pareça proporcionar desfechos de sobrevida equivalentes em pacientes de baixo risco (principalmente em pacientes com doença de uma ou duas artérias coronárias), procedimentos repetidos são mais frequentemente necessários durante o acompanhamento.

# OUTRAS SÍNDROMES ANGINOSAS

## Angina variante ou angina de Prinzmetal

O diagnóstico de angina variante ou de Prinzmetal é baseado na documentação de supradesnivelamento transitório do segmento ST durante um episódio de dor torácica na ausência de estenose coronariana fixa grave.[16] A angina variante de Prinzmetal é tipicamente causada por espasmo oclusivo superposto a estenose da artéria coronária que, em outras circunstâncias, não limita o fluxo sanguíneo de forma significativa. Em alguns pacientes, entretanto, nenhuma estenose subjacente é observada. Fenômeno de Raynaud e enxaqueca associado foram descritos em alguns pacientes, sugerindo que a síndrome faça parte de um distúrbio vasoespástico mais generalizado.

O desconforto torácico ocorre predominantemente em repouso, embora aproximadamente um terço dos pacientes também possa sentir dor durante o exercício. A dor tende a acordar o paciente nas primeiras horas da manhã, quando a atividade simpática está aumentando. A síndrome é frequentemente cíclica; períodos de exacerbação com episódios repetitivos de dor torácica podem persistir apenas por segundos ou ser mais prolongados e intensos, alternando-se com períodos com poucos ou nenhum sintoma. Os sintomas são geralmente aliviados pela nitroglicerina. Supradesnivelamento do segmento ST que acompanha a dor significa isquemia transmural devido à oclusão abrupta total de uma estenose coronariana epicárdica não significativa na ausência de circulação colateral adequada. A reperfusão rápida subsequente explica a alta prevalência de arritmias graves com risco de morte.

A cineangiocoronariografia, com estimulação de espasmos, como a injeção de acetilcolina na artéria coronária afetada, geralmente precipita a síndrome. Esse teste é útil para estabelecer o diagnóstico e avaliar a resposta à terapia, especialmente em pacientes com cineangiocoronariografias normais ou quase normais, nos quais o diagnóstico não é claro. Bloqueadores dos canais de cálcio di-hidropiridínicos (p. ex., anlodipino, 5 a 10 mg/dia VO) são preferidos para pacientes com angina de Prinzmetal.

## Angina microvascular com cineangiocoronariografia normal

Angina pode ocorrer apesar das artérias coronárias normais, mesmo após estimulação com acetilcolina. A maioria dos pacientes com angina, mas sem DAC obstrutiva detectável na angiografia, apresenta anormalidades coronarianas ocultas que podem ser detectadas por RM cardíaca[17] ou por um cateterismo coronariano detalhado. Esses testes detalhados podem revelar aumento da resistência coronariana e incapacidade de aumentar a resistência e o fluxo coronarianos em resposta a estímulos como exercício, adenosina, dipiridamol e estimulação atrial.

Os sintomas ocorrem com mais frequência em repouso e frequentemente em relação ao estresse emocional. Os períodos de exacerbação geralmente se alternam com períodos sem sintomas. A síndrome é mais frequente em mulheres e alguns pacientes têm percepção alterada de dor ou de hipersensibilidade a certos estímulos.

O diagnóstico exige documentação objetiva da isquemia baseada em alterações no segmento ST-T, anomalia metabólica, defeito de perfusão regional transitório ou uma nova anomalia no movimento da parede em ecocardiografia ou disfunção endotelial que limita a reserva de fluxo sanguíneo. A vasorreatividade dependente do endotélio anormal pode estar associada a defeitos de perfusão miocárdica regionais na SPECT e na PET.

Os betabloqueadores ou bloqueadores de canais de cálcio redutores da frequência cardíaca podem ser úteis, particularmente quando os pacientes apresentam taquicardia relativa, hipertensão arterial sistêmica ou diminuição da variabilidade da frequência cardíaca no monitoramento de Holter. A nitroglicerina alivia os sintomas em aproximadamente 50% dos pacientes e os nitratos de ação prolongada às vezes também são úteis.

O prognóstico é geralmente favorável e não difere daquele de uma população geral de mesma idade na ausência de DAC.[18] No entanto, alguns estudos indicam que uma resposta isquêmica ao exercício está associada a aumento da taxa de mortalidade.

### Isquemia miocárdica silenciosa

Até 20% dos pacientes com cardiopatia isquêmica não apresentam angina e são frequentemente descritos como tendo isquemia miocárdica silenciosa. Alguns pacientes são totalmente assintomáticos, apesar da DAC obstrutiva, que pode ser grave. Outros apresentam isquemia silenciosa após um IAM previamente documentado. A terceira e mais comum forma ocorre em pacientes que também podem apresentar as formas usuais de angina estável crônica, angina instável e angina de Prinzmetal. Quando monitorados, esses pacientes, que geralmente apresentam episódios de isquemia silenciosa além de isquemia sintomática, às vezes são referidos como tendo *angina mista*. Estima-se que essa angina mista ocorra em aproximadamente um terço de todos os pacientes com angina tratados, embora uma prevalência ainda maior tenha sido relatada em pacientes diabéticos. Nestes pacientes, cerca de 85% dos episódios isquêmicos ambulatoriais ocorrem sem dor torácica e 66% dos episódios de angina não são acompanhados por infradesnivelamento do segmento ST, sugerindo que a angina *pectoris* é meramente a "ponta do *iceberg*". Os agentes farmacológicos que reduzem ou abolem os episódios de isquemia sintomática também reduzem ou abolem os episódios de isquemia silenciosa.

### PROGNÓSTICO COM MANEJO ÓTIMO

Os tratamentos modernos melhoraram o prognóstico de pacientes com cardiopatia isquêmica estável a uma taxa de mortalidade anual de 1 a 3% e uma taxa de 1 a 2% de eventos isquêmicos importantes. A taxa de morte cardiovascular em 1 ano é agora de 1,9% (intervalo de confiança [IC] de 95%, 1,7 a 2,1), com uma taxa de 2,9% (IC 95%, 2,6 a 3,2) de mortalidade por todas as causas e uma taxa de 4,5% (IC de 95%, 4,2 a 4,8) do desfecho combinado de morte cardiovascular, IAM ou AVE. Mesmo em pacientes com angina refratária e não candidatos à revascularização, o tratamento clínico moderno está associado a uma taxa de mortalidade de apenas 4% em 1 ano e 30% em 9 anos.

Angina recorrente é uma queixa subsequente comum em muitos pacientes com cardiopatia isquêmica estável, mesmo aqueles que foram inicialmente tratados com sucesso com ICP. Cerca de 30% dos pacientes continuam a sentir angina uma ou mais vezes por semana, com maior limitação física associada e pior qualidade de vida e quase 80% dos pacientes que se submeteram inicialmente a ICP com sucesso para angina crônica ainda fazem uso de um ou mais agentes antianginosos em 1 ano. A reabilitação com exercícios aumenta discretamente a capacidade de exercício, mas não tem implicações prognósticas evidentes.

Os pacientes com angina estável crônica requerem acompanhamento regular (em geral, pelo menos, a cada 6 a 12 meses). Em cada consulta, uma anamnese detalhada e um exame físico meticuloso devem ser realizados para discernir quaisquer desenvolvimentos importantes, tais como:
- Mudança na atividade física
- Qualquer alteração na frequência, gravidade ou padrão da angina
- Tolerância e adesão ao esquema farmacológico prescrito
- Modificação de fatores de risco cardíaco
- Desenvolvimento de comorbidades novas ou agravadas.

Em adição aos níveis lipídicos e de glicose sanguínea, um ECG deve ser obtido se os medicamentos mudaram e um ecocardiograma (bem como um ECG) é indicado se houver novas descobertas na anamnese ou no exame físico. No entanto, a vigilância não invasiva de rotina não é necessária em pacientes estáveis.

A seleção do tratamento ideal exige compreensão total dos riscos e benefícios potenciais de cada abordagem terapêutica. Em pacientes com sintomas estáveis que não tiveram um teste adequado de terapia clínica (p. ex., 8 a 12 semanas de terapia clínica multifacetada e intervenção no estilo de vida), essa abordagem inicial de terapia clínica agressiva e intervenção no estilo de vida é fortemente recomendada e apoiada por diretrizes profissionais. Finalmente, é importante enfatizar que os resultados dos estudos randomizados envolvendo farmacoterapia e revascularização precisam ser individualizados em alguns pacientes, enquanto uma abordagem multidisciplinar para a tomada de decisão clínica pode garantir que todas as opções terapêuticas sejam discutidas de forma completa e transparente para que sejam oferecidas aos pacientes as recomendações de tratamento baseadas em evidências mais adequadas, adaptadas ao nível de risco isquêmico e aos achados anatômicos coronarianos.

## Recomendações de grau A

A1. Douglas PS, Hoffmann U, Patel MR, et al. Outcomes of anatomical versus functional testing for coronary artery disease. *N Engl J Med.* 2015;372:1291-1300.
A2. Mark DB, Anstrom KJ, Sheng S, et al. Quality-of-life outcomes with anatomic versus functional diagnostic testing strategies in symptomatic patients with suspected coronary artery disease: results from the PROMISE randomized trial. *Circulation.* 2016;133:1995-2007.
A3. Hoffmann U, Ferencik M, Udelson JE, et al. Prognostic value of noninvasive cardiovascular testing in patients with stable chest pain: insights from the PROMISE trial (prospective multicenter imaging study for evaluation of chest pain). *Circulation.* 2017;135:2320-2332.
A4. Budoff MJ, Mayrhofer T, Ferencik M, et al. Prognostic value of coronary artery calcium in the PROMISE study (prospective multicenter imaging study for evaluation of chest pain). *Circulation.* 2017;136:1993-2005.
A4b. Nagel E, Greenwood JP, McCann GP, et al. Magnetic resonance perfusion or fractional flow reserve in coronary disease. *N Engl J Med.* 2019;380:2418-2428.
A5. Zimmermann FM, Omerovic E, Fournier S, et al. Fractional flow reserve-guided percutaneous coronary intervention vs. medical therapy for patients with stable coronary lesions: meta-analysis of individual patient data. *Eur Heart J.* 2019;40:180-186.
A6. Cannon CP, Blazing MA, Giugliano RP, et al. Ezetimibe added to statin therapy after acute coronary syndromes. *N Engl J Med.* 2015;372:2387-2397.
A7. Karatasakis A, Danek BA, Karacsonyi J, et al. Effect of PCSK9 inhibitors on clinical outcomes in patients with hypercholesterolemia: a meta-analysis of 35 randomized controlled trials. *J Am Heart Assoc.* 2017;6:1-13.
A8. Bhatt DL, Steg PG, Miller M, REDUCE-IT Investigators, et al. Cardiovascular risk reduction with icosapent ethyl for hypertriglyceridemia. *N Engl J Med.* 2019;380:11-22.
A9. Bangalore S, Fakheri R, Wandel S, et al. Renin angiotensin system inhibitors for patients with stable coronary artery disease without heart failure: systematic review and meta-analysis of randomized trials. *BMJ.* 2017;356:1-10.
A10. Bonaca MP, Bhatt DL, Cohen M, et al. Long-term use of ticagrelor in patients with prior myocardial infarction. *N Engl J Med.* 2015;372:1791-1800.
A10b. Steg PG, Bhatt DL, Simon T, et al. Ticagrelor in patients with stable coronary disease and diabetes. *N Engl J Med.* 2019;381:1309-1320.
A11. Connolly SJ, Eikelboom JW, Bosch J, et al. Rivaroxaban with or without aspirin in patients with stable coronary artery disease: an international, randomised, double-blind, placebo-controlled trial. *Lancet.* 2018;391:205-218.
A12. Eikelboom JW, Connolly SJ, Bosch J, et al. Rivaroxaban with or without aspirin in stable cardiovascular disease. *N Engl J Med.* 2017;377:1319-1330.
A13. Salazar CA, Basilio Flores JE, Veramendi Espinoza LE, et al. Ranolazine for stable angina pectoris. *Cochrane Database Syst Rev.* 2017;2:CD011747.
A14. Ridker PM, Everett BM, Thuren T, et al. Antiinflammatory therapy with canakinumab for atherosclerotic disease. *N Engl J Med.* 2017;377:1119-1131.
A15. Ridker PM, Everett BM, Pradhan A, CIRT Investigators, et al. Low-dose methotrexate for the prevention of atherosclerotic events. *N Engl J Med.* 2019;380:752-762.
A16. Sedlis SP, Hartigan PM, Teo KK, et al. Effect of PCI on long-term survival in patients with stable ischemic heart disease. *N Engl J Med.* 2015;373:1937-1946.
A17. Al-Lamee R, Thompson D, Dehbi HM, et al. Percutaneous coronary intervention in stable angina (ORBITA): a double-blind, randomised controlled trial. *Lancet.* 2018;391:31-40.
A18. Werner GS, Martin-Yuste V, Hildick-Smith D, et al. A randomized multicentre trial to compare revascularization with optimal medical therapy for the treatment of chronic total coronary occlusions. *Eur Heart J.* 2018;39:2484-2493.
A19. Mohr FW, Morice MC, Kappetein AP, et al. Coronary artery bypass graft surgery versus percutaneous coronary intervention in three-vessel disease and left main coronary disease: 5-year follow-up of the randomised, clinical SYNTAX trial. *Lancet.* 2013;381:629-638.
A20. Farkouh ME, Domanski M, Sleeper LA, et al. Strategies for multivessel revascularization in patients with diabetes. *N Engl J Med.* 2012;367:2375-2384.
A21. Mancini GBJ, Boden WE, Brooks MM, et al. Impact of treatment strategies on outcomes in patients with stable coronary artery disease and type 2 diabetes mellitus according to presenting angina severity: A pooled analysis of three federally-funded randomized trials. *Atherosclerosis.* 2018;277:186-194.

A21b. Stone GW, Kappetein AP, Sabik JF, et al. Five-year outcomes after PCI or CABG for left main coronary disease. *N Engl J Med.* 2019;381:1820-1830.
A22. Long L, Anderson L, Dewhirst AM, et al. Exercise-based cardiac rehabilitation for adults with stable angina. *Cochrane Database Syst Rev.* 2018;2:CD012786.

### REFERÊNCIAS BIBLIOGRÁFICAS

*As referências bibliográficas, bem como os outros materiais suplementares deste livro, encontram-se no GEN-IO, nosso ambiente virtual de aprendizagem.*

# 63

# SÍNDROME CORONARIANA AGUDA: ANGINA INSTÁVEL E INFARTO DO MIOCÁRDIO SEM SUPRADESNIVELAMENTO DO SEGMENTO ST

RICHARD A. LANGE E DEBABRATA MUKHERJEE

### DEFINIÇÃO

O termo *síndrome coronariana aguda* (SCA) é usado para descrever o espectro de isquemia miocárdica (angina *pectoris* instável) ou infarto (com ou sem supradesnivelamento concomitante do segmento ST). O paciente com *angina instável* tem dor torácica cardíaca que é nova, piorando (i. e., mais grave, prolongada ou frequente do que episódios anteriores de angina), ou ocorrendo em repouso, *sem* evidências sorológicas de necrose de miócitos, ou seja, sem elevação de concentrações séricas de troponina ou isoenzima MB da creatinoquinase (CK-MB). O paciente com dor torácica cardíaca *com* evidências sorológicas de mionecrose e sem supradesnivelamento do segmento ST é dito como tendo um *infarto agudo do miocárdio* (IAM) *sem supradesnivelamento do segmento ST*. Como a angina instável e o IAM sem supradesnivelamento do segmento ST são caracterizados pela ausência de supradesnivelamento do segmento ST, eles são denominados coletivamente *SCA sem supradesnivelamento do segmento ST* ou *SCA-SSST* (Figura 63.1). Diz-se que o paciente com dor torácica de origem cardíaca e de início agudo, evidências sorológicas de mionecrose e supradesnivelamento do segmento ST persistente (> 20 minutos) tem um *IAM com supradesnivelamento do segmento ST* (Capítulo 64).

### EPIDEMIOLOGIA

Quase 1,2 milhão de indivíduos nos EUA são hospitalizados anualmente por causa de SCA, dos quais aproximadamente dois terços têm SCA-SSST. Mais da metade das pessoas com SCA-SSST têm mais de 65 anos e quase metade são mulheres. A SCA-SSST é mais comum em indivíduos com um ou mais fatores de risco para aterosclerose (Capítulo 46), doença vascular periférica ou distúrbio inflamatório crônico, como artrite reumatoide, psoríase ou infecção.

A maioria dos indivíduos com SCA tem a chamada SCA primária, que é precipitada pela ruptura de uma placa aterosclerótica em artéria coronária, com subsequente agregação plaquetária e formação de trombo, levando, por sua vez, à diminuição do fluxo sanguíneo na artéria envolvida. Um indivíduo ocasional tem a chamada SCA secundária, que é causada por desequilíbrio acentuado, transitório ou sustentado, entre o aporte e a demanda de oxigênio do miocárdio. Reduções substanciais do aporte de oxigênio, por exemplo, podem ser causadas por hipotensão arterial sistêmica grave, anemia ou hipoxemia; aumentos substanciais da demanda de oxigênio podem ser causados por taquicardia, hipertensão arterial

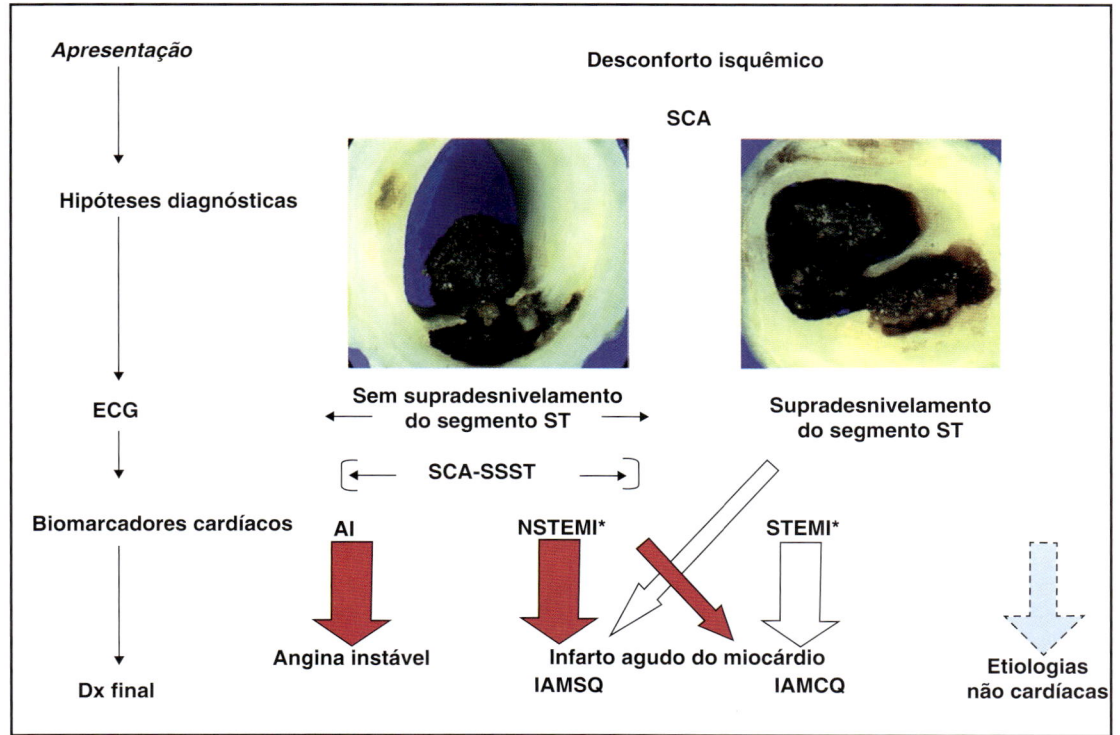

**FIGURA 63.1** Síndrome coronariana aguda (SCA). Achados sintomáticos, morfológicos, eletrocardiográficos e sorológicos em pacientes com vários tipos de SCA. Indivíduos com SCA geralmente se queixam de dor torácica. Se a artéria coronária for totalmente ocluída por um trombo fresco (mostrado na *direita*), o eletrocardiograma (ECG) do paciente revela supradesnivelamento do segmento ST, os biomarcadores cardíacos, subsequentemente, são elevados e o paciente é diagnosticado com um infarto do miocárdio com supradesnivelamento do segmento ST (STEMI; do inglês, *ST segment elevation myocardial infarction* ou IAM CSST). Em alguns casos, o supradesnivelamento do segmento ST inicial pode levar a infarto do miocárdio sem onda Q. Se a artéria coronária envolvida estiver parcialmente obstruída por trombo novo (mostrado à *esquerda*), o ECG do paciente não mostra supradesnivelamento do segmento ST. Se os biomarcadores cardíacos não estiverem elevados, o paciente é diagnosticado com angina instável (AI). Se os biomarcadores cardíacos permanecerem negativos ou não se elevarem durante a hospitalização, o diagnóstico final permanece como angina instável. Se os biomarcadores cardíacos estiverem elevados, o paciente é diagnosticado com IAM sem supradesnivelamento do segmento ST (NSTEMI; do inglês, *non-ST segment elevation MI* ou IAM SSST). A maioria dos pacientes que apresentam NSTEMI desenvolve IAMSQ, mas alguns desenvolvem IAMCQ. Dx = diagnóstico; IAMSQ = infarto agudo do miocárdio sem onda Q; IAMCQ = infarto agudo do miocárdio com onda Q.

sistêmica grave ou tireotoxicose. Quando existe suspeita de SCA secundária, a terapia deve ser dirigida para a causa subjacente.

## BIOPATOLOGIA

O evento precipitante em quase todos os indivíduos com SCA-SSST é a ruptura ou erosão da placa aterosclerótica em artéria coronária, com subsequente agregação plaquetária e formação de trombo, levando à oclusão subtotal da artéria envolvida (IAM do tipo 1).[1] Em um paciente ocasional, a oclusão total trombótica da artéria leva a SCA-SSST, em vez de IAM com supradesnivelamento do segmento ST, quando irrigação colateral substancial perfunde a região do miocárdio distal à artéria ocluída.

Alguns pacientes apresentam incompatibilidade entre o aporte e a demanda de oxigênio do miocárdio, causada por um processo secundário que não seja a doença da artéria coronária (IAM do tipo 2). Por exemplo, espasmo intenso de um segmento de uma artéria coronária epicárdica, devido à disfunção endotelial focal (i. e., angina de Prinzmetal) ou uso de drogas/fármacos (p. ex., por cocaína, agentes quimioterápicos ou um dos agonistas do receptor de serotonina "triptanos") causa comprometimento transitório ou sustentado do fluxo sanguíneo arterial coronariano, com SCA-SSST resultante. A dissecção espontânea da artéria coronária, que ocorre mais frequentemente em mulheres no periparto e pacientes com vasculite, pode resultar em SCA-SSST.

### Ruptura de placa

A ruptura ou erosão da placa aterosclerótica em artéria coronária (Capítulo 47) é o evento inicial na maioria dos pacientes com SCA-SSST. Vários fatores participam na deterioração da capa fibrosa protetora que separa o ateroma na parede do vaso do lúmen da artéria coronária. Inflamação local e sistêmica, características mecânicas e alterações anatômicas contribuem para a transformação de uma placa aterosclerótica estável em uma placa chamada vulnerável, cuja ruptura desencadeia aderência, ativação e agregação plaquetária, com subsequente formação de trombo.

A deposição de lipoproteína de baixa densidade oxidada na parede da artéria coronária estimula uma resposta inflamatória, que resulta no acúmulo de macrófagos e linfócitos T na borda da placa. Essas células inflamatórias secretam citocinas (p. ex., fator de necrose tecidual, interleucina-1, interferona-γ), que inibem a síntese e a deposição do colágeno, bem como enzimas (p. ex., metaloproteinases de matriz e catepsinas), que promovem a degradação do colágeno e da elastina, tornando assim a capa fibrosa sobrejacente vulnerável à ruptura.

A inflamação sistêmica pode desempenhar um papel na ruptura da placa, conforme evidenciado pela predisposição ao desenvolvimento de SCA em indivíduos com gengivite crônica, artrite reumatoide e infecção crônica ou aguda. Os estudos angiográficos e angioscópicos das artérias coronárias de pacientes com SCA frequentemente demonstram ulceração e trombose da placa em mais de um local, sugerindo a presença de um processo inflamatório sistêmico e de uso difuso.

As características mecânicas e a localização das placas arteriais coronarianas parecem influenciar sua estabilidade. Por exemplo, as capas fibrosas finas têm maior probabilidade de erodir ou romper do que as grossas. Locais de baixo estresse de cisalhamento, como bifurcações vasculares, têm produção reduzida de substâncias vasodilatadoras endoteliais (i. e., óxido nítrico e prostaciclina), acúmulo acelerado de lipídios e células inflamatórias, degradação aumentada da matriz extracelular e adelgaçamento da capa fibrosa, todos contribuindo para a instabilidade da placa.

O exame histológico detalhado das placas ateroscleróticas em evolução revela uma rica neovascularização que é o resultado de peptídios angiogênicos, como fatores de crescimento de fibroblastos, fator de crescimento endotelial vascular, fator de crescimento placentário, oncostatina M e fator induzível por hipoxia, que é secretado por células musculares lisas, células inflamatórias e plaquetas. Essa neovascularização contribui para o crescimento do ateroma e para o tráfego de leucócitos, hemorragia de placa e desestabilização.

### Formação de trombo

As plaquetas desempenham um papel fundamental na biopatologia da SCA. Após a erosão ou ruptura de uma placa vulnerável, as plaquetas circulantes *aderem* às proteínas subendoteliais expostas, após as quais são *ativadas*. Com a ativação, as plaquetas mudam de formato de discoide para estrelado, aumentando, assim, a área de superfície na qual a formação de trombina pode ocorrer. As plaquetas então liberam o conteúdo de seus grânulos intracelulares (i. e., tromboxano, serotonina, difosfato de adenosina [ADP], fator de von Willebrand, fibrinogênio) no ambiente imediato e promovem vasoconstrição focal do segmento arterial adjacente e ativação de plaquetas próximas. As plaquetas também aumentam o número de receptores da glicoproteína IIb/IIIa em sua superfície e a afinidade desses receptores para se ligarem ao fibrinogênio circulante. O resultado é a agregação plaquetária, que ocorre quando o fibrinogênio se liga aos receptores da glicoproteína IIb/IIIa das plaquetas adjacentes, criando assim um "tampão plaquetário".

Com a formação do tampão plaquetário, o sistema de coagulação se ativa e gera trombina, que é um poderoso estimulador da ativação e agregação plaquetária. A trombina também converte o fibrinogênio em fibrina, que é incorporada ao trombo. A oclusão arterial coronariana subtotal por esse trombo rico em plaquetas compromete o fluxo sanguíneo na artéria envolvida, resultando, assim, em um desequilíbrio do suprimento e da demanda de oxigênio dos miócitos perfundidos pela artéria. A embolização distal de trombos ricos em plaquetas no local de uma placa rompida pode contribuir para o comprometimento do fluxo sanguíneo. Se o desequilíbrio entre oferta e demanda for transitório, os miócitos envolvidos tornam-se isquêmicos, mas não morrem porque a isquemia é de duração insuficiente para causar necrose. O paciente tipicamente se queixa de dor torácica cardíaca em repouso, mas não há evidências sorológicas de mionecrose (p. ex., concentrações séricas elevadas de troponina ou CK-MB); um diagnóstico de *angina instável* é feito. Por outro lado, se o desequilíbrio entre oferta e demanda for sustentado, os miócitos isquêmicos começam a morrer e ocorre o infarto. O paciente tipicamente se queixa de dor torácica de origem cardíaca em repouso e as evidências sorológicas de mionecrose confirmam o diagnóstico de IAM SSST.

## MANIFESTAÇÕES CLÍNICAS

### Sintomas

O paciente com SCA-SSST geralmente se queixa de pressão retroesternal, contração ou sensação de peso que pode ser intermitente e recorrente ou persistente (Capítulo 45). Se os episódios forem intermitentes e recorrentes, a duração de cada episódio pode variar de apenas alguns minutos a várias horas. A dor torácica pode irradiar para o braço esquerdo, pescoço ou mandíbula e pode ser acompanhada por diaforese, náuseas, dor abdominal, dispneia ou síncope.

As apresentações atípicas de SCA-SSST não são incomuns e podem incluir dor ou desconforto torácico vago, dor epigástrica, indigestão de início agudo, fadiga inexplicada ou dispneia. Essas queixas atípicas são frequentes em pacientes mais jovens (25 a 40 anos) e mais velhos (> 75 anos), mulheres e pacientes com diabetes melito, insuficiência renal crônica ou demência.

### Exame físico

O paciente com SCA-SSST frequentemente apresenta achados normais ao exame físico. Ocasionalmente, evidências de disfunção ventricular esquerda (Capítulo 52), como estertores basilares ou galope ventricular, hipotensão ou hipoperfusão periférica, acompanham um episódio de SCA-SSST ou surgem logo em seguida. Meta importante do exame físico é excluir outras causas potenciais dos sintomas do paciente, incluindo as não cardíacas (i. e., costocondrite, pneumotórax, embolia pulmonar, pneumonia) e outras doenças cardíacas não atribuíveis à isquemia miocárdica (i. e., dissecção aórtica, pericardite, hipertensão arterial sistêmica grave, arritmias; Capítulo 45). Consequentemente, diferenças na pressão arterial entre os membros superiores e inferiores, diminuição dos sons pulmonares, estertores crepitantes e dor à palpação esternal sugerem um diagnóstico diferente de SCA-SSST. Outros achados no exame físico – como pressão arterial elevada, taquicardia, palidez ou aumento da sudorese ou tremor – apontam para condições precipitantes, como hipertensão não controlada (Capítulo 70), arritmias (Capítulos 58 e 59), anemia (Capítulo 149) ou tireotoxicose (Capítulo 213).

## DIAGNÓSTICO

O paciente com suspeita de SCA deve ser avaliado imediatamente, porque um diagnóstico acurado e rápido viabiliza o início oportuno da terapia apropriada, o que pode reduzir a taxa de complicações. A avaliação inicial deve ser direcionada para determinar se os sintomas do indivíduo são prováveis de serem causados por isquemia miocárdica, IAM ou algum outro distúrbio. A probabilidade de SCA pode ser estimada a partir da anamnese, do exame físico e do eletrocardiograma (ECG). No quadro agudo, a existência ou não de fatores de risco tradicionais para aterosclerose é menos importante para determinar se existe ou não SCA do que os sintomas do paciente, os achados de ECG e as evidências sorológicas de mionecrose. Como resultado, esses fatores de risco a longo prazo não são essenciais para determinar se um indivíduo deve ser avaliado, hospitalizado ou tratado para SCA. As condições que aumentam a probabilidade de o paciente sintomático apresentar isquemia miocárdica ou IAM incluem idade avançada, diabetes melito, doença vascular extracardíaca e dor torácica irradiando para o braço esquerdo, pescoço ou mandíbula como o sintoma inicial. A isquemia miocárdica é altamente provável se os sintomas anginosos forem acompanhados por anormalidades de ECG (i. e., ondas Q, infradesnivelamento do segmento ST ou supradesnivelamento ≥ 1 mm de magnitude ou inversão da onda T em múltiplas derivações precordiais) ou concentrações séricas elevadas de troponina ou CK-MB.

Em um paciente com DAC conhecida, os sintomas típicos são provavelmente causados por isquemia miocárdica ou IAM do que por outra condição, particularmente se o paciente confirmar que os sintomas são semelhantes aos episódios anginosos anteriores. Por outro lado, um indivíduo jovem que tem um ECG normal e sem fatores de risco para a aterosclerose é improvável que tenha SCA mesmo quando informa dor torácica com características compatíveis com isquemia ou infarto.

É importante indagar sobre o uso de cocaína e metanfetaminas no paciente com suspeita de SCA, principalmente em menores de 40 anos ou com poucos fatores de risco tradicionais para aterosclerose. Essas substâncias psicoativas aumentam a demanda miocárdica de oxigênio e, concomitantemente, diminuem o suprimento de oxigênio ao causar vasospasmo e trombose. Uma análise toxicológica da urina deve ser considerada quando houver suspeita de abuso de substância psicoativa como causa de SCA.

### Eletrocardiograma
Um ECG, que deve ser realizado e interpretado nos primeiros 10 minutos após a chegada do paciente ao hospital, é particularmente valioso se obtido durante um episódio sintomático. Se o paciente apresentar supradesnivelamento persistente (> 20 minutos) do segmento ST, a terapia de reperfusão imediata deve ser iniciada (Capítulo 64). Alterações transitórias do segmento ST que se desenvolvem durante um episódio sintomático em repouso e desaparecem quando o paciente está assintomático sugerem fortemente SCA-SSST. Infradesnivelamento do segmento ST (ou supradesnivelamento transitório do segmento ST) e anormalidades da onda T ocorrem em até 50% dos pacientes com SCA-SSST.

Um ECG completamente normalmente não exclui a possibilidade de SCA-SSST; na verdade, cerca de 5% dos pacientes que recebem alta do departamento de emergência e são diagnosticados com SCA apresentam um ECG normal. Isquemia ou infarto no território da artéria coronária circunflexa esquerda frequentemente escapa da detecção com um ECG padrão de 12 derivações, mas pode ser detectado com as derivações do lado direito ($V_4R$ e $V_3R$) ou derivações posteriores ($V_7$ a $V_9$). No paciente cujo ECG inicial é normal, ECG seriados (p. ex., intervalos de 15 a 30 minutos durante a primeira hora) devem ser realizados rotineiramente e durante episódios sintomáticos, e devem ser comparados com traçados anteriores para identificar novas anormalidades no segmento ST ou na onda T. A inversão da onda T simétrica e profunda (> 2 mm) nas derivações anteriores está frequentemente associada a uma estenose hemodinamicamente significativa da artéria coronária descendente anterior esquerda (DAE) proximal ou esquerda principal.

### Biomarcadores séricos
Infelizmente, a anamnese inicial, o exame físico e o ECG sozinhos não conseguem confirmar ou excluir um SCA.[2] Em comparação, os modernos testes de alta sensibilidade podem detectar a troponina (Capítulo 64) no sangue dentro de 2 horas do início dos sintomas em pacientes com IAM SSST.[A1] Um nível indetectável de troponina de alta sensibilidade na apresentação ao hospital reduz a probabilidade de IAM para menos de 1%[3] e pode identificar dois terços dos pacientes de risco muito baixo que podem ser enviados para casa com segurança.[4] Com os ensaios convencionais, as elevações da troponina são geralmente detectáveis em até 4 horas após o início da mionecrose, mas a detecção pode demorar até 8 horas em alguns indivíduos. Como uma única medição normal da troponina sérica é insuficiente para excluir IAM em um paciente com sintomas recentes, os pacientes com suspeita de IAM são geralmente observados, seja no departamento de emergência ou em uma unidade de avaliação de dor torácica, com uma medição repetida da troponina (e um ECG repetido) de 3 a 6 horas após o início dos sintomas ou sempre que houver recorrência da dor no peito. Os níveis de troponina sérica também ajudam na estratificação de risco agudo de todos os pacientes com SCA no momento da chegada do paciente ao hospital.

As concentrações de troponina sérica podem ser medidas com instrumentos de tratamento preventivo à beira do leito do paciente por dispositivos de mesa ou ensaios qualitativos rápidos portáteis. A vantagem dos sistemas portáteis para evitar atrasos deve ser comparada com seus custos mais altos e a necessidade de um controle de qualidade rigoroso. Além disso, os ensaios portáteis são qualitativos ou semiquantitativos e dependentes do observador, ao passo que o laboratório central fornece informações quantitativas mais precisas relativas a concentrações de biomarcadores.

### Exames complementares não invasivos
Uma radiografia de tórax pode identificar as causas pulmonares da dor torácica e pode mostrar um mediastino alargado na dissecção aórtica (Capítulo 69). O paciente considerado com baixa probabilidade de SCA (com base na anamnese, no exame físico, no ECG e nos biomarcadores séricos) deve ser submetido a um teste de esforço oportuno (Capítulo 45). Embora o teste de esforço não estabeleça nem exclua de modo categórico DAC, ele tem a vantagem de também definir a tolerância ao exercício do paciente, o que ajuda a definir decisões terapêuticas. Por outro lado, a angiocoronografia por tomografia computadorizada com multidetectores (TCMD), que tem valor preditivo negativo alto (> 98%) para descartar DAC quando realizada e interpretada em centros experientes, ajuda a reduzir a internação hospitalar quando os achados são normais em pacientes de pronto-socorro com risco baixo a intermediário de possível SCA. No entanto, a angio-TC coronariana não tem valor incremental em pacientes com um ensaio de troponina negativo e um ECG não isquêmico.[A2] Por outro lado, o paciente que se acredita ter maior risco de SCA ou que continua a ter dor torácica isquêmica típica com anormalidades no ECG ou biomarcadores cardíacos elevados não deve ser submetido a teste de esforço ou angio-TC coronariana, mas sim a cineangiocoronariografia ou ficar assintomático antes do teste de esforço.

Um ecocardiograma pode ser útil no paciente com dor torácica se o ECG não for diagnóstico (i. e., anormalidades mínimas do segmento ST ou da onda T). Se hipocinesia ou acinesia ventricular esquerda for observada durante um episódio de dor torácica e, em seguida, melhorar quando os sintomas remitem, é provável que haja isquemia miocárdica. No paciente com inversão da onda T anterior de etiologia incerta, a hipocinesia da parede anterior do ventrículo esquerdo sugere que a anormalidade da onda T observada é causada por estenose grave da artéria coronária DAE. Como a ecocardiografia ajuda a avaliar e identificar causas alternativas para a dor torácica do paciente (i. e., miocardite [Capítulo 54], dissecção aórtica [Capítulo 69] ou embolia pulmonar [Capítulo 74]), é recomendada em pacientes cujo diagnóstico seja incerto.

### Cineangiocoronariografia
A cineangiocoronariografia (Capítulo 51) deve ser realizada em pacientes considerados de alto risco de morte, IAM ou isquemia recorrente nos dias, semanas e meses seguintes (ver adiante); em pacientes com isquemia miocárdica espontânea ou induzível, apesar da terapia clínica apropriada; e em pacientes com apresentação clínica indeterminada ou difícil e subsequente avaliação não invasiva inconclusiva. Os resultados da cineangiocoronariografia ajudam a determinar se a revascularização é apropriada e, se for o caso, se deve ser realizada por cirurgia ou intervenção coronariana percutânea (ICP) (Capítulo 65).

Em pacientes com SCA-SSST, a cineangiocoronariografia demonstra estenose significativa da artéria coronária esquerda principal em cerca de 15% dos pacientes, de todas as três maiores artérias coronárias epicárdicas em cerca de 30 a 35% dos pacientes, de duas das três artérias epicárdicas em cerca de 20 a 30% dos pacientes e de uma das principais artérias epicárdicas em 20 a 30% dos pacientes. Cerca de 15% dos pacientes não apresentam estreitamento arterial coronariano com repercussão hemodinâmica. As mulheres com SCA-SSST têm, provavelmente, DAC menos extensa do que os homens e os pacientes com IAM SSST geralmente têm doença mais extensa do que aqueles com angina instável.

Na cineangiocoronariografia, a lesão arterial coronariana responsável pela SCA-SSST cutânea é, tipicamente, assimétrica ou excêntrica, com bordas irregulares e uma base ou colo estreito, características que refletem a ruptura da placa e a formação de trombos subjacentes. Embora o trombo óbvio seja visível pela angiografia em apenas um terço dos pacientes com SCA-SSST, a angioscopia coronariana mostra ruptura da placa com trombo sobreposto na maioria. Vale mencionar que a lesão que é o nicho para a SCA frequentemente não significativamente estenótica quando avaliada em cineangiocoronariografias realizadas recentemente; na verdade, dois terços das lesões responsáveis anteriormente tinham estreitamento inferior a 50% do diâmetro luminal (e, portanto, não seriam consideradas adequadas para revascularização).

## Avaliação de risco e rastreamento

A avaliação inicial do paciente com possível ou suspeita de SCA deve se concentrar na avaliação do risco do paciente de sofrer de forma aguda um evento isquêmico cardíaco (morte, IAM ou isquemia recorrente).[5] Pacientes considerados de baixo risco para evento isquêmico cardíaco podem ser observados em uma unidade de avaliação de dor torácica por várias horas, com níveis repetidos de troponina e ECG. Se os achados dessa avaliação breve forem normais, o paciente deve ter alta hospitalar, com nova avaliação realizada em ambulatório. Por outro lado, os pacientes que não são considerados de baixo risco devem ser hospitalizados para avaliação e tratamento adicionais. A disponibilidade de ensaios de alta sensibilidade da troponina cardíaca impactou significativamente o rastreamento inicial de pacientes com sintomas sugestivos de SCA (Figura 63.2) e um teste negativo na apresentação e 1 a 3 horas depois está associado a um risco suficientemente baixo que possibilita a alta com um risco de morte ou infarto do miocárdio em 30 dias de apenas 0,4%.[6,6b,A20] Ao fazer esta avaliação, a maior segurança vem da observação contínua ou admissão de pacientes que tenham um nível de troponina positivo na apresentação ou em testes seriados, evidência de isquemia em seu ECG ou sintomas indicativos de uma exacerbação aguda de doença da artéria coronária (DAC) prévia.[7,7b]

Após a decisão de rastreamento inicial ser tomada, as intervenções terapêuticas são baseadas no risco de eventos adversas nas horas, dias, semanas e meses subsequentes – estimado pelo algoritmo Thrombolysis in Myocardial Infarction (TIMI) ou pelo Global Registry of Acute Coronary Events (GRACE) – equilibrado com o risco de uma complicação hemorrágica causada por uma terapia clínica intensiva (Tabela 63.1) ou um evento adverso de um procedimento cardíaco invasivo. Com base nessa avaliação inicial, a terapia do paciente deve ser adaptada para minimizar a probabilidade de eventos adversos.

Embora os marcadores séricos de mionecrose representem apenas uma das variáveis de risco TIMI ou GRACE, essa variável por si só identifica o paciente como de alto risco. No entanto, embora os marcadores séricos elevados indiquem mionecrose, eles não fornecem informações sobre sua causa porque a mionecrose pode ocorrer em outras patologias que não a DAC (p. ex., embolia pulmonar, insuficiência cardíaca descompensada, hipertensão arterial sistêmica grave ou taquicardia, anemia, sepse). Assim, na avaliação do paciente com possível SCA, o achado de marcadores séricos elevados deve ser avaliada em conjunto com outras variáveis.

O aumento da idade está associado a maior incidência de eventos isquêmicos cardíacos relacionados à SCA e complicações de terapia clínica intensiva e procedimentos cardíacos invasivos. Embora os idosos corram maior risco de complicações relacionadas ao tratamento, eles obtêm maior benefício absoluto e relativo dessa terapia intensiva em comparação com os indivíduos mais jovens. Além dessa avaliação de risco inicial, o estado clínico geral e cognitivo do paciente com SCA, a expectativa de vida antecipada e, o mais importante, as preferências pessoais devem ser avaliadas e consideradas.

## Diagnóstico diferencial

A definição universal atual de infarto do miocárdio reconhece cinco tipos diferentes (Tabela 63.2),[7c] incluindo IAM CSST (Capítulo 64) ou IAM SSST relacionado a trombose coronariana aguda, IAM causado por incompatibilidade entre a oferta e a demanda do miocárdio,[7d] IAM associado com parada cardíaca súbita, mas não documentada *ante mortem* (Capítulo 57) e IAM associado a uma ICP ou revascularização cirúrgica do miocárdio (Capítulo 65).

A lesão cardíaca com elevação dos níveis séricos de troponina, mas sem outras evidências de isquemia, também pode ocorrer após procedimentos cardíacos e não cardíacos (Capítulo 405). Diversas condições cardíacas e não cardíacas, algumas das quais potencialmente fatais, mimetizam a SCA-SSST. O paciente com embolia pulmonar (Capítulo 74) frequentemente se queixará de dor torácica e dispneia e pode ter anormalidades no ECG e concentração sérica elevada de troponina. A dissecção aórtica (Capítulo 69) deve ser considerada e excluída porque as terapias para SCA-SSST são contraindicadas para pacientes com essa condição. Acidente vascular encefálico (AVE) (Capítulo 379) e hemorragia subaracnóidea (Capítulo 380) podem ser acompanhados por alterações de ECG, anomalias no movimento da parede de segmentos do

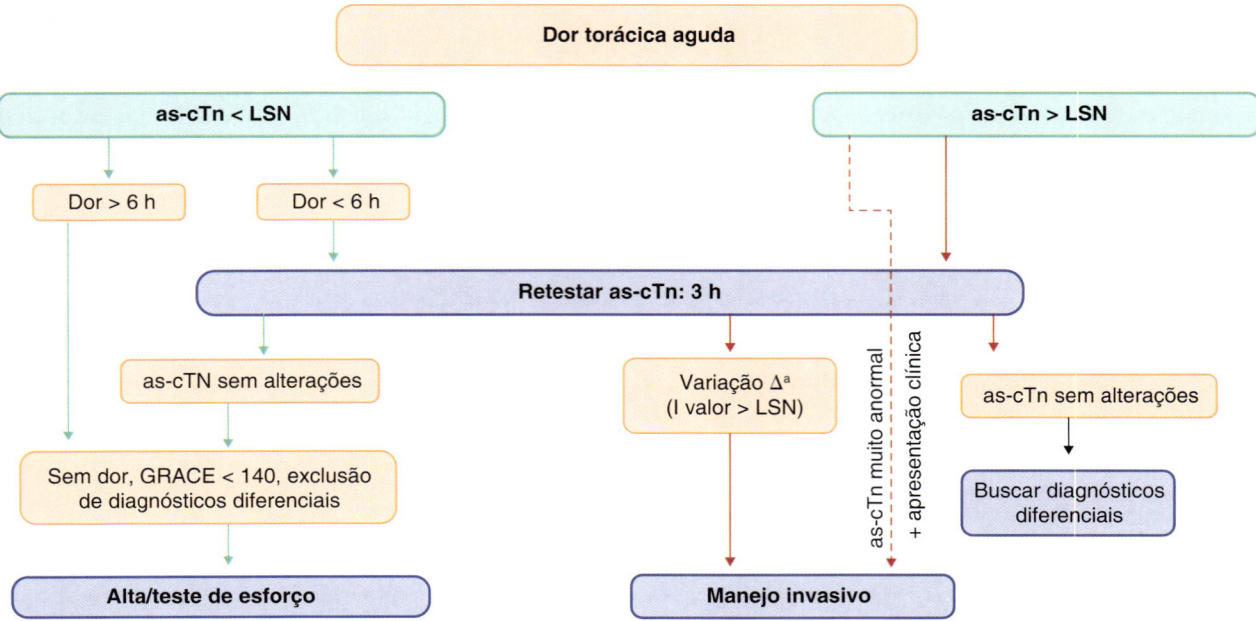

**FIGURA 63.2** Rastreamento inicial para pacientes com sintomas sugestivos de síndrome coronariana aguda (SCA) usando ensaios de troponina cardíaca de alta sensibilidade. GRACE = pontuação do Global Registry of Acute Coronary Events; as-cTn = troponina cardíaca de alta sensibilidade; LSN = limite superior do normal, percentil 99 dos controles saudáveis. [a]Δ, variação, dependente do ensaio. Valores de asTn muito anormais são definidos por valores além de 5 vezes o limite superior do normal. (Adaptada de Roffi M, Patrono C, Collet JP, et al. 2015 ESC Guidelines for the management of acute coronary syndromes in patients presenting without persistent ST-segment elevation: Task Force for the Management of Acute Coronary Syndromes in Patients Presenting without Persistent ST-Segment Elevation of the European Society of Cardiology [ESC]. *Eur Heart J*. 2016;37:267-315.)

| Tabela 63.1 | Variáveis de risco para eventos isquêmicos e complicações hemorrágicas. |
|---|---|

**VARIÁVEIS DE RISCO PREDITIVAS DE MORTE, INFARTO DO MIOCÁRDIO OU ISQUEMIA RECORRENTE**

**Pontuação do Thrombolysis in Myocardial Infarction (TIMI)***

Idade > 65 anos
Três ou mais fatores de risco para aterosclerose
Doença da artéria coronária (DAC) conhecida (cineangiocoronariografia ou infarto do miocárdio prévios)
Dois ou mais episódios de dor torácica anginosa em repouso nas 24 h anteriores à hospitalização
Uso de ácido acetilsalicílico nos 7 dias antes da hospitalização
Desvio do segmento ST ≥ 0,5 mV
Concentrações séricas elevadas de troponina ou CK-MB

**Global Registry of Acute Coronary Events (GRACE)[†]**

Idade
Classe de insuficiência cardíaca (Killip)
Frequência cardíaca
Pressão arterial sistólica
Desvio do segmento ST em relação à linha de base
Parada cardíaca durante apresentação
Concentração de creatinina sérica
Marcadores séricos elevados de mionecrose

**FATORES DE RISCO PARA COMPLICAÇÕES HEMORRÁGICAS COM TERAPIA INTENSIVA[‡]**

Sexo feminino
Idoso
Insuficiência renal
Baixo peso corporal
Taquicardia
Pressão arterial sistólica (alta ou baixa)
Anemia
Diabetes melito

*Indivíduos com três ou mais destas variáveis são considerados como estando em risco elevado, ao passo que aqueles com nenhuma, uma ou duas são considerados como sendo de baixo risco. (De Diez JG, Cohen M. Balancing myocardial ischemic and bleeding risks in patients with non-ST-segment elevation myocardial infarction. Am J Cardiol. 2009;103:1396-1402.) [†]Cada variável recebe uma pontuação numérica com base em seu valor específico e as oito pontuações são somadas para produzir uma pontuação total, que é aplicada a um nomograma de referência para determinar o risco do paciente. A ferramenta de aplicação GRACE está disponível online em www.outcomes-umassmed.org/grace. (De Brieger D, Fox KA, Fitzgerald G, et al. Predicting freedom from clinical events in non-ST-elevation acute coronary syndromes: the Global Registry of Acute Coronary Events. Heart. 2009;95:888-894.) [‡]O risco de sangramento do paciente pode ser estimado com a ferramenta disponível em www.crusadebleedingscore.org. (De Subherwal S, Bach RG, Chen AY, et al. Baseline risk of major bleeding in non-ST segment-elevation myocardial infarction: the CRUSADE [Can Rapid risk stratification of Unstable angina patients Suppress ADverse outcomes with Early implementation of the ACC/AHA Guidelines] Bleeding Score. Circulation. 2009;119:1873-1882.)

ventrículo esquerdo e concentrações elevadas de biomarcadores séricos. Condições cardíacas crônicas subjacentes, como valvopatia cardíaca (i. e., estenose aórtica, regurgitação aórtica) e miocardiopatia hipertrófica (Capítulo 54), podem estar associadas a sintomas semelhantes aos de SCA-SSST, concentrações elevadas de biomarcadores séricos e anormalidades no ECG. Miocardite (Capítulo 54), pericardite (Capítulo 68) e miopericardite frequentemente causam dor torácica que se assemelha a angina, anormalidades de ECG e concentrações elevadas de biomarcadores séricos; uma infecção semelhante à influenza ou do trato respiratório superior frequentemente precede ou acompanha essas condições. Pacientes com "miocardiopatia de estresse" (síndrome de *takotsubo*)[a] geralmente têm dor no peito, anormalidades do segmento ST e ondas T profundamente invertidas e concentrações de biomarcadores séricos levemente elevadas (Capítulo 54).

## TRATAMENTO

As metas do tratamento do indivíduo com SCA-SSST são prevenir isquemia recorrente (corrigindo o desequilíbrio entre a oferta e a demanda de

[a]N.R.T.: *Takotsubo* significa, em japonês, "armadilha de pesca para polvos". O ventrículo esquerdo dos pacientes com essa condição tem formato semelhante a um dispositivo de pesca.

| Tabela 63.2 | Definição universal de infarto do miocárdio. |
|---|---|

*Tipo 1*

Aumento e/ou queda dos valores da troponina cardíaca, com pelo menos um valor acima do percentil 99 e pelo menos um dos seguintes:
- Sintomas de isquemia miocárdica aguda
- Novas alterações isquêmicas de ECG ou desenvolvimento de novas ondas Q patológicas
- Nova perda de miocárdio viável ou nova anormalidade de movimento da parede regional consistente com uma causa isquêmica na imagem
- Trombo coronariano na angiografia, imagem intracoronariana ou necropsia

*Tipo 2*

Aumento e/ou queda dos valores da troponina cardíaca, com pelo menos um valor acima do percentil 99, evidência de um desequilíbrio entre o suprimento e a demanda de oxigênio do miocárdio não relacionado à trombose coronariana aguda, e pelo menos um dos seguintes:
- Sintomas de isquemia miocárdica aguda
- Novas alterações isquêmicas de ECG ou desenvolvimento de novas ondas Q patológicas
- Nova perda de miocárdio viável ou nova anormalidade de movimento da parede regional consistente com uma causa isquêmica no imageamento

*Tipo 3*

- Morte cardíaca em um paciente com sintomas sugestivos de isquemia miocárdica acompanhada por supostas alterações isquêmicas de ECG ou fibrilação ventricular, antes que as amostras de sangue para biomarcadores possam ser obtidas ou aumentos nos biomarcadores cardíacos possam ser identificados
- Infarto do miocárdio detectado na necropsia

*Tipo 4*

Infarto do miocárdio associado a intervenção coronariana percutânea

*Tipo 5*

Infarto do miocárdio relacionado à cirurgia de revascularização do miocárdio

ECG = eletrocardiograma. (De Thygesen K, Alpert JS, Jaffe AS, et al. Fourth universal definition of myocardial infarction (2018). Circulation. 2018;138:e618-e651.)

oxigênio do miocárdio), prevenir a propagação do trombo e estabilizar a placa vulnerável. Medicamentos antianginosos, como nitroglicerina (Tabela 62.14), bloqueadores beta-adrenérgicos (Tabela 62.12) e bloqueadores dos canais de cálcio (Tabela 62.13), afetam favoravelmente o aporte e a demanda de oxigênio do miocárdio, prevenindo, assim, a isquemia recorrente. Os agentes antiplaquetários e antitrombóticos retardam a propagação do trombo e as estatinas promovem a estabilização da placa.

Após determinar o risco do paciente com SCA, a terapia é iniciada e ajustada ao risco do paciente de sofrer um evento cardíaco isquêmico subsequente ou uma complicação relacionada ao tratamento (Tabela 63.3).[8] Por exemplo, um paciente considerado de baixo risco para um evento isquêmico subsequente não se beneficia de terapia antitrombótica intensiva ou de uma cineangiocoronariografia, além de revascularização. Por outro lado, em pacientes considerados de alto risco para um evento isquêmico, a terapia ótima – incluindo cineangiocoronariografia e revascularização (se apropriado) – resulta em uma redução de 20 a 40% no risco de isquemia recorrente e IAM e uma redução de aproximadamente 10% na mortalidade, com um adiamento de cerca de 18 meses de IAM recorrente ou morte.[A3] Uma abordagem invasiva também parece ser preferível em pacientes com mais de 75 anos.[A4]

Todo paciente com SCA-SSST, independentemente do nível de risco, deve receber imediatamente medicamentos antianginosos, terapia antiplaquetária e uma estatina, a menos que sejam contraindicados. Um paciente considerado de baixo risco pode receber heparina não fracionada, mas uma terapia anticoagulante mais intensiva não é necessária porque essa terapia aumenta o risco de sangramento sem reduzir ainda mais o risco de um evento cardíaco isquêmico. A angiografia coronariana de rotina e a revascularização não são benéficas e devem ser reservadas para o paciente com isquemia recorrente, apesar da terapia clínica intensiva.

Por outro lado, o paciente de alto risco deve receber medicamentos antianginosos, terapia antiplaquetária, estatina, terapia anticoagulante intensiva e angiografia coronariana seguida de revascularização (se indicada). No paciente cuja anatomia coronariana é adequada, a revascularização reduz a incidência de isquemia e IAM recorrente e também melhora a sobrevida de alguns pacientes (ver adiante).

### Terapia antianginosa

#### Nitroglicerina

A nitroglicerina (Tabela 62.14), que é um venodilatador em doses baixas e um dilatador arteriolar em doses mais altas, pode prevenir isquemia recorrente em pacientes com angina instável, mas nenhum estudo de poder estatístico suficiente determinou se reduz o risco de IAM nesta população de pacientes. Em pacientes que se queixam de sintomas recorrentes, a nitroglicerina deve ser administrada por via sublingual ou por *spray* bucal (0,3 a 0,6 mg). Pacientes com dor torácica contínua ou recorrente devem receber nitroglicerina intravenosa (5 a 10 µg/minuto com o uso de tubo não absorvível), com aumento da dose em incrementos de 10 µg/minuto até que os sintomas desapareçam ou se desenvolvam efeitos adversos. Os efeitos adversos mais comuns da nitroglicerina são cefaleia, náuseas, tonturas, hipotensão e taquicardia reflexa.

A tolerância ao nitrato pode ser evitada fornecendo periodicamente ao paciente um período sem nitrato (*i. e.*, uma breve interrupção da administração do medicamento). A nitroglicerina não deve ser administrada a pacientes que receberam um inibidor da fosfodiesterase-5 (*i. e.*, sildenafila, tadalafila ou vardenafila) nas 24 a 48 horas anteriores, pois pode ocorrer hipotensão grave.

### Bloqueadores beta-adrenérgicos

Os bloqueadores beta-adrenérgicos diminuem os sintomas e o risco de infarto do miocárdio em pacientes com SCA que ainda não estejam tomando um betabloqueador no momento da hospitalização. Nos pacientes normotensos sem dor no peito em curso ou taquicardia e sem contraindicações aos betabloqueadores, metoprolol deve ser iniciado com 25 a 50 mg VO a cada 6 a 8 horas, com a dose aumentada (para 100 mg, 2 vezes/dia), como necessário para controlar a frequência cardíaca, a pressão arterial e os sintomas. Em pacientes de alto risco e em pacientes com taquicardia ou pressão arterial sistêmica elevada, o metoprolol deve ser administrado por via intravenosa (três *bolus* de 5 mg cada administrados com 5 minutos de intervalo) inicialmente, após o qual uma dose oral deve ser iniciada. Uma meta razoável de frequência cardíaca é de 50 a 60 bpm em repouso.

Os betabloqueadores não devem ser administrados a pacientes com insuficiência cardíaca descompensada, hipotensão, instabilidade hemodinâmica ou bloqueio atrioventricular avançado. Como a maioria dos pacientes com doença pulmonar obstrutiva crônica ou doença vascular periférica usa betabloqueadores sem dificuldade, essas condições não devem impedir automaticamente seu uso.

### Bloqueadores do canal de cálcio

Os bloqueadores dos canais de cálcio, que causam dilatação arterial, aumentam o fluxo sanguíneo arterial coronariano e reduzem a pressão arterial sistêmica. Os bloqueadores dos canais de cálcio não di-hidropiridínicos diltiazem e verapamil diminuem a frequência cardíaca e são recomendados para pacientes com contraindicação a um bloqueador beta-adrenérgico ou sintomas persistentes ou recorrentes, apesar do tratamento com nitroglicerina ou um betabloqueador. Diltiazem (30 a 90 mg VO, 4 vezes/dia, da formulação de ação rápida ou até 360 mg VO, 1 vez/dia da formulação de ação prolongada) é o bloqueador de canal de cálcio preferível porque reduz a incidência de isquemia miocárdica e IAM recorrente em pacientes com SCA-SSST. O diltiazem é contraindicado para pacientes com disfunção sistólica ventricular esquerda ou congestão vascular pulmonar. Deve-se ter cuidado ao combinar um betabloqueador com diltiazem porque os dois medicamentos podem agir sinergicamente para deprimir a função sistólica do ventrículo esquerdo, bem como a condução sinusal e nodal atrioventricular. Pacientes com SCA não devem receber nifedipino de ação rápida, a menos que já estejam recebendo um betabloqueador, pois pode aumentar o risco de morte. Os riscos e benefícios das di-hidropiridinas de ação prolongada em pacientes com SCA-SSST são indefinidos.

### Agentes antiplaquetários

Os pacientes com SCA devem receber terapia antiplaquetária dupla (ácido acetilsalicílico e um inibidor do receptor de ADP) de forma aguda e por até 1 ano, a menos que o paciente tenha alergia o ácido acetilsalicílico ou sangramento ativo.[9] Em pacientes com SCA-SSST, o ácido acetilsalicílico (Capítulo 76) reduz o risco de morte ou IAM em cerca de 50%. A dose recomendada é de 81 mg/dia, continuada indefinidamente. A escolha de qual antagonista do receptor de ADP usar em combinação com o ácido acetilsalicílico é determinada pelas características de cada paciente (*i. e.*, risco de sangramento), custos da medicação e propriedades farmacológicas do agente (ver detalhes a seguir). O paciente que é alérgico ou intolerante o ácido acetilsalicílico deve ser tratado apenas com um inibidor do receptor de ADP (clopidogrel, ticagrelor ou prasugrel [se tratado com ICP]).

O *clopidogrel* (Capítulo 76) é uma tienopiridina que bloqueia o receptor de ADP $P2Y_{12}$, diminuindo, assim, a ativação plaquetária mediada por ADP. Sua atividade antiplaquetária é sinérica com o ácido acetilsalicílico porque os dois agentes inibem diferentes vias de ativação plaquetária. O clopidogrel é um profármaco que deve ser metabolizado pelo sistema do citocromo P-450 para gerar a forma ativa. Polimorfismos na isoforma CYP2C19 do citocromo P-450, que estão presentes em 15 a 20% dos indivíduos, retardam o metabolismo do profármaco para a forma ativa, reduzindo assim a magnitude da inibição plaquetária. Os medicamentos que são inibidores potentes da enzima CYP2C19 (p. ex., omeprazol, esomeprazol, cimetidina, fluconazol, cetoconazol, voriconazol, etravirina, felbamato, fluoxetina e fluvoxamina) não devem ser administrados com clopidogrel porque afetam a metabolização para a sua forma ativa e reduzem seus efeitos antiplaquetários.

Em indivíduos com SCA-SSST, a adição de clopidogrel (uma dose de ataque de 300 a 600 mg, depois 75 mg/dia durante até 1 ano) o ácido acetilsalicílico reduz o desfecho composto de morte cardiovascular, IAM não fatal ou AVE em 20% (redução de 2,1% no risco absoluto) em comparação com o tratamento apenas com ácido acetilsalicílico. O benefício de uma combinação de ácido acetilsalicílico-clopidogrel é visto logo 24 horas após o início do fármaco e persistiu durante os 12 meses do estudo, apesar de um pequeno aumento nos sangramentos.

O *prasugrel* (Capítulo 76), outra tienopiridina, tem maior efeito antiplaquetário e início de ação mais rápida do que o clopidogrel. Em pacientes com SCA encaminhados para ICP, o prasugrel em combinação com ácido acetilsalicílico reduz os eventos isquêmicos (*i. e.*, uma combinação de morte cardiovascular, IAM não fatal e AVE) em 20% em comparação com a terapia concomitante de clopidogrel e ácido acetilsalicílico (redução de risco absoluto de 2,2%).[A5] No entanto, este benefício é obtido com um aumento de 0,5% no risco de sangramento com risco de morte e um aumento de 0,3% no risco de sangramento fatal. Comparado ao ticagrelor, o prasugrel consegue reduzir significativamente o risco de morte, infarto do miocárdio ou AVE em 1 ano, com um risco discretamente menor de sangramento.[A5b] Presentemente, o prasugrel está aprovado pela FDA para utilização em doentes com SCA que são encaminhados para ICP. Em combinação com ácido acetilsalicílico, é administrado como uma dose de ataque oral de 60 mg seguida por uma dose de manutenção diária de 10 mg. Como as complicações hemorrágicas associadas ao prasugrel são maiores em pacientes com um AVE prévio ou ataque isquêmico transitório, idade superior a 75 anos ou peso corporal inferior a 60 kg, ele não deve ser usado em pacientes com qualquer uma dessas características.

O *ticagrelor* (Capítulo 76), uma tienopiridina que não requer ativação hepática, tem início de ação mais rápido e inibição plaquetária mais pronunciada do que o clopidogrel. É um inibidor reversível do receptor $P2Y_{12}$, de modo que a função plaquetária retorna mais rapidamente após a descontinuação do que com o clopidogrel. Em um ensaio randomizado em pacientes com SCA-SSST, a adição de ticagrelor ao ácido acetilsalicílico reduziu o desfecho composto de morte vascular, IAM não fatal ou AVE em cerca de 15% em comparação com o tratamento com clopidogrel e ácido acetilsalicílico, mas aumentou o sangramento não relacionado ao procedimento por 0,7% absoluto. Em combinação com ácido acetilsalicílico, ticagrelor é administrado como uma dose de ataque oral de 180 mg, seguida por uma dose de manutenção de 90 mg, 2 vezes/dia. Em pacientes que recebem ticagrelor, a dose diária de manutenção de ácido acetilsalicílico deve ser de 100 mg ou menos e ticagrelor não deve ser usado em pacientes com histórico de hemorragia intracraniana. Mesmo em pacientes com mais de 1 ano após um NSTEMI, o tratamento com ticagrelor a 60 ou 90 mg 2 vezes/dia, além de ácido acetilsalicílico, reduz significativamente o risco de morte cardiovascular, IAM ou AVE, mas não de morte geral devido a risco aumentado de sangramento importante.[A6]

Os *inibidores da glicoproteína IIb/IIIa* (Capítulo 76) bloqueiam a agregação plaquetária em resposta a todos os agonistas potenciais; portanto, são os agentes antiplaquetários mais potentes disponíveis. Estão disponíveis três inibidores da glicoproteína IIb/IIIa, cada um dos quais deve ser administrado por via parenteral: abciximabe é o fragmento Fab de um anticorpo monoclonal para o receptor; eptifibatida é um peptídio e tirofibana é uma molécula peptidomimética.

Os inibidores da glicoproteína IIb/IIIa reduzem a incidência de eventos isquêmicos recorrentes em pacientes com SCA-SSST submetidos a ICP, mas não em pacientes tratados apenas com terapia medicamentosa. Quando um inibidor da glicoproteína IIb/IIIa é administrado a pacientes com ICP, ele deve ser iniciado no momento da angiografia porque sua administração de rotina anterior acarreta um risco aumentado de sangramento e nenhuma melhora nos resultados. A infusão do inibidor da glicoproteína IIb/IIIa (Tabela 63.3) normalmente é continuada por 12 a 24 horas após a ICP.

### Anticoagulantes

A terapia anticoagulante deve ser administrada a todos os pacientes com SCA, a menos que haja contraindicação, como sangramento ativo. Para o paciente no qual uma estratégia de manejo não invasiva guiada por isquemia é escolhida, o tratamento com heparina não fracionada, heparina de baixo peso molecular (HBPM) ou fondaparinux é apropriado, com fondaparinux recomendado para o paciente com risco aumentado de sangramento. Para o paciente no qual uma estratégia de tratamento invasivo é selecionada, heparina não fracionada e HBPM são os agentes de escolha. Embora a bivalirudina possa ser preferida em pacientes submetidos a ICP, ela não é usada no manejo inicial do paciente com SCA.

| Tabela 63.3 | Estratégias de manejo para pacientes com síndrome coronariana aguda. | | | | |
|---|---|---|---|---|---|
| TERAPIA | INÍCIO | DURAÇÃO | DOSE, VIA DE ADMINISTRAÇÃO E DURAÇÃO | BENEFÍCIO VERSUS PLACEBO (INCIDÊNCIA REDUZIDA DE ...) | |
| **PACIENTE DE BAIXO RISCO** | | | | | |
| *Antianginosa* | | | | | |
| Betabloqueador* | Dentro de 24 h | Hospitalização ± indefinidamente | Metoprolol, 25 a 50 mg VO, 2 vezes/dia, titulado até 100 mg, 2 vezes/dia; ou atenolol, 50 a 100 mg/dia VO | Isquemia recorrente | |
| Nitroglicerina | Imediatamente | Hospitalização ± indefinidamente | 0,3 a 0,6 mg SL ou 5 a 10 µg/min IV inicialmente e aumentado em 10 µg/min a cada 5 min | Não estudado | |
| Diltiazem ou verapamil† | Imediatamente | Hospitalização ± indefinidamente | 30 a 90 mg VO, 4 vezes/dia ou até 360 mg VO de preparação de ação prolongada ao dia | IAM, isquemia recorrente | |
| *Redução de lipídios* | | | | | |
| Estatina | Imediatamente | Indefinidamente | Atorvastatina, 40 a 80 mg ou rosuvastatina 20 a 40 mg/dia VO | Isquemia recorrente | |
| *Antiplaquetária* | | | | | |
| Ácido acetilsalicílico | Imediatamente | Indefinidamente | Dose inicial de 162 a 325 mg VO, em seguida, 81 mg/dia VO | Morte, IAM | |
| Clopidogrel | Imediatamente | 1 a 12 meses | Dose inicial de 300 mg VO, em seguida, 75 mg/dia VO | IAM, isquemia recorrente | |
| *Anticoagulante* | | | | | |
| Heparina não fracionada | Imediatamente | 2 a 5 dias | *Bolus* IV de 60 U/kg, depois 12 U/kg/hora IV ajustado para atingir um TTPa de 50 a 70 s | Morte ou IAM (combinado) | |
| **PACIENTE DE ALTO RISCO** | | | | | |
| *Antianginosa* | | | | | |
| Betabloqueador* | Nas primeiras 24 h | Hospitalização ± indefinidamente | Metoprolol, 25 a 50 mg VO, 2 vezes/dia, titulado até 100 mg VO, 2 vezes/dia; ou atenolol, 50 a 100 mg/dia VO | Morte, IAM, isquemia recorrente | |
| Nitroglicerina | Imediatamente | Hospitalização ± indefinidamente | 0,3 a 0,6 mg SL ou 5 a 10 µg/min IV inicialmente e aumentado em 10 µg/min a cada 5 min | Não estudado | |
| Diltiazem ou verapamil† | Imediatamente | Hospitalização ± indefinidamente | 30 a 90 mg, VO 4 vezes/dia ou até 360 mg de preparação de ação prolongada VO ao dia | IAM, isquemia recorrente | |
| *Redução de lipídios* | | | | | |
| Estatina | Antes da alta hospitalar | Indefinidamente | Atorvastatina, 40 a 80 mg ou rosuvastatina 20 a 40 mg/dia VO | Isquemia recorrente | |
| *Antiplaquetária* | | | | | |
| Ácido acetilsalicílico e | Imediatamente | Indefinidamente | Dose inicial de 162 a 325 mg VO, em seguida, 81 mg VO | Morte, IAM | |
| Clopidogrel ou | Imediatamente | ≥ 12 meses | Dose inicial de 300 a 600 mg VO, em seguida, 75 mg/dia VO | IAM, isquemia recorrente | |
| Prasugrel ou | No momento da ICP | ≥ 12 meses | Dose inicial de 60 mg VO, em seguida, 10 mg VO diariamente | Morte cardiovascular, IAM ou AVE (combinado)‡ | |
| Ticagrelor | Imediatamente | ≥ 12 meses | 180 mg VO inicialmente, depois 90 mg, 2 vezes/dia | Morte vascular, IAM ou AVE (combinado)‡ | |
| Inibidor da glicoproteína IIb/IIIa (eptifibatida, tirofibana ou abciximabe) | No momento da ICP | 12 a 24 h após a ICP | Abciximabe, *bolus* IV de 0,25 mg/kg, depois 0,125 µg/kg/min IV (máx. 10 µg/min) por 12 h; ou eptifibatida, *bolus* IV de 180 µg/kg, em seguida 2,0 µg/kg/min IV por 18 a 24 h; ou tirofibana, 0,4 µg/kg/min IV por 30 min, depois 0,1 µg/kg/min IV por 12 a 24 h | IAM | |
| *Anticoagulantes* | | | | | |
| Heparina não fracionada ou | Imediatamente | 2 a 5 dias; descontinuar após ICP bem-sucedida | *Bolus* IV de 60 U/kg, então 12 U/kg/hora IV ajustado para atingir um TTPa de 50 a 70 s | Morte ou IAM (combinado) | |
| Enoxaparina ou | Imediatamente | Duração da internação (até 8 dias); descontinuar após o sucesso da ICP | 1 mg/kg SC, 2 vezes/dia | IAM, isquemia recorrente§ | |
| Bivalirudina ou | Imediatamente (apenas em pacientes com um manejo de estratégia invasiva precoce) | Até 72 h; descontinuar 4 h após a ICP | Dose de ataque de 0,10 mg/kg seguida por 0,25 mg/kg/hora | Sangramento" | |
| Fondaparinux | Imediatamente | Duração da internação (até 8 dias); se usado durante a ICP, deve ser coadministrado com outro anticoagulante com atividade do fator IIa | Injeção SC de 2,5 mg, 1 vez/dia | Sangramento§ | |

**Tabela 63.3** Estratégias de manejo para pacientes com síndrome coronariana aguda. *(continuação)*

| TERAPIA | INÍCIO | DURAÇÃO | DOSE, VIA DE ADMINISTRAÇÃO E DURAÇÃO | BENEFÍCIO *VERSUS* PLACEBO (INCIDÊNCIA REDUZIDA DE ...) |
|---|---|---|---|---|
| **MANEJO INVASIVO** | | | | |
| Cineangiocoronariografia seguida de revascularização (se apropriado) | Até 36 a 80 h após a hospitalização; dentro de 24 h em pacientes de "risco muito alto" | | | IAM, isquemia recorrente |

*Evitar quando o paciente apresenta sinais de insuficiência cardíaca descompensada, evidências de estado de baixo débito, risco aumentado de choque cardiogênico ou outras contraindicações para bloqueio beta (p. ex., intervalo PR > 0,24 s, bloqueio atrioventricular de segundo ou terceiro grau sem um marca-passo cardíaco, asma ativa ou doença reativa das vias respiratórias). †Evitar em pacientes com disfunção ventricular esquerda clinicamente significativa, risco aumentado de choque cardiogênico, intervalo PR > 0,24 s ou bloqueio atrioventricular (BAV) de segundo ou terceiro grau sem marca-passo cardíaco. ‡Comparado com clopidogrel. §Comparado com heparina não fracionada. ¶Como monoterapia em comparação com a combinação de heparina e inibidor da glicoproteína IIb/IIIa. ‖Comparado com enoxaparina. TTPa = tempo de tromboplastina parcial ativada; IAM = infarto agudo do miocárdio; ICP = intervenção coronariana percutânea. (Modificada de Lange RA, Hillis LD. Optimal management of acute coronary syndromes. *N Engl J Med.* 2009;260:2237-2240.)

### Heparina

A heparina não fracionada (Capítulo 76) exerce seu efeito anticoagulante, acelerando a ação da antitrombina circulante; impede a propagação do trombo, mas não lisa os trombos existentes. No paciente com SCA-SSST, a adição de heparina ao ácido acetilsalicílico reduz a taxa de eventos isquêmicos intra-hospitalares (*i. e.*, morte ou IAM) em 33%.

A heparina não fracionada deve ser iniciada com um *bolus* IV de 60 U/kg, seguida de uma infusão IV contínua de cerca de 12 U/kg/hora (no máximo, 1.000 U/hora), ajustada para manter o tempo de tromboplastina parcial ativada (TTPa) em 1,5 a 2,5 vezes o controle (*i. e.*, 50 a 70 segundos) ou uma concentração de heparina de 0,3 a 0,7 U/m$\ell$ (por determinações de antifator Xa). A infusão deve ser continuada por 48 h ou até que a revascularização seja realizada, o que ocorrer primeiro. O monitoramento frequente do TTPa ou da concentração de heparina é necessário porque a resposta anticoagulante a uma dose padrão de heparina não fracionada varia amplamente entre os indivíduos; mesmo quando um nomograma baseado em peso (Tabela 74.6) é seguido, o TTPa está fora da faixa terapêutica mais de um terço das vezes.

A trombocitopenia leve ocorre em 10 a 20% dos pacientes tratados com heparina não fracionada. Em 1 a 5% dos pacientes, desenvolve-se uma forma mais grave de trombocitopenia. Esta resposta mediada por anticorpos geralmente ocorre 4 a 14 dias após o início do tratamento (embora possa aparecer mais rapidamente em pacientes que receberam heparina nos 6 meses anteriores) e está associada a sequelas tromboembólicas em 30 a 80% dos indivíduos (Capítulo 163).

### Heparina de baixo peso molecular

As HBPM (Capítulo 76), que são fragmentos de heparina não fracionada, exercem um efeito anticoagulante mais previsível, têm meia-vida mais longa e são menos propensas a causar trombocitopenia em comparação com a heparina não fracionada. Como fornecem anticoagulação previsível e sustentada com administração subcutânea (SC) 1 ou 2 vezes/dia, não é necessário monitorar seu efeito anticoagulante.

A HBPM é superior a heparina não fracionada (HNF) na prevenção de IAM ou morte durante a hospitalização em pacientes com SCA-SSST que apresentam biomarcadores cardíacos séricos elevados, bem como naqueles considerados de alto risco para isquemia recorrente (Tabela 63.1). Nos indivíduos de baixo risco, heparina não fracionada e HBPM têm eficácia semelhante.

Duas HBPM, enoxaparina e dalteparina, são aprovadas pela FDA para o tratamento do paciente com SCA-SSST. A dose de enoxaparina é de 1 mg/kg SC, 2 vezes/dia e a dose de dalteparina é de 120 UI/kg (máximo, 10.000 UI) SC, 2 vezes/dia. A terapia deve ser continuada durante a hospitalização, até 8 dias, ou até que a revascularização seja realizada (o que ocorrer primeiro). Em pacientes obesos (> 120 kg), magros (< 60 kg) ou com insuficiência renal (depuração da creatinina < 30 m$\ell$/minuto), a dose de HBPM deve ser ajustada para atingir uma concentração de antifator Xa de 0,5 a 1,5 UI/m$\ell$ de 4 a 6 horas após a administração do medicamento. A HBPM deve ser evitada em pacientes com histórico de trombocitopenia induzida por heparina. No paciente com insuficiência renal, o tratamento com HBPM foi associado ao desenvolvimento de hiperpotassemia.

### Fondaparinux

O fondaparinux (Capítulo 76), que é um inibidor seletivo do fator Xa, não requer ajuste de dose e monitoramento. O fondaparinux não causa trombocitopenia. O fondaparinux é tão eficaz quanto a enoxaparina na prevenção de eventos cardíacos isquêmicos, mas com 50% menos episódios de sangramento maior (2,2% *versus* 4,1%). Como foi relatado um aumento na incidência de trombose relacionado ao cateter após o tratamento com fondaparinux, ele não é recomendado para pacientes que provavelmente serão submetidos à angiografia coronariana. O fondaparinux é um anticoagulante desejável para os pacientes com SCA que são tratados de forma guiada por isquemia, especialmente pacientes com maior risco de complicação de sangramento com terapia anticoagulante, mas não para outros pacientes.

Para o paciente com SCA, o fondaparinux é administrado como uma injeção subcutânea de 2,5 mg, 1 vez/dia durante até 5 dias ou até a alta hospitalar. Seu uso é contraindicado em pacientes com insuficiência renal grave e com peso igual ou inferior a 50 kg, não devendo ser utilizado como único anticoagulante durante uma ICP.

### Bivalirudina

A bivalirudina, um inibidor direto da trombina, é atualmente recomendada como um anticoagulante alternativo para pacientes submetidos a ICP. Em pacientes cuja SCA é tratada com uma estratégia guiada por isquemia, sua administração em um ambiente diferente do laboratório de cateterismo cardíaco não é recomendada. No paciente submetido a ICP, bivalirudina (0,75 mg/kg em *bolus* intravenoso seguido por uma infusão de 1,75 mg/kg/hora durante até 4 horas após ICP) é tão efetiva quanto a heparina não fracionada[A7] e quanto a combinação da terapia com heparina e inibidor de glicoproteína IIb/IIIa na prevenção de eventos isquêmicos, mas causa poucos episódios de sangramento maior. A bivalirudina é o anticoagulante de escolha para o paciente com SCA que tem trombocitopenia induzida por heparina.

### Novos anticoagulantes orais

Adicionar um novo anticoagulante oral (p. ex., apixabana, rivaroxabana e dabigatrana) a um único agente antiplaquetário parece ter pouco efeito no sangramento ou nas complicações cardiovasculares em pacientes com SCA. Em comparação, adicionar um deles à terapia antiplaquetária dupla parece aumentar o sangramento significativo em cerca de 2,2 vezes, com apenas uma redução modesta de 14% nos eventos cardíacos adversos.[A8]

### Redução do colesterol

O início imediato da terapia com estatinas é recomendado em todos os pacientes com SCA-SSST para promover a estabilização da placa e restaurar a função endotelial. Além disso, quando a terapia com estatina é iniciada durante a hospitalização do paciente (em vez de na alta hospitalar), a adesão clínica a longo prazo melhora substancialmente. Se não houver contraindicações, atorvastatina em alta dose (40 a 80 mg/dia) ou rosuvastatina (20 a 40 mg/dia) devem ser administrados por via oral ao paciente com SCA-SSST, independentemente da concentração sérica basal de colesterol de lipoproteína de baixa densidade; uma dose mais baixa não é tão eficaz na redução de eventos isquêmicos.[10] A adição de ezetimiba (10 mg/dia) deve ser considerada mesmo em pacientes que atingirem nível de lipoproteína de baixa densidade de 50 a 125 mg/d$\ell$ com uma estatina.[A9]

### Angina instável recorrente ou refratária

Na maioria dos pacientes hospitalizados com SCA-SSST, os sintomas não reaparecem após a instituição da terapia antianginosa adequada. O paciente ocasional com dor torácica contínua ou recorrente, apesar da terapia clínica ótima, apresenta alto risco de infarto do miocárdio. Para o paciente com isquemia miocárdica refratária ou instabilidade hemodinâmica, apesar da terapia clínica ótima, a contrapulsação por balão intra-aórtico pode reduzir a incidência de episódios isquêmicos até que a revascularização possa ser realizada. A função do balão intra-aórtico é sincronizada com o ECG do paciente para que ele se infle durante a diástole e se esvazie durante a sístole, aumentando assim o fluxo sanguíneo arterial coronariano e reduzindo a demanda de oxigênio do miocárdio pela diminuição da pós-carga. A contrapulsação com balão intra-aórtico (BIA) causa isquemia dos membros inferiores em aproximadamente 3% dos pacientes nos quais o dispositivo é colocado, mas essa complicação geralmente desaparece com sua remoção.

### Revascularização coronariana

A revascularização do miocárdio é realizada para aliviar a angina que é persistente ou recorrente apesar da terapia clínica ótima, para prevenir isquemia recorrente ou IAM em pacientes com alto risco de um evento isquêmico subsequente e para melhorar a sobrevida em pacientes com anatomia arterial coronariana adequada.

A revascularização do miocárdio tem sucesso no alívio dos sintomas em 90% dos pacientes com angina refratária à terapia medicamentosa. Se a cirurgia de revascularização do miocárdio ou a ICP é o método mais apropriado de revascularização é determinado pela localização e gravidade das estenoses arteriais coronarianas e pelas comorbidades clínicas que podem afetar o desempenho ou a segurança do procedimento de revascularização.

O paciente que se torna assintomático com terapia clínica ideal deve ser submetido a uma avaliação para determinar se corre alto risco ou risco relativamente baixo de sofrer um evento isquêmico cardíaco (morte, IAM ou isquemia recorrente) nos dias, semanas e meses seguintes e uma complicação hemorrágica decorrente de terapia clínica intensiva ou procedimento cardíaco invasivo. Pacientes com baixo risco de ter um evento isquêmico subsequente (aqueles com concentração normal de troponina sérica, idade inferior a 75 anos e zero, uma ou duas variáveis de risco TIMI) devem ser avaliados de forma não invasiva para isquemia induzível antes da alta hospitalar. Se o paciente tiver isquemia espontânea ou provocável, cineangiocoronariografia e, se apropriado, revascularização deve ser realizada.

O paciente com SCA com concentração detectável de troponina sérica, idade superior a 75 anos ou três ou mais variáveis de risco TIMI é considerado de alto risco para um evento subsequente e deve ser encaminhado para cineangiocoronariografia de rotina e revascularização (se apropriado) durante a hospitalização, pois essa estratégia de manejo reduz a incidência de eventos cardíacos isquêmicos subsequentes.[A10] Na maioria dos indivíduos, a terapia invasiva precoce (dentro de 24 horas de hospitalização) não é melhor na prevenção de morte, IAM ou AVE do que o manejo invasivo tardio (mediana, 60 horas),[A11] embora esteja associado a diminuição modesta na ocorrência de isquemia recorrente. Em contraste, em um terço dos indivíduos considerados de risco muito alto (pontuação de risco GRACE de > 140, correspondendo a uma incidência de morte intra-hospitalar ou IAM > 20%), uma estratégia de tratamento invasivo precoce é superior a uma estratégia retardada na redução da incidência de morte, infarto do miocárdio ou derrame.

O paciente com características clínicas ou com resultados de testes não invasivos sugestivos de DAC grave (i. e., disfunção ventricular esquerda, instabilidade hemodinâmica, arritmias ventriculares com risco de morte ou isquemia induzível extensa) deve ser encaminhado para cineangiocoronariografia (Tabela 63.4) para determinar se há comprometimento da artéria coronária principal esquerda ou de três artérias coronárias porque os pacientes com esses achados anatômicos coronarianos obtêm um benefício de sobrevida com a revascularização do miocárdio em comparação com a terapia clínica (Capítulo 65). Em pacientes que estejam tomando um inibidor do receptor de ADP e nos quais a cirurgia de revascularização do miocárdio possa ser adiada, o medicamento deve ser descontinuado (5 dias para clopidogrel ou ticagrelor e pelo menos 7 dias para prasugrel) para possibilitar a dissipação do efeito antiplaquetário. O momento da cirurgia de revascularização do miocárdio em pacientes com SCA-SSST tratados com um inibidor de $P2Y_{12}$ deve equilibrar um risco potencial aumentado de sangramento com os riscos de adiar a cirurgia.

Para ICP, uma revascularização completa de estágio único é provavelmente preferida em comparação com a revascularização em estágio da artéria culpada imediatamente seguida por outras estenoses significativas posteriormente.[A12] Os *stents* farmacológicos são preferíveis aos *stents* de metal puro.[A13] A colocação do *stent* pode ser realizada com segurança em locais sem centro cirúrgico cardíaco.[11]

### Complicações

Pacientes com SCA-SSST podem desenvolver eventos isquêmicos recorrentes ou qualquer uma das complicações associadas ao IAM CSST, incluindo arritmias, insuficiência cardíaca e complicações mecânicas (Capítulo 64). No entanto, as complicações agudas diferentes da isquemia recorrente acontecem com menos frequência em indivíduos com SCA-SSST porque o dano miocárdico geralmente é menor.

Como a terapia clínica intensiva em conjunto com o manejo invasivo pode levar a complicações hemorrágicas com risco de morte, o risco do paciente deve ser avaliado antes que essas terapias sejam instituídas. Sexo feminino, idade avançada, insuficiência renal, baixo peso corporal, taquicardia, pressão arterial sistólica, hematócrito e diabetes melito predizem um risco elevado de grande hemorragia, muitas vezes devido à dosagem excessiva de agentes antiplaquetários ou anticoagulantes. O risco de sangramento pode ser estimado com a ferramenta disponível em www.crusadebleedingscore.org.

### Abordagem integrada para o tratamento

Embora o tratamento do indivíduo com SCA-SSST deva ser individualizado, levando em consideração as características específicas da doença e as circunstâncias particulares do paciente, os algoritmos fornecem uma estrutura útil (Figura 63.3). Parar de fumar (Capítulo 29), redução do colesterol (Capítulo 195) e controle da pressão arterial (Capítulo 70), da obesidade e do diabetes melito (Capítulo 216) são estratégias importantes de prevenção a longo prazo.[12-14] A manutenção da adesão à terapia médica a longo prazo parece reduzir o risco de um futuro evento isquêmico em até 80%.

**Tabela 63.4** Seleção da estratégia de tratamento inicial: invasiva *versus* conservadora.

| ESTRATÉGIA GERALMENTE PREFERIDA | CARACTERÍSTICAS DO PACIENTE |
|---|---|
| Invasiva | Angina ou isquemia recorrente em repouso ou com atividades de baixa intensidade, apesar da terapia clínica intensiva |
| | Biomarcadores cardíacos elevados (troponina) |
| | Infradesnivelamento do segmento ST de aparecimento recente ou presumivelmente recente |
| | Sinais ou sintomas de insuficiência cardíaca ou regurgitação mitral nova ou com piora |
| | Descobertas de alto risco de testes não invasivos |
| | Instabilidade hemodinâmica |
| | Taquicardia ventricular sustentada |
| | ICP há menos de 6 meses |
| | CRM anterior |
| | Pontuação de alto risco (p. ex., TIMI, GRACE) |
| | Disfunção renal leve a moderada |
| | Diabetes melito |
| | Função sistólica ventricular esquerda reduzida (FEVE < 40%) |
| Conservadora | Pontuação de baixo risco (p. ex., TIMI [0 ou 1] ou GRACE [< 109]) |
| | Mulheres de baixo risco, troponina-negativas |
| | Preferência do paciente ou médico quando não houver características de alto risco |

CRM = cirurgia de revascularização do miocárdio; FE = fração de ejeção do ventrículo esquerdo; GRACE = Global Registry of Acute Coronary Events; IC = insuficiência cardíaca; ICP = intervenção coronariana percutânea; TIMI = Trombólise no Infarto do Miocárdio.

### PROGNÓSTICO

Como o número de derivações de ECG demonstrando infradesnivelamento do segmento ST e a magnitude de tal depressão são indicativos da extensão e gravidade da isquemia miocárdica e IAM, não é surpreendente que a depressão do segmento ST se correlacione com o prognóstico do paciente. Em comparação com indivíduos sem depressão do segmento ST, o paciente com SCA-SSST que apresenta infradesnivelamento do segmento ST igual ou superior a 1 mm em duas ou mais derivações tem quase quatro vezes mais probabilidade de morrer em 1 ano e o paciente com infradesnivelamento do segmento ST igual ou superior a 2 mm tem probabilidade quase seis vezes maior de morrer em 1 ano. Se for encontrado infradesnivelamento do segmento ST igual ou superior a 2 mm em mais de uma região do ECG, a taxa de mortalidade aumenta 10 vezes. Mesmo os 20% dos pacientes com SCA que têm apenas 0,5 a 1 mm de infradesnivelamento do segmento ST têm um prognóstico adverso. Pacientes com infradesnivelamento do segmento ST também correm risco maior de eventos cardíacos subsequentes em comparação com pacientes com apenas inversões da onda T (> 1 mm).

A magnitude da concentração de troponina sérica é preditiva de riscos em curto (30 dias) e em longo (1 ano) prazos de IAM recorrente e morte, independentemente de anormalidades no ECG ou marcadores de atividade inflamatória. Pacientes com um nível de troponina de alta sensibilidade < 5 mg/$\ell$ correm baixo risco de um evento nos 30 dias seguintes,[15] mas os riscos aumentam progressivamente para níveis mais altos, mesmo se os níveis forem estáveis e, portanto, não são indicativos de SCA.[16]

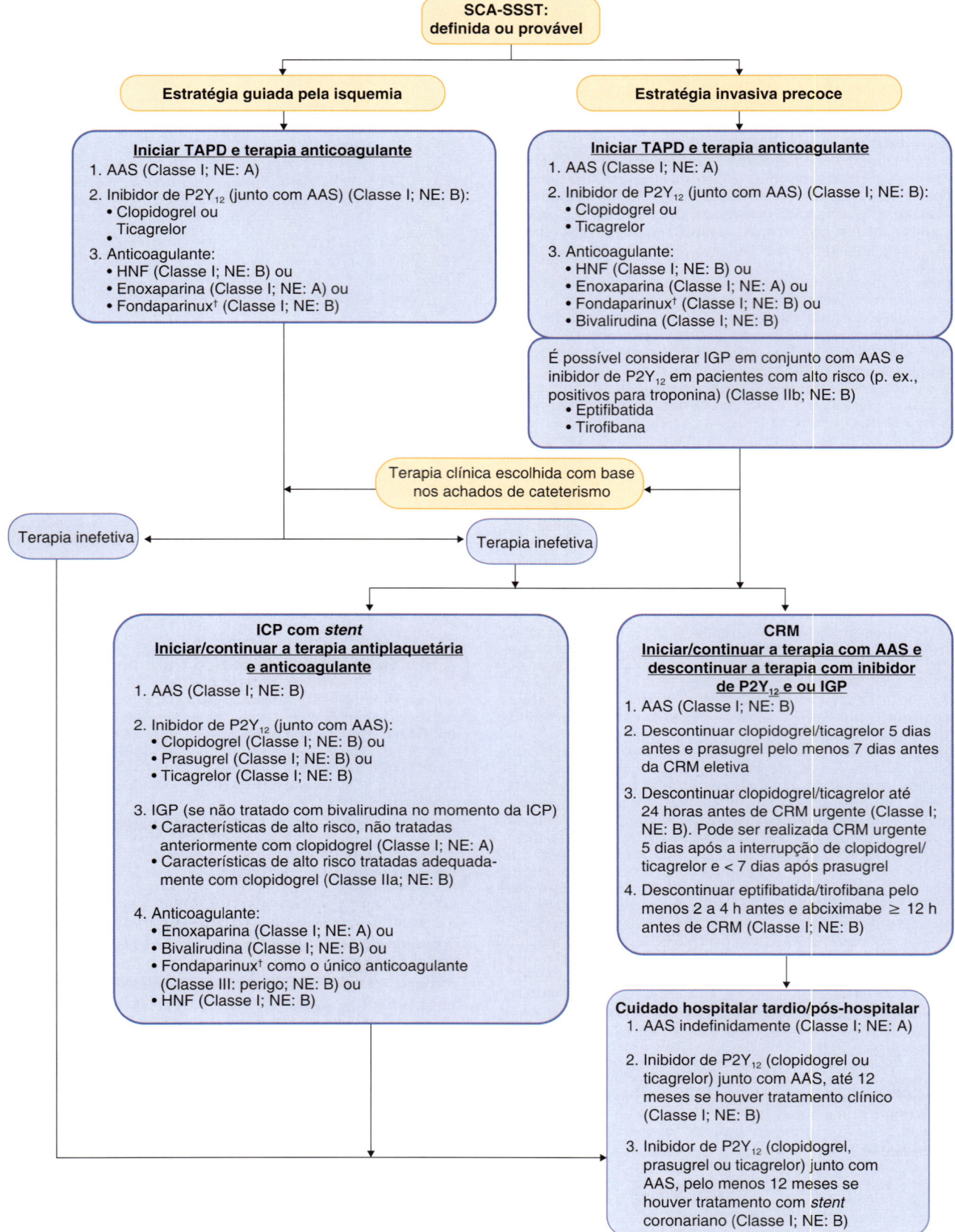

**FIGURA 63.3** Abordagem ao paciente com síndrome coronariana aguda sem supradesnivelamento do segmento ST (SCA-SSST). *Enoxaparina ou fondaparinux é preferível à heparina não fracionada (HNF). AAS = ácido acetilsalicílico; CRM = cirurgia de revascularização do miocárdio; HNF = heparina não fracionada; NE = nível de evidência; TAPD = terapia antiplaquetária dupla; IGP = inibidor de glicoproteína; ICP = intervenção coronariana percutânea. (De Amsterdam EA, Wenger NK, Brindis RG, et al. 2014 AHA/ACC guideline for the management of patients with non–ST-elevation acute coronary syndromes: a report of the American College of Cardiology/American Heart Association Task Force on Practice Guidelines. *J Am Coll Cardiol*. 2014;64:e139-228.)

A proteína C reativa, medida em um ensaio de alta sensibilidade, é um marcador amplamente usado de inflamação mas não é útil no diagnóstico de SCA. A proteína C reativa é, entretanto, preditiva de morte a longo prazo (6 meses) nos pacientes com SCA-SSST negativos para troponina. Concentrações séricas elevadas de peptídios natriuréticos (peptídio natriurético tipo B [BNP] ou seu pró-hormônio N-terminal [NT-pró-BNP]) estão associadas a um aumento de três a cinco vezes da taxa de mortalidade em pacientes com SCA-SSST, embora eles tenham valor limitado para diagnóstico, estratificação de risco inicial e seleção de uma estratégia de tratamento inicial. Concentrações de peptídios natriuréticos medidos em alguns dias após o início dos sintomas têm melhor valor preditivo do que as medições realizadas no momento da hospitalização. Em pacientes com SCA-SSST, uma avaliação simultânea de troponina, proteína C reativa de alta sensibilidade e BNP é superior a avaliação de um único biomarcador na previsão do desfecho a curto prazo.

Em contraste com pacientes com IAM CSST, em quem a maioria dos eventos ocorre antes ou logo após a apresentação ao hospital, os pacientes com SCA-SSST continuam a ser de alto risco para tais eventos durante os dias, semanas e meses subsequentes. Embora a taxa de mortalidade intra-hospitalar seja maior em pacientes com IAM CSST do que naqueles com SCA-SSST (7 *versus* 5%, respectivamente), as taxas de mortalidade em 6 meses são semelhantes para as duas condições (12 *versus* 13%, respectivamente). Durante o acompanhamento a longo prazo de pacientes hospitalizados com SCA, as taxas de morte são realmente mais elevadas em pacientes com SCA-SSST do que em pessoas com IAM com supradesnivelamento do segmento ST, com uma diferença de duas vezes após 4 anos. Como resultado, estratégias de tratamento para SCA-SSST devem abordar as questões relacionadas tanto com os eventos agudos quanto com o tratamento a longo prazo.

### Recomendações de grau A

A1. Shah ASV, Anand A, Strachan FE, et al. High-sensitivity troponin in the evaluation of patients with suspected acute coronary syndrome: a stepped-wedge, cluster-randomised controlled trial. *Lancet*. 2018;392:919-928.

A2. Siontis GC, Mavridis D, Greenwood JP, et al. Outcomes of non-invasive diagnostic modalities for the detection of coronary artery disease: network meta-analysis of diagnostic randomised controlled trials. *BMJ*. 2018;360:1-14.

A2b. Chew DP, Lambrakis K, Blyth A, et al. A randomized trial of a 1-hour troponin T protocol in suspected acute coronary syndromes: the rapid assessment of possible acute coronary syndrome in the emergency department with high-sensitivity troponin T study (RAPID-TnT). *Circulation*. 2019;140:1543-1556.

A3. Jobs A, Mehta SR, Montalescot G, et al. Optimal timing of an invasive strategy in patients with non-ST-elevation acute coronary syndrome: a meta-analysis of randomised trials. *Lancet*. 2017;390:737-746.

A4. Garg A, Garg L, Agarwal M, et al. Routine invasive versus selective invasive strategy in elderly patients older than 75 years with non-ST-segment elevation acute coronary syndrome: a systematic review and meta-analysis. *Mayo Clin Proc*. 2018;93:436-444.

A5. Rodriguez AE, Rodriguez-Granillo AM, Ascarrunz SD, et al. Did prasugrel and ticagrelor offer the same benefit in patients with acute coronary syndromes after percutaneous coronary interventions compared to clopidogrel? Insights from randomized clinical trials, registries and meta-analysis. *Curr Pharm Des*. 2018;24:465-477.

A5b. Schüpke S, Neumann F-J, Menichelli M, et al. Ticagrelor or prasugrel in patients with acute coronary syndromes. *N Engl J Med*. 2019;381:1524-1534.

A6. Bonaca MP, Bhatt DL, Cohen M, et al. Long-term use of ticagrelor in patients with prior myocardial infarction. *N Engl J Med*. 2015;372:1791-1800.

A7. Valgimigli M, Frigoli E, Leonardi S, et al. Bivalirudin or unfractionated heparin in acute coronary syndromes. *N Engl J Med*. 2015;373:997-1009.

A8. Khan SU, Arshad A, Riaz IB, et al. Meta-analysis of the safety and efficacy of the oral anticoagulant agents (apixaban, rivaroxaban, dabigatran) in patients with acute coronary syndrome. *Am J Cardiol*. 2018;121:301-307.

A9. Cannon CP, Blazing MA, Giugliano RP, et al. Ezetimibe added to statin therapy after acute coronary syndromes. *N Engl J Med*. 2015;372:2387-2397.

A10. Tegn N, Abdelnoor M, Aaberge L, et al. Invasive versus conservative strategy in patients aged 80 years or older with non-ST-elevation myocardial infarction or unstable angina pectoris (after eighty study): an open-label randomised controlled trial. *Lancet*. 2016;387:1057-1065.

A11. Kofoed KF, Kelbaek H, Hansen PR, et al. Early versus standard care invasive examination and treatment of patients with non-ST-segment elevation acute coronary syndrome. *Circulation*. 2018;138:2741-2750.

A12. Gaffar R, Habib B, Filion KB, et al. Optimal timing of complete revascularization in acute coronary syndrome: a systematic review and meta-analysis. *J Am Heart Assoc*. 2017;6:1-11.

A13. Feinberg J, Nielsen EE, Greenhalgh J, et al. Drug-eluting stents versus bare-metal stents for acute coronary syndrome. *Cochrane Database Syst Rev*. 2017;8:CD012481.

## REFERÊNCIAS BIBLIOGRÁFICAS

*As referências bibliográficas, bem como os outros materiais suplementares deste livro, encontram-se no GEN-IO, nosso ambiente virtual de aprendizagem.*

# INFARTO AGUDO DO MIOCÁRDIO COM SUPRADESNIVELAMENTO DO SEGMENTO ST E COMPLICAÇÕES[a]

JEFFREY L. ANDERSON E JAMES C. FANG

### DEFINIÇÃO

Conceitualmente, o infarto agudo do miocárdio (IAM) é a necrose miocárdica causada por isquemia.[1] Na prática, o IAM pode ser diagnosticado e avaliado por métodos clínicos, eletrocardiográficos, bioquímicos, radiológicos e histopatológicos. O IAM é classificado com base no achado de supradesnivelamento do segmento ST (IAM CSST) ou não (IAM sem supradesnivelamento do segmento ST (IAM SSST). O IAM pode ser classificado em cinco tipos: tipo 1, IAM devido a aterotrombose coronariana; tipo 2, IAM devido a incompatibilidade de oferta/demanda; tipo 3, IAM causando morte (súbita) sem a oportunidade de confirmação por ECG ou biomarcadores; tipo 4, IAM relacionado à intervenção coronariana percutânea (ICP) ou à trombose de um *stent* coronariano; e tipo 5, IAM relacionado à cirurgia de revascularização do miocárdio (CRM, Tabela 63.2). Este capítulo se concentra principalmente no IAM CSST do tipo 1. O IAM SSST é abordado no Capítulo 63.

O IAM CSST é caracterizado por isquemia miocárdica aguda profunda ("transmural") que afeta áreas relativamente maiores do miocárdio. A causa subjacente é essencialmente a interrupção *completa* do fluxo sanguíneo miocárdico regional. Em contrapartida, o IAM SSST é caracterizado por bloqueio *incompleto* do fluxo coronariano, para o qual diferentes terapias agudas são apropriadas (Capítulo 63).

### EPIDEMIOLOGIA

O risco de doenças cardiovasculares (DCV) e IAM diminuiu nas últimas décadas. Desde 1987, a taxa de incidência ajustada de hospitalização por IAM ou doença da artéria coronária (DAC) fatal nos EUA diminuiu 4 a 5% ao ano. No entanto, as DCV continuam sendo a principal causa de morte nos EUA, com 801.000 mortes anualmente (31% de todas as mortes) e se tornaram os principais contribuintes para o ônus das doenças em todo o mundo (Capítulo 46). A DAC é a principal doença cardiovascular, causando 580.000 primeiros IAM, 210.000 IAM recorrentes e cerca de 160.000 IAM "silenciosos" anualmente; 360.000 mortes por ano são atribuídas à DAC ou 1 em cada 7 mortes.

Os declínios nas DCV e IAM foram particularmente notáveis para IAM CSST, com taxas caindo em dois terços desde 2008. O IAM CSST atualmente compreende 25% ou menos das síndromes coronarianas agudas (SCA).[2] Esse declínio pode ser atribuído a mudanças demográficas, estilos de vida e terapias clínicas.

### BIOPATOLOGIA

O mecanismo de iniciação usual do IAM é a fissura, ruptura ou erosão de uma placa coronariana aterosclerótica preenchida por lipídios, resultando, assim, na exposição do sangue circulante ao cerne da placa altamente trombogênica e os materiais da matriz (Capítulo 47). Na era das estatinas, a erosão da placa tornou-se uma causa cada vez mais comum. As plaquetas aderem, são ativadas e se agregam. A trombina é gerada, acelerando, assim, a ativação das plaquetas e a fibrina resultante "aprisiona" os eritrócitos e leva à formação de trombo. Um trombo com oclusão total resulta, tipicamente, em IAM CSST. Em comparação, a oclusão parcial, ou oclusão quando existe circulação colateral, resulta em SCA sem supradesnivelamento do segmento ST, frequentemente com infradesnivelamento do segmento ST ou inversão da onda T (Capítulo 63). A isquemia resultante da redução do fluxo coronariano provoca lesão ou morte das células

---

[a] N.R.T.: No Brasil, ver Diretrizes da Sociedade Brasileira de Cardiologia sobre Angina Instável e Infarto Agudo do Miocárdio sem Supradesnível do Segmento ST – 2021 em http://abccardiol.org/wp-content/uploads/2020/10/Diretrizes-da-SBC-Angina-Instavel-e-Infarto-Agudo-2021-portugues-3.x80020.pdf.

miocárdicas, disfunção ventricular e arritmias cardíacas. A necrose miocárdica começa após 15 a 20 minutos da oclusão coronariana e prossegue rapidamente em uma frente de onda do endocárdio para o epicárdio. O resgate parcial do miocárdio pode ser obtido por reperfusão em 3 a 6 horas, sendo o grau de resgate inversamente proporcional à duração e à extensão da isquemia. A extensão da necrose miocárdica também depende da demanda metabólica e do suprimento sanguíneo colateral.

IAM na ausência de aterosclerose coronariana epicárdica crítica representa cerca de 10% dos IAM.[3] Os mecanismos incluem doença microvascular, disfunção endotelial, dissecção da artéria coronária,[3b] êmbolos coronarianos, trombose *in situ*, vasculite, vasospasmo primário, doença infiltrativa ou degenerativa, doenças da aorta, anomalias congênitas de uma artéria coronária ou traumatismo (Tabela 64.1).

## FATORES DE RISCO

O risco ao longo da vida de DAC varia substancialmente dependendo da idade, do sexo, do perfil lipídico (Capítulo 195), da pressão arterial (PA) (Capítulo 70), da coexistência de diabetes melito (Capítulo 216), de tabagismo (Capítulo 29), da história familiar e da etnicidade (Capítulo 46). Quando todos os fatores de risco modificáveis são ideais, o risco vitalício de DAC para uma pessoa de 45 anos é estimado em menos de 5%; em comparação a 50% para homens e de 31% para mulheres com dois ou mais fatores de risco principais. Todos os fatores de risco modificáveis combinados (incluindo obesidade, dieta, atividade física, etilismo e fatores psicossociais) são responsáveis por mais de 90% do risco atribuível à população de IAM globalmente. A contribuição genética para o risco de DAC é estimada em cerca de 40% e os escores de risco poligênico baseados em variantes genéticas comuns podem fornecer informações prognósticas suplementares.[4]

## MANIFESTAÇÕES CLÍNICAS

O diagnóstico de IAM tradicionalmente se baseava na tríade de desconforto torácico do tipo isquêmico, anormalidades do eletrocardiograma (ECG) e biomarcadores cardíacos séricos de necrose elevados. O diagnóstico de IAM era feito quando existiam pelo menos dois dos três critérios. Graças às suas sensibilidade e especificidade crescentes, os níveis séricos de troponina cardíaca (*i. e.*, troponina I [TnI] e troponina T [TnT]) assumiram um papel dominante na confirmação do diagnóstico de IAM em pacientes com características clínicas ou ECG sugestivos.[5]

### Anamnese

O IAM pode se manifestar tipicamente como desconforto torácico do tipo isquêmico ou atipicamente com dispneia, náuseas, desconforto epigástrico, mal-estar e/ou fraqueza inexplicada. Desconforto torácico do tipo isquêmico, geralmente o sintoma clínico mais proeminente no IAM, é percebido como sensação de queimação ou de pressão retroesternal intensa, persistente (> 10 a 20 minutos), difusa e profunda; raramente o IAM é percebido como dor aguda e geralmente a dor não é em caráter de facada (Tabela 45.2). O desconforto associado ao IAM é qualitativamente semelhante ao da angina *pectoris*, embora seja mais intenso e persistente (Capítulos 45 e 62).

A localização primária da dor isquêmica típica é mais consistentemente retroesternal, mas também pode se apresentar paraesternalmente à esquerda, precordialmente à esquerda ou na face anterior do tórax (Capítulo 45). Às vezes, o desconforto é percebido predominantemente na região anterior do pescoço, na mandíbula, nos braços ou no epigástrio. Geralmente é difusa; a dor bem localizada (ponta do dedo) raramente é angina ou IAM. O padrão mais característico de irradiação da dor é para o braço esquerdo, mas para o braço direito ou para ambos os braços também pode ocorrer. Os ombros, o pescoço, a mandíbula, os dentes, o epigástrio e as áreas interescapulares também são locais de radiação. Desconforto acima da mandíbula ou abaixo do umbigo não é típico do IAM. Os sinais/sintomas associados incluem, com frequência, náuseas, vômitos, diaforese, fraqueza, dispneia, inquietação e apreensão.

O desconforto provocado por IAM não é aliviado de forma confiável por repouso ou nitroglicerina. O início do IAM geralmente não está relacionado a exercício físico ou outros fatores precipitantes evidentes. No entanto, o IAM pode começar durante o estresse físico ou emocional ou algumas horas após e é mais comum nessa situação do que poderia ser atribuído ao acaso.

Estima-se que pelo menos 20% dos IAM sejam indolores ("silenciosos") ou atípicos (não reconhecidos). Pacientes idosos, especialmente mulheres, e diabéticos são particularmente propensos a IAM indolor ou atípico, que ocorre em até um terço a metade desses pacientes. Como o prognóstico é pior em pacientes idosos e diabéticos, é necessária vigilância diagnóstica. Nesses pacientes, o IAM pode se manifestar como dispneia súbita (que pode progredir para edema pulmonar), fraqueza, tontura, náuseas e vômito. Estados confusionais, perda súbita de consciência, um novo distúrbio do ritmo e uma queda inexplicável da PA são outras apresentações incomuns. O diagnóstico diferencial de desconforto torácico isquêmico também deve incluir distúrbios gastrintestinais (p. ex., esofagite de refluxo; Capítulo 129), dor musculoesquelética (p. ex., costocondrite), ansiedade ou ataques de pânico, pleurisia ou embolia pulmonar (Capítulo 74) e dissecção aguda da aorta (Tabela 45.2 e Capítulo 69).

### Exame físico

Nenhum achado físico é diagnóstico ou patognomônico de IAM. O exame físico geralmente é inteiramente normal ou pode revelar apenas

| Tabela 64.1 | Condições diferentes da aterosclerose coronariana que podem causar infarto agudo do miocárdio. |
|---|---|
| Êmbolos coronarianos | As causas incluem lesões da valva aórtica ou mitral, trombos atriais ou ventriculares esquerdos, próteses valvares, êmbolos gordurosos, neoplasias intracardíacas, endocardite infecciosa e êmbolos paradoxais |
| Doença trombótica da artéria coronária | Pode ocorrer com o uso de anticoncepcionais orais, anemia falciforme e outras hemoglobinopatias, policitemia vera, trombocitemia essencial, púrpura trombocitopênica trombótica, coagulação intravascular disseminada, deficiência de antitrombina III e outros estados hipercoaguláveis, macroglobulinemia e outros estados de hiperviscosidade, mieloma múltiplo, leucemia, malária e bloqueio do sistema fibrinolítico secundário a comprometimento da ativação do plasminogênio ou inibição excessiva |
| Vasculite coronariana | Observada na doença de Takayasu, doença de Kawasaki, poliarterite nodosa, lúpus eritematoso, esclerodermia, artrite reumatoide e degeneração vascular imunomediada em aloenxertos cardíacos |
| Espasmo coronariano | Pode estar associada a angina variante, abstinência de nitrato, abuso de cocaína ou anfetamina e angina com artérias coronarianas "normais" |
| Doença vascular coronariana infiltrativa e degenerativa | Pode resultar de amiloidose, distúrbios do tecido conjuntivo (p. ex., pseudoxantoma elástico), distúrbios de armazenamento de lipídios e mucopolissacaridoses, homocistinúria, diabetes melito, colagenoses, distrofias musculares e ataxia de Friedreich |
| Dissecção coronariana espontânea | Mais de 90% dos casos ocorrem em mulheres mais jovens. A causa predisponente dominante é a displasia fibromuscular (Capítulo 69); outras causas incluem várias arteriopatias e condições relacionadas à gravidez. Os fatores precipitantes incluem estressores físicos e emocionais extremos; terapia hormonal intensa e trabalho de parto, parto e estado pós-parto. A apresentação é IAM CSST em cerca de 50% dos casos e a taxa estimada de eventos cardíacos adversos principais em 10 anos é de cerca de 50%. |
| Oclusão do óstio coronariano | Associada a dissecção aórtica, aortite luética, estenose aórtica e espondilite anquilosante |
| Anomalias coronarianas congênitas | Incluindo a síndrome de Bland-White-Garland de origem anômala da artéria coronária esquerda a partir da artéria pulmonar, origem da artéria coronária esquerda a partir do seio anterior de Valsalva, fístula arteriovenosa coronariana ou aneurismas e ponte miocárdica com degeneração vascular secundária |
| Traumatismo | Associada e responsável pela dissecção coronariana, laceração ou trombose (com dano endotelial secundário a traumatismo, como angioplastia) e lesão miocárdica direta por radiação e contusão cardíaca |
| Necessidades aumentadas de oxigênio do miocárdio excedendo o aporte de oxigênio | Ocorre na estenose aórtica, na insuficiência aórtica, na hipertensão arterial sistêmica com hipertrofia ventricular esquerda grave, feocromocitoma, tireotoxicose, metemoglobinemia, envenenamento por monóxido de carbono, choque e síndromes de hiperviscosidade |

anormalidades inespecíficas. Um galope por $B_4$ é, com frequência, auscultado se for cuidadosamente pesquisado. Com frequência, a PA está elevada inicialmente, mas pode ser normal ou baixa. Sinais de hiperatividade simpática (taquicardia, hipertensão, diaforese ou qualquer combinação desses três) frequentemente acompanham o IAM de parede anterior, enquanto a hiperatividade parassimpática (bradicardia e/ou hipotensão) é mais comum no IAM de parede inferior.

O exame é mais focado na avaliação geral da função cardíaca. A adequação dos sinais vitais e da perfusão periférica deve ser observada. Sinais de insuficiência cardíaca, tanto do lado esquerdo quanto do direito (p. ex., galope por $B_3$, congestão pulmonar, veias do pescoço distendidas) devem ser procurados e a observação de arritmias e complicações mecânicas (p. ex., novos sopros) é essencial. Se houver hipoperfusão, a determinação de sua causa primária (p. ex., hipovolemia, insuficiência cardíaca direita, insuficiência cardíaca esquerda) é crítica para o manejo.

## DIAGNÓSTICO

### Eletrocardiografia

Em pacientes com possível IAM, um ECG de 12 derivações deve ser obtido imediatamente, com meta de menos de 10 minutos a partir da chegada a uma unidade de saúde. Embora o ECG inicial não seja perfeitamente sensível nem específico para pacientes que desenvolvem IAM CSST, ele é crítico na estratificação inicial, no rastreamento e no manejo (Capítulo 45).[6] Em um cenário clínico apropriado, um padrão de supradesnivelamento do segmento ST de 2 mm (0,2 mV) ou mais no ponto J em $V_2$ a $V_3$ em homens ou 1,5 mm (0,15 mV) ou mais em mulheres na ausência de hipertrofia ventricular esquerda (HVE), ou 1 mm (0,1 mV) ou mais em duas ou mais derivações contíguas no tórax ou nos membros, sugere oclusão coronariana causando isquemia miocárdica acentuada. Nesses pacientes, a reperfusão de emergência (angioplastia primária ou fibrinólise) deve ser realizada, a menos que seja contraindicada. Alterações hiperagudas da onda T sugerem o diagnóstico na fase inicial do IAM CSST antes do aparecimento do supradesnivelamento do segmento ST. Um bloqueio de ramo esquerdo (BRE) novo ou presumivelmente novo, que dificulta a análise de supradesnivelamento do segmento ST, sugere um equivalente de IAM CSST no cenário clínico apropriado. O infradesnivelamento do segmento ST em duas ou mais derivações precordiais $V_1$ a $V_4$ pode indicar lesão transmural posterior devido à oclusão da artéria coronária circunflexa esquerda; estender a análise de ECG para as derivações $V_7$ a $V_9$ (i. e., sobre o tórax posterior esquerdo) ajuda a confirmar esse diagnóstico. Outros padrões de ECG (infradesnivelamento do segmento ST, inversão da onda T, alterações inespecíficas, ECG normal) em associação com desconforto isquêmico no tórax são consistentes com SCA sem supradesnivelamento do segmento ST e são usados estratégias de rastreamento e tratamento inicial diferentes (Capítulo 63).

### Evolução eletrocardiográfica

Traçados de ECG seriados melhoram a sensibilidade e a especificidade do ECG para o diagnóstico de IAM e auxiliam na avaliação dos resultados da terapia. Enquanto o supradesnivelamento típico do segmento ST persiste por horas e é seguido em questão de horas a dias por inversões de ondas T e ondas Q, o diagnóstico de IAM pode ser feito praticamente com certeza. As alterações do ECG no IAM CSST evoluem com três fases sobrepostas: hiperaguda ou aguda precoce, aguda evoluída e crônica (estabilizada).

### Fase aguda precoce

Esta fase mais inicial começa em minutos, persiste e evolui durante horas. As ondas T aumentam em amplitude e se alargam sobre a área da lesão (padrão hiperagudo). Os segmentos ST evoluem de padrões côncavos para retos e convexos para cima (padrão agudo). Quando proeminente, o padrão de lesão aguda do segmento ST e da onda T combinadas pode ter aspecto de lápide (Figuras 64.1 e 64.2). Os infradesnivelamentos do segmento ST observados nas derivações opostas àquelas com supradesnivelamento do segmento ST são conhecidos como alterações recíprocas e estão associados a áreas maiores de lesão e a um pior prognóstico, mas também com maior potencial de benefício da terapia de reperfusão.

Outras causas de supradesnivelamento do segmento ST têm de ser consideradas e excluídas (Tabela 64.2). Essas condições incluem pericardite (Capítulo 68), HVE com elevação do ponto J e repolarização precoce variante normal (Capítulo 48). A pericardite (ou perimiocardite) é particularmente preocupante porque pode simular o IAM clinicamente, mas o uso de agentes fibrinolíticos não é indicado e pode ser perigoso.

### Fase aguda evoluída

Durante a segunda fase, o supradesnivelamento do segmento ST começa a regredir, as ondas T que levam ao supradesnivelamento do segmento ST tornam-se invertidas e as ondas Q ou QS patológicas tornam-se totalmente desenvolvidas (duração > 0,03 segundo e/ou profundidade > 30% da amplitude da onda R).

### Fase crônica

A resolução do supradesnivelamento do segmento ST é variável. A resolução geralmente é concluída em 2 semanas no caso de IAM de parede inferior, mas pode demorar ainda mais após um IAM de parede anterior. O supradesnivelamento persistente do segmento ST, frequentemente observado nos casos de IAM grande de parede anterior, é indicativo de uma grande área de acinesia, discinesia ou aneurisma ventricular. As inversões simétricas da onda T podem desaparecer ao longo de semanas a meses ou podem persistir por um período indefinido; portanto, a idade de um IAM, quando existe inversão da onda T, é, com frequência, denominada indeterminada. As ondas Q geralmente não desaparecem após um IAM de parede anterior, mas frequentemente desaparecem após um IAM da parede inferior.

A terapia de reperfusão precoce acelera a evolução das alterações do ECG em minutos ou horas, em vez de dias ou semanas. Os segmentos ST retrocedem rapidamente, as inversões da onda T e a perda das ondas R ocorrem mais cedo e as ondas Q podem não se desenvolver ou progredir e, ocasionalmente, regridem. De fato, a ausência de normalização do supradesnivelamento do segmento ST em mais de 50 a 70% no decorrer de 1 a 2 horas sugere fracasso da fibrinólise e deve solicitar encaminhamento para angiografia urgente e consideração de "angioplastia de resgate".

### Infarto agudo do miocárdio de parede posterior verdadeiro e padrões de IAM da artéria coronária circunflexa esquerda

O *IAM de parede posterior verdadeiro* apresenta um padrão especular de lesão nas derivações $V_1$ a $V_2$ a $V_4$ do ECG (Figura 64.2). A localização da

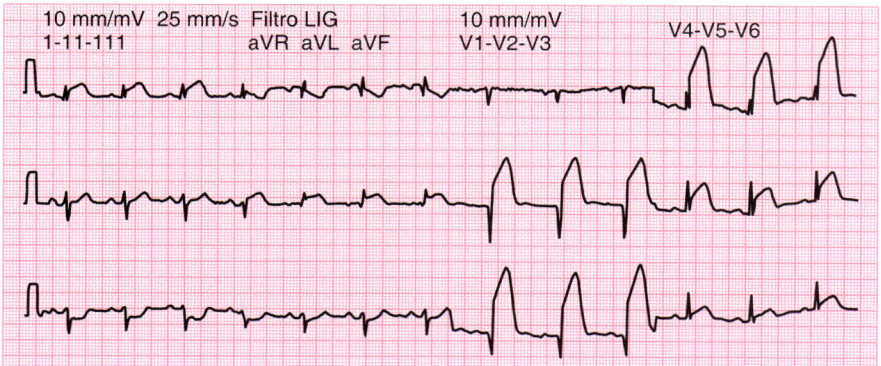

**FIGURA 64.1** O traçado eletrocardiográfico mostra um infarto agudo do miocárdio de parede anterolateral. Observe o supradesnivelamento do segmento ST nas derivações I, aVL e $V_1$ a $V_6$ com ondas Q em $V_1$ a $V_4$.

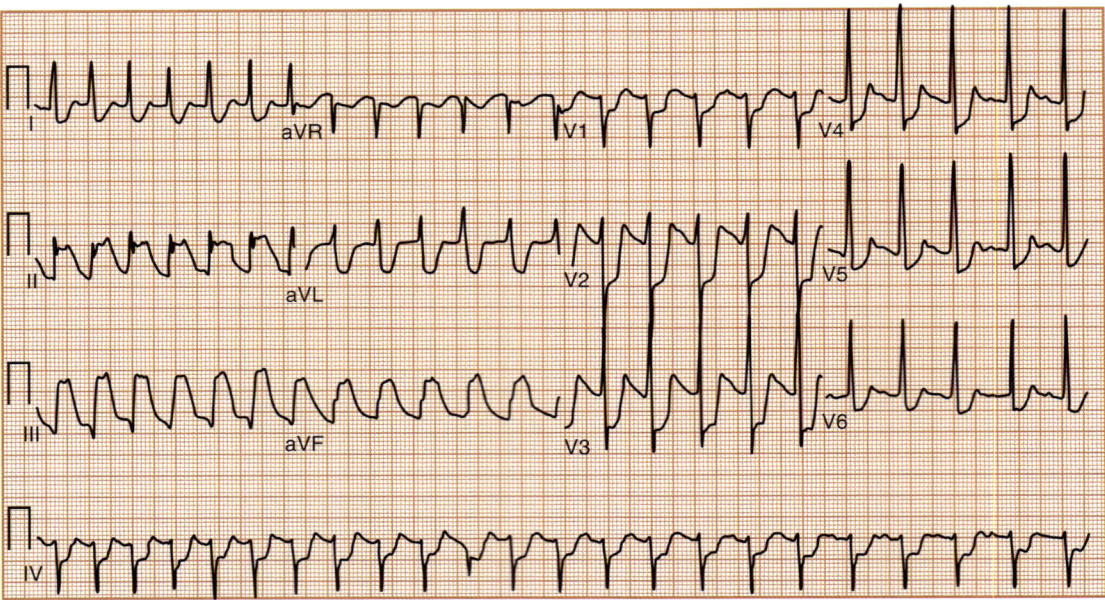

**FIGURA 64.2** O traçado eletrocardiográfico mostra um infarto agudo do miocárdio de parede inferoposterior.

| Tabela 64.2 | Condições que podem mimetizar infarto agudo do miocárdio com supradesnivelamento do segmento ST. |
|---|---|

Repolarização precoce com dor torácica não coronariana
Miocardite
Pericardite
Síndrome de *takotsubo* (miocardiopatia de estresse)
Hiperpotassemia

lesão de um IAM de parede posterior verdadeiro isolado por RM, na verdade, envolve porções da parede *lateral* do VE e é tipicamente causada pela oclusão de uma artéria circunflexa esquerda não dominante. Nas derivações precordiais, a fase aguda é caracterizada por infradesnivelamento do segmento ST em vez de supradesnivelamento do segmento ST. As fases evoluída e crônica mostram aumento da amplitude e alargamento da onda R em vez de ondas Q. O reconhecimento de um padrão de IAM de parede posterior verdadeiro isolado é desafiador, mas importante porque o diagnóstico deve levar a uma estratégia de reperfusão imediata. O acréscimo de derivações posteriores esquerdas $V_7$ a $V_9$ aumenta a sensibilidade para detecção de padrões de lesão relacionada à artéria circunflexa esquerda (i. e., supradesnivelamento do segmento ST) com excelente especificidade (Capítulo 48). Outras causas de forças anterosseptais verticais proeminentes incluem hipertrofia ventricular direita (HVD), variantes de pré-excitação ventricular (síndrome de Wolff-Parkinson-White; Capítulo 58), miocardiopatias, bloqueio de ramo direito (BRD) e variantes normais com progressão inicial da onda R. O novo aparecimento dessas alterações ou a associação com um IAM de parede inferior ou em evolução geralmente possibilita que o diagnóstico seja feito.

### Infarto de ventrículo direito

A oclusão proximal da artéria coronária direita antes da ramificação marginal aguda pode causar infarto de VD, bem como IAM de parede inferior em cerca de 30% dos casos. Como o prognóstico e o tratamento do IAM de parede inferior são diferentes quando existe infarto de VD, é importante fazer esse diagnóstico. O diagnóstico é auxiliado pela obtenção das derivações precordiais direitas do ECG, que são rotineiramente indicadas para IAM de parede inferior (Capítulo 48). O supradesnivelamento agudo do segmento ST de pelo menos 1 mm (0,1 mV) em uma ou mais derivações $V_4R$ a $V_6R$ é sensível e específico (> 90%) para identificar lesão aguda de VD e as ondas Q ou QS identificam efetivamente o infarto de VD.

### Diagnóstico quando existe bloqueio de ramo

BRE frequentemente dificulta a análise do segmento ST em pacientes com suspeita de IAM. O achado de um novo (ou supostamente novo) BRE combinado com achados clínicos (e laboratoriais) sugestivos de IAM está associado a alta taxa de mortalidade; os pacientes com BRE de início recente se beneficiam substancialmente da terapia de reperfusão e devem ser submetidos a rastreamento e tratamento da mesma forma que os pacientes com IAM CSST. Alguns padrões de ECG, embora relativamente insensíveis, sugerem IAM se houver BRE: ondas Q em duas das seguintes derivações I, aVL, $V_5$ e $V_6$; regressão da onda R de $V_1$ a $V_4$; supradesnivelamento do segmento ST de 1 mm ou mais nas derivações com complexo QRS positivo; infradesnivelamento do segmento ST de 1 mm ou mais nas derivações $V_1$, $V_2$ ou $V_3$ e supradesnivelamento do segmento ST de 5 mm ou mais associado a complexo QRS negativo. Bloqueio de ramo direito (BRD) geralmente não mascara as alterações típicas de ST-T ou da onda Q, exceto em casos raros de IAM posterior verdadeiro isolado, que são caracterizados por ondas R precordiais altas à direita e infradesnivelamento do segmento ST.

### Diagnóstico diferencial

Embora o IAM CSST seja frequentemente um diagnóstico fácil de fazer com base na apresentação e nos resultados dos exames laboratoriais (ver mais adiante), outras considerações incluem a pericardite aguda (Capítulo 68), miocardite aguda (Capítulo 54), miocardiopatia induzida por estresse (síndrome de *takotsubo*) (Capítulo 54), hiperpotassemia e repolarização precoce (Tabela 64.2). Todos, exceto a repolarização precoce, podem ser associados a biomarcadores anormais, mas nenhum está associado a oclusão coronariana. A cineangiocoronariografia precoce é recomendada quando a causa do supradesnivelamento do segmento ST não é clara (Tabela 64.1).

### Biomarcadores séricos cardíacos de necrose

A troponina-I (cTnI) e a troponina-T (cTnT) derivadas do coração são proteínas específicas dos sarcômeros. A determinação seriada das troponinas cardíacas agora se tornou a abordagem de biomarcador preferida para diferenciar IAM de angina instável e síndromes coronarianas não agudas. No contexto clínico apropriado, o IAM é indicado por um padrão de elevação e/ou queda dos níveis de troponina, com um ou mais valores acima do limite superior de referência do percentil 99. Essa tendência crescente tornou-se cada vez mais importante à medida que ensaios mais sensíveis foram surgindo. As troponinas tornam-se detectáveis por ensaios tradicionais 1 a 4 horas após o início do IAM. Com os ensaios de maior sensibilidade, o aumento da sensibilidade diagnóstica oferece a possibilidade de descartar efetivamente a possibilidade de IAM em 1 a 2 horas.[7] De fato, vias de investigação agora foram propostas que podem excluir IAM após uma única amostra.[8] No entanto, essa testagem tem especificidade clínica reduzida para IAM porque os ensaios de alta sensibilidade conseguem detectar a troponina na maioria dos indivíduos normais e

## Tabela 64.3 Causas de níveis elevados de troponina diferentes de infarto do miocárdio.

**OUTRAS CAUSAS CARDÍACAS**

Lesão miocárdica: contusão cardíaca, cirurgia, ablação, choques
Inflamação miocárdica: miocardite, pericardite
Insuficiência cardíaca
Miocardiopatia: infiltrativa, induzida por estresse, hipertensiva, hipertrófica
Dissecção aórtica
Estenose aórtica grave
Taquicardias

**CAUSAS PULMONARES**

Embolia pulmonar
Hipertensão pulmonar
Insuficiência respiratória

**CAUSAS NEUROLÓGICAS**

Acidente vascular encefálico
Hemorragia intracraniana

**OUTRAS**

Choque: séptico, hipovolêmico, cardiogênico
Insuficiência renal

Modificada de Thygesen K, Alpert JS, Jaffe AS, et al. Third universal definition of myocardial infarction. Circulation. 2012;126:2020-2035.

---

níveis aumentados são observados em várias condições que não o IAM, incluindo miocardite (Capítulo 54) e outras causas de lesão cardíaca, como insuficiência cardíaca, renal e respiratória (Capítulo 96); acidente vascular encefálico (AVE) (Capítulo 379) e hemorragia intracraniana (Capítulo 380); choque séptico (Capítulo 100) e cardiopatias estruturais crônicas (Capítulo 62) (Tabela 64.3). Como resultado, o médico sempre precisa levar em conta o contexto clínico, bem como o achado de elevação e queda temporais dos níveis de troponina.

A sensibilidade e a especificidade das TnI e TnT cardioespecíficas tornam-nas o "padrão-ouro" para detecção de necrose miocárdica. No entanto, a decisão de prosseguir com a reperfusão urgente (angioplastia primária ou fibrinólise) no IAM CSST deve ser baseada na anamnese do paciente e no ECG inicial e não deve ser adiada pelo teste de troponina (Capítulo 45).

Clinicamente, cTnI e cTnT têm utilidade aproximadamente equivalente, exceto que a insuficiência renal (Capítulo 122) tem maior probabilidade de estar associada a elevações falso-positivas de cTnT do que de cTnI. As troponinas têm sensibilidade máxima em 8 a 12 horas, pico em 10 a 24 horas e persistem por 5 a 14 dias. No entanto, essa persistência torna mais desafiador o diagnóstico de um IAM recorrente precoce, para o qual marcadores eliminados mais rapidamente (i. e., a isoenzima MB da creatinoquinase [CK-MB]) podem ser seletivamente complementares. No entanto, a medição concomitante dos níveis de CK-MB ou mioglobina é redundante e não é recomendada.

### Outros exames laboratoriais

Na admissão, a avaliação de rotina de hemograma completo e contagem de plaquetas, estudos padrão de bioquímica sanguínea, um painel lipídico e coagulograma (tempo de protrombina, tempo parcial de tromboplastina) são úteis. Os resultados auxiliam na avaliação de comorbidades e prognóstico, além de orientar a terapia. Os testes hematológicos fornecem uma linha de base útil antes do início da terapia com agente antiplaquetário, anticoagulante e fibrinolítico ou cineangiocoronariografia ou angioplastia. A lesão miocárdica precipita leucocitose polimorfonuclear, geralmente resultando em elevação da contagem de leucócitos para até 12.000 a 15.000/$\mu\ell$, que aparece em algumas horas e tem picos em 2 a 4 dias. O painel metabólico é útil na avaliação de eletrólitos, glicose e função renal. Os níveis de lactato desidrogenase (LDH) e aspartato aminotransferase (AST) também podem estar elevados, particularmente no contexto de grandes infartos, mas não devem ser solicitados para fins diagnósticos.

Na admissão hospitalar ou na manhã seguinte, um painel lipídico em jejum é recomendado como linha de base para a terapia hipolipemiante (estatina) (Capítulo 195). A menos que haja suspeita de retenção de dióxido de carbono, a oximetria digital é adequada para diagnosticar hipoxemia e titular a oxigenoterapia. O nível de proteína C reativa aumenta com IAM, mas seu valor prognóstico nos quadros agudos não foi estabelecido. O peptídio natriurético do tipo B, que aumenta com o estresse da parede ventricular e a sobrecarga hídrica circulatória relativa, pode fornecer informações prognósticas adicionais úteis no contexto do IAM.

### Exames de imagem

O rastreamento rápido de pacientes com IAM CSST para terapia de reperfusão, na maioria das vezes para cineangiocoronariografia com intenção de realizar ICP, não deve ser retardado por estudos de imagem de rotina. Uma radiografia de tórax é o único exame de imagem rotineiramente considerado no departamento de emergência para IAM CSST e sua utilidade é limitada a pacientes selecionados com a preocupação de encontrar resultados que possam impactar o manejo inicial. Embora a radiografia de tórax seja frequentemente normal, os achados de congestão venosa pulmonar, cardiomegalia ou alargamento do mediastino contribuem de maneira importante para o diagnóstico e as decisões de tratamento. Por exemplo, o relato de dor intensa e "dilacerante" no tórax e no dorso em associação com alargamento do mediastino deve levantar a questão de um aneurisma dissecante da aorta (Capítulo 69). Nesses casos, a terapia fibrinolítica tem de ser suspensa até um diagnóstico por imagem mais definitivo da aorta e a abordagem à angiografia ser modificada. Outros exames de imagem não invasivos (p. ex., ecocardiografia [Capítulo 49], cintilografia cardíaca [Capítulo 50] e outros) podem ser realizados durante a hospitalização para investigar distúrbios clínicos específicos, incluindo complicações suspeitas de IAM ou para estratificação de risco pré-alta. A cineangiocoronariografia (Capítulo 51) é realizada em caráter de urgência como parte de uma estratégia intervencionista para IAM CSST, ou mais tarde, para estratificação de risco em pacientes de alto risco que inicialmente recebem tratamento clínico.

### Ecocardiografia

A ecocardiografia transtorácica bidimensional com Doppler colorido é o exame não invasivo mais geralmente útil obtido durante a evolução hospitalar (Capítulo 49). A ecocardiografia avalia com eficiência a função cardíaca, global e regional, e possibilita investigação de complicações suspeitas do IAM. A sensibilidade e a especificidade da ecocardiografia para avaliação da movimentação regional da parede são altas (> 90%), embora a idade da anormalidade (novo versus antigo) seja obrigatoriamente determinada por avaliação clínica ou por ECG. A ecocardiografia é útil para determinar a causa da insuficiência circulatória com hipotensão (hipovolemia relativa, insuficiência do VE, insuficiência do VD ou complicação mecânica de IAM). A ecocardiografia também pode auxiliar na diferenciação da pericardite e perimiocardite do IAM. A ecocardiografia com Doppler é indicada para avaliar sopro cardíaco de aparecimento recente e outras complicações mecânicas suspeitas de IAM (p. ex., disfunção ou ruptura do músculo papilar, defeito do septo ventricular agudo e ruptura da parede livre do VE com tamponamento ou pseudoaneurisma). Mais tarde, no curso do IAM, a ecocardiografia pode ser usada para avaliar o grau de recuperação do miocárdio atordoado (stunned) após terapia de reperfusão, o grau de disfunção cardíaca residual e as indicações para inibidores da enzima conversora de angiotensina (IECA) e outras terapias para insuficiência cardíaca e a existência de aneurisma de VE e trombo mural (exigindo anticoagulantes orais).

### Cintilografia, ressonância magnética e outros estudos de imagem

As cintilografias são, em geral, exames demorados e são incômodas para o uso de rotina no contexto agudo de IAM definido ou provável. Mais comumente, são usadas na estratificação de risco antes ou após a alta hospitalar para aprimorar os resultados do teste de esforço farmacológico ou por exercício (Capítulo 50). As cintilografias com tálio ($^{201}$Tl) ou tecnécio sestamibi ($^{99m}$Tc) ou PET com rubídio ($^{82}$Rb) conseguem avaliar a perfusão e a viabilidade miocárdicas, bem como o tamanho do infarto. A RM cardíaca (Capítulo 50) com contraste tardio com gadolínio também consegue avaliar as dimensões do infarto, bem como a função miocárdica durante a fase de convalescença. Tomografia computadorizada (TC) e ressonância magnética (RM) também podem ser úteis para avaliar pacientes com suspeita de aneurisma dissecante da aorta (Capítulo 69). Quando uma causa não aterosclerótica de necrose miocárdica for suspeitada (p. ex., perimiocardite simulando IAM), a TC coronariana contemporânea utilizando múltiplos cortes fatias (p. ex., 64 a 256) consegue avaliar DAC qualitativa e semiquantitativamente, bem como distinguir outras causas de síndromes de dor torácica (Capítulos 45 e 50).

## TRATAMENTO

### Fase pré-hospitalar

A parada cardíaca pré-hospitalar (Capítulo 57) e a necrose extensa são causas importantes de morbidade e mortalidade associadas ao IAM. A primeira hora após o início dos sintomas representa a melhor oportunidade de resgate do miocárdio com terapia de reperfusão. Assim, as metas primárias do atendimento pré-hospitalar são reconhecer os sintomas imediatamente e procurar atendimento médico, implantar atendimento cardíaco de emergência e transportar o paciente rapidamente para uma unidade de saúde com capacidade de atendimento coronariano avançado, incluindo terapia de reperfusão (ICP primária ou fibrinólise).[9] As diretrizes definem um intervalo de 90 minutos ou menos entre a chegada do paciente à unidade de saúde e a instituição do tratamento. Para pacientes que inicialmente chegam ou são transportados para um hospital sem capacidade para ICP, a meta é de 120 minutos ou menos. O maior lapso de tempo para a terapia de reperfusão é a demora do paciente em pedir ajuda. Os esforços de educação pública para reduzir esse atraso produziram resultados mistos e abordagens inovadoras são necessárias.

Equipes especializadas de atendimento de emergência realizam ECG pré-hospitalares, comunicam diagnósticos preliminares e transportam pacientes preferencialmente para um hospital com capacidade para ICP, onde uma equipe treinada em IAM CSST já está aguardando. Esta abordagem resulta em ICP primária mais rápida (economia média de cerca de 15 minutos) e desfechos clínicos superiores. O rastreamento direto no laboratório de cateterismo, em vez do departamento de emergência, também diminui o tempo de reperfusão. No entanto, até um terço das ativações iniciais da equipe de IAM CSST é falso-positivo.

Ácido acetilsalicílico (162 a 325 mg, mastigado) e nitroglicerina (0,4 mg SL a cada 5 minutos em até três doses) são administradas no primeiro contato médico, quando apropriado. A administração extra-hospitalar de terapia fibrinolítica por equipes de atendimento com médicos é viável quando o tempo de trânsito esperado é longo (i. e., > 120 minutos), mas essa prática é rara nos EUA. A terapia antiplaquetária pré-hospitalar de pacientes com IAM CSST com ticagrelor não melhora a reperfusão coronariana pré-ICP.

### Fases hospitalares

#### Departamento de emergência

As metas do atendimento do departamento de emergência são identificar pacientes com isquemia aguda do miocárdio rapidamente, estratificá-los em IAM CSST e outras SCA (Figura 64.3), para iniciar uma estratégia de reperfusão e outros cuidados médicos apropriados, para avaliar o risco (e-Figura 64.1) e para fazer o rastreamento deles rapidamente para tratamento hospitalar (pacientes com suspeita de síndrome coronariana aguda (SCA) ou tratamento ambulatorial (pacientes sem suspeita de isquemia) (Figura 63.2).

A avaliação de pacientes com dor torácica e outras SCA suspeitas começa com um ECG de 12 derivações (com meta de 10 minutos após a chegada ao hospital) e continua com anamnese focada e exame físico direcionado. O monitoramento contínuo de ECG é iniciado, um acesso intravenoso (IV) é estabelecido e os exames de sangue de admissão são coletados (incluindo biomarcadores cardíacos, ou seja, cTnI ou cTnT). O mais rápido possível, o paciente é estratificado em IAM CSST agudo SCA provável ou definitiva sem supradesnivelamento do segmento ST, possível SCA sem supradesnivelamento do segmento ST ou categorias de dor torácica não cardíaca.

#### Medidas terapêuticas emergenciais e cuidados hospitalares precoces

##### Terapia de reperfusão

A reperfusão coronariana é realizada por ICP primária (angioplastia e colocação de stent) ou por terapia fibrinolítica IV.[10]

**ICP primária:** ICP imediata (com meta de < 90 minutos a partir do primeiro contato com um médico) é a abordagem preferida em hospitais com capacidade para ICP para pacientes com IAM CSST nas primeiras 12 horas após o aparecimento dos sintomas e é razoável para ECG e evidências clínicas de isquemia contínua em 12 a 24 horas após o início dos sintomas (Tabela 64.4). Também é indicada para pacientes com choque cardiogênico (Capítulo 99) ou insuficiência cardíaca aguda grave, independentemente do tempo transcorrido. As vantagens da ICP primária em relação à fibrinólise incluem taxas mais baixas de mortalidade precoce, reinfarto e hemorragia intracraniana.

As diretrizes atuais de IAM CSST apoiam o implante de *stents* farmacológicos ou não farmacológicos,[11] mas os *stents* farmacológicos de geração avançada fornecem os melhores desfechos.[A1] A trombectomia por aspiração não oferece benefício incremental e não é indicada.

Ensaios randomizados apoiam que a ICP emergente aborda não apenas a artéria relacionada ao infarto, mas também estenoses significativas em artérias "não culpadas",[A2,A3] ou no momento do procedimento inicial ou no próximo mês ou assim por diante,[A3b] exceto pacientes internados que estão em choque cardiogênico.[A4] Essa abordagem reduz a necessidade de revascularização de repetição e diminui a taxa subsequente de IAM recorrente não fatal, especialmente se a importância hemodinâmica dessas estenoses adicionais for documentada pela avaliação da reserva de fluxo fracionada.[A5] No entanto, o impacto desta estratégia mais agressiva na taxa de mortalidade geral subsequente é incerto.[A6]

O local de acesso preferencial para ICP de emergência é a artéria radial,[A7] porque resulta em menor taxa de mortalidade, bem como menos sangramento em comparação com o acesso pela artéria femoral.

**Terapia fibrinolítica:** com a crescente disponibilidade de instalações com capacidade para ICP, o uso de terapia fibrinolítica (Tabela 64.5) diminuiu. Quando a ICP terá um retardo de mais de 120 minutos, entretanto, a terapia fibrinolítica é indicada em até 12 horas após o início dos sintomas, desde que não haja contraindicações. Ela deve começar imediatamente no pronto-socorro (ou ambulância, se disponível) com meta de intervalo de tempo do atendimento até o procedimento de menos de 30 minutos. Quando a ICP não está disponível, a fibrinólise também é razoável quando há evidências clínicas e eletrocardiográficas de lesão isquêmica nas primeiras 12 a 24 horas após o início dos sintomas em pacientes que são hemodinamicamente instáveis ou têm uma grande área de miocárdio em risco (Figura 64.3).

Quando a fibrinólise é usada, um esquema acelerado de um ativador de plasminogênio tecidual (mais heparina IV) é preferível à estreptoquinase porque a taxa de perviedade da artéria relacionada ao infarto em 90 minutos é maior e a taxa de mortalidade é menor. Variantes de ação mais longa do ativador do plasminogênio tecidual (t-PA), dadas injeções em *bolus* IV único (tenecteplase) ou *bolus* IV duplo (reteplase), agora são mais comumente usadas do que t-PA (alteplase) na prática clínica porque são mais convenientes para administrar, mas eles não melhoram ainda mais a sobrevida.[A8]

A razão risco-benefício deve ser avaliada em cada paciente quando a fibrinólise é considerada e os esquemas específicos são selecionados (Tabela 64.6). O principal risco da terapia fibrinolítica é o sangramento. A hemorragia intracraniana é a complicação mais séria e frequentemente fatal; sua taxa de incidência é de 0,5 a 1% com os esquemas aprovados atualmente. Idade avançada (> 70 a 75 anos), sexo feminino, hipertensão arterial sistêmica e doses relativas mais altas de ativadores do plasminogênio e heparina aumentam o risco de hemorragia intracraniana.

Em caso de fracasso da fibrinólise, a transferência urgente para um hospital com capacidade de ICP para realização de uma ICP de resgate é mais efetiva do que a fibrinólise repetida. Mesmo para pacientes com reperfusão bem-sucedida, a transferência rápida para uma unidade de saúde com capacidade para a realização de ICP, onde a angiografia e a ICP são realizadas o mais cedo possível dentro da janela de 3 a 24 horas após a fibrinólise, pode reduzir o risco de isquemia recorrente, reinfarto, insuficiência cardíaca, choque cardiogênico ou morte em cerca de 35%.

##### Terapias auxiliares e outras

###### Manejo clínico geral

Além do início imediato da reperfusão e outra terapia antitrombótica, o manejo inicial inclui repouso no leito (i. e., por 12 horas ou até que a isquemia tenha sido aliviada e os parâmetros hemodinâmicos tenham estabilizado) com monitoramento de ECG. A suplementação de oxigênio de rotina não beneficia pacientes normoxêmicos.[A9,A10] O oxigênio deve ser usado em doses apenas suficientes para evitar hipoxemia (p. ex., inicialmente de 2 a 4 ℓ/minuto por cânula nasal; a oximetria do dedo pode ser usada para monitorar o efeito) em pacientes com hipoxemia (saturação de oxigênio < 90%), distúrbio respiratório ou outras características de alto risco para hipoxemia. O início ou a manutenção da terapia com estatina de alta intensidade (p. ex., atorvastatina 80 mg/dia ou rosuvastatina 20 a 40 mg/dia), começando na admissão, é apoiado por ensaios clínicos.

Pacientes com desconforto de dor isquêmica torácica devem receber nitroglicerina sublingual (0,4 mg a cada 5 minutos em até três doses). Posteriormente, a nitroglicerina IV, titulada para o alívio dos sintomas e efeitos na PA, pode ser considerada para tratar o desconforto contínuo, hipertensão arterial sistêmica não controlada ou insuficiência cardíaca. A bradicardia é uma contraindicação relativa aos nitratos, particularmente no contexto de IAM de parede inferior com supradesnivelamento do segmento ST, no qual pode diminuir ainda mais a frequência cardíaca. A dor isquêmica persistente pode ser tratada com doses IV tituladas de morfina (i. e., 1 a 4 mg, repetida em 5 a 30 minutos conforme necessário para aliviar a dor).

# CAPÍTULO 64 Infarto Agudo do Miocárdio com Supradesnivelamento do Segmento ST

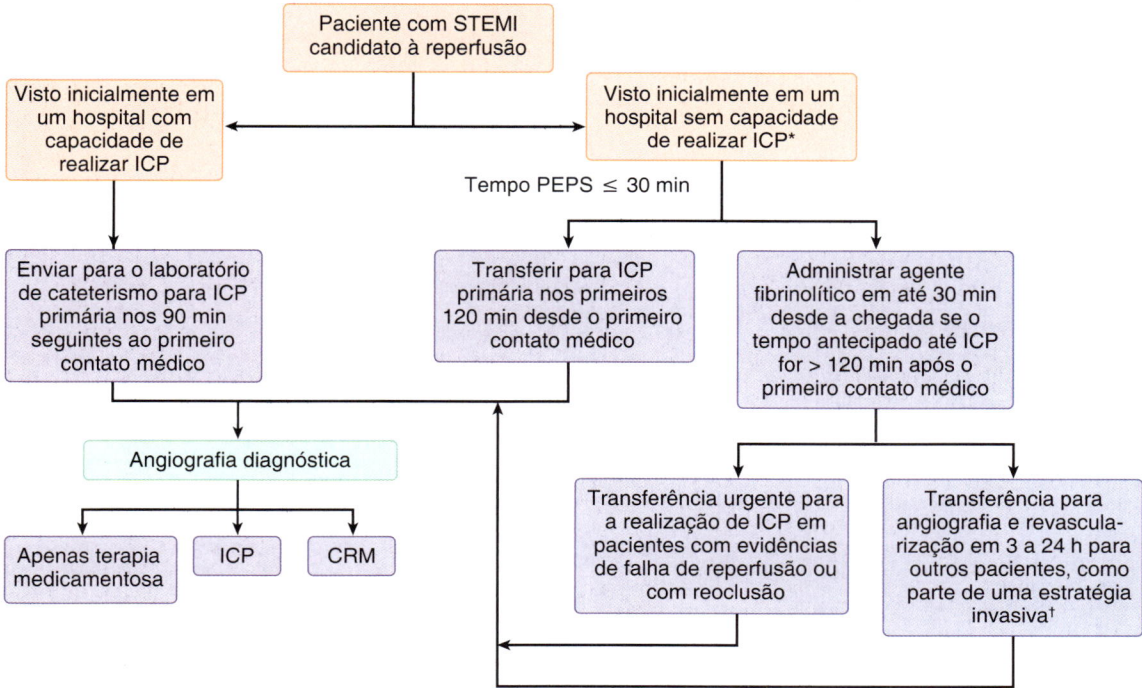

**FIGURA 64.3** Terapia de reperfusão para pacientes com infarto agudo do miocárdio com supradesnivelamento do segmento ST (STEMI/IAM CSST). Todos os pacientes elegíveis com STEMI também são medicados com antiplaquetário associado a um anticoagulante na admissão (ver texto). *Pacientes com choque cardiogênico ou insuficiência cardíaca grave vistos inicialmente em um hospital sem capacidade de intervenção coronariana percutânea (ICP) devem ser transferidos para cateterismo cardíaco e revascularização o mais rápido possível, independentemente do intervalo de tempo desde o início do IAM (classe I, nível de evidência: B). †Angiografia e revascularização não devem ser realizadas nas primeiras 2 a 3 horas após a administração da terapia fibrinolítica. CRM = cirurgia de revascularização do miocárdio; PEPS = porta de entrada-porta de saída. (Modificada de O'Gara PT, Kushner FG, Ascheim DD, et al. 2013 ACCF/AHA guideline for the management of ST-elevation myocardial infarction: a report of the American College of Cardiology/American Heart Association Task Force on Practice Guidelines. *Circulation*. 2013;127:e362-e425.)

## Tabela 64.4 Indicações para angioplastia primária e comparação com terapia fibrinolítica.

**INDICAÇÕES**

Uma estratégia de reperfusão preferida para IAM com supradesnivelamento do segmento ST ou IAM com BRE nas primeiras 12 h após início dos sintomas (ou > 12 h se os sintomas persistirem)

Choque cardiogênico que ocorre nas primeiras 36 h após IAM com supradesnivelamento do segmento ST/onda Q ou IAM com BRE em pacientes < 75 anos que podem ser revascularizados nas primeiras 18 h após o início do choque

Recomendado em centros que realizam > 400 ICP/ano com cirurgia cardíaca de reserva e profissionais que realizam > 75 ICP/ano

ICP primária pode ser realizada em centros sem cirurgia cardíaca no local, se realizada em pacientes cuidadosamente selecionados por profissionais experientes e se houver arranjos para transferência rápida para um centro com capacidade cirúrgica quando necessário

**VANTAGENS DE ICP PRIMÁRIA**

Taxas de reperfusão inicial mais altas
Risco reduzido de hemorragia intracerebral
Menos estenose residual; isquemia ou infarto menos recorrente
Útil quando a fibrinólise é contraindicada
Melhora dos desfechos com choque cardiogênico

**DESVANTAGENS DA ICP PRIMÁRIA (EM COMPARAÇÃO COM TERAPIA FIBRINOLÍTICA)**

Acesso, vantagens restritas a centros de alto volume
Maior tempo médio até tratamento
Maior dependência da perícia do médico para resultados
Maior complexidade e mais custos para o sistema de saúde

BRE = bloqueio de ramo esquerdo; IAM = infarto agudo do miocárdio; ICP = intervenção coronariana percutânea (inclui angioplastia com balão, colocação de *stent*).

A terapia com betabloqueador IV de rotina não beneficia os pacientes com IAM CSST tratados com ICP primária. No entanto, estudos mais antigos e recomendações de diretrizes apoiam a iniciação hospitalar de betabloqueadores orais titulados (p. ex., tartarato de metoprolol, 12,5 mg VO a cada 6 horas, aumentado para 25 a 50 mg a cada 6 horas conforme tolerado) em pacientes elegíveis, começando nas primeiras 24 horas. A terapia IV (p. ex., tartarato de metoprolol, 5 mg a cada 2 a 5 minutos, até 3 doses, em seguida, a transição para a terapia oral, por exemplo, 25 a 50 mg a cada 8 horas) pode ser usada para hipertensão arterial sistêmica não aliviada. Os betabloqueadores devem ser evitados em pacientes com insuficiência cardíaca ativa ou choque cardiogênico. No entanto, o bloqueio β, preferencialmente com carvedilol, deve ser considerado para pacientes com fração de ejeção do VE < 40% após a resolução da insuficiência cardíaca.

Se não houver contraindicações (p. ex., hipotensão), IECA (p. ex., inicialmente captopril 6,25 mg a cada 8 horas ou lisinopril 2,5 mg, 2 vezes/dia, titulado para cima conforme tolerado) ou bloqueadores do receptor de angiotensina (p. ex., losartana 12,5 a 25 mg, 1 ou 2 vezes/dia, titulado para cima conforme tolerado) deve ser iniciado nas primeiras 24 horas em pacientes com IAM de parede anterior, disfunção VE ou insuficiência cardíaca. Subsequentemente (p. ex., em 3 a 14 dias), pacientes com fração de ejeção menor ou igual a 40% e insuficiência cardíaca sintomática ou diabetes melito tornam-se candidatos à adição de um antagonista da aldosterona (*i. e.*, eplerenona; inicialmente, 25 mg, 1 vez/dia) ou espironolactona (12,5 a 25 mg, 2 vezes/dia).

A faixa ideal de PA sistólica durante o IAM é geralmente de 100 a 140 mmHg. A hipertensão excessiva geralmente responde a nitroglicerina titulada, betabloqueadores e morfina. A hipotensão relativa pode exigir descontinuação desses medicamentos, reposição volêmica e/ou outras medidas adequadas ao subconjunto hemodinâmico (Tabela 64.7). Atropina (0,5 a 1,5 mg IV) deve estar disponível para tratar bradicardia sintomática e hipotensão relacionada à hipervagotonia.

### Terapia antiplaquetária

Dado o papel crítico da trombose coronariana na precipitação do IAM, a terapia antitrombótica, complementar à ICP primária ou fibrinólise, é fundamental nos casos de IAM CSST (Figura 64.4 e Tabela 64.7).

Ácido acetilsalicílico (162 a 325 mg, sem revestimento entérico) deve ser administrado na apresentação a todos os pacientes, a menos que seja contraindicado (Figura 64.4). Uma dose diária de manutenção de AAS de 81 a 325 mg é então administrada e continuada indefinidamente. Uma dose de manutenção de 81 mg de AAS é necessária com ticagrelor e preferível com prasugrel. No entanto, uma dose inicial mais elevada (325 mg/dia durante 30 dias) de AAS pode ser preferível com clopidogrel.

| Tabela 64.5 | Características dos agentes fibrinolíticos intravenosos aprovados pela FDA dos EUA. | | | |
|---|---|---|---|---|
| **CARACTERÍSTICAS** | **ESTREPTOQUINASE (SK)** | **ALTEPLASE (t-PA)** | **RETEPLASE (r-PA)** | **TENECTEPLASE (TNK-t-PA)** |
| Dose | 1,5 MU em 30 a 60 min | 100 mg em 90 min* | 10 U + 10 U, 30 min de intervalo | 30 a 50 mg† durante 5 s |
| Meia-vida de circulação (minutos) | ≅ 20 | ≅ 4 | ≅ 18 | ≅ 20 |
| Reações antigênicas/alérgicas | Sim | Não | Não | Não |
| Depleção sistêmica de fibrinogênio | Grave | Leve a moderada | Moderada | Mínima |
| Hemorragia intracerebral | ≅ 0,4% | ≅ 0,7% | ≅ 0,8% | ≅ 0,7% |
| Taxa de perviedade (TIMI 2/3), 90 min‡ | ≅ 51% | ≅ 73 a 84% | ≅ 83% | ≅ 77 a 88% |
| Vidas salvas por 100 tratados | ≅ 3§ | ≅ 4‖ | ≅ 4 | ≅ 4 |
| Custo por dose (dólares americanos aproximados) | 300 | 1.800 | 2.200 | 2.200 |

*Um esquema acelerado de alteplase é administrado da seguinte maneira: 15 mg em *bolus* IV, depois 0,75 mg/kg durante 30 min (máximo, 50 mg) e, a seguir, 0,50 mg/kg durante 60 min (máximo, 35 mg). †TNK-t-PA é dosado por peso (fornecido em frascos de 5 mg/m$\ell$): < 60 kg = 6 m$\ell$; 61 a 70 kg = 7 m$\ell$; 71 a 80 kg = 8 m$\ell$; 81 a 90 kg = 9 m$\ell$; > 90 kg = 10 m$\ell$. ‡TIMI = Thrombolysis in Myocardial Infarction. (De Granger CB, Califf RM, Topol EJ. Thrombolytic therapy for acute myocardial infarction: a review. Drugs. 1992;44:293-325; e Bode C, Smalling RW, Berg G, et al. Randomized comparison of coronary thrombolysis achieved with double-bolus reteplase (recombinant plasminogen activator) and front-loaded, accelerated alteplase (recombinant tissue plasminogen activator) in patients with acute myocardial infarction: the RAPID II Investigators. *Circulation*. 1996;94:891-898.) §Pacientes com supradesnivelamento do segmento ST ou bloqueio de ramo, tratados < 6 h. ‖Com base no achado do ensaio GUSTO de que t-PA salva mais uma vida adicional por 100 tratados do que SK. (De The GUSTO Investigators. An international randomized trial comparing four thrombolytic strategies for acute myocardial infarction. *N Engl J Med*. 1993;329:673-682; e Simes RJ, Topol EJ, Holmes DR Jr, et al. Link between the angiographic substudy and mortality outcomes in a large randomized trial of myocardial reperfusion: importance of early and complete infarct artery reperfusion. GUSTO-I Investigators. *Circulation*. 1995;91:1923-1928.)

| Tabela 64.6 | Indicações e contraindicações para terapia fibrinolítica. |
|---|---|

**INDICAÇÕES**

Desconforto torácico do tipo isquêmico ou equivalente por 30 min a 12 h com supradesnivelamento do segmento ST novo ou presumidamente novo em duas derivações contíguas superior ou igual a 2 mm (≥ 0,2 mV) nas derivações $V_1$, $V_2$ ou $V_3$ ou ≥ 1 mm em outras derivações
Bloqueio de ramo esquerdo novo ou presumidamente novo associado a sintomas consistentes com IAM
Ausência de contraindicações

**CONTRAINDICAÇÕES, ABSOLUTAS**

Sangramento ativo ou diátese hemorrágica (menstruação excluída)
AVE hemorrágico prévio, AVE isquêmico nos 3 meses anteriores, exceto AVE isquêmico agudo nas 3 a 4,5 h anteriores
Neoplasia intracraniana ou da medula espinal ou malformação arteriovenosa
Dissecção aórtica suspeita ou conhecida
Traumatismo cranioencefálico ou facial fechado em 3 meses

**CONTRAINDICAÇÕES, RELATIVAS**

Hipertensão arterial sistêmica grave não controlada por relato ou na apresentação (> 180/110 mmHg)
Anticoagulação com RNI em nível terapêutico ou elevada (> 2 a 3)
AVE isquêmico antigo (> 3 meses atrás); doença intracerebral diferente das anteriores
Traumatismo/cirurgia de grande porte recente (< 3 semanas) ou reanimação cardiopulmonar prolongada (> 10 min) ou sangramento interno
Úlcera péptica ativa
Punções vasculares não compressíveis recentes
Gravidez
Para estreptoquinase/anistreplase: exposição anterior (especialmente se há mais de 5 dias) ou reação alérgica

AVE = acidente vascular encefálico. (Modificada de Kushner FG, Hand M, Smith SC Jr, et al. 2009 Focused updates: ACC/AHA guidelines for the management of patients with ST-elevation myocardial infarction and the ACC/AHA/SCAI guidelines on percutaneous coronary intervention. *Circulation*. 2009;120:2271-2306.)

Além do AAS, uma dose de ataque de um *inibidor do receptor de difosfato de adenosina (P2Y$_{12}$)* (i. e., clopidogrel 600 mg, prasugrel 60 mg ou ticagrelor 180 mg) deve ser administrada o mais cedo possível ou no momento da ICP primária para pacientes com IAM CSST para os quais uma abordagem invasiva esteja planejada, seguida por uma dose de manutenção diária por pelo menos 1 ano. O *prasugrel* e o *ticagrelor* mais potentes são preferidos ao *clopidogrel* para pacientes com IAM CSST submetidos a ICP primária quando o risco de sangramento for aceitável, com dados sugerindo que o prasugrel é mais efetivo e igualmente seguro.[A11b] Em comparação, o clopidogrel é preferido para pacientes com história pregressa de AVE ou AIT e também é recomendado durante pelo menos 14 dias e até 1 ano após a terapia com fibrinolítico. *Cangrelor*, um inibidor IV do receptor de P2Y$_{12}$ de curta duração (administrado como um *bolus* IV de 30 μg/kg seguido imediatamente por uma infusão de 4 μg/kg/min durante pelo menos 2 horas ou até o final do procedimento), tem início e fim da ação muito rápidos (meia-vida de 3 a 6 minutos) e é melhor do que o clopidogrel para prevenir eventos isquêmicos, mas à custa de aumento do sangramento.[A12]

Os *inibidores da glicoproteína (GP) IIb/IIIa* (Tabela 64.7) podem fornecer um início rápido da atividade antiplaquetária no ambiente de laboratório de pré-cateterização ou para prevenção e tratamento de complicações trombóticas periprocedimento. Caso contrário, seu uso agora é limitado.

### Terapia anticoagulante

A inibição da geração de trombina é crucial para o manejo de trombos coronarianos oclusivos nos casos de IAM CSST. O início de um inibidor de trombina parenteral (anticoagulante) é recomendado no momento da apresentação para todos os pacientes com IAM CSST (Figura 64.4). A *heparina não fracionada* IV e a *bivalirudina* são alternativas comparativamente efetivas para o *endpoint* composto de morte, IAM recorrente e sangramento importante no suporte de ICP e terapia antiplaquetária intensiva.[A13] Os anticoagulantes geralmente são interrompidos após uma ICP não complicada. As opções recomendadas para apoiar a terapia fibrinolítica incluem *heparina não fracionada, enoxaparina* e *fondaparinux* (Tabela 64.7).

### Terapia combinada de anticoagulante oral e agentes antiplaquetários

Com base em evidências limitadas, as diretrizes atuais recomendam a terapia antiplaquetária dupla combinada com varfarina para pacientes com IAM CSST e fibrilação atrial (FA) de alto risco (Capítulo 58), prótese valvar cardíaca mecânica, tromboembolismo venoso (Capítulo 74) ou estados hipercoaguláveis (Capítulo 73), mas que a duração da terapia tripla seja tão curta quanto possível (p. ex., 6 meses, mínimo 1 mês). Esquemas alternativos a partir de então incluem varfarina associada a clopidogrel sem AAS,[A14] rivaroxabana em dose baixa (15 mg/dia) mais um inibidor do receptor de P2Y$_{12}$ (principalmente clopidogrel) sem AAS ou rivaroxabana em dose muito baixa (2,5 mg, 2 vezes/dia) mais terapia antiplaquetária dupla;[A15] esses últimos esquemas estão associados a menos sangramento, mas nenhum aumento nos eventos trombóticos.

### Terapia intensiva coronariana

A terapia de reperfusão imediata reduziu substancialmente a prevalência de arritmias ventriculares relacionadas ao IAM. Após a ICP primária bem-sucedida precoce, os pacientes com pequenos infartos que estão hemodinâmica e eletricamente estáveis podem ser transferidos para uma unidade monitorada em 24 horas.

No tratamento contemporâneo de pacientes com IAM CSST, a indicação primária da admissão na unidade coronariana (Tabela 64.8) é tratar pacientes com ou em risco de complicações de IAM. As metas da unidade coronariana incluem monitoramento contínuo de ECG e terapia para arritmias graves (p. ex., rápida desfibrilação da fibrilação ventricular [FV]; Capítulo 59), monitoramento do sucesso da ICP primária, monitoramento ou continuação da terapia com agente fibrinolítico, início ou continuação de outras terapias médicas agudas (conforme discutido anteriormente), avaliação hemodinâmica e monitoramento apropriados e diagnóstico e tratamento de complicações mecânicas e fisiológicas do IAM.

As medidas de cuidado geral na unidade coronariana incluem atenção à atividade, dieta e atividade intestinal, orientação, segurança e sedação. O repouso no leito é incentivado nas primeiras 12 horas. Se não houver complicações, atividades como sentar-se no leito com as pernas para fora da cama, caminhadas da cama até a cadeira e de autocuidado podem

## Tabela 64.7 Dosagem hospitalar de alguns medicamentos antitrombóticos.

| FÁRMACO | DOSE INICIAL | DOSE DE MANUTENÇÃO |
|---|---|---|
| Abciximabe | Bolus IV 0,25 mg/kg | 0,125 μg/kg/min [máx. 10 μg/min] por até 12 h |
| AAS | 162 a 325 mg | 81 mg* a 325 mg/dia |
| Clopidogrel | ICP: 300 a 600 mg* Fibrinólise e idade > 75: 75 a 150 mg | 75 mg/dia (opcional: 150 mg/dia durante 1 semana) |
| Eptifibatida | Bolus IV 180 μg/kg (2×)† | 2,0 μg/kg/min por até 18 h; reduzir a velocidade de infusão em 50% para CrCl < 50 mℓ/min |
| Prasugrel | 60 mg | 10 mg/dia |
| Ticagrelor | 180 mg | 90 mg 2 vezes/dia (administrado com AAS 81 mg/dia) |
| Tirofibana | Bolus IV 25 μg/kg | 0,15 μg/kg/min por até 12 a 18 h; reduzir a velocidade de infusão em 50% para CrCl < 30 mℓ/min |
| HNF | ICP‡: bolus IV 70 a 100 U/kg Fibrinolítico§: bolus IV 60 U/kg (máx., 4.000 U) | Repetir para alcançar e manter a meta de TCA 12 U/kg/h [máx. 1.000 U/h], ajuste inicial de TTPa para 1,5 a 2,0 × controle [cerca de 50 a 70 s] |
| Bivalirudina | ICP‡: bolus IV 0,75 mg/kg 0,3 mg/kg adicional SOS | Infusão IV de 1,75 mg/kg/h 1 mg/kg/h para CrCl < 30 mℓ/min |
| Enoxaparina | Fibrinolítico§: bolus IV de 30 mg Idade > 75: sem bolus | 1 mg/kg SC em 15 min e a cada 12 h [máx. 100 mg] 0,75 mg/kg SC a cada 12 h [máx. 75 mg] Todas as idades, CrCl < 30 mℓ/min: 1 mg/kg a cada 24 h |
| Fondaparinux | Fibrinolítico§: 2,5 mg IV | 2,5 mg SC diariamente, começando no dia seguinte Contraindicado se CrCl < 30 mℓ/min |

*Dose geralmente preferida. †Os bolus IV são aplicados com intervalo de 10 min. ‡Os anticoagulantes geralmente são interrompidos após ICP não complicada. §Administrado para a hospitalização índice [até 48 h (HNF) ou até 8 dias (enoxaparina ou fondaparinux)] ou até a revascularização. TCA = tempo de coagulação ativado; TTPa = tempo de tromboplastina parcial ativada; CrCl = depuração (clearance) da creatinina; IV = intravenoso; máx = máximo; ICP = intervenção coronariana percutânea (p. ex., colocação de stent); SC = subcutâneo; HNF = heparina não fracionada; AAS = ácido acetilsalicílico.

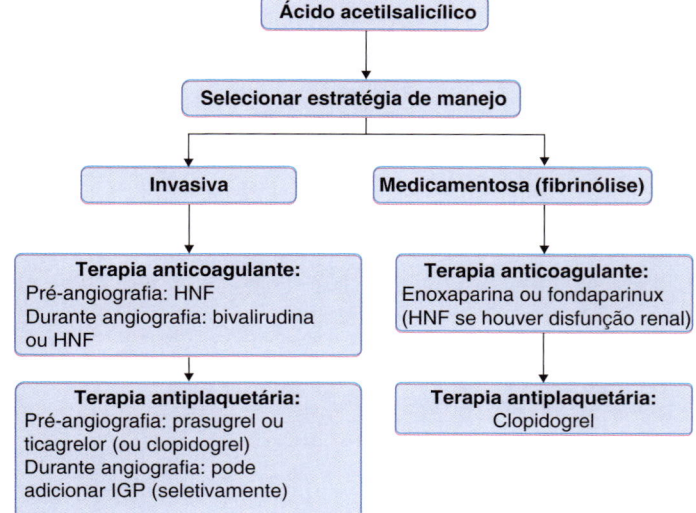

**FIGURA 64.4** Recomendações para terapia antiplaquetária e anticoagulante para infarto agudo do miocárdio com supradesnivelamento do segmento ST (STEMI). Ver doses no texto. IGP = inibidor da glicoproteína IIb/IIIa; HNF = heparina não fracionada.

começar em 24 horas (ou antes) após a terapia de reperfusão bem-sucedida. Quando a estabilização ocorrer, geralmente em 1 a 3 dias, os pacientes poderão ser transferidos para uma unidade de menor complexidade onde se promoverá a ambulação progressiva. O risco de vômito e aspiração ou a antecipação de cineangiocoronariografia ou outros procedimentos geralmente exige dieta zero ou dieta líquida sem resíduos nas primeiras 4 a 12 horas. Depois disso, recomenda-se uma dieta saudável para o coração em pequenas porções. Para os pacientes com alto risco de sangramento de úlceras de estresse gástrico é recomendado um inibidor da bomba de prótons ou um antagonista do receptor $H_2$. Muitos pacientes se beneficiam de um analgésico (p. ex., sulfato de morfina, em incrementos de 1 a 4 mg) para aliviar dor contínua e um ansiolítico ou sedativo durante a fase aguda. Um benzodiazepínico é frequentemente selecionado, mas o uso rotineiro de ansiolíticos não é necessário nem recomendado. Sedativos não devem substituir a orientação e a tranquilização dos cuidadores preocupados para aliviar o estresse emocional e melhorar o comportamento. Constipação intestinal geralmente ocorre com repouso na cama e narcóticos; emolientes fecais e uma cadeira sanitária ao lado da cama são recomendados.

O ECG deve ser monitorado continuamente durante a internação para detectar arritmias graves e orientar a terapia. Medidas para limitar o infarto (i. e., reperfusão coronariana) e para otimizar a hemodinâmica também estabilizam o coração eletricamente. A profilaxia antiarrítmica de rotina (p. ex., com lidocaína ou amiodarona) não é indicada, mas arritmias específicas exigem tratamento (ver adiante).

A avaliação hemodinâmica é útil para avaliar o prognóstico e orientar a terapia (Tabela 64.9). A avaliação clínica e não invasiva dos sinais vitais é adequada para pacientes normotensos sem congestão pulmonar. Pacientes com congestão venosa pulmonar correm alto risco e devem ser monitorados cuidadosamente em termos de equilíbrio hídrico, oxigenação e débito urinário (Capítulo 53). O monitoramento hemodinâmico invasivo é apropriado apenas quando a causa da insuficiência circulatória for incerta ou quando a titulação de terapias IV depender de medições hemodinâmicas (p. ex., pressão capilar pulmonar e débito cardíaco). Cateteres arteriais são apropriados e úteis em pacientes clinicamente instáveis e hipotensos que não respondam à infusão de líquido para repor ou expandir o volume intravascular (ver discussão posterior sobre complicações).

### Fase hospitalar posterior

A transferência da unidade coronariana para uma unidade de menor complexidade geralmente ocorre em 1 a 3 dias, quando o ritmo cardíaco e a hemodinâmica estão estáveis. A duração dessa fase tardia do atendimento hospitalar é geralmente de 1 a 3 dias adicionais em casos não complicados. Os níveis de atividade devem ser aumentados progressivamente sob monitoramento contínuo de ECG. A terapia clínica deve progredir de agentes parenterais e de ação curta para medicamentos orais apropriados e convenientes para uso ambulatorial a longo prazo.

A estratificação de risco e as avaliações funcionais são fundamentais para avaliar o prognóstico e orientar a terapia no momento da alta, que pode ser de 2 a 3 dias em pacientes não complicados e reperfundidos com sucesso. A avaliação funcional também pode ser estendida ao período inicial após a alta hospitalar. Deve ser fornecida educação sobre dieta, atividade, fumo e outros fatores de risco (p. ex., lipídios, hipertensão e diabetes – ver adiante).

### Manejo de complicações

As complicações do IAM diminuíram com a reperfusão precoce e a terapia médica moderna, mas continuam sendo uma causa importante de morbidade e mortalidade.[12]

### Dor torácica recorrente

A dor torácica recorrente pode ser causada por isquemia pós-infarto das zonas limítrofes do território infartado, fechamento agudo da artéria relacionada ao infarto tratada, lesões coronarianas não relacionadas ao infarto, complicações mecânicas (ver adiante) e pericardite. A caracterização da dor, o exame físico, o ECG, a ecocardiografia e as determinações dos marcadores cardíacos auxiliam no diagnóstico diferencial. O tratamento deve ser específico para a causa.

Angina pós-infarto que se desenvolve espontaneamente durante a hospitalização para IAM, apesar da terapia médica, pode indicar extensão do infarto ou reinfarto e geralmente merece angiografia coronariana. A expansão do infarto implica deslizamento circunferencial com afinamento do miocárdio infartado. A expansão do infarto pode estar associada a dor torácica, mas sem elevação recorrente dos marcadores cardíacos. O remodelamento expansivo pode levar a um aneurisma do VE. O risco de remodelamento é reduzido pela terapia de reperfusão precoce e administração de inibidores da ECA. Betabloqueadores e nitroglicerina são terapias médicas recomendadas.

Dor com elevação recorrente do segmento ST ou elevação recorrente de marcadores cardíacos pode ser devido ao fechamento agudo (p. ex., trombose de stent) da artéria relacionada ao infarto tratada. Uma

| Tabela 64.8 | Exemplo de conduta para infarto agudo do miocárdio com supradesnivelamento do segmento ST. |
|---|---|
| Diagnóstico | Infarto agudo do miocárdio com supradesnivelamento do segmento ST |
| Admissão | Unidade coronariana com telemetria |
| Condição | Grave |
| Sinais vitais | A cada 30 min até estabilidade, então a cada 1 a 4 h se necessário; oximetria de pulso durante 24 h; notificar se a frequência cardíaca < 50 ou > 100; frequência respiratória < 8 ou > 20; PAS < 90 ou > 150 mmHg; Saturação de $O_2$ < 90% |
| Atividade | Repouso no leito durante 12 h com cadeira sanitária; após, atividade leve, se estável |
| Dieta | Dieta zero, exceto por goles de água até ficar estável e sem dor; em seguida, 2 g de sódio, dieta saudável para o coração, conforme tolerado, a menos que esteja programado cateterismo (ou outro teste que exija dieta zero) |
| Exames laboratoriais* | Troponina I ou T em 2 h, depois a cada 8 h (3×); painel bioquímico sanguíneo abrangente, magnésio, hemograma completo com contagem de plaquetas; TP/RNI, TTPa; BNP; perfil lipídico (jejum matinal); radiografia de tórax portátil |
| Terapia IV | Soro glicosado a 5% ou soro fisiológico para manter acesso venoso (aumentar a reposição volêmica em caso de hipovolemia relativa); ter outro acesso venoso se for administrada medicação IV |
| Terapia de reperfusão* | Angioplastia coronariana primária de emergência ou fibrinólise (se apropriado e se ainda não tiver sido realizada)<br>1. Angioplastia primária (preferencial se disponível em 90 min)<br>2. Tenecteplase, reteplase ou alteplase (de preferência); ou estreptoquinase (ver doses na Tabela 64.5), se ICP primária não estiver disponível em 90 a 120 min |
| Medicações | 1. $O_2$ nasal a 2 ℓ/min se o paciente apresentar hipoxemia ou correr risco de fazê-lo, titulado para manter a saturação de $O_2$ > 90%<br>2. AAS 162 a 325 mg mastigados na admissão, então 81 a 365 mg/dia VO<br>3. Heparina IV, *bolus* de 60 U/kg (máximo, 4.000 U) e 12 U/kg/h (máximo, 1.000 U/h), titulação para atingir TTPa 1,5 a 2,0 × controle (cerca de 50 a 70 s); *ou* enoxaparina (preferencial com fibrinolítico), 30 mg IV, então 1 mg/kg SC a cada 12 h (doses SC máximas, 100 mg no dia 1; reduzir para 0,75 mg/kg para idade ≥ 75 anos, aumentar o intervalo para a cada 24 h para CrCl < 30 mℓ/min); *ou* bivalirudina (com ICP primária), *bolus* IV de 0,75 mg/kg, depois 1,75 mg/kg/h (retardar 30 min se for administrada heparina)<br>4. Metoprolol, 12,5 mg VO 6/6 h, incrementado para 25 a 50 mg 6/6 h conforme tolerado (manter para PAS < 100 mmHg, pulso < 50 bpm, asma, insuficiência cardíaca); considerar metoprolol IV se for necessário efeito imediato (taquiarritmia, hipertensão arterial sistêmica grave, dor não aliviada) na ausência de insuficiência cardíaca<br>5. Considerar gotejamento de nitroglicerina IV durante 24 a 48 h (titular para PAS 100 a 140 mmHg)<br>6. Sulfato de morfina, 1 a 4 mg IV e aumentar a dose em 5 a 30 min (esquema SOS) para dor não aliviada<br>7. Emoliente fecal<br>8. Ansiolítico ou hipnótico, se necessário<br>9. IECA para hipertensão, IAM prévio ou disfunção VE, em dose oral baixa (p. ex., captopril, 6,25 mg 8/8 h), iniciado dentro de 24 h ou quando estável (PAS > 100 mmHg) e ajustado para cima<br>10. Terapia hipolipemiante (i. e., estatina de alta intensidade), independentemente dos níveis de LDL: redução-alvo do LDL ≥ 50%; administrar atorvastatina 80 mg VO ou rosuvastatina 20 a 40 mg VO na admissão (pré-cateterismo) e continuar diariamente<br>11. Terapia antiplaquetária: ticagrelor, 180 mg VO na admissão, depois 90 mg VO 2 vezes/dia *ou* prasugrel, 60 mg VO na admissão e, em seguida, 10 mg VO por dia com uma estratégia de ICP primária (preferível ao clopidogrel se houver risco de sangramento aceitável); *ou* clopidogrel, 600 mg VO na admissão para uma estratégia primária de ICP ou 300 mg VO com fibrinolítico, então 75 mg/dia VO<br>Ver tratamentos específicos para subgrupos hemodinâmicos na Tabela 64.9. |

*Se não for solicitado no departamento de emergência. IECA = inibidor de enzima conversora da angiotensina; TTPa = tempo de tromboplastina parcial ativada; BNP = peptídio natriurético cerebral; CrCl = depuração (*clearance*) de creatinina; RNI = razão normalizada internacional; IV = intravenoso; LDL = lipoproteína de baixa densidade; VE = ventrículo esquerdo; IAM = infarto agudo do miocárdio; ICP = intervenção coronariana percutânea; TP = tempo de protrombina; PAS = pressão arterial sistólica; SC = subcutâneo.

| Tabela 64.9 | Subconjuntos hemodinâmicos de infarto agudo do miocárdio. | | | | |
|---|---|---|---|---|---|
| | PRESSÃO ARTERIAL (RELATIVA) | ACHADOS FÍSICOS TÍPICOS | ÍNDICE CARDÍACO (ℓ/min/m²) | PRESSÃO CAPILAR PULMONAR (mmHg) | INTERVENÇÕES SUGERIDAS |
| Normal | Normal | ± $B_4$ | > 2,5 | ≤ 12 | Nenhuma necessária |
| Hiperdinâmico | Normal ou alta | Ansiedade | > 3 | < 12 | Controlar a dor, ansiedade; betabloqueador; reduzir a PAS para < 140 mmHg |
| Hipovolemia | Baixa | Seca | ≤ 2,7 | ≤ 9 | Reposição volêmica para manter a pressão normal; pode desenvolver edema pulmonar se a hipotensão for causada por insuficiência ventricular esquerda não reconhecida |
| Insuficiência leve do VE | Baixa a alta | Estertores, ± $B_3$ | 2 a 2,5 | > 15 | Diurese; nitratos, IECA; considerar betabloqueador de baixa dose |
| Insuficiência grave do VE | Baixa a normal | Achados mencionados acima + $B_3$, ± ↑ PVJ, ± edema | < 2 | > 20 | Diurese; nitratos; IECA de baixa dosagem; evitar betabloqueadores; considerar inotrópicos, revascularização urgente |
| Choque cardiogênico | Muito baixa | Achados mencionados acima + frio, úmido; ↓ função mental ou renal | ≤ 1,5 | > 25 | Evitar agentes hipotensores; colocar balão intra-aórtico ou dispositivo de assistência VE; revascularização urgente se possível |
| Infarto do VD | Muito baixa | ↑ PVJ com pulmões limpos | < 2,5 | ≤ 12 | Administrar líquido IV; evitar nitratos e agentes hipotensores; dobutamina se refratária a fluidos |

↑ = aumento; ↓ = queda; IECA = inibidor de enzima conversora da angiotensina; IV = intravenoso; PVJ = pressão venosa jugular; VE = ventrículo esquerdo; VD = ventrículo direito; PAS = pressão arterial sistólica. (Modificada de Forrester JS, DIMond G, Chatterjee K, et al. Medical therapy of acute myocardial infarction by application of hemodynamic subsets (second of two parts). *N Engl J Med.* 1976;295:1404-1413.)

abordagem invasiva é recomendada e preferida para aliviar o desconforto que ocorre horas a dias após um IAM e que está associado a sinais objetivos de novo infarto. Outras estratégias potenciais de tratamento incluem a readministração de terapia trombolítica ou um inibidor da GP IIb/III, junto com nitroglicerina, bloqueio beta e heparina. A estreptoquinase, que induz anticorpos neutralizantes, geralmente não deve ser readministrada após os primeiros dias de uma administração inicial. O teste de esforço com perfusão de radionuclídeos pode ser útil em pacientes com desconforto transitório ou de origem isquêmica incerta. Para lesões com graus questionáveis de estenose na angiografia, o gradiente de pressão coronariana (reserva de fluxo fracionário) ou a velocimetria Doppler ou ultrassom intracoronariano podem determinar se a ICP é justificada.

O tratamento de lesões coronarianas não relacionadas ao infarto que produzem isquemia deve ser individualizado, mas essas lesões geralmente justificam o tratamento, seja no momento da ICP inicial ou em uma fase posterior. Os benefícios incluem uma redução no IAM recorrente e na necessidade de revascularização futura. No entanto, uma redução na mortalidade cardiovascular ou geral não foi estabelecida.

A pericardite aguda se manifesta mais comumente nos dias 2 a 4, quando um grande infarto transmural causa inflamação pericárdica. Ocasionalmente, ocorre o desenvolvimento de fossa hemorrágica com tamponamento, portanto, anticoagulação excessiva deve ser evitada. A pericardite que se desenvolve mais tarde (2 a 10 semanas) após um IAM pode representar a síndrome de Dressler, que se acredita ser imunomediada. A incidência dessa síndrome pós-IAM diminuiu dramaticamente na era moderna da reperfusão. Dor pericárdica após IAM CSST geralmente é tratada com AAS, mas colchicina, paracetamol ou analgésicos narcóticos (Capítulo 68) são razoáveis se o AAS (mesmo em altas doses) não for efetivo. Glicocorticoides e anti-inflamatórios não esteroides (AINE) são potencialmente prejudiciais após IAM CSST e devem ser evitados.

### Distúrbios do ritmo

#### Arritmias ventriculares

O IAM está associado a um ambiente pró-arrítmico que inclui isquemia miocárdica heterogênea, tônus adrenérgico elevado, distúrbio eletrolítico intracelular, lipólise e produção de ácido graxo livre, além da geração de radicais livres de oxigênio pela reperfusão. Como resultado, arritmias são comuns durante a fase inicial do IAM. Provavelmente, microrreentrada é o mecanismo eletrofisiológico mais comum das arritmias de fase inicial, embora a automaticidade aumentada e a atividade desencadeada também sejam observadas em modelos experimentais.

O *ritmo idioventricular acelerado* (60 a 100 bpm) frequentemente ocorre nas primeiras 12 horas e é geralmente benigno (i. e., não é um fator de risco para arritmias ventriculares mais graves). Na verdade, o ritmo idioventricular acelerado frequentemente anuncia reperfusão bem-sucedida. A terapia antiarrítmica não é indicada, exceto para ritmo ventricular acelerado sustentado e hemodinamicamente comprometedor.

A *FV primária* está associada a taxas maiores de internação hospitalar em 24 horas e mortalidade a curto prazo, mas o risco a longo prazo de taquicardia ventricular (TV) recorrente ou FV e morte não é afetado em grande parte nos sobreviventes. A *TV polimórfica* e, menos comumente, a *TV monomórfica* são arritmias potencialmente fatais associadas que podem ocorrer em quase 6% dos pacientes na fase inicial do IAM. As características clínicas (incluindo arritmias de alerta) não são adequadamente específicas ou sensíveis para identificar pacientes em risco de taquiarritmias ventriculares sustentadas; portanto, todos os pacientes devem ser monitorados continuamente. A lidocaína profilática, que reduz a FV primária, mas não diminui (e pode aumentar) a taxa de mortalidade, não é recomendada.

Em pacientes comatosos com IAM CSST reanimados de uma *parada cardíaca* fora do hospital devido à FV ou à TV sem pulso, a hipotermia terapêutica a uma temperatura-alvo de 36°C é benéfica e deve ser iniciada o mais rápido possível após a chegada ao hospital (Capítulo 57). O resfriamento pré-hospitalar não oferece benefício incremental.

A cardioversão elétrica é necessária para FV e TV polimórfica sustentada (choque não sincronizado) e para TV monomórfica sustentada (choque sincronizado) que causa comprometimento hemodinâmico (Capítulos 59 e 60). Uma breve sedação IV é administrada a pacientes "estáveis" e conscientes. Para TV mais lenta e estável e TV não sustentada que requerem terapia, amiodarona IV ou lidocaína IV é comumente considerada. Após episódios de TV ou FV, infusões de fármacos antiarrítmicos podem ser administradas por 6 a 24 horas; o risco contínuo de arritmia é então reavaliado. O desequilíbrio eletrolítico e acidobásico e a hipoxia devem ser corrigidos. O bloqueio beta é útil em pacientes com TV polimórfica frequente associada à ativação adrenérgica ("tempestade elétrica"). Medidas agressivas adicionais devem ser consideradas para reduzir isquemia cardíaca (p. ex., ICP de emergência ou CRM) e para tratar a disfunção VE (p. ex., balão intra-aórtico ou dispositivo de assistência VE) em pacientes com TV polimórfica recorrente, apesar do uso de betabloqueadores ou amiodarona ou ambos.

A *FV tardia*, que é definida como FV se desenvolvendo mais de 48 horas após o início do IAM, pressagia um prognóstico pior e merece terapia agressiva (ver próximo parágrafo). A TV monomórfica resultante da reentrada no contexto de um IAM recente ou antigo também pode aparecer tardiamente após o IAM e os pacientes podem necessitar de terapia a longo prazo (ver adiante).

Um cardiodesfibrilador implantável (CDI; Capítulo 60) é indicado em pacientes com FV ou TV sustentada hemodinamicamente significativa ocorrendo mais de 2 dias após IAM CSST e não devido a uma causa transitória ou reversível (p. ex., isquemia, reinfarto, anormalidades metabólicas) (Figura 64.5). Um CDI também pode ser considerado para pacientes com disfunção ventricular esquerda grave (fração de ejeção ≤ 0,30) pelo menos 40 dias após IAM CSST e 3 meses após CRM, mesmo sem TV ou FV espontânea ou induzida. Em comparação, o implante precoce de CDI não é benéfico para um grupo mais amplo de pacientes porque sua utilidade na prevenção de mortes súbitas é contrabalanceada por uma alta taxa de mortes não repentinas.

#### Fibrilação atrial e outras taquiarritmias supraventriculares

A FA, que é uma arritmia relacionada a IAM importante e relativamente comum, ocorre em 5 a 10% dos pacientes com IAM, com frequência no primeiro dia (Capítulo 58). A incidência de *flutter* atrial e outras taquiarritmias supraventriculares é muito mais baixa. O risco de FA aumenta com a idade, IAM maiores, insuficiência cardíaca, pericardite, infarto atrial, hipopotassemia, hipomagnesemia, hipoxia, doença pulmonar e estados hiperadrenérgicos. A incidência de FA é reduzida por reperfusão precoce efetiva. Comprometimento hemodinâmico com frequências cardíacas rápidas e embolia sistêmica (em cerca de 2% dos casos) são consequências adversas da FA. Embolia sistêmica pode ocorrer no primeiro dia; portanto, a anticoagulação imediata com heparina é indicada.

As recomendações para o manejo da FA incluem cardioversão elétrica para pacientes com comprometimento hemodinâmico ou isquemia; controle da frequência cardíaca com digoxina IV para pacientes com disfunção ventricular (i. e., administre 1,0 mg, metade inicialmente e metade em 4 horas), com um betabloqueador IV (p. ex., metoprolol, 5 mg em 2 minutos até um total de 15 mg em 10 a 15 minutos) naqueles sem disfunção ventricular clínica ou com diltiazem IV ou verapamil em pacientes hemodinamicamente compensados com contraindicação aos betabloqueadores e anticoagulação com heparina (ou heparina de baixo peso molecular [HBPM]). A amiodarona, que geralmente é reservada para pacientes com recorrência de FA ou com alto risco dessa condição, pode ser iniciada e continuada por 6 semanas se o ritmo sinusal for restaurado e mantido. A anticoagulação a longo prazo pode não ser necessária depois disso, a menos que existam outras indicações.

#### Bradicardias, atrasos na condução e BAV

Bradicardias causadas por *retardo nodal sinusal ou atrioventricular (AV)*, tipicamente devido ao aumento do tônus parassimpático associado a IAM de parede inferior, são comuns e geralmente benignas. A atropina (0,5 a 1,5 mg IV) é útil para casos sintomáticos (p. ex., frequências cardíacas geralmente

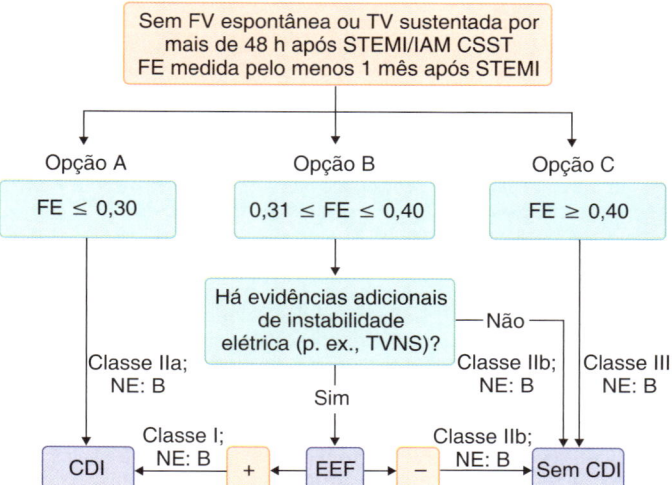

**FIGURA 64.5** Algoritmo para auxiliar na seleção de cardiodesfibrilador implantável (CDI) em pacientes com infarto do miocárdio com supradesnivelamento do segmento ST (STEMI/IAM CSST) e fração de ejeção (FE) diminuída. O manejo apropriado é selecionado com base na FE ventricular esquerda medida pelo menos 1 mês após o STEMI/IAM CSST. Todos os pacientes, com CDI implantado ou não, devem receber terapia clínica. EEF = estudos eletrofisiológicos; NE = nível de evidência; TVNS = taquicardia ventricular não sustentada; FV = fibrilação ventricular; TV = taquicardia ventricular. (Modificada de Antman EM, Anbe DT, Armstrong PW, et al. 2004 Update: ACC/AHA guidelines for the management of patients with ST elevation myocardial infarction–executive summary. A Report of the American College of Cardiology/American Heart Association Task Force on Practice Guidelines [Writing Committee to Revise the 1999 Guidelines for the Management of Patients with Acute Myocardial Infarction]. *Circulation*. 2004;110:588-636.)

< 50 bpm associadas a hipotensão, isquemia ou arritmias ventriculares de escape). A estimulação temporária raramente é necessária. Em comparação, a atropina pode piorar o *BAV infranodal* (geralmente observado em associação com IAM de parede anterior e um ritmo de escape de complexo largo), por isso é importante diferenciar os dois (Capítulo 58).

BAV infranodal, bloqueio intraventricular e bloqueio de ramo de início recente são preditivos de aumento de quatro a seis vezes da taxa de mortalidade intra-hospitalar, mas esse aumento está mais relacionado ao dano miocárdico extenso do que ao próprio BAV. Marca-passo temporário geralmente é indicado, mas melhora pouco a sobrevida. Felizmente, a incidência dessas arritmias diminuiu acentuadamente na era da reperfusão (de 10 a 20% para cerca de 4%).

As indicações de estimulação (marca-passo) permanente após IAM dependem do prognóstico do BAV e não apenas dos sintomas. As indicações incluem BAV de segundo grau ou de terceiro grau transitório em associação com bloqueio de ramo e BAV sintomático contínuo em qualquer nível. No entanto, o bloqueio no nível do nó AV (Wenckebach) raramente é persistente ou sintomático o suficiente para garantir estimulação permanente.

### Insuficiência cardíaca e outros estados de baixo débito

De todas as complicações graves relacionadas ao BAV, a insuficiência cardíaca (Capítulos 52 e 53) é a mais comum e é a principal causa de morte relacionada ao IAM em hospitais.[13] As manifestações de insuficiência circulatória podem incluir pulso fraco, hipotensão, extremidades frias, terceira bulha cardíaca ($B_3$), congestão pulmonar, oligúria e obnubilação. No entanto, a falha da bomba tem vários mecanismos e causas distintas, que têm de ser distinguidas umas das outras, bem como a depleção de volume como causa de um estado de baixo débito cardíaco. Cada um exige uma abordagem específica para diagnóstico, monitoramento e terapia (consulte a Tabela 64.7).

#### Disfunção ventricular esquerda

O grau de disfunção do VE se correlaciona bem com a extensão da isquemia aguda e do infarto. O comprometimento hemodinâmico torna-se evidente quando o comprometimento envolve 20 a 25% do ventrículo esquerdo e choque cardiogênico ou morte ocorre com envolvimento de 40% ou mais (Capítulo 99). Congestão pulmonar e galopes por $B_3$ e $B_4$ são os achados físicos mais comuns. A reperfusão precoce (com agentes fibrinolíticos, ICP ou CRM) é a terapia mais efetiva para reduzir as dimensões do infarto, a disfunção ventricular e a insuficiência cardíaca associada. O tratamento clínico da insuficiência cardíaca relacionada à disfunção ventricular do IAM é geralmente semelhante ao da insuficiência cardíaca em outros contextos (Capítulo 53) e inclui oxigenação adequada e indução de diurese (iniciada precocemente, desde que a PA permita e continuada a longo prazo, se necessário). O sulfato de morfina (*i. e.*, 1 a 4 mg IV, com incrementos conforme necessário após 5 a 30 minutos ou mais) é útil para pacientes com congestão pulmonar. A terapia com IECA oral titulada (p. ex., captopril, a dose é aumentada de 3,125 a 6,25 mg, 3 vezes/dia para 50 mg, 2 vezes/dia conforme tolerado, ou lisinopril, 1,25 a 2,5 mg, 1 ou 2 vezes/dia, titulada conforme tolerado até 10 a 20 mg, 2 vezes/dia) também é indicado para insuficiência cardíaca e edema pulmonar, a menos que haja hipotensão excessiva (PA sistólica < 100 mmHg). A nitroglicerina reduz a pré-carga e também a pós-carga e alivia efetivamente os sinais/sintomas congestivos; o tratamento pode ser iniciado por via sublingual (0,4 mg a cada 5 minutos, 3 vezes) e, em seguida, a transição pode ser feita para terapia IV (inicialmente 5 a 10 μg/minuto, incrementando em 5 a 20 μg/minuto até que os sintomas sejam aliviados ou até que a PA média caia em 10% em pacientes normotensos ou 30% em pacientes hipertensos, mas não < 90 mmHg ou > 30 mmHg abaixo do valor basal).

#### Depleção de volume

Hipovolemia relativa ou absoluta é uma causa frequente de hipotensão e insuficiência circulatória e é facilmente corrigida se for reconhecida e tratada prontamente. Hidratação insatisfatória, vômitos, diurese e vasodilatação periférica induzida por doença ou fármacos contribuem para essa condição. A hipovolemia deve ser identificada e corrigida com soluções IV antes que terapias mais agressivas sejam consideradas. Reposição volêmica empírica pode ser tentada em situações clínicas apropriadas (p. ex., para hipotensão na ausência de congestão, para IAM de parede inferior ou VD e para hipervagotonia). Se as pressões de enchimento forem medidas, a infusão cautelosa de líquido até uma pressão capilar pulmonar de até cerca de 18 mmHg pode otimizar o débito cardíaco e a PA sem comprometer a oxigenação.

#### Infarto de ventrículo direito

A isquemia e o infarto de VD ocorrem com oclusão proximal da artéria coronária direita (antes da saída dos ramos do VD). Dez a quinze por cento dos IAM CSST de parede inferior mostram características hemodinâmicas clássicas e esses pacientes formam o subgrupo de IAM de parede inferior de maior risco para morbidade e mortalidade (25 a 30% *versus* < 6% de taxa de mortalidade hospitalar). A melhora da função do VD comumente ocorre ao longo do tempo, um achado que sugere reversão do atordoamento (*stunning*) isquêmico e outras adaptações favoráveis se o manejo a curto prazo for bem-sucedido.

A hipotensão em pacientes com pulmões limpos e pressão venosa jugular elevada no contexto de IAM de parede inferior ou inferoposterior deve levantar a suspeita de infarto de VD. O sinal de Kussmaul (distensão das veias jugulares durante a inspiração) é relativamente específico e sensível neste cenário. Supradesnivelamento do segmento ST na derivação $V_1$ e na derivação precordial direita $V_4R$ (Capítulo 48), sobretudo nas primeiras 24 horas, é o marcador de ECG mais sensível de infarto de VD. A ecocardiografia é útil para confirmar o diagnóstico. (Dilatação e disfunção do VD são observadas.) Quando as pressões nas câmaras cardíacas direitas são medidas, uma pressão atrial direita de 10 mmHg ou mais e 80% ou mais da pressão capilar pulmonar são relativamente sensíveis e específicas para disfunção isquêmica do VD.

O manejo do infarto do VD consiste na manutenção precoce da pré-carga do VD com reposição volêmica, redução da pós-carga do VD (*i. e.*, medicamentos que reduzem apenas a pós-carga para disfunção VE; consideração de um balão intra-aórtico [BIA] ou dispositivo auxiliar de VE), reperfusão precoce, suporte inotrópico a curto prazo se necessário e evitar o uso de venodilatadores (p. ex., nitratos) e diuréticos usados para insuficiência do VE (podem causar hipotensão acentuada). A reposição de volume com soro fisiológico é, com frequência, efetiva. Se o débito cardíaco não melhorar após 500 a 1.000 m$\ell$ de líquido, o suporte inotrópico com dobutamina IV (começando com 2 μg/kg/minuto e titulando para efeito hemodinâmico ou tolerância, até 20 μg/kg/minuto) é recomendado. O BAV de alto grau é comum e a restauração da sincronia AV com estimulação AV sequencial temporária pode levar a melhora substancial do débito cardíaco. Como o início da FA (em até um terço dos infartos de VD) pode causar grave comprometimento hemodinâmico, exige cardioversão imediata. A reperfusão coronariana precoce com ICP ou fibrinólise melhora significativamente os desfechos.

#### Choque cardiogênico

O choque cardiogênico (Capítulo 99) é uma forma de insuficiência VE grave caracterizada por hipotensão acentuada (PA sistólica < 90 mmHg) e reduções no índice cardíaco (para < 1,8 $\ell$/minuto/m$^2$), apesar da alta pressão de enchimento VE (pressão capilar pulmonar > 18 mmHg). A causa é a perda de massa funcional crítica (> 40%) do ventrículo esquerdo. Os fatores de risco incluem idade, IAM grande (geralmente de parede anterior), IAM prévio e diabetes melito. O tratamento e o prognóstico do choque cardiogênico são discutidos no Capítulo 53.

### Complicações mecânicas

Complicações mecânicas do IAM podem ocorrer durante a internação hospitalar e incluem regurgitação mitral aguda (muitas vezes causada por disfunção ou ruptura do músculo papilar), defeito do septo interventricular e ruptura da parede livre do VE.[14] Essas complicações mecânicas diminuíram substancialmente nas últimas três décadas, em grande parte devido à terapia de reperfusão precoce: em pacientes com IAM CSST tratados com ICP primária, os riscos atuais são de cerca de 0,5% para ruptura da parede livre, 0,2% para defeito do septo interventricular e 0,3% para ruptura do músculo papilar, para uma taxa total de complicações mecânicas de 1% ou menos. O diagnóstico rápido e a cirurgia precoce, embora ainda associados à alta taxa de mortalidade, levam a desfechos melhores do que o diagnóstico tardio e a terapia clínica apenas.

Um aneurisma de VE pode se desenvolver após um grande IAM, mais comumente de parede anterior, e criar complicações mecânicas e elétricas. Se ocorrer insuficiência cardíaca refratária, TV ou embolização sistêmica apesar da terapia medicamentosa e ICP, a aneurismectomia com CRM é indicada.

### Complicações tromboembólicas

O tromboembolismo arterial, tipicamente originado do ventrículo esquerdo ou átrio esquerdo, diminuiu acentuadamente em pacientes com IAM CSST com reperfusão precoce e terapias antitrombóticas agressivas. A embolia arterial pode causar eventos clínicos dramáticos, como hemiparesia (Capítulo 379), perda de pulso, isquemia intestinal (Capítulo 134) ou alterações repentinas da PA, dependendo da circulação regional envolvida.

A trombose mural com embolia ocorre tipicamente no contexto de um grande IAM CSST (especialmente de parede anterior) e insuficiência cardíaca. O risco de embolia é particularmente alto quando um trombo mural é detectado por ecocardiografia. Assim, em pacientes com IAM CSST de parede anterior e em outros pacientes de alto risco, a ecocardiografia deve ser realizada durante a internação; se os resultados forem positivos, a anticoagulação oral deve ser iniciada e continuada por 6 meses.

Os êmbolos pulmonares geralmente surgem de trombos nas veias dos membros inferiores. A trombose venosa profunda (TVP) pode ser prevenida por compressão terapêutica dos membros inferiores, pela limitação da duração do repouso no leito e pelo uso de heparina não fracionada (HNF) subcutânea ou HBPM (em pacientes em risco e que não recebem heparina IV) até que os pacientes estejam totalmente deambulantes (Capítulo 74).

O acréscimo de um anticoagulante ao AAS e um inibidor dos receptores P2Y$_{12}$ para prevenção de doença tromboembólica venosa (Capítulos 73 e 74) ou para prevenção de embolização sistêmica em pacientes com FA

(Capítulo 58) deve ser restrito a situações em que o benefício de prevenir um evento tromboembólico exceda o risco aumentado de sangramento. A terapia anticoagulante é indicada para pacientes com IAM CSST com FA e alto risco de êmbolos sistêmicos, próteses valvares cardíacas mecânicas, tromboembolismo venoso recente ou estado hipercoagulável. A duração da terapia antitrombótica tripla deve ser limitada ao menor tempo possível para minimizar o risco de sangramento. A terapia anticoagulante também é apropriada para pacientes com IAM CSST e um trombo mural no VE assintomático e geralmente deve ser adicionada à terapia antiplaquetária para esse objetivo[15] (e pode ser considerada para pacientes em risco com acinesia ou discinesia de parede anterior) por 3 meses. Como não existem dados suficientes sobre os anticoagulantes orais mais novos (Capítulo 76) em contextos diferentes da FA, recomenda-se a varfarina, geralmente com RNI de 2,0 a 2,5. Para minimizar o sangramento em pacientes de risco, deve-se prestar muita atenção à seleção e às doses apropriadas dos esquemas antitrombóticos com base em idade, peso, função renal e outras comorbidades.

### Estratificação de risco após infarto do miocárdio

A estratificação de risco é um processo contínuo que começa na admissão e prossegue até a alta hospitalar. As metas da estratificação de risco antes e logo após a alta para IAM são avaliar a função ventricular e clínica, isquemia latente e risco de arritmia; usar essas informações para orientação do paciente e avaliação prognóstica e para orientar estratégias terapêuticas. Ferramentas de estratificação formal do risco (p. ex., Thrombolysis in Myocardial Infarction [TIMI], Global Registry of Acute Coronary Events [GRACE]) foram desenvolvidas e validadas para pacientes com SCA para uso na admissão e na alta hospitalar (e-Figura 64.1).

### Avaliação funcional cardíaca

Um ecocardiograma deve ser obtido para avaliar a função do VE em repouso antes da alta em todos os pacientes com IAM CSST. Pacientes que inicialmente apresentam fração de ejeção do VE reduzida e que são possíveis candidatos a CDI devem ter a fração de ejeção do VE reavaliada 40 dias ou mais após a alta.

A estratificação de risco durante a hospitalização ou em torno do momento da alta também geralmente envolve a avaliação da capacidade de exercício com teste de esforço submáximo 4 a 6 dias após o infarto ou teste de esforço limitado em 2 a 6 semanas após a alta (para a frequência cardíaca máxima de 120 a 130 bpm ou 70% do máximo previsto), a menos que os pacientes tenham angina instável pós-IAM, insuficiência cardíaca descompensada ou arritmias cardíacas graves. Como alternativa ou além disso, os pacientes podem ser submetidos a testes de esforço limitados por sintomas de 2 a 6 semanas antes de retornar ao trabalho ou retomar outras atividades físicas aumentadas. Os resultados anormais do teste incluem não apenas infradesnivelamento do segmento ST no ECG, mas também baixa capacidade funcional, hipotensão ao esforço e arritmias graves. Pacientes com resultados de teste positivos devem ser considerados para cineangiocoronariografia. O teste de estresse aprimorado por cintilografia de perfusão (Capítulo 50), ecocardiografia (Capítulo 49) ou RM cardíaca (Capítulo 50) pode aumentar a sensibilidade para detectar isquemia latente em comparação com testes de esforço com ECG, pode fornecer informações sobre a fração de ejeção e as dimensões do infarto e deve ser usado para pacientes com alterações no ECG que impeçam uma interpretação acurada do ECG durante o esforço. Para pacientes incapazes de fazer exercícios, o teste de estresse farmacológico pode ser realizado com cintilografia com uso de adenosina, um análogo de adenosina de longa ação administrada em *bolus* (p. ex., regadenosona) ou por dipiridamol.

### Monitoramento eletrocardiográfico

Os modernos sistemas de telemetria capturam informações completas do ritmo durante as observações hospitalares e possibilitam a identificação de pacientes com arritmias graves; portanto, o monitoramento de rotina de ECG (Holter) ambulatorial de 24 a 48 horas antes ou após a alta hospitalar não é mais recomendado. Pacientes com TV ou FV sustentada ocorrendo tardiamente durante a hospitalização ou provocada durante o estudo eletrofisiológico ou com TV não sustentada no monitoramento são candidatos a um CDI, especialmente se a fração de ejeção for inferior a 40% (Figura 64.5) (Capítulos 59 e 60). A colocação profilática de CDI pelo menos 1 mês após o IAM evita morte súbita para pacientes com função gravemente deprimida (fração de ejeção ≤ 30%), independentemente do *status* do ritmo.

### Prevenção secundária

Os avanços na prevenção secundária resultaram em medidas cada vez mais efetivos para reduzir IAM recorrente e a morte cardiovascular. A prevenção secundária deve ser aplicada conscienciosamente após IAM (Tabela 64.10).

Um *perfil lipídico em jejum* é recomendado nas primeiras 24 horas da admissão e a terapia hipolipemiante de alta intensidade com uma estatina deve começar no hospital, de preferência na admissão, e ser continuada como terapia ambulatorial em todos os pacientes com IAM CSST e sem contraindicação para seu uso (p. ex., atorvastatina, 80 mg/dia, ou

### Tabela 64.10 Lista de verificação de medicamentos para alta após infarto do miocárdio.*

| MEDICAMENTO | DOSES | MOTIVOS PARA NÃO UTILIZAR | COMENTÁRIOS |
|---|---|---|---|
| Ácido acetilsalicílico | 81 (preferencial) a 325 mg/dia | Alto risco de sangramento | Reduz a taxa de mortalidade, reinfarto e AVE |
| Clopidogrel *ou* | 75 mg/dia | Alto risco de sangramento; resposta antiplaquetária subótima | Indicado após ICP durante pelo menos 1 ano (tempo mais curto para colocação de *stent* não farmacológico se houver alto risco de sangramento); também reduz os eventos vasculares quando adicionado ao AAS no IAM SSST (também útil com base em ensaios clínicos após IAM CSST) <br> Variantes genéticas (CYP2C19) podem reduzir a resposta <br> Interação controversa com inibidores da bomba de prótons (p. ex., omeprazol) |
| Prasugrel *ou* | 10 mg/dia | Alto risco de sangramento | Evitar se houver história pregressa de AVE ou AIT |
| Ticagrelor | 90 mg 2 vezes/dia | | Considerar 5 mg de prasugrel por dia em pacientes > 75 anos ou < 60 kg <br> Evitar se houver história pregressa de sangramento intracraniano <br> Limitar a dose diária de AAS a 81 mg |
| Betabloqueador (p. ex., metoprolol, carvedilol) | Metoprolol: 25 a 200 mg/dia <br> Carvedilol: 6,25 a 25 mg, 2 vezes/dia | Asma, bradicardia, insuficiência cardíaca | Reduz a taxa de mortalidade, reinfarto, morte súbita, arritmia, hipertensão arterial sistêmica, angina, progressão da aterosclerose |
| IECA (p. ex., ramipril, lisinopril) ou BRA (p. ex., valsartana, losartana) | Ramipril: 2,5 a 10 mg/dia <br> Lisinopril: 5 a 10 mg/dia <br> Valsartana: 80 a 160 mg, 1 a 2 vezes/dia <br> Losartana: 50 a 100 mg/dia | Hipotensão, alergia, hiperpotassemia | Reduz a taxa de mortalidade, reinfarto, AVE, insuficiência cardíaca, diabetes melito, progressão da aterosclerose |
| Agente hipolipemiante (i. e., uma estatina de alta intensidade; p. ex., atorvastatina, rosuvastatina) | Atorvastatina: 80 mg/dia <br> Rosuvastatina: 20 a 40 mg/dia | Miopatia, rabdomiólise, hepatite | Meta = redução de LDL ≥ 50% (as estatinas também podem beneficiar pacientes com LDL mais baixo)[†] |
| Nitroglicerina sublingual | 0,4 mg SL se necessário para angina | Estenose aórtica; uso de sildenafila | Instruir sobre o uso SOS e a necessidade apropriada de atenção médica |

*Os medicamentos administrados na alta hospitalar melhoram a adesão a longo prazo. [†]Heart Protection Study (*Lancet*. 2002;360:7); e estudo PROVE-IT (*N Engl J Med*. 2004;350:1495). IECA = inibidor da enzima conversora da angiotensina; BRA = bloqueador do receptor da angiotensina; LDL = lipoproteína de baixa densidade; IAM = infarto agudo do miocárdio; ICP = intervenção coronariana percutânea; AIT = ataque isquêmico transitório; AVE = acidente vascular encefálico; SL = sublingual; AAS = ácido acetilsalicílico; IAM CSST = infarto agudo do miocárdio com supradesnivelamento do segmento ST; IAM SSST = infarto agudo do miocárdio sem supradesnivelamento do segmento ST.

rosuvastatina, 20 a 40 mg/dia) (Capítulo 195).[16] Ezetimiba (10 mg/dia) ou um inibidor de PCSK9 pode ser considerado em pacientes que não atingiram a meta de LDL-colesterol [17] igual ou inferior a 70 mg/d$\ell$.

A persistência do tabagismo duplica o risco de morte subsequente após o infarto do miocárdio e o *abandono do tabagismo* reduz o risco de reinfarto e morte em 1 ano (Capítulo 29). Um plano individualizado de abandono do tabagismo deve ser formulado, incluindo auxiliares farmacológicos (goma de mascar e adesivos de nicotina, bupropiona ou vareniclina).

A *terapia antiplaquetária* (Capítulo 76; Figura 64.6) na alta hospitalar deve consistir em AAS, prescrito por longos períodos para todos os pacientes sem contraindicações (dose de manutenção recomendada, 81 mg/dia). Clopidogrel (75 mg/dia) ou prasugrel (10 mg/dia) ou ticagrelor (90 mg, 2 vezes/dia) é administrado a pacientes que receberam ICP com implante de *stent* e clopidogrel também é apropriado para outros pacientes com maior risco de eventos vasculares recorrentes. A terapia deve continuar por 1 ano após a colocação do *stent*, embora uma duração mais curta possa ser considerada por pacientes que estejam sofrendo um sangramento importante ou que tenham alto risco de hemorragia, especialmente se eles tiverem um *stent* não farmacológico ou um *stent* com eluição de medicamento de segunda geração. Mesmo em pacientes que sofreram IAM há mais de 1 ano, o tratamento com um inibidor P2Y$_{12}$ pode reduzir significativamente o risco de eventos isquêmicos a longo prazo, mas ao custo de um risco aumentado de sangramento grave.[A16,A17] Portanto, a continuação da terapia antiplaquetária dupla por mais de 1 ano deve ser individualizada.[18]

A *terapia anticoagulante* (p. ex., varfarina, com meta de RNI de 2,0 a 3,0) é indicada após IAM para pacientes incapazes de fazer terapia antiplaquetária, para pacientes com FA persistente ou paroxística, para pacientes com trombo de VE e para pacientes que tiveram uma embolia sistêmica ou pulmonar. Os anticoagulantes também podem ser considerados para pacientes com anormalidades extensas de movimento da parede e fração de ejeção marcadamente deprimida com ou sem insuficiência cardíaca. Os dados sobre os benefícios e riscos da varfarina adicionada à terapia antiplaquetária (Figura 64.6) são esparsos.

A *terapia com inibidor da ECA* pode prevenir o remodelamento miocárdico adverso após o IAM e pode reduzir a insuficiência cardíaca e a morte; é fortemente indicado para uso a longo prazo em pacientes com IAM prévio ou uma fração de ejeção do VE inferior a 40%. Os inibidores da ECA também reduzem o IAM recorrente em pacientes de alto risco com fração de ejeção maior que 40%. Em contraste, a inibição da ECA, quando adicionada a outras terapias contemporâneas, oferece poucos benefícios adicionais na redução de eventos cardiovasculares em pacientes com DAC estável e baixo risco para um evento coronariano recorrente. Esses dados apoiam o uso de inibidores de ECA a longo prazo (p. ex., ramipril, 2,5 mg titulado para 10 mg/dia ou lisinopril, 2,5 a 5 mg titulado para 10 mg/dia) na maioria dos pacientes após IAM, exceto talvez aqueles de menor risco (i. e., sem insuficiência cardíaca, hipertensão arterial sistêmica, intolerância à glicose ou fração de ejeção reduzida). Um *BRA* (p. ex., valsartana, 80 a 160 mg, 2 vezes/dia, losartana, 50 a 100 mg/dia) deve ser utilizado em pacientes que não toleram o inibidor da ECA (Capítulo 53). Um *bloqueador do receptor de aldosterona* (p. ex., eplerenona, 25 mg/dia VO, aumentada para 50 mg/dia após 4 semanas, se tolerado, com monitoramento dos níveis de potássio sérico) também deve ser adicionado ao esquema de inibidor da ECA ou de BRA (mas não ambos) a longo prazo em pacientes com fração de ejeção reduzida (≤ 0,40) e insuficiência cardíaca clínica ou diabetes melito, a menos que essa abordagem seja contraindicada.

A *terapia com betabloqueador* a longo prazo é recomendada para sobreviventes de IAM sem insuficiência cardíaca descompensada ou outras contraindicações. As opções incluem metoprolol, 25 a 200 mg/dia e carvedilol, 6,25 a 25 mg, 2 vezes/dia. No entanto, a terapia com betabloqueador a longo prazo em pacientes com baixo risco cardiovascular subsequente (função ventricular normal, reperfusão bem-sucedida, ausência de arritmias) atualmente é vista como razoável, mas não obrigatória.[19]

A *nitroglicerina* (0,4 mg) é prescrita rotineiramente por via sublingual ou bucal para episódios agudos de angina. Terapia de ação mais longa (mononitrato de isossorbida, 30 a 60 mg VO todas as manhãs, ou dinitrato, 10 a 40 mg VO, 2 ou 3 vezes/dia) ou nitroglicerina tópica (p. ex., começar com 1,25 cm; pode ser titulada para até 5 cm, a cada 6 horas por 2 dias)

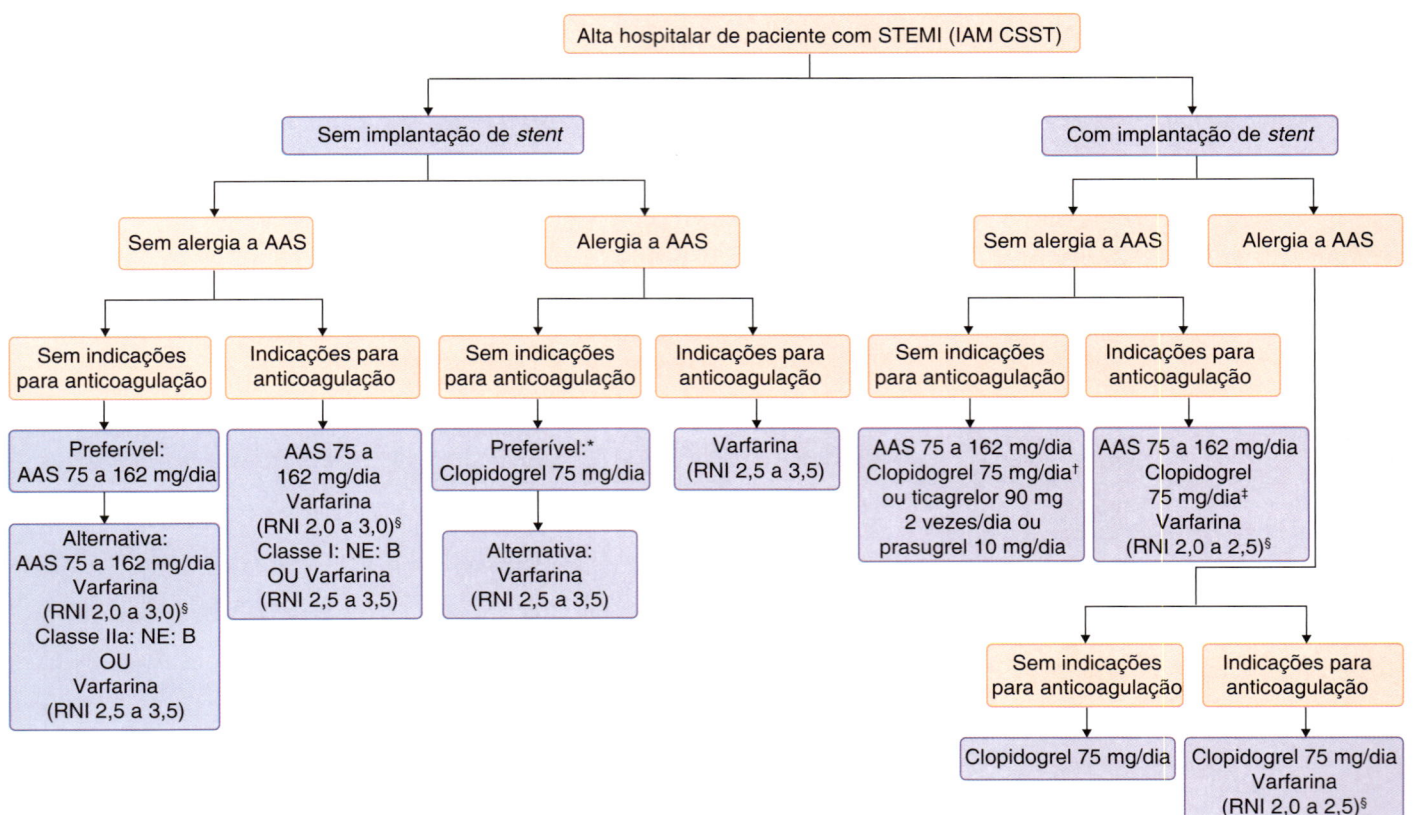

**FIGURA 64.6** Terapia antitrombótica a longo prazo na alta hospitalar após infarto do miocárdio com supradesnivelamento do segmento ST (STEMI/IAM CSST). *O clopidogrel é preferível à varfarina devido ao aumento do risco de sangramento e à baixa adesão do paciente aos estudos com varfarina. †Por 12 meses. ‡Descontinuar o clopidogrel 1 mês após o implante de um *stent* não farmacológico ou vários meses após o implante de um *stent* farmacológico (3 meses após sirolimo e 6 meses após paclitaxel) devido ao risco potencialmente aumentado de sangramento com varfarina e dois agentes antiplaquetários. Continuar ácido acetilsalicílico (AAS) e varfarina a longo prazo se a varfarina for indicada por outros motivos, como fibrilação atrial, trombo ventricular esquerdo, êmbolos cerebrais ou anormalidade extensa de movimento da parede regional. §Razão normalizada internacional (RNI) de 2,0 a 3,0 é aceitável com controle rígido, mas a extremidade inferior dessa faixa é preferível. A combinação de terapia antiplaquetária e varfarina pode ser considerada para pacientes com menos de 75 anos que corram baixo risco de sangramento e que possam ser monitorados de forma confiável. NE = nível de evidência. (Modificada de Antman EM, Anbe DT, Armstrong PW, et al. ACC/AHA guidelines for the management of patients with ST-elevation myocardial infarction–executive summary. A report of the American College of Cardiology/American Heart Association Task Force on Practice Guidelines [Writing Committee to Revise the 1999 Guidelines for the Management of Patients with Acute Myocardial Infarction]. *Circulation.* 2004;110:588-636.)

podem ser adicionados a esquemas de tratamento para angina ou insuficiência cardíaca em pacientes selecionados.

Os *bloqueadores dos canais de cálcio* são negativamente inotrópicos e não são administrados rotineiramente a longo prazo. No entanto, eles podem ser usados em pacientes selecionados sem disfunção de VE (fração de ejeção > 0,40) que sejam intolerantes aos betabloqueadores e que requeiram esses medicamentos para terapia antianginosa (p. ex., anlodipino, 5 a 10 mg/dia VO; ou diltiazem, 120 a 480 mg/dia VO como preparações de liberação sustentada ou em doses divididas) ou para o controle da frequência cardíaca na FA (p. ex., diltiazem, 120 a 480 mg/dia VO; ou verapamil, 180 a 480 mg/dia VO, como preparações de liberação sustentada ou em doses divididas). O nifedipino de curta ação deve ser evitado.

Em pacientes que sobreviveram a um IAM e têm um nível de proteína C reativa de alta sensibilidade de 2 mg/ℓ ou mais, o uso de canaquinumabe, um anticorpo monoclonal contra a interleucina-1β (150 mg SC a cada 3 meses) reduziu o risco de IAM não fatal subsequente, AVE não fatal ou morte cardiovascular.[A18] Se esta terapia ou se uma terapia com anti-interleucina-1β menos dispendiosa se tornará uma parte dos cuidados clínicos pós-IAM, está para ser determinado.

A *terapia de reposição hormonal* (Capítulo 227) com estrogênio com ou sem progesterona não é iniciada após um IAM porque aumenta o risco tromboembólico e não previne o reinfarto. Para mulheres que já estejam recebendo reposição hormonal, a terapia deve ser descontinuada, a menos que esteja sendo administrada por uma condição que tenha forte indicação.

*Hipertensão arterial sistêmica* (Capítulo 70) e *diabetes melito* (Capítulo 216) têm de ser avaliados e rigidamente controlados em pacientes após um IAM. IECA ou betabloqueadores, conforme descrito anteriormente, são geralmente as terapias de primeira escolha para hipertensão arterial sistêmica, com os BRA indicados quando os IECA não são tolerados. Os IECA e os BRA também conseguem reduzir as complicações a longo prazo do diabetes melito.

A *suplementação com antioxidantes* (p. ex., vitamina E, vitamina C) não beneficia os pacientes após IAM e não é recomendada. A terapia com folato reduz os níveis de homocisteína, mas não reduz os eventos clínicos. O uso rotineiro de suplementos de óleo de peixe também não é apoiado pelas evidências atuais.

Os *medicamentos antiarrítmicos* geralmente não são recomendados após IAM e os agentes antiarrítmicos de classe I podem aumentar o risco de morte súbita. Os medicamentos da classe III (amiodarona, sotalol, dofetilida) podem ser usados como parte da estratégia de manejo de arritmias específicas (p. ex., FA, TV) (Capítulos 58 e 59).

### Orientação e reabilitação do paciente

A internação hospitalar oferece uma oportunidade importante para orientar os pacientes sobre seu infarto do miocárdio e seu tratamento, fatores de risco coronariano e modificação comportamental. A orientação deve começar na admissão e continuar até e após a alta. Na alta hospitalar, um plano de cuidados detalhado e baseado em evidências deve enfatizar a importância de um estilo de vida saudável, incluindo dieta (Capítulo 202), prática de exercícios físicos (Capítulo 13), abandono do tabagismo (Capítulo 29) e adesão à medicação prescrita. O acompanhamento ambulatorial também deve ser agendado e deve ser fornecido um encaminhamento para um programa de reabilitação. A reabilitação cardíaca baseada em exercícios físicos reduz o infarto em cerca de 50% e a taxa de mortalidade geral em cerca de 25%, com programas baseados em casa sendo tão seguros e efetivos quanto programas em centros de reabilitação.[A19] Muitos hospitais usam gestores de caso e especialistas em prevenção para complementar o trabalho de médicos e enfermeiros, fornecer materiais educacionais, revisar conceitos importantes, auxiliar na formulação e atualização de planos individuais de redução de risco e garantir o acompanhamento ambulatorial adequado e oportuno. Este acompanhamento deve incluir consultas de retorno antecipado com o médico do paciente (dentro de 2 semanas a algumas semanas). Instruções sobre as atividades também devem ser fornecidas antes da alta.

### PROGNÓSTICO

Graças à ampla aplicação de reperfusão e outras terapias contemporâneas, a taxa de mortalidade em 30 dias após IAM CSST é agora inferior a 6% e a taxa de mortalidade em 1 ano é de 7 a 8%. Como as reduções das taxas de mortalidade podem estar diretamente relacionadas ao número de terapias baseadas em evidências dadas, os pacientes tratados em hospitais de alto desempenho vivem cerca de 1 ano mais do que os pacientes tratados em hospitais de baixo desempenho.[20] É importante notar que a sobrevida a longo prazo é semelhante em pacientes internados que tenham e não tenham evidências de DAC obstrutiva na cineangiocoronariografia aguda,[21] e é razoavelmente semelhante em pacientes com diagnóstico de IAM em comparação com aqueles cujo IAM não foi inicialmente reconhecido.[22]

## Recomendações de grau A

A1. Sabaté M, Brugaletta S, Cequier A, et al. Clinical outcomes in patients with ST-segment elevation myocardial infarction treated with everolimus-eluting stents versus bare-metal stents (EXAMINATION): 5-year results of a randomised trial. *Lancet.* 2016;387:357-366.
A2. Wald DS, Morris JK, Wald NJ, et al. Randomized trial of preventive angioplasty in myocardial infarction. *N Engl J Med.* 2013;369:1115-1123.
A3. Engstrom T, Kelbaek H, Helqvist S, et al. Complete revascularisation versus treatment of the culprit lesion only in patients with ST-segment elevation myocardial infarction and multivessel disease (DANAMI-3-PRIMULTI): an open-label, randomised controlled trial. *Lancet.* 2015;386:665-671.
A3b. Wood DA, Cairns JA, Wang J, et al. Timing of staged nonculprit artery revascularization in patients with ST-segment elevation myocardial infarction: COMPLETE trial. *J Am Coll Cardiol.* 2019;74:2713-2723.
A4. Thiele H, Akin I, Sandri M, et al. One-year outcomes after PCI strategies in cardiogenic shock. *N Engl J Med.* 2018;379:1699-1710.
A5. Smits PC, Abdel-Wahab M, Neumann FJ, et al. Fractional flow reserve-guided multivessel angioplasty in myocardial infarction. *N Engl J Med.* 2017;376:1234-1244.
A6. Spencer FA, Sekercioglu N, Prasad M, et al. Culprit vessel versus immediate complete revascularization in patients with ST-segment myocardial infarction-a systematic review. *Am Heart J.* 2015;170:1133-1139.
A7. Valgimigli M, Frigoli E, Leonardi S, et al. Radial versus femoral access and bivalirudin versus unfractionated heparin in invasively managed patients with acute coronary syndrome (MATRIX): final 1-year results of a multicentre, randomised controlled trial. *Lancet.* 2018;392:835-848.
A8. Jinatongthai P, Kongwatcharapong J, Foo CY, et al. Comparative efficacy and safety of reperfusion therapy with fibrinolytic agents in patients with ST-segment elevation myocardial infarction: a systematic review and network meta-analysis. *Lancet.* 2017;390:747-759.
A9. Hofmann R, Witt N, Lagerqvist B, et al. Oxygen therapy in ST-elevation myocardial infarction. *Eur Heart J.* 2018;39:2730-2739.
A10. Hofmann R, James SK, Jernberg T, et al. Oxygen therapy in suspected acute myocardial infarction. *N Engl J Med.* 2017;377:1240-1249.
A11. Roolvink V, Ibáñez B, Ottervanger JP, et al. Early intravenous beta-blockers in patients with ST-segment elevation myocardial infarction before primary percutaneous coronary intervention. *J Am Coll Cardiol.* 2016;67:2705-2715.
A11b. Schüpke S, Neumann F-J, Menichelli M, et al. Ticagrelor or prasugrel in patients with acute coronary syndromes. *N Engl J Med.* 2019;381:1524-1534.
A12. Bhatt DL, Stone GW, Mahaffey KW, et al. Effect of platelet inhibition with cangrelor during PCI on ischemic events. *N Engl J Med.* 2013;368:1303-1313.
A13. Erlinge D, Omerovic E, Frobert O, et al. Bivalirudin versus heparin monotherapy in myocardial infarction. *N Engl J Med.* 2017;377:1132-1142.
A14. Dewilde WJ, Oirbans T, Verheugt FW, et al. Use of clopidogrel with or without aspirin in patients taking oral anticoagulant therapy and undergoing percutaneous coronary intervention: an open-label, randomised, controlled trial. *Lancet.* 2013;381:1107-1115.
A15. Gibson CM, Mehran R, Bode C, et al. Prevention of bleeding in patients with atrial fibrillation undergoing PCI. *N Engl J Med.* 2016;375:2423-2434.
A16. Mauri L, Kereiakes DJ, Yeh RW, et al. Twelve or 30 months of dual antiplatelet therapy after drug-eluting stents. *N Engl J Med.* 2014;371:2155-2166.
A17. Bonaca MP, Bhatt DL, Cohen M, et al. Long-term use of ticagrelor in patients with prior myocardial infarction. *N Engl J Med.* 2015;372:1791-1800.
A18. Ridker PM, Everett BM, Thuren T, et al. Antiinflammatory therapy with canakinumab for atherosclerotic disease. *N Engl J Med.* 2017;377:1119-1131.
A19. Anderson L, Sharp GA, Norton RJ, et al. Home-based versus centre-based cardiac rehabilitation. *Cochrane Database Syst Rev.* 2017;6:CD007130.

### REFERÊNCIAS BIBLIOGRÁFICAS

*As referências bibliográficas, bem como os outros materiais suplementares deste livro, encontram-se no GEN-IO, nosso ambiente virtual de aprendizagem.*

# 65

# TRATAMENTO INTERVENCIONISTA E CIRÚRGICO DA DOENÇA DA ARTÉRIA CORONÁRIA

PAUL S. TEIRSTEIN

A intervenção coronariana percutânea (ICP)[a] e a cirurgia de revascularização do miocárdio (CRM) representam abordagens alternativas e, às vezes, complementares. Cada uma tem suas indicações, vantagens, desvantagens e contraindicações relativas. Presumivelmente por causa do

---
[a] N.R.T.: No Brasil, ver Diretriz da Sociedade Brasileira de Cardiologia e da Sociedade Brasileira de Hemodinâmica e Cardiologia Intervencionista sobre Intervenção Coronária Percutânea, de 2017, em https://abccardiol.org/wp-content/uploads/articles_xml/0066-782X-abc-19.01s1-0001/0066-782X-abc-19.01s1-0001.x80020.pdf.

aprimoramento do cuidado médico, o número desses procedimentos de revascularização nos beneficiários do Medicare nos EUA diminuiu mais de 4% ao ano desde 2010.

## INTERVENÇÃO CORONARIANA PERCUTÂNEA

A ICP é aplicável à maioria dos tipos de doença da artéria coronária (DAC), incluindo doença multiarterial, oclusões totais, doença no enxerto de veia safena, angina instável (Capítulo 63) e infarto agudo do miocárdio (IAM) (Capítulo 64). Estima-se que 2 milhões de ICP sejam realizadas em todo o mundo a cada ano, tornando-se um dos procedimentos médicos mais comuns. Sua popularidade é amplamente baseada em sua simplicidade, na necessidade de apenas anestesia local, na hospitalização curta (≈ 1 dia ou mesmo ambulatorial) e no pequeno tempo de recuperação pós-procedimento. Nos EUA, a ICP é a base do tratamento das síndromes coronarianas agudas (Capítulos 63 e 64), mas o número de ICP não agudas diminuiu em mais de um terço desde 2010.

### Mecanismos e considerações técnicas

Sob anestesia local, uma agulha oca é inserida por via percutânea em uma artéria periférica (geralmente a artéria radial ou femoral). Um fio-guia é introduzido nessa agulha e avançado até a aorta. A agulha é removida, deixando o fio-guia, sobre o qual um cateter de pequeno calibre (≈ 3 mm), com formato diferenciado (denominado cateter-guia) é avançado sob orientação fluoroscópica para o óstio da artéria coronária obstruída. Com o uso de injeções de contraste radiográfico que fornecem visualização fluoroscópica do lúmen da artéria coronária, um fio-guia fino (≈ 0,035 cm) e altamente orientável é direcionado para baixo na artéria coronária e através da lesão estenótica. Esse fio-guia torna-se um "trilho" sobre o qual ferramentas terapêuticas, como balões infláveis, *stents* e cateteres de aterectomia, são passadas até o segmento com alterações patológicas (Figura 65.1).

Cateteres-balão (Figura 65.2) geralmente têm dois lumens, um para possibilitar a passagem sobre o fio-guia e outro para transportar uma mistura de solução salina e material de contraste radiográfico para insuflar um balão na ponta distal do cateter. Sob fluoroscopia, o balão é centrado na lesão e insuflado a 3 a 20 atmosferas de pressão. A insuflação do balão alarga o lúmen estreitado ao distender o vaso e, na maioria dos casos, causando ruptura (dissecção terapêutica) nas bordas da placa, onde o ateroma encontra a camada média sem alterações patológicas. Cateteres de aterectomia, que também são passados por um fio-guia para o segmento da doença, removem a placa por um mecanismo de raspagem, trituração, corte ou sucção. Os *stents* coronarianos são dispositivos metálicos ou com polímeros que são comprimidos em um cateter-balão desinflado antes de sua inserção no vaso acometido (Vídeos 65.1 a 65.3). Durante a insuflação do balão, o *stent* colapsado é expandido para apoiar o lúmen do vaso (e-Figura 65.1 e Vídeo 65.4). Embora os balões e os dispositivos de aterectomia criem um canal adequado, embora áspero, através das artérias

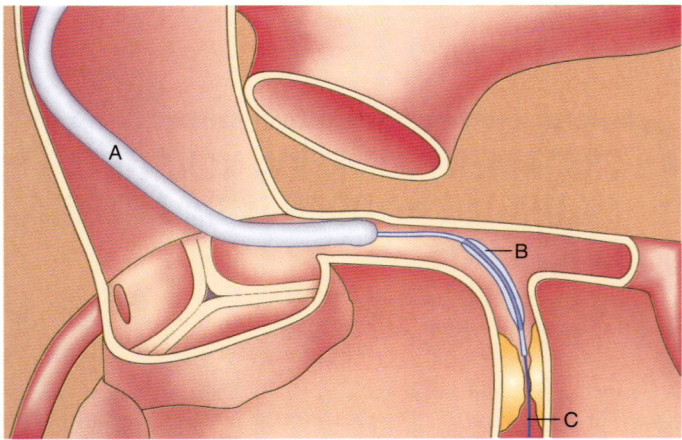

**FIGURA 65.1** Vista esquemática da técnica de angioplastia coronariana. Um cateter-guia (*A*) é inserido no óstio da artéria coronária (nesta figura, a artéria principal esquerda) e um cateter-balão (*B*) é avançado sobre um fio-guia fino (*C*) para dentro da lesão. A insuflação do balão dilata a região estenótica. (Modificada de Baim DS. Percutaneous balloon angioplasty and general coronary intervention. In: Baim DS, ed. *Grossman's Cardiac Catheterization, Angiography, and Intervention.* 7th ed. Philadelphia: Lippincott Williams & Wilkins; 2005.)

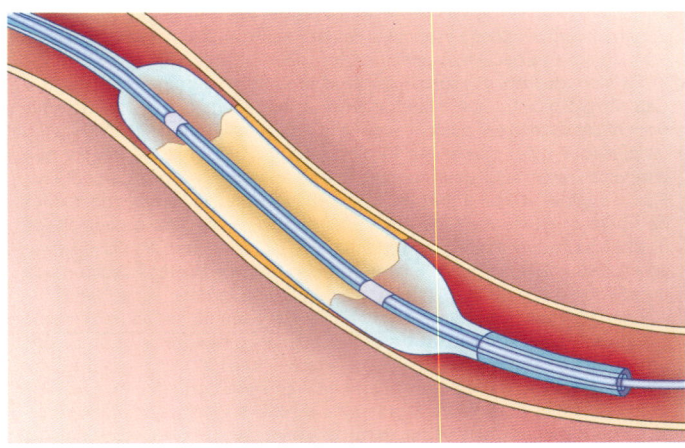

**FIGURA 65.2** Cateter de angioplastia com balão. O cateter consiste em dois lumens, um lúmen de insuflação e um lúmen de fio-guia. Dois marcadores radiopacos, indicando as margens laterais do balão, auxiliam no posicionamento do balão antes da insuflação.

doentes, a estrutura de suporte do *stent* consegue alargar o lúmen até quase às dimensões anteriores à doença. Com um *stent*, os retalhos de tecido são "fixados" contra a parede e o recuo é limitado (Vídeo 65.5). A maioria dos *stents* é projetada de forma que as hastes metálicas ocupem apenas cerca de 20% da área superficial, possibilitando a endotelização, com consequente redução do risco de trombose.[1]

Filtros implantados em uma artéria coronária além da lesão-alvo para limitar a embolização distal da placa, agregados de plaquetas e outros *debris* conseguem reduzir ainda mais as complicações isquêmicas em vasos com endotélio friável, como enxerto de veia safena. *Stents* compostos de polímeros ou metais que fornecem um suporte temporário e depois biodegradação (geralmente ao longo de vários anos) estão atualmente passando por intenso estudo clínico.

Durante a ICP, o cardiologista intervencionista é capaz de avaliar o vaso-alvo mediante fluoroscopia, por meio de injeções de material de contraste via cateter-guia (Figura 65.3). Após a desobstrução bem-sucedida da artéria coronária, todos os cateteres são retirados e o local de acesso arterial é selado por pressão mecânica, um tampão absorvível ou um dispositivo de sutura remoto. Pacientes sem comorbidades são liberados para deambular em 3 a 6 horas. A alta hospitalar geralmente ocorre 3 a 6 horas depois ou na manhã seguinte ao procedimento, após serem confirmados a estabilidade do local de acesso arterial, os biomarcadores cardíacos e o eletrocardiograma.

### Seleção de pacientes para intervenção coronariana percutânea

Qualquer decisão de realizar ICP deve incluir uma revisão da cineangiocoronariografia (Capítulo 51) por um cardiologista intervencionista experiente para avaliar a adequação técnica da lesão para o procedimento. A doença obrigatoriamente reduz o lúmen da artéria coronária em pelo menos 60% e o volume de miocárdio subtendido pelo vaso não deve ser trivial. A queda de pressão em uma estenose, chamada de *reserva de fluxo fracional* (RFF), durante hiperemia máxima (geralmente induzida por adenosina intravenosa) reflete sua gravidade hemodinâmica. Uma queda de pressão de mais de 20% (que corresponde a RFF < 0,80) prevê um benefício clínico da ICP.[A1,A2] Pacientes com lesões caracterizadas por comprimento mais longo, tortuosidade do vaso, calcificação ou presença de trombo podem ser tratados com ICP, mas estão associados a risco aumentado. Para cada paciente, os benefícios da ICP têm de ser avaliados em relação ao risco do procedimento. As características do paciente que implicam risco aumentado incluem idade avançada (i. e., > 75 anos), diabetes melito, vasos menores frequentemente encontrados em mulheres, IAM prévio, comprometimento significativo da função ventricular esquerda e insuficiência renal.

### Sucesso do procedimento e complicações

Com o uso de técnicas modernas em pacientes adequadamente selecionados, a maioria dos procedimentos de ICP tem uma taxa de sucesso superior a 95%. A única exceção é a oclusão coronariana total crônica (obstrução de 100% do lúmen), em que a capacidade do cardiologista

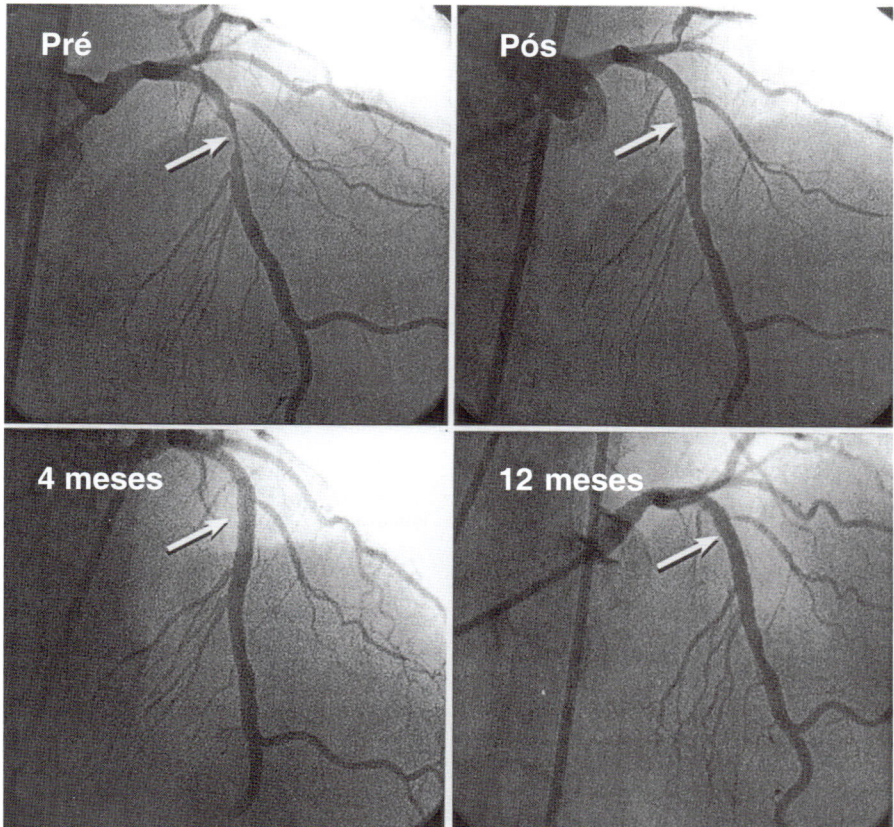

**FIGURA 65.3** Imagens angiográficas antes, depois e no acompanhamento tardio após a colocação de um *stent* farmacológico. A artéria coronária descendente anterior esquerda apresenta uma estenose rígida (*seta, painel superior esquerdo*). Após o implante do *stent* (*painel superior direito*), a estenose desaparece (*seta*). O acompanhamento aos 4 e 12 meses (*painéis inferiores*) revela um lúmen completamente aberto sem evidências de reestenose (*setas*).

intervencionista de guiar um fio-guia através do bloqueio é de apenas cerca de 60 a 90% e varia substancialmente em função da destreza do profissional. Com o aumento do uso de *stents* coronarianos e agentes antiplaquetários adjuvantes, o fechamento da artéria coronária raramente é encontrado. Quando a ICP é realizada por um cardiologista intervencionista experiente em pacientes adequadamente selecionados, o risco de morte intra-hospitalar é inferior a 1%; IAM (geralmente pequeno, IAM sem supradesnivelamento do segmento ST [IAM SSST]) é de aproximadamente 5%, a necessidade de CRM urgente ou emergente é inferior a 1%, o risco de acidente vascular encefálico (AVE) é inferior a 0,1%, a chance de perfuração coronariana é inferior a 1% e morbidade no local de acesso arterial (*i. e.*, hematoma, pseudoaneurisma ou fístula arteriovenosa) ocorre em menos de 5% dos pacientes. Como resultado dessas baixas taxas de complicações, a ICP sem disponibilidade de cirurgia no local não está associada a taxas mais elevadas de mortalidade ou CRM em caráter de emergência.

### Reestenose e trombose

A reestenose é um reestreitamento de uma artéria após um procedimento de ICP, geralmente resultante de um de dois mecanismos.[2] O primeiro mecanismo, remodelamento desfavorável e recuo elástico, é um estreitamento mecânico causado pela constrição adventícia e retração do lúmen do vaso. O segundo mecanismo, a hiperplasia neoíntima, é causado pela proliferação de células musculares lisas e matriz em resposta à lesão causada por balões, *stents* ou dispositivos de aterectomia. A reestenose ocorre em 10 a 50% dos pacientes com ICP após angioplastia por balão sem implante de *stent*, geralmente nos primeiros 6 meses após o procedimento. Os *stents* coronarianos de metal puro, que fornecem um suporte semirrígido dentro do lúmen e reduzem a reestenose, eliminando o estreitamento mecânico causado por remodelamento desfavorável e recuo elástico, reduzem a reestenose em cerca de um terço em comparação com a angioplastia por balão sozinha.

Embora os *stents* não revestidos de metal eliminem o componente mecânico da reestenose, o componente proliferativo é aumentado. A divisão da célula do músculo liso e a formação da matriz podem migrar através das hastes do *stent* para estreitar o lúmen do vaso. Os *stents* farmacológicos, que contêm e liberam medicamentos antiproliferativos (p. ex., sirolimo, everolimo, zotarolimo e paclitaxel) reduzem a necessidade de repetição precoce de ICP para menos de 5%.[A3]

### Opções relacionadas ao implante de *stent*

Os *stents* farmacológicos modernos têm baixas taxas de reestenose e complicações trombóticas;[A4,A4b] portanto, os *stents* de metal raramente são usados hoje em dia. No entanto, os pacientes que recebem *stents* farmacológicos geralmente devem continuar a terapia antiplaquetária dupla com ácido acetilsalicílico (AAS) e uma tienopiridina por um período mínimo de 3 a 6 meses se o *stent* foi implantado em um paciente estável e 6 a 12 meses se o *stent* foi realizado devido a uma síndrome coronariana aguda (angina instável ou infarto do miocárdio).[A5],[3] Em pacientes com fibrilação atrial (Capítulo 58), a terapia dupla com dabigatrana (110 mg ou 150 mg 2 vezes/dia) mais clopidogrel ou ticagrelor traz benefícios equivalentes com menor risco de sangramento em comparação com a terapia tripla com AAS, varfarina e clopidogrel ou ticagrelor.[A6] Se for improvável que um paciente seja capaz de aderir a tal terapia devido ao risco de sangramento ou à necessidade de um procedimento invasivo ou cirúrgico, um *stent* de metal puro pode ser preferível porque a terapia antiplaquetária é necessária por apenas 2 a 4 semanas, embora o uso de *stents* farmacológicos sem polímeros possam se tornar uma alternativa[4] e alguns dados sugiram que 1 mês de terapia antiplaquetária dupla seguido por 11 meses de clopidogrel isolado pode ser adequado.[A6b] Suportes biodegradáveis com eluição de fármacos, que se dissolvem completamente após 2 a 3 anos, são uma nova tecnologia promissora, mas parecem estar associados a maior risco de trombose *intrastent* e infarto do miocárdio em comparação com *stents* farmacológicos metálicos em 3 anos de acompanhamento.[A7]

A aterectomia pulveriza a placa em micropartículas que passam pela microcirculação coronariana e é particularmente útil para o tratamento de lesões altamente calcificadas. Após a remoção de parte da placa por meio de aterectomia, geralmente é implantado um *stent* farmacológico.

## Questões relacionadas com a alta hospitalar

O planejamento de alta após a ICP representa uma oportunidade importante para enfatizar o tratamento clínico baseado em evidências da doença aterotrombótica e da modificação do fator de risco coronariano. Todos os pacientes devem fazer uso de AAS (81 mg/dia) indefinidamente. Para pacientes que recebem *stents* de metal, um ciclo mínimo de 2 semanas de uma tienopiridina (p. ex., clopidogrel 75 mg/dia, prasugrel 10 mg/dia ou ticagrelor 90 mg/dia) é obrigatório. Se um *stent* farmacológico for implantado, essa terapia antiplaquetária dupla é necessária por 3 a 12 meses.[5] O prolongamento da terapia antiplaquetária dupla para 30 ou 36 meses reduz os eventos cardiovasculares, mas aumenta o sangramento.[A8] O uso prolongado de AAS, clopidogrel, inibidores da enzima conversora da angiotensina (IECA), betabloqueadores e agentes hipolipemiantes deve ser considerado com base em estudos randomizados que mostraram melhora no desfecho a longo prazo, particularmente em pacientes que apresentam síndromes coronarianas instáveis (Capítulos 62 a 64). Abandono do tabagismo (Capítulo 29), controle da pressão arterial (Capítulo 70), manejo do estresse, exercícios, perda de peso, mudanças nos hábitos alimentares e controle estrito da glicemia para pacientes com diabetes melito (Capítulo 216) também são elementos importantes do plano de alta.

As restrições de atividade após a ICP são modestas. Se a artéria femoral foi instrumentada, levantamento de peso é desencorajado por vários dias. Os exercícios aeróbicos intensos geralmente são desencorajados por 2 a 4 semanas (especialmente após o implante do *stent*) porque o exercício pode ativar as plaquetas e levar à formação de trombo no local da angioplastia. Os pacientes podem retornar ao trabalho 1 ou 2 dias após o procedimento se sua ocupação não incluir levantamento de peso ou exercícios físicos excessivos. Geralmente, não há restrição para dirigir um automóvel.

## ANGIOPLASTIA CORONARIANA *VERSUS* TERAPIA CLÍNICA

A ICP reduz a angina e comumente leva a melhor desempenho de exercícios em esteira ergométrica e melhora nas medidas de qualidade de vida. No entanto, a ICP não reduziu os riscos de morte, IAM ou outros eventos cardiovasculares importantes em comparação com a terapia clínica ótima moderna em pacientes com angina estável (Capítulo 62).[A9,A10] Em pacientes verdadeiramente assintomáticos, a isquemia significativa deve primeiro ser documentada por testes funcionais ou grande volume de miocárdio deve ser suprido pela artéria coronária estenótica. Os pacientes que apresentam IAM com supradesnivelamento do segmento ST (IAM CSST) (Capítulo 64) representam um subgrupo importante no qual a ICP se mostrou benéfica em comparação com a terapia clínica (Figura 65.4). No IAM CSST, os ensaios randomizados mostraram consistentemente redução da taxa de mortalidade, AVE, IAM subsequente e isquemia recorrente com ICP imediata em comparação com terapia trombolítica ou com terapia trombolítica inicial seguida por ICP de resgate conforme necessário, mesmo se a ICP imediata exigir transferência para outro hospital. Para IAM SSST e muitos pacientes com angina instável, uma abordagem agressiva precoce que inclui ICP ou CRM em pacientes angiograficamente adequados é geralmente preferível a uma estratégia conservadora, exceto em pacientes de baixo risco (Capítulo 63).[6]

## CIRURGIA DE REVASCULARIZAÇÃO DO MIOCÁRDIO

A CRM é baseada na premissa de que a morbidade e a mortalidade associadas à aterosclerose coronariana estão amplamente relacionadas a estenoses coronarianas ateroscleróticas que podem ser demonstradas por cineangiocoronariografia (Capítulo 51) e que, se os enxertos forem usados para desviar o fluxo sanguíneo dessas estenoses, a irrigação miocárdica poderá ser melhorada ou preservada, os sintomas cardíacos aliviados, os eventos cardíacos diminuídos e a sobrevida prolongada.[7]

Os tipos mais comuns de enxerto para revascularização do miocárdio são segmentos invertidos da veia safena e das artérias torácicas internas. Os enxertos de veia safena são anastomosados à aorta (anastomose proximal) e à artéria coronária distal à obstrução principal (Figura 65.5). Os enxertos de veia safena têm as vantagens de disponibilidade, dimensões maiores do que a maioria das artérias coronárias e características favoráveis para manipulação. Com o tempo, entretanto, o enxerto de veia safena pode desenvolver alterações patológicas intrínsecas, fibroplasia da íntima e aterosclerose, cada uma das quais pode levar a estreitamento ou oclusões. O tratamento moderno com inibidores de plaquetas e estatinas (Capítulo 195) diminuiu o risco de falha do enxerto venoso, mas não conseguiu eliminá-lo. Os enxertos de artéria torácica interna, por outro lado, são resistentes ao desenvolvimento de aterosclerose tardia. Quando usado como um enxerto *in situ* (origem subclávia intacta) para a artéria coronária descendente anterior esquerda (DAE), o enxerto de artéria torácica interna esquerda tem uma taxa de perviedade de mais de 90% em até 20 anos após a operação. Como resultado, os pacientes que recebem uma artéria torácica interna esquerda para enxerto na artéria coronária DAE, com ou sem enxerto de veia safena, têm melhor taxa de sobrevida a longo prazo, menos reoperações e menos eventos cardíacos em comparação com pacientes que receberam enxertos de veia safena apenas. A artéria torácica interna direita também pode ser usada para revascularização como um enxerto *in situ*, como uma aorta para enxerto em artéria coronária ou como um enxerto arterial composto proveniente da artéria torácica interna esquerda para uma artéria coronária. Apesar de seu apelo teórico, o uso de ambas as artérias torácicas internas como enxerto não oferece benefício adicional em comparação com o enxerto de uma artéria torácica interna e está associado a taxa mais alta de infecções e complicações esternais.[A11,A11b] Para o segundo enxerto, a artéria radial é preferível a um enxerto de veia safena.[A12]

A maioria das CRM é realizada com uma incisão de esternotomia mediana completa, historicamente com o auxílio de circulação extracorpórea, clampeamento cruzado da aorta e solução cardioplégica – técnicas

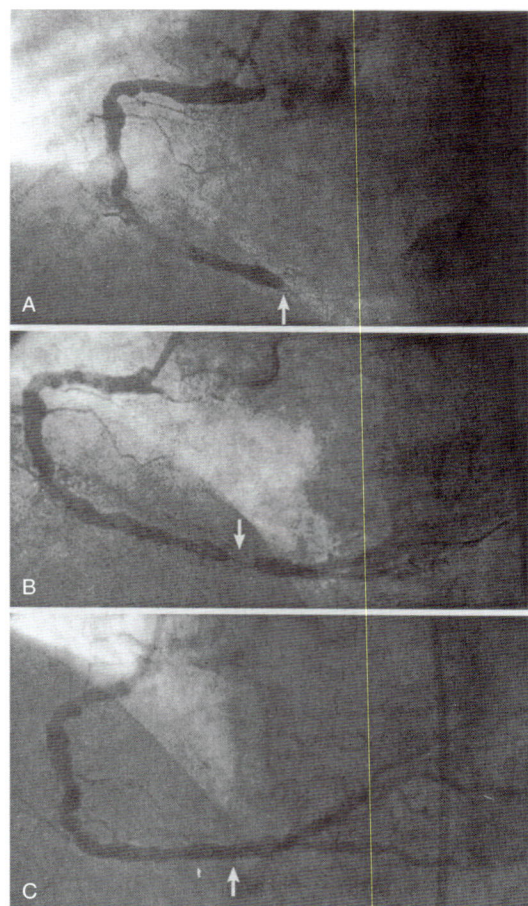

**FIGURA 65.4** Angioplastia coronariana primária para infarto agudo do miocárdio. Este homem de 50 anos procurou assistência médica à meia-noite com queixa de 70 minutos de sensação intensa de pressão torácica subesternal acompanhada de supradesnivelamento do segmento ST inferior. Angiografia de emergência realizada 45 minutos após a chegada encontrou oclusão de 100% da artéria coronária direita (*seta* em **A**). Em 10 minutos, um fio-guia foi guiado através da obstrução (provavelmente causada por trombo fresco), possibilitando a perfusão para a parte distal do vaso e revelando uma lesão estenótica de alto grau (*seta* em **B**). Após implantação de *stent* coronariano (*seta* em **C**), a estenose foi abolida e dano miocárdico significativo foi interrompido.

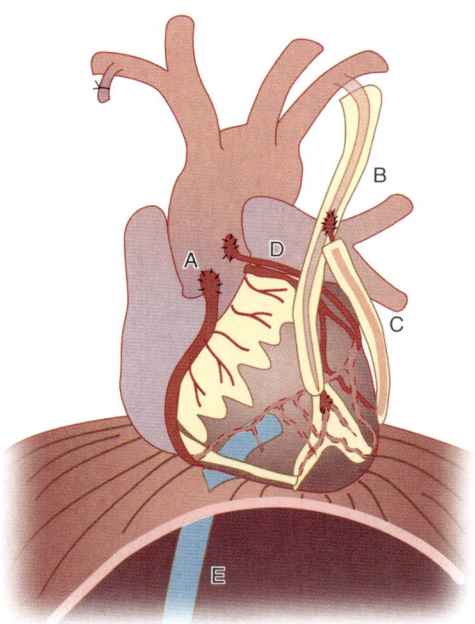

**FIGURA 65.5** Tipos de enxertos de revascularização. Os enxertos de revascularização incluem enxerto de veia safena invertida da aorta para a artéria coronária direita (*A*), enxerto *in situ* de artéria torácica (mamária) interna esquerda na artéria coronária descendente anterior (*B*), enxerto em Y da artéria torácica (mamária) interna direita da artéria torácica (mamária) interna esquerda para a artéria coronária circunflexa (*C*), enxerto de artéria radial da aorta para a artéria coronária circunflexa (*D*) e enxerto gastroepiploico *in situ* para o ramo descendente posterior da artéria coronária direita (*E*).

que possibilitam a exposição e a parada do coração de modo que anastomoses microcirúrgicas detalhadas possam ser feitas enquanto a função miocárdica é efetivamente protegida. Em comparação, as operações realizadas por meio de incisões menores (cirurgia minimamente invasiva) tiveram aplicação limitada para revascularizações do miocárdio. Em estudos randomizados, a cirurgia sem circulação extracorpórea não reduziu a taxa de morbidade de forma consistente e foi frequentemente associada a uma taxa mais baixa de perviedade do enxerto a longo prazo e não fornece melhores desfechos;[A13] como resultado, geralmente é reservada para pacientes cuidadosamente selecionados.

### Riscos peroperatórios

O risco de morte associado à CRM se correlaciona com isquemia no momento da operação, função ventricular esquerda, extensão de estenoses coronarianas, aterosclerose não cardíaca e comorbidades, bem como com a experiência, habilidade e julgamento do cirurgião. A proteção miocárdica reduziu efetivamente o risco incremental com base na gravidade da cardiopatia. Para pacientes com menos de 70 anos sem comorbidades graves, o risco de morte da CRM primária é inferior a 1% em mãos experientes. No entanto, a CRM em pacientes com isquemia miocárdica contínua causada por IAM, angina instável ou obstrução aguda de vaso após ICP ainda está associada a risco aumentado. Comorbidades não cardíacas (aterosclerose aórtica, função renal, doença pulmonar obstrutiva crônica e distúrbios do sistema de coagulação) aumentam o risco peroperatório quando essas condições são graves.

A morbidade pós-operatória mais séria após a CRM é o AVE, frequentemente relacionado com aterosclerose aórtica ou cerebrovascular e embolização aterosclerótica. Maior consciência da importância da aterosclerose aórtica e carotídea e estratégias de tratamento aprimoradas parecem ter diminuído o risco de AVE em pacientes anteriormente com alto risco. Complicações sérias da ferida da esternotomia mediana são incomuns (1 a 2%).

### Desfechos tardios

Os desfechos tardios após a CRM estão relacionados a idade, gravidade da cardiopatia antes da operação, comorbidades não cardíacas, progressão da aterosclerose e a própria operação. A CRM tende a diminuir, mas não a eliminar, as diferenças de sobrevida a longo prazo com base no número de artérias coronárias com lesões, estenose da artéria coronária principal esquerda e função ventricular esquerda. A obtenção de revascularização completa (enxertos em todas as artérias coronárias estenóticas) e o uso de enxerto de artéria torácica interna melhoram as taxas de sobrevida a longo prazo e o estado sintomático.

Para subgrupos de pacientes com DAC grave, a CRM prolonga a expectativa de vida (ver discussão adiante). Mais de 80% dos pacientes vivem mais de 10 anos após a operação. A longo prazo, o controle da progressão da aterosclerose por meio de modificações no estilo de vida, tratamento farmacológico da hipertensão arterial sistêmica (Capítulo 70) e da dislipidemia (Capítulo 195) e o uso de inibidores de plaquetas (Capítulo 76) parecem estender os benefícios da CRM.

## INDICAÇÕES PARA CIRURGIA DE REVASCULARIZAÇÃO DO MIOCÁRDIO

As metas da CRM são aliviar os sintomas e prolongar a expectativa de vida. Com base em ensaios clínicos randomizados e no surgimento de tratamentos clínicos alternativos e ICP, a população cirúrgica evoluiu em direção aos pacientes que mais se beneficiam da CRM em relação a outros tratamentos: aqueles com condições complexas, frequentemente envolvendo doença triarterial ou da artéria principal esquerda, estenoses coronarianas difusas, vasos totalmente obstruídos, função ventricular esquerda anormal e diabetes melito.[8] Pacientes tratados cirurgicamente com doença uniarterial geralmente apresentam estenoses da artéria coronária DAE ou tratamentos alternativos não foram bem-sucedidos.

### Alívio dos sintomas

Se os pacientes que apresentam angina tiverem estenoses graves em artérias coronárias enxertáveis que irrigam áreas do miocárdio isquêmico em repouso ou sob estresse, a CRM aliviará a angina de forma confiável. Ensaios randomizados demonstraram que o alívio da angina após CRM é mais consistente do que aquele alcançado com tratamentos alternativos. Quando os sintomas de insuficiência cardíaca intermitente representam um "equivalente anginoso" que também é causado pela isquemia, tais sintomas também respondem bem ao alívio da isquemia por CRM. Para pacientes com sintomas de insuficiência cardíaca em repouso, a ecocardiografia com dobutamina (Capítulo 49), tomografia por emissão de pósitrons (Capítulo 50) e ressonância magnética cardíaca (Capítulo 50) conseguem identificar segmentos de miocárdio viável, mas hibernando (isquêmico em repouso) que pode melhorar com a cirurgia de revascularização, reduzindo, assim, os sintomas de insuficiência cardíaca.

### Sobrevida

#### Angina estável crônica

Em ensaios clínicos randomizados de pacientes com angina estável crônica leve a moderada, uma taxa de sobrevida melhorada foi documentada para pacientes tratados com CRM inicial em comparação com aqueles que receberam tratamento clínico inicial e apresentavam estenose superior a 50% do diâmetro da artéria coronária principal esquerda, doença triarterial, doença de dois vasos com lesão proximal em artéria coronária DAE, função ventricular esquerda anormal ou um resultado de teste de esforço fortemente anormal (Capítulo 62). A metanálise desses ensaios randomizados também sugere um benefício de sobrevida da CRM para qualquer paciente com lesão proximal na artéria coronária DAE e isquemia miocárdica. Esses são subgrupos de pacientes para os quais a cirurgia de revascularização deve ser fortemente considerada, mesmo quando os sinais/sintomas não forem graves. Durante esses ensaios, os pacientes com angina grave não foram randomizados, mas foram incluídos em estudos observacionais que observaram taxas de sobrevida melhoradas com revascularização do miocárdio para pacientes com doença em dois ou três vasos e função ventricular esquerda normal ou anormal. Foram realizados avanços substanciais nos tratamentos clínico, intervencionista e cirúrgico desde que esses ensaios foram completados.

#### Síndrome coronariana aguda e miocardiopatia isquêmica

Os dados atuais sugerem uma estratégia agressiva, incluindo revascularização do miocárdio quando indicada, pacientes hospitalizados com angina instável ou IAM SSST (Capítulo 63).[9] Pacientes com DAC, insuficiência cardíaca e disfunção sistólica ventricular esquerda grave frequentemente podem ser controlados sintomaticamente com medicamentos (Capítulo 53). No entanto, CRM adicionada à terapia clínica orientada por diretrizes reduz significativamente a morte por todas as causas, morte por causas cardiovasculares e morte por qualquer causa ou hospitalização por causas cardiovasculares em 10 anos,[A14] independentemente de melhorar a função ventricular esquerda.[A14b]

### Síndromes isquêmicas sem ensaios randomizados

#### Infarto agudo do miocárdio com supradesnivelamento do segmento ST

Para pacientes com IAM CSST, a CRM pode ser indicada no contexto agudo quando a terapia trombolítica ou ICP não tiver sido efetiva, a isquemia persistir e grandes áreas do miocárdio permanecerem comprometidas. CRM após um IAM completo pode ser indicada quando isquemia persistente em áreas não infartadas do miocárdio provocar angina pós-infarto ou instabilidade hemodinâmica. Complicações mecânicas de necrose miocárdica, incluindo ruptura do músculo papilar, ruptura do septo interventricular e ruptura da parede livre do miocárdio, são situações agudas potencialmente fatais que exigem operação urgente para reparo do defeito, muitas vezes combinadas com a CRM (Capítulo 64).

#### Fracasso da intervenção coronariana percutânea

A disponibilidade de *stents* intracoronarianos diminuiu a necessidade de CRM de emergência para tratar o fracasso agudo de ICP. As indicações atuais para CRM de emergência incluem obstrução real ou provável de um vaso que irriga um volume significativo de miocárdio.

#### Reoperações de revascularização miocárdica

Os pacientes nos quais novas estenoses se desenvolvem nas artérias nativas ou no enxerto de revascularização podem apresentar síndromes isquêmicas recorrentes. A aterosclerose grave de enxerto venoso é uma lesão instável que frequentemente leva a eventos cardíacos graves, particularmente se a artéria DAE ou múltiplos vasos estiverem comprometidos; a reoperação parece melhorar a taxa de sobrevida desses pacientes. Por outro lado, se a artéria coronária DAE receber um enxerto de artéria torácica interna pérvio, a reoperação não parece melhorar a sobrevida, embora melhore os sintomas. As reoperações são mais difíceis e perigosas do que os procedimentos primários, mas o risco agora se aproxima daquele dos procedimentos primários em instituições que realizam um grande número de reoperações. A ICP é, às vezes, uma alternativa para o tratamento da doença no enxerto venoso.

### Cardiopatia coexistente

Durante as operações cardíacas realizadas por causa de doença valvar (Capítulo 66) ou aórtica (Capítulo 69), o tratamento padrão consiste na colocação de enxertos nas principais artérias coronárias com estenoses angiográficas de mais de 50% do diâmetro luminal. Nenhum ensaio randomizado abordou essa questão e essas indicações, embora lógicas, tendo em vista a história natural da aterosclerose, permanecem padrões de prática baseados em consenso, mas não em dados definitivos.

## INTERVENÇÃO CORONARIANA PERCUTÂNEA *VERSUS* CIRURGIA DE REVASCULARIZAÇÃO DO MIOCÁRDIO

A decisão entre ICP e CRM é amplamente determinada pelo estado clínico e pelas características anatômicas, mas algumas áreas permanecem controversas. Para pacientes com síndromes coronarianas agudas (SCA), a ICP é a abordagem inicial preferida e sabe-se que melhora a taxa de sobrevida de pacientes com IAM CSST. A CRM é reservada para pacientes cuja ICP aguda não foi bem-sucedida ou para quando há isquemia miocárdica residual. Para pacientes com síndromes coronarianas crônicas, atualmente não há dados para confirmar que ICP prolongue a vida, independentemente da anatomia, mas ensaios randomizados, embora mais antigos, demonstram que CRM prolonga a expectativa de vida de pacientes com DAC grave, sobretudo daqueles com disfunção ventricular esquerda ou grave isquemia. A cirurgia, portanto, é frequentemente a abordagem inicial para esses subconjuntos de pacientes.

Ensaios clínicos randomizados forneceram informações que auxiliam na seleção da terapia.[10] Pacientes com DAC múltipla e mais complexa se beneficiam mais com CRM, incluindo uma clara melhora na taxa de sobrevida, mas pacientes com DAC mais limitada têm desfechos de sobrevida equivalentes com ICP farmacológica.[A15] A ICP parece ser aproximadamente equivalente à CRM para doença do tronco da artéria coronária esquerda em termos de morte, AVE ou infarto do miocárdio subsequentes, apesar da necessidade ligeiramente maior de nova revascularização,[A16] embora a taxa de mortalidade geral possa ser maior com ICP.[A16b] Os ensaios clínicos randomizados também mostram que pacientes diabéticos com DAC múltipla têm melhores taxas de sobrevida com CRM em comparação com ICP.[A17]

### Recomendações de grau A

A1. Xaplanteris P, Fournier S, Pijls NHJ, et al. Five-year outcomes with PCI guided by fractional flow reserve. *N Engl J Med*. 2018;379:250-259.

A2. Gotberg M, Christiansen EH, Gudmundsdottir IJ, et al. Instantaneous wave-free ratio versus fractional flow reserve to guide PCI. *N Engl J Med*. 2017;376:1813-1823.

A3. Sabaté M, Brugaletta S, Cequier A, et al. Clinical outcomes in patients with ST-segment elevation myocardial infarction treated with everolimus-eluting stents versus bare-metal stents (EXAMINATION): 5-year results of a randomised trial. *Lancet*. 2016;387:357-366.

A4. Bønaa KH, Mannsverk J, Wiseth R, et al. Drug-eluting or bare-metal stents for coronary artery disease. *N Engl J Med*. 2016;375:1242-1252.

A4b. Piccolo R, Bonaa KH, Efthimiou O, et al. Drug-eluting or bare-metal stents for percutaneous coronary intervention: a systematic review and individual patient data meta-analysis of randomised clinical trials. *Lancet*. 2019;393:2503-2510.

A5. Hahn JY, Song YB, Oh JH, et al. 6-month versus 12-month or longer dual antiplatelet therapy after percutaneous coronary intervention in patients with acute coronary syndrome (SMART-DATE): a randomised, open-label, non-inferiority trial. *Lancet*. 2018;391:1274-1284.

A6. Cannon CP, Bhatt DL, Oldgren J, et al. Dual antithrombotic therapy with dabigatran after PCI in atrial fibrillation. *N Engl J Med*. 2017;377:1513-1524.

A6b. Watanabe H, Domei T, Morimoto T, et al. Effect of 1-month dual antiplatelet therapy followed by clopidogrel vs 12-month dual antiplatelet therapy on cardiovascular and bleeding events in patients receiving PCI: the STOPDAPT-2 randomized clinical trial. *JAMA*. 2019;321:2414-2427.

A7. Ali ZA, Serruys PW, Kimura T, et al. 2-year outcomes with the absorb bioresorbable scaffold for treatment of coronary artery disease: a systematic review and meta-analysis of seven randomised trials with an individual patient data substudy. *Lancet*. 2017;390:760-772.

A8. Kereiakes DJ, Yeh RW, Massaro JM, et al. Antiplatelet therapy duration following bare metal or drug-eluting coronary stents: the dual antiplatelet therapy randomized clinical trial. *JAMA*. 2015;313:1113-1121.

A9. Sedlis SP, Hartigan PM, Teo KK, et al. Effect of PCI on long-term survival in patients with stable ischemic heart disease. *N Engl J Med*. 2015;373:1937-1946.

A10. Al-Lamee R, Thompson D, Dehbi HM, et al. Percutaneous coronary intervention in stable angina (ORBITA): a double-blind, randomised controlled trial. *Lancet*. 2018;391:31-40.

A11. Taggart DP, Altman DG, Gray AM, et al. Randomized trial of bilateral versus single internal-thoracic-artery grafts. *N Engl J Med*. 2016;375:2540-2549.

A11b. Taggart DP, Benedetto U, Gerry S, et al. Bilateral versus single internal-thoracic-artery grafts at 10 years. *N Engl J Med*. 2019;380:437-446.

A12. Gaudino M, Benedetto U, Fremes S, et al. Radial-artery or saphenous-vein grafts in coronary-artery bypass surgery. *N Engl J Med*. 2018;378:2069-2077.

A13. Smart NA, Dieberg G, King N. Long-term outcomes of on- versus off-pump coronary artery bypass grafting. *J Am Coll Cardiol*. 2018;71:983-991.

A14. Velazquez EJ, Lee KL, Jones RH, et al. Coronary-artery bypass surgery in patients with ischemic cardiomyopathy. *N Engl J Med*. 2016;374:1511-1520.

A14b. Panza JA, Ellis AM, Al-Khalidi HR, et al. Myocardial viability and long-term outcomes in ischemic cardiomyopathy. *N Engl J Med*. 2019;381:739-748.

A15. Head SJ, Milojevic M, Daemen J, et al. Mortality after coronary artery bypass grafting versus percutaneous coronary intervention with stenting for coronary artery disease: a pooled analysis of individual patient data. *Lancet*. 2018;391:939-948.

A16. Giacoppo D, Colleran R, Cassese S, et al. Percutaneous coronary intervention vs coronary artery bypass grafting in patients with left main coronary artery stenosis: a systematic review and meta-analysis. *JAMA Cardiol*. 2017;2:1079-1088.

A16b. Stone GW, Kappetein AP, Sabik JF, et al. Five-year outcomes after PCI or CABG for left main coronary disease. *N Engl J Med*. 2019;381:1820-1830.

A17. Mancini GB, Farkouh ME, Brooks MM, et al. Medical treatment and revascularization options in patients with type 2 diabetes and coronary disease. *J Am Coll Cardiol*. 2016;68:985-995.

### REFERÊNCIAS BIBLIOGRÁFICAS

*As referências bibliográficas, bem como os outros materiais suplementares deste livro, encontram-se no GEN-IO, nosso ambiente virtual de aprendizagem.*

# VALVOPATIA CARDÍACA[a]

BLASE A. CARABELLO

As valvas cardíacas possibilitam o fluxo sanguíneo anterógrado livre através do coração quando estão abertas, enquanto evitam o fluxo retrógrado quando estão fechadas. A maioria das valvopatias causa estenose com obstrução ao fluxo anterógrado ou regurgitação valvar com fluxo retrógrado. A estenose valvar resulta em sobrecarga de pressão no ventrículo esquerdo (VE) ou direito (VD) porque essas câmaras precisam gerar pressão mais alta que o normal para superar a obstrução e manter o fluxo anterógrado. A regurgitação valvar impõe sobrecarga de volume ao coração, que precisa bombear um volume adicional para compensar o que é regurgitado. Quando a valvopatia é grave, essas cargas hemodinâmicas podem levar a disfunção ventricular, insuficiência cardíaca e morte súbita (Tabela 66.1). Em quase todos os casos, a terapia definitiva para valvopatia grave é a restauração mecânica da função valvar.

## ESTENOSE AÓRTICA

### EPIDEMIOLOGIA

#### Valvas aórticas bicúspides e outras anomalias congênitas

Aproximadamente 1% da população nasce com valva aórtica bicúspide, com preponderância masculina (Capítulo 61). Embora essa anormalidade não cause geralmente um distúrbio hemodinâmico ao nascimento, as valvas aórticas bicúspides tendem a se deteriorar com a idade. Aproximadamente um terço dessas valvas torna-se estenótica, outro terço se torna regurgitante e o restante causa apenas pequenas anormalidades hemodinâmicas. Quando a estenose se desenvolve, geralmente ocorre quando os pacientes estão na faixa dos 40, 50 e 60 anos.[1]

Às vezes, a estenose aórtica congênita de uma valva unicúspide, bicúspide ou mesmo tricúspide anormal causa sintomas durante a infância e requer correção na adolescência. Ocasionalmente, essas valvas aórticas com estenose congênita são detectadas apenas na idade adulta.

#### Estenose da valva aórtica tricúspide

Em alguns pacientes nascidos com valvas aórticas com três válvulas (tricúspides) aparentemente normais, o espessamento e a calcificação se desenvolvem de forma semelhante ao que ocorre nas valvas bicúspides. Quando a estenose venosa se desenvolve em valvas aórticas tricúspides previamente normais, geralmente ocorre entre os 60 e 80 anos. Embora a estenose e as calcificações das valvas aórticas bicúspides e tricúspides fossem anteriormente consideradas processos degenerativos, está claro que esse tipo de estenose aórtica decorre de um processo inflamatório ativo semelhante ao da cardiopatia isquêmica. Este conceito é apoiado por muitas evidências. Primeiro, a lesão inicial da estenose aórtica é semelhante à placa da cardiopatia isquêmica. Em segundo lugar, ambas as doenças se acompanham de hipertensão arterial sistêmica e hiperlipidemia, incluindo níveis elevados de lipoproteína(a), como fatores de risco. Em terceiro lugar, há excelente correlação entre calcificação da valva aórtica e calcificação das artérias coronárias. Em quarto lugar, os pacientes com estenose aórtica mais grave apresentam os níveis mais elevados de proteína C reativa. No entanto, muitas valvas aórticas comprometidas demonstram formação óssea real, não apenas calcificação. Os alvos futuros para controlar ou prevenir a doença provavelmente terão como meta as vias de formação de ossos.

#### Valvopatia cardíaca reumática

A valvopatia reumática é agora uma causa rara de estenose aórtica em países desenvolvidos, mas a febre reumática e suas sequelas ainda são comuns em muitos países em desenvolvimento (Capítulo 274). Em praticamente todos os casos, a valva mitral também é flagrantemente anormal.

### BIOPATOLOGIA

A área normal da valva aórtica é de 3 a 4 cm², e há pouco comprometimento hemodinâmico até que o orifício seja reduzido para cerca de metade do normal, quando se desenvolve um gradiente sistólico entre o ventrículo esquerdo (VE) e a aorta. As pressões VE e aórtica normalmente são quase iguais durante a sístole. Na estenose aórtica, a pressão intracavitária do VE precisa aumentar acima da pressão aórtica para produzir o fluxo anterógrado através da valva estenótica e atingir a pressão a jusante aceitável (Figura 51.5 no Capítulo 51). Cada um dos processos que causam estenose aórtica tem uma configuração anatomopatológica típica (Figura 66.1). Há progressão geométrica da magnitude do gradiente à medida que a área valvar diminui. Dado um débito cardíaco normal, o gradiente aumenta rapidamente de 10 a 15 mmHg nas áreas da valva de 1,5 a 1,3 cm² para cerca de 25 mmHg a 1,0 cm², 50 mmHg a 0,8 cm², 70 mmHg a 0,6 cm² e 100 mmHg a 0,5 cm². A velocidade de progressão da estenose aórtica varia amplamente de paciente para paciente; pode permanecer estável por muitos anos ou aumentar em mais de 15 mmHg por ano. Uma resposta compensatória importante ao aumento da pressão do VE associada à estenose aórtica é o desenvolvimento de hipertrofia concêntrica do VE (HVE). A equação de Laplace – Tensão (s) = Pressão (p) × Raio (r)/2 × Espessura (e) – indica que a força sistólica em qualquer unidade do miocárdio do VE (pós-carga) varia diretamente com a pressão ventricular e o raio e inversamente com a espessura da parede. À medida que a pressão aumenta, ela pode ser compensada pelo aumento da espessura da parede do VE (hipertrofia concêntrica). Os determinantes da fração de ejeção do VE são a contratilidade, pré-carga e pós-carga. Ao normalizar a pós-carga, o desenvolvimento de hipertrofia concêntrica ajuda a preservar a fração de ejeção e o débito cardíaco, apesar da sobrecarga de pressão. Embora a hipertrofia tenha função compensatória, ela também tem um papel patológico e é em parte responsável pelos sintomas clássicos e pelo desfecho ruim da estenose aórtica sintomática não tratada.

#### Angina

Em geral, a angina (Capítulo 62) resulta de isquemia miocárdica quando a demanda de oxigênio (e outros nutrientes) do VE excede a oferta, o que é fornecido pelo fluxo sanguíneo coronariano. Em indivíduos normais, o fluxo sanguíneo coronariano consegue aumentar 5 a 8 vezes sob demanda metabólica máxima, mas em pacientes com estenose aórtica, essa reserva é limitada. A reserva reduzida do fluxo sanguíneo coronariano pode ser causada por diminuição relativa no crescimento capilar para atender às necessidades do VE hipertrofiado ou por um gradiente transcoronariano reduzido para o fluxo sanguíneo coronariano devido à pressão diastólica final elevada do VE. A reserva do fluxo sanguíneo coronariano restrita é, em parte, responsável pela angina em muitos pacientes com estenose aórtica, apesar das artérias coronárias epicárdicas normais, mas muitos pacientes com fluxo restrito não desenvolvem angina. Em outros pacientes, os sintomas anginosos são causados pelo aumento da demanda de oxigênio quando a hipertrofia inadequada aumenta a tensão da parede, um determinante crucial do consumo de oxigênio do miocárdio.

#### Síncope

A síncope (Capítulos 45 e 56) geralmente ocorre devido à perfusão cerebral inadequada. Na estenose aórtica, a síncope geralmente está relacionada ao esforço. Pode ocorrer quando o esforço causa queda da resistência periférica total que não pode ser compensada pelo aumento do débito cardíaco, porque o débito é limitado pela obstrução ao efluxo do VE. Além disso, os pacientes com cavidade pequena do VE são mais propensos à síncope devido ao menor volume sistólico; esta combinação reduz a pressão arterial (PA) sistêmica e a perfusão cerebral. Além disso, a alta pressão do VE durante o exercício pode desencadear uma resposta vasodepressora sistêmica que reduz a PA e provoca síncope. As arritmias cardíacas, possivelmente causadas por isquemia de esforço, também causam hipotensão e síncope.

#### Insuficiência cardíaca

Na estenose aórtica, disfunção contrátil (insuficiência sistólica) e comprometimento do relaxamento normal (insuficiência diastólica) ocorrem e causam sintomas (Capítulo 52). A contração ventricular é governada pela contratilidade e pela pós-carga. Na estenose aórtica, a contratilidade (a capacidade de gerar força) está, frequentemente, reduzida. Os mecanismos de disfunção contrátil podem incluir manipulação anormal de cálcio,

---

[a]N.R.T.: Ver Atualização das Diretrizes Brasileiras de Valvopatias – 2020 em *Arq. Bras. Cardiol*, vol. 115, n. 4, São Paulo, Oct. 2020. Epub Oct 23, 2020. https://doi.org/10.36660/abc.20201047.

## Tabela 66.1 — Resumo de valvopatia grave.

| | ESTENOSE AÓRTICA | ESTENOSE MITRAL | REGURGITAÇÃO MITRAL | REGURGITAÇÃO AÓRTICA |
|---|---|---|---|---|
| Etiologia | Calcificação idiopática de uma valva bicúspide ou tricúspide<br>Congênita<br>Reumática | Febre reumática<br>Calcificação anular | Prolapso da valva mitral<br>Cordas tendíneas rompidas<br>Endocardite<br>Disfunção ou ruptura do músculo papilar isquêmico<br>Colagenoses<br>Secundária a doenças miocárdicas de VE | Ectasia anuloaórtica<br>Hipertensão arterial sistêmica<br>Endocardite<br>Síndrome de Marfan<br>Espondilite anquilosante<br>Dissecção da aorta<br>Sífilis<br>Colagenoses |
| Fisiopatologia | Sobrecarga de pressão no VE com compensação por HVE<br>À medida que a doença avança, a redução da reserva do fluxo coronariano predispõe à angina<br>A hipertrofia e o excesso de pós-carga resultam em disfunção sistólica e diastólica do VE | A obstrução ao influxo do VE aumenta a pressão no AE e limita o débito cardíaco, imitando, assim, a insuficiência do VE<br>A obstrução da valva mitral aumenta o trabalho (pressão) do VD<br>A sobrecarga de pressão no VD é aumentada ainda mais quando a hipertensão pulmonar se desenvolve | Impõe sobrecarga de volume no VE<br>O ventrículo responde com hipertrofia excêntrica e dilatação, o que permite aumento do volume sistólico ventricular<br>Eventualmente, entretanto, a disfunção do VE se desenvolve se a sobrecarga de volume não for corrigida | *Crônica:*<br>O volume sistólico total causa circulação hiperdinâmica, induz hipertensão arterial sistólica e causa sobrecarga de pressão e volume<br>A compensação é por hipertrofia concêntrica e excêntrica<br>*Aguda:*<br>Como a dilatação cardíaca ainda não se desenvolveu, não existem achados hiperdinâmicos. A alta pressão diastólica do VE causa pré-fechamento da valva mitral e potencializa a isquemia e a falência do VE |
| Sintomas | Angina<br>Síncope<br>Insuficiência cardíaca | Dispneia<br>Ortopneia<br>DNP<br>Hemoptise<br>Rouquidão<br>Edema<br>Ascite | Dispneia<br>Ortopneia<br>DNP | Dispneia<br>Ortopneia<br>DNP<br>Angina<br>Síncope |
| Sinais | Sopro de ejeção sistólico irradiando para o pescoço<br>Atraso na ascensão carotídea<br>$B_4$, $B_2$ hipofonética ou desdobramento paradoxal de $B_2$ | Ruflar diastólico após um estalido de abertura<br>$B_1$ hiperfonética<br>*Ictus* de ventrículo direito<br>$P_2$ hiperfonético | Sopro apical holossistólico irradiando para a axila, $B_3$<br>Ponto de impulso máximo deslocado | *Crônica:*<br>Sopro diastólico<br>Circulação hiperdinâmica<br>Ponto de impulso máximo deslocado<br>Pulso de Quincke<br>Sinal de Musset<br>Sopro de Austin Flint<br>*Aguda:*<br>Sopro diastólico curto<br>$B_1$ hipofonética |
| Eletrocardiograma | AAE<br>HVE | AAE<br>HVD | AAE<br>HVE | AAE<br>HVE |
| Radiografia do tórax | Coração em formato de bota<br>Calcificação da valva aórtica na incidência lateral | Retificação da borda esquerda do coração<br>Densidade dupla na borda direita do coração<br>Linhas B de Kerley<br>Artérias pulmonares dilatadas | Cardiomegalia | *Crônica:*<br>Cardiomegalia<br>Aorta desenrolada<br>*Aguda:*<br>Congestão pulmonar com tamanho normal do coração |
| Achados ecocardiográficos | HVE concêntrica<br>Separação reduzida da cúspide da valva aórtica<br>O Doppler mostra gradiente médio ≥ 40 mmHg na maioria dos casos graves | Movimento restrito das válvulas da valva mitral<br>Área da valva ≤ 1,5 cm² na maioria dos casos graves<br>O Doppler pode revelar hipertensão pulmonar | Anormalidades em VE e AAE na doença crônica grave<br>Doppler: jato regurgitante significativo | *Crônica:*<br>Aumento de VE<br>Grande jato no Doppler<br>TMP < 400 ms<br>*Aguda:*<br>VE pequeno<br>Pré-fechamento da valva mitral |
| Achados do cateterismo | Aumento da PDFVE<br>Gradiente transaórtico 40 mmHg<br>AVA ≤ 0,8 na maioria dos casos graves | Pressão capilar pulmonar elevada<br>Gradiente transmitral geralmente > 5 mmHg em casos graves<br>AVM < 1,5 cm² | Pressão capilar pulmonar elevada<br>A ventriculografia mostra regurgitação do contraste para o VE | Pressão diferencial ampla<br>Aortografia mostra regurgitação de contraste para o VE<br>Geralmente desnecessário |
| Terapia clínica | Evitar vasodilatadores<br>Digitálicos, diuréticos e nitroglicerina em casos inoperáveis | Diuréticos para sintomas leves<br>Anticoagulação na fibrilação atrial<br>Digitálicos, betabloqueadores, verapamil ou diltiazem para controle da frequência cardíaca | Vasodilatadores na doença aguda<br>Nenhuma terapia comprovada formas crônicas | *Crônica:*<br>Vasodilatadores em doença crônica assintomática com hipertensão arterial sistêmica, mesmo se a função VE estiver normal<br>*Aguda:*<br>Vasodilatadores |
| Indicações para cirurgia | Aparecimento de sintomas em pacientes com doença grave (ver texto) | Aparecimento de sintomas moderados a graves<br>Desenvolvimento de hipertensão pulmonar<br>Aparecimento de fibrilação atrial persistente | Aparecimento de sintomas<br>FE < 0,60<br>DSF ≥ 40 mm | *Crônica:*<br>Aparecimento de sintomas<br>FE < 0,50<br>DSF ≥ 50 mm<br>*Aguda:*<br>Mesmo com insuficiência cardíaca leve<br>Pré-fechamento da valva mitral |

AVA = área da valva aórtica; FE = fração de ejeção; DSF = diâmetro sistólico final; AE = átrio esquerdo; AAE = anormalidade em átrio esquerdo; VE = ventrículo esquerdo ou ventricular esquerdo; PDFVE = pressão diastólica final do ventrículo esquerdo; HVE = hipertrofia ventricular esquerda; AVM = área da valva mitral; TMP = tempo de meia-pressão; DPN = dispneia paroxística noturna; VD = ventrículo direito ou ventricular direito; HVD = hipertrofia ventricular direita.

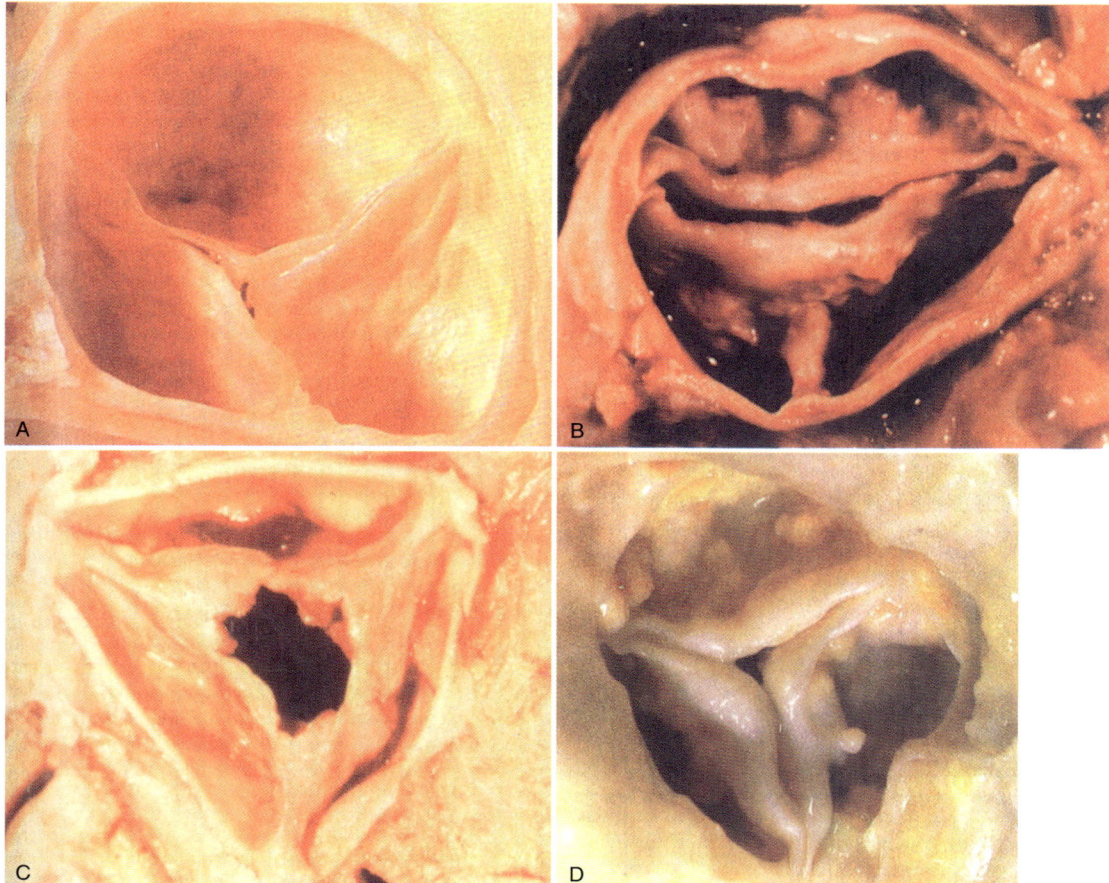

**FIGURA 66.1** Anatomopatologia da estenose aórtica. **A.** Valva aórtica normal. **B.** Valva aórtica bicúspide congênita estenótica. **C.** Estenose aórtica reumática. **D.** Valva aórtica tricúspide estenótica calcificada. (De Bonow RO, Braunwald E. Valvar heart disease. In: Zipes DP, Libby P, Bonow RO, Braunwald E, eds. *Heart Disease: A Textbook of Cardiovascular Medicine*. 7th ed. Philadelphia: WB Saunders; 2005:1583.)

hiperpolimerização microtubular causando uma carga viscosa interna no miócito e isquemia miocárdica. Em alguns casos, a função contrátil é normal, mas a hipertrofia é inadequada para normalizar a tensão exercida na parede e a pós-carga se torna excessiva. Pós-carga excessiva inibe a ejeção, reduz débito cardíaco (fluxo anterógrado) e leva à insuficiência cardíaca.

O aumento da espessura da parede que ajuda a normalizar a tensão aumenta a rigidez diastólica. Mesmo se as propriedades musculares permanecerem normais, uma pressão de enchimento mais alta é necessária para distender um ventrículo mais espesso. À medida que a estenose aórtica avança, a deposição de colágeno também enrijece o miocárdio e aumenta a disfunção diastólica.

### MANIFESTAÇÕES CLÍNICAS

O diagnóstico de estenose aórtica geralmente é suspeitado pela primeira vez quando o sopro de ejeção sistólico clássico é auscultado durante o exame físico (Capítulo 45). O sopro é mais alto no foco aórtico e se irradia para o pescoço. Em alguns casos, o sopro desaparece sobre o esterno e reaparece sobre o ápice do VE, dando, assim, a falsa impressão de que também existe um sopro de regurgitação mitral (fenômeno de Gallavardin). A intensidade do sopro aumenta com a duração do ciclo porque ciclos mais longos estão associados a maior fluxo aórtico. Na forma leve, o sopro atinge sua intensidade máxima no início ou no meio da sístole. À medida que a estenose se agrava, o sopro atinge seu pico progressivamente mais tarde na sístole. Talvez o indício mais útil da gravidade da estenose aórtica pelo exame físico seja o retardo característico no pulso carotídeo com diminuição de seu volume (Figura 45.4, no Capítulo 45); em pacientes idosos, entretanto, o aumento da rigidez carotídea pode pseudonormalizar os movimentos ascendentes da artéria carótida. O impulso apical do VE na estenose aórtica não é deslocado, mas é aumentado e forte. A palpação simultânea de contração vigorosa no ápice do VE e pulso carotídeo retardado e enfraquecido é um indício sugestivo de estenose aórtica grave. $B_1$ na estenose aórtica é geralmente normal. Na estenose aórtica congênita, quando a valva não está calcificada, $B_1$ pode ser seguida por um clique de ejeção sistólico. Na doença calcificada, $B_2$ pode ser única e hipofonética quando o componente aórtico ($A_2$) desaparece porque a valva não abre nem fecha bem. Em alguns casos, o esvaziamento tardio do VE secundário à disfunção do VE pode criar desdobramento paradoxal de $B_2$. Um galope por $B_4$ é comum. Na doença avançada, hipertensão pulmonar e sinais de insuficiência do lado direito são comuns.

Devido às terríveis consequências de perder o diagnóstico de estenose aórtica, o médico precisa ter um baixo limiar para solicitar ecocardiograma sempre que a estenose aórtica não puder ser excluída pelo exame físico, especialmente em pacientes com um história pregressa de angina, síncope ou insuficiência cardíaca. Em pacientes assintomáticos com sopros suspeitos, o diagnóstico precoce permite que o paciente e o médico estejam mais vigilantes em relação a possíveis sinais e sintomas precoces.

O advento da ecocardiografia com Doppler e as tendências nas causas da estenose aórtica mudaram a história natural, a fisiopatologia e até mesmo os achados do exame físico da estenose aórtica nos últimos 40 anos. Sintomas leves resultam em terapia precoce. Como resultado, a definição de estenose aórtica grave mudou de uma área valvar de 0,75 $cm^2$ para 1,0 $cm^2$, com o gradiente médio associado à estenose aórtica grave diminuindo de 50 para 40 mmHg. Consequentemente, o retardo no movimento ascendente da artéria carótida é menos pronunciado hoje do que há 50 anos e a segunda bulha cardíaca ($B_2$) apresenta, mais frequentemente, desdobramento fisiológico. Ao mesmo tempo, a etiologia da estenose aórtica no mundo desenvolvido mudou de doença reumática em pacientes relativamente jovens para doença calcificada em idosos. Os pacientes agora são comumente identificados embora pareçam assintomáticos, mas eles e seus médicos estão mais atentos aos primeiros sintomas. Alguns pacientes mais velhos são mais propensos a ter níveis mais altos de PA e a obstrução ao efluxo do VE é provocada menos pela própria estenose aórtica e um pouco mais pela resistência vascular periférica elevada. Portanto, mesmo após a substituição bem-sucedida da valva aórtica, alguns pacientes não melhoram se sua hipertensão não for tratada com sucesso.

## DIAGNÓSTICO

O eletrocardiograma (ECG) em pacientes com estenose aórtica geralmente mostra HVE (Capítulo 48). Em alguns casos de estenose aórtica grave, no entanto, não há sinais de HVE no ECG, possivelmente devido à ausência de dilatação do VE. A anormalidade do átrio esquerdo (AE) é comum porque a rigidez do VE aumenta a pós-carga do AE e faz com que o AE se dilate.

A radiografia de tórax na estenose aórtica geralmente não é diagnóstica. A silhueta cardíaca geralmente não é aumentada, mas pode assumir uma configuração de bota. Em casos avançados, pode haver sinais de cardiomegalia e congestão pulmonar; a calcificação da valva aórtica pode ser observada na incidência lateral.

A ecocardiografia (Capítulo 49) é indispensável para avaliar a extensão da HVE, o desempenho da ejeção sistólica e a anatomia da valva aórtica (Figura 66.2). A interrogação de Doppler da valva aórtica faz uso da equação de Bernoulli modificada (Gradiente = 4 × velocidade$^2$) para avaliar a gravidade da estenose (Capítulo 49). À medida que o sangue flui da cavidade do VE através da valva estenótica, a velocidade do fluxo deve aumentar para que o volume permaneça constante. A interrogação de Doppler da valva pode ser realizada para detectar esse aumento na velocidade para estimativa do gradiente e da área da valva. A velocidade máxima do fluxo aórtico em pacientes com função sistólica do VE preservada é um guia clínico útil para o diagnóstico. Em pacientes com velocidade de fluxo de 3,0 m/segundo ou menos, é improvável que os sintomas se desenvolvam nos próximos 5 anos; em comparação, em pacientes com velocidade de fluxo igual ou superior a 4,0 m/s, os sintomas geralmente se desenvolvem em 2 anos e, quando a velocidade excede 5 m/s, os sintomas tendem a se desenvolver dentro de 1 ano.

Embora o teste de esforço seja contraindicado para pacientes sintomáticos com estenose aórtica devido ao alto risco de complicações, o teste de esforço cauteloso está ganhando preferência em pacientes assintomáticos.[2] Tais testes frequentemente revelam sintomas latentes ou instabilidade hemodinâmica que não foi reconhecida durante as atividades diárias normais do paciente. Hipotensão ou sintomas induzidos por exercício são indicações para troca valvar aórtica em pacientes com estenose aórtica grave,[3] em pacientes com estenose aórtica leve a moderada, outra fonte de limitação ao exercício deve ser buscada.

Os níveis de peptídio natriurético cerebral (BNP; do inglês, *brain natriuretic peptide*) podem ser mais elevados em pacientes que se tornarão sintomáticos em um curto período de tempo. Níveis superiores a 550 pg/mℓ indicam mau prognóstico e níveis crescentes de BNP em medições repetidas devem ser motivo de preocupação. No entanto, ainda é prematuro contar com esse biomarcador para indicar a necessidade de troca valvar.

É agora reconhecido que a extensão da calcificação da valva se correlaciona diretamente e bem com a gravidade da estenose aórtica. A quantificação da estenose aórtica com o escore de cálcio da valva está ganhando aceitação como teste adjuvante quando outras medidas deixam sua gravidade em dúvida.[4]

O cateterismo cardíaco para a realização de arteriografia coronária geralmente é realizado antes da cirurgia porque a maioria dos pacientes com estenose aórtica está na idade em que a doença da artéria coronária (DAC) é comum. Quando a ecocardiografia mostra estenose aórtica grave e o paciente tem um ou mais dos sintomas clássicos da doença, a documentação invasiva formal da gravidade da estenose não é necessária e a angiografia coronariana não precisa ser realizada em adultos jovens. Quando o diagnóstico hemodinâmico não é claro, no entanto, cateterismo cardíaco direito e esquerdo deve ser realizado para determinar o gradiente de pressão valvar transaórtica e débito cardíaco, que são usados para calcular a área da valva aórtica pela fórmula de Gorlin:

$$A = \frac{[(DC/PES) \times FC]}{(44,3\sqrt{h})}$$

Em que DC é o débito cardíaco (mℓ/minuto), PES é o período de ejeção sistólica (segundos), FC é a frequência cardíaca e h é o gradiente médio.

### Estenose aórtica com baixo fluxo e baixo gradiente

Dois tipos de fisiopatologia conseguem reduzir o débito cardíaco e o gradiente aórtico, induzindo o médico a subestimar a intensidade e a gravidade clínica da estenose aórtica. O primeiro tipo ocorre em pacientes que desenvolveram disfunção sistólica. Muitos desses pacientes não conseguem tolerar a sobrecarga de pressão. Nesses pacientes, a fração de ejeção e o débito sistólico estão reduzidos, assim como o gradiente transvalvar. Embora esses pacientes tenham um prognóstico pior do que aqueles com função do VE preservada, muitos ainda se beneficiam da troca da valva aórtica. O segundo tipo são os pacientes com HVE grave, o que reduz o volume do VE. Embora a fração de ejeção seja normal, o volume sistólico e o gradiente da valva estão reduzidos. Esses pacientes também costumam se beneficiar com a substituição da valva.

Em geral, o diagnóstico de estenose aórtica grave não deve basear-se em um único valor de diagnóstico ou exame. Em vez disso, os achados do exame físico, velocidade do jato, gradiente transvalvar, área valvar, biomarcadores e cálcio valvar devem ser vistos em sua totalidade.[5,6]

## TRATAMENTO

### Terapia clínica

Em pacientes assintomáticos, o acompanhamento rigoroso é muito importante, mas nenhum tratamento clínico é indicado, nem é conhecido que seja benéfico. Mesmo as estatinas não são úteis, apesar da biopatologia semelhante entre a estenose aórtica e a doença da artéria coronária (DAC).

Também não há terapia clínica efetiva aceita para estenose aórtica sintomática. Em pacientes com insuficiência cardíaca aguardando cirurgia, os diuréticos podem ser usados com cautela para aliviar a congestão pulmonar. Os nitratos também podem ser usados com cautela para tratar a angina de peito. Embora os vasodilatadores, especialmente os inibidores da enzima conversora da angiotensina (IECA), tenham se tornado a base da terapia para insuficiência cardíaca, eles não são recomendados para estenose aórtica. Com a obstrução valvar fixa para o fluxo, a vasodilatação reduz a pressão distal à obstrução sem aumentar o débito cardíaco e pode causar síncope. Quando a cirurgia é malsucedida ou impossível, os diuréticos podem ser usados para aliviar os sintomas, sabendo-se que eles não melhorarão a expectativa de vida.

### Terapia invasiva

#### Cirurgia de substituição de valva

A única terapia comprovadamente efetiva para a estenose aórtica é a substituição da valva aórtica. Mesmo os octogenários se beneficiam da substituição da valva, a menos que outras comorbidades impeçam a cirurgia, portanto, a substituição da valva aórtica não deve ser negada simplesmente com base na idade. As indicações de classe I para substituição da valva aórtica incluem a existência de sintomas, disfunção ventricular esquerda assintomática que se acredita ser causada por estenose aórtica ou doença grave em pacientes submetidos a outra operação cardíaca. No entanto, a substituição da valva também pode ser considerada para pacientes com velocidades de jato muito altas (> 5 m/s) e em pacientes com testes de tolerância ao exercício positivos. A substituição da valva também

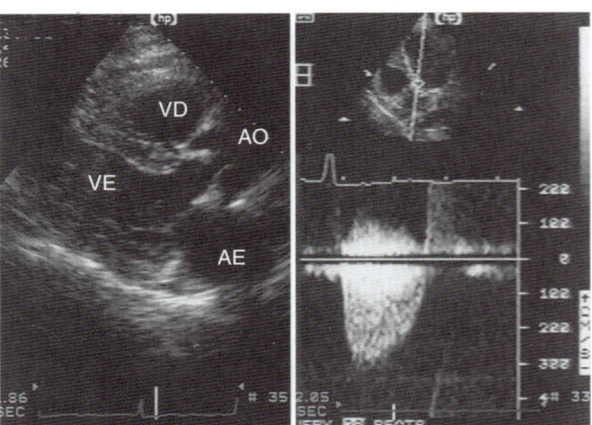

**FIGURA 66.2** Ecocardiograma com Doppler de um paciente com estenose aórtica. O *painel esquerdo* mostra válvulas espessadas da valva aórtica que se inserem na aorta com abertura restrita na sístole. O *painel superior direito* mostra uma vista apical miniaturizada de quatro câmaras na parte superior com um cursor Doppler através da aorta e o *painel inferior direito* mostra um sinal Doppler espectral de onda contínua com velocidade de pico de 3 m/segundo. O pico do gradiente da valva pode ser calculado como 4 × 3$^2$ ou 36 mmHg. AO = aorta; AE = átrio esquerdo; VE = ventrículo esquerdo; VD = ventrículo direito. (Cortesia do Dr. Anthony DeMaria.)

não deve ser negada porque a fração de ejeção está reduzida, porque o excesso de pós-carga imposto pela valva estenótica é aliviado com a substituição da valva, e a fração de ejeção deprimida geralmente melhora dramaticamente após a cirurgia. A exceção a esta regra é uma fração de ejeção muito reduzida em face de apenas um pequeno gradiente da valva aórtica; nesse caso, a gravidade da estenose aórtica pode ser superestimada porque a insuficiência do VE tem dificuldade para abrir uma valva de leve a moderadamente estenótica. Em tais pacientes, a disfunção do músculo VE tem outra causa ou é frequentemente tão grave que não se recupera após a troca da valva. As evidências indicam, no entanto, que mesmo alguns pacientes bem selecionados nesta categoria, como os pacientes que demonstram aumento do débito cardíaco durante a infusão de dobutamina, podem se beneficiar da substituição da valva aórtica.

### Substituição por via percutânea da valva aórtica

O implante percutâneo de valva aórtica transcateter reduz a taxa de mortalidade em 1 ano em 45% (de 51 para 31%) em pacientes com estenose aórtica grave e muito enfermos para serem submetidos à cirurgia. Essa vantagem de sobrevida de 1 ano permanece significativa (uma redução subsequente de 42% da taxa de mortalidade) nos pacientes que sobrevivem além do primeiro ano, mas o benefício da mortalidade pode ser limitado para pacientes que não apresentam comorbidades importantes. O implante percutâneo de valva transfemoral também é tão bom ou melhor do que a substituição valvar padrão em adultos de alto risco, risco intermediário e baixo risco[A1-A4c] e talvez ainda melhor com as novas próteses autoexpansíveis.[A4d] Em pacientes de risco intermediário com DAC não complexa, a substituição valvar percutânea com implante de *stent* coronariano é tão boa quanto a troca valvar aberta e cirurgia de revascularização do miocárdio.[A4e] Mesmo nos pacientes de alto risco submetidos ao procedimento, as estatísticas dos EUA mostram uma taxa de mortalidade intra-hospitalar de 5,5% e uma taxa de acidente vascular encefálico (AVE) de 2%, com a taxa de AVE agora provavelmente menor do que com a substituição cirúrgica da valva. O implante de valva por via percutânea também beneficia pacientes com estenose aórtica de baixo fluxo grave.

Dois tipos de valvas estão disponíveis em grande parte do mundo, incluindo os EUA. Um é expansível por balão e o outro usa uma plataforma de autoexpansão. No primeiro tipo, a valva nativa é dilatada e, em seguida, uma valva com *stent* é inserida sobre um balão no anel aórtico (Figura 66.3). O balão é expandido para proteger a valva e seu *stent*, que tem o objetivo de ajudar a prevenir a reestenose. No segundo tipo, a estrutura bimetálica se expande quando entra em contato com o calor do corpo. A regurgitação paravalvar, que era uma grande preocupação com a primeira geração de valvas percutâneas, agora ocorre raramente com valvas mais novas.

### PROGNÓSTICO

Em pacientes assintomáticos com valvas aórticas bicúspides funcionando normalmente ou minimamente disfuncionais, a taxa de sobrevida é razoavelmente semelhante à dos participantes controles de mesma idade e a morte súbita é rara, ocorrendo em menos de 1% dos pacientes assintomáticos. No entanto, a mortalidade é aumentada com um gradiente de valor acima de 20 mmHg[7b] e 27% dos pacientes precisam de cirurgia 20 anos após o diagnóstico. Em adultos com estenose aórtica assintomática, mas hemodinamicamente significativa, os sintomas tipicamente se desenvolvem em 5 anos. Um pico mais alto de velocidade aórtica, calcificação valvar importante, resultado positivo de teste de esforço, disfunção ventricular esquerda grave e níveis elevados de peptídio natriurético do tipo β são preditivos de prognóstico pior e podem justificar a consideração da substituição da valva em pacientes assintomáticos com doença grave.

A progressão de estenose aórtica leve para moderada e, depois, para a forma grave é crucial na história natural da doença e é bastante variável. A estenose aórtica permanece leve por uma década ou mais em alguns pacientes, mas, em outros, pode progredir para doença grave em apenas 5 anos.

Quando os sintomas se desenvolvem, a sobrevida diminui vertiginosamente. Aproximadamente 35% dos pacientes com estenose aórtica são avaliados inicialmente para angina. Destes, 50% morrem em 5 anos, a menos que a troca da valva aórtica seja realizada. Aproximadamente 15% têm síncope; destes, 50% morrem em apenas 3 anos, a menos que a valva aórtica seja substituída. Dos 50% com sintomas de insuficiência cardíaca, 50% morrem em 2 anos sem troca da valva aórtica. Ao todo, apenas 25% dos pacientes com estenose aórtica sintomática sobrevivem 3 anos na ausência de troca valvar e o risco anual de morte súbita varia de 10% em pacientes com angina a 15% com síncope e 25% com insuficiência cardíaca. Após a cirurgia de substituição da valva, o prognóstico melhora para quase normal, especialmente para pacientes com mais de 65 anos no momento do implante da valva, presumivelmente porque pacientes mais velhos têm menos anos de risco de complicações relacionadas à valva.

## ESTENOSE MITRAL

### EPIDEMIOLOGIA

Em quase todos os casos de estenose mitral adquirida, a causa é a cardiopatia reumática.[7] À medida que a população envelhece, entretanto, a calcificação grave do anel mitral está causando cada vez mais a estenose mitral em adultos idosos na ausência de envolvimento reumático. A estenose mitral reumática é três vezes mais comum em mulheres e geralmente se desenvolve entre 40 e 50 anos idade. Embora a doença tenha se tornado rara em países desenvolvidos graças ao declínio da incidência de febre reumática, a estenose mitral ainda é prevalente em países em desenvolvimento, onde a febre reumática é comum (Capítulo 274). Também é observada em cerca de 5% dos pacientes com calcificação grave do anel mitral.[8]

### BIOPATOLOGIA

No início da diástole, um gradiente transitório entre o AE e o VE inicia normalmente o enchimento do VE. Após o enchimento inicial, as pressões do AE e do VE se equilibram. Na estenose mitral, a obstrução ao enchimento do VE aumenta a pressão do AE e produz um gradiente persistente entre o AE e o VE. A combinação de pressão elevada no AE (e pressão venosa

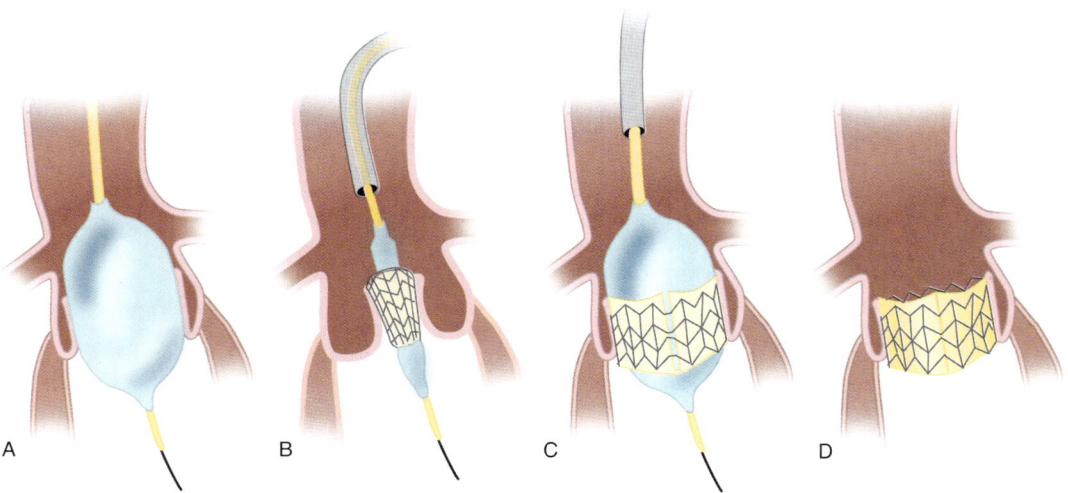

**FIGURA 66.3** Etapas para a substituição transcateter da valva aórtica. **A.** Dilatação da valva estenótica nativa. **B.** Uma valva com *stent* frisada foi inserida sobre um fio-guia no anel aórtico. **C.** A inflação do balão abre a valva. **D.** O balão é esvaziado e removido com a valva aórtica substituída. (Modificada de Cleveland Clinic. Heart valve disease – percutaneous interventions. http://my.clevelandclinic.org/heart/percutaneous/percutaneousValve.aspx.)

pulmonar) e restrição do influxo no VE limita o débito cardíaco. Embora o envolvimento miocárdico do processo reumático ocasionalmente afete a função muscular do VE, o próprio músculo é normal na maioria dos pacientes com estenose mitral. No entanto, em aproximadamente um terço dos pacientes com estenose mitral, o desempenho de ejeção do VE é reduzido, apesar da função muscular normal, devido à pré-carga reduzida (devido à obstrução do influxo) e ao aumento da pós-carga como resultado da vasoconstrição reflexa causada pela redução do débito cardíaco.

Como o VD gera a maior parte da força que impulsiona o sangue através da valva mitral, o VD incorre na sobrecarga de pressão do gradiente transmitral. Além disso, desenvolve-se vasoconstrição pulmonar secundária, mas reversível, aumentando ainda mais a pressão da artéria pulmonar e a carga sobre o VD. Conforme a estenose mitral piora, ocorre insuficiência do VD.

## MANIFESTAÇÕES CLÍNICAS

Pacientes com estenose mitral geralmente permanecem assintomáticos até que a área valvar seja reduzida para cerca de um terço de seu tamanho normal de 4 a 5 cm². Em seguida, o sintoma típico de insuficiência do lado esquerdo – dispneia aos esforços, ortopneia e dispneia paroxística noturna – desenvolve-se. Conforme a doença progride e ocorre a insuficiência do VD, ascite e edema são comuns. A hemoptise, que é comum na estenose mitral, mas incomum em outras causas de hipertensão do AE, se desenvolve quando a alta pressão do AE rompe as anastomoses de pequenas veias brônquicas. Em alguns casos, um AE grande comprime o nervo laríngeo recorrente esquerdo e provoca rouquidão (síndrome de Ortner) ou comprime o esôfago e causa disfagia.

### Exame físico

Embora a estenose mitral induza achados típicos e diagnósticos no exame físico, o diagnóstico é frequentemente perdido porque os achados auscultatórios podem ser sutis. Na palpação do precórdio o impulso apical máximo (*ictus cordis*) tem intensidade diminuída. Se hipertensão pulmonar e hipertrofia do VD (HVD) se desenvolverem, o examinador observa elevação paraesternal. $B_1$ é tipicamente hiperfonética e pode ser o achado físico mais proeminente da doença. A primeira bulha cardíaca é hiperfonética porque o gradiente transmitral mantém a valva mitral aberta durante a diástole até que a sístole ventricular feche a valva totalmente aberta com um som alto de fechamento. Na doença avançada, a valva mitral pode estar tão danificada que nem se abre nem fecha bem, de modo que $B_1$ se torna hipofonética. Há desdobramento normal de $B_2$; o componente pulmonar ($P_2$) é hiperfonético se houver hipertensão pulmonar. Sons de galope por $B_3$ e $B_4$ do lado esquerdo, que representam os componentes ventricular e atrial do preenchimento rápido do VE, são extremamente raros na estenose mitral, porque a obstrução na valva mitral impede o enchimento rápido. $B_2$ é geralmente seguida por um clique de abertura. A distância entre $B_2$ e o estalido de abertura fornece uma estimativa razoável da pressão do AE e da gravidade da estenose mitral. Quanto mais alta a pressão do AE, mais cedo a pressão do AE e a pressão decrescente do VE do relaxamento ventricular inicial se equilibram. Nesse ponto de equilíbrio, a valva mitral se abre e ocorre o estalido de abertura. Quando a pressão no AE é alta, o estalido de abertura ocorre logo após (0,06 s) a segunda bulha cardíaca ($B_2$). Por outro lado, quando a pressão do AE é relativamente normal, o estalido ocorre mais tarde (0,12 s) e pode imitar a cadência de um galope por $B_3$. O estalido de abertura é seguido pelo clássico ruflar protodiastólico da estenose mitral, cuja duração aumenta conforme a estenose mitral piora. Este sopro pode ser inaudível se o paciente tiver um débito cardíaco em repouso relativamente baixo. Exercícios modestos, como *handgrip* isométrico, podem acentuar a intensidade do sopro. Se o paciente estiver em ritmo sinusal, a sístole atrial pode produzir reforço pré-sistólico do sopro. Se houver desenvolvimento de hipertensão pulmonar, a intensidade do componente pulmonar de $B_2$ aumenta e se torna tão alto ou mais alto que o componente aórtico ($A_2$). Na hipertensão pulmonar, um sopro diastólico de insuficiência pulmonar (sopro de Graham Steell) é frequentemente auscultado, embora, em muitos casos, um sopro coexistente de insuficiência aórtica leve seja confundido com esse sopro. Se ocorrer insuficiência do VD, os pacientes apresentam distensão jugular, ascite e edema.

## DIAGNÓSTICO

A fibrilação atrial é comum, especialmente em pacientes com mais de 50 anos, mas anormalidade do AE geralmente é encontrada no ECG se o paciente estiver em ritmo sinusal. Se houver desenvolvimento de hipertensão pulmonar, frequentemente há evidências de HVD.

Na radiografia de tórax, o aumento do AE provoca retificação da borda esquerda do coração e uma densidade dupla na borda direita do coração como resultado da combinação das silhuetas do AD e AE. A hipertensão venosa pulmonar produz aumento da vascularização. Linhas B de Kerley, que representam espessamento dos septos pulmonares secundário ao ingurgitamento venoso crônico, também podem ser observadas.

O ecocardiograma produz excelentes imagens da valva mitral e é a ferramenta diagnóstica mais importante para confirmar o diagnóstico (Figura 66.4). A ecocardiografia transtorácica ou, se necessário, a ecocardiografia transesofágica faz o diagnóstico em quase 100% dos casos e avalia acuradamente a gravidade da estenose. A estenose mitral, semelhante à estenose aórtica, pode ser quantificada pela avaliação do gradiente transvalvar com o princípio de Bernoulli modificado. A estenose é considerada grave quando a área for menor que 1,5 cm² e muito grave quando a área valvar for menor que 1,0 cm².

Durante a ecocardiografia, a adequação da valva para valvotomia por balão também pode ser avaliada (ver adiante). Se houver regurgitação tricúspide leve, o gradiente sistólico através da valva tricúspide pode ser usado para medir a pressão da artéria pulmonar, que é um importante fator prognóstico na estenose mitral, porque o prognóstico piora com o aumento da pressão pulmonar.

### Avaliação invasiva

#### Cateterismo cardíaco

O cateterismo cardíaco geralmente é desnecessário para avaliar a gravidade da estenose mitral. Como muitos pacientes com estenose mitral estão em uma idade na qual poderia existir cardiopatia isquêmica, entretanto, a arteriografia coronária é geralmente realizada se a cirurgia cardíaca for prevista ou se o paciente tiver angina coexistente. Nesses casos, é comum realizar cateterismo cardíaco esquerdo e direito para confirmar o gradiente transmitral e calcular a área valvar a partir da fórmula de Gorlin (ver anteriormente).

## PREVENÇÃO, TRATAMENTO E PROGNÓSTICO

A estenose mitral pode ser prevenida pelo tratamento antibiótico apropriado para infecções causadas por estreptococos beta-hemolíticos (Capítulo 274).

### Terapia clínica

Pacientes assintomáticos com estenose mitral e ritmo sinusal não precisam de terapia. Os sintomas de dispneia e ortopneia leves podem ser tratados apenas com diuréticos. Quando os sintomas pioram ou se a hipertensão pulmonar se desenvolve, a correção mecânica da estenose é preferível à

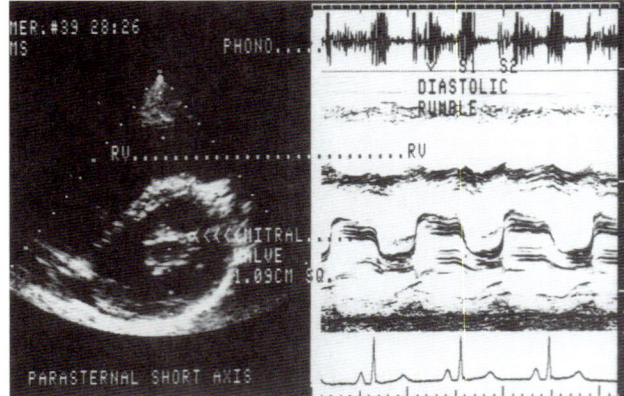

**FIGURA 66.4.** Estenose mitral. Vista frontal de uma valva mitral estenótica no eixo curto do ventrículo esquerdo é mostrada à *esquerda*. A planimetria do orifício da valva mitral revelou uma área de 1,09 cm². O ecocardiograma em modo M à *direita* foi alinhado com as estruturas apropriadas à *esquerda*. Ele mostra a restrição na abertura da valva mitral na diástole associada ao clássico sopro diastólico estrondoso. VD = ventrículo direito. (De Assey ME, Usher BW, Carabello BA. The patient with valvar heart disease. In: Pepine CJ, Hill JA, Lambert CR, eds. *Diagnostic and Therapeutic Cardiac Catheterization*. 3rd ed. Baltimore: Williams & Wilkins; 1998:709.)

terapia clínica porque melhora a longevidade em pacientes com manifestações clínicas graves.

Os pacientes com estenose mitral nos quais a fibrilação atrial se desenvolve geralmente descompensam porque a frequência cardíaca rápida reduz o tempo de enchimento diastólico, aumenta a pressão do AE e diminui o débito cardíaco. A frequência cardíaca deve ser controlada imediatamente, de preferência com uma infusão de diltiazem, amiodarona ou esmolol para fibrilação atrial aguda ou com um betabloqueador, bloqueador dos canais de cálcio ou digoxina oral na fibrilação atrial crônica (Capítulo 58).

A conversão para o ritmo sinusal é rotineiramente recomendada, seja farmacologicamente ou com cardioversão elétrica por corrente contínua (Capítulo 58) após a anticoagulação terapêutica. Deve-se notar que os pacientes com fibrilação atrial reumática foram excluídos dos ensaios de cardioversão guiada por ecocardiograma sem anticoagulação e dos ensaios de controle de frequência versus controle de ritmo para o manejo crônico de fibrilação atrial. Se o ritmo sinusal não puder ser mantido, a terapia mecânica para a estenose mitral é geralmente recomendada na esperança de que o ritmo sinusal possa ser restaurado após a obstrução ao fluxo atrial ser corrigida. No entanto, a causa da fibrilação atrial em pacientes com estenose mitral provavelmente inclui inflamação reumática atrial, então a restauração do ritmo sinusal é imprevisível, mesmo após intervenção mecânica.

Como os pacientes com estenose mitral concomitante e fibrilação atrial correm risco extraordinariamente alto de embolia sistêmica, eles devem ser submetidos à anticoagulação crônica com varfarina com a meta de razão normalizada internacional (RNI) de 2,5 a 3,5, a menos que haja uma contraindicação séria ao seu uso. Deve-se notar que a fibrilação atrial em pacientes com estenose mitral reumática ou valva cardíaca mecânica requer anticoagulação com antagonista da vitamina K em vez de novos anticoagulantes orais (Capítulo 76).

### Terapia mecânica

Quando os sintomas progridem para além da classe funcional II, ou seja, sintomas em atividades além do habitual, ou se ocorrer hipertensão pulmonar, o prognóstico é pior, a menos que a estenose mitral seja aliviada. Na maioria dos casos, um resultado excelente pode ser alcançado com a valvotomia percutânea por balão. Ao contrário da estenose aórtica, na estenose mitral ocorre fusão dos folhetos valvares nas comissuras. A dilatação por balão produz uma comissurotomia e um aumento substancial na área valvar que parece persistir por pelo menos uma década e fornece melhora comparável àquela de comissurotomia aberta ou fechada em pacientes adequados. A estenose mitral não reumática causada por calcificação anular mitral não responde à valvotomia por balão. A única terapia mecânica eficaz para essa condição é o desbridamento cirúrgico do anel mitral seguido pela troca da valva mitral. A adequação para valvotomia por balão é determinada parcialmente durante a ecocardiografia. Pacientes com valvas flexíveis, pouca calcificação valvar, pouco envolvimento do aparelho subvalvar e insuficiência mitral menor que moderada são candidatos ideais. Mesmo quando a anatomia valvar não é ideal, a valvotomia pode ser tentada em pacientes com idade avançada ou em situações em que comorbidades aumentem o risco cirúrgico. Em pacientes saudáveis com anatomia valvar desfavorável, a cirurgia para realizar uma comissurotomia aberta ou troca valvar é realizada. Mesmo aos 20 anos, 30% dos pacientes apresentam benefício funcional duradouro após uma comissurotomia mitral percutânea.

## REGURGITAÇÃO MITRAL PRIMÁRIA (ORGÂNICA)

### EPIDEMIOLOGIA

A valva mitral é composta pelo anel mitral, por válvulas, pelas cordas tendíneas e por músculos papilares. Anormalidades em qualquer uma dessas estruturas resultam em regurgitação mitral. Na regurgitação mitral primária, as anormalidades valvares provocam extravasamento de sangue para o átrio; a sobrecarga hemodinâmica resultante, se prolongada e grave, causa danos ao VE, insuficiência cardíaca e, por fim, morte se não for tratada. Esta condição tem de ser diferenciada da regurgitação mitral secundária ou funcional, na qual a doença do VE provoca extravasamento através da valva; essa regurgitação mitral secundária é discutida posteriormente neste capítulo.

A causa mais comum de regurgitação mitral primária nos EUA é o prolapso da valva mitral (PVM), que é responsável por aproximadamente 90% de todos os casos e compreende muitas doenças, incluindo degeneração mixomatosa da valva (e-Figura 66.1). Calcificação anular, endocardite, disfunção ou infarto da musculatura papilar, colagenoses e cardiopatia reumática são causas menos comuns. Os agonistas do receptor da dopamina, como pergolida, cabergolina e derivados do *ergot*, fungos do gênero *Claviceps*, e agonistas do receptor da serotonina, como a fenfluramina, quando usados em altas doses e por períodos prolongados de tempo, podem causar regurgitação mitral.

A regurgitação mitral primária pode ser subdividida com base na cronicidade. Causas comuns de regurgitação mitral aguda (RMA) grave incluem ruptura das cordas tendíneas e endocardite infecciosa. A regurgitação mitral crônica grave é, mais provavelmente, causada por dilatação e remodelamento do ventrículo esquerdo, degeneração mixomatosa da valva, cardiopatia reumática ou calcificação anular.[8b]

### BIOPATOLOGIA

A fisiopatologia da regurgitação mitral pode ser dividida em três fases (Figura 66.5). Na RMA de qualquer causa, a ejeção repentina de sangue no AE "desperdiça" uma parte do volume sistólico do VE como fluxo retrógrado em vez de anterógrado. A combinação dos fluxos regurgitante e anterógrado causa sobrecarga de volume do VE e alonga os sarcômeros existentes até seu comprimento máximo. O mecanismo de Frank-Starling é maximizado e o volume diastólico final (VDF) aumenta concomitantemente. O fluxo retrógrado de sangue para o AE (de impedância relativamente baixa) esvazia o VE na sístole e, assim, reduz o volume sistólico final (VSF). Embora o VDF aumentado e o VSF diminuído atuem em conjunto para aumentar o volume sistólico total, o volume sistólico anterógrado é subnormal porque uma grande parte do volume sistólico total é regurgitada para o AE. Esse volume regurgitante aumenta a pressão do AE, de modo que o paciente apresenta insuficiência cardíaca com baixo débito cardíaco e congestão pulmonar, apesar da função contrátil do VE normal.

Em muitos casos, a RMA grave exige correção cirúrgica de emergência. Em comparação, os pacientes que podem ser tratados durante a fase aguda ou nos quais as anormalidades valvares se desenvolvem mais lentamente podem entrar na fase de compensação hemodinâmica. Nesta fase, a HVE excêntrica e o VDF aumentado, combinados com a função contrátil normal, possibilitam a ejeção de um volume sistólico total suficiente para que o volume sistólico anterógrado volte ao normal. A dilatação do AE possibilita a acomodação do volume regurgitante a uma pressão de enchimento mais baixa. Nessa fase, o paciente pode ficar relativamente assintomático, mesmo durante exercícios extenuantes. Embora se acredite frequentemente que a regurgitação mitral reduza a pós-carga do VE, a pós-carga reduzida ocorre apenas na regurgitação mitral primária aguda, grave. Na fase crônica, o aumento do raio do VE retorna a pós-carga (estresse de parede) ao normal e a impedância diminui apenas nos casos mais graves.[9]

Embora a regurgitação mitral grave possa ser tolerada por muitos anos, a lesão frequentemente causa disfunção do VE, fibrilação atrial ou insuficiência cardíaca em até 5 anos após a detecção de regurgitação mitral grave. O ventrículo agora danificado prejudicou o desempenho de ejeção e o volume sistólico final aumenta. O volume residual no VE maior no final da sístole aumenta o VDF e a pressão diastólica final e os sintomas de congestão pulmonar reaparecem. A dilatação VE adicional agrava a regurgitação, causando aumento adicional do anel mitral e desalinhamento dos músculos papilares. Embora haja disfunção contrátil substancial, a pré-carga elevada e a regurgitação de sangue, que atenua a pós-carga elevada esperada do aumento ventricular, incrementa a fração de ejeção e pode mantê-la em uma faixa relativamente normal.

As causas da disfunção contrátil do VE em pacientes com regurgitação mitral podem estar relacionadas a perda de proteínas contráteis e anormalidades no manuseio do cálcio. Em pelo menos alguns casos, a disfunção contrátil é reversível por cirurgia valvar mitral oportuna.

### MANIFESTAÇÕES CLÍNICAS

Os sintomas habituais de insuficiência cardíaca esquerda devem ser investigados na anamnese (Capítulo 52). Uma tentativa para descobrir as causas potenciais deve ser feita questionando-se sobre a existência prévia de sopro cardíaco ou achados anormais no exame cardíaco (Capítulo 45), cardiopatia reumática, endocardite (Capítulo 67) ou uso de fármacos anorexígenos.

A sobrecarga de volume do VE desloca o impulso apical para baixo e para a esquerda. $B_1$ está hipofonética, enquanto $B_2$ apresenta geralmente desdobramento fisiológico. Na regurgitação mitral grave, $B_2$ é seguida por $B_3$ e isso não indica insuficiência cardíaca, mas reflete o enchimento rápido produzir sinais do lado direito; incluindo *ictus* de VD, P₂ hiperfonético e, se ocorrer disfunção do VD, sinais de insuficiência cardíaca do lado direito.

## DIAGNÓSTICO

O ECG geralmente mostra HVE e anormalidades de AE. A radiografia de tórax geralmente mostra cardiomegalia; a ausência de cardiomegalia indica que a regurgitação mitral é leve ou que não é crônica o suficiente para promover dilatação cardíaca.

A ecocardiografia mostra a extensão do aumento do AE e do VE (Capítulo 49). A ultrassonografia da valva mitral é excelente e oferece informações sobre as anormalidades da valva mitral responsáveis pela regurgitação. Em alguns pacientes, a ecocardiografia tridimensional consegue fornecer dados anatomopatológicos adicionais que podem auxiliar o reparo cirúrgico da valva. O exame da valva com Doppler de fluxo em cores (Figura 66.6) ajuda a avaliar a gravidade da regurgitação, mas como essa técnica registra a velocidade de fluxo em vez do fluxo real, está sujeita a erros de interpretação. A técnica Doppler é excelente para descartar regurgitação mitral e para diferenciar formas leves e graves. As técnicas mais recentes quantificam a regurgitação com mais precisão, mas não são aplicáveis a todos os pacientes, e o Doppler de fluxo colorido padrão não é suficiente para a quantificação exata da regurgitação mitral ou para determinar se a gravidade da lesão é suficiente para acabar provocando disfunção do VE. A ressonância magnética cardíaca (RMC) (Capítulo 50), quando disponível, consegue quantificar mais precisamente a gravidade da regurgitação. Quando houver dúvidas sobre a gravidade da regurgitação mitral ou se a cirurgia da valva mitral estiver sendo considerada, o cateterismo cardíaco (Capítulo 51) pode ser útil na resolução da gravidade da lesão; a arteriografia coronariana deve ser incluída em pacientes com mais de 40 anos ou com sintomas sugestivos de cardiopatia isquêmica (Capítulo 62).

## TRATAMENTO E PROGNÓSTICO

### Terapia clínica

#### Regurgitação mitral aguda grave

Na RM aguda grave, o paciente geralmente é sintomático com insuficiência cardíaca ou mesmo choque. A meta da terapia clínica é aumentar o débito cardíaco anterógrado e, ao mesmo tempo, reduzir o volume regurgitante (Capítulo 53).[10] Os dilatadores arteriais reduzem a resistência sistêmica ao fluxo e, preferencialmente, aumentam o efluxo aórtico e, simultaneamente, reduzem a regurgitação mitral e aumentam a pressão no AE. Se o paciente já apresentar hipotensão, vasodilatadores como o nitroprussiato reduzem ainda mais a PA e não podem ser usados. Nesses casos, a contrapulsação com balão intra-aórtico (BIA) (Capítulo 99) é preferida se a valva aórtica for competente. A contrapulsação aumenta o

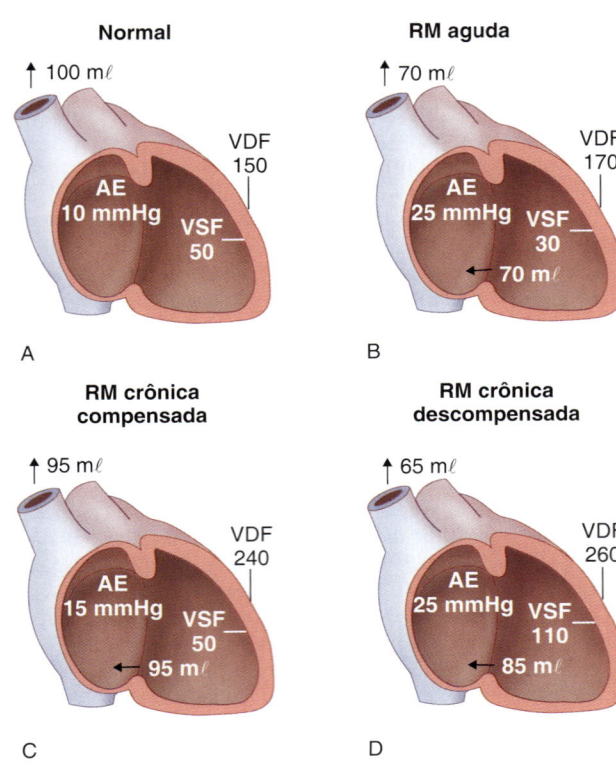

| | Pré-carga CS (μ) | Pós-carga VSF (kdina/cm²) | FC | FE | FR | VSA (mL) |
|---|---|---|---|---|---|---|
| N | 2,07 | 90 | N | 0,67 | 0 | 100 |
| RMA | 2,25 | 60 | N | 0,82 | 0,50 | 70 |
| RMCC | 2,19 | 90 | N | 0,79 | 0,5 | 95 |
| RMCD | 2,19 | 120 | ↓ | 0,58 | 0,57 | 65 |

**FIGURA 66.5** Regurgitação mitral. A fisiologia normal (*N*) (**A**) é comparada com a fisiologia da regurgitação mitral aguda (RMA) (**B**). Agudamente, a sobrecarga de volume aumenta a pré-carga (comprimento do sarcômero [*CS*]) e o volume diastólico final (*VDF*) aumenta de 150 para 170 mℓ. O esvaziamento do ventrículo esquerdo em decorrência da regurgitação para o AE diminui a pós-carga (estresse sistólico final [*ESF*]) e o volume sistólico final (*VSF*) cai de 50 para 30 mℓ. Essas alterações resultam em um aumento na fração de ejeção (*FE*). Como 50% do volume sistólico total do ventrículo esquerdo (*VE*) (fração regurgitante [*FR*]) é ejetado para o átrio esquerdo (*AE*); entretanto, o volume sistólico anterógrado (*VSA*) cai de 100 para 70 mℓ. Nesse estágio, a função contrátil (*FC*) é normal. **C.** Regurgitação mitral crônica compensada (*RMCC*). Na RMCC, desenvolveu-se hipertrofia cardíaca excêntrica e o VDF aumentou substancialmente. O VDF aumentado, combinado com a função contrátil normal, permite a ejeção de um volume sistólico total maior e um volume sistólico anterógrado maior do que na fase aguda. O aumento do átrio esquerdo reduz a pressão do átrio esquerdo. Como o termo do raio na equação de Laplace aumenta com a elevação do volume do VE, a pós-carga e o VSF voltam ao normal. **D.** Regurgitação mitral crônica descompensada (*RMCD*). Nesse estágio, a disfunção contrátil causa grande aumento no VSF com queda no volume sistólico total e anterior. O aumento adicional do VE leva ao agravamento da regurgitação mitral. No entanto, as condições de carga relativamente favoráveis nesta fase ainda permitem uma FE normal apesar da disfunção contrátil. (De Carabello BA. Mitral regurgitation: basic pathophysiologic principles. *Mod Concepts Cardiovasc Dis.* 1988;57:53-57.)

do VE pelo grande volume de sangue armazenado no AE durante a sístole. O sopro típico da regurgitação mitral é um sopro apical holossistólico que frequentemente se irradia para a axila (Capítulo 45). Existe uma correlação grosseira entre a intensidade do sopro e a gravidade da doença, mas essa correlação é muito fraca para ser usada na tomada de decisão clínica porque o sopro pode ser suave quando o débito cardíaco é baixo. Ao contrário da estenose aórtica, a intensidade do sopro geralmente não varia com o intervalo RR. Na RMA, uma grande onda v pode provocar rápido equilíbrio das pressões no AE e no VE, reduzindo o gradiente e encurtando o sopro. Hipertensão pulmonar pode se desenvolver e

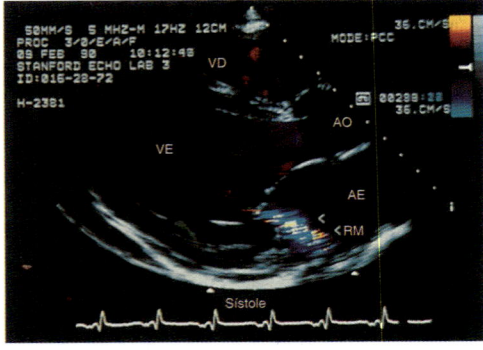

**FIGURA 66.6** Ecocardiograma bidimensional de regurgitação mitral com mapeamento de fluxo com Doppler sobreposto em uma porção da imagem. A informação de cor é representada no setor do plano de imagem que se estende desde o ápice do plano triangular até as duas pequenas setas na parte inferior do plano de imagem. A regurgitação mitral é indicada (*pontas de seta abertas*) e se estende desde as válvulas da valva mitral para a face posterior do átrio esquerdo (*AE*) durante a sístole. O mosaico de cores que representa o sinal regurgitante mitral é típico do fluxo turbulento de alta velocidade. O sinal *laranja/amarronzado* de baixa intensidade representa o fluxo direcionado para longe do transdutor na parede torácica e os tons de *azul* representam o sangue na via de saída do ventrículo esquerdo movendo-se em direção ao transdutor. AO = aorta; VE = ventrículo esquerdo; VD = ventrículo direito.

débito cardíaco anterógrado, reduzindo a pós-carga ventricular enquanto aumenta a PA diastólica sistêmica.

### Regurgitação mitral sintomática crônica
Em pacientes com regurgitação mitral *sintomática*, os IECA (p. ex., lisinopril, 20 mg/dia) reduzem o volume do VE e melhoram os sintomas, mas não modificam o desfecho e são reservados para pacientes inoperáveis. Evidências observacionais sugerem que tais pacientes podem se beneficiar da administração de betabloqueadores. A cirurgia da valva mitral, em vez da terapia clínica, é indicada para a maioria dos pacientes sintomáticos com regurgitação mitral. Quando há fibrilação atrial, a anticoagulação é indicada.

### Regurgitação mitral assintomática crônica
Os vasodilatadores tiveram pouco efeito na redução do volume do VE ou na melhora da tolerância ao exercício normal em pacientes com RM, talvez porque a pós-carga geralmente não está aumentada nos indivíduos com RM crônica assintomática. Não há indicação definitiva para começar a redução da pós-carga antes que os sintomas apareçam porque não há grandes ensaios randomizados realizados e estudos menores geralmente não mostraram efeitos benéficos dessas terapias.

## Terapia cirúrgica
A cronologia da cirurgia da valva mitral precisa avaliar os riscos da operação e da colocação de uma prótese, se houver indicação, em relação ao risco de disfunção irreversível do VE se a cirurgia for retardada imprudentemente. Para a maioria dos outros tipos de doenças valvares, a correção cirúrgica geralmente exige a colocação de uma prótese valvar, mas nos pacientes com RM, a valva nativa geralmente pode ser reparada. Como a preservação da valva nativa elimina os riscos associados à prótese, a opção de reparo da valva mitral deve influenciar o paciente e o médico para a realização mais precoce da cirurgia.

### Tipos de cirurgia da valva mitral
#### Reparo da valva mitral
Quando viável, o reparo da valva mitral (Figura 66.7) é a operação preferida.[11] O reparo restaura a competência valvar, mantém os aspectos funcionais do aparelho e evita a inserção de uma prótese. O reparo é mais aplicável em casos de ruptura da corda tendínea posterior; o envolvimento anterior e o envolvimento reumático tornam o reparo mais difícil. Atualmente, a porcentagem de cirurgias de valva mitral que são reparos valvares varia de 0 a 95% em diferentes centros hospitalares, com média de cerca de 70% nos EUA em geral.

O reparo percutâneo da valva mitral com implantação de um dispositivo de grampo é menos invasivo do que o reparo convencional da valva mitral, mas também é substancialmente menos efetivo do que a cirurgia a céu aberto para reduzir a regurgitação mitral.[a5] É aprovado nos EUA para uso em pacientes inoperáveis sintomáticos. O reparo percutâneo geralmente deixa o paciente com regurgitação residual leve a moderada, que geralmente não piora com o tempo. Em todos os casos, a viabilidade do reparo depende da causa anatomopatológica da regurgitação mitral e da habilidade e experiência do cirurgião.

#### Substituição da valva mitral com preservação do aparelho mitral
Nesse procedimento, uma prótese valvar é inserida, mas a continuidade entre as válvulas da valva nativa e os músculos papilares é mantida. Esse procedimento tem a vantagem de garantir a competência da valva mitral, preservando as características funcionais do VE e do aparelho mitral. Mesmo que apenas as válvulas posteriores e as cordas tendíneas sejam preservadas, o paciente se beneficia da melhora da função ventricular pós-operatória e possivelmente de melhor sobrevida. Em muitos casos, é possível preservar os anexos cordais anterior e posterior, embora a continuidade anterior possa estar associada à obstrução do trato de saída do VE. Embora o paciente se beneficie da competência da valva mitral restaurada e da manutenção da função do VE, a inserção de uma prótese ainda acarreta todos os riscos associados à prótese. A mortalidade operatória com todas as operações de substituição da valva mitral é pelo menos duas vezes mais alta do que com o reparo da valva mitral.

#### Substituição da valva mitral sem preservação do aparelho mitral
Quando a valva nativa não pode ser reparada ou as cordas preservadas, como na deformidade reumática grave, os folhetos da valva mitral e seu aparelho são removidos e uma valva protética é inserida. Embora essa operação quase garanta a competência da valva mitral, o aparelho da valva mitral é responsável por coordenar a contração do VE e por ajudar a manter a forma elipsoide eficiente do VE. A destruição do aparelho leva a uma queda súbita da função do VE e a um declínio na fração de ejeção pós-operatória que costuma ser permanente.

#### Substituição da valva mitral transcateter
A substituição da valva mitral transcateter também é viável e tem sido usada principalmente em pacientes com calcificação anular mitral grave[12] ou que foram considerados de risco operatório extremamente alto.[13] Embora a taxa de sucesso técnico seja promissora, o procedimento ainda é experimental.

### Momento da cirurgia
#### Pacientes sintomáticos
A maioria dos pacientes com sintomas de dispneia, ortopneia ou fadiga deve ser submetida à cirurgia, independentemente de qual operação é realizada, porque eles já apresentam limitações de estilo de vida devido à doença. A mera presença de sintomas agrava o prognóstico, apesar da função do VE relativamente bem preservada. O início ou piora dos sintomas é um resumo da fisiopatologia do paciente e pode dar uma visão mais ampla da integridade cardiovascular do que seria possível com qualquer medição única de pressão ou função. Para pacientes com RMA devido a falhas nos folhetos da valva mitral, a cirurgia precoce parece ser melhor do que o manejo médico prolongado, mas não foram realizados ensaios randomizados.

#### Pacientes assintomáticos com função ventricular esquerda normal
A cirurgia tem sido cada vez mais considerada em pacientes assintomáticos que tenham função normal do VE, mas achados ecocardiográficos indicando que o *reparo* valvar provavelmente terá sucesso. Embora esses pacientes apresentem baixo risco sem cirurgia, o risco associado ao reparo valvar é inferior a 1% e essa abordagem reduz os riscos de disfunção do VE ou fibrilação atrial subsequente, que podem ocorrer se a doença valvar progredir. Além disso, a expectativa de vida pode ser normal após o reparo bem-sucedido antes do desenvolvimento da disfunção do VE. O reparo da valva elimina a necessidade de um acompanhamento demorado e caro e fornece uma correção durável da lesão. Entretanto, essa abordagem é sensata apenas se houver certeza de que o reparo valvar pode ser realizado porque a inserção de uma prótese acarreta um risco inaceitável neste grupo de baixo risco.

#### Pacientes assintomáticos com disfunção ventricular esquerda
O início da disfunção do VE em pacientes com regurgitação mitral pode ocorrer sem causar sintomas. A cirurgia precoce é garantida para evitar que a disfunção muscular se torne grave ou irreversível. Independentemente de o reparo valvar ou a substituição ser eventualmente realizada, a sobrevida é prolongada se a cirurgia for realizada antes que a fração de ejeção diminua para menos de 0,60 ou antes que o VE seja incapaz de se contrair

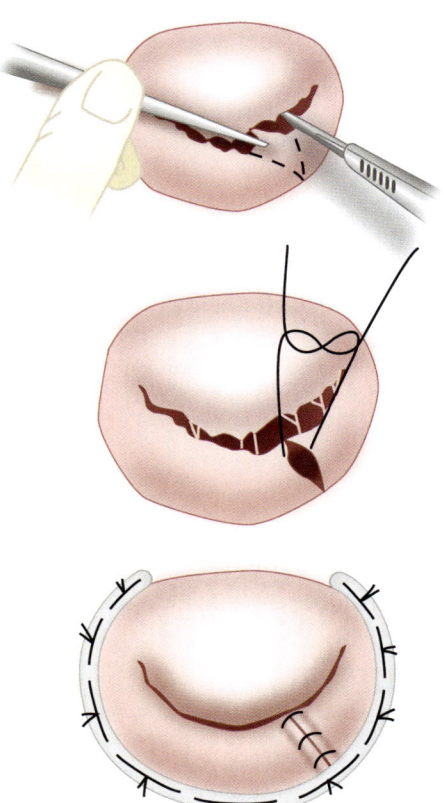

**FIGURA 66.7** As etapas do reparo da valva mitral. (Modificada de Cleveland Clinic. Mitral valve repair. http://my.clevelandclinic.org/heart/disorders/valve/mvrepair.aspx.)

a uma dimensão sistólica final de 40 mm. Pacientes com regurgitação mitral grave devem ser monitorados anualmente com anamnese, exame físico e avaliação ecocardiográfica da função do VE. Quando o paciente relatar sintomas ou a ecocardiografia mostrar o início de disfunção do VE, a cirurgia deve ser realizada. No entanto, não é necessário esperar até que esses limites sejam atingidos para recomendar a cirurgia. Se estiver claro que o reparo valvar é altamente provável e o paciente está se aproximando desses "gatilhos" para intervenção, a cirurgia deve ser considerada nesse momento.

### Pacientes idosos assintomáticos

Entre os beneficiários do Medicare nos EUA, a taxa de mortalidade operatória é de 4% para pacientes submetidos a reparo da valva mitral e 9% para pacientes submetidos a substituição. As estimativas de sobrevida de 1, 5 e 10 anos são 91, 77 e 54%, respectivamente, para pacientes em reparo em comparação com 83, 65 e 37% para pacientes em substituição, respectivamente. Pacientes com mais de 75 anos podem ter resultados cirúrgicos piores do que pacientes mais jovens, especialmente se houver DAC ou se a substituição da valva mitral em vez de reparo deve ser realizada. No entanto, os resultados da cirurgia em pacientes mais velhos com regurgitação mitral melhoraram rapidamente durante a última década e pacientes idosos com sintomas refratários à terapia medicamentosa são frequentemente subtratados, embora possam se beneficiar da cirurgia.[14] No entanto, há poucos motivos convincentes para submeter pacientes *assintomáticos* a uma operação da valva mitral.

## PROLAPSO DA VALVA MITRAL

### DEFINIÇÃO

O PVM ocorre quando um ou ambos os folhetos da valva mitral se projetam para o AE superior ao plano anular da valva mitral durante a sístole.[15] A importância do PVM varia de paciente para paciente. Em alguns casos, o prolapso é simplesmente uma consequência da fisiologia normal do VE sem impacto médico significativo, como em situações que produzem um VE pequeno (p. ex., a manobra de Valsalva ou um defeito do septo atrial), em que a redução do volume ventricular causa o alongamento relativo das cordas tendíneas e subsequente PVM. Na outra extremidade do espectro, a gravidade e a deformidade da valva, que ocorrem na degeneração valvar mixomatosa, aumentam o risco de AVE, arritmia, endocardite e progressão para regurgitação mitral grave.

### DIAGNÓSTICO

#### Anamnese

A maioria dos pacientes com PVM é assintomática. Em alguns casos, entretanto, o PVM está associado a sintomas, incluindo palpitações, síncope e dor torácica. Em alguns casos, a dor torácica está associada a uma cintilografia com tálio positiva indicando a presença de isquemia verdadeira apesar das artérias coronárias epicárdicas normais, talvez porque a tensão excessiva nos músculos papilares aumente o consumo de oxigênio e cause isquemia. Palpitações, síncope e pré-síncope, quando presentes, estão associadas à disfunção autonômica (Capítulos 45, 56 e 390), que parece ser mais prevalente em pacientes com PVM.

#### Exame físico

Ao exame físico, a síndrome do PVM produz os achados característicos de um clique mesossistólico e um sopro sistólico tardio. O clique ocorre quando as cordas tendíneas são estiradas ao máximo pela valva mitral em prolapso no meio da sístole. À medida que isso ocorre, os folhetos mitrais passam de seu ponto de coaptação, permitem a regurgitação mitral e causam o sopro sistólico tardio (Tabela 45.7 no Capítulo 45). Manobras que tornam o VE menor, como a manobra de Valsalva, fazem com que o clique apareça mais cedo e o sopro seja mais holossistólico e frequentemente mais alto (Tabela 45.8 no Capítulo 45). Em alguns casos de PVM comprovado ecocardiograficamente, nem o clique nem o sopro estão presentes; em outros casos, apenas um desses achados está presente.

#### Avaliação não invasiva

A ecocardiografia é útil para comprovar a presença de prolapso, para obter imagens da quantidade de regurgitação e seus efeitos fisiológicos e para discernir a anatomia patológica da valva mitral. Embora um ecocardiograma não seja necessário para diagnosticar o prolapso em pacientes com os achados físicos clássicos, o ecocardiograma fornece informações prognósticas significativas, pois pode detectar pacientes com morfologia valvar especificamente anormal e nos quais ocorre a maioria das complicações da doença. O prolapso mostrado na visão ecocardiográfica de quatro câmaras deve ser confirmado na visão do eixo longo paraesternal.

### TRATAMENTO

Como a maioria dos casos de PVM são assintomáticos, a terapia geralmente é desnecessária. Embora a profilaxia contra endocardite infecciosa tenha sido recomendada anteriormente nesses pacientes, as diretrizes não recomendam mais a profilaxia antibiótica com base nos dados disponíveis (Capítulo 67). Em pacientes com palpitações e disfunção autonômica, os betabloqueadores costumam ser eficazes no alívio dos sintomas. A terapia com ácido acetilsalicílico (AAS) em baixas doses foi recomendada para pacientes com folhetos redundantes porque esses pacientes apresentam um risco ligeiramente aumentado de AVE. No entanto, não há dados de grandes estudos disponíveis para apoiar esta afirmação. Se houver regurgitação mitral grave ou falha do folheto mitral, a terapia é a mesma que para outras causas de regurgitação mitral.

### PROGNÓSTICO

Em cerca de 25% dos casos diagnosticados na comunidade, o PVM progride para regurgitação mitral significativa. No entanto, a maioria dos pacientes com PVM tem um curso clínico benigno; mesmo para pacientes propensos a complicações com folhetos mitrais redundantes e disformes, as complicações são relativamente raras. Aproximadamente 10% dos pacientes com folhetos espessados apresentam endocardite infecciosa, AVE, progressão para regurgitação mitral grave ou morte súbita. A progressão para regurgitação mitral grave varia com sexo e idade e os homens têm aproximadamente duas vezes mais chances de progredir do que as mulheres. Aos 50 anos, apenas aproximadamente um em cada 200 homens necessita de cirurgia para corrigir a regurgitação mitral. Aos 70 anos, o risco aumenta para cerca de 3%.

## REGURGITAÇÃO MITRAL SECUNDÁRIA (FUNCIONAL)

### DEFINIÇÃO

A regurgitação mitral secundária ou funcional é uma doença muito diferente da regurgitação mitral primária. Na regurgitação mitral primária, o tratamento da regurgitação mitral cura o paciente. Por outro lado, a regurgitação mitral secundária é uma consequência da disfunção miocárdica do VE causada por infarto do miocárdio ou cardiomiopatia dilatada.[16] Como o tratamento da regurgitação mitral secundária não pode reverter essas entidades, o papel da terapia valvar é frequentemente obscuro.

### EPIDEMIOLOGIA

Estima-se que 5 milhões de norte-americanos tenham insuficiência cardíaca (Capítulos 52 e 53) e cerca de metade deles tem insuficiência cardíaca com uma fração de ejeção reduzida. Cerca de 75% desses últimos pacientes também têm algum grau de regurgitação mitral secundária, que é grave em cerca de 20% deles.

### BIOPATOLOGIA

Na regurgitação mitral secundária, a própria valva é normal. A regurgitação ocorre porque o dano ventricular leva à dilatação, que causa o deslocamento dos músculos papilares, o que, por sua vez, impede que uma valva normal alcance seu ponto de coaptação. O fechamento mitral é ainda mais prejudicado pela dilatação do anel mitral e redução da força de fechamento do miocárdio enfraquecido.

### MANIFESTAÇÕES CLÍNICAS

Como praticamente todos os pacientes com regurgitação mitral secundária apresentam insuficiência cardíaca, quase todos se queixam dos sintomas de insuficiência cardíaca. Alguns podem notar uma piora dos sintomas quando ocorre mais do que uma regurgitação mitral secundária leve. Provavelmente porque a própria valva mitral é normal, bem como por causa da força de contração enfraquecida, o sopro da regurgitação mitral funcional pode ser inexpressivo ou até mesmo inaudível.

## DIAGNÓSTICO

A ecocardiografia é a base do diagnóstico. Além de avaliar a gravidade da própria regurgitação mitral, o ecocardiograma é útil para estabelecer a extensão da cardiomiopatia dilatada ou do infarto do miocárdio prévio, responsável por causar a regurgitação mitral secundária.

## TERAPIA E PROGNÓSTICO

A presença de regurgitação mitral em pacientes com disfunção sistólica está associada à piora do prognóstico, que, por sua vez, provavelmente reflete tanto a pior função do VE quanto a imposição de uma sobrecarga de volume extra em um VE já debilitado.

Como quase todos os pacientes com regurgitação mitral secundária têm insuficiência cardíaca, eles devem receber tratamento padrão para insuficiência cardíaca (Capítulo 53). Para regurgitação mitral funcional secundária devido à insuficiência cardíaca com dilatação ventricular esquerda, a combinação de sacubitrila/valsartana (49/51 mg, 2 vezes/dia, titulado conforme tolerado em intervalos de 4 semanas para uma dose máxima de 97/103 mg, 2 vezes/dia) é melhor do que a valsartana sozinha para reduzir a regurgitação.[A5b] Muitos pacientes com regurgitação mitral secundária também apresentam anormalidades no sistema de condução e pacientes com bloqueio de ramo esquerdo podem se beneficiar da terapia de ressincronização cardíaca (Capítulos 53 e 60), que melhora a função sistólica, embora muitas vezes reduza a regurgitação mitral secundária, às vezes até mesmo a eliminando. Quando as terapias anteriores não conseguem aliviar os sintomas, o tratamento cirúrgico pode ser considerado. Ao contrário da regurgitação mitral primária, não está claro se o reparo da valva é superior à substituição da valva e também não está claro se a cirurgia mitral prolonga a vida.

Para a regurgitação mitral isquêmica grave, o reparo da valva mitral e a substituição da valva mitral poupadora das cordas tendíneas fornecem resultados clínicos equivalentes em 1 e 2 anos, embora a substituição tenha resultado em menos regurgitação mitral residual e esteja associada a insuficiência cardíaca menos grave, menos eventos adversos relacionados à insuficiência cardíaca e menos internações cardiovasculares.[A6] Para a regurgitação mitral isquêmica moderada, o reparo da valva mitral não agrega claramente os benefícios descritos antes e benefícios adicionais aos da cirurgia de revascularização do miocárdio.[A7]

Para a regurgitação mitral secundária à insuficiência cardíaca, os dados são mais mistos. Vários estudos mostraram que o reparo mitral percutâneo não é melhor do que a terapia clínica ótima[A8] ou a cirurgia a céu aberto,[A9] mas um ensaio demonstrou melhor sobrevida do que a terapia clínica.[A10] A taxa média de sobrevida em 5 anos é de cerca de 50% e este valor não mudou muito nas últimas décadas.

# REGURGITAÇÃO AÓRTICA

## DEFINIÇÃO

A regurgitação aórtica é causada por anormalidades dos folhetos aórticos ou por anormalidades da raiz aórtica proximal. As anormalidades de folheto que causam regurgitação aórtica incluem valva aórtica bicúspide, endocardite infecciosa e cardiopatia reumática. Os agonistas dos receptores da dopamina e os agonistas dos receptores da serotonina também foram implicados. Anormalidades comuns da raiz aórtica que causam regurgitação aórtica incluem síndrome de Marfan (Capítulo 244), ectasia anuloaórtica induzida por hipertensão, dissecção aórtica (Capítulo 69), sífilis (Capítulo 303), espondilite anquilosante (Capítulo 249) e artrite psoriásica (Capítulo 249). A regurgitação aórtica aguda geralmente é causada por endocardite infecciosa (Capítulo 67) ou dissecção aórtica.

## BIOPATOLOGIA

Tal como acontece com a regurgitação mitral, a regurgitação aórtica confere uma sobrecarga de volume no VE porque o VE deve bombear o fluxo anterógrado que entra do AE e o volume regurgitante retornando através da valva aórtica incompetente. Assim como com a regurgitação mitral, a sobrecarga de volume é compensada pelo desenvolvimento de hipertrofia cardíaca excêntrica, que aumenta o tamanho da câmara e permite ao ventrículo bombear maior volume sistólico total e maior volume sistólico anterógrado. O aumento ventricular também permite ao VE acomodar a sobrecarga de volume a uma pressão de enchimento mais baixa. Em contraste com a regurgitação mitral, todo o volume sistólico é ejetado para a aorta na regurgitação aórtica. Como a pressão de pulso é proporcional ao volume sistólico e à perda de elasticidade da aorta, o volume sistólico aumentado aumenta a pressão sistólica. A hipertensão sistólica leva a um excesso de pós-carga, o que geralmente não ocorre na regurgitação mitral. Consequentemente, a geometria ventricular também difere entre a regurgitação mitral e a aórtica porque o excesso de pós-carga na regurgitação aórtica causa um elemento modesto de hipertrofia concêntrica, bem como hipertrofia excêntrica grave.

Na insuficiência aórtica aguda, como pode ocorrer na endocardite infecciosa, a sobrecarga de volume grave do VE previamente despreparado resulta em queda súbita no débito cardíaco anterógrado, enquanto aumenta abruptamente a pressão de enchimento do VE. É provavelmente essa combinação de fatores fisiopatológicos que leva à rápida descompensação, presumivelmente porque o gradiente muito diminuído para o fluxo sanguíneo coronariano causa isquemia e deterioração progressiva da função do VE. Na insuficiência aórtica aguda, o reflexo de vasoconstrição aumenta a resistência vascular periférica. Na insuficiência aórtica crônica compensada, não há vasoconstrição e a resistência vascular pode estar reduzida e contribuir para a circulação hiperdinâmica observada nesses pacientes.

## MANIFESTAÇÕES CLÍNICAS

Os sintomas mais comuns da regurgitação aórtica crônica são aqueles de insuficiência cardíaca esquerda, ou seja, dispneia aos esforços, ortopneia e fadiga. Na regurgitação aórtica aguda, a queda do débito cardíaco e o choque podem desenvolver-se rapidamente. O aparecimento de sintomas em pacientes com a regurgitação aórtica crônica geralmente anuncia o início da disfunção sistólica do VE. Entretanto, alguns pacientes com sintomas têm função sistólica aparentemente normal e os sintomas podem estar relacionados à disfunção diastólica. Outros pacientes têm disfunção ventricular, mas permanecem assintomáticos.

Angina também pode ocorrer em pacientes com insuficiência aórtica, mas é menos comum do que nos indivíduos com estenose aórtica. A causa da angina na regurgitação aórtica é provavelmente multifatorial. A reserva de fluxo sanguíneo coronariano é reduzida em alguns pacientes porque o escoamento diastólico para o VE reduz a pressão diastólica aórtica, enquanto aumenta a pressão diastólica do VE; essas duas influências diminuem o gradiente de pressão motriz para o fluxo através do leito coronariano. Quando angina ocorre em um paciente com regurgitação aórtica, ela pode ser acompanhada de rubor. Outros sintomas incluem dor na artéria carótida e percepção desagradável dos batimentos cardíacos.

## DIAGNÓSTICO

### Exame físico

A regurgitação aórtica crônica provoca inúmeros sinais porque um VE hiperdinâmico e aumentado de tamanho ejeta um grande volume sistólico sob alta pressão na circulação sistêmica. A palpação do precórdio revela um impulso apical máximo hiperativo e deslocado para baixo e para a esquerda. $B_1$ e $B_2$ são geralmente normais. $B_2$ é seguida por um sopro diastólico, mais bem auscultado ao longo da borda esternal esquerda, com o paciente sentado com as costas retas. Na doença leve, o sopro pode ser curto e auscultado apenas no início da diástole, quando o gradiente entre a aorta e o VE é mais alto. Conforme a doença piora, o sopro pode persistir por toda a diástole. Um segundo sopro, um ruflar da valva mitral, é ouvido no ápice do VE em pacientes com insuficiência aórtica grave. Embora a causa ainda seja debatida, esse sopro de Austin Flint é provavelmente produzido quando o jato regurgitante atinge a valva mitral e faz com que ela vibre.

Na regurgitação aórtica crônica, o alto volume sistólico e a resistência sistêmica reduzida resultam em uma ampla pressão diferencial (pressão de pulso), que pode gerar vários sinais, incluindo pulso de Corrigan (movimento acentuado para cima e declínio rápido do pulso carotídeo), sinal de Musset (balanço da cabeça), sinal de Duroziez (sopros sistólicos e diastólicos combinados que são criados pela compressão da artéria femoral pelo estetoscópio) e pulso de Quincke (pletora sistólica e branqueamento diastólico no leito ungueal quando tração suave é aplicada na unha). Talvez o mais confiável dos sinais físicos que indicam regurgitação aórtica grave seja o sinal de Hill, que consiste em elevação da PA sistólica femoral de 40 mmHg ou mais em comparação com a PA sistólica na artéria braquial.

Em contraste com a insuficiência aórtica crônica com seus inúmeros sinais clínicos, a insuficiência aórtica aguda é sutil em suas manifestações. A hipertrofia excêntrica, que compensa a insuficiência aórtica crônica, ainda não ocorreu e não existe o grande volume sistólico total responsável pela maioria dos sinais de insuficiência aórtica crônica. Os únicos indícios de insuficiência aórtica aguda podem ser um sopro diastólico curto e $B_1$ hipofonética. Este último sinal ocorre porque a alta pressão diastólica do VE fecha a valva mitral no início da diástole (pré-fechamento da valva mitral), de modo que, quando ocorre a sístole ventricular, apenas o componente tricúspide de $B_1$ é auscultado.

### Avaliação não invasiva

O ECG em pacientes com insuficiência aórtica é inespecífico, mas quase sempre revela HVE. A radiografia de tórax mostra um coração dilatado, frequentemente sem enrolamento e alargamento da raiz da aorta.

A ecocardiografia (Capítulo 49) é o exame não invasivo mais importante para avaliar a gravidade da insuficiência aórtica e seu impacto na geometria e função do VE (Figura 66.8). Durante a ecocardiografia, a dimensão diastólica final do VE, a dimensão sistólica final e a fração de encurtamento são determinadas. A anatomia da valva aórtica e a anatomia da raiz aórtica podem ser avaliadas e a causa da regurgitação aórtica frequentemente pode ser determinada. O exame com Doppler de fluxo de cores da valva aórtica ajuda a quantificar a gravidade da regurgitação aórtica, avaliando a profundidade e a largura em que o jato diastólico penetra no VE. Outra maneira de avaliar a gravidade da regurgitação aórtica é o método de tempo de meia-pressão: a avaliação da valva aórtica com Doppler de onda contínua mostra a diminuição da velocidade do fluxo retrógrado através da valva. Na insuficiência aórtica leve, o gradiente através da valva é alto ao longo da diástole e seu decaimento é lento, com produção de um longo tempo de meia-pressão por Doppler (o tempo que leva a velocidade para diminuir de seu pico até aquele valor dividido pela raiz quadrada de 2). Na regurgitação aórtica grave, há um equilíbrio rápido entre a pressão na aorta e a pressão no VE e o tempo de meia-pressão por Doppler é curto. Se pré-fechamento da valva mitral for detectado na insuficiência aórtica aguda, uma cirurgia urgente será necessária. Quando houver dúvidas sobre a gravidade da insuficiência aórtica, a ressonância magnética consegue quantificar o fluxo regurgitante ou o cateterismo com a aortografia consegue visualizar o fluxo regurgitante para resolver o problema.

## TRATAMENTO E PROGNÓSTICO

### Terapia clínica

#### Pacientes assintomáticos com função ventricular esquerda normal

Como a regurgitação aórtica aumenta a pós-carga do VE, o que diminui a eficiência cardíaca, a redução da pós-carga com nifedipino e outros vasodilatadores, incluindo IECA e hidralazina, melhora a hemodinâmica a curto prazo. Embora os dados iniciais sugerissem que tal terapia poderia atrasar ou reduzir a necessidade de cirurgia da valva aórtica sem quaisquer efeitos adversos quando a cirurgia é finalmente realizada, dados mais recentes sugerem que não há benefício com tal terapia. Esses resultados discrepantes de estudos relativamente pequenos impedem recomendações firmes. Quando hipertensão acompanha a regurgitação aórtica, ela deve ser tratada de acordo com as diretrizes padrão (Capítulo 70).

#### Pacientes sintomáticos ou com disfunção ventricular esquerda

Pacientes que apresentam sintomas ou manifestam disfunção do VE não devem ser tratados com medicamentos, exceto para estabilização a curto prazo, mas devem ser submetidos à cirurgia da valva aórtica assim que possível.

### Terapia cirúrgica

#### Regurgitação aórtica aguda

Quando algum dos sintomas ou sinais de insuficiência cardíaca se desenvolve, mesmo que leves, a taxa de mortalidade clínica é alta e se aproxima de 75%. Evidências ecocardiográficas de pré-fechamento da valva mitral devido à alta pressão diastólica intracavitária do VE são sinal especialmente nefasto. A terapia com vasodilatadores, como nitroprussiato, melhora temporariamente a condição do paciente antes da cirurgia, mas nunca é um substituto para a cirurgia. Em pacientes com regurgitação aórtica aguda causada por endocardite bacteriana (Capítulo 67), a cirurgia pode ser adiada para possibilitar o ciclo total ou parcial de antibióticos, mas a regurgitação aórtica grave e persistente exige substituição valvar de emergência. Mesmo quando as hemoculturas tiverem sido positivas recentemente e a antibioticoterapia de curta duração, a taxa de infecção valvar é baixa, de 0 a 10%, com troca ou reparo valvar. A cirurgia de emergência não deve ser suspensa simplesmente porque a duração da antibioticoterapia foi breve.

#### Regurgitação aórtica crônica

Pacientes assintomáticos com manifestações clínicas de disfunção de VE se beneficiam da cirurgia. Como as condições de carga são diferentes entre a regurgitação aórtica e mitral, os marcadores objetivos de disfunção do VE também são diferentes. Na regurgitação aórtica, quando a fração de ejeção é menor que 0,50 ou a dimensão sistólica final é maior que 50 mm, o desfecho pós-operatório é prejudicado, provavelmente porque esses marcadores indicam que existe disfunção do VE. Os dados sugerem que a cirurgia deve ser agendada mesmo antes de ser alcançada dimensão diastólica final de 45 mm.[17] Um orifício regurgitante calculado acima de 30 mm² indica pior prognóstico e justifica a realização de cirurgia.

Pacientes com sintomas avançados correm risco aumentado de desfecho cirúrgico abaixo do ideal, independentemente de terem evidências de disfunção do VE. Os pacientes devem ser submetidos à troca da valva aórtica antes que os sintomas prejudiquem o estilo de vida.

Embora alguns pacientes possam ser submetidos a um reparo de valva aórtica com sucesso para restaurar a competência da valva aórtica, a maioria dos pacientes precisa de uma prótese de valva aórtica.

## REGURGITAÇÃO TRICÚSPIDE

### DEFINIÇÃO

A regurgitação tricúspide geralmente é secundária à sobrecarga hemodinâmica no VD em vez de deformidade valvar estrutural. Doenças que causam hipertensão pulmonar, como doença pulmonar obstrutiva crônica (DPOC) ou *shunts* intracardíacos, provocam dilatação do VD e subsequente regurgitação tricúspide. Como a maior parte da força necessária para encher o VE é fornecida pelo VD, a disfunção do VE que leva à elevação da pressão de enchimento do VE também coloca o VD sob sobrecarga hemodinâmica e pode acabar levando a falência do VD e regurgitação tricúspide. Em alguns casos, a regurgitação tricúspide é causada por patologia da própria valva. A causa mais comum de regurgitação tricúspide primária é a endocardite infecciosa, geralmente decorrente de abuso de drogas e injeções não estéreis. Outras causas incluem traumatismo (especialmente impacto no volante ou painel em acidentes com veículos motorizados), síndrome carcinoide, envolvimento reumático da valva tricúspide, degeneração mixomatosa, infarto de VD e percalços durante a biopsia endomiocárdica. Eletrodos de marca-passo colocados através da valva tricúspide também são uma causa comum de regurgitação tricúspide significativa.

### DIAGNÓSTICO

As manifestações clínicas da regurgitação tricúspide são as de insuficiência cardíaca direita e incluem ascite, edema e, ocasionalmente, dor no

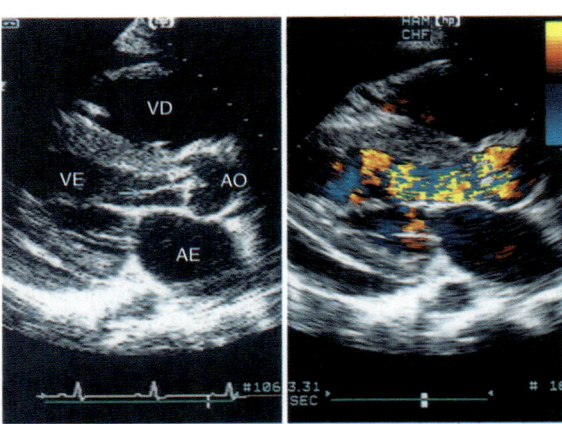

**FIGURA 66.8** Ecocardiograma de um paciente com regurgitação aórtica causada por endocardite infecciosa. O *painel esquerdo* mostra uma vegetação linear (*seta*) se projetando para a via de saída do ventrículo esquerdo (VE) a partir da válvula da valva aórtica na diástole. O *painel direito* é uma imagem Doppler de fluxo colorido exibindo fluxo sanguíneo turbulento que enche o VE durante a diástole. AO = aorta; AE = átrio esquerdo; VD = ventrículo direito. (Cortesia do Dr. Anthony DeMaria.)

quadrante superior direito do abdome.[18] No exame físico, a regurgitação tricúspide provoca distensão venosa jugular acentuada por uma grande onda v à medida que o sangue é regurgitado para o AD durante a sístole. A regurgitação para as veias hepáticas causa hepatomegalia e pulsação hepática. O aumento do VD é detectado como uma elevação paraesternal (*ictus* de VD). Ascite e edema são comuns. O sopro da regurgitação tricúspide é holossistólico, auscultado ao longo da borda esternal esquerda, frequentemente intensificado pela inspiração. O sopro pode ser fraco e geralmente só é auscultado nas melhores condições possíveis.

O diagnóstico definitivo de regurgitação tricúspide é feito durante a ecocardiografia. A avaliação da valva tricúspide por Doppler mostra distúrbio sistólico do reservatório sanguíneo do átrio direito. A ecocardiografia (Capítulo 49) também pode ser usada para determinar a gravidade da hipertensão pulmonar, medir a dilatação do VD e avaliar se a própria valva é intrinsecamente normal ou anormal.

## TRATAMENTO E PROGNÓSTICO

A terapia para regurgitação tricúspide secundária geralmente é direcionada para a causa da lesão. Se a falência do VE for responsável pela insuficiência do VD e pela regurgitação tricúspide, a terapia padrão para melhorar a falência do VE (Capítulo 53) diminui a pressão de enchimento do VE, reduz a hipertensão pulmonar secundária, alivia parte da carga hemodinâmica do VD e restaura parcialmente a competência da valva tricúspide. Se a causa primária for uma doença pulmonar, a terapia é direcionada para melhorar a função pulmonar. A terapia medicamentosa direcionada à regurgitação tricúspide geralmente é limitada aos diuréticos porque os vasodilatadores que são tão úteis no tratamento da insuficiência cardíaca esquerda não são, com frequência, efetivos no tratamento da hipertensão pulmonar. No entanto, várias opções conseguem melhorar os sintomas de estágio terminal que são causados principalmente pela própria hipertensão pulmonar (Capítulo 75).

A intervenção cirúrgica para a valva tricúspide raramente é considerada isoladamente. No entanto, se outra cirurgia cardíaca for planejada para um paciente com regurgitação tricúspide grave, anuloplastia ou reparo da valva tricúspide concomitante é frequentemente tentada para garantir competência pós-operatória da valva tricúspide. Como uma segunda operação para tratar a regurgitação tricúspide residual após cirurgia bem-sucedida da valva do lado esquerdo se acompanha de uma taxa de mortalidade inaceitavelmente alta, a anuloplastia tricúspide concomitante agora é considerada para regurgitação tricúspide leve a moderada durante a cirurgia da valva do lado esquerdo. A substituição da valva tricúspide geralmente não é bem tolerada e raramente é realizada, exceto quando uma deformidade grave, como frequentemente observada na endocardite ou doença carcinoide, impede o reparo da valva. O reparo da valva tricúspide transcateter é uma técnica experimental potencialmente promissora.[19]

Mesmo a regurgitação tricúspide primária *isolada* na ausência de disfunção ventricular detectável está associada a um risco aumentado de desenvolver insuficiência cardíaca.[19b] No entanto, nenhuma intervenção precoce tem benefício comprovado.

## ESTENOSE PULMONAR

### DEFINIÇÃO

A estenose pulmonar é uma doença congênita resultante da fusão das válvulas da valva pulmonar (Capítulo 61). Geralmente é detectada e corrigida durante a infância, mas ocasionalmente os casos são diagnosticados pela primeira vez na idade adulta. Os sintomas de estenose pulmonar incluem angina e síncope. Ocasionalmente, há sintomas de insuficiência cardíaca direita. Durante o exame físico, a valva não calcificada na estenose pulmonar produz um clique de ejeção protossistólico na abertura. Durante a inspiração, o clique diminui ou desaparece porque o fluxo aumentado para o lado direito do coração durante a inspiração abre parcialmente a valva pulmonar na diástole, de modo que a sístole causa menos som de abertura. Esse clique é seguido por um sopro de ejeção sistólico que se irradia para a base do coração. Se o gradiente transvalvar for grave, ocorrem HVD e elevação paraesternal (*ictus* de VD).

O diagnóstico de estenose pulmonar é confirmado pela ecocardiografia, que quantifica o gradiente transvalvar e o grau de HVD e disfunção.

## TRATAMENTO E PROGNÓSTICO

Para pacientes assintomáticos com gradiente inferior a 25 mmHg, nenhuma terapia é necessária. Se os sintomas se desenvolverem ou o gradiente exceder 50 mmHg, a comissurotomia com balão efetivamente reduz o gradiente e alivia os sintomas. Embora o prognóstico a longo prazo ainda não esteja estabelecido, 90% dos pacientes não precisaram de reintervenção 10 anos após a terapia com balão.

### Cuidados pós-operatórios de pacientes com próteses valvares cardíacas

Após a inserção de uma prótese valvar, um ecocardiograma deve ser obtido para fornecer um ponto de referência no caso de suspeita de disfunção da prótese valvar em uma data posterior. A ecocardiografia não precisa ser repetida, a menos que haja mudança no estado clínico ou nos achados físicos. As principais causas de disfunção de prótese valvar mecânica são endocardite infecciosa e formação de trombo. No caso das bioproteses, a endocardite também é um risco, mas a degeneração da valva, que pode causar estenose ou regurgitação, é uma grande preocupação.

Sempre que um paciente com uma prótese valvar apresentar temperatura corporal superior a 37,8°C, a endocardite deve ser excluída por hemocultura; no caso de febre associada a sinais de sepse, antibióticos de amplo espectro devem ser iniciados enquanto se aguardam os resultados da cultura. Para pacientes com bioproteses valvares, próteses mecânicas e homoenxertos, a profilaxia da endocardite deve ser instituída no momento dos procedimentos que estão associados a alto risco de bacteriemia (Capítulo 67). Se a profilaxia é necessária para autoenxertos pulmonares, atualmente não está claro, mas os médicos geralmente prescrevem profilaxia para esses pacientes.

Todos os pacientes com prótese valvar mecânica precisam de anticoagulação. Os valores de RNI recomendados variam de 2,0 para um paciente jovem normotenso em ritmo sinusal com uma prótese valvar aórtica a 3,5 para um paciente com fibrilação atrial e uma prótese valvar mitral. AAS, 325 mg, é recomendado além da varfarina para reduzir o risco de trombose valvar em pacientes com próteses valvares mecânicas que correm maior risco de complicações tromboembólicas. Anticoagulantes mais recentes, como dabigatrana, estão associados a mais trombose e sangramento em pacientes com próteses valvares mecânicas e não devem ser prescritos. Quando ocorre trombose em uma prótese valvar, cerca de 60% dos pacientes podem ter a função valvar restaurada após infusão intravenosa de um agente trombolítico. Em pacientes com extravasamentos paravalvares periprotéticos, um procedimento percutâneo pode fechar com sucesso cerca de 85% dos vazamentos.

### Escolhas entre as próteses valvares

Diferentes tipos de próteses valvares (Figura 66.9) têm vantagens e desvantagens distintas (Tabela 66.2).[b] No acompanhamento a longo prazo, a falha da valva primária com a necessidade resultante de reoperação é muito mais comum com bioproteses valvares e o sangramento geralmente é mais comum com próteses valvares mecânicas. No caso da valva mitral, a sobrevida a longo prazo das bioproteses e das próteses valvares mecânicas é semelhante. A sobrevida após a troca da valva aórtica é provavelmente melhor com valvas mecânicas. Outra alternativa, que é atraente em pacientes jovens com estenose aórtica bicúspide congênita, é usar a valva pulmonar do próprio paciente para substituir a valva aórtica comprometida e, em seguida, implantar uma prótese valvar pulmonar (procedimento de Ross).[20] Em um ensaio randomizado, esse procedimento foi superior à valva de homoenxerto e à substituição da raiz, com uma taxa de sobrevida de 10 anos de 97% em comparação com 83%.

Em geral, uma prótese valvar de tecido é recomendada em pacientes com expectativa de vida de menos de 15 anos ou que são incapazes ou não desejam manter a anticoagulação com varfarina.[21] A prótese valvar mecânica é preferida em pacientes que já tenham outra indicação de anticoagulação ou que tenham maior expectativa de vida e desejem minimizar o risco de reoperação.[22] Como muitos pacientes preferem o risco de reoperação ao da anticoagulação, a idade em que as bioproteses são implantadas tem diminuído constantemente e muitos pacientes de 60 anos agora solicitam e recebem uma bioprótese valvar.

---

[b]N.R.T.: Ver Recomendações para Avaliação por Imagens das Próteses Valvares Cardíacas, da Sociedade Brasileira de Cardiologia, em http://departamentos.cardiol.br/dic/publicacoes/revistadic/revista/2018/portugues/Revista01/abc-imagem-especial-recomendacoes-proteses-valvares-traducao-v31n1-portugues.pdf.

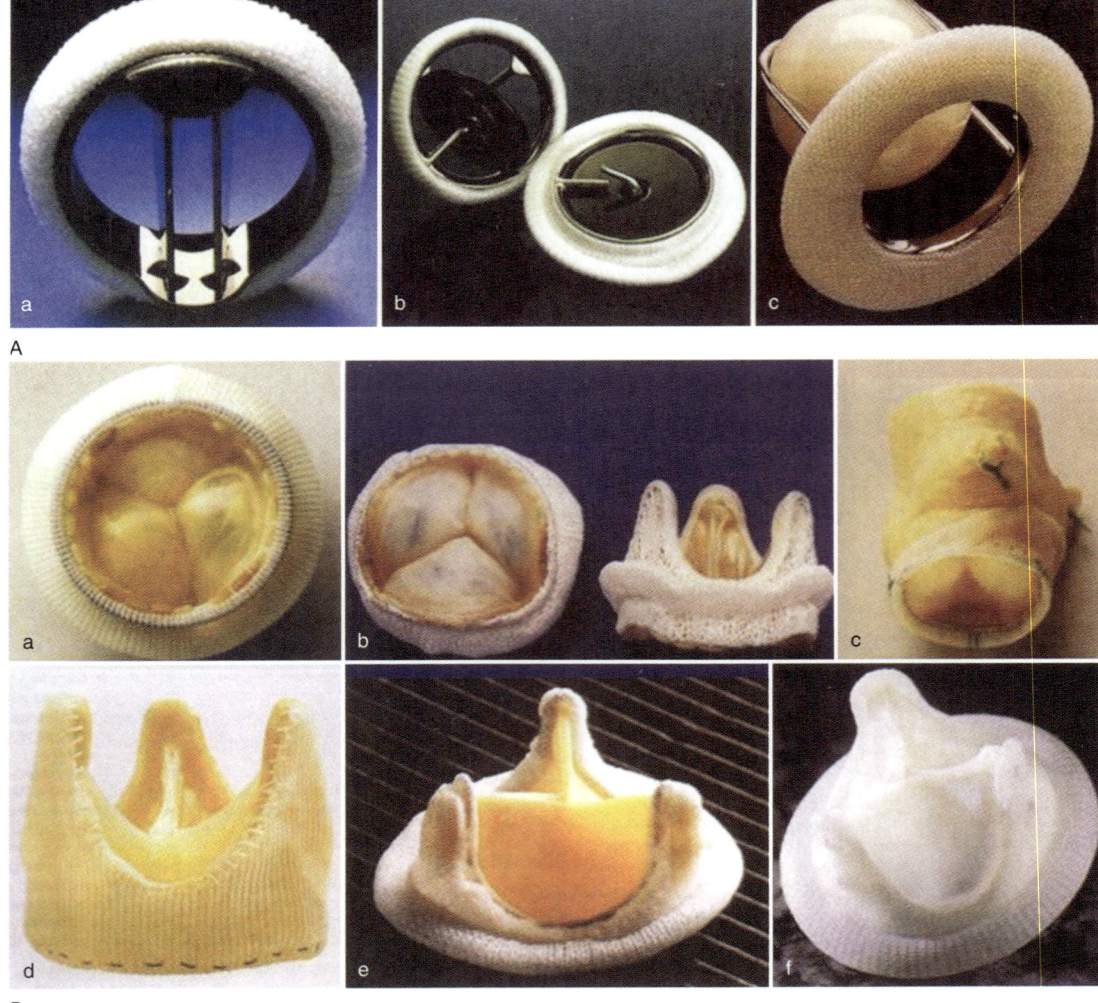

**FIGURA 66.9** **A.** Valvas mecânicas comuns: *a*, uma valva de folheto duplo St. Jude Medical; *b*, uma valva do tipo disco basculante Medtronic-Hall; *c*, um valva de gaiola esférica Starr-Edwards (não mais fabricada, mas ainda em uso). (De Antunes MJ, Burke AP, Carabello B. Valvar heart disease. In: Braunwald E, Rahimtoola SH, eds. Essential Atlas of Heart Diseases. 3rd ed. Philadelphia: Current Medicine Group; 2005:296-297.) **B.** Bioproteses comuns: *a*, valva com *stent* modificada de Hancock; *b*, valva porcina com *stent* Carpentier-Edwards; *c*, valva sem *stent* de estilo livre da Medtronic; *d*, valva sem *stent* St. Jude Medical Toronto SPV; *e*, valva pericárdica de Carpentier-Edwards; *f*, valva pericárdica autóloga. (De Grunkemeier GL, Rahimtoola SH, Starr A. Prosthetic heart valves. In: Rahimtoola SH, ed. *Valvar Heart Disease*. Philadelphia: Current Medicine Group; 1997:13.9-13.11.)

### Tabela 66.2 — Vantagens e desvantagens das próteses valvares cardíacas.

| TIPO DE VALVA | VANTAGENS | DESVANTAGENS |
|---|---|---|
| Bioprótese (Carpentier-Edwards, Hancock) | Evita anticoagulação em pacientes com ritmo sinusal | Durabilidade limitada a 10 a 15 anos. Relativamente estenótica |
| Valvas mecânicas (St. Jude, Medtronic-Hall, Starr-Edwards) | Boas características de fluxo em tamanhos pequenos. Durável | É necessário instituir anticoagulação |
| Homoenxertos e autoenxertos | Anticoagulação não necessária. A durabilidade aumentou em relação à durabilidade das bioproteses | Implante cirúrgico tecnicamente exigente |

## Recomendações de grau A

A1. Leon MB, Smith CR, Mack MJ, et al. Transcatheter or surgical aortic-valve replacement in intermediate-risk patients. *N Engl J Med*. 2016;374:1609-1620.
A2. Reardon MJ, Van Mieghem NM, Popma JJ, et al. Surgical or transcatheter aortic-valve replacement in intermediate-risk patients. *N Engl J Med*. 2017;376:1321-1331.
A3. Lazkani M, Singh N, Howe C, et al. An updated meta-analysis of TAVR in patients at intermediate risk for SAVR. *Cardiovasc Revasc Med*. 2019;20:57-69.
A4. Wang Y, Zhou Y, Zhang L, et al. Midterm outcome of transcatheter versus surgical aortic valve replacement in low to intermediate risk patients: a meta-analysis of randomized controlled trials. *J Cardiol*. 2018;71:534-539.
A4b. Mack MJ, Leon MB, Thourani VH, et al. Transcatheter aortic-valve replacement with a balloon-expandable valve in low-risk patients. *N Engl J Med*. 2019;380:1695-1705.
A4c. Kolte D, Vlahakes GJ, Palacios IF, et al. Transcatheter versus surgical aortic valve replacement in low-risk patients. *J Am Coll Cardiol*. 2019;74:1532-1540.
A4d. Popma JJ, Deeb GM, Yakubov SJ, et al. Transcatheter aortic-valve replacement with a self-expanding valve in low-risk patients. *N Engl J Med*. 2019;380:1706-1715.
A4e. Søndergaard L, Popma JJ, Reardon MJ, et al. Comparison of a complete percutaneous versus surgical approach to aortic valve replacement and revascularization in patients at intermediate surgical risk: results from the randomized SURTAVI trial. *Circulation*. 2019;140: 1296-1305.
A5. Michler RE, Smith PK, Parides MK, et al. Two-year outcomes of surgical treatment of moderate ischemic mitral regurgitation. *N Engl J Med*. 2016;374:1932-1941.
A5b. Kang D-H, Park S-J, Shin S-H, et al. Angiotensin receptor neprilysin inhibitor for functional mitral regurgitation. *Circulation*. 2019;139:1354-1365.
A6. Goldstein D, Moskowitz AJ, Gelijns AC, et al. Two-year outcomes of surgical treatment of severe ischemic mitral regurgitation. *N Engl J Med*. 2016;374:344-353.
A7. Virk SA, Tian DH, Sriravindrarajah A, et al. Mitral valve surgery and coronary artery bypass grafting for moderate-to-severe ischemic mitral regurgitation: meta-analysis of clinical and echocardiographic outcomes. *J Thorac Cardiovasc Surg*. 2017;154:127-136.
A8. Obadia JF, Messika-Zeitoun D, Leurent G, et al. Percutaneous repair or medical treatment for secondary mitral regurgitation. *N Engl J Med*. 2018;379:2297-2306.
A9. Feldman T, Kar S, Elmariah S, et al. Randomized comparison of percutaneous repair and surgery for mitral regurgitation: 5-year results of EVEREST II. *J Am Coll Cardiol*. 2015;66:2844-2854.
A10. Stone GW, Lindenfeld J, Abraham WT, et al. Transcatheter mitral-valve repair in patients with heart failure. *N Engl J Med*. 2018;379:2307-2318.

### REFERÊNCIAS BIBLIOGRÁFICAS

*As referências bibliográficas, bem como os outros materiais suplementares deste livro, encontram-se no GEN-IO, nosso ambiente virtual de aprendizagem.*

# 67
# ENDOCARDITE INFECCIOSA
VANCE G. FOWLER JR., ARNOLD S. BAYER E LARRY M. BADDOUR

## DEFINIÇÃO

A endocardite infecciosa (EI) é definida como uma infecção, geralmente bacteriana, da superfície endocárdica do coração. A EI afeta principalmente as valvas cardíacas, embora, em alguns casos, os septos entre as câmaras, o endocárdio mural ou dispositivos eletrônicos cardiovasculares implantáveis (p. ex., marca-passos) sejam envolvidos. Tradicionalmente, a EI foi categorizada como "aguda" ou "subaguda", com base na duração dos sintomas antes da apresentação. Tipicamente, a EI aguda era causada por *Staphylococcus aureus*, enquanto a EI subaguda era causada por estreptococos do grupo *viridans*. Entretanto, essas categorias se mostraram não confiáveis. Uma classificação que considera o microrganismo causal e a valva envolvida é muito mais clinicamente relevante.

## EPIDEMIOLOGIA

A verdadeira incidência de EI é difícil de determinar devido aos diferentes critérios de diagnóstico e métodos de notificação. Uma análise baseada em definições estritas de caso revela que apenas uma proporção relativamente pequena (≈ 20%) dos casos diagnosticados clinicamente são categorizados como "definidos". Em 10 grandes pesquisas, a EI foi responsável por aproximadamente um caso por 1.000 admissões em hospitais nos EUA, com uma faixa de 0,16 a 5,4 casos por 1.000 admissões. Estimativas da American Heart Association (AHA) colocam a incidência de EI nos EUA em 10 a 20 mil novos casos por ano. Dados recentes também sugerem que as taxas de EI por *S. aureus* aumentaram significativamente, em parte devido ao aumento do uso de drogas intravenosas ilícitas.[1b,1c]

Os homens são mais comumente afetados do que as mulheres (razão média homem:mulher, 1,7:1 em 18 grandes estudos). No entanto, em pacientes com menos de 35 anos, ocorrem mais casos em mulheres. Mais de 50% dos pacientes com EI nos EUA têm agora mais de 50 anos, em parte devido à baixa incidência de cardiopatia reumática aguda (Capítulo 274), ao baixo desenvolvimento subsequente de cardiopatia reumática e ao aumento simultâneo da prevalência de valvopatia degenerativa na população idosa.

Embora alguns pacientes não tenham fator de risco claramente definível para endocardite, as condições cardíacas que causam fluxo turbulento na superfície endocárdica ou através de uma valva (Capítulo 66) predispõem os pacientes à EI (Tabela 67.1). As valvas mais comumente afetadas em ordem decrescente de prevalência são apenas a valva mitral, apenas a valva aórtica, as valvas mitral e aórtica juntas, a valva tricúspide, infecção mista dos lados direito e esquerdo e a valva pulmonar.

Historicamente, a cardiopatia reumática com disfunção valvar era a afecção subjacente mais comum, embora sua contribuição tenha diminuído na era dos antibióticos, principalmente nos países desenvolvidos. A doença vascular degenerativa também está associada à EI, sobretudo em pacientes idosos; a crescente relevância da calcificação senil como fator de risco se reflete na proporção crescente de envolvimento da valva aórtica na EI. Os defeitos cardíacos congênitos mais significativos (Capítulo 61) conferem risco aumentado de EI, sobretudo cardiopatia cianótica complexa, como ventrículo único, transposição dos grandes vasos e tetralogia de Fallot. Da mesma forma, desvios (*shunts*) pulmonares sistêmicos construídos cirurgicamente e defeitos do septo interventricular são fatores de risco associados à EI.

O prolapso da valva mitral (PVM) é atualmente a afecção cardíaca subjacente mais comum em pacientes com EI, estatística que reflete sua prevalência na população geral (4%). O PVM é um risco apenas em pacientes com válvulas da valva mitral espessados ou regurgitação mitral significativa, quando o risco de endocardite aumenta cerca de 10 vezes em relação à população em geral. Além disso, os pacientes com miocardiopatia hipertrófica correm risco aumentado de EI, sobretudo quando há obstrução do fluxo. Finalmente, um episódio prévio de endocardite está entre os fatores de maior risco para os casos subsequentes de EI.

Próteses valvares cardíacas representam um importante fator de risco para EI. Mais de 150.000 próteses valvares cardíacas são implantadas anualmente em todo o mundo e a EI da prótese valvar ocorre em 1 a 4% dos receptores no primeiro ano após a troca valvar e em aproximadamente 0,8% dos receptores anualmente depois. As próteses valvares mecânicas são inicialmente mais suscetíveis à EI; contudo, é mais provável que as próteses valvares biológicas desenvolvam EI após 1 ano; em geral, a taxa é semelhante com qualquer tipo de prótese valvar.

A incidência de EI em usuários de drogas injetáveis (Capítulo 31) é 30 vezes maior do que na população em geral e quatro vezes maior do que em adultos com cardiopatia reumática.[1] Em algumas áreas dos EUA, o uso de drogas injetáveis é a causa predisponente mais comum de EI em pacientes com menos de 40 anos. *S. aureus* é o microrganismo predominante e o envolvimento da valva tricúspide é observado em 78% dos casos, o envolvimento mitral em 24% e o envolvimento aórtico em 8%. Mais de uma valva está infectada em aproximadamente 20% dos casos e algumas dessas infecções são polimicrobianas.

A EI associada à assistência médica surge principalmente como consequência de terapias invasivas, incluindo cateteres intravenosos (IV), cateteres de nutrição parenteral total (NPT), marca-passos, outros dispositivos eletrônicos cardiovasculares implantáveis e dispositivos de hemodiálise.[2] Em um recente estudo prospectivo de coorte multinacional de mais de 1.600 pacientes não usuários de drogas com endocardite de valva nativa, mais de um terço dos pacientes tinha endocardite infecciosa associada a cuidados de saúde (EI-ACS), sendo que muitos casos eram originados na comunidade (p. ex., em pacientes em hemodiálise ambulatorial). A importância emergente da EI-ACS em nações industrializadas também influenciou a microbiologia da doença, com prevalência crescente de *S. aureus* e prevalência decrescente de estreptococos do grupo *viridans* em grande parte do mundo industrializado.

Dispositivos eletrônicos cardiovasculares podem ser infectados no momento em que são implantados, principalmente se os pacientes desenvolverem complicações, como hematoma, no local da incisão ou precisarem de revisão ou substituição do dispositivo. Outros fatores que aumentam o risco de infecção do dispositivo incluem idade avançada, comorbidades (sobretudo insuficiência renal dependente de diálise) e maior número de eletrodos do dispositivo.[3]

Condições clínicas sistêmicas predispõem os pacientes ao desenvolvimento de EI. Por exemplo, a infecção pelo HIV é um fator de risco independente para o desenvolvimento de EI em usuários de drogas injetáveis, com o risco aumentando à medida que a contagem de linfócitos T CD4 diminui. A bacteriemia relacionada ao cateter vascular é um importante fator de risco para EI nosocomial. Pacientes com doença renal em estágio terminal, sobretudo aqueles que recebem hemodiálise a longo prazo, e pacientes com diabetes melito também correm risco aumentado, presumivelmente por causa das infecções recorrentes do acesso vascular associadas à primeira e a imunossupressão de baixo nível associada a ambas as condições.

## BIOPATOLOGIA

Modelos experimentais de EI demonstraram que a doença segue uma sequência previsível: dano endocárdico, agregação de plaquetas e fibrina para criar uma vegetação estéril, bacteriemia transitória resultante na propagação da vegetação, proliferação microbiana e invasão da superfície endocárdica e infecção metastática de órgãos viscerais (p. ex., rins, baço) e cérebro.

A maioria dos casos de EI começa com uma superfície endocárdica danificada. Danos ao endocárdio podem ser causados por uma série de fatores, variando de inflamação (p. ex., febre reumática) a congênita (p. ex.,

### Tabela 67.1 — Condições predisponentes associadas a aumento de risco de endocardite.

| MAIS COMUNS | MENOS COMUNS |
|---|---|
| Prolapso da valva mitral | Cardiopatia reumática[†] |
| Valvopatia degenerativa | Estenose subaórtica hipertrófica idiopática |
| Uso de drogas intravenosas* | *Shunts* sistêmicos pulmonares* |
| Prótese valvar cardíaca* | Coarctação da aorta |
| Congênita (valvopatia cardíaca ou defeito do septo interventricular) | Episódio prévio de endocardite * |
| | Cardiopatia congênita cianótica complexa* |

*Indica condições com maior risco de endocardite. [†]Ainda comum em países em desenvolvimento.

PVM) a degeneração senil e calcificação; na verdade, qualquer turbulência excessiva ou gradiente de alta pressão pode causar lesão ao endocárdio próximo. Em seguida, os agregados de plaquetas-fibrina se desenvolvem no local do dano formando as vegetações estéreis, também denominadas *endocardite trombótica não bacteriana*. A endocardite trombótica não bacteriana pode ocorrer espontaneamente em pacientes com doenças sistêmicas (p. ex., a endocardite marântica causada por malignidades [Capítulo 54] ou por outras doenças consuptivas e endocardite de Libman-Sacks no lúpus eritematoso sistêmico [Capítulo 250]). Quando ocorre bacteriemia transitória – por exemplo, como resultado de infecção distante ou manipulações gengivais – a vegetação previamente estéril pode ser semeada. Algumas espécies bacterianas, como estafilococos e estreptococos, são mais avidamente aderentes às vegetações e mais capazes de escapar das defesas endovasculares do hospedeiro inato; portanto, causam mais frequentemente endocardite. As bactérias então proliferam dentro da vegetação e podem, em última instância, atingir uma carga de microrganismos de $10^9$ a $10^{11}$ unidades formadoras de colônias (UFC) por grama de tecido. Por último, as superfícies das valvas e vegetações cardíacas são avasculares, dificultando a terapia com antibióticos e a cicatrização. Dispositivos cardíacos implantáveis perturbam a superfície endotelial e predispõem à infecção e à formação de biofilmes, particularmente logo após sua colocação e antes que ocorram endotelização e fibrose.

### MANIFESTAÇÕES CLÍNICAS

#### Anamnese

A apresentação inicial da EI varia enormemente de paciente para paciente. Alguns casos se desenvolvem agudamente, com os sintomas progredindo rapidamente ao longo de vários dias. Outros casos se desenvolvem insidiosamente e se apresentam com sintomas progressivos, mas inespecíficos, por semanas ou meses. Quando há suspeita de EI, a anamnese inicial deve incluir uma revisão completa dos sistemas, um histórico de viagens e uma discussão completa de comportamentos relacionados à saúde, como uso de drogas ilícitas e atividade sexual. A maioria dos pacientes se queixa de febre e manifestações sistêmicas inespecíficas, como fadiga, mal-estar ou perda de peso. Quase 50% dos pacientes se queixam de sintomas musculoesqueléticos que variam de artrite franca a mialgias difusas. Em cerca de 5 a 10% dos pacientes, lombalgia é a queixa principal, mesmo na ausência de osteomielite ou abscesso epidural. Em usuários de drogas intravenosas com EI da valva tricúspide e pacientes com dispositivos implantáveis no coração direito ou em veias, a endocardite pode se apresentar como dor torácica pleurítica e pneumonia multilobar. A EI-ACS tem maior probabilidade de ser clinicamente oculta e demanda alto índice de suspeita.

#### Exame físico

Um exame físico completo deve incluir a busca de sinais periféricos (Tabela 67.2), que são muito úteis quando presentes, mas são menos frequentes agora do que no passado. Embora febre ocorra em até 90% dos pacientes, é menos comum em pacientes idosos e em pacientes com insuficiência renal ou cardíaca. Um aumento da pressão diferencial ("pressão de pulso") deve alertar o médico para a possibilidade de insuficiência aórtica aguda (Capítulo 66). A pele e as unhas devem ser examinadas cuidadosamente à procura de fenômenos embólicos sugestivos, mas inespecíficos, como petéquias (Figura 67.1), nódulos de Osler, lesões de Janeway e hemorragias subungueais. Petéquias são mais frequentemente encontradas na conjuntiva, no palato e nos membros. Os nódulos de Osler são pequenos nódulos dolorosos encontrados com frequência nas superfícies palmares dos dedos das mãos e dos pés; eles frequentemente aumentam e diminuem (Figura 67.2). Classicamente considerados um fenômeno imunológico, os nódulos de Osler podem ter um componente mediado por complexos imunes, mas são mais provavelmente iniciados por microêmbolos. As lesões de Janeway (Figura 45.10, no Capítulo 45) são manchas hemorrágicas e não dolorosas, também encontradas principalmente nas palmas das mãos e plantas dos pés; elas são de origem embólica e são menos frequentemente observadas do que os outros estigmas cutâneos. As hemorragias subungueais (Figura 45.10, no Capítulo 45) são lesões avermelhadas não esbranquiçadas, lineares e acastanhadas no leito ungueal, paralelas ao sentido do crescimento das unhas; trata-se de um achado inespecífico e ocorrem em uma porcentagem significativa de pacientes hospitalizados sem endocardite infecciosa.

**Tabela 67.2** Exame físico e achados laboratoriais na endocardite infecciosa.

| ACHADO | PERCENTUAL DE CASOS |
|---|---|
| Febre | 96 |
| Piora de sopro cardíaco preexistente | 20 |
| Novo sopro | 48 |
| Evento embólico vascular | 17 |
| Esplenomegalia | 11 |
| Hemorragia subungueal | 8 |
| Nódulos de Osler | 3 |
| Lesões de Janeway | 5 |
| Manchas de Roth | 2 |
| VHS elevada | 61 |
| Hematúria | 26 |
| Fator reumatoide positivo | 5 |
| Achados anormais de radiografia de tórax (efusão, infiltrado, êmbolos sépticos) | 67,85 (endocardite infecciosa do lado direito) |

VHS = velocidade de hemossedimentação. (Adaptada de Murdoch DR, Corey GR, Hoen B, et al. Clinical presentation, etiology, and outcome of infective endocarditis in the 21 st century: International Collaboration on Endocarditis – Prospective Cohort Study. *Arch Intern Med*. 2009;169:463-473.)

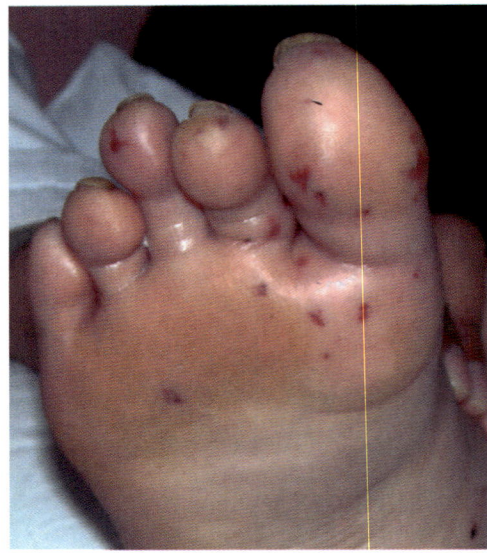

**FIGURA 67.1** Petéquias na endocardite infecciosa.

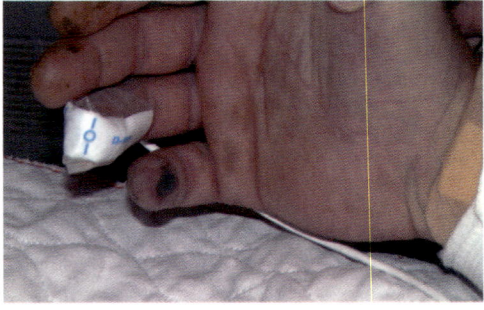

**FIGURA 67.2** Nódulo de Osler na endocardite infecciosa.

O exame fundoscópico deve ser realizado para procurar manchas de Roth (Figura 395.26 no Capítulo 395), coriorretinite ou endoftalmite; os últimos dois estão presentes em uma proporção substancial dos casos de endocardite fúngica. Um exame cardíaco cuidadoso deve ser realizado para detectar qualquer sopro sistólico ou diastólico, especialmente sopros novos ou evidências de insuficiência cardíaca, que é um sinal de mau prognóstico. É importante ressaltar que pacientes com EI-ACS têm menos probabilidade do que outros de apresentar sopro patológico na apresentação inicial. O abdome deve ser examinado em busca de evidências de esplenomegalia (Capítulo 159), que é mais comum em pacientes com endocardite subaguda. Por fim, um exame neurológico completo deve ser realizado, tanto para avaliar quaisquer déficits neurológicos focais quanto para servir como linha de base durante a internação do paciente. O exame neurológico pode demonstrar evidências de embolia de grandes vasos, paralisia dos nervos cranianos, defeitos de campo visual ou encefalopatia tóxico-metabólica generalizada com estado mental alterado. Até 15 a 20% dos pacientes com endocardite apresentam um acidente vascular encefálico (AVE) antes da apresentação ou durante o curso da doença. Pacientes com EI relacionada ao dispositivo geralmente apresentam sinais e sintomas locais de infecção no local da implantação.

## DIAGNÓSTICO

O "padrão-ouro" para o diagnóstico de EI é a cultura do microrganismo patogênico de uma valva ou outra superfície endocárdica. No entanto, a menos que o paciente seja submetido a troca valvar ou exame *post mortem*, o diagnóstico é feito clinicamente. Os critérios clínicos mais amplamente aceitos são os critérios de Duke modificados (Tabela 67.3), que dependem fortemente de resultados de hemoculturas e dados ecocardiográficos e que têm sensibilidade estimada de 76 a 100% e especificidade de 88 a 100%, com um valor preditivo negativo (VPN) de pelo menos 92%.[4]

### Microbiologia

Pelo menos três conjuntos de hemoculturas, cada conjunto consistindo em um frasco para microrganismos aeróbicos e um frasco para microrganismos anaeróbicos; devem ser coletados em locais distintos, com atenção cuidadosa à técnica asséptica. Iniciar antibióticos antes da coleta de hemoculturas reduzirá a sensibilidade das mesmas em cerca de um terço.[4b] Idealmente, esses conjuntos devem ser coletados com pelo menos 1 hora de intervalo para documentar bacteriemia contínua; no entanto, quando o estado clínico dos pacientes é grave, essa abordagem pode não ser viável.

### Microrganismos causais

Cerca de 90% dos casos de EI de valva nativa adquirida na comunidade são causados por estafilococos, estreptococos ou enterococos, que são habitantes normais da pele, orofaringe, sistemas urogenital e digestório, respectivamente, e que têm acesso frequente à corrente sanguínea. Esses microrganismos expressam receptores específicos para fixação e aderência às superfícies endoteliais danificadas. As espécies de estreptococos (Capítulo 274) são a causa mais comum de EI adquirida na comunidade em pacientes sem história pregressa de uso de drogas injetáveis ou contato com a assistência médica. Em pacientes com qualquer um desses últimos fatores de risco epidemiológico, *S. aureus* (Capítulo 272) é a causa predominante de EI. Devido ao surgimento do contato com o sistema de saúde como o fator de risco predominante para infecções da corrente sanguínea, *S. aureus* é agora a causa mais comum de EI na maioria das regiões industrializadas do mundo.

Os estreptococos do grupo *viridans* (Capítulo 274) são os estreptococos mais comumente implicados na endocardite valvar nativa. Este grupo de microrganismos, que normalmente habita a orofaringe, inclui espécies como *Streptococcus sanguis*, *Streptococcus mutans* e *Streptococcus mitis*. Os estreptococos do grupo B, microrganismos beta-hemolíticos que também fazem parte das floras normais da orofaringe e do sistema urogenital, causam mais frequentemente EI em pacientes com cirrose hepática ou diabetes melito, bem como em usuários de drogas injetáveis. Por outro lado, os estreptococos do grupo A, embora também beta-hemolíticos, raramente causam EI. *Streptococcus gallolyticus*, um estreptococo do grupo D (anteriormente conhecido como *Streptococcus bovis*), é agora uma das principais causas de EI em algumas partes do mundo; por exemplo, sua incidência na França aumentou significativamente nos últimos anos. Seu achado em hemoculturas constitui indicação de avaliação endoscópica imediata para adenocarcinoma do cólon ou outras lesões malignas do sistema digestório.

*S. aureus* (Capítulo 272) é o patógeno de maior preocupação nos usuários de drogas injetáveis e pacientes com contato com os serviços de saúde. A evolução clínica da endocardite causada por *S. aureus* é tipicamente aguda, com uma rápida progressão ao longo dos dias. Como cerca de 10

### Tabela 67.3 Critérios de Duke modificados para o diagnóstico de endocardite infecciosa.

**CRITÉRIOS PRINCIPAIS**

1. Hemocultura positiva (a **OU** b)
   a. Microrganismo típico (estreptococo α-hemolítico, *Streptococcus bovis*, HACEK ou *Staphylococcus aureus* ou espécies de *Enterococcus* adquiridas na comunidade, sem um foco primário) de 2 hemoculturas separadas **OU**
   b. Bacteriemia persistente por qualquer microrganismo (duas culturas positivas com > 12 h de intervalo ou três culturas positivas ou maioria de ≥ 4 culturas positivas com > 1 h de intervalo)
2. Evidências de envolvimento endocárdico (a **OU** b)
   a. Achados ecocardiográficos: massa móvel ligada à valva ou aparelho valvar, abscesso ou nova deiscência parcial de prótese valvar **OU**
   b. Nova regurgitação valvar
3. Sorologia: hemocultura positiva única para *Coxiella burnetii* ou título de anticorpos IgG antifase 1 ≥ 1:800

**CRITÉRIOS SECUNDÁRIOS**

1. Condição predisponente: uso de drogas intravenosas ou condição cardíaca predisponente
2. Febre ≥ 38°C
3. Fenômenos vasculares: embolia arterial, êmbolos pulmonares sépticos, aneurisma micótico, hemorragia intracraniana, hemorragia conjuntival, lesões de Janeway
4. Fenômenos imunológicos: glomerulonefrite, nódulos de Osler, manchas de Roth, fator reumatoide
5. Achados do ecocardiograma consistentes com endocardite, mas não atendendo aos critérios principais
6. Evidências microbiológicas: hemoculturas positivas que não atendem aos principais critérios ou evidências sorológicas de infecção ativa consistente com endocardite

**ENDOCARDITE INFECCIOSA DEFINIDA (1 OU 2)**

1. Endocardite infecciosa comprovada histopatologicamente **OU**
2. Diagnóstico clínico definido por
   a. Dois critérios principais **OU**
   b. Um critério principal e três critérios secundários **OU**
   c. Cinco critérios secundários

**POSSÍVEL ENDOCARDITE INFECCIOSA (1 OU 2)**

1. Um critério principal e um critério secundário **OU**
2. Três critérios secundários

**ENDOCARDITE INFECCIOSA DESCARTADA**

1. Diagnóstico alternativo firme **OU**
2. Resolução da síndrome de endocardite infecciosa com antibioticoterapia por ≤ 4 dias **OU**
3. Nenhuma evidência histopatológica de endocardite infecciosa na cirurgia ou necropsia com antibioticoterapia por ≤ 4 dias **OU**
4. Não atende aos critérios para possível endocardite infecciosa, conforme acima

HACEK = *Haemophilus* spp., *Aggregatibacter* spp. (antes *Actinobacillus actinomycetemcomitans*), *Cardiobacterium hominis*, *Eikenella corrodens* e *Kingella* spp.; IgG = imunoglobulina G; IV = intravenoso. (Adaptada de Li JS, Sexton DJ, Mick N, et al. Proposed modifications to the Duke criteria for the diagnosis of infective endocarditis. Clin Infect Dis. 2000;30:633-638.)

a 15% dos pacientes com bacteriemia por *S. aureus* apresentam evidências ecocardiográficas de endocardite, mesmo na ausência de estigmas clássicos, um possível envolvimento cardíaco deve sempre ser considerado em qualquer paciente com bacteriemia por *S. aureus*, sobretudo aqueles com bacteriemia recorrente ou persistente ou febre, infecções adquiridas na comunidade ou com um dispositivo cardíaco implantável. Os estafilococos coagulase-negativos são uma causa relativamente incomum de endocardite de valva nativa, mas são patógenos importantes na endocardite de prótese valvar cardíaca.

A bacteriemia enterocócica é muito mais comum, sobretudo em pacientes hospitalizados, do que a endocardite enterocócica. No entanto, os enterococos são responsáveis por um número significativo de casos de endocardite adquirida na comunidade e de endocardite hospitalar (nosocomial). Na maioria dos casos, acredita-se que a origem da bacteriemia seja o sistema geniturinário e a apresentação geralmente é subaguda. A endocardite enterocócica, ao contrário de bacteriemia enterocócica, é sugerida pela aquisição de infecção pela comunidade, ausência de uma fonte clara de infecção, valvopatia preexistente e ausência de bacteriemia polimicrobiana. Como na maioria das infecções enterocócicas, a esmagadora maioria dos casos (> 90%) é causada por *Enterococcus faecalis*.

O grupo HACEK de microrganismos gram-negativos (*Haemophilus* spp., *Aggregatibacter* spp. [antes *Actinobacillus actinomycetemcomitans*], *Cardiobacterium hominis*, *Eikenella corrodens* e *Kingella* spp.) é responsável por cerca de 5% dos casos de endocardite. Como esses microrganismos fastidiosos geralmente crescem em hemoculturas em 7 dias usando os métodos atuais, a incubação prolongada não é mais necessária para isolar cepas de HACEK. Foi relatado que muitos outros bacilos gram-negativos causam EI, mas são ainda mais incomuns. Tradicionalmente, o uso de drogas injetáveis tem sido considerado o principal fator de risco para endocardite bacteriana entérica gram-negativa. No entanto, a experiência recente de grandes estudos multinacionais mostra que o contato com a assistência médica, e não o uso de drogas injetáveis, é o fator de risco mais comum para endocardite entérica gram-negativa.

A endocardite fúngica é frequentemente difícil de diagnosticar e tratar; é mais comumente encontrada em pacientes com histórico de uso de drogas injetáveis, cirurgia cardíaca valvar recente ou uso prolongado de cateteres vasculares de longa permanência, especialmente aqueles usados para NPT. Os fungos mais comumente encontrados na EI são *Aspergillus* e *Candida* spp. *Aspergillus* (Capítulo 319) raramente cresce em hemoculturas e geralmente tem de ser cultivado a partir de uma amostra de tecido local (êmbolo ou vegetação); por outro lado, *Candida* spp. (Capítulo 318) frequentemente cresce em hemoculturas. A taxa de mortalidade é muito alta e a cirurgia de troca valvar geralmente é necessária para endocardite fúngica.

A endocardite de prótese valvar pode ser classificada em um de dois grupos com base no tempo entre a cirurgia valvar e o início da doença: *precoce* (< 2 meses após a cirurgia) e *tardia* (> 2 meses) (Tabela 67.4). Os estafilococos, sobretudo *S. aureus*, predominam durante o período inicial, quando se acredita que a maioria dos episódios de EI esteja relacionada à infecção peroperatória. No período tardio, o espectro de microrganismos torna-se mais semelhante ao da doença de valva nativa adquirida na comunidade, na qual os estreptococos do grupo *S. aureus* e *viridans* predomina. Digno de nota, entre os estafilococos coagulase-negativos, a resistência à oxacilina pode ser observada nesses casos tardios. Mais recentemente, a colocação de próteses valvares por um procedimento transcateter tornou-se mais comum e foi complicada por endocardite.

As espécies de estafilococos são responsáveis pela maioria (≥ 70%) das infecções em dispositivos cardíacos implantáveis. A prevalência de resistência à oxacilina entre as cepas de *S. aureus* varia de estudo para estudo, mas geralmente está na faixa de 30 a 50%.

### Endocardite com hemoculturas negativas

Na maioria dos pacientes com EI que não receberam antibioticoterapia prévia, todas as hemoculturas são positivas porque a bacteriemia da endocardite é contínua. As hemoculturas são verdadeiramente negativas em menos de 5% dos casos de endocardite; no entanto, a administração prévia de antibióticos reduz o rendimento das hemoculturas em até 35%. Consequentemente, a maioria dos casos de endocardite com "cultura negativa" ocorre em pacientes que receberam recentemente agentes antimicrobianos. Esses casos são provavelmente causados pelos mesmos microrganismos responsáveis pela maioria das endocardites em valvas nativas; os estreptococos do grupo *viridans* e HACEK são os suspeitos mais prováveis porque são muito mais rápidos do que os estafilococos e enterococos e, portanto, têm maior probabilidade de serem afetados pela administração anterior de antibióticos.[5] Em última análise, no entanto, quando as hemoculturas são negativas e há suspeita de endocardite, especialmente quando não há relato de tratamento com antimicrobiano recente, deve-se considerar os microrganismos fastidiosos, os fungos e os microrganismos não cultiváveis (Tabela 67.5), principalmente quando a anamnese do paciente sugere exposição a animais de fazenda ou leite não pasteurizado (*Coxiella burnetii*, *Brucella* spp.), gatos (*Bartonella henselae*), piolhos corporais (*Bartonella quintana*) ou pássaros (*Chlamydia psittaci*). É importante notificar o laboratório de microbiologia que há suspeita de endocardite porque técnicas de cultura especiais conseguem aumentar o rendimento para as espécies HACEK, estreptococos nutricionalmente variantes (*Abiotrophia* e *Granulicatella* spp.), *Brucella* spp., *Legionella* spp. e alguns fungos. A prática tradicional de realizar hemoculturas durante 2 a 4 semanas não é mais necessária rotineiramente. Provas sorológicas específicas conseguem

### Tabela 67.4 Causas da endocardite de prótese valvar.*

| PRECOCE (< 2 MESES PÓS-CIRURGIA) | TARDIAS (> 2 MESES PÓS-CIRURGIA) |
|---|---|
| Staphylococcus aureus | Estafilococos coagulase-negativos |
| Estafilococos coagulase-negativos | Staphylococcus aureus |
| Bacilos gram-negativos | Estreptococos do grupo *viridans* |
| Enterococos | Enterococos |
| Fungos | |
| Difteroides | |

*Listado em ordem de frequência relativa. (Adaptada de Wang A, Athan E, Pappas PA, et al. Contemporary clinical profile and outcome of prosthetic valve endocarditis. *JAMA*. 2007; 297:1354-1361.)

### Tabela 67.5 Microrganismos causadores de endocardite "cultura-negativa".*

| MICRORGANISMO | EPIDEMIOLOGIA | EXAMES COMPLEMENTARES |
|---|---|---|
| HACEK spp. | Principalmente flora oral, frequentemente com história pregressa de doença periodontal | Pode exigir até 7 dias para crescer |
| Estreptococos nutricionalmente variantes | Evolução lenta e arrastada | Meios de cultura suplementados ou crescimento como colônias satélite em torno da faixa de *Staphylococcus aureus* |
| *Coxiella burnetii* (febre Q) | No mundo todo; exposição ao leite cru, ambiente agrícola ou áreas rurais | Provas sorológicas (altos títulos de anticorpos para antígenos de fase 1 e fase 2); também PCR em sangue ou tecido valvar |
| *Brucella* spp. | Ingestão de leite ou laticínios contaminados; contato próximo com gado infectado | Vegetações volumosas geralmente vistas na ecocardiografia; hemoculturas positivas em 80% dos casos com tempo de incubação de 4 a 6 semanas; a técnica de análise-centrifugação acelera o crescimento; provas sorológicas estão disponíveis |
| *Bartonella* spp. | *Bartonella henselae*: transmitida por arranhões ou mordidas de gato ou por pulgas de gato; *Bartonella quintana*: transmitida por piolho-do-corpo humano; fatores predisponentes incluem falta de moradia e abuso de álcool | Prova sorológica (pode apresentar reação cruzada com *Chlamydia* spp.); PCR de valva ou êmbolo é o melhor teste; a técnica de lise-centrifugação pode ser útil |
| *Chlamydia psittaci* | Exposição a pássaros | Provas sorológicas disponíveis, mas é preciso descartar *Bartonella* spp. devido à reatividade cruzada; colorações diretas de anticorpo monoclonal no tecido podem ser úteis; PCR agora disponível |
| *Tropheryma whippelii* (doença de Whipple) | Os sinais/sintomas sistêmicos incluem artralgias, diarreia, dor abdominal, linfadenopatia, perda de peso, envolvimento do SNC; no entanto, endocardite pode ocorrer sem sinais/sintomas sistêmicos | Exame histológico da valva com coloração de PAS; culturas de valvas podem ser feitas usando linhagens celulares de fibroblasto; PCR em material da vegetação |
| *Legionella* spp. | Sistemas de distribuição de água contaminada; frequentemente surtos nosocomiais; geralmente próteses valvares | Técnica de lise-centrifugação; também subculturas periódicas em meio de extrato de levedura de carvão vegetal tamponado; provas sorológicas e PCR disponíveis |
| *Aspergillus* e outros fungos além de | Prótese valvar cardíaca | Técnica de lise-centrifugação; também cultura e exame direto de qualquer êmbolo |

*Listado em ordem aproximada de frequência relativa. SNC = sistema nervoso central; HACEK = *Haemophilus* spp., *Aggregatibacter* spp., *Cardiobacterium hominis*, *Eikenella corrodens* e *Kingella* spp.; PAS = ácido periódico de Schiff; PCR = reação em cadeia da polimerase.

diagnosticar endocardite relacionada a C. burnetii (o agente da febre Q), Brucella spp., Bartonella spp. e C. psittaci. Tropheryma whippelii, o agente etiológico da doença de Whipple, e vários outros microrganismos podem ser diagnosticados pela reação em cadeia da polimerase. As características histopatológicas do tecido ressecado também podem fornecer indícios do diagnóstico etiológico de endocardite com cultura negativa. Se a busca por um microrganismo causal for infrutífera, as causas não infecciosas, como endocardite marântica ou de Libman-Sacks e mixoma atrial (Capítulo 54), devem ser consideradas.

## Exames complementares

Os exames laboratoriais iniciais devem incluir hemograma completo com contagem diferencial, eletrólitos séricos, provas de função renal e urinálise. A maioria dos pacientes com EI subaguda tem o perfil de ferro sérico de anemia crônica (Capítulo 150). A contagem de leucócitos está frequentemente elevada na EI aguda, sobretudo se S. aureus for o microrganismo causal, mas pode não estar elevada nas formas mais subagudas. Hematúria microscópica é comum, assim como a proteinúria.

A radiografia de tórax é anormal – revelando consolidação, atelectasia, derrame pleural ou êmbolos sépticos evidentes – na esmagadora maioria dos pacientes com endocardite do lado direito. Em outros pacientes há evidências de insuficiência cardíaca. O eletrocardiograma (ECG) deve ser examinado cuidadosamente à procura de evidências de bloqueios de condução atrioventricular, especialmente um intervalo PR prolongado (Figuras 58.5 a 58.9 no Capítulo 58), sugestivo de um abscesso de anel aórtico ou infarto agudo do miocárdio (IAM) franco (Figuras 64.1 e 64.2 no Capítulo 64).

A pesquisa de fator reumatoide, que foi incluído nos critérios de Duke modificados como um "critério secundário" na categoria de "fenômeno imunológico", pode ser positiva na endocardite subaguda ou crônica. Outros exames complementares, como a velocidade de hemossedimentação (VHS), o nível de proteína C reativa e o nível de procalcitonina, geralmente não são úteis no estabelecimento de um diagnóstico de endocardite. Além da ecocardiografia, os exames de imagem raramente são úteis para estabelecer o diagnóstico, embora a tomografia computadorizada com tomografia por emissão de pósitrons (PET-TC) identifique, às vezes, uma fonte primária não cardíaca de infecção ou um local metastático que requer mudança na abordagem terapêutica.[5b]

## Ecocardiografia

Tanto a ecocardiografia transtorácica (ETT) quanto a ecocardiografia transesofágica (ETE) (Capítulo 49) são exames extremamente específicos (≈ 98%) quando usados como parte da investigação diagnóstica de suspeita de endocardite. A ETE tem uma sensibilidade muito maior (90 a 95%) neste contexto do que ETT (48 a 63%). Na maioria dos casos em que a endocardite é uma consideração diagnóstica séria, a avaliação deve começar com ETT seguida por ETE assim que possível, uma vez que os dois exames fornecem informações complementares (Figura 67.3). Como a ETE é um método relativamente não invasivo de detectar a extensão perivalvar da infecção, qualquer paciente com uma nova anormalidade do sistema de condução ou febre persistente – preditores clínicos de extensão perivalvar – deve ser avaliado com ETE. Da mesma forma, a ETE é fortemente preferida quando há suspeita de endocardite relacionada à prótese valvar ou a dispositivo implantado, embora coágulos possam

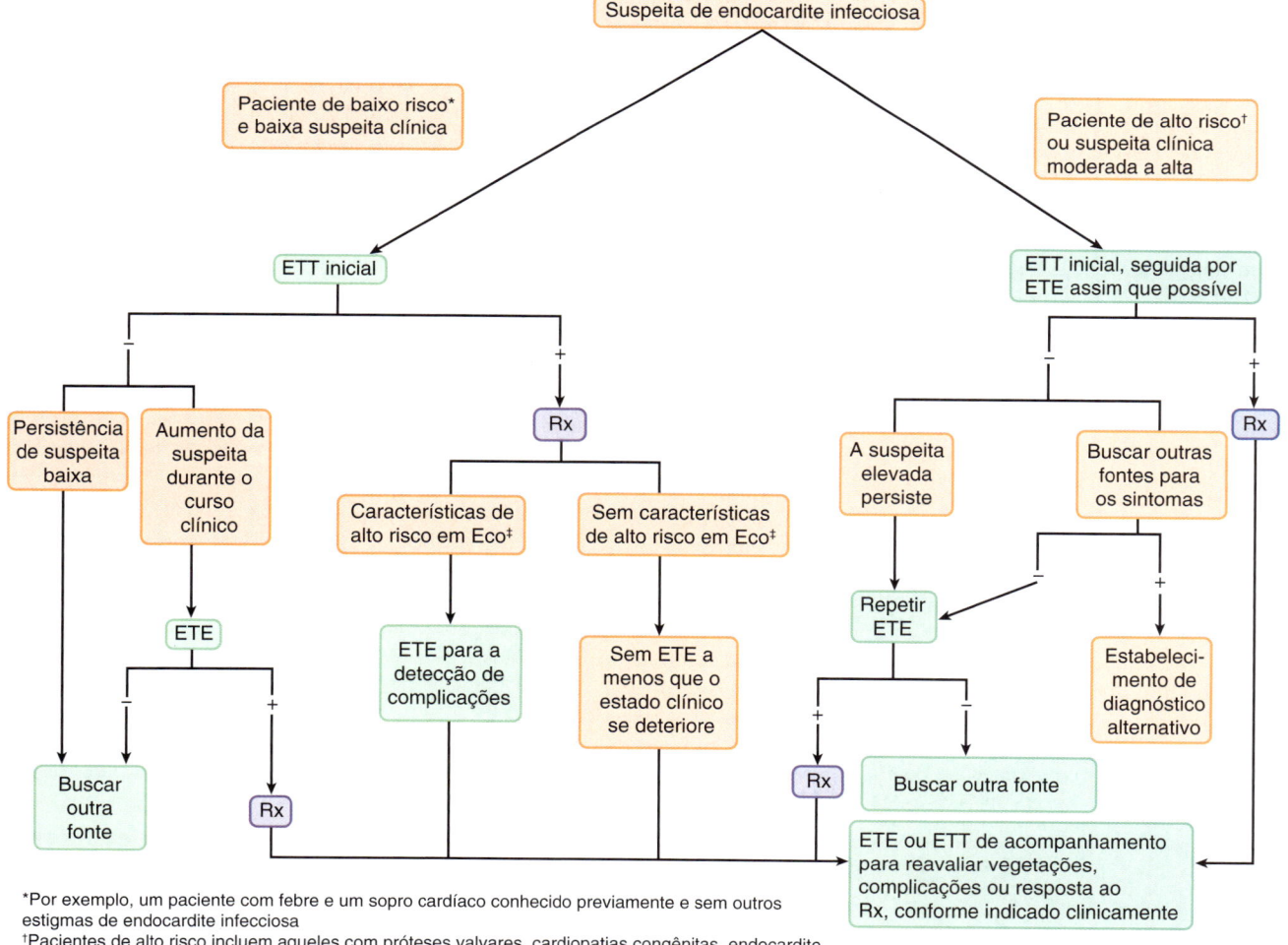

**FIGURA 67.3** Abordagem para o uso diagnóstico da ecocardiografia (Eco). Rx = tratamento, ETE = ecocardiografia transesofágica, ETT = ecocardiografia transtorácica. (Adaptada de Baddour LM, Wilson WR, Bayer AS, et al. Infective endocarditis in adults: diagnosis, antimicrobial therapy, and management of complications: a scientific statement for healthcare professionals from the American Heart Association. Circulation. 2015;132:1435-1486.)

ocorrer nos eletrodos de 5 a 10% dos pacientes com dispositivos intracardíacos e o achado de uma "vegetação" em um eletrodo é inespecífico para infecção. A alta sensibilidade da ETE na detecção de vegetações valvares em valvas nativas também pode ser combinada com parâmetros clínicos (p. ex., resolução imediata da bacteremia e defervescência) para apoiar a decisão clínica de abreviar a terapia em pacientes com bacteremia por S. aureus associada a cateter vascular. Uma vegetação maior que 10 mm é um preditor significativo de risco aumentado de embolização e mortalidade.[6]

Um resultado negativo de ETE tem um valor preditivo negativo (VPN) de cerca de 95%. No entanto, quando a suspeita clínica de endocardite for alta e a ETE inicial for negativa, a repetição da ETE em 3 a 5 dias pode revelar o diagnóstico. Se a ETE não estiver disponível, tecnicamente impossível ou considerada muito invasiva pelo paciente, é razoável começar com ETT.

## TRATAMENTO

O tratamento definitivo com antibióticos para EI (Tabela 67.6) é orientado por antibiogramas do patógeno responsável isolado de culturas clínicas.[7-9] Embora seja frequentemente aconselhável iniciar o tratamento empírico antes que os resultados da cultura definitiva estejam disponíveis, nem todos os pacientes internados por causa de uma possível endocardite precisam necessariamente ser tratados empiricamente. Pacientes que estão clinicamente estáveis, com uma síndrome de apresentação subaguda e sem evidências de insuficiência cardíaca ou outras complicações de órgãos-alvo, podem ser observados atentamente sem antibióticos para que hemoculturas seriadas sejam obtidas. Da mesma forma, pacientes estáveis que receberam antibióticos empíricos antes da hospitalização e antes da coleta de sangue para culturas podem interromper os antibióticos para que as hemoculturas possam ser obtidas, de preferência no maior tempo possível após a interrupção dos antibióticos. Um nível normal de procalcitonina não exclui endocardite, mas o tratamento orientado por procalcitonina pode ajudar a reduzir a duração do tratamento com antibióticos em pacientes com hemoculturas positivas. [A1b] Por outro lado, pacientes com quadro clínico agudo, pacientes com evidências de complicações de endocardite e pacientes com alto risco de endocardite (p. ex., receptores de próteses valvares) devem ser tratados empiricamente com antibióticos, até chegarem os resultados da cultura. Um infectologista, como parte da "equipe" de endocardite, é fundamental para orientar a avaliação diagnóstica e projetar um esquema empírico apropriado e o subsequente esquema antibiótico.

Qualquer um dos dois esquemas fornece cobertura empírica apropriada para pacientes com suspeita de endocardite de valva nativa quando as culturas não revelaram um microrganismo específico: nafcilina (ou oxacilina)-penicilina-gentamicina ou vancomicina-gentamicina (Tabela 67.7). Alguns especialistas recomendam um esquema de nafcilina-ceftriaxona-penicilina-gentamicina para cobrir HACEK isolados que produzem beta-lactamase. Se S. aureus resistente à meticilina (MRSA; do inglês, methicillin-resistant S. aureus) for uma consideração importante, como usuários de drogas injetáveis e pacientes com contato com os serviços de saúde, a terapia empírica deve consistir em vancomicina-ceftriaxona-gentamicina. Pacientes com próteses valvares devem ser tratados empiricamente com vancomicina-gentamicina-rifampicina para cobertura adequada dos patógenos mais importantes neste contexto (MRSA, estafilococos sensíveis à meticilina e estafilococos coagulase-negativos). Os dados sugerem que, após 10 dias de terapia intravenosa, os pacientes com endocardite esquerda estável devido a estreptococos, Enterococcus faecalis, Staphylococcus aureus ou estafilococos coagulase-negativos podem ser trocados com segurança de antibióticos intravenosos para orais durante o tratamento. [A1c]

### Tratamento de microrganismos específicos

Quando o microrganismo é definitivamente identificado, o tratamento com antibióticos deve ser reduzido de acordo e os esquemas validados devem ser seguidos (Tabela 67.6). Existe mais controvérsia sobre o tratamento de infecção por microrganismos incomuns e a solicitação de parecer de infectologista é aconselhável em tais circunstâncias, especialmente porque os dados de estudos randomizados fornecem poucas evidências sobre esquemas de antibióticos preferíveis. [A1]

Muitos esquemas recomendam a consideração de gentamicina em baixas doses para fornecer sinergia antibacteriana com baixo risco de toxicidade. No entanto, a toxicidade dos aminoglicosídeos é um risco significativo em pacientes idosos e com doença renal preexistente ou deficiência auditiva; mesmo a gentamicina em baixas doses aumenta a probabilidade de diminuição da depuração (clearance) da creatinina em cerca de três vezes. Entre os microrganismos listados na Tabela 67.6, a gentamicina é crítica para a cura apenas na endocardite enterocócica. Como resultado desses riscos e dos dados mínimos que apoiam seu benefício, não deve ser usada rotineiramente gentamicina em baixas doses iniciais.

Para a endocardite estreptocócica do grupo viridans não complicada, a terapia ambulatorial com ceftriaxona 1 vez/dia é tão efetiva quanto esquemas mais complexos, desde que o paciente tenha sido observado no hospital quanto ao desenvolvimento de complicações. A decisão de prescrever terapia antimicrobiana em esquema ambulatorial deve, é claro, levar em conta a situação social do paciente, a probabilidade de adesão e outros riscos envolvidos com a colocação de acesso venoso permanente ou de acesso venoso periférico recorrente.

A terapia padrão para EI causada por enterococos totalmente sensíveis inclui penicilina ou ampicilina mais gentamicina. Embora a gentamicina seja preferida à estreptomicina, a escolha de um aminoglicosídeo específico deve ser baseada em testes de sensibilidade in vitro. Dados não randomizados sugerem que a duração da terapia com aminoglicosídeos pode ser limitada a 2 a 3 semanas em combinação com penicilina, ampicilina ou vancomicina ou que a terapia com aminoglicosídeo pode ser evitada em favor da terapia combinada com ampicilina mais alta dose de ceftriaxona (2 g IV a cada 12 horas). A terapia ideal para enterococos resistentes a aminoglicosídeos ou vancomicina não está bem definida. A endocardite causada por enterococos resistentes à vancomicina pode ser tratada com daptomicina, quinupristina-dalfopristina (7,5 mg/kg IV a cada 8 horas) ou linezolida (600 mg por via oral [VO] ou IV 2 vezes/dia); entretanto, a experiência clínica com esses agentes é limitada. Nessa situação, as taxas de recidiva ou fracasso são provavelmente altas e muitos casos exigem intervenção cirúrgica (discutida adiante).

Penicilinas semissintéticas, como a nafcilina, são recomendadas para endocardite causada por S. aureus suscetível à meticilina (MSSA). A cefazolina representa uma alternativa às penicilinas semissintéticas quando estas últimas não são toleradas ou passíveis de administração. Embora a vancomicina seja recomendada para pacientes alérgicos a betalactâmicos, as taxas de cura microbiológica e clínica são menores que as da terapia com betalactâmicos. Em um ensaio randomizado recente, a daptomicina (6 mg/kg/dia durante 10 a 42 dias, dependendo da gravidade da infecção) foi tão efetiva quanto uma penicilina antiestafilocócica semissintética ou vancomicina para o tratamento de bacteremia por S. aureus e EI do lado direito causada por MSSA e MRSA e esse agente agora é aprovado pela Food and Drug Administration (FDA) para essas indicações. A ceftarolina, uma cefalosporina de quinta geração, pode ser bem-sucedida em pacientes com bacteremia e endocardite por MRSA.

Rifampicina ou gentamicina podem ser adicionadas a nafcilina ou vancomicina para o tratamento de infecção de próteses valvares causada por MSSA ou por MRSA, respectivamente. Gentamicina é administrada por 2 semanas e rifampicina é administrada durante a terapia com nafcilina ou vancomicina. A rifampicina nunca é usada como monoterapia devido ao rápido desenvolvimento de resistência.

A endocardite fúngica é geralmente uma consequência de contato demorado com a assistência médica. Tradicionalmente, a endocardite fúngica era considerada uma indicação primária para cirurgia valvar e a anfotericina B (Capítulo 315) era considerada o tratamento adjuvante de escolha. No entanto, muitos pacientes com endocardite por Candida podem ser tratados clinicamente com agentes antimicrobianos contendo azóis, com ou sem anfotericina associada. O manejo da endocardite fúngica deve sempre envolver a colaboração de um infectologista experiente.

Endocardite zoonótica é, geralmente, "cultura negativa" e mais comumente causada por Bartonella spp. (Capítulo 299), C. burnetii (Capítulo 311) ou espécies de Brucella (Capítulo 294). Os tratamentos de escolha para esses patógenos fastidiosos são baseados em dados limitados, mas a endocardite por Bartonella documentada é tratada com doxiciclina por 6 semanas mais gentamicina nas primeiras 2 semanas.

Em casos de endocardite com cultura negativa presumida, na qual microrganismos incomuns (Tabela 67.5) e outras infecções foram razoavelmente excluídos, um ciclo de tratamento empírico pode ser realizado. A escolha da terapia antimicrobiana deve ser influenciada pelo quadro clínico específico do paciente e é recomendada a solicitação de parecer de um infectologista.

### Cuidados continuados ao paciente com endocardite

Além de antibióticos, o cuidado hospitalar adequado inclui vigilância para o desenvolvimento de complicações. O aumento da pressão diferencial deve alertar o médico para o possível desenvolvimento de insuficiência aórtica aguda (Capítulo 66). Um exame cardíaco cuidadoso deve ser realizado diariamente à procura de novos sopros regurgitantes.

A repetição da ecocardiografia é recomendada durante a terapia para pacientes com febre persistente, eventos embólicos recorrentes, um novo sopro, aumento da pressão diferencial ou sinais ou sintomas de insuficiência cardíaca. Também é recomendado para rastrear complicações perianulares, especialmente na endocardite da valva protética. Por comparação,

## Tabela 67.6 — Terapia definitiva da endocardite bacteriana.

| MICRORGANISMO E ESQUEMA TERAPÊUTICO* | COMENTÁRIOS |
|---|---|
| **ESTREPTOCOCOS *VIRIDANS* SUSCETÍVEIS A PCN (CIM ≤ 0,1 µg/mℓ) E *STREPTOCOCCUS GALLOLYTICUS* (ANTES *S. BOVIS*)** | |
| 1. PCN 2 a 3 milhões de unidades IV 4/4 h durante 4 semanas | 1. Também efetiva para outros estreptococos não *viridans* suscetíveis a PCN |
| 2. Ceftriaxona 2 g IV, 1 ×/dia durante 4 semanas | 2. Infecção não complicada por estreptococos *viridans* em um candidato a tratamento ambulatorial; também para aqueles com alergia a PCN |
| 3. PCN 2 a 3 milhões de unidades IV 4/4 h durante 2 semanas + gentamicina 1 mg/kg IV 8/8 h durante 2 semanas | 3. Infecção não complicada sem: insuficiência renal, déficit do oitavo nervo craniano, infecção de prótese valvar, complicações do SNC, insuficiência cardíaca grave, idade > 65 anos; também não é aceitável para estreptococos nutricionalmente variantes |
| 4. PCN 2 a 4 milhões de unidades IV 4/4 h durante 4 semanas mais gentamicina 1 mg/kg IV 8/8 h durante pelo menos 2 semanas com parecer de infectologista | 4. Cepa nutricionalmente variante; para próteses valvares, prescrever 6 semanas de PCN |
| 5. Vancomicina 15 a 20 mg/kg IV a cada 8 a 12 h durante 4 semanas | 5. Para alergia a PCN; a meta é um nível mínimo de 15 a 20 mg/ℓ |
| **ESTREPTOCOCOS *VIRIDANS* RELATIVAMENTE RESISTENTES A PCN (CIM 0,12 A < 0,5 µg/mℓ)** | |
| 1. PCN 4 milhões de unidades IV, 4/4 h durante 4 semanas + gentamicina 1 mg/kg IV 8/8 h durante 2 semanas | – |
| 2. Vancomicina 15 a 20 mg/kg IV a cada 8 a 12 h durante 4 semanas | 2. Para alergia a PCN ou para evitar gentamicina; a meta é um nível mínimo de 15 a 20 mg/ℓ |
| **ENTEROCOCOS[†] E ESTREPTOCOCOS *VIRIDANS* RESISTENTES A PCN (PCN CIM > 0,5 µg/mℓ)** | |
| 1. PCN[‡] 18 a 30 milhões de unidades IV por dia em doses divididas durante 4 a 6 semanas ou ampicilina 12 g/24 h IV em 6 doses igualmente divididas + gentamicina 1 mg/kg IV, 8/8 h durante 4 a 6 semanas | 1. Aumentar a duração de ambos os medicamentos para 6 semanas em caso de infecção de prótese valvar ou sinais/sintomas > 3 meses em infecção enterocócica |
| 2. Vancomicina 15 a 20 mg/kg IV a cada 8 a 12 h durante 6 semanas + gentamicina 1 mg/kg, 8/8 h durante 6 semanas[§] | 2. Para alergia a PCN; a dessensibilização de PCN também é uma opção; alto risco de nefrotoxicidade com este esquema |
| 3. Ampicilina 12 g/24 h IV em 6 doses igualmente divididas + ceftriaxona 2 g IV, 12/12 h | 3. Enterococos resistentes a aminoglicosídeos suscetíveis a PCN ou pacientes com doença renal subjacente significativa |
| **STAPHYLOCOCCUS AUREUS** | |
| 1. Nafcilina 2 g IV, 4/4 h durante 4 a 6 semanas | 1. Cepa sensível à meticilina; omitir gentamicina se houver insuficiência renal significativa |
| 2. Vancomicina 15 a 20 mg/kg IV a cada 8 a 12 h durante 6 semanas | 2. Alergia a PCN (hipersensibilidade imediata ou anafilaxia) ou MRSA |
| 3. Nafcilina 2 g IV, 4/4 h durante 2 semanas + gentamicina 1 mg/kg IV, 8/8 h durante 2 semanas | 3. Cepa sensível à meticilina; esquema de 2 semanas apenas para usuários de drogas IV com apenas infecção da valva tricúspide, sem insuficiência renal e sem infecção extrapulmonar |
| 4. Nafcilina 2 g IV, 4/4 h durante > 6 semanas + gentamicina 1 mg/kg IV, 8/8 h durante 2 semanas mais rifampicina 300 mg VO/IV, 8/8 h durante ≥ 6 semanas | 4. Infecção de prótese valvar por cepa sensível à meticilina; usar vancomicina em vez de nafcilina para MRSA |
| 5. Cefazolina 2 g IV, 8/8 h durante 4 a 6 semanas | 5. Alergia a PCN diferente de hipersensibilidade imediata |
| 6. Daptomicina 6 mg/kg IV, 1 vez/dia durante 14 a 42 dias | 6. A daptomicina é aprovada pela FDA para o tratamento de endocardite infecciosa por *S. aureus* do lado direito; para adultos, alguns especialistas recomendam 8 a 10 mg/kg IV |
| **ESTAFILOCOCOS COAGULASE-NEGATIVOS, INFECÇÃO DE PRÓTESE VALVAR** | |
| Vancomicina 15 a 20 mg/kg IV a cada 8 a 12 h durante > 6 semanas mais gentamicina 1 mg/kg IV a cada 8 h durante 2 semanas + rifampicina 300 mg VO/IV, 8/8 h durante > 6 semanas | A nafcilina pode substituir a vancomicina nas doses acima se o microrganismo isolado for sensível à meticilina |
| **CEPAS HACEK** | |
| 1. Ceftriaxona 2 g IV, 1 vez/dia durante 4 semanas; 6 semanas em caso de infecção de próteses valvares | – |
| 2. Ampicilina-sulbactam 3 g IV, 6/6 h durante 4 semanas; 6 semanas em caso de infecção de próteses valvares | 2. Cepas de HACEK cada vez mais produzem betalactamase |
| **BACILOS GRAM-NEGATIVOS NÃO HACEK** | |
| ***Enterobacteriaceae*** | |
| PCN de espectro estendido ou cefalosporina + aminoglicosídeos para cepas suscetíveis | Tratar por um mínimo de 6 a 8 semanas; algumas espécies exibem resistência induzível às cefalosporinas de terceira geração; cirurgia valvar é necessária para a maioria dos pacientes com endocardite do lado esquerdo causada por bacilos gram-negativos; é recomendado parecer de infectologista |
| ***Pseudomonas aeruginosa*** | |
| Tobramicina em alta dose (8 mg/kg/dia IV ou IM 1 ×/dia) com manutenção de concentrações máximas e mínimas de 15 a 20 µg/mℓ e ≤ 2 µg/mℓ, respectivamente, em combinação com PCN de amplo espectro (p. ex., ticarcilina, piperacilina, azlocilina); ceftazidima, cefepima ou imipeném em doses plenas; ou imipeném | Tratar por um período mínimo de 6 a 8 semanas; cirurgia valvar precoce geralmente necessária para endocardite por *Pseudomonas* do lado esquerdo; é recomendado parecer de infectologista |
| **Fungos** | |
| Tratamento com um agente antifúngico parenteral (geralmente complexo lipídico de anfotericina B, 3 a 5 mg/kg/dia IV durante pelo menos 6 semanas) e substituição valvar; fluconazol, 400 mg/dia VO é uma alternativa para leveduras suscetíveis; outros azóis, como o voriconazol, podem ser necessários para leveduras ou bolores resistentes | Terapia supressiva prolongada ou por toda a vida com agentes antifúngicos VO frequentemente é necessária; é recomendado parecer de infectologista |

*As dosagens são para pacientes com função renal normal; para aqueles com insuficiência renal, ajustes devem ser feitos para todos os medicamentos, exceto nafcilina, rifampicina e ceftriaxona. As doses de gentamicina devem ser ajustadas para atingir concentração sérica máxima de aproximadamente 3 µg/mℓ, 30 min após a dosagem e um nível mínimo de gentamicina < 1 µg/mℓ. [†]Enterococos devem ser testados quanto a sua sensibilidade aos agentes antimicrobianos. Essas recomendações são para enterococos sensíveis a PCN, gentamicina e vancomicina. [‡]Ampicilina 12 g/dia pode ser usada em vez de PCN. [§]A necessidade de adicionar um aminoglicosídeo não foi demonstrada para estreptococos resistentes a PCN. HACEK = *Haemophilus* spp., *Aggregatibacter* spp. (antes *Actinobacillus actinomycetemcomitans*), *Cardiobacterium hominis*, *Eikenella corrodens* e *Kingella* spp.; IM = intramuscular; IV = intravenoso; CIM = concentração inibitória mínima; MRSA = *Staphylococcus aureus* resistente à meticilina; PCN = penicilina; VO = via oral. (Adaptada de Baddour LM, Wilson WR, Bayer AS, et al. Infective endocarditis in adults. *Circulation*. 2015;132:1435-1486.)

## Tabela 67.7 — Tratamento empírico da endocardite.

| CARACTERÍSTICAS DOS PACIENTES | ESQUEMA TERAPÊUTICO* |
|---|---|
| Valva nativa, infecção adquirida na comunidade, MRSA improvável | Nafcilina 2 g IV, 4/4 h + penicilina 4 milhões de unidades IV a cada 4 h mais gentamicina 1 mg/kg IV a cada 8 h |
| Qualquer um dos seguintes: infecção associada a estabelecimentos de saúde ou outro motivo para suspeitar de MRSA; alergia grave à penicilina | Vancomicina 15 a 20 mg/kg IV a cada 8 a 12 h† mais gentamicina 1 mg/kg IV a cada 8 h |
| Prótese valvar | Vancomicina 15 a 20 mg/kg IV a cada 8 a 12 h† + gentamicina 1 mg/kg IV, 8/8 h + rifampicina 300 mg VO/IV, 8/8 h |

IV = intravenoso; MRSA = *Staphylococcus aureus* resistente à meticilina; VO = via oral. *As dosagens são para pacientes com função renal normal; quando existe insuficiência renal, ajustes posológicos devem ser feitos para todos os medicamentos, exceto nafcilina. †A meta é o nível mínimo de 15 a 20 mg/ℓ.

a repetição da ecocardiografia não é recomendada de rotina se os pacientes responderem adequadamente à terapia antimicrobiana, embora ecocardiografia seriada geralmente seja sugerida nos anos seguintes para rastrear disfunção valvar a longo prazo.

ECG seriados não são recomendados como rotina. Anormalidades de condução documentadas por ECG são um sinal tardio de infecções perivalvares em pacientes com endocardite; a ETE é o método de rastreamento preferido se houver suspeita dessa complicação.

Quaisquer novos achados neurológicos devem levar à busca de evidências de complicações do sistema nervoso central (SNC), como eventos embólicos, hemorragia cerebral, aneurisma micótico ou abscesso cerebral. A função renal deve ser monitorada atentamente para que as doses de antibióticos possam ser ajustadas, se necessário. Se a gentamicina for usada por mais do que alguns dias, o paciente deve ser alertado para observar os sinais e sintomas de toxicidade vestibular ou ototoxicidade. É realizada audiometria inicial e esta é repetida periodicamente quando os pacientes correm alto risco de ototoxicidade induzida por aminoglicosídeos, tais como idosos, pacientes com disfunção renal ou lesão auditiva preexistente, pacientes recebendo ciclos prolongados de gentamicina e pacientes que também recebem outros agentes potencialmente nefrotóxicos. As concentrações séricas de gentamicina também devem ser avaliadas em intervalos regulares (p. ex., 2 vezes/semana e mais frequentemente se a função renal estiver mudando) e devem ser direcionadas para 1 a 3 µg/mℓ ou menos; concentrações mais altas devem levar a uma dosagem mais baixa ou menos frequente ou ambas.

As hemoculturas de acompanhamento podem ser indicadas no final da primeira semana de terapia em pacientes cuja EI é causada por microrganismos que geralmente não respondem ao tratamento de primeira linha, como *S. aureus* ou bacilos gram-negativos aeróbicos. Culturas positivas neste contexto podem sugerir a necessidade de mudar a terapia, pesquisar abscessos metastáticos ou repetir a ecocardiografia, mas as culturas negativas são tranquilizadoras.

Pacientes com EI podem continuar febris por algum tempo após a instituição do tratamento antibiótico apropriado. Cerca de 50% dos pacientes apresentam defervescência 3 dias após o início dos antibióticos, 75% em 1 semana e 90% em 2 semanas. Pacientes cuja endocardite é causada por *S. aureus*, microrganismos aeróbicos gram-negativos ou fungos tendem a apresentar defervescência mais lentamente do que pacientes infectados por outros microrganismos. A febre prolongada (> 1 semana após a instituição de antibióticos adequados) deve levar à repetição das hemoculturas. Se tais culturas forem negativas, várias possibilidades devem ser consideradas: abscesso do miocárdio, infecção extracardíaca (p. ex., aneurisma micótico, abscesso do músculo psoas ou esplênico, osteomielite vertebral, artrite séptica), dano ao tecido mediado por complexos imunes ou uma complicação da hospitalização e da terapia (p. ex., febre medicamentosa, superinfecção hospitalar, embolia pulmonar). Os estudos apropriados podem incluir ETE, TC do abdome, cintilografia óssea e urinálise com exame microscópico (à procura de evidências de nefrite intersticial). Os locais de acesso IV devem ser examinados cuidadosamente à procura de evidências de infecção e os acessos centrais de longa permanência devem ser trocados de acordo com as diretrizes publicadas.

A anticoagulação em indivíduos com EI é motivo de controvérsia. Embora nova anticoagulação no contexto de endocardite de valva nativa não pareça trazer benefício, manter a anticoagulação já em curso pode ser recomendada. Algumas autoridades no assunto recomendam a anticoagulação contínua em pacientes com endocardite de prótese valvar mecânica. No entanto, a descontinuação de toda a anticoagulação durante pelo menos as primeiras 2 semanas de terapia antibiótica é geralmente recomendada em pacientes com endocardite de prótese valvar por *S. aureus* que tiveram um evento embólico recente no SNC; essa abordagem possibilita a organização do trombo e, potencialmente, evita a transformação hemorrágica aguda das lesões embólicas. A reintrodução da anticoagulação nesses pacientes deve ser cautelosa e RNI deve ser monitorada cuidadosamente. A melhor opção para pacientes com outras indicações de anticoagulação, como trombose venosa profunda (TVP), embolização de grandes vasos ou fibrilação atrial, é menos clara e deve ser decidida de forma multidisciplinar que equilibre riscos e benefícios para cada paciente individualmente.

Ácido acetilsalicílico (AAS) em alta dose (325 mg/dia) não previne eventos embólicos e tende a aumentar a incidência de sangramento em pacientes com EI. Não está definido se um paciente deve permanecer em uso crônico de AAS em baixa dose (81 mg) se desenvolver EI subsequente.

## Complicações

As complicações da EI podem ser divididas em quatro grupos para facilitar a classificação: dano valvar direto e consequências da invasão local, complicações embólicas, infecções metastáticas por bacteriemia e fenômenos imunológicos. O dano local ao endocárdio ou miocárdio pode erodir diretamente através da valva cardíaca envolvida ou da parede miocárdica adjacente, resultando em perfurações valvares hemodinamicamente significativas ou fístulas intra ou extracardíacas. Essas complicações locais tipicamente se manifestam clinicamente com o início agudo de insuficiência cardíaca e têm um prognóstico ruim, mesmo com cirurgia cardíaca imediata. Os abscessos do anel valvar também exigem intervenção cirúrgica e são mais frequentes em pacientes com próteses valvares. Embora um defeito de condução no ECG possa sugerir o diagnóstico, ETE é o exame preferido para detectar abscesso paravalvar, perfuração valvar ou fístula intracardíaca. Abscessos miocárdicos comuns são encontrados em até 20% dos casos na necropsia e a endocardite por *Aspergillus* invade o miocárdio em mais de 50% dos casos. A pericardite é rara e geralmente está associada a abscesso miocárdico. IAM, provavelmente causado por embolia de material das vegetações nas artérias coronárias, é observado em 40 a 60% dos casos na necropsia, embora a maioria dos casos seja clinicamente silenciosa e não tenha alterações características no ECG. No entanto, até 15% dos pacientes idosos apresentam evidências clínicas de IAM, com complicações potencialmente desastrosas se o IAM for considerado o evento primário e o paciente receber terapia trombolítica. A insuficiência cardíaca é a principal causa de morte na EI, geralmente relacionada a dano valvar direto.

Os eventos embólicos são menos comuns agora do que na era pré-antibiótica, mas cerca de 35% dos pacientes apresentam pelo menos um evento embólico clinicamente evidente. Na endocardite fúngica, a maioria dos pacientes apresenta pelo menos um evento embólico, frequentemente com um grande êmbolo. O achado de vegetações grandes (> 10 mm) móveis no ecocardiograma, principalmente quando a válvula anterior da valva mitral está envolvida, é preditivo de alto risco de complicações embólicas. Além disso, os pacientes podem ter infarto franco de tecido cutâneo por causa de êmbolos. Além da pele, os êmbolos sistêmicos mais comumente se alojam nos rins, baço, grandes vasos sanguíneos ou SNC. As vegetações da endocardite do lado direito geralmente embolizam para os pulmões e causam anormalidades na radiografia de tórax, embora ocasionalmente essas embolias atinjam a circulação do lado esquerdo por meio de um forame oval patente.

Abscessos renais são raros na EI; no entanto, infarto renal leve é um achado assintomático frequente na TC de abdome, observado em mais de 50% dos casos na necropsia. Da mesma forma, o infarto esplênico ocorre em até 44% dos casos confirmados por necropsia. Esses êmbolos podem ser assintomáticos, mas também podem causar dor no quadrante superior esquerdo do abdome com irradiação para o ombro esquerdo, às vezes como sinal inicial de EI. Um infarto esplênico que progride para formar um abscesso pode causar febre persistente ou bacteriemia; portanto, esses pacientes devem fazer TC de abdome para pesquisar essa complicação.

Aneurismas vasculares micóticos, que frequentemente ocorrem em pontos de bifurcação, podem ser clinicamente silenciosos até que se rompam (o que pode ocorrer meses a anos após antibioticoterapia aparentemente bem-sucedida de EI) e foram encontrados em 10 a 15% dos casos na necropsia. Considerando que os aneurismas micóticos periféricos requerem ressecção cirúrgica, os aneurismas intracerebrais podem ser ressecados ou tratados com técnicas intravasculares (p. ex., molas) se sangrarem ou se causarem um efeito de massa. Para aneurismas micóticos da aorta abdominal, o reparo endovascular pode ser preferível; mas se for usada terapia endovascular, geralmente são necessários antibióticos de longa duração.

Muitos pacientes podem ter evidência de êmbolos cerebrovasculares, que têm predileção pela distribuição da artéria cerebral média e podem ser devastadores. A maioria dos êmbolos no SNC ocorre no início do curso da doença e são evidentes no momento da apresentação ou logo depois. Os AVE embólicos podem sofrer transformação hemorrágica, com piora repentina do estado neurológico do paciente. Muitos pacientes com endocardite fúngica apresentam AVE embólico ou grandes êmbolos que ocluem os vasos principais.

Algumas complicações da EI ocorrem quando a propagação bacteriêmica causa infecção metastática em um local distante. Os pacientes podem apresentar ou desenvolver osteomielite, artrite séptica ou abscesso epidural. A meningite purulenta (Capítulo 384) é uma complicação rara, exceto na endocardite pneumocócica, embora muitos pacientes com EI por *S. aureus* submetidos à punção lombar tenham pleocitose. É importante ressaltar que o achado de uma complicação metastática de EI não exclui a possibilidade de locais adicionais de infecção hematogênica, sobretudo na endocardite por *S. aureus*. Assim, a necessidade de investigação diagnóstica adicional deve ser orientada pelo curso clínico do paciente.

Os fenômenos imunológicos da EI costumam estar diretamente relacionados aos altos níveis de imunocomplexos circulantes. Os resultados da biopsia renal quase sempre são anormais no contexto de EI ativa, que classicamente causa glomerulonefrite associada a hipocomplementemia (Capítulo 113). No exame histopatológico, as alterações glomerulares podem ser focais, difusas ou membranoproliferativas ou podem ser semelhantes à doença por imunocomplexos encontrada no lúpus eritematoso sistêmico. Além disso, muitas das doenças musculoesqueléticas associadas à EI, incluindo as artrites monoarticulares e oligoarticulares, são provavelmente imunomediadas. Esses fenômenos imunológicos geralmente diminuem com a terapia antimicrobiana bem-sucedida.

## Cirurgia

Alguns pacientes com EI requerem tratamento cirúrgico, seja para curar a infecção ou evitar suas complicações[10,11] (Tabela 67.8). A maioria dos pacientes com evidência de extensão direta da infecção às estruturas miocárdicas, disfunção de prótese valvar ou insuficiência cardíaca por lesão valvar induzida por endocardite deve ser submetida à cirurgia. Além disso, muitos casos de endocardite causada por fungos, por bacilos gram-negativos aeróbicos ou microrganismos MDR (p. ex., enterococos resistentes a vancomicina ou gentamicina) exigem tratamento cirúrgico. Progressão da doença ou persistência da febre e bacteriemia por mais de 7 a 10 dias na presença de antibioticoterapia adequada podem indicar necessidade de cirurgia; no entanto, uma investigação completa deve ser realizada primeiro para excluir outros focos metastáticos de infecção. Em um ensaio randomizado de pacientes com EI do lado esquerdo, valvopatia grave e grandes vegetações (> 10 mm), a cirurgia precoce não reduziu significativamente a taxa de mortalidade por todas as causas em 6 meses, mas diminuiu significativamente o risco de embolia sistêmica, incluindo AVE e IAM.[A7] O manejo cirúrgico também deve ser considerado para pacientes com eventos embólicos recorrentes (dois ou mais) ou aqueles com grandes vegetações (> 10 mm) na ecocardiografia e um evento embólico, embora os dados nessas situações sejam menos convincentes. Endocardite por *S. aureus* envolvendo a válvula anterior da valva mitral e grandes vegetações (> 10 mm) constitui uma circunstância especial que exige intervenção cirúrgica precoce para reduzir o alto risco de êmbolos do SNC, especialmente quando o reparo da valva mitral, em vez da substituição da valva, pode ser realizado. Infelizmente, apenas cerca de 15 a 20% desses últimos pacientes acabam sendo bons candidatos para o reparo valvar.

Retardar a cirurgia em pacientes com deterioração da função cardíaca na tentativa de esterilizar a valva afetada é desaconselhável porque o risco de insuficiência cardíaca progressiva ou outras complicações geralmente supera o risco relativamente pequeno de EI recorrente após o implante da prótese valvar. As contraindicações relativas à substituição da valva incluem grandes êmbolos do SNC recentes (> 2 cm) ou sangramento (devido ao risco de sangramento no período peroperatório, quando a anticoagulação sistêmica é necessária), múltiplas substituições de valva anteriores (devido à dificuldade de suturar uma nova valva no tecido já enfraquecido por cirurgias anteriores) e uso contínuo de drogas injetáveis. Ocasionalmente, há pacientes com uma indicação convincente para a substituição da valva (p. ex., insuficiência cardíaca aguda) e um evento embólico recente do SNC. O risco de transformação hemorrágica dessas lesões durante a anticoagulação associada à circulação extracorpórea é motivo de controvérsia. No entanto, parece que o maior risco de tais eventos de transformação é em êmbolos maiores (> 2 cm), especialmente aqueles que exibiram um componente hemorrágico. Nestes últimos cenários, é prudente tentar adiar a cirurgia por pelo menos 2 a 4 semanas para permitir a organização e a resolução de tais êmbolos. No entanto, parece não haver benefício em termos de sobrevida em adiar a cirurgia de substituição valvar indicada (> 7 dias) após um AVE isquêmico.

Após o tratamento cirúrgico definitivo, a maioria dos pacientes deve receber antibioticoterapia adicional, a menos que um curso completo de antibióticos tenha sido administrado antes da cirurgia e não haja evidências de infecção contínua. Se o paciente recebeu antibióticos por menos de 1 semana antes da cirurgia ou se a cultura do local da cirurgia for positiva, o paciente deve receber o equivalente a um curso inicial completo de antibióticos apropriados para o microrganismo. Se o paciente recebeu antibióticos por 2 semanas ou mais e o resultado da cultura do local da cirurgia for negativo (independentemente de a histopatologia da valva mostrar inflamação ou um resultado de coloração de gram-positivo), o paciente deve receber o que resta do ciclo originalmente planejado de antibioticoterapia apropriada.

Em pacientes com EI relacionada a dispositivos cardiovasculares implantados, a remoção completa do dispositivo é obrigatória, independentemente do patógeno, se a meta for a cura da infecção. Em pacientes que realmente não conseguem tolerar a remoção do dispositivo, a antibioticoterapia crônica é a melhor alternativa.[12] Se um dispositivo de substituição precisar ser implantado, o momento ideal para tal procedimento não é claro. No entanto, os resultados da hemocultura devem ser negativos e qualquer infecção concomitante no local ou na bolsa deve ser completamente resolvida.

A duração da terapia antimicrobiana após a extração do dispositivo depende do dispositivo e da infecção.[13] Para EI relacionada a eletrodo, que geralmente está associada a infecção da corrente sanguínea, 2 semanas de terapia são recomendadas se não houver complicações de infecção. Para a infecção causada por *S. aureus*, a terapia deve ser estendida por até 4 semanas.

### Tabela 67.8 Indicações para cirurgia na endocardite.

| INDICAÇÃO | CLASSE* |
|---|---|
| **ENDOCARDITE DE VALVA NATIVA** | |
| Insuficiência aórtica aguda ou regurgitação mitral com insuficiência cardíaca | I |
| Insuficiência aórtica aguda com taquicardia e fechamento precoce da valva mitral no ecocardiograma | I |
| Endocardite fúngica | I |
| Evidências de abscesso anular ou aórtico, seio ou aneurisma verdadeiro ou falso da aorta, deiscência valvar, ruptura, perfuração ou fístula | I |
| Evidências de disfunção valvar e infecção persistente após um período prolongado (7 a 10 dias) de terapia apropriada, desde que não haja causas não cardíacas de infecção | I |
| Êmbolos recorrentes após terapia antibiótica apropriada | I |
| Infecção por microrganismos gram-negativos entéricos ou microrganismos com resposta insatisfatória a antibióticos em pacientes com evidência de disfunção valvar | I |
| Vegetação da válvula anterior da valva mitral (especialmente com tamanho > 10 mm) ou vegetação persistente após embolização sistêmica | IIa |
| Aumento das dimensões da vegetação apesar da terapia antimicrobiana adequada | IIb |
| Infecções precoces da valva mitral que provavelmente podem ser reparadas, especialmente quando existem grandes vegetações e/ou êmbolos recorrentes | III |
| Febre persistente e leucocitose com hemoculturas negativas | III |
| **ENDOCARDITE DE PRÓTESE VALVAR** | |
| Endocardite de prótese valvar precoce (< 2 meses após a cirurgia) | I |
| Insuficiência cardíaca com disfunção da valva protética | I |
| Endocardite não estreptocócica | I |
| Evidências de extravasamento perivalvar, abscesso anular ou aórtico, seio ou aneurisma aórtico verdadeiro ou falso, formação de fístula ou novos distúrbios de condução | I |
| Bacteriemia persistente após 7 a 10 dias de terapia antibiótica apropriada, com causas não cardíacas para bacteriemia excluídas | IIa |
| Êmbolo periférico recorrente apesar da terapia | IIa |
| Vegetação de qualquer tamanho vista na prótese ou perto dela | IIb |

*Classe I = condições para as quais há evidências ou acordo geral de que determinado procedimento ou tratamento é útil e efetivo; classe II = condições para as quais há evidências conflitantes ou divergência de opinião sobre a utilidade ou eficácia de um procedimento ou tratamento; classe IIa = peso da evidência ou opinião favorável à utilidade ou eficácia; classe IIb = utilidade ou eficácia é menos bem estabelecida por evidências ou opinião; classe III = condições para as quais há evidências ou consenso geral de que o procedimento ou tratamento não é útil e, em alguns casos, pode ser prejudicial. (Adaptada com a permissão de Bonow RO, Carabello B, de Leon AC, et al. Guidelines for the management of patients with valvar heart disease. *Circulation.* 1998;98:1949-1984.)

Quase 40% dos pacientes com EI relacionada a dispositivos cardiovasculares implantáveis têm envolvimento valvar concomitante, predominantemente infecção da valva tricúspide, com taxas de mortalidade intra-hospitalar e em 1 ano de 15 e 23%, respectivamente. A remoção do dispositivo parece reduzir a taxa de mortalidade em cerca de 50% (de cerca de 40% para cerca de 20%). Nesses pacientes, recomenda-se a terapia concomitante de 4 a 6 semanas.

## PREVENÇÃO

Apesar da falta de dados definitivos para procedimentos odontológicos, antibióticos profiláticos são recomendados para prevenir EI (Tabela 67.9) quando os pacientes com maior risco de desfechos adversos de endocardite são submetidos a procedimentos dentários que envolvam a manipulação do tecido gengival ou da região periapical dos dentes ou perfuração da mucosa oral; procedimento invasivo do sistema respiratório, com incisão ou biopsia da mucosa respiratória, como amigdalectomia e adenoidectomia; ou procedimentos invasivos envolvendo pele infectada, estruturas cutâneas ou tecido musculoesquelético (Tabela 67.10). Outras diretrizes de consenso também reduziram as indicações para profilaxia antimicrobiana. No Reino Unido, por exemplo, nenhuma profilaxia é recomendada para pacientes odontológicos, independentemente das condições valvares cardíacas subjacentes. Em contraste, as diretrizes da European Society of Cardiology são amplamente consistentes com as diretrizes atuais da AHA.

Desde a recente publicação dessas recomendações mais limitadas da AHA, ESC e NICE, pesquisas de acompanhamento nesses países geraram resultados mistos, sem evidências definitivas de causa e efeito entre a redução no uso de profilaxia dentária e aumento da incidência de endocardite causada por estreptococos do grupo *viridans*. Nos EUA, entretanto, alguns dados sugerem que as taxas de endocardite estreptocócica aumentaram desde a adoção de estratégias de profilaxia menos agressivas em 2007.[14]

Os antibióticos escolhidos para a profilaxia pré-procedimento devem ser ativos contra os microrganismos com maior probabilidade de serem liberados na corrente sanguínea pelo procedimento de interesse (Tabela 67.11). Os dados sugerem que a associação amoxicilina/clavulanato (1.000 mg/200 mg) é a melhor terapia para prevenir a bacteriemia, que a amoxicilina sozinha é melhor do que a azitromicina e que a clindamicina não é melhor do que o placebo na prevenção da bacteriemia[A3] após procedimentos odontológicos. Se esses dados se traduzem na prevenção da endocardite, entretanto, é desconhecido.[15] Assim, os antibióticos ativos contra a flora oral são recomendados para procedimentos dentários e nas vias respiratórias superiores. Para pacientes com as condições listadas na Tabela 67.9 que passam por um procedimento para pele, estrutura da pele ou tecido musculoesquelético infectado, o esquema terapêutico deve conter um agente ativo contra estafilococos e estreptococos beta-hemolíticos.

Pacientes com dispositivos cardíacos implantados não precisam de profilaxia antibiótica para procedimentos odontológicos ou outros procedimentos invasivos. No entanto, esses pacientes precisam de profilaxia do local cirúrgico no momento da colocação do dispositivo. Os esquemas recomendados geralmente incluem betalactâmico (comumente cefazolina, 1 g IV 1 hora antes da colocação do dispositivo), independentemente de um novo dispositivo estar sendo colocado ou de o dispositivo estar sendo revisado. Profilaxia mais agressiva com vancomicina, lavagem de bolsa com bacitracina intraprocedimento e 2 dias de cefalexina oral pós-procedimento não reduz significativamente as taxas de infecção.[A4] No entanto, um ensaio randomizado mostrou que o uso de um envelope eluidor de antibiótico absorvível no momento da colocação do dispositivo, substituição ou revisão da bolsa pode reduzir significativamente as infecções sem efeitos adversos.[A4b]

## PROGNÓSTICO

A EI não tratada é uniformemente fatal. O manejo clínico e cirúrgico agressivo melhora drasticamente o desfecho. A taxa de mortalidade geral por endocardite de valva nativa e de prótese valvar permanece bastante alta, variando de 17 a 36%. Enquanto determinados subgrupos, como

### Tabela 67.9 Condições cardíacas de alto risco para as quais a profilaxia de endocardite durante procedimentos dentários é razoável.

Prótese valvar cardíaca ou material protético usado para reparo de valva cardíaca
Endocardite anterior
Cardiopatia congênita complexa envolvendo doença cardíaca congênita cianótica não reparada (incluindo *shunts* e condutos paliativos), cardiopatia congênita completamente reparada com material protético nos 6 meses anteriores ao procedimento, ou cardiopatia congênita reparada com defeitos residuais no local ou adjacente ao local de material protético
Receptores de transplante cardíaco que desenvolvem valvopatia cardíaca

Adaptada de Wilson W, Taubert KA, Gewitz M, et al. Prevention of infective endocarditis guidelines from the American Heart Association: a guideline from the American Heart Association Rheumatic Fever, Endocarditis, and Kawasaki Disease Committee, Council on Cardiovascular Disease in the Young, and the Council on Clinical Cardiology, Council on Cardiovascular Surgery and Anesthesia, and the Quality of Care and Outcomes Research Interdisciplinary Working Group. *Circulation*. 2007;116:1736-1754.

### Tabela 67.10 Recomendações para a profilaxia de endocardite.

**PROFILAXIA É RECOMENDADA***

Odontológico: todos os procedimentos odontológicos envolvendo manipulação do tecido gengival ou da região periapical dos dentes ou perfuração da mucosa oral
Respiratório: procedimentos que envolvem incisão ou biopsia da mucosa respiratória, como amigdalectomia e adenoidectomia
Outros: procedimentos envolvendo pele infectada, estruturas de pele ou tecido musculoesquelético antes da incisão e drenagem

**PROFILAXIA NÃO É RECOMENDADA**

Odontológico: injeções anestésicas de rotina através de tecido não infectado, radiografias dentárias, colocação de próteses removíveis ou aparelhos ortodônticos, ajuste de aparelhos ortodônticos, colocação de aparelhos ortodônticos, queda de dentes decíduos, sangramento de traumatismo nos lábios ou na mucosa oral
Respiratório: procedimentos que não envolvam incisão ou biopsia da mucosa respiratória, incluindo broncoscopia (a menos que o procedimento envolva incisão da mucosa do sistema respiratório)
Geniturinário: a profilaxia antibiótica apenas para prevenir EI não é recomendada
Gastrintestinal: profilaxia antibiótica apenas para prevenir EI não é recomendada

*Apenas em pacientes com condições cardíacas subjacentes associadas ao risco mais elevado de desfecho adverso de endocardite (listado na Tabela 67.9). (Adaptada de Wilson W, Taubert KA, Gewitz M, et al. Prevention of infective endocarditis guidelines from the American Heart Association: a guideline from the American Heart Association Rheumatic Fever, Endocarditis, and Kawasaki Disease Committee, Council on Cardiovascular Disease in the Young, and the Council on Clinical Cardiology, Council on Cardiovascular Surgery and Anesthesia, and the Quality of Care and Outcomes Research Interdisciplinary Working Group. *Circulation*. 2007;116:1736-1754.)

### Tabela 67.11 Antibióticos sugeridos para profilaxia de endocardite para procedimentos odontológicos ou nas vias respiratórias* em pacientes com condições cardíacas de alto risco.†

| CARACTERÍSTICAS DOS PACIENTES | ESQUEMA‡ |
|---|---|
| Capaz de tomar medicamentos orais | Amoxicilina 2 g VO |
| Incapaz de tomar medicamentos orais | Ampicilina 2 g IV ou IM; ou cefazolina ou ceftriaxona 1 g IM ou IV |
| Alérgico a penicilina ou ampicilina e capaz de ingerir medicamentos | Cefalexina 2 g VO (ou outra cefalosporina oral de primeira ou segunda geração em doses equivalentes para adultos); clindamicina 600 mg VO; azitromicina 500 mg VO; ou claritromicina 500 mg VO. As cefalosporinas não devem ser usadas em um indivíduo com história pregressa de anafilaxia, angioedema ou urticária com penicilina ou ampicilina |
| Alérgico a penicilina ou ampicilina e incapaz de ingerir medicamentos | Cefazolina ou ceftriaxona 1 g IM ou IV; ou clindamicina 600 mg IM ou IV |

*Para os procedimentos aplicáveis, consulte a Tabela 67.10. †Para as condições aplicáveis, consulte a Tabela 67.9. ‡Todos os esquemas consistem em uma dose única 30 a 60 minutos antes do procedimento. IM = intramuscular; IV = intravenoso; VO = via oral. (Adaptada de Wilson W, Taubert KA, Gewitz M, et al. Prevention of infective endocarditis guidelines from the American Heart Association: a guideline from the American Heart Association Rheumatic Fever, Endocarditis, and Kawasaki Disease Committee, Council on Cardiovascular Disease in the Young, and the Council on Clinical Cardiology, Council on Cardiovascular Surgery and Anesthesia, and the Quality of Care and Outcomes Research Interdisciplinary Working Group. *Circulation*. 2007;116:1736-1754.)

pacientes com endocardite causada por estreptococos do grupo *viridans*, correm menor risco de morte, pacientes com endocardite por *S. aureus*, fúngica e zoonótica apresentam taxas de mortalidade mais altas. Insuficiência cardíaca e eventos do SNC são as causas mais frequentes de morte.

A endocardite é recorrente em cerca de 12 a 16% dos pacientes e é mais comum em usuários de drogas injetáveis, idosos e pacientes com próteses valvares. A taxa de recidiva também varia dependendo do microrganismo causal. Infecções facilmente tratáveis, como aquelas causadas por estreptococos do grupo *viridans*, têm uma taxa baixa de recidiva (5%), mas microrganismos mais difíceis de erradicar têm taxas significativamente mais altas.

### Recomendações de grau A

A1. Marti-Carvajal AJ, Dayer M, Conterno LO, et al. A comparison of different antibiotic regimens for the treatment of infective endocarditis. *Cochrane Database Syst Rev.* 2016;4:CD009880.
A1b. Meier MA, Branche A, Neeser OL, et al. Procalcitonin-guided antibiotic treatment in patients with positive blood cultures: a patient-level meta-analysis of randomized trials. *Clin Infect Dis.* 2019;69:388-396.
A1c. Iversen K, Ihlemann N, Gill SU, et al. Partial oral versus intravenous antibiotic treatment of endocarditis. *N Engl J Med.* 2019;380:415-424.
A2. Kang DH, Kim YJ, Kim SH, et al. Early surgery versus conventional treatment for infective endocarditis. *N Engl J Med.* 2012;366:2466-2473.
A3. Limeres Posse J, Alvarez Fernandez M, Fernandez Feijoo J, et al. Intravenous amoxicillin/clavulanate for the prevention of bacteraemia following dental procedures: a randomized clinical trial. *J Antimicrob Chemother.* 2016;71:2022-2030.
A4. Krahn AD, Longtin Y, Philippon F, et al. Prevention of arrhythmia device infection trial: the PADIT trial. *J Am Coll Cardiol.* 2018;72:3098-3109.
A4b. Tarakji KG, Mittal S, Kennergren C, et al. Antibacterial envelope to prevent cardiac implantable device infection. *N Engl J Med.* 2019;380:1895-1905.

### REFERÊNCIAS BIBLIOGRÁFICAS

*As referências bibliográficas, bem como os outros materiais suplementares deste livro, encontram-se no GEN-IO, nosso ambiente virtual de aprendizagem*

# 68

# DOENÇAS PERICÁRDICAS

BRIAN D. HOIT E JAE K. OH

O pericárdio é uma estrutura sacular com duas camadas – visceral e parietal. O pericárdio visceral é uma monocamada de células da serosa que adere firmemente ao epicárdio, reflete sobre a origem dos grandes vasos e, juntamente com a camada parietal fibrosa e resistente, envolve o coração. O espaço pericárdico encerrado entre as duas camadas serosas normalmente contém até 50 m$\ell$ de ultrafiltrado plasmático. O pericárdio é bem inervado, de modo que a inflamação pericárdica provoca dor intensa e desencadeia reflexos mediados pelo nervo vago.

Como resultado de suas propriedades físicas relativamente inelásticas, o pericárdio limita a dilatação cardíaca aguda e aumenta as interações mecânicas das câmaras cardíacas.[1b] Em resposta ao alongamento crônico, o pericárdio dilata e possibilita que um derrame pericárdico de acúmulo lento se torne muito grande sem comprimir as câmaras cardíacas e que ocorra remodelamento ventricular esquerdo sem restrição pericárdica excessiva. Por outro lado, um pericárdio com tecido fibrótico (cicatricial) ou espessado pode limitar o enchimento do coração, resultando em constrição pericárdica. Apesar das funções importantes do pericárdio normal, a ausência congênita ou a ressecção cirúrgica do pericárdio não parece ter efeito adverso importante.

## PERICARDITE AGUDA
### EPIDEMIOLOGIA E BIOPATOLOGIA

A inflamação aguda do pericárdio, com ou sem derrame pericárdico associado, pode ocorrer como uma condição clínica isolada ou como manifestação de uma doença sistêmica. Embora cerca de 85% dos casos isolados de pericardite aguda sejam idiopáticos ou virais, a lista de outras causas potenciais é bastante extensa (Tabela 68.1). As causas virais incluem vírus ECHO e vírus Coxsackie do grupo B, mas a obtenção de títulos virais específicos não altera o manejo do paciente. Cerca de 6% dos casos são de origem neoplásica, cerca de 4% são causados por tuberculose, cerca de 3% são causados por outras infecções bacterianas ou fúngicas e cerca de 2% são causados por colagenose.[1] Pacientes com febre maior que 38°C ou evolução subaguda ou que não respondam prontamente à terapia têm maior probabilidade de apresentar pericardite causada por doença autoimune sistêmica, malignidade ou infecção bacteriana.

### MANIFESTAÇÕES CLÍNICAS

A maioria dos pacientes com pericardite aguda apresenta dor torácica retroesternal aguda (Tabela 45.2, no Capítulo 45), que pode ser muito intensa e debilitante. Em alguns casos, entretanto, a pericardite é assintomática, como a associada a artrite reumatoide. A dor pericárdica geralmente piora com a inspiração e em decúbito dorsal e, geralmente, é aliviada ao sentar-se e inclinar-se para a frente. Tipicamente, a dor pericárdica é referida para a crista da escápula, presumivelmente devido à irritação dos nervos frênicos, que fornecem inervação sensorial ao pericárdio. A dor torácica da pericardite aguda tem de ser diferenciada de embolia pulmonar e isquemia ou infarto do miocárdio (Tabela 68.2).

O atrito pericárdico é o achado clássico em pacientes com pericardite aguda. O atrito é um som estridente e áspero que pode ter um, dois ou três componentes correspondentes a ejeção ventricular, enchimento ventricular rápido no início da diástole e sístole atrial. Um atrito pericárdico, que é diferenciado de um sopro por sua característica áspera, às vezes é

**Tabela 68.1** Causas de pericardite: infecciosa e não infecciosa.

**PERICARDITE INFECCIOSA (2/3 DOS CASOS)**

Viral (mais comum): vírus ECHO e vírus Coxsackie (usual), vírus influenza, EBV, CMV, adenovírus, varicela, rubéola, caxumba, HBV, HCV, HIV, parvovírus B19, herpes-vírus humano 6 (relatos crescentes)
Bacteriana: tuberculose (4 a 5%)* e *Coxiella burnetii* (mais comum); outras causas bacterianas (raras) incluem pneumococos, meningococos, gonococos, *Haemophilus*, estafilococos, *Chlamydia*, *Mycoplasma*, *Legionella*, *Leptospira*, *Listeria*
Fúngica (raro): histoplasmose é mais provável em pacientes imunocompetentes; aspergilose, blastomicose, candidíase são mais prováveis em pacientes imunossuprimidos
Parasitário (muito raro): *Echinococcus*, *Toxoplasma*

**PERICARDITE NÃO INFECCIOSA (1/3 DOS CASOS)**

**Pericardite autoimune (< 10%)***
Síndromes de lesão pericárdica: síndrome pós-infarto do miocárdio; síndrome pós-pericardiotomia; pericardite pós-traumática, incluindo pericardite iatrogênica (p. ex., após intervenções coronarianas percutâneas, inserção de marca-passo, ablação)
Pericardite em doenças autoimunes e autoinflamatórias sistêmicas: mais comum no lúpus eritematoso sistêmico, na síndrome de Sjögren, na artrite reumatoide, na esclerose sistêmica, nas vasculites sistêmicas, na síndrome de Behçet, na sarcoidose, na febre familiar do Mediterrâneo
Pericardite autorreativa*[†]

**Pericardite neoplásica (5 a 7%)***
Tumores primários (raros): mesotelioma pericárdico
Tumores metastáticos secundários (comum): câncer de pulmão e mama, linfoma
**Pericardite metabólica:** uremia, mixedema (comum); outros raros
**Pericardite traumática (rara)**
Lesão direta: lesão torácica penetrante, perfuração esofágica, iatrogênica
Lesão indireta: lesão torácica não penetrante, lesão por radiação
**Pericardite relacionada a medicamentos (rara)**
Procainamida, hidralazina, isoniazida e fenitoína (síndrome semelhante ao lúpus), penicilinas (pericardite de hipersensibilidade com eosinofilia), doxorrubicina e daunorrubicina (frequentemente associada a miocardiopatia); pode causar pericardiopatia

*As porcentagens referem-se a casos não selecionados.
[†]O diagnóstico de pericardite autorreativa é estabelecido usando os seguintes critérios: (1) aumento do número de linfócitos e leucócitos mononucleares > 5.000/$\mu\ell$ (linfocítico autorreativo) ou o achado de anticorpos contra o tecido do músculo cardíaco (antissarcolema) no líquido pericárdico (mediada por anticorpos autorreativos); (2) sinais de miocardite nas biopsias epicárdicas ou endomiocárdicas em ≥ 14 células/mm²; e (3) exclusão de infecções, neoplasias e distúrbios sistêmicos e metabólicos.
CMV = citomegalovírus; EBV = vírus Epstein-Barr; HBV = vírus da hepatite B; HCV = vírus da hepatite C; HIV = vírus da imunodeficiência humana. (De Imazio M, Spodick DH, Brucato A, et al. Controversial issues in the management of pericardial diseases. *Circulation.* 2010;121:916-928.)

## Tabela 68.2 — Diferenciação entre pericardite e isquemia miocárdica ou infarto e embolismo pulmonar.

| ACHADOS | ISQUEMIA MIOCÁRDICA OU INFARTO DO MIOCÁRDIO | PERICARDITE | EMBOLISMO PULMONAR |
|---|---|---|---|
| **DOR TORÁCICA** | | | |
| Característica | Sensação de compressão ou aperto | Aguda, penetrante, ocasionalmente desconforto | Aguda, em caráter de facada |
| Muda com a respiração | Não | Piora com a inspiração | Em fase com a respiração (ausente quando o paciente está apneico) |
| Muda com a posição corporal | Não | Pior em decúbito dorsal; melhora quando sentado ou inclinado para a frente | Não |
| Duração | Minutos (isquemia); horas (infarto) | Horas a dias | Horas a dias |
| Resposta à nitroglicerina | Melhora | Sem mudança | Sem mudança |
| **EXAME FÍSICO** | | | |
| Atrito | Ausente (a menos que haja pericardite) | Existente na maioria dos pacientes | Pode ocorrer atrito pleural |
| **ELETROCARDIOGRAMA** | | | |
| Supradesnivelamento do segmento ST | Convexa localizada | Côncavo e generalizado | Limitado às derivações III, aVF e $V_1$ |
| Infradesnivelamento do segmento PR | Rara | Frequente | Nenhuma |

Modificada de Little WC, Freeman GL. Pericardial disease. *Circulation.* 2006;113:1622-1632.

localizado em uma pequena área na parede torácica e pode ser intermitente espontaneamente ou com mudanças de posição. Para detectar um atrito, pode ser necessário auscultar o coração com o paciente em várias posições, especialmente usando o diafragma com o paciente inclinado para a frente e não respirando após a expiração completa. O atrito pericárdico tem de ser diferenciado do atrito pleural, que não é auscultado durante apneia, mas o atrito pericárdico não é afetado.

### DIAGNÓSTICO

Uma avaliação direcionada (Tabela 68.3) pode ajudar a distinguir a pericardite de outras condições,[2] bem como ajudar a estabelecer a causa da pericardite verdadeira (Tabela 68.4).[3] O diagnóstico de pericardite aguda pode ser feito com dois dos seguintes critérios: dor torácica típica; atrito pericárdico; alterações características do eletrocardiograma (ECG) e derrame pericárdico.[4] No início do curso da pericardite aguda, o ECG exibe tipicamente supradesnivelamento do segmento ST difuso associado à depressão do segmento PR (Figura 68.1). O supradesnivelamento do segmento ST geralmente ocorre em todas as derivações, exceto aVR, mas as alterações podem ser atípicas na pericardite pós-infarto agudo do miocárdio (pós-IAM). Classicamente, as alterações do ECG causadas pela pericardite aguda evoluem ao longo de vários dias; a resolução do supradesnivelamento do segmento ST é seguida por ampla inversão da onda T que subsequentemente se normaliza, embora a evolução temporal das alterações do ECG seja muito variável. A pericardite urêmica geralmente ocorre sem as anormalidades típicas do ECG.

Pacientes com pericardite aguda geralmente apresentam evidências de inflamação sistêmica, incluindo leucocitose, elevada velocidade de hemossedimentação (VHS) e nível elevado de proteína C reativa (PCR). Febre baixa é comum, mas temperatura acima de 38°C é incomum e sugere a possibilidade de pericardite bacteriana.

Tipicamente, os níveis de troponina estão pouco elevados na pericardite aguda devido a algum envolvimento do epicárdio pelo processo inflamatório. O nível de troponina aumentado na pericardite aguda geralmente retorna ao normal em 1 a 2 semanas e não está associado a pior prognóstico. Embora o nível elevado de troponina possa levar ao diagnóstico incorreto de IAM com supradesnivelamento do segmento ST (Capítulo 64), a maioria dos pacientes com níveis elevados de troponina e pericardite aguda apresenta angiocoronariografias normais. Um ecocardiograma (Capítulo 49) pode ajudar a evitar um diagnóstico incorreto de IAM.

A ecocardiografia pode demonstrar pequeno derrame pericárdico na pericardite aguda, mas um ecocardiograma normal não descarta o diagnóstico de pericardite aguda. Um ecocardiograma é fundamental, entretanto, excluindo o diagnóstico de tamponamento cardíaco (ver adiante). Quando o diagnóstico de pericardite aguda não é claro, a ressonância magnética cardíaca (RMC) pode demonstrar inflamação pericárdica como um realce tardio do pericárdio (e-Figura 68.1). A pericardiocentese diagnóstica é indicada na suspeita de tuberculose purulenta ou pericardite maligna ou se o paciente apresentar tamponamento cardíaco.

### Tabela 68.3 — Exames complementares selecionados na pericardite aguda.

**EM TODOS OS PACIENTES**

PPD (intradermorreação de Mantoux ou teste tuberculínico) (mais teste intradérmico de controle para excluir anergia)
Níveis sanguíneos de ureia e creatinina para excluir uremia
Velocidade de hemossedimentação
Eletrocardiograma
Radiografia de tórax
Ecocardiograma

**EM PACIENTES SELECIONADOS**

Ressonância magnética cardíaca
AAN e fator reumatoide para excluir LES ou artrite reumatoide em pacientes com artrite aguda ou derrame pleural
TSH e $T_4$ para excluir hipotireoidismo em pacientes com achados clínicos sugestivos de hipotireoidismo e em pacientes assintomáticos com derrame pericárdico inexplicado
Teste de HIV para descartar AIDS em pacientes com fatores de risco para a doença pelo HIV ou uma síndrome clínica compatível
Hemoculturas em pacientes febris para excluir endocardite infecciosa e bacteriemia
Testes sorológicos para fungos em pacientes de áreas endêmicas ou em pacientes imunocomprometidos
Título de ASO em crianças ou adolescentes com suspeita de febre reumática
Pesquisa de anticorpos heterófilos para descartar mononucleose em pacientes jovens ou de meia-idade com síndrome clínica compatível ou febre aguda, fraqueza e linfadenopatia

AIDS = síndrome da imunodeficiência adquirida; AAN = anticorpo antinuclear; ASO = antiestreptolisina O; HIV = vírus da imunodeficiência humana; LES = lúpus eritematoso sistêmico; $T_4$ = tiroxina; TSH = hormônio tireoestimulante. (Modificada de Nishimura RA, Kidd KR. Recognition and management of patients with pericardial disease. In: Braunwald E, Goldman L, eds. *Primary Cardiology.* 2nd ed. Philadelphia: WB Saunders; 2003:625.)

### TRATAMENTO

Pacientes que apresentam manifestações de um processo sistêmico subjacente, como doença inflamatória, exibem características de alto risco (*i. e.*, febre > 38°C, evolução subaguda, ausência de resposta ao tratamento, nível elevado de troponina com evidências de disfunção ventricular esquerda concomitante, derrame pericárdico, tamponamento pericárdico incipiente ou estabelecido) ou suspeita de IAM (Capítulo 64) justifica hospitalização e avaliação adicional. Pacientes sem essas características geralmente podem ser acompanhados ambulatorialmente (Figura 68.2).

Se a pericardite aguda for manifestação de uma doença subjacente, ela geralmente responde ao tratamento da condição primária. A maioria dos casos de pericardite aguda idiopática ou viral é autolimitada e responde ao tratamento com ácido acetilsalicílico (AAS) (650 mg a cada 6 horas) ou outro anti-inflamatório não esteroide (AINE), como ibuprofeno (300 a 800 mg a cada 6 a 8 horas). A dose de AINE deve ser reduzida após os sintomas e qualquer derrame pericárdico ter remitido, mas a medicação deve ser

## Tabela 68.4 — Apresentação e tratamento das causas mais comuns de pericardite.

| TIPO | PATOGÊNESE OU ETIOLOGIA | DIAGNÓSTICO | TRATAMENTO | COMPLICAÇÕES | COMENTÁRIOS |
|---|---|---|---|---|---|
| Viral | Vírus Coxsackie B<br>Vírus ECHO tipo 8<br>Vírus Epstein-Barr | Leucocitose<br>VHS elevada<br>Elevação leve do biomarcador cardíaco | Alívio sintomático, AINE, colchicina | Tamponamento<br>Pericardite recidivante | Picos na primavera e outono |
| Tuberculosa | *Mycobacterium tuberculosis* | Isolamento do microrganismo do líquido de biopsia<br>Granulomas inespecíficos | Esquema terapêutico com três agentes<br>Drenagem pericárdica seguida por pericardiectomia precoce (4 a 6 semanas) se houver sinais de tamponamento ou constrição | Tamponamento<br>Pericardite constritiva | 1 a 8% dos pacientes com pneumonia tuberculosa; descartar infecção pelo HIV |
| Bacteriana | Estreptococo do grupo A<br>*Staphylococcus aureus*<br>*Streptococcus pneumoniae* | Leucocitose com desvio para a esquerda importante<br>Líquido pericárdico purulento | Drenagem pericárdica por cateter ou cirurgia<br>Antibióticos sistêmicos<br>Pericardiectomia se desenvolver fisiologia constritiva | Tamponamento em um terço dos pacientes | Taxa de mortalidade muito alta se não for reconhecida precocemente |
| Pós-infarto agudo do miocárdio | 12 h a 10 dias após o infarto | Febre<br>Atrito pericárdico<br>Eco: derrame | AAS<br>Prednisona | Tamponamento raro | Mais frequente em grandes infartos de onda Q<br>Anterior > inferior |
| Urêmica | Insuficiência renal não tratada: 50%<br>Diálise crônica: 20% | Atrito pericárdico: 90% | Diálise intensiva<br>Indometacina: provavelmente ineficaz<br>Drenagem por cateter<br>Drenagem cirúrgica | Tamponamento<br>Instabilidade hemodinâmica em diálise | Evitar AINE<br>≈ 50% respondem à diálise intensiva |
| Neoplásica | Em ordem de frequência: câncer de pulmão, câncer de mama, leucemia e linfoma, outros | Dor torácica, dispneia<br>Eco: derrame<br>TC, RM: metástases tumorais para pericárdio<br>Exame citológico de líquido positivo em 85% | Drenagem por cateter<br>Pericardiectomia subxifoide<br>Quimioterapia dirigida a neoplasia maligna subjacente | Tamponamento<br>Constrição | |

AAS = ácido acetilsalicílico; TC = tomografia computadorizada; Eco = ecocardiograma; VHS = velocidade de hemossedimentação; HIV = vírus da imunodeficiência humana; RM = ressonância magnética; AINE = anti-inflamatórios não esteroides. (Modificada de Malik F, Foster E. Pericardial disease. In: Wachter RM, Goldman L, Hollander H, eds. *Hospital Medicine*. 2nd ed. Philadelphia: Lippincott Williams & Wilkins; 2005:449.)

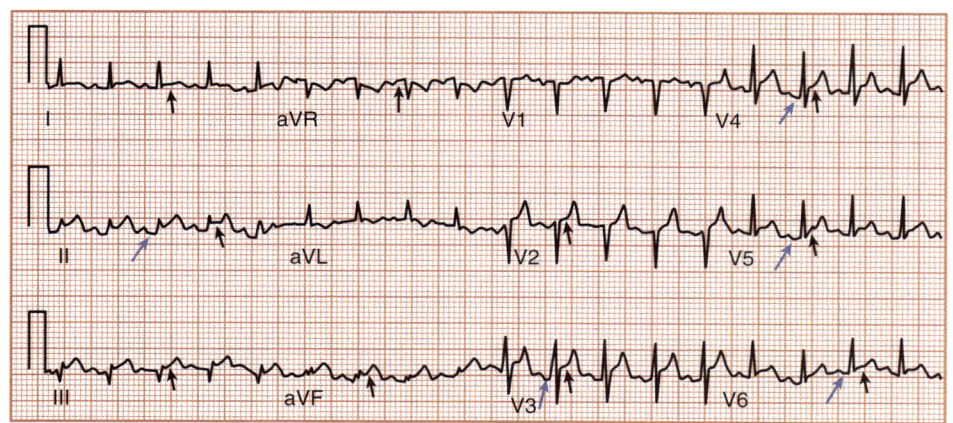

**FIGURA 68.1** Eletrocardiograma demonstrando características típicas de pericardite aguda na apresentação. Há supradesnivelamento difuso do segmento ST e depressão do segmento PR, exceto em aVR, onde há infradesnivelamento do segmento ST e elevação do segmento PR.

tomada por pelo menos 3 a 4 semanas para minimizar o risco de pericardite recorrente.

Além disso, a colchicina (0,6 a 1,2 mg/dia durante 3 meses) deve ser iniciada em todos os pacientes com pericardite aguda[5] para reduzir a taxa de sintomas persistentes em 72 horas, reduzir a probabilidade de pericardite recorrente de 55 para 24% em 18 meses e reduzir a taxa de hospitalização subsequente.[A1] O principal efeito colateral da colchicina é a diarreia. A dose menor de colchicina deve ser usada em pacientes com peso inferior a 70 kg ou que apresentem efeitos colaterais com a dose maior. A colchicina deve ser evitada em pacientes com função renal ou hepática anormal e em pacientes em tratamento com antibióticos macrolídios, que alteram seu metabolismo.

Um inibidor da bomba de prótons, como o omeprazol (20 mg/dia), deve ser considerado para melhorar a tolerabilidade gástrica dos AINE. Varfarina e heparina devem ser evitadas para minimizar o risco de hemopericárdio, mas a anticoagulação pode ser necessária se o paciente tiver fibrilação atrial ou uma valva cardíaca protética. É prudente evitar exercícios até que a dor torácica se resolva completamente. Se a pericardite voltar, o paciente pode reutilizar colchicina e cetorolaco intravenoso (20 mg) e, em seguida, continuar com um AINE oral e colchicina por pelo menos 3 meses.

Embora a pericardite aguda geralmente responda dramaticamente aos corticosteroides sistêmicos, estudos observacionais sugerem fortemente que o uso de esteroides aumenta a probabilidade de recidiva em pacientes tratados com colchicina. Exceto quando necessário para tratar uma doença inflamatória subjacente, todos os esforços devem ser feitos para evitar o uso de esteroides, reservando esteroides de baixa dosagem para pacientes que não toleram AAS e outros AINE ou cuja recorrência não responde à colchicina e aos AINE intravenosos. Se esteroides forem usados, a prednisona em baixas doses (0,2 a 0,5 mg/kg) parece ser tão efetiva quanto as doses mais altas e é menos provável de estar associada à recorrência. Os esteroides devem ser continuados por pelo menos 1 mês antes da redução gradual, que pode ser guiada pelo retorno do nível de PCR à faixa normal. A pericardiocentese não é recomendada, a menos que haja suspeita clínica de pericardite purulenta ou tuberculosa ou que o paciente não responda a 2 a 3 semanas de terapia com AINE.

## PROGNÓSTICO

O curso da pericardite viral e idiopática geralmente é autolimitado e a maioria dos pacientes se recupera completamente. Entretanto, cerca de 25% dos pacientes apresentam pericardite recorrente semanas a meses depois, provavelmente causada por uma resposta imune, e alguns pacientes têm vários episódios debilitantes. Curiosamente, em pacientes internados cuja pericardite aguda é acompanhada por miocardite, conforme evidenciado pela elevação dos níveis de troponina sérica, a taxa de recorrência é mais próxima de 10%. A pericardite recorrente é mais comum em pacientes tratados com esteroides para o episódio agudo, especialmente durante uma redução rápida de esteroides. O tratamento prolongado com AINE em altas doses (p. ex., ibuprofeno 300 a 600 mg, 3 vezes/dia) mais colchicina (0,5 a 0,6 mg 2 vezes/dia, reduzindo para 1 vez/dia após 3 a 6 meses) é eficaz para pericardite recorrente.[A2,A3] Em pacientes que não toleram colchicina ou que apresentam episódios recorrentes apesar do tratamento com colchicina e altas doses de AINE (p. ex., indometacina 50 mg, 3 vezes/dia ou ibuprofeno 800 mg, 4 vezes/dia), esteroides orais (p. ex., prednisona 0,2 a 0,5 mg/kg/dia durante 2 a 4 semanas; depois diminuindo lentamente ao longo de vários meses) são geralmente recomendados. Em um pequeno ensaio randomizado de pacientes resistentes à colchicina com pericardite recorrente e dependência de corticosteroide, a anacinra (um antagonista recombinante do receptor de interleucina-1β a 2 mg/kg/dia, até 100 mg, por 2 meses) foi útil na redução da taxa de recorrência.[A4] Uma revisão da série de casos e relatos de caso único sugere que as imunoglobulinas humanas administradas por via intravenosa (ciclos de 400 a 500 mg/kg/dia durante 5 dias) são agentes poupadores de esteroides bem tolerados na pericardite recorrente.[6] Em pacientes com pericardite recorrente refratária, a pericardiectomia cirúrgica pode ser considerada.[7] Pacientes com pericardite tuberculosa ou purulenta correm maior risco de progressão para pericardite constritiva (PC) (ver adiante).

# DERRAME E TAMPONAMENTO PERICÁRDICOS

## EPIDEMIOLOGIA

Um derrame pericárdico pode ser causado por qualquer doença que cause pericardite aguda (Tabela 68.1), mas a maioria dos casos é causada por outras condições que não a pericardite viral ou idiopática (Tabela 68.5). Por exemplo, o tamponamento ocorre em cerca de 10 a 15% dos pacientes com pericardite idiopática, mas se desenvolve em mais de 50% dos pacientes com pericardite maligna, tuberculosa ou purulenta. A tuberculose e a doença neoplásica estão tipicamente associadas a derrames serossanguíneos, mas tais derrames também podem ser vistos com pericardite viral ou idiopática típica, com uremia e após irradiação do mediastino. O hemopericárdio é visto mais comumente com traumatismo, ruptura do miocárdio ou IAM, ruptura da artéria coronária induzida por cateter do miocárdio ou epicárdio, dissecção da aorta com ruptura no espaço pericárdico ou pacientes com hemorragia primária recebendo terapia anticoagulante, frequentemente após a cirurgia cardíaca valvar. O quilopericárdio é raro e geralmente resulta de lesão traumática ou cirúrgica ou obstrução neoplásica do ducto torácico.

## BIOPATOLOGIA

Em condições normais, o espaço entre os pericárdios parietal e visceral pode acomodar apenas uma pequena quantidade de líquido antes do desenvolvimento da fisiologia do tamponamento. As consequências clínicas de um derrame pericárdio dependem da taxa de aumento. Um derrame de acúmulo rápido, como no hemopericárdio causado por traumatismo ou dissecção aórtica, pode resultar em tamponamento fisiológico com apenas 100 a 200 m$\ell$ de líquido. Não é surpreendente, portanto, que a perfuração cardíaca resulte rapidamente em tamponamento. Em comparação, um derrame de desenvolvimento mais lento alonga gradativamente o pericárdio e muda a relação volume-pressão pericárdica normalmente acentuada para a direita; isso explica por que derrames grandes, mas de desenvolvimento lento, podem não produzir tamponamento.

A fisiologia do tamponamento ocorre quando o acúmulo de líquido no espaço intrapericárdico é suficiente para comprimir o coração, resultando em comprometimento do enchimento cardíaco. O aumento da pressão pericárdica no tamponamento cardíaco acentua a interdependência entre as câmaras cardíacas, pois o volume cardíaco total é limitado pelo derrame pericárdico. Com inspiração normal, o enchimento do ventrículo direito é aumentado, o septo intraventricular é deslocado em direção ao ventrículo esquerdo e o enchimento do ventrículo esquerdo e o volume sistólico resultante são reduzidos; essas alterações são revertidas durante a expiração. No tamponamento, essas variações fisiológicas são aumentadas e são responsáveis pelo achado clínico de "pulso paradoxal". Um pulso paradoxal pequeno (< 10 mmHg), que é um declínio da pressão arterial sistêmica durante a inspiração, é normal e está relacionado aos ventrículos estarem

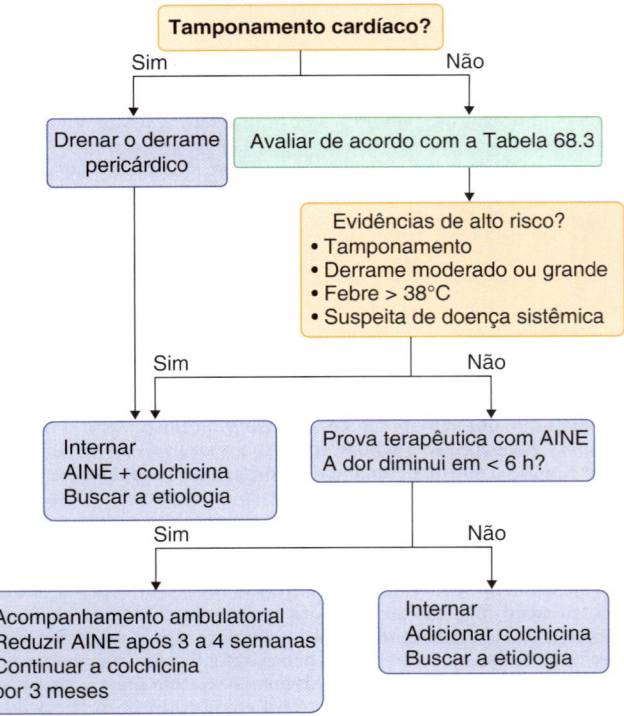

**FIGURA 68.2** Manejo inicial de pacientes com pericardite. AINE = anti-inflamatório não esteroide.

| Tabela 68.5 | Causas de derrame pericárdico assintomático moderado ou grande. |
|---|---|
| **CAUSA** | **CASOS (%)** |
| Idiopática ou viral | 37 |
| Neoplásico | 19 |
| Iatrogenia ou traumatismo | 13 |
| Tuberculosa ou purulenta | 6 |
| Infarto agudo do miocárdio | 6 |
| Doença vascular do colágeno | 4 |
| Insuficiência cardíaca | 4 |
| Uremia | 4 |
| Induzida por radiação | 2 |
| Dissecção aórtica | 2 |
| Hipotireoidismo | 1 |
| Outra | 2 |

Modificada de Nishimura RA, Kidd KR. Recognition and management of patients with pericardial disease. In: Braunwald E, Goldman L, eds. *Primary Cardiology*. 2nd ed. Philadelphia: WB Saunders; 2003:625.

confinados no pericárdio e compartilhando um septo comum. No tamponamento cardíaco, esse fenômeno é exagerado e a pressão arterial sistêmica cai em mais de 10 mmHg durante a inspiração. Um pulso paradoxal também pode estar presente com choque hipovolêmico, doença pulmonar obstrutiva crônica e broncospasmo.

## MANIFESTAÇÕES CLÍNICAS

Um derrame pericárdico isolado de acumulação lenta costuma ser completamente assintomático. Os resultados do exame físico podem ser normais, mas os sons cardíacos podem estar abafados. O diagnóstico geralmente é sugerido por uma radiografia de tórax que mostra cardiomegalia com coração globular (Figura 68.3; ver também Figura 50.5) ou por um ecocardiograma, tomografia computadorizada (TC) ou ressonância magnética (RM) realizada para outra indicação. Pacientes com hipotireoidismo, uremia ou doença vascular do colágeno podem ter derrames assintomáticos descobertos durante avaliações abrangentes.

Os pacientes com tamponamento geralmente ficam ansiosos e taquicárdicos e podem se queixar de dispneia, ortopneia e dor torácica. O aumento da pressão venosa geralmente é aparente como distensão venosa jugular. O colapso x (durante a sístole ventricular) é tipicamente a onda venosa jugular dominante, com pouco ou nenhum colapso y (durante o início da diástole) (Capítulo 45). As bulhas cardíacas estão classicamente hipofonéticas ou abafadas, sobretudo se houver um grande derrame pericárdico. No tamponamento cardíaco de desenvolvimento rápido, especialmente tamponamento cardíaco hemorrágico, as veias jugulares podem não estar distendidas porque o curso do tempo tem sido insuficiente para um aumento compensatório da pressão venosa. Esse tamponamento de "baixa pressão" também pode ocorrer em pacientes com depleção de volume. O paciente pode apresentar sinais de insuficiência cardíaca direita, com edema periférico, dor no quadrante superior direito causada por congestão hepática ou enzimas hepáticas e nível sérico de bilirrubina anormais.

A marca registrada do tamponamento cardíaco é um pulso paradoxal, que é definido como uma queda de mais de 10 mmHg na pressão arterial sistólica inspiratória (geralmente medida com um esfigmomanômetro durante inspiração lenta). Quando grave, o pulso paradoxal pode ser aparente como ausência de pulso braquial ou radial palpável durante a inspiração. Um pulso paradoxal também pode ocorrer quando há grandes oscilações na pressão intratorácica, embolia pulmonar (Capítulo 74) ou choque hipovolêmico (Capítulo 98). Um pulso paradoxal pode ser difícil de reconhecer na presença de choque grave.

## DIAGNÓSTICO

O tamponamento cardíaco, que é uma causa tratável de choque (Capítulo 99), pode ser rapidamente fatal se não for reconhecido. Dessa forma, o tamponamento cardíaco deve ser considerado no diagnóstico diferencial de qualquer paciente com choque ou atividade elétrica sem pulso.

O tamponamento cardíaco é geralmente suspeito com base na distensão venosa jugular, taquicardia sinusal com hipotensão, pressão de pulso estreita, pulso paradoxal elevado (> 10 mmHg) e sons cardíacos distantes.

O ECG frequentemente mostra baixa voltagem e às vezes alternâncias elétricas (e-Figura 68.2) quando o coração oscila dentro de um grande derrame pericárdico. A radiografia do tórax mostra uma sombra cardíaca aumentada, globular (Figura 50.5 e Figura 68.3) sem congestão venosa pulmonar.

A ecocardiografia, que é o principal teste de diagnóstico para tamponamento cardíaco, deve ser realizada sem demora em qualquer paciente com suspeita dessa condição. A ecocardiografia detecta derrames pericárdicos como um espaço livre de eco ao redor do coração (Figura 68.4), demonstra o tamanho e a distribuição do derrame pericárdico e reflete suas consequências hemodinâmicas. A veia cava inferior está quase sempre aumentada, o colapso do átrio direito e do ventrículo direito indicam compressão cardíaca e a variação respiratória aumentada do enchimento ventricular é manifestação de interdependência ventricular aumentada. O colapso do ventrículo direito é mais específico para tamponamento do que o colapso do átrio direito, mas as câmaras do lado direito podem não colapsar quando o tamponamento ocorre em pacientes com hipertensão pulmonar. O tamponamento cardíaco pode resultar de um derrame

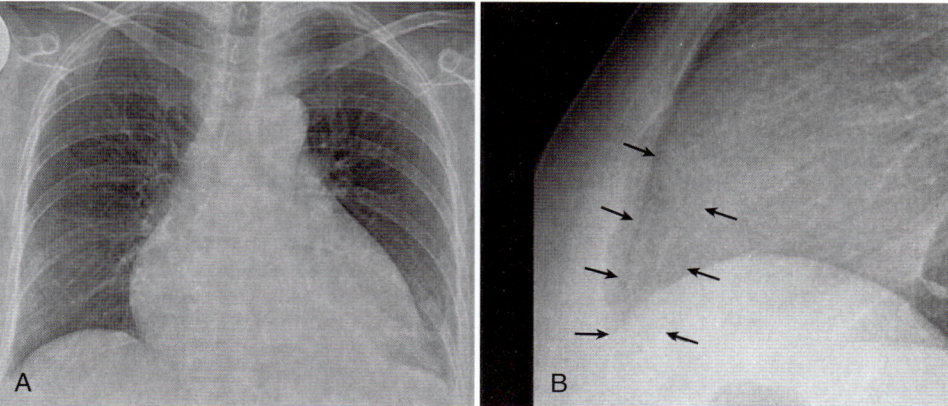

**FIGURA 68.3** Radiografias de tórax em paciente com um grande derrame pericárdico. A silhueta cardíaca na vista posteroanterior (**A**) é ampliada com a configuração de "bolsa d'água". A vista lateral (**B**) mostra uma separação entre as faixas de gordura pericárdica e epicárdica (*setas*).

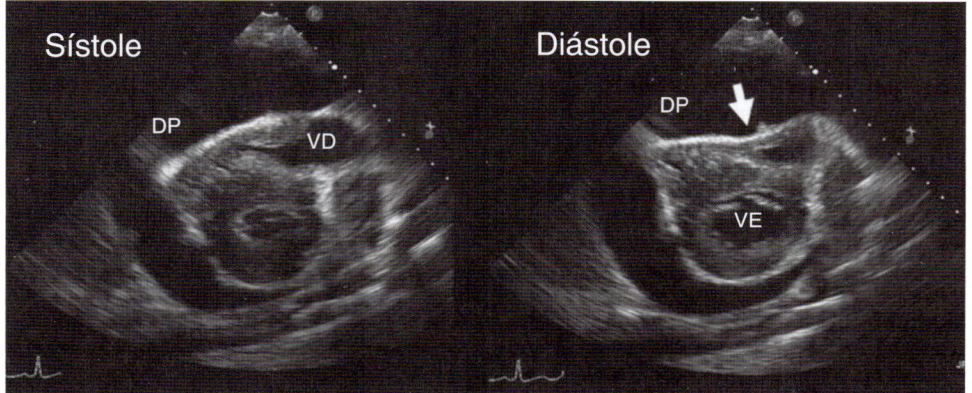

**FIGURA 68.4** Ecocardiograma bidimensional de um paciente com tamponamento cardíaco. Um grande derrame pericárdico (*DP*) é aparente como um espaço sem eco ao redor do ventrículo esquerdo (*VE*) e do ventrículo direito (*VD*). Na diástole, ocorre colapso do ventrículo direito (*seta*).

pericárdico loculado após cirurgia ou traumatismo cardíaco e pode se apresentar de forma atípica. Um derrame loculado pode não ser aparente na ecocardiografia transtorácica, mas a ecocardiografia transesofágica e a TC torácica ou a RM podem delinear os derrames pericárdicos loculados.

No estudo Doppler, a velocidade de influxo mitral (especialmente a velocidade diastólica inicial, designada como velocidade E) normalmente aumenta com a expiração e diminui com a inspiração; a variação respiratória oposta é observada na velocidade de influxo tricúspide. Os achados do Doppler para tamponamento, que são mais sensíveis do que a ecocardiografia bidimensional, incluem variação respiratória aumentada das velocidades de influxo E mitral e tricúspide em função da interdependência ventricular. Essas alterações podem ser observadas antes mesmo que o comprometimento hemodinâmico franco seja causado pelo derrame pericárdico. Embora a ecocardiografia Doppler forneça informações importantes, deve-se enfatizar que o tamponamento cardíaco é, em última análise, um diagnóstico clínico.

A avaliação de rotina deve incluir avaliação da função renal, nível do hormônio estimulador da tireoide, hemograma completo com diferencial, contagem de plaquetas, parâmetros de coagulação e teste cutâneo de tuberculina. Os medicamentos comuns que podem causar derrame pericárdico incluem cromoglicato, isoniazida, fenitoína, hidralazina e procainamida. As hemoculturas são indicadas se houver suspeita de causa infecciosa. Os níveis de complemento, os anticorpos antinucleares e a VHS podem sugerir lúpus eritematoso sistêmico (Capítulo 250), que pode apresentar-se inicialmente como derrame pericárdico isolado.

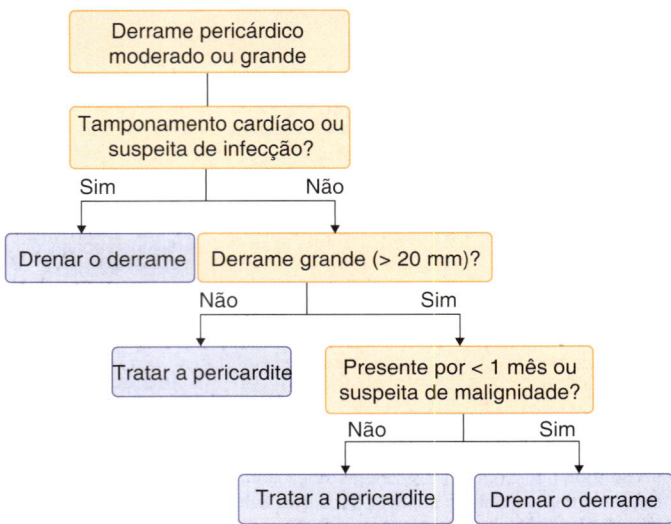

**FIGURA 68.5** Algoritmo para o manejo de pacientes com derrames pericárdicos moderados a grandes. (Modificada de Little WC, Freeman GL. Pericardial disease. *Circulation*. 2006;113:1622-1632.)

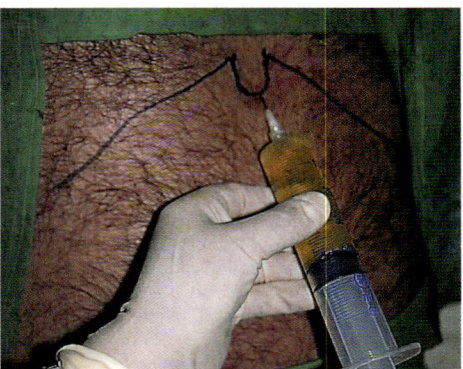

**FIGURA 68.6** A aspiração de líquido pericárdico é indicada para o tamponamento cardíaco ou na obtenção de líquido para fins diagnósticos. Uma agulha de calibre largo é inserida no epigástrio abaixo do apêndice xifoide e avançada em direção ao terço medial da clavícula direita. Um local alternativo é sobre o ápice ventricular esquerdo. O procedimento deve ser realizado sob orientação ecocardiográfica, mas pode precisar ser realizado de forma emergencial para salvar vidas em outros contextos. As complicações do procedimento incluem punção cardíaca, arritmias, ataque vaso-vagal e pneumotórax. (De Forbes CD, Jackson WF. *Color Atlas and Text of Clinical Medicine*. 3rd ed. London: Mosby; 2003.)

## TRATAMENTO

### Derrame pericárdico sem tamponamento

A pericardite aguda costuma ser acompanhada por um pequeno derrame pericárdico que não produz tamponamento. Se não houver comprometimento hemodinâmico e o diagnóstico puder ser estabelecido por outros meios, a pericardiocentese não será necessária (Figura 68.5). Mesmo pequenos derrames pericárdicos podem estar relacionados a doenças sistêmicas subjacentes, como lúpus eritematoso sistêmico (Capítulo 250), amiloidose cardíaca (Capítulo 179), esclerodermia (Capítulo 251), hipotireoidismo (Capítulo 213) ou AIDS, por isso é importante considerar e tratar doenças associadas. O derrame pericárdico quiloso, que geralmente está relacionado à obstrução do ducto torácico, pode exigir um procedimento cirúrgico para alívio.

Para suspeita de derrame pericárdico, a ecocardiografia transtorácica é o teste inicial de escolha, embora derrames loculados possam ser identificados melhor por TC ou RM. Se for observado um pequeno derrame pericárdico ecoluscente (0,5 a 1 cm) ou "organizado", recomenda-se um ecocardiograma de acompanhamento em 1 a 2 semanas, ou antes, se o paciente se deteriorar. Se o derrame estiver diminuindo, ecocardiogramas subsequentes não são necessários, a menos que a condição clínica do paciente mude.[8]

Para derrames moderados (1 a 2 cm) ou grandes (> 2 cm) em pacientes que estejam hemodinamicamente estáveis e nos quais não haja suspeita de tamponamento, um ecocardiograma de acompanhamento deve ser realizado em 7 dias e, a seguir, a cada mês até que o derrame seja mínimo.[9] Se houver suspeita de pericardite bacteriana ou maligna, a pericardiocentese diagnóstica deve ser realizada imediatamente, mesmo na ausência de instabilidade clínica ou sugestão de tamponamento; a pericardite tuberculosa é melhor diagnosticada por biópsia pericárdica. A anticoagulação com heparina ou varfarina deve ser descontinuada, a menos que o paciente tenha uma valva cardíaca mecânica ou fibrilação atrial.

No hipotireoidismo (Capítulo 213), o derrame e a miocardiopatia coexistentes respondem à reposição hormonal, às vezes durante vários meses. Os derrames pericárdicos urêmicos frequentemente respondem ao início da diálise ou diálise mais intensiva (Capítulo 122).

### Tamponamento cardíaco

O tratamento do tamponamento cardíaco é a drenagem urgente do derrame pericárdico, principalmente quando há comprometimento hemodinâmico. A reposição volêmica pode ter um benefício transitório se o paciente apresentar depleção de volume (tamponamento cardíaco hipovolêmico), mas os agentes inotrópicos geralmente não são efetivos porque já existe estimulação adrenérgica endógena intensa. O início da ventilação mecânica em um paciente com tamponamento pode provocar queda repentina da pressão arterial porque a pressão intratorácica positiva prejudica ainda mais o enchimento cardíaco.

A pericardiocentese percutânea guiada por ecocardiografia, que pode ser realizada à beira do leito por médicos experientes (Figura 68.6), é indicada se um paciente estiver em circunstâncias extremas e pelo menos 1 cm de líquido for visto anterior à parede livre do ventrículo médio direito em toda diástole. O local de entrada ideal (geralmente o ápice) é definido por meio da ecocardiografia como a distância mínima da pele ao fluido pericárdico, sem estruturas intermediárias. O espaço pericárdico é penetrado com uma agulha e drenado por um cateter. Embora os indícios clínicos e epidemiológicos devam definir a extensão da avaliação diagnóstica, o líquido pericárdico deve ser analisado quanto a lactato desidrogenase, proteína, contagem de células, citologia, reação em cadeia da polimerase para tuberculose e cultura para bactérias e tuberculose. A drenagem contínua do líquido pericárdico através do cateter permanente minimiza o risco de derrame recorrente. Para derrames hemodinamicamente significativos e menores que 1 cm, derrames organizados ou multiloculados e focais, recomenda-se uma toracotomia-mediastinoscopia limitada e a criação de uma janela pericárdica.

A drenagem cirúrgica pode ser o tratamento de escolha se o tecido pericárdico for necessário para o diagnóstico ou no caso de derrames recorrentes ou pericardite bacteriana. Os derrames pericárdicos malignos frequentemente recorrem e, semelhante a outros derrames pericárdicos recorrentes, podem exigir a criação cirúrgica de uma janela pericárdica que possibilita a drenagem do derrame no espaço pleural, evitando a recorrência do tamponamento cardíaco. Uma alternativa atraente nesses pacientes, especialmente se seu prognóstico geral for ruim devido à malignidade, é a criação percutânea de uma janela pericárdica por dilatação por balão. As lesões hemorrágicas relacionadas a traumatismo cardíaco ou dissecção aórtica são mais bem tratadas por cirurgia de emergência.

## PROGNÓSTICO

Um derrame pericárdico pode ocorrer novamente ou persistir. Os sintomas geralmente são perda de peso, fadiga, dispneia aos esforços e quaisquer sintomas associados à causa específica. O tratamento de derrames idiopáticos crônicos ou recorrentes é semelhante ao tratamento da pericardite recorrente. Se a terapia clínica não for bem-sucedida, a criação de uma janela pericárdica é indicada.

Um grande derrame idiopático assintomático que persiste por 6 meses ou mais pode resultar em tamponamento imprevisível em até 30% dos pacientes durante o acompanhamento a longo prazo; a pericardiocentese diagnóstica ocasionalmente detecta uma causa neoplásica ou tuberculosa. A pericardiocentese com drenagem prolongada resolve muitos grandes derrames pericárdicos crônicos, mas a pericardiectomia é frequentemente necessária. O prognóstico a longo prazo depende da causa do derrame. No caso de tamponamento pericárdico, a taxa de mortalidade hospitalar é inferior a 10%, mas a taxa de mortalidade subsequente é de cerca de 75% com derrame maligno em comparação com apenas 3 a 5% da taxa de mortalidade anual subsequente por outras causas.

## CONSTRIÇÃO PERICÁRDICA

### EPIDEMIOLOGIA E BIOPATOLOGIA

A constrição pericárdica ou pericardite constritiva (PC),[a] que geralmente é o resultado de inflamação pericárdica de longa duração, ocorre quando um pericárdio fibrótico, espessado ou calcificado compromete o enchimento cardíaco, limitando, assim, o volume cardíaco total. As causas mais frequentes no mundo desenvolvido são cirurgia cardíaca prévia, pericardite crônica idiopática ou viral e irradiação do mediastino. A PC pode ocorrer após a cirurgia cardíaca por várias semanas a meses e pode ocorrer décadas após a irradiação da parede torácica. Nos países em desenvolvimento, a pericardite tuberculosa é uma causa mais comum de PC. Outras causas menos comuns incluem doenças malignas, especialmente câncer de pulmão, câncer de mama ou linfoma; histoplasmose; artrite reumatoide e uremia. No entanto, uma causa específica não é identificada em muitos pacientes.

Na constrição crônica, a espessura do pericárdio aumenta para além de seus 2 mm normais ou menos, calcifica e adere ao epicárdio. Em um subgrupo de pacientes com constrição, o pericárdio está minimamente espessado e menos calcificado. Tecido cicatricial (fibrótico) e aderências de ambas as camadas pericárdicas obliteram a cavidade pericárdica. Os ventrículos não conseguem se encher além do período de enchimento rápido por causa das restrições físicas impostas por um pericárdio espessado, rígido e, às vezes, calcificado. As características fisiopatológicas da constrição pericárdica são a dependência interventricular exagerada e a dissociação das pressões intracardíaca e intratorácica.

### MANIFESTAÇÕES CLÍNICAS

Pacientes com PC geralmente apresentam manifestações de pressões venosas sistêmicas elevadas e baixo débito cardíaco. Como há equalização de todas as pressões cardíacas (incluindo as pressões atriais direita e esquerda), a congestão sistêmica é muito mais acentuada do que a pulmonar. Tipicamente, os pacientes desenvolvem distensão venosa jugular acentuada, congestão hepática, ascite e edema periférico, mas seus pulmões permanecem limpos. O débito cardíaco limitado provoca tipicamente intolerância ao exercício e pode progredir para caquexia cardíaca com perda de massa muscular. Na constrição pericárdica de longa duração, derrames pleurais, ascite e disfunção hepática são manifestações clínicas proeminentes. Pacientes com constrição pericárdica têm muito mais probabilidade de apresentar derrames pleurais no lado esquerdo ou bilateral do que no lado direito. Por causa das manifestações clínicas proeminentes de ascite e anormalidades das enzimas hepáticas, os pacientes podem ser avaliados quanto à doença hepática antes que a PC seja reconhecida.

As veias jugulares estão distendidas com colapsos x e y proeminentes. A queda normal da inspiração na distensão da veia jugular pode ser substituída por elevação da pressão intravenosa (sinal de Kussmaul). O achado auscultatório clássico de constrição pericárdica é o *knock* pericárdico (Capítulo 45), que é um som agudo no início da diástole, quando há a interrupção súbita do rápido enchimento diastólico ventricular, coincidindo com o nadir do colapso y.

### DIAGNÓSTICO

A constrição pericárdica deve ser considerada em qualquer paciente com congestão venosa sistêmica inexplicada. A calcificação pericárdica, mais bem observada na incidência lateral da radiografia de tórax, é um achado clássico, mas apenas 25% dos pacientes com PC o apresentam, principalmente naqueles com constrição de longa data. Da mesma forma, a maioria dos pacientes com constrição pericárdica tem pericárdio espessado (> 2 mm) que pode ser visualizado por ecocardiografia, TC e RM (Figura 68.7). No entanto, é importante reconhecer que a constrição pericárdica pode ocorrer sem calcificação pericárdica e, em cerca de 20% dos pacientes, sem qualquer espessamento pericárdico evidente.

A ecocardiografia transesofágica com Doppler pode demonstrar espessamento pericárdico e calcificação, mas o aumento da espessura pericárdica pode não ser detectado em um ecocardiograma transtorácico. A ecocardiografia também diferencia a constrição pericárdica da insuficiência cardíaca direita causada por valvopatia tricúspide ou hipertensão pulmonar associada.

No cateterismo cardíaco, tanto o tamponamento cardíaco quanto a constrição pericárdica reduzem o preenchimento ventricular diastólico e elevam a pressão venosa. No entanto, o enchimento ventricular na constrição é pouco comprometido no início da diástole até que o volume cardíaco alcance o limite anatômico estabelecido pelo pericárdio não complacente, momento em que a pressão diastólica aumenta abruptamente e permanece elevada até o início da sístole. O resultado é um colapso (descenso) y proeminente com um platô elevado de pressão ventricular, que foi denominado sinal de "raiz quadrada" (e-Figura 68.3), que diferencia a constrição do tamponamento, no qual não há colapso y. O volume sistólico e o débito cardíaco são reduzidos por causa do enchimento deficiente, mas a função sistólica intrínseca dos ventrículos pode ser normal.

### Diagnóstico diferencial

A diferenciação mais difícil é entre a constrição pericárdica e a miocardiopatia restritiva (Capítulo 54) (e-Figura 68.4), cujas manifestações clínicas podem ser muito semelhantes às da constrição pericárdica (Tabela 68.6).[10] A ecocardiografia com Doppler é o método mais útil para distinguir constrição de restrição. Enquanto os pacientes com constrição pericárdica geralmente apresentam variação respiratória pronunciada (> 25%) da velocidade E do influxo mitral, os pacientes com miocardiopatias restritivas, não. Em alguns pacientes com constrição pericárdica e pressões venosas acentuadamente elevadas, a variação respiratória pode estar presente apenas após a inclinação da cabeça para cima. A medida Doppler tecidual da velocidade anular mitral diastólica precoce (e') é quase sempre reduzida em pacientes com restrição miocárdica, mas permanece normal ou aumentada em pacientes com constrição pericárdica. Além disso, o e' lateral, que é maior do que a velocidade e' septal ou medial

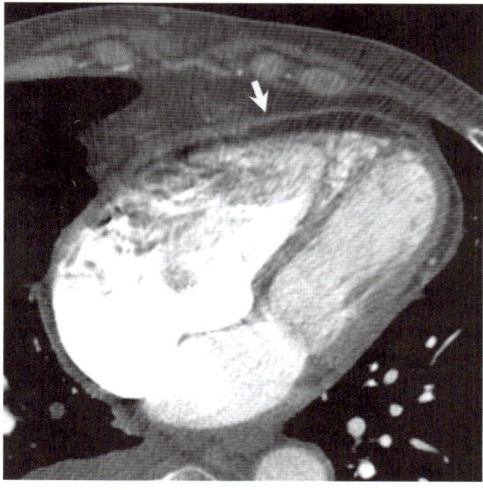

**FIGURA 68.7** Tomografia computadorizada em paciente com pericardite constritiva mostra pericárdio espessado (*seta*).

---

[a]N.R.T.: Vale a pena ler Importância dos Achados Clínicos e Laboratoriais no Diagnóstico e Prognóstico Cirúrgico de Pacientes com PC, da Sociedade Brasileira de Cardiologia, em https://www.scielo.br/pdf/abc/v109n5/pt_0066-782X-abc-20170147.pdf.

| Tabela 68.6 | Diferenciação entre pericardite constritiva e miocardiopatia restritiva. | |
|---|---|---|
| ACHADOS | PERICARDITE CONSTRITIVA | MIOCARDIOPATIA RESTRITIVA |
| **EXAME FÍSICO** | | |
| Congestão pulmonar | Normalmente ausente | Geralmente presente |
| Som diastólico precoce | *Knock* pericárdico | $B_3$ (baixa frequência) |
| **ECO/DOPPLER** | | |
| Variação respiratória na onda E (%) | > 25 | < 20 |
| Velocidade diastólica inicial no anel do septo mitral (cm/s) | > 7 | < 7 |
| **TC/RM** | | |
| Espessura pericárdica | > 2 mm (mas < 2 mm em 20%) | < 2 mm |
| **BIOMARCADOR** | | |
| Peptídio natriurético do tipo B (pg/m$\ell$) | < 200 | > 600 |
| **HEMODINÂMICA** | | |
| Pressão sistólica AP (mmHg) | < 60 | > 60 |
| Pressão diastólica PCP-VE | Variação respiratória com redução da inspiração | Sem variações |
| Variação respiratória no pico de pressão sistólica VD/VE | Discordante | Concordante |

TC = tomografia computadorizada; VE = ventricular esquerda; RM = ressonância magnética; AP = artéria pulmonar; PCP = pressão capilar pulmonar; VD = ventricular direita. (Modificada de Little WC, Freeman GL. Pericardial disease. *Circulation.* 2006;113:1622-1632.)

na miocardiopatia normal e restritiva, é menor do que o e' septal na maioria dos pacientes com PC. Enquanto uma reversão diastólica proeminente da velocidade do fluxo da veia hepática durante a expiração é característica de constrição, a velocidade de fluxo reverso ocorre durante a inspiração em pacientes com insuficiência cardíaca direita por outras causas. Pacientes com constrição pericárdica geralmente têm peptídio natriurético cerebral (BNP; do inglês, *brain natriuretic peptide*) minimamente elevado (< 200 pg/m$\ell$), mas os níveis de BNP são tipicamente aumentados (< 600 pg/m$\ell$) em pacientes com miocardiopatia restritiva.

A confirmação do diagnóstico de constrição pode exigir cateterismo cardíaco em pacientes cuja avaliação não invasiva é inconclusiva. Os achados hemodinâmicos invasivos tradicionais de pressões diastólicas finais equalizadas nos ventrículos direito e esquerdo e o padrão de "mergulho e platô" da pressão ventricular diastólica esquerda não diferenciam confiavelmente a constrição da miocardiopatia restritiva. Características hemodinâmicas invasivas mais específicas de constrição e restrição são baseadas na variação respiratória no enchimento ventricular; a medida simultânea das pressões ventriculares esquerda e direita demonstra alterações discordantes em suas pressões sistólicas com a respiração na PC. Em comparação, a direção dessas pressões é concordante (os lados esquerdo e direito aumentam com a expiração e diminuem com a inspiração) na miocardiopatia restritiva.

Todos os pacientes com constrição pericárdica documentada, mas não explicada, devem ser avaliados para tuberculose potencial.

## TRATAMENTO E PROGNÓSTICO

Em alguns pacientes com PC de duração inferior a 3 meses, os sintomas e a constrição podem se resolver ao longo de várias semanas com terapia clínica que consiste em AINE (p. ex., ibuprofeno 300 a 800 mg a cada 6 a 8 horas), colchicina (0,6 mg, 1 ou 2 vezes diariamente) e o uso cauteloso de diuréticos. Se o paciente apresentar grave comprometimento hemodinâmico, a terapia com esteroides (p. ex., 0,5 a 1,0 mg/kg até uma dose máxima de 60 mg diminuída lentamente ao longo de 3 meses conforme orientado pela resposta clínica e normalização da PCR) pode ser muito eficaz.[11] Os pacientes com PC que respondem à terapia medicamentosa geralmente apresentam biomarcadores inflamatórios elevados (VHS e PCR) e intensa inflamação do pericárdio na RMC. Para os casos de constrição pericárdica mais crônica ou que não respondem à terapia medicamentosa, o tratamento definitivo é a decorticação cirúrgica do pericárdio, com ressecção ampla dos pericárdios visceral e parietal. Esta operação é acompanhada de riscos substanciais (taxa de mortalidade ≈ 10%, mesmo nos centros mais experientes).[12] Em muitos pacientes, a cirurgia não restaura imediatamente a função cardíaca normal; pode levar semanas após a remoção do pericárdio para retornar ao normal. O tratamento empírico da tuberculose (Capítulo 308) pode ser necessário em pacientes com PC e alta suspeita de tuberculose, mesmo sem um diagnóstico definitivo.

### Pericardite efusivo-constritiva

Em alguns pacientes (< 10%) que apresentam tamponamento cardíaco, a pressão atrial direita elevada e a distensão venosa jugular não remitem após a remoção do líquido pericárdico. Nesses pacientes, a pericardiocentese converte a hemodinâmica daquelas típicas de tamponamento para aquelas de constrição. Assim, a restrição do enchimento cardíaco não é atribuível apenas ao derrame pericárdico, mas também à constrição pericárdica, envolvendo predominantemente o pericárdio visceral. A pericardite efusivo-constritiva[13] representa possivelmente uma transição entre pericardite aguda com derrame pericárdico e PC. Frequentemente, os sintomas remitem após várias semanas de tratamento com AINE (p. ex., ibuprofeno 300 a 800 mg a cada 6 a 8 horas).

## TIPOS ESPECÍFICOS DE DOENÇA PERICÁRDICA

### Síndrome pós-pericardiotomia

As síndromes pós-lesão cardíaca compreendem a síndrome pós-pericardiotomia, pericardite pós-IAM (síndrome de Dressler) e pericardite pós-traumática. A síndrome pós-pericardiotomia, como todas as síndromes pós-lesão cardíaca, é iniciada pela combinação de danos às células pericárdicas mesoteliais e ao sangue no espaço pericárdico, que libera antígenos cardíacos e estimula uma resposta imune. Uma resposta inflamatória é gerada posteriormente por complexos imunes que se depositam no pericárdio, na pleura e nos pulmões. Essa síndrome ocorre vários dias a semanas após a cirurgia cardiotorácica. Ocorre mais comumente após cirurgia envolvendo o pericárdio, mas também pode ocorrer após o implante de eletrodo de marca-passo, implante de *stent* coronariano e outros eventos iatrogênicos. Os pacientes apresentam sintomas típicos de pericardite aguda, que está associada a anticorpos antimiocárdicos. Leucocitose e marcadores inflamatórios elevados são achados laboratoriais comuns. Os derrames pericárdicos são comumente vistos, mas a fisiologia do tamponamento é rara. Também podem ser observados derrames pleurais ou infiltrados pulmonares.

O tratamento da síndrome de pós-cardiotomia é semelhante ao tratamento da pericardite aguda. Um mês de terapia com colchicina (0,5 mg, 2 vezes/dia para pacientes com peso de 70 kg ou mais; metade dessa dose para pacientes menores ou pacientes com efeitos colaterais) iniciada 48 a 72 horas antes da cirurgia cardíaca parece reduzir a taxa da síndrome de pós-cardiotomia de cerca de 30% para menos de 20%, mas não reduziu a ocorrência de fibrilação atrial.[A5]

Alguns pacientes submetidos à cirurgia cardíaca desenvolvem PC tardia sem pericardite aguda anterior devido a sangramento em e ao redor do pericárdio aberto seguido de inflamação, cicatrização e fibrose. Se houver inflamação ativa, pode ser instituída uma prova terapêutica com agentes anti-inflamatórios; no entanto, a remoção cirúrgica do coágulo sanguíneo, geralmente acompanhada por pericardiectomia mais extensa, é tipicamente necessária.

### Pericardite urêmica

Os derrames pericárdicos se desenvolvem em pacientes com insuficiência renal grave, especialmente aqueles em diálise (Capítulo 122). A diálise agressiva pode diminuir o derrame pericárdico, mas às vezes o derrame persiste e requer drenagem ou mesmo pericardiectomia.

### Pericardite infecciosa

#### PERICARDITE BACTERIANA

A pericardite bacteriana purulenta pode resultar da extensão direta da pneumonia bacteriana; extensão direta do empiema pleural ou, raramente, peritonite ou abscesso subfrênico. A maioria dos pacientes apresenta um quadro clínico agudo com sepse sistêmica e desenvolve tamponamento agudo. Os microrganismos mais comuns são estreptococos, pneumococos e estafilococos. A pericardiocentese urgente, que é necessária tanto para o diagnóstico quanto para a terapia, mostra leucocitose e pus franco e o nível de glicose no líquido pericárdico está acentuadamente reduzido. A drenagem persistente ou recorrente com cateter de longa permanência ou punções repetidas combinada com terapia antimicrobiana leva a uma alta taxa de sobrevida, mas 30 a 40% dos pacientes evolui para PC tardia que exige pericardiectomia.

### PERICARDITE TUBERCULOSA

A pericardite tuberculosa é comum nos países em desenvolvimento, mas é responsável por menos de 5% dos casos de pericardite aguda nos países desenvolvidos, geralmente em pacientes imunossuprimidos, incluindo infectados pelo vírus da imunodeficiência humana. Os sintomas são frequentemente inespecíficos e a pericardite aguda dolorosa é rara. A maioria dos pacientes apresenta fisiologia efusivo-constritiva ou PC. A radiografia de tórax sugere tuberculose pulmonar ativa em cerca de 30% dos casos e derrame pleural é encontrado em 40 a 60% dos casos. O ecocardiograma tipicamente mostra filamentos fibrosos no derrame pericárdico, com múltiplas densidades de eco aderentes à superfície pericárdica. A pericardiocentese é obrigatória se houver suspeita de pericardite tuberculosa. Cerca de 75% dos pacientes têm uma cultura positiva e um nível de adenosina desaminase no líquido pericárdico de 40 U/ℓ ou mais é observado em 75% dos pacientes. A solicitação de reação da cadeia da polimerase e biopsia pericárdica é recomendada quando houver forte suspeita de pericardite tuberculosa, mas não confirmada de outra forma.

A terapia antituberculose agressiva (Capítulo 308) produz uma taxa de cura de cerca de 85 a 90%. Nem os corticosteroides nem a imunoterapia adjuvante melhoram o desfecho.[A6] O tratamento empírico pode ser necessário em pacientes com quadro clínico compatível com tuberculose, mas sem diagnóstico confirmado.

Mesmo com o tratamento imediato, 30 a 60% dos pacientes desenvolvem PC, para a qual a pericardiectomia cirúrgica é o tratamento de escolha. Em casos de suspeita de PC tuberculosa, a terapia antituberculose (Capítulo 308) deve ser administrada antes e após a cirurgia pericárdica.

### PERICARDITE FÚNGICA

A pericardite fúngica mais comum é a histoplasmose, que geralmente remite em várias semanas e pode ser tratada com sucesso com AINE. A terapia antifúngica específica (Capítulo 315) é recomendada apenas para pacientes com histoplasmose disseminada (Capítulo 316).

### Pericardite maligna

Cerca de 6% dos casos de pericardite aguda que inicialmente não têm causa óbvia e cerca de 20% dos casos de derrames pericárdicos moderados a grandes estão relacionados a doenças malignas; em pacientes com tamponamento cardíaco, a porcentagem é ainda maior. Cerca de 80% das pericardites malignas estão relacionadas ao câncer de mama (Capítulo 188), linfoma (Capítulos 176 e 177) e leucemia (Capítulos 173 a 175). O melanoma (Capítulo 193) é uma causa incomum de pericardite maligna, mas uma grande proporção de pacientes com melanoma tem envolvimento pericárdico.

A maioria dos pacientes tem extensão direta do tumor de uma lesão maligna adjacente ou um tumor de disseminação hematogênica ou linfática. Os derrames pericárdicos também podem ser causados por irritação pericárdica ou drenagem linfática comprometida em pacientes com linfoma mediastinal.

A pericardiocentese é crucial para o diagnóstico e o manejo. Os resultados do exame citológico do líquido pericárdico são positivos em cerca de 85% dos pacientes. Drenagem completa com colocação de cateter permanente por 2 ou 3 dias é o tratamento de escolha; se o derrame não remitir, geralmente é recomendada a pericardiectomia, mas a drenagem prolongada por cateter também é uma opção.[14]

O prognóstico depende do tratamento da malignidade subjacente. A taxa de mortalidade em 1 ano é de 80% ou mais, mas pacientes com câncer de mama podem apresentar taxas de sobrevida em 1 ano de até 40%.

### Pericardite pós-radiação

A pericardite pós-radiação se desenvolve em cerca de 2% dos pacientes após radioterapia (técnica de manto) para doença de Hodgkin (Capítulo 177) e em 0,4 a 5% dos pacientes após RT para câncer de mama. Lesão pericárdica ocasionalmente se manifesta durante o tratamento, mas aparece mais comumente meses ou mesmo uma década depois. A pericardite inicial e o derrame pericárdico podem desaparecer espontaneamente, mas podem ocorrer PC, miocardite adjacente e até mesmo lesão da artéria coronária. A pericardiocentese é crítica para distinguir a pericardite pós-RT da doença pericárdica maligna. A pericardiectomia é recomendada para pericardite recorrente e para grandes derrames pericárdicos recorrentes.

### Pericardite autoimune

Até 50% dos pacientes com lúpus eritematoso sistêmico (Capítulo 250) têm pericardite, geralmente durante uma crise aguda. Os pacientes geralmente apresentam pericardite aguda ou derrame assintomático; tamponamento cardíaco é incomum e PC é rara. Se não houver suspeita de pericardite purulenta, geralmente não é necessária a pericardiocentese. A doença subjacente deve ser tratada agressivamente.

Pericardite aguda ou derrames pericárdicos assintomáticos podem se desenvolver em pacientes internados com artrite reumatoide avançada (Capítulo 248), esclerodermia (Capítulo 251) ou doença mista do tecido conjuntivo (Capítulo 251). O processo geralmente é autolimitado ou responde ao tratamento agressivo da doença subjacente, embora o tamponamento cardíaco possa se desenvolver.

### Miopericardite

A miopericardite concomitante (Capítulo 54) pode se desenvolver em pacientes com pericardite, provavelmente devido à extensão direta do processo inflamatório. Frequentemente, manifesta-se por atrasos na condução do ECG, arritmias ventriculares e níveis elevados de troponina. Não existe tratamento específico.

A dilatação ventricular aguda e a insuficiência cardíaca súbita ou progressiva se desenvolvem em alguns pacientes após a pericardiectomia por PC ou mesmo com a drenagem de um grande derrame pericárdico. A síndrome pode ser devida a uma miocardite subjacente.

### Anormalidades congênitas

A ausência total congênita de pericárdio é assintomática e clinicamente sem importância. No entanto, a ausência parcial ou localizada do pericárdio ao redor do átrio esquerdo pode causar hérnia focal e levar ao estrangulamento. A TC ou a RM consegue estabelecer o diagnóstico. Os pacientes podem apresentar dor torácica atípica ou morte súbita. A correção cirúrgica é frequentemente recomendada para um defeito pericárdico parcial.

### Cistos benignos

Os cistos pericárdicos benignos são raros e geralmente assintomáticos, mas podem estar associados à dor torácica. Eles são tipicamente vistos como estruturas arredondadas ou lobuladas adjacentes ao coração na radiografia de tórax ou adjacentes ao átrio direito na ecocardiografia transtorácica (Capítulo 49). A TC e a RM são úteis para o diagnóstico. Os cistos raramente se rompem e não exigem tratamento, a menos que se tornem sintomáticos com dor torácica. Nessa situação, o cisto pode ser removido cirurgicamente ou drenado por via percutânea ou com um toracoscópio.[15]

### Recomendações de grau A

A1. Imazio M, Brucato A, Cemin R, et al. A randomized trial of colchicine for acute pericarditis. *N Engl J Med.* 2013;369:1522-1528.

A2. Imazio M, Belli R, Brucato A, et al. Efficacy and safety of colchicine for treatment of multiple recurrences of pericarditis (CORP-2): a multicentre, double-blind, placebo-controlled, randomised trial. *Lancet.* 2014;383:2232-2237.

A3. Li YL, Qiao SB, Wang JY, et al. Colchicine in addition to conventional therapy for pericarditis recurrence: an update meta-analysis. *Herz.* 2016;41:630-638.

A4. Brucato A, Imazio M, Gattorno M, et al. Effect of anakinra on recurrent pericarditis among patients with colchicine resistance and corticosteroid dependence: the AIRTRIP randomized clinical trial. *JAMA.* 2016;316:1906-1912.

A5. Imazio M, Brucato A, Ferrazzi P, et al. Colchicine for prevention of postpericardiotomy syndrome and postoperative atrial fibrillation: the COPPS-2 randomized clinical trial. *JAMA.* 2014;312:1016-1023.

A6. Wiysonge CS, Ntsekhe M, Thabane L, et al. Interventions for treating tuberculous pericarditis. *Cochrane Database Syst Rev.* 2017;9:CD000526.

### REFERÊNCIAS BIBLIOGRÁFICAS

*As referências bibliográficas, bem como os outros materiais suplementares deste livro, encontram-se no GEN-IO, nosso ambiente virtual de aprendizagem.*

# SEÇÃO 9
## MEDICINA VASCULAR

- **69** DOENÇAS DA AORTA, *486*
- **70** HIPERTENSÃO ARTERIAL, *492*
- **71** DOENÇA ARTERIAL ATEROSCLERÓTICA PERIFÉRICA, *506*
- **72** OUTRAS DOENÇAS ARTERIAIS PERIFÉRICAS, *512*
- **73** DISTÚRBIOS TROMBÓTICOS: ESTADOS HIPERCOAGULÁVEIS, *520*
- **74** TROMBOSE VENOSA E EMBOLIA, *528*
- **75** HIPERTENSÃO PULMONAR, *539*
- **76** TERAPIA ANTITROMBÓTICA E ANTIPLAQUETÁRIA, *548*

# DOENÇAS DA AORTA

FRANK A. LEDERLE

A aorta ascendente, que se localiza no mediastino anterior, tem cerca de 3 cm de diâmetro e 5 cm de comprimento. A raiz aórtica, que fica logo acima da valva aórtica, é composta pelos três seios de Valsalva. A aorta ascendente encontra o arco aórtico no mediastino superior, onde se ramificam as artérias braquiocefálicas. A aorta torácica descendente, que tem cerca de 2,5 cm de diâmetro e 20 cm de comprimento, segue posteriormente, cruza o diafragma e se torna a aorta abdominal, que normalmente tem 2 cm de diâmetro e se estende por 15 cm até se bifurcar em duas artérias ilíacas comuns.

A aorta é constituída por três camadas. A camada interna fina, a *íntima*, é revestida por células endoteliais. Na camada intermediária espessa, a *média*, lâminas de tecido elástico fornecem a resistência à tração necessária para suportar as pressões sistólicas exercidas sobre ela. A *adventícia* externa, que é composta principalmente de colágeno, fornece suprimento de sangue arterial e venoso para a própria aorta.

## ANEURISMAS AÓRTICOS

### DEFINIÇÃO

Aneurisma é uma dilatação patológica da artéria, geralmente definido como um aumento de 50% em relação ao diâmetro esperado. O aneurisma pode ser definido com base em sua causa, localização, formato e tamanho. Em termos de formato, o aneurisma fusiforme é uma dilatação simétrica da aorta, enquanto o sacular envolve a dilatação principalmente de uma parede. O falso aneurisma ou pseudoaneurisma ocorre quando a aorta está alargada em decorrência da dilatação apenas das camadas externas da parede do vaso, como pode ocorrer em uma ruptura contida da parede aórtica.

### EPIDEMIOLOGIA

Embora o aneurisma possa se desenvolver em qualquer parte da aorta, os aneurismas da aorta abdominal são muito mais comuns do que os torácicos. Os aneurismas da aorta torácica são mais comuns na aorta ascendente, seguidos, em frequência, pela aorta descendente e pelo arco aórtico. Quando o aneurisma na aorta torácica descendente se estende para a aorta abdominal, ele é denominado *aneurisma da aorta toracoabdominal*.

Para aneurismas da aorta abdominal, os fatores de risco incluem: idade avançada, sexo masculino, tabagismo,[1] histórico familiar da doença e doença aterosclerótica oclusiva. A presença de diabetes e a raça negra estão associadas a um risco menor.

Os aneurismas da aorta torácica ascendente costumam estar associados a mutações genéticas, como nas síndromes de Marfan ou Ehlers-Danlos (Capítulo 244). Os fatores de risco para aneurismas da aorta torácica descendente e da aorta toracoabdominal incluem idade, tabagismo e doença pulmonar obstrutiva crônica. Em comparação com os aneurismas da aorta abdominal, os aneurismas torácicos têm um componente familiar mais forte e nenhuma predileção por gênero.

As mortes por aneurisma da aorta abdominal aumentaram acentuadamente de 1950 a 1970, mas têm diminuído nos EUA desde a década de 1990 (e-Figura 69.1). A prevalência de aneurismas da aorta abdominal assintomáticos, definidos como diâmetro maior que 3 cm, detectados no rastreamento, também diminuiu drasticamente, de mais de 5% em homens mais velhos em 1990 para menos de 2%. A explicação mais provável para essas alterações é o aumento e a posterior diminuição nas taxas de tabagismo nos EUA, responsáveis por cerca de três quartos de todos os aneurismas da aorta abdominal. Em comparação, as taxas de mortalidade globais por aneurisma da aorta abdominal não diminuíram, pois as taxas de tabagismo e os níveis de outros fatores de risco cardiovascular não diminuíram. Nos EUA, as mortes por ruptura de aneurismas da aorta torácica também diminuíram em mais de 50% desde 1997.

### BIOPATOLOGIA

A aterosclerose já foi considerada a causa subjacente mais comum de aneurismas da aorta abdominal, mas essa relação foi questionada por uma série de observações. Por exemplo, o aneurisma da aorta abdominal é menos comum em pacientes com diabetes e está muito mais fortemente associado ao tabagismo e ao sexo masculino do que a aterosclerose. Embora a aterosclerose aórtica possa contribuir para o processo, a patogênese dos aneurismas da aorta abdominal parece incluir fatores genéticos, ambientais, hemodinâmicos e imunológicos. A resistência da parede aórtica depende da elastina e do colágeno presentes na matriz extracelular de sua camada média. A degradação dessas proteínas estruturais por metaloproteinases da matriz e infiltrados inflamatórios, especialmente macrófagos e linfócitos T, enfraquece a parede aórtica e propicia o desenvolvimento de aneurismas. No entanto, as tentativas de retardar o processo usando doxiciclina, que suprime as metaloproteinases da matriz, não obtiveram sucesso.

Na aorta torácica ascendente, a causa mais importante de aneurismas é a degeneração medial cística, com necrose das células musculares lisas e degeneração das camadas elásticas na camada média, frequentemente relacionada a uma mutação genética como a síndrome de Marfan ou Ehlers-Danlos. Quase todos os pacientes com síndrome de Marfan, que apresentam risco muito alto de desenvolver aneurismas da aorta torácica, exibem degeneração medial cística subjacente. Nos pacientes que desenvolvem aneurismas da aorta ascendente sem evidência clara de doença do tecido conjuntivo, a valva aórtica bicúspide e uma síndrome de aneurisma da aorta torácica familiar são causas congênitas importantes. Antigamente, sífilis (Capítulo 303) era uma causa comum de aneurismas da aorta torácica nos EUA; porém, atualmente ela raramente está envolvida nessa condição. Outras causas incomuns de aneurisma da aorta torácica ascendente incluem: aortite infecciosa, arterite dos grandes vasos, traumatismo aórtico e dissecção da aorta. Os aneurismas da aorta torácica descendente e toracoabdominal também podem ocorrer como resultado de uma dissecção anterior, mas geralmente são idiopáticos e degenerativos.

### MANIFESTAÇÕES CLÍNICAS

A maioria dos aneurismas da aorta é assintomática e é descoberta incidentalmente em um exame de imagem ou palpação abdominal de rotina. Sintomas resultantes do aumento progressivo de aneurismas não rotos, como erosão vertebral ou compressão nervosa, são muito raros.

A ruptura do aneurisma da aorta abdominal pode causar morte súbita por colapso cardiovascular. Outros pacientes apresentam dor no hipogástrio, flancos, parte inferior das costas ou quadris. A dor costuma ser intensa e assustadora para o paciente, e pode ser acompanhada de dor abdominal. Os sintomas de inchaço, constipação intestinal ou retenção urinária podem ser causados por um hematoma comprimindo o intestino ou o sistema urinário ou por suprimento de sangue insuficiente a esses órgãos. Esses sintomas geralmente persistem por horas a alguns dias antes que a morte ocorra ou o aneurisma seja reparado, embora tenham sido relatados alguns casos de ruptura contida crônica que persistiram por semanas ou até meses.

O aneurisma da aorta torácica pode se expandir e comprimir estruturas mediastinais adjacentes. Os sintomas incluem: tosse, respiração ofegante, dispneia, rouquidão, pneumonia recorrente e disfagia. Um aneurisma torácico roto pode se manifestar com dor no peito ou nas costas. As complicações vasculares incluem: insuficiência da aorta, às vezes com insuficiência cardíaca secundária, hemoptise e tromboembolismo arterial.

### DIAGNÓSTICO

Aneurismas da aorta abdominal podem ser detectados na palpação abdominal profunda como uma massa pulsátil, embora a obesidade possa ocultar até mesmo aneurismas grandes. O examinador primeiro palpa profundamente em busca da pulsação aórtica, geralmente localizada alguns centímetros cefálico ao umbigo (o umbigo marca o nível da bifurcação aórtica) e levemente à esquerda da linha média. O examinador posiciona ambas as mãos sobre o abdome, com as palmas voltadas para baixo e um dedo indicador em cada lado da pulsação, com o intuito de confirmar que encontrou a aorta (cada sístole deve mover ambos os dedos) e medir a largura da aorta. Deve-se incluir pele abdominal suficiente entre os dois dedos indicadores e aguardar algum tempo para que os músculos abdominais relaxem. No exame, a largura da pulsação, e não sua intensidade, orienta o diagnóstico. A massa abdominal pulsátil deve ser confirmada por ultrassonografia, que fornece a medida precisa do diâmetro; uma largura igual ou superior a 3 cm estabelece o diagnóstico e garante acompanhamento contínuo.

O diagnóstico clínico de aneurisma da aorta abdominal em ruptura pode ser desafiador. A tríade clássica de dor abdominal, hipotensão e massa abdominal pulsátil não é totalmente confiável, pois a pressão arterial pode estar normal ou quase normal na apresentação e a palpação pode ser difícil devido a distensão ou defesa abdominal. Além disso, sintomas concomitantes do intestino e da bexiga podem levar a diagnósticos errados. Em pacientes com aneurismas rotos, a contagem de leucócitos geralmente está elevada, mas o hematócrito inicialmente pode estar normal, porque a hemodiluição não ocorre de maneira aguda. O médico deve ter um limite baixo para a realização de exames de imagem apropriados, principalmente em homens idosos com histórico de tabagismo.

Aneurismas da aorta abdominal podem ser detectados e medidos por ultrassonografia abdominal ou tomografia computadorizada (TC) (Figura 69.1). No entanto, a TC deve ser realizada mediante suspeita de ruptura, já que rupturas não são diagnosticadas de modo confiável por ultrassonografia.

Aneurismas da aorta torácica geralmente não podem ser palpados, mesmo quando são muito grandes. Como resultado, os aneurismas da aorta torácica frequentemente são descobertos em radiografias de tórax, onde geralmente são diagnosticados por uma silhueta mediastinal ampliada, botão aórtico alargado ou traqueia deslocada da linha média. A TC é precisa para detectar e medir aneurismas torácicos e monitorar seu diâmetro ao longo do tempo. A ecocardiografia transtorácica, que geralmente visualiza a raiz aórtica e a aorta ascendente, é útil para o rastreamento de pacientes com síndrome de Marfan (Capítulo 244), que exibem maior risco para aneurismas envolvendo essa porção da aorta.

## TRATAMENTO

A morbidade e a mortalidade dos aneurismas da aorta ocorrem como resultado tanto da ruptura quanto do reparo eletivo. Portanto, uma estratégia de intervenção criteriosa é essencial. O reparo cirúrgico aberto consiste na inserção de um enxerto de tubo protético sintético. Quando os aneurismas envolvem vasos ramificados, como as artérias renais ou mesentéricas, os vasos devem ser reimplantados no enxerto. Da mesma maneira, quando uma raiz aórtica dilatada precisa ser substituída no reparo de um aneurisma da aorta torácica ascendente, as artérias coronárias devem ser reimplantadas. Uma abordagem alternativa para reparar aneurismas da aorta abdominal e alguns aneurismas torácicos descendentes é a colocação percutânea de um enxerto de stent (endoprótese) endovascular expansível dentro do aneurisma.[2]

Em um paciente com aneurisma da aorta roto, o reparo emergente, preferencialmente pelo método endovascular, quando viável,[A1] é necessário. Estudos clínicos randomizados em pacientes com feridas por arma branca e sangramento gastrintestinal superior e estudos observacionais de aneurismas da aorta abdominal rotos levantaram preocupações de que a expansão do volume e a transfusão excessiva antes do controle do sangramento possam aumentar a taxa de mortalidade.

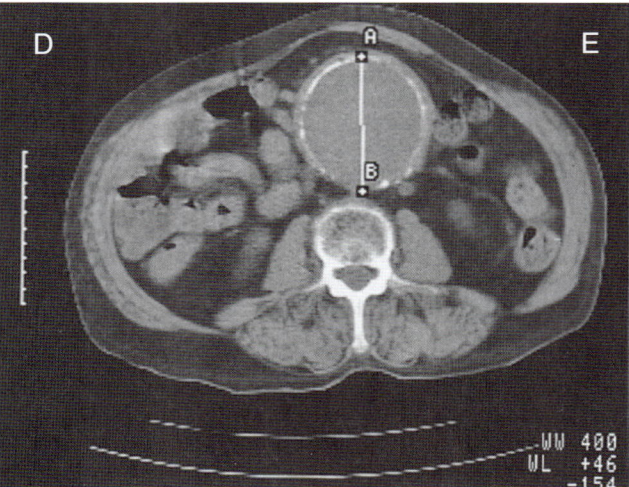

**FIGURA 69.1** Aneurisma da aorta abdominal em um exame de tomografia computadorizada. Esse sensível exame de imagem possibilita a medição precisa do tamanho (do ponto A ao ponto B) e demonstra o espessamento da parede do aneurisma. (De Forbes CD, Jackson WF. *Color Atlas and Text of Clinical Medicine*. 3rd ed. London: Mosby; 2003.).

Para os pacientes com aneurismas da aorta abdominal assintomáticos menores que 5,5 cm de diâmetro, o reparo eletivo, por método aberto ou endovascular, não reduz a taxa de mortalidade geral.[A2] O benefício do reparo eletivo de aneurismas da aorta abdominal maiores foi demonstrado indiretamente por meio de estudos randomizados de rastreamento por ultrassom, o que reduz ambas as mortalidades total e relacionada ao aneurisma.[A3] O reparo endovascular eletivo exibe uma taxa de mortalidade pós-operatória menor do que o reparo aberto (1,5% vs. 4%), mas o excesso de mortes tardias após o reparo endovascular resulta em taxas de sobrevivência semelhantes após 3 a 5 anos,[A4,A5] uma taxa de mortalidade maior 8 anos após o reparo em um estudo europeu[A6] e nenhuma diferença na mortalidade até 14 anos em um estudo americano.[A6b] Pacientes com aneurismas grandes e que são clinicamente inadequados para o reparo aberto exibem alta taxa de ruptura, mas podem não se beneficiar do reparo endovascular devido à carga de suas comorbidades.[A7] Os dados de estudos randomizados são insuficientes para mulheres, que exibem maiores taxas de ruptura e mortalidade operatória.

Aneurismas da aorta pequenos devem ser monitorados periodicamente para detectar um possível aumento progressivo, o que pode indicar a necessidade de reparo cirúrgico. A ultrassonografia é a modalidade preferida para monitorar aneurismas abdominais, e a TC é usada para aneurismas torácicos. Os intervalos de acompanhamento são baseados na probabilidade de exceder o limite operatório.

Para aneurismas da aorta abdominal, os intervalos de rastreamento propostos são a cada 3 anos para aneurismas de 3,0 a 3,9 cm de diâmetro, 2 anos para aneurismas de 4,0 a 4,4 cm de diâmetro e anualmente para aneurismas de 4,5 a 5,4 cm de diâmetro. O reparo eletivo deve ser considerado quando o diâmetro ultrapassa 5,5 cm. Cirurgiões e hospitais com alto volume de cirurgias apresentam melhores desfechos com o reparo eletivo.

Para aneurismas torácicos assintomáticos, o manejo é menos certo. Nenhum estudo randomizado abordou em qual momento os aneurismas da aorta torácica devem ser reparados ou qual método é preferível, e os dados da história natural são limitados. O reparo endovascular de aneurismas da aorta torácica descendente não rotos está associado a uma taxa de mortalidade peroperatória menor do que o reparo aberto (5 a 6% vs. 7 a 12%), mas não melhora a taxa de sobrevivência ajustada em 5 anos[3] e pode estar associado a uma taxa de sobrevivência tardia pior.[3b] O diâmetro aórtico normal é 1,5 a 2 vezes maior, a taxa de mortalidade operatória é 2 a 4 vezes maior para o aneurisma da aorta torácica em comparação com o aneurisma da aorta abdominal, e o risco de ruptura é baixo para aneurismas torácicos menores que 6,0 cm de diâmetro. Essas comparações sugerem que os limites de diâmetro para o reparo eletivo provavelmente devam ser maiores que os 5,5 cm estabelecidos para aneurismas da aorta abdominal. Uma exceção pode ser pacientes com síndrome de Marfan, nos quais o risco de dissecção ou ruptura é maior e a taxa de mortalidade operatória é menor, talvez devido à menor idade de tais pacientes. Pacientes com síndrome de Marfan com diâmetros da aorta menores que 5 cm exibem risco baixo, mas os dados de história natural são inadequados para diâmetros maiores. Estudos clínicos randomizados em pacientes com síndrome de Marfan (Capítulo 244) que envolvem principalmente um pequeno número de pacientes com diâmetros da aorta normais sugeriram que vários medicamentos (p. ex., losartana) podem reduzir o aumento subsequente da raiz aórtica, mas nenhuma diferença foi demonstrada até o momento em relação à progressão para aneurisma ou aos desfechos clínicos.

Para o aneurisma da aorta micótico raro em pacientes que sobreviveram à endocardite bacteriana (Capítulo 67), a cirurgia aberta e a terapia endovascular são opções de tratamento.[4] No entanto, infecções tardias, que costumam ser letais e podem ser mais comuns após o tratamento endovascular, justificam o tratamento com antibióticos e o acompanhamento a longo prazo.

## PREVENÇÃO

A ultrassonografia, que é o método mais seguro e prático para detectar aneurismas da aorta abdominal, com o intuito de realizar intervenção precoce contra sua ruptura, é recomendada como rastreamento único para homens com 65 a 75 anos, especialmente se tiverem histórico de tabagismo.[5] Nenhuma terapia médica demonstrou reduzir o aumento do aneurisma da aorta abdominal, mas parar de fumar é importante tanto para a prevenção quanto para retardar sua progressão. Por exemplo, dados da Suécia e da Finlândia sugerem que a redução do tabagismo diminuiu a incidência de aneurismas da aorta abdominal[6] e pode ser mais importante do que o rastreamento para reduzir a mortalidade geral.

## PROGNÓSTICO

A maioria dos aneurismas aumenta com o tempo, e o risco de ruptura se eleva paralelamente ao aumento do diâmetro. Os aneurismas da aorta abdominal com diâmetros inferiores a 5,5 cm exibem risco de ruptura anual de 1% ou menos. As taxas de ruptura são desconhecidas para bons candidatos à cirurgia com aneurismas maiores, mas são de 10% ou superiores por ano em candidatos ruins à cirurgia com aneurismas da aorta abdominal grandes. Para aneurismas da aorta torácica, um estudo de base populacional relatou um risco de ruptura em 5 anos de 0% para aneurismas com menos de 4,0 cm de diâmetro, 16% para aneurismas de 4,0 a 6,0 cm de diâmetro e 31% para aqueles maiores que 6,0 cm de diâmetro.

A taxa de mortalidade geral em pacientes com aneurisma da aorta roto permanece em torno de 75%, incluindo uma taxa de mortalidade de cerca de 35% mesmo entre os aptos a se submeter à intervenção de emergência.[7] Acompanhamento com exames de imagem por toda a vida é recomendado após o reparo endovascular do aneurisma. Caso contrário, o prognóstico após o reparo do aneurisma é determinado em grande parte pelos fatores de risco e comorbidades, e não pelo aneurisma em si.

O reparo endovascular do aneurisma da aorta abdominal está associado a uma vantagem substancial de sobrevivência precoce em comparação ao reparo aberto, mas essa vantagem diminui gradualmente ao longo do tempo, em parte pelo risco de ruptura tardia.[8] Dados observacionais sugerem que a sobrevivência após o reparo pode ser maior com o tratamento com estatinas, provavelmente porque elas reduzem o risco de morte por doença da artéria coronária concomitante.

## DISSECÇÃO DA AORTA E HEMATOMA AÓRTICO INTRAMURAL

### DEFINIÇÃO

Um hematoma aórtico intramural se desenvolve quando sangue se acumula dentro da camada média da aorta em razão de um sangramento dos *vasa vasorum* ou ruptura da camada íntima. Uma dissecção da aorta ocorre quando a camada média da artéria é dividida longitudinalmente, formando um falso lúmen que se comunica com o lúmen verdadeiro.

Cerca de dois terços das dissecções da aorta são classificados como tipo A (envolvem a aorta ascendente), e o outro terço é classificado como tipo B (não envolve a aorta ascendente) (Figura 69.2). Hematomas e dissecções são classificados como agudos se ocorreram nas 2 últimas semanas, e crônicos depois disso. Hematomas e dissecções agudos que envolvem a aorta ascendente têm maior probabilidade de romper e causar incapacidade física grave ou morte.

A dissecção da aorta é responsável por cerca de 3.000 mortes por ano nos EUA. Nos pacientes sem síndrome de Marfan, o pico de incidência da dissecção da aorta ocorre em indivíduos entre 60 e 80 anos; os homens são 1,5 vez mais afetados do que as mulheres. A hipertensão, especialmente a hipertensão não controlada, é o fator de risco dominante, embora os pacientes com valva aórtica bicúspide também exibam risco elevado. Alguns pacientes são conhecidos por apresentarem aneurismas da aorta torácica preexistentes. Dissecções da aorta são uma complicação rara em mulheres jovens durante o período periparto (Capítulo 226). Procedimentos de cateterismo intra-aórtico e cirurgias cardíacas são causas iatrogênicas da dissecção da aorta.

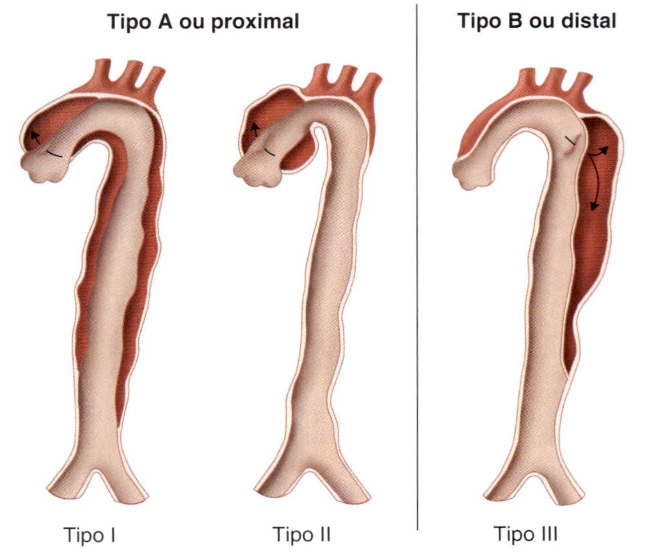

### BIOPATOLOGIA

O fator predisponente mais comum para a dissecção da aorta é a degeneração do colágeno e da elastina na camada média da aorta. A degeneração medial cística clássica em pacientes com síndrome de Marfan explica o risco particularmente alto de dissecção da aorta em uma idade relativamente jovem. Mutações no fator de transcrição *FOXE3* também predispõem a aneurismas da aorta torácica e dissecções agudas da aorta, aparentemente porque reduzem a capacidade da aorta de suportar as forças biomecânicas do sangue pulsátil. A dissecção da aorta por cateter iatrogênico é uma complicação rara de procedimentos coronários diagnósticos ou intervencionistas.

A dissecção espontânea da aorta geralmente começa quando uma ruptura na camada íntima da aorta expõe a camada média doente à pressão sistêmica do sangue intraluminal ou quando um vazamento nos *vasa vasorum* cria um hematoma intramural. Esse hematoma pode permanecer relativamente localizado ou, alternativamente, pode prolongar-se longitudinalmente por um comprimento variável da aorta e romper a camada íntima, alcançando o lúmen da aorta. Se essa comunicação ocorrer, o resultado de um hematoma inicialmente intramural se torna igual ao de uma dissecção que começou com uma ruptura na camada íntima. Com a dissecção, a camada média se divide longitudinalmente em duas camadas, produzindo um lúmen falso cheio de sangue que geralmente se prolonga distalmente, mas, às vezes, faz o caminho reverso para dentro da parede aórtica, percorrendo uma distância variável do local da ruptura na camada íntima. A aorta abdominal raramente sofre dissecção, exceto como extensão de uma dissecção da aorta torácica.

### MANIFESTAÇÕES CLÍNICAS

Dor, que é o sintoma inicial mais comum, ocorre em 96% dos casos de dissecção e hematoma intramural da aorta. A dor geralmente é intensa e sentida no peito ou nas costas, embora possa envolver o abdome. Normalmente, a dor começa de repente e é pior no início. Ela é descrita como uma dor aguda ou cortante. Um hematoma isolado raramente causa outros sintomas além de dor. A dissecção, entretanto, pode causar sinais e sintomas relacionados à sua extensão, como insuficiência aguda da aorta, oclusão da artéria coronária direita, hemopericárdio, acidente vascular encefálico, isquemia mesentérica ou neuropatia periférica isquêmica. A síncope (Capítulo 56) está associada à dissecção proximal e a desfechos piores.

A hipotensão verdadeira, presente em mais de 25% dos pacientes, é um prognóstico ruim. A pseudo-hipotensão ocorre quando a pressão arterial medida na extremidade superior está falsamente baixa porque a artéria subclávia está envolvida na dissecção. Atrasos ou déficits de pulso, que ajudam a identificar quais vasos sanguíneos estão comprometidos pela dissecção, são evidentes no exame físico em pacientes cujas dissecções envolvem as artérias subclávia, carótida ou femoral.

Mais de um terço dos pacientes com dissecção da aorta proximal desenvolve insuficiência aguda da valva aórtica. Em alguns pacientes com insuficiência aguda da aorta, o sopro pode ser indetectável ou inexpressivo, até que o achado de um aumento da pressão de pulso leve a exames mais cuidadosos. Quando a dissecção da aorta compromete uma artéria coronária, especialmente a artéria coronária direita, ocorre isquemia ou infarto do miocárdio (Capítulo 64). A dissecção retrógrada também pode causar hemopericárdio e tamponamento agudo e até fatal (Capítulo 62). O comprometimento do fluxo sanguíneo nas artérias braquiocefálicas pode causar um acidente vascular encefálico (Capítulo 379) ou coma, e o envolvimento das artérias espinais pode causar paraplegia. Quando uma dissecção se estende até a aorta abdominal, o fluxo comprometido para uma ou ambas as artérias renais pode resultar em insuficiência renal aguda (Capítulo 112). A isquemia ou o infarto mesentérico (Capítulo 134) pode se manifestar como dor abdominal e diarreia com sangue. A dissecção distal à bifurcação aórtica pode comprometer ou ocluir uma ou ambas as artérias ilíacas comuns, resultando em déficit de pulso femoral e isquemia dos membros inferiores (Capítulo 71).

**FIGURA 69.2** Sistemas de classificação para dissecção da aorta. (De Isselbacher EM. Diseases of the aorta. In: Braunwald E, Zipes DP, Libby P, Bonow RO, eds. *Braunwald's Heart Disease: A Textbook of Cardiovascular Medicine*. 7th ed. Philadelphia: Saunders; 2004:1416.)

## DIAGNÓSTICO

Pode-se suspeitar de dissecção da aorta com base em uma história típica ou quando déficits de pulso são observados no exame físico. No entanto, muitas vezes, uma silhueta mediastinal alargada na radiografia de tórax de um paciente em avaliação em razão de dor no peito (Capítulo 45) e possível isquemia miocárdica levanta preocupações, embora o alargamento do mediastino possa ser observado em apenas dois terços dos pacientes nos quais a dissecção é finalmente diagnosticada. Se a aorta torácica descendente estiver envolvida, um derrame pleural esquerdo é comumente observado, às vezes em decorrência de sangue visível, mas frequentemente em razão de um pequeno exsudato da parede aórtica inflamada. Os achados eletrocardiográficos na dissecção da aorta são inespecíficos. Exames de sangue não são muito úteis, mas uma dissecção aguda da aorta é improvável se o nível de dímero D plasmático estiver abaixo de 500 ng/mℓ.

Quando a suspeita clínica de dissecção da aorta é alta, o diagnóstico deve ser confirmado ou excluído emergentemente com um exame de imagem (Figura 69.3).[9] A ecocardiografia transesofágica (Figura 69.4) é o meio mais rápido de fornecer detalhes suficientes para prosseguir diretamente para a sala de cirurgia. O exame de TC (Figura 69.5) fornece informações complementares. O exame de ressonância magnética (RM) fornece detalhes anatômicos melhores, mas não é tão fácil de ser realizado de forma emergencial, e pode ser difícil fornecer os cuidados intensivos necessários em uma sala de RM. No exame de imagem em corte transversal, um hematoma intramural isolado é observado como um espessamento crescente ao redor da parede aórtica, em vez de lumens verdadeiro e falso separados por um retalho da camada íntima.

## TRATAMENTO

Sempre que houver suspeita de dissecção ou hematoma intramural da aorta, a terapia deve ser instituída imediatamente, mesmo antes da realização dos exames de imagem, em vez de aguardar a confirmação do diagnóstico.[10] Os objetivos da terapia médica inicial, que são interromper a progressão adicional e reduzir o risco de ruptura, devem ser os mesmos para um hematoma isolado e para uma dissecção verdadeira, em razão do risco de aumento do hematoma.

Apesar da ausência de estudos randomizados, as diretrizes atuais recomendam terapia médica emergente direcionada à redução da pressão arterial, geralmente abaixo de 120 mmHg, e da frequência cardíaca, geralmente abaixo de 60 bpm, enquanto mantém a perfusão no cérebro, coração, rins e quaisquer outros órgãos cujo suprimento arterial possa ser prejudicado pela dissecção.[11]

Para dissecção aguda do tipo A, o reparo cirúrgico urgente é recomendado para reduzir o risco de complicações com risco à vida, como ruptura, tamponamento cardíaco, insuficiência aórtica grave ou acidente vascular encefálico. Quando os pacientes apresentam hipotensão significativa, a pseudo-hipotensão deve ser excluída. A hipotensão verdadeira pode ser causada por infarto agudo do miocárdio (Capítulo 64) decorrente do comprometimento da artéria coronária direita ou por hemopericárdio e tamponamento cardíaco (Capítulo 68) como resultado da ruptura da dissecção até o pericárdio. Os pacientes com tamponamento devem ser tratados

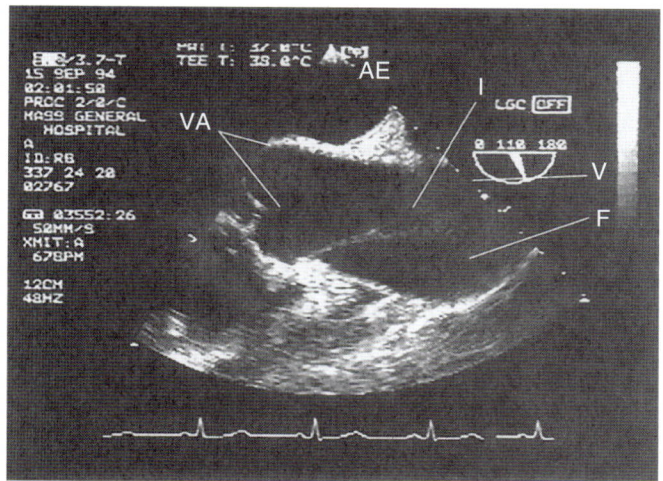

**FIGURA 69.4** Ecocardiograma transesofágico da aorta ascendente no eixo longo em paciente com dissecção da aorta do tipo A. A valva aórtica (VA) está à esquerda, e a aorta ascendente se estende à direita. Dentro da aorta há um retalho da camada íntima (I) que se origina no nível da junção sinotubular. Os lumens verdadeiro (V) e falso (F) são separados pelo retalho da camada íntima. AE = átrio esquerdo. (De Isselbacher EM. Diseases of the aorta. In: Braunwald E, Zipes DP, Libby P, Bonow RO, eds. *Braunwald's Heart Disease: A Textbook of Cardiovascular Medicine*. 7th ed. Philadelphia: Saunders; 2004:1423.)

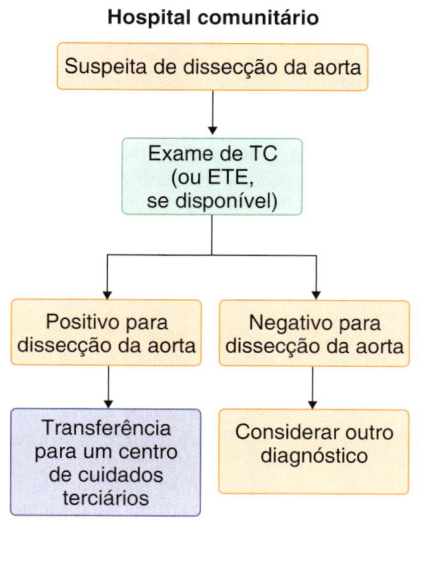

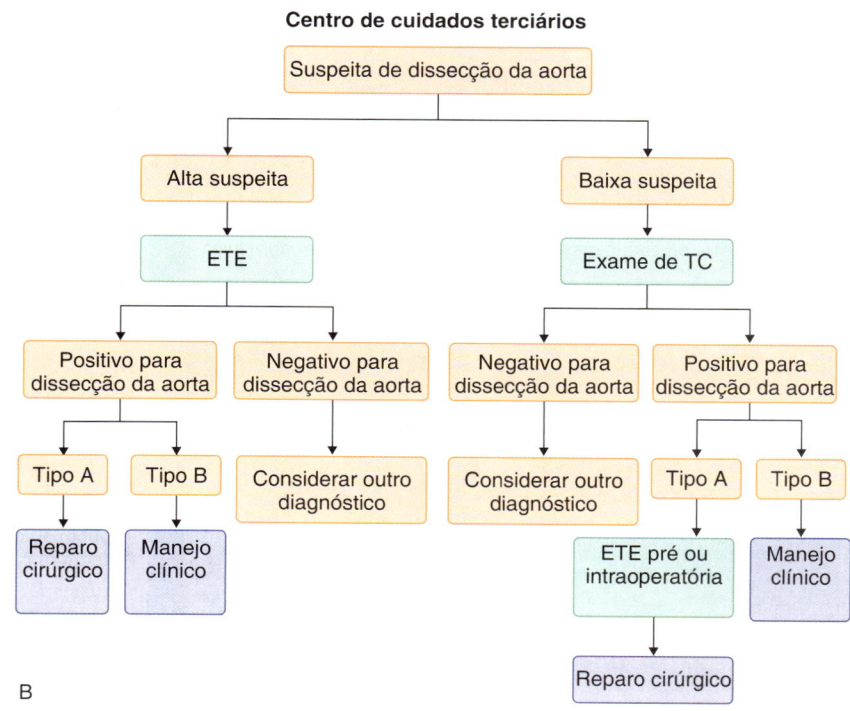

**FIGURA 69.3** Algoritmos para avaliação de suspeita de dissecção aguda da aorta. **A.** Essa abordagem é usada em muitos hospitais comunitários onde cirurgias cardíacas não são realizadas. **B.** Essa abordagem é usada em muitos centros de cuidados terciários onde ecocardiografia transesofágica (ETE) e cirurgias cardíacas estão disponíveis. TC = tomografia computadorizada. (Cortesia do Dr. Eric M. Isselbacher.)

com expansão de volume e submetidos à cirurgia o mais rápido possível, pois a probabilidade de morte precoce é extremamente alta; a pericardiocentese deve ser realizada apenas como último recurso, pois pode causar colapso hemodinâmico e morte. Em comparação, os pacientes com dissecções crônicas do tipo A muitas vezes podem ser tratados clinicamente, pois já sobreviveram ao período inicial de alta mortalidade associada às dissecções proximais agudas.

Pacientes com dissecção aguda do tipo B exibem risco muito menor de complicações com risco à vida e geralmente são tratados com terapia médica,[12] pois a adição do reparo endovascular de rotina ao tratamento médico não demonstrou melhorar a sobrevivência em estudos clínicos randomizados pequenos de dissecção do tipo B.[A5] Se, no entanto, uma dissecção do tipo B estiver associada a uma complicação grave, como isquemia do órgão-alvo, a intervenção é indicada, com aumento crescente da preferência por técnicas endovasculares em relação à cirurgia aberta.

Para um hematoma intramural isolado, a probabilidade de dissecção progressiva ou outras complicações é menor do que em pacientes que exibem inicialmente a dissecção, especialmente se o hematoma for pequeno e as dimensões da aorta estiverem normais. Em um conjunto de pacientes do Leste Asiático, a maioria dos hematomas intramurais regrediu e a cirurgia geralmente não foi necessária. Em um conjunto de pacientes ocidentais, estima-se que 10% dos hematomas regrediram espontaneamente e 25 a 50% progrediram durante o período de acompanhamento. Os hematomas na aorta ascendente são os de maior risco, e a cirurgia geralmente é recomendada. Para hematomas intramurais distais, o manejo costuma ser o mesmo da dissecção distal, com a cirurgia indicada para os pacientes com doença progressiva (Figura 69.6).

A dissecção iatrogênica da aorta durante um procedimento coronário diagnóstico ou intervencionista traz um excelente prognóstico a curto e longo prazo com o tratamento conservador, que inclui implante de *stent* quando uma artéria coronária é envolvida como um ponto de entrada. Antes da alta, os pacientes tratados clinicamente devem iniciar um regime que controle a hipertensão e reduza a contratilidade ventricular. As recomendações enfatizam os betabloqueadores (p. ex., 25 a 200 mg de metoprolol 2 vezes/dia) como os medicamentos de escolha neste cenário, mas um segundo (p. ex., 5 a 40 mg/dia de lisinopril) ou terceiro medicamento (2,5 a 10 mg/dia de anlodipino ou 12,5 a 50 mg/dia de hidroclorotiazida) geralmente é necessário para alcançar a meta de pressão arterial sistólica inferior a 120 mmHg (Capítulo 70), embora poucas evidências apoiem objetivos de tratamento diferentes daqueles usados para a população em geral.

## PROGNÓSTICO

A taxa de mortalidade aguda da dissecção do tipo A não tratada é de cerca de 1% por hora, e a maioria das mortes por qualquer um dos tipos de dissecção ocorre no período de 7 dias após o início dos sintomas. No geral, a mortalidade hospitalar varia de 15% para dissecção do tipo A e 7,5% para hematoma intramural do tipo A a 5% para dissecção do tipo B e 1,5% para hematoma intramural do tipo B.[12b] Os pacientes exibem maior risco de complicações durante os primeiros 2 anos, mas os pacientes que sobrevivem à hospitalização inicial geralmente progridem bem

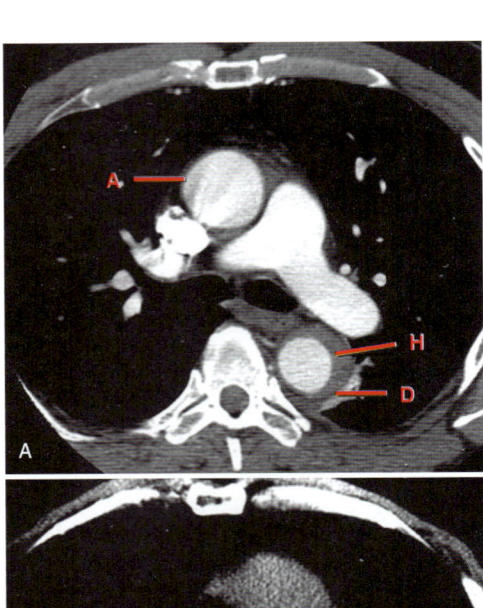
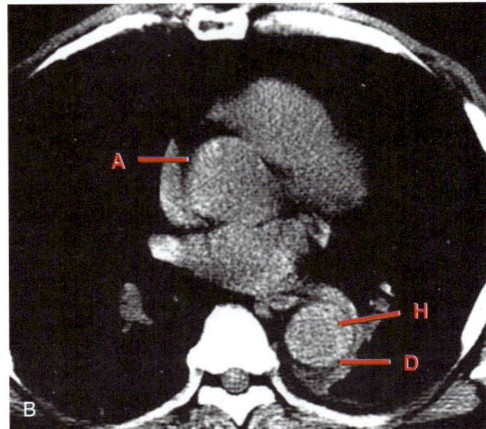
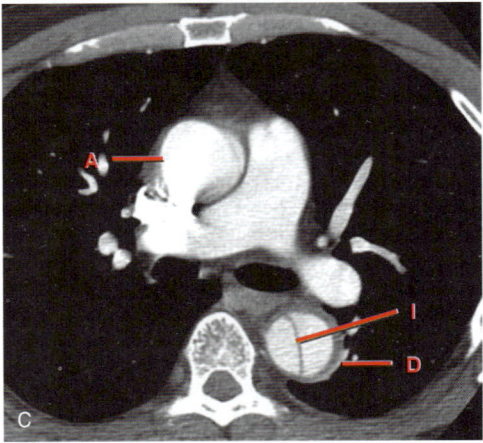

**FIGURA 69.6** Hematoma aórtico intramural. **A.** O exame de tomografia computadorizada (TC) com contraste do tórax no nível da artéria pulmonar exibe um hematoma (H) intramural da aorta torácica descendente (D). O hematoma é observado como um espessamento crescente da parede aórtica que não é realçado pelo contraste dentro do lúmen da aorta. A aorta torácica ascendente (A) não está afetada. **B.** Imagem correspondente de um exame de TC sem contraste, em que o hematoma intramural é observado como um espessamento crescente brilhante da parede aórtica, já que a densidade do hematoma é maior que a do sangue dentro do lúmen da aorta. **C.** Imagem correspondente de um exame de TC com contraste realizado 1 semana depois, para acompanhamento, em que o hematoma intramural evoluiu para uma dissecção da aorta clássica com um retalho da camada íntima (I) e contraste evidente dentro de um lúmen falso patente. (Cortesia do Dr. Eric M. Isselbacher.)

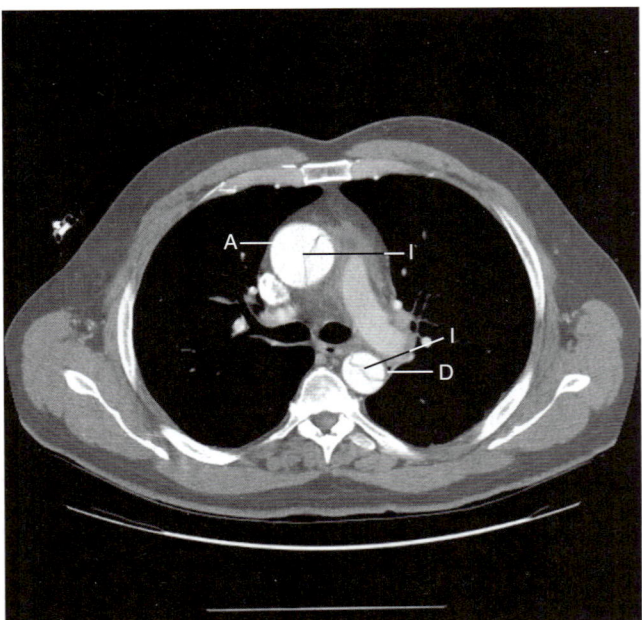

**FIGURA 69.5** Dissecção da aorta. O exame de tomografia computadorizada com contraste do tórax no nível da artéria pulmonar exibe um retalho da camada íntima (I) separando os dois lumens da aorta torácica ascendente (A) e descendente (D) em uma dissecção da aorta do tipo A. (Cortesia do Dr. Eric M. Isselbacher.)

depois disso, independentemente de terem sido tratados clínica ou cirurgicamente. O controle contínuo da pressão arterial pode reduzir o risco de complicações a longo prazo, como insuficiência aórtica, dissecção recorrente, formação de aneurisma e ruptura do aneurisma. Alguma expansão progressiva da aorta geralmente ocorre de maneira assintomática; portanto, os pacientes tratados clinicamente devem ser acompanhados de perto, com exames de imagem seriados da aorta em intervalos de 6 meses nos primeiros 2 anos e anualmente a partir de então, desde que sua anatomia esteja estável.

## ARTERITE DE TAKAYASU

A arterite de Takayasu é uma doença inflamatória crônica de causa desconhecida. A idade mediana de início é 29 anos, e ela é oito vezes mais frequente nas mulheres do que nos homens. Ela ocorre com maior frequência na Ásia e na África do que na Europa ou América do Norte. O estágio inicial é caracterizado por uma inflamação ativa que envolve a aorta e seus ramos. Frequentemente, a doença progride a uma taxa variável para um estágio esclerótico, com hiperplasia da camada íntima, degeneração da camada média e alterações obliterativas. A maioria das lesões arteriais resultantes é estenótica, mas também podem ocorrer aneurismas.

A arterite de Takayasu envolve a aorta e seus ramos e, ocasionalmente, também envolve a artéria pulmonar. A doença tende a ser mais pronunciada nos pontos de ramificação da aorta, especialmente no arco aórtico, nos vasos braquiocefálicos e na aorta abdominal. A arterite de Takayasu pode ser difusa ou irregular, e as áreas afetadas podem ser separadas pela aorta normal em comprimentos variáveis.

### MANIFESTAÇÕES CLÍNICAS E DIAGNÓSTICO

A maioria dos pacientes inicialmente desenvolve sintomas de um processo inflamatório sistêmico, incluindo fadiga, dor de cabeça, febre, suores noturnos, artralgia e perda de peso.[13] No momento do diagnóstico, no entanto, 90% dos pacientes apresentam sintomas de insuficiência vascular, geralmente com claudicação nas extremidades superiores e às vezes nas extremidades inferiores.

Normalmente, o exame físico exibe ausência de pulso e diminuição da pressão arterial nos membros superiores, o que é consistente com o motivo pelo qual a arterite de Takayasu às vezes é chamada de *doença sem pulso*. Sopros podem ser ouvidos nas artérias afetadas. Mais de 50% dos pacientes têm hipertensão significativa decorrente do envolvimento da artéria renal, mas a hipertensão pode ser difícil de diagnosticar no exame de rotina pela diminuição do pulso. O envolvimento da aorta proximal pode causar insuficiência da valva aórtica. O envolvimento dos óstios das artérias coronárias pode causar angina ou infarto do miocárdio, e os pacientes podem desenvolver insuficiência cardíaca em decorrência de infarto do miocárdio, hipertensão ou insuficiência aórtica. O envolvimento da artéria carótida pode causar isquemia cerebral ou acidente vascular encefálico. Angina abdominal pode ocorrer como resultado do comprometimento da circulação mesentérica.

As anormalidades laboratoriais durante a fase aguda incluem nível elevado de proteína C reativa (PCR), velocidade de hemossedimentação (VHS) elevada, anemia, leucocitose leve e níveis elevados de imunoglobulina. O diagnóstico é melhor se feito por aortografia, angiografia por TC ou angiografia por RM, que revelam estenose da aorta e estenose ou oclusão de seus vasos ramificados, frequentemente com dilatação pós-estenótica ou aneurismas associados.

### TRATAMENTO E PROGNÓSTICO

Corticosteroides (p. ex., prednisona 60 a 100 mg/dia, muitas vezes de maneira contínua por meses e reduzida apenas com a diminuição dos sintomas ou evidências de inflamação) são a terapia primária para o estágio inflamatório agudo e podem ser eficazes na melhora dos sintomas constitucionais, reduzindo a VHS e retardando a progressão da doença. Medicamentos imunossupressores adicionais, usados quando a corticoterapia isolada é ineficaz, incluem anticorpo contra o receptor da interleucina-6 tocilizumabe (162 mg/semana SC)[14] e metotrexato (15 a 25 mg/semana). Não se sabe se a terapia médica reduz o risco de complicações maiores ou prolonga a vida.

A angioplastia percutânea com balão pode dilatar efetivamente lesões estenóticas curtas da aorta e suas artérias ramificadas, embora a reestenose seja comum. A cirurgia pode ser necessária para contornar ou reconstruir segmentos-chave, como as artérias coronárias, carótidas ou renais, ou para tratar a insuficiência aórtica. Idealmente, a cirurgia não deve ser realizada durante a fase inflamatória.

Cerca de 50% dos pacientes sofrerão uma recaída no período de 10 anos após o diagnóstico.[15] As taxas aproximadas de sobrevivência global de 15 anos em pacientes com diagnóstico de arterite de Takayasu são 85%, 65% em pacientes com grandes complicações e 95% em pacientes sem grandes complicações. A maioria das mortes ocorre como resultado de acidente vascular encefálico, infarto do miocárdio ou insuficiência cardíaca.

## ARTERITE DE CÉLULAS GIGANTES

A arterite de células gigantes (Capítulo 255) geralmente afeta artérias de tamanho médio, mas em 15% dos casos, envolve a aorta e ramos do arco aórtico.[16,17] O estreitamento da aorta é raro, mas o enfraquecimento da parede da aorta ascendente pode causar aneurismas da aorta torácica localizados e insuficiência da valva aórtica secundária. Se os ramos do arco aórtico forem estreitados, os sintomas serão semelhantes aos observados na arterite de Takayasu. As lesões arteriográficas da aorta e de seus ramos primários geralmente são semelhantes às da arterite de Takayasu, sugerindo que a arterite de Takayasu e a arterite de células gigantes pertençam a um espectro da mesma doença. A arterite de células gigantes está associada a riscos elevados de eventos ateroscleróticos, como infarto do miocárdio e acidente vascular encefálico.

A idade média de início é aproximadamente 67 anos. Os sintomas incluem dor de cabeça, distúrbios visuais, polimialgia reumática, claudicação da mandíbula e febre (Capítulo 255). VHS elevada é um achado universal; o nível sérico de PCR é tipicamente elevado, e anemia é comum. Como a artéria temporal geralmente está envolvida, o diagnóstico normalmente é feito pela biopsia da artéria temporal, incluindo biopsia contralateral se a primeira biopsia for negativa. Em pacientes com sintomas visuais, o agendamento da biopsia da artéria temporal não deve atrasar o tratamento em razão do risco de cegueira súbita; as amostras de biopsia mantêm seu caráter diagnóstico por semanas após o início da terapia. O manejo é feito com corticoterapia em doses altas (p. ex., 60 a 100 mg/dia de prednisona, geralmente por meses, e reduzida apenas após a diminuição dos sintomas ou evidências de inflamação), à qual a doença geralmente responde. Tocilizumabe (162 mg SC a cada 2 semanas) exibe benefício substancial ao induzir e manter a remissão sem corticosteroides.[A9] A adição de abatacepte (10 mg/kg nos dias 1, 15 e 29 e na semana 8) à prednisona pode reduzir o risco de recidiva.[A10] O uso inicial de uma dose de pulso intravenosa de corticosteroide ou de metotrexato não traz benefícios.

### Recomendações de grau A

A1. IMPROVE Trial Investigators. Comparative clinical effectiveness and cost effectiveness of endovascular strategy v open repair for ruptured abdominal aortic aneurysm: three year results of the IMPROVE randomised trial. *BMJ*. 2017;359:1-10.

A2. Filardo G, Powell JT, Martinez MA, et al. Surgery for small asymptomatic abdominal aortic aneurysms. *Cochrane Database Syst Rev*. 2015;2:CD001835.

A3. Takagi H, Ando T, Umemoto T. Abdominal aortic aneurysm screening reduces all-cause mortality. *Angiology*. 2018;69:205-211.

A4. Lederle FA, Freischlag JA, Kyriakides TC, et al. Long-term comparison of endovascular and open repair of abdominal aortic aneurysm. *N Engl J Med*. 2012;367:1988-1997.

A5. Powell JT, Sweeting MJ, Ulug P, et al. Meta-analysis of individual-patient data from EVAR-1, DREAM, OVER and ACE trials comparing outcomes of endovascular or open repair for abdominal aortic aneurysm OVER 5 years. *Br J Surg*. 2017;104:166-178.

A6. Patel R, Sweeting MJ, Powell JT, et al. Endovascular versus open repair of abdominal aortic aneurysm in 15-years' follow-up of the UK endovascular aneurysm repair trial 1 (EVAR trial 1): a randomised controlled trial. *Lancet*. 2016;388:2366-2374.

A6b. Lederle FA, Kyriakides TC, Stroupe KT, et al. Open versus endovascular repair of abdominal aortic aneurysm. *N Engl J Med*. 2019;380:2126-2135.

A7. Sweeting MJ, Patel R, Powell JT, et al. Endovascular repair of abdominal aortic aneurysm in patients physically ineligible for open repair: very long-term follow-up in the EVAR-2 randomized controlled trial. *Ann Surg*. 2017;266:713-719.

A8. Brunkwall J, Kasprzak P, Verhoeven E, et al. Endovascular repair of acute uncomplicated aortic type B dissection promotes aortic remodelling: 1 year results of the ADSORB trial. *Eur J Vasc Endovasc Surg*. 2014;48:285-291.

A9. Stone JH, Tuckwell K, Dimonaco S, et al. Trial of tocilizumab in giant-cell arteritis. *N Engl J Med*. 2017;377:317-328.

A10. Langford CA, Cuthbertson D, Ytterberg SR, et al. A randomized, double-blind trial of abatacept (CTLA-4Ig) for the treatment of giant cell arteritis. *Arthritis Rheumatol*. 2017;69:837-845.

### REFERÊNCIAS BIBLIOGRÁFICAS

*As referências bibliográficas, bem como os outros materiais suplementares deste livro, encontram-se no GEN-IO, nosso ambiente virtual de aprendizagem.*

# HIPERTENSÃO ARTERIAL
RONALD G. VICTOR

## DEFINIÇÃO

A hipertensão arterial sistêmica era tradicionalmente definida como medida habitual da pressão arterial em consultório igual ou superior a 140/90 mmHg, mas as diretrizes recentes dos EUA mudaram a definição para 130/80 mmHg[1] com base nos níveis de pressão arterial (PA) para os quais os benefícios do tratamento medicamentoso parecem superar os riscos. Esta nova definição é sustentada por dados epidemiológicos que mostram relações positivas contínuas entre os riscos de doença da artéria coronária (DAC) e mortes por acidente vascular encefálico (AVE) com pressão arterial (PA) no consultório de apenas 100 a 110/75 mmHg, bem como novos dados mostrando benefícios adicionais de redução intensiva da pressão arterial sistólica (PAS) para 120 mmHg em determinados grupos de pacientes de alto risco. Além disso, evidências crescentes indicam que as pressões arteriais automatizadas aferidas no consultório sem observador presente, pressões arteriais medidas em casa e, especialmente, MAPA (monitoramento ambulatorial da pressão arterial durante 24 horas) são superiores às aferições manuais da PA no consultório para estabelecer o diagnóstico de hipertensão arterial e para orientar a terapia.

## EPIDEMIOLOGIA

A hipertensão arterial acomete cerca de 30% da população adulta mundial (80 milhões de adultos nos EUA e 1,4 bilhão de pessoas em todo o mundo). É a principal causa de morte no mundo e a causa mais comum de consultas médicas ambulatoriais.

A hipertensão arterial também é um fator de risco tratável para acidente vascular encefálico (Capítulos 378, 379 e 380), infarto do miocárdio (Capítulos 63 e 64), insuficiência cardíaca (Capítulos 52 e 53), doença vascular periférica (Capítulo 71), dissecção aórtica (Capítulo 69), fibrilação atrial (Capítulo 58), doença renal em estágio terminal (Capítulo 121) e demência (Capítulo 374). A1b Entre os anos 2000 e 2015, o ônus da hipertensão arterial aumentou acentuadamente – sobretudo em países de baixa renda da África, Ásia e Europa Oriental – em grande parte devido ao envelhecimento da população.[2] A incapacidade mais importante relacionada com a hipertensão arterial é a cardiopatia isquêmica, seguida por acidente vascular encefálico (AVE) hemorrágico e isquêmico. Cerca de 60% desses quadros ocorrem em indivíduos com pressão arterial sistólica (PAS) em consultório de 140 mmHg ou mais, e os outros 40% ocorrem em indivíduos com PAS em consultório entre 115 e 139 mmHg.

Em decorrência de atrasos no diagnóstico, subtratamento frequente e má adesão ao tratamento medicamentoso, a pressão arterial permanece 140/90 mmHg ou mais em metade dos indivíduos acometidos nos EUA. O custo anual resultante para o sistema de saúde americano ultrapassa 48 bilhões de dólares e estima-se que vá aumentar para 274 bilhões de dólares até o ano de 2030.

### Envelhecimento e pressão diferencial

Tanto a pressão arterial sistólica quanto a diastólica são importantes.[2b] Nas sociedades industrializadas, a PAS aumenta progressivamente com a idade; se os indivíduos viverem o suficiente, quase todos (> 90%) desenvolverão hipertensão arterial (Figura 70.1). Essa elevação dos níveis da pressão arterial dependente da idade, especialmente da PAS, não é, entretanto, uma parte essencial da biologia humana. Em países menos desenvolvidos, onde o consumo de sal e calorias é baixo, a pressão arterial é menor e não aumenta tanto com a idade. Em países mais desenvolvidos, a pressão arterial diastólica (PAD) aumenta até a idade de 50 anos e diminui depois disso, provocando assim elevação progressiva da pressão diferencial (pressão sistólica menos pressão diastólica, também chamada pressão de pulso) (e-Figura 70.1).

Diferentes distúrbios hemodinâmicos estão subjacentes à hipertensão arterial em pessoas de meia-idade e idosos. Pacientes que desenvolvem hipertensão arterial antes dos 50 anos geralmente têm *hipertensão sistólica*

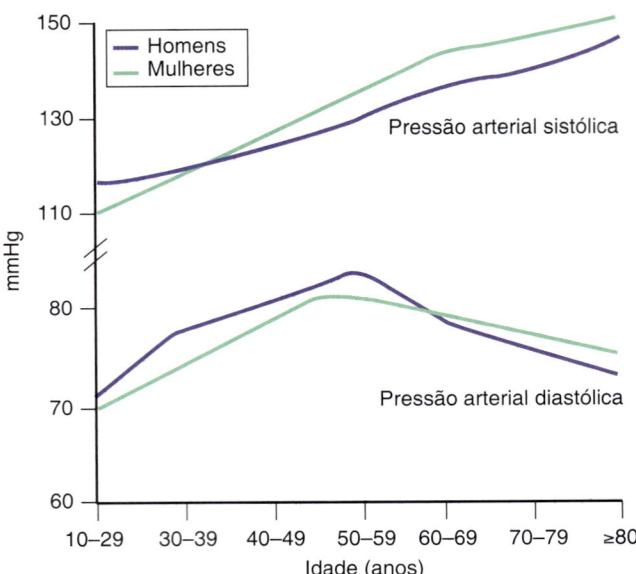

**FIGURA 70.1** Envelhecimento e pressão arterial. Alterações dependentes da idade na pressão arterial sistólica e diastólica nos EUA. (De Burt V, Whelton P, Rocella EJ, et al. Prevalence of hypertension in the U.S. adult population: results from the Third National Health and Nutrition Examination Survey, 1988-1991. *Hypertension.* 1995;25:305-313.)

*e diastólica combinada*: PAS ≥ 140 mmHg e PAD ≥ 90 mmHg. O principal distúrbio hemodinâmico é a vasoconstrição no nível das arteríolas de resistência. Em contrapartida, a maioria dos pacientes que desenvolve hipertensão arterial após os 50 anos tem *hipertensão sistólica isolada*: PAS ≥ 140 mmHg, mas PAD < 90 mmHg. Na hipertensão sistólica isolada, a principal alteração hemodinâmica é a diminuição da distensibilidade das grandes artérias. O colágeno substitui a elastina na lâmina elástica da aorta, um processo que é acelerado tanto pelo envelhecimento quanto pela hipertensão. Quando a velocidade da onda de pulso aumenta o suficiente, o rápido retorno da onda de pulso arterial da periferia aumenta a pressão sistólica aórtica. O aumento da carga sistólica no ventrículo esquerdo aumenta a demanda miocárdica de oxigênio.

### Gênero e raça/etnia

Antes dos 50 anos, a hipertensão arterial é menos comum em mulheres do que em homens, sugerindo assim um efeito protetor do estrogênio. Após a menopausa, a hipertensão arterial é mais comum em mulheres do que em homens.

Atualmente, cerca de 40% dos adultos negros não hispânicos nos EUA têm hipertensão arterial, em comparação com cerca de 30% dos adultos brancos não hispânicos, 25% dos adultos asiáticos e 25% dos adultos hispânicos. Os negros americanos também apresentam início mais precoce e hipertensão mais grave, e sofrem maiores danos aos órgãos-alvo, resultando em incapacidade prematura excessiva e a morte. No Bogalusa Heart Study, as crianças afro-americanas já tinham pressão arterial mais alta do que as crianças brancas na escola primária. A hipertensão arterial e suas complicações são ainda mais prevalentes em muitos países europeus predominantemente brancos do que em negros americanos, mas são muito menos prevalentes em negros africanos (e-Figura 70.2). Além disso, a prevalência de hipertensão arterial não varia entre adultos hispânicos negros e não negros em Cuba. Quase dois terços dos indivíduos hipertensos vivem em países de baixa e média renda,[2c] e estima-se que mais de 1 bilhão de pessoas em todo o mundo tenham hipertensão. Esses dados internacionais ressaltam a importância dos determinantes ambientais e sociais da pressão arterial especificamente e da saúde em geral (Capítulo 4).

## BIOPATOLOGIA

Em 90 a 95% dos pacientes hipertensos, uma única causa reversível não pode ser identificada, daí o termo *hipertensão arterial primária (HAP)*. No entanto, na maioria dos pacientes com HAP, comportamentos prontamente identificáveis – consumo excessivo de sal, calorias ou álcool – contribuem para os níveis elevados de pressão arterial. Nos 5 a 10% restantes, um mecanismo mais bem definido pode ser identificado, e a condição é denominada hipertensão arterial secundária ou identificável. No nível dos sistemas de órgãos, a hipertensão arterial resulta de ganho de função das vias que promovem vasoconstrição e retenção renal de sódio ou perda da função das vias que promovem vasodilatação e excreção renal de sódio. Mecanismos neurais, hormonais, renais e vasculares estão todos envolvidos, daí a vantagem de esquemas terapêuticos com múltiplos fármacos.

### Determinantes comportamentais da variação da pressão arterial nos seres humanos

Os determinantes comportamentais mais importantes da pressão arterial estão relacionados com o consumo alimentar de calorias e sal. Entre as populações, a prevalência de hipertensão arterial aumenta linearmente com o índice de massa corporal (IMC) médio. Em razão da epidemia de obesidade, atenção crescente está sendo dada à *síndrome metabólica* (Capítulo 216): o agrupamento frequente de hipertensão com adiposidade abdominal, resistência à insulina com intolerância à glicose e um padrão dislipidêmico que consiste tipicamente em triglicerídios plasmáticos elevados e baixos níveis de colesterol ligado à lipoproteína de alta densidade (HDL-C). Os mecanismos pelos quais o ganho de peso leva à hipertensão arterial não são completamente compreendidos, mas há evidências convincentes de volume plasmático expandido associado a hiperatividade simpática. A hiperatividade simpática é considerada uma tentativa compensatória de "queimar gordura", mas à custa de vasoconstrição periférica, retenção renal de sal e água e hipertensão arterial. Pessoas obesas frequentemente têm apneia obstrutiva do sono, que contribui para a hipertensão arterial noturna ao provocar despertares frequentes do sono e ativação simpática (Capítulo 377).

A ingestão de sódio na dieta é outro determinante comportamental importante de hipertensão humana. No estudo INTERSALT de 52 locais em todo o mundo, o risco de desenvolver hipertensão arterial durante três décadas da vida adulta era linear e estava estreitamente relacionado com a ingestão de sódio. A variabilidade interindividual nas respostas da pressão arterial à sobrecarga dietética de sódio e à restrição de sódio indica importante componente genético.

### Determinantes genéticos da variação da pressão arterial humana

A concordância da pressão arterial é maior dentro das famílias do que em indivíduos não aparentados, maior entre gêmeos monozigóticos do que entre gêmeos dizigóticos e maior entre irmãos biológicos do que entre irmãos adotivos que vivem na mesma casa. Até 70% da agregação familiar da pressão arterial são atribuídos a genes compartilhados, e não a um ambiente compartilhado.

A complexa regulação da pressão arterial impediu a elucidação da genética da HAP, com estudos de associação do genoma completo (GWAS) sugerindo vários alelos de risco, cada um com efeitos muito pequenos. Mutações em 20 genes de manipulação de sal causam síndromes ultrarraras de hipotensão grave de início precoce (síndromes perdedoras de sal) ou hipertensão arterial (todas herdadas como traços mendelianos). A relevância clínica dessas mutações para a HAP comum foi limitada, embora as mutações heterozigotas em genes subjacentes às síndromes perdedoras de sal pediátrica (Bartter e Gitelman; Capítulo 119) sejam encontradas em 1 a 2% da população adulta em geral e confiram resistência contra HAP.

## MANIFESTAÇÕES CLÍNICAS

A natureza assintomática da hipertensão arterial e a variabilidade inerente da pressão arterial atrasam o diagnóstico de hipertensão. A hipertensão arterial é comumente considerada um "assassino silencioso", que pode ser assintomático, não detectado e não tratado, enquanto danifica silenciosamente os vasos sanguíneos, o coração, o cérebro e os rins.

As principais manifestações clínicas estão relacionadas com danos aos órgãos-alvo, especialmente cardiopatia isquêmica (Capítulos 62, 63 e 64), insuficiência cardíaca (Capítulos 52 e 53) e AVE (Capítulos 379 e 380). A lesão renal (Capítulo 116) geralmente é suspeitada pela primeira vez ao ser detectada elevação assintomática do nível de creatinina sérica (Capítulo 106). Raramente em países industrializados, embora mais comumente em países em desenvolvimento, um paciente não diagnosticado anteriormente apresenta uma emergência hipertensiva – pressão arterial tipicamente de 220/130 mmHg ou mais alta, com sinais e sintomas cardíacos ou neurológicos agudos (ver adiante).

## DIAGNÓSTICO

### Avaliação inicial para hipertensão arterial

A avaliação inicial para hipertensão arterial deve ter três meta: aferição acurada da pressão arterial, avaliação do risco global de doença cardiovascular (DCV) do paciente e detecção de formas secundárias (ou seja, identificáveis e potencialmente curáveis) de hipertensão arterial.

### Meta 1: Aferição acurada da pressão arterial

Quatro opções estão disponíveis para a medição confiável da pressão arterial (Tabela 70.1).

#### *Pressão arterial convencional auscultatória no consultório*

A aferição auscultatória da pressão arterial por alguém da equipe clínica é a abordagem convencional – e menos acurada – para diagnosticar hipertensão arterial. O diagnóstico deve ser feito pela média de duas ou mais aferições realizadas em duas ou mais consultas. A pressão arterial deve ser aferida pelo menos duas vezes após 5 minutos de repouso, com o paciente sentado em uma cadeira, com as costas apoiadas e o braço descoberto e apoiado na altura do coração. Uma braçadeira grande de tamanho adulto deve ser usada para medir a pressão arterial em adultos com sobrepeso, porque a braçadeira de tamanho padrão pode elevar falsamente as leituras. O consumo de tabaco e cafeína deve ser evitado por mais de 30 minutos antes da aferição. A pressão arterial deve ser aferida em ambos os braços e após 5 minutos na posição ortostática – esta última para excluir hipotensão ortostática, especialmente em pessoas idosas e em pacientes com diabetes ou outras condições (p. ex., doença de Parkinson) que predisponham à insuficiência autônoma (Capítulo 390). Infelizmente, as aferições convencionais feitas em consultório muitas vezes não são acuradas em razão de erros de medição, do pequeno número de aferições, da reação do jaleco branco (alerta), dos estressores da vida diária e da incapacidade de diagnosticar hipertensão noturna.

#### *Pressão arterial automatizada no consultório*

A pressão arterial automatizada sem observador presente no consultório pode ser aferida usando-se um monitor oscilométrico que faz três leituras em intervalos de 1 minuto após o paciente ficar sem atendimento pela equipe de saúde e sem acompanhamento de membros da família na sala de exame por 5 minutos. A hipertensão é diagnosticada quando a medida é 135/85 mmHg ou superior. A pressão arterial automatizada no consultório reduz, mas não elimina a reação do jaleco branco.[2d]

#### *Monitoramento residencial da pressão arterial*[a]

A pressão arterial no consultório, seja a medida pela equipe médica ou por um monitor automatizado, pode superestimar ou subestimar a pressão arterial de uma pessoa que é medida em casa. O MRPA melhora a adesão à medicação ao envolver os pacientes em seus próprios cuidados médicos. Os pacientes devem ser instruídos a realizar o MRPA da seguinte maneira:

**Tabela 70.1** Definições de hipertensão por níveis de pressão arterial no consultório e fora do consultório.

| CATEGORIA | SISTÓLICA (mmHg) | | DIASTÓLICA (mmHg) |
|---|---|---|---|
| Pressão arterial em consultório convencional | ≥ 140 | e/ou | ≥ 90 |
| Pressão arterial no consultório automatizada sem observador presente | ≥ 135 | e/ou | ≥ 85 |
| Pressão arterial em casa | ≥ 135 | e/ou | ≥ 85 |
| Monitoramento ambulatorial da pressão arterial (MAPA) | | | |
| • Durante o dia (ou acordado) | ≥ 135 | e/ou | ≥ 85 |
| • Durante a noite (ou sono) | ≥ 120 | e/ou | ≥ 70 |
| • 24 h | ≥ 130 | e/ou | ≥ 80 |

Modificada de Parati G, Stergiou G, O'Brien E, et al. European Society of Hypertension practice guidelines for ambulatory blood pressure monitoring. *J Hypertens.* 2014;32:1359-1366. Gabb GM, Mangoni AA, Anderson CS, et al. Guideline for the diagnosis and management of hypertension in adults–2016. *Med J Aust.* 2016;205:85-89.

---

[a] N.R.T.: Ver 7ª *Diretriz Brasileira de Hipertensão Arterial*, 6ªs *Diretrizes de Monitorização Ambulatorial da Pressão Arterial* e 4ªs *Diretrizes de Monitorização Residencial da Pressão Arterial*, da Sociedade Brasileira de Cardiologia (www.cardiol.br).

descansar em silêncio por 5 minutos na posição sentada, com as costas apoiadas e o braço apoiado em uma mesa na altura do coração; fazer três leituras pela manhã e três leituras à noite por pelo menos 4 dias consecutivos. As leituras do primeiro dia devem ser descartadas como falsamente elevadas, e todas as outras leituras devem ser calculadas para tomar decisões clínicas. A hipertensão arterial é diagnosticada pela pressão arterial média (PAM) residencial ≥ 135/85 mmHg. Cada monitor deve ser verificado no consultório quanto a acurácia e tamanho da braçadeira. Infelizmente, alguns pacientes tornam-se obsessivos quanto ao MRPA e pode ser necessária a interrupção dessa modalidade de aferição.

### Monitoramento ambulatorial da pressão arterial
O MAPA é o padrão-ouro: fornece medições automatizadas da pressão arterial durante um período de 24 ou 48 horas, enquanto os pacientes estão envolvidos em suas atividades habituais, incluindo o sono (e-Figura 70.3). O MAPA faz melhor previsão de infarto do miocárdio e AVE fatal e não fatal do que a medição padrão de consultório.[2e] As diretrizes consensuais atuais definem hipertensão fora do consultório como: PAM diurna ≥ 135/85 mmHg, ou PA noturna ≥ 120/70 mmHg, ou PA de 24 horas ≥ 130/80 mmHg (Tabela 70.1). Os valores ideais são: PAM diurna < 130/80 mmHg, PA noturna < 110/65 mmHg e PA de 24 horas < 125/75 mmHg. O MAPA evita subtratamento e sobretamento da pressão arterial.

### Hipertensão do jaleco branco e mascarada
Pacientes com níveis altos de pressão arterial em consultório podem ter níveis normais em casa e no MAPA. Se a pressão arterial fora do consultório for normal e não houver danos ao órgão-alvo, apesar das leituras altas no consultório, o paciente tem hipertensão do "jaleco branco", que é causada por uma resposta adrenérgica transitória à medição da pressão arterial apenas em ambiente clínico. A hipertensão do jaleco branco com pressão arterial ambulatorial normal é benigna se o risco global de DCV for baixo,[3] mas o risco cardiovascular aumenta se o MAPA revelar hipertensão arterial.[3b] Na realidade, muitos pacientes não têm hipertensão do jaleco branco pura, mas sim uma reação do jaleco branco sobreposta a um nível mais brando de hipertensão arterial fora do consultório que precisa de tratamento (e-Figura 70.3). Tanto a prevalência quanto a gravidade da hipertensão do jaleco branco aumentam acentuadamente com a idade.[4]

Em outros pacientes, as leituras de consultório subestimam a pressão arterial ambulatorial, provavelmente em razão da hiperatividade simpática (p. ex., em decorrência de estresse no trabalho, estresse em casa ou fumaça de tabaco) que se dissipa quando o paciente chega ao consultório. Essa "hipertensão mascarada" carrega o mesmo risco cardiovascular aumentado que a hipertensão arterial em consultório e em casa e é particularmente comum em idosos e pacientes com diabetes melito ou doença renal crônica (DRC) (e-Figura 70.4).[5] Tanto a hipertensão do jaleco branco quanto a mascarada são tão comuns em pacientes idosos que as medições da pressão arterial no consultório isoladas, sem MAPA ou MRPA, levam a subtratamento ou sobretratamento em três de cada quatro pacientes.

O MAPA é a única maneira de detectar hipertensão arterial durante o sono (ver e-Figura 70.4). A pressão arterial normalmente cai durante o sono e aumenta drasticamente quando a pessoa acorda e torna-se ativa. A hipertensão arterial noturna aumenta a carga hemodinâmica agregada no sistema circulatório e é mais preditiva de futuras DCVs do que as medições da pressão arterial no consultório ou durante o dia. Com base em crescentes evidências, a U.S. Preventive Services Task Force (USPSTF) de 2015 concluiu que o MAPA é o melhor método para diagnosticar hipertensão arterial e recomendou-o para confirmar ou rejeitar o diagnóstico de hipertensão arterial em pacientes com níveis de PA no consultório < 180/110 mmHg. O MAPA também é inestimável para o tratamento de pacientes com aparente hipertensão fármaco-resistente e pacientes com hipotensão ortostática/hipertensão supina relacionada com insuficiência autônoma (Capítulo 390). Não está claro se o MAPA deve ser usado para rastreamento de populações de pacientes de alto risco, como afro-americanos e diabéticos, para prevenir o subtratamento de hipertensão arterial mascarada.

### Meta 2: Estratificação de risco cardiovascular
Embora o risco de DCV aumente com a elevação dos níveis de pressão arterial, ele também aumenta se o paciente apresentar lesão hipertensiva em órgão-alvo ou outros fatores de risco cardiovascular (Tabela 70.2).[6]

**Tabela 70.2** Riscos que influenciam o prognóstico em pacientes com hipertensão.

**FATORES DE RISCO PARA DOENÇA CARDIOVASCULAR**

Níveis mais elevados de pressão arterial sistólica e diastólica
Níveis mais altos de pressão diferencial (de pulso) (em idosos)
Idade: homens > 55 anos; mulheres > 65 anos
Tabagismo
Dislipidemia (LDL-C > 115 mg/d$\ell$)
Diabetes melito
Alteração da glicemia em jejum (102 a 125 mg/d$\ell$) ou resultado anormal do teste de tolerância à glicose
História familiar de doença cardiovascular prematura
Obesidade abdominal

**DANOS SUBCLÍNICOS NO ÓRGÃO-ALVO**

Hipertrofia ventricular esquerda
Espessamento ou placa na parede carotídea
Taxa de filtração glomerular estimada baixa (≤ 60 m$\ell$/min/1,73 m$^2$)
Microalbuminúria com razão albumina/creatinina na urina ≥ 30 mg/g
Índice de pressão arterial tornozelo-braquial < 0,9

**DANO ESTABELECIDO NO ÓRGÃO-ALVO**

Doença cerebrovascular: acidente vascular encefálico isquêmico, hemorragia cerebral, ataque isquêmico transitório
Cardiopatia: infarto do miocárdio, angina, revascularização coronária, insuficiência cardíaca
Doença renal: nefropatia diabética, insuficiência renal
Doença arterial periférica
Doença ocular: retinopatia com hemorragias ou exsudatos; papiledema

LDL-C = colesterol ligado a lipoproteína de baixa densidade.
Modificada de Mancia G, Fagard R, Narkiewicz K, et al. ESH/ESC practice guidelines for the management of arterial hypertension. *Blood Press.* 2014;23:3-16.

A testagem laboratorial mínima necessária para a avaliação inicial da hipertensão arterial é a determinação dos níveis de eletrólitos no sangue, glicose em jejum e creatinina sérica (com taxa de filtração glomerular calculada [TFG]), lipidograma em jejum, hematócrito, exame de urina (incluindo razão albumina-creatinina na urina) e eletrocardiograma (ECG) de 12 derivações em repouso.

O gradiente de aumento progressivo dos níveis de pressão arterial com risco cardiovascular aumenta à medida que fatores de risco adicionais se acumulam (consulte AHA/ACC Pooled Cohort Calculator em http://tools.acc.org/ASCVD-Risk-Estimator/). Pacientes com altos escores de risco cardiovascular merecem consideração para terapia intensiva de redução da pressão arterial. Muitos pacientes hipertensos também se beneficiarão com a terapia com estatinas devido ao aumento geral do risco cardiovascular (Capítulo 195).

### Meta 3: Identificação e tratamento das causas secundárias (identificáveis) de hipertensão arterial
A terceira meta da avaliação inicial é rastrear causas identificáveis de hipertensão (Tabela 70.3), na esperança de encontrar uma cura cirúrgica. Embora a busca por causas identificáveis não seja custo-efetiva na maioria dos pacientes com hipertensão arterial, ela se torna criticamente importante quando há um achado convincente na avaliação inicial ou quando a hipertensão arterial é grave, difícil de controlar ou associada a danos em órgãos-alvo.

## ALDOSTERONISMO PRIMÁRIO
O aldosteronismo primário (também chamado hiperaldosteronismo primário, HAP) é a forma reversível mais comum de hipertensão arterial.[7] Sua prevalência varia de 1% dos pacientes com hipertensão arterial no estágio 1 a até 20% dos pacientes com hipertensão resistente. A secreção excessiva de aldosterona hiperestimula o receptor de mineralocorticoide no néfron distal, causando retenção excessiva de sódio pelo canal epitelial de sódio (ENaC). A retenção de sódio expande o volume sanguíneo, causando hipertensão arterial e leva Na+, K+-ATPase renal a provocar perda renal de potássio. O quadro clássico de aldosteronismo primário é um adulto de meia-idade com hipertensão arterial sistólica/diastólica grave e hipopotassemia não provocada ou facilmente provocada. No entanto, mais de um terço dos pacientes com essa condição não apresenta hipopotassemia na apresentação inicial, e o diagnóstico também deve ser

## Tabela 70.3  Guia para avaliação de causas identificáveis de hipertensão.

| DIAGNÓSTICO SUSPEITO | INDÍCIOS CLÍNICOS | EXAME DIAGNÓSTICO |
|---|---|---|
| Aldosteronismo primário (Capítulo 214) | Hipertensão arterial fármaco-resistente, doença cardíaca hipertensiva (hipertrofia ventricular esquerda, fibrilação atrial), hipopotassemia, massa suprarrenal descoberta incidentalmente | Renina plasmática e aldosterona sérica; aldosterona na urina de 24 h após a carga oral de sal; amostragem da veia suprarrenal |
| Doença renal crônica (Capítulo 121) | TFG estimada < 60 m$\ell$/min/1,73 m$^2$ | Razão albumina/creatinina na urina ≥ 30 mg/g Ultrassonografia renal |
| Doença renovascular (Capítulo 116) | Elevação recente da creatinina sérica; elevação acentuada da creatinina sérica com iECA ou BRA; hipertensão arterial fármaco-resistente, edema pulmonar agudo recorrente, sopro abdominal ou no flanco | Ultrassonografia duplex com Doppler dos rins; angiografia por TC ou RM; angiografia invasiva |
| Coarctação da aorta (Capítulo 61) | Pulsos dos membros superiores > pulsos dos membros inferiores, PA nos membros superiores > PA nos membros inferiores, sopros torácicos, incisuras nas costelas na radiografia de tórax | Angio-RM; ETE; angiografia invasiva |
| Síndrome de Cushing (Capítulo 214) | Massa suprarrenal incidental, obesidade troncular, estrias roxas amplas que clareiam à compressão, fraqueza muscular | Teste de supressão de dexametasona 1 mg; cortisol urinário após dexametasona; TC das glândulas suprarrenais |
| Feocromocitoma (Capítulo 215) | Massa suprarrenal incidental; paroxismos de hipertensão arterial, palpitações, transpiração e palidez; diabetes melito | Metanefrinas plasmáticas; metanefrinas e catecolaminas na urina de 24 h; TC ou RM abdominal |

ECA = enzima de conversão da angiotensina; BRA = bloqueador do receptor da angiotensina; PA = pressão arterial; TC = tomografia computadorizada; TFG = taxa de filtração glomerular; RM = ressonância magnética; ETE = ecocardiografia transesofágica.

considerado em qualquer paciente com hipertensão arterial resistente, cardiopatia hipertensiva, hipopotassemia facilmente provocada por terapia diurética, história familiar de aldosteronismo, ou suprarrenal descoberta incidentalmente.

### DIAGNÓSTICO

Pacientes com suspeita de HAP devem ser rastreados com um nível sérico de aldosterona e atividade de renina plasmática às 8 horas da manhã, quando a secreção de aldosterona é mais alta.[8] Pacientes com rastreamento positivo (aldosterona sérica ≥ 12 e atividade de renina plasmática < 1) devem ser encaminhados a um especialista em hipertensão arterial para confirmação, porque dois terços têm adenoma produtor de aldosterona unilateral (síndrome de Conn) e são candidatos a cura cirúrgica. Como pequenos microadenomas tipicamente causam a síndrome de Conn, tanto a tomografia computadorizada (TC) quanto a ressonância magnética (RM) apresentam muitos resultados falso-positivos e falso-negativos para serem usadas como uma alternativa não invasiva à amostragem invasiva da veia suprarrenal, que deve ser realizada apenas por um radiologista intervencionista experiente em um centro terciário de alto volume.

### TRATAMENTO

A suprarrenalectomia laparoscópica é recomendada para pacientes com síndrome de Conn. O bloqueio do receptor de mineralocorticoide com eplerenona (tipicamente 50 a 100 mg/dia em doses fracionadas) é recomendado para pacientes que não sejam candidatos à cirurgia ou que tenham hiperplasia suprarrenal bilateral em vez de um adenoma ou microadenoma bem definido. A dose diária aprovada pela FDA de 100 mg pode precisar ser excedida (200 a 400 mg/dia em doses fracionadas) para atingir os desfechos (*endpoints*) clínicos desejados: atividade de renina plasmática > 1, nível de potássio sérico > 4,0 sem suplementos de potássio e controle da hipertensão com um esquema de múltiplos fármacos tolerável.

### HIPERTENSÃO RENAL PARENQUIMATOSA

Mais de 85% dos pacientes com DRC são hipertensos (Capítulo 121) e a hipertensão arterial é um fator causal importante do aumento das taxas de morbidade e mortalidade cardiovasculares. Os mecanismos que causam hipertensão arterial incluem expansão do volume plasmático e vasoconstrição periférica; a vasoconstrição periférica é causada tanto pela ativação das vias vasoconstritoras (sistemas renina-angiotensina e nervoso simpático) quanto pela inibição das vias vasodilatadoras (óxido nítrico).

A medição isolada da creatinina sérica é um teste de rastreamento inadequado para insuficiência renal. A depuração (*clearance*) da creatinina deve ser calculada (www.nephron.com) (Capítulo 106) para rastreamento de TFG estimada inferior a 60 m$\ell$/min/1,73 m$^2$. Além disso, uma amostra aleatória de urina deve ser obtida para rastreamento de microalbuminúria, que é definida como razão albumina/creatinina urinária de 30 a 300 mg/g (equivalente à excreção de 30 a 300 mg de albumina em 24 horas), com níveis mais elevados de albuminúria indicando DRC mais avançada.

Em pacientes com DRC com proteinúria leve (estágio 2: TFG de 60 a 90 m$\ell$/min/1,73 m$^2$) ou moderada (estágio 3: TFG de 30 a 60 m$\ell$/min/1,73 m$^2$), o controle rigoroso da pressão arterial é importante tanto para retardar a progressão da doença renal quanto para reduzir o risco cardiovascular excessivo. Em pacientes com DRC grave, a hipertensão arterial frequentemente se torna difícil de tratar e exige (1) tratamento clínico intensivo com diuréticos de alça, vasodilatadores potentes (p. ex., minoxidil), bloqueadores beta-adrenérgicos em altas doses e simpaticolíticos centrais; ou (2) início da hemodiálise crônica como a única forma efetiva de reduzir o volume plasmático. Em pacientes em hemodiálise crônica, o desafio é controlar a hipertensão interdialítica sem exacerbar a hipotensão induzida pela diálise. A taxa de mortalidade anual na população em hemodiálise (Capítulo 122) é de 25%, com metade da mortalidade excedente causada por eventos cardiovasculares relacionada, pelo menos em parte, à hipertensão.

### HIPERTENSÃO RENOVASCULAR

As duas principais causas de estenose da artéria renal (Capítulo 116) são aterosclerose (85% dos casos), tipicamente em idosos com outras manifestações clínicas de aterosclerose sistêmica, e displasia fibromuscular (15% dos casos), tipicamente em mulheres jovens sem outras alterações. A estenose unilateral da artéria renal pode causar subperfusão das células justaglomerulares, resultando assim em hipertensão arterial dependente de renina, embora o rim contralateral mantenha o volume sanguíneo normal. Em contrapartida, a estenose bilateral da artéria renal (ou estenose unilateral com rim único) constitui uma causa potencialmente reversível de insuficiência renal progressiva e hipertensão arterial dependente do volume.

### MANIFESTAÇÕES CLÍNICAS

A maioria dos pacientes com artéria renal aterosclerótica é de pessoas idosas com hipertensão arterial, hiperlipidemia e aterosclerose clinicamente evidente em sua circulação coronariana, arterial periférica ou cerebrovascular. Embora a estenose da artéria renal aterosclerótica e a hipertensão arterial frequentemente coexistam, o achado de estenose da artéria renal não prova que a hipertensão arterial do paciente seja de origem renovascular nem que a revascularização irá melhorar a perfusão renal e a pressão arterial.

Três apresentações típicas de aterosclerose grave da artéria renal são: (1) hipertensão arterial refratária a medicamentos, (2) edema pulmonar intermitente e (3) nefropatia isquêmica. A hiperplasia fibromuscular pode ser sugerida com base na doença na artéria carótida ou em outras artérias em pacientes jovens, especialmente mulheres, com hipertensão arterial difícil de tratar (Capítulo 116), mas sem história familiar de hipertensão arterial.

## DIAGNÓSTICO

Os pacientes com suspeita de estenose da artéria renal (< 5% de todos os hipertensos) devem ser examinados com ultrassonografia duplex não invasiva em um laboratório vascular experiente. Se a estenose da artéria renal for detectada e o índice de resistência for < 80 (indicando doença microvascular insignificante), a estenose de alto grau deve ser confirmada por TC espiral ou angiorressonância magnética (angio-RM). A RM com contraste (gadolínio) é contraindicada para pacientes com DRC avançada e risco de fibrose sistêmica nefrogênica induzida por gadolínio (Capítulo 251). A displasia fibromuscular causa classicamente uma lesão em "colar de contas" na parte média de uma artéria renal (Figura 70.2A), enquanto as lesões ateroscleróticas da artéria renal são proximais e distintas (Figura 70.2B). A angiografia de subtração digital é o padrão-ouro para confirmar o diagnóstico de estenose grave com gradiente passível de intervenção.

### TRATAMENTO

A angioplastia com balão, sem implante de *stent*, é a intervenção de escolha para a displasia fibromuscular, com correção da hipertensão arterial em cerca de 45% dos pacientes (Capítulo 116). Em contrapartida, a maioria das lesões ateroscleróticas da artéria renal não causa hipertensão arterial nem insuficiência renal progressiva, e a maioria dos pacientes não se beneficiará da revascularização (implante de *stent*), que acarreta riscos substanciais de complicações graves.[9] Como resultado, o manejo clínico da hipertensão arterial (com um esquema que inclui um inibidor do sistema renina-angiotensina) e dos fatores de risco ateroscleróticos associados é o tratamento de primeira linha para a artéria renal aterosclerótica. Não foi comprovado se as intervenções são úteis em um grupo selecionado de pacientes com hipertensão arterial verdadeiramente resistente aos medicamentos, um declínio progressivo da função renal (nefropatia isquêmica) ou edema pulmonar agudo recorrente (Capítulo 116).

## FORMAS MENDELIANAS DE HIPERTENSÃO INDUZIDA POR MINERALOCORTICOIDE

Quase todas as formas mendelianas raras de hipertensão arterial são induzidas por mineralocorticoides e envolvem ativação excessiva de ENaC, a via final comum para a reabsorção de sódio no néfron distal. Assim, a hipertensão arterial dependente do sal pode ser causada por mutações de ganho de função de ENaC ou do receptor de mineralocorticoide e por aumento da produção ou diminuição da depuração de ligantes do receptor de mineralocorticoide, que são aldosterona, desoxicorticosterona e cortisol.

## FEOCROMOCITOMA E PARAGANGLIOMA

Feocromocitomas são tumores raros produtores de catecolaminas das células cromafins suprarrenais, enquanto os paragangliomas são tumores ainda mais raros das células cromafins extrassuprarrenais (Capítulo 215). O diagnóstico deve ser suspeitado quando a hipertensão arterial for resistente a medicamentos ou paroxística, sobretudo quando acompanhada por episódios súbitos de cefaleia, palpitações, palidez ou sudorese. O feocromocitoma pode ser diagnosticado erroneamente como transtorno do pânico. Uma história familiar de hipertensão arterial de início precoce pode sugerir feocromocitoma como parte das múltiplas síndromes de neoplasia endócrina (Capítulo 218). Um número crescente de feocromocitomas está sendo detectado incidentalmente em estudos de imagem abdominal para indicações não suprarrenais. Se o diagnóstico não for feito, o extravasamento de catecolaminas do tumor pode causar crise hipertensiva insuspeita durante procedimentos cirúrgicos não relacionados, com taxas de mortalidade superiores a 80%.

## OUTRAS CAUSAS NEUROGÊNICAS

Outras causas de hipertensão arterial neurogênica que podem ser confundidas com feocromocitoma incluem uso de agentes simpaticomiméticos (cocaína, metanfetamina; Capítulo 31), ausência de barorreflexo e apneia obstrutiva do sono (Capítulo 377). História pregressa de cirurgia e radioterapia para tumores de cabeça e pescoço (Capítulo 181) levanta suspeita de dano aos barorreceptores. Ronco e sonolência sugerem apneia do sono, mas a pressão positiva contínua nas vias respiratórias (CPAP) para tratar a apneia do sono não melhora a pressão arterial (Capítulo 377).

## OUTRAS CAUSAS DE HIPERTENSÃO ARTERIAL SECUNDÁRIA

Tipicamente, a coarctação da aorta (Capítulo 61) ocorre imediatamente distal à origem da artéria subclávia esquerda, de modo que a pressão arterial é mais baixa nos membros inferiores do que nos membros superiores (o oposto da situação normal). Os pulsos arteriais são mais fracos nos membros inferiores do que nos superiores; portanto, a pressão arterial deve ser medida nos membros inferiores e também nos dois membros superiores. As artérias colaterais intercostais podem produzir sopros ao exame e incisura costal na radiografia de tórax. As coarctações podem ser curadas com cirurgia ou angioplastia.

O hipertireoidismo (Capítulo 213) pode causar hipertensão arterial sistólica com ampla pressão diferencial (de pulso). O hipotireoidismo

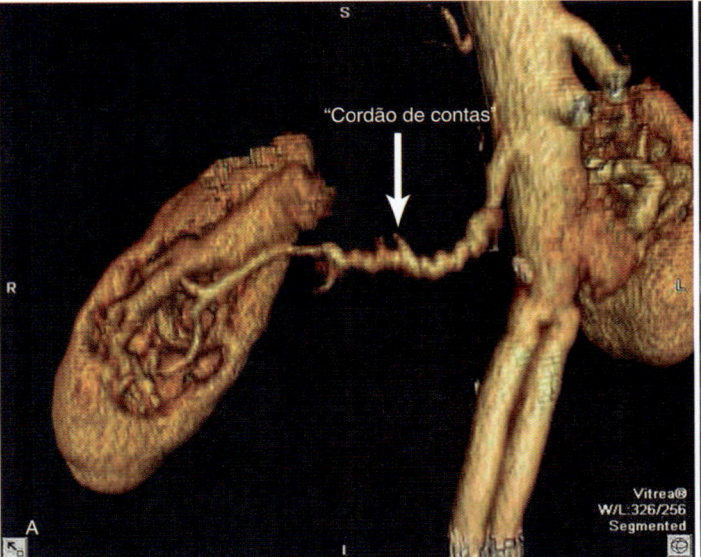
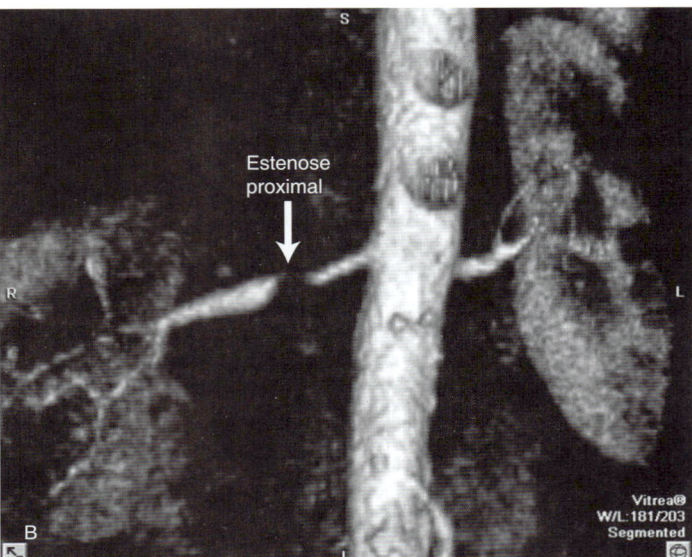

**FIGURA 70.2** Angiografia por tomografia computadorizada com reconstrução tridimensional. **A.** A clássica lesão em "cordão de contas" da displasia fibromuscular (bilateral neste paciente). **B.** Uma estenose aterosclerótica proximal grave da artéria renal direita e estenose leve da artéria renal esquerda. (Imagens são cortesia de Bart Domatch, MD, Radiology Department, University of Texas Southwestern Medical Center, Dallas, Texas.)

pode causar hipertensão diastólica, mas essa associação é incerta. O hiperparatireoidismo (Capítulo 232) também foi associado à hipertensão arterial. A ciclosporina e o tacrolimo frequentemente causam hipertensão arterial em receptores de transplantes por meio da inibição da calcineurina, a fosfatase dependente de cálcio que é expressa não apenas no tecido linfoide, mas também nos tecidos neural, vascular e renal. Na ausência de dados de desfechos, os bloqueadores dos canais de cálcio (BCC) não di-hidropiridínicos tornaram-se os medicamentos de primeira escolha, mas aumentam os níveis sanguíneos de ciclosporina. A associação de diuréticos, BCC e simpaticolíticos centrais frequentemente é necessária. Além disso, a hipertensão arterial pode ser significativamente melhorada se a imunossupressão puder ser obtida por agentes mais novos que não inibam a calcineurina.

## PREVENÇÃO E TRATAMENTO DA HIPERTENSÃO ARTERIAL

No nível populacional, a prevenção primária da hipertensão arterial exige mudanças sociais em grande escala, como mais esforços para influenciar a indústria de alimentos a reduzir o sal em alimentos processados, esforços para aumentar a prática de exercícios físicos e a disponibilidade de frutas e vegetais frescos. Depois que a pressão arterial de uma pessoa sobe para níveis hipertensivos ou mesmo pré-hipertensivos, a modificação do estilo de vida por si só quase nunca é suficiente para que ela volte ao normal, e a reincidência é típica.

O manejo efetivo da hipertensão arterial exige continuidade dos cuidados por um médico experiente e consultas médicas frequentes, algo que não ocorre no caso de homens e grupos minoritários de baixa renda. O manejo permanece empírico, frequentemente exigindo três medicamentos com mecanismos de ação complementares, muitas vezes em conjunto com outros medicamentos para comorbidades.[10] A carga de medicamentos tomados por dia, os custos dos medicamentos prescritos, os efeitos colaterais dos medicamentos e o tempo insuficiente para a promoção do engajamento do paciente no tratamento contribuem para a não adesão ao tratamento medicamentoso. Médicos da atenção primária ocupados frequentemente prescrevem subtratamento para a hipertensão arterial.

Embora a terapia farmacológica a curto prazo com um bloqueador do receptor de angiotensina (BRA) de baixa dose possa prevenir a conversão de pré-hipertensão em hipertensão, os níveis de pressão arterial aumentam rapidamente se o BRA for descontinuado. Assim, a prescrição de medicamentos para toda a vida é a base da terapia efetiva da hipertensão arterial primária, com a modificação do estilo de vida servindo como um adjuvante muito importante, mas não como uma alternativa. O objetivo é utilizar terapia medicamentosa anti-hipertensiva para reduzir a pressão arterial e as anormalidades metabólicas associadas de maneira suficiente para reduzir o risco de doença cardiovascular, com benefícios proporcionais à redução da pressão arterial alcançada,[A1,A2] sem comprometer a qualidade de vida do paciente.

Contudo, na prática, a maioria dos pacientes tratados não atinge os mesmos níveis de baixo risco de pessoas verdadeiramente normotensas porque suas pressões arteriais permanecem mais altas do que o ideal devido as diretrizes conservadoras, hesitação dos médicos em iniciar e intensificar o tratamento medicamentoso e não adesão ao uso da medicação. Além disso, lesões em órgãos-alvo podem não ter sido tratadas e a hiperlipidemia concomitante pode ter sido subtratada antes que a terapia anti-hipertensiva fosse instituída.

Quase sempre são necessários esquemas com dois ou três medicamentos de classes diferentes para atingir as metas de pressão arterial recomendadas. As combinações de fármacos em baixas doses exercem efeitos benéficos sinérgicos enquanto minimizam os efeitos colaterais dependentes da dose. Para a maioria dos hipertensos, a terapia moderada ou intensiva com estatinas (Capítulo 195) é indicada como parte de uma estratégia abrangente de redução do risco cardiovascular (Capítulo 46). Por exemplo, o acréscimo de 10 mg de rosuvastatina diariamente reduz esse risco residual em pacientes com risco cardiovascular intermediário e pressão arterial levemente elevada e que são tratados com um esquema de redução leve da pressão arterial (candesartana 16 mg/dia e HCTZ 12,5 mg/dia).[A3]

### Modificação de estilo de vida

Embora seja difícil de sustentar a longo prazo, a modificação do estilo de vida (Tabela 70.4) deve fazer parte de todo esquema anti-hipertensivo. Uma dieta mediterrânea (enfatizando frutas frescas, vegetais, peixes gordurosos e óleo de canola ou azeite de oliva) e as Abordagens Dietéticas para Parar a Hipertensão (DASH, enfatizando frutas frescas, vegetais e laticínios com baixo teor de gordura) conseguem reduzir os níveis de pressão arterial em indivíduos com pré-hipertensão ou hipertensão arterial de estágio 1 em média de 6/3 mmHg, mesmo sem restringir a ingestão calórica ou de sódio. A restrição modesta de sódio na dieta reduz a pressão arterial e diminui o risco cardiovascular.[11] Embora os rótulos dos alimentos e alguns restaurantes forneçam informações sobre o teor de sódio (6 g de NaCl = 2,4 g de sódio = 100 mmol de sódio), a pressão social e a regulamentação são cruciais porque a maior parte do sódio dietético vem de alimentos processados e de alimentos de restaurantes.

Programas de exercícios aeróbicos moderadamente intensos conseguem reduzir a PAS em 5 mmHg. Reduções maiores podem ser observadas imediatamente após uma sessão de exercício aeróbico (Capítulo 13), com reduções menores que persistem por horas.

Técnicas de relaxamento e controle do estresse (p. ex., meditação, *biofeedback*, exercícios respiratórios) conseguem diminuir a pressão arterial durante a prática (Capítulo 34). Alguns indivíduos com grande tensão doméstica ou no trabalho ou raiva recorrente (ruminação) se beneficiam da terapia cognitivo-comportamental (Capítulo 369).

A pressão arterial aumenta temporariamente em 10 a 15 mmHg após cada cigarro, de modo que fumantes de mais de 20 cigarros por dia frequentemente têm pressão arterial mais alta fora do consultório do que no consultório sem fumar. Os fumantes devem ser aconselhados a parar completamente (Capítulo 29), porque fumar apenas 4 cigarros por dia aumenta muito o risco cardiovascular.

A pressão arterial aumenta em até 10 a 15 mmHg com a primeira xícara de café da manhã, mas a resposta pressora à cafeína frequentemente torna-se habituada ao longo do dia. Portanto, o consumo de cafeína deve ser reduzido, mas não precisa ser eliminado.

O consumo moderado de álcool etílico (Capítulo 30) (um ou dois drinques por dia) não parece aumentar o risco de hipertensão arterial nas populações ocidentais; mas nas populações japonesas, a hipertensão arterial é mais comum em homens que bebem moderadamente do que em homens que não podem beber em razão de mutação de perda de função no gene da enzima álcool desidrogenase. Em todas as populações, o consumo diário de três ou mais drinques de tamanho padrão ativa o sistema nervoso simpático no dia seguinte durante a abstinência e está associado a aumento da prevalência e da gravidade da hipertensão arterial, que é reversível se o consumo de álcool etílico diminuir.

### Medicamentos anti-hipertensivos

Todo paciente hipertenso deve adotar um estilo de vida sensato, mas quase todos precisarão de medicamentos para otimizar os desfechos. Os anti-hipertensivos reduzem, mas não eliminam o risco de complicações graves.

### Classes de fármacos anti-hipertensivos orais

Várias classes de medicamentos anti-hipertensivos orais são aprovadas pela Food and Drug Administration dos EUA, embora todos tenham contraindicações específicas (Tabelas 70.5 e 70.6).

#### Fármacos de primeira linha para hipertensão arterial

As diretrizes de prática recentes recomendam o início do tratamento medicamentoso com uma ou mais das três classes de fármacos de primeira linha, que têm efeitos aditivos ou sinérgicos quando usados em combinação: (1) bloqueadores dos canais de cálcio, (2) bloqueadores do sistema renina-angiotensina – inibidores da ECA ou BRA e (3) diuréticos tiazídicos.[12,13]

#### Bloqueadores do canal de cálcio

**Mecanismo de ação.** Todos os BCC bloqueiam a abertura dos canais de $Ca^{2+}$ dependentes de voltagem (tipo L) nos miócitos cardíacos e nas células do músculo liso vascular. Eles baixam a pressão arterial causando

### Tabela 70.4 Recomendações de estilo de vida para reduzir a pressão arterial em adultos com hipertensão arterial ou pré-hipertensão.

**DIETA**

1. Adotar uma dieta:
   - *Rica* em vegetais, castanhas, frutas, grãos, laticínios com baixo teor de gordura, peixes, aves etc.
   - Com *baixo* teor de doces, bebidas adoçadas com açúcar e carnes vermelhas
   Adaptar este padrão alimentar às necessidades calóricas, preferências alimentares pessoais/culturais e condições clínicas, como diabetes melito
2. Menor ingestão de sódio

**ATIVIDADE FÍSICA**

1. Participar de três a quatro sessões de 40 min de atividade física aeróbica moderada a intensa por semana.

Adaptada de Eckel RH, Jakicic JM, Ard JD, et al. 2013 AHA/ACC guideline on lifestyle management to reduce cardiovascular risk: a report of the American College of Cardiology/American Heart Association Task Force on Practice Guidelines. *J Am Coll Cardiol.* 2014;63:2960-2984.

## Tabela 70.5 Agentes anti-hipertensivos orais selecionados.

| FÁRMACO | FAIXA DE DOSE, TOTAL, mg/DIA (DOSES POR DIA) | DOSE INICIAL USUAL, mg/DIA (DOSES POR DIA) | FÁRMACO | FAIXA DE DOSE, TOTAL, mg/DIA (DOSES POR DIA) | DOSE INICIAL USUAL, mg/DIA (DOSES POR DIA) |
|---|---|---|---|---|---|
| **BLOQUEADORES DE CANAIS DE CÁLCIO** | | | Penbutolol | 10 a 80 (1) | 10 (1) |
| *Di-hidropiridínicos* | | | Pindolol | 10 a 60 (2) | 10 (1) |
| Anlodipino | 2,5 a 10 (1) | 2,5 (1) | Propranolol | 40 a 180 (2) | 40 (2) |
| Felodipino | 2,5 a 20 (1 a 2) | 2,5 (2) | Propranolol LA | 60 a 180 (1 a 2) | 60 (1) |
| Isradipino CR | 2,5 a 20 (2) | 2,5 (2) | Timolol | 20 a 60 (2) | 20 (2) |
| Nicardipino SR | 30 a 120 (2) | 30 (2) | **BETABLOQUEADORES VASODILATADORES** | | |
| Nifedipino XL | 30 a 120 (1) | 30 (1) | Carvedilol | 6,25 a 50 (2) | 6,25 (2) |
| Nisoldipino | 10 a 40 (1 a 2) | 10 (2) | Carvedilol CR | 10 a 80 (1) | 20 (1) |
| *Não di-hdropiridínicos* | | | Labetalol | 100 a 2.400 (2) | 200 (2) |
| Diltiazem CD | 120 a 540 (1 a 2) | 180 (1) | Nebivolol | 5 a 40 (1) | 5 (1) |
| Verapamil HS | 120 a 480 (1) | 180 (1) | **INIBIDOR DIRETO DE RENINA** | | |
| **INIBIDORES DA ENZIMA DE CONVERSÃO DA ANGIOTENSINA** | | | Alisquireno | 150 a 300 (1) | 150 (1) |
| Benazepril | 10 a 80 (1 a 2) | 20 (1) | **ALFABLOQUEADORES** | | |
| Captopril | 25 a 150 (2) | 25 (2) | Doxazosina | 1 a 16 (1 a 2) | 1 (1) |
| Enalapril | 2,5 a 40 (2) | 5 (2) | Prazosina | 1 a 40 (2 a 3) | 1 (2) |
| Fosinopril | 10 a 80 (1 a 2) | 20 (2) | Terazosina | 1 a 20 | 1 (1) |
| Lisinopril | 5 a 80 (1 a 2) | 40 (2) | Fenoxibenzamina para feocromocitoma | 20 a 120 (2) | 20 (2) |
| Moexipril | 7,5 a 30 (1) | 7,5 (1) | **SIMPATOLÍTICOS CENTRAIS** | | |
| Perindopril | 4 a 16 (1) | 4 (1) | Clonidina | 0,3 a 1,2 (3) | 0,3 (3) |
| Quinapril | 5 a 80 (1 a 2) | 40 (2) | Clonidina em adesivo | 0,1 a 0,6 (semanal) | 0,1 (semanal) |
| Ramipril | 2,5 a 20 (1) | 2,5 (1) | Guanabenzo | 2 a 32 (2) | 2 (2) |
| Trandolapril | 1 a 8 (1) | 2 (1) | Guanfacina | 1 a 3 (1) (toda noite ao deitar) | 1 (1) |
| **BLOQUEADORES DO RECEPTOR DE ANGIOTENSINA** | | | Metildopa | 250 a 1.000 (2) | 250 (2) |
| Azilsartana | 40 a 80 (1) | 40 (1) | Reserpina | 0,05 a 0,25 (1) | 0,05 (1) |
| Candesartana | 8 a 32 (1 a 2) | 8 (1) | **VASODILADORES DIRETOS** | | |
| Eprosartana | 400 a 800 (1 a 2) | 400 (1) | Hidralazina | 10 a 200 (3) | 25 (3) |
| Irbesartana | 75 a 300 (1) | 150 (1) | Minoxidil | 2,5 a 100 (1) | 2,5 (1) |
| Losartana | 25 a 100 (2) | 50 (1) | **COMBINAÇÕES DE DOSE FIXA** | | |
| Olmesartana | 5 a 40 (1) | 20 (1) | Alisquireno/HCTZ | 75 a 300/12,5 a 25 (1) | 150/12,5 (1) |
| Telmisartana | 10 a 80 (1) | 40 (1) | Amilorida/HCTZ | 5/50 (1) | 5/50 (1) |
| Valsartana | 80 a 320 (1 a 2) | 160 (2) | Anlodipino/benazepril | 2,5 a 5/10 a 20 (1) | 2,5/10 (1) |
| **DIURÉTICOS** | | | Anlodipino/olmesartana | 5 a 10/20 a 40 (1) | 5/20 (1) |
| *Diuréticos tiazídicos* | | | Anlodipino/telmisartana | 5 a 20/10 a 80 (1) | 5/20 (1) |
| Indapamida | 0,625 a 2,5 (1) | 1,25 (1) | Anlodipino/valsartana | 5 a 10/160 a 320 (1) | 5/160 (1) |
| Clortalidona | 6,25 a 50 (1) | 12,5 (1) | Atenolol/clortalidona | 50 a 100/25 (1) | 50/25 (1) |
| HCTZ* | 12,5 a 50 (1) | 12,5 (1) | Azilsartana/clortalidona | 40 a 80/12,5 a 25 (1) | 40/12,5 (1) |
| Metolazona | 2,5 a 5 (1) | 2,5 (1) | Benazepril/HCTZ | 5 a 20/6,25 a 25 (1) | 20/6,25 (1) |
| *Diuréticos de alça* | | | Bisoprolol/HCTZ | 2,5 a 10/6,25 (1) | 2,5/6,25 (1) |
| Ácido etacrínico | 25 a 100 (2) | 25 (2) | Candesartana/HCTZ | 16 a 32/12,5 a 25 (1) | 16/12,5 (1) |
| Bumetanida | 0,5 a 2 (2) | 1 (2) | Enalapril/HCTZ | 5 a 10/25 (1 a 2) | 5/25 (1) |
| Furosemida | 20 a 160 (2) | 20 (2) | Eprosartana/HCTZ | 600/12,5 a 25 (1) | 600/12,5 (1) |
| Torsemida | 2,5 a 20 (1 a 2) | 5 (2) | Espironolactona/HCTZ | 25/25 (1/2 a 1) | 25/25 (1/2) |
| *Poupador de potássio* | | | Fosinopril/HCTZ | 10 a 20/12,5 (1) | 10/12,5 (1) |
| Eplerenona | 25 a 100 (1 a 2) | 25 (1) | Irbesartana/HCTZ | 150 a 300/12,5 a 25 (1) | 150/12,5 (1) |
| Espironolactona | 12,5 a 100 (1 a 2) | 12,5 (1) | Losartana/HCTZ | 50 a 100/12,5 a 25 (1) | 50/12,5 (1) |
| Trianterero | 25 a 100 (1) | 37,5 (1) | Olmesartana/HCTZ | 20 a 40/12,5 (1) | 20/12,5 (1) |
| Amilorida | 5 a 20 (1) | 10 (2) | Olmesartana/anlodipino/HCTZ | 20 a 40/5 a 10/12,5 a 25 (1) | 20/5/12,5 (1) |
| **BETABLOQUEADORES PADRÃO** | | | Telmisartana/HCTZ | 40 a 80/12,5 a 25 (1) | 40/12,5 (1) |
| Acebutolol | 200 a 800 (2) | 200 (2) | Telmisartana/anlodipino/HCTZ | 40 a 80/2,5 a 10/12,5 a 25 (1) | 40/5/12,5 (1) |
| Atenolol | 25 a 100 (1) | 25 (1) | Trandolapril/verapamil | 2 a 4/180 a 240 (1) | 2/180 (1) |
| Betaxolol | 5 a 20 (1) | 5 (1) | Trianterero/HCTZ | 37,5/25 (1/2 a 1) | 37,5/25 (1/2) |
| Bisoprolol | 2,5 a 20 (1) | 2,5 (1) | Valsartana/HCTZ | 80 a 160/12,5 a 25 (1) | 160/12,5 (1) |
| Carteolol | 2,5 a 10 (1) | 2,5 (1) | Valsartana/Anlodipino/HCTZ | 80 a 160/5 a 10/12,5 a 25 (1) | 160/5/12,5 (1) |
| Metoprolol | 50 a 450 (2) | 50 (2) | | | |
| Metoprolol XL | 50 a 200 (1 a 2) | 50 (1) | | | |
| Nadolol | 20 a 320 (1) | 40 (1) | | | |

*HCTZ = hidroclorotiazida; não há evidências que apoiem o uso de 12,5 ou 25 mg de HCTZ para reduzir o risco de eventos cardiovasculares.

## Tabela 70.6 — Principais contraindicações e efeitos colaterais de fármacos anti-hipertensivos.

| CLASSE DE FÁRMACOS | PRINCIPAIS CONTRAINDICAÇÕES | EFEITOS COLATERAIS |
|---|---|---|
| **Diuréticos** | | |
| Tiazídicos | Gota | Resistência à insulina, DM2 de início recente<br>Hipopotassemia, hiponatremia<br>Hipertrigliceridemia<br>Hiperuricemia, precipitação de gota<br>Disfunção erétil (mais do que outras classes de fármacos)<br>Potencialização de relaxantes musculares não despolarizantes<br>Dermatite de fotossensibilidade |
| Diuréticos de alça | Coma hepático | Nefrite intersticial<br>Hipopotassemia<br>Potencialização de succinilcolina<br>Potencialização de ototoxicidade de aminoglicosídio |
| Diuréticos poupadores de potássio | Concentração de potássio sérico > 5,5 mEq/$\ell$<br>TFG < 30 mg/m$\ell$/1,73 m$^2$ | Hiperpotassemia |
| Inibidores da ECA | Gravidez<br>Estenose bilateral da artéria renal<br>Hiperpotassemia | Tosse<br>Hiperpotassemia<br>Angioedema<br>Leucopenia<br>Toxicidade fetal<br>Icterícia colestática (necrose hepática fulminante rara se o fármaco não for descontinuado) |
| BCC di-hidropiridínicos | Como monoterapia na doença renal crônica com proteinúria | Cefaleias<br>Rubor<br>Edema maleolar<br>Insuficiência cardíaca<br>Hiperplasia gengival<br>Refluxo esofágico |
| BCC não di-hidropiridínicos | BAV<br>Insuficiência cardíaca sistólica | Bradicardia, BAV (especialmente com verapamil)<br>Constipação intestinal (frequentemente grave com verapamil)<br>Piora da função sistólica, insuficiência cardíaca<br>Edema ou hipertrofia gengival<br>Aumento dos níveis sanguíneos de ciclosporina<br>Refluxo esofágico |
| BRA, IDR | Gravidez<br>Estenose bilateral da artéria renal<br>Hiperpotassemia | Hiperpotassemia<br>Angioedema (muito raro)<br>Toxicidade fetal |
| Bloqueadores beta-adrenérgicos | BAV<br>Asma<br>Depressão<br>Abuso de cocaína e metanfetamina | DM2 de início recente (especialmente em combinação com um tiazídico)<br>BAV, insuficiência cardíaca aguda descompensada<br>Broncospasmo<br>Depressão, pesadelos, fadiga<br>Extremidades frias, claudicação (efeito $\beta_2$)<br>Síndrome de Stevens-Johnson<br>Agranulocitose |
| Bloqueadores alfa-adrenérgicos | Hipotensão ortostática<br>Insuficiência cardíaca sistólica<br>Disfunção ventricular esquerda | Hipotensão ortostática<br>Tolerância a medicamentos (na ausência de terapia diurética)<br>Edema maleolar<br>Insuficiência cardíaca<br>Efeito da primeira dose (hipotensão aguda)<br>Potencialização de hipotensão com inibidores de PDE-5 (p. ex., sildenafila) |
| Simpatolíticos centrais | Hipotensão ortostática | Depressão, xerostomia, letargia<br>Disfunção erétil (dose-dependente)<br>Hipertensão arterial de rebote com a retirada da clonidina<br>Anemia hemolítica com teste de Coombs positivo e enzimas hepáticas elevadas com alfametildopa |
| Vasodilatadores diretos | Hipotensão ortostática | Taquicardia reflexa<br>Retenção de líquido<br>Hirsutismo, derrame pericárdico com minoxidil<br>Lúpus com hidralazina |

ECA = enzima de conversão da angiotensina; BAV = bloqueio atrioventricular; BRA = bloqueadores do receptor da angiotensina; BCC = bloqueadores dos canais de cálcio; DM2 = diabetes melito do tipo 2; IDR = inibidor direto da renina; TFG = taxa de filtração glomerular; AINEs = anti-inflamatórios não esteroides; PDE-5 = fosfodiesterase-5.

dilatação arterial periférica, sendo a ordem de classificação de potência di-hidropiridínicos > diltiazem > verapamil.

**Uso clínico.** Os BCC são geralmente bem tolerados, não exigem monitoramento com exames de sangue e são comprovadamente seguros e efetivos; também são antianginosos úteis (Capítulo 362) e fornecem melhor proteção contra AVE do que outros agentes anti-hipertensivos. O anlodipino é equivalente à clortalidona (um potente diurético tiazídico) e ao lisinopril (um iECA) na proteção contra eventos coronários não fatais, AVE e morte, mas fornece menos proteção contra insuficiência cardíaca. As vantagens do anlodipino incluem potência dose-dependente previsível, dosagem 1 vez/dia por conta de sua meia-vida longa, tolerabilidade e custo. Ao contrário dos diuréticos, iECA e BRA, dieta rica em sal ou terapia concomitante com anti-inflamatório não esteroide (AINE) não compromete a efetividade dos BCC di-hidropiridínicos. Esses fármacos, que têm alguma ação diurética, reduzem a pressão arterial e previnem complicações hipertensivas igualmente em pacientes negros e não negros. O anlodipino e outros BCC di-hidropiridínicos são menos renoprotetores do que os iECA ou BRA em pacientes com DRC proteinúrica. Esses pacientes não devem receber anlodipino como terapia de primeira linha, mas frequentemente se beneficiam dele como adjuvante após o início da terapia de primeira linha apropriada com um iECA ou BRA, bem como um diurético. O diltiazem é uma alternativa geralmente bem tolerada em pacientes que não toleram o anlodipino ou que se beneficiariam de seus outros efeitos. O verapamil não é recomendado porque é um medicamento anti-hipertensivo fraco e causa obstipação.

**Efeitos colaterais.** *Di-hidropiridinas de ação curta não devem ser usadas para tratar a hipertensão.* Ao desencadear uma queda abrupta da pressão arterial com ativação reflexa simpática, esses dilatadores arteriais de ação rápida podem precipitar isquemia/infarto do miocárdio e morte. O principal efeito colateral dos di-hidropiridínicos é o edema maleolar dose-dependente. O edema maleolar provocado por anlodipino é muito mais comum com uma dose de 10 mg do que com doses de 2,5 ou 5 mg. O edema, que é principalmente vasogênico devido à dilatação arterial seletiva, pode ser reduzido pela terapia concomitante com um iECA ou BRA que causa dilatação arterial e venosa equilibrada. Os BCC di-hidropiridínicos de ação prolongada raramente estão associados a rubor e cefaleia. Todos os BCC podem causar hiperplasia gengival, um efeito colateral raro, mas sério, que é reversível se detectado precocemente. O diltiazem e o verapamil comprometem a condução cardíaca, especialmente em pacientes mais velhos que também recebem betabloqueadores, agentes simpatolíticos centrais ou digoxina.

### Inibidores do sistema renina-angiotensina: inibidores da ECA, BRA e inibidores diretos da renina

**Mecanismos de ação.** Os iECA bloqueiam a conversão do precursor inativo angiotensina 1 (AT1) em angiotensina 2 (AT2). Os BRA bloqueiam a ação do AT2 no receptor da angiotensina do tipo 1. O inibidor direto da renina alisquireno bloqueia a conversão da pró-renina em renina, bloqueando assim a ativação do sistema renina-angiotensina em sua origem. Altos níveis de pró-renina circulante estimulam as vias de sinalização independentes do receptor AT1 que são potencialmente benéficas e potencialmente prejudiciais.

**Uso clínico.** Os iECA são fáceis de usar e têm curvas de resposta à dose retificadas. A monoterapia com lisinopril é equivalente à monoterapia com anlodipino ou clortalidona em todos os aspectos, embora provoque redução menor da pressão arterial e, portanto, menos proteção contra AVE em indivíduos hipertensos negros. A monoterapia com iECA é geralmente menos efetiva na redução da pressão arterial em pacientes negros e em pacientes mais velhos hipertensos com níveis baixos de renina, mas esses agentes são bastante efetivos nesses grupos quando combinados com um bloqueador dos canais de cálcio (BCC) ou dose baixa de diurético. Metanálises mostram que os iECA são equivalentes aos BCC na proteção contra eventos coronários, ligeiramente menos efetivos na proteção contra AVE, mas melhores na proteção contra a insuficiência cardíaca. Os BRA conferem os mesmos benefícios que os iECA no tratamento da hipertensão arterial, evitando a tosse provocada por iECA (ver mais adiante). Os BRA potentes, 1 vez/dia e de longa ação, são olmesartana, irbesartana, telmisartana e azilsartana (o último é o mais potente). Em comparação, a losartana é um agente anti-hipertensivo fraco. A meia-vida mais curta da valsartana exige administração 2 vezes/dia.

Os iECA e BRA são a terapia de primeira linha padrão para pacientes com DRC acompanhada de proteinúria. Os iECA e os BRA têm efeitos comparáveis sobre a função renal, mas os BRA promovem maior regressão da hipertrofia ventricular esquerda do que outros anti-hipertensivos. Os iECA e os BRA não devem ser usados juntos porque esse uso aumenta desfechos renais graves, eventos hipotensivos e hiperpotassemia.

**Efeitos colaterais.** Todos os inibidores do sistema renina-angiotensina (SRA) são contraindicados na gravidez porque causam agenesia renal fetal e outros defeitos congênitos. Os iECA bloqueiam a degradação da bradicinina, que ativa as fibras sensoriais nociceptivas nos pulmões que desencadeiam a tosse seca, mais comum em pacientes negros e ainda mais comum em pacientes asiáticos. A bradicinina também pode estar subjacente ao angioedema induzido por iECA, muito menos comum. Se ocorrer tosse em um paciente que esteja sob tratamento com um iECA e que precise de bloqueio do SRA, um BRA deve ser prescrito no seu lugar.

Os iECA e BRA podem provocar hiperpotassemia em pacientes com DRC ou diabetes melito com acidose tubular renal do tipo 4 (Capítulo 110). Os níveis séricos de potássio e creatinina devem ser monitorados atentamente em todos os pacientes. Em pacientes com DRC em estágio 3 com proteinúria, o início de tratamento com iECA ou BRA frequentemente causa aumento discreto transitório dos níveis séricos de creatinina, mas esses medicamentos devem ser diminuídos na dose ou temporariamente descontinuados apenas se a elevação for superior a 30%.

### Diuréticos

**Mecanismo de ação.** Com o início da terapia diurética, a contração do volume sanguíneo causa a queda inicial da pressão arterial. Com a terapia contínua, o volume sanguíneo é parcialmente restaurado e os mecanismos vasodilatadores (p. ex., abertura dos canais de $K^+$ sensíveis ao trifosfato de adenosina [ATP]) sustentam a ação anti-hipertensiva. Os diuréticos de alça bloqueiam o transporte de $Na^+$-$K^+$-$2Cl^-$ na alça de Henle espessa ascendente, onde boa parte do sódio filtrado é reabsorvida. Os diuréticos tiazídicos de ação imediata e de ação mais prolongada, como a clortalidona e a indapamida, bloqueiam o cotransportador $Na^+$-$Cl^-$ no túbulo convoluto distal, onde uma porção menor do sódio filtrado é reabsorvida.

**Uso clínico.** A indapamida e a clortalidona são superiores à hidroclorotiazida (HCTZ) e devem ser o diurético de escolha. Parte do motivo é que as doses equivalentes para redução da pressão arterial são 1,25 mg de indapamida = 25 mg de clortalidona = 50 a 60 mg de HCTZ. Mesmo com uma dose alta, no entanto, HCTZ é menos efetiva do que a clortalidona porque esta possibilita controle melhor e mais prolongado da pressão arterial, conforme documentado por MAPA,[A4] e melhores desfechos cardiovasculares. Dados comparáveis de MAPA ainda não estão disponíveis para indapamida, mas ela é mais potente do que HCTZ nas doses comumente prescritas, sem causar mais efeitos colaterais metabólicos adversos. A indapamida também teve um bom desempenho em vários estudos randomizados importantes.

Os diuréticos de alça são agentes redutores da pressão arterial menos efetivos e devem ser reservados para o tratamento da hipertensão arterial no contexto de DRC avançada (estágio 3 ou superior). A indapamida ou a clortalidona também podem ser efetivos nesses pacientes.

**Efeitos colaterais.** Os diuréticos tiazídicos podem agravar a intolerância à glicose (particularmente em doses mais altas e quando combinados com um betabloqueador padrão); causar hipopotassemia, hipomagnesemia e hiponatremia; precipitar gota; elevar os níveis séricos de lipídios, com aumento do conteúdo de triglicerídios hepáticos; e causar dermatite de fotossensibilidade. Eles também podem causar disfunção erétil. Os diuréticos tiazídicos são a causa mais comum de hiponatremia grave, especialmente em mulheres mais velhas, e alguns pacientes hipertensos idosos simplesmente não toleram nem mesmo tiazídicos em baixas doses. Em pacientes hipertensos com DRC, altas doses de diuréticos de alça podem precipitar lesão renal aguda, especialmente se combinados com altas doses de iECA ou BRA.

## Medicamento complementar para hipertensão arterial de controle difícil

### Antagonistas do receptor de mineralocorticoide e antagonistas de ENaC ("diuréticos poupadores de potássio")

**Mecanismo de ação.** A eplerenona e a espironolactona evitam que a aldosterona circulante e outros mineralocorticoides ativem o receptor mineralocorticoide no néfron distal, inibindo assim a ativação a jusante de ENaC. Em comparação, o triantereno e a amilorida bloqueiam ENaC diretamente, mas de maneira fraca. Como menos sódio é apresentado à $Na^+$, $K^+$-ATPase no lado vascular das células do ducto coletor, menos potássio é excretado na urina do que com diuréticos tiazídicos ou de alça.

**Uso clínico.** Eplerenona (25 a 100 mg/dia) ou espironolactona em baixa dosagem (12,5 a 100 mg/dia) são amplamente recomendados como fármacos auxiliares muito efetivos para casos difíceis de hipertensão. A eplerenona é um antagonista muito mais específico que evita os efeitos colaterais sexuais raros, mas graves, da espironolactona em baixas doses (ginecomastia dolorosa, disfunção erétil, sangramento uterino não menstrual). Hiperpotassemia precisa ser evitada ao usar esses agentes em pacientes com DRC.

### Bloqueadores beta-adrenérgicos

**Mecanismo de ação.** Com o início da terapia padrão com betabloqueadores (BB), a pressão arterial muda pouco no início porque aumento compensatório na resistência periférica desencadeia a queda no débito cardíaco. Com o tempo, a pressão arterial cai progressivamente conforme a vasculatura periférica relaxa. Assim, o efeito anti-hipertensivo do betabloqueio envolve diminuições no débito cardíaco (receptores $\beta_1$), liberação de renina (receptores $\beta_1$) e liberação de norepinefrina (receptores $\beta_2$ pré-juncionais). O protótipo de BB, o propranolol, bloqueia de maneira não seletiva os receptores $\beta_1$ e $\beta_2$. Outros BB padrão (metoprolol, atenolol, acebutolol e bisoprolol) são relativamente cardiosseletivos. Em doses baixas, exercem efeito inibitório maior sobre os receptores $\beta_1$ do que sobre os receptores $\beta_2$, mas a seletividade é perdida em altas doses. Os BB vasodilatadores, como labetalol ou carvedilol, também bloqueiam os receptores alfa-adrenérgicos, enquanto o nebivolol estimula a produção endógena de óxido nítrico.

**Uso clínico e efeitos colaterais.** Os BB vasodilatadores (labetalol, carvedilol e nebivolol) são fármacos auxiliares altamente efetivos para hipertensão arterial de controle difícil. Os BB padrão (p. ex., metoprolol, atenolol) não são mais agentes de primeira linha ou mesmo de segunda linha para hipertensão arterial não complicada. Além de serem anti-hipertensivos fracos, eles são menos efetivos do que outros agentes na redução da pressão arterial aórtica central porque a bradicardia possibilita mais tempo para a reflexão da onda e, portanto, para o aumento da pressão central. Eles também oferecem menos proteção contra AVE do que outros medicamentos anti-hipertensivos; eles fornecem proteção modesta contra eventos cardiovasculares, mas não reduzem a taxa de mortalidade por todas as causas.[A5]

Labetalol é o tratamento de primeira linha para muitas urgências hipertensivas e para hipertensão na gravidez, mas tem ação muito curta para ser recomendado no tratamento crônico da hipertensão arterial. As principais limitações do carvedilol são a meia-vida curta, que exige duas doses ao dia, e a absorção gastrintestinal inconsistente, que é melhorada com a dosagem após o café da manhã e após o jantar. O nebivolol é caro, mas pode ser administrado 1 vez/dia com absorção mais consistente.

Os betabloqueadores predispõem ao diabetes, particularmente quando combinados com um tiazídico. Os efeitos colaterais comuns, como fatigabilidade, causam altas taxas de descontinuação para todos os betabloqueadores. Os betabloqueadores também podem prejudicar a condução cardíaca, precipitar broncospasmo agudo e promover ganho de peso.

### Bloqueadores alfa-adrenérgicos

**Mecanismo de ação.** Ao bloquear a interação da norepinefrina com os receptores alfa-adrenérgicos vasculares, esses fármacos causam vasodilatação periférica, reduzindo assim a pressão arterial. Ao aumentar o fluxo sanguíneo do músculo esquelético, eles aumentam a sensibilidade à insulina. Ao dilatar o músculo liso uretral, eles melhoram os sinais/sintomas de prostatismo. Prazosina, doxazosina, terazosina e fentolamina intravenosa bloqueiam seletivamente os adrenorreceptores $\alpha_1$; a fenoxibenzamina bloqueia os receptores $\alpha_1$ e $\alpha_2$.

**Uso clínico e efeitos colaterais.** A fenoxibenzamina é o fármaco de escolha para o manejo pré-operatório do feocromocitoma (Capítulo 215); após o bloqueio $\alpha$ ser alcançado, um betabloqueador deve ser adicionado para bloquear taquicardia reflexa excessiva. Os bloqueadores $\alpha_1$ seletivos não são agentes anti-hipertensivos de primeira linha e não devem ser usados como monoterapia, porque sua propensão a causar retenção de líquido pode levar à taquifilaxia e desmascarar ou exacerbar a insuficiência cardíaca. Quando usados em um esquema de combinação que inclua um diurético, entretanto, eles podem ser uma terapia complementar efetiva para hipertensão de controle difícil e são particularmente úteis em homens idosos com prostatismo. Embora comercializado especificamente para prostatismo e não como agente anti-hipertensivo, o bloqueador $\alpha_{1A}$ tansulosina seletivo reduz a pressão arterial em alguns homens.

### Simpatolíticos centrais

**Mecanismo de ação.** A estimulação de receptores $\alpha_2$-adrenérgicos póssinápticos e receptores de imidazolina no SNC reduz o fluxo simpático central, enquanto a estimulação de receptores $\alpha_2$ pré-sinápticos causa inibição por *feedback* da liberação de norepinefrina pelas terminações nervosas simpáticas periféricas. Essas ações combinadas reduzem o impulso adrenérgico para o coração e a circulação periférica.

**Uso clínico e efeitos colaterais.** Os simpaticolíticos centrais são mais bem reservados para o tratamento oral a curto prazo da urgência hipertensiva. Eles são agentes anti-hipertensivos potentes que podem ser necessários como terapia complementar para hipertensão de controle muito difícil, mas seus efeitos colaterais incômodos no SNC reduzem a qualidade de vida. Para evitar hipertensão de rebote entre as doses, a clonidina de ação curta deve ser administrada a cada 6 a 8 horas ou, sempre que possível, interrompida usando um esquema de redução gradual. A hipertensão de rebote entre as doses é menos problemática com a guanfacina de ação mais longa, que é administrada na hora de dormir. O adesivo de clonidina frequentemente causa erupção cutânea e a absorção não é confiável. Alfametildopa não é mais terapia de primeira linha para hipertensão arterial na gravidez (Capítulo 226).

### Vasodilatadores diretos

**Mecanismo de ação.** Os potentes vasodilatadores arteriais hiperpolarizantes minoxidil e hidralazina abrem canais de $K^+$ vasculares sensíveis ao ATP.

**Uso clínico e efeitos colaterais.** Por causar dilatação arterial rápida e seletiva, ambos os fármacos causam profunda ativação reflexa simpática e taquicardia. Uma combinação de hidralazina mais nitratos é útil para o tratamento de insuficiência cardíaca, especificamente em pacientes afro-americanos, nos quais a cardiopatia hipertensiva causa insuficiência cardíaca mais comumente (Capítulo 53). A hipertensão grave que acompanha a DRC avançada é a principal indicação para o minoxidil, que deve ser combinado com um betabloqueador para prevenir taquicardia reflexa excessiva e com um diurético de alça para prevenir retenção excessiva de líquido. O início da hemodiálise crônica geralmente é um meio mais efetivo de controlar a hipertensão neste cenário.

### Interações de medicamentos anti-hipertensivos

Ao inibir a capacidade do rim de excretar sódio, os AINEs podem anular a ação anti-hipertensiva dos diuréticos e inibidores do sistema renina-angiotensina, mas não dos BCC. O risco de aumento da pressão arterial e eventos cardiovasculares associados é menor com paracetamol e baixa dose de ácido acetilsalicílico (81 mg/dia), intermediário com AINEs não seletivos para COX-2, incluindo alta dose de AAS e maior com AINEs seletivos para COX-2. O suco de toranja aumenta a biodisponibilidade dos bloqueadores dos canais de cálcio di-hidropiridínicos ao inibir o sistema intestinal do citocromo P-450 3A4 (CYP34A), que é responsável pelo metabolismo de primeira passagem de muitos medicamentos orais. Diltiazem e verapamil, que são inibidores potentes do CYP3A4, devem ser evitados em pacientes submetidos à quimioterapia para câncer anti-VEGF com sunitinibe ou sorafenibe e devem ser usados com cautela em pacientes recebendo digoxina ou terapia imunossupressora com ciclosporina ou tacrolimo porque os níveis sanguíneos irão aumentar e precisam ser monitorados.

## Manejo da hipertensão arterial baseado em evidências

Evidências inequívocas confirmam que o tratamento medicamentoso da hipertensão arterial reduz o risco de eventos cardiovasculares maiores e morte. Como a maioria dos ensaios clínicos acompanhou pacientes por apenas 3 a 5 anos, as reduções de risco a curto prazo relatadas subestimam o benefício ao longo da vida a ser acumulado ao longo de décadas de tratamento efetivo.

## Até onde diminuir a pressão arterial?

Há controvérsias quanto ao nível limiar ideal de PAS para iniciar a terapia medicamentosa e o nível ideal de pressão arterial a ser alcançado. Os dados epidemiológicos estabelecem que o risco cardiovascular começa a aumentar com a PAS superior a 100 a 110 mmHg, um nível que está muito abaixo de qualquer limite atualmente recomendado para o início da medicação anti-hipertensiva.

Dados recentes mostram que meta de PAS inferior a 120 mmHg (com pressão arterial atingida geralmente de 120 a 124 mmHg) reduziu as taxas de eventos cardiovasculares maiores fatais e não fatais e todas as causas de morte em mais de 25% em comparação com a meta de menos de 140 mmHg em pacientes não diabéticos com alto risco cardiovascular, mas sem AVE prévio, insuficiência cardíaca prévia ou DRC avançada (Figura 70.3).[A6] No entanto, essa meta de redução da pressão arterial não melhora os desfechos e pode até piorá-los em pacientes de baixo risco.[A7,A8] A terapia intensiva não aumenta as taxas de hipotensão ortostática sintomática, quedas com lesões ou síndrome coronariana aguda – mesmo em pacientes com mais de 75 anos. A terapia intensiva é custo-efetiva e bem tolerada, conforme indicado pelos desfechos relatados pelo paciente.[A9] Também reduz o risco de nova hipertrofia ventricular esquerda em cerca de 50% em negros e não negros, mulheres e homens, pacientes com mais e menos de 75 anos e em pacientes com PAS pré-tratamento tão baixa quanto 132 mmHg.[A10] No entanto, os benefícios da terapia intensiva têm um preço: aumento das taxas de hiponatremia, hipopotassemia, hipotensão e lesão renal aguda. Além disso, esses novos dados não se aplicam diretamente aos pacientes excluídos do estudo: pacientes com diabetes, DRC avançada, insuficiência cardíaca ou AVE anterior ou pacientes idosos institucionalizados.

Algumas metanálises[A11] apoiam a redução da pressão arterial sistólica para 125 mmHg ou menos, mesmo em diabéticos, mas outras sugerem que a redução da PAS no consultório abaixo de 140 mmHg está associada a risco aumentado de morte cardiovascular em pacientes com diabetes.[A12] Na ausência de dados ideais, os padrões da American Diabetes Association (ADA) de 2017[14] recomendam considerar uma meta de pressão arterial de menos de 130/80 mmHg, enquanto a American Association of Clinical Endocrinologists e as diretrizes do American College of Endocrinology[15] recomendam a meta de menos de 120/80 mmHg para pacientes diabéticos com alto risco cardiovascular, mas baixo risco de efeitos adversos de medicamentos (ou seja, pacientes com diabetes melito recente que não desenvolveram DRC nem hipotensão ortostática).

Dados recentes têm implicações potencialmente profundas para mudar o diagnóstico de rotina e o manejo ambulatorial da hipertensão para dezenas de milhões de pacientes nos EUA.[16] Embora a redução excessiva da pressão arterial possa causar hipotensão, resultando em episódios de quedas em pacientes idosos frágeis, isquemia miocárdica em pacientes com DAC significativa e lesão renal aguda em pacientes com DRC, diretrizes recentes de várias organizações dos EUA e internacionais, mas não o American College of Physicians/American Academy of Family Physicians,[17] geralmente apoiam os benefícios gerais de uma terapia mais agressiva (Figura 70.4).

## Quais medicamentos para quais pacientes?

As diretrizes atuais enfatizam a terapia de combinação com quaisquer duas ou todas as três classes de medicamentos anti-hipertensivos de

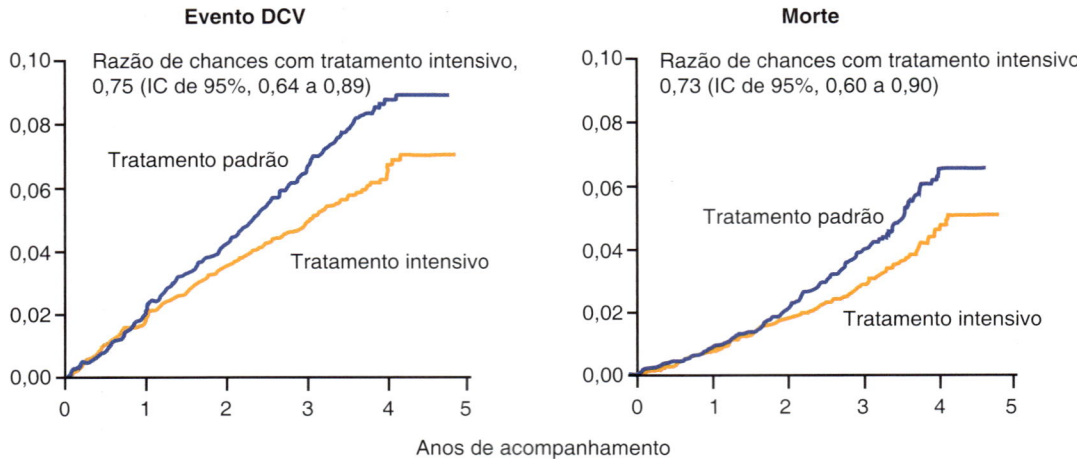

**FIGURA 70.3** Principais desfechos do ensaio de intervenção da pressão arterial sistólica (SPRINT). A terapia intensiva foi acompanhada por uma redução de 25% no risco de um evento cardiovascular e uma redução de 27% no risco de morte (mortalidade por todas as causas). Critérios de inclusão do SPRINT: (1) idade > 50 anos; (2) pressão arterial sistólica 130 a 180 mmHg; (3) alto risco cardiovascular definido como doença da artéria coronária clínica, taxa de filtração glomerular estimada de 20 a 59 m$\ell$/min/1,73 m², escore de 10 anos > 15%* ou idade ≥ 75 anos. Critérios de exclusão SPRINT: (1) diabetes melito;† (2) história de acidente vascular encefálico; (3) proteinúria > 1 g em 24 horas; (4) insuficiência cardíaca; (5) taxa de filtração glomerular estimada < 20 m$\ell$/min/1,73 m² ou em diálise. *American College of Cardiology ASCVD Pooled Cohort Calculator http://tools.acc.org/ASCVD-Risk-Estimator-Plus/#!/calculate/estimate/. †A terapia intensiva é considerada para pacientes diabéticos que não apresentem hipotensão ortostática significativa nem taxa de filtração glomerular > 60. (De Wright JT, Jr., Williamson JD, Whelton, PK, et al. A randomized trial of intensive *versus* standard blood-pressure control. *N Engl J Med.* 2015;373:2103-2116.)

primeira linha: (1) bloqueadores dos canais de cálcio, (2) bloqueadores do sistema renina-angiotensina e (3) diuréticos tiazídicos. No entanto, as classes de medicamentos anti-hipertensivos preferidas são diferentes para tipos específicos de pacientes (Tabela 70.7 e e-Tabela 70.1).

### Pacientes hipertensos em geral

Em geral, os benefícios do tratamento anti-hipertensivo dependem da redução da pressão arterial sistólica e não da classe de medicamentos usada para obter essa redução. No entanto, várias advertências devem ser mantidas em mente. *Primeiro*, a combinação de um bloqueador dos canais de cálcio e um BRA ou iECA (ver Figura 70.4) é uma excelente opção inicial porque é mais efetiva do que a combinação de um iECA e um diurético tiazídico (e-Figura 70.3). Além disso, os bloqueadores dos canais de cálcio (BCC) geralmente são mais bem tolerados do que os diuréticos. *Em segundo lugar*, a terapia diurética baseada em evidências favorece um diurético tiazídico – clortalidona ou indapamida, mas não HCTZ. *Terceiro*, os betabloqueadores fornecem menos proteção contra AVE e os BCC mais proteção contra AVE do que outros fármacos. *Quarto*, o bloqueio duplo do sistema renina-angiotensina com um iECA *mais* um BRA deve ser evitado porque não tem vantagem sobre a monoterapia com um desses medicamentos, mas resulta em muito mais hipotensão sintomática e mais comprometimento renal.

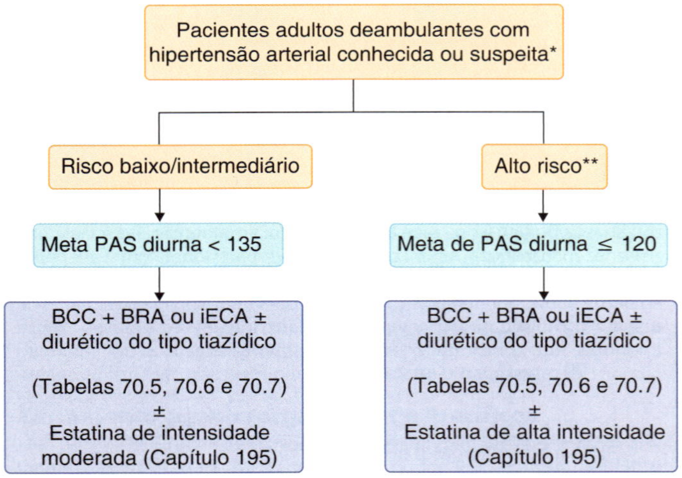

**Tabela 70.7** Classes de fármacos anti-hipertensivos orais preferidos em condições específicas.

| DOENÇA | CLASSE(S) DE FÁRMACOS |
|---|---|
| Pré-hipertensão | BRA? |
| Hipertensão arterial em geral | BCC, BRA ou iECA ou D |
| Hipertensão arterial em pacientes idosos | BCC, BRA ou iECA ou D |
| Hipertensão arterial com hipertrofia ventricular esquerda | BRA, D, BCC |
| Hipertensão arterial em pacientes com diabetes melito | BCC, BRA ou iECA ou D |
| Hipertensão arterial em pacientes com nefropatia diabética | BRA, D |
| Hipertensão arterial na doença renal crônica não diabética | iECA ou BRA, BB, D |
| Redução da PA para prevenção secundária de eventos coronarianos | iECA, BCC, BB, D |
| Redução da PA para prevenção secundária de AVE | D + iECA, BCC |
| Manejo da PA para paciente com insuficiência cardíaca | D, BB, iECA ou BRA, antagonista de aldosterona |
| Hipertensão gestacional (estágio 2, sem pré-eclâmpsia) | BB (labetalol), BCC (nifedipino) |
| Aneurisma da aorta torácica | BB, iECA ou BRA, D |
| Fibrilação atrial (controle da frequência ventricular) | BB, BCC não di-hidropiridínicos |

iECA = inibidor da enzima de conversão da angiotensina; BRA = bloqueador do receptor da angiotensina; BB = betabloqueador; BCC = bloqueador dos canais de cálcio; D = diurético (tiazídico, como a clortalidona, é preferido); AVE = acidente vascular encefálico.
Adaptada de Mancia G, Fagard R, Narkiewicz K, et al. 2013 ESH/ESC Guidelines for the management of arterial hypertension: the Task Force for the management of arterial hypertension of the European Society of Hypertension (ESH) and of the European Society of Cardiology (ESC). *J Hypertens.* 2013;31:1281-1357.

**FIGURA 70.4** Algoritmo simplificado de manejo da hipertensão arterial com base em risco. Para pacientes com hipertensão arterial não complicada e risco cardiovascular baixo ou intermediário, a meta de PAS diurna é < 135 mmHg conforme avaliada idealmente por MAPA de 24 h ou, se não, por MRPA ou medição automatizada da PA sem observador presente em consultório. Para pacientes de alto risco, a meta diurna deve ser PAS ≤ 120 mmHg. A meta de tratamento da PA deve ser personalizada e tornada menos intensiva (PAS ≥ 140 mmHg) para pacientes frágeis, com hipotensão ortostática e/ou pós-prandial ou com doença da artéria coronária instável. Modificações no estilo de vida (Tabela 70.4) são um adjuvante essencial para medicamentos anti-hipertensivos. A terapia intensiva é considerada para pacientes diabéticos sem hipotensão ortostática significativa nem taxa de filtração glomerular > 60 m$\ell$/mm/1,73 m². iECA = inibidor da enzima de conversão da angiotensina; BRA = bloqueador do receptor da angiotensina; BCC = bloqueador dos canais de cálcio; DRC = doença renal crônica; PAS = pressão arterial sistólica.

### Hipertensão arterial sistólica em pacientes idosos

A maioria dos pacientes hipertensos tem mais de 65 anos e a maioria apresenta hipertensão arterial sistólica isolada. Os ensaios controlados por placebo fornecem prova inequívoca de que qualquer esquema de redução da pressão arterial reduz eventos coronarianos, AVE, eventos de insuficiência cardíaca e mortes em pacientes hipertensos idosos, mesmo em pacientes ambulatoriais com mais de 80 anos. Além disso, essa redução em eventos cardiovasculares e morte pode ser alcançada sem aumento correspondente de episódios de queda com lesões com redução intensiva da PAS ambulatorial para um valor médio de 124 mmHg. Na prática, a intensidade da redução da pressão arterial tem de ser ponderada em relação aos riscos aumentados de hipotensão ortostática; perindopril, anlodipino, azilsartana, clortalidona e indapamida são os medicamentos com o melhor histórico comprovado em atingir esse equilíbrio.

A maioria dos pacientes idosos precisa de terapia combinada com dois ou três medicamentos para controlar a hipertensão; é importante titular os medicamentos lentamente em idosos e verificar frequentemente a hipotensão ortostática. O monitoramento ambulatorial é fundamental para detectar hipotensão ortostática e hipotensão pós-prandial, ambas comuns em pacientes idosos hipertensos (e-Figura 70.5). Embora o manejo da hipotensão pós-prandial seja desafiador, estratégias úteis incluem pequenas refeições frequentes com pouco carboidrato, cafeína com as refeições e ingestão liberalizada de sal. Se essas estratégias não medicamentosas se mostrarem insuficientes, pode-se adicionar fludrocortisona (0,1 a 0,2 mg/dia); frequentemente piora a hipertensão supina, que pode ser tratada com elevação da cabeceira da cama (com blocos de concreto de 15 cm produzindo uma inclinação de 30° da cabeceira para cima) e dose baixa de BRA de ação curta (p. ex., losartana 25 a 50 mg) ao deitar.

Outras complicações potenciais incluem lesão renal aguda e reações adversas a medicamentos, como hiponatremia induzida por tiazida. A não adesão (decorrente de redução da acuidade visual, comprometimento cognitivo) e potenciais interações medicamentosas de polifarmácia são as principais preocupações.

A terapia deve ser simplificada e individualizada, baseada mais na saúde geral ou fragilidade do paciente do que na idade cronológica. Por exemplo, uma pressão arterial sistólica sentada em casa de 155 mmHg seria um alvo terapêutico apropriado para um paciente frágil de 70 anos com hipotensão ortostática e pós-prandial acentuada, enquanto uma pressão arterial sentada em casa de 125 mmHg seria um alvo terapêutico apropriado para um paciente vigoroso de 80 anos, saudável, cuja principal preocupação é evitar um AVE incapacitante.

### Pacientes com cardiopatia hipertensiva

A característica fundamental da cardiopatia hipertensiva é a hipertrofia ventricular esquerda (HVE), que aumenta muito o risco de fibrilação atrial, infarto agudo do miocárdio, acidente vascular encefálico e insuficiência cardíaca. BRA parecem provocar mais regressão da HVE do que outras classes de fármacos. Em pacientes com hipertensão arterial de estágio 2 e HVE no ECG, um esquema baseado em BRA é mais efetivo do que um esquema baseado em betabloqueador para reduzir eventos cardiovasculares, sobretudo AVE. Dados de estudos randomizados constataram que uma terapia mais intensiva da hipertensão arterial protege contra IAM, e preocupações de que a hipoperfusão possa causar isquemia miocárdica não são uma preocupação com as metas sugeridas de pressão arterial.

Para prevenção secundária de eventos coronarianos em pacientes com doença da artéria coronária estável, os agentes de primeira linha incluem a combinação de betabloqueadores (BB) e bloqueadores dos canais de cálcio (BCC) di-hidropiridínicos, ambos antianginosos. Outros agentes de primeira linha são iECA ou BRA, bem como diuréticos tiazídicos. Os BCC não di-hidropiridínicos são recomendados para pacientes intolerantes aos BB. Os antagonistas da aldosterona são reservados para pacientes com insuficiência cardíaca ou hipertensão arterial difícil de tratar.

### Hipertensão arterial em pacientes com diabetes melito e função renal normal

Os pacientes com diabetes melito (DM) comumente têm hipertensão arterial. Nenhuma evidência convincente justifica a prescrição de bloqueadores do sistema renina-angiotensina para pessoas com DM2.[A13] A terapia anti-hipertensiva deve ser instituída com os anti-hipertensivos padrão de primeira linha. Se medicamentos adicionais forem necessários para controlar a hipertensão arterial, os betabloqueadores vasodilatadores não agravam a intolerância à glicose.

### Hipertensão arterial em pacientes com nefropatia diabética ou doença renal crônica

A nefropatia diabética (Capítulo 115) é acompanhada por proteinúria, perda da autorregulação renal, hipertensão arterial, progressão para doença renal em estágio terminal (DRET) e alta incidência de eventos cardiovasculares. Como a adição de um BRA, mas não de anlodipino, à terapia anti-hipertensiva de base retarda a progressão da nefropatia em pacientes com diabetes melito do tipo 2 (DM2), o DM2 com nefropatia é uma indicação para um BRA. Da mesma maneira, em pacientes com DRC não diabética e proteinúrica, o ramipril parece ser mais renoprotetor do que o anlodipino ou o metoprolol.

É mais provável que pacientes com DRC morram de doença cardiovascular do que vivam o suficiente para desenvolver DRET dependente de diálise. Em pacientes com DRC moderada não proteinúrica e não diabética basal, a redução intensiva da pressão arterial evita mais eventos cardiovasculares do que a terapia padrão.

### Prevenção secundária de AVE

Os sobreviventes de AVE (Capítulo 379) apresentam alto risco de AVE recorrente, incapacidade adicional e morte. A redução da pressão arterial sistólica para menos de 130 mmHg com a combinação de indapamida e perindopril consegue reduzir esses riscos. Em pacientes hipertensos com infartos lacunares, a redução da pressão arterial sistólica para menos de 130 mmHg em vez de menos de 140 mmHg reduz o risco de AVE hemorrágico subsequente (Capítulo 380).

### Hipertensão arterial em afro-americanos

Os afro-americanos têm prevalência maior de hipertensão arterial, complicações hipertensivas e morte relacionada com a hipertensão arterial. Os inibidores da ECA (iECA) parecem promover menos redução da pressão arterial em afro-americanos e, portanto, conferem menos proteção contra AVE do que os diuréticos tiazídicos ou os bloqueadores dos canais de cálcio (BCC). Além disso, na África Subsaariana, um ensaio randomizado apresentou melhor resposta de negros africanos a um diurético do tipo tiazídico mais anlodipino do que a um diurético do tipo tiazídico mais o inibidor da ECA perindopril.[A13b] Na prática clínica, entretanto, atingir as metas de pressão arterial e proteção cardiovascular ideal tipicamente exige a combinação de um iECA com um BCC e/ou um diurético tiazídico. Nessa população, a promoção da saúde por meio de tratamentos conduzidos por farmacêuticos promovidos por barbearias para negros consegue melhorar significativamente a taxa de controle da pressão arterial em homens hipertensos previamente não controlados.[A14]

### Hipertensão arterial associada a contraceptivos orais e reposição de estrogênio

Os contraceptivos orais, particularmente as preparações atuais de estrogênio em baixas doses, causam um pequeno aumento na pressão arterial na maioria das mulheres, mas raramente causam elevação na faixa hipertensiva. O mecanismo é desconhecido, mas mulheres com mais de 35 anos e tabagistas ou sobrepeso parecem correr maior risco. Se houver desenvolvimento de hipertensão, a terapia contraceptiva oral deve ser descontinuada em favor de outros métodos de contracepção. A terapia de reposição de estrogênio oral após a menopausa parece causar elevação discreta da pressão arterial, enquanto o estrogênio transdérmico (que não sofre metabolismo hepático de primeira passagem) parece causar pequena redução da pressão arterial.

### Hipertensão arterial na gravidez

Os distúrbios hipertensivos na gravidez são uma das principais causas de morbidade e mortalidade materno-fetal, incluindo uma incidência de 25% de partos prematuros (Capítulo 226). Esses distúrbios incluem hipertensão arterial crônica, hipertensão gestacional e pré-eclâmpsia – um distúrbio multissistêmico grave e progressivo diagnosticado quando a hipertensão arterial é acompanhada por qualquer um dos seguintes: proteinúria, pressão arterial ≥ 160/110 mmHg, apesar de repouso no leito, trombocitopenia, comprometimento da função hepática, insuficiência renal progressiva, edema pulmonar ou distúrbio cerebral ou visual de início recente.

O tratamento da hipertensão na gravidez, bem como a prevenção e o tratamento da pré-eclâmpsia, é discutido no Capítulo 226.

### Hipertensão arterial fármaco-resistente

Até um em cada cinco pacientes hipertensos tem *hipertensão arterial resistente*, tradicionalmente definida como pressão arterial alta não controlada apesar de três medicamentos anti-hipertensivos, incluindo um diurético, ou controlada com quatro ou mais medicamentos. Mais da metade desses pacientes apresenta pseudorresistência devido à aferição inadequada da pressão arterial, reações do jaleco branco, não adesão à medicação, ingestão de medicamentos que aumentam a pressão arterial (p. ex., AINE, álcool etílico em excesso, fármacos psicoativos) ou um esquema anti-hipertensivo inadequado (Tabela 70.8). Fatores corrigíveis comuns incluem o uso de HCTZ em vez de um diurético tiazídico muito mais efetivo (p. ex., clortalidona ou indapamida), terapia diurética inadequada, uso inadequado de um diurético de alça em um paciente com função renal normal, uso inadequado de diurético de alça de ação curta (p. ex., furosemida 1 vez/dia) e rebote de clonidina (especialmente com dosagem SOS).

### Tabela 70.8 Causas de hipertensão pseudorresistente e verdadeiramente resistente.

| HIPERTENSÃO ARTERIAL PSEUDORRESISTENTE | HIPERTENSÃO ARTERIAL VERDADEIRAMENTE RESISTENTE |
|---|---|
| Esquema clínico inadequado | Aldosteronismo primário |
| Substâncias pressoras (p. ex., anti-inflamatórios não esteroides [AINEs], inibidores da calcineurina, como ciclosporina ou tacrolimo, ou simpaticomiméticos, como fenilefrina, cocaína ou metanfetamina) | Doença renal crônica |
| | Outra hipertensão secundária (p. ex., feocromocitoma, síndrome de Cushing, estenose da artéria renal aterosclerótica, estenose fibromuscular da artéria renal, arterite de Takayasu, coarctação da aorta, hipertireoidismo, hipotireoidismo, hiperparatireoidismo) |
| Reação do jaleco branco | Hipertensão arterial primária difícil |
| Aferição inadequada da pressão arterial | |
| Não adesão ao tratamento medicamentoso | |

Pacientes com hipertensão arterial verdadeiramente fármaco-resistente correm alto risco em razão dos níveis muito elevados da pressão arterial e dos danos aos órgãos-alvo. Os pacientes devem ser examinados para detecção de hipertensão secundária, especialmente aldosteronismo primário (Capítulo 214), DRC e feocromocitoma (Capítulo 215). Se não houver uma causa identificável para a hipertensão arterial, um antagonista do receptor de mineralocorticoide (p. ex., eplerenona 50 a 100 mg/dia ou espironolactona 25 a 50 mg/dia) é o quarto medicamento mais efetivo,[A15] mesmo se o nível sérico de aldosterona estiver dentro da faixa normal.[18] O quinto medicamento, se necessário, deve ser carvedilol ou nebivolol se não houver contraindicação ao uso de betabloqueadores.

Apesar das doses máximas toleradas de 5 ou mais medicamentos anti-hipertensivos diferentes, alguns pacientes ainda apresentam hipertensão arterial não controlada. A denervação renal baseada em cateter consegue reduzir a pressão arterial sistólica em cerca de 7 mmHg em comparação com um procedimento simulado.[A16-A17c] Um novo *stent* carotídeo – para aumentar a distensibilidade do seio carotídeo e, portanto, o disparo dos barorreceptores carotídeos – produziu dados iniciais promissores em pacientes com hipertensão arterial resistente.[19]

### Hipertensão arterial grave aguda

Vinte e cinco por cento de todos os pacientes do departamento de emergência apresentam pressão arterial elevada (Capítulo 7). As *emergências hipertensivas* são elevações agudas, muitas vezes substanciais, da pressão arterial, acompanhadas por disfunção de órgão-alvo rapidamente progressiva, como isquemia ou infarto do miocárdio ou cerebral, edema pulmonar ou insuficiência renal.[19b] A pressão arterial tipicamente é igual ou superior a 220/130 mmHg, mas pode ser muito mais baixa em mulheres com pré-eclâmpsia que não eram hipertensas previamente O quadro clínico completo de uma emergência hipertensiva é um paciente em estado crítico que apresenta pressão arterial tipicamente acima de 220/130 mmHg, cefaleia, confusão, borramento visual, náuseas e vômitos, convulsões, edema pulmonar, oligúria e grau 3 ou 4 de retinopatia hipertensiva (ver Figura 395.24 no Capítulo 395). As *emergências hipertensivas* exigem redução imediata da pressão arterial com medicação intravenosa (Tabela 70.9) e monitoramento intra-arterial em unidade de terapia intensiva (UTI). Em contrapartida, a *urgência hipertensiva* denota hipertensão grave não controlada, às vezes com sintomas vagos (como cefaleia, mal-estar, ansiedade), mas sem evidências objetivas de lesão aguda de órgão-alvo. Se não houver lesão aguda de órgão-alvo, um paciente com pressão arterial igual ou superior a 220/130 mmHg deve ser tratado com medicação oral de curta ação. *Hipertensão arterial grave,* definida como pressão arterial entre 180/110 e 219/129 mmHg sem sintomas ou lesão aguda de órgão-alvo, quase sempre ocorre em pacientes com hipertensão arterial crônica e que ficaram sem ou pararam de tomar seus medicamentos anti-hipertensivos. A medicação oral de ação prolongada pode simplesmente ser reiniciada. Pacientes com urgência hipertensiva ou hipertensão arterial grave precisam de acompanhamento ambulatorial dentro de 24 a 72 horas com um médico do atendimento primário ou especialista em hipertensão.

As emergências cardíacas hipertensivas mais comuns incluem dissecção aórtica aguda (Capítulo 69), hipertensão arterial após cirurgia cardíaca (Capítulo 65), infarto agudo do miocárdio (Capítulo 64) e angina instável (Capítulo 63). Outras emergências hipertensivas incluem crise simpática induzida por cocaína, eclâmpsia (Capítulo 226), traumatismo cranioencefálico (Capítulo 371), queimaduras corporais graves (Capítulo 103), sangramento pós-operatório de linhas de sutura vascular e epistaxe que não possa ser controlada com tamponamento nasal anterior e posterior. As emergências neurológicas – AVE isquêmico agudo, AVE hemorrágico, hemorragia subaracnóidea (HSA) e encefalopatia hipertensiva – podem ser difíceis de distinguir umas das outras (Capítulos 378 a 380). A encefalopatia hipertensiva (Capítulo 380) é caracterizada por retinopatia hipertensiva grave (hemorragias retinianas e exsudatos, com ou sem papiledema) e leucoencefalopatia posterior (que acomete principalmente a substância branca das regiões parieto-occipitais) observadas na RM ou TC cerebral. Um novo déficit neurológico focal sugere um AVE em evolução, o que

### Tabela 70.9 Tratamento recomendado de emergências hipertensivas segundo o órgão final envolvido.

| TIPO DE EMERGÊNCIA | LINHA DO TEMPO, PA ALVO | TERAPIA DE PRIMEIRA LINHA | TERAPIA ALTERNATIVA |
|---|---|---|---|
| Crise hipertensiva com retinopatia, microangiopatia ou insuficiência renal aguda | Várias horas, PAM −20 a −25% | Labetalol | Nitroprussiato Nicardipino Urapidil |
| Encefalopatia hipertensiva | Imediato, PAM −20 a −25% | Labetalol | Nicardipino Nitroprussiato |
| Dissecção aguda da aorta | Imediata, PA sistólica < 110 mmHg | Nitroprussiato + metoprolol | Labetalol |
| Edema pulmonar agudo | Imediato, PAM 60 a 100 mmHg | Nitroprussiato + diurético de alça | Nitroglicerina Urapidil com diurético de alça |
| Síndrome coronariana aguda | Imediato, PAM 60 a 100 mmHg | Nitroglicerina | Labetalol |
| AVE isquêmico agudo e PA > 220/120 mmHg | 1 h, PAM −15% | Labetalol | Nicardipino Nitroprussiato |
| Hemorragia cerebral e PAS > 180 mmHg ou PAM > 130 mmHg | 1 h, PAS < 180 mmHg e PAM < 130 mmHg | Labetalol | Nicardipino Nitroprussiato |
| AVE isquêmico agudo com indicação de terapia trombolítica e PA > 185/110 mmHg | 1 h, PAM < −15% | Labetalol | Nicardipino Nitroprussiato |
| Intoxicação por cocaína/XTC | Várias horas, PAS < 140 mmHg | Fentolamina (após benzodiazepínicos) | Nitroprussiato |
| Crise de feocromocitoma | Imediato | Fentolamina | Nitroprussiato Urapidil |
| Hipertensão peroperatória durante ou após CRM | Imediato | Nicardipino | Urapidil Nitroglicerina |
| Durante ou após craniotomia | Imediato | Nicardipino | Labetalol |
| Pré-eclâmpsia/eclâmpsia grave | Imediato, PA < 160/105 mmHg | Labetalol (+ $MgSO_4$ e medicação anti-hipertensiva oral, como nifedipino com ou sem metildopa) | Cetanserina Nicardipino |

Adaptada de van den Born BJ, Beutler JJ, Gaillard CA, et al. Dutch guideline for the management of hypertensive crisis: 2010 revision. *Neth J Med*. 2011;69:248-255.
PA = pressão arterial; CRM = cirurgia de revascularização do miocárdio; PAM = pressão arterial média; PAS = pressão arterial sistólica; $MgSO_4$ = sulfato de magnésio; XTC = *ecstasy*.

exige abordagem muito mais conservadora para a pressão arterial elevada (Capítulo 379).

Na maioria das outras emergências hipertensivas, a meta da terapia parenteral é a redução controlada e gradual da pressão arterial. Uma boa regra prática é reduzir a pressão arterial inicialmente elevada em 10% na primeira hora e em mais 15% durante as próximas 3 a 12 horas, até níveis de pelo menos 160/110 mmHg. A pressão arterial pode ser reduzida ainda mais durante as próximas 48 horas. As exceções a essa regra são a dissecção da aorta (Capítulo 69) e o sangramento pós-operatório das linhas de sutura vascular, duas situações que exigem normalização muito mais rápida da pressão arterial. Na maioria dos outros casos, a correção desnecessariamente rápida da hipertensão grave para valores completamente normais pode causar isquemia cerebral, cardíaca e renal. Na hipertensão arterial crônica, a autorregulação cerebral é redefinida para tolerar pressões arteriais acima do normal. Esse ajuste compensatório evita hiperperfusão do tecido (aumento da pressão intracraniana) em pressões arteriais muito altas, mas também predispõe à subperfusão do tecido (isquemia cerebral) quando a pressão alta cai muito rapidamente (Capítulo 379). Em pacientes com doença da artéria coronária, a redução muito rápida ou excessiva da pressão arterial na UTI pode precipitar ou exacerbar uma síndrome coronariana aguda (Capítulo 63).

### Medicamentos intravenosos para emergências hipertensivas

As opções de medicamentos de primeira linha para emergências hipertensivas (Tabela 70.10) são labetalol intravenoso (bloqueador α e β combinado), nitroprussiato, nicardipino (BCC di-hidropiridínico) ou urapidil (um simpatolítico central que atua nas vias serotoninérgicas do cérebro e bloqueia os receptores adrenérgicos $\alpha_1$ periféricos). Em pacientes com autorregulação cerebral prejudicada (ver adiante), o labetalol causa uma queda adversa menor no fluxo sanguíneo cerebral do que o nitroprussiato, mas tem meia-vida mais longa, levando a episódios mais adversos de hipotensão sistêmica. Nicardipino IV parece provocar uma redução mais previsível e consistente da pressão arterial do que o labetalol, com um perfil de segurança semelhante; no entanto, médicos e farmácias hospitalares estão menos familiarizados com o nicardipino.

Após o controle agudo da pressão arterial, o labetalol oral e os bloqueadores dos canais de cálcio di-hidropiridínicos são agentes particularmente úteis no desmame da terapia parenteral, para que possam ser transferidos da UTI. Muitas vezes são necessárias algumas doses de furosemida intravenosa para superar a resistência aos medicamentos devido à expansão secundária do volume resultante da terapia vasodilatadora parenteral.

A hipertensão arterial secundária deve ser suspeitada em pacientes admitidos na UTI com crise hipertensiva. Os valores normais de catecolaminas na urina de 24 horas ou valores plasmáticos normais de normetanefrina e metanefrina coletados quando a pressão arterial é mais alta (primeiras 24 horas na UTI) excluem efetivamente o feocromocitoma (Capítulo 215). Estenose bilateral da artéria renal (Capítulo 116) e outras causas secundárias devem ser excluídas após o paciente ter sido transferido da UTI, mas antes da alta do hospital.

### Medicamentos orais para urgências hipertensivas

O labetalol é efetivo na dose de 200 a 300 mg, que pode ser repetida em 2 a 3 horas e, depois, prescrita em doses 2 vezes/dia. Se um betabloqueador for contraindicado, a clonidina é efetiva em uma dose inicial de 0,1 ou 0,2 mg seguida por doses adicionais de 0,1 mg a cada 60 minutos. O captopril, um iECA de ação curta, reduz a pressão arterial em 15 a 30 minutos após a administração oral. Uma pequena dose de teste de 6,25 mg deve ser usada para evitar queda excessiva da pressão arterial em pacientes hipovolêmicos; então, a dose oral total é de 25 mg, que pode ser repetida em 1 a 2 horas e prescrita como 25 a 75 mg, 2 vezes/dia.

### Elevação incidental da pressão arterial no setor de emergência

Níveis de pressão arterial ≥ 160/110 mmHg são um achado incidental comum em pacientes atendidos em departamentos de emergência e outros ambientes de cuidados agudos para atendimento clínico ou cirúrgico urgente de sinais/sintomas não relacionados com pressão arterial (p. ex., dor musculoesquelética, lesão ortopédica). Em 90% desses pacientes, o nível elevado da pressão arterial é o primeiro sinal de hipertensão arterial crônica não diagnosticada e não uma simples reação fisiológica ao estresse; portanto, o achado representa uma oportunidade importante para iniciar o encaminhamento ao clínico geral para investigação formal de possível hipertensão arterial.[20]

## PROGNÓSTICO

O prognóstico do paciente com hipertensão arterial está relacionado com duração e gravidade da elevação da pressão arterial e existência de outros fatores de risco cardiovascular. O subtratamento da hipertensão arterial e a subutilização da terapia medicamentosa combinada, ambos comuns em atendimentos ambulatoriais movimentados, pioram os desfechos, enquanto os protocolos de manejo com equipe composta por farmacêuticos com comprimidos contendo combinações de dose fixa/1 vez/dia, acompanhamento proativo e acesso a verificações da pressão arterial sem precisar agendar conseguem melhorar as taxas de controle da hipertensão arterial em 80% ou mais (Tabela 70.11). No nível da comunidade, a prescrição pelo farmacêutico (nos EUA) consegue melhorar o controle da pressão arterial.[A18] As taxas de continuação a longo prazo são melhores para os BRA, intermediárias para os iECA e bloqueadores dos canais de cálcio (BCC) e piores para os diuréticos e betabloqueadores. Pacientes com hipertensão arterial fármaco-resistente devem ser encaminhados a um especialista em hipertensão.

### Tabela 70.10 Fármacos intravenosos para emergências hipertensivas.

| FÁRMACO | INÍCIO DE AÇÃO | MEIA-VIDA | DOSE | CONTRAINDICAÇÕES E EFEITOS COLATERAIS |
|---|---|---|---|---|
| Labetalol | 5 a 10 min | 3 a 6 h | 0,25 a 0,5 mg/kg; 2 a 4 mg/min até a meta de PA ser atingida, depois 5 a 20 mg/h | BAV de segundo ou terceiro grau; insuficiência cardíaca sistólica, DPOC (relativa); bradicardia; sobrecarga hídrica |
| Nicardipino | 5 a 15 min | 30 a 40 min | 5 a 15 mg/h em infusão contínua, dose inicial de 5 mg/h, aumentar a cada 15 a 30 min com 2,5 mg até a meta de PA, depois diminuir para 3 mg/h | Insuficiência hepática |
| Nitroprussiato | Imediato | 1 a 2 min | 0,3 a 10 µg/kg/min, aumentar 0,5 µg/kg/min a cada 5 min até a meta de PA | Insuficiência hepática/renal (relativa), intoxicação por cianeto |
| Nitroglicerina | 1 a 5 min | 3 a 5 min | 5 a 200 µg/min, aumento de 5 µg/min a cada 5 min | |
| Urapidil | 3 a 5 min | 4 a 6 h | 12,5 a 25 mg como injeções em *bolus*; 5 a 40 mg/h como infusão contínua | |
| Esmolol | 1 a 2 min | 10 a 30 min | 0,5 a 1,0 mg/kg em *bolus*; 50 a 300 µg/kg/min em infusão contínua | BAV de segundo ou terceiro grau, insuficiência cardíaca sistólica, DPOC (relativa); bradicardia |
| Fentolamina | 1 a 2 min | 3 a 5 min | 1 a 5 mg, repetir após 5 a 15 min até que a meta de PA seja atingida; 0,5 a 1 mg/h em infusão contínua | Taquiarritmia, angina de peito |

BAV = bloqueio atrioventricular; PA = pressão arterial; DPOC = doença pulmonar obstrutiva crônica.
Adaptada de van den Born BJ, Beutler JJ, Gaillard CA, et al. Dutch guideline for the management of hypertensive crisis: 2010 revision. *Neth J Med*. 2011;69:248-255.

| Tabela 70.11 | Estratégias para otimizar o manejo da hipertensão arterial. |
|---|---|

**SISTEMA DE SAÚDE**
- Protocolo padronizado de intensificação de medicação
- Abordagem de equipe composta por farmacêuticos
- Protocolo de medição automatizada da pressão arterial

**TRATAMENTO MEDICAMENTOSO**
- Associações de medicamentos em baixas doses
- Classes de fármacos mais bem tolerados
- Comprimidos com combinação de fármacos em doses fixas
- Fármacos de ação prolongada 1 vez/dia
- Genéricos de baixo custo

**ENVOLVIMENTO DO PACIENTE**
- Metas compartilhadas
- Reconciliação de medicação
- Monitoramento de pressão arterial fora do consultório
- Apoio social da família e colegas

### Recomendações de grau A

A1b. Williamson JD, Pajewski NM, Auchus AP, et al. Effect of intensive vs standard blood pressure control on probable dementia: a randomized clinical trial. *JAMA.* 2019;321:553-561.
A1. Wright JT Jr, Williamson JD, Whelton PK, et al. A randomized trial of intensive versus standard blood-pressure control. *N Engl J Med.* 2015;373:2103-2116.
A2. Williamson JD, Supiano MA, Applegate WB, et al. Intensive vs. standard blood pressure control and cardiovascular disease outcomes in adults aged ≥75 years. *JAMA.* 2016;315:2673-2682.
A3. Yusuf S, Lonn E, Pais P, et al. Blood-pressure and cholesterol lowering in persons without cardiovascular disease. *N Engl J Med.* 2016;374:2032-2043.
A4. Pareek AK, Messerli FH, Chandurkar NB, et al. Efficacy of low-dose chlorthalidone and hydrochlorothiazide as assessed by 24-h ambulatory blood pressure monitoring. *J Am Coll Cardiol.* 2016;67:379-389.
A5. Wiysonge CS, Bradley HA, Volmink J, et al. Beta-blockers for hypertension. *Cochrane Database Syst Rev.* 2017;1:CD002003.
A6. Bundy JD, Li C, Stuchlik P, et al. Systolic blood pressure reduction and risk of cardiovascular disease and mortality: a systematic review and network meta-analysis. *JAMA Cardiol.* 2017;2:775-781.
A7. Phillips RA, Xu J, Peterson LE, et al. Impact of cardiovascular risk on the relative benefit and harm of intensive treatment of hypertension. *J Am Coll Cardiol.* 2018;71:1601-1610.
A8. Lonn EM, Bosch J, Lopez-Jaramillo P, et al. Blood-pressure lowering in intermediate-risk persons without cardiovascular disease. *N Engl J Med.* 2016;374:2009-2020.
A9. Berlowitz DR, Foy CG, Kazis LE, et al. Effect of intensive blood-pressure treatment on patient-reported outcomes. *N Engl J Med.* 2017;377:733-744.
A10. Soliman EZ, Ambrosius WT, Cushman WC, et al. Effect of intensive blood pressure lowering on left ventricular hypertrophy in patients with hypertension: SPRINT (systolic blood pressure intervention trial). *Circulation.* 2017;136:440-450.
A11. Kalkman DN, Brouwer TF, Vehmeijer JT, et al. J curve in patients randomly assigned to different systolic blood pressure targets: an experimental approach to an observational paradigm. *Circulation.* 2017;136:2220-2229.
A12. Brunström M, Carlberg B. Effect of antihypertensive treatment at different blood pressure levels in patients with diabetes mellitus: systematic review and meta-analyses. *BMJ.* 2016;352:1-10.
A13. Bangalore S, Fakheri R, Toklu B, et al. Diabetes mellitus as a compelling indication for use of renin angiotensin system blockers: systematic review and meta-analysis of randomized trials. *BMJ.* 2016;352:1-12.
A13b. Ojji DB, Mayosi B, Francis V, et al. Comparison of dual therapies for lowering blood pressure in black Africans. *N Engl J Med.* 2019;380:2429-2439.
A14. Victor RG, Lynch K, Li N, et al. A cluster-randomized trial of blood-pressure reduction in black barbershops. *N Engl J Med.* 2018;378:1291-1301.
A15. Williams B, MacDonald TM, Morant S, et al. Spironolactone versus placebo, bisoprolol, and doxazosin to determine the optimal treatment for drug-resistant hypertension (PATHWAY-2): a randomised, double-blind, crossover trial. *Lancet.* 2015;386:2059-2068.
A16. Kandzari DE, Bohm M, Mahfoud F, et al. Effect of renal denervation on blood pressure in the presence of antihypertensive drugs: 6-month efficacy and safety results from the SPYRAL HTN-ON MED proof-of-concept randomised trial. *Lancet.* 2018;391:2346-2355.
A17. Azizi M, Schmieder RE, Mahfoud F, et al. Endovascular ultrasound renal denervation to treat hypertension (RADIANCE-HTN SOLO): a multicentre, international, single-blind, randomised, sham-controlled trial. *Lancet.* 2018;391:2335-2345.
A17b. Fengler K, Rommel K-P, Blazek S, et al. A three-arm randomized trial of different renal denervation devices and techniques in patients with resistant hypertension (RADIOSOUND-HTN). *Circulation.* 2019;139:590-600.
A17c. Azizi M, Schmieder RE, Mahfoud F, et al. Six-month results of treatment-blinded medication titration for hypertension control following randomization to endovascular ultrasound renal denervation or a sham procedure in the RADIANCE-HTN SOLO Trial. *Circulation.* 2019;139:2542-2553.
A18. Tsuyuki RT, Houle SK, Charrois TL, et al. Randomized trial of the effect of pharmacist prescribing on improving blood pressure in the community: the Alberta clinical trial in optimizing hypertension (RxACTION). *Circulation.* 2015;132:93-100.

### REFERÊNCIAS BIBLIOGRÁFICAS

*As referências bibliográficas, bem como os outros materiais suplementares deste livro, encontram-se no GEN-IO, nosso ambiente virtual de aprendizagem.*

# 71

# DOENÇA ARTERIAL ATEROSCLERÓTICA PERIFÉRICA

CHRISTOPHER J. WHITE

## DEFINIÇÃO

A doença arterial periférica (DAP) aterosclerótica dos membros inferiores é um subconjunto de um grupo maior de doenças vasculares periféricas que inclui todos os distúrbios vasculares não coronarianos que podem acometer a circulação arterial, venosa (Capítulos 72 e 74) ou linfática. As doenças arteriais ateroscleróticas são caracterizadas por estreitamento ou oclusão arterial causada pelo acúmulo de elementos da placa aterosclerótica na parede do vaso. A doença vascular aterosclerótica também pode levar à formação de aneurisma, que é o aumento patológico dos segmentos arteriais, e pode resultar em ruptura, dissecção ou tromboembolismo (Capítulo 69).

## EPIDEMIOLOGIA

A prevalência de DAP de membros inferiores nos EUA, na Europa e na Ásia continua aumentando à medida que a população envelhece e é exposta a fatores de risco ateroscleróticos (Capítulo 46). A DAP é definida como um índice tornozelo-braquial (ITB) – a pressão arterial sistólica mais alta no tornozelo dividida pela pressão arterial sistólica mais alta no braço (Figura 71.1) – menor que 0,90. Em indivíduos com 40 anos ou mais, a prevalência é de 4,3% (intervalo de confiança [IC] de 95%, 3,1 a 5,5%), mas a prevalência em diabéticos varia de 20 a 30%.[1]

Os fatores de risco para aterosclerose (Capítulo 46) aumentam a probabilidade de desenvolver DAP dos membros inferiores (Tabela 71.1).[2] Mais de 95% dos indivíduos com DAP apresentam pelo menos um fator de risco cardiovascular tradicional e a maioria apresenta múltiplos fatores de risco. Mais de um terço dos pacientes com DAP têm doença da artéria coronária significativa e até 25% têm doença da artéria carótida. Como resultado, o risco de infarto agudo do miocárdio (IAM), acidente vascular encefálico (AVE) e morte aumenta várias vezes em pacientes com doença arterial periférica.

Entre os fatores de risco ateroscleróticos convencionais, é duas a três vezes mais provável que o tabagismo (cigarro) provoque DAP de membros inferiores do que doença da artéria coronária (DAC). A hipertensão arterial também está associada à DAP dos membros inferiores. O desenvolvimento de DAP é mais provável em pacientes com anormalidades lipídicas (elevação dos níveis séricos de colesterol total e colesterol ligado a lipoproteína de baixa densidade [LDL-c], redução dos níveis séricos de colesterol ligado a lipoproteína de alta densidade [HDL-c] e hipertrigliceridemia), e o risco aumenta em 5 a 10% para cada aumento de 10 mg/dℓ no colesterol total. Níveis elevados de homocisteína estão associados a um risco duas a três vezes maior de desenvolver DAP aterosclerótica. O diabetes melito aumenta o risco de DAP dos membros inferiores em duas a quatro vezes, e o risco de desenvolver DAP dos membros inferiores é proporcional à gravidade e à duração do diabetes melito. O controle rígido do diabetes melito é importante porque o risco de desenvolver DAP aumenta em 28% para cada 1% de aumento da hemoglobina glicosilada (Capítulo 216). É 7 a 15 vezes mais provável que diabéticos com DAP nos membros inferiores sejam submetidos a uma amputação de grande porte do que os não diabéticos com DAP nos membros inferiores.

A DAP acomete desproporcionalmente indivíduos mais velhos, negros não hispânicos, fumantes ativos, diabéticos e indivíduos com função renal anormal. Nos EUA, a prevalência geral de DAP em pessoas com 70 anos ou mais é de 14,5% (IC 95%, 10,8 a 18,2%), o que corresponde a aproximadamente 4 milhões de indivíduos.

## BIOPATOLOGIA

### Isquemia aguda de membros

A isquemia aguda do membro ocorre quando o fluxo sanguíneo para um membro (superior ou inferior) é interrompido abruptamente ou diminuído acentuadamente, resultando em hipoperfusão que ameaça a

# CAPÍTULO 71 Doença Arterial Aterosclerótica Periférica

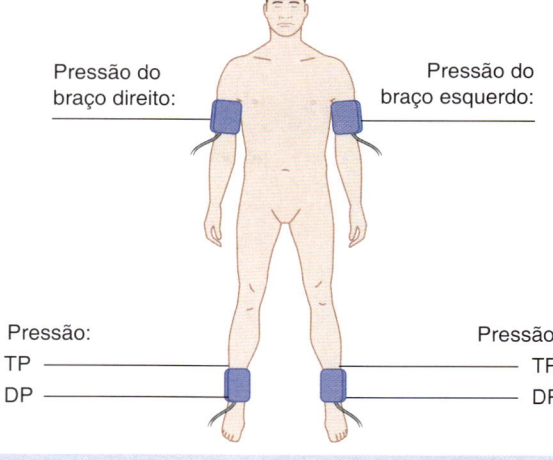

**FIGURA 71.1** Realização de medições de pressão e cálculo do índice tornozelo-braquial (ITB). Para calcular o ITB, as pressões sistólicas são determinadas em ambos os braços e tornozelos com o uso de um instrumento Doppler portátil. A leitura mais alta nas artérias dorsal do pé (DP) ou tibial posterior (TP) do pé direito e do pé esquerdo é dividida pela leitura da pressão arterial sistólica mais alta no braço direito ou esquerdo para calcular o índice. PARTNERS = Conscientização, risco e tratamento de DAP [doença arterial periférica]: Novos recursos para sobrevida.

### Tabela 71.1 Pacientes com risco de doença arterial periférica.

- Idade ≥ 65 anos
- Idade 50 a 64 anos com fatores de risco para aterosclerose (p. ex., diabetes melito, história de tabagismo, hiperlipidemia, hipertensão arterial; Capítulo 46) ou história familiar de DAP
- Idade < 50 anos com diabetes melito e 1 fator de risco adicional para aterosclerose
- Doença aterosclerótica conhecida em outro leito vascular (p. ex., estenoses de artéria coronária, carótida, subclávia, renal e/ou mesentérica ou aneurisma da aorta abdominal)

Adaptada de Gerhard-Herman MD, Gornik HL, Barrett C, et al. 2016 AHA/ACC guideline on the management of patients with lower extremity peripheral artery disease: executive summary: a report of the American College of Cardiology/American Heart Association Task Force on Clinical Practice Guidelines. J Am Coll Cardiol. 2017;69:1465-1508.

viabilidade do membro. A isquemia aguda de membro é mais comumente causada por trombose ou embolia. A maioria dos êmbolos origina-se no coração como um trombo mural de infarto do miocárdio recente (Capítulo 64) ou do apêndice atrial em um paciente com fibrilação atrial (Capítulo 58). Uma causa menos comum de êmbolos de membros inferiores é um aneurisma da aorta abdominal (Capítulo 69), que serve como fonte de êmbolos de colesterol (Capítulo 72).

A trombose arterial *in situ* como resultado da ruptura da placa geralmente representa o estágio final de doença crônica em uma artéria, mais comumente a artéria femoral ou poplítea. Se a trombose da artéria nativa ocorrer na ausência de estenose preexistente, deve-se realizar pesquisa completa para um estado de hipercoagulabilidade. A trombose de um aneurisma poplíteo pode manifestar-se como isquemia aguda de membro.

## Isquemia crônica de membros

A DAP dos membros inferiores pode manifestar-se como doença crônica estável ou como isquemia crítica dos membros.[3] A DAP é mais comumente causada por aterosclerose, mas também pode ser causada por tromboembolismo, doença inflamatória, traumatismo, doença aneurismática, cistos adventícios, síndromes de encarceramento ou anormalidades congênitas. Os aneurismas podem estar associados à aterosclerose ou podem ser causados por etiologias hereditárias subjacentes (familiares) ou adquiridas (p. ex., tabagismo ou traumatismo).

Pacientes com isquemia crítica de membro têm fluxo sanguíneo inadequado para manter a viabilidade no leito de tecido distal. A isquemia crítica de membro é mais frequentemente causada por aterosclerose, mas também pode ser causada por doença ateroembólica ou tromboembólica, vasculite, trombose *in situ* relacionada com estados hipercoaguláveis, tromboangiite obliterante, doença cística da adventícia, encarceramento poplíteo ou traumatismo. Os pacientes que apresentam isquemia crítica de membro tipicamente são portadores doença multissegmentar ao longo do membro.

A inflamação desempenha um papel fundamental no desenvolvimento e na progressão da aterosclerose. Níveis elevados de proteína C reativa (PCR) estão fortemente associados ao desenvolvimento de DAP. Marcadores de inflamação, como interleucina-6, fator de necrose tumoral-α, PCR e ativação plaquetária, estão aumentados em comparação com indivíduos normais.

Nenhum marcador genético específico foi confirmado para DAP, embora um estudo tenha identificado uma ligação no cromossomo 1p. A proporção de baixos ITB atribuíveis à herdabilidade é estimada em 20%. As taxas de concordância entre gêmeos são de cerca de 33% para pares monozigóticos e cerca de 31% para pares dizigóticos, sugerindo um papel limitado para herdabilidade. Juntos, esses dados sugerem um fator de herdabilidade modesto, mas significativo, para DAP.

## MANIFESTAÇÕES CLÍNICAS

### Isquemia aguda de membros

Um paciente com isquemia aguda de membro apresenta uma extremidade fria e dolorida (Tabela 71.2). Tipicamente, os principais grupos musculares abaixo do nível de obstrução são sintomáticos. A ausência de pulso arterial ajuda a encontrar o local de oclusão, mas os pulsos podem ser normais em casos de microêmbolos ou êmbolos de colesterol (Capítulo 72). O enchimento venoso e capilar é um indicador da gravidade da isquemia aguda do membro. A perna deve ser examinada cuidadosamente quanto a anormalidades de cor e temperatura. No início, observa-se palidez mas, com o tempo, cianose é comum. Poiquilotermia é um achado importante, principalmente se o membro oposto estiver quente. Um nível de transição para mudanças de cor e temperatura, que com frequência é clinicamente evidente, deve ser correlacionado com os pulsos arteriais e denotado como uma referência de momento basal no exame inicial para comparação com exames subsequentes.

### Tabela 71.2 — Categorias clínicas de isquemia aguda de membro.

| CATEGORIA | DESCRIÇÃO | PERDA SENSORIAL | FRAQUEZA MUSCULAR | DOPPLER ARTERIAL | DOPPLER VENOSO |
|---|---|---|---|---|---|
| I. Viável | Não imediatamente ameaçado | Nenhuma | Nenhuma | Audível | Audível |
| IIa. Ameaçado marginalmente | Recuperável se prontamente tratado | Mínima ou nenhuma | Nenhuma | Inaudível | Audível |
| IIb. Ameaçado imediatamente | Recuperável se tratado imediatamente | Mais do que os dedos dos pés, associada a dor em repouso | Leve a moderada | Inaudível | Audível |
| III. Irreversível | Grande perda de tecido inevitável | Profunda, anestesia | Profunda, paralisia, rigidez | Inaudível | Inaudível |

Adaptada de Rutherford RB, Baker JD, Ernst C, et al. Recommended standards for reports dealing with lower extremity ischemia: revised version. *J Vasc Surg.* 1997;26:517-538.

As alterações sensoriais incluem dormência e parestesias. Paralisia indica que a isquemia avançou para comprometer a sobrevida do membro, a menos que o paciente seja submetido a revascularização em caráter de urgência. Qualquer déficit motor indica anoxia tecidual e implica prognóstico muito ruim. Os déficits motores evoluem de grupos musculares distais para mais proximais; portanto, fraqueza motora precoce é observada nos músculos intrínsecos do pé. Paralisia motora completa é um sinal tardio que sugere lesão irreversível. Na isquemia irreversível, a paralisia evolui para rigidez.

### Isquemia crônica estável dos membros inferiores

Entre os pacientes com DAP crônica estável dos membros inferiores, 50% dos pacientes são assintomáticos, apesar dos exames de pulso anormais, da existência de sopro vascular ou ITB anormal (ver Figura 71.1). Cerca de 40% dos pacientes apresentam sintomas atípicos (p. ex., cansaço nas pernas ou fadiga) e apenas cerca de 10% dos pacientes apresentam manifestações clássicas de claudicação intermitente.

A claudicação é definida como desconforto aos esforços, aliviado com repouso, em grupos musculares específicos com risco de isquemia durante o exercício (Tabela 71.3). Os sintomas geralmente começam um segmento abaixo do nível do estreitamento arterial. Por exemplo, enquanto as obstruções vasculares (oclusões ou estenoses) dos vasos ilíacos geralmente causam dor no quadril, na coxa e na panturrilha, as obstruções da artéria femoral e poplítea tipicamente causam sintomas nos músculos da panturrilha e do pé. A claudicação, que é uma síndrome vascular específica, precisa ser diferenciada de outras condições que causam dor nas pernas por esforço, denominadas *pseudoclaudicação* (Tabela 71.4).

Os sintomas são extremamente variáveis, apesar de graus semelhantes de estenose vascular, em parte pela formação de vasos colaterais. Um paciente com oclusão da artéria femoral superficial, mas com formação colateral substancial via artéria femoral profunda e colaterais geniculadas, que fornecem sangue aos vasos infrapoplíteos, pode ter sintomas mínimos ou nenhum sintoma. Outro paciente com anatomia semelhante, mas circulação colateral insatisfatória, pode ter limitação funcional grave.

### Isquemia crônica crítica de membros inferiores

A isquemia crítica de membro, que se desenvolve em cerca de 10% de todos os pacientes com DAP, manifesta-se como dor nos membros em repouso, úlceras nos membros inferiores que não cicatrizam ou gangrena (ver Tabela 71.3).[4] Os membros desses pacientes correm risco, e mesmo microtraumatismo causado por um calçado mal ajustado ou uma unha mal cortada pode causar uma ferida que não cicatriza ou uma infecção que leva à amputação. A isquemia crítica de membro pode ser exacerbada por condições que reduzem o fluxo sanguíneo para o leito microvascular, como diabetes melito, estados graves de baixo débito cardíaco e, raramente, doenças vasospásticas.

## DIAGNÓSTICO

### Isquemia aguda de membros

Em pacientes com isquemia aguda de membro, a anamnese e o exame físico são as etapas mais importantes, não apenas para avaliar a causa e a gravidade da isquemia, mas também para determinar o caminho diagnóstico e terapêutico. Após a conclusão da anamnese e do exame físico, o médico deve ser capaz de responder às seguintes perguntas sobre a gravidade da isquemia aguda do membro: O membro é viável? A viabilidade do membro está imediatamente ameaçada? Já existem mudanças irreversíveis que possam impedir o salvamento do membro? Três manifestações que ajudam a diferenciar membros "ameaçados" de "viáveis" são dor persistente, perda sensorial e fraqueza muscular.

### Isquemia crônica de membros

A gravidade clínica da isquemia crônica estável e da isquemia crônica crítica do membro pode ser avaliada semiquantitativamente usando a classificação de Fontaine ou Rutherford (ver Tabela 71.3). O médico precisa distinguir claudicação intermitente de causas não vasculares que podem mimetizar claudicação (*i. e.*, pseudoclaudicação), como dor neurogênica decorrente de estenose espinal ou compressão da raiz nervosa (Capítulo 372), dor musculoesquelética ou artrítica ou desconforto decorrente de congestão venosa ou síndrome compartimental (Tabela 71.4). O relato típico de claudicação tem baixa sensibilidade, mas alta especificidade para DAP.

Pacientes com DAP devem ser avaliados quanto aos fatores de risco ateroscleróticos (pressão arterial, níveis séricos de lipídios e glicose, função renal) e submetidos a exame físico vascular completo, sem sapatos e meias. Um pulso arterial periférico palpável diminuído é insuficientemente sensível para excluir o diagnóstico; portanto, a medição do ITB (ver Figura 71.1) é necessária.[5,6] Os resultados do ITB devem ser relatados uniformemente, com valores não compressíveis definidos como maiores que 1,40, valores normais definidos como 1,00 a 1,40, valores limítrofes como 0,91 a 0,99 e valores anormais como 0,90 ou menos.[7]

### Imagens

A ultrassonografia (US) duplex combina imagens obtidas por ultrassom e medições de velocidade do sangue por Doppler para localizar obstruções vasculares e estimar a gravidade da lesão. A sensibilidade e a especificidade da US duplex para o diagnóstico de estenose de 50% ou mais no membro inferior é de 90% ou mais.[8]

A angiografia por tomografia computadorizada (ATC) e a angiografia por ressonância magnética (ARM) oferecem imagens em corte

### Tabela 71.3 — Classificações clínicas de Fontaine e Rutherford de isquemia crônica de membro inferior.

| FONTAINE | | RUTHERFORD | | |
|---|---|---|---|---|
| ESTÁGIO | CLÍNICA | GRAU | CATEGORIA | CLÍNICA |
| I | Assintomático | 0 | 0 | Assintomático |
| IIa | Claudicação leve | I | 1 | Claudicação leve |
| IIb | Claudicação moderada a grave | I | 2 | Claudicação moderada |
|  |  | I | 3 | Claudicação grave |
| III | Dor em repouso | II | 4 | Dor em repouso |
| IV | Ulceração ou gangrena | III | 5 | Perda de tecido mínima |
|  |  | IV | 6 | Ulceração ou gangrena |

Adaptada de Norgren L, Hiatt WR, Dormandy JA, et al. Inter-society consensus for the management of peripheral arterial disease (TASC II). *Eur J Vasc Endovasc Surg.* 2007;33(Suppl):S1-S75.

| Tabela 71.4 | Diferenciação entre claudicação verdadeira e pseudoclaudicação. | | | | | |
|---|---|---|---|---|---|---|
| | **CLAUDICAÇÃO INTERMITENTE** | **ESTENOSE ESPINAL** | **ARTRITE** | **CONGESTÃO VENOSA** | **SÍNDROME COMPARTIMENTAL** |
| Natureza do desconforto | Cãibras, aperto ou cansaço | O mesmo que claudicação ou formigamento, fraqueza, perda da destreza | Dolorido | Tensão, dor intensa e súbita | Tensão, dor intensa e súbita |
| Localização do desconforto | Nádega, quadril, coxa, panturrilha, pé | Nádega, quadril, coxa | Quadril, joelho | Virilha, coxa | Panturrilha |
| Desconforto induzido por exercício | Sim | Variável | Variável | Depois de caminhar | Exercício excessivo |
| Distância de caminhada até desconforto | Reproduzível | Variável | Variável | Variável | Exercício excessivo |
| Ocorre na posição ortostática | Não | Sim | Sim, mas posicional | Sim, mas posicional | Sim, mas posicional |
| Alívio do desconforto | Alívio rápido com repouso | Alívio ao sentar ou mudar de posição | Alívio lento ao evitar sustentação de peso | Alívio lento com elevação da perna | Alívio lento com elevação da perna |
| Outros | Associado a aterosclerose e pulsos arteriais diminuídos | História pregressa de distúrbios lombares | Desconforto nas articulações | História pregressa de trombose venosa profunda, sinais de congestão venosa | Típico em atletas |

De White C. Intermittent claudication. *N Engl J Med.* 2007;356:1241-1250.

transversal que podem ser reconstruídas em um angiograma tridimensional (Figura 71.2). Enquanto a ATC exige contraste intravenoso iodado e radiação ionizante, a ARM usa gadolínio e não expõe o paciente à radiação ionizante, mas não pode ser usada em pacientes com implantes metálicos ferromagnéticos, como marca-passos ou desfibriladores. A principal toxicidade do gadolínio é um distúrbio sistêmico incomum, mas potencialmente letal, denominado fibrose sistêmica nefrogênica ou dermopatia esclerosante nefrogênica (Capítulo 251); uma taxa de filtração glomerular de 60 m$\ell$/min ou menos é um fator de risco.

Uma vantagem da ATC sobre ARM é sua capacidade de visualizar *stents* metálicos e enxertos de *stent* (Figura 71.3). A ATC exige apenas cerca de um quarto da radiação necessária para a angiografia digital invasiva e pode ser realizada mais rapidamente e com menos planejamento

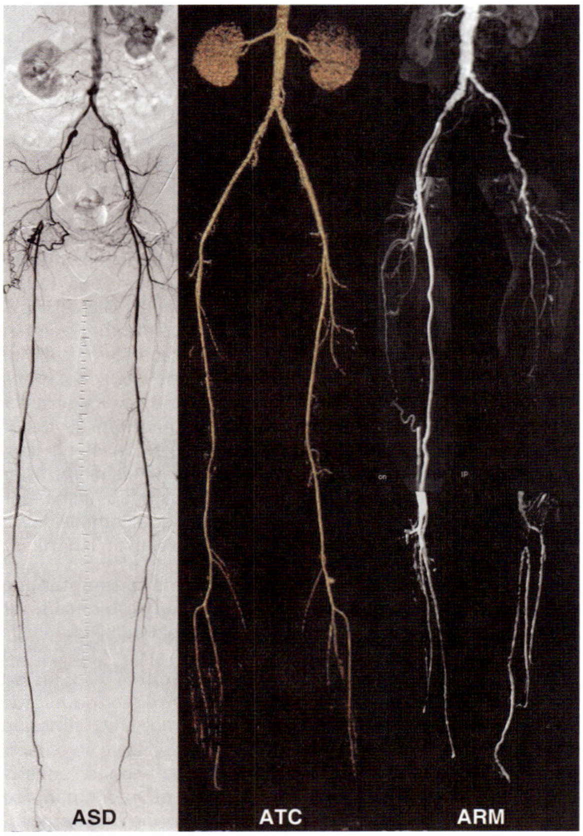

**FIGURA 71.2** Aortografia com fluxo distal em três pacientes diferentes por três métodos diferentes: angiografia por subtração digital (ASD), angiografia por tomografia computadorizada (ATC) e angiografia por ressonância magnética (ARM). (De White C. Intermittent claudication. *N Engl J Med.* 2007;356:1241-1250.)

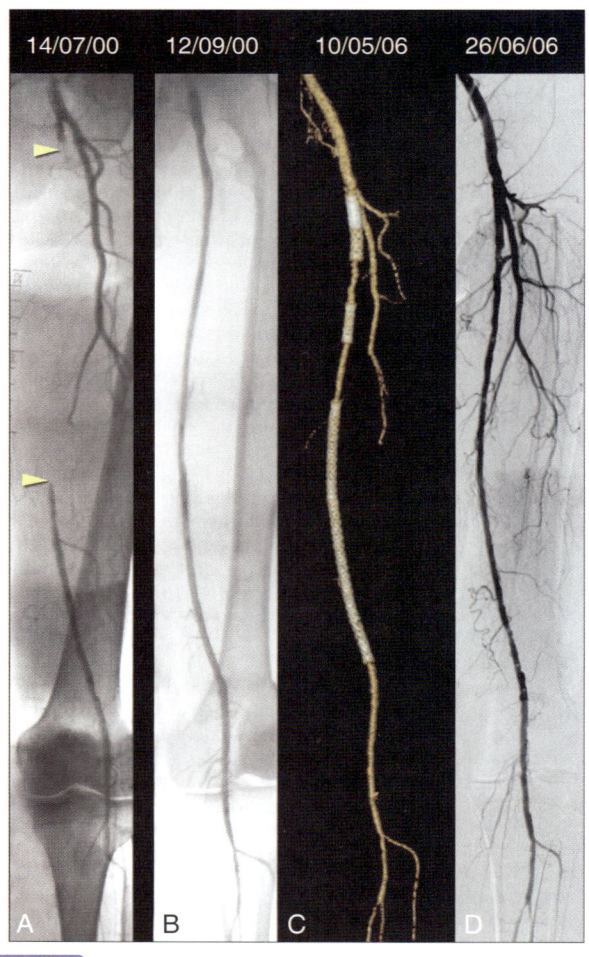

**FIGURA 71.3** A. Angiografia basal da perna esquerda mostrando oclusão (*pontas de seta*) do segmento femoropoplíteo. B. Angiografia pós-tratamento após angioplastia com balão e colocação de *stent*. C. Mais de 5 anos depois, o paciente retorna com claudicação e índice tornozelo-braquial reduzido. A angiografia por tomografia computadorizada de acompanhamento mostra estreitamento da artéria femoral superficial entre os dois *stents*. D. Angiografia final após angioplastia com balão e colocação de *stent*.

de pré-tratamento do que a ARM. A calcificação vascular pode ser uma fonte de artefato com a ATC, mas é insignificante com a ARM. A ARM tende a superestimar as lesões nos óstios das artérias devido ao fluxo turbulento.

A angiografia invasiva de subtração digital continua sendo o "padrão-ouro" para o diagnóstico e avaliação da DAP, apesar da necessidade de contraste iodado e da exposição à radiação ionizante. Os procedimentos angiográficos invasivos (Capítulo 51) estão associados a uma taxa relativamente pequena, mas não trivial, de complicações, como alergia grave ao contraste em 0,1%, complicações de sangramento relacionadas com o acesso e nefropatia induzida por contraste (Capítulo 51).

## TRATAMENTO

O tratamento primário de pacientes com DAP aterosclerótica dos membros inferiores é orientado por diretrizes para reduzir o risco para o paciente de complicações cardiovasculares potencialmente fatais decorrentes da aterosclerose. A terapia de exercícios estruturados com ou sem estratégias de revascularização melhora o estado funcional, como a distância percorrida.[A1] As estratégias de revascularização para melhorar a distância percorrida e a preservação dos membros mudaram de abordagens cirúrgicas a céu aberto para tratamentos endovasculares percutâneos baseados em cateter devido a relativa segurança, sucesso e durabilidade de *stents* e balões revestidos com fármacos. Consequentemente, as taxas de amputação por DAP caíram em mais de 25% na última década.

### Isquemia aguda de membros

Pacientes com isquemia irreversível de membro (membro inviável) não devem ser submetidos a angiografia e devem ser agendados para amputação (Figura 71.4). Todos os outros pacientes com isquemia aguda de membro devem ser submetidos a angiografia de emergência para definir a lesão culpada e tratá-la por via endovascular, se possível.

As opções para revascularização imediata incluem (1) terapias endovasculares, com trombólise intra-arterial (p. ex., ativador de plasminogênio tecidual recombinante 0,5 mg/h por via intra-arterial) e/ou trombectomia baseada em cateter e colocação de *stent*, ou (2) trombectomia cirúrgica aberta com ou sem derivação (*bypass*) arterial. Em geral, a terapia endovascular é recomendada para pacientes com início dos sinais/sintomas agudos há menos de 14 dias, e a revascularização cirúrgica é recomendada para pacientes com sinais/sintomas há mais de 14 dias.

### Isquemia crônica dos membros inferiores

O tratamento de pacientes com claudicação visa melhorar a distância percorrida e, talvez mais importante, reduzir o risco para o paciente de complicações cardiovasculares com risco à vida decorrentes da aterosclerose. Modificação do fator de risco (Capítulo 46), prescrição de exercícios, agentes antiplaquetários (Capítulo 76) e terapia clínica para reduzir a claudicação são os elementos básicos do tratamento da DAP estável crônica.[9]

### Modificação dos fatores de risco

Pacientes com DAP conhecida devem ser encorajados a modificar ou eliminar fatores de risco ateroscleróticos, como diabetes melito (Capítulo 216), tabagismo (Capítulo 29), hiperlipidemia (Capítulo 195) e hipertensão arterial (Capítulo 70), e praticar exercícios regularmente (Capítulo 13).

Pacientes que sejam fumantes ou ex-fumantes devem ser questionados sobre o uso de tabaco a cada consulta. Os fumantes devem receber aconselhamento, geralmente receber farmacoterapia (p. ex., terapia de reposição de nicotina, às vezes com vareniclina ou bupropiona) e ser considerados para encaminhamento a um programa de cessação do tabagismo (Capítulo 29). Para pacientes com DAP grave e níveis elevados de PCR, a terapia com estatinas melhora substancialmente a sobrevida global.[10] Em pacientes com DAP e que já estejam em terapia com estatinas, o inibidor da pró-proteína convertase subtilisina/kexina tipo 9 (PCSK9) evolocumabe reduz ainda mais os níveis de colesterol ligado à lipoproteína de baixa densidade (LDL-c), eventos cardiovasculares e o risco de eventos adversos importantes nos membros.[A2]

Esse achado em pacientes com DAP é compatível com achados em outros estudos de pacientes com história de doença vascular, com ou sem DAP, e com níveis elevados de LDL-colesterol ou níveis elevados de PCR. O controle da pressão arterial é muito importante, especialmente em pacientes com diabetes melito coexistente. Os betabloqueadores são uma terapia anti-hipertensiva efetiva e não são contraindicados para pessoas com DAP.

### Terapia por exercício

Os pacientes devem ser tranquilizados de que a prática de exercícios físicos, embora possa precipitar os sintomas de claudicação, não é prejudicial e é o tratamento inicial de escolha. Metanálise comparando terapia de

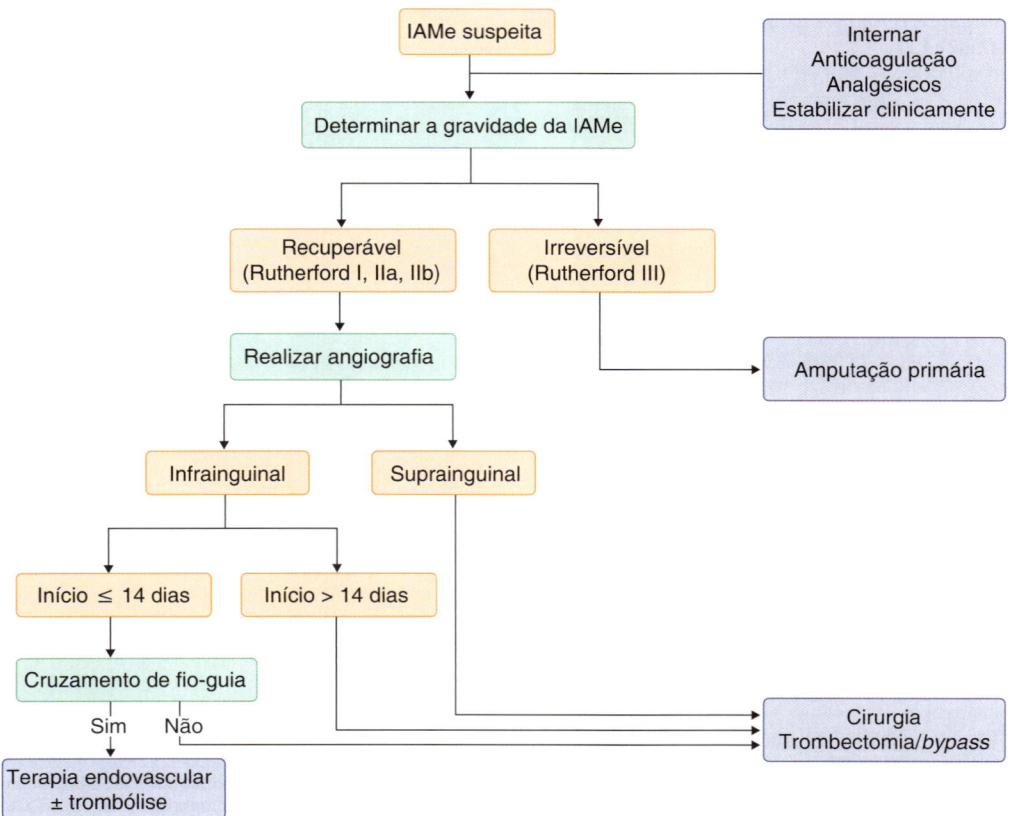

**FIGURA 71.4** Algoritmo de tratamento para isquemia aguda de membro (IAMe). (Modificada de Gray BH, Conte MS, Dake MD, et al. Atherosclerotic Peripheral Vascular Disease Symposium II: lower extremity revascularization: state of the art. *Circulation*. 2008;118:2864-2872.)

exercícios supervisionados com não supervisionados demonstrou melhora superior da claudicação com exercícios supervisionados,[A3] e exercícios domiciliares não parecem ser tão úteis, mesmo se combinados com um monitor de atividade usado como acessório e treinamento por telefone.[A4] Frequentemente, é possível conseguir melhorar a distância de caminhada com o manejo farmacológico, interrupção do uso do tabaco e um programa regular de exercícios supervisionados. Por exemplo, um estudo randomizado de pacientes com DAP aortoilíaca que se submeteram a um programa de exercícios supervisionado mostrou maior melhora no desempenho da caminhada em comparação com aqueles que realizaram terapia com *stent* primário ou caminhada domiciliar com cilostazol.

### Terapia antiplaquetária e antitrombótica

A terapia antiplaquetária com ácido acetilsalicílico (geralmente 75 a 325 mg/dia) tem um papel estabelecido na prevenção secundária de eventos cardiovasculares em todos os pacientes com DAP, porque eles correm alto risco de infarto do miocárdio, acidente vascular encefálico e morte vascular, independentemente de estarem sendo tratados clinicamente, de terem sido submetidos a revascularização endovascular ou cirúrgica anterior ou de terem sido submetidos a amputação anterior. A adição de rivaroxabana em dose baixa (2,5 mg, 2 vezes/dia) ao AAS (100 mg/dia) consegue reduzir ainda mais os eventos cardiovasculares de grande porte, eventos nos membros,[A5] e talvez a taxa de mortalidade por todas as causas,[A6] apesar do aumento dos eventos hemorrágicos.

Os tienopiridínicos, como o clopidogrel (geralmente 75 mg/dia), são indicados apenas se o AAS não for tolerado, com base na eficácia do clopidogrel em comparação com o AAS em pacientes com DAP. Evidências recentes sugerem que outro tienopiridínico, ticagrelor (geralmente 90 ou 60 mg, 2 vezes/dia), não é mais efetivo do que o clopidogrel como monoterapia para reduzir eventos cardiovasculares,[A7] mas ticagrelor em pacientes que fazem uso de doses baixas de AAS reduz eventos cardíacos maiores em comparação com o AAS isoladamente em pacientes que também tiveram um IAM.[A8] Um novo e promissor antagonista do receptor 1 ativado por protease, o voraxapar, reduz significativamente a incidência de isquemia aguda de membro e a necessidade de revascularização em pacientes com DAP.[A9]

### Farmacologia

O cilostazol, um inibidor da fosfodiesterase, na dose de 50 a 100 mg, 2 vezes/dia, melhora a distância máxima de caminhada em 40 a 50% em comparação com o placebo e demonstrou-se, em um ensaio randomizado, que reduz a reestenose do *stent* da artéria femoral.[A10] O cilostazol é contraindicado em pacientes com insuficiência cardíaca. Prostaglandinas vasodilatadoras orais, vitamina E e terapia de quelação com ácido etilenodiaminotetracético (EDTA) não foram efetivas na melhora dos sintomas ou na distância percorrida.

### Revascularização

A decisão de realizar um procedimento de revascularização endovascular ou cirúrgica para o alívio da claudicação em um paciente com isquemia crônica estável de membro inferior é baseada em uma avaliação de risco/benefício que compara a incapacidade e o desconforto do paciente e os riscos e benefícios do procedimento estimados em curto e longo prazos. Como muito poucos pacientes com claudicação correm o risco de perder seus membros, a meta primária da revascularização é a melhora funcional durável, não o salvamento do membro. Os pacientes selecionados para revascularização para aliviar os sintomas de claudicação intermitente devem ter limitação significativa do estilo de vida ou ser incapazes de trabalhar e devem ter mostrado ser refratários ao tratamento medicamentoso e a um programa de exercícios estruturado.[11]

Estenoses ou oclusões superficiais das artérias femoral e poplítea (e-Figura 71.1) estão comumente associadas à claudicação da panturrilha. A revascularização com técnicas endovasculares ou cirurgia é indicada para o alívio da claudicação vocacional ou limitante do estilo de vida em pacientes que não responderam ao exercício e à terapia farmacológica.

Em pacientes com claudicação, a combinação de um programa de exercícios estruturado e angioplastia com balão é superior à terapia de exercícios supervisionados isolada para melhorar o ITB,[A11] a distância percorrida e a qualidade de vida em 1 ano. Ensaios clínicos randomizados comparando cirurgia com angioplastia mostram taxas semelhantes de mortalidade, amputação e perviedade em 4 anos em pacientes com isquemia de membros inferiores.[A12] A terapia percutânea é preferida em lesões tratáveis por suas taxas de mortalidade e morbidade periprocedimento mais baixas. A angioplastia é mais custo-efetiva do que a cirurgia se a taxa de perviedade esperada em 5 anos do vaso tratado for de 30% ou mais.

*Stents* farmacológicos e balões revestidos com fármacos, que parecem ser equivalentes uns aos outros, fornecem um benefício superior e mais durável para claudicação causada por doença femoropoplítea do que angioplastia e implante de *stent* isoladamente.[A13,A14] Dispositivos de angioplastia adjuvantes, como aterectomia, crioterapia e o balão de corte, não foram testados de maneira significativa em nenhuma população e há poucos dados para apoiar seu uso.

Para isquemia crítica crônica de membros inferiores, a terapia endovascular consegue reduzir a taxa de amputação. Para pacientes com isquemia crítica e membros recuperáveis, o tratamento ideal é a revascularização urgente. A meta terapêutica é restabelecer o fluxo pulsátil em linha reta para a parte distal do membro.

Em pacientes com isquemia crítica de membro causada por doença infrainguinal, a angioplastia e a cirurgia são comparáveis como terapias de primeira linha, mas a terapia endovascular é menos cara e está associada a menor morbidade. É razoável tentar abordagem percutânea primeiro se o paciente for candidato a cirurgia ou angioplastia, principalmente se a expectativa de vida do paciente for inferior a 2 anos. O uso de *stents* farmacológicos coronarianos em artérias tibiais é superior às terapias convencionais.[A15]

No entanto, a amputação primária é indicada para pacientes que apresentam necrose extensa ou gangrena infecciosa com dor em repouso, não deambulam e não são candidatos à revascularização. As terapias celulares e a terapia com fator de crescimento estão sendo investigadas para o salvamento do membro, mas nenhuma ainda se mostrou clinicamente efetiva.

## PROGNÓSTICO

A DAP é uma causa importante de doenças agudas e crônicas associadas a comprometimento da capacidade funcional, redução da qualidade de vida, perda de membros e maior risco de morte (e-Figura 71.2). Cerca de 18% dos pacientes que se submetem à revascularização arterial periférica têm reinternação não planejada em 30 dias.[12]

Aproximadamente dois terços dos pacientes com DAP têm pelo menos uma artéria coronária com lesões graves, e até um quarto dos pacientes têm estenose significativa da artéria carótida. Consequentemente, os pacientes com DAP correm risco aumentado de eventos isquêmicos cardiovasculares, como infarto do miocárdio, AVE isquêmico e morte. Estima-se que os eventos adversos coronarianos e cerebrovasculares ocorram duas a quatro vezes mais comumente do que os eventos adversos nos membros em pacientes com DAP. Os desfechos são melhorados quando a terapia recomendada pelas diretrizes é seguida.[13]

A taxa de mortalidade anual dos pacientes com DAP é de cerca de 5%, mas é maior quando os pacientes têm lesões graves. Por exemplo, a taxa de mortalidade estimada em 1 ano para pacientes com isquemia crítica de membro é de 25%, mas pode subir para 45% para pacientes que precisam de amputação; em contrapartida, a taxa de mortalidade anual para pacientes com claudicação intermitente é de apenas 1 a 2%. Para pacientes que apresentam isquemia aguda de membro, a taxa de amputação em 30 dias é de até 40%, e taxas de mortalidade de até 30% foram relatadas.

Pacientes com claudicação de membros inferiores devem ser tranquilizados de que o risco de perda de membro é baixo. Além disso, uma história de claudicação aumenta pouco o risco de amputação após 10 anos. No entanto, um ITB reduzido e diabetes melito estão associados ao desenvolvimento de dor isquêmica em repouso e ulceração isquêmica, que pode levar à perda do membro. Entre os pacientes com DAP, é 15 vezes mais provável que os diabéticos sejam submetidos a amputação do que os pacientes não diabéticos, cuja taxa anual de amputação é inferior a 1%.

### Recomendações de grau A

A1. Fakhry F, Spronk S, van der Laan L, et al. Endovascular revascularization and supervised exercise for peripheral artery disease and intermittent claudication: a randomized clinical trial. *JAMA*. 2015;314:1936-1944.

A2. Bonaca MP, Nault P, Giugliano RP, et al. Low-density lipoprotein cholesterol lowering with evolocumab and outcomes in patients with peripheral artery disease: insights from the FOURIER trial (further cardiovascular outcomes research with PCSK9 inhibition in subjects with elevated risk). *Circulation*. 2018;137:338-350.

A3. Pandey A, Banerjee S, Ngo C, et al. Comparative efficacy of endovascular revascularization versus supervised exercise training in patients with intermittent claudication: meta-analysis of randomized controlled trials. *JACC Cardiovasc Interv*. 2017;10:712-724.

A4. McDermott MM, Spring B, Berger JS, et al. Effect of a home-based exercise intervention of wearable technology and telephone coaching on walking performance in peripheral artery disease: the HONOR randomized clinical trial. *JAMA*. 2018;319:1665-1676.

A5. Anand SS, Caron F, Eikelboom JW, et al. Major adverse limb events and mortality in patients with peripheral artery disease: the COMPASS trial. *J Am Coll Cardiol*. 2018;71:2306-2315.

A6. Eikelboom JW, Connolly SJ, Bosch J, et al. Rivaroxaban with or without aspirin in stable cardiovascular disease. *N Engl J Med*. 2017;377:1319-1330.
A7. Hiatt WR, Fowkes FG, Heizer G, et al. Ticagrelor versus clopidogrel in symptomatic peripheral artery disease. *N Engl J Med*. 2017;376:32-40.
A8. Bonaca MP, Bhatt DL, Storey RF, et al. Ticagrelor for prevention of ischemic events after myocardial infarction in patients with peripheral artery disease. *J Am Coll Cardiol*. 2016;67:2719-2728.
A9. Bonaca MP, Creager MA, Olin J, et al. Peripheral revascularization in patients with peripheral artery disease with vorapaxar: insights from the TRA 2°P-TIMI 50 trial. *JACC Cardiovasc Interv*. 2016;9:2157-2164.
A10. Bedenis R, Stewart M, Cleanthis M, et al. Cilostazol for intermittent claudication. *Cochrane Database Syst Rev*. 2014;10:CD003748.
A11. Murphy TP, Cutlip DE, Regensteiner JG, et al. Supervised exercise, stent revascularization, or medical therapy for claudication due to aortoiliac peripheral artery disease: the CLEVER study. *J Am Coll Cardiol*. 2015;65:999-1009.
A12. Goueffic Y, Della Schiava N, Thaveau F, et al. Stenting or surgery for de novo common femoral artery stenosis. *JACC Cardiovasc Interv*. 2017;10:1344-1354.
A12b. Liistro F, Angioli P, Porto I, et al. Drug-eluting balloon versus drug-eluting stent for complex femoropopliteal arterial lesions: the DRASTICO study. *J Am Coll Cardiol*. 2019;74:205-215.
A13. Dake MD, Ansel GM, Jaff MR, et al. Durable clinical effectiveness with paclitaxel-eluting stents in the femoropopliteal artery: 5-year results of the zilver PTX randomized trial. *Circulation*. 2016;133:1472-1483.
A14. Schneider PA, Laird JR, Tepe G, et al. Treatment effect of drug-coated balloons is durable to 3 years in the femoropopliteal arteries: long-term results of the IN.PACT SFA randomized trial. *Circ Cardiovasc Interv*. 2018;11:1-8.
A15. Spreen MI, Martens JM, Knippenberg B, et al. Long-term follow-up of the PADI trial: percutaneous transluminal angioplasty versus drug-eluting stents for infrapopliteal lesions in critical limb ischemia. *J Am Heart Assoc*. 2017;6:1-11.

## REFERÊNCIAS BIBLIOGRÁFICAS

*As referências bibliográficas, bem como os outros materiais suplementares deste livro, encontram-se no GEN-IO, nosso ambiente virtual de aprendizagem.*

# 72
# OUTRAS DOENÇAS ARTERIAIS PERIFÉRICAS
MICHAEL R. JAFF E JOHN R. BARTHOLOMEW

## SÍNDROME DE ENCARCERAMENTO DA ARTÉRIA POPLÍTEA

A síndrome do encarceramento da artéria poplítea, que é uma causa de claudicação intermitente em pacientes jovens e frequentemente atletas, resulta da compressão extrínseca da artéria poplítea por músculos ou ligamentos dentro ou ao redor da fossa poplítea. A artéria pode estar presa por vários componentes musculares dentro da fossa poplítea. Em uma versão "funcional" do encarceramento da artéria poplítea, a cabeça medial do músculo gastrocnêmio torna-se hipertrofiada e oclui a artéria poplítea sem uma anormalidade anatômica fixa verdadeira. A veia poplítea também pode estar envolvida, raramente, e às vezes os sintomas são funcionais em razão da hipertrofia da cabeça medial do músculo gastrocnêmio.

Evidências anatômicas de encarceramento podem ser encontradas no exame físico ou em exames de imagem realizados por motivos não relacionados em até 4% dos indivíduos aparentemente normais e evidências de imagem para compressão da artéria poplítea com manobras provocativas em até 80% dos indivíduos assintomáticos. A síndrome do encarceramento da artéria poplítea clinicamente evidente é rara, com um estudo mostrando uma prevalência de aproximadamente 0,16% em recrutas militares.

### MANIFESTAÇÕES CLÍNICAS E DIAGNÓSTICO

Os sintomas da síndrome de encarceramento da artéria poplítea incluem dor nos membros ao esforço, parestesias e pés frios após o exercício, dor isquêmica em repouso e até mesmo necrose do tecido se os casos não diagnosticados evoluírem para degeneração arterial com tromboembolização. O encarceramento da veia poplítea resulta em edema nas pernas, peso, varicosidades, cãibras noturnas na panturrilha e até mesmo trombose venosa profunda (Capítulo 74).

O diagnóstico da síndrome do encarceramento da artéria poplítea é sugerido pela demonstração da compressão da artéria poplítea na flexão podal plantar ativa contra resistência. Essa compressão é manifestada por diminuição da intensidade do pulso arterial podal ao exame físico e perda do sinal Doppler de onda contínua sobre as artérias pediosas. O volume de pulso arterial e as pressões segmentares dos membros devem ser medidos em repouso com o joelho estendido e o tornozelo nas posições neutra, flexão dorsal e flexão plantar. Estudos em esteira ergométrica também podem demonstrar diminuição da pressão arterial do membro após exercício no membro sintomático. Ultrassonografia (US) duplex arterial, arteriografia dinâmica por tomografia computadorizada (TC) ou arteriografia por ressonância magnética (RM) podem confirmar o diagnóstico, e arteriografia por TC ou RM também definem as estruturas que causam o encarceramento.

### TRATAMENTO E PROGNÓSTICO

O tratamento do encarceramento estrutural da artéria poplítea é sobretudo cirúrgico, com alívio do encarceramento por ressecção ou translocação dos elementos compressores. Se a síndrome do encarceramento da artéria poplítea for identificada apenas depois da lesão da artéria, pode ser necessária reconstrução arterial ou desvio (*bypass*) cirúrgico, idealmente com um enxerto autólogo venoso. No encarceramento da artéria poplítea funcional, os sinais/sintomas aos esforços respondem à injeção de toxina botulínica A no espaço poplíteo.[1] Quando os sinais/sintomas de encarceramento funcional persistem, recomenda-se a ressecção ou translocação da cabeça medial do músculo gastrocnêmio. Se a terapia for oferecida no início da síndrome, os pacientes podem esperar recuperação total com resolução completa dos sinais/sintomas.

## DOENÇA CÍSTICA DA ADVENTÍCIA DAS ARTÉRIAS DOS MEMBROS INFERIORES

Na doença cística da adventícia, um cisto mucinoso desenvolve-se nas camadas adventícias da parede arterial e invade o lúmen arterial.[2] A doença cística da adventícia acomete mais comumente a artéria poplítea, resultando em claudicação intermitente, classicamente em homens de meia-idade. Também foi descrita nas artérias ilíaca externa, femoral, radial e ulnar.

A causa exata da doença cística da adventícia é desconhecida. As teorias incluem distúrbio sistêmico, traumatismo repetitivo e trajeto sinovial embrionário persistente.

### MANIFESTAÇÕES CLÍNICAS E DIAGNÓSTICO

A claudicação intermitente é a manifestação inicial mais comum da doença cística da adventícia. No entanto, o desconforto nos membros pode persistir por até 20 minutos após a interrupção da atividade, ao contrário do alívio clássico da dor nos membros na cessação da atividade na doença arterial periférica (DAP) aterosclerótica (Capítulo 71). Os sinais/sintomas da doença cística da adventícia nos membros também tendem a ser inconsistentes, reaparecendo com frequência sem eventos precipitantes evidentes e desaparecendo sem explicação óbvia. Isquemia aguda de membro (Capítulo 71) secundária à compressão arterial e trombose também pode ocorrer.

O diagnóstico é suspeitado quando os pulsos arteriais pediosos desaparecem com a flexão passiva do joelho e, ocasionalmente, com o exercício físico. No entanto, a doença cística da adventícia é mais frequentemente confirmada pela angiografia por RM. Em comparação, a arteriografia revela apenas compressão do lúmen arterial sem identificar o cisto.

### TRATAMENTO E PROGNÓSTICO

A aspiração do cisto guiada por exame de imagem pode ser tentada, mas a recorrência é provável. É improvável que a angioplastia com balão seja uma terapia efetiva e durável, e não é aconselhada. A ressecção cirúrgica do cisto, potencialmente com a colocação de um enxerto venoso interposto, é a terapia primária.[3] Quando essa condição é identificada precocemente, é possível prever a resolução completa da claudicação após a ressecção do cisto.

## ENDOFIBROSE DA ARTÉRIA ILÍACA

A endofibrose da artéria ilíaca representa estenose da artéria ilíaca externa, considerada decorrente de traumatismo repetitivo em atletas altamente funcionais e competitivos. Essa condição geralmente ocorre em ciclistas ou corredores com 30 a 50 anos.

A endofibrose resulta de hiperplasia da íntima e fibrose da parede arterial. Também pode haver proliferação de células de músculo liso e proliferação das camadas média e íntima.

### MANIFESTAÇÕES CLÍNICAS E DIAGNÓSTICO

Os sintomas incluem claudicação intermitente que interfere no exercício, juntamente com sensação de edema ou parestesia na parte proximal do membro inferior no momento de exercício máximo. O exame físico pode ser normal em repouso, embora um sopro possa ser auscultado na fossa pélvica ipsilateral ou na região inguinal.

O diagnóstico por imagem inclui medições de pressão Doppler pré e pós-exercício no tornozelo no momento do exercício máximo em esteira limitado pelos sinais/sintomas. US e angiografia com contraste, preferencialmente quando o membro inferior está flexionado no quadril na posição de ciclismo, revelam estenose concêntrica, frequentemente com alongamento da artéria ilíaca acometida. US intravascular e gradientes de pressão translesional intra-arterial podem ser úteis.

### TRATAMENTO E PROGNÓSTICO

A revascularização cirúrgica com angioplastia com retalho (*patch*) venoso ou enxertos interpostos é o tratamento recomendado,[4] e geralmente melhora os sinais/sintomas. Em razão do traumatismo contínuo no segmento arterial, justifica-se vigilância cuidadosa para detecção de recorrência.

## DISPLASIA FIBROMUSCULAR

A displasia fibromuscular (Capítulo 116) é uma doença arterial não inflamatória, não aterosclerótica, que envolve, mais comumente, a camada média da parede arterial e pode acometer qualquer artéria do corpo. É mais comum em mulheres de 20 a 60 anos, com idade média de início de 52 anos, mas variando de 5 a 83 anos. Sua verdadeira prevalência é desconhecida, mas uma série de potenciais doadores renais mostrou uma prevalência de quase 4%.

A displasia fibromuscular (DFM) é multifocal em 90% dos casos e focal em 10% dos casos. A DFM multifocal resulta no aspecto clássico de "colar de contas" na arteriografia com contraste (Figura 72.1). O exame histopatológico mostra segmentos alternados de adelgaçamento e espessamento da camada média arterial, mas a adventícia ou a íntima podem ser predominantemente acometidas, resultando assim em um aspecto angiográfico diferente daquele da fibroplasia da camada média. Outros tipos de DFM incluem uma variante com acometimento da íntima que causa estenose única, focal, reticulada na artéria acometida.

### MANIFESTAÇÕES CLÍNICAS E DIAGNÓSTICO

A apresentação clínica dos pacientes com DFM depende das artérias envolvidas e, às vezes, pode ser descoberta de maneira incidental, sem qualquer sintoma, quando o exame de imagem é realizado por outros motivos. Embora a maioria dos sinais/sintomas esteja relacionada com estenoses, cerca de 20% dos pacientes desenvolvem aneurismas e cerca de 25% desenvolvem dissecções.[5]

As artérias renais são acometidas em quase 60% dos casos (Capítulo 116), e as artérias carótidas extracranianas e vertebrais são envolvidas em quase 40% dos casos. Não surpreendentemente, hipertensão arterial (Capítulo 70) e cefaleia (Capítulo 370) são as manifestações iniciais mais comuns. Os sinais/sintomas menos comuns incluem tontura, sopro cervical e tinido pulsátil. A DFM ocasionalmente acomete as artérias ilíaca, femoral ou poplítea.

O diagnóstico de DFM depende de uma combinação de achados clínicos e de imagem. US duplex, angiografia por RM e angiografia por TC conseguem identificar a DFM e avaliar possíveis aneurismas, mas angiografia por contraste e US intravascular são os melhores exames diagnósticos.

Como a DFM pode envolver vários leitos vasculares, inicialmente devem ser realizadas RM ou TC abrangentes das artérias intracranianas, artérias carótidas extracranianas, partes torácica e abdominal da aorta e seus ramos e artérias renais. Quase 13% dos pacientes têm aneurismas intracranianos detectáveis por exame de imagem.[6] Se aneurismas ou dissecções arteriais forem identificados sem evidências claras de DFM, um distúrbio genético do colágeno deve ser considerado.

### TRATAMENTO E PROGNÓSTICO

O tratamento da DFM depende do quadro clínico e da extensão do envolvimento arterial.[7] Pacientes assintomáticos recebem ácido acetilsalicílico (AAS) empiricamente prescrito. Em pacientes jovens com início súbito de hipertensão arterial e DFM da artéria renal, a angioplastia transluminal percutânea pode curar a hipertensão frequentemente encontrada (Capítulo 116). Aneurismas de artérias renal e intracranianas devem ser rigorosamente acompanhados para detecção de expansão e podem exigir reparo cirúrgico. A decisão sobre o reparo frequentemente é baseada nas dimensões do aneurisma, na velocidade de expansão e nos sinais/sintomas associados. A DFM da artéria carótida é, geralmente, tratada com agentes antiplaquetários (p. ex., 81 a 325 mg de AAS/dia) ou 3 a 6 meses de anticoagulação com varfarina no caso de dissecção da artéria carótida; a angioplastia transluminal percutânea é reservada para pacientes com sinais/sintomas de isquemia cerebral hemisférica e dissecção progressiva. A angioplastia transluminal percutânea de artéria periférica é recomendada apenas para pacientes com sintomas de claudicação intermitente.

Em geral, os pacientes com displasia fibromuscular apresentam desfecho excelente. Após angioplastia transluminal percutânea das artérias renais, aproximadamente um terço dos pacientes com hipertensão arterial terá níveis tensionais normais e a maioria dos outros apresentará melhora substancial. A terapia antiplaquetária ideal (p. ex., 81 a 325 mg de AAS/dia) é recomendada para a maioria dos pacientes com displasia fibromuscular. As complicações mais temidas, que ocorrem em menos de 5% dos pacientes, são AVE devido à dissecção carotídea progressiva, ruptura de um aneurisma arterial intracraniano ou ruptura de um aneurisma de artéria visceral.

## TROMBOANGIITE OBLITERANTE (DOENÇA DE BUERGER)

A tromboangiite obliterante é um distúrbio inflamatório segmentar não aterosclerótico que acomete artérias, veias e nervos de pequeno e médio calibres. A tromboangiite obliterante é tipicamente encontrada em pacientes com menos de 50 anos e que fumam ou mascam tabaco.

Embora raramente realizada, a biopsia dos dedos acometidos demonstra trombos inflamatórios altamente celulares com preservação da parede da artéria. A tromboangiite obliterante é um dos poucos distúrbios

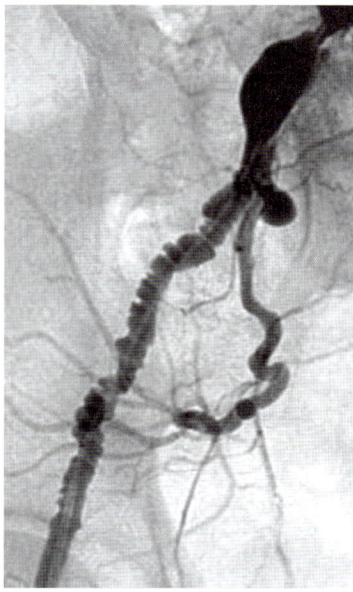

**FIGURA 72.1** Angiografia mostrando um padrão de "colar de contas", típico de displasia fibromuscular da camada média, na artéria ilíaca externa. Observe também o aneurisma proximal à área de displasia. (Cortesia do Dr. Jeffrey W. Olin.)

vasculares que acometem tanto as artérias quanto as veias, portanto, também pode haver desenvolvimento de tromboflebite superficial.

### MANIFESTAÇÕES CLÍNICAS E DIAGNÓSTICO

Os pacientes classicamente apresentam dor digital ou nos membros com isquemia digital, claudicação distal do membro (como no arco do pé ou braço) e ulcerações digitais (Figura 72.2). Mais de 40% dos pacientes apresentam fenômeno de Raynaud.

Os médicos precisam manter um alto grau de suspeita clínica em jovens fumantes com isquemia de extremidade distal e dor sem evidências de aterosclerose. Muitos pacientes apresentam teste de Allen anormal, no qual uma das duas artérias principais da mão (radial ou ulnar) não se enche depois que o examinador comprime a outra artéria, bem como pulsos arteriais periféricos ausentes. O índice tornozelo-braquial (Capítulo 71) é classicamente anormal, embora os estudos pletismográficos demonstrem circulação da artéria proximal essencialmente normal. Os resultados sorológicos não apresentam evidências de vasculite inflamatória (Capítulo 254), e fontes proximais de êmbolos arteriais não são encontrados. A arteriografia com contraste frequentemente é necessária para demonstrar o envolvimento arterial distal sem aterosclerose. Oclusões arteriais segmentares com colaterais em saca-rolhas são comumente encontradas, mas não são patognomônicas.

### TRATAMENTO E PROGNÓSTICO

A pedra angular do tratamento é a abstinência completa do uso do tabaco (Capítulo 29).[8] Embora menos efetiva, a terapia antiplaquetária (p. ex., 81 a 325 mg de AAS/dia) é comumente prescrita. Um curso de 28 dias do análogo da prostaciclina iloprosta (1 ng/kg/min IV por 6 horas diárias) consegue aliviar a dor e acelerar a cicatrização de feridas[A1] em comparação com AAS ou simpatectomia lombar. Não há dados que demonstrem benefícios do uso de vasodilatadores, como antagonistas dos canais de cálcio, bloqueadores α periféricos ou sildenafila. Simpatectomia digital, bosentana, estimuladores da medula espinal e compressão pneumática intermitente já foram tentados com sucesso variável. Em um estudo não randomizado, a injeção intramuscular experimental de células-tronco mesenquimais derivadas do tecido adiposo mostrou benefício potencial.[9]

Os pacientes com tromboangiite obliterante precisam interromper toda a exposição ao tabaco. No entanto, pacientes que não melhoram apresentam comumente dor contínua, necrose tecidual recorrente e necessidade de amputação progressiva do membro.

## LIVEDO RETICULAR

O livedo reticular, que tipicamente ocorre nos membros inferiores, é uma dermopatia isquêmica causada por proeminência aumentada dos leitos venosos devido à obstrução do influxo arterial, dilatação venosa ou bloqueio do fluxo venoso. É um distúrbio vasoespástico que se manifesta como coloração reticulada violácea ou azul-avermelhada em torno de uma área central pálida da pele.

O livedo reticular primário é uma condição benigna exacerbada por baixas temperaturas, tabaco ou perturbações emocionais, enquanto a forma secundária, chamada de livedo racemoso, é uma variante patológica observada em associação a vários distúrbios (Tabela 72.1). O livedo reticular primário é comumente encontrado em mulheres saudáveis durante a segunda a quinta décadas de vida e está fortemente associado a

**Tabela 72.1** Transtornos associados a livedo racemoso.

Poliarterite nodosa, lúpus eritematoso sistêmico, artrite reumatoide, síndrome de Sjögren, esclerodermia
Embolização ateromatosa, mixoma atrial
Síndrome antifosfolipídio, síndrome de Sneddon
Infecções
Policitemia vera, trombocitemia essencial, crioglobulinemia, criofibrinogenemia, doença por crioaglutinina
Calcifilaxia, hiperoxalúria
Medicamentos: amantadina, anfetaminas, ergotaminas, vasopressores (epinefrina, norepinefrina, dopamina), heparina, minociclina

anticorpos antifosfolipídio (Capítulo 73). É raro em homens, nos quais o achado justifica investigação de possíveis causas secundárias.

### MANIFESTAÇÕES CLÍNICAS E DIAGNÓSTICO

Os membros inferiores e, em menor extensão, os membros superiores são mais comumente envolvidos no livedo reticular primário, enquanto a face, o tronco, as nádegas e os membros são acometidos no livedo racemoso. A mudança de coloração do livedo reticular é agravada quando os membros estão pendentes e melhora com a elevação, mas o livedo racemoso não apresenta essas alterações posturais. É importante diferenciar a rede de vasos geralmente indolor, simétrica e ininterrupta do livedo reticular primário do padrão frequentemente dolorido, irregular, assimétrico e fragmentado observado no livedo racemoso.

Uma anamnese completa deve enfocar as condições agravantes. A investigação laboratorial geralmente não é necessária para a forma primária, mas exames específicos para diagnosticar as formas secundárias, como os níveis de anticorpos antifosfolipídio (incluindo anticoagulante lúpico circulante; anticorpos anticardiolipina; anticorpos P e C contra citoplasma de neutrófilos [p-ANCA e c-ANCA]) devem ser investigados. Uma biopsia de pele pode ser necessária quando as sorologias são indeterminadas e o diagnóstico permanece obscuro. O diagnóstico diferencial inclui eritema *ab igne*, púrpura retiforme, vasculopatia livedoide (um subtipo raro de livedo racemoso) e acrocianose.

### TRATAMENTO E PROGNÓSTICO

Baixas temperaturas, tabagismo e condições estressantes devem ser evitados. O livedo reticular primário não exige tratamento, embora bloqueadores dos canais de cálcio (p. ex., nifedipino 10 a 20 mg VO a cada 6 horas ou anlodipino 2,5 a 10 mg/dia VO) possam ser benéficos para pacientes que se sintam desconfortáveis com o aspecto das lesões. O tratamento para livedo racemoso deve concentrar-se no distúrbio subjacente. Anticoagulantes, como varfarina para atingir razão normalizado internacional de 2,0 a 3,0, e/ou agentes antiplaquetários (p. ex., 81 a 325 mg de AAS/dia) são recomendados para livedo racemoso associado a síndrome antifosfolipídio, doença cerebrovascular (síndrome de Sneddon) ou ambos. O prognóstico é excelente para livedo reticular primário, mas depende do distúrbio subjacente para pacientes com livedo racemoso.

## EMBOLIZAÇÃO ATEROMATOSA

A embolização ateromatosa, também conhecida como embolização de cristais de colesterol, doença renal ateroembólica ou síndrome do dedo do pé

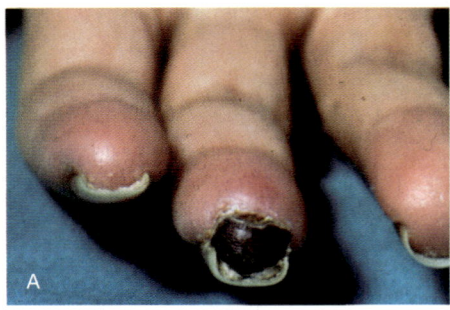
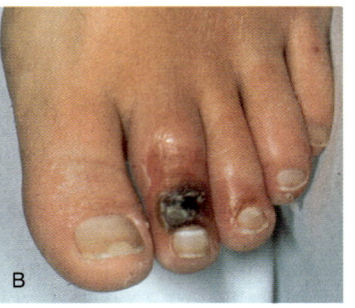

**FIGURA 72.2** Doença de Buerger. Dedo da mão isquemiado de homem jovem (**A**) e dedo do pé isquemiado de mulher de 28 anos (**B**) com doença de Buerger. (Cortesia do Dr. Jeffrey W. Olin.)

azul ou roxo, refere-se ao derramamento de vários pequenos cristais de colesterol ou agregados de fibrina-plaquetas para as extremidades ou qualquer órgão. A incidência exata de embolização ateromatosa é desconhecida, em parte porque frequentemente não é reconhecida. Em séries de necropsias não selecionadas, a prevalência varia de 0,18% a 2%, embora seja relatada como muito maior em indivíduos que foram submetidos a manipulação aórtica, arteriografia ou procedimentos cardíacos ou vasculares. De 5 a 10% de todos os casos de insuficiência renal aguda podem resultar de ateroembolismo (Capítulo 116). A embolização ateromatosa é mais comum em idosos com aterosclerose avançada, mas é menos comumente diagnosticada em negros, em grande parte devido à falha em reconhecer a característica dermatológica clássica devido à pigmentação de sua pele.

A embolização ateromatosa geralmente se origina de placas ateroscleróticas ulceradas ou estenóticas ou aneurismas de artérias grandes e pequenas. Os fatores precipitantes incluem arteriografia, procedimentos endovasculares (cerebrais, coronarianos ou periféricos),[10] cirurgia, traumatismo ou anticoagulação. O ateroembolismo também pode ocorrer espontaneamente. A microscopia óptica demonstra múltiplos cristais de colesterol em forma de agulha, biconvexos, que se alojam nas arteríolas e resultam em resposta inflamatória de corpo estranho na qual leucócitos polimorfonucleares (PMN), macrófagos e células gigantes multinucleadas são observados dias a semanas após o evento inicial. Esse processo subsequentemente causa danos ao órgão-alvo devido à obliteração intraluminal, isquemia e até mesmo, com frequência, infarto.

### MANIFESTAÇÕES CLÍNICAS E DIAGNÓSTICO

Alterações dermatológicas nos membros inferiores são a apresentação clínica mais comum (Figura 72.3), mas a embolização ateromatosa pode ser observada em qualquer órgão (Tabela 72.2). A embolização ateromatosa é frequentemente negligenciada ou diagnosticada incorretamente porque os sinais e sintomas são inespecíficos e diversos. Uma vez suspeito, o diagnóstico geralmente pode ser feito apenas com base na clínica. A tríade clínica de evento precipitante, insuficiência renal aguda e achados cutâneos ou retinais deve levantar a suspeita para o diagnóstico. Em alguns casos, o diagnóstico definitivo exige biopsia da pele, dos rins ou do sistema digestório. Os pacientes podem ter marcadores de inflamação elevados (velocidade de hemossedimentação, proteína C reativa) ou eosinofilia transitória. Elevações dos níveis de amilase, aminotransferases hepáticas, ureia, creatinina sérica ou creatinoquinase sérica podem ser observadas quando há envolvimento do pâncreas, do fígado, dos rins ou dos músculos, respectivamente. As alterações da urina geralmente são inespecíficas, mas eosinofiúria pode ser observada.

Procedimentos angiográficos diagnósticos invasivos devem ser evitados. Procedimentos não invasivos, como angiografia por TC com múltiplos detectores, angiografia por RM ou ecocardiografia transesofágica, podem ser úteis se revelarem contorno muito irregular da aorta.

O diagnóstico diferencial, que depende do órgão final envolvido, inclui nefropatia induzida por contraste (Capítulos 51 e 112), poliarterite nodosa (Capítulo 254), vasculite leucocitoclástica (Capítulos 254 e 410), crioglobulinemia (Capítulo 178), síndrome antifosfolipídio (Capítulo 73) e

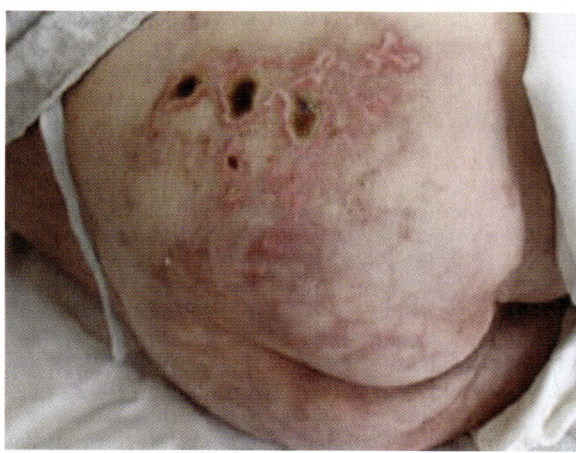

**FIGURA 72.3** Livedo racemoso com ulcerações isquêmicas e padrões violáceos, reticulados e fragmentados em paciente que desenvolveu embolização ateromatosa após cateterismo cardíaco.

**Tabela 72.2** Manifestações clínicas de embolização ateromatosa.

| | |
|---|---|
| Pele | Dedos dos pés roxos ou azuis<br>Gangrena nos dedos<br>Livedo reticular ou livedo racemoso<br>Petéquias<br>Úlceras, nódulos<br>Hemorragias subungueais |
| Rim | Hipertensão arterial não controlada<br>Doença renal avançada<br>Doença renal em estágio terminal |
| Neurológico | Amaurose fugaz<br>Placa de Hollenhorst<br>Ataque isquêmico transitório ou acidente vascular encefálico<br>Confusão, síndrome cerebral orgânica<br>Infarto da medula espinal |
| Sistema digestório | Dor abdominal<br>Diarreia<br>Sangramento gastrintestinal<br>Intestino isquêmico<br>Pancreatite aguda<br>Colecistite gangrenosa aguda |
| Cardíaco | Angina *pectoris*<br>Infarto do miocárdio |
| Sinais/sintomas constitucionais | Febre<br>Perda de peso<br>Mal-estar, mialgias<br>Anorexia, náuseas, vômitos |

púrpura trombocitopênica trombótica (Capítulo 163). É preciso aventar neoplasia maligna subjacente quando os pacientes que apresentam sinais/sintomas constitucionais, como anorexia e perda de peso. Fontes cardíacas, como endocardite trombótica não bacteriana (Capítulo 67), endocardite infecciosa (Capítulo 67) ou mixoma atrial (Capítulo 54), devem ser excluídas.

### TRATAMENTO E PROGNÓSTICO

O aspecto mais importante do tratamento é a prevenção e evitação de ateroembolismo recorrente. Abandono do tabagismo (Capítulo 29) e controle agressivo da hipertensão arterial (Capítulo 70), do diabetes melito (Capítulo 216) e da hiperlipidemia (Capítulo 195) devem ser instituídos para prevenir a progressão da doença. Na ausência de dados de estudos randomizados, a terapia é direcionada para evitar embolizações recorrentes, remover a fonte dos ateroêmbolos e fornecer cuidados sintomáticos para o(s) órgão(s) final(is) envolvido(s).

Pacientes com úlceras isquêmicas precisam de controle da dor e cuidados locais com a ferida. As estatinas (p. ex., atorvastatina 10 a 80 mg/dia ou rosuvastatina 10 a 40 mg/dia para obter níveis ideais de LDL-colesterol [Capítulo 195]) podem promover atividade estabilizadora de placa. Outras abordagens farmacológicas – como agentes antiplaquetários (AAS ou clopidogrel), bloqueadores dos canais de cálcio (p. ex., nifedipino 10 a 20 mg VO a cada 6 horas ou anlodipino 2,5 a 10 mg/dia VO), inibidores da enzima de conversão da angiotensina (p. ex., lisinopril 20 a 30 mg/dia ou enalapril 10 a 40 mg/dia) ou bloqueadores do receptor de angiotensina (p. ex., valsartana 80 a 160 mg/dia ou losartana 50 mg/dia), cilostazol (100 mg VO a cada 12 horas), pentoxifilina (400 mg VO a cada 8 horas) e prostaglandinas intravenosas – foram testadas com vários graus de sucesso. O uso de anticoagulantes é controverso devido à preocupação de que eles possam levar à instabilidade da placa, e os dados não dão suporte ao uso de corticosteroides. A aférese agressiva de lipoproteína de baixa densidade é uma abordagem experimental em pacientes com embolia renal recorrente de colesterol.

Abordagens não farmacológicas, como simpatectomia química ou cirúrgica, um estimulador da medula espinal e bombas de fluxo arterial podem ajudar no controle da dor. As terapias endovasculares (angioplastia, colocação de *stent*, aterectomia ou enxertos de *stent* revestidos e o uso de dispositivos de proteção contra embolia) podem ajudar a prevenir eventos embólicos futuros, mas os estudos são limitados e uma avaliação clínica adicional é necessária. Terapias cirúrgicas, como tromboendarterectomia, *bypass* aortobi-ilíaco ou aortobifemoral ou reconstrução extra-anatômica, podem ser necessárias para eliminar a fonte de êmbolos e reduzir embolização posterior.

Pacientes com aterosclerose avançada e embolização ateromatosa têm prognóstico sombrio. A taxa de mortalidade estimada em 1 ano é de aproximadamente 15%, mesmo com cuidados médicos ideais.

## DISTÚRBIOS TÉRMICOS

Várias síndromes clínicas podem ser causadas por calor ou frio (Figura 72.4).[11]

### Eritromelalgia

O termo *eritromelalgia* é derivado das palavras gregas *erythros* ("vermelho"), *melos* ("extremidades") e *algos* ("dor"). É caracterizada por períodos episódicos de eritema, aumento do calor e intensa dor em caráter de queimação nos membros.

A eritromelalgia é um distúrbio incomum que acomete mulheres (desde mais jovens até de meia-idade), adolescentes e crianças. A incidência exata não é conhecida, mas foi relatada em 1,3 por 100.000 residentes no Condado de Olmsted, Minnesota. A eritromelalgia também ocorre em quase 30% dos pacientes com policitemia vera (Capítulo 157).

Há formas primária (familiar e esporádica/idiopática) e secundária. O evento deflagrador primário é a exposição ao calor ou aumento da temperatura ambiente. A forma familiar é autossômica dominante, com sinais/sintomas surgindo, mais frequentemente, na infância. Acredita-se que a fisiopatologia seja decorrente de neuropatia de pequenas fibras e vasculopatia. Embora a causa exata da eritromelalgia primária seja desconhecida, é um distúrbio neuropático com hiperexcitabilidade neuronal devido a anormalidades no canal de sódio em razão de uma mutação do gene (*SCN9A*) que codifica o canal de sódio Nav1.7v (localizado em 2q).[12] As causas da eritromelalgia secundária (Tabela 72.3) não são tão bem compreendidas, mas acredita-se que sejam decorrentes de alterações funcionais neuropatológicas e microvasculares causadas pela doença subjacente.

### MANIFESTAÇÕES CLÍNICAS E DIAGNÓSTICO

Uma tríade de achados clínicos, como eritema, aumento do calor e dor intensa em caráter de queimação nas extremidades, geralmente é observada (Figura 72.5). Os membros inferiores (plantas dos pés) são mais acometidos do que as mãos. Já foi relatado envolvimento de joelhos, cotovelos, orelhas e face. Os sinais/sintomas são geralmente bilaterais e paroxísticos. Um episódio, que pode durar de vários minutos ou horas a dias, geralmente é agravado pela posição pendente dos membros, pelo consumo de álcool etílico, por ambientes quentes, pelo calor do verão, pela prática de exercícios físicos ou simplesmente pelo uso de sapatos e meias ou luvas. A eritromelalgia é frequentemente uma condição

**Tabela 72.3** Causas de eritromelalgia secundária.

Neoplasias mieloproliferativas: trombocitemia essencial, policitemia vera, leucemia mieloide crônica, síndrome mielodisplásica
Fármacos: bloqueadores dos canais de cálcio, ciclosporina, bromocriptina, pergolida
Doenças infecciosas: vírus da imunodeficiência humana, vacina contra hepatite B, vacina antigripal, mononucleose infecciosa, vírus da varicela
Doenças do tecido conjuntivo: lúpus eritematoso sistêmico, artrite reumatoide
Neuropática: neuropatia diabética, neuropatias periféricas, neurofibromatose, síndrome de Riley-Day, esclerose múltipla, doença da medula espinal
Neoplásicas: síndrome paraneoplásica, astrocitoma, timoma maligno, câncer colorretal, câncer de pulmão e câncer de tireoide
Outras: ingestão de cogumelos, envenenamento por mercúrio

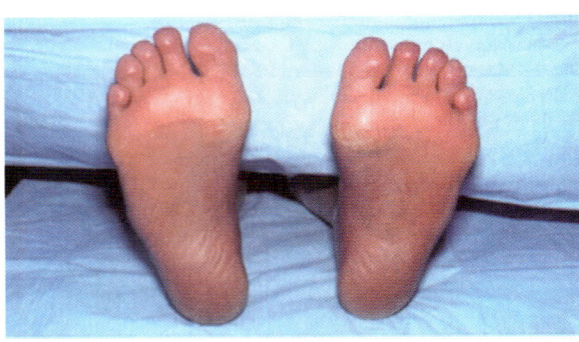

**FIGURA 72.5** Eritromelalgia. Observe o eritema dos pés. O paciente também apresentou dor e aumento do calor ao exame físico.

incapacitante e ulceração ou mesmo gangrena podem ocorrer em formas secundárias.

A anamnese e o exame físico são fundamentais para o diagnóstico. O exame físico geralmente é normal, a menos que o paciente seja examinado durante um episódio. Um exame vascular e neurológico completo deve incluir a demonstração das mudanças de cor e a medição das temperaturas elevadas da pele durante um episódio. Um hemograma completo é essencial para excluir um distúrbio mieloproliferativo subjacente. Estudos de eletromiografia e de condução nervosa, testagem autônoma e de pequenas fibras nervosas e estudos vasculares ajudam a excluir outros distúrbios. O teste quantitativo de reflexo do axônio sudomotor é útil para investigar neuropatia de pequenas fibras. A testagem genética é útil para diagnosticar eritromelalgia primária.

O diagnóstico diferencial inclui síndrome de dor regional complexa (Capítulo 27), celulite (Capítulo 412), neuropatia periférica (Capítulo 392), osteomielite (Capítulo 256), síndrome de Raynaud, acrocianose, doença arterial periférica (Capítulo 71) e gota (Capítulo 257).

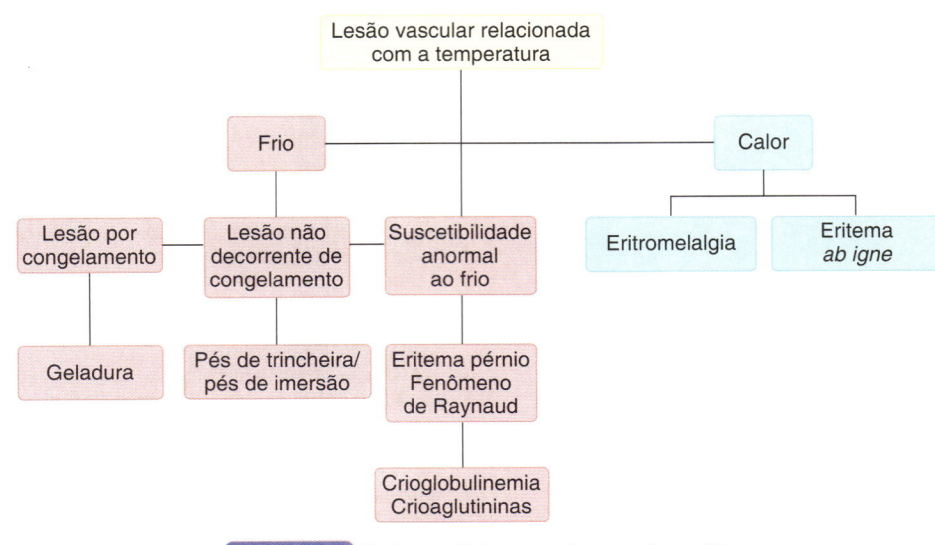

**FIGURA 72.4** Síndromes clínicas causadas por calor ou frio.

### TRATAMENTO E PROGNÓSTICO

Os pacientes precisam evitar condições agravantes, como ambientes quentes, prática de exercícios físicos, sapatos apertados e ingestão de álcool etílico, bem como aprender a resfriar as áreas envolvidas sem causar danos aos tecidos. Os pacientes buscam alívio resfriando a área acometida com um ventilador, toalhas frias, mantas de resfriamento ou imersão em água gelada. A elevação dos pés pode ajudar. Os medicamentos destinados ao tratamento da neuropatia e da vasculopatia são frequentemente experimentados. Iloprosta intravenosa (em doses variáveis por até 6 horas por dia em 3 dias consecutivos) consegue reduzir significativamente os sinais/sintomas e a disfunção simpática em cerca de 60% dos pacientes.[13] Um pequeno ensaio mostrou efeitos benéficos do XEN402 administrado por via oral (um inibidor do Nav1.7 designado como medicamento órfão pela Food and Drug Administration dos EUA) na forma genética.[A2] Pacientes com um evento precipitante infeccioso, traumático ou cirúrgico podem responder a doses variáveis de glicocorticoides se administrados no início de seu curso.[14] AAS pode ajudar pacientes com um distúrbio mieloproliferativo subjacente. Antidepressivos tricíclicos (p. ex., nortriptilina 25 a 100 mg/dia VO), anticonvulsivantes (p. ex., pregabalina 50 a 100 mg VO, 3 vezes/dia), mexiletina (10 mg/kg/dia VO), adesivos de lidocaína tópica e opioides (p. ex., hidromorfona 2 a 8 mg VO a cada 4 a 6 horas, em esquema SOS) foram usados com benefício em alguns pacientes. Um gel tópico de amitriptilina a 1% e cetamina a 0,5% demonstrou ser promissor, sem efeitos colaterais sistêmicos. Uma pequena série de casos relatou algum sucesso do agonista alfa-1 de ação periférica midodrina (0,2% aplicado topicamente em um creme hidratante 3 vezes/dia) e da injeção local de toxina botulínica.

Outros métodos, como um programa de reabilitação da dor, *biofeedback*, simpatectomia, estimulador da medula espinal e bloqueios epidurais, foram tentados com vários graus de sucesso. Os pacientes têm qualidade de vida reduzida e a expectativa de vida também é reduzida, principalmente devido ao suicídio.

## Eritema *ab igne*

O eritema *ab igne* é uma doença de pele hiperpigmentada que resulta da exposição repetida ou crônica a uma fonte de aquecimento ou radiação infravermelha que não é quente o suficiente para queimar a pele. As mulheres são acometidas com mais frequência do que os homens.

As manifestações cutâneas resultam de danos à derme e ao plexo venoso. As alterações displásicas podem predispor o paciente a queratose actínica e carcinomas espinocelulares (Capítulo 193). O eritema *ab igne* é um risco ocupacional para pessoas cujos braços são repetidamente expostos ao fogo em padarias, fundições ou cozinhas. Também pode resultar da aplicação repetida de bolsa de água quente, almofadas de aquecimento ou cobertores elétricos para tratamento de dor crônica, ou pode ser observado em pessoas que se sentam muito perto de aquecedores, fogões a lenha ou mesmo aquecedores de carros. O envolvimento da parte anterior das coxas de pessoas que usam *laptops* também já foi relatado.

### MANIFESTAÇÕES CLÍNICAS E DIAGNÓSTICO

Os pacientes podem relatar discreta sensação de queimação ou prurido, mas geralmente são assintomáticos. A mudança de coloração da pele é descrita como reticular, eritematosa ou acastanhada (Figura 72.6). Ulceração e lesões bolhosas foram relatadas em casos crônicos.

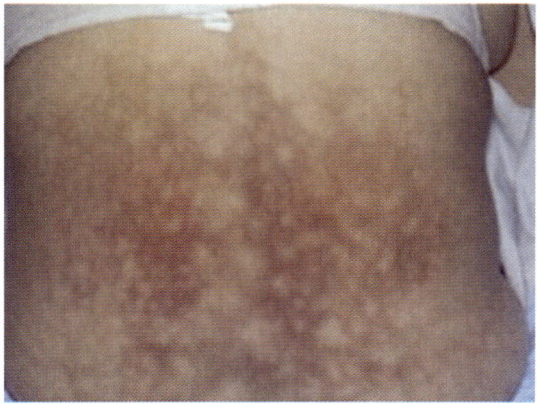

**FIGURA 72.6** Eritema *ab igne*. Observe o padrão de hiperpigmentação e livedo reticular em uma paciente que usou uma bolsa térmica para dorsalgia.

O diagnóstico é feito clinicamente com base apenas nos achados dermatológicos e na anamnese. A exposição a uma fonte de aquecimento ou radiação infravermelha deve ser pesquisada porque nenhum exame laboratorial é útil. Uma biopsia deve ser obtida se houver sinais de transformação maligna. O diagnóstico diferencial inclui livedo reticular e livedo racemoso.

### TRATAMENTO E PROGNÓSTICO

A remoção da fonte de calor agressora é essencial para o tratamento e os pacientes devem ser aconselhados a evitar exposição prolongada a qualquer forma de calor infravermelho. Terapias tópicas, como tretinoína ou hidroquinona tópica, têm sido usadas para reduzir a hiperpigmentação.

O prognóstico é favorável quando a fonte é removida, mas a condição pode ser crônica e progressiva se a exposição prolongada e repetida continuar. Os exames de acompanhamento são recomendados devido ao potencial de conversão maligna.

## Fenômeno de Raynaud

O fenômeno de Raynaud é definido como episódios de alteração da coloração (branco ou azul) dos dedos provocados por estímulos frios ou emocionais e que resultam em mudança de cor trifásica típica de branco para azul para vermelho.[15] O fenômeno de Raynaud acomete de 3 a 5% da população dos EUA e é observado com mais frequência em mulheres jovens, nas quais há relatos de prevalência de 5 a 15%. A prevalência é maior em climas setentrionais mais frios e em fumantes. História familiar (até 30 a 50% dos pacientes com fenômeno de Raynaud primário têm um parente de primeiro grau com essa condição), exposição a estrogênio e estresse emocional são comumente associados ao fenômeno de Raynaud em mulheres.

A fisiopatologia da vasoconstrição no fenômeno de Raynaud não é bem compreendida. Inclui anormalidades da parede dos vasos sanguíneos, mecanismos de controle neural e fatores intravasculares, incluindo ativação plaquetária e estresse oxidativo. Conforme a constrição arterial diminui, a constrição venular pós-capilar leva à desoxigenação do sangue e ao aspecto cianótico. No reaquecimento, o fluxo sanguíneo aumenta como resultado da vasodilatação, o que leva ao aspecto vermelho ou hiperêmico dos dedos.

O fenômeno de Raynaud primário é um distúrbio vasospástico benigno, ao passo que várias condições estão associadas à forma secundária (Tabela 72.4). Várias características clínicas ajudam a diferenciar essas duas formas (Tabela 72.5).

### MANIFESTAÇÕES CLÍNICAS E DIAGNÓSTICO

O fenômeno de Raynaud é caracterizado por alteração trifásica da cor dos dedos, palidez, cianose e rubor após exposição ao frio ou estímulos estressantes (Figura 72.7). Todas as três mudanças de cor não são observadas na maioria dos indivíduos, e a palidez pode ser o único achado. Os dedos médios e anelares são mais comumente envolvidos, enquanto o polegar pode ser totalmente poupado. O fenômeno de Raynaud também

| Tabela 72.4 | Condições subjacentes associadas ao fenômeno secundário de Raynaud. |
|---|---|

Reumatológicas: esclerodermia, lúpus eritematoso sistêmico, artrite reumatoide, síndrome de Sjögren, distúrbios mistos do tecido conjuntivo
Doença arterial obstrutiva: aterosclerose, tromboangiite obliterante, embolia arterial
Transtornos ocupacionais/ambientais: síndrome hipotenar devido a martelete pneumático, síndrome mão-braço secundária a vibração, geladura
Endócrino: hipotireoidismo
Hematológicos: policitemia vera, mieloma múltiplo, crioglobulinemia, criofibrinogenemia, crioaglutininas
Drogas/fármacos: anfetaminas, cocaína, betabloqueadores, clonidina, ergotamina, contraceptivos orais, ciclosporina, determinados agentes antineoplásicos
Infecções: antigenemia dos vírus das hepatites B e C
Síndrome do desfiladeiro torácico, aneurisma da artéria subclávia
Síndrome de dor regional complexa
Fístula arteriovenosa
Envenenamento por chumbo e arsênico

**Tabela 72.5** Características sugestivas do fenômeno de Raynaud primário ou secundário.

| CARACTERÍSTICA CLÍNICA | FENÔMENO DE RAYNAUD PRIMÁRIO | FENÔMENO DE RAYNAUD SECUNDÁRIO |
|---|---|---|
| Sexo | Feminino | Feminino ou masculino |
| Idade | < 40 anos | ≥ 40 anos |
| Envolvimento | Bilateral | Unilateral ou bilateral |
| Isquemia ou ulcerações nos dedos | Ausente | ± |
| Causa subjacente | Ausente | Presente |
| Queixas sistêmicas | Ausente | ± |

pode acometer os dedos dos pés, o nariz, as orelhas, a língua, os joelhos ou os mamilos. Os pacientes podem apresentar parestesias e perda da destreza manual durante um episódio.

Uma anamnese meticulosa e um exame físico completo são essenciais, mas podem ser normais no fenômeno de Raynaud primário, a menos que o episódio seja contínuo. Os achados secundários de Raynaud podem incluir ulceração ou necrose da ponta dos dedos.[16] Exames laboratoriais de rotina, como hemograma completo, velocidade de hemossedimentação (VHS) e proteína C reativa, exame de urina, provas de função da tireoide, anticorpo antinuclear (ANA), eletroforese de proteínas séricas e radiografia de tórax devem ser realizados para avaliar o fenômeno de Raynaud secundário. Se o ANA for positivo ou se a anamnese e o exame físico do paciente indicarem um distúrbio reumatológico subjacente, autoanticorpos específicos devem ser solicitados (Capítulo 242). Outros exames, como níveis de crioglobulina, criofibrinogênio e crioaglutininas, podem ser úteis, dependendo da apresentação clínica (Capítulo 241).

Vários exames não invasivos ajudam a diferenciar os fenômenos de Raynaud primário e secundário e avaliar a magnitude do vasoespasmo, como fotopletismografia, registros de volume de pulso, fluxo de *laser* Doppler, US duplex e microscopia capilar de prega ungueal. O achado de capilares anormais da prega ungueal na capilaroscopia é útil para distinguir pacientes com fenômeno de Raynaud primário daqueles com causas secundárias. A angiografia por RM ou a angiografia de contraste podem ser necessárias, e a última pode ajudar a determinar a causa da isquemia.

### TRATAMENTO E PROGNÓSTICO

Modificações no estilo de vida, como evitar a exposição ao frio (como ao passar de um ambiente quente para um com ar condicionado) e estímulos estressantes conhecidos (com ênfase em manter a temperatura central do corpo e as extremidades aquecidas) são essenciais para evitar os episódios. O fenômeno de Raynaud pode ser tratado com abordagens farmacológicas e não farmacológicas (Tabela 72.6). A nitroglicerina tópica é efetiva, tanto para o fenômeno de Raynaud primário como para o fenômeno de Raynaud secundário.[A3]

Para o fenômeno de Raynaud primário, os bloqueadores dos canais de cálcio (p. ex., nifedipino 10 a 20 mg VO, 6/6 h ou anlodipino 2,5 a 10 mg/dia) conseguem reduzir as crises e a gravidade dos sintomas.[A4] Para pacientes com fenômeno de Raynaud secundário, o tratamento agressivo da condição subjacente é essencial, e a adição de bloqueadores dos canais de cálcio também pode ser benéfica. Se os sinais/sintomas de isquemia persistirem ou os efeitos colaterais não forem toleráveis, a adição de inibidores da fosfodiesterase 5 (p. ex., sildenafila 20 mg VO até 3 vezes/dia ou tadalafila VO 5 mg/dia) pode ajudar.[A5] Opções adicionais incluem um inibidor da endotelina 1 (p. ex., bosentana 62,5 a 125 mg VO, 2 vezes/dia) ou uma infusão de prostanoide (p. ex., iloprosta 1 ng/kg/minuto por 6 horas IV diariamente). O controle da dor com narcóticos, simpatectomia química ou cirúrgica e estimulação da medula espinal podem ser necessários nos casos mais graves, particularmente em situações de ulceração digital que não cicatriza e perda de tecido.

O prognóstico para o fenômeno de Raynaud primário é excelente, enquanto o prognóstico para o fenômeno de Raynaud secundário depende da condição subjacente.

## Eritema pérnio

O eritema pérnio, também conhecido como perniose, é um processo inflamatório vasoespástico induzido pelo frio que acomete a pele após exposição a temperaturas não congelantes ou climas úmidos.[17] O eritema pérnio é mais comumente observado no norte dos EUA e no noroeste da Europa. É mais comum em indivíduos com baixa massa corporal e em mulheres jovens entre 15 e 30 anos, embora também possa ocorrer em crianças e idosos.

A causa é desconhecida, mas provavelmente é resultado da vasoconstrição induzida pelo frio que induz inflamação e isquemia dos vasos e do tecido circundante. Os achados histopatológicos incluem edema dérmico, necrose de queratinócitos e infiltrado linfocítico dérmico profundo.

O eritema pérnio pode ser classificado como agudo ou crônico. O pérnio agudo desenvolve-se algumas horas após a exposição, enquanto o pérnio crônico se desenvolve após exposições repetidas a condições de frio não congelante ou umidade.

### MANIFESTAÇÕES CLÍNICAS E DIAGNÓSTICO

O eritema pérnio ocorre com mais frequência no final do outono até o início da primavera em ambientes úmidos ou frios não congelantes. O eritema pérnio agudo é caracterizado por prurido intenso, dormência ou sensação de queimação que se desenvolve logo após a exposição ao frio ou à umidade e desaparece em algumas semanas. O eritema pérnio geralmente é simétrico, envolvendo os dedos das mãos e dos pés e, menos comumente, o nariz, as orelhas ou as bochechas. Também pode ocorrer nas coxas de praticantes de hipismo, mulheres jovens que usam calças

**Tabela 72.6** Terapias farmacológicas e não farmacológicas para o fenômeno de Raynaud.

**TERAPIAS NÃO FARMACOLÓGICAS**

Orientar e tranquilizar os pacientes sobre sua condição
Evitar exposição ao frio ou outros fatores desencadeantes
Usar roupas quentes para manter a temperatura corporal central (cobrir todo o corpo e usar chapéu e cachecol)
Ensinar como encerrar episódios: sair do frio, técnicas de aquecimento
Evitar nicotina
*Biofeedback*

**TERAPIAS NÃO FARMACOLÓGICAS**

Nitroglicerina tópica 2,5 cm, 6/6 h
Bloqueadores dos canais de cálcio (nifedipino 10 a 20 mg, 6/6 h e anlodipino 2,5 a 10 mg, 24/24 h)
Inibidores da fosfodiesterase 5 (sildenafila 25 a 50 mg, 3 vezes/dia, tadalafila 5 a 20 mg, 3 vezes/dia) e inibidores da fosfodiesterase 3 (cilostazol 100 mg, 2 vezes/dia)
Inibidores da enzima de conversão da angiotensina/bloqueadores do receptor da angiotensina (especialmente para fenômeno de Raynaud associado à esclerodermia)
Outras: hidralazina 10 a 50 mg, 4 vezes/dia; reserpina 0,1 a 0,25 mg/dia VO; bosentana 125 mg VO, 2 vezes/dia
Prostaglandinas: iloprosta, epoprostenol, alprostadil, beraprosta
Antitrombóticos/anticoagulantes: (AAS 81 a 325 mg/dia, dipiridamol 75 mg, 3 vezes/dia, heparina [via nomograma baseado em peso; consultar a Tabela 74.6 no Capítulo 74], heparina de baixo peso molecular [p. ex., enoxaparina 1 mg/kg, 12/12 h; consultar a Tabela 76.2 no Capítulo 76])
Toxina botulínica A

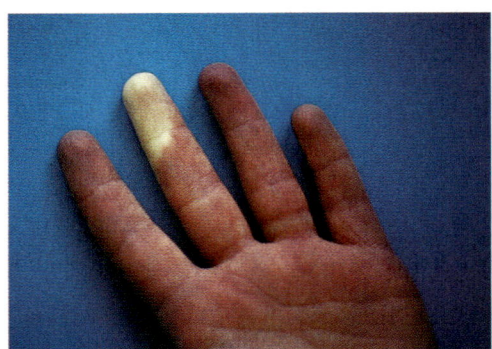

**FIGURA 72.7** Fenômeno de Raynaud unilateral. (De Forbes CD, Jackson WF. *Color Atlas and Text of Clinical Medicine*, 3rd. ed. London: Mosby; 2003.)

justas, motociclistas ou pessoas que aplicam bolsas de gelo com frequência. Está associado a lesões cutâneas eritematosas únicas ou múltiplas, acastanhadas ou azul-púrpura (máculas, pápulas ou placas) que podem evoluir para bolhas ou úlceras (Figura 72.8).

O eritema pérnio crônico desenvolve-se após exposições repetidas ao frio e resulta em pápulas, máculas ou nódulos cianóticos. Os pacientes frequentemente relatam episódios semelhantes que se desenvolvem a cada ano durante os meses frios e tipicamente desaparecem com temperaturas mais quentes.

O diagnóstico é baseado na anamnese e no exame físico (Tabela 72.7). Os pacientes geralmente apresentam um exame arterial normal. Os registros do volume de pulso podem revelar vasoconstrição, mas a capilaroscopia geralmente é normal. Uma biopsia de pele pode ser necessária para diferenciar o eritema pérnio de outros distúrbios, como fenômeno de Raynaud, ulceração por frio, acrocianose, embolização ateromatosa, eritema nodoso (Capítulo 411), eritema indurado (Capítulo 411), lúpus eritematoso (Capítulo 250), sarcoidose (Capítulo 89) ou aterosclerose (Capítulo 71). Os exames laboratoriais são importantes para descartar a possibilidade de colagenose subjacente. Até 35 a 40% dos pacientes apresentam aglutininas frias como causa precipitante (Capítulo 241).

### TRATAMENTO E PROGNÓSTICO

O tratamento começa pelo aquecimento e secagem das áreas acometidas. Corticosteroides tópicos podem ser tentados e bloqueadores dos canais de cálcio orais (nifedipino 20 a 60 mg/dia ou anlodipino 2,5 a 10 mg/dia) podem reduzir os sinais/sintomas. O nifedipino também pode ser administrado na forma de gel tópico. Pentoxifilina (400 mg, 3 vezes/dia)[A6] e capsaicina também foram relatadas como úteis.

### PREVENÇÃO

Os pacientes suscetíveis ao eritema pérnio devem ser orientados a evitar a exposição ao frio. Se precisarem sair em clima frio ou úmido, devem se vestir adequadamente com roupas para atividades ao ar livre em camadas, calçados com isolamento térmico, luvas, cachecol e chapéu.

O eritema pérnio geralmente é autolimitado no estado agudo. O eritema pérnio crônico pode causar cicatrizes, atrofia e doença vascular oclusiva crônica.

## Geladura

A geladura é uma lesão local induzida pelo frio (Capítulo 101) que ocorre quando as pessoas são expostas a temperaturas abaixo do ponto de congelamento da pele íntegra ou em temperaturas acima de zero em associação com ambientes úmidos, altas altitudes e ventos fortes.[18]

A geladura é mais comum em indivíduos de 30 a 49 anos que participam de esportes ao ar livre de inverno e em indivíduos que não têm onde morar, têm doenças psiquiátricas (Capítulo 369), sobrevivem a traumatismos externos (Capítulo 103), consomem álcool etílico em excesso (Capítulo 30) ou usam drogas ilícitas (Capítulo 31). Os pacientes com doença arterial periférica (Capítulo 71), história de tabagismo (Capítulo 29), idade mais jovem ou mais velha ou diabetes melito (Capítulo 216)

**Tabela 72.7** Critérios diagnósticos de eritema pérnio propostos.

**CRITÉRIOS PRINCIPAIS**

Eritema localizado e edema envolvendo locais periféricos e persistindo por > 24 h

**CRITÉRIOS MENORES**

Início e/ou piora nos meses mais frios (entre novembro e março no hemisfério norte)

Biopsia de pele compatível com eritema pérnio (edema dérmico com infiltrado linfocítico perivascular superficial e profundo) sem achados de lúpus eritematoso

Resposta a tratamentos conservadores (aquecimento e secagem das áreas acometidas)

também correm risco aumentado. A lesão por geladura envolve três componentes fisiopatológicos: lesão tecidual decorrente da formação de cristais de gelo extracelular e intracelular, desidratação intracelular e isquemia.

### MANIFESTAÇÕES CLÍNICAS E DIAGNÓSTICO

A gravidade da geladura está relacionada com a temperatura absoluta e a duração da exposição. Os dedos das mãos e dos pés representam a maioria das lesões, embora as orelhas, o nariz e as bochechas possam ser acometidos. Os pacientes queixam-se de dormência ou parestesias e relatam perda da destreza e da coordenação fina se as mãos estiverem envolvidas. A dormência pode persistir mesmo após o reaquecimento. A pele pode ser pálida, cérea e fria ao toque, e o paciente pode apresentar edema leve a extenso, dependendo da gravidade da geladura. Muitas vezes aparecem bolhas grandes e transparentes (Figura 72.9), seguidas por crostas pretas. Danos aos músculos, tendões, cartilagem, articulações e ossos ocorrem no congelamento grave. A dor frequentemente é intensa durante o processo de reaquecimento.

O diagnóstico de geladura é feito pelo relato de exposição e pelo exame físico. O diagnóstico diferencial inclui doença arterial periférica, eritema pérnio, pés de trincheira ou queimaduras térmicas.

### TRATAMENTO E PROGNÓSTICO

O reconhecimento adequado da geladura e a remoção da exposição ao frio são essenciais. O reaquecimento local deve começar apenas se o recongelamento não for ocorrer enquanto o paciente estiver sendo transferido para um hospital. O reaquecimento rápido e ininterrupto em uma banheira com água entre 40 e 42°C por 15 a 30 minutos é fundamental para ajudar a minimizar a perda de tecido. A remoção de roupas molhadas ou úmidas é importante, mas deve-se evitar esfregar ou massagear. A imobilização e a elevação do membro acometido podem ajudar a minimizar o inchaço e melhorar a perfusão. Os pacientes devem receber toxoide tetânico, analgésicos (p. ex., hidromorfona 2 a 8 mg VO ou parenteral a cada 3 a 4 horas, em esquema SOS para dor) e antibióticos de amplo espectro se houver infecção secundária do tecido. A limpeza diária em uma banheira de hidromassagem quente e a fisioterapia são importantes. As bolhas transparentes devem ser deixadas sem tratamento, mas as bolhas rompidas devem ser cobertas com um antibiótico tópico, como pomada de neomicina/

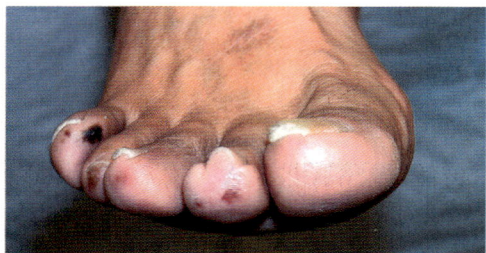

**FIGURA 72.8** Eritema pérnio nos dedos do pé direito. No segundo, no terceiro e no quarto dedos do pé há lesões escamosas vermelhas, marrons e amarelas típicas. A lesão no quinto dedo do pé pode ser confundida com embolização ateromatosa. (Cortesia do Dr. Jeffrey W. Olin.)

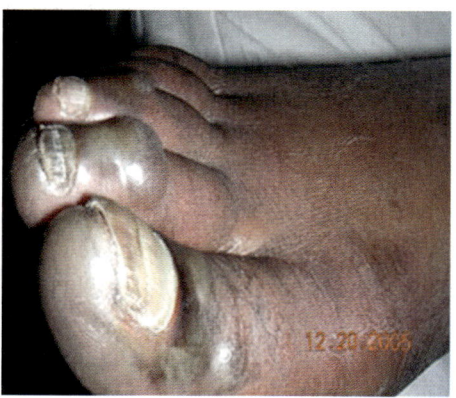

**FIGURA 72.9** Bolhas em um paciente com geladura.

bacitracina polimixina B. Uma combinação de AAS (250 mg), prostaciclina (0,5 a 2 ng/kg IV por 6 horas em 8 dias consecutivos) e ativador do plasminogênio tecidual (100 mg no dia 1) mostrou-se promissora na redução acentuada da taxa de amputação em pacientes com geladura grave, em comparação com AAS mais buflomedil. Um ensaio recente usando uma combinação de iloprost por 5 dias, alteplase até no máximo 100 mg ao longo do dia e heparina levou à cura sem a necessidade de amputação. Se possível, o desbridamento cirúrgico e a amputação devem ser evitados até que ocorra a demarcação completa.

Os pacientes que sofrem geladura são mais suscetíveis a futuras lesões por frio, incluindo artrite por geladura das pequenas articulações das mãos ou pés. Eles também são suscetíveis a dor crônica, síndrome de dor regional complexa (Capítulo 27), hipersensibilidade ao frio e sensibilidade reduzida ao toque.

## Acrocianose

### DEFINIÇÃO

A acrocianose é uma condição clínica mal definida e, com frequência, mal compreendida que se manifesta como mudança de coloração indolor, simétrica, azulada ou cianótica que acomete as mãos, os pés ou ambos.[19] A acrocianose ocorre nas formas primária e secundária. A acrocianose primária é geralmente uma condição benigna observada com mais frequência em mulheres jovens durante a segunda à quarta décadas de vida. É mais comum em temperaturas mais baixas e uma predisposição familiar foi relatada. A incidência geral não é conhecida, mas relatou-se que sua prevalência é de aproximadamente 20 a 40% em pessoas com anorexia nervosa (Capítulo 206) e até 25% de todos os pacientes com câncer.

A acrocianose foi originalmente considerada um distúrbio vasospástico que se desenvolve quando pequenas artérias cutâneas e arteríolas contraem e reduzem o fluxo sanguíneo, a dilatação e a dessaturação de oxigênio nas vênulas. Dados mais recentes sugerem que baixas pressões e fluxo lento resultam em constrição capilar.

A causa subjacente da acrocianose primária é desconhecida, mas sugeriu-se um papel para o estrogênio. Algumas das causas secundárias de acrocianose podem estar associadas a uma série de condições, como síndrome de Ehlers-Danlos (Capítulo 244), hipoxemia (Capítulo 96), crioglobulinas (Capítulo 178), criofibrinogênios, crioaglutininas, anticorpos antifosfolipídio (Capítulo 165), neoplasia maligna, lesão raquimedular (Capítulo 371), envenenamento por arsênico (Capítulo 19), inanição e alguns medicamentos. Também é observada com a "síndrome da mão inchada", um achado exclusivo dos usuários de drogas intravenosas (Capítulo 31) que injetam nas mãos ou nos dedos.

### MANIFESTAÇÕES CLÍNICAS E DIAGNÓSTICO

A coloração azulada simétrica, persistente e indolor comumente ocorre nas mãos e nos pés, mas também pode ocorrer nos antebraços, no nariz, nas orelhas e até mesmo nos mamilos. A acrocianose pode ser exacerbada pela exposição ao frio, estresse emocional ou dependência dos membros. Melhora com a elevação. Os pacientes também relatam viscosidade e hiperidrose de mãos e pés. A acrocianose secundária pode ser assimétrica e associada a dor, ulceração ou perda de tecido ou gangrena.

O diagnóstico de acrocianose é baseado na anamnese e no exame físico. A avaliação laboratorial deve incluir hemograma completo, perfil metabólico e níveis de anticorpos antifosfolipídio, crioaglutininas, criofibrinogênios e crioglobulinas, bem como testes para doenças do tecido conjuntivo (Capítulo 241).

O diagnóstico diferencial inclui fenômeno de Raynaud, eritema pérnio, eritromelalgia e cianose periférica. A acrocianose pode ser diferenciada da cianose periférica pela cianose nas mucosas e hipoxia em uma amostra de sangue arterial.

### TRATAMENTO E PROGNÓSTICO

Nenhum tratamento é necessário para a acrocianose primária além de tranquilização e evitar exposições ao frio e à umidade. Um ensaio com agentes bloqueadores alfa-adrenérgicos, como prazosina, pode ser considerado. Bloqueadores dos canais de cálcio, incluindo anlodipino ou nifedipino, geralmente não são úteis. Bioflavonoides e derivados do ácido nicotínico foram relatados como benéficos em alguns casos, e o bloqueio de nervo simpático e a simpatectomia podem ser tentados em casos mais graves. O tratamento da acrocianose secundária depende da causa subjacente.

O prognóstico da acrocianose primária é excelente. O prognóstico da acrocianose secundária depende da causa subjacente.

### Recomendações de grau A

A1. Cacione DG, Baptista-Silva JC, Macedo CR. Pharmacological treatment for Buerger's disease. *Cochrane Database Syst Rev.* 2016;2:CD011033.
A2. Goldberg YP, Price N, Namdari R, et al. Treatment of na(v)1.7-mediated pain in inherited erythromelalgia using a novel sodium channel blocker. *Pain.* 2012;153:80-85.
A3. Curtiss P, Schwager Z, Cobos G, et al. A systematic review and meta-analysis of the effects of topical nitrates in the treatment of primary and secondary Raynaud's phenomenon. *J Am Acad Dermatol.* 2018;78:1110-1118.
A4. Rirash F, Tingey PC, Harding SE, et al. Calcium channel blockers for primary and secondary Raynaud's phenomenon. *Cochrane Database Syst Rev.* 2017;12:CD000467.
A5. Roustit M, Giai J, Gaget O, et al. On-demand sildenafil as a treatment for Raynaud phenomenon: a series of n-of-1 trials. *Ann Intern Med.* 2018;169:694-703.
A6. Al-Sudany NK. Treatment of primary perniosis with oral pentoxifylline (a double-blind placebo-controlled randomized therapeutic trial). *Dermatol Ther.* 2016;29:263-268.

### REFERÊNCIAS BIBLIOGRÁFICAS

As referências bibliográficas, bem como os outros materiais suplementares deste livro, encontram-se no GEN-IO, nosso ambiente virtual de aprendizagem.

# 73

# DISTÚRBIOS TROMBÓTICOS: ESTADOS HIPERCOAGULÁVEIS

ANDREW I. SCHAFER

Os estados hipercoaguláveis, também conhecidos como trombofilias, abrangem um grupo de doenças herdadas ou adquiridas que estão associadas a risco aumentado de trombose.

Os estados hipercoaguláveis primários são anormalidades quantitativas ou qualitativas em proteínas de coagulação específicas que induzem um estado pró-trombótico. A maioria desses distúrbios envolve mutações hereditárias e polimorfismos que provocam deficiência de um fator antitrombótico fisiológico (tipicamente associado a mutação de perda de função) ou a um nível aumentado de um fator protrombótico (tipicamente associado a uma mutação de ganho de função) (Tabela 73.1). Particularmente quando são combinados com outras mutações pró-trombóticas hereditárias (interações multigênicas), esses estados hipercoaguláveis primários estão associados a uma predisposição vitalícia à trombose.

Os estados hipercoaguláveis secundários, um grupo diverso de afecções mais comumente adquiridas, causam tendência trombótica por mecanismos mais complexos, muitas vezes multifatoriais. O evento deflagrador de um evento trombótico clínico bem-definido é, com frequência, o

### Tabela 73.1 Estados hipercoaguláveis primários.

**DEFICIÊNCIA DE FATORES ANTITROMBÓTICOS**

Deficiência de antitrombina (III)
Deficiência de proteína C
Deficiência de proteína S

**AUMENTO DE FATORES PROTROMBÓTICOS**

Fator Va (resistência à proteína C ativada; fator V de Leiden)
Protrombina (mutação da protrombina G20210A)
Fator IX de Pádua (mutação do fator IX R338L)
Fatores VII, XI, IX, VIII; fator de von Willebrand; fibrinogênio (dados epidemiológicos; mecanismos moleculares desconhecidos)

desenvolvimento de um dos estados hipercoaguláveis secundários adquiridos sobrepostos a um estado hereditário de hipercoagulabilidade (Figura 73.1).[1]

## ESTADOS HIPERCOAGULÁVEIS PRIMÁRIOS

### Deficiência de antitrombina III

#### EPIDEMIOLOGIA E BIOPATOLOGIA

A deficiência quantitativa ou qualitativa hereditária de antitrombina III leva ao aumento do acúmulo de fibrina e a propensão à trombose por toda a vida (Capítulo 162). A antitrombina é o principal inibidor fisiológico da trombina e de outros fatores de coagulação ativados; portanto, sua deficiência leva ao aumento da atividade da protease e à formação de fibrina.[2]

A frequência de deficiência de antitrombina heterozigótica assintomática na população geral pode ser de 1 em 350. A maioria desses indivíduos apresenta mutações clinicamente silenciosas e nunca ocorrem manifestações trombóticas. A frequência de deficiência sintomática de antitrombina na população em geral foi estimada entre 1 em 2.000 e 1 em 3.000. Nos pacientes observados com tromboembolismo venoso (TEV), a deficiência de antitrombina é detectada em apenas cerca de 1 a 2%, mas é encontrada em aproximadamente 2,5% dos pacientes selecionados com trombose recorrente ou início da trombose em pessoas com menos de 45 anos.

Pacientes com deficiência de antitrombina tipo I apresentam níveis plasmáticos de antitrombina antigênica e funcional proporcionalmente reduzidos, o que resulta de deficiência quantitativa da proteína normal. Síntese comprometida, secreção defeituosa ou instabilidade da antitrombina em indivíduos com deficiência de antitrombina do tipo I é causada por deleções de genes importantes, alterações de nucleotídio único ou inserções ou deleções curtas no gene da antitrombina. Pacientes com deficiência de antitrombina tipo II têm antígeno plasmático normal ou quase normal acompanhado de baixos níveis de atividade, indicando uma molécula funcionalmente defeituosa. A deficiência do tipo II é geralmente causada por mutações pontuais específicas que levam a substituições de um único aminoácido que produzem uma proteína disfuncional. Mais de 250 mutações diferentes que causam deficiência de antitrombina tipo I ou tipo II foram reconhecidas até o momento.

O padrão de herança da deficiência de antitrombina é autossômico dominante. A maioria dos indivíduos acometidos é de heterozigotos cujos níveis de antitrombina são tipicamente cerca de 40 a 60% do normal. Esses indivíduos podem apresentar manifestações clínicas plenas de hipercoagulabilidade durante toda a vida. Pacientes homozigotos raros com deficiência de antitrombina geralmente têm deficiência do tipo II com afinidade reduzida à heparina (e, consequentemente, resistência à heparina), uma variante que está associada a um baixo risco de trombose em sua forma heterozigótica; outras formas de deficiência de antitrombina homozigótica são provavelmente incompatíveis com a vida devido à morte intrauterina relacionada com trombose.

### Deficiência de proteína C

A deficiência de proteína C leva à geração desregulada de fibrina decorrente da inativação comprometida dos fatores VIIIa e Va, dois cofatores essenciais na cascata de coagulação.

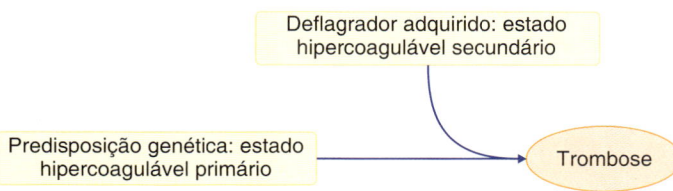

**FIGURA 73.1** Esquema geral da patogenia da trombose. Um episódio clínico de trombose é desencadeado por um fator adquirido, frequentemente um dos estados hipercoaguláveis secundários, sobreposto à predisposição genética causada por um estado hipercoagulável primário. A magnitude do fator deflagrador adquirido varia de importante (p. ex., cirurgia de joelho ou quadril) até mínima (p. ex., viagem aérea longa) e subclínica (não evidente e identificável). Da mesma maneira, a magnitude da predisposição genética ao longo da vida varia de importante (p. ex., deficiência heterozigota de antitrombina III, de proteína C ou de proteína S; fator V de Leiden homozigoto ou mutação do gene da protrombina; ou dois ou mais estados hipercoaguláveis primários) a mínima (p. ex., fator V de Leiden heterozigoto ou mutação do gene da protrombina).

#### EPIDEMIOLOGIA

A prevalência de deficiência de proteína C em heterozigose na população geral é de cerca de 1 por 200 a 500. A deficiência de proteína C é encontrada em 2 a 5% de todos os pacientes com TEV.

#### BIOPATOLOGIA

Tal como acontece com a deficiência de antitrombina, duas formas gerais de deficiência de proteína C são reconhecidas: tipo I, em que a deficiência quantitativa da proteína está associada a diminuição proporcional no antígeno e atividade da proteína C; e tipo II, em que defeitos qualitativos na proteína C estão associados à atividade da proteína C desproporcionalmente reduzida em relação ao antígeno. Mais de 270 mutações são conhecidas por causar deficiência de proteína C. Na deficiência mais comum do tipo I, mutações *frameshift*, *nonsense* ou *missense* causam o término prematuro da síntese ou a perda da estabilidade da proteína C. Na deficiência do tipo II, mutações diferentes podem causar anormalidades na ativação ou função da proteína C. O modo de herança da deficiência de proteína C é autossômico dominante. Como na deficiência de antitrombina, a maioria dos indivíduos acometidos é heterozigota. Púrpura fulminante neonatal, uma complicação muito rara que envolve trombose generalizada e, às vezes, fatal, ocorre em indivíduos homozigotos com deficiência de proteína C ou proteína S.

### Deficiência de proteína S

A proteína S é o principal cofator da proteína C ativada (APC), e sua deficiência imita a da proteína C, causando perda de regulação da geração de fibrina por inativação prejudicada dos fatores VIIIa e Va. Um estudo de base populacional mostrou que os baixos níveis de proteína S livre e proteína S total só podiam identificar marginalmente os indivíduos em risco de trombose venosa. Somente quando os níveis de corte para proteína S livre estavam muito abaixo da faixa normal, ou quando a trombose venosa não provocada foi considerada um evento de desfecho, um risco apenas duas a cinco vezes maior foi encontrado.

#### EPIDEMIOLOGIA

Estima-se que a deficiência de proteína S ocorra em cerca de 1 em cada 500 na população geral. Sua frequência em todos os pacientes avaliados para TEV (1 a 3%) é comparável à deficiência de proteína C.

#### BIOPATOLOGIA

A proteína S circula no plasma parcialmente em complexo com a proteína de ligação a C4b; apenas a proteína S livre, que normalmente constitui cerca de 35 a 40% da proteína S total, pode funcionar como cofator de APC. Como nas deficiências de antitrombina e proteína C, as formas quantitativas (tipo I) e qualitativas (tipo II) de deficiência hereditária de proteína S são conhecidas. Além disso, a deficiência de proteína S tipo III é caracterizada por níveis plasmáticos normais de proteína S total, mas níveis baixos de proteína S livre.

Mais de 220 mutações no gene da proteína S causaram um estado de deficiência até o momento. A maioria envolve mutações pontuais dos tipos *frameshift*, *nonsense* ou *missense*.

### Resistência à proteína C ativada (fator V de Leiden)

#### EPIDEMIOLOGIA

A mutação do fator V Leiden é notavelmente frequente (3 a 8%) em populações brancas saudáveis de ascendência europeia, mas é muito menos prevalente em determinadas populações negras e asiáticas. Causa resistência a proteína C ativada. Em vários estudos, a resistência à proteína C ativada foi encontrada em uma ampla faixa de frequências (10 a 64%) em pacientes com TEV.

#### BIOPATOLOGIA

Quase todos os indivíduos com resistência funcional à proteína C ativada têm mutação pontual única e específica no gene do fator V, que é um alvo essencial da ação anticoagulante fisiológica da proteína C ativada. Nesta mutação, denominada fator V de Leiden, a guanina é substituída por adenina no nucleotídio 1691 (G1691A), o que leva à substituição do aminoácido Arg504 por Gln e torna o fator Va incapaz de ser inativado por proteína C ativada. A heterozigosidade para a mutação do fator V de Leiden, transmitida autossomicamente, aumenta o risco de trombose por um fator de 5 a 10, enquanto a homozigosidade aumenta o risco por um fator de 50 a 100.

### Mutação do gene da protrombina (protrombina G20210A)

A substituição de G por A no nucleotídio 20210 do gene da protrombina foi associada a níveis plasmáticos elevados de protrombina e a risco aumentado de trombose venosa. A frequência do alelo para esta mutação de ganho de função é de 1 a 6% em populações brancas, mas é muito menos prevalente em outros grupos raciais. A mutação da protrombina G20210A é encontrada em 3 a 8% de todos os pacientes com TEV.

### Outros estados hipercoaguláveis primários

A primeira trombofilia ligada ao X foi relatada em uma família com mutação de ganho de função no gene do fator de coagulação IX (fator IX de Pádua). A trombose hereditária em uma família japonesa foi associada a uma mutação *missense* no gene da protrombina (protrombina Yukuhashi) que causa inibição prejudicada de seu produto de trombina mutante pela antitrombina. Níveis elevados de atividade coagulante do fator VIII são um fator de risco significativo para trombose venosa e sua recorrência, e estudos familiares sugerem que níveis elevados de fator VIII são frequentemente determinados geneticamente. Níveis aumentados de fator VII, fator IX, fator XI, fibrinogênio, fator de von Willebrand e inibidor de fibrinólise ativável pela trombina, bem como níveis muito baixos de inibidor da via do fator tecidual, também podem conferir risco aumentado. Muitas outras anormalidades hereditárias de sistemas antitrombóticos fisiológicos específicos podem estar associadas a uma tendência trombótica. A maioria dessas condições é limitada a relatos de casos ou estudos familiares, suas bases genéticas moleculares são menos bem definidas e suas taxas de prevalência são desconhecidas, mas provavelmente são muito mais baixas do que as dos distúrbios descritos anteriormente. Eles incluem deficiência do cofator II da heparina, trombomodulina disfuncional e muitos distúrbios fibrinolíticos que levam à degradação da fibrina comprometida, incluindo hipoplasminogenemia, displasminogenemia, deficiência do ativador do plasminogênio e determinadas disfibrinogenemias que causam uma diátese trombótica em vez de hemorrágica.

### MANIFESTAÇÕES CLÍNICAS

Os estados hipercoaguláveis primários estão associados a complicações tromboembólicas predominantemente venosas (Tabela 162.3). A trombose venosa profunda (TVP) de membros inferiores e a embolia pulmonar (embolia pulmonar) são as manifestações clínicas mais frequentes. As tromboses venosas que ocorrem em locais mais incomuns incluem tromboflebite superficial e trombose venosa esplâncnica e cerebral (Tabela 162.3). A trombose arterial envolvendo as circulações coronária, cerebrovascular e periférica geralmente não está ligada a nenhum dos estados hipercoaguláveis primários. No entanto, a trombose venosa pode resultar em oclusão arterial por embolia paradoxal através de um forame oval pérvio. Além disso, estudos epidemiológicos revelaram risco geral aumentado de doença vascular trombótica e aterosclerótica arterial em pacientes com história pregressa de TEV e vice-versa. A perda recorrente da gravidez é provavelmente aumentada nos estados hipercoaguláveis primários, mas essa associação não é tão fortemente estabelecida como na síndrome antifosfolípido (ver posteriormente em Estados hipercoaguláveis secundários).

O episódio inicial de TEV pode ocorrer em qualquer idade em pacientes com estados hipercoaguláveis primários, mas geralmente ocorre em adultos jovens. História familiar positiva de trombose é obtida frequentemente. TEV recorrente, especialmente em pessoas jovens, e TEV em locais incomuns (p. ex., veias esplâncnicas ou cerebrais) também sugerem um estado hipercoagulável primário subjacente. O risco de trombose varia entre os estados hipercoaguláveis primários individuais e é mais alto em pacientes com deficiências de fatores antitrombóticos (Tabela 73.2); também é acentuadamente aumentado com a coexistência de múltiplas mutações pró-trombóticas. Pacientes com estados de deficiência homozigótica tendem a ter complicações trombóticas mais graves. Necrose cutânea induzida por varfarina (Figura 73.2) raramente complica o início da terapia anticoagulante oral em pacientes com deficiência de proteína C ou proteína S heterozigótica. Como ambas as proteínas dependem da vitamina K para função normal, seus níveis plasmáticos em pacientes com estados de deficiência hereditária podem

**Tabela 73.2** Estados hipercoaguláveis hereditários (trombofilias): epidemiologia e risco de tromboembolismo venoso (TEV).

| TROMBOFILIA | PREVALÊNCIA (%) | | RISCO RELATIVO | |
| --- | --- | --- | --- | --- |
| | População geral* | TEV não selecionado | Primeiro TEV | TEV recorrente |
| Deficiência de antitrombina | 0,02 a 0,3 | 1 a 2 | 5 a 8 | 2,5 |
| Deficiência de proteína C | 0,2 a 0,5 | 2 a 5 | 5 a 8 | 2,5 |
| Deficiência de proteína S | 0,5 | 1 a 3 | 1,7 a 8 | 2,5 |
| Fator V de Leiden | 3 a 8 | 10 a 65 | 5 a 10[†] | 1,3 |
| Fator II G20210A | 1 a 6 | 3 a 8 | 1,5 a 3,8 | 1,4 |
| Fator V de Leiden e fator II G20210A | 0,01 | – | 20 a 60 | 2,5 |

*Os dados referem-se a populações brancas. A prevalência do fator V de Leiden e do fator II G20210A é muito menor nas populações africanas, afro-americanas e asiáticas.
[†]O risco relativo de primeiro TEV com fator V de Leiden homozigoto é até 10 vezes maior (50 a 100).
Modificada de Coppola A, Tufano A, Cerbone AM, et al. Inherited thrombophilia: implications for prevention and treatment of venous thromboembolism. *Semin Thromb Hemost*. 2009;35:683-694.

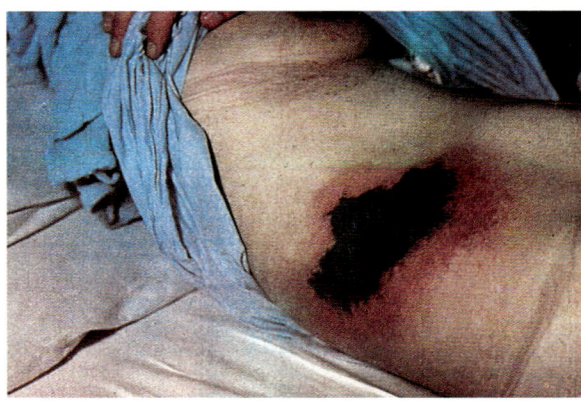

**FIGURA 73.2** Necrose cutânea aguda em um paciente com deficiência de proteína C previamente desconhecida que recebeu varfarina profilática para prevenção de trombose venosa profunda após cirurgia eletiva de quadril. O tratamento com varfarina foi suspenso e a anticoagulação, continuada com heparina. Foi necessário enxerto de pele da área acometida. (De Forbes CD, Jackson WF. *Color Atlas and Text of Clinical Medicine*. 3rd ed. London: Mosby; 2003.).

cair para quase zero dentro de alguns dias após o início da terapia com varfarina, um antagonista da vitamina K, e levar a um desequilíbrio protrombótico transitório e necrose cutânea causada por trombose vascular dérmica, especialmente em pacientes que iniciaram com doses mais altas de varfarina sem heparina concomitante. No entanto, a anticoagulação oral fornece profilaxia antitrombótica eficaz a longo prazo nesses indivíduos.

Na maioria dos pacientes com estados hipercoaguláveis primários, complicações trombóticas clínicas discretas parecem ser provocadas por eventos pró-trombóticos adquiridos (p. ex., gravidez, uso de contraceptivos orais, cirurgia, traumatismo, imobilização), muitos dos quais são os estados hipercoaguláveis secundários (ver Figura 73.1). Por exemplo, a trombose complica a gravidez, especialmente durante o puerpério, em cerca de 30 a 60% das mulheres com deficiência de antitrombina, 10 a 20% com deficiência de proteína C ou proteína S e quase 30% com resistência a proteína C ativada (fator V de Leiden), a menos que anticoagulação profilática seja administrada durante este período.

Se um episódio de TEV foi ou não "provocado", atualmente é considerado fundamental para determinar a duração recomendada de anticoagulação e, possivelmente, até mesmo a extensão da avaliação necessária para trombofilia subjacente. Embora câncer ativo, imobilização, anticoncepcionais orais ou terapia de reposição hormonal (TRH), gravidez e o estado pós-operatório no momento do TEV sejam fatores claramente "provocadores", muitos fatores de risco transitórios fracos para trombose (p. ex., lesão leve dos tecidos moles em uma perna) ou os fatores de risco que precederam o TEV por algum tempo são eventos menos certamente relacionados. Além disso, muitos gatilhos adquiridos para TEV são subclínicos ou não revelados pelo paciente. Portanto, a noção de uma distinção binária direta entre TEV "provocado" e "não provocado" pode ser questionada como um determinante primário do exame diagnóstico ou da duração da terapia anticoagulante.

## DIAGNÓSTICO

O diagnóstico laboratorial (Capítulo 162) dos estados hipercoaguláveis primários requer testes para cada um dos distúrbios individualmente porque nenhum exame de rastreamento geral está disponível atualmente para determinar se um paciente pode ter tal condição.[3,3b] O fator V de Leiden pode ser diagnosticado por um ensaio baseado em DNA ou por um teste funcional para resistência a proteína C ativada; o ensaio baseado em DNA é necessário para distinguir entre estados heterozigotos e homozigotos. O ensaio baseado em DNA é necessário para identificar a mutação da protrombina G20210A. Em contrapartida, muitas mutações diferentes foram encontradas nos genes da antitrombina, proteína C e proteína S, de modo que testes baseados em DNA não são práticos para o diagnóstico desses estados de deficiência hereditários. Portanto, são detectados por exames funcionais e imunológicos. Como as deficiências do tipo II (qualitativas) de antitrombina, proteína C e proteína S exibem níveis imunológicos normais, os ensaios funcionais para essas proteínas são melhores exames de rastreamento.

A abordagem diagnóstica para um paciente com episódio documentado de TEV inclui uma anamnese completa, exame físico e exames laboratoriais básicos para pesquisar possíveis condições precipitantes ou gatilhos para o evento agudo e para descartar causas adquiridas subjacentes de hipercoagulabilidade, como doença maligna oculta, conforme discutido posteriormente na seção sobre estados hipercoaguláveis secundários.

Conforme observado no Capítulo 162 (seção sobre Avaliação do paciente com possível estado de hipercoagulabilidade), a falta de fortes evidências de risco claramente aumentado de *recorrência* de trombose em pacientes com história de TEV associada à maioria dos estados hipercoaguláveis primários (trombofilias) tornou discutível o exame de trombofilia após o primeiro episódio. Embora nenhum ensaio randomizado tenha respondido à pergunta sobre se o exame de trombofilia hereditária no momento do primeiro TEV altera o risco de recorrência, as diretrizes comumente não recomendam exames detalhados em adultos com TEV quando existem fatores de risco transitórios importantes (Figura 73.3).

Uma abordagem diagnóstica razoável nesse momento é rastrear pelo menos todos os pacientes "fortemente trombofílicos" após um episódio inicial de TEV: indivíduos com um evento documentado antes dos 40 anos, uma história familiar positiva ou TEV não provocado ou recorrente. A investigação diagnóstica de trombofilia não é recomendada rotineiramente; entretanto, deve ser feita em todos os pacientes após um primeiro episódio de TEV ou naqueles com fatores deflagradores evidentes. A análise dos resultados de um ensaio randomizado mostrou que o TEV recorrente não aumentou, pelo menos durante a terapia com varfarina, na vigência de fator V de Leiden, mutação da protrombina G20210A, deficiência de antitrombina ou níveis elevados de fator VIII, fator XI ou homocisteína. No entanto, não houve nenhum ensaio clínico controlado até o momento que tenha avaliado o benefício do exame de trombofilia em caso de risco de TEV recorrente. Embora a anticoagulação indefinida seja recomendada para pacientes que tiveram dois ou mais eventos de TEV, independentemente de um estado de hipercoagulabilidade primário ser encontrado, o teste desses indivíduos para trombofilia ainda pode ser útil para orientar as estratégias de rastreamento familiar (ver Figura 73.3). Os indivíduos com trombose arterial geralmente não devem ser testados para nenhum desses distúrbios porque os estados hipercoaguláveis primários não estão claramente associados a risco aumentado de trombose arterial. Em contrapartida, alguns dos estados hipercoaguláveis secundários, como hiper-homocisteinemia e a síndrome de anticorpos antifosfolipídio (ver adiante), estão associados a risco aumentado de trombose arterial e venosa.

Em geral, a investigação diagnóstica de estados hipercoaguláveis primários não é recomendada imediatamente após um evento trombótico importante. Idealmente, deve ser realizada em pacientes clinicamente estáveis após a conclusão da anticoagulação oral após um episódio trombótico. Isso ocorre porque a trombose ativa pode consumir e esgotar transitoriamente algumas das proteínas antitrombóticas do plasma e levar ao diagnóstico errôneo de deficiência hereditária de antitrombina, proteína C ou proteína S. Além da trombose aguda, gravidez, uso de estrogênio, doença hepática e coagulação intravascular disseminada (CID) podem causar deficiências adquiridas de antitrombina, proteína C ou proteína S. A anticoagulação também pode interferir em alguns dos testes funcionais para estados hipercoaguláveis primários. O tratamento com heparina pode causar declínio nos níveis de antitrombina para a faixa de deficiência, mesmo em indivíduos normais. Em contrapartida, a varfarina pode elevar os níveis de antitrombina para a faixa normal em pacientes que apresentam um estado de deficiência hereditária. A terapia com varfarina, por seu próprio modo de ação, também reduz previsivelmente os níveis funcionais e, de maneira menos proeminente, os níveis imunológicos de proteína C e proteína S. Essa ação da varfarina, portanto, leva potencialmente a um diagnóstico incorreto de deficiência hereditária. Os anticoagulantes orais diretos podem interferir no teste de anticoagulante lúpico (ver adiante). Para evitar a interferência de anticoagulantes orais nos testes funcionais de estados hipercoaguláveis ou interpretação de seus resultados, o sangue deve ser coletado pelo menos 2 semanas após a interrupção da varfarina e pelo menos 48 a 72 horas após a interrupção de um anticoagulante oral direto.[4]

Como observado anteriormente, os ensaios de atividade funcional são os melhores exames de rastreamento para deficiências de antitrombina, proteína C e proteína S porque detectam defeitos quantitativos e qualitativos; os ensaios antigênicos (imunológicos) detectam apenas deficiências quantitativas dessas proteínas. Contudo, ensaios de coagulação funcional para proteína C e proteína S podem render valores falsamente baixos se houver resistência a proteína C ativada. A resistência a proteína C ativada pode ser diagnosticada por novos ensaios de coagulação de alta sensibilidade e alta especificidade ou por análise de DNA de sangue periférico para a mutação do fator V Leiden.

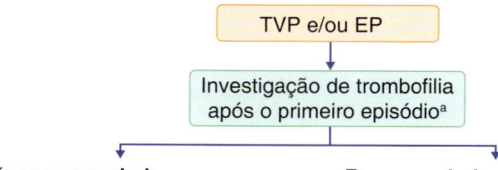

**FIGURA 73.3** Algoritmo para investigação de trombofilia após um primeiro episódio de trombose venosa profunda (TVP) ou embolia pulmonar (EP) e em parentes de primeiro grau assintomáticos. Na ausência de diretrizes baseadas em evidências fortes (ver texto), as decisões sobre a investigação de trombofilia devem ser individualizadas, variando de "não recomendado rotineiramente" a "recomendado na maioria dos casos". TEV = tromboembolismo venoso. [a]A investigação de trombofilia inclui antitrombina III, proteína C, proteína S, fator V de Leiden, mutação do gene da protrombina 20210A e anticorpos anticoagulantes lúpicos/antifosfolipídio. [b]Os fatores provocadores incluem doença maligna ativa, estado pós-operatório, imobilização, traumatismo, doença inflamatória crônica ativa (p. ex., psoríase extensa), neoplasia mieloproliferativa, gravidez, contraceptivos orais e TRH. [c]Em parentes de primeiro grau assintomáticos de tais indivíduos, evitar é uma alternativa ao exame.

## TRATAMENTO

O tratamento inicial da trombose venosa profunda aguda ou embolia pulmonar aguda em pacientes com estados hipercoaguláveis primários não é diferente daquele em pacientes sem defeitos genéticos (Capítulo 74). Como em pacientes sem trombofilia conhecida, a terapia trombolítica deve ser considerada após trombose venosa maciça ou embolia pulmonar. O manejo agudo é iniciado com pelo menos 5 dias de heparina não fracionada ou de baixo peso molecular ou fondaparinux. A anticoagulação oral com varfarina pode ser iniciada no primeiro dia de uso de anticoagulação parenteral e continuada durante pelo menos 6 meses em pacientes com um primeiro episódio de TEV na ausência de fatores desencadeantes (p. ex., estado pós-operatório), com regulação da dose para manter uma razão normalizada internacional (tempo de protrombina) entre 2,0 e 3,0.

Anticoagulantes orais diretos (como rivaroxabana, apixabana e dabigatrana) podem ser usados para tratamento agudo (em doses mais altas) e profilaxia a longo prazo contra a recorrência de tromboembolismo venoso. Além da conveniência da dosagem fixa, eles demonstraram ser pelo menos tão efetivos quanto a varfarina e mais seguros em termos de complicações hemorrágicas. Em algumas circunstâncias específicas, particularmente com próteses valvares cardíacas mecânicas e síndrome antifosfolipídica, eles não se mostraram até o momento superiores ou equivalentes à varfarina em eficácia ou segurança (ver adiante e nos Capítulos 74 e 76).

A continuação da profilaxia anticoagulante oral além dos 6 a 12 meses iniciais após um episódio agudo de TEV deve analisar o risco de sangramento com a continuação do tratamento comparando-o com o risco significativo de TEV recorrente após a interrupção da profilaxia anticoagulante. O risco de recorrência após um episódio não provocado de TEV após a interrupção da anticoagulação é maior durante os primeiros 6 meses e, em seguida, diminui linearmente em 4 a 5% ao ano, enquanto o risco de sangramento maior com anticoagulação contínua (pelo menos com varfarina) é baixo e diminui linearmente em menos de 2% ao ano. Entre os pacientes com um primeiro episódio de embolia pulmonar não provocada que receberam 6 meses de anticoagulação, um tratamento adicional de 18 meses com varfarina reduziu a taxa de TEV recorrente em comparação com o placebo, embora esse benefício não tenha sido mantido após a interrupção da profilaxia de anticoagulação.[A1] Esses achados, que são compatíveis com estudos anteriores, destacam o fato de que o TEV não provocado é uma doença crônica, frequentemente recorrente na ausência de profilaxia. Pacientes com estados hipercoaguláveis primários que tiveram dois ou mais eventos trombóticos devem receber anticoagulação oral profilática indefinida ou vitalícia (Capítulo 76). A anticoagulação indefinida ou vitalícia é provavelmente indicada para indivíduos com trombose recorrente, mesmo na ausência de estados hipercoaguláveis primários identificáveis (Tabela 73.3).

Indivíduos assintomáticos com trombofilia conhecida que não tiveram complicações trombóticas anteriores não requerem anticoagulação profilática, exceto durante períodos de alto risco de trombose. Como cerca de metade dos parentes de primeiro grau de um paciente com um estado hipercoagulável primário deve ser acometida, esses indivíduos devem ser orientados sobre as implicações de testá-los e, potencialmente, fazer um diagnóstico.

O manejo da gravidez em mulheres com estados hipercoaguláveis primários requer consideração especial devido ao alto risco de trombose, principalmente durante o puerpério. Mulheres com trombofilia que já tiveram trombose – e provavelmente também mulheres assintomáticas com trombofilia – devem receber anticoagulação profilática durante a gravidez e por pelo menos 6 semanas após o parto, um período de risco particularmente alto. Os derivados cumarínicos atravessam a placenta e têm o potencial de causar sangramento e efeitos teratogênicos no feto. A segurança dos anticoagulantes orais diretos para o feto ainda não foi estabelecida. Portanto, os anticoagulantes orais não devem ser usados durante a gravidez. A heparina não atravessa a placenta e não causa essas complicações fetais. A heparina de baixo peso molecular e dose fixa é o anticoagulante de escolha durante a gravidez. Nem a varfarina nem a heparina induzem efeito anticoagulante em lactentes quando o medicamento é administrado à mãe que amamenta, portanto, qualquer um deles pode ser administrado com segurança quando indicado no período pós-parto. O mesmo ainda não está estabelecido para os anticoagulantes orais diretos.

Como a necrose cutânea induzida por varfarina (Figura 73.2) é rara, o rastreamento de todos os pacientes à procura de deficiência hereditária de proteína C ou proteína S, condições que sabidamente predispõem a essa complicação, não é indicado antes do início da terapia com varfarina. A maioria dos casos pode ser evitada não se iniciando a terapia com varfarina com altas doses de ataque e pela cobertura concomitante com heparina. Quando a complicação ocorre, manifestada por lesões cutâneas necróticas dolorosas, vermelhas e, subsequentemente, escuras (ver Figura 73.2) alguns dias após o início da varfarina, essa terapia deve ser descontinuada imediatamente, a vitamina K administrada e a heparina iniciada (Capítulo 76). O uso de plasma fresco congelado ou concentrado de proteína C purificado para normalizar os níveis de proteína C rapidamente pode melhorar os resultados. Apesar dessa complicação rara, a varfarina é um anticoagulante profilático eficaz e a longo prazo em pacientes com deficiência hereditária de proteína C ou proteína S.

O concentrado de antitrombina purificado de plasma humano normal ou antitrombina recombinante humana pode ser um adjuvante útil para a anticoagulação em pacientes "resistentes à heparina", que representam casos incomuns de deficiência de antitrombina tipo II, e em pacientes com deficiência de antitrombina com trombose recorrente, apesar da anticoagulação adequada. A infusão de concentrado de antitrombina também pode ser considerada em alguns ambientes perioperatórios ou obstétricos nos quais a anticoagulação representa um risco de sangramento inaceitável.

### Tabela 73.3 Manejo a longo prazo de pacientes com estados hipercoaguláveis primários.*

| CLASSIFICAÇÃO DE RISCO | MANEJO |
|---|---|
| Alto risco<br>≥ 2 tromboses espontâneas<br>1 trombose espontânea com risco à vida<br>1 trombose espontânea em um local incomum (p. ex., mesentérica, venosa cerebral)<br>1 trombose espontânea na vigência de síndrome antifosfolipídio, deficiência de antitrombina ou mais de um único estado hipercoagulável | Anticoagulação por período indefinido ou por toda a vida |
| Risco moderado<br>1 trombose com estímulo pró-trombótico adquirido | Profilaxia vigorosa durante situações de alto risco |
| Assintomático | |

*Além do período inicial de tromboprofilaxia.
Modificada de Bauer K. Approach to thrombosis. In: Loscalzo J, Schafer AI, eds. *Thrombosis and Hemorrhage*. 3rd ed. Philadelphia: Lippincott Williams & Wilkins; 2003:330-342.

## ESTADOS HIPERCOAGULÁVEIS SECUNDÁRIOS

### DEFINIÇÃO

Os estados hipercoaguláveis secundários são distúrbios diversos, principalmente adquiridos, que predispõem os pacientes à trombose por mecanismos fisiopatológicos complexos e multifatoriais. Muitas dessas condições também representam os estímulos provocativos adquiridos para eventos trombóticos clínicos em indivíduos com uma predisposição genética (estados hipercoaguláveis primários). Embora cada distúrbio cause trombose principalmente por meio de anormalidades no fluxo sanguíneo (reologia), na composição do sangue (fatores de coagulação e função plaquetária) ou na parede do vaso, vários mecanismos de sobreposição operam em muitos deles.

### Hiper-homocisteinemia

A hiper-homocisteinemia é um nível elevado de homocisteína no sangue, um aminoácido sulfidrila derivado da metionina por uma via de transmetilação (e-Figura 73.1). A homocisteína é remetilada em metionina ou catabolizada em cistationina. A principal via de remetilação requer folato e cobalamina (vitamina $B_{12}$) e envolve a ação da metilenotetra-hidrofolato redutase (MTHFR); uma via de remetilação menor é mediada por betaína-homocisteína metiltransferase. Alternativamente, a homocisteína é convertida em cistationina em uma via de transulfuração catalisada pela cistationina betassintase (CBS), com piridoxina usada como cofator.

Os estados de deficiência de CBS homozigotos que levam à hiper-homocisteinemia grave (homocistinúria) (Capítulo 198) causam doença aterosclerótica arterial prematura e TEV, bem como retardo mental, defeitos neurológicos, ectopia do cristalino e anormalidades esqueléticas. Em comparação, adultos com deficiência heterozigótica de CBS, com hiper-homocisteinemia leve a moderada resultante, podem ter apenas manifestações trombóticas venosas ou arteriais. A hiper-homocisteinemia resultante de defeitos herdados da via de remetilação geralmente envolve redução da atividade de MTHFR. Em alguns indivíduos homozigotos com a mutação autossômica recessiva C677T do gene *MTHFR*, que ocorre em 15% de determinadas populações, pode ocorrer hiper-homocisteinemia moderada, corrigível com ácido fólico, piridoxina e cobalamina, mas não parece, por si só, na ausência de hiper-homocisteinemia coexistente, estar relacionado com o risco de trombose venosa. As causas adquiridas de hiper-homocisteinemia em adultos envolvem, mais comumente, deficiências nutricionais dos cofatores necessários para o metabolismo da homocisteína, como piridoxina, cobalamina e folato.

A suplementação de vitaminas com folato, piridoxina e cobalamina pode normalizar os níveis elevados de homocisteína no sangue. No entanto, vários ensaios clínicos prospectivos de terapia para redução da homocisteína falharam em mostrar taxas reduzidas de eventos vasculares em pacientes com doença vascular estabelecida. Resta determinar se esta ausência decepcionante de benefício clínico com a terapia com vitaminas para redução da homocisteína indica que a homocisteína não é um fator aterogênico direto, ou que a terapia com vitaminas neste caso pode ter outros efeitos deletérios, ou que possivelmente outros mecanismos estão operativos.

## Doença maligna

Múltiplas anormalidades de hemostasia estão envolvidas no estado hipercoagulável em pacientes com câncer, muitas das quais iniciam um processo sistêmico de coagulação intravascular disseminada crônica (Capítulo 166). A tendência trombótica de pacientes com câncer também pode estar relacionada com fatores mecânicos, como imobilidade, cateteres venosos centrais de demora ou uma massa tumoral volumosa que comprime os vasos, e a condições comórbidas, como sepse, cirurgia, disfunção hepática secundária a metástases e os efeitos pró-trombóticos de determinados agentes antineoplásicos.[5]

A incidência de complicações trombóticas em pacientes com câncer depende em parte do tipo de doença maligna. A hipercoagulabilidade é mais proeminente em pacientes com câncer pancreático (Capítulo 185), adenocarcinoma do trato gastrintestinal (Capítulos 183 e 184), câncer de pulmão (Capítulo 182), câncer de ovário (Capítulo 189) e neoplasias malignas hematológicas. A presença de doença maligna subjacente aumenta o risco independente de trombose no estado pós-operatório. Há um aumento de duas vezes no risco de trombose pós-operatória (ver seção posterior, Estado pós-operatório, imobilização e traumatismo) em pacientes com câncer em comparação com pacientes sem câncer. A trombose ocorre mais comumente em pacientes com doença maligna estabelecida ou diagnosticada concomitantemente. Nesses pacientes, o risco de trombose venosa é maior nos primeiros meses após o diagnóstico de doença maligna e, em seguida, diminui progressivamente durante os 15 anos subsequentes.

O risco aumentado de abrigar uma neoplasia maligna não diagnosticada, geralmente oculta, em pacientes que apresentam TEV está bem estabelecido. A prevalência geral de câncer não diagnosticado em pacientes com TEV não provocado é de aproximadamente 3,5 a 6% no momento da trombose e 5 a 10% no primeiro ano após a trombose.[6] Além da anamnese completa, exame físico e exames laboratoriais e radiografias de rotina, o benefício de uma avaliação extensa para câncer oculto, incluindo exames de imagem avançados, contudo, não está estabelecido.[7] Devido à prevalência relativamente baixa de câncer oculto entre adultos com primeiro TEV não provocado, o rastreamento de rotina com tomografia computadorizada (TC) do abdome e pelve[A2] ou PET com F-fluorodesoxiglicose/TC[A3] geralmente não é recomendado. Um algoritmo para avaliar um paciente para detecção de neoplasia maligna oculta após um episódio de TEV é mostrado na Figura 73.4.

As manifestações trombóticas mais frequentes em pacientes com neoplasias são TVP e embolia pulmonar, mas complicações trombóticas mais incomuns e distintas também são encontradas. A síndrome de Trousseau, caracterizada por tromboflebite superficial migratória dos membros superiores ou inferiores, está fortemente ligada ao câncer. A endocardite trombótica não bacteriana envolve vegetações fibrinoplaquetárias nas valvas cardíacas, que provocam manifestações clínicas por embolização sistêmica (Capítulo 54). Dos pacientes com endocardite trombótica não bacteriana, 75% têm neoplasias malignas subjacentes na necropsia. A síndrome de Trousseau e a endocardite trombótica não bacteriana estão altamente associadas aos adenocarcinomas. A ocorrência de qualquer uma das síndromes em pacientes sem câncer conhecido exige pesquisa mais vigorosa da doença maligna oculta do que em outros pacientes com TVP ou embolia pulmonar. A microangiopatia trombótica (Capítulo 163), caracterizada por hemólise com fragmentação de eritrócitos, trombocitopenia e trombose microvascular com envolvimento de órgãos-alvo, ocorre em cerca

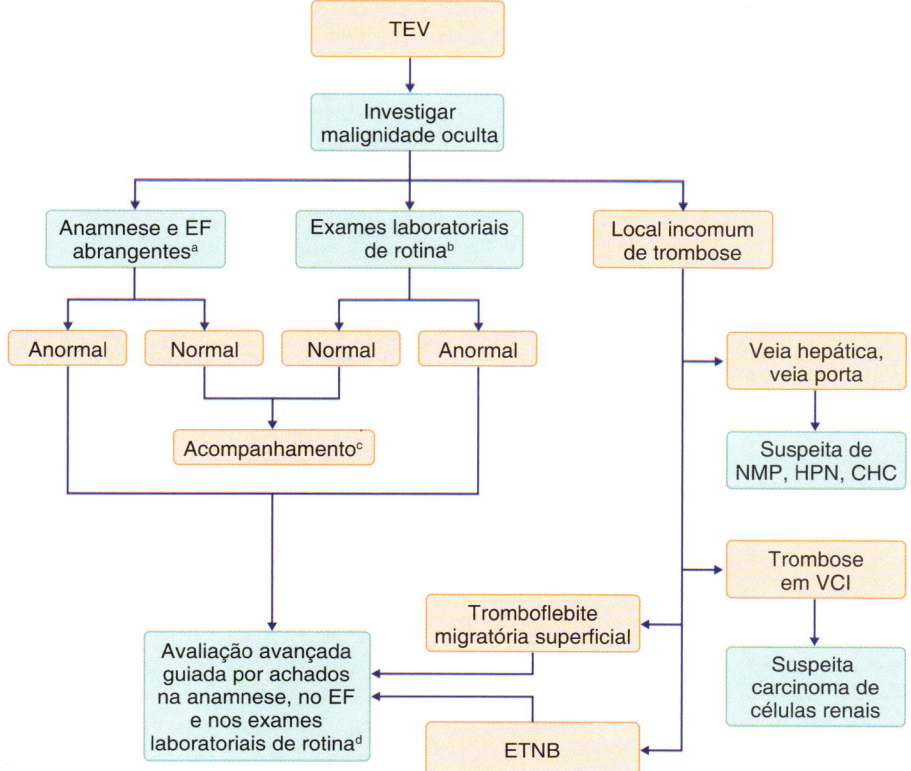

**FIGURA 73.4** Algoritmo para detecção de neoplasia maligna oculta após um episódio não provocado de trombose venosa profunda ou embolia pulmonar ou trombose em um local incomum. CHC = carcinoma hepatocelular; VCI = veia cava inferior; NMP = neoplasia mieloproliferativa; ETNB = endocardite trombótica não bacteriana; EF = exame físico; HPN = hemoglobinúria paroxística noturna; TEV = tromboembolismo venoso. [a]Exame físico que inclui exames retal (com coleta de amostra de fezes para pesquisa de sangue oculto) e de mama e pélvico para mulheres. [b]Avaliações complementares de rotina que incluem radiografia de tórax, hemograma completo, análises químicas básicas e concentração de cálcio. [c]Acompanhamento sugerido em 6 a 12 meses. [d]A testagem avançada poderia incluir exames de imagem mais sofisticados, endoscopias, citologias e semelhantes.

de 5% dos pacientes com carcinomas metastáticos, mais comumente aqueles com locais primários gástricos (Capítulo 183), pulmonares (Capítulo 182) e de mama (Capítulo 188).

Alguns agentes antineoplásicos por si próprios aumentam o risco de trombose em pacientes com câncer. Estes incluem agentes antiangiogênicos (TEV com talidomida e lenalidomida; trombose arterial com bevacizumabe, sunitinibe, sorafenibe). No mieloma múltiplo (Capítulo 178), o risco trombótico da talidomida aumenta em 10 vezes quando o fármaco é combinado com altas doses de dexametasona e uma antraciclina. Outros agentes quimioterápicos trombogênicos incluem ácido todo-*trans*-retinoico e trióxido de arsênio, particularmente quando usados como quimioterapia de indução para leucemia promielocítica aguda (Capítulo 173); cisplatina (que causa trombose venosa e arterial); L-asparaginase (que também pode causar sangramento); e metotrexato.

### TRATAMENTO

O tratamento de TEV agudo em pacientes com câncer deve ser iniciado como em outros pacientes, mas a anticoagulação profilática subsequente geralmente deve ser continuada enquanto a doença maligna ativa estiver presente.[8] Em alguns pacientes, entretanto, a resolução completa do TEV pode possibilitar a interrupção segura do tratamento.[A4] A anticoagulação pode ser difícil em muitos pacientes com câncer; esses pacientes podem ser resistentes à profilaxia com varfarina. A anticoagulação também pode ser complicada por sangramento nos tumores. O tratamento a longo prazo de pacientes com câncer com heparina de baixo peso molecular (HBPM) após TEV (Capítulo 76) reduz as recorrências e possivelmente diminui as complicações hemorrágicas em comparação com o tratamento com varfarina. A HBPM também reduz o risco de um primeiro TEV em pacientes com câncer[A5] e é mais eficaz do que a varfarina neste caso,[A6] embora não tenha sido demonstrado que aumente a sobrevida geral neste cenário.[A7] Em geral, edoxabana (60 mg/dia) é tão boa quanto a HBPM, com taxas insignificantemente mais baixas de TEV recorrente em comparação com taxas insignificantemente mais altas de sangramento.[A8] Tanto a rivaroxabana (10 mg/dia) quanto a apixabana (2,5 mg/dia) são seguras e eficazes como profilaxia contra um primeiro TEV em pacientes com câncer que apresentam risco intermediário ou alto de desenvolver um TEV.[A8b,A8c]

### Neoplasias mieloproliferativas e hemoglobinúria paroxística noturna

A trombose e, aparentemente paradoxalmente, o sangramento são as principais causas de morbidade e mortalidade em pacientes com neoplasias mieloproliferativas crônicas (Capítulo 157) e o distúrbio de células-tronco da medula óssea relacionado com hemoglobinúria paroxística noturna (Capítulo 151). Na policitemia vera não controlada, o aumento da viscosidade do sangue total contribui para a tendência trombótica. Trombocitose, função plaquetária anormal e outros fatores menos compreendidos também estão provavelmente envolvidos no defeito hemostático das neoplasias mieloproliferativas e na hemoglobinúria paroxística noturna.

Além de TVP e embolia pulmonar, algumas manifestações trombóticas distintas são observadas. A trombose venosa hepática (síndrome de Budd-Chiari) e a trombose portal e outras tromboses venosas intra-abdominais (Capítulo 134) estão associadas a neoplasias mieloproliferativas e hemoglobinúria paroxística noturna (Capítulo 151)[9] e podem ser as manifestações iniciais da doença. Neoplasias mieloproliferativas, particularmente policitemia vera (Capítulo 157) e trombocitemia essencial (Capítulo 157), podem causar eritromelalgia, uma síndrome de trombose microvascular manifestada por dor intensa acompanhada de calor, escurecimento e eritema mosqueado, às vezes semelhante a livedo reticular com uma distribuição nas irregular extremidades, mais proeminentemente nos pés; pode ocorrer isquemia microvascular digital que evolui para insuficiência vascular e gangrena (Capítulo 72). Um amplo espectro de manifestações neurológicas pode ser causado por isquemia cerebrovascular, especialmente em pacientes com trombocitemia essencial.

### TRATAMENTO

O tratamento do TEV em pacientes com neoplasias mieloproliferativas e hemoglobinúria paroxística noturna deve ser iniciado como em pacientes sem esses distúrbios hematológicos. Em pacientes com trombose associada à policitemia vera, o hematócrito deve ser mantido na faixa normal com flebotomias ou quimioterapia, ou com ambas. Os pacientes mantidos em uma meta de hematócrito de menos de 45% têm uma taxa significativamente menor de morte cardiovascular e trombose grave do que aqueles com metas de hematócrito de 45 a 50%.[A9] O ácido acetilsalicílico em baixas doses (100 mg/dia) pode prevenir complicações trombóticas sem aumentar a incidência de sangramento maior em pacientes com policitemia vera que não têm contraindicações para tal tratamento. Em pacientes com trombocitemia essencial e alto risco ou história prévia de trombose, a citorredução da contagem plaquetária elevada deve ser alcançada com quimioterapia. Pacientes com hemoglobinúria paroxística noturna (Capítulo 151) beneficiam-se do tratamento com um inibidor do componente C5 do complemento, como ravulizumabe (dose de ataque de 2.400 mg para pacientes com peso ≥ 40 a < 60 kg, 2.700 mg para pacientes ≥ 60 a < 100 kg e 3.000 mg para pacientes ≥ 100 kg, seguida por dose de manutenção de 3.000 mg para pacientes ≥ 40 a < 60 kg, 3.300 mg para pacientes ≥ 60 a < 100 kg e 3.600 mg para pacientes ≥ 100 kg no dia 15 e a cada 8 semanas a partir de então).[A9b,A9c]

### Síndrome de anticorpos antifosfolipídio

A síndrome de anticorpos antifosfolipídio (Capítulo 165) é caracterizada por trombose venosa e arterial, perda gestacional espontânea recorrente (que também pode ser devido à trombose), trombocitopenia e várias manifestações neuropsiquiátricas.[10] A síndrome está associada a um grupo heterogêneo de autoanticorpos que se ligam a complexos aniônicos fosfolipídio-proteína, cujo cofator de proteína é a $\beta_2$-glicoproteína I. Pacientes com esta síndrome têm qualquer combinação de exames positivos para diferentes anticorpos antifosfolipídio-proteína plasmáticos (p. ex., anticorpos anticardiolipina) e exames de coagulação baseados em fosfolipídios (anticoagulantes lúpicos; Capítulo 242). Os efeitos protrombóticos predominantes desses anticorpos são provavelmente direcionados à parede do vaso.

A TVP e a embolia pulmonar são os eventos trombóticos venosos mais frequentes nesses pacientes.[11] Os eventos vasculares cerebrais são as complicações trombóticas arteriais mais comuns e manifestam-se como acidente vascular encefálico (AVE), ataque isquêmico transitório (AIT) (Capítulo 379), demência por múltiplos infartos cerebrais (Capítulo 374) ou oclusão da artéria retiniana. Oclusão vascular periférica e intra-abdominal é encontrada mais raramente. Cerca de um terço desses pacientes tem vegetações valvares cardíacas não bacterianas (endocardite de Libman-Sacks). As complicações obstétricas mais proeminentes são a perda recorrente da gravidez espontânea e o retardo do crescimento fetal, que são provavelmente decorrentes de trombose dos vasos placentários. Ocasionalmente, pacientes apresentam síndrome de anticorpos antifosfolipídio "catastrófica" envolvendo vários eventos oclusivos vasculares agudos e, às vezes, fatais, ou "tempestade trombótica". As complicações trombóticas são amplamente limitadas a pacientes com síndrome de anticorpos antifosfolipídio primária e pacientes nos quais os anticorpos estão associados à colagenoses, não a medicamentos ou infecções.

### TRATAMENTO E PREVENÇÃO

O manejo agudo da trombose nesses pacientes é essencialmente o mesmo prescrito para outros indivíduos. O monitoramento da anticoagulação com heparina é difícil em pacientes com anticoagulante lúpico porque eles já têm um prolongamento basal do tempo de tromboplastina parcial ativada (TTPa); o uso de heparina de baixo peso molecular, que não exige monitoramento, pode contornar esse problema. A varfarina é efetiva na prevenção de trombose recorrente, mas geralmente demanda terapia prolongada ou por períodos indefinidos com doses suficientes para atingir uma razão normalizada internacional de 2,0 a 3,0.[11b] Os anticoagulantes orais diretos não são tão bons quanto a varfarina em pacientes com síndrome de anticorpos antifosfolipídio de alto risco.[12,A10] Embora evidências laboratoriais de anticorpos antifosfolipídio em pacientes com um primeiro episódio de TEV ainda seja geralmente considerada uma indicação para terapia anticoagulante indefinida, uma revisão sistemática mostrou que a força dessa associação é incerta devido às evidências de baixa qualidade que a apoiam. Nenhum tratamento estabelecido para mulheres com síndrome de anticorpos antifosfolipídio comprovadamente impede a perda fetal recorrente. O tratamento com prednisona e ácido acetilsalicílico durante a gravidez não é efetivo na promoção de nascidos vivos e pode aumentar o risco de prematuridade.

## PROGNÓSTICO

Pacientes com anticoagulante lúpico correm risco 6 vezes maior de trombose futura, um risco 2 a 4 vezes maior de trombose recorrente e um aumento de 12% da taxa de mortalidade em 10 anos.[13,14]

### Gravidez, tecnologias de reprodução assistida, contraceptivos orais e terapia de reposição hormonal

A ativação do sistema de coagulação é iniciada localmente na circulação uteroplacentária materna, em que a placenta é a fonte do aumento da geração de trombina. A ativação plaquetária e o aumento da renovação plaquetária também ocorrem durante a gravidez normal, e cerca de 8% das mulheres saudáveis apresentam trombocitopenia leve a termo. Ao mesmo tempo, o sistema fibrinolítico é progressivamente embotado ao longo da gravidez em razão da ação do inibidor do ativador do plasminogênio placentário do tipo 2. O efeito final dessas alterações de coagulação é a criação de um estado de hipercoagulabilidade que torna as gestantes vulneráveis à trombose, sobretudo no puerpério. Essas alterações sistêmicas são agravadas por fatores mecânicos e reológicos pró-trombóticos na gravidez, como estase venosa nas pernas (especialmente no membro inferior esquerdo) causada pelo útero grávido, lesão da veia pélvica durante o trabalho de parto e traumatismo da cesariana.

As tecnologias de reprodução assistida, principalmente a fertilização *in vitro* (FIV), conferem risco aumentado de tromboembolismo venoso, embora a magnitude absoluta seja bastante baixa. Com a FIV, a incidência de TEV é de aproximadamente 0,1 a 0,5% por ciclo de tratamento. A síndrome de hiperestimulação ovariana, que é uma complicação iatrogênica e potencialmente fatal da FIV, representa um importante fator de risco para trombose.

Os contraceptivos orais induzem um estado pró-trombótico, aumentando os efeitos pró-coagulantes e diminuindo os efeitos anticoagulantes fisiológicos. O uso de contraceptivos orais está associado a risco aumentado de trombose venosa, infarto do miocárdio, AVE e doença arterial periférica, principalmente durante o primeiro ano de uso (Capítulo 225). Inesperadamente, os contraceptivos orais de terceira geração, que contêm menos estrogênio e uma progestina diferente, dobram o risco de TEV em comparação com os de segunda geração. A reposição hormonal após menopausa aumenta o risco de TEV profundo por um fator de 2 a 3,5, pelo menos durante o primeiro ano.[15] A TRH não tem efeito benéfico e possivelmente tem efeito prejudicial sobre o risco de doença arterial (Capítulo 227).[16]

TVP e embolia pulmonar são as complicações trombóticas mais comuns da gravidez e do uso de contraceptivos orais ou TRH. Estados primários hipercoaguláveis coexistentes são um fator de risco pelo menos aditivo em todos esses casos. Se não houver história familiar clara de TEV clínico ou relato de mutação fortemente trombofílica em um parente de primeiro grau, há pouca justificativa, entretanto, para rastrear mutações pró-trombóticas durante gravidez ou antes de iniciar a TRH ou contraceptivos orais. Aumento da idade, aumento da paridade, cesariana, repouso prolongado no leito ou imobilização, obesidade e tromboembolismo prévio são fatores de risco pró-trombótico adicionais em gestantes. A maioria dos eventos trombóticos associados à gravidez ocorre no período periparto, especialmente após o parto. Considerações especiais para anticoagulação no caso de gravidez são observadas na seção sobre o tratamento de estados hipercoaguláveis primários.

### Inflamação sistêmica

A inflamação sistêmica está envolvida na patogenia do TEV por meio da inflamação e danos da parede do vaso, bem como da hipercoagulabilidade sistêmica. Pacientes com doenças autoimunes do tecido conjuntivo, sobretudo artrite reumatoide, artrite reumatoide juvenil e lúpus eritematoso sistêmico, correm risco aumentado de TEV. A psoríase, uma doença imunoinflamatória associada a risco cardiovascular e eventos aterotrombóticos, também demonstrou, em um estudo de coorte, risco aumentado de TEV; o risco foi considerado mais alto em pacientes mais jovens com psoríase grave. Outras doenças de pele de etiologia autoimune não foram associadas ao risco de TEV em outro estudo caso-controle de base populacional.

### Estado pós-operatório, imobilização e traumatismo

A trombose pós-operatória (Capítulo 405) é causada por uma combinação de fatores mecânicos locais, incluindo diminuição do fluxo de sangue venoso nos membros inferiores e alterações sistêmicas na coagulação.[17] O nível de risco de trombose pós-operatória depende muito do tipo de cirurgia realizada. É agravado por fatores de risco coexistentes, como estado hipercoagulável primário hereditário subjacente ou doença maligna (consulte as seções anteriores), idade avançada e procedimentos prolongados. TVP pós-operatória e embolia pulmonar, as complicações trombóticas mais comuns, são frequentemente assintomáticas e detectáveis apenas por estudos não invasivos. A incidência de TVP após procedimentos cirúrgicos gerais é de cerca de 20 a 25%, com quase 2% desses pacientes apresentando embolia pulmonar clinicamente significativa. Sem profilaxia, o risco de TVP após artroplastia de quadril e reconstrução de joelho varia de 45 a 70%, e embolia pulmonar clinicamente significativa ocorre em 20% dos pacientes submetidos à artroplastia de quadril. Embora o processo de trombose geralmente comece durante a cirurgia ou alguns dias após uma cirurgia, o risco dessa complicação pode ser prolongado além do momento da alta hospitalar, particularmente em pacientes submetidos a artroplastia de quadril.

Pacientes acamados ou em viagens aéreas prolongadas correm risco aumentado de TEV. O TEV também é uma das causas mais comuns de morbimortalidade em sobreviventes de traumatismos de grande porte, e TVP assintomática de membros inferiores foi detectada por venografia em mais de 50% dos pacientes hospitalizados em decorrência de traumatismo. O risco de trombose venosa após traumatismo aumenta com a idade avançada, necessidade de cirurgia ou transfusões e fraturas de membros inferiores ou lesão da medula espinal.

Métodos mecânicos de profilaxia contra TEV devem ser considerados para pacientes pós-operatórios de alto risco e pacientes acamados com doenças, seja em combinação com profilaxia anticoagulante ou para pacientes que correm risco excepcionalmente alto de sangramento com anticoagulação. Esses métodos incluem meias de compressão graduada, dispositivos de compressão pneumática intermitente e bombas plantares para estimular o retorno venoso.

Para viajantes de longa distância com risco aumentado de TEV, como aqueles que já apresentaram TEV ou que apresentam estados hipercoaguláveis, as recomendações atuais incluem deambulação frequente, hidratação com líquidos não alcoólicos, exercícios para os músculos da panturrilha e o uso de meias de compressão graduada abaixo do joelho adequadamente ajustadas que promovem 15 a 30 mmHg de pressão no tornozelo durante a viagem; meias de compressão não são recomendadas para outros viajantes de longa distância. O uso de ácido acetilsalicílico ou anticoagulantes para prevenir TEV não é recomendado para viajantes de longa distância com risco aumentado de TEV.

 **Recomendações de grau A**

A1. Bova C, Bianco A, Mascaro V, et al. Extended anticoagulation and mortality in venous thromboembolism. A meta-analysis of six randomized trials. *Thromb Res.* 2016;139:22-28.
A2. Robertson L, Yeoh SE, Broderick C, et al. Effect of testing for cancer on cancer- or venous thromboembolism (VTE)-related mortality and morbidity in people with unprovoked VTE. *Cochrane Database Syst Rev.* 2018;11:CD010837.
A3. Robin P, Le Roux PY, Planquette B, et al. Limited screening with versus without (18) F-fluorodeoxyglucose PET/CT for occult malignancy in unprovoked venous thromboembolism: an open-label randomised controlled trial. *Lancet Oncol.* 2016;17:193-199.
A4. Napolitano M, Saccullo G, Malato A, et al. Optimal duration of low molecular weight heparin for the treatment of cancer-related deep vein thrombosis: the Cancer-DACUS study. *J Clin Oncol.* 2014;32:3607-3612.
A5. Ben-Aharon I, Stemmer SM, Leibovici L, et al. Low molecular weight heparin (LMWH) for primary thrombo-prophylaxis in patients with solid malignancies—systematic review and meta-analysis. *Acta Oncol.* 2014;53:1230-1237.
A6. Di Nisio M, Porreca E, Otten HM, et al. Primary prophylaxis for venous thromboembolism in ambulatory cancer patients receiving chemotherapy. *Cochrane Database Syst Rev.* 2014;8:CD008500.
A7. Sanford D, Naidu A, Alizadeh N, et al. The effect of low molecular weight heparin on survival in cancer patients: an updated systematic review and meta-analysis of randomized trials. *J Thromb Haemost.* 2014;12:1076-1085.
A8. Raskob GE, van Es N, Verhamme P, et al. Edoxaban for the treatment of cancer-associated venous thromboembolism. *N Engl J Med.* 2018;378:615-624.
A8b. Khorana AA, Soff GA, Kakkar AK, et al. Rivaroxaban for thromboprophylaxis in high-risk ambulatory patients with cancer. *N Engl J Med.* 2019;380:720-728.
A8c. Carrier M, Abou-Nassar K, Mallick R, et al. Apixaban to prevent venous thromboembolism in patients with cancer. *N Engl J Med.* 2019;380:711-719.
A9. Marchioli R, Finazzi G, Specchia G, et al. Cardiovascular events and intensity of treatment in polycythemia vera. *N Engl J Med.* 2013;368:22-33.
A9b. Kulasekararaj AG, Hill A, Rottinghaus ST, et al. Ravulizumab (ALXN1210) vs eculizumab in C5-inhibitor-experienced adult patients with PNH: the 302 study. *Blood.* 2019;133:540-549.
A9c. Lee JW, Sicre de Fontbrune F, Wong Lee Lee L, et al. Ravulizumab (ALXN1210) vs eculizumab in adult patients with PNH naive to complement inhibitors: the 301 study. *Blood.* 2019;133:530-539.
A10. Pengo V, Denas G, Zoppellaro G, et al. Rivaroxaban vs warfarin in high-risk patients with antiphospholipid syndrome. *Blood.* 2018;132:1365-1371.

## REFERÊNCIAS BIBLIOGRÁFICAS

*As referências bibliográficas, bem como os outros materiais suplementares deste livro, encontram-se no GEN-IO, nosso ambiente virtual de aprendizagem.*

# TROMBOSE VENOSA E EMBOLIA

JEFFREY I. WEITZ E JEFFREY S. GINSBERG

## DEFINIÇÕES

O tromboembolismo venoso (TEV) inclui trombose venosa profunda (TVP) e embolia pulmonar. A TVP geralmente envolve as veias profundas das pernas ou braços, mas pode ocorrer em outros locais. A oclusão das veias profundas de um membro por trombo prejudica a drenagem de sangue, causando dor e edema distal à obstrução. A embolia pulmonar refere-se à obstrução de uma artéria pulmonar por trombo que se deslocou de outras partes do corpo, através da corrente sanguínea e para os pulmões. TVP nas pernas, ou menos comumente, nos braços, é sem dúvida a principal fonte de embolia pulmonar.

As complicações crônicas da TVP e da embolia pulmonar incluem síndrome pós-trombótica e hipertensão arterial pulmonar (HAP) tromboembólica crônica, respectivamente. A síndrome pós-trombótica, que ocorre em até 40% dos pacientes com TVP extensa, é caracterizada por edema dependente e desconforto no membro acometido e, em casos graves, pode levar a úlceras venosas. A síndrome é causada por hipertensão venosa como resultado de obstrução venosa por trombo residual e refluxo de sangue decorrente de válvulas venosas incompetentes. A hipertensão pulmonar tromboembólica crônica, que complica até 4% dos casos de embolia pulmonar, ocorre quando os êmbolos nas principais artérias pulmonares não desaparecem e são substituídos por tecido fibroso que se incorpora às paredes dos vasos, estreitando-os ou obstruindo-os. A obstrução do leito vascular pulmonar aumenta a resistência arterial pulmonar e pode levar à insuficiência cardíaca direita.

A trombose também pode ocorrer em veias superficiais. Embora benigna e autolimitada quando as veias da mão ou da fossa antecubital estão envolvidas como uma complicação da coleta de sangue, cateteres intravenosos ou administração de substâncias psicoativas, a trombose venosa superficial nos membros inferiores pode estender-se para as veias profundas, levando assim a TVP e embolia pulmonar.

## EPIDEMIOLOGIA

Um primeiro episódio de TEV ocorre em cerca de 1 a 2 pessoas por 1.000 a cada ano nos EUA. A incidência aumenta com a idade, com 5 a 10 casos por 1.000 pessoas por ano aos 80 anos. Embora homens e mulheres sejam acometidos igualmente, a incidência é maior em brancos e afro-americanos do que em hispânicos e em habitantes das ilhas do Pacífico Asiático.[1]

Aproximadamente um terço dos pacientes com TEV sintomático apresentam embolia pulmonar, enquanto o restante apresenta TVP.[2] Estima-se que a embolia pulmonar seja responsável por 15% das mortes em pacientes hospitalizados e por cerca de 150.000 mortes a cada ano nos EUA. Como resultado, a TEV é a terceira causa mais comum de morte vascular após infarto do miocárdio e acidente vascular encefálico (AVE).

A TVP geralmente começa nas veias da panturrilha. Em pacientes com sinais/sintomas sugestivos de TVP, o diagnóstico é confirmado em até 25%. A TVP é restrita à panturrilha em cerca de 15% desses pacientes. A maioria dos casos de TVP restrita à panturrilha desaparece espontaneamente, mas em cerca de 20% desses pacientes, o trombo estende-se para as veias proximais, geralmente em 1 semana após o início dos sintomas. Após o trombo estender-se para as veias proximais da perna, eles podem deslocar-se e causar embolia pulmonar.

## BIOPATOLOGIA

Fatores de risco hereditários e adquiridos determinam o risco intrínseco de TEV para cada indivíduo (e-Figura 74.1). Os fatores de risco hereditários incluem anormalidades associadas à hipercoagulabilidade do sangue (Capítulo 73); as mais comuns são o fator V de Leiden e as mutações do gene da protrombina G20210A.[3] Os fatores de risco adquiridos incluem idade avançada, história de TEV anterior, obesidade e câncer ativo, todos os quais limitam a mobilidade e podem estar associados à hipercoagulabilidade. Sobreposto a este risco de fundo, o VTE frequentemente ocorre na presença de fatores desencadeantes, que aumentam o risco acima do limite crítico. Fatores desencadeantes como cirurgia, traumatismo e gravidez ou terapia com estrogênio levam a ativação celular endotelial, estase e hipercoagulabilidade, que são componentes da tríade de Virchow.

Até metade dos pacientes com um primeiro episódio de TEV não apresentou fatores de risco identificáveis e é descrita como tendo TEV não provocado ou idiopático. O restante desenvolve TEV secundário a fatores de risco ou desencadeantes; esses episódios são considerados provocados. Os fatores de risco para TEV podem ser classificados de acordo com a magnitude e duração como maior ou menor e transitório ou persistente, respectivamente. Os fatores de risco transitórios maiores incluem cirurgia ou traumatismo, enquanto o câncer ativo é um exemplo de fator de risco persistente maior. Fatores de risco transitórios menores incluem terapia com estrogênio ou viagem prolongada, enquanto obesidade, história pregressa ou familiar de TEV e defeitos trombofílicos como fator V de Leiden ou mutações do gene da protrombina são exemplos de fatores de risco persistentes menores (Capítulo 73).

A TVP pode ocorrer em qualquer uma das pernas. Entretanto, a TVP na gravidez envolve veias iliofemorais da perna esquerda em 90% dos casos e tipicamente poupa as veias da panturrilha e poplíteas. Essa localização reflete compressão da veia ilíaca esquerda pelo útero aumentado; um exagero da chamada síndrome de May-Thurner, em que redes venosas e compressão da veia ilíaca pela artéria ilíaca direita sobrejacente reduzem o fluxo sanguíneo e podem causar TVP.

A maior parte dos êmbolos pulmonares origina-se de TVP nos membros inferiores, e a embolia pulmonar pode ser detectada em cerca de 40% dos pacientes com TVP proximal. Da mesma maneira, pelo menos 50% dos pacientes com embolia pulmonar comprovada apresentam TVP demonstrável. A TVP em membro superior envolvendo veias axilares ou subclávias também dá origem a embolia pulmonar, mas apenas em 10 a 15% desses pacientes. A TVP em membro superior ocorre mais frequentemente em pacientes com câncer (Capítulo 169), particularmente em pacientes com cateteres venosos centrais de demora. A TVP espontânea em membro superior, geralmente envolvendo o braço dominante, pode ocorrer com esforço extenuante – a chamada síndrome de Paget-Schroetter.

## MANIFESTAÇÕES CLÍNICAS

Os pacientes com TVP tipicamente apresentam edema, dor, calor e vermelhidão no membro acometido (Figura 74.1). Entretanto, alguns pacientes têm sinais/sintomas mínimos. O diagnóstico diferencial inclui traumatismo, infecção, cisto de Baker rompido (Capítulo 248; Tabela 74.1),

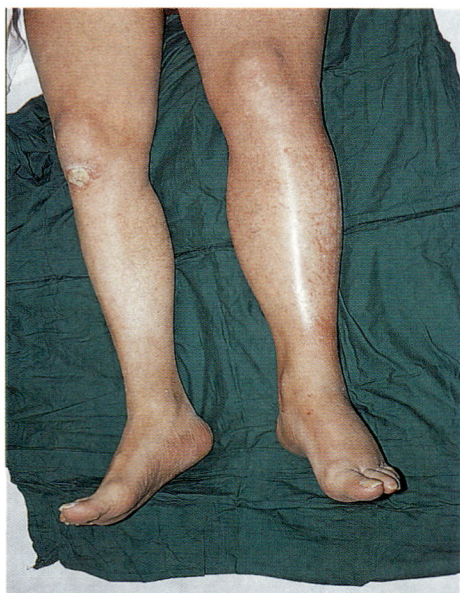

**FIGURA 74.1** Trombose venosa profunda (TVP) manifestando-se como edema agudo da perna esquerda. Observe a dilatação das veias superficiais. A perna estava quente ao toque e havia dor à palpação ao longo do trajeto das veias poplítea e femoral esquerdas. Menos de 50% dos pacientes com TVP apresentam esses achados, e outras condições podem mimetizar TVP; portanto, investigação adicional é sempre indicada. Observe a lesão psoriásica coincidente abaixo do joelho direito. (De Forbes CD, Jackson WF. *Color Atlas and Text of Clinical Medicine*, 3rd ed. London: Mosby; 2003.)

| Tabela 74.1 | Diagnósticos alternativos em 87 pacientes consecutivos com trombose venosa profunda clinicamente suspeita e venogramas normais.* |
|---|---|
| **DIAGNÓSTICO** | **PACIENTES (%)** |
| Tensão muscular | 24 |
| Lesão por torção direta do membro inferior | 10 |
| Edema do membro inferior paralisado | 9 |
| Linfangite, obstrução linfática | 7 |
| Refluxo venoso | 7 |
| Lesão muscular | 6 |
| Cisto de Baker | 5 |
| Celulite | 3 |
| Anormalidade interna do joelho | 2 |
| Desconhecido | 26 |

*O diagnóstico foi feito após a exclusão de trombose venosa profunda por venografia.

| Tabela 74.2 | Regra de previsão da probabilidade de trombose venosa profunda. |
|---|---|
| **CARACTERÍSTICA CLÍNICA** | **ESCORE*** |
| Câncer ativo (tratamento em andamento nos 6 meses anteriores ou tratamento paliativo)* | 1 |
| Paralisia, paresia ou imobilização gessada recente dos membros inferiores | 1 |
| Repouso recente na cama por mais de 3 dias ou cirurgia de grande porte nos 3 meses anteriores que exigiu anestesia | 1 |
| Dor à palpação localizada das veias profundas da perna | 1 |
| Edema de todo o membro inferior | 1 |
| Edema da panturrilha > 3 cm maior do que o lado assintomático medido 10 cm abaixo da tuberosidade tibial | 1 |
| Edema depressível restrito à perna sintomática | 1 |
| Veias superficiais colaterais (não varicosas) | 1 |
| Trombose venosa profunda previamente documentada | 1 |
| Diagnóstico alternativo tão ou mais provável do que trombose venosa profunda | −2 |

*Uma pontuação de 0 ou menos indica baixa probabilidade, 1 ou 2 indica probabilidade moderada e 3 ou mais indica alta probabilidade. O câncer de pele não melanoma não é um risco. Modificada por Wells PS, Anderson DR, Bormanis J, et al. Valor da avaliação da probabilidade pré-teste de trombose venosa profunda no manejo clínico. Lancet. 1997;350:1795-1798.

doença arterial periférica (Capítulo 71) e outras doenças venosas como insuficiência venosa crônica; TVP pode coexistir com esses distúrbios.

Os sinais e sintomas mais comuns de embolia pulmonar incluem dispneia aos esforços, dor torácica que frequentemente é de natureza pleurítica, taquipneia e tosse. Muitos pacientes com embolia pulmonar têm sinais e sintomas concomitantes de TVP. Os sinais e sintomas menos comuns incluem febre, hemoptise, cianose, hipotensão e choque. Outros sintomas inespecíficos incluem palpitações, ansiedade e sensação de desmaio.

Pacientes com embolia pulmonar maciça frequentemente apresentam dispneia em repouso e hipotensão e podem ter síncope (Capítulos 45 e 56) em decorrência de hipoxemia e baixo débito cardíaco. Pode ocorrer cianose central e periférica, e um ritmo de galope pode se desenvolver como consequência da insuficiência cardíaca. As veias jugulares estão distendidas se houver desenvolvimento de insuficiência cardíaca direita. A segunda bulha cardíaca ($B_2$) pode ser amplamente desdobrada e o componente pulmonar ($P_2$) pode estar hiperfonético em razão do retardo do esvaziamento do ventrículo direito. Elevação paraesternal do ventrículo direito pode ocorrer na embolia pulmonar maciça e hipertensão pulmonar aguda. A combinação de hipotensão, hipoxemia e aumento da carga de trabalho cardíaca pode desencadear angina (Capítulo 62) ou infarto do miocárdio evidente (Capítulos 63 e 64).

Quando os pacientes apresentam sinais/sintomas torácicos sugestivos de embolia pulmonar, o diagnóstico diferencial inclui distúrbios pulmonares, como pneumonia (Capítulo 91), exacerbação de doença pulmonar obstrutiva crônica (Capítulo 82) ou asma (Capítulo 81); pleurisia secundária à doença do tecido conjuntivo (Capítulo 92); distúrbios cardíacos, como insuficiência cardíaca (Capítulo 52), síndrome coronariana aguda (Capítulo 63) ou pericardite (Capítulo 68); e distúrbios musculoesqueléticos, como fratura de costelas.

### DIAGNÓSTICO

O diagnóstico clínico de TVP ou embolia pulmonar é, em si, inacurado porque nenhum sinal ou sintoma individual é suficientemente preditivo para confirmar ou excluir o diagnóstico. Portanto, o diagnóstico começa com a determinação da probabilidade pré-teste usando modelos de avaliação de risco validados para TVP (Tabela 74.2) ou embolia pulmonar (Tabela 74.3).[4] Embora essas ferramentas de avaliação clínica categorizem os pacientes de acordo com a probabilidade pré-teste de TEV com razoável precisão, raramente devem ser usadas como testes independentes. Em vez disso, os modelos de avaliação de risco devem ser combinados com outros exames, como o dímero D, que, se normal, pode ser usado para excluir o diagnóstico de TEV em pacientes com probabilidade pré-teste baixa a moderada. Se o teste do dímero D for positivo ou se a probabilidade pré-teste for alta, o diagnóstico de TVP ou embolia pulmonar deve ser confirmado por ultrassonografia (US) de compressão venosa ou angiografia pulmonar por tomografia computadorizada (APTC), respectivamente (Figura 74.2).

| Tabela 74.3 | Regra de previsão da probabilidade de embolia pulmonar. |
|---|---|
| **VARIÁVEL** | **PONTOS** |
| **FATORES PREDISPONENTES** | |
| TEV anterior | 1,5 |
| Cirurgia ou imobilização recente | 1,5 |
| Câncer | 1 |
| **SINTOMAS** | |
| Hemoptise | 1 |
| **SINAIS** | |
| Frequência cardíaca > 100 bpm | 1,5 |
| Sinais clínicos de TVP | 3 |
| **JULGAMENTO CLÍNICO** | |
| Diagnóstico alternativo menos provável do que EP | 3 |
| **PROBABILIDADE CLÍNICA** | **TOTAL DE PONTOS** |
| Baixo | < 2 |
| Moderado | 2 a 6 |
| Alto | > 6 |

TVP = trombose venosa profunda; EP = embolia pulmonar; TEV = tromboembolismo venoso.
Adaptada de Wells PS, Ginsberg JS, Anderson DR, et al. Use of a clinical model for safe management of patients with suspected pulmonary embolism. Ann Intern Med. 1998;129:997-1005.

### Exames de diagnóstico

#### Dímero D

Um produto de degradação derivado da plasmina da fibrina reticulada, o dímero D pode ser medido no sangue total ou plasma e é um biomarcador que reflete a ativação contínua do sistema de coagulação. Os ensaios de dímero D variam em sua sensibilidade e especificidade. Ensaios imunoenzimáticos e turbidimétricos avançados de dímero D têm sensibilidades acima de 95%, mas não são específicos para o diagnóstico de TEV.[5] Os níveis de dímero D podem ser elevados com a idade avançada, condições inflamatórias crônicas e malignidade. Além disso, os pacientes hospitalizados têm maior probabilidade de apresentar níveis elevados de dímero D do que os pacientes ambulatoriais. Em decorrência dessa falta de especificidade, o valor do ensaio de dímero D reside em seu alto valor preditivo negativo. Um nível normal de dímero D em um paciente com probabilidade pré-teste baixa ou moderada de TVP ou embolia pulmonar essencialmente exclui o diagnóstico, evitando assim a necessidade de exames diagnósticos adicionais.

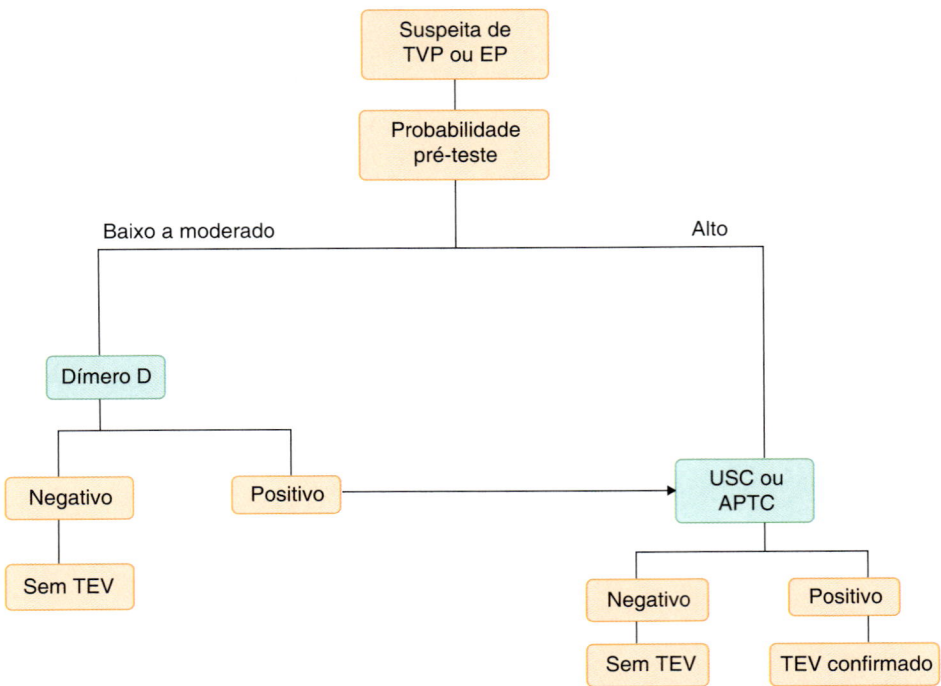

**FIGURA 74.2** Abordagem clínica em pacientes com suspeita de trombose venosa profunda (TVP) ou embolia pulmonar (EP). APTC = angiografia pulmonar por tomografia computadorizada; USC = ultrassonografia de compressão; TEV = tromboembolismo venoso.

### Ultrassonografia com compressão

A US com compressão com ou sem imagem Doppler é o exame não invasivo mais amplamente usado para o diagnóstico de TVP em razão de sua acurácia na detecção de trombo envolvendo as veias poplítea ou mais proximais. A ausência de compressibilidade (Figura 74.3) das veias proximais da perna na US confirma o diagnóstico de TVP em pacientes sintomáticos e é uma indicação de tratamento. A sensibilidade da US para detecção de TVP da panturrilha é menor do que para detecção de TVP proximal; consequentemente, alguns centros examinam apenas as veias acima da trifurcação da panturrilha, enquanto outros examinam as veias proximal e da panturrilha. O resultado normal da US de todo o membro inferior exclui o diagnóstico de TVP. Se apenas as veias proximais forem examinadas, a US deve ser repetida em 1 semana para identificar os 20% dos pacientes que inicialmente têm trombose isolada da veia da panturrilha, mas cujo trombo subsequentemente se estende para as veias proximais.

### Venografia contrastada

Embora a venografia com contraste ascendente continue sendo o padrão-ouro para o diagnóstico de TVP, o exame raramente é realizado em função de seu custo, do desconforto para o paciente e do potencial para complicações. Um defeito de enchimento intraluminal constante é diagnóstico de trombose aguda (Figura 74.4), e a TVP pode ser excluída em pacientes com um venograma normal e realizado de maneira adequada. Efeitos colaterais menores, como dor local, náuseas e vômitos, não são incomuns, enquanto reações adversas mais graves, como anafilaxia ou outras manifestações alérgicas, são raras.

### Angiografia pulmonar por tomografia computadorizada

A angiografia pulmonar por TC (APTC) de multidetectores substituiu amplamente a cintilografia pulmonar de ventilação-perfusão para o diagnóstico de embolia pulmonar devido à sua ampla disponibilidade, à rapidez de seus resultados e às sensibilidade e especificidade suficientes para seu uso como único exame. Ao contrário da cintilografia pulmonar, a APTC não só possibilita a visualização direta de trombos nas artérias pulmonares de pacientes com embolia pulmonar (Figura 74.5), mas também fornece um diagnóstico alternativo em muitos daqueles que comprovam não ter embolia pulmonar. Uma APTC mostrando trombo em artérias pulmonares até o nível segmentar fornece evidências de embolia pulmonar, enquanto uma APTC negativa exclui embolia pulmonar e está associada a desfechos clínicos subsequentes que são pelo menos tão bons quanto aqueles em pacientes com cintilografia pulmonar negativa. Comparada com a cintilografia pulmonar, a APTC detecta mais trombos subsegmentares isolados em cerca de 1 a 5% dos pacientes, mas não está claro se os defeitos subsegmentares isolados são benignos ou associados a desfechos semelhantes aos de trombos mais proximais. Um dímero D negativo e/ou US com compressão venosa bilateral normal pode ajudar a excluir a possibilidade de TEV.

A APTC pode ser combinada com a venografia por TC para que o diagnóstico de embolia pulmonar e TVP possa ser estabelecido com um único exame e apenas uma injeção de contraste. Comparada com a APTC isolada, a combinação de APTC e venografia por TC aumenta a sensibilidade para o diagnóstico de embolia pulmonar de 83 para 90%, mas a especificidade permanece inalterada, resultando em apenas um aumento modesto no valor preditivo negativo. A venografia por TC adiciona exposição significativa à radiação e aumenta apenas marginalmente a taxa de detecção geral. Portanto, a US com compressão venosa é preferível à venografia por TC para o diagnóstico de TVP, porque fornece as mesmas informações sem expor os pacientes à radiação ionizante.

### Cintilografia pulmonar de ventilação-perfusão

Esse exame em duas partes consiste em uma fase de ventilação e uma fase de perfusão. A fase de ventilação envolve a inalação de um aerossol de isótopos radioativos de xenônio ou tecnécio para avaliar o fornecimento de ar às várias partes do pulmão. Em contrapartida, a fase de perfusão envolve a injeção intravenosa de macroagregados de albumina marcados com tecnécio, o que possibilita a avaliação do fluxo sanguíneo nos pulmões, uma vez que os agregados se alojam na microcirculação pulmonar. As imagens para ambas as partes do exame são adquiridas usando um contador gama. As áreas do pulmão acometidas pela embolia pulmonar não se iluminam na cintilografia de perfusão porque os macroagregados da albumina não conseguem alcançar os locais onde as artérias pulmonares estão obstruídas (Figura 74.6). Em comparação, as áreas com perfusão anormal em razão da embolia pulmonar irão ventilar normalmente, resultando em desequilíbrio entre ventilação e perfusão.

Uma cintilografia pulmonar de ventilação-perfusão normal exclui efetivamente o diagnóstico de embolia pulmonar, mas apenas 25% dos pacientes com suspeita de embolia pulmonar apresentam uma cintilografia normal. Um ou mais defeitos de perfusão segmentares ou maiores que ventilam normalmente caracterizam uma cintilografia pulmonar de alta probabilidade, que estabelece o diagnóstico de embolia pulmonar. No entanto, mesmo com a tecnologia de TC de emissão de fóton único,

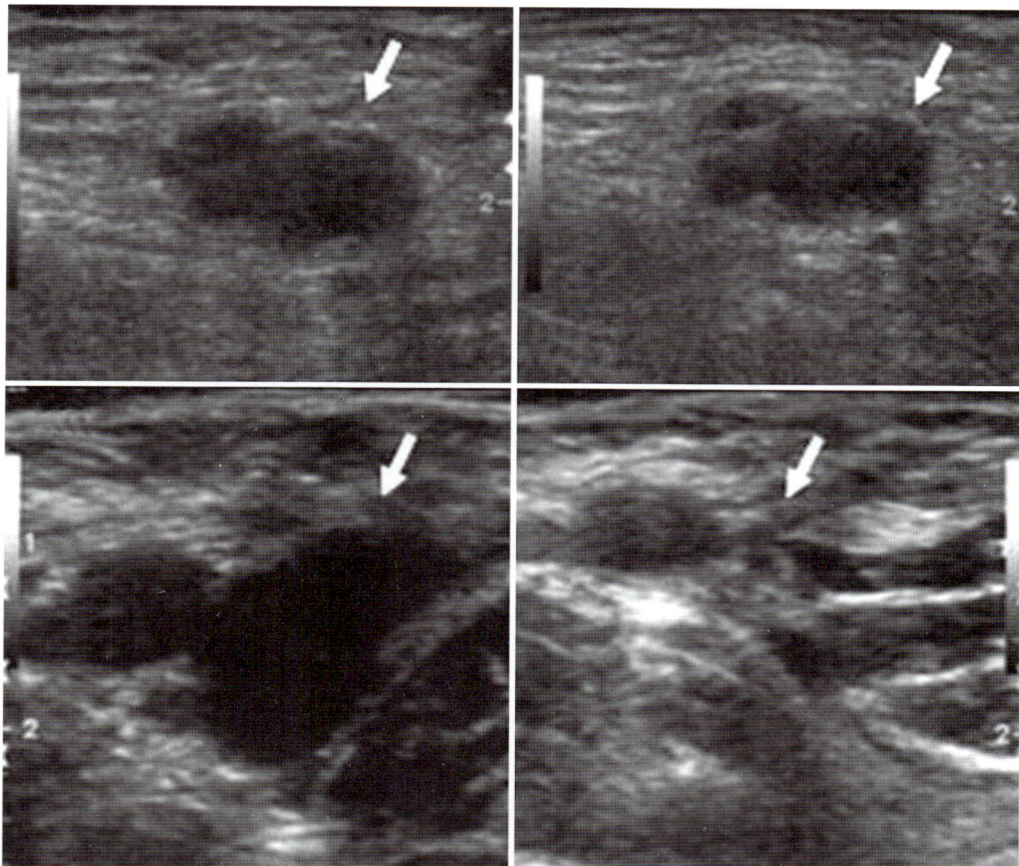

**FIGURA 74.3** **A ultrassonografia venosa com compressão demonstra trombose da veia poplítea.** As imagens no *painel superior* mostram o que ocorre sem (*lado esquerdo*) e com (*lado direito*) compressão da pele sobreposta à veia poplítea pelo transdutor. A falta de compressibilidade é diagnóstica de trombose venosa profunda. O *painel inferior* mostra vistas análogas da veia femoral, que mostra compressibilidade parcial.

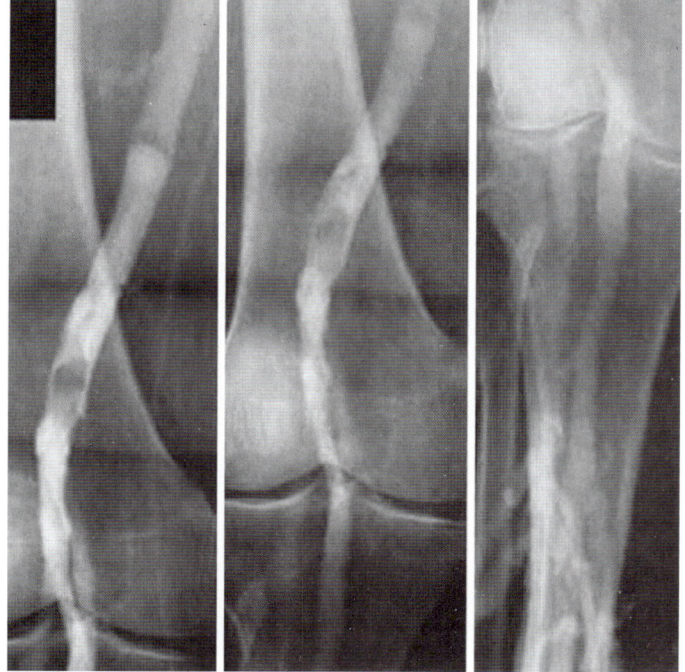

**FIGURA 74.4** **Venografia ascendente.** O venograma demonstra um defeito de enchimento intraluminal persistente (em duas ou mais vistas diferentes) na veia poplítea.

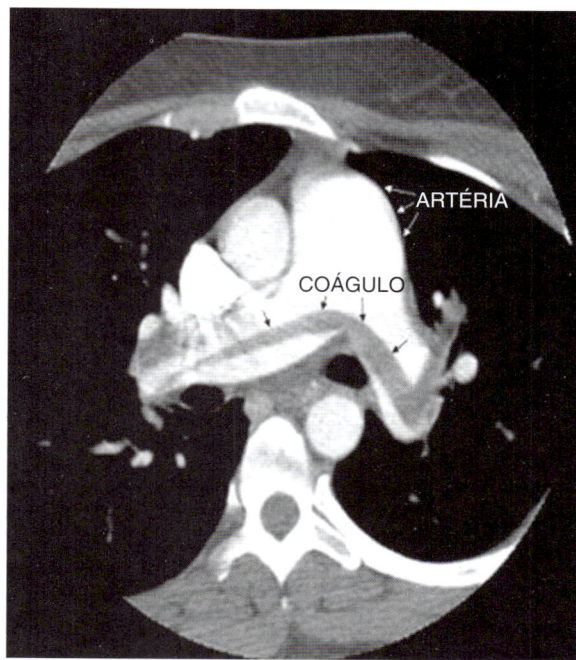

**FIGURA 74.5** **Angiografia pulmonar por tomografia computadorizada.** A imagem mostra um êmbolo em sela na artéria pulmonar principal.

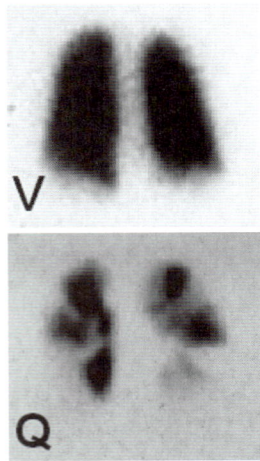

**FIGURA 74.6** Cintilografia pulmonar de ventilação-perfusão. A cintilografia de ventilação (V) é normal, enquanto a cintilografia de perfusão (Q) mostra múltiplos defeitos. Essa combinação é diagnóstica de embolia pulmonar.

apenas cerca de 10% dos pacientes com suspeita de êmbolos pulmonares apresentam uma cintilografia pulmonar de alta probabilidade. Os 65% restantes dos exames de pulmão exibem áreas menores de incompatibilidade ou defeitos compatíveis e se enquadram na categoria de probabilidade não alta. Como até 40% dos pacientes com exames de não alta probabilidade têm êmbolos pulmonares, esses pacientes requerem investigações adicionais para excluir o diagnóstico.[6]

Embora a APTC tenha substituído amplamente a cintilografia pulmonar para o diagnóstico de embolia pulmonar, a cintilografia pulmonar é o exame de escolha para pacientes com insuficiência renal ou história de alergia a meios de contraste angiográficos e para mulheres com menos de 40 anos para reduzir a exposição à radiação das mamas. Para o diagnóstico de embolia pulmonar na gravidez, a cintilografia pulmonar produz menos exposição à radiação materna e fetal e, às vezes, é preferível à APTC. No entanto, o valor incremental de uma varredura de ventilação-perfusão é muito baixo em pacientes com APTC não diagnóstica.[7]

### Ressonância magnética

Ao contrário da APTC, a ressonância magnética (RM) com gadolínio não submete os pacientes à radiação ionizante, e o gadolínio pode ser administrado com segurança a pacientes com história pregressa de alergia a contraste, mas não a pacientes com insuficiência renal. A combinação de angiografia pulmonar por RM com venografia por RM tem sensibilidade maior do que a angiografia pulmonar por RM isolada para o diagnóstico de embolia pulmonar.[8] No entanto, os protocolos de angio-RM e venografia são tecnicamente exigentes, então a RM deve ser usada para diagnosticar embolia pulmonar apenas em centros experientes e em pacientes para os quais os exames padrão sejam contraindicados.

### Angiografia pulmonar contrastada intervencionista

A angiografia pulmonar exige injeção direta de contraste nas artérias pulmonares, seguida por captura de imagens usando tecnologia de subtração digital. O achado de trombo, que se apresenta como defeito de enchimento ou corte súbito do fluxo sanguíneo em um ramo da artéria pulmonar, estabelece o diagnóstico de embolia pulmonar. Embora a angiografia direta possibilite a visualização de pequenos trombos em artérias pulmonares subsegmentares, a alta variabilidade interobservador na interpretação de defeitos de enchimento isolados neste nível limita a especificidade desse achado. Como exame invasivo, a taxa de mortalidade associada à angiografia pulmonar é de 0,2%, com óbitos geralmente ocorrendo em pacientes com comprometimento hemodinâmico ou insuficiência respiratória. Em razão de seus riscos associados e porque a APTC oferece informações semelhantes ou melhores, a angiografia pulmonar direta raramente é realizada.

### Outros exames

Exames de sangue de rotina em pacientes com suspeita ou diagnóstico de TEV devem contar com hemograma completo, incluindo contagem de plaquetas, uma razão normalizada internacional (RNI) de base e tempo de tromboplastina parcial ativada (TTPa). Os níveis séricos de creatinina e ureia são necessários para ajudar a orientar a escolha da terapia anticoagulante, e os eletrólitos séricos e enzimas hepáticas fornecem informações úteis.

Os marcadores sanguíneos da disfunção ventricular direita, que ocorre com embolia pulmonar extensa, incluem o peptídio natriurético cerebral (BNP) ou seu precursor, o próBNP N-terminal, que são liberados em resposta ao alongamento miocárdico (Capítulo 52). Níveis elevados de troponina I ou T fornecem evidências de lesão miocárdica (Capítulo 63). Embora esses marcadores estejam associados a um pior prognóstico em pacientes com embolia pulmonar, seu valor preditivo positivo (VPP) para o diagnóstico é baixo.

O ECG pode mostrar novas alterações sugestivas de distensão ventricular direita, como inversão da onda T nas derivações $V_1$ a $V_4$, o padrão clássico S1, Q3 e T3 (Figura 74.7) e bloqueio completo ou incompleto de ramo direito. No entanto, essas alterações no ECG têm sensibilidade limitada e são encontradas principalmente em pacientes com êmbolos pulmonares mais extensos.

Achados ecocardiográficos sugestivos de disfunção ventricular direita incluem dilatação ou hipocinesia do ventrículo direito, aumento do diâmetro do ventrículo direito em relação ao ventrículo esquerdo e aumento da velocidade do jato de regurgitação tricúspide. A ecocardiografia também consegue detectar *shunt* da direita para a esquerda através de um forame oval pérvio (Capítulo 61) e pode fornecer evidências de trombo ventricular direito, ambos associados a aumento da mortalidade em pacientes com êmbolos pulmonares. Sem critérios universais para o diagnóstico de disfunção ventricular direita, entretanto, a utilidade da ecocardiografia de rotina permanece incerta. Em geral, a ecocardiografia de rotina é recomendada apenas em pacientes com hipoxemia grave ou outra evidência que sugira comprometimento hemodinâmico.

## TRATAMENTO

O tratamento ambulatorial é tão seguro quanto o tratamento hospitalar de rotina para a maioria dos pacientes com TVP e para pacientes de baixo risco com embolia pulmonar aguda.[A1] Em pacientes com embolia pulmonar de risco intermediário, como pacientes com aumento ventricular direito, o manejo ambulatorial pode ser considerado, mas a internação hospitalar breve é uma abordagem segura. Portanto, uma rápida estratificação de risco é crucial para ajudar a orientar o tratamento. Pacientes com contraindicações à terapia anticoagulante podem exigir a inserção de um filtro recuperável na veia cava inferior.

A anticoagulação é a base do tratamento para TEV e deve ser iniciada imediatamente em pacientes com suspeita de embolia pulmonar ou TVP, mesmo enquanto aguardam os resultados dos exames confirmatórios.

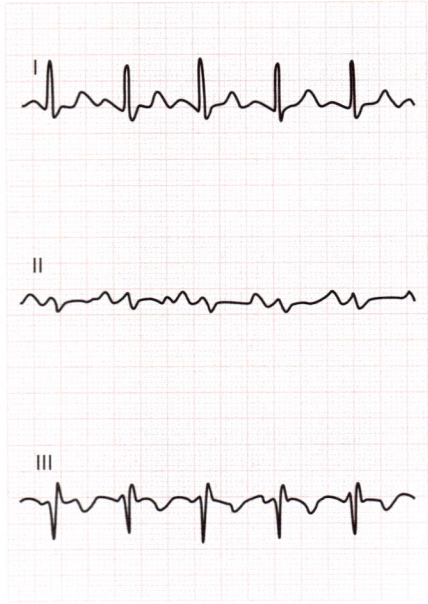

**FIGURA 74.7** Achados de eletrocardiograma clássicos na embolia pulmonar. Observe as ondas S na derivação I e as ondas Q e as ondas T invertidas na derivação III, achados que compreendem o padrão S1, Q3 e T3.

Embora os anticoagulantes ainda sejam o principal tratamento da embolia pulmonar, os pacientes com comprometimento hemodinâmico grave precisam de terapia de reperfusão ou trombectomia cirúrgica para restaurar rapidamente o fluxo sanguíneo para as artérias pulmonares e reduzir a pressão arterial pulmonar.[9]

O risco de TEV recorrente é maior nas primeiras semanas após o diagnóstico, e diminui progressivamente a partir de então. Consequentemente, o tratamento de TEV foi dividido em três etapas: terapia inicial nas primeiras 1 a 3 semanas, cujos objetivos são prevenir a extensão do trombo e embolia pulmonar fatal; terapia para os 3 meses subsequentes, que geralmente é denominada terapia a longo prazo e é administrada para tratar a TEV e reduzir o risco de complicações, como síndrome pós-trombótica e hipertensão pulmonar tromboembólica crônica; e terapia estendida além de 3 meses, administrada quando o risco de TEV recorrente sem terapia anticoagulante é alto e excede o risco de sangramento maior com terapia anticoagulante continuada.

### Embolia pulmonar maciça ou de alto risco

Pacientes de alto risco podem ser identificados à beira do leito com base no comprometimento hemodinâmico. Esses pacientes também podem ter disfunção ventricular direita e níveis elevados de biomarcadores. A causa mais comum de morte em pacientes com embolia pulmonar grave é a insuficiência ventricular direita aguda, que causa baixo débito sistêmico. Para prevenir essa complicação, os pacientes com embolia pulmonar grave requerem suporte hemodinâmico e respiratório e beneficiam-se da terapia de reperfusão. Pacientes com insuficiência ventricular direita geralmente precisam de uma expansão modesta da volemia e podem precisar de agentes inotrópicos, como dobutamina, dopamina ou norepinefrina, para hipotensão grave ou choque. Dados recentes levantam a possibilidade de que os antagonistas da endotelina e os inibidores da fosfodiesterase-5 atenuem a hipertensão arterial pulmonar em pacientes com embolia pulmonar grave, mas esses medicamentos não estão atualmente aprovados pela FDA para essa indicação.

Pacientes com embolia pulmonar frequentemente apresentam hipoxemia e hipocapnia. A hipoxemia geralmente pode ser revertida com oxigênio nasal. Medidas para reduzir a febre e a agitação com paracetamol e sedação leve podem ajudar a minimizar o consumo de oxigênio. Em pacientes com embolia pulmonar grave e que requerem ventilação mecânica, volumes correntes baixos devem ser usados e a pressão expiratória final positiva deve ser aplicada com cautela, pois pode reduzir o retorno venoso e piorar a insuficiência ventricular direita (Capítulo 97).

Pacientes com embolia pulmonar maciça associada a hipotensão ou choque podem se beneficiar da terapia de reperfusão farmacológica, mecânica ou cirúrgica. A terapia de reperfusão farmacológica envolve a administração sistêmica de um agente fibrinolítico (Tabela 74.4), de preferência nas primeiras 48 horas após o aparecimento dos sinais/sintomas, mas o tratamento posterior ainda pode ser benéfico. Até 13% dos pacientes que recebem terapia fibrinolítica apresentam sangramento importante, e a taxa de sangramento intracraniano ou fatal pode chegar a 1,8%. Consequentemente, a terapia fibrinolítica atualmente é justificada apenas em pacientes que apresentem embolia pulmonar grave e sem contraindicações (Tabela 74.5). Em pacientes com risco intermediário, a terapia fibrolítica evita a deterioração hemodinâmica, mas aumenta o sangramento e o AVE.[A2] Se os pacientes com embolia pulmonar grave não receberem terapia de reperfusão, eles devem ser medicados com heparina (Tabela 74.6) porque os outros agentes não foram avaliados extensivamente nesse cenário.

A reperfusão mecânica inclui trombectomia percutânea por cateter, uma abordagem que evita a necessidade de fármacos fibrinolíticos ou terapia fibrinolítica dirigida por cateter (sem ou com assistência de US), que requer doses menores de agentes fibrinolíticos do que as usadas para administração sistêmica. Em alguns centros, a embolectomia pulmonar cirúrgica é uma opção para pacientes que apresentam embolia pulmonar grave, como uma embolia em sela que oclui o tronco da artéria pulmonar (Figura 74.5), e que correm alto risco de sangramento com terapia fibrinolítica sistêmica ou que não tiveram sucesso com esse tratamento. As técnicas mecânicas e cirúrgicas exigem profissionais qualificados e só devem ser realizadas em centros de alto volume.

### TVP e embolia pulmonar de baixo risco

A maioria dos pacientes com TVP e pacientes de baixo risco com embolia pulmonar é tratada ambulatorialmente.[10] As principais indicações de internação incluem instabilidade clínica, impossibilidade de adesão à terapia ambulatorial ou necessidade de intervenções para tratamento de embolia pulmonar maciça ou TVP iliofemoral extensa.

O tratamento começa com um anticoagulante parenteral de ação rápida (p. ex., heparina, heparina de baixo peso molecular [HBPM], fondaparinux ou um inibidor oral do fator Xa (p. ex., rivaroxabana 15 mg, 2 vezes/dia ou apixabana 10 mg, 2 vezes/dia). A heparina deve ser usada em pacientes com insuficiência renal grave (depuração da creatinina < 15 m$\ell$/min) porque HBPM, fondaparinux, rivaroxabana e apixabana são eliminados pelos rins.

### Anticoagulantes orais diretos

O tratamento de TEV foi revolucionado com a introdução dos anticoagulantes orais diretos, que podem ser administrados em doses fixas sem monitoramento de rotina (Tabela 76.3). Quatro anticoagulantes orais diretos são licenciados para o tratamento de TEV: dabigatrana, que inibe a trombina; e rivaroxabana, apixabana e edoxabana, que inibem o fator Xa (Capítulo 76). Esses agentes são tão efetivos quanto a HBPM seguida pela varfarina, mas estão associados a menos sangramento.[A3] Em pacientes sem câncer ativo, as diretrizes agora favorecem esses agentes para o tratamento de TEV com base em sua eficácia e segurança, bem como na facilidade de dosagem fixa sem a necessidade de monitoramento.

Em pacientes adequados para o tratamento com anticoagulantes orais diretos, apixabana (começa com 10 mg, 2 vezes/dia durante 7 dias, seguidos de 5 mg, 2 vezes/dia depois) e rivaroxabana (inicia-se com 15 mg, 2 vezes/dia durante 21 dias seguidos por 20 mg, 1 vez/dia depois) pode ser iniciado assim que o diagnóstico for estabelecido.[A4,A5] Se dabigatrana ou edoxabana for escolhida, um curso mínimo de 5 dias de tratamento com um anticoagulante parenteral (ver adiante) é necessário antes de seu início porque esses agentes ainda não foram avaliados para o tratamento inicial de TEV.[A6,A7] A dabigatrana é administrada na dose de 150 mg, 2 vezes/dia, enquanto a edoxabana é administrada na dose de 60 mg, 1 vez/dia. A dose de edoxabana é reduzida para 30 mg, 1 vez/dia em pacientes com

| Tabela 74.4 | Esquemas aprovados pela FDA para terapia fibrinolítica para embolia pulmonar grave. |
|---|---|
| **AGENTES** | **ESQUEMAS RECOMENDADOS** |
| Estreptoquinase | 250.000 UI como dose de ataque ao longo de 30 min, seguidas por 100.000 UI/h ao longo de 12 a 24 h |
| Ativador de plasminogênio tecidual | 100 mg ao longo de 2 h, ou 0,6 mg/kg ao longo de 10 a 15 min (dose máxima de 50 mg) |

| Tabela 74.5 | Contraindicações da terapia fibrinolítica. |
|---|---|
| **CONTRAINDICAÇÕES ABSOLUTAS** | |
| Qualquer acidente vascular encefálico (AVE) hemorrágico ou AVE de origem desconhecida | |
| Lesão do sistema nervoso central ou neoplasia | |
| Traumatismo grave, cirurgia ou lesão na cabeça nas últimas 3 semanas | |
| Sangramento gastrintestinal no último mês | |
| Sangramento contínuo significativo | |
| **CONTRAINDICAÇÕES RELATIVAS** | |
| AVC isquêmico ou ataque isquêmico transitório nos 6 meses anteriores | |
| Tratamento com um antagonista da vitamina K | |
| Gravidez ou na semana seguinte ao parto | |
| Local de punção não compressível | |
| Reanimação traumática | |
| Doença hepática avançada | |
| Endocardite infecciosa | |
| Úlcera péptica ativa | |

| Tabela 74.6 | Nomograma com base no peso para terapia inicial com heparina intravenosa. |
|---|---|
| **TTPa** | **DOSE (UI/kg)** |
| Dose inicial | 80 UI/kg em *bolus*, depois 18 UI/kg/h |
| < 35 s (< 1,2 ×)* | 80 UI/kg em *bolus*, depois 4 UI/kg/h |
| 35 a 45 s (1,2 a 1,5 ×) | 40 UI/kg em *bolus*, depois 2 UI/kg/h |
| 46 a 70 s (1,5 a 2,3 ×) | Sem mudança |
| 71 a 90 s (2,3 a 3 ×) | Reduzir a velocidade de infusão em 2 UI/kg/h |
| > 90 s (> 3 ×) | Manter a infusão por 1 h e, em seguida, diminuir a velocidade de infusão em 3 UI/kg/h |

Modificada de Raschke RA, Reilly BM, Guidry JR, et al. The weight-based heparin dosing nomogram compared with a "standard care" nomogram: a randomized controlled trial. *Ann Intern Med.* 1993;119:874.881.
*Os números entre parênteses mostram a comparação com o controle.
TTPa = tempo de tromboplastina parcial ativado. Em geral, com reagentes contemporâneos, o intervalo terapêutico alvo é mais do que 1,2 a 2,3 vezes o controle.

depuração da creatinina de 15 a 50 mℓ/min, peso de 60 kg ou menos ou que estejam tomando inibidores potentes da glicoproteína P. Os pacientes que precisam de terapia trombolítica para embolia pulmonar maciça ou tratamento farmacomecânico para TVP extensa geralmente iniciam com heparina ou HBPM, mas pode-se trocar para um anticoagulante oral direto quando sua condição se estabilizar.

Anticoagulantes orais diretos devem ser evitados em pacientes com insuficiência renal (depuração da creatinina < 15 mℓ/min para rivaroxabana, apixabana e edoxabana e < 30 mℓ/min para dabigatrana), em pacientes com insuficiência hepática grave associada à coagulopatia, naqueles com menos de 18 anos e em mulheres grávidas ou amamentando. A varfarina ainda é o tratamento de escolha para pacientes com TEV com depuração de creatinina < 15 mℓ/min e para pacientes com síndrome de anticorpos antifosfolipídio (Capítulo 73). Os anticoagulantes orais diretos devem ser usados com cautela em pacientes com peso > 150 kg, porque os dados sobre sua eficácia nesses pacientes são limitados. Pacientes que não possam pagar anticoagulantes orais diretos devem receber tratamento anticoagulante convencional, porque a varfarina é mais barata. Finalmente, se a adesão ao tratamento for uma preocupação, ou se o paciente estiver tomando vários medicamentos que possam interagir com os anticoagulantes orais diretos (p. ex., inibidores fortes da glicoproteína P, como verapamil ou dronederona, ou indutores potentes ou inibidores da glicoproteína P e isoenzimas do citocromo P450 A34, como carbamazepina, fenitoína, refampicina ou itraconazol ou cetoconazol oral), a varfarina pode ser uma escolha melhor porque o monitoramento da RNI garantirá a dosagem terapêutica.

### Anticoagulação parenteral seguida por varfarina

A terapia anticoagulante parenteral começa com um agente de ação rápida, como heparina não fracionada, HBPM ou fondaparinux, administrado durante pelo menos 5 dias e sobreposto com varfarina.

A heparina não fracionada é o agente parenteral de escolha para pacientes com depuração de creatinina inferior a 30 mℓ/min, pois a HBPM e o fondaparinux são eliminados pelos rins. A heparina deve ser administrada por infusão intravenosa contínua e dosada usando um nomograma baseado no peso (Tabela 74.6). Tipicamente, um *bolus* de 80 UI/kg é seguido por uma infusão de 18 UI/kg/hora e as doses subsequentes são ajustadas com base nos resultados do tempo de tromboplastina parcial ativada (TTPa). O TTPa é determinado 6 h após o início da heparina ou após a alteração da velocidade de infusão. A determinação do TTPa 1 vez/dia é suficiente após um valor terapêutico ser atingido. A obtenção e a manutenção rápidas dos valores terapêuticos de TTPa são importantes para reduzir o risco de TEV recorrente.

Até 25% dos pacientes com TEV agudo têm resistência à heparina não fracionada, que é definida como uma necessidade de doses maiores do que o esperado para atingir um TTPa terapêutico. Se disponível, o monitoramento com antifator Xa é recomendado no lugar do monitoramento de TTPa nesses pacientes. Além do monitoramento da coagulação, a contagem de plaquetas deve ser medida pelo menos 2 ou 3 vezes/semana em razão do risco de trombocitopenia induzida por heparina (Capítulo 163).

A dose de HBPM é baseada no peso corporal, e o uso de seringas pré-cheias simplifica sua aplicação. Os esquemas de dosagem são diferentes para as várias formulações de HBPM (Tabela 74.7), mas a administração de HBPM 1 vez/dia parece ser tão segura e efetiva quanto a administração 2 vezes/dia. O monitoramento do antifator Xa deve ser considerado para três tipos de pacientes: pacientes com insuficiência renal grave (depuração da creatinina < 30 mℓ/min); pacientes com obesidade mórbida, porque o volume de distribuição de HBPM em tais indivíduos pode tornar a dosagem ajustada ao peso inadequada; e mulheres grávidas, porque a dose pode requerer ajuste conforme a mudança de peso corporal. Os níveis de antifator Xa são geralmente determinados em amostras de sangue colhidas 4 h após a injeção subcutânea; foram propostos intervalos terapêuticos de 0,5 a 1,0 UI/mℓ para a dosagem 2 vezes/dia e 1,0 a 1,8 UI/mℓ para a dosagem 1 vez/dia.

O fondaparinux é um análogo sintético da sequência pentassacarídica necessária para a ligação da heparina à antitrombina. O medicamento é administrado por via subcutânea 1 vez/dia de acordo com o peso corporal: 5 mg quando o peso corporal é inferior a 50 kg; 7,5 mg para 50 a 100 kg de peso corporal e 10 mg para pesos superiores a 100 kg.

A varfarina pode ser iniciada no mesmo dia em que a terapia anticoagulante parenteral é iniciada. A terapia anticoagulante parenteral deve ser continuada por pelo menos 5 dias e só deve ser interrompida quando a RNI estiver dentro da faixa terapêutica de 2 a 3 por pelo menos 48 horas. O início da terapia com varfarina deve ser adiado em pacientes com embolia pulmonar maciça ou TVP extensa; esses pacientes devem receber apenas um anticoagulante parenteral até que estejam estabilizados. Fatores farmacogenéticos influenciam a faixa relativamente ampla de necessidades de dose de varfarina entre diferentes populações, mas sua capacidade de orientar a dosagem de varfarina e aumentar a porcentagem de tempo em que os pacientes têm valores de RNI dentro da faixa terapêutica é limitada. As necessidades de varfarina variam com o tempo em pacientes isolados (Capítulo 76) e não se sabe se os algoritmos de dosagem aumentam a eficácia ou a segurança da terapia com varfarina.

Embora a HBPM e o fondaparinux sejam efetivos e seguros, eles exigem injeção subcutânea diária, o que é difícil para alguns pacientes. A varfarina também é problemática porque exige monitoramento frequente e ajustes de dose, que são incômodos para pacientes e médicos e caros para os sistemas de saúde. O uso de anticoagulantes orais diretos contorna esses problemas.

### Terapia trombolítica para TVP

Embora a terapia trombolítica dirigida por cateter com ou sem intervenção mecânica possa aumentar as taxas de permeabilidade precoce em pacientes com TVP proximal, tal terapia não demonstrou reduzir a taxa subsequente de síndrome pós-trombótica.[A8] Portanto, a trombólise é recomendada apenas para pacientes cuja TVP proximal esteja associada a inchaço extenso das pernas ou gangrena venosa incipiente.

### Investigação de malignidade subjacente

Assim que o tratamento estiver em andamento, a possibilidade de malignidade subjacente deve ser considerada, especialmente em pacientes com TEV aparentemente não provocado. Exames de rastreamento para câncer específicos para idade e sexo (como colonoscopia e mamografia) podem ser considerados para excluir malignidade não diagnosticada anteriormente como o precipitante. Se esses exames forem negativos e a anamnese meticulosa, o exame físico e os exames de rotina (hemogramas, análises químicas do soro, radiografia de tórax, análise de urina, pesquisa de sangue oculto nas fezes) não forem reveladores ou se suas anormalidades forem avaliadas posteriormente sem achados histopatológicos, a probabilidade de encontrar câncer oculto dentro de 1 ano após o diagnóstico é de cerca de 5%.[11] Portanto, a TC abdominal e pélvica de rotina ou a tomografia por emissão de pósitrons não são recomendadas, porque esses exames são caros e não aumentam a taxa de diagnóstico de câncer nem melhoram os desfechos.[A9,A10]

### Terapia anticoagulante a longo prazo

Todos os pacientes com TEV precisam de terapia anticoagulante durante pelo menos 3 meses,[12] quando uma decisão deve ser tomada quanto a interromper ou manter com base no equilíbrio entre o risco de recorrência se o tratamento for interrompido e o risco de sangramento se não for. A preferência do paciente também é um fator importante a considerar.

Um curso de tratamento de 3 meses é suficiente para pacientes cujo TEV foi provocado por fatores de risco transitórios e reversíveis importantes, como cirurgia ou traumatismo, desde que esses fatores de risco tenham sido resolvidos. O risco de recorrência após a interrupção do tratamento com anticoagulação nesses pacientes é de cerca de 1% em 1 ano e 5% em 5 anos. Mulheres que desenvolvem TEV com terapia com estrogênio também podem ser tratadas por 3 meses se o tratamento hormonal for suspenso.

Pacientes com TEV não provocado ou fatores de risco maiores persistentes, como câncer ativo, correm maior risco de recorrência se a terapia anticoagulante for interrompida e, portanto, requerem tratamento prolongado, a menos que tenham alto risco de sangramento. Pacientes com embolia pulmonar têm maior probabilidade de apresentar êmbolos pulmonares recorrentes, que estão associados a uma taxa de letalidade duas vezes maior do que a TVP. Pacientes com história de TEV anterior correm risco 1,5 vez maior de recorrência do que após o primeiro TEV. Pacientes com TVP recorrente também correm maior risco de síndrome pós-trombótica e podem se beneficiar de anticoagulação prolongada.

Um nível elevado de dímero D 1 mês após a interrupção da terapia anticoagulante identifica os pacientes com maior risco de recorrência.[13] Mesmo com um nível normal de dímero D, no entanto, os homens correm risco de recorrência de cerca de 9% em 1 ano, o que tipicamente é muito alto para justificar a interrupção da anticoagulação. O risco de recorrência

| Tabela 74.7 | Esquemas posológicos para várias preparações de heparina de baixo peso molecular. | |
|---|---|---|
| **AGENTE** | **DOSE** | **INTERVALO** |
| Enoxaparina | 1 mg/kg | 2 vezes/dia |
| | 1,5 mg/kg | 1 vez/dia |
| Dalteparina | 100 UI/kg | 2 vezes/dia |
| | 200 UI/kg | 1 vez/dia |
| Tinzaparina | 175 UI/kg | 1 vez/dia |

UI = unidade internacional (observe que 1 mg de enoxaparina = 100 UI).

em mulheres com um nível normal de dímero D 1 mês após a interrupção da terapia anticoagulante é de cerca de 5%. Portanto, as únicas mulheres que devem interromper o tratamento são aquelas com menos de 65 anos, não obesas, sem evidências de síndrome pós-trombótica e com nível de dímero D normal 1 mês após a interrupção da terapia anticoagulante ou um nível de dímero D < 250 µg/ℓ enquanto ainda estiver em terapia anticoagulante.[14]

Para terapia de anticoagulação estendida além de 6 meses, a dose de apixabana pode ser reduzida de 5 mg, 2 vezes/dia para 2,5 mg, 2 vezes/dia e a dose de rivaroxabana pode ser reduzida de 20 mg, 1 vez/dia para 10 mg, 1 vez/dia sem comprometer a eficácia e com o potencial de redução do risco de sangramento. A terapia anticoagulante é superior ao ácido acetilsalicílico (AAS) para prevenção secundária de TEV e não está associada a risco aumentado de sangramento importante.[A11,A12] Não se sabe se os esquemas de dose mais baixa de apixabana ou rivaroxabana são tão efetivos quanto os de dose mais alta para prevenção de TEV recorrente em pacientes com câncer ativo. Os esquemas de dose mais alta devem ser reiniciados se os pacientes desenvolverem TEV recorrente quando a dose for reduzida.

Se a varfarina for usada para terapia de anticoagulação prolongada, a RNI desejada permanece entre 2,0 e 3,0. Para pacientes com valores de RNI erráticos, deve-se considerar a mudança para um anticoagulante oral direto. A troca também pode ser considerada para aqueles que consideram o teste de RNI e o ajuste da dose de varfarina difíceis, tais como pacientes com mobilidade limitada ou que viajam com frequência.

### Efeitos colaterais dos anticoagulantes
Sangramento é o efeito colateral mais comum da terapia anticoagulante. Fatores como cirurgia recente, traumatismo e uso concomitante de AAS ou terapia trombolítica aumentam o risco de sangramento.

Sangramento importante – como sangramento intracraniano (Capítulo 380), gastrintestinal (Capítulo 126) ou retroperitoneal – leva a hospitalização, transfusão ou morte em aproximadamente 2% dos pacientes tratados com heparina não fracionada intravenosa para TEV agudo. O risco de sangramento maior com varfarina em dose ajustada direcionada para RNI de 2,0 a 3,0 varia de 1 a 3% ao ano e parece ser maior logo após o início do tratamento ou se a anticoagulação for difícil de controlar. A taxa de sangramento importante em pacientes com TEV tratados com anticoagulantes orais diretos é cerca de 40% menor do que com varfarina. Com varfarina e anticoagulantes orais diretos, o risco de sangramento maior aumenta com a idade, comorbidades (p. ex., diabetes melito, hipertensão arterial sistêmica, insuficiência renal, sangramento gastrintestinal prévio ou câncer) e o uso de medicamentos concomitantes, sobretudo agentes antiplaquetários.

Se ocorrer sangramento grave com heparina ou HBPM, o sulfato de protamina (Capítulo 76) reverte completamente o efeito anticoagulante da heparina, mas reverte apenas parcialmente o da HBPM porque não consegue se ligar a cadeias mais curtas de HBPM. Para sangramento grave com varfarina, a vitamina K deve ser administrada por infusão intravenosa lenta junto com o concentrado de complexo de protrombina de quatro fatores para repor os fatores de coagulação dependentes de vitamina K ausentes (Capítulo 76). A dabigatrana pode ser rapidamente revertida com idarucizumabe (Capítulo 76), um fragmento de anticorpo monoclonal que se liga à dabigatrana com alta afinidade.[15] Andexanete alfa, uma variante recombinante do fator Xa que compete com o fator Xa nativo para se ligar a esses fármacos, está licenciada nos EUA para reversão de apixabana e rivaroxabana (Capítulo 76);[16] se não estiver disponível, o concentrado de complexo de protrombina de quatro fatores é recomendado para sangramento com risco à vida (Capítulo 76).

Trombocitopenia induzida por heparina (Capítulo 163), que é uma complicação não hemorrágica relativamente comum da heparina não fracionada, mas uma complicação muito incomum com HBPM ou fondaparinux, tipicamente se apresenta com trombocitopenia e nova trombose (Capítulo 163). O monitoramento da contagem de plaquetas é recomendado pelo menos 2 a 3 vezes/semana em pacientes que recebem heparina não fracionada terapêutica, mas não é recomendado rotineiramente com HBPM ou fondaparinux.

### Quando os medicamentos falham ou são contraindicados
As estratégias terapêuticas para tratar pacientes nos quais o TEV sintomático recorre enquanto eles estão recebendo varfarina de intensidade convencional ou anticoagulantes orais diretos incluem HBPM, varfarina de alta intensidade (faixa de RNI de 3,0 a 4,0), doses de anticoagulante oral direto mais altas ou inserção de filtro de veia cava. No entanto, o tratamento ideal de tais pacientes é desconhecido porque nenhum estudo randomizado foi realizado.

Os filtros da veia cava inferior, que são inseridos por via percutânea, geralmente são colocados abaixo do nível das veias renais, mas podem ser colocados mais alto se o trombo se estender para a veia cava inferior. Os filtros permanentes e recuperáveis reduzem o risco de embolia pulmonar recorrente,[17] mas não reduzem a taxa de mortalidade, em parte porque os filtros permanentes podem estar associados a complicações a longo prazo, como oclusão da veia cava inferior em razão de trombo, TVP recorrente e síndrome pós-trombótica.[A13] Filtros recuperáveis, projetados para serem removidos em 2 a 4 semanas após a implantação, podem contornar essas complicações a longo prazo, mas a migração do dispositivo ou trombose ocorre em até 10% dos pacientes com esses filtros porque muitos não são removidos. Em função desses problemas potenciais, os filtros de veia cava devem ser usados apenas em pacientes com alto risco de embolia pulmonar e que tenham uma contraindicação absoluta para terapia anticoagulante, como pacientes que desenvolvem TVP extensa após cirurgia de grande porte, pacientes que apresentam sangramento importante com terapia anticoagulante e gestantes que apresentam TVP pouco antes do parto. Filtros recuperáveis devem ser usados nesses casos, e os dispositivos devem ser removidos assim que a terapia anticoagulante puder ser administrada com segurança. Filtros permanentes são adequados para pacientes com contraindicações contínuas à anticoagulação.

## Subgrupos específicos de pacientes
Pacientes com TEV em quadro de câncer ativo e mulheres que sofrem de TEV durante a gravidez precisam de tratamento especial.

### TEV associado ao câncer
O câncer ativo (Capítulo 73) e seu manejo com quimioterapia, radioterapia e fatores de crescimento ou outros agentes biológicos aumentam o risco de TEV (Capítulo 169). Pacientes com câncer avançado geralmente têm mobilidade limitada, e a compressão venosa pelo tumor aumenta o risco de TEV. Além disso, cateteres de acesso venoso central podem desencadear TVP dos membros superiores, o que pode levar a embolia pulmonar. Portanto, o índice de suspeita deve ser alto em pacientes com câncer que apresentam sinais e sintomas sugestivos de TEV. Com os avanços no diagnóstico por imagem, êmbolos pulmonares incidentais podem ser descobertos em TCs realizadas para fins de estadiamento ou para monitorar a resposta ao tratamento. Os êmbolos pulmonares incidentais envolvendo veias segmentares ou mais proximais devem ser tratados, mas não está claro se os êmbolos pulmonares subsegmentares isolados, principalmente se apenas um único vaso estiver envolvido, exigem tratamento.

Em pacientes com câncer ativo, a HBPM reduz o risco de TEV recorrente de maneira mais efetiva que a varfarina, sem aumentar significativamente o risco de sangramento.[A14] No entanto, o tratamento com HBPM é muitas vezes limitado em decorrência de seu custo e pela necessidade de injeções subcutâneas diárias. A edoxabana oral reduz o TEV recorrente em comparação com a dalteparina subcutânea, mas resulta em mais sangramento geral;[A15] no entanto, as taxas de sangramento grave são semelhantes com os dois esquemas, e a maior parte do excesso de sangramento com edoxabana é do sistema digestório e ocorre em pacientes com câncer gastrintestinal. Resultados semelhantes foram relatados com rivaroxabana e apixabana.[A16] Apixabana (2,5 mg, 2 vezes/dia) e rivaroxabana (10 mg/dia) também são eficazes na prevenção de um primeiro TEV em pacientes com câncer de risco intermediário e alto.[A16b,A16c] Como resultado, os anticoagulantes orais diretos representam uma alternativa à HBPM para o tratamento de TEV associado ao câncer e são provavelmente preferidos para a prevenção de um primeiro TEV, mas devem ser usados com cautela em pacientes com câncer envolve o sistema digestório ou urogenital.[18]

### TEV na gravidez
O tratamento de gestantes com TEV (Capítulo 226) é problemático porque a varfarina e os anticoagulantes orais diretos atravessam a placenta. A varfarina pode causar embriopatia, com hipoplasia nasal e pontilhado epifisário, se o recém-nascido for exposto à varfarina entre 6 e 12 semanas de gestação; sangramento fetal pode ocorrer com exposição mais tarde na gestação. Consequentemente, a heparina não fracionada ou a HBPM, que não atravessam a placenta e são seguras para o feto, são os agentes de escolha para o tratamento de TEV na gravidez. A abordagem mais fácil é iniciar a terapia com doses de tratamento de HBPM ajustadas ao peso (Tabela 74.7),[19] que é continuada durante a gravidez. Conforme a gravidez avança, as mulheres ganham peso e geralmente precisam de doses mais altas de HBPM para atingir um nível de antifator Xa semelhante ao obtido no momento do diagnóstico. A adequação da dose pode ser avaliada medindo-se um nível de antifator Xa pós-injeção de 4 horas e ajustando a dose para atingir um nível de 0,5 a 1,0 UI/mℓ para HBPM 2 vezes/dia e 0,8 a 1,5 UI/mℓ para HBPM 1 vez/dia. Alternativamente, a dose de HBPM pode simplesmente ser ajustada com base no peso.

A heparina não fracionada subcutânea é menos atraente do que a HBPM porque deve ser administrada 2 vezes/dia e está associada a maior redução na densidade óssea e maior risco de trombocitopenia induzida por heparina do que a HBPM. A heparina não fracionada pode ser iniciada por infusão intravenosa contínua em doses ajustadas para manter um TTPa na faixa terapêutica (Tabela 74.6), ou simplesmente com injeções subcutâneas a cada 12 horas durante a gravidez. A dose subcutânea deve ser ajustada para atingir um TTPa terapêutico 6 horas após sua injeção.

As gestantes com TEV devem, provavelmente, ser tratadas durante a gravidez e pelo menos 6 semanas após o parto. Se o TEV ocorrer no início da gravidez, recomenda-se a indução eletiva do parto em aproximadamente 37 semanas com descontinuação da heparina 24 horas antes. Se o TEV ocorrer na última parte do terceiro trimestre, a heparina intravenosa deve ser administrada por infusão contínua até aproximadamente 6 horas antes da hora prevista para o parto.

A heparina não fracionada intravenosa ou a HBPM subcutânea devem ser iniciadas após o parto assim que a hemostasia for alcançada. A varfarina é segura para lactantes porque nem o fármaco original nem seus metabólitos são secretados no leite materno. Consequentemente, a varfarina pode ser iniciada após o parto, com uso concomitante de HBPM ou heparina não fracionada até que a RNI seja igual ou superior a 2,0. Os anticoagulantes orais diretos não devem ser usados por lactantes porque pequenas quantidades passam para o leite materno.

## PROGNÓSTICO

Aos 30 dias, as taxas de mortalidade em pacientes com TVP e embolia pulmonar são cerca de 6 e 12%, respectivamente. Muitas dessas mortes são decorrentes de doenças concomitantes, e não do TEV. As taxas de mortalidade são cerca de 75% mais altas se a embolia preliminar se apresentar com síncope.[19b] Se a terapia de anticoagulação for interrompida após 3 meses, os pacientes cujo TEV foi provocado por um importante fator de risco transitório, como cirurgia ou traumatismo, têm o menor risco de recorrência (cerca de 1% em 1 ano e 5% em 5 anos), enquanto aqueles com TEV não provocado apresentam maior risco (cerca de 10% em 1 ano e 30% em 5 anos). Pacientes cujo TEV foi provocado por fatores de risco não cirúrgicos menores, como viagens prolongadas ou imobilidade a curto prazo, encontram-se em risco intermediário de TEV recorrente (cerca de 5% em 1 ano e 15% em 5 anos), enquanto aqueles com fatores de risco persistentes maiores, como o câncer ativo (particularmente câncer cerebral, pancreático ou colorretal), apresentam maior risco de recorrência (pelo menos 15% em 1 ano e 40% em 5 anos). Portanto, ao avaliar pacientes com TEV, é importante determinar se o episódio foi não provocado ou provocado e, se provocado, se o fator desencadeante foi maior ou menor e transitório ou persistente.

## COMPLICAÇÕES DE TEV A LONGO PRAZO

A síndrome pós-trombótica, o TEV recorrente e a hipertensão arterial pulmonar (HAP) tromboembólica crônica são complicações potenciais a longo prazo de TEV.

### Síndrome pós-trombótica

A dor e o edema iniciais em pacientes com TVP são causados pela obstrução venosa e a inflamação que acompanha a trombose venosa. Após o início da terapia anticoagulante, a obstrução aguda geralmente desaparece à medida que ocorre a recanalização e os canais venosos colaterais se desenvolvem, levando à redução da dor e do edema. No entanto, a hipertensão venosa pode ocorrer se houver obstrução venosa residual e incompetência das válvulas venosas. A hipertensão venosa é característica da síndrome pós-trombótica, que se desenvolve em até 50% dos pacientes com TVP proximal, geralmente 6 meses a 2 anos após o evento.[20] A síndrome é caracterizada por dor e edema posturais que pioram ao final do dia e são aliviados pela elevação dos membros inferiores.

As meias de compressão não previnem a síndrome pós-trombótica;[A17] portanto, é razoável adiar o uso das meias por vários meses até que o processo inflamatório agudo e a obstrução do fluxo passem e, então, prescrevê-las apenas para pacientes com sintomas persistentes. Alterações no estilo de vida, como elevação frequente dos membros inferiores, evitar ficar em pé ou sentar por muito tempo e o uso ocasional de analgésicos aliviam os sintomas em muitos pacientes. Se os sintomas forem graves, a meia de leve compressão pode ser útil até que o edema melhore. A meia que aplica 30 a 40 mmHg de pressão no tornozelo pode ser prescrita se os sintomas persistirem ou piorarem apesar dessas medidas. No entanto, se os sintomas diminuírem ou tiverem pouco ou nenhum impacto na qualidade de vida, a maioria dos pacientes opta por evitar o uso de meias.

Úlceras venosas, que são a complicação mais grave da síndrome pós-trombótica, geralmente ocorrem na área perimaleolar da perna. O melhor tratamento é a prevenção com a aplicação de meias de compressão graduada, se ocorrerem alterações na pele associadas ao edema de membros inferiores. O tratamento de úlceras consiste em um creme emoliente, como um hidratante, com ou sem corticosteroide tópico de baixa dosagem (Tabela 407.2) e aplicação de ataduras nos membros inferiores. Depois que a úlcera cicatrizar, meias de compressão graduada devem ser prescritas. O fechamento cirúrgico ou a remoção das veias safenas incompetentes não acelera o tempo de cicatrização em pacientes com úlceras venosas crônicas em comparação com o tratamento apenas com curativos, mas pode reduzir significativamente a taxa de ulceração recorrente.[A18]

### Suspeita de TEV recorrente

Aproximadamente 10% dos pacientes com TEV não provocado terão um evento tromboembólico recorrente no primeiro ano após a interrupção da terapia anticoagulante. O diagnóstico de TVP recorrente é complicado pelo fato de muitos pacientes com TVP prévia apresentarem edema posicional e dor nos membros inferiores como resultado da síndrome pós-trombótica. Essa síndrome e outros distúrbios venosos, como a insuficiência venosa crônica, podem provocar sinais/sintomas semelhantes aos da TVP aguda; portanto, exames complementares acurados para confirmar a recorrência são obrigatórios. Anormalidades venosas residuais na US são comuns em pacientes com história pregressa de TVP proximal e são encontradas em aproximadamente 80% dos pacientes em 3 meses e em 50% dos pacientes em 1 ano após o evento. Portanto, a comparação com imagens anteriores de US é necessária em pacientes com suspeita de recidiva. Embora um aumento no diâmetro da veia de 4 mm ou mais no segmento de veia comprimido sugira TVP recorrente, um novo segmento venoso proximal não compressível é o critério mais confiável para o diagnóstico de recorrência. Um resultado normal do dímero D ajuda a descartar a possibilidade de TVP recorrente.

Para pacientes com suspeita de embolia pulmonar recorrente, o diagnóstico é confirmado pela descoberta de novos trombos na APTC. A comparação com os exames anteriores é importante, principalmente se a cintilografia pulmonar de ventilação-perfusão for realizada, pois os defeitos de perfusão residuais são comuns em pacientes com história prévia de embolia pulmonar. Tal como acontece com a suspeita de TVP recorrente, um teste normal de dímero D ajuda a excluir o diagnóstico. O tratamento de TEV recorrente é o mesmo que para o primeiro evento, exceto que a maioria dos pacientes com TEV recorrente não provocado ou provocado por fatores de risco menores requerem terapia de anticoagulação prolongada.

### Hipertensão arterial pulmonar tromboembólica crônica

Uma complicação rara da embolia pulmonar, a hipertensão arterial pulmonar (HAP) tromboembólica crônica desenvolve-se em 0,5 a 5% dos pacientes ao longo de meses ou anos, quando os êmbolos nas principais artérias pulmonares são substituídos por tecido fibroso que se incorpora às paredes dos vasos, estreitando ou obstruindo-os.[21] A obstrução crônica do leito vascular pulmonar aumenta a resistência arterial pulmonar e pode levar à insuficiência cardíaca direita. Embora os pacientes inicialmente possam ser assintomáticos, eles apresentam agravamento da dispneia aos esforços e hipoxemia à medida que a doença evolui. Deve-se suspeitar de HAP tromboembólica crônica em pacientes com HAP (Capítulo 75), e o diagnóstico pode ser estabelecido com uma combinação de ecocardiografia e cintilografia pulmonar ou APTC.

A terapia clínica concentra-se no tratamento da insuficiência cardíaca direita e no uso de análogos da prostaciclina, como a treprostinila, que é administrada por infusão subcutânea contínua em doses que variam de 1 a 22 ng/kg/min; antagonistas dos receptores da endotelina, como bosentana, que é iniciado com uma dose de 62,5 mg, 2 vezes/dia e aumentada para 125 mg, 2 vezes/dia em pacientes com peso superior a 40 kg; inibidores da fosfodiesterase-5, como sildenafila 40 mg, 3 vezes/dia; ou uma combinação desses, para diminuir a pressão da artéria pulmonar. Riociguate, um estimulador de guanilato ciclase solúvel, começando com 1 mg, 3 vezes/dia e titulado até 2,5 mg, 3 vezes/dia, é outra opção.[A19] Contudo, esses agentes podem ser de utilidade limitada em razão da natureza fibrótica do material obstrutivo. Portanto, o tratamento definitivo envolve tromboendarterectomia cirúrgica para remoção do material que oclui as artérias pulmonares. Para pacientes considerados doentes demais para a cirurgia, a angioplastia pulmonar com balão pode ser efetiva e, em pacientes selecionados, promover desfechos excelentes. Esse procedimento está associado a uma taxa de mortalidade peroperatória que pode chegar a 4%, dependendo da gravidade da doença, e a uma sobrevida de 3 anos de cerca de 80%.

## TROMBOSE VENOSA EM MEMBROS SUPERIORES

A TVP em membros superiores (incluindo as veias axilar, subclávia e jugular interna, bem como a veia cava superior) é muito menos comum do que a TVP em membros inferiores, mas não é rara, especialmente em adultos em estado grave internados em unidades de terapia intensiva.[22] Os fatores associados à TVP em membro superior incluem cateteres venosos centrais, trombofilias adquiridas ou hereditárias (Capítulo 73) e compressão anatômica (costela cervical) e fisiológica (indivíduos musculosos) da veia. A incidência de síndrome pós-trombótica clinicamente importante não é alta se os pacientes receberem terapia anticoagulante.

A venografia contrastada é o padrão-ouro para o diagnóstico de TVP dos membros superiores, mas a US venosa é acurada e menos invasiva. Como não é possível testar a compressão da veia subclávia, o diagnóstico de TVP dessa veia por US é baseado em anormalidades de fluxo ou visualização direta do trombo por US em modo B. A TVP em membro superior pode causar êmbolos pulmonares, embora a frequência exata não seja conhecida. Existe controvérsia sobre o manejo de pacientes nos quais a TVP se desenvolve em associação com um cateter venoso central. Se o cateter não for mais necessário ou estiver obstruído, alguns especialistas recomendam a remoção do cateter sem terapia anticoagulante subsequente, enquanto outros recomendam terapia anticoagulante em dose plena. Se o cateter estiver funcional e for necessário para a administração do medicamento ou acesso venoso, deve-se administrar terapia anticoagulante em dose plena. Essa terapia deve ser administrada a todos os pacientes cuja TVP em membro superior não tiver sido desencadeada por um cateter venoso central. Os medicamentos, as doses, os esquemas e as durações do tratamento são idênticos aos do tratamento da TVP da perna.

## TROMBOSE VENOSA SUPERFICIAL

A trombose venosa superficial geralmente se manifesta com dor, edema, vermelhidão e dor à palpação das veias superficiais. Veias varicosas trombosadas (Figura 74.8) podem estar vermelhas, quentes e agrupadas em uma área circunscrita. Quando a trombose da veia superficial envolve as veias safenas maiores ou menores, um cordão doloroso à palpação frequentemente segue o trajeto da veia envolvida na coxa ou na face medial da panturrilha, respectivamente. A trombose da veia superficial também pode ocorrer no local de inserção de cateteres intravenosos. Aproximadamente 25% dos pacientes com trombose de veia superficial no membro inferior têm TVP concomitante no momento da apresentação e aproximadamente 3% dos outros desenvolverão TVP ou embolia pulmonar nos próximos 3 meses, com risco subsequente de cerca de 1% ao ano posteriormente.[23] Portanto, a US com compressão deve ser realizada para descartar a possibilidade de TVP em pacientes com trombose de veia superficial no membro inferior.

O tratamento com fármacos anti-inflamatórios não esteroides (AINEs), doses moderadas ou plenas de HBPM, fondaparinux e rivaroxabana é, cada um, 70% melhor do que o placebo para tratamento de trombose de veias superficiais. A HBPM alivia os sinais/sintomas mais rapidamente e evita a extensão trombótica de maneira mais efetiva do que os AINEs. Fondaparinux, 2,5 mg/dia durante 45 dias, reduz o risco de TVP ou embolia pulmonar de aproximadamente 1,3% para 0,2% sem efeitos adversos notáveis. Um curso de 45 dias de rivaroxabana (10 mg, 1 vez/dia) é tão efetivo e seguro quanto o fondaparinux.[A20] Desse modo, é razoável usar doses moderadas de rivaroxabana, fondaparinux ou HBPM para tratar a trombose da veia superficial sintomática, sobretudo quando os pacientes apresentam sinais/sintomas graves, trombose da veia safena proximal, doença recorrente ou câncer subjacente ou trombofilia. Para casos menos graves, AINEs tópicos ou sistêmicos podem ser prescritos. Para o tratamento de veias varicosas, os tratamentos a *laser* e cirúrgicos parecem ser superiores à escleroterapia com espuma.[A20b]

## PREVENÇÃO DE TEV

Pelo menos metade de todos os pacientes ambulatoriais com TEV recém-diagnosticado tem história de hospitalização recente e a maioria não recebeu tromboprofilaxia durante a internação. Consequentemente, a embolia pulmonar é a causa de morte evitável mais comum em pacientes hospitalizados nos EUA. Portanto, todo paciente admitido no hospital deve ser avaliado quanto ao risco de TEV e, se indicado, deve ser administrada tromboprofilaxia adequada.

Apesar da abundância de ensaios clínicos randomizados de grande porte que demonstram a eficácia e segurança das medidas mecânicas e farmacológicas na redução do risco de TEV em uma ampla gama de populações de pacientes hospitalizados, a profilaxia ainda é muito subutilizada. Fatores que aumentam o risco de TVP incluem cirurgia (sobretudo cirurgia ortopédica de grande porte e neurocirurgia [Capítulos 260 e 403]), traumatismo grave (Capítulo 103), repouso prolongado no leito ou imobilização, história pregressa de TEV, existência de doença maligna, paralisia ou paresia, obesidade mórbida e idade avançada.

Em geral, a profilaxia mecânica (meias antiembólicas e compressão pneumática intermitente) deve ser usada como adjuvante à profilaxia farmacológica ou como profilaxia independente em pacientes com alto risco de sangramento. A compressão pneumática ou meias são frequentemente adicionadas à tromboprofilaxia farmacológica, mas um estudo randomizado não mostrou valor aumentado de adicionar compressão pneumática a tais medicamentos em pacientes criticamente enfermos.[A20c] A colocação profilática precoce de um filtro de veia cava não traz nenhum benefício em pacientes gravemente feridos que têm contraindicação para tromboprofilaxia farmacológica.[A20d] Para pacientes de clínica geral admitidos no hospital com uma doença grave e nos quais a mobilidade provavelmente será reduzida por 72 horas ou mais, um curso de 45 dias de betrixabana oral (80 mg, 1 vez/dia) é superior a um curso de 10 dias de enoxaparina em baixa dose.[A21] Em pacientes submetidos a cirurgias de quadril ou joelho de grande porte, rivaroxabana oral (10 mg, 1 vez/dia), apixabana (2,5 mg, 2 vezes/dia), varfarina (dose ajustada para atingir uma RNI de 2,0 a 3,0), HBPM subcutânea ou fondaparinux subcutâneo (2,5 mg/dia) deve ser administrado durante pelo menos 14 dias de pós-operatório. Em pacientes com imobilidade prolongada, a profilaxia deve ser considerada até que a mobilidade total seja recuperada.

## EMBOLIA PULMONAR NÃO TROMBÓTICA

### DEFINIÇÃO

Material não trombótico que pode embolizar para os pulmões inclui gordura, ar, líquido amniótico, células tumorais, talco em usuários de drogas intravenosas (UDIV) e dispositivos médicos.

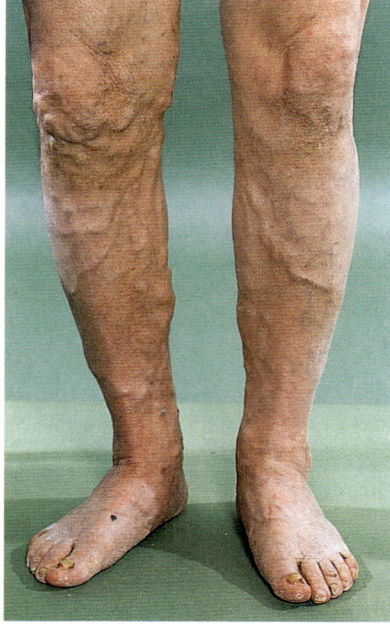

**FIGURA 74.8** Varizes. As veias varicosas são um fator de risco para trombose venosa superficial e profunda. (De Forbes CD, Jackson WF. *Color Atlas and Text of Clinical Medicine*, 3rd ed. London: Mosby; 2003.)

## Síndrome da embolia gordurosa

### EPIDEMIOLOGIA
A síndrome de embolia gordurosa geralmente ocorre em caso de traumatismo, principalmente após a fratura de ossos longos ou da pelve. O risco aumenta com o número de ossos fraturados, e a síndrome ocorre mais frequentemente com fraturas fechadas do que abertas. A embolia gordurosa também pode complicar a cirurgia ortopédica ou traumatismo em tecidos ricos em gordura, como pode ocorrer com a lipoaspiração.

### BIOPATOLOGIA
Caracterizada por uma combinação de manifestações respiratórias, neurológicas, hematológicas e cutâneas, a síndrome da embolia gordurosa reflete uma combinação de obstrução vascular por glóbulos de gordura (e-Figura 74.2), bem como os efeitos deletérios dos ácidos graxos livres liberados desses glóbulos de gordura pela ação das lipases lipoproteicas. Esses ácidos graxos livres aumentam a permeabilidade vascular, induzem uma síndrome de extravasamento capilar e podem desencadear agregação plaquetária.

### MANIFESTAÇÕES CLÍNICAS
Os sintomas geralmente se desenvolvem 24 a 72 horas após traumatismo ou cirurgia. Os pacientes frequentemente se queixam de dor torácica vaga e dispneia.[24] Taquipneia e febre associadas a taquicardia desproporcional são comuns. A síndrome pode evoluir rapidamente para hipoxemia grave que exige ventilação mecânica. As manifestações neurológicas, que frequentemente começam após desconforto respiratório, incluem sonolência, confusão, diminuição do nível de consciência e convulsões. Os pacientes podem ter petéquias, particularmente na conjuntiva, na mucosa oral e na metade superior do corpo.

### DIAGNÓSTICO
A síndrome de embolia gordurosa deve ser suspeitada quando ocorre desconforto respiratório 1 dia ou mais após um grande traumatismo ou cirurgia ortopédica, sobretudo quando há defeitos neurológicos e petéquias associados.[24b] A radiografia de tórax pode revelar infiltrados alveolares difusos. Embora gotículas de gordura possam ser encontradas no líquido do lavado broncoalveolar, esse achado não é específico para a síndrome da embolia gordurosa.

### PREVENÇÃO, TRATAMENTO E PROGNÓSTICO
A estabilização precoce de fraturas de ossos longos reduz o risco de embolização de gordura. Deve ser fornecido tratamento de suporte, como oxigênio e ventilação mecânica. A utilidade dos corticosteroides permanece controversa.

Embora taxas de mortalidade de até 10% tenham sido relatadas, o prognóstico é geralmente bom.

## Embolia gasosa venosa

### EPIDEMIOLOGIA
A embolia gasosa venosa, que envolve o aprisionamento de ar ambiental ou gás exógeno no sistema venoso, exige comunicação direta entre o ar e uma veia, bem como um gradiente de pressão que favoreça a entrada de ar na veia. O ar pode ser introduzido por meio de cateteres venosos centrais como consequência de procedimentos cirúrgicos ou clínicos invasivos ou após barotrauma.

### BIOPATOLOGIA
Grandes êmbolos gasosos venosos obstruem a via de saída pulmonar do ventrículo direito, enquanto misturas de bolhas de ar e trombos de fibrina podem obstruir as arteríolas pulmonares. Em ambos os casos, pode ocorrer insuficiência ventricular direita. Quando há persistência do forame oval (Capítulo 61), os êmbolos gasosos no sangue venoso podem entrar na circulação coronária, cerebral ou sistêmica.

### MANIFESTAÇÕES CLÍNICAS
Os sinais e sintomas dependem do volume de ar e da rapidez com que entra na circulação. *Bolus* grandes e rápidos de ar são menos tolerados do que a entrada lenta de pequenos volumes. Êmbolos gasosos pequenos podem ser assintomáticos. No caso de êmbolos maiores, os pacientes frequentemente se queixam de dispneia e desconforto torácico retroesternal, e sentem tontura.[25] Os achados físicos incluem taquipneia, taquicardia e evidências de dificuldade respiratória. Os pacientes podem apresentar sinais de insuficiência cardíaca direita. Pode-se auscultar um sopro contínuo, semelhante a um tambor, roda de moinho, que reflete ar no ventrículo direito.

### PREVENÇÃO E TRATAMENTO

Todos os cateteres devem ser removidos usando técnicas que minimizam a embolia gasosa, o ar deve ser removido das seringas antes da injeção e deve-se tomar cuidado durante a cirurgia para garantir que bolhas de ar não se formem nos vasos sanguíneos. Para evitar embolia gasosa associada ao barotrauma, os mergulhadores precisam ser treinados para mergulhar e emergir com segurança (Capítulo 88).

A fonte de qualquer embolia gasosa deve ser identificada para que outras embolias possam ser prevenidas. O posicionamento em decúbito lateral esquerdo pode beneficiar pacientes que tenham uma grande bolha de ar retida na via de saída do ventrículo direito; esse posicionamento coloca a via de saída abaixo da cavidade ventricular direita, possibilitando, assim, que a bolha de ar migre para uma posição não obstrutiva. A aspiração do ventrículo direito por meio de um cateter venoso central também pode ser benéfica. Os pacientes devem receber oxigênio suplementar de alto fluxo e a oxigenação hiperbárica deve ser considerada para pacientes com disfunção cardíaca ou neurológica.

### DIAGNÓSTICO
Os pacientes podem apresentar evidências no ECG de disfunção ventricular direita associada a níveis elevados de troponina, indicativos de lesão miocárdica. A ecocardiografia ou a TC de tórax podem revelar ar no ventrículo direito. Os pacientes podem ter hipoxemia e hipercapnia, e a contagem de plaquetas pode ser baixa.

### PROGNÓSTICO
O desfecho depende da magnitude da embolia gasosa. Com bons cuidados de suporte, a taxa de mortalidade pode ser inferior a 10%, mesmo em pacientes com grandes êmbolos gasosos. Entretanto, defeitos neurológicos residuais frequentemente persistem.

## Embolia de líquido amniótico

### EPIDEMIOLOGIA E BIOPATOLOGIA
A embolia amniótica é uma complicação rara, mas catastrófica da gravidez, que ocorre em cerca de 1 em 8.000 a 1 em 80.000 gestações.[26] A síndrome desenvolve-se quando líquido amniótico e células fetais entram na corrente sanguínea materna através de pequenas lacerações nas veias uterinas durante o trabalho de parto. Êmbolos para o coração e os pulmões (e-Figura 74.3) causam disfunção cardíaca e dificuldade respiratória. Além disso, o líquido amniótico e outros *debris* ativam o sistema de coagulação e a trombina resultante, então, desencadeia a formação de fibrina e a ativação plaquetária para induzir a coagulação intravascular disseminada (Capítulo 166).

### MANIFESTAÇÕES CLÍNICAS E DIAGNÓSTICO
A síndrome frequentemente começa com o início abrupto de dispneia, cianose e hipotensão que evoluem rapidamente para colapso cardiovascular e morte. As pacientes que sobrevivem a esse estágio frequentemente desenvolvem manifestações de coagulação intravascular disseminada (Capítulo 166), caracterizada por sangramento difuso, petéquias e equimoses.

O diagnóstico deve ser suspeitado em mulheres no final da gravidez, frequentemente em trabalho de parto, que apresentam início súbito de dificuldade respiratória seguida de cianose, hipotensão e choque. Esses achados estão frequentemente associados a confusão ou redução do nível de consciência, convulsões e evidências de coagulopatia consuntiva.

### TRATAMENTO
As medidas de suporte incluem oxigênio, ventilação mecânica e suporte hemodinâmico. Plasma recém-congelado, crioprecipitado e transfusão de plaquetas podem ser administrados para repor os fatores de coagulação e plaquetas consumidos. A heparina, frequentemente em baixas doses

terapêuticas, pode ser útil em alguns casos. Se a embolia por líquido amniótico ocorrer antes ou durante o parto, frequentemente o desfecho fetal é ruim. Assim que as condições da mãe forem estabilizadas, toda atenção deve ser voltada para o feto.

### PROGNÓSTICO

Embora rara, a embolia por líquido amniótico ainda é a principal causa de morte materna durante o trabalho de parto e nas primeiras horas após o parto. Apesar dos avanços no manejo de cuidados intensivos, as taxas de mortalidade materna e fetal continuam sendo de cerca de 60 e 20%, respectivamente, com até metade dos sobreviventes, mãe e recém-nascido, sofrendo de disfunção neurológica permanente induzida por hipoxia.

### Outro material embólico

Muitas substâncias, como talco, amido e celulose, são adicionadas na fabricação de drogas ilícitas.[27] Algumas dessas substâncias são trituradas por usuários de drogas (Capítulo 31), misturadas em líquidos e, em seguida, injetadas por via intravenosa. As partículas de talco, amido e celulose podem ficar aprisionadas na vasculatura pulmonar, onde induzem a formação de granuloma.

Os êmbolos tumorais[28] no pulmão podem mimetizar pneumonia, tuberculose ou doença pulmonar intersticial na radiografia de tórax. Cânceres de próstata e mama são as fontes mais comuns desses êmbolos, seguidos por câncer hepatocelular e câncer de estômago e pâncreas. Embora encontrados em até 26% das necropsias em pacientes com câncer avançado, os êmbolos tumorais raramente são identificados antes da morte.

Vários tipos de dispositivos intravasculares podem embolizar para os pulmões, incluindo filtros de veia cava, pontas de cateter quebradas, fiosguia, fragmentos de *stent* e bobinas (*coils*) usadas para embolização. Muitos desses dispositivos se alojam no átrio direito, no ventrículo direito ou nas artérias pulmonares. É possível recuperar a maioria desses dispositivos por via intravascular; cirurgia a céu aberto pode ser necessária para o restante.

### Recomendações de grau A

A1. Zondag W, Kooiman J, Klok FA, et al. Outpatient versus inpatient treatment in patients with pulmonary embolism: a meta-analysis. *Eur Respir J.* 2013;42:134-144.
A2. Meyer G, Vicaut E, Danays T, et al. Fibrinolysis for patients with intermediate-risk pulmonary embolism. *N Engl J Med.* 2014;370:1402-1411.
A3. Sterne JA, Bodalia PN, Bryden PA, et al. Oral anticoagulants for primary prevention, treatment and secondary prevention of venous thromboembolic disease, and for prevention of stroke in atrial fibrillation: systematic review, network meta-analysis and cost-effectiveness analysis. *Health Technol Assess.* 2017;21:1-386.
A4. Agnelli G, Buller HR, Cohen A, et al. Oral apixaban for the treatment of acute venous thromboembolism. *N Engl J Med.* 2013;369:799-808.
A5. Prins MH, Lensing AW, Bauersachs R, et al. Oral rivaroxaban versus standard therapy for the treatment of symptomatic venous thromboembolism: a pooled analysis of the EINSTEIN-DVT and PE randomized studies. *Thromb J.* 2013;11:1-10.
A6. Schulman S, Kakkar AK, Goldhaber SZ, et al. Treatment of acute venous thromboembolism with dabigatran or warfarin and pooled analysis. *Circulation.* 2014;129:764-772.
A7. Büller HR, Decousus H, Grosso MA, et al. Edoxaban versus warfarin for the treatment of symptomatic venous thromboembolism. *N Engl J Med.* 2013;369:1406-1415.
A8. Vedantham S, Goldhaber SZ, Julian JA, et al. Pharmacomechanical catheter-directed thrombolysis for deep-vein thrombosis. *N Engl J Med.* 2017;377:2240-2252.
A9. Carrier M, Lazo-Langner A, Shivakumar S, et al. Screening for occult cancer in unprovoked venous thromboembolism. *N Engl J Med.* 2015;373:697-704.
A10. Robin P, Le Roux PY, Planquette B, et al. Limited screening with versus without [18]f-fluorodeoxyglucose PET/CT for occult malignancy in unprovoked venous thromboembolism: an open-label randomised controlled trial. *Lancet Oncol.* 2016;17:193-199.
A11. Agnelli G, Buller HR, Cohen A, et al. Apixaban for extended treatment of venous thromboembolism. *N Engl J Med.* 2013;368:699-708.
A12. Weitz JI, Lensing AWA, Prins MH, et al. Rivaroxaban or aspirin for extended treatment of venous thromboembolism. *N Engl J Med.* 2017;376:1211-1222.
A13. Mismetti P, Laporte S, Pellerin O, et al. Effect of a retrievable inferior vena cava filter plus anticoagulation vs anticoagulation alone on risk of recurrent pulmonary embolism: a randomized clinical trial. *JAMA.* 2015;313:1627-1635.
A14. Carrier M, Cameron C, Delluc A, et al. Efficacy and safety of anticoagulant therapy for the treatment of acute cancer-associated thrombosis: a systematic review and meta-analysis. *Thromb Res.* 2014;134:1214-1219.
A15. Raskob GE, van Es N, Verhamme P, et al. Edoxaban for the treatment of cancer-associated venous thromboembolism. *N Engl J Med.* 2018;378:615-624.
A16. Young AM, Marshall A, Thirlwall J, et al. Comparison of an oral factor Xa inhibitor with low molecular weight heparin in patients with cancer with venous thromboembolism: results of a randomized trial (SELECT-D). *J Clin Oncol.* 2018;36:2017-2023.
A16b. Khorana AA, Soff GA, Kakkar AK, et al. Rivaroxaban for thromboprophylaxis in high-risk ambulatory patients with cancer. *N Engl J Med.* 2019;380:720-728.
A16c. Carrier M, Abou-Nassar K, Mallick R, et al. Apixaban to prevent venous thromboembolism in patients with cancer. *N Engl J Med.* 2019;380:711-719.
A17. Kahn SR, Shapiro S, Wells PS, et al. Compression stockings to prevent post-thrombotic syndrome: a randomised placebo-controlled trial. *Lancet.* 2014;383:880-888.
A18. Gohel MS, Heatley F, Liu X, et al. A randomized trial of early endovenous ablation in venous ulceration. *N Engl J Med.* 2018;378:2105-2114.
A19. Ghofrani HA, D'Armini AM, Grimminger F, et al. Riociguat for the treatment of chronic thromboembolic pulmonary hypertension. *N Engl J Med.* 2013;369:319-329.
A20. Beyer-Westendorf J, Schellong SM, Gerlach H, et al. Prevention of thromboembolic complications in patients with superficial-vein thrombosis given rivaroxaban or fondaparinux: the open-label, randomised, non-inferiority SURPRISE phase 3b trial. *Lancet Haematol.* 2017;4:e105-e113.
A20b. Brittenden J, Cooper D, Dimitrova M, et al. Five-year outcomes of a randomized trial of treatments for varicose veins. *N Engl J Med.* 2019;381:912-922.
A20c. Arabi YM, Al-Hameed F, Burns KEA, et al. Adjunctive intermittent pneumatic compression for venous thromboprophylaxis. *N Engl J Med.* 2019;380:1305-1315.
A20d. Ho KM, Rao S, Honeybul S, et al. A multicenter trial of vena cava filters in severely injured patients. *N Engl J Med.* 2019;381:328-337.
A21. Cohen AT, Harrington RA, Goldhaber SZ, et al. Extended thromboprophylaxis with betrixaban in acutely ill medical patients. *N Engl J Med.* 2016;375:534-544.

### REFERÊNCIAS BIBLIOGRÁFICAS

*As referências bibliográficas, bem como os outros materiais suplementares deste livro, encontram-se no GEN-IO, nosso ambiente virtual de aprendizagem.*

# 75

# HIPERTENSÃO PULMONAR

VALLERIE MCLAUGHLIN

### DEFINIÇÃO

A vasculatura pulmonar normal é um sistema de baixa pressão, com menos de um décimo da resistência ao fluxo observada na vasculatura sistêmica. A hipertensão pulmonar refere-se ao estado hemodinâmico no qual a pressão na artéria pulmonar está elevada acima da média de 25 mmHg. Um tipo específico de hipertensão pulmonar, hipertensão arterial pulmonar (HAP), também exige que a pressão de enchimento do lado esquerdo do coração (pressão capilar pulmonar, pressão diastólica final do ventrículo esquerdo ou pressão atrial esquerda) seja de 15 mmHg ou menos e que a resistência vascular pulmonar (RVP) calculada deve ser maior que 3 unidades de Wood (unidade de Wood = [pressão da artéria pulmonar menos pressão capilar pulmonar média] dividida pelo débito cardíaco.) A síndrome de HAP (Tabela 75.1) ocorre quando o fluxo sanguíneo pela circulação pulmonar é restrito, levando a aumentos patológicos da RVP e, em última análise, à insuficiência ventricular direita. A hipertensão pulmonar também pode ser uma consequência de muitas outras doenças crônicas, como insuficiência cardíaca esquerda (Capítulo 52), várias doenças pulmonares do parênquima e doença tromboembólica (Capítulo 74).

### EPIDEMIOLOGIA

A pressão arterial pulmonar (PAP) normal é de 20/10 (média de 15) mmHg em repouso ao nível do mar, aumentando para 30/13 (média de 20) mmHg com exercícios leves. As pressões aumentam com a altitude e, em uma altitude de cerca de 15.000 pés (4.572 m), a PAP normal em repouso é de cerca de 38/14 (média de 20) mmHg. A PAP sistólica aumenta gradativamente com a idade, e cada aumento de 10 mmHg está associado a um risco 2,7 vezes maior de morte.

A HAP idiopática, antes chamada de hipertensão pulmonar primária, é o protótipo de HAP do grupo 1.[1] Essa doença acomete mais as mulheres do que os homens em uma razão de 2:1. Pode manifestar-se em qualquer idade, com idade média de início na quarta à sexta décadas de vida. A prevalência de HAP varia entre 15 e 50 por milhão de pessoas. A HAP hereditária ocorre em um contexto familiar, mais frequentemente (70%) em razão de uma mutação no receptor de proteína morfogenética óssea tipo 2. (Consulte Biopatologia.)

A HAP induzida por fármacos e toxinas tem sido mais claramente associada a anorexígenos, incluindo aminorex, fenfluramina e dexfenfluramina. Embora esses agentes não sejam mais usados, estudos observacionais relacionam anfetaminas, metanfetaminas e L-triptofano à HAP. O inibidor da tirosinoquinase dasatinibe também foi associado ao desenvolvimento de HAP.

## Tabela 75.1 Classificação clínica de hipertensão pulmonar.

**GRUPO 1**

Hipertensão arterial pulmonar
  Hipertensão arterial pulmonar idiopática
  Hipertensão arterial pulmonar hereditária
    BMPR2
    ALK1, endoglina, SMAD9, CAV1, KCNK3
    Desconhecido
  Hipertensão pulmonar induzida por fármacos e toxinas
  Associada a
    Doenças do tecido conjuntivo
    Infecções pelo HIV
    Hipertensão porta
    Cardiopatias congênitas
    Esquistossomose
Doença veno-oclusiva pulmonar idiopática ou hemangiomatose capilar pulmonar
Hipertensão pulmonar persistente do recém-nascido

**GRUPO 2**

Hipertensão pulmonar decorrente de cardiopatia esquerda
  Disfunção sistólica
  Disfunção diastólica
  Valvopatia cardíaca
  Obstrução congênita ou adquirida das vias de entrada e saída do coração

**GRUPO 3**

Hipertensão pulmonar decorrente de doenças pulmonares e/ou hipoxia
  Doença pulmonar obstrutiva crônica (DPOC)
  Doença pulmonar intersticial (DPI)
  Outras doenças pulmonares com padrão misto de restrição e obstrução
  Distúrbio respiratório do sono
  Distúrbios de hipoventilação alveolar
  Exposição crônica a grandes altitudes
  Doenças pulmonares do desenvolvimento
    Hérnia diafragmática congênita
    Displasia broncopulmonar

**GRUPO 4**

Hipertensão pulmonar tromboembólica crônica

**GRUPO 5**

Hipertensão pulmonar com mecanismos multifatoriais pouco claros
  Doenças hematológicas: anemias hemolíticas crônicas, neoplasias mieloproliferativas, esplenectomia
  Distúrbios sistêmicos: sarcoidose, histiocitose pulmonar de células de Langerhans, linfangioliomiomatose, neurofibromatose, vasculite
  Distúrbios metabólicos: doença de armazenamento de glicogênio, doença de Gaucher, distúrbios da tireoide
  Outros: hipertensão arterial pulmonar segmentar, obstrução tumoral, mediastinite fibrosante, insuficiência renal crônica

ALK1 = quinase tipo 1 semelhante ao receptor de ativina; BMPR2 = receptor tipo 2 da proteína morfogenética óssea; HIV = vírus da imunodeficiência humana.
De Simonneau G, Gatzoulis MA, Adatia I, et al. Updated clinical classification of pulmonary hypertension. *J Am Coll Cardiol*. 2013;62:D34-D41.

---

Um dos tipos mais comuns de HAP do grupo 1 ocorre nas doenças do tecido conjuntivo. Por exemplo, a prevalência de HAP em pacientes com esclerodermia (Capítulo 251)[2] está na faixa de 7 a 12%. É menos comum no lúpus eritematoso sistêmico (Capítulo 250), na artrite reumatoide (Capítulo 248) e em outras vasculites sistêmicas (Capítulo 254). A HAP é uma complicação rara, mas bem estabelecida, da infecção pelo vírus da imunodeficiência humana (HIV) (Capítulo 366), e sua prevalência de 0,5% nesses pacientes não mudou com o uso disseminado de terapia antirretroviral altamente ativa. Estudos hemodinâmicos prospectivos mostram que 2 a 6% dos pacientes com hipertensão portal (Capítulo 144) desenvolvem hipertensão arterial pulmonar, embora não seja conhecido o motivo dessa associação.

Uma proporção significativa de pacientes com *shunts* sistêmico-pulmonares não tratados, comumente em razão da cardiopatia congênita (Capítulo 61), desenvolve HAP. A exposição persistente da vasculatura pulmonar ao aumento do fluxo sanguíneo e da pressão resulta em elevação da RVP. Em alguns casos, a síndrome de Eisenmenger (Capítulo 61), com uma reversão do fluxo através do defeito, resulta em *shunt* da direita para a esquerda. A doença veno-oclusiva pulmonar (Capítulo 74)[3] e a hemangiomatose capilar pulmonar são doenças raras que acometem diretamente a vasculatura pulmonar. A apresentação de cada uma é frequentemente semelhante à HAP, mas o prognóstico é particularmente ruim.

A hipertensão pulmonar por doença cardíaca esquerda provavelmente representa a causa mais frequente de hipertensão pulmonar observada na prática (pacientes do grupo 2).[4] Doença ventricular esquerda (Capítulo 52) ou valvopatia cardíaca (Capítulo 66) podem aumentar a pressão atrial esquerda, que é então transmitida de volta à vasculatura pulmonar. O gradiente de pressão através dos pulmões (ou seja, a diferença entre a PAP diastólica em comparação com a pressão capilar pulmonar) e a RVP são frequentemente normais. Nesses casos, o tratamento ideal da cardiopatia esquerda resulta na redução das pressões de enchimento do lado esquerdo do coração e, consequentemente, na redução da PAP. No entanto, alguns pacientes apresentam gradiente transpulmonar elevado (> 12 mmHg) com RVP superior a 3 unidades de Wood no estabelecimento de cardiopatia esquerda; esses pacientes podem ter remodelação vascular pulmonar devido a pressões de enchimento do lado esquerdo persistentemente elevadas.

Os pacientes do grupo 3 apresentam hipertensão pulmonar devido a doenças pulmonares ou hipoxia. Qualquer distúrbio que resulte em hipoxemia (p. ex., doença pulmonar obstrutiva crônica [Capítulo 82], doença pulmonar intersticial [Capítulo 86], distúrbio respiratório do sono [Capítulo 377]) pode resultar em hipertensão pulmonar, embora a elevação da pressão tenda a ser modesta, com PAP média de 25 a 35 mmHg. As observações baseadas na ecocardiografia sugeriram que até 80% dos pacientes com doença pulmonar obstrutiva crônica e fibrose pulmonar idiopática têm pressões da artéria pulmonar elevadas. Em pacientes com doença pulmonar parenquimatosa mais avançada e submetidos à avaliação para cirurgia de redução do volume pulmonar ou transplante pulmonar, 40 a 50% apresentam hipertensão pulmonar no momento do cateterismo cardíaco direito. Mais frequentemente, as elevações da PAP são modestas, mas uma pequena proporção de pacientes apresenta elevações mais substanciais.

Os pacientes do grupo 4 têm hipertensão pulmonar tromboembólica crônica (Capítulo 74), que tem de ser diferenciada dos outros grupos porque o tratamento é diferente. Aproximadamente 4% dos pacientes que sofreram embolia pulmonar aguda evoluem para hipertensão pulmonar tromboembólica crônica. Aproximadamente metade das pessoas com diagnóstico de hipertensão pulmonar tromboembólica crônica não tem história conhecida de embolia pulmonar aguda.

## BIOPATOLOGIA

A biopatologia da HAP é complexa e incompletamente elucidada (e-Figura 75.1). O fenótipo da HAP é caracterizado por disfunção endotelial, diminuição da proporção de apoptose em relação à proliferação nas células musculares lisas da artéria pulmonar e adventícia espessada e desordenada na qual as metaloproteases adventícias são excessivamente ativadas. A evolução da doença vascular pulmonar frequentemente origina-se da interação de um estado predisponente e um ou mais estímulos incitadores, conceito denominado hipótese de eventos múltiplos.

No grupo 1 de HAP, os pacientes apresentam panvasculopatia que acomete predominantemente as pequenas arteríolas pulmonares. É caracterizada por várias anormalidades arteriais, incluindo hiperplasia da íntima, hipertrofia medial, proliferação adventícia, trombose *in situ*, vários graus de inflamação e lesões plexiformes. Um paciente pode manifestar todas ou algumas dessas lesões, e a distribuição das lesões pode ser difusa ou focal.

O defeito genético mais bem caracterizado na HAP hereditária é o do receptor de proteína morfogenética óssea do tipo 2, um membro da família de sinalização do fator transformador de crescimento-β (TGF-β). Mutações na quinase tipo 1 do receptor de ativina, ou endoglina, também foram identificadas, geralmente em famílias com telangiectasia hemorrágica hereditária coexistente. Menos comumente, mutações na quinase tipo 1 do receptor de ativina, ou endoglina, foram identificadas em pacientes com HAP, predominantemente com telangiectasia hemorrágica hereditária coexistente (Capítulo 164). Mutações em outros genes (i. e., BMPR1B, caveolina-1 e SMAD9), todos envolvidos na via de sinalização do TGF-β, são consideravelmente menos comuns. Uma nova canalopatia de KCNK3, que foi identificada em casos familiares e idiopáticos de HAP, é a primeira indicação de que a doença pode envolver fatores aparentemente independentes da via de sinalização do TGF-β.

O desequilíbrio na produção ou metabolismo de mediadores vasoativos na vasculatura pulmonar inclui redução da prostaciclina e do óxido nítrico, que têm propriedades vasodilatadoras e antiproliferativas, e aumento do tromboxano e da endotelina, que são vasoconstritores e também mitógenos. A redução da enzima óxido nítrico sintase na HAP diminui a produção de óxido nítrico e, subsequentemente, a produção de monofosfato de guanosina cíclico. A endotelina-1 é um potente vasoconstritor e mitógeno de músculo liso que pode contribuir para o desenvolvimento de hipertensão arterial pulmonar. A prostaciclina sintase está reduzida na HAP, resultando em produção inadequada de prostaciclina, que é um vasodilatador com potentes efeitos antiproliferativos. Outras aberrações incluem as dos canais de potássio dependentes de voltagem e das vias da serotonina. Distúrbios das vias inflamatórias e de coagulação também foram descritos.

Mudanças crônicas na vasculatura pulmonar também ocorrem como resultado de outros tipos de hipertensão pulmonar. A elevação crônica das pressões de enchimento do lado esquerdo do coração causa transmissão reversa da pressão para o sistema venoso pulmonar e desencadeia constrição do leito arterial pulmonar. Na avaliação histológica, as veias estão anormalmente espessadas e uma neoíntima é formada. Como características secundárias, ocorrem hipertrofia da camada média e espessamento da neoíntima no lado arterial da circulação pulmonar. Essas mudanças podem ser revertidas com terapias que resultam na redução crônica das pressões de enchimento do lado esquerdo do coração. Na doença pulmonar parenquimatosa, as alterações nos vasos arteriais pulmonares distais estão relacionadas com hipoxia. A hipoxia induz muscularização dos vasos distais e hipertrofia medial dos vasos mais proximais. Não se observa a formação de neoíntima nem o desenvolvimento de lesões plexiformes.

O processo patológico da hipertensão pulmonar tromboembólica crônica é frequentemente distinto da HAP idiopática. As lesões são frequentemente mais variáveis, com algumas vias arteriais que parecem relativamente inalteradas e outras que mostram tromboses vasculares recanalizadas. No entanto, o envolvimento de microvasos distais, principalmente quando as tromboses ocorrem em artérias subsegmentares, pode assemelhar-se à hipertensão arterial pulmonar idiopática com a formação de lesões plexiformes.

## Fisiopatologia

O leito vascular pulmonar normal tem notável capacidade de dilatar e recrutar vasculatura não utilizada para acomodar aumentos do fluxo sanguíneo pulmonar. Na hipertensão pulmonar, a PAP e a RVP aumentam em repouso e aumentam ainda mais com o esforço. Em resposta a esse aumento da pós-carga, o ventrículo direito normalmente muito fino hipertrofia e, por fim, ocorre dilatação. No início do processo, o ventrículo direito pode ser capaz de manter o débito cardíaco normal em repouso, embora não consiga aumentar o débito cardíaco durante esforços físicos, causando dispneia aos esforços. À medida que a doença evolui, a disfunção ventricular direita se agrava até o ponto em que o débito cardíaco em repouso é comprometido. A função ventricular direita é o principal determinante da capacidade funcional e do prognóstico na HAP. Embora o ventrículo esquerdo não seja acometido pela doença vascular pulmonar, a dilatação progressiva do ventrículo direito pode prejudicar o enchimento do ventrículo esquerdo e promover leve aumento da pressão de enchimento do lado esquerdo do coração. O mecanismo fisiopatológico da hipertensão pulmonar relacionada à doença pulmonar e cardíaca do lado esquerdo é ainda mais complicado por esses distúrbios subjacentes.

Os dois mecanismos de morte mais frequentes são a insuficiência ventricular direita progressiva e a morte súbita. A insuficiência ventricular direita, evidenciada por pressão venosa jugular elevada, edema de membros inferiores e, ocasionalmente, ascite, também pode ser acompanhada por evidências de fluxo anterógrado insuficiente devido ao enchimento inadequado do ventrículo esquerdo. Podem ocorrer hipotensão, hipoperfusão e insuficiência renal. Outras causas potenciais de morte incluem pneumonia, sepse e embolia pulmonar.

## MANIFESTAÇÕES CLÍNICAS

### Anamnese

A dispneia, que é o sintoma mais comum de hipertensão pulmonar, é tipicamente insidiosa no início e gradualmente progressiva. A dispneia é classificada pelo sistema da Organização Mundial da Saúde (OMS), que é semelhante ao sistema de classificação da New York Heart Association para angina e insuficiência cardíaca (Tabela 45.5) e pode evoluir para dispneia em repouso.

Outros sintomas comuns de hipertensão pulmonar incluem fadiga, tontura, dor torácica (Capítulo 45) e palpitações (Capítulos 45 e 56). A síncope (Capítulo 56), manifestação com prognóstico reservado, ocorre frequentemente aos esforços; significa a incapacidade do ventrículo direito de aumentar o débito cardíaco conforme necessário para a atividade física. Os sinais/sintomas de insuficiência cardíaca direita, incluindo edema e ascite, indicam doença avançada.

As manifestações inespecíficas de hipertensão pulmonar frequentemente explicam seu reconhecimento tardio. Em várias revisões, o atraso do início dos sintomas até o diagnóstico pode chegar a 2 anos.

Pacientes com hipertensão pulmonar do grupo 2 também podem apresentar dispneia paroxística noturna (DPN) e ortopneia. Pacientes com doença do grupo 3 podem apresentar tosse, produção de escarro ou sibilos. Pacientes com hipertensão pulmonar tromboembólica crônica do grupo 4 podem apresentar edema e hemoptise.

### Exame físico

Distensão das veias jugulares (Figura 45.2) significa insuficiência ventricular direita e ondas *v* proeminentes (Figura 45.3) podem ser resultado de regurgitação tricúspide. A amplitude do movimento ascendente da artéria carótida fornece algumas informações sobre o débito cardíaco. O achado clássico no exame físico na hipertensão pulmonar é hiperfonese do componente pulmonar ($P_2$) da segunda bulha cardíaca ($B_2$), que reflete as pressões pulmonares altas que aumentam a força de fechamento da valva pulmonar. A palpação do esterno frequentemente revela elevação paraesternal à medida que o ventrículo direito hipertrofiado e sobrecarregado de pressão oblitera o espaço de ar retroesternal. Uma quarta bulha ($B_4$) do ventrículo direito reflete o enchimento diastólico do ventrículo direito hipertrofiado e não complacente, semelhante à $B_4$ do lado esquerdo em um paciente com hipertensão arterial sistêmica e hipertrofia ventricular esquerda (HVE). O sopro da regurgitação tricúspide, que é holossistólico, localizado na borda esternal inferior esquerda e exacerbado pela inspiração, é comum em pacientes com hipertensão pulmonar moderada a grave. Outros achados na ausculta incluem clique protossistólico e sopro de regurgitação pulmonar. Uma terceira bulha ($B_3$) do ventrículo direito frequentemente significa doença avançada e insuficiência cardíaca do lado direito. Outros sinais compatíveis com insuficiência ventricular direita incluem hepatomegalia, edema periférico (Figura 45.6), ascite, hipotensão, pressão diferencial (pressão de pulso) diminuída e extremidades frias.

Outros achados do exame físico fornecem algumas informações sobre a etiologia da hipertensão pulmonar. Por exemplo, cianose central e baqueteamento digital são achados sugestivos de *shunt* intracardíaco e fisiologia de Eisenmenger. Esclerodactilia, isquemia digital (Figura 251.4), telangiectasias (Figura 164.2), artrite, fenômeno de Raynaud (Figura 72.7), e erupções cutâneas aumentam a suspeita de doença do tecido conjuntivo subjacente. Esplenomegalia, angioma em aranha, eritema palmar (Figura 137.2), icterícia (Figura 137.1) e circulação paraumbilical (*caput medusae*) sugerem hipertensão porta como etiologia. Sinais de doença cardíaca esquerda, como congestão pulmonar, $B_3$ esquerda ou achados de valvopatia mitral ou aórtica na ausculta, sugerem hipertensão pulmonar como resultado de doença cardíaca esquerda. Estertores finos, uso de músculos acessórios, sibilos, expiração prolongada e tosse produtiva são sugestivos de hipertensão pulmonar do grupo 3 como resultado de doença pulmonar hipóxica. Sopros vasculares pulmonares sugerem hipertensão pulmonar tromboembólica crônica.

## DIAGNÓSTICO

As avaliações iniciais incluem um eletrocardiograma e uma radiografia de tórax.[5] O eletrocardiograma pode mostrar desvio do eixo direito, aumento do ventrículo direito, aumento do átrio direito e alterações das ondas ST e T no precórdio anterior que refletem a tensão (*strain*) do ventrículo direito (Figura 75.1). A radiografia de tórax pode revelar artérias pulmonares proximais dilatadas (Figura 50.4) com afilamento ou poda periférica da vasculatura pulmonar (Figura 75.2A). A incidência lateral da radiografia de tórax pode revelar a redução do espaço de ar retroesternal como resultado do aumento do ventrículo direito (Figura 75.2B).

Se, com base na anamnese, no exame físico, no ECG e na radiografia de tórax, houver uma suspeita razoável de hipertensão pulmonar, alguns exames complementares devem ser solicitados (Figura 75.3), geralmente começando com um ecocardiograma e com exames adicionais guiados pelo subtipo do

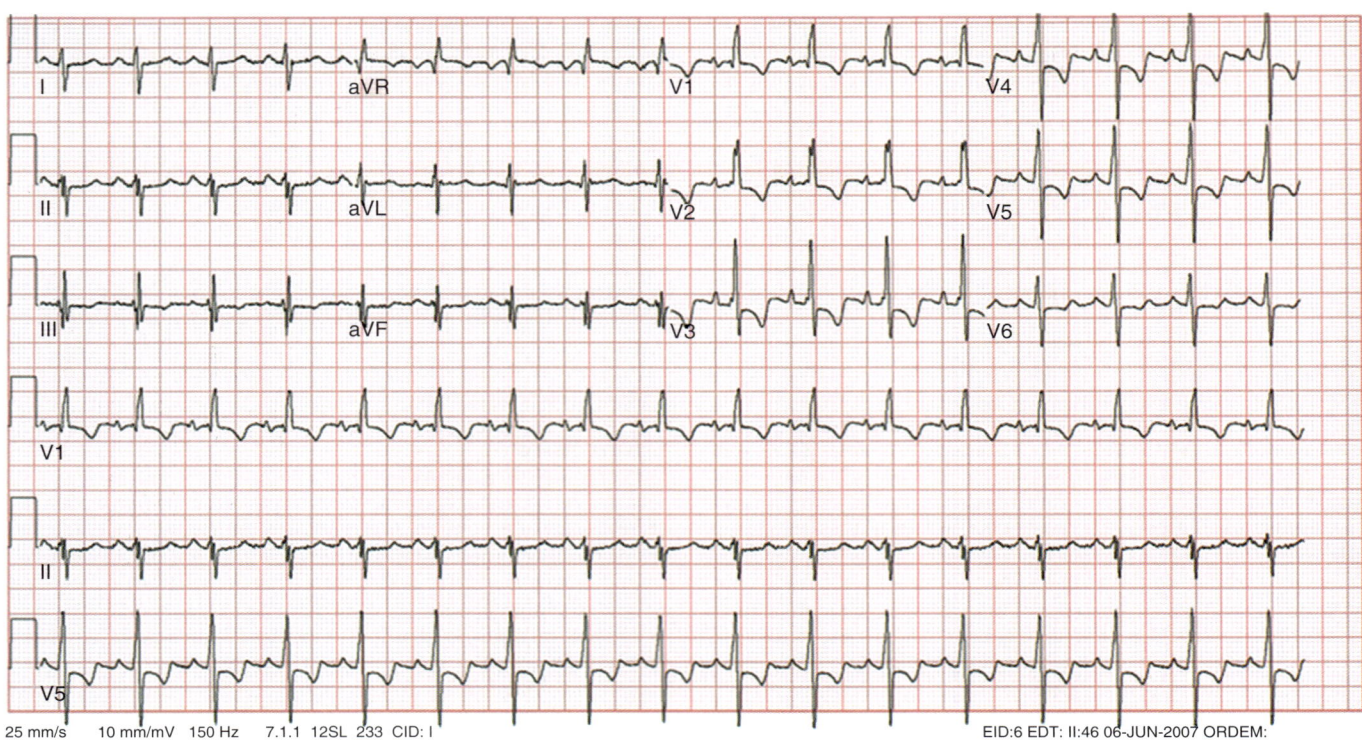

**FIGURA 75.1** Eletrocardiograma demonstrando ritmo sinusal, desvio do eixo elétrico para a direita e hipertrofia ventricular direita com padrão de *strain*.

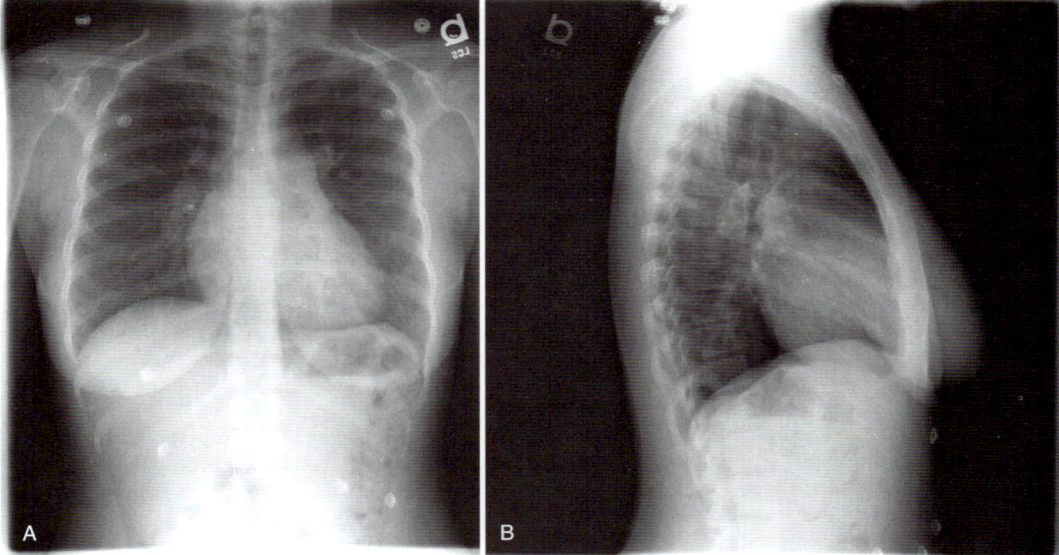

**FIGURA 75.2** Radiografias de tórax, incidências posteroanterior (A) e lateral (B) demonstrando artérias pulmonares proximais dilatadas e aumento do ventrículo direito.

paciente. O ecocardiograma fornece informações não apenas sobre a existência de hipertensão pulmonar, mas também sobre distúrbios comuns do lado esquerdo do coração que podem resultar em hipertensão pulmonar. Os achados na ecocardiografia 2D que refletem as pressões da artéria pulmonar elevadas incluem aumento do átrio direito, aumento do ventrículo direito, achatamento do septo intraventricular e ventrículo esquerdo com pouco enchimento (Figura 75.4). A pressão sistólica do ventrículo direito pode ser estimada com base na velocidade do jato regurgitante tricúspide pela equação de Bernoulli modificada (Capítulo 49) (Figura 75.5), embora nem sempre seja possível obter uma estimativa confiável da pressão sistólica do ventrículo direito, e essa medida está sujeita a erros, sobretudo em pacientes com doença pulmonar parenquimatosa.

O ecocardiograma também é útil para avaliar as causas cardíacas esquerdas de hipertensão pulmonar, como disfunção sistólica, disfunção diastólica e valvopatia cardíaca. Ocasionalmente, um defeito cardíaco congênito previamente desconhecido é descoberto durante esta avaliação.

Em aproximadamente 25% dos pacientes, um forame oval pérvio anteriormente trivial desvia o sangue do átrio direito para o átrio esquerdo devido à alta resistência vascular pulmonar e, assim, piora a oxigenação sistêmica.

Em um paciente com dispneia inexplicada e evidências de hipertensão pulmonar na ecocardiografia, hipertensão pulmonar tromboembólica crônica deve ser excluída.[6] O estudo de escolha para esta avaliação é a cintilografia de ventilação-perfusão (V/Q) (Figura 74.6) que, com frequência mostra vários defeitos de perfusão que não são compatíveis com a ventilação. Embora a tomografia computadorizada espiral seja excelente para a avaliação de embolia pulmonar aguda, às vezes falha em detectar doença tromboembólica crônica acessível cirurgicamente. Se qualquer um desses estudos detectar uma anormalidade, uma avaliação adicional com angiografia pulmonar pode ser necessária para determinar se a doença trombólica crônica é o diagnóstico e, em caso afirmativo, se é acessível cirurgicamente.

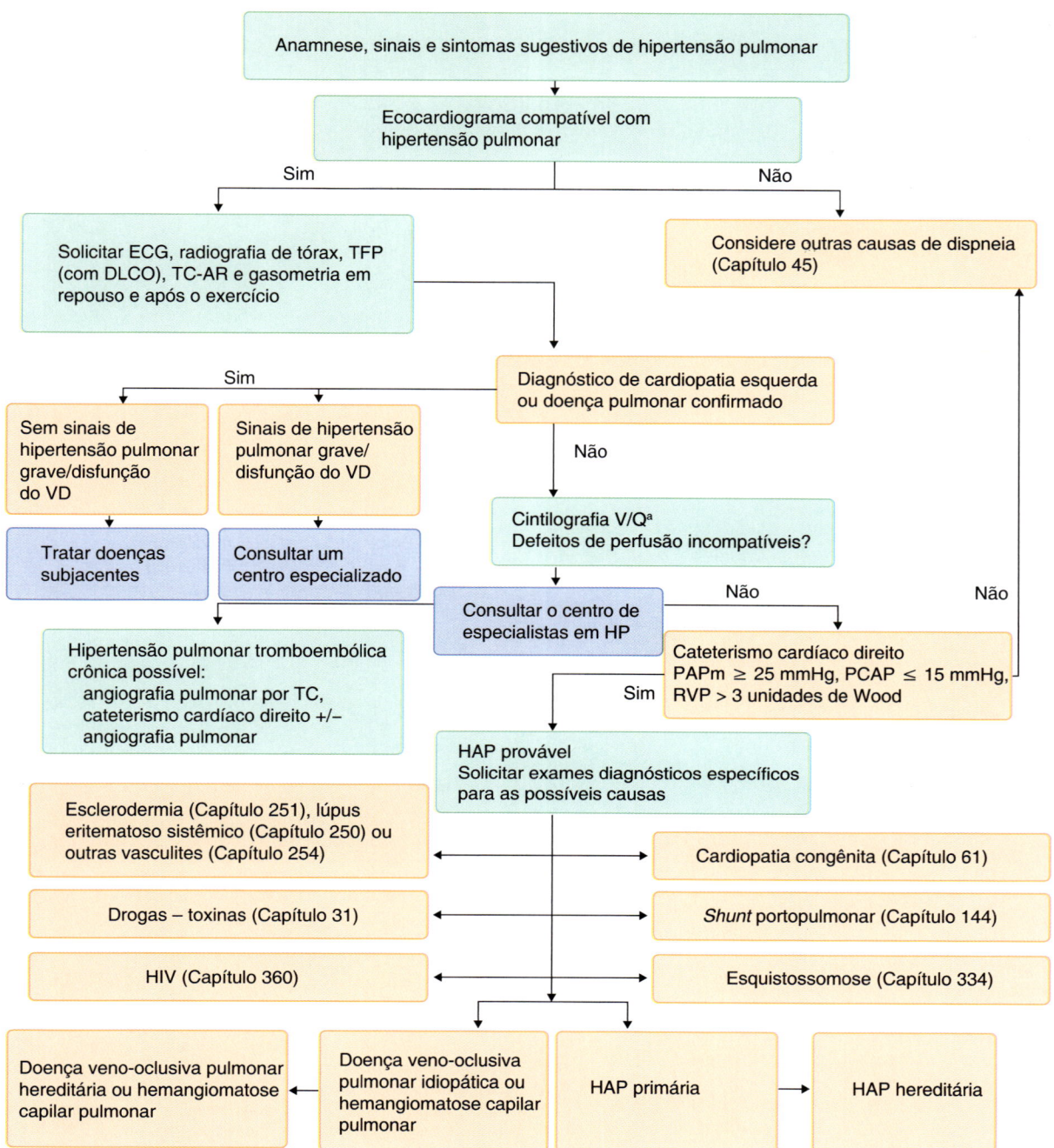

**FIGURA 75.3** Algoritmo de diagnóstico. (Adaptada de Galie N, Humbert M, Vachiery JL, et al. 2015 ESC/ERS guidelines for the diagnosis and treatment of pulmonary hypertension: the Joint Task Force for the Diagnosis and Treatment of Pulmonary Hypertension of the European Society of Cardiology [ESC] and the European Respiratory Society [ERS]: endossado pela: Association for European Paediatric and Congenital Cardiology [AEPC], International Society for Heart and Lung Transplantation [ISHLT]. *Eur Heart J.* 2016;37:67-119.)

As provas de função pulmonar (PFP) em pacientes com HAP podem revelar doença restritiva leve e redução leve da capacidade de difusão do monóxido de carbono. As PFP podem revelar evidências de doença pulmonar obstrutiva ou restritiva; avaliação adicional com TC de tórax pode ser necessária. A polissonografia pode ser necessária para avaliar a apneia obstrutiva do sono (Capítulo 377).

Os exames sorológicos recomendados, dadas as associações conhecidas, incluem pesquisa de anticorpos antinucleares e sorologia para HIV, além de provas de função hepática (PFH) para investigar doença hepática crônica.

Um estudo da capacidade funcional, mais comumente o teste de caminhada de 6 minutos, é útil para avaliar a gravidade da doença, para determinar a necessidade potencial de oxigênio e para estabelecer níveis basais para avaliar as alterações subsequentes na capacidade de exercício como resultado de intervenções médicas. A alta prevalência de HAP em pacientes com esclerodermia serve como uma oportunidade de rastreamento dessa população de alto risco com ecocardiografia para fazer um diagnóstico precoce.[7]

Se houver suspeita de HAP com base na avaliação não invasiva, o diagnóstico precisa ser confirmado com cateterismo cardíaco direito que mede

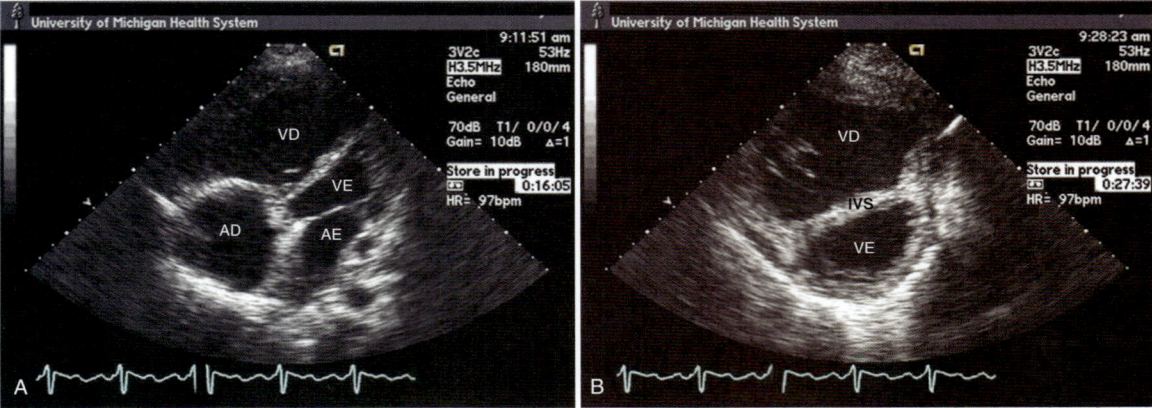

**FIGURA 75.4** Imagens ecocardiográficas do coração. **A,** Incidência de quatro câmaras. Aumento do átrio direito (AD), aumento do ventrículo direito (VD). O átrio esquerdo (AE) e o ventrículo esquerdo (VE) são pequenos e pouco cheios. **B,** Incidência de eixo curto. Aumento do VD. O achatamento do septo intraventricular (SIV) resulta da sobrecarga de pressão e volume do VD.

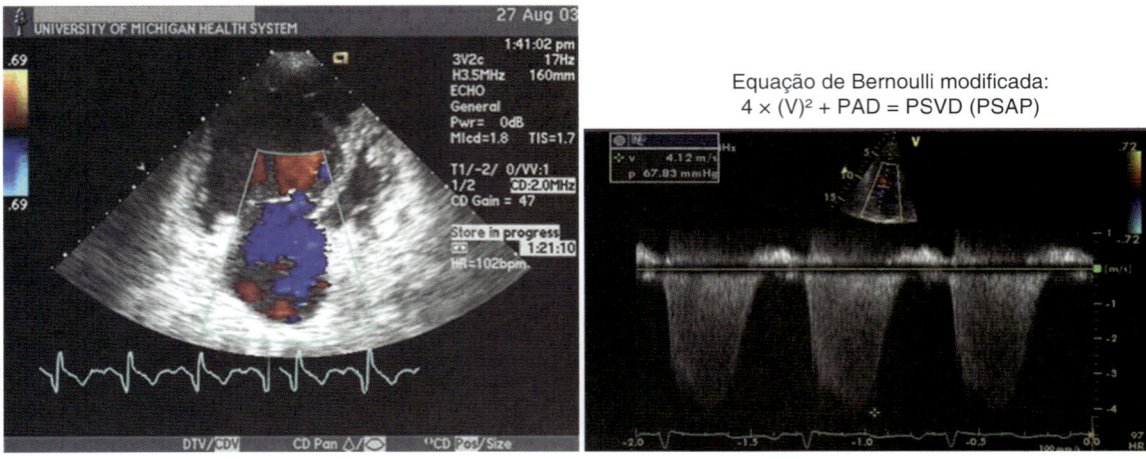

**FIGURA 75.5** Cálculo da pressão estimada da artéria pulmonar com base na velocidade do jato regurgitante tricúspide. PAD = pressão atrial direita; PSVD = pressão sistólica do ventrículo direito; PSAP = pressão sistólica da artéria pulmonar; V = velocidade do jato tricúspide (m/s).

Equação de Bernoulli modificada:
$$4 \times (V)^2 + PAD = PSVD\ (PSAP)$$

pressão atrial direita, pressão ventricular direita, pressões arteriais pulmonares (sistólica, diastólica e média), pressão capilar pulmonar (reflexo da pressão diastólica final do ventrículo esquerdo ou pressão atrial esquerda), índice e débito cardíacos, frequência cardíaca, pressão arterial sistêmica e saturações de oxigênio na veia cava superior, na veia cava inferior, na artéria pulmonar e em uma artéria sistêmica. A partir dessas informações, a RVP e a resistência vascular sistêmica (RVS) podem ser calculadas, o desempenho do ventrículo direito pode ser garantido e um *shunt* intracardíaco ou intrapulmonar pode ser confirmado ou excluído.

A medição da pressão pulmonar em cunha (pressão capilar pulmonar), um substituto para a pressão atrial esquerda na ausência de obstrução da veia pulmonar, é útil para excluir hipertensão pulmonar causada por doença cardíaca esquerda ou, em casos raros, doença pulmonar veno-oclusiva. Se um traçado de pressão pulmonar em cunha ideal não puder ser obtido, ou se houver qualquer dúvida sobre a acurácia do traçado da pressão capilar pulmonar, uma pressão diastólica final do ventrículo esquerdo deve ser obtida. No momento do cateterismo cardíaco direito inicial, a testagem aguda com vasodilatador é recomendada para pacientes com HAP idiopática e pode ser considerada para pacientes com outros subtipos, não apenas por suas implicações prognósticas, mas também para identificar pacientes que podem ser candidatos a terapia com bloqueadores dos canais de cálcio.

Os três agentes mais comumente usados para a testagem aguda com vasodilatador no laboratório de cateterismo cardíaco são óxido nítrico inalado, epoprostenol intravenoso e adenosina intravenosa. Uma resposta positiva a um vasodilatador agudo consiste em diminuição da pressão média da artéria pulmonar em pelo menos 10 mmHg até uma PAP média inferior a 40 mmHg, sem diminuição do débito cardíaco. Se um paciente atender a esses critérios, é razoável administrar uma prova terapêutica com bloqueadores dos canais de cálcio orais.

## TRATAMENTO

### Medidas gerais

Aconselhamento básico e orientação são componentes importantes no cuidado de pacientes com hipertensão arterial pulmonar. Os pacientes são incentivados a praticar exercícios aeróbicos de baixo nível, como caminhada, conforme tolerado, e a se inscrever em um programa de reabilitação pulmonar intensivo, que pode melhorar as métricas hemodinâmicas e a tolerância ao exercício.[A1] Os pacientes devem evitar esforços físicos pesados ou exercícios isométricos, pois ambos podem provocar síncope ao esforço. A exposição a grandes altitudes pode contribuir para a vasoconstrição pulmonar hipóxica e pode não ser bem tolerada. Uma dieta restrita em sódio (< 2.400 mg/dia) é recomendada e é importante sobretudo para controlar a volemia em pacientes com insuficiência ventricular direita. Imunizações de rotina, como a antigripal e a vacina contra pneumonia pneumocócica (Capítulo 15), são recomendadas. Como a hipoxia é um potente vasoconstritor pulmonar, oxigênio suplementar é recomendado para manter a saturação acima de 92% em repouso, com esforço e durante o sono. Em pacientes com *shunt* intracardíaco e fisiologia de Eisenmenger (Capítulo 61), essa meta pode não ser possível.

Mulheres com HAP foram aconselhadas a evitar a gravidez porque as oscilações hemodinâmicas de gravidez, trabalho de parto, parto e período pós-parto são potencialmente fatais. As diretrizes atuais continuam recomendando que a gravidez seja evitada ou interrompida precocemente em mulheres com HAP, embora o encaminhamento a um centro especializado possa ser considerado antes da interrupção. Mulheres com potencial para engravidar devem ser aconselhadas sobre as opções de contracepção no momento do diagnóstico.

### Terapia de base

Diuréticos (p. ex., furosemida, iniciada com 20 mg e titulada conforme necessário; Tabela 108.6) são indicados para controlar a sobrecarga de volume do ventrículo direito; eletrólitos séricos e função renal devem ser rigorosamente monitorados. A prescrição de anticoagulantes para pacientes com HAP idiopática ainda é motivo de controvérsia, sem dados prospectivos adequados para apoiar melhores desfechos.

### Terapia clínica
A terapia clínica para hipertensão arterial pulmonar[8] é baseada em uma avaliação cuidadosa dos riscos e benefícios (Tabela 75.2), bem como dados consideráveis sobre agentes que visam distúrbios biopatológicos conhecidos (Figura 75.6).[9]

É importante considerar o prognóstico e a avaliação de risco ao determinar a terapia apropriada. Os fatores considerados para avaliação de risco nas diretrizes ESC de 2015 (Tabela 75.2) foram validados em populações de registro publicadas recentemente.

### Bloqueadores do canal de cálcio
Aproximadamente 7% dos pacientes adultos com hipertensão arterial pulmonar idiopática têm uma resposta favorável ao teste vasodilatador agudo e um excelente prognóstico com bloqueadores dos canais de cálcio. Nifedipino de ação prolongada (90 a 180 mg/dia), diltiazem (360 a 720 mg/dia) e anlodipino (10 a 20 mg/dia) são os bloqueadores dos canais de cálcio mais comumente usados. Verapamil deve ser evitado em razão de seus potenciais efeitos inotrópicos negativos. Os pacientes devem ser observados atentamente quanto à segurança e à eficácia dessa terapia. Se um paciente que atenda à definição de resposta aguda não melhora para a classe funcional I ou II da OMS com terapia com bloqueadores de canais de cálcio, o paciente não deve ser considerado respondedor crônico; terapia específica para HAP alternativa ou adicional deve ser instituída.

### Terapias direcionadas
Em ensaios clínicos, o epoprostenol intravenoso melhora a classe funcional, a resistência ao exercício, a hemodinâmica e a sobrevida em pacientes com hipertensão arterial pulmonar idiopática, e também melhora a tolerância ao exercício e hemodinâmica em pacientes com HAP relacionada com o espectro de doenças da esclerodermia. Estudos não controlados também relataram efeitos favoráveis com epoprostenol intravenoso em pacientes com inúmeras formas de HAP associada. O epoprostenol deve ser administrado por infusão intravenosa contínua, comumente iniciada no hospital na dose de 2 ng/kg/min, com a dose titulada com base nos sintomas de HAP e efeitos colaterais da terapia. Cada paciente precisa aprender as técnicas de preparo estéril do medicamento, funcionamento da bomba de infusão ambulatorial e cuidados com o cateter venoso central. Embora a dosagem precise ser altamente individualizada, doses de manutenção na faixa de 25 a 40 ng/kg/min são tipicamente necessárias para pacientes em monoterapia. Os efeitos colaterais comuns incluem cefaleia, dor na mandíbula, rubor, náuseas, diarreia, erupção na pele e dor musculoesquelética. As infecções e a interrupção da infusão podem ser fatais.

Treprostinila SC pode fornecer melhora modesta, mas estatisticamente significativa, na tolerância ao exercício. As principais limitações dessa terapia são a dor e eritema no local da infusão subcutânea, complicação que ocorre em 85% dos pacientes. Treprostinila também pode ser administrada como infusão intravenosa contínua. Treprostinila oral (começando com 0,25 mg com as refeições 2 a 3 vezes/dia e aumentando para até 12 mg, 2 a 3 vezes/dia, conforme tolerado) também é modestamente eficaz como monoterapia.[A2] Para terapia subcutânea ou oral, outros efeitos colaterais do tipo prostanoide, incluindo cefaleia, diarreia, erupção cutânea e náuseas, também ocorrem. Treprostinila SC é frequentemente iniciada em casa, com a dose titulada com base nos sinais/sintomas de HAP e efeitos colaterais do medicamento. Treprostinila é menos potente do que o epoprostenol, e doses mais altas são necessárias para atingir a eficácia desejada. Treprostinila, inalada 4 vezes/dia, e iloprosta, inalada 6 a 9 vezes/dia, também são efetivas para melhorar a capacidade de exercício. No entanto, a tosse é um efeito colateral adicional com esse método de administração.

Outra opção é o selexipague, que é um agonista seletivo do receptor da prostaciclina, na dose máxima de 1.600 μg VO, 2 vezes/dia. Em um estudo randomizado, o selexipague reduziu significativamente o risco do desfecho composto de morte por qualquer causa ou complicação relacionada com hipertensão arterial pulmonar, embora não tenha reduzido significativamente a taxa de mortalidade.[A3]

O antagonista do receptor da endotelina bosentana (iniciado com 62,5 mg VO, 2 vezes/dia e titulado até 125 mg VO, 2 vezes/dia após 1 mês) melhora a hemodinâmica, a capacidade de exercício e a evolução clínica da HAP.[A4] As enzimas hepáticas devem ser monitoradas mensalmente; a dose deve ser reduzida se as enzimas hepáticas subirem para mais de três a cinco vezes os limites superiores do normal e interrompida se subirem para cinco vezes o limite superior do normal. Ambrisentana (administrada VO em doses de 5 mg ou 10 mg, 1 vez/dia) tem benefícios semelhantes.[A5] Outros efeitos colaterais incluem edema de membros inferiores, cefaleia e congestão nasal. Macitentana, um antagonista duplo do receptor de endotelina, reduz significativamente o desfecho composto de morte, septostomia atrial, transplante de pulmão, início do tratamento com prostanoides parenterais ou agravamento da hipertensão arterial pulmonar em 30% quando administrada na dose diária de 3 mg e em 46% se for administrada na dose de 10 mg/dia.[A6] Os eventos adversos mais frequentes são cefaleia, nasofaringite e anemia, sem aumento da taxa de edema periférico ou elevação das enzimas hepáticas.

Os antagonistas da fosfodiesterase tipo 5 sildenafila e tadalafila são efetivos e úteis para a hipertensão arterial pulmonar.[A7] Sildenafila é

### Tabela 75.2 Avaliação de risco na hipertensão arterial pulmonar.

| DETERMINANTES DE PROGNÓSTICO* (MORTALIDADE ESTIMADA EM 1 ANO) | BAIXO RISCO < 5% | RISCO INTERMEDIÁRIO 5 a 10% | ALTO RISCO > 10% |
|---|---|---|---|
| Sinais clínicos de insuficiência cardíaca direita | Ausente | Ausente | Presente |
| Progressão dos sintomas | Não | Lenta | Rápida |
| Síncope | Não | Síncope ocasional† | Síncope repetida‡ |
| Classe funcional da OMS | I, II | III | IV |
| DC6M | > 440 m | 165 a 440 m | < 165 m |
| Teste de exercício cardiopulmonar | $V_{O_2}$ máximo > 15 m$\ell$/min/kg (> 65% do previsto) Inclinação $VE/V_{CO_2}$ < 36 | $V_{O_2}$ máximo > 11 a 15 m$\ell$/min/kg (35 a 65% do previsto) Inclinação $VE/V_{CO_2}$ = 36 a 44,9 | $V_{O_2}$ máximo > 11 m$\ell$/min/kg (< 35% do previsto) Inclinação $VE/V_{CO_2}$ > 45 |
| Níveis plasmáticos de NT-próBNP | BNP < 50 ng/$\ell$ NT-próBNP < 300 ng/$\ell$ | BNP 50 a 300 ng/$\ell$ NT-próBNP = 300 a 1.400 ng/$\ell$ | BNP > 300 ng/$\ell$ NT-próBNP < 300 ng/$\ell$ |
| Exames de imagem (ecocardiografia, RMC) | Área de AD < 18 cm² Sem derrame pericárdico | Área de AD = 18 a 26 cm² Derrame pericárdico ausente ou mínimo | Área de AD > 26 cm² Derrame pericárdico |
| Hemodinâmica | PAD < 8 mmHg IC ≥ 2,5 $\ell$/min/m² $S_{vO_2}$ > 65% | PAD = 8 a 14 mmHg IC = 2,0 a 2,4 $\ell$/min/m² $S_{vO_2}$ 60 a 65% | PAD > 14 mmHg IC < 2,0 $\ell$/min/m² $S_{vO_2}$ < 60% |

DC6M = distância de caminhada de 6 min; BNP = peptídio natriurético cerebral; IC = índice cardíaco; RMC = ressonância magnética cardíaca; NT-próBNP = pró-peptídio natriurético cerebral N-terminal; prev. = previsto; AD = átrio direito; PAD = pressão atrial direita; $S_{vO_2}$ = saturação venosa mista de oxigênio; $VE/V_{CO_2}$ = equivalentes ventilatórios para o dióxido de carbono; $V_{O_2}$ = consumo de oxigênio; OMS = Organização Mundial da Saúde.

*A maioria das variáveis propostas e valores de corte são baseados na opinião de especialistas. Eles podem fornecer informações prognósticas e podem ser usados para orientar as decisões terapêuticas, mas a aplicação a pacientes individuais tem de ser feita com cuidado. A maioria desses fatores foi validada principalmente para HAP idiopática, e os níveis de corte usados acima não se aplicam necessariamente a outras formas de hipertensão arterial pulmonar. Além disso, o uso de terapias aprovadas e sua influência nas variáveis devem ser consideradas na avaliação de risco.
†Síncope ocasional durante exercícios vigorosos ou muito intensos, ou síncope ortostática ocasional em um paciente estável.
‡Episódios repetidos de síncope, mesmo com pouca atividade física ou com atividade física regular.
(Adaptada de Galie N, Humbert M, Vachiery JL, et al. 2015 ESC/ERS guidelines for the diagnosis and treatment of pulmonary hypertension: the Joint Task Force for the Diagnosis and Treatment of Pulmonary Hypertension of the European Society of Cardiology (ESC) and the European Respiratory Society (ERS): endorsed by: Association for European Paediatric and Congenital Cardiology (AEPC), International Society for Heart and Lung Transplantation (ISHLT). Eur Heart J. 2016;37:67-119.

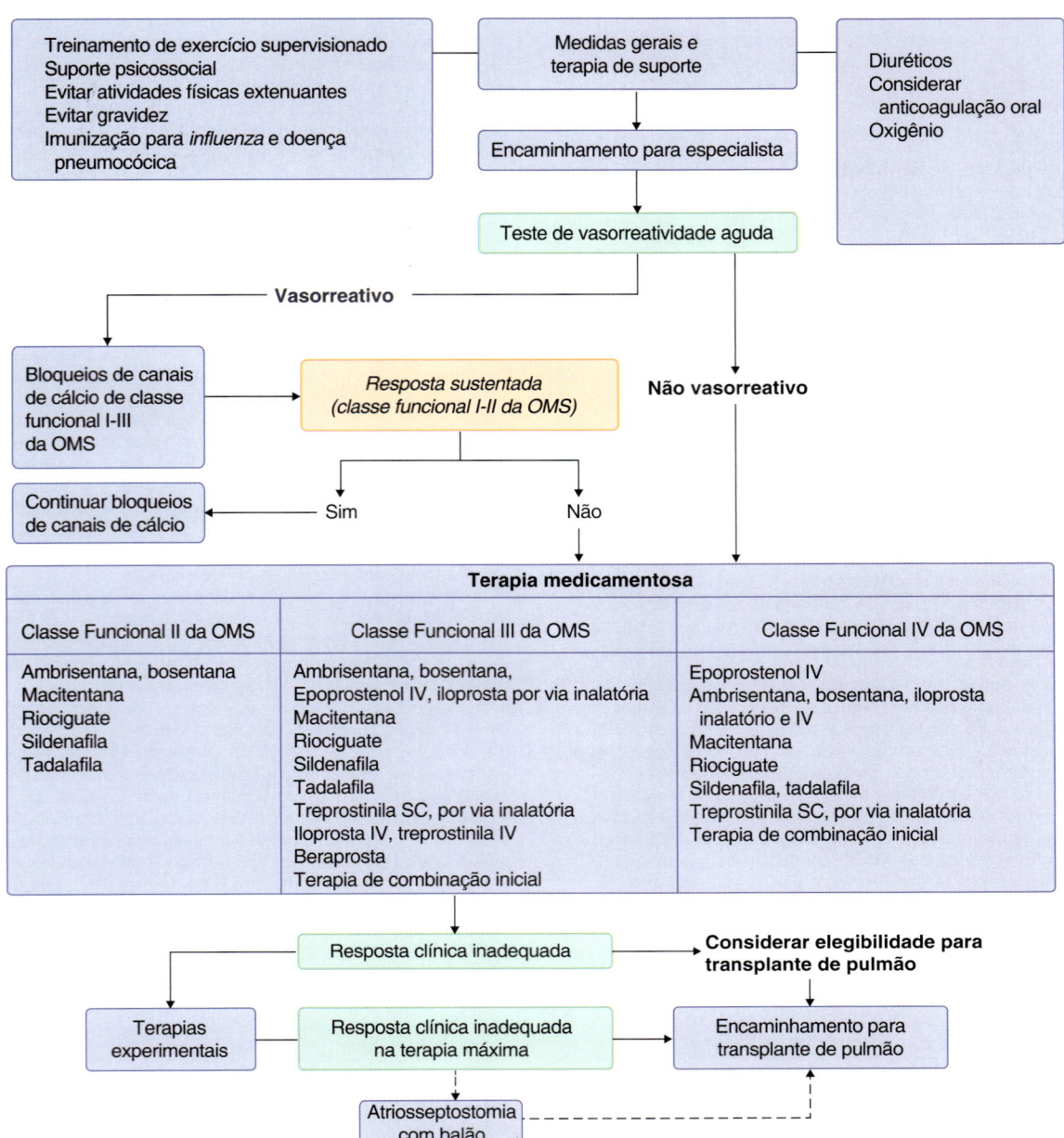

**FIGURA 75.6** Algoritmo de tratamento baseado em evidências de hipertensão pulmonar. IV = por via intravenosa; SC = por via subcutânea; OMS = Organização Mundial de Saúde (Modificada de Galie N, Corris PA, Frost A, et al. Algoritmo de tratamento atualizado da hipertensão arterial pulmonar. *J Am Coll Cardiol.* 2013;62:D60-D72.)

aprovada pela FDA na dose de 20 mg, 3 vezes/dia e tadalafila na dose de 40 mg, 1 vez/dia. Os efeitos colaterais mais comuns dos inibidores são cefaleia, rubor, dispepsia e epistaxe.

Riociguate é um estimulador da guanilato ciclase solúvel de primeira classe, que estimula diretamente a guanilato ciclase solúvel independente do óxido nítrico e aumenta a sensibilidade da guanilato ciclase solúvel ao óxido nítrico. Em um ensaio clínico randomizado que incluiu alguns pacientes que haviam sido tratados anteriormente com antagonistas do receptor de endotelina ou prostanoides não parenterais, o riociguate (em uma dose de 1,0 mg a 2,5 mg, 3 vezes/dia) melhorou significativamente o desfecho primário da caminhada de 6 min de distância, bem como resistência vascular pulmonar, níveis de peptídio natriurético cerebral, classe funcional e tempo para piora clínica.[A8] Os eventos adversos mais comuns incluíram cefaleia, dispepsia, edema periférico e hipotensão. O riociguate não deve ser usado concomitantemente com inibidores da fosfodiesterase tipo 5.

Muitos pacientes se beneficiam da terapia combinada.[A9] Por exemplo, tadalafila mais ambrisentana é mais efetiva do que qualquer um dos medicamentos isoladamente.[A10]

### Terapias invasivas

Apesar dos avanços nas terapias clínicas para hipertensão arterial pulmonar, muitos pacientes apresentam declínio funcional progressivo, amplamente relacionado com o agravamento da insuficiência cardíaca direita.

Em pacientes cuidadosamente selecionados, a septostomia atrial pode melhorar os sinais/sintomas. A septostomia atrial cria um *shunt* interatrial da direita para a esquerda, diminuindo, assim, as pressões de enchimento do lado direito do coração e melhorando a função cardíaca do lado direito e o enchimento do lado esquerdo. Embora o *shunt* da direita para a esquerda diminua a saturação arterial sistêmica de oxigênio, prevê-se que a melhora no débito cardíaco resulte em aumento geral da oferta sistêmica de oxigênio. As contraindicações para a realização de septostomia atrial incluem insuficiência ventricular direita grave com suporte cardiorrespiratório, pressão atrial direita média de mais de 20 mmHg, índice de resistência vascular pulmonar superior a 55 U/m², saturação de oxigênio em repouso de menos de 90% em ar ambiente, e pressão diastólica final do ventrículo esquerdo de mais de 18 mmHg. Em razão da alta morbimortalidade associada a esse procedimento, ele deve ser realizado apenas por operadores experientes em centros especializados.

O transplante pulmonar bilateral (Capítulo 93) ou coração-pulmão (Capítulo 53) é a opção final para pacientes selecionados com HAP quando a terapia medicamentosa falha. As taxas de sobrevida em 1, 3, 5 e 10 anos são de 66%, 57%, 47% e 27%, respectivamente, em pacientes com HAP idiopática submetidos a transplante. O transplante como uma opção terapêutica potencial deve ser discutido com pacientes selecionados no momento do diagnóstico, embora o momento do encaminhamento seja um desafio. A International Society for Heart and Lung Transplantation recomenda que os pacientes com hipertensão arterial pulmonar sejam encaminhados para avaliação de transplante se apresentarem sintomas persistentes de classe funcional III ou IV, apesar do uso de terapias específicas para hipertensão arterial pulmonar, como prostanoides. Pacientes que são bons candidatos a transplante devem ser encaminhados quando apresentarem uma resposta inaceitável às terapias clínicas. Em alguns casos, o suporte circulatório avançado pode ser necessário como medida contemporizadora até o transplante.

### Populações especiais

#### Grupo 2: hipertensão venosa pulmonar
Nenhuma terapia específica está atualmente aprovada pela FDA para o tratamento da hipertensão venosa pulmonar que cause hipertensão pulmonar secundária. O tratamento deve se concentrar no tratamento da própria insuficiência cardíaca (Capítulo 53), com a meta de diminuir a pressão venosa pulmonar e, consequentemente, também a pressão arterial pulmonar.

#### Grupo 3: doença pulmonar primária
Para esses distúrbios, o tratamento da doença pulmonar subjacente é indicado.

#### Grupo 4: hipertensão tromboembólica crônica
Para pacientes com hipertensão pulmonar tromboembólica crônica e uma carga de coágulo significativa, endarterectomia pulmonar (e-Figura 75.2) é o tratamento de escolha e é um procedimento potencialmente curativo.[10] A angioplastia pulmonar com balão é uma opção para pacientes que não sejam candidatos à cirurgia devido à doença distal.[11] Riociguate (1,0 a 2,5 mg, 3 vezes/dia) melhora a distância de caminhada de 6 minutos, a resistência vascular pulmonar, o nível de peptídeo natriurético cerebral e pró-peptídio natriurético cerebral N-terminal e a classe funcional[A11] em pacientes com hipertensão pulmonar tromboembólica crônica inoperável ou hipertensão pulmonar persistente após endarterectomia pulmonar. A anticoagulação com varfarina também é recomendada; ainda não se sabe se novos anticoagulantes orais serão úteis.

#### Grupo 5: outras causas
A hipertensão pulmonar também inclui várias formas de etiologia obscura ou multifatorial. Entre essas condições estão vários distúrbios hematológicos, sistêmicos e metabólicos (Tabela 75.1). Nenhum tratamento tem valor comprovado.

### Avaliação da resposta à terapia
Dada a complexidade da doença, a resposta variável à terapia e a meta de otimizar e individualizar o cuidado, os pacientes com HAP devem ser observados atentamente (Tabela 75.3). As recomendações de consenso baseiam-se na avaliação de rotina de indicadores prognósticos importantes, como classe funcional da OMS, distância de caminhada de 6 minutos e parâmetros ecocardiográficos e hemodinâmicos (Tabela 75.2).

### Cuidado colaborativo
Pela natureza rara e complexa da hipertensão arterial pulmonar, o cuidado ideal exige colaboração de muitos profissionais. Nos Centros de Especialistas em Hipertensão Pulmonar, essa colaboração ajuda os pacientes a receber cuidados especializados de alta qualidade para uma doença rara, ao mesmo tempo em que se coordena com o médico de atenção primária e os especialistas locais do paciente.

## PROGNÓSTICO

Mesmo a hipertensão pulmonar leve na ecocardiografia, como evidenciado por pressão sistólica da artéria pulmonar estimada de 27 a 39 mmHg, está associada a aumento significativo na mortalidade.[11b] A história natural da HAP idiopática sintomática é uma sobrevida mediana de 2,8 anos com taxas de sobrevida de 1, 3 e 5 anos de 68%, 48% e 34%, respectivamente. Na era das terapias direcionadas, a sobrevida melhorou, mas permanece abaixo do ideal, com sobrevida de 1, 2 e 3 anos de 86%, 70% e 55% para casos incidentes. Vários fatores clínicos estão correlacionados com o prognóstico (Tabela 75.2). Pacientes que têm melhores parâmetros funcionais, ecocardiográficos e hemodinâmicos ou que melhoram esses parâmetros com o tratamento, independentemente da terapia ou abordagem específica utilizada, têm um prognóstico melhor do que aqueles que não atingem esses objetivos ou que apresentam morbidades relacionadas com a hipertensão pulmonar.[12] Por exemplo, conseguir fazer uma caminhada de 6 minutos de mais de 440 metros, sintomas de classe funcional 1 ou 2 e um nível normal de peptídio natriurético cerebral estão associados a uma sobrevida excelente.[13]

Pacientes com HAP relacionada com o espectro de doenças da esclerodermia tendem a ter um prognóstico pior do que aqueles com HAP idiopática, enquanto pacientes com HAP relacionada com cardiopatias congênitas tendem a ter um prognóstico melhor, talvez por terem melhor função ventricular direita. A história natural de pacientes com hipertensão pulmonar dos grupos 2, 3 e 4 é influenciada por suas doenças pulmonares e cardíacas do lado esquerdo. Na maioria dos casos, a hipertensão pulmonar, além da doença subjacente, pressagia mau prognóstico.

### Tabela 75.3 Avaliação sugerida e cronologia para acompanhamento de pacientes com hipertensão arterial pulmonar.

| | VALOR BASAL | A CADA 3 A 6 MESES* | A CADA 6 A 12 MESES* | 3 A 6 MESES APÓS AS ALTERAÇÕES NA TERAPIA* | EM CASO DE PIORA CLÍNICA |
|---|---|---|---|---|---|
| Avaliação clínica e determinação da classe funcional | + | + | + | + | + |
| Eletrocardiograma | + | | + | + | + |
| DC6M/Escore de dispneia de Borg | + | | + | + | + |
| Teste de esforço cardiopulmonar | + | | + | | +∥ |
| Ecocardiografia | + | | + | + | + |
| Exames laboratoriais básicos† | + | + | + | + | + |
| Exames laboratoriais ampliados‡ | + | | + | | + |
| Gasometria§ | + | | + | + | + |
| Cateterismo cardíaco direito | + | | +¶ | +∥ | +∥ |

ALT = alanina aminotransferase; AST = aspartato aminotransferase; BNP = peptídio natriurético cerebral; ARE = antagonistas do receptor da endotelina; CF = classe funcional; RNI = razão normalizada internacional; lab = avaliação laboratorial; NT-próBNP = pró-peptídio natriurético cerebral N-terminal; CCD = cateterismo cardíaco direito; TSH = hormônio tireoestimulante; DC6M = teste de caminhada de 6 minutos.
*Intervalos a serem ajustados de acordo com necessidades dos pacientes.
†Os exames laboratoriais básicos incluem hemograma, RNI (em pacientes recebendo antagonistas da vitamina K), creatinina sérica, sódio, potássio, AST/ALT (em pacientes recebendo AREs), bilirrubina e BNP/NT-próBNP.
‡Os exames laboratoriais ampliados incluem TSH, troponina, ácido úrico, estado de ferro (ferro, ferritina, receptor de transferrina solúvel) e outras variáveis de acordo com as necessidades individuais do paciente.
§Do sangue arterial ou capilar arterializado; pode ser substituída pela saturação periférica de oxigênio em pacientes estáveis ou se gasometria não estiver disponível.
∥Deve ser considerado.
¶Alguns centros realizam CCD em intervalos regulares durante o acompanhamento.
Adaptada de Galie N, Humbert M, Vachiery JL, et al. 2015 ESC/ERS guidelines for the diagnosis and treatment of pulmonary hypertension: the Joint Task Force for the Diagnosis and Treatment of Pulmonary Hypertension of the European Society of Cardiology (ESC) and the European Respiratory Society (ERS): endorsed by: Association for European Paediatric and Congenital Cardiology (AEPC), International Society for Heart and Lung Transplantation (ISHLT). Eur Heart J. 2016;37:67-119.

## Recomendações de grau A

A1. Ehlken N, Lichtblau M, Klose H, et al. Exercise training improves peak oxygen consumption and haemodynamics in patients with severe pulmonary arterial hypertension and inoperable chronic thrombo-embolic pulmonary hypertension: a prospective, randomized, controlled trial. *Eur Heart J.* 2016;37:35-44.
A2. Jing ZC, Parikh K, Pulido T, et al. Efficacy and safety of oral treprostinil monotherapy for the treatment of pulmonary arterial hypertension: a randomized, controlled trial. *Circulation.* 2013;127:624-633.
A3. Sitbon O, Channick R, Chin KM, et al. Selexipag for the treatment of pulmonary arterial hypertension. *N Engl J Med.* 2015;373:2522-2533.
A4. Igarashi A, Inoue S, Ishii T, et al. Comparative effectiveness of oral medications for pulmonary arterial hypertension. *Int Heart J.* 2016;57:466-472.
A5. Jain S, Khera R, Girotra S, et al. Comparative effectiveness of pharmacologic interventions for pulmonary arterial hypertension: a systematic review and network meta-analysis. *Chest.* 2017;151:90-105.
A6. Pulido T, Adzerikho I, Channick RN, et al. Macitentan and morbidity and mortality in pulmonary arterial hypertension. *N Engl J Med.* 2013;369:809-818.
A7. Barnes H, Brown Z, Burns A, et al. Phosphodiesterase 5 inhibitors for pulmonary hypertension. *Cochrane Database Syst Rev.* 2019;1:CD012621.
A8. Zhao R, Jiang Y. Influence of riociguat treatment on pulmonary arterial hypertension: a meta-analysis of randomized controlled trials. *Herz.* 2019;44:637-643.
A9. Lajoie AC, Lauzière G, Lega JC, et al. Combination therapy versus monotherapy for pulmonary arterial hypertension: a meta-analysis. *Lancet Respir Med.* 2016;4:291-305.
A10. Galie N, Barbera JA, Frost AE, et al. Initial use of ambrisentan plus tadalafil in pulmonary arterial hypertension. *N Engl J Med.* 2015;373:834-844.
A11. Ghofrani HA, D'Armini AM, Grimminger F, et al. Riociguat for the treatment of chronic thromboembolic pulmonary hypertension. *N Engl J Med.* 2013;369:319-329.

## REFERÊNCIAS BIBLIOGRÁFICAS

*As referências bibliográficas, bem como os outros materiais suplementares deste livro, encontram-se no GEN-IO, no nosso ambiente virtual de aprendizagem.*

# 76
# TERAPIA ANTITROMBÓTICA E ANTIPLAQUETÁRIA

SAM SCHULMAN E GLENN N. LEVINE

A terapia antitrombótica suprime os mecanismos hemostáticos naturais (Capítulo 162) e é efetiva no tromboembolismo venoso, cardíaco e arterial. Já existem vários medicamentos que interferem nas diferentes etapas da coagulação e da ativação plaquetária, às vezes com efeitos sinérgicos. Os ensaios clínicos randomizados produziram um corpo substancial de literatura baseada em evidências para orientar o uso da terapia antitrombótica para uma ampla gama de condições clínicas.

## AGENTES ANTICOAGULANTES

### Antagonistas da vitamina K

Por mais de 60 anos, os antagonistas da vitamina K foram os únicos anticoagulantes orais disponíveis para uso clínico. Agora, com o desenvolvimento de novos agentes orais que têm como alvo as enzimas de coagulação simples (ver mais adiante), a situação está mudando. As cumarinas são antagonistas da vitamina K, das quais a varfarina é a mais amplamente utilizada. As cumarinas inibem uma redutase de vitamina K que catalisa a redução de 2,3-epóxido (epóxido de vitamina K), levando assim à depleção de vitamina $KH_2$, que é necessária para a produção de proteínas de coagulação funcionalmente ativas (gamacarboxiladas) (fatores II [protrombina], VII, IX e X) e proteínas anticoagulantes (proteína C e proteína S) (Capítulo 166). A vitamina $K_1$ em fontes alimentares pode reverter esses efeitos das cumarinas porque é reduzida à vitamina $KH_2$ por uma vitamina K redutase insensível à varfarina (e-Figura 76.1).

A varfarina é rápida e quase completamente absorvida pelo trato gastrintestinal. Tem meia-vida de cerca de 40 horas, início de ação retardado (2 a 7 dias, dependendo da dose) e efeito anticoagulante residual por até 5 dias após a interrupção do tratamento. A relação dose-resposta da varfarina varia amplamente entre os indivíduos e é influenciada por muitos fatores, como idade, peso corporal, doença hepática, vitamina $K_1$ na dieta, fatores genéticos, uso concomitante de fármacos, adesão do paciente e ajustes inadequados de dosagem. Desses fatores, o ajuste de dosagem inadequado e a melhora da adesão por meio da educação do paciente são os mais prontamente corrigíveis.

O efeito da varfarina deve ser rigorosamente monitorado para prevenir sobredosagem ou subdosagem. O monitoramento laboratorial é realizado medindo-se o tempo de protrombina e é relatado como uma razão normalizada internacional (RNI). Durante o início da terapia com varfarina, a RNI reflete principalmente a depressão do fator VII, que tem meia-vida de apenas 6 horas. A confiabilidade do monitoramento da varfarina parece ser melhorada com o uso de nomogramas ou algoritmos assistidos por computador. A conveniência do monitoramento é aumentada com um instrumento portátil no ponto de atendimento. A dosagem de varfarina guiada por farmacogenética tem sido decepcionante.[A1]

### Indicações para varfarina

A varfarina é efetiva na prevenção primária e secundária de embolia sistêmica em pacientes com fibrilação atrial (Capítulo 58) com valva mitral reumática complicada por estenose ou trombo atrial esquerdo; com valvas cardíacas bioprotéticas ou mecânicas (Capítulo 66); na prevenção primária e secundária de tromboembolismo venoso (TEV) (Capítulo 74); na prevenção de infarto agudo do miocárdio (IAM) em pacientes de alto risco (Capítulos 63 e 64); e na prevenção de acidente vascular encefálico (AVE) (Capítulo 379), infarto recorrente e morte em pacientes com IAM (Capítulo 64). Uma RNI alvo de 2,5 (intervalo, 2,0 a 3,0) é recomendada para quase todas as indicações. Uma exceção é a valva cardíaca protética mecânica na posição mitral, para a qual uma RNI de 3,0 (variação, 2,5 a 3,5) é recomendada.

### Dosagem e monitoramento

Se um efeito anticoagulante rápido for necessário, heparina e varfarina devem ser iniciadas ao mesmo tempo e sobrepostas durante pelo menos 5 dias. A varfarina é iniciada com dose de manutenção estimada em cerca de 5 mg/dia, com a primeira medição da RNI após 2 a 3 dias, e os pacientes geralmente atingem uma RNI de 2,0 em 4 ou 5 dias. Se não houver elevação da RNI após duas ou três doses, a dose diária deve ser aumentada progressivamente até que uma resposta da RNI seja observada. Em pacientes com baixo risco de sangramento, a varfarina pode ser iniciada com uma dose de 10 mg e ajustada de acordo com os resultados diários de RNI. O tratamento com heparina é descontinuado quando a RNI estiver na faixa terapêutica por 2 dias. A RNI é então realizada 2 ou 3 vezes/semana durante 1 a 2 semanas e depois semanalmente até um intervalo máximo de 4 semanas, dependendo da estabilidade dos resultados da RNI, e mais frequentemente quando um novo medicamento é adicionado ao tratamento. Quando a dose estiver estável, a avaliação da varfarina até a cada 12 semanas parece tão segura e eficaz quanto a cada 4 semanas.

Os ajustes da dose quando a RNI sai da faixa terapêutica devem ser graduais e baseados na dose semanal (p. ex., alterações de 10 a 20% na dose semanal). Os pacientes devem ser encorajados a manter um registro de sua dose e de sua resposta à RNI, porque os benefícios da varfarina estão relacionados com o tempo que a RNI permanece na faixa terapêutica alvo.[1]

### Efeitos adversos

O sangramento relacionado à varfarina é aumentado pelo nível da RNI. O risco de sangramento também aumenta com o uso concomitante de ácido acetilsalicílico (AAS), em pessoas com mais de 65 anos, naquelas com história de AVE ou sangramento gastrintestinal e naquelas com comorbidades graves. Pacientes idosos são mais sensíveis à varfarina, necessitando de doses menores para atingir a faixa terapêutica e apresentando tendência aumentada para sangramento, inclusive por via intracraniana, mesmo quando a RNI deles está na faixa terapêutica (Capítulo 21).

*Necrose cutânea induzida por varfarina* (Figura 73.2) ocorre em 1 em 5.000 pacientes, mais frequentemente em mulheres, e acomete principalmente mamas, nádegas e coxas.[2] O desequilíbrio entre fatores pró-coagulantes moderadamente reduzidos e inibidores naturais muito deprimidos pode causar esse estado hipercoagulável em pacientes com deficiência congênita de proteína C ou proteína S (Capítulo 73), deficiência de vitamina K, câncer ou trombocitopenia induzida por heparina com início prematuro dos antagonistas da vitamina K (Capítulo 163).

### Reversão do efeito da varfarina

O efeito anticoagulante da varfarina pode ser revertido por meio de uma das três maneiras: pela descontinuação da terapia, com a expectativa de que a RNI retorne aos valores basais em cerca de 5 dias; pela administração de vitamina $K_1$, com expectativa de que o efeito anticoagulante seja reduzido em 6 horas e revertido em 24 horas; e por infusão de plasma fresco congelado (PFC), concentrado de complexo de protrombina ou fator de coagulação VIIa recombinante (rFVIIa), que produzem reversão imediata (Tabela 76.1).

## Heparina e heparinas de baixo peso molecular

### Heparina

A heparina liga-se à antitrombina (AT), aumentando, assim, a taxa na qual a AT inativa a trombina, o fator X ativado (fator Xa) e outras enzimas de coagulação. A heparina acelera a inativação da trombina pela AT, fornecendo um modelo ao qual a enzima e o inibidor ligam-se formando um complexo ternário (e-Figura 76.2). Em contrapartida, a inativação do fator Xa pelo complexo AT-heparina não exige a formação de complexo ternário e é conseguida pela ligação da AT ligada à heparina ao fator Xa. A heparina liga-se a várias proteínas plasmáticas, de plaquetas e derivadas de células endoteliais que competem com a AT pela ligação à heparina. A ligação da heparina às proteínas plasmáticas contribui para a variabilidade de sua resposta anticoagulante, enquanto a ligação aos macrófagos hepáticos é responsável por sua depuração dependente da dose. Ambas as propriedades contribuem para o efeito anticoagulante imprevisível da heparina e a necessidade de monitoramento laboratorial. A meia-vida plasmática é de cerca de 60 minutos em concentrações terapêuticas.

A heparina é efetiva para prevenção e tratamento de TEV, para o tratamento precoce de pacientes com síndrome coronariana aguda (SCA) sem supradesnivelamento do segmento ST e IAM com supradesnivelamento do segmento ST, para pacientes submetidos a cirurgia cardíaca com circulação extracorpórea, para pacientes submetidos a cirurgia vascular e durante e após a angioplastia coronária e colocação de *stent* coronário.

Os efeitos anticoagulantes da heparina são geralmente monitorados pelo tempo de tromboplastina parcial ativada (TTPa). Um efeito terapêutico é alcançado quando a proporção de TTPa é equivalente a um nível de heparina de 0,3 a 0,7 unidade de antifator Xa, o que para muitos reagentes é uma proporção de TTPa de 1,5 a 2,5. O risco de complicações hemorrágicas aumenta com o aumento da dosagem de heparina, que por sua vez está relacionada com a resposta anticoagulante. No entanto, outros fatores clínicos, como cirurgia recente, traumatismo e procedimentos invasivos, também são importantes como preditores de sangramento durante o tratamento com heparina.

Para o tratamento de TEV, a heparina é administrada em *bolus* IV de 80 U/kg seguida de 18 U/kg por hora por infusão IV contínua; a dose é ajustada de acordo com o resultado do TTPa em 6 horas pelo uso de um nomograma validado. Doses mais baixas (70 U/kg ou 5.000 U seguidas por 15 U/kg/h ou 1.000 U/h) de heparina são usadas em pacientes com isquemia miocárdica aguda, que também recebem AAS e antagonistas do complexo de glicoproteína plaquetária IIb/IIIa (GPIIb-IIIa) ou terapia trombolítica.

As principais complicações da heparina são sangramento e trombocitopenia induzida pela heparina.[3] As complicações menos comuns são osteoporose e hiperpotassemia induzidas pela heparina. O sangramento relacionado com a heparina está relacionado com a dose, e o risco é maior em pacientes submetidos a um procedimento invasivo e se a heparina for combinada com um antagonista de GPIIb-IIIa de plaquetas ou um agente trombolítico.

Se houver suspeita de trombocitopenia induzida por heparina (Capítulo 163) por motivos clínicos e o tratamento anticoagulante for indicado, a heparina deve ser interrompida e substituída por um inibidor de trombina: hirudina (lepirudina), argatrobana ou danaparoide. A varfarina não deve ser usada isoladamente para tratar a trombocitopenia aguda induzida por heparina porque pode agravar o processo trombótico, mas é segura em combinação com um inibidor da trombina após a contagem de plaquetas subir acima de $100 \times 10^9/\ell$.

### Heparinas de baixo peso molecular

As heparinas de baixo peso molecular (HBPMs) são fragmentos produzidos por despolimerização química ou enzimática da heparina. As HBPMs têm aproximadamente um terço do tamanho da heparina (Tabela 76.2). A despolimerização da heparina altera o perfil do anticoagulante. Como resultado, as HBPMs têm menos ligação a proteínas e células e, como consequência, têm uma resposta à dose mais previsível, melhor biodisponibilidade e meia-vida plasmática mais longa do que a heparina regular. As HBPMs podem, portanto, ser administradas por via subcutânea 1 vez/dia sem monitoramento laboratorial.

Em comparação com a heparina, que tem uma proporção de atividade antifator Xa para antifator IIa de aproximadamente 1:1, as várias HBPM comerciais têm proporções de antifator Xa para antifator IIa que variam entre 4:1 e 2:1, dependendo de sua distribuição de tamanho molecular. As HBPMs são eliminadas principalmente por via renal e a meia-vida é de 3 a 4 horas. Elas estão associadas a menor incidência de trombocitopenia induzida por heparina e osteoporose induzida por heparina do que a heparina.

As HBPMs são efetivas na prevenção e no tratamento de TEV (Capítulo 74), no tratamento de pacientes com angina instável e SCA sem supradesnivelamento do segmento ST (Capítulo 63) e como adjuvante da terapia fibrinolítica em pacientes com IAM com supradesnivelamento do segmento ST (Capítulo 64). Elas também são comumente usadas para o tratamento e profilaxia de TEV associado ao câncer (Capítulo 73), para os quais são mais efetivas do que a heparina[A2] não fracionada e um pouco menos efetivas, porém mais seguras do que os anticoagulantes orais de ação direta.[A3]

### Pentassacarídeos

Com base no conhecimento da sequência de ligação da AT à heparina, foi sintetizado um pentassacarídeo, o fondaparinux, com alta afinidade à AT. A estrutura do fondaparinux foi modificada para aumentar sua afinidade com a AT. O fondaparinux inativa o fator Xa por meio de um mecanismo mediado pela AT. Por ser muito curto para ligar a AT à trombina, o fondaparinux não tem atividade contra a trombina.

Após a injeção subcutânea, o fondaparinux é rápida e completamente absorvido e exibe biodisponibilidade de 100%. O volume de distribuição é semelhante ao volume sanguíneo. O fármaco é excretado principalmente de forma inalterada na urina, com meia-vida terminal de 17 horas em voluntários jovens e 21 horas em voluntários idosos.

O fondaparinux circula amplamente ligado à AT, com ligação mínima a outras proteínas plasmáticas. Estudos experimentais e clínicos limitados sugerem que o fondaparinux tem um risco menor de trombocitopenia induzida por heparina do que a heparina ou HBPM, bem como um risco menor de perda óssea e de reações cutâneas locais. O fondaparinux é efetivo na prevenção e no tratamento do TEV[A4] e também é eficaz e seguro no tratamento de SCA.

## Anticoagulantes orais de ação direta

As limitações dos anticoagulantes estabelecidos levaram ao desenvolvimento de uma variedade de novos agentes anticoagulantes que almejam várias etapas específicas no mecanismo de coagulação.

| Tabela 76.1 | Manejo recomendado de RNI elevada com ou sem sangramento em pacientes tratados com varfarina. | | | |
|---|---|---|---|---|
| RNI | SANGRAMENTO | VARFARINA | VITAMINA $K_1$ | PFC/4F-PCC (Kcentra)/ rFVIIa |
| < 5,0 | Insignificante | Suspender 1 dose ou reduzir a dose | Não | Não |
| 5,0 a 9,9 | Insignificante | Suspender 1 a 2 doses | Geralmente não* | Não |
| ≥ 10 | Insignificante | Suspender | 2,5 a 5 mg VO | Não |
| Nenhuma | Grave ou com risco à vida | Suspender | 10 mg IV† e repetir se necessário | Sim |

*1 a 2,5 mg VO para pacientes com risco aumentado de sangramento.
†A infusão intravenosa (IV) deve ser administrada lentamente.
PFC = plasma fresco congelado; RNI = razão normalizada internacional; 4F-PCC = concentrado do complexo de protrombina de quatro fatores; VO = por via oral; rFVIIa, fator recombinante VIIa.

**Tabela 76.2** Perfis de anticoagulantes, pesos moleculares, meias-vidas plasmáticas e doses recomendadas de heparinas de baixo peso molecular comerciais e heparinoide.

| AGENTE | RAZÃO ANTIX$_a$/ANTI-II$_a$ | PESO MOLECULAR | MEIA-VIDA PLASMÁTICA (min) | DOSE RECOMENDADA (UNIDADES ANTIXA INTERNACIONAIS)** | | |
|---|---|---|---|---|---|---|
| | | | | PROFILAXIA CIRÚRGICA GERAL | PROFILAXIA DE CIRURGIA ORTOPÉDICA | TRATAMENTO AGUDO |
| Enoxaparina | 2,7:1 | 4.500 | 129 a 180 | 4.000 U SC, diariamente | 4.000 U SC, diariamente ou 3.000 U SC, 2 vezes/dia | 7.000 U SC, 2 vezes/dia*† ou 10.500 U SC, diariamente* |
| Dalteparina | 2:1 | 5.000 | 119 a 139 | 5.000 U SC, diariamente | 2.500 U SC, 2 vezes/dia ou 5.000 U SC, diariamente | 8.400 U SC, 2 vezes/dia*† ou 14.000 U SC, diariamente* |
| Nadroparina | 3,2:1 | 4.500 | 132 a 162 | 2.850 U SC, diariamente | 2.700 U SC, diariamente,* 4.000 U SC, diariamente* a partir do dia 4 | 13.300 U SC, diariamente* |
| Tinzaparina | 1,9:1 | 4.500 | 111 | 3.500 U SC, diariamente | 3.500 U SC, diariamente* ou 4.500 U SC, diariamente* | 12.250 U, diariamente* |
| Ardeparina | 2:1 | 6.000 | 200 | 50 U/kg SC, 2 vezes/dia | – | – |
| Danaparoide‡ | 20:1 | 6.500 | 1.100 | 750 U SC, 2 vezes/dia | 750 U SC, 2 vezes/dia | 2.500 U IV, então 4 h cada de 400 U/h e 300 U/h, então 200 U/h ou 2.000 U SC, 2 vezes/dia |

*Dose ajustada ao peso; dose indicada para paciente de 70 kg.
†A dose diária mais alta é para síndromes coronárias agudas; a dose mais baixa é para trombose venosa profunda.
‡O danaparoide de sódio é um heparinoide.
**A dosagem de heparinas de baixo peso molecular e heparinoide é baseada em unidades internacionais (UI ou U), representando atividade anti-Xa. No caso da enoxaparina apenas, a conversão de U em mg é simples: 1 mg inibe 100 unidades anti-Xa, então a dosagem de enoxaparina pode ser prescrita como 1 mg ou 100 U, por exemplo.
IV = via intravenosa; SC = via subcutânea.

### Inibidores diretos de trombina

Os inibidores diretos da trombina atuam independentemente da AT inativando a trombina livre e a trombina ligada à fibrina. Os inibidores diretos da trombina incluem hirudina, fragmentos sintéticos de hirudina (hirugen, lepirudina e bivalirrudina) e inibidores de baixo peso molecular que reagem com o local ativo da trombina (dabigatrana e argatrobana).

A bivalirudina está aprovada pela FDA para uso em angioplastia coronária (Capítulo 65) e reduz o risco de sangramento importante em comparação com a heparina.[4] Argatrobana e lepirudina são aprovadas para pacientes com trombocitopenia induzida por heparina (Capítulo 163). Os dados que comparam a argatrobana com a hirudina na trombocitopenia induzida pela heparina são muito limitados para que se tirem conclusões sobre suas eficácia e segurança relativas. A argatrobana é metabolizada no fígado e pode ser usada em pacientes com insuficiência renal, enquanto os outros inibidores diretos da trombina dependem da eliminação por excreção renal e podem ser usados em pacientes com doença hepática.

O etexilato de dabigatrana é administrado por via oral e metabolizado por esterases onipresentes em dabigatrana, um inibidor reversível da trombina no local ativo. As características farmacocinéticas da dabigatrana e dos inibidores orais do fator Xa estão resumidas na Tabela 76.3. O etexilato de dabigatrana foi aprovado na Europa e em vários outros países para profilaxia contra TEV após artroplastia de quadril ou joelho (primeira dose, 110 mg; depois, 220 mg, 1 vez/dia; para pacientes com mais de 70 anos ou com depuração de creatinina de 30 a 50 mℓ/min, primeira dose de 75 mg e depois 150 mg/dia), e nos EUA para artroplastia de quadril (primeira dose, 110 mg; depois, 220 mg, 1 vez/dia, apenas se a depuração (*clearance*) da creatinina for de pelo menos 30 mℓ/min. O efeito é semelhante ao da enoxaparina (40 mg/dia SC). Dabigatrana (150 mg, 2 vezes/dia) é mais efetiva do que a varfarina para profilaxia de AVE na fibrilação atrial, enquanto uma dose mais baixa (110 mg, 2 vezes/dia) é igualmente efetiva com menor risco de sangramento importante. Ambas as doses resultam em menos hemorragias intracranianas do que a varfarina.[5] O esquema de 110 mg não foi aprovado nos EUA, mas para pacientes com depuração (*clearance*) de creatinina calculado de 15 a 30 mℓ/min, a dose de 75 mg, 2 vezes/dia está disponível. No tratamento de TEV, a dabigatrana (150 mg, 2 vezes/dia) tem efeito comparável ao da varfarina e é pelo menos tão segura quanto ela com relação ao sangramento. Em termos de sangramento periprocedimento, dabigatrana e varfarina têm segurança equivalente, e dabigatrana facilita uma interrupção mais curta da anticoagulação oral. Dabigatrana pode ser continuado com segurança durante a terapia de ablação para fibrilação atrial.[6]

### Inibidores diretos do fator Xa

Vários inibidores do fator Xa direcionados ao local ativo de baixo peso molecular disponíveis VO foram projetados (rivaroxabana, apixabana, betrixabana, edoxabana). Ao contrário das heparinas e dos pentassacarídeos, os inibidores diretos inativam o fator Xa sem necessidade de AT como cofator.

A rivaroxabana, um derivado da oxazolidinona (10 mg/dia durante 30 a 39 dias), é mais efetiva do que a enoxaparina em pacientes submetidos à artroplastia de quadril ou joelho, mas com tendência a mais sangramento. Para profilaxia de AVE em fibrilação atrial, a rivaroxabana, quando comparada com a varfarina, mostrou eficácia e segurança semelhantes. Em pacientes com SCA, a rivaroxabana, quando adicionada à terapia antiplaquetária padrão, reduz o risco de eventos tromboembólicos ao custo de aumento de sangramento. Em pacientes com doença da artéria coronária (DAC) estável ou doença arterial periférica, a adição de uma dose baixa de rivaroxabana (2,5 mg, 2 vezes/dia) ao AAS reduz a taxa de mortalidade, AVE isquêmico e amputações de membros ao custo de aumento do sangramento.[A5] No tratamento de TEV, a rivaroxabana tem eficácia semelhante aos antagonistas da vitamina K. Para pacientes com embolia pulmonar, a rivaroxabana reduz o risco de sangramento importante.[A6] Para profilaxia estendida após TEV, a rivaroxabana (10 mg ou 20 mg, 1 vez/dia) é mais efetiva do que o AAS, com segurança semelhante.[A7]

Apixabana (2,5 mg, 2 vezes/dia) para profilaxia contra TEV após a artroplastia do quadril ou joelho tem eficácia semelhante ou melhor do que HBPM e risco semelhante ou menor de sangramento. Na fibrilação atrial, a apixabana (5 mg, 2 vezes/dia) reduz o risco de AVE e sangramento significativo em comparação com a varfarina, e reduz o risco de AVE sem aumento de sangramento importante em comparação com o AAS. Para pacientes com TEV, a apixabana (5 mg, 2 vezes/dia) tem benefício semelhante à varfarina, mas com risco reduzido de sangramento importante.[A8] Para profilaxia estendida após TEV, a rivaroxabana (5 mg ou 2,5 mg, 1 vez/dia) é mais efetiva do que o placebo, com segurança semelhante.[A9]

Edoxabana (60 mg/dia após a HBPM inicial) para pacientes com TEV tem efeito e risco semelhantes de sangramento importante que a varfarina.[A10] Para pacientes com embolia pulmonar extensa, a edoxabana parece ser mais efetiva do que a varfarina. Para pacientes com fibrilação atrial, edoxabana (60 mg/dia) apresenta risco semelhante de AVE e menor risco de sangramento importante em comparação com a varfarina.[A11] Para cardioversão de pacientes com fibrilação atrial, edoxabana (60 mg/dia) é tão boa ou ligeiramente melhor do que enoxaparina seguida por varfarina para prevenir AVE, um evento embólico sistêmico, infarto do miocárdio e mortalidade cardiovascular, mas com um risco ligeiramente maior de um episódio de sangramento importante.[A12]

| Tabela 76.3 | Características farmacocinéticas e interações medicamentosas dos inibidores da trombina e fator Xa orais. | | | | | |
|---|---|---|---|---|---|---|
| AGENTE E DOSE * | BIODISPONI-BILIDADE (%) | TEMPO PARA PICO DE CONCENTRAÇÃO PLASMÁTICA (h) | VIAS DE ELIMINAÇÃO | MEIA-VIDA PLASMÁTICA (h) | LIGAÇÃO DE PROTEÍNA PLASMÁTICA (%) | MECANISMOS PARA INTERAÇÕES MEDICAMENTOSAS |
| Dabigatrana | 6 | 2 | Excreção renal de 80% da forma ativa | 14 a 17 | 35 | Indução ou inibição de P-gp |
| Rivaroxabana | 80 | 2 a 3 | 1/3 excreção renal da forma ativa 1/3 metabolizada, excreção renal 1/3 na forma inativa metabolismo hepático, excreção fecal | 7 a 11 | 92 a 95 | Indução ou inibição de P-gp Indução ou inibição de CYP3A4 |
| Apixabana | 50 | 3 | Excreção renal e fecal, metabolismo oxidativo | 8 a 14 | 87 | Indução ou inibição de P-gp Indução ou inibição de CYP3A4 |
| Edoxabana | 50 | 1 a 2 | 1/3 excreção renal ativa, 2/3 excreção fecal | 8 a 10 | 40 a 59 | Indução ou inibição de P-gp |
| Betrixabana | 34 | 3 a 4 | Principalmente bile para as fezes, excreção renal de 15% | 19 a 27 | 60 | Indução ou inibição de P-gp |

P-gp = glicoproteína p.
*Para dabigatrana, a dose é 75, 110 ou 150 mg, 2 vezes/dia para tratamento, mas 75 ou 150 mg a primeira dose, depois 150 ou 220 mg/dia para cirurgia ortopédica. Para a rivaroxabana, a dose é de 10 mg/dia para profilaxia de TEV, 15 mg, 2 vezes/dia durante 3 semanas para TEV agudo e, caso contrário, 15 ou 20 mg/dia. Para apixabana, a dose é 2,5 mg, 2 vezes/dia para profilaxia para cirurgia ortopédica, 2,5 ou 5 mg, 2 vezes/dia para fibrilação atrial; para TEV, é 10 mg, 2 vezes/dia na primeira semana, depois 5 mg, 2 vezes/dia; e para profilaxia a longo prazo, 2,5 mg, 2 vezes/dia. Edoxabana (60 mg/dia) e betrixabana (80 mg, 1 vez/dia durante 35 a 42 dias) também têm 3 níveis de dosagem diferentes para situações diferentes. Além disso, as recomendações de dose variam entre os EUA e a Europa.

Betrixabana (80 mg, 1 vez/dia durante 35 a 42 dias) para pacientes com doença clínica aguda reduz o risco de TEV com risco semelhante de sangramento importante em comparação com 10 dias de HBPM.[A13]

### Visão geral do anticoagulante oral de ação direta

Dabigatrana, rivaroxabana, apixabana e edoxabana estão associadas à redução do risco relativo de 10% para morte e aproximadamente 50% para hemorragia intracraniana em comparação com a varfarina (Tabela 76.4). Em geral, esses agentes são tão ou mais efetivos e seguros que a varfarina para prevenir AVE ou embolia sistêmica em pacientes com fibrilação atrial;[A14] para TEV, esses agentes provavelmente não são mais efetivos do que a varfarina, mas o risco de sangramento é um pouco menor.[A15] É difícil afirmar que um anticoagulante oral de ação direta seja melhor do que outro com base apenas em comparações indiretas, embora alguns tenham sido mais bem estudados em tipos específicos de pacientes (Tabela 76.5).

Em pacientes com mais de 75 anos, esses agentes parecem ser pelo menos tão efetivos quanto os antagonistas da vitamina K: em comparação com a varfarina, os inibidores diretos do fator Xa, apixabana e edoxabana, apresentam riscos de sangramento mais baixos, a rivaroxabana apresenta riscos de sangramento semelhantes e a dabigatrana tem maiores riscos de sangramento gastrintestinal, mas menores riscos de sangramento intracraniano.[A16] Para TEV associado ao câncer, a edoxabana é tão efetiva quanto dalteparina subcutânea para o desfecho composto de TEV recorrente ou sangramento significativo (Capítulo 73), com menor TEV recorrente, mas com um pouco mais de sangramento importante.[A17] Nenhum dos novos anticoagulantes orais, entretanto, demonstrou eficácia e segurança equivalentes ou superiores em comparação com os anticoagulantes

| Tabela 76.5 | Usos potenciais de inibidores de trombina oral e fator Xa. |
|---|---|
| INDICAÇÕES/PROBLEMAS | FÁRMACO(S) MAIS BEM ESTUDADO(S) |
| Uma tomada diária | Rivaroxabana, edoxabana |
| Idade ≥ 80 anos | Dabigatrana 110 mg, apixabana, rivaroxabana, edoxabana |
| Doença cardiovascular estável | Rivaroxabana 2,5 mg, 2 vezes/dia |
| Previsão de eletrocardioversão | Rivaroxabana |
| Ablação para fibrilação atrial | Dabigatrana |
| Sangramento gastrintestinal anterior | Apixabana |
| História pregressa de AVE | Apixabana, rivaroxabana |
| Alto risco de AVE, baixo risco de sangramento | Dabigatrana 150 mg |
| Alto risco de AVE, alto risco de sangramento | Dabigatrana 110 mg, apixabana ou edoxabana |
| Intervenção coronária percutânea | Rivaroxabana 15 mg, 1 vez/dia ou 2,5 mg, 2 vezes/dia, dabigatrana 110 mg |
| Doença coronária concomitante | Rivaroxabana |
| Doença renal concomitante | Apixabana, rivaroxabana, edoxabana |

AVE = acidente vascular encefálico. Adaptada de Verheugt FW, Granger CB. Oral anticoagulants for stroke prevention in atrial fibrillation: current status, special situations, and unmet needs. *Lancet.* 2015;386:303-310.

| Tabela 76.4 | Redução de risco anual absoluto* dos principais desfechos clínicos do uso oral de inibidores da trombina e do fator Xa em comparação com varfarina em pacientes com fibrilação atrial. | | | | |
|---|---|---|---|---|---|
| AGENTE | AVE ISQUÊMICO (%) | TAXA DE MORTALIDADE POR TODAS AS CAUSAS (%) | SANGRAMENTO VOLUMOSO (%) | SANGRAMENTO INTRACRANIANO (%) | SANGRAMENTO GASTRINTESTINAL (%) |
| Varfarina | Referência | Referência | Referência | Referência | Referência |
| Dabigatrana 110 mg | +0,14 | −0,38 | **−0,65** | **−0,26** | +0,10 |
| Dabigatrana 150 mg | **−0,28** | −0,47 | −0,25 | **−0,28** | **+0,49** |
| Rivaroxabana | −0,08 | −0,4 | +0,2 | **−0,18** | **+0,61** |
| Apixabana | −0,08 | **−0,42** | **−0,96** | **−0,47** | −0,10 |
| Edoxabana 30 mg | **+0,52** | **−0,55** | **−1,82** | **−0,31** | **−0,41** |
| Edoxabana 60 mg | 0,0 | −0,36 | **−0,68** | **−0,21** | **+0,28** |

*Os números positivos correspondem ao aumento absoluto do risco. As diferenças estatisticamente significativas estão em negrito. AVE = acidente vascular encefálico.

tradicionais em tromboprofilaxia para pacientes com valvas cardíacas mecânicas e, portanto, seu uso nesse caso não é recomendado no momento.

## Reversão do efeito de novos anticoagulantes

O efeito anticoagulante da dabigatrana pode ser revertido imediata e completamente pelo antídoto específico idarucizumabe, que é um fragmento Fab de um anticorpo monoclonal, administrado como uma dose em *bolus* IV de 5 g.[7] Por volta de 12 horas após a administração, o idarucizumabe é essencialmente eliminado da circulação e a dabigatrana pode ser retomada em 24 horas com efeito total. Cerca de 98% dos pacientes alcançam reversão farmacológica completa e o sangramento gastrintestinal para em 24 horas (mediana de 2,4 horas) em cerca de 70% dos pacientes.[7b]

Outro antídoto, andexanete alfa, é uma molécula do fator Xa chamariz que não tem efeito enzimático, mas se liga estequiometricamente a todos os inibidores do fator Xa (como rivaroxabana, apixabana, edoxabana, fondaparinux e HBPM), revertendo-os imediata e completamente. Uma dose em *bolus* IV inicial deve ser seguida por uma infusão IV durante 2 horas.[8] As doses dependem do anticoagulante oral direto usado, de sua dose e do tempo decorrido desde a última vez que foi tomado. Cerca de 80% dos pacientes alcançam hemostasia boa ou excelente em 12 horas.[8b] O concentrado de complexo de protrombina de quatro fatores em uma dose de 2.000 unidades também parece útil para controlar sangramento importante em pacientes em uso de inibidores orais diretos de Xa.

## Agentes fibrinolíticos

Os agentes fibrinolíticos convertem o plasminogênio na enzima plasmina, que então degrada a fibrina em fragmentos solúveis, causando a lise do trombo. Dos agentes fibrinolíticos disponíveis, a estreptoquinase e a uroquinase não são específicas para fibrina; em contrapartida, o ativador do plasminogênio do tipo tecido recombinante (rt-PA, alteplase) e a variante rt-PA tenecteplase são relativamente específicos da fibrina (Capítulo 64).

A estreptoquinase é um agente fibrinolítico indireto. Ele se liga ao plasminogênio, convertendo-o em uma molécula semelhante à plasmina que, por sua vez, converte o plasminogênio em plasmina. A estreptoquinase tem várias desvantagens. É antigênica, tornando seu uso repetido problemático, e alergênica, produzindo calafrios, febre e tremores em alguns pacientes e, em casos raros, anafilaxia. Anistreplase (APSAC) é um complexo acilado de estreptoquinase e Lys-plasminogênio. Em comparação com a estreptoquinase, é mais específica para fibrina, tem meia-vida plasmática mais longa e é inativa até ser seletivamente ativada por desacilação na superfície da fibrina. Seu perfil de efeito colateral, antigenicidade e eficácia são semelhantes aos da estreptoquinase.

A uroquinase é um ativador do plasminogênio de ocorrência natural que difere da estreptoquinase na medida em que ativa diretamente o plasminogênio e não é antigênico. A uroquinase foi extensamente usada para tratar oclusões vasculares periféricas, mas problemas de produção limitaram sua disponibilidade.

Em seu estado natural, o ativador do plasminogênio tecidual é produzido pelo endotélio vascular; o rt-PA (alteplase) é produzido por tecnologia de DNA recombinante. A alteplase não é antigênica ou alergênica e apresenta maior especificidade de fibrina do que a estreptoquinase. Tem meia-vida curta de cerca de 3,5 minutos e, portanto, é administrado como uma infusão intravenosa contínua.

Formas truncadas de rt-PA foram desenvolvidas; a primeira foi reteplase (r-PA), um mutante de deleção de cadeia única que não apresenta determinados domínios. Como resultado, sua meia-vida é cerca de duas vezes a do rt-PA, possibilitando a terapia em *bolus* duplo com 30 minutos de intervalo. O r-PA tem menor afinidade pela fibrina do que o rt-PA, mas a depleção de fibrinogênio com r-PA é menor do que com estreptoquinase. Nenhuma antigenicidade foi relatada com este composto.

Tenecteplase (TNK-tPA) é um ativador do plasminogênio tecidual mutante com substituições de aminoácidos em três locais. Em comparação com o rt-PA, ele tem meia-vida mais longa, possibilitando a administração em *bolus* único, aumento da especificidade da fibrina e aumento da resistência à inibição pelo inibidor do ativador do plasminogênio 1.

## Usos clínicos

A terapia trombolítica reduz a mortalidade em pacientes com infarto do miocárdio com supradesnivelamento de ST e aqueles para os quais a intervenção coronária percutânea primária não está disponível (Capítulo 65), bem como em pacientes com embolia pulmonar extensa e hipotensão. O tratamento com rt-PA IV dentro de 3 horas do início dos sintomas de AVE isquêmico aumenta a probabilidade de um bom desfecho funcional, apesar de um pequeno aumento no risco de hemorragia intracerebral.[9] A trombólise pode ser justificada para embolia pulmonar grave (Capítulo 74) sem contraindicações, mas a trombólise em pacientes com embolia pulmonar de risco moderado não melhora os desfechos, apesar da melhor hemodinâmica, devido a aumentos de sangramento de grande porte e AVE.[A18]

## Agentes antiplaquetários

As plaquetas desempenham um papel essencial na manutenção da hemostasia após traumatismo de tecido. A lesão vascular e a exposição da matriz extracelular iniciam os processos de adesão, ativação e agregação plaquetária (Capítulo 162). Esse processo evolutivamente vantajoso pode, entretanto, tornar-se patológico no estabelecimento de ruptura, fissura ou desmembramento da placa aterosclerótica (Capítulo 47). Nesses casos, a trombose arterial restringe ou inibe completamente o fluxo de sangue arterial. As plaquetas e a fibrina são os componentes primários dos trombos arteriais, por isso as plaquetas tornaram-se o foco principal para a prevenção e tratamento da aterotrombose.

## Ácido acetilsalicílico

### Mecanismo de ação

O AAS inativa permanentemente as isoenzimas da ciclo-oxigenase (COX-1 e COX-2) que catalisam a conversão do ácido araquidônico em prostaglandina $H_2$, um precursor de uma variedade específica de tipo celular de eicosanoides, incluindo o tromboxano $A_2$ nas plaquetas. O tromboxano $A_2$, que normalmente é liberado pelas plaquetas em resposta a estímulos (como ADP, trombina e colágeno), por sua vez, leva a maior ativação plaquetária, amplificando assim a cascata de ativação e subsequente agregação plaquetária. Uma única dose de AAS inibe funcionalmente a ativação plaquetária mediada pelo tromboxano $A_2$ pelo tempo de vida de 8 a 10 dias das plaquetas circulantes expostas a ela, porque se liga irreversivelmente e inativa a COX em células que são incapazes de sintetizar novas proteínas, a fim de produzir COX não ligado.

### Farmacologia

O AAS, que é rapidamente absorvido no estômago e no intestino superior, atinge o pico dos níveis plasmáticos cerca de 30 minutos após a ingestão; tem meia-vida de aproximadamente 15 minutos. A inibição da função plaquetária é evidente em 1 hora com AAS sem revestimento, mas pode ser adiada após a administração de AAS com revestimento entérico. Portanto, se apenas os comprimidos com revestimento entérico estiverem disponíveis quando um efeito rápido for necessário, eles devem ser mastigados.

Doses diárias de AAS de apenas 30 a 50 mg inativam a enzima COX plaquetária de todas as plaquetas circulantes expostas a ela e inibem a produção de tromboxano.[10] Clinicamente, doses de 75 a 100 mg/dia fornecem efeitos anti-isquêmicos comparáveis a doses mais altas ($\geq$ 300 por dia),[11] embora alguns dados sugiram que uma dose de 100 mg/dia pode ser inadequada em indivíduos com peso superior a 70 kg.[12]

O efeito colateral primário do AAS é o sangramento, particularmente sangramento gastrintestinal (GI). Doses mais baixas de AAS (75 a 100 mg/dia) estão associadas a um risco menor de sangramento em comparação com doses mais altas, tanto durante a monoterapia com AAS quanto quando o AAS é combinado com um inibidor $P2Y_{12}$ como parte da terapia antiplaquetária dupla.[13] Fatores associados a um risco aumentado de sangramento, além da terapia antiplaquetária dupla, incluem o uso concomitante de um anticoagulante oral, história pregressa de úlceras gastrintestinais ou sangramento, a presença de uma coagulopatia, doença renal crônica, doença hepática grave, hipertensão não controlada e trombocitopenia.

Dados a proteção isquêmica comparável e os menores riscos de sangramento associados a doses mais baixas de AAS (75 a 100 mg/dia), a maioria das diretrizes agora recomenda tais doses para terapia crônica. Nos EUA, a dose mais comumente prescrita é 81 mg/dia.

### Usos clínicos

Os principais usos clínicos do AAS são para o tratamento agudo de SCA sem supradesnivelamento de ST e IAM com supradesnivelamento de ST, prevenção primária e secundária de doença cardiovascular (p. ex., IAM [Capítulos 63 e 64] e AVE [Capítulo 379]), e a prevenção da trombose por *stent* (Capítulo 65) após o implante na coronária ou em outros vasos sanguíneos arteriais.

O AAS (81 mg/dia) pode ser de benefício moderado quando usado para reduzir o risco de um primeiro evento cardiovascular (infarto do miocárdio não fatal e AVE) em adultos de 50 a 69 anos com risco aumentado de doença cardiovascular (risco de DCV em 10 anos ≥ 10%).[14] No entanto, o aumento do risco de sangramento anula quaisquer benefícios antitrombóticos em indivíduos sem doença cardiovascular prexistente,[A19] mesmo que tenham diabetes,[A20] de maneira que o AAS realmente aumenta a mortalidade por todas as causas em idosos saudáveis.[A21]

Em pacientes com suspeita de IM *agudo* (SCA sem supradesnivelamento do ST ou IAM com supradesnivelamento do ST), o AAS reduz a incidência de reinfarto não fatal e mortalidade vascular e, portanto, o tratamento precoce desses pacientes é recomendado.

Em pacientes com cardiopatia isquêmica estável (Capítulo 62), o uso de AAS está associado a uma redução relativa de 37% no risco de eventos vasculares graves. Em pacientes com história de IM anterior (Capítulos 63 e 64), a terapia com AAS por uma duração média de 27 meses reduz a incidência de IM não fatal recorrente em 18 por 1.000 pacientes e morte vascular em 14 por 1.000 pacientes. A terapia a longo prazo com AAS é, portanto, recomendada em todos os pacientes com DAC sintomática conhecida.[15]

O AAS é recomendado para a prevenção primária de AVE (Capítulo 379) em pacientes com doença da artéria carótida assintomática. A terapia antiplaquetária, incluindo a opção de monoterapia com AAS, é recomendada em pacientes com AVE isquêmico não cardioembólico ou ataque isquêmico transitório (AIT). A terapia com AAS após a cirurgia de revascularização do miocárdio (CRM; Capítulo 65) melhora a permeabilidade do enxerto de veia safena, particularmente durante o primeiro ano pós-operatório, e, portanto, é recomendada (Capítulo 65).

O AAS reduz o risco de TEV em locais de prevenção primária de alto risco (p. ex., cirurgia ortopédica) e para TEV recorrente, embora para este último a redução seja muito menor do que a alcançada com terapia anticoagulante oral, que é preferencialmente usada na maioria dos casos. O AAS (81 mg/dia) também reduz o risco de desenvolvimento de câncer colorretal (Capítulo 184).

Em indivíduos com alergia verdadeira ao AAS (p. ex., urticária, broncospasmo, anafilaxia), a dessensibilização ao AAS ou o uso de clopidogrel é recomendado. O AAS é um componente do tratamento antiplaquetário duplo para a prevenção da trombose do *stent*, conforme discutido adiante.

## Inibidores de P2Y$_{12}$ e agentes antiplaquetários duplos

### Mecanismo de ação
Os três inibidores orais atualmente usados do receptor do ADP estimulador de plaquetas, P2Y$_{12}$, são clopidogrel, prasugrel e ticagrelor. As doses orais recomendadas são clopidogrel 75 mg 1 vez/dia, prasugrel 10 mg 1 vez/dia e ticagrelor 90 mg 2 vezes/dia.

Cangrelor é uma opção administrada por via intravenosa. O clopidogrel e o prasugrel ligam-se irreversivelmente e bloqueiam o receptor plaquetário P2Y$_{12}$, enquanto o ticagrelor e o cangrelor ligam-se reversivelmente e bloqueiam o receptor. Por esse mecanismo, esses agentes impedem a ativação plaquetária mediada por ADP.

### Farmacologia
O clopidogrel e o prasugrel são metabolizados no fígado em metabólitos ativos, enquanto o ticagrelor é um fármaco ativo. Dependendo da dose, o clopidogrel atinge efeitos antiplaquetários clinicamente adequados 2 a 6 horas após a ingestão; prasugrel e ticagrelor começam a produzir inibição plaquetária clinicamente relevante aproximadamente 30 a 60 minutos após a ingestão. Em comparação com o clopidogrel, o prasugrel e o ticagrelor provocam um grau maior e mais confiável de inibição plaquetária. Os medicamentos que interagem fortemente com a enzima hepática CYP3A4 podem inibir (p. ex., cetoconazol, itraconazol, claritromicina) ou potencializar (p. ex., rifampicina, fenitoína, fenobarbital) os efeitos do ticagrelor. Por motivos ainda obscuros, o uso de doses mais altas de AAS (> 100 mg) diminui a eficácia clínica de ticagrelor, quando tanto o AAS quanto ticagrelor são usados. A dose diária de AAS neste caso, portanto, deve ser de 75 a 100 mg.

### Usos clínicos
O clopidogrel é usado para monoterapia antiplaquetária em pacientes com alergia verdadeira ao AAS e pode ocasionalmente ser usado em pacientes que estejam sendo tratados com terapia "dupla" (terapia anticoagulante oral mais monoterapia antiplaquetária) para fibrilação atrial e uma intervenção coronária percutânea recente (Capítulo 65). Mais comumente, os inibidores de P2Y$_{12}$ são usados, junto com o AAS, como parte da terapia antiplaquetária dupla para diminuir o risco de IM espontâneo futuro e trombose de *stent*. A terapia antiplaquetária dupla é recomendada por pelo menos 1 ano em pacientes que sobreviveram a um SCA, seja SCA sem supradesnivelamento do ST ou IAM com supradesnivelamento do ST (Capítulos 63 e 64), por pelo menos 1 mês após o implante de um *stent* não farmacológico, e por pelo menos 6 meses após a implantação de um *stent* farmacológico coronário para doença cardíaca isquêmica estável ou 12 meses após o implante de um *stent* farmacológico coronário para SCA (Figura 76.1). A terapia antiplaquetária dupla por vários anos leva a uma redução absoluta de cerca de 1 a 3% na trombose tardia por *stent* e complicações isquêmicas à custa de um aumento absoluto de cerca de 1% nas complicações hemorrágicas.[A22]

A terapia antiplaquetária dupla também é usada por um a vários meses em pacientes submetidos ao implante de *stent* em outros leitos vasculares (p. ex., artéria renal ou carótida),[16] mas não é recomendada em pacientes submetidos à substituição transcateter da valva aórtica (Capítulo 66).[A23] A terapia antiplaquetária dupla nos primeiros 12 meses após a cirurgia de revascularização do miocárdio *pode* melhorar a permeabilidade do enxerto venoso, e seu uso para tais fins pode ser razoável.

A terapia antiplaquetária dupla (com clopidogrel) pode ser considerada por 21 dias em vez da monoterapia com AAS em pacientes após um AVE isquêmico menor ou AIT e por 90 dias após um AVE recente ou AIT decorrente de estenose grave de uma artéria intracraniana principal. Em pacientes com fibrilação atrial, AVE isquêmico e impossibilidade de receber terapia anticoagulante oral, a terapia antiplaquetária dupla (com clopidogrel) diminui o risco de AVE recorrente em comparação com o AAS isolado. Em comparação, a terapia antiplaquetária dupla não oferece benefício evidente em pacientes com DAC estável sem histórico de terapia de intervenção percutânea, SCA ou CRM recente; portanto, tal terapia não é recomendada nesses pacientes.

O prasugrel está associado a risco aumentado de hemorragia intracraniana em pacientes com história pregressa de AVE ou AIT, e seu uso nesses pacientes é contraindicado. O risco de sangramento com o prasugrel também aumenta em pacientes com 75 anos ou mais ou com menos de 60 kg; portanto, um inibidor de P2Y$_{12}$ diferente deve ser usado nesses pacientes.

### Monitoramento laboratorial do AAS e terapia com inibidor de P2Y$_{12}$
Os efeitos inibitórios de plaquetas do AAS ou de um bloqueador de P2Y$_{12}$ podem ser monitorados em qualquer indivíduo que receba essa terapia por vários métodos *in vitro*, como exame de sangue em ponto de atendimento. No entanto, os estudos randomizados não conseguiram demonstrar se a terapia antiplaquetária personalizada com base em testes no ponto de atendimento (POC, *point-of-care*) da função plaquetária é efetiva na redução de eventos isquêmicos.[17]

## Inibidores de fosfodiesterase

### Mecanismo de ação
O dipiridamol inibe a enzima fosfodiesterase-5 nas plaquetas, aumentando assim os níveis de AMP cíclico e GMP cíclico intraplaquetário, e também bloqueia a captação de adenosina, inibindo a agregação plaquetária. O dipiridamol também leva ao aumento dos níveis de GMP cíclico das células do músculo liso vascular e à vasodilatação da artéria coronária. O cilostazol é um inibidor da fosfodiesterase-3 que inibe a ativação plaquetária e leva ao relaxamento das células musculares lisas.

### Farmacologia
A absorção e a biodisponibilidade do dipiridamol são variáveis, e múltiplas formulações do medicamento estão disponíveis comercialmente. Na prática clínica atual, são utilizadas formulações de liberação prolongada ou sustentada de dipiridamol. O dipiridamol é metabolizado no fígado e deve ser evitado em pacientes com doença renal ou hepática grave.

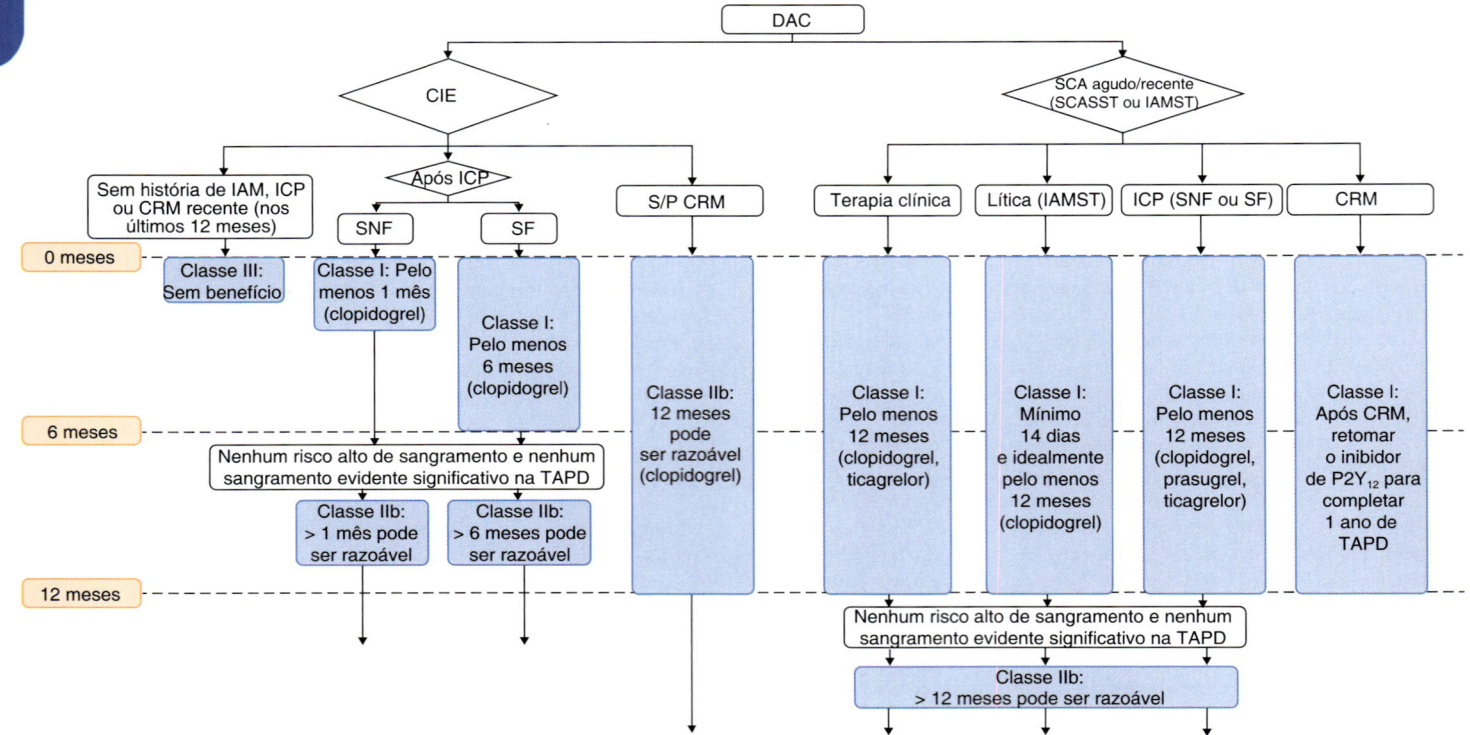

**FIGURA 76.1** Algoritmo de tratamento para duração da terapia com inibidor de P2Y$_{12}$ em pacientes com DAC que recebem TAPD. As cores correspondem à classe de recomendação. O clopidogrel é o único inibidor de P2Y$_{12}$ atualmente usado estudado em pacientes com CIE submetidos a ICP. A terapia com AAS é quase sempre continuada indefinidamente em pacientes com DAC. Pacientes com história de SCA há mais de 1 ano e que desde então permaneceram livres de SCA recorrente são considerados como tendo feito a transição para CIE. Em pacientes tratados com TAPD após implantação de SF que desenvolvem um alto risco de sangramento (p. ex., tratamento com terapia anticoagulante oral), correm alto risco de complicações graves de sangramento (p. ex., cirurgia intracraniana importante) ou que desenvolvem sangramento evidente significativo, a descontinuação da terapia com inibidor de P2Y$_{12}$ após 3 meses para CIE ou após 6 meses para SCA pode ser razoável. As setas na parte inferior da figura denotam que a duração ideal da TAPD prolongada não foi estabelecida. IAM = infarto agudo do miocárdio; SCA = síndrome coronariana aguda; SNF = stent não farmacológico; CRM = cirurgia de revascularização do miocárdio; DAC = doença da artéria coronária; TAPD = terapia antiplaquetária dupla; SF = stent farmacológico; Hx = anamnese; Lítica = terapia fibrinolítica; SCASST = síndrome coronariana aguda sem supradesnivelamento do segmento ST; ICP = intervenção coronária percutânea; CIE = cardiopatia isquêmica estável; IAMST = infarto agudo do miocárdio com supradesnivelamento de ST. (Reproduzida de Levine GN, Bates ER, Bittl JA, Brindis RG, et al. 2016 ACC/AHA guideline focused update on duration of dual antiplatelet therapy in patients with coronary artery disease. *J Am Coll Cardiol*. 2016;68:1082-115.)

Uma combinação de dipiridamol (200 mg) de liberação prolongada e AAS (25 mg), usada para prevenção de AVE, é ingerida 2 vezes/dia.

O cilostazol é rapidamente absorvido; seus efeitos antiplaquetários são observados já 3 horas após uma dose e persistem por até 12 horas. O cilostazol é metabolizado no fígado pelas enzimas 3A4 e 2C19 do citocromo P-450 hepático. A dose usual é de 100 mg 2 vezes/dia, tomada pelo menos meia hora antes ou duas horas após o café da manhã e jantar. Em pacientes em uso concomitante de inibidores fortes ou moderados do CYP3A4 (p. ex., cetoconazol, eritromicina, diltiazem, suco de toranja) ou CYP2C19 (p. ex., omeprazol), a dose deve ser reduzida para 50 mg 2 vezes/dia.

### Usos clínicos

O dipiridamol isoladamente exerce pouco efeito antitrombótico clinicamente relevante, e é prescrito principalmente em combinação com AAS para a inibição plaquetária e redução de eventos isquêmicos cardiovasculares. A combinação de AAS e dipiridamol é pelo menos tão efetiva quanto o AAS isolado para a prevenção secundária de AVE, mas é menos bem tolerada. Na prática clínica atual, o dipiridamol não é usado para a prevenção de eventos isquêmicos cardíacos. No entanto, dipiridamol de liberação prolongada associado a AAS é uma opção efetiva para a prevenção secundária de AVE isquêmico não cardioembólico (Capítulo 379). Em razão de seus efeitos vasodilatadores e potencial para um fenômeno de "roubo coronário", o dipiridamol deve ser usado com cautela em pacientes com SCA recente ou DAC grave.

O cilostazol, presumivelmente por sua ação vasodilatadora, melhora os sintomas de claudicação e é recomendado como terapia efetiva para melhorar os sintomas e aumentar a distância percorrida em pacientes com claudicação (Capítulo 71).[18,19] Cilostazol é contraindicado em pacientes com insuficiência cardíaca.

### Antagonistas do receptor de trombina

#### Mecanismo de ação

A trombina é um potente ativador plaquetário que atua via receptor ativado por protease plaquetária (PAR). O antagonista do receptor de trombina vorapaxar inibe a ativação plaquetária mediada pela trombina ao se ligar ao receptor plaquetário PAR-1.

#### Farmacologia

O vorapaxar é rápida e quase completamente absorvido pelo sistema digestório. O pico da atividade antiplaquetária ocorre em 1 a 2 horas. O vorapaxar é metabolizado no fígado pela enzima P450 (CYP) 3A4. O vorapaxar não deve ser usado concomitantemente com medicamentos que sejam inibidores ou indutores fortes do CYP3A4. Embora o vorapaxar iniba reversivelmente o receptor PAR-1, a meia-vida longa do medicamento torna-o efetivamente irreversível. A dose de vorapaxar é de 2,08 mg 1 vez/dia.

#### Usos clínicos

As preocupações com as complicações hemorrágicas limitaram o desenvolvimento, a aprovação e a incorporação dos antagonistas do receptor da trombina na prática clínica. O vorapaxar foi estudado apenas como complemento à terapia com AAS e/ou clopidogrel, não como agente antiplaquetário único. É aprovado pela FDA para a redução de eventos cardiovasculares trombóticos futuros em pacientes com história de IAM (Capítulos 63 e 64) ou com doença arterial periférica (Capítulo 71).

### Recomendações de grau A

A1. Belley-Cote EP, Hanif H, D'Aragon F, et al. Genotype-guided versus standard vitamin K antagonist dosing algorithms in patients initiating anticoagulation. *Thromb Haemost*. 2015;114:768-777.

A2. Hakoum MB, Kahale LA, Tsolakian IG, et al. Anticoagulation for the initial treatment of venous thromboembolism in people with cancer. *Cochrane Database Syst Rev.* 2018;1:CD006649.

A3. Li A, Garcia DA, Lyman GH, et al. Direct oral anticoagulant (DOAC) versus low-molecular-weight heparin (LMWH) for treatment of cancer associated thrombosis (CAT): a systematic review and meta-analysis. *Thromb Res.* 2019;173:158-163.

A4. Brandao GM, Junqueira DR, Rollo HA, et al. Pentasaccharides for the treatment of deep vein thrombosis. *Cochrane Database Syst Rev.* 2017;12:CD011782.

A5. Eikelboom JW, Connolly SJ, Bosch J, et al. Rivaroxaban with or without aspirin in stable cardiovascular disease. *N Engl J Med.* 2017;377:1319-1330.

A6. Buller HR, Prins MH, Lensin AW, et al. Oral rivaroxaban for the treatment of symptomatic pulmonary embolism. *N Engl J Med.* 2012;366:1287-1297.

A7. Weitz JI, Lensing AWA, Prins MH, et al. Rivaroxaban or aspirin for extended treatment of venous thromboembolism. *N Engl J Med.* 2017;376:1211-1222.

A8. Agnelli G, Buller HR, Cohen A, et al. Oral apixaban for the treatment of acute venous thromboembolism. *N Engl J Med.* 2013;369:799-808.

A9. Agnelli G, Buller HR, Cohen A, et al. Apixaban for extended treatment of venous thromboembolism. *N Engl J Med.* 2013;368:699-708.

A10. Büller HR, Decousus H, Grosso MA, et al. Edoxaban versus warfarin for the treatment of symptomatic venous thromboembolism. *N Engl J Med.* 2013;369:1406-1415.

A11. Giugliano RP, Ruff CT, Braunwald E, et al. Edoxaban versus warfarin in patients with atrial fibrillation. *N Engl J Med.* 2013;369:2093-2104.

A12. Goette A, Merino JL, Ezekowitz MD, et al. Edoxaban versus enoxaparin-warfarin in patients undergoing cardioversion of atrial fibrillation (ENSURE-AF): a randomised, open-label, phase 3b trial. *Lancet.* 2016;388:1995-2003.

A13. Cohen AT, Harrington RA, Goldhaber SZ, et al. Extended thromboprophylaxis with betrixaban in acutely ill medical patients. *N Engl J Med.* 2016;375:534-544.

A14. Bruins Slot KM, Berge E. Factor Xa inhibitors versus vitamin K antagonists for preventing cerebral or systemic embolism in patients with atrial fibrillation. *Cochrane Database Syst Rev.* 2018;3:CD008980.

A15. Sterne JA, Bodalia PN, Bryden PA, et al. Oral anticoagulants for primary prevention, treatment and secondary prevention of venous thromboembolic disease, and for prevention of stroke in atrial fibrillation: systematic review, network meta-analysis and cost-effectiveness analysis. *Health Technol Assess.* 2017;21:1-386.

A16. Sharma M, Cornelius VR, Patel JP, et al. Efficacy and harms of direct oral anticoagulants in the elderly for stroke prevention in atrial fibrillation and secondary prevention of venous thromboembolism: systematic review and meta-analysis. *Circulation.* 2015;132:194-204.

A17. Raskob GE, van Es N, Verhamme P, et al. Edoxaban for the treatment of cancer-associated venous thromboembolism. *N Engl J Med.* 2018;378:615-624.

A18. Meyer G, Vicaut E, Danays T, et al. Fibrinolysis for patients with intermediate-risk pulmonary embolism. *N Engl J Med.* 2014;370:1402-1411.

A19. Zheng SL, Roddick AJ. Association of aspirin use for primary prevention with cardiovascular events and bleeding events: a systematic review and meta-analysis. *JAMA.* 2019;321:277-287.

A20. Bowman L, Mafham M, Wallendszus K, et al. Effects of aspirin for primary prevention in persons with diabetes mellitus. *N Engl J Med.* 2018;379:1529-1539.

A21. McNeil JJ, Nelson MR, Woods RL, et al. Effect of aspirin on all-cause mortality in the healthy elderly. *N Engl J Med.* 2018;379:1519-1528.

A22. Sharma A, Hai O, Garg A, et al. Duration of dual antiplatelet therapy following drug-eluting stent implantation: a systematic review and meta-analysis of randomized controlled trials. *Curr Probl Cardiol.* 2017;42:404-417.

A23. Raheja H, Garg A, Goel S, et al. Comparison of single versus dual antiplatelet therapy after TAVR: a systematic review and meta-analysis. *Catheter Cardiovasc Interv.* 2018;92:783-791.

## REFERÊNCIAS BIBLIOGRÁFICAS

*As referências bibliográficas, bem como os outros materiais suplementares deste livro, encontram-se no GEN-IO, nosso ambiente virtual de aprendizagem.*

# SEÇÃO 10
## DOENÇAS RESPIRATÓRIAS

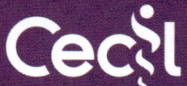

- **77** ABORDAGEM AO PACIENTE COM DOENÇA RESPIRATÓRIA, *558*
- **78** EXAMES DE IMAGEM NA DOENÇA PULMONAR, *564*
- **79** TESTE E FUNÇÃO RESPIRATÓRIOS, *573*
- **80** DISTÚRBIOS DO CONTROLE VENTILATÓRIO, *578*
- **81** ASMA BRÔNQUICA, *582*
- **82** DOENÇA PULMONAR OBSTRUTIVA CRÔNICA, *591*
- **83** FIBROSE CÍSTICA, *600*
- **84** BRONQUIECTASIA, ATELECTASIA, CISTOS E DISTÚRBIOS PULMONARES LOCALIZADOS, *604*
- **85** DISTÚRBIOS DE ENCHIMENTO ALVEOLAR, *609*
- **86** DOENÇA PULMONAR INTERSTICIAL, *614*
- **87** DISTÚRBIOS PULMONARES OCUPACIONAIS, *628*
- **88** LESÕES FÍSICAS E QUÍMICAS DO PULMÃO, *637*
- **89** SARCOIDOSE, *646*
- **90** BRONQUITE AGUDA E TRAQUEÍTE, *651*
- **91** VISÃO GERAL DA PNEUMONIA, *653*
- **92** DOENÇAS DO DIAFRAGMA, DA PAREDE TORÁCICA, DA PLEURA E DO MEDIASTINO, *665*
- **93** ABORDAGENS INTERVENCIONISTAS E CIRÚRGICAS À DOENÇA PULMONAR, *675*

# ABORDAGEM AO PACIENTE COM DOENÇA RESPIRATÓRIA

MONICA KRAFT

Os sintomas respiratórios, que estão entre os motivos mais comuns de procura por atendimento médico, são responsáveis por aproximadamente 20% das consultas a um clínico geral. Além de uma anamnese detalhada, um exame físico sistemático é fundamental para um diagnóstico acurado. Mesmo em adultos jovens, os sintomas respiratórios persistentes estão associados a maior probabilidade de desenvolver doença pulmonar crônica.[1]

Um exame pulmonar detalhado complementa o exame físico cardíaco (Capítulo 45). A inspeção pode revelar pressão jugular elevada, indicativa de insuficiência cardíaca direita decorrente de *cor pulmonale* (Capítulo 75). A adenopatia cervical ou supraclavicular (Capítulo 159) pode ser o primeiro indício de malignidade torácica (Capítulo 182) ou infecção por micobactérias (Capítulo 308). O edema unilateral do braço pode ser causado por trombose venosa (Capítulo 74), enquanto o ingurgitamento venoso da cabeça e do pescoço pode ser causado por um tumor que resulta em síndrome da veia cava superior (ver Figura 92.8 no Capítulo 92). No exame cardíaco, a hiperfonese do componente pulmonar ($P_2$) da segunda bulha cardíaca é sugestiva de hipertensão arterial pulmonar, que também pode resultar em um sopro tricúspide (ver Tabela 45.7 no Capítulo 45) ou insuficiência da valva pulmonar.

A inspeção do tórax pode mostrar hiperinsuflação e excursão diafragmática reduzida, típica de doença pulmonar obstrutiva crônica (DPOC; Capítulo 82), anormalidades da parede torácica, como cifoescoliose (Capítulo 92), ou fraqueza da parede do músculo diafragmático, como em muitas síndromes de hipoventilação (Capítulo 80). A percussão do tórax pode revelar macicez em pacientes com derrame pleural ou com consolidação pulmonar por pneumonia.

A ausculta pulmonar inclui avaliar ambos os ápices e os lobos superior e inferior, anterior e posteriormente, e durante a inspiração e a expiração. Os sons respiratórios durante a inspiração e o início da expiração são um som suave e não musical (Tabela 77.1).[2] *Sons respiratórios brônquicos*, que parecem semelhantes, mas geralmente um pouco mais ásperos do que os sons respiratórios normais, são auscultados durante a expiração e a inspiração, de modo semelhante ao que seria auscultado se o estetoscópio fosse colocado sobre a traqueia.

Estertores finos ou crepitantes não são musicais e são auscultados tipicamente no final da inspiração; são mais comumente um sinal de insuficiência cardíaca (Capítulo 52) ou doença pulmonar intersticial (Capítulo 86). Em comparação, estertores grossos ou bolhosos, que ao contrário dos estertores finos tendem a ser transmitidos pela boca e eliminados pela tosse, são típicos da bronquite crônica (Capítulo 90) e da DPOC (Capítulo 82). *Sibilos* são sons musicais agudos auscultados durante a expiração e, às vezes, durante a inspiração, mais comumente na asma brônquica (Capítulo 81) e ocasionalmente na DPOC (Capítulo 82). Contudo, quando essas doenças são graves, o grau do fluxo de ar pode ser insuficiente para produzir sibilos. *Ronco* é um som musical, de baixa frequência, auscultado tipicamente na expiração e às vezes durante a inspiração; geralmente se resolve com a tosse. Como os estertores de bolhas grossas, os roncos são comuns na bronquite crônica (Capítulo 90) e na DPOC (Capítulo 82). *Atrito pleural*, que classicamente ocorre durante a inspiração, mas às vezes também durante a expiração, é auscultado em pacientes com doenças inflamatórias ou malignidades envolvendo a pleura (Capítulos 92 e 182). *Estridor* é um som musical de alta frequência que pode ser audível sem um estetoscópio e que indica obstrução das vias respiratórias superiores, como encontrado em doenças inflamatórias agudas ou degenerativas crônicas da laringe (Capítulo 401) ou obstrução da traqueia, já que pode ser causado por doenças malignas intratorácicas (Capítulo 182). Não é auscultado murmúrio vesicular em caso de pulmão não ventilado em decorrência de obstrução brônquica completa ou deslocamento do pulmão por derrame pleural.

O *frêmito tátil*, que é uma sensação vibratória observada durante a respiração, está intensificado em pacientes com pulmão consolidado por pneumonia, porque a vibração é mais bem conduzida por esse tecido pulmonar e está diminuída em pacientes com derrame pleural. A *egofonia*, pela qual a recitação de um som E longo pelo paciente é ouvida na ausculta como um som A longo, é outra indicação de consolidação típica da pneumonia.

No exame do abdome pode ser encontrado fígado palpável, às vezes confundido com uma hepatomegalia, em pacientes com DPOC e diafragma baixo. O exame das extremidades pode revelar cianose em pacientes hipoxêmicos, geralmente com pressão parcial de oxigênio inferior a 55 mmHg, embora cianose também possa ser observada em pacientes com metemoglobinemia (Capítulo 149). Baqueteamento digital (Capítulo 45) é indicativo de hipoxemia crônica, conforme visto em pacientes com desvio (*shunt*) da direita para a esquerda crônico decorrente de cardiopatia congênita (Capítulo 61) ou outras causas de hipoxemia de longa data (Capítulos 82 e 86), mas também pode ser indicativo de doenças de base pleural (Capítulo 92) como parte da síndrome de osteoartropatia pulmonar hipertrófica (Capítulos 169 e 259).

Em pacientes com suspeita de hipoxemia, análises detalhadas de gasometrias arteriais ajudam a determinar sua gravidade e orientar o tratamento (Capítulo 95). Quando é difícil distinguir entre insuficiência cardíaca e uma causa pulmonar de hipoxemia, um nível elevado de peptídio natriurético cerebral aponta para uma causa cardíaca (Capítulo 52). Os exames de imagem do tórax (Capítulo 78) são uma parte crucial da avaliação de muitas queixas pulmonares em potencial. As provas de função pulmonar (Capítulo 79) podem ser extremamente úteis na distinção entre as causas de doença pulmonar aguda e crônica.

Entre as queixas respiratórias mais comuns estão a tosse, os sibilos, a dispneia e a hemoptise. Cada uma pode e deve ser abordada de maneira sistemática.

## ABORDAGEM AO PACIENTE COM TOSSE

A tosse é a queixa respiratória isolada mais comum para procura de atendimento médico. O encaminhamento de pacientes com tosse crônica persistentemente problemática de causa desconhecida é responsável por 10 a 38% das consultas ambulatoriais a especialistas respiratórios.

Na tosse aguda, definida como a tosse há menos de 8 semanas, a anamnese detalhada e o exame físico geralmente revelam o diagnóstico[3] (Tabela 77.2). Embora a maioria das tosses agudas tenha repercussões mínimas, ocasionalmente a tosse é um sinal de uma doença potencialmente fatal, como embolia pulmonar (Capítulo 74), pneumonia (Capítulo 91) ou insuficiência cardíaca (Capítulo 52).

Até 98% de todos os casos de tosse crônica, definida como tosse que persiste por mais de 8 semanas, em adultos imunocompetentes são causados por oito condições comuns: síndrome do gotejamento pós-nasal decorrente de várias doenças rinossinusais, frequentemente denominada "síndrome de tosse das vias respiratórias superiores" (STVRS), asma brônquica (Capítulo 81), doença do refluxo gastroesofágico (DRGE) (Capítulo 129), bronquite crônica (Capítulo 82), bronquite eosinofílica, bronquiectasia (Capítulo 84), uso de inibidores da enzima de conversão da angiotensina (ECA) e tosse pós-infecciosa. A tosse pós-infecciosa não é, geralmente, produtiva e persiste por 3 a 8 semanas após uma infecção das vias respiratórias superiores; os pacientes têm radiografia de tórax normal. Fatores ambientais e ocupacionais também podem contribuir para a tosse crônica e devem ser investigados.[4] A tosse também pode ser observada em atletas, o que exige abordagem diagnóstica diferente.[5] Causas incomuns de tosse crônica incluem carcinoma broncogênico

| Tabela 77.1 | Utilidade diagnóstica da ausculta pulmonar. |
|---|---|
| **ACHADO DA AUSCULTA** | **CORRELAÇÃO CLÍNICA** |
| Broncofonia | Pneumonia ou doença pulmonar intersticial |
| Crepitação de bolhas finas | Insuficiência cardíaca, doença pulmonar intersticial, distúrbios de enchimento alveolar |
| Crepitação de bolhas grossas | Bronquite crônica |
| Sibilo | Asma brônquica, DPOC |
| Ronco | Bronquite crônica, DPOC |
| Estridor | Obstrução das vias respiratórias superiores por inflamação da laringe ou da traqueia, lesões de massa ou compressão externa |
| Atrito pleural | Inflamação ou tumor pleural |

DPOC = doença pulmonar obstrutiva crônica.

## Tabela 77.2 Espectro de causas e frequências de tosse em adultos imunocompetentes.

| COMUM | MENOS COMUM |
|---|---|
| **TOSSE AGUDA** | |
| Resfriado comum | Exacerbação da asma brônquica |
| Sinusite bacteriana aguda | Pneumonia |
| Coqueluche | Insuficiência cardíaca congestiva |
| Exacerbações da DPOC | Síndromes de aspiração |
| Rinite alérgica | Embolia pulmonar |
| Rinite por irritantes ambientais | Exacerbação de bronquiectasias |
| **TOSSE SUBAGUDA** | |
| Tosse pós-infecciosa | |
| Coqueluche | |
| **TOSSE CRÔNICA** | |
| Condições dos seios paranasais/STVRS | Bronquiolite |
| Asma brônquica | Ocupacional e ambiental |
| Bronquite eosinofílica não asma | Aspiração |
| | Carcinoma broncogênico |
| Bronquiectasia | Tosse induzida por fármacos |
| Refluxo gastresofágico | Tuberculose |
| Bronquite crônica/DPOC | Doença pulmonar intersticial |

DPOC = doença pulmonar obstrutiva crônica; STVRS = síndrome da tosse das vias respiratórias superiores.

(Capítulo 182), pneumonia intersticial crônica (Capítulo 86), sarcoidose (Capítulo 89), insuficiência ventricular esquerda (Capítulo 52) e aspiração broncopulmonar (Capítulo 88).

### DIAGNÓSTICO

Na tosse crônica (Figura 77.1), as características e a cronologia não ajudam no diagnóstico. Deve-se realizar uma radiografia de tórax em todos os pacientes, mas outros exames não devem ser solicitados para tabagistas atuais ou pacientes em uso de inibidores da ECA até que possa ser avaliada a resposta ao abandono do tabagismo ou à descontinuação do medicamento durante pelo menos 4 semanas. Pode-se solicitar radiografias dos seios paranasais, esofagografia com bário, teste de provocação com metacolina, determinação de pH esofágico e broncoscopia como parte da avaliação inicial, dependendo da anamnese e do exame físico (Tabela 77.3; ver Figura 77.1). Se um teste apontar para um possível diagnóstico, é necessário realizar prova terapêutica para essa condição para confirmar o diagnóstico. Tosse psicogênica é, com frequência, um diagnóstico de exclusão.[6]

### TRATAMENTO

A causa específica da tosse pode ser diagnosticada e tratada com sucesso em 84 a 98% dos casos; portanto, terapia inespecífica para suprimir a tosse raramente é indicada.[7] Não há fortes evidências de que terapias inespecíficas, como antitussígenos, mucolíticos, descongestionantes ou combinações de anti-histamínico-descongestionante, sejam eficazes para tosse aguda no

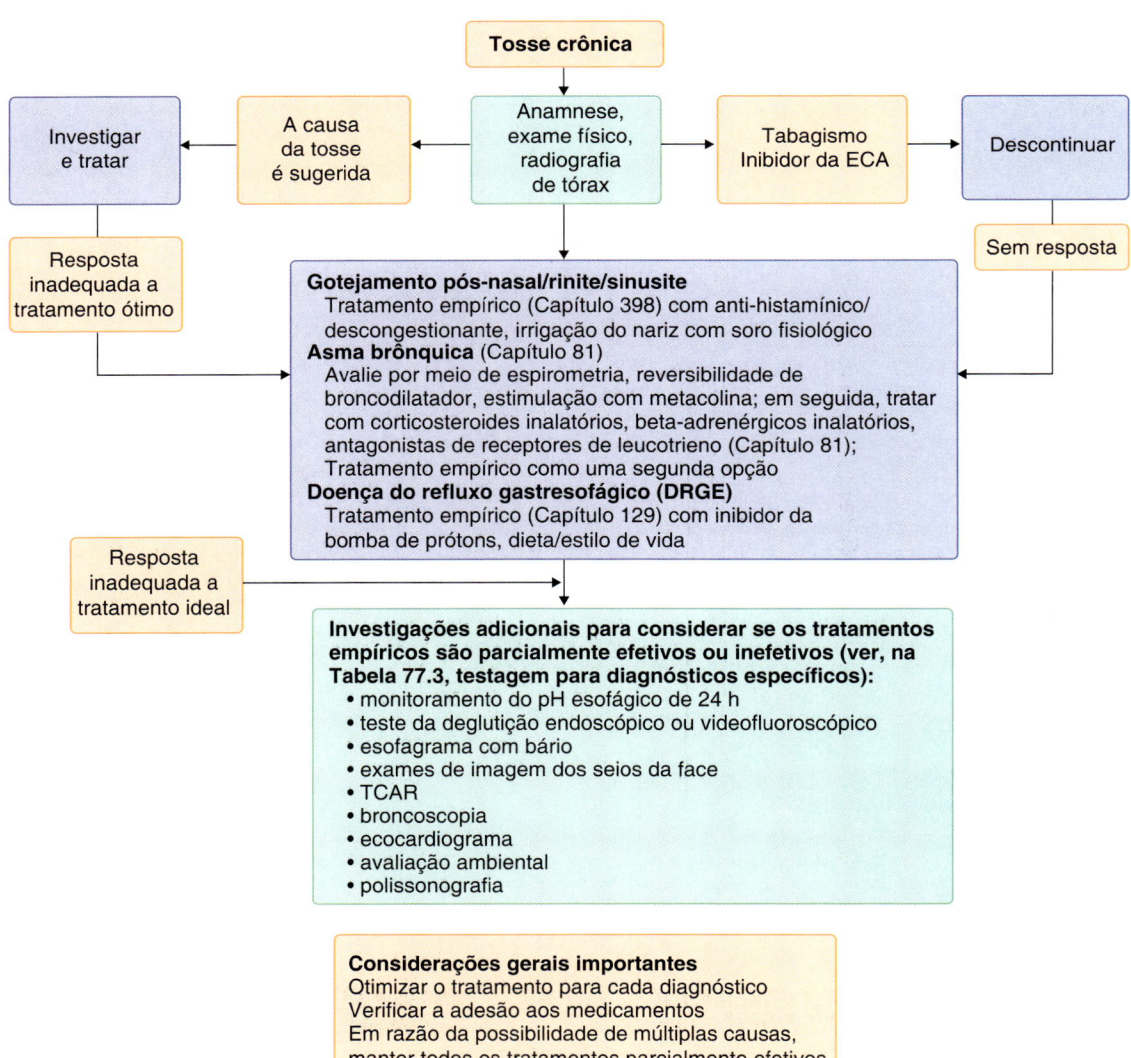

**FIGURA 77.1** Algoritmo para o tratamento da tosse crônica com duração superior a 8 semanas. ECA = enzima de conversão da angiotensina; TCAR = tomografia computadorizada de alta resolução.

contexto de infecção das vias respiratórias superiores.[A1] Para a tosse persistente inespecífica,[8] o tratamento efetivo da doença de refluxo gastresofágico crônico com um inibidor da bomba de prótons (Capítulo 129)[9] fornece apenas benefício modesto, com melhora de aproximadamente um em cada cinco pacientes. Corticosteroides por via inalatória conseguem reduzir a tosse, mas devem ser usados somente após avaliação por radiografia de tórax e, frequentemente, espirometria.[A2] Dextrometorfano e supressores de tosse contendo codeína conseguem reduzir a tosse crônica em aproximadamente 40%. Em adultos com tosse crônica refratária sem doença respiratória ativa ou infecção, a gabapentina (até uma dose máxima diária de 1.800 mg) ou a pregabalina (300 mg/dia) melhoram significativamente a qualidade de vida específica para tosse em comparação com placebos.[A3] Na tosse refratária crônica, apesar de avaliação abrangente e terapia com opioides, uma combinação de orientações, intervenção fonoaudiológica, que inclui técnicas de supressão da tosse e aconselhamento, consegue reduzir significativamente a tosse e seu impacto negativo sobre a qualidade de vida.[A4] A tosse também pode ser reduzida treinando os pacientes a se concentrarem externamente em vez de internamente.

## ABORDAGEM AO PACIENTE COM SIBILO

O sibilo é um som musical contínuo que dura mais de 80 a 100 ms, provavelmente produzido pelo fluxo ao longo de brônquios colapsáveis muito estreitados. Embora o sibilo expiratório seja um achado físico comum na asma brônquica (Capítulo 81), as muitas causas de sibilos (Tabela 77.4) (p. ex., DPOC [Capítulo 82], edema pulmonar [Capítulo 52], bronquiolite [Capítulo 86], bronquiectasia [Capítulo 84] e entidades menos comuns, como tumores carcinoides [Capítulo 219] e infecções parasitárias), muitas vezes podem ser distinguidas com base na anamnese, no exame físico e nas provas de função pulmonar (Capítulo 79).

### DIAGNÓSTICO

Nas provas de função pulmonar, a forma das curvas de fluxo-volume inspiratório e expiratório fornece informações importantes sobre obstrução das vias respiratórias e se a obstrução é extratorácica ou intratorácica (e-Figura 77.1). Uma causa importante de obstrução extratorácica são as lesões das cordas vocais (Capítulo 181). A obstrução intratorácica variável pode ser causada pela traqueomalacia, enquanto a obstrução fixa das vias respiratórias superiores pode ser causada por um tumor traqueal proximal.

### TRATAMENTO

O tratamento da causa específica geralmente promove resolução completa ou pelo menos parcial do sibilo. No entanto, o tratamento da doença do refluxo gastresofágico assintomática ou minimamente sintomática associada não é benéfico.

## ABORDAGEM AO PACIENTE COM DISPNEIA

Dispneia é a sensação de respiração difícil, trabalhosa ou desagradável. A palavra *desagradável* é muito importante para esta definição, porque a respiração difícil ou trabalhosa apresentada por indivíduos saudáveis durante o exercício físico não se qualifica como dispneia porque está no

| Tabela 77.3 | Características dos testes do protocolo diagnóstico para avaliação da tosse crônica. | | |
|---|---|---|---|
| TESTES | DIAGNÓSTICO | VALOR PREDITIVO POSITIVO, % | VALOR PREDITIVO NEGATIVO, % |
| Radiografia dos seios paranasais | Sinusite | 57 a 81 | 95 a 100 |
| Provocação com inalação de metacolina | Asma brônquica | 60 a 82 | 100 |
| Esofagografia com bário modificada | DRGE, estenose esofágica | 38 a 63 | 63 a 93 |
| pH esofágico* | DRGE | 89 a 100 | |
| Broncoscopia | Massa/lesão endobrônquica | 50 a 89 | 100 |

*Monitoramento do pH esofágico de 24 horas. DRGE = doença do refluxo gastresofágico.

| Tabela 77.4 | Diagnóstico de doenças específicas que causam sibilos que não a asma brônquica. |
|---|---|
| DOENÇAS | CARACTERÍSTICAS DE DISTINÇÃO |
| **DOENÇAS DAS VIAS RESPIRATÓRIAS SUPERIORES** | |
| Síndrome de gotejamento pós-nasal | Relato de gotejamento pós-nasal, pigarro, secreção nasal; o exame físico mostra secreções orofaríngeas ou mucosa com aspecto de "calçamento de paralelepípedo" |
| Epiglotite | Relato de dor de garganta desproporcional à faringite. Evidências de supraglotite na endoscopia ou radiografias de pescoço em incidência lateral |
| Síndrome de disfunção das cordas vocais | Ausência de resposta sintomática aos broncodilatadores, estridor associado a sibilo na ausência de aumento da P(A-a)O$_2$; obstrução extratorácica variável nas curvas de fluxo-volume; adução paradoxal inspiratória e/ou expiratória precoce das pregas vocais na laringoscopia durante sibilo. Essa síndrome pode mimetizar asma brônquica, ser provocada por exercícios e frequentemente coexiste com asma brônquica |
| Abscesso retrofaríngeo | Relato de rigidez de nuca, dor de garganta, febre, traumatismo na faringe posterior; inchaço observado na lateral de pescoço ou em TC |
| Lesão laringotraqueal por canulação traqueal | História de canulação da traqueia por tubo endotraqueal ou traqueostomia; evidências de obstrução variável intratorácica ou extratorácica nas curvas de fluxo-volume, radiografias de pescoço e tórax, laringoscopia ou broncoscopia |
| Neoplasias | Suspeita-se de carcinoma broncogênico, adenoma ou tumor carcinoide quando há hemoptise, sibilo unilateral ou evidências de colapso lobar na radiografia de tórax ou combinações destes; o diagnóstico é confirmado por broncoscopia |
| Anafilaxia | Início abrupto de sibilos com urticária, angioedema, náuseas, diarreia e hipotensão, especialmente após picada de inseto, em associação com outros sinais de anafilaxia, como hipotensão ou urticária, ou administração de fármacos ou contraste IV ou história familiar |
| **DOENÇAS DAS VIAS RESPIRATÓRIAS INFERIORES** | |
| DPOC | Relato de dispneia aos esforços e tosse produtiva em tabagista. Como a tosse produtiva é inespecífica, ela só deve ser atribuída à DPOC quando outras síndromes tiverem sido excluídas, quando o tempo expiratório forçado para eliminar mais de 80% da capacidade vital for > 4 s e quando houver diminuição da intensidade do murmúrio vesicular, sibilos não forçados durante a ausculta e obstrução ao fluxo aéreo expiratório irreversível na espirometria |
| Edema pulmonar | História e exame físico consistentes com congestão passiva dos pulmões, SDRA, comprometimento linfático pulmonar; radiografia de tórax anormal, ecocardiograma, ventriculografia com radionuclídeo, cateterismo cardíaco ou combinações destes |
| Aspiração | História de risco para disfunção faríngea ou doença do refluxo gastresofágico; radiografia de tórax contrastada com bário anormal, monitoramento do pH esofágico de 24 h ou ambos |
| Embolia pulmonar | História de risco para doença tromboembólica, testes confirmatórios positivos |
| Bronquiolite | Relato de infecção respiratória, doença do tecido conjuntivo, transplante, colite ulcerativa, desenvolvimento de obstrução crônica das vias respiratórias ao longo de meses a alguns anos, em vez de muitos anos em um não tabagista; padrão obstrutivo e restritivo misto nas PFP e hiperinsuflação; pode ser acompanhada por infiltrados nodulares finos na radiografia de tórax |

## CAPÍTULO 77 Abordagem ao Paciente com Doença Respiratória

**Tabela 77.4** Diagnóstico de doenças específicas que causam sibilos que não a asma brônquica. (continua)

| DOENÇAS | CARACTERÍSTICAS DE DISTINÇÃO |
|---|---|
| Fibrose cística | Combinação de tosse produtiva, baqueteamento digital, bronquiectasia, DPOC progressiva com colonização e infecção por *Pseudomonas* sp., azoospermia obstrutiva, história familiar, insuficiência pancreática e duas determinações de cloreto no suor > 60 mEq/$\ell$; alguns pacientes não são diagnosticados até a idade adulta, em um caso aos 69 anos; quando o teste do suor ocasionalmente é normal, o diagnóstico definitivo pode exigir medidas de potencial elétrico transepitelial nasal e genotipagem |
| Síndrome carcinoide | Relato de episódios de rubor e diarreia aquosa; nível elevado de ácido 5-hidroxi-indol-acético em amostra de urina de 24 h |
| Bronquiectasia | Relato de episódios de tosse produtiva, febre ou pneumonias recorrentes; radiografias de tórax sugestivas ou achados típicos na TC de tórax; deve-se considerar ABPA quando a bronquiectasia é central |
| Carcinomatose linfangítica | Relato de dispneia ou malignidade prévia; infiltrados reticulonodulares com ou sem derrames pleurais; TC de tórax de alta resolução sugestiva; confirmada por broncoscopia com biopsias |
| Infecções parasitárias | Considerar no caso de paciente não asmático que viajou para uma área endêmica e se queixa de fadiga, perda de peso, febre; eosinofilia no sangue periférico; infiltrados na radiografia de tórax; exame de fezes à procura de ovos e parasitas; estudos sorológicos do sangue à procura de filárias |

ABPA = aspergilose broncopulmonar alérgica; SDRA = síndrome do desconforto respiratório agudo; DPOC = doença pulmonar obstrutiva crônica; TC = tomografia computadorizada; IV = intravenoso; P(A-a)O$_2$ = gradiente de tensão alveoloarterial de oxigênio; PFP = provas de função pulmonar.

nível esperado para o grau de esforço. A sensação de dispneia frequentemente é mal ou vagamente descrita pelo paciente. A fisiologia da dispneia permanece obscura, mas várias vias neurais podem estar envolvidas nos processos que levam à dispneia.

A anamnese, o exame físico e os exames laboratoriais devem, no caso de dispneia aguda, primeiro enfocar as condições potencialmente fatais, incluindo embolia pulmonar (Capítulo 74), edema pulmonar (Capítulos 52 e 53), obstrução aguda das vias respiratórias por anafilaxia ou corpos estranhos, pneumotórax (Capítulo 92) ou pneumonia (Capítulo 91). Na dispneia crônica, as condições específicas a serem consideradas incluem DPOC (Capítulo 82), asma brônquica (Capítulo 81), doença pulmonar intersticial (Capítulo 86), insuficiência cardíaca (Capítulo 52), miocardiopatia (Capítulo 54), DRGE (Capítulo 129), outras doenças respiratórias ou síndrome de hiperventilação (Tabela 77.5).[10]

### DIAGNÓSTICO

A dispneia é frequentemente subdiagnosticada, a menos que os pacientes sejam questionados de maneira específica, especialmente em ambientes de terapia intensiva.[10b] Além de anamnese e exame físico apropriados, radiografias de tórax, eletrocardiogramas (ECG), provas de função pulmonar e testes de esforço com monitoramento por eletrocardiografia e por oximetria de pulso em repouso e durante o exercício são exames importantes para avaliar pacientes com dispneia inexplicada (Figura 77.2). Na dispneia aguda, a testagem de peptídio natriurético do tipo B pode ser extremamente útil para distinguir a insuficiência cardíaca de outras causas.[11] A utilidade de testagem pulmonar mais detalhada com pressões inspiratórias e expiratórias máximas, curvas de fluxo-volume, com ou sem estimulação com metacolina (Capítulo 79), rastreamento por TC de tórax e ecocardiografia dependem da anamnese e do exame físico e dos resultados desses testes. Quando se suspeita de DRGE como causa da dispneia, deve-se considerar um esofagograma de bário modificado ou monitoramento do pH esofágico de 24 horas, ou ambos (Capítulo 129). Outros testes mais invasivos, como cateterismo cardíaco ou biopsia pulmonar, podem ser indicados quando os resultados de testes menos invasivos não forem conclusivos.[12]

### TRATAMENTO

Sempre que possível, faz-se a determinação final da causa da dispneia observando qual tratamento específico a elimina. A dispneia pode ser provocada por mais de uma condição, portanto, cada causa precisa ser tratada. Em casos de dispneia refratária, apesar de doenças cardíacas e pulmonares crônicas tratadas ao máximo, o uso criterioso de opioides pode reduzir a falta de ar.[13]

## ABORDAGEM AO PACIENTE COM HEMOPTISE

Hemoptise consiste na expectoração de sangue do parênquima pulmonar ou das vias respiratórias. A hemoptise pode ser escassa, raias de sangue vermelho-vivo na expectoração, ou maciça, com expectoração de grandes volumes de sangue. Hemoptise maciça, definida como a expectoração de pelo menos 600 m$\ell$ de sangue em 24 a 48 horas, pode ocorrer em 3 a 10% dos pacientes com hemoptise. Pode haver, ainda, expectoração de coágulos vermelho-escuro quando o sangue persiste nos pulmões há dias.

A pseudo-hemoptise, que consiste na expectoração de sangue proveniente de uma fonte que não as vias respiratórias inferiores, pode causar

**Tabela 77.5** Doenças que causam dispneia agrupadas por mecanismos de ação fisiológicos.*

**AUMENTO DO IMPULSO VENTILATÓRIO**

**Estimulação de quimiorreceptores**

Condições que levam à hipoxemia aguda
- Trocas gasosas prejudicadas (p. ex., asma brônquica, embolia pulmonar, pneumonia, insuficiência cardíaca congestiva)[†]
- Hipoxia ambiental (p. ex., altitude, espaço contido com fogo)

Condições que levam a aumento do espaço morto, hipercapnia aguda
- Trocas gasosas prejudicadas (p. ex., asma brônquica aguda e grave; exacerbação da DPOC; edema pulmonar grave)
- Bomba de ventilação prejudicada (p. ex., fraqueza muscular, obstrução ao fluxo de ar)

Acidose metabólica
- Doença renal (p. ex., insuficiência renal, acidose tubular renal)

Diminuição da capacidade de transporte de oxigênio (p. ex., anemia)
- Diminuição da liberação de oxigênio para os tecidos (p. ex., hemoglobinopatia)

Diminuição do débito cardíaco

**Estimulação dos receptores pulmonares (irritante, mecânica, vascular)[‡]**

Doença pulmonar intersticial
Derrame pleural (atelectasia por compressão)
Doença vascular pulmonar (p. ex., tromboembolismo, hipertensão pulmonar idiopática)
Insuficiência cardíaca congestiva
Asma brônquica leve

**Fatores comportamentais**

Síndrome de hiperventilação, transtornos de ansiedade, ataques de pânico

**BOMBA VENTILATÓRIA: AUMENTO DO ESFORÇO OU TRABALHO RESPIRATÓRIO**

**Fraqueza muscular**

Miastenia *gravis*, síndrome de Guillain-Barré, lesão raquimedular, miopatia, síndrome pós-poliomielite

**Diminuição da complacência da parede torácica**

Cifoescoliose grave, obesidade, derrame pleural

**Obstrução ao fluxo de ar (incluindo aumento da carga resistiva por estreitamento das vias respiratórias e aumento da carga elástica por hiperinsuflação)**

Asma brônquica, DPOC, laringospasmo, aspiração de corpo estranho, bronquite

*Algumas doenças aparecem em mais de uma categoria, porque têm diversos mecanismos fisiológicos.
[†]A insuficiência cardíaca congestiva inclui disfunção sistólica e diastólica. A disfunção sistólica pode provocar dispneia em repouso e aos esforços. Tipicamente, a disfunção diastólica provoca sinais/sintomas principalmente aos esforços. Além dos mecanismos mencionados, a insuficiência cardíaca sistólica também pode provocar dispneia por meio de receptores metabólicos, que se postula existirem nos músculos e serem estimulados por mudanças no meio metabólico quando o aporte não atende à demanda de oxigênio.
[‡]Essas condições provavelmente provocam dispneia por uma combinação de aumento do impulso ventilatório e aporte sensorial primário dos receptores.
DPOC = doença pulmonar obstrutiva crônica.

confusão diagnóstica quando os pacientes não conseguem descrever claramente a fonte do sangramento. A pseudo-hemoptise pode ocorrer quando sangue da cavidade oral, das narinas, da faringe ou da língua adere à parte posterior da garganta e desencadeia o reflexo de tosse ou quando pacientes com hematêmese aspiram sangue para as vias respiratórias inferiores. Quando a orofaringe está colonizada por *Serratia marcescens*, um bastonete aeróbico gram-negativo produtor de pigmento vermelho, o escarro também pode ser vermelho e ser confundido com hemoptise.

A hemoptise pode ser causada por uma ampla variedade de condições. Praticamente todas as causas de hemoptise (Tabela 77.6) podem resultar em hemoptise maciça, mas a hemoptise maciça é mais frequentemente causada por infecção (p. ex., tuberculose [Capítulo 308], bronquiectasia, abscesso pulmonar [Capítulo 84] e câncer [Capítulo 182]). Aspergiloma (Capítulo 319) e fibrose cística (Capítulo 83) também estão associados a hemoptise maciça. As causas iatrogênicas de hemoptise maciça incluem ruptura de uma artéria pulmonar depois de menos de 0,2% dos casos de cateterismo com cateter-balão e fístula da artéria traqueal como complicação de traqueostomia.

A causa de hemoptise não maciça é bronquite em mais de um terço dos casos (Capítulo 90), carcinoma broncogênico (Capítulo 182) em 20% dos casos, tuberculose (Capítulo 308) em 7%, pneumonia (Capítulo 91) em 5% e bronquiectasia em 1% (Capítulo 84) dos casos. Usando uma abordagem diagnóstica sistemática (ver adiante), a causa da hemoptise pode ser encontrada em 68 a 98% dos casos. Os 2 a 32% restantes têm hemoptise idiopática ou central, que ocorre mais comumente em homens entre 30 e 50 anos. O acompanhamento prolongado da hemoptise idiopática quase sempre não revela a fonte do sangramento, embora 10% continuem a ter episódios ocasionais de hemoptise.

### DIAGNÓSTICO

A avaliação diagnóstica na hemoptise começa com uma anamnese detalhada e um exame físico completo.[14] Deve-se obter informações em relação ao volume de sangramento, bem como detalhes sobre a frequência, a cronologia e a duração da hemoptise. Por exemplo, episódios repetidos de hemoptise que ocorrem durante um período de meses a anos sugerem adenoma brônquico ou bronquiectasia como a causa, enquanto pequenos volumes de hemoptise ocorrendo todos os dias durante semanas são, mais provavelmente, causados por carcinoma broncogênico. O relato de viagens pode sugerir coccidioidomicose (Capítulo 316) e histoplasmose (Capítulo 316) nos EUA, paragonimíase e ascaridíase (Capítulo 334) no Extremo Oriente e esquistossomose (Capítulo 334) na América do Sul. Ortopneia e dispneia paroxística noturna sugerem insuficiência cardíaca congestiva (Capítulo 52), especialmente por estenose mitral (Capítulo 66). Em pacientes com exposição ocupacional ao anidrido trimelítico, que ocorre quando superfícies metálicas aquecidas são pulverizadas com uma resina epóxi resistente à corrosão, a hemoptise pode ser parte da síndrome pós-exposição. Em um paciente com a tríade de doença das vias respiratórias superiores, doença das vias respiratórias inferiores e doença renal, deve-se suspeitar de granulomatose com poliangiite (Capítulo 254). A hemorragia pulmonar também pode ser manifestação inicial de lúpus eritematoso sistêmico (Capítulo 250). A síndrome de Goodpasture, que geralmente ocorre em homens jovens, também está associada à doença

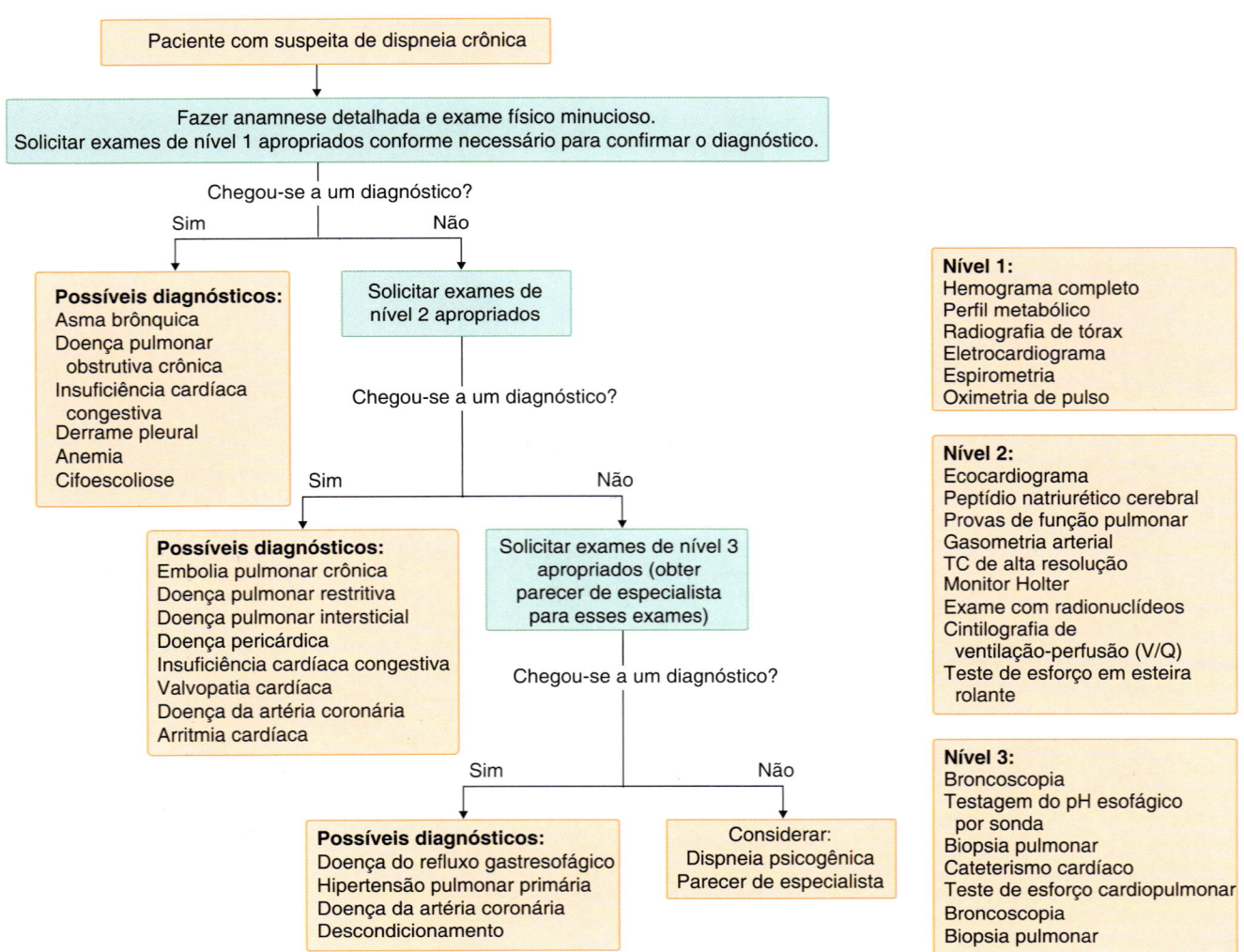

**FIGURA 77.2** Algoritmo que descreve a abordagem à dispneia crônica. TC = tomografia computadorizada. (Modificada de Karnani NG, Reisfield GM, Wilson GR. Evaluation of chronic dyspnea. *Am Fam Phys*. 2005;71:1529-1537.)

## Tabela 77.6 — Causas comuns de hemoptise.

**Cardiovasculares**
- Malformação arteriovenosa
- Doença cardíaca congênita
- Embolia pulmonar (gordurosa, séptica, trombótica)
- Insuficiência cardíaca congestiva, especialmente por estenose mitral

**Doença pulmonar vascular**
- Doença veno-oclusiva pulmonar
- Ruptura da artéria pulmonar após cateterismo
- Endocardite da valva tricúspide

**Infecção pulmonar**
- Antraz
- Abscesso pulmonar
- Micetoma/infecção fúngica
- Pneumonia necrosante
- Parasita (p. ex., *Paragonimus westermani*)
- Tuberculose ou doença por micobactérias atípicas
- Tularemia
- Viral (p. ex., herpes-vírus simples [HSV])
- *Yersinia pestis* (peste)

**Doenças reumáticas**
- Amiloidose
- Doença antimembrana basal glomerular (Goodpasture)
- Doença de Behçet
- Defeito do colágeno de origem genética (Ehlers-Danlos)
- Granulomatose com poliangiite
- Hemossiderose pulmonar idiopática
- Síndrome antifosfolipídio primária
- Lúpus eritematoso sistêmico

**Doenças traqueobrônquicas/das vias respiratórias**
- Carcinoma broncogênico
- Bronquiectasia, incluindo fibrose cística
- Bronquite, aguda e crônica
- Enfisema bolhoso
- Broncolitíase
- Fístula broncovascular
- Doença de Dieulafoy (artéria brônquica subepitelial)
- Corpo estranho
- Câncer metastático em brônquio ou traqueia

**Fármacos e toxinas**
- Alcaloide de argemona (p. ex., óleo de cozinha contaminado)
- Bevacizumabe
- Uso de cocaína
- Toxicidade por dióxido de nitrogênio
- Anidrido trimelítico

**Traumatismo**
- Traumatismo torácico contuso (ruptura brônquica, contusão pulmonar)
- Lesão pulmonar penetrante

**Iatrogênicas**
- Cânula nas vias respiratórias
- Fístula aortobrônquica decorrente de enxerto ou *stent* na aorta
- Erosão do tubo traqueal adentrando o tronco braquiocefálico
- Aspiração por agulha transtorácica
- Lesão vascular por cateter de artéria pulmonar

**Causas diversas e raras**
- Coagulopatia sistêmica ou agentes trombolíticos
- Disfunção plaquetária/medicamentos antiplaquetários/trombocitopenia
- Doença de von Willebrand
- Hemoptise catamenial (endometriose pulmonar)
- Leucemia/transplante de medula óssea

---

renal (Capítulo 113). Hemorragia alveolar difusa ocorre em 20% dos casos durante o transplante autólogo de medula óssea (Capítulo 168); deve-se suspeitar dessa condição em pacientes submetidos a transplante recente de medula óssea que apresentem tosse, dispneia, hipoxemia e infiltrados pulmonares difusos.

A inspeção da pele e das mucosas durante o exame físico pode detectar telangiectasias sugerindo telangiectasia hemorrágica hereditária (Capítulo 164) ou equimoses e petéquias sugerindo uma anormalidade hematológica (Capítulo 163). Pulsações transmitidas a uma cânula de traqueostomia devem aumentar a suspeita de uma fístula da artéria traqueal. A inspeção do tórax deve revelar evidências de traumatismo torácico recente ou antigo, e sibilos ou estertores unilaterais sugerem doença localizada, como um adenoma ou carcinoma brônquico. Embora a embolia pulmonar (Capítulo 74) não possa ser diagnosticada em definitivo a partir do exame físico, taquipneia, flebite e atrito pleural sugerem esse distúrbio. Se forem auscultados estertores no exame de tórax, deve-se considerar a insuficiência cardíaca e outras doenças que causam hemorragia pulmonar difusa (ver previamente) ou hemossiderose pulmonar idiopática (Capítulo 86). Um exame cardiovascular detalhado ajuda a diagnosticar estenose mitral (Capítulo 66), fístulas da artéria pulmonar ou hipertensão pulmonar (Capítulo 75).

Os exames laboratoriais de rotina devem incluir hemograma completo, urinálise e coagulograma. O hemograma completo pode sugerir infecção, distúrbio hematológico ou perda crônica de sangue. A urinálise pode revelar hematúria e sugerir uma doença sistêmica (p. ex., granulomatose de Wegener,[a] síndrome de Goodpasture, lúpus eritematoso sistêmico) associada à doença renal. O coagulograma pode revelar um distúrbio hematológico que é o principal responsável pela hemoptise ou que contribui para o sangramento excessivo por outra doença. O ECG pode sugerir um distúrbio cardiovascular. Embora até 30% dos pacientes com hemoptise tenham radiografia de tórax normal, uma radiografia de tórax de rotina é o início do processo diagnóstico (Figura 77.3).

O local do sangramento pode ser localizado em até 93% dos pacientes por fibrobroncoscopia e em até 86% com broncoscopia rígida; detecta locais de sangramento diferentes daqueles sugeridos pela radiografia de tórax. Os melhores resultados são obtidos quando a broncoscopia é realizada durante o sangramento ativo ou nas 24 h seguintes a esse evento, e as taxas de diagnóstico caem para aproximadamente 50% 48 h após o sangramento. Quando não há sangramento ativo, a broncoscopia com lavado broncoalveolar pode ser útil em pacientes com suspeita de hemorragia intrapulmonar difusa. Os achados típicos incluem líquido de lavado vermelho-vivo ou tinto de sangue proveniente de vários lobos em ambos os pulmões ou número substancial de macrófagos saturados de hemossiderina (ou seja, pelo menos 20% do número total de macrófagos alveolares).

Dependendo dos resultados da avaliação inicial e das prováveis categorias de hemoptise, outros exames complementares podem ser úteis (Tabela 77.7). A broncoscopia não é necessária em pacientes com bronquite crônica estável (Capítulo 82) com um episódio de expectoração de

## Tabela 77.7 — Exemplos de investigação de hemoptise de acordo com a categoria de doença.*

**DOENÇAS TRAQUEOBRÔNQUICAS**
- Escarro expectorado: pesquisa de BAAR, parasitas, fungos e exame citológico
- Broncoscopia (se não tiver sido feita)
- TC de tórax de alta resolução

**DOENÇAS PARENQUIMATOSAS LOCALIZADAS**
- Escarro expectorado: pesquisa de BAAR, parasitas, fungos e exame citológico
- TC de tórax
- Biopsia pulmonar com colorações especiais

**DOENÇAS PARENQUIMATOSAS DIFUSAS**
- Exame citológico de escarro expectorado
- Exames de sangue: ureia, creatinina, ANA, FR, complemento, crioglobulinas, ANCA, anticorpo anti-MBG
- TC de tórax de alta resolução
- Biopsia pulmonar ou renal com colorações especiais

**DOENÇAS CARDIOVASCULARES**
- Ecocardiograma
- Gasometria arterial com oxigênio a 21 e a 100%
- Cintilografia de ventilação-perfusão
- TC de tórax com contraste
- Aortograma

**DOENÇAS HEMATOLÓGICAS**
- Coagulograma
- Medula óssea

*Esta tabela não tem a pretensão de incluir todas as possibilidades.
ANA = anticorpo antinuclear; ANCA = anticorpos contra citoplasma de neutrófilos; BAAR = bacilos álcool-acidorresistentes (TB); TC = tomografia computadorizada; MBG = membrana basal glomerular; FR = fator reumatoide; TB = tuberculose.

---

[a] N.R.T.: A nova denominação para essa condição, adotada pelo American College of Rheumatology, pela American Society of Nephrology e pela European League Against Rheumatism, é granulomatose com poliangiite (GPA).

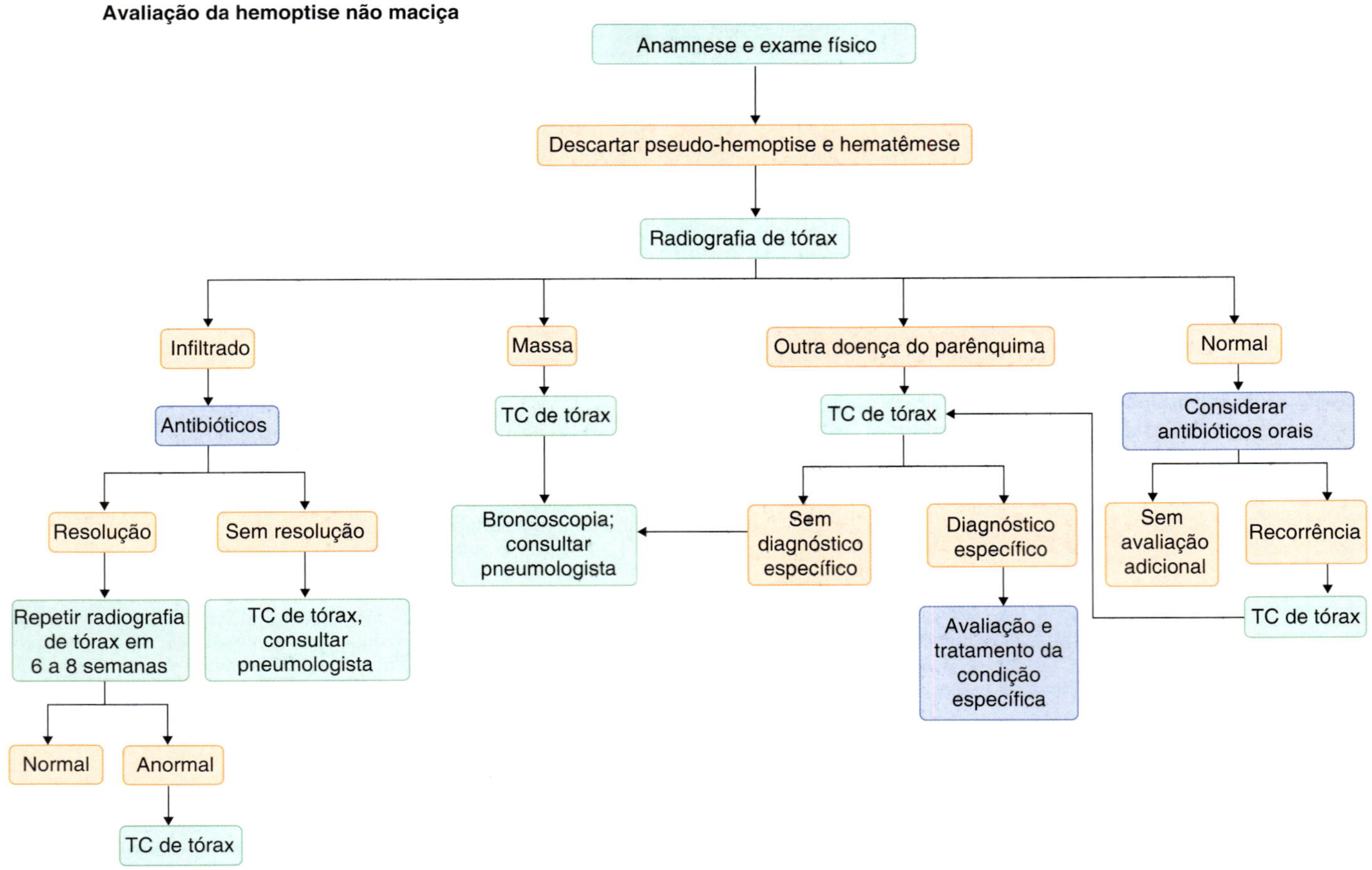

**Avaliação da hemoptise não maciça**

**FIGURA 77.3** Algoritmo para avaliação da hemoptise não maciça. TC = tomografia computadorizada. (Adaptada de Earwood JS, Thompson TD. Hemoptysis: evaluation and management. *Am Acad Fam Physicians*. 2015;91;243-249.)

raias de sangue ou que tenham traqueobronquite aguda (Capítulo 82). A broncoscopia também não é necessária quando há causas cardiovasculares óbvias de hemoptise, como insuficiência cardíaca congestiva e embolia pulmonar.

## TRATAMENTO

O tratamento é direcionado à causa da hemoptise. Abordagens broncoscópicas (Capítulo 93) são cada vez mais usadas para lesões endobrônquicas, assim como a embolização da artéria brônquica para o tratamento de emergência da hemoptise e o tratamento da hemoptise associada à bronquiectasia.[15]

 **Recomendações de grau A**

A1. Smith SM, Schroeder K, Fahey T. Over-the-counter (OTC) medications for acute cough in children and adults in community settings. *Cochrane Database Syst Rev*. 2014;11:CD001831.
A2. Johnstone KJ, Chang AB, Fong KM, et al. Inhaled corticosteroids for subacute and chronic cough in adults. *Cochrane Database Syst Rev*. 2013;3:CD009305.
A3. Vertigan AE, Kapela SL, Ryan NM, et al. Pregabalin and speech pathology combination therapy for refractory chronic cough: a randomized controlled trial. *Chest*. 2016;149:639-648.
A4. Chamberlain Mitchell SA, Garrod R, Clark L, et al. Physiotherapy, and speech and language therapy intervention for patients with refractory chronic cough: a multicentre randomised control trial. *Thorax*. 2017;72:129-136.

### REFERÊNCIAS BIBLIOGRÁFICAS

*As referências bibliográficas, bem como os outros materiais suplementares deste livro, encontram-se no GEN-IO, nosso ambiente virtual de aprendizagem.*

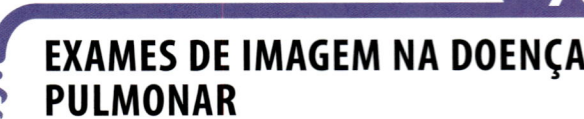

# EXAMES DE IMAGEM NA DOENÇA PULMONAR

PAUL STARK

## EXAMES DE IMAGEM DOS PULMÕES, DO MEDIASTINO E DA PAREDE TORÁCICA

### EPIDEMIOLOGIA

Em todo o mundo, a radiografia de tórax é o procedimento de imagem mais realizado; apenas nos EUA são realizadas mais de 75 milhões de radiografias de tórax a cada ano. As radiografias de tórax fornecem informações úteis sobre a anatomia e a doença do paciente a um custo financeiro mínimo e com exposição à radiação que a maioria dos especialistas concorda que é insignificante (0,05 a 0,1 mSv) (Capítulo 17). Embora muitas novas técnicas de imagem estejam disponíveis, a radiografia de tórax convencional permanece inestimável na avaliação inicial de doenças do pulmão, da pleura, do mediastino e da parede torácica.

### Técnicas de imagem

A radiografia de tórax convencional é realizada a 2 m do ponto focal do tubo de raios X até o detector de imagem, nas incidências frontal e lateral. Se possível, as radiografias devem ser obtidas com o paciente inspirando até a capacidade pulmonar total. Essas imagens, que fornecem visualizações dos pulmões, do mediastino e da parede torácica simultaneamente, tipicamente são adquiridas, armazenadas e distribuídas digitalmente.

## Radiografia à beira do leito

Embora a radiografia à beira do leito represente boa parte das radiografias de tórax, principalmente na unidade de terapia intensiva (UTI), em geral as imagens obtidas são de qualidade técnica inferior, custam mais e são mais difíceis de interpretar. Os volumes pulmonares são baixos, levando ao apinhamento das estruturas vasculares, e a técnica de baixa quilovoltagem necessária para o equipamento móvel produz radiografias com pulmões superexpostos e mediastino subpenetrado. A incidência anteroposterior (AP) e a angulação levemente lordótica do feixe de raios X combinam-se para distorcer as estruturas pulmonares basais e aumentar a silhueta cardíaca. Exames em posição reclinada também dificultam o reconhecimento de derrames pleurais ou pneumotórax. Na UTI, a radiografia de tórax pode ser solicitada de maneira seletiva e não como rotina diária, sem comprometer o atendimento.

## Tomografia computadorizada

A tomografia computadorizada (TC) tem múltiplas vantagens em relação à radiografia convencional. Ela exibe a anatomia transversal sem superposição de estruturas, com resolução de contraste 10 vezes maior. Os aparelhos de TC *multislice* adquirem um conjunto de dados contínuos, volumétricos, quase isotrópicos, com possibilidades de reformatação bidimensional ou tridimensional de alta qualidade (renderização de volume) em qualquer plano. A TC de alta resolução do parênquima pulmonar é uma aplicação importante; a estreita colimação do feixe combinada com um algoritmo de alta frequência espacial de aprimoramento de borda resulta em detalhes requintados de pulmões normais e anormais, e a correlação com a anatomia patológica é alta. A angiotomografia computadorizada também é um componente-chave da avaliação da suspeita de embolia pulmonar (Capítulo 74).[1]

## Ressonância magnética

A ressonância magnética (RNM) depende das propriedades magnéticas dos átomos de hidrogênio. Bobinas magnéticas e bobinas de radiofrequência levam a indução, excitação, relaxamento e, por fim, leitura dos dados dos prótons magnetizados. O ambiente molecular dos átomos de hidrogênio afetará a taxa de liberação de energia dos mesmos; essa energia produz uma distribuição espacial de sinais que é convertida em imagem por algoritmos de computador, semelhante à TC. Em razão de sua especificidade para os tecidos moles, a RM é valiosa na avaliação da invasão da parede torácica, infiltração mediastinal e envolvimento diafragmático por câncer de pulmão ou mesotelioma maligno.

## Tomografia por emissão de pósitrons

A tomografia por emissão de pósitrons de fluorodeoxiglicose (FDG-PET) usa a fluorodesoxiglicose marcada para obter imagens da via glicolítica das células tumorais ou de outros tecidos metabolicamente ativos com afinidade pela glicose. Essa técnica se mostrou útil no estudo de tumores intratorácicos e viabilizou a investigação de nódulos pulmonares solitários. As imagens integradas de PET-TC melhoraram o diagnóstico e o estadiamento dos tumores intratorácicos.[2]

## Ultrassonografia

Com exceção do coração, a US tradicionalmente tem valor limitado na aquisição de imagens do tórax. Seu uso primário é localizar derrames pleurais e orientar sua drenagem (Capítulo 92). No entanto, alguns dados sugerem que a US pulmonar pode ser usada no rastreamento preliminar de pneumonia, edema pulmonar[3] ou pneumotórax. Na UTI, a US também pode ajudar no diagnóstico de pneumonia associada à ventilação mecânica (Capítulo 91), pneumotórax (Capítulo 92) e dano alveolar difuso (Capítulo 85).

## Avaliação das imagens do tórax

As imagens do tórax são mais bem avaliadas examinando regiões do pulmão à procura de achados específicos e relacionando esses achados a grupos diagnósticos conhecidos. Várias características radiográficas críticas devem ser levadas em conta, com análise das causas conhecidas dessas alterações.

## Doença pulmonar difusa

Doença pulmonar difusa é um termo geral para descrever vários padrões radiográficos anormais relacionados no parênquima pulmonar. Embora os radiologistas já tenham tentado separar radiograficamente a doença pulmonar alveolar da intersticial, essa distinção não é mais recomendada porque a correlação entre a localização radiográfica de um compartimento e os achados histopatológicos reais é relativamente insatisfatória. Por exemplo, padrões nodulares podem ser produzidos por uma doença intersticial ou alveolar. Por outro lado, os chamados processos de doença alveolar podem induzir a uma reação intersticial. Opacidades em vidro fosco podem ser induzidas por uma doença alveolar ou intersticial. Os aerobroncogramas, o paradigma presumido da doença alveolar, podem ser identificados em uma pequena porcentagem de pacientes com doença pulmonar predominantemente intersticial, como sarcoidose, linfoma pulmonar e calcinose pulmonar.

Em razão dessas limitações, uma abordagem graficamente descritiva que combina a análise das opacidades predominantes, a avaliação da expansão pulmonar e a distribuição e a profusão da doença produz um diagnóstico diferencial. O termo *infiltrado* deve ser evitado; em vez disso, deve-se usar o termo *opacidades pulmonares*, que são classificadas como grandes (ou seja, > 1 cm na maior dimensão) ou pequenas (ou seja, < 1 cm de diâmetro).

### Opacidades grandes

As opacidades grandes (Tabela 78.1) são caracterizadas de acordo com sua distribuição. Opacidades difusas homogêneas são típicas de dano alveolar difuso (Figura 78.1), edema pulmonar decorrente de permeabilidade aumentada (não cardiogênico), pneumonia viral difusa (ver Figura 78.1B) ou pneumonia por *Pneumocystis jiroveci*. Opacidades irregulares multifocais (ver Figura 78.1C) são encontradas na broncopneumonia multifocal, na aspiração recorrente ou na vasculite (Figura 78.1). Opacidades lobares sem atelectasia são tipicamente vistas na pneumonia lobar (Figura 78.2, e-Figuras 78.2 e 78.3). Opacidades lobares com atelectasia frequentemente resultam da obstrução de um brônquio lobar por corpos estranhos, tumores ou tampões (rolhas) de muco. Opacidades peri-hilares são observadas no edema pulmonar hidrostático como resultado de insuficiência cardíaca esquerda (Figura 78.3A e B; e-Figura 78.4), da insuficiência renal, da sobrecarga de volume ou da hemorragia pulmonar.

### Opacidades pequenas

Ao contrário das opacidades pulmonares grandes, vários padrões radiográficos caracterizam as opacidades pulmonares pequenas na doença pulmonar difusa. É útil diferenciar padrões micronodulares, lineares, reticulares ou combinados (Tabela 78.2).

#### Padrões nodulares

As opacidades micronodulares, que incluem nódulos com 1 mm ou menos de diâmetro, podem resultar de granulomatose por talco em usuários de drogas intravenosas (Capítulo 31), microlitíase alveolar, casos raros de silicose, talcose, pneumoconiose de mineiros de carvão (Capítulo 87) e doenças pulmonares induzidas por berílio (Capítulo 87), além de casos fortuitos de sarcoidose (Capítulo 89) e hemossiderose. O padrão nodular inclui nódulos com até 1 cm de diâmetro. As causas frequentes incluem infecções ou granulomas inflamatórios como tuberculose miliar (Capítulo 308), sarcoidose (Capítulo 89), doenças fúngicas, pneumonia por hipersensibilidade e histiocitose das células de Langerhans (Capítulo 86).[4]

#### Padrões lineares

Os padrões lineares, também chamados de linhas de Kerley, são em sua maioria reflexo de septos interlobulares espessados. As linhas A de Kerley, que se irradiam de 2 a 4 cm do hilo para a periferia pulmonar e, particularmente, para os lobos superiores (Figura 78.4), refletem o espessamento do compartimento intersticial axial e podem ser manifestação de insuficiência ventricular esquerda ou de reações alérgicas. As linhas B de Kerley, que refletem o espessamento do compartimento intersticial subpleural, têm tipicamente cerca de 1 cm de comprimento e 1 mm de espessura e

| Tabela 78.1 | Classificação de opacidades pulmonares grandes. |
|---|---|
| Difusa homogênea | |
| Heterogênea multifocal | |
| Lobar sem atelectasia | |
| Lobar com atelectasia | |
| Peri-hilar | |
| Periférica | |

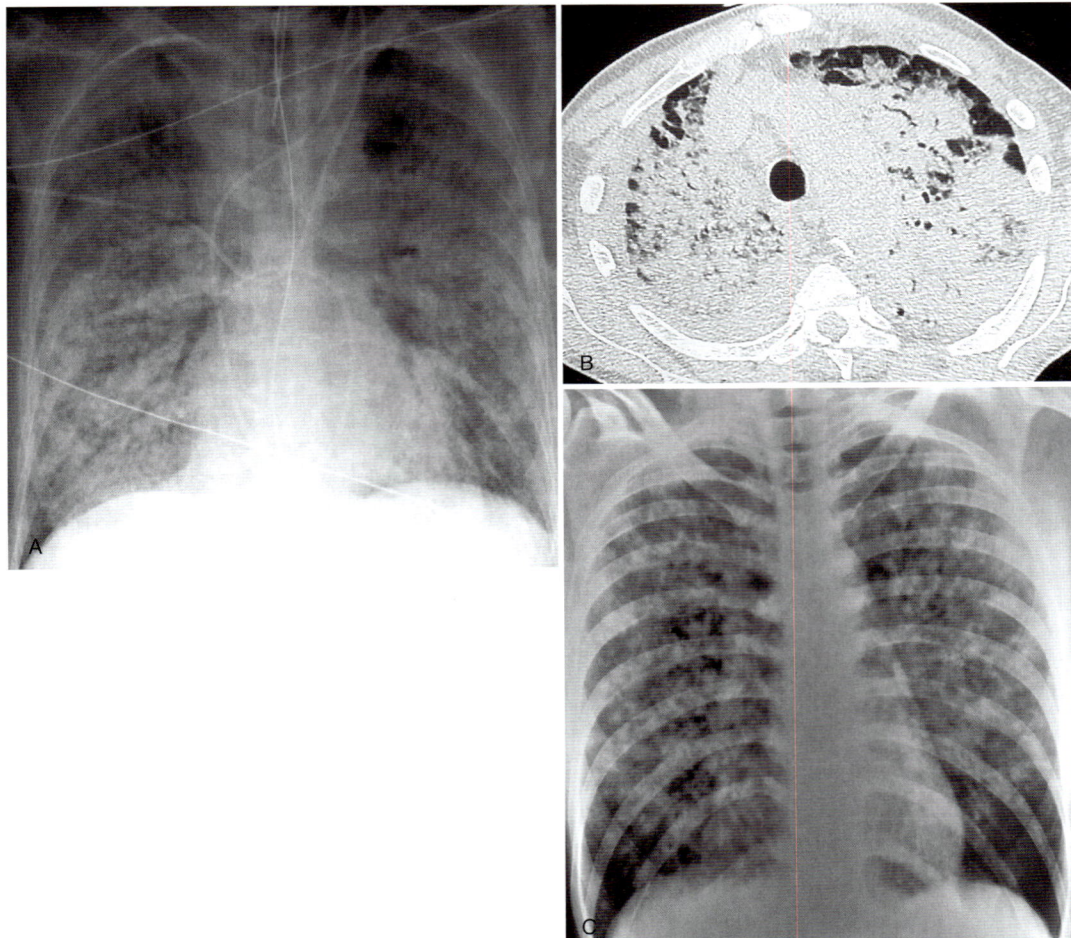

**FIGURA 78.1** Dano alveolar difuso. **A.** A radiografia de tórax mostra opacificação homogênea difusa em ambos os pulmões com aerobroncogramas claramente visíveis. **B.** A TC mostra consolidação difusa com aerobroncogramas estendendo-se para a periferia de ambos os pulmões em um paciente com pneumonia adquirida na comunidade. **C.** Paciente com pneumonia aguda por varicela. A radiografia de tórax mostra múltiplos nódulos acinares com tendência à confluência, resultando em opacificação parenquimatosa multifocal heterogênea.

| Tabela 78.2 | Padrões de pequenas opacidades pulmonares. |
|---|---|
| Micronodular | |
| Acinar | |
| Linear | |
| Reticular | |
| Brônquica | |
| Arterial | |
| Destrutiva | |

geralmente são encontradas na periferia dos lobos inferiores, contíguas à pleura. As linhas B são características de insuficiência ventricular esquerda subaguda e crônica (Capítulo 52), valvopatia mitral (Capítulo 66), carcinomatose linfangítica, pneumonia viral e fibrose pulmonar (Capítulo 86). As linhas C de Kerley, que raramente são diagnosticadas por radiologistas, resultam do espessamento do interstício do parênquima pulmonar e formam um padrão reticular nas radiografias de tórax.

### Padrões reticulares

Os padrões reticulares são pequenas opacidades poligonais, irregulares ou curvilíneas nas radiografias de tórax (Figura 78.5). O diagnóstico diferencial varia de acordo com a cronologia da alteração histopatológica. O início agudo de um padrão reticular pode ocorrer no edema pulmonar intersticial (p. ex., decorrente de insuficiência cardíaca do lado esquerdo), em pneumonias atípicas (p. ex., pneumonia viral ou por *Mycoplasma*), em alterações exsudativas precoces em um distúrbio do tecido conjuntivo (p. ex., lúpus eritematoso sistêmico; Capítulo 250) e em reações alérgicas agudas (p. ex., reações transfusionais [Capítulo 167] ou reações a picadas

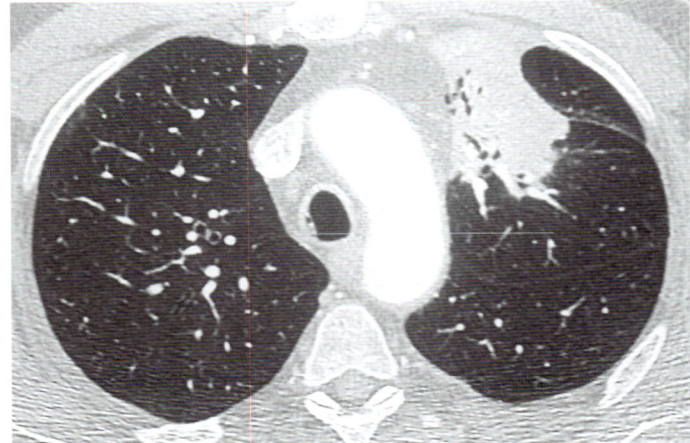

**FIGURA 78.2** Pneumonia bacteriana no lobo superior esquerdo. A tomografia computadorizada mostra consolidação do segmento anterior do lobo superior esquerdo com aerobroncogramas.

de himenópteros). Os processos crônicos que comumente resultam em um padrão reticular incluem as pneumonias intersticiais idiopáticas (Capítulo 86), as doenças do tecido conjuntivo (sobretudo esclerodermia e pulmão reumatoide), a asbestose (Capítulo 87), a fibrose por radiação (Capítulo 86), a pneumonia por hipersensibilidade em estágio terminal (Capítulos 86 e 87), as reações medicamentosas, a disseminação linfangítica do câncer, a infecção granulomatosa em estágio terminal, o linfoma

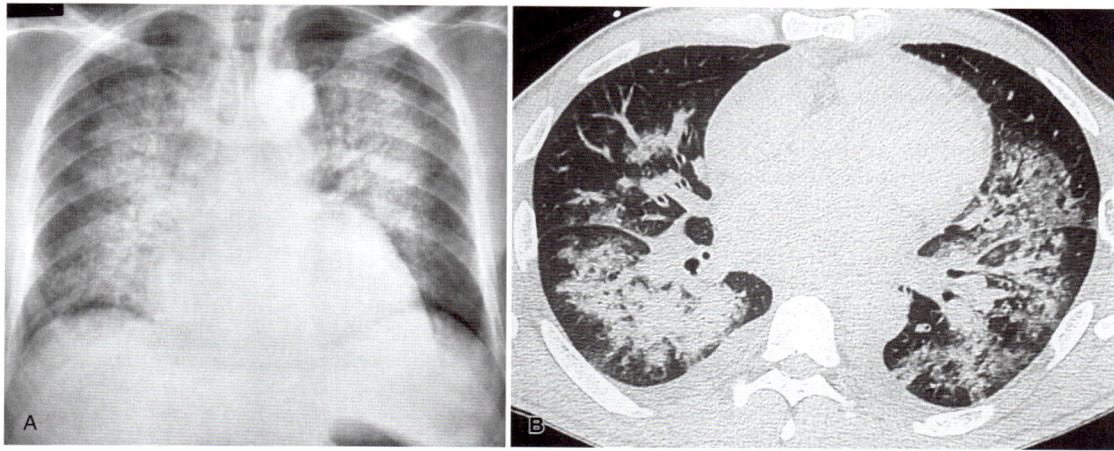

**FIGURA 78.3** Edema pulmonar. **A.** A radiografia frontal do tórax mostra a clássica distribuição em "asas de morcego" do edema pulmonar hidrostático. **B.** A TC mostra consolidações peri-hilares bilaterais e um pequeno derrame pleural à direita em um paciente com edema pulmonar.

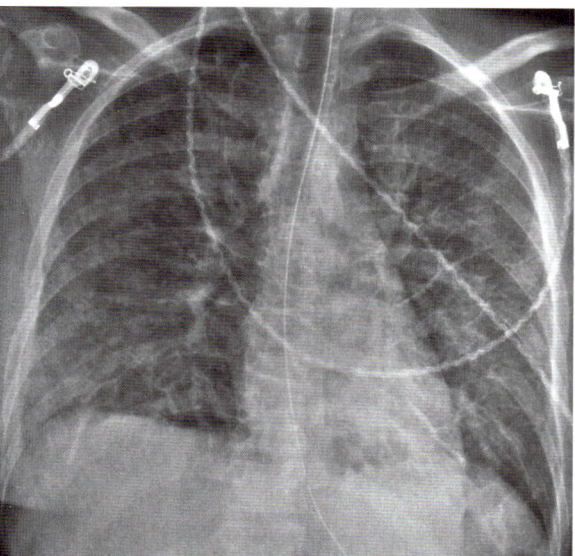

**FIGURA 78.4** Paciente com reação transfusional conhecida. A radiografia de tórax mostra opacificação em vidro fosco em ambos os pulmões e linhas A de Kerley bilateralmente, apresentando-se como longas estruturas lineares que se estendem das regiões hilares para a periferia pulmonar.

em sua forma broncovascular, o sarcoma de Kaposi em sua manifestação broncovascular e a sarcoidose.

### Faveolamento
O faveolamento, que é um indicador de doença pulmonar intersticial em estágio terminal (Capítulo 86), reflete a reestruturação da anatomia pulmonar acompanhada por bronquiolectasia. Os "favos de mel" (Figura 78.6) formam multicamada de pequenos espaços subpleurais entre 3 e 10 mm de diâmetro. Eles podem ser distinguidos do enfisema paraseptal por sua parede mais espessa e múltiplas camadas.

### Padrão alveolar
Um padrão alveolar (Capítulo 85) é caracterizado por nódulos acinares de 0,6 a 1 cm de diâmetro. Esses nódulos abrangem mais do que o ácino, no sentido anatômico estrito, com tecido pulmonar peribronquiolar circundante. Outros padrões incluem opacidades em vidro fosco (um reflexo do enchimento alveolar incompleto), grandes opacidades coalescentes, consolidação envolvendo lobos ou segmentos inteiros, opacificação em uma distribuição broncocêntrica, aerobroncogramas e alveologramas aéreos. Essas características radiográficas são úteis para colocar uma doença em uma categoria radiológica específica, mas o padrão radiográfico dito *alveolar* não corresponde simplesmente ao enchimento alveolar histológico exclusivo porque o compartimento intersticial também está envolvido na maioria dos casos. Uma descrição mais acurada é opacificação ou consolidação parenquimatosa, em vez de alveolar.

### Padrões brônquicos
Os padrões brônquicos, mais bem representados pela bronquiectasia difusa (Capítulo 84), são vistos em radiografias convencionais como

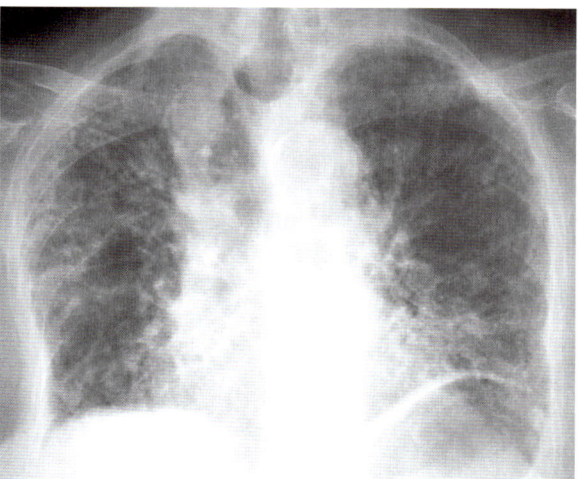

**FIGURA 78.5** Doença pulmonar reticular difusa. Radiografia de tórax em um paciente de 94 anos com opacidades reticulares difusas por fibrose pulmonar idiopática com faveolamento e bronquiectasias de tração. Os volumes pulmonares estão tipicamente reduzidos em razão de diminuição da complacência pulmonar.

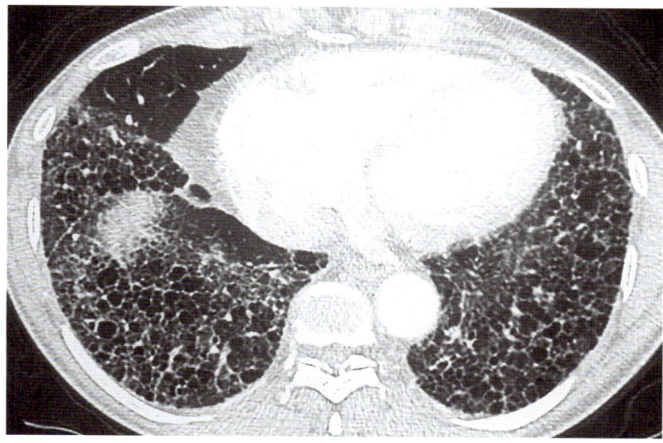

**FIGURA 78.6** Faveolamento em paciente com fibrose pulmonar idiopática e pneumonia intersticial usual. A TC mostra múltiplas opacidades reticulares bibasais com faveolamento e bronquiectasias de tração.

radiotransparências e opacidades lineares, tubulares ou císticas que seguem o trajeto esperado dos brônquios, os chamados trilhos de bonde, porque se assemelham a tal. A impactação mucoide, conforme observada em pacientes com asma brônquica, aspergilose broncopulmonar alérgica ou bronquite plástica, leva a opacidades descritas como pasta de dente, cacho de uvas ou dedo na luva. O padrão de "pulmão sujo" observado em tabagistas com bronquite crônica (Capítulo 82) resulta de espessamento da parede brônquica, da fibrose peribrônquica, da bronquiolite respiratória e da hipertensão arterial pulmonar.

### Padrões vasculares

Os padrões arteriais refletem alterações da perfusão pulmonar. O termo *caudalização* reflete o padrão normal de distribuição do fluxo sanguíneo em uma pessoa na posição ortostática, em que os vasos nas bases dos pulmões são duas a três vezes mais largos que a vasculatura dos lobos superiores. A *cefalização*, na qual as razões dos diâmetros dos vasos são invertidas, frequentemente é vista em indivíduos em posição reclinada, nos quais pode ser considerada normal; entretanto, quando encontrada em indivíduos na posição ortostática, indica insuficiência ventricular esquerda, valvopatia mitral ou enfisema em base pulmonar (Figura 78.7). Equalização, ou fluxo equilibrado com vasos bem evidentes nas regiões superior e inferior dos pulmões, é encontrada na circulação hipercinética decorrente de anemia, obesidade, gestação, hipertireoidismo ou desvios (*shunts*) da esquerda para a direita. Equalização ou fluxo equilibrado com oligoemia podem ser observados na hipovolemia, no enfisema difuso ou em *shunts* da direita para a esquerda. Centralização reflete a dilatação das artérias pulmonares centrais, com circulação periférica normal ou diminuída. É, tipicamente, observada na hipertensão arterial pulmonar (Figura 78.8). Lateralização do fluxo, favorecendo um pulmão em detrimento do outro, também chamada de *perfusão assimétrica*, é observada no enfisema unilateral, na bronquiolite obliterante unilateral (síndrome de Swyer-James-McLeod) ou na obstrução unilateral da artéria pulmonar. Vasos pulmonares localmente dilatados ocorrem adjacentes às regiões pulmonares oligêmicas afetadas por enfisema irregular, múltiplos êmbolos pulmonares, malformações arteriovenosas e bronquiolite obliterante não uniforme. Este padrão produz atenuação em mosaico na TC de alta resolução. A oligoemia focal com deficiência vascular é, caracteristicamente, observada no enfisema pulmonar, mas também pode ocorrer após embolia pulmonar (sinal de Westermark). Enfisema centrolobular, enfisema parasseptal e doença pulmonar bolhosa têm predileção pelas regiões superiores do pulmão, enquanto enfisema panlobular induz oligoemia em bases pulmonares com deficiência vascular.

### Volume pulmonar

Radiografias convencionais e TC são realizadas durante apneia respiratória em inspiração máxima e capacidade pulmonar total. Volumes pulmonares reduzidos são inferidos pela posição elevada do diafragma e pelo apinhamento das estruturas vasculares basais (Tabela 78.3). Volumes pulmonares maiores do que o esperado são comumente encontrados em pacientes com enfisema pulmonar difuso (Figura 78.9) (Capítulo 82), asma brônquica crônica (Capítulo 81) ou bronquiolite obliterante difusa e em atletas altamente treinados. Com algumas raras exceções, doenças pulmonares infiltrativas difusas crônicas (Capítulo 86) resultam em perda de volume.

### Distribuição anatômica

A distribuição anatômica da doença pode facilitar significativamente a abordagem ao diagnóstico (Tabela 78.4 e Figura 78.10). O comprometimento da região superior dos pulmões predomina na tuberculose, na doença fúngica, na sarcoidose, na pneumoconiose (exceto asbestose), na histiocitose de células de Langerhans, na espondilite anquilosante, na fibrose cística, na pneumonia cística por *P. jiroveci*, na pneumonia por radiação e na pneumonia por hipersensibilidade em estágio terminal. Lesões na região basal dos pulmões são, preferencialmente, encontradas em bronquiectasias, na aspiração, na pneumonia intersticial descamativa, na pneumonia intersticial inespecífica, na pneumonia intersticial usual, em reações a medicamentos, na asbestose, na esclerodermia e na artrite reumatoide. Lesões na periferia dos pulmões podem ser observadas na pneumonia eosinofílica, na pneumonia criptogênica em organização, na pneumonia intersticial usual, no carcinoma bronquioloalveolar, no adenocarcinoma *in situ* ou adenocarcinoma minimamente invasivo (Capítulo 182) e em pacientes ocasionais com a chamada sarcoidose alveolar (Tabela 78.5). No entanto, qualquer processo pulmonar difuso acabará envolvendo ambos os pulmões, independentemente dos limites regionais.

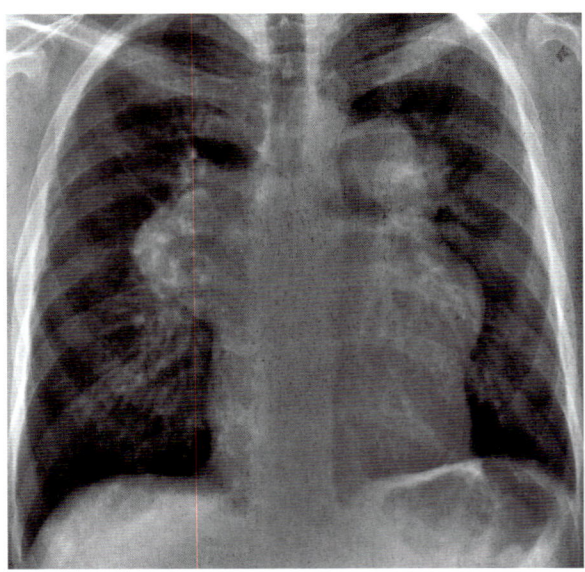

**FIGURA 78.8** Paciente com hipertensão arterial pulmonar primária. A radiografia frontal de tórax mostra centralização do fluxo com aneurismas de artéria pulmonar e oligoemia pulmonar periférica.

| Tabela 78.3 | Condições associadas a diversos volumes pulmonares em pacientes com um padrão de doença pulmonar difusa subjacente. |
|---|---|
| **VOLUME PULMONAR GRANDE** | |
| Enfisema pulmonar | |
| Asma brônquica crônica | |
| Bronquiolite obliterante difusa | |
| Atletas altamente treinados | |
| Linfangioliomiomatose | |
| **VOLUME PULMONAR PEQUENO** | |
| Fibrose pulmonar em estágio terminal | |
| Paralisia diafragmática bilateral | |
| Ascite maciça | |
| **VOLUMES DE PULMÃO NORMAL** | |
| Sarcoidose | |
| Histiocitose de células de Langerhans | |
| Neurofibromatose | |
| Fibrose e enfisema pulmonar combinados | |

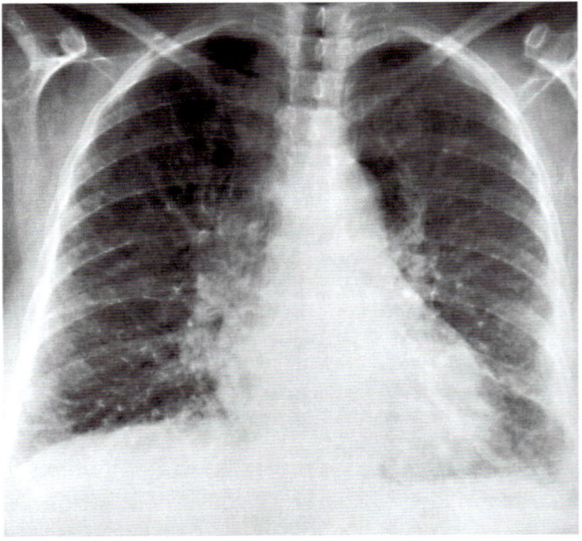

**FIGURA 78.7** Paciente com insuficiência ventricular esquerda. A radiografia frontal de tórax mostra cefalização do fluxo sanguíneo pulmonar.

# CAPÍTULO 78 Exames de Imagem na Doença Pulmonar

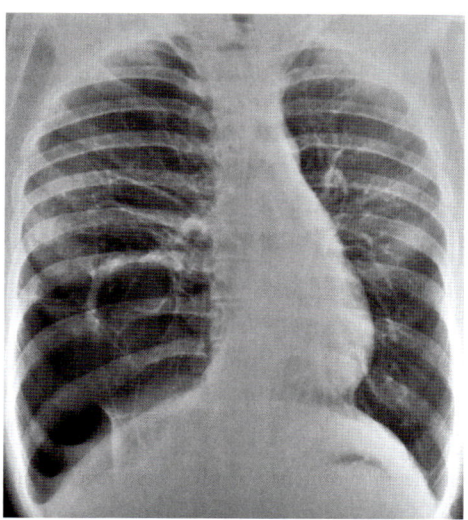

**FIGURA 78.9** Paciente com enfisema pulmonar grave. A radiografia de tórax mostra hiperexpansão de ambos os pulmões com alterações bolhosas na base do pulmão direito e desvio do mediastino para a esquerda.

| Tabela 78.5 | Doenças que afetam a periferia do pulmão. |
|---|---|

Pneumonia eosinofílica crônica
Pneumonia em organização criptogênica
Fibrose intersticial idiopática (pneumonia intersticial usual)
Carcinoma bronquioloalveolar (raro)
Sarcoidose pseudoalveolar (rara)

| Tabela 78.6 | Condições associadas a aumento dos linfonodos hilares e mediastinais. |
|---|---|

Sarcoidose
Linfoma
Doença fúngica
Tuberculose
Câncer metastático
Silicose, pneumoconiose do mineiro de carvão, doença pulmonar associada ao berílio

### Linfonodos

Linfonodos aumentados que são visíveis em TC de tórax e, quando maiores, nas radiografias de tórax podem fornecer informações diagnósticas (Tabela 78.6). As seguintes entidades podem estar associadas à existência concomitante de doença pulmonar difusa e linfonodos aumentados: sarcoidose (Capítulo 89); linfoma; doença fúngica; tuberculose (Capítulo 308); pneumoconiose (Capítulo 87), sobretudo silicose e doença pulmonar associada ao berílio; câncer de pulmão e doença maligna metastática diferente de câncer de pulmão.

### Nódulos pulmonares

Nódulos pulmonares solitários são abordados no Capítulo 182. A maioria dos pacientes com múltiplos nódulos pulmonares maiores que 1 cm de diâmetro tem doença metastática de cânceres primários dentro ou fora do pulmão (Figura 78.11). Essas lesões têm predileção por regiões pulmonares subpleurais, incluindo o pulmão subtendendo as fissuras interlobares. Em pacientes com infecção pelo vírus da imunodeficiência humana, o sarcoma de Kaposi e o linfoma podem induzir a formação de tais nódulos. Os processos infecciosos que se manifestam como múltiplos nódulos incluem abscessos múltiplos por aspiração recorrente (Capítulo 88) ou êmbolos sépticos (Capítulo 67); granulomas por *Mycobacterium tuberculosis* e por micobactérias atípicas (Capítulos 308 e 309); processos fúngicos, incluindo a histoplasmose (Capítulo 316), a coccidioidomicose (Capítulo 316) e a criptococose (Capítulo 317); e infestação por vermes, como *Paragonimus westermani* (Capítulo 334). As condições inflamatórias não infecciosas que podem se manifestar como múltiplos nódulos pulmonares incluem granulomatose com poliangiite (Capítulo 254), nódulos reumatoides (Capítulo 248), sarcoidose (Capítulo 89) e amiloidose (Capítulo 179).

| Tabela 78.4 | Condições associadas com os padrões de distribuição da doença. |
|---|---|

**DOENÇAS DA REGIÃO SUPERIOR DO PULMÃO**
Doença do pulmão bolhoso
Enfisema centrolobular e parasseptal
Tuberculose
Doença fúngica
Sarcoidose
Pneumoconiose
Histiocitose de células de Langerhans
Fibrose cística
Pneumonia por hipersensibilidade em estágio terminal
Espondilite anquilosante
Pneumonia por radiação

**DOENÇAS DA BASE PULMONAR**
Enfisema pan-acinar
Bronquiectasia
Aspiração
Reações a fármacos
Fibrose pulmonar intersticial, pneumonia intersticial inespecífica, pneumonia intersticial descamativa, pneumonia criptogênica em organização, também chamada de bronquiolite obliterante com pneumonia em organização
Asbestose
Esclerodermia

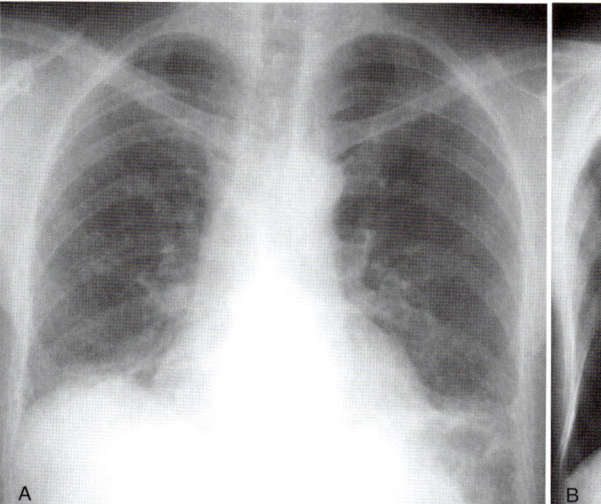
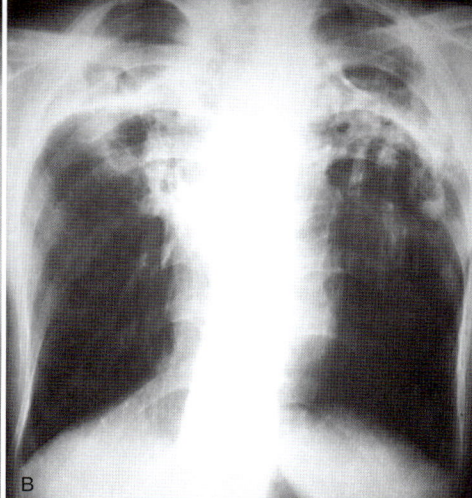

**FIGURA 78.10** **A.** Doença da região basal dos pulmões. Radiografia de tórax em paciente de 48 anos com esclerodermia conhecida. Há opacidades reticulares delicadas em ambas as bases e faixas parenquimatosas em ambos os lobos inferiores. **B.** Doença da região apical dos pulmões. Radiografia de tórax em um paciente de 42 anos com espondilite anquilosante. Distorção arquitetônica significativa com atelectasia cicatricial em ambos os lobos superiores, retração de ambas as artérias pulmonares no sentido cefálico e formação de bolhas bilaterais contendo bolas de fungo são evidentes.

## Doença pleural

Anormalidades do espaço pleural (Capítulo 92) podem ser efetivamente reveladas por métodos radiográficos convencionais suplementados por TC. O volume de um derrame pleural (ver Figuras 92.3 e 92.4 no Capítulo 92) pode ser estimado com segurança na radiografia de tórax frontal convencional (na posição ortostática): 75 m$\ell$ "apagam" o sulco costofrênico posterior; 150 m$\ell$ obliteram o sulco costofrênico lateral; 200 m$\ell$ produzem uma "casca" de 1 cm de espessura nas radiografias em decúbito; 500 m$\ell$ borram o diafragma e são visíveis em radiografias em decúbito dorsal; e derrames de 1.000 m$\ell$ alcançam o nível da quarta costela anterior em radiografias de tórax em posição ortostática. Um derrame de 200 m$\ell$ ou mais pode ser amostrado por toracocentese. O menor volume visível nas radiografias em decúbito é de 10 m$\ell$. Com observação atenta, até mesmo 175 m$\ell$ de derrame podem ser detectados em imagens em decúbito dorsal. Os derrames pleurais em camadas livres produzem uma opacidade em véu ou efeito de filtro sobreposto ao pulmão aerado; os vasos pulmonares são claramente visualizados através da opacidade adicional produzida pelo derrame (efusão) e não há aerobroncogramas.

### Derrames pleurais subpulmônicos e loculados

Os derrames (efusões) pleurais subpulmônicos elevam a base do pulmão, mimetizando um hemidiafragma alto. O ponto de curvatura mais alto do pseudodiafragma é deslocado lateralmente com uma descida lateral abrupta, o chamado sinal do rochedo de Gibraltar; também pode ser visto na incidência lateral (Figura 78.12). Grandes derrames pleurais podem levar à inversão diafragmática. A separação da base do pulmão do estômago contendo gás é indicativa de derrame subpulmônico, sobretudo quando a bolha de gás do estômago é deslocada inferomedialmente.

Derrames pleurais loculados sugerem a existência de aderências pleurais ou indicam anormalidade pulmonar parenquimatosa subjacente com diminuição focal da pressão pleural adjacente. Essas coleções encapsuladas têm ângulos obtusos de interface com a parede torácica, bordas cônicas que são incompletas em direção à parede torácica e contorno bem-definido com o pulmão adjacente (Figura 78.13).

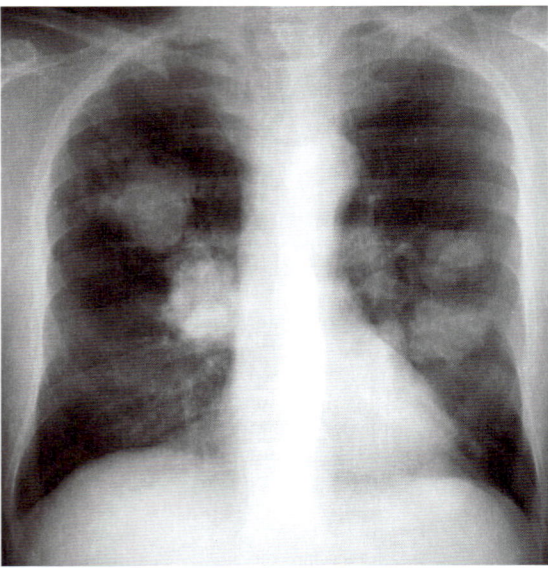

**FIGURA 78.11** Opacidades pulmonares multifocais. Radiografia de tórax em um paciente de 70 anos com carcinoma conhecido da glândula tireoide mostra alargamento do mediastino superior e deslocamento da traqueia cervical para a direita. Existem nódulos e massas pulmonares grandes e pequenas bilateralmente, decorrentes de tumor metastático.

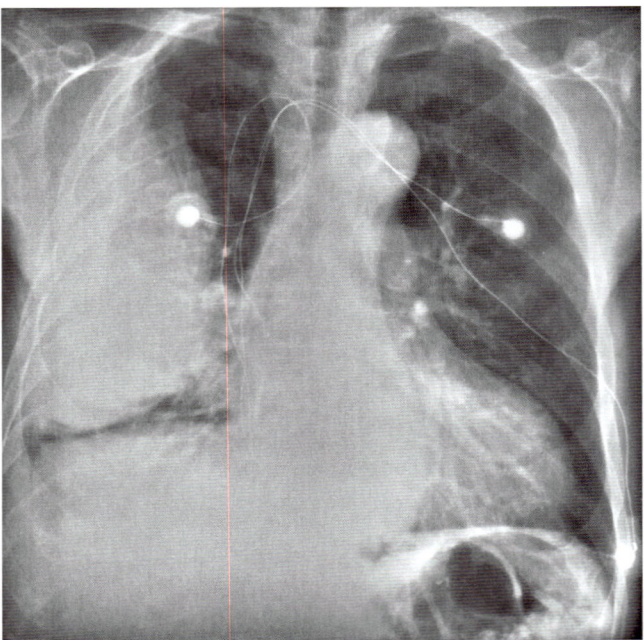

**FIGURA 78.13** Derrame (efusão) pleural loculado localizado à direita. Incidência frontal do tórax. Observa-se massa pleural periférica à direita com ângulos obtusos característicos de interface em direção à parede torácica, com bordas cônicas e contorno acentuado em direção ao pulmão. Esses achados localizam a massa no compartimento pleural ou extrapleural e não no parênquima pulmonar. Este derrame loculado revelou-se um empiema.

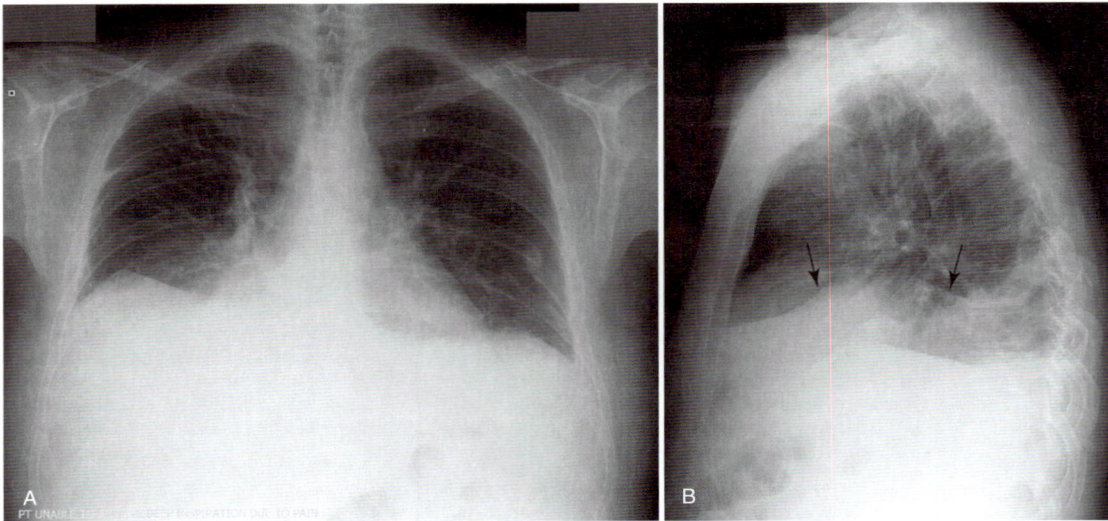

**FIGURA 78.12** Derrames (efusões) pleurais subpulmônicos bilaterais. Incidências frontal (**A**) e lateral (**B**) do tórax. Ambas as bases pulmonares estão elevadas, com lateralização da curvatura da base pulmonar que mimetiza elevação do diafragma. Na incidência lateral, a configuração da interface entre o derrame e o pulmão aerado mimetiza o formato do rochedo de Gibraltar (setas).

## Placas pleurais

As placas pleurais resultam do acúmulo de fibras de colágeno hialinizadas na pleura parietal (Figura 78.14); sugerem exposição ao asbesto (Capítulo 87). As placas envolvem preferencialmente a pleura parietal adjacente às costelas seis a nove e o diafragma. São menos pronunciadas nos espaços intercostais e poupam tanto os sulcos costofrênicos quanto os ápices. Calcificações são observadas em 20% das radiografias de tórax e em 50% das tomografias de indivíduos com placas pleurais. Na incidência lateral (perfil), as placas pleurais produzem áreas focais de espessamento pleural aparente. Sobre o diafragma, elas são vistas como calcificações curvilíneas ou recortadas. As placas pleurais visualizadas de frente podem mimetizar uma doença pulmonar. Seu aspecto foi comparado a folhas de azevinho, padrões de raios de sol ou padrões geográficos e, quando calcificadas, a uma vela pingando, margens enroladas ou estruturas pontilhadas ou irregulares. Placas na pleura visceral que ocorrem raramente em fissuras interlobares podem mimetizar nódulos pulmonares.

## Espessamento pleural difuso

O espessamento difuso das pleuras parietal e visceral é uma resposta observada após a exposição a vários estímulos, incluindo infecção, inflamação, traumatismo, tumor, tromboembolismo, radiação e asbesto. O envolvimento grave resulta na formação de uma "couraça" pleural generalizada com margens lisas, geralmente com menos de 2 cm de espessura. O espessamento pleural radiologicamente difuso é caracterizado por opacidade pleural lisa e ininterrupta envolvendo pelo menos 25% da circunferência da parede torácica, obliterando os sulcos costofrênicos e englobando também os ápices. Os critérios da TC para espessamento pleural difuso incluem espessura de pelo menos 3 mm.

## Doença maligna

Os tumores malignos da pleura são mais comuns do que os benignos, e a doença metastática é mais frequente do que o mesotelioma pleural primário. Os tumores primários se originam nas pleuras. A invasão pleural por câncer de pulmão, placas subpleurais no linfoma, disseminação hematogênica para a pleura e disseminação pleural direta são outros mecanismos de envolvimento pleural pelo tumor. Os tumores pleurais benignos incluem lipomas, tumores fibrosos e tumores neurogênicos. Os lipomas são os mais comuns; seu diagnóstico é facilitado pela TC. Os tumores fibrosos da pleura originam-se de células mesenquimais pluripotentes encontradas na pleura visceral ou, menos comumente, na pleura parietal. Eles podem induzir síndromes paraneoplásicas, como osteoartropatia hipertrófica (Capítulo 169) ou hipoglicemia, e apenas raramente invadem ou metastatizam. Em quase metade desses pacientes, o tumor pode estar em um pedículo e se mover conforme o paciente muda de posição. A torção desse pedículo provoca, em raras ocasiões, necrose do tumor com acúmulo de gás na massa.

## Pneumotórax

Pneumotórax significa gás no espaço pleural (Capítulo 92). A característica radiológica mais importante do pneumotórax é uma linha ou borda pleural visceral convexa ou reta em direção à parede torácica e produz uma separação radiotransparente das pleuras visceral e parietal (Figura 78.15). Na maioria dos casos, nenhuma estrutura vascular pulmonar é visível além da pleura visceral. Em radiografias de tórax em posição ortostática, o gás é encontrado principalmente no espaço pleural apicolateral. As radiografias expiratórias de tórax não são necessárias para a detecção de pequenos pneumotóraces porque todos os pneumotóraces são visíveis em exames na posição inspiratória. Nas radiografias de tórax em decúbito dorsal, o gás pleural se acumula em um local subpulmônico; delineia o sulco costofrênico, formando o sinal do sulco profundo. Um pneumotórax hipertensivo provoca desvio acentuado do mediastino para o lado oposto e retificação ou inversão do hemidiafragma ipsilateral. Em pacientes em decúbito dorsal com hidropneumotórax, pode-se observar uma opacidade em véu com um gradiente de atenuação decrescente em direção ao ápice do hemitórax afetado.

## EXAMES DE IMAGEM DO MEDIASTINO

O mediastino contém estruturas da linha mediana do tórax que são delineadas pela pleura mediastinal, o diafragma, o esterno, a coluna vertebral e a abertura superior do tórax. O mediastino comumente é dividido em compartimento anterior pré-vascular, compartimento médio visceral e compartimento posterior paravertebral (Tabela 78.7). Cada compartimento contém entidades patológicas específicas.

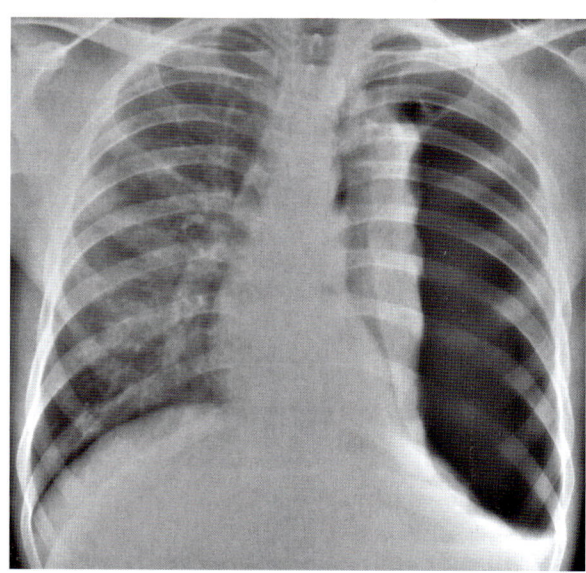

**FIGURA 78.15** Paciente com hidropneumotórax tensional espontâneo. A radiografia de tórax mostra atelectasia completa do pulmão esquerdo com grande pneumotórax e nível hidrogasoso na base à esquerda. O paciente tinha tuberculose primária.

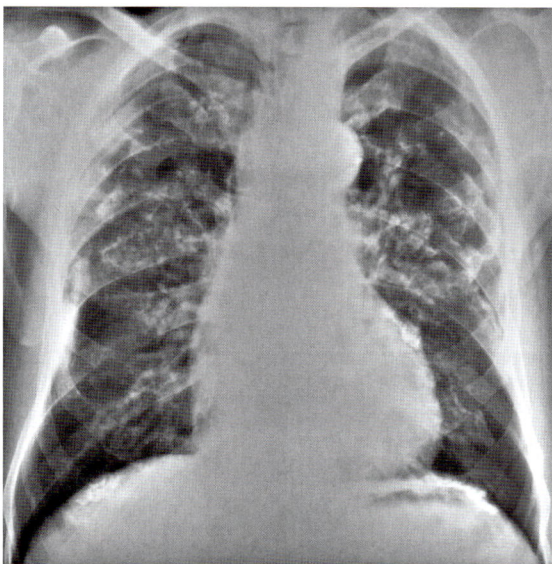

**FIGURA 78.14** Paciente com exposição ocupacional prévia conhecida ao asbesto. A radiografia de tórax mostra placas calcificadas bilaterais extensas vistas de frente, de perfil e ao longo do contorno diafragmático.

| Tabela 78.7 | Classificação dos compartimentos do mediastino. |
|---|---|
| **MEDIASTINO ANTERIOR** | |
| Retroesternal: compartimento pré-vascular | |
| **MEDIASTINO MÉDIO: COMPARTIMENTO VISCERAL** | |
| Espaço subcarinal<br>Região paratraqueal<br>Espaço retrotraqueal<br>Janela aortopulmonar<br>Espaço retrocardíaco | |
| **MEDIASTINO POSTERIOR: COMPARTIMENTO PARAVERTEBRAL** | |
| Região paravertebral | |

## Técnicas de imagem

Em radiografias de tórax bem penetradas, deve-se avaliar a linha de junção anterior, a linha de junção posterossuperior, a faixa azigoesofágica, a faixa pleuroesofágica, a faixa paratraqueal e as faixas ou linhas para-aórticas ou paravertebrais (e-Figura 78.5). As massas mediastinais precisam ser detectadas e localizadas primeiro. Seus ângulos obtusos de interface com a pleura mediastinal, borda incompleta em direção ao mediastino, contorno nítido em direção ao pulmão e extensão em ambos os hemitórax indicam a origem mediastinal de tais lesões.

A TC facilita a localização da massa em um compartimento mediastinal específico. Quando se sabe que a massa é predominantemente gordurosa ou cística, contém partes moles ou é calcificada, o diagnóstico diferencial pode ser limitado. A RM do mediastino é importante no diagnóstico de doenças vertebrais ou tumores neurogênicos com extensão para o canal vertebral. É equivalente à TC no diagnóstico de aneurismas e dissecções da aorta (Capítulo 69).

## Compartimentos do mediastino

O mediastino anterior ou compartimento pré-vascular é, na verdade, um espaço potencial que pode conter o timo substituído por gordura e pequenos linfonodos normais.[5] Lesões expansivas neste compartimento incluem, tipicamente, timomas, linfomas, teratomas e outros tumores de células germinativas, bócio envolvendo a tireoide subesternal, lipomas e outros tumores do tecido conjuntivo, bem como hemangiomas ou linfangiomas (Figura 78.16A).

O mediastino médio ou compartimento visceral é subdividido em espaço subcarinal, região paratraqueal, região retrotraqueal, região da janela aortopulmonar, espaço cardíaco e espaço retrocardíaco. As lesões características são linfonodos aumentados e malformações broncopulmonares do intestino anterior (ver Figura 78.16B).

Na região retrotraqueal, podem ser encontrados artérias subclávias direitas aberrantes, bócio descendente posterior, tumores esofágicos, divertículos ou cistos do ducto torácico. Na janela aortopulmonar, linfonodos aumentados, divertículos do ducto, malformações broncopulmonares do intestino anterior e aneurismas da aorta ou da artéria pulmonar podem formar lesões expansivas específicas do compartimento. Cistos pericárdicos, tumores pericárdicos e massas cardíacas são as lesões expansivas que comumente envolvem o espaço cardíaco.

Radiologicamente, a região paravertebral ou compartimento paravertebral são considerados como pertencentes ao mediastino posterior. Massas importantes nesse espaço incluem tumores neurogênicos que se originam da cadeia simpática ou de raízes nervosas segmentares (ver Figura 78.16C). A hematopoese extramedular em pacientes com anemia grave pode resultar em massas paravertebrais formadas por medula óssea hipertrofiada que sai das costelas ou dos corpos vertebrais. Linfonodos aumentados em razão de linfoma ou doença metastática são ocasionalmente vistos em uma localização paravertebral. Doenças vertebrais, incluindo espondilite bacteriana ou tuberculosa, tumores e hematomas pós-traumáticos, podem alargar a região paravertebral e produzir anormalidades de contorno.

## REFERÊNCIAS BIBLIOGRÁFICAS

*As referências bibliográficas, bem como os outros materiais suplementares deste livro, encontram-se no GEN-IO, nosso ambiente virtual de aprendizagem.*

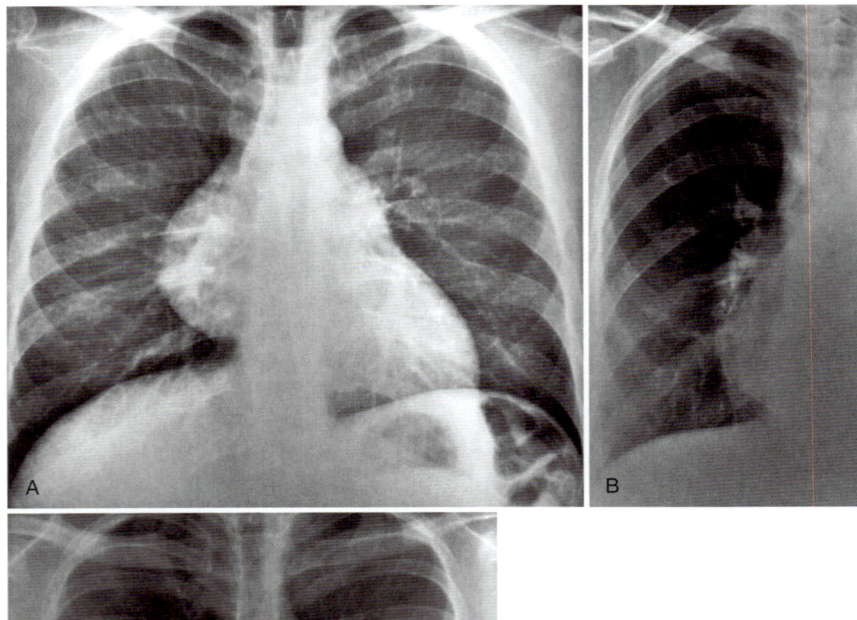
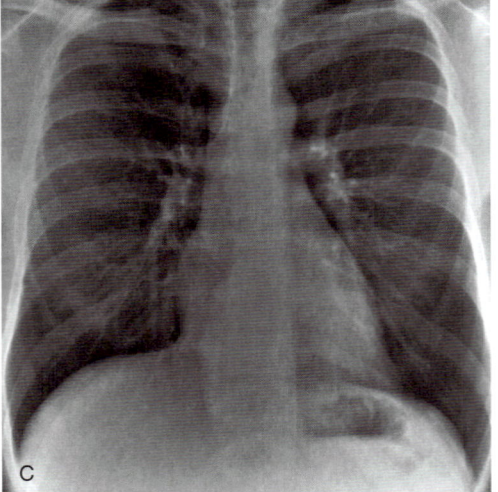

**FIGURA 78.16** **A. Paciente com teratoma no mediastino anterior.** A radiografia de tórax mostra uma anormalidade no contorno do mediastino decorrente da projeção da massa no hemitórax direito. Observe o ângulo obtuso formado entre a pleura recobrindo a massa e o mediastino. A artéria pulmonar descendente direita é visível através da massa, provando, assim, que a massa é mediastinal e não hilar. Esse achado é denominado sinal de sobreposição de hilo. **B.** Paciente com hiperplasia de linfonodo gigante de Castleman. A radiografia frontal de tórax mostra uma grande massa mediastinal média subcarinal que se projeta lateralmente ao átrio direito. **C.** Paciente com ganglioneuroma paravertebral. A radiografia de tórax mostra anormalidade do contorno paravertebral inferior direito alargando a região paravertebral direita e abrangendo a altura de três vértebras torácicas.

# 79

# TESTE E FUNÇÃO RESPIRATÓRIOS

PAUL D. SCANLON

As provas de função pulmonar são usadas na avaliação clínica de pacientes com distúrbios respiratórios desde que Hutchinson demonstrou, em 1846, que a capacidade vital, o maior volume de ar que pode ser expirado, é medida de saúde importante. A função pulmonar é um dos mais relevantes preditores de mortalidade por todas as causas.[1] Embora exposições ambientais,[2] especialmente a exposição à fumaça do tabaco, e doenças sejam conhecidas por afetar a função pulmonar, influências genéticas também contribuem. A função pulmonar é central para a nossa compreensão dos distúrbios pulmonares: muitos são classificados como distúrbios "obstrutivos" ou "restritivos" em reconhecimento ao seu padrão de função pulmonar. A alteração ou estabilidade da função pulmonar é um importante desfecho em muitos ensaios clínicos envolvendo fármacos relacionados com o sistema respiratório.

As medidas da função pulmonar incluem avaliações da mecânica respiratória como, por exemplo, o volume de gás contido pelo pulmão em várias circunstâncias, as taxas de fluxo inspiratório e expiratório ao longo da capacidade vital, as pressões que podem ser produzidas por esforços inspiratórios e expiratórios, e a resistência ao fluxo de ar, bem como cálculos de trocas gasosas. A análise do líquido do lavado broncoalveolar (LBA), obtido por broncoscopia, também pode fornecer informações importantes sobre a doença pulmonar.

## ESPIROMETRIA

A prova de função pulmonar mais simples e mais comumente realizada é a espirometria (Tabela 79.1).[3] Esse teste mede a capacidade vital forçada (CVF), que é o volume de ar que pode ser expelido com força dos pulmões, começando na inspiração máxima (denominado capacidade pulmonar total) e terminando com os pulmões esvaziados ao seu volume mínimo (volume residual). Muitas medidas secundárias são derivadas da manobra de CVF, incluindo o volume expirado em determinado tempo, denominado volume expiratório forçado (VEF), com um número subscrito indicando o número de segundos durante os quais essa medida é feita (p. ex., $VEF_1$, $VEF_3$). A razão $VEF_1/CVF$ é a proporção da capacidade vital total que pode ser expelida no primeiro segundo de um esforço expiratório máximo; uma razão $VEF_1/CVF$ baixa indica doença pulmonar obstrutiva, com um limiar ≤ 70% indicando risco aumentado de hospitalização futura ou morte decorrente de doença pulmonar obstrutiva crônica (DPOC).[3b] Além disso, o fluxo expiratório pode ser medido em porções específicas da capacidade vital expirada, denominado fluxo expiratório forçado (FEF), seguido por um número para representar a porcentagem da CVF em que o fluxo foi medido (p. ex., $FEF_{75}$, $FEF_{50}$, $FEF_{25}$). O fluxo expiratório também pode ser medido em uma faixa de volume (p. ex., $FEF_{25-75}$). Os resultados da espirometria são reprodutíveis dentro de uma sessão de teste e ao longo do tempo entre as sessões de teste, possibilitando, assim, comparações ao longo do tempo para avaliação clínica e como um desfecho importante em estudos de pesquisa.

Os dados de uma expiração máxima são exibidos em uma curva de fluxo-volume (volufluxograma) (Figura 79.1A), que representa o fluxo expirado em um dado volume em uma função do volume expirado. A curva de fluxo-volume tem uma forma única para um indivíduo específico em determinado momento. Pode refletir obstrução das vias respiratórias (Figura 79.1B e C), como observado na asma brônquica (Capítulo 81) e na doença pulmonar obstrutiva crônica (DPOC; Capítulo 82) ou restrição pulmonar (Figura 79.1D e E), como ocorre em muitas doenças pulmonares intersticiais (Capítulo 86). Um distúrbio restritivo pode ser indicado por $VEF_1$ e CVF diminuídos, mas razão $VEF_1/CVF$ preservada ou mesmo aumentada. Também pode demonstrar anormalidades menos comuns, incluindo uma obstrução extratorácica variável (Figura 79.1F) ou intratorácica (Figura 79.1G), estenose traqueal (Figura 79.1H) ou fraqueza muscular grave (Capítulo 80; Figura 79.1I).

A CVF, o $VEF_1$, a razão $VEF_1/CVF$ e o formato do volufluxograma são medidas altamente reprodutíveis da função pulmonar se o indivíduo testado fizer um esforço expiratório acima de determinado nível, de fácil obtenção. Faz-se o teste em um laboratório de função pulmonar com equipamento de espirometria moderno e equipe treinada. Na ausência de garantia de qualidade, entretanto, as medições da função pulmonar não são acuradas nem reprodutíveis; os resultados das provas de função pulmonar (PFPs) de baixa qualidade tendem a valores mais baixos, dando, assim, uma impressão incorreta de que há doença quando na verdade não há. Em alguns casos, mas não em todos, o baixo desempenho no teste pode ser visto na inspeção do volufluxograma (Figura 79.1L). Uma maneira de avaliar o desempenho de um paciente é comparar vários esforços e documentar se as duas melhores medidas de CVF e $VEF_1$ estão dentro de 150 m$\ell$ uma da outra, um padrão que a maioria dos indivíduos pode alcançar sem dificuldade. Quem interpreta os resultados deve analisar se há mau desempenho para evitar diagnósticos errôneos.

A espirometria é recomendada para o diagnóstico de obstrução ao fluxo de ar em pacientes sintomáticos. Não é recomendada para rastreamento de indivíduos assintomáticos com risco de desenvolvimento de doença pulmonar, como tabagistas atuais ou ex-tabagistas, porque um resultado anormal na espirometria não demonstrou melhorar a probabilidade de que tais indivíduos em risco parem de fumar. Além disso, o resultado normal de uma espirometria de rastreamento pode ser mal interpretado como um indicador de que os tabagistas podem continuar fumando sem risco. No entanto, a espirometria pode fazer parte de programas de saúde respiratória no local de trabalho em ambientes ocupacionais de risco.

A espirometria frequentemente é realizada antes e após a administração de um broncodilatador inalado, seja um beta-agonista (p. ex., salbutamol) e/ou um antagonista muscarínico (p. ex., ipratrópio), especialmente se mostrar alterações consistentes com obstrução das vias respiratórias. A dosagem pode incluir duas ou quatro borrifadas de um inalador dosimetrado ou aerossóis nebulizados. O grau de melhora após a administração de broncodilatador indica o grau de reatividade das vias respiratórias, que geralmente é maior na asma brônquica (Capítulo 81) e menor na DPOC (Capítulo 82). A resposta aos broncodilatadores varia com a dosagem, é pouco repetível de um teste para outro e não é um bom preditor da resposta clínica ao tratamento com broncodilatadores em um paciente específico.

## OUTROS TESTES DE VENTILAÇÃO

A ventilação voluntária máxima (VVM) é um indicativo da ventilação máxima que um paciente pode realizar, expressa em litros por minuto. A VVM estima o limite superior da capacidade ventilatória de um indivíduo. As reduções da VVM podem ser causadas por obstrução inspiratória, fraqueza muscular ou baixo desempenho no teste. Como a VVM depende

### Tabela 79.1 Provas de função pulmonar.

**VOLUMES PULMONARES**

| | |
|---|---|
| CPT | Capacidade pulmonar total (volume de gás nos pulmões ao final de uma inspiração máxima) |
| CRF | Capacidade residual funcional (volume de gás nos pulmões no relaxamento, quando a força para dentro dos pulmões é equilibrada pela tração para fora da parede torácica relaxada) |
| VR | Volume residual (CRF – VRE, volume de gás deixado nos pulmões depois de uma expiração máxima) |
| VRE | Volume de reserva expiratória (volume de gás expirado entre a CRF e o VR) |

**FLUXO EXPIRATÓRIO**

| | |
|---|---|
| $VEF_1$ | Volume expiratório forçado (no primeiro segundo) |
| CVF | Capacidade vital forçada |
| $VEF_1/CVF$ | Razão $VEF_1/CVF$ (expressa em porcentagem) |

**CAPACIDADE DE DIFUSÃO**

| | |
|---|---|
| $DL_{CO}$ | Capacidade de difusão pulmonar para o monóxido de carbono |

**GASOMETRIA ARTERIAL**

| | |
|---|---|
| $PaO_2$ | Pressão parcial de oxigênio no sangue arterial |
| $PaCO_2$ | Pressão parcial de dióxido de carbono no sangue arterial |
| pH | Logaritmo negativo da concentração de íons hidrogênio |

do esforço, pode ser melhor preditor de complicações respiratórias pós-operatórias (Capítulo 405) do que o $VEF_1$. Os fluxos inspiratórios, que não fazem parte da espirometria de rotina, podem ser úteis para pacientes em que há suspeita de doença das vias respiratórias superiores, como um paciente que tenha estridor, cuja VVM esteja reduzida desproporcionalmente em relação ao $VEF_1$, ou tenha sido encaminhado por um otorrinolaringologista.

## EQUAÇÕES DE REFERÊNCIA

O tamanho normal do pulmão varia de um indivíduo para outro em função da altura, da idade, do sexo e da etnia. Portanto, os valores obtidos nas PFPs são comparados com os de indivíduos normais com características semelhantes. Os resultados são expressos como uma porcentagem de um valor de referência calculado com esses quatro fatores. Os valores normais em indivíduos afro-americanos são cerca de 12% mais baixos do que em indivíduos caucasianos do mesmo sexo, idade e altura. Os valores normais também são cerca de 6 a 15% mais baixos em indivíduos originários do sul da Ásia. A capacidade inspiratória também é maior em indivíduos que vivem em altitudes mais elevadas.[4] Marcadores genéticos de ancestralidade étnica são preditivos da função pulmonar e, no futuro, podem ser usados em vez da etnia autodeclarada para melhorar os métodos tradicionais de ajuste para raça ou variação étnica.

## VOLUMES PULMONARES

O volume de ar no pulmão em determinado momento pode ser particionado (Figura 79.2). O ar que permanece no pulmão após um esforço expiratório máximo é o volume residual. A quantidade de ar nos pulmões no ponto de relaxamento, quando o esforço muscular é minimizado e o recuo do pulmão para dentro é equilibrado pelo recuo para fora da parede torácica, é a capacidade residual funcional (CRF). A diferença entre a CRF e o volume residual é o volume de reserva expiratório. O volume expirado em uma respiração normal é o volume corrente. O volume que pode ser inspirado acima do volume corrente é o volume de reserva inspiratória.

Uma série de capacidades consiste na soma de dois ou mais volumes diferentes. A CRF é a soma do volume de reserva expiratório mais o volume residual. A capacidade inspiratória é a soma do volume corrente mais o volume de reserva inspiratória. A capacidade vital é a soma do volume corrente mais o volume de reserva inspiratória mais o volume de reserva expiratória. A capacidade pulmonar total é a soma do volume residual mais o volume de reserva expiratória mais o volume corrente mais o volume de reserva inspiratória.

Três dos volumes (volume corrente, volume de reserva inspiratória, volume de reserva expiratória) podem ser medidos com um espirômetro. A medição do volume residual ou de qualquer uma das capacidades que o incluem, os chamados volumes pulmonares absolutos, requer métodos mais sofisticados, como a pletismografia corporal, a técnica de diluição de gás inerte ou a técnica de lavagem com nitrogênio.

### Pletismografia corporal

A pletismografia corporal, o método preferido para medir os volumes pulmonares, é baseada na lei de Boyle: a uma dada temperatura, o produto da pressão e do volume de determinada quantidade de gás em um dado momento será igual ao produto da pressão e do volume do gás em outro momento ($P1 \times V1 = P2 \times V2$). O processo de medição do volume pulmonar por pletismografia consiste em ofegar contra uma válvula fechada para comprimir e rarificar o gás no tórax. O pletismógrafo corporal, uma caixa lacrada na qual o paciente se senta, mede as mudanças no volume pulmonar durante a respiração ofegante; a pressão medida na boca representa as mudanças de pressão dentro do pulmão durante essas mudanças de volume. Uma manobra de respiração ofegante semelhante com a válvula aberta é usada para calcular a resistência das vias respiratórias. Embora a pletismografia corporal seja geralmente o método mais preciso para medir os volumes pulmonares, particularmente em pacientes com obstrução das vias respiratórias, ela pode superestimar os volumes pulmonares se a respiração ofegante for muito rápida. Uma capacidade pulmonar pletismográfica total maior que 150% do valor de referência deve ser vista com suspeita.

### Técnica de diluição do gás inerte

Os volumes pulmonares também podem ser medidos fazendo com que o paciente respire novamente em um aparelho contendo um volume e concentração conhecidos de um gás inerte (p. ex., hélio, neônio, argônio ou metano), que não reage com elementos no sangue ou tecidos, até que o equilíbrio seja alcançado. A concentração final de hélio é igual à concentração inicial de hélio vezes o volume inicial do aparelho dividido pelo volume final dos pulmões mais o aparelho, ajustado para o consumo de oxigênio e produção de dióxido de carbono durante o teste. A resposta da equação indica o volume pulmonar. Esse método subestima os volumes pulmonares quando porções do pulmão se comunicam precariamente com as vias respiratórias centrais, principalmente em pacientes com bolhas enfisematosas.

### Técnica de eliminação de nitrogênio

O ar que se respira consiste em aproximadamente 21% de oxigênio, 1% de argônio, 0,04% de dióxido de carbono e uma quantidade variável de vapor d'água. O restante é nitrogênio. O ar expirado contém uma concentração menor de oxigênio, geralmente de 14 a 16%, mais 3 a 5% de dióxido de carbono e água. Para a técnica de eliminação de nitrogênio, o indivíduo testado inspira 100% de oxigênio começando na CRF. Conforme o indivíduo respira, coleta-se o gás expirado até que a concentração de nitrogênio alcance um platô. Sabendo que a concentração inicial de nitrogênio expirado é de aproximadamente 75% e medindo a concentração final e o volume dos gases coletados, pode-se calcular o volume inicial de gás nos pulmões na CRF. Este método também subestima os volumes pulmonares em pacientes com espaços aéreos com comunicação insuficiente.

Os volumes pulmonares também podem ser medidos em radiografias de tórax e tomografia computadorizada. A correlação entre as técnicas de medição é muito boa para indivíduos com pulmões razoavelmente normais, contudo, todos os métodos têm limitações quando existe doença pulmonar.

Os *volumes pulmonares* absolutos, conforme determinado pela pletismografia corporal ou um dos métodos de diluição de gás, podem ser usados para refinar a avaliação espirométrica de distúrbios obstrutivos e restritivos. Em distúrbios obstrutivos, pode-se inferir que há aprisionamento de ar ou hiperinsuflação a partir de um aumento no volume residual, da capacidade pulmonar total ou da razão volume residual/capacidade pulmonar total (VR/CPT). Se a capacidade pulmonar total for maior que 125 a 130% do previsto, há hiperinsuflação. Um volume residual ou razão VR/CPT maior que o limite superior do normal sugere aprisionamento de ar. No entanto, em indivíduos com limitação da parede torácica ou fraqueza neuromuscular, o volume residual pode ser aumentado – não por aprisionamento de ar nas vias respiratórias, mas em razão da limitação do movimento expiratório da parede torácica; portanto, o termo *aprisionamento (retenção) de ar* deve ser usado com cautela.

Um distúrbio restritivo pode ser inferido a partir de um padrão de espirometria que mostra CVF reduzida com razão $VEF_1$/CVF normal ou aumentada. Para confirmar a existência de uma restrição real, são necessários volumes pulmonares para demonstrar CPT menor que o limite inferior do normal. Se a CPT for normal, o padrão é denominado padrão inespecífico (consulte o suplemento *online*).

## CAPACIDADE DE DIFUSÃO

A capacidade de difusão de monóxido de carbono ($DL_{CO}$) em uma única respiração é a medida da capacidade de trocas gasosas dos pulmões mais comumente usada na prática clínica. A manobra para medição da $DL_{CO}$ exige expiração até o volume residual e, em seguida, inspirar rapidamente uma mistura de gás com uma concentração conhecida de um gás inerte (p. ex., hélio ou neônio) mais uma pequena concentração de monóxido de carbono. Após inspirar até a capacidade pulmonar total, o paciente prende a respiração por 10 segundos, tempo durante o qual o hélio ou outro gás marcador se mistura com os outros gases que ocupam a capacidade pulmonar total, enquanto o monóxido de carbono é absorvido dos espaços alveolares em razão da forte afinidade da hemoglobina pelo monóxido de carbono. Após uma pausa de 10 segundos, a mistura de gás restante é expirada. Utiliza-se a concentração de gás inerte para calcular o volume dos pulmões (volume alveolar); usa-se a concentração de monóxido de carbono para calcular a absorção de monóxido de carbono, expressa em volume por minuto por unidade de pressão (m$\ell$/min por mmHg). Os métodos de medição da $DL_{CO}$ melhoraram nos últimos anos com o uso de analisadores de gás rápidos.[5]

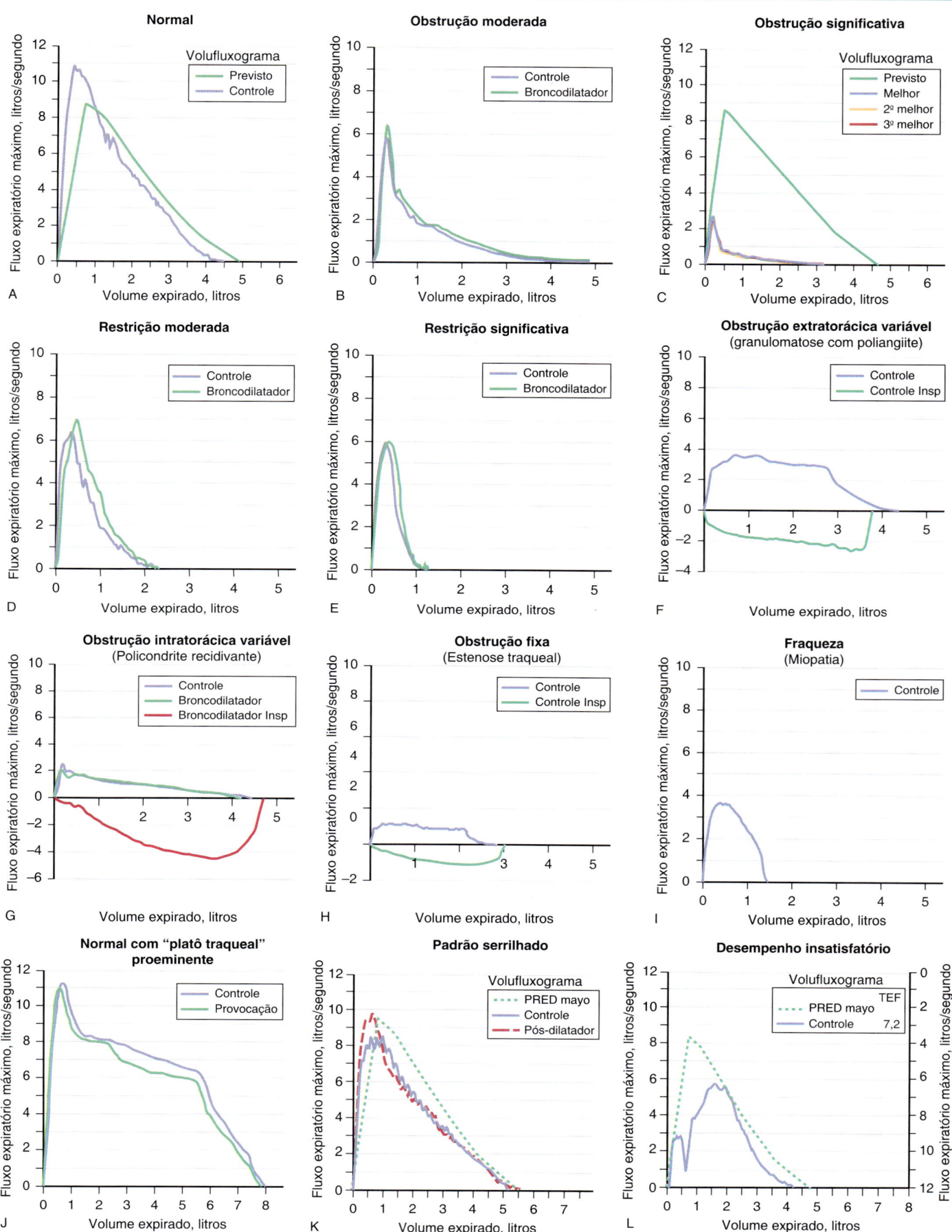

**FIGURA 79.1** Padrões comuns de volufluxograma. **A.** Normal. **B.** Obstrução moderada. **C.** Obstrução significativa. **D.** Restrição moderada. **E.** Restrição significativa. **F.** Obstrução extratorácica variável (granulomatose com poliangiite). **G.** Obstrução intratorácica variável (policondrite recorrente). **H.** Obstrução fixa (estenose traqueal). **I.** Esforço fraco (miopatia). **J.** Normal, mas com um platô traqueal proeminente. **K.** Curva serrilhada associada à apneia obstrutiva do sono. **L.** Manobra de má qualidade com atraso no pico de fluxo e tosse no primeiro segundo. Controle = desempenho inicial do paciente; Insp = inspiração; provocação = provocação com metacolina.

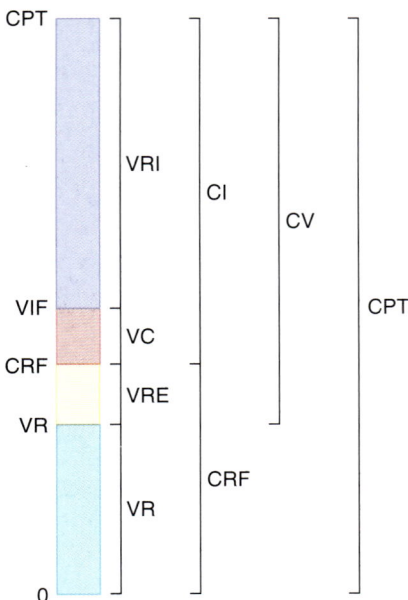

**FIGURA 79.2** Diagrama esquemático mostrando as partições de volume pulmonar medidas nas provas de função pulmonar. VIF = volume inspiratório final; VRE = volume de reserva expiratória; CRF = capacidade residual funcional; CI = capacidade inspiratória; VRI = volume de reserva inspiratória; VR = volume residual; CPT = capacidade pulmonar total; VC = volume corrente; CV = capacidade vital.

Um valor normal para $DL_{CO}$ indica trocas gasosas relativamente normais, o que exige uma superfície pulmonar de trocas gasosas normal, volume de sangue capilar normal e relações ventilação-perfusão relativamente homogêneas. $DL_{CO}$ baixa é indicativa de trocas gasosas prejudicadas. Em pacientes com distúrbios obstrutivos (Capítulos 81 e 82), as trocas gasosas prejudicadas ocorrem mais comumente em pessoas com enfisema pulmonar, em oposição à asma brônquica. Em pacientes com distúrbios restritivos, as trocas gasosas prejudicadas são mais comumente observadas em indivíduos com distúrbios intersticiais, em vez de naqueles com distúrbios da parede torácica. Pacientes com distúrbios vasculares pulmonares geralmente têm $DL_{CO}$ baixa e podem ter restrição ou mecânica pulmonar normal (Capítulo 86). Redução isolada da $DL_{CO}$ (ou seja, em associação com valores normais de capacidade pulmonar total, capacidade vital e $VEF_1$) pode indicar um distúrbio vascular pulmonar; contudo, é mais comumente vista em associação a enfisema pulmonar (Capítulo 82), doença intersticial (Capítulo 86) ou uma combinação dos dois.

$DL_{CO}$ aumentada é relativamente incomum, mais frequentemente encontrada em indivíduos com asma brônquica (Capítulo 81) ou obesidade (Capítulo 207). Também pode ser observada em associação com policitemia (Capítulo 157), *shunt* intracardíaco da esquerda para a direita (Capítulo 61) e hemorragia pulmonar aguda (Capítulo 85) durante ou após o exercício, ou em decúbito dorsal.

## PRESSÕES RESPIRATÓRIAS MÁXIMAS

As pressões respiratórias máximas ajudam a identificar fraqueza muscular, que pode causar um distúrbio restritivo, um padrão inespecífico ou uma redução isolada na VVM em relação ao $VEF_1$. As pressões respiratórias máximas não distinguem a fraqueza muscular do mau desempenho no teste (Figura 79.3).

## INTERPRETAÇÃO DAS PROVAS DE FUNÇÃO PULMONAR

A interpretação das PFPs usa os dados obtidos para inferir um diagnóstico fisiológico e para categorizar a natureza e a magnitude das deficiências na função pulmonar (Tabela 79.2). As quatro grandes categorias de anormalidades fisiológicas incluem os distúrbios obstrutivos, como a asma brônquica e a DPOC (Capítulos 81 e 82); as doenças restritivas do pulmão, como a fibrose pulmonar (Capítulo 86) ou a restrição em razão de fatores externos ao pulmão, como limitação da parede torácica decorrente da obesidade, de doença pleural ou de distúrbios musculoesqueléticos; parede torácica fraca (Capítulo 92), como por síndrome de Guillain-Barré

(Capítulo 392); e distúrbios que resultam em comprometimento das trocas gasosas com função mecânica normal, como na embolia pulmonar (Capítulo 74). Alguns pacientes têm padrões fisiológicos mistos, como distúrbios restritivo e obstrutivo combinados (ver Figura 79.3) ou mais de uma causa de restrição (p. ex., fibrose pulmonar mais obesidade ou insuficiência cardíaca congestiva).

O rastreamento espirométrico da população adulta dos EUA mostra evidências de obstrução ao fluxo de ar em cerca de 13,5% dos indivíduos e evidências de restrição em aproximadamente 6,5%. Dos indivíduos com evidências espirométricas de restrição, cerca de 50% apresentam restrição verdadeira quando os volumes pulmonares são medidos, enquanto os outros 50% apresentam um padrão inespecífico de alteração na função pulmonar.

O primeiro passo na interpretação de um conjunto de medidas de função pulmonar é inspecionar os dados numéricos, o espirograma e a curva de fluxo-volume para avaliar a qualidade do teste. Um resultado de teste de baixa qualidade, seja decorrente do mau desempenho por parte do paciente ou de falta de treinamento do profissional que realizou o exame, pode ter uma curva de fluxo-volume irregular (ver Figura 79.1L.) ou reprodutibilidade pobre dos resultados de um esforço para outro. Uma vez confirmada a boa qualidade, pode-se determinar se existe um padrão anormal (p. ex., obstrutivo ou restritivo). Nesse caso, a atenção se volta para a avaliação de gradações de gravidade, sutilezas do volufluxograma e outros dados fisiológicos (p. ex., capacidade pulmonar total, volume residual, VVM e $DL_{CO}$) que apoiam ou complementam a impressão inicial.

A curva de fluxo-volume normal é aproximadamente triangular (ver a Figura 79.1A). Um *platô traqueal*, que é uma variante normal (ver Figura 79.1J) geralmente observada em indivíduos mais jovens, é causado pela limitação ao fluxo normal na traqueia na ausência de obstrução das vias respiratórias periféricas.

Pacientes com distúrbios obstrutivos geralmente apresentam razão $VEF_1$/CVF reduzida e uma curva de fluxo-volume com aspecto "escavado" (ver Figura 79.1B e C). Os pacientes atípicos podem ter volufluxogramas com formatos incomuns ou padrões incomuns de obstrução (p. ex., resistência anormal nas vias respiratórias, apesar de uma curva de fluxo-volume com formato normal e razão $VEF_1$/CVF normal). Se um paciente apresenta o que parece ser uma obstrução, o próximo passo é determinar o grau em que a obstrução pode ser revertida com a administração de um broncodilatador. A hiperinsuflação ou o aprisionamento (retenção) de ar podem ser identificados com base no aumento da capacidade pulmonar total ou do volume residual, e a adequação das trocas gasosas pode ser avaliada medindo a $DL_{CO}$ e a oximetria. Para indivíduos com espirometria e volume alveolar normais (segundo a $DL_{CO}$), pode-se evitar a medição da capacidade pulmonar total para economizar gastos desnecessários.

Nas doenças obstrutivas, o grau de comprometimento da função pulmonar pode ser classificado com base no $VEF_1$. De acordo com uma escala comumente usada, um $VEF_1$ menor que do limite inferior de normalidade, mas maior que 70% é leve, 60 a 69% é moderado, 50 a 59% é moderadamente grave, 35 a 49% é grave e menor que 35% é muito grave.

Pacientes com distúrbios restritivos têm volumes pulmonares reduzidos e normalmente têm uma curva de fluxo-volume em formato de "chapéu de bruxa" – uma curva alta e pontiaguda (ver Figura 79.1D e E). A restrição pode ser decorrente da complacência pulmonar reduzida ou de alterações mecânicas na parede torácica e nos tecidos ao redor dos pulmões (p. ex., obesidade, fraqueza muscular, deformidade da parede torácica, gestação, derrame pleural ou insuficiência cardíaca). Em muitas doenças restritivas, a gravidade da restrição pode ser graduada com o uso da capacidade pulmonar total como uma porcentagem do valor predito. Mudanças em testes em série ajudam a predizer o prognóstico.

Em pacientes com restrição causada por doença intersticial, a capacidade pulmonar total e a capacidade vital ou CVF geralmente são reduzidas em proporção semelhante. Em alguns pacientes com restrição, a capacidade pulmonar total como porcentagem do predito e a porcentagem do predito para a capacidade vital são bastante diferentes (> 10% de diferença). A causa comum é a presença de mais de um processo restritivo, como um distúrbio restritivo do parênquima associado a obesidade, fraqueza dos músculos respiratórios, atelectasia ou obstrução oculta. Classificar a gravidade como "transtorno restritivo complexo"[6] requer consideração adicional.

Alguns pacientes apresentam um distúrbio misto com evidências de obstrução e de restrição. As causas comuns incluem a fibrose cística

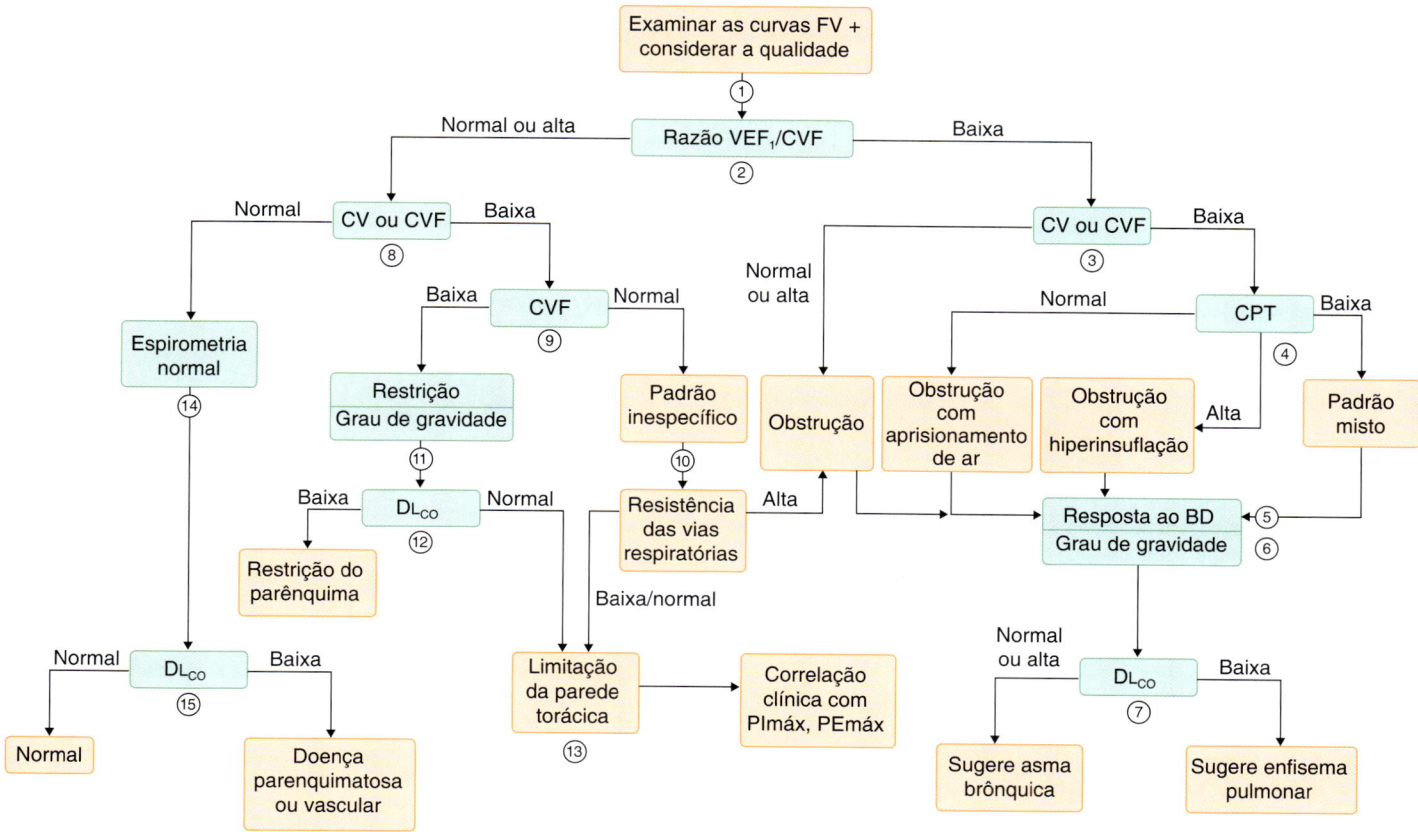

**FIGURA 79.3** Algoritmo para interpretar provas de função pulmonar (espirometria, volumes pulmonares e $DL_{CO}$). Se apenas a espirometria estiver disponível, a interpretação é mais limitada. As legendas se referem a pontos de ramificação numerados no algoritmo. BD = broncodilatador; $DL_{CO}$ = capacidade de difusão do pulmão de monóxido de carbono; $VEF_1$ = volume expiratório forçado no primeiro segundo; CVF = capacidade vital forçada; PEmáx = pressão expiratória máxima; PImáx = pressão inspiratória máxima; NI = normal; CPT = capacidade pulmonar total; CV = capacidade vital.

1. O algoritmo começa no topo. Inspecionar os dados e a curva de fluxo-volume (FV) para avaliar a qualidade do teste e, em seguida, considerar o tipo básico de anormalidade (p. ex., obstrução *versus* restrição).
2. Uma razão $VEF_1$/CVF reduzida sugere obstrução e deve-se seguir o algoritmo de obstrução no lado direito. Se a razão $VEF_1$/CVF for normal ou alta, deve-se seguir o lado de restrição (lado esquerdo) do algoritmo.
3. Se a razão $VEF_1$/CVF estiver baixa e a CV ou CVF for normal ou alta, há obstrução simples. Se a CV ou CVF for baixa, deve-se verificar a CPT.
4. Se a CPT estiver normal, há obstrução simples. Se a CPT estiver alta, há obstrução com hiperinsuflação. Se a CPT estiver baixa, é encontrado padrão obstrutivo/restritivo misto. (Observar que os métodos de diluição de gás inerte e eliminação de nitrogênio comumente subestimam a CPT na presença de obstrução e podem dar uma falsa impressão de um distúrbio misto.)
5. Pode-se avaliar a resposta a um broncodilatador (BD) para determinar se o $VEF_1$ ou CVF atendem aos critérios para uma resposta positiva (ou seja, melhora ≥ 12% e pelo menos 200 m$\ell$ de aumento absoluto) e para determinar o grau de positividade.
6. Deve-se graduar a gravidade da obstrução. Alguns algoritmos classificam a gravidade de acordo com os valores pós-broncodilatador.
7. Em tabagistas atuais ou ex-tabagistas com obstrução, uma $DL_{CO}$ baixa sugere enfisema pulmonar ou outras doenças do parênquima pulmonar ou vascular. Uma $DL_{CO}$ normal sugere asma brônquica ou bronquite crônica.
8. Se a razão $VEF_1$/CVF for normal ou alta, segue-se o lado da restrição (esquerdo) do algoritmo. Se a CV ou CVF for normal, a espirometria geralmente é normal (alguns poucos pacientes têm uma anormalidade isolada no $VEF_1$ de significado incerto). Se a CV ou CVF for baixa, deve-se verificar a CPT.
9. Se a CPT for baixa, há um distúrbio restritivo. Se a CPT estiver normal, há um "padrão não específico".
10. Se for identificado um padrão inespecífico, pode-se mensurar a resistência das vias respiratórias (Rvr). Uma Rvr aumentada sugere obstrução. Uma Rvr normal sugere uma causa alternativa (Ver #13).
11. Se houver uma restrição verdadeira, graduar a gravidade com base na redução na porcentagem da CPT prevista.
12. Se for demonstrada restrição, deve-se então medir a $DL_{CO}$. Se anormal, indica um processo restritivo do parênquima pulmonar. Se for normal, sugere uma causa extraparenquimatosa ou não pulmonar de restrição.
13. A restrição com $DL_{CO}$ normal ou um padrão inespecífico com Rvr normal sugere uma causa alternativa (limitação da parede torácica, fraqueza, insuficiência cardíaca, desempenho insatisfatório). Considerar a medição das pressões respiratórias máximas e analisar como foi o desempenho no teste.
14. Se a espirometria estiver normal, os volumes pulmonares raramente são úteis, mas a $DL_{CO}$ às vezes é útil.
15. Se a $DL_{CO}$ estiver normal, a função pulmonar é normal. Redução isolada da $DL_{CO}$ é vista mais frequentemente em pacientes com enfisema pulmonar ou fibrose pulmonar ou ambos. Menos comumente, indica um distúrbio vascular pulmonar, como hipertensão pulmonar primária ou vasculopatia obliterativa, como às vezes visto na síndrome de Sjögren.

**Tabela 79.2** Alterações comumente associadas a padrões de anormalidade na função pulmonar.

| | VOLUME EXPIRATÓRIO FORÇADO NO PRIMEIRO SEGUNDO ($VEF_1$) | CAPACIDADE VITAL FORÇADA (CVF) | RAZÃO $VEF_1$/CVF | VOLUME RESIDUAL | CAPACIDADE PULMONAR TOTAL | PRESSÕES RESPIRATÓRIAS MÁXIMAS |
|---|---|---|---|---|---|---|
| Normal | Normal* | Normal | Normal | Normal | Normal | Normal |
| Obstrutivo | ↓ | Normal a ↓ | ↓ | ↑ a ↑↑ | Normal a ↑↑ | Normal |
| Restritivo | ↓ | ↓ a ↓↓ | Normal ou ↑ | Normal ou ↓ | ↓ a ↓↓ | Normal |
| Parede torácica fraca | ↓ | ↓ a ↓↓ | Normal ou ↑ | ↑ | Normal ou ↓ | ↓ |

*Valores normais ou anormais são determinados pela comparação dos valores medidos com aqueles preditos pelas equações de regressão baseadas no sexo, na idade, na altura e na raça do paciente. O espectro normal para a razão $VEF_1$/CVF também varia, principalmente com a idade, oscilando de 0,70 a 0,80 aos 25 anos e de 0,63 a 0,68 aos 65 anos.

(Capítulo 83), a sarcoidose (Capítulo 89) e a insuficiência cardíaca (Capítulos 52 e 53), bem como casos em que as causas dos distúrbios obstrutivo e restritivo não estão relacionadas.

Distúrbios das vias respiratórias centrais podem causar padrões característicos de anormalidade. Em uma "obstrução fixa das vias respiratórias", como a estenose traqueal (ver a Figura 79.1H), o fluxo normalmente é reduzido tanto na inspiração quanto na expiração. Em contraste, em uma obstrução extratorácica (superior) variável das vias respiratórias (ver Figura 79.1F), a inspiração é desproporcionalmente reduzida; entretanto, a expiração frequentemente é anormal, ou ligeiramente reduzida. Da mesma maneira, na obstrução intratorácica variável (p. ex., policondrite recidivante, traqueomalacia ou tumor intratorácico traqueal dinâmico), a curva de fluxo-volume expiratória é reduzida, mas em um padrão diferente daquele observado na asma brônquica ou na DPOC (ver Figura 79.1G). Esses padrões obstrutivos das vias respiratórias centrais são frequentemente confundidos com DPOC, mas podem indicar uma causa de obstrução tratável localmente.

Em pacientes com doença cardíaca, um declínio na razão $VEF_1/CVF$ está associado a subenchimento do coração esquerdo e baixo débito cardíaco. Em comparação, um declínio na CVF com razão $VEF_1/CVF$ preservada está associado a hipertrofia ventricular esquerda e disfunção diastólica.[7]

## TESTE PROVOCATIVO

### Avaliação da responsividade das vias respiratórias

A hiper-responsividade das vias respiratórias ao efeito de contração do músculo liso de agentes farmacológicos como a metacolina, bem como ao ar frio, ar seco e outros estímulos físicos, é característica da asma brônquica (Capítulo 81). Também é observada na DPOC e outras doenças obstrutivas das vias respiratórias. Estudos de broncoprovocação, nos quais doses graduais de um estímulo são usadas para provocar constrição das vias respiratórias, são realizados para medir a responsividade das vias respiratórias. Uma via respiratória responsiva, isto é, aquela em que um pequeno estímulo resulta em queda no $VEF_1$, pode ser usada para confirmar o diagnóstico de asma brônquica (Capítulo 81).

O óxido nítrico (NO) expirado é um marcador de inflamação eosinofílica das vias respiratórias e pode ser usado para predizer a probabilidade de melhora da obstrução das vias respiratórias com o tratamento com corticosteroides. No entanto, a utilidade dos níveis de óxido nítrico expirado para o controle da asma brônquica é controversa.

## TESTES DE ESFORÇO CARDIOPULMONAR

Alguns pacientes têm dispneia (Capítulo 77) ou limitação aos exercícios que não é adequadamente explicada pelo exame clínico, testes de função pulmonar convencionais e exames de imagens do tórax. Nesses pacientes, os exames laboratoriais de desempenho fisiológico durante o exercício podem ser esclarecedores. O teste de esforço cardiopulmonar, que geralmente é realizado em um cicloergômetro ou esteira rolante, inclui monitoramento da frequência cardíaca, eletrocardiografia e oximetria de pulso, bem como medição do volume corrente, frequência respiratória, consumo de oxigênio e produção de dióxido de carbono a cada respiração. As medições opcionais incluem gases no sangue arterial e débito cardíaco não invasivo. Os desfechos incluem consumo máximo de oxigênio ($\dot{V}O_{2\,máx}$), carga de trabalho máxima, frequência cardíaca máxima, parâmetros de ventilação durante o exercício e medições das trocas gasosas. Analisam-se os resultados para determinar se ocorre metabolismo anaeróbico quando o indivíduo testado alcança o esforço máximo e para determinar o que limita a capacidade de um paciente de se exercitar – uma anormalidade nas trocas gasosas, limitação ventilatória, limitação cardíaca ou descondicionamento. Testes simples de desempenho nos exercícios, como o teste de caminhada de 6 minutos, podem quantificar e avaliar também o desempenho nos exercícios.

## LAVADO BRONCOALVEOLAR

O LBA é útil para avaliação de infecções oportunistas em hospedeiros imunocomprometidos (Capítulo 265),[8] mas sua utilidade na avaliação da doença pulmonar intersticial é controversa. O procedimento geralmente é seguro, embora seja necessário tomar precações quanto à deterioração transitória das trocas gasosas depois do procedimento. A suplementação de oxigênio geralmente é necessária e, às vezes, intubação e ventilação mecânica.

A contagem diferencial de células em uma amostra de LBA normal inclui 85% de macrófagos ou mais, 10 a 15% de linfócitos, 3% de neutrófilos ou menos, 1% de eosinófilos ou menos, 1% de mastócitos ou menos e menos de 5% de células epiteliais escamosas (que são um indicador de contaminação das vias respiratórias superiores). Os tabagistas podem ter contagens de células mais altas e uma porcentagem maior de neutrófilos. Observam-se contagens aumentadas de linfócitos na sarcoidose (Capítulo 89), na pneumonite por hipersensibilidade (Capítulo 88), na pneumonite intersticial não específica (Capítulo 86), nas colagenoses (Capítulo 86), na pneumonite por radiação (Capítulo 88), na pneumonia criptogênica em organização (Capítulo 86) e nos distúrbios linfoproliferativos. Contagens aumentadas de neutrófilos são observadas na fibrose pulmonar idiopática (Capítulo 86), colagenoses (Capítulo 86), pneumonia infecciosa (Capítulo 91), pneumonia por aspiração (Capítulo 91), síndrome do desconforto respiratório agudo (Capítulo 96), dano alveolar difuso (Capítulo 85), pneumonia intersticial aguda (Capítulo 86) e asbestose (Capítulo 87). Pode-se observar aumento de eosinófilos na asma brônquica (Capítulo 81), na bronquite crônica (Capítulo 90), na aspergilose broncopulmonar alérgica (Capítulo 319), na granulomatose eosinofílica com poliangiite (Capítulo 254), no linfoma de Hodgkin (Capítulo 177) e na doença pulmonar fármaco-induzida (Capítulo 88). Se houver mais de 25% de eosinófilos, é provável que haja uma pneumonia eosinofílica (Capítulo 161). Se os linfócitos estiverem aumentados e o diagnóstico diferencial clínico incluir sarcoidose ou pneumonite por hipersensibilidade, a análise das populações de linfócitos T pode ser útil; a razão CD4:CD8 está tipicamente aumentada na sarcoidose, mas reduzida na pneumonite por hipersensibilidade. Se mais de 20% dos macrófagos apresentarem coloração positiva para hemossiderina, há probabilidade de haver hemorragia alveolar difusa (Capítulo 85), particularmente se o líquido de lavagem for progressivamente sanguinolento nas alíquotas sucessivas de líquido de lavagem.

Os constituintes celulares do LBA geralmente são corados para análise citológica à procura de células malignas e inclusões virais. Se a histiocitose de células de Langerhans (Capítulo 86) for considerada possível, 5% ou mais células CD1a positivas apoiarão o diagnóstico. Se a doença crônica por berílio ou a sensibilização ao berílio forem possíveis, um teste de proliferação de linfócitos em resposta à exposição aos sais de berílio pode ser útil (Capítulo 87). A coloração do material sólido do LBA com ácido periódico de Schiff (PAS) à procura de material PAS-positivo é essencial para o diagnóstico de proteinose alveolar pulmonar (Capítulo 85). Um diagnóstico de pneumonia lipoide (Capítulo 88), causada pela aspiração de óleo, pode ser confirmado pelo achado de um número excessivo de macrófagos carregados de lipídios no lavado broncoalveolar. O achado de corpos de asbesto ou sílica não é diagnóstico de doença pulmonar relacionada com essas substâncias (Capítulo 87), mas indica exposição significativa.

## REFERÊNCIAS BIBLIOGRÁFICAS

*As referências bibliográficas, bem como os outros materiais suplementares deste livro, encontram-se no GEN-IO, nosso ambiente virtual de aprendizagem.*

# 80

# DISTÚRBIOS DO CONTROLE VENTILATÓRIO

ATUL MALHOTRA E FRANK POWELL

## DEFINIÇÕES E PATOGÊNESE

### Controle ventilatório

A ventilação é controlada por complexas interações de quimiorreceptores centrais, que respondem principalmente às tensões arteriais de dióxido de carbono, e quimiorreceptores periféricos, que respondem às tensões arteriais de dióxido de carbono e oxigênio. Esses reflexos modulam o ritmo respiratório subjacente e os distúrbios do controle ventilatório são causados por desarranjos nesses sistemas de controle.

## SÍNDROMES DE HIPOVENTILAÇÃO

As síndromes de hipoventilação são definidas por falta de ventilação alveolar adequada para manter a tensão arterial normal de dióxido de carbono de 40 mmHg. Os dois quadros clínicos mais comuns que resultam em hipoventilação crônica são doença pulmonar obstrutiva crônica grave (DPOC; Capítulo 82) e obesidade mórbida (Capítulos 377 e 207); as causas menos comumente encontradas são o tratamento crônico com opioides, a fraqueza neuromuscular (Capítulos 393 e 394) e a cifoescoliose grave (Capítulo 92). A epidemiologia dessas síndromes de hipoventilação é pouco estudada, mas cerca de 15% dos pacientes com DPOC grave ou obesidade mórbida apresentam $Paco_2$ elevada. Independentemente da causa, os pacientes com hipoventilação frequentemente apresentam piora adicional de sua ventilação no início do sono em razão da perda do estímulo para vigília, que é o impulso normal para respirar enquanto acordado, e algum grau de colapso das vias respiratórias superiores após o início do sono (Capítulo 377).

Pacientes com apneia central do sono (Capítulo 377), que é um grupo de condições em que ocorre a interrupção ao fluxo de ar em razão da falta de esforço respiratório, são classificados em aqueles com impulso ventilatório inadequado e aqueles com impulso excessivo (Tabela 80.1).[1] O aparente paradoxo de como o impulso excessivo leva à apneia central é explicado pelo conceito de ganho de *loop*. Um sistema de controle via *feedback* negativo com alto ganho de *loop* é propenso à instabilidade que leva a períodos de respiração excessiva seguidos por períodos de apneia. O protótipo de uma condição com alto ganho de *loop* é a respiração periódica ou respiração de Cheyne-Stokes (Figura 80.1). As doenças hipercápnicas incluem doenças adquiridas e a síndrome de hiperventilação congênita central (Tabela 80.2).

### Respiração de Cheyne-Stokes

A respiração de Cheyne-Stokes é um padrão de respiração intermitente que é classicamente descrito como crescendo-decrescendo e frequentemente inclui períodos de apneia central. A respiração de Cheyne-Stokes é mais comumente vista durante o sono em pacientes com insuficiência cardíaca.

#### EPIDEMIOLOGIA

A respiração de Cheyne-Stokes é uma forma de instabilidade ventilatória que ocorre em 20 a 40% dos pacientes com disfunção sistólica do ventrículo esquerdo.[2] Sexo masculino, idade avançada, $Paco_2$ basal baixa e fibrilação atrial são fatores de risco para a respiração de Cheyne-Stokes em pacientes com insuficiência cardíaca. Ainda não se sabe se esse padrão respiratório em si é deletério ou se é simplesmente um marcador da gravidade subjacente da doença cardíaca. A respiração de Cheyne-Stokes representa cerca de 5 a 10% de todos os casos de apneia do sono (Capítulo 377) e é incomum em pacientes que não apresentam insuficiência cardíaca.

#### BIOPATOLOGIA

Indivíduos com respiração de Cheyne-Stokes têm quimiossensibilidade substancial, conforme evidenciado por aumentos marcantes na ventilação a pequenos aumentos na $Paco_2$. O impulso para respirar pode ser adicionalmente aumentado por reflexos neurais que são desencadeados pelo líquido extravascular do pulmão e por pressão atrial esquerda elevada. Hipoxemia intermitente e salvas de catecolaminas, que são frequentes nesses pacientes, contribuem para o estresse oxidativo e a ativação neuroendócrina, que se acredita que contribuam para o agravamento da insuficiência cardíaca subjacente.

#### MANIFESTAÇÕES CLÍNICAS E DIAGNÓSTICO

Os pacientes com respiração de Cheyne-Stokes às vezes são diagnosticados à beira do leito pela observação cuidadosa de seu padrão respiratório. Durante o sono ou exercícios, a respiração se torna dependente principalmente de estímulos metabólicos. Os pacientes podem se queixar de fadiga ou sonolência porque os despertares do sono tendem a ocorrer durante a fase hiperpneica. A dispneia paroxística noturna, um sintoma clássico da insuficiência cardíaca (Capítulo 52), mais comumente reflete a respiração de Cheyne-Stokes subjacente. Os pacientes geralmente são diagnosticados no laboratório do sono durante a investigação de uma possível apneia obstrutiva do sono. Ao contrário da apneia obstrutiva do sono, a respiração de Cheyne-Stokes geralmente desaparece durante o sono de movimento rápido dos olhos (REM), e os despertares no eletroencefalograma (EEG) geralmente ocorrem durante a fase hiperpneica. Além disso, a respiração de Cheyne-Stokes geralmente não desaparece imediatamente quando é aplicada pressão positiva contínua nas vias respiratórias (CPAP) por via nasal.

#### TRATAMENTO

Na maioria das vezes, o manejo clínico da respiração de Cheyne-Stokes consiste no tratamento da insuficiência cardíaca subjacente (Capítulo 53). Depois da otimização do manejo clínico, o padrão de respiração de Cheyne-Stokes frequentemente desaparece. CPAP consegue melhorar os índices respiratórios, mas não é melhor do que a terapia conservadora padrão do ponto de vista de mortalidade. Os resultados foram semelhantes com outras técnicas de ventilação.[A1,3] Um estimulador de nervo frênico implantável permanece experimental.[4]

### Síndrome de hipoventilação central congênita

#### DEFINIÇÃO E EPIDEMIOLOGIA

A síndrome de hipoventilação central congênita é uma condição congênita rara, anteriormente chamada de maldição de Ondina, caracterizada por resposta ventilatória diminuída ao dióxido de carbono.[5] A síndrome de hipoventilação congênita central era tradicionalmente diagnosticada em neonatos, mas as formas mais sutis da doença são cada vez mais observadas em crianças mais velhas e adultos.

#### BIOPATOLOGIA

A síndrome agora é definida por uma mutação no gene *PHOX2B*, localizado no cromossomo 4p12. O gene *PHOX2B* é um gene homeobox altamente conservado que é expresso nas vias de reflexo cardiopulmonar, incluindo quimiorreceptores centrais sensíveis ao $CO_2$ que estão localizados no núcleo retrotrapezoide e que fornecem aportes excitatórios para o gerador de padrão respiratório. Anormalidades nos genes *PHOX2B* também foram associadas a doença de Hirschsprung (Capítulo 127), tumores da crista neural, assistolia cardíaca (Capítulo 57) e outras anormalidades do sistema nervoso autônomo (Capítulo 390).

Como a maioria dos pais de crianças afetadas pela síndrome de hipoventilação congênita central não tem mutação *PHOX2B*, as mutações são *de novo*. Cerca de 90% dos pacientes são heterozigotos para mutação por expansão ou repetição de polialanina, na qual o alelo afetado tem 24 a 33 alaninas em vez das 20 alaninas normais. Os 10% restantes dos pacientes com síndrome de hipoventilação congênita central têm mutações *missense*, *nonsense* ou *frameshift* no gene *PHOX2B*.[6]

#### MANIFESTAÇÕES CLÍNICAS E DIAGNÓSTICO

Neonatos podem apresentar cianose por ocasião do parto e/ou apneias centrais recorrentes. Os adultos podem manifestar apneia do sono central idiopática, hipercapnia inexplicada ou anormalidades autonômicas (Capítulo 390). A confirmação do diagnóstico requer a demonstração de anormalidade no gene *PHOX2B*.

#### TRATAMENTO

Atualmente, não há tratamento específico para a síndrome de hipoventilação central congênita além dos cuidados de suporte. É necessário aconselhamento genético para os indivíduos afetados e suas famílias, em razão do padrão de herança autossômico dominante. Os pacientes devem ser alertados contra o uso de sedativos, que podem precipitar insuficiência respiratória. A maioria dos pacientes precisa de ventilação mecânica durante o sono de maneira invasiva (por meio de traqueostomia) ou não invasiva (por meio de suporte de pressão positiva nas vias respiratórias em dois níveis pressóricos [Capítulo 377]). Alguns pacientes permanecem totalmente dependentes do ventilador. A estimulação diafragmática às vezes é efetiva,[7] mas os estimulantes ventilatórios geralmente são ineficazes.

## Tabela 80.1 — Classificação da apneia central do sono

| SÍNDROME DE APNEIA CENTRAL DO SONO | MECANISMO | TRATAMENTO |
|---|---|---|
| Apneias de transição do sono | Flutuações no dióxido de carbono durante as transições entre adormecer, acordar e adormecer | Tranquilização, ocasionalmente hipnóticos ou oxigênio |
| Tratamento crônico com narcóticos | Desaparecimento do impulso ventilatório central | Reduzir a dose do narcótico. Considerar um aparelho de pressão positiva |
| Respiração de Cheyne-Stokes | Ganho de *loop* elevado por quimiossensibilidade e impulso ventilatório robustos | Otimizar o tratamento clínico para insuficiência cardíaca; considerar um aparelho de PAP |
| Apneia central idiopática | Desconhecido | Suporte, PAP de dois níveis; considerar estimulantes ventilatórios |
| Tratamento da apneia central emergente ou "apneia complexa" | Redução da resistência das vias respiratórias superiores ao iniciar o CPAP melhora a eficiência da excreção de dióxido de carbono | Tranquilização, geralmente desaparece espontaneamente |
| Síndromes de hipoventilação do sono | Queda no estímulo com a perda do impulso de vigília, perda da atividade de músculos acessórios durante o sono REM | Ventilação não invasiva |

CPAP = pressão positiva contínua nas vias respiratórias; PAP = pressão positiva nas vias respiratórias; REM = movimento rápido dos olhos.

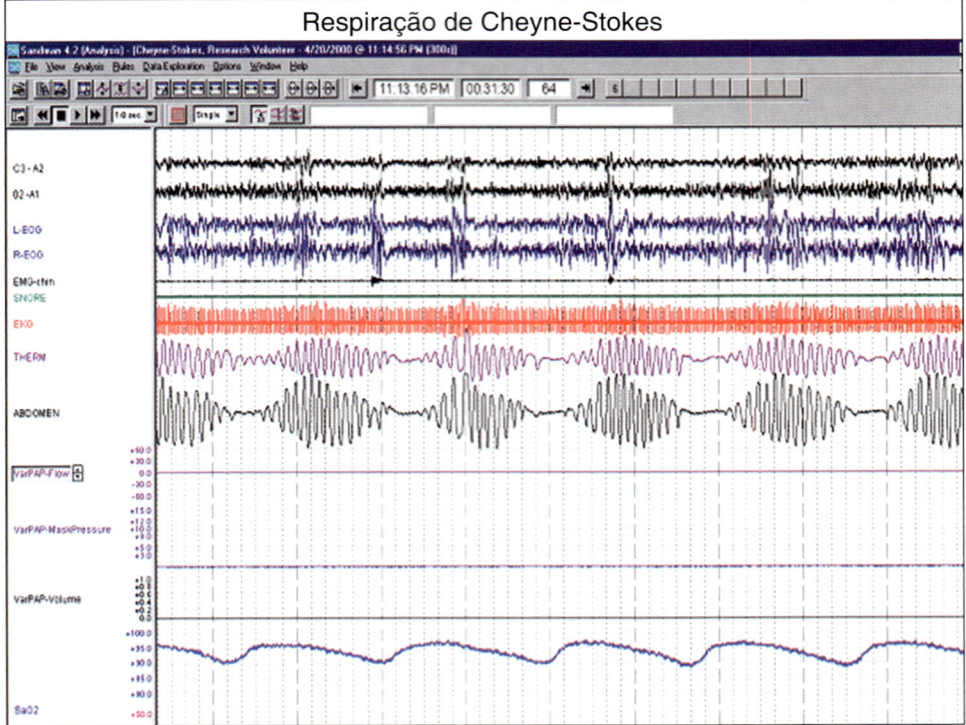

**FIGURA 80.1** Respiração de Cheyne-Stokes com padrão em crescendo-decrescendo. O termistor detecta mudanças na temperatura do ar na boca e no nariz. Observe as ausências no fluxo de ar sem esforço respiratório visto nas cintas abdominais. Esse padrão respiratório leva a dessaturações intermitentes, despertares do sono e episódios de taquicardia. O conceito de ganho de *loop* pode ser compreendido considerando a analogia do termostato em que um sistema de controle está trabalhando para manter uma temperatura ambiente estável (p. ex., 20°C). Por analogia, o sistema de controle respiratório está trabalhando principalmente para manter uma Pa$co_2$ de 40 mmHg estável e um pH estável. Situações em que podem ocorrer flutuações pronunciadas na temperatura ambiente incluem quando o termostato é excessivamente sensível (ou seja, o aquecedor é acionado caso a temperatura ambiente caia para 19,999°C); quando o aquecedor é muito potente, um aumento acentuado na temperatura ambiente será seguido por um período prolongado em que o aquecedor não funcionará. Na analogia da respiração de Cheyne-Stokes, o dióxido de carbono é equiparado à temperatura ambiente e seus níveis seriam instáveis se a quimiossensibilidade (ou seja, o termostato) fosse excessivamente robusta (ou seja, um aumento acentuado na ventilação para uma pequena mudança no dióxido de carbono) ou se a eficiência na excreção de dióxido de carbono for alta (ou seja, queda acentuada da Pa$co_2$ decorrente de aumento da ventilação). Situações que aumentam a propensão para flutuações no dióxido de carbono levam a um ganho de *loop* elevado e, portanto, aumentam o risco de respiração de Cheyne-Stokes.

## Síndromes de hipoventilação adquiridas

### DEFINIÇÃO E EPIDEMIOLOGIA

Pacientes com síndromes de hipoventilação não conseguem manter uma ventilação/minuto adequada para manter sua Pa$co_2$ em 40 mmHg. Os pacientes podem ser classificados como aqueles sem impulso ventilatório central e aqueles com uma anormalidade pulmonar mecânica ou neuromuscular que impeça a ocorrência de trocas gasosas adequadas (ver Tabela 80.2). A frequência de casos não é conhecida, mas a insuficiência respiratória hipercápnica é um dos diagnósticos de admissão mais comuns em unidades de terapia intensiva.

### BIOPATOLOGIA

Pacientes com condições caracterizadas pelo desaparecimento do impulso central têm pulmões e função muscular respiratória razoavelmente normais, mas não apresentam resposta adequada ao dióxido de carbono e hipoxia. Por outro lado, a maior parte dos pacientes com anormalidades mecânicas ou neuromusculares tem um trabalho respiratório maior em comparação com indivíduos normais; as condições subjacentes mais comuns são DPOC grave (Capítulo 82) e obesidade mórbida (Capítulo 207) com síndrome de obesidade-hipoventilação. Esses indivíduos apresentam quiomiorresponsividade diminuída, mas não ausente, o que pode ser um traço adquirido ou pode estar relacionado com uma predisposição genética ainda desconhecida. Outra causa de trocas gasosas inadequadas é doença neuromuscular; as causas comuns incluem distúrbios de transmissão neuromuscular (Capítulo 394), fraqueza muscular grave (Capítulo 393), sequelas de infecção por poliovírus (Capítulo 355), síndrome de Guillain-Barré (Capítulo 392) e envenenamento agudo (Capítulo 102).

## Tabela 80.2 Classificação das doenças hipercápnicas.

| | MECANISMO | DIAGNÓSTICO | TRATAMENTO |
|---|---|---|---|
| **DOENÇA ADQUIRIDA** | | | |
| *Overdose* de narcóticos | Impulso central reduzido | História, pupilas puntiformes, toxicologia | Cuidados de suporte, naloxona |
| Asma brônquica aguda grave | Obstrução grave ao fluxo de ar, espaço morto grande | História típica, sibilos no exame, baixa razão $VEF_1/CVF$ | Broncodilatadores, anti-inflamatórios, ventilação mecânica (geralmente invasiva) |
| Exacerbação aguda de DPOC | Obstrução ao fluxo de ar, espaço morto grande | História, tabagismo, baixa razão $VEF_1/CVF$, etiologia infecciosa | Broncodilatadores, anti-inflamatórios, ventilação não invasiva |
| Síndrome de obesidade-hipoventilação | Baixa complacência do sistema respiratório, alta resistência das vias respiratórias superiores, baixo impulso central | Alto IMC, falta de outros diagnósticos; resposta embotada ao dióxido de carbono | Perda de peso, pressão positiva nas vias respiratórias em dois níveis pressóricos |
| Doença neuromuscular (p. ex., miastenia *gravis*, ELA, polimiosite, SGB/PDIA) | Perda de força da musculatura respiratória | Ortopneia imediata, baixa CV, baixa PImáx/PEmáx | Causa subjacente, ventilação noturna não invasiva, cuidados de suporte |
| Doença pulmonar parenquimatosa grave, como, por exemplo, DPOC | Falta de área de superfície alveolar; espaço morto pulmonar grande e trabalho respiratório elevado | História típica, tabagismo, baixo $VEF_1$ e baixa razão $VEF_1/CVF$ | Broncodilatador, terapia anti-inflamatória, possível ventilação não invasiva noturna, cessação do tabagismo |
| Cifoescoliose | Baixa complacência do sistema respiratório | Exame físico | Cuidados de suporte, ventilação não invasiva |
| **DOENÇA CONGÊNITA** | | | |
| Síndrome de hipoventilação congênita central | Mutação *PHOX2B*, falta de impulso central | Testagem genética | Cuidados de suporte, ventilação mecânica (geralmente não invasiva) |

PDIA = polineuropatia desmielinizante inflamatória aguda; ELA = esclerose lateral amiotrófica; IMC = índice de massa corporal; DPOC = doença pulmonar obstrutiva crônica; $VEF_1$ = volume expiratório forçado no primeiro segundo; CVF = capacidade vital forçada; SGB = síndrome de Guillain-Barré; PEmáx = pressões expiratórias máximas; PImáx = pressões inspiratórias máximas; CV = capacidade vital.

## MANIFESTAÇÕES CLÍNICAS E DIAGNÓSTICO

Pacientes com hipoventilação apresentam inúmeras manifestações que variam de anormalidades assintomáticas em exames laboratoriais (p. ex., $PaCO_2$ elevada, $SaO_2$ baixa inexplicável ou nível de bicarbonato sérico elevado) a insuficiência respiratória na unidade de terapia intensiva (p. ex., infecção respiratória com evidências laboratoriais de anormalidades crônicas, como acidose respiratória aguda superposta a acidose crônica). Pacientes com superdosagem aguda de agentes sedativo-hipnóticos ou narcóticos podem manifestar acidose respiratória aguda e perda de consciência. Pacientes que utilizam narcóticos cronicamente podem apresentar apneia-hipopneia central do sono ou dessaturação de oxigênio não explicada à noite.

Uma vez suspeitado, o diagnóstico de hipoventilação é confirmado pelo achado de $PaCO_2$ maior que 42 mmHg na análise de amostra de sangue arterial. Se a elevação da $PaCO_2$ for de curta duração, de modo que a compensação renal ainda não tenha ocorrido (Capítulo 110), o nível de bicarbonato sérico é aumentado em 1 mEq/ℓ para cada aumento de 10 mmHg na $PaCO_2$. Em comparação, se a acidose respiratória tiver duração suficiente para que a compensação renal ocorra, o nível de bicarbonato sérico aumentará 4 mEq para cada aumento de 10 mmHg na $PaCO_2$ (Figura 80.2).

Uma vez que uma $PaCO_2$ elevada é estabelecida, é apropriado distinguir os pacientes que "não conseguem respirar" daqueles que "não respiram". "Não consigo respirar" implica que um problema mecânico respiratório ou fraqueza neuromuscular está causando a elevação na $PaCO_2$. Anormalidades nas provas de função pulmonar (p. ex., capacidade vital muito baixa) sugerem um distúrbio do parênquima ou da parede torácica. A ultrassonografia consegue identificar neuropatia frênica que causa disfunção diafragmática. Pacientes que "não respiram" têm anormalidades do sistema nervoso central que afetam o impulso central e/ou a quimiossensibilidade.

## TRATAMENTO E PROGNÓSTICO

O tratamento da hipoventilação deve se concentrar na causa subjacente. As intoxicações agudas podem ser tratadas com medidas de suporte ou, em alguns casos, com antídotos específicos (Capítulo 102). As condições crônicas podem ser tratadas abordando a causa subjacente, como a perda de peso na síndrome de obesidade-hipoventilação[7b] ou inibidores da colinesterase na miastenia *gravis* (Capítulo 394).[8] Na doença pulmonar parenquimatosa, o tratamento é direcionado à causa subjacente, se possível (Capítulos 82 e 86).

Sedativos devem ser usados com cautela porque ocasionalmente precipitam insuficiência respiratória aguda. Embora a hipoxemia profunda possa ser claramente deletéria, o oxigênio ocasionalmente precipita acidose respiratória aguda grave, sobretudo em pacientes com exacerbações agudas da DPOC (Capítulo 82). Como resultado, a hipoventilação de pacientes com DPOC exige manejo cauteloso, incluindo a administração cuidadosa de oxigênio suplementar, que deve ser titulado até 90% de saturação arterial de oxigênio ou 60 mmHg de tensão arterial de oxigênio.

Hipoventilação grave exige ventilação mecânica (Capítulo 97), como a ventilação não invasiva para uma exacerbação aguda da DPOC. Para outras apresentações nas quais se acredite que a $PaCO_2$ esteja agudamente elevada, a intubação endotraqueal e a ventilação mecânica são frequentemente utilizadas, especialmente em pacientes com comprometimento da consciência. Na hipoventilação crônica da DPOC hipercápnica, a pressão positiva nas vias respiratórias em dois níveis pressóricos não invasiva por meio de uma máscara facial durante o sono consegue manter a ventilação alveolar, mas não há evidências definitivas de que a ventilação não invasiva com pressão positiva prolongue a vida ou reduza as hospitalizações em pacientes com DPOC e insuficiência respiratória crônica. Além disso, a considerável dificuldade de adesão ao tratamento noturno com pressão positiva em dois níveis pressóricos na DPOC enfatiza a necessidade de discussões com pacientes e familiares sobre seus riscos e benefícios. Na síndrome de hipoventilação-obesidade sem apneia obstrutiva do sono grave, a ventilação não invasiva melhora a $PaCO_2$ e reduz a sonolência diurna, além de melhorar a qualidade de vida relacionada com a saúde.[A2] Se tais pacientes também apresentarem apneia obstrutiva do sono grave, a ventilação não invasiva e a pressão positiva contínua nas vias respiratórias (CPAP) são igualmente eficazes,[A2b] mas CPAP é mais fácil e menos cara de implementar. Em um ensaio clínico randomizado recente de pacientes com apneia central do sono e insuficiência cardíaca, a servoventilação adaptativa, que fornece suporte de pressão inspiratória além de pressão positiva expiratória nas vias respiratórias, não foi útil.[A3]

Outras síndromes de hipoventilação crônica também são comumente tratadas com pressão positiva nas vias respiratórias em dois níveis pressóricos, embora os dados não sejam convincentes. Em algumas condições crônicas, como a doença do neurônio motor (Capítulo 391), deve-se discutir a realização de uma traqueostomia, embora o impacto de tais intervenções na qualidade de vida deva ser cuidadosamente considerado. Independentemente da causa subjacente, a elevação do nível de $PaCO_2$ é considerada um sinal de mau prognóstico. As discussões sobre o fim da vida também são importantes nesses casos, porque o prognóstico dos pacientes com insuficiência respiratória crônica geralmente é ruim.

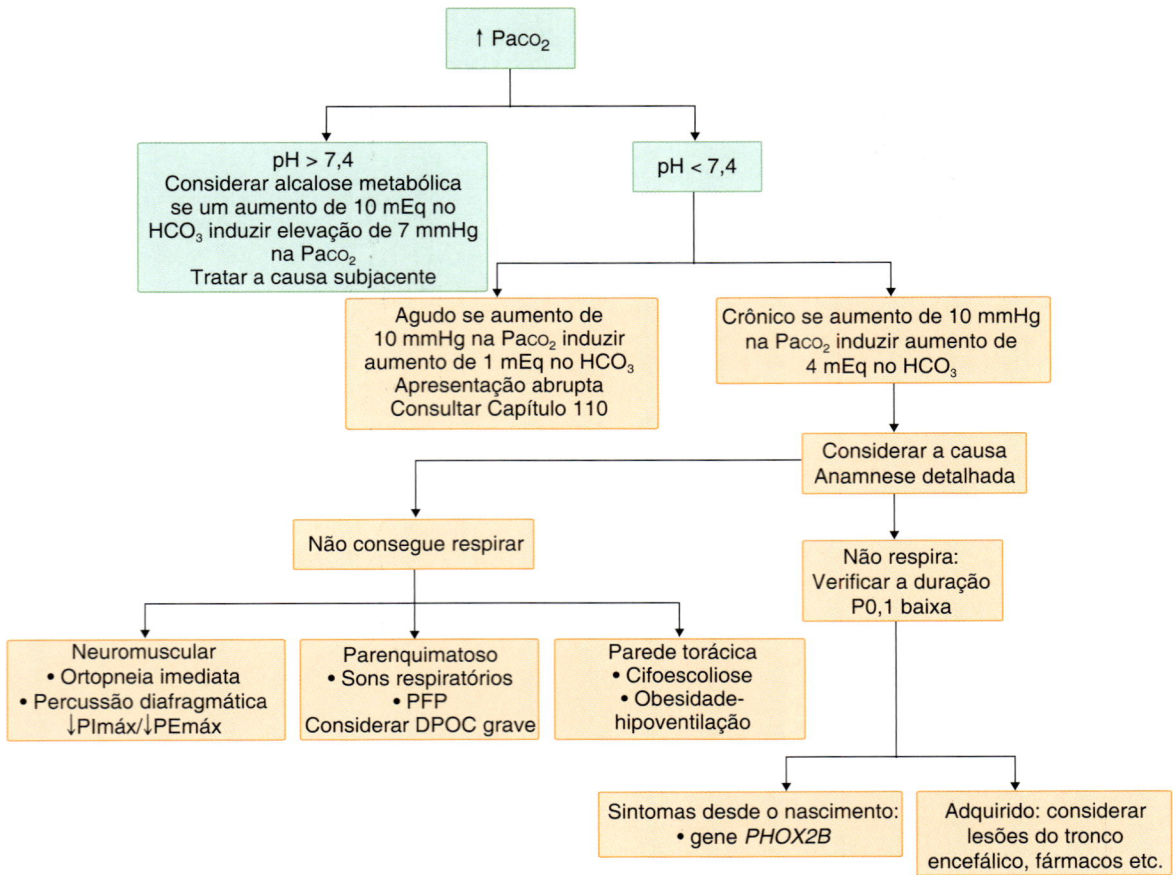

**FIGURA 80.2** Fluxograma de uma abordagem sistemática da hipercapnia e várias causas de hipoventilação. A mudança no pH pode ajudar a determinar a causa e a cronicidade. A anamnese e o exame físico detalhados, juntamente com provas de função pulmonar, podem ajudar a classificar os pacientes em aqueles que "não conseguem respirar" em razão de anormalidades neuromusculares ou mecânicas do sistema respiratório e aqueles que "não respiram" em razão de uma doença do sistema nervoso central. DPOC = doença pulmonar obstrutiva crônica; PEmáx = pressões expiratórias máximas; PImáx = pressões inspiratórias máximas; P0,1 = pressão negativa na boca gerada durante os primeiros 100 ms de uma inspiração ocluída; PFP = provas de função pulmonar.

 **Recomendações de grau A**

A1. Yang H, Sawyer AM. The effect of adaptive servo ventilation (ASV) on objective and subjective outcomes in Cheyne-Stokes respiration (CSR) with central sleep apnea (CSA) in heart failure (HF): a systematic review. *Heart Lung*. 2016;45:199-211.
A2. Masa JF, Corral J, Caballero C, et al. Non-invasive ventilation in obesity hypoventilation syndrome without severe obstructive sleep apnoea. *Thorax*. 2016;71:899-906.
A2b. Masa JF, Mokhlesi B, Benítez I, et al. Long-term clinical effectiveness of continuous positive airway pressure therapy versus non-invasive ventilation therapy in patients with obesity hypoventilation syndrome: a multicentre, open-label, randomised controlled trial. *Lancet*. 2019;393:1721-1732.
A3. O'Connor CM, Whellan DJ, Fiuzat M, et al. Cardiovascular outcomes with minute ventilation-targeted adaptive servo-ventilation therapy in heart failure: the CAT-HF trial. *J Am Coll Cardiol*. 2017;69:1577-1587.

**REFERÊNCIAS BIBLIOGRÁFICAS**

*As referências bibliográficas, bem como os outros materiais suplementares deste livro, encontram-se no GEN-IO, nosso ambiente virtual de aprendizagem.*

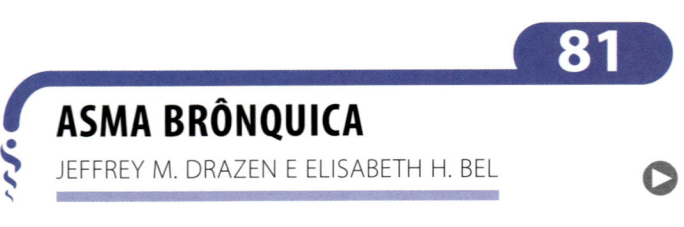

# ASMA BRÔNQUICA
### JEFFREY M. DRAZEN E ELISABETH H. BEL

## DEFINIÇÃO

A asma brônquica é uma síndrome clínica de etiologia desconhecida caracterizada por episódios recorrentes de obstrução das vias respiratórias que melhoram espontaneamente ou como resultado de tratamento. Essas alterações ocorrem no contexto de vários tipos de inflamação das vias respiratórias que se acredita refletirem endotipos específicos dessa síndrome clínica. Embora a obstrução das vias respiratórias seja, em grande parte, reversível, algumas alterações nas vias respiratórias asmáticas podem ser irreversíveis.

## EPIDEMIOLOGIA

A asma brônquica é um distúrbio extremamente comum que afeta mais meninos do que meninas e, após a puberdade, mulheres um pouco mais comumente do que homens; aproximadamente 8% da população adulta dos EUA apresentam sinais e sintomas consistentes com o diagnóstico de asma brônquica. Embora a maioria dos casos surja antes dos 25 anos, uma asma brônquica de início recente pode se desenvolver a qualquer momento ao longo da vida. Estima-se que 300 milhões de indivíduos em todo o mundo apresentem asma brônquica, com 250 mil mortes anuais atribuídas à doença.[1]

A prevalência mundial de asma brônquica aumentou mais de 50% na segunda metade do século XX. Na primeira década do século XXI, a prevalência de sibilos em crianças aumentou cerca de 0,1% ao ano, embora pareça ter alcançado um patamar em 2015.

Durante o período de 1980 a 2010, os maiores aumentos na prevalência de asma brônquica ocorreram em países que adotaram um estilo de vida "industrializado", sem contato com animais de fazenda. Por outro lado, ser criado em um ambiente agrícola em contato próximo com vacas está associado a um risco muito menor de asma brônquica, independentemente de fatores genéticos.

## BIOPATOLOGIA

### Genética

Em estudos com gêmeos, a asma brônquica é hereditária em cerca de 60% dos casos, indicando que fatores genéticos e ambientais são importantes em sua etiologia. Múltiplos estudos de associação genômica ampla (GWAS; do inglês, *genome-wide association studies*) mostraram que existem múltiplos *loci* genéticos associados com a asma brônquica. Cada um contribui com apenas uma pequena fração da carga total da doença e, mesmo quando considerados em conjunto, podem explicar apenas uma pequena fração da prevalência de asma brônquica.

## Patologia

A síndrome da asma brônquica é caracterizada por acentuada heterogeneidade na expressão clínica, gatilhos ambientais e mecanismos imunopatológicos. Tradicionalmente, os médicos identificaram apenas duas modalidades de asma brônquica, a asma brônquica atópica e a não atópica, mas tornou-se claro que essa divisão em dois subtipos é uma simplificação excessiva e que vários mecanismos também chamados de "endotipos" podem levar aos sinais e sintomas "clássicos" da asma brônquica.

A asma brônquica atópica ou alérgica representa o subtipo de asma brônquica mais comum e mais estudado. É caracterizada por sensibilização mediada por imunoglobulina E (IgE) a alergênios ambientais e pode ser observada em quase todas as crianças em idade escolar com asma brônquica e em cerca de metade dos asmáticos adultos. A inflamação e a remodelação das vias respiratórias são características patológicas da asma brônquica atópica. As alterações de remodelação incluem fragilidade epitelial, edema e hiperemia da mucosa, além de espessamento da base reticular subepitelial decorrente da deposição de colágeno dos tipos III e IV. Na asma brônquica crônica mais grave, a parede das vias respiratórias se espessa como resultado da hiperplasia do músculo liso das vias respiratórias, hipertrofia das glândulas secretoras de muco e angiogênese subepitelial. A infiltração da parede das vias respiratórias com células inflamatórias, incluindo linfócitos T helper-2 (Th2) adaptativos, mastócitos e eosinófilos, é um achado geral e ocorre mesmo nos casos mais leves de asma brônquica atópica.

Os *linfócitos Th2* iniciam e propagam a cascata inflamatória associada à alergia ao produzir várias citocinas. Essas citocinas incluem a interleucina (IL)-4, IL-5 e IL-13. A IL-4 induz à proliferação de linfócitos B e é capaz de estimular essas células a produzir IgE. A IL-13 tem efeitos semelhantes aos da IL-4 no que diz respeito à estimulação de linfócitos B e produção de IgE, mas, além disso, induz hiper-responsividade das vias respiratórias, metaplasia das células caliciformes e hipersecreção de muco. A IL-5 tem participação importante na regulação da formação, maturação, recrutamento e sobrevida de eosinófilos. O aumento da produção de IL-5 pode estar relacionado com a patogênese da asma brônquica eosinofílica grave.

Os *mastócitos* são encontrados em estreita associação com as células do músculo liso das vias respiratórias e são classicamente ativados por alergênios quando a IgE está ligada ao receptor de alta afinidade de IgE. A desgranulação e a ativação dos mastócitos mediadas por IgE resultam na liberação de histamina e na produção de cisteinil leucotrienos e prostaglandinas, que contribuem para a broncoconstrição e a hiper-responsividade das vias respiratórias.

Os *eosinófilos* se acumulam nas vias respiratórias após a exposição ao alergênio em indivíduos sensibilizados. Depois da ativação, essas células liberam produtos granulares tóxicos (p. ex., proteína básica principal e proteína catiônica eosinofílica) que podem danificar o epitélio das vias respiratórias e os nervos. Essas células também produzem mediadores lipídicos, como leucotrienos e fator de ativação plaquetária, e uma variedade de citocinas, fatores de crescimento e quimiocinas.

A asma brônquica não atópica ou intrínseca se desenvolve na idade adulta e representa menos de 5% dos casos de asma brônquica. Não está associada a alergias, costuma ser acompanhada por rinossinusite crônica e polipose nasal e é pouco responsiva aos glicocorticoides inalados. A inflamação eosinofílica das vias respiratórias observada neste tipo de asma brônquica não depende da imunidade adaptativa, mas provavelmente é causada por células linfoides inatas do tipo 2 (ILC2) que produzem grandes quantidades de IL-5 e IL-13. O crescimento e a maturação das células ILC2 são estimulados por citocinas epiteliais ("alarminas"), que são induzidas pela exposição crônica a poluentes, vírus ou fungos. As células ILC2 produzem pouca IL-4, de modo que não há resposta dos linfócitos B associada com a IgE. Pacientes com asma brônquica intrínseca geralmente apresentam uma modalidade grave de asma brônquica, com contagens elevadas de eosinófilos no sangue periférico, e geralmente requerem altas doses de glicocorticoides sistêmicos para manter a doença sob controle.

Tanto a asma brônquica atópica quanto intrínseca são denominadas fenótipos de asma brônquica "tipo 2-alto". No entanto, as análises de agrupamento de grandes coortes de pacientes adultos com asma brônquica identificaram pelo menos três subtipos da doença que não são caracterizados por citocinas do tipo 2 ou inflamação eosinofílica das vias respiratórias. Esses subtipos "tipo 2-baixo" de asma brônquica são caracterizados por contagem aumentada de neutrófilos nas vias respiratórias ou nenhuma inflamação das vias respiratórias. Um fenótipo de asma brônquica do "tipo 2-baixo" cada vez mais reconhecido é a asma brônquica associada à obesidade. Esse tipo de asma brônquica ocorre mais tarde na vida, geralmente em mulheres sem doença prévia das vias respiratórias. O mecanismo da asma brônquica associada à obesidade não é bem compreendido. Outros fenótipos de asma brônquica "tipo 2-baixo" incluem certas modalidades de asma brônquica ocupacional (Capítulo 87) (p. ex., asma brônquica induzida por isocianato), asma brônquica neutrofílica com infecção microbiana subclínica e asma brônquica em atletas (p. ex., de esportes aquáticos de resistência). Na prática clínica em adultos, diferentes fenótipos de asma brônquica frequentemente coexistem e interagem no mesmo paciente, enfatizando a necessidade de uma abordagem de tratamento personalizada e direcionada.

## Alterações fisiológicas na asma brônquica

O aumento da resistência ao fluxo de ar é a marca registrada da asma brônquica; é decorrente da obstrução das vias respiratórias resultante da constrição do músculo liso, espessamento do epitélio das vias respiratórias e líquido livre no lúmen das vias respiratórias. A obstrução ao fluxo de ar se manifesta por aumento na resistência das vias respiratórias e diminuição nas taxas de fluxo em toda a capacidade vital. No início de uma crise de asma brônquica, ocorre obstrução em todos os níveis das vias respiratórias; à medida que a crise é resolvida, essas alterações são revertidas – primeiro nas vias respiratórias calibrosas (*i. e.*, tronco principal, brônquios lobares, segmentares e subsegmentares) e, em seguida, nas vias respiratórias mais periféricas. Essa sequência anatômica de início e reversão se reflete nas alterações fisiológicas observadas durante a resolução de um episódio asmático. Especificamente, à medida que uma crise de asma brônquica se resolve, as taxas de fluxo primeiro se normalizam em volumes altos na capacidade vital e somente depois em volumes baixos na capacidade vital. Como a asma brônquica é em grande parte uma doença das vias respiratórias, em vez de uma doença alveolar, nenhuma alteração primária ocorre na curva de pressão-volume estática dos pulmões. No entanto, durante uma crise aguda de asma brônquica, o estreitamento das vias respiratórias pode ser tão intenso que resulta no fechamento das vias respiratórias, com unidades pulmonares individuais fechando em um volume próximo ao seu volume máximo. Esse fechamento resulta em mudança na curva pressão-volume de modo que, para um dado volume de gás contido no tórax, elasticidade diminui, o que, por sua vez, deprime ainda mais as taxas de fluxo expiratório.

A broncoconstrição induzida pelo exercício, que consiste no estreitamento transitório das vias respiratórias após o exercício, ocorre com frequência em atletas que podem não ter asma brônquica ou mesmo apresentar sintomas respiratórios. O mecanismo é incerto, mas o estímulo principal provavelmente é a desidratação das vias respiratórias decorrente do aumento da ventilação.

Outros fatores influenciam ainda o comportamento mecânico dos pulmões durante uma crise aguda de asma brônquica. Durante a inspiração em uma crise de asma brônquica, a pressão pleural inspiratória máxima torna-se mais negativa do que a pressão subatmosférica de 4 a 6 cm $H_2O$ geralmente necessária para o fluxo de ar corrente. A fase expiratória da respiração também se torna ativa quando o paciente tenta forçar o ar dos pulmões. Como consequência, os picos de pressão pleural durante a expiração, que normalmente são, no máximo, apenas alguns centímetros de água acima da pressão atmosférica, podem chegar a 20 a 30 cm$H_2O$ acima da pressão atmosférica. As pressões pleurais baixas durante a inspiração tendem a dilatar as vias respiratórias, enquanto as pressões pleurais altas durante a expiração tendem a estreitar as vias respiratórias. Durante uma crise de asma brônquica, as grandes oscilações de pressão, associadas a alterações nas propriedades mecânicas da parede das vias respiratórias, levam a resistência muito maior ao fluxo expiratório do que ao fluxo inspiratório.

A frequência respiratória geralmente é alta durante uma crise aguda de asma brônquica. Essa taquipneia não é provocada por anormalidades na composição gasosa do sangue arterial, mas sim pela estimulação dos receptores intrapulmonares com efeitos subsequentes nos centros respiratórios centrais. Uma consequência da combinação de estreitamento das vias respiratórias e taxas altas de fluxo de ar é uma carga mecânica elevada na bomba ventilatória. Durante uma crise grave, a carga pode aumentar o trabalho respiratório em um fator de 10 ou mais e pode predispor à fadiga dos músculos ventilatórios. Com relação às trocas gasosas, a natureza irregular do estreitamento das vias respiratórias em asmáticos resulta em má distribuição da ventilação (V) em relação à perfusão pulmonar (Q). Ocorre mudança da preponderância normal das unidades V/Q, de uma razão próxima de uma unidade para uma distribuição com um grande número de unidades alveolocapilares, com uma razão V/Q menor que uma unidade. O efeito final é a indução de hipoxemia arterial. Além disso, a hiperpneia da asma brônquica se reflete como hiperventilação com $Pco_2$ arterial baixa.

### MANIFESTAÇÕES CLÍNICAS

#### Anamnese

Durante uma crise aguda de asma brônquica, os pacientes procuram atendimento médico em razão de dispneia acompanhada de tosse, sibilos e ansiedade. O grau de dispneia sentido pelo paciente não está intimamente relacionado com o grau de obstrução ao fluxo de ar, mas frequentemente é influenciado pela intensidade da crise. A dispneia pode ocorrer apenas aos exercícios (asma brônquica induzida por exercícios), após o tratamento com agentes que inibam as ações da ciclo-oxigenase 1 (doença respiratória exacerbada por ácido acetilsalicílico),[2] após a exposição a um alergênio específico conhecido (asma brônquica extrínseca) ou sem razão identificável (asma brônquica intrínseca). Existem variantes da asma brônquica em que a tosse, rouquidão ou incapacidade de dormir durante a noite são os únicos sintomas. A identificação de um estímulo provocador por meio de questionamentos detalhados ajuda a estabelecer o diagnóstico de asma brônquica e pode ser terapeuticamente útil se o estímulo puder ser evitado. A maior parte dos pacientes com asma brônquica queixa-se de dispneia quando expostos a mudanças bruscas de temperatura e umidade do ar inspirado. Por exemplo, durante os meses de inverno em climas menos temperados, os pacientes costumam apresentam dispneia ao deixar a casa aquecida; em climas quentes e úmidos, os pacientes podem reclamar de dispneia ao entrar em uma sala fria e seca, como um teatro com ar condicionado.

Um fator importante a ser considerado ao levantar a história de um paciente com asma brônquica é o potencial para exposições ocupacionais na asma brônquica (Capítulo 87). A asma brônquica provocada por exposições ocupacionais é denominada asma brônquica ocupacional; a asma brônquica preexistente que é exacerbada por exposições no local de trabalho é denominada asma brônquica exacerbada no local de trabalho. Na síndrome de disfunção reativa das vias respiratórias, uma única grande exposição leva a um fenótipo persistente semelhante ao da asma brônquica em um indivíduo previamente normal.

#### Exame físico

##### Sinais vitais

As características comumente observadas durante uma crise aguda de asma brônquica incluem frequência respiratória alta (geralmente 25 a 40 incursões por minuto), taquicardia e pulso paradoxal (diminuição exagerada da pressão sistólica durante a inspiração). A magnitude do pulso está relacionada com a gravidade da crise; um valor superior a 15 mmHg indica uma crise de gravidade moderada. A oximetria de pulso, com o paciente respirando ar ambiente, comumente revela uma saturação de oxigênio próxima a 90%.

##### Exame torácico

A inspeção pode revelar que os pacientes que apresentam crises agudas de asma brônquica estão usando seus músculos acessórios da respiração; nesse caso, a pele sobre o tórax pode estar retraída para os espaços intercostais durante a inspiração. O tórax geralmente está hiperinsuflado e a fase expiratória é prolongada em relação à fase inspiratória. A percussão do tórax demonstra hiper-ressonância, com perda da variação normal na macicez em razão do movimento diafragmático; o frêmito tátil está diminuído. A ausculta revela sibilos, que é o achado físico cardinal na asma brônquica, mas não estabelece o diagnóstico (Capítulo 77). O sibilo, geralmente mais alto durante a expiração, mas auscultado também durante a inspiração, é caracterizado como polifônico, porque mais de um tom pode ser ouvido simultaneamente (Vídeo 81.1). Os ruídos adventícios podem incluir roncos, que são sugestivos de secreções livres no lúmen das vias respiratórias, ou estertores, que devem levantar a suspeita de um diagnóstico alternativo e são indicativos de infecção localizada ou insuficiência cardíaca. A perda de intensidade ou a ausência de sons respiratórios em um paciente com asma brônquica é uma indicação de obstrução grave ao fluxo de ar.

### DIAGNÓSTICO

#### Achados laboratoriais

##### Achados da função pulmonar

A diminuição nas taxas de fluxo de ar ao longo da capacidade vital é a anormalidade da função pulmonar cardinal durante um episódio asmático.[3] O pico de fluxo expiratório (PFE), o volume expiratório forçado no primeiro segundo ($VEF_1$) e o fluxo expiratório médio forçado (FEMF) estão diminuídos na asma brônquica (Capítulo 79). Na asma brônquica grave, a dispneia pode ser tão intensa que impede o paciente de realizar um espirograma completo. Neste caso, se 2 segundos de expiração forçada puderem ser registrados, podem ser obtidos valores úteis de PFE e $VEF_1$. *Deve-se* graduar a gravidade da crise (Tabela 81.1) com medidas objetivas do fluxo de ar; nenhum outro método produz resultados precisos e reprodutíveis. À medida que a crise se resolve, o PFE e o $VEF_1$ aumentam juntos até valores normais, enquanto o FEMF permanece substancialmente deprimido; conforme segue a resolução da crise, o $VEF_1$ e o PFE podem se normalizar enquanto o FEMF permanece deprimido (Figura 81.1). Mesmo quando a crise foi totalmente resolvida clinicamente, a depressão residual do FEMF não é incomum; esta depressão pode desaparecer durante um curso prolongado de tratamento. Se o paciente for capaz de cooperar de maneira que possam ser feitas medições mais completas da função pulmonar, as medições do volume pulmonar feitas durante uma crise mostram aumento na capacidade pulmonar total e no volume residual; as alterações na capacidade pulmonar total e no volume residual desaparecem com o tratamento. Em razão da cooperação extra necessária para este teste, não é aconselhável realizá-lo durante um episódio asmático agudo, mas é indicado antes da alta em um paciente hospitalizado para tratamento da asma brônquica ou entre episódios desta condição.

Os testes de função pulmonar realizados quando o paciente está relativamente estável geralmente mostram obstrução das vias respiratórias, conforme indicado por um baixo $VEF_1$ (como uma porcentagem do valor predito para o paciente), baixa capacidade vital forçada e valores ligeiramente elevados de capacidade pulmonar total e volume residual. Esses resultados podem se normalizar totalmente após a administração de um broncodilatador, mas uma "resposta ao broncodilatador" é canonicamente definida como um aumento de 12% no $VEF_1$, desde que seja de pelo menos 200 m$\ell$ (e-Figura 81.1).

##### NO• expirado

A fração de NO• no ar expirado ($FE_{NO}$) é elevada em pacientes com asma brônquica. Embora a concentração exata considerada "elevada" varie de acordo com detalhes da técnica usada para obter a amostra de gás, uma

| Tabela 81.1 | Gravidade relativa de uma crise asmática conforme indicado pelo PFE, $VEF_1$ e FEMF. | |
|---|---|---|
| **TESTE** | **VALOR PREDITO (%)** | **GRAVIDADE DA ASMA BRÔNQUICA** |
| PFE | > 80 | |
| $VEF_1$ | > 80 | Sem anormalidades espirométricas |
| FEMF | > 80 | |
| PFE | > 80 | |
| $VEF_1$ | > 70 | Asma brônquica leve |
| FEMF | 55 a 75 | |
| PFE | > 60 | |
| $VEF_1$ | 45 a 70 | Asma brônquica moderada |
| FEMF | 30 a 50 | |
| PFE | < 50 | |
| $VEF_1$ | < 50 | Asma brônquica grave |
| FEMF | 10 a 30 | |

$VEF_1$ = volume expiratório forçado no primeiro segundo; FEMF = fluxo expiratório médio forçado; PFE = pico de fluxo expiratório.

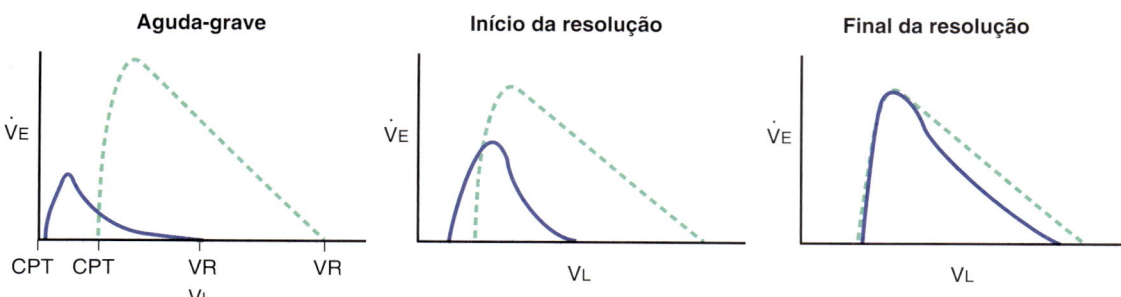

**FIGURA 81.1** Curvas de fluxo-volume (volufluxogramas) esquemáticas em vários estágios da asma brônquica. Em cada figura, a *linha tracejada* representa a curva de fluxo-volume normal. A capacidade pulmonar total (CPT) prevista e observada e o volume residual (VR) são mostrados nos extremos de cada curva. V̇E = taxa de fluxo expiratório; VP = volume pulmonar.

concentração de 20 a 25 partes por bilhão é um nível conveniente e confiável que pode ser usado para distinguir indivíduos sem asma brônquica de pacientes com asma brônquica não tratada.

### Gasometria arterial

A gasometria arterial não precisa ser realizada em indivíduos com asma brônquica leve. Contudo, se a asma brônquica for de gravidade suficiente para merecer observação prolongada, a gasometria é indicada; nesses casos, a hipoxemia e a hipocapnia são a regra. Com o indivíduo respirando ar ambiente próximo ao nível do mar, a $PaO_2$ geralmente está entre 55 e 70 mmHg e a $PaCO_2$ entre 25 e 35 mmHg. No início da crise, geralmente observa-se alcalemia respiratória pura apropriada; com as crises de duração prolongada, o pH retorna ao normal como resultado de uma acidemia metabólica compensatória. $PaCO_2$ normal em um paciente com obstrução moderada a grave ao fluxo de ar é motivo de preocupação, porque indica que a carga mecânica no sistema respiratório é maior do que a que pode ser suportada pelos músculos ventilatórios e que a insuficiência respiratória é iminente. Quando a $PaCO_2$ aumenta em tais configurações, o pH diminui rapidamente porque os estoques de bicarbonato se esgotaram como resultado da compensação renal pela alcalemia respiratória prolongada precedente. Como essa cadeia de eventos pode ocorrer rapidamente, indica-se realizar uma observação cuidadosa em pacientes asmáticos com níveis "normais" de $PaCO_2$ e obstrução moderada a grave ao fluxo de ar.

### Outros achados no exame de sangue

Pacientes asmáticos frequentemente são atópicos; assim, a eosinofilia sanguínea é comum, mas não universal. A quantidade de eosinófilos em um microlitro de sangue tem sido usada como um método para predizer a resposta de determinado paciente ao tratamento anticitocinas na asma brônquica (ver adiante). Além disso, frequentemente são documentados níveis séricos elevados de imunoglobulina E (IgE). Se indicado pela história do paciente, pode-se realizar testes de imunoadsorção específicos, que medem a IgE contra antígenos agressores específicos. Estudos epidemiológicos indicam que a asma brônquica é incomum em indivíduos com níveis baixos de IgE, mas alguns pacientes com asma brônquica grave têm níveis elevados de eosinófilos no sangue com níveis baixos de IgE.

### Achados radiográficos

A radiografia de tórax de um indivíduo com asma brônquica costuma ser normal. A asma brônquica grave está associada à hiperinsuflação, conforme indicado pela depressão do diafragma e campos pulmonares anormalmente claros. Complicações da asma brônquica grave, incluindo enfisema pulmonar subcutâneo, pneumomediastino (e-Figura 81.2) e pneumotórax, podem ser detectadas radiograficamente. Na asma brônquica leve a moderada sem ruídos adventícios além de sibilos, não é necessário realizar radiografia de tórax; se a asma brônquica for de gravidade suficiente para justificar internação hospitalar, recomenda-se a realização de uma radiografia de tórax.

### Achados eletrocardiográficos

O eletrocardiograma geralmente é normal na asma brônquica aguda, exceto por taquicardia sinusal. No entanto, o desvio do eixo elétrico para a direita, bloqueio de ramo direito (BRD), *P pulmonale* ou mesmo anormalidades na onda ST-T podem surgir durante a asma brônquica grave e desaparecer quando a crise cessar.

### Achados do escarro

O escarro do paciente asmático pode ser transparente ou opaco, com coloração verde ou amarela. A presença de cor não se traduz invariavelmente em infecção, e indica-se o exame de esfregaço de escarro corado pelos métodos de Gram e Wright. O escarro frequentemente contém eosinófilos, cristais de Charcot-Leyden (lisofosfolipase eosinofílica cristalizada), espirais de Curschmann (cilindros bronquiolares compostos por muco e células) ou corpos de Creola (aglomerados de células epiteliais das vias respiratórias com cílios identificáveis que, em amostras frescas, frequentemente podem ser vistos bater), que pode afetar a cor sem infecção associada. Os especialistas em asma brônquica podem examinar amostras de escarro induzido para ajudar a identificar endotipos específicos de asma brônquica.

## DIAGNÓSTICO

### Diagnóstico diferencial

A asma brônquica é fácil de reconhecer em um paciente jovem sem comorbidades clínicas que apresenta obstrução exacerbada e remitente das vias respiratórias acompanhada de eosinofilia sanguínea. Uma resposta rápida ao tratamento com broncodilatadores geralmente é tudo o que é necessário para estabelecer o diagnóstico. No entanto, no paciente com dispneia episódica críptica, uma $FE_{NO}$ elevada pode ajudar a estabelecer o diagnóstico de asma brônquica. Entretanto, na ausência de $FE_{NO}$ elevada, deve-se investigar outras causas de sibilos (ver Tabela 77.4). Na verdade, até um terço dos pacientes que têm asma brônquica diagnosticada por um médico podem não ter asma brônquica quando estudados sistematicamente.[4,5]

## PREVENÇÃO E TRATAMENTO[a]

O tratamento da asma brônquica é direcionado a duas facetas distintas da doença: o controle dos sintomas e a prevenção das exacerbações.

O controle sintomático é mensurado pela gravidade e frequência dos sintomas de asma brônquica durante o dia, incluindo a limitação às atividades de vida diária, necessidade do uso de inaladores de "resgate" contendo agentes beta-agonistas e sintomas de asma brônquica que despertam o paciente do sono. A prevenção de exacerbações está menos ligada aos sintomas do que aos níveis de função pulmonar; portanto, o manejo deve incluir medidas objetivas da função pulmonar. A melhor medida é o $VEF_1$, mas também podem ser usadas medidas do PFE. Medidores de pico de fluxo baratos e fáceis de usar tornam a medição viável em praticamente todos os casos.

O tratamento da asma brônquica tem dois componentes. O primeiro é o uso de agentes de alívio agudo (resgate) (ou seja, broncodilatadores) para a obstrução asmática aguda das vias respiratórias. O segundo é o uso de tratamentos controladores, que modificam o ambiente das vias respiratórias asmáticas de modo que o estreitamento agudo das vias respiratórias, que exige tratamentos de resgate, ocorra em frequência muito menor.

Em determinado indivíduo, a intensidade do tratamento da asma brônquica é ajustada, em grande parte, para alcançar cinco objetivos:

1. Possibilitar ao paciente realizar suas atividades de vida diária sem interferência excessiva da asma brônquica.
2. Possibilitar que o paciente durma sem acordar em razão dos sintomas de asma brônquica.

---

[a] N.R.T.: Ver Recomendações para o manejo da asma da Sociedade Brasileira de Pneumologia e Tisiologia – 2020 (*J Bras Pneumol.* 2020;46(1):e20190307).

3. Minimizar o uso de tratamento broncodilatador de resgate.
4. Prevenir a necessidade de atendimento médico não programado.
5. Manter a função pulmonar razoavelmente próxima do normal.

Um paciente que atenda a esses padrões com base em uma anamnese detalhada, exame de tórax e medição da função pulmonar é considerado "sob controle", enquanto um paciente cujas atividades da doença impeçam que esses objetivos sejam alcançados é considerado "fora de controle". Os pacientes que não estão sob controle devem ter seu tratamento intensificado, enquanto aqueles cuja asma brônquica esteja sob bom controle por 3 meses devem tentar ter seu tratamento reduzido (Figura 81.2).

### Tratamentos de resgate
Todos os pacientes com asma brônquica devem receber prescrição de um inalador de resgate beta-agonista de ação rápida (Tabela 81.2) para uso no caso de desenvolvimento de obstrução asmática aguda das vias respiratórias. Os pacientes devem ser ensinados a usar o inalador (Vídeo 81.2) e testados quanto à capacidade de usá-lo corretamente. Todos os inaladores de salbutamol agora contêm propelentes de hidrofluoroalcano para proteger a camada de ozônio, mas esses gases podem exacerbar o efeito estufa. Os "espaçadores" de aerossol podem ajudar os pacientes que têm dificuldade em coordenar seu esforço inspiratório e a atuação do inalador. Para uma exacerbação aguda, uma quadruplicação autodirigida de um glicocorticoide inalado pode abortar a exacerbação e reduzir as exacerbações graves em cerca de 20%.[A1]

### Agentes beta-adrenérgicos
Agentes beta-adrenérgicos de ação rápida administrados por inalação são a base do tratamento broncodilatador da asma brônquica.[6] O músculo liso das vias respiratórias contraídas relaxa em resposta à estimulação dos receptores $beta_2$-adrenérgicos. Os agonistas beta-adrenérgicos com vários graus de seletividade $beta_2$ estão disponíveis para uso em preparações inaladas (por nebulizador ou inalador dosimetrado; Figura 81.3), orais ou parenterais. A maior parte dos pacientes com asma brônquica intermitente leve deve ser tratada com um inalador seletivo $beta_2$ de ação rápida (como o salbutamol) conforme a necessidade. Independentemente do tipo específico de medicamento usado, o tratamento de resgate deve consistir em duas "borrifadas" do inalador, com a primeira e a segunda borrifadas separadas por um intervalo de 3 a 5 minutos; este tempo é suficiente para a primeira borrifada dilatar as vias respiratórias estreitadas, dando ao agente melhor acesso às áreas afetadas do pulmão. Os pacientes devem ser instruídos a expirar até um volume confortável, a inspirar muito lentamente (como fariam ao tomar uma sopa quente) e a acionar o inalador conforme inspiram. A inspiração até próximo da CPT é seguida pela suspensão da respiração por 5 segundos para possibilitar a deposição das pequenas partículas do aerossol nas vias respiratórias mais periféricas; em um tratamento único esse procedimento deve ser repetido. Duas dessas "borrifadas" podem ser repetidas a cada 4 a 6 horas; os pacientes devem ser instruídos a "avançar" no tratamento da asma brônquica (Tabela 81.2) se precisarem usar mais de 12 inalações de um beta-agonista em um período de 72 horas.

### Anticolinérgicos
Agentes atropínicos inibem os efeitos da acetilcolina liberada pelos nervos motores intrapulmonares que correm no nervo vago e inervam o músculo liso das vias respiratórias. O brometo de ipratrópio, o agente atropínico usado terapeuticamente na asma brônquica, está disponível em um inalador dosimetrado (IDM); a dose recomendada é de duas borrifadas de um inalador dosimetrado a cada 4 a 6 horas. Em adultos, o tiotrópio inalado (2,5 μg por IDM todas as manhãs) pode ser adicionado a um glicocorticoide inalado como tratamento para a asma brônquica.[A2]

### Tratamentos de controle
#### Glicocorticoides inalados
Glicocorticoides inalados, que têm menos impacto sistêmico do que os esteroides sistêmicos para um dado nível de efeito terapêutico, são tratamentos de controle eficazes para melhorar a função pulmonar e prevenir exacerbações da asma em pacientes com asma brônquica persistente.[7] Pacientes cuja doença possa ser categorizada como "asma brônquica persistente leve" podem ser tratados com um corticosteroide inalado somente quando há agravamento nos sintomas de asma brônquica, em vez de exigir o uso regular de um corticosteroide inalado.[A3] No entanto, os glicocorticoides inalados não alteram a história natural da asma brônquica. Todos os glicocorticoides inalados disponíveis são tratamentos eficazes para a asma brônquica persistente, mas diferem em termos de custo, magnitude da supressão adrenal e potencial para efeitos sistêmicos, incluindo retardo do crescimento em crianças, perda da mineralização óssea, catarata e glaucoma. No geral, não há dados convincentes disponíveis para sugerir que haja razão para preferir um corticosteroide em detrimento de outro. Os efeitos adversos comuns a todos os glicocorticoides inalados são a candidíase oral e a rouquidão (atribuídos à miopatia dos músculos laríngeos); o risco e a gravidade podem ser reduzidos com espaçadores de aerossol e boa higiene orofaríngea (ou seja, enxágue da boca com gargarejos após a dosagem). Dados recentes indicam que uma combinação de um beta-agonista de ação rápida e um glicocorticoide inalado pode ser usada como tratamento de "alívio" para pacientes com asma brônquica leve intermitente a persistente moderada.[A2-A4]

#### Agentes β-agonistas de ação prolongada
Em contraste com os agentes beta-agonistas de ação rápida a média, vários agentes beta-agonistas de ação prolongada estão atualmente disponíveis

| | | | | | Etapa 5 |
|---|---|---|---|---|---|
| | | | | Etapa 4 | GCI-BAAP em dose baixa diariamente |
| | | | Etapa 3 | GCI-BAAP em dose baixa diariamente | |
| | | Etapa 2 | GCI-BAAP em dose baixa diariamente | | Consultar um especialista à procura de RX adicional, como tiotrópio, anti-IgE, anti-IL5/5R, anti-IL4R |
| **CONTROLE** para prevenir exacerbações | Etapa 1 | GCI em dose baixa diariamente, ou GCI-ROLA em dose baixa conforme necessário | | | |
| Opções primárias | GCI em dose baixa conforme necessário | | | | |
| Opções secundárias | GCI-ROLA em dose baixa conforme necessário | LTRA ou GCI em dose baixa tomado sempre que usado SABA | GCI em dose média ou GCI + LTRA em dose baixa | GCI em dose alta diariamente, adição de tiotrópio ou adição de LTRA | Adicionar glicocorticoides orais na dose mais baixa possível |
| **ALÍVIO** para tratar sintomas | SABA conforme necessário ou GCI-ROLA em dose baixa | | | | |

**FIGURA 81.2** Algoritmo de tratamento da asma brônquica. Para usar esse algoritmo, determinar qual tratamento o paciente está recebendo e se a asma brônquica dele está "sob controle", conforme observado no texto. Se a asma brônquica estiver controlada (tanto pela função pulmonar quanto pelos sintomas), deixar o paciente no nível de tratamento atual ou diminuir uma etapa conforme indicado na figura. Se a doença não estiver sob controle, intensificar o nível atual de tratamento em uma ou duas etapas, dependendo do controle geral. Se não for possível manter a asma brônquica do paciente sob controle com o tratamento da etapa 4, é prudente encaminhá-lo a um centro especializado em asma brônquica para avaliação por um especialista na doença. Tratamentos para asma brônquica como agentes biológicos (anticorpos monoclonais) ou glicocorticoides orais diários devem ser monitorados por esse especialista. Em qualquer configuração, o paciente deve receber um SABA ou uma combinação de ROLA com um GCI, para tratar os sintomas de crise. Ig = imunoglobulina; GCI = glicocorticoide inalado; IL4R = receptor de interleucina-4; IL5/5R = interleucina-5 ou seu receptor; BAAP = $beta_2$-agonista de ação prolongada; LTRA = antagonista do receptor de leucotrieno; ROLA = $beta_2$-agonista de início rápido e ação prolongada; SABA = $beta_2$-agonista de ação rápida. (Modificada de National Asthma Education and Prevention Program, Third Expert Panel on the Diagnosis and Management of Asthma. Expert Panel Report 3: Guidelines for the Diagnosis and Management of Asthma. Bethesda [MD]: National Heart, Lung, and Blood Institute [US]; 2007 Aug. Available from: https://www.ncbi.nlm.nih.gov/books/NBK7232/.)

## Tabela 81.2 — Medicamentos inalados específicos usados por pacientes com asma brônquica.

| NOME GENÉRICO | DOSE/BORRIFADA | BORRIFADAS | COMENTÁRIOS |
|---|---|---|---|
| **BRONCODILATADORES BETA-AGONISTAS[†]** | | | |
| Salbutamol (albuterol)-IPS | Varia de 90 µg a 200 µg | Duas borrifadas conforme necessário para os sintomas da asma brônquica. Pode ser repetido a cada 4 h. A dose máxima é de 10 a 12 borrifadas em 24 h. Procurar um médico para o controle da asma brônquica em caso de uso de mais de 6 borrifadas/dia | Todos são inaladores com dosímetros que fornecem uma dose fixa de medicamento por borrifada |
| Salbutamol (albuterol)-IPS | 100 ou 200 µg | Uma borrifada conforme necessário, caso contrário, igual ao salbutamol IDM | Todos são inaladores de pó seco que fornecem uma dose fixa de medicação por inalação |
| Salbutamol (albuterol, solução) | Varia de 0,63 mg/m$\ell$ a 5 mg/m$\ell$ | Inalar enquanto respira até que a solução seja consumida. Procurar um médico em caso de necessidade de mais de 6 tratamentos domiciliares/dia | Esta solução deve ser usada com um nebulizador de líquido acionado por gás comprimido. Misturar a dose com um volume de solução salina normal estéril até alcançar uma concentração de nebulização de 0,63 mg/m$\ell$ |
| Levalbuterol-IDM | | Mesmo que salbutamol (albuterol)-IDM | O isômero R isolado do salbutamol. Alguns estudos mostram superioridade em relação ao salbutamol racêmico encontrado nos IDM listados previamente |
| Levalbuterol solução | 0,63 mg/m$\ell$ | Mesmo da solução de salbutamol (albuterol) | Solução nebulizante conforme observado previamente para salbutamol |
| Terbutalina-IPS | 250 ou 500 µg | Mesmo que salbutamol (albuterol)-IDM | Inalador de pó seco, usa o esforço produzido pelo paciente para alcançar o fluxo de ar para dispersar e depositar o medicamento |
| Solução de terbutalina | 2,5 mg/m$\ell$ | Mesmo que salbutamol (albuterol) | A quantidade por dose é de 2 m$\ell$ com adição de solução salina estéril até alcançar o volume necessário para funcionamento do nebulizador usado |
| **BRONCODILATADOR ANTICOLINÉRGICO DE AÇÃO PROLONGADA PARA USO NA ASMA GRAVE** | | | |
| Brometo de tiotrópio | 1,25 µg | 2 borrifadas 1 ×/dia | Para pacientes com asma brônquica não controlada por beta-agonista e tratamento com glicocorticoide inalado |
| **GLICOCORTICOIDES INALADOS** | | | |
| Beclometasona | Vem em ambos os inaladores de IDM e IPS com quantidades por borrifada variando de 50 a 400 µg | Ajustar a dose de modo a alcançar o controle da asma brônquica com 2 borrifadas 2 ×/dia. A dose máxima é de 2 borrifadas 2 ×/dia com a dosagem mais alta | Glicocorticoide inalado com maior registro de uso. Embora o medicamento seja genérico, o tipo de inalador e o propelente podem ser de marca registrada. Não são necessários ajustes na dose para pacientes com insuficiência renal ou hepática |
| Budesonida | Inaladores são todos IPS com doses de 100 a 400 µg. Também está disponível solução para nebulização com a dose de medicamento por tratamento variando entre 0,5 e 1,0 mg | Ajustar a dose de modo a alcançar o controle da asma brônquica com uma dose de 2 borrifadas 2 ×/dia. A dose máxima é de duas borrifadas 2 ×/dia com a dosagem mais alta | Não são necessários ajustes na dose para pacientes com insuficiência renal ou hepática |
| Propionato de fluticasona | IDM com doses de 50, 125, 250 µg, bem como embalagens para nebulização a 0,25 e 1,0 mg/m$\ell$ | Com o IDM, começar com baixa concentração e ajuste a dose de modo a alcançar o controle da asma brônquica com uma dose de 2 borrifadas 2 ×/dia. A dose máxima é de duas borrifadas 2 vezes/dia com a dosagem mais alta. Com o nebulizador, escolher uma concentração que controle a asma brônquica quando usada 2 ×/dia | Não são necessários ajustes posológicos para pacientes com insuficiência renal. Pacientes com insuficiência hepática devem ser cuidadosamente monitorados quanto aos efeitos colaterais dos esteroides e a dose deve ser ajustada de maneira adequada |
| Ciclesonida | IDM que fornece 40, 80 ou 160 µg | Com o IDM, começar em uma baixa concentração e ajustar a dose de modo a alcançar o controle da asma brônquica com uma dose de duas borrifadas 2 vezes/dia. A dose máxima é de 2 borrifadas 2 ×/dia com a dosagem mais alta | Não são necessários ajustes na dose para pacientes com insuficiência renal ou hepática |
| Flunisolida | 80 µg | Começar com 2 borrifadas 2 vezes/dia e aumentar conforme necessário. Quatro borrifadas 2 vezes/dia é a dose máxima | Não são necessários ajustes na dose para pacientes com insuficiência renal ou hepática |
| Mometasona | 100 ou 200 µg na forma de HFA; 110 ou 220 µg na forma IPS | Começar com 200 (220) µg uma vez/dia (sugerido uso no período da tarde). A dose máxima é de 800 (880) µg 1 vez/dia. Diminuir a dose conforme o controle for alcançado | Não são necessários ajustes na dose para pacientes com insuficiência renal. Pacientes com insuficiência hepática devem ser cuidadosamente monitorados quanto aos efeitos colaterais dos esteroides e a dose deve ser ajustada de maneira adequada |
| **INALADORES COMBINADOS CONTENDO TANTO GCI QUANTO BAAP[§]** | | | |
| GCI = propionato de fluticasona / BAAP = salmeterol | Disponível n forma de IDM ou IPS. Cada tipo contém uma dose fixa de BAAP com quantidades variáveis de GCI. As quantidades exatas variam de acordo com o tipo de inalador | Começar com uma borrifada 2 vezes/dia com a menor dose de GCI que seja eficaz para o controle da asma brônquica. Titular para cima e para baixo conforme o controle dos sintomas exigir. A dose máxima é de quatro borrifadas de maior potência por dia | Não são necessários ajustes na dose para pacientes com insuficiência renal. Pacientes com insuficiência hepática devem ser cuidadosamente monitorados quanto aos efeitos colaterais dos esteroides e a dose deve ser ajustada de maneira adequada |

## Tabela 81.2 Medicamentos inalados específicos usados por pacientes com asma brônquica. (continuação)

| NOME GENÉRICO | DOSE/BORRIFADA | BORRIFADAS | COMENTÁRIOS |
|---|---|---|---|
| GCI = propionato de fluticasona<br>BAAP = formoterol | Disponível apenas como IDM. Cada dosagem contém uma dose fixa de BAAP com quantidades variáveis de GCI | Começar com duas borrifadas 2 vezes/dia na dose mais baixa de GCI que seja eficaz para o controle da asma brônquica. Titular para cima e para baixo conforme o controle dos sintomas exigir. A dose máxima é de quatro borrifadas de maior potência por dia | Não são necessários ajustes na dose para pacientes com insuficiência renal. Pacientes com insuficiência hepática devem ser cuidadosamente monitorados quanto aos efeitos colaterais dos esteroides e a dose deve ser ajustada de maneira adequada. Não recomendado para menores de 12 anos |
| GCI = budesonida<br>BAAP = salmeterol | Disponível apenas como IPS. Cada dosagem contém uma dose fixa de BAAP com quantidades variáveis de GCI. As quantidades exatas variam de acordo com o tipo de inalador | Começar com uma borrifada 2 vezes/dia com a menor dose de GCI que seja eficaz para o controle da asma brônquica. Titular para cima e para baixo conforme o controle dos sintomas exigir. A dose máxima é de quatro borrifadas de maior potência por dia | Não são necessários ajustes na dose para pacientes com insuficiência renal ou hepática |
| GCI = budesonida<br>BAAP = salmeterol | Disponível apenas como IPS. Cada dosagem contém uma dose fixa de BAAP com quantidades variáveis de GCI. As quantidades exatas variam de acordo com o tipo de inalador | Começar com uma borrifada 2 vezes/dia com a menor dose de GCI que seja eficaz para o controle da asma brônquica. Titular para cima e para baixo conforme o controle dos sintomas exigir. A dose máxima é de quatro borrifadas de maior potência por dia | Não são necessários ajustes na dose para pacientes com insuficiência renal ou hepática |
| GCI = mometasona<br>BAAP = formoterol | Disponível apenas como IDM. Cada dosagem contém uma dose de 5 μg de formoterol com quantidades variáveis de GCI. As quantidades exatas variam de acordo com o tipo de inalador | Começar com uma borrifada 2 vezes/dia na dose mais baixa de GCI que seja eficaz no controle da asma brônquica. Titular para cima e para baixo conforme o controle dos sintomas exigir. A dose máxima é de quatro borrifadas de maior potência por dia | Não são necessários ajustes na dose para pacientes com insuficiência renal ou hepática |
| GCI = beclometasona<br>BAAP = formoterol | Todos contêm 6 μg de formoterol com quantidades de glicocorticoide variando de 100 a 200 μg | Ajustar a dose de GCI de modo a alcançar o controle da asma brônquica com uma dose de duas borrifadas 2 vezes/dia | Não disponível nos EUA |
| GCI = furoato de fluticasona<br>BAAP = vilanterol | Todas as formas contêm 25 μg de vilanterol com quantidade de glicocorticoide variando de 92 a 184 μg | Ajustar a dose de GCI de modo a alcançar o controle da asma brônquica com uma dose de duas borrifadas uma vez/dia | Efeito broncodilatador do vilanterol com início em cerca de 15 min. Não são necessários ajustes na dose para pacientes com insuficiência renal. Pacientes com insuficiência hepática devem ser cuidadosamente monitorados quanto aos efeitos colaterais dos esteroides e a dose deve ser ajustada de maneira adequada |

ᵃIPS = inalador de pó seco; HFA = hidrofluoroalcano; GCI = glicocorticoide inalado; BAAP = beta-agonista de ação prolongada; IDM = inalador dosimetrado.
†Todos são produtos de ação curta, com início de efeito em 5 a 10 minutos e duração do efeito de 4 a 8 horas. Deve ser prescrito um broncodilatador de ação curta como inalador de resgate a todos os pacientes com asma, para que estes possam utilizá-lo como medicação de resgate tão logo percebam sinais de obstrução das vias respiratórias.
‡Os nomes genéricos salbutamol e albuterol são equivalentes. Albuterol é o nome utilizado nos EUA e salbutamol é o nome utilizado no Brasil e na maioria dos outros países.
§Não devem ser utilizados BAAP isoladamente em pacientes com asma.

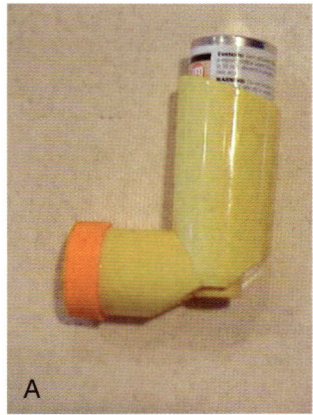 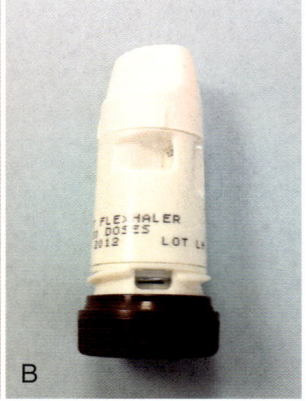

**FIGURA 81.3** Inaladores comumente usados. **A.** Inalador pressurizado dosimetrado de uma marca comercial do salbutamol. Esses inaladores impulsionam o medicamento por meio de um gás pressurizado; muitos inaladores usam propelentes que não prejudicam a camada de ozônio. **B.** Um dos muitos tipos de inaladores de pó seco; o mostrado dispensa budesonida. Quando este tipo de inalador é ativado, o agente ativo é liberado como um pó seco em uma câmara. O paciente cria a energia para o fluxo de ar por meio de um esforço inspiratório que é direcionado pelo aparelho e introduz o medicamento nas vias respiratórias.

em todo o mundo. Esses agentes não devem ser usados em pacientes com asma brônquica, a menos que sejam administrados como tratamento concomitante a um glicocorticoide inalado. Portanto, é recomendado que os pacientes usem um inalador que contenha um glicocorticoide inalado e um beta-agonista de ação prolongada juntos para que os tratamentos com esses dois agentes não possam ser separados.

Uma série de produtos combinados contém esteroides inalados e agentes beta-agonistas de ação prolongada no mesmo aparelho aerossol. Esses produtos evitam que pacientes com asma brônquica usem agentes beta-agonistas inalados de ação prolongada sem glicocorticoides inalados. Ao prescrever um inalador de combinação, o médico deve determinar a dose inalada de glicocorticoide (fluticasona, budesonida, beclometasona, mometasona e outros) que o paciente necessita e, em seguida, escolher um produto de combinação que fornecerá uma dose de beta-agonista de ação prolongada com o glicocorticoide inalado quando administrado em duas borrifadas, 2 vezes/dia. A dose de beta-agonista de ação prolongada varia com a marca e o tipo de inalador usado.

Ensaios clínicos randomizados demonstram que, quando usados com glicocorticoides inalados, os agentes beta-agonistas de ação prolongada não resultam em uma frequência maior de eventos asmáticos graves em comparação com o uso isolado de glicocorticoides inalados.[A5] No entanto, esses estudos foram criticados porque foram excluídos pacientes asmáticos com eventos potencialmente fatais recentes.

### Antileucotrienos
Agentes com capacidade de inibir a síntese de leucotrienos (zileutona, 600 mg 4 vezes/dia, ou liberação controlada 1.200 mg 2 vezes/dia) ou a ação dos leucotrienos no receptor CysLT$_1$ (montelucaste, 10 mg 1 vez/dia; pranlucaste, 225 mg 2 vezes/dia, não disponível nos EUA; e zafirlucaste, 20 mg 2 vezes/dia) são medicamentos orais de controle efetivos em alguns pacientes com asma brônquica persistente leve ou moderada.[A6] Em pacientes tratados com zileutona, deve-se monitorar os níveis de alanina aminotransferase durante os primeiros 3 a 6 meses de tratamento; se os níveis aumentarem para mais de três vezes o limite superior do normal, o medicamento deve ser interrompido. O metabolismo da teofilina é retardado pela zileutona; portanto, indica-se o monitoramento dos níveis se ambos forem prescritos. Esses tratamentos podem ser usados isoladamente para asma brônquica persistente leve ou em combinação com esteroides inalados na asma brônquica mais grave.

## Teofilina

A teofilina e sua congênere aminofilina, mais hidrossolúvel, são broncodilatadores moderadamente potentes, úteis no manejo da asma brônquica tanto em pacientes internados quanto ambulatoriais. O tratamento com teofilina é recomendado apenas para pacientes com asma brônquica persistente moderada ou grave e que estejam recebendo medicamentos de controle, como esteroides inalados ou antileucotrienos, mas cuja asma brônquica não seja adequadamente controlada apesar desses tratamentos.

A teofilina não é amplamente utilizada em razão da sua toxicidade e das grandes variações na sua taxa de metabolismo, tanto em um mesmo indivíduo ao longo do tempo quanto entre indivíduos de uma população. Como é necessário monitorar os níveis séricos para a dosagem ideal, a maior parte dos médicos relegou a teofilina ao tratamento de terceira ou quarta linha. Na maior parte das preparações, a dose inicial deve ser de cerca de 300 mg/dia; a frequência dependerá da preparação usada.

Os níveis séricos aceitáveis para efeitos terapêuticos estão entre 10 e 20 $\mu$g/m$\ell$; níveis mais elevados estão associados à toxicidade gastrintestinal, cardíaca e do sistema nervoso central, incluindo ansiedade, cefaleia, náuseas, vômitos, diarreia, arritmias cardíacas e convulsões. A maior parte dos profissionais que tratam a asma brônquica usam doses e intervalos de dosagem de modo a alcançar níveis de teofilina em estado estacionário de 10 a 14 $\mu$g/m$\ell$, evitando, assim, a toxicidade associada a decréscimos no metabolismo.

## Glicocorticoides sistêmicos

Glicocorticoides sistêmicos são eficazes para o tratamento da asma brônquica persistente moderada a grave,[8] bem como para exacerbações ocasionais graves da asma brônquica em um paciente com asma leve, mas o mecanismo de seu efeito terapêutico não foi estabelecido. Nenhum consenso foi alcançado em relação ao tipo específico, dose ou duração do corticosteroide a ser usado no tratamento da asma brônquica. Em pacientes não hospitalizados com asma brônquica refratária à terapia convencional, recomenda-se um "pulso" de esteroide com doses iniciais de prednisona na ordem de 40 a 60 mg/dia, reduzida a zero ao longo de 7 a 14 dias. Para pacientes que não conseguem parar de tomar esteroides sem ter broncospasmo não controlado recorrente, apesar da adição de vários outros tratamentos de controle, a administração de esteroides orais em dias alternados é preferível ao tratamento diário. Para pacientes cuja asma brônquica exija tratamento hospitalar, mas que não é considerada potencialmente fatal, um *bolus* IV inicial de 2 mg/kg de hidrocortisona, seguido por infusão IV contínua de 0,5 mg/kg/hora, demonstrou ser benéfico em 12 horas. Em crises de asma brônquica consideradas potencialmente fatais, tem sido recomendado o uso de metilprednisolona (125 mg IV a cada 6 horas). Em todos os casos, conforme o paciente melhora, os esteroides orais são substituídos por esteroides IV, e a dose oral é reduzida gradualmente durante 1 a 3 semanas; recomenda-se fortemente a adição de esteroides inalados ao esquema quando são iniciados os esteroides orais.

## Tratamento com anticorpos monoclonais

### Omalizumabe

A administração subcutânea de omalizumabe, um anticorpo monoclonal murino humanizado que se liga à IgE circulante, está associada a níveis reduzidos de IgE livre no soro (não total). Em pacientes com asma brônquica alérgica moderada a grave com níveis elevados de IgE sérica e que estão recebendo glicocorticoides inalados, o tratamento com omalizumabe melhora o controle da asma brônquica, mesmo com a redução das doses de esteroides inalados.[A7] A dosagem é orientada pelo peso e pelos níveis de IgE pré-tratamento: uma dose subcutânea mensal de 0,016 mg × peso corporal (kg) × nível de IgE (UI/m$\ell$). Por exemplo, em um paciente pesando 70 kg com um nível de IgE total pré-tratamento de 300 UI/m$\ell$, seriam administrados 336 mg de omalizumabe mensalmente por injeção subcutânea. Os anticorpos anti-IgE podem reduzir as exacerbações e melhorar a qualidade de vida em pacientes com asma brônquica alérgica grave, mas seu lugar no esquema de tratamento não foi totalmente estabelecido. Em razão do potencial de anafilaxia, todos os pacientes precisam ser monitorados após a injeção; a duração do período de monitoramento não é especificada pela Food and Drug Administration (FDA) dos EUA, mas a maior parte dos médicos monitora seus pacientes por 30 a 60 minutos.

### Mepolizumabe e reslizumabe

O *mepolizumabe* é um anticorpo monoclonal humanizado dirigido contra a IL-5. Em ensaios clínicos randomizados, reduz as exacerbações da asma brônquica em cerca de 50% entre os pacientes com doença grave que ainda apresentam níveis sanguíneos de eosinófilos maiores que 150/$\mu\ell$, apesar do tratamento com glicocorticoides orais ou inalados em altas doses. Em pacientes que requerem terapia diária com glicocorticoide oral para manter o controle da asma brônquica, o mepolizumabe tem um efeito poupador de glicocorticoide significativo.[A8] A dose é de 100 mg SC a cada 4 semanas.

O *reslizumabe* é outro anticorpo monoclonal humanizado contra a IL-5 circulante para pacientes com asma brônquica eosinofílica grave, que apresentou reduções semelhantes às do mepolizumabe na taxa de exacerbações anuais. Em ensaios clínicos randomizados, reduziu a frequência de exacerbações em cerca de 50% em pacientes que tinham asma brônquica e contagens séricas elevadas de eosinófilos e que foram controlados de maneira inadequada com o tratamento baseado em corticosteroides inalados.[A9] Todos esses anticorpos monoclonais são bastante caros, e a maior parte das seguradoras de saúde exige uma autorização específica antes que o medicamento possa ser administrado.

### Outros anticorpos monoclonais

O *benralizumabe* é um anticorpo monoclonal humanizado contra a subunidade $\alpha$ do receptor de IL-5 que induz a uma depleção quase completa de eosinófilos e basófilos na circulação e no tecido pulmonar. Em ensaios clínicos randomizados, o benralizumabe (30 mg SC a cada 4 a 8 semanas) reduziu as exacerbações em 50% e melhorou a função pulmonar em pacientes com asma brônquica eosinofílica grave, muitas vezes apesar de uma dose reduzida de glicocorticoides orais.[A10]

Em pacientes com asma brônquica moderada a grave, dupilumabe, um anticorpo monoclonal contra a subunidade $\alpha$ da interleucina-4 e receptor de interleucina-13 compartilhados (a 300 mg SC a cada 2 semanas), pode melhorar o controle da asma brônquica e possibilitar uma redução na dose de glicocorticoides inalados, muitas vezes com melhora da função pulmonar.[A11,A12] O tezepelumabe, um anticorpo monoclonal humano específico contra a citocina derivada de células epiteliais da linfopoetina do estroma tímico (70 a 280 mg IV a cada 4 semanas), também demonstrou reduzir as exacerbações da asma brônquica entre pacientes tratados com beta-antagonistas de ação prolongada e doses médias a altas de glicocorticoides inalados.[A13]

## Outros medicamentos de controle

O cromoglicato dissódico (2 a 4 vezes/dia por nebulizador usando ampolas 20 mg) é um tratamento inalatório não esteroide usado na asma brônquica persistente leve a moderada. Parece ser mais útil em populações pediátricas ou quando um estímulo identificável (como exercício ou exposição a alergênios) provoca uma resposta asmática.

As exacerbações da asma brônquica podem ser desencadeadas por infecções. Dados sugerem que a azitromicina (500 mg, 3 vezes/semana durante 48 semanas) pode reduzir as exacerbações e melhorar a qualidade de vida em pacientes com sintomas persistentes, mas à custa de mais diarreia e um risco desconhecido de selecionar organismos resistentes.[A14]

Com base na preocupação de que a asma brônquica possa ser causada por refluxo gastroesofágico silencioso, o tratamento com um inibidor da bomba de prótons tem sido recomendado em pacientes com asma brônquica leve a moderada, mesmo na ausência de sintomas gastrintestinais. Ensaios clínicos adequadamente realizados sugerem que essa abordagem não oferece nenhum benefício para o controle da asma brônquica.

## Vacinação antigripal sazonal e doença pneumocócica

A vacinação dos pacientes contra gripe (*influenza*) sazonal é segura e não está associada a exacerbações de asma brônquica. Recomenda-se a vacinação antigripal e contra a doença pneumocócica em pacientes com asma brônquica.

## Ablação por radiofrequência do músculo liso das vias respiratórias

Um sistema patenteado para ablação do músculo liso das vias respiratórias pela distribuição de energia de radiofrequência (RF) por meio de uma sonda colocada por via broncoscópica reduziu as exacerbações de asma brônquica em ensaios clínicos controlados por placebo em pacientes cuja asma brônquica permaneceu fora de controle apesar do uso de vários medicamentos controladores.[9] Embora um aparelho para este tratamento tenha sido aprovado pela agência FDA, os impactos a longo prazo desse tratamento nas vias respiratórias ou na função pulmonar não são conhecidos e recomendações específicas com relação ao seu uso não estão disponíveis.

## Tratamento da asma brônquica voltado ao controle

Todo tratamento atual para a asma brônquica é sintomático (ou seja, nenhum tratamento atual comprovadamente modifica a história da doença); portanto, a abordagem padrão no manejo da asma brônquica é titular o tratamento de modo a alcançar um nível adequado de controle.

Se a asma brônquica do paciente estiver bem controlada, o tratamento pode ser continuado ou diminuído (ver Figura 81.2). Se estiver mal controlada, a intensidade do tratamento deve ser aumentada. Na extremidade leve do espectro, um paciente que tenha raras limitações às atividades de vida diária, tenha função pulmonar quase normal e durma sem interrupção pela asma brônquica não pode receber nada além de tratamento de resgate via inalador conforme necessário. Em geral, se o paciente é capaz de controlar sua asma brônquica com o uso de um inalador dosimetrado com agente único como tratamento de resgate dispensado a cada 7 a 8 semanas ou em menor frequência, não há necessidade de tratamento de controle de base. Se o paciente precisar de mais tratamento de resgate, tiver sintomas que interfiram no sono durante a noite ou tiver função pulmonar moderadamente alterada, deve-se incluir tratamento de controle. Ainda não se sabe se os glicocorticoides inalados podem fornecer benefícios em relação à prevenção de exacerbações futuras em pacientes assintomáticos.[10]

Quando o tratamento de controle com agente único é iniciado, deve consistir em um glicocorticoide inalado ou um antileucotrieno. Se o controle não for obtido com um desses agentes, o paciente pode trocar de um medicamento para outro ou ter um segundo agente adicionado. A combinação de dois agentes mais bem estudada inclui um glicocorticoide inalado e um beta$_2$-agonista adrenérgico de ação prolongada inalado, disponível em um inalador único sob uma variedade de formulações, vendidas sob vários nomes comerciais. Essas combinações fornecem excelente controle da doença e frequentemente possibilitam redução na dose do glicocorticoide inalado. Os dados indicam que outra combinação, um antileucotrieno e esteroide inalado, é mais efetiva do que qualquer um dos tratamentos isoladamente, mas este esquema não tem uma base de evidências tão substancial quanto a combinação de um glicocorticoide inalado com um beta-agonista de ação prolongada.

Os níveis de óxido nítrico (NO) expirado são complementares aos sintomas na avaliação do controle da asma brônquica. Em mãos experientes, a medição do óxido nítrico expirado, quando combinada com o tratamento sintomático, demonstrou ter algum valor potencial no manejo dia a dia da asma brônquica.[A15]

## Cenários específicos de tratamento
### Infecção pulmonar simultânea
Em alguns pacientes, as exacerbações agudas da asma brônquica podem ser causadas por infecção simultânea, que exige terapia direcionada (Capítulos 82, 84 e 91).

### Doença respiratória exacerbada por ácido acetilsalicílico (previamente denominada asma brônquica induzida por ácido acetilsalicílico)
Aproximadamente 5% dos pacientes com asma brônquica persistente moderada a grave desenvolvem asma brônquica quando ingerem agentes que inibem a ciclo-oxigenase (COX), como ácido acetilsalicílico (AAS) e outros anti-inflamatórios não esteroides (AINEs).[11] É menos provável que inibidores da ciclo-oxigenase 2 (COX-2) provoquem essas reações, mas reações semelhantes à causada pelo AAS foram relatadas em pacientes sensíveis tratados com inibidores seletivos da COX-2. Embora as manifestações fisiológicas da provocação laboratorial com AAS possam ser bloqueadas por inibidores da via do leucotrieno, esses agentes não evitam a doença respiratória clínica exacerbada pelo AAS. Portanto, os pacientes com essa modalidade de asma brônquica devem evitar AAS e outros AINEs.

### Asma brônquica no pronto-socorro
Quando um paciente com asma brônquica chega para atendimento de emergência aguda, deve-se realizar medidas objetivas da gravidade da crise, incluindo quantificação do pulso paradoxal e medição das taxas de fluxo de ar (PFE ou VEF$_1$), além dos valores de sinais vitais usuais. Se a crise foi prolongada e não respondeu ao tratamento com broncodilatadores (p. ex., salbutamol por inalador dosimetrado, duas borrifadas a cada 2 a 3 horas) e esteroides inalados em alta dose (p. ex., mais de 2.000 μg/dia de beclometasona ou metade dessa dose de fluticasona) antes da chegada ao pronto-socorro, deve-se administrar esteroides IV (40 a 60 mg de metilprednisolona ou equivalente). Se o paciente não estiver recebendo tratamento com um antagonista do receptor de leucotrieno, estes agentes devem ser administrados (10 mg de montelucaste ou 20 mg de zafirlucaste) o mais rápido possível. Deve-se usar tratamento com agentes beta-agonistas inalados (ou salbutamol nebulizado, 0,5 mℓ de uma solução a 0,5% repetida em intervalos de 20 a 30 minutos, ou salbutamol por inalador dosimetrado, duas borrifadas a cada 30 minutos) até o PFE ou VEF$_1$ aumentar para mais de 40% dos valores preditos. Se esse ponto não for alcançado em 2 horas, recomenda-se fortemente a hospitalização para tratamento adicional.

Quando os pacientes têm valores de PFE e VEF$_1$ superiores a 60% do valor previsto na chegada ao pronto-socorro, é provável que tratamento com beta$_2$-agonistas inalados isoladamente, salbutamol (0,5 mℓ de solução de salbutamol 0,083%) ou equivalente resulte em melhora objetiva nas taxas de fluxo de ar. Se ocorrer melhora significativa no pronto-socorro, esses pacientes geralmente podem ser tratados ambulatorialmente com agentes beta$_2$-agonistas inalados e um agente controlador (ver Figura 81.2). Uma boa estratégia é adicionar glicocorticoides inalados se o paciente não estiver recebendo esse tratamento ou estiver usando um único tratamento de controle.

Para pacientes cujos valores de PFE e VEF$_1$ estiverem entre 40 e 60% dos valores previstos no momento da avaliação inicial no pronto-socorro, indica-se um plano de tratamento com intensidade variável entre esses dois planos. A falta de resposta ao tratamento por critérios objetivos (PFE ou VEF$_1$) nas primeiras 2 horas após a chegada ao pronto-socorro é uma indicação para o uso de glicocorticoides sistêmicos.

### Estado de mal asmático
O indivíduo asmático cujo PFE ou VEF$_1$ não aumenta para mais de 40% do valor previsto com o tratamento, cuja Pa$_{CO_2}$ se eleva sem melhora nos índices de obstrução ao fluxo de ar, ou que desenvolve complicações maiores, como pneumotórax ou pneumomediastino, deve ser hospitalizado para monitoramento atento. Indicam-se tratamentos frequentes com agentes beta-agonistas inalados (0,5 mℓ de uma solução de salbutamol 0,083% a cada 2 horas), aminofilina intravenosa (em doses para produzir níveis plasmáticos máximos aceitáveis, ou seja, 15 a 20 μg/mℓ; dose de ataque de 500 a 1.000 mg administrada durante 1 hora, seguida por infusão de 30 a 60 mg/hora) e esteroides em altas doses (metilprednisolona, 40 a 60 mg IV a cada 4 a 6 horas). Deve-se administrar oxigênio por máscara facial ou cânula nasal em quantidades suficientes para alcançar valores de Sa$_{O_2}$ entre 92 e 94%; F$_{IO_2}$ mais alta promove atelectasia de absorção e não oferece benefício terapêutico. Se houver evidências objetivas de infecção, deve-se administrar o tratamento apropriado a essa infecção. Se não houver melhora com o tratamento e se a insuficiência respiratória parecer iminente, deve-se intensificar o tratamento com broncodilatador até o máximo tolerado pelo paciente, conforme indicado pela frequência cardíaca máxima tolerada, geralmente 130 a 140 bpm. Se indicado, pode-se instituir intubação endotraqueal e ventilação mecânica; nesse caso, o objetivo deve ser fornecer um nível de ventilação apenas adequado para sustentar a vida, mas *não suficiente para normalizar a gasometria arterial*. Por exemplo, uma Pa$_{CO_2}$ de 60 a 70 mmHg, ou até mais alta, é aceitável para um paciente em estado de mal asmático.

### Asma brônquica na gestação
A asma brônquica pode ser exacerbada, permanecer inalterada ou apresentar remissão durante a gestação (Capítulo 226). Não há necessidade de desvios substanciais do tratamento normal da asma brônquica durante a gestação, embora um ensaio clínico randomizado sugira que, ao contrário de outras situações, a medição da fração de óxido nítrico expirado pode melhorar o manejo da asma brônquica durante a gestação. No entanto, nenhum medicamento desnecessário deve ser administrado; esteroides sistêmicos devem ser usados com moderação para evitar complicações fetais, e determinados medicamentos devem ser evitados, incluindo a tetraciclina (para tratamento de infecção intercorrente), o brometo de ipratrópio (que pode causar taquicardia fetal), a terbutalina (que é contraindicada durante o trabalho de parto ativo em razão de seus efeitos tocolíticos) e mucolíticos contendo iodo (como solução saturada de iodeto de potássio). Além disso, o uso de prostaglandina F$_{2\alpha}$ como abortivo deve ser evitado em pacientes asmáticas.

## PROGNÓSTICO

A asma brônquica é uma doença crônica recorrente. A maioria dos pacientes tem crises recorrentes sem perda significativa da função pulmonar por muitos anos. Uma minoria apresenta perda irreversível significativa na função pulmonar além da senescência pulmonar normal. Não foram desenvolvidos métodos para distinguir esses vários fenótipos clínicos.

## Recomendações de grau A

A1. McKeever T, Mortimer K, Wilson A, et al. Quadrupling inhaled glucocorticoid dose to abort asthma exacerbations. *N Engl J Med*. 2018;378:902-910.

A2. Bateman ED, Reddel HK, O'Byrne PM, et al. As-needed budesonide-formoterol versus maintenance budesonide in mild asthma. *N Engl J Med*. 2018;378:1877-1887.

A3. O'Byrne PM, FitzGerald JM, Bateman ED, et al. Inhaled combined budesonide-formoterol as needed in mild asthma. *N Engl J Med*. 2018;378:1865-1876.

A4. Beasley RW, Holliday M, Reddel HK. Controlled trial of as-needed budesonide/formoterol in mild adult asthma. *N Engl J Med*. 2019;380:2020-2030.

A5. Busse WW, Bateman ED, Caplan AL, et al. Combined analysis of asthma safety trials of long-acting β$_2$-agonists. *N Engl J Med*. 2018;378:2497-2505.

A6. Miligkos M, Bannuru RR, Alkofide H, et al. Leukotriene-receptor antagonists versus placebo in the treatment of asthma in adults and adolescents: a systematic review and meta-analysis. *Ann Intern Med*. 2015;163:756-767.

A7. Normansell R, Walker S, Milan SJ, et al. Omalizumab for asthma in adults and children. *Cochrane Database Syst Rev*. 2014;1:CD003559.

A8. Farne HA, Wilson A, Powell C, et al. Anti-IL5 therapies for asthma. *Cochrane Database Syst Rev*. 2017;9:CD010834.

A9. Castro M, Zangrilli J, Wechsler ME, et al. Reslizumab for inadequately controlled asthma with elevated blood eosinophil counts: results from two multicentre, parallel, double-blind, randomised, placebo-controlled, phase 3 trials. *Lancet Respir Med*. 2015;3:355-366.

A10. Nair P, Wenzel S, Rabe KF, et al. Oral glucocorticoid-sparing effect of benralizumab in severe asthma. *N Engl J Med*. 2017;376:2448-2458.

A11. Rabe KF, Nair P, Brusselle G, et al. Efficacy and safety of dupilumab in glucocorticoid-dependent severe asthma. *N Engl J Med*. 2018;378:2475-2485.

A12. Castro M, Corren J, Pavord ID, et al. Dupilumab efficacy and safety in moderate-to-severe uncontrolled asthma. *N Engl J Med*. 2018;378:2486-2496.
A13. Corren J, Parnes JR, Wang L, et al. Tezepelumab in adults with uncontrolled asthma. *N Engl J Med*. 2017;377:936-946.
A14. Gibson PG, Yang IA, Upham JW, et al. Effect of azithromycin on asthma exacerbations and quality of life in adults with persistent uncontrolled asthma (AMAZES): a randomised, double-blind, placebo-controlled trial. *Lancet*. 2017;390:659-668.
A15. Honkoop PJ, Loijmans RJ, Termeer EH, et al. Symptom- and fraction of exhaled nitric oxide-driven strategies for asthma control: a cluster-randomized trial in primary care. *J Allergy Clin Immunol*. 2015;135:682-688.

### REFERÊNCIAS BIBLIOGRÁFICAS

*As referências bibliográficas, bem como os outros materiais suplementares deste livro, encontram-se no GEN-IO, nosso ambiente virtual de aprendizagem.*

# 82

# DOENÇA PULMONAR OBSTRUTIVA CRÔNICA

JOHN REILLY

### DEFINIÇÃO

Doença pulmonar obstrutiva crônica (DPOC) é um termo que engloba várias condições que resultam em obstrução fixa das vias respiratórias e dispneia aos esforços. A DPOC é caracterizada por sintomas respiratórios persistentes e limitação ao fluxo de ar decorrente de anormalidades nas vias respiratórias ou alveolares geralmente causadas por exposição significativa a partículas ou gases nocivos. Quase todos os pacientes apresentam tanto a destruição dos alvéolos associada ao enfisema pulmonar quanto as alterações patológicas das vias respiratórias que são consistentes com a bronquite crônica. No entanto, subconjuntos da população com DPOC podem diferir em termos de história natural e resposta à intervenção terapêutica. Tosse e expectoração diários por 3 meses durante 2 anos ou mais qualificam o indivíduo como tendo bronquite crônica.

A limitação ao fluxo aéreo é definida como uma razão entre o volume expiratório forçado no primeiro segundo ($VEF_1$) e a capacidade vital forçada (CVF) de menos de 0,7 ($VEF_1/CVF < 0,7$) (Capítulo 79). Os sistemas de classificação também podem incorporar outras características que são preditores independentes de sintomas e morte (Figura 82.1).

### EPIDEMIOLOGIA

A DPOC é uma doença de adultos que tipicamente se manifesta na sexta década de vida ou mais tarde, com prevalência global estimada de 175 milhões de pessoas. A estimativa de 3,2 milhões de mortes anuais por DPOC faz dela a terceira principal causa de morte em todo o mundo.[1] Dado o tempo decorrido entre o início do tabagismo e o desenvolvimento da doença clínica, a prevalência global do tabagismo e o envelhecimento da população implicam que o número de casos continuará aumentando. Nos EUA, os custos associados à DPOC são estimados em cerca de US$ 50 bilhões anuais: US$ 30 bilhões em custos médicos diretos e US$ 20 bilhões em custos indiretos.

Os dados epidemiológicos apoiam o conceito de que o tabagismo habitual é o principal fator de risco para o desenvolvimento de DPOC.[2] Em um nível populacional, a "dose" do tabagismo, medida em maços-ano (o produto do número de maços de cigarros fumados por dia e o número de anos com o hábito nesta intensidade), está inversamente relacionada com o $VEF_1$. Fatores que prejudicam o crescimento pulmonar total, incluindo infecções respiratórias na infância, resultam em menor função pulmonar máxima na idade adulta; o subsequente declínio, acelerado ou não, pode resultar no desenvolvimento de DPOC (e-Figura 82.1). O tabagismo é, sem dúvida, o principal contribuinte para o desenvolvimento da DPOC, mas outras exposições implicadas incluem a combustão de combustíveis de biomassa, especialmente em espaços mal ventilados onde esses materiais são usados para cozinhar alimentos e para aquecimento.[3] O papel da poluição do ar ambiente é menos claro. Tosse, expectoração e perda permanente da função pulmonar também podem ocorrer nos indivíduos expostos à poeira do local de trabalho em minas, instalações de manuseio de grãos e fábricas de algodão. Embora os dados mostrem que o aumento dos níveis de poluição esteja temporariamente associado ao aumento da mortalidade em pacientes com DPOC estabelecida, é menos claro se a poluição atmosférica em si é um fator de risco substancial para a doença. Não está claro se infecções respiratórias prévias produzem efeitos residuais na função pulmonar do adulto.

### BIOPATOLOGIA

#### Patologia

A patologia da DPOC inclui a destruição do parênquima, característica do enfisema pulmonar, bem como inflamação e fibrose nas vias respiratórias de pequeno calibre. As contribuições relativas desses componentes distintos variam de um indivíduo para outro. A destruição do parênquima, que é caracterizada por perda das paredes alveolares e seus leitos capilares associados, pode ser demonstrada por redução na capacidade de difusão do monóxido de carbono ($DL_{CO}$) em testes de função pulmonar (Capítulo 79) e por áreas de tecido com densidade reduzida na tomografia computadorizada (TC) do pulmão.

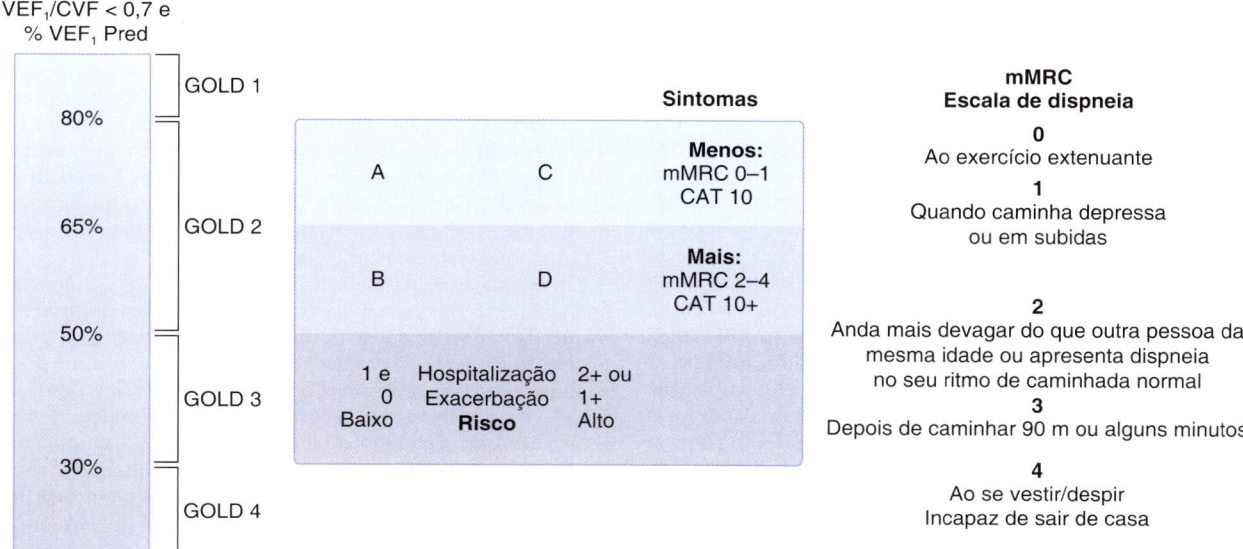

**FIGURA 82.1** Novo sistema de classificação GOLD para DPOC. Além da obstrução ao fluxo de ar (à esquerda), incorpora sintomas e risco de exacerbação de modo a criar quatro categorias: GOLD 1, GOLD 2, GOLD 3 e GOLD 4. Estes, por sua vez, são usados para recomendar tratamento e estimar o prognóstico. mMRC = *modified Medical Research Council Dyspnea Score*; CAT = *COPD Assessment Test*; $VEF_1$ = volume expiratório forçado no primeiro segundo; CVF = capacidade vital forçada; Pred = previsto.

## Patogênese

Dados sugerem papéis importantes para as vias respiratórias, o parênquima pulmonar e a vasculatura pulmonar em pacientes com DPOC. A importância relativa desses mecanismos varia entre os pacientes e contribui para a heterogeneidade da apresentação da doença e da resposta ao tratamento.[3b]

O paradigma mais amplamente aceito para o desenvolvimento do enfisema pulmonar é a teoria da protease-antiprotease. Essa teoria postula que o enfisema pulmonar se desenvolve quando a atividade da protease elastolítica é excessiva em comparação com os níveis de antiprotease. O protótipo dessa teoria é que indivíduos deficientes em $\alpha_1$-antiprotease têm maior risco de desenvolver enfisema pulmonar. A $\alpha_1$-antiprotease é um membro da superfamília da serpina (inibidor da serinoprotease) e é a principal inibidora da elastase de neutrófilos. As proteases que degradam a elastina podem produzir enfisema pulmonar. Além da elastase de neutrófilos, as elastases de macrófagos também podem produzir enfisema pulmonar. O tabagismo induz influxo de células inflamatórias no pulmão, incluindo neutrófilos e macrófagos. Quantitativamente, os macrófagos são o principal componente dessa resposta. Dados experimentais também sustentam a hipótese de que mecanismos vasculares e apoptose contribuem para o desenvolvimento de enfisema pulmonar.

Inflamação das vias respiratórias de pequeno calibre com macrófagos pigmentados é um achado consistente em tabagistas. Linfócitos T CD8+ e neutrófilos também são componentes importantes da resposta inflamatória. Na DPOC, ao contrário de muitos pacientes com asma brônquica, os eosinófilos são um componente relativamente pequeno da resposta inflamatória, mas uma subpopulação de pacientes com DPOC apresenta expectoração e eosinofilia periférica. A sinalização que promove essa resposta inflamatória pode envolver o estresse oxidativo e a produção de espécies reativas de oxigênio.

Em pacientes com DPOC, a resposta inflamatória no pulmão persiste após a cessação do tabagismo. Essa observação, juntamente com as mudanças documentadas no microbioma e a demonstração de autoimunidade em indivíduos com DPOC, fornecem um potencial mecanismo para a observação clínica de progressão continuada da doença, apesar da cessação do tabagismo.

Em pacientes com enfisema pulmonar, o tabagismo induz espessamento da íntima e proliferação de músculo liso no endotélio da vasculatura pulmonar, com diminuição da expressão do fator de crescimento endotelial vascular (VEGF) e apoptose de células endoteliais nos vasos septais. A manipulação da expressão do VEGF em modelos animais pode produzir enfisema pulmonar; isso sugere que as alterações vasculares pulmonares podem ser um evento impulsionador primário em alguns pacientes com DPOC. Além disso, a hipoxemia crônica produz constrição vascular pulmonar que leva ao desenvolvimento de hipertensão pulmonar (Capítulo 75). Glândulas mucosas brônquicas hipertrofiadas, expansão da população de células caliciformes epiteliais e concentração aumentada de mucina nas vias respiratórias se correlacionam com tosse e produção de expectoração excessiva na bronquite crônica, mas não se correlacionam com a obstrução ao fluxo de ar.[4]

## Fisiopatologia

Por definição, a DPOC é caracterizada pela obstrução ao fluxo de ar na expiração. O local anatômico dessa limitação ao fluxo é nas vias respiratórias de pequeno calibre (< 2 mm). A obstrução pode resultar de vários mecanismos: constrição do músculo liso das vias respiratórias; inflamação das vias respiratórias de pequeno calibre, espessamento e fibrose da parede; perda das vias respiratórias de pequeno calibre em razão da destruição do parênquima e colapso dinâmico das vias respiratórias em decorrência da perda da amarração do parênquima secundária à destruição do parênquima que é característica do enfisema pulmonar. Uma alteração concomitante pode ser diminuição da força motriz decorrente da perda de elasticidade na vigência destruição do parênquima. Essa obstrução ao fluxo de ar resulta em tempo expiratório prolongado, que pode ser medido como taxas de fluxo mais baixas ao longo do tempo em um espirograma e que produz uma "escavação" característica da porção expiratória da curva de fluxo-volume (volufluxograma). Quando o tempo expiratório é reduzido em razão do aumento da frequência respiratória, o volume corrente anterior é expirado de maneira incompleta antes do início da próxima inspiração. Esse fenômeno, denominado hiperinsuflação dinâmica, resulta em aumento no volume pulmonar ao final da expiração (EELV; do inglês, *end-expiratory lung volume*) a um nível no qual as taxas de fluxo expiratório aumentam o suficiente para alcançar a expiração completa do volume corrente anterior. O aumento do EELV pode provocar sensação de dispneia independente de hipoxemia.

Em sua modalidade pura, o enfisema pulmonar resulta em colapso expiratório dinâmico das vias respiratórias decorrente da perda de amarração, perda das vias respiratórias de pequeno calibre em razão da destruição do parênquima e perda da superfície de trocas gasosas alveolar. A bronquite crônica, por outro lado, é caracterizada por inflamação das vias respiratórias, aumento da reatividade das vias respiratórias com resultante constrição dinâmica do músculo liso das vias respiratórias, hipertrofia das glândulas mucosas e hipersecreção. O resultado disso é obstrução ao fluxo de ar e tosse crônica produtiva com expectoração. A observação clínica, os estudos histopatológicos, as medidas fisiológicas e os exames de imagem mostraram que nenhuma dessas entidades existe isoladamente; quase todos os pacientes com DPOC têm elementos tanto de enfisema pulmonar quanto de bronquite crônica, embora as contribuições relativas de cada diagnóstico variem de um paciente para outro.

## Genética

O traço monogênico mais comumente associado à DPOC é a deficiência de $\alpha_1$-antitripsina. A $\alpha_1$-antitripsina é codificada pelo gene *SERPINA1*; o produto do gene é um inibidor da serinoprotease sintetizado e secretado pelo fígado. As mutações mais comumente associadas à deficiência resultam na polimerização da $\alpha_1$-antitripsina no fígado e na incapacidade de secretar um produto de proteína funcional. Os níveis circulantes de $\alpha_1$-antitripsina diminuíram para cerca de 15% do normal, um nível que está associado a aumento na incidência de enfisema pulmonar e bronquiectasia (Capítulo 84), bem como doença hepática (Capítulo 137) em alguns indivíduos. Muito incomum em populações não brancas, a frequência alélica de mutações na população branca chega a 4 a 5%. Como menos pacientes são diagnosticados com DPOC e deficiência de $\alpha_1$-antitripsina do que seria esperado com base em cálculos matemáticos, outros fatores, especialmente o tabagismo, presumivelmente influenciam se danos clinicamente relevantes aos órgãos resultam dessas mutações. É controverso se os pacientes que são heterozigotos para um alelo mutante têm risco aumentado de doença pulmonar.

Várias outras síndromes genéticas incluem o enfisema pulmonar ou obstrução ao fluxo de ar. Entre esses genes estão a *cutis laxa* (*ATP7A*, *elastin*, *fibulin 4* e *fibulin 5*), a síndrome de Ehlers-Danlos (Capítulo 244; colágeno do tipo 3 $\alpha_1$) e a síndrome de Marfan (Capítulo 244; fibrilina 1).

As observações de que há agrupamento familiar de casos de DPOC e que apenas uma minoria dos tabagistas desenvolve DPOC levaram à hipótese de que fatores genéticos explicam a resposta diferencial à fumaça do cigarro. Vários genes foram implicados, incluindo *MMP-12* e *Serpin E2*, mas tais achados foram inconsistentes. Estudos longitudinais em andamento podem potencialmente fornecer mais evidências sobre as contribuições genéticas à DPOC.

## MANIFESTAÇÕES CLÍNICAS

O sintoma característico da DPOC é a dispneia aos esforços. Como o esforço máximo não é, tipicamente, limitado pela capacidade ventilatória, os indivíduos podem desenvolver DPOC significativa antes de se tornarem sintomáticos. A progressão gradual da doença, juntamente com o fato de que outros fatores, como doenças cardíacas, obesidade e descondicionamento físico, também podem resultar em dispneia aos esforços, muitas vezes resulta em pacientes que permanecem sintomáticos por meses ou anos antes que seja feito o diagnóstico de DPOC.[4b]

Em muitos casos, o diagnóstico de DPOC é feito quando um paciente apresenta exacerbação manifestada por agravamento de dispneia, agravamento da tosse e incremento ou mudança no caráter da produção de expectoração; pode ou não ser acompanhada por febre e manifestações sistêmicas sugestivas de infecção. O desenvolvimento desses sintomas pode levar o paciente a procurar avaliação médica, quando a anamnese pode revelar exposições que aumentam o risco de DPOC (tipicamente o tabagismo crônico) e dispneia aos esforços prévia. Em um subconjunto de pacientes, um importante componente da história natural da DPOC são as exacerbações recorrentes.

Por definição, a DPOC com bronquite crônica inclui tosse crônica e expectoração. Hemoptise pode ocorrer em pacientes com bronquite crônica, sobretudo durante uma exacerbação. O baqueteamento digital (Figura 45.9) não ocorre na DPOC e seu achado deve levar à investigação de outras condições, notadamente o câncer de pulmão (Capítulo 182) ou a fibrose pulmonar (Capítulo 86).

Pacientes com doença mais avançada podem desenvolver hipoxemia ou hipercarbia. A hipoxemia, que geralmente é documentada pela oximetria de pulso, pode provocar cianose. Hipercarbia, que pode ser sugerida por um nível elevado de bicarbonato sérico, exige gasometria arterial para confirmação.

A DPOC também pode ter manifestações sistêmicas. Pacientes com enfisema pulmonar perdem massa corporal e podem desenvolver sarcopenia. Hipertensão pulmonar (Capítulo 75) pode se desenvolver e estar associada a limitação significativa ao exercício. A depressão (Capítulo 369) é uma comorbidade frequente na DPOC.

## DIAGNÓSTICO

### Anamnese e exame físico

Elementos da anamnese relevantes para estabelecer o diagnóstico incluem relato de tabagismo, outras exposições inalatórias ou ambientais, relato de infecções pulmonares recorrentes na infância ou nascimento pré-termo, tosse (cronicidade, frequência) e produção de expectoração. Deve-se dar ênfase especial ao grau em que as limitações são causadas pela dispneia, porque os pacientes podem gradualmente restringir suas atividades ao longo do tempo para evitar a desconfortável sensação de ficar sem fôlego e podem não relatar dispneia durante suas atividades diárias. Os pacientes devem ser questionados sobre história familiar de doença pulmonar e comorbidades.

Os achados físicos vistos na DPOC incluem se os pacientes têm ou não evidências de cianose, uso de respiração frenolabial, uso de músculos acessórios da respiração ou outros sinais de dificuldade respiratória. A hiperinsuflação crônica associada à DPOC pode resultar em tórax com aumento na dimensão anteroposterior (tórax em barril), uso dos braços para fixar a cintura escapular para possibilitar o uso dos músculos acessórios da respiração (posição de tripé, relato de menos dispneia ao empurrar um carrinho do que ao deambular) e, nos casos avançados, retração da caixa torácica inferior à inspiração em razão da biomecânica alterada dos diafragmas achatados (sinal de Hoover). Movimento paradoxal da parede abdominal à inspiração sugere fadiga dos músculos respiratórios. A percussão do tórax pode revelar ressonância aumentada. A ausculta pode revelar murmúrio vesicular diminuído em pacientes que apresentam predominância de enfisema pulmonar; assimetria aumenta a possibilidade de pneumotórax. Pacientes com doença das vias respiratórias podem apresentar roncos à inspiração e sibilos à expiração forçada.

Os achados cardíacos relacionados com a DPOC são decorrentes principalmente da geometria da parede torácica e da função cardíaca direita. As bulhas cardíacas podem estar hipofonéticas em razão do aumento do espaço de ar retroesternal. Pressão venosa jugular elevada (Figura 45.2), hiperfonese do componente pulmonar ($P_2$) da segunda bulha cardíaca, levantamento paraesternal, congestão hepática e edema periférico aumentam a possibilidade de hipertensão pulmonar (*cor pulmonale*; Capítulo 75). Dado que o tabagismo também é um fator de risco para câncer de pulmão e que pacientes com DPOC correm risco cerca de duas vezes maior de câncer de pulmão em comparação com tabagistas sem DPOC, hemoptise deve levar à investigação para determinar se o paciente tem câncer de pulmão. Pacientes com DPOC com predomínio de enfisema pulmonar podem desenvolver perda de peso e sarcopenia, evidentes no exame físico.

### Testagem diagnóstica

Uma espirometria mostrando obstrução ao fluxo de ar (Figura 82.2) estabelece o diagnóstico (Capítulo 79). A característica da obstrução na espirometria é a redução da razão $VEF_1/CVF$ para menos de 0,7, com taxas mais baixas comumente expressas como um percentual do previsto calculado a partir de dados de referência coletados para uma população normal (padronizados por idade, sexo, altura e etnia), indicando maior gravidade (Tabela 82.1). Os volumes pulmonares podem apresentar elevação no volume residual (VR) e na capacidade pulmonar total (CPT). Em pacientes com enfisema pulmonar ou hipertensão pulmonar, a $DL_{CO}$ pode estar reduzida, de acordo com o grau de perda dos vasos capilares pulmonares que participam das trocas gasosas.

Todos os adultos com DPOC ou bronquiectasia devem ser testados à procura de deficiência de $\alpha_1$-antitripsina, embora os pacientes com maior risco tenham história familiar de DPOC, enfisema pulmonar predominante

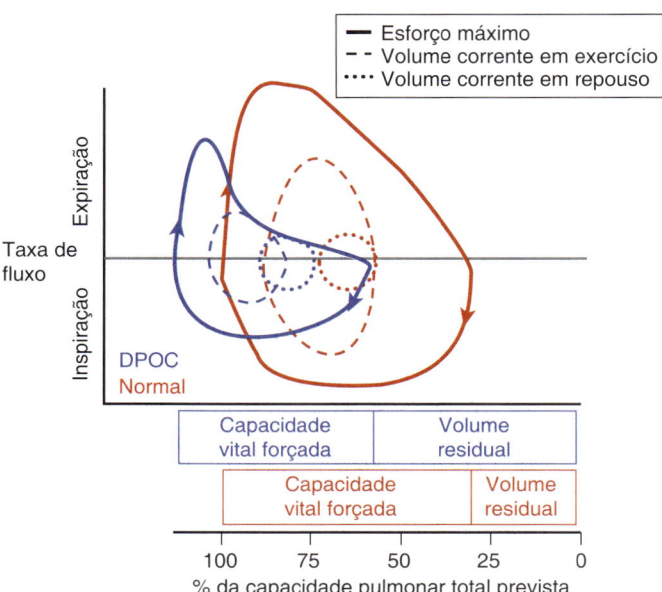

**FIGURA 82.2** Alças de volufluxograma representativas em indivíduos normais (*vermelho*) e com DPOC (*azul*). Os traçados de fluxo-volume são mostrados em repouso, ao exercício (*linhas tracejadas*) e ao esforço máximo. Os traçados normais mostram que as demandas metabólicas produzidas pelo exercício podem ser atendidas com aumento do volume corrente e da frequência, sem alcançar a limitação ao fluxo, e que os volumes pulmonares não mudam. Por outro lado, o paciente com DPOC apresenta limitação ao fluxo durante a respiração corrente. O aumento do volume corrente e da frequência respiratória limita o tempo expiratório, e a limitação ao fluxo resulta em falha em alcançar o volume pulmonar ao final da expiração em repouso. O resultante aumento dos volumes pulmonares, denominado hiperinsuflação dinâmica, está associado a aumento do trabalho respiratório e, portanto, à dispneia.

no lobo inferior ou apresentação em uma idade relativamente jovem. As evidências para o rastreamento à procura de familiares de pacientes com $\alpha_1$-antitripsina não são tão fortes, embora possa ser argumentado que esse rastreamento possibilita um foco intensificado em evitar exposições inalatórias, incluindo o tabagismo, e observação atenta para o desenvolvimento de sinais precoces da doença para que possa ser considerada terapia de reposição.

### Exames de imagem

Radiografias de tórax podem mostrar hiperinsuflação, conforme evidenciado por silhueta diafragmática retificada, aumento do espaço de ar retroesternal na imagem em incidência lateral, redução da trama parenquimatosa, e bolhas no paciente com enfisema pulmonar (Figura 82.3). Em pacientes com suspeita de exacerbação da DPOC, a radiografia de tórax pode mostrar um infiltrado sugestivo de pneumonia (Capítulo 91).

A TC de tórax (Figura 82.4) fornece uma avaliação mais detalhada das características do parênquima e é mais sensível do que as radiografias de tórax simples para demonstrar perda do parênquima consistente com enfisema pulmonar, bolhas e alterações vasculares pulmonares sugestivas de hipertensão pulmonar. Na atualidade é a ferramenta de escolha para rastreamento à procura de câncer de pulmão (Capítulo 182) em uma população de risco que inclui a maior parte dos pacientes com DPOC e história

| Tabela 82.1 | Gravidade da obstrução ao fluxo de ar na DPOC de acordo com a espirometria pós-broncodilador. |
|---|---|
| **ESTÁGIO E GRAVIDADE** | **DEFINIÇÃO** |
| I: Leve | $VEF_1/CVF < 0,70$, $VEF_1 \geq 80\%$ do previsto |
| II: Moderada | $VEF_1/CVF < 0,70$, $50\% \leq VEF_1 < 80\%$ do previsto |
| III: Grave | $VEF_1/CVF < 0,70$, $30\% \leq VEF_1 < 50\%$ do previsto |
| IV: Muito grave | $VEF_1/CVF < 0,70$, $VEF_1 < 30\%$ do previsto ou $VEF_1 < 50\%$ do previsto + insuficiência respiratória crônica |

DPOC = doença pulmonar obstrutiva crônica; $VEF_1$ = volume expiratório forçado no primeiro segundo; CVF = capacidade vital forçada.

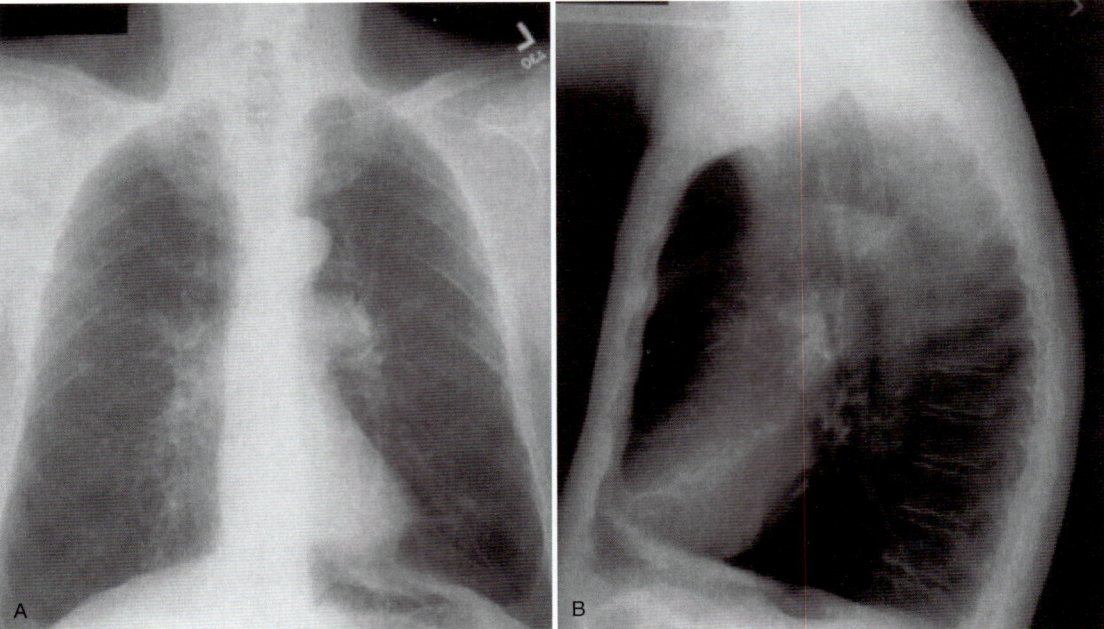

**FIGURA 82.3** Incidências posteroanterior (A) e lateral (B) da radiografia de tórax em um paciente com enfisema pulmonar. As anormalidades mais óbvias são aquelas associadas ao aumento do volume pulmonar. Os pulmões parecem escuros em razão do aumento do ar em relação ao tecido. Os diafragmas estão caudais em relação à sua posição normal e parecem mais retificados do que o normal. O coração está orientado mais verticalmente do que o normal em razão do deslocamento caudal do diafragma, e o diâmetro transverso da caixa torácica está aumentado; como resultado, a largura do coração em relação à caixa torácica na incidência posteroanterior está reduzida. O espaço entre o esterno, o coração e os grandes vasos está aumentado na incidência lateral.

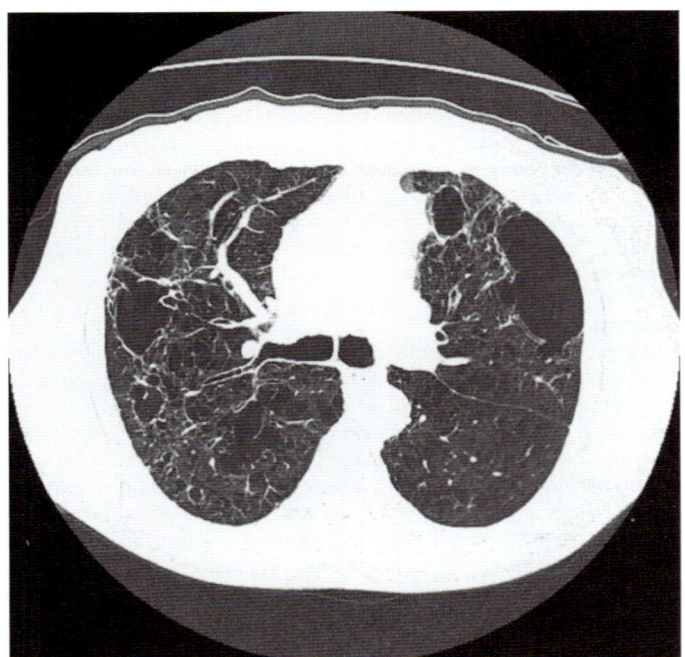

**FIGURA 82.4** Tomografia computadorizada mostrando enfisema pulmonar. TC de alta resolução do tórax ao nível da carina traqueal em um paciente com enfisema pulmonar. O pulmão esquerdo é visto à direita. Existem múltiplas áreas de perda de parênquima confluente (bolhas) que aparecem como áreas pretas sem marcas de parênquima. Existem pequenas áreas adicionais de perda parenquimatosa consistentes com enfisema pulmonar. O brônquio do lobo superior direito é visto entrando no pulmão; suas paredes estão espessadas, sugerindo inflamação crônica. (Cortesia do Dr. Bruce Maycher.)

pregressa significativa de tabagismo. Embora a TC forneça informações sobre a existência e a magnitude do enfisema pulmonar e das anormalidades das vias respiratórias, prescreve-se a maior parte das opções terapêuticas disponíveis, independentemente das contribuições relativas do enfisema pulmonar e da bronquite crônica. Portanto, a TC é pouco útil na orientação do tratamento na DPOC, com exceção dos casos em que uma intervenção cirúrgica (discutida posteriormente) esteja sendo considerada.

A ressonância magnética tem pouco valor clínico na avaliação da DPOC porque o ar afeta negativamente a capacidade de produzir imagens detalhadas do parênquima pulmonar. A ecocardiografia consegue quantificar de maneira não invasiva as pressões da artéria pulmonar avaliando a velocidade de qualquer jato tricúspide regurgitante (Capítulo 49), mas a aquisição de imagens pode ser comprometida pela hiperinsuflação retroesternal entre o transdutor de ultrassom e o coração. A ultrassonografia (US) transtorácica é usada principalmente para investigar se existe derrame pleural (Capítulo 92) e para guiar a toracocentese.

### Gasometria arterial e oximetria

A hipoxemia pode ser avaliada pela oximetria ou gasometria arterial, enquanto o diagnóstico de hipercarbia requer uma amostra de gasometria arterial. A hipercarbia crônica é, tipicamente, acompanhada por acidose respiratória com elevação compensatória no pH sérico e no nível sérico de bicarbonato que corrige incompletamente a acidemia (Capítulo 95).

### Diagnóstico diferencial

É importante diferenciar a DPOC da asma brônquica (Capítulo 81), especialmente em pacientes idosos.[5] As manifestações clínicas sugestivas de asma brônquica em vez de DPOC incluem o início dos sintomas em tenra idade, atopia, ausência de história de tabagismo, sintomas variáveis ao longo do tempo e obstrução ao fluxo de ar que é amplamente reversível. No entanto, os idosos podem desenvolver asma brônquica de início recente, alguns pacientes com asma brônquica fumam, muitos asmáticos não têm história de atopia e a asma brônquica grave de longa data pode resultar em algum grau de obstrução fixa ao fluxo de ar. Como os tratamentos para asma brônquica e DPOC tornaram-se mais semelhantes, distinguir entre eles tornou-se menos importante. Além disso, muitos pacientes com DPOC têm características semelhantes às da asma brônquica.[6] Na bronquiectasia (Capítulo 84), que é caracterizada por inflamação crônica e resulta em dilatação anormal das vias respiratórias, as manifestações clínicas são dominadas por tosse e expectoração purulenta. A bronquiectasia pode ser diferenciada da DPOC pela TC de tórax que mostra um componente bronquítico predominante.

Na bronquiolite obliterante, o estreitamento cicatricial (fibrótico) das vias respiratórias distais está associado a obstrução grave e irreversível ao fluxo de ar. A bronquiolite obliterante pode se desenvolver em pacientes com colagenoses (Capítulos 248 e 250) e é comum após um transplante de pulmão (Capítulo 93). Um distúrbio semelhante pode ser causado por inalantes industriais, como o diacetil, que é um aromatizante semelhante à manteiga usado na pipoca para micro-ondas (Capítulo 87). Em não tabagistas, a bronquiolite obliterante pode ser diagnosticada de maneira confiável com base em uma anamnese detalhada e na existência de obstrução irreversível ao fluxo de ar na ausência de enfisema pulmonar ou outras explicações em uma TC de tórax. Em tabagistas, entretanto, o diagnóstico é mais difícil porque a exposição ao diacetil provoca anormalidades semelhantes às causadas pela fumaça do cigarro.

## TRATAMENTO

Nenhuma intervenção além do transplante de pulmão pode reverter ou curar a DPOC, então, o tratamento se concentra em modificar sua história natural, melhorar os sintomas, minimizar as complicações e reduzir a mortalidade.[7]

### Modificação da história natural da DPOC

O abandono do tabagismo reduz a taxa de declínio no $VEF_1$ e a taxa de mortalidade geral a longo prazo, incluindo a taxa de mortalidade atribuível ao câncer de pulmão e doenças cardiovasculares. Em comparação, a farmacoterapia não demonstrou alterar de maneira conclusiva a taxa de declínio do $VEF_1$. Um anticolinérgico inalado, o brometo de ipratrópio, promove um pequeno aumento inicial do $VEF_1$, mas não afeta a taxa de declínio subsequente. O tiotrópio inalado, outro agente anticolinérgico, consegue reduzir modestamente a taxa de declínio no $VEF_1$ pós-broncodilatador quando usado regularmente em pacientes com DPOC em estágio inicial.[A1] Vários outros estudos com agentes beta-agonistas inalados, agentes anticolinérgicos e glicocorticoides não demonstraram consistentemente um impacto sobre a taxa de declínio no $VEF_1$. Com base nesses resultados decepcionantes, a United States Preventive Services Task Force reforçou sua recomendação contra o rastreamento de indivíduos assintomáticos à procura de DPOC em razão da falta de dados que apoiem um efeito benéfico substancial da intervenção em tais indivíduos.[8]

### Oxigenoterapia

Em pacientes com hipoxemia em repouso, definida como a saturação de oxigênio arterial menor que 88% ou a $Pao_2$ menor que 56 mmHg, a suplementação contínua de oxigênio 24 horas/dia consegue reduzir significativamente a taxa de mortalidade. Em pacientes com hipercapnia persistente, adicionar ventilação não invasiva à oxigenoterapia consegue reduzir internações hospitalares futuras e retardar a morte.[A2] A taxa de fluxo de oxigênio deve ser titulada em incrementos de 1 ℓ/minuto a cada intervalo de 15 minutos para fornecer uma saturação de oxigênio em repouso que esteja consistentemente acima de 90%. O oxigênio a longo prazo pode diminuir a policitemia e a hipertensão pulmonar, e também pode melhorar a função neuropsiquiátrica.

Contudo, para pacientes com DPOC e hipoxemia moderada em repouso ($Sao_2$ 88 a 93%) acompanhada de dessaturação aos esforços ou dessaturação noturna com $Sao_2$ que não cai abaixo de 80%, a suplementação de oxigênio não altera o tempo até a primeira hospitalização nem a taxa de mortalidade.[A3]

Em pacientes que sejam normoxêmicos ou minimamente hipoxêmicos em repouso respirando ar ambiente, mas desenvolvem dessaturação de oxigênio ao exercício, o oxigênio ambulatorial pode melhorar modestamente a dispneia, a acidose láctica ao exercício e a hiperinsuflação dinâmica, mas as atividades de vida diária raramente são melhoradas;[A4] então estes benefícios rotineiramente não justificam os custos e a inconveniência da suplementação crônica de oxigênio.

### Melhora dos sintomas

As intervenções direcionadas a melhorar os sintomas da DPOC incluem a farmacoterapia, a reabilitação pulmonar e a cirurgia.

#### Farmacoterapia

Para sintomas crônicos, a base do tratamento são os medicamentos inalados (Figura 82.5), que se enquadram em três classes: agentes beta-agonistas, antagonistas muscarínicos e glicocorticoides (Tabela 82.2). Em cada uma dessas três classes, os medicamentos diferem principalmente por sua farmacocinética e intervalos de dosagem.

Cada classe de broncodilatadores de ação prolongada é cerca de 15 a 20% mais eficaz do que o placebo em reduzir as exacerbações, e apenas cerca de seis pacientes precisam ser tratados para prevenir uma exacerbação por ano. Os eventos adversos dos broncodilatadores de ação prolongada geralmente são menores em pacientes com DPOC.

#### Agentes beta-agonistas inalados

Embora a DPOC seja definida pela obstrução ao fluxo de ar que não é completamente reversível, muitos pacientes apresentam um aumento mensurável nas taxas de fluxo expiratório em resposta aos agentes beta-agonistas inalados. Os *agentes beta-agonistas de ação rápida* têm rápido início de ação e duração de ação de 4 a 6 horas. O mais comumente prescrito é o salbutamol, que produz aumentos modestos do $VEF_1$ e alivia os sintomas em pacientes com DPOC moderada a grave. Os efeitos colaterais incluem taquicardia e tremores. Esses agentes exigem dosagem frequente, por isso são, tipicamente, usados para aliviar sintomas agudos e tratar exacerbações.

Os *agentes beta-agonistas de ação prolongada*, incluindo o salmeterol e o formoterol, têm duração de ação de cerca de 12 horas, enquanto o indacaterol tem duração de ação de 24 horas. Esses agentes aumentam modestamente o $VEF_1$ e melhoram a qualidade de vida, com o indacaterol talvez apresentando a maior melhoria na qualidade de vida. Esses agentes também reduzem a frequência das exacerbações em cerca de 20%, embora esse benefício possa ser silenciado em pacientes que também estejam tomando glicocorticoides inalados. Esses agentes podem causar taquicardia e tremores, além de aumentar o risco de eventos cardiovasculares em pacientes com DPOC.[9]

#### Antagonistas muscarínicos

Os antagonistas muscarínicos, que são usados da mesma maneira que os agentes beta-agonistas em pacientes com DPOC, promovem melhorias modestas no $VEF_1$, melhorias significativas na qualidade de vida relacionada com a saúde e também reduzem o risco de exacerbações. O principal antagonista muscarínico de ação rápida é o brometo de ipratrópio, que pode ser usado de maneira aguda e crônica em pacientes sintomáticos com DPOC. No entanto, seu uso crônico foi amplamente suplantado pelos antagonistas muscarínicos de ação prolongada, que têm um esquema de dosagem mais conveniente. Os antagonistas muscarínicos são úteis em pacientes com sintomas crônicos e/ou história de exacerbações recorrentes. Esses agentes geralmente são bem tolerados, com os efeitos colaterais mais comumente relacionados com a atividade anticolinérgica: xerostomia, retenção urinária e constipação intestinal, sem aumento significativo no risco cardíaco.

#### Glicocorticoides inalados

Os glicocorticoides inalados reduzem as exacerbações da DPOC e a taxa de declínio na qualidade de vida. No entanto, eles não melhoram de maneira confiável a função pulmonar medida, não alentecem o declínio do $VEF_1$ nem diminuem a taxa de mortalidade. Eles são mais bem prescritos com um agonista adrenérgico de ação prolongada ou um antagonista muscarínico, em vez de como o único tratamento para a DPOC (ver Tabela 82.2). Os corticosteroides inalados promovem melhorias marginais na função pulmonar e no estado de saúde respiratória em pacientes com DPOC e reduzem as taxas de exacerbação da DPOC em cerca de 15 a 20% em termos relativos.[A5] Os efeitos colaterais são candidíase orofaríngea e disfonia, bem como um aparente aumento no risco de pneumonia. Portanto, a decisão de usar corticosteroides inalados na DPOC deve comparar o benefício antecipado contra o risco pequeno, mas significativo, de efeitos colaterais.

#### Tratamento combinado

Os corticosteroides inalados combinados com um beta$_2$-agonista de ação prolongada inalado (p. ex., vilanterol, formoterol, fumarato ou indacaterol) fornecem, com segurança, benefícios incrementais em comparação com qualquer monoterapia.[A6,A8] A combinação de um inalador com agonista beta$_2$-adrenérgico de ação prolongada mais um inalador com anticolinérgico de ação prolongada ou a combinação de um glicopirrônio inalado 1 vez/dia (um agente antimuscarínico de ação prolongada a 50 μg) mais indacaterol de ação prolongada (110 μg) também são mais eficazes do que o tratamento com um agente único.[A9,A10] Além disso, a terapia tripla 1 vez/dia, que combina um antagonista muscarínico de ação prolongada com um beta-agonista de ação prolongada e um corticosteroide (p. ex., adição de umeclidínio [62,5 μg] ao vilanterol [25 mg] mais furoato de fluticasona [100 μg]) é ainda mais eficaz para prevenir as exacerbações e hospitalizações da DPOC do que a terapia dupla.[A11,A12]

#### Inibidores da fosfodiesterase-4 (PDE4)

O roflumilaste e o cilomilaste são inibidores da fosfodiesterase-4 orais que reduzem as exacerbações da DPOC e resultam em melhorias modestas na função pulmonar e na qualidade de vida, com benefícios semelhantes aos observados com os corticosteroides inalados. O roflumilaste oral (500 μg 1 vez/dia) consegue aumentar o $VEF_1$ em cerca de 50 mℓ[A13] e pode reduzir tanto as exacerbações quanto as internações hospitalares em pacientes com DPOC grave e que tiveram exacerbações graves ou frequentes, apesar do uso de corticosteroides inalados e beta$_2$-agonistas de duração prolongada, mesmo em combinação com o tiotrópio.[A14] No entanto, esses agentes geralmente têm mais efeitos colaterais do que os corticosteroides inalados, incluindo náuseas, diarreia e perda de peso. Embora esses efeitos colaterais tendam a diminuir com o tempo, os pacientes frequentemente interrompem esses medicamentos logo após o início do tratamento. Como resultado, os inibidores da fosfodiesterase-4 são recomendados apenas para pacientes com DPOC que apresentam sintomas persistentes ou exacerbações recorrentes, apesar do tratamento com antagonistas muscarínicos de ação prolongada, agentes beta-agonistas de ação prolongada e corticosteroides inalados.

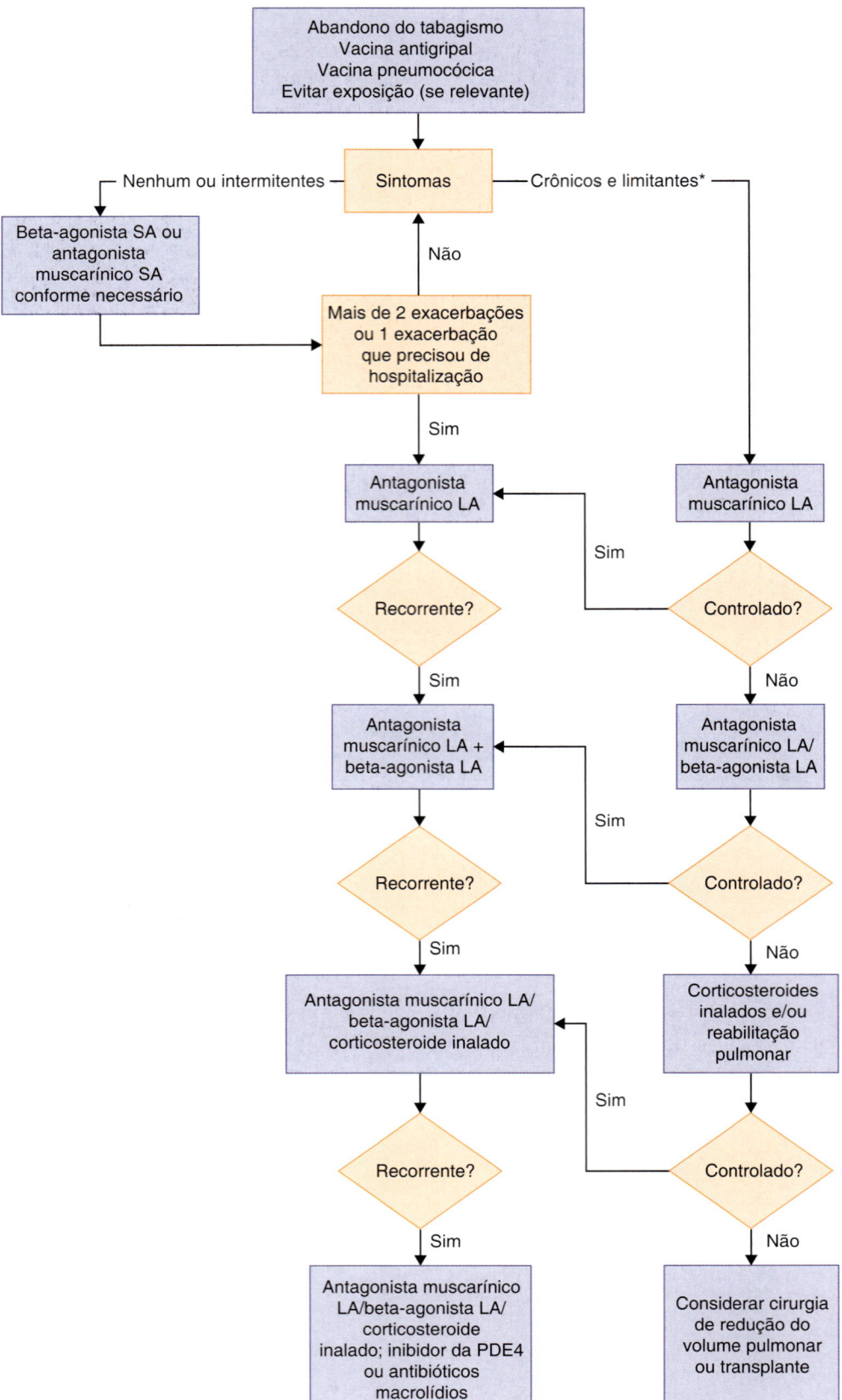

**FIGURA 82.5** Abordagem ao paciente com doença pulmonar obstrutiva crônica.* A dispneia faz com que o paciente caminhe mais devagar do que pacientes da mesma idade ou pare para recuperar o fôlego ao caminhar em seu próprio ritmo; o paciente para a fim de respirar depois de caminhar 100 metros ou menos ou após alguns minutos; ou o paciente fica sem fôlego ao se vestir ou fica preso em casa em razão da dispneia. DPOC = doença pulmonar obstrutiva crônica; LA = ação prolongada; PDE = fosfodiesterase; SA = ação rápida.

## Tabela 82.2 — Fármacos para a doença pulmonar obstrutiva crônica.

| FÁRMACO(S) | FREQUÊNCIA/FORMULAÇÃO | DOSAGEM | EFEITOS COLATERAIS |
|---|---|---|---|
| **BETA-AGONISTAS** | | | |
| Salmeterol | 2 ×/dia | 20 µg | Palpitações, hipopotassemia |
| Formoterol | Nebulizador | | |
| Indacaterol | 1 ×/dia | 5 µg (2,5 µg/borrifada) | |
| Olodaterol | IDM | | |
| **ANTAGONISTAS MUSCARÍNICOS** | | | |
| Brometo de aclidínio | 2 ×/dia IPS | 400 µg | Xerostomia Constipação intestinal Agravamento do glaucoma de ângulo estreito |
| Brometo de tiotrópio | 1 ×/dia IDM IPS | 5 µg (IDM) 18 µg (IPS) | |
| Glicopirrônio | 2 ×/dia IPS | 15,6 µg | |
| Umeclidínio | 1 ×/dia IPS | 62,5 µg | |
| Brometo de ipratrópio | 4 ×/dia IDM | 34 µg (17 µg/borrifada) | |
| **CORTICOSTEROIDES INALADOS** | | | |
| Fluticasona | 2 ×/dia IPS | 88 a 500 µg | Candidíase orofaríngea e rouquidão e risco de pneumonia |
| Budesonida | 2 ×/dia ou 1 ×/dia nebulizado | 0,5 a 1 mg/dia total | |
| Beclometasona | 2 ×/dia IDM | 40 a 320 µg 2 vezes/dia | |
| Mometasona | 1 ×/dia IPS | 220 a 440 µg | |
| Flunisolida | 2 ×/dia IDM | 220 a 440 µg 2 ×/dia | |
| **INIBIDOR DA FOSFODIESTERASE-4** | | | |
| Roflumilaste | Comprimido 1 ×/dia | 500 µg | Diarreia, náuseas e perda de peso |
| **INALADORES COMBINADOS** | | | |
| *Combinação de beta-agonista de ação prolongada e antagonista muscarínico de ação prolongada* | | | |
| Formoterol/glicopirrolato | 2 ×/dia IDM | 9,6 µg de formoterol/18 µg de glicopirrolato | Efeitos colaterais de cada constituinte |
| Indacaterol/glicopirrolato | 2 ×/dia IPS | 27,5 µg de indacaterol/15,6 µg de glicopirrolato | |
| Olodaterol/tiotrópio | 1 ×/dia IDM | 5 µg de cada (2 borrifadas) | |
| Vilanterol/umeclidínio | 1 ×/dia IPS | 25 µg de vilanterol/62,5 µg de umeclidínio | |
| *Combinação de beta-agonista de ação rápida e antagonista muscarínico de ação rápida* | | | |
| Salbutamol/ipratrópio | A cada 4 a 6 h | IDM Nebulizador | Efeitos colaterais de cada constituinte |
| *Combinação de beta-agonista de ação prolongada e corticosteroides inalados* | | | |
| Salmeterol/fluticasona | 2 ×/dia IDM | | Efeitos colaterais de cada constituinte |
| Formoterol/budesonida | 2 ×/dia IDM | 9 µg de formoterol/160 a 320 µg de budesonida (duas dosagens disponíveis) | |
| Formoterol/mometasona | 2 ×/dia IDM | 5 µg de formoterol/100 ou 200 µg de mometasona; 2 inalações por administração | |
| Vilanterol/fluticasona | 1 ×/dia IPS | 25 µg de vilanterol/100 µg de fluticasona; uma inalação | |
| *Combinação de beta-agonista de ação prolongada e antagonista muscarínico de ação prolongada/corticosteroide inalado* | | | |
| Vilanterol/umeclidínio/fluticasona | 1 ×/dia IPS | 25 µg de vilanterol/62,5 µg de umeclidínio/100 µg de fluticasona | Efeitos colaterais de cada constituinte |

IPS = inalador de pó seco; IDM = inalador dosimetrado;

### DPOC eosinofílica
Alguns pacientes apresentam eosinofilia substancial na expectoração ou no sangue. Nesses pacientes, o tratamento com mepolizumabe, um anticorpo monoclonal dirigido contra a interleucina-5, na dose de 100 mg por via subcutânea a cada 4 semanas durante 1 ano, consegue reduzir as exacerbações.[A15]

### Terapia de reposição de alfa$_1$-antitripsina
Pacientes com deficiência de alfa$_1$-antitripsina e sinais de doença pulmonar podem se beneficiar da terapia de reposição, com infusão semanal de Prolastin®[a] (inibidor da alfa$_1$-proteinase) a 60 mg/kg.[10] A terapia de reposição não é recomendada para pacientes heterozigotos.

[a]N.R.T.: Medicamento comercializado no Brasil.

### Reabilitação pulmonar

A reabilitação pulmonar não altera comprovadamente a função pulmonar, mas as orientações e o treinamento físico podem melhorar significativamente a qualidade de vida, o senso de domínio dos pacientes sobre sua doença e o desempenho nos exercícios avaliados por ergometria e teste de caminhada de 6 minutos. Em todos os pacientes com DPOC, esses efeitos são, em média, comparáveis ou maiores do que os benefícios alcançáveis com a farmacoterapia.[A16]

### Tratamento cirúrgico

Utilizam-se três intervenções cirúrgicas principais em pacientes selecionados com DPOC: bulectomia, redução do volume pulmonar e transplante pulmonar (Capítulo 93).

#### Bulectomia

Uma bolha é definida como um espaço aéreo contíguo medindo mais de 1 cm; uma bolha gigante é definida como ocupando mais de 30% de um hemitórax. Considera-se a realização de uma bulectomia em pacientes que tenham uma bolha gigante e que apresentem sintomas persistentes ou limitações ao exercício, apesar de tratamento conservador e reabilitação pulmonar. A probabilidade do benefício e a magnitude do risco da intervenção cirúrgica são amplamente ditadas por uma avaliação das características do parênquima no pulmão não bolhoso. Pacientes com enfisema pulmonar difuso além de doença bolhosa correm maior risco de morte peroperatória e são menos propensos a experimentar benefícios substanciais do que aqueles com pulmão circundante relativamente normal que esteja se subexpandindo em razão do volume ocupado pela bolha gigante.

#### Redução do volume pulmonar

A redução do volume pulmonar baseia-se na premissa de que reduzir o volume pulmonar aumentado que se desenvolve em pacientes com enfisema pulmonar ajudaria a promover melhor mecânica diafragmática, reduzir a dispneia associada à hiperinsuflação torácica e melhorar a fixação parenquimatosa das vias respiratórias durante a expiração, levando a taxas de fluxo expiratório melhoradas. Duas intervenções gerais tentam alcançar essas metas: cirurgia de redução do volume pulmonar e intervenções broncoscópicas destinadas a produzir perda de volume regional. A cirurgia de redução do volume pulmonar, geralmente realizada por meio de uma abordagem toracoscópica, pode reduzir a taxa de mortalidade em pacientes com doença predominantemente do lobo superior, mas não em pacientes com enfisema pulmonar não predominante no lobo superior. Pacientes com $VEF_1$ menor que 20% do previsto e baixa capacidade de exercício ou $DL_{CO}$ menor que 20% apresentam alto risco de mortalidade peroperatória e não devem ser submetidos à cirurgia.

A abordagem broncoscópica elimina a necessidade de uma incisão na parede torácica. As regiões enfisematosas do pulmão podem ser desinsufladas por colocação endoscópica de válvulas brônquicas unilaterais, espirais (*coils*) endobrônquicas ou *stents* transbrônquicos. Esses procedimentos podem fornecer benefício modesto, principalmente em pacientes com enfisema pulmonar heterogêneo, fissuras interlobares intactas e sem ventilação interlobar colateral (Capítulo 93).[A17] Esses procedimentos também podem beneficiar pacientes com enfisema pulmonar homogêneo, mas sem ventilação colateral. Outros dispositivos, incluindo conduítes de desvio das vias respiratórias, estão sob avaliação.

#### Transplante de pulmão

O transplante de pulmão (Capítulo 93) é uma opção para uma ampla variedade de doenças pulmonares avançadas, incluindo o DPOC. Inicialmente, recomendava-se o transplante de pulmão único para pacientes com DPOC, mas os dados emergentes sugerem melhor sobrevida a longo prazo para aqueles submetidos a transplantes pulmonares bilaterais. Assim, cerca de 75% dos transplantes são atualmente procedimentos bilaterais. A DPOC agora é responsável por aproximadamente 25% dos transplantes de pulmão feitos nos EUA. A sobrevida média depois do transplante de pulmão na DPOC é de 5,8 anos.

### PREVENÇÃO

Visto que a maioria dos indivíduos com DPOC a desenvolve como resultado de exposições inalatórias, evitar tais exposições reduzirá a incidência da doença. A exposição inalatória mais comumente identificada associada à DPOC é o tabagismo. Assim, parar de fumar, que retarda a taxa de declínio da função pulmonar medida, é essencial (Capítulo 29).

## EXACERBAÇÕES AGUDAS DA DPOC

Uma exacerbação aguda da DPOC é definida como piora da dispneia em relação ao estado normal do paciente, exacerbação da tosse ou aumento e alteração das características da produção de muco. As exacerbações agudas da DPOC acarretam uma taxa de mortalidade a curto prazo de cerca de 10%, têm efeito prejudicial independente na qualidade de vida e são responsáveis por cerca de 60% dos custos médicos diretos da DPOC.

### EPIDEMIOLOGIA

O risco de exacerbação aguda da DPOC se eleva com o aumento da obstrução crônica ao fluxo de ar, mas há uma heterogeneidade substancial na frequência das exacerbações em qualquer grau de obstrução ao fluxo de ar. O melhor preditor em pacientes com probabilidade de exacerbações recorrentes é o relato de exacerbações recorrentes. As exacerbações exibem sazonalidade, sendo mais frequentes durante os meses de inverno.

### BIOPATOLOGIA

A via final comum para uma exacerbação, independentemente do estímulo inicial, é a resposta inflamatória caracterizada por inflamação das vias respiratórias, hipersecreção de muco e constrição do músculo liso das vias respiratórias que se combinam para produzir a tríade clássica de dispneia, tosse e expectoração. Patógenos virais ou bacterianos podem estar implicados em 75 a 80% das exacerbações agudas da DPOC. Os vírus mais frequentemente implicados são o rinovírus (Capítulo 337), os vírus influenza (Capítulo 340), os vírus parainfluenza (Capítulo 339), o vírus sincicial respiratório (Capítulo 338), o coronavírus (Capítulo 342) e o adenovírus (Capítulo 341). Muitos pacientes com bronquite crônica estão cronicamente colonizados com espécies bacterianas que também foram implicadas em exacerbações, notavelmente *Streptococcus pneumoniae* (Capítulo 273), *Haemophilus influenzae* (Capítulo 284), *Moraxella catarrhalis* (Capítulo 284) e, em menor extensão, *Pseudomonas aeruginosa* (Capítulo 290). Em estudos de coorte de pacientes com colonização crônica, a aquisição de um novo genótipo dessas espécies está associada a risco aumentado de exacerbação e desenvolvimento de novos anticorpos específicos contra a cepa que contribuem para a resposta inflamatória característica de uma exacerbação.

Outras exposições ambientais provavelmente também contribuem, sobretudo em 20 a 25% dos casos nos quais nenhum patógeno ou exposição infecciosa é identificada. Por exemplo, as consultas ao pronto-socorro em razão de sintomas respiratórios em pacientes com DPOC aumentam durante períodos de maior poluição do ar ambiente.

### MANIFESTAÇÕES CLÍNICAS E DIAGNÓSTICO

Como as exacerbações agudas da DPOC frequentemente são acompanhadas por febre ou ocorrem após o contato com outros indivíduos doentes, os sintomas geralmente são semelhantes aos da bronquite aguda (Capítulo 90). O paciente deve ser questionado quanto a sintomas agudos, história pregressa de exacerbações, comorbidades como doença cardíaca, qualquer exposição infecciosa, estado funcional subjacente, resposta anterior à terapia (se houver) e sonolência ou confusão mental que podem sugerir hipercarbia. Além das exacerbações agudas da DPOC, outras possibilidades que devem ser consideradas incluem insuficiência cardíaca descompensada (Capítulo 52), pneumonia (Capítulo 91), embolia pulmonar (Capítulo 74) e pneumotórax (Capítulo 92). Menos provável é um tumor das vias respiratórias calibrosas.

O exame físico deve incluir avaliação dos sinais vitais, sinais de dificuldade respiratória (ou seja, uso de músculos acessórios, retrações intercostais, taquipneia e incapacidade de falar em frases completas). O exame cardíaco deve investigar taquicardia, ritmo irregular e sinais de insuficiência cardíaca esquerda ou direita, incluindo estertores bibasilares, pressão venosa jugular elevada, congestão hepática, edema periférico e galope por $B_3$. O estado mental anormal deve aumentar a preocupação com hipercarbia.

A avaliação laboratorial deve incluir oximetria e, em pacientes com dificuldade respiratória ou outros motivos que levem à suspeita de hipercarbia, gasometria arterial. Dado que a taquicardia, a pressão venosa jugular elevada e o edema periférico podem ser vistos na insuficiência cardíaca esquerda e direita, a medição do nível circulante de peptídio natriurético cerebral pode ajudar a identificar pacientes com insuficiência cardíaca esquerda significativa (Capítulo 52). O teste de proteína C reativa realizado à beira do leito para orientar a prescrição de antibióticos pode reduzir as prescrições quando não houver evidências de danos.[A17b]

A radiografia de tórax demonstrará anormalidades em cerca de 15% dos pacientes, mas provavelmente alterará o tratamento em apenas 5% dos casos. Deve-se sempre realizar uma radiografia de tórax em todo paciente com dor torácica, leucocitose, história pregressa de doença cardíaca ou outra comorbidade complicada. A TC de tórax não é indicada rotineiramente, mas uma TC contrastada é o modo preferido de avaliação quando houver suspeita significativa de embolia pulmonar (Capítulo 74). Na maioria das circunstâncias, é improvável que uma cultura de escarro influencie o tratamento.

## TRATAMENTO

As indicações para hospitalização incluem hipercarbia, acidemia ou dificuldade respiratória significativa, apesar de terapia broncodilatadora. Em outros casos, a decisão é subjetiva e requer consideração da situação de vida, suporte social, transporte, confiabilidade e capacidade de realizar atividades de vida diária do paciente. Da mesma maneira, em pacientes que estão sendo internados para tratamento hospitalar, o momento da alta depende dessas mesmas considerações.

A infecção bacteriana está envolvida em cerca de 50% dos casos de exacerbações agudas da DPOC. Os antibióticos, que devem ser selecionados com base na necessidade de cobrir os patógenos mais comuns (ou seja, *Streptococcus pneumoniae*, *Haemophilus influenzae* e *Moraxella catarrhalis*), reduzem a duração dos sintomas, sobretudo quando os pacientes apresentam a tríade de tosse, agravamento da dispneia e expectoração (Tabela 82.3). Para pacientes com DPOC grave, história de hospitalização recente ou colonização prévia por *Pseudomonas aeruginosa*, deve-se considerar o uso de um antibiótico ativo contra essa bactéria, como o levofloxacino 750 mg/dia por via oral (VO) por 7 a 10 dias. A escolha específica do agente deve levar em consideração os padrões locais de resistência aos antibióticos dessas espécies, mas os exemplos incluem azitromicina (500 mg/dia VO) ou amoxicilina-clavulanato (875 mg/125 mg VO, 2 vezes/dia) por 5 dias. A continuação da azitromicina em baixa dosagem (250 mg VO, 2 vezes/dia) por 3 meses após uma infecção pode reduzir significativamente a probabilidade de fracasso do tratamento.[A17c]

Os glicocorticoides (p. ex., 40 mg/dia VO por 5 dias) devem ser administrados a pacientes com sintomas graves o suficiente para comparecerem ao pronto-socorro. Os corticosteroides parenterais não são mais efetivos e estão associados a potenciais complicações e morbidade.[A18] Os pacientes devem ser tratados com um broncodilatador de ação rápida para ajudar a aliviar a dispneia; agentes beta-agonistas e antimuscarínicos são igualmente eficazes neste cenário. Metilxantinas não são recomendadas.

Pacientes com hipoxemia devem ser tratados com oxigênio suplementar em dose suficiente para manter a $Sa_{O_2}$ acima de 90%. Alguns pacientes apresentam aumento modesto da $P_{CO_2}$ em razão das alterações de seu padrão respiratório e da compatibilidade V/Q, mas esse fenômeno não é motivo para suspender a suplementação de oxigênio. Em pacientes com angústia respiratória persistente, hipercapnia aguda ou acidemia, a ventilação não invasiva com pressão positiva (VNIPP) (Capítulo 97) pode melhorar esses parâmetros e reduzir a necessidade de ventilação mecânica invasiva, o número de dias na UTI e a taxa de mortalidade.[A19] Para pacientes com hipoxemia refratária, hipercarbia progressiva ou acidemia apesar de VNIPP, indicam-se intubação endotraqueal e suporte de ventilação mecânica (Capítulo 97) se tais intervenções forem consistentes com os desejos do paciente. Deve-se ter cuidado ao prescrever uma frequência respiratória relativamente baixa para evitar hiperinsuflação dinâmica ("auto-PEEP") em caso de obstrução ao fluxo de ar expiratório. Se a avaliação demonstrar a existência de auto-PEEP, pode-se usar a PEEP exógena para reduzir o trabalho muscular da parede torácica associado ao início da inspiração.

## PREVENÇÃO

A vacinação antigripal anual (Capítulo 340) reduz a hospitalização relacionada com a DPOC. Os dados são menos claros para a vacinação pneumocócica polivalente (Capítulo 15), mas as recomendações são administrá-la em pacientes com mais de 65 anos, pacientes com cardiopatias ou outras comorbidades e pacientes com DPOC grave.

Os pacientes que apresentam uma exacerbação que exija corticoterapia correm risco aumentado de exacerbações adicionais no ano seguinte ao episódio inicial. Deve-se considerar as intervenções que demonstraram diminuir esse risco.

Os agentes inalatórios comumente prescritos (i. e., agentes beta-agonistas de ação prolongada, antagonistas muscarínicos de ação prolongada, corticosteroides) reduzem as exacerbações em cerca de 20% em pacientes com história de exacerbações. Há um benefício aditivo modesto, e as recomendações são adicionar corticosteroides inalados à terapia broncodilatadora inalatória única ou dupla em pacientes que ainda estejam apresentando

### Tabela 82.3 Tratamento hospitalar das exacerbações da DPOC.*

| | |
|---|---|
| Exame diagnóstico | Radiografia de tórax, oximetria, GA e ECG<br>Outros exames, conforme exigido pela indicação clínica |
| Terapia broncodilatadora | Beta$_2$-agonistas de ação rápida inalados<br>Considerar ipratrópio em caso de resposta clínica inadequada |
| Antibióticos | Recomendados em caso de (1) agravamento da dispneia, aumento do volume de escarro e purulência do escarro; (2) aumento da purulência do escarro junto com agravamento da dispneia ou aumento do volume do escarro; ou (3) necessidade de ventilação assistida<br>Terapia empírica inicial com amoxicilina mais ácido clavulânico (875 mg/125 mg VO, 2 vezes/dia durante 5 a 7 dias), um antibiótico macrolídio (p. ex., azitromicina 500 mg/dia VO por 5 dias) ou doxiciclina (100 mg VO, 2 vezes/dia durante 5 a 7 dias) com base nos padrões locais de resistência bacteriana<br>Terapia subsequente de acordo com a cultura do escarro e hemoculturas |
| Corticosteroides sistêmicos | Prednisolona 30 a 40 mg/dia (ou seu equivalente) por 10 a 14 dias |
| Oxigênio suplementar | Manter a saturação de oxigênio entre 88 e 92%<br>Monitorar a GA à procura de hipercapnia e acidose |
| Ventilação assistida | As indicações de VNIPP incluem acidemia respiratória (pH arterial ≤ 7,35) ou dispneia grave com sinais clínicos de fadiga dos músculos respiratórios ou aumento do trabalho respiratório |

GA = gasometria arterial; DPOC = doença pulmonar obstrutiva crônica; ECG = eletrocardiograma; UTI = unidade de terapia intensiva; VNIPP = ventilação não invasiva com pressão positiva.
*Dados de http://goldcopd.com.

exacerbações. Para pacientes que continuam a ter exacerbações com este esquema, pode-se acrescentar um inibidor da fosfodiesterase-4 (roflumilaste em pacientes com bronquite crônica e exacerbações recorrentes) ou azitromicina (250 mg/dia VO) para reduzir o risco de exacerbações em cerca de 25% nos pacientes com história de exacerbação da DPOC.[A20] Pacientes que recebem azitromicina crônica precisam de avaliação de seu intervalo QT no ECG e correm risco baixo (cerca de 5%), mas apreciável, de perda auditiva reversível durante o tratamento. Infelizmente, outros antibióticos profiláticos em geral não foram capazes de reduzir as exacerbações, e a terapia com glicocorticoides orais também não é efetiva.

## PROGNÓSTICO

Em pacientes com DPOC, a espirometria pós-broncodilatador (consultar a Tabela 82.1 e a Figura 82.1), tipicamente avaliada pelo $VEF_1$ (% do previsto), prediz a mortalidade e outros desfechos de saúde importantes. O IMC, a obstrução ao fluxo de ar, a dispneia e o índice de capacidade de exercício (BODE) têm mais valor preditivo para a mortalidade do que a porcentagem do $VEF_1$ previsto isoladamente. O índice BODE incorpora a dispneia relatada pelo paciente, os resultados da espirometria, a distância percorrida em 6 minutos e o índice de massa corporal (IMC), produzindo uma pontuação que varia de 0 a 10, com pontuações mais altas indicando maior risco de morte e escores variando de 7 a 10 indicando taxa de mortalidade em 48 meses de aproximadamente 80%.

As exacerbações são determinantes independentes da qualidade de vida relacionada com a saúde e estão associadas a aumento da taxa de mortalidade a curto prazo (cerca de 10% para pacientes hospitalizados com uma exacerbação) e mortalidade a longo prazo (43% em 1 ano, 49% em 2 anos). A hipoxemia em repouso, a perda de peso, o baixo IMC, a dispneia mais grave e a baixa tolerância ao exercício são preditores independentes de mortalidade em pacientes com DPOC. O diagnóstico de DPOC também é um fator de risco para câncer de pulmão (Capítulo 182). Visto que a maioria dos pacientes com DPOC tem uma história significativa de tabagismo, a prevalência de doenças cardiovasculares (Capítulo 46) também aumenta.

Para pacientes com hipoxemia em repouso, a oxigenoterapia suplementar reduz a taxa de mortalidade. Para pacientes com limitação significativa aos exercícios no contexto de enfisema pulmonar predominante no lobo superior, a cirurgia de redução do volume pulmonar (Capítulo 93) reduz a taxa de mortalidade. Os cuidados na terminalidade para pacientes com DPOC avançada incluem cuidados paliativos e o uso criterioso de opioides para a dispneia (Capítulo 3).[10b]

### Recomendações de grau A

A1. Zhou Y, Zhong NS, Li X, et al. Tiotropium in early-stage chronic obstructive pulmonary disease. *N Engl J Med.* 2017;377:923-935.
A2. Murphy PB, Rehal S, Arbane G, et al. Effect of home noninvasive ventilation with oxygen therapy vs oxygen therapy alone on hospital readmission or death after an acute COPD exacerbation: a randomized clinical trial. *JAMA.* 2017;317:2177-2186.
A3. Albert RK, Au DH, Blackford AL, et al. A randomized trial of long-term oxygen for COPD with moderate desaturation. *N Engl J Med.* 2016;375:1617-1627.
A4. Ekström M, Ahmadi Z, Bornefalk-Hermansson A, et al. Oxygen for breathlessness in patients with chronic obstructive pulmonary disease who do not qualify for home oxygen therapy. *Cochrane Database Syst Rev.* 2016;11:CD006429.
A5. Yang IA, Clarke MS, Sim EH, et al. Inhaled corticosteroids for stable chronic obstructive pulmonary disease. *Cochrane Database Syst Rev.* 2012;7:CD002991.
A6. Vestbo J, Anderson JA, Brook RD, et al. Fluticasone furoate and vilanterol and survival in chronic obstructive pulmonary disease with heightened cardiovascular risk (SUMMIT): a double-blind randomised controlled trial. *Lancet.* 2016;387:1817-1826.
A7. Vestbo J, Leather D, Diar Bakerly N, et al. Effectiveness of fluticasone furoate-vilanterol for COPD in clinical practice. *N Engl J Med.* 2016;375:1253-1260.
A8. Martinez FJ, Vestbo J, Anderson JA, et al. Effect of fluticasone furoate and vilanterol on exacerbations of chronic obstructive pulmonary disease in patients with moderate airflow obstruction. *Am J Respir Crit Care Med.* 2017;195:881-888.
A9. Wedzicha JA, Decramer M, Ficker JH, et al. Analysis of chronic obstructive pulmonary disease exacerbations with the dual bronchodilator QVA149 compared with glycopyrronium and tiotropium (SPARK): a randomised, double-blind, parallel-group study. *Lancet Respir Med.* 2013;1:199-209.
A10. Wedzicha JA, Banerji D, Chapman KR, et al. Indacaterol-glycopyrronium versus salmeterol-fluticasone for COPD. *N Engl J Med.* 2016;374:2222-2234.
A11. Lipson DA, Barnhart F, Brealey N, et al. Once-daily single-inhaler triple versus dual therapy in patients with COPD. *N Engl J Med.* 2018;378:1671-1680.
A12. Papi A, Vestbo J, Fabbri L, et al. Extrafine inhaled triple therapy versus dual bronchodilator therapy in chronic obstructive pulmonary disease (TRIBUTE): a double-blind, parallel group, randomised controlled trial. *Lancet.* 2018;391:1076-1084.
A13. Martinez FJ, Rabe KF, Sethi S, et al. Effect of roflumilast and inhaled corticosteroid/long-acting α2-agonist on chronic obstructive pulmonary disease exacerbations (RE(2)SPOND). A randomized clinical trial. *Am J Respir Crit Care Med.* 2016;194:559-567.
A14. Martinez FJ, Calverley PM, Goehring UM, et al. Effect of roflumilast on exacerbations in patients with severe chronic obstructive pulmonary disease uncontrolled by combination therapy (REACT): a multicentre randomised controlled trial. *Lancet.* 2015;385:857-866.
A15. Pavord ID, Chanez P, Criner GJ, et al. Mepolizumab for eosinophilic chronic obstructive pulmonary disease. *N Engl J Med.* 2017;377:1613-1629.
A16. McCarthy B, Casey D, Devane D, et al. Pulmonary rehabilitation for chronic obstructive pulmonary disease. *Cochrane Database Syst Rev.* 2015;2:CD003793.
A17. van Agteren JE, Hnin K, Grosser D, et al. Bronchoscopic lung volume reduction procedures for chronic obstructive pulmonary disease. *Cochrane Database Syst Rev.* 2017;2:CD012158.
A17b. Butler CC, Gillespie D, White P, et al. C-reactive protein testing to guide antibiotic prescribing for COPD exacerbations. *N Engl J Med.* 2019;381:111-120.
A17c. Vermeersch K, Gabrovska M, Aumann J, et al. Azithromycin during acute chronic obstructive pulmonary disease exacerbations requiring hospitalization (BACE). A multicenter, randomized, double-blind, placebo-controlled trial. *Am J Respir Crit Care Med.* 2019;200:857-868.
A18. Leuppi JD, Schuetz P, Bingisser R, et al. Short-term vs conventional glucocorticoid therapy in acute exacerbations of chronic obstructive pulmonary disease: the REDUCE randomized clinical trial. *JAMA.* 2013;309:2223-2231.
A19. Osadnik CR, Tee VS, Carson-Chahhoud KV, et al. Non-invasive ventilation for the management of acute hypercapnic respiratory failure due to exacerbation of chronic obstructive pulmonary disease. *Cochrane Database Syst Rev.* 2017;7:CD004104.
A20. Wedzicha JA, Banerji D, Chapman KR, et al. Indacaterol-glycopyrronium versus salmeterol-fluticasone for COPD. *N Engl J Med.* 2016;374:2222-2234.

### REFERÊNCIAS BIBLIOGRÁFICAS

*As referências bibliográficas, bem como os outros materiais suplementares deste livro, encontram-se no GEN-IO, nosso ambiente virtual de aprendizagem.*

# 83

# FIBROSE CÍSTICA
## HARTMUT GRASEMANN

### DEFINIÇÃO

A fibrose cística (FC), que está entre as doenças genéticas autossômicas recessivas que encurtam a vida mais comuns em populações caucasianas, é causada pela ausência ou redução da função da proteína reguladora da condutância transmembrana na fibrose cística (CFTR). O gene *CFTR*, que é expresso nas superfícies mucosas das vias aerodigestórias, glândulas sudoríparas e canais deferentes, conduz o fluxo de íons cloreto, bicarbonato e tiocianato através das membranas celulares. A perda da função do *CFTR* nas vias respiratórias de pacientes com FC provoca doença pulmonar progressiva, com insuficiência respiratória frequentemente ocorrendo antes da quarta década de vida. A FC também é conhecida como "doença do beijo salgado" ou mucoviscidose.

### EPIDEMIOLOGIA

No norte da Europa e nas Américas, a incidência de fibrose cística é de aproximadamente 1:2.500 a 1:3.000 nascimentos. A prevalência mundial de fibrose cística é de cerca de 1 a cada 60 mil pessoas, com cerca de 100 mil casos no total, mas a prevalência nos EUA é de cerca de 1:10.000 (resultando em cerca de 35 mil casos). Embora a maior parte dos pacientes tenha ascendência europeia, a doença também é observada em hispano-americanos (cerca de 1:7.000), afro-americanos (cerca de 1:12.000) e, raramente, em americanos nativos. A doença raramente é diagnosticada na África ou na Ásia.

### BIOPATOLOGIA

A ausência ou deficiência na função do *CFTR* causa desidratação das superfícies mucosas e secreções viscosas que obstruem os compartimentos e ductos luminais.

### Glândulas sudoríparas

As concentrações de cloreto de sódio (NaCl) nas glândulas sudoríparas são inicialmente isotônicas com o plasma, mas a função do *CFTR* normalmente recupera o NaCl para minimizar a perda de sal conforme o suor desloca-se para a superfície da pele.[1] Na FC, as concentrações de cloreto no suor são de 60 mEq/$\ell$ ou mais, um nível que é usado na definição de caso, em comparação os valores quase sempre inferiores a 20 mEq/$\ell$ em indivíduos não afetados. Como o suor de indivíduos com FC é quase isotônico com o plasma, os pacientes ficam desidratados em condições que causem sudorese substancial. No entanto, como seus níveis plasmáticos de sódio não aumentam, eles percebem menos a sensação de sede em comparação com indivíduos normais quando suam muito.

### Seios da face e pulmões

A disfunção do *CFTR* nas vias respiratórias resulta em redução da secreção de cloreto e bicarbonato pelo epitélio respiratório para o lúmen das vias respiratórias. Além disso, a absorção de sódio pelas células epiteliais das vias respiratórias é aumentada. Esse desequilíbrio no transporte de íons leva à desidratação da superfície das vias respiratórias. A redução na altura da camada líquida da superfície das vias respiratórias causa déficits na limpeza mucociliar e, subsequentemente, obstrução das vias respiratórias por muco.

Por motivos que ainda não foram totalmente elucidados, na FC, as vias respiratórias representam um nicho ecológico que favorece infecções por patógenos como espécies de *Staphylococcus* e *Pseudomonas*. A infecção frequentemente é caracterizada pela formação de biofilmes, nos quais as células, em sua maioria, não estão se dividindo; como resultado, os antibióticos são menos efetivos do que seriam em infecções tradicionais. Esses microrganismos ativam as respostas imunes inatas e adaptativas na mucosa das vias respiratórias (e-Figura 83.1). Infelizmente, os neutrófilos polimorfonucleares crônicos não conseguem obliterar o biofilme, mas suas enzimas (especialmente a elastase de neutrófilos) causam danos colaterais que levam à inflamação, destruição da parede das vias respiratórias e bronquiectasia (Capítulo 84).

Acredita-se que as exacerbações da doença pulmonar na FC ocorram quando o aumento da atividade metabólica no biofilme resulta no recrutamento de mais neutrófilos para as vias respiratórias. Esses neutrófilos não sofrem apoptose rapidamente, mas, em vez disso, se desintegram e formam armadilhas extracelulares neutrofílicas que ativam macrófagos locais que, então, aumentam a resposta inflamatória. Esse processo leva a mais obstrução das vias respiratórias e a uma diminuição mensurável no volume expiratório forçado no primeiro segundo ($VEF_1$) no teste de função pulmonar.

### Pâncreas

Na FC clássica, a incapacidade dos ductos pancreáticos exócrinos de secretar bicarbonato e cloreto leva à autodigestão pancreática. Enquanto o pâncreas normal secreta cerca de 1 a 1,5 ℓ de bicarbonato e líquido rico em cloreto diariamente, os pacientes com fibrose cística secretam menos da metade desse volume porque o pâncreas exócrino é substituído por infiltração gordurosa e inflamação crônica. Em muitos casos, essa inflamação também leva à perda da função endócrina pancreática, resultando, assim, em diabetes melito relacionado com a fibrose cística.

### Fígado
A ausência de hidratação mediada pelo *CFTR* leva à obstrução dos canalículos biliares, que podem, então, causar cirrose (Capítulo 144) e suas complicações. Em muitos pacientes com FC, os níveis de aminotransferase levemente elevados são a única anormalidade hepática, mas cerca de 5% dos pacientes evoluem para insuficiência hepática que exige transplante (Capítulo 145).[2] A doença hepática frequentemente se manifesta na infância, e o alelo SERPINA1 Z pode levar à predisposição genética.

### Outros órgãos
O intestino delgado secreta cerca de 1,8 ℓ de líquido por dia (por 70 kg de massa corporal). A secreção anormal mediada pelo *CFTR* leva à hidratação inadequada do conteúdo do intestino delgado que, por sua vez, pode levar à constipação intestinal e à intussuscepção, principalmente no íleo e no apêndice.

Outras condições associadas incluem baixa estatura, maturação sexual retardada, baqueteamento digital (Figura 45.9), enrugamento das mãos e dos pés, alcalose hipopotassêmica hipoclorêmica (Capítulo 110), refluxo gástrico (Capítulo 129) e esofagite (Capítulo 129).

### Genética
Embora tenham sido descritas mais de 2 mil variantes do *CFTR*, cerca de 70% de todos os pacientes com fibrose cística têm pelo menos uma cópia de F508del – o gene que codifica a proteína CFTR está sem o códon para a fenilalanina na posição 508. Acredita-se que a origem seja uma mutação com efeito fundador há cerca de 52 mil anos no Oriente Médio.

As várias variantes de *CFTR* causadoras de fibrose cística podem interferir em praticamente todos os aspectos da expressão da proteína (Tabelas 83.1 e 83.2). Uma limitação do sistema de classificação atual é que algumas mutações – incluindo a W1282X, a F508del e a R117H – exibem defeitos moleculares combinatórios, o que pode explicar parte da variabilidade observada em resposta às terapias moduladoras do *CFTR*.

Os pacientes com as variantes de *CFTR* mais graves (Classes I a III) geralmente desenvolvem insuficiência pancreática, mas outros pacientes são capazes de manter alguma função pancreática. Estudos de associação de todo o genoma sugerem que variantes em genes que codificam a mucina e o canal iônico alternativo podem explicar algumas das variações em doenças pulmonares, sinusais, pancreáticas e hepatobiliares. Por exemplo, pacientes que são homozigóticos para a mutação F508del, mas que, no entanto, apresentam função pulmonar estável na quinta ou sexta décadas de vida, muitas vezes têm variantes no transportador epitelial de sódio.

## MANIFESTAÇÕES CLÍNICAS

### Doença pulmonar
As manifestações pulmonares incluem tosse produtiva crônica e estertores na ausculta.[3] A retenção de muco e a inflamação das vias respiratórias podem causar sibilos crônicos. A bronquiectasia (Capítulo 84) pode ser detectada na TC de tórax em até 30% dos lactentes aos 3 meses, aumentando para cerca de 60% aos 3 anos, mesmo na ausência de doença pulmonar clinicamente aparente.

Como na asma brônquica (Capítulo 81) e na DPOC (Capítulo 82), uma exacerbação da doença pulmonar da fibrose cística frequentemente é precedida por uma infecção respiratória viral. As exacerbações são caracterizadas por agravamento da tosse, dispneia e, frequentemente, alterações da cor e da viscosidade do escarro. A febre é incomum, mas pode ocorrer hipoxemia.

Na FC, a colonização endobrônquica polimicrobiana secundária é dominada por *Staphylococcus aureus* (incluindo sua variedade multidrogarresistente [MDR]) e *Pseudomonas aeruginosa*. As espécies de *Burkholderia*, *Stenotrophomonas* e microrganismos anaeróbios são menos comuns, mas podem estar associadas a maior resposta inflamatória. Também pode haver infecções por *Aspergillus* e *Candida*.

Durante uma exacerbação, o $VEF_1$ geralmente diminui em pelo menos 10% do valor basal prévio. As provas de função pulmonar tipicamente também mostram taxa de fluxo expiratório médio diminuída (TFEM 25 a 75) ou um aumento no índice de depuração pulmonar (Capítulo 79). Com o tempo, as exacerbações repetidas levam à perda progressiva da função pulmonar e à bronquiectasia (Capítulo 84), predominantemente nos lobos superiores (Figura 83.1). Evidências radiográficas de sinusite são comuns, assim como pólipos nasais, mas apenas uma minoria dos

| Tabela 83.1 | Classificação das variantes que causam fibrose cística. | |
|---|---|---|
| | **DISFUNÇÃO NO *CFTR*** | **VARIANTES COMUNS** |
| Classe I | Redução significativa ou ausência de síntese | W1282X, G542X, R563X |
| Classe II | Desdobramento incorreto da proteína, degradação proteica prematura | F508del, N1303K |
| Classe III | Regulação, ligação de ATP e hidrólise desordenadas | G551D, G551S, G1349D |
| Classe IV | Condutância ou abertura de canal de cloreto defeituosas | R117H, R334W, R347P |
| Classe V | Redução de transcritos, de promotor ou de *splicing* | 2789 +5 G>A, A445E |
| Classe VI | Renovação acelerada da superfície celular | 120del23, F508del resgatado, N287Y |

*CFTR* = gene regulador da condutância transmembrana na fibrose cística.

| Tabela 83.2 | Fibrose cística – variantes associadas com uma frequência > 1%. | |
|---|---|---|
| **VARIANTE (> 1%)** | **PORCENTAGEM DE TODAS AS VARIANTES** | **ORIGEM** |
| F508del | 66% | Oriente Médio |
| G542X | 2,4% | Espanha |
| G551D | 1,6% | Inglaterra |
| N1303K | 1,3% | Itália |
| W1282X | 1,2% | Judeus asquenazes |

Dados de http://www.genet.sickkids.on.ca/resource/Table1.html.

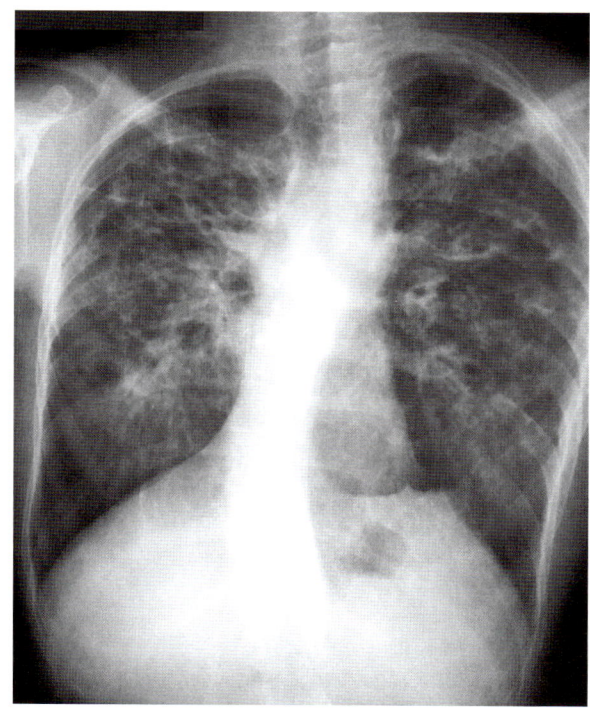

**FIGURA 83.1** Fibrose cística. Radiografia de tórax mostra bronquiectasia cística envolvendo preferencialmente ambos os lobos superiores com bolhas apicais bilaterais associadas. Perda de volume do lobo superior bilateral com retração das regiões hilares em sentido cefálico. (Cortesia do Dr. Paul Stark.)

pacientes com FC tem doença sinusal crônica (Capítulo 398) que se manifesta como dor, anosmia, congestão e secreção.

### Doença gastrintestinal
Os recém-nascidos com FC são suscetíveis ao íleo meconial e à obstrução do intestino delgado, que exige cirurgia para salvar a vida ao nascimento. Em muitos pacientes, a hidratação inadequada leva à síndrome de obstrução intestinal distal, a qual pode resultar em intussuscepção ileoileal (Capítulo 133), que pode exigir cirurgia de emergência. Fezes volumosas e pouco hidratadas também podem causar constipação intestinal crônica, dor abdominal, hemorroidas e prolapso retal.

Até 90% dos pacientes com FC desenvolvem insuficiência pancreática (Capítulo 135), com resultante má absorção de gordura que leva à deficiências nas vitaminas lipossolúveis A, D, E e K. Osteopenia e coagulopatias são sequelas comuns dessas deficiências.[4] A minoria dos pacientes que inicialmente conservam a suficiência pancreática geralmente têm mutações de Classes IV ou V, mais brandas, mas ainda estão sujeitos à pancreatite crônica (Capítulo 135) que acaba resultando em insuficiência pancreática. A maioria dos pacientes com FC apresenta esofagite de refluxo (Capítulo 129). A hipertensão porta decorrente do envolvimento do fígado aumenta o risco de varizes esofágicas.

### Comprometimento da função reprodutora
Alguns homens são diagnosticados com FC após avaliação em razão de infertilidade (Capítulo 221). A produção de espermatozoides é normal, mas virtualmente todos os homens com FC apresentam ausência bilateral congênita dos ductos deferentes. Muitas mulheres com FC têm dificuldade em engravidar em razão do bloqueio do colo do útero por muco viscoso.

### Manifestações adicionais
Até os 30 anos, aproximadamente um terço dos pacientes tem diabetes melito relacionado com a FC (Capítulo 216). Embora o desenvolvimento de cetoacidose seja raro, podem ocorrer complicações microvasculares e macrovasculares do diabetes melito. Os riscos de osteoporose (Capítulo 230), osteopenia e fratura também aumentam com a idade.

Pacientes com FC também estão predispostos a baixa estatura, atraso do desenvolvimento, infecções por micobactérias atípicas (Capítulo 309), apneia obstrutiva do sono (Capítulo 377), hipertensão pulmonar (Capítulo 75), cálculos biliares (Capítulo 146), amenorreia (Capítulo 223), artrite reumatoide relacionada com a FC (Capítulo 248), eritema nodoso (Capítulo 411), cálculos renais (Capítulo 117) e insuficiência renal crônica (Capítulo 121).

### DIAGNÓSTICO
Nos EUA, o rastreamento neonatal de rotina à procura de fibrose cística é realizado medindo-se o tripsinogênio imunorreativo a partir de sangue retirado do calcanhar ao nascimento.[a] Este teste é extremamente sensível, mas relativamente menos específico. Nos recém-nascidos com resultados inicialmente positivos, a maior parte dos hospitais realiza análises de mutação genética como o próximo passo. Para pacientes cuja testagem genética seja negativa usando um painel das 40 ou mais mutações mais comuns do *CFTR*, é necessário o sequenciamento do gene, que pode não estar disponível em todos os centros. Em pacientes com suspeita de FC, mas que apresentem apenas uma única mutação identificada, é necessário teste do suor para estabelecer o diagnóstico. Mesmo se os pacientes tiverem duas mutações do *CFTR*, o teste de iontoforese do suor com pilocarpina é o padrão-ouro.[5] Valores de cloreto maiores que 60 mEq/ℓ são diagnósticos de FC e valores menores que 30 mEq/ℓ são normais. Os resultados limítrofes (entre 30 e 59 mEq/ℓ) podem estar associados a variantes de *CFTR* mais leves e formas frustras de fibrose cística.

Em lactentes com esteatorreia ou déficit de crescimento, as análises genéticas da variante *CFTR* devem complementar o teste padrão. O teste do suor pode ser falsamente positivo em pacientes com diabetes insípido nefrogênico (Capítulo 212), desnutrição (Capítulo 203), doença de Addison (Capítulo 214) ou hipoparatireoidismo (Capítulo 232).

Em casos raros, a fibrose cística pode se manifestar na idade adulta. Quase todos esses pacientes têm rinossinusite crônica (Capítulo 398) e muitos têm infecções respiratórias recorrentes (incluindo bronquite [Capítulo 90] e bronquiectasia [Capítulo 84]), dor abdominal e pancreatite (Capítulo 135).[6] Se a cultura de escarro revelar *Pseudomonas*, *S. aureus*, micobactérias atípicas ou fungos, o médico deve suspeitar de possível fibrose cística. A avaliação clínica deve incluir espirometria, TC dos seios da face e do tórax e teste do suor. A radiografia de tórax geralmente mostra evidências de bronquiectasia cística, especialmente envolvendo os lobos superiores (ver Figura 83.1), mais evidente em uma tomografia computadorizada (Figura 83.2). Em casos avançados, também ocorre hipertensão pulmonar (e-Figura 83.2).

### DIAGNÓSTICO DIFERENCIAL
As condições que podem mimetizar FC incluem bronquiectasia (Capítulo 84), aspiração crônica, tuberculose (Capítulo 308), imunodeficiências primárias ou secundárias (Capítulo 236), doença de Crohn (Capítulo 132) e doenças do tecido conjuntivo (como artrite reumatoide [Capítulo 248] e síndrome de Sjögren [Capítulo 252]), a discinesia ciliar primária (Capítulo 84) e a síndrome de Shwachman-Diamond (Capítulo 236).

Em alguns pacientes com fenótipo clínico que sugira fibrose cística, não é possível fechar o diagnóstico porque o teste do suor é normal ou

---

[a] N.R.T.: No Brasil ver Triagem Neonatal Biológica, Manual Técnico do Ministério da Saúde, em https://bvsms.saude.gov.br/bvs/publicacoes/triagem_neonatal_biologica_manual_tecnico.pdf.

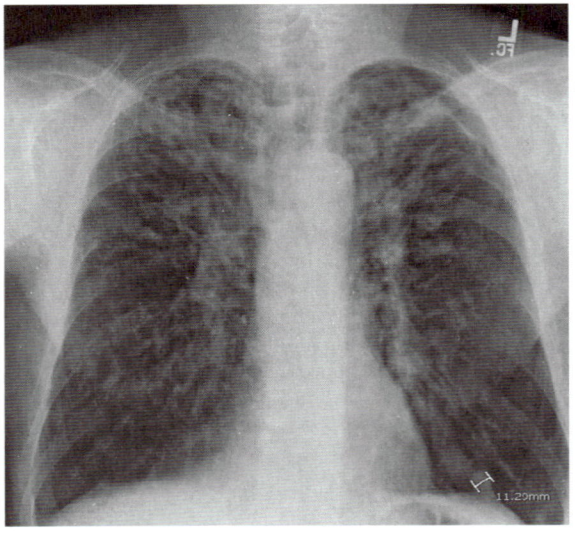
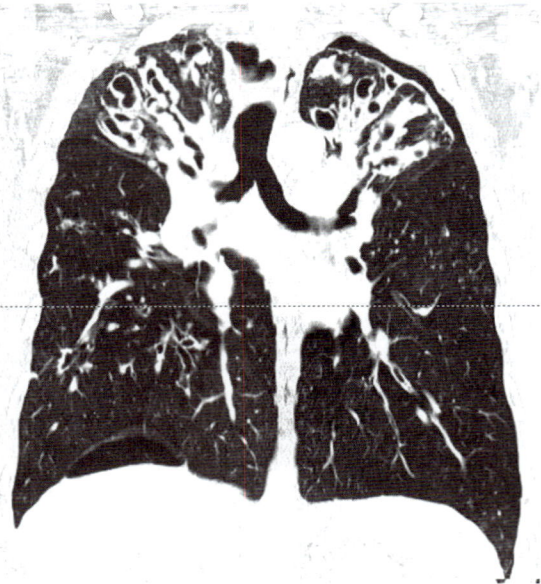

**FIGURA 83.2** Radiografia de tórax e tomografia computadorizada mostram bronquiectasia em um paciente com fibrose cística.

porque não foi possível identificar duas mutações genéticas. Esses pacientes têm o que agora é denominado distúrbio relacionado com o *CFTR*. Em alguns desses pacientes, uma análise abrangente da codificação do *CFTR* e regiões associadas pode ajudar a estabelecer o diagnóstico de fibrose cística.

## TRATAMENTO

Nos EUA, quase todos os pacientes com fibrose cística recebem atendimento de uma equipe multiprofissional altamente especializada em um centro credenciado pela Cystic Fibrosis Foundation. Esta instituição alcança melhores desfechos em comparação com o tratamento em outros ambientes. A terapia de suporte padrão envolve desobstrução das vias respiratórias, fármacos mucolíticos, broncodilatadores, tratamento de infecções, terapia anti-inflamatória, reposição de enzimas pancreáticas e limpeza intestinal. Mais recentemente, potencializadores e corretores do *CFTR* foram aprovados pela FDA para pacientes com determinadas mutações relacionadas com o *CFTR*.

### Desobstrução das vias respiratórias

A eliminação do muco viscoso das vias respiratórias é facilitada pelo exercício,[A1] bem como pela fisioterapia pulmonar, que inclui a drenagem postural, a percussão torácica e coletes externos que utilizam vibração. De maneira ideal, realiza-se fisioterapia respiratória 3 vezes/dia. Máscara de pressão positiva expiratória, drenagem autogênica e técnica expiratória forçada também são úteis. A desobstrução das vias respiratórias pode ser melhorada com o uso de mucolíticos, incluindo a DNase recombinante humana (dornase alfa, 2,5 mg, 1 vez/dia durante inalação),[A2] N-acetilcisteína (solução a 10%, 10 a 30 m$\ell$ a cada seis horas) e fármacos osmóticos (p. ex., solução salina hipertônica a 7%, 4 m$\ell$, nebulizada 2 vezes/dia) imediatamente antes dessas técnicas de desobstrução das vias respiratórias.

Para sintomas de sinusite nasal, a irrigação nasal com soro fisiológico com ou sem xilitol (12 mg dissolvidos em 240 m$\ell$ de água em um frasco de irrigação de seio nasal por 10 dias) e corticosteroides tópicos (p. ex., betametasona 100 µg, 2 vezes/dia durante 6 semanas) são eficazes. A polipose nasal e o bloqueio dos óstios dos seios paranasais também podem ser tratados cirurgicamente (Capítulo 398).

### Tratamento de infecções

O tratamento com antibióticos deve se concentrar nos microrganismos identificados no escarro ou no esfregaço da garganta. Microrganismos típicos incluem *Staphylococcus* sp. (Capítulo 272), *Pseudomonas aeruginosa* (Capítulo 290) e micobactérias atípicas (Capítulo 309). *Staphylococcus aureus* MDR são cada vez mais observados; as espécies MDR de *Burkholderia* (Capítulo 290) estão associadas a altas taxas de morbidade e mortalidade.

O tratamento ambulatorial para a infecção crônica por *Pseudomonas* inclui solução de tobramicina nebulizada (300 mg, 2 vezes/dia em ciclos com/sem medicamento de 28 dias), tobramicina inalatória em pó (112 mg, 2 vezes/dia em ciclos com/sem medicamento de 28 dias), colistina em aerossol (1 a 2 milhões de unidades 2 vezes/dia) ou aztreonam inalatório (75 mg, inalados a cada 8 horas, durante 28 dias).[A3] Em comparação, para infecções por *Staphylococcus aureus* não há evidências suficientes para terapia antimicrobiana crônica.

Para a exacerbação da doença pulmonar, geralmente são prescritos antibióticos orais em cursos de 2 a 3 semanas. Dependendo da cultura e dos resultados de sensibilidade, as opções incluem ciprofloxacino (500 a 750 mg, 2 vezes/dia), trimetoprima/sulfametoxazol (1 comprimido de 800 mg de SMX + 160 mg de TMP, 2 vezes/dia), amoxicilina (1 g, 3 vezes/dia), linezolida (600 mg, 2 vezes/dia), eritromicina (500 mg, 4 vezes/dia) e claritromicina (500 mg, 2 vezes/dia) (Capítulos 84 e 271).[7] Outras opções incluem doxiciclina, tetraciclina, minociclina e tigeciclina (Capítulo 271).

Para exacerbações graves, os pacientes podem necessitar de antibióticos IV: as opções incluem penicilinas, cefalosporinas, aminoglicosídeos, macrolídios, vancomicina, carbapenêmicos, aztreonam, colistina, sulfas e quinolonas (Capítulo 271). Para infecções causadas por micobactérias atípicas, é necessária terapia combinada (Capítulo 309).

Infelizmente, muitos desses agentes antimicrobianos têm efeitos colaterais importantes, incluindo nefrotoxicidade; a dosagem deve ser adaptada à função renal. A resistência aos antibióticos é frequente e pode complicar as escolhas entre as opções de antibióticos.

### Broncodilatadores

A resposta excessiva das vias respiratórias clinicamente relevante, provavelmente causada pela inflamação crônica das vias respiratórias, é quase universal nos pacientes com fibrose cística (Capítulo 81). O tratamento com broncodilatadores beta-adrenérgicos inalados pode incluir salbutamol (aerossol ou pó seco 90 a 180 µg a cada 4 a 6 horas, ou 3 m$\ell$ de uma solução a 0,083% [2,5 mg] nebulizada 3 a 4 vezes/dia) e salmeterol (50 µg por inalação 2 vezes/dia). Um agente beta-adrenérgico é, tipicamente, combinado com um agente anticolinérgico, como o brometo de ipratrópio (17 µg, duas borrifadas 2 vezes/dia) ou tiotrópio (1,25 µg inalado diariamente). Inaladores combinados (como brometo de ipratrópio 20 µg/sulfato de salbutamol 120 µg, uma inalação 4 vezes/dia, ou brometo de ipratrópio 0,5 mg/sulfato de salbutamol 3,0 mg, frasco de 3 m$\ell$ nebulizado 4 vezes/dia) podem facilitar o uso pelo paciente.

### Agentes anti-inflamatórios

Os antibióticos macrolídios têm propriedades antimicrobianas e imunomoduladoras. A azitromicina em doses subinibitórias (250 a 500 mg, 3 vezes/semana) pode melhorar a função pulmonar e o ganho de peso[A4] e frequentemente é recomendada, independentemente de os pacientes terem infecção crônica por *Pseudomonas aeruginosa*. Como a azitromicina crônica pode resultar em resistência bacteriana, os pacientes devem ser examinados à procura de micobactérias atípicas (Capítulo 309) antes de iniciá-la e, a seguir, em intervalos de 6 ou 12 meses; a azitromicina deve ser suspensa em caso de infecção ativa por micobactérias atípicas.

O ibuprofeno em altas doses (comprimidos de 800 mg titulados para alcançar concentrações séricas entre 50 e 100 µg/m$\ell$) consegue alentecer o declínio do VEF$_1$ e é recomendado para pacientes com menos de 18 anos e com VEF$_1$ inferior a 60% do previsto. A estreita janela terapêutica e os efeitos colaterais limitam a utilidade clínica deste tratamento.

Corticosteroides inalados (p. ex., beclometasona, fluticasona, budesonida; ver Capítulo 81) e orais (p. ex., prednisona até 1 mg/kg em dias alternados com muita atenção aos efeitos adversos) são recomendados para pacientes com asma brônquica ou aspergilose broncopulmonar alérgica (Capítulo 319). A aspergilose broncopulmonar alérgica deve ser tratada com prednisona (0,5 a 2,0 mg/kg/dia durante 1 a 2 semanas e depois reduzida ao longo de 1 a 3 meses). Pode-se adicionar itraconazol (5 mg/kg/dia, até um máximo de 400 mg/dia, por 3 a 6 meses) se os pacientes com aspergilose broncopulmonar apresentarem uma resposta lenta ou fraca aos corticosteroides ou se manifestarem recidiva; também é recomendado se os pacientes desenvolverem efeitos tóxicos dos esteroides.

### Corretores e potencializadores do *CFTR*

Em pacientes com mutações do tipo *gating* (incluindo G551D, que afetam cerca de 4% da população com fibrose cística), o ivacaftor (potencializador do *CFTR* em uma dose de 150 mg, 2 vezes/dia) pode aumentar o VEF$_1$ em aproximadamente 10%, bem como diminuir a concentração de cloreto no suor, aumentar o peso e diminuir a taxa de hospitalização.[A5] O ivacaftor está atualmente aprovado pela FDA para pacientes com pelo menos uma das 38 mutações de *gating* ou *splice* do *CFTR*.

Em quase 50% dos pacientes com FC homozigotos para alelos F508del, uma combinação de um corretor *CFTR* (lumacaftor 400 mg/dia) mais ivacaftor (250 mg, 2 vezes/dia) consegue melhorar modestamente o VEF$_1$ e aumentar o intervalo entre as hospitalizações.[A6-A8] No entanto, esse tratamento pode causar efeitos colaterais graves e a dosagem deve ser reduzida em pacientes com insuficiência hepática ou em uso de inibidores do CYP3A. A combinação de tezacaftor (100 mg, 1 vez/dia) mais ivacaftor (150 mg, 2 vezes/dia) também melhora o VEF$_1$ e reduz as taxas de exacerbação pulmonar com um perfil de efeitos colaterais aceitável em pacientes que sejam homozigotos para F508del.[A9,A10] A combinação de três fármacos, incluindo o elexacaftor (um corretor *CFTR*), o ivacaftor e o tezacaftor, consegue melhorar a função pulmonar em pacientes heterozigotos para F508del que apresentam mutação funcional mínima, estendendo, assim, tal terapia a cerca de 90% dos pacientes.[A11-A12b]

Infelizmente, a melhora da função do *CFTR* não interrompe a resposta inflamatória em curso nas vias respiratórias cronicamente infectadas e bronquiectásicas. Portanto, é necessário introduzir agentes moduladores de canal iônico no período perinatal para prevenir a doença pulmonar da fibrose cística.

Apesar de mais de duas décadas de pesquisa desde a descoberta do *CFTR*, a terapia gênica atualmente não é uma opção terapêutica efetiva.[8] Atualmente não se sabe se as tecnologias de ácido nucleico, oligonucleotídios *antisense*, CRISPR/Cas9 ou terapia com células-tronco pluripotentes induzidas se tornarão clinicamente úteis.

### Terapia de reposição de enzimas pancreáticas

A reposição de enzimas pancreáticas (Capítulo 135) é um componente essencial do tratamento de pacientes com fibrose cística. A dosagem (ver Tabela 135.5) deve ter como objetivo a quase eliminação da esteatorreia. As enzimas pancreáticas orais são inativadas pelo ácido gástrico. As cápsulas com revestimento entérico ou microesferas resistentes a ácido são preferíveis à supressão de ácido com bloqueadores H2 ou inibidores da bomba de prótons (ver Tabela 129.1), em parte porque os inibidores da bomba de proteína aumentam o risco de pneumonia.[9] A absorção de vitaminas lipossolúveis (D, A, K e E) pode ser inadequada apesar da terapia com enzimas pancreáticas; portanto, deve-se monitorar os níveis sanguíneos dessas vitaminas e elas devem ser suplementadas conforme necessário.

### Agentes gastrintestinais
Praticamente todos os pacientes com FC devem receber um esquema intestinal empírico para evitar a constipação intestinal. Rotineiramente usa-se óleo mineral (p. ex., 15 a 45 mℓ/dia, dependendo do produto), *Senna* (17,2 a 34,4 mg/dia) e emolientes fecais osmóticos (p. ex., polietilenoglicol 3350 na dose de 0,5 a 1 g/kg/dia até um máximo de 40 g/dia). A lactulose é outra alternativa, mas pode causar flatulência ou dor abdominal em altas doses.

Uma complicação mais séria é a síndrome obstrutiva intestinal distal, que pode ocorrer com a desidratação ou com o uso de analgésicos opioides. Esta complicação geralmente exige hospitalização, reidratação intravenosa e administração via tubo nasogástrico de polietilenoglicol iso-osmótico 3350 mais uma solução eletrolítica (20 a 40 mℓ/kg/h até um máximo de 1 ℓ/h em 8 horas) ou solução de diatrizoato de meglumina e diatrizoato de sódio. Com frequência, é necessário parecer cirúrgico se a obstrução do intestino delgado persistir.

### Outros sistemas de órgãos
A sudorese provoca perda excessiva de sal, resultando em desidratação e hipotensão. Adolescentes e adultos com fibrose cística precisam de cerca de 6.000 mg (3 colheres de chá) de sal por dia. Recomenda-se a ingestão de alimentos naturalmente ricos em sal, mas frequentemente são adicionados comprimidos profiláticos de cloreto de sódio.

Como o dano pancreático pode levar ao diabetes melito relacionado com a fibrose cística, recomenda-se o teste anual de tolerância à glicose a partir dos 10 anos para todos os pacientes que não tenham diabetes diagnosticado.[10] O tratamento é semelhante ao do diabetes melito do tipo 1 (Capítulo 216). A necessidade de terapia com insulina pode ser retardada por dieta e exercícios.

Mulheres com FC podem ter filhos, mas é necessária inseminação intrauterina se o colo do útero estiver bloqueado por muco viscoso. Nos homens, é necessária a aspiração de espermatozoides epididimários em razão da ausência ubíqua dos ductos deferentes. Pacientes com FC devem ser rastreados rotineiramente à procura de depressão (Capítulo 369) e encaminhados a profissionais de saúde mental, conforme apropriado.

### Transplante de pulmão
O transplante de pulmão (Capítulo 93), que salva vidas de pacientes com doença pulmonar em estágio terminal, resulta em melhor qualidade de vida em razão da melhor função pulmonar, embora a doença progrida em outros órgãos. As taxas de sobrevida atuais dos receptores de transplante de pulmão adultos com FC são de cerca de 75% em 5 anos e 50% em 10 anos. Contudo, em receptores com fatores de risco, como infecção por complexo *Burkholderia cepacia* ou retransplante, os desfechos são menos favoráveis.[11] A sobrevida a longo prazo (> 5 anos) é limitada pela disfunção crônica do aloenxerto pulmonar (bronquiolite obliterante e síndrome do aloenxerto restritivo) e pela reinfecção dos pulmões recebidos por patógenos oportunistas.

### Prognóstico
Fatores que influenciam o desfecho de pacientes com fibrose cística incluem o início de um tratamento efetivo nos primeiros anos de vida, o número de horas por dia que o paciente passa em fisioterapia, a adesão a um esquema médico frequentemente complicado, a transição de cuidados parentais para autocuidado, o plano de saúde e o enfrentamento psicossocial.[12] Em 2017, a expectativa de vida mediana desses pacientes era de 41 anos nos EUA, mas era de 51 anos no Canadá e quase isso em pacientes norte-americanos com plano de saúde privado.[13]

### PREVENÇÃO
Deve-se oferecer aconselhamento genético a todos os casais em risco antes da gestação. O rastreamento pré-natal, especialmente se um irmão anterior tiver sido diagnosticado com fibrose cística, pode identificar se a prole futura também pode ser afetada. O exame pré-natal consegue fazer o diagnóstico intrauterino. Os pais também podem optar pela fertilização *in vitro* com um embrião submetido ao rastreamento para fibrose cística pré-implantação.

 **Recomendações de grau A**

A1. Radtke T, Nevitt SJ, Hebestreit H, et al. Physical exercise training for cystic fibrosis. *Cochrane Database Syst Rev.* 2017;11:CD002768.
A2. Yang C, Montgomery M. Dornase alfa for cystic fibrosis. *Cochrane Database Syst Rev.* 2018;9:CD001127.
A3. Smith S, Rowbotham NJ, Regan KH. Inhaled anti-pseudomonal antibiotics for long-term therapy in cystic fibrosis. *Cochrane Database Syst Rev.* 2018;3:CD001021.
A4. Saiman L, Anstead M, Mayer-Hamblett N, et al. Effect of azithromycin on pulmonary function in patients with cystic fibrosis uninfected with *Pseudomonas aeruginosa*: a randomized controlled trial. *JAMA.* 2010;303:1707-1715.
A5. Ramsey BW, Davies J, McElvaney NG, et al. A CFTR potentiator in patients with cystic fibrosis and the G551D mutation. *N Engl J Med.* 2011;365:1663-1672.
A6. Wainwright CE, Elborn JS, Ramsey BW, et al. Lumacaftor-ivacaftor in patients with cystic fibrosis homozygous for Phe508del CFTR. *N Engl J Med.* 2015;373:220-231.
A7. Taylor-Cousar JL, Jain M, Barto TL, et al. Lumacaftor/ivacaftor in patients with cystic fibrosis and advanced lung disease homozygous for F508del-CFTR. *J Cyst Fibros.* 2018;17:228-235.
A8. Graeber SY, Dopfer C, Naehrlich L, et al. Effects of lumacaftor-ivacaftor therapy on cystic fibrosis transmembrane conductance regulator function in Phe508del homozygous patients with cystic fibrosis. *Am J Respir Crit Care Med.* 2018;197:1433-1442.
A9. Taylor-Cousar JL, Munck A, McKone EF, et al. Tezacaftor-ivacaftor in patients with cystic fibrosis homozygous for Phe508del. *N Engl J Med.* 2017;377:2013-2023.
A10. Donaldson SH, Pilewski JM, Griese M, et al. Tezacaftor/ivacaftor in subjects with cystic fibrosis and F508del/F508del-CFTR or F508del/G551d-CFTR. *Am J Respir Crit Care Med.* 2018;197:214-224.
A11. Keating D, Marigowda G, Burr L, et al. VX-445-tezacaftor-ivacaftor in patients with cystic fibrosis and one or two Phe508del alleles. *N Engl J Med.* 2018;379:1612-1620.
A12. Davies JC, Moskowitz SM, Brown C, et al. VX-659-tezacaftor-ivacaftor in patients with cystic fibrosis and one or two Phe508del alleles. *N Engl J Med.* 2018;379:1599-1611.
A12b. Middleton PG, Mall MA, Dřevínek P, et al. Elexacaftor-tezacaftor-ivacaftor for cystic fibrosis with a single Phe508del allele. *N Engl J Med.* 2019;381:1809-1819.

### REFERÊNCIAS BIBLIOGRÁFICAS
*As referências bibliográficas, bem como os outros materiais suplementares deste livro, encontram-se no GEN-IO, nosso ambiente virtual de aprendizagem.*

# 84
# BRONQUIECTASIA, ATELECTASIA, CISTOS E DISTÚRBIOS PULMONARES LOCALIZADOS
ANNE E. O'DONNELL

##  BRONQUIECTASIA

### DEFINIÇÃO
A bronquiectasia consiste em dilatação anormal permanente dos brônquios e dos bronquíolos causada por ciclos repetidos de infecção e inflamação das vias respiratórias. As vias respiratórias distais tornam-se espessas; as superfícies mucosas desenvolvem edema, inflamação e supuração; e, por fim, há neovascularização das arteríolas brônquicas adjacentes. A bronquiectasia, que pode ser focal ou difusa, é desencadeada por vários processos genéticos, anatômicos e sistêmicos. Anormalidades nos cílios, no processo de remoção do muco, na reologia do muco, na drenagem das vias respiratórias e nas defesas do hospedeiro podem resultar em bronquiectasia.[1b] Independentemente da causa, os pacientes com bronquiectasia desenvolvem infecções crônicas, que podem levar à destruição pulmonar progressiva.

### EPIDEMIOLOGIA
Com base em análises de sinistros de seguro, estima-se que 110 mil ou mais pacientes nos EUA estejam recebendo tratamento para bronquiectasia não relacionada com a fibrose cística (Capítulo 83), e esses números parecem estar aumentando.[1] Achados semelhantes foram relatados no Reino Unido e em outras partes do mundo. Dados recentes dos EUA mostraram uma prevalência de 4,2 por 100 mil indivíduos com idades entre 18 e 34 anos e 272 por 100 mil entre aqueles com mais de 75 anos. Na categoria de idade mais avançada, as mulheres estão desproporcionalmente representadas. Outros levantamentos epidemiológicos sugerem que haja risco aumentado para o desenvolvimento de bronquiectasia em indivíduos com acesso reduzido a cuidados de saúde e maiores taxas de infecção pulmonar na infância.

## CAPÍTULO 84 Bronquiectasia, Atelectasia, Cistos e Distúrbios Pulmonares Localizados

### BIOPATOLOGIA

Em até um terço dos casos, a causa da bronquiectasia não é identificada. Outros casos estão relacionados a infecções pulmonares, causas genéticas, anormalidades anatômicas e doenças imunes e autoimunes.

### Infecções pulmonares

Aproximadamente um terço dos pacientes com bronquiectasia apresentam um gatilho infeccioso, geralmente anos antes do início da doença. Infecções virais infantis, como coqueluche (Capítulo 297) e infecção bacteriana, podem causar danos permanentes às vias respiratórias, levando a bronquiectasia anos após a infecção inicial. A tuberculose com sua inflamação granulomatosa resultante das vias respiratórias, do parênquima pulmonar e dos nódulos linfáticos pode causar bronquiectasia subsequente (Capítulo 308); as infecções por micobactérias atípicas foram reconhecidas como uma causa crescente e complicação da bronquiectasia, particularmente em mulheres brancas com mais de 55 anos (Capítulo 309). A bronquiectasia relacionada com micobactérias atípicas envolve, tipicamente, o lobo médio direito e a língula e pode estar associada ao padrão de "árvore em brotamento" do envolvimento bronquiolar na tomografia computadorizada (TC).

### Genética

A fibrose cística (Capítulo 83) é caracterizada por bronquiectasia difusa bilateral. Embora muitos pacientes com FC sejam diagnosticados na infância com doença multissistêmica, os idosos podem apresentar apenas manifestações pulmonares ou manifestações pulmonares e sinusais. Alguns pacientes com bronquiectasia apresentam defeitos sutis no canal regulador da condutância transmembrana da fibrose cística, sem um diagnóstico claro de fibrose cística.

Na discinesia ciliar primária, as anormalidades nos braços da dineína impedem o batimento ciliar normal. Pacientes com discinesia ciliar primária geralmente têm doença sinopulmonar significativa e infertilidade; aproximadamente metade desses pacientes tem síndrome de Kartagener com *situs inversus* (Capítulo 61). Pacientes com deficiência de $\alpha_1$-antitripsina também podem desenvolver bronquiectasia.

### Causas anatômicas

Pacientes com anormalidades crônicas no mecanismo de deglutição ou com disfunção esofágica podem desenvolver bronquiectasia focal ou difusa com predominância no lobo inferior (Capítulo 129). A lesão pulmonar direta causada por aspiração de ácido ou partículas ou por pneumonia recorrente pode causar bronquiectasia.

A asma brônquica grave (Capítulo 81) e a doença pulmonar obstrutiva crônica (DPOC; Capítulo 82) às vezes são complicadas por uma bronquiectasia.[2] A aspergilose broncopulmonar alérgica (Capítulo 319) pode causar bronquiectasia central distinta, que nas tomografias computadorizadas tem um aspecto do tipo "dedo na luva", decorrente da inflamação crônica e da obstrução por muco. Anormalidades das vias respiratórias, como tumores endobrônquicos (Capítulo 182), compressão extrínseca por linfonodos (síndrome do lobo médio direito) e corpos estranhos também são causas raras de bronquiectasia focal. A traqueobroncomegalia (síndrome de Mounier-Kuhn) está associada à bronquiectasia distal.

### Doenças imunes e autoimunes

A hipogamaglobulinemia primária (Capítulo 236) leva a infecções pulmonares recorrentes que podem resultar em bronquiectasia. Pacientes com deficiências da subclasse G de imunoglobulina podem desenvolver bronquiectasia se a deficiência levar à redução na produção de anticorpos. Foi descoberto que defeitos na adesão de neutrófilos e na quimiotaxia (Capítulo 158) causam bronquiectasia. Pacientes com infecção pelo vírus da imunodeficiência humana (Capítulo 366) apresentam maior prevalência de bronquiectasia do que indivíduos com sistema imune funcionando normalmente.

A bronquiectasia é uma complicação cada vez mais reconhecida das colagenoses, sobretudo da artrite reumatoide (Capítulo 248) e da síndrome de Sjögren (Capítulo 252). A lesão das vias respiratórias provavelmente é atribuível à inflamação crônica ou à disfunção esofágica. A doença inflamatória intestinal (Capítulo 132) também causa bronquiectasia por mecanismos indeterminados.

### MANIFESTAÇÕES CLÍNICAS

Os pacientes apresentam tosse crônica e geralmente há produção de expectoração mucopurulenta ou purulenta. Ocasionalmente, tosse seca é a manifestação primária. Outros sinais/sintomas incluem dispneia, hemoptise intermitente e dor torácica pleurítica. Podem ocorrer perda de peso, mal-estar e fadiga. Quando os pacientes apresentam exacerbações infecciosas, eles podem desenvolver febre e também piora nos sintomas basais. Os achados físicos em pacientes com bronquiectasia são inespecíficos e incluem um exame torácico anormal com sibilos, estertores ou ambos. Baqueteamento digital é raro.

A evolução clínica dos pacientes com bronquiectasia é variável. Alguns pacientes apresentam poucos ou nenhum sintoma, outros apresentam tosse diária com produção de expectoração e alguns apresentam exacerbações ocasionais a frequentes. Observa-se lento declínio da função pulmonar com a bronquiectasia; o declínio é mais rápido em pacientes infectados por *Pseudomonas aeruginosa* (Capítulo 290) e naqueles que apresentam exacerbações mais frequentes.

### DIAGNÓSTICO

#### Exames de imagem

Embora se possa suspeitar do diagnóstico com uma radiografia de tórax simples, a tomografia computadorizada de alta resolução (TCAR) é o "padrão-ouro" atual para confirmar a bronquiectasia. Os achados característicos na TC são falta de afilamento brônquico, brônquios visíveis no 1 cm periférico dos pulmões e diâmetro brônquico interno maior do que o diâmetro da artéria brônquica associada.[3] Outros achados na TCAR associados são cistos na extremidade de um brônquio, linhas ramificadas irregulares em árvore em brotamento (e-Figura 84.1) indicando impactação de muco (e-Figuras 84.2 e 84.3), perda de volume (e-Figura 84.4) e, ocasionalmente, consolidação associada (Figura 84.1). A localização das vias respiratórias bronquiectásicas pode sugerir a causa: a predominância no lobo superior

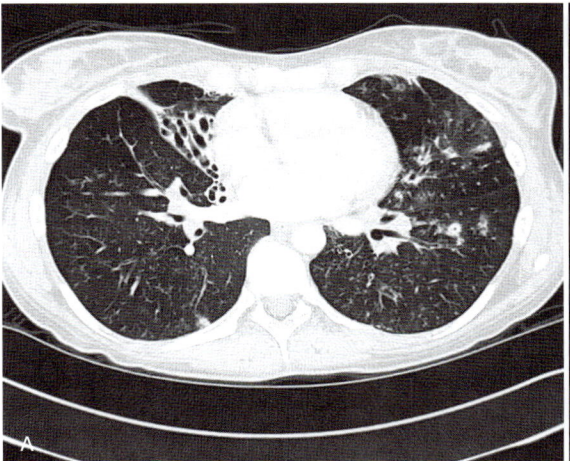
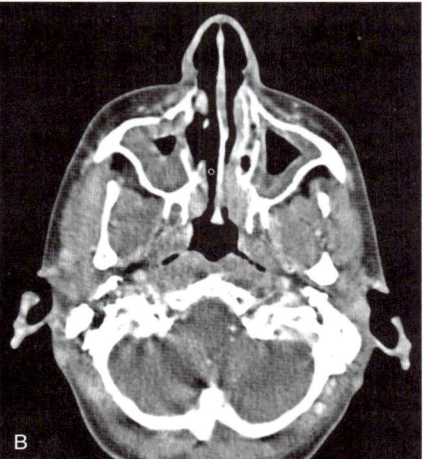

**FIGURA 84.1** Tomografia computadorizada de alta resolução de paciente com discinesia ciliar primária. **A.** Bronquiectasia bilateral. **B.** Agenesia de seios paranasais.

é observada na fibrose cística e a predominância no lobo inferior nas síndromes de aspiração (e-Figura 84.5). Enquanto o envolvimento do lobo médio direito e da língula sugere infecção por micobactérias atípicas (Figura 84.2 e e-Figuras 84.6A e 84.6B), a bronquiectasia central é observada na aspergilose broncopulmonar alérgica (Figura 84.3).

As provas de função pulmonar, que devem ser realizadas em todos os pacientes com suspeita de bronquiectasia, geralmente mostram obstrução ao fluxo de ar medida pela razão entre o volume expiratório forçado no primeiro segundo ($VEF_1$) e a capacidade vital forçada (CVF) (Capítulo 79). A gravidade da obstrução ao fluxo de ar e a velocidade de declínio se correlacionam com a extensão radiográfica da doença e a frequência de exacerbação. A broncoscopia detectará anormalidades nas vias respiratórias, incluindo tumores, deformidades estruturais e corpos estranhos e, portanto, deve ser considerada na avaliação da bronquiectasia localizada.

As culturas do escarro e do lavado broncoalveolar quando não há escarro expectorado disponível são importantes na avaliação das complicações infecciosas da bronquiectasia. Recentemente, técnicas moleculares têm demonstrado diversas comunidades polimicrobianas nos pulmões de pacientes com bronquiectasia, tanto quando eles estão clinicamente estáveis quanto durante as exacerbações. Os microrganismos dominantes são *P. aeruginosa* e *Haemophilus influenzae*, mas também podem ser detectados microrganismos anaeróbicos. O achado de *P. aeruginosa* pressagia pior prognóstico e exacerbações mais frequentes. Pacientes sem patógenos identificáveis apresentam doença mais branda. O achado de *Staphylococcus aureus* nas vias respiratórias pode indicar a fibrose cística como sendo a causa da bronquiectasia. *Nocardia* e fungos, particularmente *Aspergillus* e *Candida*, às vezes são encontrados nas culturas de pacientes com bronquiectasia, mas nem sempre requerem tratamento.[4] Micobactérias não tuberculosas são encontradas com frequência crescente nas vias respiratórias de pacientes com bronquiectasia, geralmente como uma complicação de bronquiectasias preexistentes, mas ocasionalmente como sua causa primária. A avaliação laboratorial dos pacientes com bronquiectasia deve ser individualizada. Todos os pacientes devem ser submetidos a culturas de escarro para bactérias, fungos e micobactérias. Outros exames que devem ser considerados incluem a medição dos níveis séricos de imunoglobulinas e o rastreamento à procura de doenças genéticas, principalmente em pacientes com bronquiectasia difusa. A fibrose cística (Capítulo 83) é diagnosticada por níveis elevados de cloreto no suor e por testes genéticos. A discinesia ciliar primária pode ser avaliada por medição dos níveis de óxido nítrico nasal, frequência de batimento ciliar e teste padrão e estudos de microscopia eletrônica. A deficiência de $\alpha_1$-antitripsina é diagnosticada medindo os níveis e realizando fenotipagem (Capítulo 82). O rastreamento à procura de artrite reumatoide (Capítulo 248) ou síndrome de Sjögren (Capítulo 252) também pode ser justificado em pacientes com bronquiectasia difusa.

## TRATAMENTO

As metas do tratamento são reduzir a frequência das exacerbações e, potencialmente, melhorar a qualidade de vida, reduzir os sintomas e modificar a história natural da doença (Tabela 84.1).[5] O tratamento de manutenção para pacientes com doença mais avançada ou três ou mais exacerbações inclui desobstrução das vias respiratórias e terapias anti-inflamatórias, bem como antibióticos por períodos curtos e longos, que reduzem os marcadores da inflamação das vias respiratórias e sistêmica. A reabilitação pulmonar também é eficaz.[A1] As exacerbações são tratadas com base na acuidade clínica. Como os pacientes são heterogêneos e os ensaios clínicos terapêuticos são poucos, o tratamento comumente é individualizado, especialmente porque atualmente não há tratamento aprovado pela agência Food and Drug Administration para a bronquiectasia não decorrente de fibrose cística e porque os tratamentos comprovadamente efetivos para a fibrose cística muitas vezes não o são nesta população de pacientes.[6,7]

### Prevenção de exacerbações

A vacinação pneumocócica 23-valente (Capítulo 15) é recomendada para pacientes com bronquiectasia. A vacinação de rotina contra *influenza* sazonal também é padrão. No momento, não há vacinas disponíveis para a prevenção de outras complicações infecciosas da bronquiectasia.

### Tratamento da etiologia subjacente

Para condições tratáveis, como deficiência de imunoglobulina ou deficiência de $\alpha_1$-antitripsina (Capítulo 82), deve-se considerar a terapia de

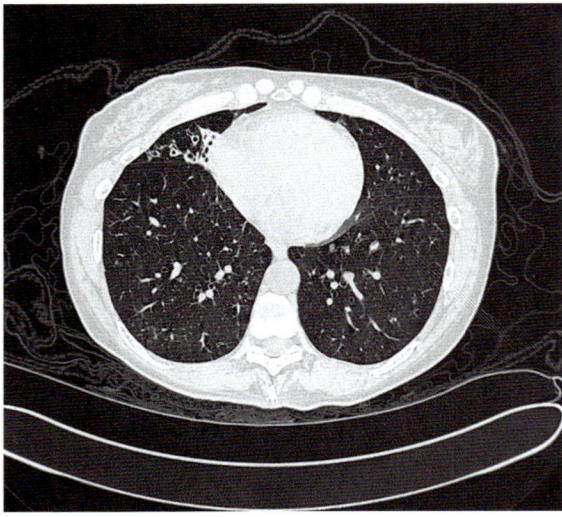

**FIGURA 84.2** Imagem de tomografia computadorizada de alta resolução de bronquiectasia nodular causada por infecção por micobactérias atípicas.

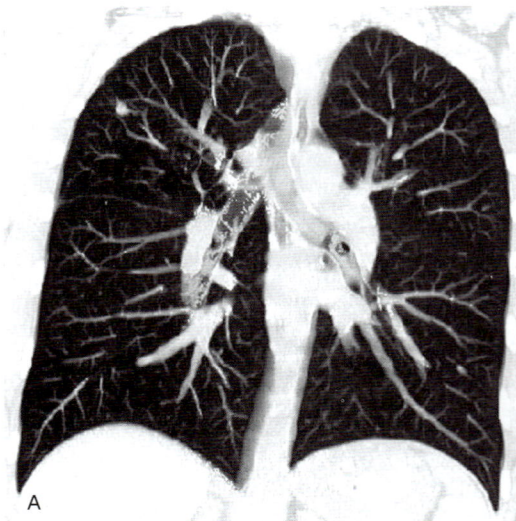
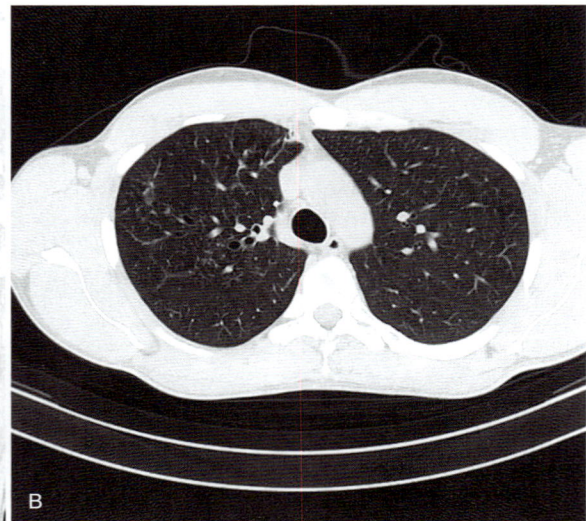

**FIGURA 84.3** A e B. Imagens de tomografia computadorizada de alta resolução da bronquiectasia central em dedo na luva causada pela aspergilose broncopulmonar alérgica.

| Tabela 84.1 | Potenciais tratamentos para a bronquiectasia. |
|---|---|

Tratamento da condição subjacente, se possível
Mobilização de secreções
   Farmacológica
   Mecânica
Terapia anti-inflamatória
   Esteroides inalados
   Macrolídios
Terapia antimicrobiana
   Patógeno específico
Cirurgia
   Doença localizada ou refratária
Transplante
   Doença em estágio terminal

Adaptada de O'Donnell A. Bronchiectasis. *Chest.* 2008;134:815-823.

reposição (Capítulo 236), embora haja poucos dados sobre se essas terapias alteram a história natural da bronquiectasia e infecções resultantes. Pacientes com aspergilose broncopulmonar alérgica (Capítulo 319) devem ser tratados com esteroides para mitigar o processo inflamatório que leva à bronquiectasia.

### Desobstrução das vias respiratórias

A fisioterapia respiratória e o uso de dispositivos para auxiliar na limpeza mucociliar parecem ser benéficos na bronquiectasia não decorrente de fibrose cística. Em um ensaio randomizado mais antigo, por exemplo, o uso de um aparelho de pressão expiratória positiva oscilatória (Acapella®) 2 vezes/dia reduziu o volume de escarro e os desfechos de qualidade de vida em comparação com nenhuma fisioterapia de rotina. Outras técnicas que também podem ter um papel na desobstrução das vias respiratórias incluem a fisioterapia respiratória tradicional com drenagem postural e o uso de coletes que produzem oscilação da parede torácica.[A2] Personalizar o tratamento leva a melhores adesão e resultados.[8] A reabilitação pulmonar formal e os exercícios provavelmente beneficiam os pacientes com bronquiectasia.

A terapia inalatória com solução salina hipertônica nebulizada (3 a 7%) pode aumentar a desobstrução das vias respiratórias, diminuir as exacerbações e melhorar a função pulmonar, bem como a qualidade de vida.[A3] Embora a DNase humana recombinante seja eficaz na bronquiectasia por fibrose cística, um grande ensaio clínico mostrou que ela teve efeitos deletérios quando administrada como terapia de manutenção em pacientes com bronquiectasia não relacionada a fibrose cística, por isso não deve ser usada. Outros agentes mucolíticos apresentam benefícios não comprovados.

Nenhum ensaio randomizado apoia o uso de agentes beta-agonistas de ação rápida ou broncodilatadores anticolinérgicos de rotina na bronquiectasia. No entanto, um subconjunto de pacientes com maior reatividade das vias respiratórias provavelmente se beneficia do uso desses agentes (Capítulo 81).

### Redução da inflamação das vias respiratórias

Um ensaio clínico mais antigo mostrou que a budesonida inalada em dose média, quando combinada com o formoterol, é segura e mais efetiva do que a budesonida em altas doses no tratamento de pacientes com bronquiectasia não decorrente de fibrose cística. Os esteroides orais, embora ocasionalmente usados em pacientes com bronquiectasia, nunca foram avaliados em um ensaio clínico.

### Terapia antimicrobiana

No momento, não há evidências firmes para apoiar o uso rotineiro de antibióticos de manutenção, embora esse tratamento possa ser considerado para pacientes com exacerbações frequentes e destruição pulmonar progressiva. Quando espécies de micobactérias são cultivadas a partir de amostras de pacientes com bronquiectasia, as decisões sobre se tratar e quais agentes antimicrobianos usar são baseadas nas diretrizes publicadas (Capítulos 308 e 309).[9]

O tratamento crônico com macrolídios orais em baixas doses (p. ex., azitromicina 500 mg, 3 vezes/semana, ou 250 mg/dia; ou etilsuccinato de eritromicina 400 mg, 2 vezes/dia) consegue reduzir as exacerbações em pacientes com bronquiectasia não decorrente de fibrose cística.[A4] Não se sabe se os pacientes desenvolverão microrganismos resistentes, e a microbiota respiratória é claramente alterada pelo uso crônico de macrolídios. A monoterapia com macrolídios não deve ser usada em pacientes coinfectados por micobactérias atípicas.

A terapia antimicrobiana direcionada por via inalatória também é uma opção, particularmente em pacientes infectados com *Pseudomonas* spp.

Por exemplo, a nebulização de gentamicina (80 mg, 2 vezes/dia) por 12 meses pode fornecer benefício bacteriológico e clínico sustentado. A colistina inalada, 1 milhão de UI 2 vezes/dia administrada por nebulizador, também é segura e possivelmente efetiva em pacientes com bronquiectasia e infecção por *P. aeruginosa*.[A5] Ensaios clínicos mostraram benefícios microbiológicos com tobramicina inalada, 300 mg, 2 vezes/dia; um estudo a utilizou por 4 semanas por um ciclo; outro a utilizou por três ciclos de 2 semanas com o medicamento e 2 semanas sem. Contudo, o benefício clínico do tratamento com tobramicina não foi firmemente estabelecido e alguns pacientes apresentaram efeitos colaterais respiratórios inaceitáveis.[A6] É importante notar que dois grandes ensaios clínicos recentes com a aztreonam lisina inalado não mostraram benefícios clínicos. Antibióticos inalados adicionais atualmente sendo avaliados em ensaios clínicos incluem ciprofloxacino em pó seco, ciprofloxacino lipossomal nebulizado e tobramicina em pó seco. Outras estratégias de antibióticos à margem das indicações autorizadas incluem o uso prolongado de antibióticos IV direcionados aos patógenos específicos da cultura.

### Cirurgia e transplante

A ressecção cirúrgica pode ser útil para pacientes com doença focal ou para indivíduos com hemoptise que não possa ser controlada pela embolização dos vasos sangrantes (Capítulo 93). A ressecção cirúrgica também pode beneficiar alguns pacientes com bronquiectasia difusa que não respondam à terapia convencional e alguns pacientes infectados com micobactérias atípicas. O transplante de pulmão duplo (Capítulo 93) foi realizado com sucesso em pacientes com doença pulmonar em estágio terminal causada pela bronquiectasia não decorrente de fibrose cística. Os desfechos clínicos são semelhantes aos observados no transplante para outras doenças pulmonares em estágio terminal.

### Tratamento das exacerbações agudas da bronquiectasia

Quando um paciente com bronquiectasia apresenta uma exacerbação aguda, os tratamentos antimicrobianos devem ser direcionados aos microrganismos infectantes crônicos. Exacerbações leves a moderadas podem ser tratadas com antibióticos orais, direcionados aos resultados da cultura de escarro, por 2 a 3 semanas. Os vírus, incluindo coronavírus, rinovírus e vírus influenza A e B também causam exacerbações. Exacerbações mais graves ou exacerbações causadas por microrganismos resistentes geralmente exigem administração intravenosa de antibióticos no hospital ou em casa. A adição de um antibiótico inalado à terapia sistêmica para uma exacerbação aguda não demonstrou qualquer benefício. Os pacientes que apresentam exacerbação aguda provavelmente se beneficiam das modalidades de desobstrução das vias respiratórias e de outras terapias não antibióticas discutidas previamente.

## PROGNÓSTICO

A bronquiectasia não decorrente de fibrose cística é uma doença heterogênea com prognóstico amplamente variável. Pacientes com achados obstrutivos e restritivos mais graves nas provas de função pulmonar, transferência insatisfatória de gases e infecção crônica por *Pseudomonas* têm o pior prognóstico. Preditores independentes de hospitalização futura incluem internações hospitalares anteriores, dispneia avançada, $VEF_1$ inferior a 30% do previsto, colonização por *P. aeruginosa*, colonização por outros microrganismos patogênicos e três ou mais lobos envolvidos na TCAR. As comorbidades, incluindo a DPOC e a artrite reumatoide, aumentam o risco de mortalidade. A extensão radiográfica da doença, a hipoxemia, a hipercapnia e evidências de insuficiência cardíaca direita também são preditores de desfecho. Pacientes com bronquiectasia internados em UTI por insuficiência respiratória apresentam taxa de sobrevida em 4 anos de 60%.

## ATELECTASIA

### DEFINIÇÃO

A atelectasia, ou colapso, é causada pela hipoventilação das unidades pulmonares. A atelectasia pode envolver um pulmão inteiro ou um lobo, segmento ou subsegmento pulmonar. A atelectasia pode ser causada pela obstrução intrínseca das vias respiratórias ou compressão externa de linfonodos, massas parenquimatosas ou outras entidades. Quando as unidades pulmonares estão atelectásicas, a incompatibilidade ventilação-perfusão resulta em hipoxemia. A atelectasia sustentada pode levar à infecção.

### EPIDEMIOLOGIA E BIOPATOLOGIA

As bases pulmonares e os segmentos posteriores do pulmão são vulneráveis à atelectasia dependente, que é causada pela ventilação inadequada, principalmente em um paciente imobilizado ou em pós-operatório. A atelectasia irregular é causada por processos de enchimento alveolar, como hemorragia e edema (Capítulo 85). A atelectasia passiva, de relaxamento ou de compressão ocorre quando o pulmão recua para um volume menor em razão da presença de líquido ou de ar no espaço pleural adjacente.

A atelectasia obstrutiva ou reabsortiva é causada pelo bloqueio brônquico ao influxo de ar, com resultante consolidação retrátil. A obstrução intrínseca das vias respiratórias pode ser causada por tampões de muco, corpos estranhos ou tumores nas vias respiratórias. A obstrução extrínseca das vias respiratórias resulta da compressão das vias respiratórias decorrente do aumento dos linfonodos peribrônquicos ou de outras massas que colidem com as vias respiratórias.

A atelectasia redonda é causada pelo espessamento pleural que invagina e aprisiona o pulmão adjacente. Qualquer doença pleural crônica pode causar atelectasia redonda, sobretudo a doença pleural relacionada com o asbesto.

### MANIFESTAÇÕES CLÍNICAS E DIAGNÓSTICO

A atelectasia é, tipicamente, assintomática e diagnosticada por exames de imagem do tórax; pode causar dispneia e taquipneia e resultar em hipoxemia. Em pacientes pós-operatórios, a atelectasia pode provocar febre baixa. Uma saturação arterial de oxigênio de 96% ou menos após respirar oxigênio por máscara de Venturi por 30 min é um teste moderadamente sensível e específico para o diagnóstico de atelectasia pós-operatória.[11]

A radiografia simples de tórax mostra perda de volume pulmonar e deslocamento da fissura lobar, mediastino ou diafragma em direção à unidade pulmonar envolvida (Figura 84.4). A atelectasia discoide se manifesta como linhas horizontais ou curvas na radiografia simples de tórax. A atelectasia redonda (Figura 84.5) é uma densidade tumoriforme ovoide adjacente à pleura. A atelectasia secundária pode ser observada em associação com uma lesão expansiva (e-Figuras 84.7A e B). O tipo e a causa da atelectasia às vezes podem ser elucidados por TC ou ultrassonografia. É necessário broncoscopia para confirmar se a compressão é intrínseca ou extrínseca na atelectasia obstrutivo-reabsortiva e para determinar a patologia exata da obstrução.

À beira do leito, a medida da saturação arterial de oxigênio pode ajudar a avaliar a gravidade da atelectasia e da disfunção pulmonar geral.

### PREVENÇÃO E TRATAMENTO

Comumente prescreve-se uma espirometria de incentivo para prevenir ou tratar a atelectasia em pacientes com mobilidade limitada em razão de cirurgia recente, fraqueza neuromuscular ou qualquer imobilização prolongada, mas nenhum ensaio clínico randomizado comprovou sua efetividade. O treinamento muscular inspiratório pré-operatório pode reduzir a atelectasia em pacientes submetidos à cirurgia abdominal superior. O uso profilático de ventilação não invasiva pode reduzir a disfunção pulmonar após a cirurgia de ressecção pulmonar. Outras modalidades, como espirometria de incentivo,[A7] dispositivos de pressão positiva expiratória, desobstrução das vias respiratórias por oscilação de alta frequência da parede torácica e agentes farmacológicos não têm benefício comprovado.

A atelectasia de distribuição heterogênea é tratada abordando o processo mórbido subjacente no parênquima pulmonar. A atelectasia por compressão é tratada com alívio do processo existente no espaço pleural.

A atelectasia obstrutiva ou reabsortiva exige, com frequência, broncoscopia para diagnóstico e tratamento. Em pacientes com obstrução decorrente de secreções retidas, às vezes são necessárias várias broncoscopias, mas o muco com frequência se reacumula rapidamente e só é corrigido quando o estado geral do paciente melhora.

A atelectasia redonda não exige tratamento. A TC é útil para distinguir a atelectasia redonda de um tumor parenquimatoso.

## DOENÇAS CÍSTICAS CONGÊNITAS DO TÓRAX

Os *cistos torácicos*, que são extremamente raros, são consequentes ao desenvolvimento anormal ou ramificação do intestino anterior. Os cistos podem se desenvolver no mediastino em um estágio inicial da gestação ou no parênquima pulmonar em um estágio posterior. As anormalidades

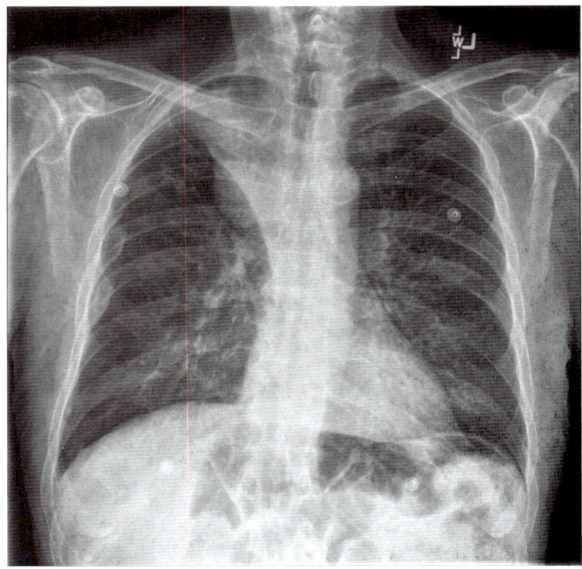

**FIGURA 84.4** Radiografia simples de tórax mostrando atelectasia do lobo superior direito (causada por tumor endobrônquico).

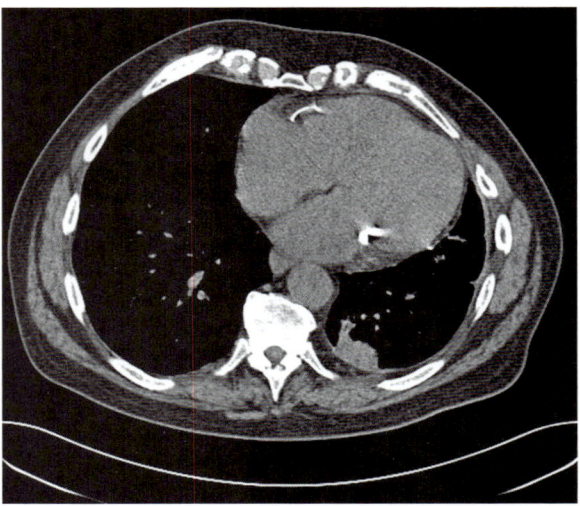

**FIGURA 84.5** Imagem de tomografia computadorizada de atelectasia redonda.

incluem cistos broncogênicos (mediastinais e parenquimatosos), malformação congênita das vias respiratórias pulmonares e sequestros pulmonares. Os cistos são revestidos por epitélio de vias respiratórias e alveolar, mas não se comunicam de maneira normal com as vias respiratórias ou com o tecido pulmonar.

A maioria dos pacientes com cistos torácicos é diagnosticada na infância, mas os cistos podem permanecer assintomáticos e passar despercebidos até a idade adulta. Na ausência de sintomas, essas lesões císticas às vezes são um achado incidental em exames de imagem do tórax realizados por outras indicações. As doenças císticas congênitas podem causar pneumonias recorrentes, hemoptise ou compressão de estruturas normais.

A angiografia por TC geralmente consegue detectar lesões císticas congênitas do tórax, mas às vezes é necessária angiografia pulmonar ou brônquica para definir se há fluxo sanguíneo para a lesão.

*Os cistos broncogênicos* geralmente são encontrados nas áreas paratraqueais ou subcarinais direitas do mediastino, mas ocasionalmente são vistos no parênquima pulmonar.[12] Esses cistos costumam ser assintomáticos, mas podem causar sibilos, dispneia e tosse ao comprimir estruturas adjacentes. Pode ocorrer infecção secundária nos cistos, e há alguns relatos de transformação maligna. Em geral recomenda-se a ressecção cirúrgica completa, mas a excisão parcial com desepitelização dos cistos também foi realizada. A conduta expectante também é uma opção quando os cistos são assintomáticos.

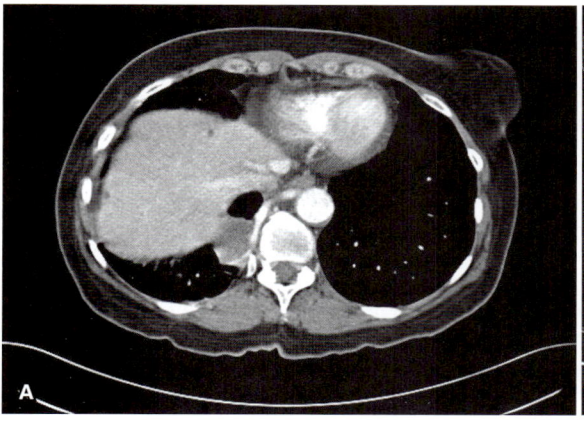
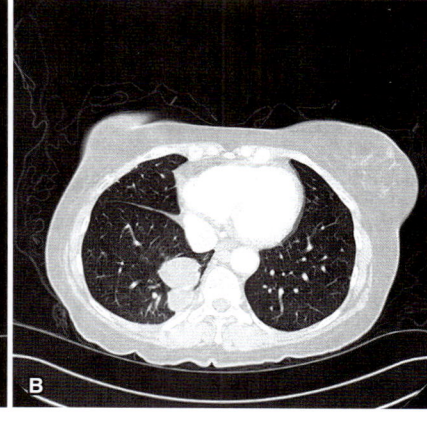

**FIGURA 84.6** Sequestro pulmonar. A. Imagem de tomografia computadorizada de sequestro pulmonar em lobo inferior direito. B. Vaso nutrício visível emergindo da aorta.

A *malformação congênita das vias respiratórias pulmonares*, previamente chamada de *malformação adenomatoide cística congênita do pulmão*, é extremamente rara, com incidência relatada de uma em cada 25 mil a 35 mil gestações. A anormalidade é causada pelo desenvolvimento interrompido da árvore brônquica. A maior parte dos pacientes é diagnosticada no pré-natal por ultrassonografia, mas alguns adultos as manifestam pela primeira vez na forma de complicações, incluindo pneumotórax e embolia gasosa. O tratamento consiste na ressecção cirúrgica anatômica.

Os *sequestros pulmonares* são áreas de parênquima pulmonar não funcionante, sem comunicação com a árvore traqueobrônquica que apresentam irrigação arterial e drenagem venosa anormais (Figura 84.6). O sequestro intralobar, que corresponde a cerca de 75% dos casos, não tem pleura visceral e geralmente é encontrado em um lobo inferior, mais comumente à esquerda do que à direita. Os sequestros extralobares têm pleura visceral própria, são separados dos lobos normais e podem até ser encontrados abaixo do diafragma. Os sequestros geralmente contêm um vaso nutrício que se origina da aorta. Os sequestros são assintomáticos, mas os pacientes às vezes desenvolvem infecções recorrentes e/ou hemoptise. A excisão cirúrgica com cuidado especial para o manejo do vaso nutrício é curativa. A embolização do vaso nutrício às vezes é uma opção de tratamento bem-sucedida.

*Pulmões hipertransparentes* são diagnosticados pela escassez de trama vascular e intersticial nos exames de imagem do tórax. As coleções de ar do parênquima pulmonar podem ser causadas por cistos parenquimatosos congênitos, enfisema lobar congênito (quase exclusivamente diagnosticado no primeiro ano de vida), enfisema bolhoso gigante (síndrome do pulmão desaparecido) ou síndrome de Swyer-James. Os cistos do parênquima pulmonar podem ser do tipo alveolar bolhoso ou podem conter elementos da parede brônquica, como cartilagem, músculo liso e glândulas. Eles podem se infectar e se romper causando pneumotórax. Em geral recomenda-se a ressecção cirúrgica, a menos que as lesões sejam pequenas. O enfisema lobar congênito, também conhecido como *lobo hipertransparente grande congênito*, pode causar dificuldade respiratória grave em lactentes em razão da compressão do tecido pulmonar circundante. O enfisema bolhoso gigante é uma condição rara que geralmente afeta os lobos superiores de homens jovens tabagistas. A compressão do parênquima pulmonar normal por esses lobos superdistendidos exige ressecção cirúrgica.

A *síndrome de Birt-Hogg-Dubé*[13] é causada por uma condição autossômica dominante de mutações na linha germinativa no gene da foliculina. É caracterizada por cistos pulmonares, pneumotórax recorrente, carcinoma de células renais e fibrofoliculomas cutâneos.

A *síndrome de Swyer-James-Macleod*, que é caracterizada pela radiotransparência unilateral de um pulmão inteiro, é causada por bronquiolite obliterante infantil decorrente de infecção viral ou bacteriana ou inalação tóxica. A TC mostra aprisionamento de ar e hipertransparência do pulmão afetado, com pulmão contralateral normal. Não é necessário tratamento.

## DOENÇAS CÍSTICAS ADQUIRIDAS DO PULMÃO

As TCs de alta resolução agora conseguem detectar várias doenças pulmonares císticas adquiridas.[14] Tipicamente, os cistos são vistos como enfisema ou bolhas subpleurais no parênquima pulmonar. As causas de cistos multifocais incluem a pneumonia intersticial linfocítica (Capítulo 86), a síndrome de Birt-Hogg-Dubé, a papilomatose traqueobrônquica e cânceres primários e metastáticos. Cistos multifocais com nódulos associados são vistos na pneumonia intersticial linfocítica (Capítulo 86), na doença de deposição de cadeia leve (Capítulo 178), na amiloidose (Capítulo 179) e na histiocitose de células de Langerhans (Capítulo 160) e estão associados a opacidades em vidro fosco na pneumonia por *Pneumocystis jiroveci* (Capítulo 321) e pneumonia intersticial descamativa (Capítulo 86). O enfisema pulmonar (Capítulo 82) e a bronquiectasia cística também podem mimetizar uma doença cística. Uma avaliação não invasiva cuidadosa geralmente consegue determinar a causa, mas pode ser necessário lavado broncoalveolar ou, até mesmo, biopsia pulmonar.

### Recomendações de grau A

A1. Lee AL, Hill CJ, McDonald CF, et al. Pulmonary rehabilitation in individuals with non-cystic fibrosis bronchiectasis: a systematic review. *Arch Phys Med Rehabil*. 2017;98:774-782.
A2. Lee AL, Burge AT, Holland AE. Airway clearance techniques for bronchiectasis. *Cochrane Database Syst Rev*. 2015;CD008351.
A3. Tarrant BJ, Le Maitre C, Romero L, et al. Mucoactive agents for chronic, non-cystic fibrosis lung disease: a systematic review and meta-analysis. *Respirology*. 2017;22:1084-1092.
A4. Kelly C, Chalmers JD, Crossingham I, et al. Macrolide antibiotics for bronchiectasis. *Cochrane Database Syst Rev*. 2018;3:CD012406.
A5. Haworth CS, Foweraker JE, Wilkinson P, et al. Inhaled colistin in patients with bronchiectasis and chronic *Pseudomonas aeruginosa* infection. *Am J Respir Crit Care Med*. 2014;189:975-982.
A6. Yang JW, Fan LC, Lu HW, et al. Efficacy and safety of long-term inhaled antibiotic for patients with noncystic fibrosis bronchiectasis: a meta-analysis. *Clin Respir J*. 2016;10:731-739.
A7. Pantel H, Hwang J, Brams D, et al. Effect of incentive spirometry on postoperative hypoxemia and pulmonary complications after bariatric surgery: a randomized clinical trial. *JAMA Surg*. 2017;152:422-428.

### REFERÊNCIAS BIBLIOGRÁFICAS

As referências bibliográficas, bem como os outros materiais suplementares deste livro, encontram-se no GEN-IO, nosso ambiente virtual de aprendizagem.

# 85
# DISTÚRBIOS DE ENCHIMENTO ALVEOLAR

STEPHANIE M. LEVINE

### DEFINIÇÃO

Os distúrbios de enchimento alveolar (Tabela 85.1) são caracterizados por achados na radiografia de tórax de envolvimento alveolar variando de aspecto em vidro fosco a consolidação; o processo histopatológico consiste em envolvimento primário dos espaços aéreos alveolares distais aos bronquíolos terminais. Por exemplo, na proteinose alveolar pulmonar, os alvéolos são preenchidos por líquido proteico. Em comparação, as paredes alveolares são revestidas por células de adenocarcinoma no adenocarcinoma mucinoso invasivo e no adenocarcinoma não mucinoso lepídico predominante, previamente denominado carcinoma de células bronquíolo-alveolares. Na pneumonia intersticial aguda, infiltrados fibroproliferativos em organização exsudativa preenchem o espaço alveolar; nos distúrbios de hemorragia alveolar, o espaço alveolar é preenchido por sangue. Espaços alveolares preenchidos por células inflamatórias agudas, como na pneumonia bacteriana (Capítulo 91); água, como no edema pulmonar cardiogênico ou hidrostático (Capítulo 52); ou líquido com alto teor proteico, como no edema pulmonar não cardiogênico ou de permeabilidade aumentada (Capítulo 96), também fazem parte do diagnóstico diferencial radiográfico dos distúrbios de enchimento alveolar e devem ser excluídos.

Uma abordagem geral a essas doenças suspeitas de enchimento alveolar (Figura 85.1) pode ser estratificada de acordo com o período de tempo decorrido desde o início dos sintomas. O paciente típico apresenta inicialmente tosse (geralmente seca) e dispneia de duração variável, dependendo do processo histopatológico. A hemoptise é um sinal inicial frequente nas doenças hemorrágicas alveolares. Com exceção da pneumonia intersticial aguda, os sintomas que sugerem um processo infeccioso agudo, como febre, leucocitose e tosse produtiva, geralmente estão ausentes. Se a radiografia de tórax ou tomografia computadorizada (TC) de tórax inicial for consistente com um possível processo de enchimento alveolar (Capítulo 78) e tiverem sido excluídos pneumonia aguda e edema pulmonar, deve-se realizar uma broncoscopia com lavado broncoalveolar (LBA) (Capítulo 79) e biopsia transbrônquica, sobretudo se houver suspeita de proteinose alveolar pulmonar, adenocarcinoma mucinoso invasivo, adenocarcinoma não mucinoso predominantemente lepídico (Capítulo 182) ou hemorragia alveolar. Quando esses testes não confirmam o diagnóstico, e em muitos casos de suspeita de pneumonia intersticial aguda, pode-se indicar uma biopsia pulmonar cirúrgica obtida por toracoscopia ou um procedimento cirúrgico aberto para estabelecer um diagnóstico seguro.

## PROTEINOSE ALVEOLAR PULMONAR

### EPIDEMIOLOGIA

A proteinose alveolar pulmonar (PAP) é uma rara doença do enchimento alveolar causada pelo acúmulo de material surfactante fosfolipoproteináceo nos alvéolos. A incidência é estimada em 3,7 casos por milhão de pessoas. Trata-se de uma doença autoimune adquirida primária em mais de 90% dos casos, mas características histopatológicas semelhantes podem ser encontradas com causas secundárias identificáveis, como silicose aguda (silicoproteinose; Capítulo 87), exposição a pó de alumínio (Capítulo 87), exposição à poeira de metal índio ($^{49}$In), distúrbios de imunodeficiência (p. ex., gamopatia monoclonal de imunoglobulina G e síndrome de imunodeficiência combinada grave), neoplasias malignas hematológicas (sobretudo leucemias mieloides; Capítulos 173 e 175) e certas infecções (p. ex., pneumonia por *Pneumocystis jiroveci*). A PAP também foi descrita após transplante de medula óssea (Capítulo 168). Uma forma congênita também costuma se manifestar no primeiro ano de vida.

### BIOPATOLOGIA

A patogênese da PAP está relacionada com o comprometimento do processamento do surfactante pelos macrófagos alveolares, decorrente de defeitos na sinalização do fator estimulador de colônias de granulócitos-macrófagos (GM-CSF). Esse comprometimento pode ser causado por autoanticorpos contra o GM-CSF ou mutações no gene do receptor de GM-CSF, que são encontrados em 90% dos casos. As formas secundárias são causadas por deficiência relativa de GM-CSF, levando a disfunção dos macrófagos e redução da depuração do surfactante. A forma autossômica

### Tabela 85.1 Distúrbios do enchimento alveolar.

| DOENÇAS | FISIOPATOLOGIA | ACHADOS RADIOGRÁFICOS |
|---|---|---|
| Proteinose alveolar pulmonar | Processamento prejudicado do surfactante pelos macrófagos alveolares, decorrente de defeitos na sinalização de GM-CSF | Opacidades alveolares bilaterais com "em mosaico" e áreas difusas de atenuação em vidro fosco na TC |
| Pneumonia intersticial aguda | Dano alveolar difuso com uniformidade temporal | Processo de enchimento alveolar difuso semelhante à síndrome de desconforto respiratório agudo |
| Hemorragia alveolar difusa | Sangramento da microcirculação pulmonar, geralmente proveniente dos capilares | Desenvolvimento agudo de opacidades alveolares bilateralmente |
| Adenocarcinoma mucinoso invasivo e adenocarcinoma não mucinoso predominantemente lepídico (previamente chamado de carcinoma de células bronquíolo-alveolares) | Células cancerígenas crescendo ao longo dos septos alveolares | Opacidades pneumônicas, consolidação com aerobroncogramas, opacidades em vidro fosco (solitárias ou múltiplas) |

TC = tomografia computadorizada; GM-CSF = fator estimulador de colônias de granulócitos-macrófagos.

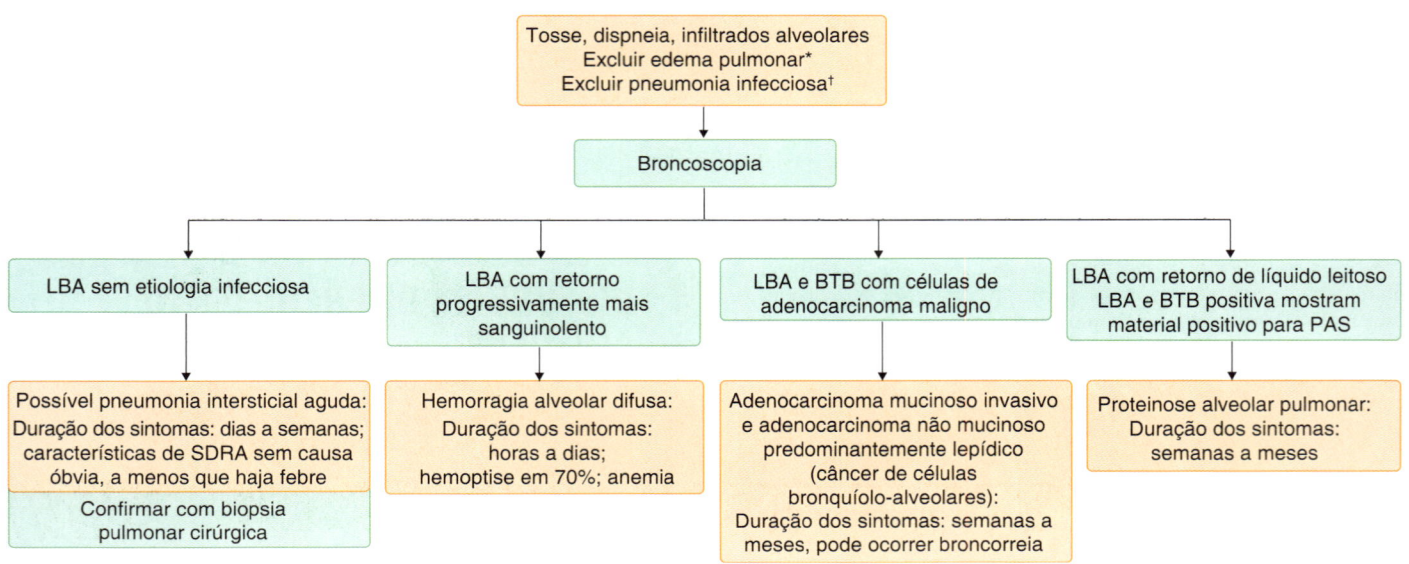

**FIGURA 85.1** Abordagem geral aos distúrbios do enchimento alveolar. *Consultar o Capítulo 52. †Consultar o Capítulo 91. SDRA = síndrome de desconforto respiratório agudo; LBA = lavado broncoalveolar; PAS = ácido periódico de Schiff; BTB = biopsia transbrônquica.

recessiva congênita de proteinose alveolar pulmonar, causada por mutação nos genes que codificam a proteína B ou C do surfactante, ou o receptor GM-CSF, resulta em anormalidades na função do surfactante e dificuldade respiratória grave em lactentes homozigotos. O resultado desse comprometimento é o acúmulo de material rico em surfactante e disfunção progressiva na fagocitose causada pela produção excessiva ou depuração diminuída de surfactante pelos macrófagos alveolares.

O exame histológico na proteinose alveolar pulmonar revela alvéolos cheios de material lipoproteináceo que se torna rosa (reação positiva) na coloração pelo ácido periódico de Schiff. Classicamente, não há destruição da arquitetura alveolar. A microscopia eletrônica revela corpúsculos lamelares de mielina (contendo fosfolipídios).

### MANIFESTAÇÕES CLÍNICAS

A PAP se manifesta em pacientes da terceira à quarta décadas de vida, com predomínio masculino (2:1). A maioria dos pacientes (72%) é tabagista. Os pacientes apresentam início insidioso de dispneia e tosse, que pode ser seca ou, ocasionalmente, produtiva de material acinzentado.[1] A duração dos sintomas antes do diagnóstico normalmente é de 6 semanas a 6 a 8 meses. Febre baixa, mal-estar e perda de peso também podem estar presentes. A hemoptise é incomum. Ao exame físico, estertores estão presentes em 50% dos casos. Baqueteamento digital é um achado incomum até estágios mais avançados da doença.

### DIAGNÓSTICO

Pode-se encontrar contagens de leucócitos levemente elevadas e níveis de lactato desidrogenase (LDH) leve a moderadamente aumentados em mais de 80% dos pacientes; os níveis de LDH podem estar correlacionados com a gravidade da doença. Pode haver também policitemia e hipergamaglobulinemia. As radiografias (Figura 85.2) e TCs de tórax mostram um processo de enchimento alveolar simétrico difuso com predominância pelos dois terços inferiores dos campos pulmonares; o aspecto pode mimetizar um edema pulmonar.[2] O padrão tomográfico característico frequentemente é descrito como "em mosaico", que é atribuível a áreas dispersas ou difusas de atenuação em vidro fosco com espessamento de estruturas intralobulares e septos interlobulares em formas poligonais (Figura 85.3 e e-Figura 85.1). Este padrão radiográfico não é específico para este distúrbio e pode ser observado na síndrome de desconforto respiratório agudo (SDRA; Capítulo 96), pneumonia por *P. jiroveci* (Capítulo 321), adenocarcinomas previamente descritos como carcinoma bronquíolo-alveolar (Capítulo 182), pneumonia lipoide (Capítulo 88), sarcoidose (Capítulo 89), pneumonia em organização, reações medicamentosas e hemorragia pulmonar, bem como edema pulmonar cardiogênico (Capítulo 53) e pneumonias intersticiais agudas. As provas de função pulmonar frequentemente, mas nem sempre, mostram um padrão restritivo com capacidade de difusão reduzida. A gasometria arterial revela hipoxemia.

A broncoscopia deve ser o procedimento inicial quando há suspeita de proteinose alveolar pulmonar. O diagnóstico de PAP pode ser estabelecido na maioria dos casos pela recuperação de líquido branco leitoso a arenoso ou marrom-claro no LBA. Quando submetido à análise citológica, o líquido do LBA é PAS-positivo e revela macrófagos alveolares cheios

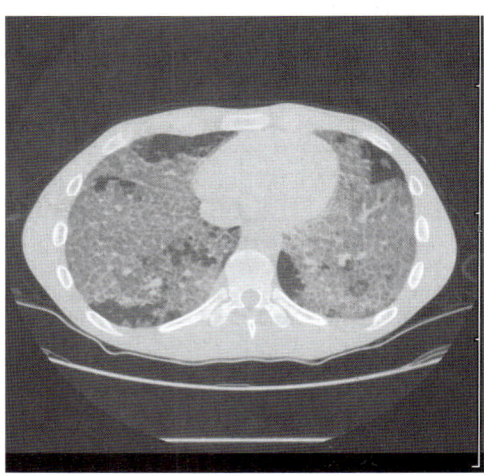

**FIGURA 85.3** Tomografia computadorizada de tórax mostrando um padrão "em mosaico" característico da proteinose alveolar pulmonar.

de material de coloração positiva. A biopsia transbrônquica ou a biopsia toracoscópica pode confirmar o diagnóstico, fornecendo tecido com características de coloração semelhantes. Atualmente, realiza-se com frequência análise sorológica para anticorpos anti-GM-CSF para apoiar o diagnóstico. Pode-se obter os níveis de autoanticorpos anti-GM-CSF, que são considerados 100% sensíveis e específicos para a forma autoimune da proteinose alveolar pulmonar. Não parece haver correlação entre os níveis séricos de anticorpos e a gravidade da doença.

### TRATAMENTO

Cerca de 8 a 30% dos casos de proteinose alveolar pulmonar melhoram espontaneamente e o abandono do tabagismo contribui para a resolução espontânea. Um segundo grupo de pacientes progredirá para insuficiência respiratória. O restante terá doença estável. A superinfecção por *Nocardia* spp., micobactérias atípicas, fungos e outros microrganismos oportunistas pode ocorrer em mais de 15% dos pacientes como resultado da disfunção dos fagócitos.

O tratamento depende da gravidade dos sinais/sintomas. Os corticosteroides não são efetivos e podem ser deletérios. O tratamento de pacientes gravemente sintomáticos com dispneia e hipoxemia[3] começa com lavado pulmonar completo em múltiplos estágios ou sequencial[4] realizada sob anestesia geral com tubo endotraqueal de duplo lúmen.[5] O líquido recuperado inicialmente tem aspecto opaca e cor de areia (e-Figura 85.2). Este procedimento pode ter que ser repetido em intervalos variáveis. Pacientes assintomáticos devem ser observados e acompanhados atentamente. Pacientes com sintomas leves devem receber terapia de suporte com oxigênio suplementar, conforme necessário. Relatos de casos sugerem que o GM-CSF inalado pode melhorar a qualidade de vida, a oxigenação, a função pulmonar e a capacidade de exercício em cerca de metade dos pacientes tratados que não possam ser submetidos ao lavado pulmonar total ou que não tenham melhorado com o tratamento padrão com lavado pulmonar total.[6] No entanto, um ensaio clínico randomizado de pacientes com doença leve a moderada não mostrou benefícios clínicos, apesar das melhorias modestas na saturação arterial e na radiografia de tórax. A1b Séries de casos isoladas relataram respostas variáveis ao anticorpo monoclonal CD-20, rituximabe ou plasmaférese. Os corticosteroides não são usados rotineiramente. O transplante pulmonar pode ser realizado, mas há relatos de proteinose alveolar pulmonar recorrente.

As taxas de sobrevida em 5 anos se aproximam de 75%.

## PNEUMONIA INTERSTICIAL AGUDA

### DEFINIÇÃO

A pneumonia intersticial aguda (PIA), também conhecida como *síndrome de Hamman-Rich*, é uma doença rara e frequentemente fatal que mimetiza a SDRA (Capítulo 96). A etiologia é desconhecida e a PIA é, às vezes, definida como o desenvolvimento de SDRA na ausência de desencadeadores conhecidos. Uma apresentação aguda semelhante pode ser observada em pacientes com exacerbação aguda de fibrose pulmonar idiopática

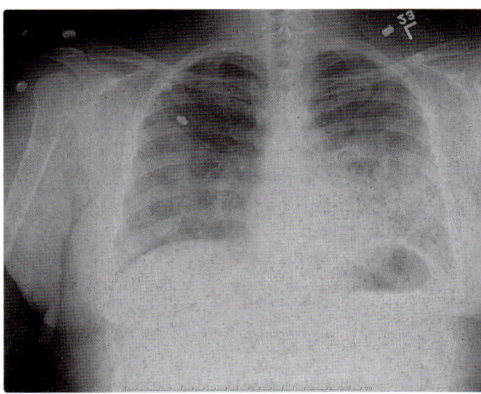

**FIGURA 85.2** Radiografia de tórax mostrando opacidades alveolares bilaterais em um paciente com proteinose alveolar pulmonar.

(Capítulo 86), mas a maioria dos pesquisadores acredita que a pneumonia intersticial aguda seja um processo mórbido separado, sem evidências histológicas de pneumonia intersticial usual subjacente.

### BIOPATOLOGIA

A patogênese da pneumonia intersticial aguda é o dano ao epitélio das membranas alveolares por um mecanismo mediado por neutrófilos; o resultado é o extravasamento de exsudato para os alvéolos na fase exsudativa inicial da doença. O exame histológico revela dano alveolar difuso com formação de membrana hialina intra-alveolar, edema intersticial e intra-alveolar, inflamação aguda e necrose de células epiteliais com distribuição inespecífica e uniformidade temporal. Esse processo progride para a fase de organização, caracterizada por espessamento dos septos alveolares, hiperplasia de pneumócitos do tipo II e proliferação de fibroblastos ao longo do interstício e espaços alveolares. Podem existir trombos *in situ* em pequenas artérias pulmonares. Por fim, ocorre uma fase fibrótica com espessamento dos septos alveolares por fibrose em organização. Um dos principais achados histopatológicos na pneumonia intersticial aguda é a uniformidade temporal do dano alveolar difuso e da organização e proliferação do tecido conjuntivo. Essa uniformidade apoia uma lesão aguda única em determinado momento. A fibrose de longa data não é um achado histopatológico típico na pneumonia intersticial aguda.

### MANIFESTAÇÕES CLÍNICAS

A PIA se manifesta com igual frequência em homens e mulheres, tipicamente em indivíduos previamente saudáveis na faixa dos 50 a 55 anos. Ela se desenvolve de maneira aguda a subaguda durante alguns dias a algumas semanas. A duração média dos sintomas é de 7 a 15 dias. Tosse seca, dispneia, mal-estar e febre (em 75% dos pacientes) são achados clínicos típicos. Já foi descrito um período prodrômico semelhante ao das infecções virais. Estertores pulmonares são auscultados no exame físico, e hipoxemia é um achado característico. Baqueteamento digital é raro. Pode haver leucocitose. A pneumonia intersticial aguda frequentemente progride para insuficiência respiratória hipoxêmica, e geralmente é necessária internação em UTI com ventilação mecânica. As taxas de mortalidade precoce são altas. As características radiográficas da pneumonia intersticial aguda são opacidades alveolares difusas e consolidação alveolar semelhante ao aparecimento da SDRA[7] (Figura 85.4 e e-Figura 85.3); a TC revela consolidação alveolar bilateralmente, com áreas de opacidades em vidro fosco com pouco faveolamento. Espessamento septal e distribuição subpleural das opacidades também podem ser observados.

### DIAGNÓSTICO

O diagnóstico de pneumonia intersticial aguda é feito no contexto clínico apropriado em um paciente com quadro clínico compatível com SDRA, mas sem etiologia clara.[8] O diagnóstico diferencial histológico e clínico inclui outras causas de SDRA (Capítulo 96), como infecção grave, traumatismo e sepse, bem como outras causas de lesão pulmonar aguda (Capítulo 88), como efeitos tóxicos de fármacos, lesão por inalação e colagenoses. O quadro é clínica e radiograficamente semelhante ao da hemorragia alveolar difusa, da pneumonite por hipersensibilidade aguda, da exacerbação aguda da fibrose pulmonar, da pneumonia eosinofílica aguda e da pneumonia em organização criptogênica. Em geral, realiza-se broncoscopia com LBA para excluir hemorragias alveolares, pneumonias eosinofílicas e causas infecciosas de lesão pulmonar. Em um pequeno número de casos, a biopsia transbrônquica pode fornecer o diagnóstico, mas o diagnóstico definitivo de PIA na maioria dos casos exige biopsia pulmonar cirúrgica revelando dano alveolar difuso.

### TRATAMENTO

O tratamento inclui manejo de suporte em uma UTI. Em pequenas séries de casos, corticosteroides em doses de 1 a 2 g de metilprednisolona por dia, em doses divididas IV por 3 dias consecutivos, seguidos por prednisona ou equivalente a 1 mg/kg/dia com redução gradual durante várias semanas a meses, com ou sem ciclofosfamida, podem ser benéficos, mas a taxa de mortalidade permanece superior a 70%.[9] Os pacientes também apresentam recorrências em meses a anos. Alguns casos de pneumonia intersticial aguda melhoram sem sequelas, mas em algumas séries, mais de 50% dos sobreviventes apresentam fibrose residual.

## HEMORRAGIA ALVEOLAR DIFUSA

### DEFINIÇÃO

As síndromes de hemorragia alveolar causam doença do enchimento alveolar, geralmente com início agudo e, com frequência, grave e potencialmente fatal. Elas podem estar associadas a vasculites[10] associadas a ANCA (anticorpos anticitoplasma de neutrófilos), como poliangiite microscópica (Capítulo 254) e granulomatose com poliangiite (Capítulo 254); doenças imunológicas, como a síndrome de Goodpasture (doença do anticorpo antimembrana basal glomerular; Capítulo 113); colagenoses, como lúpus eritematoso sistêmico (Capítulo 250); inalação de cocaína (Capítulo 31); fármacos (incluindo penicilamina, mitomicina C, inalação de anidrido trimelítico, ácido retinoico todo-*trans*, propiltiouracila e isocianatos); transplante de medula óssea (Capítulo 168); coagulopatia (Capítulo 165); e estenose mitral (Capítulo 66). Uma pequena porcentagem de casos idiopáticos e recorrentes são denominados *hemossiderose pulmonar idiopática*. Na síndrome de Goodpasture, há forte associação com o tabagismo e predomínio do sexo masculino, sendo homens jovens os mais afetados. Uma síndrome viral e a exposição a hidrocarbonetos podem mimetizar a doença de Goodpasture. A hemossiderose pulmonar idiopática ocorre mais frequentemente em crianças e adultos jovens.

### BIOPATOLOGIA

A hemorragia alveolar provém da microcirculação pulmonar, incluindo capilares, arteríolas e vênulas. Pode estar associada a lesão ou inflamação neutrofílica das paredes alveolares e capilares intersticiais adjacentes (ou seja, capilarite), geralmente quando associada a processos vasculares ou vasculíticos do colágeno. Na síndrome de Goodpasture, por exemplo, os anticorpos circulantes da membrana basal glomerular são direcionados contra a cadeia $\alpha_3$ do colágeno do tipo IV na membrana basal glomerular, onde causam glomerulonefrite; esses anticorpos centrais podem apresentar reação cruzada com as membranas basais dos capilares alveolares, resultando em hemorragia alveolar. Alternativamente, a hemorragia alveolar pode estar associada a alterações histopatológicas relativamente brandas com eritrócitos nos espaços alveolares. A hemossiderose pulmonar idiopática pode ser um exemplo de hemorragia branda.

### MANIFESTAÇÕES CLÍNICAS

Os pacientes apresentam sintomas agudos (geralmente em horas a 1 semana) com dispneia, falta de ar, hemoptise (que pode estar ausente em até um terço dos pacientes) e tosse. Alguns pacientes também apresentam febre baixa. O exame pulmonar revela estertores.

O exame laboratorial pode revelar anemia e a gasometria arterial revela hipoxemia. Na síndrome de Goodpasture e nas vasculites associadas a ANCA há, tipicamente, hematúria e insuficiência renal causadas pela glomerulonefrite.

As características radiográficas incluem o desenvolvimento agudo de distúrbio de enchimento alveolar bilateralmente semelhante a edema

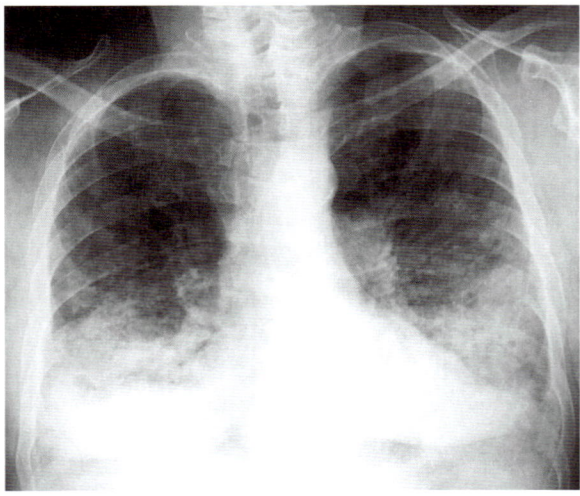

**FIGURA 85.4** Pneumonia intersticial aguda (PIA), também conhecida como síndrome do desconforto respiratório agudo (SDRA) idiopática. A radiografia de tórax mostra consolidações peri-hilares, no lobo médio direito e em ambas as bases, com broncogramas aéreos. (De Dr. Stark, por cortesia do Dr. Paul Stark.)

pulmonar, mas sem cardiomegalia nem derrames pleurais (e-Figura 85.4). Observam-se remissão rápida e recorrências com episódios repetidos de sangramento, que também podem resultar em alterações intersticiais crônicas na radiografia de tórax. As provas de função pulmonar podem revelar aumento na capacidade de difusão do monóxido de carbono em razão da hemoglobina nos espaços alveolares.

### DIAGNÓSTICO

O diagnóstico de hemorragia alveolar geralmente é feito no contexto clínico apropriado pela tríade de opacidade alveolar difusa (Figura 85.5),[11] hemoptise (em dois terços dos pacientes) e anemia. Em pacientes imunossuprimidos, as causas mais frequentes da hemorragia alveolar difusa são neoplasias hematológicas, transplante de células-tronco hematopoéticas ou de órgãos sólidos, reação medicamentosa ou infecção e infecção pelo HIV associada. O LBA tipicamente apresenta retorno de alíquotas de líquido progressivamente mais sanguinolento (e-Figura 85.5), e a análise citológica revela mais de 20% dos macrófagos preenchidos por hemossiderina. A síndrome de Goodpasture é diagnosticada por anticorpos circulantes contra a membrana basal glomerular, que são encontrados em mais de 90% dos pacientes, ou pela demonstração de deposição linear de anticorpos IgG ao longo da membrana basal alveolar ou capilar renal quando vista por imunofluorescência direta. A vasculite associada a c-ANCA (anticorpo contra o citoplasma de neutrófilos) causa glomerulonefrite focal, segmentar e necrosante e está associada a anticorpo contra o citoplasma de neutrófilos proteinase 3 em 90% dos casos ativos de granulomatose com poliangiite (Capítulo 254). A inflamação granulomatosa necrosante é, com frequência, encontrada nas vias respiratórias superiores, além de pulmões e rins. Um anticorpo antineutrófilo perinuclear mieloperoxidase é, frequentemente, encontrado em associação com poliarterite microscópica (Capítulo 254). Pacientes com lúpus eritematoso sistêmico geralmente apresentam anticorpos antinucleares (Capítulo 250). Usuários de drogas ilícitas, como cocaína, podem ter um perfil toxicológico positivo. A hemossiderose pulmonar idiopática é um diagnóstico de exclusão após a eliminação de outras causas de hemorragia alveolar difusa.

### TRATAMENTO

O tratamento da hemorragia alveolar varia de acordo com a causa subjacente. Hemoptise maciça (Capítulo 77) por qualquer causa de hemorragia alveolar deve ser tratada conforme necessário. No caso de hemorragia alveolar relacionada com anticoagulação, fármaco ou toxina, o agente agressor deve ser retirado e indicam-se cuidados de suporte. Na síndrome de Goodpasture, nas vasculites associadas a ANCA e em outras vasculites (Capítulo 254), o tratamento inclui tipicamente agentes imunossupressores, como corticosteroides (metilprednisolona, 500 a 2.000 mg/dia em doses divididas por 3 a 5 dias, seguido por redução gradual da prednisona começando em 1 mg/kg/dia durante os próximos 6 a 9 meses) e ciclofosfamida (2 mg/kg/dia, VO, ou uma dose de 0,5 g/m² a 0,75 g/m², IV) e, então, se necessário, a cada 2 semanas ou mudar para terapia oral. A plasmaférese (3 a 14 trocas) para remover o anticorpo circulante agressor é uma terapia básica para a síndrome de Goodpasture e também pode ser usada em alguns casos de hemorragia alveolar por vasculite associada a ANCA e lúpus eritematoso sistêmico. Em pacientes com vasculite associada a ANCA, rituximabe (375 mg/m², 1 vez/semana durante 4 semanas) é pelo menos tão bom quanto a ciclofosfamida (2 mg/kg ajustados à função renal) seguida por azatioprina (2 mg/kg) por 12 a 15 meses para induzir e manter a remissão (aproximadamente 50% em 12 meses e cerca de 40% em 18 meses),[A1] e rituximabe (500 mg nos dias 0 e 14 e em 6, 12 e 18 meses) é melhor do que a azatioprina em manter a remissão e melhorar a qualidade de vida em 2 anos.[A2,A3]

### PROGNÓSTICO

A hemorragia alveolar pode resultar em insuficiência respiratória aguda e morte. A hemorragia alveolar recorrente por qualquer causa, como hemossiderose pulmonar idiopática, pode estar associada ao desenvolvimento de fibrose pulmonar. A hemorragia alveolar relacionada com a doença vascular do colágeno, vasculites e hemossiderose pulmonar idiopática pode ter taxas de mortalidade que variam de 25 a 50%. Na síndrome de Goodpasture, a insuficiência renal é comum e o grau de comprometimento renal pode estar relacionado com o desfecho.

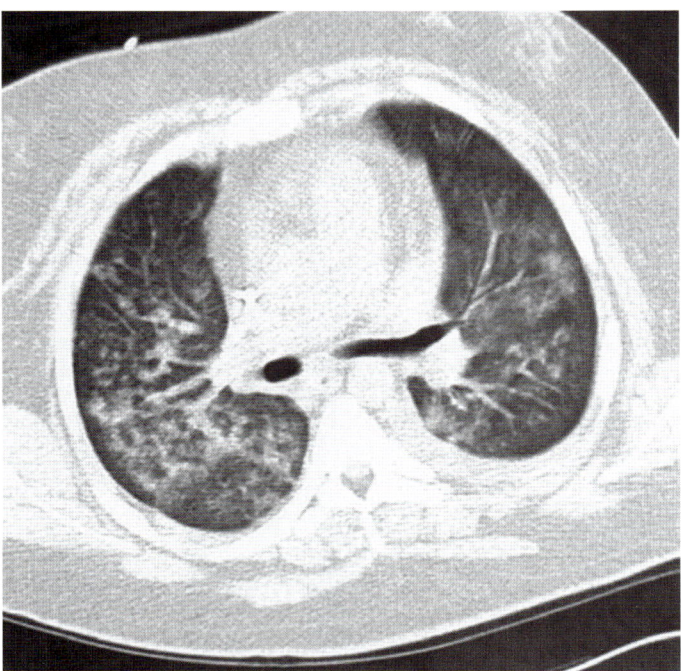

**FIGURA 85.5** Imagem de tomografia computadorizada de tórax exibe opacidades alveolares em paciente com hemorragia alveolar difusa.

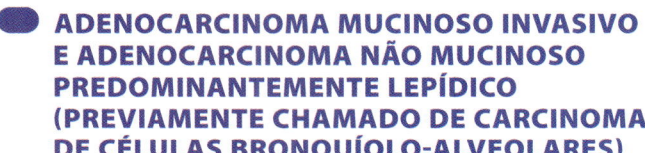

## ADENOCARCINOMA MUCINOSO INVASIVO E ADENOCARCINOMA NÃO MUCINOSO PREDOMINANTEMENTE LEPÍDICO (PREVIAMENTE CHAMADO DE CARCINOMA DE CÉLULAS BRONQUÍOLO-ALVEOLARES)

### DEFINIÇÃO

Em 2011, um comitê multidisciplinar eliminou o termo *carcinoma bronquíolo-alveolar* e dividiu os adenocarcinomas pulmonares em cinco tipos: adenocarcinoma *in situ*, adenocarcinoma minimamente invasivo, adenocarcinoma não mucinoso predominantemente lepídico, adenocarcinoma mucinoso invasivo e seus subcarcinomas invasivos.[12] Os tipos que provavelmente estariam correlacionados com aspecto de enchimento alveolar no exame histopatológico e nos exames de imagem de tórax são o adenocarcinoma mucinoso invasivo, em que existem consolidação e aerobroncogramas, e o adenocarcinoma não mucinoso predominantemente lepídico, no qual é típico o achado de aspecto de vidro fosco. Ambos os tipos de adenocarcinoma estão entre aqueles formalmente caracterizados como carcinomas de células bronquíolo-alveolares. Em geral, esses tumores são caracterizados por células malignas revestindo a parede das células alveolares (Capítulo 182). Entre os carcinomas broncogênicos, esses subtipos são os menos associados ao tabagismo, e os pacientes com esses cânceres têm maior probabilidade de ser não tabagistas. Ao contrário de outros cânceres de pulmão de células não pequenas, a razão homem:mulher se aproxima de 1:1 ou pode ser discretamente predominante no sexo feminino, e pacientes mais jovens são afetados.

### BIOPATOLOGIA

Esses tipos de adenocarcinoma geralmente surgem na periferia do pulmão e são caracterizados por crescimento lepídico, o que significa crescimento contíguo ao longo de septos alveolares intactos, com vários graus de invasão estromal, pleural, vascular ou linfático e sem um adenocarcinoma primário conhecido em outro lugar. Acredita-se que o tipo mucinoso derive de células caliciformes respiratórias e células colunares, e o tipo não mucinoso de pneumócitos do tipo II ou células de Clara.

### MANIFESTAÇÕES CLÍNICAS

Os pacientes apresentam início gradual de dispneia e tosse. A duração dos sintomas geralmente é de vários meses. Os pacientes podem apresentar sinais/sintomas sistêmicos, como mal-estar e perda de peso. Pode ocorrer hemoptise. Um achado clínico incomum, mas único, é a broncorreia, com pacientes relatando a produção abundante de expectoração clara diariamente. Esse achado é mais comum na forma mucinosa invasiva da doença.

### DIAGNÓSTICO

Os padrões radiográficos variam e incluem doença localizada com nódulos ou massas periféricas solitárias ou múltiplas em 60% dos casos ou um padrão pneumônico persistente em 40% dos casos. Com frequência, achados radiográficos de consolidação com aerobroncogramas são considerados inicialmente consistentes com pneumonia aguda (Figura 85.6), mas a manifestação clínica típica é a de uma densidade periférica não resolvida na radiografia de tórax (e-Figura 85.6). Além disso, a TC pode mostrar áreas de atenuação em vidro fosco. A PET pode ser normal em razão da baixa captação de glicose desses tumores. O diagnóstico de adenocarcinoma mucinoso invasivo e adenocarcinoma não mucinoso predominantemente lepídico é, mais frequentemente, feito por broncoscopia com biopsia transbrônquica.

### TRATAMENTO

Para fins de estadiamento e tratamento, esses tipos de adenocarcinoma são abordados como outros tipos de câncer de pulmão de células não pequenas (Capítulo 182).[13] Deve-se realizar testes para mutações do receptor do fator de crescimento epidérmico (EGFR) e a quimioterapia é planejada em conformidade. Em geral, os adenocarcinomas mucinosos invasivos são KRAS-positivos e EGFR-negativos. O tipo não mucinoso predominantemente lepídico tende a ser positivo para EGFR. Transplante pulmonar bilateral já foi realizado, mas foi relatada recorrência nos pulmões transplantados.

### PROGNÓSTICO

O prognóstico se correlaciona com o estádio da doença e com os padrões histológicos e radiográficos. Pacientes submetidos à ressecção cirúrgica para adenocarcinoma *in situ* ou adenocarcinoma minimamente invasivo com um único foco da doença têm melhor prognóstico do que pacientes com outros adenocarcinomas em estádio semelhante, com taxa de sobrevida em 5 anos se aproximando de 100%. As formas mais avançadas provavelmente têm prognóstico semelhante ao de outros adenocarcinomas.

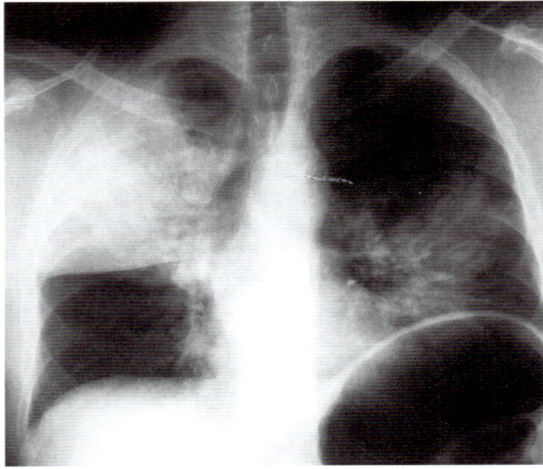

**FIGURA 85.6** Adenocarcinoma mucinoso (carcinoma bronquíolo-alveolar). A radiografia de tórax mostra consolidação completa no lobo superior direito, com broncogramas aéreos, além de consolidação do lobo inferior esquerdo. Os achados mimetizam pneumonia lobar extensa. A eventração do hemidiafragma esquerdo e a distensão gástrica não têm qualquer relação com a doença pulmonar. (De Dr. Stark, por cortesia do Dr. Paul Starl.)

 **Recomendações de grau A**

A1. Specks U, Merkel PA, Seo P, et al. Efficacy of remission-induction regimens for ANCA-associated vasculitis. *N Engl J Med*. 2013;369:417-427.

A1b. Tazawa R, Ueda T, Abe M, et al. Inhaled GM-CSF for pulmonary alveolar proteinosis. *N Engl J Med*. 2019;381:923-932.
A2. Guillevin L, Pagnoux C, Karras A, et al. Rituximab versus azathioprine for maintenance in ANCA-associated vasculitis. *N Engl J Med*. 2014;371:1771-1780.
A3. Pugnet G, Pagnoux C, Terrier B, et al. Rituximab versus azathioprine for ANCA-associated vasculitis maintenance therapy: impact on global disability and health-related quality of life. *Clin Exp Rheumatol*. 2016;34:S54-S59.

### REFERÊNCIAS BIBLIOGRÁFICAS

*As referências bibliográficas, bem como os outros materiais suplementares deste livro, encontram-se no GEN-IO, nosso ambiente virtual de aprendizagem.*

# 86

# DOENÇA PULMONAR INTERSTICIAL

GANESH RAGHU E FERNANDO J. MARTINEZ

### DEFINIÇÃO

Em um hospedeiro aparentemente imunocompetente, *doença pulmonar intersticial* (DPI) é um termo clínico para um grupo heterogêneo de doenças agudas e crônicas das vias respiratórias inferiores, com muitas possíveis causas. As características clínicas e fisiológicas comuns às DPI incluem tosse, dispneia aos esforços, ausência de infecção pulmonar ou neoplasia e fisiologia pulmonar anormal, incluindo um padrão restritivo nas provas de função pulmonar (Capítulo 79), obstrução ao fluxo de ar coexistente, capacidade de difusão diminuída ($DL_{CO}$) e aumento da diferença alveoloarterial de oxigênio ($P_{AO_2}$-$P_{aO_2}$) (Capítulo 95) em repouso ou durante os esforços. As DPI incluem as doenças pulmonares agudas e crônicas com graus variáveis de inflamação ou fibrose pulmonar (Tabela 86.1). O termo *intersticial* é impróprio porque os processos histopatológicos não se restringem ao interstício, que é o espaço microscópico delimitado pelas membranas basais das células epiteliais e endoteliais. Todos os constituintes celulares e solúveis que compõem as unidades de troca gasosa (parede alveolar, capilares, espaço alveolar e ácinos) e o lúmen bronquiolar, bronquíolos terminais e parênquima pulmonar além das unidades de troca gasosa (bem como a pleura e os vasos linfáticos e às vezes os linfonodos) podem estar envolvidos na patogênese e nas manifestações da DPI.

### EPIDEMIOLOGIA

Nos indivíduos de 18 anos ou mais, a prevalência de todas as DPI nos EUA é de cerca de 81 por 100 mil homens e 67 por 100 mil mulheres. A incidência geral é maior em homens (31,5 por 100 mil por ano) do que em mulheres (26,1 por 100 mil por ano). Além disso, a prevalência de DPI precoce ou não diagnosticada é estimada em 10 vezes a prevalência da doença clinicamente reconhecida; à medida que aumenta a conscientização dos médicos sobre essas entidades, espera-se que a frequência do diagnóstico de DPI aumente. Entre as DPI, as duas mais comuns são a fibrose pulmonar idiopática e a DPI associada ao tecido conjuntivo.[1] Nos EUA, a incidência anual de fibrose pulmonar idiopática é de 94 por 100 mil na população atendida pelo Medicare, com idade média de início de 79 anos. Dados recentes sugerem que são diagnosticados mais de 5 mil novos casos a cada ano no Reino Unido.

### BIOPATOLOGIA

Acredita-se que as doenças pulmonares intersticiais resultem de uma lesão tecidual desconhecida e tentativa de reparo do pulmão em um indivíduo geneticamente predisposto. Diversas variantes genéticas foram associadas a subgrupos de fibrose pulmonar familiar e a alguns casos esporádicos. Essas variantes incluem os componentes hTERT ou hTR do gene telomerase, o gene da proteína surfactante, o *MUC5B*, a proteína 13 de ancoragem à quinase A (*AKAP13*) e o *TOLLIP*, entre outros.[2] Cerca de 3 a 4% dos pacientes tratados com inibidores da morte celular programada-1 podem desenvolver doenças pulmonares intersticiais.[3]

| Tabela 86.1 | Classificação clínica da doença pulmonar intersticial. |
|---|---|

**PNEUMONIAS INTERSTICIAIS IDIOPÁTICAS**

**Pneumonias intersticiais fibrosantes crônicas**

Fibrose pulmonar idiopática
Pneumonia intersticial não específica (PINE)

**Pneumonias intersticiais relacionadas com o tabagismo**

Doença pulmonar intersticial associada à bronquiolite respiratória
Pneumonia intersticial descamativa

**Pneumonias intersticiais idiopáticas agudas ou subagudas**

Pneumonia em organização criptogênica
Pneumonia intersticial aguda
Pneumonia intersticial linfoide e linfocítica

**Pneumonias intersticiais raras**

Padrão histológico de pneumonia fibrinosa aguda e em organização
Padrão histológico de pneumonias intersticiais com distribuição bronquiolocêntrica
Fibroelastose pleuroparenquimatosa

**DOENÇA PULMONAR INTERSTICIAL ASSOCIADA À DOENÇA DO TECIDO CONJUNTIVO**

Esclerose sistêmica progressiva
Artrite reumatoide
Lúpus eritematoso sistêmico
Dermatomiosite e polimiosite
Síndrome de Sjögren
Doença mista do tecido conjuntivo
Espondilite anquilosante

**PNEUMONITE POR HIPERSENSIBILIDADE**

Fatores ocupacionais e ambientais (p. ex., pulmão do fazendeiro, pulmão do criador de pássaros)
Iatrogênica

**DOENÇA PULMONAR INTERSTICIAL INDUZIDA POR FÁRMACOS E IATROGÊNICA**

Ver Tabela 86.2

**DISTÚRBIOS DO PREENCHIMENTO ALVEOLAR (CAPÍTULO 85)**

Síndrome de Goodpasture
Proteinose alveolar pulmonar
Hemossiderose pulmonar
Síndromes de hemorragia alveolar
Pneumonia eosinofílica crônica

**DOENÇA PULMONAR INTERSTICIAL ASSOCIADA À VASCULITE PULMONAR**

Capilarite pulmonar
Granulomatose com poliangiite (previamente conhecida como granulomatose de Wegener)
Granulomatose eosinofílica com poliangiite (previamente conhecida como síndrome de Churg-Strauss)

**OUTROS TIPOS ESPECÍFICOS DE DOENÇA PULMONAR INTERSTICIAL**

Sarcoidose
Histiocitose de células de Langerhans (histiocitose X)
Linfangioliomiomatose

**FORMAS HEREDITÁRIAS DE DOENÇA PULMONAR INTERSTICIAL**

Fibrose pulmonar idiopática familiar
Fibrose pulmonar ou pneumonia intersticial familiar
Esclerose tuberosa
Neurofibromatose
Doença de Gaucher
Doença de Niemann-Pick
Síndrome de Hermansky-Pudlak

As síndromes dos telômeros curtos são um grupo de distúrbios genéticos causados por mutações na enzima telomerase e nos genes dos telômeros. A prevalência de mutações da telomerase em doenças pulmonares torna as síndromes dos telômeros curtos os distúrbios do envelhecimento prematuro mais comuns, com cerca de 10 mil indivíduos adultos afetados apenas nos EUA. As síndromes dos telômeros curtos mais comuns são doenças pulmonares intersticiais (DIP), incluindo a fibrose pulmonar idiopática. Cerca de 20% dos pacientes com fibrose pulmonar familiar apresentam mutações nos genes da enzima telomerase.

Na *fibrose pulmonar idiopática*, há graus variáveis de proliferação aguda, subaguda e crônica de fibroblastos nos pulmões. Por fim, a fibrose progressiva resulta em faveolamento, um achado de estágio tardio que costuma estar associado a aumento da resistência vascular pulmonar e à hipertensão pulmonar secundária. Como reflexo desses processos dinâmicos, o exame histopatológico do tecido pulmonar frequentemente revela achados extremamente heterogêneos na mesma amostra de biopsia.

## MANIFESTAÇÕES CLÍNICAS

As DPI são tipicamente caracterizadas por tosse e dispneia progressiva. A dor torácica pleurítica pode ocorrer com certos tecidos conjuntivos ou DPI induzidas por fármacos; a dor torácica pleurítica aguda com dispneia pode representar um pneumotórax espontâneo (Capítulo 92) em associação com linfangioliomiomatose, esclerose tuberosa (Capítulo 389), neurofibromatose ou histiocitose de células de Langerhans. A hemoptise sugere uma síndrome hemorrágica alveolar difusa, lúpus eritematoso sistêmico (LES) (Capítulo 250), linfangioliomiomatose, granulomatose com poliangiite (Capítulo 254) ou síndrome de Goodpasture (Capítulo 113); é rara em outras DPI. Em pacientes com DPI existente, hemoptise de aparecimento recente deve levar à consideração de malignidade sobreposta, embolia pulmonar ou uma infecção, como aspergilose.

Em alguns pacientes, o primeiro e único indício de uma DPI é o achado incidental de anormalidades parenquimatosas na tomografia computadorizada (TC) do tórax ou estertores (crepitações) na ausculta pulmonar. Relato de sibilos sugere a coexistência de vias respiratórias hiperativas ocultas e obstrução ao fluxo de ar, aumentando assim a possibilidade de aspergilose broncopulmonar alérgica (Capítulo 319), granulomatose eosinofílica com poliangiite (Capítulo 254), pneumonia eosinofílica crônica (ver adiante) ou infecção parasitária (Capítulo 323). Em alguns pacientes, as manifestações iniciais incluem cianose periférica, baqueteamento digital ou sinais e sintomas de uma doença sistêmica subjacente (ver adiante).

## DIAGNÓSTICO

A prioridade nos pacientes com DPI é estabelecer o diagnóstico sindrômico e então buscar o diagnóstico diferencial de sua causa específica (Figura 86.1). No entanto, muitas vezes não é possível identificar uma causa conclusiva, apesar de uma anamnese clínica exaustiva e intervenções diagnósticas invasivas, incluindo lavado broncoalveolar (LBA) e amostras de biopsia pulmonar obtidas por via broncoscópica ou cirúrgica. Assim, a causa de várias DPI, mesmo quando diagnosticadas como entidades específicas, permanece desconhecida.

### Anamnese

A idade, o sexo e a história de tabagismo do paciente são indícios úteis para o diagnóstico. A fibrose pulmonar idiopática é uma doença do adulto que geralmente ocorre em pacientes com mais de 50 anos. A sarcoidose pulmonar (Capítulo 89), por outro lado, é mais comum em adultos jovens e de meia-idade. Enquanto a histiocitose de células de Langerhans pulmonar (antes conhecida como histiocitose pulmonar X ou granuloma eosinofílico) ocorre caracteristicamente em homens jovens tabagistas, a linfangioliomiomatose ocorre exclusivamente em mulheres em idade fértil. A DPI associada à bronquiolite respiratória é vista quase exclusivamente em tabagistas, mas ocorre em homens e mulheres de todas as idades.

A anamnese deve incluir uma avaliação cuidadosa das exposições ambientais e ocupacionais, bem como do uso de medicamentos e substâncias psicoativas (Capítulos 87 e 88). A história familiar deve abordar uma possível DPI familiar. Os fatores de risco ambientais que podem sugerir o diagnóstico de pneumonite por hipersensibilidade incluem: cultivo ou exposição a antígenos aviários evidentes ou ocultos em casa ou nas proximidades; excrementos de pássaros e edredons de penas ("pulmão do criador de pássaros" ou "pulmão do criador de pombos"); bolores visíveis; banheiras de hidromassagem recreativas malcuidadas; casas empoeiradas; filtros sem trocar em fornalhas; sistemas de ventilação malcuidados em casa, no local de trabalho, em outros locais frequentemente visitados ou em automóveis; vazamentos de água ou umidificadores no ambiente doméstico ou ocupacional; e mudanças nas exposições ambientais (hipersensibilidade a actinomicetos termofílicos, *Aureobasidium pullulans*). As profissões de risco incluem mineração (pneumoconioses), máquinas-ferramenta de moagem, trabalho com jato de areia e granito (silicose), soldagem, bem como trabalho em um estaleiro (asbestose) ou na indústria aeroespacial ou eletrônica (beriliose) (Capítulos 87 e 88). Em razão do longo intervalo entre a exposição e o início dos sintomas em muitas ocupações associadas à DPI, é importante obter uma história ocupacional detalhada e vitalícia (Capítulo 16), bem como estabelecer

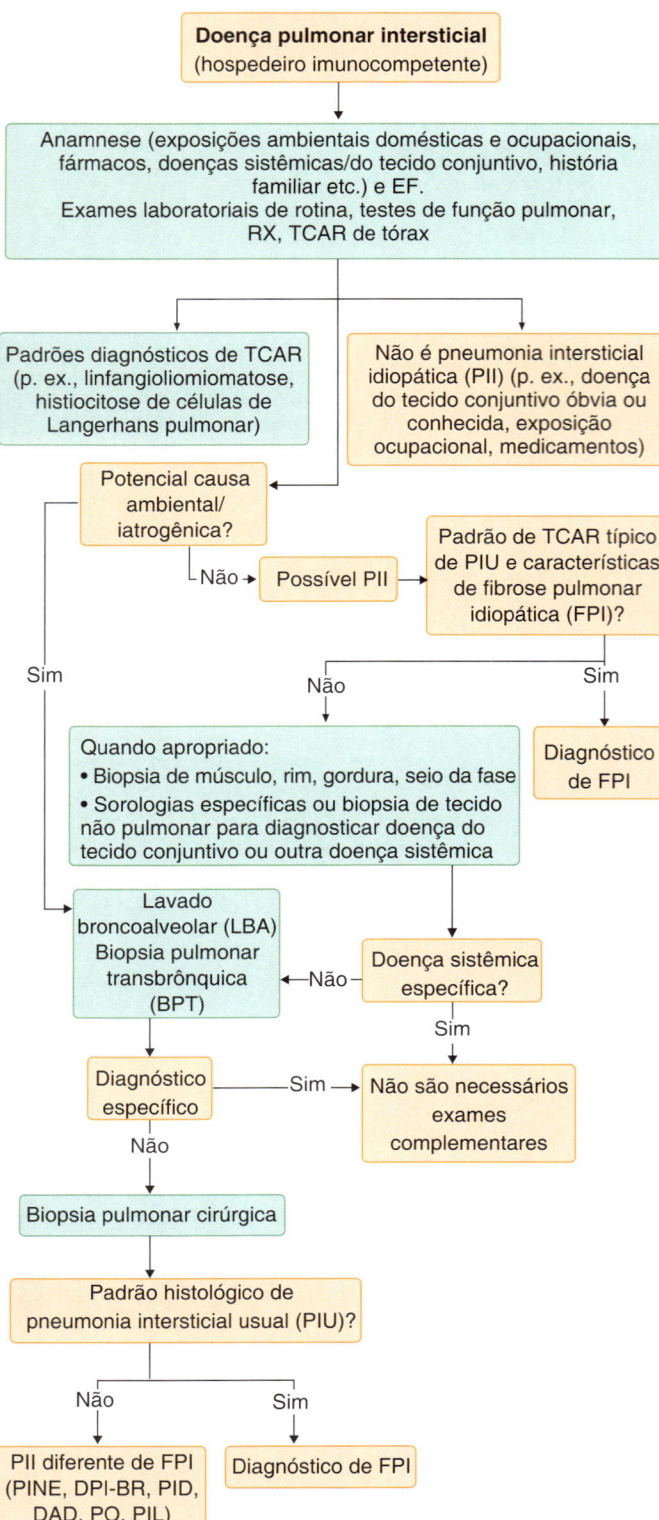

**FIGURA 86.1** Abordagem diagnóstica à doença pulmonar intersticial. A avaliação deve incluir discussões multidisciplinares, incluindo pneumologistas, radiologistas torácicos, cirurgiões torácicos, patologistas e reumatologistas. HC = hemograma completo; PCR = proteína C reativa; DAD = dano alveolar difuso; PID = pneumonia intersticial descamativa; VHS = velocidade de hemossedimentação; TCAR = tomografia computadorizada de alta resolução; PII = pneumonia intersticial idiopática; FPI = fibrose pulmonar idiopática; PIL = pneumonia intersticial linfoide; PINE = pneumonia intersticial não específica; PO = pneumonia em organização; EF = exame físico; TFP = teste de função pulmonar; DPI-BR = doença pulmonar intersticial associada à bronquiolite respiratória; BPT = biopsia pulmonar transbrônquica; PIU = pneumonia intersticial usual. (Adaptada de American Thoracic Society/European Respiratory Society: International multidisciplinary consensus classification of idiopathic interstitial pneumonias. *Am J Respir Crit Care Med.* 2002;165:277-304 e Raghu G, Collard HR, Egan JJ, et al. An official ATS/ERS/JRS/ALAT statement: idiopathic pulmonary fibrosis: evidence-based guidelines for diagnosis and management. *Am J Respir Crit Care Med.* 2011;183: 788-824.)

o intervalo entre a exposição e o início dos sintomas. Como a lista de medicamentos que sabidamente provocam DPI é longa e continua crescendo (Tabela 86.2), é essencial obter um relato detalhado do uso recente de medicamentos prescritos e de venda livre. Fatores de risco para imunossupressão, incluindo infecção pelo vírus da imunodeficiência humana, aumentam a possibilidade de infecções pulmonares oportunistas (Capítulo 366), neoplasias (Capítulo 182) e complicações pulmonares relacionadas com o transplante.

Deve-se prestar atenção especial ao início e à duração dos sintomas; velocidade de progressão da doença; e associação com hemoptise, febre ou manifestações extratorácicas. Sinais/sintomas que persistem por 4 semanas ou menos e febre sugerem infecção, pneumonia em organização criptogênica, lesão pulmonar induzida por fármaco ou pneumonite por hipersensibilidade aguda. A fibrose pulmonar idiopática, a DPI associada a doenças do tecido conjuntivo e a histiocitose de células de Langerhans tendem a ter um início mais subagudo. Manifestações extrapulmonares sugerem que a DPI pode estar associada a distúrbios sistêmicos (p. ex., sarcoidose; Capítulo 89). Sinais/sintomas como disfagia, xerostomia ou xeroftalmia, erupção cutânea ou artrite podem sugerir um distúrbio do tecido conjuntivo (Capítulos 250 a 254). Dor ou fraqueza muscular proximal sugere a possibilidade de polimiosite ou dermatomiosite (Capítulo 253). Sinusite recorrente sugere granulomatose com poliangiite (Capítulo 254). As manifestações extratorácicas presentes na esclerose tuberosa (Capítulo 389) incluem hematúria, epilepsia e retardo mental.

### Exame físico

O exame físico do sistema respiratório raramente é útil na avaliação diagnóstica da DPI, porque achados como roncos e estertores à ausculta e baqueteamento digital são inespecíficos. Componente pulmonar ($P_2$) da segunda bulha cardíaca hiperfonético, levantamento paraesternal ou insuficiência tricúspide no exame cardíaco sugerem hipertensão pulmonar (Capítulo 75) e *cor pulmonale* em pacientes com doença pulmonar avançada. No entanto, achados extratorácicos, como anormalidades cutâneas, linfadenopatia periférica e hepatoesplenomegalia, podem estar mais especificamente associados à sarcoidose subjacente (Capítulo 89); dor à palpação dos músculos e fraqueza muscular proximal podem indicar polimiosite coexistente (Capítulo 253); e sinais de artrite podem indicar doença do tecido conjuntivo (Capítulos 248, 250 e 254) ou sarcoidose (Capítulo 89). Erupções cutâneas características ocorrem em várias doenças do tecido conjuntivo, histiocitose de células de Langerhans disseminada, esclerose tuberosa e neurofibromatose. Achados oftalmológicos (Capítulo 395), como iridociclite, uveíte ou conjuntivite, são sugestivos de sarcoidose ou doença do tecido conjuntivo. Anormalidades do sistema nervoso central podem ser encontradas na sarcoidose, no LES, na histiocitose de células de Langerhans ou na esclerose tuberosa.

### Exames laboratoriais

Os exames laboratoriais de rotina devem incluir hemograma completo com contagem diferencial de leucócitos, velocidade de hemossedimentação (VHS), proteína C reativa, painel químico (cálcio, enzimas hepáticas, eletrólitos, creatinina), sorologias para doenças do tecido conjuntivo e urinálise. Embora esses dados raramente produzam um diagnóstico específico, fornecem dados úteis. A sorologia de rotina à procura de doenças ocultas do tecido conjuntivo (Capítulo 242) pode revelar achados típicos do LES (p. ex., anticorpos antinucleares), artrite reumatoide (fator reumatoide, anticorpos antiproteína citrulinada), esclerodermia (ScL 70), dermatomiosite ou polimiosite (creatinoquinase, aldolase, painel de miosite [Capítulo 253] e anticorpo anti-Jo-1), granulomatose com poliangiite (ANCA), síndrome de Sjögren e síndrome de Goodpasture (anticorpos antimembrana basal).

Tipicamente há hipoxemia leve na gasometria arterial por razões anormais de ventilação e perfusão, especialmente em casos moderados a graves de DPI. No entanto, a retenção de dióxido de carbono é rara e sugere possível enfisema pulmonar (Capítulo 82) ou distúrbio hipoventilatório (Capítulo 80) coexistente.

### Avaliação não invasiva

#### Radiografia de tórax

A distribuição e o aparecimento de anormalidades radiográficas (Capítulo 78) podem ser úteis na diferenciação das síndromes clinicopatológicas em pacientes com DPI (Tabela 86.3). A comparação de radiografias

## Tabela 86.2 — Doença pulmonar intersticial iatrogênica e fármaco-induzida.*

**AGENTES ANTIMICROBIANOS**
- Cefalosporinas
- Isoniazida
- Nitrofurantoína
- Penicilinas
- Sulfonamidas

**AGENTES ANTI-INFLAMATÓRIOS**
- Ácido acetilsalicílico
- Anti-inflamatórios não esteroides (AINEs)
- D-penicilamina
- Everolimo
- Fenilbutazona
- Metotrexato
- Ouro
- Sirolimo
- Tensirolimo
- Zafirlucaste

**FÁRMACOS CARDIOVASCULARES**
- Amiodarona
- Betabloqueadores
- Hidralazina
- Hidroclorotiazida
- Inibidores da enzima conversora da angiotensina
- Procainamida
- Sulfato de protamina
- Tocainida

**IMUNOMODULADORES, AGENTES ANTINEOPLÁSICOS E AGENTES QUIMIOTERAPÊUTICOS**
- Agentes moduladores do fator de necrose tumoral alfa
- Atezolizumabe
- Bleomicina
- Bussulfano
- Ciclofosfamida
- Clorambucila
- Durvalumabe
- Erlotinibe
- Gefitinibe
- Gencitabina
- Imatinibe
- Ipilimumabe
- Melfalana
- Mercaptopurina
- Metotrexato
- Mitomicina
- Nitrosureias
- Nivolumabe
- Pembrolizumabe
- Procarbazina

**FÁRMACOS DO SISTEMA NERVOSO CENTRAL**
- Carbamazepina
- Clorpromazina
- Fenitoína
- Imipramina

**AGENTES HIPOGLICEMIANTES ORAIS**
- Clorpropamida
- Tolazamida
- Tolbutamida

**SUBSTÂNCIAS PSICOATIVAS**
- Cocaína
- Heroína
- Metadona
- Propoxifeno

**OUTROS AGENTES**
- Ácido retinoico todo-trans
- Alta fração inspirada de oxigênio ($F_{IO_2}$) na ventilação mecânica
- Fatores estimulantes de colônia
- Globulina antimiócito
- Interferonas α e β
- Micofenolato de mofetila
- Radiação

*Essa lista contém apenas exemplos e não pretende incluir todas as possibilidades. Uma lista muito completa está disponível em www.pneumotox.com.

## Tabela 86.3 — Padrões da radiografia de tórax característicos em pacientes com doença pulmonar intersticial.

| PADRÃO | DIAGNÓSTICOS SUGERIDOS* |
|---|---|
| Volumes pulmonares diminuídos | Fibrose pulmonar idiopática, pneumonia intersticial não específica, pneumonia intersticial descamativa, doenças do tecido conjuntivo, pneumonia eosinofílica crônica, asbestose, pneumonite por hipersensibilidade crônica ou doença pulmonar intersticial (DPI) fármaco-induzida |
| Aumento ou preservação dos volumes pulmonares | Fibrose pulmonar idiopática com enfisema, DPI associada à bronquiolite respiratória, pneumonia em organização criptogênica, pneumonite por hipersensibilidade, linfangioliomiomatose, histiocitose de células de Langerhans, sarcoidose, neurofibromatose, esclerose tuberosa |
| Micronódulos | Infecção, pneumonite por hipersensibilidade, sarcoidose, DPI associada à bronquiolite respiratória |
| Espessamento septal | Malignidade, infecção, insuficiência cardíaca congestiva crônica, doença pulmonar veno-oclusiva |
| Faveolamento | Fibrose pulmonar idiopática, pneumonia intersticial não específica do tipo fibrótico, doença do tecido conjuntivo, asbestose, pneumonite por hipersensibilidade crônica, sarcoidose |
| Infiltrados recorrentes | Pneumonia em organização criptogênica, pneumonia eosinofílica crônica, DIP induzida por fármacos ou radiação |
| Infiltrados migratórios ou fugazes | Pneumonia em organização criptogênica, pneumonite por hipersensibilidade, granulomatose eosinofílica com poliangiite, síndrome de Löffler, aspergilose broncopulmonar alérgica |
| Doença pleural | Doença do tecido conjuntivo, asbestose, malignidade, DPI induzida por radiação, amiloidose, sarcoidose, linfangioliomiomatose, DPI induzida por nitrofurantoína |
| Pneumotórax | Histiocitose de células de Langerhans, linfangioliomiomatose, esclerose tuberosa, neurofibromatose |
| Adenopatia mediastinal ou hilar | Pneumonia intersticial linfocítica, doença do tecido conjuntivo, silicose, beriliose crônica, malignidade, infecção, sarcoidose, amiloidose, doença de Gaucher |
| Normal (raro) | Pneumonia intersticial não específica do tipo celular, doença pulmonar intersticial associada à bronquiolite respiratória, doença do tecido conjuntivo, pneumonite por hipersensibilidade, sarcoidose |

| LOCALIZAÇÃO DA ANORMALIDADE RADIOGRÁFICA | DIAGNÓSTICOS SUGERIDOS* |
|---|---|
| Zonas pulmonares média a superior | Pneumonite por hipersensibilidade, beriliose crônica, espondilite anquilosante, silicose, histiocitose de células de Langerhans, sarcoidose, fibroelastose pleuroparenquimatosa, fibrose cística |
| Bases pulmonares | Fibrose pulmonar idiopática, pneumonia intersticial não específica (do tipo fibrótico), doença do tecido conjuntivo, asbestose, pneumonite por hipersensibilidade crônica |
| Periférica | Fibrose pulmonar idiopática, pneumonia intersticial não específica (do tipo fibrótico), pneumonia em organização criptogênica, pneumonia eosinofílica crônica |

*Esta lista não pretende ser completa.
Adaptada de Raghu G, Brown K. Clinical issues: patient evaluation. In: Baughman RP, du Bois RM, eds. Diffuse Lung Disease: A Practical Approach. New York: Oxford University Press; 2004.

de tórax prévias com as atuais é importante para estabelecer a taxa de progressão da doença do paciente. Frequentemente observa-se um padrão em vidro fosco difuso no início do curso da DPI, seguido por progressão para infiltrados reticulares (lineares) com nódulos (infiltrados reticulonodulares) ou, no caso dos distúrbios de enchimento alveolar, nódulos mal definidos (rosetas acinares) com aerobroncogramas. A maior parte das DPI causa infiltrados nas bases pulmonares, enquanto na sarcoidose, na beriliose, na histiocitose de células de Langerhans, na silicose, na pneumonite por hipersensibilidade crônica, na fibrose cística e na espondilite anquilosante o acometimento é maior nos lobos superiores. As zonas pulmonares média e inferior mostram maior preponderância de anormalidades na carcinomatose linfangítica, na fibrose pulmonar idiopática, na pneumonia eosinofílica subaguda, na asbestose e na fibrose pulmonar causada pela artrite reumatoide ou esclerose sistêmica progressiva. Adenopatia hilar e adenopatia mediastinal não são comuns na DPI; seu achado deve sugerir sarcoidose, beriliose, silicose, pneumonia intersticial linfocítica (PIL), amiloidose ou doença de Gaucher. Um padrão de infiltrados pulmonares localizados perifericamente nas zonas pulmonares superior e média com zonas peri-hilares e centrais relativamente limpas é uma pista que indica pneumonia eosinofílica crônica. Infiltrados recorrentes aumentam a possibilidade de pneumonia em organização criptogênica, pneumonia eosinofílica crônica ou pneumonite induzida por fármacos ou radiação. Infiltrados fugazes ou migratórios podem ocorrer na granulomatose eosinofílica com poliangiite, pneumonia em organização criptogênica, aspergilose broncopulmonar alérgica, pneumonia eosinofílica tropical ou síndrome de Löffler. Embora placas pleurais localizadas possam indicar asbestose, o espessamento pleural difuso pode resultar de asbestose, artrite reumatoide, esclerose sistêmica progressiva, pneumonite por radiação, nitrofurantoína ou malignidade. Na ausência de insuficiência ventricular esquerda, derrame pleural (Capítulo 92) levanta a possibilidade de artrite reumatoide, LES, pneumonite por hipersensibilidade aguda, sarcoidose, asbestose, amiloidose, linfangioliomiomatose ou carcinomatose linfangítica. Redução dos volumes pulmonares é típica na maioria das DPI; o achado de volumes pulmonares preservados ou hiperinsuflação deve levantar suspeita de pneumonite por hipersensibilidade crônica, histiocitose de células de Langerhans, linfangioliomiomatose, neurofibromatose, sarcoidose, a combinação de fibrose pulmonar idiopática e enfisema pulmonar ou esclerose tuberosa. No entanto, as radiografias simples de tórax podem ser normais em cerca de 10% dos pacientes com DPI.

### Tomografia computadorizada de alta resolução
Em razão da sua maior sensibilidade e capacidade de distinguir entre alterações em vidro fosco, que geralmente são consideradas áreas reversíveis de doença pulmonar, de alterações fibróticas irreversíveis e em faveolamento, a TCAR é essencial no diagnóstico e no estadiamento da DPI. Embora a DPI microscópica não possa ser excluída por um resultado normal de TCAR, este exame possibilita o reconhecimento de anormalidades não aparentes em radiografias simples de tórax e pode levar a um diagnóstico mais precoce, ajudar a estreitar os padrões de diagnóstico diferencial (Tabela 86.4), ajudar na seleção do local ou locais para lavagem broncoalveolar e biopsia pulmonar, auxiliar na escolha das opções terapêuticas e possibilitar o monitoramento da resposta ao tratamento. Embora uma TCAR normal descarte o diagnóstico de fibrose pulmonar, o achado de fibrose reticular de distribuição irregular subpleural e em septos basilares, bronquiectasia de tração e faveolamento aumentam o nível de confiança diagnóstica para o padrão de padrão intersticial usual, que é característico da fibrose pulmonar idiopática. O achado de cistos pulmonares, incluindo suas dimensões, sua configuração, sua distribuição e seu aspecto ajuda a diferenciar entre linfangioliomiomatose, esclerose tuberosa, histiocitose de células de Langerhans pulmonar, síndrome de Birt-Hogg-Dube, doença de Erdheim-Chester e pneumonia intersticial linfocítica. A TCAR consegue detectar DPI apesar de radiografias de tórax normais em pacientes com asbestose, silicose, sarcoidose e esclerodermia. Pacientes com DPI associada à bronquiolite respiratória geralmente apresentam atenuação em vidro fosco irregular na TCAR em conjunto com preponderância intersticial bilateral, opacidades radiográficas nodulares finas e volumes pulmonares normais. As imagens obtidas nos decúbitos dorsal e ventral ajudam a diferenciar entre fibrose e atelectasia. As imagens obtidas em inspiração e expiração profundas às vezes ajudam a identificar áreas de aprisionamento de ar, que refletem anormalidades nas vias respiratórias.

### Provas de função pulmonar
As anormalidades fisiológicas mais características em pacientes com DPI, independentemente da etiologia, são distúrbio pulmonar restritivo e $DL_{CO}$ diminuída (ver Tabela 79.1 no Capítulo 79). O volume expiratório forçado no primeiro segundo ($VEF_1$) e a capacidade vital forçada (CVF) estão proporcionalmente reduzidos, de modo que a razão entre os dois permanece normal ou pode até estar aumentada. A capacidade pulmonar total (CPT) e os volumes pulmonares medidos por pletismografia corporal estão reduzidos. As provas de função pulmonar (PFP) podem ser úteis no monitoramento da progressão da doença, avaliação da resposta à terapia e estimativa do prognóstico; mudanças significativas na CVF $DL_{CO}$ (corrigida para hemoglobina) em 1 ano após o diagnóstico são preditivas de pior sobrevida em pacientes com fibrose pulmonar idiopática.

| Tabela 86.4 | Características radiográficas das pneumonias intersticiais idiopáticas. | |
|---|---|---|
| **DIAGNÓSTICO CLÍNICO** | **CARACTERÍSTICAS RADIOGRÁFICAS USUAIS** | **ACHADOS TÍPICOS NA TCAR** |
| Fibrose pulmonar idiopática | Anormalidade predominantemente em bases, com perda de volume | Padrão de pneumonia intersticial usual – padrão reticular periférico, basal, subpleural; faveolamento, bronquiectasia de tração |
| Pneumonia intersticial não específica | Opacificação em vidro fosco e padrão reticular | Atenuação em vidro fosco periférica, basal, subpleural, simétrica, com linhas irregulares e consolidação; preservação subpleural ocasional |
| Pneumonia em organização criptogênica | Consolidação bilateral irregular | Consolidação irregular ou nódulos subpleurais ou peribrônquicos |
| Pneumonia intersticial aguda | Densidade ou consolidação em vidro fosco difusa | Consolidação e opacificação em vidro fosco difusa, frequentemente com preservação lobular e bronquiectasia de tração tardia |
| Pneumonia intersticial descamativa | Opacidade em vidro fosco | Atenuação em vidro fosco das bases pulmonares e região periférica com reticulação e/ou pequenos cistos |
| Doença pulmonar intersticial associada à bronquiolite respiratória | Espessamento da parede brônquica, opacificação em vidro fosco | Espessamento difuso da parede brônquica com nódulos centrolobulares mal definidos e opacificação em vidro fosco irregular |
| Pneumonia intersticial linfocítica | Opacidades reticulares e nódulos | Nódulos centrolobulares difusos, atenuação em vidro fosco, espessamento da parede septal e broncovascular e cistos de paredes finas |

TCAR = tomografia computadorizada de alta resolução.
Adaptada de American Thoracic Society/European Respiratory Society. International multidisciplinary revised classification of the idiopathic interstitial pneumonias. *Am J Respir Crit Care Med*. 2002;165:277-304; Travis WD, Costabel U, Hansell DM, et al. An official American Thoracic Society/European Respiratory Society statement: update of the international multidisciplinary classification of the idiopathic interstitial pneumonias. *Am J Respir Crit Care Med*. 2013;188:733-748; e Raghu G, Collard HR, Egan JJ, et al. An official ATS/ERS/JRS/ALAT statement: idiopathic pulmonary fibrosis: evidence-based guidelines for diagnosis and management. *Am J Respir Crit Care Med*. 2011;183:788-824.

Determinados achados nas PFP também podem auxiliar no diagnóstico diferencial. Um padrão obstrutivo-restritivo misto ocorre em pacientes com granulomatose eosinofílica com poliangiite, aspergilose broncopulmonar alérgica, sarcoidose endobrônquica, pneumonite por hipersensibilidade, pneumonia em organização criptogênica, eosinofilia intersticial pulmonar tropical, DPOC ou asma brônquica coexistente ou bronquiectasia secundária. Doenças associadas à fraqueza dos músculos respiratórios, como polimiosite, esclerose sistêmica progressiva e LES, podem exibir diminuição na ventilação voluntária máxima e aumento no volume residual desproporcional à diminuição na capacidade pulmonar total.

### Teste de esforço
A magnitude do aumento na $P_{AO_2}$-$P_{aO_2}$ ao exercício se correlaciona bem com a gravidade da doença e o grau de fibrose pulmonar em pacientes com fibrose pulmonar idiopática. Outras anormalidades fisiológicas induzidas pelo exercício na DPI incluem diminuição da intensidade de trabalho e do consumo máximo de oxigênio, ventilação/minuto anormalmente alta em intensidades de trabalho submáximas, ventilação/minuto de pico diminuída e falha dos volumes correntes em aumentar em níveis submáximos de trabalho enquanto a frequência respiratória aumenta desproporcionalmente. O teste de caminhada de 6 minutos, realizado em superfície plana, pode fornecer dados quantitativos sobre a capacidade de exercício e a dessaturação de oxigênio com o exercício e pode justificar o uso de oxigênio suplementar com base nas necessidades clínicas e

fisiológicas. Também fornece informações prognósticas em pacientes com fibrose pulmonar idiopática.

### Avaliação invasiva

A interação de profissionais e discussões multidisciplinares entre o médico, o radiologista torácico, o cirurgião torácico, o patologista e o reumatologista ajudam a determinar a melhor abordagem diagnóstica para um paciente específico (ver Figura 86.1).[4] Achados no LBA podem ser diagnósticos em alguns pacientes com DPI e podem restringir o diagnóstico diferencial em outros (Capítulo 79). Por exemplo, um padrão celular com predomínio de linfócitos aumenta a possibilidade de sarcoidose ou pneumonite por hipersensibilidade no contexto clínico apropriado. Pode-se observar eosinófilos na granulomatose pulmonar de células de Langerhans ou na pneumonia eosinofílica, encontra-se uma contagem de corpúsculos de asbesto maior que 1 fibra por mililitro de líquido do LBA na asbestose e, especialmente, observa-se material tingido por surfactante na proteinose alveolar pulmonar. Uma biopsia pulmonar transbrônquica pode revelar granulomas não caseosos na sarcoidose, granulomas não caseosos "soltos" na pneumonite por hipersensibilidade, granulomas de células gigantes na pneumoconiose por metal duro ou proliferação de músculo liso na linfangioliomiomatose. No entanto, a falha em estabelecer um diagnóstico mesmo realizando LBA e biopsia pulmonar transbrônquica não exclui essas entidades. Embora amostras maiores para biopsia pulmonar obtidas por criobiopsia transbrônquica possam produzir características histopatológicas diagnósticas, esse procedimento só deve ser considerado em centros com experiência documentada.

Pode ser necessário biopsia por toracoscopia videoassistida (Capítulo 93) ou biopsia pulmonar aberta para obter uma amostra adequada para avaliação histológica de um paciente com sinais e sintomas inexplicáveis quando outros exames não conseguiram estabelecer um diagnóstico. A taxa de mortalidade geralmente é inferior a 2% quando o procedimento é realizado de maneira eletiva.

## TRATAMENTO

Quando a causa da DPI é claramente conhecida (p. ex., pneumonite por hipersensibilidade aguda ou subaguda, DPI ocupacional, iatrogênica), é essencial evitar exposição adicional ao agente ou aos agentes incitantes (Capítulo 87). Embora os corticosteroides sistêmicos geralmente sejam indicados e associados a uma resposta favorável em algumas DPI, a dosagem e a duração não são claras e se baseiam essencialmente em experiências anedóticas (Tabela 86.5).

A suplementação de oxigênio de suporte é ditada pelas necessidades clínicas. Para alguns pacientes com DPI em estágio terminal, como aquelas associadas a fibrose pulmonar significativa e hipertensão pulmonar, o transplante de pulmão (Capítulo 93) pode ser uma opção viável. Os tratamentos para hipertensão pulmonar associada a DPI (Capítulo 75) são indicados em pacientes com doenças do tecido conjuntivo, mas seu benefício clínico para pacientes com outras DPI tem sido decepcionante.

### Tabela 86.5 Doença pulmonar intersticial: resposta clínica aos corticosteroides sistêmicos usados isoladamente.*

| GERALMENTE RESPONSIVO | NÃO RESPONSIVO[†] |
|---|---|
| Sarcoidose | Pneumonia intersticial idiopática |
| Pneumonite por hipersensibilidade aguda | Fibrose pulmonar idiopática (pneumonia intersticial usual) |
| Induzida por fármacos | Pneumonia intersticial descamativa (subgrupo) |
| Causas ambientais (alguma) | |
| Pneumonia intersticial idiopática | Fibrose pulmonar crônica secundária e avançada |
| Pneumonia em organização criptogênica | Pneumonite por hipersensibilidade fibrótica (subgrupo) |
| Pneumonia intersticial não específica (celular) | Fibrose crônica por radiação |
| DPI associada à bronquiolite respiratória | Pneumonia em organização criptogênica (subgrupo) |
| Pneumonia intersticial linfocítica | Pneumonia intersticial aguda (?) |
| Pneumonia intersticial descamativa (subgrupo) | Síndromes de hemorragia pulmonar crônica |
| Pneumonia intersticial aguda (alguma) | Doença veno-oclusiva pulmonar |
| Capilarite pulmonar aguda | Ambientais (p. ex., asbestose, pneumoconiose) |
| Pneumonia eosinofílica (aguda e crônica) | DPI em estágio terminal, fibrose pulmonar coexistindo ou associada a hipertensão pulmonar |
| Pneumonite aguda por radiação[‡] | |
| Pneumonia em organização associada a doenças do tecido conjuntivo | Granulomatose de células de Langerhans pulmonar |
| | Linfangioliomiomatose |
| | DPI em doenças hereditárias (?) |

*A dosagem e a duração dos corticosteroides usados são variáveis e dependem de relatos informais, opinião de especialista individual, julgamento clínico e resposta avaliada por medidas objetivas (clínicas, radiológicas ou fisiológicas). Prednisona ou prednisolona oral é o corticosteroide mais comumente usado. A maior parte dos pacientes que respondem durante as primeiras semanas a 20 a 60 mg de prednisona por dia precisa de manutenção com prednisona oral em baixas doses, de 5 a 10 mg/dia, por mais de 6 meses. Alguns pacientes que precisam de manutenção com doses orais de prednisona maiores que 20 mg/dia durante mais de 4 a 6 meses conseguem tolerar doses mais baixas de prednisona se outros agentes imunomoduladores (p. ex., azatioprina, micofenolato) forem usados em combinação. Não há evidências para recomendar um regime específico. Os pacientes devem ser monitorados cuidadosa e regularmente quanto aos efeitos colaterais conhecidos do uso de corticosteroides (p. ex., osteoporose, intolerância à glicose), e medidas preventivas e terapêuticas devem ser tomadas em conformidade.
[†]Alguns pacientes que não respondem aos corticosteroides orais isolados podem responder ao tratamento combinado com corticosteroides e outros fármacos imunomoduladores (p. ex., azatioprina, micofenolato).
[‡]Embora a maior parte dos pacientes responda a doses modestas de prednisona oral (inicialmente, 40 a 60 mg/dia), é importante reduzir a prednisona muito lentamente até alcançar uma dose de manutenção de 5 a 10 mg/dia além de 6 meses; a redução rápida da prednisona oral foi associada a "rebote", que consiste em uma lesão pulmonar exagerada além do segmento irradiado do pulmão e no pulmão contralateral.
DPI = doença pulmonar intersticial.

## TIPOS ESPECÍFICOS DE DOENÇA PULMONAR INTERSTICIAL

### Pneumonias intersticiais idiopáticas

As pneumonias intersticiais idiopáticas, que são um subgrupo de DPI agudas ou crônicas de etiologia desconhecida, são caracterizadas pela presença de vários graus de inflamação e fibrose intersticial e alveolar. Formas clinicopatológicas distintas de pneumonia intersticial idiopática incluem as pneumonias intersticiais fibrosantes crônicas (fibrose pulmonar idiopática e pneumonia intersticial não específica), as pneumonias intersticiais relacionadas com o tabagismo (DPI associada à bronquiolite respiratória e pneumonia intersticial descamativa) e as pneumonias intersticiais idiopáticas agudas e subagudas (pneumonia em organização criogênica e pneumonia intersticial aguda). Recentemente foram reconhecidos padrões histológicos raros de pneumonia fibrinosa aguda e em organização e pneumonias intersticiais com distribuição bronquiolocêntrica e fibroelastose pleuroparenquimatosa. Em alguns pacientes, evidenciam-se características histopatológicas mistas em diferentes segmentos do mesmo pulmão. Quando não são encontradas formas histopatológicas distintas, foi recentemente reconhecido o diagnóstico de pneumonia intersticial não classificável. A acurácia do diagnóstico das pneumonias intersticiais idiopáticas é aumentada por discussões multidisciplinares entre pneumologistas, radiologistas e patologistas familiarizados com doenças pulmonares intersticiais e pneumonias intersticiais idiopáticas.

Embora a gravidade clínica possa variar, as pneumonias intersticiais idiopáticas tendem a se manifestar como um início insidioso de dispneia aos esforços e tosse não produtiva. Os pacientes podem apresentar dor torácica e sinais/sintomas sistêmicos, como perda de peso e fadiga. Na ausculta, frequentemente ouvem-se estertores bibasilares ao final da inspiração. Baqueteamento digital, embora não seja específico, é encontrado em 25 a 50% dos pacientes com fibrose pulmonar idiopática. Na maioria das vezes, os achados na radiografia de tórax são inespecíficos, e uma radiografia de tórax normal não descarta a possibilidade de DPI. Na TCAR, diversas entidades patológicas têm padrões de imagem característicos que têm auxiliado muito no diagnóstico (ver Tabela 86.4). O curso clínico da fibrose pulmonar idiopática é heterogêneo.

### PNEUMONIA INTERSTICIAL FIBROSANTE CRÔNICA

#### Fibrose pulmonar idiopática

A fibrose pulmonar idiopática é responsável por 50 a 60% de todas as pneumonias intersticiais idiopáticas. A fibrose pulmonar idiopática ocorre em homens e mulheres adultos, com idade média de início aos 62 anos. Alguns pacientes têm doença familiar, provavelmente como dominância autossômica com penetrância variável. O melhor fator de risco genético validado é um polimorfismo no promotor do gene que codifica a mucina-5B (*MUC5B*), que está associado a formas familiares e esporádicas. Recentemente, a proteína 13 de ancoragem à quinase A (*AKAP13*) também foi identificada como um gene de suscetibilidade. Variantes no gene que codifica a proteína do surfactante foram fortemente associadas à fibrose pulmonar idiopática familiar, e mutações no gene que codifica a proteína do surfactante A2 foram associadas à fibrose pulmonar familiar e câncer de pulmão. O encurtamento do telômero causado por variantes genéticas no RNA da telomerase humana ou na transcriptase reversa da telomerase humana foi associado à fibrose pulmonar idiopática familiar e esporádica.

A fibrose pulmonar idiopática é limitada aos pulmões em adultos, geralmente acomete indivíduos com mais de 60 anos, e normalmente ocorre em homens com história de tabagismo.[5] Na maioria das vezes, os pacientes gozam de boa saúde e não apresentam doença do tecido conjuntivo conhecida ou exposição a medicamentos ou fatores ambientais conhecidos por causar fibrose pulmonar, embora os pacientes com histórico significativo de tabagismo possam ter enfisema pulmonar coexistente. As manifestações clínicas típicas incluem início e progressão graduais da dispneia aos esforços, anormalidades restritivas nas PFP (Capítulo 79) e um padrão distinto de fibrose pulmonar bilateral na TCAR.[6]

### DIAGNÓSTICO

As radiografias de tórax geralmente mostram padrão reticular com predominância em bases, com baixos volumes pulmonares (Figura 86.2).

Em comparação com as outras pneumonias intersticiais idiopáticas, o aparecimento de fibrose pulmonar idiopática na TCAR é distinguido pelas anormalidades fibróticas, predominantemente nas bases dos lobos inferiores (e-Figura 86.1), por padrão reticular subpleural (e-Figura 86.2) e pelo faveolamento característico (e-Figura 86.3) e bronquiectasia de tração (e-Figura 86.4).[7] Essas características na TCAR são diagnósticas no contexto clínico apropriado (Figura 86.3A). As radiografias são notáveis pela ausência de opacificação em vidro fosco extensa, micronódulos, cistos, consolidação, aprisionamento de ar significativo em múltiplos lobos, placas pleurais, derrame pleural e adenopatia mediastinal extensa, todos os quais são inconsistentes com o padrão radiográfico de pneumonia intersticial usual.

As PFP geralmente mostram um padrão restritivo progressivo. No entanto, os pacientes com doença mais branda podem ter volumes pulmonares normais e $DL_{CO}$ diminuída; em casos raros, os resultados das PFP são normais.

O padrão celular no líquido do LBA, que é inespecífico, é marcado pelo excesso de neutrófilos em proporção à extensão da alteração reticular na TCAR; a porcentagem de eosinófilos pode estar discretamente aumentada. O padrão histopatológico da pneumonia intersticial usual consiste em alterações intersticiais irregulares alternando com zonas de faveolamento, fibrose, células inflamatórias mínimas, deposição de colágeno e pulmão normal (Figura 86.3B). Focos fibroblásticos subepiteliais, pequenos agregados de miofibroblastos e fibroblastos na matriz mixoide sempre são encontrados e representam áreas de fibrose ativa. A heterogeneidade temporal, ou áreas em diferentes estágios de transição de fibrose com áreas normais e cistos em favo de mel, junto com focos fibróticos no pulmão, é uma característica essencial da pneumonia intersticial usual que a distingue de outros processos, como a pneumonia intersticial não específica. A inflamação celular intersticial é mínima na pneumonia intersticial usual. Embora a pneumonia intersticial usual caracterize a anormalidade microscópica na fibrose pulmonar idiopática, o mesmo padrão histológico e radiológico também pode ser observado em pacientes com doenças pulmonares reumatológicas, pneumonite por hipersensibilidade crônica e asbestose (Capítulo 87). No contexto clínico apropriado (e depois da exclusão definitiva de outras condições clínicas conhecidas associadas a DPI) (ver mais adiante), um diagnóstico definitivo de fibrose pulmonar idiopática é baseado na presença de um padrão de pneumonia intersticial usual na TCAR ou biopsia pulmonar cirúrgica (Tabela 86.6).

### TRATAMENTO

A pirfenidona (267 mg, 3 vezes/dia, durante 1 semana, depois 534 mg, 3 vezes/dia, durante 1 semana, depois 801 mg, 3 vezes/dia) alentece o declínio da capacidade vital forçada[A1] e o número de hospitalizações relacionadas com o sistema respiratório[A2] em pacientes que tenham fibrose pulmonar idiopática e comprometimento leve a moderado da função pulmonar, com dados agrupados sugerindo melhora da sobrevida.[A3, 8]

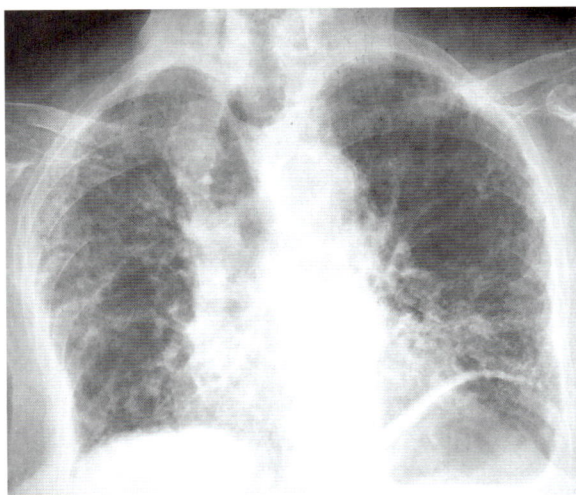

**FIGURA 86.2** Fibrose pulmonar idiopática. A radiografia de tórax mostra baixos volumes pulmonares com opacidades reticulares difusas grosseiras bilateralmente e faveolamento. Também há traqueomegalia de tração. (Cortesia do Dr. Paul Stark.)

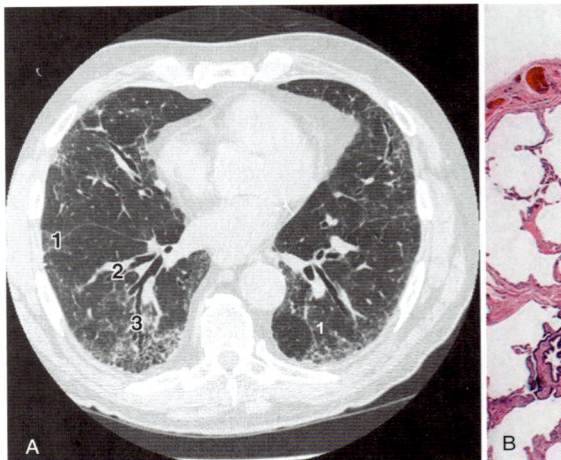 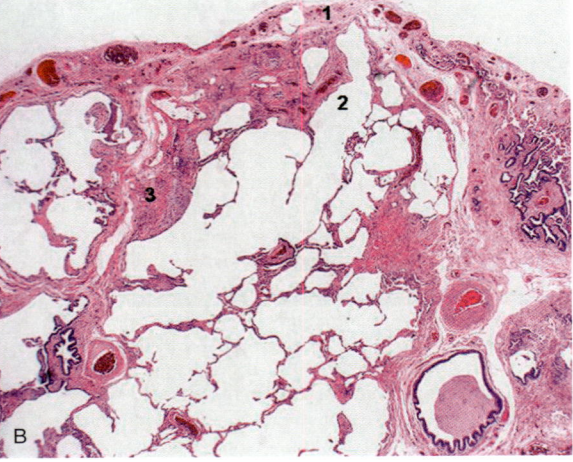

**FIGURA 86.3** Diagnóstico de fibrose pulmonar idiopática. **A.** O padrão usual de pneumonia intersticial da fibrose pulmonar idiopática nos lobos inferiores na tomografia computadorizada de alta resolução consiste em (1) alterações fibróticas subpleurais com (2) bronquiectasia de tração e (3) cistos em favo de mel nos lobos inferiores. **B.** Padrão usual de pneumonia intersticial da fibrose pulmonar idiopática. Observe (1) fibrose subpleural com (2) enfisema de tração, (3) focos fibroblásticos e heterogeneidade temporal de anormalidades microscópicas em baixa ampliação. (Cortesia do Dr. Kevin Leslie.)

O tratamento com nintedanibe (um inibidor da tirosinoquinase), em doses de 150 mg, VO, 2 vezes/dia também reduz o declínio da CVF em pacientes com fibrose pulmonar idiopática e comprometimento leve a moderado da função pulmonar em um número semelhante,[A4] e reduz pela metade o declínio anual na CVF em pacientes com uma ampla gama de doenças pulmonares fibrosantes.[A4b] A pentraxina 2 humana recombinante é uma terapia experimental que pode retardar o declínio da função pulmonar em pacientes com fibrose pulmonar idiopática.[A5] A sildenafila (inibidor da fosfodiesterase, 20 mg, VO, 3 vezes/dia) demonstrou pequenos benefícios na dispneia, na oxigenação e na qualidade de vida, mas não na capacidade de exercício em pacientes com fibrose pulmonar idiopática e comprometimento grave da função pulmonar.[A6] O refluxo gastresofágico ácido anormal (Capítulo 129) é muito comum em pacientes com fibrose pulmonar idiopática. O tratamento com doses padrão de inibidores da bomba de prótons, antagonistas do receptor $H_2$ ou ambos, conforme usado para a doença do refluxo gastresofágico (Capítulo 129), e fundoplicatura podem diminuir a taxa de progressão da fibrose pulmonar idiopática.[9]

A varfarina aumenta as hospitalizações por causas respiratórias e morte em pacientes com fibrose pulmonar idiopática. Interferona-γ1b, ciclofosfamida, colchicina, D-penicilamina, antagonistas duplos e seletivos do receptor de endotelina, sintuzumabe, antagonistas duplos do receptor de endotelina (bosentana e macitentano), N-acetilcisteína e corticosteroides orais, como monoterapia ou em combinação com azatioprina ou ciclofosfamida, não são benéficos.

Apesar da ausência de dados, os pacientes que precisam de hospitalização e cuidados intensivos para exacerbação aguda com perda da função respiratória na ausência de infecção ou outras complicações são frequentemente tratados com corticosteroides escolhidos de modo empírico (p. ex., metilprednisolona 1 g IV como pulsoterapia 1 vez/dia, durante 3 dias, e seguido por hidrocortisona, 125 mg, 6/6 horas, por mais 3 a 5 dias), com a dosagem adicional dependente da resposta clínica. Medidas de tratamento auxiliares, incluindo suplementação de oxigênio (com base nas necessidades clínicas e fisiológicas); detecção e tratamento imediatos de infecções do sistema respiratório e embolia pulmonar (Capítulo 74); reabilitação pulmonar e imunização para *influenza*, herpes-zóster e pneumococo, são todas apropriadas. Hipertensão pulmonar, se existente, pode ser tratada (Capítulo 75), mas não devem ser usados antagonistas do receptor da endotelina (p. ex., ambrisentana, bosentana ou macitentana) em razão dos dados claros de que ambrisentana é prejudicial a todos os pacientes com fibrose pulmonar idiopática, mesmo aqueles que tenham hipertensão pulmonar. O transplante de pulmão (Capítulo 93) é indicado para pacientes específicos, mas a maioria dos pacientes com fibrose pulmonar idiopática tem mais de 65 anos, que constitui uma contraindicação relativa ao transplante de pulmão. No entanto, o transplante de pulmão deve ser considerado para pacientes específicos com menos de 70 anos. Medidas de cuidados paliativos devem ser discutidas e instituídas antes que os pacientes alcancem os estágios terminais da doença.

### Tabela 86.6 Critérios diagnósticos para a fibrose pulmonar idiopática.

O diagnóstico de fibrose pulmonar idiopática exige a exclusão de outras causas conhecidas de doença pulmonar intersticial (p. ex., exposições domésticas, ocupacionais e ambientais, doenças do tecido conjuntivo e efeitos tóxicos de fármacos) e n° 1 ou n° 2
1. existência de um padrão de pneumonia intersticial usual (PIU) na TCAR
2. combinações específicas de padrões de TCAR para PIU e padrões histopatológicos de PIU em pacientes submetidos a amostragem de tecido pulmonar[†]

| CARACTERÍSTICAS DA PIU NA TCAR | CARACTERÍSTICAS HISTOPATOLÓGICAS DA PIU |
|---|---|
| • Predomínio basal, subpleural<br>• Padrão reticular<br>• A distribuição é frequentemente heterogênea<br>• Faveolamento com ou sem bronquiectasia de tração periférica ou bronquiolectasia<br>• Ausência de predominância peribroncovascular, anormalidade em vidro fosco extensa, micronódulos difusos, cistos bem-definidos, atenuação em mosaico difusa ou consolidação | • Fibrose/distorção arquitetônica acentuada, +/− faveolamento em distribuição predominantemente subpleural/paraseptal<br>• Fibrose irregular do parênquima pulmonar<br>• Focos de fibroblasto<br>• Nenhuma característica que sugira um diagnóstico alternativo* |

*Com base em dados de Raghu G, Remy-Jardin M, Myers JL, et al. Diagnosis of idiopathic pulmonary fibrosis. An official ATS/ERS/JRS/ALAT clinical practice guideline. *Am J Respir Crit Care Med.* 2018;198:e44-e68.
[†]Ver artigo de Raghu G, et al. para obter critérios específicos para padrões de PIU provável, indeterminado para PIU e diagnóstico alternativo e combinações.
TCAR = tomografia computadorizada de alta resolução.

### PROGNÓSTICO

O curso natural da fibrose pulmonar idiopática é heterogêneo.[10] A maior parte dos pacientes exibe um declínio lento e constante na CVF (a uma taxa de 150 a 200 m$\ell$ no final do primeiro ano de acompanhamento), com uma taxa de mortalidade de cerca de 7% em 1 ano e 14% em 2 anos após o diagnóstico. Um pequeno subgrupo de pacientes declina rapidamente ao longo de vários meses, mas outro subgrupo de pacientes permanece estável durante vários anos antes de declinar. O comprometimento progressivo da função pulmonar e das trocas gasosas é fatal, a menos que o paciente seja submetido a um transplante pulmonar. Pacientes que sobrevivem por mais tempo geralmente apresentam menos fibrose na TCAR, menos comprometimento funcional, nenhuma evidência de hipertensão pulmonar e nenhuma dessaturação de oxigênio significativa durante uma versão modificada do teste de caminhada de 6 minutos. Pacientes com enfisema pulmonar coexistente, hipertensão pulmonar ou episódios de exacerbação aguda têm tempos de sobrevida ainda mais curtos. Em comparação, os pacientes que apresentam polimorfismo no gene que codifica o *MUC5B* podem ter tempos de sobrevida melhores.

## Pneumonia intersticial não específica

A pneumonia intersticial não específica frequentemente está associada a doenças do tecido conjuntivo, mas a pneumonia intersticial não específica idiopática também é reconhecida como uma entidade clínica distinta. Geralmente ocorre em mulheres de meia-idade não tabagistas, com idade média de cerca de 50 anos no diagnóstico. A prevalência de pneumonia intersticial não específica foi estimada em 1 a 9 por 100 mil pessoas.

Descreveram-se dois subgrupos, celular e fibrótico. Como a idade média de início na pneumonia intersticial não específica é cerca de 10 anos antes do que na fibrose pulmonar idiopática e como as características clínicas da pneumonia intersticial não específica idiopática do tipo fibrótico são muito semelhantes aos casos iniciais de fibrose pulmonar idiopática, ainda não se sabe se a pneumonia intersticial não específica idiopática do tipo fibrótico é uma entidade clínica distinta ou representa uma forma inicial de fibrose pulmonar idiopática.

### DIAGNÓSTICO

As radiografias de tórax mostram infiltrados pulmonares irregulares bilateralmente, com predomínio nas bases pulmonares. A TCAR revela um padrão predominante de atenuação em vidro fosco, geralmente bilateral e frequentemente associado à reticulação subpleural (Figura 86.4) e perda de volume no lobo inferior. Na pneumonia intersticial celular não específica, a TCAR mostra opacificação em vidro fosco, consolidação ou ambas, mas a biopsia mostra inflamação linfoplasmocitária intersticial crônica leve a moderada. O principal diagnóstico diferencial a ser considerado alternativamente à pneumonia intersticial não específica do tipo celular é a pneumonite por hipersensibilidade aguda ou subaguda; portanto, uma anamnese completa em relação às exposições ambientais é crucial. Em contraste, a pneumonia intersticial não específica do tipo fibrótico tem uma distribuição bilateral no lobo inferior com distúrbio arquitetônico na TCAR; histopatologicamente, apresenta fibrose intersticial uniformemente densa e às vezes pode ser difícil de distinguir da fibrose pulmonar idiopática e da pneumonia intersticial usual nos estágios clínicos iniciais. Nessas circunstâncias, o diagnóstico de pneumonia intersticial não específica do tipo fibrótico pode ser verificado apenas pelas características histológicas em uma amostra cirúrgica de biopsia pulmonar.

### TRATAMENTO E PROGNÓSTICO

Pacientes com pneumonia intersticial não específica do tipo celular geralmente respondem ao tratamento com corticosteroides (ver Tabela 86.5), e seu prognóstico é geralmente melhor do que o de pacientes com fibrose pulmonar idiopática. No entanto, alguns pacientes progridem ao longo de vários anos, e alguns manifestam exacerbações agudas semelhantes a pacientes com fibrose pulmonar idiopática. Medicamentos imunomoduladores, incluindo prednisona, azatioprina e micofenolato, têm sido usados empiricamente, com suas doses baseadas na resposta clínica avaliada por médicos e não em evidências de ensaios clínicos randomizados.

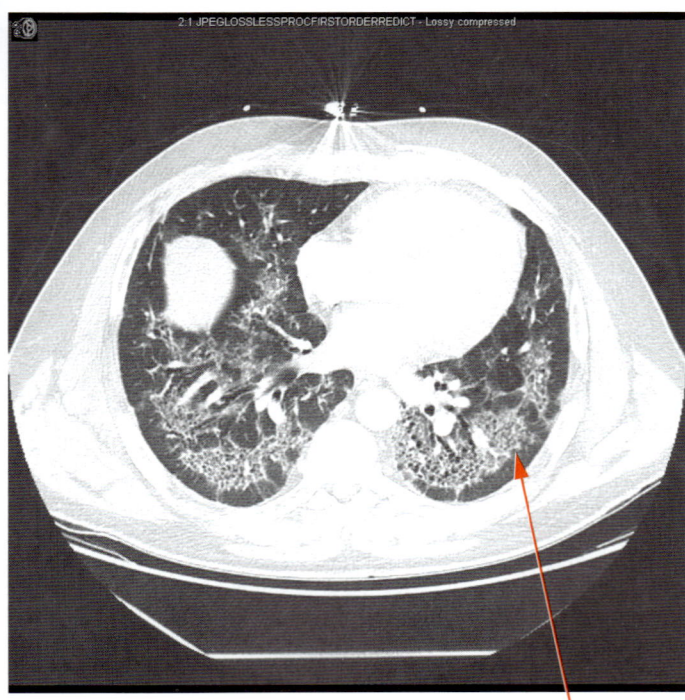

**FIGURA 86.4** **Pneumonia intersticial não específica.** A tomografia computadorizada mostra preservação subpleural característica.

## PNEUMONIAS INTERSTICIAIS RELACIONADAS COM O TABAGISMO

### Doença pulmonar intersticial associada à bronquiolite respiratória

Esta DPI está quase invariavelmente associada ao tabagismo e geralmente se manifesta clinicamente durante a quarta ou quinta décadas de vida. No entanto, também pode ser detectada acidentalmente em radiografias em indivíduos relativamente mais jovens e assintomáticos com história prévia de tabagismo ou em indivíduos passivamente expostos cronicamente à fumaça de cigarro.

#### DIAGNÓSTICO

Os testes de função pulmonar mostram graus variados de obstrução das vias respiratórias, CPT levemente diminuída ou preservada e $DL_{CO}$ diminuída. A radiografia de tórax geralmente revela espessamento da parede brônquica e áreas de atenuação em vidro fosco. A TCAR revela nódulos centrolobulares com predominância no lobo superior, atenuação em vidro fosco irregular e espessamento dos septos alveolares peribrônquicos (Figura 86.5A). Áreas de hipoatenuação (atenuação em mosaico) representam o aprisionamento de ar decorrente da doença das vias respiratórias de pequeno calibre. O achado característico no lavado broncoalveolar são diversos macrófagos alveolares de pigmentação marrom, frequentemente com um aumento modesto nos neutrófilos. A biopsia pulmonar raramente é necessária, mas o achado histopatológico característico é o acúmulo de macrófagos alveolares pigmentados com citoplasma eosinofílico vítreo e pigmentação granular dentro dos bronquíolos respiratórios, tipicamente com um infiltrado de células inflamatórias crônicas nos bronquíolos e nas paredes alveolares circundantes (Figura 86.5B). Não há focos fibroblásticos nem alterações em faveolamento, mas frequentemente encontra-se enfisema centrolobular.

#### TRATAMENTO E PROGNÓSTICO

A progressão para pulmão em favo de mel e fibrose em estágio terminal raramente ocorre se os pacientes pararem completamente de fumar.[11] Os indivíduos que param de fumar podem se beneficiar de corticosteroides em baixas doses (p. ex., prednisona, 10 a 20 mg/dia) por alguns meses.

### Pneumonia intersticial descamativa

A pneumonia intersticial descamativa é uma entidade rara (< 3% de todas as DPI) que pode representar uma forma de DPI associada à bronquiolite respiratória que se estende aos espaços alveolares e às paredes alveolares. Embora a maior parte dos indivíduos afetados seja tabagista, o padrão histológico da pneumonia intersticial descamativa também pode ocorrer na pneumoconiose, na doença reumatológica e na DPI associada a fármacos. Inicialmente os pacientes geralmente manifestam doença avançada e hipoxemia marcante. Os achados histopatológicos da pneumonia intersticial descamativa são caracterizados pelo acúmulo de macrófagos alveolares pigmentados no interior dos alvéolos. As alterações histológicas nos bronquíolos respiratórios e nos espaços alveolares podem coexistir e representar um espectro histopatológico do acúmulo de macrófagos alveolares. O termo pneumonia intersticial descamativa é um nome impróprio porque a descamação verdadeira dos pneumócitos não é uma característica histopatológica. "Pneumonia por macrófagos alveolares" pode ser um termo mais apropriado, mas ele não é usado na prática clínica.

#### DIAGNÓSTICO

As provas de função pulmonar revelam um distúrbio pulmonar restritivo e $DL_{CO}$ diminuída, com ou sem obstrução das vias respiratórias coexistente. A radiografia de tórax mostra consolidação basal irregular com distribuição predominantemente em lobo inferior e periférica (Figura 86.6). A TCAR mostra opacidades em vidro fosco simétricas bilateralmente, com distribuição predominantemente basal e periférica, bem como espessamento difuso dos septos alveolares (Figura 86.7A). Pode-se observar opacidades lineares irregulares, tipicamente associadas à bronquiectasia de tração. O achado de pequenos cistos bem-definidos, que se acredita representarem ar aprisionado em bronquíolos dilatados nas áreas de

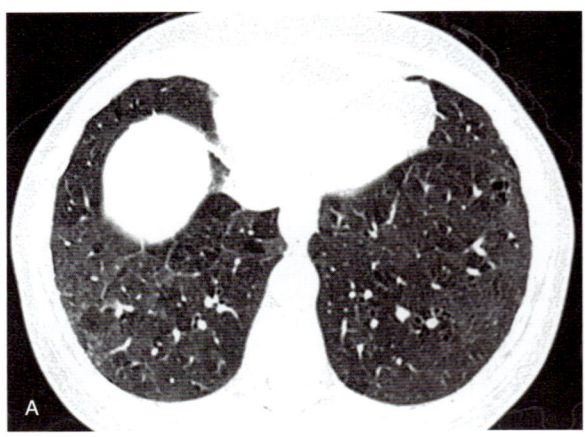
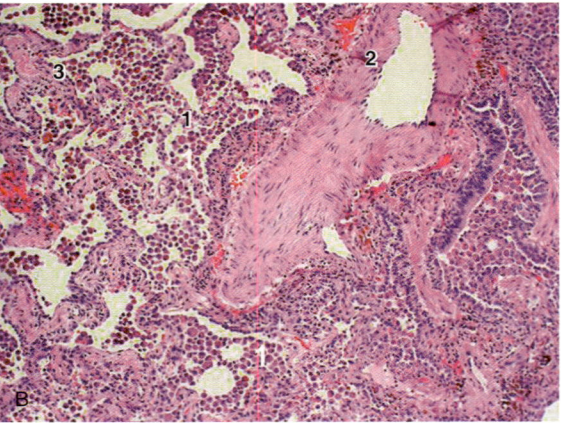

**FIGURA 86.5** **Doença pulmonar intersticial associada à bronquiolite respiratória.** **A.** Atenuação em vidro fosco com padrão de mosaico na tomografia computadorizada de alta resolução. **B.** Observe os agregados densos de (1) macrófagos pigmentados presentes nos espaços aéreos ao redor das vias respiratórias terminais com (2) metaplasia bronquiolar variável e (3) fibrose intersticial.

alterações em vidro fosco (e-Figura 86.5) e parênquima pulmonar normal intermediário é muito sugestivo de pneumonia intersticial descamativa. O líquido recuperado do LBA frequentemente mostra um número aumentado de macrófagos alveolares pigmentados, frequentemente com aumento de neutrófilos. Os achados histopatológicos na biopsia incluem espessamento difuso dos septos alveolares, hiperplasia de pneumócitos do tipo II e acúmulo intenso de macrófagos pigmentados granulares intra-alveolares de maneira uniforme (Figura 86.7B); a fibrose é mínima.

### TRATAMENTO E PROGNÓSTICO

Com a cessação total do tabagismo e a administração de corticoterapia oral (ver Tabela 86.5), os desfechos geralmente são bons, com uma taxa de sobrevida global estimada em 70% em 10 anos. No entanto, um subgrupo de pacientes evolui apesar da cessação do tabagismo, e corticoterapia com ou sem agentes imunomoduladores e transplante de pulmão é uma alternativa apropriada para pacientes específicos.

## PNEUMONIA INTERSTICIAL IDIOPÁTICA AGUDA OU SUBAGUDA

### Pneumonia intersticial aguda

A *pneumonia intersticial aguda* é observada em indivíduos saudáveis, geralmente após uma infecção viral aguda das vias respiratórias superiores (Figura 86.8). A síndrome, historicamente conhecida como síndrome de Hamman-Rich (Capítulo 85), mimetiza a síndrome de desconforto respiratório agudo (Capítulo 96). A pneumonia intersticial aguda é uma pneumonia intersticial idiopática rara e fulminante que se manifesta com sintomas agudos e causa dificuldade ou insuficiência respiratória.

### Pneumonia em organização criptogênica

A *pneumonia em organização criptogênica*, previamente conhecida como bronquiolite obliterante, pneumonia em organização de causa desconhecida (POCD), é um tipo idiopático de pneumonia em organização. A pneumonia em organização afeta as vias respiratórias de pequeno calibre, incluindo os bronquíolos distais, os bronquíolos respiratórios, os ductos alveolares e as paredes alveolares. Embora a incidência e a prevalência da pneumonia em organização criptogênica sejam desconhecidas, a incidência anual estimada nos EUA é de 6 a 7 casos por 100 mil pessoas. A idade média de apresentação é por volta dos 60 anos e não há predominância por sexo.

### DIAGNÓSTICO

A pneumonia em organização criptogênica mais comumente se manifesta como uma doença gripal, com tosse improdutiva seguida por dispneia aos esforços. As PFP mostram um distúrbio restritivo, mas 20% dos pacientes, a maior parte dos quais são tabagistas ou ex-tabagistas, também têm um distúrbio obstrutivo. A radiografia de tórax revela opacidades

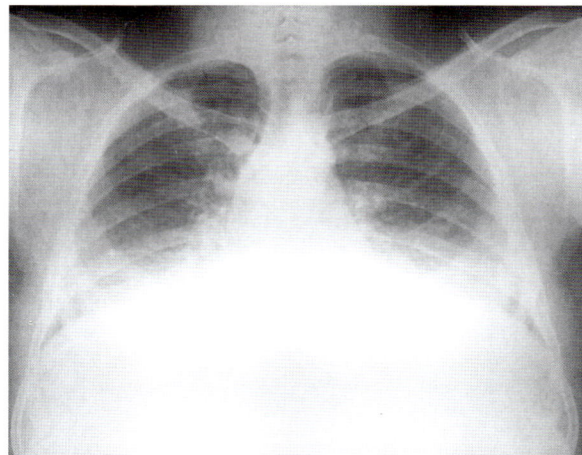

**FIGURA 86.6** Pneumonia intersticial descamativa (DIP). A radiografia de tórax mostra opacificação em vidro fosco homogênea peri-hilar bilateralmente e consolidação predominantemente em bases. (Cortesia do Dr. Paul Stark.)

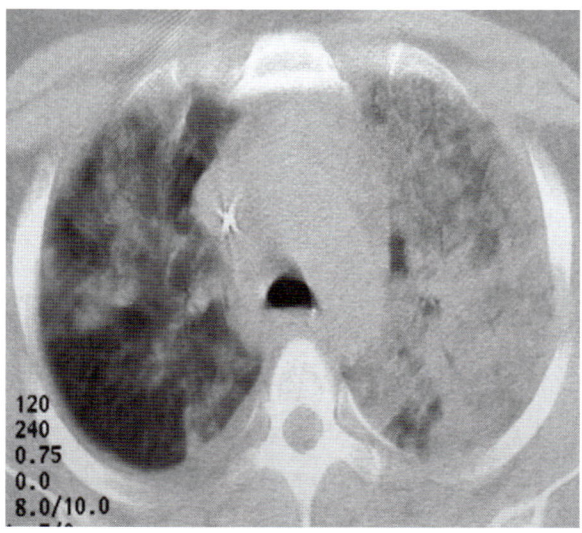

**FIGURA 86.8** Análise histológica da pneumonia intersticial aguda com dano alveolar difuso. Observe a consolidação do espaço aéreo denso.

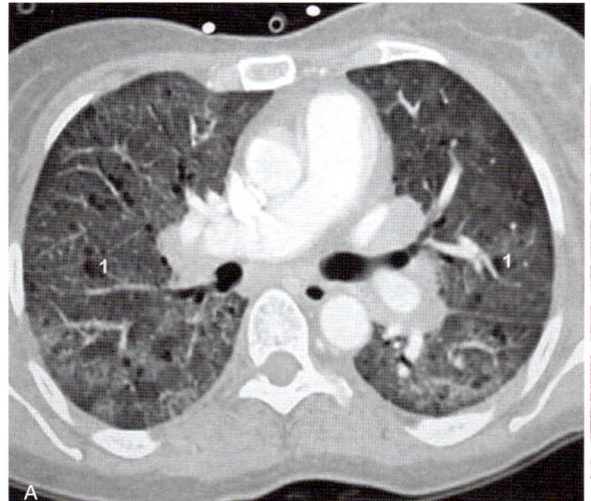

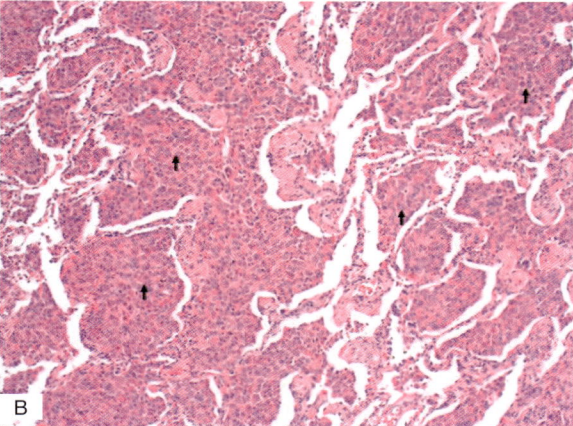

**FIGURA 86.7** Pneumonia intersticial descamativa. **A.** Atenuação em vidro fosco com espaços císticos na tomografia computadorizada de alta resolução. **B.** Os espaços alveolares estão densamente preenchidos por macrófagos (*setas*).

alveolares unilaterais ou bilaterais irregulares que podem ser periféricas ou migratórias; pequenas opacidades nodulares são vistas em 10 a 50% dos casos (Figura 86.9). Em cerca de 90% dos pacientes, a TCAR mostra áreas de consolidação alveolar com predominância pelas bases pulmonares, frequentemente em distribuição subpleural ou peribrônquica (Figura 86.10); outras características incluem pequenos nódulos ao longo dos feixes broncovasculares e atenuação em vidro fosco. O LBA é inespecífico; pode-se observar aumento na contagem de linfócitos, neutrófilos e eosinófilos. Na biopsia, as principais características histológicas são a proliferação excessiva de tecido de granulação nas vias respiratórias de pequeno calibre e ductos alveolares, bem como inflamação crônica nos alvéolos circundantes.

### TRATAMENTO E PROGNÓSTICO

A maioria dos pacientes se recupera rápida e completamente quando tratada com corticosteroides orais (ver Tabela 86.5) por 6 meses, mas pode recidivar após a descontinuação e precisar de corticosteroides orais por períodos mais longos e às vezes indefinidamente, muitas vezes com agentes imunomoduladores adjuntos, como azatioprina ou micofenolato. Alguns dados sugerem que a claritromicina (500 mg 2 vezes/dia, durante 3 meses) seja uma alternativa para pacientes cujos testes de função pulmonar sejam razoavelmente normais (capacidade vital forçada > 80% do previsto).[12] Um pequeno subgrupo de pacientes nos quais a fibrose pulmonar se desenvolve apesar do uso de corticosteroides e agentes imunomoduladores progride para fibrose pulmonar e se comporta de maneira semelhante aos pacientes com fibrose pulmonar idiopática. Sabe-se que ocorrem remissões espontâneas.

### Pneumonia intersticial linfocítica e linfoide

É mais comum em mulheres, principalmente na quinta década de vida, mas pode ocorrer em qualquer idade. Os pacientes devem ser avaliados quanto a doença concomitante do tecido conjuntivo, doença autoimune (especialmente a síndrome de Sjögren; Capítulo 252) ou deficiência de imunoglobulina comum variável (Capítulo 236) porque a PIL idiopática é muito rara. Os sintomas são inespecíficos e incluem um início gradual de tosse e dispneia aos esforços. A PIL e linfoide está dentro do espectro de doenças linfoproliferativas benignas, e alguns pacientes manifestam pseudolinfoma ou linfoma como complicação.

#### DIAGNÓSTICO

As radiografias de tórax mostram um padrão reticular ou reticulonodular envolvendo predominantemente as bases pulmonares. A TCAR revela atenuação em vidro fosco bilateral, nódulos pequenos ou grandes e cistos dispersos; também podem ser observados faveolamento perivascular e anormalidades reticulares (e-Figura 86.6). Encontra-se um aumento na contagem de linfócitos no LBA, e a biopsia revela um denso infiltrado linfocítico intersticial.

### TRATAMENTO E PROGNÓSTICO

Alguns pacientes respondem ou se estabilizam com corticosteroides orais (ver Tabela 86.5). O prognóstico é variável, com mais de um terço dos pacientes evoluindo para fibrose pulmonar difusa.

### Doença pulmonar intersticial associada à doença do tecido conjuntivo

Muitas das doenças do tecido conjuntivo, incluindo a esclerose sistêmica progressiva (Capítulo 251), a artrite reumatoide (Capítulo 248), o LES (Capítulo 250), a dermatomiosite e polimiosite (Capítulo 253), a síndrome de Sjögren (Capítulo 252) e distúrbios mistos do tecido conjuntivo (Capítulo 251) podem ter a DPI como uma de suas manifestações.[13] Na verdade, inicialmente até 20% dos pacientes com doenças do tecido conjuntivo são diagnosticados como tendo apenas uma DPI. Portanto, esses diagnósticos devem ser considerados em pacientes com DPI, mesmo na ausência de achados extratorácicos. Por outro lado, como o envolvimento pulmonar é uma das principais causas de morte em pacientes com doenças do tecido conjuntivo, a presença de DPI deve ser cuidadosamente investigada nos pacientes afetados. Todas as modalidades de pneumonia intersticial podem ocorrer em pacientes com doenças do tecido conjuntivo. A história natural de doenças do tecido conjuntivo complicando a DPI é variável, sobretudo porque pode coexistir doença vascular pulmonar ou envolvimento pulmonar não parenquimatoso.

### ESCLEROSE SISTÊMICA PROGRESSIVA

Das doenças do tecido conjuntivo, a esclerose sistêmica progressiva é a que está mais frequentemente associada à DPI.[14] Os sintomas pulmonares podem anteceder as manifestações cutâneas ou digitais da doença em vários anos. A maior parte dos pacientes afetados tem pneumonia intersticial não específica, com uma minoria apresentando um padrão usual de pneumonia intersticial. Os níveis de $DL_{CO}$ estão correlacionados com a taxa de mortalidade. A hipertensão pulmonar, que pode ocorrer na ausência de fibrose pulmonar, pode resultar em *cor pulmonale*. Pacientes com fibrose pulmonar crônica também correm risco aumentado de carcinoma

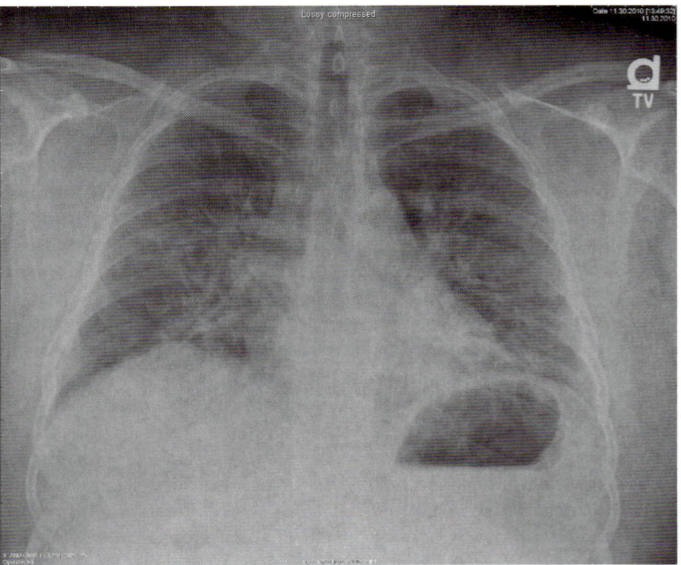

**FIGURA 86.9** Radiografia de tórax mostrando pneumonia em organização criptogênica. Observe as opacidades irregulares do espaço aéreo bilateralmente.

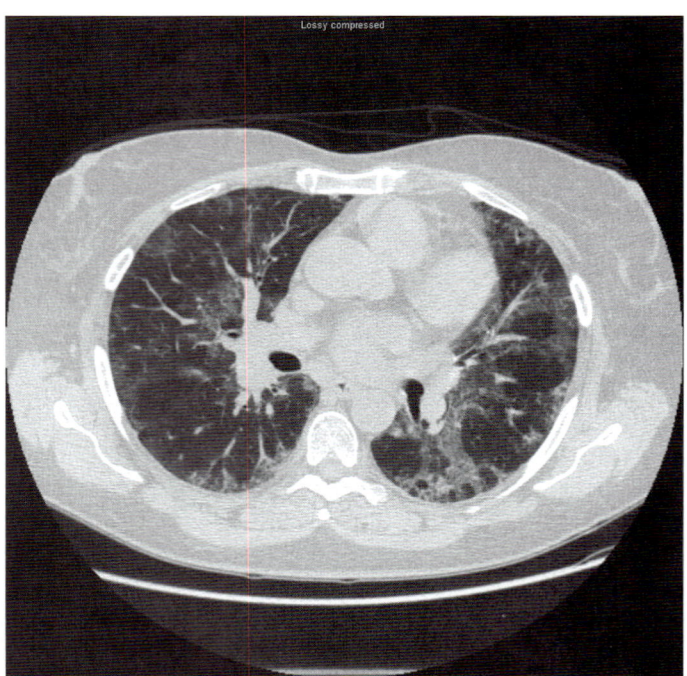

**FIGURA 86.10** Opacidades em vidro fosco periféricas em um paciente com pneumonia em organização criptogênica.

broncogênico, geralmente carcinoma broncoalveolar ou adenocarcinoma. Na DPI associada à esclerodermia, o micofenolato (dose-alvo de 1.500 mg, 2 vezes/dia) fornece melhora fisiológica e estabilização da função pulmonar semelhante em comparação com a ciclofosfamida (2,0 mg/kg/dia), com menos efeitos colaterais;[A7] portanto, o micofenolato é agora considerado a terapia de primeira linha. O rituximabe (quatro ciclos de duas infusões IV de 1.000 mg, com 2 semanas de intervalo) está se tornando uma útil terapia de segunda linha.

## ARTRITE REUMATOIDE

Embora a artrite reumatoide (AR) seja mais comum em mulheres (razão de 2:1 a 4:1), a DPI associada à AR é mais comum em homens (razão de 3:1). A maior parte dos casos ocorre entre os 50 e 60 anos, e os sintomas pulmonares se seguem ao início da artrite em cerca de 75% dos casos.[15] O envolvimento pulmonar na artrite reumatoide pode assumir várias formas, mas bronquiectasia, bronquiolite, pneumonias intersticiais idiopáticas (Figura 86.11) e derrame pleural ou espessamento pleural são algumas das mais comuns. No início do curso, as alterações histológicas são semelhantes às das pneumonias intersticiais idiopáticas, incluindo fibrose pulmonar, mas são diferenciadas por infiltrado linfocítico proeminente que pode conter folículos germinativos adjacentes a vasos e vias respiratórias. À medida que a doença progride, a infiltração se torna menos pronunciada e é substituída por tecido fibroso e/ou faveolamento. Outras manifestações pulmonares incluem nódulos pulmonares, vasculite, hipertensão pulmonar e síndrome de Caplan (fibrose pulmonar nodular progressiva do lobo superior em um mineiro de carvão com artrite reumatoide), mas são relativamente raras. Pacientes com padrão de pneumonia intersticial usual na TCAR têm pior prognóstico do que aqueles com padrão de pneumonia intersticial não específica (PINE). O tratamento é direcionado à AR subjacente (Capítulo 248), mas em geral evita-se o tratamento com metotrexato, uma vez que uma de suas potenciais toxicidades é o desenvolvimento de DPI.

## LÚPUS ERITEMATOSO SISTÊMICO

As anormalidades pulmonares que complicam o LES (Capítulo 250) podem variar muito. Doença pleural ou derrame (efusão) pleural (ou ambos) é comum na doença pulmonar que complica o LES. A pneumonite lúpica aguda pode mimetizar uma pneumonia intersticial aguda, com atenuação em vidro fosco disseminada combinada com consolidação, ou pode se manifestar como hemorragia alveolar difusa. Também pode ocorrer DPI crônica. Deve-se sempre considerar se há infecção em pacientes com doença aguda que receberam esteroides ou outra terapia imunossupressora. Raramente, o distúrbio pulmonar restritivo, que pode ser predominantemente resultado da fraqueza diafragmática, leva a um padrão na radiografia de tórax de pulmões de aspecto pequeno, que podem parecer progressivamente menores com o tempo. Esse chamado "pulmão encolhido" geralmente é resistente a corticosteroides ou outros agentes imunossupressores usados para tratar o LES. Caso contrário, o tratamento da DPI é semelhante ao tratamento do LES subjacente.

## DERMATOMIOSITE E POLIMIOSITE

Em contraste com a esclerose sistêmica progressiva, o padrão de envolvimento pulmonar na dermatomiosite e polimiosite é mais heterogêneo.[16] Relataram-se pneumonia intersticial usual, pneumonia intersticial não específica e pneumonia em organização. A maior parte dos pacientes tem anticorpo anti-Jo-1 e a doença geralmente progride com o tempo. Uma síndrome semelhante à pneumonia intersticial aguda ocorre em um subgrupo de pacientes e está associada a alta taxa de mortalidade, apesar do uso de agentes imunossupressores agressivos e corticosteroides em altas doses. A DPI pode preceder as manifestações musculares em meses a anos ou estar sobreposta à doença muscular estabelecida. A gravidade da doença muscular não se correlaciona com a da DPI. O tratamento é direcionado à doença subjacente (Capítulo 253).

## SÍNDROME DE SJÖGREN

Observa-se doença pulmonar intersticial em pacientes com a síndrome de Sjögren, particularmente naqueles com a forma primária da doença. A PIL é o subtipo mais frequente, mas a pneumonia em organização criptogênica também pode estar presente. Infecções respiratórias e bronquiectasias são comuns em estágios avançados, talvez em razão do muco espessado. A resposta ao corticosteroide ou à terapia imunossupressora geralmente é boa (Capítulo 252).

## DOENÇA MISTA DO TECIDO CONJUNTIVO

Essa síndrome de sobreposição (Capítulo 251) combina características de esclerose sistêmica progressiva, LES, artrite reumatoide e polimiosite ou dermatomiosite. A doença pulmonar é comum, mas na maioria das vezes é subclínica e identificada apenas radiograficamente. O tratamento inclui corticosteroides e outros agentes imunomoduladores para a doença subjacente.

## ESPONDILITE ANQUILOSANTE

A manifestação pulmonar mais comum da espondilite anquilosante (Capítulo 249) é a presença de infiltrados reticulonodulares bilaterais nos ápices pulmonares, com formação de cistos como resultado da destruição do parênquima. Não há nenhuma terapia eficaz conhecida para esta doença fibrobolhosa apical.

## PNEUMONITE POR HIPERSENSIBILIDADE

### BIOPATOLOGIA

A pneumonite por hipersensibilidade, também conhecida como alveolite alérgica extrínseca, é uma síndrome causada pela inalação repetida de antígenos específicos por exposição ocupacional ou ambiental (Capítulos 87 e 88) em indivíduos sensibilizados.[17] Em um curto período de tempo seguinte à inalação de um agente incitante, os pacientes desenvolvem pneumonite difusa não específica com infiltração de células inflamatórias nos bronquíolos, nos alvéolos e no interstício, às vezes associada a derrame pleural. Nos estágios subagudos e crônicos, granulomas de células epitelioides não caseosos frouxamente formados com um infiltrado mononuclear podem estar dispersos no interstício. A pneumonite por hipersensibilidade pode ocorrer com a exposição a uma ampla gama de antígenos inalados (Capítulos 87 e 88). Algumas das exposições mais comuns são o pulmão do fazendeiro, o pulmão do criador de pássaros, o pulmão do criador de periquitos e o pulmão do criador de pombos. A exposição a um antígeno aviário pode ser oculta e relacionada com excrementos ou ninhos de pássaros. *Hobbies* (pulmão do marceneiro) e atividades recreativas (pulmão do tomador de sauna; do usuário de banheira de hidromassagem) podem estar implicados, bem como ocupações.[18]

### MANIFESTAÇÕES CLÍNICAS

As características clínicas e a gravidade dos sintomas variam de acordo com a frequência e intensidade da exposição. O índice de suspeita clínica de pneumonite por hipersensibilidade deve ser alto em todos os pacientes com início de doença pulmonar intersticial. Essa suspeita deve levar a uma anamnese detalhada da exposição a potenciais agentes ou mudanças no ambiente doméstico e em outros ambientes (ou ambos)

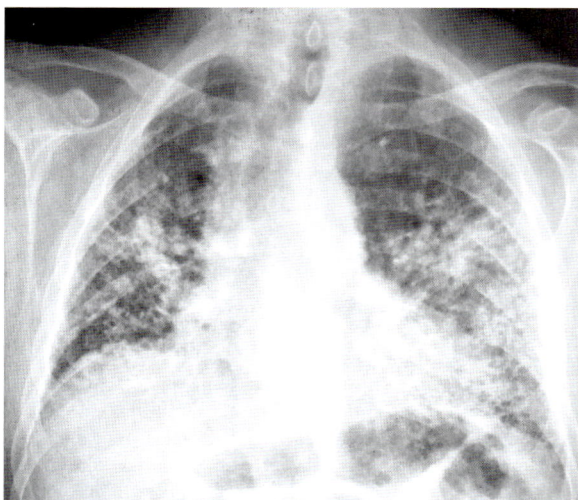

**FIGURA 86.11** Doença pulmonar intersticial reumatoide com padrão de pneumonia intersticial usual. A radiografia de tórax mostra baixos volumes pulmonares, opacidades reticulares difusas e faveolamento com preferência por bases. (Cortesia de Paul Stark, MD.)

(Capítulos 16 e 87). O intervalo entre a exposição ao antígeno e as manifestações clínicas da doença pulmonar é desconhecido, embora os sintomas possam ocorrer 4 a 12 horas após a exposição. Nesses casos, febre e calafrios são sintomas comuns, muitas vezes estão temporariamente relacionados com o local de trabalho ou a *hobbies* e podem efetivamente desaparecer nas férias ou durante a ausência no local da exposição, ressurgindo quando a exposição é retomada. Em exposições mais crônicas e de baixo nível, no entanto, o início é insidioso. Alguns pacientes com pneumonite por hipersensibilidade crônica decorrente de muitos anos de exposição podem manifestar características clínicas semelhantes às de pacientes com fibrose pulmonar idiopática.

### DIAGNÓSTICO

Os achados na radiografia de tórax são diversos, com consolidação focal irregular ou aparência difusa de vidro fosco na pneumonite por hipersensibilidade aguda (e-Figura 86.7); sombreamento micronodular e reticular nas formas subagudas; e reticulação difusa, predominantemente nos ápices pulmonares, com faveolamento na forma crônica. Os resultados da radiografia de tórax podem ser normais em até 30% dos pacientes com anormalidades fisiológicas significativas.

Na TCAR, observam-se pequenos nódulos centrolobulares mal definidos de densidades em vidro fosco, juntamente com evidências de atenuação em mosaico (ar aprisionado) decorrente da bronquiolite concomitante e predominância de anormalidades parenquimatosas no lobo superior (e-Figura 86.8). Cronicamente, os achados de fibrose pulmonar podem ser indistinguíveis dos padrões observados na pneumonia intersticial usual e na fibrose pulmonar idiopática (e-Figura 86.9).

Os anticorpos séricos precipitantes para causas potenciais de pneumonite por hipersensibilidade confirmam a exposição, mas não a causa e o efeito. A ausência de anticorpos não exclui a pneumonite por hipersensibilidade. Em alguns casos, uma investigação completa da casa e do local de trabalho do paciente por um higienista industrial pode revelar fungos ocultos, esporos, *Thermoactinomycetes* spp., *Aureobasidium pullulans* e outras causas precipitantes. Quando essas exposições são evidentes e se suspeita que sejam a causa da DPI manifestada, outras intervenções diagnósticas, como lavagem broncoalveolar, podem ser bastante úteis, pois mostram o aumento mais acentuado de linfócitos T e uma contagem elevada de células plasmáticas. A tríade histológica característica na pneumonite por hipersensibilidade consiste em pneumonia intersticial não específica do tipo celular, bronquiolite celular e inflamação granulomatosa; entretanto, essa tríade é observada em não mais que 75% dos pacientes afetados. A diferenciação da pneumonia intersticial não específica do tipo celular pode ser um desafio. Impelida por uma história elicitada de exposição ambiental a um antígeno atribuível, o teste de provocação brônquica com o antígeno suspeito em laboratórios experientes pode fornecer pistas adicionais para o diagnóstico de pneumonite por hipersensibilidade em um paciente com suspeita de fibrose pulmonar idiopática. Um subgrupo de pacientes que preenchem os critérios diagnósticos para fibrose pulmonar idiopática pode ser posteriormente diagnosticado como tendo pneumonite por hipersensibilidade crônica após avaliação cuidadosa por especialistas familiarizados com a pneumonite por hipersensibilidade.

### TRATAMENTO E PROGNÓSTICO

Deve-se realizar uma investigação completa para identificar o antígeno no ambiente do paciente. Às vezes, é necessário um higienista industrial para coletar amostras para cultura de fontes potenciais no ambiente doméstico ou ocupacional do paciente. O antígeno identificado deve ser erradicado do ambiente do paciente. Evitar a exposição ao antígeno ou antígenos identificados e o tratamento com corticosteroides (ver Tabela 86.5) são importantes para obter melhora. No entanto, apesar de uma pesquisa aprofundada, pode não ser possível encontrar o antígeno em uma quantidade substancial de pacientes que têm pneumonite por hipersensibilidade confirmada por biopsia pulmonar. A exposição continuada aos antígenos não identificáveis, a exposição prolongada aos antígenos ou ambos podem levar a pneumonite de hipersensibilidade crônica e fibrose irreversível que podem não responder a nenhum regime de tratamento. Nos estágios fibróticos, o prognóstico e o curso clínico podem ser semelhantes aos da fibrose pulmonar idiopática.

## DOENÇAS PULMONARES INTERSTICIAIS OCUPACIONAIS

As doenças pulmonares intersticiais associadas a ocupações específicas geralmente envolvem a inalação e a deposição de poeira nos pulmões, seguidas por uma reação do tecido que, por fim, resulta em fibrose. Os exemplos incluem silicose (inalação de sílica na forma cristalina ou dióxido de silício na forma de quartzo, cristobalita ou tridimita; ocupações de risco incluem trabalhos com jato de areia e granito), pneumoconiose dos trabalhadores do carvão (inalação de pó de carvão), asbestose (deposição de fibras durante mineração, moagem ou outro manuseio de asbesto; soldagem e trabalho em um estaleiro são duas ocupações de risco), beriliose (observada em trabalhadores das indústrias aeroespacial e eletrônica) e doenças do metal duro (Capítulo 87). As características radiográficas variam dependendo do inalante estimulante. A cessação da exposição é importante, mas a fibrose geralmente é irreversível.

## DOENÇA PULMONAR INTERSTICIAL INDUZIDA POR FÁRMACOS

Mais de 300 fármacos, biomoléculas ou remédios homeopáticos (ver Tabela 86.2) podem causar DPI aguda, subaguda ou crônica, e a lista continua aumentando à medida que novos medicamentos são introduzidos (www.pneumotox.com). As manifestações clínicas e radiográficas são bastante variadas. Exemplos de síndromes conhecidas incluem: DPI crônica induzida por nitrofurantoína que mimetiza uma fibrose pulmonar idiopática (e que é fatal em aproximadamente 8% dos casos); pneumonite granulomatosa secundária a metotrexato (< 5%); DPI granulomatosa do tipo sarcoide induzida por interferona-α e agentes moduladores do fator de necrose tumoral; anormalidades inflamatórias e fibróticas alveolares e intersticiais bilaterais não específicas causadas por bleomicina, agentes imunomoduladores e outros agentes quimioterapêuticos; e anormalidades alveolares e intersticiais e densidades nodulares na toxicidade pulmonar por amiodarona aguda e crônica. A maior parte da DPI induzida por fármacos é reversível se reconhecida precocemente e se o uso do medicamento responsável for interrompido. Além de descontinuar o medicamento implicado, indica-se o tratamento com corticosteroides (ver Tabela 86.5) em pacientes com comprometimento funcional moderado a grave.

### Distúrbios do preenchimento alveolar

Nos distúrbios do preenchimento alveolar (Capítulo 85), os espaços aéreos distais aos bronquíolos terminais estão preenchidos por sangue, lipídios, proteínas, água ou células inflamatórias. O aspecto radiográfico é o de um infiltrado alveolar com pequenas densidades nodulares e margens mal definidas; portanto, a imagem radiográfica é semelhante a uma DPI e virtualmente todos os distúrbios do preenchimento alveolar podem resultar em DPI, incluindo a síndrome de Goodpasture, a proteinose alveolar pulmonar (primária e secundária), as síndromes de hemorragia alveolar (Capítulo 85), a pneumonia intersticial aguda e o carcinoma celular broncoalveolar (Capítulo 182).

## HEMOSSIDEROSE PULMONAR IDIOPÁTICA

Este raro distúrbio em crianças e adultos jovens é caracterizado por hemorragia alveolar difusa e intermitente sem evidência de vasculite, inflamação, granulomas ou necrose. A etiologia é mal compreendida. Anemia e hepatoesplenomegalia podem estar presentes. Macrófagos carregados de hemossiderina no líquido do lavado broncoalveolar e no tecido pulmonar fazem parte do quadro diagnóstico. A radiografia de tórax revela infiltrados alveolares difusos bilateralmente. Um infiltrado intersticial crônico pode se desenvolver após episódios repetidos, raramente com adenopatia hilar e mediastinal. Os corticosteroides sistêmicos (ver Tabela 86.5) podem ser benéficos no tratamento da doença aguda.

## PNEUMONIA EOSINOFÍLICA CRÔNICA

As manifestações clínicas da pneumonia eosinofílica crônica variam em um amplo espectro, desde assintomática até insuficiência respiratória. A doença frequentemente ocorre em mulheres na segunda à quarta décadas de vida; essas mulheres frequentemente manifestam sintomas constitucionais de febre, sudorese, perda de peso, fadiga, dispneia e tosse. A eosinofilia no sangue periférico (Capítulo 161), geralmente em níveis de 10 a 40%, é comum, mas pode estar ausente em até um terço dos pacientes afetados na avaliação inicial. Na radiografia de tórax e na TCAR, a característica cardinal é a consolidação multifocal periférica, predominantemente nas zonas pulmonares superior e média. Esses densos infiltrados periféricos, que às vezes são chamados de "negativo fotográfico de edema pulmonar", geralmente se resolvem de maneira drástica após o tratamento com corticosteroides. A atenuação em vidro fosco geralmente acompanha a consolidação. O líquido da lavagem broncoalveolar pode mostrar mais de 40% de eosinófilos durante as exacerbações. O tratamento com corticosteroides (ver Tabela 86.5) resulta em uma resposta rápida, frequentemente em algumas horas; na verdade, uma resolução tão drástica dos sintomas, com eliminação radiográfica dos infiltrados logo após o início da terapia com corticosteroides, é considerada "diagnóstica". No entanto, a taxa de recidiva é alta; portanto, a maior parte dos pacientes requer tratamento prolongado com corticosteroides em baixas doses (prednisona, 5 a 10 mg/dia) para permanecer em remissão.

## Doença pulmonar intersticial associada a vasculites pulmonares

### GRANULOMATOSE COM POLIANGIITE (PREVIAMENTE CONHECIDA COMO GRANULOMATOSE DE WEGENER)

A granulomatose com poliangiite (Capítulo 254) é a modalidade mais comum de vasculite que envolve o pulmão. A inflamação granulomatosa necrosante sistêmica e a vasculite de pequenos vasos frequentemente se manifestam primeiro no trato respiratório superior como rinite ou sinusite crônica (ou ambas), epistaxe, ulcerações orofaríngeas, hiperplasia gengival com formação de fendas ou otite média serosa. A destruição da cartilagem nasal pode causar perfuração septal ou deformidade de nariz em sela. Lesões ulcerativas da árvore traqueobrônquica, nódulos cavitantes no parênquima pulmonar e hemorragia alveolar difusa causada por capilarite pulmonar são manifestações do trato respiratório inferior. A glomerulonefrite necrosante segmentar focal é a manifestação extratorácica mais comum, embora possa ocorrer envolvimento pulmonar sem doença renal. A radiografia de tórax geralmente revela múltiplos infiltrados nodulares ou cavitantes, mas também podem ser encontrados nódulos únicos. O diagnóstico é mais comumente feito sorologicamente, com demonstração de anticorpos anticitoplasma de neutrófilos, embora um resultado de teste negativo não exclua a doença. O tratamento em geral é com ciclofosfamida (50 a 100 mg/dia ou 2 mg/kg de peso corporal ideal por dia, mas não mais que 150 mg/dia) em conjunto com corticosteroides orais (prednisona, 10 a 40 mg/dia). A remissão inicial ocorre em mais de 90% dos pacientes, mas a maior parte dos pacientes requer tratamento por vários anos. As recidivas podem ocorrer em até 30% dos pacientes, especialmente quando o tratamento é reduzido gradualmente; esses pacientes podem precisar de tratamento indefinidamente. O rituximabe se tornou a terapia de primeira linha para a vasculite associada a anticorpos anticitoplasma de neutrófilos (ANCA) (dose de indução de remissão de 375 mg/m², geralmente infundida 1 vez/semana, durante 4 semanas)[A8] (Capítulo 254). Indica-se profilaxia para infecção por *Pneumocystis jiroveci* em pacientes em tratamento crônico.

### GRANULOMATOSE EOSINOFÍLICA COM POLIANGIITE

Essa vasculite necrosante sistêmica, previamente conhecida como síndrome de Churg-Strauss (Capítulo 254), afeta as vias respiratórias superiores e inferiores e é quase invariavelmente precedida por distúrbios alérgicos como asma brônquica, rinite alérgica, sinusite ou uma reação a medicamentos. Eosinofilia periférica e pulmonar, broncospasmo, níveis elevados de imunoglobulina E e erupções cutâneas são manifestações comuns. Os achados radiográficos pulmonares são infiltrados irregulares e fugazes bilateralmente; infiltrados nodulares difusos; ou doença reticulonodular difusa. O exame histopatológico do tecido pulmonar geralmente é diagnóstico, com características de angiíte ou vasculite granulomatosa. Embora o tratamento com corticosteroides seja indicado, a dosagem e a duração não são claras (ver Tabela 86.5). As taxas de resposta são altas quando é adicionado mepolizumabe (um anticorpo monoclonal anti-IL-5 na dose de 300 mg, SC, a cada 4 semanas) ao tratamento padrão.[A9] Frequentemente usa-se imunossupressão adicional, geralmente com ciclofosfamida, para obter o controle da doença, sobretudo nas formas graves da doença.

### CAPILARITE PULMONAR IDIOPÁTICA

A capilarite pulmonar idiopática pode envolver a vasculatura pulmonar nas paredes alveolares e se manifestar como uma DPI. Os pacientes também podem apresentar hemorragia alveolar subclínica, frequentemente associada aos ANCA perinucleares. Os corticosteroides são a base do tratamento, mas as doses e a duração do tratamento não são claras. Frequentemente, os pacientes precisam de tratamento adjuvante com ciclofosfamida ou rituximabe, semelhantemente aos pacientes com vasculite e granulomatose com poliangiite (Capítulo 254).

## Outros tipos de doença pulmonar intersticial

### SARCOIDOSE
Consultar o Capítulo 89.

### HISTIOCITOSE DE CÉLULAS DE LANGERHANS PULMONAR

Essa condição, previamente conhecida como histiocitose pulmonar X ou granuloma eosinofílico do pulmão, é uma DPI granulomatosa idiopática que tipicamente ocorre na segunda ou terceira década de vida; há preponderância masculina (Capítulo 160). O termo atualmente aceito é *histiocitose de células de Langerhans*. A histiocitose de células de Langerhans pulmonar é rara, com incidência estimada de dois a cinco casos por milhão de habitantes. A maioria (aproximadamente 90%) dos indivíduos afetados são homens tabagistas. As evidências atuais sugerem que o distúrbio resulte de resposta imune anormal a um componente ou derivado da fumaça do cigarro. Acredita-se que a doença seja uma neoplasia mieloide, com até cerca de 50% das células tendo mutações no *BRAF* ou outras mutações MAPK.[19]

### MANIFESTAÇÕES CLÍNICAS

Os achados clínicos são variáveis e vão desde uma radiografia de tórax anormal em um paciente assintomático até dispneia progressiva com tosse não produtiva. Os pacientes podem apresentar sinais/sintomas sistêmicos de mal-estar, febre e perda de peso. Hemoptise é rara. Pneumotórax espontâneo, que ocorre em aproximadamente 25% dos pacientes e é causado pela ruptura de cistos subpleurais, pode ser um achado inicial. A histiocitose de células de Langerhans pode estar restrita ao pulmão ou pode ser um componente de uma doença multissistêmica que inclui lesões ósseas císticas dolorosas e diabetes insípido (Capítulo 212). Está associada a malignidade hematológica ou sólida em cerca de um terço dos pacientes.[18b]

### DIAGNÓSTICO

A radiografia de tórax mostra opacidades reticulonodulares simétricas difusas sobrepostas em múltiplos pequenos cistos nas zonas superior e média do pulmão. A TCAR revela nódulos subpleurais; densidades em vidro fosco dispersas e cistos irregulares em número, tamanho e configuração variados em ambos os pulmões, com preservação das bases pulmonares (e-Figura 86.10). No contexto clínico apropriado, esse padrão é patognomônico. Conforme a doença progride, o aumento da fibrose e dos cistos resulta em faveolamento pulmonar. As PFP são caracterizadas por um padrão misto de restrição e obstrução, incluindo redução na capacidade de difusão. A capacidade vital é desproporcionalmente reduzida em comparação com a CPT em razão do aprisionamento de ar no interior dos cistos; o resultado é um volume residual aumentado. O lavado broncoalveolar (LBA) revela células de Langerhans (histiócitos atípicos) que apresentam o "corpúsculo x" característico (*i. e.*, grânulo de Birbeck) na microscopia eletrônica; a imunocoloração mostra o antígeno CD1 na superfície celular e a proteína S-100 no citoplasma. No entanto, a ausência desses achados não exclui o diagnóstico. O diagnóstico geralmente é feito por biopsia transbrônquica ou biopsia pulmonar cirúrgica, que revela coleções intersticiais e peribronquiolares de histiócitos, eosinófilos e linfócitos; nódulos peribronquiolares; e cistos com áreas de fibrose estelar central.

### TRATAMENTO E PROGNÓSTICO

Embora a regressão definitiva seguinte à interrupção do tabagismo não tenha sido comprovada, pequenas séries de caso relatam melhora, então os pacientes devem ser encorajados a abandonar o tabagismo. O prognóstico na histiocitose pulmonar de células de Langerhans geralmente é favorável, com aproximadamente 75% dos pacientes melhorando ou estabilizando, especialmente com a cessação do tabagismo; alguns pacientes, entretanto, evoluem para doença pulmonar em estágio terminal. Em pacientes com doença progressiva, corticosteroides (ver Tabela 86.5) com ou sem vincristina, vemurafenibe em pacientes com mutações *BRAF* V600,[20] arabinosídeo, ciclosporina, ciclofosfamida e azatioprina têm sido usados com alguns relatos informais de sucesso. O transplante de pulmão foi realizado, mas foi relatada doença recorrente no aloenxerto.

## LINFANGIOLIOMIOMATOSE

Esta rara DPI está limitada a mulheres, principalmente em idade fértil. A proliferação de músculo liso anormal ao redor dos bronquíolos leva a pequenos cistos bilaterais, que levam a um aspecto de DPI nas radiografias de tórax e comprometimento progressivo da função pulmonar. Hemoptise, pneumotórax (consequente à ruptura de cistos subpleurais) e quilotórax (por obstrução linfática) são manifestações iniciais que diferenciam esse distúrbio de outras doenças pulmonares difusas. Embora a linfangioliomiomatose geralmente seja limitada aos pulmões, descreveu-se uma associação com angiomiolipomas dos linfonodos mediastinais e retroperitoneais e do rim, de modo que a doença pode mimetizar as manifestações da esclerose tuberosa (Capítulo 389). As radiografias de tórax comumente mostram infiltrados reticulonodulares grosseiros, frequentemente com cistos ou bolhas.[21] Ao contrário da maioria das outras DPI, os volumes pulmonares estão aumentados e isso deve levar à consideração desse diagnóstico na mulher não tabagista em idade fértil. A TCAR mostra cistos difusos de paredes finas característicos (e-Figura 86.11), geralmente com menos de 2 cm de diâmetro. Em mulheres com alterações císticas características na TCAR de tórax, mas sem características confirmatórias adicionais, o diagnóstico clínico pode ser baseado em um ou mais dos seguintes: complexo de esclerose tuberosa (angiomiolipomas, efusões quilosas, linfangioliomiomas; Capítulo 389) ou nível sérico de fator de crescimento endotelial vascular-D igual ou superior a 800 pg/m$\ell$. Quando for necessário um diagnóstico definitivo em pacientes com cistos parenquimatosos característicos na TCAR, mas sem outras características confirmatórias, deve-se considerar a realização de biopsia pulmonar transbrônquica antes de uma biopsia pulmonar cirúrgica. A biopsia pulmonar revela células musculares lisas anormais revestindo as vias respiratórias, os vasos linfáticos e os vasos sanguíneos, com obstrução ao fluxo de ar e substituição do parênquima pulmonar por cistos.

### TRATAMENTO E PROGNÓSTICO

O sirolimo, um inibidor da sinalização da rapamicina, inicialmente a 2 mg/dia e titulado de modo a manter níveis séricos mínimos entre 5 e 15 ng/m$\ell$, consegue estabilizar a função pulmonar com segurança. Tentou-se o tratamento com progesterona ou tamoxifeno, mas nenhum ensaio clínico randomizado apoia o uso de intervenções para alterar o equilíbrio estrogênio-progesterona. Embora o transplante de pulmão seja indicado quando existe comprometimento funcional grave, a doença pode reaparecer no pulmão transplantado. Atualmente, a maioria dos pacientes morre de insuficiência respiratória cerca de 10 anos após o início dos sintomas.

### Distúrbios hereditários

Vários distúrbios genéticos raros estão associados a DPI e fibrose pulmonar. A herança é autossômica dominante com penetrância variável na maioria dos casos de fibrose pulmonar idiopática familiar e pneumonia intersticial idiopática familiar e na esclerose tuberosa (Capítulo 389), neurofibromatose (Capítulo 389) e hipercalcemia hipocalciúrica familiar (Capítulo 232). A herança é autossômica recessiva na doença de Gaucher (Capítulo 197), na doença de Niemann-Pick (Capítulo 197) e na síndrome de Hermansky-Pudlak (Capítulo 197). A proteinose alveolar pulmonar, a modalidade congênita do distúrbio de preenchimento alveolar, também é herdada de maneira autossômica recessiva.

*A esclerose tuberosa* (Capítulo 389), uma doença autossômica dominante de penetrância variável, é caracterizada histopatologicamente por hamartomas em múltiplos órgãos. As manifestações clínicas mais conhecidas incluem epilepsia, retardo mental, adenoma sebáceo e angiomiolipomas renais. A DPI ocorre em apenas 1% dos pacientes com esclerose tuberosa, geralmente em mulheres com mais de 30 anos com pouco ou nenhum retardo mental. O envolvimento pulmonar, que é indistinguível da linfangioliomiomatose tanto radiológica quanto histopatologicamente, pode se manifestar como dispneia aos esforços, pneumotórax recorrente e hemoptise. A TCAR revela cistos de paredes finas e infiltrado reticulonodular difuso. A hemorragia parenquimatosa recorrente pode levar à deposição de hemossiderina e fibrose pulmonar intersticial. Não há cura e o tratamento é de suporte.

*A neurofibromatose* (Capítulo 389) ocorre em todas as faixas etárias e ambos os sexos. O tipo 1 (doença de von Recklinghausen) é caracterizado por manchas café com leite, neurofibromas, glioma óptico e lesões ósseas; o tipo 2, mais raro, está associado a neuromas acústicos bilaterais. A DPI difusa se manifesta como fibrose do lobo inferior bilateralmente, bem como bolhas ou alterações císticas. Na biopsia pulmonar, encontram-se fibrose intersticial e alveolite com espessamento dos septos alveolares, acompanhados por infiltrado celular. O tratamento é o mesmo da fibrose pulmonar idiopática.

*A doença de Gaucher* (Capítulo 197), um distúrbio lisossomal de armazenamento de glicolipídios, tem predileção pela população judia asquenaze. As manifestações pulmonares, que ocorrem com mais frequência na doença do tipo 2, podem ser resultado da infiltração intersticial por células de Gaucher com fibrose, consolidação alveolar e enchimento dos espaços alveolares; a obstrução capilar pelas células de Gaucher pode causar hipertensão pulmonar secundária. O tratamento é o mesmo que para a doença sistêmica, e as abordagens gerais para pneumonias intersticiais idiopáticas e hipertensão arterial pulmonar podem ser seguidas nesses pacientes.

*A doença de Niemann-Pick* (Capítulo 197) é uma rara doença de armazenamento de lipídios que pode causar infiltração por "células espumosas" característica nos vasos linfáticos pulmonares, nas artérias pulmonares e nos alvéolos pulmonares. Pacientes com o tipo B dessa doença sobrevivem até a idade adulta. O tratamento é o mesmo prescrito para a doença sistêmica.

*A síndrome de Hermansky-Pudlak* (Capítulo 197) é caracterizada por albinismo oculocutâneo, diátese hemorrágica e inclusões ceroides nos macrófagos. A maior parte dos pacientes tem ascendência porto-riquenha e as mulheres são afetadas com mais frequência do que os homens. A fibrose pulmonar, com início na terceira ou quarta décadas de vida, é de progressão lenta. Os princípios terapêuticos e as intervenções são amplamente de suporte e extrapolados de outras condições relacionadas, especialmente a fibrose pulmonar idiopática.

### Recomendações de grau A

A1. Nathan SD, Albera C, Bradford WZ, et al. Effect of pirfenidone on mortality: pooled analyses and meta-analyses of clinical trials in idiopathic pulmonary fibrosis. *Lancet Respir Med.* 2017;5:33-41.

A2. Ley B, Swigris J, Day BM, et al. Pirfenidone reduces respiratory-related hospitalizations in idiopathic pulmonary fibrosis. *Am J Respir Crit Care Med.* 2017;196:756-761.

A3. Canestaro WJ, Forrester SH, Raghu G, et al. Drug treatment of idiopathic pulmonary fibrosis: systematic review and network meta-analysis. *Chest.* 2016;149:756-766.

A4. Richeldi L, Cottin V, du Bois RM, et al. Nintedanib in patients with idiopathic pulmonary fibrosis: combined evidence from the TOMORROW and INPULSIS(®) trials. *Respir Med.* 2016;113:74-79.

A4b. Flaherty KR, Wells AU, Cottin V, et al. Nintedanib in progressive fibrosing interstitial lung diseases. *N Engl J Med.* 2019;381:1718-1727.

A5. Raghu G, van den Blink B, Hamblin MJ, et al. Effect of recombinant human pentraxin 2 vs placebo on change in forced vital capacity in patients with idiopathic pulmonary fibrosis: a randomized clinical trial. *JAMA.* 2018;319:2299-2307.

A6. Kolb M, Raghu G, Wells AU, et al. Nintedanib plus sildenafil in patients with idiopathic pulmonary fibrosis. *N Engl J Med.* 2018;379:1722-1731.

A7. Tashkin DP, Roth MD, Clements PJ, et al. Mycophenolate mofetil versus oral cyclophosphamide in scleroderma-related interstitial lung disease (SLS II): a randomised controlled, double-blind, parallel group trial. *Lancet Respir Med.* 2016;4:708-719.

A8. Guillevin L, Pagnoux C, Karras A, et al. Rituximab versus azathioprine for maintenance in ANCA-associated vasculitis. *N Engl J Med.* 2014;371:1771-1780.

A9. Wechsler ME, Akuthota P, Jayne D, et al. Mepolizumab or placebo for eosinophilic granulomatosis with polyangiitis. *N Engl J Med.* 2017;376:1921-1932.

### REFERÊNCIAS BIBLIOGRÁFICAS

*As referências bibliográficas, bem como os outros materiais suplementares deste livro, encontram-se no GEN-IO, nosso ambiente virtual de aprendizagem.*

# 87

# DISTÚRBIOS PULMONARES OCUPACIONAIS

SUSAN M. TARLO

Os distúrbios pulmonares ocupacionais incluem um amplo espectro de disfunções respiratórias com sintomas, sinais e resultados de exames diagnósticos que geralmente manifestam características semelhantes às de doenças não ocupacionais (Tabela 87.1). Por exemplo, a asma brônquica de início no adulto (Capítulo 81) pode ser, na verdade, asma brônquica ocupacional, a sarcoidose presumida (Capítulo 89) pode ser beriliose, a fibrose pulmonar idiopática aparente pode ser asbestose ou a suspeita de pneumonia viral (Capítulo 91) pode ser pneumonite por hipersensibilidade de causa ocupacional, como por líquido de metalurgia contaminado.

Ao avaliar qualquer doença respiratória, o médico deve considerar a possibilidade de uma causa ou contribuição ocupacional (ver e-Figura 16.1; ver Tabela 87.1). O início da doença depois de exposição ocupacional pode ocorrer com um curto período de latência, como no caso da lesão aguda por inalação tóxica, ou durante um período de meses a anos, como na asma brônquica ou pneumonite por hipersensibilidade ocupacional. A latência pode ser de 20 anos ou mais na beriliose ou câncer de pulmão por exposição ao cromo, asbesto ou outros carcinógenos. Portanto, o emprego mais relevante e a exposição ocupacional mais significativa dependerão, em parte, do tipo de doença pulmonar: nas síndromes agudas, a exposição ocupacional recente é mais relevante; na asma brônquica ou na pneumonite por hipersensibilidade, as exposições por ocasião do aparecimento dos sinais/sintomas e as exposições continuadas são as mais relevantes; contudo, nas doenças crônicas ou doenças que possam resultar de uma exposição de latência longa, é essencial obter a história ocupacional completa. Deve-se considerar também as exposições potencialmente relevantes relacionadas com passatempos do paciente (p. ex., marcenaria, construção de maquetes ou coleta de insetos).

A relevância clínica de uma atribuição ocupacional correta é mais evidente no caso de doenças com relação temporal próxima entre a exposição e o aparecimento dos sintomas porque as intervenções para reduzir ou remover a exposição podem reverter a doença ou prevenir sua progressão. Além disso, as intervenções no local de trabalho podem reduzir ou prevenir a doença em outros trabalhadores. No entanto, mesmo para doenças com potencial de longa latência, como a beriliose, a identificação da doença em um trabalhador deve ser considerada um evento sentinela que desencadeia a investigação das exposições no local de trabalho e a implementação de medidas preventivas. Com a ajuda de seus médicos, os trabalhadores com doenças pulmonares de origem ocupacional também podem se qualificar para receber compensação trabalhista.[a]

## EPIDEMIOLOGIA

Não existem números confiáveis em relação à incidência ou à prevalência total de doenças pulmonares ocupacionais; a variação regional nas ocupações e exposições é substancial. A asma brônquica relacionada com o trabalho se tornou a doença pulmonar ocupacional crônica mais comum em países desenvolvidos. Nestes países, a asma brônquica ocupacional, ou seja, provocada pela atividade laboral, representa cerca de 15% de todos os casos de asma brônquica de início na idade adulta, e a asma brônquica exacerbada pelo trabalho ocorre em 25 a 52% dos trabalhadores asmáticos. Estima-se que seja de 15% a contribuição ocupacional de poeiras, fumaças e gases no local de trabalho para a doença pulmonar obstrutiva crônica (DPOC).[1b]

Por outro lado, a pneumoconiose por sílica ou pó de carvão, embora ainda seja importante em países em desenvolvimento, teve sua incidência reduzida em países desenvolvidos (e-Figura 87.1A e B) como resultado das medidas de higiene ocupacional. Por exemplo, aproximadamente 25 mil norte-americanos agora recebem benefícios do Programa Federal Black Lung em comparação com cerca de 500 mil beneficiários em 1980; a porcentagem de mineiros de carvão com pneumoconiose caiu de 11% em meados da década de 1970 para aproximadamente 3 a 4%. Contudo, em alguns estados norte-americanos, as taxas de mortalidade começaram a subir novamente, sobretudo em minas menores. As exposições mais recentes que podem causar silicose incluem o uso pela indústria têxtil de jateamento à sílica de jeans, o uso de pedra artificial para balcões de cozinha[1] e o fraturamento hidráulico (*fracking*) para extrair óleo e gás de depósitos subterrâneos. Doenças relacionadas com o asbesto recentemente reconhecidas continuam ocorrendo, em razão do longo período de latência entre a exposição e a doença clínica, apesar da diminuição da exposição ao asbesto nos países desenvolvidos. Embora as mortes anuais por asbestose tenham agora alcançado um platô na América do Norte (e-Figura 87.1C) e provavelmente irão diminuir, estima-se que os novos casos de mesotelioma, que tem uma latência de até 35 anos ou mais.[b]

A beriliose diminuiu em frequência e gravidade depois da eliminação do berílio das lâmpadas fluorescentes na década de 1950, mas em seguida aumentou em razão do uso crescente do berílio em instalações nucleares, indústria aeroespacial, eletrônica, cerâmica odontológica, ligas metálicas, reciclagem de metais e produtos como tacos de golfe e bicicletas. O teste de proliferação de linfócitos com berílio consegue identificar a sensibilização ao berílio, que pode ser encontrada em até 10% dos trabalhadores expostos e facilita o diagnóstico precoce da beriliose.

## DISTÚRBIOS PULMONARES OCUPACIONAIS ESPECÍFICOS

Os distúrbios pulmonares ocupacionais costumam ser erroneamente diagnosticados como outras doenças não ocupacionais comuns, mas uma anamnese detalhada e investigações apropriadas podem levar a um diagnóstico correto. Em muitas doenças pulmonares ocupacionais, o diagnóstico consegue melhorar significativamente o prognóstico e levar a medidas de prevenção de doenças em outros trabalhadores.

### Asma brônquica relacionada com o trabalho

A asma brônquica relacionada com o trabalho inclui a asma brônquica ocupacional causada pelo trabalho e a asma brônquica que não é causada pelo trabalho, mas é exacerbada por exposições ocupacionais.[2]

### ASMA BRÔNQUICA OCUPACIONAL INDUZIDA POR SENSIBILIZADORES
#### EPIDEMIOLOGIA

A asma brônquica ocupacional está mais comumente associada a uma resposta imune específica a um sensibilizador de peso molecular baixo ou alto (Tabela 87.2). A asma brônquica ocupacional induzida por sensibilizador geralmente afeta não mais do que 5 a 10% dos trabalhadores expostos ao agente sensibilizador, mas a exposição a sais de platina complexos ou a enzimas detergentes pode resultar em sintomas em cerca de 50% dos trabalhadores submetidos a alta exposição. Na maioria dos estudos, níveis mais altos de exposição estão associados a taxas mais altas de sensibilização nas populações expostas, mas não há um limite claro de exposição abaixo do qual todos os trabalhadores estão protegidos do risco de sensibilização.

#### BIOPATOLOGIA

Fatores genéticos aumentam o risco de sensibilização, mas os riscos parecem ser poligênicos e podem diferir para distintos alergênios e sensibilizadores. A atopia subjacente, conforme exemplificado por relato de alergia ou testes cutâneos positivos para alergênios ambientais comuns (Capítulo 235), traz um risco aumentado de sensibilização a alergênios de alto peso molecular. Relatou-se que o tabagismo (Capítulo 29) é um fator de risco para a sensibilização a sais de platina complexos. Atualmente, nenhum fator do hospedeiro é suficientemente específico para justificar a exclusão de trabalhadores de ambientes com exposição a potenciais sensibilizadores.

A asma brônquica ocupacional causada por um alergênio de alto peso molecular está associada à produção de anticorpos específicos contra a imunoglobulina E (IgE). Sensibilizadores de baixo peso molecular podem atuar como haptenos ou podem induzir neoantígenos ao reagir com proteínas *in vivo*; contudo, encontraram-se anticorpos IgE específicos contra apenas alguns sensibilizadores de baixo peso molecular, como sais de platina complexos e anidridos de ácido usados em compostos epóxi.

---

[a]N.R.T.: No Brasil, a doença profissional e a doença do trabalho são consideradas acidentes de trabalho conforme art. 20 da Lei nº 8.213/91. A doença profissional é produzida ou desencadeada pelo exercício do trabalho peculiar nos termos **do art. 20 inciso I da Lei nº 8.213/91.** A doença do trabalho é adquirida ou desencadeada em função de condições especiais em que o trabalho é realizado e com ele se relaciona diretamente com **fulcro no art. 20 inciso II da Lei nº 8.213/91.**

A diferença entre a doença profissional e a doença do trabalho é que na primeira, a doença nasce com o exercício do trabalho, é inerente à atividade exercida, já a segunda é relativa à falta de cautela do empregador em relação à saúde do empregado, a enfermidade emerge de um ambiente insalubre e de posturas não ergonômicas. Conforme a extensão do dano/sequelas, o trabalhador tem o direito de receber da Previdência Social a aposentadoria por invalidez acidentária B-92; ou o auxílio-doença por acidente de trabalho B-91; ou o auxílio por acidente de trabalho B-94; ou pensão por morte acidentária B-93 pela(o) esposa(o) ou companheira(o) ou o(a) filho(a) menor de 21 anos ou inválido(a). O trabalhador também pode ajuizar ação de reparação de danos morais, materiais e estéticos contra o empregador.

[b]N.R.T.: Mais informações sobre mesotelioma em: https://www.asbestos.com/mesothelioma/statistics/

**Tabela 87.1** Exemplos de doenças respiratórias ocupacionais que poderiam ser erroneamente diagnosticadas como doença respiratória não ocupacional comum.

| DOENÇA QUE É MIMETIZADA | POSSÍVEL DOENÇA OCUPACIONAL | EXEMPLOS DE CARACTERÍSTICAS SUGESTIVAS QUE LEVAM AO DIAGNÓSTICO CORRETO |
|---|---|---|
| Asma brônquica | Asma brônquica ocupacional decorrente de um sensibilizador no trabalho | Os sintomas de asma começam e pioram durante o período de trabalho, com alguma melhora nos dias ou semanas de folga do trabalho. Exposição a um sensibilizador de alto ou baixo peso molecular no local de trabalho |
| | Asma brônquica ocupacional induzida por agente irritante, incluindo a síndrome de disfunção reativa das vias respiratórias | A asma brônquica começa alguns dias após uma exposição de alto nível (acidental) no local de trabalho |
| | Asma brônquica exacerbada pelo trabalho | A asma brônquica geralmente começa antes de iniciar o trabalho ou exposição, mas piora em dias de trabalho ou exposições ocupacionais a gatilhos esperados para a asma brônquica ou a alergênios comuns no trabalho |
| DPOC | DPOC ocupacional | Exposição prolongada no trabalho a poeiras, fumaças ou gases |
| Pneumonia | Pneumonite por hipersensibilidade aguda | Os sinais/sintomas geralmente desaparecem em alguns dias e recorrem na reexposição ao mesmo gatilho ocupacional (p. ex., líquido de metalurgia, feno mofado, umidificadores) |
| Doença respiratória ou pneumonia viral aguda | Febre do umidificador, síndrome da poeira orgânica tóxica, febre da fumaça de metal, febre da fumaça de polímero, febre da poeira de algodão | A exposição desencadeia os episódios |
| Sarcoidose | Beriliose | Relato de exposição a poeira ou vapores de berílio há até 30 anos ou mais antes do início da doença |
| | Silicose | Relato de exposição; achados radiográficos típicos de opacidades arredondadas com predominância no lobo superior e fibrose maciça progressiva na biopsia |
| Fibrose pulmonar idiopática | Asbestose | Relato de exposição prévia moderada ou alta ao asbesto e período de latência apropriado, muitas vezes com outros marcadores de exposição ao asbesto, como evidências radiográficas de placas pleurais |
| | Pneumonite por hipersensibilidade crônica | ± Exposição ocupacional a um agente deflagrador conhecido, ± melhora durante períodos longe da exposição |
| | Pulmão do trabalhador da flocagem[c] | Bronquiolite linfocítica e doença pulmonar intersticial por exposição a microfibras têxteis sintéticas/náilon |
| Fibrose pulmonar idiopática ou proteinose alveolar | Doença pulmonar por exposição a óxido de índio | Exposição a óxido. Relato de índio-estanho na fabricação de telas planas |
| Fibrose pulmonar idiopática ou pneumonite por hipersensibilidade | Doença pulmonar por metal duro | História de exposição a metal duro (tungstênio, cobalto) e achados histológicos de pneumonite de células gigantes na biopsia pulmonar |
| Infecções torácicas | Causas ocupacionais de infecções torácicas, por exemplo, SARS ou TB em profissionais da saúde, histoplasmose em trabalhadores da construção, antraz em trabalhadores que lidam com lã ou fazendeiros | Relato da atividade laboral e de exposições |
| Derrame pleural | Derrame pleural benigno relacionado com o asbesto | Exposição prévia ao asbesto com latência apropriada; placas pleurais são achados comuns geralmente presentes |
| Nódulo pulmonar incidental | Atelectasia redonda por exposição ao asbesto | Exposição prévia ao asbesto com latência apropriada; placas pleurais são achados comuns |
| Múltiplos nódulos | Silicose ou pneumoconiose | Relato de exposição, distribuição dos nódulos, existência de fibrose maciça progressiva |
| Câncer de pulmão | Câncer de pulmão ocupacional | Relato de exposição a carcinógenos no trabalho, com um período de latência apropriado (p. ex., asbesto, radônio, cromo) |
| Bronquiolite obliterante | Doença do pulmão de pipoca; bronquiolite em militares | Relato de trabalho com pipoca de micro-ondas ou aromatizantes; relato de missão militar no Sudeste Asiático com exposição a fossas de queima (área de uma base militar implantada dedicada à combustão de resíduos ao ar livre) e outros agentes irritantes |

DPOC = doença pulmonar obstrutiva crônica; SARS = síndrome respiratória aguda grave; TB = tuberculose.

[c]N.R.T.: Flocagem é o processo de depositar muitas pequenas partículas de fibra (chamadas flocagem) sobre uma superfície.

## MANIFESTAÇÕES CLÍNICAS

A asma brônquica ocupacional induzida por sensibilizador tem um período de latência que varia de semanas a vários anos antes de se desenvolver, mas a maioria dos pacientes desenvolve sintomas nos primeiros anos de exposição. Depois que um paciente fica sensibilizado e desenvolve asma brônquica, as exposições subsequentes, mesmo que muito pequenas, podem desencadear a asma brônquica, às vezes incluindo exposições que podem estar abaixo do limite de detecção mensurável. A função pulmonar e as alterações histológicas são semelhantes às da asma brônquica não ocupacional (Capítulo 81). A asma brônquica ocupacional induzida por sensibilizador a partir de um agente sensibilizador de alto peso molecular geralmente causa uma resposta asmática imediata minutos após a exposição, com ou sem uma resposta asmática tardia começando 4 a 6 h depois da exposição. Em comparação, as respostas aos sensibilizadores de baixo peso molecular geralmente começam 4 a 6 h após a exposição.

## DIAGNÓSTICO

Suspeita-se clinicamente do diagnóstico de asma brônquica ocupacional induzida por sensibilizador a partir da anamnese, e este diagnóstico deve ser considerado em todos os casos de asma brônquica de início recente em pacientes que trabalham fora. As características de suporte incluem a melhora sintomática quando fora do trabalho, como durante fins de semana ou feriados de folga, mas não necessariamente à noite após um turno de trabalho, quando podem ocorrer os sintomas de uma resposta asmática tardia. Em pacientes expostos a sensibilizadores de alto peso molecular, frequentemente surge rinite ou conjuntivite alérgica associada ao trabalho antes do desenvolvimento da asma brônquica. Uma história ocupacional detalhada (Capítulo 16) ou a revisão das fichas de dados de segurança de materiais ou relatórios de higiene ocupacional podem revelar um sensibilizador ocupacional conhecido. No entanto, mais de 300 sensibilizadores respiratórios ocupacionais são conhecidos atualmente, e novos agentes ou exposições são relatados a cada ano; como resultado, a ausência de um sensibilizador reconhecido não exclui a asma brônquica ocupacional.

Embora a anamnese possa ser muito útil, a avaliação deve sempre incluir testes objetivos da função pulmonar (Capítulo 79) para confirmar a asma brônquica, seja quando o paciente apresenta sintomas ou dentro de 24 horas

| Tabela 87.2 | Causas comuns de asma ocupacional induzida por sensibilizadores. |
|---|---|
| **OCUPAÇÃO** | **ALERGÊNIO POR LOCAL** |
| Padeiros | Trigo, centeio, amilase fúngica na farinha |
| Trabalhadores de laboratório | Alergênios animais, por exemplo, proteínas na urina de rato, pelos de camundongo ou coelho |
| Fabricação de detergentes, desinfecção de instrumentos médicos, produtos farmacêuticos ou trabalhadores de laboratório | Enzimas, por exemplo, *Bacillus subtilis*, enzimas pancreáticas |
| Fazendeiros | Grãos, alergênios vegetais e animais; ácaros |
| Trabalhadores de estufas e floristas | Pólen, fungos, ácaros |
| Trabalhadores da área de alimentos | Alergênios alimentares transportados pelo ar, por exemplo, leite ou ovos em pó e vegetais |
| Alguns trabalhadores de escritório | Alergênicos fúngicos em edifícios mofados ou "doentes" |
| Profissionais da saúde | Alergênicos do látex de luvas, glutaraldeído, ortoftaldeído, medicamentos em aerossol |
| Trabalhadores de fábricas ou outras indústrias | Produtos químicos em tintas *spray*, colas, poliuretano, revestimentos e isolamento em *spray*, adesivos |
| Trabalhadores que lidam com componentes eletrônicos | Fluxo de solda com colofonia (breu) |

após a suspeita de exposição típica no trabalho (Figura 87.1). Se possível, devem ser realizados testes cutâneos para alergia e/ou exame de sangue à procura de anticorpos IgE específicos contra qualquer sensibilizador relevante. O monitoramento em série das taxas de pico de fluxo expiratório, diários de sintomas ou o uso de inaladores de resgate podem fornecer informações de suporte. Os resultados de um teste de provocação com metacolina (Capítulo 81) no final de 1 semana de trabalho típica podem ajudar quando comparados com os resultados após 10 dias ou mais sem exposição. Uma comparação das contagens de eosinófilos no escarro induzido no trabalho e após um período longe da exposição, mostrando níveis mais elevados quando expostos, fornece informações diagnósticas de suporte. Se ainda houver dúvida em relação ao diagnóstico, pode-se realizar um teste de inalação específico cuidadosamente controlado com o sensibilizador ocupacional do qual se suspeita. Cada teste pode ter um resultado falso-positivo ou falso-negativo; portanto, recomenda-se uma combinação de investigações enquanto o paciente continua trabalhando até que o diagnóstico seja confirmado. Dada a natureza especializada de muitos desses testes, recomenda-se consultar um especialista. O principal diagnóstico diferencial para pacientes com asma brônquica confirmada é o início coincidente da asma brônquica com uma subsequente asma exacerbada pelo trabalho. Outras condições, como disfunção das cordas vocais, podem explicar os sintomas ou coexistir com a asma brônquica e confundir o diagnóstico.

### TRATAMENTO E PREVENÇÃO

O manejo ideal do paciente com asma brônquica ocupacional induzida por sensibilizador inclui a remoção completa de exposição adicional ao sensibilizador e a agentes de reação cruzada combinada com a abordagem farmacológica usual para o tratamento da asma (Capítulo 81), além de defesa para que o trabalhador receba compensação adequada.[3] A consideração dos outros trabalhadores expostos normalmente inclui a comunicação com o local de trabalho ou profissionais de saúde pública, na esperança de que possam ser instituídas medidas para proteger outros trabalhadores de exposições e sintomas semelhantes. As recomendações para prevenção primária têm sido reduzir a exposição a sensibilizantes ocupacionais, tanto quanto possível, eliminando agentes sensibilizantes desnecessários (p. ex., retirando luvas de látex com alto teor de pó e alto teor de proteína) e limitando a exposição a sensibilizantes com medidas de higiene ocupacional.[4] Medidas de vigilância clínica contínuas no local de trabalho também podem ser valiosas.

### PROGNÓSTICO

O desfecho é melhor se o diagnóstico precoce resultar na remoção de exposições adicionais enquanto a asma brônquica for relativamente leve. A melhora pode persistir até 10 anos depois da remoção da exposição, mas a asma brônquica não desaparece por completo na maioria dos pacientes. Para pacientes com asma brônquica ocupacional decorrente do látex da borracha natural, o uso de luvas de látex de baixa proteína sem pó pelos colegas de trabalho e a evitação direta de produtos de borracha natural pelo trabalhador sensibilizado resultam em melhora semelhante à melhora obtida por pacientes que são completamente afastados do trabalho.

## ASMA BRÔNQUICA EXACERBADA PELAS CONDIÇÕES DE TRABALHO

### EPIDEMIOLOGIA E MANIFESTAÇÕES CLÍNICAS

A asma brônquica exacerbada pelo trabalho é definida como a asma que não é causada pela atividade laboral, mas agravada ou exacerbada pelas condições de trabalho. A asma pode existir antes do início no emprego ou pode começar coincidentemente durante o emprego, mas não é causada pela atividade laboral. As exposições ocupacionais que comumente exacerbam a asma brônquica incluem temperatura ou umidade extremas, esforço físico, poeiras, fumaças e gases. Os pacientes podem ser expostos no trabalho a alergênios ambientais comuns (p. ex., alergênios de fungos em um escritório ou ácaros ou animais em ambientes domésticos) que exacerbam a asma brônquica em pacientes que sejam sensibilizados a esses alergênios. Os sinais/sintomas da asma exacerbada pelo trabalho podem ocorrer temporariamente com uma exposição incomum no trabalho (p. ex., durante uma reforma em no prédio da empresa) ou podem ocorrer diariamente (p. ex., exposição diária a fumos durante a realização de esforço físico em um ambiente industrial).

### DIAGNÓSTICO E TRATAMENTO

A asma brônquica transitória exacerbada pelo trabalho comumente é diagnosticada com base no relato de exposições no trabalho e no aumento associado das manifestações asmáticas, necessidade de medicação ou consultas não programadas ao médico. A avaliação recomendada para pacientes com exacerbações diárias ou frequentes de asma brônquica no trabalho é semelhante à dos pacientes com suspeita de asma ocupacional. Mudanças relacionadas com o trabalho nas avaliações seriadas do pico de fluxo (*peak flow*) mimetizam as observadas na asma brônquica ocupacional, mas as contagens de eosinófilos no escarro mostram tipicamente aumento inferior ao observado na asma brônquica ocupacional. Se a exposição no local de trabalho incluir um potencial sensibilizador ocupacional, um teste imunológico ou um teste de exposição controlada ao sensibilizador podem confirmar se ocorreu sensibilização respiratória.

O manejo inclui as mesmas medidas farmacológicas prescritas para as exacerbações não relacionadas com o trabalho, incluindo a otimização do tratamento farmacológico da asma brônquica (Capítulo 81) e, quando necessário, o ajuste das exposições ao trabalho para evitar exacerbações continuadas. As medidas de higiene ocupacional podem reduzir as exposições, mas alguns pacientes precisam de mudança na designação ocupacional ou na área de trabalho. Pode haver compensação trabalhista para alguns pacientes que faltam ao trabalho em razão da exacerbação laboral da asma brônquica.

### Exposição a agente irritante e síndrome de disfunção reativa das vias respiratórias

Um alto nível de exposição, geralmente acidental, a um agente irritante pode causar asma brônquica. Embora as manifestações clínicas possam ser intensas, a asma brônquica ocupacional induzida por agente irritante representa uma proporção relativamente pequena de todos os casos de asma brônquica ocupacional. Os critérios mais definitivos para essa condição são aqueles aplicados ao termo *síndrome de disfunção reativa das vias respiratórias:* o aparecimento de sinais/sintomas de asma brônquica nas 24 h seguintes à exposição, geralmente grave o suficiente para levar a uma consulta médica não programada; exposição a um único agente irritante de alto nível; sintomas de asma brônquica que persistem por pelo menos 3 meses; teste de função pulmonar que confirmam a asma brônquica com uma resposta benéfica significativa a broncodilatadores ou uma resposta broncoconstritora a um teste de provocação com

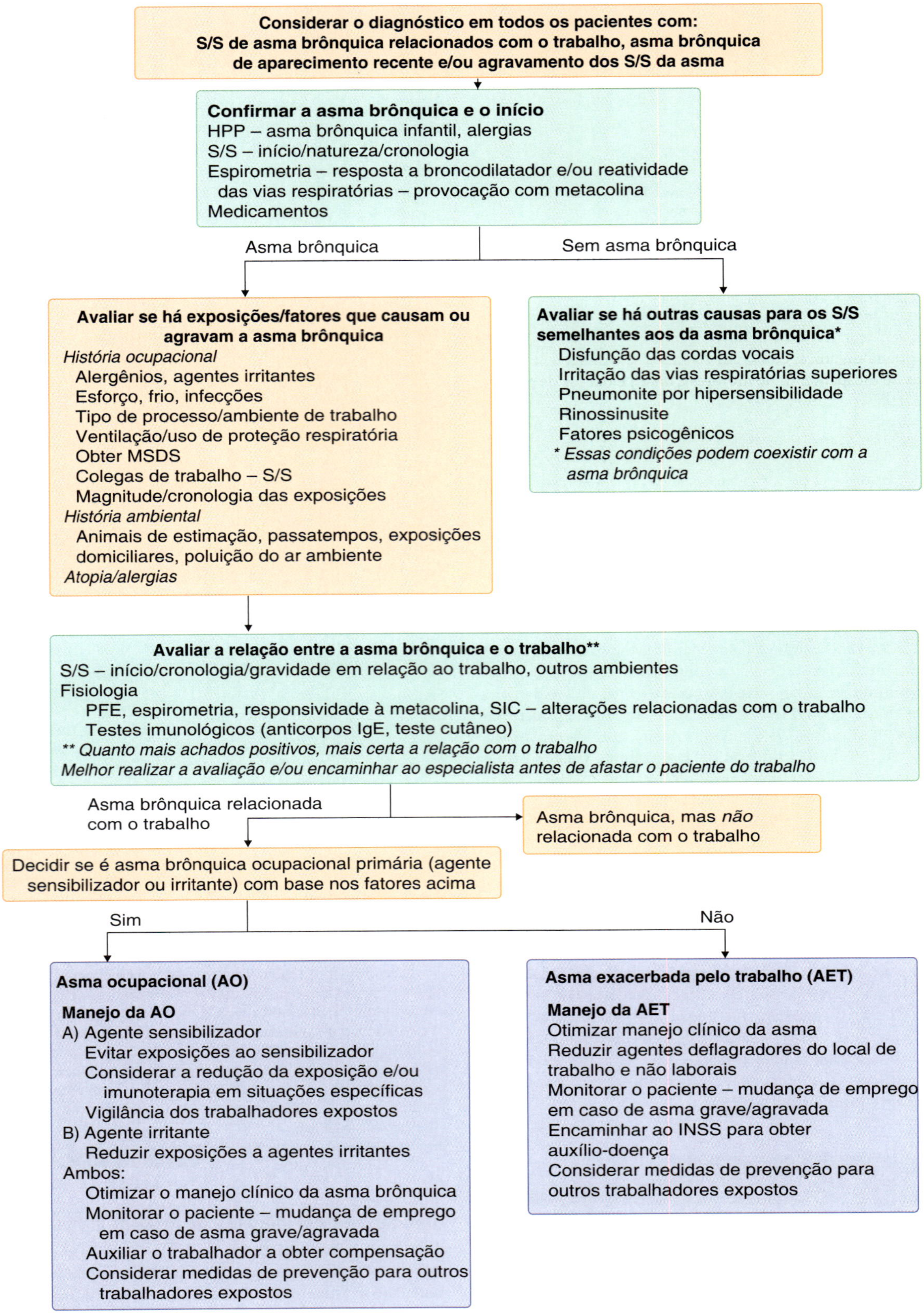

**Considerar o diagnóstico em todos os pacientes com:**
S/S de asma brônquica relacionados com o trabalho, asma brônquica de aparecimento recente e/ou agravamento dos S/S da asma

**Confirmar a asma brônquica e o início**
HPP – asma brônquica infantil, alergias
S/S – início/natureza/cronologia
Espirometria – resposta a broncodilatador e/ou reatividade das vias respiratórias – provocação com metacolina
Medicamentos

*Asma brônquica* → 

**Avaliar se há exposições/fatores que causam ou agravam a asma brônquica**
*História ocupacional*
 Alergênios, agentes irritantes
 Esforço, frio, infecções
 Tipo de processo/ambiente de trabalho
 Ventilação/uso de proteção respiratória
 Obter MSDS
 Colegas de trabalho – S/S
 Magnitude/cronologia das exposições
*História ambiental*
 Animais de estimação, passatempos, exposições domiciliares, poluição do ar ambiente
*Atopia/alergias*

*Sem asma brônquica* →

**Avaliar se há outras causas para os S/S semelhantes aos da asma brônquica***
 Disfunção das cordas vocais
 Irritação das vias respiratórias superiores
 Pneumonite por hipersensibilidade
 Rinossinusite
 Fatores psicogênicos
 * *Essas condições podem coexistir com a asma brônquica*

**Avaliar a relação entre a asma brônquica e o trabalho****
S/S – início/cronologia/gravidade em relação ao trabalho, outros ambientes
Fisiologia
 PFE, espirometria, responsividade à metacolina, SIC – alterações relacionadas com o trabalho
 Testes imunológicos (anticorpos IgE, teste cutâneo)
** *Quanto mais achados positivos, mais certa a relação com o trabalho*
*Melhor realizar a avaliação e/ou encaminhar ao especialista antes de afastar o paciente do trabalho*

*Asma brônquica relacionada com o trabalho* | *Asma brônquica, mas não relacionada com o trabalho*

**Decidir se é asma brônquica ocupacional primária (agente sensibilizador ou irritante) com base nos fatores acima**

*Sim* | *Não*

**Asma ocupacional (AO)**
**Manejo da AO**
A) Agente sensibilizador
 Evitar exposições ao sensibilizador
 Considerar a redução da exposição e/ou imunoterapia em situações específicas
 Vigilância dos trabalhadores expostos
B) Agente irritante
 Reduzir exposições a agentes irritantes
Ambos:
 Otimizar o manejo clínico da asma brônquica
 Monitorar o paciente – mudança de emprego em caso de asma grave/agravada
 Auxiliar o trabalhador a obter compensação
 Considerar medidas de prevenção para outros trabalhadores expostos

**Asma exacerbada pelo trabalho (AET)**
**Manejo da AET**
Otimizar manejo clínico da asma
Reduzir agentes deflagradores do local de trabalho e não laborais
Monitorar o paciente – mudança de emprego em caso de asma grave/agravada
Encaminhar ao INSS para obter auxílio-doença
Considerar medidas de prevenção para outros trabalhadores expostos

**FIGURA 87.1** Avaliação clínica e tratamento da asma brônquica relacionada com o trabalho. HPP = história patológica pregressa; IgE = imunoglobulina E; MSDS = Material Safety Data Sheet; PFE = pico de fluxo expiratório; SIC = teste de provocação por inalação de sensibilizador específico; S/S = sinais/sintomas. (De American College of Chest Physicians. Consensus statement: diagnosis and management of work-related asthma. Chest. 2008;134:1S-41S.).

metacolina; e a ausência de doença pulmonar preexistente ou outras condições que expliquem os sintomas. Quando esses critérios não são completamente atendidos (p. ex., os sinais/sintomas começam mais de 24 horas após a exposição ou melhoram semanas após a exposição), comumente aplica-se o termo *asma brônquica induzida por agente irritante*, reconhecendo que esse diagnóstico é menos certo do que o de síndrome de disfunção reativa das vias respiratórias. Exposições crônicas de baixo nível a produtos de limpeza e outros agentes irritantes também podem precipitar a asma brônquica.

A asma brônquica induzida por agente irritante e a síndrome da disfunção reativa das vias respiratórias podem desaparecer após semanas ou meses. O tratamento é o mesmo que para outras causas de asma brônquica

(Capítulo 81), embora esses pacientes geralmente respondam menos ao tratamento farmacológico usual.

Deve-se melhorar as medidas de higiene ocupacional no local de trabalho para evitar exposições futuras semelhantes. Os pacientes afetados podem precisar de um ambiente de trabalho modificado para evitar exacerbações subsequentes da asma brônquica.

##  DOENÇA PULMONAR OBSTRUTIVA CRÔNICA OCUPACIONAL

A exposição crônica a poeiras, vapores, fumaças e gases pode causar DPOC induzida pelo trabalho,[5] com alterações fisiopatológicas essencialmente idênticas àquelas observadas na DPOC relacionada com o tabagismo (Capítulo 82). Os sintomas de bronquite crônica, incluindo tosse crônica e produção de expectoração, podem ocorrer com ou sem alterações nos testes de função pulmonar, talvez mais comumente em indivíduos com suscetibilidade genética.[6] As causas incluem poeiras minerais, como sílica, e exposições a poeira orgânica, como em fazendeiros e marceneiros; partículas nos gases de escapamento de motores a *diesel*; e óxidos de nitrogênio, ozônio e partículas ultrafinas nas fumaças de soldagem.[7] Relatou-se que a DPOC ocupacional é mais grave do que a DPOC não ocupacional. Exposições ocupacionais, como diacetil em aromatizantes artificiais e estireno, podem causar bronquiolite constritiva.

Nenhum teste diagnóstico específico distingue uma causa ocupacional de uma não ocupacional de DPOC. A história da exposição, com documentação objetiva, é útil. A confirmação da ausência de histórico de tabagismo pode ajudar a determinar a probabilidade de uma causa ocupacional. No entanto, a história positiva de tabagismo não exclui uma contribuição ocupacional porque os dois podem ser sinérgicos.

O tratamento é o mesmo que para pacientes com DPOC não ocupacional (Capítulo 82). Além disso, no entanto, deve-se minimizar a exposição adicional a pós, vapores, fumos e gases que possam piorar a doença.

##  PNEUMONITE POR HIPERSENSIBILIDADE

Muitas exposições que levam à pneumonite por hipersensibilidade (Capítulos 86 e 88) ocorrem no local de trabalho e várias levam o nome da ocupação ou trabalho associado a elas: pulmão de fazendeiro; pulmão do cortador da casca do bordo; pulmão da lavadora de queijo; pulmão do telhador; pulmão do cultivador de cogumelo e pneumonite por hipersensibilidade a líquido de metalurgia (Tabela 87.3).[8] As causas ocupacionais também incluem a exposição a umidificadores contaminados (por protozoários ou fungos) em fábricas ou prédios de escritórios (pulmão de umidificador), bem como salva-vidas expostos a jatos de água de fontes de piscinas contaminadas por microrganismos. Uma das causas atuais mais comuns de pneumonite por hipersensibilidade ocupacional ocorre quando trabalhadores ou mecânicos desenvolvem pneumonite por hipersensibilidade pelo contato com líquidos refrigerantes recirculados que podem estar contaminados com bactérias gram-negativas ou micobactérias atípicas, que são então aerossolizadas na névoa do líquido refrigerante e inaladas.[9]

### BIOPATOLOGIA

A maioria das exposições antigênicas que levam à pneumonite por hipersensibilidade são orgânicas, especialmente actinomicetos termofílicos (Capítulo 313), fungos, micobactérias atípicas (Capítulo 309) e protozoários.[9b] Outros antígenos comuns incluem proteínas de aves e ratos. Menos comumente, a pneumonite por hipersensibilidade pode ser induzida por antígenos químicos de baixo peso molecular, como penicilina ou di-isocianato de difenil metileno (IDM), que é usado como selante ou aglutinante. Partículas pequenas, comumente de 3 a 5 μm de diâmetro aerodinâmico médio de massa, alcançam as vias respiratórias de pequeno calibre e os alvéolos, onde a resposta imune leva à pneumonite por hipersensibilidade. Esta resposta imune está associada a anticorpos IgG específicos e linfócitos T, e é recorrente com exposições repetidas.

### MANIFESTAÇÕES CLÍNICAS E DIAGNÓSTICO

A forma aguda da doença se manifesta como tosse, dispneia, calafrios e mal-estar, geralmente ocorrendo 4 a 8 horas após a exposição e desaparecendo em 12 a 24 horas. Ao exame físico, os pacientes geralmente estão febris e taquipneicos, com redução da expansibilidade torácica e crepitações basais. Uma contagem elevada de neutrófilos no sangue é comum e a radiografia de tórax mostra infiltrados agudos. Os testes de função pulmonar podem apresentar um padrão restritivo, com capacidade de difusão reduzida. A gasometria arterial pode revelar hipoxemia por desequilíbrios de ventilação-perfusão.

A pneumonite por hipersensibilidade crônica pode ocorrer após episódios agudos repetidos ou ressurgir novamente. Causa tosse seca crônica, dispneia progressiva e, frequentemente, perda de peso significativa. O exame físico geralmente revela redução da expansibilidade torácica e crepitações basais. Os resultados das provas de função pulmonar e os achados radiográficos podem ser semelhantes aos da fibrose pulmonar idiopática não específica (Capítulo 86). Na tomografia computadorizada (TC) de tórax, frequentemente há opacidades em vidro fosco.[10] O líquido broncoalveolar tipicamente mostra um aumento na contagem de linfócitos e pode haver predominância de linfócitos T CD8+ (Capítulo 79).

Pode-se suspeitar da causa ocupacional específica da pneumonite por hipersensibilidade pela relação temporal com as exposições ocupacionais. O diagnóstico diferencial na forma crônica inclui a fibrose pulmonar idiopática, embora o baqueteamento digital seja menos comum na pneumonite por hipersensibilidade. Os achados radiográficos e das provas de função pulmonar também podem mimetizar uma fibrose pulmonar idiopática, mas um achado distinto frequentemente é um lavado broncoalveolar que mostra contagens de linfócitos de até 60 a 80%, geralmente com predominância de linfócitos T CD8+, mas às vezes com linfócitos T CD4+ nas formas crônicas da doença.

Os exames laboratoriais incluem a determinação de anticorpos IgG séricos contra o antígeno suspeito. No entanto, os anticorpos IgG também podem ser encontrados em indivíduos expostos que não tenham doença e, portanto, não são específicos para o diagnóstico. Por outro lado, a falha em encontrar anticorpos específicos não é incomum na pneumonite por hipersensibilidade porque a quantidade limitada de antígenos usados para o teste pode não incluir o antígeno ocupacional relevante. Ocasionalmente, se o diagnóstico for duvidoso, é necessário um teste de provocação com o antígeno suspeito específico em um ambiente de laboratório.

Alguns pacientes podem ser submetidos com segurança ao "teste de provocação ocupacional" que monitora mudanças nos sintomas, febre,

| Tabela 87.3 | Exemplos de causas ocupacionais da pneumonite por hipersensibilidade. |
|---|---|
| **OCUPAÇÃO** | **CAUSA** |
| Fazendeiro | Actinomicetos termofílicos no bolor do feno |
| Trabalhador metalúrgico | Contaminação do líquido de metalurgia por microrganismos como *Mycobacterium immunogenum* ou fungos |
| Trabalhador que lida com metal exposto a umidificadores | Contaminação por microrganismos como fungos ou protozoários |
| Trabalhador que lida com cana-de-açúcar | Bolor da cana-de-açúcar (bagassose) |
| Cortadores da casca do bordo | Fungos |
| Trabalhador que lida com frango ou peru | Proteínas |
| Trabalhador farmacêutico | Penicilina |
| Manipulador de alimentos | Soja |
| Trabalhador de escritório | Microrganismos que contaminam condicionadores de ar ou umidificadores |
| Cuidador de piscina | Contaminação por fungos em *sprays* ao redor da área da piscina |
| Trabalhador que lida com animais | Proteínas de rato |
| Trabalhador que lida com cogumelos | Fungos |
| Agricultor ou trabalhador que lida com trigo | Farinha infestada por gorgulho |
| Trabalhador de estufa | Fungos |
| Trabalhador que pulveriza tinta de uretano ou adesivos/selantes (ou, com menos frequência, outros trabalhadores que usam di-isocianato) | Metileno difenil di-isocianato, di-isocianato de hexametileno, di-isocianato de tolueno |
| Trabalhador químico que lida com plásticos, resinas, tintas | Anidrido trimelítico |

contagem de neutrófilos no sangue, achados radiográficos e função pulmonar com e sem a exposição ao agente suspeito. A biopsia pulmonar, se realizada, pode mostrar granulomas e células gigantes de corpo estranho. Contudo, se outros achados forem compatíveis com pneumonite por hipersensibilidade, a biopsia aberta e os testes de provocação geralmente não são necessários.

## TRATAMENTO E PROGNÓSTICO

Os princípios de tratamento são os mesmos que para a pneumonite por hipersensibilidade não ocupacional (Capítulo 88). A remoção da exposição ao agente causador é a principal medida de tratamento. Como acontece com a asma brônquica ocupacional causada por um sensibilizador, a remoção tem de ser completa e frequentemente exige mudança de trabalho se não for possível remover o agente. A redução da exposição pelo uso de dispositivos de proteção respiratória geralmente não é prática nem efetiva, com exceção de respiradores em capacete com suprimento de ar para exposições ocasionais a curto prazo. Pacientes com pneumonite por hipersensibilidade aguda podem não precisar de nenhum medicamento além da remoção da exposição ao antígeno, mas se os episódios agudos forem graves, eles podem precisar de medidas de suporte, incluindo corticosteroides (p. ex., 20 a 60 mg de prednisona por via oral por dia), suplementação de oxigênio e cuidados intensivos (Capítulo 88). A pneumonite por hipersensibilidade crônica, que pode progredir para doença pulmonar intersticial (Capítulo 86),[11] pode exigir tratamento adicional com corticosteroide oral (p. ex., 60 mg de prednisona por via oral por dia, diminuindo para < 20 mg/dia) como é prescrito para a forma crônica de pneumonite por hipersensibilidade não ocupacional, e a fibrose em estágio terminal grave pode levar à necessidade de um transplante de pulmão. Não está claro se a azatioprina ou o micofenolato de mofetila é preferível aos corticosteroides para a forma crônica de pneumonite por hipersensibilidade.[12] O prognóstico é melhor com o diagnóstico precoce e a remoção completa da exposição ao agente causal. As medidas preventivas incluem medidas de higiene ocupacional para evitar a contaminação de líquidos aerossolizados ou poeiras com biomicrorganismos e o uso de dispositivos de proteção respiratória adequados.

## BERILIOSE

### EPIDEMIOLOGIA E BIOPATOLOGIA

Pneumonite tóxica aguda foi descrita em trabalhadores que tiveram alta exposição ao berílio na fabricação de lâmpadas fluorescentes na década de 1940, e uma resposta por hipersensibilidade causando beriliose foi descrita na década de 1950. Os efeitos tóxicos agudos são agora raros, mas a beriliose ainda gera preocupação em razão da expansão no uso do berílio (Tabela 87.4) e melhor reconhecimento da sensibilização pelo desenvolvimento de um teste imunológico de sangue.

### Tabela 87.4 Potenciais exposições ao berílio.

**EXPOSIÇÕES OCUPACIONAIS**

Produção de metais e ligas (ligas de alumínio, cobre e níquel; recentemente inclui tacos de golfe e clipes de metal para canetas)
Fabricação de cerâmica
Fundição de metal, incluindo próteses odontológicas (coroas, pontes)
Eletrônica, incluindo componentes de computador, transistores, visores para micro-ondas e raios X, dissipadores de calor, telecomunicações
Engenharia aeroespacial e atômica (combustíveis de foguetes, escudos térmicos, cone frontal do avião e peças de metal)
Fabricação e reparo de aeronaves
Reatores nucleares, armas nucleares e indústria de defesa
Revestimento de tubos de raios catódicos para radares e instalações semelhantes
Laboratórios
Extração de minério
Recuperação e reciclagem de metal

**EXPOSIÇÕES NÃO OCUPACIONAIS**

Familiares expostos à poeira das roupas dos trabalhadores
Quebra de lâmpadas fluorescentes antigas (na América do Norte, fabricadas antes de 1950)
Exposição a favor do vento em caso de acidentes industriais (p. ex., de uma usina de processamento nuclear no Cazaquistão, na antiga União Soviética, em 1990)

De Tarlo SM, Rhee K, Powell E, et al. Marked tachypnoea in siblings with chronic beryllium disease due to copper-beryllium alloy. Chest. 2001;119:647-650.

A beriliose é uma doença por hipersensibilidade com forte associação genética com variantes do gene *HLA-DPB1* que codificam para Glu69 e que foram identificadas em 83 a 97% dos pacientes com a doença. No entanto, essa variante do gene ocorre em 30 a 48% da população geral e, como resultado, não é útil sozinha como teste de rastreamento. Recentemente, a genotipagem *HLA-DPB1* para grupos de pacientes caracterizados pelo número de alelos contendo E69 e pela eletronegatividade de superfície calculada do alelo *HLA-DPB1* mostrou um valor preditivo mais forte.[13] A utilidade de usar essas informações na seleção de empregos futuros não é conhecida.

### MANIFESTAÇÕES CLÍNICAS

As características clínicas pulmonares da beriliose são semelhantes às da sarcoidose (Capítulo 89), variando de achados histológicos ou radiográficos assintomáticos a potencial progressão para uma doença pulmonar restritiva granulomatosa grave. O início pode ocorrer até 20 anos ou mais depois da exposição ao berílio, mesmo se o paciente não estiver mais exposto. A anamnese de todos os pacientes com sarcoidose aparente deve incluir indagação sobre uma possível exposição ao berílio, mesmo há muitos anos.

### DIAGNÓSTICO E TRATAMENTO

A radiografia de tórax mostra alterações que parecem idênticas às da sarcoidose, com linfonodos mediastinais ou hilares aumentados ou múltiplos nódulos pulmonares, ou ambos (Figura 87.2). A sensibilização ao berílio pode ser detectada por um teste de proliferação de linfócitos com berílio que mostra linfócitos sensibilizados no sangue ou no líquido do lavado broncoalveolar. Este teste também consegue detectar a sensibilização ao berílio em trabalhadores expostos assintomáticos, que podem então ser avaliados à procura de possível beriliose e receber conselhos para reduzir ou eliminar exposições ocupacionais futuras.

Depois do desenvolvimento da doença, recomenda-se interromper a exposição, mas a doença ainda pode piorar. A deterioração progressiva da função pulmonar é tratada de maneira semelhante à sarcoidose (Capítulo 89), com corticosteroides orais e medidas de suporte.

## ASBESTOSE

Embora o uso de asbesto tenha diminuído e o uso de melhor equipamento de proteção tenha se tornado obrigatório, a asbestose continua ocorrendo em razão da longa latência entre a exposição e a doença. O asbesto branco (crisotila) tem menos efeito nos pulmões do que outras formas de asbesto, ou seja, o asbesto marrom (anfibólico).[d] Os efeitos da exposição incluem doenças benignas e malignas.

*A doença benigna do asbesto* costuma ser assintomática e identificada em imagens de tórax. Espessamento pleural e placas pleurais, comumente com calcificação, podem ocorrer 20 a 30 anos após a primeira exposição e, a princípio, são observados nas radiografias de tórax como opacidades lineares calcificadas sobre os hemidiafragmas e a borda cardíaca (ver Figura 78.2). Se forem grandes, pode ser difícil descartar a existência de opacidades intrapulmonares, exceto pela tomografia computadorizada. As placas pleurais são um marcador da exposição ao asbesto, mas não ocorrem em todos os trabalhadores com exposição significativa ao asbesto. Geralmente não causam alterações significativas na função pulmonar, exceto que o espessamento pleural difuso pode resultar em dispneia aos esforços e doença pulmonar restritiva extrapulmonar. O espessamento pleural pode causar atelectasia redonda (Capítulo 84) quando parte do tecido pulmonar periférico é circundada pela pleura espessada e forma um nódulo pulmonar aparente, tipicamente com um "sinal de cometa" mostrando a pleura espessa. Derrame (efusão) pleural benigno pode ocorrer, geralmente cerca de 10 a 15 anos após a exposição ao asbesto. Isso exige investigação adicional porque o diagnóstico diferencial inclui derrame pleural maligno (Capítulo 92).

---

[d]N.R.T.: No Brasil o asbesto (amianto) é disciplinado pela Lei Federal nº 9.055/95, que dispõe sobre sua extração, industrialização, comercialização e transporte. Seu artigo 1º prevê o seguinte: "Art. 1º – **É vedada em todo o território nacional**: I – a extração, produção, industrialização, utilização e comercialização **da actinolita, amosita (asbesto marrom), antofilita, crocidolita (amianto azul) e da tremolita, variedades minerais pertencentes ao grupo dos anfibólios, bem como dos produtos que contenham estas substâncias minerais.**"

*Asbestose* é o termo que designa a doença pulmonar intersticial causada pelo asbesto. As manifestações clínicas geralmente incluem tosse seca e dispneia aos esforços. O exame físico geralmente revela baqueteamento digital e crepitações nas bases pulmonares à ausculta. Os exames de imagem do tórax mostram doença intersticial nas bases pulmonares, com ou sem alterações pleurais adicionais, conforme descrito previamente. As provas de função pulmonar mostram doença pulmonar restritiva (Capítulo 79) e os achados histológicos são os mesmos que os da pneumonia intersticial normal (Capítulo 86). Os achados que apoiam o diagnóstico de asbestose, em vez de uma pneumonia intersticial usual (PIU), incluem duração e nível de exposição significativos ao asbesto, latência apropriada de geralmente 20 a 40 anos após a primeira exposição e achado de corpúsculos de asbesto ferruginoso no escarro ou no tecido pulmonar (Figura 87.3). Infelizmente, o tratamento farmacológico não é efetivo e a doença pulmonar pode progredir para fibrose em estágio terminal. O manejo é de suporte, incluindo suplementação de oxigênio e consideração para transplante de pulmão (Capítulo 93). Como em outras doenças de longa latência, prevenir a exposição é fundamental.

O *mesotelioma* (Capítulo 182), um tumor maligno da pleura e/ou do peritônio, é a única complicação da exposição ao asbesto que pode ocorrer até mesmo após uma exposição relativamente pequena, como a exposição passiva à poeira nas roupas nos familiares de pessoas que trabalham com asbesto. Ocorre, tipicamente, 30 a 40 anos após a exposição ao asbesto e pode ser um achado incidental em exames de imagem do tórax ou com dor torácica ou perda de peso. As radiografias mostram espessamento pleural e derrame pleural. O mesotelioma é, com frequência, difícil de distinguir do espessamento pleural benigno sem uma biopsia. Nenhum tratamento se mostrou efetivo (Capítulo 182), de modo que o rastreamento de rotina para detectar mesotelioma em indivíduos expostos atualmente não é recomendado. O risco de câncer de pulmão (Capítulo 182) aumenta após exposição significativa ao asbesto, com um período de latência usual de 20 a 30 anos. O tabagismo e a exposição ao asbesto têm efeitos aditivos, enquanto o tabagismo e a asbestose têm efeitos ainda maiores no risco de câncer de pulmão.

## SILICOSE E OUTRAS PNEUMOCONIOSES

A incidência de silicose e de outras doenças causadas pela poeira inorgânica nos pulmões (Tabela 87.5) diminuiu substancialmente nas últimas décadas em razão da melhor proteção em minas, locais de jateamento de areia e outros ambientes.[14] Há uma associação entre a silicose e o desenvolvimento de infecção por micobactérias e colagenoses, especialmente artrite reumatoide. Pacientes com pneumoconiose e artrite reumatoide

### Tabela 87.5 Ocupações que podem levar à silicose.

Mineração: mineração de superfície ou subterrânea (escavação de túneis)
Moagem: sílica moída para abrasivos e enchimento
Pedreira
Jateamento: por exemplo, de edifícios, preparação de aço para pintura
Olaria: trabalho com cerâmica ou argila
Lixar e polir com rodas de sílica
Trabalho em alvenaria
Trabalho de fundição: moagem, moldagem, picagem
Trabalho com tijolos refratários
Fabricação de vidro: para polir e como abrasivo
Trabalho em caldeiras: limpeza de caldeiras
Fabricação de abrasivos

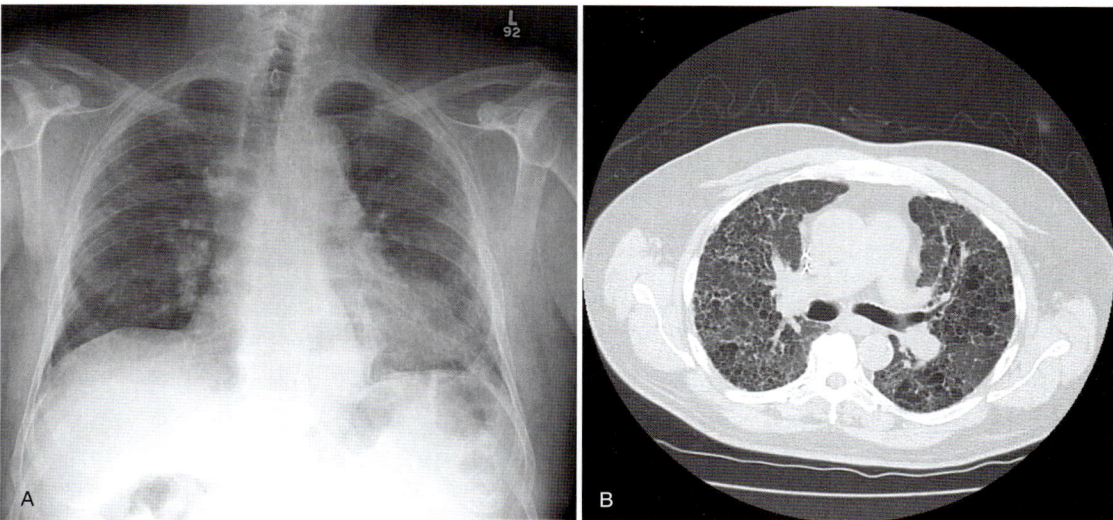

**FIGURA 87.2** Radiografia de tórax, incidência posteroanterior (A), e tomografia computadorizada de alta resolução (B) de pacientes com beriliose. A radiografia de tórax mostra adenopatia hilar e infiltrados, e a TC mostra destruição dos alvéolos e infiltrados.

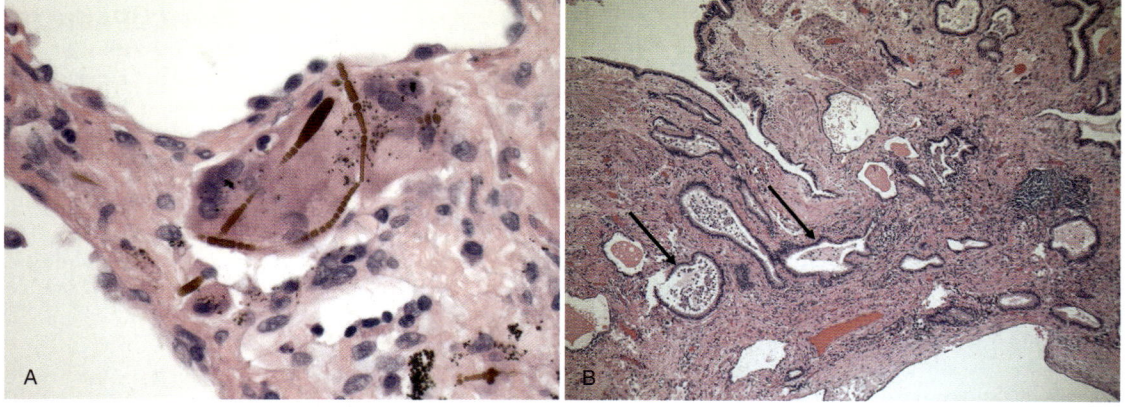

**FIGURA 87.3** Histologia de uma biopsia pulmonar mostrando corpúsculos de asbesto. Corpúsculos ferruginosos constituídos por fibras de asbesto revestidas por ferroproteína-mucopolissacarídeo com aspecto típico de contas de coloração marrom-dourada. Os dois corpúsculos de asbesto mais longos no centro da figura estão dentro de uma célula gigante multinucleada. (Coloração com hematoxilina e eosina, 400×). (Cortesia do Dr. David Hwang, Toronto General Hospital.)

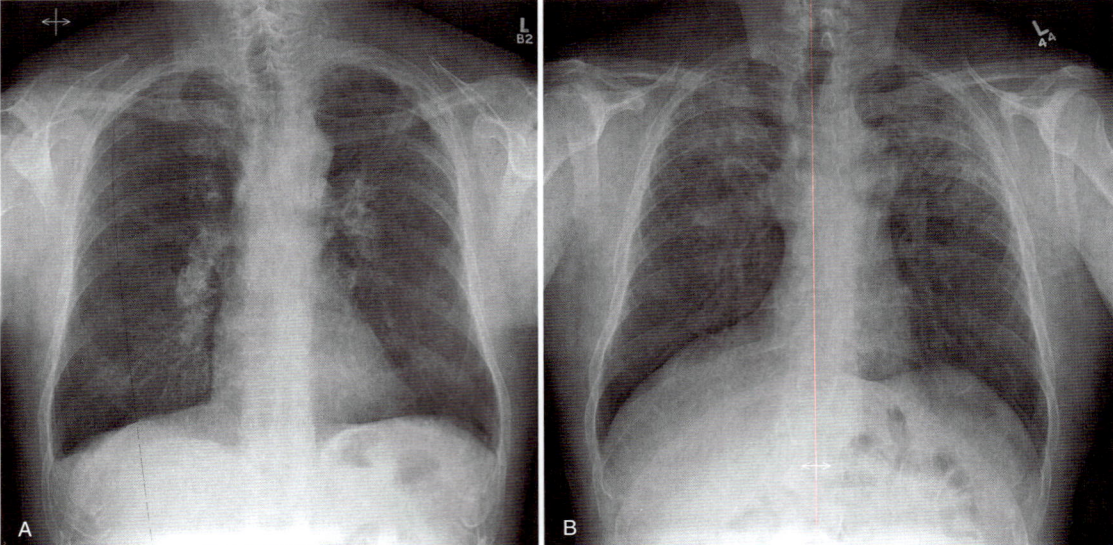

**FIGURA 87.4** Radiografias de tórax, incidência posteroanterior, de dois pacientes com silicose. **A.** Pequenos nódulos e calcificação em casca de ovo dos linfonodos hilares. **B.** Fibrose maciça progressiva dos ápices pulmonares com enfisema pulmonar compensatório.

correm maior risco de desenvolver nódulos reumatoides no pulmão, a chamada síndrome de Caplan, e infecções por micobactérias.

Os pacientes podem ser inicialmente identificados de modo incidental durante um programa de vigilância clínica ou por uma radiografia de tórax mostrando vários nódulos pulmonares pequenos, muitas vezes com linfonodos mediastinais aumentados que podem mimetizar sarcoidose (Figura 87.4). Os nódulos podem coalescer e levar à fibrose progressiva maciça, especialmente na parte superior dos pulmões, às vezes simulando malignidade, e podem ser positivos na tomografia por emissão de pósitrons em razão da sua atividade metabólica. Pode haver enfisema pulmonar compensatório nas bases pulmonares. Nas imagens do tórax, os linfonodos mediastinais podem ter uma calcificação em "casca de ovo" característica na silicose. O tratamento é de suporte. Pacientes com exposição à sílica ou ao pó de carvão podem desenvolver DPOC por exposição à poeira ou fibrose difusa relacionada com a poeira. Pode-se considerar a realização de transplante de pulmão para os pacientes que desenvolvem doença pulmonar em estágio terminal.

## SÍNDROMES FEBRIS AGUDAS

Diversas exposições ocupacionais podem causar síndromes respiratórias febris agudas que podem mimetizar doenças respiratórias virais agudas (Tabela 87.6). O mecanismo dessas síndromes não é completamente compreendido, mas estão associadas à neutrofilia sistêmica e à ativação de citocinas, frequentemente com elevação dos níveis de interleucina-6 (IL-6) e IL-8.

### MANIFESTAÇÕES CLÍNICAS E DIAGNÓSTICO

Tipicamente surgem calafrios, febre, mal-estar, tosse seca e opressão torácica cerca de 6 a 8 horas após o início da exposição no trabalho, que geralmente desaparecem no dia seguinte. Ocasionalmente, a dispneia e outros sinais/sintomas respiratórios são graves o suficiente para que os pacientes procurem atendimento médico de emergência. Podem ocorrer infiltrados na radiografia de tórax, com neutrofilia e hipoxemia que simulam uma pneumonia aguda ou pneumonite por hipersensibilidade aguda. Os sintomas e sinais geralmente desaparecem em 24 a 48 horas sem antibióticos e reaparecem com exposições adicionais, embora as manifestações clínicas geralmente se tornem mais brandas com as exposições diárias repetidas (p. ex., febre nas segundas-feiras de manhã em trabalhadores que lidam com algodão). Os trabalhadores costumam estar familiarizados com a síndrome porque ela comumente afeta até 30% dos trabalhadores expostos. Se o diagnóstico não for fornecido pelo paciente, entretanto, é necessária uma busca cuidadosa de possíveis exposições ocupacionais.

**Tabela 87.6** Causas ocupacionais de uma síndrome febril aguda.

| SÍNDROME | CAUSA |
|---|---|
| Febre da fumaça de polímero ou febre do Teflon® | Fumos do politetrafluoroetileno e de outros polímeros de fluorocarbono |
| Febre da fumaça do metal | Fumos do zinco provenientes de soldagem do aço galvanizado, menos comumente fumos de outros metais |
| Bissinose | Pó e endotoxinas provenientes da contaminação bacteriana de algodão, linho e cânhamo não processado |
| Febre do umidificador | Microrganismos encontrados em reservatórios, por exemplo, umidificadores, condicionadores de ar, aquários |
| Síndrome tóxica por inalação de poeira orgânica | Pó de grãos, lascas de madeira mofada |

### TRATAMENTO

O tratamento é de suporte. Se a exposição causadora puder ser removida (p. ex., limpeza de um umidificador contaminado), os sinais/sintomas podem ser evitados. Se a causa não puder ser removida e as manifestações forem graves, pode ser necessário reduzir ou modificar a exposição ocupacional.

## CÂNCER DE PULMÃO OCUPACIONAL

Uma duração significativa e um nível de exposição a um carcinógeno reconhecido, como o asbesto,[15] o cromo hexavalente (como na produção de cromato e na indústria de pigmentos), compostos solúveis de radônio ou gás radônio, hidrocarbonetos aromáticos policíclicos, éteres clorometil, arsênio ou sílica[16] aumentam o risco de câncer de pulmão (Capítulo 182). Esse relato deve ser pesquisado em todos os pacientes, e a exposição a esses agentes representa um fator de risco ao se considerar a recomendação de pacientes para rastreamento por TC do câncer de pulmão. A International Agency for Research on Cancer fornece uma lista de carcinógenos pulmonares ocupacionais e a probabilidade de sua associação com o câncer.[17]

### REFERÊNCIAS BIBLIOGRÁFICAS

*As referências bibliográficas, bem como os outros materiais suplementares deste livro, encontram-se no GEN-IO, nosso ambiente virtual de aprendizagem.*

# 88

# LESÕES FÍSICAS E QUÍMICAS DO PULMÃO

DAVID C. CHRISTIANI

## INCIDENTES DE SUBMERSÃO: AFOGAMENTO

### DEFINIÇÃO

O afogamento é definido como o processo de sofrer déficit respiratório por submersão/imersão em líquido. O termo *quase afogamento* já foi usado para descrever indivíduos que sobreviveram a um incidente de submersão, pelo menos temporariamente, mas foi abandonado com base nas recomendações do First World Congress of Drowning, realizado em Amsterdã em 2002.

### EPIDEMIOLOGIA

O número estimado de mortes anuais por afogamento em todo o mundo é de cerca de 400 mil, principalmente em países de baixa e média renda.[1] Cerca de 4.200 indivíduos são tratados anualmente por afogamento não fatal em prontos-socorros dos EUA e cerca de outros 3.400 sofrem afogamento fatal. Consumo abusivo de álcool, idade inferior a 4 anos e sexo masculino estão associados a taxas aumentadas de afogamento fatal e não fatal.

### BIOPATOLOGIA

A fisiologia do afogamento é complexa e está relacionada com dois eventos diferentes: imersão (vias respiratórias superiores acima da água) e submersão (vias respiratórias superiores sob a água). A imersão envolve respostas cardiorrespiratórias integradas à pele e à temperatura corporal profunda, incluindo choque por frio, incapacitação física e hipovolemia, como precursores do colapso e submersão. A resposta inicial à submersão/imersão é apneia, seguida quase invariavelmente por aspiração. O laringospasmo pode resultar na aspiração de um volume variável de líquido para os pulmões. Hipoxemia, hipercapnia e acidemia desenvolvem-se agudamente. A aspiração de água doce ou salgada resulta na oclusão das vias respiratórias, redução da atividade do surfactante, lesão alveolar direta e broncospasmo. Pode ocorrer lesão pulmonar aguda ou síndrome do desconforto respiratório agudo (SDRA) – associadas a edema pulmonar não cardiogênico, insuficiência respiratória e hipoxemia grave – horas ou dias após o incidente. Também pode ocorrer insuficiência renal aguda. O consumo de álcool etílico também aumenta o risco de hipotermia. Alterações nos eletrólitos séricos com o afogamento em água doce ou salgada não são clinicamente significativas.

A consequência secundária mais grave da hipoxemia é a lesão cerebral anóxica. Felizmente, uma redução de 10°C na temperatura do encéfalo durante o afogamento diminui o consumo de trifosfato de adenosina (ATP) em aproximadamente 50%, dobrando, assim, o tempo de sobrevida desse órgão. A morte é decorrente principalmente das sequelas cardiovasculares da hipoxemia grave precoce ou tardia.

### MANIFESTAÇÕES CLÍNICAS

As manifestações clínicas iniciais de uma vítima de afogamento variam amplamente. A hipotermia, comum em vítimas de afogamento, pode estar associada a bradicardia ou parada cardíaca por assistolia ou fibrilação ventricular. Taquipneia, taquicardia e febre baixa são típicas em pacientes não hipotérmicos. Pode haver cianose, e um paciente com tosse pode produzir escarro espumoso de coloração rósea. A avaliação neurológica pode revelar agitação psicomotora com ou sem intoxicação ou coma. O paciente deve ser examinado cuidadosamente à procura de sinais de traumatismo associado. Os achados laboratoriais esperados incluem anormalidades eletrolíticas leves, independentemente de ocorrer submersão em água salgada ou doce, leucocitose moderada e diminuição discreta do hematócrito nas primeiras 24 horas ou aumento discreto da hemoglobina livre com hematócrito estável na submersão em água doce em razão de hemólise, hipoxemia grave e acidose metabólica. Podem ocorrer evidências de coagulação intravascular disseminada (CIVD). As alterações eletrocardiográficas iniciais incluem taquicardia sinusal e alterações inespecíficas do segmento ST e da onda T, que voltam ao normal em algumas horas. Arritmias ventriculares potencialmente fatais, bloqueio atrioventricular (BAV) completo ou evidências de infarto agudo do miocárdio (IAM) podem ocorrer no início ou nos estágios finais da evolução. As radiografias de tórax podem inicialmente ser normais, apesar do comprometimento respiratório grave. Infiltrados alveolares irregulares bilaterais, que indicam progressão para SDRA, podem se desenvolver.

### DIAGNÓSTICO

O diagnóstico de afogamento é feito pelo relato clínico de submersão em meio líquido com consequente comprometimento respiratório. Pacientes com quadros clínicos iniciais incomuns devem ser cuidadosamente examinados à procura de evidências de traumatismo ou agressão.

### PREVENÇÃO

Os incidentes de afogamento são amplamente evitáveis, sobretudo em crianças. A colocação de cerca ao redor da piscina é uma estratégia comprovada e efetiva para prevenir o afogamento. A principal causa de afogamento nos três primeiros anos de vida é a falta de supervisão de um adulto, e a supervisão de todas as crianças próximas a qualquer forma de água é fortemente recomendada. O papel do álcool etílico em incidentes de afogamento em adolescentes e adultos é substancial, e todos os indivíduos que realizam atividades aquáticas devem restringir a ingestão de álcool. Recomenda-se o uso de dispositivos de flutuação em crianças e adultos.

### TRATAMENTO

Quando a vítima for recuperada da submersão, o tratamento deve se concentrar no suporte básico de vida, incluindo a notificação da equipe de emergência, o estabelecimento de vias respiratórias adequadas e a reanimação cardiopulmonar,[2] se necessário (Capítulo 57). Se a vítima estiver apneica, a respiração de resgate deve ser realizada imediatamente, mesmo antes de ela ser removida da água. A estabilização da coluna cervical é necessária se houver histórico de mergulho, uso de tobogágua, sinais de lesão ou intoxicação alcoólica. Nos outros casos a lesão raquimedular (Capítulo 371) é improvável, e as técnicas e equipamentos de estabilização da coluna cervical podem impedir o tratamento oportuno e efetivo. As tentativas de remover a água das vias respiratórias são desnecessárias. As arritmias cardíacas devem ser tratadas segundo os protocolos de Suporte Avançado de Vida em Cardiologia, incluindo o uso de desfibriladores externos automáticos, quando apropriado (Capítulo 57). A maioria das vítimas de afogamento que recebem reanimação cardiopulmonar ou ventilação de resgate vomita; se ocorrer vômito, a cabeça deve ser virada para o lado e qualquer vômito visível remanescente na cavidade oral deve ser removido com um bolo. Quando pacientes que podem ter lesão raquimedular vomitam, recomenda-se posicionar o paciente em decúbito lateral (mover o corpo do paciente em bloco).

Todas as vítimas de um incidente de submersão devem ser transportadas para um hospital para avaliação adicional, tratamento de potencial insuficiência respiratória (Capítulo 96) e monitoramento por até 24 horas. Pode ser necessário broncoscopia para avaliar sibilos localizados ou atelectasia persistente. Antibióticos profiláticos não são úteis, mas se houver evidências de pneumonia (Capítulo 91), esta deve ser tratada com antibióticos apropriados. Como microrganismos incomuns podem ser isolados das vias respiratórias inferiores, deve-se tentar identificar a flora microbiana específica do local do incidente de afogamento. Não foram realizados ensaios clínicos randomizados de estratégias ventilatórias específicas, mas comumente recomenda-se a ventilação visando os protocolos de proteção pulmonar (ou seja, um volume corrente de 4 a 6 mℓ/kg de peso corporal ideal) com pressão positiva ao final da expiração de 5 a 10 cmH$_2$O, suficiente para evitar atelectasia.

O tratamento da lesão neurológica é focado em cuidados de suporte enquanto minimiza-se a extensão do edema cerebral. Para diminuir o edema cerebral e a pressão intracraniana, pode-se usar solução salina hipertônica IV (7,5 a 23% para alcançar níveis séricos de sódio de 145 a 155 mmol/ℓ) ou manitol (*bolus* de 1 g/kg de manitol a 20%, com dosagem repetida a cada 6 a 8 horas conforme necessário para alcançar osmolalidade sérica de menos de 300 a 320 mOsm/kg), embora seu benefício neste cenário não seja comprovado. A hiperventilação a uma Paco$_2$ de 34 a 36 mmHg pode ser útil. A pressão intracraniana se eleva em resposta a tremores ou movimentos sem propósito, que devem ser reduzidos.

A hipotermia terapêutica induzida a 36°C melhora o desfecho neurológico depois de uma parada cardíaca (Capítulo 57), e as recomendações atuais para vítimas de afogamento que permanecem em coma após o resgate são evitar o reaquecimento a temperaturas centrais ou timpânicas acima de 34°C e manter a temperatura em 32 a 34°C durante 24 a 48 horas. Deve-se evitar hipertermia em todos os momentos.

### PROGNÓSTICO

A maioria dos afogamentos é fatal. A taxa de mortalidade das vítimas de afogamento que chegam vivas a um pronto-socorro é de cerca de 25%. Déficits neurológicos a longo prazo ocorrem em aproximadamente 6% das vítimas de afogamento não fatais. A duração prolongada da submersão está associada a um prognóstico pior, e o risco de morte ou déficits neurológicos graves permanentes aumenta de 10% após menos de 5 minutos de submersão para cerca de 55% com 6 a 10 minutos de submersão, quase 90% com 11 a 25 minutos de submersão, e quase 150% com mais de 25 minutos de submersão. No entanto, crianças pequenas que estão hipotérmicas quando são resgatadas após tempos de submersão de até 60 minutos se recuperam sem danos neurológicos. Outros fatores associados a um mau prognóstico incluem hipotensão, apneia persistente, coma, atraso de mais de 10 minutos no recebimento de suporte básico de vida e duração da reanimação de mais de 25 minutos.

## DOENÇAS DAS GRANDES ALTITUDES

### DEFINIÇÃO

Distúrbios neurológicos e pulmonares, decorrentes principalmente dos efeitos diretos da hipoxia nos tecidos, ocorrem em indivíduos que ascendem ou residem em altitudes de 2.133 m (7.000 pés) ou mais (Tabela 88.1).[3]

### EPIDEMIOLOGIA

A doença aguda das montanhas é a síndrome de grandes altitudes mais comum. Ocorre em aproximadamente 20% dos indivíduos que ascendem a altitudes de 2.133 a 2.743 m, 40% dos que sobem de 3.048 a 4.267 m e mais de 50% dos que ascendem acima de 4.267 m. A incidência da doença crônica das montanhas, também conhecido como doença de Monge, está entre 5 e 18%. Distúrbios neurológicos mais graves em razão de edema cerebral de grandes altitudes são raros, ocorrendo em aproximadamente 1 a 2% dos indivíduos que ascendem a altitudes superiores a 4.572 m. O edema pulmonar de grandes altitudes ocorre em aproximadamente 2 a 6% dos indivíduos saudáveis que ascendem a altitudes de 2.438 m a 4.572 m. No entanto, a incidência em indivíduos com história prévia de edema pulmonar de grandes altitudes pode chegar a 60% ou mais durante ascensões rápidas. A ocorrência de hemorragia retiniana de grandes altitudes é de aproximadamente 33% nos indivíduos que sobem até 5.791 m e é considerada comum também em altitudes menores. A hemorragia retiniana de grandes altitudes não está associada a edema pulmonar de grandes altitudes ou a consequências visuais a longo prazo.

### BIOPATOLOGIA

A hipoxemia clinicamente significativa é o fator subjacente em todas as doenças das grandes altitudes. A diminuição da pressão barométrica durante uma subida a grandes altitudes causa diminuição na pressão alveolar de oxigênio ($PaO_2$). Por exemplo, a $PaO_2$ cai de 105 mmHg ao nível do mar para 60 mmHg a 3.048 m e para 40 mmHg a 5.486 m. Abaixo de 60 mmHg, o oxigênio se dissocia da hemoglobina mais prontamente (ver Figura 149.1), diminuindo, assim, a saturação de oxigênio e o suprimento de oxigênio aos tecidos. O efeito é ainda mais perceptível em pacientes com capacidade de difusão prejudicada, como ocorre no enfisema pulmonar, nas doenças pulmonares intersticiais ou na insuficiência cardíaca. Além disso, o aumento do impulso ventilatório induz alcalose respiratória aguda. No encéfalo, a hipoxia tecidual causa vasodilatação cerebral, enquanto condições hipobáricas provocam vasoconstrição cerebral. Na hipoxemia grave, a vasodilatação é a provável causa do edema cerebral em indivíduos suscetíveis. A resposta à hipoxemia nos pulmões é principalmente o aumento da pressão arterial pulmonar em razão da vasoconstrição pulmonar hipóxica, que resulta em lesão reversível dos capilares pulmonares, aumento da permeabilidade capilar e, por fim, edema pulmonar. A redução do consumo de oxigênio também ocorre, talvez em razão do comprometimento da função mitocondrial. Já foram observados distúrbios respiratórios do sono, mas eles têm importância clínica mínima, se houver alguma.

### MANIFESTAÇÕES CLÍNICAS

Os sintomas da doença aguda das montanhas começam 2 a 3 horas depois da ascensão e incluem dispneia, tontura, fadiga, náuseas, anorexia, cefaleia e insônia.[4] A maioria dos sintomas desaparece em 2 a 3 dias, embora a insônia possa persistir. Manifestações crônicas de cefaleia, fadiga, transtornos do sono, dispneia e distúrbios digestórios são vistos na doença crônica das montanhas em indivíduos que residem em altitudes mais elevadas. A doença crônica das montanhas pode estar associada à policitemia (concentrações de hemoglobina acima de 21 g/dℓ). Sintomas neurológicos graves do edema cerebral de altitude incluem ataxia e confusão mental que podem progredir para coma ou morte. Os sinais/sintomas do edema pulmonar de grandes altitudes, que geralmente começam 2 a 4 dias após a ascensão para altitudes mais elevadas, incluem dispneia, tosse e taquicardia. Observam-se alterações fundoscópicas de hemorragias em chama de vela na hemorragia retiniana de grandes altitudes.

### DIAGNÓSTICO

O diagnóstico da maioria das doenças de grandes altitudes é feito com base nas manifestações clínicas em grandes altitudes. O diagnóstico de doença crônica das montanhas, e uma forma mais branda, frequentemente denominada doença subaguda das montanhas, é mais desafiador porque pode mimetizar outras doenças cardiopulmonares, neurológicas ou psiquiátricas. Os indivíduos com doença crônica das montanhas geralmente têm concentrações mais altas de hemoglobina, níveis séricos mais elevados de eritropoetina, frequências cardíacas noturnas mais altas, saturação noturna de oxigênio mais baixa e pressão arterial (sistólica e diastólica) mais alta do que em indivíduos normais que vivem em altitudes semelhantes.

### PREVENÇÃO

A prevenção das doenças de grandes altitudes pode ser realizada evitando-se a ascensão por indivíduos de alto risco, como crianças pequenas e aqueles com história pregressa de doenças de grandes altitudes. A ascensão gradual e a aclimatação são cruciais para a prevenção de doenças de grandes altitudes, especialmente em altitudes extremas. Em altitudes de até 3.048 m, podem ser necessários 2 a 3 dias ou mais para o ajuste aos efeitos da hipoxemia. Para os montanhistas, as recomendações atuais são de não subir mais do que aproximadamente 984 pés (300 m) por dia em altitudes superiores a 9.843 pés (3.000 m).

Quando a ascensão rápida for inevitável, como em voos para locais de grande altitude, o inibidor da anidrase carbônica acetazolamida (62,5 mg ou 125 mg VO, 2 vezes/dia)[A1] fornece profilaxia efetiva contra a doença aguda das montanhas e 125 mg à noite podem melhorar o sono[A2] (Tabela 88.2). Outros medicamentos que mostraram ser efetivos na prevenção da doença aguda das montanhas em ensaios clínicos randomizados e controlados são dexametasona (2 mg a cada 6 horas ou 4 mg a cada 12 horas), prednisolona (20 mg/dia),[A3] ibuprofeno (600 mg, 3 vezes/dia)[A4] e sumatriptana (50 mg VO, 1 vez após a subida), embora uma comparação direta tenha mostrado que o ibuprofeno não foi tão eficaz quanto a acetazolamida.[A4b] Para a prevenção do edema pulmonar de grandes altitudes em indivíduos suscetíveis, as opções incluem o agonista beta-adrenérgico de ação prolongada salmeterol (125 μg inalados 2 vezes/dia),

| Tabela 88.1 | Síndromes de grandes altitudes. |
|---|---|
| **SÍNDROME** | **DESCRIÇÃO CLÍNICA** |
| Doença aguda das montanhas | Comum depois de ascensão recente a altitudes acima de 2.133 m; os sintomas incluem cefaleia, anorexia e mal-estar |
| Doença crônica das montanhas | Ocorre em 5 a 18% dos indivíduos que vivem acima de 3.048 m; os sintomas incluem cefaleia, fadiga, dispneia e distúrbios digestórios |
| Edema pulmonar de grandes altitudes | Ocorre em 2 a 6% dos indivíduos em altitudes superiores a 2.895 m; os sinais/sintomas incluem dispneia, tosse e taquicardia |
| Hemorragia retiniana de grandes altitudes | Comum acima dos 4.572 m; alterações assintomáticas ou reversíveis da visão |
| Edema cerebral de grandes altitudes | Ocorre em 1 a 2% dos indivíduos em altitudes superiores a 4.572 m; os sinais/sintomas incluem confusão mental, ataxia, alucinações, coma ou morte |

## CAPÍTULO 88 Lesões Físicas e Químicas do Pulmão

**Tabela 88.2** Medicação recomendada para prevenção e tratamento das doenças das grandes altitudes.

| MEDICAMENTO | INDICAÇÃO | VIA | DOSE |
|---|---|---|---|
| Acetazolamida | Prevenção da DAM, ECGA | Oral | 62,5 mg ou 125 mg, 2 vezes/dia |
| | Tratamento da DAM* | Oral | Pediátrica: 2,5 mg/kg, 12/12 h<br>250 mg, 2 vezes/dia<br>Pediátrica: 2,5 mg/kg, 12/12 h |
| Dexametasona | Prevenção da DAM, ECGA | Oral | 2 mg, 6/6 h ou 4 mg, 12/12 h<br>Pediátrica: não deve ser usada para profilaxia |
| | Tratamento da DAM, ECGA | Oral IV, IM | DAM: 4 mg, 6/6 h<br>ECGA: 8 mg, 1 vez e depois 4 mg, 6/6 h<br>Pediátrica: 0,15 mg/kg/dose, 6/6 h |
| Nifedipino | Prevenção do EPGA | Oral | 30 mg da formulação SR, 12/12 h, *ou* 20 mg da formulação SR, 8/8 h |
| | Tratamento do EPGA | Oral | 30 mg da formulação SR, 12/12 h, *ou* 20 mg da formulação SR, 8/8 h |
| Tadalafila | Prevenção do EPGA | Oral | 10 mg, 2 vezes/dia |
| Salmeterol | Prevenção do EPGA | Inalado | 125 μg, 2 vezes/dia† |

*A acetazolamida também pode ser usada nessa dose como adjuvante da dexametasona no tratamento do ECGA, mas a dexametasona ainda é o tratamento primário para esse distúrbio.
†Não deve ser usado como monoterapia e deve ser usado apenas em conjunto com medicamentos orais.
DAM = doença aguda das montanhas; ECGA = edema cerebral de grandes altitudes; EPGA = edema pulmonar de grandes altitudes; SR = liberação prolongada; IV = intravenoso; IM = intramuscular.

o inibidor da fosfodiesterase tadalafila (10 mg, 2 vezes/dia), o bloqueador dos canais de cálcio nifedipino (20 mg da formulação de liberação lenta a cada 8 horas ou 30 mg da formulação de liberação lenta a cada 12 horas) e a dexametasona (8 mg, 2 vezes/dia).

### TRATAMENTO

Para sinais/sintomas agudos potencialmente fatais, como edema pulmonar de grandes altitudes e edema cerebral de grandes altitudes, o melhor tratamento é a descida imediata, se possível, combinada com oxigenoterapia suplementar e, se necessário, o uso de uma câmara hiperbárica portátil. Para indivíduos que desenvolvem sinais/sintomas menos graves, sildenafila (50 mg, dose única) consegue aumentar a capacidade de exercício em altitude em 10 a 35%. O aumento das concentrações de oxigênio inalado em instalações de trabalho em altitudes elevadas também melhora a produtividade e a qualidade do sono. A teofilina de liberação prolongada (300 mg/dia) reduz significativamente os sinais/sintomas da doença aguda das montanhas em comparação com o placebo, e a acetazolamida (250 mg, 2 vezes/dia) é útil no tratamento dos sinais/sintomas da doença das montanhas, tanto aguda quanto crônica.[A6] Formas mais leves da doença aguda das montanhas, como cefaleia, podem ser tratadas com doses típicas de anti-inflamatórios não esteroides (AINEs), incluindo ácido acetilsalicílico (AAS) ou paracetamol.

### PROGNÓSTICO

Os sintomas da doença das grandes altitudes respondem rapidamente à descida imediata. No entanto, o edema cerebral de grandes altitudes e o edema pulmonar de grandes altitudes podem ser fatais, sobretudo em altitudes e condições climáticas extremas, quando a descida pode ser impossível.

## DOENÇAS DESCOMPRESSIVAS: SÍNDROME DESCOMPRESSIVA, BAROTRAUMA E EMBOLIA GASOSA ARTERIAL

### DEFINIÇÃO

A exposição a mudanças na pressão ambiente causa um espectro de doenças, seja por aumentar ou diminuir o volume de gás nas cavidades corporais cheias de ar ou por causar a liberação de bolhas de gás inertes da solução em tecidos ou vasos sanguíneos. Os sinais/sintomas associados à diminuição da pressão ambiente, que ocorrem mais comumente com a subida da profundidade durante um mergulho recreativo ou ocupacional, são conhecidos como doença descompressiva. A forma mais comum de doença descompressiva é a síndrome descompressiva, que é classificada como tipo I (sintomas leves, como fadiga geral ou dor nas articulações) ou tipo II (distúrbios neurológicos ou cardiopulmonares mais graves). As formas de doenças descompressivas potencialmente fatais incluem o barotrauma pulmonar e as síndromes de embolia gasosa arterial. Durante a descida de um mergulho, o aumento da pressão ambiente pode causar sintomas leves de dor facial ou nos seios paranasais, muitas vezes chamados de *squeezes*.[a]

### EPIDEMIOLOGIA

Além dos aproximadamente 9 milhões de mergulhadores recreativos nos EUA, aviadores, astronautas e trabalhadores que lidam com ar comprimido também estão expostos a mudanças na pressão ambiente que podem causar doenças descompressivas. Estima-se que a taxa de incidência anual de síndrome descompressiva dos tipos I ou II em mergulhadores recreativos seja de um caso a cada 5 mil a 10 mil mergulhos. A cada ano, ocorrem aproximadamente mil episódios de síndromes descompressivas graves o suficiente para justificar a terapia de recompressão; até 10% desses episódios são fatais. Fatores de risco bem conhecidos para as síndromes descompressivas incluem mergulhos de longa duração, mergulhos profundos, mergulhos repetitivos, esforço intenso em águas profundas, água fria e subida rápida. Há risco adicional em indivíduos que experimentam reduções adicionais na pressão ambiente após o mergulho, como ao utilizar aeronaves comerciais ou particulares ou dirigir em áreas montanhosas.

### BIOPATOLOGIA

Os princípios da lei de Boyle e da lei de Henry descrevem as propriedades dos gases durante as mudanças na pressão ambiente. A lei de Boyle afirma que o volume de um gás varia inversamente às mudanças na pressão, $P_1V_1 = P_2V_2$. Durante a descida de um mergulho, a dor decorrente de *squeezes* é causada pelo aumento das pressões ambientais que não são equalizadas por aumento compensatório do volume de gás. A pressão negativa resultante causa um efeito de vácuo na máscara associado ao ingurgitamento dos vasos sanguíneos nos tecidos adjacentes, como vasos periorbitais e oculares, e pode resultar em edema, dor e hemorragias subconjuntivais. Seios paranasais, orelha média e meato acústico externo também podem ser afetados.

O barotrauma nos tecidos sinusal, ótico ou pulmonar pode ser decorrente de mudanças nas pressões ambientais e do aumento ou diminuição resultante no volume de gás. Durante a descida, a diminuição do volume de gás causa ingurgitamento vascular nos seios paranasais e compartimentos óticos e pode resultar em ruptura das membranas timpânicas ou da orelha interna. Durante a subida, prender a respiração, sobretudo com dispositivos de ar comprimido (mergulho autônomo), e a existência de doença pulmonar obstrutiva com tempos de expiração tardios e retenção de ar prejudicam o equilíbrio e aumentam o risco de barotrauma pulmonar (e-Figura 88.1). Se o volume de gás em expansão causar um gradiente de pressão entre os alvéolos e o interstício pulmonar que exceda a complacência do pulmão, a ruptura alveolar provocará enfisema pulmonar intersticial. A extensão adicional do gás ao longo dos tecidos pulmonares pode causar barotrauma adicional, levando a pneumotórax, enfisema mediastinal, pneumopericárdio e enfisema de tecidos moles.

A embolia gasosa arterial, que é uma consequência grave do barotrauma pulmonar, resulta no desenvolvimento de gás livre na circulação arterial pulmonar. As bolhas resultantes podem, então, entrar na circulação sistêmica, sobrepujando o mecanismo de filtragem dos capilares pulmonares ou por meio de desvio (*shunt*) intracardíaco da direita para a esquerda (Capítulo 61), como um forame oval pérvio. As bolhas podem, então, migrar para o encéfalo, a medula espinal, o coração, o pulmão ou o rim e levar à isquemia ou infarto do tecido.

---

[a]N.R.T.: Segundo o manual *Padrões de Consenso para Operações de Mergulho Comercial e Subaquáticas* da Association of Diving Contractors International, compressão (*squeeze*) consiste na falta de equalização entre as partes do corpo ou entre o corpo e o equipamento.

A lei de Henry afirma que a solubilidade de um gás no líquido é proporcional à pressão parcial desse gás acima do líquido. O aumento da pressão parcial dos gases durante a descida, portanto, fará com que o volume de gás dissolvido nos capilares pulmonares aumente. O oxigênio dissolvido é usado durante o metabolismo normal do corpo; entretanto, o nitrogênio inerte, abundante no ar inspirado, é dissolvido no sangue e nos tecidos, principalmente na gordura, onde é cinco vezes mais solúvel do que na água. Durante a subida, a diminuição da pressão ambiente faz com que os tecidos se tornem supersaturados com nitrogênio, e o nitrogênio é subsequentemente liberado nos vasos sanguíneos e nos tecidos como bolhas de gás. As bolhas de gás induzidas pela descompressão causam doenças descompressivas por compressão mecânica dos tecidos ou embolização ao longo dos vasos sanguíneos até os órgãos terminais. As bolhas que obstruem os capilares ou vênulas danificam o endotélio e causam isquemia do tecido, o que leva à ativação de mediadores inflamatórios ou lesão de reperfusão do tecido. Embora não sejam bem compreendidos, os efeitos tóxicos decorrentes do aumento da pressão parcial dos gases também podem contribuir para os sinais/sintomas da doença descompressiva, possivelmente pela desnaturação de proteínas e liberação de ácidos graxos das membranas celulares.

### MANIFESTAÇÕES CLÍNICAS E DIAGNÓSTICO

Os sinais/sintomas da doença descompressiva podem ocorrer minutos e até 24 horas ou mais após a exposição a mudanças na pressão ambiente associadas a mergulhos a 6 m de profundidade ou mais.[5] A gravidade dos sintomas depende da velocidade e da magnitude da mudança da pressão ambiente e pode variar entre os indivíduos. O diagnóstico é baseado nas manifestações clínicas, que podem ser classificadas entre aquelas causadas pela formação de bolhas de gás nitrogênio inerte ou pelos efeitos tóxicos localizados do gás (associados à síndrome descompressiva), barotrauma associado à descida (sinusite ou barotrauma ótico), barotrauma associado à ascensão (barotrauma pulmonar) ou síndromes de embolia gasosa arterial mais graves.

Os sinais/sintomas variam de acordo com a localização da formação de bolhas. Por exemplo, a síndrome descompressiva do tipo I, também conhecida como mal dos mergulhadores, está tipicamente associada a dor nas articulações, de leve a forte, e dormência nos membros. Também podem ocorrer erupções cutâneas e linfedema. Os sinais/sintomas da síndrome descompressiva tipo II podem ser sistêmicos (fadiga, choque hipovolêmico), cardiopulmonares (tosse, dor torácica subesternal, taquipneia, asfixia), óticos (vertigem, perda auditiva) ou neurológicos (ataxia, afasia, distúrbios da fala, incontinência urinária, confusão mental, alterações de personalidade, depressão, paralisia e perda de consciência).

O barotrauma ótico, que geralmente ocorre durante a descida, pode afetar as orelhas externa, média ou interna (Capítulo 398). Os sintomas da orelha externa, como sensação de plenitude aural ou otalgia, são causados pelo bloqueio do canal, por exemplo, pelo uso de protetores auriculares ou cerume. Sinais/sintomas de otalgia, vertigem, tinido, perda auditiva condutiva transitória e paralisia do nervo facial relacionados à orelha média ocorrem quando a equalização inadequada das pressões resulta em bloqueio das tubas auditivas, tipicamente em associação à rinite alérgica ou infecções respiratórias superiores. O barotrauma da orelha interna, que é uma forma mais grave de barotrauma ótico, está associado à pressão intracraniana elevada e à ruptura da membrana da orelha interna. O barotrauma da orelha interna causa surdez neurossensorial, tinido, vertigem, náuseas e vômito. O barotrauma sinusal tipicamente ocorre durante a descida, está associado a dor facial e epistaxe e ocorre com mais frequência em indivíduos com inflamação da mucosa por alergia ou infecção.

Deve-se suspeitar de barotrauma pulmonar, que é a segunda principal causa de morte de mergulhadores, após mergulho, sobretudo em indivíduos que correm risco, que apresentam dor pleurítica súbita, dispneia ou tosse. Os achados do exame físico incluem taquipneia, enfisema subcutâneo e macicez à percussão ou diminuição do murmúrio vesicular durante um pneumotórax. O desenvolvimento de pneumotórax hipertensivo (Capítulo 92) ou pneumomediastino grave pode causar diminuição do retorno venoso do sangue sistêmico e redução da pré-carga cardíaca, situação caracterizada por hipotensão que pode levar a choque refratário ou parada cardíaca. Recomendam-se radiografias de tórax e pescoço para o diagnóstico, principalmente porque o pneumotórax tem de ser tratado com toracostomia com dreno torácico antes da recompressão.

Como as síndromes de embolia gasosa arterial são causadas por barotrauma pulmonar, uma avaliação neurológica cuidadosa é essencial. Os achados neurológicos são semelhantes aos de um acidente vascular encefálico (AVE) agudo (Capítulo 379), com manifestações de déficits motores focais ou unilaterais, distúrbios visuais, déficits sensoriais, dificuldades de fala e transtornos cognitivos, incluindo perda de consciência. Os sintomas geralmente ocorrem 10 minutos após a subida. Os sintomas neurológicos tardios mais provavelmente são causados pela síndrome descompressiva do tipo II.

### PREVENÇÃO

As orientações são o método mais efetivo de prevenção da doença descompressiva.[6] Antes de realizar atividades relacionadas com mergulho, todos os indivíduos devem passar por um programa de treinamento completo e intensivo. A instrução de técnicas adequadas de equalização da pressão é essencial na prevenção de doenças descompressivas. Indivíduos com asma brônquica que desejam mergulhar devem ser avaliados por um médico (de preferência com conhecimento na área da medicina do mergulho), não apresentar sibilos ao exame físico e exibir espirometria normal antes e após o exercício. A doença pulmonar estrutural (p. ex., cistos ou bolhas pulmonares) está associada ao aumento significativo do risco de pneumotórax e é uma contraindicação ao mergulho. A existência de *shunt* intracardíaco da direita para a esquerda conhecido, como um forame oval pérvio, não é uma contraindicação absoluta ao mergulho, embora seja recomendado um mergulho conservador e os pacientes devem ser alertados de que correm risco aumentado de doença descompressiva.

### TRATAMENTO

Os sinais/sintomas da doença descompressiva em altitude devem ser tratados com suplementação de oxigênio e retorno à altitude mais baixa possível. Doenças descompressivas graves associadas ao mergulho requerem avaliação clínica imediata pela equipe de emergência, incluindo suporte básico e avançado de vida (Capítulo 57) quando houver instabilidade hemodinâmica. O pneumotórax (Capítulo 92) deve ser tratado imediatamente com descompressão por agulha ou toracostomia com dreno torácico. Os sinais/sintomas que persistem por mais de 2 horas ou aumentam de intensidade requerem terapia de recompressão, preferencialmente com oxigênio a 100% ou transferência para uma instituição com câmara hiperbárica, onde devem ser seguidos os protocolos padrão. Os dois únicos ensaios clínicos randomizados que avaliaram a terapia de recompressão descobriram que a adição de tenoxicam (20 mg/dia, não disponível nos EUA) ou uma mistura de hélio-oxigênio (em vez de oxigênio puro) diminui o número de sessões de recompressão necessárias em mergulhadores com doença descompressiva, mas nenhum dos dois melhorou a efetividade geral da terapia de recompressão.[A7]

### PROGNÓSTICO

A sobrevida de pacientes com doença descompressiva depende de avaliação e tratamento clínico imediatos. A oxigenoterapia hiperbárica imediata de acordo com os protocolos padrão está associada à resolução dos sinais/sintomas em 95% dos casos. No entanto, os sinais/sintomas da doença descompressiva, mesmo os déficits neurológicos, podem responder à terapia de recompressão após atrasos de 24 horas ou mais.

## LESÕES POR INALAÇÃO

### Inalação de fumaça e lesão térmica

#### DEFINIÇÃO

Complicações pulmonares, em grande parte causadas pela inalação de fumaça, ocorrem em uma grande proporção de vítimas de queimaduras (Capítulo 103) e são responsáveis por um número substancial de mortes nesses pacientes. Mesmo aqueles que não sofrem queimaduras superficiais em um incêndio podem inalar fumaça suficiente para causar lesões nos pulmões ou nas vias respiratórias.

#### EPIDEMIOLOGIA

Os códigos de construção modernos e a presença generalizada de equipes de combate a incêndios nas comunidades diminuíram a importância do fogo como causa de morte nos EUA. No entanto, o fogo continua causando milhares de mortes anualmente. Além disso, incêndios em grande escala com vítimas em massa e incêndios florestais que afetam grandes áreas geográficas ainda ocorrem ocasionalmente.

### PATOGÊNESE

A fumaça perde calor rapidamente à medida que passa pelas vias respiratórias superiores; portanto, a lesão térmica direta frequentemente é limitada à mucosa das vias respiratórias supraglóticas. Uma exceção notável é a inalação de vapor, que pode produzir lesão térmica em todas as vias respiratórias. A lesão por inalação de fumaça afeta todo o trato respiratório. A patogênese da inalação de fumaça é complicada pela grande variedade de irritantes pulmonares contidos na fumaça, muitos dos quais são diretamente tóxicos às células epiteliais ou alveolares respiratórias: aldeídos como acroleína, acetaldeído e formaldeído; ácidos, como ácido clorídrico, fluorídrico e cianídrico; e amônia, óxidos de nitrogênio e fosgênio.

Os irritantes podem induzir rapidamente a uma inflamação neutrofílica intensa, que evolui durante 12 a 24 horas após a lesão e é caracterizada por edema e ulceração da mucosa, aumento anormal da permeabilidade dos capilares pulmonares com resultante vazamento capilar e disfunção epitelial, alveolar e imunocelular. Pode ocorrer broncospasmo ou broncorreia, e os processos podem resultar em SDRA. Além disso, como o oxigênio é consumido em incêndios, respirar ar hipóxico por períodos prolongados por si só pode potencializar outras lesões ou causar hipoxemia clinicamente significativa.

### MANIFESTAÇÕES CLÍNICAS

A lesão térmica da mucosa das vias respiratórias superiores pode causar comprometimento das vias respiratórias, particularmente em razão do edema da laringe, às vezes rapidamente e às vezes ao longo das primeiras 12 a 24 horas.[7] Queimaduras na face, na boca e no pescoço podem danificar externamente e distorcer estruturas das vias respiratórias superiores e causar comprometimento das vias respiratórias, tanto subagudamente quanto tardiamente. A lesão por inalação se manifesta principalmente com broncospasmo e broncorreia, que causam tosse, dispneia ou sibilos e podem progredir rapidamente para insuficiência respiratória. O acúmulo de secreções, a falha na depuração mucociliar e nos mecanismos imunológicos e a necrose epitelial predispõem à infecção pulmonar, particularmente 3 a 5 dias após a lesão. As complicações pulmonares tardias também podem ser causadas indiretamente pela formação de escaras e restrição do movimento torácico.

### DIAGNÓSTICO

Pacientes com queimaduras aparentes ou suspeitas (Capítulo 103) devem ser avaliados emergencialmente para determinar se as vias respiratórias estão permeáveis. Queimaduras na cabeça ou no pescoço, dificuldade respiratória, estridor ou mucosa oral visivelmente eritematosa ou edematosa devem levar à avaliação laringoscópica imediata da orofaringe e das vias respiratórias supraglóticas. A hipoxemia pode se desenvolver e ser grave o suficiente para atender aos critérios para SDRA. Deve-se realizar radiografias de tórax em série para detectar a evolução da lesão pulmonar ou superinfecção.

### TRATAMENTO

Se a permeabilidade das vias respiratórias estiver ameaçada, deve-se realizar uma intubação endotraqueal imediatamente.[8] A demora pode resultar em aumento do edema e maior dificuldade técnica à intubação. Os pacientes que não puderem ser intubados devem receber uma traqueostomia de emergência realizada cirurgicamente. Em razão do risco de SDRA, deve-se considerar a ventilação mecânica com volume corrente alvo de 4 a 6 m$\ell$/kg do peso corporal ideal. Todos os pacientes devem receber suplementação de oxigênio com a meta de fornecer uma alta fração de oxigênio inspirado (F$IO_2$) para reverter os efeitos da hipoxemia e da inalação de monóxido de carbono (ver adiante). Dados preliminares sugerem que os anticoagulantes inalados atenuam o desenvolvimento de lesão pulmonar aguda, embora atualmente faltem estudos prospectivos bem planejados.[9] A higiene pulmonar é essencial para remover as secreções em caso de broncorreia e descamação epitelial. Em razão do risco de superinfecção, deve-se vigiar atentamente sinais de infecção, incluindo a realização de uma broncoscopia diagnóstica se houver suspeita de pneumonia associada à ventilação mecânica.

### PROGNÓSTICO

Pacientes que sobrevivem a queimaduras e se recuperam geralmente não apresentam sequelas pulmonares a longo prazo. As traqueostomias colocadas no momento da lesão em geral podem ser removidas posteriormente, a menos que as estruturas das vias respiratórias estejam danificadas ou distorcidas. Comprometimento da função pulmonar é incomum, mas pode se manifestar como hiper-reatividade das vias respiratórias, a denominada síndrome de disfunção reativa das vias respiratórias.

## Envenenamento por monóxido de carbono

### DEFINIÇÃO E EPIDEMIOLOGIA

O monóxido de carbono (CO) é um gás incolor e inodoro produzido pela combustão de combustíveis à base de carbono. Em razão da onipresença dessas substâncias, a inalação de CO frequentemente é coincidente com a inalação de fumaça em incêndios ou pode ocorrer acidentalmente em associação com equipamentos com defeito ou ventilação inadequada das emissões de aquecedores, fogões, motores de combustão ou outros aparelhos semelhantes. Além disso, a inalação intencional de CO é um método comumente usado em tentativas de suicídio. A inalação de CO é a principal causa de morte por envenenamento (Capítulo 102) em todo o mundo.

### BIOPATOLOGIA

O CO se difunde prontamente através da interface alveolocapilar e se liga à hemoglobina com afinidade extremamente alta. Quando a molécula de carboxi-hemoglobina resultante sofre uma alteração alostérica nos locais de ligação do oxigênio, a capacidade do oxigênio ligado de se dissociar e ser levado para os tecidos periféricos é bastante reduzida. Essa hipoxia tecidual pode causar grave comprometimento funcional e lesão isquêmica dos tecidos sensíveis ao oxigênio, principalmente no encéfalo e no coração.

### MANIFESTAÇÕES CLÍNICAS

A intoxicação leve por CO pode não ser reconhecida porque os sinais/sintomas são inespecíficos e incluem cefaleia, náuseas, mal-estar, fadiga e tontura. Nas intoxicações mais graves, as manifestações neuropsiquiátricas variam de transtornos discretos de atenção e cognição a agitação psicomotora, confusão mental, alucinação ou, nas piores intoxicações, convulsões ou coma franco. Os achados físicos, que geralmente são inespecíficos, incluem taquicardia ou hipertermia. A clássica coloração "vermelho-cereja" da pele, que se acredita estar associada à intoxicação por CO, raramente é vista. Outras manifestações de intoxicações graves são acidose láctica, disfunção cardíaca com arritmia ou isquemia, edema pulmonar e rabdomiólise.

### DIAGNÓSTICO

É necessário um alto índice de suspeita para o diagnóstico porque os achados clínicos são inespecíficos. Todos os pacientes sabidamente envolvidos em incêndios, tentativas de suicídio ou outros cenários compatíveis com exposições devem ter seus níveis de carboxi-hemoglobina arterial verificados por cooximetria. Embora os níveis não se correlacionem bem com os achados clínicos ou risco de complicações, os sinais/sintomas geralmente ocorrem em concentrações de carboxi-hemoglobina de 10% ou mais.

### TRATAMENTO

Todos os pacientes devem ser tratados com suplementação de oxigênio a 100%, que compete com o CO pelos locais de ligação da hemoglobina e o elimina gradualmente do sangue. Se o paciente precisar de ventilação mecânica em decorrência de um estado neurológico deprimido ou distúrbios respiratórios, deve-se administrar oxigênio a 100% pelo tubo endotraqueal. Faltam ensaios controlados randomizados conduzidos rigorosamente, mas a maior parte das diretrizes de especialistas endossa o tratamento com oxigênio hiperbárico a uma pressão de 2,5 a 3,0 atm, que pode aumentar o teor de oxigênio dissolvido no sangue em mais de 10 vezes.[10] Deve-se considerar pelo menos um tratamento de aproximadamente 2 horas em casos graves para reverter os efeitos da intoxicação aguda; três tratamentos com oxigênio hiperbárico em até 24 horas após o diagnóstico reduzem as sequelas neurocognitivas. Dados experimentais em camundongos sugerem que a fototerapia transesofágica em comprimentos de onda entre 532 e 690 nm pode dobrar a velocidade de dissociação do CO da hemoglobina,[11] enquanto outros dados mostram que a neuroglobina humana artificial pode se ligar ao CO 500 vezes mais fortemente do que a hemoglobina e pode se tornar um antídoto para o envenenamento por CO.[12] No entanto, nenhum desses tratamentos foi aprovado em seres humanos.

### PROGNÓSTICO

A taxa de mortalidade é altamente variável, de acordo com a gravidade da intoxicação, mas pode chegar a 30% nos casos graves. Aproximadamente dois terços dos pacientes que sobrevivem à intoxicação aguda se recuperam sem sequelas. No entanto, o achado de anormalidades cerebrais agudas na ressonância magnética pressagia sintomas neuropsiquiátricos a longo prazo, incluindo disfunção cognitiva, humor ou afeto anormal, transtornos de memória e outras anormalidades motoras ou sensitivas, que muitas vezes podem ocorrer no primeiro mês, mas podem demorar até 6 a 9 meses para surgir.[13]

#### Cianeto e outros gases

### BIOPATOLOGIA

Além do CO e irritantes pulmonares, pode haver formação de gás cianeto quando várias substâncias comumente encontradas, particularmente plásticos e têxteis, são queimadas. Esse gás é altamente tóxico e pode causar morbidade e morte rapidamente ao ligar-se às enzimas do citocromo e inibir a respiração celular.

Outros gases inalados que podem lesionar os pulmões em ambientes ocupacionais incluem amônia, cloro, dióxido de nitrogênio, poeira orgânica, paraquat, fosgênio (que também tem sido usado como arma química), dióxido de enxofre e vapores metálicos tóxicos, como cádmio e mercúrio.

### MANIFESTAÇÕES CLÍNICAS E DIAGNÓSTICO

A intoxicação por cianeto geralmente inclui choque, acidose láctica e coma; pode levar rapidamente à morte antes que os resultados dos exames laboratoriais estejam disponíveis. No cenário de possível exposição, uma saturação venosa elevada de oxigênio indica que o cianeto está impedindo as células de extrair oxigênio do sangue arterial.

Outros gases inalados que podem produzir respostas irritantes potentes incluem a amônia, o cloro e o dióxido de nitrogênio ("doença dos trabalhadores de silo"). O fosgênio é notável por sua propensão a causar sinais/sintomas tardios, até 24 horas após a exposição. Outros inalantes podem provocar uma pneumonite química aguda com dificuldade respiratória (Capítulo 87). Um grupo diverso de toxinas inaladas pode causar síndromes de febre inalatória, incluindo vapores de metais pesados, vapores de polímeros e aerossóis de pó orgânico contendo bactérias termofílicas, bactérias gram-negativas e suas endotoxinas associadas e elementos fúngicos. Essas inalações são caracterizadas por febre e mal-estar com manifestações respiratórias leves e também são notáveis por taquifilaxia à exposição repetida (e, portanto, chamada de febre da segunda-feira de manhã em alguns ambientes ocupacionais).

### TRATAMENTO[b]

Nos EUA, a intoxicação por cianeto é tratada com ampolas de nitrato de amila (uma ampola de 0,3 m$\ell$/min até o início da infusão de nitrato de sódio) para inalação. Este tratamento é seguido pela administração intravenosa de nitrito de sódio (300 mg em dose única; pode administrar 150 mg adicionais se os sinais/sintomas retornarem), que converte a hemoglobina em metemoglobina ao atrair cianeto ligado e livre. Por fim, os pacientes são tratados com tiossulfato de sódio intravenoso (dose única de 12,5 g; pode repetir metade da dose original se os sintomas retornarem), que converte o cianeto em íons tiocianato menos prejudiciais. Se houver carboxi-hemoglobinemia ou se o paciente tiver doença cardíaca ou pulmonar, o tiossulfato de sódio deve ser usado isoladamente em razão da toxicidade aditiva da metemoglobinemia.

A hidroxocobalamina (5 mg administrados IV uma vez, pode ser repetida até um total de 10 mg), que se liga diretamente ao cianeto, pode ser usada em conjunto com o tiossulfato de sódio. É considerada mais segura do que as ampolas de nitrato de amila, porque não causa metemoglobinemia e é mais adequada para o atendimento pré-hospitalar.

A base para o tratamento de outras inalações irritantes é remover o paciente imediatamente do ambiente tóxico e fornecer cuidados de suporte às lesões respiratórias. Dependendo da intensidade e da duração da exposição, a maior parte dos pacientes se recuperará completamente sem sequelas.

## INTOXICAÇÃO POR OXIGÊNIO

### DEFINIÇÃO

A insuficiência respiratória hipoxêmica frequentemente exige suplementação de oxigênio para manter a oxigenação tecidual. Em alguns contextos, como SDRA, os pacientes podem precisar de $F_{IO_2}$ alta por períodos prolongados para combater a hipoxia grave. No entanto, há muito se reconhece que o oxigênio é tóxico para os pulmões em concentrações maiores do que as encontradas no ar ambiente.

### BIOPATOLOGIA

Quando a concentração de oxigênio nas vias respiratórias é alta, aumenta a formação de espécies reativas de oxigênio e radicais livres. Em circunstâncias normais, os mecanismos antioxidantes inatos nos epitélios e nos alvéolos das vias respiratórias são suficientes para anular o efeito dessas moléculas. No entanto, em condições de doença crítica, a exposição prolongada a concentrações aumentadas dessas toxinas pode sobrecarregar essas defesas. Os radicais superóxido, peróxido de hidrogênio e hidroxila podem oxidar diretamente os componentes celulares. O dano celular potencializa a inflamação e pode ser sinérgico com processos inflamatórios já em andamento no pulmão doente; o resultado pode ser edema alveolar, formação de membranas hialinas, hipoxemia e progressão para fibrose e obliteração das estruturas alveolares e capilares. Além disso, a eliminação do nitrogênio dos espaços aéreos pode resultar em atelectasia absortiva se o oxigênio for removido pela circulação mais rápido do que pode ser reposto pela ventilação (especialmente no cenário de incompatibilidade ventilação-perfusão). A hiperóxia também pode piorar a hipercapnia por meio de múltiplos mecanismos, como ocorre em pacientes com DPOC que tenham retenção de dióxido de carbono.

### MANIFESTAÇÕES CLÍNICAS E DIAGNÓSTICO

Embora os níveis exatos de hiperóxia que causam lesão pulmonar não sejam claros, a lesão pulmonar parece ocorrer com a exposição a uma $F_{IO_2}$ de 50 a 60% após exposições de apenas 6 horas de duração. Em razão do alto fluxo de suplementação de oxigênio necessário para fornecer essa $F_{IO_2}$, a intoxicação por oxigênio é observada principalmente em pacientes sob ventilação mecânica para tratamento de insuficiência respiratória hipoxêmica. Esse nível de exposição pode causar traqueobronquite clinicamente detectável, demonstrável por manifestações de tosse e dispneia, bem como eritema das vias respiratórias que é visível macroscopicamente na broncoscopia. Essa síndrome pode prejudicar a depuração mucociliar e resultar em impactação de secreções, especialmente em conjunto com atelectasia absortiva.

Os pacientes suscetíveis à intoxicação por oxigênio geralmente já apresentam grau significativo de lesão do parênquima por outros processos. Assim, embora alguns pacientes possam parecer exibir uma síndrome de agravamento da doença alveolar, atelectasia, consolidação, hipoxemia e dano alveolar difuso, não está claro quando essas alterações estão relacionadas com a oxigenoterapia ou ocorrem apenas como parte da lesão pulmonar aguda por outras causas.

### TRATAMENTO

Como o nível limiar para a intoxicação por oxigênio não é conhecido, uma diretriz geral para o tratamento da insuficiência respiratória hipoxêmica (Capítulo 96) é que os pacientes sejam ventilados com a mais baixa $F_{IO_2}$ que consiga restaurar uma saturação de oxigênio aceitável. Uma $S_{aO_2}$ de 90%, correspondendo à $P_{aO_2}$ de 55 a 60 mmHg, geralmente é considerada o nível mínimo aceitável. Infelizmente, em condições de hipoxemia grave,

---

[b]N.R.T.: No Brasil, ver https://pesquisa.bvsalud.org/portal/resource/pt/biblio-859326.

como a SDRA, os pacientes geralmente precisam de $FIO_2$ próximo a 100% para alcançar esse nível de saturação de oxigênio. As manobras para melhorar a oxigenação sem aumentar a $FIO_2$ incluem a paralisia com infusões contínuas de agentes bloqueadores neuromusculares; vasodilatadores pulmonares inalados; transfusões de concentrados de hemácias para melhorar o aporte de oxigênio; estratégias de ventilação alternativas, como ventilação oscilatória de alta frequência, ventilação com liberação da pressão das vias respiratórias, ventilação de razão inversa e posicionamento em decúbito ventral; e manobras de recrutamento alveolar usando pressão expiratória final positiva ou pressões de insuflação aumentadas transitoriamente (Capítulo 97).

### PROGNÓSTICO

Os pacientes que sofrem intoxicação por oxigênio no cenário de exposição prévia à bleomicina podem apresentar fibrose pulmonar residual. Em outros pacientes, o impacto incremental da intoxicação por oxigênio no prognóstico é desconhecido.

## LESÃO PULMONAR

### Lesão pulmonar por radiação

#### DEFINIÇÃO

Exposições acidentais ou ocupacionais à radiação (Capítulo 17) geralmente são caracterizadas por toxicidade sistêmica que supera qualquer dano aos pulmões. Assim, a lesão pulmonar por radiação se refere à pneumonite que pode evoluir para fibrose pulmonar e que resulta do uso terapêutico de radiação ionizante, geralmente para neoplasias malignas.[14]

#### EPIDEMIOLOGIA

Até 50% dos pacientes que recebem radioterapia no tórax apresentam anormalidades radiográficas subsequentes; a duração e a dose da terapia afetam as chances de desenvolvimento de lesão pulmonar. No entanto, a maioria desses pacientes nunca terá lesão pulmonar por radiação que seja clinicamente significativa. Por motivos ainda não elucidados, a incidência de lesão pulmonar parece variar de acordo com o tipo de doença maligna subjacente e a modalidade de tratamento. A maior frequência é no câncer de pulmão (10 a 20%).

#### BIOPATOLOGIA E MANIFESTAÇÕES CLÍNICAS

A patogênese da lesão pulmonar por radiação frequentemente é dividida em três ou quatro fases, com base na evolução temporal. Tipicamente, a fase inicial ocorre imediatamente após a exposição e é caracterizada por lesão das células alveolares, que resultam em alveolite leve, recrutamento de células inflamatórias, extravasamento capilar e edema pulmonar. Essas alterações geralmente são assintomáticas; os pacientes não procuram atendimento clínico, embora a radiografia de tórax seja anormal se realizada. Na maioria dos pacientes, essas alterações desaparecem sem progressão em 1 a 3 meses.

Uma minoria de pacientes evolui para a fase seguinte, em que as células alveolares descamam e os alvéolos se enchem de líquido rico em proteínas. Nessa fase, conhecida como pneumonite por radiação, os pacientes se queixam de tosse, dispneia e, ocasionalmente, febre ou dor torácica pleurítica. Casos graves podem se manifestar com insuficiência respiratória hipoxêmica. Essa fase geralmente melhora 3 a 6 meses após a exposição e é seguida por uma fase de organização, na qual o edema alveolar desaparece e os alvéolos danificados são curados. Clinicamente, os sinais/sintomas dos pacientes costumam melhorar durante esse período. No entanto, essa fase também é caracterizada pela proliferação de fibroblastos e deposição de colágeno no pulmão. Em uma minoria de pacientes, esse processo passará despercebido e resultará em fibrose clinicamente significativa, com perda progressiva da superfície alveolocapilar e desenvolvimento de doença pulmonar restritiva.

#### DIAGNÓSTICO

A história clínica e a avaliação radiográfica costumam ser suficientes para o diagnóstico de lesão pulmonar por radiação, uma vez que os pacientes geralmente manifestam sintomas respiratórios e opacidades na radiografia de tórax após serem submetidos à radioterapia. A radiografia pode mostrar doença alveolar com preenchimento ou consolidação alveolar durante a fase de pneumonite, que pode progredir para um padrão intersticial e, por fim, faveolamento com distorção do parênquima na fase crônica. Como a radiação provoca, caracteristicamente, lesão apenas no tecido pulmonar diretamente afetado, a radiografia pode mostrar opacidades bem delineadas e formar linhas retas que cruzam regiões anatomicamente distintas do pulmão. Este achado raramente é visto em outras condições.

O diagnóstico diferencial pode incluir pneumonia, recorrência e doença maligna metastática. Ocasionalmente, é necessária avaliação invasiva com lavado broncoalveolar (LBA) ou mesmo biopsia para excluir essas possibilidades se a história clínica e os exames de imagem não fornecerem um diagnóstico.

### TRATAMENTO

Corticosteroides, como prednisona 1 mg/kg de peso corporal por dia por 2 a 3 semanas, seguidos por redução gradual ao longo de várias semanas ou meses, são a base do tratamento. Os pacientes apresentam, com frequência, uma resposta drástica ao tratamento e os sinais/sintomas podem reaparecer após a interrupção do tratamento. Outros agentes imunossupressores foram usados com sucesso em relatos de casos de pacientes que não responderam aos corticosteroides. A amifostina profilática, um agente citoprotetor, reduz significativamente o risco de pneumonite por radiação, mas não melhora a sobrevida de pacientes que recebem radioterapia para câncer de pulmão. A decocção de *dixiong*, uma preparação à base de ervas chinesas, também diminuiu a incidência e a gravidade da pneumonite por radiação em pacientes com câncer de pulmão de células não pequenas.

### PROGNÓSTICO

Nos 2 anos após a exposição inicial, a progressão geralmente é lenta e os sinais/sintomas e a função pulmonar irão se estabilizar ou melhorar. Após esse período, outras melhorias ou piora são incomuns. Em casos graves que se tornam crônicos, os pacientes desenvolvem características de doença pulmonar intersticial avançada, incluindo hipertensão pulmonar e insuficiência respiratória hipóxica.

### Lesões por aspiração

#### DEFINIÇÃO

Em geral, a aspiração, que é definida como a inalação de qualquer substância estranha não gaseificada para os pulmões, refere-se especificamente à inalação de conteúdo gástrico ou secreções da orofaringe. A aspiração é uma ocorrência comum e, na maioria dos casos, melhora espontaneamente, sem manifestações clínicas. A aspiração clinicamente significativa pode variar de pneumonite aguda e insuficiência respiratória causada por uma única aspiração maciça até sintomas crônicos de doença respiratória causada pela aspiração recorrente em pequena escala. Essas síndromes podem se sobrepor à pneumonia que ocorre quando os pulmões são expostos a bactérias do sistema digestório (Capítulo 91).

#### BIOPATOLOGIA

O elemento comum da aspiração clinicamente significativa é o comprometimento dos mecanismos normais de proteção das vias respiratórias. Em circunstâncias normais, as vias respiratórias são protegidas pelo mecanismo normal da deglutição, pelo reflexo da tosse e pela anatomia das vias respiratórias supraglóticas. No entanto, mesmo indivíduos saudáveis apresentam microaspiração, apesar de terem mecanismos de proteção funcionais. Essas secreções são eliminadas pelos mecanismos normais de limpeza pulmonar.

Qualquer distúrbio nesses mecanismos de proteção pode resultar em lesão por aspiração nos pulmões. Um nível alterado de consciência pode prejudicar a deglutição normal e suprimir o reflexo de tosse. Mesmo em pacientes lúcidos, a lesão neurológica pode resultar em disfagia e aspiração concomitante, como em pacientes que apresentam déficits neurológicos bulbares em associação com AVE isquêmico. Pacientes com alterações anatômicas nas vias respiratórias ou orofaríngeas, como pacientes submetidos a cirurgia ou radioterapia para neoplasias malignas da cabeça e do pescoço, também são muito suscetíveis à aspiração de secreções orais.

A natureza do material aspirado também é importante para determinar se haverá lesão. É muito mais provável que material com pH inferior a 2,5, como conteúdo gástrico ácido, provoque pneumonite química significativa. Materiais particulados também aumentam a probabilidade de desenvolvimento de inflamação clinicamente significativa. É mais provável que a aspiração de grande volume com distribuição por todos os campos pulmonares provoque pneumonite aguda e grave.

Quando o material é aspirado para os pulmões, a lesão que ocorre é semelhante a uma queimadura química. O ácido lesa rapidamente as células epiteliais e alveolares das vias respiratórias; dentro de horas, as células tornam-se disfuncionais e ocorre vazamento capilar, resultando em edema pulmonar não cardiogênico profundo. Em casos graves, pode ocorrer dano alveolar difuso.

### MANIFESTAÇÕES CLÍNICAS

O epônimo clássico aplicado à pneumonia por aspiração é síndrome de Mendelsohn, que se refere a uma única aspiração de grande volume do conteúdo gástrico seguida por insuficiência respiratória hipoxêmica rapidamente progressiva que ocorre em algumas horas. Os pacientes podem apresentar tosse, dispneia, febre e dificuldade respiratória. O exame físico pode revelar crepitações difusas, sibilos, cianose e hipotensão. A radiografia de tórax pode mostrar um padrão de preenchimento alveolar com envolvimento bilateral difuso ou envolvimento de regiões dependentes, particularmente do lobo inferior direito, se o paciente estiver em pé no momento da aspiração. Em muitos pacientes, esse período de deterioração aguda é seguido por estabilização e resolução em 2 ou 3 dias. Em outros pacientes, a deterioração pode continuar e os pacientes podem atender aos critérios clínicos para SDRA. Se o volume do material aspirado for grande o suficiente, a aspiração inicial pode causar obstrução traqueal e asfixia.

Em pacientes que inicialmente melhoram, uma pequena porcentagem apresentará deterioração adicional depois de 2 ou 3 dias. Essa deterioração deve levar a uma investigação de superinfecção bacteriana.

### DIAGNÓSTICO

A anamnese e as manifestações geralmente são suficientes para o diagnóstico de pneumonite por aspiração. Deve-se considerar também se há pneumonia bacteriana e outras causas de SDRA, bem como edema pulmonar cardiogênico. Eritema e edema das vias respiratórias na broncoscopia podem ser sugestivos de aspiração. O LBA é útil na investigação de infecção bacteriana.

### PREVENÇÃO

A prevenção deve se concentrar na identificação dos pacientes que correm risco de aspiração e, em seguida, no uso de estratégias para minimizar o risco. Pacientes com disfunção da deglutição ou anormalidades das vias respiratórias podem trabalhar com fonoaudiólogos para aprender estratégias efetivas para engolir. Os pacientes que não respondem a essa abordagem podem se beneficiar da traqueostomia ou da alimentação enteral, que não evita a microaspiração, mas pode prevenir a aspiração de grande volume. No entanto, o risco de pneumonia por aspiração não é diferente entre pacientes com tubos nasogástricos em comparação com pacientes que têm tubos de gastrostomia por endoscopia percutânea. Em pacientes hospitalizados, principalmente naqueles com estado mental alterado em decorrência de doença ou sedação, estratégias simples, como evitar a alimentação oral e a adoção de posição semirreclinada, conseguem reduzir efetivamente o risco de aspiração. O uso de bloqueadores de histamina-2 ou inibidores da bomba de prótons (Capítulo 130) pode alterar o pH gástrico e reduzir o risco de lesões por secreções ácidas.

### TRATAMENTO

Em razão do caráter agudo e da gravidade da pneumonite por aspiração, deve-se atender prontamente o paciente para manter a permeabilidade das vias respiratórias. A orofaringe e a traqueia devem ser aspiradas para remover qualquer material potencialmente obstrutivo e deve-se realizar intubação endotraqueal se necessário (Capítulo 97). Frequentemente realiza-se broncoscopia para remover partículas residuais ou matéria sólida, mas esse procedimento não consegue remover as secreções ácidas, que danificam as vias respiratórias e o parênquima rapidamente e depois se tornam neutras. Deve-se fornecer suplementação de oxigênio conforme necessário para a hipoxia. Os corticosteroides não se mostraram benéficos. Os antibióticos devem ser reservados para pacientes que parecem ter desenvolvido superinfecção bacteriana (Capítulo 91).

### PROGNÓSTICO

Para pacientes com insuficiência respiratória grave ou SDRA, a taxa de mortalidade pode ser alta. Em outros, deve-se esperar melhora em alguns dias. Se o fator subjacente que levou à aspiração for irreversível, os pacientes têm probabilidade aumentada de episódios recorrentes.

## Pneumonia lipoide

### DEFINIÇÃO

A pneumonia lipoide é uma reação inflamatória crônica dos pulmões a substâncias lipídicas. A pneumonia lipoide exógena resulta da aspiração de óleos vegetais, animais ou (mais comumente) minerais.

### BIOPATOLOGIA

O agente mais frequentemente implicado é o óleo mineral usado como laxante e para reduzir a disfagia, seja na forma líquida transparente ou como vaselina. O óleo mineral é neutro e, quando introduzido na faringe, pode entrar na árvore brônquica sem provocar o reflexo de tosse. Também impede mecanicamente a ação ciliar do epitélio das vias respiratórias. O risco de aspiração de óleo mineral é aumentado em pacientes debilitados ou senis, naqueles com doença neurológica que interfira na deglutição e em pacientes com doença esofágica. O óleo mineral administrado na forma de gotas nasais para aliviar ressecamento nasal também pode causar pneumonia lipoide. A inalação de névoa de óleo mineral por mecânicos de aviões e automóveis também foi apontada como uma causa.

Os óleos minerais, que não podem ser hidrolisados no corpo, provocam uma reação inflamatória crônica que pode não se tornar clinicamente evidente até anos depois. Nos espaços alveolares, os macrófagos se acumulam e fagocitam o óleo emulsificado. Alguns macrófagos se desintegram, liberando suas enzimas lisossomais e o óleo. Os septos alveolares tornam-se espessos e edematosos, contendo linfócitos e macrófagos carregados de lipídios. Gotículas de óleo são vistas no sistema linfático pulmonar e nos linfonodos hilares. Mais tarde, desenvolve-se fibrose e a arquitetura pulmonar normal é borrada. Uma única amostra anatomopatológica pode incluir tanto o quadro inflamatório inicial quanto o quadro fibrótico posterior, em conformidade às aspirações repetitivas durante muitos meses ou anos. As lesões nodulares podem se assemelhar macroscopicamente a um tumor e ser chamadas de parafinomas.

### MANIFESTAÇÕES CLÍNICAS

A maioria dos pacientes é assintomática e chama a atenção do médico em razão de uma radiografia de tórax anormal. Quando os pacientes são sintomáticos, as queixas mais frequentes são tosse e dispneia aos esforços. Podem ocorrer dor torácica (às vezes de caráter pleurítico), hemoptise, febre (geralmente baixa), calafrios, sudorese noturna e perda de peso. Os achados no exame físico podem ser completamente normais, mas podem ser encontrados febre, taquipneia, macicez à percussão do tórax, sons respiratórios brônquicos ou broncovesiculares, estertores e roncos. Baqueteamento digital e *cor pulmonale* são raros.

### DIAGNÓSTICO

Na pneumonia lipoide leve, os valores da gasometria arterial podem ser normais quando o paciente está em repouso, mas podem mostrar hipoxemia após esforço físico. Na doença mais grave, desenvolvem-se hipoxemia em repouso, hipocapnia e alcalose respiratória leve. As provas de função pulmonar revelam defeito ventilatório restritivo; a complacência pulmonar está diminuída. O único achado laboratorial específico é o de macrófagos na expectoração, com aglomerados de vacúolos de 5 a 50 μm de diâmetro e que se coram de laranja forte pelo Sudão IV; gotículas extracelulares podem adotar coloração semelhante.

Ao exame radiográfico, as primeiras anormalidades são infiltrados alveolares, mais frequentemente nas partes inferiores do pulmão. Os infiltrados podem ser unilaterais ou bilaterais, localizados ou difusos; aerobroncogramas podem ser observados. Adenopatia hilar e a reação pleural são raras. À medida que a fibrose se desenvolve, ocorre perda de volume e aparecem infiltrados lineares e nodulares. Pode se desenvolver uma lesão sólida que se assemelha muito ao carcinoma broncogênico. A tomografia computadorizada de alta resolução (TCAR) geralmente mostra áreas consolidadas de baixa atenuação e padrão de mosaico (Figura 88.1).

O diagnóstico diferencial é extenso, principalmente na fase tardia, quando múltiplas outras causas de fibrose pulmonar têm de ser consideradas. A chave para o diagnóstico correto antes da biopsia é o relato de uso oral ou intranasal crônico de um óleo ou produto à base de lipídios ou exposição ocupacional a névoas de óleo. O achado de macrófagos carregados de lipídios no escarro ou no líquido de LBA também pode ser usado para confirmar o diagnóstico, sobretudo em associação com achados típicos na TCAR.

### TRATAMENTO E PREVENÇÃO

Quando o diagnóstico é feito e a aspiração é interrompida, o curso subsequente é variável. Como a única maneira de o pulmão se livrar do óleo mineral é pela expectoração, o paciente deve ser instruído a fazer exercícios de tosse cinética, que devem ser realizados várias vezes ao dia durante meses. Expectorantes não se mostraram úteis. Em alguns relatos de casos não controlados, os corticosteroides sistêmicos foram usados com sucesso em doses e durações variadas, mas a literatura sugere que eles não podem ser recomendados rotineiramente para o tratamento.

## Lesão pulmonar aguda relacionada com a transfusão

### DEFINIÇÃO

A síndrome de lesão pulmonar aguda relacionada com a transfusão (TRALI; Capítulo 167) envolve o rápido início de dificuldade respiratória minutos a horas após a transfusão de hemoderivados (plasma fresco congelado, plaquetas e concentrados de hemácias).[15] O quadro clínico inicial é indistinguível da lesão pulmonar aguda ou SDRA decorrente de outras causas, como sepse, politraumatismo e lesão pulmonar. A TRALI também pode ser confundida com edema pulmonar decorrente da sobrecarga de volume (Capítulo 52).

### EPIDEMIOLOGIA

A verdadeira incidência da TRALI não é conhecida; as taxas de incidência estão subestimadas em razão da dificuldade em distinguir a TRALI de outras causas de insuficiência respiratória aguda e da necessidade de avaliação diagnóstica trabalhosa e cara. As incidências relatadas variam de 1 em 1.000 a 1 em 100 mil unidades de hemoderivados transfundidos. O risco para TRALI varia de acordo com o tipo de hemoderivado transfundido; produtos obtidos de múltiplos doadores estão associados a maior incidência. Anualmente, são relatadas à FDA apenas 8 a 21 mortes relacionadas com a TRALI; mesmo estimativas liberais responsáveis pela subnotificação sugerem que o número pode chegar a 300 por ano, nas cerca de 25 milhões de transfusões realizadas nos EUA.

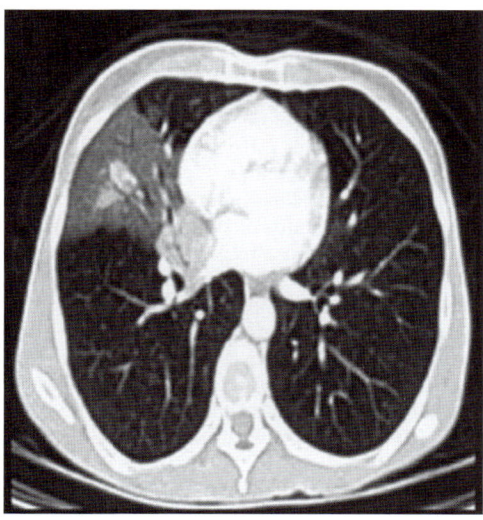

**FIGURA 88.1** Pneumonia lipoide na tomografia computadorizada.

### BIOPATOLOGIA

As manifestações fisiológicas da TRALI são causadas pelo preenchimento alveolar com líquido e proteína. Esse processo alveolar é resultado do aumento da permeabilidade microvascular em razão do dano endotelial pulmonar mediado por anticorpos contra leucócitos ou pelo *priming* e ativação de neutrófilos na circulação pulmonar por substâncias bioativas.

A TRALI ocorre mais comumente quando anticorpos contra antígeno leucocitário humano (HLA) do tipo I ou II ou anticorpos contra antígenos específicos de neutrófilos do doador se ligam aos leucócitos do receptor, levando à liberação de produtos oxidantes e não oxidantes prejudiciais. O desenvolvimento de anticorpos anti-HLA ocorre comumente em mulheres durante a gestação, e o aumento da paridade em doadoras de sangue está associado a risco aumentado de TRALI.

Acredita-se que os episódios de TRALI que ocorrem em pacientes sem anticorpos anti-HLA ou anticorpos contra antígenos específicos de neutrófilos no doador ou no receptor sejam causados por um processo de dois eventos (*hits*) de *priming* e ativação de neutrófilos. Os neutrófilos são preparados e sequestrados no pulmão por condições que frequentemente ocorrem em pacientes que precisam de hemoderivados, como politraumatismo, cirurgia ou sepse. Os neutrófilos preparados são então ativados por lipídios bioativos e citocinas armazenadas nos hemoderivados, causando lesão pulmonar e dano alveolar. Os níveis desses lipídios ou citocinas bioativos podem aumentar depois do armazenamento prolongado dos hemoderivados.

### MANIFESTAÇÕES CLÍNICAS

Embora a maioria dos casos de TRALI se manifeste 1 a 2 horas após a transfusão de hemoderivados, podem ocorrer taquipneia, hipoxemia, cianose, dispneia e febre durante a transfusão ou até 6 horas depois. Hipertensão ou hipotensão arterial ocorrem comumente, dependendo da gravidade da reação. Eliminação de líquido abundante, espumoso e rosado, pode ocorrer. A ausculta pulmonar geralmente revela crepitações bilaterais e diminuição dos sons respiratórios nas zonas pulmonares inferiores.

### DIAGNÓSTICO

Encontram-se infiltrados irregulares bilaterais consistentes com edema alveolar nas radiografias simples de tórax, geralmente sem derrames. A gasometria arterial mostra $Po_2$ reduzida, e exames laboratoriais adicionais podem revelar trombocitopenia ou leucopenia transitória. O diagnóstico de TRALI exige: início agudo de hipoxemia com $Pao_2/Fio_2$ inferior a 300 mmHg ou saturação de oxigênio no ar ambiente inferior a 90% durante ou dentro de 6 horas após uma transfusão; infiltrados bilaterais na radiografia de tórax; nenhuma evidência de hipertrofia atrial esquerda; ausência de lesão pulmonar aguda preexistente antes da transfusão; e nenhuma relação temporal com um fator de risco alternativo para lesão pulmonar aguda.

O diagnóstico de "possível TRALI" é feito em pacientes que tenham um diagnóstico simultâneo de outro fator de risco para lesão pulmonar aguda, incluindo lesão pulmonar direta decorrente de aspiração, pneumonia, inalação tóxica, contusão pulmonar ou afogamento não fatal e lesão pulmonar indireta decorrente de sepse grave, choque, politraumatismo, queimadura, pancreatite aguda, circulação extracorpórea ou *overdose* de substâncias psicoativas. A confirmação absoluta do diagnóstico exige pesquisa de HLA e anticorpos contra antígenos específicos de neutrófilos, geralmente realizados primeiro em doadores do sexo feminino, depois em doadores do sexo masculino e, por fim, no receptor.

### TRATAMENTO

A maioria dos casos é autolimitada e melhora em horas a dias com suplementação de oxigênio e cuidados de suporte. A reposição volêmica, associada ou não a vasopressores, é necessária para a hipotensão. Deve-se administrar ventilação mecânica como em qualquer outro caso de lesão pulmonar aguda, com estratégia de ventilação com baixo volume corrente para evitar lesões pulmonares adicionais. A diurese deve ser tentada com cautela e pode até ser prejudicial porque as pressões de enchimento intravascular costumam ser baixas.

### PROGNÓSTICO

A taxa de mortalidade por TRALI é de aproximadamente 5%. Se um doador implicado puder ser identificado, o receptor não deve receber mais transfusões desse doador, mas os pacientes não correm risco aumentado de novos episódios de TRALI a partir de transfusões de doadores não implicados.

 **Recomendações de grau A**

A1. McIntosh SE, Hemphill M, McDevitt MC, et al. Reduced acetazolamide dosing in countering altitude illness: a comparison of 62.5 vs 125 mg (the RADICAL trial). *Wilderness Environ Med.* 2019;30:12-21.
A2. Nieto Estrada VH, Molano Franco D, Medina RD, et al. Interventions for preventing high altitude illness: part 1. Commonly-used classes of drugs. *Cochrane Database Syst Rev.* 2017;6:CD009761.
A3. Tang E, Chen Y, Luo Y. Dexamethasone for the prevention of acute mountain sickness: systematic review and meta-analysis. *Int J Cardiol.* 2014;173:133-138.
A4. Pandit A, Karmacharya P, Pathak R, et al. Efficacy of NSAIDs for the prevention of acute mountain sickness: a systematic review and meta-analysis. *J Community Hosp Intern Med Perspect.* 2014;4:1-7.
A4b. Burns P, Lipman GS, Warner K, et al. Altitude sickness prevention with ibuprofen relative to acetazolamide. *Am J Med.* 2019;132:247-251.
A5. Xu Y, Liu Y, Liu J, et al. Meta-analysis of clinical efficacy of sildenafil, a phosphodiesterase type-5 inhibitor on high altitude hypoxia and its complications. *High Alt Med Biol.* 2014;15:46-51.
A6. Sharma S, Gralla J, Ordonez JG, et al. Acetazolamide and N-acetylcysteine in the treatment of chronic mountain sickness (Monge's disease). *Respir Physiol Neurobiol.* 2017;246:1-8.
A7. Bennett MH, Lehm JP, Mitchell SJ, et al. Recompression and adjunctive therapy for decompression illness. *Cochrane Database Syst Rev.* 2012;5:CD005277.

### REFERÊNCIAS BIBLIOGRÁFICAS

*As referências bibliográficas, bem como os outros materiais suplementares deste livro, encontram-se no GEN-IO, nosso ambiente virtual de aprendizagem.*

# 89

# SARCOIDOSE

MICHAEL C. IANNUZZI

### DEFINIÇÃO

A sarcoidose, uma doença granulomatosa sistêmica de causa desconhecida, é caracterizada por manifestações clínicas e evolução variáveis. Mais de 90% dos pacientes apresentam envolvimento torácico com aumento dos linfonodos mediastinais e hilares ou doença pulmonar parenquimatosa, mas qualquer órgão pode ser envolvido. As manifestações e a evolução variam desde doença assintomática com resolução espontânea até falência de sistemas de órgãos e morte.

### EPIDEMIOLOGIA

A sarcoidose ocorre em todo o mundo, afeta indivíduos de todos os grupos raciais e étnicos e pode se manifestar em qualquer idade. A doença geralmente se desenvolve antes dos 50 anos, com pico de incidência entre 20 e 39 anos. A incidência de sarcoidose flutua em todo o mundo, provavelmente em decorrência de diferenças nas manifestações da doença e nos métodos de vigilância usados. A incidência anual da doença é mais alta nos países do norte da Europa, onde há 5 a 40 casos por 100 mil pessoas. A incidência no Japão é de cerca de 1 a 2 casos por 100 mil pessoas. Nos EUA, a incidência anual ajustada em norte-americanos afrodescendentes é aproximadamente 3,5 vezes maior do que em norte-americanos brancos (35,5 casos por 100 mil em comparação com 10,9 por 100 mil). Independentemente do grupo étnico ou racial, a sarcoidose afeta as mulheres com mais frequência. A baixa incidência relatada em certas regiões como África, China, Índia e Rússia pode ser decorrente do menor acesso a cuidados de saúde, vigilância mínima e diagnóstico incorreto de sarcoidose como tuberculose ou hanseníase.

As mulheres negras nos EUA correm o maior risco ao longo da vida de desenvolver sarcoidose (2,7%). Em homens e mulheres negros, a doença ocorre mais tarde na vida, alcança um pico na quarta década de vida e tem maior probabilidade de ser crônica e fatal. As condições socioeconômicas não afetam a incidência de sarcoidose, mas a baixa renda e outras barreiras financeiras ao cuidado estão associadas a doença mais grave, mesmo depois de ajustes para idade, sexo e raça ou grupo étnico.

Observam-se grupos de casos de sarcoidose na mesma família.[1] Um estudo de registro escandinavo de 210 pares de gêmeos identificou um risco 80 vezes maior de desenvolver sarcoidose em monozigóticos em comparação com um aumento de sete vezes em gêmeos dizigóticos. A sarcoidose familiar ocorre em 10% dos casos na Holanda, 7,5% na Alemanha, 6% no Reino Unido, 4,7% na Finlândia e 0,8% na Espanha. Nos EUA, os pacientes com sarcoidose têm probabilidade cinco vezes maior de ter irmãos ou pais com sarcoidose do que os controles. No entanto, menos de 1% dos parentes de primeiro grau de pacientes com sarcoidose é afetado; portanto, o rastreamento à procura da doença em parentes assintomáticos não é efetivo.

###  BIOPATOLOGIA

O desenvolvimento e o acúmulo de granulomas representam a anormalidade anatomopatológica básica na sarcoidose (e-Figura 89.1). Granulomas sarcoides são coleções firmemente organizadas de macrófagos e células epitelioides derivadas de macrófagos circundadas por linfócitos. Células epitelioides fundidas, que se tornam células gigantes multinucleadas, estão frequentemente espalhadas por todo o granuloma. Esta aparência estrutural sugere que o granuloma seja organizado para conter um agente incitante.

A formação do granuloma começa com o processamento de antígenos pelos macrófagos, mediado pelo HLA, que é seguida pela ativação dos linfócitos T, com expansão oligoclonal de linfócitos CD4$^+$ (indutores-auxiliares). Esses linfócitos CD4$^+$, primariamente com fenótipo T$_H$1, produzem interleucina-2 (IL-2) e interferona-γ (IFN-γ). Uma complexa interação de citocinas, juntamente com o fator de necrose tumoral-α derivado de macrófagos, organiza as células inflamatórias em granulomas. Fenótipos adicionais de linfócitos T, T$_H$17 e linfócitos T regulatórios (Treg) ajudam a orquestrar a formação, a perpetuação e a resolução dos granulomas sarcoides.[2] A atividade dos linfócitos Treg, que pode abolir a produção de IL-2 e inibir a proliferação de linfócitos T, provavelmente é responsável pelo paradoxo imunológico que existe na sarcoidose. Os pacientes frequentemente desenvolvem anergia, conforme indicado por resposta suprimida à tuberculina, apesar da inflamação granulomatosa ativa. A proteína precursora de amiloide, amiloide sérica A (SAA), parece localizar-se nos granulomas. Essa proteína pouco solúvel e não fibrilar estimula a produção contínua de citocinas T$_H$1 e T$_H$17, mantendo, assim, a inflamação granulomatosa crônica. Embora a sarcoidose seja predominantemente uma doença induzida por linfócitos T, a hiperglobulinemia policlonal indica a participação dos linfócitos B.

Em alguns casos, os fibroblastos e o colágeno circundam os granulomas e levam à fibrose, que em parte pode ser decorrente de uma resposta de cicatrização não inflamatória à lesão epitelial. O processo fibrótico altera irreversivelmente a arquitetura e a função do órgão.

É provável que múltiplos agentes incitantes, em vez de um patógeno único, causem sarcoidose.[3] Suspeita-se de antígenos transportados pelo ar porque os pulmões, seguidos pelos olhos e pela pele, são os órgãos mais comumente envolvidos. A origem microbiana dos antígenos é favorecida pelo fato de a sarcoidose ocorrer esporadicamente em grupos e ter incidência mundial. Além disso, a doença pode reaparecer em órgãos transplantados e pode se desenvolver em receptores de tecidos provenientes de doadores com sarcoidose.

Várias exposições ambientais estão modestamente associadas com o risco de sarcoidose, cada uma com *odds ratios* de cerca de 1,5: mofo ou bolor, odores de mofo no trabalho, empregos na área agrícola e em indústrias que usam pesticidas. Métodos altamente sensíveis para detectar DNA e proteínas microbianas, como a reação em cadeia da polimerase e a espectrometria de massa, revelaram agentes etiológicos potenciais. A chance de detectar ácidos nucleicos micobacterianos é 10 vezes maior em tecidos de sarcoidose em comparação com tecidos de controle.[4]

Genes do complexo principal de histocompatibilidade (MHC) e genes não MHC localizados no braço curto do cromossomo 6p foram implicados como fatores de risco genético para a sarcoidose HLA-DQB1*0201; os alelos HLA-DRB1*0301 estão fortemente associados a doença aguda e bom prognóstico. O haplótipo HLA-DRB1*1501/DQB1*0602 é preditivo de evolução crônica e sarcoidose pulmonar grave. Estudos de associação genômica ampla identificaram os genes candidatos *ANXA11* (anexina A11), *BTNL2* (gene semelhante à butriofilina 2), *Notch 4* (Locus Notch

Homolog Protein 4 neurogênica), *Rab-23* (proteína relacionada a Ras) e fator associado a *XIAP* (XAF1).[5]

## MANIFESTAÇÕES CLÍNICAS

Os pacientes podem apresentar envolvimento em qualquer órgão, com ou sem envolvimento intratorácico concomitante. A gravidade dos sinais/sintomas e da disfunção orgânica também varia, e até 30 a 50% dos pacientes não apresentam sintomas por ocasião do diagnóstico. As manifestações clínicas também variam por etnia, raça e sexo, bem como pelo sistema de órgão específico predominantemente afetado.

A sarcoidose costuma chamar a atenção durante o rastreamento de rotina quando linfonodos mediastinais e hilares aumentados são detectados em uma radiografia de tórax (Figuras 89.1 e 89.2). Indivíduos sintomáticos comumente apresentam sudorese noturna e perda de peso. Fadiga, que pode estar relacionada com inflamação, depressão, neuropatia de fibras de calibre fino e uso de corticosteroides, muitas vezes persiste e compromete a qualidade de vida.

A sarcoidose sintomática pode se manifestar insidiosamente ou como uma doença aguda. A síndrome de Löfgren, uma forma aguda da doença, consiste em eritema nodoso (ver Figura 411.24), artrite e adenopatia hilar bilateral. Febre e uveíte também podem acompanhar a síndrome de Löfgren. O eritema nodoso ocorre predominantemente em mulheres, enquanto a artrite predomina em homens.

### Doenças do sistema respiratório

Mais de 90% dos pacientes têm envolvimento do sistema respiratório, às vezes com sinais/sintomas e outras vezes com anormalidades radiográficas assintomáticas. As manifestações respiratórias mais comuns são tosse seca e dispneia. A dor torácica, quando presente, é vaga e inespecífica.

O envolvimento das vias respiratórias superiores ocorre em 2 a 6% dos pacientes; a maioria deles apresenta envolvimento da mucosa nasal. A doença grave das vias respiratórias superiores pode causar anosmia, erosão da cartilagem septal e deformidade nasal. O envolvimento supraglótico e glótico pode causar estridor, disfonia, tosse e disfagia.

O exame do tórax geralmente revela poucos ou nenhum achado. Sibilos localizados sugerem doença granulomatosa endobrônquica, enquanto sibilos difusos sugerem doença hiper-reativa das vias respiratórias. Podem ser ouvidos estalidos em caso de bronquiectasia e fibrose. Pode haver hemoptise em caso de bronquiectasia ou doença cavitária.

O achado radiográfico mais comum é o aumento dos linfonodos intratorácicos, associado ou não a envolvimento do parênquima pulmonar. Linfadenopatia mediastinal sem adenopatia hilar é extremamente rara. O aumento dos linfonodos hilares geralmente é simétrico e menos de 3% dos pacientes apresentam linfadenopatia hilar unilateral. O aumento simultâneo dos linfonodos paratraqueais direitos e da janela aortopulmonar é comum.

A radiografia de tórax é tradicionalmente categorizada em cinco estágios (Tabela 89.1),[6] mas esses estágios não denotam necessariamente a gravidade ou a progressão cronológica da doença, particularmente quando há envolvimento extratorácico. Além disso, 50 a 94% dos pacientes terão linfadenopatia hilar ou mediastinal na tomografia computadorizada (TC), independentemente de seu estágio em uma radiografia simples de tórax.

A TC de tórax pode mostrar nódulos, opacidades em vidro fosco, bronquiectasias, cistos e espessamento da superfície pleural (Figura 89.3). Em casos mais avançados, os pacientes desenvolvem alterações fibróticas (Figura 89.4) e evidências de hipertensão pulmonar (Figura 89.5). A TC, no entanto, geralmente acrescenta pouco ao diagnóstico e ao tratamento, principalmente no caso de pacientes com radiografia de tórax em estágio 1. Não existem evidências de que as alterações na TC ajudem a orientar o tratamento. A TC pode ser justificada quando há achados clínicos e radiográficos de tórax atípicos, quando a radiografia de tórax é normal durante a avaliação de suspeita de doença extratorácica ou quando há suspeita de complicações.

A sarcoidose endobrônquica pode causar estenose brônquica e pneumonias obstrutivas recorrentes. Derrames pleurais na radiografia simples são incomuns (1 a 3% dos pacientes). Hipertensão pulmonar (Capítulo 75) pode complicar a sarcoidose, particularmente quando há fibrose pulmonar.

### Doença de pele

Acometimento cutâneo ocorre em 25 a 35% dos pacientes, mas é comum o diagnóstico errado em decorrência da diversidade das lesões (máculas, pápulas, placas, lesões subcutâneas, áreas de pigmentação aumentada ou diminuída e ulcerações). As lesões são comumente encontradas na parte superior do dorso, na nuca e nos membros (Figura 89.6) e têm predileção por cicatrizes e tatuagens. A manifestação cutânea mais comum é a erupção maculopapular, que consiste em lesões de consistência firme, cor da pele a violáceas, com predileção pelas pálpebras e pela região perioral. Pode ocorrer envolvimento do couro cabeludo com alopecia. Lesões de pele em pacientes norte-americanos afrodescendentes frequentemente deixam cicatrizes hiperpigmentadas e áreas pálidas ou despigmentadas.

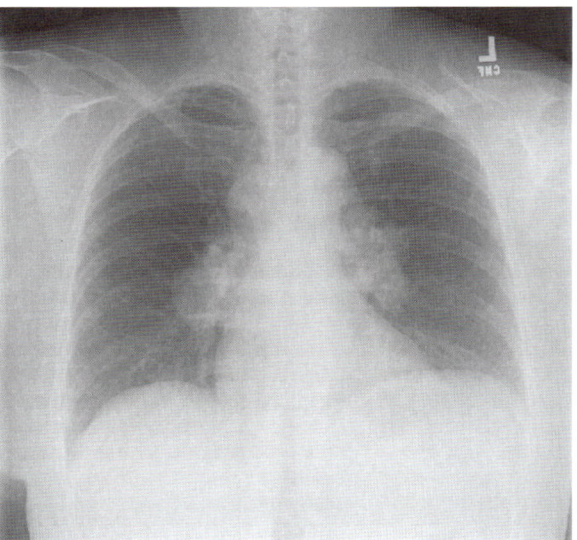

**FIGURA 89.1** Radiografia de tórax mostrando sarcoidose em estágio 1 com linfonodos mediastinais e hilares aumentados.

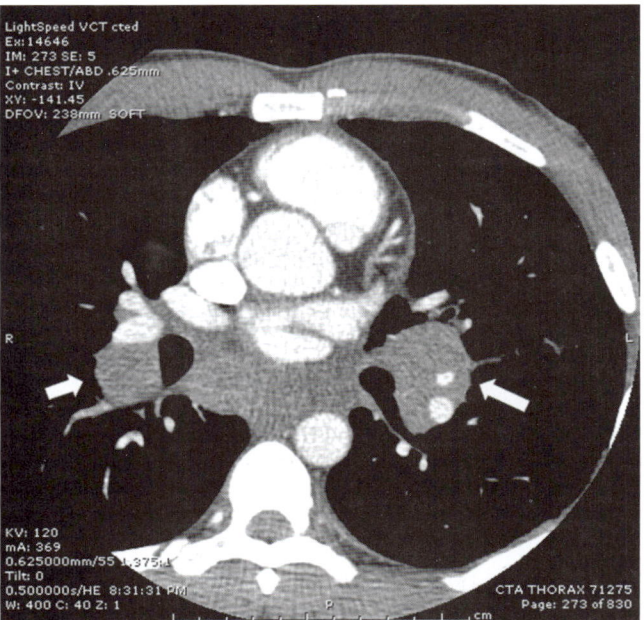

**FIGURA 89.2** Tomografia computadorizada de tórax mostrando adenopatia hilar típica, que se correlaciona com o estágio 1.

| Tabela 89.1 | Estadiamento de acordo com a radiografia de tórax. |
|---|---|

Estágio 0: Normal
Estágio 1: Adenopatia hilar bilateral, frequentemente com adenopatia paratraqueal direita
Estágio 2: Adenopatia hilar bilateral e infiltração do parênquima
Estágio 3: Infiltração do parênquima sem linfadenopatia
Estágio 4: Doença parenquimatosa avançada evidenciando fibrose e possivelmente incluindo faveolamento, cistos, bolhas e bronquiectasia de tração

Eritema nodoso ocorre em cerca de 10% dos pacientes e comumente ocorre como parte da síndrome de Löfgren; manifesta-se como lesões nodulares subcutâneas elevadas, vermelhas, quentes e dolorosas à palpação, mais comumente na região anterior de perna, mas às vezes também nos braços e nas nádegas (ver Figura 411.24). As lesões persistem por 1 a 3 semanas e podem recorrer. As lesões de eritema nodoso mostram tipicamente paniculite septal inespecífica sem granulomas sarcoides; portanto, a biopsia geralmente não é útil. O eritema nodoso pressagia um bom prognóstico, com até 85% dos pacientes apresentando resolução da sarcoidose em 2 anos.

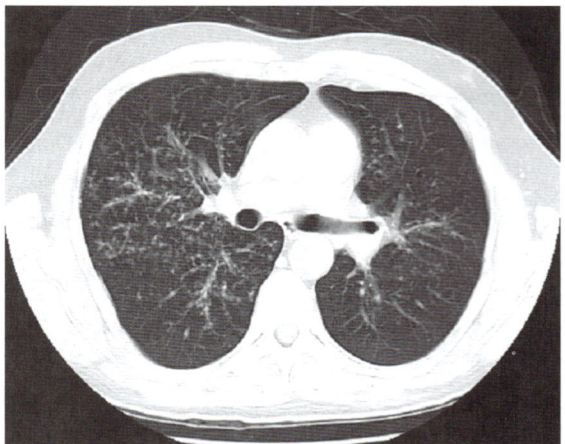

**FIGURA 89.3** Tomografia computadorizada de alta resolução de tórax mostrando diversos nódulos pequenos em uma distribuição predominantemente broncovascular.

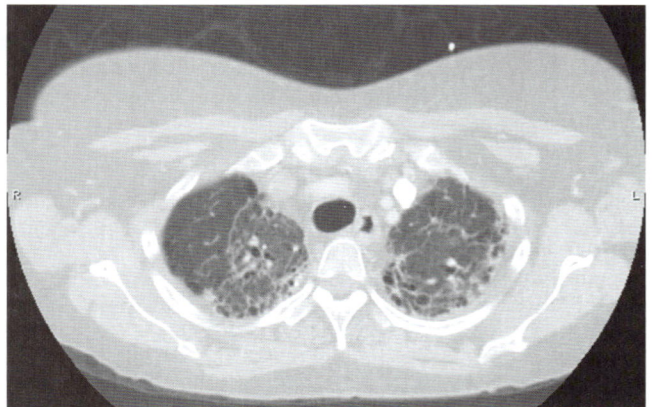

**FIGURA 89.4** Tomografia computadorizada de tórax mostrando alterações fibróticas nos lobos superiores com bronquiectasia.

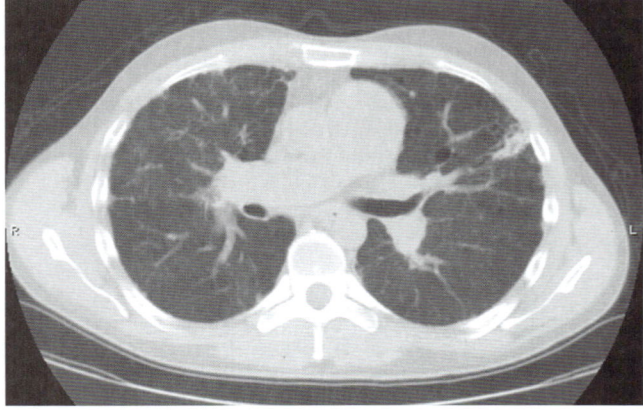

**FIGURA 89.5** Tomografia computadorizada de tórax mostrando fibrose bilateral difusa juntamente com aumento acentuado da artéria pulmonar consistente com hipertensão pulmonar.

O lúpus pérnio (Figura 89.7) consiste em placas e nódulos crônicos, protuberantes, violáceos e endurecidos, distribuídos ao redor do nariz, das bochechas, dos lábios e das orelhas; é específico da sarcoidose. Pacientes com lúpus pérnio têm mais comumente evolução crônica, doença pulmonar fibrótica e envolvimento das vias respiratórias superiores.

### Doença ocular

Mais de 25% dos pacientes têm envolvimento ocular (Capítulo 395), e qualquer parte dos olhos e anexos pode estar envolvida. As mulheres têm maior probabilidade de desenvolver envolvimento ocular. Xeroftalmia, a manifestação ocular mais comum, geralmente não compromete a visão. Aumento da glândula lacrimal e envolvimento conjuntival são comuns. O envolvimento conjuntival consiste em nódulos amarelo-claros, que apresentam granulomas na biopsia. O envolvimento da córnea é raro. A uveíte anterior aguda se manifesta com dor, fotofobia, lacrimejamento e vermelhidão. A uveíte anterior crônica, que é mais comum do que a uveíte aguda, provoca sinais/sintomas mínimos. A uveíte posterior, que ocorre em cerca de 30% dos pacientes com sarcoidose ocular, frequentemente é acompanhada por envolvimento do sistema nervoso central. Lesões da corioide podem ocorrer em qualquer parte do fundo de olho e podem ser multifocais. Em 10 a 15% dos pacientes com uveíte, os segmentos anterior e posterior são afetados.

A uveíte pode ser precursora dos sinais não oculares da sarcoidose e pode preceder o diagnóstico de sarcoidose em décadas. A uveíte anterior crônica pode causar catarata e glaucoma. A síndrome de Heerfordt consiste em uveíte anterior acompanhada de aumento da glândula parótida e febre.

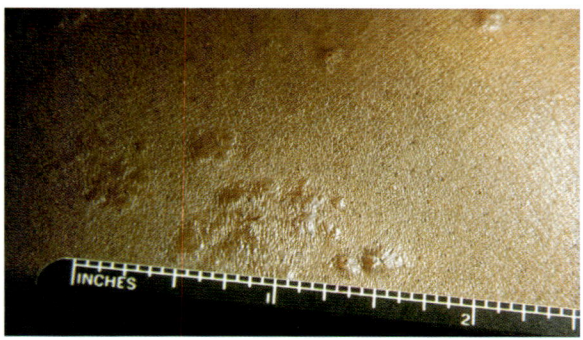

**FIGURA 89.6** Lesões cutâneas da sarcoidose. Lesões da sarcoidose podem ocorrer em qualquer local. As pápulas desse paciente têm aspecto céreo e estão localizadas na parte superior do dorso.

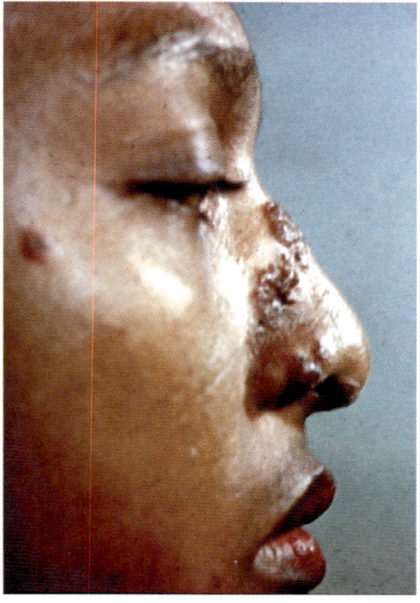

**FIGURA 89.7** *Lúpus pérnio* é o termo usado para descrever lesões infiltrativas de pele que afetam o nariz, as bochechas e as orelhas na sarcoidose crônica.

## Doença cardíaca

Os granulomas cardíacos são encontrados em cerca de 25% dos pacientes com sarcoidose examinados na necropsia, e a ressonância magnética (RM) e a tomografia por emissão de pósitrons (PET) revelam sarcoidose cardíaca em 25 a 30% dos pacientes com sarcoidose sistêmica nos EUA e quase 60% no Japão.[7] A sarcoidose cardíaca é a única manifestação da sarcoidose em cerca de 25% dos pacientes. Na sarcoidose cardíaca (Capítulo 54), os granulomas mais frequentemente infiltram a parede livre do ventrículo esquerdo. Em seguida, com maior frequência, os granulomas sarcoides infiltram o septo interventricular, onde frequentemente envolvem o sistema de condução. As manifestações cardíacas incluem bloqueio atrioventricular (BAV), arritmias ventriculares, disfunção ventricular esquerda e morte súbita.[8]

## Doença neurológica

Granulomas do sistema nervoso são encontrados em até 25% dos pacientes com sarcoidose submetidos à necropsia, mas apenas 10% dos pacientes apresentam sintomas neurológicos (Tabela 89.2). Em pacientes com envolvimento neurológico, os sinais ou sintomas neurológicos precedem o diagnóstico de sarcoidose em até 75% dos pacientes e podem ser a única manifestação da doença.

A neurossarcoidose tem predileção pela base do encéfalo, pelo hipotálamo e pela hipófise.[9] Quando a hipófise está envolvida, as anormalidades mais comuns são deficiências de gonadotrofinas (Capítulo 211) e do hormônio tireoestimulante (TSH), bem como hiperprolactinemia. A mielopatia pode ocorrer em qualquer parte da medula espinal e seu prognóstico é ruim. A neuropatia periférica (Capítulo 392) pode se manifestar como mononeuropatia ou polineuropatia.

## Fígado e baço

O envolvimento do fígado é duas vezes mais comum em norte-americanos afrodescendentes do que brancos. Os sintomas decorrentes de doença hepática são raros, mas dor abdominal e prurido são os sintomas mais comuns. Febre, perda de peso e icterícia estão presentes em menos de 5% dos indivíduos com envolvimento hepático. Cerca de 20% dos pacientes terão hepatomegalia ao exame físico e 35% terão níveis séricos elevados de aminotransferases ou fosfatase alcalina. Em casos raros (< 1%), a sarcoidose causa doença hepática progressiva que leva à hipertensão portal com sangramento de varizes; síndrome hepatopulmonar, com hipoxemia refratária, cirrose e insuficiência hepática, também pode ocorrer.

Esplenomegalia é encontrada no exame físico de 5 a 15% dos pacientes com sarcoidose; contudo, esplenomegalia maciça é rara.

## Ossos e articulações

A maioria dos pacientes se queixa de artralgias, mas apenas cerca de 35% desenvolvem artrite. A artrite sarcoide aguda (Capítulo 259) consiste em periartrite de grandes articulações, envolvendo sobretudo tornozelos e joelhos, e comumente ocorre na síndrome de Löfgren. Esses pacientes frequentemente relatam dificuldade para deambular pela dor nas articulações. Artrite sarcoide aguda geralmente persiste por até 3 meses, mas é autolimitada. Artrite sarcoide crônica com infiltração sinovial granulomatosa direta é rara. Sarcoidose óssea ocorre em 3 a 13% dos pacientes e geralmente não provoca sinais/sintomas.

## Metabolismo do cálcio

O aumento da atividade da 1-α hidroxilase nos macrófagos dos granulomas e alvéolos convertem a 25-hidroxivitamina D na forma biologicamente ativa, 1,25-di-hidroxivitamina D (calcitriol), resultando em aumento da absorção intestinal de cálcio em até 50% dos pacientes; isso pode resultar em cálculos renais (Capítulo 117), nefrocalcinose com insuficiência renal e hipercalciúria (cálcio urinário > 300 mg/24 horas) com ou sem hipercalcemia (Capítulo 232). Na sarcoidose crônica, 10 a 14% dos pacientes apresentam pelo menos um cálculo renal sintomático.

## Envolvimento renal

O envolvimento renal, exceto como resultado do metabolismo desregulado do cálcio, ocorre em menos de 1% dos pacientes. A doença renal pode incluir nefrite intersticial granulomatosa, doença glomerular, disfunção tubular renal, doença vascular renal e uropatia obstrutiva. Nefrite intersticial granulomatosa é mais comum em homens brancos.

## DIAGNÓSTICO

O diagnóstico de sarcoidose deve ser baseado em achados clínicos e radiográficos compatíveis, apoiado por evidências histológicas de granulomas não caseosos em um ou mais órgãos na ausência de quaisquer partículas ou microrganismos estranhos. Uma história ocupacional consistente com exposição ao berílio (Capítulo 87), como emprego nas indústrias aeroespacial, automotiva, de cerâmica ou de informática, exige investigação adicional porque a beriliose crônica não pode ser diferenciada clínica ou histologicamente da sarcoidose.

O diagnóstico de sarcoidose é razoavelmente certo, mesmo sem confirmação histológica nos pacientes que apresentam a síndrome de Löfgren. Em todos os outros casos, deve-se obter uma amostra de biopsia de um órgão envolvido. A biopsia deve ser feita no órgão em que sua realização é mais segura, como pele, linfonodos periféricos, glândulas lacrimais ou conjuntiva.

Até 65% dos pacientes terão granulomas na biopsia hepática, mas granulomas hepáticos (Capítulo 142) comumente ocorrem em outros distúrbios, como infecção e hepatite induzida por medicamentos. Como resultado, o diagnóstico de sarcoidose não deve ser baseado apenas na detecção de granulomas hepáticos.

Se o diagnóstico exigir amostragem intratorácica, a aspiração com agulha fina de linfonodos intratorácicos aumentados, guiada por ultrassonografia (US) endobrônquica, tornou-se o procedimento preferido,[A1] com rendimento diagnóstico de 80% ou mais. A US endobrônquica possibilita a visualização de estruturas mediastinais, incluindo a região subcarinal, o espaço paraesofágico e a janela aortopulmonar. Podem-se considerar biopsias endobrônquicas e transbrônquicas adicionais. A broncoscopia e a aspiração por agulha fina guiada por US endobrônquica substituíram as abordagens mais invasivas, como mediastinoscopia ou biopsias cirúrgicas toracoscópicas assistidas por vídeo.

A amostragem do lavado broncoalveolar (LBA) mostra linfocitose com contagens normais ou baixas de granulócitos em mais de 85% dos pacientes (Capítulo 79). A razão CD4/CD8 está aumentada no LBA em cerca de 50% dos pacientes com sarcoidose, mas os achados no LBA são inespecíficos e não devem ser usados para diagnosticar sarcoidose. Os achados no LBA também não são capazes de predizer o prognóstico ou a resposta ao tratamento com corticosteroides.

Granulomas sarcoides produzem enzima conversora de angiotensina (ECA). Embora os níveis séricos de ECA estejam elevados em 60% dos pacientes com sarcoidose, o valor de um nível sérico de ECA no diagnóstico de sarcoidose permanece limitado porque os valores preditivos positivos (VPP) e negativos (VPN) são de apenas cerca de 84% e 74%, respectivamente.

Os pacientes devem ser submetidos a provas de função pulmonar de rotina, que geralmente não se correlacionam com o estágio na radiografia de tórax. Por exemplo, as provas de função pulmonar podem ser anormais mesmo em pacientes com uma radiografia de tórax normal. A capacidade de difusão do monóxido de carbono ($DL_{CO}$) geralmente é a primeira anormalidade detectada e a última a normalizar na remissão. Uma $DL_{CO}$ menor que 50% do predito está associada à dessaturação de oxigênio induzida por exercício e deve levar ao teste formal da saturação de oxigênio ao exercício.

Cerca de dois terços dos pacientes apresentam limitação ao fluxo de ar nas manifestações iniciais. A espirometria geralmente indica disfunção ventilatória restritiva com redução da capacidade vital forçada (CVF) e redução do volume expiratório forçado no primeiro segundo ($VEF_1$). Pelo menos 50% dos pacientes têm doença obstrutiva concomitante das

| Tabela 89.2 | Neurossarcoidose. |
|---|---|

Neuropatias cranianas
    VII – Paralisia do nervo facial (unilateral, bilateral)
    II – Nervo óptico (unilateral e bilateral)
    VIII – Perda auditiva
    Outras neuropatias cranianas
Mielopatia (sensorial e motora)
Convulsão
Meningite basilar
Diabetes insípido central
Pan-hipopituitarismo
Massa intraparenquimatosa
Hidrocefalia
Neuropatia periférica

vias respiratórias. A hiper-reatividade das vias respiratórias, medida pelo aumento da resposta à metacolina, ocorre em até 83% dos pacientes. Em pacientes com resultados espirométricos anormais no diagnóstico, a espirometria retorna ao normal em 80% dos casos. Relataram-se alterações no teste de esforço cardiopulmonar em quase 50% dos pacientes com sarcoidose. Pode haver anormalidades como limitação na ventilação ao exercício e gradiente alveoloarterial de $O_2$ aumentado. A CVF é a melhor prova de função pulmonar para acompanhar o envolvimento respiratório e se correlaciona bem com o $VEF_1$, a capacidade pulmonar total e a $DL_{CO}$.

Como o envolvimento ocular é comum e pode ocorrer perda da visão, deve-se realizar rotineiramente a avaliação ocular completa com lâmpada de fenda e exames fundoscópicos durante a avaliação inicial e depois anualmente em pacientes com doença sistêmica ativa.

Na consulta inicial, deve-se realizar um eletrocardiograma (ECG). Se a doença estiver ativa, deve-se investigar também manifestações cardíacas (palpitações, tonturas e síncope) durante a consulta inicial e rotineiramente durante as consultas de acompanhamento. Quaisquer sinais/sintomas cardíacos ou anormalidades no ECG devem levar ao monitoramento adicional de eventos cardíacos (Capítulo 56) e testes por ecocardiografia (Capítulo 49). A biopsia endomiocárdica tem menos de 20% de rendimento diagnóstico porque o envolvimento cardíaco é irregular e geralmente é mais denso no ventrículo esquerdo e no septo ventricular basal, onde as biopsias endomiocárdicas são evitadas. Se houver suspeita de envolvimento cardíaco, deve-se realizar uma PET ou RM cardíaca com contraste, separada ou simultaneamente.[10] Em pacientes que tenham arritmias, diminuição da função ventricular ou envolvimento septal detectado na RM ou na PET, deve-se considerar a realização de estudos eletrofisiológicos e avaliar a necessidade de um cardioversor-desfibrilador implantável automático (CDIA) (Capítulos 59 e 60).

Um diagnóstico definitivo de neurossarcoidose exige confirmação histológica de granulomas não caseosos no tecido afetado. Um diagnóstico de provável neurossarcoidose requer achados de RM e manifestações clínicas compatíveis, exclusão de outras doenças neurológicas e confirmação histológica de sarcoidose em outro lugar. A confirmação histológica de doença em outro lugar, que pode ser detectada por PET, apoia o diagnóstico de neurossarcoidose. A análise do líquido cerebrospinal (LCS) geralmente mostra inflamação linfocítica inespecífica (Capítulo 384). A glicose no LCS pode ser tão baixa quanto 14 mg/dℓ, com uma contagem de leucócitos tão alta quanto 350/μℓ e uma concentração de proteína alta (até 670 mg/dℓ). Os níveis de ECA no LCS não são sensíveis nem específicos. As bandas de imunoglobulinas oligoclonais do LCS estão elevadas em um terço dos pacientes, dificultando a diferenciação entre sarcoidose e esclerose múltipla (Capítulo 383).

Nas radiografias simples, a maior parte das lesões esqueléticas da sarcoidose é vista nos pequenos ossos das mãos e dos pés. A ressonância magnética e a PET mostram envolvimento muito maior do esqueleto axial e dos ossos longos, e a sarcoidose óssea pode parecer semelhante à doença metastática na PET.

### Sarcoidose induzida por fármacos e reação semelhante à sarcoidose

Interferonas do tipo 1, IFN-α e IFN-β, usadas para tratar hepatite viral (Capítulo 140), esclerose múltipla (Capítulo 383) e doenças autoimunes e malignas podem aumentar os níveis de citocinas $T_H1$, IFN-γ e IL-2 e, em raros casos (< 1 a 5%), resultar em sarcoidose. A maior parte dos casos relatados de sarcoidose induzida por interferona ocorre nos 6 meses seguintes à terapia e se manifesta principalmente por envolvimento pulmonar e cutâneo. Paradoxalmente, pacientes que recebem agentes biológicos anti-TNF-α para várias doenças autoimunes também desenvolveram sarcoidose. Síndrome semelhante à sarcoidose também foi relatada com o uso de inibidores de *checkpoint* (ou seja, contra morte celular programada [PD-1]) para tratar melanoma metastático.[11]

## TRATAMENTO

Como o agente incitante ainda não foi identificado e nem os fatores de risco genéticos estão firmemente estabelecidos, não existem meios para prevenir a sarcoidose. A maior parte dos pacientes com sarcoidose não é incapacitada pela doença; então, a decisão de recomendar o tratamento deve pesar os riscos do uso de corticosteroides (Capítulo 32), que são o tratamento mais comum, contra os potenciais benefícios (Tabela 89.3). Hipercalcemia, doença cardíaca e doença neurológica são indicações para o tratamento. O tratamento imediato é apropriado sempre que a função do órgão estiver ameaçada ou quando os sinais/sintomas forem graves. A detecção de inflamação granulomatosa no exame físico, em biopsias ou em exames de imagem ou nível sérico elevado de ECA não são mandatórios para prescrever tratamento.

Contudo, o tratamento é recomendado para pacientes que apresentam declínio progressivo da função pulmonar, que às vezes é acompanhado por alterações progressivas nas imagens do tórax. Prednisona oral, em dose de 20 a 40 mg/dia durante 3 meses, é, em geral, a terapia inicial recomendada. A resposta ao tratamento é indicada pela melhora dos sinais/sintomas ou medidas objetivas, como diminuição das dimensões e do número de lesões cutâneas, aumento da CVF ou redução de lesões cardíacas ou cerebrais detectáveis. No envolvimento pulmonar, os esteroides melhoram os sintomas, os resultados das provas de função pulmonar e os achados na radiografia de tórax. Se for observada resposta em 3 meses, deve-se reduzir gradualmente a dose de prednisona para 10 a 15 mg/dia durante mais 6 a 9 meses e então suspender o medicamento. Os corticosteroides por via inalatória só devem ser usados em pacientes com hiper-reatividade brônquica ou tosse persistente.

Como recorrência após interrupção do tratamento ocorre em 30 a 80% dos pacientes, eles devem ser acompanhados atentamente por 1 a 2 anos após a interrupção do tratamento. As indicações para reiniciar o tratamento

### Tabela 89.3 Tratamento.

| SISTEMA/ÓRGÃO | ACHADOS CLÍNICOS | TRATAMENTO |
|---|---|---|
| Respiratório | Dispneia, tosse persistente, CVF < 70% | Prednisona, 20 a 40 mg/dia |
| | Tosse fraca, sibilos | Corticosteroide inalado |
| Pele | Lúpus pérnio | Prednisona, 20 a 40 mg/dia<br>Hidroxicloroquina, 400 mg/dia<br>Metotrexato, 10 a 15 mg/semana<br>Infliximabe, 3 a 5 mg/kg a cada 2 a 4 semanas |
| | Erupções maculopapulares | Corticosteroide tópico<br>Hidroxicloroquina, 400 mg/dia<br>Prednisona, 20 a 40 mg/dia |
| | Eritema nodoso | AINE* |
| Olhos | Uveíte anterior | Corticosteroide tópico |
| | Uveíte posterior | Prednisona, 20 a 40 mg/dia |
| Cardíaco | BAV completo, arritmias ventriculares | CDIA, prednisona, 20 a 40 mg/dia |
| | Diminuição da FEVE (< 35%) | CDIA, prednisona, 20 a 40 mg/dia |
| Sistema nervoso central | Paralisia dos nervos cranianos | Prednisona, 20 a 40 mg/dia |
| | Mielopatia | Prednisona, 40 a 60 mg/dia, e azatioprina, 150 mg/dia (ou metotrexato 10 a 15 mg/semana ou micofenolato de mofetila, 1.000 a 2.000 mg/dia, ou ciclofosfamida, 1 a 5 mg/kg/dia) |
| | Envolvimento intracerebral | Prednisona, 40 a 60 mg/dia, e azatioprina, 150 mg/dia (ou metotrexato 10 a 15 mg/semana ou micofenolato de mofetila, 1.000 a 2.000 mg/dia ou ciclofosfamida, 1 a 5 mg/kg/dia) |
| Fígado | Hepatite colestática | Prednisona, 20 a 40 mg/dia |
| Osso e articulações | Artralgias | AINE |
| | Artrite granulomatosa | Prednisona, 20 a 40 mg/dia<br>Metotrexato, 10 a 15 mg/semana |
| | Destruição óssea/dor | Prednisona, 20 a 40 mg/dia<br>Metotrexato, 10 a 15 mg/semana |
| Hipercalciúria e hipercalcemia | Cálculos renais | Prednisona, 20 a 40 mg/dia<br>Hidroxicloroquina, 400 mg/dia |

*Por exemplo, ibuprofeno, 200 a 800 mg, 3 vezes/dia.
BAV = bloqueio atrioventricular; CDIA = cardioversor-desfibrilador implantável automático; CVF = capacidade vital forçada; FEVE = fração de ejeção do ventrículo esquerdo; AINE = anti-inflamatório não esteroide.

são as mesmas que para iniciá-lo. Quando o tratamento ou retratamento é indicado, ciclos curtos de esteroides em altas doses (pulsoterapia e redução gradual ao longo de algumas semanas) provavelmente não resultarão em benefício sustentado. A falta de resposta depois de 3 meses de tratamento sugere não adesão por parte do paciente, dose inadequada de prednisona ou doença fibrótica irreversível. A doença neurológica geralmente demanda doses muito mais altas (80 a 100 mg de prednisona por dia). Não foi observada diferença na resposta clínica na sarcoidose cardíaca usando mais de 30 a 40 mg/dia.

Apesar da ausência de ensaios clínicos randomizados definitivos, fármacos citotóxicos e imunossupressores têm sido usados em pacientes que não respondem à terapia com corticosteroides ou que não são capazes de tolerá-la (ver Tabela 89.3), e tanto o metotrexato quanto a azatioprina parecem ter efeitos poupadores de esteroides significativos. Os corticosteroides devem ser continuados durante pelo menos 1 mês após o acréscimo de agentes imunossupressores. Em geral, são necessários 3 a 6 meses de tratamento citotóxico e imunossupressor para determinar se ocorreu uma resposta. Para os pacientes que respondem, a duração do tratamento deve ser de 9 a 12 meses. Bosentana (até 125 mg/dia), inibidor competitivo de receptores de endotelina 1, consegue reduzir significativamente a hipertensão pulmonar, mas não melhora a tolerância aos esforços físicos em pacientes com sarcoidose.[A2]

Em pacientes dependentes de esteroides, mas com doença contínua, os antagonistas do TNF-α podem ser úteis, apesar de seus potenciais efeitos colaterais.[12] Por exemplo, o acréscimo de infliximabe (3 a 5 mg/kg durante 24 semanas) pode ser eficaz para a doença extrapulmonar,[13] e o adalimumabe é efetivo no tratamento de lesões cutâneas.[A3]

Se a neurossarcoidose não for suficientemente responsiva aos corticosteroides isoladamente, dados limitados sugerem que a adição de metotrexato pode ser superior à adição de micofenolato de mofetila.[14] Os dados sugerem ainda que o infliximabe também pode ser útil na neurossarcoidose refratária.[15]

Doses moderadas de corticosteroides (15 a 20 mg de prednisona) reduzem os níveis séricos e urinários elevados de cálcio alguns dias após o início do tratamento. Se os níveis séricos de cálcio não se normalizarem em 2 semanas, o médico deve procurar um diagnóstico alternativo, como hiperparatireoidismo ou malignidade (Capítulo 232). Com o tratamento, a maior parte dos pacientes com nefrite intersticial granulomatosa recupera a função renal, mas frequentemente persiste doença renal crônica de gravidade variável.

Os pacientes com sarcoidose são responsáveis por menos de 1% dos transplantes de coração e de fígado e cerca de 3% dos transplantes de pulmão. As taxas de sobrevida do enxerto em 1 e 5 anos nos transplantes de pulmão, fígado e coração em pacientes com sarcoidose se comparam favoravelmente com os resultados obtidos em pacientes com outras doenças.

## PROGNÓSTICO

Pacientes com síndrome de Löfgren apresentam bom prognóstico, caracterizado por resolução espontânea com poucas consequências. No geral, a remissão espontânea com poucas ou nenhuma consequência ocorre em mais de 50% dos pacientes nos 3 anos após o diagnóstico e em dois terços dos pacientes após uma década. Depois de 1 ou mais anos de remissão sem tratamento, a recorrência se dá em menos de 5% dos casos. Até um terço dos pacientes têm doença implacável que leva a comprometimento significativo dos órgãos, mas menos de 5% dos pacientes morrem de sarcoidose. Os afrodescendentes norte-americanos tendem a ter prognóstico pior, com mais doença crônica e mais envolvimento extratorácico dos olhos, do fígado, da medula óssea, dos linfonodos extratorácicos e da pele. Quando não há doença extratorácica, os pacientes com radiografias em estágio 1 geralmente têm o melhor prognóstico. As provas de função pulmonar são mais confiáveis para determinar o prognóstico do que o estadiamento radiográfico. Pacientes com envolvimento neurológico e cardíaco têm pior prognóstico. Na sarcoidose cardíaca, por exemplo, as estimativas da sobrevida cardíaca livre de transplante em 1, 5 e 10 anos são de 97%, 90% e 83%, respectivamente; contudo, a insuficiência cardíaca nas manifestações iniciais prediz um desfecho pior, com sobrevida cardíaca sem transplante em 10 anos de apenas 53%.

**Recomendações de grau A**

A1. Madan K, Dhungana A, Mohan A, et al. Conventional transbronchial needle aspiration versus endobronchial ultrasound-guided transbronchial needle aspiration, with or without rapid on-site evaluation, for the diagnosis of sarcoidosis: a randomized controlled trial. *J Bronchology Interv Pulmonol*. 2017;24:48-58.
A2. Baughman RP, Culver DA, Cordova FC, et al. Bosentan for sarcoidosis-associated pulmonary hypertension: a double-blind placebo controlled randomized trial. *Chest*. 2014;145:810-817.
A3. Pariser RJ, Paul J, Hirano S, et al. A double-blind, randomized, placebo-controlled trial of adalimumab in the treatment of cutaneous sarcoidosis. *J Am Acad Dermatol*. 2013;68:765-773.

## REFERÊNCIAS BIBLIOGRÁFICAS

*As referências bibliográficas, bem como os outros materiais suplementares deste livro, encontram-se no GEN-IO, nosso ambiente virtual de aprendizagem.*

# BRONQUITE AGUDA E TRAQUEÍTE
RICHARD P. WENZEL

## DEFINIÇÃO

O termo *bronquite aguda e traqueíte* define inflamação autolimitada (1 a 3 semanas) das vias respiratórias calibrosas do pulmão que se estende aos brônquios terciários (e-Figura 90.1). Em pacientes com manifestação clínica primária de tosse (Capítulo 77), o diagnóstico é feito se não houver evidências clínicas ou radiológicas de pneumonia. À beira do leito, a ausência de critérios para a síndrome da resposta inflamatória sistêmica (SIRS) (Capítulo 100) sugere bronquite aguda e traqueíte e torna o diagnóstico de pneumonia (Capítulo 91) improvável. Os critérios para SIRS são atendidos se o paciente tiver mais de dois dos seguintes: temperatura inferior a 36°C ou superior a 38°C, frequência cardíaca acima de 90 bpm, frequência respiratória acima de 20 incursões por minuto ou contagem de leucócitos inferior a $4.000/\mu\ell$ ou superior a $12.000/\mu\ell$ ou percentual de formas imaturas (bastões) superior a 10%.

A definição de bronquite aguda e traqueíte também busca diferenciá-la da doença de inflamação aguda das vias respiratórias de pequeno calibre (bronquiolite), embora os sintomas associados à primeira possam incluir produção de expectoração, sibilos e dispneia. Entre os pacientes com doença majoritariamente das vias respiratórias de pequeno calibre, pode-se esperar que alguns apresentem redução substancial do murmúrio vesicular nas áreas envolvidas. A bronquite aguda e traqueíte também são diferentes da bronquiectasia (Capítulo 84), que está associada à dilatação permanente dos brônquios e tosse crônica. Além disso, o diagnóstico de bronquite crônica (Capítulo 82) é reservado aos pacientes que apresentam tosse e produção de expectoração prolongadas: pelo menos 3 meses por ano durante 2 anos consecutivos.

## EPIDEMIOLOGIA

Ocorrendo a uma taxa de 44 por 1 mil adultos por ano, a bronquite aguda e traqueíte afeta aproximadamente 5% dos adultos anualmente. A incidência é maior no inverno e no outono do que no verão e na primavera. Nos EUA, a bronquite aguda e traqueíte é a nona doença mais comum em pacientes ambulatoriais, conforme relatado por médicos.

Acredita-se que o distúrbio seja quase sempre de origem viral. No entanto, vírus são isolados em apenas 8 a 37% dos pacientes. Assim, as verdadeiras causas da doença são desconhecidas na maioria dos casos. No entanto, pelo menos 70% dos pacientes com bronquite aguda e traqueíte nos EUA são medicados com antibióticos antibacterianos depois de consultarem um médico. É importante ressaltar que, embora as mesmas bactérias que estão comumente implicadas na pneumonia adquirida na comunidade também sejam isoladas do escarro em metade dos pacientes, seu papel na biopatologia da bronquite aguda e traqueíte ou em seus sintomas secundários não é claro, e as biopsias brônquicas não mostraram invasão bacteriana.

## BIOPATOLOGIA

Acredita-se que as infecções do epitélio dos brônquios e da traqueia estimulem uma resposta inflamatória. No exame histopatológico há espessamento microscópico das mucosas brônquica e traqueal que corresponde às áreas inflamadas. Esses achados histopatológicos também são consistentes com o relato de caso ocasional de inflamação das vias respiratórias superiores restrita aos brônquios e à traqueia detectada por tomografia por emissão de pósitrons com fluorodeoxiglucose marcada com flúor-18F (FDG-PET).

Em vários estudos, encontraram-se patógenos específicos em mais da metade dos pacientes com bronquite aguda. Esses patógenos incluem vírus respiratórios comuns, bactérias respiratórias típicas e bactérias atípicas. Pelo menos três variáveis podem influenciar a produção de patógenos específicos: a existência de epidemias, a estação do ano e a vacinação antigripal da população. Além disso, provavelmente existem grandes variações na distribuição anatômica de todos os patógenos que causam bronquite aguda e traqueíte, estendendo-se desde a mucosa nasal até o epitélio bronquiolar.

Os vírus implicados na bronquite aguda e traqueíte incluem os vírus influenza A e B (Capítulo 340), vírus parainfluenza (Capítulo 339), vírus sincicial respiratório (Capítulo 338), coronavírus (Capítulo 342), adenovírus (Capítulo 341) e rinovírus (Capítulo 337), geralmente nesta ordem do mais comum para o menos comum. O metapneumovírus humano (Capítulo 337) também foi identificado como agente etiológico. Em crianças, a bronquiolite foi associada ao vírus sincicial respiratório (RSV), vírus influenza, vírus parainfluenza e metapneumovírus.

As bactérias típicas implicadas na bronquite aguda incluem *Haemophilus influenzae* (Capítulo 284) e *Moraxella catarrhalis* (Capítulo 284). Bronquiolite grave também foi relatada com *Mycoplasma pneumoniae* (Capítulo 301), embora esse patógeno esteja geralmente associado a pneumonia ou bronquite aguda e traqueíte em adultos. Até 25% dos casos de bronquite aguda e traqueíte podem ser decorrentes de bactérias "atípicas": *Bordetella pertussis* (Capítulo 297), *Chlamydophila (Chlamydia) pneumoniae* (Capítulo 302) e *Mycoplasma pneumoniae* (Capítulo 301).

## MANIFESTAÇÕES CLÍNICAS

A manifestação clínica cardinal é a tosse (Capítulo 77) de início recente. Como a maior parte das infecções das vias respiratórias superiores desaparece em 1 semana, é útil considerar o diagnóstico de bronquite aguda em caso de um período mais prolongado de tosse. Os pacientes geralmente procuram atendimento médico depois de 4 a 7 dias de tosse que não melhora. Na bronquite aguda, geralmente ocorre tosse contínua e, às vezes, há piora da tosse nas primeiras 1 a 3 semanas. Os sinais/sintomas associados variam e incluem produção de expectoração, febre, mal-estar, sibilos e dispneia. Adultos com coqueluche podem apresentar paroxismos de tosse, convulsão ou vômito, embora menos comumente do que em crianças com essa infecção. A coqueluche raramente provoca tosse com duração de meses, mas faltam dados sobre a prevalência de coqueluche em adultos com tosse crônica.[1]

## DIAGNÓSTICO

Pacientes com doenças agudas podem não ser capazes de distinguir seus primeiros sintomas daqueles que acompanham infecções muito leves das vias respiratórias superiores. No entanto, na bronquite aguda e traqueíte, uma fase prolongada de tosse persiste além de 1 a 5 dias, durante os quais uma proporção substancial de pacientes terá quedas significativas do volume expiratório forçado no primeiro segundo ($VEF_1$) (Capítulo 79).

Quando são identificadas bactérias "atípicas" na cultura ou na sorologia, os pacientes tendem a procurar atendimento mais tarde do que os pacientes com causas virais, além de apresentarem sibilos com mais frequência. Em alguns estudos, 12 a 32% dos pacientes com tosse que persiste por mais de 1 semana têm coqueluche. Em outros estudos, entretanto, a coqueluche foi confirmada em apenas 1% desses pacientes.

Como uma questão importante é se os sintomas são causados por um microrganismo que poderia responder a antibióticos, a diferenciação entre infecção bacteriana e infecção viral costuma ser mais importante do que determinar o microrganismo exato responsável pela infecção. A determinação dos níveis séricos de procalcitonina, que é o pró-hormônio da calcitonina e um marcador inflamatório que sugere infecção bacteriana, pode ajudar a orientar o início ou a descontinuação de antibióticos antibacterianos.[2,3] Um nível inferior a 0,1 ng/ℓ torna altamente improvável que haja infecção bacteriana; limitar o tratamento a pacientes com níveis superiores a 0,25 ng/ℓ pode reduzir significativamente o uso de antibióticos sem desfechos clínicos adversos[A1] em algumas instituições, mas não em prontos-socorros de hospitais dos EUA com altas taxas de adesão às diretrizes para a pneumonia.[A2,A2b] Se o teste estiver disponível, o achado de níveis muito baixos pode ajudar o médico a decidir contra a prescrição de antibióticos.

Ocasionalmente, é importante diagnosticar a causa viral específica; existem testes de diagnóstico rápido para a maior parte dos vírus ligados à bronquite aguda e traqueíte. No entanto, seu valor está em identificar um vírus para o qual haja tratamento ou em evitar o uso de antibióticos antibacterianos se algum vírus for identificado. Nem todos os testes rápidos estão amplamente disponíveis e são caros, além de raramente serem custo-efetivos no ambiente ambulatorial.

Para diagnosticar causas bacterianas específicas, o teste de reação em cadeia da polimerase (PCR) de esfregaços ou aspirados nasofaríngeos é a maneira mais fácil e sensível de diagnosticar infecções por *B. pertussis*, *M. pneumoniae* e *C. pneumoniae*; a maioria dos especialistas recomenda swabs de alginato de cálcio para coqueluche porque o algodão inibe o crescimento. Os cotonetes de Dacron® com hastes de alumínio são preferidos para espécimes usados para diagnosticar *Chlamydophila* porque o algodão, o alginato de cálcio e a haste de madeira podem inibir o crescimento do microrganismo. As culturas para *M. pneumoniae* são lentas e insensíveis. Em geral, a testagem para microrganismos atípicos não deve ser feita em razão do custo da PCR e da insensibilidade e lentidão das culturas. No entanto, se o médico suspeitar de um surto na comunidade ou da probabilidade de coqueluche, a testagem rápida com PCR pode ser bastante benéfica.

### TRATAMENTO

Embora provavelmente menos de 50% dos casos de bronquite aguda sejam causados por patógenos bacterianos, antibióticos são usados em 50 a 85% dos casos em todo o mundo e em cerca de 45% dos pacientes idosos com infecções das vias respiratórias superiores não bacterianas nos EUA.[4] Em metanálise de ensaios clínicos randomizados que administraram antibióticos antibacterianos para a bronquite aguda, os pacientes que receberam antibióticos tiveram propensão significativamente menor a ter tosse, mas seus 0,58 dia a menos com tosse, 0,46 dia a menos de tosse produtiva e 0,64 dia a menos de mal-estar não foram estatisticamente significativos e, em geral, não compensam os efeitos adversos dos próprios antibióticos.[A3] O *feedback* eletrônico, integrado ao fluxo de trabalho da prática clínica, pode reduzir a prescrição de antibióticos sem consequências adversas.[A3b]

Quando são prescritos antibióticos, a azitromicina (500 mg/dia durante 3 dias) provavelmente é melhor do que outras alternativas. Outra opção é retardar o início dos antibióticos e usá-los apenas em pacientes com sinais/sintomas persistentes. Esta estratégia reduz substancialmente o uso de antibióticos, reduz discretamente a satisfação do paciente, mas não teve implicações clínicas adversas detectáveis.[A4] O uso de antibióticos também pode ser bastante reduzido pela orientação dos médicos, revisão por pares e *feedback*.[A5] Digno de nota é que a expectoração com alteração da cor não parece ser preditiva da responsividade aos antibióticos. Com base nesses dados, as diretrizes sugerem que, em geral, os antibióticos devem ser reservados para casos com suspeita de pneumonia.[5]

Pacientes com patógenos atípicos conhecidos podem usar antibióticos, mas mesmo assim seus efeitos sobre os desfechos não são claros, exceto para limitar a disseminação da coqueluche, sobretudo durante um surto definido. Em adultos com suspeita de coqueluche, acredita-se que a eritromicina, 500 mg, 4 vezes/dia durante 14 dias, seja a alternativa mais efetiva. No entanto, muitos pacientes não toleram a eritromicina, e doxiciclina, 100 mg a cada 12 horas, ou um macrolídio mais novo, como a azitromicina, 500 mg no dia 1 e 250 mg/dia depois disso, é efetivo. Doxiciclina e azitromicina também são ativas contra *C. pneumoniae* e *M. pneumoniae*, embora a duração ideal do tratamento para a bronquite aguda não seja conhecida. Um intervalo útil é de 5 a 14 dias.

Durante a temporada de gripe, agentes específicos podem ser úteis na redução dos sinais/sintomas em aproximadamente 1 dia e podem levar a um retorno 0,5 dia antes às atividades normais em pacientes com gripe. Os medicamentos de primeira geração amantadina e rimantadina não são efetivos contra os vírus influenza A H3N2 e não são recomendados. Medicamentos de segunda geração, como zanamivir (duas inalações de 5 mg cada, 2 vezes/dia) ou oseltamivir (75 mg, 2 vezes/dia), podem ser administrados por 5 dias. Até 20% dos pacientes que recebem oseltamivir terão náuseas ou vômitos.

Anti-histamínicos, antitussígenos e expectorantes de venda livre não têm valor aparente. Embora alguns subgrupos de pacientes com resposta brônquica excessiva possam se beneficiar de agentes beta-agonistas, em geral eles parecem ser benéficos. Nenhum dado apoia o uso rotineiro de esteroides por via inalatória. Os agentes mucolíticos podem ser de pequeno benefício.

Em resfriados experimentais causados por rinovírus, fármacos não esteroides, isoladamente ou em combinação com anti-histamínicos, reduzem a gravidade dos sinais/sintomas, incluindo a tosse. No entanto, o uso difundido de qualquer tipo de fármaco isoladamente ou em combinação na bronquite e traqueíte adquirida na comunidade de ocorrência natural não foi avaliado.

Em pacientes que não têm asma brônquica (Capítulo 81), os corticosteroides orais não são úteis e não devem ser usados. Em pacientes com bronquite aguda,  vários medicamentos alternativos incluem *Pelargonium sidoides* (fitoterápico), extratos de erva de tomilho e raiz de prímula e óleos essenciais. Esses fitoterápicos mostraram algum benefício em comparação com o placebo na bronquite aguda, mas são necessários mais estudos antes de serem recomendados rotineiramente.

Como os antibióticos são usados em excesso e provavelmente levam a alterações na resistência aos antibióticos em toda a comunidade, as intervenções para reduzir seu uso excessivo podem ter benefícios substanciais a longo prazo, ao mesmo tempo que reduzem os custos de saúde. Infelizmente, essas intervenções tiveram apenas um sucesso modesto.

### PROGNÓSTICO

A tosse geralmente dura de 10 a 14 dias, durante os quais a doença causa reduções transitórias significativas na vitalidade e no aspecto social. Dados limitados em relação aos desfechos de curto e longo prazo mostram que até 20% dos pacientes apresentam manifestações clínicas persistentes ou recorrentes por 1 mês. Os antibióticos podem reduzir os sinais/sintomas por algumas horas, mas seus efeitos colaterais, o surgimento de resistência aos antibióticos e o custo têm de ser comparados a seus modestos benefícios.

### Recomendações de grau A

A1. Schuetz P, Wirz Y, Sager R, et al. Effect of procalcitonin-guided antibiotic treatment on mortality in acute respiratory infections: a patient level meta-analysis. *Lancet Infect Dis.* 2018;18:95-107.
A2. Huang DT, Yealy DM, Filbin MR, et al. Procalcitonin-guided use of antibiotics for lower respiratory tract infection. *N Engl J Med.* 2018;379:236-249.
A2b. Huang DT, Yealy DM, Angus DC. Longer-term outcomes of the ProACT trial. *N Engl J Med.* 2020;382:485-486.
A3. Smith SM, Fahey T, Smucny J, et al. Antibiotics for acute bronchitis. *Cochrane Database Syst Rev.* 2017;6:CD000245.
A3b. Gulliford MC, Prevost AT, Charlton J, et al. Effectiveness and safety of electronically delivered prescribing feedback and decision support on antibiotic use for respiratory illness in primary care: REDUCE cluster randomised trial. *BMJ.* 2019;364:l236.
A4. de la Poza Abad M, Mas Dalmau G, Moreno Bakedano M, et al. Prescription strategies in acute uncomplicated respiratory infections: a randomized clinical trial. *JAMA Intern Med.* 2016;176:21-29.
A5. Meeker D, Linder JA, Fox CR, et al. Effect of behavioral interventions on inappropriate antibiotic prescribing among primary care practices: a randomized clinical trial. *JAMA.* 2016;315:562-570.
A6. Hay AD, Little P, Harnden A, et al. Effect of oral prednisolone on symptom duration and severity in nonasthmatic adults with acute lower respiratory tract infection: a randomized clinical trial. *JAMA.* 2017;318:721-730.

### REFERÊNCIAS BIBLIOGRÁFICAS

*As referências bibliográficas, bem como os outros materiais suplementares deste livro, encontram-se no GEN-IO, nosso ambiente virtual de aprendizagem.*

# 91

# VISÃO GERAL DA PNEUMONIA

DANIEL M. MUSHER

### DEFINIÇÃO

A pneumonia é uma síndrome clínica que ocorre quando a infecção do parênquima pulmonar causa sinais/sintomas das vias respiratórias inferiores e alterações características nos exames de imagem do tórax. As pneumonias são comumente classificadas como adquiridas no hospital ou adquiridas na comunidade. A pneumonia adquirida no hospital surge 48 horas ou mais depois da internação de um paciente que não apresentava pneumonia ou não estava em período de incubação de pneumonia no momento da admissão ou se desenvolve logo após a alta hospitalar. Todas as outras pneumonias são consideradas adquiridas na comunidade.

### EPIDEMIOLOGIA

A pneumonia é a infecção aguda potencialmente letal mais comum nos EUA. Anualmente, afeta > 1% da população e causa mais de 1,25 milhão de hospitalizações. A incidência de pneumonia é alta nos três primeiros anos de vida, diminui muito ao longo da infância, permanece relativamente incomum em adultos jovens, mas começa a aumentar após os 50 anos e especialmente depois dos 65 anos (e-Figura 91.1). Nos EUA é provável que cerca de 3% dos indivíduos com mais de 65 anos tenham pneumonia a cada ano, dos quais quase a metade será hospitalizado, resultando em mais de 1,5 milhão de hospitalizações anualmente.[1] Não apenas a pneumonia é mais prevalente em pacientes idosos como também é mais grave, com o risco de morte aumentando progressivamente com o aumento da idade. No geral, cerca de 7% dos pacientes hospitalizados por pneumonia morrem em 7 dias, e outros 7% morrem nos 30 dias seguintes.

A pneumonia bacteriana geralmente não ocorre em adultos jovens saudáveis; a maior parte dos adultos, de qualquer idade, que desenvolve pneumonia bacteriana provavelmente tem uma ou mais condições predisponentes subjacentes (Tabela 91.1). Mais comum é uma infecção respiratória viral antecedente, que aumenta a adesão bacteriana às células epiteliais respiratórias e danifica os mecanismos de depuração pela interferência na ação ciliar. A infecção pelo vírus influenza (Capítulo 340) aumenta muito a suscetibilidade à pneumonia causada por *Staphylococcus aureus* (Capítulo 272), *Streptococcus pneumoniae* (Capítulo 273) ou *Haemophilus influenzae* (Capítulo 284). Estudos recentes confirmaram que a maior parte das mortes atribuídas ao vírus influenza durante a grande pandemia de 1918-1919 foram decorrentes de uma superinfecção bacteriana. Aparentemente, é pouco provável que outras infecções respiratórias virais, mesmo se forem graves, predisponham à pneumonia bacteriana. Doença pulmonar obstrutiva crônica (DPOC; Capítulo 82), fibrose cística (Capítulo 83) e bronquiectasia (Capítulo 84) ou outras anormalidades estruturais do pulmão predispõem muito à pneumonia bacteriana, especialmente em pacientes que também estão em uso de corticosteroides. Outros fatores predisponentes incluem tabagismo de cigarros (Capítulo 29), que aumenta as secreções pulmonares e prejudica a ação ciliar; desnutrição (Capítulo 203), que debilita o sistema imune; consumo excessivo de álcool etílico (Capítulo 30), que suprime o reflexo de tosse e afeta a migração dos leucócitos; doença hepática ou renal, ambas diminuindo a formação de anticorpos e a função dos leucócitos; diabetes melito, que diminui a função leucocitária e deficiências de imunoglobulina de qualquer etiologia. Acredita-se que o aumento de quase 100 vezes na incidência de pneumonia bacteriana em adultos jovens com AIDS (Capítulo 366) esteja amplamente relacionado com a produção defeituosa de anticorpos.

Os fatores que predispõem os idosos (Capítulo 22) à pneumonia incluem diminuição dos reflexos faríngeo e de tosse, disfunção da glote e diminuição das respostas de anticorpos e receptores *toll-like*. Esses fatores são muito mais proeminentes em indivíduos frágeis ou acamados – seja em casa, em um lar de idosos ou em um hospital – do que em idosos saudáveis.

Ao contrário da pneumonia bacteriana, a pneumonia viral ou por *Mycoplasma* pode ocorrer em qualquer idade, quando os microrganismos são transmitidos a hospedeiros imunologicamente *naïve*. A existência ou não de imunidade preexistente e a competência geral do próprio sistema imune parecem ser os principais determinantes da ocorrência de infecção. O comprometimento imunológico contribui muito para a gravidade da pneumonia causada por vírus sincicial respiratório (RSV) (Capítulo 338), vírus influenza (Capítulo 340) e vírus parainfluenza (Capítulo 339), enquanto a gestação predispõe à pneumonia grave por vírus influenza.

A tecnologia de reação da cadeia da polimerase (PCR) consegue identificar vírus respiratórios isoladamente ou em conjunto com uma potencial causa bacteriana em 20 a 30% dos pacientes hospitalizados por pneumonia. Dependendo da estação e do ano, o vírus influenza pode ser o mais comum, seguido pelo RSV e pelo metapneumovírus humano. Encontrar evidências de uma infecção viral por PCR não descarta a possibilidade de que também haja uma infecção bacteriana secundária (ver a seguir, Diagnóstico diferencial).

| Tabela 91.1 | Condição que sugerem várias causas de pneumonia. |
|---|---|
| **CONDIÇÃO SUBJACENTE** | **MICRORGANISMO ASSOCIADO** |
| Aspiração/má dentição | Flora bucal microaerofílica e anaeróbica |
| Aspiração macroscópica, indivíduo acamado | *Staphylococcus aureus*, bastonetes gram-negativos, flora bucal microaerofílica e anaeróbica |
| Viagem para o sudoeste dos EUA | *Coccidioides immitis* |
| Residência nas bacias do rio Mississippi, exposição a morcegos | *Histoplasma capsulatum* |
| Exposição a pássaros | *Cryptococcus neoformans, H. capsulatum* |
| Exposição a pássaros psitacídeos doentes | *Chlamydia psittaci* |
| Exposição a coelhos | *Francisella tularensis* |
| Exposição a animais de criação | *Coxiella burnetii* (febre Q) |
| Vírus influenza ativo na comunidade | Vírus influenza, *S. aureus, S. pneumoniae, H. influenzae, Streptococcus pyogenes* |
| Bronquiectasia, fibrose cística | *Pseudomonas aeruginosa, Burkholderia cepacia, S. aureus*, espécies de *Aspergillus*, micobactérias atípicas |
| Lesão pulmonar cavitária | Flora bucal microaerofílica e anaeróbia, *S. aureus, Mycobacterium tuberculosis* e outras micobactérias, fungos endêmicos |
| Usuário de drogas injetáveis (UDIV) | *S. aureus, M. tuberculosis, S. pneumoniae* |
| Obstrução endobrônquica | Flora bucal microaerofílica e anaeróbica, bacilos gram-negativos, *S. aureus* |
| Antibioticoterapia recente | *S. pneumoniae* resistente a antibióticos |
| HIV (infecção inicial) | *S. pneumoniae, H. influenzae, M. tuberculosis* |
| HIV/AIDS | Patógenos listados na infecção inicial pelo HIV, além de *Pneumocystis jiroveci, Cryptococcus, Histoplasma, Aspergillus, Mycobacterium kansasii*, complexo *Mycobacterium avium, P. aeruginosa* |
| Viagem para o Oriente Médio | Coronavírus da síndrome respiratória do Oriente Médio (MERS) |
| Bioterrorismo | *Bacillus anthracis* (antraz), *Yersinia pestis* (peste), *Francisella tularensis* (tularemia) |

AIDS = síndrome da imunodeficiência adquirida; HIV = vírus da imunodeficiência humana.
Dados de Infectious Diseases Society of America/American Thoracic Society. Consensus guidelines on the management of community-acquired pneumonia in adults. *Clin Infect Dis*. 2007;44:S27-S72.

## BIOPATOLOGIA

Vários fatores de defesa do hospedeiro protegem as vias respiratórias inferiores contra a entrada de microrganismos infecciosos. A configuração das vias respiratórias superiores garante que um fluxo fino e laminar de ar passe sobre os pelos e as superfícies pegajosas que são capazes de reter partículas potencialmente infecciosas. A imunoglobulina A (IgA) secretora, que constitui 10% das proteínas das secreções nasais, neutraliza os vírus. As imunoglobulinas também inibem a colonização bacteriana. O fechamento da epiglote evita que partículas de alimentos passem para a traqueia durante a deglutição. A laringe impede a passagem de secreções para a traqueia e possibilita a produção da pressão intrapulmonar necessária para uma tosse efetiva. Quando os microrganismos contornam esses mecanismos, a ação ciliar das células epiteliais os move continuamente para cima em direção à laringe, e o reflexo de tosse os impulsiona mais rapidamente no mesmo sentido. As secreções traqueobrônquicas mantêm as superfícies úmidas e o surfactante pulmonar provavelmente ajuda a prevenir a atelectasia, que pode interferir na limpeza distal.

A aspiração de pequenos volumes de secreções nasofaríngeas ou conteúdo da boca, especialmente durante o sono ("microaspiração") é uma ocorrência normal. Desse modo, as bactérias que normalmente colonizam as vias respiratórias superiores, como *S. pneumoniae* (Capítulo 273) ou *H. influenzae* (Capítulo 284), podem alcançar os alvéolos, onde podem causar pneumonia. Uma aspiração mais substancial é proeminente em idosos, especialmente os frágeis ou acamados. É provável que esses indivíduos sejam colonizados por *S. aureus* ou bacilos gram-negativos. A microaspiração de outros estreptococos que colonizam as vias respiratórias superiores (p. ex., *S. mitis*) ou microrganismos microaerofílicos e anaeróbios mistos podem ser responsáveis por uma proporção de casos de pneumonia nos quais não é encontrado outro microrganismo causal.

Essa aspiração de pequenos volumes de secreções deve ser diferenciada da aspiração macroscópica (Capítulo 88). A aspiração macroscópica ocorre, por exemplo, em indivíduos que têm convulsões, que engasgam ao vomitar ou nas quais o reflexo de vômito é suprimido por álcool etílico, medicamentos/drogas ou doenças neurológicas. Em tais pacientes, a síndrome clínica de pneumonia por aspiração inclui os efeitos dos microrganismos aspirados e outro material gástrico, bem como do ácido gástrico associado.

A inalação direta de microrganismos aerossolizados também pode causar pneumonia. Essa patogênese é incomum na maioria das pneumonias bacterianas, mas é característica da pneumonia por *Mycobacterium tuberculosis* (Capítulo 308) e *Bacillus anthracis* (Capítulo 278). Esse mecanismo também explica a infecção por vírus, como o vírus influenza (Capítulo 340), o RSV (Capítulo 338) e o metapneumovírus humano (Capítulo 337), que se replicam e se espalham ao longo das células que revestem as vias respiratórias inferiores, geralmente depois de entrar pela primeira vez por inalação.

As bactérias também podem alcançar os pulmões via corrente sanguínea, ser filtradas pelos mecanismos normais de depuração do hospedeiro, mas então escapar e causar pneumonia. A pneumonia por *S. aureus* (Capítulo 272) comumente é causada por disseminação hematogênica, especialmente se houver infecção endovascular, como endocardite. *Escherichia coli* (Capítulo 288) e outros bastonetes gram-negativos também podem precipitar a pneumonia por disseminação hematogênica.

Quando microrganismos potencialmente infecciosos alcançam o pulmão, as células que revestem o sistema respiratório produzem substâncias que inibem ou matam microrganismos, incluindo lisozima, lactoferrina, beta-defensinas e surfactante. Componentes da parede celular bacteriana, como lipopolissacarídios (LPS) em bactérias gram-negativas e peptidoglicanos em bactérias gram-positivas, ativam a cascata alternativa do complemento, levando a opsonização ou morte direta das bactérias. Eles também regulam positivamente os receptores *toll-like*, com subsequente aumento dos mecanismos imunes humorais e celulares, e estimulam a produção de IL-7 que atua por meio da IL-17 para atrair leucócitos polimorfonucleares (PMN). Os anticorpos contra os componentes bacterianos expressos na superfície aumentam muito a resposta de defesa do hospedeiro, e os anticorpos específicos do sorotipo contra o polissacarídio da cápsula bacteriana são especialmente importantes na proteção contra a infecção pneumocócica.

## Patologia

A pneumonia resulta da replicação e da disseminação de microrganismos ao longo do interstício pulmonar e das vias respiratórias e espaços aéreos periféricos. Na pneumonia bacteriana, os microrganismos e a resposta inflamatória resultante, caracterizada pela liberação de citocinas e o acúmulo de plasma e leucócitos nos alvéolos, são responsáveis pela maioria das manifestações clínicas. Na pneumonia por vírus influenza, o vírus invade diretamente as células do epitélio colunar, resultando em alterações anatomopatológicas que incluem danos aos cílios, vacuolização das células epiteliais respiratórias e, até mesmo, descamação de toda a camada epitelial. Essas alterações generalizadas, que levam a um padrão intersticial difuso na radiografia de tórax, também predispõem à invasão bacteriana secundária. *Chlamydia pneumoniae* (Capítulo 302) adere a receptores específicos e se replica dentro das células, produzindo microcolônias que estimulam uma resposta inflamatória e resultam em pneumonia focal. *Mycoplasma* também danifica as células epiteliais respiratórias (Capítulo 301), mas, em vez de invadir as células, adere à superfície celular, onde prejudica a atividade ciliar e produz substâncias tóxicas. A pneumonia bacteriana secundária é incomum na pneumonia por *Chlamydia* ou *Mycoplasma*, talvez porque esses microrganismos, ao contrário do vírus influenza, não causam danos tão graves à função ciliar nem afetam adversamente as células fagocíticas.

## MANIFESTAÇÕES CLÍNICAS

Em geral, a pneumonia é caracterizada por início súbito de febre, tosse frequentemente associada a produção de expectoração e infiltrado pulmonar recém-reconhecido detectado em uma radiografia de tórax. Em adultos jovens com pneumonia bacteriana, mal-estar agudo grave e febre subjetiva são comuns, geralmente com calafrios, tosse e produção de expectoração, ou pelo menos uma sensação de necessidade de produzir expectoração. Alguns também sentem dor pleurítica no tórax. Quando a tosse é produtiva, a expectoração pode ser tinta de sangue. Alguns pacientes adoecem rapidamente e apresentam hipoxemia e choque séptico. Outros, no entanto, especialmente idosos ou indivíduos frágeis, podem não tossir, não produzir expectoração nem estar afebris na primeira avaliação. O aumento da probabilidade de pacientes idosos terem apenas algumas ou mesmo poucas dessas manifestações específicas da pneumonia em parte reflete a produção reduzida de citocinas e a resposta menos vigorosa a elas. Como resultado, esses indivíduos podem manifestar apenas desorientação, confusão mental, fadiga ou alterações mais sutis no estado mental. A diarreia, que foi identificada como manifestação proeminente da pneumonia por *Legionella* (Capítulo 298), também é frequente na pneumonia por pneumococos e provavelmente em outras pneumonias bacterianas, possivelmente indicando uma resposta gastrintestinal inespecífica às citocinas circulantes.

É mais provável que a pneumonia viral se manifeste com sinais/sintomas das vias respiratórias superiores, como rinorreia ou dor de garganta. Os pacientes costumam se lembrar de terem sido expostos a alguém com uma infecção respiratória. É menos provável que adultos com pneumonia viral, por *Chlamydia* ou por *Mycoplasma* apresentem expectoração do que aqueles com pneumonia bacteriana. Pneumonias por *Mycoplasma* e *Chlamydia* geralmente ocorrem em adultos jovens.

## DIAGNÓSTICO

### Exame físico

De modo geral, os pacientes mais jovens com pneumonia bacteriana ou por vírus influenza apresentam um quadro clínico agudo. Indivíduos com pneumonia por outros vírus que não o vírus influenza, por *Mycoplasma* ou por *Chlamydia* (Capítulos 301 e 302) geralmente não apresentam quadro clínico agudo. Por outro lado, idosos e indivíduos frágeis muitas vezes não têm muitos desses achados típicos, simplesmente parecendo apáticos ou confusos. Pacientes com tuberculose (TB) ou outras formas mais crônicas de pneumonia parecem cronicamente enfermos ou relativamente bem.

A frequência respiratória pode estar aumentada; uma frequência de mais de 25 incursões por minuto deve causar sérias preocupações. Saturação de oxigênio ($SaO_2$) abaixo de 92% provavelmente indica pressão parcial de oxigênio no sangue arterial muito baixa; saturação baixa associada a frequência respiratória alta sugere comprometimento respiratório grave com desconforto respiratório iminente (Capítulo 96).

Na pneumonia bacteriana, crepitações ou estertores geralmente são auscultados na área afetada. Broncofonia e egofonia sugerem fortemente pneumonia quando existentes, mas não são sensíveis para o diagnóstico. Macicez à percussão sobre a área afetada pode ser detectada em cerca de metade dos casos. O aumento do frêmito tátil é um achado frequente e é especialmente útil para distinguir um infiltrado pulmonar de um derrame pleural, no qual o frêmito está diminuído ou ausente. A falha em detectar o movimento do diafragma pela percussão sugere derrame pleural. Infelizmente, a sensibilidade e a especificidade gerais do exame físico para pneumonia são bastante baixas, talvez relacionadas com o treinamento inadequado dos profissionais de saúde. Em todos os casos, o diagnóstico de pneumonia exige confirmação radiográfica.

### Achados radiográficos

A pneumonia é diagnosticada pelo achado de um infiltrado nos exames de imagem do tórax ou excluída por sua ausência. A detecção de infiltrados radiográficos pode ser surpreendentemente difícil, especialmente em pacientes com doença pulmonar crônica, obesos ou indivíduos que foram avaliados apenas com uma radiografia de tórax portátil. A radiografia de tórax pode não ser capaz de detectar pequenas áreas de consolidação alveolar, especialmente se for realizada à beira do leito em incidência anteroposterior; contudo, essas pequenas áreas de consolidação alveolar podem ser detectadas na tomografia computadorizada (TC), muito mais sensível. A TC também consegue mostrar que anormalidades encontradas na radiografia simples de tórax são falso-positivas. No entanto, pequenas áreas de consolidação aparente ("alterações em vidro fosco") são frequentemente encontradas na TC de pacientes que não têm pneumonia. A ultrassonografia (US) à beira do leito também pode ser usada para detectar infiltrados pulmonares, mas a sensibilidade e a especificidade, embora relativamente altas,[2] não são suficientes para evitar a necessidade de uma radiografia de tórax. Até 40% dos pacientes com pneumonia também apresentam derrame parapneumônico, que pode ser detectado por exames especiais.

Embora um infiltrado pulmonar recém-reconhecido seja a condição necessária para o diagnóstico de pneumonia, o aspecto radiográfico é pouco informativo da etiologia. A consolidação densa de um segmento ou lobo geralmente é bacteriana (Figura 91.1), especialmente decorrente de *S. pneumoniae* ou *Klebsiella*. Outras bactérias, incluindo *Legionella* (Figura 91.2), podem causar um quadro semelhante, mas muitas pneumonias bacterianas causam infiltrados subsegmentares. A pneumonia viral não causa consolidação segmentar ou lobar.

A pneumonia decorrente de microaspiração de *S. aureus* (Capítulo 272) ou bacilos gram-negativos não pode ser distinguida radiograficamente de outras pneumonias bacterianas. Embora se diga que há maior probabilidade de cavitação, essa conclusão pode refletir um viés de notificação. A pneumonia pneumocócica também causa necrose pulmonar, que é visível em uma radiografia de tórax em 2% dos casos e na TC em 11% dos casos (ver Figura 91.2).

Uma das poucas pneumonias bacterianas radiologicamente distintas é decorrente da disseminação hematogênica de *S. aureus* (Capítulo 272), especialmente quando ocorre associada à endocardite ou a uma fonte intravascular infectada (Capítulo 67). A pneumonia hematogênica por *S. aureus* causa lesões arredondadas de 1 a 3 cm, que podem cavitar (Figura 91.3A e B). A pneumonia subsegmentar ou "irregular" (Figura 91.4) pode ser causada por bactérias, vírus, *Mycoplasma* ou *Chlamydia* (Capítulos 301 e 302). *Pneumocystis jiroveci* (Capítulo 321) causa infiltrado

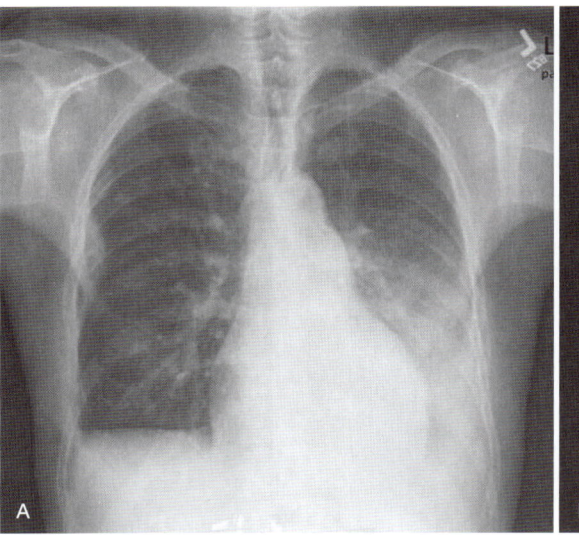 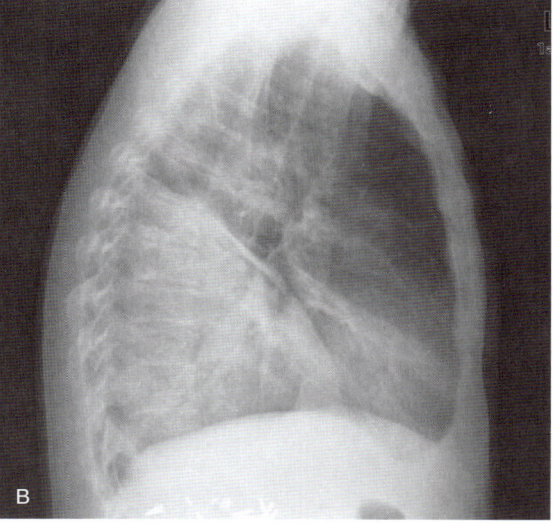

**FIGURA 91.1** Pneumonia pneumocócica do lobo inferior esquerdo observada nas incidências posteroanterior (A) e lateral (B).

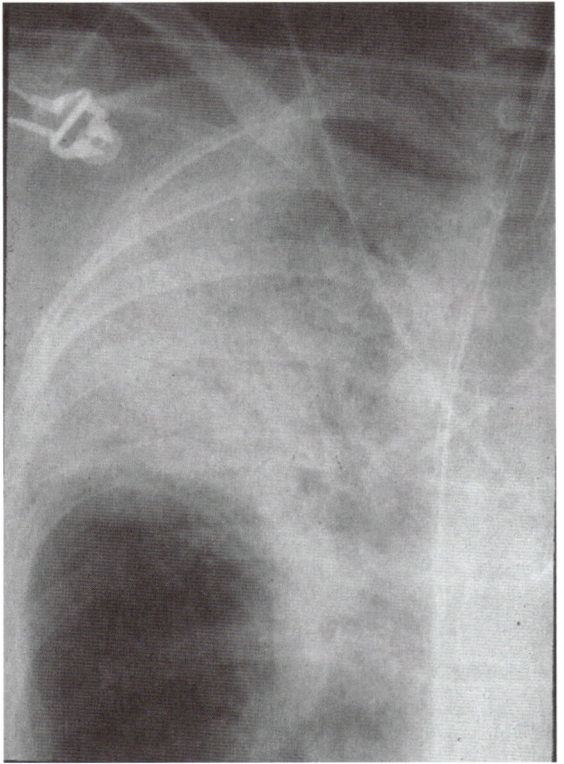

**FIGURA 91.2** Consolidação lobar densa com aerobroncogramas em um paciente com pneumonia por *Legionella* comprovada.

intersticial difuso que pode, em seus estágios clínicos iniciais, ser confundido com acentuação da trama pulmonar. A aspiração de bactérias anaeróbicas, microaerofílicas e facultativas da boca pode causar pneumonia, mas também pode levar a um abscesso pulmonar (Capítulo 84) com parede espessa, nível de líquido e consolidação circundante, especialmente nos segmentos superiores dos lobos inferiores ou segmentos posteriores dos lobos superiores. Uma lesão cavitária de um lobo superior sem nível de líquido, especialmente se confinada ao segmento posterior, sugere TB (Capítulo 308), infecção por micobactérias atípicas ou nocardiose. Ocasionalmente, as manifestações mais agudas da TB mimetizam uma pneumonia bacteriana aguda. *Aspergillus* (Capítulo 319) pode proliferar no interior de uma cavidade, resultando no aspecto bem-conhecido de micetoma intracavitário (bola de fungo) circundado por um arco ou halo de ar (e-Figura 91.2).

A pneumonia rapidamente progressiva de qualquer etiologia pode resultar em infiltrados pulmonares difusos consistentes com a síndrome do desconforto respiratório agudo ou síndrome do desconforto respiratório agudo (SDRA) (Capítulo 96) ou hemorragia alveolar difusa. Embora o aparecimento ou aumento de infiltrados depois de o paciente ser hospitalizado e o tratamento ser iniciado frequentemente seja atribuído à reposição de líquido, essa progressão provavelmente reflete a resposta inflamatória continuada. Uma TC de tórax ajuda a esclarecer a natureza de um infiltrado e determinar se há derrame ou massa, mas geralmente não é necessária na admissão hospitalar para pacientes nos quais pode ser realizada uma radiografia de tórax de boa qualidade.

### Achados laboratoriais

A maioria dos pacientes com pneumonia bacteriana tem uma contagem de leucócitos superior a $11.500/\mu\ell$ no momento da internação e cerca de um terço tem uma contagem de leucócitos superior a 15.000 leucócitos/$\mu\ell$. Uma contagem normal de leucócitos não deve ser interpretada como

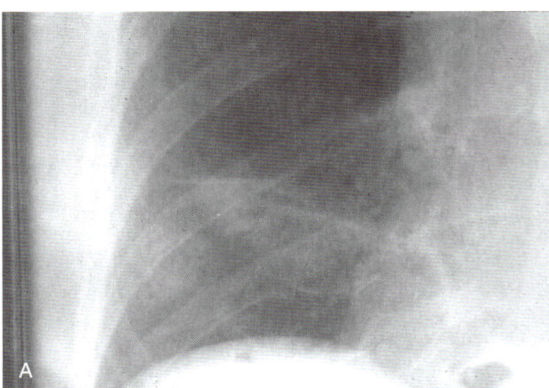 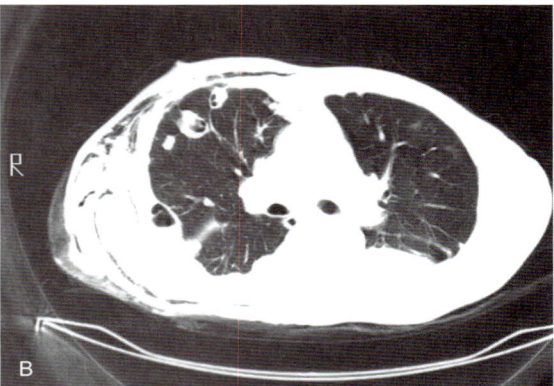

**FIGURA 91.3** Pneumonia hematogênica por *Staphylococcus aureus*. **A.** A radiografia de tórax mostra lesões arredondadas características com cavitação. **B.** As mesmas lesões confirmadas pela tomografia computadorizada.

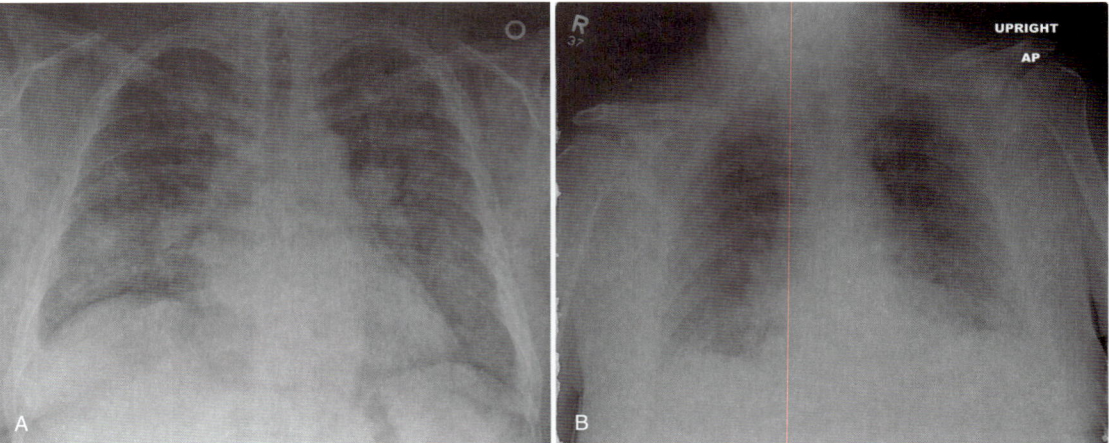

**FIGURA 91.4** **A.** Infiltrados "irregulares" bilaterais em um paciente com pneumonia por coronavírus. **B.** Radiografia de tórax de uma pneumonia adquirida na comunidade que por fim concluiu-se ter sido causada por metapneumovírus humano.

tranquilizadora, porque contagens de leucócitos de 6.000/μℓ ou menos podem ser observadas na infecção bacteriana devastadora. Quando uma infecção bacteriana devastadora suprime a contagem de leucócitos, a contagem de formas imaturas (bastões) quase sempre se mantém elevada. Cerca de 40% dos pacientes que chegam ao hospital com uma síndrome compatível com pneumonia adquirida na comunidade, mas que não estão infectados, como pacientes com edema pulmonar ou câncer de pulmão, também têm contagens de leucócitos superiores a 11.500/μℓ; portanto, leucocitose não é um achado específico para pneumonia. No entanto, contagens de leucócitos superiores a 20.000/μℓ são incomuns em condições pulmonares agudas que não a pneumonia bacteriana. Frequentemente, observam-se pequenas elevações inespecíficas nos níveis séricos de bilirrubina, aminotransferases e lactato desidrogenase (LDH). Elevações marcadas do nível de LDH podem ser vistas na pneumonia por *Pneumocystis* e na infecção disseminada por *Histoplasma* (Capítulos 316 e 321) em pacientes com AIDS.

Um nível elevado de procalcitonina sérica aumenta a probabilidade de infecção bacteriana, mas um nível baixo não é suficientemente sensível para excluir tal diagnóstico. Alguns ensaios clínicos randomizados de pacientes que apresentam sintomas do trato respiratório inferior sugeriram que um tratamento guiado pelo nível de procalcitonina (antibióticos desencorajados se o nível for ≤ 0,25 μg/ℓ e fortemente desencorajados se < 0,1 μg/ℓ) pode reduzir com segurança o uso de antibióticos.[A1] Contudo, o mais recente ensaio clínico realizado nos EUA não encontrou efeitos benéficos em hospitais com alta adesão às diretrizes para o tratamento de pneumonia.[A2,A2b] Além disso, 25% dos pacientes com pneumonia bacteriana têm nível normal de procalcitonina, e até 25% dos pacientes com síndrome de pneumonia, mas sem evidências de infecção bacteriana, têm nível elevado de procalcitonina; portanto, este teste não pode ser usado isoladamente para determinar decisões terapêuticas.[3,4,4b]

## Diagnóstico microbiológico

O sistema respiratório remove o exsudato inflamatório pela ação ciliar das células que revestem os brônquios e a traqueia, bem como pelo reflexo de tosse. A expectoração é composta por esse exsudato – plasma, leucócitos e bactérias – com uma mistura maior ou menor de saliva. O achado de um grande número de um único tipo de bactéria (p. ex., cocos gram-positivos semelhantes a pneumococos) em uma amostra inflamatória que esteja relativamente livre de células epiteliais contaminantes sugere fortemente esse organismo como o agente etiológico da pneumonia (Figura 91.5). *Haemophilus* (Capítulo 284), *Moraxella* (Capítulo 284) e bastonetes gram-negativos (Capítulos 289 e 290) são ainda mais distintos em seu aspecto microscópico. Em pacientes com pneumonia pneumocócica bacteriêmica, que tossem uma amostra válida e que não receberam antibióticos, o exame microscópico de uma expectoração com coloração de Gram tem sensibilidade superior a 85% para a detecção de pneumococos e *H. influenzae*, mas pode ser menor para outras bactérias. Como a sensibilidade da coloração de Gram cai drasticamente depois de 6 horas, e a da cultura cai depois de 18 horas de tratamento com antibióticos, as amostras são úteis no diagnóstico apenas se forem coletadas em tempo hábil.

O exame de uma amostra de escarro com coloração de Gram que mostra muitas células inflamatórias também é útil se não mostrar bactérias. Se ainda não tiverem sido administrados antibióticos, a ausência de microrganismos visíveis sugere que a causa da pneumonia é uma bactéria que não aceita prontamente a coloração de Gram (p. ex., *Legionella* ou micobactérias), um microrganismo como *Mycoplasma* ou *Chlamydia* que não apresenta a parede celular bacteriana típica ou um vírus.

As culturas bacterianas produzirão prontamente *Haemophilus*, *Moraxella*, *S. aureus* ou bacilos gram-negativos quando esses forem os organismos que causaram a pneumonia. No entanto, encontrar *S. aureus* ou bastonetes gram-negativos na cultura, quando eles não foram observados no exame microscópico em um escarro de boa qualidade, pode sugerir que estes microrganismos estejam contaminando a flora bucal.

O ensaio imunossorvente ligado a enzima (ELISA) consegue detectar a parede celular pneumocócica ou o polissacarídeo capsular na urina de 60 a 80% dos pacientes com pneumonia pneumocócica bacteriêmica e uma proporção menor daqueles com doença não bacteriêmica; um ELISA urinário para sorotipos pneumocócicos específicos é substancialmente mais sensível. Um ELISA para o antígeno urinário da *Legionella* detecta apenas o sorotipo mais comum de *Legionella*, mas é positivo em cerca de

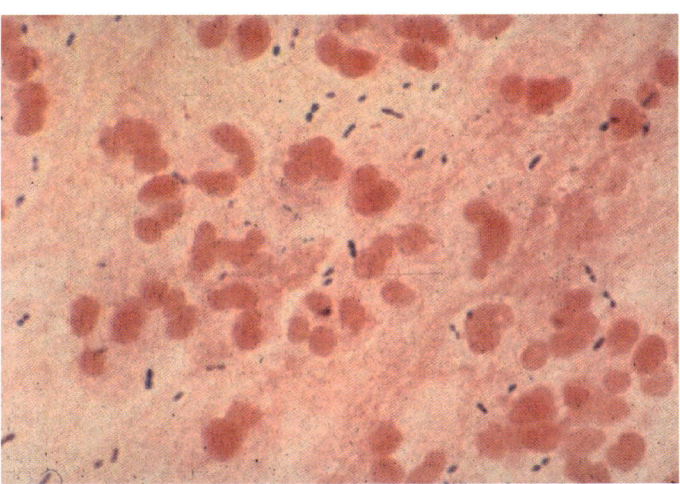

**FIGURA 91.5** A coloração de Gram do escarro de um paciente com pneumonia pneumocócica mostra numerosos leucócitos polimorfonucleares e muitos cocos gram-positivos em forma de lanceta sem células epiteliais, indicando que esta amostra se originou das vias respiratórias inferiores. Uma amostra assim configura um diagnóstico de pneumonia pneumocócica, embora não se possa excluir a coinfecção por um microrganismo como um vírus, que não é revelado pela coloração de Gram.

70% dos casos de pneumonia por *Legionella* (Capítulo 298), com maior sensibilidade em doenças mais graves. Os testes para detecção de antígeno de *Histoplasma* na urina (Capítulo 316) e de *Cryptococcus* no sangue (Capítulo 317) são positivos em pacientes com doença disseminada, mas têm menor probabilidade de serem positivos em pacientes com infiltrados pulmonares distinguíveis.

A testagem com PCR de uma amostra nasofaríngea é uma técnica altamente sensível para detectar microrganismos potencialmente infectantes,[5] mas uma PCR positiva pode indicar colonização em vez de infecção. A PCR quantitativa em pacientes africanos com AIDS e suspeita de pneumonia identifica de maneira confiável a pneumonia pneumocócica, mas a generalização desse método para pacientes sem AIDS em países desenvolvidos ainda precisa ser determinada. Para organismos que normalmente não colonizam as vias respiratórias superiores, a PCR é sensível e específica. A PCR em um esfregaço de garganta pode detectar com segurança *Chlamydia* e *Mycoplasma*, bem como 15 vírus respiratórios (incluindo vírus influenza, vírus parainfluenza, RSV, metapneumovírus humano, coronavírus e adenovírus) com sensibilidade muito alta. Esses vírus respiratórios são encontrados em menos de 2% dos adultos saudáveis; portanto, encontrar um vírus respiratório por PCR em um paciente com pneumonia sugere uma função etiológica.[6] Como resultado, a PCR geralmente substituiu a cultura viral como o padrão-ouro para o diagnóstico de infecção pelo vírus influenza (Capítulo 340). Deve-se enfatizar que encontrar evidências de infecção viral, especialmente decorrente do vírus influenza, não exclui a possibilidade de infecção bacteriana secundária. A PCR do escarro também é capaz de detectar *M. tuberculosis* (Capítulo 308) e agora faz parte da avaliação recomendada em pacientes com suspeita de ter esse diagnóstico.

Bacteriemia é detectada em 5 a 10% dos pacientes hospitalizados por pneumonia adquirida na comunidade, incluindo 20 a 25% dos pacientes com pneumonia pneumocócica, 10 a 15% dos pacientes com pneumonia por *S. aureus* ou bastonetes gram-negativos contraída por via aérogena, uma proporção muito menor de pacientes com pneumonia por *H. influenzae* não tipável e apenas raramente na pneumonia causada por *Moraxella catarrhalis*. Em comparação, os pacientes com pneumonia hematogênica por *S. aureus* quase sempre apresentam hemoculturas positivas. A pneumonia pneumocócica também pode ser diagnosticada pelo achado de antígenos urinários específicos do sorotipo.[7]

## Diagnóstico diferencial

Os pacientes não procuram atendimento médico com um rótulo que diz "pneumonia". Em vez disso, eles têm uma síndrome que consiste em um infiltrado pulmonar recentemente reconhecido junto com alguns dos seguintes achados: febre, tosse, produção de expectoração, dor torácica pleurítica, estertores nos pulmões e leucocitose. O diagnóstico diferencial deve incluir causas infecciosas e não infecciosas.

Embora a pneumonia por *S. pneumoniae* (Capítulo 273) fosse o tipo mais comum na primeira metade do século XX, a prevalência de *S. pneumoniae* como causa de pneumonia tem diminuído constantemente desde o final da década de 1960 e continuando até o presente.[8] Agora, não mais que 10 a 12% das pneumonias que levam à hospitalização de adultos nos EUA são causados por esse microrganismo (Tabela 91.2). Outras causas bacterianas de pneumonia incluem *S. aureus* (Capítulo 272), *H. influenzae* (Capítulo 284) e bastonetes gram-negativos (Capítulos 288 e 289). *Pseudomonas aeruginosa* (Capítulo 290), embora importante em pacientes hospitalizados, é uma causa menos proeminente de pneumonia adquirida na comunidade.

### Organismos bacterianos atípicos

Apesar de suas diferenças marcantes, *Mycoplasma* (Capítulo 301), *Chlamydia* (Capítulo 302), *Coxiella burnetii* (Capítulo 311) e *Legionella* (Capítulo 298) são agrupados como "microrganismos atípicos". Esses microrganismos têm em comum a falta de paredes celulares típicas, o que os torna indetectáveis pela coloração de Gram. Eles também respondem ao tratamento com tetraciclinas, macrolídios e quinolonas. No entanto, essas infecções têm pouco em comum.

Embora *Mycoplasma* e *C. pneumoniae* (Capítulos 301 e 302) sejam causas comuns de pneumonia no ambiente ambulatorial, especialmente em adultos jovens, eles causam menos de 1 a 2% dos casos que exigem hospitalização. A pneumonia causada por esses microrganismos é caracterizada por tosse improdutiva prolongada, febre baixa e infiltrados pulmonares dispersos. A PCR é preferível às sorologias para o diagnóstico de infecções por *Chlamydia* ou *Mycoplasma*, porque os estudos sorológicos superestimam substancialmente a prevalência de infecção aguda por esses agentes.

A pneumonia por *Legionella* se comporta como uma pneumonia bacteriana típica e, muitas vezes, é atribuída a uma fonte de água, enquanto a pneumonia por *C. burnetii* (febre Q) ocorre no final do verão na região pecuária, especialmente no sul do Texas e no meio-oeste dos EUA, e está associada com cefaleia intensa e elevação das enzimas hepáticas.

### Pneumonia viral

Durante um surto, vírus influenza é identificado em uma proporção substancial de pacientes internados em UTI em razão de pneumonia. A identificação do vírus influenza em um paciente com pneumonia deve levar ao tratamento antiviral apropriado (Capítulo 336), mesmo que tenham transcorrido mais de 48 horas desde o início dos sinais/sintomas. Infecção bacteriana secundária é comum, com predomínio de *S. aureus*, *S. pneumoniae* e *Haemophilus*. Rinovírus (Capítulo 337) é o vírus mais comumente reconhecido em pacientes com pneumonia. Vírus parainfluenza (Capítulo 339), RSV (Capítulo 338), coronavírus (Capítulo 342) e metapneumovírus humano (Capítulo 337) estão claramente implicados como causas de pneumonia em adultos hospitalizados em decorrência de pneumonia e podem exigir cuidados intensivos; portanto, a gravidade do envolvimento pulmonar não descarta a possibilidade de que uma infecção viral por si só seja responsável. Surtos de pneumonia por adenovírus (Capítulo 341) ocorrem em recrutas militares. Como também são detectadas bactérias coinfectantes em 20 a 25% dos casos de pneumonia viral documentada, a identificação de um vírus por PCR em um paciente com pneumonia não prova que o vírus seja a causa ou, especialmente, a única causa da doença. Outros dados, como anamnese, gravidade da doença, produção de escarro (e, se presente, exame microscópico), natureza do infiltrado pulmonar, contagem de leucócitos e nível de procalcitonina, ajudam a esclarecer o diagnóstico etiológico.

### Outras causas de uma síndrome de pneumonia

Febre, tosse e produção de expectoração sem infiltrado pulmonar são chamadas de bronquite aguda (Capítulo 90). Em indivíduos sem doença pulmonar crônica, a bronquite aguda geralmente é uma doença viral autolimitada e presumida, mas infecção bacteriana, por exemplo, por *H. influenzae* (Capítulo 284), pode causar bronquite em pacientes com DPOC. Tosse persistente (Capítulo 77) de várias semanas de duração sem febre ou expectoração sugere coqueluche (Capítulo 297) ou uma síndrome de infecção pós-viral decorrente, por exemplo, de adenovírus.

Indícios epidemiológicos podem sugerir causas infecciosas específicas incomuns de pneumonia (Tabela 91.2). *Coccidioides immitis* (Capítulo 316), encontrado em regiões áridas das Américas, ou *Histoplasma capsulatum* (Capítulo 316), encontrado em todo o mundo, mas especialmente nas bacias hidrográficas da América do Norte, causa uma proporção variável de pneumonia adquirida na comunidade em regiões endêmicas. A exposição a gado ou a residência no final do verão em uma área de pecuária quente e seca sugere *Coxiella burnetii* (febre Q) (Capítulo 311), especialmente se os pacientes apresentarem cefaleia intensa e enzimas hepáticas anormais. A exposição a pássaros psitacídeos doentes aumenta a preocupação com relação a *Chlamydia psittaci* (Capítulo 302).

Deve-se suspeitar de TB (Capítulo 308) em indivíduos que viveram em áreas endêmicas, estiveram encarcerados ou desabrigados, estejam em uso de fármacos imunossupressores ou estejam imunocomprometidos, especialmente pacientes com infecção simultânea pelo HIV. *Mycobacterium kansasii* (Capítulo 309) pode causar uma síndrome idêntica em pacientes sem esses fatores de risco. *Mycobacterium avium*, frequentemente denominado *Mycobacterium avium-intracellulare* (MAI) ou complexo *Mycobacterium avium* (MAC), causa pneumonia bilateral difusa em pacientes imunocomprometidos (Capítulo 309). *Mycobacterium intracellulare* também causa pneumonia em adultos, geralmente em homens com bronquiectasia (Capítulo 84) ou fibrose pulmonar significativa decorrente de enfisema pulmonar (Capítulo 82) ou TB previamente tratada. *M. intracellulare* também causa doença em mulheres de meia-idade que, apesar da ausência desses fatores de risco, apresentam tosse prolongada, perda de peso e infiltrados sutis que podem passar despercebidos na radiografia de tórax de rotina. Pneumonia por *Pneumocystis* (Capítulo 321) ocorre em pacientes que estejam tomando corticosteroides.

Pacientes com infecção pelo HIV estão suscetíveis a vários tipos de infecção pulmonar, dependendo de quão imunocomprometidos eles estão (ver Tabela 91.2 e Capítulo 366). Essas infecções oportunistas (IOs) incluem *Mycobacterium tuberculosis*, micobactérias atípicas, *Pneumocystis* (Capítulo 321), *Histoplasma* (Capítulo 316) e *Cryptococcus* (Capítulo 317). Os pacientes com AIDS também correm risco 50 a 100 vezes maior de desenvolver doença pneumocócica.

### Pneumonia sem diagnóstico microbiológico

Apesar dos intensos esforços com a mais moderna tecnologia, não é possível estabelecer um diagnóstico etiológico em mais de 50% dos casos. Uma possibilidade é que a chamada flora respiratória normal – microrganismos microaerófilicos e anaeróbios mistos da boca e da faringe, especialmente estreptococos como *Streptococcus mitis* ou *Corynebacterium* – seja a responsável.

### Considerações não infecciosas

Muitas condições não infecciosas fazem com que os pacientes apresentem uma síndrome consistente com pneumonia aguda ou subaguda, e 15 a

**Tabela 91.2** Causas de pneumonia (em %) em adultos hospitalizados em séries de casos recentes.

| SÉRIES | MUSHER* | JAIN† | POSTMA‡ |
|---|---|---|---|
| Bactérias | 29 | 15 | 30 |
| S. pneumoniae | 9 | 5 | 16 |
| Haemophilus | 6 | < 1 | 7 |
| S. aureus | 5 | 2 | 3 |
| Pseudomonas | 3 | < 1 | 2 |
| Legionella | 1 | 1 | 1 |
| Mycoplasma, Chlamydia | – | < 3 | 1 |
| Outra | 6 | 3 | 3 |
| Micobactérias | 2 | 1 | < 1 |
| Nocardia | 1 | 0 | 0 |
| Fungos, correspondente a PCP | 3 | 1 | 2 |
| Vírus | 20 | 27 | 3 |
| Rinovírus | 13 | 9 | |
| Coronavírus | 3 | 2 | |
| Metapneumovirus humano | 2 | 4 | |
| Vírus influenza | 1 | 6 | 3 |
| Vírus parainfluenza | 2 | 3 | |
| RSV | 2 | 3 | |
| Nenhuma causa identificada | 55 | 62 | 66 |

*Musher DM, Roig IL, Cazares G, et al. Can an etiologic agent be identified in adults who are hospitalized for community-acquired pneumonia: results of a one-year study. *J Infect*. 2013;67:11-18.
†Jain S, Self WH, Wunderink RG, et al. Community-acquired pneumonia requiring hospitalization among U.S. adults. *N Engl J Med*. 2015;373:415-427.
‡Postma DF, van Werkhoven CH, van Elden LJ, et al. Antibiotic treatment strategies for community-acquired pneumonia in adults. *N Engl J Med*. 2015;372:1312-1323.
PCP = pneumonia por *Pneumocystis jiroveci* (anteriormente *carinii*); RSV = vírus sincicial respiratório.

20% de todos os pacientes admitidos no pronto-socorro por suspeita de pneumonia não têm infecção. Edema pulmonar (Capítulo 52) é a causa não infecciosa mais comum de uma síndrome de pneumonia em pacientes de meia-idade e idosos. O diagnóstico deve ser feito com base na anamnese, no exame físico e nos achados radiográficos, apoiados por níveis elevados de peptídio natriurético B. Pacientes com câncer de pulmão (Capítulo 182) comumente apresentam febre e infiltrado pulmonar, geralmente chamada de pneumonia pós-obstrutiva.[9] Lesões cavitárias podem ser encontradas. Na verdade, não há infecção na maioria dos casos. SDRA (Capítulo 96) em resposta a uma infecção não pulmonar grave costuma ser indistinguível da pneumonia porque comumente se manifesta com febre, estertores pulmonares, leucocitose e infiltrados pulmonares.

A pneumonia em organização criptogênica (Capítulo 85), a pneumonia intersticial aguda, a pneumonia eosinofílica, a sarcoidose e outras pneumonias intersticiais (Capítulo 86) são condições incomuns que quase sempre são inicialmente diagnosticadas como pneumonia adquirida na comunidade. Hemorragia pulmonar e vasculite também podem causar infiltrados pulmonares e febre. Na vasculite granulomatosa associada a ANCA (Capítulo 254), esses infiltrados também podem estar associados a lesões cavitárias. A atenção à história do paciente pode revelar uma história mais longa de sintomas, e a revisão cuidadosa das radiografias de tórax prévias pode revelar anormalidades radiográficas anteriores consistentes com um processo crônico não infeccioso. Os êmbolos pulmonares com infarto (Capítulo 74) podem causar dor torácica pleurítica e infiltrados pulmonares, com expectoração que contém neutrófilos, mas poucas ou nenhuma bactéria. Pacientes com êmbolos pulmonares sépticos devem ser avaliados quanto a outros focos de infecção, como valva cardíaca ou dispositivo intravascular infectado.

**Tabela 91.3** Índice de gravidade da pneumonia.

| | PONTOS ATRIBUÍDOS A CADA CRITÉRIO |
|---|---|
| **SINAIS VITAIS** | |
| Frequência cardíaca > 125/min | 10 |
| PA sistólica < 90 mmHg | 20 |
| Temperatura < 35°C ou > 40°C | 15 |
| Frequência respiratória > 30/min | 20 |
| **HISTÓRIA DE COMORBIDADES** | |
| Neoplasia (ativa, não da pele) | 30 |
| Cirrose ou hepatite crônica | 20 |
| Insuficiência cardíaca, acidente vascular encefálico, insuficiência renal crônica | 10 20 |
| Estado mental alterado | |
| **DADOS DEMOGRÁFICOS** | |
| Idade | idade (subtrair 10 para mulheres) |
| Institucionalizado | 10 |
| **EXAMES LABORATORIAIS** | |
| pH arterial < 7,35 | 30 |
| Ureia sanguínea > 30 mg/dℓ | 20 |
| Sódio sérico < 130 mEq/ℓ | 20 |
| Glicose > 250 mg/dℓ | 10 |
| Hematócrito < 30% | 10 |
| $Po_2$ < 60 mmHg ou saturação de $O_2$ < 90% | 10 |
| Derrame pleural na radiografia de tórax | 10 |

Para a taxa de mortalidade associada a vários índices de gravidade da pneumonia, ver Tabela 91.4.
Dados de Fine MJ, Auble TE, Yealy DM, et al. A prediction rule to identify low-risk patients with community-acquired pneumonia. *N Engl J Med*. 1997;336:243-250.

## TRATAMENTO

### Internação
Vários sistemas de pontuação podem ajudar a decidir se um paciente deve ser hospitalizado, incluindo o índice de gravidade da pneumonia (Tabelas 91.3 e 91.4) e o algoritmo SMART-COP (Tabela 91.5). A decisão corolária de internar ou não um paciente em uma unidade de terapia intensiva (UTI) pode ser guiada pelos riscos de mortalidade avaliados pelo índice de gravidade da pneumonia ou pelo algoritmo SMART-COP (Tabela 91.6). Outros indicadores de infecção avassaladora que indicam a necessidade de internação na UTI incluem uma contagem de leucócitos de 6.000/μℓ ou menos na pneumonia bacteriana (geralmente observada com formas de banda aumentadas), trombocitopenia, hipotermia ou $Po_2$ ≤ 90 em alguém que não tenha doença pulmonar subjacente.

A terapia de suporte deve incluir reposição de líquidos para manter a pressão arterial (p. ex., é necessária a média de 4,5 ℓ de líquidos com eletrólitos nas primeiras 24 horas para tratar um paciente com pneumonia e choque séptico [Capítulo 100]), oxigênio para a hipoxemia e ventilação mecânica se não for possível alcançar trocas gasosas adequadas (Capítulo 97).

### Antibioticoterapia
Com base em boas evidências de que os desfechos são piores em caso de atrasos prolongados no tratamento farmacológico, deve-se administrar os antibióticos iniciais assim que o diagnóstico de pneumonia for considerado provável, independentemente de ser em um consultório médico ou em um pronto-socorro.[10] As diretrizes para o tratamento empírico com antibióticos para a pneumonia adquirida na comunidade em pacientes ambulatoriais (Tabela 91.7) concentram-se nas causas infecciosas comuns de pneumonia e geralmente são bem-sucedidas porque um agente etiológico específico é determinado com pouca frequência.[11] No entanto, essa abordagem não deve desencorajar a consideração cuidadosa de possíveis causas não infecciosas de febre e infiltrados pulmonares ou tentativas razoáveis de estabelecer um diagnóstico infeccioso específico.

### Esquemas de antibióticos ambulatoriais
Na terapia ambulatorial empírica,[12] diretrizes da Infectious Diseases Society of America e da American Thoracic Society recomendam um macrolídio, doxiciclina, uma quinolona com ação nas vias respiratórias (levofloxacino ou moxifloxacino, mas não ciprofloxacino, que se acredita ser discretamente menos efetivo contra pneumococos), ou um antibiótico betalactâmico junto com um macrolídio.[12b] Essas recomendações são baseadas no desejo de fornecer tratamento efetivo contra causas bacterianas comuns de pneumonia, como *S. pneumoniae* (Capítulo 273), *H. influenzae* (Capítulo 340), *M. catarrhalis* (Capítulo 284) e *Legionella* (Capítulo 298), bem como infecções por *Mycoplasma* (Capítulo 301) ou *Chlamydia* (Capítulo 302).

Em contraste, as diretrizes da Suécia e do Reino Unido recomendam o tratamento ambulatorial para pneumonia com penicilina oral ou amoxicilina. A justificativa para essa abordagem é que o pneumococo, que é a causa potencialmente mais perigosa de pneumonia, é muito mais bem tratado com penicilina ou amoxicilina do que com doxiciclina ou macrolídios (aos quais uma proporção variável de pneumococos é resistente), enquanto um paciente que não responde à penicilina ou à amoxicilina após alguns dias pode passar a receber um macrolídio ou doxiciclina para tratar uma potencial infecção por *Mycoplasma* e *Chlamydia*. Nos EUA, um terço dos *Haemophilus* e a maior parte dos *Moraxella* produzem betalactamase, o que tornaria a amoxicilina associada ao ácido clavulânico a melhor escolha em pacientes com doença pulmonar subjacente. Pacientes com pneumonia e febre baixa e tosse há mais de 5 a 6 dias devem ser tratados com um macrolídio ou doxiciclina em razão da probabilidade de *Mycoplasma* ou *Chlamydia* serem os responsáveis pela pneumonia.

### Esquemas antibióticos no hospital
Em um paciente que esteja enfermo o suficiente para ser hospitalizado, o médico deve fazer um esforço consciente para determinar um agente etiológico. A terapia inicial pode ser empírica, mas a identificação de um microrganismo causal tem pelo menos três vantagens: (1) a terapia pode ser adaptada ao microrganismo causal identificado, reduzindo, assim, o uso excessivo de antibióticos e a exposição do paciente a antibióticos que ele não precisa; (2) se um paciente não responder prontamente, o médico pode saber se deve simplesmente continuar com os antibióticos utilizados ou para quais mudar; (3) pode-se escolher adequadamente um tratamento alternativo para o paciente que apresenta reação adversa ao medicamento.

A antibioticoterapia inicial empírica recomendada para a pneumonia que não internação em UTI (ver Tabela 91.7) inclui uma fluoroquinolona ativa nas vias respiratórias (levofloxacino ou moxifloxacino, mas não ciprofloxacino) ou um betalactâmico (cefotaxima, ceftriaxona, ampicilina-sulbactam), juntamente com um macrolídio.[A3] Qualquer um desses esquemas tratará a pneumonia por *S. pneumoniae* e também será efetivo contra *Haemophilus*, *S. aureus* suscetível à meticilina (MSSA), *Moraxella*, *Legionella*, *Mycoplasma* e *Chlamydia*, bem como alguns microrganismos menos comuns. Essa terapia combinada parece resultar em melhora clínica mais rápida,[A4] mas não em menor tempo de internação hospitalar ou menor taxa de mortalidade[A5] em comparação com a monoterapia empírica com betalactâmicos.

Para evitar sobretratamento, todos os esforços devem ser envidados para restringir o tratamento de acordo com os patógenos identificados. Para evitar subtratamento, deve-se considerar o risco de possível infecção por *S. aureus* incluindo MRSA, especialmente em pacientes que possam ter vírus influenza, ser usuários de drogas injetáveis, ter insuficiência renal crônica, ter usado anteriormente corticosteroides ou ter piorado apesar

### Tabela 91.4 — Port Severity Index (PSI) e taxa de mortalidade em 30 dias.

| | | TAXA DE MORTALIDADE | | |
|---|---|---|---|---|
| PONTUAÇÃO | CLASSE | PNEUMONIA ADQUIRIDA NA COMUNIDADE* | PNEUMONIA ADQUIRIDA NA COMUNIDADE† | PNEUMONIA PNEUMOCÓCICA‡ |
| ≤ 70 | II | < 1% | 3% | – |
| 71 a 90 | III | 3% | 4% | 3% |
| 91 a 130 | IV | 8% | 8% | 21% |
| > 130 | V | 29% | 22% | 35% |

*Cálculo original em pacientes com pneumonia adquirida na comunidade. (Fine MJ, Auble TE, Yealy DM, et al. A prediction rule to identify low-risk patients with community-acquired pneumonia. N Engl J Med. 1997;336:243-250.)
†Taxa de mortalidade em pacientes internados por pneumonia durante o período de 1 ano, Veterans Affairs Medical Center, Houston (foram excluídos pacientes com pneumonia por causas não infecciosas). (Musher DM, Roig IL, Cazares G, et al. Can an etiologic agent be identified in adults who are hospitalized for community-acquired pneumonia: results of a one-year study. J Infect. 2013;67:11-18.)
‡Resultados em pacientes com pneumonia pneumocócica documentada. (Musher DM, Alexandraki I, Graviss EA, et al. Bacteremic and nonbacteremic pneumococcal pneumonia. A prospective study. Medicine [Baltimore]. 2000;79:210-221.)

### Tabela 91.5 — Sistema de pontuação SMART-COP.*

| | PONTOS |
|---|---|
| Baixa pressão arterial Sistólica (< 90 mmHg) | 2 |
| Envolvimento Multilobar (na radiografia de tórax) | 1 |
| Albumina baixa (< 3,5 g/dℓ) | 1 |
| Frequência Respiratória alta (≥ 25 se < 50 anos, ≥ 30 se > 50 anos) | 1 |
| Taquicardia (frequência cardíaca > 125 bpm) | 1 |
| Confusão mental de início recente | 1 |
| Déficit de Oxigenação ($PaO_2$ < 70 mmHg se < 50 anos, < 60 mmHg se > 50 anos) | 2 |
| Baixo pH arterial (< 7,35) | 2 |

*O risco de precisar de suporte respiratório ou ventilatório intensivo é baixo se ≤ 2 pontos, cerca de 10 a 15% se 3 a 4 pontos, cerca de 35% se 5 a 6 pontos e cerca de 65% se ≥ 7 pontos. Dados de Chalmers JD, Singanayagam A, Hill AT. Predicting the need for mechanical ventilation and/or inotropic support for young adults admitted to the hospital with community-acquired pneumonia. Clin Infect Dis. 2008;47:1571-1574; e Charles PG, Wolfe R, Whitby M, et al. SMART-COP: a tool for predicting the need for intensive respiratory or vasopressor support in community-acquired pneumonia. Clin Infect Dis. 2008; 47:375-384.

### Tabela 91.6 — Sistema de pontuação da pneumonia Curb 65.*

| | PONTOS |
|---|---|
| Confusão mental | 1 |
| Ureia sanguínea elevada | 1 |
| Frequência Respiratória ≥ 30/min | 1 |
| Pressão arterial Baixa (hipotensão arterial) | 1 |
| Idade ≥ 65 anos | 1 |

Atribuir um ponto a cada uma das cinco características listadas acima. Recomenda-se a internação hospitalar para pacientes com 2 ou mais pontos e a internação em UTI em caso de 3 ou mais pontos.

*Eccles S, Pincus C, Higgins B, et al. Diagnosis and management of community and hospital acquired pneumonia in adults: summary of NICE guidance. BMJ. 2014;349:g6722.

### Tabela 91.7 — Tratamento empírico para pneumonia adquirida na comunidade.

**PACIENTES AMBULATORIAIS***

Para síndromes que sugiram pneumonia bacteriana "típica" (início agudo de tosse, expectoração, febre alta, contagem elevada de leucócitos, consolidação segmentar ou lobar densa, nível de procalcitonina elevado):
  Amoxicilina-ácido clavulânico (500/125 mg 6/6 h durante 5 a 7 dias); adicionar azitromicina (500 mg/dia VO durante 3 dias) se for considerada pneumonia por *Legionella* ou
  Levofloxacino (750 mg/dia), moxifloxacino (400 mg/dia) ou gatifloxacino (320 mg/dia) por 5 dias
Para síndromes que sugiram pneumonia por vírus influenza:
  Oseltamivir (75 mg, 2 vezes/dia durante 5 dias); observe se há infecção bacteriana secundária
Para síndromes que sugiram pneumonia por outros vírus que não vírus influenza (exposição a alguém com infecção viral, sinais/sintomas das vias respiratórias superiores, paciente não parece muito enfermo, leucócitos < 9.500, nível de procalcitonina não elevado):
  Terapia sintomática
Para síndromes subagudas (p. ex., tosse e febre baixa por > 5 dias) sugerindo pneumonia por *Mycoplasma* ou *Chlamydia*: azitromicina (500 mg/dia durante 3 dias) ou doxiciclina (100 mg, 2 vezes/dia durante 7 dias)

**PACIENTES HOSPITALIZADOS**

A probabilidade de pacientes hospitalizados por pneumonia terem uma infecção bacteriana é alta o suficiente para quase sempre serem prescritos agentes antibacterianos, a menos que haja forte suspeita de um diagnóstico alternativo. Em todo paciente hospitalizado, deve-se fazer todos os esforços razoáveis para determinar um diagnóstico etiológico. Na terapia empírica inicial:
  Um betalactâmico (ceftriaxona 1 g/dia) E um macrolídio (azitromicina 500 mg)
  Ou
  Uma quinolona (levofloxacino 750 mg/dia, moxifloxacino 400 mg/dia ou gatifloxacino 400 mg/dia)
  A terapia inicial é administrada IV até que o paciente esteja clinicamente estável; depois disso, muda-se para terapia oral, adaptando a terapia com base nos resultados da cultura ou selecionando o(s) agente(s) que forneça(m) cobertura semelhante. A duração total da antibioticoterapia geralmente é de 5 a 7 dias (ver texto)
Se a causa provável for vírus influenza:
  Oseltamivir (75 mg, 2 vezes/dia durante 5 dias) com observação cuidadosa à procura de possível infecção bacteriana secundária
Se a doença por vírus influenza for complicada por pneumonia bacteriana secundária, adicionar ao oseltamivir:
  Ceftriaxona ou ceftarolina, mais vancomicina ou linezolida
Se provavelmente for doença causada por *Pseudomonas* ou outro microrganismo gram-negativo:
  Betalactâmico ativo contra *Pseudomonas*: piperacilina-tazobactam (4,5 g, de 6/6 h), cefepima 1 a 2 g a cada 6 a 8 h
  Ou
  Um carbapenêmico (meropeném 500 mg IV, 6/6 h ou 1 g, 8/8 h ou imipeném-cilastatina 500 mg IV, 6/6 h ou 1 g, 8/8 h; infusões prolongadas de carbapenêmicos após uma dose de ataque podem ser preferíveis), mais azitromicina como acima

Adaptada de Musher DM, Thorner AT. Community-acquired pneumonia. N Engl J Med. 2014;371:1619-1628; e de Infectious Diseases Society of America/American Thoracic Society. Consensus guidelines on the management of community-acquired pneumonia in adults. Clin Infect Dis. 2007;44:S27-S72.
*Deve-se tomar a decisão de tratar a pneumonia ambulatorialmente depois de avaliar a necessidade de hospitalização e somente se for marcada consulta de acompanhamento. Se for estabelecida uma etiologia viral pela reação em cadeia da polimerase, ela deve ser considerada na tomada de decisões terapêuticas.
IM = via intramuscular; IV = via intravenosa.

de antibióticos ambulatoriais. Nesses pacientes, a prevalência desses microrganismos na comunidade exige consideração adicional da ceftarolina como betalactâmico ou o acréscimo de vancomicina ou linezolida. Se o paciente não for carreador nasal de MRSA (verificado por PCR), a probabilidade de que esse microrganismo esteja causando a pneumonia é bem menor.

### Esquemas de antibióticos na UTI
Para pacientes que precisam de internação em UTI, deve-se administrar um betalactâmico (cefotaxima, ceftriaxona ou ampicilina-sulbactam) em combinação com azitromicina ou uma fluoroquinolona com ação nas vias respiratórias. Quando se cogita infecção por *Pseudomonas* (p. ex., em pacientes com pneumonia e predominância de bastonetes gram-negativos no exame de escarro; pacientes com DPOC, bronquiectasia ou outra doença pulmonar estrutural em estágio terminal; ou pacientes que foram tratados com glicocorticoides ou outros medicamentos imunossupressores), deve-se optar por um betalactâmico ativo contra *Pseudomonas* ou um carbapenêmico (piperacilina-tazobactam, cefepima, imipeném ou meropeném). O benefício de adicionar um segundo medicamento ativo contra *Pseudomonas* (a chamada "cobertura dupla") não foi comprovado. Um princípio mais importante é que, uma vez estabelecido o diagnóstico de pneumonia por microrganismos gram-negativos, o tratamento deve ser baseado na dose ideal de um antibiótico apropriado identificado por antibiograma.

### Corticosteroides adjuvantes
Os dados em relação à eficácia dos corticosteroides em baixas doses (p. ex., 30 mg/dia de metilprednisolona) no tratamento da pneumonia têm sido conflitantes. No entanto, duas metanálises recentes concluíram que 3 a 7 dias de corticosteroides conseguem reduzir as taxas de morbidade e mortalidade em pacientes com formas graves de pneumonia adquirida na comunidade.[A6,A7]

### Evolução hospitalar
O valor das tentativas agressivas de determinar a causa da pneumonia torna-se óbvio durante a evolução hospitalar de um paciente. A resposta esperada ao tratamento inclui defervescência, retorno da contagem de leucócitos ao normal e desaparecimento dos sinais sistêmicos de infecção aguda alguns dias depois do início dos antibióticos. Os infiltrados pulmonares podem desaparecer lentamente, a tosse pode persistir por semanas e a fadiga pode persistir por meses, especialmente em idosos.

Os pacientes podem não responder, ou até mesmo piorar, durante os primeiros 1 ou 2 dias de tratamento, apesar da antibioticoterapia apropriada. Outro motivo para identificar o microrganismo infectante é evitar a tentação de adicionar antibióticos que possam não trazer benefícios adicionais e possam ter efeitos colaterais deletérios. Para os pacientes que respondem, a identificação do microrganismo causal possibilita que os antibióticos de amplo espectro sejam substituídos por um esquema mais simples, potencialmente encurtando a hospitalização, reduzindo o risco de complicações como a colite por *Clostridium difficile* (Capítulo 280) e evitando incertezas em relação ao fármaco culpado caso ocorra uma reação adversa ao medicamento.

### Ausência de resposta à terapia antibiótica
A ausência de resposta à terapia antibiótica suscita várias preocupações (Tabela 91.8). Se o paciente simplesmente não melhorar, o antibiótico pode não ser apropriado para o microrganismo infectante. O primeiro passo deve ser revisar os resultados da cultura e do antibiograma para garantir que o paciente tenha recebido uma dose adequada de um antibiótico apropriado. Quando os pacientes mostram resposta parcial inicial, mas depois apresentam febre baixa persistente e leucocitose, a terapia antimicrobiana pode ter sido correta e o microrganismo causal pode ser suscetível, mas pode haver uma infecção loculada, como um empiema (Capítulo 92). *Mycobacterium* ou um microrganismo não bacteriano (p. ex., um fungo) pode ser o responsável. Alternativamente, uma doença não infecciosa, como câncer de pulmão ou embolia pulmonar, ou uma doença pulmonar inflamatória, como uma pneumonia eosinofílica ou doença pulmonar intersticial (Capítulo 86), podem explicar um infiltrado pulmonar recém-reconhecido que é acompanhado por outros sinais/sintomas de pneumonia, como febre, tosse e produção de expectoração.

Quando os antibióticos são administrados empiricamente e não são realizadas culturas, a ausência de resposta cria um dilema terapêutico difícil. Para pacientes com resposta parcial ou inadequada à terapia inicial, o médico deve buscar agressivamente medidas diagnósticas adicionais, como culturas, TC de tórax, toracocentese se houver derrame, broncoscopia com lavado broncoalveolar e, possivelmente, biopsia transbrônquica, em vez de simplesmente mudar ou adicionar antibióticos.

### Duração do tratamento
A duração ideal do tratamento para a pneumonia é incerta. Em geral, pacientes ambulatoriais com pneumonia adquirida na comunidade devem ser tratados por 5 a 7 dias. Pacientes hospitalizados devem receber terapia parenteral até que estejam hemodinamicamente estáveis e sejam capazes de ingerir e absorver antibióticos orais; nesse momento podem, então, ser administrados antibióticos orais. A melhor abordagem para a pneumonia pneumocócica pode incluir 3 a 5 dias de terapia parenteral e alguns dias finais de tratamento oral depois de o paciente se tornar afebril (temperatura < 37,2°C). O tratamento para a pneumonia adquirida na comunidade de etiologia indeterminada geralmente não deve exceder um total de 7 dias, e 3 dias de tratamento têm se mostrado tão eficazes quanto 8 dias para a pneumonia leve a moderadamente grave.[A8]

Por outro lado, a pneumonia causada por *S. aureus* (Capítulo 272) ou bacilos gram-negativos (Capítulos 288, 289 e 290), que tende a estar associada a microabscessos no pulmão, provavelmente exige tratamento mais longo (p. ex., 10 a 14 dias, dependendo da rapidez da resposta). A pneumonia por *S. aureus* bacteriêmica requer 4 semanas de tratamento em razão de preocupações relacionadas com endocardite, seja como causa ou como resultado da pneumonia. Na pneumonia por *Legionella* documentada (Capítulo 298), a recomendação é de 5 a 10 dias de tratamento com azitromicina, 14 dias com fluoroquinolona ou 3 semanas com qualquer um dos regimes se o paciente for imunocomprometido.

Os pacientes podem receber alta do hospital quando estiverem clinicamente estáveis, não apresentarem outras condições de saúde que exijam hospitalização continuada e tiverem um ambiente de alta adequado. Os marcadores de estabilidade clínica relatados incluem temperatura de 37,8°C ou inferior, frequência cardíaca de 100 bpm ou menos, frequência respiratória de 24 incursões por minuto ou menos, pressão arterial sistólica de 90 mmHg ou mais, saturação de oxigênio de 90% ou mais, ou $Po_2$ de 60 mmHg ou superior em ar ambiente (para pacientes que não eram previamente dependentes de suplementação de oxigênio) e estado mental igual ao de base. Os pacientes são comumente observados no hospital por até 24 horas após a mudança da terapia intravenosa para a oral, mas não há evidências que apoiem essa prática e ela não é necessária para pacientes que estejam estáveis.

### Complicações infecciosas
Deve-se considerar se há empiema (Capítulo 92), que é a complicação infecciosa mais comum da pneumonia, em pacientes com febre persistente e leucocitose após 4 a 5 dias de antibioticoterapia apropriada para pneumonia. A radiografia de tórax repetida e a TC são ferramentas diagnósticas importantes. Outras infecções extrapulmonares ocorrem quando as bactérias são transportadas pela corrente sanguínea para os ossos ou articulações (especialmente espaços intervertebrais), cavidade peritoneal (se havia líquido peritoneal quando a bacteriemia ocorreu), meninges, valvas cardíacas ou mesmo grandes grupos musculares. De modo geral, essas infecções provocam sinais/sintomas, aos quais o médico precisa permanecer atento quando a recuperação do paciente não é tão rápida como era esperado.

### Complicações não infecciosas
Infarto agudo do miocárdio (Capítulo 64) e novas arritmias, especialmente a fibrilação atrial (Capítulo 58), ocorrem em 7 a 10% dos pacientes internados por pneumonia adquirida na comunidade, e a piora da insuficiência cardíaca é ainda mais frequente.[13] Esses eventos cardíacos estão associados a aumentos substanciais das taxas de morbidade e mortalidade.

### PREVENÇÃO
Manter uma boa saúde geral, parar de fumar, evitar consumo excessivo de álcool etílico e controlar a glicemia em pacientes diabéticos são boas medidas gerais para reduzir o risco de pneumonia bacteriana. A vacinação antigripal (Capítulos 15 e 340) reduz o risco não apenas de

| Tabela 91.8 | Motivos de fracasso de agentes antimicrobianos no tratamento da pneumonia. |
|---|---|

Microrganismo correto, escolha inadequada de antibiótico ou dose
   Microrganismo não suscetível
   Dosagem errada (p. ex., obesidade mórbida ou paciente com sobrecarga hídrica)
   Antibiótico não administrado
Microrganismo e antibiótico corretos, mas a infecção é loculada
   Empiema (o mais comum)
   Obstrução (p. ex., câncer de pulmão, corpo estranho)
Microrganismo causal não identificado
Condição não infecciosa
   Embolia pulmonar
   Malignidade
   Infiltrado inflamatório

*influenza*, mas também de pneumonia por todas as causas, porque a infecção por vírus influenza predispõe à infecção pulmonar bacteriana secundária. Nos EUA duas vacinas pneumocócicas atualmente disponíveis reduzem especificamente o risco de pneumonia pneumocócica[a] (Capítulo 15): uma vacina polissacarídica que contém polissacarídio capsular de 23 sorotipos pneumocócicos diferentes e uma vacina conjugada pneumocócica, em que polissacarídios capsulares são conjugados a uma proteína imunogênica. Cada vacina demonstrou ter cerca de 75% de eficácia na redução do risco de pneumonia pneumocócica.[A9] Ao contrário da vacina polissacarídica, a vacina conjugada também elimina o estado de carreador nasofaríngeo detectável de pneumococos e, como resultado, a disseminação de pneumococos para indivíduos não vacinados. A infecção pneumocócica causada por cepas contidas na vacina heptavalente caiu 95% em crianças e 85% em adultos desde que a vacinação generalizada de crianças ocorreu. Esse mesmo declínio já começou a ser observado para as cepas contidas na vacina 13-valente. Essas observações sugerem que o benefício da vacina conjugada será limitado. No entanto, sorotipos não vacinais estão causando mais casos de pneumonia e compensando alguns dos benefícios da vacinação.

Recomenda-se a vacina pneumocócica conjugada seguida da vacina polissacarídica a todos os indivíduos com 65 anos ou mais e a todos os indivíduos de 19 a 64 anos imunocomprometidos (p. ex., imunodeficiência congênita ou adquirida, infecção pelo HIV, insuficiência renal crônica, síndrome nefrótica, malignidades hematológicas, imunossupressão iatrogênica, malignidade generalizada e transplante de órgãos) ou que tenham condições que predisponham à infecção pneumocócica ou que os coloquem em risco particularmente alto de complicações (p. ex., asplenia, extravasamento de líquido cerebrospinal ou implante coclear, tabagismo de cigarros, asma brônquica, doença pulmonar crônica, insuficiência cardíaca, diabetes melito, alcoolismo, doença hepática crônica).

Se os pacientes que atendem a esses critérios já tiverem recebido a vacina polissacarídica, deve-se administrar a vacina conjugada. Os pacientes que tiverem recebido a vacina pneumocócica polissacarídica antes dos 65 anos devem receber outra dose aos 65 anos ou após, desde que tenham transcorrido pelo menos 5 anos desde a última dose. Múltiplas revacinações após os 65 anos não são recomendadas, embora alguns especialistas recomendem doses repetidas da vacina polissacarídica 23-valente em intervalos de 7 a 10 anos para pacientes asplênicos e pacientes idosos. Não há recomendação para administrar mais de uma dose da vacina conjugada a um adulto.

### PROGNÓSTICO

Em países desenvolvidos, a taxa de mortalidade em 30 dias dos pacientes ambulatoriais com pneumonia é inferior a 2%, mas é de cerca de 14% em pacientes hospitalizados e se aproxima de 40% em pacientes que precisam ser internados em UTI. O índice de gravidade da pneumonia (ver Tabela 91.4) pode ajudar a predizer a mortalidade em pacientes que precisam de tratamento hospitalar para pneumonia adquirida na comunidade. Em pacientes com pneumonia pneumocócica, uma contagem de leucócitos inferior a $6.000/\mu\ell$ está associada a taxa de mortalidade superior a 65%. Pacientes cuja pneumonia esteja associada a derrame parapneumônico têm tempos de internação hospitalar mais longos e taxa de mortalidade cerca de 2,5 vezes maior, mesmo após ajuste para outros índices de gravidade.[14]

Os pacientes, especialmente os idosos, muitas vezes se recuperam da pneumonia lentamente, com fadiga residual e fraqueza que persiste por semanas ou meses. Alguns nunca recuperam sua capacidade funcional pré-pneumonia.[15] Depois da recuperação da pneumonia bacteriana que exigiu a hospitalização, a taxa de mortalidade aumenta substancialmente em 1 ano e, pelo menos no caso de pneumonia pneumocócica, ainda aumenta significativamente 3 a 5 e até 10 anos depois, presumivelmente porque a pneumonia serviu como um marcador para condições inflamatórias ou outras comorbidades que limitam a expectativa de vida. Existe uma boa correlação entre a gravidade da pneumonia e o risco posterior de morte.

## PNEUMONIA POR ASPIRAÇÃO
### EPIDEMIOLOGIA E BIOPATOLOGIA

Embora a microaspiração seja uma ocorrência regular e seja a base da maioria dos casos de pneumonia, alguns pacientes apresentam aspiração macroscópica do conteúdo orofaríngeo. Em tais pacientes, os fatores sociais predisponentes incluem alcoolismo, tabagismo (cigarros), higiene dental deficiente e população em situação de rua. As condições clínicas predisponentes incluem estar acamado, alterações agudas ou crônicas do estado mental, doença neuromuscular, obstrução esofágica e refluxo esofágico grave (Capítulo 129).[16] A pneumonia por aspiração pode não ser infecciosa se resultar de dano produzido pelo ácido gástrico ou como resposta ao conteúdo gástrico, exceto bactérias. No entanto, na prática, não é possível diferenciar a pneumonia por aspiração infecciosa da forma não infecciosa, e a pneumonia por aspiração é tratada inicialmente como se fosse causada por uma infecção.

### MANIFESTAÇÕES CLÍNICAS

Os pacientes podem ter manifestações clínicas agudas decorrentes da aspiração de alimentos ou dos efeitos irritantes agudos do ácido gástrico.[16b] Na maioria dos casos, no entanto, a deterioração clínica, a diminuição da oxigenação, a febre, a dispneia, a expectoração purulenta e a leucocitose evoluem ao longo de vários dias. Nos casos de abscesso pulmonar, os pacientes afirmam que o escarro tem gosto e odor desagradáveis. O exame físico em geral revela desnutrição, achados de comorbidades crônicas, dentição em más condições de preservação, sinais de doença pulmonar crônica e roncos grosseiros nos lobos inferiores ou regiões mais baixas do pulmão.

### DIAGNÓSTICO

Na radiografia de tórax, a pneumonia por aspiração é mais comumente vista como um processo de broncopneumonia parenquimatosa no segmento superior do lobo inferior direito e no segmento posterior dos lobos superiores, mas a aspiração pode envolver qualquer parte do pulmão, exceto os ápices, dependendo da posição do paciente durante a aspiração. O achado de um abscesso de parede espessa (Capítulo 84) com nível hídrico fornece fortes evidências confirmatórias.

#### Microbiologia

Como as secreções orofaríngeas contêm numerosas bactérias aeróbicas e anaeróbicas, a pneumonia por aspiração em geral é uma infecção polimicrobiana. O diagnóstico de pneumonia por aspiração pode ser feito por exame de escarro com coloração de Gram, que mostra muitos leucócitos, poucas ou nenhuma célula epitelial e uma grande quantidade de bactérias mistas. Como os microrganismos causais habituais são bactérias da nasofaringe, as culturas de escarro muitas vezes não são úteis (o relatório usual relata flora respiratória normal), embora possa haver outras bactérias patogênicas, como *S. aureus* ou um bastonete gram-negativo MDR (multidrogarresistente). As culturas de abscesso pulmonar ressecado ou de aspirados transtraqueais em pacientes com abscesso pulmonar geralmente revelam microrganismos bucais esperados, incluindo estreptococos e estafilococos microaerófilos, espécies de *Bacteroides*, *Fusobacterium* e espécies de *Prevotella*. Também podem ser encontrados *S. pneumoniae*, *S. aureus* e *H. influenzae*. Como a orofaringe de pacientes hospitalizados e indivíduos institucionalizados é regularmente colonizada por bactérias gram-negativas facultativas, *P. aeruginosa* e *S. aureus*, esses microrganismos também podem estar implicados na pneumonia por aspiração em tais indivíduos. A menos que o exame microscópico da expectoração com coloração de Gram mostre bacilos gram-negativos proeminentes ou cocos gram-positivos em grupos, o achado de Enterobacteriaceae ou *S. aureus* na cultura provavelmente indicará contaminação.

---

[a]N.R.T.: No Brasil, dispomos atualmente de VPC10 (com 10 sorotipos de *Streptococcus pneumoniae* (pneumococo), oito deles conjugados com a proteína D do *Haemophilus influenzae* tipo b, um com o toxoide tetânico e outro com toxoide diftérico) e VPC13 (com 13 sorotipos de *Streptococcus pneumoniae* (pneumococo) conjugados com a proteína CRM197). Ver https://sbim.org.br/images/calendarios/calend-sbim-0 a 100.pdf.

A vacina 23-valente é composta partículas purificadas (polissacarídios) das cápsulas de 23 tipos de *Streptococus pneumoniae*, e é indicada:
- Para crianças acima de 2 anos, adolescentes e adultos com condições clínicas que aumentem o risco de doença pneumocócica (p. ex., diabetes melito, cardiopatias e pneumopatias graves; asplenia ou disfunção esplênica; imunocomprometimento)
- Para pessoas > 60 anos deve ser aplicada de rotina.

**Não é recomendada como rotina para crianças, adolescentes e adultos saudáveis**.

## TRATAMENTO

Pacientes oriundos da comunidade com pneumonia por aspiração ou abscesso pulmonar devem ser tratados inicialmente com ampicilina-sulbactam parenteral (1,5 a 3 g IV, 6/6 horas) ou clindamicina (600 mg IV, 8/8 horas) durante pelo menos 5 dias. Os resultados das culturas podem sugerir que outros antibióticos também sejam usados, mas a preponderância de microrganismos microaerofílicos e anaeróbicos que não serão identificados por culturas de rotina exige que um desses medicamentos seja continuado. Quando o paciente está estável, o tratamento pode ser mudado para terapia oral (p. ex., clindamicina 600 mg, 3 vezes/dia ou ampicilina-sulbactam 750 mg, 3 vezes/dia). A pneumonia por aspiração é tratada por 7 a 10 dias, a menos que haja cavitação, caso em que o tratamento é continuado por várias semanas ou mesmo até que a cavidade não seja mais detectável. Em pacientes idosos acamados, sobretudo os institucionalizados ou internados, piperacilina-tazobactam (3,375 g IV, de 6/6 horas), meropeném (1 g IV, de 8/8 horas) ou imipeném (1 g IV a cada 6 a 8 horas) durante pelo menos 5 dias provavelmente é a terapia inicial mais apropriada em razão da probabilidade de contaminação por bactérias gram-negativas, especialmente microrganismos MDR que podem produzir betalactamases de amplo espectro ou uma carbapenemase. Se houver suspeita ou documentação por cultura de MRSA, deve-se adicionar também a terapia apropriada (Capítulo 272). O tratamento pode ser adaptado com base nos resultados microbiológicos, mas os pacientes idosos que desenvolvem pneumonia por aspiração com frequência não conseguem fornecer uma amostra de escarro e devem permanecer com a antibioticoterapia inicial por um curso completo.

A complicação grave mais comum da pneumonia por anaeróbios ou abscesso pulmonar é o desenvolvimento de um empiema. A inserção de um ou mais drenos de tórax geralmente é tão boa quanto a toracostomia cirúrgica para remover o material infectado.[A10] Infelizmente, os pacientes que desenvolvem esta complicação muitas vezes não podem se submeter a um procedimento agressivo, criando, assim, um grande dilema terapêutico. Em pacientes com doença neurológica subjacente ou malignidade, pode-se inserir um tubo de alimentação por gastrostomia ou jejunostomia para fornecer nutrição paliativa, líquidos e medicamentos.

### PROGNÓSTICO

A menos que um empiema tenha se desenvolvido, o prognóstico da pneumonia por aspiração ou abscesso pulmonar é amplamente determinado pelas comorbidades que levaram à sua ocorrência, e não pela ausência de resposta da pneumonia ou abscesso.

## PNEUMONIA ADQUIRIDA NO HOSPITAL, PNEUMONIA ASSOCIADA À VENTILAÇÃO MECÂNICA E PNEUMONIA ASSOCIADA A CUIDADOS DE SAÚDE

### EPIDEMIOLOGIA

A pneumonia adquirida no hospital, a pneumonia associada à ventilação mecânica e a pneumonia associada a cuidados de saúde constituem a segunda infecção hospitalar mais comum (Capítulo 266) nos EUA. A pneumonia adquirida no hospital, que aumenta os custos e o tempo de internação, é responsável por até 25% de todas as infecções na UTI. A pneumonia adquirida no hospital e a pneumonia associada à ventilação mecânica que ocorrem nos primeiros 2 a 3 dias de internação tendem a ser causadas por bactérias usuais adquiridas na comunidade suscetíveis a antibióticos, enquanto as infecções que começam mais tarde são mais frequentemente causadas pela flora hospitalar, incluindo microrganismos MDR (Tabela 91.9). Em comparação com a pneumonia adquirida na comunidade, a pneumonia associada a lares de idosos é, com frequência, causada pelos mesmos patógenos, mas não mostra as mesmas variações sazonais.[17]

### BIOPATOLOGIA

Quando a pneumonia ocorre nos primeiros dias após a hospitalização, incluindo 2 a 3 dias após um procedimento cirúrgico eletivo, os microrganismos mais prováveis incluem bactérias que habitualmente causam pneumonia adquirida na comunidade, como *S. pneumoniae* e *H. influenzae* e bactérias microaerofílicas e anaeróbicas da boca. Depois disso, *S. aureus* e bacilos gram-negativos facultativos (p. ex., *P. aeruginosa*, *E. coli*, *Klebsiella pneumoniae* e espécies de *Acinetobacter*) tornam-se cada vez mais comuns. Muitos casos são polimicrobianos e incluem agentes gram-positivos, como *S. aureus*, sobretudo MRSA, especialmente em pacientes com doença crônica subjacente grave. *P. aeruginosa*, espécies de *Acinetobacter*, *Stenotrophomonas maltophilia* e complexo *Burkholderia cepacia* tornam-se rapidamente resistentes a várias classes de antibióticos; portanto, vigilância e o monitoramento locais de rotina são essenciais para ajudar a prever a suscetibilidade aos medicamentos.

### MANIFESTAÇÕES CLÍNICAS E DIAGNÓSTICO

A pneumonia adquirida no hospital e a pneumonia associada à ventilação mecânica podem se manifestar com sinais típicos, como febre, leucocitose e expectoração purulenta, ou secreções traqueais aumentadas em um paciente entubado. As radiografias de tórax costumam ser difíceis de interpretar, mas podem mostrar agravamento dos infiltrados pulmonares ou infiltrados pulmonares novos. Uma ultrassonografia pulmonar mostrando consolidação subpleural ou aerobroncogramas também pode ser útil para estabelecer o diagnóstico.[18] Hipoxemia é comum em casos graves e SDRA pode ocorrer (Capítulo 96).

Se o exame microscópico do escarro ou de secreções da traqueia com coloração de Gram não mostrar muitas células inflamatórias com um único microrganismo, podem ser necessárias culturas quantitativas de amostras obtidas por broncoscopia usando uma escova protegida para determinar o microrganismo causal em pacientes que não respondem à terapia inicial. A cultura estéril de secreções das vias respiratórias inferiores na ausência de um novo antibiótico nas últimas 72 horas essencialmente descarta a maioria das pneumonias bacterianas, embora a contaminação por *Legionella* e infecção viral ainda sejam possíveis nessa situação.

## TRATAMENTO

Se o paciente estiver instável, ou se houver alta suspeita de pneumonia adquirida no hospital, associada à ventilação mecânica ou associada a cuidados de saúde, é necessária antibioticoterapia empírica imediata (ver Tabela 91.9) porque atrasos na instituição da terapia antimicrobiana aumentam a taxa de mortalidade. Para a doença de início precoce nos primeiros 3 a 4 dias de hospitalização ou depois de um procedimento pulmonar invasivo, o tratamento deve seguir as diretrizes para pneumonia adquirida na comunidade. Depois desse período, a flora adquirida no hospital deve ser considerada potencialmente causadora. Enquanto se aguardam os resultados dos exames para determinar uma etiologia, a escolha inicial de antibióticos deve ser orientada pelo conhecimento da suscetibilidade a antibióticos dos microrganismos comumente isolados na instituição em questão.[19]

Como essa previsão pode ser muito difícil, recomenda-se o uso de esquemas combinados, mas esta recomendação enfatiza a importância de obter boas amostras para cultura para que a terapia possa ser posteriormente restringida. As opções incluem uma cefalosporina ativa contra *Pseudomonas*, como ceftazidima ou cefepima, um carbapenêmico ativo contra *Pseudomonas* (meropeném ou imipeném) ou um betalactâmico/inibidor de betalactamase, como piperacilina-tazobactam; além disso, pode-se considerar uma fluoroquinolona ativa contra *Pseudomonas* (ciprofloxacino) ou um aminoglicosídio, como amicacina, gentamicina ou tobramicina. Agentes mais novos, como ceftazidima/avibactam, plazomicina e outros, podem ser necessários em hospitais onde bacilos gram-negativos mais resistentes são comuns. Se houver forte suspeita de infecção por *Legionella*, uma fluoroquinolona deve ser suficiente; caso contrário, deve-se adicionar um macrolídio como a azitromicina. Por fim, deve-se adicionar vancomicina ou linezolida para o tratamento de infecção por MRSA, a menos que esse microrganismo possa ser descartado.

Se o paciente melhorar nas primeiras 48 a 72 horas, deve-se considerar fortemente a redução da antibioticoterapia com base nos resultados da cultura. Se as culturas das vias respiratórias inferiores permanecerem negativas, mas o paciente não melhorar, deve-se considerar se há um local extrapulmonar de infecção, e estudos radiográficos ou culturas adicionais podem ser úteis. Na maioria dos casos, a terapia antimicrobiana deve ser limitada a 7 dias; a terapia pode ser mais curta ou mais longa, dependendo da certeza do diagnóstico etiológico e da resposta clínica.

### PREVENÇÃO

A prevenção da disseminação de bactérias resistentes a antibióticos em hospitais enfatiza as instruções à equipe e a adesão à desinfecção das mãos com produtos à base de álcool.[20] Pacientes com microrganismos MDR documentados devem ser isolados ou, se o isolamento não for

| Tabela 91.9 | Antibioticoterapia empírica da pneumonia adquirida no hospital, da pneumonia associada à ventilação mecânica e da pneumonia associada a cuidados de saúde. |
|---|---|
| **GRUPO A: PACIENTES COM PNEUMONIA ADQUIRIDA NO HOSPITAL, PNEUMONIA ASSOCIADA À VENTILAÇÃO MECÂNICA SEM FATORES DE RISCO PARA PATÓGENOS MDR E COM PNEUMONIA DE INÍCIO PRECOCE** | |
| **Patógenos potenciais** | **Tratamento recomendado** |
| *Streptococcus pneumoniae*<br>*Haemophilus influenzae*<br>*Staphylococcus aureus* sensível à meticilina (MSSA)<br>Bacilos gram-negativos entéricos sensíveis a antibióticos<br>*Escherichia coli*<br>*Klebsiella pneumoniae*<br>Espécies de *Enterobacter*<br>Espécies de *Proteus*<br>*Serratia marcescens* | Ceftriaxona, 1 a 2 g IV/IM a cada 12 a 24 h, máximo de 2 g/dia*<br>Ou<br>Levofloxacino, 750 mg IV todos os dias, ou ciprofloxacino, 400 mg IV, de 8/8 h, ou moxifloxacino, 400 mg IV ou VO a cada 24 h*<br>Ou<br>Ampicilina-sulbactam, 1,5 a 3 g (1 a 2 g de ampicilina e 0,5 a 1 g de sulbactam) IV/IM, de 6/6 h, máximo de 4 g de sulbactam/dia, dependendo do tipo e da gravidade da infecção*<br>Ou<br>Ertapeném, 1 g IV/IM, 1 vez/dia* |
| **GRUPO B: PACIENTES COM PNEUMONIA ADQUIRIDA NO HOSPITAL, PNEUMONIA ASSOCIADA À VENTILAÇÃO MECÂNICA OU PNEUMONIA ASSOCIADA A CUIDADOS DE SAÚDE E COM PNEUMONIA DE INÍCIO TARDIO OU COM FATORES DE RISCO PARA PATÓGENOS MDR** | |
| **Microrganismos** | **Tratamento** |
| *S. pneumoniae*<br>*H. influenzae*<br>*S. aureus* sensível à meticilina (MSSA)<br>Bacilos gram-negativos entéricos sensíveis a antibióticos<br>*E. coli*<br>*K. pneumoniae*<br>Espécies de *Enterobacter*<br>Espécies de *Proteus*<br>*S. marcescens*<br>Patógenos MDR<br>*Pseudomonas aeruginosa*<br>*K. pneumoniae* (produtores de betalactamases de amplo espectro)<br>Espécies de *Acinetobacter*<br>*S. aureus* resistente à meticilina (MRSA)<br>*Legionella pneumophila* | Cefalosporina ativa contra *Pseudomonas* (ceftazidima, 2 g IV, de 8/8 h, ou cefepima, 1 a 2 g a cada 8 a 12 h)*<br>Ou<br>Carbapenêmicos ativos contra *Pseudomonas* (meropeném, 1 g, de 8/8 h, ou imipeném, 500 mg, de 6/6 h ou 1 g, de 8/8 h)*<br>Ou<br>Betalactâmico/inibidor de betalactamase (piperacilina-tazobactam, 4,5 g IV, de 6/6 h)*<br>Ou<br>Fluoroquinolona ativa contra *Pseudomonas* (levofloxacino, 750 mg IV todos os dias, ou ciprofloxacino, 400 mg IV, de 8/8 h)*<br>Essa escolha é cada vez mais limitada pela resistência aos antibióticos<br>mais<br>Vancomicina (15 mg/kg IV, de 12/12 h, com monitoramento para manter nível sérico mais baixo em 10 a 15 µg/m$\ell$ e duração individualizada e dependente da resposta clínica) ou linezolida (600 mg IV, de 12/12 h)* |

Dados de American Thoracic Society. Guidelines modified from Kalil AC, Metersky ML, Klompas M, et al. Executive summary: management of adults with hospital-acquired and ventilator-associated pneumonia: 2016 clinical practice guidelines by the Infectious Diseases Society of America and the American Thoracic Society. *Clin Infect Dis*. 2016;63:575-582.
*A duração depende da resposta clínica e deve ser individualizada.
MDR = multidrogarresistentes.

possível, eles devem ser agrupados, a fim de reduzir o risco de contaminação cruzada dos pacientes. A pneumonia associada à ventilação mecânica pode ser reduzida pela elevação da cabeceira do leito do paciente, aspiração regular de secreções subglóticas, "férias da sedação" diárias e avaliação diária da prontidão do paciente para extubação. Em pacientes que requerem ventilação seguinte à reanimação por parada cardíaca (Capítulo 57), amoxicilina-clavulanato intravenoso (1 g e 200 mg, respectivamente) pode reduzir o risco de pneumonia associada à ventilação mecânica precoce.[A10b]

### PROGNÓSTICO

A taxa de mortalidade geral atribuída à pneumonia adquirida no hospital pode chegar a 30 a 50%. As mortes se devem, em parte, à gravidade da pneumonia e à dificuldade de fornecer cobertura antibiótica adequada para alguns bacilos gram-negativos, mas também são dependentes das condições clínicas e cirúrgicas subjacentes do paciente. Entre os sobreviventes, o intervalo de tempo mediano para retornar às atividades normais é de 2 a 4 semanas.[21]

### Recomendações de grau A

A1. Schuetz P, Wirz Y, Sager R, et al. Effect of procalcitonin-guided antibiotic treatment on mortality in acute respiratory infections: a patient level meta-analysis. *Lancet Infect Dis*. 2018;18:95-107.
A2. Huang DT, Yealy DM, Filbin MR, et al. Procalcitonin-guided use of antibiotics for lower respiratory tract infection. *N Engl J Med*. 2018;379:236-249.
A2b. Huang DT, Yealy DM, Angus DC. Longer-term outcomes of the ProACT trial. *N Engl J Med*. 2020;382:485-486.
A3. Eljaaly K, Alshehri S, Aljabri A, et al. Clinical failure with and without empiric atypical bacteria coverage in hospitalized adults with community-acquired pneumonia: a systematic review and meta-analysis. *BMC Infect Dis*. 2017;17:1-7.
A4. Garin N, Genne D, Carballo S, et al. β-lactam monotherapy vs β-lactam-macrolide combination treatment in moderately severe community-acquired pneumonia: a randomized noninferiority trial. *JAMA Intern Med*. 2014;174:1894-1901.
A5. Postma DF, van Werkhoven CH, van Elden LJ, et al. Antibiotic treatment strategies for community-acquired pneumonia in adults. *N Engl J Med*. 2015;372:1312-1323.
A5b. File TM, Goldberg L, Das A, et al. Efficacy and safety of intravenous-to-oral lefamulin, a pleuromutilin antibiotic, for the treatment of community-acquired bacterial pneumonia: the phase III lefamulin evaluation against pneumonia (LEAP 1) trial. *Clin Infect Dis*. 2019;69:1856-1867.
A5c. Alexander E, Goldberg L, Das AF, et al. Oral lefamulin vs moxifloxacin for early clinical response among adults with community-acquired bacterial pneumonia: the LEAP 2 randomized clinical trial. *JAMA*. 2019;322:1661-1671.
A5d. Stets R, Popescu M, Gonong JR, et al. Omadacycline for community-acquired bacterial pneumonia. *N Engl J Med*. 2019;380:517-527.
A6. Wu WF, Fang Q, He GJ. Efficacy of corticosteroid treatment for severe community-acquired pneumonia: a meta-analysis. *Am J Emerg Med*. 2018;36:179-184.
A7. Stern A, Skalsky K, Avni T, et al. Corticosteroids for pneumonia. *Cochrane Database Syst Rev*. 2017;12:CD007720.
A8. Hanretty AM, Gallagher JC. Shortened courses of antibiotics for bacterial infections: a systematic review of randomized controlled trials. *Pharmacotherapy*. 2018;38:674-687.
A9. Falkenhorst G, Remschmidt C, Harder T, et al. Effectiveness of the 23-valent pneumococcal polysaccharide vaccine (PPV23) against pneumococcal disease in the elderly: systematic review and meta-analysis. *PLoS ONE*. 2017;12:1-18.
A10. Redden MD, Chin TY, van Driel ML. Surgical versus non-surgical management for pleural empyema. *Cochrane Database Syst Rev*. 2017;3:CD010651.
A10b. François B, Cariou A, Clere-Jehl R, et al. Prevention of early ventilator-associated pneumonia after cardiac arrest. *N Engl J Med*. 2019;381:1831-1842.

### REFERÊNCIAS BIBLIOGRÁFICAS

*As referências bibliográficas, bem como os outros materiais suplementares deste livro, encontram-se no GEN-IO, nosso ambiente virtual de aprendizagem*

# 92

# DOENÇAS DO DIAFRAGMA, DA PAREDE TORÁCICA, DA PLEURA E DO MEDIASTINO

F. DENNIS MCCOOL

##  DIAFRAGMA

O diafragma é o principal músculo da ventilação. É uma estrutura cupuliforme que separa o tórax do abdome. Consiste em um tendão central e um componente muscular que se insere na caixa torácica lateralmente ao longo da superfície interna das seis costelas inferiores, anteromedialmente ao longo das cartilagens costais e, posteriormente, ao longo dos três corpos vertebrais lombares superiores. O diafragma é suprido pelo nervo frênico, que se origina das raízes nervosas cervicais 3 a 5.

### Fraqueza e paralisia diafragmática

#### EPIDEMIOLOGIA E BIOPATOLOGIA

Quando ativado, o diafragma se contrai e desce caudalmente. A descida do diafragma expande a parede anterior do abdome e a caixa torácica inferior, reduz a pressão pleural e, portanto, promove a insuflação pulmonar. É o principal músculo da inspiração e sua ação é responsável por aproximadamente 70% do volume corrente inspirado no indivíduo normal. A função do diafragma pode ser prejudicada por distúrbios que afetam o encéfalo (Capítulo 371), a medula espinal e os nervos periféricos (Capítulo 392), a junção neuromuscular (Capítulo 394) e os músculos propriamente ditos (Capítulo 393). A incidência e a prevalência da paralisia e da fraqueza diafragmáticas não são conhecidas.

#### MANIFESTAÇÕES CLÍNICAS

A fraqueza ou a paralisia diafragmática pode envolver um ou ambos os hemidiafragmas.[1] Na paralisia diafragmática unilateral, os pacientes geralmente são assintomáticos em repouso, mas apresentam dispneia aos esforços ou em decúbito dorsal, especialmente se houver comorbidades como obesidade. Se forem assintomáticos, a anormalidade pode ser detectada como um achado incidental de um hemidiafragma elevado na radiografia de tórax.

A paralisia diafragmática bilateral é menos comum do que a paralisia unilateral. A incapacidade na paralisia bilateral é mais acentuada do que na paralisia unilateral, e a ortopneia é um sintoma especialmente proeminente. Outros sintomas incluem dispneia aos esforços ou ao inclinar o corpo para frente e carregar objetos. Esses indivíduos também correm risco aumentado de hipoventilação durante o sono, especialmente durante o sono REM. Ocasionalmente, os pacientes apresentam manifestações relacionadas com a hipoventilação noturna, incluindo despertares noturnos frequentes, noctúria, pesadelos intensos, sudorese noturna, hipersonolência diurna, depressão e cefaleia matinal.

O exame físico é notável pelo uso dos músculos acessórios da inspiração e pelo movimento paradoxal da parede abdominal para dentro durante a inspiração, principalmente em pacientes com paralisia diafragmática bilateral. Esse achado é especialmente perceptível no decúbito dorsal. A percussão da parede torácica durante a inspiração e a expiração consegue detectar a ausência de movimento diafragmático.

#### DIAGNÓSTICO

Os distúrbios que podem causar fraqueza ou paralisia diafragmática unilateral (Tabela 92.1) incluem lesão traumática do nervo frênico, neuropatias como a amiotrofia neurálgica (Capítulo 392), herpes-zóster (Capítulo 351), doença da parte cervical da coluna vertebral (Capítulo 372), tumores compressivos e lesão do nervo frênico relacionada com cirurgia cardíaca ou torácica ou ventilação mecânica prolongada. A amiotrofia neurálgica foi associada ao gene SEPT9 e, ocasionalmente, é manifestação extra-hepática da hepatite E (Capítulo 140). O diagnóstico de disfunção diafragmática frequentemente é sugerido pela elevação de um hemidiafragma em uma radiografia de tórax (Figura 92.1). O diagnóstico de paralisia unilateral pode ser confirmado pela realização de um "teste de fungada" por meio de fluoroscopia ou ultrassonografia, no qual ocorre movimento paradoxal (cefálico) da cúpula hemidiafragmática durante uma manobra de fungar.

A paralisia diafragmática bilateral é mais difícil de diagnosticar do que a paralisia unilateral. A radiografia de tórax geralmente mostra elevação de ambos os hemidiafragmas. Este achado pode ser interpretado como "déficit no esforço inspiratório" ou "baixos volumes pulmonares". As provas de função pulmonar de rotina (Capítulo 79) não são específicas; tipicamente mostram restrição moderada a grave, com redução na capacidade vital e na capacidade pulmonar total para 30 a 60% do predito. Um teste mais específico para paralisia diafragmática é a medição da capacidade vital em decúbito dorsal. Um declínio de 20% ou mais quando em decúbito dorsal é consistente com paralisia diafragmática. A pressão inspiratória máxima estática medida na abertura das vias respiratórias (PImáx) também é reduzida para 20 a 30% do valor previsto em indivíduos com paralisia diafragmática bilateral.

O diagnóstico de paralisia diafragmática unilateral ou bilateral pode ser confirmado por ultrassonografia. A ausência de espessamento diafragmático durante a inspiração indica paralisia. Um exame mais invasivo é a medição da pressão transdiafragmática (diferença de pressão entre as cavidades torácica e abdominal), que exige que o paciente engula um balão para a manometria. Na paralisia diafragmática, não há aumento da pressão transdiafragmática durante a inspiração. A eletromiografia (EMG) do diafragma e os estudos da condução do nervo frênico ajudam a diferenciar a neuropatia da miopatia. Se o diagnóstico de paralisia diafragmática bilateral for confirmado, o paciente deve ser avaliado à procura de hipoventilação noturna (Capítulo 377). Pode ser necessária uma tomografia computadorizada (TC) do tórax para excluir massa mediastinal, e uma ressonância magnética (RM) do pescoço para avaliar a medula espinal e as raízes nervosas (e-Figura 92.1).

#### TRATAMENTO E PROGNÓSTICO

A paralisia diafragmática bilateral não é reversível, a menos que a causa subjacente seja tratável. Por exemplo, as miopatias (Capítulo 393) relacionadas com distúrbios metabólicos podem ser melhoradas pela correção

### Tabela 92.1 Causas de fraqueza e paralisia diafragmática.

**TRAUMÁTICAS**
Cirurgia cardíaca com cardioplegia fria
Traumatismo contuso (não penetrante)
Lesão raquimedular
Manipulação cervical
Bloqueio interescalênico (BIE) do nervo braquial

**COMPRESSÃO POR TUMOR**
Câncer de pulmão
Tumor metastático do mediastino

**METABÓLICA**
Diabetes melito
Deficiência de vitamina ($B_6$, $B_{12}$, folato)
Hipotireoidismo
Deficiência de maltase ácida

**NEURITE INFLAMATÓRIA**
Amiotrofia neurálgica (Parsonage-Turner)
Mononeurite múltipla
Vasculite
Paraneoplásica

**DISTROFIAS MUSCULARES**
Distrofia muscular das cinturas dos membros
Distrofia de Duchenne e Becker

**DIVERSOS**
Amiloidose
Desnutrição
Lesão por radiação
Espondilose cervical
Poliomielite
Esclerose lateral amiotrófica

**IDIOPÁTICA**

de desequilíbrios eletrolíticos ou pela reposição de hormônio tireoidiano. Distúrbios tóxicos ou metabólicos relacionados com diabetes melito, etilismo ou infecções virais podem ser resolvidos com o tratamento da doença subjacente. A paralisia diafragmática idiopática ou a paralisia decorrente da amiotrofia neurálgica melhora espontaneamente ou desaparece por completo em aproximadamente 60% dos indivíduos, mas a recuperação pode demorar 18 meses a 3 anos. Em geral, o dano ao nervo frênico relacionado com uma cirurgia cardíaca melhora espontaneamente, mas pode persistir se o nervo frênico for transeccionado. Para uma lesão raquimedular alta, na qual as raízes do nervo frênico permanecem intactas (lesão acima de C3), a estimulação do nervo frênico possibilita ventilação.

A ventilação não invasiva com pressão positiva (VNPP) é o método preferido de tratamento para pacientes com paralisia diafragmática porque melhora os sintomas e distúrbios fisiológicos relacionados com a hipoventilação noturna (e-Tabela 92.1 e Capítulo 377). A VNPP também consegue reverter a adaptação do encéfalo aos altos níveis de $CO_2$ ao "reiniciar" os quimiorreceptores do bulbo reorientando-os a valores normais. Quando os pacientes com paralisia unilateral apresentam sinais/sintomas graves, a plicatura cirúrgica do hemidiafragma paralisado melhora a capacidade vital, mas essa intervenção é inútil na paralisia diafragmática bilateral.

## Outros distúrbios diafragmáticos

A eventração diafragmática resulta de atrofia localizada do músculo diafragma ou da substituição de parte do diafragma por tecido fibroelástico. A eventração geralmente resulta em elevação da parte anteromedial direita do diafragma. Tumores metastáticos para o diafragma geralmente estão relacionados com extensão direta do câncer de pulmão. Os tumores primários do diafragma são muito raros. Lipomas são os tumores benignos mais comuns e os fibrossarcomas são as neoplasias malignas mais comuns.

## PAREDE TORÁCICA

A parede torácica é um componente crucial da "bomba inspiratória" e possibilita a manutenção da ventilação alveolar normal. Consiste em estruturas ósseas da caixa torácica, articulações entre as costelas e as vértebras, diafragma, músculos intercostais e abdome. Os distúrbios que afetam algum dos componentes da parede torácica podem prejudicar a respiração.

### Cifoescoliose

#### EPIDEMIOLOGIA E BIOPATOLOGIA

A cifoescoliose é um distúrbio da coluna vertebral comum que afeta aproximadamente 1 em mil indivíduos, cerca de 1 em 10 mil dos quais tem uma deformidade grave da coluna vertebral. As deformidades incluem curvatura vertebral excessiva nos planos coronal (escoliose) e sagital (cifose), bem como rotação do eixo vertebral. A forma mais comum é idiopática, mas a cifoescoliose também pode ser causada por malformações vertebrais congênitas ou ser secundária a distúrbios neuromusculares (Capítulo 394). A escoliose degenerativa do adulto é cada vez mais comum à medida que a população envelhece.[1b]

Uma predileção familiar pode estar relacionada com a família do gene de remodelação da cromatina (*CHD7*). Tipicamente, a cifoescoliose se torna mais proeminente na segunda infância ou no início da adolescência, com uma razão mulheres:homens de 4:1.

#### MANIFESTAÇÕES CLÍNICAS

A cifoescoliose pode ser classificada como leve, moderada ou grave com base no ângulo da deformidade vertebral. Em indivíduos mais jovens com deformidades vertebrais mais leves, os achados físicos podem ser sutis. Indivíduos com cifoescoliose leve a moderada podem ter queixas de dorsalgia e problemas psicossociais relacionados com a deformidade da coluna vertebral. Adolescentes com cifoescoliose idiopática leve geralmente têm capacidade de exercício normal, enquanto aqueles com cifoescoliose idiopática moderada têm capacidade de exercício reduzida com limitações adicionais aos esforços físicos em decorrência do descondicionamento. Nas deformidades graves, os pacientes podem apresentar dispneia aos mínimos esforços ou em repouso.

Os achados típicos da cifoescoliose grave são a gibosidade dorsal, que se deve às costelas anguladas e à assimetria dos ombros e aos quadris inclinados. Na cifoescoliose grave, pode haver sinais de insuficiência cardíaca direita (Capítulo 52).

#### DIAGNÓSTICO

A cifoescoliose grave pode ser prontamente diagnosticada no exame físico, enquanto graus leves ou moderados de cifoescoliose só podem ser observados nas radiografias de tórax. O teste de flexão para frente de Adams, no qual o examinador observa a assimetria da região torácica ou lombar enquanto o paciente se inclina para frente na altura da cintura até que a coluna fique paralela ao chão, ajuda a detectar pequenas deformidades. Deve-se calcular o grau de deformidade vertebral com base no ângulo de curvatura vertebral (o ângulo de Cobb) das radiografias (e-Figura 92.2). Ângulos superiores a 100° são graves e geralmente estão associados a sintomas respiratórios, como dispneia.

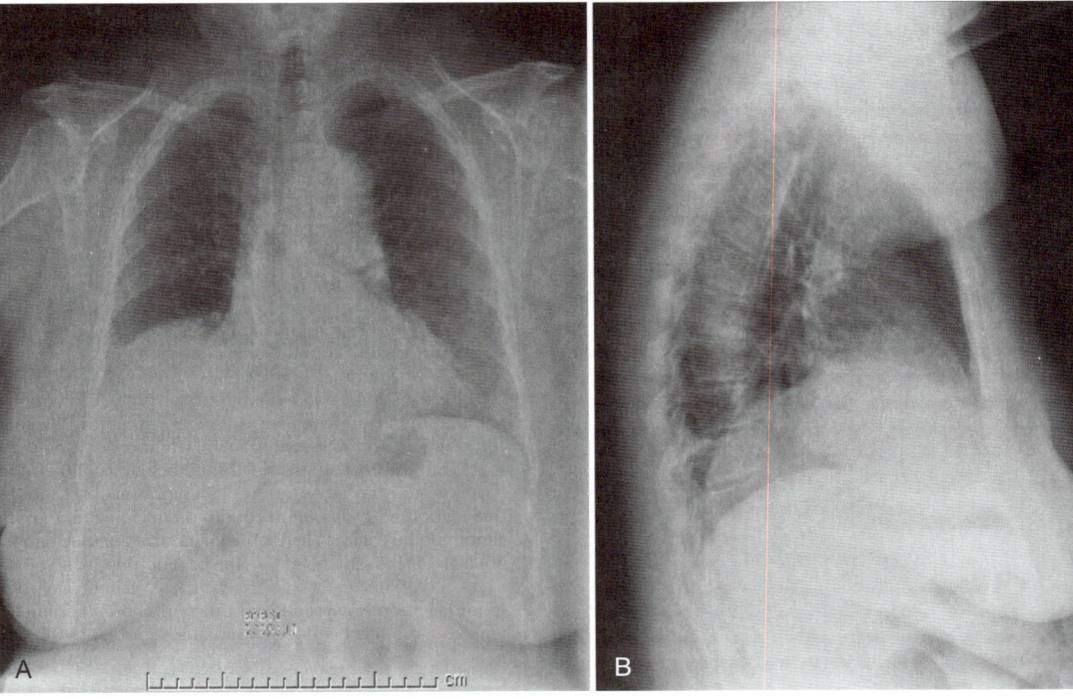

**FIGURA 92.1** Paciente com paralisia do hemidiafragma direito visto na radiografia de tórax nas incidências posteroanterior (A) e lateral (B).

A cifoescoliose provoca comprometimento respiratório do tipo restritivo, com a capacidade pulmonar total e a capacidade vital reduzida a até 30% dos valores previstos conforme aumenta o grau de angulação da coluna vertebral. A idade do paciente, o grau de rotação da coluna vertebral, a fraqueza dos músculos respiratórios e o envolvimento das vértebras torácicas são fatores que promovem o processo restritivo.

### TRATAMENTO

Deve-se incentivar o paciente a permanecer fisicamente ativo para minimizar o descondicionamento muscular periférico.[A1] Além disso, deve-se instituir medidas gerais de suporte, incluindo imunizações contra vírus influenza e pneumococos (Capítulo 15), abandono do tabagismo (Capítulo 29), manutenção de peso corporal normal (Capítulo 207) e tratamento oportuno de infecções respiratórias. Pacientes com cifoescoliose grave e ângulos de Cobb de mais de 100° devem ser monitorados atentamente à procura de complicações respiratórias e hipoventilação noturna.

Como as anormalidades relacionadas com o sono e seus efeitos sobre a função cardiorrespiratória são potencialmente tratáveis, os indivíduos com cifoescoliose devem ser avaliados quanto à hipoventilação noturna (Capítulo 377), que tipicamente precede os achados de hipercapnia e hipoxemia diurna. As indicações para instituir a VNPP incluem sintomas de hipoventilação noturna ou sinais de *cor pulmonale* (Capítulo 52), com uma $Paco_2$ diurna elevada (≥ 45 mmHg) ou saturação de oxigênio noturna de 88% ou menos por 5 min consecutivos durante a respiração de ar ambiente. É necessária suplementação de oxigênio se a hipoxemia persistir apesar da correção da hipoventilação. A VNPP consegue reduzir o número e a duração das hospitalizações e melhorar as trocas gasosas, a gasometria diurna, a qualidade de vida e a sobrevida (ver e-Tabela 92.1).

Tratamentos cirúrgicos e conservadores (uso de colete corretor) são úteis em crianças em crescimento e adolescentes com ângulos de Cobb entre 25 e 40°,[A2] enquanto a cirurgia tem sido realizada em adolescentes com um ângulo de Cobb superior a 45°.[2] Embora as radiografias de rastreamento consigam detectar escoliose assintomática, não há evidências para apoiar o rastreamento à procura de escoliose em adultos.

### PROGNÓSTICO

Indivíduos com cifoescoliose leve têm evolução geral benigna. Pacientes com deformidades moderadas ou graves correm maior risco de desenvolver complicações respiratórias. Ângulos de Cobb superiores a 120° podem estar associados a insuficiência respiratória. Os fatores associados à progressão da deformidade vertebral incluem fraqueza muscular inspiratória, grande curvatura vertebral no momento da apresentação inicial, imaturidade esquelética e localização torácica do ápice da curva. Para determinado grau de deformidade vertebral, os indivíduos com fraqueza muscular inspiratória e cifoescoliose são mais propensos a desenvolver insuficiência respiratória do que aqueles com cifoescoliose e força muscular inspiratória normal. O tratamento com VNPP melhora o prognóstico em comparação ao tratamento isolado com oxigênio.

Na cifoescoliose secundária, a idade precoce de início, a rápida progressão da curva durante o crescimento, a progressão da escoliose depois da maturidade esquelética, grandes curvaturas no momento da apresentação inicial e uma localização torácica em vez de toracolombar ou lombar do ápice da curva são fatores de risco para complicações respiratórias. Quando ocorre *cor pulmonale* (Capítulo 52), o prognóstico é ruim e a morte pode ocorrer dentro de 1 ano sem tratamento.

## Pectus excavatum

### EPIDEMIOLOGIA E BIOPATOLOGIA

O *pectus excavatum* (tórax escavado) é uma deformidade torácica congênita comum que ocorre em aproximadamente 0,5 a 2% da população. É caracterizado por depressão excessiva do esterno e de suas cartilagens costais adjacentes. Afeta mais homens do que mulheres (4:1) e história familiar positiva é comum.

### MANIFESTAÇÕES CLÍNICAS E DIAGNÓSTICO

As preocupações estéticas são um motivo que comumente leva à procura por atendimento médico. O *pectus excavatum* provoca, tipicamente, comprometimento respiratório mínimo e, ocasionalmente, está associado a reduções leves da capacidade vital e da capacidade pulmonar total. Os indivíduos com as deformidades mais graves podem apresentar discreta redução da capacidade máxima de exercício. Ao exame físico, a depressão esternal é prontamente aparente. A excursão da caixa torácica é normal durante a inspiração. Pode haver discreto grau de escoliose em 40 a 60% dos indivíduos.

O *pectus excavatum* é prontamente diagnosticado pela inspeção da caixa torácica. Na radiografia de tórax, o diâmetro anteroposterior (AP) está reduzido (Figura 92.2A e B). A gravidade da deformidade é mais bem avaliada por TC de tórax. Uma razão diâmetro transverso/diâmetro AP maior que 3,5 indica deformidade significativa.

### TRATAMENTO E PROGNÓSTICO

Considera-se a realização de correção cirúrgica da deformidade para pacientes com uma razão diâmetro transverso/diâmetro AP da caixa torácica superior a 3,0 a 3,5, em conjunto com dispneia ou evidências laboratoriais de restrição cardíaca ou pulmonar. No entanto, não há evidências convincentes de que a correção da deformidade melhore a função cardiopulmonar ou a capacidade de exercício. Abordagens minimamente invasivas usam hastes para forçar o esterno para fora gradualmente. O prognóstico geral é excelente em indivíduos com deformidades leves e em pacientes cujas deformidades mais graves tenham sido corrigidas.

## Tórax instável

### EPIDEMIOLOGIA E BIOPATOLOGIA

O tórax instável ocorre após traumatismo torácico (Capítulo 103)[4] no qual houve fraturas duplas de três ou mais costelas contíguas ou fraturas combinadas do esterno e das costelas. O resultado é um segmento instável da parede torácica, que se move paradoxalmente para dentro com a inspiração e para fora com a expiração. Em adultos, o tórax instável resulta mais comumente de traumatismo contuso (não penetrante) da parede torácica (p. ex., acidentes automobilísticos ou quedas). Pode haver contusão pulmonar, que contribui para a hipoxemia.

### MANIFESTAÇÕES CLÍNICAS

A capacidade vital pode ser agudamente reduzida em 50% ou mais. Alterações da função muscular respiratória relacionadas com o tórax instável podem levar à insuficiência respiratória aguda (e-Figura 92.3). As causas são aumento do trabalho respiratório (em razão do encurtamento excessivo do diafragma) em conjunto com redução do aporte de oxigênio ao diafragma (decorrente de contusão pulmonar ou de hipoventilação) e tosse prejudicada (decorrente da dor associada às fraturas de costela, bem como ao movimento paradoxal do segmento instável). Devem ser realizados exames diagnósticos apropriados para determinar se o paciente tem pneumotórax ou hemotórax concomitante.

### DIAGNÓSTICO

A inspeção à beira do leito à procura de movimento paradoxal do segmento instável é crucial para o diagnóstico. A palpação cuidadosa da caixa torácica e do abdome pode revelar o movimento paradoxal característico do segmento instável. As radiografias de tórax confirmarão as fraturas de múltiplas costelas, mas a reconstrução tridimensional de uma TC torácica pode fornecer melhor visualização das lesões torácicas, inclusive da contusão pulmonar. O diagnóstico é menos evidente em um paciente sedado em ventilação mecânica, no qual o movimento paradoxal de um segmento da caixa torácica pode não ocorrer porque as pressões alveolar e pleural positivas atuam como uma "tala pneumática" e possibilitam a insuflação uniforme da parede torácica.

### TRATAMENTO

O tratamento não cirúrgico do tórax instável consiste em analgesia adequada, aspiração das secreções brônquicas e ventilação mecânica, se necessário. O alívio da dor (Capítulo 27), que é crucial para evitar a atelectasia e promover tosse efetiva, pode ser obtido por medicamentos orais (Tabela 27.4), analgesia controlada pelo paciente (ACP), bloqueios de nervos intercostais ou anestesia peridural. A VNPP aplicada por máscara nasal ou facial a pacientes que respiram espontaneamente melhora as trocas gasosas, consegue estabilizar o segmento instável e possibilita a mobilização precoce e o acesso à fisioterapia. Se houver insuficiência

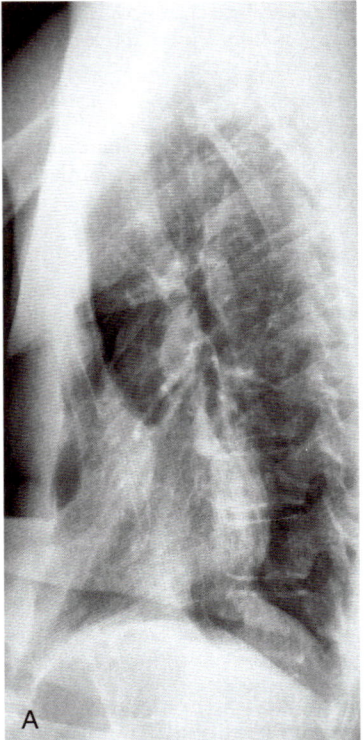

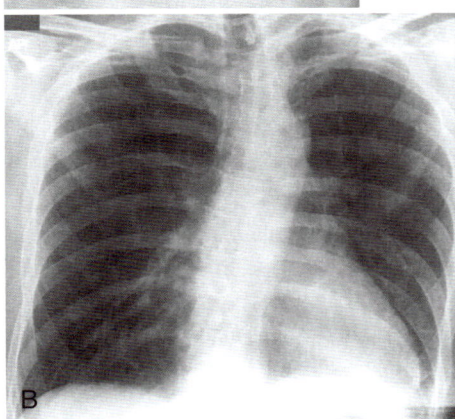

**FIGURA 92.2** *Pectus excavatum.* **A.** Radiografia lateral de tórax. Essa deformidade é caracterizada pelo deslocamento posterior das estruturas cardíacas e diâmetro AP do tórax reduzido, medindo menos de 8 cm do córtex posterior do corpo do esterno até o córtex anterior das vértebras torácicas inferiores. **B.** Radiografia frontal de tórax. A borda direita do coração está obscurecida, simulando uma doença do lobo médio direito. A silhueta cardíaca está discretamente girada e deslocada para o hemitórax esquerdo. (Cortesia do Dr. Paul Stark.)

respiratória apesar da VNPP, intubação e ventilação com pressão positiva irão estabilizar o segmento instável e aumentar as trocas gasosas. Pode ser necessária fixação cirúrgica do segmento instável em pacientes que não conseguem desmamar da ventilação mecânica, pacientes com deformidades significativas da parede torácica e pacientes submetidos a toracotomia em razão de lesões concomitantes.

### PROGNÓSTICO

O tórax instável é um marcador de mortalidade aumentada, tanto em pacientes com traumatismo isolado da parede torácica quanto em pacientes politraumatizados, com taxa de mortalidade geral variando de 7 a 16%. Os pacientes que apresentam tórax instável sem contusão pulmonar concomitante podem apresentar comprometimento restritivo que tipicamente desaparece, com a capacidade vital retornando aos valores basais em 6 meses. Por outro lado, os pacientes que apresentam tórax instável e contusão pulmonar concomitante apresentam, com frequência, comprometimento da função pulmonar que pode persistir por até 4 anos após a lesão. Se houver contusão pulmonar e tórax instável concomitantes, a taxa de mortalidade aumenta ainda mais e pode chegar a 70%, em parte em razão da coexistência de outras lesões.

## Espondilite anquilosante

### EPIDEMIOLOGIA E BIOPATOLOGIA

A espondilite anquilosante (Capítulo 249) é uma doença inflamatória crônica progressiva que compromete as estruturas ligamentares da coluna vertebral, das articulações sacroilíacas e das grandes articulações periféricas. Acomete mais homens do que mulheres, com a idade de início mais comum entre 15 e 25 anos. Existe predisposição genética, com o antígeno HLA-B27 encontrado em 95% dos pacientes brancos com espondilite anquilosante. A inflamação crônica da coluna vertebral e das articulações periféricas causa fibrose e ossificação das estruturas adjacentes à coluna vertebral. A fusão das articulações costovertebrais e esternoclaviculares provoca fixação relativa da caixa torácica em uma posição inspiratória. Esse movimento limitado provoca comprometimento respiratório restritivo leve, com o grau de restrição proporcional à duração e atividade da doença, bem como ao grau de imobilidade da coluna vertebral e da caixa torácica. A hipercifose torácica concomitante, que pode ocorrer na doença avançada ou ser secundária à osteoporose, prejudicará ainda mais a função respiratória. Como a caixa torácica é menos distensível, o diafragma se encurta mais para determinado volume corrente, aumentando, assim, o trabalho realizado pelo diafragma. A atrofia do músculo intercostal secundária à mobilidade reduzida da caixa torácica pode causar fraqueza da musculatura inspiratória.

A doença fibrobolhosa do lobo superior, que é uma das manifestações extra-articulares da espondilite anquilosante (Capítulo 249), ocorre em cerca de 1 a 4% dos pacientes. A causa desta doença apical não é conhecida, mas sua presença pode prejudicar as trocas gasosas. Ocasionalmente, os indivíduos com espondilite anquilosante desenvolvem doença pulmonar intersticial não apical (Capítulo 86). Quando essas complicações ocorrem, a complacência pulmonar, que geralmente é normal apesar de uma redução pronunciada na mobilidade da caixa torácica, pode estar reduzida.

### MANIFESTAÇÕES CLÍNICAS E DIAGNÓSTICO

A espondilite anquilosante é diagnosticada quando há história de lombalgia e rigidez da coluna lombar por mais de 3 meses, limitação da expansibilidade torácica (< 2,5 cm no quarto espaço intercostal), movimento limitado da coluna lombar nos planos sagital e frontal e evidências radiográficas de sacroiliite. Os achados radiográficos incluem calcificações e ossificações das vértebras e tecidos paravertebrais. Lombalgia e rigidez da coluna são as manifestações mais comuns. Dispneia ocorre à medida que a doença progride e a expansibilidade torácica diminui ainda mais. O exame físico revela perda da flexão lateral da coluna lombar, dor à palpação das articulações sacroilíacas e hipercifose torácica. A função respiratória pode estar ainda mais prejudicada e a hipercifose pode ser agravada por fraturas da coluna vertebral rígida. A intubação endotraqueal deve ser realizada com cautela, porque a hiperextensão de uma coluna cervical rígida pode causar fratura em razão do frequente envolvimento da articulação cricoaritenóidea.

### TRATAMENTO E PROGNÓSTICO

Programas de exercícios e fisioterapia podem melhorar o condicionamento cardiorrespiratório e a mobilidade da coluna vertebral.[A3] Quando a espondilite anquilosante é tratada com agentes anti-inflamatórios não esteroides (AINEs) e agentes biológicos, como os antagonistas do fator de necrose tumoral (Capítulo 33), a expansibilidade torácica também pode melhorar. É necessário um alto índice de suspeita de possível reativação de tuberculose latente em pacientes tratados com agentes contra o fator de necrose tumoral-α (anti-TNF-α). Os corticosteroides não impedem a progressão da doença fibrobolhosa, que pode ser complicada por hemoptise importante. A cirurgia torácica pode ser indicada para a hemoptise, mas a intervenção cirúrgica apresenta um grande risco, com 50 a 60% dos pacientes desenvolvendo fístulas broncopleurais. A espondilite anquilosante raramente causa incapacidade pulmonar, a menos que os indivíduos desenvolvam doença fibrobolhosa.

## Obesidade

A obesidade (Capítulo 207) pode ser acompanhada por alterações na função pulmonar ou alterações no controle respiratório. A obesidade caracteristicamente reduz a capacidade de reserva funcional e o volume de reserva expiratória. A capacidade pulmonar total e a capacidade vital podem estar normais ou apenas discretamente reduzidas, exceto nos casos mais graves. A obesidade também pode ser acompanhada por alterações no controle respiratório, resultando em níveis elevados de $Paco_2$ (Capítulo 80).

Dispneia e intolerância aos esforços, que são as queixas respiratórias mais frequentes de indivíduos obesos, podem estar relacionadas a distúrbios na mecânica da parede torácica, controle respiratório alterado ou existência de mediadores inflamatórios, como os que associam a obesidade à hiper-responsividade das vias respiratórias. O aumento da pressão intra-abdominal quando em decúbito dorsal reduzirá ainda mais a capacidade residual funcional, prejudicará o esvaziamento pulmonar, aumentará a autoPEEP (pressão positiva expiratória final) e contribuirá para a ortopneia. Na avaliação do risco de anestesia geral em pacientes obesos, é preciso levar em conta se há piora da mecânica respiratória quando em decúbito dorsal. A perda de peso (Capítulo 207) é a terapia ideal e melhora os volumes pulmonares, o desempenho dos músculos respiratórios, as trocas gasosas, a dispneia e a apneia do sono. Em indivíduos com síndrome de hipoventilação ligada à obesidade (Capítulo 80), a VNPP consegue reverter as anormalidades nas trocas gasosas.

## PLEURA

A pleura é uma membrana fina que recobre as faces internas da cavidade torácica; consiste em uma camada de células mesoteliais sustentadas por uma rede de tecido conjuntivo e fibroelástico. A pleura visceral reveste o pulmão, enquanto a pleura parietal reveste a caixa torácica, o diafragma e as estruturas mediastinais. O espaço fechado entre as pleuras visceral e parietal é conhecido como espaço pleural. O suprimento vascular da superfície da pleural parietal provém da circulação sistêmica e contém nervos sensoriais e linfáticos. Em contraste, a pleura visceral é suprida por vasos sanguíneos da circulação pulmonar e não conta com nervos sensoriais.

### Derrame (efusão) pleural

#### EPIDEMIOLOGIA E BIOPATOLOGIA

A frequência geral de derrame (efusão) pleural em uma radiografia de tórax varia de 0,3 a 1%, mas oscila amplamente dependendo da doença subjacente. Os derrames pleurais podem ser causados por numerosos processos patológicos e são mais frequentemente encontrados em pacientes com pneumonia (Capítulo 91) e insuficiência cardíaca (Capítulo 52).[5]

Normalmente, o pequeno volume de líquido no espaço pleural forma uma camada fina entre as superfícies das pleuras visceral e parietal e atua como lubrificante para minimizar o atrito entre a parede torácica e o pulmão enquanto eles se movem um contra o outro durante a inspiração e a expiração. Há movimento contínuo de líquido para dentro e para fora do espaço pleural. Esse fluxo de líquido depende das pressões oncótica e hidrostática nas pleuras parietal e visceral, bem como da pressão no próprio espaço pleural. A pressão hidrostática na pleura parietal é semelhante à da circulação sistêmica (30 cm$H_2O$), enquanto a da pleura visceral é semelhante à da circulação pulmonar (10 cm$H_2O$). Consequentemente, a maior parte do líquido no espaço pleural é filtrada a partir das estruturas vasculares de alta pressão da pleura parietal. Como a pressão no espaço pleural é mais subatmosférica no ápice do que na base, a maior parte do líquido é filtrada das zonas superiores do pulmão. O líquido é drenado principalmente pelos estomas linfáticos na superfície da pleura parietal. A renovação normal de líquido no espaço pleural é de 10 a 20 m$\ell$/dia, com apenas 0,2 a 1 m$\ell$ remanescente no espaço pleural. O excesso de líquido pode se acumular no espaço pleural em razão da remoção diminuída (decorrente da obstrução dos vasos linfáticos pleurais) ou produção aumentada (decorrente de aumento da pressão hidrostática, diminuição da pressão oncótica, redução da pressão no espaço pleural ou aumento da permeabilidade da membrana pleural; Tabela 92.2).

O aumento da pressão hidrostática ou a diminuição da pressão oncótica resultará em uma coleção de líquido pleural pobre em proteína denominada *transudato* (Tabela 92.3). A insuficiência cardíaca (Capítulo 52) pode produzir transudatos em razão da elevação da pressão hidrostática no sistema venoso pulmonar, a atelectasia (Capítulo 84) pode provocar transudatos ao tornar a pressão pleural mais subatmosférica e, ocasionalmente, a pressão oncótica diminui o suficiente para provocar transudatos (p. ex., na hipoalbuminemia). Alterações da permeabilidade da membrana pleural podem provocar derrames pleurais ricos em proteína, que são caracterizados como *exsudatos* e podem ser vistos em doenças malignas ou estados inflamatórios, como pneumonia, tuberculose (TB) ou artrite reumatoide. Os tumores comprometem a integridade da camada mesotelial ou a integridade do epitélio capilar, resultando, assim, em derrames exsudativos, ou bloqueiam a drenagem linfática por meio da interferência

### Tabela 92.2 Mecanismos que promovem acúmulo de líquido pleural.

**CIRCULAÇÃO MICROVASCULAR**
Pressão hidrostática aumentada (insuficiência cardíaca)
Diminuição da pressão oncótica (hipoalbuminemia grave)
Aumento da permeabilidade (pneumonia)

**ESPAÇO PLEURAL**
Pressão diminuída (colapso do pulmão)

**VASOS LINFÁTICOS**
Comprometimento da drenagem linfática (derrame maligno)

**DIAFRAGMA**
Movimento de líquido a partir do espaço peritoneal (hidrotórax hepático)

### Tabela 92.3 Condições que causam derrame pleural.

**TRANSUDATOS**
Insuficiência cardíaca
Síndrome nefrótica
Hidrotórax hepático
Síndrome da veia cava superior
Diálise peritoneal
Atelectasia
Urinotórax

**EXSUDATOS**
Derrames parapneumônicos
  Simples
  Complicado
  Empiema
Infecções
  Tuberculose
  Fúngica
  Parasitas
  *Nocardia*
Ruptura esofágica
Malignidades
  Carcinoma
  Linfoma
  Mesotelioma
  Doença metastática

**DISTÚRBIOS INFLAMATÓRIOS**
Doenças do tecido conjuntivo
  Artrite reumatoide
  Lúpus eritematoso sistêmico
  Síndrome de Churg-Strauss (atualmente denominada granulomatose eosinofílica com poliangiite)
  Granulomatose de Wegener (atualmente denominada granulomatose com poliangiite)
  Febre familiar do Mediterrâneo
Doença abdominal
  Abscesso subdiafragmático (hepático, esplênico)
  Pancreatite, pseudocisto pancreático
  Pós-operatória
Iatrogênicos
  Induzido por fármaco
  Má colocação do tubo de alimentação enteral
  Intervenções endoscópicas esofágicas
Diversos
  Exposição ao asbesto
  Atelectasia
  Derrame de colesterol
  Quilotórax
  Síndrome de Dressler
  Síndrome de Meigs
  Embolia pulmonar
  Radiação
  Sarcoidose
  Encarceramento pulmonar
  Uremia
  Síndrome da unha amarela

nas aberturas para o espaço pleural ou por meio da obstrução dos canais linfáticos. Os derrames pleurais também podem ser causados pelo movimento transdiafragmático do líquido intra-abdominal relacionado com doença hepática ou pancreática.

### MANIFESTAÇÕES CLÍNICAS

Pacientes com derrame pleural podem ser assintomáticos, apresentar dispneia ou sentir dor torácica pleurítica que geralmente é unilateral e aguda. Às vezes, os derrames são volumosos o suficiente para contribuir para a insuficiência respiratória. Os achados físicos incluem macicez à percussão na área do derrame, junto com murmúrio vesicular diminuído e ausência de frêmito tátil.

### DIAGNÓSTICO

A radiografia de tórax (Capítulo 78) é, com frequência, o primeiro exame de imagem usado para detectar um derrame pleural (Figura 92.3). O volume de líquido no espaço pleural precisa exceder 250 mℓ para ser visualizado na radiografia de tórax. Quando há derrame, ocorre embotamento do ângulo costofrênico na incidência posteroanterior da radiografia de tórax (Figura 92.3) e um menisco pode ser visto posteriormente na radiografia de tórax lateral (Figura 92.3B). O líquido também pode se acumular nas fissuras menores ou maiores. Ocasionalmente, coleções de líquido pleural nas fissuras maiores ou menores se assemelham a massa pulmonar e são chamadas de *pseudotumores*. Elevação aparente ou alterações no contorno do diafragma na incidência PA de uma radiografia de tórax podem significar um derrame subpulmonar, que não distorce a forma geral do diafragma, mas será evidente em uma radiografia em incidência lateral. Uma radiografia de tórax em decúbito lateral possibilita determinar se o líquido flui livremente ou está loculado. A TC de tórax consegue detectar volumes muito menores de líquido pleural e determinar se um derrame é localizado. Também consegue identificar anormalidades pleurais e parenquimatosas que podem estar causando o derrame, diferenciar entre um pulmão atelectásico e líquido, e distinguir um derrame loculado de um abscesso pulmonar (Figura 92.4). A ultrassonografia consegue detectar até 5 a 10 mℓ de líquido e, geralmente, é usada para orientar a colocação da agulha ao realizar uma toracocentese (Figura 92.5).[6] Uma tomografia por emissão de pósitrons (PET)-TC mostrando captação de fluorodesoxiglicose pela pleura é sugestiva de malignidade pleural.

Os exames necessários para diagnosticar a causa do derrame exigem uma amostra relativamente pequena de líquido (30 a 50 mℓ). Volumes maiores de líquido (1 a 1,5 ℓ) podem ser drenados na tentativa de aliviar os sintomas. A remoção de volumes acima de 1,5 ℓ pode resultar em edema pulmonar de reexpansão. As contraindicações relativas a toracocentese diagnóstica incluem diátese hemorrágica, volume muito pequeno de líquido pleural e baixa razão risco-benefício.

O líquido pode ser classificado como transudato ou exsudato (Tabela 92.4).[7] O líquido pleural é um exsudato se um dos seguintes critérios for atendido: a razão entre líquido pleural e proteína sérica é maior que 0,5; a razão entre a LDH no líquido pleural e a lactato desidrogenase (LDH) sérica é superior a 0,6; ou o nível de LDH no líquido pleural é superior a dois terços do nível sérico normal de LDH. Quando todos os três critérios são atendidos, a sensibilidade, a especificidade e o valor preditivo positivo (VPP) excedem 98% para definir um derrame exsudativo. Um exsudato também pode ser definido se o nível

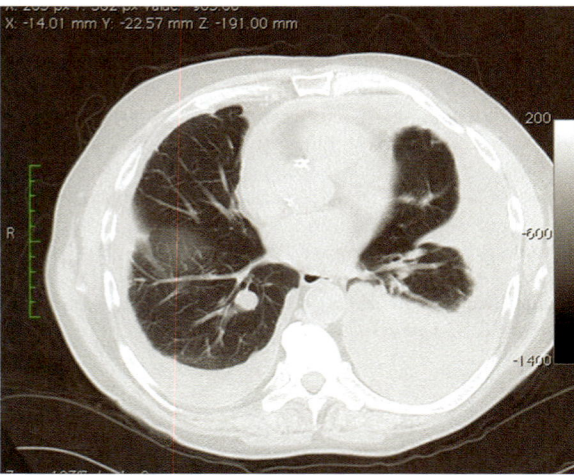

**FIGURA 92.4** Tomografia computadorizada de tórax mostrando derrame pleural no mesmo paciente da Figura 92.3.

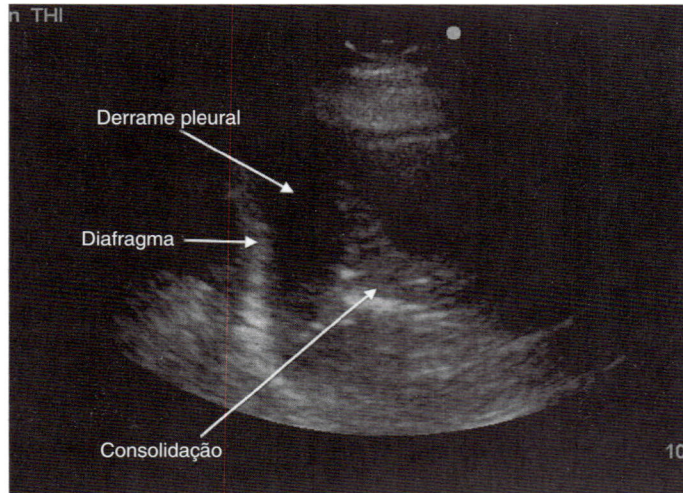

**FIGURA 92.5** Derrame pleural do lado direito visto na ultrassonografia. A US pode ser realizada à beira do leito para auxiliar na introdução da agulha para toracocentese.

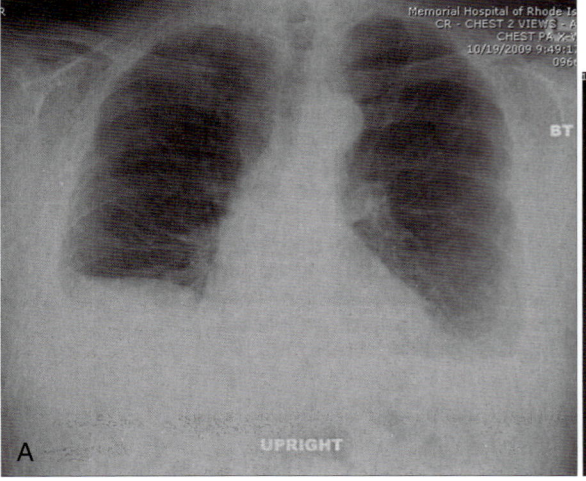
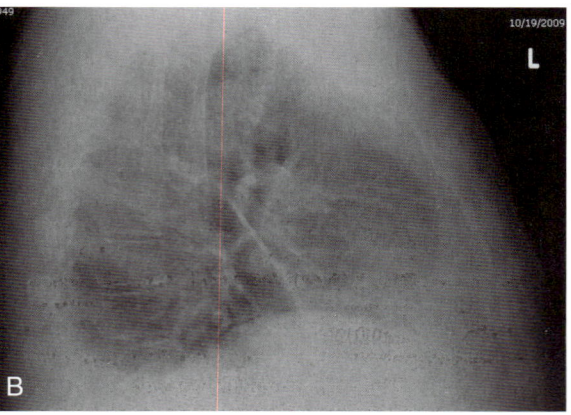

**FIGURA 92.3** Paciente com derrame pleural bilateral observado na radiografia, incidências posteroanterior (A) e lateral de tórax (B).

de colesterol no líquido pleural for maior que 45 mg/dℓ, em conjunto com um nível de proteína no líquido pleural maior que 2,9 g/dℓ e um nível de LDH maior que 0,45 vez o limite superior de normalidade.

## Transudatos

Os derrames que se acumulam em decorrência de alterações nas forças osmóticas e hidrostáticas geralmente são transudatos. Os derrames transudativos são mais comumente causados por insuficiência cardíaca, na qual os derrames são frequentemente bilaterais ou, se unilaterais, envolvem preferencialmente o hemitórax direito. Os derrames causados por insuficiência cardíaca geralmente estão relacionados a pressões cardíacas direita e esquerda elevadas (Capítulo 52), embora a insuficiência cardíaca direita isolada (como observada na hipertensão arterial pulmonar avançada) raramente provoque derrame pleural. Os transudatos também podem ser vistos na cirrose hepática (Capítulo 144), na síndrome nefrótica (Capítulo 113), no mixedema (Capítulo 213), na embolia pulmonar (Capítulo 74), na obstrução da veia cava superior e na diálise peritoneal (Capítulo 122). Na cirrose hepática, a ascite cruza do peritônio para o espaço pleural através de pequenos defeitos no diafragma (hidrotórax hepático; ver Tabela 92.3). Causas incomuns de transudatos incluem diálise peritoneal e atelectasia. Embora os processos malignos provoquem, tipicamente, exsudato, ocasionalmente provocam transudato. O urinotórax,[8] causa rara de transudato, resulta da obstrução do sistema urinário. Ocasionalmente, a diurese agressiva por insuficiência cardíaca eleva o nível de proteína do líquido pleural o suficiente para que o derrame pleural seja classificado como um exsudato; nesses casos, o nível de peptídio natriurético cerebral N-terminal (BNP) deve ser maior que 1.500 pg/mℓ.

## Exsudatos

Derrames exsudativos, que ocorrem em razão de alteração da permeabilidade vascular e/ou reabsorção do líquido pleural, podem ocorrer em estados inflamatórios, infecções ou neoplasias. A análise do líquido pleural ajuda a diferenciar as causas dos exsudatos pleurais (Tabela 92.5). Em alguns casos, no entanto, o diagnóstico definitivo exige a obtenção de tecido pleural por meio de biopsia por agulha guiada por TC ou uma biopsia pleural por videotoracoscopia.

### Derrames parapneumônicos

Os derrames parapneumônicos, que são o tipo mais comum de derrame pleural exsudativo, ocorrem em até 40% dos pacientes com pneumonia, tipicamente em pacientes com pneumonia bacteriana (Capítulo 91).

### Tabela 92.4 Características dos exsudatos.

**CRITÉRIOS LEVES**

| | |
|---|---|
| Proteína | Valor líquido pleural/soro > 0,5 |
| LDH | Valor líquido pleural/soro > 0,6 |
| LDH | > 2/3 do limite superior do valor sérico normal |

LDH = lactato desidrogenase.

### Tabela 92.5 Correlação das características dos exsudatos pleurais com a doença específica.

| TESTE | DOENÇA |
|---|---|
| pH < 7,2 | Empiema, malignidade, ruptura esofágica; pleurite reumatoide, lúpica e tuberculosa |
| Glicose (< 60 mg/dℓ) | Infecção, pleurisia reumatoide, derrames tuberculosos e lúpicos, ruptura esofágica |
| Amilase (> 200 μg/dℓ) | Doença pancreática, ruptura esofágica, processo maligno, ruptura de gravidez ectópica |
| FR, ANA, células LE | Colagenose |
| ↓ Complemento | LES, AR |
| Hemácias (> 5.000/μℓ) | Traumatismo, malignidade, êmbolo pulmonar |
| Derrame quiloso (triglicerídios > 110 mg/dℓ) | Tuberculose, rompimento do ducto torácico (traumatismo, processo maligno) |
| Citologia ou biopsia (+) | Processo maligno |
| ADA (> 50 μg/ℓ) | Tuberculose |

ADA = adenosina desaminase; ANA = anticorpo antinuclear; AR = artrite reumatoide; FR = fator reumatoide; LES = lúpus eritematoso sistêmico.

Em um derrame parapneumônico não complicado, o pH geralmente é maior que 7,3, o teor de glicose é maior que 60 mg/dℓ e o LDH do líquido pleural é menor que 1.000 UI/ℓ. Derrames parapneumônicos não complicados geralmente fluem livremente, não exigem drenagem e respondem à mesma antibioticoterapia prescrita para a pneumonia. No entanto, derrames não complicados podem evoluir rapidamente para derrames complicados, às vezes em 24 horas. Derrames complicados, que são caracterizados por pH inferior a 7,2 e que muitas vezes têm um teor de glicose inferior a 60 mg/dℓ, geralmente não respondem à antibioticoterapia isolada, mas exigem drenagem para prevenir a formação de um empiema, fístulas cutâneas, fístulas broncopleurais, ou espessamento pleural (fibrotórax).

### Empiema

Existe empiema quando pus franco é aspirado do espaço pleural ou quando a coloração de Gram do líquido é positiva para bactérias ou quando bactérias são cultivadas a partir do líquido coletado. Com frequência, os pacientes com empiema se queixam de dor torácica de caráter pleurítico e apresentam febre refratária por vários dias ou mais na evolução da sua pneumonia. Pacientes imunocomprometidos podem desenvolver empiema mais cedo e mais rapidamente. A pneumonia causada por *Streptococcus pneumoniae* (Capítulo 273) ou *Staphylococcus aureus* (Capítulo 272) pode causar empiema. Os pacientes que aspiram correm alto risco de empiema causado por microrganismos anaeróbios, e os pacientes com TB (Capítulo 308) podem desenvolver um empiema por *Mycobacterium tuberculosis*. As infecções por estafilococos resistentes à meticilina (MRSA), pneumonia por espécies de *Klebsiella* e infecções por espécies de *Pseudomonas* podem causar um empiema difícil de tratar. As causas infecciosas incomuns de derrames incluem espécies de *Actinomyces* (Capítulo 313), espécies de *Nocardia* (Capítulo 314), amebíase (Capítulo 331), espécies de *Echinococcus* (Capítulo 333) e paragonimíase (Capítulo 334).

### Derrames tuberculosos

A tuberculose (Capítulo 308) pode causar derrame pleural em até 30% dos pacientes que residem em locais endêmicos para tuberculose. Tipicamente, o derrame pleural não se deve à infecção micobacteriana direta, mas ao aumento da permeabilidade vascular da membrana pleural decorrente da reação de hipersensibilidade às proteínas micobacterianas. O líquido pleural geralmente apresenta predominância de linfócitos e cultura negativa para bacilos álcool-acidorresistentes (BAAR). Níveis de adenosina desaminase maiores que 50 U/ℓ podem ser úteis na identificação de derrames pleurais por TB, especialmente quando o derrame é linfocítico. Um empiema tuberculoso, que é distinto de um derrame tuberculoso, é caracterizado pela extensão direta da infecção dos linfonodos torácicos ou disseminação hematogênica da tuberculose para o espaço pleural.

## Processos malignos

Derrames malignos, que representam até 35% dos derrames pleurais exsudativos,[9] podem ser decorrentes da disseminação de células malignas para as pleuras parietal ou visceral. Estas células malignas alteram a permeabilidade e/ou impedem a reabsorção vascular. As células tumorais também podem amplificar a produção de mediadores que promovem o extravasamento de líquido para o espaço pleural. Raramente, um derrame maligno é transudativo. O câncer de pulmão (Capítulo 182) é a causa mais frequente de derrame pleural maligno. Outras doenças malignas que podem envolver o espaço pleural incluem o câncer de mama (Capítulo 188), o câncer de ovário (Capítulo 189), o câncer gástrico (Capítulo 183) e o linfoma (Capítulos 176 e 177). Quando a malignidade envolve o espaço pleural, o prognóstico é ruim. No entanto, o achado de derrame pleural em um indivíduo com malignidade subjacente não implica necessariamente que haja um processo maligno metastático envolvendo o espaço pleural, porque derrames pleurais em pacientes com malignidade subjacente também podem ser decorrentes de atelectasia, pneumonia pós-obstrutiva, hipoalbuminemia, êmbolos pulmonares (Capítulo 74), obstrução linfática e complicações da radioterapia (Capítulo 17) ou quimioterapia. Por esse motivo, é fundamental obter uma amostra do líquido pleural nesses indivíduos. O diagnóstico de derrame pleural maligno é estabelecido pela demonstração de células malignas no líquido pleural. Aproximadamente 60% dos derrames pleurais malignos podem ser diagnosticados com uma toracocentese, e o rendimento aumenta para 80% com toracocenteses repetidas. Uma TC de tórax pode mostrar massa pleural, e a biopsia pleural, obtida por toracoscopia clínica ou cirúrgica (Capítulo 93), é útil em casos difíceis.

### Doenças inflamatórias sistêmicas
Derrame pleural é encontrado em até 15% dos pacientes com artrite reumatoide (Capítulo 248), com preponderância pelo sexo masculino. O derrame pleural ocorre, tipicamente, após o início da doença, mas pode preceder a doença articular. O fator reumatoide no líquido pleural costuma ser maior que 1:320, e a glicose do líquido pleural é baixa (< 60 mg/dℓ, ou a razão entre a glicose do líquido pleural e a glicose sérica é < 0,5). Outras causas de baixos níveis de glicose no líquido pleural incluem derrames parapneumônicos complicados ou empiema, derrames malignos, pleurisia tuberculosa, pleurite lúpica e ruptura esofágica, com as concentrações mais baixas tipicamente vistas na artrite reumatoide e no empiema. É possível encontrar derrame pleural em 15 a 50% dos pacientes com lúpus eritematoso sistêmico (Capítulo 250), que pode ser caracterizado por células lúpicas, baixos níveis de complemento (C3 e C4) e um título de anticorpo antinuclear no líquido pleural maior que 1:160. Granulomatose com poliangiite (Capítulo 254), síndrome de Sjögren (Capítulo 252) e sarcoidose (Capítulo 89) são causas menos comuns de derrame pleural.

### Pancreatite
Pacientes com pancreatite ou pseudocistos pancreáticos (Capítulo 135) podem desenvolver derrames pleurais exsudativos que frequentemente envolvem o hemitórax esquerdo. Uma concentração de amilase no líquido pleural maior que o limite superior de normalidade para a amilase sérica é consistente com o diagnóstico. Níveis extremamente elevados de amilase são relatados em derrames decorrentes de fístulas pancreaticopleurais. A amilase também pode ser encontrada no líquido pleural em caso de ruptura ou malignidade esofágica. A doença pancreática está associada à isoenzima amilase pancreática, enquanto a malignidade e a ruptura esofágica são caracterizadas por predominância de isoenzimas amilases salivares.

### Quilotórax
O quilotórax tem aspecto branco-leitoso e é caracterizado por altos níveis de triglicerídios (> 110 mg/dℓ) e quilomícrons. O quilotórax é causado pelo extravasamento de linfa do ducto torácico para o espaço pleural, mais comumente relacionado com processo maligno do mediastino, mas também depois de traumatismo no ducto torácico. As principais complicações de um quilotórax são desnutrição e comprometimento imune quando gordura, proteína e linfócitos são depletados por toracocentese repetida ou drenagem por tubo torácico. Os derrames quilosos precisam ser diferenciados dos derrames pseudoquilosos, que têm aspecto branco, mas são desprovidos de quilomícrons e são indicativos de derrame crônico.

### Hemotórax
O hemotórax tem um hematócrito do líquido pleural que é pelo menos metade do hematócrito circulante. Em contraste, um derrame pleural com sangue será vermelho, mas terá um hematócrito mais baixo. Um derrame com sangue sugere, com frequência, um processo maligno. Outras causas incluem traumatismo, infarto pulmonar (Capítulo 74), tuberculose (Capítulo 308), colagenose (Capítulos 248 e 250) e distúrbios hematológicos. Em geral, o sangue removido do espaço pleural não coagula, enquanto o sangue decorrente do traumatismo da toracocentese coagula quando é coletado. Como o sangue no espaço pleural não coagula, ele pode ser removido pelos vasos linfáticos se o volume for pequeno. Hemotóraces maiores que prejudicam a função ventilatória podem precisar ser retirados por tubo torácico.

### Exposição ao asbesto
O derrame pleural pode ocorrer após exposição ao asbesto. O derrame costuma ser pequeno, unilateral e serossanguíneo; geralmente contém menos de 6.000 células/mℓ. O derrame tende a desaparecer em 1 ano, resultando em placas pleurais que calcificam com o passar do tempo. Deve-se excluir mesotelioma maligno nesses indivíduos.

### Outras causas de exsudatos pleurais
A síndrome de Meigs consiste na tríade de tumor ovariano (Capítulo 189), ascite e derrame pleural. O derrame, que geralmente é volumoso e do lado direito, é formado quando o líquido se desloca do abdome para o espaço pleural através de defeitos diafragmáticos. A síndrome de Meigs geralmente ocorre após a menopausa e desaparece após a remoção do tumor.

A síndrome de Dressler pode ocorrer 3 a 30 dias depois de uma cirurgia cardíaca a céu aberto ou infarto agudo do miocárdio. O paciente geralmente apresenta dor pleurítica e derrame pleural no lado esquerdo de volume pequeno a moderado. O tratamento é igual ao do derrame pericárdico associado (Capítulo 68).

A uremia (Capítulo 121), que pode causar polisserosite com derrame, tem de ser diferenciada do transudato que ocorre comumente na síndrome nefrótica (Capítulo 113). Processos subdiafragmáticos, como abscessos hepáticos ou esplênicos (Capítulo 142), podem causar derrame pleural. O encarceramento pulmonar ocorre quando um lobo ou segmento não se reexpande em decorrência de espessamento restritivo da pleura visceral ou massa endobrônquica. O aumento das pressões intrapleurais negativas associadas ao pulmão encarcerado promove a formação de derrame pleural. Vários medicamentos, incluindo amiodarona, bleomicina, dantroleno, hidralazina, isoniazida, metotrexato, metisergida, mitomicina, procainamida e procarbazina, podem causar derrames pleurais. O tratamento consiste na descontinuação do agente agressor, embora corticosteroides orais possam ser necessários (Capítulo 239).

### TRATAMENTO E PROGNÓSTICO
O tratamento deve ser direcionado à causa subjacente do derrame pleural. O primeiro passo é identificar se o derrame é maligno ou não. Derrames não malignos podem ser tratados com toracocentese se o paciente estiver sintomático. Se o líquido voltar a acumular, pode ser necessária a repetição da toracocentese. Para o derrame pleural refratário, pode-se considerar opções como pleurodese química por talco ou colocação de um cateter de demora se o pulmão subjacente não for expansível ("pulmão encarcerado").

Empiemas e derrames parapneumônicos complicados exigem drenagem imediata por toracostomia com tubo, em conjunto com antibioticoterapia apropriada.[A4] A combinação de terapia intrapleural com t-PA (10 mg) e DNase (5 mg) pode melhorar a drenagem torácica em pacientes com infecções pleurais.[A5] Se a drenagem torácica com tubo não for bem-sucedida, prefere-se a cirurgia torácica videoassistida (Capítulo 93), com a estreptoquinase intrapleural sendo reservada para pacientes que não são bons candidatos ao procedimento. Ocasionalmente, o empiema requer toracotomia e decorticação.

As opções de tratamento para o derrame pleural maligno incluem observação e tratamento da malignidade subjacente.[10] Derrames malignos com tendência a responder à quimioterapia generalizada incluem aqueles relacionados com câncer de mama (Capítulo 188), carcinoma de células pequenas do pulmão (Capítulo 182) e linfomas (Capítulos 176 e 177) com obstrução da drenagem linfática do espaço pleural. As outras opções são pleurodese química por talco ou derivados da tetraciclina[A6] e a colocação de um cateter pleural de demora. Essas duas alternativas são opções iniciais equivalentes para aliviar a dispneia relatada pelo paciente. Os tratamentos baseados no uso de cateter encurtam a duração da internação,[A7] mas causam mais efeitos adversos. Uma resposta completa ocorre em talvez 50% dos pacientes, mas líquido pleural com pH baixo (< 7,2) pressagia resposta insatisfatória à pleurodese química. Para pacientes com derrames malignos recorrentes, a colocação de um cateter pleural de demora tunelizado pode possibilitar a administração ambulatorial de talco para aumentar a probabilidade de resolução bem-sucedida do derrame pleural,[A8] a drenagem intermitente para aliviar os sintomas e a drenagem diária por um cateter de demora, que é mais efetiva do que a drenagem em dias alternados.[A9] A utilidade da injeção intrapleural de uroquinase para facilitar o tratamento de um derrame pleural maligno sem drenagem é incerta.[11]

São necessários agentes anti-inflamatórios e corticosteroides para derrames inflamatórios (Capítulos 248 e 250). O tratamento dos derrames quilosos pode envolver drenagem torácica, embora possa ocorrer desnutrição gordurosa. As tentativas de diminuir a formação de quilo podem ser realizadas por hiperalimentação intravenosa, diminuição da ingestão de gordura e ingestão de ácidos graxos de cadeia leve e média, que são absorvidos diretamente para a circulação porta. Deve-se considerar ligadura do ducto torácico em caso de derrames quilosos traumáticos. A embolização do ducto torácico foi bem-sucedida no tratamento do derrame quiloso não traumático.

## Mesotelioma

### EPIDEMIOLOGIA E BIOPATOLOGIA
Os mesoteliomas malignos surgem da membrana serosa das cavidades corporais e geralmente se originam no espaço pleural. Os pacientes são tipicamente do sexo masculino, têm mais de 60 anos e têm história

pregressa distante (30 a 40 anos) de exposição ao asbesto pelo ar ou pela água. O tabagismo não é um fator de risco para o desenvolvimento de mesotelioma, mas o tabagismo associado à exposição ao asbesto aumenta o risco de câncer de pulmão. O mesotelioma é raro, com aproximadamente 3 mil casos por ano nos EUA. A incidência anual nos EUA alcançou um pico no início da década de 1990, com 1,5 caso por 100 mil pessoas, e tem diminuído desde então graças ao melhor controle da exposição ocupacional. No entanto, a incidência ainda pode estar aumentando em outros países com menos regulamentações ocupacionais.

### MANIFESTAÇÕES CLÍNICAS E DIAGNÓSTICO

Pacientes com mesotelioma podem se queixar de dispneia, perda de apetite, sudorese noturna, perda de peso e dor torácica. Os achados do mesotelioma maligno na TC incluem espessamento pleural localizado ou circunferencial, quantidades variadas de placa pleural calcificada, massa de base pleural e graus variáveis de derrame pleural (Figura 92.6). O diafragma ou o parênquima pulmonar também podem estar envolvidos. O nível de ácido hialurônico do líquido pleural pode estar elevado, mas a citologia do líquido pleural frequentemente é insuficiente para o diagnóstico; como resultado, comumente é necessária uma biopsia toracoscópica assistida por vídeo guiada por TC. A PET-TC é capaz de avaliar nódulos mediastinais para fins de estadiamento. Os biomarcadores do líquido pleural, como a fibulina 3 e os peptídios solúveis relacionados com a mesotelina, podem ajudar a detectar o mesotelioma em um estágio precoce e distingui-lo de outras doenças malignas que envolvem a pleura.

Uma fração dos mesoteliomas é benigna. Os mesoteliomas benignos geralmente são grandes e, com frequência, são pedunculados no momento do diagnóstico.

### TRATAMENTO E PROGNÓSTICO

Em pacientes altamente selecionados com doença localizada e sem comorbidades, pode-se tentar ressecção cirúrgica ou pneumectomia extrapleural radical, embora os benefícios sejam incertos.[12] A radioterapia pode aliviar os sintomas e tem sido usada após tentativas de cirurgia curativa. Mesmo com o acréscimo de quimioterapia,[13] o prognóstico é ruim, com uma sobrevida mediana de apenas 8 a 12 meses.[14] Os resultados preliminares sugerem um ganho de 4 a 5 meses na expectativa de vida quando é usado nintedanibe (200 mg, 2 vezes/dia), um inibidor da fibrose pulmonar (Capítulo 86).[15] O tratamento paliativo inclui pleurodese com talco ou pleurectomia. Os mesoteliomas benignos devem ser ressecados cirurgicamente.

## Pneumotórax

*Pneumotórax* se refere ao acúmulo de ar no espaço pleural entre a pleura parietal que reveste a caixa torácica e a pleura visceral que reveste o pulmão (ver Figura 78.15). Normalmente, a pressão no interior do espaço pleural é discretamente subatmosférica, mas um volume pequeno de ar no espaço pleural causa pressão positiva que comprime o pulmão subjacente.

Um pneumotórax espontâneo primário ocorre sem evento precipitante em um indivíduo sem doença pulmonar subjacente, enquanto um pneumotórax secundário é uma complicação de uma doença pulmonar subjacente ou traumatismo.[16]

### EPIDEMIOLOGIA E BIOPATOBIOLOGIA

O pneumotórax primário espontâneo é mais comum em homens altos, jovens e magros, presumivelmente como resultado da ruptura de bolhas apicais preexistentes; está associado à síndrome de Marfan (Capítulo 244) e à síndrome de Birt-Hogg-Dube. O pneumotórax secundário pode estar associado a várias doenças pulmonares, inclusive enfisema pulmonar (Capítulo 82), fibrose cística (Capítulo 83), inflamação granulomatosa, pneumonia necrosante, fibrose pulmonar (Capítulo 86), doença granulomatosa eosinofílica (Capítulo 161), sarcoidose (Capítulo 89), pneumonia necrosante e câncer de pulmão (Capítulo 182). Pacientes com doença pulmonar subjacente submetidos à ventilação mecânica (Capítulo 97) podem desenvolver pneumotórax agudamente quando altas pressões locais rompem o tecido pulmonar, provocando extravasamento de ar. Traumatismo não penetrante ou penetrante (Capítulo 103) pode causar pneumotórax. Pneumotórax catamenial ocorre em pacientes com endometriose subpleural e diafragmática (Capítulo 223); a ruptura de nódulos endometriais na época da menstruação causa pneumotórax.

### MANIFESTAÇÕES CLÍNICAS E DIAGNÓSTICO

Tipicamente as manifestações clínicas incluem dispneia aguda e dor aguda no tórax. O exame físico é caracterizado por taquicardia, taquipneia, diminuição dos sons respiratórios, diminuição do frêmito tátil, atrito pleural, enfisema subcutâneo, hiper-ressonância à percussão e desvio da traqueia em direção ao hemitórax não envolvido.

Pode-se fazer o diagnóstico com uma radiografia de tórax com o paciente em posição ortostática, e também pode feita avaliação rápida por ultrassonografia no local de atendimento. O ar no espaço pleural aparece como uma área de radiotransparência na radiografia de tórax (Figura 92.7). Em caso de pneumotórax pequeno, a radiotransparência é mais bem apreciada no ápice pulmonar quando o paciente está em pé. Uma radiografia expiratória final é particularmente útil no diagnóstico de um pneumotórax pequeno. Quando é realizada uma radiografia de tórax portátil com o paciente em decúbito dorsal, como no paciente internado em UTI, a área radiotransparente pode ser mais perceptível na parte inferior da caixa torácica (sinal do sulco superior). A US pode ser mais sensível do que a radiografia de tórax para detectar um pneumotórax pequeno, especialmente na UTI.

O *pneumotórax hipertensivo* está associado a desvio do mediastino para o lado oposto e comprometimento hemodinâmico, geralmente porque as altas pressões intratorácicas comprimem a veia cava e o átrio. Isso implica extravasamento contínuo de ar para o espaço pleural.

### TRATAMENTO E PROGNÓSTICO

Se o pneumotórax for pequeno (< 3 cm de ar entre o pulmão e a parede torácica na radiografia de tórax) e o paciente não estiver em sofrimento,

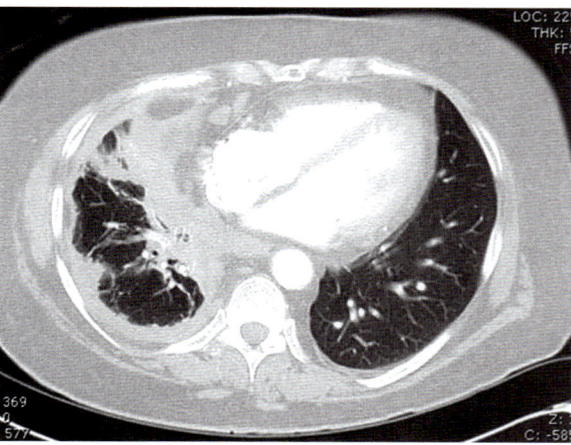

**FIGURA 92.6** Angiografia por tomografia computadorizada do tórax em um paciente com mesotelioma. Há espessamento difuso da pleura e do pericárdio à direita, com aspecto semelhante a casca.

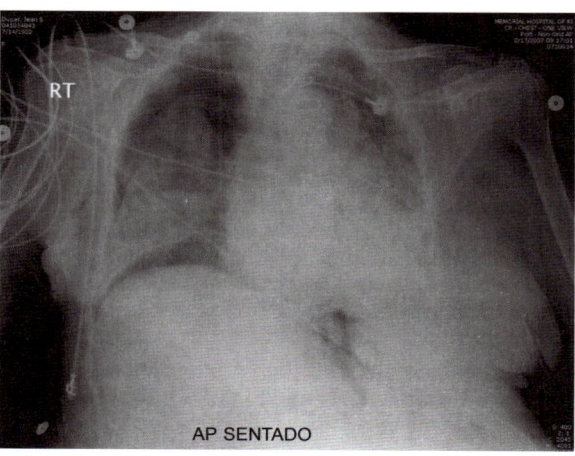

**FIGURA 92.7** Radiografia de tórax portátil, incidência anteroposterior, evidenciando um pneumotórax à direita. Observe que o pulmão direito diminuiu para menos da metade do tamanho do hemitórax direito. Além disso, há pneumoperitônio mais bem visualizado como uma coleção de ar sob o hemidiafragma direito.

conduta expectante pode ser suficiente. A suplementação de oxigênio ajuda na reabsorção mais rápida do ar pleural. Se o paciente estiver sintomático, o ar pleural tem de ser retirado, preferencialmente pela inserção de cateter de toracocentese no espaço pleural e retirada do ar com uma seringa. Se o pneumotórax ocupar mais de 50% do hemitórax ou houver desenvolvimento de pneumotórax hipertensivo, a conduta consiste em inserção de um tubo de toracostomia, aspiração e drenagem em selo d'água.[A10] Se o extravasamento de ar persistir apesar da toracostomia com tubo, a suspeita seria de uma fístula broncopleural. Nesse caso, é necessária pleurodese química ou correção cirúrgica, geralmente por cirurgia toracoscópica videoassistida (Capítulo 93). Para o pneumotórax recorrente, que pode acometer até 50% dos pacientes com pneumotórax espontâneo primário, a pleurodese é segura e efetiva.[A11]

## MEDIASTINO

O mediastino, que é a parte central da cavidade torácica, fica entre os pulmões direito e esquerdo; contém o coração e a aorta, o esôfago, a traqueia, os linfonodos, o timo e os grandes vasos. É limitado pelas duas cavidades pleurais lateralmente, o diafragma inferiormente e a abertura do tórax superiormente.

### Massas mediastinais

#### BIOPATOBIOLOGIA

O mediastino pode ser dividido em três compartimentos: anterior, médio e posterior (e-Figura 92.4). O compartimento anterior contém o timo, extensões subesternais da tireoide, vasos sanguíneos, o pericárdio e linfonodos. O compartimento médio contém o coração, os grandes vasos, a traqueia, os brônquios principais, os linfonodos e os nervos frênico e vagal. O compartimento posterior contém as vértebras, a parte descendente da aorta, o esôfago, o ducto torácico, as veias ázigo e hemiázigo, a parte inferior do nervo vago, a cadeia simpática e linfonodos.

#### MANIFESTAÇÕES CLÍNICAS

Massas mediastinais geralmente são assintomáticas e a maioria é encontrada incidentalmente em uma radiografia de tórax ou em uma TC de tórax. Se houver sinais/sintomas, entretanto, podem estar relacionados com a compressão das estruturas normais do mediastino ou com efeitos sistêmicos. Os sintomas incluem dor torácica, tosse, rouquidão, estridor, disfagia, dispneia, febre e sudorese noturna. Um terço dos pacientes com timoma mediastinal apresenta sintomas ou fraqueza em razão de miastenia *gravis* (Capítulo 394), e os indivíduos com linfoma mediastinal (Capítulos 176 e 177) podem ter manifestações sistêmicas como febre, sudorese noturna e perda de peso. Ocasionalmente, massa comprime a veia cava superior, causando obstrução parcial e resultando em edema da face e veias dilatadas no pescoço e no tórax (Figura 92.8).

#### DIAGNÓSTICO

Quando a massa é detectada em uma radiografia de tórax ou TC de tórax, é essencial realizar avaliação adicional. Se houver suspeita de um processo benigno, pode-se indicar uma TC de acompanhamento. Se houver suspeita de um processo maligno, a avaliação radiológica pode incluir angiografia, PET ou RM. Uma cintilografia com tecnécio pode ser útil se houver suspeita de bócio. Biopsias podem ser obtidas por mediastinotomia, punção aspirativa por agulha transbrônquica guiada por US ou punção aspirativa por agulha guiada por TC transtorácica. Deve-se evitar a biopsia se houver suspeita de timoma, em razão da potencial disseminação das células tumorais.

A avaliação e o diagnóstico diferencial das massas mediastinais são guiados pelo compartimento em que surgem (Tabela 92.6). No *compartimento mediastinal anterior* são encontradas lesões como timomas, tumores de células germinativas (teratomas), linfomas e tecido tireoidiano intratorácico. Os timomas constituem cerca de 30% das neoplasias do mediastino em adultos, sendo a neoplasia primária do mediastino anterior mais comum nesse grupo etário. Pacientes com linfoma sistêmico apresentam, com frequência, envolvimento do mediastino, mas apenas 5 a 10% dos pacientes com linfoma apresentam lesões mediastinais primárias. Os teratomas, responsáveis pela maioria dos tumores de células germinativas do mediastino, são benignos, mas podem sofrer transformação maligna. Eles podem conter células escamosas, folículos pilosos, glândulas sudoríparas, cartilagem e calcificações lineares; cerca de um terço é maligno. O bócio intratorácico (Capítulo 213) (Figura 92.9) pode comprimir a traqueia e causar estridor, tosse, dispneia e, ocasionalmente, obstrução da veia cava superior. Massas anteriores no ângulo cardiofrênico direito, que são raras e podem estar associadas a defeitos pericárdicos ou obesidade, podem ser decorrentes de herniação do fígado ou do conteúdo intestinal através dos forames de Morgagni. Linfadenopatia relacionada com sarcoidose, câncer de pulmão ou linfoma representa a maioria das massas no mediastino médio.

Os tumores neurogênicos são as lesões mais frequentemente encontradas no mediastino posterior. Muitos desses tumores são benignos e se originam na bainha dos nervos ou nas células ganglionares simpáticas (schwannoma ou ganglioneuroma). As massas mediastinais posteriores também incluem cistos, meningocele e linfoma (Capítulos 176 e 177). Aneurismas da aorta (Capítulo 69) e distúrbios esofágicos (Capítulo 129), como divertículos e neoplasias, podem ser vistos no mediastino médio ou posterior. A herniação do conteúdo abdominal para o tórax pode

| Tabela 92.6 | Causas de massas mediastinais. | |
|---|---|---|
| **ANTERIOR** | **MÉDIA** | **POSTERIOR** |
| Teratoma | Cisto pericárdico | Tumor neurogênico |
| Timoma | Hiperplasia de linfonodos | Tumor esofágico |
| Tumor da tireoide | Tumor broncogênico | Tumor broncogênico |
| Bócio | Cisto broncogênico | Cisto broncogênico |
| Aneurisma | Aneurisma | Aneurisma |
| Linfoma | Linfoma | Linfoma |
| Tumor paratireóideo | | Meningocele |
| Lipoma | | Cisto enteral |
| Hérnia diafragmática de Morgagni | | Divertículos esofágicos |
| | | Hérnia diafragmática de Bochdalek |

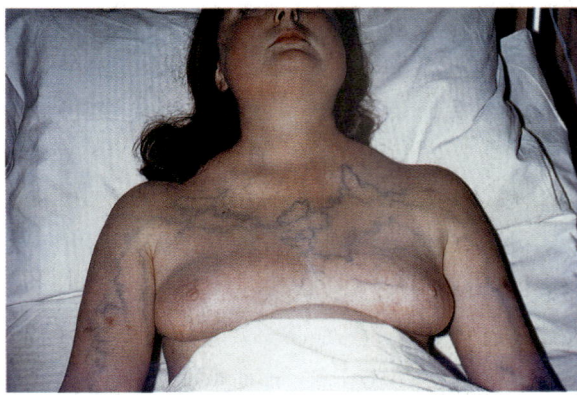

**FIGURA 92.8** Obstrução da veia cava superior no carcinoma brônquico. Há edema da face e do pescoço e circulação colateral nas veias da parede torácica.

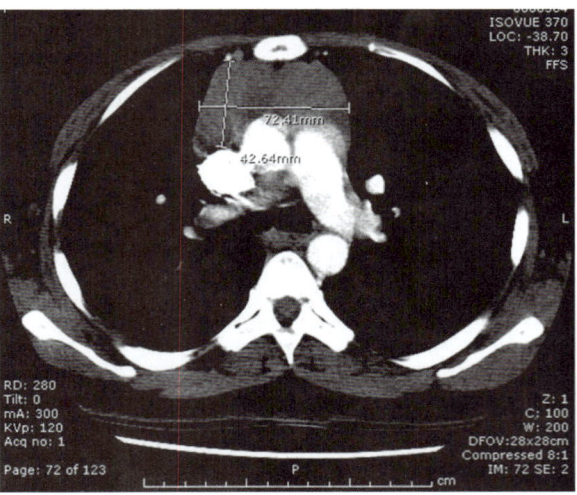

**FIGURA 92.9** Tomografia computadorizada de tórax de um paciente com massa no mediastino anterior que provou ser um bócio subesternal.

resultar em massas no mediastino posterior. A herniação do conteúdo abdominal através dos forames de Bochdalek resulta em massa na área posterolateral do diafragma, geralmente no lado esquerdo; é a hérnia congênita mais comum e pode conter o baço ou um rim. A herniação do estômago através do hiato esofágico (Capítulo 129), que é o tipo mais comum de hérnia diafragmática, resulta em massa posterior ao coração, geralmente com nível hidroaéreo.

Cistos benignos podem ocorrer nos compartimentos anterior, médio ou posterior. Eles podem surgir no pericárdio, nos brônquios, no timo, no ducto torácico, no esôfago e no estômago e podem provocar sinais/sintomas compressivos. Os cistos pericárdicos, que frequentemente estão localizados no ângulo cardiofrênico, contêm líquido claro. Os cistos broncogênicos ocorrem nos compartimentos médio ou posterior e são preenchidos por líquido e revestidos por epitélio respiratório; frequentemente se desenvolvem ao redor da área paratraqueal ou carina e não se comunicam com a árvore traqueobrônquica.

### TRATAMENTO

O tratamento de massa mediastinal depende da patologia subjacente. Algumas lesões, como timomas, teratomas, cistos, tumores neurogênicos e hérnias, exigem ressecção cirúrgica. Para outros processos mórbidos, como linfoma, é prescrita radioterapia ou quimioterapia.

### Mediastinite

As infecções agudas do mediastino são mais comumente complicações de procedimentos cirúrgicos cardiotorácicos ou outros procedimentos cirúrgicos torácicos, como esternotomia, ou procedimentos envolvendo o esôfago ou a árvore traqueobrônquica. A ruptura do esôfago ou da traqueia por traumatismo ou necrose tecidual pode causar mediastinite. O tratamento da mediastinite aguda exige antibióticos, drenagem pleural e retirada do tecido necrótico. A mediastinite fibrosante é uma doença rara e progressiva que pode ser idiopática ou causada por infecção granulomatosa crônica (histoplasmose), radioterapia, doença autoimune ou medicamentos (como metisergida). Os pacientes com mediastinite fibrosante permanecem assintomáticos até que estruturas vasculares ou neurológicas sejam afetadas. Quando há envolvimento das estruturas respiratórias, o estreitamento traqueobrônquico é a manifestação mais comum. O diagnóstico e o tratamento exigem, com frequência, exploração cirúrgica. O prognóstico é ruim e o tratamento não é efetivo, a menos que a mediastinite fibrosante esteja relacionada com tuberculose (Capítulo 308) ou doença autoimune.

### Pneumomediastino

O pneumomediastino ocorre quando ar infiltra as estruturas mediastinais. Extravasamento de ar decorrente de ruptura alveolar ou, menos comumente, rupturas esofágicas disseca os tecidos até o hilo e o espaço mediastinal porque a pressão no mediastino é mais negativa do que a pressão do parênquima pulmonar. A perda da integridade esofágica ou traqueal resulta, com frequência, de traumatismo, enquanto ruptura de alvéolos pode resultar de traumatismo, ocorrer espontaneamente ou ser uma complicação da ventilação mecânica (Capítulo 97). O pneumomediastino raramente é uma complicação de exacerbação da asma brônquica (Capítulo 81), tosse violenta ou vômito. O pneumomediastino pode se manifestar como dor de garganta, dor no pescoço ou dispneia. Uma radiografia ou TC de tórax revelará colunas finas de hipertransparência entre as estruturas mediastinais. O ar mediastinal pode dissecar os tecidos subcutâneos do pescoço e da parede torácica, onde resulta em enfisema pulmonar subcutâneo com crepitação palpável característica. O pneumomediastino espontâneo geralmente é absorvido sem tratamento. Quando ocorrem coleções mais graves de ar subcutâneo, pode ser necessária descompressão cirúrgica.

### Recomendações de grau A

A1. Cejudo P, Lopez-Marquez I, Lopez-Campos JL, et al. Exercise training in patients with chronic respiratory failure due to kyphoscoliosis: a randomized controlled trial. *Respir Care*. 2014;59: 375-382.
A2. Weinstein SL, Dolan LA, Wright JG, et al. Effects of bracing in adolescents with idiopathic scoliosis. *N Engl J Med*. 2013;369:1512-1521.
A3. Pecourneau V, Degboe Y, Barnetche T, et al. Effectiveness of exercise programs in ankylosing spondylitis: a meta-analysis of randomized controlled trials. *Arch Phys Med Rehabil*. 2018;99: 383-389.
A4. Redden MD, Chin TY, van Driel ML. Surgical versus non-surgical management for pleural empyema. *Cochrane Database Syst Rev*. 2017;3:CD010651.
A5. Nie W, Liu Y, Ye J, et al. Efficacy of intrapleural instillation of fibrinolytics for treating pleural empyema and parapneumonic effusion: a meta-analysis of randomized control trials. *Clin Respir J*. 2014;8:281-291.
A6. Clive AO, Jones HE, Bhatnagar R, et al. Interventions for the management of malignant pleural effusions: a network meta-analysis. *Cochrane Database Syst Rev*. 2016;5:CD010529.
A7. Iyer NP, Reddy CB, Wahidi MM, et al. Indwelling pleural catheter versus pleurodesis for malignant pleural effusions: a systematic review and meta-analysis. *Ann Am Thorac Soc*. 2019;16:124-131.
A8. Bhatnagar R, Keenan EK, Morley AJ, et al. Outpatient talc administration by indwelling pleural catheter for malignant effusion. *N Engl J Med*. 2018;378:1313-1322.
A9. Wahidi MM, Reddy C, Yarmus L, et al. Randomized trial of pleural fluid drainage frequency in patients with malignant pleural effusions. The ASAP trial. *Am J Respir Crit Care Med*. 2017;195:1050-1057.
A10. Carson-Chahhoud KV, Wakai A, van Agteren JE, et al. Simple aspiration versus intercostal tube drainage for primary spontaneous pneumothorax in adults. *Cochrane Database Syst Rev*. 2017;9:CD004479.
A11. Chen JS, Chan WK, Tsai KT, et al. Simple aspiration and drainage and intrapleural minocycline pleurodesis versus simple aspiration and drainage for the initial treatment of primary spontaneous pneumothorax: an open-label, parallel-group, prospective, randomised, controlled trial. *Lancet*. 2013;381:1277-1282.

### REFERÊNCIAS BIBLIOGRÁFICAS

*As referências bibliográficas, bem como os outros materiais suplementares deste livro, encontram-se no GEN-IO, nosso ambiente virtual de aprendizagem.*

# ABORDAGENS INTERVENCIONISTAS E CIRÚRGICAS À DOENÇA PULMONAR

DAVID J. FELLER-KOPMAN E MALCOLM M. DECAMP

A pneumologia intervencionista e a cirurgia torácica minimamente invasiva mudaram drasticamente a abordagem ao diagnóstico e estadiamento do câncer de pulmão, o manejo da obstrução das vias respiratórias centrais e o tratamento de pacientes com doença pleural.

## BRONCOSCOPIA

A broncoscopia flexível e a ultrassonografia (US) endobrônquica revolucionaram a avaliação das doenças das vias respiratórias e do parênquima pulmonar, a abordagem da adenopatia hilar e mediastinal e o estadiamento do câncer de pulmão. Novas tecnologias oferecem tratamento broncoscópico para pacientes com asma brônquica grave e enfisema pulmonar.

### Ultrassonografia endobrônquica

A broncoscopia é um componente padrão da avaliação e do estadiamento de pacientes com tumores de tórax. Na US endobrônquica convexa é usado um transdutor de ultrassom curvilíneo, que é incorporado à extremidade do broncoscópio, para visualizar estruturas fora das vias respiratórias e coletar amostras de linfonodos hilares e mediastinais com aquisição de imagens diretas em tempo real. Essa abordagem substituiu amplamente a mediastinoscopia no estadiamento de pacientes com câncer de pulmão[1] e no diagnóstico da sarcoidose (Capítulo 89) e de certos linfomas. O acréscimo da US endobrônquica ao estadiamento cirúrgico melhora a sensibilidade da detecção de metástases linfonodais e consegue reduzir a taxa de toracotomias desnecessárias de 18 para 7%.[2] Além disso, biopsias guiadas por US endobrônquica fornecem amostras adequadas de tecido para a identificação de "marcadores tumorais", que agora são necessários para orientar o tratamento do câncer de pulmão. Também reduz complicações, bem como a necessidade de procedimentos adicionais para análise de marcadores moleculares em comparação com a aspiração transtorácica por agulha guiada por tomografia computadorizada (TC).[3] É importante mencionar, entretanto, que a sensibilidade da US endobrônquica não é de 100%. As amostras não diagnósticas precisam ser confirmadas como verdadeiro-negativas por estadiamento cirúrgico ou acompanhamento clínico e radiológico.

Na US endobrônquica com transdutor radial, o transdutor é introduzido no canal de trabalho do broncoscópio para visualizar as lesões do parênquima, bem como para diferenciar a invasão tumoral da compressão das vias respiratórias centrais. Quando usada com broncoscópios menores e tecnologias de navegação avançadas, como navegação eletromagnética ou navegação broncoscópica virtual, essa técnica consegue melhorar o rendimento diagnóstico na amostragem de nódulos pulmonares.

### Termoplastia brônquica

A termoplastia brônquica usa energia de radiofrequência (RF) para fazer a ablação do músculo liso das vias respiratórias em pacientes cuja asma brônquica grave (Capítulo 81) permanece sintomática, apesar de tratamento conservador. O paciente tem de ser submetido a três procedimentos broncoscópicos para tratar todas as vias respiratórias visíveis. O lobo inferior direito é tratado durante o primeiro procedimento, o lobo inferior esquerdo no segundo e ambos os lobos superiores no terceiro (o lobo médio direito não é tratado). Embora a asma brônquica possa ser exacerbada no período pré-tratamento imediato, essa abordagem consegue melhorar significativamente a qualidade de vida relacionada com a asma brônquica, reduzir o número de dias perdidos no trabalho ou na escola e diminuir o número de consultas ao pronto-socorro em pacientes cuidadosamente selecionados durante pelo menos 5 anos.[A1]

### Broncoscopia para obstrução das vias respiratórias centrais

Várias doenças malignas e não malignas podem obstruir as vias respiratórias centrais (Tabela 93.1). As causas malignas incluem carcinoma broncogênico (Capítulo 182) ou malignidade metastática às vias respiratórias, bem como compressão extrínseca por adenopatia. As causas não malignas incluem tecido de granulação que surge após uma intubação ou traqueostomia, adenopatia por sarcoidose (Capítulo 89), condições inflamatórias como a policondrite recorrente (Capítulo 259), amiloidose (Capítulo 179) e causas infecciosas como tuberculose (Capítulo 308) e papilomatose respiratória.

#### MANIFESTAÇÕES CLÍNICAS E DIAGNÓSTICO

Um alto índice de suspeita é essencial porque pode haver obstrução significativa das vias respiratórias antes do aparecimento de sinais/sintomas ou das anormalidades características nas curvas de volume-fluxo inspiratório e expiratório (Capítulo 79). Pacientes com obstrução das vias respiratórias centrais frequentemente desenvolvem dispneia aos esforços quando o lúmen traqueal tem menos de 8 mm de diâmetro (o normal é cerca de 18 a 20 mm); contudo, não desenvolvem estridor até que o diâmetro traqueal seja inferior a 5 mm, o que geralmente é um sinal de insuficiência respiratória iminente e da necessidade de intervenção urgente.

Hemoptise (Capítulo 77) ocorre em pacientes com doenças malignas, mas também é observada em condições infecciosas e inflamatórias. Alguns pacientes apresentam pneumonia pós-obstrutiva que responde mal ao tratamento com antibióticos. A maioria dos pacientes, entretanto, apresenta manifestações inespecíficas, incluindo dispneia e tosse.

Os pacientes que apresentam fatores de risco para obstrução crônica das vias respiratórias e apresentam sinais/sintomas consistentes com obstrução que não responde à terapia convencional devem ser submetidos a exames de imagem das vias respiratórias por TC (Figura 93.1) e broncoscopia flexível (Figura 93.2). Como a perda da permeabilidade das vias respiratórias pode ser letal, a avaliação desses pacientes deve ser realizada por indivíduos com experiência no tratamento de distúrbios graves das vias respiratórias.

#### TRATAMENTO

O alívio da obstrução das vias respiratórias exige abordagem multidisciplinar por médicos especialistas.[4] As técnicas para obter uma via respiratória pérvia incluem a extração de tecido com o cilindro do broncoscópio rígido; aplicação *laser* para vaporizar o tecido; eletrocauterização ou coagulação com plasma de argônio para carbonizar o tecido, de modo que mais tarde ele se desprenda; crioterapia e desbridamento mecânico com pinça ou microdesbridador. Na ausência de ensaios clínicos randomizados definitivos, a escolha da modalidade muitas vezes leva em consideração a experiência e os recursos do broncoscopista.

Em contraste com a doença endobrônquica, o implante de *stent* nas vias respiratórias é o tratamento primário para a obstrução das vias respiratórias causada por compressão extrínseca. Como os *stents* das vias

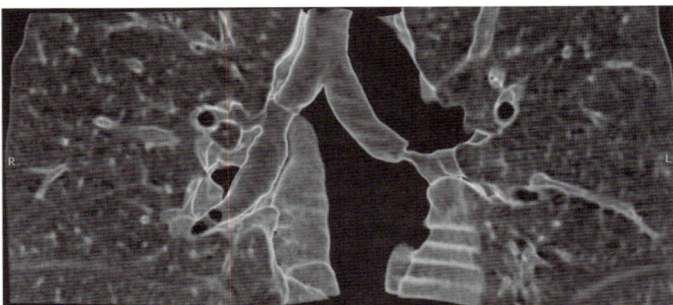

**FIGURA 93.1** Reconstrução tridimensional de uma tomografia computadorizada de uma jovem de 20 anos após transplante pulmonar bilateral. A imagem mostra claramente a estenose de alto grau no nível da anastomose do tronco esquerdo. As vias respiratórias do lado direito são normais.

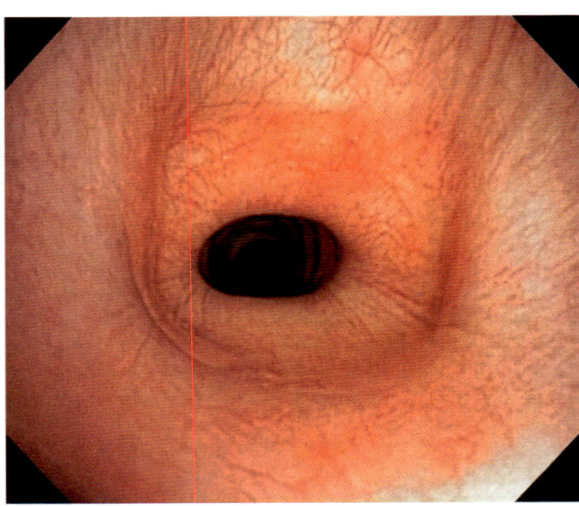

**FIGURA 93.2** Vista broncoscópica da traqueia proximal em um homem de 54 anos com dispneia e estridor. Observa-se estreitamento circunferencial significativo no espaço subglótico, consistente com estenose subglótica induzida por refluxo gástrico.

| Tabela 93.1 | Causas de obstrução central das vias respiratórias. |
|---|---|
| **NÃO MALIGNAS** | **MALIGNAS** |
| *Sling* vascular congênito<br>Cartilagem<br>  Policondrite recorrente<br>  Traqueobroncomalacia<br>Linfadenopatia<br>  Infecciosa (p. ex., histoplasmose, tuberculose)<br>  Sarcoidose<br>Tecido de granulação associado a vias respiratórias artificiais, estenose das vias respiratórias, corpos estranhos aspirados, anastomose cirúrgica<br>Lesões inflamatórias (p. ex., granulomatose com poliangiite, amiloidose, papilomatose)<br>Compressão externa (p. ex., bócio)<br>Interna<br>  Secreções<br>  Coágulo de sangue | Tumores primários das vias respiratórias (p. ex., tumor broncogênico, mucoepidermoide, carcinoide cístico adenoide)<br>Tumores metastáticos para as vias respiratórias (p. ex., cânceres broncogênico, renal e de mama, melanoma, cânceres de tireoide, cólon, esôfago)<br>Linfadenopatia secundária a tumor maligno<br>Tumores mediastinais (p. ex., tireoide, timo, célula germinativa, linfoma) |

Adaptada de Feller-Kopman D, Mehta AC, Wahidi MM. Therapeutic bronchoscopy. In: Broaddus VC, Mason RJ, Ernst JD, et al., eds. *Murray & Nadel's Textbook of Respiratory Medicine*. 6th ed. Philadelphia, PA: Saunders; in press (2016).

respiratórias podem estar associados a complicações a longo prazo, incluindo fraturas do *stent*, formação de tecido de granulação, infecção e migração, eles são principalmente uma abordagem paliativa para doenças malignas e devem ser usados com moderação em pacientes com obstrução não maligna das vias respiratórias.

### PROGNÓSTICO
O tratamento endoscópico bem-sucedido pode melhorar significativamente a qualidade de vida de pacientes com obstrução maligna das vias respiratórias e melhorar suas taxas de sobrevida de modo a serem equivalentes às de pacientes em estádios semelhantes sem obstrução das vias respiratórias. Pacientes com doença não maligna apresentam melhoras significativas na fisiologia (função pulmonar), capacidade de exercício e qualidade de vida.

## Abordagens cirúrgicas
### Abordagens a céu aberto
A toracotomia tem sido a abordagem padrão para avaliar o conteúdo do espaço pleural, parênquima pulmonar, hilo pulmonar e mediastino ipsilateral e diafragma. A ventilação pulmonar seletiva, obtida por meio de um tubo endotraqueal de duplo lúmen ou bloqueador de brônquio principal, possibilita que um pulmão seja colapsado e visualizado. Dadas a precisão e a exatidão da TC e da ressonância magnética (RM) pré-procedimento da atualidade, pode-se realizar muitos procedimentos usando incisões direcionadas menores, com uma técnica de preservação muscular que possibilita acesso específico à região acometida.

### Abordagens minimamente invasivas
A toracoscopia ou cirurgia toracoscópica videoassistida (VATS) e cirurgia torácica com assistência robótica exigem entre duas e quatro incisões (*portas* ou acessos) para colocar uma câmera, uma fonte de luz e instrumentos em quase qualquer espaço intercostal. A recuperação após VATS ou abordagem robótica é mais curta do que depois de uma toracotomia a céu aberto porque pouco ou nenhum músculo é seccionado e não é usado afastador mecânico de costelas.

## CIRURGIA PARA DOENÇA PULMONAR BENIGNA
Diversas doenças pulmonares benignas se manifestam como lesões parenquimatosas focais ou processos difusos que exigem biopsia de tecido para diagnóstico. A toracoscopia essencialmente substituiu uma toracotomia limitada e ressecção cuneiforme para esse propósito. A VATS fornece uma visão mais completa do hemitórax ipsilateral, incluindo pleura visceral, parietal e mediastinal, bem como acesso a todos os lobos pulmonares. Além disso, pode-se identificar nódulos a 1 a 2 cm da pleura para que possam ser realizadas biopsias excisionais representativas.

### Pneumotórax espontâneo
Embora a maior parte dos pneumotóraces espontâneos (Capítulo 92) não seja complicada, até 20% dos pacientes com pneumotórax apresentam complicações como pneumotórax hipertensivo, extravasamento de ar persistente apesar do dreno de tórax calibroso ou pneumotórax recorrente, tanto ipsilateral como contralateral. Os pacientes nos quais se desenvolve um segundo pneumotórax têm 70 a 80% de chance de apresentar uma terceira recorrência em 2 anos. A abordagem cirúrgica atual para o tratamento do pneumotórax recorrente é a ressecção por VATS das bolhas subpleurais responsáveis pelo pneumotórax, geralmente combinada com abrasão mecânica da pleura parietal ou pleurodese química (p. ex., com 300 mg de minociclina ou com talco insuflado) para induzir reação inflamatória que fará com que as superfícies das pleuras visceral e parietal se fundam, evitando, assim, recorrência posterior.

### Bolhas gigantes
A maioria dos pacientes com doença pulmonar obstrutiva crônica (DPOC) tem comprometimento parenquimatoso difuso, mas um pequeno número de pacientes com DPOC tem bolhas dominantes ou gigantes que podem ocupar 50% ou mais do volume do hemitórax e comprimir o parênquima pulmonar relativamente preservado. As indicações para bulectomia incluem sinais/sintomas progressivos com incapacidade demonstrada, espirometria com padrão obstrutivo (Capítulo 79) e uma lesão bolhosa única ou dominante com demonstração radiográfica de compressão do parênquima pulmonar preservado circundante. Tanto a excisão quanto a plicatura conseguem remover a lesão bolhosa.

### Doença pulmonar maligna
#### Nódulos pulmonares solitários
A maioria dos nódulos pulmonares pequenos (ver Figura 182.2) ocorre na periferia do pulmão, além do alcance da broncoscopia diagnóstica. Para tais lesões, a biopsia excisional por VATS (Vídeo 93.1) de um nódulo pulmonar pequeno leva a um diagnóstico definitivo em quase todos os casos e geralmente é preferida à biopsia por agulha transtorácica.[5] Além disso, a toracoscopia possibilita o estadiamento linfonodal concomitante em caso de confirmação de malignidade primária (Capítulo 182). Se não houver adenopatia regional, os pacientes com lesões malignas primárias podem ser submetidos à ressecção definitiva concomitante.

#### Câncer de pulmão primário
Para os pacientes com câncer de pulmão primário que não apresentem comprometimentos dos linfonodos e tenham reserva pulmonar adequada, indica-se lobectomia ou pneumectomia para obter sobrevida ideal e diminuir o risco de recorrência local. Pode-se obter desfechos oncológicos semelhantes realizando uma toracotomia a céu aberto via VATS ou assistência robótica, e qualquer uma dessas abordagens minimamente invasivas geralmente está associada a menos complicações, menos dor, hospitalização mais curta e recuperação mais rápida.[6] Prefere-se a lobectomia porque a ressecção sublobar (segmentectomia ou em cunha) para o câncer de pulmão em estádio I está historicamente associada a incidência duas a três vezes maior de recorrência locorregional.

#### Câncer metastático
O pulmão é um local frequente de recorrência metastática. Histologias comuns incluem câncer colorretal (Capítulo 184), carcinoma renal (Capítulo 187), sarcoma (Capítulo 192), melanoma (Capítulo 193), câncer de mama (Capítulo 188) e câncer de cabeça e pescoço (Capítulo 181). VATS frequentemente é o procedimento diagnóstico de escolha para localizar e extirpar nódulos que sejam muito pequenos para uma biopsia percutânea confiável.

O valor da metastectomia pulmonar como tratamento para a doença avançada permanece controverso. Há relatos de taxas de sobrevida em 5 anos de 20 a 30% para pacientes selecionados, especialmente se o intervalo livre de doença desde o diagnóstico original até a metástase pulmonar for maior que 2 a 3 anos.

## CIRURGIA PARA DOENÇAS PULMONARES AVANÇADAS: CIRURGIA PARA REDUÇÃO DO VOLUME PULMONAR (CRVP)
O enfisema pulmonar (Capítulo 82) é a doença pulmonar incapacitante crônica progressiva mais comumente tratada por pneumologistas e cirurgiões torácicos. Em pacientes elegíveis (Tabela 93.2), a CRVP promove efeitos benéficos sintomáticos, fisiológicos e de sobrevida duráveis em comparação com o tratamento conservador (e-Figura 93.1) para pacientes que tenham enfisema pulmonar grave, mas que não apresentem volume expiratório forçado no primeiro segundo ($VEF_1$) inferior a 20% do previsto com distribuição homogênea de enfisema pulmonar na TC ou capacidade de difusão inferior a 20% do previsto. No entanto, as análises de subgrupos sugerem que o benefício se dá principalmente em pacientes com doença predominantemente no lobo superior.

Para os pacientes elegíveis, a maior parte dos programas requer um período de 6 a 10 semanas de reabilitação pulmonar pré-operatória seguida por um teste de esforço cardiopulmonar para avaliar os riscos e benefícios da cirurgia. Pacientes com enfisema pulmonar predominantemente no lobo superior e baixa capacidade de exercício pré-operatório apresentam risco quase 50% menor de morte depois de CRVP em comparação com o tratamento farmacológico continuado. A CRVP também pode reduzir a pressão arterial sistêmica, possibilitar o ganho de peso e reduzir as exacerbações da DPOC.[7] Deve-se avaliar pacientes de alto risco com obstrução grave ao fluxo de ar ($VEF_1 < 20\%$) quanto à possibilidade de

### Tabela 93.2 — Critérios de inclusão e exclusão para a cirurgia de redução do volume pulmonar.

**CRITÉRIOS DE INCLUSÃO**

Evidências radiográficas de enfisema pulmonar, envolvendo especialmente os lobos superiores
Hiperinsuflação evidenciada por CPT > 100% do previsto e VR > 150% do previsto
$VEF_1$ > 20 e < 45% do previsto (após broncodilatador)
$DL_{CO}$ > 20% do previsto
Dispneia grave
Restrição nas atividades de vida diária
Diminuição da qualidade de vida
Abstinência de tabagismo

**CRITÉRIOS DE EXCLUSÃO**

Tabagismo ativo
Bronquiectasia
Nódulo pulmonar que demande avaliação
Produção excessiva de expectoração diária
Toracotomia prévia
Doença pleural óbvia
Isquemia coronariana ativa ou induzível
Hipertensão pulmonar
FEVE deprimida (< 45%)
Obesidade (IMC > 32)
Incapaz ou não deseja participar da reabilitação pulmonar
Esteroides sistêmicos, ≥ 20 mg de prednisona/dia

IMC = índice de massa corporal; $DL_{CO}$ = capacidade de difusão do monóxido de carbono; $VEF_1$ = volume expiratório forçado no primeiro segundo; FEVE = fração de ejeção do ventrículo esquerdo; VR = volume residual; CPT = capacidade pulmonar total.
Adaptada de DeCamp MM Jr, McKenna RJ Jr, Deschamps CC, et al. Lung volume reduction surgery: technique, operative mortality and morbidity. Proc Am Thorac Soc. 2008;5:442-446; e DeCamp MM Jr, Lipson D, Krasna M, et al. The evaluation and preparation of the patient for lung volume reduction surgery. Proc Am Thorac Soc. 2008;5:427-431.

### Tabela 93.3 — Guia de decisão para seleção de cirurgia de redução do volume pulmonar versus transplante na doença pulmonar crônica grave.

| FATORES QUE FAVORECEM A CRVP | FATORES QUE FAVORECEM O TRANSPLANTE |
|---|---|
| Idade > 65 anos | $VEF_1$ ≤ 20% do previsto |
| Doença predominantemente do lobo superior | $DL_{CO}$ ≤ 20% do previsto |
| Condições clínicas crônicas | Distribuição homogênea ou doença no lobo inferior |
|   Hepatites B e/ou C | CPT < 100% do previsto |
|   Infecção pelo HIV | VR < 150% do previsto |
|   Insuficiência renal | $Paco_2$ > 60 mmHg |
|   Cirrose hepática | $Pao_2$ < 45 mmHg |
|   Neuropatia | DP6 < 140 m ou |
|   Diabetes melito mal controlado | < 3 min pedalando sem carga em cicloergômetro |
|   Osteoporose | Hipertensão pulmonar |
|   DRGE grave | Bronquiectasia |
|   Motilidade esofágica deficiente | Infecções pulmonares recorrentes |
| Malignidade | |
| Incapacidade de manter acompanhamento a longo prazo | |
| Problemas psiquiátricos que limitam a adesão | |
| Apoio social insuficiente | |

DP6 = distância percorrida em 6 minutos; $DL_{CO}$ = capacidade de difusão do monóxido de carbono; $VEF_1$ = volume expirado forçado no primeiro segundo; DRGE = doença por refluxo gastresofágico; HIV = vírus da imunodeficiência humana; CRVP = cirurgia de redução do volume pulmonar; VR = volume residual; CPT = capacidade pulmonar total.
Adaptada de Patel N, DeCamp M, Criner GJ. Lung transplantation and lung volume reduction surgery versus transplantation in chronic obstructive pulmonary disease. Proc Am Thorac Soc. 2008;5:447-453.

---

realização de transplante de pulmão, a menos que sua doença seja localizada nos lobos superiores e suas trocas gasosas, conforme definido pela capacidade de difusão, sejam preservadas (Tabela 93.3).

Em centros experientes, as abordagens de ressecção bilateral com grampeamento produzem quase o dobro do benefício fisiológico da CRVP unilateral sem afetar adversamente a morbidade ou a mortalidade operatória.

## TRATAMENTO ENDOSCÓPICO DO ENFISEMA PULMONAR

As abordagens endoscópicas para redução do volume pulmonar podem oferecer uma maneira menos invasiva de alcançar alguns dos benefícios da CRVP em pacientes com enfisema pulmonar grave.[8] Assim como na CRVP, os objetivos dessas tecnologias são reduzir a magnitude do tecido pulmonar superdistendido e mal perfundido, aumentando, assim, o recolhimento elástico, diminuindo a hiperinsuflação dinâmica e redistribuindo o fluxo de ar para áreas do pulmão mais bem perfundidas. As opções broncoscópicas incluem a inserção de válvulas unilaterais, molas, vapor e, talvez, denervação pulmonar direcionada. Embora vários ensaios clínicos randomizados não tenham mostrado benefícios significativos, estudos recentes[A2] mostraram que a oclusão lobar unilateral com válvulas endobrônquicas melhora significativamente a função pulmonar, a capacidade de exercício e a qualidade de vida em pacientes que têm enfisema pulmonar heterogêneo com fissuras interlobares intactas e sem ventilação colateral interlobar,[A3,A4] bem como em pacientes com enfisema pulmonar homogêneo sem ventilação colateral.[A5,A6] No geral, a preponderância das evidências de ensaios clínicos randomizados apoia o benefício sintomático significativo em 1 ano,[A7,A8] mas não há benefício comprovado em relação à mortalidade.[A9]

## TRANSPLANTE DE PULMÃO

Mais de 160 centros de transplante de pulmão em todo o mundo realizam quase 4 mil transplantes por ano.[9] O transplante de pulmão é agora um tratamento aceito para todas as modalidades de doença pulmonar avançada. O uso da perfusão *ex vivo* para reanimar pulmões considerados inadequados para transplante pelos critérios tradicionais de coleta parece estar expandindo a disponibilidade de órgãos para doação.

As indicações mais comuns para transplante (Tabela 93.4) são doenças ou condições que compartilham as seguintes características: provocam extrema incapacidade nos pacientes afetados, não respondem a tratamento conservador e são responsáveis pela expectativa de vida limitada dos pacientes afetados. Com exceção de um pequeno número de casos de sarcoidose e linfangioliomiomatose, a doença pulmonar original geralmente não reaparece depois do transplante pulmonar.

### Tipos de procedimentos

Atualmente, realizam-se quatro tipos de procedimentos de transplante pulmonar. O *transplante bilateral de pulmão* é realizado de modo sequencial que é funcionalmente equivalente a dois transplantes de pulmão único realizados em uma única cirurgia, mais comumente por meio de uma incisão de esternotoracotomia bilateral transversal. É o procedimento de escolha para pacientes com pulmões infectados bilateralmente e também é realizado em alguns pacientes com enfisema pulmonar, hipertensão pulmonar primária e outras doenças (ver Tabela 93.4). Prefere-se o transplante bilateral para quase todas as indicações porque um receptor de pulmão duplo pode esperar uma sobrevida em 7,3 anos de 50% em comparação com 4,6 anos para o receptor de um único pulmão. Como resultado, cerca de 75% dos transplantes de pulmão relatados no mundo agora são bilaterais.

O *transplante de pulmão único* é, tipicamente, realizado por meio de uma incisão de toracotomia posterolateral. O pulmão contralateral não é removido; portanto, o transplante de pulmão único não é apropriado para pacientes com pulmões infectados bilateralmente (p. ex., pacientes com fibrose cística ou bronquiectasia) (ver Tabela 93.4).

Atualmente, o *transplante de coração e pulmão* é realizado em apenas cerca de 40 casos por ano. É realizado em pacientes com doença pulmonar avançada e doença cardíaca irreparável coexistente, geralmente associada a hipertensão pulmonar fixa, e naqueles com síndrome de Eisenmenger (Capítulo 61).

O *transplante lobar de doador vivo* envolve a remoção de um lobo inferior de cada um dos dois doadores vivos. Cada um é implantado em um hemitórax do receptor de maneira semelhante ao transplante pulmonar bilateral.

### Avaliação dos potenciais destinatários do transplante

O candidato ideal para o transplante de pulmão tem doença pulmonar que não responde ao tratamento conservador, mas goza de boa saúde.

| Tabela 93.4 | Indicações e contraindicações para o transplante de pulmão. | | |
|---|---|---|---|
| TRANSPLANTE DE PULMÃO UNILATERAL | PACIENTES (%) | TRANSPLANTE DUPLO DE PULMÃO | PACIENTES (%) |
| **Indicações** | | | |
| DPOC | 41 | FC, bronquiectasia | 28 |
| Fibrose pulmonar, sarcoidose | 43 | Enfisema pulmonar | 26 |
| Deficiência de $\alpha_1$-antitripsina | 5 | Deficiência de $\alpha_1$-antitripsina | 5,4 |
| HPP, Eisenmenger | 1,2 | HPP, Eisenmenger | 6,1 |
| FC, bronquiectasia | 1,6 | Fibrose pulmonar, sarcoidose | 27 |
| Retransplante | 5 | Retransplante | 3,6 |
| **CONTRAINDICAÇÕES ABSOLUTAS** | | | |
| Disfunção orgânica extrapulmonar avançada intratável (p. ex., coração, fígado, rim) DAC não suscetível a ICP ou revascularização do miocárdio Função do VE insatisfatória (poderia considerar transplante de coração-pulmão) Malignidade em 2 anos (exclui carcinoma cutâneo espinocelular ou basocelular) Preferido intervalo livre de doença de 5 anos Infecção extrapulmonar não curável Infecção por vírus da imunodeficiência humana Positividade para antígeno do vírus da hepatite B Hepatite C com evidências histológicas de doença hepática ativa Uso abusivo de substâncias psicoativas (incluindo cigarros) Doença musculoesquelética grave que afete o tórax Não adesão documentada Condição psiquiátrica intratável que prejudique a adesão Ausência de apoio social consistente e confiável | | | |
| **CONTRAINDICAÇÕES RELATIVAS** | | | |
| Idade fisiológica > 65 anos Estado nutricional deficiente (< 70% do peso corporal ideal) Obesidade grave (IMC > 30 kg/m²) Osteoporose sintomática Colonização por fungos, micobactérias ou bactérias altamente virulentas e/ou altamente resistentes Necessidade de ventilação invasiva e/ou suporte circulatório Condições clínicas crônicas não controladas (p. ex., diabetes melito, hipertensão arterial, DRGE) Estado funcional bastante limitado com baixo potencial de reabilitação Problemas psicossociais que provavelmente influenciariam adversamente o desfecho Uso de corticosteroides em altas doses (> 20 mg de prednisona/dia) | | | |

IMC = índice de massa corporal; DAC = doença da artéria coronária; FC = fibrose cística; DPOC = doença pulmonar obstrutiva crônica; DRGE = doença por refluxo gastresofágico; VE = ventrículo esquerdo; ICP = intervenção coronariana percutânea; HPP = hipertensão pulmonar primária.
Adaptada de Chambers DC, Yusen RD, Cherikh WS, et al. The Registry of the International Society for Heart and Lung Transplantation: thirty-fourth adult lung and heart-lung transplantation report – 2017. J Heart Lung Transplant. 2017;36:1047-1059; e Orens JB, Estenne M, Arcasoy S, et al. International guidelines for the selection of lung transplant candidates: 2006 update – a consensus report from the Pulmonary Scientific Council of the International Society for Heart and Lung Transplantation. J Heart Lung Transplant. 2006;25:745-755.

Pacientes com doença grave como resultado de doença pulmonar geralmente apresentam mau estado nutricional, disfunção orgânica coexistente importante, infecção refratária ou outras contraindicações ao transplante. As recomendações específicas baseadas em evidências para encaminhamento para avaliação de transplante variam com a doença subjacente.[10]

Nos EUA, o sistema de pontuação de alocação de pulmão é baseado na sobrevida específica da doença e específica do paciente esperada durante o período de espera e após o enxerto, refletindo, assim, o benefício líquido do transplante. As avaliações do sistema de pontuação de alocação de pulmão, que foi introduzido em 2005, indicam tempos de espera mais curtos, aumento do número total de transplantes realizados, taxa de mortalidade diminuída na lista de espera e sobrevida global inalterada após o transplante.

## Condições pós-transplante
A maioria das condições clínicas que pacientes e médicos enfrentam após um transplante de pulmão são consequência do(s) pulmão(ões) transplantado(s) e da medicação pós-transplante, e não da doença subjacente para a qual o transplante foi realizado. Os exemplos incluem efeitos tóxicos do esquema imunossupressor, infecções e sua profilaxia, rejeição aguda do aloenxerto, rejeição crônica do aloenxerto e complicações não pulmonares do transplante.

### Imunossupressão
O esquema de quimioterapia padrão para a imunossupressão após o transplante pulmonar consiste em um inibidor da calcineurina como a ciclosporina ou o tacrolimo, um antimetabólito como a azatioprina ou o micofenolato de mofetila e corticosteroides (Capítulo 32). Mais de 50% dos centros adicionam uma preparação de anticorpos monoclonais ou policlonais antilinfócito nos primeiros dias após o transplante; essa prática levou a uma pequena, mas estatisticamente significativa, melhora na sobrevida a longo prazo.

### Infecções e profilaxia após o transplante de pulmão
Os receptores de transplante pulmonar correm alto risco de infecções por bactérias, vírus, fungos e protozoários; as infecções são as principais causas de morte durante o período pós-transplante. Nos primeiros 3 meses após o transplante, as infecções bacterianas são responsáveis pela maior parte das mortes. Em aproximadamente um terço dos pacientes, a pneumonia é diagnosticada nas primeiras semanas após o transplante, sendo os microrganismos gram-negativos a causa em 75% dos casos. Pacientes com rejeição crônica frequentemente desenvolvem colonização e infecções recorrentes, geralmente por espécies de *Pseudomonas*.

Entre os potenciais patógenos virais, o citomegalovírus (CMV; Capítulo 352) é o mais importante em receptores de transplante de pulmão. Os pacientes soronegativos que recebem um aloenxerto de um doador soropositivo correm risco particularmente alto de desenvolver uma infecção por CMV clinicamente significativa. Os pacientes soronegativos que recebem o órgão de um doador soronegativo têm baixo risco de infecção se forem tratados com hemoderivados soronegativos. O vírus Epstein-Barr (EBV) tem sido associado ao desenvolvimento de distúrbio linfoproliferativo pós-transplante.

As espécies de *Aspergillus* são a causa mais comum de infecção fúngica invasiva (Capítulo 319). Os pacientes colonizados e aqueles considerados em risco podem receber anfotericina B inalada profilática.

Em razão da natureza do esquema de quimioterapia imunossupressora usado, os pacientes correm alto risco de infecção pelo protozoário *Pneumocystis jiroveci* (Capítulo 321). O uso de profilaxia com trimetoprima-sulfametoxazol (tipicamente um comprimido com 800 mg de SMX e 160 mg de TMP, 3 vezes/semana indefinidamente) praticamente eliminou a pneumonia por *Pneumocystis*.

### Rejeição aguda
Histologicamente, a manifestação inicial de rejeição aguda é uma resposta inflamatória predominantemente linfocitária, geralmente centrada nos vasos sanguíneos e/ou nas vias respiratórias. Por convenção, a rejeição aguda é graduada histologicamente de 0 (normal) a 4 (grave), com subclasses definidas pela existência ou não de inflamação das vias respiratórias.

O risco de rejeição aguda do aloenxerto é maior nos primeiros meses após o transplante e diminui com o tempo. Episódios múltiplos de rejeição aguda são o principal fator de risco para o subsequente desenvolvimento de rejeição crônica. Clinicamente, os pacientes apresentam febre, tosse e dispneia aos esforços. Os pacientes apresentam estertores ou roncos no exame de tórax, declínio da função pulmonar pela espirometria, leucocitose, opacidades na radiografia de tórax e dessaturação aos esforços. As manifestações clínicas costumam ser indistinguíveis da pneumonia infecciosa e a impressão clínica é acurada em apenas 50% dos casos. A confirmação histológica por biopsia transbrônquica é obrigatória.

O tratamento da rejeição aguda consiste, mais frequentemente, em altas doses de corticosteroides (tipicamente 500 a 1.000 mg/dia de metilprednisolona administrados IV por 3 dias).

### Rejeição crônica
**BIOPATOLOGIA**
Acredita-se que a síndrome de bronquiolite obliterante, também denominada disfunção crônica do aloenxerto pulmonar,[11] seja manifestação da rejeição crônica. Os fatores de risco incluem o número de episódios de rejeição aguda e, em algumas séries, infecção prévia por CMV sintomática. No exame histopatológico, as lesões "precoces" apresentam

inflamação e ruptura do epitélio das vias respiratórias de pequeno calibre, seguidas pelo crescimento de tecido de granulação para o lúmen das vias respiratórias e subsequente obstrução completa ou parcial. O tecido de granulação então se organiza em um padrão estereotipado com fibrose resultante que oblitera o lúmen das vias respiratórias.

### MANIFESTAÇÕES CLÍNICAS

Clinicamente, a bronquiolite obliterante é acompanhada por sinais/sintomas inespecíficos. Tipicamente os pacientes apresentam dispneia aos esforços progressiva, e as provas de função pulmonar comumente revelam obstrução progressiva ao fluxo de ar (Capítulo 79). A bronquiolite obliterante é classificada de acordo com o $VEF_1$: 0 (sem anormalidade significativa) se o $VEF_1$ for maior que 80% do valor de base; 1 (leve) se o $VEF_1$ for de 65 a 80% do valor de base; 2 (moderado) se o $VEF_1$ for de 50 a 65% do valor de base; e 3 (grave) se o $VEF_1$ for 50% ou menos do valor de base. Os estágios tardios da bronquiolite obliterante incluem uma síndrome de bronquiectasia com tosse produtiva crônica e colonização das vias respiratórias por espécies de *Pseudomonas*.

### DIAGNÓSTICO

O diagnóstico de bronquiolite obliterante ou disfunção crônica do aloenxerto pulmonar é feito com base em achados clínicos e histopatológicos. A biopsia transbrônquica tem baixo rendimento para demonstrar evidências histológicas de bronquiolite obliterante, mas quando são encontradas, o diagnóstico é confirmado. Em pacientes com síndrome clínica compatível, a exclusão de estenose anastomótica e infecção pulmonar oculta é suficiente para estabelecer o diagnóstico.

### TRATAMENTO

Diversas modalidades de tratamento para a rejeição crônica já foram tentadas, incluindo pulsos de corticosteroides, anticorpos antilinfócitos, irradiação linfoide total, fotoférese e ciclosporina nebulizada, mas nenhuma foi claramente estabelecida como efetiva. Muitos pacientes com bronquiolite obliterante apresentam declínio progressivo da função pulmonar, apesar da imunossupressão.

### PROGNÓSTICO

A bronquiolite obliterante é a principal causa de morte tardia após o transplante pulmonar. Metade dos receptores de transplante de pulmão que sobrevivem até 5 anos terão bronquiolite obliterante clinicamente diagnosticada ou comprovada por biopsia.

### Complicações clínicas não pulmonares do transplante pulmonar

Muitas complicações clínicas não pulmonares que surgem em pacientes após um transplante pulmonar resultam da terapia imunossupressora. Uma ou mais dessas complicações se desenvolvem em praticamente todos os receptores de transplante de pulmão.

Osteoporose (Capítulo 230) é comum em razão do uso prolongado de corticosteroides e ciclosporina. Deve-se monitorar periodicamente a densidade óssea e deve-se instituir tratamento farmacológico se for identificada perda óssea excessiva.

A insuficiência renal crônica (Capítulo 121) é comum e é decorrente do tratamento com inibidores da calcineurina ciclosporina ou tacrolimo, que afetam o tônus vascular aferente nos rins e resultam em uma queda média de 50% na taxa de filtração glomerular nos primeiros 12 meses após o transplante pulmonar. Hipertensão arterial sistêmica também é comum e é causada por corticosteroides e ciclosporina. Os bloqueadores dos canais de cálcio, que costumam ser usados para tratar a hipertensão arterial, aumentam os níveis séricos de ciclosporina; são necessários monitoramento apropriado e ajuste posológico ao iniciar tal terapia. Os corticosteroides e o tacrolimo contribuem para o desenvolvimento de diabetes melito e hiperlipidemia.

O transplante de órgãos sólidos está associado à incidência aumentada de malignidade, provavelmente em razão da imunossupressão farmacológica e da alteração na vigilância imunológica. Os pacientes correm risco aumentado de malignidades linfoproliferativas e outros tipos de câncer. Os distúrbios linfoproliferativos pós-transplante ocorrem em cerca de 4% dos pacientes após transplante de órgãos; a maior parte está associada ao EBV. Essas síndromes podem ser policlonais ou monoclonais. A redução da imunossupressão é, às vezes, terapêutica em indivíduos com doença policlonal. O prognóstico em pacientes com doença monoclonal é ruim, com pouca resposta à modificação da imunossupressão ou quimioterapia

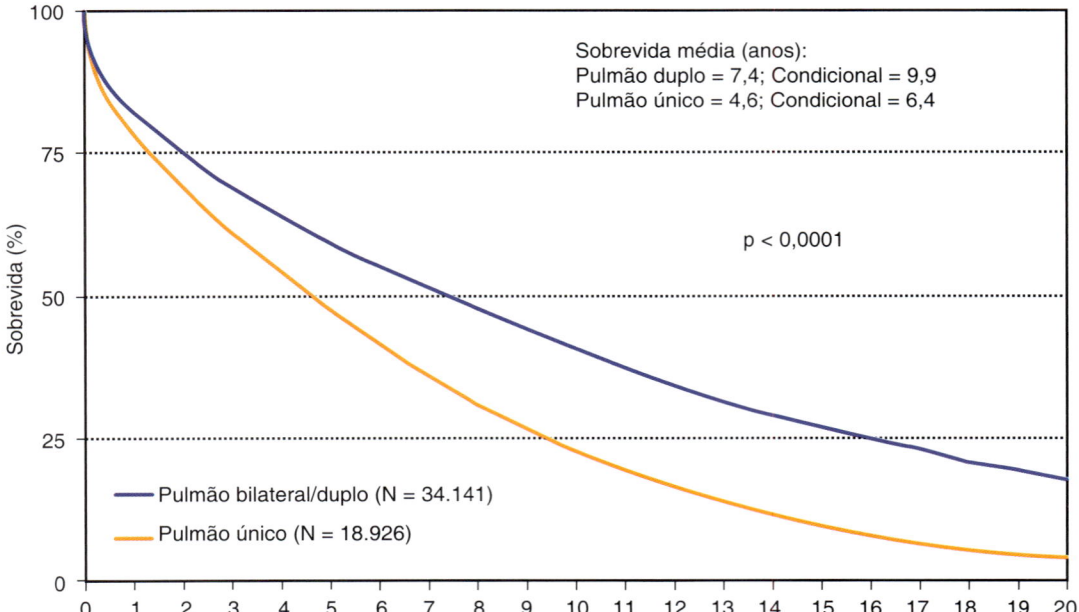

**FIGURA 93.3** Estimativas de sobrevida de Kaplan-Meier para todos os transplantes de pulmão realizados em adultos relatados ao International Registry for Heart and Lung Transplatation de 1990 a 2015. Observe a vantagem de sobrevida estatisticamente significativa conferida pelos enxertos pulmonares duplos. Como o declínio na sobrevida é maior durante o primeiro ano após o transplante, a sobrevida condicional (ou seja, quando 50% dos receptores que sobrevivem a pelo menos 1 ano morrem) fornece uma expectativa mais realista do tempo de sobrevida dos receptores que sobrevivem ao período pós-transplante inicial. (De Lund LH, Khush KK, Cherikh WS, et al. The Registry of the International Society for Heart and Lung Transplantation: Thirty-fourth adult heart transplantation report-2017; focus theme: allograft ischemic time. *J Heart Lung Transplant*. 2017;36:1037-1046.)

antineoplásica. Os pacientes também correm risco aumentado de malignidade na pele, na bexiga, no pulmão, no colo do útero e hepatobiliar após transplante de órgão sólido.

## Desfechos após transplante pulmonar

Atualmente, a taxa de mortalidade anual pós-transplante pulmonar é de 7 a 10% ao ano, grande parte devido à síndrome de bronquiolite obliterante. A sobrevida média seguinte ao transplante pulmonar varia entre 4,6 e 7,4 anos,[12] dependendo do tipo de cirurgia realizada e da indicação do transplante (Figura 93.3).

### Recomendações de grau A

A1. Torrego A, Sola I, Munoz AM, et al. Bronchial thermoplasty for moderate or severe persistent asthma in adults. *Cochrane Database Syst Rev*. 2014;3:CD009910.
A2. Sciurba FC, Criner GJ, Strange C, et al. Effect of endobronchial coils vs usual care on exercise tolerance in patients with severe emphysema: the RENEW randomized clinical trial. *JAMA*. 2016;315:2178-2189.
A3. Davey C, Zoumot Z, Jordan S, et al. Bronchoscopic lung volume reduction with endobronchial valves for patients with heterogeneous emphysema and intact interlobar fissures (the BeLieVeR-HIFi study): a randomised controlled trial. *Lancet*. 2015;386:1066-1073.
A4. Klooster K, ten Hacken NH, Hartman JE, et al. Endobronchial valves for emphysema without interlobar collateral ventilation. *N Engl J Med*. 2015;373:2325-2335.
A5. Valipour A, Slebos DJ, Herth F, et al. Endobronchial valve therapy in patients with homogeneous emphysema. Results from the IMPACT study. *Am J Respir Crit Care Med*. 2016;194:1073-1082.
A6. Kemp SV, Slebos DJ, Kirk A, et al. A multicenter randomized controlled trial of zephyr endobronchial valve treatment in heterogeneous emphysema (TRANSFORM). *Am J Respir Crit Care Med*. 2017;196:1535-1543.
A7. Deslee G, Mal H, Dutau H, et al. Lung volume reduction coil treatment vs usual care in patients with severe emphysema: the REVOLENS randomized clinical trial. *JAMA*. 2016;315:175-184.
A8. Criner GJ, Sue R, Wright S, et al. A multicenter randomized controlled trial of Zephyr endobronchial valve treatment in heterogeneous emphysema (LIBERATE). *Am J Respir Crit Care Med*. 2018;198:1151-1164.
A9. van Agteren JE, Hnin K, Grosser D, et al. Bronchoscopic lung volume reduction procedures for chronic obstructive pulmonary disease. *Cochrane Database Syst Rev*. 2017;2:CD012158.

## REFERÊNCIAS BIBLIOGRÁFICAS

*As referências bibliográficas, bem como os outros materiais suplementares deste livro, encontram-se no GEN-IO, nosso ambiente virtual de aprendizagem.*

# SEÇÃO 11
## MEDICINA INTENSIVA

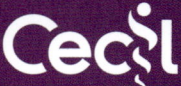

- **94** ABORDAGEM AO PACIENTE NA UNIDADE DE CUIDADO CRÍTICO, *684*
- **95** MONITORAMENTO RESPIRATÓRIO NOS CUIDADOS CRÍTICOS, *687*
- **96** INSUFICIÊNCIA RESPIRATÓRIA AGUDA, *690*
- **97** VENTILAÇÃO MECÂNICA, *700*
- **98** ABORDAGEM AO PACIENTE EM CHOQUE, *707*
- **99** CHOQUE CARDIOGÊNICO, *715*
- **100** SÍNDROMES DO CHOQUE RELACIONADAS À SEPSE, *719*
- **101** DISTÚRBIOS DECORRENTES DO CALOR E DO FRIO, *727*
- **102** ENVENENAMENTO AGUDO, *732*
- **103** ASPECTOS CLÍNICOS DO TRAUMATISMO E DAS QUEIMADURAS, *748*
- **104** ACIDENTES POR ANIMAIS PEÇONHENTOS, *755*
- **105** RABDOMIÓLISE, *765*

# ABORDAGEM AO PACIENTE NA UNIDADE DE CUIDADO CRÍTICO

DEBORAH J. COOK

## EQUIPE INTERPROFISSIONAL LIDERADA PELO INTENSIVISTA

Ao contrário de muitas outras especialidades, a medicina intensiva[a] não se limita a determinada população, doença, diagnóstico ou sistema de órgãos. Os pacientes com doença crítica em unidade de terapia intensiva (UTI) geralmente precisam de suporte avançado à vida, como ventilação mecânica, vasopressores, agentes inotrópicos ou terapia de substituição renal. A morbidade associada à doença crítica inclui complicações de doenças agudas e crônicas, consequências nosocomiais e iatrogênicas e comprometimento da qualidade de vida. Consequentemente, as metas dos cuidados intensivos são reduzir as taxas de morbidade e mortalidade, manter a função dos órgãos e restaurar a saúde. O cuidado de pacientes graves frequentemente segue uma trajetória de reanimação, estabilização, melhora e reabilitação. No entanto, os pacientes em estado crítico correm risco maior de morte do que qualquer outra população hospitalar.

A equipe de UTI com médicos especialistas, denominados *intensivistas*, que dão pareceres ou trabalham de modo contínuo (rotina e/ou plantões) está associada a redução significativa da taxa de mortalidade na UTI e no hospital e na redução do tempo de internação na UTI e no hospital em comparação com outros modelos de equipe. A alocação de intensivista noturno parece reduzir a taxa de mortalidade em cerca de 40% em UTIs com equipe diurna de baixa intensidade, mas não em centros com equipe diurna de alta intensidade, como UTI de hospitais universitários. Essas descobertas enfatizam o valor da disponibilidade no local de médicos treinados que se dediquem ao rastreamento, diagnóstico, monitoramento, tratamento e paliação apropriados a pacientes em estado crítico.

As rondas diárias de um médico de UTI que lidere o trabalho coordenado de enfermeiros, farmacêuticos, terapeutas respiratórios, fisioterapeutas, nutricionistas, capelães e outros médicos parecem melhorar os desfechos. Estudos observacionais sugerem que uma abordagem padronizada e orientada por metas para o atendimento prestado por médicos de várias especialidades, com funções explicitamente definidas, uma perspectiva interprofissional e listas de verificação de melhores práticas ajuda a melhorar a qualidade das rondas na UTI. Os cuidados intensivos podem ser otimizados por liderança interprofissional, comunicação e uma cultura organizacional positiva.[1b] No entanto, embora os processos de atendimento possam ser melhorados, as intervenções multifacetadas de melhoria da qualidade com listas de verificação diárias, estabelecimento de metas e orientação do médico não reduziram comprovadamente as taxas de mortalidade hospitalar.[A1]

## REPOSIÇÃO VOLÊMICA E LESÃO RENAL AGUDA

Soluções intravenosas para manter ou restaurar o volume intravascular são um componente importante da terapia na UTI. As soluções cristaloides e coloides são amplamente utilizadas. As soluções cristaloides estão prontamente disponíveis e são baratas, enquanto as soluções coloides geralmente exigem menos volume para atingir meta fisiológica específica.[1c]

A reposição volêmica com soro fisiológico ou albumina a 4% resulta em taxas semelhantes de morte, falência de órgãos e outros desfechos clínicos, mas as soluções cristaloides reduzem a taxa de mortalidade em pacientes com lesão cerebral traumática (Capítulo 371). A reposição volêmica com hidroxietilamido aumenta a necessidade de terapia de substituição renal e aumenta a taxa de mortalidade em comparação com infusões de soluções cristaloides. Com base nesses dados, a reposição volêmica com soluções coloides à base de albumina ou com soluções cristaloides é recomendada para a maioria dos pacientes em estado crítico, as soluções cristaloides são recomendadas para pacientes com traumatismo cranioencefálico (TCE) e a infusão de amidos não é recomendada.

No entanto, as soluções cristaloides diferem em relação ao pH, tonicidade e osmolalidade. A solução salina hipertônica não é recomendada para pacientes de UTI em geral. A solução cristaloide isotônica mais comumente usada é a solução salina a 0,9% (soro fisiológico), que contém uma concentração suprafisiológica de cloreto. Outras soluções cristaloides isotônicas, referidas como soluções cristaloides balanceadas, contêm um ânion orgânico (p. ex., lactato) e têm um teor de cloreto mais baixo que se assemelha à concentração no plasma humano (p. ex., lactato de Ringer). Em pacientes em estado grave, as soluções cristaloides balanceadas reduzem o desfecho composto de todas as causas de morte, nova cirurgia de substituição renal ou disfunção renal persistente em comparação com a solução salina.[A2]

O início precoce da terapia de substituição renal em pacientes em estado crítico com lesão renal aguda não reduz a taxa de mortalidade em comparação com a terapia padrão começando com um nível de creatinina sérica de aproximadamente 10 mg/d$\ell$.[A3,A4] Além disso, a terapia de suporte renal dialítica intensiva não é melhor do que a terapia dialítica padrão, e a hemodiálise intermitente e a terapia de substituição renal contínua levam a desfechos clínicos semelhantes na insuficiência renal aguda. Também é importante verificar se a diálise prescrita é recebida e se as medidas padronizadas da intensidade da diálise são alcançadas. Alguns pacientes – especialmente aqueles com estado catabólico aumentado, vítimas de traumatismo e pacientes que recebem glicocorticoides – podem precisar de diálise mais de 3 vezes/semana para obter a terapia adequada (Capítulo 122). Nem a furosemida nem as infusões de dopamina em baixas doses melhoram o desfecho, embora a dopamina em baixas doses melhore temporariamente os indicadores da fisiologia renal.

## SEDAÇÃO, ANALGESIA, CONTROLE DE FEBRE, ADMINISTRAÇÃO DE OXIGÊNIO E ACESSO VENOSO

A intubação endotraqueal, o cateterismo venoso central, o controle da dor pós-operatória e outros procedimentos na UTI exigem que a maioria dos pacientes receba sedação e/ou analgesia. Os sedativos e analgésicos são usados para garantir a tolerância contínua à ventilação mecânica, particularmente em pacientes com choque ou formas graves de síndrome de desconforto respiratório agudo (SDRA). Contanto que a dor[1] e a ansiedade sejam bem tratadas, as injeções em *bolus* são preferíveis às infusões contínuas por causa das preocupações emergentes sobre o *delirium* induzido pelo acúmulo de substâncias e o desmame tardio da ventilação mecânica. Se os pacientes estiverem recebendo infusões de medicamentos, a interrupção diária de sedativos e analgésicos, por protocolos que fornecem uma oportunidade para o paciente ser observado com segurança em um estado menos sedado, estão associados a duração mais curta da ventilação mecânica e tempo de internação na UTI do que com as infusões contínuas. Um segundo componente-chave do controle da sedação e analgesia é o uso de um protocolo de titulação de fármacos e uma escala de sedação conduzida por um enfermeiro; nessas situações, a interrupção diária das infusões de sedação pode não trazer nenhum benefício adicional.

A administração precoce de paracetamol para tratar febre decorrente de infecção provável em pacientes em estado crítico não afeta o número de dias fora da UTI.[A5] Nos pacientes em estado crítico em razão de doenças clínicas, a administração de oxigênio suficiente para manter a saturação de oxi-hemoglobina ($SpO_2$) entre 94 e 98% (abordagem conservadora) está associada a taxas mais baixas de mortalidade, choque, insuficiência hepática e bacteriemia do que os valores de $SpO_2$ entre 97 e 100% (grupo controle convencional).[A6] Em pacientes com choque séptico, a hiperoxia obtida pela administração de $FiO_2$ de 1,0 também pode aumentar o risco de morte.[A7]

Em pacientes adultos na UTI, o cateterismo da veia subclávia está associado a um risco 60% menor de infecção da corrente sanguínea e menos trombose sintomática, mas a um risco discretamente maior de pneumotórax (1,5 *versus* 0,5%) em comparação com o cateterismo da veia jugular.[A8]

## TESTES DE RESPIRAÇÃO ESPONTÂNEA

A descontinuação da ventilação é afetada por sedação e infusões de analgésicos e vice-versa. Os intervalos diários de sedação seguidos de um teste de respiração espontânea (TRE) aumentam os dias de respiração

---

[a] N.R.T.: No Brasil, a Medicina Intensiva é uma especialidade reconhecida pela Associação Médica Brasileira (AMB) desde 1981.

sem assistência e encurtam a permanência na UTI e no hospital em comparação com o tratamento usual de sedação mais um teste diário de respiração espontânea. No ano após o registro, os pacientes que foram tratados com um protocolo de "acordar e respirar", que vinculava os períodos diários de intervalos de sedação a testes diários de respiração espontânea, tiveram uma taxa de sobrevida 32% melhor. Com base nesses dados, uma escala de controle de sedação e analgésico implementada por enfermeiros com interrupção diária do medicamento e testes diários de respiração espontânea são recomendados para pacientes criticamente enfermos ventilados mecanicamente.

## DESFECHOS A LONGO PRAZO DOS SOBREVIVENTES

Biomarcadores de inflamação, disfunção orgânica residual e incapacidades funcionais persistem na maioria dos sobreviventes da UTI, mesmo após a transferência para fora da mesma. Os tratamentos administrados na UTI também apresentam sequelas graves. Por exemplo, bloqueadores neuromusculares e corticosteroides contribuem para a polineuropatia de doença crítica. Esses problemas têm consequências adversas particularmente graves para pacientes frágeis que estavam descondicionados antes da hospitalização.

Embora pacientes altamente selecionados possam receber alta diretamente da UTI,[2] a maioria dos pacientes precisa de cuidados hospitalares adicionais. Embora a alta da UTI e a alta hospitalar sejam marcos na trajetória de um paciente, as sequelas da doença crítica raramente desaparecem completamente quando os pacientes estão na enfermaria regular do hospital. Por exemplo, fraqueza muscular residual é comum,[3] mesmo 5 anos após a alta da UTI. Além disso, ansiedade, estresse pós-traumático e transtornos de humor graves são comuns nos pacientes e em seus cuidadores durante a recuperação.[4]

## APLICAÇÃO DE EVIDÊNCIAS PARA EVITAR COMPLICAÇÕES DE DOENÇA CRÍTICA

Evidências consideráveis podem orientar o uso de intervenções na terapia intensiva. No entanto, a admissão na UTI não é benéfica para todos os pacientes gravemente enfermos e as tentativas de aumentar o uso de UTIs para pacientes idosos não necessariamente melhoram os desfechos.[A9]

A *Surviving Sepsis Campaign* desenvolveu diretrizes baseadas em dados que estão associadas a melhores desfechos e menores custos.[5] O manejo inicial baseado em evidências de um paciente com sepse e SDRA inclui ventilação com volume corrente baixo, evitar o uso precoce de oscilação de alta frequência, pressão expiratória final positiva (PEEP) alta, infusão de agentes inotrópicos ou vasopressores, limiar restritivo de transfusão de hemácias, nutrição enteral precoce (intestino delgado)[A10] (Capítulo 204), evitar antioxidantes, elevação da cabeceira da cama, antissepsia oral com clorexidina, tromboprofilaxia com heparina de baixo peso molecular (HBPM) e terapia com insulina destinada a evitar hiperglicemia acentuada, mas sem atingir a normoglicemia (Capítulos 96 e 97). A profilaxia de úlcera por estresse consegue reduzir o risco de sangramento gastrintestinal, mas não de complicações gerais ou morte.[A11]

Em adultos em ventilação mecânica, as radiografias de tórax sob demanda fornecem desfechos clínicos equivalentes aos das radiografias de rotina, apesar de cerca de um terço a menos de radiografias. Mais tarde, durante a fase de estabilização e recuperação da doença crítica, o manejo baseado em evidências inclui sedação direcionada por protocolo, interrupção diária das infusões de sedação e TREs diários. A dose baixa (começando com 0,2 μg/kg/hora e titulada para sedação e agitação psicomotora) noturna (21h30 às 6h15) de dexmedetomidina intravenosa pode ajudar a prevenir o *delirium* na UTI.[A12]

As intervenções de reabilitação física realizadas na UTI podem trazer benefícios a curto prazo,[A13] mas não mostraram reduzir a taxa de mortalidade. Por exemplo, mobilização precoce direcionada por metas em uma UTI cirúrgica consegue encurtar o tempo de internação e melhorar a mobilidade funcional dos pacientes na alta hospitalar.[A14] Infelizmente, os benefícios da reabilitação com exercícios após alta da UTI são menos claros.[A15]

As barreiras potenciais para a aplicação de evidências em UTIs, que são ambientes que demandam ações rápidas, incluem percepção de falta de responsabilidade, autoridade de decisão pouco clara e erros por omissão. A disseminação passiva de informações, seja escrita ou verbal, não é geralmente efetiva para modificar o comportamento dos médicos. As estratégias mais efetivas para encorajar a implementação de recomendações baseadas em evidências são educação interativa, auditoria e *feedback*, lembretes (escritos ou computadorizados), envolvimento de líderes de opinião locais e abordagens multifacetadas. No ambiente de UTI, os pedidos pré-impressos do médico podem ajudar a orientar (mas não ditar) o manejo (Tabela 94.1). Por exemplo, nos EUA uma intervenção no âmbito estadual treinou equipes de segurança locais para conduzir educação multidisciplinar sobre estratégias de manejo de cateter venoso central que sabidamente diminuem o risco de infecção, incluindo uma lista de verificação de procedimentos que incorporava lavagem das mãos, precauções de barreira completa para inserção de cateter, limpeza de pele com clorexidina, evitar acesso femoral e remoção de cateteres desnecessários. Uma abordagem de orientação multimétodo, incluindo videoconferência, educação, fornecimento de algoritmos, auditoria e *feedback* pode aumentar a adoção de estratégias benéficas de gerenciamento em UTIs comunitárias.

## PREDIÇÕES, PREFERÊNCIAS E CUIDADOS PALIATIVOS

O prognóstico de muitos pacientes graves melhora quando eles estão na UTI. Para outros, a responsividade ao tratamento é tardia ou não realizada, a disfunção orgânica evolui, mas não desaparece, e surgem complicações. Apesar dos esforços da equipe multiprofissional da UTI, a doença crítica é fatal para 5 a 40% dos adultos. Aproximadamente 2% dos pacientes de UTI que recebem alta para a enfermaria geral retornam para a UTI em 48 horas e cerca de 4% em 120 horas. Quando uma prova terapêutica de cuidados intensivos é iniciada, e particularmente quando está falhando, é crucial discutir o prognóstico abertamente com as famílias (Capítulo 3). Entre os pacientes de UTI clínica com mais de 80 anos em um hospital universitário terciário, a taxa de mortalidade na UTI foi de 46%, a taxa de mortalidade hospitalar foi de 55% e a taxa de mortalidade dos sobreviventes do hospital foi de 53% em 2 anos. Cerca de 15% dos pacientes internados em UTI têm evoluções clínicas que provavelmente devem gerar discussão sobre cuidados paliativos. As famílias trazem informações importantes sobre as funções e preferências anteriores do paciente.

No modelo de tomada de decisão compartilhada dominante em muitos ambientes hoje, essas trocas de informações frequentemente resultam em planos para suspender ou retirar o suporte básico ou avançado à vida. Os médicos e toda a equipe de saúde precisam ser bem treinados para discutir o prognóstico com os representantes legais dos pacientes, para tratar de solicitações de terapias potencialmente inadequadas e para gerenciar quaisquer disputas resultantes. A ventilação mecânica é o suporte à vida mais frequentemente administrado e retirado de pacientes críticos. A retirada do ventilador frequentemente precede a morte na UTI. Os pacientes submetidos à retirada do ventilador ou que morrem durante a ventilação mecânica têm permanência mais curta na UTI do que pacientes desmamados com sucesso do ventilador. Quando as modalidades de suporte à vida são retiradas porque a persistência de seu uso seria fútil, cada uma pode ser descontinuada ou desmamada, com as considerações e cuidados relacionados (Tabela 94.2). A retirada pode ser guiada pela gravidade da doença e outras características fisiológicas; contudo, é mais fortemente influenciada pelo modelo de suporte de vida contemporâneo que está atento aos valores do paciente e às previsões do médico sobre a qualidade de vida futura. A situação de um paciente na alta da UTI, sobretudo ordens para limitar a terapia médica subsequente, é o principal preditor de sobrevida hospitalar. Essa complexidade ressalta a necessidade de as equipes de UTI serem comunicadores especializados, sensíveis em perceber as preferências dos pacientes (muitas vezes por meio de informações dos familiares), oportunos no alívio do sofrimento e compassivos em fornecer dignidade aos moribundos. Na sociedade pluralista de hoje, administrar cuidados de final de vida culturalmente competentes, centrados no paciente e na família, incluindo respeito[7] e expressões de espiritualidade,[8] é fundamental. As intervenções de apoio à família também reduzem o tempo de permanência na UTI.[A16] A morte com dignidade na UTI infere que, enquanto alguns tratamentos podem ser abandonados, os cuidados podem ser aprimorados conforme a morte avança. Fundamental para manter a dignidade é a necessidade de compreender as perspectivas únicas de um paciente sobre o que dá sentido à vida em um ambiente repleto de dispositivos despersonalizantes. A meta é cuidar do paciente de forma condizente com seus valores em um momento de incomparável vulnerabilidade, quando ele não consegue falar por si mesmo.

## Tabela 94.1 — Pedidos de admissão à unidade de terapia intensiva (UTI): exemplo para um paciente com urossepse e síndrome de angústia respiratória aguda (SDRA).

| ESTRATÉGIA DE GESTÃO | PEDIDOS | REAVALIAR |
|---|---|---|
| **FASE AGUDA** | | |
| Ventilação mecânica | VC desejado = 5 a 7 ml/kg de peso corporal ideal, CP = 16 cm, frequência = 12, $F_{IO_2}$ 0,7, PEEP 16 cm, pressão platô < 35 cm | SOS |
| Hidratação (de manutenção) | Ringer com lactato 75 ml/h IV | SOS |
| Norepinefrina | Titular para pressão arterial média > 65 mmHg | SOS |
| Corticosteroides | Hidrocortisona 50 mg IV, 6/6 h enquanto estiver dependente de vasopressor | Diariamente |
| Sedação | Midazolam 2 a 8 mg/h IV, *bolus* 2 a 4 mg SOS | SOS |
| Analgesia | Morfina 1 a 4 mg IV, SOS | SOS |
| Transfusão de hemácias | Transfundir 1 unidade de concentrado de hemácias se hemoglobina < 70 g/l | SOS |
| Antibióticos | Ampicilina 2 g IV, 6/6 h | Diariamente |
| Cabeceira da cama | Elevação de 45° a partir da posição horizontal | SOS |
| Antissepsia oral | Clorexidina 15 ml, 6/6 h | Diariamente |
| Nutrição enteral (intestino delgado) | 10 ml/h de uma fórmula comercial balanceada contendo cerca de 1 kcal/ml; aumentar em 20 ml, 4/4 h para 70 ml/h | Diariamente |
| Protocolo intestinal | Individualizado para manejo de constipação intestinal | SOS |
| Profilaxia de úlcera por estresse | Pantoprazol 40 mg/dia IV | Diariamente |
| Tromboprofilaxia | Dalteparina 5.000 U SC, diariamente | Diariamente |
| Insulinoterapia intensiva se glicemia > 180 mg/dl | Insulina 50 U em 50 ml de SF; começar com 0,5 U/h, repetir a glicemia de hora em hora por 4 h e reavaliar; alvo 110 a 150 mg/dl | Diariamente |
| Calibração do glicosímetro | Calibrar a glicose do glicosímetro e do laboratório central todas as manhãs | Diariamente |
| Exames laboratoriais | Glicemia 4/4 h quando estável, GA a cada troca dos parâmetros do ventilador, outros exames são solicitados de acordo com a equipe da UTI | SOS |
| Monitoramento | Cateter arterial para PAS, cateter venoso central para PVC e saturação venosa mista de oxigênio, ECG, oximetria, GA, escala de sedação, cateter de Foley, outros conforme protocolos de monitoramento de UTI | SOS |
| **FASES DE ESTABILIZAÇÃO E RECUPERAÇÃO** | | |
| Intervalos da sedação | Interrupção diária da sedação das 7 h às 9 h; reiniciar com a metade da velocidade de infusão anterior às 9 h, se necessário; tentar interromper a infusão o mais rápido possível | Diariamente |
| Testes de respiração espontânea | TRE quando os critérios de prontidão para desmame forem atendidos | Diariamente |
| Mobilidade precoce | Fisioterapia e terapia ocupacional individualizada e graduada | Diariamente |

GA = gasometria arterial; SDRA = síndrome do desconforto respiratório agudo; ECG = eletrocardiograma; $F_{IO_2}$ = fração de oxigênio inspirado; UTI = unidade de terapia intensiva; IV = intravenoso; SF = soro fisiológico; CP = controle da pressão; PEEP = pressão expiratória final positiva; SOS = conforme necessário; SC = subcutâneo; VC = volume corrente; PAS = pressão arterial sistólica; PVC = pressão venosa central.

## Tabela 94.2 — Considerações e precauções na retirada do suporte à vida.

| QUESTÃO | RISCOS | OUTRAS CONSIDERAÇÕES |
|---|---|---|
| Desmame de agentes inotrópicos ou vasopressores | Sem risco de sofrimento físico | Pode prolongar o processo de morte, principalmente se o paciente necessitar de baixas doses e este for o único suporte à vida retirado |
| Descontinuação de agentes inotrópicos ou vasopressores | Sem risco de sofrimento físico | A morte pode não ocorrer rapidamente se o paciente precisar de doses baixas, principalmente se a ventilação mecânica estiver em andamento<br>A morte pode ocorrer rapidamente se o paciente necessitar de altas doses, com ou sem retirada da ventilação mecânica |
| Desmame da ventilação mecânica | Baixo risco de dispneia | Pode prolongar o processo de morte, especialmente se o paciente precisar de configurações de baixa pressão ou baixos níveis de oxigênio e este for o único suporte à vida retirado |
| Descontinuação da ventilação mecânica | Risco de dispneia | A morte pode não ocorrer rapidamente se o paciente exigir configurações de baixa pressão ou baixos níveis de oxigênio<br>A morte pode ocorrer rapidamente se o paciente exigir configurações de alta pressão ou altos níveis de oxigênio<br>Sedação preemptiva é tipicamente necessária para diminuir a angústia respiratória em razão de mudanças rápidas na ventilação mecânica |
| Extubação | Risco de dispneia<br>Risco de estridor (esteroides)<br>Risco de obstrução das vias respiratórias (tração da mandíbula)<br>Risco de respiração ruidosa (glicopirrolato) | Evita desconforto e aspiração do tubo endotraqueal<br>Facilita a comunicação oral<br>Informar às famílias possíveis sinais físicos após a extubação pode prepará-las e tranquilizá-las<br>Possibilita a aparência mais natural<br>Não é recomendada se o paciente tiver hemoptise |
| Descontinuação da terapia de substituição renal | Baixo risco de sofrimento físico | A morte pode levar vários dias se este for o único suporte avançado à vida retirado |

Reproduzida, com autorização, de Cook D, Rocker G. Dying with dignity in the intensive care unit. *N Engl J Med*. 2014;370:2506-2514. Copyright © 2014 Massachusetts Medical Society.

### Recomendações de grau A

A1. Cavalcanti AB, Bozza FA, Machado FR, et al. Effect of a quality improvement intervention with daily round checklists, goal setting, and clinician prompting on mortality of critically ill patients: a randomized clinical trial. *JAMA*. 2016;315:1480-1490.
A2. Semler MW, Self WH, Wanderer JP, et al. Balanced crystalloids versus saline in critically ill adults. *N Engl J Med*. 2018;378:829-839.
A3. Gaudry S, Hajage D, Schortgen F, et al. Initiation strategies for renal-replacement therapy in the intensive care unit. *N Engl J Med*. 2016;375:122-133.
A4. Yang XM, Tu GW, Zheng JL, et al. A comparison of early versus late initiation of renal replacement therapy for acute kidney injury in critically ill patients: an updated systematic review and meta-analysis of randomized controlled trials. *BMC Nephrol*. 2017;18:1-14.
A5. Young P, Saxena M, Bellomo R, et al. Acetaminophen for fever in critically ill patients with suspected infection. *N Engl J Med*. 2015;373:2215-2224.
A6. Chu DK, Kim LH, Young PJ, et al. Mortality and morbidity in acutely ill adults treated with liberal versus conservative oxygen therapy (IOTA): a systematic review and meta-analysis. *Lancet*. 2018;391:1693-1705.
A7. Asfar P, Schortgen F, Boisrame-Helms J, et al. Hyperoxia and hypertonic saline in patients with septic shock (HYPERS2S): a two-by-two factorial, multicentre, randomised, clinical trial. *Lancet Respir Med*. 2017;5:180-190.
A8. Parienti JJ, Mongardon N, Megarbane B, et al. Intravascular complications of central venous catheterization by insertion site. *N Engl J Med*. 2015;373:1220-1229.
A9. Guidet B, Leblanc G, Simon T, et al. Effect of systematic intensive care unit triage on long-term mortality among critically ill elderly patients in France: a randomized clinical trial. *JAMA*. 2017;318:1450-1459.
A10. Holst LB, Haase N, Wetterslev J, et al. Lower versus higher hemoglobin threshold for transfusion in septic shock. *N Engl J Med*. 2014;371:1381-1391.
A11. Krag M, Marker S, Perner A, et al. Pantoprazole in patients at risk for gastrointestinal bleeding in the ICU. *N Engl J Med*. 2018;379:2199-2208.
A12. Skrobik Y, Duprey MS, Hill NS, et al. Low-dose nocturnal dexmedetomidine prevents ICU delirium. A randomized, placebo-controlled trial. *Am J Respir Crit Care Med*. 2018;197:1147-1156.
A13. Connolly B, O'Neill B, Salisbury L, et al. Physical rehabilitation interventions for adult patients during critical illness: an overview of systematic reviews. *Thorax*. 2016;71:881-890.
A14. Schaller SJ, Anstey M, Blobner M, et al. Early, goal-directed mobilisation in the surgical intensive care unit: a randomised controlled trial. *Lancet*. 2016;388:1377-1388.
A15. Connolly B, Salisbury L, O'Neill B, et al. Exercise rehabilitation following intensive care unit discharge for recovery from critical illness. *Cochrane Database Syst Rev*. 2015;CD008632.
A16. White DB, Angus DC, Shields AM, et al. A randomized trial of a family-support intervention in intensive care units. *N Engl J Med*. 2018;378:2365-2375.

### REFERÊNCIAS BIBLIOGRÁFICAS

*As referências bibliográficas, bem como os outros materiais suplementares deste livro, encontram-se no GEN-IO, nosso ambiente virtual de aprendizagem.*

## 95 MONITORAMENTO RESPIRATÓRIO NOS CUIDADOS CRÍTICOS

JAMES K. STOLLER E NICHOLAS S. HILL

O monitoramento do sistema respiratório envolve uma ampla gama de técnicas de avaliação que vão desde abordagens de baixa tecnologia, como um exame físico cuidadoso, até tecnologias sofisticadas para monitorar a oxigenação e a ventilação.[1]

### EXAME FÍSICO

O exame físico pode fornecer informações importantes sobre a ventilação e oxigenação do paciente. A ventilação pode ser avaliada registrando-se a frequência respiratória (normalmente 12 a 20 incursões respiratórias/minuto em adultos), bem como inspecionando atentamente o padrão de movimento da parede torácica durante a inspiração e observando o uso de músculos inspiratórios acessórios (p. ex., músculos escaleno, trapézio e esternocleidomastóideo). A hipopneia (respiração superficial ou lenta) ou frequência respiratória diminuída (bradipneia) podem indicar diminuição da ventilação. A respiração superficial pode estar relacionada à fraqueza muscular (Capítulo 393) ou ao aumento da rigidez pulmonar, que é comumente acompanhada por aumento compensatório da razão da frequência respiratória para manter a ventilação. A bradipneia está relacionada a impulso respiratório suprimido (p. ex., uso excessivo de narcóticos, desacelerando a frequência respiratória). Por outro lado, a taquipneia sustentada (p. ex., > 35 respirações/minuto em um adulto) pode indicar aumento contínuo do trabalho respiratório, insuficiência respiratória iminente e necessidade de assistência mecânica, como ventilação não invasiva ou intubação e ventilação mecânica, dependendo da etiologia da insuficiência respiratória.

A contração dos músculos esternocleidomastóideos ou escalenos, geralmente com uma postura sentada e curvada, é chamada de sinal do tripé (e-Figura 95.1). Essa resposta indica função diafragmática inadequada, mais comumente no estabelecimento de enfisema com retificação diafragmática associada, o que causa uma desvantagem mecânica da contração diafragmática. Nessa circunstância, os pacientes podem demonstrar o sinal de Hoover, que é a retração inspiratória da caixa torácica no nível da zona de aposição, onde o diafragma se insere na parede torácica.

O exame físico dos leitos ungueais e dos lábios também pode revelar cianose, o que sugere hipoxemia. A cianose ocorre quando a saturação cai, mas requer a presença de 5 g de hemoglobina dessaturada. Assim, os pacientes policitêmicos podem apresentar cianose com valores de saturação de oxi-hemoglobina relativamente altos, enquanto pacientes com anemia profunda não demonstram cianose, mesmo quando a saturação de oxi-hemoglobina está baixa.

### GASOMETRIA ARTERIAL

A amostragem de sangue arterial, seja por punção arterial percutânea ou por retirada de sangue de um cateter arterial permanente, fornece informações importantes sobre a oxigenação e o estado de ventilação do paciente, bem como a acuidade e compensação de distúrbios.[2] A pressão parcial do dióxido de carbono ($Paco_2$) reflete a ventilação, a eliminação do dióxido de carbono. Em muitos casos, mas não em todos, o valor da $Paco_2$ está próximo do valor da $Paco_2$ alveolar mista. A $Paco_2$ no sangue arterial está intimamente relacionada com a razão entre a produção metabólica de dióxido de carbono e a ventilação alveolar:

$$Paco_2 = (K)\ (\text{taxa de produção de } CO_2)/(\text{ventilação alveolar } [V_A]) \quad (1)$$

A pressão parcial de oxigênio ($Pao_2$) reflete o nível de oxigenação. Os níveis normais de oxigenação são definidos pelo gradiente alveoloarterial de oxigênio, $P(A-a)o_2$, que é calculado como:

$$P(A-a)o_2 = F_{IO_2}\ (P_B - P_{H_2O}\ \text{na pressão e temperatura corporal padrão}) - (Pao_2 + Paco_2/\text{quociente respiratório}) \quad (2)$$

Em que o quociente respiratório é igual ao número de moles de dióxido de carbono produzidos para cada mol de oxigênio consumido (geralmente ≈ 0,8 em condições metabólicas normais em repouso, mas variável com a ingestão alimentar e a taxa metabólica). O valor normal do gradiente alveoloarterial de oxigênio varia com a idade e a posição e pode ser aproximado pela equação simples:

$$P(A-a)o_2 = (\text{idade}/4) + 4 \quad (3)$$

Os valores normais da $Pao_2$ relacionados à idade na posição sentada podem ser determinados pela equação:

$$Pao_2\ \text{sentado} = 104,2 - (0,27 \times \text{idade em anos}) \quad (4)$$

Os valores normais da $Pao_2$ estão geralmente na faixa de 70 a 95 mmHg, dependendo da idade do paciente.

A $Paco_2$ ajuda a avaliar a adequação da ventilação do paciente. Ao nível do mar, os valores normais da $Paco_2$ variam de 35 a 45 mmHg. Valores da $Paco_2$ abaixo de 35 mmHg indicam hiperventilação, seja como um evento respiratório primário (p. ex., com ansiedade) ou em resposta a outra lesão (p. ex., hipoxemia, sepse, doença hepática). Da mesma forma, valores da $Paco_2$ superiores a 45 mmHg indicam hipoventilação, hipercapnia e acidose respiratória, que pode resultar tanto da supressão do impulso ventilatório (Capítulo 80) (p. ex., excesso de narcóticos; Capítulo 31) ou de insuficiência respiratória (p. ex., fraqueza dos músculos respiratórios; Capítulo 393).

A avaliação do nível de bicarbonato do paciente ($HCO_3^-$) ajuda a definir a cronicidade das mudanças na $Paco_2$ do paciente, em que o valor do bicarbonato é definido pela equação de Henderson-Hasselbalch:

$$pH = 6,1 + \log_{10}[HCO_3^-]/0,003\ Paco_2 \quad (5)$$

Os aumentos agudos da $Paco_2$ levam o rim normal a reter bicarbonato (Capítulo 110), enquanto diminuições agudas da $Paco_2$, como na hiperventilação por ansiedade ou doença hepática, podem fazer com que o rim normal desperdice bicarbonato para o pH corporal (normalmente 7,35 a 7,45).

O médico também pode avaliar se a resposta ventilatória do paciente à acidose metabólica é apropriada ou inadequada pela equação de Winter, que prevê a $Paco_2$ esperada em face a bicarbonato diminuído por acidose metabólica (Equação 6). Especificamente, a medida de $Paco_2$ superior ao valor esperado indica resposta ventilatória inadequada, enquanto um valor da $Paco_2$ dentro do intervalo esperado indica resposta ventilatória esperada e apropriada ao distúrbio metabólico (ou seja, a acidose).

$$Paco_2 = (1,5\,[HCO_3^-] + 8) \pm 2 \qquad (6)$$

Quando o paciente está hipercápnico e hipoxêmico, uma etapa útil é calcular a $P(A-a)o_2$ do ar ambiente e determinar se ela é normal ou aumentada para a idade do paciente. Dos seis mecanismos de hipoxemia, apenas dois (hipoventilação e respiração de oxigênio diminuído no ar ambiente, como em altitude ou de uma mistura de gases hipóxicos) estão associados à $P(A-a)o_2$ preservada (Tabela 95.1). Em circunstâncias clínicas ao nível do mar, hipoxemia associada $P(Aa)o_2$ normal indica que a hipoxemia do paciente é causada por hipoventilação e deve levar o médico a considerar as várias causas do impulso respiratório suprimido (Capítulo 80) ou insuficiência respiratória que interfira na resposta ventilatória normal (p. ex., fraqueza dos músculos respiratórios; Capítulo 393).

Cada vez mais, a gasometria venosa está sendo usada em vez de gasometria arterial porque são mais fáceis e seguros de se obter.[3] O sangue venoso periférico pode ser usado, mas a gasometria venosa central é considerada mais acurada. A correlação com o pH arterial tem sido boa, com o pH venoso em média 0,03 menor; a $Pvco_2$ e a $Paco_2$ se correlacionam menos bem, com a $Pvco_2$ em média 3 a 8 mmHg mais alta e não sendo confiavelmente comparável a $Paco_2$. A gasometria venosa é considerada inaceitavelmente inexata em pacientes hipotensos e com hipercapnia grave, mas uma $Pvco_2$ normal pode ser usada para descartar hipercapnia.

## OXIMETRIA DE PULSO

A oximetria de pulso é um método não invasivo para avaliar a oxigenação do sangue arterial.[4,5] A porcentagem de hemoglobina que é oxigenada é medida passando luz de dois comprimentos de onda diferentes (660 nm [para desoxi-hemoglobina] e 940 nm [para oxi-hemoglobina]) através de um tecido que transporte sangue (p. ex., dedo da mão, lóbulo da orelha, testa), identificando o componente pulsátil (que contém sangue arterial e elementos de tecido de fundo) e subtraindo o componente não pulsátil para isolar o componente arterial. O dispositivo consegue estimar a porcentagem de hemoglobina oxigenada na faixa de cerca de 100 a cerca de 75%. A maioria dos médicos considera inexatos os resultados de oxímetros de pulso para valores percentuais de saturação inferiores a 70%, embora a probabilidade de uma saturação baixa não deva ser desconsiderada (Figura 95.1). As medições de oximetria de pulso ajudam a

| Tabela 95.1 | Mecanismos fisiológicos de hipoxemia e valores associados do gradiente de oxigênio alveoloarterial ao respirar o ar ambiente. | |
|---|---|---|
| **MECANISMO/PROCESSO FISIOLÓGICO** | **EXEMPLO** | **GRADIENTE DE OXIGÊNIO ALVEOLOARTERIAL NO AR AMBIENTE** |
| Incompatibilidade ventilação-perfusão | Pneumonia | Aumentado |
| Comprometimento da difusão | Doença pulmonar intersticial | Aumentado |
| Desvio (shunt) anatômico da direita para a esquerda | Malformação arteriovenosa pulmonar | Aumentado |
| Hipoventilação | Fraqueza neuromuscular | Normal |
| Respirar ar ambiente com oxigênio diminuído (seja em condições hipobáricas [p. ex., altitude] ou respirar uma mistura de gás com fração de oxigênio diminuída) | Exposição à altitude | Normal |
| Comprometimento da difusão-perfusão | Síndrome hepatopulmonar | Aumentado |

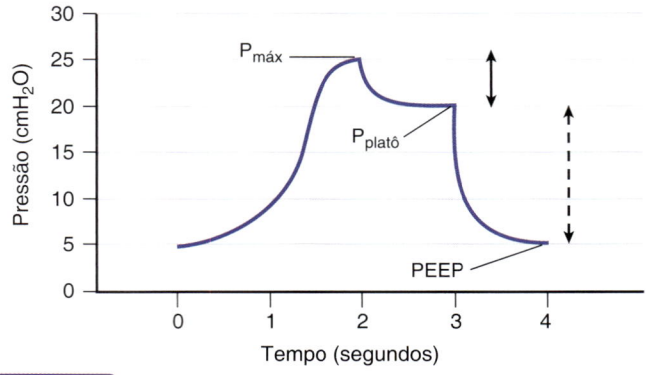

**FIGURA 95.1** Ilustração da manobra de apneia inspiratória para determinar a pressão de platô ($P_{platô}$). A pressão das vias respiratórias durante a ventilação mecânica direcionada ao volume aumenta conforme o volume corrente é administrado e atinge um pico. Apneia inspiratória é iniciada na pressão máxima ($P_{máx}$) que impede a expiração, de forma que a pressão cai para um "platô" ($P_{platô}$) de cerca de 20 cmH$_2$O. A queda da pressão reflete a pressão necessária para superar a resistência das vias respiratórias. Após um pouco mais de 1 segundo, a apneia inspiratória é liberada e a pressão nas vias respiratórias cai para a pressão expiratória final positiva (PEEP). A diferença entre $P_{platô}$ e PEEP é usada para calcular a complacência estática, dividindo a diferença pelo volume corrente.

identificar quedas significativas da $Pao_2$ abaixo de 60 a 65 mmHg, mas são relativamente insensíveis a mudanças na $Pao_2$ de 90 a 65 mmHg.

Episódios de hipoxemia prolongados são comuns em pacientes após cirurgia não cardíaca, mas não está claro se o monitoramento contínuo de rotina melhorará os desfechos clínicos. Da mesma forma, o valor real da oximetria de pulso para a tomada de decisão no departamento de emergência permanece incerto.[A1] Quando os pacientes estão muito taquipneicos, uma oximetria de pulso razoavelmente normal não deve ser tranquilizadora em razão da dificuldade do paciente em manter a oxigenação.[5b]

## MONITORAMENTO DO DIÓXIDO DE CARBONO: CAPNOMETRIA E MEDIDA TRANSCUTÂNEA DO DIÓXIDO DE CARBONO TRANSCUTÂNEO

A fração de dióxido de carbono no ar exalado pode ser medida em tempo real por capnometria com sensor infravermelho.[6,7] As pressões parciais podem então ser calculadas com base de conhecimento da pressão atmosférica. O capnograma expiratório (e-Figura 95.2) representa um gráfico contínuo da $Pco_2$ exalada *versus* tempo ou volume exalado e reflete a aparência sequencial de gás de vários compartimentos (p. ex., o tubo endotraqueal, as vias respiratórias centrais e, finalmente, os alvéolos, onde a $Pco_2$ está em equilíbrio com o sangue capilar final). O formato na capnograma é sugestivo de doença pulmonar obstrutiva crônica, em que o esvaziamento das áreas do pulmão com espaço morto aumentado (ver mais adiante) pode fazer com que o capnograma tenha um contorno ascendente (e-Figura 95.2A), enquanto a aproximação de um chamado platô alveolar no capnograma normal (e-Figura 95.2B) indica que o gás alveolar é composto por uma mistura com uma contribuição relativamente pequena de áreas de espaço morto aumentado. O valor da $Peco_2$ medido no final da expiração no capnômetro (ou seja, o valor mais alto registrado) representa a $Petco_2$ expirada. Vale mencionar que o valor da $Petco_2$ é sempre inferior ao da $Paco_2$ porque há um componente normal da ventilação do espaço morto ($V_D/V_T$) relacionado ao espaço morto anatômico das vias respiratórias condutoras (ou seja, a traqueia e as vias respiratórias no nível de ductos alveolares e alvéolos de troca gasosa). A diferença numérica entre a $Paco_2$ e a tensão mista de dióxido de carbono exalado ($Peco_2$, definida como a pressão parcial de dióxido de carbono que seria medida em um balão no qual todo o volume exalado é reunido) está relacionada à magnitude de ventilação do espaço morto (ou seja, áreas do pulmão que são ventiladas sem fluxo sanguíneo, normalmente ≈ 0,3 a 0,4), conforme definido pela equação de Bohr:

$$V_D/V_T = (Paco_2 - Peco_2)/Paco_2 \qquad (7)$$

A diferença entre a $Paco_2$ e a $Peco_2$ pode ser tão baixa quanto vários milímetros de mercúrio, mas a alteração das condições de combinação ventilação-perfusão (p. ex., com embolia pulmonar [Capítulo 74], atelectasia [Capítulo 84]) pode alterar o gradiente ao longo do tempo. A medição da P$_{ETCO_2}$ pode ser clinicamente útil para avaliar tendências, ajudar a detectar a intubação esofágica, detectar a desconexão do ventilador e detectar a perfusão durante a reanimação cardiopulmonar, mas não é um substituto confiável para a P$_{aCO_2}$. Além disso, a medição da fração do espaço morto tem valor prognóstico em pacientes com síndrome de desconforto respiratório agudo (SDRA) precoce (Capítulo 96), nos quais o aumento do espaço morto está linearmente relacionado ao aumento do risco de mortalidade.

A medição da P$_{CO_2}$ transcutânea por sondas aquecidas aplicadas à pele representa um método alternativo não invasivo para estimar a P$_{CO_2}$. Apesar dos avanços técnicos recentes, essa abordagem é menos usada clinicamente, pelo menos em adultos.

## CONTEÚDO DE OXIGÊNIO ARTERIAL E DISTRIBUIÇÃO DE OXIGÊNIO SISTÊMICO

O conteúdo de oxigênio arterial (C$_{aO_2}$) e o conteúdo de oxigênio venoso (C$_{vO_2}$) são usados para calcular o débito cardíaco pela equação de Fick (Equação 8), que é uma alternativa para determinar o débito cardíaco pelo método de termodiluição com cateter (Capítulo 51) dirigido por fluxo (Swan-Ganz) na artéria pulmonar. A equação de Fick é:

$$\text{Consumo de oxigênio (m}\ell\ O_2/\text{min)} = \text{débito cardíaco} \times (C_{aO_2} - C_{vO_2}) \quad (8)$$

Em que o conteúdo de oxigênio tem as unidades de mililitros de oxigênio por 100 m$\ell$ de sangue e é calculado como:

$$\text{Conteúdo de oxigênio} = 1,34 \text{ (hemoglobina)} \\ (\% \text{ de saturação}) + 0,0031 \text{ (P}_{aO_2}) \quad (9)$$

Em condições normais (p. ex., um percentual de saturação arterial de 95% e um nível de hemoglobina de 15 g/100 m$\ell$ e um consumo de oxigênio de 250 m$\ell$/min), o conteúdo de oxigênio arterial é de cerca de 20 m$\ell$/100 m$\ell$, e porque a saturação venosa mista de oxigênio é de cerca de 75%, o conteúdo de oxigênio venoso central é de cerca de 15 m$\ell$/100 m$\ell$, fazendo com que o conteúdo arteriovenoso normal de oxigênio seja diferente com um débito cardíaco normal de cerca de 5 m$\ell$/100 m$\ell$.

O transporte sistêmico de oxigênio define o aporte de oxigênio aos tecidos e multiplica o conteúdo de oxigênio arterial pelo débito cardíaco:

$$\text{Transporte sistêmico de oxigênio (m}\ell/\text{min)} = \text{débito cardíaco} \times C_{aO_2} \quad (10)$$

em que o valor normal é cerca de 1.000 m$\ell$/min.

## MEDIÇÃO DA VENTILAÇÃO: VENTILAÇÃO MINUTO E VENTILAÇÃO ALVEOLAR

A ventilação minuto (V$_E$), que é o volume de gás exalado das vias respiratórias por minuto, é o produto da frequência respiratória pelo volume corrente expirado, medido na temperatura corporal e padronizado para a pressão barométrica ao nível do mar, saturada com vapor d'água (BTPS). BTPS é uma condição padrão sob a qual muitas medições para a maioria dos equipamentos de função pulmonar e ventiladores mecânicos são feitas. Esses dispositivos usam um medidor de fluxo de ar para medir o fluxo de ar exalado e integrar o sinal para derivar o volume corrente. Uma maneira alternativa de medir o volume corrente em unidades de terapia intensiva (UTI) é a pletismografia de impedância respiratória, que usa bobinas magnéticas calibradas em cintos presos ao tórax e abdome para monitorar a frequência respiratória e as alterações no volume torácico.

A ventilação alveolar é o aporte de gás em litros por minuto para áreas de troca de gás do pulmão (ou seja, os alvéolos e os ductos alveolares). A porção da ventilação minuto que não passa por troca gasosa é a ventilação do espaço morto (V$_D$) e é determinada pela Equação 7. A ventilação por minuto, alveolar (V$_A$) e o espaço morto são relacionados da seguinte forma:

$$V_E = V_A + V_D \quad (11)$$

Conclui-se que condições como lesão pulmonar aguda e SDRA (Capítulo 96) que estão associadas a taxas de espaço morto muito altas, exigem uma V$_E$ alta para atingir V$_A$ suficiente. Por outro lado, as condições que causam fraqueza neuromuscular (Capítulo 393) estão associadas a pequenos volumes correntes e têm uma alta razão V$_D$/V$_T$ porque o espaço morto anatômico é fixo e constitui uma fração maior do volume corrente diminuído.

## DETERMINAÇÃO DA PRODUÇÃO DE DIÓXIDO DE CARBONO

A medição da produção de dióxido de carbono é, algumas vezes, chamada de calorimetria indireta porque fornece um índice da taxa metabólica e possibilita a estimativa das necessidades calóricas. Os elementos metabólicos que medem simultaneamente não apenas a produção de dióxido de carbono, mas também o consumo de oxigênio e o quociente respiratório, são comumente usados clinicamente para estimar as necessidades metabólicas para prescrever a reposição nutricional (Capítulo 204). A produção basal normal de dióxido de carbono está na faixa de 200 m$\ell$/min, mas está sujeita a ampla variação em razão dos estados hipermetabólicos comumente encontrados nos pacientes em estado crítico, como na sepse e na síndrome da resposta inflamatória sistêmica (SRIS).

O quociente respiratório também fornece informações sobre a composição da alimentação porque os carboidratos geram um quociente respiratório de 1, enquanto os ácidos graxos geram uma razão de 0,8 e os aminoácidos geram uma razão de 0,7. Assim, uma nutrição balanceada deve render um quociente respiratório de aproximadamente 0,85. Um quociente respiratório de 1 em combinação com alta produção de dióxido de carbono sugere que a proporção de carboidratos na dieta é excessiva.

## MEDIÇÃO DA COMPLACÊNCIA RESPIRATÓRIA

A complacência respiratória é a alteração no volume do sistema respiratório induzida por mudança na pressão aplicada (i. e., pressão inspiratória) e é o inverso matemático da elastância. A complacência diminui em condições como lesão pulmonar e SDRA (Capítulo 96) ou fibrose pulmonar (Capítulo 86), em que a inflamação difusa e a fibrose alteram a estrutura pulmonar e contribuem para o aumento da "rigidez" pulmonar. A complacência respiratória estática é medida em pacientes que recebem ventilação mecânica com volume limitado, impondo uma breve pausa inspiratória na inspiração. Presumindo que o paciente não tenha esforço respiratório espontâneo, a pressão das vias respiratórias medida quando o fluxo de ar cessa é chamada de pressão de platô (P$_{platô}$). A diferença entre esta pressão e a pressão expiratória final positiva (PEEP) é considerada como a pressão motriz necessária para fornecer o volume corrente (Figura 95.1). A complacência do sistema respiratório estático (C$_{RS}$) é então calculada como:

$$C_{RS} = \Delta V \text{ (volume corrente exalado)}/\Delta P \text{ (P}_{platô} - \text{PEEP)} \quad (12)$$

Essa complacência não apenas reflete o estado do pulmão, mas também inclui contribuições da parede torácica e do abdome. Assim, pacientes com deformidades da parede torácica ou obesidade mórbida apresentam valores mais baixos de complacência respiratória, mesmo na ausência de anormalidades pulmonares (Capítulo 92). A complacência respiratória normal está na faixa de 50 a 70 m$\ell$/cmH$_2$O, e pacientes com SDRA geralmente apresentam valores de C$_{RS}$ menores que 30 cmH$_2$O. Se a complacência respiratória estiver abaixo de 20 a 25 cmH$_2$O, o desmame da ventilação mecânica (Capítulo 97) é difícil ou impossível em razão dos elevados requisitos de trabalho respiratório (ver adiante).

## MEDIÇÃO DA UNIDADE RESPIRATÓRIA

O centro respiratório, localizado na ponte e na medula oblonga (bulbo), regula o impulso respiratório. A hipercapnia é um forte estímulo à ventilação (Capítulo 80). Essa resposta pode ser atenuada pela retenção crônica de dióxido de carbono ou por substâncias como narcóticos. A hipoxemia é um estímulo ventilatório mais fraco, potencializado pela hipercapnia e atenuado pela hipocapnia.

Assim, o impulso respiratório pode ser avaliado como resposta ao dióxido de carbono no sangue na resposta ventilatória hipercápnica. Em uma técnica para medir o impulso respiratório, o paciente respira novamente o ar exalado enquanto a ventilação minuto e a P$_{ETCO_2}$ são monitoradas; um gráfico que relaciona a P$_{ETCO_2}$ com a ventilação por minuto é usado para medir o impulso respiratório. No entanto, essa técnica é impraticável em um ambiente de UTI. Outra técnica é medir a oscilação negativa na pressão das vias respiratórias durante os primeiros 100 ms de inspiração

($P_{100}$). Essa técnica evita o problema da resposta ventilatória diminuída decorrente da obstrução das vias respiratórias, mas ainda está sujeita a embotamento por alguns medicamentos e ainda subestima o impulso respiratório em pacientes com fraqueza muscular, um problema comum na UTI. Em pacientes que não conseguem ser retirados da ventilação mecânica, uma forma prática de avaliar a integridade do impulso respiratório é determinar se a frequência respiratória aumenta, geralmente na faixa de 30 a 40 respirações/minuto, conforme a $Paco_2$ aumenta após o paciente removido do suporte ventilatório.

### MEDIÇÃO DA FORÇA DOS MÚSCULOS RESPIRATÓRIOS

A fraqueza dos músculos respiratórios há muito é reconhecida como contribuinte para a insuficiência respiratória e a impossibilidade de retirada da ventilação mecânica na UTI (Capítulo 97). Esse reconhecimento se intensificou nos últimos anos com o aumento da conscientização sobre as fraquezas adquiridas na UTI após uma doença crítica. No entanto, a medição da força dos músculos respiratórios continua sendo um desafio em razão da necessidade de diferenciar entre a fraqueza real e o desempenho muscular reduzido devido à incapacidade de cooperar ou de exercer um esforço inspiratório completo.

As medidas de força muscular respiratória mais comumente usadas são as pressões inspiratórias e expiratórias máximas (PImáx ou PIM e PEmáx ou PEM).[8] Esses valores são obtidos medindo-se a mudança da pressão com um manômetro quando o paciente inspira com força máxima do volume residual e expira com força máxima da capacidade pulmonar total. A PIM normal geralmente é mais negativa do que $-75$ $cmH_2O$, e a PEM normal é geralmente mais positiva do que 125 $cmH_2O$. Quando o valor da PIM é menos negativo do que $-20$ ou $-30$ $cmH_2O$, o desmame da ventilação mecânica pode ser difícil, e valores menos positivos do que 60 $cmH_2O$ sugerem insuficiência da tosse. No entanto, esses valores têm baixo valor preditivo para o desmame de pacientes ventilados mecanicamente, porque muitos desses pacientes não conseguem cooperar. Este problema pode ser resolvido anexando-se uma válvula unidirecional à extremidade de um tubo endotraqueal que permite a expiração, mas não a inspiração, e então medindo-se os esforços de pressão inspiratória por 20 a 25 segundos.

### AFERIÇÃO DO TRABALHO RESPIRATÓRIO

O trabalho respiratório é o produto da pressão e do volume de cada respiração (Figura 95.2). Os componentes incluem o trabalho necessário para superar o recuo elástico do pulmão e para deslocar a parede torácica e o abdome, bem como o trabalho necessário para superar a resistência das vias respiratórias e a viscosidade pulmonar e o trabalho necessário para superar a inércia. Nas doenças pulmonares restritivas, o trabalho respiratório inspiratório é aumentado devido à elasticidade pulmonar diminuída. Nas doenças obstrutivas, o trabalho respiratório é aumentado em decorrência do aumento da resistência das vias respiratórias.

Em ambientes clínicos, uma forma mais prática de avaliar o trabalho respiratório inspiratório é calcular o produto pressão-tempo (em $cmH_2O$-segundos). O produto pressão-tempo pode ser calculado pela diminuição da pressão das vias respiratórias durante a inspiração, pressão esofágica (medida com um manômetro de balão esofágico) ou pressão transdiafragmática (medida com manômetros de balão esofágico e gástrico) como um índice de trabalho diafragmático. O trabalho pode ser calculado como trabalho respiratório por respiração ou como trabalho respiratório por minuto multiplicando-se o trabalho por respiração pela frequência respiratória. Os dispositivos disponíveis no mercado que usam a manometria esofágica calculam automaticamente o trabalho respiratório inspiratório, que pode ser de algum valor na avaliação da probabilidade de desmame da ventilação mecânica. Se a queda da pressão inspiratória necessária para atingir um volume corrente adequado for muito grande, o trabalho respiratório calculado será alto e a probabilidade de desmame bem-sucedido será reduzida.

### Recomendação de grau A

A1. Schuh S, Freedman S, Coates A, et al. Effect of oximetry on hospitalization in bronchiolitis: a randomized clinical trial. *JAMA*. 2014;312:712-718.

### REFERÊNCIAS BIBLIOGRÁFICAS

*As referências bibliográficas, bem como os outros materiais suplementares deste livro, encontram-se no GEN-IO, nosso ambiente virtual de aprendizagem.*

## 96

# INSUFICIÊNCIA RESPIRATÓRIA AGUDA

MICHAEL A. MATTHAY E LORRAINE B. WARE

### DEFINIÇÃO

A insuficiência respiratória aguda ocorre quando a disfunção do sistema respiratório resulta em trocas gasosas anormais que são potencialmente fatais. Cada elemento desta definição é importante para entender. O termo *agudo* implica instalação relativamente súbita (de horas a dias) e alteração substancial da condição basal do paciente. *Disfunção* indica que a troca gasosa anormal pode ser causada por anormalidades em qualquer elemento do sistema respiratório (p. ex., uma anormalidade do sistema nervoso central que afeta a regulação da respiração ou uma anormalidade torácica musculoesquelética que afeta a ventilação [Capítulo 77]), além de anormalidades do próprio pulmão. O termo *respiração* se refere, em um sentido amplo, ao aporte de oxigênio ($O_2$) para tecidos metabolicamente ativos para uso de energia e à remoção do dióxido de carbono ($CO_2$) desses tecidos (Tabela 96.1). A insuficiência respiratória é uma falha do processo de aporte de $O_2$ aos tecidos ou remoção de $CO_2$ dos tecidos. As anormalidades na periferia (p. ex., envenenamento por cianeto, choque circulatório, distribuição patológica do fluxo sanguíneo do órgão na sepse) podem levar à hipoxia do tecido; embora essas condições representem formas de insuficiência respiratória em termos mais amplos, este capítulo enfoca a insuficiência respiratória resultante da disfunção dos pulmões, da parede torácica e do controle da respiração.

### BIOPATOLOGIA

A troca gasosa anormal é a alteração fisiológica da insuficiência respiratória aguda (IRespA), que pode ser classificada de várias maneiras (Tabela 96.2). Embora a troca gasosa possa ser anormal na oxigenação ou na remoção de $CO_2$, quase sempre existe hipoxemia significativa quando pacientes com IRespA respiram ar ambiente. Se o $CO_2$ for retido em um nível potencialmente fatal nessas condições, ele será acompanhado por hipoxemia significativa (ver mais adiante). O aspecto *potencialmente fatal*

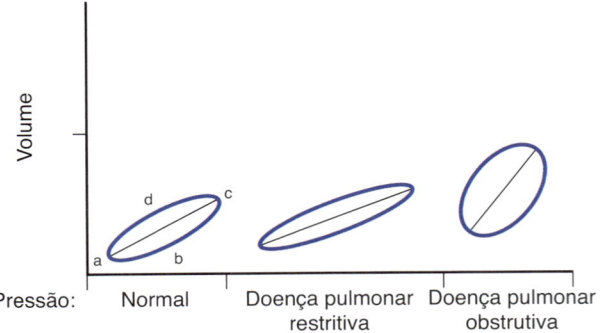

**FIGURA 95.2** Curvas de pressão-volume ilustrando os componentes do trabalho em um indivíduo normal e em pacientes com doença pulmonar restritiva ou obstrutiva. A linha entre *a* e *c* representa o trabalho elástico à medida que o pulmão se expande, mas esse trabalho é zero líquido porque as forças estáticas levam o pulmão de volta à sua posição neutra. A curva restritiva é mais plana do que o normal porque o pulmão é mais rígido e o volume muda menos para determinada unidade de mudança de pressão. A curva obstrutiva (p. ex., no enfisema) tem uma inclinação maior porque o pulmão é mais complacente e inicia a inalação a partir de um volume mais alto. A curva *abc* representa o trabalho resistivo durante a inspiração, e a *cda*, o trabalho resistivo durante a expiração. O trabalho resistivo durante a expiração é maior em pacientes com doença pulmonar obstrutiva.

| Tabela 96.1 | Abreviaturas comumente usadas na função respiratória aguda. |
|---|---|
| $C_{AO_2}$ | Conteúdo de oxigênio no sangue arterial |
| $C_{CO_2}$ | Conteúdo de oxigênio no sangue capilar final |
| $cmH_2O$ | Centímetros de água |
| $CO_2$ | Dióxido de carbono |
| CPAP | Pressão positiva contínua nas vias respiratórias (usada quando a pressão positiva durante a expiração é aplicada com ventilação espontânea) |
| $C_{VO_2}$ | Conteúdo de oxigênio no sangue venoso misto |
| DPOC | Doença pulmonar obstrutiva crônica |
| $F_{IO_2}$ | Fração de oxigênio inspirado |
| GA | Gasometria do sangue arterial ou gasometria arterial |
| $g/d\ell$ | Gramas por decilitro |
| $HbO_2$ | Saturação da hemoglobina por oxigênio |
| IRespA | Insuficiência respiratória aguda |
| $\ell/min$ | Litros por minuto |
| $m\ell/kg$ | Mililitros por quilograma |
| $m\ell/min$ | Mililitros por minuto |
| mmHg | Milímetros de mercúrio |
| $O_2$ | Oxigênio |
| $P(A-a)O_2$ | Diferença de pressão parcial de oxigênio entre o gás alveolar médio e o sangue arterial (diferença de oxigênio entre alvéolo e artéria) |
| $PA_{CO_2}$ | Pressão parcial de dióxido de carbono no gás alveolar |
| $Pa_{CO_2}$ | Pressão parcial de dióxido de carbono no sangue arterial |
| $PA_{O_2}$ | Pressão parcial de oxigênio no gás alveolar |
| $Pa_{O_2}$ | Pressão parcial de oxigênio no sangue arterial |
| $Pa_{O_2}/F_{IO_2}$ | Razão entre a pressão parcial de oxigênio no sangue arterial/fração de oxigênio inspirado |
| $Pc_{CO_2}$ | Pressão parcial de dióxido de carbono no sangue capilar final |
| $P_{CO_2}$ | Pressão parcial de dióxido de carbono |
| $Pc_{O_2}$ | Pressão parcial de oxigênio no sangue capilar final |
| PCP | Peso corporal previsto |
| PEEP | Pressão expiratória final positiva (usada quando a pressão positiva durante a expiração é aplicada com ventilação mecânica) |
| P/F | Razão entre $Pa_{O_2}/F_{IO_2}$ |
| $P_{IO_2}$ | Pressão parcial de oxigênio no gás inspirado |
| $P_{O_2}$ | Pressão parcial de oxigênio |
| $Pv_{CO_2}$ | Pressão parcial de dióxido de carbono no sangue venoso misto |
| $Pv_{O_2}$ | Pressão parcial de oxigênio no sangue venoso misto |
| $\dot{Q}$ | Fluxo sanguíneo ou perfusão |
| RR | Frequência respiratória |
| $Sa_{O_2}$ | Porcentagem de saturação de hemoglobina por oxigênio no sangue arterial |
| SARA ou SDRA | Síndrome de angústia respiratória aguda ou síndrome de desconforto respiratório agudo |
| v | Ventilação |
| VC | Volume corrente |
| VNIPP | Ventilação não invasiva com pressão positiva |
| $\dot{V}/\dot{Q}$ | Razão ventilação-perfusão |

| Tabela 96.2 | Sistemas para classificar a insuficiência respiratória aguda hipoxêmica *versus* hipercápnica. |
|---|---|
| **CAUSAS COMUNS DE INSUFICIÊNCIA RESPIRATÓRIA AGUDA HIPOXÊMICA PRIMÁRIA** | **MECANISMOS DE HIPOXEMIA** |
| SARA/SDRA<br>Pneumonia<br>Tromboembolismo pulmonar<br>Atelectasia lobar aguda<br>Edema pulmonar cardiogênico<br>Contusão pulmonar | **$P(A-a)O_2$ NORMAL*** <br>↓ $P_{IO_2}$<br>Altitude elevada; administração inadvertida de mistura de gás com baixa $F_{IO_2}$<br>Hipoventilação<br>Ver as causas de insuficiência respiratória aguda hipercápnica-hipoxêmica acima |
| **CAUSAS COMUNS DE INSUFICIÊNCIA RESPIRATÓRIA AGUDA HIPERCÁPNICA PRIMÁRIA** | **$P(A-a)O_2$ AUMENTADA*** |
| Doença pulmonar<br>  DPOC<br>  Asma: asma avançada, aguda, grave<br>Medicamentos/drogas que causam depressão respiratória<br>Neuromuscular<br>  Síndrome de Guillain-Barré<br>  Miastenia *gravis* aguda<br>Distúrbios metabólicos que causam fraqueza (incluindo hipofosfatemia, hipomagnesemia)<br>Síndrome de hipoventilação da obesidade (com anormalidade sobreposta aguda adicional como causa de insuficiência respiratória aguda) | Incompatibilidade de ventilação-perfusão ($\dot{V}/\dot{Q}$) (na doença grave a incompatibilidade $\dot{V}/\dot{Q}$ pode atuar como desvio)<br>  Doença das vias respiratórias<br>  Doença vascular, incluindo tromboembolismo pulmonar<br>  SARA/SDRA<br>  Edema pulmonar cardiogênico<br>  Pneumonia<br>  Doença pulmonar parenquimatosa<br>  Infarto pulmonar<br>Desvio (*shunt*)<br>  Desvio intracardíaco da direita para a esquerda<br>  Desvio intrapulmonar, por exemplo, malformação A-V/traumatismo<br>Diminuição da concentração de oxigênio venoso misto ($Pv_{O_2}$) (p. ex., insuficiência cardíaca ou hipovolemia) |

*Calculado pela equação ar-alveolar; ver descrição no texto. SDRA = síndrome de desconforto respiratório agudo; A-V = arteriovenoso; DPOC = doença pulmonar obstrutiva crônica; $F_{IO_2}$ = fração de oxigênio inspirado; $P(A-a)O_2$ = diferença de oxigênio alveoloarterial; $P_{IO_2}$ = pressão parcial de oxigênio inspirado; $\dot{V}/\dot{Q}$ = razão ventilação-perfusão.

Na IRespA, o conteúdo de $O_2$ no sangue (disponível para uso nos tecidos) é reduzido a um nível em que aumenta a possibilidade da disfunção do órgão-alvo, como resultado do aporte inadequado de oxigênio. O valor da pressão parcial de $O_2$ no sangue arterial ($Pa_{O_2}$) que demarca esta zona vulnerável é frequentemente considerado o ponto da relação de dissociação de oxi-hemoglobina no qual qualquer diminuição adicional da $Pa_{O_2}$ resulta em diminuições acentuadas da hemoglobina saturada com $O_2$ ($Sa_{O_2}$) e do conteúdo de $O_2$ do sangue arterial ($Ca_{O_2}$). Assim, a IRespA é, frequentemente, definida na prática como ocorrendo quando a $Pa_{O_2}$ é inferior a cerca de 55 a 60 mmHg (Figura 96.1). No entanto, é importante notar que a curva de dissociação da oxi-hemoglobina do sangue total, que é a pressão parcial na qual o $O_2$ está sendo liberado para os tecidos, é um determinante crítico de quanto $O_2$ está disponível para as células e suas mitocôndrias em determinada $Pa_{O_2}$. Condições como febre ou acidose desviam a curva para a direita. Com exceção de condições ambientais extremamente hipóxicas (p. ex., *in utero* ou no cume do Monte Everest), no entanto, a capacidade aprimorada de liberar $O_2$ no nível do tecido mais do que compensa as pequenas diminuições do $O_2$ coletado nos pulmões quando a curva de dissociação da oxi-hemoglobina é deslocada para a direita. Quando há desvio para a esquerda na curva, o $O_2$ se liga mais fortemente à hemoglobina, de modo que menos $O_2$ está disponível para ser liberado para os tecidos.

Essas considerações fisiológicas e clínicas implicam que qualquer definição de insuficiência respiratória aguda com base em um nível absoluto de $Pa_{O_2}$ é arbitrária. Um indivíduo saudável, jovem e condicionado escalando grandes altitudes pode ter uma $Pa_{O_2}$ inferior a 50 mmHg devido à redução da pressão inspirada de $O_2$. Este indivíduo não apresenta insuficiência respiratória aguda, embora a $Pa_{O_2}$ possa estar na faixa de 40 mmHg. Um paciente com doença pulmonar obstrutiva crônica (DPOC) cuja variação usual da $Pa_{O_2}$ é de 50 a 55 mmHg não seria considerado em IRespA se a $Pa_{O_2}$ fosse 50 mmHg. No entanto, se a $Pa_{O_2}$ usual de um paciente for 80 mmHg, uma queda repentina para $Pa_{O_2}$ de 50 a 55 mmHg

da IRespA coloca o grau de troca gasosa anormal em um contexto clínico e exige tratamento urgente.

O diagnóstico de IRespA exige alteração significativa na gasometria arterial ou na saturação arterial de oxigênio em relação ao valor basal. Muitos pacientes com distúrbios respiratórios crônicos conseguem funcionar com tensões de gases sanguíneos que seriam alarmantes em um indivíduo fisiologicamente normal. Com o tempo, os pacientes com a chamada insuficiência respiratória crônica desenvolvem mecanismos para compensar a troca gasosa inadequada. Por outro lado, essa condição crônica torna os pacientes vulneráveis a agravos respiratórios que poderiam ser facilmente tolerados por um indivíduo previamente saudável.

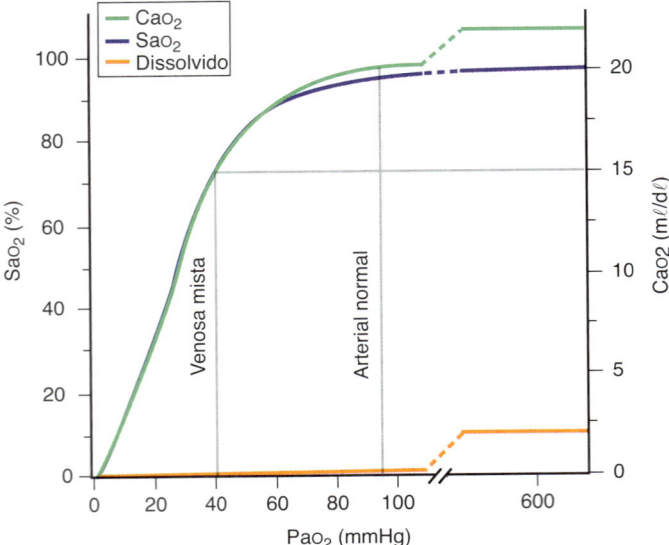

**FIGURA 96.1** Curva de associação-dissociação da oxi-hemoglobina. O eixo da saturação de oxigênio no sangue arterial ($SaO_2$) está à esquerda, e o eixo do conteúdo arterial de oxigênio ($CaO_2$) está à direita. O $CaO_2$ é a soma do oxigênio dissolvido no plasma (mostrado como "dissolvido" na figura) mais o oxigênio ligado à hemoglobina. Quando a hemoglobina é normal, a maior parte do oxigênio é transportada em combinação com a hemoglobina, com um volume relativamente pequeno de oxigênio dissolvido no plasma. Quando o valor da pressão parcial de oxigênio arterial ($PaO_2$) está na parte "reta" da curva ($PaO_2 \geq 60$ a 65 mmHg, pressão parcial normal de dióxido de carbono arterial [$PaCO_2$], e pH normal), aumentar ainda mais a $PaO_2$ tem efeito relativamente pequeno no conteúdo total de oxigênio. Aumentos da temperatura, da $PCO_2$, da concentração de íons hidrogênio ou de 2,3-difosfoglicerato causam desvio para a direita da curva de dissociação de associação de oxi-hemoglobina.

estará associada a um risco substancial de redução da oxigenação potencialmente fatal; esse paciente deverá ser considerado em IRespA.

Tradicionalmente, o nível de pressão parcial de $CO_2$ arterial ($PaCO_2$) que define a IRespA tem sido de 45 mmHg ou mais, se for acompanhada por acidose arterial com pH inferior a cerca de 7,35. A $PaCO_2$ está ligada ao pH nesta definição devido à crença geral de que a acidose é o que leva à disfunção tecidual e aos sintomas. Os pacientes com DPOC grave podem ter retenção crônica de $CO_2$, mas a compensação renal para a acidose respiratória os protege contra a acidose relacionada à elevação do $CO_2$. Um aumento agudo adicional na $PaCO_2$ pode precipitar sintomas e outras disfunções orgânicas; entretanto, mesmo a acidose respiratória grave (pH 7,1) parece ser mais bem tolerada do que a acidose metabólica do mesmo pH na maioria dos indivíduos previamente saudáveis, se a oxigenação arterial e tecidual for adequada.

### Fisiopatologia

Seis mecanismos podem levar a redução na $PaO_2$: (1) diminuição da pressão parcial inspirada de $O_2$ ($PIO_2$) (p. ex., em grandes altitudes ou ao respirar uma mistura de gás com porcentagem reduzida de $O_2$); (2) hipoventilação; (3) incompatibilidade ventilação-perfusão; (4) desvio de sangue da circulação pulmonar para a sistêmica, desviando, assim, dos alvéolos anatomicamente ou funcionalmente; em essência, um desvio é uma incompatibilidade $\dot{V}/\dot{Q}$ extrema na qual o sangue perfunde os alvéolos sem ventilação e é clinicamente diferenciado de outras incompatibilidades $\dot{V}/\dot{Q}$ pela resposta à respiração suplementar de $O_2$ (ver mais adiante); (5) qualquer barreira para difusão de $O_2$ dos alvéolos para o sangue capilar; e (6) uma diminuição na concentração de oxigênio no sangue venoso misto na artéria pulmonar.

Se houver apenas hipoventilação, a hipoxemia resultante estará associada a uma diferença normal entre os níveis alveolares calculados e os níveis de oxigenação arterial medidos [$P(A-a)O_2$]. Nesse caso, uma $PaCO_2$ elevada sugere processos mórbidos não pulmonares que afetam a função respiratória (p. ex., depressão respiratória central resultante de superdosagem de fármacos, doenças neuromusculares, como síndrome de Guillain-Barré, ou doença da parede torácica, como tórax instável; Capítulo 80). Em contrapartida, incompatibilidade $\dot{V}/\dot{Q}$ e desvio (*shunt*) estão associados a uma $P(A-a)O_2$ elevada, que pode ou não coexistir com a hipoventilação.

O valor normal da $P(A-a)O_2$ varia em função da fração de $O_2$ inspirado ($FIO_2$), aumentando à medida que a $FIO_2$ aumenta.

Quando a incompatibilidade $\dot{V}/\dot{Q}$ ou desvio é a causa da hipoxemia, algumas regiões alveolares apresentam níveis aumentados da $PCO_2$ e níveis reduzidos associados da $PO_2$; o sangue nos vasos que perfundem esses alvéolos reflete tais tensões gasosas anormais. O aumento da $PCO_2$ arterial resultante ($PaCO_2$) geralmente pode ser revertido com o aumento da ventilação geral, mas esse aumento da ventilação geralmente não corrige a diminuição da $PO_2$ arterial ($PaO_2$).

A incompatibilidade $\dot{V}/\dot{Q}$ é diferenciada do desvio avaliando a resposta da $PaO_2$ à administração intensificada de $O_2$. A hipoxemia causada pela incompatibilidade $\dot{V}/\dot{Q}$ pode ser corrigida para uma saturação de $O_2$ quase completa da hemoglobina na maioria dos pacientes por um aumento relativamente pequeno de $FIO_2$, como de 0,24 para 0,28 por máscara facial ou 1 a 2 $\ell$/min de $O_2$ por cânula nasal, em pacientes com exacerbações agudas de DPOC. Se as vias respiratórias para os alvéolos mal ventilados permanecerem abertas e a mistura enriquecida de $O_2$ for administrada por um período de tempo adequado (variando de alguns minutos a cerca de 20 minutos, dependendo do grau de desigualdade $\dot{V}/\dot{Q}$), o aumento da $PIO_2$ será refletido por aumento da $PAO_2$ e $PaO_2$ aumentada. Quando existe desvio (*shunt*) (sem ventilação, mas perfusão contínua), um aumento relativamente pequeno na $FIO_2$ tem pouco ou nenhum efeito sobre a $PaO_2$, e mesmo grandes aumentos da $FIO_2$ até 1,0 resultam em aumentos modestos da $PaO_2$ (Figura 96.2).

Para fins clínicos, as anormalidades de difusão não são, habitualmente, causas importantes de hipoxemia ao nível do mar, porque existe tempo suficiente para a difusão adequada do $O_2$ durante o trânsito de uma hemácia pelo leito capilar pulmonar, mesmo quando existem graves doenças pulmonares. Quando existem anormalidades de difusão e estas contribuem para a hipoxemia, a incompatibilidade $\dot{V}/\dot{Q}$ quase sempre coexiste com o desvio, e essa incompatibilidade é uma causa importante de hipoxemia. Exceto em grandes altitudes ou quando o indivíduo está respirando uma mistura de gases com baixo teor de $O_2$, hipoventilação, incompatibilidade $\dot{V}/\dot{Q}$ e desvio (*shunting*) são as causas dominantes de hipoxemia.

A sexta causa da hipoxemia arterial, concentração reduzida de oxigênio venoso misto, geralmente reflete uma redução do débito cardíaco, com o aumento da extração de oxigênio do sangue na periferia resultando em diminuição no conteúdo de oxigênio do sangue que retorna ao coração. As causas mais comuns são insuficiência cardíaca (Capítulo 52) ou hipovolemia.

### MANIFESTAÇÕES CLÍNICAS

A característica fundamental da IRespA é a incapacidade de manter a oxigenação adequada ou a incapacidade de manter uma $PaCO_2$ adequada. Os pacientes são, tipicamente, dispneicos e taquipneicos, a menos que a insuficiência respiratória progressiva cause fadiga – às vezes levando à parada respiratória – ou superdosagem de medicamentos ou condição neuromuscular impeça a resposta respiratória adequada à hipoxemia ou acidose hipercápnica. A função neurológica pode deteriorar-se e a isquemia miocárdica ou mesmo o infarto podem ser precipitados pela hipoxemia. Além disso, cada causa tem suas próprias manifestações específicas (ver mais adiante).

### DIAGNÓSTICO

Como parte do diagnóstico da IRespA, o médico tem três objetivos: (1) confirmar a suspeita clínica de que existe IRespA, (2) classificar o tipo de IRespA em hipoxemia primária ou hipercapnia primária (Tabela 96.2) (p. ex., hipoxemia causada por hipoventilação *versus* hipoxemia causada por incompatibilidade da $\dot{V}/\dot{Q}$ ou desvio) e (3) determinar a causa específica. Definir o tipo de insuficiência respiratória aguda e determinar a causa específica são pré-requisitos para o manejo ideal.

A abordagem inicial para o diagnóstico consiste em considerar informações de quatro fontes: (1) anamnese e exame físico; (2) anormalidades fisiológicas, sobretudo distúrbios da gasometria arterial, que ajudam a estabelecer os mecanismos de hipoxemia; (3) achados radiográficos de tórax; e (4) outros testes que visam elucidar causas específicas. Em muitos casos, o quadro clínico coletado pela anamnese é tão claro que o tipo presuntivo de IRespA (e, às vezes, a causa) é óbvio; portanto, o tratamento pode ser iniciado enquanto os exames laboratoriais confirmatórios são solicitados. Em outros casos, um médico pode ser solicitado a ver um paciente em razão de uma radiografia de tórax anormal, saturação de oxigênio anormal ou gasometria arterial anormal solicitada por outro médico e pode obter

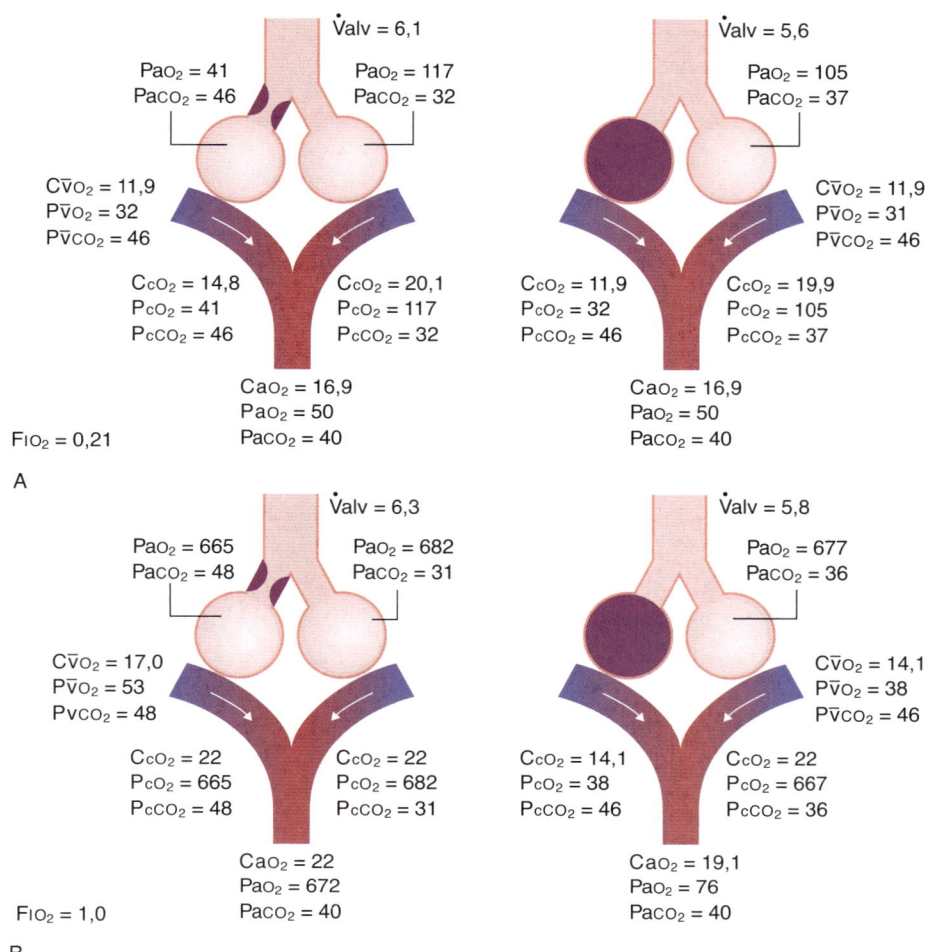

**FIGURA 96.2** Oxigenação arterial. Comparação do efeito sobre a oxigenação arterial do aumento da fração de oxigênio inspirado ($F_{IO_2}$) da respiração do ar ambiente ($F_{IO_2}$ = 0,21) (**A**) para a respiração de oxigênio a 100% ($F_{IO_2}$ = 1,0) (**B**) com baixa relação ventilação-perfusão ($\dot{V}/\dot{Q}$) (*esquerda*) e desvio (*direita*), em modelo pulmonar de dois compartimentos. Desvio (*shunting*) e diminuição de $\dot{V}/\dot{Q}$ podem levar a gasometria arterial idêntica (pressão parcial de oxigênio no sangue arterial [$Pa_{O_2}$] = 50 mmHg; pressão parcial de dióxido de carbono no sangue arterial [$Pa_{CO_2}$] = 40 mmHg). A resposta à administração de oxigênio suplementar é muito diferente. A hipoxemia é corrigida apenas parcialmente pela respiração de oxigênio a 100% quando um desvio está presente porque a oxigenação arterial representa a média do conteúdo de oxigênio capilar final ($C_{cO_2}$) de várias partes do pulmão, e não a média das pressões parciais de oxigênio (pressão parcial de dióxido de carbono no sangue capilar final [$P_{cCO_2}$]). Quando os valores de $C_{cO_2}$ são misturados, a $Pa_{O_2}$ é determinada a partir do conteúdo resultante de oxigênio no sangue arterial ($Ca_{O_2}$) pela relação associação-dissociação da oxi-hemoglobina (ver Figura 96.1). Quando há $\dot{V}/\dot{Q}$ baixa (como é frequentemente o caso em pacientes com DPOC), um aumento na $F_{IO_2}$ aumenta a pressão parcial alveolar de oxigênio ($P_{O_2}$) da unidade $\dot{V}/\dot{Q}$ baixa e leva a aumento acentuado da $P_{O_2}$ arterial. Os valores nesta figura foram gerados a partir da modelagem para resultar na mesma $Pa_{CO_2}$ (40 mmHg) para todas as quatro situações mostradas; esse é o motivo das pequenas mudanças na ventilação alveolar (V) em algumas das condições. Várias suposições são feitas: não existe limitação de difusão; consumo de oxigênio = 300 m$\ell$/min e produção de $CO_2$ = 240 m$\ell$/min; débito cardíaco = 6,0 $\ell$/min; as regiões de baixo $\dot{V}/\dot{Q}$ nos painéis esquerdos representam 60% do débito cardíaco perfundindo alvéolos com $\dot{V}/\dot{Q}$ 25% do normal; e os desvios nos painéis direitos representam um desvio de 37% (ou seja, 37% do débito cardíaco é a perfusão de alvéolos sem ventilação).

as informações pertinentes com base nessas alterações. Quando o grau de hipoxemia é potencialmente fatal, as decisões terapêuticas têm de ser tomadas rapidamente, mesmo se os dados forem limitados. O médico precisa obter informações atualizadas continuamente e deve ver a maioria das decisões terapêuticas como ensaios terapêuticos, com monitoramento cuidadoso para avaliar os benefícios e possíveis efeitos prejudiciais.

## Avaliação clínica

A apresentação frequentemente reflete um de três cenários clínicos: (1) os efeitos sistêmicos da hipoxemia ou acidose respiratória, (2) os efeitos locais de doenças primárias (p. ex., pneumonia) ou secundárias (p. ex., insuficiência cardíaca) nos pulmões, e (3) os efeitos não pulmonares do processo mórbido subjacente (p. ex., choque em razão de sepse). Os efeitos clínicos de hipoxemia e acidose respiratória são manifestados principalmente no sistema nervoso central (p. ex., irritabilidade, agitação psicomotora, ansiedade, alterações da personalidade, depressão do nível de consciência, coma) e no sistema circulatório (p. ex., arritmias, hipotensão, hipertensão arterial sistêmica) (Tabela 96.3). Em pacientes com DPOC subjacente (Capítulo 82) com início gradual de insuficiência respiratória aguda, as anormalidades do sistema nervoso central podem ser os principais achados. A cianose, que exige pelo menos 5 g/d$\ell$ de hemoglobina insaturada para ser detectada, pode não ocorrer antes do desenvolvimento de hipoxia tissular grave, especialmente em pacientes com anemia subjacente.

Os sinais e sintomas pulmonares frequentemente refletem a doença respiratória que causa a IRespA. Os exemplos incluem tosse e expectoração com pneumonia (Capítulo 91) ou dor torácica pleurítica decorrente de tromboembolismo pulmonar com infarto (Capítulo 74). Dispneia e dificuldade respiratória são reflexos inespecíficos da dificuldade do sistema respiratório em atender às demandas crescentes das doenças pulmonares e não pulmonares.

Os achados físicos podem estar associados a um processo pulmonar patológico específico, como pneumonia (Capítulo 91), que frequentemente resulta em respiração brônquica e crepitações na ausculta, ou edema pulmonar cardiogênico (Capítulo 52), que comumente está associado a crepitações (estertores) ou uma terceira bulha cardíaca ($B_3$). Os achados anormais podem ser mínimos ou ausentes em pacientes com SDRA ou tromboembolismo pulmonar (Capítulo 74).

Em alguns pacientes, o quadro clínico é dominado pelo processo mórbido subjacente, particularmente com doenças que causam SDRA, como sepse (Capítulo 100), pneumonia grave (Capítulo 91), aspiração de conteúdo gástrico (Capítulo 88) e traumatismo. Nessas condições, os achados do exame físico costumam ser inespecíficos, sem indícios óbvios, exceto, por exemplo, febre com sepse ou pneumonia e hipotensão com choque séptico.

| Tabela 96.3 | Manifestações clínicas da hipoxemia e da hipercapnia. |
|---|---|
| **HIPOXEMIA** | **HIPERCAPNIA** |
| Taquicardia | Sonolência |
| Taquipneia | Letargia |
| Ansiedade | Inquietação |
| Diaforese | Tremor |
| Estado mental alterado | Fala ininteligível |
| Confusão | Cefaleia |
| Cianose | Asterixe |
| Hipertensão arterial sistêmica | Papiledema |
| Hipotensão | Coma |
| Bradicardia | Diaforese |
| Convulsões | |
| Coma | |
| Acidose láctica* | |

*Geralmente indica redução adicional do aporte de oxigênio em razão de débito cardíaco inadequado, anemia grave ou redistribuição do fluxo sanguíneo.

## Avaliação das anormalidades fisiológicas

A suspeita clínica de IRespA tem de ser investigada por gasometria arterial para responder a várias perguntas.

*Existe hipoxemia?* A resposta é amplamente baseada na $FIO_2$ e na $PaO_2$ ou $SaO_2$. O grau de hipoxemia não apenas confirma o diagnóstico de insuficiência respiratória aguda, mas também ajuda a definir sua gravidade.

*Existe hipoventilação?* Se a $PaCO_2$ estiver elevada, há hipoventilação alveolar.

*O grau de hipoventilação explica totalmente a hipoxemia?* Se a $P(A-a)O_2$ for normal, a hipoventilação explica plenamente a ocorrência e o grau de hipoxemia. Quando esse for o caso, as causas mais prováveis de IRespA são anomalias do SNC ou da parede torácica. Se a $P(A-a)O_2$ estiver aumentada, mas a hipoventilação não explicar totalmente a hipoxemia, obrigatoriamente existe outra condição; os diagnósticos comuns incluem DPOC (Capítulo 82), asma grave (Capítulo 81), pneumonia (Capítulo 91) e estágios iniciais de SDRA.

Se houver hipoxemia sem hipoventilação, uma $P(A-a)O_2$ elevada deve ser confirmada, e a resposta à respiração de uma mistura de $O_2$ intensificada responderia a esta pergunta: *O aumento da $P(A-a)O_2$ é o resultado de uma anormalidade $\dot{V}/\dot{Q}$ ou de um desvio (shunting)?* Se a hipoxemia for principalmente o resultado de uma anormalidade $\dot{V}/\dot{Q}$, a causa provável é uma doença das vias respiratórias, seja DPOC ou asma aguda grave, ou uma doença vascular, como tromboembolismo pulmonar. Se desvio efetivo (unidades pulmonares com valores $\dot{V}/\dot{Q}$ muito baixos, mas não zero) for a principal explicação para a hipoxemia, a causa provável consistiria em processos que preenchem os alvéolos (p. ex., edema pulmonar cardiogênico, edema pulmonar não cardiogênico ou SDRA grave ou secreção pulmonar purulenta na pneumonia aguda) ou, menos comumente, um desvio (shunt) intracardíaco ou intrapulmonar anatômico. As condições que preenchem os alvéolos devem ser confirmadas por achados anormais em uma radiografia de tórax; se a radiografia for normal, a possibilidade de desvio (shunt) intracardíaco (Capítulo 61) ou tromboembolismo (Capítulo 74) deve ser investigada. Se houver redução da concentração de oxigênio venoso misto, as causas de um débito cardíaco reduzido devem ser consideradas, incluindo insuficiência cardíaca aguda ou crônica ou hipovolemia.

## Radiografia de tórax

A radiografia de tórax na IRespA provavelmente mostrará um de três padrões (Figura 96.3): (1) normal (ou relativamente normal), (2) opacidades localizadas preenchendo alvéolos ou (3) opacidades difusas preenchendo alvéolos. Opacidades intersticiais difusas também são possíveis, mas as doenças que causam esse padrão geralmente têm um início mais gradual e estão associadas à insuficiência respiratória crônica. Se a radiografia de tórax estiver normal (ou seja, "limpa" ou relativamente "limpa"), as doenças das vias respiratórias, como DPOC e asma, ou doenças vasculares pulmonares, como tromboembolismo, são mais prováveis. Se existir uma anormalidade localizada de enchimento alveolar, a pneumonia é a principal consideração, mas embolia pulmonar com infarto também deve

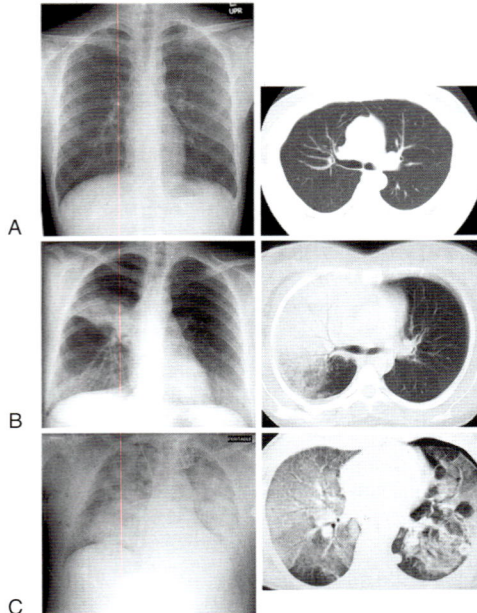

**FIGURA 96.3** Radiografias de tórax (*esquerda*) e tomografias computadorizadas (*direita*) dos três achados mais comuns em doenças que causam insuficiência respiratória aguda. **A.** Tórax relativamente limpo, consistente com exacerbação aguda de doença das vias respiratórias (p. ex., asma, doença pulmonar obstrutiva crônica) ou sistema nervoso central ou doença neuromuscular como causa de IRespA. **B.** Opacidade localizada de enchimento alveolar, mais comumente observada na pneumonia aguda. **C.** Opacidades difusas bilaterais de enchimento alveolar consistentes com síndrome de desconforto respiratório agudo ou edema pulmonar cardiogênico. A tomografia computadorizada (TC) mostrada em (**C**) exibe pequeno pneumotórax esquerdo e cavidades ou cistos que não são evidentes na incidência anteroposterior (AP) da radiografia do tórax.

ser considerada. Quando existem anormalidades difusas de enchimento alveolar (bilateral) (e-Figura. 96.1), as principais considerações são edema pulmonar cardiogênico e SDRA (p. ex., como visto após sepse, traumatismo, pneumonia ou aspiração de conteúdo gástrico). A combinação da radiografia de tórax e da interpretação da gasometria arterial pode ser útil. O achado de desvio (shunt) significativo é sugestivo de SDRA em um paciente em que o diagnóstico não era clinicamente óbvio; a radiografia de tórax deve ajudar a confirmar essa possibilidade.

## Outras avaliações

Para todos os pacientes com IRespA devem ser solicitados hemograma completo, incluindo contagem de plaquetas, exames de bioquímica sanguínea de rotina, tempo de protrombina e urinálise para rastrear possíveis causas subjacentes e comorbidades. Outros exames de sangue devem ser solicitados de acordo com o quadro clínico. Os exemplos incluem nível de lipase sérica se a pancreatite for uma possível causa de SDRA e provas de função tireóidea se hipotireoidismo grave for uma possível causa de hipoventilação. Hemoculturas são recomendadas quando há suspeita de uma causa infecciosa, como sepse. Um exame toxicológico de urina é recomendado se superdosagem de medicamentos/drogas for uma possibilidade.

Qualquer coleção anormal de líquido, especialmente derrame pleural (Capítulo 92), geralmente deve ser aspirada para fins diagnósticos. A coloração de Gram e cultura de escarro são indicadas quando há suspeita de pneumonia.

Outros exames específicos devem ser direcionados pela anamnese, pelo exame físico, pela gasometria arterial e pela radiografia de tórax. Uma tomografia computadorizada (TC) abdominal é indicada para pesquisar a fonte de infecção em um paciente com sepse e SDRA. Uma TC de tórax pode ajudar a definir a doença pulmonar se a radiografia de tórax não for definitiva. A arteriografia por TC da circulação pulmonar pode diagnosticar tromboembolismo pulmonar (Capítulo 74). Uma TC de crânio pode ser indicada se houver suspeita de acidente vascular encefálico (AVE) envolvendo o centro respiratório. Os estudos rotineiros da bioquímica do sangue conseguem detectar cetoacidose diabética ou insuficiência renal como causas contribuintes.

## TRATAMENTO

### Medidas gerais

O manejo da IRespA depende de sua causa, de suas manifestações clínicas e das condições subjacentes do paciente. Algumas metas se aplicam a todos os pacientes: melhora da hipoxemia para eliminar ou reduzir significativamente a ameaça aguda à vida; correção da acidose se for considerada uma ameaça à vida; manutenção do débito cardíaco ou melhora se o débito cardíaco estiver comprometido; tratamento do processo mórbido subjacente e prevenção de complicações previsíveis.

Os métodos precisos para melhorar a hipoxemia dependem da causa da IRespA.[1,2] No entanto, o aumento na concentração inspirada de $O_2$ é a base do tratamento para quase todos os pacientes, embora possa não produzir um aumento acentuado na $Pao_2$ em pacientes cujo processo fisiopatológico subjacente envolva uma quantidade significativa de pulmão com baixas relações ventilação-perfusão ou desvio verdadeiro. O tratamento precoce é preferido. Por exemplo, a pressão positiva contínua nas vias respiratórias (CPAP) iniciada no ambiente pré-hospitalar pode reduzir as taxas de intubação subsequentes e de mortalidade.[A1] Frequentemente, entretanto, a oxigenoterapia inicial isolada é tão boa quanto a ventilação não invasiva inicial. A oxigenoterapia conservadora[A2] é tão boa quanto uma terapia mais liberal, e a meta de $Sao_2$ periférica não deve ser superior a 94 a 96%.[A3]

O nível de acidose que exige conduta diferente do tratamento do processo da doença subjacente é uma questão de debate. Embora a normalização do pH arterial tenha sido sugerida no passado, a acidose respiratória parece ser bem tolerada em muitos pacientes com SDRA grave, portanto, um paciente com pH de 7,15 ou superior não precisa de terapia com bicarbonato. Se a acidemia coexistir com complicações clínicas, como arritmias cardíacas ou diminuição do nível de consciência, sem outra causa óbvia, devem ser consideradas medidas para elevar o pH. A meta terapêutica é o alívio ou redução das complicações associadas, melhorando o nível de acidose; a normalização do pH geralmente não é indicada (Capítulo 110).

A manutenção do débito cardíaco é fundamental para o aporte de $O_2$ na IRespA, principalmente porque a ventilação mecânica e a pressão expiratória final positiva (PEEP) podem comprometer o débito cardíaco. A colocação de um cateter na artéria pulmonar possibilita a medição do débito cardíaco e das pressões de enchimento, mas a maioria dos pacientes com esses cateteres não se sai melhor do que pacientes semelhantes tratados sem eles. No entanto, o uso seletivo do cateterismo da artéria pulmonar diagnóstico pode ajudar a determinar a causa do edema pulmonar (cardiogênico versus não cardiogênico) e a base fisiológica do choque (sepse, hipovolemia ou débito cardíaco diminuído por função cardíaca prejudicada) em pacientes selecionados nos quais o diagnóstico não seja claro.

Muitas intervenções terapêuticas que melhoram as variáveis fisiológicas a curto prazo pioram os desfechos clinicamente importantes a longo prazo. Por exemplo, transfundir todos os pacientes para manter níveis de hemoglobina acima de 10 g/dℓ *aumenta* a taxa de mortalidade de pacientes em estado crítico que não tiveram um infarto agudo do miocárdio (IAM) e não têm angina instável, mesmo que a capacidade de transporte de $O_2$ do sangue seja agudamente aumentada. O uso de um volume corrente relativamente grande (p. ex., 12 mℓ/kg de peso corporal previsto, que é equivalente a aproximadamente 10 a 10,5 mℓ/kg de peso corporal medido em pacientes com sobrepeso) *aumenta* a taxa de mortalidade em pacientes com SDRA em comparação com um volume corrente mais baixo (6 mg/kg de peso corporal previsto), embora aumente mais a $Pao_2$ a curto prazo do que menor volume corrente. Quando os agentes vasopressores não são mais necessários para apoiar a pressão arterial sistêmica na SDRA, a reposição volêmica liberal para otimizar a perfusão de órgãos geralmente é prejudicial à função pulmonar e aumenta a duração da ventilação mecânica e da terapia intensiva.

As melhorias na oxigenação, no estado acidobásico e no débito cardíaco não são mais do que um benefício temporário, a menos que os processos mórbidos subjacentes sejam diagnosticados e tratados adequadamente. Em pacientes com SDRA, a sepse não tratada ou tratada de forma subótima pode piorar a lesão no pulmão e em outros órgãos, apesar dos cuidados de suporte ideais. Da mesma forma, se a causa precipitante da IRespA em um paciente com DPOC não for identificada e tratada, os cuidados de suporte provavelmente serão inúteis. As complicações podem surgir dos efeitos fisiológicos da anormalidade da troca gasosa, dos processos mórbidos responsáveis pela IRespA, da doença grave e do comprometimento associado da homeostase (p. ex., privação de sono) ou de complicações iatrogênicas da terapia.

### Terapia para melhorar a oxigenação

$Pao_2$ maior que 60 mmHg é geralmente adequada para produzir $Sao_2$ entre 90 e 95 e fornecer um conteúdo de oxigênio adequado do sangue para a oxigenação dos tecidos. A $Pao_2$ pode ser aumentada pela administração de $O_2$ suplementar, por manipulações farmacológicas, pela CPAP, pela ventilação mecânica com ou sem manobras como a PEEP e pelo decúbito ventral. PEEP, manipulações farmacológicas e troca de decúbito são usadas principalmente em pacientes com SDRA (ver adiante).

A escolha inicial da concentração e do volume de $O_2$ suplementar é baseada na gravidade da hipoxemia, no diagnóstico clínico, no provável mecanismo causador da hipoxemia e nos sistemas de administração de $O_2$ disponíveis. Para que a $F_{IO_2}$ traqueal seja igual à $F_{IO_2}$ administrada, o sistema de administração de $O_2$ tem de fornecer um fluxo que corresponda ao fluxo inspiratório máximo do paciente com gás de $F_{IO_2}$ conhecida. Os misturadores de $O_2$ de alto fluxo podem atingir essa meta fornecendo gás a 80 ℓ/min ou mais para um paciente não intubado. Esses sistemas exigem grande fluxo de $O_2$ (de uma unidade de parede ou cilindro), no entanto, e não estão universalmente disponíveis. Outros sistemas para pacientes não intubados (incluindo cânulas nasais, máscaras faciais simples e máscaras sem reinalação ou com reinalação parcial) usam um regulador simples que mistura o ar ambiente com $O_2$ de uma unidade de parede ou de cilindros, com fluxos resultantes que frequentemente não correspondem ao fluxo inspiratório máximo do paciente. O paciente retira mais ar do ambiente, e a $F_{IO_2}$ traqueal resultante ou pressão parcial de oxigênio no gás inspirado ($Pio_2$) é desconhecida. O volume de ar arrastado depende do padrão inspiratório do paciente e da ventilação minuto. Embora a $F_{IO_2}$ resultante não seja conhecida, esses sistemas são satisfatórios se o fornecimento for constante e se eles resultarem em saturação arterial de $O_2$ adequada, conforme monitorado por gasometria arterial ou oximetria. As cânulas nasais padrão podem fornecer uma $F_{IO_2}$ traqueal de aproximadamente 0,50, e as máscaras sem respirador podem fornecer 50 a 100% de $O_2$; em ambos os casos, isso depende do padrão inspiratório e da taxa de fluxo. Se houver apenas hipoventilação ou incompatibilidade $\dot{V}/\dot{Q}$, apenas um pequeno incremento na $F_{IO_2}$ (p. ex., uma $F_{IO_2}$ de 0,24 ou 0,28 fornecida por máscara facial de Venturi ou por ventilação mecânica; ou 1 a 2 ℓ/min $O_2$ entregue por cânulas nasais) provavelmente será necessário. Por comparação, se o desvio acentuado ou muitas unidades pulmonares com $\dot{V}/\dot{Q}$ baixo, mas não zero, forem a causa da hipoxemia, uma $F_{IO_2}$ consideravelmente mais alta (p. ex., > 0,7) pode ser necessária, e mesmo esta $F_{IO_2}$ alta pode não reverter a hipoxemia. Uma prática comum quando se suspeita de desvio significativo é fornecer $F_{IO_2}$ de 1,0 e, em seguida, ajustar a $F_{IO_2}$ para baixo conforme orientado pela $Pao_2$ ou $Sao_2$ resultante.

A concentração de $O_2$ que é tóxica para os pulmões em pacientes criticamente enfermos não é conhecida, mas a lesão prévia pode fornecer tolerância à toxicidade do $O_2$, enquanto a exposição anterior a agentes condicionantes, como a bleomicina, pode aumentar a lesão oxidativa. Uma $F_{IO_2}$ igual ou superior a 0,7 é geralmente considerada prejudicial ao pulmão humano normal. Como não se sabe qual concentração mais baixa é segura, no entanto, os pacientes devem receber a $F_{IO_2}$ mais baixa que forneça $Sao_2$ adequada (≥ 90%). Se uma $F_{IO_2}$ igual ou superior a 0,5 a 0,7 for necessária para a oxigenação adequada, outras medidas, especialmente a PEEP ou CPAP, devem ser consideradas. Mesmo uma $F_{IO_2}$ mais baixa, de cerca de 0,5, pode estar associada a ação ciliar prejudicada nas vias respiratórias e comprometimento da destruição bacteriana por macrófagos alveolares, mas a importância clínica desses efeitos não é conhecida.

Uma baixa concentração de $O_2$ suplementar pode ser administrada por meio de cânula nasal, o que a maioria dos pacientes considera confortável e permite tossir, falar, comer e beber enquanto recebe $O_2$. Quando as vias nasais estão abertas, a $Pio_2$ não depende muito de o paciente respirar pelo nariz ou pela boca, porque o $O_2$ é arrastado da faringe nasal posterior durante a respiração bucal. O nível de $O_2$ pode ser ajustado pela taxa de fluxo para as cânulas nasais. Em pacientes com DPOC, os fluxos tão baixos quanto 0,5 a 2 ℓ/min são geralmente adequados, a menos que um desvio intrapulmonar esteja contribuindo para a hipoxemia, como geralmente ocorre na pneumonia aguda. Em fluxos maiores que aproximadamente 6 ℓ/min, apenas um pequeno aumento adicional na $Pio_2$ pode ser alcançado. Em razão do fluxo de gás pelo nariz ter um efeito secante e irritante, a máscara facial deve ser considerada em altas taxas de fluxo. As máscaras faciais de $O_2$ pelo princípio de Venturi possibilitam a regulação da $F_{IO_2}$ e podem ser particularmente úteis na suspeita de DPOC, sendo importante evitar a retenção de $CO_2$ que pode estar associada à administração desregulada de $O_2$. Uma $F_{IO_2}$ mais alta de 0,5 a quase 1,0 pode ser administrada por meio de máscara facial sem reinalação com reservatório de $O_2$. Uma opção adicional para o fornecimento de concentrações mais altas de oxigênio ao paciente com respiração espontânea é o oxigênio nasal de alto fluxo, que é umidificado e pode ser fornecido de 10 a 60 ℓ/min. Esse método mais recente de fornecimento de oxigênio fornece um baixo nível de pressão expiratória final positiva nas vias respiratórias e aumento modesto da eliminação de dióxido de carbono. No entanto, essa terapia reduz apenas marginalmente as taxas subsequentes de intubação e seu benefício a longo prazo é incerto.[A4,A5]

Se o paciente tiver hipoxemia refratária, acidose ou elevado trabalho respiratório, deve-se considerar a inubação endotraqueal para fornecer ventilação com pressão positiva. As indicações para a colocação de uma via respiratória artificial em um paciente com insuficiência respiratória aguda são proteger as vias respiratórias contra a aspiração de conteúdo gástrico, aumentar a $F_{IO_2}$, facilitar a ventilação mecânica e, possivelmente, auxiliar no controle das secreções respiratórias (Capítulo 97).

As manobras ventilatórias que podem aumentar a oxigenação arterial incluem a própria ventilação mecânica e a administração da PEEP ou CPAP, todas as quais permitem a ventilação de áreas do pulmão que antes eram mal ventiladas ou não ventiladas. Embora grandes volumes correntes com ventilação mecânica possam "abrir" áreas de atelectasia e possam melhorar a oxigenação inicialmente, esses volumes correntes mais elevados podem causar lesão pulmonar induzida por ventilador, particularmente se o pulmão já tiver sido lesado (Capítulo 97).[3]

CPAP refere-se à manutenção da pressão positiva durante o ciclo respiratório durante a respiração espontânea. A PEEP refere-se à manutenção da pressão positiva ao longo do ciclo expiratório quando aplicada junto com a ventilação mecânica (Capítulo 97). A CPAP e a PEEP podem resultar no recrutamento de regiões microatelectásicas do pulmão que são perfundidas, mas não foram ventiladas anteriormente, contribuindo substancialmente para a hipoxemia. CPAP e PEEP têm a vantagem teórica de manter algumas dessas regiões abertas durante a expiração, evitando o fechamento cíclico e a reabertura das unidades pulmonares, o que pode resultar em estresse e lesão da parede alveolar.

### Medidas de suporte

Todo paciente com insuficiência respiratória aguda corre risco de trombose venosa profunda (TVP), tromboembolismo pulmonar e úlcera gástrica por estresse. A anticoagulação profilática para prevenir a trombose venosa é recomendada para pacientes que não correm alto risco de complicações hemorrágicas; compressão sequencial dos membros inferiores é preferida para pacientes de alto risco (Capítulo 74). A nutrição é importante para manter a força necessária no desmame. Em pacientes com SDRA, a alimentação enteral limitada por até 6 dias é tão boa quanto a alimentação enteral completa em termos de dias sem ventilação, taxa de mortalidade em 60 dias e complicações infecciosas, e alimentação limitada induz menos intolerância gastrintestinal.

O melhor meio de prevenir a ulceração por estresse gástrico não é conhecido, mas as evidências atuais indicam que o uso de um bloqueador do receptor de $H_2$ é superior à administração gástrica de sucralfato com base em um grande ensaio clínico randomizado e controlado que encontrou maior incidência de sangramento significativo em pacientes recebendo sucralfato do que naqueles recebendo ranitidina. As evidências também indicam que os inibidores da bomba de prótons podem ser úteis no ambiente de tratamento intensivo, embora haja preocupação de que uma supressão ácida mais completa com esses agentes possa levar a maior incidência de pneumonia associada à ventilação mecânica (Capítulo 91).

As evidências atuais apoiam a manutenção da cabeceira da cama elevada em um ângulo de 45° para reduzir a aspiração e o risco de pneumonia associada à ventilação em pacientes criticamente enfermos. Devem ser feitas tentativas para garantir um padrão normal de sono diurno e noturno, incluindo a minimização da atividade e a redução da iluminação direta à noite. O paciente deve mudar de posição com frequência, incluindo sentar-se em uma cadeira e caminhar curtas distâncias, se possível, mesmo enquanto recebe suporte ventilatório mecânico. A mobilização pode aumentar a remoção de secreções, ajudar a manter a função musculoesquelética, reduzir o risco de trombose venosa profunda e fornecer benefícios psicológicos.

Para facilitar a mobilização precoce e o desmame da ventilação mecânica, os agentes sedativos devem ser minimizados e os benzodiazepínicos devem ser evitados devido ao seu potencial de induzir ou exacerbar *delirium* em doenças críticas. Testes diários de despertar e respiração espontânea em pacientes ventilados mecanicamente facilitam o desmame, reduzem o tempo de ventilação mecânica e aumentam a sobrevida.[4]

## SÍNDROMES DE INSUFICIÊNCIA RESPIRATÓRIA AGUDA ESPECÍFICAS

### Doença pulmonar obstrutiva crônica

#### EPIDEMIOLOGIA E BIOPATOLOGIA

A epidemiologia e a biopatologia da DPOC são discutidas no Capítulo 82.

#### MANIFESTAÇÕES CLÍNICAS

Quando os pacientes com DPOC desenvolvem insuficiência respiratória aguda, eles geralmente relatam agravamento da dispneia e aumento da produção de expectoração. A IRespA também pode se manifestar como alteração do estado mental, arritmias ou outras anormalidades cardiovasculares. A IRespA deve ser aventada sempre que os pacientes com DPOC apresentam alterações clínicas inespecíficas significativas.

#### DIAGNÓSTICO

O diagnóstico pode ser confirmado por uma gasometria arterial que revela hipoventilação alveolar com $Paco_2$ elevada e pH acidêmico. O pH é útil para avaliar se a hipoventilação é parcial ou exclusivamente aguda. O pH diminui em aproximadamente 0,08 para cada aumento de 10 mmHg na $Paco_2$ na acidose respiratória aguda sem compensação renal. Em comparação, na acidose respiratória crônica com compensação renal normal, o pH diminui apenas cerca de 0,03 para cada aumento de 10 mmHg na $Paco_2$.

### TRATAMENTO

#### Cuidados gerais

Assim que a insuficiência respiratória aguda for confirmada em um paciente com DPOC, a atenção deve se concentrar na identificação dos eventos precipitantes (Tabela 96.4), incluindo aumento da resistência das vias respiratórias, causado por broncospasmo ou aumento de secreções, frequentemente associado a infecção viral das vias respiratórias superiores; atelectasia, pneumonia ou edema pulmonar; diminuição do impulso ventilatório, secundária à hipersedação; diminuição da força ou função muscular, frequentemente relacionada a anormalidades eletrolíticas, incluindo hipofosfatemia e hipomagnesemia; elasticidade da parede torácica diminuída, possivelmente relacionada a fratura de costela, derrame pleural, íleo paralítico ou ascite; ou aumento das necessidades metabólicas de $O_2$ que podem estar associadas a uma infecção sistêmica. Algumas dessas anormalidades podem prejudicar o mecanismo da tosse e diminuir a eliminação das secreções das vias respiratórias.

#### Infecção

O evento precipitante específico mais comum é a infecção das vias respiratórias, especialmente bronquite aguda. O papel desempenhado por agentes virais, *Mycoplasma pneumoniae*, colonizadores crônicos das vias respiratórias inferiores, como *Haemophilus influenzae* e *Streptococcus pneumoniae*, e outros patógenos agudos é difícil de determinar. As exacerbações agudas da DPOC comumente resultam de novas infecções, e não do reaparecimento de uma infecção por colonização preexistente. Os antibióticos encurtam pouco a duração da exacerbação, sem aumento significativo na toxicidade, em comparação com o placebo; o impacto dos antibióticos no surgimento subsequente de microrganismos resistentes não é conhecido. É prática padrão usar antibióticos para tratar um paciente com DPOC que apresenta exacerbação grave o suficiente para causar insuficiência respiratória aguda e que tem evidências consistentes com traqueobronquite aguda (Capítulos 82 e 90). A pneumonia pode ser responsável por 10 a 20% dos casos de insuficiência respiratória aguda em pacientes com DPOC. Em comparação com a população fisiologicamente normal, os pacientes com DPOC que têm pneumonia adquirida na comunidade são mais propensos a ter bactérias entéricas gram-negativas ou infecções por *Legionella* e estão mais sujeitos a ter microrganismos resistentes a antibióticos.

#### Outras causas precipitantes

Outras causas precipitantes comuns de insuficiência respiratória aguda incluem insuficiência cardíaca e piora da DPOC subjacente, frequentemente relacionada à não adesão aos medicamentos. O tromboembolismo pulmonar também deve ser considerado, principalmente se nenhuma outra causa de insuficiência respiratória aguda for identificada.

#### Tratamento mecânico

A decisão de instituir ventilação mecânica em pacientes com DPOC e insuficiência respiratória aguda deve ser tomada com base clínica e não é ditada por nenhum valor específico de gasometria arterial. Em geral, se o paciente está alerta e pode cooperar com o tratamento, a ventilação mecânica muitas vezes não é necessária. Se o suporte ventilatório for necessário (Capítulo 97), a decisão é sobre usar ventilação não invasiva com pressão positiva (VNIPP) (sem intubação endotraqueal) ou intubação endotraqueal com ventilação com pressão positiva. Vários ensaios clínicos demonstraram que a VNIPP é preferida para pacientes com DPOC e pode diminuir a taxa de mortalidade se for aplicada em pacientes apropriados sem características que possam levar a complicações, como diminuição acentuada do estado mental, hipotensão ou incapacidade para tolerar a máscara facial de ajuste perfeito necessária para a VNIPP. A prova terapêutica com VNIPP exige monitoramento rigoroso. Se o paciente desenvolver piora da acidose (pH < 7,25), declínio do estado mental ou piora da

| Tabela 96.4 | Princípios no tratamento de pacientes com doença pulmonar obstrutiva crônica com insuficiência respiratória aguda. |
|---|---|

1. Monitorar e tratar a hipoxemia potencialmente fatal (essas medidas devem ser realizadas simultaneamente).
   a. Avaliar o paciente clinicamente e determinar a oxigenação por gasometria arterial e/ou oximetria.
      (1) Se o paciente estiver hipoxêmico, iniciar a oxigenoterapia suplementar com cânulas nasais (fluxos baixos [1 a 2 $\ell$/min] são geralmente suficientes) ou por máscara facial de Venturi (24 ou 28% de oxigênio fornecido).
      (2) Se o paciente precisar de suporte ventilatório, considerar ventilação não invasiva.
      (3) Determinar se o paciente precisa ser intubado; esta é quase sempre uma decisão clínica. A ação imediata é necessária se o paciente estiver em coma ou extremamente obnubilado.
   b. Meta razoável para a maioria dos pacientes é $PaO_2$ de 55 a 60 mmHg ou $SaO_2$ de 88 a 90%.
   c. Após mudanças na $FIO_2$, verificar os gases sanguíneos e monitorar regularmente se há sinais de retenção de dióxido de carbono e agravamento da acidose respiratória.
2. Começar a corrigir a acidose potencialmente fatal.
   a. A abordagem mais efetiva é corrigir a causa subjacente da insuficiência respiratória aguda (p. ex., broncoespasmo, infecção, insuficiência cardíaca).
   b. Considerar a instituição de suporte ventilatório, baseado principalmente em considerações clínicas.
   c. Na acidose grave, o uso de bicarbonato não costuma ser efetivo e há poucas evidências de benefício clínico.
3. Se for necessário suporte ventilatório, considerar ventilação mecânica não invasiva.
   a. O paciente deve ter reflexos das vias respiratórias superiores intactos e estar alerta, cooperativo e hemodinamicamente estável.
   b. É necessário monitoramento cuidadoso; se o paciente não tolerar a máscara, tornar-se hemodinamicamente instável ou apresentar deterioração do estado mental ou agravamento da acidose, considere a intubação.
4. Tratar a obstrução das vias respiratórias e o processo mórbido subjacente que desencadeou o episódio de insuficiência respiratória aguda.
   a. Tratar a obstrução das vias respiratórias com agentes farmacológicos: corticosteroides sistêmicos e broncodilatadores (ipratrópio e agentes beta-adrenérgicos).
   b. Melhorar a eliminação das secreções: estimular o paciente a tossir, instituir fisioterapia respiratória se a tosse estiver prejudicada e uma prova terapêutica parecer efetiva.
   c. Tratar o processo mórbido subjacente (p. ex., antibióticos, diuréticos).
5. Prevenir complicações do processo mórbido e minimizar complicações iatrogênicas.
   a. Profilaxia de tromboembolismo pulmonar: prescrever compressão pneumática intermitente ou usar heparina não fracionada (HNF) em baixas doses SC ou heparina de baixo peso molecular (HBPM) se não houver contraindicações.
   b. Complicações gastrintestinais: administrar profilaxia para sangramento gastrintestinal em pacientes que precisam de ventilação mecânica.
   c. Hemodinâmica: se o paciente estiver ventilado, monitorar e minimizar a auto PEEP, que pode causar hipotensão e barotrauma.
      (1) Tratar a obstrução subjacente das vias respiratórias.
      (2) Minimizar a ventilação minuto; usar hipoventilação controlada.
      (3) Sedação é necessária para diminuir a frequência respiratória e possibilitar tempo expiratório adequado.
      (4) Usar pequenos volumes correntes (6 a 8 m$\ell$/kg/PCP); aumentar a taxa de fluxo inspiratório para diminuir o tempo inspiratório e aumentar o tempo expiratório.
   d. Arritmias cardíacas: manter a oxigenação e normalizar eletrólitos.

$FIO_2$ = fração de oxigênio inspirado; $PaO_2$ = pressão parcial de oxigênio no sangue arterial; PCP = peso corporal previsto; PEEP = pressão expiratória final positiva; $SaO_2$ = saturação de oxigênio.

oxigenação, a intubação endotraqueal é indicada. Na maioria dos pacientes, a melhora do pH e da $PaCO_2$ em 30 minutos a duas horas é um indicador de sucesso. A maioria dos pacientes com insuficiência respiratória aguda causada por exacerbação da DPOC exige tratamento em UTI, onde estão disponíveis médicos, profissionais de enfermagem e assistência respiratória adequados (Capítulo 82).

### PROGNÓSTICO

A IRespA em pacientes com DPOC grave está associada a uma taxa de mortalidade hospitalar de 6 a 20%. A gravidade da doença subjacente e a gravidade da doença precipitante aguda são determinantes importantes da sobrevida hospitalar. A taxa de mortalidade hospitalar é maior se a insuficiência respiratória estiver associada a um pH inferior a 7,25 e se o paciente necessitar de ventilação mecânica invasiva. No entanto, o pH, a $PaCO_2$ e outras características clínicas não são confiáveis para prever as chances de sobrevida de determinado paciente até a alta hospitalar.

## Síndrome de desconforto respiratório agudo

### DEFINIÇÃO

A SDRA é o início abrupto de lesão pulmonar difusa caracterizada por hipoxemia grave (desvio) e infiltrados pulmonares bilaterais não explicados por insuficiência cardíaca esquerda (Tabela 96.5). A gravidade da SDRA é determinada com base na $PaO_2$ dividida pela $FIO_2$ ($PaO_2/FIO_2$, também chamada de razão P/F). Essas categorias de oxigenação exigem ventilação com pressão positiva com pressão expiratória final positiva de pelo menos 5 cmH$_2$O.

Uma limitação dessa definição é que ela não inclui pacientes com IRespA semelhante à SDRA, mas que não estejam recebendo ventilação com pressão positiva. Essa lesão pulmonar aguda precoce pode ser diagnosticada em pacientes com respiração espontânea que tenham infiltrados pulmonares bilaterais e nos quais a $FIO_2$ inspirada pode ser estimada e a $PaO_2$ medida.[5] Além disso, a saturação de oxigênio medida por oxímetro de pulso pode ser substituída pela $PaO_2$ medida diretamente na maioria dos pacientes para medir a razão P/F. Se os pacientes com lesão pulmonar aguda precoce puderem ser identificados antes da necessidade de ventilação com pressão positiva, eles podem ser tratados com estratégias, como oxigênio nasal de alto fluxo, que poderiam alentecer a progressão da IRespA.

### EPIDEMIOLOGIA

A SDRA é uma síndrome clínica desencadeada mais comumente por infecções pulmonares ou não pulmonares, aspiração de conteúdo gástrico ou traumatismo grave (Tabela 96.6). A incidência anual de SDRA é de cerca de 80 casos por 100.000 na população adulta dos EUA, com alta frequência em UTI em todo o mundo.[6] O fator precipitante subjacente pode afetar e lesar os pulmões diretamente, como em pneumonia difusa ou aspiração de conteúdo gástrico, ou pode afetar os pulmões indiretamente, como na sepse grave de origem não pulmonar (Capítulo 100) ou grave traumatismo não torácico associado a choque (Capítulo 103).[7] A sepse é a causa precipitante mais comum de SDRA em todo o mundo. Os microrganismos variam amplamente, desde bactérias gram-negativas e gram-positivas e vírus (p. ex., vírus influenza H1N1 em 2009) a infecções por *Leptospira* ou malária. Pode ser difícil determinar se a pneumonia é difusa, com disseminação endobrônquica envolvendo a maioria dos pulmões, ou se a pneumonia localizada precipitou uma síndrome de sepse, com lesão secundária em outras partes dos pulmões.

| Tabela 96.5 | Definição da SDRA de Berlim. | | |
|---|---|---|---|
| **CRITÉRIO** | **SÍNDROME DE DESCONFORTO RESPIRATÓRIO AGUDO** | | |
| Cronologia | No prazo de 1 semana após um agravo clínico conhecido ou sinais/sintomas respiratórios novos/agravados | | |
| Exames de imagem do tórax | Opacidades bilaterais – não totalmente explicadas por efusões, colapso lobar/pulmonar ou nódulos | | |
| Origem do edema | Insuficiência respiratória não totalmente explicada por insuficiência cardíaca ou sobrecarga hídrica. Exige avaliação objetiva (p. ex., ecocardiograma) para excluir edema hidrostático | | |
| Oxigenação | **LEVE** | **MODERADA** | **FORTE** |
| | 200 < $PaO_2/FIO_2$ ≤ 300 com PEEP ou CPAP ≥ 5 cmH$_2$O | 100 < $PaO_2/FIO_2$ ≤ 200 com PEEP ≥ 5 cmH$_2$O | $PaO_2/FIO_2$ ≤ 100 com PEEP ≥ 5 cmH$_2$O |

CPAP = pressão positiva contínua nas vias respiratórias; $FIO_2$ = fração de oxigênio inspirado; $PaO_2$ = pressão parcial de oxigênio no sangue arterial; PEEP = pressão expiratória final positiva. (De Ranieri VM, Rubenfeld GD, Thompson BT, et al. Acute respiratory distress syndrome: the Berlin Definition. *JAMA*. 2012;307:2526-2533.)

### Tabela 96.6 Distúrbios associados à síndrome de desconforto respiratório agudo.

**COMUM**

Sepse (infecção bacteriana gram-positiva ou gram-negativa, viral, fúngica ou parasitária; Capítulo 100)
Pneumonia difusa (bacteriana, viral ou fúngica; Capítulo 91)
Aspiração de conteúdo gástrico
Traumatismo (geralmente grave; Capítulo 103)

**MENOS COMUM**

Quase afogamento (água doce ou salgada; Capítulo 88)
Superdosagem de medicamentos/drogas
   Ácido acetilsalicílico (Capítulo 76)
   Heroína e outros narcóticos (Capítulo 31)
Lesão pulmonar associada à transfusão (Capítulo 167)
Transfusão maciça de sangue (provavelmente um marcador de traumatismo grave, mas também observada em pacientes com hemorragia digestiva grave, sobretudo se tiverem doença hepática grave; Capítulo 167)
Inalação de fumaça ou gases corrosivos (geralmente são necessárias altas concentrações; Capítulo 88)
Pancreatite aguda (Capítulo 135)
Embolia gordurosa (Capítulo 260)
*Bypass* cardiopulmonar (Capítulo 65)

## BIOPATOLOGIA

### Patologia

Apesar da variedade de processos mórbidos subjacentes que levam à SDRA, a resposta do pulmão a esses danos resulta em achados clínicos semelhantes, mudanças fisiológicas e anormalidades morfológicas. As anormalidades histopatológicas na SDRA são inespecíficas e são descritas como dano alveolar de uso difuso pelos patologistas. Estudos ultraestruturais com microscopia eletrônica geralmente mostram lesão epitelial endotelial e alveolar. A histologia de rotina mostra inflamação aguda, geralmente com neutrófilos predominando no fluido do edema alveolar. Membranas hialinas são encontradas em alguns, mas não em todos os pacientes, semelhantes às observadas em recém-nascidos prematuros com síndrome do desconforto respiratório infantil, presumivelmente relacionado a um ambiente pró-coagulante nos alvéolos lesados. As proteínas plasmáticas de grande peso molecular, incluindo fibrinogênio, se acumulam e fatores inflamatórios levam à deposição de fibrina. A "inundação alveolar" prejudica o surfactante, que é anormal em quantidade e qualidade. O resultado é a microatelectasia, que pode estar associada ao comprometimento da função imunológica. A resolução da SDRA depende, em parte, da restauração de uma barreira epitelial alveolar funcional que seja capaz de remover o líquido do edema alveolar pelo transporte de líquido vetorial dependente de sódio. Degradar produtos do pró-colágeno frequentemente leva à fibrose. A função pulmonar melhora com o tempo em alguns sobreviventes de SDRA, mas a fibrose costuma ser reversível.

### Fisiopatologia

As anormalidades fisiológicas são dominadas por hipoxemia grave com desvio, diminuição da complacência pulmonar, diminuição da capacidade residual funcional, aumento do espaço morto pulmonar e aumento do trabalho respiratório. Inicialmente, a $PaCO_2$ está baixa ou normal, geralmente associada ao aumento da ventilação minuto. Acredita-se que as anormalidades iniciais na oxigenação estejam relacionadas a inundação e colapso alveolar, que criam um desvio fisiológico. À medida que a lesão pulmonar progride, especialmente em pacientes que requerem suporte ventilatório, pode ocorrer fibroproliferação; os pulmões (incluindo alvéolos, vasos sanguíneos e pequenas vias respiratórias) remodelam e cicatrizam, com perda da microvasculatura. Em alguns pacientes, essas mudanças resultam em hipertensão pulmonar e aumento do espaço morto pulmonar; elevações substanciais da ventilação minuto são, às vezes, necessárias para atingir uma $PaCO_2$ normal, mesmo quando as anormalidades de oxigenação estão melhorando.

## MANIFESTAÇÕES CLÍNICAS

Na maioria dos casos de SDRA, o início coincide com ou ocorre até 72 horas após o início do processo mórbido subjacente; o tempo médio desde o início da causa subjacente até o início da SDRA é de 12 a 24 horas. O quadro clínico apresentado é dominado por angústia respiratória e pelos achados laboratoriais associados de hipoxemia grave, taquipneia, aumento da ventilação minuto e infiltrados alveolares generalizados ou opacidades na radiografia de tórax. A apresentação clínica também pode refletir manifestações do processo mórbido subjacente, como sepse grave com hipotensão e outras manifestações de infecção sistêmica.

## DIAGNÓSTICO

É crucial para o diagnóstico diferenciar SDRA de edema pulmonar cardiogênico puro (Tabela 96.7). Nenhum exame de sangue específico ou achado de lavado broncoalveolar (Capítulo 79) é específico o suficiente para ser útil no diagnóstico de SDRA. Além disso, a SDRA pode coexistir com insuficiência ventricular esquerda ou sobrecarga de volume intravascular, e até 30% dos pacientes com SDRA apresentam pressão arterial pulmonar elevada em algum momento durante sua evolução clínica (Tabela 96.7).

## TRATAMENTO

O tratamento da SDRA consiste predominantemente em suporte respiratório e tratamento do distúrbio subjacente (Figura. 96.4).[8,9] A sepse, que é uma condição predisponente comum para o desenvolvimento de SDRA, deve ser tratada prontamente (Capítulo 100).[10]

Como a infecção é a causa mais comum de SDRA, é muito importante identificar a fonte pulmonar ou extrapulmonar da infecção. O diagnóstico

### Tabela 96.7 Características de edema pulmonar não cardiogênico e de edema pulmonar cardiogênico.*

| EDEMA NÃO CARDIOGÊNICO (SDRA) | EDEMA CARDIOGÊNICO/SOBRECARGA DE VOLUME |
|---|---|
| **HISTÓRIA PREGRESSA** | |
| Sem história pregressa de doença cardíaca | História pregressa de doença cardíaca |
| Equilíbrio hídrico adequado (difícil de avaliar após reposição volêmica de choque ou traumatismo) | Hipertensão, dor torácica, palpitações de início recente; balanço hídrico positivo |
| **EXAME FÍSICO** | |
| Veias do pescoço planas | Veias do pescoço elevadas |
| Pulsos hiperdinâmicos | Aumento do ventrículo esquerdo, levantamento precordial, discinesia |
| Galope fisiológico | $B_3$ e $B_4$; sopros |
| Ausência de edema | Edema: flanco, pré-sacral, pernas |
| **ELETROCARDIOGRAMA** | |
| Taquicardia sinusal, alterações inespecíficas de ST-T | Evidências de isquemia prévia ou contínua, taquicardia supraventricular, hipertrofia ventricular esquerda |
| **RADIOGRAFIA DE TÓRAX** | |
| Tamanho normal do coração | Cardiomegalia |
| Distribuição periférica de infiltrados | Infiltrados centrais ou basilares; congestão peribrônquica e vascular |
| Aerobroncogramas comuns (80%) | Linhas septais (linhas de Kerley), aerobroncogramas (25%), derrame pleural |
| **AFERIÇÕES HEMODINÂMICAS** | |
| Pressão capilar pulmonar < 15 mmHg, índice cardíaco > 3,5 ℓ/min/m² | Pressão capilar pulmonar > 18 mmHg, índice cardíaco < 3,5 ℓ/min/m² com isquemia, pode ser > 3,5 ℓ/min/m² com sobrecarga de volume |
| **ECOCARDIOGRAMA** | |
| Ecocardiograma transtorácico mostrando fração de ejeção do ventrículo esquerdo > 50% | Ecocardiograma transtorácico mostrando fração de ejeção ventricular esquerda diminuída |
| **VALORES LABORATORIAIS** | |
| Peptídio natriurético tipo B < 100 pg/mℓ | Peptídio natriurético tipo B > 500 pg/mℓ |

*Essas características não são muito sensíveis nem específicas. Embora os achados sejam mais comumente associados ao tipo de edema pulmonar listado, eles não têm alto valor preditivo positivo ou negativo. SDRA = síndrome de desconforto respiratório agudo.

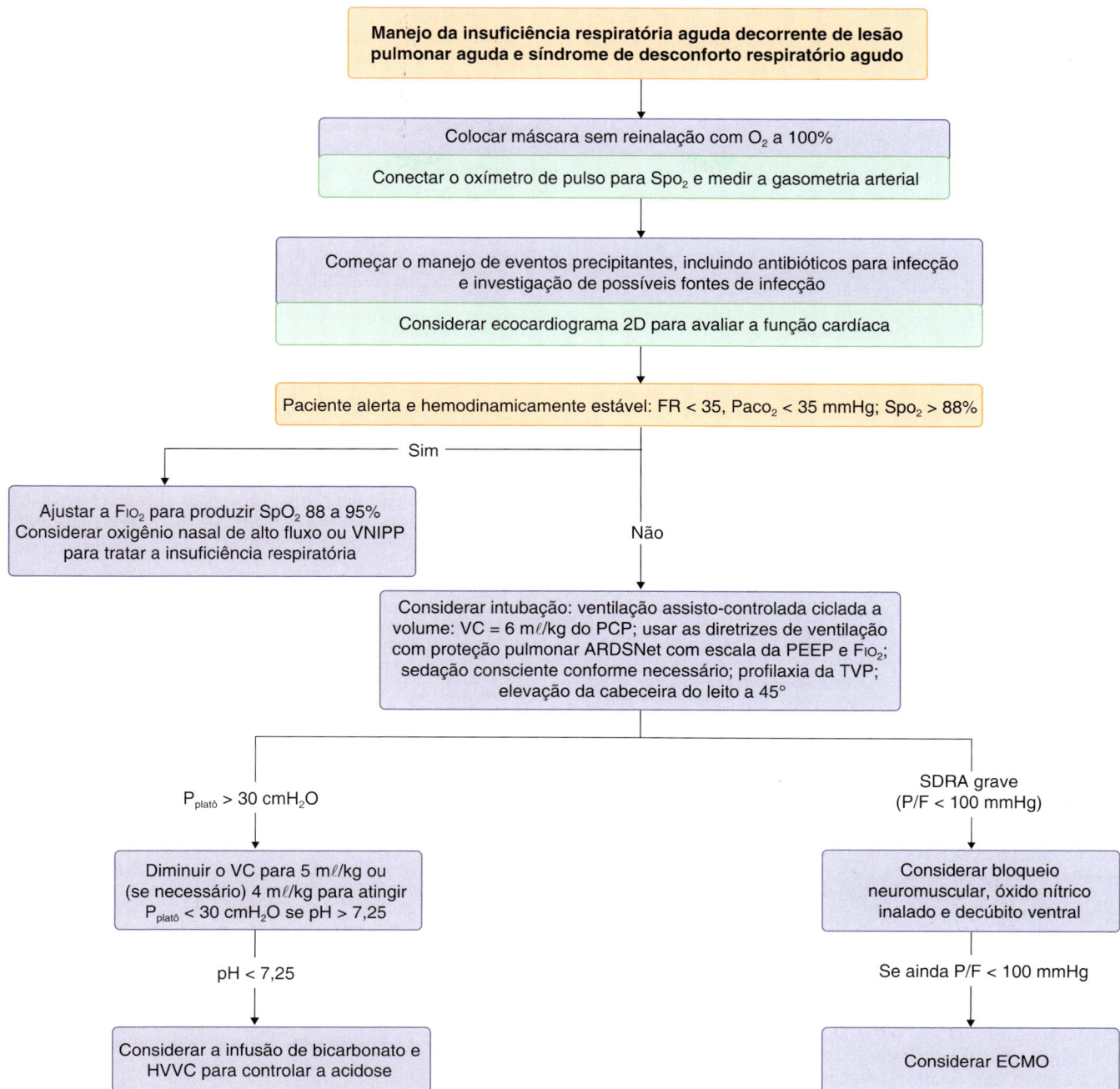

**FIGURA 96.4** Manejo da insuficiência respiratória aguda causada por lesão pulmonar aguda e síndrome de desconforto respiratório agudo. HVVC = hemofiltração venovenosa contínua; TVP = trombose venosa profunda; ECMO = oxigenação por membrana extracorpórea; VNIPP = ventilação não invasiva com pressão positiva; PCP = peso corporal previsto; PEEP = pressão expiratória final positiva; P/F = $Pao_2/Fio_2$; $P_{platô}$ = pressão de platô nas vias respiratórias; FR = frequência respiratória; $Spo_2$ = saturação arterial de oxigênio; VC = volume corrente.

diferencial de pneumonia (Capítulo 91) deve ser considerado cuidadosamente, incluindo a determinação se o paciente é imunossuprimido e, como resultado, suscetível a uma variedade mais ampla de agentes infecciosos. Pneumonia causada por vírus influenza (Capítulo 340), vírus sincicial respiratório (Capítulo 338) ou outros vírus deve ser considerada. O questionamento de viagem recente deve informar a exposição do paciente a malária (Capítulo 324), leptospirose (Capítulo 307), erliquiose (Capítulo 311) ou infecções fúngicas, como coccidioidomicose (Capítulo 316) ou blastomicose (Capítulo 316). Se o paciente tiver uma fonte de infecção abdominal, abordagens diagnósticas, radiológicas e cirúrgicas adequadas são necessárias para estabelecer um diagnóstico e drenar a infecção. Insuficiência cardíaca esquerda ou sobrecarga de volume intravascular concomitante deve ser tratada imediatamente (Capítulo 53).

As recomendações atuais para ventilação mecânica com proteção pulmonar por intubação endotraqueal na SDRA (Tabela 96.8) enfatizam volumes correntes mais baixos com base no peso corporal previsto do paciente (Capítulo 97).[11,12] Essa abordagem também inclui o alcance de uma pressão de platô nas vias respiratórias inferior a 30 $cmH_2O$. A PEEP é um pilar na estratégia ventilatória para SDRA; embora o método para determinar o nível ideal da PEEP não tenha sido estabelecido, níveis mais altos da PEEP parecem ser prejudiciais em comparação com níveis mais baixos.[A6] A PEEP possibilita que uma $Fio_2$ mais baixa forneça oxigenação adequada, reduzindo, assim, o risco de toxicidade por $O_2$. Também pode prevenir o colapso cíclico e a reabertura de unidades pulmonares, um processo que se acredita ser a principal causa de lesão pulmonar induzida por ventilador, mesmo quando a oxigenação adequada puder ser obtida com níveis relativamente baixos da $Fio_2$. Com base em um ensaio clínico, o uso precoce de besilato de cisatracúrio (infusão rápida de 15 mg seguida por 37,5 mg/hora durante 48 horas), um bloqueador neuromuscular, pode reduzir as taxas de mortalidade de SDRA em cerca de 25% em pacientes com SDRA moderadamente grave com a P/F abaixo de 150 mmHg. Em pacientes com SDRA grave que não respondem à terapia padrão, mas têm uma expectativa de vida razoável e não apresentam falência de múltiplos órgãos, a oxigenação por membrana extracorpórea é uma terapia de resgate aceitável, embora não totalmente comprovada,[13,13b] que pode ser reservada para pacientes que necessitem dela como terapia de resgate para hipoxemia refratária.[A7]

### Tabela 96.8 Protocolo de manejo ventilatório da ARDS Network segundo volume corrente e pressão de platô das vias respiratórias.[a]

Calcular o PCP (em kg):
  PCP masculino: 50 + 0,91 (altura em centímetros − 152,4)
  PCP feminino: 45,5 + 0,91 (altura em centímetros − 152,4)
Selecionar o modo de controle assistido
Definir volume corrente inicial em 8 m$\ell$/kg de PCP
Reduzir volume corrente em 1 m$\ell$/kg em intervalos < 2 h até volume corrente = 6 m$\ell$/kg PCP
Definir FR inicial para ventilação minuto basal aproximada (FR máxima = 35 incursões respiratórias/min)
Definir a taxa de fluxo inspiratório maior do que a demanda do paciente (geralmente > 80 $\ell$/min)
Ajustar volume corrente e FR ainda mais para atingir as metas de $P_{platô}$ e pH
  Se $P_{platô}$ > 30 cmH$_2$O: diminuir volume corrente em 1 m$\ell$/kg PCP (mínimo = 4 m$\ell$/kg de PCP)
  Se pH ≤ 7,30, aumentar a FR (máximo = 35 incursões respiratórias/min)
  Se pH < 7,15, aumentar a FR para 35 incursões respiratórias/min; considerar a administração de bicarbonato de sódio ou aumentar volume corrente

SDRA = síndrome de desconforto respiratório agudo; PCP = peso corporal previsto; $P_{platô}$ = pressão de platô (pressão das vias respiratórias no final da aplicação de volume corrente durante uma condição de ausência de fluxo de ar); FR = frequência respiratória. Consulte o *site* da ARDSNet (http://www.ardsnet.org) para obter mais detalhes sobre o protocolo, incluindo a abordagem para definir a pressão expiratória final positiva e a fração de oxigênio inspirado.
[a]N.R.T.: No Brasil, ver Diretrizes Brasileiras de Ventilação Mecânica – 2013, da Associação de Medicina Intensiva Brasileira (AMIB) – Comitê de Ventilação Mecânica e da Sociedade Brasileira de Pneumologia e Tisiologia (SBPT) – Comissão de Terapia Intensiva da SBPT em https://www.amib.org.br/fileadmin/user_upload/amib/2018/junho/15/Diretrizes_Brasileiras_de_Ventilacao_Mecanica_2013_AMIB_SBPT_Arquivo_Eletronico_Oficial.pdf.

Os dados também indicam que o posicionamento prono reduz a mortalidade em pacientes com SDRA moderada a grave (P/F inicial < 150 mmHg).[A8] Em pacientes com SDRA, uma estratégia de reposição volêmica conservadora diminui a duração da ventilação com pressão positiva[A9] e pode ser instituída se o paciente não estiver em choque, conforme definido pela necessidade de vasopressores para suportar a pressão arterial sistêmica. O princípio primário de uma estratégia conservadora de equilíbrio hídrico é atingir um balanço hídrico negativo diário de 0,5 a 2 $\ell$, geralmente limitando a infusão IV de soluções e administrando diuréticos pelo menos 2 vezes/dia, embora uma dosagem mais frequente possa ser necessária. A aferição pressão da artéria pulmonar ou central venosa não é de grande valor para orientar o equilíbrio de fluidos na maioria dos casos.

### PROGNÓSTICO

As taxas de letalidade são de 30 a 50% e são muito dependentes da gravidade da doença, da condição predisponente subjacente e da existência de comorbidades. Com base no grau da hipoxemia (leve, 200 mmHg < $Pao_2/Fio_2$ < 300 mmHg; moderada, 100 mmHg < $Pao_2/Fio_2$ < 200 mmHg; e grave, $Pao_2/Fio_2$ < 100 mmHg), as taxas de mortalidade de pacientes internados são em torno de 27, 32 e 45%, respectivamente, sem incluir pacientes com condições subjacentes graves, como câncer em estágio terminal.[14] Os pacientes que precisam de *driving pressures*[b] mais altas durante a intubação também têm pior prognóstico.[15] A memória, a fluência verbal e a função executiva são comprometidas em cerca de 13, 16 e 49% dos sobreviventes a longo prazo após SDRA.

### Insuficiência respiratória aguda sem doença pulmonar

IRespA sem anormalidades pulmonares (Tabela 96.2) se desenvolve em pacientes com impulso ventilatório deprimido secundário à disfunção do SNC e em pacientes com doença neuromuscular grave. O paciente prototípico com impulso ventilatório suprimido é a vítima de superdosagem de sedativo ou ansiolítico (Capítulo 102). O paciente prototípico com doença neuromuscular tem síndrome de Guillain-Barré (Capítulo 392). O tratamento para ambos os tipos de pacientes é de suporte. No caso de um paciente com superdosagem de sedativos, o limiar para intubação com suporte ventilatório mecânico deve ser baixo, porque essa condição temporária é rapidamente reversível quando o medicamento responsável é eliminado. Além disso, esses pacientes podem necessitar de intubação para proteção das vias respiratórias contra aspiração de conteúdo gástrico, independentemente de haver desenvolvido IRespA.

Os pacientes com síndrome de Guillain-Barré (Capítulo 392) ou outras formas de doença neuromuscular progressiva devem ser monitorados com medições seriadas da capacidade vital e de sua capacidade de tossir e engolir. Em geral, quando a capacidade vital diminui para menos de 10 a 15 m$\ell$/kg de peso corporal e os reflexos normais das vias respiratórias do paciente estão prejudicados para proteção contra aspiração de conteúdo orofaríngeo ou gástrico, então a intubação e o suporte ventilatório mecânico devem ser considerados sem levar em consideração a $Paco_2$ do paciente.

### Recomendações de grau A

A1. Goodacre S, Stevens JW, Pandor A, et al. Prehospital noninvasive ventilation for acute respiratory failure: systematic review, network meta-analysis, and individual patient data meta-analysis. *Acad Emerg Med.* 2014;21:960-970.
A2. Lemiale V, Mokart D, Resche-Rigon M, et al. Effect of noninvasive ventilation vs oxygen therapy on mortality among immunocompromised patients with acute respiratory failure: a randomized clinical trial. *JAMA.* 2015;314:1711-1719.
A3. Chu DK, Kim LH, Young PJ, et al. Mortality and morbidity in acutely ill adults treated with liberal versus conservative oxygen therapy (IOTA): a systematic review and meta-analysis. *Lancet.* 2018;391:1693-1705.
A4. Frat JP, Thille AW, Mercat A, et al. High-flow oxygen through nasal cannula in acute hypoxemic respiratory failure. *N Engl J Med.* 2015;372:2185-2196.
A5. Azoulay E, Lemiale V, Mokart D, et al. Effect of high-flow nasal oxygen vs standard oxygen on 28-day mortality in immunocompromised patients with acute respiratory failure: the HIGH randomized clinical trial. *JAMA.* 2018;320:2099-2107.
A6. Cavalcanti AB, Suzumura EA, Laranjeira LN, et al. Effect of lung recruitment and titrated positive end-expiratory pressure (PEEP) vs low PEEP on mortality in patients with acute respiratory distress syndrome: a randomized clinical trial. *JAMA.* 2017;318:1335-1345.
A7. Combes A, Hajage G, Capellier A, et al. Extracorporeal membrane oxygenation for severe acute respiratory distress syndrome. *N Engl J Med.* 2018;378:1965-1975.
A8. Park SY, Kim HJ, Yoo KH, et al. The efficacy and safety of prone positioning in adults patients with acute respiratory distress syndrome: a meta-analysis of randomized controlled trials. *J Thorac Dis.* 2015;7:356-367.
A9. Silversides JA, Major E, Ferguson AJ, et al. Conservative fluid management or deresuscitation for patients with sepsis or acute respiratory distress syndrome following the resuscitation phase of critical illness: a systematic review and meta-analysis. *Intensive Care Med.* 2017;43:155-170.

### REFERÊNCIAS BIBLIOGRÁFICAS

*As referências bibliográficas, bem como os outros materiais suplementares deste livro, encontram-se no GEN-IO, nosso ambiente virtual de aprendizagem.*

## 97 VENTILAÇÃO MECÂNICA
ARTHUR S. SLUTSKY E LAURENT BROCHARD

A ventilação mecânica (VM)[a] é uma terapia de suporte a vida em que um ventilador[b] fornece suporte parcial ou total para pacientes com insuficiência respiratória (Capítulo 96). As metas principais do suporte ventilatório são manter trocas gasosas adequadas, descansar os músculos respiratórios e diminuir o custo de oxigênio da respiração. Para atingir essas metas, o médico pode usar vários modos de ventilação e alterar a fração de oxigênio inspirado ($FIO_2$), a pressão na abertura das vias respiratórias no final de uma respiração e outras facetas do padrão de volume ou tempo de pressão gerado pelo ventilador.[1]

[a]N.R.T.: Ver Diretrizes Brasileiras para Tratamento Hospitalar do Paciente com Covid-19, CONITEC, de maio de 2021, em http://conitec.gov.br/images/Consultas/Relatorios/2021/20210517_Relatorio_Diretrizes_Brasileiras_Covid_Capitulo_1_CP_36.pdf. Ver também Diretrizes Brasileiras de Ventilação Mecânica, AMIB e SBPT, 2013, em https://www.amib.org.br/fileadmin/user_upload/amib/2018/junho/15/Diretrizes_Brasileiras_de_Ventilacao_Mecanica_2013_AMIB_SBPT_Arquivo_Eletronico_Oficial.pdf.
[b]N.R.T.: Ventilador e respirador não são sinônimos. Um ventilador pulmonar é uma máquina que ajuda o paciente a respirar quando ele não consegue sozinho por estar com algum nível de insuficiência respiratória ou outra condição que comprometa a respiração. Respiradores, por outro lado, são equipamentos de proteção individual (EPI), semelhantes a uma máscara, geralmente usados por médicos, enfermeiros e outros profissionais de saúde para filtrar as partículas capazes de ocasionar doenças à medida que respiram.

---

[b]N.R.T.: *Driving pressure* (DP) é a relação entre volume corrente e complacência estática do sistema respiratório (DP = volume corrente/complacência estática). Para fins de cálculo foi definida como a diferença entre a pressão de platô ($P_{platô}$) – pressão expiratória final positiva (PEEP).

As estratégias de ventilação modernas se concentram em minimizar suas consequências iatrogênicas, como hiperinsuflação (da pressão positiva derivada endogenamente no final de uma respiração, ou seja, auto-PEEP), atrofia por desuso dos músculos respiratórios e lesão pulmonar induzida por ventilador.[2] Meta importante das estratégias ventilatórias atuais é proteger o pulmão ventilado e aerado e, até certo ponto, proteger os músculos respiratórios. Em alguns pacientes, o médico deve estar disposto a aceitar gases no sangue arterial que não estejam na faixa normal para evitar essas complicações, usando níveis mais baixos de ventilação minuto ou volumes correntes menores.[3] Em muitas situações, "menos pode ser mais". Por exemplo, para pacientes em estado crítico internados em UTI ≥ 72 horas, um protocolo conservador de oxigenoterapia (meta de $PaO_2$ entre 70 e 100 mmHg ou saturação de oxi-hemoglobina arterial entre 94 e 98%) parece reduzir a taxa de mortalidade em comparação com a terapia convencional ($PaO_2$ até 150 mmHg ou valores de saturação arterial de oxi-hemoglobina entre 97 e 100%).[A1,A2]

## TIPOS DE VENTILADORES MECÂNICOS

### Ventiladores de pressão negativa
O fornecimento de gás aos pulmões exige um gradiente de pressão hidrostática entre a abertura das vias respiratórias e os alvéolos. Durante a respiração espontânea esse gradiente de pressão é gerado pela contração da musculatura respiratória, que produz pressão pleural negativa. Alguns ventiladores criam pressão negativa em torno da parede torácica (p. ex., couraça) ou ao redor de todo o corpo abaixo do pescoço (p. ex., pulmão de aço). O pulmão de aço dificulta os cuidados de enfermagem porque envolve todo o corpo do paciente.

### Ventiladores de pressão positiva
A abordagem mais amplamente usada para ventilação mecânica é fornecer gás para os pulmões por meio de ventilação com pressão positiva (VPP) via tubo endotraqueal, traqueostomia ou máscara bem ajustada. A abordagem com máscara é considerada ventilação não invasiva (VNI) e é discutida a seguir.

O modo mais básico de VPP é a ventilação controlada, em que um volume corrente predefinido (ventilação-volume controlada) ou uma pressão inspiratória predefinida (pressão controlada) em uma frequência predeterminada é administrado, independentemente do esforço do paciente. Esta forma de ventilação é geralmente usada em pacientes que não conseguem iniciar respirações espontâneas (p. ex., pacientes fortemente sedados ou paralisados) ou naqueles que precisam de suporte ventilatório total em razão de doença pulmonar ou cardiovascular extremamente grave (p. ex., choque grave). No entanto, se o paciente não estiver fazendo nenhum esforço respiratório, pode ocorrer atrofia dos músculos respiratórios com relativa rapidez. Além disso, a respiração espontânea adicionada ao suporte mecânico frequentemente resulta em aeração e troca gasosa melhores. Por esses motivos, os médicos geralmente tentam limitar o tempo que um paciente fica paralisado e recebendo ventilação controlada. Ventilação assistida é o termo usado quando os esforços ventilatórios espontâneos do paciente acionam o ventilador, em vez de o ventilador deflagrar a respiração em uma frequência fixa.

### Pressão expiratória final positiva
Uma característica-chave que pode ser combinada com a maioria dos modos ventilatórios é o nível de pressão no final da expiração. A pressão expiratória final positiva (PEEP) é usada em pacientes com doenças pulmonares difusas (p. ex., edema pulmonar ou síndrome de desconforto respiratório agudo [SDRA]) para que as regiões alveolares colapsadas abertas durante a inspiração permaneçam abertas, para reabrir unidades pulmonares colapsadas, para redistribuir o líquido no pulmão, para aumentar a capacidade residual funcional e para redistribuir a ventilação para regiões mais baixas. Todas essas mudanças aumentam a compatibilidade de ventilação e perfusão, levando a melhor oxigenação e possibilitando a redução da concentração da $FIO_2$. Além disso, quando a PEEP consegue manter parte do pulmão reaberta, ela possibilita que a ventilação seja fornecida a um volume pulmonar maior, reduzindo, assim, o risco de lesões. A PEEP geralmente não melhora a ventilação alveolar e, de fato, até aumenta o espaço morto por alvéolos superdistendidos, com diminuição concomitante do fluxo sanguíneo capilar alveolar em determinadas regiões do pulmão.

### Ventilação controlada por volume e pressão
A ventilação controlada por volume (ou ventilação limitada por volume) refere-se à ventilação mecânica na qual o volume corrente é predefinido. A principal vantagem é que o volume corrente fornecido é amplamente mantido, mesmo se a mecânica pulmonar mudar, garantindo, assim, uma pressão parcial mais constante de dióxido de carbono arterial ($PaCO_2$). A desvantagem potencial é que, se a mecânica pulmonar se deteriorar, pressões mais altas podem ser necessárias para atingir a meta de volume corrente e as regiões de hiperinsuflação podem resultar em lesão pulmonar regional. Na ventilação controlada por volume, um limite superior para a pressão aplicada nas vias respiratórias é comumente usado por motivos de segurança.

Na ventilação controlada por pressão, o ventilador fornece respirações limitadas por pressão ao paciente; o volume entregue torna-se uma variável dependente. O volume corrente fornecido depende da pressão predefinida, da frequência ventilatória, da razão inspiratória/expiratória e da mecânica respiratória do paciente (resistência, complacência e autoPEEP).

O tipo mais comum de ventilação é aquele em que o paciente assiste o ventilador, geralmente disparando a maioria ou todas as respirações. O termo *ventilação mecânica assistida* (controlada por volume ou por pressão) pode referir-se à ventilação limitada por volume ou ventilação limitada por pressão quando o paciente dispara algumas ou todas as respirações. Em qualquer um dos casos, o ventilador fornece respirações se ocorrer apneia. Esse modo também é conhecido como ventilação assisto-controlada (A/C). Durante a ventilação assistida, o controle da pressão é frequentemente considerado mais confortável para o paciente, porque não limita a ventilação fornecida em resposta à demanda do paciente. A desvantagem é que o volume corrente é mais difícil de controlar porque é fortemente influenciado pelo esforço do paciente. Na ventilação assisto-controlada por volume, o volume é estritamente controlado, mas a sobredistensão local ainda pode ocorrer quando o paciente apresenta impulso respiratório alto. Neste último modo, fluxos máximos altos são necessários para minimizar o trabalho respiratório.

### Ventilação mandatória intermitente
Ventilação mandatória intermitente (VMI) refere-se a um modo no qual o paciente recebe um volume predefinido (e, portanto, mandatório) ou respirações limitadas por pressão do ventilador, mas também respira espontaneamente com mínimo ou nenhum suporte. As respirações mandatórias são disparadas pelo paciente e são sincronizadas (VMI sincronizada), com respirações espontâneas frequentemente auxiliadas por ventilação de suporte de pressão. Embora este modo fosse popular no passado, atualmente há poucas indicações para seu uso.

### Ventilação com suporte de pressão
A ventilação com suporte de pressão é um modo ventilatório acionado pelo paciente com limitação de pressão. Após o paciente acionar o ventilador criando uma pequena pressão negativa ou um baixo fluxo inspiratório na abertura das vias respiratórias, o ventilador muda para o modo inspiratório e fornece o fluxo de ar necessário para manter um nível predefinido de pressão. Em contraste com a ventilação controlada por pressão, a inspiração termina quando o fluxo de ar inspiratório cai para determinado limiar (o algoritmo específico varia de ventilador para ventilador e é frequentemente ajustável). Este modo fornece flexibilidade para o paciente com relação ao volume corrente, fluxo inspiratório e razão do período de tempo permitido para inspiração em comparação com a expiração. O volume corrente depende do esforço do paciente, da mecânica do sistema respiratório e do nível de pressão definido para suporte. É considerado confortável para o paciente. A desvantagem é que é fácil "sobrepujar" o paciente, proporcionando respirações que excedem as necessidades do paciente e que podem resultar em assincronia paciente-ventilador. A ventilação com suporte de pressão tem sido usada para desmamar pacientes porque fornece uma maneira simples de reduzir a magnitude do suporte mecânico, porque o paciente assume uma fração maior do trabalho ventilatório. Tornou-se o modo de ventilação usado com mais frequência após alguns dias de ventilação mecânica.

### Ventilação de alta frequência
A ventilação de alta frequência refere-se aos modos que têm a característica comum de fornecer ventilação em frequências substancialmente maiores do que as usadas durante a respiração normal. Durante a ventilação de alta

frequência, os volumes correntes podem ser menores que o espaço morto, de modo que o transporte adequado de gás ocorre por vários mecanismos de convecção e difusão. O interesse por esses modos de ventilação diminuiu para pacientes adultos porque parece não ser melhor ou até pior do que a ventilação convencional para adultos com SDRA.

### Assistência ventilatória ajustada neuralmente e ventilação assistida proporcional

Uma das dificuldades em fornecer ventilação assistida é garantir que haja sincronia adequada entre o impulso respiratório do paciente e o fornecimento das respirações do ventilador, sobretudo em pacientes com mecânica respiratória marcadamente anormal, restritiva ou obstrutiva, ou se o paciente tiver autoPEEP significativa. Dois modos de ventilação, a ventilação assistida proporcional (PAV) e a assistência ventilatória neuralmente ajustada (NAVA), foram desenvolvidos e implementados em alguns ventiladores, em parte para resolver esta questão. Embora ambos os modos forneçam ventilação (e pressão) em proporção direta ao esforço instantâneo do paciente, nenhuma das abordagens é amplamente utilizada.

A PAV é baseada nas relações matemáticas entre pressão, volume e fluxo de ar nas vias respiratórias a pressão aplicada pelos músculos respiratórios é usada para superar as perdas elásticas (*i. e.*, complacência) e as perdas resistivas do sistema respiratório. Na PAV, a pressão aplicada durante a inspiração varia com o esforço inspiratório do paciente e a mecânica respiratória. Em alguns ventiladores, a complacência e a resistência do paciente agora podem ser estimadas automaticamente, facilitando muito seu uso clínico.

A NAVA faz uso da atividade elétrica do diafragma ($EA_{di}$) medida por uma série de eletrodos colocados em um tubo nasogástrico inserido no esôfago. A pressão é então fornecida pelo ventilador em proporção direta à $EA_{di}$ (virtualmente) instantânea. Após a colocação do conjunto de eletrodos, NAVA é relativamente fácil de usar; o único parâmetro a ser definido é o fator de proporcionalidade que liga a $EA_{di}$ e a pressão fornecida pelo ventilador.

### Suporte ventilatório não invasivo com pressão positiva

A VPP pode ser fornecida por meio de uma máscara em vez de um tubo endotraqueal. Este método, que foi denominado não invasivo porque o paciente não está intubado, é conceitualmente simples, mas exige implementação e monitoramento apropriados para aplicação bem-sucedida.[4] São de particular importância a seleção dos pacientes e o treinamento adequado do pessoal do hospital. Os pacientes precisam estar lúcidos, cooperativos e estáveis hemodinamicamente. Os pacientes também devem ter reflexos das vias respiratórias superiores intactos para evitar a aspiração de material das vias respiratórias superiores para o pulmão e é indispensável que não haja lesões traumáticas faciais que impeçam o uso de máscara. Após o início da VNI, os pacientes devem ser cuidadosamente monitorados e a VNI deve ser descontinuada se a condição clínica do paciente piorar, se o paciente desenvolver instabilidade cardiovascular ou se for provável a ocorrência de aspiração. A VNI também pode ser aplicada por meio de "capacete" (*helmet*) que evita alguns dos problemas associados ao uso de máscaras faciais.

A VNI tem vantagens potenciais em comparação com a ventilação invasiva. É relativamente fácil de aplicar e pode ser usada por curtos intervalos porque pode ser iniciada e interrompida facilmente. As principais vantagens são evitar complicações associadas à intubação, ser mais confortável para o paciente e reduzir a necessidade de sedação. Os pacientes que recebem VNI conseguem se comunicar verbalmente com a equipe de saúde e com os familiares, provavelmente conseguem dormir melhor e conseguem se alimentar caso estejam estáveis o suficiente para remover a máscara por curtos períodos.

No entanto, a VNI tem várias desvantagens. A implementação da VNI toma mais tempo dos cuidadores à beira do leito inicialmente, e o curso de tempo da correção dos gases sanguíneos é maior do que geralmente ocorre em pacientes intubados e ventilados. Distensão gástrica é incomum. Os dados apoiam fortemente o uso da VNI para pacientes com doença pulmonar obstrutiva crônica (DPOC; ver mais adiante),[5] e é preferível no edema pulmonar cardiogênico. É incerto, entretanto, se a VNI melhora os desfechos em insuficiência respiratória hipoxêmica sem insuficiência ventilatória (ou seja, insuficiência respiratória hipoxêmica, não hipercápnica).[A3]

A PEEP sozinha também pode ser administrada em pacientes com respiração espontânea por uma técnica denominada pressão positiva contínua nas vias respiratórias (CPAP). Em pacientes com exacerbações de DPOC, PEEP e CPAP conseguem sobrepujar algumas das consequências mecânicas da auto PEEP (ver mais adiante) para minimizar o trabalho respiratório, desde que a magnitude da PEEP seja baixa o suficiente para não causar hiperinsuflação adicional. A CPAP também se mostrou muito efetiva no alívio da angústia respiratória associada ao edema pulmonar cardiogênico, com efeitos semelhantes aos da VNI.

A terapia com cânula nasal de alto fluxo (CNAF) oferece uma alternativa interessante para apoiar pacientes com insuficiência respiratória hipoxêmica.[A4] O gás aquecido e totalmente umidificado em níveis ajustáveis de concentração de oxigênio é fornecido às vias respiratórias superiores. Esta técnica gera pequenos níveis de pressão positiva, depura o espaço morto das vias respiratórias superiores e foi associada à redução da taxa de mortalidade em um estudo randomizado de pacientes com insuficiência respiratória hipoxêmica aguda, causada principalmente por pneumonia. Embora a CNAF seja uma abordagem nova e estimulante para a ventilação, mais estudos são necessários para determinar quais pacientes serão beneficiados, quando é o momento ideal para iniciá-la e quais marcadores fisiológicos ou clínicos preveem seu fracasso na prevenção de intubação endotraqueal tardia.

## COMPLICAÇÕES DA VENTILAÇÃO MECÂNICA

### Intubação, sedação e imobilização no leito

A intubação endotraqueal pode ser usada para proteger as vias respiratórias de um paciente, para atuar como um conduto para fornecer gás do ventilador ao paciente, para evitar aspiração e para ajudar a toalete respiratória quando as secreções aumentam. No entanto, a intubação pode estar associada a complicações, incluindo o risco de aspiração durante a inserção do tubo endotraqueal, dificuldade de deglutição e comunicação, interrupção dos mecanismos normais de defesa do hospedeiro e traumatismo das vias respiratórias superiores. A pressão do balonete (*cuff*) do tubo que fornece vedação pneumática entre o tubo e a traqueia pode levar a regiões de isquemia traqueal e, por fim, causar estenose traqueal.

As vias respiratórias superiores são normalmente um meio efetivo de aquecer e umidificar os gases inspiratórios. Este sistema natural é contornado pelo tubo endotraqueal; gases inspiratórios inadequadamente umidificados reduzem a depuração mucociliar e resultam em espessamento das secreções traqueais. A ventilação com bolsa-máscara durante a intubação traqueal pode manter melhores concentrações de saturação de oxigênio e reduzir o risco de hipoxemia grave.[A4b]

A intubação afeta vários fatores que aumentam a probabilidade de pneumonia hospitalar (Capítulos 91 e 266). Normalmente, a tosse envolve aumento da pressão das vias respiratórias quando os músculos respiratórios são contraídos contra a glote fechada; entretanto, o mecanismo é comprometido pelo tubo. Um tubo endotraqueal com *cuff* ajuda a prevenir a aspiração macroscópica, mas as secreções faríngeas que se acumulam na parte superior do *cuff* geralmente penetram nos pulmões. Os tubos endotraqueais são, com frequência, colonizados por microrganismos que causam a pneumonia associada à ventilação mecânica (Capítulo 91). Os tubos revestidos de prata conseguem reduzir esse risco, mas são consideravelmente mais caros do que os tubos endotraqueais convencionais e provavelmente não serão usados rotineiramente para a intubação inicial. Os tubos endotraqueais com um acesso que possibilita a aspiração de secreções acima do *cuff* também reduzem a incidência de pneumonia associada à VM, embora os resultados dos estudos tenham sido mistos.

Além disso, a intubação endotraqueal muitas vezes não é bem tolerada por pacientes acordados, e sempre há o perigo de o tubo ser desalojado inadvertidamente — uma complicação que pode ter consequências trágicas. A sedação é projetada para reduzir esse risco, bem como para prevenir ou tratar dessincronizações ou interação insatisfatória do paciente com o ventilador. As estratégias modernas se concentram em reduzir a sedação tanto quanto possível, incluindo a mobilização do paciente mesmo durante a ventilação. Entre os agentes sedativos, estudos sugerem que a dexmedetomidina conseguem reduzir o tempo de VM e diminuir a incidência de *delirium* em comparação com os benzodiazepínicos.[A5] No entanto, a dexmedetomidina não tem efeito na mortalidade e os pacientes que a recebem requerem mais sedação suplementar.[A6b]

Para diminuir a sedação, promover a mobilização do paciente e melhorar os cuidados bucais e a alimentação, uma traqueostomia pode ser realizada. No entanto, a traqueostomia também é acompanhada de complicações, e realizar uma traqueostomia na primeira semana não é melhor do que esperar até que o paciente seja ventilado por cerca de 10 a 15 dias,[A6] em parte porque os médicos não são acurados na previsão de quais pacientes necessitarão de suporte ventilatório prolongado.

### Comprometimento hemodinâmico

Os principais determinantes mecânicos da hemodinâmica cardiovascular durante a ventilação mecânica são a pressão intratorácica, as alterações no volume pulmonar e do volume circulatório do paciente. Um aumento do volume pulmonar pode ser benéfico se abrir as unidades pulmonares que foram fechadas (levando a diminuição na resistência vascular pulmonar) ou pode ser prejudicial se aumentar a resistência vascular pulmonar (por causa da superdistensão pulmonar com compressão concomitante dos vasos alveolares). Uma complicação da ventilação mecânica com altas pressões é, portanto, sobrecarga ventricular direita e *cor pulmonale* agudo.[6]

A VPP pode afetar a hemodinâmica cardiovascular por meio de seu efeito na pressão pleural, um efeito que está relacionado a mudanças no volume pulmonar e na rigidez da parede torácica, mas não necessariamente refletido diretamente nas medidas da pressão das vias respiratórias; a relação entre a pressão alveolar e o volume pulmonar depende da mecânica do sistema respiratório. Por exemplo, em um paciente com baixa complacência pulmonar (p. ex., SDRA), determinado aumento da pressão das vias respiratórias levará a um aumento muito menor no volume pulmonar do que em um paciente com DPOC, então o aumento da pressão pleural será muito menor no paciente com SDRA. Como resultado, os pacientes com SDRA toleram níveis de PEEP relativamente mais altos em comparação com pacientes com DPOC. Em volumes pulmonares muito altos, um efeito direto da pressão do pulmão no coração consegue aumentar a pressão pericárdica e, assim, diminuir o enchimento cardíaco.

### AutoPEEP, hiperinsuflação dinâmica e esforços inefetivos

Um fator crucial que influencia a hemodinâmica cardiovascular e outras variáveis fisiológicas é o desenvolvimento da autoPEEP, definida como a diferença entre a pressão alveolar e a pressão de abertura das vias respiratórias no final da expiração. A autoPEEP está associada à hiperinsuflação dinâmica, que é um aumento do volume pulmonar expiratório final acima do valor que seria obtido se houvesse expiração completa para a capacidade residual funcional estática. Este fenômeno ocorre sempre que não há tempo suficiente para haver expiração completa. Os principais determinantes da autoPEEP e, portanto, da hiperinsuflação dinâmica são o aumento da resistência expiratória das vias respiratórias, a ventilação minuto elevada, o aumento da complacência do sistema respiratório e a diminuição do tempo expiratório.

A autoPEEP não é detectada por medições de pressão na abertura das vias respiratórias durante o ciclo do ventilador, porque a queda de pressão ocorre nas vias respiratórias a montante da medição da pressão nas vias respiratórias. Além disso, as medições de autoPEEP são difíceis de fazer em pacientes com respiração espontânea. Quando os pacientes não estão fazendo esforços respiratórios espontâneos, a autoPEEP pode ser avaliada como a diferença na pressão entre a PEEP definida e a pressão obtida quando a abertura das vias respiratórias é ocluída no final da expiração (e-Figura 97.1). Também pode ser avaliada pela mudança na pressão de platô após uma pausa prolongada durante a ventilação de ciclo de volume. Se for considerado seguro para o paciente, uma estimativa rápida do efeito autoPEEP na hemodinâmica cardiovascular pode ser obtida desconectando-se temporariamente o ventilador e possibilitando que a autoPEEP se aproxime de zero durante uma expiração longa. Se ela for inferior a 5 $cmH_2O$, será improvável que cause alterações clinicamente importantes nas pressões intravasculares medidas.

Se a autoPEEP não for considerada na interpretação da mecânica respiratória, as medições da complacência do sistema respiratório serão falsamente baixas. A hiperinsuflação dinâmica pode ser medida como o volume de gás liberado quando o tempo expiratório de determinada respiração é prolongado em 20 a 30 s. As técnicas para medir a autoPEEP baseiam-se na suposição de que nenhum esforço respiratório é feito e que os alvéolos se comunicam com a abertura das vias respiratórias, permitindo, assim, o equilíbrio das pressões ou a expiração do gás retido. No entanto, essa suposição não é necessariamente correta em pacientes com obstrução grave das vias respiratórias (p. ex., estado de mal asmático) porque algumas vias respiratórias estão completamente fechadas.

Deve-se suspeitar de autoPEEP sempre que o fluxo no final da expiração for detectável ou quando o paciente não conseguir acionar o ventilador de forma consistente com os esforços inspiratórios. Essa falha em acionar o ventilador ocorre porque o paciente deve gerar pressão suficiente para superar o nível de autoPEEP antes de uma deflexão negativa de pressão ou geração de fluxo inspiratório (qualquer um dos quais pode ser usado pelo ventilador para detectar o início da inspiração) é detectado na abertura das vias respiratórias. Essas tentativas fracassadas são chamadas de esforços inefetivos e ocorrem com frequência (> 10% dos esforços respiratórios) em cerca de 25% dos pacientes que recebem ventilação com suporte de pressão, geralmente porque são "superassistidos".

A autoPEEP e a hiperinsuflação dinâmica associada têm inúmeras consequências prejudiciais. Em um paciente que não esteja respirando espontaneamente, a hiperinsuflação dinâmica aumenta a pressão pleural e a pressão atrial direita, levando à diminuição da pressão de direcionamento para o retorno venoso, com redução concomitante do débito cardíaco. Este efeito pode ser ampliado em pacientes com obstrução das vias respiratórias imediatamente após a intubação e o início da VM porque os mecanismos compensatórios para aumentar o retorno venoso são prejudicados por agentes farmacológicos que são frequentemente usados para preparar o paciente para a intubação, mas que também reduzem o tônus venoso e arterial. Nesses pacientes, a autoPEEP também pode levar à superestimação das pressões vasculares intratorácicas. Essa interpretação errônea, juntamente com a diminuição do débito cardíaco relacionado à alta pressão intratorácica, pode sugerir um diagnóstico de choque cardiogênico em vez do diagnóstico correto de autoPEEP.

Em um paciente com respiração espontânea, há dois motivos para a hiperinsuflação dinâmica aumentar significativamente o custo de oxigênio da respiração. Em primeiro lugar, como o sistema respiratório fica mais rígido com volumes pulmonares mais altos, é necessária mais energia para completar cada ciclo ventilatório. Em segundo lugar, para iniciar o fluxo para o pulmão, o paciente deve gerar uma pressão alveolar inferior à pressão atmosférica. Entretanto, se houver hiperinsuflação dinâmica, o paciente deve primeiro realizar esforço inspiratório suficiente para superar a pressão alveolar expiratória final (positiva) antes que a pressão alveolar possa ser reduzida abaixo da pressão atmosférica; isso é conhecido como carga de limiar inspiratória. A hiperinsuflação também coloca o diafragma em desvantagem mecânica.

A autoPEEP ocorre mais provavelmente em pacientes com obstrução das vias respiratórias, especialmente quando há limitação do fluxo expiratório. Evitar níveis elevados de autoPEEP é um princípio fundamental na ventilação de pacientes com obstrução grave das vias respiratórias. A melhor maneira de minimizar o nível de autoPEEP é, geralmente, aumentando o tempo expiratório, diminuindo a resistência das vias respiratórias (p. ex., broncodilatadores, quando apropriado) ou diminuindo a ventilação minuto. A última abordagem, chamada de hipoventilação controlada, é geralmente a manobra ventilatória mais efetiva para prevenir a autoPEEP. A hipercapnia resultante é geralmente uma consequência aceitável desta abordagem.

### Lesão pulmonar induzida pelo ventilador

A ventilação mecânica em si pode causar lesão pulmonar (e-Figura 97.2) e também pode levar à toxicidade do oxigênio quando altos níveis de concentrações inspiradas de oxigênio são administrados. O barotrauma refere-se a vazamentos de ar pulmonar, como pneumotórax e pneumomediastino. No entanto, uma lesão muito mais sutil – o dano alveolar difuso que se apresenta como edema pulmonar – também pode ocorrer. Para ambos os tipos de lesão, o fator crítico é o grau de superdistensão do pulmão, que está relacionado à pressão transpulmonar ($P_L$), a abertura das vias respiratórias menos a pressão pleural ($P_{pl}$).[7] A pressão esofágica ($P_{es}$), medida com balão esofágico, estima a $P_{pl}$, embora essa medida não seja realizada rotineiramente na prática clínica.

As pressões usuais medidas durante a ventilação mecânica são as pressões das vias respiratórias referenciadas à pressão atmosférica. A pressão inspiratória máxima (PIM) é fácil de medir, mas representa a soma da pressão necessária para superar a resistência ao fluxo mais a pressão necessária para inflar os pulmões e a parede torácica. Assim, uma PIM alta não indica necessariamente aumento da propensão à sobredistensão. Por exemplo, o uso de um tubo endotraqueal menor aumentará a PIM, mas o perigo de superdistensão pulmonar não é maior do que existiria se o paciente fosse ventilado com um tubo de calibre maior e PIM mais baixa. A pressão de platô ($P_{platô}$) é a pressão das vias respiratórias (e geralmente a alveolar) no final de uma pausa inspiratória final (geralmente após 0,2 a 0,5 segundo) e é fácil de medir à beira do leito se o paciente estiver paralisado (p. ex., uso de um bloqueador neuromuscular). Dependendo da $P_{pl}$, ele tem uma relação direta com o desenvolvimento de superdistensão. Embora a $P_{pl}$ possa variar muito e nenhum valor único da $P_{platô}$ possa ser definido como "perigoso" do ponto de vista da lesão pulmonar, um valor máximo razoável da $P_{pl}$ em pacientes com SDRA é 30 cmH$_2$O.

Algumas armadilhas devem ser evitadas na interpretação da $P_{platô}$ e da PIM, relacionadas com as mudanças associadas na $P_{pl}$. Se o paciente estiver respirando espontaneamente, a $P_{pl}$ será negativa e a superdistensão pode ocorrer mesmo com $P_{pl}$ muito inferior a 30 cmH$_2$O. Por outro lado, em um paciente que esteja paralisado ou não esteja fazendo esforços ventilatórios e que tenha uma parede torácica rígida (p. ex., devido a ascite, obesidade, gravidez), conforme aumenta a pressão nas vias respiratórias, a maior parte da queda de pressão será dissipada pela parede torácica, levando a valores da $P_{pl}$ que são positivos. Nessa configuração, uma $P_{platô}$ alta pode não ser indicativa de uma $P_L$ alta e, portanto, pode não indicar aumento da distensão pulmonar. Assim, o médico que cuida de um paciente em suporte ventilatório mecânico deve interpretar as pressões medidas nas vias respiratórias no contexto clínico. A medição da $P_{pl}$, conforme observado anteriormente, pode ajudar a resolver essas dificuldades.

Durante a VM, algumas áreas do pulmão sofrem recrutamento e desrecrutamento cíclicos. Esse processo, de particular importância em pacientes com SDRA, foi denominado atelectraumatismo e pode causar lesão pulmonar. Os mecanismos precisos da lesão não são totalmente claros, mas acredita-se que resulte do estresse de cisalhamento decorrente da abertura e do fechamento das unidades pulmonares, hipoxia regional em unidades pulmonares atelectásicas e efeitos no surfactante. A prevenção desse tipo de lesão fornece parte da justificativa para o uso da PEEP para manter o recrutamento de unidades pulmonares durante a ventilação corrente (Vídeo 97.1).

Há evidências de que estratégias ventilatórias que promovem superdistensão e atelectraumatismo podem levar a uma resposta inflamatória no pulmão, mecanismo de lesão denominado biotraumatismo, com liberação de citocinas e quimiocinas pró-inflamatórias. Esses mediadores podem se translocar do pulmão para a circulação sistêmica e potencialmente levar à disfunção de outros órgãos (e-Figura 97.3). Esse conceito sugere que estratégias ventilatórias ideais são importantes não apenas para manter a função pulmonar, mas também para prevenir o desenvolvimento de disfunção de múltiplos órgãos (Capítulo 96), uma condição frequente em pacientes muito doentes e ventilados. Essa hipótese pode explicar a redução da taxa de mortalidade observada em um grande estudo randomizado no qual pacientes com SDRA foram randomizados para uma estratégia projetada para minimizar a lesão pulmonar induzida por ventilador em comparação com a VM de rotina.[8]

As lesões pulmonares também podem ocorrer em pacientes com alto impulso respiratório. Este impulso pode se traduzir em grandes pressões intratorácicas negativas que levam à lesão que foi denominada "lesão pulmonar autoinfligida pelo paciente". Essa lesão pode ocorrer estando o paciente ventilado ou não.[9] Essa hipótese sugere que as abordagens farmacológicas para diminuir o impulso respiratório podem ser potencialmente benéficas. A VM também pode levar à atrofia diafragmática,[10] o que pode tornar a extubação mais difícil.

## CENÁRIOS TERAPÊUTICOS ESPECÍFICOS COMUNS

### Iniciação da ventilação mecânica
O início da VM envolve várias etapas na tomada de decisão clínica (Tabela 97.1). Apesar da utilidade de tais diretrizes, cada paciente deve ser avaliado quanto a fatores específicos que possam modificar a recomendação ou exigir uma alternativa.

### Síndrome de desconforto respiratório agudo
Os pacientes com SDRA (Capítulo 96) apresentam edema pulmonar não cardiogênico, com redução da capacidade residual funcional e taxa de mortalidade que comumente excede 25%. Embora a terapia possa estar disponível para o processo de doença subjacente que levou ao desenvolvimento de SDRA (p. ex., antibióticos para uma pneumonia predisponente), nenhuma terapia efetiva reverte diretamente o dano alveolar difuso. Esses pacientes precisam de ventilação mecânica como terapia de suporte de vida para melhorar a oxigenação e diminuir o custo de oxigênio da respiração até que seus pulmões se recuperem do agravo primário que levou ao dano alveolar. A principal meta terapêutica é fornecer troca gasosa adequada, garantindo que os pulmões danificados não sejam mais prejudicados pela estratégia ventilatória e/ou pela respiração espontânea. As abordagens ventilatórias utilizadas para atingir essa meta são denominadas ventilação de proteção pulmonar ou estratégias de proteção pulmonar.

### Estratégias de ventilação de proteção pulmonar
Os pulmões de um paciente com SDRA são caracterizados nas TCs de tórax por infiltrados heterogêneos e irregulares que consistem em regiões consolidadas ou atelectásicas sem ar. Como os pulmões pesados e edematosos se comportam como uma esponja, a maioria dos pacientes tem uma zona mais baixa que apresenta consolidação, atelectasia ou líquido; uma zona mais alta, geralmente pequena, que parece normal; e uma zona intermediária com algumas regiões colapsadas que podem ser recrutadas para se parecerem com as regiões mais altas se altos níveis de pressão nas vias respiratórias forem usados transitoriamente (essas abordagens são chamadas de manobras de recrutamento). A troca gasosa muitas vezes pode ser melhorada por altos volumes correntes, mas à custa da superdistensão regional das unidades pulmonares que não foram afetadas pelo próprio processo da doença – uma estratégia de tratamento que pode levar a lesão pulmonar e desfechos clínicos piores.

---

**Tabela 97.1** Etapas e diretrizes para iniciação da ventilação mecânica.*

1. **Modo ventilatório**
   *Pacientes não intubados*
   - VNI para pacientes com DPOC e insuficiência respiratória hipercápnica aguda, se o paciente for cooperativo e hemodinamicamente estável
   - VNI não é recomendada de rotina para insuficiência respiratória hipoxêmica aguda; oxigenoterapia de alto fluxo pode ser iniciada nesses pacientes, ou os pacientes podem ser intubados
   
   *Pacientes intubados*
   - Ventilação assisto-controlada limitada por volume ou VCP como modo inicial
   - VSP: considerar assim que o esforço do paciente for razoável, mecânica razoável, de modo que níveis de suporte de pressão de 10 a 15 possam ser usados, necessidades ventilatórias moderadas a baixas e o paciente mais confortável durante a tentativa de VSP

2. **Oxigenação**
   - Se houver infiltrados na radiografia de tórax, começar com F$_{IO_2}$ 0,8 (evitar 1,0 se possível), reduzir rapidamente de acordo com Sp$O_2$; PEEP: começar com 5 cmH$_2$O, mas usar níveis rapidamente mais altos se a oxigenação for ruim e a $P_{platô}$ for alta (ou seja, até 15 cmH$_2$O em SDRA grave). Adaptar de acordo com a Pa$O_2$ ou Sp$O_2$, requisitos da F$_{IO_2}$ e efeitos hemodinâmicos; considerar graduação de PEEP/F$_{IO_2}$ (Figura 97.1); meta de Sp$O_2$ > 90%, F$_{IO_2}$ ≤ 0,6
   - Se houver infiltrados na radiografia de tórax (DPOC, asma, TEP), começar em F$_{IO_2}$ 0,4 e ajustar de acordo com a Sp$O_2$ (considerar começar mais alto se houver forte suspeita de embolia pulmonar)

3. **Ventilação**
   - Volume corrente: começar com 8 m$\ell$/kg PCP (Figura 97.1 para fórmulas); diminuir para 6 m$\ell$/kg PCP ao longo de algumas horas se houver SDRA (Figura 97.1); taxa de fluxo inspiratório de 50 a 60 $\ell$/min
   - Frequência: começar com 10 a 20 incursões respiratórias/min (10 a 15 se não acidótica; 20 a 30 se acidótica ou SDRA e pequenos volumes); ajustar para pH; meta de pH > 7,3 com frequência máxima de 35; pode aceitar a Pa$CO_2$ mais alta e a meta de pH mais baixa se a ventilação minuto for alta

4. **Modificações secundárias**
   - Disparo: nos modos espontâneos, minimiza a inatividade do diafragma
   - Avaliação da autoPEEP, especialmente em pacientes com obstrução aumentada das vias respiratórias (p. ex., asma, DPOC)
   - Razão I/E: 1: 2 a 4, definida ou em função da taxa de fluxo; e autoPEEP

5. **Monitoramento**
   - Clínico: pressão arterial, ECG, observação do padrão ventilatório, incluindo avaliação da dissincronia, esforço ou trabalho do paciente (P$_{0,1}$ abaixo de 3 a 4 cmH$_2$O); avaliação do fluxo de ar ao longo do ciclo expiratório
   - Ventilador: volume corrente, ventilação minuto, pressões das vias respiratórias (incluindo autoPEEP), complacência total
   - Gasometria arterial, oximetria de pulso

*As decisões nesse algoritmo serão influenciadas pelas condições específicas de cada paciente. SDRA = síndrome de desconforto respiratório agudo; DPOC = doença pulmonar obstrutiva crônica; ECG = eletrocardiograma; F$_{IO_2}$ = fração de oxigênio inspirado; Razão I/E = razão inspiratório-expiratório; VNI = ventilação não invasiva; Pa$O_2$ = pressão parcial de oxigênio em sangue arterial; PCP = peso corporal previsto VCP = ventilação controlada por pressão; P$_{0,1}$ = pressão negativa gerada contra uma via respiratória obstruída após 0,1 s, PEEP = pressão expiratória final positiva; VSP = ventilação com suporte de pressão; TEP = pulmonar tromboembolismo; Sp$O_2$ = saturação arterial de oxigênio por oximetria de pulso.

# CAPÍTULO 97 Ventilação Mecânica

A lesão pulmonar induzida pelo ventilador pode ser minimizada por estratégias que evitem ou diminuam a superdistensão pulmonar regional, usando volumes correntes menores. Por exemplo, o uso de volumes correntes mais baixos (6 m$\ell$/kg de peso corporal previsto) diminui a taxa de mortalidade em 22% (de um valor absoluto de 40 a 31%) em comparação com 12 m$\ell$/kg de peso corporal previsto, apesar do fato de que o volume corrente maior fornece valores mais altos de Pa$o_2$ (Figura 97.1). As estratégias de proteção pulmonar também podem ser úteis em pacientes ventilados que são intubados por motivos diferentes da SDRA (p. ex., pacientes intubados em UTI, pacientes submetidos a cirurgia abdominal de grande porte e pacientes com morte encefálica cujos pulmões podem ser doados para transplante).[A7] Uma estratégia de proteção pulmonar com limitação do volume corrente deve ser considerada em pacientes com alto risco de desenvolvimento de SDRA.

## Pressão expiratória final positiva

A PEEP tradicionalmente tem sido usada para melhorar a oxigenação enquanto reduz a F$io_2$. No contexto do paradigma atual de tentar minimizar as complicações iatrogênicas da ventilação mecânica, a PEEP é uma terapia que pode minimizar a lesão causada pela ventilação em baixos volumes pulmonares, recrutando unidades pulmonares e mantendo-as abertas. As questões críticas são como definir o nível ideal de PEEP em um paciente individual e como determinar se os procedimentos para recrutar as unidades pulmonares e mantê-las abertas são menos prejudiciais do que permitir que as unidades pulmonares permaneçam recrutadas. Uma opção experimental é a tomografia computadorizada (TC) de tórax para avaliar se áreas do pulmão são recrutadas, mas essa técnica não é prática para avaliação de rotina. A resposta da oxigenação à PEEP também é uma avaliação indireta, mas imperfeita, da capacidade de recrutamento do pulmão.

Os dados são inconclusivos quanto aos benefícios de níveis de PEEP mais elevados ($\approx$ 13 cm$H_2O$) em comparação com níveis da PEEP mais baixos ($\approx$ 8 cm$H_2O$), e os níveis de PEEP são frequentemente individualizados com base em uma tabela PEEP/F$io_2$ (Figura 97.1). Os níveis mais altos da PEEP estão provavelmente associados à redução da taxa de mortalidade em pacientes com SDRA com Pa$o_2$/F$io_2$ menor que 200 mmHg, mas não em pacientes com razões Pa$o_2$/F$io_2$ mais altas. A PEEP guiada por pressão esofágica medida por um balão esofágico para manter a $P_L$ no final da expiração positiva pode aumentar significativamente os níveis da P$o_2$ e a complacência respiratória em comparação com o tratamento guiado por um protocolo padrão. Um estudo recente em pacientes com SDRA moderada a grave descobriu que uma estratégia usando manobra de recrutamento pulmonar e titulação da PEEP para níveis relativamente altos aumentou a taxa de mortalidade em comparação com uma estratégia com PEEP mais baixa.[A8]

## Pressão motriz (driving pressure; ΔP)

A abordagem ideal para escolher a estratégia de proteção pulmonar correta não é conhecida, mas metanálise recente de dados de pacientes individuais sugeriu que a pressão motriz ($\Delta P$ = pressão de platô ($P_{platô}$) – PEEP) foi melhor preditor de morte em pacientes com SARA/SDRA do que o volume corrente, a PEEP ou a $P_{platô}$.[11] O motivo é que $\Delta P$ é igual a volume corrente/complacência do sistema respiratório (CRS), porque CRS = VC/($P_{platô}$ – PEEP). Assim, $\Delta P$ é o volume corrente normalizado para o volume pulmonar disponível para ventilação, uma vez que CRS é um substituto razoável para o volume pulmonar.

## Abordagens adjuvantes para a ventilação de pacientes com SDRA

Embora o agente bloqueador neuromuscular cisatracúrio tenha mostrado diminuir a mortalidade na SDRA moderada-grave em um estudo em 2010 e em uma pequena metanálise subsequente,[A9] um estudo recente[A10] não encontrou nenhuma mudança na taxa de mortalidade. Dado que o estudo mais atual teve tamanho superior ao dobro de todos os estudos anteriores

---

### Estratégia ventilatória para pacientes com SDRA*

**Meta 1: Baixa VC/P$_{platô}$**

*Iniciação:*
Calcular PCP
- Masculino:
  50 + 2,3 × ([altura em cm × 0,394] – 60)
- Feminino:
  45,5 + 2,3 × ([altura em cm × 0,394] – 60)

Iniciar VAC por volume
- Começar com 8 m$\ell$/kg, e ↓ para 6 m$\ell$/kg ao longo de algumas horas

Manter P$_{plat}$ (com base em pausas de 0,5 s) < 35 cm$H_2O$
  Se P$_{platô}$ > 30 cm$H_2O$, ↓ VC em 1 m$\ell$/kg a 5 ou 4 m$\ell$/kg
  Se P$_{platô}$ < 25 E VC < 6 m$\ell$/kg, ↑VC em 1 m$\ell$/kg até P$_{platô}$ > 25 cm$H_2O$ OU VC = 6 m$\ell$/kg
  Se o paciente apresentar angústia respiratória grave ou houver *breath stacking*, considerar ↑VC para 7 ou 8 m$\ell$/kg, desde que P$_{platô}$ ≤ 30 cm$H_2O$†

**Meta 2: Oxigenação adequada**

*Meta específica:*
Pa$o_2$ 55 a 80 mmHg
ou
Sp$o_2$ 88 a 95%

Usar apenas as combinações F$io_2$/PEEP mostradas abaixo para atingir esta meta

- Se a oxigenação estiver baixa, escolher combinação F$io_2$/PEEP (da Tabela F$io_2$/PEEP) à direita
- Se a oxigenação for alta, escolher a combinação F$io_2$/PEEP à esquerda

**Meta 3: pH arterial**

*Meta:*
pH: 7,30 a 7,45

Algoritmo de acidose
  Se o pH = 7,15 a 7,30
  - ↑ FR preestabelecida até pH > 7,30 ou Pa$co_2$ < 25 mmHg (FR máx = 35)
  - Se FR = 35 e pH < 7,30, NaHC$O_3$ pode ser administrado

Se pH < 7,15
  - ↑ FR preestabelecida para 35
  - Se FR preestabelecida = 35 e pH < 7,15, VC pode ser ↑ em etapas de 1 m$\ell$/kg até o pH > 7,15 (*A meta de P$_{platô}$ pode ser excedida*)

Algoritmo de alcalose
  Se pH > 7,45
  - ↓ FR preestabelecida até FR do paciente > FR preestabelecida (FR preestabelecida mínima = 6/min)

**Tabela F$io_2$/PEEP**

| F$io_2$ | 0,3 | 0,4 | 0,4 | 0,5 | 0,5 | 0,6 | 0,7 | 0,7 | 0,7 | 0,8 | 0,9 | 0,9 | 0,9 | 1,0 |
|---|---|---|---|---|---|---|---|---|---|---|---|---|---|---|
| PEEP | 5 | 5 | 8 | 8 | 10 | 10 | 10 | 12 | 14 | 14 | 14 | 16 | 18 | 18–24 |

*Com base no ARDS Network Algorithm.
†Se a complacência da parede torácica estiver substancialmente reduzida, p. ex., por ascite maciça, pode ser razoável ou necessário (caso o paciente esteja muito hipoxêmico) permitir P$_{platô}$ >30 cm$H_2O$.

**FIGURA 97.1** Estratégia ventilatória para pacientes com síndrome de desconforto respiratório agudo (SDRA) proposta pela ARDS Network. Várias advertências devem ser consideradas no uso da estratégia de baixo volume corrente. (1) O volume corrente (VC) é baseado no peso corporal previsto (PCP), não no peso corporal real; o PCP tende a ser cerca de 20% menor do que o peso corporal real. (2) O protocolo determina diminuições do VC inferiores a 6 m$\ell$/kg do PCP se a pressão de platô (P$_{platô}$) for maior que 30 cm$H_2O$ e possibilita pequenos aumentos do VC se o paciente apresentar angústia respiratória grave ou, desde que P$_{platô}$ permaneça em 30 cm$H_2O$ ou menos. (3) Como os níveis de dióxido de carbono (C$O_2$) arterial aumentam, o pH cai; a acidose é tratada com estratégias cada vez mais agressivas, dependendo do pH arterial. (4) O protocolo não tem disposições específicas para o paciente com parede torácica rígida, que neste contexto se refere à caixa torácica e ao abdome; em tais pacientes, parece razoável permitir que a P$_{platô}$ aumente para mais de 30 cm$H_2O$, embora não seja obrigatório pelo protocolo; nesses casos, o limite de P$_{platô}$ pode ser modificado com base na análise da pressão abdominal, que pode ser estimada pela medição da pressão na bexiga. FR = frequência respiratória; Sp$o_2$ = saturação de oxigênio com base no oxímetro de pulso. F$io_2$ = fração inspirada de oxigênio; Pa$co_2$ = pressão parcial arterial de dióxido de carbono; Pa$o_2$ = pressão parcial de oxigênio arterial; PCP = peso corporal previsto; P$_{platô}$ = pressão de platô; PEEP = pressão expiratória final positiva; VC = volume corrente.

e usou um grupo de controle menos sedado, o que está mais de acordo com a prática atual, o uso rotineiro de bloqueadores neuromusculares não é recomendado para pacientes com SDRA moderada a grave.

O uso do decúbito ventral em pacientes com SDRA pode melhorar a oxigenação em comparação com o decúbito dorsal, possibilitando uma distribuição mais uniforme da pressão pleural e da ventilação, reduzindo, assim, a lesão pulmonar induzida pelo ventilador e diminuindo o $FiO_2$. O uso do decúbito ventral diminui a taxa de mortalidade em cerca de 15 pontos percentuais em pacientes com $PaO_2/FiO_2$ abaixo de 150 mmHg.[A11] Um fator crítico no uso do decúbito ventral é o treinamento adequado da equipe de saúde sobre como colocar os pacientes com segurança no decúbito ventral.

### Doenças obstrutivas das vias respiratórias

A principal anormalidade fisiológica em pacientes com doenças obstrutivas das vias respiratórias (p. ex., DPOC, asma) é um aumento na resistência das vias respiratórias com limitação do fluxo de ar expiratório corrente; os pacientes também podem ter um aumento concomitante na ventilação minuto. Esses fatores levam à hiperinsuflação dinâmica, que está associada a inúmeras complicações. Assim, os principais objetivos no suporte ventilatório dos pacientes com doenças obstrutivas das vias respiratórias devem minimizar a autoPEEP, descansar os músculos respiratórios, manter trocas gasosas adequadas e diminuir o custo de oxigênio da respiração, minimizando simultaneamente as complicações iatrogênicas da ventilação mecânica. Essas estratégias possibilitam o diagnóstico e o tratamento da causa primária da exacerbação (Capítulos 81 e 82). Quando o paciente estiver sendo assistido pelo ventilador, adicionar PEEP externa para corresponder à PEEP intrínseca do paciente é essencial para diminuir o trabalho respiratório.

### Ventilação não invasiva

Para os pacientes com insuficiência respiratória aguda resultante de exacerbação da DPOC e que precisem de suporte ventilatório, a abordagem preferida é a VNI se o paciente estiver hemodinamicamente estável e não precisar ser intubado para proteger as vias respiratórias. É importante escolher uma máscara confortável e tranquilizar o paciente, pois alguns pacientes acham a máscara difícil de tolerar. Essa estratégia pode ser aplicada com vários modos de ventilação, incluindo pressão de suporte e PEEP nas vias respiratórias. As configurações da ventilação são ajustadas para melhorar a troca gasosa e garantir o conforto do paciente. Apesar dessa abordagem, alguns pacientes com DPOC precisam de intubação e ventilação em decorrência de parada cardíaca ou respiratória, agitação psicomotora, aumento da expectoração, agravamento da insuficiência respiratória ou outros distúrbios graves concomitantes.

### Intubação e ventilação

O principal objetivo após a intubação de pacientes com obstrução das vias respiratórias é minimizar os efeitos prejudiciais da hiperinsuflação dinâmica. A maneira mais eficaz é diminuir a ventilação minuto, mesmo que essa abordagem resulte em aumento de $PaCO_2$ – uma estratégia conhecida como hipercapnia permissiva (ou hipoventilação controlada). O uso criterioso de sedação pode diminuir a produção de dióxido de carbono e melhorar a sincronia paciente-ventilador, embora evitar a sedação possa reduzir a duração da ventilação e da hospitalização. Deve-se ter cuidado ao usar agentes paralisantes (bloqueadores neuromusculares) em pacientes com asma e que também estejam recebendo corticosteroides, porque seu uso pode causar fraqueza muscular prolongada e dificuldade de extubação, além de recuperação mais lenta na unidade de terapia intensiva (UTI).

O aumento do tempo expiratório pelo uso de um fluxo inspiratório máximo mais alto pode ser útil, mas não é tão efetivo quanto diminuir a ventilação minuto. Não se sabe com certeza qual nível da $PaCO_2$ (e pH) deve ser tolerado, mas manter o pH acima de aproximadamente 7,20 é meta razoável se o paciente não apresentar efeitos colaterais (p. ex., arritmias, agravamento da insuficiência cardíaca direita), embora valores mais baixos tenham sido relatados em estudos clínicos.

Em pacientes com DPOC que estejam respirando espontaneamente, a adição da PEEP externa (definida) em um nível que seja um pouco menor do que o necessário para sobrepujar a autoPEEP completamente pode não aumentar a $P_{platô}$ e pode diminuir o esforço inspiratório o qual o paciente precisa gerar para iniciar o fluxo de ar inspiratório. Essa estratégia não parece ser tão eficaz em pacientes com estado de mal asmático, nos quais pode causar aumento da $P_{platô}$ porque a limitação do fluxo expiratório não é o principal mecanismo de obstrução.

## DESCONTINUAÇÃO DA VENTILAÇÃO MECÂNICA

A descontinuação do suporte ventilatório e a extubação devem ocorrer o mais rapidamente possível para minimizar as consequências iatrogênicas da intubação e da VM.[12] No entanto, as vantagens da descontinuação precoce têm de ser equilibradas com as consequências prejudiciais se os pacientes piorarem e precisarem de reintubação urgente. Os pacientes cuja extubação não é bem-sucedida e precisam de reintubação (cerca de 15%) têm taxa de mortalidade elevada, que em algum grau pode ser precipitada pela própria extubação malsucedida.

A partir do momento em que a VM é instituída, é importante que o médico inicie o planejamento para a inevitável descontinuação do suporte ventilatório. Um aspecto crucial desta abordagem é a avaliação seriada, com tratamento agressivo dos fatores que contribuem para a dependência ventilatória do paciente. O primeiro motivo para a extubação tardia é a falta de rastreamento sistemático para determinar se o paciente está pronto para ser extubado. Isso pode ser realizado por tentativas de respiração espontânea de rotina assim que o paciente atender a alguns critérios (Figura 97.2).

A maioria dos pacientes (entre 60 e 75%) será extubada com sucesso na primeira tentativa. Vários estudos demonstraram que os protocolos implementados por profissionais de saúde não médicos melhoraram o atendimento e foram associados a economias de custo substanciais em comparação com as abordagens de manejo padrão, embora as especificações dos protocolos fossem diferentes. Uma estratégia que combina o despertar espontâneo, baseado na interrupção de sedativos, com tentativas de respiração espontânea melhora as taxas de extubação, reduz o tempo de internação na UTI e diminui a taxa de mortalidade em cerca de um terço.

Além de novas complicações ou persistência do agravo inicial, três fatores contribuem para a impossibilidade de retirada (desmame) e o prolongamento do tempo de ventilação: (1) disfunção da musculatura respiratória no momento da retirada, que em parte pode ser causada pelo processo ventilatório; (2) fatores cardiovasculares e volemia que podem levar a edema pulmonar induzido pelo desmame via disfunção diastólica ou isquemia; (3) fatores neurológicos, incluindo sedação residual ou incapacidade de proteger as vias respiratórias.

A abordagem global para a retirada da VM (desmame) sugere que o rastreamento deve ser realizado usando critérios relativamente simples de estabilidade (p. ex., o paciente apresentou melhora do processo subjacente), e que o paciente deve estar hemodinamicamente estável, com nenhuma ou mínima necessidade de vasopressores e com demandas de oxigênio que possam ser atendidas pela máscara facial, uma vez que o paciente seja extubado. Se o paciente atender a esses critérios gerais, uma tentativa de respiração espontânea consistindo em 30 minutos de ventilação com suporte de pressão é melhor preditor do que duas horas de ventilação com tubo T[A11b] (Figura 97.2); se o paciente passar no teste, ele pode ser extubado. A retirada (desmame) gradual não é necessária; em vez disso, os pacientes devem ser avaliados diariamente quanto à sua adequação para remoção do suporte ventilatório e, se não estiverem prontos, uma forma confortável e não fatigante de ventilação mecânica deve ser usada entre as avaliações. O oxigênio da CNAF reduz o risco de reintubação em 72 horas em comparação com a oxigenoterapia convencional em pacientes com baixo risco de reintubação;[A12] é tão bom quanto a VNI para pacientes de alto risco,[A13] mas uma combinação de oxigenação nasal de alto fluxo e a VNI é ainda melhor.[A13b]

Apesar das tentativas repetidas, um pequeno grupo de pacientes (cerca de 10 a 15%) continuará a ser dependente do ventilador mesmo após 1 semana de tentativas de retirada.[13] Nesses pacientes, uma abordagem global incluindo mobilização, nutrição e terapias com foco em fatores psicológicos pode ser importante;[14] centros de retirada especializados podem ser úteis.[15] É possível que a reabilitação dos músculos respiratórios possa ajudar, mas as evidências para tal abordagem são fracas. Tentativas com máscaras de traqueostomia simples, durante as quais os pacientes respiram sem ajuda pela traqueostomia durante vários períodos antes de serem reconectados ao ventilador, seriam a abordagem preferida para o desmame da VM.

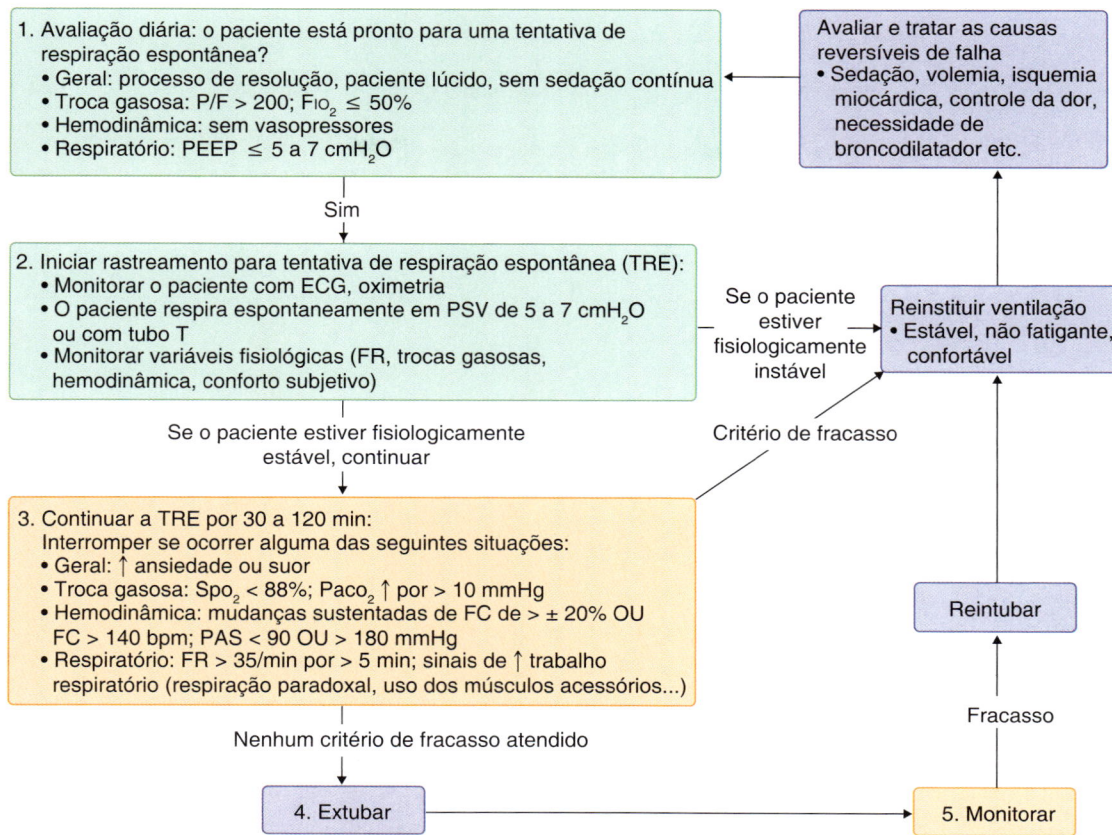

**FIGURA 97.2** Algoritmo para avaliar se um paciente está pronto para ser liberado da ventilação mecânica e extubado. ECG = eletrocardiograma; FC = frequência cardíaca; $Paco_2$ = pressão parcial arterial de dióxido de carbono; PEEP = pressão expiratória final positiva; P/F = razão $Pao_2/Fio_2$; PSV = ventilação com suporte de pressão; FR = frequência respiratória; PAS = pressão arterial sistólica; $Spo_2$ = saturação de oxigênio baseada no oxímetro de pulso; bpm = batimentos por minuto.

## Recomendações de grau A

A1. Girardis M, Busani S, Damiani E, et al. Effect of conservative vs conventional oxygen therapy on mortality among patients in an intensive care unit: the oxygen-ICU randomized clinical trial. *JAMA.* 2016;316:1583-1589.
A2. Chu DK, Kim LH, Young PJ, et al. Mortality and morbidity in acutely ill adults treated with liberal versus conservative oxygen therapy (IOTA): a systematic review and meta-analysis. *Lancet.* 2018;391:1693-1705.
A3. Xu XP, Zhang XC, Hu SL, et al. Noninvasive ventilation in acute hypoxemic nonhypercapnic respiratory failure: a systematic review and meta-analysis. *Crit Care Med.* 2017;45:e727-e733.
A4. Frat JP, Thille AW, Mercat A, et al. High-flow oxygen through nasal cannula in acute hypoxemic respiratory failure. *N Engl J Med.* 2015;372:2185-2196.
A4b. Casey JD, Janz DR, Russell DW, et al. Bag-mask ventilation during tracheal intubation of critically ill adults. *N Engl J Med.* 2019;380:811-821.
A5. Reade MC, Eastwood GM, Bellomo R, et al. Effect of dexmedetomidine added to standard care on ventilator-free time in patients with agitated delirium: a randomized clinical trial. *JAMA.* 2016;315:1460-1468.
A6. Young D, Harrison DA, Cuthbertson BH, et al. Effect of early vs late tracheostomy placement on survival in patients receiving mechanical ventilation: the TracMan randomized trial. *JAMA.* 2013;309:2121-2129.
A6b. Shehabi Y, Howe BD, Bellomo R, et al. Early sedation with dexmedetomidine in critically ill patients. *N Engl J Med.* 2019;380:2506-2517.
A7. Futier E, Constantin JM, Paugam-Burtz C, et al. A trial of intraoperative low-tidal-volume ventilation in abdominal surgery. *N Engl J Med.* 2013;369:428-437.
A8. Cavalcanti AB, Suzumura EA, Laranjeira LN, et al. Effect of lung recruitment and titrated positive end-expiratory pressure (PEEP) vs low PEEP on mortality in patients with acute respiratory distress syndrome: a randomized clinical trial. *JAMA.* 2017;318:1335-1345.
A9. Alhazzani W, Alshahrani M, Jaeschke R, et al. Neuromuscular blocking agents in acute respiratory distress syndrome: a systematic review and meta-analysis of randomized controlled trials. *Crit Care.* 2013;17:1-10.
A10. Moss M, Huang DT, Brower RG, et al. Early neuromuscular blockade in the acute respiratory distress syndrome. *N Engl J Med.* 2019;380:1997-2008.
A11. Guerin C, Reignier J, Richard JC, et al. Prone positioning in severe acute respiratory distress syndrome. *N Engl J Med.* 2013;368:2159-2168.
A11b. Subirà C, Hernández G, Vázquez A, et al. Effect of pressure support vs T-piece ventilation strategies during spontaneous breathing trials on successful extubation among patients receiving mechanical ventilation: a randomized clinical trial. *JAMA.* 2019;321:2175-2182.
A12. Hernández G, Vaquero C, González P, et al. Effect of postextubation high-flow nasal cannula vs conventional oxygen therapy on reintubation in low-risk patients: a randomized clinical trial. *JAMA.* 2016;315:1354-1361.
A13. Hernández G, Vaquero C, Colinas L, et al. Effect of postextubation high-flow nasal cannula vs noninvasive ventilation on reintubation and postextubation respiratory failure in high-risk patients: a randomized clinical trial. *JAMA.* 2016;316:1565-1574.
A13b. Thille AW, Muller G, Gacouin A, et al. Effect of postextubation high-flow nasal oxygen with noninvasive ventilation vs high-flow nasal oxygen alone on reintubation among patients at high risk of extubation failure: a randomized clinical trial. *JAMA.* 2019;322:1465-1475.

### REFERÊNCIAS BIBLIOGRÁFICAS

*As referências bibliográficas, bem como os outros materiais suplementares deste livro, encontram-se no GEN-IO, nosso ambiente virtual de aprendizagem.*

# 98

# ABORDAGEM AO PACIENTE EM CHOQUE

DEREK C. ANGUS

### DEFINIÇÃO

O choque, que é uma disfunção circulatória aguda que resulta em perfusão tecidual inadequada, é uma emergência clínica que exige diagnóstico e intervenção imediatos para evitar colapso circulatório, falência de múltiplos sistemas de órgãos e morte. As quatro categorias principais de choque são cardiogênica, distributiva, hipovolêmica e obstrutiva (Figura 98.1).

O choque cardiogênico (Capítulo 92) é decorrente de uma falha da bomba causada mais comumente por isquemia miocárdica aguda, mas também por disfunção valvar aguda, arritmias, miocardite ou ruptura da

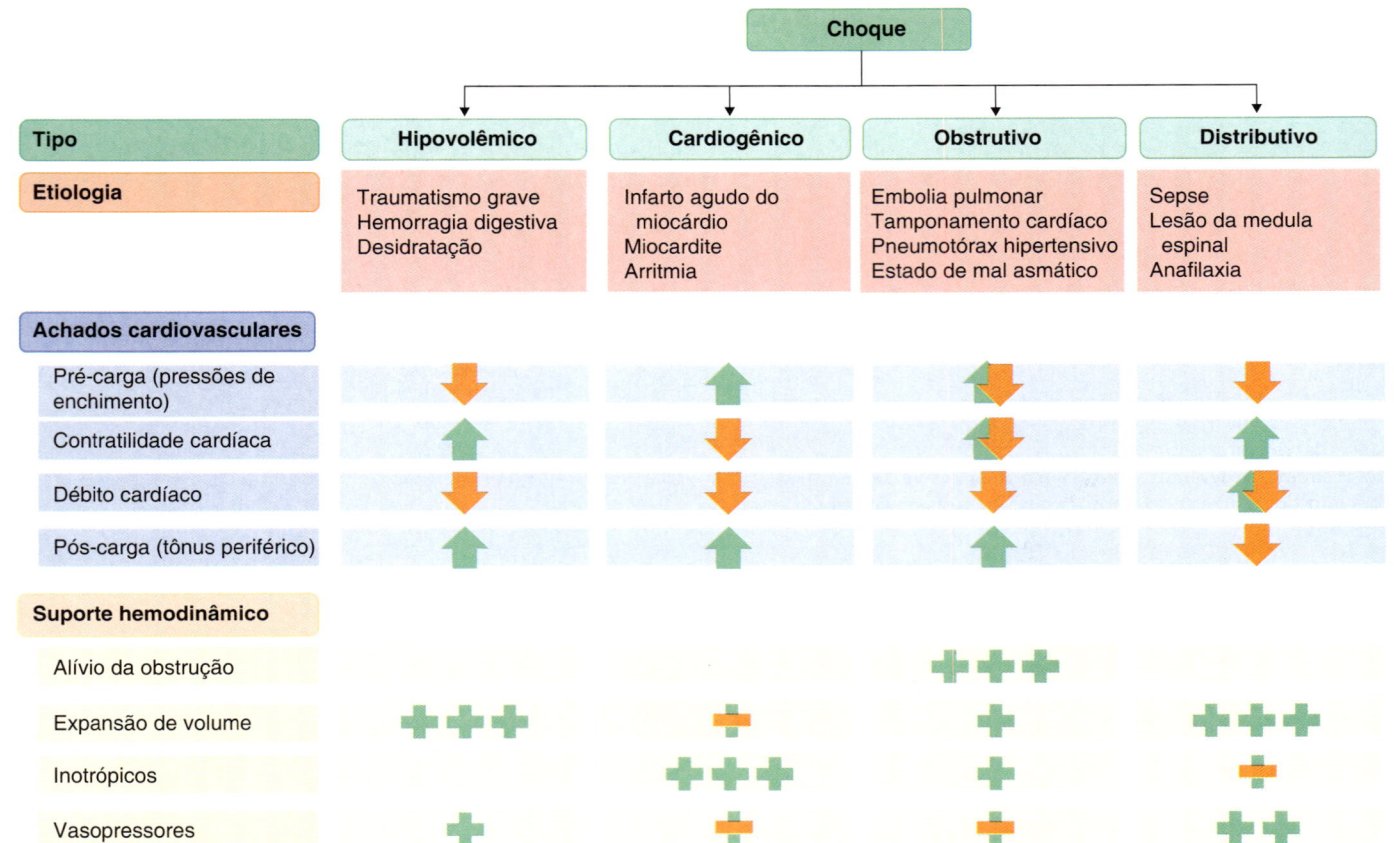

**FIGURA 98.1** As causas, os achados cardiovasculares e o suporte hemodinâmico para diferentes tipos de choque. Nos achados cardiovasculares, *setas* bidirecionais indicam variação dos achados em pacientes com o tipo específico de choque. No suporte hemodinâmico, o número de sinais + indica a importância da terapia. A combinação de + e − indica que a intervenção ajuda alguns pacientes, mas deve ser usada com cautela.

parede ventricular. O choque distributivo é causado pela perda do tônus vasomotor periférico, mais comumente em razão de sepse (Capítulo 100). As causas mais raras de choque distributivo incluem o choque neurogênico, geralmente após lesão grave da medula espinal (Capítulo 371) e anafilaxia (Capítulo 238). O choque hipovolêmico é causado por perda de volume circulante por desidratação, extravasamento vascular profundo (p. ex., secundário ao extravasamento endotelial mediado por toxina do vírus da dengue) ou hemorragia (p. ex., secundária a traumatismo, sangramento peroperatório ou gastrintestinal, ou ruptura de um aneurisma aórtico). O choque obstrutivo, que é menos comum, é causado pelo bloqueio intrínseco de um vaso importante, como embolia pulmonar em sela (Capítulo 74), ou compressão extrínseca, como tamponamento cardíaco, estado de mal asmático ou pneumotórax hipertensivo.

Os pacientes também podem apresentar formas combinadas de choque. Por exemplo, o choque séptico pode incluir perda do tônus autônomo (distributivo), depressão miocárdica (cardiogênico) e perda de volume vascular (hipovolêmico) decorrentes de desidratação e extravasamento vascular.

### EPIDEMIOLOGIA

Nos EUA, estima-se que ocorram 500.000 casos de choque a cada ano. O choque séptico, que é a causa mais comum, é responsável por mais de 250.000 casos por ano. Dos 1,6 milhão de adultos hospitalizados em razão de traumatismo grave (Capítulo 103) nos EUA a cada ano, cerca de 100.000 (6%) apresentam choque, principalmente devido a hemorragia.[1] Dos 800.000 casos por ano de infarto agudo do miocárdio (IAM), cerca de 40.000 a 50.000 (5%) desenvolvem choque cardiogênico (Capítulo 99).[2] Dos aproximadamente 200.000 pacientes que apresentam embolia pulmonar clinicamente significativa a cada ano, cerca de 25.000 (13%) apresentam choque (ou parada cardíaca). Assim, mais de 50% de todos os casos de choque são consequentes a sepse (primariamente choque distributivo), 20% são decorrentes de traumatismo (primariamente choque hipovolêmico), 10% devem-se a doença da artéria coronária (DAC) (choque cardiogênico) e o restante (aproximadamente 20%) decorre de outras causas. O choque ocorre em ambos os sexos, todas as faixas etárias e todos os grupos raciais e étnicos, com sua incidência dependendo da frequência das condições precipitantes nessas populações.

### BIOPATOLOGIA

O choque é classicamente descrito em termos de fisiopatologia cardiovascular quando a oferta de oxigênio aos tecidos é inadequada devido ao débito cardíaco reduzido (hipovolêmico, cardiogênico ou obstrutivo) ou tônus vasomotor prejudicado (distributivo). No entanto, essas alterações macrocirculatórias são frequentemente acompanhadas por importantes alterações biopatológicas nas células e leitos de tecidos de órgãos vitais.

#### Fisiopatologia cardiovascular

No *choque hipovolêmico*, a diminuição do volume sanguíneo circulante reduz o retorno venoso e, portanto, a pré-carga cardíaca. À medida que a pré-carga diminui, o coração se desloca para a esquerda na curva de Starling até o ponto em que o volume sistólico e, portanto, o débito cardíaco e o fornecimento de oxigênio caem. As reduções no débito cardíaco e na oferta de oxigênio são detectadas por um sistema complexo de barorreceptores e quimiorreceptores que estimulam alterações compensatórias autonômicas e endócrinas no coração e na vasculatura. O tônus vasomotor periférico é aumentado nos vasos de capacitância arterial e venosa, reduzindo, assim, a capacitância total e aumentando efetivamente o volume circulante, o retorno venoso e a pré-carga. As mudanças seletivas autorregulatórias também redistribuem o fluxo sanguíneo preferencialmente para órgãos vitais (p. ex., coração e cérebro) à custa dos leitos vasculares esplâncnicos, musculares e cutâneos. Além disso, a estimulação simpática do coração gera taquicardia e aumenta o inotropismo para aumentar o débito cardíaco. A compensação inicialmente sustenta o fornecimento efetivo de oxigênio. No entanto, à medida que o volume sanguíneo diminui, a compensação falha e ocorre a hipoperfusão dos tecidos dos órgãos vitais.

No *choque cardiogênico* (Capítulo 99), o débito cardíaco cai em razão da falha da bomba primária, em vez de redução da pré-carga. Quando predomina a insuficiência ventricular esquerda, o edema pulmonar associado (Capítulo 52) pode levar à hipoxemia arterial, que compromete ainda mais a oferta de oxigênio. Os mecanismos compensatórios periféricos e centrais são semelhantes aos do choque hipovolêmico, com a ressalva de que o aumento do impulso simpático para elevar a contratilidade miocárdica tem efeito limitado.

No **choque obstrutivo**, o mecanismo que reduz o débito cardíaco depende da causa: embolia pulmonar maciça (Capítulo 74) aumenta a pós-carga do ventrículo direito, mas reduz a pré-carga do ventrículo esquerdo, enquanto o pneumotórax hipertensivo (Capítulo 92) e o tamponamento cardíaco (Capítulo 68) reduzem principalmente o débito cardíaco via pré-carga reduzida, de modo semelhante ao choque hipovolêmico. Tal como acontece com o choque cardiogênico, o choque obstrutivo pode ser acompanhado por oxigenação prejudicada, comprometendo ainda mais o fornecimento de oxigênio.

No **choque distributivo**, a autorregulação do tônus vasomotor periférico está prejudicada. Por exemplo, o choque neurogênico após a lesão aguda da medula espinal (Capítulo 371) surge em razão da perda do tônus simpático, levando, assim, a dilatação dos vasos de capacitância, aumento do shunt arteriovenoso e perda da autorregulação seletiva. A pré-carga é reduzida, mas a pós-carga também é reduzida. Os mecanismos compensatórios, como taquicardia reflexa, dependem do nível da lesão raquimedular. Assim, os efeitos sobre o débito cardíaco são variáveis (e o débito cardíaco pode até ser aumentado), mas o fornecimento efetivo de oxigênio aos órgãos vitais ainda pode ser comprometido. O choque séptico (Capítulo 100) é basicamente uma forma de choque distributivo desencadeado inicialmente pela liberação de mediadores circulantes que têm efeitos locais nos vasos periféricos, causando vasodilatação e extravasamento vascular. Esses efeitos prejudicam a autorregulação, aumentam a capacitância e reduzem o volume de sangue circulante absoluto e eficaz, reduzindo, assim, pré-carga e pós-carga, com efeitos variáveis no débito cardíaco. Os mediadores inflamatórios liberados na sepse também têm efeitos depressores miocárdicos diretos. É importante ressaltar que, devido à redução da redistribuição de fluxo e à extração de oxigênio do tecido prejudicada (discutido adiante), o choque distributivo pode persistir apesar do aporte de oxigênio aparentemente adequado, e o sangue que retorna dos leitos periféricos pode ter um conteúdo de oxigênio normal ou elevado.

## Biopatologia celular e dos órgãos

Conforme o aporte de oxigênio diminui, os leitos teciduais hipoperfundidos aumentam a extração de oxigênio, o que diminui o conteúdo de oxigênio venoso, mas preserva o metabolismo aeróbico. Com a redução adicional do fornecimento de oxigênio, as células mudam para a glicólise, gerando ácido láctico e um déficit de base. Um ambiente ácido ajuda o oxigênio a se dissociar da hemoglobina, compensando parcialmente as consequências da redução do fornecimento de oxigênio. As células também diminuem a atividade mitocondrial, uma forma de hipometabolismo protetor para diminuir a demanda de oxigênio. No entanto, esses mecanismos compensatórios podem ser sobrepujados, resultando em aprofundamento da isquemia e da acidose.

Quando as células estão estressadas ou lesadas pela isquemia, elas liberam moléculas que sinalizam por meio de receptores de padrão molecular associado a danos (DAMP), que estimulam as células imunes inatas (Capítulos 32 e 33) a liberar uma cascata de mediadores inflamatórios que alteram a função endotelial e a permeabilidade, a coagulação e a fibrinólise e o recrutamento e a atividade dos leucócitos. Essas alterações interrompem o fluxo microvascular e aumentam o edema e a hipoxia dos tecidos. A hipoxia tecidual também estimula diretamente a liberação de mediadores vasoativos, como óxido nítrico e adenosina, contribuindo ainda mais para a desregulação vasomotora. A redução da atividade mitocondrial também pode ser mal adaptativa, com a utilização prejudicada de oxigênio exacerbando a lesão celular. Após isquemia prolongada, a reperfusão pode agravar esses efeitos por meio de espécies reativas de oxigênio, que induzem lesão de isquemia-reperfusão local. Assim, independentemente da causa inicial do choque, a isquemia tecidual prolongada gera alterações locais características do choque distributivo, e essas alterações podem persistir por horas ou dias após a reanimação. A isquemia prolongada não tratada acaba esgotando as reservas de trifosfato de adenosina (ATP); como resultado, as células do tecido sofrem falha bioenergética, o que desencadeia morte celular apoptótica e necrótica generalizada.

## Suscetibilidade genética

Muitas condições que predispõem ao choque têm etiologia multifatorial que inclui um componente genético. Por exemplo, variantes genéticas em mais de 50 loci estão associadas à DAC, a principal causa de choque cardiogênico. Os indivíduos com alta carga de risco genético (medida composta da variação dos 50 loci genéticos) têm o dobro do risco de eventos coronários graves, como IAM ou morte relacionada ao coração.[3] Da mesma maneira, a asma (Capítulo 81; um fator de risco para choque obstrutivo) tem uma forte base genética, e estudos de associação genômica ampla (GWAS) recentes mostram uma associação entre polimorfismos de nucleotídio único (SNPs) em 5 genes (gasdermina B, interleucina-33, proteína de reparo de DNA RAD50, interleucina 1 semelhante ao receptor 1 e codificador de membro da família relacionado à caderina 3) e a probabilidade de ser hospitalizado por exacerbações graves de asma, incluindo estado de mal asmático. A suscetibilidade e o desfecho do choque séptico também foram associados a variações genéticas, como repetições em tandem de número variável, em genes envolvidos na detecção de produtos microbianos (p. ex., lectina-2 de ligação da manose e receptor tipo Toll 4 [TLR-4]), ativação da cascata inflamatória (p. ex., fator de necrose tumoral alfa) e eventos a jusante, como recrutamento de leucócitos (p. ex., fator 1 inibidor da migração de macrófagos) e ativação da coagulação (p. ex., inibidor do ativador do plasminogênio tipo 1). Por exemplo, essas correlações são bem documentadas em estudos familiares e de irmãos sobre doença meningocócica (Capítulo 282). A variação genética também foi descrita em outros componentes da resposta do hospedeiro ao choque, como os receptores simpáticos na vasculatura periférica que são responsáveis pela regulação do tônus vasomotor (p. ex., gene do receptor alfa 1B adrenérgico), a resposta imune inata aos DAMPs (p. ex., sinalização TLR) e ativação da imunidade adaptativa.[4] Essas variações podem afetar a trajetória e o desfecho do choque, bem como a resposta terapêutica a diversos agentes, como os vasopressores adrenérgicos, usados no tratamento do choque. No entanto, nenhuma das variações descritas resultou em uma abordagem clínica específica para o manejo do choque.

## MANIFESTAÇÕES CLÍNICAS

### Manifestações iniciais

Antes do quadro clínico franco do choque, as manifestações clínicas dominantes são aquelas do evento desencadeante, como dor torácica de um IAM (Capítulo 64) ou febre, tosse e produção de expectoração purulenta de uma pneumonia em processo de agravamento (Capítulo 91). Durante essas fases iniciais, os mecanismos compensatórios do corpo para garantir o fornecimento adequado de oxigênio produzirão apenas sinais e sintomas sutis e inespecíficos (Capítulo 7). Por exemplo, a frequência respiratória tipicamente aumenta para gerar alcalose respiratória compensatória para a acidose metabólica incipiente. As respostas autônomas simpáticas à hipovolemia absoluta ou relativa incluem taquicardia, às vezes elevação temporária da pressão arterial e vasoconstrição periférica, que pode resultar em pele fria, cianose periférica e enchimento capilar lento. No entanto, em pacientes com choque distributivo iminente, o controle vasomotor prejudicado pode, paradoxalmente, apresentar-se como periferias quentes e coradas.

### Choque franco

As características principais do choque franco são hipotensão juntamente com evidências de perfusão inadequada (Tabela 98.1). Tipicamente, uma pressão arterial sistólica (PAS) inferior a 90 mmHg ou pressão arterial média (PAM) inferior a 60 mmHg supera os mecanismos autorreguladores, de modo que a vasoconstrição seletiva não consegue mais preservar o fluxo sanguíneo adequado para os órgãos vitais. Com a diminuição da perfusão cerebral, ocorrem confusão, desorientação, alteração da consciência ou coma; sinais focais ou localizados são atípicos e sugerem um diagnóstico alternativo ou doença cerebrovascular preexistente (Capítulo 378) sensível a estados de baixo fluxo. Oligúria é uma consequência, mas pode não ser observada imediatamente. As alterações cutâneas serão mais evidentes e o aspecto do paciente é, tipicamente, frio, úmido e cianótico, com perda ou diminuição dos pulsos arteriais periféricos (Capítulo 7). A hipotermia é comum, mesmo no choque séptico.

A dependência de leitos teciduais hipoperfundidos do metabolismo anaeróbico resulta em acidose metabólica hiperlactatêmica (Capítulo 110), que estimula o esforço respiratório aumentado; conforme o paciente se

## Tabela 98.1 — Exame físico e sinais de laboratório selecionados no choque.

| Sistema | Descrição |
|---|---|
| Sistema nervoso central | *Delirium* agudo, inquietação, desorientação, confusão e coma, que podem ser secundários à diminuição da pressão de perfusão cerebral (PAM menos pressão intracraniana). Os pacientes com hipertensão arterial sistêmica crônica ou pressão intracraniana elevada podem ser sintomáticos com PA normal. A respiração de Cheyne-Stokes pode ser observada na insuficiência cardíaca descompensada grave. Cegueira pode ser uma queixa inicial ou complicação |
| Temperatura | A hipertermia resulta em respiração tecidual excessiva e maior demanda sistêmica por oxigênio. Hipotermia pode ocorrer quando a diminuição do fornecimento de oxigênio sistêmico ou a respiração celular prejudicada diminuem a geração de calor |
| Pele | Extremidades distais frias (combinadas com níveis baixos de bicarbonato sérico e níveis arteriais elevados de lactato) ajudam a identificar pacientes com hipoperfusão. Palidez, cianose, sudorese e diminuição do enchimento capilar e extremidades pálidas, escuras, úmidas ou mosqueadas indicam hipoperfusão sistêmica. Mucosas ressecadas e turgor cutâneo diminuído indicam baixo volume vascular. A baixa temperatura nos dedos do pé se correlaciona com a gravidade do choque |
| Cardiovascular geral | Distensão venosa jugular (p. ex., insuficiência cardíaca, embolia pulmonar, tamponamento pericárdico) ou achatamento venoso jugular (p. ex., hipovolemia), taquicardia e arritmias. A diminuição da pressão de perfusão coronariana resulta em isquemia, diminuição da complacência ventricular e aumento da pressão diastólica do ventrículo esquerdo. Um sopro cardíaco em "roda de moinho" pode ser auscultado em casos de embolia gasosa |
| Frequência cardíaca | Geralmente elevada. No entanto, bradicardia paradoxal pode ocorrer em pacientes com doença cardíaca preexistente e grave hemorragia. A variabilidade da frequência cardíaca está associada a desfechos ruins |
| Pressão arterial sistólica (PAS) | Na verdade, pode aumentar discretamente quando a contratilidade cardíaca aumenta na fase inicial do choque e depois cair conforme o choque avança. Um único episódio de hipotensão indiferenciada com PAS < 80 mmHg acarreta taxa de mortalidade hospitalar de 18% |
| Pressão arterial diastólica (PAD) | Correlaciona-se com a constrição arteriolar e pode aumentar no início do choque e, em seguida, diminuir quando a compensação cardiovascular falha |
| Pressão diferencial | Definida como PAS menos PAD e está relacionada ao volume sistólico e à rigidez da aorta. Aumenta no início do choque e diminui antes que a PAS diminua |
| Pulso paradoxal | Alteração exagerada da PAS com a respiração (queda da PAS > 10 mmHg com inspiração) observada na asma, no tamponamento cardíaco e na embolia gasosa |
| Pressão arterial média (PAM) | Pressão arterial diastólica + [pressão diferencial/3] |
| Índice de choque | Frequência cardíaca/PAS. Normal = 0,5 a 0,7. Uma elevação persistente do índice de choque (> 1,0) indica função ventricular esquerda prejudicada (como resultado de perda de sangue ou depressão cardíaca) e está associada a aumento da taxa de mortalidade |
| Sistema respiratório | Taquipneia, ventilação minuto aumentada, espaço morto aumentado, broncospasmo, hipocapnia com progressão para insuficiência respiratória, lesão pulmonar aguda e síndrome de angústia respiratória do adulto |
| Abdome | Estados de baixo fluxo podem resultar em dor abdominal, íleo paralítico, hemorragia digestiva, pancreatite, colecistite acalculosa, isquemia mesentérica e fígado de choque |
| Sistema urinário | Como o rim recebe 20% do débito cardíaco, o baixo débito cardíaco reduz a taxa de filtração glomerular e redistribui o fluxo sanguíneo renal do córtex renal para a medula renal, resultando em oligúria. A poliúria paradoxal na sepse inicial pode ser confundida com hidratação adequada |
| Metabólico | A alcalose respiratória é a primeira anormalidade acidobásica, mas acidose metabólica ocorre à medida que o choque progride. Podem ocorrer hiperglicemia, hipoglicemia e hiperpotassemia |

Cortesia do Dr. Emanuel P. Rivers.

cansa ou piora o estado mental, a angústia respiratória se torna respiração agônica. Da mesma forma, embora a taquicardia seja típica, o agravamento da hipotensão e da isquemia miocárdica no choque avançado pode resultar em bradicardia paroxística. Embora a cianose periférica seja manifestação inicial comum, a cianose central também é comum nos choques cardiogênico e obstrutivo. Mesmo em casos de choque hipotensivo ou séptico, a extração profunda de oxigênio associada ao comprometimento da respiração promove cianose central. Todos os órgãos estão comprometidos, mesmo que não sejam clinicamente evidentes. Por exemplo, os fluxos esplâncnico e hepático estão muito diminuídos, resultando frequentemente em íleo paralítico e isquemia hepática (Capítulo 134).

### Choque críptico
Em alguns pacientes, os sinais de hipoperfusão e hiperlactatemia se desenvolvem apesar da pressão arterial temporariamente normal, seja por causa da vasoconstrição pronunciada à custa do fluxo comprometido e da hipoperfusão, ou porque a hipertensão preexistente do paciente está mascarando um declínio importante em relação à pressão arterial basal.

### Choque não tratado
O período de tempo que um paciente consegue sobreviver em choque antes do diagnóstico e da intervenção depende da aptidão subjacente do paciente e da magnitude do evento desencadeante. Por exemplo, um paciente com choque decorrente de hemorragia arterial importante sobrevive apenas alguns minutos. Um paciente que sofre um IAM maciço com consequente choque cardiogênico sobrevive apenas algumas horas. Da mesma forma, o choque séptico por microrganismos gram-negativos em pacientes com neutropenia induzida por quimioterapia também pode ser fatal em algumas horas. No entanto, outros pacientes sobrevivem por vários dias com estado mental alterado, hipotensão limítrofe e oligúria. Independentemente da velocidade do declínio, o choque não tratado progride para isquemia catastrófica, acidemia, falência de órgãos vitais e morte. O paciente entrará em coma, potencialmente com convulsões típicas de lesão cerebral anóxica; o agravamento da isquemia miocárdica acelera a falha da bomba e pode causar arritmias fatais; e a ventilação degenerará em respiração agônica ou apneia.

### Progressão típica do choque tratado ou parcialmente tratado
Um período de hipoperfusão tecidual prolongada pode comprometer a função de qualquer órgão vital ou leito tecidual. Assim, mesmo que o paciente seja ressuscitado, as sequelas que podem surgir nas horas e dias seguintes incluem lesão renal aguda (Capítulo 112), fígado de choque (Capítulos 137 e 138), íleo paralítico e isquemia (Capítulo 134), lesão cerebral anóxica (Capítulo 371) e síndrome de angústia respiratória aguda (Capítulo 96).

## DIAGNÓSTICO

### Como discernir se o paciente está em choque
O choque, que é uma síndrome com múltiplas causas, não tem critérios diagnósticos inequívocos. Em vez disso, o diagnóstico é baseado em uma constelação de manifestações não explicadas por outras causas (ver Tabela 98.1). Três princípios dominam o diagnóstico de choque. Em primeiro lugar, o contexto clínico é fundamental para informar o índice de suspeita, sobretudo em relação ao evento deflagrador. Em segundo lugar, como o choque demanda tratamento imediato, a ênfase deve se concentrar no estabelecimento de um diagnóstico presuntivo; em caso de dúvida, deve-se presumir que o paciente está em choque até prova em contrário. Em terceiro lugar, outras condições (p. ex., um acidente vascular encefálico (AVE) agudo [Capítulo 379], superdosagem ou intoxicação por medicamentos/drogas [Capítulo 102] ou cetoacidose diabética [Capítulo 216]) podem mimetizar choque, embora possam ser concomitantes; a existência dessas condições não deve ser inferida como evidência de que não há choque.

O choque é diagnosticado quando o paciente está hipotenso (PAS < 90 mmHg ou PAM < 60 mmHg) com sinais de hipoperfusão não explicados por outro diagnóstico. Mesmo que outras condições possam explicar o quadro clínico, o choque deve ser presumido até sua exclusão definitiva, dadas sua gravidade e necessidade de intervenção imediata.

Esses pontos de corte da pressão arterial refletem as normas da população e são um tanto arbitrários. Assim, os valores limítrofes devem ser interpretados à luz de outros achados. Se a pressão arterial estiver normal, apesar dos sinais sugestivos de hipoperfusão, o nível sérico de lactato deve ser verificado imediatamente; os valores acima de 2 mmol/ℓ são claramente consistentes com hipoperfusão e choque. No cenário clínico apropriado, no entanto, qualquer paciente que tenha níveis elevados de lactato sérico não explicado por outra causa (p. ex., hiperlactatemia induzida por metformina ou convulsão recente) deve ser presumido como tendo choque. Embora a magnitude da hipoperfusão esteja amplamente correlacionada com o nível de lactato sérico e até mesmo uma pequena elevação dentro da faixa normal (tipicamente < 2 mmol/ℓ) possa prenunciar um risco aumentado de morte, uma leve elevação no nível de lactato não é específica para choque. Assim, um ponto de corte sensível, mas não específico, para suspeita de choque é qualquer valor maior que 1 ou maior que 1,5 mmol/ℓ. Um ponto de corte menos sensível, porém mais específico, recomendado por uma declaração de consenso internacional para o diagnóstico de choque séptico, requer hipotensão e um nível de lactato sérico maior que 4 mmol/ℓ para estabelecer o diagnóstico.[5]

### Diagnóstico diferencial

Emergências agudas que se assemelham ao choque incluem estado mental alterado em razão de várias intoxicações e superdosagens de medicamentos/drogas (Capítulo 102), distúrbios metabólicos agudos (p. ex., hipoglicemia ou cetoacidose diabética; Capítulo 216), convulsões (Capítulo 375) ou AVE sem sinais de localização ou hemorragia intracraniana (Capítulos 379 e 380). Da mesma forma, a insuficiência respiratória hipoxêmica aguda (Capítulo 96) por qualquer causa pode se manifestar como angústia respiratória, taquicardia e cianose e, portanto, mimetizar choque.

O choque é causado pela oferta inadequada de oxigênio decorrente do comprometimento cardiovascular, de modo que as condições que prejudicam a relação oferta/demanda de oxigênio por meio de outros mecanismos não são choque. Por exemplo, a insuficiência respiratória hipoxêmica aguda (Capítulo 96) ou anemia grave (Capítulo 149) podem causar hipoxia tecidual, mas não são estados de choque. Condições raras, como envenenamento por cianeto (Capítulo 102), em que o oxigênio não está disponível para os tecidos porque não pode ser liberado da hemoglobina, ou envenenamento por monóxido de carbono (Capítulo 88), em que o monóxido de carbono bloqueia competitivamente a ligação do oxigênio à hemoglobina, não são exemplos de choque verdadeiro.

### Identificação do tipo de choque

A anamnese e o exame físico fornecem fortes indícios do tipo de choque. Se o paciente for atendido após traumatismo (Capítulo 103), hemorragia digestiva (Capítulo 126) ou vários dias de diarreia grave (Capítulo 131), será mais provável o choque hipovolêmico. Se o quadro inicial sugerir um IAM (Capítulo 64), então o choque cardiogênico (Capítulo 99) é mais provável e assim por diante. Além de um exame físico focado nas características de potenciais eventos incitantes, deve-se atentar para a cor e o turgor da pele, pulsos arteriais periféricos e sinais sugestivos de obstrução ou falha da bomba, como distensão venosa jugular, taquipneia, cianose e crepitações basilares no final da inspiração (Capítulos 45 e 77). Uma radiografia de tórax pode ajudar, revelando evidências de cardiomegalia e edema pulmonar (ver Figura 50.2) no choque cardiogênico ou campos pulmonares oligêmicos na embolia pulmonar maciça ou no estado de mal asmático. No entanto, o estudo de imagem rápido mais útil é a ultrassonografia (US) à beira do leito (Capítulo 49) para avaliar: as dimensões, o enchimento e a contratilidade das câmaras cardíacas para sugerir choque cardiogênico (Capítulo 99); o achado de derrame pericárdico (Capítulo 68) sugere choque obstrutivo, e a colapsibilidade da veia cava inferior sugere choque hipovolêmico (Tabela 98.2).

## TRATAMENTO

### A Primeira Hora

Ao ressuscitar um paciente com choque, o objetivo é restaurar a perfusão tecidual adequada o mais rápido possível – uma tarefa que geralmente requer o início do tratamento antes que um diagnóstico definitivo e a causa sejam estabelecidos (Figura 98.2). As primeiras etapas se concentram em estabelecer o fornecimento de oxigênio adequado, garantindo pré-carga, débito cardíaco e oxigenação arterial adequados. Portanto, a reanimação começa com acesso intravenoso para reposição volêmica (incluindo hemoderivados quando indicado) e agentes vasoativos (tipicamente vasopressores), bem como a instituição de suporte ventilatório (oxigênio suplementar ou ventilação mecânica [Capítulo 97]). O posicionamento corporal ideal (p. ex., a posição de Trendelenburg – elevação dos membros inferiores para aumentar a pressão venosa) e outros procedimentos de emergência (p. ex., toracostomia com agulha para aliviar pneumotórax hipertensivo; Capítulo 92) também são recomendados, dependendo da situação clínica.

### Acesso venoso

Como todas as principais intervenções de tratamento são administradas por via intravenosa, o acesso venoso é uma prioridade. Se for prevista reposição volêmica significativa (choque hipovolêmico ou distributivo), o acesso venoso de grande calibre (p. ex., dois cateteres periféricos de calibre 16 no caso de problemas em um deles) facilitará a reposição volêmica rápida. O cateterismo venoso central, geralmente em uma veia subclávia ou jugular interna e de preferência usando a orientação por ultrassonografia,[A1,A2] não necessariamente facilita a infusão mais rápida, porque os acessos centrais são mais longos e a velocidade de infusão depende do diâmetro e do comprimento. No entanto, o acesso venoso central é preferido para a administração de vasopressores. Se um cateter central for inserido para infusão rápida, um cateter French 8,5 curto é o ideal. O acesso venoso central deve ser obtido com a devida atenção à técnica estéril; uma veia femoral pode ser usada, embora com maior risco de infecção.

### Soluções para reposição volêmica

A reposição volêmica é o principal método para garantir a pré-carga adequada – o ponto na curva de Starling (ver Figura 47.3) onde aumentos adicionais na pré-carga não aumentam o débito cardíaco (independência da pré-carga). A reposição volêmica deve ser administrada idealmente até que o coração esteja independente da pré-carga, mas não a ponto de o coração ficar cheio demais e a curva de Starling ser deslocada excessivamente para a direita, com subsequente descompensação cardíaca, edema pulmonar e piora do fornecimento de oxigênio.[6] O volume escolhido para o *bolus* inicial deve ser feito empiricamente, mas uma dose de 500 mℓ de solução cristaloide (p. ex., soro fisiológico, solução de Ringer com lactato) por 20 a 30 minutos é tipicamente usada.[7] É importante notar que, mesmo em choque cardiogênico, no qual os pacientes têm tipicamente altas pressões de

| Tabela 98.2 | Protocolo de ultrassonografia rápida no choque (RUSH).* | | | |
|---|---|---|---|---|
| **AVALIAÇÃO RUSH** | **CHOQUE HIPOVOLÊMICO** | **CHOQUE CARDIOGÊNICO** | **CHOQUE OBSTRUTIVO** | **CHOQUE DISTRIBUTIVO** |
| Coração | VE hipercontrátil<br>Tamanho pequeno da câmara do VE | VE hipocontrátil ou dilatado | VE hipercontrátil<br>Derrame pericárdico<br>Tamponamento cardíaco<br>*Strain* de VD<br>Trombo cardíaco | VE hipercontrátil na fase inicial da sepse, VE hipocontrátil na fase tardia da sepse |
| Hidratação | VCI retificada<br>Veias jugulares retificadas<br>Líquido peritoneal (perda de líquido)<br>Líquido pleural (perda de líquido) | VCI distendida<br>Veias jugulares distendidas<br>Edema pulmonar<br>Líquido pleural ou peritoneal (perda de líquido) | VCI distendida<br>Veias jugulares distendidas<br>Pneumotórax | VCI normal ou pequena na fase inicial da sepse<br>Líquido peritoneal ou pleural (perda de líquido) |
| Sistema circulatório extracardíaco | Aneurisma abdominal<br>Dissecção aórtica | Normal | TVP | Normal |

*Dados de Perera P, Mailhot T, Riley D, et al. The RUSH exam: Rapid Ultrasound in SHock in the evaluation of the critically ill. *Emerg Med Clin North Am*. 2010;28:29-56. TVP = trombose venosa profunda; VCI = veia cava inferior; VE = ventrículo esquerdo; VD = ventrículo direito.

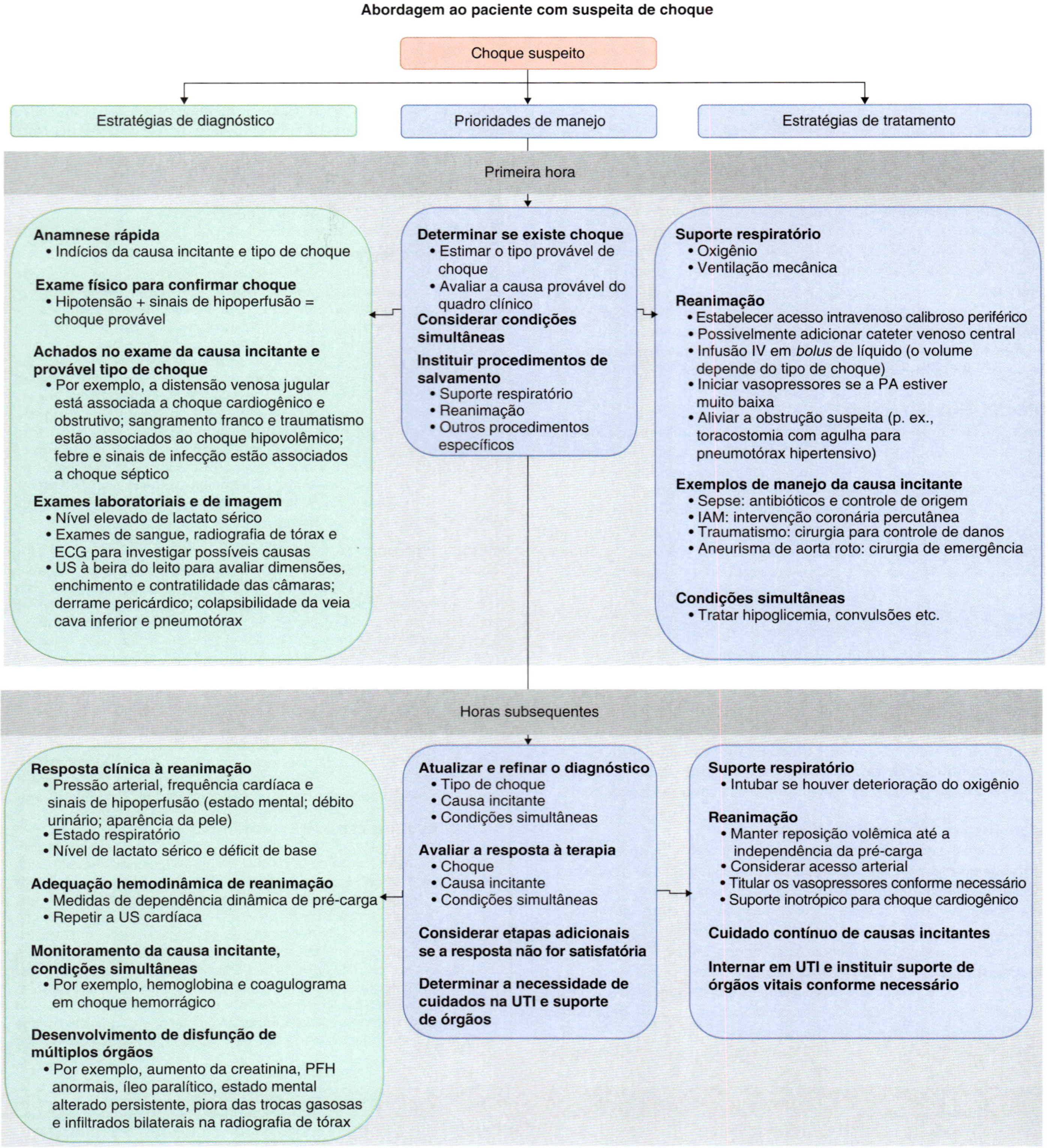

## Abordagem ao paciente com suspeita de choque

**Choque suspeito**

### Estratégias de diagnóstico | Prioridades de manejo | Estratégias de tratamento

**Primeira hora**

**Estratégias de diagnóstico:**

**Anamnese rápida**
- Indícios da causa incitante e tipo de choque

**Exame físico para confirmar choque**
- Hipotensão + sinais de hipoperfusão = choque provável

**Achados no exame da causa incitante e provável tipo de choque**
- Por exemplo, a distensão venosa jugular está associada a choque cardiogênico e obstrutivo; sangramento franco e traumatismo estão associados ao choque hipovolêmico; febre e sinais de infecção estão associados a choque séptico

**Exames laboratoriais e de imagem**
- Nível elevado de lactato sérico
- Exames de sangue, radiografia de tórax e ECG para investigar possíveis causas
- US à beira do leito para avaliar dimensões, enchimento e contratilidade das câmaras; derrame pericárdico; colapsibilidade da veia cava inferior e pneumotórax

**Prioridades de manejo:**

**Determinar se existe choque**
- Estimar o tipo provável de choque
- Avaliar a causa provável do quadro clínico

**Considerar condições simultâneas**

**Instituir procedimentos de salvamento**
- Suporte respiratório
- Reanimação
- Outros procedimentos específicos

**Estratégias de tratamento:**

**Suporte respiratório**
- Oxigênio
- Ventilação mecânica

**Reanimação**
- Estabelecer acesso intravenoso calibroso periférico
- Possivelmente adicionar cateter venoso central
- Infusão IV em *bolus* de líquido (o volume depende do tipo de choque)
- Iniciar vasopressores se a PA estiver muito baixa
- Aliviar a obstrução suspeita (p. ex., toracostomia com agulha para pneumotórax hipertensivo)

**Exemplos de manejo da causa incitante**
- Sepse: antibióticos e controle de origem
- IAM: intervenção coronária percutânea
- Traumatismo: cirurgia para controle de danos
- Aneurisma de aorta roto: cirurgia de emergência

**Condições simultâneas**
- Tratar hipoglicemia, convulsões etc.

**Horas subsequentes**

**Estratégias de diagnóstico:**

**Resposta clínica à reanimação**
- Pressão arterial, frequência cardíaca e sinais de hipoperfusão (estado mental; débito urinário; aparência da pele)
- Estado respiratório
- Nível de lactato sérico e déficit de base

**Adequação hemodinâmica de reanimação**
- Medidas de dependência dinâmica de pré-carga
- Repetir a US cardíaca

**Monitoramento da causa incitante, condições simultâneas**
- Por exemplo, hemoglobina e coagulograma em choque hemorrágico

**Desenvolvimento de disfunção de múltiplos órgãos**
- Por exemplo, aumento da creatinina, PFH anormais, íleo paralítico, estado mental alterado persistente, piora das trocas gasosas e infiltrados bilaterais na radiografia de tórax

**Prioridades de manejo:**

**Atualizar e refinar o diagnóstico**
- Tipo de choque
- Causa incitante
- Condições simultâneas

**Avaliar a resposta à terapia**
- Choque
- Causa incitante
- Condições simultâneas

**Considerar etapas adicionais se a resposta não for satisfatória**

**Determinar a necessidade de cuidados na UTI e suporte de órgãos**

**Estratégias de tratamento:**

**Suporte respiratório**
- Intubar se houver deterioração do oxigênio

**Reanimação**
- Manter reposição volêmica até a independência da pré-carga
- Considerar acesso arterial
- Titular os vasopressores conforme necessário
- Suporte inotrópico para choque cardiogênico

**Cuidado contínuo de causas incitantes**

**Internar em UTI e instituir suporte de órgãos vitais conforme necessário**

**FIGURA 98.2** Princípios para o diagnóstico e o tratamento do choque. Os exemplos pretendem ser representativos. Mais detalhes são fornecidos no texto correspondente. PA = pressão arterial; ECG = eletrocardiograma; UTI = unidade de terapia intensiva; IV = intravenoso; IAM = infarto agudo do miocárdio; US = ultrassonografia; PFH = provas de função hepática.

---

pré-carga, um pequeno *bolus* de solução cristaloide (p. ex., 125 a 250 mℓ) consegue, às vezes, melhorar o débito cardíaco e o fornecimento de oxigênio.

Quando o médico tem certeza de que os ventrículos estão "vazios" (p. ex., hemorragia grave, desidratação grave ou choque séptico), a reposição volêmica começa com um grande volume de líquido – 20 a 30 mℓ/kg administrado em *bolus*.[8] No entanto, quando o edema pulmonar ou choque cardiogênico é evidente, um volume menor (p. ex., um *bolus* de 250 mℓ) é mais prudente.

Em termos gerais, não há vantagem clara da solução coloide em relação às soluções cristaloides;[A3] portanto, as soluções cristaloides, que são menos caras, são as preferidas. As soluções cristaloides têm volume de distribuição maior do que o das soluções coloides, de modo que a expansão efetiva do volume intravascular é menor quando o líquido é redistribuído. No entanto, não há evidências de que o uso de soluções coloides durante a reposição volêmica inicial melhore os desfechos dos pacientes. As soluções cristaloides "balanceadas", como PlasmaLyte* ou solução de Ringer com lactato, têm um teor de cloreto mais baixo do que o soro fisiológico, e o uso dessas soluções balanceadas resulta em risco reduzido de desfecho composto de morte por qualquer causa, nova terapia de substituição renal, ou disfunção renal persistente em comparação com o uso de solução salina em adultos em estado grave. Os hetamidos[A4] nunca são recomendados porque estão associados a piores desfechos.

### Sangue e hemoderivados

O choque hemorrágico[9] pode ser classificado pelo grau de perda de sangue (Tabela 98.3). No choque hemorrágico induzido por traumatismo (Capítulo 103), as diretrizes sugerem começar com 1 a 2 ℓ de solução cristaloide IV, mas aumentando a reposição volêmica nos casos de hemorragia maciça, administrando também plasma, plaquetas e concentrado de hemácias em uma razão de 1: 1: 1[A5] até que o sangramento seja controlado.[10] Alguns defendem uma abordagem semelhante para hemorragia não traumática maciça, como hemorragia digestiva alta (Capítulo 126), embora os dados para apoiar essa abordagem sejam escassos.

No choque séptico, os pacientes frequentemente ficam anêmicos – principalmente porque a expansão considerável do volume com soluções intravenosas leva à anemia dilucional, embora hemólise, sangramento induzido por coagulopatia e mielossupressão possam contribuir com o tempo. A anemia pode comprometer o fornecimento de oxigênio, mas a transfusão de concentrado de hemácias começando com um nível de hemoglobina de 7 g/dℓ é tão boa quanto começar com um nível de 9 g/dℓ.[A6] Ao contrário do choque hemorrágico, o uso rotineiro de plaquetas ou outros hemoderivados não é útil na reposição volêmica do choque séptico.

A transfusão de hemoderivados em choque cardiogênico (Capítulo 99) corre o risco de exacerbar o edema pulmonar e piorar a insuficiência cardíaca. Tipicamente, portanto, a anemia é tolerada para níveis tão baixos quanto uma hemoglobina de 9 g/dℓ antes da transfusão (e um limiar de transfusão mais baixo, como 7 g/dℓ, pode ser apropriado). Ao transfundir um paciente com isquemia cardíaca e choque cardiogênico, o paciente deve ser monitorado cuidadosamente quanto a sinais de agravamento da falha. Sangue e hemoderivados não são normalmente necessários no choque obstrutivo.

### Vasopressores

Como a reposição volêmica isoladamente pode não restaurar a pressão arterial, especialmente no choque distributivo, agentes vasopressores (Tabela 98.4) são frequentemente necessários. Os agentes vasopressores aumentam a pós-carga; portanto, a hidratação adequada é importante para otimizar seus efeitos. Pode ser necessário iniciar vasopressores concomitantemente à reposição volêmica e, frequentemente, podem ser reduzidos após a reposição volêmica adequada.

O vasopressor preferido para choque distributivo é a norepinefrina,[11] porque é um vasoconstritor forte com efeitos beta-adrenérgicos suficientes para aumentar a contratilidade miocárdica e proteger o coração contra o aumento da pós-carga causado pela vasoconstrição. A dopamina oferece a vantagem teórica de vasodilatação seletiva dos leitos renais e esplâncnicos, mas não proporcionou proteção renal na prática clínica; a dopamina também teve mais efeitos colaterais do que a norepinefrina em um grande estudo de choque séptico.

A vasopressina não é superior à norepinefrina como agente único para choque séptico,[A7] mas é útil como vasopressor de segunda linha quando a pressão arterial permanece inadequada apesar de altas doses de norepinefrina. A vasopressina também pode ser uma alternativa útil à norepinefrina no choque distributivo não séptico.[A8] Uma angiotensina II sintética tem efeitos poupadores de vasopressores adrenérgicos no choque distributivo e pode revelar-se uma alternativa útil, mas não pode ser recomendada agora com base nos dados disponíveis.[12]

Os vasopressores desempenham um papel menor no choque cardiogênico (Capítulo 99), mas podem ser necessários temporariamente no choque hipovolêmico ou obstrutivo até que o débito cardíaco e a pressão arterial adequada sejam restaurados. Todos os vasopressores aumentam a pós-carga, piorando potencialmente a insuficiência cardíaca e podem causar vasoconstrição grave, levando ao agravamento da acidose e isquemia do intestino ou membro.

### Outros agentes vasoativos

Agentes inotrópicos adrenérgicos (p. ex., dobutamina) e não adrenérgicos (p. ex., milrinona) são usados no choque cardiogênico (Capítulo 99), mas não são úteis como agentes de rotina em outras formas de choque. A terapia vasodilatadora pode ser útil no choque cardiogênico, em que pode aumentar o débito cardíaco, reduzindo a pós-carga, sem aumentar a demanda de oxigênio do miocárdio (Capítulo 99). No entanto, o risco é agravado por hipotensão; portanto, não é um tratamento de rotina para outras formas de choque. Alguns dados sugerem que o betabloqueio possa ser útil em alguns pacientes nos quais a superestimulação por agentes sintéticos cause disfunção miocárdica semelhante à observada em pacientes com feocromocitoma, mas a utilidade clínica de tal abordagem é especulativa no momento.

### Suporte respiratório

Embora a causa primária do fornecimento inadequado de oxigênio seja a insuficiência cardiovascular, oxigênio suplementar pode aumentar o conteúdo de oxigênio arterial, melhorando, assim, a hipoxia tecidual. O oxigênio suplementar por máscara facial é encorajado para todos os pacientes com suspeita de choque, com maior ênfase na ventilação mecânica invasiva (Capítulo 97) por meio de intubação endotraqueal para pacientes com dificuldade respiratória significativa ou hipotensão ou acidose graves. Um paciente que esteja em choque e que esteja lutando para respirar apesar do oxigênio suplementar deve ser intubado sem uma tentativa de ventilação não invasiva porque pode ser difícil de implementar com eficácia, não fornece proteção das vias respiratórias e é menos eficaz do que a ventilação invasiva para reduzir respiração, facilitação das trocas gasosas e recrutamento de alvéolos (Capítulo 96). A ventilação mecânica invasiva (Capítulo 97) protege as vias respiratórias, reduz o risco de aspiração, diminui o trabalho respiratório (e, portanto, diminui a demanda de oxigênio) e melhora as trocas gasosas (para aumentar o fornecimento de oxigênio e facilitar a alcalose respiratória compensatória). No choque cardiogênico (Capítulo 99), a ventilação mecânica fornece o benefício adicional de melhorar o recrutamento alveolar e aumenta a pressão transmural no coração, reduzindo, assim, a pós-carga cardíaca e facilitando a função ventricular.

A principal complicação de iniciar a ventilação mecânica em pacientes com choque é a piora inadvertida do débito cardíaco e hipotensão, porque a pressão intratorácica positiva associada à ventilação mecânica retarda o enchimento do ventrículo direito. Essa complicação é mais provável em pacientes com choque hipovolêmico (que são mais dependentes da pré-carga), mas o choque distributivo, o choque obstrutivo devido à compressão extrínseca e alguns casos de choque cardiogênico podem ser todos dependentes da pré-carga. Muitos agentes de sedação normalmente usados durante a intubação, como etomidato ou benzodiazepínicos de ação curta, causam vasodilatação e hipotensão, potencialmente exacerbando esse problema. Um *bolus* de solução intravenosa (p. ex., 500 mℓ de soro fisiológico) antes ou durante a intubação será frequentemente necessário, juntamente com o uso criterioso de agentes de sedação, evitando ventilação com pressão positiva excessiva e aumento potencial da dose de vasopressores.

### Posicionamento corporal

Se o paciente estiver muito hipotenso, o enchimento cardíaco e a perfusão cerebral podem ser aumentados pela colocação do paciente em decúbito dorsal ou com os membros inferiores elevados (posição de Trendelenburg), especialmente pacientes em choque hipovolêmico ou distributivo. A intubação e o acesso venoso central também são facilitados por essas posições. No entanto, os pacientes com dificuldade respiratória grave, especialmente em razão de edema pulmonar, geralmente não conseguem tolerar o decúbito dorsal e sua hipoxemia pode piorar. Da mesma forma, até que as vias

| Tabela 98.3 | Classificação do choque hemorrágico.* | | | |
|---|---|---|---|---|
| | **CLASSE I** | **CLASSE II** | **CLASSE III** | **CLASSE IV** |
| Perda de sangue (mℓ) | Até 750 | 750 a 1.500 | 1.500 a 2.000 | > 2.000 |
| % Volume | Até 15 | 15 a 30 | 30 a 40 | > 40 |
| Frequência cardíaca (bpm) | < 100 | > 100 | > 120 | > 140 |
| Pressão arterial | Normal | Normal | Diminuída | Diminuída |
| Pressão diferencial | Normal ou aumentada | Diminuída | Diminuída | Diminuída |
| Frequência respiratória (irpm) | 14 a 20 | 20 a 30 | 30 a 40 | > 35 |
| Débito urinário (mℓ/h) | > 30 | 20 a 30 | 5 a 15 | Insignificante |
| Estado mental | Um pouco ansioso | Ligeiramente ansioso | Ansioso, confuso | Confuso, letárgico |
| Reposição volêmica | Solução cristaloide | Solução cristaloide | Solução cristaloide e sangue | Solução cristaloide e sangue |

*Estimativas baseadas em um paciente de 70 kg. bpm = batimentos por minuto; irpm = incursões respiratórias por minuto. (De Committee on Trauma of the American College of Surgeons. *Advanced Trauma Life Support for Doctors*. Chicago: American College of Surgeons; 1997:108.)

### Tabela 98.4 — Agentes vasopressores.

| AGENTE | VARIAÇÃO DA DOSE | VASCULATURA PERIFÉRICA | | EFEITOS CARDÍACOS | | | USO TÍPICO |
|---|---|---|---|---|---|---|---|
| | | VASO-CONSTRIÇÃO | VASO-DILATAÇÃO | FREQUÊNCIA CARDÍACA | CONTRALIDADE | ARRITMIAS | |
| Dopamina | 1 a 4 µg/kg/min | 0 | 1+ | 1+ | 1+ | 1+ | "Dose renal" não melhora a função renal; pode ser usada quando há bradicardia e hipotensão |
| | 5 a 10 µg/kg/min | 1 a 2+ | 1+ | 2+ | 2+ | 2+ | |
| | 11 a 20 µg/kg/min | 2 a 3+ | 1+ | 2+ | 2+ | 3+ | Amplitude vasopressora |
| Vasopressina | 0,04 a 0,1 unidade/min | 3 a 4+ | 0 | 0 | 0 | 1+ | Choque séptico, choque pós-circulação extracorpórea, nenhum benefício em termos de desfecho na sepse |
| Fenilefrina | 20 a 200 µg/min | 4+ | 0 | 0 | 0 | 1+ | Choque vasodilatador; melhor para taquicardia supraventricular |
| Norepinefrina | 1 a 20 µg/min | 4+ | 0 | 2+ | 2+ | 2+ | Vasopressor de primeira linha para choque séptico, choque vasodilatador |
| Epinefrina | 1 a 20 µg/min | 4+ | 0 | 4+ | 4+ | 4+ | Choque refratário, choque com bradicardia, choque anafilático |
| Dobutamina | 1 a 20 µg/kg/min | 1+ | 2+ | 1 a 2+ | 3+ | 3+ | Choque cardiogênico, choque séptico |
| Milrinona | 37,5 a 75 µg/kg em *bolus* seguidos por 0,375 a 0,75 µg/min | 0 | 2+ | 1+ | 3+ | 2+ | Choque cardiogênico, insuficiência cardíaca direita, artéria pulmonar dilatada; usar com cuidado na insuficiência renal |

Cortesia do Dr. Emanuel P. Rivers.

respiratórias sejam protegidas, um paciente com risco de vomitar sangue ou conteúdo gástrico corre maior risco de aspiração quando está no decúbito dorsal. Além disso, se houver suspeita de elevação da pressão intracraniana em um paciente (p. ex., após hemorragia intracraniana grave [Capítulo 380], insuficiência hepática fulminante [Capítulo 145] ou lesão cerebral traumática [Capítulo 371]), a colocação do mesmo em decúbito dorsal ou em posição de Trendelenburg poderia paradoxalmente piorar a perfusão cerebral.

### Outros procedimentos de emergência

Vários outros procedimentos devem ser iniciados imediatamente em situações específicas. Por exemplo, o choque obstrutivo decorrente do tamponamento cardíaco (Capítulo 68) exige drenagem pericárdica de emergência, e um pneumotórax hipertensivo (Capítulo 92) exige colocação de tubo torácico de emergência. Um paciente vítima de traumatismo (Capítulo 103) pode exigir um imobilizador pélvico ou outro torniquete, uma US à beira do leito para avaliar possível sangramento intra-abdominal e uma tomografia computadorizada (TC) de emergência ou laparotomia exploratória, dependendo dos achados. Da mesma forma, um paciente com hemorragia digestiva alta evidente (Capítulo 126) precisa de endoscopia emergente. Os pacientes com choque séptico e dor no quadrante superior direito do abdome precisam de antibióticos intravenosos e US urgente seguida por colangiopancreatografia retrógrada endoscópica se forem observados ductos biliares dilatados ou cálculos (Capítulo 146). Os pacientes com choque cardiogênico (Capítulo 99) podem precisar de intervenção coronária percutânea emergente (Capítulo 65). Além disso, condições que frequentemente ocorrem juntamente com o choque, como convulsões generalizadas (Capítulo 375), intoxicação alcoólica aguda (Capítulo 30), superdosagem de medicamentos/drogas (Capítulos 31 e 102) e hiperglicemia (Capítulo 216) exigem avaliação e tratamento de emergência.

### Monitoramento da adequação da reanimação

Após a avaliação e o manejo iniciais, as horas subsequentes são cruciais para confirmar o diagnóstico e a causa do choque, bem como monitorar a efetividade da reanimação. Medidas simples da adequação da reanimação incluem restauração da pressão arterial normal, melhora nos sinais clínicos de hipoperfusão (p. ex., débito urinário sustentado e melhora do estado mental) e melhora no déficit de base e hiperlactatemia.

Embora a pressão arterial possa ser medida por esfigmomanômetro, a falta de confiabilidade desse método em pacientes que estão em choque profundo geralmente exige a colocação de um acesso arterial se o paciente não melhorar rapidamente. No entanto, a restauração da pressão arterial não significa que o fornecimento de oxigênio tenha melhorado ou que a perfusão tecidual tenha sido restaurada. A melhora clínica e bioquímica pode atrasar a melhora na oferta de oxigênio por horas ou pode ser ofuscada por tratamento médico, como a necessidade de agentes sedativos ou o surgimento de disfunção orgânica aguda apesar da reanimação bem-sucedida.

Um cateter de artéria pulmonar pode monitorar as pressões capilares direita e pulmonar, volume sistólico, débito cardíaco e saturação venosa mista de oxigênio. Em estados de choque, o fornecimento inadequado de oxigênio leva ao aumento da extração periférica de oxigênio e baixa saturação de oxigênio venoso para o sangue venoso que retorna ao coração direito. No entanto, vários ensaios clínicos não conseguiram demonstrar melhores desfechos com base na terapia guiada por um cateter de artéria pulmonar, e não é mais recomendado no tratamento de rotina do choque.[13]

Uma forma de avaliar a adequação da reposição volêmica é determinar as respostas às manobras que aumentam a pré-carga. Os exemplos incluem elevação da perna passiva ou infusão rápida de líquido[14] em 30 minutos.

Vários ensaios multicêntricos de terapia precoce direcionada por metas, que tentam especificamente melhorar as medidas de hemoglobina e oxigenação, não conseguiram demonstrar benefícios além do tratamento padrão. Por exemplo, pressão venosa central baixa sugere hipovolemia, mas o tratamento do choque séptico com base nas leituras da pressão venosa central e nas metas de pressão arterial não melhora os desfechos.[A9] As recomendações atuais, portanto, enfatizam: suspeita precoce de choque; baixo limiar para verificar o nível de lactato sérico; administrar antibióticos se a sepse for uma causa possível (Capítulo 100); e um *bolus* inicial de 20 a 30 mℓ/kg de soluções intravenosas, seguido por monitoramento rigoroso da adequação da reanimação usando o exame clínico, avaliações seriadas de lactato sanguíneo ou medidas de dependência da pré-carga, como um teste de elevação passiva dos membros inferiores.

### Cuidados de suporte contínuos

A menos que o paciente tenha diretivas antecipadas de vontade para limitar o atendimento, o choque deve ser tratado com a meta de salvar a vida do paciente. Os pacientes que não melhoram rapidamente são geralmente admitidos em uma UTI, onde a função de órgãos vitais pode ser monitorada e o suporte apropriado pode ser instituído.

Assim que o paciente estiver apto ou membros da família estiverem disponíveis, conversas para entender as preferências de reanimação cardiopulmonar (Capítulo 7), ventilação mecânica (Capítulo 97) e outros aspectos da terapia intensiva são extremamente importantes (Capítulo 3). O médico deve fornecer as melhores informações possíveis sobre o diagnóstico, curso potencial e prognóstico.

### PREVENÇÃO

O choque pode ser evitado pela prevenção dos eventos causais (p. ex., traumatismo, sepse, infarto do miocárdio) ou pela intervenção imediata para evitar a progressão para choque. Muitos hospitais instituíram sistemas de alerta precoce para implantar equipes de resposta rápida para pacientes com sinais vitais anormais (Capítulo 7). Esses programas viabilizam a avaliação e o tratamento precoces, e também melhoram os desfechos.

### PROGNÓSTICO

A taxa de mortalidade por choque agora é de cerca de 25%. O grau de resposta à reposição volêmica da pressão arterial, do débito cardíaco e dos indicadores de hipoperfusão, como o lactato sérico, é prognóstico, e as evidências precoces de disfunção de múltiplos órgãos são preditivas da necessidade de terapia intensiva prolongada e maior mortalidade. Para os pacientes que sobrevivem, o prognóstico a longo prazo é variável, mas depende da idade, da saúde crônica, da história natural do evento desencadeante e da duração e intensidade da evolução hospitalar. Curiosamente, as características agudas do próprio choque (p. ex., grau de hipotensão) são preditivas da mortalidade a curto prazo, mas são menos preditivas dos desfechos a longo prazo.

### Recomendações de grau A

A1. Brass P, Hellmich M, Kolodziej L, et al. Ultrasound guidance versus anatomical landmarks for subclavian or femoral vein catheterization. *Cochrane Database Syst Rev*. 2015;1:CD011447.
A2. Brass P, Hellmich M, Kolodziej L, et al. Ultrasound guidance versus anatomical landmarks for internal jugular vein catheterization. *Cochrane Database Syst Rev*. 2015;1:CD006962.
A3. Rochwerg B, Alhazzani W, Sindi A, et al. Fluid resuscitation in sepsis: a systematic review and network meta-analysis. *Ann Intern Med*. 2014;161:347-355.
A4. Semler MW, Self WH, Wanderer JP, et al. Balanced crystalloids versus saline in critically ill adults. *N Engl J Med*. 2018;378:829-839.
A5. Holcomb JB, Tilley BC, Baraniuk S, et al. Transfusion of plasma, platelets, and red blood cells in a 1:1:1 vs a 1:1:2 ratio and mortality in patients with severe trauma: the PROPPR randomized clinical trial. *JAMA*. 2015;313:471-482.
A6. Holst LB, Haase N, Wetterslev J, et al. Lower versus higher hemoglobin threshold for transfusion in septic shock. *N Engl J Med*. 2014;371:1381-1391.
A7. Gordon AC, Mason AJ, Thirunavukkarasu N, et al. Effect of early vasopressin vs norepinephrine on kidney failure in patients with septic shock: the VANISH randomized clinical trial. *JAMA*. 2016;316:509-518.
A8. Hajjar LA, Vincent JL, Barbosa Gomes Galas FR, et al. Vasopressin versus norepinephrine in patients with vasoplegic shock after cardiac surgery: the VANCS randomized controlled trial. *Anesthesiology*. 2017;126:85-93.
A9. Rowan KM, Angus DC, Bailey M, et al. Early, goal-directed therapy for septic shock—a patient-level meta-analysis. *N Engl J Med*. 2017;376:2223-2234.

### REFERÊNCIAS BIBLIOGRÁFICAS

*As referências bibliográficas, bem como os outros materiais suplementares deste livro, encontram-se no GEN-IO, nosso ambiente virtual de aprendizagem.*

# 99
# CHOQUE CARDIOGÊNICO
STEVEN M. HOLLENBERG

### DEFINIÇÃO

O choque cardiogênico ocorre quando o coração não consegue fornecer sangue suficiente para manter a perfusão tecidual adequada. O choque cardiogênico é uma síndrome hemodinâmica definida por hipotensão sistêmica sustentada (PA sistólica < 90 mmHg), pressão capilar pulmonar (PCP) maior que 18 mmHg e índice cardíaco menor que 2,2 $\ell/min/m^2$ (Tabela 99.1). O diagnóstico de choque cardiogênico é frequentemente feito com base na clínica – hipotensão combinada com sinais de má perfusão do tecido, incluindo oligúria, embotamento sensorial e extremidades frias, na vigência de disfunção miocárdica. Para fazer o diagnóstico, é importante documentar a disfunção miocárdica e excluir ou corrigir fatores como hipovolemia, hipoxemia e acidose.

### EPIDEMIOLOGIA

A causa predominante do choque cardiogênico (Figura 99.1) é a insuficiência ventricular esquerda secundária a um extenso infarto agudo do miocárdio (IAM) ou perda cumulativa da função miocárdica em um paciente com IAM prévio. No entanto, qualquer causa de disfunção de ventrículo esquerdo (VE) ou direito (VD) grave pode levar a choque cardiogênico, incluindo miocardite fulminante (Capítulo 54), miocardiopatia em estágio terminal (Capítulo 54), complicação mecânica de um IAM (Capítulo 64), ou circulação extracorpórea prolongada (Tabela 99.2). A miocardiopatia induzida por estresse (*takotsubo*) também pode se manifestar como choque cardiogênico (Capítulo 54). A regurgitação valvar aguda por endocardite

**Tabela 99.1** Diagnóstico de choque cardiogênico.

**SINAIS CLÍNICOS**
Hipotensão
Oligúria
Embotamento sensorial
Extremidades frias e mosqueadas

**CRITÉRIOS HEMODINÂMICOS**
Pressão arterial sistólica < 90 mmHg ou > 30 mmHg de diminuição em relação ao valor basal por > 30 min
Índice cardíaco < 2,2 $\ell/min/m^2$
Pressão capilar pulmonar > 18 mmHg

**OUTROS**
Disfunção miocárdica documentada
Exclusão de hipovolemia, hipoxemia e acidose

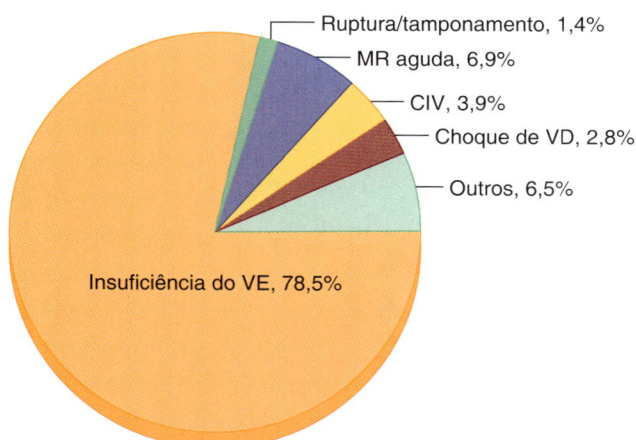

**FIGURA 99.1** Causas de choque cardiogênico em pacientes com infarto do miocárdio no registro do estudo SHOCK. VE = ventrículo esquerdo; MR = regurgitação mitral; VD = ventricular direito; CIV = comunicação interventricular (defeito do septo interventricular). (Modificada de Hochman JS, Buller J, Sleeper LA, et al. Cardiogenic shock complicating acute myocardial infarction – etiologies, management and outcome: a report from the SHOCK Trial Registry Investigators. *J Am Coll Cardiol*. 2000; 36:1063-1070.)

(Capítulo 67) ou ruptura de corda tendínea (Capítulo 66) pode levar ao choque, assim como o estresse fisiológico no estabelecimento de estenose valvar grave. O tamponamento cardíaco (Capítulo 68) e a embolia pulmonar maciça (Capítulo 74) com insuficiência aguda do VD podem causar choque sem edema pulmonar. Uma consideração importante é que alguns casos de choque cardiogênico podem ter um componente iatrogênico em razão dos medicamentos que exacerbam a hipotensão. O diagnóstico precoce de choque iminente e a identificação de pacientes com alto risco de desenvolvimento de choque são essenciais, tanto para acelerar a intervenção quanto para evitar terapias que possam piorar a hemodinâmica.

Após um declínio nas últimas duas décadas, a incidência de choque cardiogênico complicando o IAM parece estar aumentando por motivos obscuros. No entanto, as taxas de mortalidade associadas ao choque cardiogênico continuam diminuindo, pois o tratamento precoce eficaz e a adoção mais ampla da revascularização precoce têm melhorado os desfechos.[1]

Apenas cerca de 25% dos pacientes que desenvolvem choque cardiogênico já estão em choque quando chegam ao hospital; nos outros, o choque geralmente se desenvolve ao longo de várias horas. Pacientes com formas precoce e tardia de choque apresentam características demográficas, históricas, clínicas e hemodinâmicas semelhantes.

Os fatores de risco para o desenvolvimento de choque cardiogênico no IAM são paralelos aos da disfunção do VE e a gravidade da doença da artéria coronária (DAC). As características do paciente incluem idade avançada, IAM de parede anterior, diabetes melito, hipertensão arterial sistêmica, doença de múltiplas artérias coronárias, IAM prévio e doença vascular periférica ou cerebral. Os fatores de risco clínicos incluem fração de ejeção diminuída, infartos maiores e falta de hipercinesia compensatória em

| Tabela 99.2 | Causas de choque cardiogênico. |
|---|---|

**INFARTO AGUDO DO MIOCÁRDIO**
Falha da bomba
  Grande infarto
  Infarto menor com disfunção ventricular esquerda preexistente
  Extensão do infarto
  Reinfarto
  Expansão do infarto
Complicações mecânicas
  Regurgitação mitral aguda decorrente da ruptura do músculo papilar
  Defeito do septo interventricular
  Ruptura de parede livre
  Tamponamento pericárdico
Infarto do ventrículo direito

**MIOCARDIOPATIA**
Miocardite
Miocardiopatia periparto
Insuficiência cardíaca de baixo débito em estágio final
Miocardiopatia hipertrófica com obstrução da via de saída
Miocardiopatia por estresse

**VALVOPATIA CARDÍACA**
Regurgitação mitral aguda (ruptura da corda tendínea)
Regurgitação aórtica aguda
Estenose aórtica ou mitral com taquiarritmia ou outra comorbidade causando descompensação
Disfunção de prótese valvar

**TAQUIARRITMIA**

**OUTRAS CONDIÇÕES**
Circulação extracorpórea prolongada
Choque séptico com depressão miocárdica grave
Traumatismo cardíaco penetrante ou contuso
Rejeição de transplante ortotópico
Embolia pulmonar maciça
Tamponamento pericárdico

---

territórios miocárdicos distantes do infarto. Os arautos clínicos do choque iminente incluem o grau de hipotensão e taquicardia na apresentação hospitalar. Os fatores preditivos de morte após o choque cardiogênico refletem a gravidade da lesão aguda, bem como as comorbidades.

A angiografia coronária demonstra, na maioria das vezes, a DAC múltipla, com estenose de tronco esquerdo em 30% dos pacientes e doença em três artérias coronárias em 60%. A DAC múltipla ajuda a explicar a falha no desenvolvimento de hipercinesia compensatória em segmentos miocárdicos remotos.

### BIOPATOLOGIA

O choque cardiogênico é caracterizado por uma cascata descendente em que a disfunção miocárdica reduz o volume sistólico, o débito cardíaco e a pressão arterial; essas alterações comprometem a perfusão miocárdica, exacerbam a isquemia e deprimem ainda mais a função miocárdica, o débito cardíaco e a perfusão sistêmica.[2] A disfunção diastólica concomitante aumenta a pressão atrial esquerda, o que leva a congestão pulmonar e hipoxemia que pode exacerbar a isquemia miocárdica e prejudicar o desempenho ventricular.

Os mecanismos compensatórios incluem estimulação simpática, que aumenta a frequência cardíaca e a contratilidade, aumentando, assim, o débito cardíaco, mas também aumentando a demanda de oxigênio do miocárdio. A vasoconstrição compensatória pode aumentar a pressão arterial, mas também aumenta a pós-carga do miocárdio, comprometendo ainda mais o desempenho cardíaco e aumentando a demanda de oxigênio do miocárdio. Diante da perfusão inadequada, esse aumento da demanda pode agravar a isquemia e perpetuar um círculo vicioso que, se não for interrompido, pode culminar em morte. A interrupção desse ciclo de disfunção miocárdica e isquemia é a base dos regimes terapêuticos para choque cardiogênico.

Os pacientes com choque cardiogênico nem sempre apresentam disfunção ventricular esquerda grave, portanto; mecanismos diferentes da falha primária da bomba são frequentemente operativos. Além disso, a resistência vascular sistêmica nem sempre está elevada, sugerindo que a vasoconstrição compensatória não é universal. As respostas inflamatórias podem contribuir para vasodilatação e disfunção miocárdica no choque cardiogênico.

Os pacientes em choque cardiogênico podem ter áreas de miocárdio não funcional, mas viável, em razão de atordoamento ou hibernação do miocárdio. O atordoamento miocárdico representa disfunção pós-isquêmica que persiste apesar da restauração do fluxo sanguíneo normal. Segmentos miocárdicos em hibernação têm função prejudicada persistentemente em repouso devido à redução drástica do fluxo sanguíneo coronário. Embora conceitualmente distintas, essas duas condições podem se sobrepor. Os episódios repetitivos de atordoamento miocárdico podem ocorrer em áreas de miocárdio viável irrigadas por uma artéria coronária com estreitamento crítico. A função contrátil do miocárdio em hibernação melhora com a revascularização, e a gravidade do insulto isquêmico antecedente determina a intensidade do atordoamento, fornecendo, assim, uma justificativa para o restabelecimento da perviedade coronariana no choque cardiogênico. A noção de que algum tecido miocárdico possa recuperar a função enfatiza a importância de medidas para fornecer suporte hemodinâmico e minimizar a necrose miocárdica em pacientes com choque.

### MANIFESTAÇÕES CLÍNICAS

O exame físico deve ser voltado para caracterizar o perfil hemodinâmico do paciente (Tabela 99.3) avaliando a congestão ("úmida" ou "seca") e a perfusão sistêmica ("fria" ou "quente"). Os sinais de congestão do lado esquerdo (Capítulo 52) incluem estertores pulmonares, enquanto distensão venosa jugular (Figura 45.1), edema periférico e ascite são sugestivos de congestão do lado direito.

A maioria dos pacientes com choque cardiogênico tem pele úmida e fria. Os pacientes com choque geralmente são acinzentados ou cianóticos, têm pele fria e extremidades mosqueadas. Distensão venosa jugular e estertores pulmonares são achados habituais, embora sua ausência não descarte o diagnóstico. Levantamento precordial resultante da discinesia do VE pode ser palpável. As bulhas cardíacas estão hipofonéticas e, geralmente, $B_3$ e $B_4$ são auscultadas. Um sopro sistólico de regurgitação mitral ou defeito do septo interventricular pode ser auscultado, mas qualquer complicação pode ocorrer sem sopro audível (Capítulo 64). Podem ser observados sinais ou sintomas de disfunção renal, hepática, intestinal e cognitiva.[3]

### DIAGNÓSTICO

Depois de reconhecer as manifestações clínicas de choque cardiogênico aparente, o médico deve confirmar sua existência e avaliar sua causa, ao mesmo tempo que inicia a terapia de suporte antes que ocorra dano irreversível aos órgãos vitais. O médico precisa equilibrar a busca exagerada de um diagnóstico etiológico antes de alcançar a estabilização com tratamento empírico exagerado, sem caracterização adequada do processo fisiopatológico subjacente.

Um eletrocardiograma (ECG) deve ser realizado imediatamente. No choque cardiogênico causado por IAM, o ECG mais comumente mostra supradesnivelamento do segmento ST, mas infradesnivelamento de ST ou alterações inespecíficas são encontrados em 25% dos casos. Se houver suspeita de infarto de VD, o supradesnivelamento de ST nas derivações modificadas do lado direito pode ser diagnóstico (Capítulo 64). Um ECG mostrando ondas Q ou bloqueio de ramo é sugestivo de doença extensa.

| Tabela 99.3 | Sinais clínicos da volemia e perfusão. |
|---|---|

**SINAIS E SINTOMAS DE CONGESTÃO**
Ortopneia, dispneia paroxística noturna
Distensão venosa jugular
Refluxo abdominojugular
Estertores
Hepatomegalia
Edema
Dor à palpação do quadrante superior direito do abdome

**POSSÍVEIS EVIDÊNCIAS DE BAIXA PERFUSÃO**
Pressão diferencial estreita
Obnubilação
Extremidades frias
Tolerância ao exercício diminuída
Disfunção renal/hepática

Outros exames complementares iniciais incluem radiografia de tórax, hemograma completo e gasometria arterial, eletrólitos e biomarcadores cardíacos. Uma radiografia do tórax pode demonstrar edema pulmonar ou sugerir um diagnóstico alternativo, como mediastino alargado indicando dissecção aórtica (Capítulo 69).

### Ecocardiograma
O ecocardiograma é uma ferramenta indispensável para a confirmação do diagnóstico de choque cardiogênico e deve ser realizado o mais precocemente possível, preferencialmente com Doppler (Capítulo 49). O ecocardiograma fornece informações sobre a função sistólica geral e regional, função diastólica e valvopatia, e pode diagnosticar rapidamente as causas mecânicas do choque, como ruptura do músculo papilar, defeito do septo interventricular agudo, ruptura da parede livre e tamponamento.

### Cateterismo cardíaco direito
Se a anamnese, o exame físico, a radiografia de tórax e o ecocardiograma demonstrarem hipoperfusão sistêmica, baixo débito cardíaco e elevação das pressões venosas, o cateterismo cardíaco direito não é necessário para o diagnóstico. Se houver alguma incerteza, no entanto, o monitoramento invasivo é muito útil para caracterizar a hemodinâmica e excluir depleção de volume, infarto de ventrículo direito e complicações mecânicas.

O cateterismo cardíaco direito é mais útil, entretanto, para otimizar a terapia em pacientes instáveis. Em tais pacientes, as estimativas clínicas das pressões de enchimento não são confiáveis, e as pressões de enchimento ideais podem ser ainda mais altas em pacientes individuais com disfunção diastólica do VE. As modificações no desempenho miocárdico ou intervenções terapêuticas, incluindo revascularização, podem alterar o débito cardíaco e as pressões de enchimento precipitadamente. A disfunção ventricular direita concomitante é frequentemente subestimada em pacientes com choque cardiogênico e sua importância é subestimada; o cateterismo cardíaco direito é a melhor e mais rápida maneira de avaliar a hemodinâmica do lado direito nesses pacientes. A medição do débito cardíaco e da saturação venosa de oxigênio mista pode avaliar o desempenho cardíaco e ajudar a selecionar pacientes para suporte inotrópico e/ou mecânico.

perfusão tecidual permanecer inadequada, deve-se iniciar suporte inotrópico e/ou suporte mecânico.[6b]

### Vasopressores e inotrópicos
A manutenção de uma pressão arterial adequada é essencial para romper o círculo vicioso de hipotensão progressiva e posterior isquemia miocárdica. Quando a pressão arterial permanece inadequada, pode ser necessário usar agentes vasopressores, titulados não apenas para a pressão arterial, mas também para os índices clínicos de perfusão e saturação venosa mista de oxigênio.[7] A norepinefrina (0,02 a 1,0 μg/kg/min) atua principalmente como vasoconstritor, tem apenas um efeito inotrópico relativamente leve e aumenta o fluxo coronariano. É preferível à dopamina,[A1,A2] que atua tanto como inotrópico (de 3 a 10 μg/kg/min) quanto vasopressor (de 10 a 20 μg/kg/min). As infusões de vasopressores devem ser tituladas cuidadosamente em pacientes com choque cardiogênico para maximizar a pressão de perfusão coronariana com o menor aumento possível na demanda de oxigênio do miocárdio por inotropismo. O monitoramento hemodinâmico invasivo com cateter arterial e cateterismo cardíaco direito temporário são aconselháveis durante a titulação inicial de agentes vasoativos.

Se a perfusão tecidual permanecer inadequada, apesar da norepinefrina, a terapia inotrópica deve ser iniciada. A dobutamina (2,5 a 20 μg kg/min), um agonista seletivo do receptor beta1-adrenérgico, pode melhorar a contratilidade miocárdica e aumentar o débito cardíaco. A dobutamina é o agente inicial de escolha em pacientes com pressão arterial sistólica maior que 90 mmHg, mas pode exacerbar a hipotensão em alguns pacientes e precipitar taquiarritmias. A milrinona (0,125 a 0,75 μg/kg/min sem dose de ataque), um inibidor da fosfodiesterase, tem menos efeitos cronotrópicos e arritmogênicos do que as catecolaminas, mas tem meia-vida longa e pode causar hipotensão; geralmente é reservada para situações em que todos os outros agentes não se mostraram efetivos.

### Bombas de balão intra-aórtico
Bombas de balão intra-aórtico (BIAs) reduzem a pós-carga sistólica e aumentam a pressão de perfusão diastólica sem aumentar a demanda de oxigênio, mas não melhoram significativamente o fluxo sanguíneo distal a uma estenose coronária crítica. Apesar da justificativa hemodinâmica convincente para seu uso, os ensaios clínicos randomizados não

## TRATAMENTO

### Manejo inicial
A estabilização inicial do paciente com suspeita de choque cardiogênico inclui acesso venoso, oxigênio suplementar e monitoramento contínuo de ECG (Figura 99.2).[4] Muitos pacientes precisam de intubação endotraqueal e ventilação mecânica (Capítulo 97), não apenas para melhorar os gases no sangue arterial, mas também para reduzir o trabalho respiratório e facilitar a sedação. As anormalidades eletrolíticas devem ser corrigidas. O alívio da dor e da ansiedade reduz a atividade simpática excessiva, bem como a demanda de oxigênio, a pré-carga e a pós-carga. As arritmias (Capítulo 58) reduzem o débito cardíaco e devem ser corrigidas imediatamente com medicamentos antiarrítmicos (ver Tabela 58.6), cardioversão ou estimulação (Capítulo 60).

Se for provável que a causa seja um IAM, o ácido acetilsalicílico e heparina devem ser administrados imediatamente (Capítulo 64).[5] Alguns fármacos usados rotineiramente no IAM (p. ex., nitratos, betabloqueadores, inibidores da enzima de conversão da angiotensina) têm o potencial de exacerbar a hipotensão no choque cardiogênico e estão associados a desfechos piores em pacientes hipotensos. Consequentemente, esses agentes devem ser evitados em pacientes com estado hemodinâmico lábil até que se estabilizem.

Uma avaliação inicial da volemia e perfusão sistêmica deve ser realizada.[6] A isquemia provoca disfunção diastólica; portanto, altas pressões de enchimento podem ser necessárias para manter o volume sistólico em alguns pacientes. Alguns pacientes se beneficiam de infusões rápidas em *bolus* de 100 a 200 m*l* de solução cristaloide tituladas para desfechos clínicos. Os pacientes que não respondem rapidamente ao tratamento inicial devem ser considerados para monitoramento hemodinâmico invasivo para identificar a pressão de enchimento na qual o débito cardíaco é maximizado. A manutenção de pré-carga adequada é particularmente importante em pacientes com infarto de VD.

Após a estabilização inicial e a restauração da pressão arterial adequada, a perfusão do tecido deve ser avaliada. Se a perfusão tecidual for adequada, mas permanecer congestão pulmonar significativa, podem ser empregados diuréticos (p. ex., furosemida IV em *bolus* de 20 a 40 mg). Se a

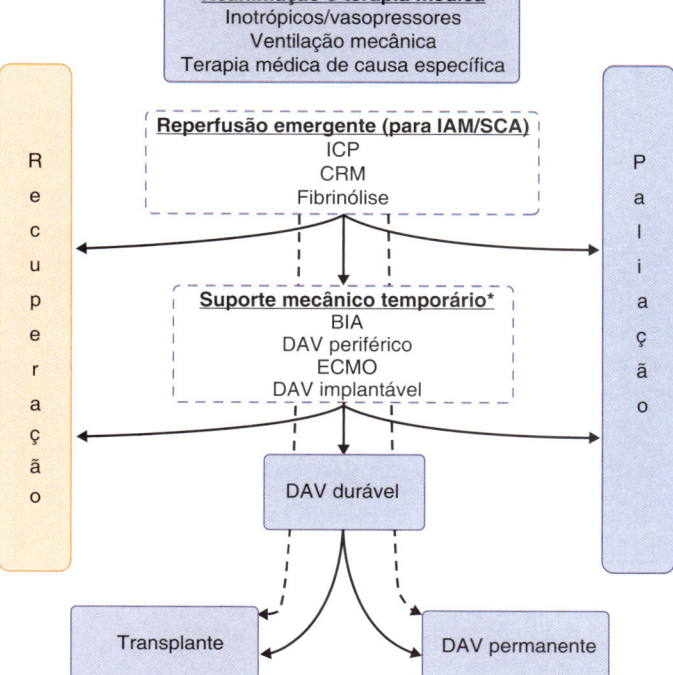

**FIGURA 99.2** Via potencial do tratamento de choque cardiogênico, local de atendimento e profissionais de saúde. *Considerar suporte mecânico temporário antes da reperfusão em casos de choque cardíaco refratário. SCA = síndrome coronariana aguda; CRM = cirurgia de revascularização do miocárdio; ECMO = oxigenação por membrana extracorpórea; BIA = bomba de balão intra-aórtico; IAM = infarto agudo do miocárdio; ICP = intervenção coronária percutânea; DAV = dispositivo de assistência ventricular. (Modificada de van Diepen S, Katz JN, Albert NM, et al. Contemporary management of cardiogenic shock: a scientific statement from the American Heart Association. *Circulation*. 2017;136:e232-e268.)

mostraram melhora da taxa de mortalidade em 30 dias, 1 ano ou 6 anos com a inserção de BIA em pacientes que apresentam choque cardiogênico e que são submetidos a revascularização precoce para IAM.[A3,A4] Não se sabe se a inserção de BIA ainda é razoável para dar suporte a pacientes ocasionais durante um período crítico de choque até que uma terapia definitiva seja realizada. A falha da BIA em reverter a hipoperfusão é um sinal de mau prognóstico e esses pacientes devem ser considerados para suporte mecânico mais agressivo.

### Reperfusão
O tratamento de suporte pode melhorar a pressão arterial e o débito cardíaco no choque cardiogênico, mas a restauração rápida do fluxo sanguíneo miocárdico é a base da terapia para pacientes com choque cardiogênico devido a IAM (Capítulo 64). A terapia fibrinolítica consegue restaurar a perviedade da artéria infartada e diminui a probabilidade de progressão para choque cardiogênico (ver Tabela 64.6 no Capítulo 64), mas é inefetiva depois que o choque cardiogênico tiver se desenvolvido.

A revascularização imediata é a única intervenção que reduz de forma consistente as taxas de mortalidade em pacientes com choque cardiogênico, e estudos randomizados sugerem que cerca de 13 pacientes serão salvos em 1 ano para cada 100 pacientes tratados.[A5] Além disso, a maioria dos sobreviventes terá um bom estado funcional.

Os desfechos são melhores quando a ICP é realizada nas primeiras 6 horas após o início dos sintomas, mas os benefícios em termos de sobrevida ainda são demonstráveis até 48 horas após o início do IAM e 18 horas após o início do choque. Em pacientes com doença multiarterial, os dados sugerem que a colocação de stent na lesão causal é tão boa quanto a ICP multiarterial imediata, com menor risco de que o paciente necessite de terapia de substituição renal.[A6] Os pacientes com mais de 75 anos adequados para terapia agressiva também parecem se beneficiar.

A cirurgia de revascularização miocárdica (CRM) tem maior probabilidade de fornecer revascularização completa e atingir taxas de sobrevida a longo prazo comparáveis às da ICP, geralmente apesar da pior anatomia coronariana e de prevalência maior de diabetes melito. Na prática, entretanto, a CRM de emergência é realizada menos de 10% do tempo.

Quando o choque cardiogênico resulta de complicações mecânicas do IAM (Capítulo 64), a cirurgia é recomendada quando possível. Para a regurgitação mitral aguda por ruptura do músculo papilar, o suporte vasoativo e mecânico são medidas contemporizadoras; a terapia definitiva exige reparo ou substituição cirúrgica rápida da válvula (Capítulo 66). Embora a taxa de mortalidade seja de 20 a 40%, os resultados cirúrgicos estão melhorando, e tanto a sobrevida quanto a função ventricular são melhoradas em comparação com o tratamento clínico.

A cirurgia oportuna também é crítica em pacientes cujo choque cardiogênico é causado pela ruptura do septo interventricular ou da parede livre. Como as perfurações são expostas a forças de cisalhamento, o local de ruptura pode se expandir abruptamente. O reparo pode ser tecnicamente difícil em razão da necessidade de sutura em áreas de necrose. A taxa de mortalidade cirúrgica é de 20 a 50% e é especialmente alta para rupturas inferoposteriores serpiginosas, que são tipicamente menos bem circunscritas do que rupturas anteroapicais. A função do VD é um determinante importante do resultado neste cenário. O momento da cirurgia é controverso, mas as diretrizes agora recomendam que o reparo operatório seja realizado precocemente, dentro de 48 horas após a ruptura. A colocação de um dispositivo de oclusão septal pode ser útil em pacientes selecionados.

### Suporte circulatório
Os dispositivos de suporte circulatório mecânico percutâneo podem interromper a espiral descendente de disfunção miocárdica, hipoperfusão e isquemia no choque cardiogênico, possibilitando, assim, a recuperação miocárdica.[8] Esses dispositivos, em diferentes graus, aumentam a pressão arterial e o débito cardíaco, reduzem as pressões de enchimento do VE e pós-carga e apoiam a perfusão coronária. Eles podem fornecer suporte a curto prazo como medida contemporizadora até a recuperação ou o transplante,[9] e às vezes são usados como terapia crônica quando o transplante não pode ser realizado.[10] Para o choque cardiogênico no IAM, esses dispositivos melhoram a função hemodinâmica, mas não mostraram reduzir a morbidade.[A7]

A oxigenação por membrana extracorpórea (ECMO) fornece suporte cardiopulmonar para o coração e os pulmões, usando um oxigenador de membrana e um cateter de retorno arterial. A ECMO reduz a pré-carga do VD e do VE, mas aumenta a pós-carga do VE, e pode ser útil para choque cardiogênico refratário.[11,11b]

Uma questão crucial na escolha do suporte mecânico é a função ventricular direita. Alguns pacientes com insuficiência cardíaca direita e esquerda se beneficiam do suporte biventricular inicial. O ventrículo esquerdo raramente falha sozinho por muito tempo, e a avaliação hemodinâmica do ventrículo direito com monitoramento hemodinâmico invasivo é importante para otimizar as estratégias de suporte mecânico.

### Manejo de condições especiais
No estágio final de uma miocardiopatia dilatada ou restritiva (Capítulo 54), o baixo débito cardíaco pode resultar em choque cardiogênico. Deve ser realizada uma busca por causas precipitantes reversíveis. Alguns pacientes responderão aos agentes inotrópicos e terão um breve período de melhora relativa. Os candidatos apropriados devem ser encaminhados para avaliação para possível transplante cardíaco (Capítulo 53) ou suporte mecânico. A bomba circulatória[a] com levitação magnética fornece uma taxa de sobrevida de 85% livre de cirurgia do dispositivo ou acidente vascular encefálico incapacitante em pacientes apropriadamente selecionados em 6 meses.[A8] Os DAVEs podem ser usados como medida contemporizadora (ponte) até o transplante ou como terapia definitiva. Uma discussão sobre cuidados no final da vida também é necessária.

A miocardite aguda (Capítulo 54) pode ter um curso fulminante, levando ao choque em 10 a 15% dos casos. Os pacientes com miocardite aguda são, geralmente, mais jovens do que aqueles com choque cardiogênico devido a IAM e apresentam mais comumente dispneia do que dor torácica. O ecocardiograma geralmente mostra uma disfunção global do VE. A terapia de suporte é indicada; alguns pacientes precisam de suporte circulatório e até mesmo considerar o transplante cardíaco. A terapia imunossupressora não demonstrou melhorar o desfecho na miocardite fulminante.

Os pacientes com miocardiopatia hipertrófica (Capítulo 54) às vezes podem apresentar obstrução grave da via de saída e choque. Nesses pacientes, diuréticos e agentes inotrópicos geralmente pioram a obstrução. A reposição volêmica cuidadosa e o uso de um alfa-agonista puro, como a fenilefrina (0,1 a 0,3 mg/kg/min) podem reduzir a obstrução aumentando a pós-carga e o tamanho da cavidade.

A miocardiopatia de estresse (takotsubo) (Capítulo 54) se manifesta com dor torácica e alterações no ECG semelhantes ao IAM; a exclusão de obstrução coronária significativa e hipocinesia apical característica com preservação basal estabelecem o diagnóstico. Alguns pacientes apresentam disfunção VE grave o suficiente para produzir choque. O tratamento é de suporte. A maioria dos pacientes recupera a função VE em questão de dias a semanas, e o prognóstico a longo prazo é excelente.

A regurgitação mitral aguda (Capítulo 66) se apresenta com edema pulmonar e diminuição do débito cardíaco anterógrado. As causas incluem ruptura do músculo papilar no IAM, ruptura espontânea da corda tendínea, endocardite infecciosa (Capítulo 67) e traumatismo (Capítulo 103). O diagnóstico é mais bem realizado por ecocardiograma. A estabilização imediata pode incluir agentes inotrópicos ou vasopressores para suportar o débito cardíaco e a pressão arterial. A terapia definitiva, entretanto, consiste em reparo ou substituição cirúrgica da valva (Capítulo 66).

A regurgitação aórtica aguda mais comumente resulta de endocardite infecciosa (Capítulo 67) com destruição de válvula da valva, mas também pode ser decorrente de lesão traumática (Capítulo 103) ou dissecção aguda da aorta (Capítulo 69). A pressão diferencial geralmente é estreita, indicando diminuição do volume sistólico anterógrado e, em geral, não existe o pulso em martelo d'água da regurgitação aórtica crônica. As medidas temporárias incluem redução da pós-carga, com vasopressor e suporte inotrópico conforme necessário. BIA é contraindicada, e a desaceleração excessiva da frequência cardíaca pode piorar a hemodinâmica por prolongar a diástole. A terapia definitiva é cirúrgica.

### PROGNÓSTICO
O choque cardiogênico ainda é a causa mais comum de morte no IAM. As taxas de sobrevida estão melhorando como resultado dos avanços na terapia de suporte e reperfusão em pacientes adequadamente selecionados. A hemodinâmica prediz taxa de mortalidade a curto prazo, mas não a longo prazo.[12] A idade e o intervalo de tempo até a revascularização são

---

[a]N.R.T.: A terceira geração de DAVE consiste em bomba de fluxo centrífugo contínuo perpendicular ao eixo de rotação, livre de contato e sem rolamentos com rotor suspenso que utiliza sistema magnético e/ou hidrodinâmico, evitando a formação de trombos e seu deslocamento, além de redução sonora e de infecções. O sistema de levitação hidrodinâmica, livre de contato, utiliza uma camada de sangue como suporte para levantar o rotor, a exemplo dos dispositivos Incor, HVAD e MVAD, enquanto a levitação magnética completa usa rolamentos magnéticos apenas para levitar o rotor.

preditores independentes da sobrevida, mas os benefícios da revascularização são vistos em todos os níveis de risco. A sobrevida média de 1 ano após a revascularização precoce é de 50 a 55%, e o benefício de sobrevida é mantido em 6 anos de acompanhamento; com 5 anos a sobrevida se aproxima de 45%. A qualidade de vida dos sobreviventes geralmente é excelente; 83% dos pacientes são assintomáticos ou apresentam apenas insuficiência cardíaca levemente sintomática. Para pacientes com doença miocárdica não isquêmica em estágio terminal, o prognóstico é muito ruim se não for realizado transplante cardíaco ou suporte mecânico a longo prazo.[13]

### Recomendações de grau A

A1. Schumann J, Henrich EC, Strobl H, et al. Inotropic agents and vasodilator strategies for the treatment of cardiogenic shock or low cardiac output syndrome. *Cochrane Database Syst Rev*. 2018;1:CD009669.
A2. Rui Q, Jiang Y, Chen M, et al. Dopamine versus norepinephrine in the treatment of cardiogenic shock: a PRISMA-compliant meta-analysis. *Medicine (Baltimore)*. 2017;96:1-8.
A3. Unverzagt S, Buerke M, de Waha A, et al. Intra-aortic balloon pump counterpulsation (IABP) for myocardial infarction complicated by cardiogenic shock. *Cochrane Database Syst Rev*. 2015;3:CD007398.
A4. Thiele H, Zeymer U, Thelemann N, et al. Intraaortic balloon pump in cardiogenic shock complicating acute myocardial infarction: long-term 6-year outcome of the randomized IABP-SHOCK II trial. *Circulation*. 2019;139:395-403.
A5. Jeger RV, Urban P, Harkness SM, et al. Early revascularization is beneficial across all ages and a wide spectrum of cardiogenic shock severity: a pooled analysis of trials. *Acute Card Care*. 2011;13:14-20.
A6. Thiele H, Akin I, Sandri M, et al. One-year outcomes after PCI strategies in cardiogenic shock. *N Engl J Med*. 2018;379:1699-1710.
A7. Ouweneel DM, Eriksen E, Sjauw KD, et al. Percutaneous mechanical circulatory support versus intra-aortic balloon pump in cardiogenic shock after acute myocardial infarction. *J Am Coll Cardiol*. 2017;69:278-287.
A8. Mehra MR, Naka Y, Uriel N, et al. A fully magnetically levitated circulatory pump for advanced heart failure. *N Engl J Med*. 2017;376:440-450.

### REFERÊNCIAS BIBLIOGRÁFICAS

*As referências bibliográficas, bem como os outros materiais suplementares deste livro, encontram-se no GEN-IO, nosso ambiente virtual de aprendizagem.*

# 100
# SÍNDROMES DO CHOQUE RELACIONADAS À SEPSE

JAMES A. RUSSELL

### DEFINIÇÃO

A *sepse* é uma disfunção orgânica potencialmente fatal, causada por resposta desregulada do hospedeiro à infecção. A disfunção orgânica é definida como alteração aguda de dois ou mais pontos no escore[1] total da Sequential Organ Failure Assessment (SOFA) (Tabela 100.1). Além da SOFA completa, uma SOFA rápido e mais breve – definido pela frequência respiratória de 22/min ou menos, atividade mental alterada e pressão arterial sistólica (PAS) superior a 100 mmHg – fornece critérios simples à beira do leito para rastreamento rápido de sepse. *Bacteriemia* é definida como o crescimento de bactérias em hemoculturas, mas a infecção não precisa ser comprovada para diagnosticar a sepse no início. O *choque séptico* também foi redefinido em 2016 como um subconjunto de sepse com hipotensão persistente exigindo o uso de vasopressores para manter a pressão arterial média (PAM) igual ou superior a 65 mmHg acompanhada por um nível sérico de lactato superior a 18 mg/dℓ (2 mmol/ℓ), apesar de reposição volêmica adequada.

### EPIDEMIOLOGIA

Mais de 750.000 casos de sepse grave ou choque séptico ocorrem todos os anos nos EUA, e mais de 19 milhões de casos ocorrem globalmente a cada ano. A sepse, que é diagnosticada em 6% das hospitalizações de adultos nos EUA,[2] causa tantas mortes quanto o infarto agudo do miocárdio (IAM) e choque séptico e suas complicações são as causas mais comuns de morte em unidades de terapia intensiva (UTIs) não coronárias. Os custos de cuidados médicos associados à sepse são de aproximadamente US$ 20 bilhões por ano apenas nos EUA. A incidência de choque séptico está aumentando à medida que os médicos realizam cirurgias mais agressivas, à medida que surgem microrganismos mais resistentes no meio ambiente e à medida que aumenta a prevalência de comprometimento imunológico resultante de doenças e medicamentos imunossupressores. Os fatores de risco para choque séptico incluem idade, condições crônicas subjacentes (p. ex., doença pulmonar obstrutiva crônica, câncer) e uso de fármacos imunossupressores. Estudos sugerem que os afro-americanos têm incidência maior de sepse do que os brancos (6,0 *vs*. 3,6 por 1.000 habitantes) e taxa de mortalidade maior em UTIs (32 *vs*. 29%), mesmo após o ajuste para os níveis de pobreza. Os mecanismos dessa aparente diferença de risco e mortalidade por sepse não são conhecidos.

Bactérias gram-positivas ou gram-negativas, fungos e, muito raramente, protozoários ou riquétsias podem causar choque séptico. Causas cada vez mais comuns de choque séptico são bactérias gram-positivas resistentes a antibióticos, especialmente *Staphylococcus aureus* resistente à meticilina (MRSA), enterococos resistentes à vancomicina (VRE), *Streptococcus pneumoniae* resistente à penicilina e bacilos gram-negativos resistentes.

As infecções mais comuns que causam choque séptico são pneumonia (cerca de metade dos casos), peritonite, pielonefrite, abscesso (especialmente intra-abdominal), bacteriemia primária, colangite, celulite, fasciite necrosante e meningite. A pneumonia hospitalar é a causa mais comum de morte por infecção hospitalar. As hemoculturas são positivas em apenas cerca de um terço dos pacientes com choque séptico e em 20 a 30% dos casos são negativas em todos os locais.

### BIOPATOLOGIA

Na fase inicial do choque séptico é ativado o processo de inflamação, conforme evidenciado por neutrofilia e desvio para a esquerda (neutrófilos imaturos) e um fenótipo pró-coagulante (detectado por razão normalizada internacional aumentada e trombocitopenia) devido a coagulação aumentada, plaquetas ativadas e fibrinólise diminuída. Após vários dias, um estado de imunossupressão pode surgir e pode contribuir para a morte. Várias vias amplificam-se mutuamente: a inflamação desencadeia a coagulação, a coagulação desencadeia a inflamação e a hipoxia tecidual amplifica tanto a inflamação quanto a coagulação, resultando, assim, em ciclos de *feedback* pró-inflamatório e pró-coagulante positivos. Muitos mediadores críticos para o controle homeostático da infecção também são prejudiciais ao hospedeiro (p. ex., fator de necrose tumoral alfa [TNF-α]), talvez em parte explicando por que as terapias que neutralizam tais mediadores têm sido inefetivas até o momento.

A lesão endotelial generalizada é uma característica importante do choque séptico; o endotélio lesado é mais permeável. Consequentemente, o líquido do edema rico em proteínas flui para os tecidos, como o pulmão, onde leva à SARA. No choque séptico, as células endoteliais lesadas liberam óxido nítrico, um potente vasodilatador. O choque séptico também lesa as células epiteliais do pulmão e do intestino. A lesão epitelial intestinal aumenta a permeabilidade intestinal e a translocação epitelial de bactérias intestinais e endotoxinas, aumentando ainda mais o fenótipo inflamatório do choque séptico.

### Infecção precoce, resposta imunológica inata, inflamação e endotélio

As bactérias têm endotoxinas de superfície celular (lipopolissacarídeo [LPS] e ácido lipoteicoico [LTA] de bactérias gram-negativas e gram-positivas, respectivamente) que são ligantes principais para os receptores imunes inatos, principalmente em várias células imunes que lançam a resposta inflamatória séptica. As endotoxinas são transferidas da lipoproteína de alta densidade (HDL) para a lipoproteína de baixa densidade (LDL) (e-Figura 100.1) e são eliminadas principalmente pelo fígado por meio do receptor de LDL – o mesmo receptor que elimina o LDL-colesterol – e então são excretadas inofensivamente na bile (e-Figura 100.2). A eliminação da endotoxina é modulada pela pró-proteína convertase subtilisina/kexin tipo 9 (PCSK9); a menor atividade da PCSK9 aumenta a reciclagem do receptor de LDL para a superfície da célula do hepatócito, aumentando, assim, a depuração de endotoxina hepática.

| Tabela 100.1 | Rastreamento de sepse e choque séptico. |
|---|---|

**Etapa 1.** Rastreamento de sepse usando Quick SOFA (qSOFA):
Um ponto é dado para cada achado adverso da seguinte forma:
  1. Frequência respiratória ≥ 22 incursões/minuto
  2. Atividade mental alterada – Pontuação da Escala de Coma de Glasgow menor que 15
  3. PAS ≤ 100 mmHg

**Etapa 2.** Diagnosticar a sepse como um aumento de 2 pontos na SOFA da seguinte forma:
Avaliação de falência sequencial de órgãos (relacionada à sepse) (SOFA).

**Etapa 3.** Diagnosticar choque séptico da seguinte maneira:
Uso de vasopressores (p. ex., norepinefrina, epinefrina, fenilefrina) para manter PAM ≥ 65 mmHg
MAIS
Lactato sérico > 18 mg/dℓ (2 mmol/ℓ), apesar da reposição volêmica adequada

**PONTUAÇÃO DA SOFA (RELACIONADA À SEPSE)**

| SISTEMA | PONTUAÇÃO | | | | |
|---|---|---|---|---|---|
| | 0 | 1 | 2 | 3 | 4 |
| Respiratório ($PaO_2/FiO_2$) | ≥ 400 | < 400 | < 300 | < 200 | < 100 |
| Coagulação (contagem de plaquetas × $10^3/\mu\ell$) | ≥ 150 | < 150 | < 100 | < 50 | < 20 |
| Fígado (bilirrubina mg/dℓ [$\mu mol/\ell$]) | < 1,2 (20) | 1,2 a 1,9 (20 a 32) | 2,0 a 5,9 (33 a 101) | 6,0 a 11,9 (102 a 204) | > 12 (204) |
| Cardiovascular | PAM ≥ 70 mmHg | PAM < 70 mmHg | Dopa < 5 (ou qualquer dose de dob*) | Dopa 5,1 a 15 ou epi < 0,1 ou norepi ≤ 0,1 | Dopa > 15 ou epi > 0,1 ou norepi > 0,1 |
| SNC – Escala de coma de Glasgow† | 15 | 13 a 14 | 10 a 12 | 6 a 9 | < 6 |
| Renal (creatinina mg/dℓ [$\mu mol/\ell$]) | < 1,2 (100) | 1,2 a 1,9 (110 a 170) | 2,0 a 3,4 (171 a 299) | 3,5 a 4,9 (300 a 400) | > 5 (440) |
| Débito urinário, mℓ/dia | | | | < 500 | < 200 |

Dob = dobutamina; Dopa = dopamina; epi = epinefrina; $FiO_2$ = fração de oxigênio inspirado; PAM = pressão arterial média; PAS = pressão arterial sistólica; norepi = norepinefrina; $PaO_2$ = pressão parcial de oxigênio. *As doses de catecolaminas são administradas em μg/kg/minuto durante pelo menos 1 hora. †As pontuações da Escala de Coma de Glasgow variam de 3 a 15; pontuação mais alta indica melhor função neurológica. (De Vincent JL, Moreno R, Takala J, et al. Working Group on Sepsis-Related Problems of the European Society of Intensive Care Medicine. The SOFA (Sepsis-related Organ Failure Assessment) score to describe organ dysfunction/failure. *Intensive Care Med.* 1996;22(7):707-710.)

A defesa do hospedeiro é organizada em respostas imunes inatas e adaptativas. O sistema imune inato usa receptores de reconhecimento padrão (p. ex., receptores do tipo Toll [TLRs], receptores de lectina do tipo C, receptores semelhantes ao gene do tipo I induzido por ácido retinoico e receptores semelhantes a domínios de oligomerização de ligação a nucleotídios) para se ligar a receptores moleculares associados a patógenos padrões, que são moléculas extremamente bem conservadas de microrganismos. LPS e LTA de bactérias gram-negativas e gram-positivas, respectivamente, ligam-se a TLR-4 e TLR-2, respectivamente (e-Figuras 100.2 e 100.3). A ligação de TLR-4 e TLR-2 inicia uma cascata de sinalização intracelular que causa o transporte nuclear do fator de transcrição fator nuclear κB (NF-κB) que, por sua vez, inicia a transcrição de citocinas como TNF-α e interleucina (IL)-6. Os receptores semelhantes ao domínio de oligomerização de ligação a nucleotídios são importantes na resposta do inflamassoma à sepse. A IL-3 também amplifica a inflamação aguda e é um alvo terapêutico potencial na sepse.

As citocinas suprarregulam as moléculas de adesão de neutrófilos e células endoteliais, e a ativação de neutrófilos leva à morte bacteriana. No entanto, as citocinas também lesam diretamente as células endoteliais do hospedeiro, assim, como os neutrófilos ativados, monócitos e plaquetas. A inibição de mediadores precoces de citocinas da sepse, como TNF-α e IL-1β, não se mostrou bem-sucedida, provavelmente porque o TNF-α e a IL-1β aumentam e diminuem rapidamente, antes que essas terapias com antagonistas possam ser aplicadas clinicamente.

Após a resposta inflamatória inicial da citocina, as células imunes, incluindo macrófagos e neutrófilos, liberam mediadores posteriores, como a caixa de grupo 1 de alta mobilidade (HMGB-1). A HMGB-1 ativa neutrófilos, monócitos e endotélio. Ao contrário dos antagonistas do TNF-α, os inibidores da HMGB-1 diminuem a mortalidade mesmo quando são administrados 24 h após a indução da peritonite experimental.

A autofagia é um processo celular de autodegradação de manutenção em muitos tecidos e é aumentada na sepse nas células do sistema imunológico, coração, pulmão, rim e fígado. A autofagia remove as mitocôndrias danificadas nos hepatócitos, regula a ativação do inflamassoma das células imunes (e-Figura 100.3) e é um mecanismo pró-sobrevivência dos miocardiócitos. A autofagia desregulada está associada à diminuição da sobrevida em modelos sépticos. A pesquisa sobre autofagia sugere que a modulação da autofagia na sepse pode ser benéfica. A resposta inflamatória ao choque séptico varia de acordo com carga de microrganismos, genótipo do hospedeiro, condições subjacentes e medicamentos imunossupressores anteriores.

### Lesão endotelial

No choque séptico, a lesão endotelial disseminada é comum e leva ao aumento da permeabilidade endotelial com perda de proteína e líquido para o espaço intersticial. A permeabilidade endotelial é uma via final comum para lesão generalizada de tecidos. As citocinas e outros mediadores inflamatórios induzem lacunas nas células endoteliais intercelulares ao romper as junções intercelulares, alterar a estrutura do citoesqueleto ou por dano direto às células endoteliais. Várias vias de permeabilidade endotelial alterada têm sido implicadas na sepse, incluindo o receptor ativado por protease do tipo 1 e a ruptura do endotélio vascular (EV) intercelular-caderina, betacatenina e complexo p120-catenina. A ligação do PAR-1 pela proteína C ativada e a trombina em baixa dose é citoprotetora, enquanto a estimulação do PAR-1 pela trombina em alta dose aumenta a permeabilidade endotelial. A ligação de Slit Robo4 mantém a integridade dos complexos intercelulares EV-caderina, betacatenina e p120-catenina e, portanto, mantém a permeabilidade endotelial saudável. Os mediadores do aumento da permeabilidade na sepse incluem proteína de ligação à heparina, trombomodulina solúvel, angiopoetina-2, fosfato de esfingosina-1 e peptídios natriuréticos.

### A imunidade adaptativa adiciona especificidade e amplifica a resposta imune

Os microrganismos estimulam respostas imunes adaptativas humorais e mediadas por células específicas que amplificam a imunidade inata. Os linfócitos B liberam imunoglobulinas que se ligam a microrganismos e, assim, facilitam a entrega de microrganismos às células assassinas naturais (NK, do inglês *natural killer*) e neutrófilos. Na sepse, os linfócitos T auxiliares do tipo 1 ($T_H 1$) geralmente secretam citocinas pró-inflamatórias (TNF-α, IL-1β) e os linfócitos T auxiliares do tipo 2 ($T_H 2$) secretam citocinas anti-inflamatórias (IL-4, IL-10).

### Resposta da coagulação à infecção

O choque séptico ativa o sistema de coagulação, causando, assim, a coagulopatia associada à sepse (e-Figura 100.4) e, por fim, converte o fibrinogênio em fibrina, que se liga às plaquetas para formar trombos microvasculares. Uma resposta pró-coagulante significativa ou sustentada ao choque séptico pode levar a coagulação intravascular disseminada (CID; Capítulo 166) e lesão tecidual generalizada, incluindo perda de dedos e membros. As três principais características da coagulopatia associada à sepse são aumento da atividade pró-coagulante, diminuição da atividade anticoagulante e atividade fibrinolítica. Os trombos microvasculares amplificam a lesão endotelial pela liberação de mediadores inflamatórios e pela hipoxia do tecido por causa da obstrução ao fluxo sanguíneo.

Normalmente, anticoagulantes naturais (proteína C, proteína S, antitrombina e inibidor da via do fator tecidual) reduzem o processo de coagulação, exacerbam a fibrinólise e removem os microtrombos. A trombina-$\alpha$ liga-se à trombomodulina, que ativa a proteína C quando a proteína C é ligada ao receptor da proteína C endotelial (EPCR). A proteína C ativada atenua o fenótipo pró-coagulante porque inativa os fatores Va e VIIIa e inibe a síntese de inibidor 1 do ativador do plasminogênio (PAI-1). A proteína C ativada também diminui a apoptose, a ativação e adesão de leucócitos e a produção de citocinas. A expressão da trombomodulina endotelial está diminuída na meningococcemia (Capítulo 282), explicando, assim, em parte, a grave CID que é característica do choque meningocócico.

O choque séptico diminui os níveis dos anticoagulantes naturais proteína C, proteína S, antitrombina e inibidor da via do fator tecidual. Além disso, o LPS e o TNF-$\alpha$ diminuem a expressão da trombomodulina e do EPCR, limitando ainda mais a ativação da proteína C. Os LPSs e o TNF-$\alpha$ também aumentam os níveis de PAI-1, inibindo a fibrinólise. O sistema de coagulação está ligado à resposta inflamatória por receptores ativados por protease (PARs), principalmente PAR-1.

### Hipoxia tecidual no choque séptico

A hipoxia tecidual independentemente ativa a inflamação (por ativação de NF-$\kappa$B e citocinas, síntese de óxido nítrico e ativação de HMGB-1), induz a coagulação (por meio de fator tecidual e PAI-1) e ativa neutrófilos, monócitos e plaquetas. A hipoxia desinibe o fator 1$\alpha$ induzível por hipoxia (HIF-1$\alpha$), que suprarregula a eritropoetina, e o fator de crescimento endotelial vascular (VEGF). A eritropoetina é protetora para o cérebro e outros tecidos. O VEGF inibe a fibrinólise e aumenta a enzima óxido nítrico sintase induzível, aumentando, assim, a vasodilatação induzida pelo óxido nítrico. Outros efeitos prejudiciais do óxido nítrico incluem a inibição das ações benéficas do HIF-1$\alpha$ (p. ex., a síntese de eritropoetina) durante a hipoxia. A hipoxia tecidual também causa liberação de padrões moleculares associados a danos (alarminas), que são ligantes para os receptores de reconhecimento de padrões descritos anteriormente aumentando, assim, a inflamação no choque séptico.

### Respostas endócrinas relevantes para o suporte cardiovascular

As interações complexas de vários sistemas endócrinos modulam o tônus vascular, a frequência cardíaca e outras funções não cardiovasculares, como a função imunológica. Os principais eixos estimulados para aumentar a produção de hormônio são a liberação de norepinefrina e epinefrina pela medula suprarrenal (Capítulo 215), a liberação de vasopressina pelo hipotálamo e pela neuro-hipófise (Capítulo 210), a liberação de corticosteroides (como a cortisona) pelo eixo hipotálamo-adeno-hipófise-córtex suprarrenal (Capítulo 214) e a liberação de angiotensina II pelo sistema renina-angiotensina-aldosterona (SRAA) (e-Figura 100.5). A norepinefrina se liga aos receptores $\alpha 1$, a vasopressina se liga aos receptores V1a e a angiotensina II se liga da mesma forma aos receptores da angiotensina II no músculo liso para estimular a vasoconstrição mediada pelo cálcio. A cortisona modula a densidade do receptor $\alpha 1$. As deficiências em cada um desses níveis hormonais e a infrarregulação de receptores relevantes (como V1a) em parte explicam a necessidade de vasopressores – como norepinefrina de primeira linha e epinefrina de segunda linha, vasopressina e possivelmente angiotensina II – para aumentar o tônus vascular pela produção de vasoconstrição em pacientes que não respondem à reposição volêmica.

### Imunossupressão e apoptose de células imunes e epiteliais

O choque séptico desencadeia um estado imunossuprimido que pode exceder a resposta pró-inflamatória que começa cerca de 3 a 4 dias após o aparecimento do choque séptico e pode ser fatal. Os pacientes passam pelo equilíbrio dos estados pró-inflamatório *versus* anti-inflamatório/imunossuprimido em velocidades diferentes, provavelmente responsáveis pela grande variabilidade na progressão clínica e recuperação do choque séptico. A imunodepressão ocorre na regulação humoral, celular e neural da imunidade. A imunossupressão é sugerida por anergia, linfopenia, diminuição do nível de linfócitos CD4, hipotermia e infecção hospitalar (e-Figura 100.6). A disfunção de múltiplos órgãos é um fenótipo imunodeprimido por causa da apoptose das células imunes (linfócitos B e T, bem como células dendríticas), epiteliais e endoteliais. Os linfócitos T $CD4^+$ ativados evoluem para um fenótipo $T_H1$ pró-inflamatório (TNF-$\alpha$, IL-1$\beta$) ou um $T_H2$ anti-inflamatório (IL-4, IL-10). A sepse leva à migração de um fenótipo $T_H1$ para um $T_H2$; por exemplo, a elevação persistente de IL-10 está associada a risco aumentado de morte. A imunossupressão também se desenvolve em razão da apoptose dos linfócitos. Citocinas pró-inflamatórias, linfócitos B e T ativados e glicocorticoides induzem apoptose de linfócitos, enquanto TNF-$\alpha$ e endotoxina induzem apoptose de células epiteliais pulmonares e intestinais. Outras características tardias do choque séptico incluem: expansão de linfócitos T reguladores e das células supressoras mieloides, diminuição da inflamação, mas há comprometimento da fagocitose. O nervo vago ativa o nervo esplênico, fazendo com que os linfócitos T $CD4^+$ liberem acetilcolina, que atenua ainda mais a inflamação.

A morte por doenças infecciosas parece ser altamente hereditária. A sepse é um excelente exemplo de doença poligênica relacionada à interação de vários genes e um insulto ambiental (infecção). Os polimorfismos de nucleotídio único de citocinas (TNF-$\alpha$, IL-6, IL-10), fatores de coagulação (proteína C, fibrinogênio-$\beta$), a via da catecolamina (receptor beta-adrenérgico) e genes da imunidade inata (CD14, TLR-1, TLR-2) têm sido associados de forma variável a risco aumentado de morte por sepse. Até o momento, nenhum desses achados evoluiu para biomarcadores diagnósticos ou prognósticos acionáveis para uso clínico.

### Disfunção cardiovascular

As principais características da disfunção cardiovascular no choque séptico são vasodilatação, hipovolemia, diminuição da contratilidade ventricular e aumento da permeabilidade vascular. A perfusão tecidual inadequada e hipoxia tecidual são as características principais de todos os tipos de choque. Os níveis periféricos de catecolaminas estão dramaticamente aumentados no choque séptico, mas a vasodilatação periférica indica diminuição da responsividade a esses vasoconstritores endógenos. A vasodilatação na sepse é mediada principalmente pelo aumento da síntese de óxido nítrico e prostaciclina. O óxido nítrico é aumentado pela enzima óxido nítrico sintase independente de cálcio induzida pela interação da endotoxina com as células endoteliais vasculares. A prostaciclina é liberada pelas células endoteliais em resposta à endotoxina e às citocinas inflamatórias. A adrenomedulina, que é um hormônio vasodilatador pleiotrópico e depressor cardíaco, está aumentada no choque séptico. Na fase inicial do choque séptico, a maioria dos pacientes tem taquicardia sinusal e, por definição, necessidade de vasopressor(es) devido à queda da pressão arterial (< 90 mmHg de PAS, queda de $\geq 40$ mmHg da PAS basal ou da PAM < 65 mmHg; ver Tabela 100.1). O choque séptico é a forma clássica de choque distributivo (Capítulo 98), caracterizado por pressão diferencial aumentada (pulsos em martelo d'água), diminuição da resistência vascular sistêmica (pele quente e ruborizada) e hipovolemia funcional (baixa pressão venosa jugular). O choque distributivo significa que a distribuição do fluxo sanguíneo sistêmico é anormal, com áreas de baixo fluxo (e baixa saturação venosa de oxigênio) e alto fluxo (e alta saturação venosa de oxigênio) presentes. No entanto, cerca de um terço dos pacientes com choque séptico inicialmente se apresentam com achados mais típicos de choque hipovolêmico (baixa pressão venosa central (PVC) e baixa saturação venosa central de oxigênio) porque as características clínicas dependem do estágio e da gravidade do choque séptico, bem como do grau de reposição volêmica que ocorreu. Após a reposição volêmica, os pacientes geralmente desenvolvem as características clínicas e hemodinâmicas características do choque distributivo clássico.

O volume vascular e a pré-carga ventricular são comumente diminuídos no início do choque séptico por vários motivos. Em primeiro lugar, os pacientes podem ter depleção de volume em razão da diminuição da ingestão de líquidos e do aumento das perdas de líquidos devido a febre, vômitos e diarreia se houver doença gastrintestinal. Em segundo lugar, a perda de líquido do espaço intravascular para o intersticial (extravasamento capilar) é causada por mediadores que induzem lesão endotelial generalizada, o que aumenta a permeabilidade capilar. O aumento da permeabilidade capilar leva à perda de líquido de edema rico em proteínas para o espaço intersticial. O aumento da permeabilidade vascular exacerba o extravasamento vascular transmural em qualquer pressão hidrostática transmural, criando, assim, um ciclo vicioso. Os pacientes mais doentes têm maiores aumentos na permeabilidade endotelial, mas os pacientes mais doentes têm maiores perdas de líquido para o terceiro espaço, por isso precisam de maior aporte de líquido. Se, no entanto, o aporte de líquido aumenta a pressão hidrostática transmural, mesmo que modestamente, os pacientes mais doentes terão maior extravasamento de líquido para os tecidos, com aumento do edema de órgãos, disfunção orgânica e mortalidade.

No pulmão, o aumento da permeabilidade é um componente-chave da SDRA (Capítulo 96). A pré-carga ventricular também diminui no choque séptico por causa da venodilatação induzida por mediadores como o óxido nítrico. A venodilatação aumenta a capacitância venosa e a depleção do volume relativo, agravando, assim, a depleção do volume absoluto. A carga posterior ventricular é diminuída por causa da liberação excessiva de potentes vasodilatadores, como óxido nítrico, prostaglandina I$_2$, difosfato de adenosina e outros vasodilatadores.

Além da vasodilatação anormal, os pacientes apresentam vasoconstrição microvascular concomitante. A vasoconstrição microvascular pode não ser aparente clinicamente, mas pode causar hipoxia tecidual, detectada por concentrações aumentadas de lactato arterial. A vasoconstrição microvascular é causada pelo aumento da norepinefrina, tromboxanos e outros vasoconstritores locais. A hipoxia focal induzida por vasoconstrição microvascular é exacerbada pela obstrução microvascular por plaquetas e leucócitos.

A incompatibilidade anormal do fornecimento de oxigênio à demanda de oxigênio perturba a relação global entre o fornecimento de oxigênio e o consumo de oxigênio. Normalmente, o consumo de oxigênio é independente do fornecimento de oxigênio em uma ampla faixa. Quando o fornecimento de oxigênio diminui para menos do que o nível crítico de fornecimento de oxigênio, o consumo de oxigênio diminui e leva a um estado em que o consumo de oxigênio depende do fornecimento de oxigênio. Em níveis inferiores ao nível crítico de fornecimento de oxigênio, o lactato arterial aumenta como resultado da hipoxia do tecido, explicando, em parte, quando um nível elevado de lactato sérico é um componente do diagnóstico de choque séptico. A implicação clínica é que o fornecimento de oxigênio deve ser aumentado (p. ex., aumentando o débito cardíaco por reposição volêmica, infusão de dobutamina ou transfusão de hemácias) para mais do que o nível crítico.

A função cardiovascular é ainda mais comprometida no choque séptico em razão da redução da contratilidade ventricular.[3] Mins após o reconhecimento da bactéria, os cardiomiócitos secretam citocinas e quimiocinas pró-inflamatórias que recrutam células inflamatórias. Os cardiomiócitos expressam concomitantemente a molécula de adesão da superfície celular ICAM-1, que interage com os filamentos de actina dentro da célula para reduzir a eficiência contrátil. A redução da contratilidade ventricular pode ser difícil de detectar clinicamente e pode ser diagnosticada apenas por avaliação hemodinâmica ou ecocardiográfica. Numerosos mediadores circulantes de sepse, incluindo endotoxinas, citocinas (p. ex., IL-6, TNF-α) e óxido nítrico (liberado localmente na circulação coronária), diminuem a contratilidade. A endotoxina sinaliza através de TLRs para suprarregular a expressão de proteínas, como duas pequenas moléculas reguladas por cálcio (S110A8 e S100A9) para causar diminuição do fluxo de cálcio dependente do receptor para produtos finais de glicação avançada (RAGE), diminuindo, assim, a fração de ejeção. A isquemia coronária resultante da obstrução microvascular é outro mecanismo de redução da contratilidade.

Na fase inicial do choque séptico, os pacientes que finalmente sobrevivem apresentam aumento do volume diastólico final do ventrículo esquerdo (VDFVE) para ajudar a manter o débito cardíaco, apesar da redução da contratilidade. Em contraste, os não sobreviventes não apresentam aumento do VDFVE, de modo que o débito cardíaco fica comprometido. Em alguns pacientes com choque séptico, a SDRA concomitante causa hipertensão pulmonar secundária, que aumenta a carga posterior do ventrículo direito e desloca o septo interventricular da direita para a esquerda. Esse desvio septal diminui o VDFVE, limitando ainda mais o débito cardíaco.

## MANIFESTAÇÕES CLÍNICAS

Os pacientes em choque séptico apresentam PAS igual ou inferior a 100 mmHg, acompanhada por frequência respiratória elevada (> 22/mm) ou estado mental alterado. Cerca de 80% dos pacientes são febris, mas os pacientes podem ser normotérmicos ou mesmo hipotérmicos (em cerca de 20% dos casos). Na apresentação inicial, a fonte de infecção pode ser óbvia, especialmente se os pacientes tiverem evidências anteriores de um local específico de infecção, como pneumonia ou infecção de sítio cirúrgico, ou estiver oculta.

A disfunção cardiovascular no choque séptico é caracterizada por diminuição da pré-carga (devido a diminuição da ingestão, perda de líquido para o terceiro espaço resultante do aumento da permeabilidade e venodilatação), diminuição da pós-carga e frequentemente diminuição da contratilidade ventricular. A diminuição do volume ventricular é detectada clinicamente pela baixa pressão venosa jugular e hemodinamicamente pela diminuição da PVC. A resistência ventricular esquerda, ou pós-carga, também é comumente diminuída e é detectada clinicamente por pele quente e ruborizada e hemodinamicamente por diminuição da resistência vascular sistêmica.

## DIAGNÓSTICO

A avaliação inicial de um paciente em estado crítico deve se concentrar nas vias respiratórias (necessidade de intubação), respiração (frequência respiratória, dispneia, oximetria de pulso), circulação (frequência cardíaca, pressão arterial, pressão venosa jugular, perfusão da pele) e rápido início da reanimação (Figura 100.1). A gasometria arterial e os níveis de lactato são úteis especialmente porque um nível elevado de lactato é um componente do diagnóstico clínico de choque séptico.

Uma investigação secundária é projetada para determinar a fonte de infecção e o *status* da função do órgão. A pneumonia (Capítulo 91) é sugerida por tosse, expectoração e dificuldade respiratória; empiema (Capítulo 92) é sugerido por dor torácica pleurítica. Os sinais de peritonite (Capítulo 133), massa abdominal (Capítulo 123) e dor à palpação do quadrante superior direito do abdome (Capítulo 146) sugerem sepse de origem abdominal (Capítulo 123). A pielonefrite (Capítulo 268) é provável em pacientes com disúria e dor à percussão do ângulo costovertebral. O tegumento é examinado à procura de eritema (celulite), eritema no local do acesso venoso, (sepse relacionada a cateteres venosos centrais), dor à palpação (fasciite necrosante; Capítulo 280), crepitação (mionecrose por anaeróbios) e petéquias e púrpura (meningococcemia; Capítulo 282), e o exame pode ser esclarecedor. Dor de cabeça, rigidez do pescoço e sinais de meningismo levantam a suspeita de meningite (Capítulo 384). Os sinais neurológicos focais sugerem abscesso cerebral (Capítulo 385).

Os exames laboratoriais que são úteis para identificar a fonte da infecção incluem culturas apropriadas e colorações de Gram (sangue, expectoração, urina, líquidos corporais e líquido cerebrospinal). As hemoculturas são positivas em cerca de 30 a 40% dos pacientes com choque séptico, mas são positivas um terço a menos, se antibióticos tiverem sido administrados antes da coleta das culturas.[3b] A radiografia de tórax auxilia no diagnóstico de pneumonia, empiema e síndrome de angústia respiratória aguda (SARA).

A visualização direta do coração por ecocardiograma transtorácica à beira do leito possibilita a estimativa imediata da fração de ejeção do ventrículo esquerdo (FEVE). Também pode ser usada para avaliar o volume intravascular (diagnosticado por colapso da veia cava inferior) e a disfunção valvar. As características ecocardiográficas de contratilidade ventricular diminuída incluem FEVE e fração de ejeção do ventrículo direito (FEVD) diminuídas e volumes diastólico e sistólico finais aumentados. Na fase inicial do choque séptico, a FEVE diminui e permanece baixa nos não sobreviventes. Nos sobreviventes, a FEVE geralmente retorna ao normal durante 5 a 10 dias.

Na fase inicial do choque séptico, a PVC é geralmente baixa e aumenta em resposta à reposição volêmica. A saturação venosa central de oxigênio, o débito cardíaco e as pressões de enchimento ventricular podem ser determinados. A aferição da PVC é recomendada em pacientes que precisam de agentes vasopressores porque sua hipotensão não responde

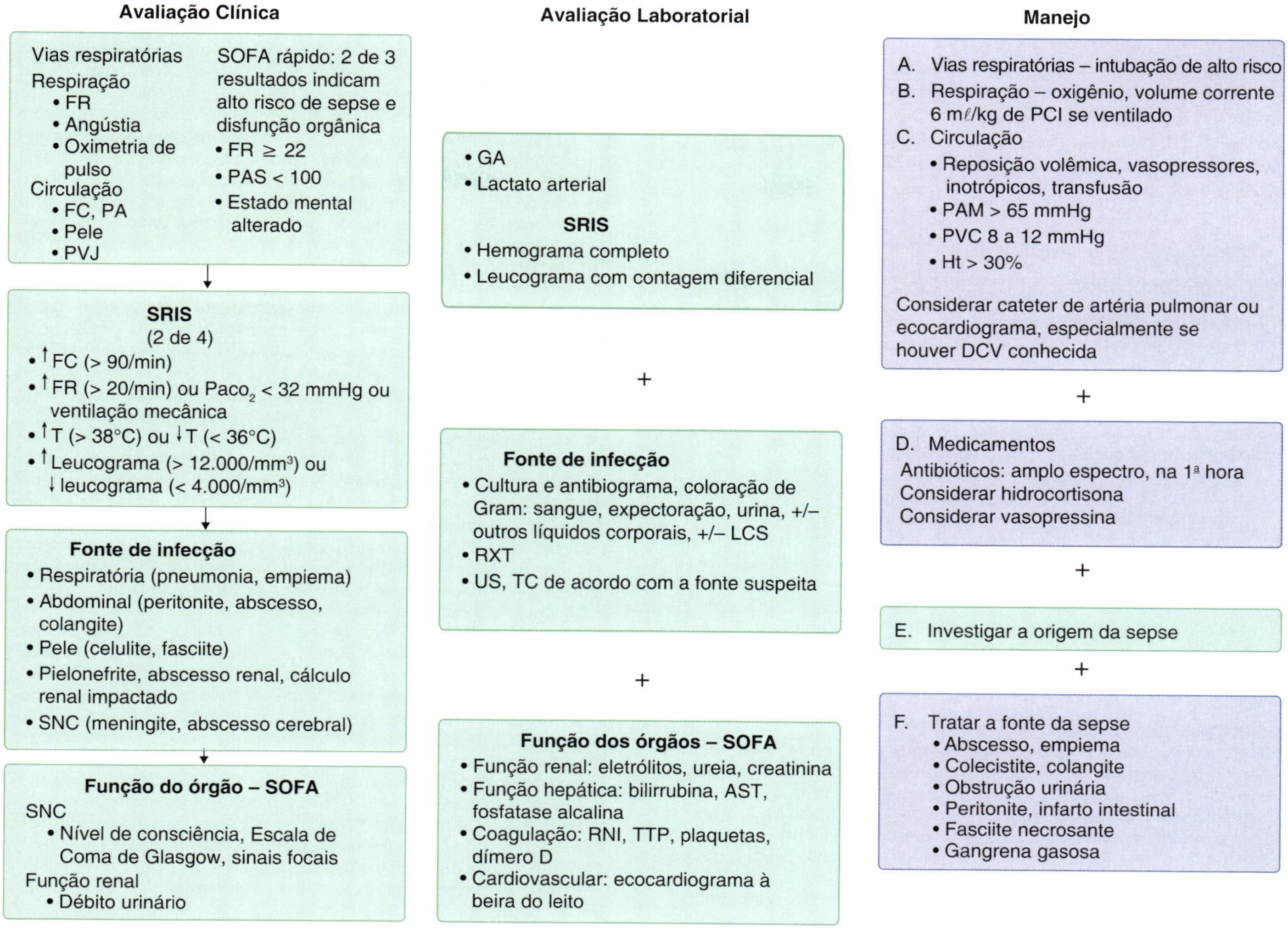

## CAPÍTULO 100 Síndromes do Choque Relacionadas à Sepse

### Avaliação Clínica

**Vias respiratórias**
Respiração
- FR
- Angústia
- Oximetria de pulso

Circulação
- FC, PA
- Pele
- PVJ

**SOFA rápido:** 2 de 3 resultados indicam alto risco de sepse e disfunção orgânica
- FR ≥ 22
- PAS < 100
- Estado mental alterado

↓

**SRIS (2 de 4)**
- ↑FC (> 90/min)
- ↑FR (> 20/min) ou $PaCO_2$ < 32 mmHg ou ventilação mecânica
- ↑T (> 38°C) ou ↓T (< 36°C)
- ↑Leucograma (> 12.000/mm³) ou ↓leucograma (< 4.000/mm³)

**Fonte de infecção**
- Respiratória (pneumonia, empiema)
- Abdominal (peritonite, abscesso, colangite)
- Pele (celulite, fasciite)
- Pielonefrite, abscesso renal, cálculo renal impactado
- SNC (meningite, abscesso cerebral)

**Função do órgão – SOFA**
SNC
- Nível de consciência, Escala de Coma de Glasgow, sinais focais

Função renal
- Débito urinário

### Avaliação Laboratorial

- GA
- Lactato arterial

**SRIS**
- Hemograma completo
- Leucograma com contagem diferencial

+

**Fonte de infecção**
- Cultura e antibiograma, coloração de Gram: sangue, expectoração, urina, +/– outros líquidos corporais, +/– LCS
- RXT
- US, TC de acordo com a fonte suspeita

+

**Função dos órgãos – SOFA**
- Função renal: eletrólitos, ureia, creatinina
- Função hepática: bilirrubina, AST, fosfatase alcalina
- Coagulação: RNI, TTP, plaquetas, dímero D
- Cardiovascular: ecocardiograma à beira do leito

### Manejo

A. Vias respiratórias – intubação de alto risco
B. Respiração – oxigênio, volume corrente 6 mℓ/kg de PCI se ventilado
C. Circulação
- Reposição volêmica, vasopressores, inotrópicos, transfusão
- PAM > 65 mmHg
- PVC 8 a 12 mmHg
- Ht > 30%

Considerar cateter de artéria pulmonar ou ecocardiograma, especialmente se houver DCV conhecida

+

D. Medicamentos
Antibióticos: amplo espectro, na 1ª hora
Considerar hidrocortisona
Considerar vasopressina

+

E. Investigar a origem da sepse

+

F. Tratar a fonte da sepse
- Abscesso, empiema
- Colecistite, colangite
- Obstrução urinária
- Peritonite, infarto intestinal
- Fasciite necrosante
- Gangrena gasosa

**FIGURA 100.1** Algoritmo para avaliação clínica e laboratorial e tratamento do choque séptico. GA = gasometria arterial; AST = aspartato aminotransferase; PA = pressão arterial; SNC = sistema nervoso central; LCS = líquido cerebrospinal; TC = tomografia computadorizada; PVC = pressão venosa central; RXT = radiografia de tórax; Ht = hematócrito; FC= frequência cardíaca; PCI = peso corporal ideal; RNI = razão normalizada internacional; PVJ = pressão venosa jugular; PAM = pressão arterial média; $PaCO_2$ = pressão parcial de dióxido de carbono; TTP = tempo de tromboplastina parcial; FR = frequência respiratória; $ScvO_2$ = saturação venosa central de oxigênio; SRIS = síndrome da resposta inflamatória sistêmica; T = temperatura; US = ultrassonografia; PAS = pressão arterial sistólica; DCV = doença cardiovascular.

---

apenas à reposição volêmica. A pressão da artéria pulmonar geralmente é normal, mas pode estar aumentada porque o choque séptico pode causar hipertensão pulmonar. A pressão de oclusão da artéria pulmonar (pressão capilar pulmonar) é geralmente baixa antes da reanimação, mas pode ser normal ou aumentada se o paciente tiver doença cardíaca preexistente subjacente (p. ex., insuficiência cardíaca, IAM prévio) ou se a contratilidade ventricular esquerda for diminuída por sepse. O débito cardíaco pode ser baixo ou normal antes da reposição volêmica e geralmente aumenta para níveis superiores ao normal após a reposição volêmica. Se a reposição volêmica aumentar a PVC e a pressão de oclusão da artéria pulmonar, mas o débito cardíaco não aumentar, presume-se que exista disfunção ventricular esquerda.

Os sinais vitais e a contagem de leucócitos estabelecem rapidamente se o paciente tem SRIS. Ultrassonografia e tomografia computadorizada (TC) do abdome são indicadas se houver suspeita de sepse abdominal. As provas de função renal e hepática e o coagulograma são úteis para investigar lesão renal aguda, disfunção hepática e coagulopatia associada à sepse, respectivamente. Depois de determinar a origem da sepse, deve-se abordar o controle da origem drenando abscessos e empiemas; corrigindo por via radiológica ou cirúrgica a obstrução do sistema urinário; e controlando cirurgicamente a peritonite, o infarto do intestino, a colecistite, a colangite, a fasciite necrosante e a gangrena gasosa.

### Diagnóstico diferencial
Os principais diagnósticos diferenciais de choque séptico são pancreatite aguda (Capítulo 135), SARA (Capítulo 96), pneumonite por aspiração (Capítulo 88), politraumatismo (Capítulo 103) e cirurgia de grande porte recente sem infecção (Capítulo 405).[4] Outras causas de choque distributivo a serem consideradas são choque anafilático (sugerido por angioedema e urticária; Capítulo 411), choque espinal (traumatismo recente e paraplegia; Capítulo 371), insuficiência suprarrenal aguda ("pele bronzeada", hiperpotassemia, alcalose metabólica; Capítulo 214) e insuficiência hepática aguda ou aguda sobre crônica (icterícia, ascite, encefalopatia; Capítulo 144).

O diagnóstico diferencial do choque séptico deve incluir as outras causas do choque: choque hipovolêmico, cardiogênico e obstrutivo (Capítulos 98 e 99). Os pacientes com choque hipovolêmico (por perdas de fluidos internas ou externas, hemorragia) apresentam história e sinais sugestivos de hipovolemia (pressão venosa jugular baixa) e hipoperfusão cutânea (pele fria e úmida, cianose periférica, enchimento capilar lento). O choque cardiogênico (p. ex., devido a IAM, insuficiência cardíaca ou pós-cirurgia cardiovascular) é sugerido pela anamnese, pelos sinais de pressão de enchimento elevada (pressão venosa jugular aumentada, estertores e $B_3$, edema pulmonar, cardiomegalia) e hipoperfusão de pele (Capítulo 99). Alguns pacientes com IAM e choque cardiogênico apresentam características de SRIS, com vasodilatação excessiva na ausência de infecção. O choque obstrutivo (p. ex., tromboembolismo pulmonar [Capítulo 74], tamponamento cardíaco [Capítulo 68], pneumotórax [Capítulo 92]) se manifesta de forma semelhante ao choque cardiogênico.

### PREVENÇÃO
As medidas para prevenir a sepse incluem lavar as mãos do cuidador antes e depois do contato com o paciente, elevação da cabeceira da cama, técnicas estéreis para a inserção de cateteres e, possivelmente, o uso de cateteres impregnados com antibióticos. Novos locais de inserção de cateter

para trocas de cateter, isolamento de pacientes com microrganismos resistentes e isolamento de pacientes significativamente imunocomprometidos também podem prevenir a infecção.

A prevenção da progressão de sepse para choque séptico exige diagnóstico precoce e reanimação agressiva.[5] Os antibióticos intravenosos precoces (em 60 minutos), reposição volêmica e ventilação de proteção pulmonar são tratamentos críticos no início do choque séptico (Tabela 100.2).

## TRATAMENTO

### Tratamento respiratório

Todos os pacientes em choque séptico requerem inicialmente oxigênio e muitos requerem ventilação mecânica porque a SARA é a complicação mais comum do choque séptico. A ventilação de proteção pulmonar (ventilação mecânica que minimiza a lesão pulmonar ao usar um volume corrente relativamente baixo, como 6 a 8 m$\ell$/kg de peso corporal previsto) diminui a mortalidade por SDRA (Capítulo 97).

Os pacientes em ventilação mecânica precisam de sedação adequada, mas não excessiva, porque a sedação excessiva piora a instabilidade hemodinâmica, prolonga a ventilação mecânica e aumenta o risco de desenvolvimento de pneumonia hospitalar. A sedação deve ser titulada por avaliação objetiva. A interrupção diária da sedação diminui a duração da ventilação mecânica e do tratamento intensivo. A retirada da ventilação mecânica está frequentemente associada à sobrecarga de fluidos da reanimação com fluidos anterior e da redução da pressão intratorácica. Os pacientes cuja retirada é guiada pelos níveis de peptídeo natriurético cerebral são desmamados mais rapidamente e têm mais dias sem ventilação porque recebem terapia diurética mais agressiva.

### Terapia circulatória

O tratamento precoce é a base do manejo de emergência,[A1] mas tal tratamento não precisa atingir metas centrais hemodinâmicas ou de oxigênio específicas, ou requer a colocação de um cateter venoso central ou a administração de agentes inotrópicos ou transfusões de sangue. As terapias padrão[A2-A4] visam aumentar a perfusão e o fornecimento de oxigênio aos tecidos, elevando a pressão arterial profundamente baixa, o débito cardíaco inadequado e a saturação arterial de oxigênio baixa.

O objetivo geral é atingir a PAM adequada (> 65 mmHg) e outros índices de perfusão, como débito urinário (> 0,5 m$\ell$ kg/h), níveis de lactato arterial (< 2 mmol/$\ell$), estado mental e perfusão da pele. Para avaliar a adequação da reanimação precoce do choque séptico e para orientar a terapia em curso, a meta de saturação venosa central de oxigênio maior que 70% ou a depuração de lactato de pelo menos 10% são equivalentes.[6,7]

A meta da PAM de 65 a 70 mmHg geralmente é tão eficaz quanto a meta de 80 a 85 mmHg,[A5] embora a meta de PAM mais alta (80 a 85 mmHg) possa diminuir o risco de lesão renal aguda e a necessidade de terapia de substituição renal em pacientes com hipertensão preexistente. Em pacientes com SARA, nenhuma diferença nos resultados é observada com o manejo usando um cateter de artéria pulmonar versus um cateter venoso central; portanto, a medição e o monitoramento de PVC são recomendados em pacientes que precisam de infusão de vasopressor. Os pacientes cuja SARA é tratada após 24 a 48 horas com uma estratégia de fluidos conservadora (em comparação com uma estratégia de fluidos liberal) têm durações mais curtas de ventilação e permanência na UTI.

Os fluidos (30 m$\ell$/kg de cristaloide intravenoso balanceado, como solução de Ringer com lactato) devem ser administrados nas primeiras 3 horas seguidos por fluidos adicionais para atingir e manter a PVC de 8 a 12 mmHg e perfusão adequada do tecido (p. ex., estado mental, produção de urina). Em adultos gravemente enfermos, cristaloides balanceados são preferidos ao cloreto de sódio por causa das taxas mais baixas de lesão renal aguda, menos necessidade de terapia de substituição renal e menos mortes.[A6] Não há dados convincentes que indiquem que a albumina seja melhor do que soluções cristaloides.[A7] O hetastarch não deve ser usado no choque séptico. O excesso de reanimação com fluidos está associado ao aumento da mortalidade por choque séptico, e um aumento da PVC pode indicar sobrecarga de fluidos e risco maior de desenvolver edema pulmonar.

Os vasopressores (p. ex., norepinefrina, 1 a 50 μg/min; epinefrina, 1 a 30 μg/min) devem ser adicionados se a PAM for inferior a 65 mmHg, apesar da reanimação com fluido adequada, e a administração anterior ou concomitante com fluido parece melhorar o controle precoce do choque séptico, mas não reduz claramente a mortalidade por choque séptico. A norepinefrina[A7b] é ligeiramente, mas não significativamente, melhor que a dopamina para reduzir a mortalidade quando usada como vasopressor de primeira linha para pacientes com choque séptico; no entanto, a norepinefrina está associada a uma menor taxa de arritmias, especialmente a fibrilação atrial. A norepinefrina também é pelo menos tão boa quanto a vasopressina na prevenção da insuficiência renal aguda em pacientes com choque séptico.[A8] Esses dados acumulados sugerem que a norepinefrina seja o vasopressor de primeira linha preferido no choque séptico.

Embora a deficiência de vasopressina e a infrarregulação dos receptores de vasopressina sejam achados comuns no choque séptico, uma infusão de vasopressina em baixa dose adicionada à norepinefrina não é significativamente melhor do que uma infusão de norepinefrina isolada no choque séptico. A vasopressina (até 0,03 U/min) pode ser adicionada em pacientes que não respondem adequadamente à norepinefrina para aumentar a PAM e diminuir a dose de norepinefrina, mas a selepressina (um agonista da vasopressina) não tem valor incremental quando adicionada à norepinefrina.[A8b] Não se sabe se a infusão de vasopressina é benéfica em pacientes com formas menos graves de choque.

A infusão de angiotensina II (20 ng/kg/min inicialmente, ajustada para um máximo de 200 ng/kg/min) pode diminuir as necessidades iniciais de norepinefrina e o componente cardiovascular do escore SOFA. No entanto, não reduz significativamente a taxa de mortalidade.[A9] A levosimendana, que é um agente inotrópico e vasodilatador leve com propriedades anti-inflamatórias, não traz benefícios adicionais em pacientes com choque séptico.[A10]

Em alguns pacientes em choque séptico, o índice cardíaco é inadequado, conforme refletido por baixa saturação venosa mista de oxigênio, apesar de uma alta PVC (> 12 mmHg) em razão de disfunção cardiovascular subjacente ou em razão de disfunção ventricular esquerda aguda resultante de sepse. Nesses pacientes, os médicos podem usar apenas epinefrina, norepinefrina isolada ou norepinefrina associada à dobutamina para aumentar o débito cardíaco. O uso precoce de um agente inotrópico (p. ex., dobutamina, inicialmente 2 a 5 μg/kg/min e aumentando para 20 μg/kg/min) deve ser considerado para aumentar a contratilidade ventricular esquerda. Em pacientes com choque séptico, entretanto, a combinação de norepinefrina mais dobutamina resulta em taxa de mortalidade semelhante à associada ao uso isolado de epinefrina, sem diferenças na disfunção orgânica.

A febre é comum no choque séptico e pode ter efeitos benéficos na resistência à infecção, mas também aumenta a demanda de oxigênio. Reduzir a febre pode diminuir a necessidade de vasopressores e possivelmente o risco de encefalopatia séptica. O resfriamento externo por 48 horas para manter a temperatura corporal central entre 36,5 e 37°C é seguro e pode diminuir a necessidade de vasopressores e as taxas de mortalidade em 14 dias. O resfriamento para reduzir a febre à normotermia é especialmente promissor para pacientes com choque séptico febril que estejam recebendo altas doses de vasopressores ou agentes inotrópicos, ou que apresentem taquicardia acentuada.

### Tabela 100.2 Variáveis hemodinâmicas, abreviaturas e valores normais.

Pressão arterial: pressão arterial sistólica (PAS) (> 100 mmHg), pressão arterial diastólica, pressão arterial diferencial, pressão arterial média (PAM) (> 65 mmHg)

Pressão venosa central (PVC): normal, 6 a 12 mmHg

Pressão da artéria pulmonar (PAP): normal, 25/15 mmHg

Resistência vascular pulmonar (RVP): normal, 150 a 250 dinas*s/cm$^5$

$$\left(= \frac{PAP - POAP}{DC} \times 80\right)$$

Pressão de oclusão da artéria pulmonar (POAP) ou pressão em cunha da artéria pulmonar (PCAP): normal, 8 a 15 mmHg

Resistência vascular sistêmica (RVS): normal, 900 a 1.400 dinas*s/cm$^5$

$$\left(= \frac{PAP - PVC}{DC} \times 80\right)$$

Débito cardíaco (DC): normal, 5 $\ell$/min

Índice de trabalho do ventrículo esquerdo (ITVE): normal, (60 a 100 g × m/batimentos) = (VS × [PAM − PCAP] × 0,0136)

Fornecimento de oxigênio (Do$_2$): normal, 1 $\ell$/min (= DC × Hg × 1,38 × Sao$_2$ + [0,003 × Po$_2$])

Consumo de oxigênio (Vo$_2$): normal, 250 m$\ell$/min (= DC × Hg × 1,38 × [Sao$_2$ − Svo$_2$] + [0,003 × (Pao$_2$ − Pvo$_2$)])

Taxa de extração de oxigênio: normal, 0,23 a 0,32 (= Vo$_2$/Do$_2$)

As variáveis hemodinâmicas são frequentemente normalizadas para explicar a massa corporal diferente, dividindo-se pela área de superfície corporal (ASC).

Índice de resistência vascular pulmonar (IRVP): normal (= RVP/ASC)

Índice de resistência vascular sistêmica (IRVS): normal (= RVS/ASC)

Índice cardíaco (IC): normal, 2,5 a 4,2 $\ell$/min/m$^2$ (= DC/ASC)

Índice de trabalho do ventrículo esquerdo (ITVE): normal (= TVE/ASC)

Índice de entrega de oxigênio (Do$_2$I): normal, 460 a 650 m$\ell$/min/m$^2$ (= Do$_2$/ASC)

Índice de consumo de oxigênio (Vo$_2$I): normal, 95 a 170 m$\ell$/min/m$^2$ (= Vo$_2$/ASC)

### Transfusão de hemácias

A anemia é comum no choque séptico, mas a transfusão de hemácias pode aumentar o risco de infecção hospitalar e outras complicações; portanto, o nível de hemoglobina adequado para reanimação tem sido controverso. Um limite de transfusão de um nível de hemoglobina de 7 g/dℓ é equivalente a um limite de 9 g/dℓ em termos de eventos isquêmicos, a necessidade de suporte de vida ou morte, e tal meta pode diminuir as transfusões da mediana de quatro unidades para a mediana de uma unidade.[A11] As hemácias compatíveis mais recentes disponíveis não são melhores do que hemácias padrão para pacientes com choque séptico.[A12]

### Fármacos

#### Antibióticos

O local infectado e os organismos infectantes do choque séptico geralmente não são conhecidos no início, e os médicos frequentemente devem selecionar um regime antibiótico empírico antes de saber os resultados da cultura. Depois que as amostras de cultura apropriadas forem obtidas, antibióticos intravenosos de amplo espectro, conforme orientado por uma consulta sobre doenças infecciosas,[8] devem ser administrados em 1 hora[9] (considerando os fatores do hospedeiro, como estado imunológico e alérgico), complementados pelo controle da fonte infecciosa com base em uma análise anatômica diagnóstico, que pode exigir investigações radiológicas (Capítulos 264 e 265; ver Figura 100.1). A antibioticoterapia empírica de emergência (Tabela 100.3) deve ser orientada pela maior frequência de bactérias gram-positivas, a possibilidade de organismos resistentes e as características bacteriológicas locais. Em metanálise, os efeitos dos inibidores da betalactama/betalactamase e carbapenêmicos parecem ser equivalentes para o tratamento da sepse.[A13]

Em comparação com o tratamento usual, o uso de antibióticos guiado pela procalcitonina em pacientes criticamente enfermos pode diminuir a duração da terapia antibiótica,[A14] mas seu efeito em desfechos mais importantes é menos claro.[A14b] Meropeném sozinho é equivalente à combinação de meropeném e moxifloxacino em termos de taxas de mortalidade e disfunção orgânica. Adicionar tratamento empírico com fluconazol não resulta em melhores resultados em pacientes criticamente enfermos não neutropênicos. A infusão contínua de antibióticos betalactâmicos resulta em taxas de cura clínica mais altas 14 dias após a interrupção dos antibióticos, melhor alcance do alvo farmacocinético/farmacodinâmico e mais dias sem ventilação em comparação com um *bolus* intermitente de antibióticos, mas não melhora a sobrevida em 30 dias.[A15]

Os antibióticos de amplo espectro devem ser usados pelo menor tempo possível. Se um organismo causador for identificado (< 20% dos pacientes sépticos têm culturas negativas), o regime de antibióticos deve ser rapidamente reduzido em 3 a 5 dias para diminuir o surgimento de organismos resistentes. A duração dos antibióticos deve ser guiada pela causa do choque séptico, mas os pacientes geralmente requerem de 10 a 14 dias de terapia.

#### Corticosteroides

Os corticosteroides administrados antes dos antibióticos podem diminuir as sequelas neurológicas da meningite bacteriana (especialmente pneumocócica) (Capítulo 384). Embora os corticosteroides em altas doses não sejam eficazes para prevenir o choque séptico em pacientes com sepse, mas não em choque,[A16] a combinação de 50 mg de hidrocortisona intravenosa a cada 6 horas (200 mg/dia) mais 50 μg de fludrocortisona (por via oral por meio de um sonda nasogástrica) 1 vez/dia durante 7 dias pode melhorar a mortalidade por todas as causas em 90 dias em pacientes com choque séptico.[A17] Em comparação, o tratamento com hidrocortisona (200 mg por via intravenosa ao dia) sozinho está associado a uma duração mais curta do choque, mas nenhuma redução na mortalidade em 90 dias.[A18] As diretrizes atuais de sepse sugerem que os corticosteroides não sejam usados se a reanimação com fluidos e os vasopressores puderem restaurar a estabilidade hemodinâmica, mas em altas doses corticosteroides ou a combinação de hidrocortisona com fludrocortisona podem ser adicionados se a estabilidade hemodinâmica não puder ser alcançada. O entusiasmo pela terapia com esteroides deve ser moderado pelo risco de complicações como superinfecção, neuromiopatia, hiperglicemia, imunossupressão e dificuldade de cicatrização de feridas.

### Tabela 100.3 Potenciais regimes antibióticos para pacientes em choque séptico.*

| FONTE DE SEPSE | REGIME ANTIBIÓTICO INICIAL | REGIME ANTIBIÓTICO ALTERNATIVO |
|---|---|---|
| Pneumonia adquirida na comunidade | Cefalosporina de terceira geração (cefotaxima 2 g IV a cada 6 h; ceftriaxona 2 g IV a cada 12 h; ceftizoxima 2 g IV a cada 8 h) *mais* <br> Fluoroquinolona (p. ex., ciprofloxacino 400 mg IV a cada 12 h, levofloxacino 750 mg IV a cada 24 h, moxifloxacino 400 mg IV a cada 24 h) *ou* <br> Macrolídio (azitromicina 500 mg IV a cada 24 h) | Piperacilina-tazobactam 3,375 g IV a cada 6 h *mais* Fluoroquinolona (p. ex., ciprofloxacino 400 mg IV a cada 12 h, levofloxacino 750 mg IV a cada 24 h, moxifloxacino 400 mg IV a cada 24 h) *ou* <br> Macrolídio (azitromicina 500 mg IV a cada 24 h) |
| Pneumonia adquirida em hospital | Vancomicina 15 mg/kg IV a cada 8 a 12 h (se houver risco aumentado de MRSA) *ou* <br> Linezolida 600 mg IV a cada 12 h <br> (Se houver risco aumentado de MRSA) <br> *mais* <br> Carbapenêmico (imipeném 0,5 g IV a cada 6 h *ou* Meropeném 1 a cada 8 h) <br> *mais* <br> Fluoroquinolona (p. ex., ciprofloxacino 400 mg IV a cada 12 h, levofloxacino 750 mg IV a cada 24 h) | Fluoroquinolona (ciprofloxacino 400 mg IV a cada 12 h, levofloxacino 750 mg IV a cada 24 h) *mais* <br> Vancomicina 1,5 g IV a cada 12 h *mais* <br> Piperacilina-tazobactam 3,375 g IV a cada 6 h <br> *ou* <br> Ceftazidima 2 g IV a cada 8 h <br> *ou* <br> Aztreonam 2 g IV a cada 8 h |
| Abdominal <br> Peritonite bacteriana espontânea <br> Perfuração gastrintestinal | Ceftriaxona 1 g IV a cada 12 h <br> Piperacilina-tazobactam 3,375 g IV a cada 6 h *ou* <br> Carbapenêmico (imipeném 0,5 g IV a cada 6 h, meropeném 1 g IV a cada 8 h) | Moxifloxacino 400 mg IV a cada 24 h <br> Cefepime 1 g IV a cada 8 h *mais* <br> Metronidazol 500 mg IV a cada 8 h <br> *ou* <br> Metronidazol 500 mg IV a cada 8 h mais fluoroquinolona (ciprofloxacino 400 mg IV a cada 12 h) |
| Trato urinário | Cefalosporina de terceira geração (cefotaxima 2 g IV a cada 6 h, ceftriaxona 2 g IV a cada 12 h ou ceftizoxima 2 g IV a cada 8 h) | Ampicilina 2 g IV a cada 4 h *mais* <br> Gentamicina 1,5 mg/kg IV a cada 8 h <br> *ou* <br> Ertapeném 1 g IV a cada 24 h (se ESBL) |
| Fasciite necrosante | Vancomicina 15 mg/kg IV a cada 8-12 h <br> *mais* <br> Piperacilina-tazobactam 3,375 g IV a cada 6 h <br> *mais* <br> Clindamicina 600 mg IV a cada 8 h | Vancomicina 15 mg/kg IV a cada 8-12 h <br> *mais* <br> Ciprofloxacino 400 mg IV a cada 12 h <br> *mais* <br> Clindamicina 600 mg IV a cada 8 h |
| Bacteriemia primária (hospedeiro normal) | Piperacilina-tazobactam 3,375 g IV a cada 6 h <br> *mais* <br> Vancomicina 1,5 g IV a cada 12 h | Carbapenêmico (imipeném 0,5 g IV a cada 6 h, meropeném 1 g IV a cada 8 h) <br> *mais* <br> Vancomicina 1,5 g IV a cada 12 h |
| Bacteriemia primária (usuário de drogas intravenosas) | Vancomicina 1,5 g IV a cada 12 h <br> *mais* <br> Fluoroquinolona (ciprofloxacino 400 mg IV a cada 12 h) | Piperacilina-tazobactam 3,375 g IV a cada 6 h <br> *mais* <br> Vancomicina 1,5 g IV a cada 12 h |

| Tabela 100.3 | Potenciais regimes antibióticos para pacientes em choque séptico.* (continuação) | |
|---|---|---|
| FONTE DE SEPSE | REGIME ANTIBIÓTICO INICIAL | REGIME ANTIBIÓTICO ALTERNATIVO |
| Infecção da corrente sanguínea relacionada ao cateter (ICSRC)<br>Se cocos gram-positivos em grupos ≥ 2 hemoculturas | Vancomicina 1,5 g IV a cada 12 h<br>+/– Cefepima 2 g IV a cada 8 h<br>Vancomicina 1,5 g IV a cada 12 h | Vancomicina 1,5 g IV a cada 12 h<br>+/– carbapenêmico (imipeném 0,5 g IV a cada 6 h, meropeném 1 g IV a cada 8 h)<br>ou<br>Piperacilina-tazobactam 3,375 g IV a cada 6 h ou<br>Ceftazidima 2 g IV a cada 8 h |
| Neutropenia febril | Cefepima 2 g IV a cada 8 h mais<br>Vancomicina 1,5 g IV a cada 12 h | ou<br>Aztreonam 2 g IV a cada 8 h<br>Aztreonam 2 g IV a cada 8 h<br>mais<br>Gentamicina 1,5 mg/kg a cada 8 h<br>ou<br>Cefepima 2 g IV a cada 8 h<br>mais<br>Gentamicina 1,5 mg/kg a cada 8 h<br>ou<br>Piperacilina-tazobactam 3,375 g IV a cada 6 h mais<br>Gentamicina 1,5 mg/kg a cada 8 h<br>ou<br>Carbapenêmico (imipeném 0,5 g IV a cada 6 h, meropeném 1 g IV a cada 8 h)<br>mais<br>Gentamicina 1,5 mg/kg a cada 8 h<br>Se alergia a betalactâmicos:<br>Vancomicina 1,5 g IV a cada 12 h<br>mais<br>Gentamicina 1,5 mg/kg a cada 8 h<br>mais<br>Ciprofloxacino 400 mg IV a cada 12 h |
| Meningite bacteriana | Ceftriaxona 2 g IV a cada 12 h mais<br>Ampicilina 3 g IV a cada 6 h mais<br>Vancomicina 1,5 g IV a cada 12 h mais<br>Dexametasona 0,15 mg/kg IV a cada 6 h por 2 a 4 dias | Cocos gram-positivos: vancomicina mais ceftriaxona 2 g IV a cada 12 h<br>Diplococos gram-negativos: cefotaxima 2 g IV a cada 4-6 h<br>ou<br>Ceftriaxona 2 g IV a cada 12 h<br>Bacilos gram-positivos: ampicilina 3 g IV a cada 6 h mais gentamicina<br>Bacilos gram-negativos: ceftazidima 2 g IV a cada 8 h mais gentamicina 1,5 mg/kg IV a cada 8 h ou cefepima 1 g IV a cada 8 h<br>Tudo acima mais dexametasona |
| Celulite† | Grave: Vancomicina 1,5 g IV a cada 12 h mais<br>Piperacilina-tazobactam 3.375 g IV a cada 6 h | Moderada:<br>Cefazolina 1 a 2 g IV a cada 8 h<br>ou<br>Ceftriaxona 2 g IV a cada 12 h<br>ou<br>Clindamicina 600 mg IV a cada 8 h |

*A maioria das doses de antibióticos deve ser ajustada se houver disfunção hepática ou renal. Alguns antibióticos requerem ajuste com base nos níveis (p. ex., gentamicina). Ao selecionar um medicamento, considere cuidadosamente a história do paciente de alergia a antibióticos (especialmente à penicilina). †Avalie a presença de fasciite necrosante e considere uma consulta cirúrgica; elevar a extremidade. MRSA = S. aureus resistente a meticilina. ESBL = organismos gram-negativos, incluindo aqueles que produzem betalactamases de espectro estendido (ESBL).

### Hiperglicemia e terapia intensiva com insulina

A hiperglicemia e a resistência à insulina são comuns no choque séptico, mas a terapia intensiva com insulina para controlar a hiperglicemia não é benéfica em pacientes em UTIs médicas devido às taxas significativamente mais altas de hipoglicemia e talvez ao aumento da mortalidade. A terapia agressiva com insulina para tratar a hiperglicemia que frequentemente acompanha o tratamento com corticosteroides não é melhor do que o controle glicêmico usual.

### Disfunção renal e diálise

A lesão renal aguda é uma complicação importante do choque séptico em razão de sua morbidade, mortalidade e uso de recursos associados (Figura 100.2). Nos pacientes em estado crítico com lesão renal aguda, a hemodiálise 6 vezes/semana não é melhor do que a hemodiálise convencional e a terapia de substituição renal intensiva não é melhor do que a terapia padrão em geral ou em pacientes com sepse.

A terapia de substituição renal contínua pode ser preferível à hemodiálise intermitente em pacientes com choque séptico que permanecem hemodinamicamente instáveis.

O momento para o início da terapia renal substitutiva em pacientes críticos permanece incerto. Dois estudos não mostraram diferença na mortalidade,[A19,A20] mas outro encontrou mortalidade mais baixa com o início precoce da terapia de substituição renal.[A21]

A dopamina em baixa dosagem (2 a 4 μg/kg/min) não diminui a necessidade de suporte renal, não melhora os desfechos e não é recomendada. A acidose láctica é uma complicação comum do choque séptico, mas a administração de bicarbonato de sódio para acidose láctica não melhora a hemodinâmica ou a resposta aos vasopressores.

### Outras terapias

A profilaxia da trombose venosa profunda com heparina de baixo peso molecular (HBPM) pode ser superior à heparina não fracionada de baixa dosagem, pois pode diminuir o risco de êmbolos pulmonares em pacientes críticos. A HBPM é recomendada para pacientes que não apresentam sangramento ativo, coagulopatia ou contraindicação à heparina (Figura 100.2). A profilaxia da úlcera de estresse com inibidores da bomba de prótons ou antagonistas do receptor $H_2$ diminui o risco de hemorragia gastrintestinal.

A nutrição enteral é geralmente mais segura e efetiva do que a nutrição parenteral total (NPT), mas a NPT às vezes é necessária em casos de sepse abdominal, cirurgia ou traumatismo.[A22] A alimentação trófica inicial, que fornece cerca de 25% das necessidades calóricas normais, é comparável à alimentação enteral completa após a estabilização de pacientes em choque séptico. O uso de sedação, agentes bloqueadores neuromusculares e corticosteroides deve ser minimizado porque eles podem exacerbar a encefalopatia séptica e a polineuropatia ou miopatia da sepse. Os pacientes neutropênicos podem se beneficiar do fator estimulador de colônias de granulócitos (Capítulo 158). O risco de infecção hospitalar é reduzido por antibióticos de espectro reduzido, a retirada precoce da ventilação e remoção e substituição periódica de cateteres (Capítulo 266).

### PROGNÓSTICO

A sobrevida e a qualidade de vida após a alta hospitalar após choque séptico permanecerão menos satisfatórias do que o esperado durante pelo menos os próximos 10 anos.[10] Por exemplo, a taxa de mortalidade de

B. Respiração – Oxigênio, com volume corrente de 6 mℓ/kg do PCI se ventilado. Desmame segundo o protocolo ARDSNet (Capítulos 97 e 98).
C. Circulação
- Reposição volêmica, vasopressores, inotrópicos, transfusão; objetivos incluem:
    - PAM > 65 mmHg
    - PVC 8 a 12 mmHg
    - Hb 70 a 90 g/ℓ

Considerar cateter da artéria pulmonar ou ecocardiograma, especialmente se houver doença cardiovascular conhecida; as metas incluem:
- Pressão de oclusão 8 a 15 mmHg
- Índice cardíaco: normal ou aumentado

D. Fármacos:
- Antibióticos: espectro estreito para a causa da infecção
Considerar:
- Hidrocortisona (ver texto): hidrocortisona 50 mg IV a cada 6 h diariamente por 7 dias
- Vasopressina 0,01 a 0,03 unidade/minuto IV

**Outros tipos de suporte para órgãos**
- Função renal: substituição renal contínua
- Profilaxia da TVP: (p. ex., heparina [de baixo peso molecular [p. ex., dalteparina 5.000 UI/dia SC])
- Profilaxia de úlcera de estresse: IBP (p. ex., pantoprazol 40 a 80 mg IV, 1 ou 2 vezes/dia) ou antagonista do receptor $H_2$ (p. ex., ranitidina 80 mg IV, 8/8 h)
- Nutrição: enteral preferida
- Sedação: intermitente com despertar diário

**FIGURA 100.2** Suporte e tratamento de cuidados intensivos contínuos no choque séptico. PVC = pressão venosa central; TVP = trombose venosa profunda; Hb = hemoglobina; PCI = peso corporal ideal; PAM = pressão arterial média; NG = nasogástrico; $Scvo_2$ = saturação venosa central de oxigênio; IBP = inibidor da bomba de prótons.

28 dias por choque séptico é de cerca de 20% em centros acadêmicos, onde o início precoce de terapias adequadas, especialmente antibióticos, é rotina.[11,11b] As mortes nas primeiras 72 horas geralmente são causadas por choque séptico refratário, apesar do aumento do suporte de vida. As mortes posteriores (após o dia 3) são geralmente causadas por disfunção de múltiplos órgãos, infecção hospitalar ou ambos. O número de órgãos disfuncionais é um marcador de mau prognóstico, principalmente em pacientes que não melhoram ou apresentam disfunção orgânica progressiva. Outros marcadores de mau prognóstico incluem atrasos na obtenção de reanimação e antibióticos adequados, aumento da idade, comorbidades crônicas subjacentes, doença crítica mais grave, aumento do lactato arterial e necessidade de altas doses de vasopressores. Os pacientes que apresentam um episódio de lesão renal aguda durante o choque séptico também apresentam sobrevida a longo prazo significativamente mais reduzida do que os pacientes sem ela.

O número crescente de sobreviventes do choque séptico destaca a importância das sequelas a longo prazo, como depressão, disfunção cognitiva e transtorno de estresse pós-traumático. Os sobreviventes do choque séptico têm um risco de cerca de 35% de readmissão hospitalar em 6 meses, maior do que os pacientes que recebem alta após um IAM, insuficiência cardíaca ou doença pulmonar obstrutiva crônica.[12]

A qualidade de vida é frequentemente prejudicada em sobreviventes de choque séptico. Por exemplo, sobreviventes de choque séptico acompanhado de SDRA (Capítulo 96) podem ter disfunção neuromuscular (fraqueza) e dispneia aos esforços ou outras disfunções orgânicas persistentes. Infelizmente, um ensaio de terapia pós-alta mais intensiva em comparação com o tratamento usual não encontrou nenhuma diferença na qualidade de vida relacionada à saúde mental.[A23]

## Recomendações de grau A

A1. Andrews B, Semler MW, Muchemwa L, et al. Effect of an early resuscitation protocol on in-hospital mortality among adults with sepsis and hypotension: a randomized clinical trial. *JAMA*. 2017;318:1233-1240.
A2. Peake SL, Delaney A, Bailey M, et al. Goal-directed resuscitation for patients with early septic shock. *N Engl J Med*. 2014;371:1496-1506.
A3. Mouncey PR, Osborn TM, Power GS, et al. Trial of early, goal-directed resuscitation for septic shock. *N Engl J Med*. 2015;372:1301-1311.
A4. Rowan KM, Angus DC, Bailey M, et al. Early, goal-directed therapy for septic shock—a patient-level meta-analysis. *N Engl J Med*. 2017;376:2223-2234.
A5. Asfar P, Meziani F, Hamel JF, et al. High versus low blood-pressure target in patients with septic shock. *N Engl J Med*. 2014;370:1583-1593.
A6. Semler MW, Self WH, Wanderer JP, et al. Balanced crystalloids versus saline in critically ill adults. *N Engl J Med*. 2018;378:829-839.
A7. Caironi P, Tognoni G, Masson S, et al. Albumin replacement in patients with severe sepsis or septic shock. *N Engl J Med*. 2014;370:1412-1421.
A7b. Permpikul C, Tongyoo S, Viarasilpa T, et al. Early use of norepinephrine in septic shock resuscitation (CENSER). A randomized trial. *Am J Respir Crit Care Med*. 2019;199:1097-1105.
A8. Gordon AC, Mason AJ, Thirunavukkarasu N, et al. Effect of early vasopressin vs norepinephrine on kidney failure in patients with septic shock: the VANISH randomized clinical trial. *JAMA*. 2016;316:509-518.
A8b. Laterre P-F, Berry SM, Blemings A, et al. Effect of selepressin vs placebo on ventilator- and vasopressor-free days in patients with septic shock: the SEPSIS-ACT randomized clinical trial. *JAMA*. 2019;322:1476-1485.
A9. Khanna A, English SW, Wang XS, et al. Angiotensin II for the treatment of vasodilatory shock. *N Engl J Med*. 2017;377:419-430.
A10. Gordon AC, Perkins GD, Singer M, et al. Levosimendan for the prevention of acute organ dysfunction in sepsis. *N Engl J Med*. 2016;375:1638-1648.
A11. Holst LB, Haase N, Wetterslev J, et al. Lower versus higher hemoglobin threshold for transfusion in septic shock. *N Engl J Med*. 2014;371:1381-1391.
A12. Cooper DJ, McQuilten ZK, Nichol A, et al. Age of red cells for transfusion and outcomes in critically ill adults. *N Engl J Med*. 2017;377:1858-1867.
A13. Shiber S, Yahav D, Avni T, et al. Beta-lactam/beta-lactamase inhibitors versus carbapenems for the treatment of sepsis: systematic review and meta-analysis of randomized controlled trials. *J Antimicrob Chemother*. 2015;70:41-47.
A14. de Jong E, van Oers JA, Beishuizen A, et al. Efficacy and safety of procalcitonin guidance in reducing the duration of antibiotic treatment in critically ill patients: a randomised, controlled, open-label trial. *Lancet Infect Dis*. 2016;16:819-827.
A14b. Meier MA, Branche A, Neeser OL, et al. Procalcitonin-guided antibiotic treatment in patients with positive blood cultures: a patient-level meta-analysis of randomized trials. *Clin Infect Dis*. 2019;69:388-396.
A15. Vardakas KZ, Voulgaris GL, Maliaros A, et al. Prolonged versus short-term intravenous infusion of antipseudomonal beta-lactams for patients with sepsis: a systematic review and meta-analysis of randomised trials. *Lancet Infect Dis*. 2018;18:108-120.
A16. Keh D, Trips E, Marx G, et al. Effect of hydrocortisone on development of shock among patients with severe sepsis: the HYPRESS randomized clinical trial. *JAMA*. 2016;316:1775-1785.
A17. Annane D, Renault A, Brun-Buisson C, et al. Hydrocortisone plus fludrocortisone for adults with septic shock. *N Engl J Med*. 2018;378:809-818.
A18. Venkatesh B, Finfer S, Cohen J, et al. Adjunctive glucocorticoid therapy in patients with septic shock. *N Engl J Med*. 2018;378:797-808.
A19. Gaudry S, Hajage D, Schortgen F, et al. Initiation strategies for renal-replacement therapy in the intensive care unit. *N Engl J Med*. 2016;375:122-133.
A20. Barbar SD, Clere-Jehl R, Bourredjem A, et al. Timing of renal-replacement therapy in patients with acute kidney injury and sepsis. *N Engl J Med*. 2018;379:1431-1442.
A21. Zarbock A, Kellum JA, Schmidt C, et al. Effect of early vs delayed initiation of renal replacement therapy on mortality in critically ill patients with acute kidney injury: the ELAIN randomized clinical trial. *JAMA*. 2016;315:2190-2199.
A22. Harvey SE, Parrott F, Harrison DA, et al. Trial of the route of early nutritional support in critically ill adults. *N Engl J Med*. 2014;371:1673-1684.
A23. Schmidt K, Worrack S, Von Korff M, et al. Effect of a primary care management intervention on mental health-related quality of life among survivors of sepsis: a randomized clinical trial. *JAMA*. 2016;315:2703-2711.

## REFERÊNCIAS BIBLIOGRÁFICAS

*As referências bibliográficas, bem como os outros materiais suplementares deste livro, encontram-se no GEN-IO, nosso ambiente virtual de aprendizagem.*

# 101
# DISTÚRBIOS DECORRENTES DO CALOR E DO FRIO
MICHAEL N. SAWKA E FRANCIS G. O'CONNOR

## REGULAÇÃO DA TEMPERATURA

A temperatura corporal é regulada por dois processos paralelos que modificam o equilíbrio do calor corporal: comportamental (roupas, abrigo, atividade física) e fisiológico (fluxo sanguíneo na pele, sudorese, tremores). Tanto os receptores térmicos periféricos (pele) como os centrais fornecem aporte aferente para um integrador do sistema nervoso central (centro termorregulador hipotalâmico) e qualquer desvio entre a variável controlada (temperatura corporal) e uma variável de referência teórica (temperatura predefinida) resulta em perda de calor ou resposta de conservação.

Os seres humanos normalmente regulam a temperatura corporal (central) em cerca de 37°C e flutuações dentro de uma faixa estreita de 35 a 41°C podem ser toleradas por pessoas saudáveis aclimatadas; temperaturas centrais fora dessa faixa podem induzir morbidade e mortalidade. Por uma estimativa, cerca de 8% da taxa de mortalidade mundial podem ser atribuídos a temperaturas ambientais altas ou baixas, com cerca de 90% das fatalidades decorrentes do frio.[1]

Não existe uma temperatura central única porque a temperatura varia em diferentes locais profundos do corpo e durante o repouso e o exercício físico. A temperatura do sangue arterial, que fornece a melhor medição invasiva da temperatura central, é um pouco inferior à temperatura do cérebro. O índice não invasivo mais acurado da temperatura central é a temperatura esofágica, seguida, em ordem de preferência, pela temperatura retal, do sistema digestório (sensor de telemetria) e oral. A temperatura da orelha (meato acústico e tímpano) ou da artéria temporal digitalizada não devem ser consideradas para o julgamento clínico. As temperaturas retais são mais comumente recomendadas porque são fáceis de aferir e não são influenciadas pelas condições ambientais.

## DOENÇAS CAUSADAS PELO CALOR

### DEFINIÇÃO
Doenças menos graves relacionadas ao calor incluem miliária rubra, síncope por calor e cãibras provocadas pelo calor. As doenças graves causadas pelo calor representam um espectro que vai da exaustão pelo calor às lesões por calor e à insolação.

### EPIDEMIOLOGIA
As doenças causadas pelo calor são responsáveis por taxas consideráveis de morbidade e mortalidade no mundo de hoje. As doenças graves pelo calor estão associadas a vários fatores individuais, condições de saúde, medicamentos e fatores ambientais (Tabela 101.1). As doenças provocadas pelo calor estão entre as principais causas de morte em jovens atletas e sua incidência parece estar aumentando nos EUA. As clássicas doenças causadas pelo calor provocadas por altas temperaturas ambientais continuam a ser um problema, especialmente em idosos que vivem em casas sem ar-condicionado.[2] O envenenamento por anticolinérgicos e simpaticomiméticos (Capítulo 102) pode induzir hipertermia. A hipertermia maligna (Capítulo 404) é um distúrbio raro que ocorre em indivíduos geneticamente predispostos. A contração muscular esquelética rápida e maciça em resposta à exposição a determinados agentes anestésicos voláteis (mais comumente halotano, sevoflurano, desflurano, isoflurano ou enflurano) ou agentes relaxantes musculares despolarizantes (p. ex., succinilcolina) pode desencadear elevações da temperatura central bem acima de 43°C. No entanto, alguns dados sugerem que os distúrbios do calor com exercícios extremos podem representar uma síndrome semelhante.[3] A síndrome neuroléptica maligna (Capítulo 406) é uma reação idiossincrática de hipertermia causada pela rigidez do músculo esquelético secundária ao uso de agentes neurolépticos (p. ex., antipsicóticos, antidepressivos, antieméticos). Tanto a hipertermia maligna quanto a síndrome neuroléptica maligna são potencialmente fatais sem reconhecimento imediato e intervenção precoce.

As doenças causadas pelo calor também podem ocorrer em indivíduos de baixo risco que tomaram as precauções adequadas em relação a situações às quais foram expostos no passado. Historicamente, esses casos inesperados foram atribuídos à desidratação (que prejudica a termorregulação e aumenta a hipertermia e a tensão cardiovascular), mas agora suspeita-se que uma exposição anterior ao calor ou um evento simultâneo (p. ex., doença ou lesão) possa tornar esses indivíduos mais suscetíveis a formas graves de doença pelo calor. Uma teoria é que uma lesão ou doença prévia provocada pelo calor estimule a resposta de fase aguda e aumente a hipertermia do exercício, induzindo uma doença causada pelo calor inesperada. Outra teoria é que a infecção anterior produza citocinas pró-inflamatórias que desativam a capacidade das células de se protegerem contra o choque térmico.

### BIOPATOLOGIA
A temperatura corporal pode aumentar em razão de vários mecanismos: exposição ao calor ambiental (dissipação de calor impedida); exercício físico (aumento da produção de calor); febre causada por doença sistêmica (temperatura predefinida elevada com subsequente ativação de tremores); e medicamentos (síndrome neuroléptica maligna e hipertermia maligna). Além disso, pessoas febris têm elevações acentuadas na temperatura central quando são expostas a alta temperatura ambiente e/ou exercício físico. A temperatura e a umidade ambientais, medicamentos e estresse causado pelo calor do exercício, por sua vez, desafiam o sistema circulatório a fornecer alto fluxo sanguíneo à pele, onde o sangue se acumula em vasos aquecidos e complacentes, como os encontrados nas extremidades. Quando o fluxo sanguíneo é desviado para a pele, a perfusão reduzida dos intestinos e de outras vísceras pode resultar em isquemia, endotoxemia e estresse oxidativo. Várias mutações comuns no receptor do tipo *Toll* 4 estão associadas à hiporresponsividade à endotoxina. Além disso, temperaturas excessivamente altas do tecido (choque térmico: > 41°C) podem provocar lesão direta do tecido; a magnitude e a duração do choque térmico determinam se as células respondem por adaptação (tolerância térmica adquirida), lesão ou morte (apoptótica ou necrótica). Choque térmico, isquemia e respostas inflamatórias sistêmicas podem resultar em disfunção celular, coagulação intravascular disseminada e síndrome de disfunção de múltiplos órgãos (e-Figura 101.1). Além disso, a redução do fluxo sanguíneo cerebral, combinada com metabolismo local anormal e coagulopatia, podem levar à disfunção do sistema nervoso central.

### MANIFESTAÇÕES CLÍNICAS E DIAGNÓSTICO
Lesões discretas causadas pelo calor são comuns e podem ser reconhecidas por suas características clínicas. A miliária rubra (erupção cutânea)

| Tabela 101.1 | Fatores predisponentes a doenças graves causadas pelo calor. |
|---|---|
| **FATORES INDIVIDUAIS** | |
| Falta de aclimatação | |
| Baixa aptidão física | |
| Peso corporal excessivo | |
| Desidratação | |
| Idade avançada | |
| Idade jovem | |
| Polimorfismos do receptor 4 do tipo *Toll* | |
| **CONDIÇÕES DE SAÚDE** | |
| Inflamação e febre | |
| Infecção viral ou bacteriana | |
| Doença cardiovascular | |
| Diabetes melito | |
| Gastrenterite | |
| Erupção cutânea, queimaduras de sol e queimaduras anteriores em grandes áreas da pele | |
| Convulsões | |
| Tempestade tireoidiana (crise tireotóxica) | |
| Síndrome maligna neuroléptica | |
| Hipertermia maligna | |
| Traço falciforme | |
| Fibrose cística | |
| **FÁRMACOS E DROGAS** | |
| Propriedades anticolinérgicas (atropina) | |
| Antiepiléptico (topiramato) | |
| Anti-histamínicos | |
| Glutetimida | |
| Fenotiazinas | |
| Antidepressivos tricíclicos | |
| Anfetaminas, cocaína, *ecstasy* [3,4-metilenodioxi-metanfetamina (MDMA)] | |
| Estimulantes ergogênicos (p. ex., efedrina, *Ephedra*) | |
| Lítio | |
| Diuréticos | |
| Betabloqueadores | |
| Etanol | |
| Anti-inflamatórios não esteroides (AINEs) | |
| **FATORES AMBIENTAIS** | |
| Temperatura alta | |
| Alta umidade | |
| Pouco vento | |
| Falta de sombra | |
| Onda de calor | |
| Exercício físico | |
| Roupas pesadas | |
| Exposições anteriores ao calor com comprometimento do estado geral | |

resulta da oclusão dos ductos das glândulas sudoríparas écrinas e pode ser complicada por infecção estafilocócica secundária. A síncope por calor (desmaio) é causada por insuficiência circulatória temporária como resultado do acúmulo de sangue nas veias periféricas, especialmente nas veias cutâneas e dos membros inferiores. As cãibras do músculo esquelético ocorrem mais comumente durante e após exercícios intensos e provavelmente estão relacionadas a desidratação, perda de sódio ou potássio e fadiga neurogênica, e não ao próprio superaquecimento.

As doenças graves causadas pelo calor incluem exaustão por calor, lesão por calor e insolação, com alguns indivíduos progredindo ao longo desse espectro. Os pacientes que apresentam sintomas (p. ex., tontura, marcha instável, ataxia, cefaleia, confusão, fraqueza, fadiga, náuseas, vômitos, diarreia) devem ter uma avaliação imediata de seu estado mental, temperatura central (retal) e outros sinais vitais. As causas mais comuns de internação hospitalar são distúrbios hidreletrolíticos, insuficiência renal, infecção urinária e insolação. Até prova em contrário, a insolação deve ser o diagnóstico inicial de trabalho em qualquer pessoa vítima de calor e com estado mental alterado.

A *exaustão pelo calor* é definida como uma síndrome de hipertermia (temperatura no momento do evento geralmente ≤ 40°C) e debilitação que ocorre durante ou imediatamente após o esforço no calor, acompanhada por não mais do que uma pequena disfunção do sistema nervoso central (cefaleia, tontura, confusão mental leve), que desaparece rapidamente com intervenção. É principalmente um evento cardiovascular (débito cardíaco insuficiente) frequentemente acompanhado de pele quente e suada, desidratação e colapso.

A *lesão por calor* é uma doença moderada a grave caracterizada por evidências de danos aos órgãos finais (p. ex., fígado, rins, intestinos) e tecidos (p. ex., rabdomiólise) sem sintomas neurológicos suficientes para serem diagnosticados como insolação. Geralmente está associada a temperaturas corporais acima de 40°C.

A *insolação* é uma doença grave caracterizada por profundas alterações do estado mental com altas temperaturas corporais, geralmente, mas nem sempre, superiores a 40°C.[3b] No entanto, os pacientes com temperatura central superior a 40°C não apresentam universalmente lesão por calor ou insolação, e as temperaturas centrais tão altas podem ser vistas temporariamente após exercícios estressantes no calor. Para estabelecer o diagnóstico de insolação, todo o quadro clínico, incluindo estado mental e resultados laboratoriais, devem ser considerados. A insolação é frequentemente categorizada como clássica ou por exercício; a insolação clássica é observada principalmente em indivíduos doentes e comprometidos, e a insolação por esforço é observada principalmente em indivíduos aparentemente saudáveis e fisicamente aptos durante ou após exercícios vigorosos (Tabela 101.2). Na insolação, deficiências neuropsiquiátricas (p. ex., confusão acentuada, desorientação, agressividade e convulsões) se desenvolvem precocemente e universalmente, mas são prontamente reversíveis com resfriamento precoce. Além disso, a insolação pode ser complicada por lesão hepática, rabdomiólise, coagulação intravascular disseminada, desequilíbrio eletrolítico e hídrico e insuficiência renal. Na insolação fulminante, os pacientes apresentam todo o espectro de anormalidades associadas à síndrome da resposta inflamatória sistêmica (Capítulo 100).

## PREVENÇÃO E TRATAMENTO

As doenças provocadas pelo calor podem ser evitadas pela aclimatação ao calor e pela tolerância térmica adquirida, pela manutenção da hidratação adequada e pela prevenção da exposição excessiva ao calor.[4] A ingestão adequada de líquidos é crítica, e as soluções de reidratação oral devem conter sódio e outros eletrólitos para restaurar os líquidos intracelular (LIC) e extracelular (LEC).

O manejo das doenças graves causadas pelo calor, que deve começar no cenário de campo, inclui resfriamento, reidratação e monitoramento (Tabela 101.3). A primeira prioridade deve ser iniciar imediatamente o resfriamento de todo o corpo e continuar o resfriamento até que a temperatura central caia abaixo de 38,8°C. O resfriamento do corpo reduz a temperatura da pele, facilitando a condução e a convecção do centro para a periferia e reduz o estresse cardiovascular, causando constrição arterial e venosa que redireciona o sangue de volta para o coração. A imersão ou imersão da pele em água fria ou gelada com massagem cutânea é o método mais efetivo, mas outros métodos efetivos incluem a imersão da pele

### Tabela 101.2 — Comparação da insolação clássica e da exaustão por calor associada ao esforço físico.

| CARACTERÍSTICAS DO PACIENTE | CLÁSSICA | ESFORÇO FÍSICO |
|---|---|---|
| Idade | Crianças pequenas ou idosos | 15 a 55 anos |
| Saúde | Doença crônica | Geralmente saudável |
| Febre | Incomum | Comum |
| Clima predominante | Frequente em ondas de calor | Variável |
| Atividade | Sedentária | Exercício extenuante |
| Uso de fármacos/drogas | Diuréticos, antidepressivos, anticolinérgicos, fenotiazinas | Estimulantes ergogênicos ou cocaína |
| Sudorese | Frequentemente ausente | Comum |
| Distúrbios acidobásicos | Alcalose respiratória | Acidose láctica |
| Insuficiência renal aguda | Incomum | Comum (≈ 15%) |
| Rabdomiólise | Incomum | Comum (≈ 25%) |
| CK | Levemente elevada | Muito elevada (500 a 1.000 U/ℓ) |
| ALT, AST | Levemente elevadas | Muito elevadas |
| Hiperpotassemia | Incomum | Comum |
| Hipocalcemia | Incomum | Comum |
| CID | Leve | Marcada |
| Hipoglicemia | Incomum | Comum |

ALT = alanina aminotransferase; AST = aspartato aminotransferase; CK = creatinoquinase; CID = coagulação intravascular disseminada.

### Tabela 101.3 — Manejo da doença causada por calor.

**EXAUSTÃO PELO CALOR**
Descansar e procurar local com sombra
Afrouxar e remover as roupas
Decúbito dorsal e elevação dos membros inferiores
Resfriar ativamente a pele
Hidratação oral
Monitorar a temperatura central
Monitorar o estado mental

**HIPERTERMIA**
Proteger as vias respiratórias
Puncionar pelo menos duas veias periféricas (cateter calibroso)
Monitorar a temperatura central; as opções incluem retal, artéria pulmonar, cateter esofágico
Resfriar ativamente a pele até que a temperatura central seja < 39°C
Banhos de gelo ou imersão em água fria (≈ 22°C)
Molhar com água (não esfregar com álcool)
Ventilação contínua
Exposição a ambiente frio
Bolsas de gelo nas regiões axilar ou perineal e mantas de resfriamento
Infusão de soro fisiológico à temperatura ambiente
Lavagem gástrica ou colônica com soro fisiológico gelado
Lavagem peritoneal com soro fisiológico frio
Monitorar ECG à procura de arritmia
Solicitar exames complementares seriados*

*ECG, radiografia de tórax, hemograma completo com contagem diferencial, contagem de plaquetas, urinálise, aminotransferases, fosfatase alcalina, bilirrubina, creatinoquinase, ureia sanguínea, creatinina, fosfato, cálcio, glicose, eletrólitos, ácido úrico, tempo de protrombina e tempo parcial de tromboplastina, dímero D, fibrinogênio, gasometria arterial, exame toxicológico.

seguida por evaporação acelerada com ventiladores ou o uso de mantas de resfriamento e bolsas de gelo. Esses tratamentos não invasivos podem ser complementados com a infusão de soro fisiológico resfriado (≈ 4°C).[5] O resfriamento pode induzir calafrios, que geralmente não são suficientes para aumentar a temperatura corporal; portanto, os calafrios não precisam ser tratados.

No hospital, a maior prioridade para o atendimento ao paciente continua sendo o resfriamento urgente, incluindo o líquido intravascular frio.[6] Os pacientes que estão inconscientes correm o risco de controle insatisfatório das vias respiratórias e podem precisar de intubação endotraqueal para evitar aspiração. Os déficits hidreletrolíticos devem ser corrigidos; a restauração do volume plasmático com líquidos isotônicos (p. ex., soro fisiológico) suficientes para manter a perfusão adequada, conforme avaliado pelo débito urinário cuidadosamente monitorado, também é uma prioridade. A correção rápida e excessiva dos eletrólitos séricos (p. ex., sódio) deve ser evitada. Se houver rabdomiólise (Capítulo 105) e mioglobinúria, a manutenção do fluxo urinário ajuda a minimizar a lesão renal.

Para as doenças provocadas por exercícios e doenças provocadas pelo calor ambiental, nenhuma intervenção farmacológica foi comprovada para aumentar o resfriamento. Para os pacientes com hipertermia maligna, entretanto, o dantroleno deve ser administrado como um *bolus* IV inicial de 2,5 mg/kg, com *bolus* IV subsequentes de 1 mg/kg até que os sinais tenham diminuído.[7]

Os pacientes devem ser monitorados cuidadosamente para detectar possíveis anormalidades metabólicas (p. ex., hiperpotassemia), insuficiência renal ou hepática, coagulação intravascular disseminada, arritmias cardíacas e insuficiência respiratória aguda. Os medicamentos a serem evitados incluem antipiréticos e sedativos com hepatotoxicidade. O lorazepam (1 a 2 mg administrado IV durante um período de 2 a 5 minutos, repetido se necessário) é um sedativo seguro devido a sua baixa hepatotoxicidade e metabolismo rápido e pode ser indicado para pacientes agressivos ou que apresentem atividade convulsiva.

### PROGNÓSTICO

Um único episódio de exaustão por calor não implica predisposição a doenças causadas pelo calor, e a maioria dos pacientes se recupera várias horas após o resfriamento e a reidratação. Para os pacientes que procuram um hospital com insolação, no entanto, a taxa de mortalidade pode variar de 21 a 63%. A mortalidade na insolação clássica e por esforço se correlaciona diretamente com a magnitude e a duração da elevação da temperatura, o atraso no tempo para o início do resfriamento e o número de sistemas orgânicos afetados. Embora a maioria dos pacientes que sobrevivem a um evento de insolação apresente recuperação completa, alguns têm danos permanentes em órgãos. Lesão neurológica com disfunção cerebelar é o quadro clínico mais comum. Os pacientes que se recuperaram da insolação com lesão de órgãos apresentam taxa de mortalidade mais elevada a longo prazo por doenças cardiovasculares, hepáticas e digestivas.

Os pacientes que sofreram lesão por calor ou insolação não devem ser reexpostos ao calor até que a recuperação seja completa, o que pode levar várias semanas ou meses, e cerca de 10% dos pacientes com insolação permanecem intolerantes ao calor.

## LESÕES POR FRIO

### DEFINIÇÃO

As lesões por frio são classificadas como hipotermia e lesões por frio periféricas. A hipotermia é o resfriamento de todo o corpo, enquanto as lesões periféricas pelo frio estão localizadas nas extremidades e na pele exposta. A hipotermia é dividida em três categorias: leve (≈ 33°C a ≈ 35°C), moderada (≈ 27°C a ≈ 32°C) e profunda (< 27°C). As lesões por frio periférico podem ser divididas em não congelantes (eritema pérnio, pé de trincheira) e congelantes (queimadura de frio). Tanto a hipotermia quanto as lesões periféricas pelo frio frequentemente ocorrem simultaneamente, e a prioridade do tratamento deve ser o reaquecimento na hipotermia moderada e profunda.

### EPIDEMIOLOGIA

Vários fatores individuais, condições de saúde, medicamentos e fatores ambientais estão associados à predisposição para lesões pelo frio (Tabela 101.4). Em vítimas de traumatismo (Capítulo 103), a hipotermia está associada a aumento das taxas de morbidade e mortalidade. Os pacientes anestesiados não aquecidos (Capítulo 404) geralmente tornam-se hipotérmicos de 1 a 2°C em razão de redistribuição interna do calor corporal do centro para a periferia; portanto, o aquecimento deve ser considerado para manter a normotermia.[8]

### BIOPATOLOGIA

A exposição ao frio provoca vasoconstrição periférica para reduzir a transferência de calor entre o centro e a periferia do corpo (pele, gordura subcutânea). Se suficientemente frio, os tecidos subjacentes (p. ex., músculo) se contraem para aumentar a espessura da camada isolante enquanto reduzem a área central do corpo. Essa resposta vasoconstritora

**Tabela 101.4** Fatores predisponentes à lesão por frio.

**FATORES INDIVIDUAIS**
Roupa e abrigo inadequados
Pessoas magras com baixo teor de gordura corporal
Baixa aptidão física
Exercício físico exaustivo prévio
Idade avançada
Idade jovem
Etnia negra (homens e mulheres)

**CONDIÇÕES DE SAÚDE**
Queimaduras
Diabetes melito
Hipoglicemia
Lesões neurológicas
Demência
Hipoadrenalismo, hipopituitarismo, hipotireoidismo
Geladura anterior ou pé de trincheira
Fenômeno de Raynaud
Traço falciforme
Traumatismo
Lesão da medula espinal

**FÁRMACOS/DROGAS**
Álcool etílico
Anestésicos
Antidepressivos
Agentes antitireoidianos
Sedativos e narcóticos

**FATORES AMBIENTAIS**
Temperaturas frias
Movimento do ar intenso
Chuva e imersão
Contato da pele com metal e combustíveis
Exposição repetida ao frio
Fadiga física
Imobilidade
Ambientes de grande altitude e baixa tensão de oxigênio

defende a temperatura central, mas à custa do declínio da temperatura do tecido periférico, que contribui para lesões periféricas pelo frio. A hipotermia deprime a atividade enzimática, interfere nas funções fisiológicas (p. ex., coagulação, respiração, condução e ritmo cardíacos), prejudica a expressão de citocinas e pode induzir lesão celular e morte.

O mecanismo fisiopatológico do congelamento da pele inclui quatro fases patológicas sobrepostas: pré-congelamento, congelamento-descongelamento, estase vascular e isquemia tardia. A fase de pré-congelamento consiste no resfriamento do tecido com vasoconstrição e isquemia, mas não envolve a formação real de cristais de gelo. Na fase de congelamento-descongelamento, cristais de gelo intracelulares se formam, causando, assim, distúrbios de proteínas e lipídios, alterações de eletrólitos celulares, desidratação celular, lise da membrana celular e subsequente morte celular. Na fase de estase vascular, os vasos oscilam entre constrição e dilatação; o sangue pode extravasar dos vasos ou coagular dentro deles. A fase isquêmica tardia resulta de isquemia tecidual progressiva e infarto devido a uma cascata de citocinas e prostaglandinas inflamatórias, vasoconstrição intermitente com formação contínua de trombo e lesão de reperfusão secundária.

### MANIFESTAÇÕES CLÍNICAS E DIAGNÓSTICO

A hipotermia é a temperatura central abaixo de 35°C e as manifestações clínicas estão relacionadas à temperatura central alcançada (Tabela 101.5). A onda J clássica no eletrocardiograma (Figura 101.1) aparece em uma temperatura central abaixo de cerca de 33,8°C.

Eritema pérnio ou *frieira* (Capítulo 72) aparece como lesões inflamatórias localizadas da pele, a maioria das vezes envolvendo a superfície dorsal dos dedos, mas também envolvendo orelhas, rosto e tornozelos expostos. O pé de trincheira é causado por exposição prolongada ao frio e à umidade (p. ex., meias ou luvas molhadas), que pode causar ruptura da pele e danos aos nervos. O pé de trincheira é frequentemente acompanhado por infecção e aumento da sensibilidade à dor.

*Frostbite* (geladura), que é o congelamento real de tecidos, tem sido tradicionalmente classificado como primeiro grau (superficial, *frostnip*), segundo grau (toda a pele), terceiro grau (tecido subcutâneo) e quarto

## Tabela 101.5 — Hipotermia: estágios e manifestações clínicas associadas.

| ETAPA | TEMPERATURA CENTRAL °C | MANIFESTAÇÕES CLÍNICAS |
|---|---|---|
| Normotermia | 37,0 | |
| Hipotermia leve | 35,0 | Diurese induzida pelo frio, tremores máximos |
| | 33,8 | Ataxia, comprometimento do discernimento, onda J no ECG |
| | 32,7 | Amnésia, pressão arterial difícil de medir |
| Hipotermia moderada | 31,6 | Torpor, midríase |
| | 30,5 | Cessa o tremor |
| | 30,0 | Arritmias cardíacas, insulina inativa |
| | 27,8 | Inconsciência, provável fibrilação ventricular |
| | 26,6 | Sem reflexos musculares |
| Hipotermia profunda | 25,5 | Distúrbios acidobásicos, sem resposta ao estímulo álgico |
| | 23,8 | Edema pulmonar, hipotensão |
| | 22,7 | Sem reflexos corneanos |
| | 18,8 | Parada cardíaca |
| | 16,6 | ECG isoelétrico |
| | 14,2 | Menor sobrevida infantil com hipotermia acidental |
| | 9,0 | Menor sobrevida adulta com hipotermia acidental |

fibrilação ventricular, que é mais difícil de tratar quando existe hipotermia moderada ou profunda. Se ocorrer taquicardia ventricular (TV) ou fibrilação ventricular (FV), deve-se tentar a desfibrilação (Capítulo 57). Se a TV ou a FV persistir após a aplicação de um único choque elétrico, tentativas adicionais de desfibrilação devem ser feitas, simultaneamente ao reaquecimento, sem esperar que o paciente atinja a temperatura corporal desejada. As abordagens padrão de reanimação geralmente devem ser seguidas (Capítulo 57). O suporte à vida extracorpóreo é uma opção para parada cardíaca induzida por hipotermia refratária.[12]

O resfriamento corporal induz diurese fria; portanto, o volume plasmático precisa ser restabelecido para manter a perfusão adequada. Os pacientes devem receber uma infusão intravenosa de 250 a 1.000 m$\ell$ de soro glicofisiológico a 5% aquecido (40°C a 42°C). A solução de Ringer com lactato deve ser evitada porque o fígado não consegue metabolizar o lactato de maneira eficiente durante a hipotermia. Os pacientes devem ser monitorados quanto a distúrbios de potássio e glicose. Se hipoglicemia, intoxicação por álcool etílico ou opiáceos estiver contribuindo para a hipotermia, pode ser indicada glicose intravenosa (50 a 100 m$\ell$ de soro glicosado a 50%), tiamina (100 mg) ou naloxona (1 a 2 mg), respectivamente.

Os tecidos congelados devem ser protegidos de fricção ou traumatismo, mas não devem ser descongelados até que haja confiança na capacidade de manter o calor, porque o recongelamento causa mais lesões. Recomenda-se reaquecimento suave em banheira (38°C a 43°C). O ibuprofeno deve ser iniciado antes da chegada ao hospital na dose de 6 mg/kg a cada 12 horas para inibir a síntese de prostaglandinas prejudiciais. A dose pode ser aumentada até um máximo de 2.400 mg/dia (600 mg, 6/6 h) se o paciente estiver sentindo dor. A prática comum para o tratamento de bolhas é a drenagem seletiva de bolhas com conteúdo claro, deixando as bolhas hemorrágicas intactas. Após o reaquecimento do tecido, o início rápido de trombólise intravenosa ou intra-arterial está associado a melhor recuperação do tecido após lesão por congelamento.[13]

### PROGNÓSTICO

Embora cintilografia não invasiva com pirofosfato de tecnécio ou a ressonância magnética consigam frequentemente prever a probabilidade de viabilidade do tecido, pode levar semanas para determinar a demarcação precisa do tecido que precisará ser amputado. Como a morbidade pode resultar de intervenção cirúrgica prematura ou desnecessária, deve-se consultar um cirurgião com experiência em avaliação e tratamento de ulcerações por frio para avaliar a necessidade e o momento mais oportuno de quaisquer amputações.

### Síndromes hipotérmicas

O broncospasmo induzido pelo exercício (Capítulo 81) pode ser desencadeado por exercícios ao ar frio, particularmente em pacientes com asma. Livedo reticular consiste em mosqueamento de distribuição heterogênea nos membros em decorrência da exposição ao frio. A crioglobulinemia (Capítulo 178) ocorre quando as imunoglobulinas (IgM, IgG) precipitam, de modo reversível, após serem resfriadas e contribuem para o comprometimento do fluxo sanguíneo capilar em tecidos hipotérmicos. A urticária por exposição ao frio (Capítulos 237 e 411) consiste em eritema localizado e generalizado e vergões na pele exposta ao frio. A hipotermia paroxística é a redução periódica do centro termorregulador e está

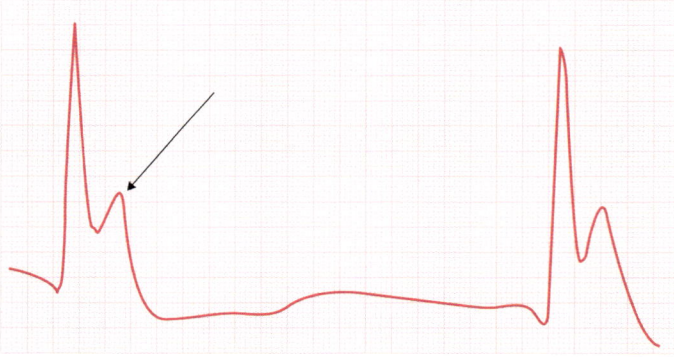

**FIGURA 101.1** Onda J (onda J de Osborn).

grau (lesão significativa de tecidos e ossos). Para pacientes com *frostbite*, é recomendada avaliação cirúrgica precoce.[9]

### PREVENÇÃO E TRATAMENTO

Os seres humanos demonstram aclimatação mínima ao frio; então, a prevenção depende principalmente de evitar a exposição ao frio e ter proteção adequada e ingestão de calorias para apoiar o metabolismo.[10] O manejo da hipotermia depende da temperatura central (Tabela 101.6). As roupas molhadas dos pacientes devem ser removidas e devem receber isolamento seco. O tremor é um mecanismo de reaquecimento fisiológico efetivo e não deve ser suprimido farmacologicamente.

Os pacientes com hipotermia moderada e grave precisam de reaquecimento ativo.[11] O reaquecimento do paciente hipotérmico inclui técnicas passivas (isolamento do paciente para evitar mais perda de calor) e centrais ativas (p. ex., infusão de soro fisiológico aquecido e oxigênio umidificado) e externas (p. ex., garrafas de água aquecida, cobertores elétricos). O reaquecimento à taxa de 0,5°C a 1,0°C por hora é aceitável na maioria dos casos, exceto que reaquecimento agressivo é justificado quando os pacientes sofreram traumatismo significativo (porque a coagulação é prejudicada pela hipotermia) ou apresentaram parada cardíaca.

As complicações comumente associadas ao reaquecimento do indivíduo hipotérmico incluem redução da temperatura central pelo retorno do sangue frio da periferia para a circulação e hipotensão causada por vasodilatação periférica. Outra complicação potencial do reaquecimento é a

### Tabela 101.6 — Tratamento da hipotermia.

| ETAPA | MANEJO | REAQUECIMENTO DO CORPO |
|---|---|---|
| Hipotermia leve | Monitorar os sinais vitais<br>Solução salina quente IV<br>Oxigênio<br>Monitorar ECG à procura de arritmia | Isolamento<br>Tremores<br>Banho quente<br>Cobertor de aquecimento ativo |
| Hipotermia moderada | Exames complementares*<br>Tratamento intensivo<br>Antecipar infecção e disfunção de múltiplos órgãos | Prevenir perda extra de calor por meio de reaquecimento das vias respiratórias<br>Irrigação colônica<br>Diálise peritoneal |
| Hipotermia profunda | Exames complementares* | Reaquecimento central |

*Ver Tabela 101.3. Também lactato desidrogenase, lactato sérico, cortisol, hormônio estimulador da tireoide, T3 e T4.

frequentemente associada a anormalidades hipotalâmicas. O fenômeno de Raynaud (Figura 72.7) consiste em vasoconstrição intensa com sensibilidade à dor nos membros expostos ao frio.

### Hipotermia em vítimas de traumatismo

Em vítimas de traumatismo (Capítulo 103), a hipotermia não intencional (< 34°C) está associada a aumento das taxas de morbidade e mortalidade devido ao comprometimento da coagulação, vasoconstrição periférica, depressão respiratória e aumento do risco de arritmias cardíacas. Os tremores agravam os distúrbios de perfusão, exigindo fluxo sanguíneo para atender ao metabolismo aumentado dos músculos em contração. As vítimas de traumatismo se tornam hipotérmicas em razão de perda de calor das cavidades expostas, exposição ambiental, infusão de líquidos frios e isquemia, que esgota as reservas de energia celular. A temperatura corporal deve ser aferida e as ações apropriadas, conforme observado anteriormente, devem ser tomadas para restaurar a normotermia durante o tratamento precoce das vítimas de traumatismo.

## HIPOTERMIA E HIPERTERMIA TERAPÊUTICAS

### Hipotermia terapêutica

No caso de adultos que sofreram parada cardíaca fora do hospital (Capítulo 57), inicialmente houve relatos de que a hipotermia terapêutica (≈ 33°C por várias horas) melhorava a sobrevida e os desfechos neurológicos. No entanto, os dados agregados de estudos randomizados não confirmaram o achado original de melhora dos pacientes com parada cardíaca extra-hospitalar.[A1,A2] Todos os estudos recentes foram negativos e as metanálises também foram negativas. A hipotermia intra-hospitalar não melhora os desfechos de pacientes com traumatismo cranioencefálico e hipertensão intracraniana,[A3,A4] de pacientes após uma parada cardiorrespiratória hospitalar, de pacientes submetidos a hemicraniectomia descompressiva em razão de acidente vascular encefálico (AVE) maligno de artéria cerebral média,[A5],14 ou de pacientes em estado de mal epiléptico convulsivo (Capítulo 375).[A6]

### Hipertermia terapêutica

A hipertermia terapêutica (de corpo inteiro ou regional) é uma técnica experimental usada como adjuvante da quimioterapia ou radioterapia em pacientes com câncer avançado. A hipertermia (40°C a 43°C) por si só pode danificar ou matar células cancerosas, porém, mais importante, a hipertermia poderia potencializar a efetividade da quimioterapia e da radioterapia ao exercer um efeito emoliente no tecido tumoral, reduzindo, assim, sua pressão intersticial.

Calor radiante aplicado externamente, micro-ondas ou circulação extracorpórea geralmente induzem hipertermia local, regional ou de corpo inteiro. As temperaturas desejadas dos tecidos são alcançadas e mantidas com base no protocolo específico do câncer, seguido por uma fase de resfriamento passiva. Os pacientes geralmente são sedados enquanto as temperaturas centrais e cutânea são monitoradas. Na hipertermia regional, a parte do corpo onde o tumor está localizado é aquecida enquanto é perfundida ou banhada por uma solução aquecida contendo quimioterápicos. O benefício potencial da hipertermia regional como tratamento adjuvante de cânceres de próstata avançados está atualmente sob investigação.

### Recomendações de grau A

A1. Arrich J, Holzer M, Havel C, et al. Hypothermia for neuroprotection in adults after cardiopulmonary resuscitation. *Cochrane Database Syst Rev.* 2016;2:CD004128.
A2. Bhattacharjee S, Baidya DK, Maitra S. Therapeutic hypothermia after cardiac arrest is not associated with favorable neurological outcome: a meta-analysis. *J Clin Anesth.* 2016;33:225-232.
A3. Andrews PJ, Sinclair HL, Rodriguez A, et al. Hypothermia for intracranial hypertension after traumatic brain injury. *N Engl J Med.* 2015;373:2403-2412.
A4. Cooper DJ, Nichol AD, Bailey M, et al. Effect of early sustained prophylactic hypothermia on neurologic outcomes among patients with severe traumatic brain injury: the POLAR randomized clinical trial. *JAMA.* 2018;320:2211-2220.
A5. Neugebauer H, Schneider H, Bösel J, et al. Outcomes of hypothermia in addition to decompressive hemicraniectomy in treatment of malignant middle cerebral artery stroke: a randomized clinical trial. *JAMA Neurol.* 2019;76:571-579.
A6. Legriel S, Lemiale V, Schenck M, et al. Hypothermia for neuroprotection in convulsive status epilepticus. *N Engl J Med.* 2016;375:2457-2467.

### REFERÊNCIAS BIBLIOGRÁFICAS

*As referências bibliográficas, bem como os outros materiais suplementares deste livro, encontram-se no GEN-IO, nosso ambiente virtual de aprendizagem.*

# ENVENENAMENTO AGUDO
LEWIS S. NELSON

## EPIDEMIOLOGIA

A cada ano, mais de 4 milhões de casos de envenenamento, suspeitos ou verificados, e 300.000 internações hospitalares relacionadas ocorrem nos EUA. As mortes relacionadas a envenenamento agora totalizam cerca de 70.000 anualmente, e o número de mortes relacionadas ao consumo de opioides triplicou desde 2000. Os envenenamentos são a principal causa de morte por intoxicação nos EUA, onde cerca de 90% dessas mortes envolvem drogas/medicamentos, predominantemente opioides, como heroína, fentanila e analgésicos prescritos.[1] Em todo o mundo, entretanto, os pesticidas, inseticidas, produtos cáusticos e picadas de cobra (Capítulo 104) também são causas comuns, assim, como a ingestão intencional de plantas tóxicas. A incidência de autoenvenenamento intencional recorrente é de 12 a 18%, com a maioria dos eventos ocorrendo nos 3 meses seguintes à tentativa original. Os centros de intoxicações fornecem suporte e coletam dados sobre mais de 2 milhões de exposições anualmente.[2] Esses fatos enfatizam a necessidade de medidas regulatórias para melhorar a segurança dos medicamentos prescritos, especialmente analgésicos opioides, incluindo a prescrição adequada, o tratamento agressivo de pacientes intoxicados e a intervenção psiquiátrica precoce para comportamento suicida, de modo a reduzir fatalidades e tentativas repetidas (Capítulo 369).[a]

## DIAGNÓSTICO

Apesar da vasta gama de toxinas às quais um paciente pode ser exposto, as manifestações clínicas de envenenamento são bastante limitadas. Na maioria dos casos, é menos importante prever exatamente qual toxina é responsável pelo envenenamento agudo do que criar um diagnóstico diferencial com base em um histórico e exame físico cuidadosos, bem como testes laboratoriais básicos. O reconhecimento da síndrome tóxica específica, ou *toxíndrome*, orienta o médico em direção ao provável diagnóstico baseado em evidências razoavelmente sólidas. Nesta base, o tratamento, incluindo estabilização inicial, cuidados intensivos, a descontaminação e até mesmo a administração empírica de antídotos, podem ser orientados por compreensão da farmacologia e fisiologia da toxíndrome do paciente. Cuidados mais avançados, como métodos para melhorar a eliminação de agentes tóxicos específicos, geralmente exigem exames seriados, história adicional e testes laboratoriais subsequentes. Mesmo assim, no entanto, o quadro clínico é frequentemente obscurecido por exposições a vários agentes tóxicos e um curso de tempo mal definido desde a exposição inicial.

### Anamnese

Os detalhes obtidos sobre exposições tóxicas devem incluir as substâncias envolvidas e outros agentes tóxicos, suas doses estimadas ou conhecidas, o tempo e as vias de exposição, os sintomas e sinais do paciente e qualquer tratamento já administrado. O envenenamento pode resultar de exposição aguda, crônica ou aguda sobre crônica. Um *agente tóxico* é definido como um produto químico capaz de prejudicar um organismo biológico; esta definição abrange toxinas, que são derivadas de organismos vivos (como plantas, bactérias, venenos), assim como, substâncias sintéticas, como medicamentos, drogas de abuso e produtos químicos industriais e outros.[2b] A determinação da cronicidade é importante porque os sinais e sintomas da

---

[a] N.R.T.: No Brasil, a população e os profissionais de saúde contam com um 0800 para tirar dúvidas e fazer denúncias relacionadas com intoxicações. O Disque-Intoxicação, criado pela Anvisa, atende pelo número 0800-722-6001. A ligação é gratuita, e o usuário é atendido por uma das 36 unidades da Rede Nacional de Centros de Informação e Assistência Toxicológica (Renaciat). A Renaciat é uma rede coordenada pela Anvisa, criada em 2005 pela resolução RDC nº 19. É composta por 36 Centros de Informação e Assistência Toxicológica (Ciats) espalhados em 19 estados brasileiros. Os Ciats funcionam em hospitais universitários, Secretarias Estaduais e Municipais de Saúde e fundações (ver https://www.gov.br/anvisa/pt-br/assuntos/agrotoxicos/disque-intoxicacao).

exposição crônica (Capítulo 19) podem ser diferentes daqueles da exposição aguda e aguda sobre crônica. Por exemplo, uma história de falência aguda multissistêmica de órgãos restringe as possibilidades de substâncias tóxicas a alguns gases, produtos químicos e drogas. Uma lista de medicamentos disponíveis (p. ex., aqueles do paciente, cônjuge, parentes ou amigos), medicamentos e ervas não prescritos, suplementos dietéticos ou remédios étnicos e atividades ocupacionais e de lazer deve ser obtida. Os históricos ocupacionais e não ocupacionais devem incluir empregos e *hobbies* atuais e anteriores, com foco em produtos químicos, metais e gases. As condições médicas conhecidas podem sugerir classes de medicamentos disponíveis para o paciente. A história do paciente, que pode ser incompleta se o paciente estiver confuso ou suicida, deve ser correlacionada com as manifestações clínicas e o curso. A história relatada por parentes e amigos e as descobertas do local, conforme os relatos da equipe dos serviços médicos de transporte de emergência, podem ser relevantes.

## Exame físico

O exame físico deve se concentrar nos sinais vitais; o exame de olhos, ouvidos, nariz e garganta; e os sistemas neurológico, cardiopulmonar, digestório e dermatológico. Os resultados podem sugerir certas toxíndromes, que são grupos de sinais e sintomas típicos do envenenamento. Entre as dezenas de toxíndromes que auxiliam na avaliação do paciente e orientam o manejo, aquelas devido a agentes adrenérgicos, anticolinérgicos, colinomiméticos, opioides e sedativo-hipnóticos são as mais relevantes para o manejo de emergência dos pacientes envenenados (Tabela 102.1). Os pacientes podem ter alguns ou todos esses sinais e sintomas; um quadro clínico incompleto não exclui uma toxíndrome em particular, mas ainda pode ajudar o clínico a identificar a categoria correta do agente tóxico envolvido.

### Sinais vitais

A *taquicardia*, que pode ocorrer com vários agentes tóxicos, é mais proeminente em pacientes com toxíndromes anticolinérgicas e simpaticomiméticas. No entanto, como a taquicardia também pode ocorrer com a ansiedade e outras condições não toxicológicas, geralmente não é um achado útil. O diagnóstico diferencial para *bradicardia* induzida por agentes tóxicos é mais limitado e inclui antagonistas do receptor beta-adrenérgico, antagonistas do canal de cálcio do tipo L (diltiazem ou verapamil), esteroides cardioativos, agonistas do receptor alfa-adrenérgico periférico (p. ex., fenilefrina, cujos efeitos são mediados por reflexos dos barorreceptores), alfa$_2$-agonistas centrais, como clonidina, ácido gama-hidroxibutírico, opioides, sedativo-hipnóticos, baclofeno, pesticidas organofosforados e carbamatos, cogumelos contendo muscarina (*Clitocybe*, *Inocybe* sp.), toxinas derivadas de plantas e animais (p. ex., aconitina, andromedotoxina, ciguatoxina e veratridina, todas as quais abrem canais de sódio no miocárdio), inibidores terapêuticos da colinesterase (p. ex., fisostigmina) e alguns medicamentos antiarrítmicos (p. ex., procainamida, flecainida e outras classes de agentes IA, IC, e III, como a amiodarona e sotalol). A bradicardia também é um sinal pré-terminal para muitos agentes tóxicos consequentes, como antidepressivos cíclicos e o cianeto.

Muitos agentes tóxicos causam *hipotensão* (Capítulo 7). Os mecanismos primários são diminuição da resistência vascular periférica, diminuição da contratilidade miocárdica, hipovolemia secundária à perda gastrintestinal ou dérmica do volume intravascular e, ocasionalmente, arritmias. As causas comuns de *hipertensão arterial sistêmica* (Capítulo 70), que geralmente se deve à vasoconstrição com ou sem inotropismo intensificado, incluem anfetaminas, cocaína, efedrina e agentes semelhantes ao *ergot*, fenciclidina, nicotina, fenilefrina, hormônios tireoidianos, ioimbina e a toxicidade crônica por chumbo. A pressão arterial pode aumentar no início do envenenamento com agonistas alfa$_2$-adrenérgicos centrais e inibidores da monoamina oxidase (IMAO), mas a hipotensão subsequente deve ser esperada e é mais preocupante.

A *hipertermia* (Capítulo 101) ocorre com agentes tóxicos que causam agitação psicomotora ou atividade psicomotora excessiva (p. ex., cocaína, fenciclidina, IMAO, estricnina), desacopla a fosforilação oxidativa (p. ex., salicilatos, 2,4-dinitrofenol), aumenta a taxa metabólica (p. ex., hormônios da tireoide), prejudica a sudorese (p. ex., anti-histamínicos de primeira geração, anticolinérgicos, fenotiazinas), causa vasoconstrição (p. ex., anfetaminas, cocaína, efedrina) ou altera a percepção do calor (p. ex., cocaína). Outros estados induzidos por agentes tóxicos associados à hipertermia incluem hipertermia maligna, síndrome neuroléptica maligna, síndrome serotoninérgica, febre por fumaça de metais e pneumonite por aspiração. A *hipotermia* induzida por agentes tóxicos é tipicamente devida a sedativo-hipnóticos, opioides, barbitúricos, etanol, fenotiazinas ou agentes hipoglicemiantes (como insulina, sulfonilureias e meglitinidas) ou raramente a fruta akee (castanha-de-áfrica; *Blighia sapida*) não madura. A saturação de oxigênio (ver Figura 96.1) medida pela *oximetria de pulso* diminui com a hipoxemia verdadeira (ver Tabela 96.3) ou metemoglobinemia (não proporcionalmente à concentração) (Capítulo 149), mas permanece normal ou pode estar aumentada em pacientes com envenenamento por monóxido de carbono ou por cianeto (Capítulo 88).

### Olhos, orelhas, nariz e garganta

A miose bilateral induzida por agentes tóxicos (Figura 102.1) tem um diagnóstico diferencial limitado que inclui alfa$_2$-agonistas centrais, como clonidina, guanfacina e imidazolinas; olanzapina; opioides; compostos organofosforados ou carbamatos; inibidores terapêuticos da colinesterase (p. ex., piridostigmina); fármacos oftálmicos mióticos tópicos (p. ex.,

| Tabela 102.1 | Toxíndromes e drogas/medicamentos e agentes tóxicos associados. | | |
|---|---|---|---|
| | **CARACTERÍSTICAS DA SÍNDROME** | | |
| **TOXÍNDROME** | **SINAIS VITAIS** | **ÓRGÃO FINAL** | **DROGAS/MEDICAMENTOS E AGENTES TÓXICOS REPRESENTATIVOS** |
| Adrenérgica | Hipertensão arterial sistêmica, hipertermia, taquicardia, taquipneia | Agitação psicomotora, arritmias, diaforese, midríase, convulsões | Anfetaminas, cafeína, derivados da catinona, cocaína, efedrina, pseudoefedrina, *Ephedra* sp., fenilefrina,* canabinomiméticos sintéticos, teofilina |
| Anticolinérgica | Hipertermia, taquicardia, pressão arterial geralmente normal | Agitação psicomotora, *delirium*, ruídos intestinais diminuídos ou ausentes, pele e mucosas ressecadas, midríase ou borramento visual, convulsões, retenção urinária | Antagonistas do receptor H$_1$ de primeira geração (p. ex., difenidramina), alcaloides da beladona (p. ex., escopolamina, atropina) a partir de plantas (p. ex., *Datura* sp. – beladona, meimendro), benztropina, antidepressivos cíclicos, diciclomina, relaxantes musculares (p. ex., orfenadrina, ciclobenzaprina), triexifenidil |
| Colinomimético | Taquicardia ou bradicardia† | Agitação psicomotora, *delirium*, coma; broncorreia, broncospasmo; diaforese; fasciculações; lacrimejamento; miose; micção; diarreia, vômitos; convulsões | Inibidores da colinesterase do tipo carbamato (p. ex., fisostigmina, neostigmina), compostos organofosforados incluindo pesticidas (p. ex., diazinon, malation) e agentes nervosos (p. ex., somin, sarin), cogumelo *Inocybe* ou *Clitocybe* spp. |
| Opioide | Bradipneia ou apneia, bradicardia, hipotensão (tardia), hipotermia | Depressão do SNC; hipotonia; miose | Codeína, fentanila, análogos da fentanila, heroína, hidrocodona, oxicodona, morfina, alfa$_2$-agonistas centrais (p. ex., clonidina, imidazolinas) |
| Sedativo-hipnótico | Geralmente próximo à normalidade com benzodiazepínicos, mas bradipneia ou apneia, hipotensão leve e hipotermia leve podem ocorrer | Ataxia, depressão do SNC, hiporreflexia, fala arrastada, torpor ou coma | Barbitúricos, benzodiazepínicos, brometos, hidrato de cloral, etanol, etomidato, glutetimida, meprobamato, metiprilon, propofol, zolpidem |

*Pode ocorrer bradicardia de reflexo como resultado de um efeito agonista alfa-adrenérgico puro. †Dependendo do agente tóxico específico, a taquicardia pode ocorrer precocemente como resultado de um efeito nicotínico pré-ganglionar; à medida que a toxicidade progride, os efeitos muscarínicos pós-ganglionares podem predominar e a bradicardia se desenvolve. SNC = sistema nervoso central.

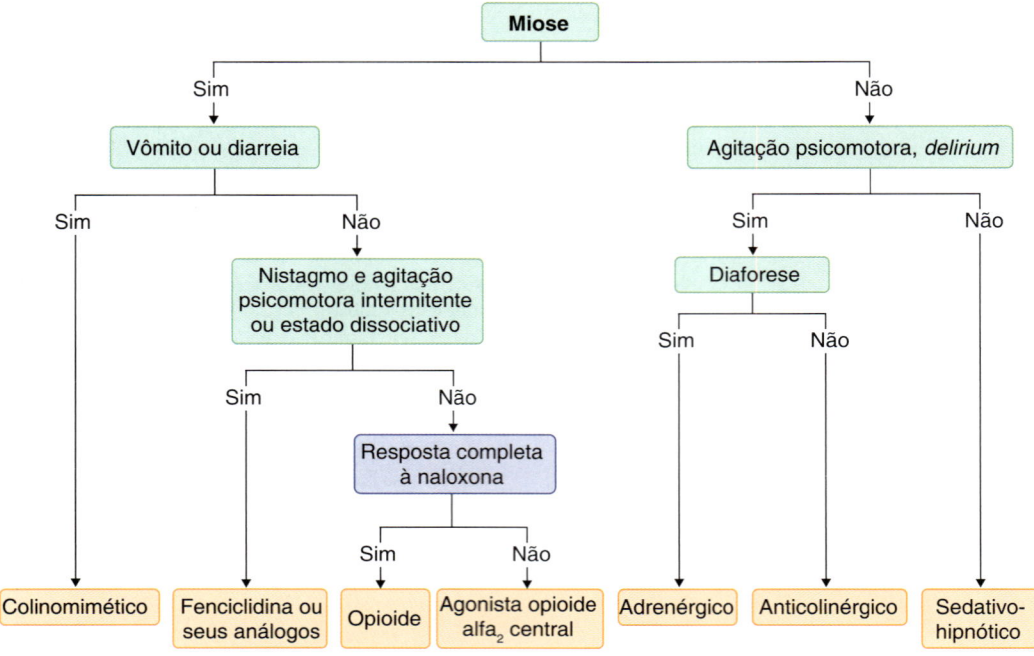

**FIGURA 102.1** Algoritmo de diagnóstico usando o tamanho das pupilas. Observe que as toxíndromes atípicas são comuns por causa das exposições a agentes tóxicos misturados; portanto, o examinador pode ser enganado se confiar apenas neste sinal.

pilocarpina, carbacol); e, variavelmente, fenciclidina, fenotiazinas, etanol e alguns sedativo-hipnóticos (Capítulo 396). A hemorragia pontina é um importante diagnóstico não tóxico a ser considerado em um paciente comatoso com miose (Capítulo 380). Midríase é um achado inespecífico. Midríase unilateral pode ser consequente à aplicação ocular tópica de simpaticomiméticos (p. ex., fenilefrina), anti-histamínicos ou agentes anticolinérgicos (p. ex., anticolinérgicos inalados, como ipratrópio ou tiotrópio, pó ou seiva de *Datura* sp.) e pode ser causada por adesivo de escopolamina pós-auricular. A falha das gotas oftálmicas de pilocarpina a 4% em contrair a pupila apoia o diagnóstico de dilatação pupilar por um agente midriático tópico. As alterações visuais, incluindo cegueira parcial ou total como resultado de toxicidade sistêmica, foram relatadas com agentes anticolinérgicos, monóxido de carbono, digitálicos, etambutol, metanol, brometo de metila, quinina e agentes que estão associados a pseudotumor cerebral, incluindo antimicrobianos (p. ex., ampicilina, metronidazol, ácido nalidíxico, nitrofurantoína, sulfas, tetraciclina), glicocorticosteroides, chumbo, lítio, anticoncepcionais orais, fenotiazinas, fenitoína e vitamina A. A neuropatia óptica isquêmica anterior não arterítica desenvolve-se após o uso de sildenafila e outras substâncias relacionadas (Capítulo 221); a relação causal é desconhecida.

A perda auditiva aguda (Capítulo 400) pode ser um efeito tóxico dos aminoglicosídeos, bromatos, cloroquina, cisplatina, carboplatina, diuréticos de alça (altas doses), mostarda nitrogenada, quinina, opioides, salicilatos, vimblastina e vincristina. As erosões e perfurações do septo nasal podem ser decorrentes de exposição crônica à cocaína intranasal (Capítulo 31) ou inalação de vapores de cromo e níquel (Capítulos 87 e 88).

### Sinais neurológicos

Muitos agentes tóxicos afetam o sistema nervoso central (SNC) e podem produzir *delirium* agitado, depressão ou convulsões (Tabela 102.2). As características distintivas de vários agentes tóxicos podem ajudar a fazer o diagnóstico correto. Os pacientes em abstinência de opioides (ao contrário de após a administração de naloxona) estão alertas e orientados, enquanto os pacientes que suspendem o consumo de álcool etílico, barbitúricos, benzodiazepínicos e outros sedativo-hipnóticos geralmente ficam desorientados. A depressão inicial do SNC também pode se desenvolver com grandes ingestões de paracetamol ou ibuprofeno. A isoniazida e a teofilina são conhecidas por produzir convulsões refratárias às doses usuais de benzodiazepínicos e barbitúricos. A piridoxina trata as convulsões induzidas por isoniazida aumentando o ácido gama-aminobutírico (GABA) do SNC, cuja síntese é inibida pela isoniazida. A fenitoína é relativamente inefetiva para a maioria das convulsões induzidas por agentes tóxicos, talvez em razão da ausência de um foco bem-definido de convulsão na maioria dos pacientes envenenados. A ingestão de plantas ou cogumelos também pode provocar depressão do SNC (p. ex., *Rhododendron* sp., *Solanum* [dulcamara], *Taxus* [teixo], *Sophora secundiflora*), estimulação do SNC (p. ex., *Catha edulis* [khat], *Strychnos nux-vomica* [contém estricnina], *Cicuta* sp., *Ephedra*), efeitos semelhantes à atropina (p. ex., *Atropa belladonna*, *Datura* sp.) e efeitos colinomiméticos (p. ex., gênero *Nicotiana* [tabaco] *Conium maculatum* [cicuta venenosa], cogumelos *Inocybe* e *Clitocybe*). As convulsões também podem ocorrer com muitas dessas plantas e com cogumelos que contêm giromitrinas (p. ex., *Gyromitra esculenta*, *Gyromitra* sp.) e muscimol (p. ex., *Amanita muscaria*, *Amanita pantherina*).

A axonopatia distal, uma degeneração primária dos axônios do sistema nervoso periférico com degeneração secundária da bainha de mielina, é o tipo predominante de neuropatia periférica induzida por agentes tóxicos. Geralmente seu início é insidioso e segue-se à exposição crônica; costuma ocorrer recuperação lenta após o término da exposição, mas, dependendo da exposição e da extensão do dano neuronal, os efeitos clínicos podem ser permanentes. Os agentes causadores comuns incluem monômero de acrilamida, cloreto de alil, arsênico (inorgânico), capsaicina, dissulfeto de carbono, cloranfenicol, cisplatina, colchicina, cianato, dapsona, didesoxicitidina, didesoxinosina, dissulfiram, etambutol, etanol, óxido de etileno, sais de ouro, hexaclorofenol, *n*-hexano, hidralazina, interferona, isoniazida, chumbo, linezolida, mercúrio, brometo de metila, metil *n*-butil cetona, metronidazol, nitrofurantoína, óxido nitroso, alguns compostos organofosforados, fenol, platina, podofilotoxina, policlorobifenilos, piridoxina, tacrolimo, talidomida, tálio, vidarabina, alcaloides da *Vinca* e cloreto de vinila. A amiodarona, o arsênico e o tricloroetileno podem produzir neuropatia desmielinizante, enquanto a piridoxina pode provocar neuropatia sensorial, às vezes dolorosa. Além disso, a neuropatia pode ser de natureza multifatorial, como deficiência de vitaminas associada ao consumo crônico de etanol (Capítulo 388). A transmissão neuronal pode ser alterada por aminoglicosídeos; o veneno das espécies de *Latrodectus* (viúvas-negras) (ver também o Capítulo 104 sobre envenenamento e lesões relacionadas), escorpiões (apenas *Centruroides sculpturatus* nos EUA) e cobras peçonhentas do gênero *Crotalus* (p. ex., cascavéis) e da família Elapidae; brevetoxina (crustáceos) e ciguatoxina (vários peixes); agentes bloqueadores neuromusculares; nicotina e alcaloides relacionados; toxinas paralisantes dos mariscos e mexilhões; saxitoxina (mariscos e mexilhões); compostos organofosforados e carbamatos; tetrodotoxina (baiacu [fugu], polvo de anéis azuis (gênero *Hapalochlaena*), salamandras, tritão e outros); e veratridina (p. ex., *Veratrum viride*). Os nervos cranianos podem ser afetados por dissulfeto de carbono, ciguatoxina, ácido domoico (mariscos e mexilhões), veneno elapídico,

## Tabela 102.2 — Efeitos no sistema nervoso central dos agentes tóxicos.

| CATEGORIAS DOS AGENTES TÓXICOS E AGENTES | DELIRIUM AGITADO | NÍVEL DE CONSCIÊNCIA DIMINUÍDO | CONVULSÕES |
|---|---|---|---|
| **CLASSES** | | | |
| Agentes anticolinérgicos | + | + | + |
| Anticonvulsivantes | + | + | + (paradoxal com alguns agentes) |
| Agentes antipsicóticos | | + | + |
| Antagonistas do receptor beta-adrenérgico | + | + | + (teofilina/cafeína) |
| Agentes alucinógenos | + | + | + (determinadas anfetaminas) |
| Inibidores da monoamina oxidase | + | + | + |
| Opioides | + (abstinência, tramadol) | + | + (meperidina, tramadol) |
| Sedativo-hipnóticos | + (raro, paradoxal) | + | |
| Agonistas da serotonina | + (síndrome serotoninérgica) | + | + |
| **AGENTES** | | | |
| Anfetaminas, cocaína | + | + (após o uso excessivo) | + |
| Antidepressivos (não ISRS) | + (IMAO) | + | + |
| Anti-histamínicos (primeira geração, por exemplo, difenidramina) | + | + | + |
| Barbitúricos | | + | |
| Benzodiazepínicos | + (raro, paradoxal) | + | |
| Inibidores da citocromo oxidase (p. ex., monóxido de carbono, cianeto, sulfeto de hidrogênio, azidas) | | + | + |
| Alcaloides de *Ephedra* e agentes semelhantes | + | + | + |
| Etilenoglicol, metanol | | + | + |
| Gama-hidroxibutirato e precursores | + (paradoxal) | + | + (*versus* mioclonia) |
| Lítio | + | + | + (raro) |
| Compostos organofosforados (p. ex., diazinon, malation) e carbamatos (p. ex., carbarila) | + | + | + |
| Salicilatos | + (*delirium*) | + | + (geralmente pré-terminal) |
| Antidepressivos ISRSs/IRSs | + (síndrome serotoninérgica) | + | + |
| Abstinência de álcool etílico, barbitúricos, benzodiazepínicos, outros sedativo-hipnóticos | + | | + |
| Abstinência de opioides | + | | + (apenas em neonatos) |

SNC = sistema nervoso central; IRSs = inibidores da recaptação da serotonina; ISRSs = inibidores seletivos da recaptação da serotonina; IMAO = inibidores da monoamina oxidase.

metabólitos do etilenoglicol, toxinas paralisantes dos mariscos e mexilhões, escorpião de casca, saxitoxina, tetrodotoxina, tálio e tricloroetileno. É improvável que as mononeuropatias e neuropatias vasculíticas sejam induzidas por agentes tóxicos (Capítulo 104).

### Efeitos cardiopulmonares

O exame deve se concentrar na pressão arterial, na frequência cardíaca, nas anormalidades no eletrocardiograma (p. ex., ritmo, condução, despolarização, repolarização) e nos achados pulmonares, incluindo oximetria de pulso. Drogas/medicamentos e outras substâncias tóxicas que podem causar arritmias ou anormalidades de condução incluem antagonistas do receptor beta-adrenérgico, butirofenonas (p. ex., haloperidol), antagonistas do canal de cálcio do tipo L, esteroides cardioativos (p. ex., bufadienolídeos, encontrados no veneno de sapo tóxico e incorporados em algum tipos de afrodisíacos ilícitos; cardenólidos, como digoxina, encontrados em plantas como dedaleira, oleandro e lírio do vale), hidrato de cloral, cloroquina, cocaína, antidepressivos cíclicos, etanol, hidrocarbonetos halogenados (p. ex., halotano, tricloroetileno), sais de magnésio, sais de potássio, propoxifeno, tioridazina ou mesoridazina e antiarrítmicos e outros agentes que afetam os canais de sódio dependentes de voltagem do miocárdio (p. ex., bupivacaína, cloroquina, cocaína, antidepressivos cíclicos, flecainida, mexafiletina, quinidina, procainamida, propenona) e canais de potássio (p. ex., antipsicóticos típicos e atípicos, cisaprida, citalopram, eritromicina [especialmente quando combinada com inibidores da citocromo P-450 A; Capítulo 26], quinidina, sotalol, terfenadina). O ecocardiograma à beira do leito pode revelar a contratilidade miocárdica deprimida como resultado de agentes que bloqueiam o canal de sódio dependente de voltagem do miocárdio, antagonistas do receptor beta-adrenérgico, antagonistas do canal de cálcio, antidepressivos cíclicos, sais de magnésio, sais de arsênico, ciguatoxina, cianeto, etanol, sais de ferro e veneno de escorpião.

Os agentes tóxicos podem provocar inúmeros efeitos pulmonares, incluindo irritação das vias respiratórias, doenças do parênquima e pleura, doenças vasculares e barotrauma. As síndromes típicas e agentes etiológicos incluem edema pulmonar (antagonistas do receptor beta-adrenérgico, antagonistas dos canais de cálcio, antiarrítmicos, daunorrubicina, doxorrubicina), síndrome da angústia respiratória aguda (Capítulo 96) (anfetaminas, cádmio, cloro, cocaína, etclorvinol, metotrexato, opioides, heroína, paraquat, salicilatos; inalação de fumaça, cloreto de zinco, brometo de metila, cloreto de metila) e desenvolvimento rápido de fibrose pulmonar ou bronquiolite obliterante (dióxido de nitrogênio, paraquat). No caso de agente nervoso organofosforado e envenenamento por inseticida, a insuficiência respiratória aguda é a causa primária de morte mais comum, mas alguns pacientes desenvolvem disfunção da junção neuromuscular tardia (ou seja, síndrome intermediária), pneumonia por aspiração e síndrome de angústia respiratória aguda.[3]

### Efeitos gastrintestinais

Náuseas, vômitos, diarreia e dor abdominal são manifestações inespecíficas e devem ser interpretadas no contexto de outros achados. Os agentes que provocam toxicidade grave ou potencialmente fatal com achados gastrintestinais iniciais incluem ácidos ou grandes ingestões de álcalis; esteroides cardioativos, colchicina e outros agentes tóxicos microtubulares (p. ex., podofilina, vincristina); sais de metais, tais como arsênico, ferro, sais de mercúrio e tálio; cogumelos contendo amanitina (*Amanita phalloides, Amanita virosa, Amanita verna, Lepiota chlorophyllum*), giromitrinas (*Gyromitra esculenta*), orelaninas (*Cortinarius orellanus*) ou norleucina alênica (*Amanita smithiana*); nicotina; compostos organofosforados; e teofilina. Dor abdominal intensa e rigidez podem ocorrer nos casos de envenenamento de membros inferiores por espécies de *Latrodectus*. Hepatotoxicidade pode ocorrer como efeito adverso do uso terapêutico de muitos medicamentos; nos EUA, o paracetamol e o etanol são as causas mais comuns de hepatotoxicidade induzida por agentes tóxicos (Capítulo 141).[4] Outros agentes hepatotóxicos notáveis incluem aflatoxinas (em alimentos contaminados com *Aspergillus flavus*), arsenicais, tetracloreto de carbono, sulfato de cobre, cogumelos ciclopeptídios (p. ex., *Amanita phalloides*),[5] espécies de *Ephedra* (p. ex., *ma huang*), sais de ferro, metanfetamina, óleo de poejo, alcaloides pirrolizidínicos (várias espécies de plantas usadas em chás de ervas) e vitamina A em doses crônicas excessivas.

### Sinais dermatológicos

A pele, o cabelo, as unhas e as mucosas devem ser examinados à procura de evidências de uso de drogas intravenosas; existência ou não de umidade da pele e mucosas; coloração anormal da pele, incluindo eritema e cianose; alopecia e anormalidades nas unhas. As lesões cutâneas bolhosas foram relatadas com o uso crônico de barbitúricos, glutetimida, monóxido de carbono, meprobamato, metadona e ácido valproico. A cianose pode refletir hipoxemia ou metemoglobinemia. Os agentes comumente usados que podem causar metemoglobinemia incluem corantes de anilina, benzocaína e outros anestésicos de amida, dapsona, naftaleno, nitratos, nitritos, fenazopiridina, rifampicina e sulfonamidas. O eritema ou rubor cutâneo ocorre com agentes anticolinérgicos, ingestão de ácido bórico, glutamato monossódico, niacina, toxicidade escombroide como resultado da ingestão de peixes inadequadamente refrigerados com alto teor de histidina (p. ex., atum, dourado-do-mar, olho-de-boi), vancomicina e interações de etanol com numerosos agentes que produzem dissulfiram ou reações semelhantes ao dissulfiram (p. ex., dissulfeto de carbono, algumas cefalosporinas, cogumelo *Coprinus atramentarius*, dissulfiram, griseofulvina, metronidazol, herbicidas tiuram, tricloroetileno).

### Agentes tóxicos específicos

Alguns agentes tóxicos comuns podem ser suspeitados por suas manifestações características (Tabela 102.3). Essas suspeitas devem orientar estratégias diagnósticas e terapêuticas específicas que complementem a descontaminação geral e os tratamentos de suporte.

## Exames complementares

Os exames complementares devem ser orientados pela anamnese e pelo exame físico, com ênfase naqueles que possam influenciar o manejo A maioria dos hospitais conta com testes rápidos qualitativos para exame de urina, mas seu valor clínico é limitado pelo número de substâncias que podem ser testadas e pela confiabilidade dos exames. Embora esses exames sejam valiosos para avaliação psiquiátrica subsequente, são menos confiáveis para o diagnóstico e o tratamento de urgência. Por exemplo, um resultado positivo de um teste pode não estar relacionado à condição do paciente porque os analitos da substância podem ser detectáveis por dias após o uso da mesma, dependendo da substância, da dose e da frequência de uso. Além disso, ocorrem resultados falso-positivos e falso-negativos (Tabela 102.4); então, o resultado do rastreamento deve ser verificado com um segundo método, como cromatografia gasosa com espectrometria de massa. O tipo de uso de medicamentos em uma população deve ser considerado na determinação dos medicamentos a serem rastreados para diminuir a incidência de resultados falso-positivos. Um teste com 99% de especificidade para um medicamento com prevalência de 0,1% em uma população produziria

### Tabela 102.3 — Fisiopatologia, efeitos clínicos e manejo de drogas/medicamentos específicos e agentes tóxicos.

| DROGA/MEDICAMENTO OU AGENTE TÓXICO | FISIOPATOLOGIA | EFEITOS CLÍNICOS | EXAMES LABORATORIAIS | TERAPIA ESPECÍFICA |
|---|---|---|---|---|
| Anfetaminas (também catinonas, que são uma classe de anfetaminas ceto-substituídas) | Aumento da liberação da norepinefrina e dopamina pré-sináptica. Aumento da liberação de serotonina (especialmente MDMA, PMA, DOB, algumas outras anfetaminas) | Leves: euforia, diminuição do apetite, comportamento repetitivo. Moderados: vômitos, agitação, hipertensão, taquicardia, midríase, bruxismo, diaforese. Graves: hipertensão ou hipotensão, arritmias, hipertermia, convulsões, coma, falência de múltiplos sistemas de órgãos, hiponatremia (SIADH), infarto cerebral ou hemorragia | Não ajudam; muitos resultados falso-positivos e falso-negativos em testes de rastreamento (ver Tabela 102.4) | Soluções cristaloides IV. Refrigeração externa. Benzodiazepínicos para controlar a agitação psicomotora ou convulsão. Benzodiazepínicos para hipertensão arterial sistêmica. Consultar ISRSs/IRSs para ver características e tratamento da síndrome serotoninérgica |
| Antagonistas do canal de cálcio do tipo L | Bloqueiam os canais de cálcio tipo L sensíveis à voltagem, diminuindo, assim, a entrada de cálcio no miocárdio (verapamil, diltiazem) e células do músculo liso vascular (todas, exceto o efeito predominante dos di-hidropiridínicos). Diminuição da liberação de insulina pancreática e aumento da resistência à insulina | Bradiarritmias (verapamil, diltiazem), hipotensão, hiperglicemia. Taquicardia e hipotensão (di-hidropiridínicos, como anlodipino, nifedipino) | ECG. Não há testes específicos | 3 g (30 mℓ de solução de gliconato de cálcio a 10%) durante 10 min (60 s se *in extremis*). Repetir em 10 a 20 min até 3 vezes conforme necessário. Os níveis de $Ca^{2+}$ ionizado não devem exceder 2 × o normal (casos graves serão refratários à terapia com cálcio). Glucagon, altas doses de insulina e glicose (glicoinsulinoterapia), catecolaminas e milrinona (como para antagonistas beta-adrenérgicos). Infusão IV de emulsão lipídica para verapamil e diltiazem, pouco clara para di-hidropiridínicos; indicada apenas para pacientes moribundos[7] |
| Antagonistas do receptor beta-adrenérgico | Bloqueiam as catecolaminas dos receptores beta-adrenérgicos. Antagonismo do receptor alfa e beta-adrenérgico: carvedilol, labetalol. Retificador retardado do bloqueio do canal de potássio: sotalol | Bradiarritmias (com altas doses), diminuição da contratilidade do miocárdio, hipotensão, depressão respiratória, diminuição da consciência com convulsões ou coma (agentes lipofílicos, por exemplo, propranolol), intervalo QT prolongado (sotalol) | ECG. Não há testes específicos | Insulina regular, 1 U/kg por *bolus* IV seguido por 1 U/kg/h (mais dextrose, geralmente necessária em 20 a 30 min, para manter a euglicemia), com titulação ascendente a cada 10 min até o máximo de 10 U/kg/h. Outras opções incluem (1) glucagon IV (3 a 5 mg em um período de 2 min; se não houver aumento na PA ou FC, pode repetir até 10 mg); se eficaz, comece imediatamente a infusão contínua de 2 a 10 mg/h; ou (2) infusão de norepinefrina ou dobutamina titulada para PA e FC desejáveis (menos previsível). Estimulação cardíaca elétrica, CPBIA ou infusão IV de emulsão lipídica em casos refratários[6] |

## CAPÍTULO 102 Envenenamento Agudo

**Tabela 102.3** Fisiopatologia, efeitos clínicos e manejo de drogas/medicamentos específicos e agentes tóxicos. *(continuação)*

| DROGA/MEDICAMENTO OU AGENTE TÓXICO | FISIOPATOLOGIA | EFEITOS CLÍNICOS | EXAMES LABORATORIAIS | TERAPIA ESPECÍFICA |
|---|---|---|---|---|
| Antidepressivos cíclicos | Bloqueiam os canais de sódio e potássio do miocárdio<br>Bloqueiam os receptores muscarínicos alfa-adrenérgicos e colinérgicos<br>Inibição da recaptação de norepinefrina | Redução do nível de consciência (pode desenvolver-se rapidamente), mioclonia, convulsões, coma<br>Toxíndrome anticolinérgica (ver Tabela 102.1)<br>Taquicardia sinusal, atrasos na condução ventricular, arritmias ventriculares, assistolia<br>Hipotensão | Os níveis séricos não ajudam no manejo | *Bolus* IV intermitentes de $NaHCO_3$ (1 mE/kg) para estreitar o QRS para < 100 ms; a infusão de $NaHCO_3$ é menos efetiva; manter o pH arterial em 7,5 porque alcalemia e íons sódio podem melhorar o desempenho cardiovascular<br>Medicamentos contraindicados: agentes antiarrítmicos das classes IA e IC, fisostigmina, flumazenil |
| Compostos organofosforados e carbamatos (p. ex., diazinon, mevinfós, fention, aldicarbe; agentes com ação no sistema nervoso (p. ex., sarin); medicamentos (piridostigmina para miastenia *gravis* e donepezila para doença de Alzheimer) | Inibem a acetilcolinesterase, resultando em estimulação excessiva da acetilcolina dos receptores nicotínicos e muscarínicos nos sistemas nervosos motores somático e autônomo e no SNC | Efeitos mediados pelos receptores nicotínicos: taquicardia, midríase, hipertensão arterial sistêmica, *delirium*, coma, convulsões, fraqueza muscular, fasciculações<br>Efeitos mediados por receptores muscarínicos: salivação, lacrimejamento, micção, vômito, defecação, miose, broncorreia, broncospasmo, bradicardia | Atividade sérica (butirilcolinesterase) ou eritrocitária (acetilcolinesterase) < 50% do normal (ver Tabela 102.6)<br>A recuperação clínica ocorre antes que os níveis de colinesterase sérica normalizem | Atropina, 1 a 2 mg por *bolus* IV inicial; dobrar a dose a cada 5 min (2 mg, 4 mg, 8 mg, 16 mg e, assim, por diante) até que as secreções brônquicas sequem e a oxigenação adequada seja alcançada ou o progresso cesse; infusão contínua a 10 a 20% da dose de estabilização total por hora; interromper a infusão quando o paciente desenvolver sinais ou sintomas de toxíndrome anticolinérgica (ver Tabela 102.1); reiniciar a infusão mais lentamente quando os sinais ou sintomas diminuírem<br>Cloreto de pralidoxima 30 mg/kg (máximo de 2 g) IV durante 30 min, depois infusão contínua de 8 a 10 mg/kg/h (máximo de 650 mg/h); administrar o mais rápido possível após o envenenamento; continuar 12 a 24 h após a atropina não ser mais necessária e os sintomas remitirem[§]<br>Sulfato de magnésio (4 g IV por 30 min na admissão na UTI) pode diminuir a necessidade de atropina, a necessidade de intubação e o tempo de permanência na UTI[A1]<br>Tratamento geralmente não necessário para superdosagem de medicamentos para a doença de Alzheimer |
| Esteroides cardioativos, incluindo digoxina, bufadienolídeos (veneno de sapo) e cardenolídeos (p. ex., oleandro, lírio do vale, Apocynaceae) | Inibem a $Na^+,K^+$-ATPase<br>Produção simpática do SNC diminuída<br>Sensibilidade dos barorreceptores diminuída<br>Descarga vagal aumentada de acetilcolina | Bradiarritmias, incluindo BAV de segundo e terceiro graus e assistolia<br>Ectopia ventricular, taquicardia, fibrilação<br>Taquicardia juncional, taquicardia atrial paroxística com bloqueio<br>Fraqueza, distúrbios visuais, náuseas, vômitos | ECG<br>Nível sérico de digoxina<br>Potássio sérico (hiperpotassemia ocorre em envenenamento agudo e representa um prognóstico para resultados ruins sem Fab; pode ocorrer hipopotassemia no envenenamento crônico decorrente de medicamentos concomitantes), níveis de magnésio e creatinina | Corrigir hipopotassemia e hipomagnesemia com infusões de eletrólitos não é útil<br>Não dar sais de cálcio<br>Fragmentos de anticorpos específicos para digoxina (Fab) indicados se o paciente tiver distúrbios de ritmo, como bradicardia sinusal, BAV Mobitz II ou de terceiro grau, ectopia ventricular, potássio sérico ≥ 5 mEq/ℓ em caso de sobredosagem aguda, ingestão de contendo agentes bufadienolídeos ou cardenolídeos, ou insuficiência renal<br>Dose empírica<br>  Crônica: 2 a 5 ampolas<br>  Aguda: 10 a 20 ampolas<br>Dose calculada<br>  Crônica: número de ampolas = nível de digoxina sérica (ng/mℓ) × peso líquido (kg)/100<br>  Aguda: número de ampolas = 2 × dose oral de digoxina (mg) × 0,8<br>Em caso de hipopotassemia (geralmente sobredosagem crônica), repor potássio sérico |
| Etilenoglicol, metanol (p. ex., anticongelantes, produtos de limpeza de janelas, combustíveis para fogões de acampamento) | Etilenoglicol: metabólitos tóxicos produzem citotoxicidade no SNC, rins, pulmões, coração, fígado, músculos; acidose metabólica deve-se ao acúmulo de glicolato; complexos de oxalato com cálcio, então a hipocalcemia pode se desenvolver<br>Metanol: metabolizado em ácido fórmico, responsável por acidose metabólica e inibição da citocromo $aa_3$; órgãos-alvo incluem retina, nervo óptico, SNC | Etilenoglicol: depressão do SNC, edema cerebral, convulsões, acidose metabólica com hiato aniônico, insuficiência renal com necrose tubular aguda, edema pulmonar, miosite<br>Metanol: náuseas, vômito; edema cerebral, hemorragia, infartos; necrose do tálamo e do putame; acidose metabólica com hiato aniônico; distúrbios visuais, papiledema, disco óptico hiperêmico, pupilas não reativas | Níveis séricos de etilenoglicol e metanol; os níveis podem ser baixos ou indetectáveis se tiver ocorrido metabolismo significativo<br>Etilenoglicol: cálcio sérico, creatinina, níveis sanguíneos de ureia; examinar a urina em busca de cristais de oxalato de cálcio; falsa hiperlactatemia ocorre com certos analisadores usando L-lactato oxidase, que apresenta reação cruzada com os metabólitos de ácido glicólico e glioxílico | Para ambos: fomepizol[§] (inibe a álcool desidrogenase e bloqueia a formação de metabólitos tóxicos), dose de ataque de 15 mg/kg IV, em seguida, 10 mg/kg IV a cada 12 h por 4 doses durante as 48 h seguintes, em seguida, 15 mg/kg nas próximas doses; o intervalo entre as doses é de 12 h (4/4 h durante a hemodiálise, com ajustes do intervalo de dosagem no início e no final); continuar até que etilenoglicol ou metanol não sejam mais detectáveis<br>O uso de etanol não é mais recomendado<br>Hemodiálise: iniciar se o nível for ≥ 25 mg/dℓ ou acidose metabólica com toxicidade no órgão-alvo; continuar até que a acidose seja removida e o nível sérico de etilenoglicol ou metanol seja indetectável (se disponível) |

| DROGA/MEDICAMENTO OU AGENTE TÓXICO | FISIOPATOLOGIA | EFEITOS CLÍNICOS | EXAMES LABORATORIAIS | TERAPIA ESPECÍFICA |
|---|---|---|---|---|
| | | | | Monitorar edema cerebral com possível herniação<br>Etilenoglicol: cálcio IV para hipocalcemia sintomática<br>Metanol: ácido fólico 1 a 2 mg/kg (50 a 75 mg) IV 4/4 h durante 24 h; dose extra no final da hemodiálise; continuar até que o metanol não seja detectável e a acidose seja eliminada |
| Gama-hidroxibutirato (GHB) e seus precursores (gama-butirolactona e 1,4-butanodiol) | Efeito agonista nos receptores GHB do SNC; ação indireta com receptores opioides (pode aumentar proencefalinas); metabolizado em GABA, interage com os receptores $GABA_B$; diminui a liberação de dopamina | SNC: perda rápida da consciência, mioclonia/convulsão, com recuperação típica em 2 a 4 h; mioclonia (possíveis convulsões)<br>Depressão respiratória; bradicardia; náuseas, vômitos | Nenhum teste específico para tratamento agudo. Teste forense disponível | Cuidados de suporte, incluindo suporte respiratório conforme necessário<br>A abstinência assemelha-se à abstinência de sedativo-hipnótico e pode ser tratada com benzodiazepínicos ou pentobarbital |
| ISRSs/IRSs | Inibem a recaptação da serotonina<br>Os ISRs têm efeitos adicionais (p. ex., duloxetina inibe a recaptação da norepinefrina, nefazodona inibe os receptores serotoninérgicos $5-HT_2$, trazodona inibe os receptores alfa-adrenérgicos periféricos, venlafaxina inibe a norepinefrina e a recaptação de dopamina) | Vômitos, borramento visual, depressão do SNC, taquicardia<br>Convulsões e coma raros, exceto com bupropiona<br>*Torsade de pointes* relatada com citalopram<br>Síndrome serotoninérgica: clônus, agitação psicomotora, tremor, diaforese, hiper-reflexia; hipertermia e hipertonia em casos graves | Sem testes específicos<br>Se houver suspeita da síndrome serotoninérgica: eletrólitos, ureia, glicose, enzimas hepáticas, painel de coagulação, gases sanguíneos, radiografia de tórax | Suporte respiratório conforme necessário<br>Benzodiazepínicos para agitação ou convulsões<br>Síndrome serotoninérgica: considerar cipro-heptadina, dose inicial de 4 a 12 mg VO, depois 2 mg VO, 2/2 h (até um máximo de 32 mg/dia) até que os sinais/sintomas desapareçam. Terapias críticas para hipertermia, rabdomiólise, CID, SARA, disfunção renal e hepática, *torsade de pointes*; dantroleno não é indicado |
| Lítio | Diminui o inositol cerebral; altera a serotonina do SNC, dopamina e norepinefrina; inibe adenilato ciclases, incluindo aquelas que medeiam a concentração renal induzida por vasopressina e a função da tireoide | Toxicidade crônica geralmente mais grave do que a toxicidade aguda: tremor, hiper-reflexia, sonolência, incoordenação, clônus, confusão, ataxia; em casos graves, convulsões (raras), coma, morte (muito raramente); a recuperação pode levar semanas, e os déficits do SNC podem persistir (comum)<br>Disfunção do nó SA, prolongamento do intervalo QT, anomalias da onda T, ondas U<br>Diabetes insípido nefrogênico, hipotireoidismo, hipertireoidismo, hipercalcemia, pseudotumor cerebral<br>Toxicidade aguda: náuseas, vômitos, diarreia e achados neurológicos mais leves | Níveis séricos de pico: Dose normal, 2 a 3 h; até 5 h para lítio de liberação prolongada<br>Sobredosagem aguda: o pico pode ser atrasado ≥ 4 a 12 h | Reposição do volume intravascular, manter o débito urinário em 1 a 2 m$\ell$/kg/h<br>Considerar descontaminação gastrintestinal com solução oral eletrolítica de polietilenoglicol nas primeiras 2 h após superdosagem aguda de substância de liberação prolongada<br>Hemodiálise[‡] em pacientes com estado mental alterado, ataxia, convulsões ou coma ou em pacientes com sintomas leves no início da sobredosagem aguda ou insuficiência renal<br>Tratamentos ineficazes ou contraindicados incluem carvão ativado oral, diuréticos e aminofilina |
| Opioides (p. ex., opiáceo [natural]: morfina, codeína; semissintéticos: heroína, oxicodona, hidrocodona; sintéticos: metadona, fentanila [aparecimento recente de análogos da fentanila "ultrapotentes", como carfentanila e acetilfentanila]) | Efeito agonista nos receptores opioides μ, κ e δ no SNC; o resultado é hiperpolarização celular e diminuição da liberação de neurotransmissores | Depressão do SNC, depressão respiratória, miose (ver Tabela 102.1)<br>Quase todos os pacientes morrem de depressão respiratória, destacando a importância de avaliar e manejar com base em oxigenação e ventilação<br>O dextrometorfano aumenta a serotonina do SNC e inibe os receptores NMDA, o que causa alucinações<br>Risco de convulsão com tramadol, meperidina<br>Prolongamento do intervalo QTc e *torsade de pointes* com metadona | O teste rápido na urina detecta morfina, detecta mal os opioides semissintéticos e não detecta bem os opioides semissintéticos ou os opioides sintéticos; alguns interferentes/irrelevantes (ver Tabela 102.4) | Ventilar e oxigenar<br>Naloxona IV, dose inicial de 0,04 mg e titular a cada 2 a 3 min em pacientes com provável dependência de opioides; em pacientes sabidamente virgens, começar com 0,4 mg; repetir em doses frequentes e crescentes de até 10 mg se não houver resposta<br>Infusão contínua para sintomas recorrentes ou ingestão de opioide de liberação prolongada; administrar 50% da dose que produza o efeito desejado 15 min após o efeito inicial ser obtido e, a seguir, infundir dois terços dessa dose a cada minuto; a taxa de infusão pode ser aumentada ou diminuída para manter a respiração normal e evitar os sintomas da retirada<br>Tratamentos contraindicados: a naltrexona não deve ser usada para reversão aguda de opioides[9] |

## Tabela 102.3 — Fisiopatologia, efeitos clínicos e manejo de drogas/medicamentos específicos e agentes tóxicos. (continuação)

| DROGA/ MEDICAMENTO OU AGENTE TÓXICO | FISIOPATOLOGIA | EFEITOS CLÍNICOS | EXAMES LABORATORIAIS | TERAPIA ESPECÍFICA |
|---|---|---|---|---|
| Paracetamol | NAPQI (metabólito tóxico) liga-se às células tubulares hepáticas e renais; o próprio paracetamol induz diminuição transitória funcional do fator de coagulação VII e pode aumentar RNI | Iniciais: náuseas, vômitos, coma, acidose láctica em casos graves. Dias 1 a 3: RNI elevada, níveis de aminotransferase; dor à palpação do quadrante superior direito do abdome; aumento do nível de creatinina em casos graves. Dias 4 a 14: recuperação gradual ou aumento contínuo da RNI e creatinina, acidose láctica, coma, edema cerebral, morte | Nível potencialmente tóxico $\geq 150\ \mu g/m\ell$, 4 h após a ingestão*. A RNI pode estar transitoriamente elevada nas primeiras 24 h devido à diminuição funcional do fator VII; aumentos adicionais indicam necrose hepática; níveis elevados de aminotransferase e bilirrubina não são preditivos da insuficiência hepática. Creatinina elevada em casos graves | NAC (ver as diretrizes de dose na Tabela 102.6); NAC pode aumentar a RNI, mas não o TTPa[†] |
| Salicilatos | Inibem a ciclo-oxigenase (COX); diminuem a formação de prostaglandinas e tromboxano $A_2$; estimulam o centro respiratório bulbar do SNC e a zona de gatilho dos quimiorreceptores; prejudicam a função plaquetária; interrompem o metabolismo de carboidratos; desacoplam a fosforilação oxidativa; aumentam a permeabilidade vascular | Toxicidade aguda. Leve: náuseas, vômitos, diaforese, tinido, diminuição da audição, hiperpneia, taquipneia. Moderada a grave: confusão mental, *delirium*, coma, convulsões, hipertermia, SARA; a morte pode ocorrer dentro de horas após a superdosagem. Toxicidade crônica: igual à aguda, mas pode não ter diaforese ou vômito. Considere o diagnóstico em pacientes com confusão mental de início recente, acidose metabólica com hiato aniônico ou lesão pulmonar aguda | Nível de salicilato sérico: agudo: tóxico $\geq 30\ mg/d\ell$; nível $\geq 100\ mg/d\ell$ indica toxicidade com risco à vida com possível deterioração clínica, súbita, rápida; na toxicidade crônica, os níveis podem estar minimamente elevados ($> 30\ mg/d\ell$), e a avaliação clínica é mais confiável para medir o grau de toxicidade. GA: alcalose respiratória com acidose metabólica. Acidose metabólica com hiato aniônico. TP e TTP prolongados, cetonúria, cetonemia | Múltiplas doses de carvão ativado a cada 2 a 3 h na superdosagem aguda. Hemodiálise com achados clínicos progressivos, particularmente neurológicos, hipertermia, insuficiência renal, SDRA, com qualquer nível de salicilato moderadamente elevado ou nível de salicilato > 100 mesmo com achados clínicos menores |

*Um nomograma para avaliar a toxicidade potencial dos níveis obtidos em mais de 4 horas após a ingestão é fornecido em Rumack BH, Matthew H. Acetaminophen poisoning and toxicity. Pediatrics. 1975;55:871-876. O nomograma é válido apenas para níveis traçados após uma única ingestão aguda. [†]A N-acetilcisteína (NAC) intravenosa geralmente substitui a NAC oral na maioria dos casos, principalmente por causa da conveniência, não da eficácia. O curso completo da NAC intravenosa de 21 horas deve ser administrado na maioria das situações em que é usada. A NAC oral, que permanece uma alternativa aceitável, pode ser descontinuada em pacientes com doença não complicada após uma dose de ataque mais seis doses de manutenção se os níveis hepáticos de aminotransferase estiverem normais e o paracetamol não for detectado; caso contrário, o regime completo deve ser administrado. [†]Manter a hemodiálise até que o nível de lítio sérico seja inferior a 1 mEq/$\ell$. Verificar novamente o nível em 4 a 8 horas após a diálise e reiniciar a hemodiálise se o nível aumentar significativamente ou se houver achados clínicos da toxicidade do lítio presentes. Repetir este ciclo até que o nível de lítio sérico permaneça baixo ou os pacientes permaneçam clinicamente bem. §Ensaios randomizados e controlados por placebo com pralidoxima em envenenamento agudo por organofosforado não encontraram uma diferença significativa nas taxas de mortalidade ou necessidade de intubação. TTPa = tempo de tromboplastina parcial ativada; SARA = síndrome de angústia respiratória aguda; AV = atrioventricular; PA = pressão arterial; SNC = sistema nervoso central; CID = coagulação intravascular disseminada; DOB = 4-bromo-2,5-dimetoxiafetamina; ECG = eletrocardiograma; GABA = ácido gama-aminobutírico; FC = frequência cardíaca; CPBIA = contrapulsação com balão intra-aórtico; UTI = unidade de terapia intensiva; RNI = razão normalizada internacional; MDMA = 3,4-metilenodioximetanfetamina; $Na^+,K^+$-ATPase = bomba sódio-potássio; NAC = N-acetilcisteína; NAPQI = N-acetil-p-benzoquinona imina; NMDA = N-metil-D-aspartato; PMA = parametoxianfetamina; GA = gasometria arterial; TP = tempo de protrombina; TTP = tempo parcial de tromboplastina; SIADH = síndrome de secreção inadequada de hormônio antidiurético; ISRs = inibidores da recaptação da serotonina; ISRSs = inibidores seletivos da recaptação da serotonina.

---

10 resultados falso-positivos para cada resultado verdadeiro-positivo. Também ocorrem achados verdadeiro-positivos clinicamente irrelevantes, como quando as sementes de papoula produzem um resultado positivo no ensaio de opiáceos. Se essas limitações não forem levadas em consideração, podem resultar em diagnósticos incorretos.

Para um número limitado de medicamentos e agentes tóxicos, os níveis no sangue ou na urina são úteis para diagnóstico, tratamento ou monitoramento (Tabela 102.5). Os níveis de retenção de determinados agentes tóxicos indicam a necessidade de tratamentos específicos: paracetamol (N-acetilcisteína), etilenoglicol (fomepizol e hemodiálise), ferro (deferoxamina), metanol (fomepizol e hemodiálise), metemoglobina (azul de metileno) e salicilatos (alcalinização da urina e hemodiálise). Na intoxicação crônica por alguns medicamentos, como salicilatos ou teofilina, esses tratamentos podem ser indicados em níveis mais baixos de medicamentos. Em geral, qualquer toxicidade de órgão-alvo que seja evidente ou prevista (com base no agente tóxico, na dose ingerida e no tempo necessário para produzir efeitos tóxicos) é mais importante do que um nível específico para determinar a necessidade de tratamento.

A ingestão oculta de paracetamol com níveis séricos tóxicos ocorre em 0,3 a 1,9% das ingestões intencionais. Visto que esses pacientes podem ser assintomáticos até que a hepatotoxicidade se desenvolva e que a administração de um antídoto possa prevenir essa hepatotoxicidade, a recomendação atual é testar o soro para paracetamol em todos os pacientes com ingestão intencional para autolesão.

### Outros exames de sangue

A acidose metabólica com hiato aniônico resultante da acidose láctica primária pode ser causada por cianeto, sulfidrato de hidrogênio, ferro, isoniazida, metformina, inibidores da transcriptase reversa de nucleosídios, fenformina, azida sódica e, raramente, paracetamol com níveis séricos elevados. A acidose metabólica com hiato aniônico não relacionada à acidose láctica ocorre com dietilenoglicol, etilenoglicol, anti-inflamatórios não esteroides, metanol, salicilatos e tolueno. Em intoxicações resultantes de ibuprofeno, metanol, propilenoglicol e salicilatos, o ácido láctico também pode ser produzido, mas o nível é insuficiente para explicar o hiato aniônico. A acidose metabólica com hiato aniônico também pode se desenvolver em pacientes com agitação contínua, hipertermia e rigidez muscular, como na síndrome neuroléptica maligna (Capítulo 406), ou em alguns casos de rabdomiólise (Capítulo 105) secundária a agentes tóxicos como doxilamina, fenciclidina, estricnina, cocaína e anfetaminas. Níveis elevados de creatinina sérica e ureia sanguínea, indicativos da função renal em declínio, podem ser observados com vários agentes tóxicos. A toxicidade

## Tabela 102.4 — Rastreamento qualitativo de substâncias na urina: causas de resultados errôneos.*

| DROGA/MEDICAMENTO OU AGENTE TÓXICO | INTERFERENTES/IRRELEVANTES† | COMENTÁRIOS |
|---|---|---|
| Anfetaminas | Amantadina, bupropiona, clorpromazina, efedrina, pseudoefedrina, desoxiefedrina, alcaloides de *Ephedra* sp.), mexiletina, fenilefrina, fenilpropanolamina, selegilina, trazodona | Muitos resultados falso-positivos em razão de simpaticomiméticos medicinais; inalador nasal (desoxiefedrina) e selegilina produzem descobertas positivas na GC-MS; a confirmação quiral é necessária; os imunoensaios mais recentes reduziram as taxas de falso-positivos, mas também diminuíram a sensibilidade para a classe das anfetaminas |
| Antidepressivos tricíclicos | Carbamazepina, ciclobenzaprina, cipro-heptadina, difenidramina, fenotiazinas, quetiapina | |
| Benzodiazepínicos | Oxaprozina, sertralina | A maioria dos ensaios é direcionada para oxazepam; detecção insatisfatória de benzodiazepínicos sem o metabólito oxazepam (p. ex., alprazolam, lorazepam, triazolam) |
| Cocaína | Chás de folha de coca (falso-positivo clínico; o uso ainda é considerado ilícito) | Poucos resultados falso-positivos; a urina é confiável para detectar resultados verdadeiro-positivos |
| Fenciclidina | Dextrometorfano, difenidramina, doxilamina, ibuprofeno, cetamina, tramadol, venlafaxina | Pode ser usado, embora não seja confiável, para identificar dextrometorfano ou cetamina |
| Opioides | Sementes de papoula (contêm morfina) | Ensaio direcionado para morfina; detecta fracamente opioides semissintéticos e não detecta opioides sintéticos (p. ex., fentanila, meperidina, metadona, propoxifeno) |
| Tetraidrocanabinol | Dronabinol, efavirenz, inibidores da bomba de prótons | O resultado positivo raramente é clinicamente relevante; canabinomiméticos sintéticos (p. ex., *spice*, K2) não são detectados de forma confiável |

*Avanços tecnológicos e variabilidade nos resultados do imunoensaios devem ser considerados pelo médico ao interpretar os resultados qualitativos do rastreamento de substâncias químicas. Existem muitos ensaios comercializados; portanto, a consulta com o laboratório de testagem é recomendada. Os resultados positivos do rastreamento são considerados presuntivos e devem ser verificados por GC-MS ou outra metodologia analítica avançada. †Irrelevantes são agentes que produzem resultados verdadeiro-positivos, mas são clinicamente irrelevantes em testes de rastreamento laboratoriais; eles variam, dependendo do método de rastreamento. GC-MS = cromatografia gasosa com espectrometria de massa.

## Tabela 102.5 — Níveis quantitativos de substâncias clinicamente importantes.

| DROGA/MEDICAMENTO OU AGENTE TÓXICO | NÍVEIS TERAPÊUTICO | NÍVEIS TÓXICO* |
|---|---|---|
| **FONTE: SANGUE OU SORO** | | |
| Ácido valproico | 50 a 100 µg/mℓ | > 100 g/mℓ |
| Carbamazepina | 4 a 12 µg/mℓ | > 15 µg/mℓ |
| Carboxi-hemoglobina | Não fumantes: 0,5 a 1,5%<br>Fumante: 4 a 9% | > 20%§ |
| Chumbo | < 10 µg/dℓ | > 25 g/dℓ |
| Colinesterase<sup>ǀ</sup><br>  Sérica (butirilcolinesterase)<br>  Eritrocitária (acetilcolinesterase) | <br>3.100 a 6.500 U/ℓ<br>26,7 a 49,2 U/g de hemoglobina | <br>< 50% do valor normal<br>< 50% do valor normal |
| Digoxina (≥ 6 h após a dose oral para terapia a longo prazo) | 0,8 a 2,0 ng/mℓ ¶ | > 2,0 ng/mℓ |
| Etanol | Nenhum dosado | > 80 mg/dℓ** |
| Etilenoglicol | Nenhum dosado | > 25 mg/dℓ |
| Fenobarbital | 15 a 40 µg/mℓ | > 40 g/mℓ |
| Fenitoína | 10 a 20 µg/mℓ | > 20 g/mℓ |
| Ferro | 50 a 175 µg/dℓ | > 350 g/dℓ |
| Lítio | 0,6 a 1,2 mEq/ℓ | > 1,2 mEq/ℓ†† |
| Metanol | Nenhum dosado | > 25 mg/dℓ |
| Metemoglobina | 1 a 2% | > 15% |
| Paracetamol † | 10 a 30 µg/mℓ | ≥ 150 µg/mℓ 4 h após a ingestão‡ |
| Salicilatos | ≤ 30 mg/dℓ | > 30 mg/dℓ |
| Teofilina | 8 a 20 µg/mℓ | > 20 g/mℓ |
| | **NORMAL** | **TÓXICO*** |
| **FONTE: URINA** | | |
| Arsênico | < 50 µg/dia | > 100 g/urina de 24 h†† |
| Mercúrio | < 20 µg/ℓ | > 20 g/ℓ†† |
| Tálio | < 5,0 µg/ℓ | > 200 g/ℓ†† |

*O nível "tóxico" é fornecido para perspectiva. Para muitos agentes tóxicos, simplesmente estar acima desse valor não significa necessidade específica de tratamento ou prognóstico necessariamente ruim. No entanto, geralmente sugere a necessidade de avaliação, observação ou monitoramento adicional. Da mesma forma, dependendo do contexto clínico, os níveis abaixo da faixa "tóxica" ainda podem ter consequências. †Níveis falso-positivos de 16 a 28 µg/mℓ foram relatados em pacientes com níveis de bilirrubina maiores que 17 mg/dℓ. ‡Os níveis determinados mais de 4 horas após a ingestão devem ser plotados no nomograma fornecido por Rumack e Matthew (Rumack BH, Matthew H. Acetaminophen poisoning and toxicity. *Pediatrics*. 1975;55:871-876) para avaliar o potencial de toxicidade. §Níveis mais baixos podem ser tóxicos em pacientes grávidas e em indivíduos com exposição prolongada ao monóxido de carbono. ǀConsultar um laboratório de referência para valores normais; os resultados são dependentes do ensaio. ¶Alguns pacientes podem exigir níveis acima da faixa terapêutica para controlar os sintomas. **O valor de 80 mg/dℓ (0,08 g/dℓ) para o etanol é o limite legal para operar um veículo motorizado nos EUA; no Brasil, não há limite estabelecido porque a legislação em vigor adota o conceito de tolerância zero para consumo de álcool na condução de veículos motorizados. Os efeitos clínicos consequentes, além da embriaguez, são incomuns em concentrações abaixo de 200 mg/dℓ. ††Valores mais baixos podem indicar toxicidade se os achados clínicos apropriados estiverem presentes.

direta ocorre com paracetamol, aminoglicosídeos, cádmio, fitoterápicos chineses para perda de peso (contendo *Stephania tetrandra* ou *Magnolia officinalis*), cromo, veneno de *Crotalus durissus*, dietilenoglicol, diquat, etilenoglicol, anestésicos fluorados, ouro, heroína, lítio (diabetes insípido), sais de mercúrio, cogumelos (*Amanita smithiana* e *Cortinarius* sp.), paraquat, contrastes radiológicos, solventes (p. ex., tetracloreto de carbono, tricloroetileno, tetracloroetileno, tolueno) e sulfonamidas. Os agentes que diminuem a perfusão glomerular reduzindo o fluxo sanguíneo renal incluem anfotericina, inibidores enzimáticos da conversão de angiotensina, bloqueadores do receptor da angiotensina, cocaína, ciclosporina, manitol (superdosagem crônica), metotrexato e anti-inflamatórios não esteroides.

### Exames de imagem
A TC da cabeça consegue detectar edema cerebral potencialmente fatal secundário à insuficiência hepática induzida pelos agentes tóxicos, etilenoglicol e metanol. Também detecta sangramento intracraniano causado por anticoagulantes, veneno de escorpião e simpaticomiméticos (p. ex., anfetaminas, cocaína, fenilpropanolamina). Uma radiografia abdominal pode revelar comprimidos de sulfato ferroso radiopacos, pacotes cheios de drogas em "mulas" (contrabando de drogas ilícitas dentro do corpo) ou metais como arsênico, chumbo, mercúrio e tálio.

### Síndromes diagnósticas
Dada a miríade de combinações de sinais, sintomas e achados laboratoriais, fazer o diagnóstico correto em um paciente não comunicativo pode ser desafiador. A coleta meticulosa de dados de espectadores, dos amigos e da equipe de atendimento pré-hospitalar pode fornecer informações cruciais. Além disso, as possibilidades diagnósticas podem ser reduzidas por achados que restrinjam o diagnóstico diferencial com modesta certeza. Por exemplo, considerar um paciente com perda súbita de consciência, acidose metabólica com hiato aniônico e bradicardia sem hipoxemia. Entre as possíveis causas relevantes da lista de agentes tóxicos que causam acidose metabólica com hiato aniônico (ver anteriormente), juntamente com a perda súbita de consciência, estão o sulfeto de hidrogênio, o cianeto e a azida sódica.

## TRATAMENTO

### Estabilização inicial

#### Intubação e suporte respiratório
O manejo adequado das vias respiratórias deve ser instituído para corrigir a hipoxemia e a acidose respiratória e para proteger contra a aspiração pulmonar (Figura 102.2); a intubação deve ser considerada se o paciente apresentar depressão da consciência e diminuição do reflexo de vômito. A intubação de sequência rápida facilita o manejo das vias respiratórias. As dificuldades anatômicas devem ser previstas em pacientes com ingestão de substância cáustica (p. ex., queimaduras hipofaríngeas que podem perfurar); angioedema causado pelo tratamento com inibidor da enzima de conversão da angiotensina ou envenenamento por algumas cascavéis, como a *Crotalus horridus atricaudatus* e a *Crotalus adamanteus* (Capítulo 104); e inchaço secundário a lesão tecidual direta (p. ex., inalação de hidrocarbonetos comprimidos, *crack*) ou secundária a reações anafilactoides e anafiláticas. A intubação endotraqueal por nasofaringoscopia por fibra óptica flexível pode ser indicada nesses casos. A hipoxemia pode ser causada por agentes tóxicos que provocam depressão do SNC, como opioides, antidepressivos, barbitúricos, sedativos-hipnóticos e agonistas dos receptores $alfa_2$-adrenérgicos centrais (clonidina), ou agentes que causam comprometimento neuromuscular periférico, como a nicotina, os compostos organofosforados, a tetrodotoxina (baiacu, polvo do gênero *Hapalochlaena*), botulismo ou envenenamento por Elapidae (cobra-coral), cascavéis do Mojave ou certos celenterados (vespa-do-mar; Capítulo 104).

A acidose respiratória pode piorar rapidamente a toxicidade dos antidepressivos cíclicos e salicilatos; a sedação desses pacientes deve ser acompanhada pela colocação imediata das vias respiratórias e suporte ventilatório. Os pacientes intoxicados correm risco aumentado de aspiração pulmonar por causa da depressão do SNC concomitante, reflexo atenuado das vias respiratórias, estômago repleto e esvaziamento gástrico retardado.

A succinilcolina pode causar paralisia prolongada em pacientes com envenenamento por organofosforado e pode exacerbar a hiperpotassemia de esteroides cardioativos (p. ex., digoxina), ácido fluorídrico ou rabdomiólise (Capítulo 105). A rabdomiólise foi relatada com agentes adrenérgicos, doxilamina, fenciclidina, heroína, monóxido de carbono, cogumelo *Tricholoma equestre* e envenenamento por *Crotalus*, escorpiões ou viúvas-negras (*Latrodectus* sp); agentes não despolarizantes de curta ação, como vecurônio ou rocurônio, são preferíveis nesses casos.

#### Suporte vital avançado
Os algoritmos padrão para atendimento cardiovascular de emergência (Capítulo 57) devem ser modificados para os efeitos causados pelos venenos específicos. A atropina geralmente não reverte a bradicardia secundária dos antagonistas do receptor beta-adrenérgico ou antagonistas dos canais de cálcio do tipo L e, ocasionalmente, com esteroides cardioativos, e pode realmente prejudicar a capacidade de realizar a descontaminação gastrintestinal adequada. Nesses casos, o tratamento mais específico com cálcio intravenoso (antagonistas dos canais de cálcio), altas doses de glucagon (antagonistas do receptor beta-adrenérgico, antagonistas do canal de cálcio) ou anticorpo Fab específico para digoxina (glicosídeos cardíacos) é indicado. O tratamento com altas doses de insulina-glicose pode reverter com sucesso a depressão miocárdica e as anormalidades de condução em humanos envenenados com antagonistas dos receptores beta-adrenérgicos[10] e antagonistas dos canais de cálcio. O bicarbonato de sódio intravenoso consegue reverter os atrasos na condução cardíaca causados por medicamentos antiarrítmicos com taxas de recuperação do bloqueio do canal de sódio superiores a 1 segundo (classificação Vaughn-Williams IA e IC), cocaína, antidepressivos cíclicos, difenidramina e quinina. Os antagonistas dos receptores beta-adrenérgicos são contraindicados em pacientes com síndromes miocárdicas induzidas por cocaína porque podem resultar em vasoconstrição mediada por alfa-adrenérgicos sem oposição, mas a fentolamina pode reverter os efeitos agonistas da cocaína nos receptores alfa-adrenérgicos. Os benzodiazepínicos podem reverter a taquicardia sinusal significativa de agentes simpaticomiméticos. O cálcio também pode salvar vidas no envenenamento por ácido fluorídrico sistêmico e hipermagnesemia grave, e é indicado para hipocalcemia sintomática causada pela toxicidade do etilenoglicol. A hipertensão induzida por medicamentos pode ser transitória; nitroprussiato, fentolamina ou labetalol devem ser usados se o tratamento for clinicamente indicado. Em pacientes com colapso circulatório induzido por agentes tóxicos refratário ao tratamento máximo, a infusão de emulsão lipídica intravenosa deve ser prescrita para vítimas de agentes tóxicos lipofílicos (p. ex., bloqueadores dos canais de cálcio) e dispositivos de assistência circulatória podem ajudar o paciente até que o agente tóxico seja suficientemente eliminado (ver Tabela 102.6 para detalhes da dosagem) (Capítulo 99).

### Descontaminação

#### Carvão ativado
O carvão ativado em dose única sem esvaziamento gástrico prévio tem sido o método preferido de tratamento para a ingestão de substâncias que tenham o potencial de causar toxicidade moderada a potencialmente fatal e que sabidamente sejam adsorvidas pelo carvão ativado. A ausência de sinais e sintomas clínicos não impede a administração de carvão ativado porque a absorção do agente tóxico e a toxicidade podem ser tardias. O carvão ativado também pode ser administrado quando o agente tóxico ingerido não pode ser identificado, mas a toxicidade significativa é uma preocupação. O carvão ativado consiste em produtos de pirólise que foram especialmente limpos para produzir uma estrutura de poro interna na qual as substâncias podem ser adsorvidas, limitando, assim, sua absorção sistêmica. O carvão ativado pode ser administrado com antieméticos ou por tubo nasogástrico, quando necessário. A dose oral é de aproximadamente 1 g/kg de peso corporal, com dose única máxima de 100 g. A eficácia na prevenção da absorção de agentes tóxicos diminui com o tempo; portanto, o carvão ativado deve ser administrado o mais rápido possível após a ingestão. No entanto, a eficácia documentada do carvão ativado na redução dos níveis sanguíneos dos agentes tóxicos não se traduziu em taxa de mortalidade reduzida em relatórios ou em estudos randomizados.[A] A decisão de administrar o carvão ativado deve ser baseada em uma avaliação de risco/benefício que inclui a natureza da exposição, os efeitos clínicos exibidos durante a avaliação e a capacidade da unidade de saúde e da equipe. No caso de pacientes com provável desfecho clínico satisfatório, o risco e o esforço associados à administração de carvão ativado não são justificados. Seu uso é justificado em pacientes que se apresentam precocemente (1 a 2 horas) após exposições a uma grande quantidade de uma toxina preocupante que provavelmente será adsorvida ao carvão. O carvão ativado não deve ser usado em pacientes com risco de aspiração até que as vias respiratórias estejam seguras para minimizar a aspiração; a cabeça do paciente também deve estar elevada, a menos que haja contraindicação. O carvão ativado é contraindicado para pacientes com intestino perfurado, obstrução intestinal funcional ou mecânica, ingestão de um hidrocarboneto alifático puro, como gasolina ou querosene (nenhum benefício e risco aumentado de aspiração) e ingestão de ácido e álcali cáusticos (sem benefícios e obscurece endoscopia). Certos agentes, como

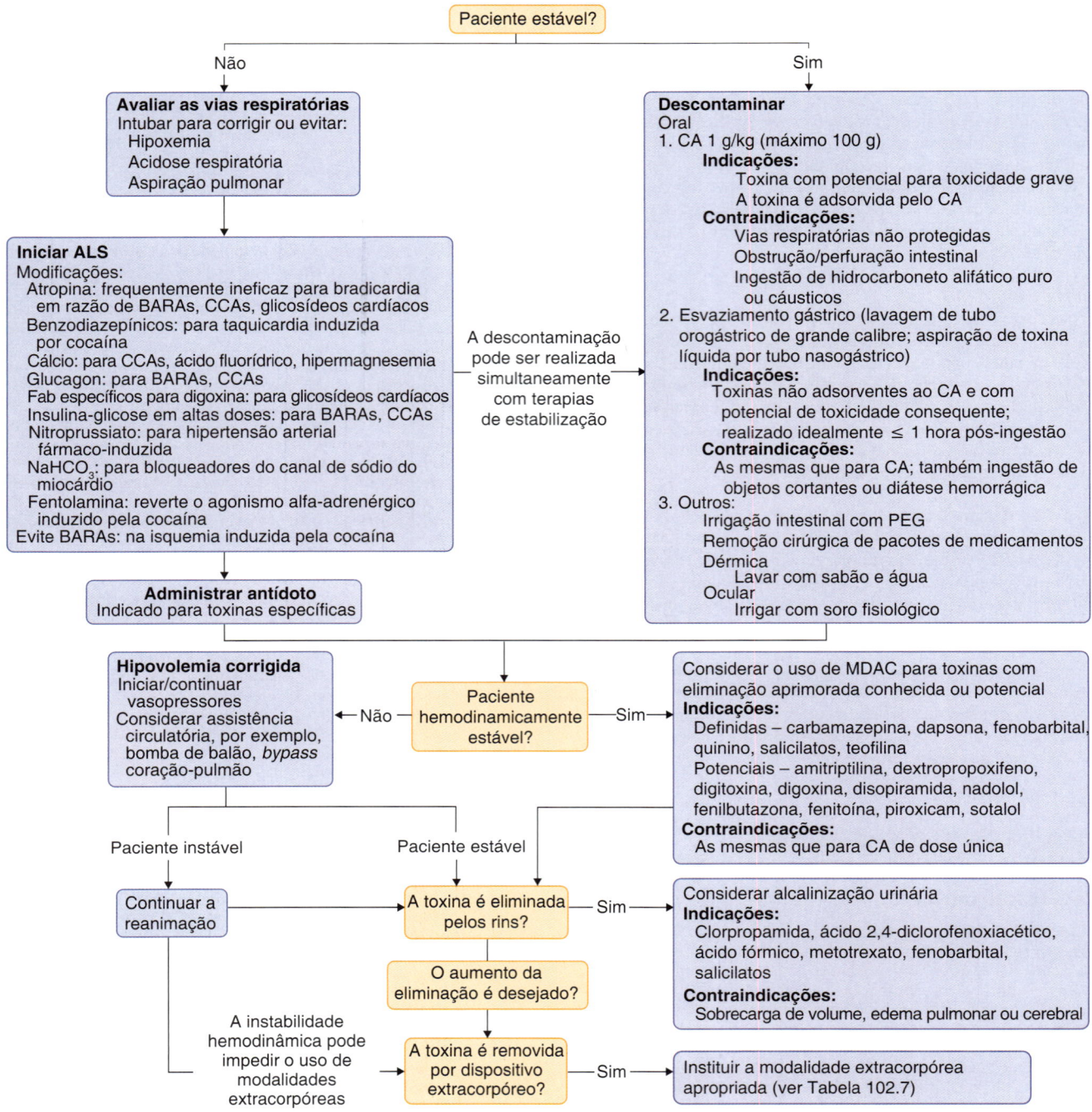

**FIGURA 102.2** Algoritmo para o manejo das intoxicações agudas. CA = carvão ativado; ALS = suporte avançado a vida; BARAs = antagonistas do receptor beta-adrenérgico; CCAs = antagonistas dos canais de cálcio do tipo L; MDAC = carvão ativado multidose; PEG = solução de polietilenoglicol não absorvível.

lítio, ferro, sais metálicos e etanol, não são adsorvidos significativamente pelo carvão ativado, mas seu uso não está impedido se o paciente tiver ingerido outros agentes tóxicos adsorvidos por carvão ativado. A aspiração pulmonar e a obstrução intestinal por carvão ativado inspirado são as complicações mais comuns; ambas ocorrem com mais frequência quando múltiplas doses de carvão ativado são administradas, mas podem ser evitadas pela suspensão do tratamento em pacientes com função intestinal subótima ou eliminação fecal diminuída.

### Esvaziamento gástrico

Dois métodos de esvaziamento gástrico, xarope de ipeca e lavagem orogástrica por tubo de grande calibre, não são mais utilizados rotineiramente. Ambos são tratamentos relativamente inefetivos que aumentam potencialmente o risco de aspiração. Nenhum estudo bem desenhado documentou efeitos benéficos do esvaziamento gástrico, seja por lavagem ou xarope de ipeca, em comparação com o uso de carvão ativado sozinho. O esvaziamento gástrico por lavagem ou, raramente, por xarope de ipeca pode ser benéfico e deve ser realizado em pacientes que tiverem ingerido agentes tóxicos que não sejam adsorvidos por carvão ativado e sabidamente provoquem morbidade significativa ou para os quais a descontaminação agressiva possa oferecer a melhor chance de sobrevida (p. ex., colchicina, azida sódica, fluoracetato de sódio). A remoção de um agente tóxico líquido, como etilenoglicol, pode ser realizada por aspiração do conteúdo gástrico via tubo nasogástrico. As contraindicações para o esvaziamento gástrico incluem aquelas para o carvão ativado, diátese hemorrágica e ingestão de objetos cortantes. A colocação de um tubo endotraqueal antes da lavagem gástrica pode ser necessária para proteger as vias respiratórias em pacientes com diminuição do nível de consciência e comprometimento do reflexo do vômito, mas não é necessária em todos os casos. As principais complicações do esvaziamento gástrico incluem aspiração pulmonar, lacerações e perfurações esofágicas e laringospasmo (com lavagem).

### Irrigação intestinal

A irrigação intestinal completa com uma solução de polietilenoglicol não absorvível tem sido recomendada para ferro e medicamentos de liberação prolongada, para agentes não adsorvidos ao carvão ativado e para "mulas"

## Tabela 102.6 — Antídotos e indicações de uso.[§]

| ANTÍDOTO | INDICAÇÃO DE USO | DOSE* | PONTO FINAL DO TRATAMENTO | COMENTÁRIOS |
|---|---|---|---|---|
| Ácido folínico (ácido tetra-hidrofólico [leucovorina]) | Metanol<br>Metotrexato | Intoxicação por metanol: 50 mg IV a cada 4 h<br>Sobredosagem do metotrexato: 100 mg/m² IV durante 15 a 30 min a cada 3 a 6 h; dosagem mais baixa quando usada como "resgate" na quimioterapia | Metanol: metanol indetectável, acidose metabólica resolvida<br>Metotrexato: nível sérico < 1 × 10⁻⁸ mol/ℓ | Tratamento essencial para ambos os agentes tóxicos<br>Pouca preocupação com a dosagem excessiva quando usado para superdosagem de metotrexato<br>Metotrexato: grandes superdosagens podem exigir uma dose aumentada<br>Glucarpidase administrada 2 a 4 h antes ou depois do ácido folínico |
| Antiveneno, Crotalidae (Fab)[†§ A3] | Picadas de serpentes peçonhentas do gênero *Crotalus* (p. ex., cascavéis, *Agkistrodon contortrix*) | 4 a 6 ampolas; repetir para persistência ou piora do quadro clínico; doses repetidas de 2 ampolas às 6, 12 e 18 h após a dose inicial do antiveneno são recomendadas | Parada na progressão do edema circunferencial e proximal<br>Resolução dos efeitos sistêmicos | Melhor perfil de segurança do que o antiveneno derivado de equinos<br>Dosagem repetitiva indicada para edema recorrente dos tecidos moles<br>Menos efetivo na correção de distúrbios hematológicos (ou seja, coagulação e plaquetas) |
| Antiveneno, *Latrodectus* (equino)[†§] | Aranha viúva-negra (*Latrodectus* sp.) | 1 ampola diluída em 50 a 100 mℓ de soro fisiológico, infundida em 1 h; pode repetir | Resolução dos sintomas, sinais vitais normais | A diluição e a infusão lenta são essenciais para evitar reação anafilactoide<br>As indicações incluem dor intensa que não responda a opioides e hipertensão arterial sistêmica grave<br>Pode ocorrer doença do soro<br>Cálcio IV não é efetivo |
| Atropina | Carbamatos<br>Agentes com ação no sistema nervoso<br>Compostos organofosforados | 2 mg IV; dobrar a dose a cada 5 min para atingir a atropinização e estabilidade hemodinâmica; então iniciar a infusão contínua de 10 a 20% da dose total de estabilização por hora | Cessação de secreções orais e pulmonares excessivas, > 80 bpm, PAS > 80 mmHg | Dobrar a dose a cada 5 min (p. ex., 2 mg, 4 mg, 8 mg, 16 mg) estimada para atingir a atropinização em 30 min<br>Interromper a infusão quando o paciente desenvolver sinais ou sintomas de toxíndrome anticolinérgica (ver Tabela 102.1); reiniciar a infusão mais lentamente quando os sinais ou sintomas diminuírem |
| Azul de metileno | Agentes produtores de metemoglobina | 1 a 2 mg/kg de peso corporal (0,1 a 0,2 mℓ/kg de 1%) de azul de metileno durante um período de 5 min; repetir a dose para sinais ou sintomas persistentes ou recorrentes | Resolução da dispneia e estado mental alterado | Usar se o paciente for sintomático (ou seja, dispneico, estado mental alterado)<br>A dose máxima não deve exceder 7 mg/kg (0,7 mℓ/kg)<br>Contraindicado para pacientes com deficiência de G6PD; pode causar hemólise<br>Alguns agentes tóxicos (p. ex., dapsona) podem exigir tratamento prolongado |
| Bicarbonato de sódio (NaHCO₃) | Reversão de bloqueadores do canal de sódio do miocárdio (p. ex., antidepressivos cíclicos, cocaína, antiarrítmicos bloqueadores dos canais de sódio – com τ_recuperação > 1 s, piperidina fenotiazinas (tioridazina, mesoridazina) | 1 a 2 mEq NaHCO₃/kg por *bolus* intermitente; repetir conforme necessário | Estreitamento do QRS prolongado, resolução de arritmias ventriculares, reversão da hipotensão | Monitorar o pH sanguíneo (pH ideal aproximadamente 7,50); evitar pH > 7,55 |
| | Distribuição alterada nos tecidos ou eliminação aumentada de salicilatos; pode ser usado para herbicidas clorofenoxi, ácido fórmico, metotrexato, fenobarbital | 1 a 2 mEq NaHCO₃/kg, seguidos por 3 ampolas (150 mℓ) de NaHCO₃ (44 mEq por 50 mℓ) em 850 mℓ de SG5%, infundidos em 2 a 3 vezes a velocidade da infusão de manutenção | Salicilato sérico < 30 mg/dℓ e paciente clinicamente estável | pH-alvo do sangue: 7,50 a 7,55<br>Monitorar o pH urinário de hora em hora; ajustar infusão para manter o pH da urina de 7,5 a 8,0 (evitar pH do sangue > 7,55)<br>Monitorar GA<br>Manter a normopotassemia para possibilitar a alcalinização da urina |
| Cloreto de pralidoxima | Compostos organofosforados<br>Agentes nervosos: sarin, VX | 30 mg/kg IV em *bolus* (máximo de 2 g) ao longo de 30 min, seguido por infusão contínua de 8 a 10 mg/kg/h (máximo de 650 mg/h) | Resolução dos sinais e sintomas, atropina não é mais necessária | Pode administrar a dose inicial em um período de 2 min para efeitos clínicos com risco à vida<br>Administrar precocemente quando o diagnóstico for conhecido ou fortemente suspeito<br>Variável de eficácia, dependendo do organofosfato<br>Organofosfatos lipossolúveis podem exigir tratamento prolongado |
| Deferoxamina | Sais de ferro | Iniciar com 5 mg/kg/h, titular para 15 mg/kg/h IV (máximo 8 g/dia)<br>Leve a moderada: administrar por 6 a 12 h<br>Toxicidade grave: administrar por 24 h | Resolução dos sinais e sintomas clínicos<br>Não usar a cor da urina, que é um marcador não confiável para depuração do ferro<br>Os testes laboratoriais não são confiáveis durante a administração do antídoto | Indicações: pacientes sintomáticos com letargia, forte dor abdominal, hipovolemia, acidose, choque; qualquer paciente sintomático com nível de ferro sérico máximo > 350 g/dℓ<br>A terapia prolongada pode causar toxicidade pulmonar |

## Tabela 102.6 Antídotos e indicações de uso.§ (continuação)

| ANTÍDOTO | INDICAÇÃO DE USO | DOSE* | PONTO FINAL DO TRATAMENTO | COMENTÁRIOS |
|---|---|---|---|---|
| Dimercaprol (BAL) | Sais de arsênico<br>Sais de chumbo<br>Mercúrio, elementar e sais inorgânicos | Arsênico inorgânico: 3 a 5 mg/kg IM a cada 4 h por 48 h e depois a cada 12 h por 7 a 10 dias<br>Chumbo: 75 mg/m² (4 mg/kg) IM a cada 4 h por 5 dias<br>Mercúrio inorgânico: 5 mg/kg IM, depois 2,5 mg/kg IM a cada 12 h por 10 dias ou até que o paciente melhore clinicamente | Arsênico: arsênico na urina de 24 h < 50 µg/ℓ<br>Chumbo: encefalopatia resolvida, nível sanguíneo de chumbo < 100 µg/dℓ e terapia com succímero pode ser iniciada<br>Mercúrio, elementar e inorgânico: mercúrio urinário de 24 h < 20 µg/ℓ | Formulado em óleo de amendoim; injeção IM dolorosa e cuidado com alergia<br>A dose máxima de adulto é 3 g/dia<br>BAL iniciado 4 h antes do início do $CaNa_2EDTA$ concomitante para encefalopatia por chumbo<br>A dosagem não está bem estabelecida para toxicidade do arsênico e mercúrio elementar ou inorgânico; não usado para envenenamento por mercúrio orgânico<br>Efeitos adversos: injeções dolorosas, febre, diaforese, agitação, cefaleia, salivação, náuseas e vômitos, hemólise em pacientes com deficiência de G6PD, quelação de metais essenciais<br>Verificar os níveis de metais essenciais se a quelação for prolongada<br>O succímero está substituindo o BAL para muitas indicações, exceto encefalopatia por chumbo<br>Os desfechos do tratamento para arsênico e mercúrio incluem a melhora da condição clínica |
| Edetato de cálcio dissódico ($CaNa_2EDTA$) | Chumbo | 1.500 mg/m²/24 h (máximo 3 g) por infusão contínua | Tratar por 5 dias, seguido por hiato de 2 dias; repetir até a resolução da encefalopatia, nível de chumbo < 100 µg/dℓ e tratamento com succímero pode ser iniciado | Uso em pacientes com encefalopatia por chumbo ou nível de chumbo > 100 g/dℓ<br>Administrar BAL 4 h antes de iniciar o $CaNa_2EDTA$<br>Hidratar o paciente e estabelecer um bom débito urinário antes de iniciar a terapia<br>Evitar a tromboflebite diluindo em soro fisiológico ou SG5% a uma concentração ≤ 0,5%<br>A substituição do $Na_2EDTA$ pode causar hipocalcemia fatal |
| Emulsão lipídica | Cardiotoxicidade de anestésicos locais (p. ex., bupivacaína, ropivacaína) e outros agentes tóxicos lipofílicos:<br>Provisório: verapamil, diltiazem, antidepressivos tricíclicos, bupropiona, propranolol e outros agentes tóxicos lipofílicos | Usar a formulação de 20%<br>*Bolus* inicial: 1,5 mℓ/kg IV durante 1 min, seguido imediatamente por infusão de 0,25 mℓ/kg/min por 30 a 60 min<br>Pode repetir o *bolus* para assistolia | Retorno da estabilidade hemodinâmica | Usar para outros agentes que não bupivacaína com base em experimentos com animais e relatos de casos em humanos<br>Usar se as medidas de suporte vital avançadas falharem; continuar a RCP conforme necessário durante a administração do medicamento |
| Fisostigmina | Agentes anticolinérgicos (p. ex., difenidramina, trombeta [*Datura* sp.], escopolamina) | 1 a 2 mg IV durante o período de 5 min; pode repetir em 5 min se nenhum efeito e os efeitos colinérgicos não ocorrerem | Reversão dos efeitos anticolinérgicos | A duração do efeito é 60 a 90 min<br>Benzodiazepínicos usados para tratamento subsequente de agitação e convulsões; fisostigmina adicional raramente usada (p. ex., convulsões refratárias ou agitação)<br>Os efeitos adversos incluem convulsões, secreções orais excessivas, bradiarritmias; contraindicada na toxicidade do antidepressivo cíclico |
| Flumazenil | Benzodiazepínicos | 0,1 mg/min IV para uma dose total de 1 mg<br>Alternativa: 0,2 mg IV por 2 min. Repetir com 0,3 mg e 0,5 mg. A dose total permanece em 1,0 mg | Reversão do coma | Limitar o uso à reversão da ventilação inadequada em pacientes intoxicados com benzodiazepínicos<br>A abstinência aguda de benzodiazepínicos pode ocorrer em pacientes dependentes de benzodiazepínicos<br>Aumenta a pressão intracraniana e o risco de convulsões na presença de distúrbio convulsivo subjacente ou ingestão de agentes tóxicos que induzem convulsões<br>Monitorar sedação até 2 h após a última dose |
| Fomepizol | Etilenoglicol<br>Metanol | Dose inicial: 15 mg/kg em *bolus* IV<br>10 mg/kg IV a cada 12 h para 4 doses (48 h)<br>Todas as doses subsequentes: 15 mg/kg IV, 12/12 h<br>Quando HD é realizada:<br>Início da HD: dose adicional se > 6 h desde a última dose<br>HD em andamento: 4/4 h<br>Fim da HD (com base no horário da última dose): < 1 h, nenhuma dose até a próxima dose programada imediatamente após a conclusão da HD; 1 a 3 h, dose de 50%; > 3 h, dose 100% | Para ambos: nível sérico < 25 mg/dℓ e acidose metabólica resolvida | Começar imediatamente se houver suspeita de álcool tóxico, sem esperar pelos níveis de confirmação<br>A dose não é afetada pelo tempo de intervalo das doses |

| Tabela 102.6 | Antídotos e indicações de uso.§ (continuação) | | | |
|---|---|---|---|---|
| ANTÍDOTO | INDICAÇÃO DE USO | DOSE* | PONTO FINAL DO TRATAMENTO | COMENTÁRIOS |
| Fragmentos de anticorpos específicos para digoxina (Fab) | Digoxina Digitálicos e plantas relacionadas (p. ex., oleandro, lírio-do-vale) Outros glicosídeos cardíacos (p. ex., bufadienolidos [sapos *Bufo*]) | Dose de digoxina ou nível sérico desconhecido, ou para planta ou sapo: toxicidade aguda – 10 a 20 ampolas; toxicidade crônica – 3 a 6 ampolas Dose conhecida de digoxina: número de ampolas = (mg ingeridos × 0,8) ÷ 0,5 Nível sérico de digoxina conhecido: número de ampolas = [nível sérico (ng/m$\ell$) × peso (kg)] ÷ 100 Dose de infusão ao longo de 30 min | Resolução da hiperpotassemia, bradiarritmias sintomáticas, arritmias ventriculares, BAV Mobitz II ou de terceiro grau | Cada ampola se liga a 0,5 mg de digoxina ou digitoxina Monitorar os níveis de ECG e potássio Os níveis séricos de digoxina não são confiáveis após a administração do antídoto, a menos que o teste seja específico para digoxina sérica livre |
| Glucagon | Antagonistas do receptor beta-adrenérgico Antagonistas do canal de cálcio | *Bolus* IV de 3 a 5 mg; pode repetir para atingir o efeito clínico, em seguida, infusão de 2 a 10 mg/h | Reversão da hipotensão e bradicardia; infusão cônica | Pode precipitar o vômito; preparar-se para proteger as vias respiratórias Ocorre hiperglicemia leve Doses máximas desconhecidas; doses em *bolus* de até 30 mg relatadas A duração do efeito é de 15 min; portanto, a infusão deve ser iniciada imediatamente |
| Hidroxocobalamina | Cianeto | Inicial: 5 g IV durante um período de 15 min Segunda dose: 5 g IV por 15 min a 2 h; a dose total máxima é de 10 g Cada dose de hidroxocobalamina é seguida por tiossulfato de sódio 25%: 50 m$\ell$ (12,5 g) IV por um período de 10 min | Resolução da acidose láctica e sinais clínicos moderados a graves e sintomas: convulsões, coma, dispneia, apneia, hipotensão, bradicardia | Pode ser administrado em *bolus* IV se o paciente estiver em parada cardíaca Não infundir hidroxocobalamina e tiossulfato de sódio no mesmo acesso IV Efeitos adversos: descoloração vermelha do plasma, urina, mucosas, pele; hipertensão transitória Interferência com ensaios colorimétricos laboratoriais: Níveis aumentados: bilirrubina; creatinina; glicose; hemoglobina; magnésio; cooximetria Hb total, COHb%, MetHb% Níveis diminuídos: AST, ALT, creatinina, cooximetria $O_2$ Hb% |
| Insulina-glicose (terapia euglicêmica hiperinsulinêmica) | Antagonistas do canal de cálcio Antagonistas do receptor beta-adrenérgico | Insulina regular, *bolus* de 1 U/kg, seguida de 0,5 a 1 U/kg/h; titular até 10 U/kg/h conforme necessário Titular 50% de glicose IV para evitar hipoglicemia e repor o potássio sérico conforme necessário | Reversão da depressão miocárdica | Iniciar cedo para reverter a depressão miocárdica Monitorar glicose e potássio; hipoglicemia pode ocorrer durante e após a terapia A hiperglicemia resulta da resistência à insulina induzida por antagonistas dos canais de cálcio, e as necessidades iniciais de glicose podem ser menores do que o esperado A recuperação pode ser anunciada pela normalização dos níveis de glicose, com aumento da glicose necessária para evitar a hipoglicemia |
| L-Carnitina | Hiperamonemia induzida por valproato ou hepatotoxicidade | 100 mg/kg (máximo de 6 g) IV por 30 min, então 15 mg/kg IV por um período de 30 min a cada 4 h (máximo de 6 g/dia) | Tratar até ocorrer melhora clínica | A levocarnitina é a forma ativa Ajustar a dose em caso de DRET |
| Kit de antídoto de cianeto Nitrito de amila Nitrito de sódio Tiossulfato de sódio [A hidroxocobalamina é preferível, se disponível, ver anteriormente] | Cianeto | Nitrito de amila: pérolas de 0,3 m$\ell$, esmagar e inalar durante um período de 30 s Nitrito de sódio 3%: 10 m$\ell$ IV durante um período de 10 min Tiossulfato de sódio 25%: 50 m$\ell$ (12,5 g) IV durante um período de 10 min | Resolução da acidose láctica e sinais clínicos e sintomas moderados a graves: convulsões, coma, dispneia, apneia, hipotensão, bradicardia | Coordenar nitrito de amila com oxigenação contínua e administrar apenas até que a infusão de nitrito de sódio seja iniciada; nitritos podem produzir hipotensão e excesso de metemoglobinemia A dose de nitrito de sódio deve ser ajustada se o paciente tiver hemoglobina < 12 g/d$\ell$ A dosagem de tiossulfato de sódio pode ser repetida |
| N-Acetilcisteína (NAC)[11] | Paracetamol[A4] Outras hepatotoxinas: tetracloreto de carbono, clorofórmio, óleo de poejo | Oral (total de 72 h) Ataque: 140 mg/kg Manutenção (começando 4 h após o ataque): 70 mg/kg 4/4 h × 17 doses IV (total de 21 h) Ataque: 150 mg/kg em um período de 1 h Infusão de manutenção: 12,5 mg/kg/h em um período de 4 h, então 6,25 mg/kg/h em 16 h como infusão contínua A administração intravenosa é preferida | No final do tratamento, repetir os níveis de AST e APAP: se AST normal e APAP não detectado, o tratamento está concluído; se AST normal e APAP detectado, continuar NAC; se AST estiver elevada, continuar NAC Após o paciente ter recebido o curso completo do tratamento com NAC, se RNI ≥ 2,0 ou hepatotoxicidade grave presente (AST > 1.000 U/$\ell$), continuar NAC até RNI < 2,0 e a aminotransferase normalizar | Mais efetiva se iniciada nas 8 h seguintes à ingestão de paracetamol; pode ser iniciada a qualquer momento após a ingestão e é benéfica em pacientes com hepatotoxicidade grave A duração mais longa do tratamento pode ser necessária em pacientes com níveis de paracetamol persistentemente elevados ou hepatotoxicidade contínua Desfechos do tratamento simplificados para facilidade de uso Resultado da RNI não é indicador válido se PFC foi administrado recentemente |

## Tabela 102.6 Antídotos e indicações de uso.§ (continuação)

| ANTÍDOTO | INDICAÇÃO DE USO | DOSE* | PONTO FINAL DO TRATAMENTO | COMENTÁRIOS |
|---|---|---|---|---|
| Naloxona | Opioides | Possível dependência de opioides: 40 a 50 μg (0,04 a 0,05 mg) IV titulado para cima até a reversão, evitando a retirada se houver preocupação com dependência de opioides<br>Dependência de opioides improvável: 0,4 mg por qualquer via e titular até 10 mg<br>Infusão contínua: estabelecer a dose em *bolus* necessária para reverter a depressão respiratória; começar a infundir dois terços da dose reversa a cada hora e titular para manter a respiração adequada; *bolus* repetido com metade da dose de reversão 15 min após a reversão da depressão respiratória | Inicial: reversão da depressão respiratória com resolução da hipoxia e hipercapnia<br>Final: resolução do SNC e depressão respiratória<br>Evitar o despertar rápido e completo em pacientes dependentes de opioides, uma vez que a duração da naloxona é mais curta do que a maioria dos opioides, e nova sedação que requeira observação prolongada é provável | Pré-ventilar pacientes com depressão respiratória por ventilação com reanimador manual ou "bolsa autoinflável" ou intubação antes da administração<br>Usar doses menores em pacientes dependentes de opioides<br>Alguns opioides (p. ex., buprenorfina) podem exigir doses maiores de naloxona<br>Usar infusão contínua para sintomas recorrentes e ação prolongada de algumas formulações (p. ex., morfina de liberação prolongada, metadona)<br>Pode ocorrer nova sedação<br>Não usar naltrexona para reverter a toxicidade aguda |
| Octreotida | Hipoglicemia induzida por sulfonilureia | 50 mg SC, 6/6 h | A resolução da hipoglicemia e glicose não é mais necessária para manter a euglicemia | Manter a infusão de glicose conforme necessário<br>Não usar para hipoglicemia induzida por insulina |
| Oxigênio hiperbárico (HBO) | Monóxido de carbono<br>COHb > 25% independente dos sintomas, 15% se grávida<br>Sintomas ou achados graves com qualquer concentração elevada de COHb<br>Experimental: tetracloreto de carbono, cianeto, sulfeto de hidrogênio | 3,0 atm de pressão por 60 min (25 min $O_2$, 5 min de ar, 25 min $O_2$, 5 min de ar), depois 2,0 atm por 65 min (30 min $O_2$, 5 min de ar, 30 min $O_2$), então superficializar para 1,0 atm | Um tratamento<br>Tratamento repetido controverso | Monóxido de carbono: os protocolos de tratamento podem variar<br>HBO indicado para perda de consciência; convulsões; disfunção cerebelar; cognição prejudicada; cefaleia, náuseas/vômitos persistentes após 4 h de tratamento com $O_2$, independentemente do nível de carboxi-hemoglobina repetido |
| Piridoxina | Etilenoglicol<br>Isoniazida<br>Monometil-hidrazina (cogumelo *Gyromitra esculenta*) | 100 mg IV<br>5 g IV, repetir para convulsões refratárias | Uma dose<br>Resolução das convulsões | Eficácia teórica para o etilenoglicol para aumentar a eliminação de metabólitos tóxicos<br>A piridoxina pode ser necessária mesmo com benzodiazepínicos para interromper as convulsões, mas o paciente pode permanecer em coma (isoniazida, cogumelos *Gyromitra*)<br>A dosagem excessiva pode causar neuropatia |
| Sais de cálcio† | Ácido fluorídrico | Toxicidade sistêmica: gliconato de cálcio 10%, 1 a 3 g (10 a 30 mℓ) por dose IV durante um período de 10 min; repetir conforme necessário a cada 5 a 10 min<br>Toxicidade tópica: cloreto de cálcio a 10%, 1 g (10 mℓ) misturado com lubrificante solúvel em água | Reversão das manifestações de hipocalcemia e hiperpotassemia potencialmente fatal<br>Tópico: reversão da dor neuropática grave resultante da exposição dérmica | Pode diluir e administrar por via intra-arterial ou IV com um bloqueio de Bier para exposições de extremidades e queimaduras<br>Tópico: aplicar na pele sob o curativo oclusivo |
| | Antagonistas do canal de cálcio | Cloreto de cálcio 10%, 10 mℓ (1 g) durante 10 min; pode ser administrado em 1 min se estiver gravemente doente<br>Gliconato de cálcio 10%, 30 mℓ (3 g) durante 10 min; pode ser administrado em 1 min se estiver gravemente doente | Reversão da hipotensão; pode não reverter a bradicardia | *Todas as indicações:*<br>Monitorar os níveis de cálcio ionizado. O extravasamento IV causa necrose do tecido, especialmente com cloreto de cálcio<br>Pode infundir mais rapidamente para condições de risco à vida imediato (ou seja, em 1 min)<br>O cloreto de cálcio contém três vezes mais cálcio elementar do que o gliconato de cálcio |
| | Hipermagnesemia | Gliconato de cálcio 10%, 1 a 2 g (10 a 20 mℓ) por dose IV durante o período de 10 min; repetir conforme necessário a cada 5 a 10 min | Reversão da depressão respiratória, hipotensão e bloqueios na condução cardíaca | Terapias simultâneas para aumentar a eliminação de magnésio devem ser instituídas |
| | Hiperpotassemia (exceto glicosídeos cardíacos) | Gliconato de cálcio 10%, 1 g (10 mℓ) por dose IV durante um período de 10 min; repetir conforme necessário a cada 5 a 10 min | Reversão da depressão miocárdica e atrasos na condução | Pode precipitar arritmias ventriculares |
| | Hipocalcemia (p. ex., etilenoglicol) | Gliconato de cálcio 10%, 0,5 a 1,0 g (5 a 10 mℓ) por dose ao longo do período de 10 min; repetir conforme necessário a cada 10 min | Reversão de tetania | Corrigir a hipocalcemia sintomática; evitar a administração excessiva que pode aumentar a produção de cristais de oxalato de cálcio no envenenamento por etilenoglicol |

## CAPÍTULO 102 Envenenamento Agudo

### Tabela 102.6 Antídotos e indicações de uso.§ (continuação)

| ANTÍDOTO | INDICAÇÃO DE USO | DOSE* | PONTO FINAL DO TRATAMENTO | COMENTÁRIOS |
|---|---|---|---|---|
| Succímero (DMSA) | Arsênico<br>Chumbo<br>Mercúrio, todas as formas | 10 mg/kg/dose, 8/8 h por 5 dias, depois 12/12 h por 14 dias<br>Duas semanas sem medicamento; repetir se o desfecho do tratamento não for alcançado | Arsênico na urina de 24 h < 50 µg/ℓ<br>Chumbo: resolução da encefalopatia, sinais/sintomas gastrintestinais, neuropatia, nefropatia, artralgias, mialgias e nível de chumbo no sangue < 70 µg/dℓ<br>Mercúrio na urina de 24 h < 20 µg/ℓ<br>Mercúrio, orgânico: desfecho não bem estabelecido | Quelante oral; os efeitos adversos incluem erupção cutânea, elevações transitórias de AST e fosfatase alcalina e desconforto gastrointestinal; ocorre quelação mínima de metais essenciais<br>A dosagem de arsênico e mercúrio não está bem estabelecida<br>Desfecho terapêutico para mercúrio orgânico não estabelecido; neurotoxicidade não responsiva à terapia de quelação; sugerir quelação até o nível do mercúrio no sangue dentro da faixa de valores normais para laboratório de referência |
| Vitamina K | Anticoagulantes antagonistas da vitamina K (p. ex., varfarina, rodenticidas anticoagulantes de ação prolongada) [observe que isso não é para normalizar uma RNI supraterapêutica em pacientes recebendo varfarina] | Subcutâneo: fitonadiona ($K_1$), 10 a 25 mg, repetir a cada 6 a 12 h até que a vitamina $K_1$ oral comece<br>Oral: 25 a 50 mg 6/6 h; doses maiores podem ser necessárias | RNI é normal 48 a 72 h após a interrupção da terapia com vitamina $K_1$<br>Também pode monitorar a atividade do fator VII | A reação anafilactoide pode ocorrer com a administração por via intravenosa rápida<br>Sangramento grave também pode exigir PFC, concentrado de proteína de protrombina (uso diferente do aprovado em bula) ou concentrados de fatores<br>Base de decisão de tratamento ao encontrar RNI elevada; não administrar vitamina $K_1$ profilática<br>A terapia oral pode ser necessária por meses com envenenamento por rodenticida anticoagulante de ação prolongada decorrente da lipofilicidade do agente tóxico, com eliminação lenta do corpo |

*As concentrações de dose e os tempos de infusão não são fornecidos. As dosagens dos medicamentos podem exigir ajuste em pacientes com insuficiência renal ou hepática. †Administrar antiveneno em uma configuração monitorada; o antiveneno deve ser reconstituído e depois diluído; inicialmente infundir a 2 a 5 mℓ/h, e dobrar a velocidade de infusão a cada 5 minutos, conforme tolerado para administrar antiveneno durante um período de 1 hora. ‡Solução de cloreto de cálcio a 10% = 100 mg/mℓ (27,2 mg/mℓ de cálcio elementar); solução de gliconato de cálcio a 10% = 100 mg/mℓ (cálcio elementar 9 mg/mℓ). §Ver também o Capítulo 104, Lesões por envenenamento. ¶Dada a relativa infrequência de uso desses antídotos, é prudente que, quando possível, as indicações, alternativas e doses para esses antídotos sejam confirmadas, se possível, com um centro de controle de veneno ou médico toxicologista. GA = gasometria arterial; ALT = alanina aminotransferase; APAP = acetil-p-aminofenol (paracetamol); AST = aspartato aminotransferase; BAL = antilewisite britânico; SNC = sistema nervoso central; COHb% = percentual de carboxi-hemoglobina; RCP = reanimação cardiopulmonar; SG5% = soro glicosado a 5%; DMSA = ácido 2,3-dimercaptossuccínico; ECG = eletrocardiograma; PFC = plasma fresco congelado; G6PD = glicose-6-fosfato desidrogenase; Hb = hemoglobina; HD = hemodiálise; RNI = razão normalizada internacional; MetHb% = percentual de metemoglobinemia; $O_2$ Hb% = porcentagem de oxi-hemoglobina; τ recuperação = velocidade de recuperação do bloqueio da substância.

(contrabandistas que engolem pacotes de drogas ilícitas, geralmente heroína ou cocaína). A complicação mais comum é o vômito, e a irrigação intestinal completa é contraindicada em pacientes com perfuração intestinal, obstrução, hemorragia ou instabilidade hemodinâmica ou respiratória. A dose inicial recomendada é de 500 mℓ/h VO ou por tubo nasogástrico, com titulação para 2.000 mℓ/h conforme tolerado; o tratamento continua até que o efluente retal desapareça. Raramente, uma cirurgia é necessária para remover pacotes em contrabandistas que apresentem sintomas de toxicidade por cocaína ou estejam obstruídos; a toxicidade da heroína geralmente é tratada de forma adequada com naloxona. A remoção endoscópica dos pacotes de cocaína nunca deve ser tentada em razão do risco de ruptura dos mesmos.

### Antídotos
Poucos agentes tóxicos têm tratamentos específicos (Tabela 102.6). Embora os antídotos possam ser essenciais no tratamento de pacientes expostos a certos agentes tóxicos, seu uso não exclui a necessidade de cuidados de suporte contínuos e, em alguns casos, eliminação extracorpórea.

### Eliminação aumentada
Os métodos para acelerar a eliminação de agentes tóxicos ou drogas/medicamentos do corpo incluem múltiplas doses de carvão ativado, alcalinização urinária e remoção extracorpórea. Outro método, usando as resinas de troca iônica orais, sulfonato de poliestireno e colestiramina, aumentou experimentalmente a eliminação de lítio, digoxina, digitoxina e organoclorados, mas tem utilidade clínica limitada.

### Múltiplas doses de carvão ativado oral
A justificativa para a administração de múltiplas doses de carvão ativado oral inclui a adsorção de qualquer agente tóxico remanescente no sistema digestório (p. ex., fármacos de liberação prolongada ou fármacos que retardem sua absorção, tais como anticolinérgicos); interferência na recirculação êntero-hepática e enteroentérica de agentes tóxicos; e aumento da eliminação de medicamentos com meia-vida longa, volume de distribuição inferior a 1 ℓ/kg de peso corporal e baixa ligação às proteínas (denominada diálise gastrintestinal). As evidências existentes mostram a eliminação aumentada de carbamazepina, dapsona, fenobarbital, quinina, salicilatos e teofilina, mas doses múltiplas de carvão ativado também podem ser eficazes para amitriptilina, dextropropoxifeno, digitoxina, digoxina, disopiramida, nadolol, fenotalitoína, piroxicam e sotalol. Não foi examinado adequadamente em grandes ensaios clínicos controlados se a eliminação aumentada fornecida por doses repetidas de carvão ativado se traduz em taxas de morbidade e mortalidade diminuídas, exceto para *Thevetia peruviana* (*Cascabela thevetia*) e ingestão de organofosforado, para os quais não mostrou benefício. As recomendações usuais são uma dose média de 12,5 g de carvão ativado (após a dose inicial de 1 g/kg de peso corporal, com dose única máxima de 100 g) administrada a cada 4 a 6 horas após a dose anterior. As contraindicações para carvão ativado em dose única também se aplicam ao carvão ativado multidose. As complicações relatadas incluem aspiração pulmonar, obstrução intestinal por coprólito de carvão e desequilíbrio hidreletrolítico de doses múltiplas de um catártico administrado simultaneamente.

### Alcalinização urinária
A alcalinização da urina, que aumenta a eliminação renal de ácidos fracos, é usada principalmente para aumentar a eliminação de salicilatos, mas a eliminação de clorpropamida, ácido 2,4-diclorofenoxiacético, ácido fórmico, metotrexato e fenobarbital pode ser aumentada com esse método. A alcalinização urinária é realizada por um *bolus* IV de 1 a 2 mEq de bicarbonato de sódio por quilograma de peso corporal, seguido por três ampolas (150 mℓ) de bicarbonato de sódio (44 mEq/50 mℓ) em 850 mℓ de soro glicosado a 5% infundidos em velocidade duas a três vezes superior à velocidade de infusão de líquido de manutenção. O pH urinário deve ser verificado de hora em hora e a infusão deve ser ajustada para manter um pH urinário de 7,5 a 8,0. Potássio deve ser administrado simultaneamente para evitar hipopotassemia, que evita a alcalinização urinária porque o

túbulo distal excreta íons hidrogênio em troca de potássio (Capítulos 108 e 109). O pH sérico deve ser monitorado e mantido abaixo de 7,55 para evitar alcalemia excessiva. As contraindicações para esta terapia incluem sobrecarga de volume e edema cerebral ou pulmonar. A acidificação urinária não é recomendada para aumentar a eliminação de bases fracas, como anfetaminas, em razão do perigo de precipitar mioglobina tubular em pacientes com rabdomiólise.

### Remoção extracorpórea

As técnicas extracorpóreas aumentam a eliminação de alguns medicamentos e agentes tóxicos, especialmente aqueles que existem no sangue e são mal eliminados.[12] Esses medicamentos geralmente têm cinética de compartimento único, um volume de distribuição inferior a 1 ℓ/kg e depuração endógena inferior a 4 mℓ/min/kg (Tabela 102.7). Para a hemodiálise, o agente tóxico tem de ser hidrossolúvel, ter peso molecular inferior a 500 e exibir baixa ligação às proteínas. Para a terapia de substituição renal contínua, o agente tóxico deve ter um peso molecular menor que o limite de permeabilidade da membrana filtrante. Como grupo, essas últimas formas de eliminação são lentas e provavelmente têm benefício limitado para a maioria dos pacientes com intoxicação aguda. Raramente, a remoção extracorpórea tem sido usada para aminoglicosídeos, atenolol, brometo, carbamazepina, dietilenoglicol, isopropanol, magnésio, metformina, metotrexato, N-acetilprocainamida, fenobarbital, procainamida, sotalol e tricloroetanol (hidrato de cloral).

| Tabela 102.7 | Agentes tóxicos comuns removidos por hemodiálise. | |
|---|---|---|
| **AGENTES TÓXICOS** | **INDICAÇÕES** | **COMENTÁRIOS** |
| Ácido valproico | Intoxicação grave com concentração sérica > 850 mg/ℓ | As indicações clínicas incluem disfunção hepática; coma, especialmente com hiperamonemia; deterioração do estado clínico apesar do suporte agressivo |
| Etilenoglicol | Nível sérico ≥ 50 mg/dℓ ou níveis mais baixos com acidose metabólica concomitante e evidências de toxicidade no órgão-alvo | A HD não é necessária rotineiramente para o paciente com depuração de creatinina e estado acidobásico normais que esteja recebendo fomepizol |
| Fenobarbital | Indicações clínicas | Raramente necessário, exceto quando o paciente está hemodinamicamente instável apesar de suporte agressivo |
| Lítio* | Indicações clínicas, principalmente toxicidade do SNC (p. ex., diminuição do nível de consciência, ataxia, coma, convulsões) | Usar dialisato contendo bicarbonato para diminuir o sequestro intracelular de lítio por antiportador $Na^+/K^+$ |
| Metanol | Nível sérico ≥ 50 mg/dℓ ou níveis mais baixos com acidose metabólica concomitante e evidências de toxicidade no órgão-alvo | Geralmente a HD é necessária em razão da meia-vida de eliminação lenta na presença de fomepizol (média, 52 h; intervalo, 22 a 87 h), mesmo em pacientes sem acidose metabólica ou evidências de toxicidade no órgão-alvo |
| Salicilatos | Toxicidade aguda: nível sérico ≥ 100 mg/dℓ sem anormalidade clínica ou < 100 mg/dℓ quando há indicação clínica Toxicidade crônica: qualquer indicação clínica | A ligação às proteínas séricas diminui com o aumento dos níveis tóxicos, aumentando a concentração de salicilato livre disponível para a remoção da HD; as indicações clínicas são uma ou mais das seguintes: estado mental alterado, convulsões, edema pulmonar, acidose intratável, insuficiência renal |

*A hemodiafiltração remove o lítio; o benefício clínico desta técnica é desconhecido. SNC = sistema nervoso central; HD = hemodiálise.

### PROGNÓSTICO

Quase todos os pacientes que chegam vivos ao hospital sobrevivem com os cuidados adequados. As taxas de mortalidade de pacientes internados são de 0,2 a 0,5%.

**Recomendações de grau A**

A1. Vijayakumar HN, Kannan S, Tejasvi C, et al. Study of effect of magnesium sulphate in management of acute organophosphorous pesticide poisoning. *Anesth Essays Res*. 2017;11:192-196.
A2. Juurlink DN. Activated charcoal for acute overdose: a reappraisal. *Br J Clin Pharmacol*. 2016;81:482-487.
A3. Maduwage K, Buckley NA, de Silva HJ, et al. Snake antivenom for snake venom induced consumption coagulopathy. *Cochrane Database Syst Rev*. 2015;6:CD011428.
A4. Chiew AL, Gluud C, Brok J, et al. Interventions for paracetamol (acetaminophen) overdose. *Cochrane Database Syst Rev*. 2018;2:CD003328.

### REFERÊNCIAS BIBLIOGRÁFICAS

*As referências bibliográficas, bem como os outros materiais suplementares deste livro, encontram-se no GEN-IO, nosso ambiente virtual de aprendizagem*

# 103
# ASPECTOS CLÍNICOS DO TRAUMATISMO E DAS QUEIMADURAS
ROBERT L. SHERIDAN

O manejo dos pacientes feridos ou queimados é complexo, não apenas por causa do grande número de distúrbios anatômicos potenciais, mas também por causa das cascatas fisiológicas complexas desencadeadas pelas lesões. Embora sejam mais intensos após queimaduras extensas, distúrbios fisiológicos estereotipados ocorrem em todas as lesões. Como resultado, as intervenções necessárias são frequentemente previsíveis, independentemente do mecanismo da lesão.

### EPIDEMIOLOGIA

Traumatismo é um enorme problema de saúde pública. Só nos EUA, a cada ano, cerca de 2,5 milhões de pessoas ficam feridas e 40.000 morrem em acidentes automobilísticos, e cerca de 78.000 ficam feridas e 32.000 morrem por ferimentos a bala. Queimaduras e quedas seguem em frequência. Em todo o mundo, as lesões por traumatismo e queimaduras são a principal causa de morte em crianças e adultos jovens. Na meia-idade e nos idosos, as lesões perdem apenas para o câncer e as doenças cardíacas como causa de morte. Muitos sobreviventes de traumatismos e queimaduras a longo prazo têm altos graus de deficiência, o que cria um problema particularmente difícil, dada a pouca idade de muitas vítimas.

A morte após ferimentos tem uma distribuição trimodal. Pelo menos 50% das fatalidades ocorrem minutos após a lesão, como resultado de hemorragia maciça ou lesão cerebral sem possibilidade de sobrevida. Aproximadamente um terço das mortes ocorre poucas horas após a lesão, geralmente por hemorragia, anoxia ou traumatismo cranioencefálico (TCE) progressivo. Este intervalo oferece uma oportunidade para intervenção emergente. As fatalidades posteriores resultam, geralmente, de disfunção de múltiplos sistemas de órgãos ou infecção avassaladora nos dias e semanas após a lesão. A probabilidade de sobreviver a uma lesão grave é melhor em comunidades mais próximas dos principais centros de traumatismo.[1]

### BIOPATOLOGIA

#### Resposta local precoce à lesão

A resposta local a agravos por objetos contundentes, por objetos penetrantes, por correntes elétricas, por esmagamento, por calor (queimaduras), por explosão ou outros varia de acordo com a energia transferida. Todos esses agravos estão associados a algum grau de lesão secundária por trombose microvascular progressiva, edema progressivo e comprometimento secundário da perfusão. Os mecanismos evitáveis mais comuns estão relacionados ao edema progressivo sob uma escara inelástica ou compartimentos fasciais ou lesão direta ao influxo ou efluxo vascular.

### Resposta sistêmica precoce aos agravos
A resposta sistêmica precoce a queimaduras e traumatismo local é impulsionada pela perda de líquido e liberação de mediadores vasoativos do tecido lesado. Em lesões mais graves, incluindo queimaduras superficiais em mais de 20% da superfície corporal, edema intersticial se desenvolve na pele não queimada, bem como em órgãos distantes e tecidos moles. Esses efeitos microvasculares distantes, que podem comprometer a função de órgãos não lesados diretamente, explicam a ocorrência frequente de disfunções pulmonares e de outros órgãos em pacientes com grandes queimaduras.

A síndrome do extravasamento capilar, na qual o extravasamento é tipicamente proporcional às dimensões da lesão, é causada pela liberação de substâncias vasoativas do tecido lesado e reperfundido. Como resultado, durante as primeiras 18 a 24 horas após uma queimadura grave, tanto os eletrólitos quanto as moléculas coloidais grandes difundem-se livremente para o espaço intersticial.

### Resposta local tardia à lesão
Por volta de 72 horas após o traumatismo inicial, os problemas locais da ferida são particularmente importantes em pacientes que apresentam extensos danos aos tecidos moles, especialmente após queimaduras ou lesões por esmagamento com grandes volumes de tecido desvitalizado. O tecido que foi esmagado ou que sofreu redução do fluxo sanguíneo sofre necrose progressiva. À medida que as bactérias se multiplicam no tecido avascular durante os dias seguintes, as proteases liquefazem a escara e o tecido necrótico, que então se descola e deixa um leito de tecido de granulação. Em pacientes saudáveis com feridas menores e queimaduras (< 20% da superfície corporal), esse processo séptico geralmente é tolerado. Quando as lesões são maiores, no entanto, resultam em infecção sistêmica e explicam a rara sobrevida de pacientes que apresentam queimaduras superiores a 40% da superfície corporal ou que apresentam lesões maciças de tecidos moles com excisão precoce incompleta da ferida.

### Resposta sistêmica hipermetabólica tardia à lesão
Os pacientes reanimados com sucesso com grandes queimaduras ou traumatismo importante sem queimadura apresentam redução inicial do débito cardíaco e da taxa metabólica. Após a reanimação bem-sucedida, ocorre uma resposta hipermetabólica, com quase o dobro do débito cardíaco e do gasto energético de repouso durante as 24 a 72 horas seguintes. A magnitude da resposta, que se torna maior com queimaduras maiores e lesões mais graves, atinge o pico em até duas vezes a taxa metabólica normal em pacientes saudáveis com queimaduras envolvendo 60% ou mais da área de superfície corporal. Essa resposta hipermetabólica é caracterizada por aumento da gliconeogênese, resistência à insulina e aumento do catabolismo proteico. Embora as causas dessas alterações fisiológicas não sejam bem compreendidas, elas parecem envolver a liberação sistêmica de produtos bacterianos, a quebra da disfunção da barreira gastrintestinal com translocação de bactérias e seus subprodutos para a circulação e o aumento na secreção de glucagon, cortisol e catecolaminas.

## MANIFESTAÇÕES CLÍNICAS
Todas as lesões envolvem a transmissão de energia para tecidos viáveis. Os mecanismos de lesão clássicos incluem contuso, penetrante, elétrico, térmico, explosão e esmagamento (Tabela 103.1), mas os mecanismos combinados são comuns. Por exemplo, os pacientes esmagados em desabamento de edifícios frequentemente apresentam um componente penetrante concomitante, e os pacientes que sofrem lesões por alta tensão elétrica frequentemente caem de um local alto, como um poste. Em todos os mecanismos, edema ou lesão vascular podem comprometer a perfusão e levar a lesão secundária.

As lesões contusas são comumente vistas em acidentes com veículos motorizados e quedas. As lesões são frequentemente multissistêmicas. As lesões penetrantes de tecidos moles variam amplamente (Figura 103.1), mas a preocupação geral é a possibilidade de lesão oculta em estruturas vasculares, ósseas ou viscerais. O grau do traumatismo está diretamente relacionado à energia da lesão. Por exemplo, tiros com alta velocidade causam mais ferimentos do que tiros com baixa velocidade porque eles criam um efeito de explosão local, chamado cavitação, ao longo de sua trajetória.

A lesão térmica (Figura 103.2) por qualquer mecanismo (chama, escaldadura, contato) está associada a lesão gradativa dos tecidos moles, descrita em graus. À medida que as lesões térmicas aumentam além de cerca de 15% da superfície corporal, ocorre um fenômeno de extravasamento capilar difuso que continua por 18 a 24 horas após a lesão e envolve tecido queimado e não queimado. Esse fenômeno pode resultar em colapso cardiovascular e é o principal distúrbio fisiológico subjacente ao estado de choque que acompanha as queimaduras.

A gravidade das lesões elétricas (Figura 103.3) varia com a voltagem, o fluxo de corrente e o tipo do contato. Lesões de baixa voltagem raramente estão associadas a sequelas a distância, enquanto as lesões de alta voltagem são comumente associadas a síndrome compartimental, complicações cardíacas, pigmentúria e outros traumatismos.

As lesões por esmagamento (Figura 103.4) incluem lesões diretas de tecidos moles, bem como dano isquêmico secundário decorrente de síndrome compartimental ou isquemia por reperfusão. As lesões ósseas, viscerais e vasculares associadas são comuns. As complicações sépticas maiores são comuns quando os tecidos moles necróticos não são excisados.

As lesões por explosão (Figura 103.5) são lesões complexas graduadas com quatro características: lesão primária em estruturas cheias de ar e no sistema nervoso central, lesão secundária de fragmentos em voo, lesão terciária de colisões com objetos estacionários e lesão quaternária de esmagamento associado ou outro traumatismo. As lesões por explosão de todos os tipos podem ser sutis ou ter apresentação clínica tardia, e lesões viscerais frequentemente não são diagnosticadas imediatamente.[2]

| Tabela 103.1 | Classes de lesões. | |
|---|---|---|
| **CLASSES DE LESÕES** | **IMPLICAÇÕES CLÍNICAS** | **ERROS COMUNS** |
| Por objeto contundente | Tecido mole graduado e lesão óssea, edema<br>Lesão vascular ou visceral oculta | Consequências tardias do edema<br>Lesão visceral não detectada e consequências secundárias |
| Por objeto penetrante | Lesões de tecidos moles e ossos variam com a energia do objeto agressor (p. ex., faca *versus* fragmento *versus* projetil de arma de fogo)<br>Lesão vascular ou visceral oculta | Lesão vascular ou visceral não detectada<br>Consequências secundárias de lesão vascular não detectada |
| Térmica | Lesão graduada do tecido mole (queimaduras de primeiro a quarto graus)<br>Fenômeno de extravasamento capilar | Avaliação inadequada do fenômeno de extravasamento capilar e consequente reanimação subótima<br>Avaliação inexata da ferida e reanimação excessiva<br>Progressão de lesão local inesperada |
| Por eletricidade | Lesão variável de tecidos moles com aumento de tensão elétrica e duração e tipo de contato | Lesão cardíaca e muscular oculta<br>Complicações da síndrome compartimental secundária |
| Por esmagamento | Lesão graduada de tecidos moles, ossos e vísceras com consequências secundárias de edema e de reperfusão | Subavaliação da gravidade da lesão<br>Isquemia muscular não é detectada em razão de isquemia primária e edema de reperfusão |
| Por explosão | Gravidade de lesão graduada (padrões de lesão primária a quaternária)<br>Lesão visceral oculta | Subavaliação dos componentes secundários, terciários e quaternários da lesão<br>Lesão visceral associada não é detectada |
| Por fragmentos | Múltiplas penetrações imprevisíveis com lesão visceral e vascular associada | Lesão visceral e vascular perdida<br>Traumatismo por explosão associado |

As lesões por fragmentos (Figura 103.6) são lesões penetrantes caracterizadas por múltiplos corpos estranhos de tamanho e energia variáveis, bem como trajetórias imprevisíveis. Tal como acontece com as lesões por explosão, a extensão total da lesão é frequentemente subestimada inicialmente.

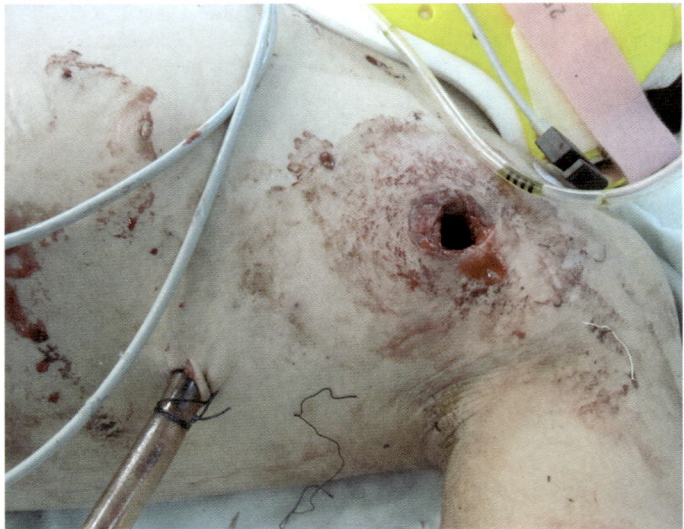

**FIGURA 103.1** A lesão penetrante geralmente está associada a traumatismo visceral e ósseo.

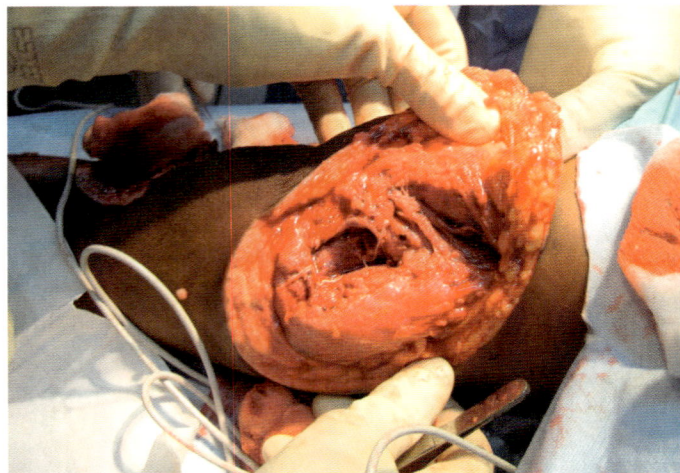

**FIGURA 103.4** Lesões por esmagamento são frequentemente associadas a lesões musculares profundas subestimadas.

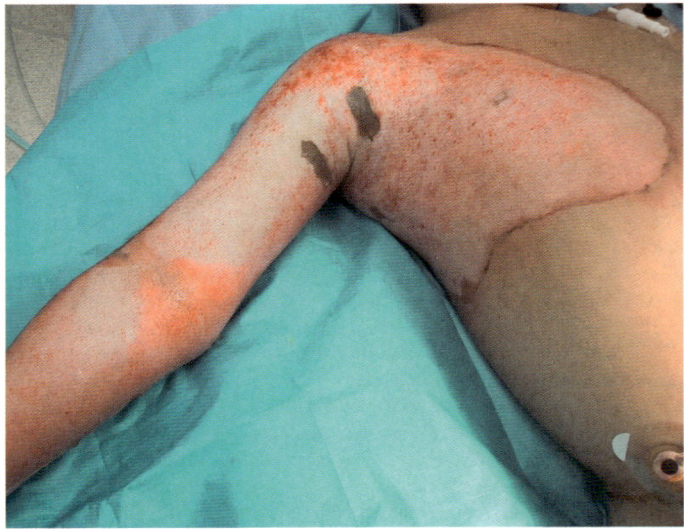

**FIGURA 103.2** A lesão térmica é de profundidade variável. A avaliação inicial geralmente subestima essa profundidade.

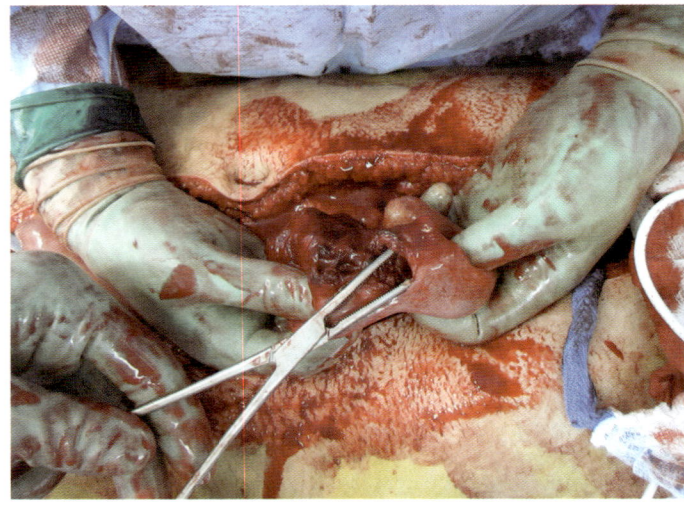

**FIGURA 103.5** A lesão por explosão é um complexo de quatro subtipos de lesão. Lesões não detectadas são comuns.

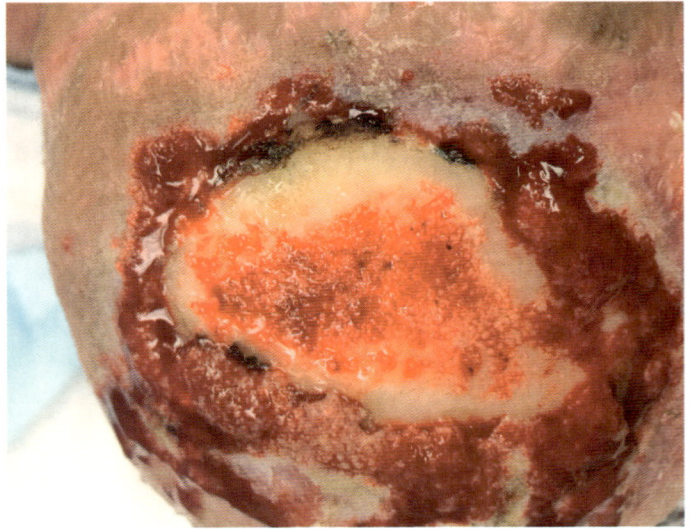

**FIGURA 103.3** Lesões elétricas podem estar associadas a uma série de sequelas sistêmicas, dependendo da intensidade da corrente e do padrão de fluxo.

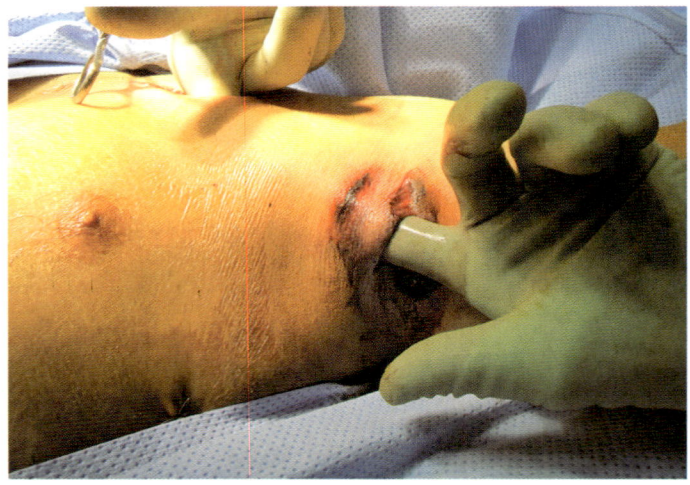

**FIGURA 103.6** Lesão por fragmentação é uma forma particular de lesão penetrante frequentemente associada a lesões perdidas.

## CAPÍTULO 103 Aspectos Clínicos do Traumatismo e das Queimaduras

## DIAGNÓSTICO E TRATAMENTO

O manejo de queimaduras e traumatismos complexos é mais bem-sucedido e custo-efetivo em programas de alto volume.[3] Os programas do centros de traumatismo e queimados enfatizam a natureza abrangente do atendimento a lesões, incluindo o envolvimento da comunidade com programas de prevenção de lesões, atendimento pré-hospitalar completo, reanimação e cirurgia precoces e reabilitação e reconstrução a longo prazo. A maioria dos programas inclui unidades de terapia intensiva e salas de cirurgia embutidas. A equipe multiprofissional inclui médicos, enfermeiros especializados, enfermeiros, fisioterapeutas e terapeutas ocupacionais, terapeutas respiratórios, psiquiatras, assistentes sociais e chefes de enfermagem. A coordenação e a comunicação programada são essenciais.

O cuidado de pacientes individuais com lesão multissistêmica grave é complexo e requer uma abordagem longitudinal em quatro fases.[3b] A fase um, que descreve a avaliação inicial e a reanimação, geralmente é concluída nas primeiras 24 horas. A fase dois inclui excisão inicial da ferida para pacientes queimados e cirurgia de reanimação inicial e estabilização da fratura para pacientes que não sofreram queimaduras. Esta fase frequentemente se sobrepõe à fase um, mas geralmente é concluída em 72 horas. A fase três envolve o fechamento definitivo da ferida para queimaduras e a conclusão da cirurgia para pacientes com traumatismo. A duração desta fase varia muito com a lesão, mas geralmente está completa no momento da alta. A fase quatro descreve o, às vezes, longo processo de reconstrução, reabilitação e reintegração. Essa fase do atendimento geralmente abrange a parte posterior da hospitalização aguda, a reabilitação do paciente internado e períodos variáveis de tempo no ambiente doméstico.

### Atendimento pré-hospitalar e transporte inter-hospitalar

Quando as transferências pré-hospitalares e inter-hospitalares estão sendo organizadas, as questões-chave incluem controle das vias respiratórias, acesso venoso seguro, colocação de cateteres nasogástricos e na bexiga, manutenção da temperatura corporal, infusão de líquido se o tempo de transporte for superior a 1 hora, documentação dos eventos relacionados com a lesão por membros da equipe que não estarão disponíveis na instituição de destino, esforços para notificar os membros da família e documentação clara de todas as intervenções. A hipotermia (Capítulo 101) é especialmente preocupante em pacientes queimados por causa da perda de calor por evaporação. Os veículos de transporte e as áreas de recepção do departamento de emergência devem ser aquecidos antes da chegada do paciente. Os curativos para queimaduras iniciais devem ser lençóis limpos e secos, em vez de curativos molhados. O resfriamento de uma ferida envolvendo menos de 15% da superfície corporal em minutos pode ajudar a limitar a profundidade da queimadura sem causar hipotermia sistêmica, enquanto o resfriamento após alguns minutos geralmente não é útil.

### Fase um: avaliação inicial e reanimação

#### Investigação primária

A abordagem organizada para a avaliação inicial de pacientes feridos requer investigações primárias e subsequentes com os pacientes. A investigação primária é uma pesquisa inicial para as principais alterações no *status* das vias respiratórias, circulatório ou neurológico que justifiquem a intervenção emergente. As vias respiratórias são controladas com intubação, se necessário. Um pneumotórax clinicamente óbvio (Capítulo 92) deve ser descomprimido e hemotórax deve ser diagnosticado e drenado. Em casos suspeitos, o tamponamento pericárdico (Capítulo 68) geralmente pode ser documentado ou excluído por ultrassonografia portátil à beira do leito. O acesso vascular é obtido e a reposição volêmica é iniciada. Uma avaliação neurológica muito breve (Capítulo 368), incluindo o uso da Escala de Coma de Glasgow, é crítica.

#### Investigação secundária

A investigação secundária inclui um exame físico muito mais detalhado após o controle das vias respiratórias e a estabilização hemodinâmica. O exame físico deve avaliar a existência de evidências de TCE fechado, fraturas de crânio e faciais e lesões oculares e auditivas, com baixo limiar para solicitação de tomografia computadorizada (TC) da cabeça. O pescoço deve ser estabilizado e avaliado à procura de possíveis lesões. As queimaduras devem ser categorizadas como de primeiro grau, envolvendo apenas a epiderme; de segundo grau, envolvendo porções variáveis de derme; de terceiro grau, envolvendo toda a derme; e de quarto grau, envolvendo gordura, músculos e ossos.

Uma preocupação constante é a lesão potencialmente perdida. No caso do atendimento inicial, lesões importantes podem passar despercebidas se o quadro clínico inicial não for exuberante. Infelizmente, muitas lesões, como hematoma epidural e perfurações do intestino delgado, são inicialmente sutis e tornam-se catastróficas horas ou dias depois. A melhor maneira de lidar com essa realidade difícil é ter uma abordagem altamente organizada que inclua uma avaliação inicial detalhada e reavaliação subsequente, de modo que todas as lesões potenciais sejam consideradas e razoavelmente descartadas.

Os projéteis de arma de fogo (PAFs) geralmente seguem um trajeto imprevisível através do tecido e do osso, aumentando, assim, a probabilidade de não detecção de lesão. Uma lesão visceral também pode passar despercebida nas lesões por fragmentação, especialmente porque a exploração cirúrgica de todos os locais potenciais de lesão muitas vezes é impraticável. A exploração selecionada é guiada por exame inicial e seriado e por exames de imagem, quando disponíveis.

Devem ser obtidos estudos laboratoriais e de imagem adequados. O objetivo fundamental é considerar cuidadosamente o mecanismo de lesão e excluir todas as lesões ocultas em potencial com um nível razoável de confiança. As lesões de alta energia, como queimaduras elétricas, colisões de veículos motorizados e explosões, são notórias por gerar lesões significativas que não são percebidas durante a avaliação inicial. A ultrassonografia à beira do leito surgiu como um método de rotina, rápido e reproduzível para avaliar o líquido abdominal, geralmente sangue. A tomografia computadorizada da cabeça, tórax, abdome e pelve são justificados se o mecanismo de lesão for consistente com TCE ou traumatismo abdominal, e os exames de imagem convencionais com TC seletiva são tão bons quanto a TC de corpo inteiro imediata. O exame de imagem rápido[A1] suplantou amplamente a exploração cirúrgica para fins diagnósticos, exceto em pacientes instáveis, nos quais a exploração cirúrgica imediata é realizada para hemorragia em curso.

#### *Lesões torácicas*

O pneumotórax hipertensivo (Capítulo 92), hemotórax, tamponamento cardíaco (Capítulo 68), tórax instável, pneumotórax aberto e ruptura da aorta torácica (Capítulo 69) estão entre as lesões potencialmente fatais que devem ser consideradas durante os levantamentos primário e secundário. Todos os pacientes com traumatismo devem ter uma radiografia de tórax em decúbito dorsal para examinar os campos pulmonares, o contorno do mediastino e a parede torácica. A lesão da aorta torácica é geralmente uma complicação imediatamente fatal da lesão grave de aceleração-desaceleração, mas alguns pacientes apresentam hematoma mediastinal contido que exige diagnóstico urgente e tratamento clínico ou cirúrgico.

Deve-se suspeitar de contusão miocárdica em pacientes com traumatismo fechado, especialmente se houver fratura do esterno ou fratura de costela anterior. Essas lesões cardíacas contusas podem resultar em anormalidades eletrocardiográficas, arritmias ventriculares e choque cardiogênico. As lesões da artéria coronária são incomuns, embora lacerações e dissecções possam ocorrer e exijam intervenção coronária percutânea emergente semelhante a um infarto do miocárdio com supradesnivelamento de ST típico (Capítulo 64).

*Commotio cordis* é a parada cardíaca súbita (Capítulo 57) após traumatismo torácico agudo contuso causado por bolas de softbol e beisebol, discos de hóquei ou colisões. O traumatismo provavelmente ocorre durante um período eletricamente vulnerável entre 30 e 15 ms antes do pico da onda T e produz fibrilação ventricular. A morte é essencialmente universal, a menos que a vítima receba reanimação cardiopulmonar imediata.

#### *Lesões abdominais*

O fígado e o baço são os órgãos intra-abdominais mais frequentemente lesados. Os resultados sugeridos no exame físico incluem fraturas das costelas inferiores, dor ou sensibilidade no quadrante superior e dor referida no ombro secundária à irritação diafragmática. A TC é o exame de escolha. As lesões de alto grau exigem cirurgia, mas a maioria das lesões menores pode ser tratada clinicamente. A ultrassonografia abdominal focalizada tem sensibilidade de 95% para detecção de sangue livre no abdome (Figura 103.7), mas geralmente não é capaz de identificar a fonte. Uma alternativa para pacientes instáveis ou em ambientes com poucos recursos é a aspiração ou lavagem peritoneal diagnóstica. A TC abdominal é um determinante confiável de lesão intraperitoneal e retroperitoneal (Figura 103.8) e é preferível à aspiração diagnóstica ou lavado em pacientes estáveis.

#### *Lesões da cabeça e da coluna vertebral*

Os distúrbios neurológicos dominam, com frequência, a qualidade do desfecho a longo prazo. A avaliação inicial do paciente com neurotrauma concentra-se na detecção de causas reversíveis da pressão intracraniana elevada ou perfusão reduzida (Capítulo 371), mas a mensuração de rotina das pressões intracranianas não melhora o desfecho.[A7] Embora muitos desfechos sejam fixados desde o momento da lesão, as oportunidades de intervenção precoce não devem ser perdidas. É particularmente importante evitar lesão neurológica secundária, mais comumente em razão de perfusão reduzida por hipotensão e edema cerebral.

A prevenção da lesão da medula espinal (Capítulo 371) e a avaliação da coluna vertebral para verificar se há ruptura óssea e ligamentar também

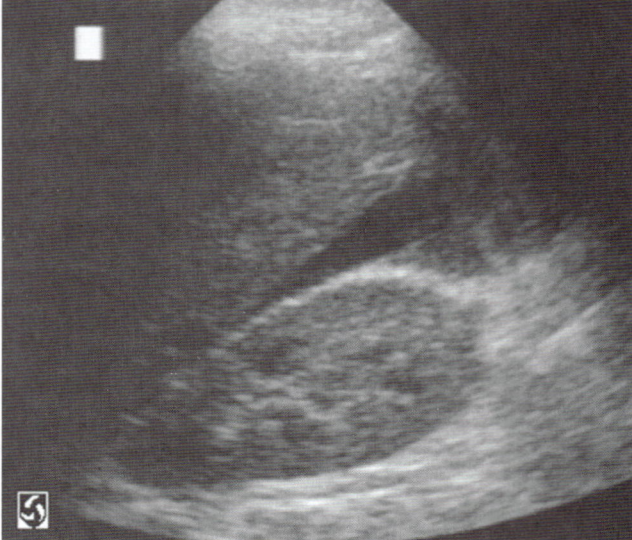

**FIGURA 103.7** **Ultrassonografia abdominal focal (FAST) positiva em vítima de traumatismo.** Existe uma coleção de líquido que aparece como uma faixa preta entre o fígado e o rim. A imagem branca é a gordura ao redor do rim. Essas descobertas são consistentes com uma coleção de líquido na bolsa de Morison (recesso entre o fígado e o rim). (Cortesia do Dr. Robert H. Demling.)

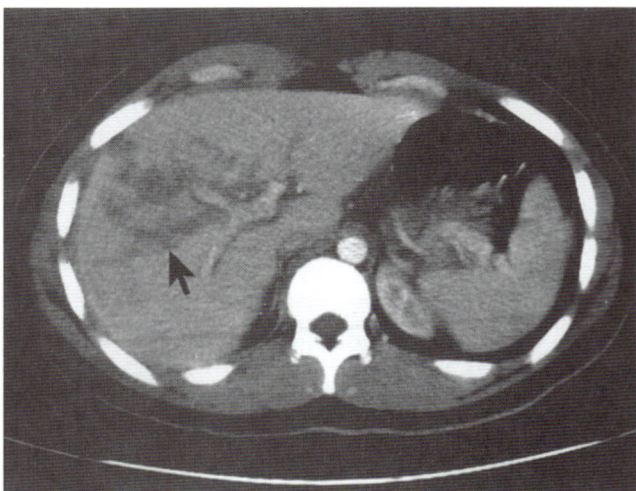

**FIGURA 103.8** **Lesão abdominal.** TC do abdome mostra uma lesão no lobo direito do fígado (*seta*). (Cortesia do Dr. Robert H. Demling.)

são componentes importantes da avaliação inicial. TC com multidetectores podem ser obtidas rapidamente para detectar lesões vertebrais ocultas, e RM de rotina raramente é indicada clinicamente.[4]

Uma abordagem multidisciplinar para avaliação e controle da dor e da ansiedade em pacientes feridos tem benefícios importantes a curto e longo prazos.[5] Uma abordagem organizada facilita lidar com a dor e ansiedade inevitáveis de maneira organizada e consistente e possibilita que a unidade determine a efetividade de novas intervenções.

### Investigação terciária
A investigação terciária consiste em exames físicos repetidos e planejados, geralmente 1 ou 2 dias após a admissão, frequentemente acompanhados por exames de imagem específicos.[6] A meta é detectar lesões sutis que poderiam causar morbidade significativa a longo prazo. Exemplos incluem fraturas menores do punho ou do pé, pequenas lacerações profundas do couro cabeludo, lesões sutis nos olhos e algumas lesões abdominais, especialmente perfurações duodenais ou colônicas retroperitoneais. Essas lesões podem se tornar a fonte dominante de morbidade a longo prazo do paciente se não forem percebidas durante a avaliação inicial e o tratamento.

## Principais questões de manejo
### Reposição volêmica
A meta clínica é administrar líquido adequado, mas não excessivo, garantindo que os tecidos moles não se tornem isquêmicos, aumentando a pressão sob a escara inelástica ou os compartimentos musculares tensos. A gravidade do choque hemorrágico deve ser avaliada e tratada adequadamente (Tabela 103.2).

Para os pacientes queimados, várias fórmulas com base no peso, na área de superfície e nas dimensões da queimadura foram desenvolvidas ao longo dos anos. Trata-se de guias gerais e o monitoramento fisiológico é necessário com titulação individual de infusões para atender os *endpoints* da reposição volêmica, como débito urinário, déficit de base e sinais vitais (e-Tabela 103.1).[7]

Quando pacientes com traumatismo e queimados recebem reposição volêmica bem-sucedida, a integridade capilar geralmente retorna em 18 a 24 horas e a demanda de líquido cai para aproximadamente 1,5 vez a demanda de manutenção na maioria dos pacientes. Com a redução da velocidade de infusão de solução cristaloide isotônica, o cuidado tópico de grandes feridas terá um grande impacto sobre os eletrólitos séricos. As feridas tratadas com antimicrobianos tópicos não aquosos, como creme de sulfadiazina de prata ou creme de acetato de mafenida, promovem perda de água transtecidual e geram necessidade de água livre. Em comparação, as feridas tratadas com agentes tópicos aquosos estão associadas à perda eletrolítica e à hiponatremia secundária (Capítulo 108). Os níveis séricos de potássio, cálcio e magnésio (Capítulos 109 a 111 e 232) devem ser monitorados com frequência e repostos conforme necessário. Na maioria dos pacientes, a alimentação enteral (Capítulo 204) pode ser iniciada.

As práticas atuais de reposição volêmica em pacientes vítimas de traumatismo enfatizam a "hipotensão permissiva" inicial para reduzir sangramento precoce (Capítulos 96 e 98). Pacientes com pressões arteriais sistêmicas médias na faixa de 60 a 80 mmHg são reanimados inicialmente para hipotensão modesta (*i. e.*, a faixa de 80 a 90 mmHg) se eles estiverem alertas e bem perfundidos. Eles são então levados rapidamente para o centro cirúrgico para controle cirúrgico antes de atingir um estado normotenso. O uso precoce de hemoderivados, como plasma fresco congelado e hemácias, em vez de soluções cristaloides, pode minimizar a coagulopatia e melhorar os resultados em pacientes com hemorragia rápida. Nos pacientes com traumatismo grave e sangramento importante, a administração precoce de plasma, plaquetas e hemácias em uma razão de 1:1:1 de unidades de infusão é melhor do que uma razão de 1:1:2 para atingir a hemostasia e reduz a morte precoce decorrente da exsanguinação.[A3] O uso liberal de torniquetes e curativos compressivos antes da cirurgia melhora ainda mais o desfecho porque reduz a perda de sangue. Entre as várias soluções cristaloides, nenhuma parece ter vantagens ou desvantagens óbvias para o tratamento da hemorragia. O ácido tranexâmico (p. ex., dose de ataque de 1 g durante 10 minutos, em seguida, infusão de 1 g durante 8 horas), que inibe a trombólise, começando nas primeiras 8 horas após a lesão, reduz o sangramento em pacientes selecionados que precisam de transfusão maciça.

Urina pigmentada é um achado comum em lesões causadas por alta voltagem, compressão e explosão ou lesão térmica muito profunda. A mioglobina e a hemoglobina que são liberadas do músculo lisado (Capítulo 105) e das hemácias causam a pigmentação. Para evitar lesão tubular renal (Capítulo 112), soluções cristaloides devem ser infundidas para atingir um débito urinário de 2 mℓ/kg/h (Capítulo 105).

### Procedimentos descompressivos
Um componente importante da avaliação inicial do paciente traumatizado e queimado é encontrar e corrigir síndromes compartimentais antes que ocorra isquemia irreversível do tecido.[8] A perfusão dos membros pode ser comprometida por queimaduras inelásticas quase circunferenciais, e os envoltórios fasciais normais dos principais grupos musculares podem causar alta pressão nos tecidos moles se os músculos forem lesados por esmagamento, lesão térmica ou elétrica ou em associação com fraturas importantes. Nos membros em risco devem ser colocados curativos de gaze para facilitar a avaliação frequente de temperatura, flexibilidade, movimento voluntário, dor com movimento passivo, pulsações detectáveis e fluxo de baixa pressão para preenchimento capilar e sinais de Doppler nos vasos digitais e nas polpas digitais. Ao avaliar o enchimento capilar, é importante elevar o membro, porque mesmo uma extremidade mosqueada não perfundida apresenta enchimento venoso quando está pendente. As mensurações das pressões compartimentais são valiosas em alguns pacientes e a descompressão é recomendada quando as pressões medidas são superiores a 30 cmH$_2$O. Na maioria das situações, exames físicos seriados são suficientes para determinar a necessidade de escarotomia ou fasciotomia, evitando, assim, o risco de semeadura de bactérias imposto pela introdução de cateteres de monitoramento de pressão através de feridas contaminadas. Os membros comprometidos devem ser prontamente descomprimidos por escarotomia ou fasciotomia antes do desenvolvimento de necrose tecidual irreversível (e-Figura103.1).

### Síndrome compartimental abdominal
Se as vísceras abdominais ficarem extremamente edemaciadas, pode ocorrer a síndrome compartimental abdominal. Esta síndrome, geralmente causada por edema da parede intestinal, ocorre após traumatismo abdominal ou

## Tabela 103.2 — Categorização e tratamento inicial do choque hemorrágico*

|  | CLASSE I | CLASSE II | CLASSE III | CLASSE IV |
|---|---|---|---|---|
| Perda de sangue (mℓ) | ≤ 750 | 750 a 1.500 | 1.500 a 2.000 | ≥ 2.000 |
| Perda de sangue (% do volume de sangue) | ≤ 15 | 15 a 30 | 30 a 40 | ≥ 40 |
| Frequência de pulso | < 100 | > 100 | > 120 | ≥ 140 |
| Pressão arterial | Normal | Normal | Diminuída | Diminuída |
| Enchimento capilar | Normal | Positivo | Positivo | Positivo |
| Frequência respiratória | 14 a 20 | 20 a 30 | 30 a 40 | > 35 |
| Débito urinário (mℓ/h) | ≥ 30 | 20 a 30 | 5 a 15 | Insignificante |
| Estado mental | Um pouco ansioso | Ligeiramente ansioso | Ansioso e confuso | Confuso e letárgico |
| Reposição volêmica (regra 3:1) | Solução cristaloide | Solução cristaloide | Solução cristaloide + sangue | Solução cristaloide + sangue |

*Com base em um adulto de 70 kg. (De Demling RH, Gates JD. Medical aspects of trauma and burn care. In: Goldman L, Schafer AI, eds. *Goldman's Cecil Medicine*. 24th ed. Philadelphia: Saunders-Elsevier; 2012.)

após o intestino ser reperfundido por terapias de reanimação. Quando as pressões intra-abdominais excedem 25 mmHg (34 cmH$_2$O), há comprometimento do fluxo sanguíneo renal, do retorno do sangue na veia cava inferior e da excursão diafragmática. Essa síndrome se manifesta, tipicamente, com oligúria, hipotensão e dificuldade ventilatória. O diagnóstico é feito por exame físico e medição da pressão da bexiga. O tratamento consiste em laparotomia com fechamento abdominal temporário.

### Fase dois: cuidados cirúrgicos iniciais

A fase dois inclui excisão da ferida no caso de pacientes queimados e cirurgia de reanimação inicial e estabilização da fratura para pacientes que não sofreram queimaduras. Esta fase frequentemente se sobrepõe à fase um, mas geralmente é concluída em 72 horas. Várias equipes cirúrgicas especializadas podem precisar ser coordenadas por um cirurgião de trauma que dirija o atendimento geral e concilie as prioridades conflitantes.

### Excisão precoce de feridas

O desbridamento excisional de tecidos moles inviáveis ou queimaduras profundas durante os primeiros dias após a lesão, antes que ocorra colonização microbiana significativa, reduzirá a incidência e a gravidade da sepse por queimaduras, esmagamento ou outro traumatismo de tecidos moles.

### Cirurgia para controle de danos

A cirurgia para controle de danos identifica as tarefas cirúrgicas mais importantes que precisam ser realizadas para salvar a vida do paciente e apenas estas são realizadas inicialmente, possibilitando, assim, que um paciente mais estável seja operado posteriormente em um procedimento que frequentemente é bastante demorado. O exemplo prototípico é para o traumatismo abdominal, quando o sangramento e a contaminação gastrintestinal são tratados inicialmente, mas o abdome é deixado aberto para que um paciente aquecido e mais estável possa retornar à sala de cirurgia em 12 a 36 horas para anastomose intestinal definitiva e fechamento abdominal. Este conceito também pode ser aplicado ao sistema de atendimento ao trauma. Se vários pacientes precisarem compartilhar recursos limitados da sala de cirurgia, essa abordagem possibilita que mais pacientes sejam tratados em caráter de urgência.[9]

### Fixação precoce de fratura

A fixação cirúrgica precoce de fraturas de ossos longos beneficia os pacientes feridos, reduzindo as complicações da imobilização, melhorando a reabilitação e, provavelmente, reduzindo o estado inflamatório sistêmico e a tendência a complicações tromboembólicas.

### Profilaxia de complicações tromboembólicas, hemorragia gastrintestinal e infecção

O traumatismo incita um estado de hipercoagulabilidade e os pacientes com ferimentos graves são propensos a trombose venosa profunda (TVP) e embolia pulmonar. A profilaxia com heparina de baixo peso molecular (HBPM) e/ou meias de compressão automática tornou-se rotina na maioria dos programas de traumatismo.

Durante a fase hipodinâmica inicial, que apresenta fluxo sanguíneo esplâncnico reduzido, pode ocorrer hemorragia digestiva no paciente com ferimentos ou queimaduras graves. Essa complicação pode ser substancialmente reduzida com a profilaxia farmacológica de rotina, incluindo inibidores da bomba de prótons ou bloqueadores do receptor de histamina-2.

Ensaios clínicos randomizados não apoiam o uso de antibióticos profiláticos, mesmo em pacientes queimados, exceto talvez naqueles que tenham queimaduras graves e precisem de ventilação mecânica ou que tenham sido submetidos a enxertos de pele de espessura parcial.[A4] No entanto, a observação cuidadosa e a realização imediata de culturas em pacientes febris são essenciais para o tratamento ideal.

### Cuidados críticos para o paciente com ferimentos ou queimaduras

Muitos pacientes com ferimentos precisam de intubação e ventilação mecânica transitória (Capítulo 97) para viabilizar a reanimação, a avaliação e os cuidados iniciais. Alguns pacientes desenvolvem insuficiência respiratória (Capítulo 96), exigindo suporte ventilatório prolongado.

Múltiplos fatores mecânicos e da lesão contribuem para a insuficiência respiratória em vítimas de traumatismo, incluindo traumatismos da parede torácica e contusão pulmonar. Em pacientes com lesões mais graves, incluindo tórax instável, a fixação das costelas é uma intervenção útil.

Em pacientes queimados, a lesão por inalação (Capítulo 88) é uma causa importante de insuficiência respiratória.[10] O diagnóstico da lesão por inalação é mais bem feito pela anamnese e pelo achado de vibrissas nasais chamuscadas e restos carbonáceos na boca e na faringe no exame clínico (e-Figura 103.2). A princípio, as radiografias de tórax são geralmente normais. Pode-se observar envenenamento por monóxido de carbono (Capítulo 88) associado à lesão por inalação; o padrão de conduta é oxigênio a 100% na pressão atmosférica predominante por 6 horas, com oxigênio hiperbárico reservado para pacientes com nível de carboxi-hemoglobina acima de 30% ou com alterações neurológicas.

Pneumonia (Capítulo 91) ou traqueobronquite (Capítulo 90) ocorrem em cerca de 30% dos pacientes queimados com lesões por inalação. A síndrome de desconforto respiratório agudo (Capítulo 96) também é comum em pacientes com queimaduras e traumatismos, sobretudo aqueles que desenvolvem sepse, pneumonia e falência de múltiplos órgãos. A antibioticoterapia é direcionada pela coloração de Gram e pelas culturas do escarro e não deve ser prolongada além de um ciclo terapêutico de 7 a 10 dias. A desobstrução pulmonar vigorosa, com broncoscopia direcionada para remover as secreções em pacientes selecionados, é um componente importante do tratamento.

### Distúrbios metabólicos pós-reanimação

Nos dias seguintes à reanimação bem-sucedida, previsivelmente ocorre um estado hiperdinâmico, caracterizado por alto débito cardíaco e baixa resistência periférica. A excisão do tecido necrótico, a prevenção da isquemia do tecido pelo reparo das lesões vasculares e o manejo imediato das síndromes compartimentais minimizarão o ônus do tecido necrótico e reduzirão as infecções pós-lesão e o hipermetabolismo (e-Figura 103.3).

Já foram elaboradas algumas fórmulas para predizer as necessidades calóricas não proteicas (e-Tabela 103.2). Uma estimativa muito grosseira das necessidades calóricas pressupõe valores de 25 a 35 kcal/kg/dia, com o valor mais baixo se aplicando a pacientes mais estáveis e mais idosos e o valor mais alto se aplicando a pacientes mais jovens e com ferimentos mais graves. A administração de 2 a 3 g de proteína por quilograma por dia atenderá adequadamente às necessidades da maioria dos pacientes feridos.

De modo ideal, a via de suporte nutricional é a enteral (Capítulo 204), começando já durante a reanimação. No entanto, alguns pacientes, sobretudo aqueles com lesões abdominais e muito graves ou aqueles com sepse associada, não tolerarão a alimentação enteral nas taxas desejadas e necessitarão de nutrição parenteral suplementar para garantir o aporte de todos os nutrientes necessários (Capítulo 204).

A modificação segura e confiável de componentes adversos da resposta hipermetabólica, sobretudo o catabolismo proteico, tem se mostrado difícil. Os agentes anabólicos, como o hormônio de crescimento humano recombinante e os esteroides anabolizantes, ajudam a restaurar o balanço positivo de nitrogênio, mas não são usados universalmente em razão de suas complicações, alto custo e dados conflitantes em relação à eficácia. Outras intervenções, como antipiréticos, bloqueadores beta-adrenérgicos, suplementação beta-adrenérgica, agentes anti-inflamatórios não esteroides, hormônio de crescimento recombinante, fator de crescimento semelhante à insulina-I e esteroides anabolizantes, já foram tentadas, mas os dados disponíveis são inadequados para apoiar o uso de qualquer uma dessas terapias como padrão de cuidado.

### Complicações sépticas e falência de múltiplos órgãos
Pacientes feridos correm risco elevado de todos os tipos de complicações infecciosas (Capítulo 266). Disfunção de múltiplos órgãos e choque séptico (Capítulo 100) são manifestações da inflamação sistêmica não controlada induzida por infecção grave.

### Fase três: cuidados cirúrgicos definitivos
A fase três envolve o fechamento definitivo da ferida no caso das queimaduras e a cirurgia de conclusão para vítimas de traumatismo. Em vítimas de traumatismo sem queimaduras, esta fase envolve a remoção de curativos a vácuo e o fechamento definitivo, fechamento de locais de fasciotomia e fixação de fraturas de face. A duração dessa fase varia muito dependendo da lesão, mas geralmente está concluída por ocasião da alta hospitalar. Por exemplo, em pacientes queimados, esta fase do cuidado é definida pela substituição de membranas temporárias por enxertos permanentes e o enxerto importante, mas demorado, de mãos e rosto.

### Fase quatro: reabilitação e reintegração
A fase quatro descreve o processo, ocasionalmente prolongado, de reconstrução, reabilitação e reintegração.[11] Esta fase do atendimento pode começar na enfermaria de reabilitação e progredir para o ambiente doméstico. Dependendo das características específicas da lesão, a fase 4 pode levar de algumas semanas a meses ou anos. Exercícios passivos diários de amplitude de movimento, imobilização, posicionamento antideformidade e fortalecimento conseguem reduzir a frequência dessas complicações.

O ambiente da recuperação é uma consideração terapêutica importante. Os dados sugerem que traços específicos da família têm grande impacto em vários aspectos da recuperação e que alguns podem ser modificados. Os recursos da comunidade podem ser usados para melhorar a recuperação e são uma parte importante do planejamento para a alta.

## REABILITAÇÃO DO PACIENTE FERIDO

### Reabilitação do paciente em estado crítico
A amplitude de movimento passiva, a imobilização e o posicionamento antideformidade minimizarão a contração capsular e o encurtamento dos grupos de tendões e músculos que, de outra forma, ocorreriam com a imobilização prolongada.

A recuperação emocional após um traumatismo grave pode ser limitada por lesão neurológica e estresse pós-traumático. Essas questões podem ser antecipadas e seus efeitos adversos atenuados pelo envolvimento precoce e contínuo de apoios emocionais para a família e o paciente. Idealmente, recursos psiquiátricos, de serviço social e psicológicos estão disponíveis.

## CONSIDERAÇÕES ESPECIAIS

### Lesão causada por eletricidade
A parada cardiorrespiratória pode ser provocada por lesão causada por baixa tensão elétrica,[a] mas é mais comum na lesão elétrica de alta voltagem. A necrose tecidual extensa também pode liberar potássio suficiente para causar disfunção cardíaca. Como as arritmias cardíacas podem ocorrer novamente após a reanimação ou se desenvolver 24 a 48 horas após a lesão, todos os pacientes que sofreram lesão elétrica de alta voltagem devem ser submetidos ao monitoramento eletrocardiográfico contínuo durante pelo menos 24 a 48 horas após a última arritmia documentada.

A princípio, a necrose muscular profunda pode ser inaparente; portanto, muitos pacientes se beneficiam de avaliação cirúrgica seriada e desbridamento. A recuperação da função após lesão elétrica direta do nervo é rara. Por outro lado, é frequente a recuperação dos nervos que não são lesados diretamente. Raramente, uma síndrome polineurítica de início relativamente tardio provoca déficits na função de nervos periféricos muito distantes dos pontos de contato. Dos pacientes hospitalizados com lesões graves causadas por alta tensão elétrica, cerca de 8% morrem e outros 22% têm déficits neurológicos permanentes, apesar dos cuidados ideais. A maioria dos pacientes com lesões causadas por baixas tensões elétricas, como as que podem ser causadas por queimaduras de choque elétrico, também desenvolvem sequelas a longo prazo, incluindo neurológicas (perda de memória, dormência, cefaleia, dor crônica, fraqueza) e sintomas musculoesqueléticos (dor, amplitude de movimento reduzida, contratura).

### Lesão causada por raios
A parada cardiorrespiratória é comum em pacientes atingidos por um raio. As "flores de Lichtenberg" são um fenômeno cutâneo evanescente comumente visto em pacientes atingidos por um raio (Figura 103.9). O coma também é comum de forma aguda, mas melhora tipicamente em algumas horas. A ceraunoparalisia, que é a paralisia induzida por um raio, é caracterizada por parestesias e paralisia geralmente transitórias que se desenvolvem durante vários dias e tipicamente envolvem os membros inferiores. Ruptura de membranas timpânicas e perda auditiva também podem ocorrer. Quando a reanimação cardiopulmonar é instituída imediatamente, cerca de dois terços das vítimas de raios sobrevivem, e déficits neurológicos persistentes são relativamente incomuns.

### Considerações nos extremos da idade
Os pacientes feridos que pertencem aos extremos etários trazem consigo várias questões fisiológicas e psicossociais importantes que afetam diretamente seus cuidados (e-Tabela 103.3). Os adultos mais velhos não têm as mesmas reservas fisiológicas dos jovens (Capítulo 22). A função cardiopulmonar pode estar comprometida e a doença vascular periférica é comum. A massa e a força dos músculos respiratórios estão frequentemente reduzidas. A redução da reserva renal aumenta a sensibilidade a medicamentos nefrotóxicos. A pele está relativamente atrofiada e, consequentemente, tolera mal a queimadura e a coleta de pele íntegra para enxerto. As necessidades nutricionais não são bem previstas pelas equações padrão.

Como resultado, um agravo importante é, com frequência, o evento que modifica a condição de vida subsequente de uma pessoa idosa. Frequentemente, as lesões resultam de alterações cognitivas ou funcionais (Capítulo 24) e podem estar associadas a episódios de síncope (Capítulo 56) que precisam ser avaliados simultaneamente. A reanimação deve ser considerada cuidadosamente se as queimaduras forem muito grandes ou se o traumatismo for grave. Os dados sugerem que a taxa de mortalidade é de quase 90% em pacientes com mais de 60 anos, com queimaduras em mais de 40% da superfície corporal e com lesão por inalação concomitante. Os pacientes podem ter diretivas antecipadas de vontade, famílias interessadas ou representantes legais para cuidados de saúde que devem ser consultados o mais cedo possível (Capítulo 3).

Adultos mais velhos apresentam questões psicossociais singulares para os centros de tratamento de queimados (CTQ) e de traumatismo. Alguns

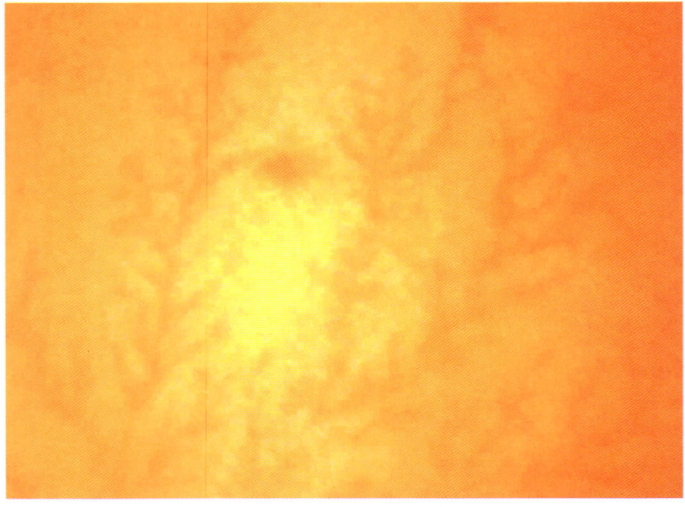

**FIGURA 103.9** As "flores de Lichtenberg" são um fenômeno cutâneo evanescente comumente observado em pacientes atingidos por um raio.

---
[a] N.R.T.: A grandeza elétrica erroneamente denominada voltagem é, na verdade, a tensão elétrica, que também pode ser chamada de diferença de potencial elétrico (DDP). A palavra voltagem existe porque a unidade que representa a tensão elétrica é o volt, da qual se derivou a palavra voltagem.

adultos mais velhos vivem sozinhos ou têm cônjuges que não conseguem prestar os cuidados necessários após a alta hospitalar, transporte ou suporte geral. Os filhos podem morar longe e não ter condições de manter esses adultos mais velhos. Os planos de alta hospitalar podem ser muito complexos, exigindo a combinação de muitos recursos da comunidade, e têm de ser iniciados precocemente.

### Recomendações de grau A

A1. Sierink JC, Treskes K, Edwards MJ, et al. Immediate total-body CT scanning versus conventional imaging and selective CT scanning in patients with severe trauma (REACT-2): a randomised controlled trial. Lancet. 2016;388:673-683.
A2. Chesnut RM, Temkin N, Carney N, et al. A trial of intracranial-pressure monitoring in traumatic brain injury. N Engl J Med. 2012;367:2471-2481.
A3. Holcomb JB, Tilley BC, Baraniuk S, et al. Transfusion of plasma, platelets, and red blood cells in a 1:1:1 vs a 1:1:2 ratio and mortality in patients with severe trauma: the PROPPR randomized clinical trial. JAMA. 2015;313:471-482.
A4. Ramos G, Cornistein W, Cerino GT, et al. Systemic antimicrobial prophylaxis in burn patients: systematic review. J Hosp Infect. 2017;97:105-114.

### REFERÊNCIAS BIBLIOGRÁFICAS

As referências bibliográficas, bem como os outros materiais suplementares deste livro, encontram-se no GEN-IO, nosso ambiente virtual de aprendizagem.

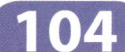

# ACIDENTES POR ANIMAIS PEÇONHENTOS

STEVEN A. SEIFERT, RICHARD DART E JULIAN WHITE

**Tabela 104.1** Impacto global anual estimado de alguns grupos importantes de animais peçonhentos que atacam seres humanos.

| GRUPOS DE ANIMAIS PEÇONHENTOS | NÚMERO ESTIMADO DE NOVOS CASOS POR ANO | NÚMERO ESTIMADO DE CASOS FATAIS POR ANO |
|---|---|---|
| Cobras venenosas | > 2,5 milhões | > 100.000 |
| Escorpiões | > 1 milhão | < 5.000 |
| Insetos peçonhentos | > 1 milhão | > 1.000 (principalmente em razão da reação anafilática ao veneno injetado na picada) |
| Águas-vivas | > 1 milhão | < 100 |
| Aranhas | > 100.000 | < 100 |
| Peixes espinhosos peçonhentos e arraia | > 100.000 | < 10 |
| Carrapatos do gênero *Ixodes* | > 1.000 | < 10 |
| Moluscos peçonhentos (cefalópodes do gênero *Hapalochlaena*, caramujos do gênero *Conus*) | < 1.000 | < 10 |

## EPIDEMIOLOGIA

Os acidentes por animais peçonhentos[a,b] (p. ex., picada de cobra, picada de aranha, picadas de escorpião, picadas de cnidários como água-viva) podem parecer uma condição clínica rara, mas afeta milhões de seres humanos anualmente e resulta em centenas de milhares de mortes (Tabela 104.1). Por exemplo, o número anual de picadas de cobra venenosa é estimado em mais de 2,5 milhões por ano, com mais de 100.000 mortes e, portanto, uma taxa de letalidade de cerca de 1:25. Outro acidente por animal peçonhento comum, picada por água-viva, ocorre em mais de 1 milhão de pessoas por ano, com uma taxa de letalidade de cerca de 1:10.000.

## BIOPATOLOGIA

Os acidentes ocorrem quando um animal peçonhento injeta, geralmente por meio de picada ou ferroada, uma dose significativa de veneno em um animal-alvo.[c] Um animal peçonhento pode picar sem injetar veneno suficiente para causar efeitos ("picada seca"); portanto, nem sempre ocorrem efeitos adversos. Algumas espécies de cobras não são consideradas peçonhentas porque não têm aparato inoculador de veneno.

O veneno é uma mistura frequentemente complexa de várias substâncias, incluindo toxinas. Os venenos podem ser produzidos em glândulas especializadas (p. ex., cobras venenosas, escorpiões, aranhas, caramujos do gênero *Conus*, peixes da família Trachinidae, cnidários) ou estruturas celulares (p. ex., nematocistos de medusas), ou podem ser adquiridos do ambiente e concentrados em glândulas/órgãos específicos (p. ex., polvos venenosos). A função do veneno é auxiliar o animal como predador e/ou na defesa contra a predação.

## MANIFESTAÇÕES CLÍNICAS E DIAGNÓSTICO

A maioria dos acidentes por animais peçonhentos é acompanhada por alterações na pele, comumente no local da picada ou ferroada (Figura 104.1). Os venenos de cobra, carrapato, polvos (cefalópodes) do gênero *Hapalochlaena* e caramujos do gênero *Conus* comprometem a transmissão na junção neuromuscular e causam paralisia (Tabela 104.2). Alguns escorpiões, aranhas e águas-vivas têm venenos que podem causar neurotoxicidade excitatória, com dor, sudorese, efeitos autônomos, cardiotoxicidade e edema pulmonar. Alguns venenos de cobra, escorpião e taturana (lagarta) provocam anormalidades hematológicas que resultam em trombose ou sangramento descontrolado. O veneno de outras cobras, escorpiões, aranhas e cnidários (p. ex., águas-vivas) comumente provocam danos teciduais, podendo evoluir para necrose na área da lesão.

Os elementos cruciais da anamnese incluem horário, lugar e circunstâncias da picada ou ferroada; se o paciente foi ferroado/picado uma ou várias vezes; descrição do animal agressor, se testemunhado; o tipo e o momento da aplicação dos primeiros socorros; o tipo e a hora de início de quaisquer sintomas; história patológica pregressa relevante e quaisquer medicamentos usados. Alguns cenários de acidentes com animais peçonhentos (p. ex., tentativa de capturar ou matar um animal agressor; coleções de animais peçonhentos, múltiplas picadas por uma colônia de animais marinhos) podem incluir múltiplas ferroadas ou picadas e podem incluir múltiplos animais peçonhentos. Quaisquer sintomas de efeitos tóxicos específicos (p. ex., sintomas de paralisia progressiva, neuroexcitação, miólise, coagulopatia, cardiotoxicidade, lesão

---

[a]N.R.T.: Segundo dados do Ministério da Saúde (MS) – Sistema de Notificação de Agravos (SINAN) –, ocorreram 1.180.844 acidentes por serpentes de 1975 a 2015 e o mesmo número para aranhas, além de 521.977 por escorpiões e 79.580 por abelhas. No Brasil, ver Acidentes por animais peçonhentos em antigo.saude.gov.br/saude-de-a-z/acidentes-por-animais-peconhentos.

[b]N.R.T.: Os animais peçonhentos que mais causam acidentes no Brasil são algumas espécies de: serpentes, escorpiões, aranhas, lepidópteros (mariposas e suas larvas), himenópteros (abelhas, formigas e vespas), coleópteros (besouros), quilópodes (lacraias), peixes, cnidários (águas-vivas e caravelas).

[c]N.R.T.: Os animais peçonhentos e venenosos têm em comum o fato de produzirem veneno; a diferença entre eles é a existência de uma estrutura para inocular (injetar, transmitir) essa substância. Os animais peçonhentos apresentam um aparelho para inocular o veneno. As glândulas de veneno ou peçonha desses animais ligam-se com dentes ocos, ferrões ou aguilhões. São exemplos de animais peçonhentos as serpentes, as aranhas, os escorpiões, as vespas, as abelhas, os marimbondos e as formigas. Entre as serpentes peçonhentas encontradas no Brasil estão cascavel, as jararacas, a surucucu e a coral-verdadeira. Nas serpentes, as glândulas de veneno ligam-se aos dentes ocos (presas) usados para inocular o veneno. Os animais venenosos produzem veneno.

---

Porém, não apresentam estruturas para inoculação. Um exemplo de animal venenoso é o sapo. Algumas espécies são venenosas, mas o veneno só é liberado quando a glândula que o produz é pressionada.

# CAPÍTULO 104 Acidentes por Animais Peçonhentos

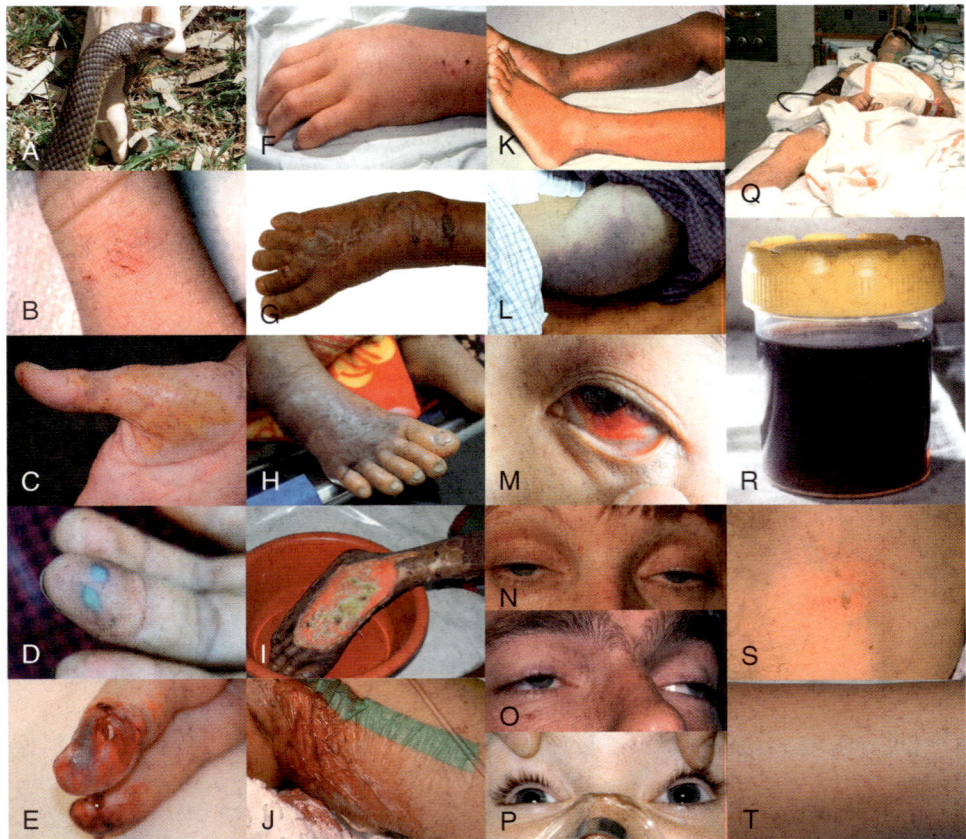

**FIGURA 104.1** Sinais clínicos de acidentes com animais peçonhentos. **A.** Cobra picando o polegar (*Pseudonaja affinis*). **B.** Marcas de picada e coçadura no polegar, com mínima reação local (*Pseudonaja textilis*). **C.** Picada de serpente do gênero *Python* com grande número de marcas de presas (não venenosas). **D.** Reação inicial a picadas de presas (víbora de Russell,[d] *Daboia russelii siamensis*). **E.** Exsudação local e equimoses (*Bitis arietans*[e]). **F.** Edema local da mão picada (*Pseudechis australis*). **G.** Desenvolvimento de danos na pele ao redor do local da picada (jararaca, *Bothrops jararaca*). **H.** Necrose cutânea em desenvolvimento ao redor do local da picada (víbora de Russell, *Daboia russelii siamensis*). **I.** Necrose de espessura total extensa dias após a picada (víbora de Russell, *Daboia russelii siamensis*). **J.** Sangue escorrendo em torno do acesso venoso, indicativo de coagulopatia ativa (*Oxyuranus microlepidotus*). **K.** Hematoma extenso em membro picado indicando coagulopatia (*Trimeresurus albolabris*). **L.** Hematoma maciço distante do local da picada, indicativo de coagulopatia grave (víbora de Russell, *Daboia russelii siamensis*). **M.** Quemose indicativa de desenvolvimento de síndrome de extravasamento capilar (víbora de Russell, *Daboia russelii siamensis*). **N.** Ptose bilateral incompleta indicando estágio inicial de paralisia flácida neurotóxica (*Notechis scutatus*). **O.** Ptose bilateral incompleta mais oftalmoplegia lateral indicativa de paralisia cerebral neurotóxica progressiva (*Acanthophis antarcticus*). **P.** Pupilas dilatadas e fixas indicativas de paralisia flácida neurotóxica progressiva em vítima de picada de cobra, patologia não intracraniana (cobra-tigre, *Notechis scutatus*). **Q.** Paralisia flácida neurotóxica completa por picada de cobra que exige intubação e ventilação (taipan, *Oxyuranus scutullatus*). **R.** Mioglobinúria indicativa de rabdomiólise sistêmica grave (*Pseudechis australis*). **S.** Picada de aranha com branqueamento central e eritema circundante (*Latrodectus hasseltii*). **T.** Diaforese generalizada secundária à picada de aranha (*Latrodectus hasseltii*). (Todas as imagens têm direitos autorais protegidos. © Prof. Julian White; reproduzidas com permissão.)

renal aguda, alergia) e efeitos sistêmicos (p. ex., cefaleia, náuseas/vômitos, dor abdominal, colapso, convulsões) devem ser investigados. O exame deve objetivar da mesma forma efeitos específicos do veneno, incluindo o exame cuidadoso do local da picada/ferroada e um exame neurológico cuidadoso (Capítulo 368).

Os exames laboratoriais variam dependendo do animal provável e dos riscos prováveis consequentes (p. ex., um perfil de coagulação para cobras venenosas). O teste clínico de identidade do veneno está disponível apenas para picadas de cobra australiana. Os testes hematológicos geralmente devem incluir hemograma completo, nível de fibrinogênio e razão normalizada internacional (RNI). Em alguns locais, o teste de coagulação do sangue total em 20 minutos pode ser útil.

## TRATAMENTO

O acidente com animal peçonhento pode ser um diagnóstico óbvio ou a apresentação não levanta a suspeita de ferroada/picada. Muitos casos de ferroadas/picadas venenosas resultam apenas em efeitos leves, mas os eventos clínicos podem progredir rapidamente, exigindo tratamento compatível em tempo hábil. A melhor abordagem é presumir que todos os casos possam evoluir para uma condição grave e garantir avaliação inicial urgente e compatível com o contexto, seguida por reavaliação contínua durante o período de maior risco. Frequentemente, é muito importante reavaliar todos os pacientes em intervalos de 10 a 15 minutos por 8 a 12 horas para detectar quaisquer alterações dos sintomas, sinais e resultados laboratoriais.

Os primeiros socorros prestados a uma vítima de acidente com animal peçonhento antes de se obter atendimento médico definitivo podem impactar significativamente o desfecho final.[1] As ferroadas e picadas são feridas traumáticas e devem passar por limpeza completa, procura por corpos estranhos retidos (p. ex., dentes, presas) e profilaxia antitetânica como para qualquer ferida contaminada (Capítulo 15). No entanto, muitos métodos de primeiros socorros comumente usados nos acidentes com animais peçonhentos são inefetivos ou perigosos e não devem ser usados: torniquetes, dispositivos de sucção, choque elétrico e pedra-cobra.[f] Os primeiros socorros importantes que valem a pena incluem: imobilizar o membro picado e o paciente, se possível; suporte das vias respiratórias, da respiração e da circulação (Capítulos 7, 57, 96, 98) conforme necessário e transporte rápido para atendimento médico. Para picadas de cobra por espécies que não causem dano significativo ao tecido local (p. ex., cobras australianas, serpentes marinhas, cobras-coral, gênero *Bungaru* de cobras elapídeas, cobras que não provocam necrose e cascavéis da América do

---

[d]N.R.T.: A víbora de Russell (*Daboia russelii*) é uma serpente venenosa da família Viperidae, encontrada apenas na Ásia. É agressiva e, por viver em regiões populosas, como Índia, parte da China e Taiwan, é uma das cobras venenosas responsáveis pelo maior número de acidentes e mortes de seres humanos por picadas.
[e]Serpente africana.

[f]N.R.T.: Também conhecida como pedra de víbora, pérola de cobra, pedra negra, pedra-serpente ou nagamani, é um osso ou pedra de animal usado como remédio popular para picada de cobra na África, na América do Sul, na Índia e na Ásia.

## Tabela 104.2 — Classificação funcional dos principais efeitos tóxicos em seres humanos e grupos de animais e possível atividade da toxina.

| ATIVIDADE DA TOXINA E LOCAL-ALVO | EFEITOS CLÍNICOS | MANIFESTAÇÕES CLÍNICAS PRINCIPAIS | GRUPOS DE ANIMAIS |
|---|---|---|---|
| Neurotoxicidade paralítica | Paralisia flácida descendente ou ascendente progressiva (pode ser pré-sináptica, pós-sináptica ou intrassináptica (p. ex., fasciculinas) | Tipo descendente: paresia inicial dos nervos cranianos começando com ptose bilateral, progredindo para fraqueza dos membros, perda da proteção das vias respiratórias superiores e, finalmente, paralisia respiratória. Tipo ascendente: ataxia inicial, paralisia progressiva, finalmente paralisia respiratória | • Algumas cobras (paralisia flácida descendente)<br>• Carrapatos do gênero *Ixodes* (ascendente)<br>• Polvo do gênero *Hapalochlaena* (descendente)<br>• Alguns caramujos do gênero *Conus* (descendente) |
| Neurotoxicidade excitatória | Desenvolvimento rápido de neuroexcitação | Dor local, sudorese, efeitos da tempestade autônoma/catecolamínica, cardiotoxicidade, edema pulmonar | • Alguns escorpiões<br>• Algumas aranhas<br>• Algumas águas-vivas |
| Miotoxicidade | Danos sistêmicos progressivos dos músculos esqueléticos em todo o corpo OU localmente adjacente ao local da picada | Sistêmica: dor muscular, fraqueza, sensibilidade, creatinoquinase sanguínea flagrantemente elevada, mioglobinúria; potencial lesão renal aguda secundária e toxicidade cardíaca hiperpotassêmica. Local: dor local, edema, síndrome compartimental potencial | • Algumas cobras |
| Hemostasia: pró-coagulante ou anticoagulante/antiplaquetária | Ativação e/ou consumo de componentes da coagulação ou inibição da coagulação | Varia dependendo do alvo da toxina: consumo de fibrinogênio e/ou plaquetas causando tendência ao sangramento, OU inibição da hemostasia causando tendência ao sangramento, OU formação de trombos com infarto embolítico | • Algumas cobras<br>• Escorpião iraniano (*Hemiscorpius*)<br>• Lagartas do gênero *Lonomia* |
| Hemorraginas: parede do vaso sanguíneo | Dano direto à parede do vaso, permitindo o aumento da permeabilidade vascular | Edema local, hematomas, sangramento. Dano vascular sistêmico, síndrome do extravasamento capilar | • Algumas cobras |
| Cardiotoxinas | Dano cardíaco direto ou indireto | Colapso ou insuficiência cardíaca aguda | • Algumas cobras<br>• Alguns escorpiões<br>• Algumas aranhas<br>• Cubomedusas |
| Nefrotoxinas | Dano renal direto ou indireto | Lesão renal aguda; varia de leve aumento na creatinina sanguínea a insuficiência renal anúrica total | • Algumas cobras<br>• Ferroadas de abelha/vespa |
| Necrotoxinas locais | Lesão local progressiva da pele/tecido | Descoloração da pele, pode progredir para a formação de bolhas e/ou necrose da pele e/ou necrose dos tecidos subjacentes | • Algumas cobras<br>• Escorpião iraniano (*Hemiscorpius*)<br>• Aranhas reclusas<br>• Algumas águas-vivas<br>• Arraias |
| Toxinas estimulantes de alergia | Pode induzir resposta alérgica aguda, geralmente em ferroadas/picadas subsequentes | Varia desde a reação imunológica local (edema, eritema, prurido) até a anafilaxia total | • Potencialmente, todos os animais peçonhentos<br>• Preocupante sobretudo no caso de abelhas, vespas e formigas com ferrão |

Sul) e para picadas de aranhas da família Atracidae (*Atrax, Hadronyche* spp.), a bandagem compressiva com imobilização e a técnica de imobilização (e-Figura 104.1) – que implica envolver todo o membro com uma bandagem, alcançando pressões obstrutivas linfáticas de 40 a 70 mmHg no membro superior e 55 a 70 mmHg no membro inferior, seguida por imobilização para retardar a absorção do veneno – obstruem o fluxo linfático, mas requerem treinamento substancial para serem aplicadas com eficácia. As picadas por cubomedusas (Cubozoa é um grupo do filo Cnidaria) devem ser copiosamente irrigadas com vinagre destilado ("branco") (5 a 8% de ácido acético), enquanto todas as outras picadas de água-viva e picadas de peixe/raia respondem à imersão em água quente (até 45°C).

Alguns tipos de acidentes com animais peçonhentos estão associados à coagulopatia aguda;[2] portanto, canulações e injeções potencialmente problemáticas devem ser evitadas até que qualquer coagulopatia seja corrigida. A hemólise reduz a capacidade de transporte de oxigênio. O risco de hemorragia espontânea aumenta quando as contagens de plaquetas estão abaixo de 50.000/$\mu\ell$, e hemorragia ou trombose descontrolada ocorre quando há consumo completo ou quase completo de fibrinogênio. O consumo dos fatores de coagulação na cascata de coagulação também pode aumentar o risco de hemorragia espontânea quando a RNI é superior a 3.

Em muitos casos de suspeita de acidentes com animais peçonhentos, a infusão IV rápida de líquido (p. ex., soro fisiológico ou uma solução salina balanceada, 10 a 20 m$\ell$/kg na primeira hora de tratamento) pode ser útil, sobretudo em pacientes com perdas hídricas em decorrência de edema subcutâneo, diarreia ou diminuição da ingestão.

Um membro superior ou inferior edemaciado deve ser elevado com monitoramento frequente para descartar a possibilidade de rabdomiólise grave ou síndrome compartimental aguda (Capítulo 103). A intervenção cirúrgica deve ser reservada para pacientes com pressão intracompartimental aumentada, apesar do antiveneno adequado, da elevação do membro e da infusão de manitol a 20% (1 a 2 g/kg IV por 1 a 2 horas). Da mesma forma, o desbridamento de tecido necrótico geralmente deve ser adiado até após a resolução dos problemas agudos dos acidentes com animais peçonhentos, e deve ser adiado por semanas para picadas de aranha reclusa.

Em pacientes com evidências de paralisia neurotóxica, podem ser necessárias intubação e ventilação mecânica (Capítulo 97). O antiveneno reverte a neurotoxicidade paralítica pós-sináptica, mas um anticolinesterásico (neostigmina, 35 $\mu$g/kg IV, repetido conforme necessário e tolerado) também pode ser útil como tratamento adjuvante. No entanto, o antiveneno não reverte a paralisia respiratória estabelecida causada por neurotoxinas pré-sinápticas. A lesão renal aguda pode exigir diálise (Capítulo 122) por dias a semanas, mas a função renal geralmente se recupera.

### Antiveneno

O antiveneno é feito pela hiperimunização de um animal (mais comumente um cavalo, mas também ovelhas, cabras, cães e coelhos) contra o veneno, colhendo o anticorpo e refinando-o no produto final. O produto pode ser IgG total, ou suas frações F(ab')$_2$ ou Fab, e esses produtos podem ser submetidos a purificação por vários métodos para reduzir os efeitos adversos.

Se a identidade do animal peçonhento for conhecida, um antiveneno monovalente deve ser administrado. Se a identidade do animal for incerta, dá-se preferência a um antiveneno polivalente ou uma combinação de antivenenos. Para os animais peçonhentos importantes sem um antiveneno efetivo correspondente, é preciso adotar outras medidas terapêuticas.

Os efeitos adversos do antiveneno incluem reações de hipersensibilidade do tipo 1, com início imediato ou precoce de prurido, erupção urticariforme, sibilos, edema laríngeo, hipotensão e outros sinais de reação anafilactoide ou anafilaxia (Capítulo 238).[3] O teste cutâneo para sensibilidade ao antiveneno, uma prática perigosa e não confiável, não é mais recomendado nos EUA. As reações não mediadas por IgE, que são inespecíficas e relacionadas à velocidade de infusão, são habitualmente controladas com facilidade pela redução da velocidade de infusão ou por interrupção da mesma. Antagonistas dos receptores H$_1$ e H$_2$ (p. ex., difenidramina, 25 a 50 mg IV, e ranitidina 25 a 50 mg IV) são administrados conforme necessário, e a infusão é reiniciada em uma velocidade menor. As reações mediadas por IgE, que geralmente são mais graves, exigem interrupção da infusão, tratamento com antagonistas dos receptores $H_1$ e $H_2$ (como descrito anteriormente) e, possivelmente, o acréscimo de epinefrina (ver Capítulo 238).

As reações de hipersensibilidade do tipo III ("doença do soro"), com erupção cutânea, febre, mialgia e artralgias, podem ser observadas 5 a 21 dias após o tratamento com antiveneno (Capítulo 235). Esses efeitos são geralmente facilmente controlados com antagonistas dos receptores $H_1$ e $H_2$ (ver recomendações posológicas anteriormente), analgesia e controle de temperatura (paracetamol, 1 g a cada 6 horas, conforme necessário); corticosteroides orais (p. ex., prednisona, 5 a 60 mg/dia) são úteis se outros tratamentos não aliviarem os sinais e/ou sintomas.

Quando a identidade do animal não é conhecida, principalmente no caso de cobras venenosas, um quadro clínico característico pode indicar o culpado mais provável. Este processo pode ser aprimorado usando-se algoritmos de diagnóstico, que estão disponíveis para a Austrália e partes da Ásia (p. ex., consultar http://www.toxinology.com/generic_static_files/A%20Clinician's%20Guide% 20to% 20Venomous% 20Bites% 20 & % 20Stings% 202013.pdf).

## SÍNDROMES ESPECÍFICAS

### Cobras
As cobras são a causa global mais importante de acidentes com animais peçonhentos em seres humanos.[4,5] A composição do veneno varia não apenas entre gêneros e espécies, mas também pode variar entre cobras da mesma espécie e até mesmo em determinada cobra ao longo do tempo.

#### MANIFESTAÇÕES CLÍNICAS
A taxa de picadas sem injeção de veneno varia entre as espécies de cobra, assim, como o comprimento médio das presas, o volume do veneno, a toxicidade do veneno e a gama de efeitos clínicos observados quando o veneno é injetado (consulte www.toxinology.com e e-Tabela 104.1). Algumas espécies de cobras africanas e asiáticas têm presas especialmente desenvolvidas que possibilitam a emissão de um jato direto de veneno para frente até 2 a 3 m de distância. Elas visam especificamente os olhos, onde o veneno causa dor intensa instantânea, blefarospasmo e cegueira temporária, incapacitando a vítima e possibilitando que a cobra escape. Sem tratamento adequado, principalmente irrigação adequada, a oftalmia por jato de veneno pode resultar em cegueira permanente, mas não causa efeitos sistêmicos e não exige administração de antiveneno.

### Paralisia neurotóxica
As neurotoxinas pré-sinápticas e pós-sinápticas do veneno de cobra têm como alvo a junção neuromuscular e causam paralisia progressiva com flacidez descendente. Nos EUA, os efeitos neurotóxicos são, frequentemente, associados a picadas de cobra-coral (elapídeos), mas algumas espécies de cascavel também causam neurotoxicidade. Uma vez danificado, o axônio precisa crescer novamente, um processo que pode demorar dias a semanas. É fundamental que os primeiros sinais de desenvolvimento de paralisia sejam detectados e o antiveneno seja administrado antes do dano mais extenso, que o antiveneno não consegue reverter. Por outro lado, as neurotoxinas pós-sinápticas se ligam ao receptor de acetilcolina na placa terminal do músculo na junção neuromuscular, externa à célula, de modo que o antiveneno consegue reverter esse tipo de paralisia.

### Miotoxicidade
Alguns venenos de cobra contêm miotoxinas que têm como alvo o músculo, seja sistemicamente (principalmente músculo esquelético) ou localmente no membro picado adjacente. O primeiro pode causar miotoxicidade progressiva grave, frequentemente com pico mais de 24 horas após a picada, com dor muscular, rabdomiólise, elevações ocasionalmente maciças dos níveis de creatinoquinase sérica ($> 100.000$ UI/$\ell$) e mioglobinúria; lesão renal aguda e cardiotoxicidade hiperpotassêmica (ver Capítulo 105) podem ocorrer. A miotoxicidade localizada contribui para a lesão do tecido no membro picado.

### Coagulopatia
Uma coagulopatia de consumo reduz os níveis de fibrinogênio e resulta em sangramento, mas os venenos também podem inibir a coagulação ou interferir na função plaquetária. Algumas espécies também têm hemorraginas que danificam os vasos sanguíneos, resultando, assim, em extravasamento de sangue, edema e potencial para necrose local ou choque. *Bothrops lanceolatus* e espécies relacionadas de *Bothrops* têm toxinas pró-coagulantes que causam trombose, resultando em infarto embólico (p. ex., cérebro, coração, pulmões).

### Lesão tecidual local
Muitos venenos de cobra causam lesões teciduais significativas no local da picada e adjacente a ele. Necrose resultante, deslocamento de líquido e choque secundário podem ser os efeitos mais importantes do ponto de vista médico da picada. A infecção secundária é principalmente causada por espécies de estreptococos e estafilococos, mas microrganismos gram-negativos, principalmente Enterobacteriaceae e enterococos, são comuns na África do Sul. O tratamento profilático com amoxicilina mais clavulanato não é efetivo na prevenção de infecções secundárias.[A1]

### Outros efeitos de envenenamento
O veneno da víbora de Russell pode causar nefrotoxicidade direta e lesão renal aguda (Capítulo 112). A mesma espécie pode causar hipopituitarismo devido ao infarto da adeno-hipófise (Capítulo 211) e também pode causar síndrome de extravasamento capilar grave. Várias outras espécies de cobras podem causar lesão renal aguda secundária (Capítulo 112), que geralmente é reversível, mas raramente provoca necrose cortical renal irreversível.

### Tratamento de picada de cobra em regiões específicas
#### AMÉRICA DO NORTE
Nos EUA, cerca de 6.000 a 8.000 picadas de cobras venenosas ocorrem por ano.[6] As víboras (ou seja, Viperidae, subfamília Crotalinae – que inclui cobras cascavéis dos gêneros *Crotalus* e *Sistrurus* – e espécies de *Agkistrodon* – que incluem *Agkistrodon contortrix* e *Agkistrodon piscivorus*) compreendem a maioria das picadas (e-Figura 104.2). As cobras-coral, únicos elapídeos nativos (principalmente espécies de *Micrurus*), são responsáveis por menos de 100 picadas por ano. Aproximadamente 50 envenenamentos de cobras não nativas ocorrem por ano, principalmente em coleções particulares e zoológicos.

#### Acidente crotálico
Nos EUA, graças à disponibilidade imediata de soro antiofídico específico para os viperídeos nativos e um sistema de saúde altamente desenvolvido, ocorrem menos de 10 mortes por ano. Visto que o soro contra viperídeos (um antiveneno Fab, CroFab™ e um antiveneno F(ab')$_2$, Anavip™) é efetivo contra todas as espécies de viperídeos da América do Norte, e porque a diferenciação das picadas de cobra-coral, de cobras não venenosas e de cobras não nativas é geralmente fácil, a cobra não precisa ser capturada ou morta para fins de identificação.

#### MANIFESTAÇÕES CLÍNICAS E DIAGNÓSTICO
Aproximadamente 80% das picadas por viperídeos provocam efeitos tóxicos, invariavelmente com lesão tecidual que se manifesta como progressão proximal de edema, equimoses e, ocasionalmente, perda de tecido.[6b] A dor é variável, mas frequentemente intensa. O edema pode ser difícil de perceber em certas áreas do corpo (p. ex., a coxa) e os pacientes devem ser observados por 8 a 12 horas para ter certeza de que nenhum sinal local de envenenamento esteja se desenvolvendo. O edema subcutâneo circunferencial de membros superiores ou inferiores pode atingir os limites elásticos da pele, resultando em aumento da pressão tecidual. A perda de líquido extravascular por edema substancial pode comprometer o volume de sangue circulante e causar hipotensão ou choque.

Os efeitos hematológicos, incluindo trombocitopenia, hipofibrinogenemia ou prolongamento da RNI e do tempo parcial de tromboplastina (TTP), podem ocorrer, isoladamente ou em combinação, geralmente começando uma a duas horas após a picada e com pico várias horas depois. O sangramento é mais provável de ocorrer e ser mais grave com picadas de cascavéis, mas também pode ocorrer nos envenenamentos por *Agkistrodon contortrix* e *Agkistrodon piscivorus*. Outros efeitos sistêmicos, incluindo náuseas, vômitos, diaforese, hipotensão e fasciculação muscular também podem ocorrer. A fasciculação e fraqueza muscular podem ser observadas em vítimas de picadas de *Crotalus scutulatus* no deserto do Mojave, *Crotalus oreganus helleri* e outras espécies. Raramente progride para comprometimento respiratório, mas pode causar aumento dos níveis sanguíneos de creatinoquinase. Os acidentes causados por cascavéis são tipicamente mais graves do que os causados por serpentes *Agkistrodon contortrix* e *Agkistrodon piscivorus*.[7] A elevação do membro, o antiveneno e o manitol (manitol a 20%, 1 a 2 g/kg IV em 1 a 2 horas) reduzem as pressões locais dos tecidos. A fasciotomia geralmente não é indicada nem benéfica.

### TRATAMENTO

Joias, bijuterias e roupas justas devem ser removidas, a parte do corpo picada deve ser frouxamente imobilizada e deve-se aplicar os cuidados padrão com o ferimento. A imobilização da parte do corpo picada no nível do coração é recomendada. A reposição volêmica agressiva, mas adequadamente monitorada, com infusão de soro fisiológico pode ser necessária, dependendo da existência ou não de sinais de choque (Capítulo 98).

O tratamento com antiveneno geralmente é iniciado para qualquer evidência de envenenamento local, trombocitopenia significativa (< 100.000 μℓ) ou hipofibrinogenemia (< 100 mg/dℓ). O prolongamento isolado da RNI geralmente não exige a administração do antiveneno, mas um prolongamento significativo (> 6) pode ser um marcador de hipofibrinogenemia significativa. O tratamento intravenoso com antiveneno Fab melhora as respostas funcionais em 14 dias em comparação com o placebo, com poucos eventos adversos graves.[A2] A dose deve ser titulada para controlar os sintomas e sinais. Uma dose inicial é de 4 a 6 ampolas de 1 g cada (em *bolus* IV durante 1 hora), com doses adicionais de 4 a 6 ampolas conforme necessário para sinais ou sintomas progressivos ou de agravamento. Seguindo o controle inicial, a dose de manutenção de 2 ampolas administradas durante 1 hora é fornecida a cada 6 horas por três doses adicionais. Os fatores de coagulação devem ser mensurados após o tratamento com antiveneno, antes da retirada e cerca de 4 a 8 dias depois (Tabela 104.3). Uma vez que o antiveneno esteja sendo administrado, a elevação da parte do corpo picada ajudará a acelerar a eliminação do edema tecidual. A resolução completa e o retorno da função, entretanto, podem ocorrer ao longo de várias semanas ou meses. Raramente, antiveneno adicional é necessário para coagulopatia persistente, recorrente ou de início tardio.

Um antiveneno $F(ab')_2$, efetivo contra Crotalinae da América do Norte (cascavéis, *Agkistrodon contortrix* e *Agkistrodon piscivorus*) foi aprovado pela U.S. Food and Drugs Administration e já é utilizado. Em um ensaio clínico, o antiveneno $F(ab')_2$ reduziu significativamente a taxa de efeitos hematológicos recorrentes para 5 a 10% em comparação com a taxa de 30% após o antiveneno Fab (30%),[A3] mas seu valor final no tratamento do envenenamento por Crotalinae da América do Norte ainda está para ser determinado.

As reações de hipersensibilidade do tipo 1 são incomuns, geralmente leves e relacionadas à velocidade de administração do antiveneno. Quando elas ocorrem, o antiveneno deve ser interrompido. Antagonistas de receptores $H_1$ (p. ex., começando com difenidramina, 25 a 50 mg IV a cada 4 a 6 horas, dose diária máxima de 400 mg) e $H_2$ (p. ex., começando com cimetidina, 300 mg IV a cada 6 a 8 horas, dose diária máxima 2.400 mg) e agentes beta-adrenérgicos (p. ex., salbutamol por inalação) devem ser titulados de acordo com os sintomas reativos das vias respiratórias. A epinefrina pode ser administrada conforme necessário para os sintomas e sinais de anafilaxia. Se o antiveneno ainda for necessário, pode-se tentar a uma velocidade de infusão entre a metade e um décimo da velocidade inicial, dependendo da velocidade e da gravidade da reação inicial. Uma reação de hipersensibilidade do tipo 3 ("doença do soro"), geralmente leve e tratada sintomaticamente com difenidramina (25 a 50 mg VO a cada 6 horas com ou sem prednisona, 5 a 60 mg/dia VO por 5 dias) ocorre em 5 a 15% dos pacientes tratados com antiveneno entre 5 e 21 dias após o tratamento. O antiveneno $F(ab')_2$ tem taxas semelhantes de reações de hipersensibilidade.

Infecção é incomum e antibióticos profiláticos não são indicados para prevenir a infecção. Os efeitos inflamatórios do veneno (eritema, calor, eritema linfangítico) podem mimetizar a infecção após as primeiras 24 horas, e antibióticos podem ser razoavelmente administrados nessa ocasião ou se houver necrose franca. O espectro de microrganismos na picada de cobra, quando ocorre infecção, parece ser semelhante ao de outras feridas contaminadas, principalmente por estreptococos e estafilococos, mas os microrganismos podem variar conforme a localização geográfica.

### Acidente elapídico

Em razão de seu tamanho menor e presas curtas, as cobras-coral (serpentes elapídicas) causam manifestações clínicas em apenas 50% das picadas.

### Tabela 104.3 — Exames laboratoriais para picada por Crotalinae da América do Norte.

**Exames iniciais:**
- Contagem de plaquetas, nível de fibrinogênio, RNI, TTP
- CK, se houver sinais de lesão muscular, fasciculação ou pressão tecidual elevada

**Exames de acompanhamento:**
- Contagem de plaquetas, nível de fibrinogênio, RNI após a dose inicial de antiveneno
- Dímero D (1 vez)
- Contagem de plaquetas, nível de fibrinogênio e RNI após cada dose de antiveneno administrada para indicações hematológicas
- Nível de fibrinogênio pré-alta hospitalar, RNI
- Contagem de plaquetas, nível de fibrinogênio, RNI 4 e 8 dias após o acidente ofídico
- Repetir conforme necessário se os valores forem muito anormais ou se houver tendência de piora

CK = creatinoquinase; RNI = razão normalizada internacional; TTP = tempo parcial de tromboplastina.

Os efeitos locais no acidente elapídico[g] são variáveis – dor e edema ocorrem em menos de 50% dos casos; portanto, sua ausência não descarta a possibilidade de acidente elapídico.

Aproximadamente 40% dos pacientes terão edema tecidual localizado, mas a necrose é incomum. Os efeitos sistêmicos podem incluir euforia, parestesia perioral, hipersalivação, náuseas e vômitos. Os efeitos neurológicos incluem paralisia descendente progressiva, começando com os músculos bulbares (ptose, diplopia, disfagia). Os músculos respiratórios podem estar envolvidos e ocorrer insuficiência ventilatória e morte. Os sintomas podem ter início tardio, mas progridem rapidamente, assim, que os sintomas dos músculos bulbares começarem. Nenhum monitoramento laboratorial de rotina é necessário. Existem vários antivenenos efetivos para a maioria das espécies: (http://apps.who.int/bloodproducts/snakeantivenoms/database/snakeframeset.html). Não ocorrem efeitos hematológicos.

### TRATAMENTO

A colocação de bandagem de imobilização com pressão ou braçadeira de esfigmomanômetro insuflada para impedir o fluxo linfático (membro superior: 50 mmHg; membro inferior: 70 mmHg) pode ser considerada se o tempo de transporte for longo ou se houver atraso considerável na administração do antiveneno. A técnica de imobilização com pressão não é recomendada para acidentes crotálicos na América do Norte, mas pode ser útil para acidentes elapídicos na América do Norte. O antiveneno pode ser administrado em casos com provável efeito sistêmico (p. ex., penetração profunda das presas e tempo de contato prolongado) antes que os efeitos neurológicos sejam vistos. Uma opção é não instituir o tratamento até que apareçam sinais neurológicos, se os pacientes forem observados atentamente por 24 horas.

### MÉXICO, AMÉRICAS CENTRAL E DO SUL

Os acidentes ofídicos causam mais morbidade e mortalidade no México, na América Central e na América do Sul do que na América do Norte. Os viperídeos de maior importância incluem espécies dos gêneros *Bothrops*, *Crotalus* e *Lachesis* (ver e-Tabela 104.1). *Bothrops* spp., que são a causa predominante de acidente ofídico clinicamente significativo na maior parte das Américas do Sul e Central, podem causar edema local do tecido, bolhas, necrose, deslocamento de líquido e efeitos sistêmicos, como coagulopatia. Um grande número de espécies de *Micrurus* (cobra-coral) provoca neurotoxicidade, que se manifesta como paralisia descendente que pode resultar em comprometimento respiratório e parada respiratória. Outros gêneros de víbora venenosa (incluindo *Agkistrodon, Atropoides, Bothriechis, Cerrophidion, Ophryacus, Porthidium*), particularmente

---

[g]N.R.T.: As serpentes do gênero *Micrurus* têm 18 espécies distribuídas em todo o território brasileiro. As espécies mais comuns são *M. corallinus*, encontrada na região Sul e no litoral da região Sudeste; *M. frontalis*, também encontrada nas regiões Sul, Sudeste e parte do Centro-Oeste e *M. lemniscatus*, distribuída nas regiões Norte e Centro-Oeste. Segundo o SINAN, corresponde a 0,16% dos acidentes por serpentes registrados no Brasil.

na América Central, podem causar envenenamento significativo semelhante a *Bothrops* spp. Em comparação com as cascavéis norte-americanas, as cascavéis sul-americanas (*Crotalus* spp) geralmente causam menos edema, bolhas e necrose, porém mais efeitos sistêmicos, sobretudo neurotoxicidade (paralisia descendente), rabdomiólise sistêmica com dano renal secundário e coagulopatia pró-coagulante.

## EUROPA

As cobras europeias importantes do ponto de vista médico são as víboras nativas, principalmente no sul da Europa e nos Bálcãs, mas também em partes da Escandinávia e no Reino Unido. Várias espécies importantes podem causar quadro clínico grave e até letal, especialmente em crianças.

O edema local pode ser extenso com distúrbio hídrico e choque secundário, principalmente em crianças. A coagulopatia pode se desenvolver com sangramento e hematomas extensos. Distúrbios cardíacos e até mesmo lesão renal aguda foram relatados. O veneno de algumas populações de víboras, sobretudo *Vipera ammodytes* e *V. aspis*, contém neurotoxinas que exercem efeitos paralíticos, principalmente nos nervos cranianos, como ptose.

Os acidentes ofídicos na Europa constituem indicação de administração de antiveneno. A dose depende do tipo de antiveneno, do tipo de cobra e da gravidade das manifestações clínicas. O manejo agudo e a infusão contínua de líquido são importantes.

## ÁSIA

A Ásia é o lar de muitas serpentes venenosas (incluindo crotalíneos) e elapídeos, com serpentes marinhas nas águas marinhas costeiras (ver e-Tabela 104.1). Acidentes ofídicos e suas consequências são mais comuns na Ásia do que em qualquer outro lugar do mundo, sendo a picada de cobra uma doença ocupacional predominante em trabalhadores rurais. As explicações contribuintes incluem a diversidade de cobras, o tamanho da população humana e a extensão da exposição rural sem acesso a bons cuidados de saúde. Só na Índia, pelo menos 45.000 pessoas morrem anualmente após uma picada de cobra. Nas regiões adjacentes aos deltas dos rios em Bangladesh, as picadas de cobra são a segunda causa mais comum de morte durante inundações – menos do que afogamento, porém mais do que todas as doenças infecciosas e outras doenças. Em Mianmar, a picada de cobra é responsável por mais de 70% de todos os casos de lesão renal aguda. No Sri Lanka, são registradas até 40.000 picadas de cobra por ano.

Várias síndromes consequentes a picada de cobra podem ajudar a orientar o diagnóstico, que se baseia em anamnese direcionada e exame físico, bem como exames simples para pesquisar coagulopatia (teste de coagulação de sangue total de 20 minutos) e danos renais (exame de urina com fitas reagentes, medição horária do débito urinário; e-Tabela 104.2).

O antiveneno é a base do tratamento, www.toxinology.com, mas a disponibilidade e a qualidade do antiveneno são frequentemente um problema. Como alguns antivenenos regionais apresentam altas taxas de reações adversas, incluindo anafilaxia, a pré-medicação com epinefrina subcutânea (0,25 mℓ de uma solução 1:1.000) é recomendada para reduzir o risco geral. Corticosteroides, mesmo IV, não são úteis, nem a administração de plasma fresco congelado para a coagulopatia provocada pela víbora de Russell.[A4]

## ÁFRICA

A África é uma região global importante para picadas de cobra,[8] mas as estatísticas epidemiológicas não são confiáveis. Os exemplos de riscos conhecidos incluem picadas de serpentes do gênero *Echis* na África Ocidental, bem como picadas de *Bitis arietans* e serpentes do gênero *Naja* em grande parte da África Subsaariana. Nas áreas mais áridas do norte da África, os acidentes escorpiônicos superam acidentes ofídicos como a principal causa de acidentes com animais peçonhentos.

As principais espécies de cobras africanas incluem viperídeos (p. ex., *Bitis arietans* e espécies correlatas, serpentes do gênero *Echis*, *Causus rhombeatus*, *Philothamnus semivariegatus*, *Bitis caudalis*, *Pseudocerastes persicus*, víboras; não há crotalíneos endêmicos da África) e elapídeos (p. ex., *Naja*; algumas das quais lançam jatos de veneno; cobras-coral; mambas; *Hemachatus haemachatus*; *Walterinnesia aegyptia*). Encontradas apenas na África e no Oriente Médio são as víboras do gênero *Atractaspis*. Algumas cobras africanas da família Colubridae com presas na parte posterior da boca podem causar a morte de suas vítimas (p. ex., *Dispholidus typus*, *Thelotornis kirtlandii*). Raramente a serpente marinha pelágica (*Pelamis platurus*) alcança as águas costeiras da África Oriental.

Os efeitos clínicos variam com o gênero e a espécie (ver e-Tabela 104.1). As víboras do gênero *Bitis* causam sangramento local, mas raramente uma coagulopatia detectável.

### TRATAMENTO

Os princípios terapêuticos são semelhantes aos de outras regiões, mas o antiveneno não está disponível ou é muito caro na maior parte da África Subsaariana. Quando disponível, o antiveneno é útil para picadas de víboras do gênero *Echis*, mas os antivenenos podem não ser efetivos para a coagulopatia causada outras espécies de *Cerastes*. Nesse cenário, a reposição de fatores da coagulação pode ser útil. Para os casos raros de coagulopatia grave causada por picadas de *Dispholidus typus* e *Thelotornis kirtlandii*, sobretudo as picadas de *Thelotornis kirtlandii* para as quais não há antiveneno, hemoderivados e concentrados de fator de coagulação podem ser úteis.

O veneno de cobras *Naja* lançado nos olhos pode causar cegueira permanente se tratado de forma inadequada. A irrigação abundante e urgente do(s) olho(s) afetado(s) com água, soro fisiológico, solução de Ringer, colírio comercial tamponado ou outro líquido tamponado é mandatória, com analgesia/anestesia conforme necessário, seguida por pesquisa de lesão da córnea e tratamento apropriado. O antiveneno não deve ser instilado no olho. Efeitos sistêmicos não são esperados após o jato de veneno ser lançado nos olhos.

## AUSTRÁLIA E NOVA GUINÉ

### EPIDEMIOLOGIA

Todas as cobras venenosas de importância médica na Austrália e na Nova Guiné são elapídeos, que respondem por mais de 1.000 picadas de cobras venenosas anuais na Austrália e 3.300 em Papua-Nova Guiné.[9] Na Austrália, até várias centenas de pacientes precisarão de soro antiveneno, e dois a quatro pacientes morrem a cada ano, principalmente por colapso cardíaco pré-hospitalar. Na Papua-Nova Guiné, ocorrem cerca de 900 mortes a cada ano, a maioria fora do sistema hospitalar.

### MANIFESTAÇÕES CLÍNICAS E DIAGNÓSTICO

Cada cobra tem um veneno distinto. Os efeitos locais significativos são incomuns para a maioria das espécies, exceto para o gênero *Pseudechis*, cujas picadas provocam edema e dor local, sem necrose.

A combinação de efeitos sistêmicos e locais pode ser interpretada usando algoritmos de diagnóstico para ajudar a determinar o tipo de cobra e, portanto, qual tipo de antiveneno usar. (Ver http://www.toxinology.com/generic_static_fles/A%20Clinician's%20Guide%20to%0Venomous%20Bites%20&%20Stings%202013.pdf.) O *kit* de detecção de veneno pode ajudar a determinar qual tipo de antiveneno usar em um paciente com envenenamento sistêmico. Os exames laboratoriais devem incluir coagulograma (RNI, TTP, fibrinogênio, dímero D, contagem de plaquetas, tempo de coagulação do sangue total), eletrólitos, creatinina sérica e ureia sanguínea e níveis de creatinoquinase seriados em casos assintomáticos durante pelo menos 12 horas após a picada de cobra ou após o aparecimento de quaisquer sintomas ou anomalias laboratoriais.

### TRATAMENTO

O antiveneno para os efeitos progressivos ou sistêmicos estabelecidos é a base do tratamento para acidentes ofídicos na Austrália e na Nova Guiné. Os antivenenos monovalentes são preferidos se o tipo de cobra puder ser determinado. Caso contrário, um antiveneno polivalente cobrindo todas as espécies de cobras terrestres está disponível. As serpentes marinhas exigem um antiveneno específico, mas se não estiver disponível, o antiveneno de *Notechis scutatus* pode fornecer alguns benefícios. O antiveneno é, tipicamente, administrado em uma ampola diluído e infundido por via intravenosa durante 20 a 30 minutos.

Embora o antiveneno neutralize as toxinas circulantes, ele não consegue repor os fatores de coagulação consumidos, que devem ser repostos apenas em pacientes que apresentam sangramento potencialmente fatal, apesar do antiveneno. Para pacientes que desenvolvem anemia hemolítica microangiopática (Capítulo 151) com hemólise intravascular, trombocitopenia e lesão renal aguda, podem ser necessárias infusões de plaquetas e diálise.

## MANIPULADORES DE SERPENTE E PICADAS DE COBRAS EXÓTICAS

Qualquer pessoa regularmente exposta a cobras venenosas, mesmo sem ser picada, corre o risco de desenvolver alergia a cobras ou ao seu veneno, situação acelerada por um histórico de picadas anteriores. Assim, tratadores e manipuladores de cobras podem apresentar reações anafiláticas graves, até mesmo potencialmente fatais, que podem eclipsar os efeitos do próprio veneno. Da mesma forma, eles podem desenvolver alergia aos antivenenos.

As picadas de cobras exóticas devem sempre resultar em consulta antecipada a especialistas nesta área (p. ex., www.toxinology.com), de preferência um toxicologista clínico em um centro regional de intoxicação.

## ARTRÓPODES

### Araneísmo[h]

Dados da Austrália indicam que picadas de aranha resultam em quase duas vezes mais idas ao hospital do que os acidentes ofídicos, mas muito poucas espécies de aranhas prejudicam os humanos (e-Figura 104.3), e as fatalidades são extremamente raras.

As *aranhas viúvas*, principalmente do gênero *Latrodectus*, são globalmente distribuídas e provavelmente causam picadas mais significativas do que qualquer outro grupo de aranhas. O veneno contém alfalatroxina, uma potente toxina neuroexcitatória, provocando uma síndrome clássica, denominada latrodectismo, caracterizada por dor localizada e sudorese, seguida em casos mais graves por envolvimento regional e às vezes sistêmico, com dor generalizada, sudorese, hipertensão arterial sistêmica e mal-estar, que pode persistir por dias ou mais. Mortes são raras. O tratamento do latrodectismo é motivo de controvérsia. O antiveneno específico foi eficaz em um estudo[A5] nos EUA, mas não em um estudo australiano.[A6] No entanto, uma vez que apenas minoria de pacientes desenvolve latrodectismo importante, uma abordagem apropriada é usar analgesia primeiro e reservar soro antiveneno para sintomas graves que não respondam ao tratamento conservador.

As *aranhas reclusas*, do gênero *Loxosceles*, têm toxinas venenosas que causam tanto dano local ao tecido e necrose (aracnidismo necrótico) quanto envenenamento sistêmico potencialmente letal, com hemólise intravascular, coagulopatia e falência de múltiplos órgãos. A picada geralmente é indolor, mas a necrose local se desenvolve lentamente e pode se tornar extensa. No entanto, o aracnidismo necrótico é frequentemente diagnosticado em regiões onde a aranha não é nativa do país.[10] O tratamento é de suporte e a intervenção cirúrgica é evitada, se possível, porque o desbridamento precoce pode disseminar efeitos venenosos e necrose. Um antiveneno específico está disponível no Brasil, mas as evidências de sua eficácia são ambíguas.

Aranhas dos gêneros *Atracidae* e *Missulena*, que estão limitadas à Austrália, têm toxinas neuroexcitatórias potentes em seu veneno e podem matar seres humanos, mas a maioria de suas picadas têm poucas repercussões. As picadas são geralmente dolorosas e a aranha frequentemente se agarra à vítima. O paciente desenvolve efeitos sistêmicos rapidamente (minutos), semelhante a uma tempestade de catecolaminas, com a morte ocorrendo em 60 min em alguns casos.[11] Um antiveneno específico é muito efetivo, e nenhuma morte conhecida foi relatada desde sua disponibilidade.

As *aranhas armadeiras* ou *bananeiras*, do gênero *Phoneutria*, são nativas da América do Sul, especialmente do Brasil, mas ocasionalmente são transportadas acidentalmente para outras regiões. Elas são grandes aranhas errantes cujo veneno contém toxinas neuroexcitatórias com efeitos um tanto semelhantes ao latrodectismo, embora menos graves. A dor e a estimulação autônoma dominam o quadro clínico, sendo o priapismo um achado comum em meninos. Um antiveneno específico está disponível no Brasil, onde as picadas desse gênero são uma das formas mais comuns de picada de aranha. O antiveneno deve ser reservado para os casos mais graves, com outros casos tratados com analgesia e, quando apropriado, agentes anestésicos locais.

A tarântula-golias (*Theraphosa blondi*) é encontrada nas florestas úmidas da região norte da América do Sul. Ela pode picar seres humanos, mas provoca apenas efeitos leves semelhantes a uma picada de vespa. Seus pelos urticantes também podem provocar irritação intensa da mucosa.

Outras espécies de aranhas, principalmente aranhas maiores, ocasionalmente picam seres humanos e provocam efeitos variáveis, como dor local de duração limitada. O tratamento é de suporte e sintomático, sem antivenenos disponíveis.

### Acidentes escorpiônicos

Em todo o planeta os escorpiões causam mais acidentes significativos em seres humanos com animais peçonhentos[12] do que qualquer outro grupo de animais peçonhentos, exceto cobras. Só no México, por exemplo, mais de 300.000 picadas de escorpião são tratadas anualmente. O veneno do escorpião *Buthus occitanus* é rico em toxinas peptídicas neuroexcitatórias, particularmente toxinas do canal iônico, algumas das quais produzem dor substancial. A dor local intensa e imediata pode ser seguida rapidamente por estimulação autônoma, incluindo sudorese, taquicardia ou bradicardia, hipertensão arterial sistêmica e, para algumas espécies, cardiotoxicidade e edema pulmonar. A picada pode ser letal em crianças, mas raramente em adultos. Os escorpiões do gênero *Centruroides* podem causar manifestações clínicas incomuns, como movimentos oculares distônicos, movimentos atetoides dos membros e redução da consciência.

Algumas espécies podem causar efeitos letais, principalmente em crianças, mas o advento dos antivenenos efetivos, de preferência administrados por via intravenosa,[A7] reduziu muito as taxas de letalidade. A prazosina oral (30 μg/kg/dose em intervalos de 3 horas até a resolução da síndrome clínica) é útil como tratamento adjuvante em acidentes por *Hottentotta tamulus*.[A8]

*Hemiscorpius lepturus* é um escorpião encontrado principalmente no Irã, onde é responsável por casos graves e fatais. Ao contrário dos escorpiões do gênero *Buthus*, essa espécie tem um veneno citotóxico, semelhante em efeitos clínicos ao veneno da aranha *Loxosceles*. As picadas causam dor local mínima, mas uma necrose local inicialmente indolor se desenvolve nas horas subsequentes a vários dias, pode ser extensa e pode estar associada a uma doença sistêmica com hemólise intravascular potencialmente letal, coagulopatia e falência de múltiplos órgãos. Um antiveneno está disponível no Irã.

### Carrapatos

Os carrapatos são artrópodes aracnídeos parasitas que se alimentam de outros animais, muitas vezes com uma história de vida complexa envolvendo múltiplas espécies hospedeiras potenciais. Algumas espécies de carrapatos produzem veneno que contém neurotoxinas paralíticas, mas do ponto de vista médico a maior importância dos carrapatos e ácaros é como vetor de transmissão de doenças (Capítulos 306, 307, 312 e 332) ou como causa direta de doenças.

Os *carrapatos que causam paralisia*, tanto as espécies de *Ixodes* como carrapatos da família Argasidae, produzem uma saliva venenosa que pode causar paralisia flácida ascendente progressiva e potencialmente fatal. Os carrapatos mais tóxicos, do gênero *Ixodes* da Austrália, causaram mais mortes do que as aranhas da família Atracidae ou aranhas viúvas naquele país. No entanto, a maioria dos carrapatos paralisantes causa irritação local, às vezes uma reação alérgica local, sem neurotoxicidade detectável. Quando ocorre a neurotoxicidade, geralmente começa como marcha atáxica e pode progredir para paralisia mais generalizada, incluindo paralisia dos músculos respiratórios. Às vezes, a paralisia é localizada, como a paralisia de Bell (Capítulo 392), após um carrapato se fixar atrás da orelha, próximo ao sétimo nervo craniano.

O tratamento consiste na remoção de todos os carrapatos doloridos, examinando cuidadosamente o couro cabeludo, atrás e dentro das orelhas e nas dobras corporais. Não existe antiveneno disponível. Os pacientes com sinais de neurotoxicidade devem ser observados atentamente por 24 horas (na Austrália por pelo menos 48 horas) e receber cuidados de suporte, incluindo ventilação mecânica, se indicado.

### Ácaros

#### ESCABIOSE

A escabiose humana é causada pela variante *hominis* de *Sarcoptes scabiei*. Este ácaro é um patógeno humano obrigatório. A escabiose, que tem uma prevalência mundial que varia em cerca de 0,2 a 71,4%, é mais comum

---

[h]N.R.T.: Segundo os dados epidemiológicos do MS, entre os anos de 2000 e 2016 ocorreram 359.985 acidentes por aranhas, sendo o ano de 2015 com maior número, de 30.373 casos e a região Sul do Brasil, com 242.463 casos. No mesmo período, o número de óbitos registrados foi de 174, com destaque para o ano de 2016, com 25 óbitos, e para a região Nordeste, com 11 óbitos no total. O coeficiente de incidência dos acidentes araneídicos é 1,5 caso por 100 mil habitantes, sendo a maioria das notificações das regiões Sul e Sudeste. No Brasil, existem três gêneros de aranhas de importância médica: *Phoneutria*, *Loxosceles* e *Latrodectus*.

na América Latina e regiões do Pacífico, mas todas as regiões do mundo, exceto Europa e Oriente Médio, têm populações com prevalências acima de 10%.[12b] Em todas as partes do mundo, é muito mais frequente em crianças e adolescentes do que em adultos.[13]

### BIOPATOLOGIA

Após o acasalamento na superfície da pele, a fêmea do ácaro escava e põe ovos que eclodem em 3 a 4 dias. As larvas se tornam adultos 30 a 60 dias depois. Os ácaros em todos os estágios podem penetrar na pele e atingir proporções surpreendentes em indivíduos imunossuprimidos.

### MANIFESTAÇÕES CLÍNICAS

Em adultos imunocompetentes, a infecção causa prurido intenso na pele afetada e não afetada, com erupção papulovesicular eritematosa simétrica, especialmente nos espaços interdigitais, punhos, dobras axilares anteriores, área periumbilical, aréolas nas mulheres e no pênis e escroto nos homens. Na escabiose nodular, os pacientes apresentam nódulos marrom-avermelhados intensamente pruriginosos que variam de 2 a 20 mm na região axilar, virilha, nádegas e genitália; esses nódulos representam hipersensibilidade a produtos dos ácaros e não contêm ácaros. A toca do ácaro – uma linha ceratótica curta serpiginosa de cor cinza a branca com 1 a 4 mm de comprimento – é mais comum nas mãos e nos pés. A escabiose crostosa se manifesta em indivíduos imunossuprimidos como crostas prateadas a brancas em qualquer parte do corpo, mas especialmente nas mãos e orelhas. Os pacientes idosos podem ter manifestações sutis com prurido leve e pápulas no tronco e nos membros.

### DIAGNÓSTICO

O diagnóstico é estabelecido pela identificação direta dos ácaros, fezes de ácaros ou ovos na microscopia (Figura 104.2). O diagnóstico também pode ser estabelecido por videodermoscopia ou pela reação em cadeia da polimerase (PCR) e ensaio imunoenzimático (ELISA) para produtos de ácaros ou imunoglobulina E (IgE) específica.

### TRATAMENTO E PREVENÇÃO

As opções tópicas incluem permetrina 5% e enxofre precipitado 2 a 10% em petrolato, benzoato de benzila 10 a 25%, monossulfiram 5 a 25%, malation 0,5% e esdepaletrina 0,63%. O crotamiton tópico a 10% é pouco ativo contra o ácaro, mas é antipruriginoso; também tem atividade antibacteriana. A ivermectina oral (200 a 400 μg/kg administrada em dose única e depois repetida em 10 dias) é uma alternativa efetiva à terapia tópica, e a administração em massa da ivermectina pode controlar a escabiose em áreas endêmicas.[A9] As roupas pessoais e as roupas de cama devem ser lavadas na máquina a 60°C ou mais, seguida de secagem com ar quente.

### OUTROS ÁCAROS

Os ácaros são onipresentes e frequentemente causam dermatite que pode ser uma erupção papular, vesicular, urticariforme ou morbiliforme. Os trombilídeos, que comumente envolvem a parte inferior das pernas, as bordas das roupas íntimas e a genitália, podem causar a síndrome do pênis de verão com pápulas dolorosas e pruriginosas na glande e no escroto, que lembram escabiose. Na Ásia e na América do Sul, os ácaros são vetores da febre tifoide (Capítulo 311). Em áreas urbanas, os ácaros dos ratos domésticos podem transmitir riquetsiose variceliforme (Capítulo 311). Em áreas endêmicas, uma escara em um paciente agudamente febril sugere fortemente riquetsiose transmitida por ácaros. A maioria das erupções cutâneas induzidas por ácaros pode ser tratada sintomaticamente com corticosteroides tópicos ou com cânfora e loção mentolada.

### Centopeias

As centopeias (lacraias) são artrópodes (Chilopoda) com 15 a 177 pares de pernas que apresentam pinças com presas e glândulas de veneno associadas na extremidade da cabeça. As picadas de humanos por algumas espécies, especialmente centopeias maiores, podem resultar em uma reação local dolorosa e, às vezes, na pele rompida, o que raramente resulta em infecção secundária. A dor é de curta duração, efeitos sistêmicos são incomuns e o tratamento sintomático raramente é necessário, a menos que uma infecção secundária se desenvolva.

### Milípedes

Os milípedes (diplópodes) são artrópodes que apresentam dois pares de pernas por segmento corporal com glândulas de veneno em seus segmentos corporais. O contato com a pele humana pode resultar na exsudação de toxinas, resultando em dor irritante local, odor residual ou manchas na pele. Este último pode mimetizar necrose cutânea ou hematoma. Nenhum tratamento está disponível ou geralmente é necessário.

### Pediculose

Os piolhos, que são ectoparasitas obrigatórios, causam três síndromes: *Pediculus humanus capitis* (pediculose da cabeça), *Pediculus humanus* (pediculose corporal) e *Pthirus pubis* (pediculose pubiana).

### PEDICULOSE DA CABEÇA

Os piolhos afetam de 6 a 12 milhões de pessoas anualmente nos EUA. Em todo o mundo, a prevalência é muito maior, especialmente em crianças de 3 a 12 anos. A transmissão é feita por contato direto ou contato próximo com lenços e chapéus.

Deve-se suspeitar de piolhos em uma criança com prurido no couro cabeludo acompanhado de adenopatia cervical. As lêndeas podem ser vistas na inspeção visual, especialmente atrás das orelhas. No couro cabeludo, pequenas picadas e crostas de sangue são comumente vistas. O diagnóstico definitivo exige que pelo menos um piolho vivo seja encontrado no couro cabeludo.

### TRATAMENTO

Nos EUA é usada uma loção que contém álcool benzílico para matar o piolho, atordoando e fechando o espiráculo respiratório. A ivermectina (0,5% de loção em uma aplicação de 10 minutos em casa) é 95% efetiva 1 dia, 85% efetiva 7 dias e 74% efetiva 14 dias após o tratamento.[A10] Para as infestações refratárias em crianças, a ivermectina oral (400 μg/kg, duas vezes em um intervalo de 7 dias) é superior à loção tópica de malation a 0,5%. Em ambientes epidêmicos, duas aplicações de um extrato de folhas e sementes de nim (*Azadirachta indica*) na forma de xampu são mais ovicidas do que a dimeticona típica.[A11][14]

### PEDICULOSE CORPORAL

A infestação por piolhos corporais é comum em pessoas sem-teto, bem como em situações de refugiados e guerras. O piolho pode servir como um vetor para *Bartonella quintana* (que causa febre da trincheira e endocardite; Capítulo 299), *Rickettsia prowazekii* (que causa o tifo epidêmico; Capítulo 311) e *Borrelia recurrentis* (que causa febre recorrente transmitida por piolho; Capítulo 306).

Os piolhos corporais provocam uma erupção disseminada que pode ser confundida com dermatite de contato alérgica, dermatite atópica, exantema viral ou escabiose. O diagnóstico é feito no exame físico por meio da identificação de máculas cerúleas azul-acinzentadas (Figura 104.3). Este achado deve, então, levar à busca meticulosa por piolhos ou lêndeas, especialmente nas costuras das roupas.

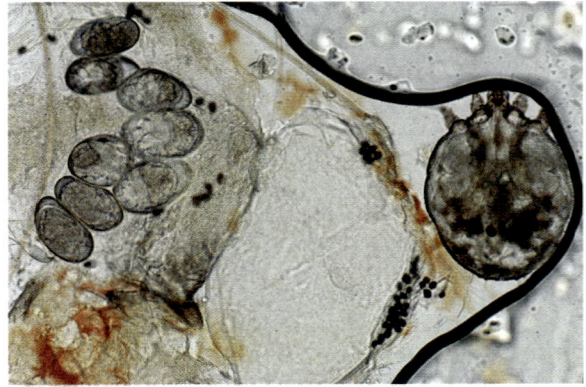

**FIGURA 104.2** Lâmina preparada de escabiose mostrando um ácaro adulto, ovos e fezes. (Cortesia do Dr. Dirk M. Elston.)

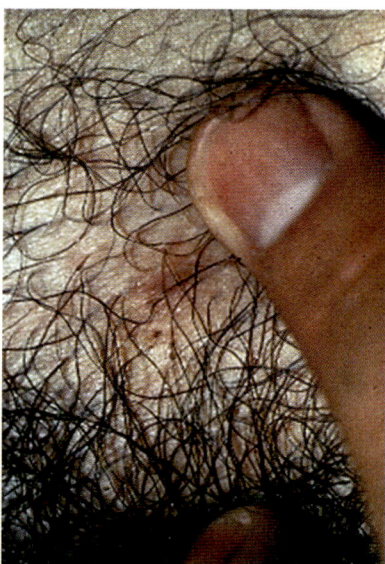

**FIGURA 104.3** Máculas cerúleas são manchas vermelho-azuladas que representam locais onde os piolhos do corpo se alimentaram. (Cortesia do Dr. Dirk M. Elston.)

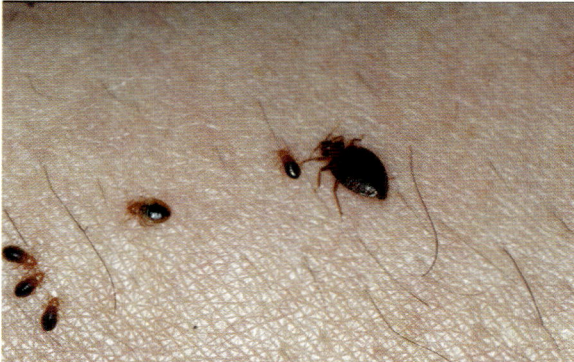

**FIGURA 104.4** Os percevejos são marrom-avermelhados e têm o tamanho de pequenos carrapatos. (Cortesia do Dr. Dirk M. Elston.)

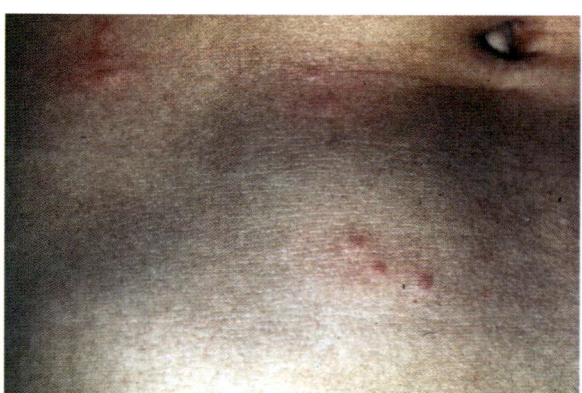

**FIGURA 104.5** As picadas de percevejos costumam ser organizadas em um padrão característico de "café da manhã, almoço e jantar". (Cortesia do Dr. Dirk M. Elston.)

Os piolhos são mortos lavando e secando a quente ou passando as roupas do paciente. A permetrina também pode ser aplicada em roupas, mas pode não ser necessária.

### PEDICULOSE PUBIANA

A pediculose pubiana é uma infecção sexualmente transmissível (IST), frequentemente concomitante com a infecção por *Chlamydia* (Capítulo 302) ou gonorreia (Capítulo 283). Os pacientes apresentam prurido intenso. Os piolhos e as lêndeas podem ser encontrados nos pelos púbicos e nos pelos do tórax, do abdome, dos membros inferiores e da cabeça. A infestação dos cílios pode causar a infecção fitiríase palpebral.

O tratamento inclui agentes tópicos usados para tratar piolhos. A ivermectina oral (200 a 400 µg/kg, repetida em 10 dias) é uma alternativa.

### Hemiptera: percevejos

Os percevejos são cada vez mais reconhecidos em residências, hotéis e *campi* universitários, e podem ser introduzidos em prédios por pássaros, morcegos e bagagens. Eles se escondem em rachaduras e fendas de camas, principalmente ao longo das costuras dos colchões. O percevejo é marrom-avermelhado e tem o tamanho de um pequeno carrapato (Figura 104.4). Suas picadas, que caracteristicamente são no rosto, no pescoço e nos braços, tipicamente se apresentam como uma sequência linear de lesões (Figura 104.5). O tratamento sintomático é feito com corticosteroides tópicos (ver Tabela 407.10), mas a desinfestação exige que toda a roupa de cama seja lavada e seca na máquina (água quente) e que o colchão e o estrado da cama sejam protegidos por uma capa de plástico com zíper.[15]

## INSETOS

Os insetos têm a maior diversidade de espécies de qualquer grupo de animais, mas poucos são venenosos.

### Insetos peçonhentos

Apenas duas ordens de espécies venenosas são de grande importância médica: Hymenoptera (formigas, incluindo formigas-de-fogo, abelhas, vespas) e Lepidoptera (mariposas e borboletas).

Os himenópteros têm um aparelho ovipositor modificado que funciona como um ferrão para injetar o veneno produzido por uma glândula de veneno intra-abdominal. O veneno dos himenópteros contém peptídios altamente alergênicos, e a alergia aguda, particularmente a anafilaxia (Capítulo 238), é o principal risco. A anafilaxia fatal por picadas de abelha, vespa ou formiga causa tantas ou mais mortes quanto acidentes por animais peçonhentos na maioria dos países desenvolvidos. Os himenópteros geralmente causam efeitos locais, como dor, eritema, edema, bolhas e até mesmo pequenas ulcerações. No entanto, os ataques em massa envolvendo 500 ou mais ferroadas podem causar envenenamento importante, frequentemente caracterizado por hemólise, insuficiência renal aguda, complicações cardíacas e insuficiência de outros órgãos. O tratamento dos efeitos sistêmicos de picadas de himenópteros é de suporte e sintomático, começando com a remoção urgente e rápida de quaisquer ferrões remanescentes (apenas ataques em massa de abelhas). Se um indivíduo relatar reação de hipersensibilidade anterior significativa do tipo 1 (p. ex., hipotensão, edema das vias respiratórias), a epinefrina deve ser transportada para ambientes onde a exposição possa ocorrer. Não há antiveneno disponível atualmente. Quaisquer sintomas de anafilaxia exigem tratamento urgente (Capítulo 238).

As larvas de lepidópteros (lagartas) representam um risco para os seres humanos porque seus pelos ou espinhos podem causar intensa irritação cutânea local. Os pelos podem ser removidos pela aplicação de esparadrapo ou fita adesiva na área exposta. O veneno da lagarta *Lonomia*, encontrado na grande bacia amazônica, inclui um potente pró-coagulante que induz coagulopatia por consumo e pode resultar em sangramento grave e fatal. Um antiveneno específico contra o veneno de *Lonomia* está disponível no Brasil.

## ANIMAIS MARINHOS

As interações peçonhentas menores com animais marinhos provavelmente ocorrem com frequência, mas efeitos sistêmicos são muito menos comuns e as fatalidades são raras.[16] Algumas infecções relacionadas aos acidentes com animais peçonhentos marinhos envolvem microrganismos incomuns, incluindo *Vibrio* spp., *Aeromonas* spp., *Mycobacterium marinum*, *Streptococcus iniae* e outros microrganismos.

A *água-viva* tem uma organela (nematocisto) localizada em seus tentáculos ou no corpo principal que injeta veneno. Quando o pelo entra em contato com uma membrana biológica, ele dispara o túbulo injetável, que everte e injeta veneno na vítima em uma fração de segundo.

Felizmente, o veneno da maioria das águas-vivas causa dor local, eritema e bolhas leves sem efeitos sistêmicos. No entanto, o veneno da água-viva pode ser alergênico em algumas pessoas, resultando em reações alérgicas quando são picadas em uma ocasião subsequente.

*Chironex fleckeri* e *Malo kingi*, chamadas cubomedusas por terem formato de cubo, produzem um veneno potente. As picadas são geralmente muito dolorosas e podem ser fatais, causando parada cardíaca 5 minutos após o envenenamento. Outras águas-vivas também podem causar manifestações clínicas graves. Uma grande água-viva como uma espécie australiana ou do Pacífico pode ter milhões de nematocistos, cada um capaz de injetar veneno em microssegundos, com alguns entrando nos capilares e causando rápido envenenamento sistêmico. No entanto, a maioria das picadas tem áreas menores de contato com a pele, com o veneno injetado sendo insuficiente para causar efeitos fatais. Mesmo pequenas águas-vivas como a *irukandji* australiana podem injetar uma dose potencialmente letal de veneno.

### TRATAMENTO

O tratamento da maioria das picadas de água-viva é de suporte e sintomático, mas a aplicação de água quente (não mais do que 45°C), de preferência como um banho quente, geralmente proporciona alívio rápido e duradouro. A caravela-portuguesa é encontrada em todo o planeta. Causa dor local e formação de vergões e, ocasionalmente, está associada a reações alérgicas. O tratamento é de suporte e sintomático (p. ex., um banho com água quente). Não existe antiveneno disponível.

Para picadas de *Chironex fleckeri* e *Malo kingi*, a reanimação cardiopulmonar prolongada (Capítulo 57) deve ser fornecida em caso de colapso cardíaco, porque a cardiotoxicidade provavelmente remite em 60 minutos. Um antiveneno está disponível, mas sua efetividade em casos graves não é clara. Para casos menos graves, são indicados cuidados de suporte e sintomáticos. Qualquer necrose local na trilha do tentáculo deve ser tratada como uma queimadura.

A síndrome *irukandji*, que é causada por uma picada quase indolor, é caracterizada pelo início de fortes dores musculares com cãibras, principalmente nas costas, cerca de 15 a 60 minutos após a picada. Sudorese, hipertensão arterial sistêmica e até mesmo comprometimento cardíaco com níveis elevados de troponina e edema pulmonar podem se desenvolver. A morte é rara. Não existe antiveneno disponível.

## Peixes peçonhentos e arraias

### PEIXE ESPINHOSO VENENOSO

Muitas espécies de peixes desenvolveram espinhos venenosos que, ao perfurarem a pele, liberam veneno, o que causa dor local intensa e imediata. Os efeitos sistêmicos são incomuns. O tratamento envolve a remoção de quaisquer espinhos residuais da ferida. A imersão em água quente (não mais de 45°C) pode fornecer analgesia adequada, mas medicamentos orais para a dor, incluindo opioides (p. ex., oxicodona, 5 a 15 mg VO a cada 4 a 6 horas) ou até mesmo bloqueio nervoso podem ser necessários. Um antiveneno específico eficaz está disponível para o peixe-pedra australiano.

### ARRAIAS PEÇONHENTAS

A ferroada de uma arraia peçonhenta causa dor local intensa, mas não provoca efeitos sistêmicos. O tratamento inclui imersão em água quente (não mais que 45°C), mas pode ser necessária analgesia parenteral (p. ex., morfina, 4 a 10 mg IV a cada 4 horas) ou um bloqueio nervoso regional. Para feridas extensas, a exploração e a remoção de qualquer fragmento residual de picada, seguida de irrigação abundante, são apropriadas.

## Moluscos venenosos

Algumas *espécies de polvos* peçonhentos têm uma potente neurotoxina paralítica, a tetrodotoxina, que causa o início rápido (5 a 20 minutos) de paralisia flácida, incluindo paralisia respiratória, que geralmente persiste por algumas horas. A picada real costuma ser indolor e, portanto, não é percebida. O tratamento é de suporte e focado no suporte respiratório até que a paralisia seja finalizada várias horas depois. Não existe antiveneno disponível.

Os *caramujos do gênero Conus* disparam pequenos dardos inoculados com veneno nas presas. Os seres humanos podem sentir dor instantânea ou nenhuma dor significativa, geralmente seguida pelo rápido início de paralisia flácida e, em casos graves, paralisia ventilatória. O tratamento é de suporte. Não existe antiveneno disponível.

Os *ouriços-do-mar* (classe Echinoidea) apresentam vários espinhos pontiagudos que podem resultar em lesões mecânicas e envenenamento local. O resultado geralmente é uma dor intensa sem efeitos sistêmicos. Os espinhos retidos podem atuar como um nicho para infecção secundária. O tratamento é sintomático (analgesia; imersão em água quente a não mais do que 45°C), antibióticos se uma infecção secundária se desenvolver e pesquisa cuidadosa e remoção cirúrgica dos espinhos retidos.

Muitos *corais* podem causar cortes ou abrasões e, potencialmente, um envenenamento local por nematocistos de coral. Os cortes por coral-de-fogo (*Millepora alcicornis*)[i] podem causar dor imediata intensa e, posteriormente, necrose local da pele. As feridas por coral também podem ser contaminadas por microrganismos, e os restos de coral podem atuar como um nicho para a infecção. Embora a lesão inicial possa parecer trivial, pode progredir para um problema mais significativo se não for tratada. O tratamento inclui cuidados padrões com a ferida, analgesia conforme necessário e antibióticos para infecção secundária.

As picadas de *anêmona-do-mar* podem causar início rápido de dor local intensa, que pode progredir para vesiculação e até ulceração ou necrose. A dor pode persistir por horas a dias ou mesmo semanas. O tratamento é sintomático e de suporte.

### Acidentes com animais marinhos peçonhentos

#### INTOXICAÇÃO POR TETRODOTOXINA

A tetrodotoxina é uma neurotoxina pequena, altamente potente, não peptídica que provoca paralisia. É produzida por microrganismos e, em seguida, adquirida e acumulada como um veneno por certos animais marinhos para fins defensivos (p. ex., baiacu) ou para fins ofensivos (p. ex., polvos do gênero *Hapalochlaena*). A tetrodotoxina não é destruída pelo cozimento; portanto, pode permanecer em animais contaminados preparados como alimento humano. A preparação competente desses peixes (ou seja, a remoção de tecidos e órgãos com altas concentrações da toxina) pode reduzir, mas não eliminar completamente o risco de intoxicação letal.

A intoxicação leve (grau 1) causa apenas dormência perioral, parestesia e náuseas. A intoxicação de grau 2 inclui dormência facial e lingual, paresia generalizada leve, incoordenação e fala arrastada. A intoxicação mais grave é definida por paralisia flácida generalizada com incapacidade de falar, pupilas dilatadas e fixas e comprometimento respiratório, frequentemente com paralisia respiratória. A progressão e a morte podem ocorrer em 60 minutos. O tratamento é de suporte e focado no suporte cardiopulmonar até que a toxina se degrade em algumas horas. Não existe antídoto.

#### CIGUATERA

Ciguatera é causada por neurotoxinas (ciguatoxina, maitotoxina, escaritoxina e, provavelmente, também palitoxina) produzidas por dinoflagelados e concentradas na cadeia alimentar. As toxinas se acumulam nos peixes predadores maiores, sem efeitos evidentes neles. Quando esses peixes maiores são consumidos por seres humanos, entretanto, ocorre ciguatera. O cozimento não destrói as neurotoxinas. Peixes como tubarões, barracudas, robalos e outras espécies predatórias estão predominantemente envolvidos. Ciguatera é detectada apenas quando ocorre um surto, porque os peixes parecem saudáveis e têm sabor normal.

Os sinais/sintomas clínicos aparecem pela primeira vez cerca de 6 a 12 horas após as refeições.[17] Os efeitos gastrintestinais incluem náuseas, vômitos, diarreia e dor abdominal. As manifestações sistêmicas, que podem ter início variável e demorar horas, incluem mialgia, artralgia, parestesia circum-oral, fadiga, prurido generalizado, cefaleia e sensibilidade anormal à temperatura. Esses efeitos podem persistir por dias a meses e são exacerbados em alguns pacientes pelo consumo subsequente de qualquer peixe. As fatalidades são raras e associadas a desidratação de fase aguda, insuficiência cardíaca ou edema cerebral.

Ciguatera é notoriamente resistente ao tratamento e não existe antídoto específico. O manitol (uma dose de 1 g/kg IV) foi recomendado, mas os resultados dos ensaios são conflitantes.[18] A amitriptilina (p. ex., 25 mg VO, 2 vezes/dia) tem sido usada com sucesso anedótico. A indometacina (25 mg VO, 3 vezes/dia) pode ajudar nas artralgias.

---

[i] N.R.T.: Apesar do nome coral-de-fogo (*Millepora alcicornis*), tecnicamente não se trata de um coral. Este cnidário não é como aqueles da classe Anthozoa, mas está entre os denominados falsos corais duros, ou hidrocorais, da classe Hydrozoa, sendo mais relacionado com uma água-viva do que a um coral duro.

## INTOXICAÇÃO POR PALITOXINA

A intoxicação por palitoxina é semelhante à ciguatera, exceto que a toxina é produzida por corais zoantídeos no Pacífico e no Mediterrâneo. Um problema recente no Mediterrâneo é que a proliferação maciça de dinoflagelados libera uma espuma no mar (palitoxina em aerossol), que expõe os seres humanos na praia, resultando em irritação da pele, dispneia e obstrução das vias respiratórias. Algumas praias e até comunidades litorâneas foram fechadas durante eventos intensos de espuma.

## INTOXICAÇÃO POR MARISCOS

A intoxicação por marisco pode resultar da contaminação de mariscos por proliferação de dinoflagelados produtores de toxinas.

As *toxinas paralíticas* dos moluscos são a saxitoxina e as goniautoxinas. Dormência (nas pontas dos dedos das mãos, nos lábios, na língua), dor abdominal e náuseas ocorrem 30 a 120 minutos após a ingestão, seguidos por paralisia flácida progressiva que pode se estender à paralisia respiratória completa. Os pacientes também podem apresentar vertigem, ataxia, cegueira transitória, cefaleia e dorsalgia. Não existe tratamento específico. O manejo é sintomático e de suporte. Há registro de fatalidades.

*A intoxicação neurotóxica por marisco*[j] é causado pela brevetoxina, que é encontrada principalmente em mariscos e ostras. As manifestações clínicas observadas várias horas após a ingestão incluem efeitos gastrintestinais (náuseas, vômitos, diarreia, dor abdominal) seguidos por parestesias e incoordenação, mas não paralisia. A intoxicação é, geralmente, uma doença não fatal autolimitada e tratada com cuidados sintomáticos e de suporte.

A intoxicação amnésica por moluscos[k] é causada pelo ácido domoico, que se acumula predominantemente em mexilhões. Os efeitos gastrintestinais começam seis ou mais horas após a ingestão, mas dias a semanas depois, alguns pacientes desenvolvem encefalopatia, *delirium*, perda de memória permanente e, menos comumente, hipotensão, aumento das secreções pulmonares, arritmias cardíacas, hemiplegia, convulsões e coma. Fatalidades ocorrem. O tratamento é sintomático e de suporte.

A intoxicação diarreica por moluscos é causada por éteres policíclicos, como os derivados do ácido ocadaico, que estimulam o acúmulo excessivo de líquido intraintestinal. Os pacientes apresentam graves efeitos gastrintestinais horas após a ingestão, que podem persistir por dias, e desidratação. Os sinais/sintomas podem imitar aqueles induzidos por contaminantes bacterianos (p. ex., *Vibrio parahaemolyticus* [Capítulo 286] e norovírus [Capítulo 356]). Raramente ocorrem fatalidades. O tratamento é sintomático e de suporte.

O envenenamento escombroide é causado pela histamina, que é produzida pela degradação da histidina em peixes mortos que são mal armazenados. O envenenamento escombroide é mais um problema de processamento/armazenamento de alimentos do que uma verdadeira doença baseada em toxinas. Clinicamente, manifesta-se nos 60 minutos seguintes à ingestão com erupção cutânea, rubor, taquicardia e, em casos mais graves, cefaleia, sintomas gastrintestinais, broncospasmo, hipotensão, angioedema e comprometimento das vias respiratórias. Geralmente remite espontaneamente em 6 a 12 horas ou no máximo 36 horas. Fatalidades já foram relatadas. O tratamento inclui anti-histamínicos (ver Tabela 407.10), inaladores de beta$_2$-agonistas (p. ex., salbutamol conforme necessário), corticosteroides (ver Tabela 407.10) e epinefrina intramuscular (0,25 mℓ de uma solução 1:1.000).

 **Recomendações de grau A**

A1. Sachett JAG, da Silva IM, Alves EC, et al. Poor efficacy of preemptive amoxicillin clavulanate for preventing secondary infection from Bothrops snakebites in the Brazilian Amazon: a randomized controlled clinical trial. *PLoS Negl Trop Dis*. 2017;11:1-21.

---

[j]N.R.T.: As brevetoxinas são produzidas pelo dinoflagelado *Ptychodiscus brevis* e o transvetor é um molusco bivalve. Existe principalmente no golfo do México e nas Caraíbas, mas na Península Ibérica houve um surto causado por outro tipo de *Ptychodiscus*, durante uma "maré vermelha". Essas toxinas causam a despolarização das membranas excitáveis dos nervos periféricos e dos músculos esqueléticos por ativação dos canais de sódio, aumentando sua permeabilidade.

[k]N.R.T.: A intoxicação amnésica por ingestão de mexilhão foi diagnosticada pela primeira vez no Canadá, em 1987, em pessoas que haviam comido mexilhão proveniente dos estuários de três rios.

A2. Gerardo CJ, Quackenbush E, Lewis B, et al. The efficacy of Crotalidae polyvalent immune Fab (ovine) antivenom versus placebo plus optional rescue therapy on recovery from copperhead snake envenomation: a randomized, double-blind, placebo-controlled, clinical trial. *Ann Emerg Med*. 2017;70:233-244.

A3. Bush SP, Ruha AM, Seifert SA, et al. Comparison of F(ab')$_2$ versus fab antivenom for pit viper envenomation: a prospective, blinded, multicenter, randomized clinical trial. *Clin Toxicol (Phila)*. 2015;53:37-45.

A4. Isbister GK, Jayamanne S, Mohamed F, et al. A randomized controlled trial of fresh frozen plasma for coagulopathy in Russell's viper (*Daboia russelii*) envenoming. *J Thromb Haemost*. 2017;15:645-654.

A5. Dart RC, Bogdan G, Heard K, et al. A randomized, double-blind, placebo-controlled trial of a highly purified equine F(ab)$_2$ antibody black widow spider antivenom. *Ann Emerg Med*. 2013;61:458-467.

A6. Isbister GK, Page CB, Buckley NA, et al. Randomized controlled trial of intravenous antivenom versus placebo for latrodectism: the second Redback Antivenom Evaluation (RAVE-II) study. *Ann Emerg Med*. 2014;64:620-628.

A7. El-Asheer OM, Hammad EEM, Mohamad IL, et al. A randomized comparative study between intravenous and intramuscular scorpion antivenom regimens in children. *Toxicon*. 2019;159:45-49.

A8. Rodrigo C. Gnanathasan A. Management of scorpion envenoming: a systematic review and meta-analysis of controlled clinical trials. *Syst Rev*. 2017;6:1-12.

A9. Romani L, Whitfeld MJ, Koroivueta J, et al. Mass drug administration for scabies control in a population with endemic disease. *N Engl J Med*. 2015;373:2305-2313.

A10. Pariser DM, Meinking TL, Bell M, et al. Topical 0.5% ivermectin lotion for treatment of head lice. *N Engl J Med*. 2012;367:1687-1693.

A11. Semmler M, Abdel-Ghaffar F, Gestmann F, et al. Randomized, investigator-blinded, controlled clinical study with lice shampoo (Licener®) versus dimethicone (Jacutin® Pedicul Fluid) for the treatment of infestations with head lice. *Parasitol Res*. 2017;116:1863-1870.

**REFERÊNCIAS BIBLIOGRÁFICAS**

*As referências bibliográficas, bem como os outros materiais suplementares deste livro, encontram-se no GEN-IO, nosso ambiente virtual de aprendizagem.*

# RABDOMIÓLISE
### FRANCIS G. O'CONNOR E PATRICIA A. DEUSTER

**DEFINIÇÃO**

A rabdomiólise, uma síndrome clínica aguda e potencialmente fatal, reflete a dissolução e a desintegração do músculo estriado, com liberação do conteúdo das células musculares para a circulação sistêmica. Mioglobulinemia e mioglobinúria são sequelas comuns. Outras substâncias liberadas pelas células musculares afetadas (p. ex., cálcio, potássio) podem causar efeitos sistêmicos. A azotemia pré-renal, complicada pela toxicidade da mioglobina livre nos túbulos renais, pode causar lesão renal aguda (Capítulo 112), que exacerba outras anormalidades metabólicas. As arritmias cardíacas, causadas pela liberação de potássio intracelular e ácidos orgânicos, associados à hipocalcemia podem ser fatais.

**EPIDEMIOLOGIA**

Como não existe uma definição laboratorial amplamente aceita ou critérios de diagnóstico clínico, a verdadeira incidência de rabdomiólise não é clara, mas cerca de 26.000 casos hospitalizados são observados a cada ano nos EUA. Os militares dos EUA também relatam mais de 500 casos anuais de rabdomiólise por esforço.[1] Entre os pacientes com rabdomiólise, de 13 a 67% desenvolvem lesão renal aguda, sendo responsável por 5 a 10% de todos os casos de insuficiência renal aguda nos EUA.

A rabdomiólise é um distúrbio clínico complexo e multifatorial, com múltiplas causas potenciais herdadas e adquiridas (Tabela 105.1). Em adultos urbanos, o abuso de álcool e outras substâncias psicoativas, compressão muscular e estado de mal epiléptico são causas comuns de rabdomiólise. Em pacientes pediátricos, a causa mais comum é traumatismo, seguido por coma hiperosmolar não cetótico, miosite viral, distonia e hipertermia maligna. No entanto, a rabdomiólise por esforço decorrente de exercícios repetitivos também é uma preocupação em jovens atletas. É importante ressaltar que crianças e adolescentes com rabdomiólise recorrente estão sendo cada vez mais reconhecidos como possivelmente portadores de distúrbios metabólicos hereditários.

| Tabela 105.1 | Causas hereditárias e adquiridas da rabdomiólise. |
|---|---|
| **HEREDITÁRIA** | **ADQUIRIDA** |
| Glicolítica/glicogenolítica, por exemplo, doença de McArdle (deficiência de miofosforilase)<br>Oxidação de ácidos graxos, por exemplo, deficiência de carnitina palmitoiltransferase II<br>Ciclo de Krebs, por exemplo, deficiência de aconitase<br>Via da pentose fosfato, por exemplo, deficiência de glicose-6-fosfato desidrogenase<br>Ciclo de nucleotídio de purina, por exemplo, deficiência de mioadenilato desaminase<br>Cadeia respiratória mitocondrial, por exemplo, deficiência de succinato desidrogenase<br>Suscetibilidade à hipertermia maligna, por exemplo, mutações de hipertermia maligna familiar (*RYR1*), distrofia miotônica, distrofias de Duchenne e Becker<br>Outro, por exemplo, mioglobinúria recorrente familiar | Esforço, por exemplo, exercícios físicos, estado de mal epiléptico, *delirium*, choque elétrico, estado de mal asmático, reanimação cardiopulmonar (ver também Tabela 105.2)<br>Esmagamento, por exemplo, peso externo, imobilidade prolongada, cirurgia bariátrica<br>Isquemia, por exemplo, oclusão arterial, síndrome compartimental, doença falciforme, coagulação intravascular disseminada<br>Extremos de temperatura corporal, por exemplo, febre, insolação por esforço, queimaduras, hipertermia maligna, hipotermia, raios<br>Metabólica, por exemplo, hipopotassemia, hipernatremia ou hiponatremia, hipofosfatemia, pancreatite, cetoacidose diabética, acidose tubular renal, hipertireoidismo ou hipotireoidismo, estados hiperosmolares não cetóticos<br>Medicamentos/substâncias químicas/toxinas, por exemplo, anticolinérgicos, anfetaminas, anti-histamínicos, arsênico, etanol, opiáceos, estatinas, cocaína, succinilcolina, halotano, corticosteroides, ciclosporina, itraconazol, fenotiazinas, catinonas sintéticas, canabinoides sintéticos<br>Infecções, por exemplo, vírus Epstein-Barr, vírus da imunodeficiência humana, herpes-vírus simples, vírus influenza A e B, *Borrelia burgdorferi*, tétano<br>Doenças inflamatórias e autoimunes, por exemplo, polimiosite, dermatomiosite |

Modificada e reproduzida, com autorização, de Warren JD, Blumbergs PC, Thompson PD. Rhabdomyolysis: a review. *Muscle Nerve*. 2002;25:332-347.

| Tabela 105.2 | Mutações/variantes genéticas associadas à rabdomiólise por esforço. |
|---|---|
| **GENE** | |
| Receptor 1 de rianodina | RyR1 |
| Mioadenilato desaminase | AMPDA1 |
| Carnitina palmitoiltransferase II | CPT2 |
| Miofosforilase | PYGM |
| Fosfofrutoquinase | PFKM |
| Fosforilase *b* quinase | PHKA1 |
| Acil-coenzima A desidrogenase de cadeia muito longa | ACAD9 |
| Fosfoglicerato mutase | PGAMM |
| Fosfoglicerato quinase | PGK1 |
| Lactato desidrogenase | LDHA |
| Citocromo *c* oxidase | COX I, II e III |
| Citocromo *b* (complexo III) | CYTB |
| TRNA mitocondrial | Mt-tRNA |
| Betassarcoglicano | SGCB |
| DNA mitocondrial | MT-CO2 |

## Drogas e intoxicações

Entre as intoxicações, as causas mais frequentes associadas às drogas ilegais são cocaína e heroína (Capítulo 31), com quase 20% das *overdoses* de cocaína com complicações por rabdomiólise. Outras drogas, como as catinonas sintéticas ("sais de banho") (dos quais a metilenodioxipirovalerona é o ingrediente principal) e canabinoides sintéticos (*spice*),[a] foram associadas à rabdomiólise. Outras substâncias que podem induzir rabdomiólise incluem etanol (Capítulo 30), anfetaminas, derivados de fenilalquilamina, antipsicóticos, cafeína e estatinas. Até 10% dos pacientes que tomam estatinas (Capítulo 195) podem apresentar mialgias, mas as taxas relatadas de rabdomiólise induzida por estatinas variam de 0 a 2,2 casos por 1.000 pessoas-ano,[2] com cerivastatina sendo associada às taxas mais altas. As estatinas também podem induzir miopatia autoimune por anticorpo anti-HMG-CoA com fraqueza muscular proximal e elevações significativas da enzima creatinoquinase.[3] Os suplementos dietéticos, em particular aqueles com combinações de estimulantes, também têm sido associados à rabdomiólise por esforço. A rabdomiólise também pode ser observada quando hiponatremia grave é corrigida rapidamente.[4]

---

[a]N.R.T.: K2, *high legal*, *black mamba*, *cannabis blends* e *spice* são nomes usados para descrever maconha sintética, que é uma mistura de produtos químicos industriais com moléculas sintéticas de tetra-hidrocanabinol (THC) pulverizados sobre qualquer erva seca. Ela é projetada para se parecer com maconha, mesmo não tendo o aroma e a aparência da natural, e vem disfarçada de incenso e ervas aromatizadoras, o que não tem nada a ver com a maconha natural, e seu consumo afeta o cérebro de maneira diferente do que a droga natural. De acordo com o National Institute on Drug Abuse (NIDA) dos EUA, os usuários podem apresentar ansiedade, agitação psicomotora, náuseas, vômitos, hipertensão arterial, convulsões, alucinações, pânico, incapacidade de comunicação, paranoia e comportamento agressivo.

## Rabdomiólise por esforço

A rabdomiólise pode ser uma consequência do esforço em esportes (p. ex., beisebol, futebol, atletismo, luta livre), atividade militar e exercícios recreativos,[5] mas nenhum com frequência mais alta do que a observada com o treinamento de exercícios de alta intensidade. Em uma série, 35 das 225.000 visitas do departamento de emergência a um centro de atendimento terciário urbano foram para rabdomiólise por esforço. O nível médio de creatinoquinase (CK) foi de 40.000 U/$\ell$, mas nenhum paciente desenvolveu lesão renal aguda. Em uma revisão de casos de rabdomiólise (definida como CK maior que 25.000 unidades/$\ell$) identificados ao longo de um período de estudo de 12 meses, 35% (12 de 34) tiveram rabdomiólise por esforço e 10 dos 12 casos estavam relacionados ao treinamento de resistência de alta intensidade.[6]

De acordo com dados dos militares, a taxa de incidência de rabdomiólise por esforço é maior em homens negros não hispânicos (60,0 casos por 100.000 anos-ano) do que em todos os outros grupos étnicos. Além disso, os indivíduos com traço falciforme correm risco ligeiramente maior de rabdomiólise por esforço do que aqueles sem traço falciforme.[7] Os fatores de risco consistentes para rabdomiólise por esforço são baixos níveis de condicionamento físico e introdução precoce de exercícios repetitivos de alta intensidade (p. ex., agachamentos, flexões, abdominais). Embora a maioria dos casos seja autolimitada, sem evidências a longo prazo de lesão renal ou muscular, os pacientes que apresentam sinais sistêmicos, achados clínicos generalizados ou lesão renal aguda costumam ter miopatia metabólica subjacente. É importante ressaltar que 25% de todos os casos de insolação nas forças armadas entre 1980 e 2000 foram associados à rabdomiólise por esforço; lesão renal aguda desenvolveu-se em 33%.

As características de extremo esforço do serviço militar são transferidas para a população de presidiários e funcionários públicos de primeiros socorros. Os exercícios repetitivos não supervisionados em populações carcerárias podem levar à rabdomiólise por esforço. Entre os bombeiros de Nova York, 32 de 16.506 candidatos (0,2%) foram hospitalizados por rabdomiólise por esforço após um teste de aptidão física, com quatro necessitando de hemodiálise. Em um grupo de 50 aspirantes a policiais de Massachusett, 13 foram hospitalizados com rabdomiólise por esforço e tinham níveis de CK acima de 32.000 U/$\ell$; seis necessitaram de diálise e um morreu 44 dias depois, como resultado de complicações de rabdomiólise por esforço, insolação e insuficiência renal e hepática.

### BIOPATOLOGIA

## Fisiopatologia

A via final comum para todos os casos de rabdomiólise é a partir de lesão direta ou indireta ou destruição de células musculares, com deslocamento de seu conteúdo intracelular para o líquido extracelular (LEC) e/ou para a circulação (e-Figura 105.1). A função celular é criticamente dependente da relação entre as concentrações intracelulares de cálcio ($Ca^{2+}$) e sódio ($Na^+$). A bomba $Na^+,K^+$-ATPase do sarcolema regula as concentrações extracelulares de $Ca^{2+}$ trocando $Na^+$ por $Ca^{2+}$ através do sarcolema. Baixa concentração intracelular de $Na^+$ cria um gradiente que resulta ativamente no efluxo de $Ca^{2+}$ à medida que é trocado por íons $Na^+$. Esse processo mantém os níveis de $Ca^{2+}$ intracelular em várias ordens de magnitude mais baixos do que o $Ca^{2+}$ extracelular.

Quando a célula é submetida a estresse mecânico, os canais ativados por estiramento no sarcolema podem se abrir e causar influxo de $Na^+$ e $Ca^{2+}$. O $Ca^{2+}$ intracelular excessivo provoca vários processos patológicos: contração persistente das miofibras, depleção de trifosfato de adenosina (ATP), produção de radicais livres, ativação de moléculas vasoativas, liberação de proteases e, por fim, morte celular. A morte celular é seguida por invasão de neutrófilos, que amplificam o dano pela liberação adicional de proteases e aumento da produção de radicais livres. Em vez de necrose simples, desenvolve-se uma reação miolítica inflamatória autossustentável.

A rabdomiólise pode ser ainda mais complicada por lesão de reperfusão e síndrome compartimental. Na lesão por reperfusão, a restauração do fluxo vascular após um período prolongado de isquemia resulta no aporte de neutrófilos ativados em combinação com abundância de oxigênio, o que contribui para o desenvolvimento de radicais livres altamente reativos. Como a maioria dos grupos musculares está contida em compartimentos fasciais rígidos, a rabdomiólise pode precipitar rapidamente uma síndrome compartimental aguda secundária. O inchaço associado a tecido traumatizado também pode aumentar a pressão intracompartimental e provocar danos adicionais ao comprometer o fluxo sanguíneo venoso e arterial. Assim, a síndrome compartimental também pode resultar em rabdomiólise.

## Rabdomiólise hereditária e adquirida

A rabdomiólise pode ser classificada como hereditária ou adquirida (ver Tabela 105.1).

### Rabdomiólise hereditária

Os pacientes que apresentam episódios recorrentes de altos níveis sanguíneos de CK desencadeados por baixos níveis de estresse ou esforço devem ser investigados à procura de miopatia metabólica. Algumas vias metabólicas que levam à formação de ATP podem ser interrompidas por defeitos genéticos (p. ex., distúrbios hereditários de glicogenólise, glicólise e metabolismo de lipídios e purinas). Em uma série de 77 pacientes submetidos à biopsia para mioglobinúria idiopática, 47% apresentaram defeitos enzimáticos; os distúrbios mais comuns foram deficiências de carnitina palmitoiltransferase II e miofosforilase. As mutações no gene do receptor 1 de rianodina também podem causar rabdomiólise.[8] Deficiências de carnitina palmitoiltransferase, maltase ácida e lipina são outras causas comuns de rabdomiólise. A hipertermia maligna (Capítulos 404 e 406) é um distúrbio farmacogenético heterogêneo, potencialmente fatal, desencadeado por anestésicos voláteis em indivíduos predispostos. Quando um paciente suscetível é exposto a um agente anestésico desencadeador, a liberação excessiva de $Ca^{2+}$ para o mioplasma leva a um estado hipermetabólico manifestado por hipercapnia, taquicardia e acidose metabólica. Embora uma predisposição genética para hipertermia maligna possa estar ligada a predisposição para rabdomiólise por esforço e lesão por calor induzida por exercício,[9] essa associação não foi comprovada.

### Rabdomiólise adquirida

#### Medicamentos/substâncias químicas/toxinas

Medicamentos/substâncias psicoativas/toxinas, que também são causas comuns da rabdomiólise, têm vários mecanismos de ação, incluindo toxicidade direta da membrana (p. ex., herbicidas), distúrbios metabólicos indiretos (p. ex., anticolinérgicos), isquemia (p. ex., cocaína) e agitação (p. ex., cicuta). As substâncias químicas mais comumente citadas que precipitam a rabdomiólise são álcool etílico, estatinas, cocaína, anfetaminas e antipsicóticos (fenotiazinas), embora novas substâncias sintéticas (*spice*, catinonas sintéticas) também estejam relacionadas. O álcool etílico pode induzir rabdomiólise por meio de uma combinação de mecanismos, incluindo imobilização, miotoxicidade direta e anormalidades eletrolíticas. As estatinas, que inibem a enzima 3-hidroxi-3-metilglutaril-coenzima A (HMG-CoA) redutase, podem ser diretamente miotóxicas e parecem desencadear aumentos sustentados no $Ca^{2+}$ intracelular. Embora os mecanismos precisos subjacentes à miopatia induzida por estatina não sejam completamente compreendidos, ela pode ser agravada pela administração concomitante de inibidores de citocromo P-450 3A4 (p. ex., itraconazol, eritromicina, ciclosporina, danazol) e fibratos, bem como por exercício físico excessivo, ingestão de álcool e comorbidades clínicas preexistentes. As anfetaminas e fenotiazinas podem levar a um quadro clínico de rabdomiólise por meio da síndrome serotoninérgica (Capítulo 406) e da síndrome neuroléptica maligna (Capítulo 390), respectivamente. O mecanismo pelo qual as catinonas sintéticas provocam rabdomiólise pode ser toxicidade muscular direta, hipertermia grave ou distúrbios eletrolíticos.

### Infecções

Tanto as infecções virais quanto as bacterianas podem desencadear rabdomiólise. A invasão celular ou a geração de várias toxinas podem precipitar a rabdomiólise induzida por infecção. Os vírus influenza A e B (Capítulo 340) são as causas virais mais comuns, seguidas pelo vírus da imunodeficiência humana (Capítulo 362), vírus Coxsackie (Capítulo 355) e vírus Epstein-Barr (Capítulo 353). As bactérias que mais comumente induzem rabdomiólise são espécies de *Legionella* (Capítulo 298), seguidas por *Francisella tularensis* (Capítulo 295) e *Streptococcus pneumoniae* (Capítulo 273). A lesão renal aguda se desenvolve em aproximadamente 57% (33 a 100%) e 34% (0 a 100%) dos casos bacterianos e virais de rabdomiólise, respectivamente.

### Traumatismo

Traumatismo é a causa mais comum de rabdomiólise. Guerras, desastres naturais e acidentes de trânsito e ocupacionais são causas frequentes da "síndrome de lesão por esmagamento" induzida por traumatismo (Capítulo 103). Outras causas menos frequentes de rabdomiólise induzida por traumatismo ou compressão incluem luta contra dispositivos de contenção física, golpes diretos, abuso infantil, tortura, imobilização prolongada (p. ex., anestesia, coma, torpor induzido por medicamentos/substâncias químicas ou álcool etílico), cirurgia bariátrica e outras formas de cirurgia. O mecanismo primário da síndrome de esmagamento e rabdomiólise induzida por compressão é a reperfusão do tecido danificado após um período de isquemia.

A degradação muscular ocorre em resposta a exercícios extenuantes em indivíduos com e sem condicionamento físico, sobretudo movimentos musculares excêntricos (contrações em alongamento, como ao abaixar um haltere). No entanto, é importante notar que a ruptura muscular em resposta ao exercício é esperada e fisiológica, enquanto a rabdomiólise por esforço é fisiopatológica. As pessoas podem apresentar dor muscular de início retardado 1 a 3 dias após uma sessão de moderada a extenuante exercício. Os principais achados que distinguem rabdomiólise por esforço de degradação muscular fisiológica e/ou dor muscular de início tardio incluem (1) dor desproporcional ao que se esperaria normalmente; (2) edema muscular; (3) limitação significativa na amplitude de movimento ativa e passiva; e (4) urina com cor escura.

A rabdomiólise externa pode ser desencadeada por esforço em combinação com exposição prolongada ao calor (Capítulo 101) e altitude, bem como pelo uso de medicamentos (p. ex., anticolinérgicos) ou suplementos dietéticos (p. ex., *Ephedra*, café). Pode variar de um evento clínico menor a um colapso catastrófico e morte; os mecanismos subjacentes podem ser de natureza mecânica ou metabólica, mas todos estão associados a concentrações mioplasmáticas elevadas de $Ca^{2+}$.

Vários polimorfismos genéticos subjacentes e distúrbios hereditários estão associados à rabdomiólise por esforço (Tabela 105.2). Múltiplas mutações nos genes carnitina palmitoil-transferase II e miofosforilase já foram encontradas e, embora cada mutação tenha sido associada à mioglobinúria induzida por exercício, as mutações por si sós não explicam os episódios clínicos. As mutações e variantes no gene do receptor 1 de rianodina (*RYR1*), que são comuns na hipertermia maligna (Capítulo 404), também foram encontradas em pessoas com rabdomiólise externa. Outros polimorfismos de nucleotídio único (SNPs) associados com rabdomiólise por esforço grave são encontrados nos genes que codificam a isoforma muscular CK (*CKMM* NcoI), alfa-actinina-3 (*ACTN3* R577X), ou miosinoquinase de cadeia leve (*MYLK* C37885A). No entanto, os dados são insuficientes para usar essas ou outras variantes para prever a suscetibilidade clínica de um indivíduo à rabdomiólise induzida por infecção, toxina, esforço ou medicamentos/substâncias químicas.

## MANIFESTAÇÕES CLÍNICAS

As manifestações clássicas de rabdomiólise incluem mialgia aguda e pigmentúria como resultado de mioglobinúria em associação com níveis séricos elevados das enzimas musculares (CK em particular). Muitas manifestações clínicas são inespecíficas e a evolução e os sinais, sintomas e anormalidades laboratoriais iniciais dependem claramente da causa subjacente e da gravidade do evento.

A rabdomiólise pode ser acompanhada por manifestações locais e sistêmicas. As manifestações locais, geralmente observadas na área dos grupos musculares traumatizados, podem ocorrer horas após o traumatismo e incluem dor espontânea e à palpação dos músculos, além de edema. As manifestações sistêmicas incluem urina com cor de chá, calafrios, febre e mal-estar. Em casos extremos, os pacientes se queixam de náuseas e vômitos e demonstram confusão, agitação psicomotora ou *delirium*. Sempre que forem observadas manifestações sistêmicas, como calafrios, febre, mal-estar ou envolvimento muscular generalizado, deve-se pensar em miopatia metabólica subjacente.

Os achados clínicos também incluem a síndrome compartimental, que pode ocorrer em grupos musculares revestidos pela fáscia, especialmente os grupos musculares da perna, do antebraço e da coxa. A dor com alongamento passivo do grupo muscular e anormalidades sensoriais causadas pela compressão do nervo são manifestações iniciais da síndrome compartimental; o desaparecimento de pulso arterial como resultado de comprometimento vascular é um achado posterior. Se a síndrome compartimental não for tratada em 6 a 8 horas, ocorrem danos isquêmicos irreversíveis ao músculo e ao nervo.

Os achados laboratoriais estão relacionados ao grau de envolvimento muscular. Os primeiros achados incluem níveis sanguíneos elevados de CK, mioglobina, potássio, ureia e fósforo. Os níveis de CK atingem, tipicamente, o pico 2 a 5 dias após a lesão inicial; é mais provável que níveis de 15.000 a 20.000 U/ℓ estejam associados a lesão renal aguda do que níveis mais baixos, principalmente quando se trata de "síndrome da lesão por esmagamento".[10] Hipocalcemia, causada pelo influxo e deposição de $Ca^{2+}$ no tecido muscular danificado, pode acompanhar a rabdomiólise. Além disso, acidose metabólica com hiato aniônico pode ocorrer em razão da liberação de ácidos orgânicos do músculo danificado. Com a resolução da rabdomiólise, o $Ca^{2+}$ sequestrado é liberado de volta para a circulação e causa hipercalcemia.

## DIAGNÓSTICO

### Níveis de creatinoquinase

O diagnóstico de rabdomiólise é feito quando há evidência clínica de mionecrose e liberação na circulação sistêmica do conteúdo das células musculares, incluindo mioglobina, creatinina, CK, ácidos orgânicos, potássio, aldolase, lactato desidrogenase (LDH) e hidroxibutirato desidrogenase. O subtipo de músculo esquelético CK-MM é abundante no músculo esquelético e é liberado como resultado da destruição muscular. Os níveis séricos superiores a 100.000 U/ℓ não são incomuns na rabdomiólise. Como a CK permanece na circulação por mais tempo que a mioglobina e pode ser detectada com facilidade e eficiência, é o marcador mais usado para diagnosticar rabdomiólise. Nenhuma definição clínica ou laboratorial universalmente aceita de rabdomiólise existe atualmente, mas elevações de CK variando de mais de 5 vezes a mais de 50 vezes os limites superiores do normal, bem como requisitos variáveis para elevação de creatinina sérica, já foram propostas. É importante ressaltar que sexo, etnia e níveis basais de atividade física afetam os níveis basais de CK individuais. Por exemplo, homens afro-americanos e jovens atletas têm os níveis basais de CK mais altos, enquanto as mulheres não afro-americanas têm os mais baixos. Assim, fatores modificadores como sexo, etnia e aptidão física devem ser considerados quando a CK é usada para o diagnóstico de rabdomiólise. Em geral, níveis de CK superiores a pelo menos cinco vezes o normal, em combinação com a apresentação clínica apropriada, são aceitos como evidência de degradação muscular, que pode ser consistente com um diagnóstico de rabdomiólise.

### Pesquisa de mioglobina

Como a mioglobinúria não ocorre na ausência de rabdomiólise, a mioglobina deve ser o marcador mais específico de rabdomiólise. No entanto, a pesquisa de mioglobina sérica ou urinária é problemática e nem sempre consistente. Como a mioglobina normalmente está ligada às globulinas plasmáticas, apenas uma pequena fração da mioglobina que é liberada na circulação chega aos glomérulos. Se houver dano muscular grave, os níveis sanguíneos de mioglobina superam a capacidade de ligação das proteínas circulantes, de modo que a mioglobina livre chega aos glomérulos e, por fim, aos túbulos renais. Aumentos da mioglobina sérica ocorrem antes do aumento da CK sérica, mas a cinética de eliminação da mioglobina sérica é mais rápida do que a da CK, o que torna o aumento frequentemente evanescente da mioglobina sérica um marcador menos confiável de lesão muscular. Além disso, o fígado consegue metabolizar rapidamente a mioglobina.

Como a maioria dos laboratórios de análises clínicas realiza o teste de mioglobina na urina apenas 1 vez/dia, a mioglobina na urina não é um indicador oportuno nem acurado de lesão renal aguda. No entanto, o rastreamento da urina para rabdomiólise pode ser realizado com fita reagente. A porção ortotoluidina das fitas reagentes da urina torna-se azul quando existe hemoglobina ou mioglobina; portanto, se o sedimento urinário não contém hemácias, pode-se supor, no cenário clínico apropriado, que uma leitura positiva na fita reagente reflete mioglobina.

### Outros exames laboratoriais

Outros achados laboratoriais associados à rabdomiólise aguda incluem hipocalcemia, hiperpotassemia, hiperfosfatemia, acidose metabólica (láctica), trombocitopenia e coagulação intravascular disseminada. A biopsia muscular não é necessária para o diagnóstico de rabdomiólise, mas pode ser confirmatória, principalmente em casos de rabdomiólise recorrente ou quando o diagnóstico não é claro. O exame histopatológico geralmente demonstra necrose muscular, desaparecimento do núcleo celular e das estrias musculares sem células inflamatórias.

### Diagnóstico diferencial

Os achados clínicos de edema muscular agudo e/ou fraqueza muscular associados a urina marrom-avermelhada nem sempre resultam de rabdomiólise, e o médico examinador deve ter o cuidado de examinar todas as informações. O diagnóstico diferencial inclui doenças que podem afetar indiretamente os miócitos, como a síndrome de Guillain-Barré e a paralisia periódica. A síndrome de Guillain-Barré (Capítulo 392) difere da rabdomiólise por ser uma polineuropatia fulminante, geralmente após uma infecção viral. A paralisia periódica (Capítulo 393) está frequentemente associada a distúrbios eletrolíticos transitórios e é diferenciada da rabdomiólise, porque a maioria dos casos ocorre após períodos de repouso ou sono.

A mioglobinúria torna a urina marrom-avermelhada, mas urina da cor de chá (ou Coca-Cola) não indica necessariamente a existência de mioglobina. Outras condições associadas à alteração da cor da urina incluem hemoglobinúria consequente a hemólise, doença renal intrínseca, porfiria, glomerulonefrite aguda, "pseudonefrite atlética" e fatores externos, como ingestão de beterraba e vários medicamentos (p. ex., fenitoína, rifampicina) ou suplementos dietéticos (riboflavina ou vitamina $B_2$).

O diagnóstico de rabdomiólise é concluído quando o médico determina a causa. Esta etapa, embora seja frequentemente estabelecida durante a anamnese e o exame físico, pode exigir investigação diagnóstica adicional após o início do tratamento clínico durante a fase aguda. Indivíduos com rabdomiólise recorrente, história familiar positiva de rabdomiólise ou hipertermia maligna, baixa tolerância ao exercício, sem causa aparente ou uma forma fulminante de rabdomiólise parecem justificar testes adicionais.

A avaliação inclui teste não isquêmico do antebraço, que envolve exercício isométrico a 70% da contração voluntária máxima por 30 s em condições não isquêmicas; eletromiografia (EMG); exames de sangue mais específicos para enzimas musculares (p. ex., miopatias mitocondriais [Capítulo 393], defeitos de transporte de ácidos graxos [Capítulo 393], doenças do armazenamento do glicogênio [Capítulo 196], doenças associadas à mioglobinúria); biopsia muscular para investigar miopatias metabólicas específicas e outras enzimas ou defeitos genéticos; ou qualquer combinação de tais testes. O teste de exercício do antebraço ajuda a identificar as causas metabólicas e genéticas da rabdomiólise. Os pacientes que já tiveram um episódio de hipertermia maligna ou doença causada pelo calor por esforço podem ser candidatos a um teste de contratura com cafeína/halotano, que avalia a força produzida por amostras de músculo biopsiadas após exposições separadas a cafeína, halotano e cafeína/halotano no laboratório (Capítulo 404).

## PREVENÇÃO

Abordagens para prevenir rabdomiólise induzida por infecções, medicamentos e toxinas podem surgir no futuro, mas nenhuma orientação definitiva pode ser apresentada atualmente. A rabdomiólise secundária ao estresse por calor ou exercício físico é mais bem evitada aderindo às diretrizes recomendadas para aclimatação e progressão do exercício. Para evitar lesões musculares adicionais, o fluxo sanguíneo para as áreas isquêmicas deve ser prontamente restaurado para minimizar os danos de isquemia-reperfusão.

## TRATAMENTO

O tratamento da rabdomiólise começa com anamnese meticulosa e exame físico cuidadoso para identificar e controlar qualquer doença subjacente. Os sinais vitais, o débito urinário e os níveis seriados de eletrólitos e CK devem ser obtidos o mais rápido possível. Os pacientes precisam de tratamento precoce agressivo para preservar a função renal (Tabela 105.3).[11]

A observação cuidadosa e o tratamento de potenciais complicações precoces e tardias são essenciais, e o monitoramento em terapia intensiva pode ser necessário.[12]

## Hidratação

A hidratação é crucial para a preservação da função renal em pacientes com rabdomiólise, e o retardo da reposição volêmica em mais de 6 horas aumenta o risco de lesão renal aguda. A hidratação hospitalar é indicada para pacientes que sofreram colapso, traumatismo ou colapso por calor induzido por esforço físico, bem como para pacientes que apresentam sinais/sintomas iniciais moderados, elevações moderadas da CK ou níveis séricos anormais de creatinina, potássio, cálcio, fosfato ou bicarbonato. Em adultos, o débito urinário alvo é de 300 m$\ell$/h durante pelo menos 24 horas para prevenir lesão renal aguda. A reposição agressiva de soluções intravenosas isotônicas é feita de modo a resultar em um débito urinário de 200 a 300 m$\ell$/h até que os níveis de CK comecem a diminuir. Se a reposição volêmica não corrigir a hiperpotassemia e a acidose, a terapia de substituição renal deve ser considerada (Capítulo 112). Em comparação, adultos com sintomas leves e níveis séricos de CK inferiores a 3.000 U/$\ell$ são considerados de baixo risco e podem ser tratados ambulatorialmente com hidratação oral vigorosa, atividade física limitada e acompanhamento cuidadoso.

## Medidas terapêuticas específicas

A alcalinização da urina diminui a formação de cilindros urinários, minimiza os efeitos tóxicos da mioglobina nos túbulos renais, inibe a peroxidação lipídica e diminui o risco de hiperpotassemia. Entretanto, a terapia com bicarbonato pode causar a precipitação de cálcio nos tecidos moles e contribuir para um estado hiperosmolar. O manitol é um diurético osmótico, expansor de volume e eliminador de radicais livres, mas deve ser usado somente após a função renal adequada ser estabelecida e com grande cautela em pacientes com função cardíaca marginal. Até o momento, nenhuma evidência convincente demonstra que a adição de bicarbonato de sódio ou manitol seja superior à reposição volêmica isolada. O bicarbonato de sódio deve ser usado apenas em pacientes com evidências de acidose sistêmica, e o manitol deve ser usado apenas quando for necessário para manter um débito urinário de 300 m$\ell$/h.

### Tabela 105.3 Etapas em prevenção e tratamento da lesão renal aguda induzida pela rabdomiólise.

Verificar o volume extracelular, a pressão venosa central e o débito urinário*

Determinar os níveis séricos de creatinoquinase. A medição de outras enzimas musculares (mioglobina, aldolase, lactato desidrogenase, alanina aminotransferase, aspartato aminotransferase) adiciona poucas informações relevantes para o diagnóstico ou o manejo

Determinar os níveis de creatinina, potássio e sódio no plasma e na urina; os níveis sanguíneos de ureia, cálcio, magnésio e fósforo (totais e ionizados), ácido úrico e albumina. Avaliar estado acidobásico, hemograma completo e coagulograma

Fazer exame de urina com fita reagente e exame microscópico do sedimento urinário

Iniciar a reposição volêmica com soro fisiológico imediatamente, cerca de 400 m$\ell$/h (200 a 1.000 m$\ell$/h, dependendo do tamanho do paciente, dos recursos disponíveis e da gravidade do quadro) e monitorar a evolução clínica ou a pressão venosa central

Meta de débito urinário de aproximadamente 3 m$\ell$/kg de peso corporal/h (200 a 300 m$\ell$/h)

Verificar frequentemente os níveis séricos de potássio

Corrigir a hipocalcemia apenas se for sintomática (p. ex., tetania, convulsões) ou se houver hiperpotassemia grave

Investigar a causa da rabdomiólise

Considerar prescrição de bicarbonato. Verificar o pH da urina: se for < 6,5, alternar cada 1 $\ell$ de soro fisiológico com 1 $\ell$ de soro glicosado a 5% ou NaCl a 0,45% mais 100 mmol de bicarbonato. Evitar soluções contendo potássio e lactato

Considerar o uso de manitol (até 200 g/dia com uma dose cumulativa total máxima de até 800 g). Verificar a osmolalidade do plasma e calcular o hiato osmolal do plasma (Capítulo 112). Interromper se a diurese (> 20 m$\ell$/h) não for estabelecida em algumas horas

Manter a reposição de volume até que a mioglobinúria seja eliminada (conforme evidenciado por urina limpa ou exame de urina com tira reagente negativo para sangue)

Considerar terapia de substituição renal com hiperpotassemia resistente (> 6,5 mmol/$\ell$) que seja sintomática (conforme avaliado por eletrocardiografia), elevação rápida dos níveis séricos de potássio, oligúria (< 0,5 m$\ell$ de urina/kg/por 12 h), anúria, sobrecarga de volume ou acidose metabólica resistente (pH < 7,1)

*No caso da síndrome por esmagamento (p. ex., terremoto, desabamento de edifício, cirurgia bariátrica), instituir reposição volêmica agressiva imediatamente antes de remover o paciente se o nível de creatinoquinase for > 15.000 U/$\ell$.

Modificada de Bosch X, Poch E, Grau JM. Rhabdomyolysis and acute kidney injury. N Engl J Med. 2009; 361:62-72.

A deposição de cálcio, que ocorre no início da rabdomiólise, está diretamente relacionada ao grau de destruição muscular e à administração de cálcio. Além disso, a reversão da hipocalcemia no início da evolução do paciente pode agravar a calcificação ectópica e exacerbar a hipercalcemia durante a fase de resolução. Consequentemente, a hipocalcemia deve ser corrigida apenas quando os pacientes desenvolverem sintomas clínicos, apresentarem sinais de tetania ou houver hiperpotassemia grave.

## Manejo da síndrome compartimental

A síndrome compartimental (Capítulo 103) é uma complicação tardia bem descrita, bem como uma causa potencial de rabdomiólise. A síndrome compartimental pode ocorrer como consequência direta de lesão muscular associada ao aumento da permeabilidade vascular, reposição volêmica agressiva ou restauração da reperfusão. A síndrome compartimental deve ser suspeitada quando os músculos estiverem tensos e edemaciados, os níveis de CK previamente em queda começarem a subir ou ocorrer comprometimento neurovascular. Nestes casos, as pressões do compartimento devem ser medidas; se as pressões excederem 30 mmHg, a fasciotomia imediata deve ser considerada. No entanto, como a fasciotomia tardia (> 12 horas após o início dos sintomas) pode converter uma lesão fechada em uma ferida aberta e, assim, aumentar o risco de infecção incontrolável, a fasciotomia tardia é relativamente contraindicada.

## Manejo das lesões por esmagamento

Para vítimas de lesão por esmagamento (Capítulo 103), é recomendada hidratação local agressiva com soro fisiológico IV. No caso de danos substanciais, a amputação da extremidade pode ser necessária para proteger a saúde geral do paciente. O *Mangled Extremity Severity Score* consegue identificar extremidades irrecuperáveis com base no grau de lesão do esqueleto e dos tecidos moles, pressão arterial do paciente, pulso arterial detectável e idade (consultar http://www.mdcalc.com/mangled-extremity-severity-score-mess-score/).

## Hipertermia maligna

A rabdomiólise causada por hipertermia maligna (Capítulo 404) exige diagnóstico rápido e tratamento agressivo. Os anestésicos devem ser interrompidos e o paciente deve ser tratado com dantroleno sódico, 2,5 a 4 mg/kg IV, seguidos por cerca de 1 mg/kg a cada 4 horas por até 48 horas para evitar recrudescência.

# PROGNÓSTICO

A consequência mais grave da rabdomiólise é a lesão renal aguda, que ocorre em até 67% dos casos, independentemente da causa. Os preditores do risco de necessidade de terapia de substituição renal ou morte em pacientes com rabdomiólise incluem idade acima de 50 anos; nível de creatinina sérica inicial igual ou superior a 1,4 mg/d$\ell$; nível de cálcio sérico inicial abaixo de 7,5 mg/d$\ell$; nível de fosfato sérico inicial acima de 4,0 mg/d$\ell$; nível de bicarbonato sérico inicial abaixo de 1 mEq/$\ell$; e uma causa diferente de síncope, convulsões, exercícios, estatinas ou miosite. Um nível de creatinina inicial mais alto, mas não um nível de creatinoquinase inicial mais alto, prediz lesão renal aguda e morte.[13] As taxas de eventos variam de 0% em pacientes com nenhum desses critérios a 20% ou mais em pacientes com quatro ou mais critérios. Para a síndrome compartimental, um mau prognóstico está associado a um período isquêmico que dura mais de 6 horas.

O prognóstico dos pacientes com rabdomiólise melhora acentuadamente quando o tratamento é iniciado logo após o diagnóstico. O prognóstico costuma ser excelente quando os episódios são leves e o paciente consegue, tipicamente, retomar as atividades habituais algumas semanas após a normalização dos níveis de CK. No entanto, alguns pacientes não voltam ao normal e continuam a sentir fadiga extrema e dor muscular durante o esforço. Esses pacientes precisam de investigação adicional (teste não isquêmico do antebraço, eletromiografia, painel enzimático da doença muscular, biopsia muscular; Capítulo 393) para determinar se existe miopatia metabólica subjacente. Os resultados desses testes ajudarão a determinar recomendações futuras, mas a tolerância do paciente e a resposta a exercícios leves e mais extenuantes são fatores importantes. A maioria das autoridades no assunto concorda que a rabdomiólise induzida por estatina seja uma indicação para a descontinuação de seu uso.

# REFERÊNCIAS BIBLIOGRÁFICAS

*As referências bibliográficas, bem como os outros materiais suplementares deste livro, encontram-se no GEN-IO, nosso ambiente virtual de aprendizagem.*

# SEÇÃO 12
## DOENÇAS RENAIS E GENITURINÁRIAS

- **106** ABORDAGEM AO PACIENTE COM DOENÇA RENAL, 772
- **107** ESTRUTURA E FUNÇÃO DOS RINS, 782
- **108** DISTÚRBIOS DE SÓDIO E ÁGUA, 785
- **109** DISTÚRBIOS DO POTÁSSIO, 797
- **110** DISTÚRBIOS ÁCIDO-BÁSICOS, 805
- **111** DISTÚRBIOS DO MAGNÉSIO E DO FÓSFORO, 819
- **112** LESÃO RENAL AGUDA, 823
- **113** DISTÚRBIOS GLOMERULARES E SÍNDROMES NEFRÓTICAS, 829
- **114** DOENÇAS TUBULOINTERSTICIAIS, 840
- **115** DOENÇA RENAL DO DIABETES, 845
- **116** DISTÚRBIOS VASCULARES DO RIM, 849
- **117** NEFROLITÍASE, 853
- **118** DOENÇAS RENAIS CÍSTICAS, 859
- **119** NEFROPATIAS HEREDITÁRIAS E ANORMALIDADES DO DESENVOLVIMENTO DO SISTEMA URINÁRIO, 866
- **120** HIPERPLASIA PROSTÁTICA BENIGNA E PROSTATITE, 872
- **121** DOENÇA RENAL CRÔNICA, 878
- **122** TRATAMENTO DA INSUFICIÊNCIA RENAL IRREVERSÍVEL, 884

# ABORDAGEM AO PACIENTE COM DOENÇA RENAL

DONALD W. LANDRY E HASAN BAZARI

As funções renais proeminentes incluem a excreção de escórias nitrogenadas; a regulação da excreção de água, sódio, potássio, cálcio, magnésio, fosfato e ácidos; e a síntese de vários hormônios, incluindo 1,25-di-hidroxivitamina D, eritropoetina e renina. A elaboração realizada pelo rim de um ultrafiltrado livre de proteínas e células é o único mecanismo responsável pela excreção de escórias nitrogenadas. A abordagem ao paciente com doença renal é amplamente focada no distúrbio da ultrafiltração e não em defeitos no processamento tubular renal isolado de íons, moléculas, água ou ácidos individuais. Um paciente pode, por exemplo, apresentar um defeito isolado na excreção de ácido renal (ver Capítulo 110), mas, neste caso, a "abordagem ao paciente" é estruturada para a avaliação da acidose metabólica, uma anormalidade para a qual o rim é apenas um entre as muitas causas em um amplo diagnóstico diferencial. Ao contrário, a lesão renal aguda (ver Capítulo 112) e a doença renal crônica (ver Capítulo 121) referem-se especifica e exclusivamente a defeitos na função de filtração renal. Em um quadro de diminuição da filtração, muitas das outras funções renais individuais (p. ex., síntese de hormônio, homeostase eletrolítica) também podem ser comprometidas.

Doenças tubulares primárias, como necrose tubular aguda (ver Capítulo 112) e doença tubulointersticial (ver Capítulo 114), também prejudicam a taxa de filtração glomerular (TFG) e causam lesão renal aguda e doença renal crônica. Em contrapartida, a diminuição na ultrafiltração pode, nas fases iniciais da doença renal crônica, provocar apenas diminuição da *qualidade* da filtração glomerular (p. ex., albuminúria), em vez de redução do *volume* filtrado com concentrações mais altas de escórias nitrogenadas. De forma semelhante, a TFG pode ser normal na síndrome nefrótica, apesar dos defeitos de ultrafiltração que resultam em proteinúria maciça. Defeitos da ultrafiltração também podem possibilitar a passagem de células, como hemácias (eritrócitos), como observado na síndrome nefrítica aguda (ver Capítulo 113), com ou sem proteinúria maciça associada. O paradoxo da hematúria glomerular sem albuminúria também é possível. Por exemplo, em formas leves de nefropatia por imunoglobulina A (IgA) (ver Capítulo 113), relativamente poucos defeitos na ultrafiltração glomerular possibilitarão o aparecimento de um número detectável de eritrócitos por campo de grande aumento no exame de urina, apesar de um nível de albumina na urina que ainda permanece dentro dos limites normais (Figura 106.1).

Nesse contexto, este capítulo considera a abordagem ao paciente com lesão renal aguda, síndromes glomerulares (nefrótica *versus* nefrítica), doença tubulointersticial, vasculites e doenças vasculares renais, necrose papilar e doença renal crônica.

## BIOPATOLOGIA

Os aproximadamente 2 milhões de glomérulos renais normalmente filtram cerca de 180 ℓ/dia. O glomérulo renal não é simplesmente um filtro, mas sim um ultrafiltro dependente de tamanho e carga elétrica que impede a entrada não apenas de células, mas também de proteínas com mais de 60 kDa, no ultrafiltrado. Proteínas menores são filtradas de forma variável no glomérulo e endocitadas no túbulo proximal, de modo que a concentração de proteínas na urina normalmente é baixa. A doença renal reflete uma falha no volume ou na qualidade do ultrafiltrado glomerular.

A TFG normal pode diminuir em horas a dias na lesão renal aguda (LRA) ou durante meses a anos na DRC. Um declínio agudo da filtração glomerular é a condição necessária e suficiente para o diagnóstico de lesão renal aguda, mas achados urinários anormais ajudam a elucidar a etiologia da lesão. Proteinúria, que varia de microscópica a nefrótica (ver Capítulo 113), e achados urinários, de algumas células por campo microscópico de grande aumento até hematúria macroscópica ou piúria, podem ser a única evidência dos estágios iniciais da DRC. À medida que a doença renal crônica avança, o declínio da TFG progride até a diálise ou o transplante (ver Capítulo 122) para prevenir ou tratar a síndrome urêmica.

## DIAGNÓSTICO

### Medição da função renal

Embora o método mais acurado para avaliação da função renal consista na medição formal da TFG com iotalamato, ioexol ou marcadores semelhantes, esses exames são muito caros e demorados para serem recomendados para a prática clínica de rotina. Atualmente, os métodos mais comuns usados para estimar a TFG são concentração de creatinina sérica, cálculo da depuração de creatinina e equações de estimativa baseadas na creatinina sérica.

A creatinina sérica, em um primeiro momento, não é secretada nem reabsorvida, de modo que a quantidade que aparece na urina por unidade de tempo é a medida do que foi filtrado no glomérulo durante esse período. Como resultado, a taxa de eliminação (*clearance*) da creatinina é uma estimativa razoavelmente próxima da TFG. Um decréscimo na TFG diminui a depuração da creatinina, mas não tem efeito imediato na produção de creatinina pelo músculo; como resultado, a concentração de creatinina sérica aumenta. A mudança na creatinina sérica ao longo do tempo indica o ritmo da doença renal e consegue distinguir a lesão renal aguda da doença renal crônica. O uso rotineiro de creatinina sérica isolada para inferir a TFG é desaconselhável em decorrência das diferentes taxas de produção de creatinina entre os indivíduos, principalmente relacionadas às variações de massa muscular. Mulheres e idosos podem apresentar níveis de creatinina sérica enganosamente baixos, apesar de declínios significativos na TFG. Além disso, a forma da curva que relaciona a TFG à creatinina sérica (Figura 106.2) pode indicar um pequeno aumento inicial absoluto na creatinina e geralmente reflete queda acentuada na TFG, uma implicação clínica importante e muito facilmente esquecida.

### Abordagem para diagnóstico

O rastreamento de rotina de adultos assintomáticos sem fatores de risco para doença renal não é recomendado.[1] A maioria dos pacientes é diagnosticada porque outros distúrbios levam à solicitação das provas de função renal. A avaliação da função renal deve ser realizada de maneira sistemática. O uso do nível de creatinina sérica e TFG para estimar a função renal (Tabela 106.1) e exames adicionais (p. ex., cistatina C ou medição de depuração de creatinina em amostra de urina coletada por 24 horas) podem ser confirmatórios quando necessário.[2] A eliminação (*clearance*) da creatinina pode ser calculada em amostra de urina de 24 horas para medir a concentração de creatinina. O paciente deve ser instruído a descartar a primeira urina da manhã antes de iniciar a coleta e a concluí-la incluindo a urina da manhã seguinte. A fórmula para calcular a depuração da creatinina é:

$$CCr = (Cr\ urina \times V)/(Cr\ plasma)$$

Em que *CCr* é a depuração da creatinina, *Cr urina* é a concentração de creatinina na urina, *V* é a taxa de fluxo urinário e *Cr plasmática* é a creatinina plasmática. A eliminação da creatinina superestima a TFG em cerca de 10% devido à secreção tubular de creatinina. O cálculo da depuração (*clearance*) da creatinina em uma coleta de urina de 24 horas pode ser complicado para os pacientes e está sujeito a erros devido à coleta imprecisa da urina.

Em razão das limitações práticas e logísticas da coleta de urina de 24 horas, várias equações foram desenvolvidas para estimar a TFG com base em dados clínicos e resultados laboratoriais de mais fácil obtenção. Até o momento, as equações mais amplamente usadas são a de Cockcroft-Gault, a do Modification of Diet in Renal Disease (MDRD) Study, e a do Chronic Kidney Disease Epidemiology Collaboration (CKD-EPI) (Tabela 106.1). Estimativas de peso ou estimativas de peso ideal podem tornar problemáticos os cálculos e laudos dos resultados do Cockcroft-Gault. As equações MDRD (tanto a forma total quanto a abreviada) usam dados que estão prontamente disponíveis para os laboratórios, mas as equações subestimam sistematicamente a TFG em valores mais altos de creatinina sérica, aumentando, assim, a preocupação com diagnósticos falsos de doença renal crônica. A equação CKD-EPI parece ser mais precisa e acurada do que a equação MDRD, especialmente nas TFG mais altas. A cistatina C pode fornecer medida mais acurada e prognóstica da TFG em pacientes cujos níveis de creatinina estejam na extremidade superior da faixa normal,[3] mas não substitui as medidas estimadas de TFG para a maioria dos propósitos clínicos.

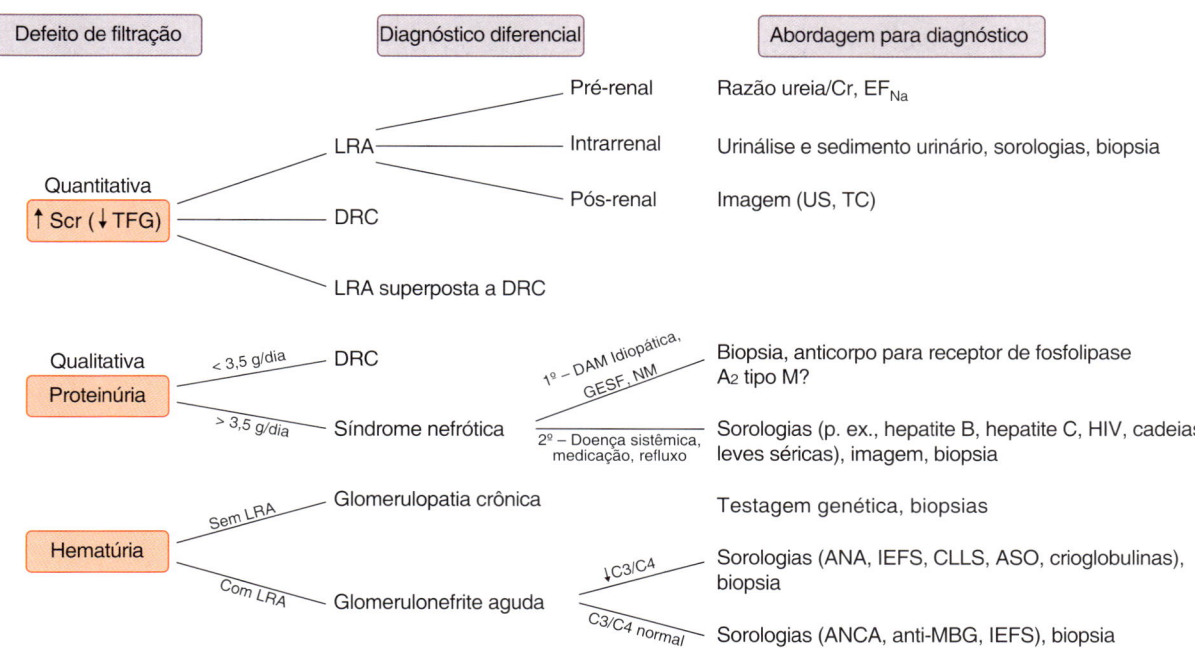

**FIGURA 106.1** Visão geral da abordagem da doença renal. Defeitos quantitativos na filtração, manifestados por creatinina sérica elevada (Scr) e taxa de filtração glomerular (TFG) reduzida, devem levar à pesquisa de lesão renal aguda (LRA) *versus* doença renal crônica (DRC). A LRA, por sua vez, geralmente divide-se em causas pré-renais, pós-renais e intrínsecas. Defeitos qualitativos da filtração, manifestados por proteinúria ou hematúria, podem ocorrer na ausência de alterações na TFG e frequentemente é necessária a realização de biopsia para diagnóstico. Proteinúria acima de 3,5 g/dia sinaliza síndrome nefrótica, que pode ser idiopática ou secundária a doenças sistêmicas, como hepatite B ou C, infecção pelo vírus da imunodeficiência humana (HIV) ou diabetes melito. A hematúria glomerular sem LRA é consistente com glomerulopatia crônica, como nefropatia por IgA ou doenças familiares, como doença das membranas finas. Quando hematúria acompanha a LRA, deve-se suspeitar de glomerulonefrite aguda (GNA) e pode ser diagnosticamente dividida em glomerulonefrites com níveis baixos de complemento (lesões mediadas por imunocomplexos, como nefrite lúpica, glomerulonefrite pós-infecciosa e glomerulonefrite crioglobulinêmica) e glomerulonefrites normocomplementêmicas decorrentes de glomerulonefrite rapidamente progressiva para anticorpo contra citoplasma de neutrófilos [ANCA] e anticorpo antimembrana basal glomerular [anti-MBG]). ANA = anticorpo antinuclear; ASO = antiestreptolisina O; Cr = creatinina; TC = tomografia computadorizada; DAM = doença de alteração mínima; $EF_{Na}$ = excreção fracionada de sódio; GESF = glomerulosclerose segmentar focal; NM = nefropatia membranosa; CLLS = cadeia leve livre no soro; IEFS = imunoeletroforese sérica; US = ultrassonografia.

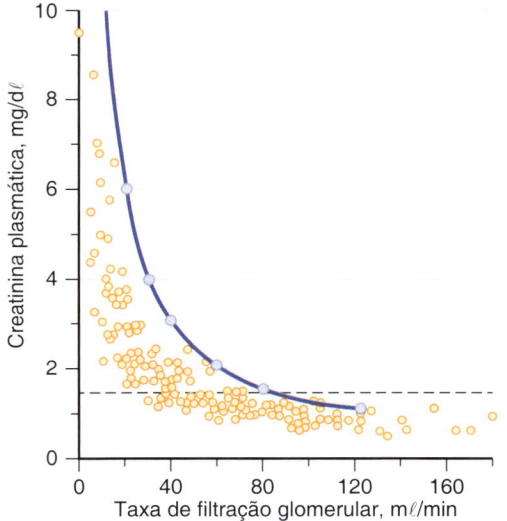

**FIGURA 106.2** Relação entre a creatinina plasmática e a taxa de filtração glomerular medida pela depuração de inulina em 171 pacientes (*círculos*). A *linha contínua* reflete a relação idealizada entre esses parâmetros se a creatinina for excretada apenas por filtração glomerular; a *linha tracejada* representa um limite superior ao "normal" para a concentração de creatinina de 1,4 mg/dℓ. (Redesenhada de Shemesh O, Golbetz H, Kriss JP, et al. Limitations of creatinine as a filtration marker in glomerulopathic patients. Kidney Int. 1985;28:830-838.)

### Tabela 106.1 Equações para estimativa de taxa de filtração glomerular.

**COCKCROFT-GAULT**

$$CCr\ (m\ell/min) = \frac{(140 - idade) \times peso\ corporal\ magro\ (kg)\ (\times\ 0{,}85\ se\ mulher)}{SCr(mg/d\ell) \times 72}$$

**MODIFICATION OF DIET IN RENAL DISEASE (MDRD) STUDY 1**

TFG = $170 \times SCr^{-0{,}999} \times idade^{-0{,}176} \times$ Ureia no sangue$^{-0{,}170} \times$ Albumina$^{0{,}318} \times$ (1,18 se afro-americano) $\times$ (0,762 se mulher)

**MODIFICATION OF DIET IN RENAL DISEASE (MDRD) STUDY 2 (ABREVIADA)**

TFG (m$\ell$/min/1,73 m$^2$) = $186 \times SCr^{-1{,}154} \times idade^{-0{,}203} \times$ (0,742 se mulher) $\times$ (1,21 se afro-americano)

**CHRONIC KIDNEY DISEASE EPIDEMIOLOGY COLLABORATION (CKD-EPI)**

TFG = $141 \times$ mín $(SCr/\kappa, 1)^\alpha \times$ máx $(SCr/\kappa, 1)^{-1{,}209} \times 0{,}993^{idade} \times$ (1,018 se mulher) $\times$ 1,159 (se afro-americano)

$\kappa = 0{,}7$ se mulher; $\kappa = 0{,}9$ se homem; $\alpha = -0{,}329$ se mulher; $\alpha = -0{,}411$ se homem

Mín = o mínimo de SCr/$\kappa$ ou 1; Máx = o máximo de SCr/$\kappa$ ou 1; TFG = taxa de filtração glomerular; SCr = creatinina sérica.

## Urinálise

A urinálise pode ser muito útil, embora também possa ser solicitada em excesso para indivíduos assintomáticos de baixo risco.[4] A cor normal da urina é derivada dos urocromos, que são pigmentos excretados na urina. A cor ou aparência anormal da urina pode ser explicada por muitos distúrbios (Tabela 106.2). A análise básica da amostra de urina envolve medições por meio de fitas reagentes comercialmente disponíveis ou análises microscópicas.

### Fitas reagentes

A *densidade* da urina geralmente está relacionada linearmente à osmolalidade. No entanto, pode estar elevada por moléculas com peso molecular relativamente alto, como glicose ou meio de contraste. Uma densidade urinária fixa de 0,010 – a chamada isostenúria – é característica da doença renal crônica (ver Capítulo 121).

O *pH da urina* é, tipicamente, 5 como resultado da excreção efetiva diária de ácido. Com frequência é encontrado pH básico após as refeições, quando uma "maré alcalina" para equilibrar a excreção de ácido gástrico aumenta o pH urinário. Observa-se também pH urinário mais alto em pacientes que seguem a dieta vegetariana. O pH urinário excepcionalmente

| Tabela 106.2 | Aspecto macroscópico da urina. |
|---|---|
| ASPECTO | CAUSA |
| Leitosa | Urina ácida: cristais de urato<br>Urina alcalina: fosfatos insolúveis<br>Infecção: pus<br>Espermatozoide<br>Quilúria |
| Rosa esfumaçada | Hematúria (> 0,54 m$\ell$ de sangue/$\ell$ de urina) |
| Espumosa | Proteinúria |
| Azul ou verde | Infecção urinária por *Pseudomonas*<br>Bilirrubina<br>Azul de metileno |
| Rosa ou vermelha | Corantes anilina em doces<br>Porfirinas<br>Sangue, hemoglobina, mioglobina<br>Medicamentos: fenindiona, fenolftaleína<br>Antocianinúria (beterraba) |
| Laranja | Medicamentos: antraquinonas (laxantes), rifampicina<br>Urobilinogenúria |
| Amarela | Mepacrina<br>Bilirrubina conjugada<br>Fenacetina<br>Riboflavina |
| Marrom ou preta | Melanina (parada)<br>Mioglobina (parada)<br>Alcaptonúria |
| Verde ou preta | Fenol<br>Lysol® |
| Marrom | Medicamentos: fenazopiridina, furazolidona, L-dopa, niridazol<br>Hemoglobina e mioglobina<br>Bilirrubina |

De Forbes CD, Jackson WF. *Color Atlas and Text of Clinical Medicine*. 3. ed. London: Mosby; 2003.

alto é indicativo de infecção por microrganismos ureolíticos, como espécies de *Proteus* (ver Capítulo 268). O pH urinário inapropriadamente alto em um quadro de acidose metabólica sem hiato aniônico sistêmico pode ser observado em algumas formas de acidose tubular renal (ver Capítulo 110). Na acidose tubular renal proximal, o pH da urina permanece alto até que o limiar de reabsorção tubular de bicarbonato, que é anormalmente baixo, seja alcançado. Nesse ponto, o pH da urina cai para 5. Na acidose tubular renal distal, a incapacidade de criar um gradiente suficiente para íons hidrogênio resulta em um pH urinário sempre superior a 5,5. Na acidose tubular renal tipo 4, o pH da urina costuma ser 5 e a carga elétrica efetiva da urina costuma ser positiva, confirmando, assim, a ausência de quantidades significativas de amônio na urina; esse defeito é exacerbado pela hiperpotassemia associada.

A *glicose* é detectada na urina por meio de um ensaio que utiliza tiras reagentes impregnadas com a enzima glicose oxidase. A glicosúria observada no diabetes melito (ver Capítulo 216), na gravidez, que produz alteração do limiar tubular de reabsorção de glicose, e nas doenças tubulares que afetam o túbulo contorcido proximal e causam glicosúria tubular, é um fator de risco independente de morte.[5] Evidências de disfunção tubular pamproximal (p. ex., glicosúria, aminoacidúria, fosfatúria) indicam síndrome de Fanconi.

O exame com fita reagente para medição de *proteínas* é sensível e baseado na alteração de cor induzida por proteínas em determinado pH. É mais sensível à albumina e muito menos sensível a outras proteínas, como as cadeias leves da proteína de Bence Jones (ver Capítulo 178). O achado de proteína 1+ equivale a cerca de 30 mg/d$\ell$ de albuminúria, e de proteína 3+ equivale a mais de 500 mg/d$\ell$ de proteinúria. Como a fita reagente não é medida quantitativa, proteinúria leve em um paciente oligúrico pode fornecer a falsa impressão de proteinúria significativa. A excreção anormal de albumina abaixo do nível detectável pela fita reagente de urina é chamada de microalbuminúria. A excreção normal de albumina, que é inferior a 30 mg/dia, é mais bem detectada por radioimunoensaio ou imunoensaio enzimático. A microalbuminúria é o estágio clinicamente detectável mais precoce da nefropatia diabética (ver Capítulo 115). Proteinúria progressiva está associada a queda mais rápida da TFG, independentemente da TFG, exceto na doença de alteração mínima (ver Capítulo 113).

A tira reagente para medição da *heme* utiliza atividade do tipo peroxidase das moléculas de hemoglobina e mioglobina para detectar o pigmento heme. A reação ocorre na exposição a hemoglobina, mioglobina ou eritrócitos intactos. O teste de urina com fita reagente é muito sensível (97%) e razoavelmente específico (75%) para a detecção de hematúria. A existência de mioglobina, encontrada em pacientes com rabdomiólise (ver Capítulo 105), ou hemoglobina livre, observada em pacientes com anemias hemolíticas intravasculares (ver Capítulo 151), é suspeitada se a reação heme for intensamente positiva e houver escassez de elementos celulares no sedimento. Uma vez que os eritrócitos armazenados sofrem lise rapidamente, especialmente se a urina for hipotônica, sua ausência na análise de rotina do sedimento urinário provavelmente fornecerá falsa segurança quando o teste com fita reagente for positivo. Hematúria microscópica persistente, isolada, assintomática é um fator de risco independente significativo para o desenvolvimento de subsequente doença renal em estágio terminal (DRET).[6] Embora hematúria assintomática macroscópica esteja associada ao câncer em 8 a 25% dos casos, apenas cerca de 2,5% dos pacientes com hematúria no exame de urina com fita reagente têm câncer, incluindo < 0,5% das pessoas com menos de 50 anos.

A detecção de *leucócitos* com fita reagente depende da existência de esterase leucocitária. A esterase leucocitária geralmente é encontrada em infecções (ver Capítulo 268) e condições inflamatórias.

### Sedimento urinário

Eritrócitos, leucócitos, células tubulares, células de transição e células epiteliais escamosas podem ser observados na urina.[6b] Os cilindros são formados nos túbulos, podem conter células ou fragmentos celulares ou podem ser acelulares.

### Hematúria

Os *eritrócitos* (hemácias) podem se originar de vasos intrarrenais, glomérulos, túbulos ou qualquer parte do sistema urogenital (Figura 106.3). Os eritrócitos dismórficos sofreram deformação pela passagem através do glomérulo e do interstício medular, ao contrário dos eritrócitos do restante do sistema geniturinário (Figuras 106.4 e 106.5); essas hemácias são frequentemente lisadas e menos refratárias do que as hemácias não glomerulares. Eritrócitos dismórficos frequentemente se fragmentam com poiquilocitose e formação de vesículas, dando origem aos denominados eritrócitos "Mickey Mouse". A microscopia de contraste de fase auxilia a identificação de eritrócitos dismórficos. O achado de muitos eritrócitos dismórficos em um sedimento urinário aponta para a origem glomerular da hematúria. Cilindros hemáticos costumam ser uma evidência conclusiva de glomerulonefrite.

Em indivíduos assintomáticos que apresentam 3 ou mais eritrócitos por campo de grande aumento em uma amostra de urina adequadamente coletada, a avaliação formal do sistema urinário (partes inferior e superior) é comumente indicada, independentemente de os pacientes estarem ou não fazendo uso de anticoagulantes,[6c] se infecção, menstruação e exercícios vigorosos puderem ser excluídos como causas.[7] A avaliação da parte inferior do sistema urinário por cistoscopia deve ser realizada em pacientes com mais de 35 anos ou com fatores de risco para doenças malignas do sistema urinário. A avaliação da parte superior do sistema urinário geralmente é realizada por tomografia computadorizada (TC) ou urografia por ressonância magnética (RM).[8] Achados sugestivos de doença renal parenquimatosa intrínseca (eritrócitos dismórficos, cilindros hemáticos, proteinúria, cilindros celulares) demandam avaliação nefrológica, mas não descartam a necessidade de uma avaliação urológica.[9]

### Piúria

*Leucócitos* são mais comumente observados em infecções urinárias bacterianas,[10] mas alguns pacientes com piúria evidente têm culturas de urina negativas. As causas infecciosas de piúria estéril incluem tuberculose (ver Capítulo 308), gonorreia (ver Capítulo 283), *Chlamydia* (ver Capítulo 302), *Mycoplasma* (ver Capítulo 301) e *Ureaplasma* (ver Capítulos 301, 268 e 269), herpes genital (ver Capítulo 350), tricomoníase (ver Capítulo 332), infecções fúngicas (ver Capítulo 322) e esquistossomose (ver Capítulo 334). Mesmo quando a bacteriúria é confirmada, os pacientes assintomáticos raramente necessitam de tratamento (ver Capítulo 268).[11]

Os leucócitos também podem ser observados na nefrite intersticial aguda, nas infecções por espécies de *Legionella* (ver Capítulo 298) e *Leptospira* (ver Capítulo 307), na nefrite intersticial alérgica (ver Capítulo 114), nas doenças ateroembólicas (ver Capítulo 116), nas doenças

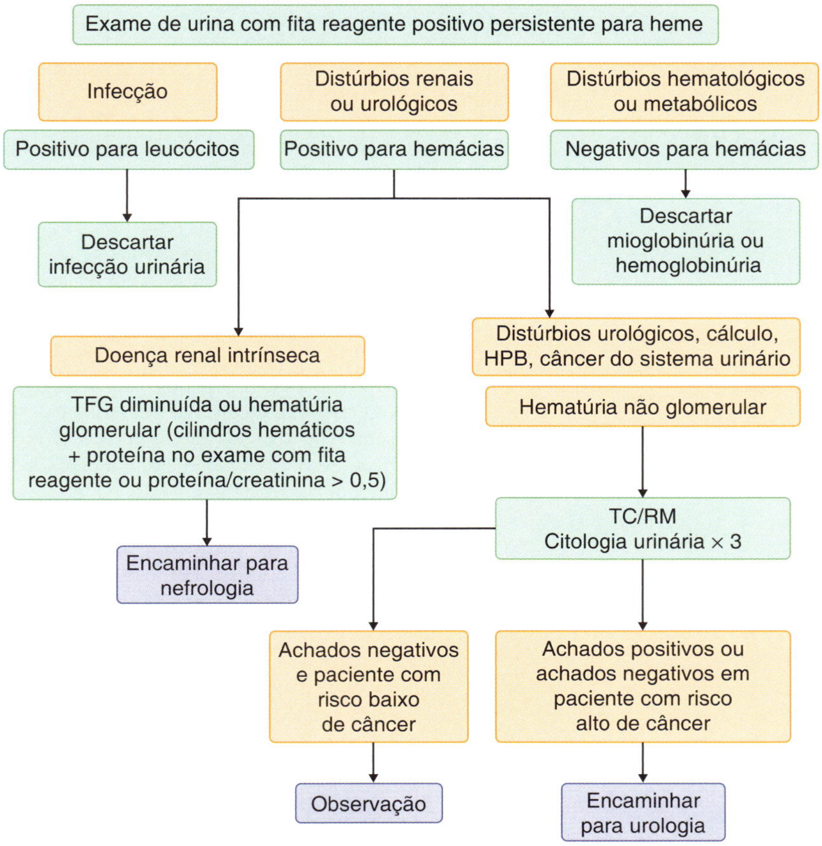

## CAPÍTULO 106 Abordagem ao Paciente com Doença Renal

```
Exame de urina com fita reagente positivo persistente para heme
         │
   ┌─────┼─────────────────────┬──────────────────────┐
   │                           │                      │
Infecção              Distúrbios renais      Distúrbios hematológicos
                      ou urológicos          ou metabólicos
   │                           │                      │
Positivo para         Positivo para          Negativos para hemácias
leucócitos            hemácias                        │
   │                           │              Descartar
Descartar                      │              mioglobinúria ou
infecção urinária              │              hemoglobinúria
   │                           │                      │
Doença renal intrínseca        │              Distúrbios urológicos, cálculo,
   │                           │              HPB, câncer do sistema urinário
TFG diminuída ou hematúria             Hematúria não glomerular
glomerular (cilindros hemáticos                │
+ proteína no exame com fita           TC/RM
reagente ou proteína/creatinina > 0,5) Citologia urinária × 3
   │                                   │
Encaminhar para                ┌───────┴────────┐
nefrologia              Achados negativos   Achados positivos ou
                        e paciente com      achados negativos em
                        risco baixo         paciente com risco
                        de câncer           alto de câncer
                             │                    │
                        Observação          Encaminhar
                                            para urologia
```

**FIGURA 106.3** Algoritmo para avaliação da hematúria assintomática. HPB = hiperplasia prostática benigna; TC = tomografia computadorizada; TFG = taxa de filtração glomerular; RM = ressonância magnética. (Cortesia do Dr. Ali Gharavi. Modificada de Cohen RA, Brown RS. Microscopic hematuria. *N Engl J Med*. 2003;348:2330-2338.)

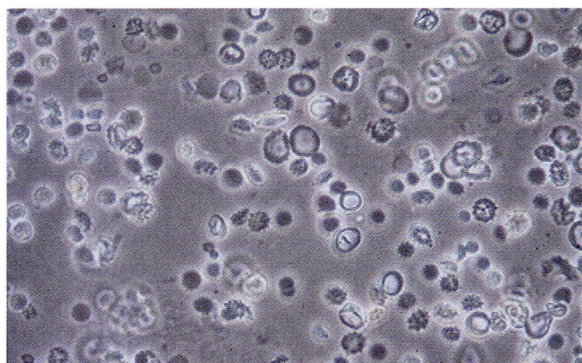

**FIGURA 106.4** Eritrócitos dismórficos. Esses eritrócitos dismórficos variam em tamanho, forma e conteúdo de hemoglobina e refletem sangramento glomerular. (De Johnson RJ, Feehally J. *Comprehensive Clinical Nephrology*. London: Mosby; 2000.)

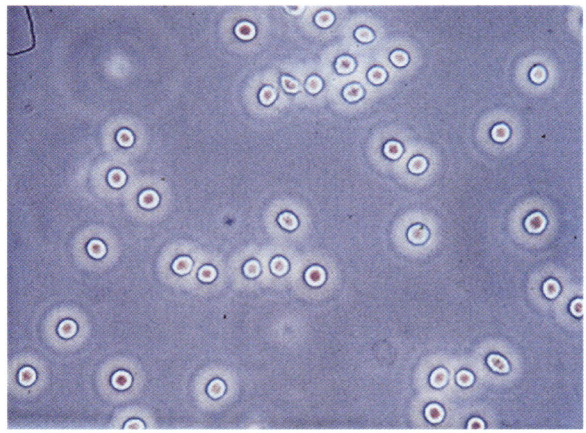

**FIGURA 106.5** Eritrócitos isomórficos. Esses eritrócitos são semelhantes em tamanho, formato e conteúdo de hemoglobina. Os eritrócitos isomórficos refletem sangramento não glomerular de lesões como cálculos e papilomas ou hemorragia de cistos na doença renal policística. (De Johnson RJ, Feehally J. *Comprehensive Clinical Nephrology*. London: Mosby; 2000.)

granulomatosas, como sarcoidose (ver Capítulo 89), na nefrite intersticial relacionada à IgG4, na nefrite tubulointersticial e na síndrome de uveíte (Tabela 106.3). Células mononucleares são, com frequência, encontrados em rejeição de transplante. Células tubulares, que são observadas em muitas condições que envolvem doenças tubulointersticiais, também são observadas na lesão isquêmica e nefrotóxica, como no mieloma renal (ver Capítulo 178) ou na nefropatia por cilindros. Os eosinófilos exigem colorações especiais, sendo a coloração de Giemsa muito menos sensível do que a coloração de Hansel (ver Capítulo 114). Eosinófilos urinários são, classicamente, observados na nefrite intersticial alérgica (ver Capítulo 114), bem como na doença ateroembólica (ver Capítulo 116), na prostatite (ver Capítulo 120) e na vasculite.

### Cilindros e cristais

*Cilindros*, que são formados nos túbulos, são caracterizados pelo arranjo das células em matriz bem formada composta pela proteína Tamm-Horsfall. Como os cilindros são formados no parênquima renal, eles podem fornecer um indício da origem dos elementos celulares que os acompanham.

Os *cilindros hialinos* são compostos por proteínas Tamm-Horsfall que se formam em condições normais e são vistas em maior número após o exercício físico (Figura 106.6). Os *cilindros granulares* são cilindros de células tubulares degeneradas que são observados no quadro de lesão tubular (Figura 106.7). Os *cilindros granulares pigmentados* são observados na rabdomiólise (ver Capítulo 105) com mioglobinúria ou, raramente, hemoglobinúria. Os *cilindros hemáticos* (Figura 106.8) raramente são observados na nefrite intersticial alérgica e na nefropatia diabética, mas são frequentemente encontrados na glomerulonefrite aguda (ver Capítulo 113). O achado de cilindros hemáticos em um paciente com hematúria microscópica pode restringir o foco da avaliação a uma lesão glomerular. Os *cilindros leucocitários* são vistos comumente na pielonefrite (ver Capítulo 268) e nas infecções não bacterianas agudas e crônicas. Eles também são observados em

| Tabela 106.3 | Causas de piúria estéril. |
|---|---|
| **INFECCIOSA** | |
| Uso atual de antibióticos | |
| Infecção urinária tratada anteriormente (nas últimas 2 semanas) | |
| Tuberculose (ver Capítulo 308) | |
| Gonorreia (ver Capítulo 283) e infecção por *Chlamydia* (ver Capítulo 302) | |
| *Mycoplasma* e *Ureaplasma* (ver Capítulo 301) | |
| Herpes genital (ver Capítulo 350) | |
| Tricomoníase (ver Capítulo 332) | |
| Infecções fúngicas (ver Capítulo 322) | |
| Esquistossomose (ver Capítulo 334) | |
| Prostatite (ver Capítulo 120) | |
| Balanite | |
| Apendicite (ver Capítulo 133) | |
| **NÃO INFECCIOSA** | |
| Nefrite intersticial (p. ex., nefropatia por analgésicos; Capítulo 114) | |
| Cálculos do sistema urinário (ver Capítulo 117) | |
| Rim policístico (ver Capítulo 118) | |
| Manipulação atual ou recente do sistema urinário | |
| Cateter de cistoscopia | |
| Endoscopia | |
| Corpo estranho, como tela cirúrgica na uretra ou um *stent* retido | |
| Neoplasia do sistema urinário (ver Capítulo 187) | |
| Irradiação pélvica | |
| Fístula urinária | |
| Rejeição de transplante renal (ver Capítulos 43 e 122) | |
| Trombose da veia renal (ver Capítulo 116) | |
| Necrose papilar | |
| Cistite intersticial (ver Capítulo 268) | |
| Doenças inflamatórias (p. ex., lúpus eritematoso sistêmico [ver Capítulo 250] ou doença de Kawasaki [ver Capítulo 254]) | |

Adaptada de Wise GJ, Schlegel PN. Sterile pyuria. *N Engl J Med.* 2015;372:1048-1054.

outras condições nas quais os leucócitos estão associados a processos renais parenquimatosos, como a nefrite intersticial alérgica (ver Capítulo 114), as doenças ateroembólicas (ver Capítulo 116) e as doenças granulomatosas, como a sarcoidose (ver Capítulo 89). Raramente, os cilindros leucocitários são uma característica predominante de muitas condições que tradicionalmente são consideradas doenças glomerulares, como a nefrite lúpica (ver Capítulo 250) e a glomerulonefrite associada a anticorpos anticitoplasma de neutrófilos (ANCA) (ver Capítulo 254). Os *cilindros de células tubulares* são vistos em qualquer lesão tubular aguda e são os cilindros celulares predominantes na necrose tubular aguda isquêmica (ver Capítulo 112). Eles também podem ser observados na lesão nefrotóxica, como a causada pelo uso de aminoglicosídeos e cisplatina. Alguns cilindros contêm leucócitos e células tubulares.

Os *cristais* podem constituir um achado normal na urina ou ser como indicadores de processos fisiopatológicos. Determinados cristais, como os cristais hexagonais observados na cistinúria (ver Capítulo 119), são sempre anormais (Figura 106.9). Outros, como os cristais octaédricos de oxalato de cálcio (Figura 106.10), podem ser um achado normal ou podem constituir evidências de intoxicação por etilenoglicol (ver Capítulo 102). Cristais de fosfato triplo em forma de tampa de caixão, compostos de fosfato de amônio e magnésio (Figura 106.11), são observados

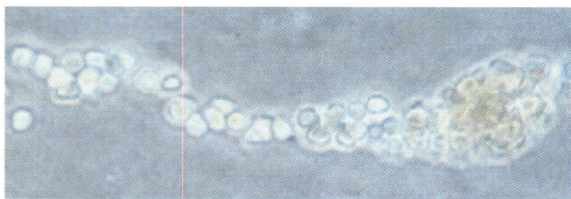

**FIGURA 106.8** Um cilindro composto inteiramente por eritrócitos reflete hematúria intensa e doença glomerular ativa. É provável que haja nefrite crescêntica se a densidade de cilindros eritrocitários for maior que 100/ml. (De Johnson RJ, Feehally J. *Comprehensive Clinical Nephrology*. London: Mosby; 2000.)

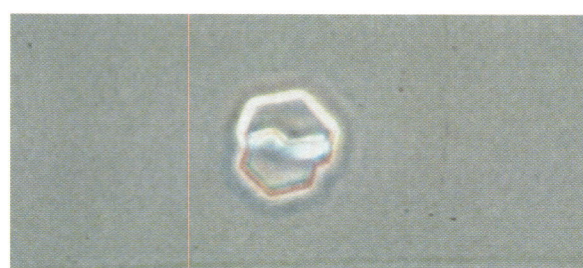

**FIGURA 106.9** Cristal de cistina hexagonal típico. Um único cristal fornece um diagnóstico definitivo de cistinúria. (De Johnson RJ, Feehally J. *Comprehensive Clinical Nephrology*. London: Mosby; 2000.)

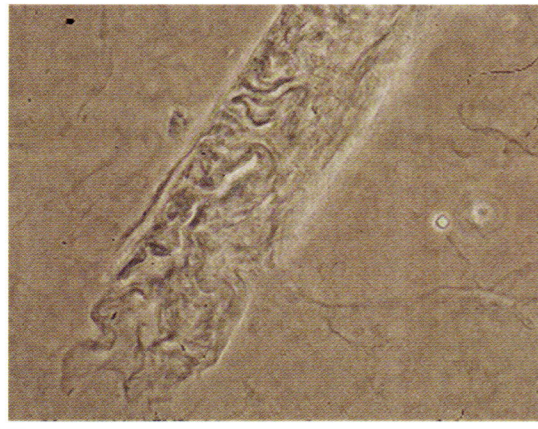

**FIGURA 106.6** Cilindro hialino do tipo observado em pequeno número na urina normal. (De Johnson RJ, Feehally J. *Comprehensive Clinical Nephrology*. London: Mosby; 2000.)

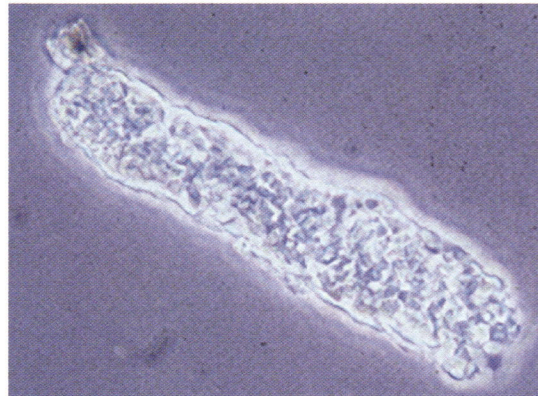

**FIGURA 106.7** O número e o tipo de grânulos e sua densidade no cilindro variam em diferentes cilindros. Os eritrócitos observados neste cilindro indicam que os grânulos são parcialmente derivados de eritrócitos rompidos. (De Johnson RJ, Feehally J. *Comprehensive Clinical Nephrology*. London: Mosby; 2000.)

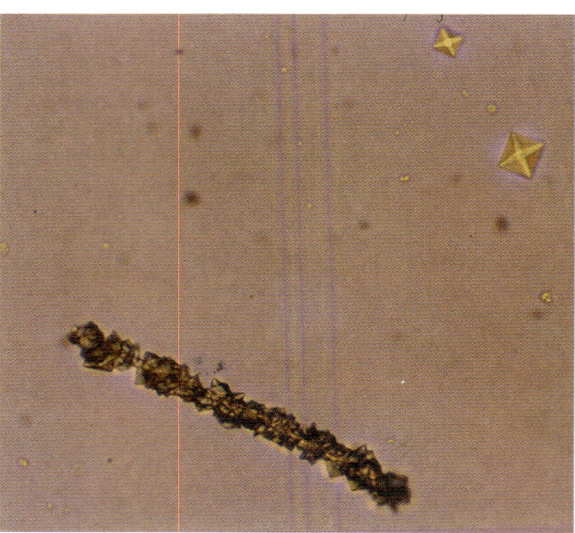

**FIGURA 106.10** Cristais de oxalato. Um pseudocilindro de cristais de oxalato de cálcio acompanhado por cristais de oxalato de cálcio desidratados. (De Johnson RJ, Feehally J. *Comprehensive Clinical Nephrology*. London: Mosby; 2000.)

nas infecções urinárias causadas por microrganismos degradadores de ureia (ver Capítulo 268). Cristais de ácido úrico, cristais de urato de sódio (Figura 106.12) e cristais amorfos de fosfato de cálcio são comuns e geralmente não têm importância patológica.

### Outros elementos
É possível observar bactérias no sedimento urinário. No sedimento urinário centrifugado podem ser encontrados bastonetes ou cocos em cadeias, mas as bactérias são mais bem identificadas pela coloração de Gram do sedimento de urina. Formas de levedura em brotamento (que são altamente refráteis), *Trichomonas* e espermatozoides também podem ser vistos no sedimento urinário.

## Distúrbios eletrolíticos
Os rins medeiam o equilíbrio homeostático de vários eletrólitos. Os distúrbios eletrolíticos podem acompanhar a insuficiência renal ou refletir defeitos isolados na função tubular ou defeitos específicos nos transportadores de íons. A integridade funcional dos túbulos renais pode ser avaliada pelo cálculo da excreção fracionada de um eletrólito $X$.

$$EF_+ = \frac{(urina_x)/(plasma_x)}{(urina_{Cr})/(plasma_{CR})} \times 100 = \frac{(urina_x) \times (plasma_{Cr})}{(urina_{Cr}) \times (plasma_x)} \times 100$$

Os desequilíbrios no manuseio renal de sódio e água podem levar à depleção do volume extracelular ou à formação de edema (ver Capítulo 108). A homeostase do potássio é regulada principalmente no néfron distal, mas a ingestão alimentar, as alterações transcelulares e as perdas gastrintestinais também contribuem para o equilíbrio (Figura 106.13; ver Capítulo 109). A homeostase do cálcio é regulada pelas ações do paratormônio (PTH), da calcitonina e da vitamina D nos ossos, nos intestinos, nos rins e no tecido paratireoidiano. Embora o $Ca^{++}$ também seja filtrado e excretado pelos rins, o importante papel desses hormônios geralmente desencadeia distúrbios de hipocalcemia e hipercalcemia na endocrinologia (ver Capítulo 232). A deficiência de magnésio (ver Capítulo 111) pode ser causada pela diminuição da ingestão (por via oral ou por absorção intestinal prejudicada) ou por aumento da perda via sistema digestório, rins ou pele. Por outro lado, a hipermagnesemia (ver Capítulo 111)

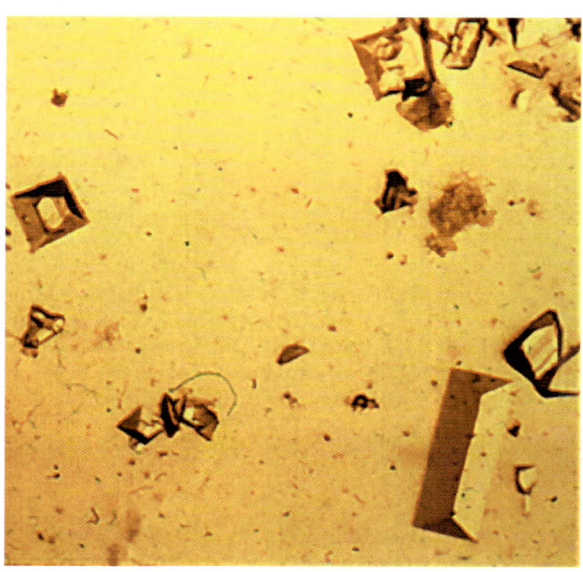

**FIGURA 106.11** Cristais em forma de "tampa de caixão" de fosfato de amônio e magnésio (estruvita). (De Johnson RJ, Feehally J. *Comprehensive Clinical Nephrology*. London: Mosby; 2000.)

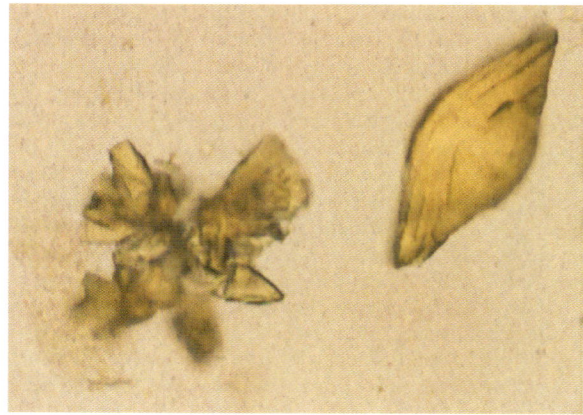

**FIGURA 106.12** Cristais de urato. Cristais complexos sugestivos de nefropatia aguda por urato ou nefrolitíase por urato. (De Johnson RJ, Feehally J. *Comprehensive Clinical Nephrology*. London: Mosby; 2000.)

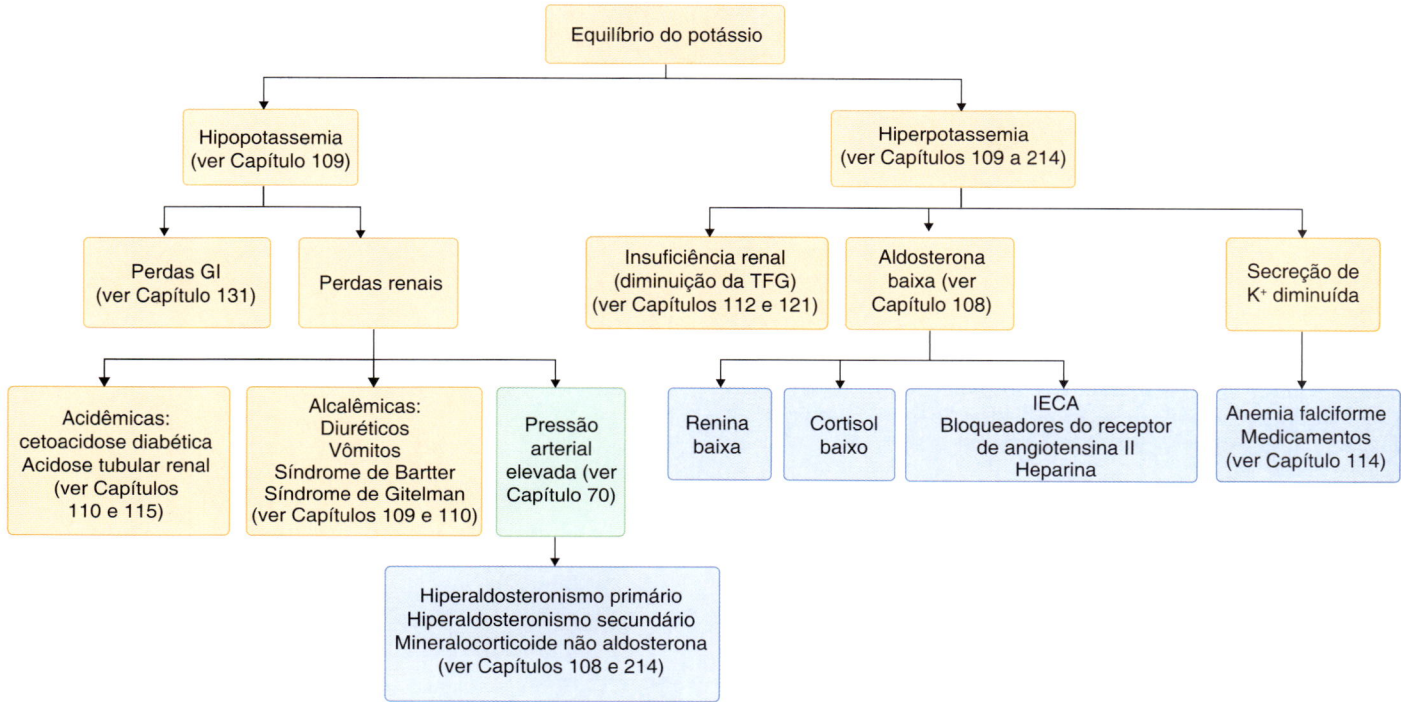

**FIGURA 106.13** Regulação do equilíbrio do potássio. IECA = inibidor da enzima conversora da angiotensina; LRA = lesão renal aguda; GI = gastrintestinal.

raramente ocorre em indivíduos com TFG normal quando a taxa de ingestão excede a capacidade de eliminação renal (p. ex., uso excessivo de antiácidos à base de $Mg^{++}$ ou grandes doses parenterais administradas para pré-eclâmpsia). Como o potássio, a hiperfosfatemia (ver Capítulo 111) pode ser ocasionada pela redução da excreção (principalmente doença renal crônica), ingestão excessiva ou redistribuição de fósforo celular. A hipofosfatemia também pode ser causada por alterações no compartimento intracelular ou pode ocorrer por desnutrição ou por perdas renais. A elevação do fósforo urinário em pacientes com hipofosfatemia sugere defeito do túbulo renal, hiperparatireoidismo (ver Capítulo 232) ou uma forma de raquitismo (ver Capítulo 231) e pode ser avaliada pela determinação da excreção fracionada.

## SÍNDROMES RENAIS ESPECÍFICAS

Este capítulo descreve a abordagem ao paciente com lesão renal aguda (ver Capítulo 112), síndromes glomerulares (nefrótica *versus* nefrítica; ver Capítulo 113), doença tubulointersticial (ver Capítulo 114), vasculite e doenças vasculares renais (ver Capítulo 116), necrose papilar e doença renal crônica (ver Capítulo 121).

### Lesão renal aguda

A lesão renal aguda (LRA) (ver Capítulo 112) é uma síndrome na qual a filtração glomerular diminui durante um período de horas a dias. O nível de creatinina sérica apresenta-se elevado tanto na doença renal aguda quanto na crônica, mas um aumento ativo do nível de creatinina sérica confirma a ocorrência de lesão aguda superposta à doença crônica. Como órgão de filtração sanguínea, o rim é suscetível a comprometimento agudo da perfusão arterial renal (ver Capítulo 116), como lesão pré-renal ou bloqueio do efluxo de urina, a exemplo do que ocorre na obstrução urinária devido à hipertrofia prostática benigna (ver Capítulo 120). Assim, a melhor abordagem ao paciente com insuficiência renal aguda é a investigação de causas pré-renais, renais e pós-renais. As causas intrarrenais de lesão renal aguda incluem necrose tubular aguda (ver Capítulo 112), nefrite intersticial aguda (ver Capítulo 114), glomerulonefrite aguda (ver Capítulo 113) e vasculite aguda e doença vascular (ver Capítulos 113 e 116). A avaliação cuidadosa e sistemática do paciente deve começar com anamnese e exame físico completos, que devem ser seguidos por exames laboratoriais selecionados e frequentemente um exame de imagem, como a ultrassonografia renal. A maioria dos casos de insuficiência renal aguda no hospital tem causas hemodinâmicas ou tóxicas; portanto, a azotemia pré-renal e a necrose tubular aguda têm de ser consideradas com cuidado e diferenciadas uma da outra.

## DIAGNÓSTICO

### Exames laboratoriais

A concentração normal de ureia no sangue, que é um produto do catabolismo proteico, é cerca de 10 vezes maior do que a concentração de creatinina. Como a razão ureia/creatinina geralmente aumenta quando há enchimento arterial insatisfatório, a ureia é, tipicamente, usada como marcador de volume efetivo. Classicamente, a razão ureia/creatinina será maior que 15 a 20 na azotemia pré-renal, mas 10 ou próximo a isso na necrose tubular aguda. No entanto, a concentração de ureia (e, portanto, a razão ureia/creatinina) é inadequadamente alta em outras circunstâncias, como na alta ingestão de proteínas, hemorragia digestiva ou uso de esteroides ou tetraciclinas. A concentração sanguínea de ureia e a razão ureia/creatinina podem ser baixas em pacientes com ingestão alimentar deficiente de proteínas, desnutrição ou doença hepática.

A excreção de sódio em pacientes com oligúria e lesão renal aguda (ver Capítulo 112) geralmente fornece uma indicação sobre a adequação da função tubular. A excreção fracionada de sódio ($EF_{Na}$) é calculada da seguinte maneira:

$$EF_{Na} = (urina_{Na}/plasma_{Na})/(urina_{Cr}/plasma_{Cr}) \times 100$$

Em que *Na* é a concentração de sódio (em mmol/ℓ) e *Cr* é a concentração de creatinina (em mmol/ℓ ou mg/dℓ). No quadro de oligúria, $EF_{Na}$ abaixo de 1% frequentemente indica azotemia pré-renal, enquanto $EF_{Na}$ acima de 1% sugere dano renal intrínseco. Embora essa medição geralmente seja útil, $EF_{Na}$ abaixo de 1% pode ser encontrada sem evidências de envolvimento de componente pré-renal, incluindo nefropatia por contraste (ver Capítulo 112), síndrome hepatorrenal (ver Capítulo 145), uropatia obstrutiva (ver Capítulo 120), nefrite intersticial (ver Capítulo 114), glomerulonefrite (ver Capítulo 113) e rabdomiólise (ver Capítulo 105). Por outro lado, uma $EF_{Na}$ elevada pode ser observada quando existe um componente pré-renal, incluindo uso de diuréticos, insuficiência suprarrenal (ver Capítulo 214), perda de sal cerebral e nefropatia perdedora de sal (ver Capítulo 108). A $EF_{Na}$ deve ser avaliada no contexto da situação clínica, porque pode ser baixa ou alta em um paciente normal ou em um paciente com DRC. Em última análise, o volume circulante do paciente é mais bem avaliado à beira do leito e não deve ser deduzido apenas a partir da medição de eletrólitos.

### Exames de imagem

A ultrassonografia (US), o exame de imagem renal mais comumente usado (Figura 106.14), fornece informações confiáveis sobre obstrução, tamanho dos rins, existência de massas e ecotextura renal. A US apresenta sensibilidade de apenas 90% para a detecção de hidronefrose e, portanto, não é suficiente para excluir a obstrução (ver Capítulo 120) com certeza. Além disso, sua incapacidade de detectar cálculos nos ureteres e na bexiga urinária limita sua utilidade na avaliação de cálculos renais (ver Capítulo 117). A US pode ser utilizada para detectar doenças vasculares e a US com Doppler possibilita a avaliação dos vasos renais com índices de resistividade. Os índices de resistividade são cruciais para atribuir disfunção renal à doença vascular detectada (ver Capítulo 116). Um alto índice de resistividade reflete doença do parênquima cicatricial e indica que a intervenção na própria doença vascular provavelmente não melhorará a função renal.

Um protocolo de cálculo por tomografia computadorizada para avaliar os rins, ureteres e bexiga urinária é o estudo de escolha para a detecção de cálculos renais (ver Capítulo 117) devido à sua capacidade de detectar todos os tipos de cálculos, cálculos não obstrutivos e cálculos nos ureteres (Figura 106.15). Massas renais podem ser avaliadas pela TC contrastada ou US renal. A angiografia por TC com material de contraste iodado pode avaliar uma possível estenose da artéria renal (ver Capítulo 116) com acurácia comparável à da angiografia por RM.

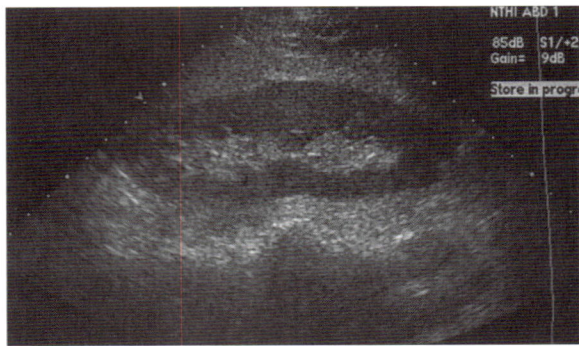

**FIGURA 106.14** Achados normais na ultrassonografia renal sagital. O córtex apresenta-se hipoecoico em comparação com o tecido adiposo ecogênico que contém o seio renal. (De Johnson RJ, Feehally J. *Comprehensive Clinical Nephrology*. London: Mosby; 2000.)

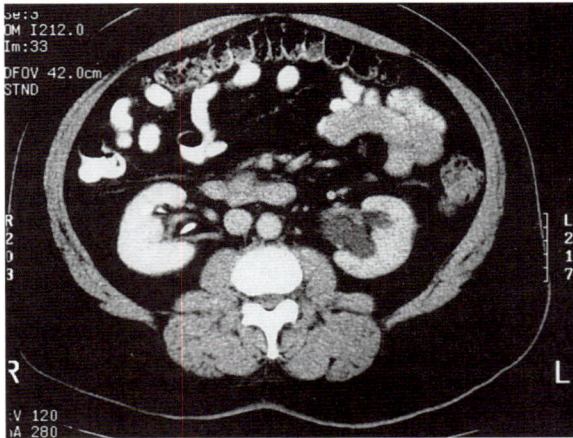

**FIGURA 106.15** Excreção tardia do rim esquerdo secundária a um cálculo distal. A tomografia computadorizada contrastada mostra dilatação da pelve renal esquerda. (De Johnson RJ, Feehally J. *Comprehensive Clinical Nephrology*. London: Mosby; 2000.)

## Síndromes glomerulares: nefrótica *versus* nefrítica

A síndrome nefrótica (Capítulo 113) caracteriza-se por proteinúria acima de 3,5 g/dia/1,73 m², acompanhada de edema, hipertensão arterial sistêmica e hiperlipidemia. Outras consequências incluem predisposição à infecção e hipercoagulabilidade. Em geral, as doenças associadas à síndrome nefrótica não causam lesão renal aguda, embora LRA seja observada na doença de alteração mínima (DAM), na nefropatia associada ao vírus da imunodeficiência humana (HIV) e na trombose venosa renal bilateral (ver Capítulo 116). As causas da síndrome nefrótica idiopática primária, em ordem decrescente de prevalência, são glomerulosclerose segmentar e focal, nefropatia membranosa, DAM e glomerulonefrite membranoproliferativa. A nefropatia membranosa foi associada a anticorpos contra o receptor da fosfolipase A₂ do tipo M. As causas secundárias da síndrome nefrótica incluem nefropatia diabética (ver Capítulo 115), amiloidose (ver Capítulo 179) e nefrite lúpica membranosa (ver Capítulos 113 e 250).

A síndrome nefrítica aguda é manifestação incomum, mas grave, da glomerulonefrite aguda (ver Capítulo 113). O achado típico da síndrome nefrítica aguda consiste em eritrócitos dismórficos e cilindros hemáticos, mas sua ausência não descarta a síndrome. A síndrome nefrítica aguda pode ser causada por qualquer uma das glomerulonefropatias rapidamente progressivas com vasculite associada a ANCA (granulomatose com poliangiite, poliarterite microscópica e granulomatose eosinofílica com poliangiite), glomerulonefrite antimembrana basal glomerular (anti-MBG) e glomerulonefrite mediada por imunocomplexo (incluindo lúpus eritematoso sistêmico, crioglobulinemia, glomerulonefrite pós-infecciosa, endocardite, nefropatia por IgA e púrpura de Henoch-Schönlein). O rápido declínio da função renal frequentemente justifica avaliação urgente e geralmente hospitalar.

## DIAGNÓSTICO

### Exames laboratoriais

Proteinúria (como albuminúria) de mais de 3,5 g em 24 horas geralmente indica doença glomerular (ver Capítulo 113). Valores menores não descartam doença glomerular, e a eletroforese fornece informações valiosas sobre a composição da proteinúria (ver Capítulo 178). Ocasionalmente, proteinúria de transbordamento de uma proteína de baixo peso molecular, como as cadeias leves na proteinúria de Bence Jones, pode ser superior a 3,5 g/dia sem nenhuma das manifestações ou implicações da síndrome nefrótica; um estudo de eletroforese de proteínas na urina é importante para fazer a distinção. A proteína de Bence Jones também pode ser comprovada por meio da comparação da razão microalbumina/creatinina com a razão proteína/creatinina, em razão da ausência de albuminúria apesar da proteinúria significativa. A coleta tem de ser realizada descartando-se a primeira urina da manhã e coletando-se toda a produção de urina das 24 horas seguintes, incluindo a primeira urina do dia seguinte.

A coleta de urina de 24 horas para determinação da excreção de proteínas é complicada e sujeita a inexatidões. Em vez disso, pode-se estimar a quantidade de proteína e creatinina excretada em amostra aleatória de urina. Uma razão proteína/creatinina de 3 indica excreção proteica de 24 horas de cerca de 3 g. A razão é mais acurada quando se analisa a primeira coleta de urina da manhã e pode ser inexata em pacientes com proteinúria ortostática.

A avaliação da disfunção renal proteinúrica, sobretudo quando há suspeita de doenças glomerulares, deve ser gradual, ou seja, da avaliação sorológica não invasiva até a avaliação diagnóstica definitiva ou confirmatória, por uma biopsia renal.[12] Às vezes, um diagnóstico rápido é necessário e a biopsia pode ser realizada logo no início da avaliação.

### Sorologias e exames genéticos

O título de *anticorpos antinucleares* (ANA) pode ser útil para avaliar a doença glomerular com apresentações nefróticas ou nefríticas. O alto título de ANA (p. ex., 1:320), principalmente se for acompanhado por um achado mais específico, como anticorpo anti-DNA de fita dupla ou anticorpo anti-Smith, é bastante específico para o diagnóstico de nefrite lúpica (ver Capítulo 250), que geralmente requer uma biopsia renal. Títulos mais baixos (p. ex., 1:80 ou 1:40) são inespecíficos.

O título do *fator reumatoide* geralmente estará elevado em pacientes com artrite reumatoide (ver Capítulo 248), mas a vasculite é um evento relativamente tardio e raro. O fator reumatoide (FR) pode ser detectado em algumas formas de crioglobulinemia (ver Capítulo 178); por exemplo, IgM e ocasionalmente IgG, que são encontradas na crioglobulinemia dos tipos II e III, têm atividade de fator reumatoide. O FR também pode ser um achado inespecífico na endocardite bacteriana (ver Capítulo 67) e na vasculite sistêmica (ver Capítulo 254).

Os níveis dos componentes do *complemento* C3 e C4 e a dose hemolisante de 50% do complemento ($CH_{50}$) geralmente são medidos para avaliar a suspeita de glomerulonefrite rapidamente progressiva (ver Capítulo 113). Os níveis de complemento geralmente são baixos no lúpus eritematoso sistêmico ativo (ver Capítulo 250), na glomerulonefrite pós-estreptocócica (ver Capítulo 113), na endocardite (ver Capítulo 67), na glomerulonefrite membranoproliferativa, na crioglobulinemia (ver Capítulo 178), na nefrite de *shunt* com infecção de *shunt* ventriculoatrial e na glomerulonefrite associada a abscessos viscerais. Redução muito acentuada de C4 em comparação a C3 deve levantar a suspeita de crioglobulinemia.

A *imunoeletroforese sérica* detectará níveis elevados de IgA policlonal em cerca de 50% dos casos de nefropatia por IgA (ver Capítulo 113) e púrpura de Henoch-Schönlein (ver Capítulo 113). A elevação policlonal de IgG pode ocorrer em várias doenças sistêmicas e é um achado inespecífico. O achado de proteína monoclonal sérica deve levantar a suspeita de doença associada à gamopatia monoclonal (ver Capítulo 178). O diagnóstico diferencial inclui gamopatia monoclonal de significado indeterminado, mieloma renal, linfomas (ver Capítulo 176), amiloidose (ver Capítulo 179), doença de depósito de cadeia leve, doença de depósito de cadeia pesada, glomerulonefrite imunotactoide e crioglobulinemia. Essas condições, com exceção da gamopatia monoclonal de significado indeterminado, têm sido chamadas coletivamente de gamopatia monoclonal de significado renal quando comprometem o rim. A concentração da proteína monoclonal é maior quando é feito o diagnóstico de mieloma múltiplo, mas mesmo pequenas quantidades de proteínas de Bence Jones no soro podem ter significado clínico.

A *imunoeletroforese da urina* sempre deve ser solicitada se houver suspeita de mieloma. Como uma fração substancial de pacientes com mieloma múltiplo não apresenta excreção de cadeia pesada e pequenas quantidades de cadeias leves podem ser difíceis de detectar por imunoeletroforese sérica, a imunoeletroforese urinária para pesquisa de proteína de Bence Jones deve ser realizada. No mieloma de cadeia leve, os pacientes podem apresentar proteinúria de Bence Jones mesmo na ausência de um componente M na imunoeletroforese sérica. A proteinúria de Bence Jones pode ser encontrada no mieloma renal, na amiloidose, na doença de deposição de cadeia leve, no linfoma ou, ocasionalmente, na gamopatia monoclonal de significado indeterminado. No entanto, alguns pacientes com amiloidose AL sistêmica (cadeia leve) têm imunoeletroforese sérica normal e não apresentam proteinúria de Bence Jones (ver Capítulo 178). Exames mais sensíveis para cadeias leves livres no soro e avaliação da razão de cadeias leves κ/λ aumenta a sensibilidade da detecção de gamopatias monoclonais.

O ensaio para *anticorpo anticitoplasma de neutrófilo* (ANCA) permitiu o reconhecimento mais precoce e definitivo das causas vasculíticas de glomerulonefrite rapidamente progressiva (ver Capítulo 254), especialmente granulomatose com poliangiite microscópica e granulomatose eosinofílica com poliangiite, quando confirmada por ensaio imunossorvente ligado à enzima (ELISA). Os anticorpos causam dois padrões diferentes de coloração: coloração perinuclear (p-ANCA) e coloração citoplasmática (c-ANCA). Na verdade, os dois antígenos têm uma distribuição citoplasmática, e o padrão de coloração perinuclear é um artefato do método de fixação. Na maioria dos casos, o antígeno para p-ANCA é a mieloperoxidase (MPO), enquanto o antígeno para c-ANCA é a proteinase 3 (PR3). Os anticorpos anti-MPO estão associados a poliarterite microscópica, glomerulonefrite crescente idiopática ou síndrome de Churg-Strauss (granulomatose eosinofílica com poliangiite; ver Capítulo 254). Os anticorpos anti-PR3 frequentemente se correlacionam com a doença clássica de granulomatose com poliangiite (anteriormente conhecida como granulomatose de Wegener) (ver Capítulo 254).

Anticorpos *antimembrana basal glomerular* (anti-MBG) são autoanticorpos contra o antígeno de Goodpasture (ver Capítulo 113), que está localizado em um domínio da cadeia α do colágeno do tipo 4. O diagnóstico precoce e acurado da síndrome de Goodpasture pode ser realizado por imunofluorescência e confirmado por *Western blot*. A coloração para anticorpo anti-MBG também pode ocorrer quando ANCA é positivo. Nestes casos, a teoria é que a exposição ao antígeno de Goodpasture, em decorrência da lesão glomerular, leve à formação de anticorpos anti-MBG como processo secundário.

As *crioglobulinas* (ver Capítulo 178) são imunoglobulinas termolábeis. Na crioglobulinemia do tipo I constituem um único tipo monoclonal. Na crioglobulinemia dos tipos II e III, entretanto, a mistura de imunoglobulinas inclui uma com atividade de fator reumatoide contra IgG. As crioglobulinas dos tipos I e II têm maior probabilidade de estarem associadas à doença clínica, especialmente em títulos mais elevados. A crioglobulinemia do tipo III costuma ter menos significado clínico. A crioglobulinemia do tipo I é observada na macroglobulinemia de Waldenström e no mieloma múltiplo (ver Capítulo 178); a crioglobulinemia do tipo II, em infecção pela hepatite C (ver Capítulos 139 e 140), síndrome de Sjögren (ver Capítulo 252), linfomas (ver Capítulos 176 e 177) e lúpus eritematoso sistêmico (ver Capítulo 250); e a crioglobulinemia do tipo III, em hepatite C (ver Capítulos 139 e 140), infecções crônicas e condições inflamatórias. Quando crioglobulinemia está associada à hepatite C, o RNA do vírus da hepatite C (HCV) está concentrado no crioprecipitado como antígeno; o diagnóstico pode ser realizado por ensaio para detecção de RNA do crioprecipitado a 37°C.

A nefropatia membranosa está associada à infecção crônica pelo vírus da hepatite B em pacientes que apresentam antígeno de superfície do vírus da hepatite B (ver Capítulo 140) detectável. A poliarterite nodosa clássica (ver Capítulo 254) ocasionalmente é observada na infecção crônica pelo vírus da hepatite B, frequentemente com HBsAg e antígeno e da hepatite B detectáveis. Anticorpos contra receptor da fosfolipase $A_2$ do tipo M também foram detectados como autoanticorpos na nefropatia membranosa idiopática.

A sorologia para hepatite C está associada a várias doenças renais, incluindo crioglobulinemia, glomerulonefrite membranoproliferativa e nefropatia membranosa. A avaliação pode incluir pesquisa de anticorpos e um ensaio para detecção do RNA do HCV. Ocasionalmente, a análise do RNA do HCV é realizada no crioprecipitado a 37°C.

A nefropatia associada ao HIV (ver Capítulo 113) está associada a síndrome nefrótica e lesão renal aguda. Se o quadro clínico for compatível, a sorologia para HIV e os títulos virais são indicados para ambas as síndromes clínicas.

A infecção estreptocócica pode ser confirmada como causa da glomerulonefrite pós-infecciosa (ver Capítulo 113) por um ensaio anti-DNase ou antiestreptolisina O (ASO). Provas sorológicas para as fases aguda e convalescente são usadas para confirmar a infecção recente.

A velocidade de hemossedimentação (VHS) é um teste relativamente inespecífico na avaliação da doença renal. No entanto, valores altos de VHS geralmente apontam para vasculite sistêmica (ver Capítulo 254), mieloma múltiplo (ver Capítulo 178) ou doença maligna como causa subjacente. No entanto, a VHS costuma estar elevada na síndrome nefrótica (ver Capítulo 113), incluindo nefropatia diabética (ver Capítulo 115).

O *sequenciamento do exoma* pode detectar achados patogênicos e estabelecer um diagnóstico genético em quase 10% dos pacientes com doença renal crônica.[13] No entanto, adultos saudáveis também podem exibir variantes potencialmente patogênicas;[14] portanto, uma interpretação cuidadosa por médicos especialistas é essencial para o diagnóstico adequado.

## Biopsia renal

Não existem diretrizes definidas de indicações para a realização de uma biopsia renal. A maioria dos nefrologistas realiza uma biopsia em adultos com síndrome nefrótica idiopática e em crianças com síndrome nefrótica esteroide-dependente ou esteroide-resistente. Além disso, a LRA sem causa identificável é uma indicação evidente para biopsia. Vale mencionar que os pacientes com insuficiência renal adquirida em hospital raramente atendem a essa indicação. Outros achados clínicos anormais, como hematúria macroscópica ou microscópica ou proteinúria em níveis subnefróticos, frequentemente, mas nem sempre, levam a biopsia renal. A biopsia renal geralmente é realizada por via percutânea guiada por ultrassonografia em tempo real ou orientada por TC. Cerca de 1 a 2% dos pacientes sem coagulopatia subjacente desenvolverão sangramento que requer transfusão. A abordagem transjugular pode ser usada em pacientes cujos riscos de sangramento são altos.

## Doenças tubulointersticiais

A apresentação das doenças tubulointersticiais (ver Capítulo 114) é variável, desde LRA até disfunção renal crônica que inicialmente se manifesta como insuficiência renal leve assintomática (Tabela 106.4). O exame do sedimento urinário revela, com frequência, proteinúria leve a moderada,

**Tabela 106.4** Causas principais de doença tubulointersticial.

Necrose tubular aguda isquêmica e tóxica
Nefrite intersticial alérgica
Nefrite intersticial secundária a colagenose relacionada a imunocomplexos, como doença de Sjögren ou lúpus eritematoso sistêmico
Doenças granulomatosas: sarcoidose, nefrite tubulointersticial com uveíte
Nefrite intersticial relacionada a IgG4
Lesão tubular relacionada a pigmento: mioglobinúria, hemoglobinúria
Hipercalcemia com nefrocalcinose
Obstrução tubular: medicamentos como indinavir, ácido úrico na síndrome de lise tumoral
Mieloma renal ou nefropatia com cilindrúria
Nefrite intersticial relacionada à infecção: *Legionella*, espécies de *Leptospira*
Doenças infiltrativas, como linfoma

geralmente menos de 1 g/dia, bem como leucócitos, eritrócitos, células tubulares e cilindros de leucócitos. Os cilindros eritrocitários são raros na nefrite intersticial aguda e mais característicos de doença glomerular.

## Vasculite e doenças vasculares renais

As doenças vasculares renais podem ser divididas em obstrução de vasos grandes e doenças de vasos médios a pequenos (ver Capítulo 116). A doença renovascular é uma causa comum de hipertensão arterial sistêmica, insuficiência cardíaca e insuficiência renal. Cerca de 90% das estenoses da artéria renal são de origem aterosclerótica, sendo a maior parte do restante causada por displasia fibromuscular, que é mais comum em mulheres de 20 a 50 anos. As doenças dos vasos arteriais de médio porte incluem poliarterite nodosa, que é observada em pacientes com hepatite B (ver Capítulos 139 e 140), infecção pelo HIV (ver Capítulo 113) ou, raramente, hepatite C (ver Capítulos 139 e 140). Os sinais/sintomas incluem dor abdominal, hipertensão arterial sistêmica e insuficiência renal leve, geralmente com sedimento urinário benigno; achados diagnósticos incluem microaneurismas na bifurcação das artérias de tamanho médio. Outras doenças que envolvem pequenos vasos incluem doença ateroembólica (ver Capítulo 116), que ocorre após arteriografia ou cirurgia ou, raramente, de forma espontânea. Essa síndrome geralmente afeta os rins, o sistema digestório e os membros inferiores, mas também pode envolver o SNC quando o arco aórtico é afetado.

As microangiopatias trombóticas incluem a síndrome hemolítico-urêmica (SHU) e a púrpura trombocitopênica trombótica (PTT) (ver Capítulo 163). A PTT está associada a um inibidor adquirido ou à ausência congênita de uma protease que cliva multímeros de von Willebrand de grande peso molecular. A SHU é causada por lesão endotelial. Na SHU com diarreia (ou típica), a lesão endotelial é induzida pela toxina Shiga da infecção por *Escherichia coli* O157:H7. Na SHU sem diarreia (atípica), a desregulação da via alternativa do complemento é a causa subjacente da lesão endotelial. A síndrome do anticorpo antifosfolipídio (ver Capítulo 73) pode causar trombose e estenose de grandes vasos, bem como microangiopatia trombótica com proteinúria, hipertensão arterial sistêmica e insuficiência renal. A crise renal da esclerodermia, que é manifestação de esclerose sistêmica (ver Capítulo 251), costuma apresentar evolução inexorável para insuficiência renal em estágio terminal, se não for tratada.

A vasculite sistêmica pode se manifestar de várias maneiras, incluindo manifestações cutâneas, como erupção cutânea petequial, púrpura, gangrena digital e hemorragia subungueal. Otite, sinusite, epistaxe, hemoptise e úlceras de septo nasal são manifestações comuns de granulomatose com poliangiite (ver Capítulo 254). A hemorragia pulmonar pode ser manifestação catastrófica da síndrome de Goodpasture (ver Capítulo 113), doença anti-MBG ou vasculite associada a ANCA (ver Capítulo 254). Dor espontânea e à palpação do abdome e hemorragia digestiva ocorrem na púrpura de Henoch-Schönlein e na poliarterite nodosa clássica (ver Capítulo 254). Os sintomas neurológicos podem ser manifestação de vasculite, como poliangiite microscópica (ver Capítulo 254) e crioglobulinemia (ver Capítulo 178).

## DIAGNÓSTICO

### Exames de imagem

A ressonância magnética (RM) com angiografia por RM (Figura 106.16) é altamente sensível para detectar doença renovascular aterosclerótica (ver Capítulo 116), mas tende a superestimar o grau da estenose. Sua

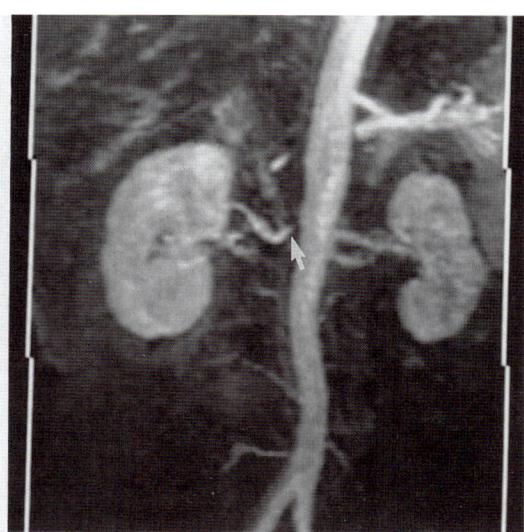

**FIGURA 106.16** Angiografia por ressonância magnética. Imagem tridimensional coronal mostra estenose da artéria renal direita (*seta*). (De Johnson RJ, Feehally J. *Comprehensive Clinical Nephrology*. London: Mosby; 2000.)

acurácia na detecção de displasia fibromuscular, no entanto, é menos bem validada. A RM também pode ser usada para avaliar massas renais. A RM não usa material de contraste iodado, mas os agentes de contraste à base de gadolínio para estudos vasculares estão associados à síndrome de fibrose sistêmica nefrogênica em pacientes com insuficiência renal avançada (ver Capítulo 251).

A arteriografia renal, que é o padrão-ouro para avaliação da estenose da artéria renal (ver Capítulo 116), também é usada para a avaliação de malformações arteriovenosas, poliarterite nodosa e outras lesões vasculares renais. Esse estudo invasivo usa material de contraste iodado e incorre em um pequeno risco de doença ateroembólica (ver Capítulo 116). A angioplastia terapêutica e o implante de *stent* podem ser realizados no momento da angiografia.

### Necrose papilar

A necrose aguda da papila renal está associada a anemia falciforme (ver Capítulo 154), nefropatia por analgésicos (ver Capítulo 114), nefropatia diabética (ver Capítulo 115) e pielonefrite obstrutiva (ver Capítulo 268). Na doença falciforme (ver Capítulo 154),[15] o meio hipóxico e hipertônico da medula interna promove falcização, e a falcização crônica nos vasos retos resulta em isquemia medular. O consumo maciço e prolongado de analgésicos, particularmente a combinação de ácido acetilsalicílico (AAS), cafeína e paracetamol, está associado à nefrite intersticial crônica e à predisposição à necrose papilar (ver Capítulo 114); a isquemia medular é considerada causada pela inibição da síntese de prostaglandinas vasodilatadoras pelo AAS e a toxicidade direta é atribuída aos metabólitos da fenacetina. Da mesma forma, acredita-se que a perfusão medular esteja comprometida na nefropatia diabética (ver Capítulo 115) e na pielonefrite obstrutiva (ver Capítulo 120).

As manifestações clínicas da necrose papilar podem incluir dor no flanco e hematúria. Se a papila descamar, pode ocorrer obstrução da pelve renal ou do ureter do rim afetado, com dor referida migrando do flanco para a região inguinal. A descamação da papila pode precipitar insuficiência renal franca se a função do rim contralateral estiver comprometida ou se ocorrer obstrução no nível da bexiga ou da uretra.

Classicamente, a necrose papilar é diagnosticada em uma pielografia intravenosa (urografia excretora) pelo achado de defeitos caliciais, após descamação de uma papila, mas a TC contrastada é um exame muito bom para lesões avançadas. Entretanto, se a papila necrótica estiver retida, o defeito será mais sutil. O carcinoma de células transicionais (ver Capítulo 187) pode ocorrer junto com necrose papilar ou pode imitar sua aparência. A obstrução, se existente, tem de ser aliviada, mas o tratamento é limitado ao controle da dor e à hidratação.

### Doença renal crônica

A doença renal crônica (DRC), que é definida como lesão renal ou TFG inferior a 60 m$\ell$/min/1,73 m$^2$ por mais de 3 meses, é classificada em cinco estágios (Tabela 106.5). A lesão renal consiste em anormalidades anatomopatológicas ou marcadores de lesão renal, incluindo anormalidades na composição do sangue ou da urina ou anormalidades em exames de imagem. A excreção de 30 a 300 mg de albumina em um período de 24 horas define a microalbuminúria. Estima-se que 12% da população adulta dos EUA tenha excreção anormal de albumina na urina e a frequência aumenta com a idade. A insuficiência renal é definida como TFG inferior a 15 m$\ell$/min/1,73 m$^2$ acompanhada por sinais e sintomas de uremia ou necessidade de implementar terapia de reposição renal para tratar as complicações da TFG diminuída (Figura 106.17). A DRET inclui todos os casos que precisam de tratamento por diálise ou transplante, independentemente do nível de TFG.

Pacientes com DRC devem ser encaminhados a um nefrologista. O cuidado desses pacientes deve se concentrar nos esforços para retardar a progressão da doença, otimizar o manejo medicamentoso e fazer uma transição perfeita para a terapia de reposição renal (ver Capítulo 121). O cuidado deve incluir o controle ideal da pressão arterial, uso de inibidores da enzima conversora da angiotensina (IECA) e bloqueadores do receptor da angiotensina (BRA), se indicado, orientação dietética, controle cuidadoso dos níveis de cálcio e fósforo, controle do nível de paratormônio e controle da anemia com o uso de eritropoetina e suplementos de ferro.[A1]

O encaminhamento precoce para colocação de acesso para diálise e o início da avaliação de transplante (ver Capítulo 122) são componentes importantes do cuidado de pacientes com doença renal crônica.

**Tabela 106.5** Estágios da doença renal crônica.*

| ESTÁGIO | DESCRIÇÃO | TGF (m$\ell$/min/1,73 m$^2$) |
|---|---|---|
| 1 | Lesão renal com TGF normal ou ↑ | ≥ 90 |
| 2 | Lesão renal com ↓ discreta da TGF | 60 a 89 |
| 3 | ↓ moderada da TGF | 30 a 59 |
| 4 | ↓ grave da TGF | 15 a 29 |
| 5 | Insuficiência renal | < 15 (ou diálise) |

*A doença renal crônica é definida como lesão renal ou TGF < 60 m$\ell$/min/1,73 m$^2$ por ≥ 3 meses. A lesão renal é definida como anormalidades patológicas ou existência de marcadores de lesão, incluindo resultados anormais nos exames de sangue ou urina ou exames de imagem. TGF = taxa de filtração glomerular.

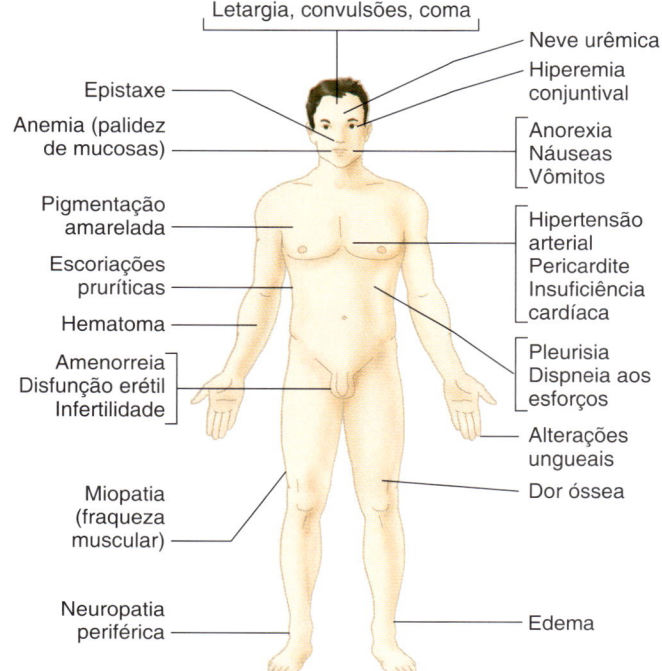

**FIGURA 106.17** Sinais e sintomas comuns de insuficiência renal crônica. (Adaptada de Forbes CD, Jackson WF. *Color Atlas and Text of Clinical Medicine*. 3. ed. London: Mosby; 2003.)

**Recomendação de grau A**

A1. Malhotra R, Nguyen HA, Benavente O, et al. Association between more intensive vs less intensive blood pressure lowering and risk of mortality in chronic kidney disease stages 3 to 5: a systematic review and meta-analysis. *JAMA Intern Med.* 2017;177:1498-1505.

### REFERÊNCIAS BIBLIOGRÁFICAS

*As referências bibliográficas, bem como os outros materiais suplementares deste livro, encontram-se no GEN-IO, nosso ambiente virtual de aprendizagem.*

# 107
# ESTRUTURA E FUNÇÃO DOS RINS
QAIS AL-AWQATI E JONATHAN BARASCH

O rim regula a composição iônica e o volume dos líquidos corporais, a excreção de escórias nitrogenadas, a eliminação de moléculas exógenas (p. ex., muitos medicamentos), a síntese de vários hormônios (p. ex., eritropoetina) e o metabolismo de proteínas de baixo peso molecular (p. ex., insulina). Os rins recebem 25% do débito cardíaco para desempenhar essas funções. Os rins têm aproximadamente 150 g, formato característico de feijão com dimensões aproximadas de 11 × 6 × 2,5 cm. Na bissecção, uma estrutura macroscópica é evidente com córtex externo e medula mais central que se estreita em múltiplas papilas nos ápices das chamadas pirâmides (Figura 107.1).

A compreensão do rim, entretanto, exige avaliação da intrincada microestrutura que sustenta suas funções complexas. Embora o rim seja um órgão, o *néfron* é, na verdade, a unidade de filtração independente do órgão. Em média, cada rim humano é composto por 1 milhão de néfrons essencialmente idênticos. Todas as funções renais são realizadas por cada néfron individualmente e, em uma primeira aproximação, todos os néfrons são independentes uns dos outros porque têm inervação e irrigação sanguínea próprias. O néfron é composto por duas subunidades funcionais, o glomérulo e os túbulos e ductos (Figura 107.2). O glomérulo inicia-se com a ramificação da arteríola aferente, uma artéria terminal da artéria renal correspondente, até um tufo de capilares. Os capilares glomerulares invaginam um epitélio com as células epiteliais viscerais adjacentes ao capilar e as células epiteliais parietais fora desse tufo. O espaço entre as camadas epiteliais é o espaço urinário. O endotélio capilar glomerular fenestrado, a membrana basal interveniente e os prolongamentos do epitélio visceral, os chamados podócitos, constituem a barreira de filtração glomerular. O equilíbrio das pressões hidrostática e oncótica conduz a extrusão de um filtrado sem proteínas através dessa barreira para o espaço urinário. O espaço urinário, então, leva a uma série de túbulos e ductos: o túbulo proximal, a parte delgada da alça de Henle, a parte espessa da alça de Henle, o túbulo contorcido distal, o ducto coletor cortical e o ducto coletor medular. O ducto coletor papilar drena através da papila renal para a pelve renal e, em seguida, para o ureter. O leito capilar glomerular coalesce e forma a arteríola eferente, um vaso que é extremamente sensível à angiotensina II, e, então, os capilares peritubulares (proximais). Esse sistema possibilita a constrição da arteríola eferente para regular a reabsorção do túbulo proximal, conforme descrito a seguir.

O néfron regula a homeostase por meio de três ações. Primeiro, no glomérulo, os néfrons produzem coletivamente até 120 mℓ/min de um ultrafiltrado do sangue. Em segundo lugar, diferentes segmentos do néfron mudam a composição do filtrado pela transferência de quase 99% de seus componentes (p. ex., glicose, NaCl, água) do lúmen para o sangue. Terceiro, eletrólitos adicionais (p. ex., $NH_4^+$, $K^+$, $HCO_3^-$) são secretados do sangue para o lúmen.

Para desempenhar essas funções, cada segmento do néfron, com exceção dos ductos coletores, é composto por um único tipo de célula epitelial cujas superfície luminal ou apical (voltada para a urina) e superfície basolateral (voltada para o sangue) expressam diferencialmente várias proteínas e lipídios. Por exemplo, a membrana apical frequentemente apresenta microvilosidades ou cílios, enquanto a membrana basolateral, não. A endocitose polarizada e a exocitose frequentemente são importantes na regulação do número de proteínas de transporte na superfície apical. Além disso, os epitélios são conectados uns aos outros por zônulas de oclusão, que conferem uma permeabilidade iônica característica da lâmina epitelial. O transporte transepitelial ocorre principalmente através da célula, mas o transporte também pode ocorrer através das zônulas de oclusão (a *via paracelular*). Por exemplo, o transporte de sódio começa com a entrada na superfície luminal descendente de acordo com um gradiente eletroquímico, enquanto sua saída na superfície basolateral é ascendente e exige hidrólise de trifosfato de adenosina (ATP). A $Na^+,K^+$-ATPase está localizada na superfície basolateral de todos os epitélios, e todo transporte "ativo" que consome energia está acoplado direta ou indiretamente a ela, com exceção do transporte de $H^+$. Cada segmento tem uma composição distinta de canais, carreadores e ATPases, e cada segmento é regulado por diferentes sensores químicos e físicos, de modo que a "urina final" contém os componentes que têm de ser descartados para manter a constância da composição corporal.

## O RIM REGULA O VOLUME DO LÍQUIDO EXTRACELULAR SINTETIZANDO O CONTEÚDO DE SÓDIO

A filtração de 180 ℓ/dia contendo 24.000 mEq de sódio é seguida pela reabsorção de mais de 99% do sódio filtrado. A reabsorção de sódio é responsável por mais de 90% do oxigênio consumido pelos rins. É regulado por receptores de volume que estão localizados na artéria carótida e aumentam a produção betassimpática que, por sua vez, libera renina, uma aspartato protease das células granulares do aparelho justaglomerular, que está localizado perto da arteríola aferente que irriga o glomérulo. A renina cliva o angiotensinogênio em angiotensina I, que é então convertida localmente em angiotensina II. A angiotensina II liga-se aos receptores da angiotensina e contrai a arteríola eferente, afetando a hemodinâmica glomerular. O aumento da pressão hidrostática nos capilares glomerulares leva à formação de um ultrafiltrado de plasma. À medida que a filtração progride, uma solução oncoticamente ativa rica em proteínas no capilar se opõe à pressão hidrostática capilar glomerular até que um equilíbrio da pressão seja obtido antes que a arteríola eferente seja alcançada. Consequentemente, a angiotensina II não altera substancialmente a taxa de filtração glomerular (TFG), mas aumenta a reabsorção proximal reduzindo a pressão hidrostática e aumentando a pressão oncótica nos capilares peritubulares que circundam o túbulo proximal em um plexo, favorecendo a reabsorção de água e solutos como a ureia.

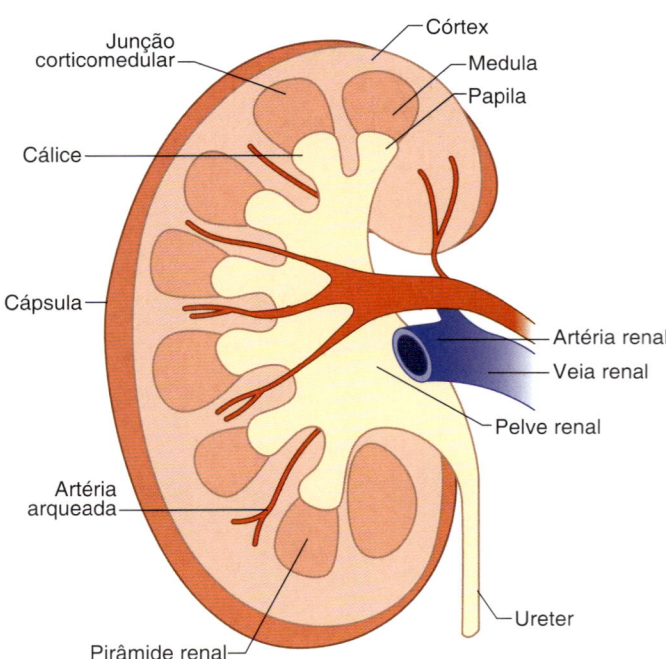

**FIGURA 107.1** Corte sagital do rim humano que exibe a anatomia macroscópica e a organização geral.

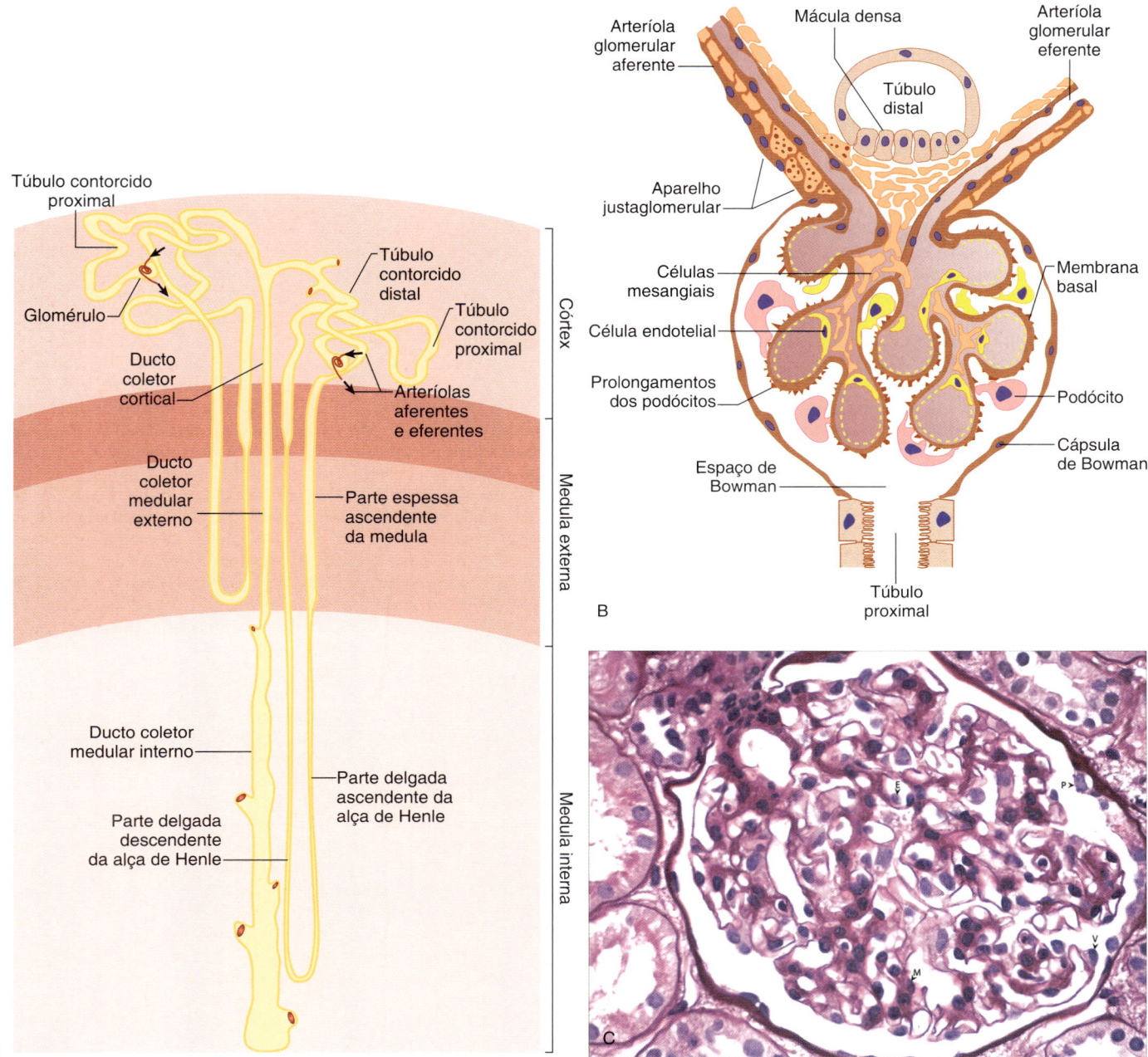

**FIGURA 107.2** Estrutura do néfron. **A.** Componentes dos néfrons corticais e justaglomerulares. **B.** Anatomia do glomérulo. **C.** Micrografia de um glomérulo humano. E = célula endotelial; M = célula mesangial; P = célula epitelial parietal; V = célula epitelial visceral. (Cortesia do Dr. Glen Markowitz.)

O filtrado glomerular a seguir entra nos túbulos. O $Na^+$ atravessa a célula entrando na membrana apical por meio de um cotransportador específico de segmento, contratransportador ou canal de sódio. A membrana apical do túbulo proximal contém um permutador $Na^+/H^+$ ($NHE_3$), um transportador de glicose acoplado ao $Na^+$ e um cotransportador de aminoácido e fosfato acoplado ao $Na^+$. O $Na^+$ é então transportado ativamente pela $Na^+,K^+$-ATPase basolateral para o espaço paracelular, resultando, assim, em hipertonicidade local, que causa osmose através de zônulas de oclusão de baixa resistência dos segmentos iniciais do túbulo proximal (e-Figura 107.1).

Na parte espessa ascendente da alça Henle, o $Na^+$ é absorvido por um cotransportador Na-K-2Cl. A força motriz para este carreador neutro possibilita a entrada de $Na^+$ e $Cl^-$ na célula, mas então recicla o $K^+$ através da membrana apical, resultando, assim, na despolarização do potencial da membrana transepitelial. No túbulo contorcido distal, o $Na^+$ é absorvido por um cotransportador sensível à tiazida, que conduz o $Na^+$ e o $Cl^-$ em uma estequiometria rígida de 1:1. O $Na^+$ sai normalmente pela $Na^+,K^+$-ATPase, mas também há um permutador basolateral de Na/Ca. Nesse segmento curto, a mácula densa ajuda a controlar a TFG regulando a liberação de renina por meio da secreção de adenosina e prostaglandinas.

Nas células principais do ducto coletor, a aldosterona, derivada da zona glomerulosa do córtex adrenal, é o regulador crítico final do equilíbrio do $Na^+$. A aldosterona aumenta a reabsorção dos últimos 50 a 100 mEq/dia de sódio remanescente no lúmen, aumentando o número de canais de sódio epiteliais (ENaC) abertos aumentando a atividade da $Na^+,K^+$-ATPase basolateral.[1]

Várias etapas que regulam a reabsorção de sódio podem ser antagonizadas pelo peptídio natriurético atrial (PNA), que é liberado pelos átrios em resposta à sobrecarga de volume. O PNA aumenta a filtração no glomérulo ao dilatar a arteríola aferente, aumentando, assim, a pressão capilar glomerular e diminuindo a pressão oncótica. Além disso, o PNA aumenta a excreção de sódio ao inibir a liberação de renina, a produção de aldosterona e a reabsorção tubular de sódio no ducto coletor terminal.

## O RIM CONTROLA A OSMOLARIDADE DO LÍQUIDO CORPORAL REGULANDO O CONTEÚDO DE ÁGUA

A água se move livremente entre todas as células e compartimentos do corpo via canais condutores de água chamados aquaporinas. A osmolaridade (concentração de água) é estritamente regulada para evitar que as células aumentem ou diminuam de volume por meio de mecanismos que controlam a ingestão (sede) e a excreção de líquido, por meio dos quais o rim pode variar a osmolaridade da urina. A parte espessa ascendente, o túbulo distal e o ducto coletor absorvem sódio sem água para diluir a urina. O NaCl e a ureia absorvidos criam uma região hiperosmótica na medula, onde o fluxo sanguíneo limitado mantém um gradiente osmótico. Para concentrar a urina, a água é removida do filtrado por esse gradiente osmótico à medida que ela passa pelos túbulos coletores corticais e medulares.

O *hormônio antidiurético* (HAD), também chamado de *vasopressina*, é um componente crítico da recuperação de água. Alterações de menos de 1% na osmolaridade induzem a retração de células na neuro-hipófise e, por meio da ativação dos canais do TRPV1, que elas liberem HAD. No rim, o HAD se liga ao receptor de vasopressina do tipo 2 nos túbulos coletores e aumenta a permeabilidade à água ao se inserir reversivelmente a um canal de água, denominado *aquaporina 2*, na membrana apical.[2] Durante os estados de privação de água, a urina diluída gerada pela parte espessa ascendente entra nos segmentos sensíveis à vasopressina no túbulo coletor cortical, onde a maior parte da água é absorvida no córtex para aumentar a osmolaridade do filtrado urinário para 300 mOsm, equivalente à osmolaridade plasmática. Quando então é conduzida pelo ducto coletor medular, a urina é concentrada enquanto é equilibrada com a osmolaridade da medula (Figura 107.3).

## O RIM REGULA O pH PLASMÁTICO REGULANDO O CONTEÚDO DE $HCO_3^-$

A concentração de $H^+$ livre nos líquidos intracelulares e extracelulares é mantida em cerca de 40 nM (pH 7,4) pela excreção diária de ácido ou base em quantidades iguais às geradas pela ingestão alimentar e pela atividade celular. A oxidação completa de carboidratos e gorduras gera aproximadamente 15 a 20 mol/dia do ácido volátil $CO_2$, e os ácidos não voláteis gerados pelo metabolismo de dietas ricas em proteínas respondem por 60 a 80 mEq/dia. O $HCO_3^-$ é o tampão mais importante porque é consumido pelo ácido metabólico, produzindo, assim, $CO_2$ que pode ser exalado, mas também porque pode ser regenerado pelo rim. A relação geral deste sistema tampão é descrita pela equação de Henderson-Hasselbalch:

$$pH = pK_a + \log[HCO_3^-]/\alpha P_{CO_2}$$

em que $pK_a$ é 6,1 e α representa o coeficiente de solubilidade de $P_{CO_2}$ (que é 0,03). Como todos os tampões do corpo (p. ex., ossos, proteínas intracelulares) estão em equilíbrio, as alterações da concentração de $HCO_3^-$ regulam o pH dos líquidos corporais.

O rim reabsorve cerca de 5.000 mEq de $HCO_3^-$ que é filtrado diariamente. Além dessa tarefa, deve repor o $HCO_3^-$ que é perdido como consequência da produção de ácido pelo metabolismo oxidativo. O túbulo proximal reabsorve o $HCO_3^-$ luminal secretando $H^+$ através de um permutador $Na^+/H^+$ apical, que é diretamente estimulado pela angiotensina II para secretar $H^+$ sob uma troca rígida 1:1 por $Na^+$, mediando, assim, a absorção de sódio e a secreção de $H^+$. Uma $H^+$-ATPase também está presente na membrana apical. A secreção de $H^+$ titula $HCO_3^-$ filtrado e, catalisado pela anidrase carbônica, converte-o em $CO_2$ e água, possibilitando a reabsorção de $CO_2$. A secreção de $H^+$ leva a um excesso de $OH^-$ na célula, onde se combina com esse $CO_2$ para produzir $HCO_3^-$ celular, que então atravessa a membrana basolateral graças a um cotransportador $Na$-$HCO_3^-$ (e-Figura 107.2).

Visto que o túbulo proximal regula a reabsorção de bicarbonato, o ducto coletor precisa produzir $HCO_3^-$ "novo" para repor o que é perdido durante a titulação por ácidos não voláteis. Os túbulos coletores corticais contêm células intercaladas que mediam a secreção de $H^+$ (células intercaladas alfa) e tipos de células beta que mediam a secreção de $HCO_3^-$, enquanto apenas células alfa são encontradas na medula renal. Na célula intercalada alfa, a secreção de $H^+$ é mediada pela $H^+$-ATPase que é distribuída à membrana apical por fusão de vesículas apicais estimuladas pela $P_{CO_2}$ ambiente (Figura 107.4).

Em uma reação catalisada pela anidrase carbônica II, o excesso de $OH^-$ é carboxilado por $CO_2$ para formar $HCO_3^-$. O $HCO_3^-$ é subsequentemente transportado através da superfície basolateral em troca de $Cl^-$ por uma forma alternativamente dividida do permutador aniônico de hemácias (banda 3). Por sua vez, as células beta secretam $HCO_3^-$ por um permutador $Cl/HCO_3$ apical (pendrina) e uma $H^+$-ATPase basolateral. Uma $H^+,K^+$-ATPase no túbulo coletor também participa na absorção de potássio e, talvez, na secreção de $H^+$.

O túbulo coletor é um "epitélio firme" que consegue manter gradientes elétricos e de concentração. A secreção de $H^+$ reduz o pH do filtrado; o gradiente máximo é de 3 unidades de pH ou 180 mV, mas tanto a magnitude do gradiente de pH quanto seu potencial de membrana transepitelial podem ser modificados para ajustar a secreção de $H^+$. Por exemplo, a absorção de $Na^+$ pela célula principal hiperpolariza o epitélio e, portanto, impulsiona a secreção de $H^+$. A aldosterona, além de regular a absorção de $Na^+$, consegue estimular de forma independente a secreção de $H^+$; portanto, é o principal hormônio estimulador da secreção de ácido no túbulo coletor. Finalmente, a acidose metabólica crônica converte as células intercaladas beta em células intercaladas alfa, aumentando preferencialmente o número de células secretoras de ácido e reduzindo o número de células secretoras de $HCO_3^-$ neste segmento.

O $H^+$ secretado titula o $NH_3$ e o $HPO_4^{2-}$ urinários. O $NH_3$, que é sintetizado pela conversão da glutamina em alfacetoglutarato, é secretado

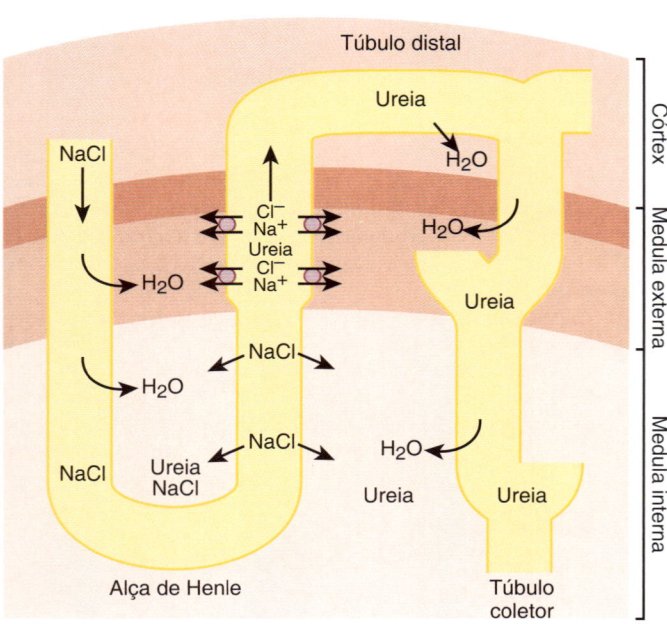

**FIGURA 107.3** Regulação do conteúdo hídrico.

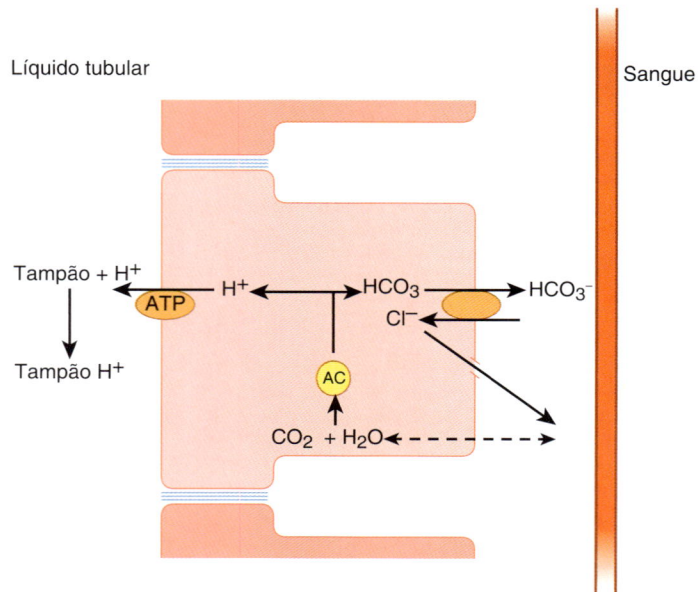

**FIGURA 107.4** Mecanismo de secreção ácida no ducto coletor. ATP = trifosfato de adenosina; AC = anidrase carbônica.

para o lúmen proximal. Na alça de Henle e nos segmentos distais, o íon amônio protonado é transferido para o interstício, de onde entra novamente no néfron como gás amônia. Uma vez no lúmen, o gás amônia é reprotonado em amônio, retendo, assim, um próton. A $NH_3$ gerada a partir da glutamina aumenta até quatro a cinco vezes na acidose metabólica. A secreção final de ácido é, consequentemente, $NH_4^+$ urinário mais ácidos fracos tituláveis (como $HPO_4^{2-}$) menos $HCO_3^-$ urinário. Cada um desses componentes é regulado pelo rim.

## O RIM REGULA POTÁSSIO PLASMÁTICO POR SECREÇÃO E O CONTROLE DO pH EXTRACELULAR

Como o potencial de membrana da maioria das células é governado pela razão entre potássio intracelular e potássio extracelular, a concentração plasmática de potássio deve ser rigidamente regulada. A maior parte do potássio da dieta é bombeado para a célula pela $Na^+,K^+$-ATPase, mas cerca de 90% do potássio ingerido têm, obrigatoriamente, de ser excretados na urina. O $K^+$ é filtrado, mas então reabsorvido pelo túbulo proximal e pela alça de Henle. O $K^+$ é então secretado pelo túbulo contorcido distal e pelas células principais por meio de canais apicais de potássio retificadores internos (ROMK) e canais ativados por cálcio de grande condutância de potássio (BK). O gradiente, no qual o $K^+$ celular é maior que o $K^+$ luminal, leva o $K^+$ para fora da célula. A secreção é aumentada pelo aumento da entrada de $K^+$ na célula principal como resultado da alta concentração extracelular, pela alcalose metabólica e pela aldosterona. A aldosterona aumenta a síntese de $Na^+,K^+$-ATPase e aumenta a probabilidade de que os canais ROMK sejam abertos. A aldosterona também aumenta a reabsorção de $Na^+$ pelo ENaC, assim, hiperpolarizando o potencial da membrana transepitelial, o que aumenta a força motriz para a secreção de potássio. As altas taxas de fluxo urinário fornecem um grande volume de líquido que é essencialmente livre de $K^+$, fornecendo, portanto, um gradiente de concentração. A taxa de fluxo também ativa flagelos mecanossensores que levam a aumento do cálcio celular que, por sua vez, ativa os canais de BK. A reabsorção de potássio não é regulada na mesma medida que a retenção de sódio, e uma profunda depleção de potássio pode ser necessária para que a excreção de potássio pelos rins seja completamente eliminada.[3]

## O RIM REGULA $PO_4$ E $Ca^{2+}$ PLASMÁTICOS POR EXCREÇÃO E SÍNTESE DE VITAMINA $D_3$

O nível de $PO_4$ regula criticamente o nível sérico de $Ca^{2+}$. Como suas concentrações plasmáticas estão próximas de seu produto de saturação, quando ocorre a cristalização, qualquer aumento significativo de $PO_4$ resulta na precipitação de $CaPO_4$.

A concentração de $PO_4$ é regulada pela filtração glomerular. Inicialmente, cerca de 85% são reabsorvidos pelos cotransportadores NaPi-2a e NaPi-2c do túbulo proximal do fosfato de sódio. O paratormônio e o receptor heteromérico FGFR/Klotho, que se liga ao fator de crescimento de fibroblastos 23 (FGF23), inibem a expressão de NaPi e, portanto, aumentam a excreção de $PO_4$. Por outro lado, o túbulo proximal gera vitamina $D_3$ (1,25-di-hidroxicolecalciferol) pela captura de 25-hidroxicolecalciferol, ligado à sua proteína de transporte filtrável com megalina de borda em escova (e-Figura 107.3), após o que a 1α-hidroxilação é estimulada por $Ca^{2+}$ e $PO_4$. A 1,25-vitamina $D_3$ inibe o paratormônio e estimula a reabsorção de $PO_4$ no intestino e nos rins, neutralizando o paratormônio e FGF23-Klotho. No entanto, a sinalização Klotho bloqueia a síntese de 1,25-vitamina $D_3$, sugerindo que ela domine o controle de $PO_4$.

O nível de cálcio sérico também é regulado pelos rins. Aproximadamente 60% do cálcio sérico são filtrados, seguidos por reabsorção de sódio no túbulo proximal e alças de Henle, onde a absorção de cálcio é conduzida pelo potencial de membrana positivo gerado pelo transportador de reciclagem $Na^-K^-2Cl/K$. Por outro lado, o cálcio e o sódio são regulados independentemente no túbulo contorcido distal por paratormônio e Klotho, que aumentam a reabsorção. O metabolismo do fosfato e do cálcio é regulado pela recuperação de sódio, paratormônio (PTH), 1,25-di-hidroxicolecalciferol e Klotho em diferentes segmentos do néfron.[4]

### REFERÊNCIAS BIBLIOGRÁFICAS

*As referências bibliográficas, bem como os outros materiais suplementares deste livro, encontram-se no GEN-IO, nosso ambiente virtual de aprendizagem.*

# 108

# DISTÚRBIOS DE SÓDIO E ÁGUA

QAIS AL-AWQATI

### EPIDEMIOLOGIA

Os distúrbios de água e sódio incluem *hipovolemia, hipervolemia, hiponatremia* e *hipernatremia*.[1] Estima-se que até 15 a 20% dos pacientes hospitalizados desenvolvam hiponatremia ou hipernatremia. Nos indivíduos ambulatoriais, essas anormalidades são mais comuns em idosos e em pacientes tratados com vários medicamentos. Pacientes com concentração sérica anormal de sódio podem estar hipovolêmicos, normovolêmicos ou hipervolêmicos (Tabela 108.1).[2] A hipovolemia, que pode ser causada por desidratação ou sangramento, pode causar sinais/sintomas posturais (ver Capítulo 7) ou choque (ver Capítulo 98). As causas comuns de sobrecarga hídrica incluem: insuficiência cardíaca (ver Capítulos 52 e 53), disfunção renal e insuficiência hepática, resultando comumente em edema (ver Tabela 45.7).

### BIOPATOLOGIA

#### Controle do volume do líquido extracelular

A regulação do volume circulante é um dos principais mecanismos homeostáticos do corpo, e as perturbações na regulação do volume podem causar várias condições clínicas que acarretam morbidade e mortalidade substanciais. A água é responsável por aproximadamente 60% do peso corporal (Figura 108.1). Dois terços dessa água estão no interior das células e o restante constitui o espaço do líquido extracelular (LEC). O rim regula o teor de cloreto de sódio (NaCl ou sal) ajustando a quantidade de cloreto de sódio que excreta. Como resultado, ele também regula o volume extracelular, porque a sede e a excreção de água regulada pelos rins mantêm a osmolalidade sérica dentro de limites estreitos. O rim atinge esse objetivo equilibrando a excreção de sal com a ingestão de sal, embora a ingestão diária de sal seja muito variável, devido a fatores culturais, sociais e pessoais.

No estado estacionário, a excreção renal de sal é essencialmente igual à ingestão de sal porque outras vias possíveis de perda de sal do corpo (p. ex., glândulas sudoríferas e o trato gastrintestinal) não contribuem significativamente para a manutenção do equilíbrio de sal. Quando a ingestão dietética de sódio aumenta abruptamente (Figura 108.2), apenas cerca de metade

**Tabela 108.1** Processos patogênicos que levam a distúrbios de sódio e homeostase hídrica.

| ESTADO CLÍNICO | VOLUME DE LÍQUIDO EXTRACELULAR | TONICIDADE DO LÍQUIDO CORPORAL | PROCESSO PATOGÊNICO |
|---|---|---|---|
| Normal | ↔ | ↔ | |
| Hipernatremia hipovolêmica | ↓ | ↑ | Perda de água associada a excesso de sódio |
| Normonatremia hipovolêmica | ↓ | ↔ | Perda isotônica de sódio e água |
| Hiponatremia hipovolêmica | ↓ | ↓ | Perda de sódio no excesso de água |
| Hiponatremia normovolêmica | ↔ | ↓ | Ganho de água ± perda de sódio |
| Hipernatremia normovolêmica | ↔ | ↑ | Perda de água ± ganho de sódio |
| Normonatremia hipervolêmica | ↑ | ↔ | Ganho isotônico de sódio e água |
| Hiponatremia hipervolêmica | ↑ | ↓ | Ganho hipotônico de sódio e água |
| Hipernatremia hipervolêmica | ↑ | ↑ | Ganho hipertônico de sódio e água |

↔ = inalterado.

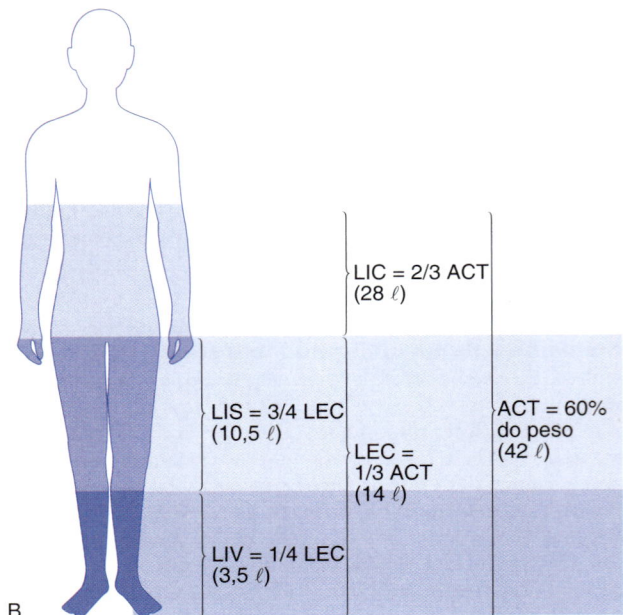

**FIGURA 108.1** Composição dos compartimentos de líquidos corporais. Representação esquemática de (A) composição eletrolítica de compartimentos e (B) compartimentos de líquido corporal em humanos. Em A, as concentrações de eletrólitos estão em milimoles por litro; as concentrações intracelulares são valores típicos obtidos do músculo. Em B, as áreas sombreadas representam o tamanho aproximado de cada compartimento em função do peso corporal. Em um indivíduo com constituição normal, o conteúdo total de água corporal é de aproximadamente 60% do peso corporal. Como o tecido adiposo apresenta baixa concentração de água, a razão relativa água/peso corporal total é menor em indivíduos obesos. Os volumes relativos de cada compartimento são mostrados como frações; entre parênteses são mostrados os volumes absolutos aproximados dos compartimentos (em litros) em um adulto de 70 kg. LEC = líquido extracelular; LIC = líquido intracelular; LIS = líquido intersticial; LIV = líquido intravascular; ACT = água corporal total. (Fonte: Verbalis JG. *Body water osmolality*. In: Wilkinson B, Jamison R, eds. *Textbook of Nephrology*. London: Chapman & Hall; 1997:89-94. Reproduzida com autorização, de Hodder Arnold.)

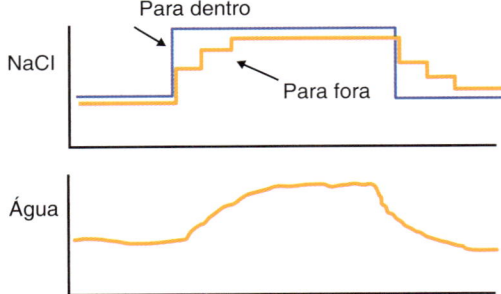

**FIGURA 108.2** Tempo decorrido entre excreção de sódio e alteração de peso em humanos após alterações abruptas na ingestão diária de sódio. O equilíbrio positivo de sódio continua por vários dias após o aumento da ingestão de sal. À medida que o volume de líquido extracelular aumenta, a excreção de sódio aumenta até que a nova ingestão inferior de sódio seja correspondida. É essa redução do sódio corporal e do líquido extracelular que fornece o estímulo para diminuir a excreção de sódio.

do incremento aparece na urina durante o primeiro dia. O restante do incremento dietético é retido como um equilíbrio positivo de sódio. Em cada dia sucessivo de maior ingestão de sódio, uma fração menor do aporte dietético é retida à medida que a excreção de sódio aumenta progressivamente ao longo de 3 a 5 dias para corresponder à nova ingestão. O peso aumentará porque o Na retido obrigará à retenção de um volume de água suficiente para manter a iso-osmolalidade. Este equilíbrio positivo de sódio e expansão do compartimento extracelular de água estimula um aumento progressivo na excreção de sódio até que a maior ingestão seja acompanhada pela excreção. Uma redução abrupta na ingestão de sódio também não resulta em redução igual e imediata na excreção de sódio. O equilíbrio negativo de sódio continuará por vários dias, e o volume extracelular diminuirá até que a nova ingestão de sódio mais baixa seja acompanhada por uma redução da excreção de sódio. Respostas semelhantes são observadas quando surge uma nova fonte de sal (como líquidos intravenosos) ou ocorrem novas perdas de sal (como vômito ou diarreia).

### Mecanismos do ramo aferente

Para que uma alteração no volume resulte em mudança na excreção de sal, a mudança no volume extracelular deve ser detectada. As alterações no volume extracelular estimulam os receptores de volume e pressão que detectam alterações concomitantes no volume intravascular, na pressão arterial ou na distensão de um leito vascular específico. O aparelho justaglomerular é um sensor de volume renal que libera renina quando a pressão de perfusão é reduzida. Além de aumentar os níveis circulantes de angiotensina II (ver adiante), a estimulação desses receptores desencadeia alterações na concentração local de angiotensina, o que diminui profundamente a excreção de sal. Os receptores de volume do seio carotídeo aumentam o débito simpático em resposta à hipotensão. O aumento do tônus simpático da vasculatura renal diminui a excreção de sal. Nervos simpáticos renais e catecolaminas liberadas pela medula suprarrenal também estimulam a liberação de renina. Os átrios contêm grânulos secretores que, em resposta ao aumento do volume extracelular, liberam o peptídio natriurético atrial, que aumenta a excreção de sal e causa vasodilatação periférica. A ativação de receptores de volume localizados nos sinusoides intra-hepáticos participa na detecção de alterações no volume e no conteúdo de sal.

### Mecanismos dos ramos eferentes

Vários dos mecanismos eferentes, como a via da angiotensina/renina e o peptídio natriurético atrial, atuam, em parte, alterando a hemodinâmica glomerular, que, por sua vez, afeta a reabsorção tubular proximal de sal e água. A filtração glomerular é impulsionada pelo equilíbrio de duas forças opostas através da membrana capilar glomerular: a diferença na pressão hidrostática e a diferença na pressão osmótica coloide. O filtrado glomerular normal é virtualmente livre de proteínas. À medida que o plasma desce pelo capilar glomerular, a concentração de albumina aumenta, resultando, assim, em uma força motriz oncótica que se opõe à pressão hidrostática e diminui a taxa de filtração. Quando a pressão osmótica coloidal aumenta para corresponder à pressão hidrostática (uma condição chamada equilíbrio da pressão de filtração), a filtração cessa.

Como a arteríola eferente é um vaso de resistência, a pressão hidrostática peritubular é menor do que a pressão capilar glomerular. Além disso, a pressão oncótica capilar peritubular é mais alta do que a pressão hidrostática porque o líquido sem proteínas foi removido por filtração. Este equilíbrio de forças hidrostáticas e oncóticas no capilar peritubular favorece a reabsorção tubular de líquido do espaço extracelular dos túbulos de volta aos capilares. Dessa maneira, mudanças na hemodinâmica glomerular podem alterar a reabsorção tubular por meio da alteração das pressões oncótica e hidrostática capilar peritubular.

A reabsorção do líquido filtrado ocorre pelo transporte ativo de sódio do lúmen tubular para o espaço peritubular. O túbulo proximal é bastante "permeável", por isso não pode manter grandes gradientes de concentração ou potencial elétrico. O sódio é despejado no espaço intercelular, resultando em hipertonicidade local. A água será absorvida por osmose através das células e das junções comunicantes. A remoção desse líquido para o capilar peritubular depende do equilíbrio das forças através desse capilar, que é novamente a diferença nas forças hidrostáticas e coloides osmóticas. No entanto, como o capilar peritubular apresenta concentração de proteína mais alta e pressão hidrostática mais baixa do que um capilar comum, essas forças favorecem a reabsorção de líquido do espaço intercelular.

O sódio filtrado é reabsorvido passivamente do lúmen tubular para a célula epitelial em um gradiente de concentração. Ele é então transportado ativamente para o canal intercelular lateral, que se comunica diretamente com o espaço intersticial. Se a força para absorção pelo capilar for diminuída, alterações condutivas e/ou geométricas no complexo de junções firmes podem favorecer o aumento do *extravasamento de retorno* de líquido para o lúmen tubular, diminuindo, assim, a reabsorção total.

Em princípio, a excreção de sódio pode ser modificada pela alteração na quantidade filtrada ou reabsorvida. Na prática, tanto a taxa de filtração glomerular (TFG) quanto a reabsorção tubular devem ser consideradas na análise das ações do peptídio natriurético atrial e da angiotensina II.

### Renina-angiotensina II-aldosterona

A renina é liberada do aparelho justaglomerular em resposta à hipotensão ou à depleção do volume extracelular na ausência de hipotensão. A inervação adrenérgica também estimula a liberação de renina em resposta aos mesmos estímulos. Além disso, as prostaglandinas, o $K^+$ plasmático baixo e o aumento da liberação de $Na^+$ para a mácula densa também estimulam a liberação de renina. A renina converte o angiotensinogênio em angiotensina I que, por sua vez, é convertida por uma enzima conversora localizada na superfície das células endoteliais no hormônio ativo, a angiotensina II. A angiotensina II causa vasoconstrição periférica e diminui a excreção de sal nos túbulos proximal e distal.[3]

A angiotensina II aumenta a reabsorção do túbulo proximal do $Na^+$ pela constrição da arteríola eferente, o que incrementa a fração de filtração, levando ao aumento da pressão oncótica capilar peritubular, o que eleva a força motriz para a reabsorção do $Na^+$. O aumento da reabsorção resultará em concentração mais alta de muitos solutos no líquido tubular, incluindo a ureia. Com base em sua capacidade de serem reabsorvidos, esses solutos difundirão para fora do túbulo em uma extensão maior do que o normal. Uma vez que a difusão é impulsionada por uma diferença de concentração, o nível sanguíneo de ureia aumentará para um nível mais alto do que simplesmente previsto pela redução da TFG. De fato, a razão sérica ureia:creatinina é frequentemente elevada quando os níveis de angiotensina estão aumentados. A angiotensina II também estimula o permutador Na:H, causando aumento da reabsorção de Na pelas células.

A angiotensina II também estimula diretamente os transportadores de $Na^+$ no ramo ascendente espesso, o túbulo distal e no túbulo coletor inicial. Um efeito principal da angiotensina II na reabsorção de $Na^+$, entretanto, é estimular a liberação do hormônio esteroide aldosterona da zona glomerulosa do córtex da suprarrenal. No túbulo coletor e no túbulo distal final, a aldosterona aumenta o número de canais abertos de $Na^+$ (e também de $K^+$), levando ao aumento do influxo de $Na^+$ na célula e, consequentemente, aumento da saída na superfície basolateral através da $Na^+,K^+$-ATPase, que também é estimulada pela aldosterona. O $Na^+$ absorvido sob a influência da aldosterona é estimado em 50 a 100 mEq/dia, correspondendo a menos de 0,5% daquele filtrado. No entanto, como atua nos 50 a 100 mEq finais que escaparam da absorção, a aldosterona exerce um efeito crítico na excreção renal de sal e no equilíbrio do sódio corporal total. Na ausência de aldosterona, como na doença de Addison (ver Capítulo 214), os pacientes desenvolverão equilíbrio de sal negativo com depleção grave de sal e choque, a menos que a ingestão compense essa perda de sal.

### Peptídio natriurético atrial

O PNA é um peptídio de 28 aminoácidos liberado dos depósitos granulares dos átrios direito e esquerdo em resposta à sobrecarga de volume com distensão atrial ou após taquiarritmia atrial. O PNA inibe a liberação de renina e, portanto, inibe indiretamente a produção de angiotensina II. Em segundo lugar, o PNA inibe a produção de aldosterona independentemente da presença de angiotensina II, $K^+$ plasmático alto ou hormônio adrenocorticotrófico elevado. Terceiro, o PNA aumenta a taxa de filtração glomerular e, portanto, aumenta a quantidade de $Na^+$ disponível para excreção. Finalmente, o PNA inibe diretamente a reabsorção tubular de $Na^+$ no ducto coletor terminal.

### Nervos renais

Os nervos renais aumentam diretamente o tônus arterial aferente e eferente, e a redução resultante no fluxo plasmático renal e na taxa de filtração glomerular favorecerá a retenção de $Na^+$. A estimulação desses nervos também leva à liberação de renina e angiotensina, o que resulta na retenção de sal. Neurônios simpáticos também estão presentes em aposição ao túbulo proximal e ramo ascendente espesso, onde sua estimulação resulta em aumento na absorção proximal de $Na^+$, mesmo quando não há alteração mensurável da taxa de filtração e dos níveis de renina e angiotensina.

### Regulação de volume

Embora algumas doenças envolvam perda de sal (p. ex., doença de Addison), a maioria dos distúrbios clínicos são devidos à retenção excessiva de sal. Nessas condições, os pacientes com dieta normal deixam de excretar a ingestão diária de sal e, como resultado, aumentam seu volume extracelular, que se manifesta clinicamente como edema. O distúrbio que resulta em retenção excessiva de sal (e, portanto, água) pode ser predominantemente uma falha na filtração ou (na maioria das vezes) reabsorção tubular excessiva. A retenção de sal é comumente observada na insuficiência cardíaca (ver Capítulos 52 e 53), cirrose (ver Capítulo 144) e síndrome nefrótica (ver Capítulo 113), bem como em muitas síndromes que causam insuficiência renal aguda e crônica (ver Capítulos 112 e 121).

### Insuficiência cardíaca

Na insuficiência cardíaca (ver Capítulos 52 e 53), a diminuição do débito cardíaco direto ativa vários barorreceptores. O resultado é aumento da atividade simpática, ativação do sistema renina-angiotensina e aumento dos níveis de angiotensina II. A constrição da arteríola eferente aumenta a pressão hidrostática capilar glomerular, mas reduz o fluxo plasmático renal. No início da insuficiência cardíaca, a taxa de filtração é mantida. Na insuficiência cardíaca grave, a taxa de filtração pode ser reduzida em decorrência do declínio substancial do fluxo plasmático renal. No entanto, a fração de filtração é sempre elevada porque o declínio no fluxo plasmático é sempre maior do que o declínio na taxa de filtração.

A pressão hidrostática capilar peritubular mais baixa (devido à filtração glomerular reduzida) e a concentração elevada de albumina (devido à fração de filtração elevada) favorecem o aumento da absorção do túbulo proximal, que é a principal causa de retenção de sal na insuficiência cardíaca. A angiotensina II também estimula a liberação de aldosterona que, por sua vez, estimula a absorção de $Na^+$ no néfron mais distal.

Nem todos os pacientes com insuficiência cardíaca continuam a acumular sal. Após a retenção inicial de sal, a expansão do volume extracelular pode restaurar o débito cardíaco para níveis próximos ao normal, embora com um volume extracelular acima do normal. Nesse novo estado, os mecanismos compensatórios iniciais serão amplamente desativados: os níveis de angiotensina e aldosterona diminuirão, assim, como o tônus simpático. Nesse novo estado estacionário, a excreção de sal será igual à ingestão de sal. No entanto, se a insuficiência cardíaca piorar em decorrência, por exemplo, de mais danos ao miocárdio, o ciclo se repetirá. Na insuficiência cardíaca grave, o paciente permanecerá no estado de retenção de sal, alta renina-angiotensina-aldosterona, apesar da expansão maciça do volume extracelular. A fisiopatologia da insuficiência cardíaca, portanto, consiste em duas fases. A primeira é um estado de retenção de sal, renina alta, angiotensina alta e aldosterona alta, no qual o volume extracelular se expandirá continuamente. A segunda fase é caracterizada por eixo renina-angiotensina-aldosterona normal, volume de líquido extracelular superior ao normal e equilíbrio externo de sal.

### Cirrose

A cirrose hepática (ver Capítulo 144) está uniformemente associada a distúrbios na excreção de sal e consequente desenvolvimento de edema e ascite. A hipertensão portal leva à transudação de líquido para a cavidade abdominal, com consequente depleção do volume intravascular. A vasodilatação periférica também provoca diminuição do "volume plasmático efetivo", com consequente retenção de sal.

Em geral, a retenção de sal parece preceder o desenvolvimento de ascite ou hipertensão portal. O principal estímulo é a ativação de receptores de volume localizados nos sinusoides intra-hepáticos. Esse aumento na pressão parece sinalizar ao rim para reter sal e água, causando expansão de volume. Em um momento em que o rim está retendo $Na^+$, a taxa de filtração glomerular e o fluxo plasmático renal estão normais, assim, como os níveis plasmáticos de renina e angiotensina. Embora o volume plasmático total esteja aumentado, a capacidade do leito esplâncnico é muito maior em pacientes cirróticos do que em indivíduos normais. Se o volume plasmático extraesplâncnico estiver esgotado ou efetivamente esgotado, devido à vasodilatação esplâncnica e ao aumento da capacidade, o mecanismo de retenção de sal é o mesmo que aquele induzido pela simples depleção do volume extracelular.

A ascite (ver Capítulo 137) não se deve apenas à hipertensão portal. Com o avanço da cirrose, a hipertensão portal progressiva contribui para a transudação excessiva de líquido para a cavidade peritoneal. Além disso, a albumina secretada pelos hepatócitos entra no sistema linfático, que a leva ao ducto torácico e depois à corrente sanguínea. Na cirrose, entretanto, a arquitetura danificada dos lobos hepáticos faz com que grande parte da albumina seja levada diretamente para o líquido ascítico. Assim, embora a concentração de albumina no líquido ascítico seja baixa o suficiente para ser classificada como um transudato, na verdade ela é muito mais alta do que a concentração de albumina no líquido extravascular em outras partes do corpo. Além disso, quando a função de síntese do fígado se deteriora e a concentração de albumina sérica diminui, a pressão oncótica baixa resulta na transudação de líquido para o espaço intersticial. A depleção de volume por qualquer uma dessas causas promove a retenção de sal por meio do aumento da angiotensina II e da aldosterona.

### Síndrome nefrótica e glomerulonefrite

A lesão imune do glomérulo resulta em proteinúria e, quase uniformemente, na retenção de sal. Quando a proteinúria é especialmente grave, desenvolve-se a síndrome nefrótica (ver Capítulo 113).

Na maioria dos adultos com síndrome nefrótica, o volume plasmático parece normal ou mesmo expandido. Os níveis de renina são baixos, mas a retenção de sal provavelmente é o principal fator causador da expansão do volume plasmático. Em muitos desses pacientes, a TFG está reduzida; como a excreção de sal depende da adequação da carga filtrada, a incapacidade de excretar a carga de sal é comum na glomerulonefrite avançada. No entanto, muitos pacientes manifestam retenção de sal enquanto a TFG ainda está normal. O aumento da permeabilidade glomerular que desencadeia a proteinúria nessas doenças também aumenta a filtração das proteases circulantes, que ativam o canal epitelial de Na no túbulo coletor, aumentando, assim, a reabsorção de Na.

### Interação de angiotensina II e prostaglandinas

A angiotensina II liga-se aos subtipos de receptor 1A na arteríola eferente, onde ativa a fosfolipase C, causando a liberação de trifosfato de inositol que, por sua vez, causa a liberação de cálcio intracelular que promove vasoconstrição. No entanto, outro produto da fosfolipase, denominado ácido araquidônico, é resultante na produção de prostaglandinas vasodilatadoras. Esse fenômeno explica a retenção de sal tipicamente observada no uso de anti-inflamatórios não esteroides (AINEs), que são inibidores da síntese de prostaglandinas. Em pacientes com depleção de volume extracelular ou distúrbios edematosos, essa retenção de sal pode ser mais dramática e estar associada a sinais de lesão renal aguda (ver Capítulo 112).

### Regulação da tonicidade dos líquidos corporais

A tonicidade (osmolalidade) provavelmente é o parâmetro fisiológico humano mais regulado, e variações razoáveis na ingestão diária de água não alteram a osmolalidade em mais de 0,5%. A água é livremente permeável através da maioria das membranas celulares; então, nenhum gradiente osmótico existe entre os compartimentos de líquido do corpo. A única exceção a essa regra geral é a medula renal, onde a osmolaridade é muito maior do que em outras partes do corpo, por isso pode ajudar a concentrar a urina. A presença de uma grande família de canais de água (aquaporinas) em todas as membranas celulares permite que a água se difunda nas células quando a osmolaridade extracelular se altera. Assim, a ingestão de grande volume de água é seguida por uma redução na osmolalidade extracelular, fazendo com que a água seja difundida para dentro da célula. Essa troca causa um aumento no volume celular, que geralmente é bem tolerado por mecanismos compensatórios, exceto em células que estão encerradas em compartimentos rígidos como o cérebro.

### A concentração sérica de Na depende do teor de água

A pressão osmótica é medida como a soma total de todos os solutos (em moles ou equivalentes) em determinado volume de líquidos corporais (em litros). O líquido corporal mais facilmente medido é o plasma, e uma boa aproximação da pressão osmótica pode ser obtida medindo a concentração de sódio, porque o sódio e seus contraíons (cloreto e bicarbonato) compreendem 90% da osmolalidade. Com apenas algumas exceções, uma concentração normal de sódio reflete a osmolalidade normal. Assim, os estados clínicos de baixa ou alta osmolalidade são frequentemente denominados hiponatremia e hipernatremia, respectivamente. Embora essa nomenclatura implique que o problema esteja relacionado ao sódio, a regulação da pressão osmótica é inteiramente uma função da regulação do teor de água e não do teor de sódio. Em um paciente com hiponatremia, o teor de sódio corporal total pode estar alto, baixo ou normal, mas sob a perspectiva da regulação osmolar, o teor de água está sempre alto. O conteúdo total de sódio dos líquidos corporais está mais intimamente relacionado ao volume extracelular total, enquanto a concentração de sódio está relacionada à osmolalidade ou ao conteúdo de água.

O equilíbrio do aporte e da excreção de água em relação à ingestão e à excreção de sódio determina a osmolalidade sérica. *Água livre* é o volume *de água livre de sódio* quando a solução salina isotônica é excluída. Por exemplo, 1,0 ℓ de cloreto de sódio a 0,45% é igual a 0,5 ℓ de soro fisiológico (NaCl a 0,9%) e 500 mℓ de água livre; então, a infusão de 1.000 mℓ de solução de NaCl a 0,45% aumenta o conteúdo de água livre em 500 mℓ.

A tonicidade do líquido corporal (medida no soro) reflete o equilíbrio do aporte de água livre em comparação com a eliminação de água livre. Apenas a produção de água livre renal é regulada; no estado de equilíbrio dinâmico, esta produção de água livre renal deve ser igual ao aporte de água livre menos as perdas não renais de água. O aporte de água livre é igual à ingestão mais a infusão intravenosa. As perdas não renais de água livre incluem perdas cutâneas e respiratórias insensíveis, bem como qualquer perda de água nas fezes.

### O aporte de água e a eliminação não renal de água são muito variáveis

A ingestão varia de acordo com a sede e os hábitos. A sede é estimulada pelo aumento na pressão osmótica dos líquidos corporais, bem como por estímulos não osmóticos, como hipotensão ou depleção do volume plasmático. Esses últimos estímulos podem dominar e a sede, que é saciada apenas com líquidos hipotônicos, pode ser estimulada apesar da presença de hipo-osmolaridade. As perdas insensíveis aumentam conforme o aumento da temperatura ambiente, febre ou danos extensos à pele, como queimaduras (ver Capítulo 103). Essas variações podem ser muito grandes; por exemplo, a taxa máxima de suor é de cerca de 1 ℓ por hora.

A débito renal de água livre é uma função do volume da urina e da concentração dos solutos urinários. No túbulo proximal, onde mais de 60% do filtrado glomerular são reabsorvidos, a permeabilidade à água é tão alta que a pressão osmótica no final do segmento é semelhante à do plasma. O volume do filtrado glomerular que atinge a alça de Henle varia com a taxa de filtração glomerular e a magnitude da reabsorção do túbulo proximal. Conforme o líquido percorre o ramo ascendente espesso, a reabsorção de sal ativa combinada com a baixa permeabilidade à água causa a diluição do líquido tubular. O sal que é reabsorvido (sem muita água) é despejado na medula, estabelecendo uma região hiperosmolar. Esse gradiente proporciona força motriz para a reabsorção de água do ducto coletor. Quando o ramo ascendente espesso termina e o túbulo distal, que é denominado como um segmento diluidor cortical, inicia-se, a reabsorção de sal na presença de baixa permeabilidade à água continua a reduzir a tonicidade da urina a um terço da do plasma. O volume de líquido hipotônico atingindo o ducto coletor é de cerca de 25 ℓ/dia. Se o ducto coletor for relativamente impermeável à água, grande parte desse volume pode ser excretado. No outro extremo, se o ducto coletor for totalmente permeável à água e se o gradiente de concentração medular não for perturbado, então a água é reabsorvida ao máximo e apenas um pequeno volume de urina concentrada é excretado (talvez 0,5 ℓ a 1.200 mOsm/ℓ). A arginina vasopressina, que é o hormônio antidiurético humano (HAD), regula a permeabilidade do ducto coletor à água.

O HAD é sintetizado nos núcleos supraópticos e paraventriculares, onde é agrupado a várias neurofisinas e armazenado na neuro-hipófise. A sede é mediada por células adjacentes mescladas a células que sintetizam HAD. Os osmorreceptores hipotalâmicos modulam a liberação de HAD em resposta a alterações muito pequenas na osmolalidade plasmática. No entanto, abaixo de certa osmolalidade plasmática, o nível de HAD não diminui mais. Este valor preestabelecido (*set point*), que é característico de cada indivíduo, representa o *set point* do *osmostato*. O HAD é liberado na circulação, onde apresenta meia-vida curta. O HAD ativa dois tipos de receptores acoplados à proteína G: V1, que media a vasoconstrição no músculo liso vascular, e V2, que é expresso nas células principais do ducto coletor do rim. A membrana luminal dessas células é relativamente impermeável à água. No entanto, a ativação dos receptores V2 pelo HAD causa a inserção de um canal de água específico, a aquaporina 2, na membrana luminal do ducto coletor cortical e medular, levando ao aumento da absorção de água impulsionada pelo gradiente osmótico.

Outros fatores também podem estimular a liberação de HAD. Hipotensão (ver Capítulo 70), insuficiência cardíaca (ver Capítulos 52 e 53), cirrose (ver Capítulo 144) e depleção de volume intravascular estimulam a liberação de HAD ao ativar o seio carotídeo e os receptores atriais esquerdos. Diminuições no volume extracelular desencadeiam diminuição do *set point*, mas aumento na inclinação da relação entre a secreção de HAD e a osmolalidade. Em comparação com uma pessoa normovolêmica, a mesma osmolalidade plasmática em uma pessoa com depleção de volume está associada a um nível mais alto de HAD.

## Estados hipo-osmolares

A hiponatremia geralmente indica hipo-osmolaridade, mas há duas exceções. Primeiro, na hiperlipidemia acentuada (ver Capítulo 195), a porção aquosa do volume plasmático é reduzida. Como o $Na^+$ é encontrado apenas na fase aquosa, a concentração de $Na^+$ parece ser baixa (pseudo-hiponatremia). Em segundo lugar, a concentração sérica de $Na^+$ pode estar baixa na hiperglicemia (ver Capítulo 216); como a glicose não entra imediatamente nas células em pacientes com diabetes melito, ela retira água das células, levando à diluição da concentração sérica de $Na^+$. No entanto, o soro é hiperosmolar devido à concentração elevada de glicose osmoticamente ativa.

A análise de cada caso de hiponatremia verdadeira (hipo-osmolar) precisa considerar o aporte e a eliminação. O aporte de água livre menos as perdas insensíveis está elevado e/ou a produção renal de água livre está diminuída.

A capacidade do rim normal de excretar água livre em condições hemodinâmicas normais é grande – cerca de 20 $\ell$/dia. Apenas raramente, como na polidipsia psicogênica, um paciente se torna hiponatrêmico simplesmente pelo aumento da ingestão de água. A característica marcante da polidipsia psicogênica é a hiponatremia com urina diluída ao máximo (osmolalidade bem abaixo de 100 mOsm/kg). Na maioria dos casos de hiponatremia, a capacidade normalmente grande do rim de excretar água livre está comprometida; portanto, mesmo o aporte normal de água pode causar hiponatremia.

### Controle de diluição de urina

Para que o rim gere um grande volume de urina, um volume suficiente precisa chegar ao segmento de diluição. A insuficiência renal aguda oligoanúrica (ver Capítulo 112) e a insuficiência renal crônica grave (ver Capítulo 121) são situações clínicas nas quais uma baixa TFG prejudica a chegada de volume suficiente de líquido ao segmento de diluição. Na hipotensão (ver Capítulo 98), na depleção do volume extracelular ou nos estados edematosos associados ao enchimento arterial, o aumento da reabsorção tubular proximal resulta em diminuição da liberação para o segmento de diluição. No entanto, o aporte reduzido é um efeito relativamente menos importante em comparação com a elevação concomitante do HAD.

Para formar urina diluída, o sal tem de ser reabsorvido e a água deixada para trás pelas células saudáveis com processos de transporte ativo vigorosos. Para excretar grandes volumes de urina diluída, o túbulo tem de permanecer impermeável à água após a formação da urina diluída. Para atingir essa meta, a secreção de HAD tem de ser inibida.

A secreção de HAD pode ocorrer em resposta a estímulos osmóticos ou estímulos de volume. Hipotensão, depleção do volume extracelular e estados edematosos (insuficiência cardíaca, cirrose, nefrose) associados ao enchimento arterial insuficiente podem causar aumento dos níveis de HAD (Tabela 108.2). O HAD também está elevado no hipotireoidismo (ver Capítulo 213) e no hipocortisolismo (ver Capítulo 214), especialmente quando é causado por hipopituitarismo (ver Capítulo 211). Nesses pacientes, o débito cardíaco deprimido fornece um estímulo de volume para a secreção de HAD, embora os pacientes possam ser euvolêmicos ao exame físico. Alguns diuréticos (p. ex., os tiazídicos) exercem seus efeitos envenenando a absorção de sal no segmento de diluição cortical. A hipopotassemia grave diminui o transporte de sódio para fora das células do túbulo renal e, portanto, diminui a quantidade de sal que pode ser reabsorvida. Além disso, medicamentos como a clorpropamida aumentam a liberação de HAD, prejudicando a excreção de água e também aumentam a sensibilidade do túbulo renal ao HAD. Quando o túbulo se torna mais sensível, pode ocorrer hiponatremia, mesmo com pequenas entradas de água. Finalmente, um conjunto de distúrbios associados ao HAD elevado na ausência de estímulos de volume ou medicamentos é agrupado sob o título síndrome de secreção inapropriada de HAD (SIHAD; Tabela 108.3).

### Hipo-osmolalidade decorrente de distúrbios de volume

Em condições como depleção do volume extracelular ou depleção do volume plasmático efetivo, como ocorre na insuficiência cardíaca ou cirrose, a capacidade do rim de produzir grandes quantidades de urina diluída fica gravemente prejudicada. Esse comprometimento envolve dois defeitos: o

**Tabela 108.2** Grupos de condições associadas à hipo-osmolalidade.

| CONDIÇÃO | EXEMPLO |
| --- | --- |
| Depleção do volume extracelular e depleção efetiva do volume plasmático dos distúrbios edematosos | Insuficiência cardíaca, cirrose, nefrose |
| Síndrome de secreção inapropriada de HAD (SIHAD) | Ver Tabela 108.3 |
| Doenças endócrinas com euvolemia no exame físico | Hipotireoidismo |
| Aumento de HAD devido a medicações | Clorpropamida |
| Insuficiência renal Diuréticos tiazídicos | Aguda ou crônica Hipertensão arterial sistêmica em idosos |

HAD = hormônio antidiurético.

**Tabela 108.3** Causas da síndrome da secreção inapropriada de HAD.

**PRODUÇÃO ECTÓPICA DE HAD POR TUMORES**
Carcinoma broncogênico (ver Capítulo 182)
Adenocarcinoma do pâncreas (ver Capítulo 185)
Adenocarcinoma do duodeno (ver Capítulo 184)
Carcinoma do ureter (ver Capítulo 187)
Linfoma não Hodgkin (ver Capítulo 176)
Doença de Hodgkin (ver Capítulo 177)
Timoma (ver Capítulo 394)

**DOENÇA PULMONAR**
Tuberculose (ver Capítulo 308)
Pneumonia (ver Capítulo 91)
Aspergilose com cavitação (ver Capítulo 319)
Abscesso pulmonar (ver Capítulo 84)
Infecções crônicas do tórax (p. ex., bronquite; ver Capítulo 84)
Ventilação mecânica por pressão positiva (ver Capítulo 97)

**DOENÇA DO SISTEMA NERVOSO CENTRAL**
Tumor cerebral (ver Capítulo 180)
Encefalite (ver Capítulo 386)
Meningite (ver Capítulo 384)
Abscesso cerebral (ver Capítulo 385)
Lesão encefálica (ver Capítulo 371)
Hemorragia subaracnóidea (ver Capítulo 380)
Síndrome de Guillain-Barré (ver Capítulo 383)
Lúpus eritematoso sistêmico (ver Capítulo 250)
Porfiria aguda intermitente (ver Capítulo 199)
Em resposta ao estresse (ver Capítulo 103)

**FÁRMACO-INDUZIDA**
Carbamazepina (ver Capítulo 369)
Desmopressina (ver Capítulo 212)
Ocitocina (ver Capítulo 212)
Alcaloides da *Vinca* (ver Capítulo 169)
Agentes alquilantes/antimetabólitos (ver Capítulo 169)
Interferonas
Anticonvulsivantes (ver Capítulo 375)
Agentes antipsicóticos (ver Capítulo 369)
Nicotina (ver Capítulo 29)
Ciclofosfamida (ver Capítulo 32)
Morfina (ver Capítulo 31)
Amitriptilina (ver Capítulo 369)
Inibidores seletivos da recaptação da serotonina (ver Capítulo 369)
3-4-Metilenodioximetanfetamina (*ecstasy*; ver Capítulo 31)

HAD é secretado apesar da hipo-osmolaridade e, em menor extensão, da distribuição inadequada de líquido tubular ao segmento diluidor.

Os mecanismos aferentes em cada uma dessas situações clínicas estimulam a liberação de renina e a formação de angiotensina II. O volume de líquido que sai do túbulo proximal para ir para a alça de Henle será, portanto, menor que o volume liberado para a alça em estados de expansão de volume. Consequentemente, o volume de água livre formado e posteriormente excretado diminuirá, embora a função da alça de Henle esteja normal. Como a quantidade de sal e água reabsorvidos no túbulo proximal é maior do que o normal, a concentração tubular de outras substâncias não tão permeáveis quanto a água também aumentará. Como a ureia e o ácido úrico são difundidos através da membrana tubular, eles serão reabsorvidos em uma extensão muito maior do que o normal, porque a diferença de concentração através da membrana é maior. Portanto, nessas situações, a concentração plasmática de ureia e ácido úrico tende a ser mais elevada do que o normal.

Em todas essas condições – depleção do volume extracelular, insuficiência cardíaca e cirrose – a secreção de HAD é aumentada devido à ativação dos receptores de volume. Esses pacientes precisam de osmolaridade mais baixa para suprimir a secreção de HAD e têm níveis mais altos de HAD em osmolaridades acima do ponto de ajuste. Esse alto nível de HAD, que é o fator predominante para o desenvolvimento da hipo-osmolaridade nessas condições, diminuirá ainda mais o volume de água livre que é excretado e acentuará a hiponatremia. A diminuição do volume de urina diluída que pode ser excretada não levará à hipo-osmolaridade, a menos que a ingestão de água do paciente seja maior do que a quantidade de água excretada. Para determinado defeito na excreção de água, a gravidade da hipo-osmolaridade é proporcional à ingestão de água. Na depleção do volume extracelular e na insuficiência cardíaca, o mecanismo da sede é ativado, com consequente aumento da ingestão hídrica. Não apenas a excreção de água diminui, mas também aumenta a ingestão de água.

### Doença de Addison

O hipoaldosteronismo está tipicamente associado à hiponatremia, em grande parte devido à depleção de volume extracelular que é uma característica dessa doença. A depleção de volume é resultante da diminuição na reabsorção de sal no ducto coletor devido à ausência de aldosterona. Ao contrário de outros pacientes com depleção do volume extracelular, a excreção urinária de sódio será alta nesses pacientes. A deficiência de glicocorticoides também pode contribuir para o desenvolvimento de hiponatremia (ver adiante).

### Hiponatremia induzida por tiazídicos

A hiponatremia associada ao uso de tiazídicos, que é a causa mais comum de hiponatremia fármaco-induzida, ocorre em cerca de 9% dos pacientes tratados. No entanto, os diuréticos estão entre os medicamentos mais usados, senão os mais amplamente, de modo que o número absoluto de pacientes afetados é enorme. A maioria desses pacientes é idosa e do sexo feminino; quando desenvolvem hiponatremia, geralmente está associada a aumento adequado da sede e retenção de água decorrente da depleção de volume. Em pelo menos 50% dos pacientes com esse efeito adverso, a causa foi associada a um polimorfismo que reduz a atividade do transportador de prostaglandina, possibilitando, assim, que as moléculas normalmente produzidas pelas células principais permaneçam na urina e ativem uma via de sinalização que causa maior permeabilidade à água. Assim, o ducto coletor, que normalmente é impermeável à água na ausência de HAD, passou a ter permeabilidade à água finita. Os tiazídicos reduzem a geração de água livre porque inibem a reabsorção de Na$^+$ no segmento de diluição. Além disso, a depleção de volume leve causada pelos tiazídicos induz diminuição na liberação de líquido para fora do túbulo proximal, reduzindo ainda mais o volume de urina diluída gerada pelo rim.

### Anti-inflamatórios não esteroides (AINEs)

Os AINEs inibem a síntese de prostaglandinas e as prostaglandinas inibem o efeito do HAD no ducto coletor. Assim, os AINEs aumentam a sensibilidade do túbulo ao HAD. Esse efeito por si só não prejudicará a absorção de água livre, a menos que o nível de vasopressina esteja aumentado, como costuma acontecer em pacientes com depleção de volume. Além disso, as prostaglandinas também aumentam os efeitos da angiotensina II. Quando os AINEs são administrados a pacientes de depleção de volume com angiotensina II elevada, o efeito da angiotensina II é potencializado, a fração de filtração aumenta, a reabsorção tubular proximal de água aumenta e a distribuição distal de água diminui. Como resultado, a excreção de água livre diminui.

### Síndrome da secreção de HAD inadequada (SIHAD)

Com ingestão constante de sal e baixa ingestão de água, o HAD não causa grandes perturbações. Se a ingestão de água for aumentada, entretanto, a excreção de água não aumenta proporcionalmente, e a água retida causa aumento no peso. A osmolalidade plasmática e, portanto, a concentração sérica de Na$^+$ diminuem. Acompanhando o aumento de peso está um aumento na excreção de sal. Se a ingestão de água voltar a níveis baixos, a diurese de sal para. Assim, é a retenção de água que causa o aumento da excreção de sal.

Se grandes volumes de água forem ingeridos na presença de altas concentrações de HAD, os grandes volumes de urina diluída na alça de Henle serão todos reabsorvidos no ducto coletor. A água reabsorvida será retida e distribuída nos vários compartimentos de líquidos, levando, assim, à diminuição na pressão osmótica dos líquidos corporais, refletida por medições da osmolalidade plasmática ou concentração sérica de Na$^+$, ambas as quais estarão baixas. Dois terços da água retida irão para as células e um terço permanecerá no espaço extracelular. Como a água não é compressível, o volume do espaço intravascular aumentará. O aumento subclínico no volume extracelular (o paciente parece euvolêmico no exame físico) levará à diminuição na reabsorção de sal. Os mecanismos são inversos àqueles que produzem retenção de sal na depleção de volume. Na expansão de volume, a angiotensina II e a aldosterona estarão suprimidas, o fluxo plasmático renal e a filtração glomerular tenderão a ser maiores do que o normal e a fração de filtração será menor do que o normal. A quantidade de líquido reabsorvido no túbulo proximal será menor e os solutos como a ureia e o ácido úrico serão mais diluídos e, portanto, menos propensos a se difundir para fora do túbulo. O nível de creatinina plasmática também será normal ou ligeiramente abaixo do normal como um reflexo do pequeno aumento na taxa de filtração glomerular.

A síndrome de SIHAD (ver Tabela 108.3)[4] é observada em tumores que secretam HAD. Em várias anormalidades pulmonares e distúrbios do SNC, a secreção de HAD aumenta por motivos desconhecidos. Uma série de medicamentos também está associada à SIHAD.[5]

### Hipo-osmolalidade devido a distúrbios endócrinos com euvolemia

Vários problemas podem levar à diminuição da excreção de água em pacientes com hipotireoidismo (ver Capítulo 213), que geralmente apresentam níveis elevados de HAD, talvez pela redução no débito cardíaco. No entanto, a hipo-osmolalidade frequentemente é desproporcional aos sinais clínicos de diminuição do débito cardíaco. O hormônio tireoidiano também parece necessário para manter o número de bombas de sódio nos rins; como a reabsorção de sal no ramo ascendente da alça de Henle depende do bombeamento de sódio, mais Na$^+$ será perdido na urina.

A deficiência de glicocorticoides, especialmente no hipopituitarismo, leva ao aumento da liberação de HAD. O débito cardíaco fica diminuído; mas, assim como no hipotireoidismo, provavelmente um estímulo sem volume para o HAD contribui.

### Hipovolemia

A hipovolemia, que é a contração do volume intravascular, pode ser causada por doenças renais e não renais (Tabela 108.4).

### MANIFESTAÇÕES CLÍNICAS E DIAGNÓSTICO

As manifestações clínicas da hipovolemia dependem de sua magnitude, da velocidade de desenvolvimento e de qual líquido foi perdido. Uma anamnese detalhada geralmente revelará sangramento subjacente, poliúria, perdas gastrintestinais, medicamentos e diaforese. No entanto, a perda gradual de volume com contração de volume intravascular de menos de 5%, pode ser assintomática e associada a poucos achados físicos. A contração do volume intravascular de 5 a 15% geralmente manifesta sintomas e sinais, muitas vezes incluindo tontura postural e fraqueza. A sede é comum conforme a perda de volume piora. O colapso hemodinâmico (choque hipovolêmico; ver Capítulo 98) pode ocorrer quando a perda de volume é mais rápida.

### Tabela 108.4 — Causas de hipovolemia absoluta e relativa.

**RENAIS**

**Absoluta**
- Diuréticos
- Tubulopatias perdedoras de sódio herdadas
- Doenças tubulointersticiais
- Obstrução parcial ou etiologia pós-obstrução
- Doenças endócrinas (p. ex., hipoaldosteronismo, insuficiências suprarrenais)

**Relativa**
- Síndrome nefrótica

**EXTRARRENAIS**

**Absoluta**
- Hemorragia
- Perda de líquido gastrintestinal (diarreia, vômito, ileostomia ou secreções de colostomia)
- Perda de líquido da pele (queimaduras, suor)
- Perda de líquido respiratório

**Relativa**
- Perda para o terceiro espaço
- Sepse

---

No exame físico, a pressão venosa jugular (PVJ) geralmente será menor que 5 cmH$_2$O na ausência de fatores de confusão. Achados como turgor reduzido da pele ou do globo ocular e mucosas secas não são indicadores confiáveis de hipovolemia.

Além da oligúria com alta osmolalidade urinária e baixa concentração urinária de sódio (< 20 mEq/ℓ), a hemoconcentração pode elevar o nível de hemoglobina, a menos que o paciente esteja sangrando. A concentração sanguínea de ureia aumentará, muitas vezes de modo desproporcional à elevação do nível sérico de creatinina. A concentração de albumina sérica frequentemente aumenta com perdas gastrintestinais, urinárias ou cutâneas de líquidos sem albumina, mas diminui quando acompanhada de perda de albumina (p. ex., proteinúria, enteropatia com perda de proteína e queimaduras). A perda de líquidos hipotônicos com ingestão ou reposição inadequada de água resulta em hipernatremia. A hipopotassemia com alcalose metabólica frequentemente acompanha vômitos e hipovolemia induzida por diuréticos tiazídicos e diuréticos de alça. Em comparação, a diarreia geralmente está associada a acidose metabólica sem hiato aniônico. A insuficiência suprarrenal geralmente está acompanhada por hiperpotassemia e acidose metabólica leve.

Hipovolemia intravascular relativa também é observada na vasodilatação que geralmente acompanha a *sepse* (ver Capítulo 100), embora nenhum líquido tenha sido perdido para fora do corpo. Esses pacientes podem estar em estado grave, mas tipicamente apresentarão extremidades quentes, ao contrário dos pacientes em choque cardiogênico ou hipovolêmico verdadeiro (ver Capítulo 98). No entanto, a perfusão tecidual reduzida na sepse pode rebaixar o nível de consciência e causar oligúria, níveis elevados de ureia e creatinina e acidose láctica.

## TRATAMENTO

### Hipovolemia absoluta

A meta principal do tratamento da hipovolemia é restaurar a integridade hemodinâmica e a perfusão tecidual (ver Capítulo 98). O manejo inclui tratamento da doença causal subjacente quando possível, reposição do déficit de volume e infusão de líquidos para manter o volume, apesar de quaisquer perdas contínuas.[5b]

A reposição volêmica começa, às vezes, com infusão rápida de líquido para avaliar a resposta da frequência cardíaca, da pressão arterial e da atividade mental do paciente. Por exemplo, infusão rápida de 500 mℓ de solução salina isotônica ou solução de Ringer com lactato em 20 a 30 minutos é útil se a volemia do paciente não for conhecida.[6] Uma avaliação hemodinâmica intervencionista é, às vezes, útil para orientar a reposição volêmica inicial, mas nem o monitoramento hemodinâmico invasivo de rotina nem a reposição volêmica direcionada por metas são recomendados.[A1]

A reposição volêmica deve ser orientada pelo monitoramento contínuo dos parâmetros clínicos, em vez de estimativas *a priori* de déficit de volume.[7] A infusão de 1.000 mℓ de solução salina isotônica aumenta o volume plasmático em cerca de 300 mℓ, enquanto 1.000 mℓ de soro glicosado a 5% distribuem-se uniformemente por todos os compartimentos de líquidos corporais, e aproximadamente apenas 10 a 15% permanecem no compartimento intravascular.

Para acidose metabólica associada (ver Capítulo 110), o bicarbonato de sódio hipertônico pode ser adicionado à solução salina semi-isotônica para reposição isotônica apropriada para a anormalidade ácido-básica. Da mesma forma, a adição de cloreto de potássio é indicada para pacientes com depleção de potássio concomitante (ver Capítulo 109). A administração de soluções coloides geralmente não é melhor do que a infusão de soluções cristaloides para reposição volêmica. No entanto, os hemoderivados são essenciais para a hemorragia, e as soluções coloides podem ser úteis para pacientes queimados (ver Capítulo 103) e vítimas de traumatismo fora do hospital. Soluções cristaloides equilibradas (p. ex., solução de Ringer com lactato ou Plasma-Lyte A®)[a] são preferidas em relação à solução salina normal para pacientes críticos,[A2] mas não mostraram benefício incremental em pacientes não críticos.[A3]

Hipovolemia relativa devido à vasodilatação periférica exige tratamento da causa subjacente, como sepse (ver Capítulo 100) ou anafilaxia (ver Capítulo 238). Enquanto esse tratamento está sendo instituído, a infusão de solução cristaloide isotônica é mantida até que a resistência vascular e a capacitância sejam normalizadas. Esses pacientes também podem necessitar de terapia vasoconstritora (ver Capítulo 100).

## Hipervolemia

A hipervolemia é a expansão principalmente do volume extravascular devido à retenção renal primária ou secundária de sódio (Tabela 108.5).

### MANIFESTAÇÕES CLÍNICAS E DIAGNÓSTICO

As manifestações clínicas dependem do volume e da distribuição relativa do líquido acumulado. Manifestações particularmente prejudiciais de hipervolemia incluem hipertensão arterial sistêmica, congestão pulmonar, derrames pleurais com função respiratória comprometida, hepatopatia congestiva, ascite e edema periférico que pode ser grave o suficiente para comprometer a integridade da pele e predispor o paciente à celulite (ver Capítulo 412).

No exame físico, a insuficiência cardíaca esquerda está associada à congestão venosa pulmonar manifestada por crepitações pulmonares (ver Capítulo 52), e a insuficiência cardíaca secundária está associada a distensão venosa jugular (Figura 45.2), edema periférico, congestão hepática e até ascite (ver Figura 137.4). O edema periférico depressível (ver Figura 45.6) geralmente implica 3 ℓ de volume intersticial em excesso. Os derrames pleurais geralmente são manifestação de insuficiência cardíaca direita e esquerda combinadas (ver Capítulos 52 e 53). A insuficiência cardíaca por si só está ligada associada a pressões arteriais sistêmicas normais ou elevadas. A hipotensão relativa sugere insuficiência cardíaca mais grave ou até choque cardiogênico (ver Capítulo 99). Quando a hipotensão é causada por hipertensão portal (como na cirrose) ou hipoalbuminemia, as manifestações clínicas podem ser semelhantes à insuficiência cardíaca, exceto que a pressão venosa jugular estará baixa, não alta.

Os exames laboratoriais podem fornecer evidências da doença cardíaca, pulmonar ou hepática. Observa-se nível elevado de peptídio natriurético

### Tabela 108.5 — Estados primários e secundários de retenção renal de sódio.

**PRIMÁRIOS**
- Insuficiência renal oligúrica
- Doença renal crônica
- Doença glomerular, incluindo síndrome nefrótica
- Obstrução renovascular bilateral grave
- Excesso de mineralocorticoide
- Tubulopatias hereditárias de retenção de sódio

**SECUNDÁRIOS**
- Insuficiência cardíaca
- Cirrose
- Edema idiopático

---

[a]N.R.T.: Trata-se de solução isotônica não pirogênica em recipiente de dose única. Cada 100 mℓ contém 526 mg de NaCl; 502 mg de gliconato de sódio; 368 mg de acetato de sódio tri-hidratado; 37 mg de KCl e 30 mg de cloreto de magnésio. O pH nominal é 5,5 (4,0 a 8,0).

cerebral (BNP) na insuficiência cardíaca e em outros estados de sobrecarga venosa central. Hipoalbuminemia ocorre tanto na cirrose quanto na síndrome nefrótica, mas a última está associada a proteinúria acentuada (ver Capítulo 113). Nível sérico elevado de creatinina sugere insuficiência renal aguda ou crônica, que pode ser intrínseca ou devido a insuficiência cardíaca avançada (síndrome cardiorrenal) ou cirrose hepática (insuficiência hepatorrenal).

## TRATAMENTO

O tratamento tem de ser direcionado com base na causa subjacente para otimizar os parâmetros hemodinâmicos na insuficiência cardíaca (ver Capítulo 53), melhorar a função hepática (ver Capítulo 144) ou tratar a síndrome nefrótica (ver Capítulo 113). A redução do excesso de volume exige equilíbrio de sódio negativo, que pode ser alcançado por diuréticos ou por restrição dietética de sódio – ou, se essas medidas falharem, por remoção de líquido extracorpóreo por ultrafiltração.

### Diuréticos
Os diuréticos (Tabela 108.6) aumentam a excreção urinária de sódio ao inibir a reabsorção tubular (e-Figura 108.1).

### Natriuréticos de alça
Os diuréticos de alça são os mais potentes, mesmo em pacientes com função renal relativamente comprometida. Os diuréticos de alça induzem a perda de sódio ao inibir o influxo acoplado de $Na^+$, $Cl^-$ e $K^+$ no ramo ascendente espesso da alça de Henle, que é responsável pela reabsorção de cerca de 25% do sódio filtrado. Os diuréticos de alça também causam hipercalciúria e são úteis em alguns estados hipercalcêmicos (ver Capítulo 232). Os efeitos colaterais incluem hipopotassemia e alcalose metabólica.

### Natriuréticos do túbulo distal
Os natriuréticos do túbulo distal geralmente são usados nas mesmas condições que os natriuréticos de alça, exceto para doença renal crônica e distúrbios do metabolismo do cálcio. Os natriuréticos do túbulo distal bloqueiam o mecanismo de cotransporte de cloreto de sódio através das membranas plasmáticas apicais no túbulo distal. Os natriuréticos tiazídicos promovem hipocalciúria e retenção de cálcio e são úteis no tratamento de estados hipercalciúricos, incluindo algumas formas de nefrolitíase (ver Capítulo 117). Como os diuréticos de alça, os diuréticos tiazídicos podem causar hipopotassemia e alcalose metabólica.

### Natriuréticos do ducto coletor
A espironolactona e a eplerenona competem com a aldosterona e inibem a absorção de sódio no ducto coletor, onde também suprimem a secreção de potássio. O trianterreno e a amilorida, que bloqueiam diretamente a captação de sódio ao bloquear as células dos ductos coletores, também suprimem a secreção de potássio. Como resultado, esses agentes do ducto coletor são usados em combinação com natriuréticos tiazídicos e de alça para evitar hipopotassemia, mas hiperpotassemia é uma complicação de seu uso imprudente. A espironolactona e a eplerenona são úteis no tratamento de distúrbios caracterizados por hiperaldosteronismo secundário (como cirrose com ascite), na promoção da natriurese em pacientes hipopotassêmicos e no bloqueio competitivo de receptores mineralocorticoides não epiteliais em pacientes com disfunção ventricular esquerda (ver Capítulo 53). A nesiritida, uma versão recombinante de um peptídio natriurético cerebral de ocorrência natural, é útil para pacientes com insuficiência cardíaca quando combinada com um inibidor da enzima de conversão da angiotensina (enalapril).[A4]

### Natriuréticos do túbulo proximal
Os natriuréticos do túbulo proximal raramente ou nunca são usados como terapia primária, mas ocasionalmente são úteis como suplementares aos natriuréticos de alça quando estes isoladamente não são efetivos o suficiente. A acetazolamida, que é um inibidor da anidrase carbônica, bloqueia a reabsorção proximal do bicarbonato de sódio e pode levar à acidose hiperclorêmica, ao contrário de todos os outros natriuréticos, que atuam em locais antes do néfron distal tardio. A metolazona bloqueia a absorção de cloreto de sódio no túbulo proximal, bem como no túbulo distal inicial, mas pode causar fosfatúria.

### Terapia diurética combinada
Pacientes com graus acentuados de avidez renal de sódio podem ser resistentes às doses convencionalmente recomendadas de um agente diurético individualmente e podem ser necessárias combinações que atuem em diferentes locais ao longo do néfron. Adicionar tolvaptana (um antagonista do receptor arginina vasopressina V2, iniciando com 15 mg, 1 vez/dia e aumentado até 60 mg, 1 vez/dia) à furosemida pode aumentar a diurese inicial, especialmente em pacientes que apresentam insuficiência cardíaca aguda (e ainda mais em pacientes que também apresentam hiponatremia ou disfunção renal). No entanto, a adição de tolvaptana à furosemida não melhora ainda mais a dispneia, talvez por não ser um venodilatador.[A5,A6] As concentrações plasmáticas de sódio, potássio, magnésio, cálcio e fosfato devem ser monitoradas cuidadosamente nesses pacientes.

A restrição de sódio não aumenta claramente o equilíbrio hídrico negativo em relação ao que pode ser alcançado apenas com a furosemida.[A7] Se o sódio na dieta não for restringido, no entanto, os pacientes necessitarão de doses mais altas de diuréticos e pode ocorrer reacúmulo do líquido. A restrição de sódio a 50 a 100 mmol/dia, o que exige a abstenção de adição de sal, bem como de alimentos ricos em sódio, pode, portanto, ser útil. Os substitutos do sódio também podem ser úteis, mas devem ser usados com cautela para evitar hiperpotassemia se o substituto do sal contiver potássio. A ingestão calórica e a nutrição devem ser monitoradas para garantir que uma dieta hipossódica não cause desnutrição proteico-energética. A restrição hídrica não é apropriada para a hipervolemia e pode ser prejudicial, a menos que a concentração plasmática de sódio seja inferior a 135 mmol/$\ell$ ou que se desenvolva hiponatremia sintomática.

### Ultrafiltração extracorpórea
Um pequeno subgrupo de pacientes com comprometimento renal sobreposto ou resistência extrema à ação natriurética pode exigir a remoção direta do excesso de volume por ultrafiltração, hemodiálise ou diálise peritoneal (ver Capítulo 122).

| Tabela 108.6 | Diuréticos e outros medicamentos natriuréticos. | | |
|---|---|---|---|
| **DIURÉTICOS DE USO COMUM** | **VARIAÇÃO DA DOSE DIÁRIA** | **REAÇÕES ADVERSAS** | **COMENTÁRIOS** |
| Tiazídicos (oral) | | Erupções cutâneas, neutropenia, trombocitopenia, hiperglicemia, hiperuricemia | Geralmente não são efetivos quando a TFG é inferior a 30 a 40 m$\ell$/min (metolazona, 20 a 30 m$\ell$/min) |
| Hidroclorotiazida | 25 a 100 mg | | |
| Metolazona | 2,5 a 5 mg | | |
| Clortalidona | 20 a 50 mg | | |
| Diuréticos de alça (orais ou intravenosos) | | Ototoxidade em altas doses | Início rápido, curta duração. Doses divididas na função renal normal; administrar IV em quadros agudos ou se a absorção gastrintestinal estiver reduzida. Pode usar até 500 mg de furosemida (ou equivalente) na insuficiência renal grave |
| Furosemida | 20 a 320 mg | | |
| Bumetanida | 1 a 8 mg | | |
| Torsemida | 20 a 200 mg | | |
| Poupadores de potássio | | Hiperpotassemia | Não muito potentes |
| Espironolactona | 25 a 400 mg | | |
| Trianterreno | 25 a 100 mg | | |
| Amilorida | 5 a 20 mg | | |
| Eplerenona | 25 a 50 mg | | |
| Vaptanas | | Constipação intestinal, aumento da sede, hiperglicemia, hepatotoxicidade | Usadas predominantemente para hiponatremia |
| Tolvaptana | 15 a 60 mg | | |
| Conivaptana | 20 a 40 mg IV | | |

TFG = taxa de filtração glomerular.

## Hiponatremia

### MANIFESTAÇÕES CLÍNICAS E DIAGNÓSTICO

A hiponatremia, que é a concentração plasmática de sódio inferior a 136 mmol/ℓ, costuma ser um achado incidental em exames laboratoriais de rotina ou como parte da investigação de outras síndromes clínicas. A hiponatremia pode ser hipertônica, isotônica ou hipotônica.[8] A hiponatremia hipertônica é causada por acúmulo de solutos efetivos que não contêm sódio, como concentrações muito altas de glicose em pacientes diabéticos ou manitol ou glicerol administrado de forma exógena. A hiponatremia isotônica não é acompanhada por anormalidade em outros eletrólitos e quase sempre reflete pseudo-hiponatremia de hiperlipidemia ou hiperglobulinemia acentuada.

A hiponatremia hipotônica sempre reflete um distúrbio subjacente importante com retenção anormal de água corporal (ver Tabela 108.2). A hiponatremia hipotônica pode ser ainda classificada como hipervolêmica (p. ex., insuficiência cardíaca [ver Capítulo 53], cirrose com ascite [ver Capítulo 144], insuficiência renal avançada [ver Capítulo 121]) ou hiponatremia hipovolêmica (mais sódio do que água é perdido pelo sistema digestório [diarreia] ou na urina [p. ex., diuréticos tiazídicos], ou líquido de reposição ingerido ou administrado é mais hipotônico do que o líquido perdido).

Os sinais/sintomas da hiponatremia hipotônica dependem de sua duração, gravidade e velocidade de desenvolvimento.[9] Quando se desenvolve ao longo de horas a dias, inchaço cerebral agudo ou edema cerebral pode se manifestar como cefaleia, letargia, convulsões e diminuição dos níveis de consciência que podem levar ao coma e à morte, especialmente em mulheres entre a menarca e a menopausa.[10] Por comparação, se o declínio na concentração de sódio plasmático for mais gradual, a adaptação osmótica evita o aparecimento de manifestações clínicas graves, mesmo com hiponatremia grave (concentração plasmática de sódio < 120 mmol/ℓ).

Uma avaliação cuidadosa, incluindo a revisão dos valores de sódio plasmáticos anteriores, ajudará a determinar a velocidade de declínio e fornecerá pistas importantes sobre a causa (Figura 108.3). O exame físico deve avaliar se existe hipervolemia (ver Capítulo 52). Por outro lado, hipotensão ortostática e taquicardia sugerem hipovolemia. Ureia sanguínea, eletrólitos plasmáticos, glicemia e osmolalidade devem ser verificados para permitir a comparação da osmolalidade plasmática medida com a calculada de acordo com a seguinte equação:

$$\text{Osmolalidade plasmática (mOsm/kg)} = 2Na^+ \text{(mmol/}\ell) + (\text{ureia sanguínea [mg/d}\ell]/2,8) + (\text{glicose [mg/d}\ell]/18)$$

Outros exames laboratoriais em pacientes selecionados devem incluir provas de função hepática e dosagem de creatinina plasmática, ácido úrico, hormônio tireoestimulante (TSH) e concentrações de cortisol; se indicado, um teste de estimulação do hormônio adrenocorticotrófico (ACTH) deve ser realizado (ver Capítulo 214). Níveis simetricamente elevados de ureia e creatinina apontam para doença renal intrínseca, enquanto a elevação desproporcional da ureia em relação à creatinina sugere hipovolemia com tendência à azotemia pré-renal (ver Capítulo 112). Por outro lado, níveis muito baixos de ureia e ácido úrico são típicos de SIHAD e da síndrome de perda de sal cerebral (consulte Hiponatremia normovolêmica e hipovolêmica).

Cerca de 85% dos pacientes internados com hiponatremia apresentam hiponatremia verdadeira, cerca de 25% deles estão hipovolêmicos, cerca de 25% apresentam um estado edematoso, cerca de um terço estão normovolêmicos e o restante geralmente apresenta insuficiência renal. Uma vez que a concentração plasmática de sódio diminui em aproximadamente 1,6 mmol/ℓ para cada aumento de 100 mg/dℓ (5,5 mmol/ℓ) da concentração plasmática de glicose, a elevação acentuada na concentração plasmática de glicose pode causar hiponatremia *hipertônica*. Em contraste com a hiperglicemia, ureia elevada não altera a concentração plasmática de sódio, embora a ureia contribua para a mensuração laboratorial da osmolalidade plasmática; portanto, um paciente hiponatrêmico com um exame laboratorial normal ou com resultado elevado de osmolalidade plasmática que pode ser totalmente atribuído à elevação de ureia deve ser considerado como tendo hiponatremia hipotônica.

Uma discrepância na qual a osmolalidade plasmática medida excede a osmolalidade plasmática calculada, mesmo depois da medição da glicose e da ureia, indica a existência de um pequeno soluto não identificado

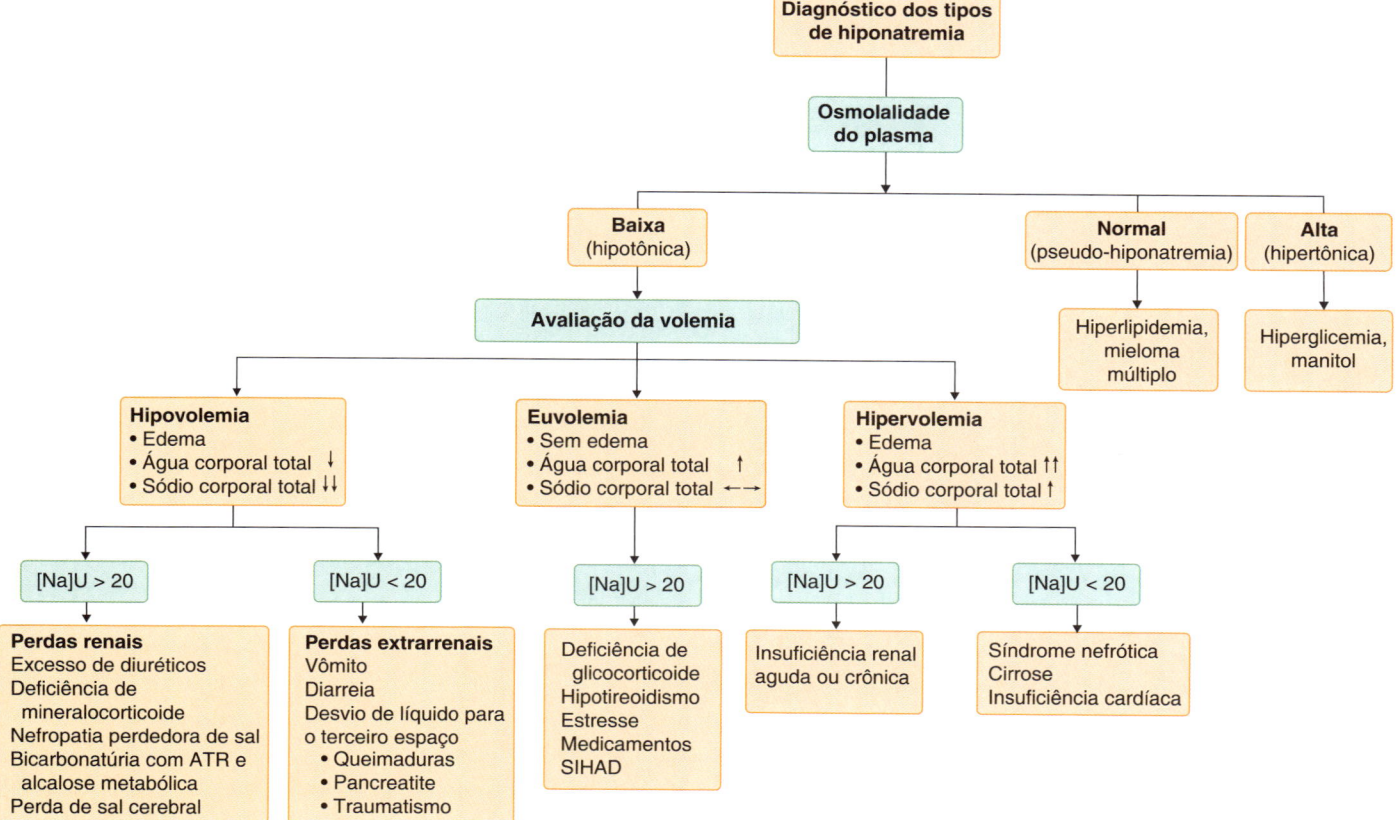

**FIGURA 108.3** Abordagem diagnóstica para hiponatremia. ATR = acidose tubular renal; SIHAD = síndrome de secreção inapropriada de hormônio antidiurético; [Na]U = concentração urinária de sódio. (Adaptada de Alterman R, Berl T. Therapy of dysnatremic disorders. In: Brady H, Wilcox C, eds. *Therapy in Nephrology and Hypertension*. Philadelphia: Saunders; 1999:256. Dados de Cohen DM, Ellison DH. Evaluating hyponatremia. *JAMA*. 2015;313:1260-1261.)

(hiato osmolar), incluindo alcoóis (p. ex., etanol, metanol, etilenoglicol e álcool isopropílico) e ânions orgânicos de ácidos fracos, que aumentam o hiato aniônico plasmático. Como essas pequenas moléculas não afetam o movimento da água, o equilíbrio hídrico do paciente é determinado pela concentração plasmática de sódio. No entanto, o hiato osmolar deve levar à investigação completa para envenenamento, intoxicação ou acidose orgânica (ver Capítulo 110).

Assim que a hiponatremia hipotônica verdadeira for estabelecida, a avaliação visa classificar a causa em uma das três categorias com base na volemia do paciente (ver Figura 108.3). Resultados de provas de função hepática anormais podem fornecer suporte auxiliar para doença hepática e estado hiponatrêmico hipervolêmico. O diagnóstico de insuficiência cardíaca deve ser realizado clinicamente, mas pode ser auxiliado pelo nível de BNP, radiografia torácica ou ecocardiografia (ver Capítulo 52).

Quando não existe edema clinicamente evidente, a baixa concentração de sódio na urina (< 20 mmol/$\ell$) ou a baixa excreção fracionada de sódio (< 1%) sugerem o diagnóstico de hiponatremia hipovolêmica secundária a perdas extrarrenais ou perdas renais que ocorreram anteriormente e que diminuíram desde então. Na hipovolemia causada por perdas renais contínuas, a concentração de sódio na urina pode permanecer alta apesar da hipovolemia, mas a excreção fracionada de ureia também pode ser baixa (< 35%). Alta concentração urinária de potássio é sugestiva de uso de diuréticos que depletam potássio, enquanto a concentração urinária de potássio é baixa (< 20 mmol/$\ell$) se o potássio estiver perdido em razão de diarreia ou vômito.

O conjunto de hiponatremia hipotônica sem hipovolemia, hipervolemia, hipotireoidismo ou insuficiência suprarrenal combinada a baixas concentrações de ureia plasmática e ácido úrico sugere fortemente SIHAD. A concentração de sódio na urina é, tipicamente, superior a 40 mmol/$\ell$, muitas vezes superior a 100 mmol/$\ell$. A falta de melhora sustentada após infusão rápida de solução contendo sal sugere o diagnóstico de SIHAD e deve levar a uma pesquisa da sua causa (ver Tabela 108.3). Uma radiografia ou tomografia computadorizada de tórax pode ajudar a identificar lesões intratorácicas que estão associadas com SIHAD.

### Hiponatremia hipervolêmica

Na hiponatremia hipervolêmica há excesso água e de sódio, mas o excesso de água é maior que o de sódio. As causas mais frequentes são insuficiência cardíaca (ver Capítulo 52), cirrose descompensada (ver Capítulo 144) com ascite (ver Capítulo 137) e insuficiência renal avançada (ver Capítulo 122), assim como na hipervolemia sem hiponatremia. A concentração de sódio na urina é inferior a 20 mmol/$\ell$ e a excreção fracionada de sódio é inferior a 1% (apesar da expansão evidente de volume, geralmente com edema), a menos que seja alterada por natriurese induzida por diuréticos.

### Hiponatremia normovolêmica e hipovolêmica

É difícil diferenciar a hiponatremia normovolêmica e a hiponatremia hipovolêmica, porque a hipovolemia leve pode ser difícil de detectar na anamnese e no exame físico. Baixa concentração de sódio na urina e baixa excreção fracionada de sódio são características da hipovolemia extrarrenal, mas a concentração de sódio na urina geralmente está elevada quando a hipovolemia é decorrente de perda urinária.

Hiponatremia hipovolêmica sempre significa perda de sódio passada ou contínua (frequentemente com potássio) acompanhada por um grau menor de perda de água, com níveis de HAD apropriadamente elevados em resposta à hipovolemia. Na maioria dos casos, a perda de sódio resulta em depleção de volume, o que ativa a sede, induzindo o paciente a beber água; como a liberação de HAD mediada por volume é retida, ocorre hiponatremia. Hiponatremia é uma complicação comum da diarreia (ver Capítulo 131), quando o líquido diarreico é secretor e rico em eletrólitos. A hiponatremia induzida pela sudorese ocorre quando os indivíduos ingerem grandes volumes de líquido hipotônico, geralmente água pura, enquanto perdem sódio no suor.

As causas renais da hiponatremia hipovolêmica (ver Figura 108.3) incluem a hiponatremia induzida por tiazídicos e a síndrome de perda de sal cerebral. A hiponatremia induzida por tiazídicos ocorre quando pacientes com capacidade de diluição urinária diminuída excretam urina concentrada porque os tiazídicos não afetam a capacidade da medula renal de concentrar a urina. Os pacientes tratados com tiazídicos são particularmente suscetíveis à hiponatremia quando ingerem ou recebem soluções hipotônicas que excedem sua capacidade máxima de excretar água livre de eletrólitos na urina. Na perda de sal cerebral, os pacientes que sofreram traumatismo cranioencefálico ou hemorragia intracraniana apresentam perda renal inadequada de sódio; os níveis de HAD aumentam e os pacientes desenvolvem hiponatremia se líquido hipotônico for ingerido ou administrado. A SIHAD também se caracteriza por alta concentração de sódio na urina e hiponatremia, mas é encontrada alta excreção fracionada de ácido úrico apenas na perda de sal cerebral.

Na hiponatremia hipotônica normovolêmica, urina contendo concentrações de sódio maiores que 40 mmol/$\ell$ geralmente indicam SIHAD (ver Tabela 108.3), mas hipotireoidismo (ver Capítulo 213) e insuficiência suprarrenal de glicocorticoides (ver Capítulo 214) podem estar associados a hiponatremia hipotônica que se assemelha à SIHAD sem apresentação clinicamente evidente de hipovolemia. A gestação, que também está associada à sede e também à redução do limiar osmótico para a liberação de SIHAD, resulta em hiponatremia leve (ver Capítulo 226).

Outro quadro incomum para hiponatremia normovolêmica é a síndrome da "potomania da cerveja".[11] Quando os pacientes consomem grandes volumes de cerveja (rica em carboidratos e água, mas pobre em sódio e eletrólitos), a ausência de ingestão de proteínas limita a produção e a excreção de ureia, limitando, assim, os solutos urinários não eletrólitos e, portanto, a excreção de água urinária. Junto com os grandes volumes de cerveja ingeridos, o resultado é a combinação incomum de um estado hipotônico hiponatrêmico normovolêmico com baixa osmolalidade urinária.

## TRATAMENTO

O tratamento da hiponatremia varia de acordo com a urgência da situação clínica, sua causa e o diagnóstico subjacente (Figura 108.4). Alguns dados sugerem que *bolus* IV de solução de NaCl a 3% (100 m$\ell$ repetidos até mais 2 vezes) pode corrigir a hiponatremia com segurança mais rapidamente do que uma infusão contínua.[11b] A hiponatremia deve ser abordada a partir da perspectiva da ingestão de água livre em comparação com a produção de água livre renal.[12]

O primeiro princípio é que a velocidade de correção deve ser guiada pela idade, pelo sexo e pelo estado neurológico do paciente, e qualquer informação sobre concentrações plasmáticas de sódio ou valores de osmolalidade recentes e anteriores. A correção tardia da hiponatremia pode perpetuar o edema cerebral e resultar em dano neurológico irreversível e morte, especialmente em mulheres em idade fértil e em pacientes cuja hiponatremia se desenvolveu em um ritmo que ultrapassou a taxa de adaptação osmótica no cérebro. Em contrapartida, a correção ou correção excessivamente rápida para uma concentração de sódio acima do nível necessário para proteger o paciente das sequelas neurológicas de edema cerebral pode resultar na *síndrome de desmielinização osmótica* devastadora e muitas vezes irreversível, que é caracterizada por níveis flutuantes de consciência, paralisia pseudobulbar, ataxia, disartria, dificuldade em engolir e anormalidades características na região do tronco encefálico na ressonância magnética (RM).

O segundo princípio é a importância de identificar e tratar qualquer distúrbio subjacente, como a hipervolemia da insuficiência cardíaca (ver Capítulos 52 e 53). Em pacientes hipovolêmicos, a administração adequada de líquido consegue corrigir a hiponatremia.

### Hiponatremia aguda

Se a hiponatremia for conhecida como aguda (< 24 a 48 horas) e for acompanhada por sinais/sintomas neurológicos graves (p. ex., convulsões ou diminuição do nível de consciência), a correção deve ser rápida – uma infusão de sódio de 4 a 6 mmol/$\ell$ em 4 a 6 horas deve ser suficiente para reverter os sintomas neurológicos mais graves. O aumento total da concentração de sódio não deve exceder 6 a 12 mmol/$\ell$ nas primeiras 24 horas ou 18 mmol/$\ell$ em 48 horas. O tratamento depende da restrição de água, com solução salina concentrada reservada para pacientes sintomáticos nos quais a resposta aos antagonistas da vasopressina seja muito lenta.[13]

### Hiponatremia crônica

Hiponatremia sintomática ou concentrações de sódio abaixo de 125 a 130 mmol/$\ell$ exigem tratamento específico, mas graus leves de hiponatremia assintomática podem ser tolerados por longos períodos. Em pacientes que desenvolveram hiponatremia gradualmente ou nos quais não há registro anterior, a taxa desejada de aumento na concentração de sódio não deve exceder 0,5 mmol/$\ell$/h, e o aumento total na concentração de sódio não deve exceder 8 mmol/$\ell$ em qualquer período de 24 horas, mesmo (e especialmente) se a concentração inicial de sódio for extremamente baixa (< 110 mmol/$\ell$), desde que a hiponatremia não seja acompanhada por manifestações neurológicas graves. Pacientes com hiponatremia crônica grave no contexto de desnutrição, alcoolismo ou doença crônica são particularmente suscetíveis à desmielinização osmótica. O monitoramento frequente da concentração plasmática de sódio e da osmolalidade é essencial. Se a taxa-alvo de correção segura for excedida, a desmielinização osmótica pode ser evitada diminuindo-se a velocidade de correção, retornando a uma concentração plasmática de sódio mais baixa por meio da readministração criteriosa de soluções hipotônicas ou da administração de análogos de vasopressina (ver mais adiante).

Na hiponatremia hipervolêmica, a meta é remover o sal e a água, embora a remoção de água deva ser maior. A restrição de água é útil, mas frequentemente é inadequada. O tratamento com o antagonista do receptor $V_2$ de AVP tolvaptana (começando com 15 mg, 1 vez/dia, com dose máxima de 60 mg, 1 vez/dia) aumenta os níveis de sódio plasmático em média de 3,6 mEq/$\ell$ em 4 dias e em 4,4 mEq/$\ell$ em 30 dias. Tolvaptana é tão efetiva quanto solução de NaCl a 3% para corrigir a hiponatremia em 48 horas e ainda mais em 72 horas.[A8] Tolvaptana também melhora os sinais/sintomas e desfechos em pacientes com hiponatremia hipervolêmica, incluindo insuficiência cardíaca descompensada e cirrose hepática.[A9] Na insuficiência cardíaca descompensada aguda, a tolvaptana consegue reduzir a necessidade de doses muito altas de furosemida e, portanto, seus efeitos colaterais potenciais.[A10,A11] Na hiponatremia assintomática leve a moderada (concentração sérica de sódio 121 a 134 mEq/$\ell$), a tolvaptana reverte a hiponatremia e, portanto, melhora a neurocognição mais do que o placebo.[A12] Vaptanas também são úteis em estados hiponatrêmicos normovolêmicos, como SIHAD (ver mais adiante), mas devem ser evitadas substancialmente em estados hipovolêmicos hiponatrêmicos.

### Hiponatremia hipotônica hipovolêmica

Quando a hipovolemia for claramente evidente (anamnese adequada, hipotensão ortostática, baixa concentração de sódio na urina no contexto de perdas de líquido extrarrenal, ureia plasmática elevada desproporcional à elevação do nível sérico de creatinina e concentrações elevadas de ácido úrico), solução salina isotônica é o tratamento de escolha. No entanto, deve-se ter cuidado na administração de solução salina isotônica a esses pacientes porque pequenos volumes dessa solução provocam, às vezes, diminuição rápida e intensa da osmolalidade urinária, diurese hídrica associada e correção excessivamente rápida da hiponatremia. Consequentemente, é necessário monitoramento horário do débito urinário, da osmolalidade urinária, da concentração plasmática de sódio e da osmolalidade plasmática. Uma queda rápida na osmolalidade urinária acompanhada por diurese hídrica deve levar à interrupção da reposição volêmica e, em alguns casos, à administração de soluções hipotônicas ou mesmo análogos da própria vasopressina (ver mais adiante) para trazer o aumento na concentração de sódio dentro das diretrizes recomendadas. Quando a hipovolemia não está claramente evidente, mas não pode ser excluída, uma queda brusca na osmolalidade urinária em resposta à infusão de solução salina confirma a suspeita de hipovolemia e, simultaneamente, inicia o tratamento. Por outro lado, a falha na indução de tal resposta sugere o diagnóstico de hiponatremia normovolêmica.

### Hiponatremia normovolêmica

Em pacientes com hiponatremia normovolêmica, a abordagem apropriada é tratar o hipotireoidismo subjacente (ver Capítulo 213), insuficiência suprarrenal (ver Capítulo 214) ou SIHAD. Se uma causa subjacente não puder ser identificada ou revertida, o tratamento visa gerar um equilíbrio hídrico negativo gradual. Tolvaptana oral titulada (iniciada com 15 mg, 1 vez/dia e aumentada até um máximo de 60 mg, 1 vez/dia) e um mecanismo de sede intacto são cruciais para evitar poliúria ou hipernatremia. Em casos raros, na necessidade urgente de corrigir a hiponatremia, conivaptana IV (dose de ataque de 20 mg seguida de 40 a 80 mg/dia durante infusão contínua) pode ser usada com cautela. No entanto, quando houver dúvidas em relação ao estado do volume é melhor evitar esses agentes. A hemodiálise, que pode aumentar rapidamente a concentração plasmática de sódio, deve ser reservada para os casos mais extremos de hiponatremia aguda com risco à vida, para os quais nenhuma outra solução esteja disponível (ver Capítulo 122).

## Hipernatremia

A hipernatremia (concentração plasmática de sódio superior a 144 mmol/$\ell$) sempre reflete um estado de hipertonia, com aumento da concentração de solutos osmoticamente ativos em todos os compartimentos de líquidos corporais. Em condições normais, a perda diária obrigatória de água é de aproximadamente 500 m$\ell$, consistindo principalmente em vapor d'água no ar expirado e perda devido à sudorese insensível. A quantidade mínima de água necessária para manter os solutos urinários em solução é de cerca

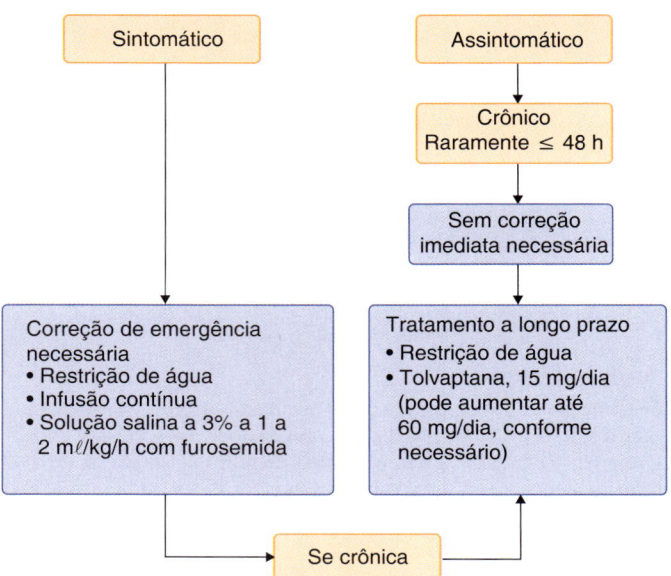

**FIGURA 108.4** Tratamento da hiponatremia normovolêmica grave. (Adaptada de Thurman J, Halterman R, Berl T. Therapy of dysnatremic disorders. In: Brady H, Wilcox C, eds. *Therapy in Nephrology and Hypertension*. 2nd ed. Philadelphia: Saunders; 2003; e de Berl T. Vasopressin antagonists. *N Engl J Med*. 2015;372:2207-2216.)

de 500 m$\ell$/dia. No entanto, o suor em ambientes quentes e secos pode levar a perdas intensas de água de até 1 $\ell$/h. Se a ingestão diária de água for menor do que a perda de água obrigatória, a pressão osmótica dos líquidos corporais aumentará.

### MANIFESTAÇÕES CLÍNICAS E DIAGNÓSTICO

Embora a hipernatremia possa ser diagnosticada como uma anormalidade laboratorial incidental, ela ocorre mais comumente no contexto de uma doença subjacente grave com outros distúrbios associados à homeostase dos líquidos corporais (Tabela 108.7). Pacientes com hipernatremia hipovolêmica perderam sódio e água, mas a perda geral de água é desproporcionalmente maior do que a perda líquida de sódio.

As principais consequências clínicas do aumento da tonicidade dos líquidos corporais são confusão, convulsões, déficits neurológicos focais e diminuição progressiva do nível de consciência que pode progredir para coma. Na ausência de um problema neurológico subjacente ou distúrbio no mecanismo da sede, espera-se que o paciente reclame de sede, a menos que a lesão neurológica tenha perturbado a consciência. A falha em repor as perdas de líquido hipotônico geralmente reflete o comprometimento da sede, deficiência ou enfermidade que impede o paciente de responder à sede, ou falha do médico em reconhecer a necessidade de reposição de líquido hipotônico. Raramente, a diminuição da sede em pacientes que estejam acordados e alertas pode ser causada por danos aos osmorreceptores hipotalâmicos que controlam a percepção e a resposta à sede, uma condição conhecida como hipodipsia primária. Em pacientes com hipernatremia de duração suficiente para permitir que as células cerebrais sofram adaptação osmótica, poucas manifestações clínicas ou nenhuma são observadas.

As causas da hipernatremia incluem perda de sede ou aumento da perda insensível de água, diabetes insípido ou diurese osmótica. A insuficiência renal (ver Capítulo 122) e a doença tubulointersticial (ver Capítulo 114) causam defeitos de concentração relativamente leves e tendem a não estar associadas a hipernatremia significativa, desde que um mecanismo normal possa compensar prontamente.

O diagnóstico laboratorial de hipernatremia deve ser repetido para confirmar sua precisão e deve ser corroborado por osmolalidade plasmática elevada. A causa subjacente geralmente é evidente na história e no exame físico.

Na hipernatremia hipovolêmica com perda de líquido extrarrenal, o débito urinário é geralmente menor que 500 m$\ell$/dia e a osmolalidade urinária é a máxima para a idade (> 1.000 mOsm/kg na idade adulta jovem diminuindo para > 600 mOsm/kg aos 60 anos). A poliúria com osmolalidade urinária submáxima sugere capacidade prejudicada de

| Tabela 108.7 | Causas de hipernatremia classificadas de acordo com o conteúdo de sódio total do corpo. |
|---|---|
| Hipervolemia | Excesso de solução salina hipertônica<br>Soluções hipertônicas de bicarbonato de sódio |
| Hipertonicidade com normovolemia | Diabetes insípido<br>Perda de líquidos por febre |
| Hipovolemia | Perda gastrintestinal (diarreia, vômito)<br>Perda de líquidos pela pele (queimadura, suor)<br>Diuréticos de alça<br>Diurese osmótica<br>Percepção de sede prejudicada |

concentração de urina, devido à doença renal intrínseca subjacente ou agentes diuréticos. A osmolalidade da urina menor que 100 a 200 mOsm/kg ou poliúria (> 3 ℓ/dia) combinada à excreção de soluto na urina de 24 horas menor que 600 mOsm/dia sugere diabetes insípido (ver mais adiante). Por outro lado, a excreção diária de soluto superior a 800 a 1.000 mOsm/dia sugere diurese osmótica.

A hipernatremia hipervolêmica geralmente está associada à administração prévia de soluções contendo sódio, e os achados no exame físico são consistentes com expansão de volume. Na ausência de doença renal intrínseca subjacente ou uso de diuréticos, a osmolalidade da urina é alta porque o estímulo hipertônico para liberar vasopressina anula os efeitos da hipervolemia.

## TRATAMENTO

O manejo da hipernatremia hipovolêmica sintomática grave é desafiador e inclui a correção rápida do volume esgotado seguido pela reposição gradual do déficit hídrico. Se a contração de volume for grave, solução salina isotônica geralmente é o líquido de escolha, e o volume e a taxa de administração devem ser guiados por parâmetros clínicos relacionados à reversão da hipovolemia. Depois que a perfusão do tecido tiver sido restaurada, a reposição de líquidos tem como objetivo corrigir o déficit hídrico estimado:

$$\text{Déficit de água corporal total} = 0,4 \times \text{peso pré-morbidade} \times ([Na/140] - 1)$$

Ao contrário da reposição de líquido isotônico inicial, a reposição de água deve ser gradual ao longo de horas a dias, de modo que a velocidade de reposição de água possa corresponder à velocidade na qual os solutos intracelulares do cérebro podem ser extrusados ou removidos de forma adaptativa, a menos que a hipernatremia tenha se desenvolvido claramente em minutos a horas. O déficit hídrico estimado deve ser reposto a uma taxa que levará a uma redução de aproximadamente 0,5 a 1,0 mmol/ℓ na concentração plasmática de sódio medida por hora e mais de 6 mmol/ℓ, mas não mais de 10 a 12 mmol/ℓ em 24 horas. Além do déficit hídrico estimado, a reposição hídrica deve considerar a perda insensível contínua de água estimada de pelo menos 1 ℓ por 24 horas, suplementada para compensar as perdas hídricas contínuas (renais ou gastrintestinais) devido ao processo da doença subjacente. Os pacientes geralmente requerem grandes volumes de água, às vezes chegando a 5 a 10 ℓ, durante o período de correção. Essa necessidade de água pode ser satisfeita pela ingestão dietética de água da torneira ou administração de uma solução intravenosa hipotônica, como D5W ou solução salina semi-isotônica. A concentração de sódio deve ser monitorada pelo menos a cada 4 horas, e o volume do paciente deve ser monitorado para evitar hipervolemia.

O estado hipertônico de diabetes não controlado com hiperglicemia (ver Capítulo 216) requer insulina, bem como terapia com líquidos.[15] Alguns pacientes hospitalizados com hipernatremia hipervolêmica requerem soluções hipotônicas combinadas com uma infusão contínua de diuréticos de alça ou mesmo remoção extracorpórea do excesso de sódio e água. Uma vez que a concentração de sódio tenha normalizado, o paciente com mecanismo de sede intacto geralmente corrigirá o estado hipertônico com a ingestão espontânea de líquidos orais.

## Poliúria

A poliúria (Tabela 108.8),[16] que é definida como um débito urinário de mais de 3 ℓ/dia, deve ser diferenciada da frequência urinária, que pode

| Tabela 108.8 | Razões para poliúria. |
|---|---|

**DIURESE DE ÁGUA**

Diabetes insípido
  Central (neurogênico)
    Herdado
    Adquirido (p. ex., tumores, traumatismo, hipoxia)
  Nefrogênico
    Hipercalcemia
    Amiloidose
    Medicamentos (p. ex., lítio, foscarnete, cidofovir, vaptanas)
    Síndrome de Sjögren
    Anemia falciforme
    Herdado
Polidipsia
  Primária (p. ex., hipotalâmico)
  Psicogênica

**DIURESE DE SOLUTO**

Sódio
  Ingestão excessiva de sódio (oral, enteral, parenteral)
  Perda de sódio renal (p. ex., tubulopatias hereditárias, nefrite intersticial, substâncias natriuréticas)
À base de ânions (sódio geralmente é o cátion associado)
  Excreção de cloreto (p. ex., síndrome de Bartter, diurético de alça)
  Excreção de bicarbonato (p. ex., bicarbonato exógeno, inibição da anidrase carbônica)
Glicose/cetoácidos
  Cetoacidose diabética
  Síndrome hiperglicêmico-hiperosmolar
  Glicosúria renal
Alcoóis de açúcar (polialcoóis)
  Sobrecarga externa (p. ex., manitol, glicerol)
Ureia
  Sobrecarga exógena (p. ex., ureia, proteína, aminoácidos)
  Fase diurética da lesão renal aguda
  Diurese pós-obstrutiva
  Estados hipercatabólicos
  Impulsionado por hemoglobina/mioglobina (pós-rabdomiólise ou reabsorção de um hematoma)
Outros
  Agentes de radiocontraste

ocorrer com micções frequentes de pequenos volumes totalizando menos que essa quantidade por dia. A poliúria pode ser diurese de água ou diurese de soluto. Quando a poliúria está associada a osmolalidade urinária de menos de 250 mOsm/kg, a causa é geralmente um defeito na capacidade de concentração da urina. Esse defeito pode ocorrer com uma lesão renal intrínseca, especialmente lesão intersticial (ver Capítulo 114) na doença renal crônica ou com diabetes insípido (ver Capítulo 216).

### DIABETES INSÍPIDO

A ausência de liberação de HAD é denominada diabetes insípido central (DIC), enquanto a falta de responsividade ao HAD é denominada diabetes insípido nefrogênico (DIN).[17] No diabetes insípido (DI), a urina é progressivamente diluída à medida que ascende na alça de Henle, atingindo osmolalidades tão baixas quanto 100 a 150 mOsm/kg no túbulo distal. Se não houver HAD, a urina será ainda mais diluída nos túbulos coletores. O volume diário dessa urina diluída pode chegar a 20 ℓ.

O DIC resulta da destruição do hipotálamo por tumor (ver Capítulo 210), traumatismo cranioencefálico (ver Capítulo 371), hemorragia (ver Capítulo 380), traumatismo cirúrgico ou causas congênitas. Se a área envolvida for extensa, o mecanismo da sede também será comprometido. Alguns pacientes que manifestam DI parcial conseguem concentrar a urina, embora não a níveis máximos.

O DIN pode ser causado por mutação no receptor da vasopressina V2 ou no canal de água aquaporina 2. Medicamentos também podem causar diabetes insípido nefrogênico.[18] Por exemplo, o lítio, usado no tratamento da psicose maníaco-depressiva (ver Capítulo 369), comumente causa poliúria, que pode ser bastante grave. A demeclociclina, uma tetraciclina comumente usada em condições dermatológicas, também causa DIN e é usada no tratamento de SIHAD que não pode ser controlada por restrição hídrica.

Clinicamente, a poliúria, que pode ser maciça, é a manifestação característica da doença. Embora a poliúria em si não seja prejudicial à saúde, é um incômodo se o paciente eliminar mais de 6 ou 7 ℓ de urina/dia. Pode ser perigoso, entretanto, se o mecanismo da sede estiver deprimido e ocorrer hiperosmolaridade. Episódios hiperosmolares repetidos em tais pacientes frequentemente resultam em danos cerebrais irreversíveis. Se o diabetes insípido existir desde a infância, frequentemente causa dilatação maciça da pelve renal, dos ureteres e da bexiga urinária.

## DIURESE OSMÓTICA

Grandes volumes de urina podem ser excretados quando existem grandes quantidades de um soluto mal reabsorvido, mais comumente a glicose. Por exemplo, quando a concentração sanguínea de glicose ultrapassa a capacidade do rim de reabsorver toda a glicose filtrada, ocorre glicosúria significativa. Na verdade, poliúria e polidipsia são as características de apresentação mais comuns do diabetes melito (ver Capítulo 216).

Quanto mais sangue flui pela medula renal, menos concentrada ela se torna. Em algumas situações clínicas, como expansão do volume intravascular e diurese osmótica, o fluxo sanguíneo medular aumenta, reduzindo o gradiente medular. Os diuréticos osmóticos também prejudicam a reabsorção de água no ducto coletor.

A diurese osmótica também ocorre após o alívio da obstrução do sistema urinário. Nessa situação, o principal agente osmótico é a ureia, embora outros solutos retidos também participem na diurese.

Como o número de néfrons funcionantes é gradualmente reduzido na insuficiência renal, a quantidade de solutos adicionados também está reduzida; portanto, a incapacidade de concentrar a urina é um sinal precoce de insuficiência renal que se manifesta como noctúria e poliúria. O dano direto aos túbulos medulares também pode diminuir a reabsorção de sal, sobretudo quando existem doenças renais tubulointersticiais (ver Capítulo 114), como nefropatia analgésica e doença falciforme.

### TRATAMENTO

As manifestações clínicas e o tratamento da poliúria devem abordar suas causas subjacentes. Dependendo da natureza dos líquidos ingeridos e da medicação usada no início da poliúria, uma porcentagem significativa de pacientes poliúricos apresentará alterações do sódio e do volume plasmáticos; portanto, o tratamento também deve abordar essas anormalidades hidreletrolíticas associadas.

### Recomendações de grau A

A1. Cronhjort M, Wall O, Nyberg E, et al. Impact of hemodynamic goal-directed resuscitation on mortality in adult critically ill patients: a systematic review and meta-analysis. *J Clin Monit Comput.* 2018;32:403-414.
A2. Semler MW, Self WH, Wanderer JP, et al. Balanced crystalloids versus saline in critically ill adults. *N Engl J Med.* 2018;378:829-839.
A3. Self WH, Semler MW, Wanderer JP, et al. Balanced crystalloids versus saline in noncritically ill adults. *N Engl J Med.* 2018;378:819-828.
A4. McMurray JJ, Packer M, Desai AS, et al. Angiotensin-neprilysin inhibition versus enalapril in heart failure. *N Engl J Med.* 2014;371:993-1004.
A5. Felker GM, Mentz RJ, Cole RT, et al. Efficacy and safety of tolvaptan in patients hospitalized with acute heart failure. *J Am Coll Cardiol.* 2017;69:1399-1406.
A6. Matsue Y, Ter Maaten JM, Suzuki M, et al. Early treatment with tolvaptan improves diuretic response in acute heart failure with renal dysfunction. *Clin Res Cardiol.* 2017;106:802-812.
A7. Aliti GB, Rabelo ER, Clausell N, et al. Aggressive fluid and sodium restriction in acute decompensated heart failure: a randomized clinical trial. *JAMA Intern Med.* 2013;173:1058-1064.
A8. Tosh P, Rajan S, Kadapamannil D, et al. Efficacy of oral tolvaptan versus 3% hypertonic saline for correction of hyponatraemia in post-operative patients. *Indian J Anaesth.* 2017;61:996-1001.
A9. Zhang X, Zhao M, Du W, et al. Efficacy and safety of vasopressin receptor antagonists for euvolemic or hypervolemic hyponatremia: a meta-analysis. *Medicine (Baltimore).* 2016;95:1-12.
A10. Wang C, Xiong B, Cai L. Effects of tolvaptan in patients with acute heart failure: a systematic review and meta-analysis. *BMC Cardiovasc Disord.* 2017;17:1-11.
A11. Inomata T, Ikeda Y, Kida K, et al. Effects of additive tolvaptan vs. increased furosemide on heart failure with diuretic resistance and renal impairment—results from the K-STAR study. *Circ J.* 2017;82:159-167.
A12. Verbalis JG, Ellison H, Hobart M, et al. Tolvaptan and neurocognitive function in mild to moderate chronic hyponatremia: a randomized trial (INSIGHT). *Am J Kidney Dis.* 2016;67:893-901.

### REFERÊNCIAS BIBLIOGRÁFICAS

*As referências bibliográficas, bem como os outros materiais suplementares deste livro, encontram-se no GEN-IO, nosso ambiente virtual de aprendizagem.*

# 109

# DISTÚRBIOS DO POTÁSSIO

JULIAN LAWRENCE SEIFTER

### DEFINIÇÃO

A manutenção de uma faixa normal e limitada de concentração de potássio [$K^+$] no plasma sanguíneo, geralmente na ordem de 3,5 a 5,0 mmol/ℓ, é vital para a saúde. *Hiperpotassemia* refere-se ao aumento da [$K^+$] plasmática e *hipopotassemia* à diminuição da [$K^+$]. No corpo humano, o $K^+$ não está igualmente distribuído na água corporal total. Aproximadamente dois terços da água corporal são intracelulares e o $K^+$ é o principal cátion nesse compartimento, atingindo concentrações de até 140 mEq/ℓ. Consequentemente, mais de 98% do $K^+$ é intracelular. Um *excesso* de reserva total de $K^+$ é menos comum do que a *depleção* de $K^+$, a menos que a função renal esteja comprometida. A *adaptação* do $K^+$ define mudanças nos mecanismos regulatórios resultantes de excessos ou déficits de $K^+$.

### EPIDEMIOLOGIA

O $K^+$ é onipresente nas fontes alimentares de plantas e animais, portanto, evitá-lo é difícil. No entanto, distúrbios do equilíbrio do $K^+$ são comuns em ambientes hospitalares e ambulatoriais. As dietas ricas em $K^+$ e pobres em $Na^+$ estão associadas à pressão arterial mais baixa e diminuem o risco de doenças cardiovasculares (DCV), incluindo acidente vascular encefálico (AVE) e doença renal crônica (DRC). Hipopotassemia está associada ao aumento da taxa de mortalidade, especialmente em pacientes com doença cardíaca,[1] enquanto os pacientes em diálise renal com hiperpotassemia apresentam maior taxa de mortalidade cardiovascular. Diminuições moderadas da [$K^+$] plasmática são observadas em atletas saudáveis e bem treinados e durante a gestação normal. Pacientes com DRC (ver Capítulo 121) e diabetes melito com deficiência de insulina (ver Capítulo 216) tendem a desenvolver hiperpotassemia com dietas ricas em $K^+$ ou tratamento com medicamentos que interferem no sistema renina-angiotensina-aldosterona.[2] Inanição, doença gastrintestinal, diuréticos comumente usados e outros medicamentos provocam hipopotassemia. Alguns distúrbios renais, como doenças intersticiais tubulares e obstrução do sistema urinário, estão associados à hiperpotassemia, enquanto outros, como a síndrome de Fanconi, resultam em hipopotassemia. As doenças endócrinas, incluindo insuficiência suprarrenal (ver Capítulo 214), caracteristicamente causam hiperpotassemia, enquanto a hipopotassemia é um achado comum em pacientes com adenomas suprarrenais secretores de aldosterona ou tumores com secreção ectópica de hormônio adrenocorticotrófico (ACTH).

### BIOPATOLOGIA

#### Equilíbrio do potássio

A maioria das células expressa sódio-potássio adenosina trifosfatase ($Na^+,K^+$-ATPase) nas membranas plasmáticas celulares e, portanto, usa energia metabólica na forma de ATP para desenvolver gradientes de $Na^+$ e $K^+$. Como resultado, a [$K^+$] celular excede as concentrações extracelulares em 35 vezes. Esses gradientes eletroquímicos estabelecidos possibilitam as funções muscular e neural normais, bem como o transporte de soluto transcelular no epitélio intestinal e renal. A entrada do $K^+$ nas células é balanceada pela extrusão pelos canais e transportadores de $K^+$ de maneira regulada e coordenada.

A quantidade corporal total de $K^+$ geralmente é da ordem de 50 mmol/kg de peso corporal; portanto, um indivíduo de 70 kg tem uma reserva de cerca de 3.500 mmol de $K^+$, principalmente no músculo esquelético. Em comparação, todo o líquido extracelular (LEC), que é aproximadamente 20% do peso corporal, ou 14 ℓ em uma pessoa de 70 kg, pode apresentar um conteúdo de $K^+$ de apenas 50 a 60 mmol. A ingestão de potássio na hora das refeições pode ser tão alta quanto o potássio extracelular total. O consumo da ordem de 50 a 100 mmol causaria rápido aumento na concentração de potássio extracelular após as refeições, não fosse pela capacidade do potássio de se distribuir em minutos do espaço extracelular para o intracelular. O espaço intracelular, dados seus grande volume e conteúdo de potássio, pode acomodar, ou tamponar, uma carga extra de potássio sem alterações significativas no plasma ou na concentração celular. A correspondência entre a ingestão de potássio na dieta e a eliminação renal do corpo ocorre em poucas horas.

A discordância entre os estoques corporais totais e a [K$^+$] plasmática, devido às alterações entre os compartimentos intracelular e extracelular, é a razão de o potássio corporal total ser fracamente refletido pela concentração plasmática de potássio. Portanto, podem ocorrer hiperpotassemia apesar da depleção de K$^+$ e hipopotassemia apesar do excesso de K$^+$.

### Importância do potássio

O potássio é essencial para uma série de funções corporais críticas, incluindo reações enzimáticas que regulam a síntese de proteínas e glicogênio, bem como para o crescimento e a divisão celular. A capacidade das células de absorver ou expulsar potássio contribui para a regulação do volume celular durante os períodos de estresse osmótico. Devido às magnitudes relativas das concentrações celulares e extracelulares, maiores alterações percentuais tendem a ocorrer na concentração extracelular de potássio, que, consequentemente, exercem maior impacto nas propriedades elétricas através das membranas celulares. Em células excitáveis, como miócitos cardíacos e músculo esquelético, a relação da concentração de potássio intracelular e extracelular contribui para o potencial de membrana em repouso. A hipopotassemia hiperpolariza essas células e diminui a condutância do potássio em alguns canais de potássio necessários para a repolarização (ver Capítulo 55).

O aumento da condutância do potássio na hiperpotassemia antagoniza a despolarização lenta normal do tecido do marca-passo, que geralmente está associada à diminuição da condutância do potássio. Certos agentes anestésicos que despolarizam os músculos, como a succinilcolina, podem potencializar os efeitos da hiperpotassemia.

O potássio é tão importante para a osmolalidade líquido corporal quanto o sódio, e as perdas de potássio, como a associada ao uso de diuréticos tiazídicos, são substituídas por sódio no espaço intracelular, contribuindo, assim, para a hiponatremia induzida por diuréticos (ver Capítulo 108). As perdas iso-osmóticas de sais de potássio e sódio na diarreia aquosa (ver Capítulo 131) podem resultar em depleção do volume extracelular isotônico. Da mesma maneira, se o cloreto de potássio for adicionado à solução salina isotônica, a solução hipertônica resultante faz com que o potássio entre nas células à medida que o sódio sai, contribuindo para a hipernatremia. O potássio também é um mediador local importante do tônus vascular nos leitos musculares. Durante o exercício, as concentrações locais de potássio no líquido intersticial podem aumentar várias vezes, causando vasodilatação local que possibilita maior aporte de sangue ao músculo em exercício, mas também resultando na despolarização do sarcolema que desencadeia fadiga muscular. Muito pouco desse potássio entra no LEC total, de modo que a hiperpotassemia grave geralmente não ocorre com exercícios. O atleta treinado desenvolve um aumento adaptativo em Na$^+$,K$^+$-ATPase para permitir a recaptação eficiente de potássio nas células musculares. Maratonistas experientes sabem que sua dieta deve fornecer estoques adequados de potássio, necessários para a resistência muscular, porque o esforço excessivo durante um estado de depleção de potássio pode levar à rabdomiólise (ver Capítulo 105).

A excreção de potássio segue um ritmo circadiano. Este ritmo parece incluir um mecanismo de alimentação direta (*feed-forward*) que correlaciona o nível mais alto de excreção urinária de potássio para coincidir com a ingestão alimentar antecipada de potássio. A relação provavelmente envolve detecção de potássio no trato gastrintestinal ou na circulação esplâncnica ou hepática. Em humanos saudáveis, a excreção de potássio é maior durante o dia e pode aumentar várias vezes sem exigir uma alteração no nível de potássio no sangue. Independentemente da aldosterona, uma relação direta entre o aumento de potássio e a excreção de sódio pode ser responsável pela associação benéfica de dietas ricas em potássio com pressão arterial mais baixa. Além disso, o aumento do potássio na dieta pode restaurar a queda noturna na pressão arterial, reduzindo potencialmente o risco cardíaco em pacientes hipertensos. A distribuição do potássio entre os espaços extracelular e intracelular também mostra uma variação circadiana que pode contribuir para a variação diurna em arritmias cardíacas e morte súbita em pacientes de risco.

### Manejo do potássio renal

No rim, a excreção de potássio começa com a filtração. Como a concentração extracelular de potássio é de aproximadamente 4 mmol/ℓ e a do sódio é de 140 mmol/ℓ, muito menos potássio é filtrado do que o sódio. O túbulo proximal renal reabsorve o potássio, principalmente pela via paracelular, no processo de reabsorção de sódio e água. No ramo ascendente espesso da alça de Henle, o potássio é reabsorvido tanto pelo cotransportador apical de cloreto de sódio-potássio-2 (NKCC2) quanto, como o cálcio e o magnésio, pela reabsorção paracelular do cátion. O último mecanismo é uma consequência do lúmen eletropositivo criado pela reciclagem do potássio da célula para o lúmen através dos canais de potássio medulares externos renais (ROMK). Parte do potássio que é reabsorvido no ramo ascendente espesso retorna ao líquido tubular quando é secretado no ramo descendente delgado em um processo conhecido como reciclagem medular de potássio. As altas concentrações intersticiais de potássio resultantes podem permitir a excreção de potássio do ducto coletor medular, limitando o refluxo de potássio. O amônio luminal (NH$_4^+$) pode substituir o potássio no ramo espesso NKCC2; o aumento resultante nas concentrações de NH$_4^+$ no líquido intersticial medular aumenta a excreção de ácido do ducto coletor medular. Em estados hiperpotassêmicos, menos NH$_4^+$ aparece na urina porque a alta concentração de potássio luminal compete com NH$_4^+$ pela reabsorção no ramo espesso. Como consequência, pode se desenvolver acidose metabólica em estados hiperpotassêmicos e a redução dos níveis elevados de potássio plasmático ajuda a tratar a acidose.

Na hipopotassemia, seja por acidose intracelular do túbulo proximal ou por outros mecanismos, as enzimas glutaminase estão aumentadas e mais amônia é produzida. Essa produção de amônia leva a maiores concentrações de líquido intersticial medular e, portanto, a maior eliminação de ácido. A produção de amônio na hipopotassemia pode ser considerada uma adaptação para possibilitar a reabsorção do potássio enquanto NH$_4^+$ acompanha os ânions excretados na urina. O aumento da produção de amônia pode exercer um efeito deletério, uma vez que pode contribuir para a nefrite tubulointersticial crônica da hipopotassemia crônica.

Quando o líquido tubular atinge o túbulo distal e o ducto coletor, mais de 90% do potássio já foram reabsorvidos. Na depleção de potássio, um aumento na membrana apical de hidrogênio-potássio ATPase (H$^+$,K$^+$-ATPase) da célula intercalada do ducto coletor possibilita a remoção quase completa do potássio da urina. Entretanto, a reabsorção do potássio raramente é tão completa quanto a do sódio. É incomum ver concentrações urinárias de potássio inferiores a 5 a 10 mmol/ℓ. Quando a dieta é rica em potássio, a reabsorção de 90% do potássio filtrado pelos néfrons proximal e distal é seguida por secreção efetiva de potássio.

A secreção de potássio no ducto coletor cortical (e-Figura 109.1), que pode variar de acordo com a necessidade em até 400%, é controlada por três mecanismos principais: (1) desenvolvimento de um potencial transepitelial negativo do lúmen que fornece a força motriz para a secreção de potássio no lúmen, (2) regulação de canais de secreção de potássio da membrana apical e (3) dependência do fluxo de líquido tubular. O potássio urinário reflete mais acuradamente o potássio secretado pelo néfron distal.

### Paradoxo da aldosterona

A visão tradicional da regulação da secreção de potássio e, portanto, da excreção concentra-se no papel central da aldosterona, o hormônio esteroide sintetizado e secretado pela zona glomerulosa do córtex suprarrenal. Os efeitos renais da aldosterona exibem sobreposição de funções para conservar sódio e eliminar potássio. A aldosterona é estimulada pela angiotensina II nos estados hiper-reninêmicos e independentemente da carga de potássio da dieta. No que foi chamado de *paradoxo da aldosterona*, as perdas indesejadas de potássio são evitadas quando a retenção de sódio (via estímulo da angiotensina II) é necessária para manter o volume extracelular. Por outro lado, a retenção indesejada de sódio é evitada quando a carga de potássio por si só fornece o estímulo para a secreção de aldosterona. O *feedback* negativo que acopla a aldosterona ao potássio sérico é fundamental na regulação do potássio. O hiperaldosteronismo resulta em perda de potássio, enquanto a hipopotassemia reduz a produção de aldosterona. A hiperpotassemia estimula a liberação de aldosterona, facilitando a secreção urinária de potássio.

### Mecanismo de reabsorção de sódio e forças eletroquímicas

O principal local de secreção de potássio reside no néfron distal sensível à aldosterona, que é composto pelo túbulo contorcido distal final, bem como pelas células principais do túbulo conector e do ducto coletor cortical. A aldosterona regula a reabsorção de sódio pelo canal de sódio epitelial apical (ENaC). A reabsorção de sódio é dependente das baixas concentrações intracelulares de sódio que resultam da $Na^+,K^+$-ATPase que demanda energia na membrana basolateral. Tanto o $Na^+$ intracelular aumentado quanto o $K^+$ extracelular estimulam a $Na^+,K^+$-ATPase. O aumento da entrada de $Na^+$ por meio de um mecanismo apical aumentará a $Na^+,K^+$-ATPase, trazendo, assim, mais potássio para as células para a secreção transepitelial.

Para otimizar a secreção de potássio, o sódio deve ser liberado em grandes quantidades (dependendo da velocidade de fluxo e da concentração de sódio do líquido tubular) para resultar na reabsorção de sódio via ENaC apical nas células do ducto coletor cortical. Se a liberação de sódio não for limitante, a reabsorção do cátion sódio cria uma diferença de potencial transepitelial lúmen-negativo. A aldosterona afeta essa diferença de potencial transepitelial de várias maneiras. As funções do receptor mineralocorticoide intracelular aumentam a atividade e a densidade de ENaC e das enzimas $Na^+,K^+$-ATPase basolateral. O cortisol, que normalmente é encontrado em concentrações mais altas do que a aldosterona, tem afinidade igual para o receptor da aldosterona e, portanto, pode levar a aumento da atividade de ENaC. No entanto, a enzima 11-beta-hidroxiesteroide desidrogenase do tipo 2 é encontrada nas células principais e converte o cortisol em cortisona inativa.

### Papel dos canais secretores de potássio e taxa de fluxo tubular

A secreção de potássio exige função adequada de vários tipos de canais secretores de potássio nas membranas luminais das células dos néfrons distais. Dois canais de potássio predominantes são encontrados nas membranas apicais das células do ducto coletor. O canal de potássio medular externo renal (ROMK), que está localizado na membrana apical da célula principal no túbulo de conexão e ducto coletor cortical, é sensível à aldosterona, é aumentado pelas cargas de potássio da dieta e provavelmente facilita a secreção constitutiva de $K^+$ em condições basais. ROMK passa por uma nova síntese e aumento da ciclagem para a membrana apical sob o controle da aldosterona. A célula principal também medeia a reabsorção de água responsiva à vasopressina. Os fatores que regulam os canais ROMK incluem o hormônio antidiurético (HAD) e o pH intracelular. O aumento da atividade do canal ROMK em resposta ao HAD, combinado com um efeito do HAD para aumentar ENaC e o fluxo osmótico de água, possibilita a maior concentração possível de potássio na urina com o baixo fluxo tubular que acompanha a antidiurese. Quando o HAD é suprimido, as concentrações luminais de potássio são mais baixas, favorecendo gradientes para a secreção de potássio, mas os baixos níveis de HAD também suprimem a atividade de ROMK. A acidificação celular inibe a secreção de potássio por meio de um efeito em ROMK, proporcionando, assim, um mecanismo renal para a diminuição da secreção eletrogênica de potássio quando a secreção de prótons é necessária durante as acidoses metabólica e respiratória. Na alcalose, a atividade do ROMK está aumentada, favorecendo o aumento da secreção de potássio, mas o resultado pode ser perda significativa de potássio.

Canais adicionais de potássio, conhecidos como canais *maxi-K* ou *big-K*, são proeminentes nas células principais e células intercaladas do ducto coletor cortical, implicando que a célula intercalada também exerça um papel na secreção de potássio. Os canais *big-K* são altamente regulados pela velocidade de fluxo do líquido tubular. Um mecanismo pelo qual a velocidade de fluxo influencia esse canal secretor de potássio é pela deformação do cílio primário da célula principal, que leva a um aumento secundário no cálcio celular que tem efeitos diretos e indiretos para aumentar a secreção de potássio BK.

### Mecanismos de excreção e função normal

O cotransporte de NaCl sensível aos diuréticos tiazídicos é independente da aldosterona no túbulo contorcido distal inicial, mas é inibido por sensores nas células relacionadas à alta ingestão de potássio, mecanismos GI de detecção antecipada e genes "relógio" associados ao ritmo circadiano para a excreção de potássio. A diminuição da reabsorção de sódio no túbulo contorcido distal inicial aumentará o aporte de sódio e água ao néfron distal sensível à aldosterona a jusante. Então, em resposta ao aumento da liberação de aldosterona estimulada pelo potássio plasmático, ENaC é aumentado, levando a maior secreção de potássio. Uma rede de proteinoquinases, incluindo as *sem lisina* ou WNK quinases, é essencial para a regulação da função de NCC e ENaC do início do túbulo contorcido distal.

Em estados de reabsorção ávida de sódio, incluindo estados hipovolêmicos, síndrome hepatorrenal (ver Capítulo 144) e insuficiência cardíaca grave (ver Capítulo 52), a liberação de sódio de locais mais proximais pode se tornar a etapa limitante da taxa de secreção de potássio. Na hipovolemia, a reabsorção de sódio é aumentada pela angiotensina II no túbulo proximal, no início e no final do túbulo contorcido distal e no túbulo conector, de modo que muito pouco sódio é liberado para as células principais do ducto coletor cortical. As perdas de potássio são diminuídas devido a esse aporte reduzido de sódio, e uma troca induzida por angiotensina II envolvendo quinase WNK diminui a atividade ROMK. Embora a aldosterona ainda ative o ENaC da célula principal, a diminuição da liberação de sódio e a diminuição da secreção de potássio (favorecendo a reabsorção de cloreto), permitirá maior reabsorção de NaCl enquanto limita a perda de potássio. A distribuição de sódio pode ser aumentada pela diminuição da angiotensina II durante a expansão do volume extracelular, mas a baixa aldosterona limita as perdas de potássio.

Quando existe aldosterona na ausência de angiotensina II, como na sobrecarga de potássio, não há estimulação precoce da reabsorção de sódio; portanto, o aporte de sódio aos segmentos tardios do néfron sensíveis à aldosterona que contém ROMK, o cotransportador NaCl e ENaC é aumentado. Na ausência de angiotensina II, a rede WNK de proteinoquinases favorece o ROMK aumentado, enquanto a aldosterona aumenta a atividade de ENaC. O resultado favorece a secreção de potássio, mas a reabsorção geral de sódio não é aumentada porque o aumento da liberação de NaCl dos locais proximais compensa o aumento da reabsorção de sódio por ENaC.

### Equilíbrio interno de potássio e distúrbios associados

Em decorrência do retardo de horas antes de a excreção renal compensar o aporte alimentar e como o potássio entra primeiro no líquido extracelular do sistema digestório, é fundamental que o processo de tamponamento celular seja efetivo (Tabela 109.1).[3] Essencialmente, aumentos pós-prandiais do potássio no sangue são minimizados antes de o potássio ser eliminado do corpo. Um fator importante nessa regulação após as refeições é o ciclo de *feedback* envolvendo insulina e potássio. Um aumento no potássio sérico estimula a liberação de insulina das células beta das ilhotas pancreáticas. A insulina aumenta a captação de potássio nas células, principalmente nos músculos, independentemente de seu efeito na captação de glicose. Agudamente, a captação de potássio é principalmente o resultado do aumento da atividade da $Na^+,K^+$-ATPase, enquanto cronicamente há aumento da abundância nas membranas plasmáticas dessas células.

Outro mecanismo importante de regulação da distribuição de potássio entre os espaços extracelulares e celulares envolve o sistema simpático-suprarrenal. A ativação beta-adrenérgica, particularmente por meio do receptor $\beta_2$, aumenta a captação de potássio de músculos e células de gordura. Tal como acontece com a insulina, a captação de potássio é consequência do aumento da atividade $Na^+,K^+$-ATPase associada ao aumento do monofosfato de adenosina cíclico intracelular. O efeito adrenérgico é importante na regulação da concentração de potássio sérico durante o exercício e é independente do efeito adicional que as catecolaminas podem exercer sobre a glicose no sangue com os aumentos esperados de insulina. No atleta treinado, um aumento crônico de $Na^+,K^+$-ATPase nas membranas celulares pode causar redução transitória da concentração de potássio sérico após o esforço. Pelo mesmo mecanismo, um estresse grave pode contribuir para a hipopotassemia, tanto pelos

**Tabela 109.1** Fatores que regulam o equilíbrio interno de potássio.

Ritmo circadiano
Insulina
Atividade beta-adrenérgica
Equilíbrio ácido-básico
Magnésio
Aldosterona
Osmolalidade
Hormônio da tireoide
Potássio extracelular
Sódio intracelular

efeitos $\beta_2$ diretos quanto pela ação da insulina secundária à elevação da glicemia.

A fenilefrina, um agonista alfa-adrenérgico, aumenta o potássio sérico. É importante ressaltar que a epinefrina, que também tem efeitos alfa-adrenérgicos, está associada a um aumento transitório na liberação de potássio do fígado antes de um período mais prolongado de diminuição do potássio sérico mediado pelo receptor $\beta_2$.

A acidose metabólica aumenta o nível de potássio mais do que a acidose respiratória; tanto a alcalose metabólica quanto a respiratória reduzem o nível de potássio. A acidose do hiato aniônico não aumenta o nível de potássio, provavelmente em razão do movimento do ânion orgânico (p. ex., lactato) das células para o espaço extracelular com um próton que o acompanha. Em contrapartida, a ingestão de sais de cloreto exerce efeito mais profundo no nível de potássio porque a concentração de cloreto aumenta no espaço extracelular. Na acidose hiperclorêmica, o cloreto entra nas células por meio da troca cloreto-bicarbonato e se recicla retornando para o espaço extracelular em cotransporte com o potássio. A ingestão excessiva de sais de cloreto de arginina e lisina está associada à acidose hiperpotassêmica. O ácido épsilon-aminocaproico também foi associado à hiperpotassemia e há a hipótese de que seja trocado por potássio celular, de maneira muito semelhante aos outros aminoácidos catiônicos.

Assim como uma única medição do pH sanguíneo pode refletir distúrbios ácido-básicos mistos, muitos processos que afetam a concentração efetiva de potássio podem coexistir. A acidose metabólica pode estar associada a perdas diarreicas ou urinárias de potássio, suficientes para resultar em hipopotassemia. A acidose metabólica do diabetes melito também pode estar associada à deficiência de insulina e à insuficiência renal, e pode causar hiperpotassemia, apesar das perdas urinárias de potássio induzidas osmoticamente e da depleção de potássio corporal total.

Outros efeitos hormonais sobre o potássio incluem os hormônios da tireoide e do crescimento (GH), mas os pacientes com distúrbios desses hormônios geralmente não apresentam alterações significativas nos níveis de potássio no sangue. Alguns pacientes com hipertireoidismo podem apresentar hipopotassemia leve, talvez relacionada ao aumento da atividade simpática. Os estados de crescimento estão associados a maior necessidade de potássio; por exemplo, na gestação normal, a concentração materna de potássio pode diminuir à medida que o feto em desenvolvimento cresce.

A hipomagnesemia frequentemente acompanha a hipopotassemia. Tanto o magnésio quanto o potássio são encontrados predominantemente nas células, mas a $Na^+,K^+$-ATPase requer magnésio para funcionar. Se o magnésio for deficiente, o potássio se distribuirá mais para o líquido extracelular, mascarando, assim, o grau de deficiência de potássio. Além disso, a deficiência de magnésio leva ao aumento dos canais secretores de potássio renais, de modo que a depleção de potássio é difícil de corrigir até que o magnésio seja reposto.

### Equilíbrio de potássio externo e distúrbios associados

Normalmente, não mais que 10 a 20% da excreção total de potássio são realizados pelo trato gastrintestinal, mas a excreção colônica é aumentada na insuficiência renal, principalmente por meio de aumentos induzidos por potássio na atividade epitelial $Na^+,K^+$-ATPase aldosterona. Na insuficiência renal, os mecanismos normais de distribuição do potássio adquirem importância crescente.

Algumas condições que causam maiores perdas de potássio gastrintestinal incluem diarreias secretoras do cólon, o resultado de infecção ou abuso de laxantes. Distúrbios do intestino delgado, que podem levar a grande volume de fezes líquidas com baixa concentração de potássio, geram gradientes favoráveis para a secreção de potássio acentuada pelo cólon. Uma síndrome de diarreia aquosa e hipopotassemia está associada a tumores neuroendócrinos (ver Capítulo 219) que secretam peptídio intestinal vasoativo. A secreção retossigmóidea de potássio pode resultar em perdas significativas de potássio, e deficiência de potássio é observada em pacientes que têm ureterossigmoidostomias. O potássio pode ser perdido por diversas outras formas, incluindo excesso de suor ou salivação.

O potássio também pode ser esgotado por vômitos ou diarreia. Na alcalose gástrica, a perda de potássio ocorre na urina. Nos distúrbios tubulares renais, as perdas urinárias podem exceder a ingestão quando produtos osmóticos ou aniônicos são excessivamente excretados na urina ou em pacientes que fazem uso de diuréticos.

É incomum que a hiperpotassemia seja causada pela ingestão excessiva de potássio, a menos que o paciente tenha disfunção renal. No entanto, em pacientes com hemólise rápida, hemorragia interna ou rabdomiólise, principalmente se a hemoglobinúria ou mioglobinúria também resultar em lesão renal aguda, a hiperpotassemia potencialmente fatal pode se desenvolver rapidamente em decorrência da rápida liberação de estoques celulares de potássio.

## MANIFESTAÇÕES CLÍNICAS

### Hipopotassemia

As manifestações clínicas de depleção de potássio incluem hipertensão, diminuição do crescimento e sintomas musculares como fraqueza, cãibras, fasciculações e até paralisia. Em casos graves, o diafragma pode ficar paralisado, levando à insuficiência respiratória. As arritmias cardíacas constituem um componente crítico dos estados de potássio reduzido e geralmente são observadas quando o potássio sérico diminui para menos de 3 mmol/ℓ ou quando isquemia, hipercalcemia ou medicamentos como a digoxina estão simultaneamente presentes. Um paciente que apresente nível de potássio cronicamente baixo (p. ex., pelo uso de diuréticos) pode estar particularmente vulnerável a taquiarritmias supraventriculares e ventriculares durante períodos de estresse, como traumatismo craniano, ou durante a síndrome coronária aguda,[4] para a qual a isquemia cardíaca também contribui. A fase de repolarização cardíaca prolongada da hipopotassemia é responsável pelos achados eletrocardiográficos característicos de ondas T amplas e planas. As ondas U também são indicativas desse retardo na repolarização (Figura 109.1). No intestino, a hipopotassemia pode resultar em íleo paralítico, que pode interferir na reposição oral.

Além desses efeitos sistêmicos do desequilíbrio de potássio, o rim é muito sensível à depleção de potássio. Alterações estruturais nos glomérulos e túbulos levam a diminuição da taxa de filtração glomerular (TFG), aumento da amônia no túbulo proximal, aumento da reabsorção de bicarbonato de sódio e excreção efetiva de ácido, desencadeando alcalose metabólica. Diabetes insípido nefrogênico ocorre quando a depleção de potássio diminui a expressão dos canais de água dependentes da vasopressina (aquaporina 2) nas membranas plasmáticas luminais do ducto coletor. A hipopotassemia diminui a secreção de insulina e está associada à intolerância à glicose.

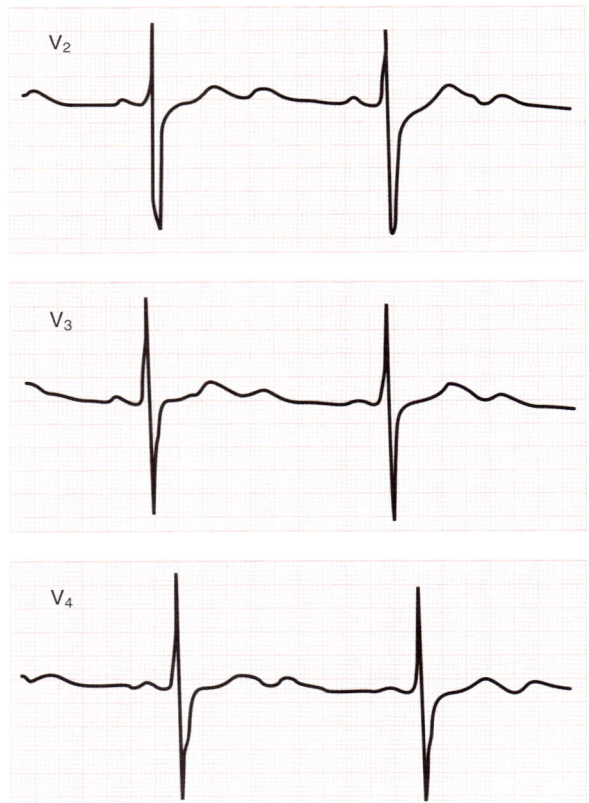

**FIGURA 109.1** Manifestações eletrocardiográficas de hipopotassemia. A concentração de potássio sérico é de 2,2 mEq/ℓ. O segmento ST apresenta-se prolongado, principalmente em razão de uma onda U seguindo a onda T, e a onda T está achatada.

## Hiperpotassemia

A hiperpotassemia é uma emergência potencialmente fatal,[5] sobretudo se ocorrer rapidamente. O efeito despolarizante no potencial de membrana em repouso e o aumento da condutância do canal de potássio levam às alterações eletrocardiográficas clássicas de ondas T apiculadas hiperagudas associadas à repolarização rápida (Figura 109.2). Hiperpotassemia resulta, com frequência, em bradicardia sinusal. Bloqueio atrioventricular (BAV), desaparecimento das ondas P no ECG e intervalos QRS prolongados são observados em casos de hiperpotassemia grave, geralmente acima de 6 mmol/ℓ. Embora os algoritmos de aprendizado profundo sugiram que o eletrocardiograma pode ser usado para rastrear hiperpotassemia,[5b] o ECG não é um indicador sensível de hiperpotassemia grave e parada cardíaca súbita pode ocorrer. A exemplo da hipopotassemia, a hiperpotassemia grave pode causar paralisia da musculatura esquelética; ao contrário da paralisia hipopotassêmica, costuma ser de natureza ascendente.

### DIAGNÓSTICO

A primeira indicação de um distúrbio no equilíbrio de potássio geralmente é a concentração anormal de potássio sérico detectada durante avaliação laboratorial, não pela suspeita de um nível anormal de potássio em si. Quando a concentração de potássio está elevada, é imperativo descartar artefatos comuns, conhecidos como pseudo-hiperpotassemia. A hemólise no tubo de ensaio é um artefato comum nos casos de hemólise induzida pelo frio (ver Capítulo 152); é importante coletar o sangue e permitir que coagule em um ambiente quente. Alguns pacientes apresentam pseudo-hiperpotassemia resultante de contagens de plaquetas altas, geralmente acima de 1 milhão/μℓ, ou leucemia mieloide (ver Capítulos 173 e 175); nesses casos, o potássio é liberado durante a formação do coágulo no tubo de ensaio. A medição do nível de potássio plasmático evitará esses artefatos. O nível de potássio sérico está, às vezes, elevado em decorrência de isquemia local relacionada à aplicação de torniquete e ao ato de cerrar o punho.

Uma anamnese detalhada deve se concentrar em medicamentos, história familiar e fontes de excesso ou perda de potássio. O exame físico deve dar atenção especial à pressão arterial, ao volume extracelular, à frequência e ao ritmo cardíacos, à força muscular e aos reflexos.

Os exames laboratoriais devem incluir um hemograma completo, bem como níveis séricos de sódio, cloreto, bicarbonato, creatinina e ureia sanguínea. Em casos mais graves, gasometria arterial e níveis de creatinoquinase e magnésio devem ser obtidos. Um eletrocardiograma de 12 derivações também deve ser realizado. A taxa de excreção urinária de potássio em um teste de urina cronometrada é a melhor medida da excreção de $K^+$. Em um paciente com hiperpotassemia, a concentração de potássio urinário superior a 30 mEq/ℓ sugere perda renal de potássio, enquanto as perdas extrarrenais geralmente são refletidas por concentrações menores que 20 mEq/ℓ. Na vigência de hiperpotassemia, a excreção urinária de potássio deve exceder cerca de 35 mEq/ℓ, a menos que a subexcreção urinária seja a causa da hiperpotassemia. Um nível alto de aldosterona causa alta razão potássio/sódio urinário, enquanto o hipoaldosteronismo provoca o oposto. Como a reabsorção de água complica a interpretação da concentração urinária de $K^+$, distinguir a perda ou retenção urinária de $K^+$ em um estado hipopotassêmico ou hiperpotassêmico pode ser feito medindo-se a razão $[K^+]:[Cr]$ urinária usando 15 a 20 mEq/g de creatinina como ponto de corte (*cutoff*).

### Doenças hipopotassêmicas

A causa mais comum de hipopotassemia (Tabela 109.2) na prática médica é o uso de diuréticos tiazídicos ou de alça. Os pacientes podem ter pressão arterial baixa, normal ou alta, dependendo de sua volemia e de os diuréticos terem sido prescritos para hipertensão arterial sistêmica ou insuficiência cardíaca. As causas agudas mais comuns de hipopotassemia são diarreia e vômitos (Figura 109.3).

### Síndromes hipopotassêmicas hipertensivas

Se as células renais principais desenvolverem um gradiente elétrico transepitelial que é mais negativo no lúmen do que o necessário para manter o equilíbrio de potássio, ocorre perda urinária de potássio inadequada para o nível sanguíneo de potássio. Como ocorrerá aumento paralelo na secreção de $H^+$, é comum observar alcalose metabólica associada. Se a anormalidade estiver relacionada a aumento primário da reabsorção de sódio, também ocorrerá hipertensão arterial sistêmica ou expansão do volume extracelular.

A avaliação dos níveis plasmáticos de renina e aldosterona ajuda a distinguir diagnósticos específicos (ver Tabela 109.2). O hiperaldosteronismo primário está associado a níveis baixos de renina devido à expansão do volume. Se for corrigido para o potássio plasmático, uma razão aldosterona/renina de 30:1 sugere hiperplasia ou tumor suprarrenal cortical primário (aldosteronoma) (ver Capítulo 214). No entanto, essas razões têm de ser usadas com cautela e o valor absoluto da aldosterona é importante, especialmente quando os níveis de renina e aldosterona estão baixos. A liberação tubular significativa de cloreto de sódio em um quadro de expansão de volume e aldosterona não supressível resulta em hipopotassemia, que melhora após restrição de sódio e piora com a administração intravenosa de solução salina. Na hiperplasia suprarrenal congênita (ver Capítulo 214), assim como na deficiência de 11-beta-hidroxilase, a alcalose hipopotassêmica está associada à produção excessiva de androgênio. Em pacientes com tumores secretores de renina ou estenose unilateral da artéria renal, níveis elevados de renina estimulam a angiotensina II e, em seguida, a secreção de aldosterona, com aumento resultante na reabsorção de sódio, hipertensão arterial sistêmica e alcalose metabólica hipopotassêmica.

Em alguns pacientes com superprodução de ACTH, como na produção ectópica do pulmão e outras neoplasias malignas (ver Capítulo 169),

Derivação $V_3$

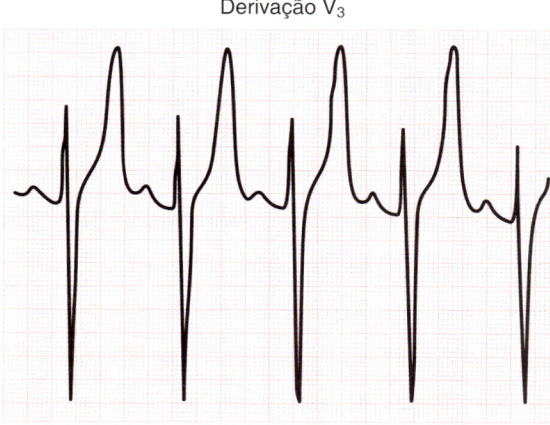

A

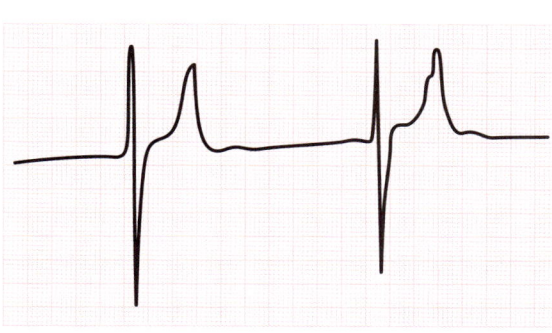

B

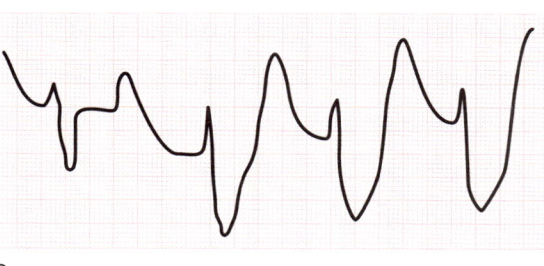

C

**FIGURA 109.2** Os efeitos da hiperpotassemia progressiva no eletrocardiograma. Todas as ilustrações são da derivação $V_3$. **A.** Concentração de potássio ($[K^+]$) no soro = 6,8 mEq/ℓ; observar as ondas T apiculadas junto com o ritmo sinusal normal. **B.** $[K^+]$ sérica = 8,9 mEq/ℓ; observar as ondas T apiculadas e a ausência de ondas P. **C.** $[K^+]$ sérica > 8,9 mEq/ℓ; observar a onda senoidal clássica com ondas P ausentes, prolongamento acentuado do complexo QRS e ondas T apiculadas.

**Tabela 109.2** Causas de hipopotassemia e excreção de potássio aumentada.

| CAUSAS DE AUMENTO DA EXCREÇÃO DE K+ E HIPOPOTASSEMIA | RENINA | ALDOSTERONA | VOLUME EXTRACELULAR OU PRESSÃO ARTERIAL | ESTADO ÁCIDO-BÁSICO |
|---|---|---|---|---|
| Aumento de ENaC: síndrome de Liddle | Baixa | Baixa | Altos | Alcalose |
| Diminuição da enzima beta-hidroxiesteroide desidrogenase: excesso aparente de mineralocorticoide, alcaçuz | Baixa | Baixa | Altos | Alcalose |
| Tumor ou hiperplasia de glândula suprarrenal | Baixa | Alta | Altos | Alcalose |
| ACTH ectópico: síndrome de Cushing | Baixa | Baixa | Altos | Alcalose |
| Hiperplasia suprarrenal congênita | Baixa | Alta | Altos | Alcalose |
| Estenose unilateral da artéria renal | Alta | Alta | Altos | Alcalose |
| Tumor secretor de renina | Alta | Alta | Altos | Alcalose |
| Diuréticos | | | | |
|    Tiazídicos | Alta | Alta | Baixos | Alcalose |
|    Furosemida | Alta | Alta | Baixos | Alcalose |
|    Acetazolamida | Alta | Alta | Variáveis | Acidose |
| Síndrome de Bartter | Alta | Alta | Baixos | Alcalose |
| Síndrome de Gitelman | Alta | Alta | Baixos | Alcalose |
| Síndrome de Fanconi | Alta | Alta | Baixos | Acidose |
| ATR distal | Alta | Alta | Baixos | Acidose |

ACTH = hormônio adrenocorticotrófico; ENaC = canal epitelial de Na+; ATR = acidose tubular renal.

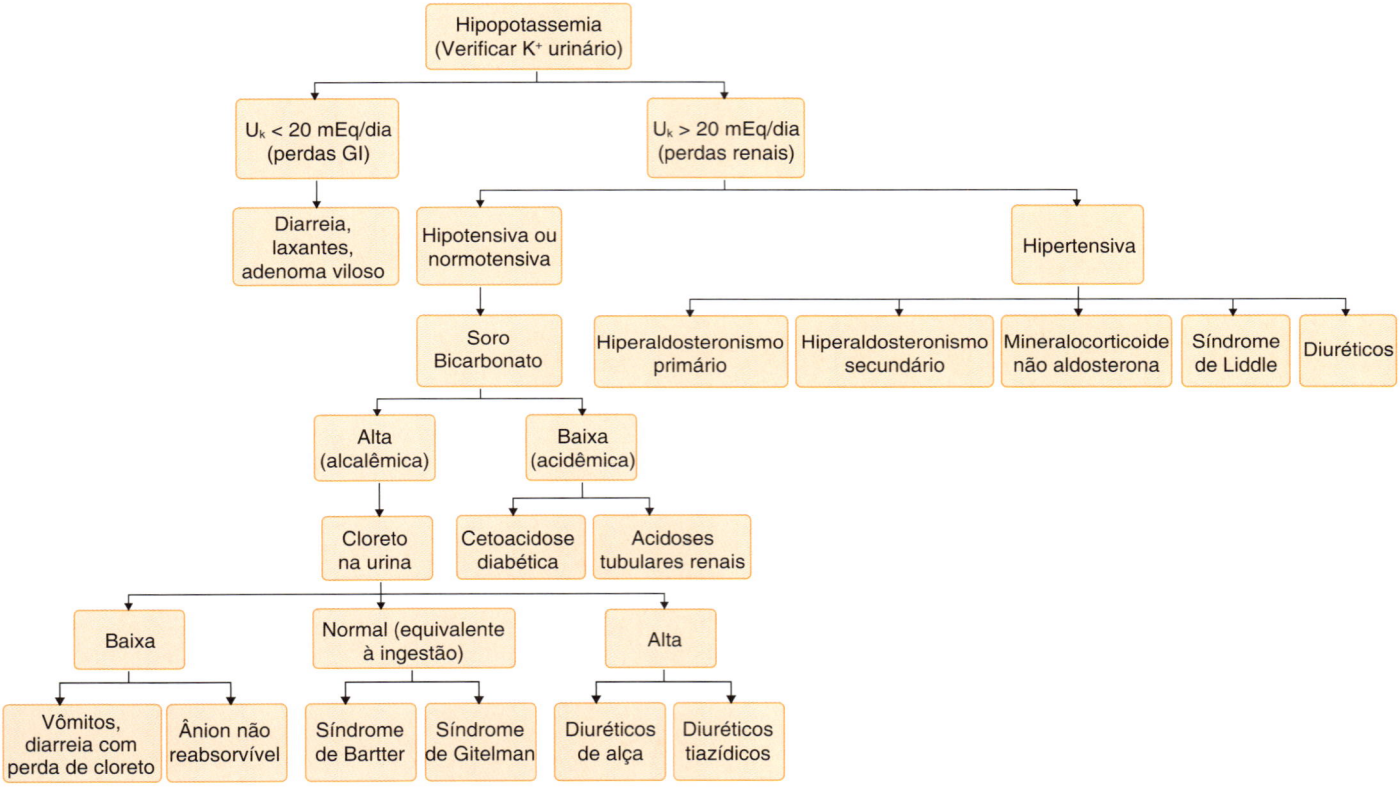

**FIGURA 109.3** Causas de hipopotassemia. GI = gastrintestinais.

o cortisol sobrecarrega o receptor de aldosterona e resulta em alcalose hipopotassêmica hipertensiva. O paciente pode não apresentar sinais da síndrome de Cushing a curto prazo. No aldosteronismo tratável por glicocorticoides, que é um distúrbio familiar no qual ocorrem episódios de hipopotassemia e hipertensão arterial sistêmica, uma duplicação de genes quiméricos acopla o promotor 11-beta-hidroxilase responsivo ao ACTH à região codificadora da aldosterona sintase.

O ácido glicirrízico, que é encontrado no alcaçuz e no anis, inibe a enzima renal 11-beta-hidroxiesteroide desidrogenase e, portanto, causa hipopotassemia, alcalose metabólica e hipertensão arterial sistêmica.[6] Um distúrbio genético raro conhecido como síndrome do excesso aparente de mineralocorticoide provoca o mesmo efeito devido à deficiência da 11-beta-hidroxiesteroide desidrogenase. A síndrome provoca uma alta razão cortisol/cortisona; como resultado, renina e aldosterona são suprimidas pela expansão de volume. Hipopotassemia pode ser precipitada pela estimulação de cortisol por ACTH.

Mutações de ativação do ENaC aumentam a reabsorção de sódio (síndrome de Liddle; ver Capítulo 119). A síndrome pode ser distinguida do hiperaldosteronismo primário ou secundário pela supressão dos níveis de renina e aldosterona (ver abordagem ao paciente com hipopotassemia e alcalose metabólica na Figura 110.3).

### Síndromes hipotensivas hipopotassêmicas

Ao contrário das síndromes hipertensivas hipopotassêmicas, nas quais o aumento da reabsorção de sódio é um evento primário, muitas alcaloses hipopotassêmicas estão associadas à depleção do volume extracelular. Com uma resposta fisiológica à depleção de volume, as perdas de potássio podem ser resultado da reabsorção apropriada de sódio; serão observados sinais de hipotensão ou depleção do volume extracelular. Diarreias secretoras, associadas a alcalose hipoclorêmica ou acidose hiperclorêmica, provocam depleção do volume extracelular e aumentos secundários de renina e aldosterona; o resultado são perdas de potássio gastrintestinais e urinárias. No entanto, como a alcalose aumenta a secreção de potássio, as perdas urinárias de potássio são mais significativas na alcalose gástrica ou em outras síndromes de perda de cloreto associadas à alcalemia.

O uso de diuréticos, a síndrome de Bartter (ver Capítulo 119) e a síndrome de Gitelman (ver Capítulo 119) são causas tubulares renais de depleção do volume extracelular, hipotensão e alcalose hipopotassêmica e hipoclorêmica; sódio e cloreto são perdidos na urina e ocorrem elevações secundárias dos níveis de renina e aldosterona. Fluxo urinário aumentado é um contribuinte importante para as perdas de potássio aumentadas em cada um desses exemplos. A síndrome de Bartter afeta a função do segmento ascendente do ramo espesso por meio de mutações no NKCC2 ou nos canais de potássio ou cloreto, enquanto a síndrome de Gitelman é caracterizada por mutações inativadoras ou desregulação do cotransportador de NaCl no túbulo distal. A hipopotassemia na síndrome de Gitelman pode ser causada por hiperaldosteronismo secundário, bicarbonatúria e hipomagnesemia.

A acidose tubular renal (ATR) distal clássica do tipo 1 (ver Capítulos 110 e 119) costuma estar associada à hipopotassemia, que melhora com a correção da acidemia. Em contrapartida, a ATR proximal, quando corrigida com bicarbonato, frequentemente resulta em piora da hipopotassemia em decorrência da maior perda de bicarbonato associada a aumentos da carga de bicarbonato filtrado.

A acetazolamida, quando administrada a um paciente com alcalose, é um agente espoliador de potássio muito potente. A depleção de volume e o hiperaldosteronismo contribuem para as perdas de potássio, assim, como a perda de bicarbonato, que parece ter efeito direto sobre a secreção de potássio.

As toxinas tubulares que podem estar associadas a perdas significativas de potássio incluem aminoglicosídeos, cisplatina e ifosfamida. A anfotericina B provoca perda significativa de potássio acompanhada de acidose tubular renal. Em muitas dessas condições, o uso simultâneo de amilorida reduz as perdas de potássio em até 50%.

Pacientes que apresentam hipopotassemia inexplicada e alcalose com depleção de volume devem ter os eletrólitos urinários medidos para determinar se o cloreto urinário está baixo, como no caso de vômito ou abuso de laxante. Se a urina contiver cloreto, deve ser considerado rastreamento do uso de diurético; a síndrome de Gitelman e a síndrome de Bartter são outras possibilidades.

## Distúrbios hiperpotassêmicos

Na prática clínica, hiperpotassemia aguda é observada mais comumente com insuficiência renal (ver Capítulo 122), acidose (ver Capítulo 110) e lesão muscular aguda da rabdomiólise (ver Capítulo 105) (Tabela 109.3). Hiperpotassemia crônica é mais comumente observada com medicamentos que reduzem a secreção de potássio e com distúrbios tubulares renais.[6b]

### Síndromes hiperpotassêmicas hipotensivas ou normotensivas

As ATRs do tipo 4 (ver Capítulo 110) que estão associadas à incapacidade de acidificação da urina são causadas por doenças que comprometem a função do néfron distal, incluindo lúpus eritematoso sistêmico (ver Capítulo 250), obstrução do sistema urinário, amiloidose (ver Capítulo 179), nefropatia associada ao transplante de rim e medula óssea (ver Capítulos 122 e 168) e nefropatia falciforme (ver Capítulo 116). Homens que apresentam hiperpotassemia e insuficiência renal de causa desconhecida devem ser avaliados para possível obstrução prostática (ver Capítulo 120). Cada uma dessas condições também pode estar associada à falta de concentração da urina (diabetes insípido nefrogênico) ou a acidose metabólica hiperclorêmica causada por anormalidades na secreção de ácido.

Hipoaldosteronismo seletivo primário ou deficiência cortical suprarrenal completa (ver Capítulo 214) está associado a renina elevada e aldosterona baixa. Hipoaldosteronismo secundário pode ser observado em estados hiporreninêmicos causados por betabloqueadores, antagonistas da renina ou anti-inflamatórios não esteroides (AINEs). Os inibidores da enzima conversora da angiotensina (IECAs) e os bloqueadores dos receptores da angiotensina (BRAs) aumentam a renina e diminuem a aldosterona. A heparina, incluindo as formas fracionadas e de baixo peso molecular (ver Capítulo 76), pode causar hiperpotassemia mesmo em pequenas doses subcutâneas.

Os distúrbios que afetam a diferença de potencial transepitelial e podem resultar em hiperpotassemia, acidose e depleção do volume extracelular incluem mutações inativadoras do ENaC (pseudo-hipoaldosteronismo autossômico recessivo do tipo 1), que podem ser acompanhadas por níveis elevados de renina e aldosterona. O ENaC também pode ser inibido por diuréticos poupadores de potássio (i. e., amilorida e triantereno) e por alguns medicamentos secretados pelos transportadores de cátions orgânicos do túbulo proximal, como trimetoprima e pentamidina, bem como pelo lítio. A inibição do receptor de aldosterona pode ser o resultado de antagonistas como a espironolactona e a eplerenona.

### Síndromes hipertensivas hiperpotassêmicas

Os AINEs podem causar hiperpotassemia, principalmente em pacientes com doença renal, diminuindo a distribuição de sódio, aumentando a reabsorção de água e diminuindo renina e aldosterona. A hipertensão arterial sistêmica por AINE provavelmente é causada por retenção renal de sal e água.

A ciclosporina ou o tacrolimo podem provocar acidose hiperpotassêmica. O mecanismo pode envolver inibição da ciclo-oxigenase 2 (COX-2) e, portanto, hiporrenino-hipoaldosteronismo. Também pode haver diminuição da secreção apical de potássio no ducto coletor. A síndrome de Gordon é uma doença genética (pseudo-hipoaldosteronismo do tipo 2) associada a hiperpotassemia, expansão de volume e acidose metabólica. É causada pela ativação do cotransportador NaCl do túbulo contorcido distal, sensível à tiazida, relacionado a uma disfunção do papel regulador da quinase WNK.

### TRATAMENTO

Pode ser difícil determinar com acurácia as reservas de potássio corporal total a partir do nível de potássio sérico porque até 100 a 300 mmol de

### Tabela 109.3 Causas de hiperpotassemia e excreção de potássio diminuída.

| CAUSAS DE DIMINUIÇÃO DA EXCREÇÃO DE K+ E HIPERPOTASSEMIA | RENINA | ALDOSTERONA | VOLUME EXTRACELULAR OU PRESSÃO ARTERIAL | ESTADO ÁCIDO-BÁSICO |
|---|---|---|---|---|
| Aumento do ENaC<br>Fármacos: amilorida, triantereno, trimetoprima, lítio<br>Pseudo-hipoaldosteronismo tipo 1 resultante de mutação autossômica recessiva no ENaC | Alta | Alta | Baixos ou normais | Normal ou acidose |
| Pseudo-hipoaldosteronismo tipo 1 resultante de mutação autossômica dominante no RM | Alta | Alta | Baixos | Acidose |
| Bloqueio do RM: espironolactona, eplerenona, progesterona | Alta | Alta | Baixos | Acidose |
| Hipoaldosteronismo: insuficiência suprarrenal | Alta | Baixa | Baixos | Acidose |
| Hiporrenino-hipoaldosteronismo: AINEs, betabloqueadores, neuropatia autonômica | Baixa | Baixa | Baixos | Acidose |
| Pseudo-hipoaldosteronismo tipo 2 | Baixa | Baixa | Baixos | Acidose |

ENaC = canal epitelial de Na+; RM = receptor mineralocorticoide; AINEs = anti-inflamatórios não esteroides.

potássio podem ser perdidos do corpo com uma queda do potássio sérico de apenas 1 mmol/ℓ.

## Hipopotassemia

A meta da terapia aguda para hipopotassemia é prevenir ou controlar paralisia ou arritmias potencialmente fatais. Os pacientes de maior risco são os idosos, aqueles com doença hepática ou distúrbios cardíacos conhecidos e aqueles que tiveram uma queda abrupta na concentração de potássio sérico para menos de 2,5 mEq/ℓ. O potássio precisa atravessar o espaço extracelular antes de repor as reservas intracelulares, por isso é extremamente perigoso repor o potássio muito rapidamente. O potássio deve ser administrado por via oral, se possível. Se o nível de potássio for maior que 3 mEq/ℓ, um aumento no potássio da dieta pode ser considerado, juntamente com a remoção da causa subjacente de hipopotassemia. A reposição oral usual é com cloreto de potássio na dose de 40 a 100 mmol/dia. O sal cloreto tem a vantagem de tratar a alcalose metabólica concomitante, mas outras formas disponíveis incluem citrato de potássio (no paciente acidótico) e fosfato de potássio (em pacientes com déficit de fosfato). A administração de potássio com um ânion não reabsorvível, como o gliconato, pode não repor o déficit de potássio de forma adequada. O potássio intravenoso é reservado para pacientes que não conseguem ingerir potássio e pacientes com hipopotassemia sintomática, paralisia ou arritmias cardíacas. Geralmente é administrado com uma solução de 20 a 40 mmol de potássio em 1.000 mℓ de solução a uma taxa que não exceda 10 a 20 mmol/h. Em alguns casos de hipopotassemia grave (< 2,5 mEq/ℓ) e em pacientes sintomáticos, foram utilizadas concentrações mais altas (até 40 mmol em 100 mℓ). Se o nível de potássio for inferior a 3 mmol/ℓ ou se for infundido a mais de 10 mmol/h, pode ser melhor tratar o paciente em um ambiente monitorado para detectar complicações cardíacas. Um cateter venoso central pode ser necessário para essas concentrações mais altas e é melhor consultar um nefrologista e a farmácia do hospital.

Em pacientes com azotemia pré-renal associada a hiperglicemia ou alcalose metabólica grave, a expansão volêmica apenas com soluções de cloreto de sódio pode resultar em perdas de potássio potencialmente fatais, apesar da melhora do volume extracelular. Potássio tem de ser administrado antes de tais eventos.

Em um paciente hipopotassêmico, é preciso ter cuidado ao infundir soluções contendo glicose, pois o aumento resultante na insulina pode diminuir ainda mais o nível de potássio no sangue. A atenção ao débito urinário e às perdas contínuas é crucial. Se as perdas contínuas de potássio forem significativas, pode ser necessário prescrever um diurético poupador de potássio (p. ex., amilorida, 5 a 10 mg VO) e tratar a causa das perdas contínuas (p. ex., diarreia). O magnésio deve ser reposto, se necessário.

No ambiente hospitalar, a hipopotassemia é uma complicação comum da infusão IV de líquido. Em pacientes com função renal normal, uma dose de manutenção de potássio intravenoso pode evitar a hipopotassemia. No ambiente ambulatorial, a hipopotassemia é um efeito colateral comum da terapia diurética. O potássio sérico deve ser mantido dentro da faixa normal (> 3,5 mEq/ℓ), especialmente em pacientes de alto risco. A adição de 40 a 100 mmol de potássio por dia como sal de cloreto é o tratamento usual, dependendo da resposta do paciente.

## Hiperpotassemia

### Tratamento de emergência

Se a hiperpotassemia for grave, a meta é reduzir a concentração de potássio rapidamente.[7] Se a hiperpotassemia estiver associada a arritmias cardíacas, entretanto, o tratamento em um ambiente monitorado é necessário antes que o nível de potássio sérico diminua, mesmo com terapia agressiva. Gliconato de cálcio, 10 mℓ de uma solução a 10% (8,9 mg de cálcio) durante 10 a 20 minutos, frequentemente é indicado para estabilizar os efeitos elétricos na excitação cardíaca.[8] O cloreto de cálcio (3 a 4 mℓ de uma solução a 10%) é uma alternativa, mas deve ser administrado por acesso central porque seu extravasamento resulta em necrose tecidual.

No entanto, a administração de cálcio não diminui a concentração de potássio. Beta-agonistas nebulizados ou inalados e insulina e glicose intravenosas, isoladamente ou em combinação, são os melhores tratamentos para reduzir agudamente o nível de potássio. As alternativas incluem 100 mℓ de glicose a 50% isoladamente ou em combinação com 10 unidades de insulina regular; a combinação proporcionará, em média, uma redução significativamente maior do nível de potássio sérico (0,8 mmol/ℓ versus 0,5 mmol/ℓ) em 60 minutos, mas cerca de 20% dos pacientes tratados com insulina desenvolverão hipoglicemia.[A1] Como alternativa, 10 UI de insulina regular podem ser administradas com solução de glicose a 10% durante 1 hora em um total de 30 a 50 UI no paciente normoglicêmico. A glicemia deve ser monitorada porque o aumento abrupto da osmolalidade plasmática induzido pela glicose agrava a hiperpotassemia se causar extravasamento de potássio das células com fluxo osmótico de água. Salbutamol por nebulizador (10 a 20 mg em 4 mℓ de solução salina durante 10 minutos) consegue redistribuir o potássio de forma aguda, mas não deve ser o único tratamento porque alguns pacientes não respondem. Em alguns casos, agonistas beta-adrenérgicos intravenosos (p. ex., salbutamol, 0,5 mg em 100 mℓ de soro glicosado a 5% durante 15 minutos) foram usados para diminuir o nível de potássio sérico em cerca de 1 mmol/ℓ em minutos a horas. O bicarbonato de sódio, como mistura isotônica calculada para corrigir o estado ácido-básico, deve ser reservado para pacientes acidêmicos que precisem de alcalinização, exigindo cuidado para evitar hipocalcemia. As complicações das infusões de bicarbonato de sódio incluem hipernatremia, expansão do volume e diminuição do cálcio ionizado, resultando potencialmente em tetania. Os diabéticos podem apresentar depleção de potássio mesmo que apresentem inicialmente hiperpotassemia; como a volemia desses pacientes é plena, tipicamente precisam de reposição de potássio (ver Capítulo 216). A hiperpotassemia da síndrome de Gordon é extremamente responsiva aos diuréticos tiazídicos.

### Tratamento crônico

A longo prazo a perda de potássio pode ser sustentada pelo uso de resinas de troca catiônica.[9] Patirômero (4,2 a 8,4 g, 2 vezes/dia),[A2] que é uma resina de troca cálcio-potássio não absorvida que atua no cólon para reduzir os níveis de potássio sérico, consegue manter os níveis normais de potássio durante pelo menos 1 ano. Tem sido usado com sucesso em pacientes com doença renal diabética[A3] e em pacientes recebendo agentes anti-hipertensivos retentores de potássio.[A4] Seu principal efeito colateral é a constipação intestinal, mas também podem ocorrer hipomagnesemia, diarreia, náuseas, desconforto abdominal e flatulência. Para evitar interação potencial, nenhum outro medicamento deve ser ingerido pelo menos 3 horas antes ou depois do patirômero. Ciclossilicato de zircônio (um agente cristalino oral com alta afinidade de ligação para o potássio no tubo gastrintestinal de 1,25 a 10 g, 3 vezes/dia[A5] também é efetivo e aprovado pela FDA dos EUA. Poliestireno sulfonato de sódio (PSS), administrado por via oral ou como um enema (ver Capítulo 122), na dose de 30 a 50 g consegue reduzir os níveis de potássio durante várias horas. Essa resina também fornecerá uma carga de sódio e ligará o cálcio, resultando em expansão de volume e hipocalcemia. Essas resinas interferem na absorção de lítio e tiroxina. Complicações graves das resinas de PSS quando usadas em combinação com sorbitol são ulceração e necrose do cólon. Essas resinas também não devem ser administradas em combinação com antiácidos à base de alumínio, porque as concreções resultantes podem obstruir o tubo gastrintestinal.

Se o volume do paciente estiver expandido, furosemida (40 a 100 mg), clorotiazida (500 mg) ou, se o paciente também apresentar alcalose, acetazolamida (250 a 500 mg) aumentam a depuração renal de potássio. Se o paciente apresentar depleção de volume, a expansão com solução salina isotônica melhora o débito urinário e, assim, a excreção de potássio.

## Síndromes clínicas específicas

### Hipopotassemia

Pacientes com anemia perniciosa que recebem vitamina $B_{12}$ para estimular a eritropoese podem esgotar o potássio extracelular e sofrer de hipopotassemia como custo da produção de novos eritrócitos. As leucemias com taxas de crescimento rápido (ver Capítulo 173) também podem causar uma queda no nível de potássio sérico, e algumas formas de leucemia mieloide estão associadas a um alto nível de lisozima, o que leva à perda de potássio urinário.

A paralisia periódica hipopotassêmica familiar é um distúrbio autossômico dominante geralmente causado por mutações em determinados canais de sódio do músculo esquelético dependentes de voltagem ou canais de cálcio do tipo L. Caracteristicamente, os episódios periódicos de hipopotassemia grave são precipitados por estímulos que geralmente induzem hipopotassemia leve ao distribuir potássio para as células. Os fatores precipitantes incluem elevação dos níveis de insulina após a ingestão de carboidratos ou a prática de exercícios físicos, quando o nível de potássio plasmático diminui devido à recaptação de potássio pela ATPase. Nos indivíduos afetados, esses estímulos causam hipopotassemia progressiva e grave, o suficiente para resultar em paralisia muscular por hiperpolarização do sarcolema. A causa da síndrome é um desequilíbrio entre a corrente de $K^+$ direcionada para fora e o extravasamento de cátions ($Na^+$ e $Ca^{2+}$) para dentro. Nas mutações familiares, o influxo despolarizante de cátions, normalmente muito pequeno em condições de hiperpolarização, é aumentado e, quando equilibrado com a corrente de $K^+$ para fora, resulta em despolarização paradoxal. Por sua vez, a despolarização inativa o canal de sódio necessário para o potencial de ação rápida, de forma que a célula muscular não é excitável. Na paralisia periódica hipopotassêmica não familiar, a perda na função dos canais de potássio direcionados para fora (Kir) é responsável por despolarização paradoxal, inativação dos canais de sódio e diminuição da excitabilidade.

A apresentação clínica da paralisia periódica hipopotassêmica geralmente ocorre na adolescência ou no início da idade adulta.[10] Em alguns casos familiares, ocorre miopatia proximal progressiva (ver Capítulo 393). Pacientes asiáticos, geralmente homens com hipertireoidismo (ver Capítulo 213), apresentam mutação de diminuição da função de um canal de potássio direcionado para fora que os leva a desenvolver paralisia episódica em resposta a refeições ricas em carboidratos ou em repouso após a prática de exercícios físicos. Na síndrome de Anderson, que é outra forma de paralisia periódica hipopotassêmica, os canais de potássio cardíacos também são afetados e podem ocorrer arritmias cardíacas graves.

A condição é tratada com dieta rica em potássio, além de inibidores da anidrase carbônica, como acetazolamida (125 a 500 mg/dia) e diclorfenamida (50 a 200 mg/dia), que conseguem reduzir significativamente a frequência das crises.[A6] Esses medicamentos funcionam, em parte, pela geração de acidose hiperclorêmica que compensa a perda urinária de potássio induzida por eles. Beta2-bloqueadores (p. ex., propranolol, 20 a 40 mg, 2 vezes/dia) também podem ser usados.

### Hiperpotassemia

A distribuição anormal de potássio entre as células e o espaço extracelular resulta em hiperpotassemia que está associada a acidose, estados de deficiência de insulina e bloqueio beta2-adrenérgico. Embora nem sempre seja possível, é melhor conhecer os níveis de glicose e potássio séricos em um paciente diabético inconsciente antes de infundir soluções concentradas de glicose, devido ao risco de agravamento da hiperpotassemia.

A paralisia periódica hiperpotassêmica familiar é miopatia causada por um defeito genético nos canais de sódio dependentes de voltagem no músculo esquelético. Elevações da concentração plasmática de potássio em decorrência de exercícios físicos ou da dieta resultam em despolarização moderada do músculo esquelético que, então, revela o defeito do canal de sódio, tornando as células não excitáveis. O tratamento consiste em refeições frequentes e acetazolamida (125 a 500 mg).

O potássio compete com os locais de ligação da digoxina na $Na^+,K^+$-ATPase, de modo que, se houver hipopotassemia concomitante, os efeitos da digoxina serão intensificados, podendo levar à intoxicação digitálica. Em casos extremos de superdosagem de digitálicos, desenvolve-se hiperpotassemia grave como resultado do bloqueio generalizado da $Na^+,K^+$-ATPase.

### PROGNÓSTICO

O prognóstico de pacientes com hipopotassemia e hiperpotassemia depende de sua magnitude e da doença subjacente. Pacientes hipertensos com níveis de potássio acima ou abaixo da faixa de 4,1 a 4,7 mEq/ℓ parecem ter mortalidade aumentada.[11] A maioria dos casos de hipopotassemia são leves (concentração de potássio, 3 a 3,5 mEq/ℓ). No entanto, a mortalidade de pacientes hospitalizados com hipopotassemia aumenta 10 vezes. Hiperpotassemia é relatada em 1 a 10% dos pacientes hospitalizados, dos quais 10% apresentam hiperpotassemia grave (concentração de potássio > 6,0 mEq/ℓ). A hiperpotassemia está associada a aumento da taxa de mortalidade (14 a 41%) e é responsável por 2 a 5% das mortes em pacientes com doença renal em estágio terminal (DRET). Pacientes com anormalidades eletrocardiográficas correm maior risco, especialmente no período agudo antes de o nível de potássio sérico ser reduzido com sucesso.[12]

### Recomendações de grau A

A1. Chothia MY, Halperin ML, Rensburg MA, et al. Bolus administration of intravenous glucose in the treatment of hyperkalemia: a randomized controlled trial. *Nephron Physiol.* 2014;126:1-8.
A2. Meaney CJ, Beccari MV, Yang Y, et al. Systematic review and meta-analysis of patiromer and sodium zirconium cyclosilicate: a new armamentarium for the treatment of hyperkalemia. *Pharmacotherapy.* 2017;37:401-411.
A3. Bakris GL, Pitt B, Weir MR, et al. Effect of patiromer on serum potassium level in patients with hyperkalemia and diabetic kidney disease: the AMETHYST-DN randomized clinical trial. *JAMA.* 2015;314:151-161.
A4. Weir MR, Bakris GL, Bushinsky DA, et al. Patiromer in patients with kidney disease and hyperkalemia receiving RAAS inhibitors. *N Engl J Med.* 2015;372:211-221.
A5. Packham DK, Rasmussen HS, Lavin PT, et al. Sodium zirconium cyclosilicate in hyperkalemia. *N Engl J Med.* 2015;372:222-231.
A6. Sansone VA, Burge J, McDermott MP, et al. Randomized, placebo-controlled trials of dichlorphenamide in periodic paralysis. *Neurology.* 2016;86:1408-1416.

### REFERÊNCIAS BIBLIOGRÁFICAS

*As referências bibliográficas, bem como os outros materiais suplementares deste livro, encontram-se no GEN-IO, nosso ambiente virtual de aprendizagem.*

# 110

# DISTÚRBIOS ÁCIDO-BÁSICOS
JULIAN LAWRENCE SEIFTER

### DEFINIÇÃO

A capacidade de regular a concentração do íon $H^+$, ou pH (definido como o logaritmo negativo da concentração do íon hidrogênio), é essencial para o funcionamento normal do corpo. O equilíbrio ácido-básico é avaliado por medições de sangue arterial ou venoso. Se o pH arterial estiver abaixo de 7,35, diz-se que existe *acidemia*. Se o pH estiver acima de 7,45, existe *alcalemia*. No entanto, vários processos podem simultaneamente conduzir o pH para cima ou para baixo; esses processos individuais são conhecidos como *acidose* ou *alcalose*. Como é possível que alcalose e acidose simultâneas de igual magnitude coexistam, um pH anormal nem sempre é observado em distúrbios ácido-básicos. Além disso, como o pH é proporcional à razão concentração de bicarbonato no sangue/pressão parcial de dióxido de carbono ($P_{CO_2}$), o achado de nível anormal de bicarbonato por si só não consegue definir acidemia ou alcalemia.

### EPIDEMIOLOGIA

Um distúrbio ácido-básico deve alertar o médico sobre a possibilidade de uma condição subjacente importante. As acidoses com hiato aniônico representam distúrbios metabólicos subjacentes graves, variando de sepse (ver Capítulo 100) a uremia (ver Capítulo 121),[1] cetoacidose diabética (ver Capítulo 216) e intoxicações graves (ver Capítulo 102). Anormalidades renais específicas, bem como diarreia (ver Capítulo 131), podem causar acidose hiperclorêmica (Tabela 110.1). Os casos de alcalose metabólica são comumente causados por diuréticos ou anormalidades tubulares renais ou pela perda de ácido do estômago devido a vômitos ou aspiração nasogástrica (Tabela 110.2). A acidose e a alcalose respiratórias estão relacionadas a distúrbios na ventilação, que aumentam em condições como sepse (ver

**Tabela 110.1** Causas de acidose hiperclorêmica.

| TIPO | CAUSA |
|---|---|
| Renal com hipopotassemia | ATR proximal, tipo 2<br>ATR distal, tipo 1<br>Algumas acidoses com hiato aniônico e alta eliminação de ânions |
| Renal com hiperpotassemia | ATR tipo 4<br>Hiporrenino-hipoaldosteronismo |
| Não renal com hipopotassemia | Diarreia<br>Desvios urinários: ureteroileostomia, ureterossigmoidostomia |
| Não renal com hiperpotassemia | NaCl, KCl, $NH_4Cl$, $CaCl_2$, Arg-HCl, Lys-HCl |

ATR = acidose tubular renal.

**Tabela 110.2** Causas de alcalose metabólica.

| TIPO | CAUSAS |
|---|---|
| Alcalose hipoclorêmica renal: responsiva ao cloreto com concentração de cloreto na urina > 20 mEq/ℓ | Diuréticos com ação na alça e no túbulo distal<br>Síndrome de Bartter<br>Síndrome de Gitelman<br>Pós-hipercapnia |
| Alcalose hipoclorêmica não renal: resposta ao cloreto com concentração de cloreto na urina < 20 mEq/ℓ | Vômito, aspiração nasogástrica<br>Cloridorreia congênita<br>Adenoma viloso |
| Renal, alcalose com expansão extracelular: não responsiva a cloreto com concentração de cloreto na urina > 20 mEq/ℓ | Hiperaldosteronismo, primário e secundário à estenose unilateral da artéria renal<br>Síndrome de Liddle |
| Alcalose não renal, não responsiva a cloreto | $NaHCO_3$, acetato, citrato, lactato |
| Outras causas da alcalose metabólica | Excreção excessiva de ânion não reabsorvível<br>Hipoproteinemia |

Capítulo 100) e ansiedade, e diminuem em muitas doenças pulmonares e na depressão do sistema nervoso central (ver Capítulos 80 e 96).

## BIOPATOLOGIA

Crescimento, divisão celular, fertilização e metabolismo proteico e da glicose são exemplos de processos intracelulares sensíveis ao pH. Os ácidos são gerados dentro das células durante o metabolismo e cada célula precisa manter o pH adequado para sua função. Por exemplo, a contratilidade cardíaca (ver Capítulo 47) é reduzida quando os miócitos cardíacos estão muito ácidos. Os ossos e os músculos se desenvolvem e crescem pouco em um ambiente ácido. O pH intracelular pode ser inferior ao pH extracelular porque as células são eletronegativas em relação ao líquido extracelular, mas não são tão ácidas como seriam se $H^+$ atingisse o equilíbrio eletroquímico com o líquido extracelular, o que significa que todas as células utilizam energia para perder ácido ativamente. As células são capazes de tamponar uma carga de ácido, e os vacúolos intracelulares podem usar trifosfatases de adenosina hidrogênio ($H^+$-ATPases) para sequestrar o excesso de ácido antes do transporte da célula. Os processos de transporte localizados nas membranas plasmáticas podem proteger as células de cargas ácidas e alcalinas. Os mecanismos específicos podem diferir de um tipo de célula para outro, mas são semelhantes aos usados pelos órgãos excretores que finalmente eliminam o ácido total produzido pelo corpo para o exterior.[2]

Em estados de doença graves, o pH arterial pode diminuir a 6,8 e subir até 7,7. Exercícios extenuantes com a produção metabólica de lactato podem reduzir o pH de maneira transitória, mas grave, mesmo em indivíduos saudáveis normais.

No pH normal do sangue arterial, a concentração de íons hidrogênio está na faixa de 40 nanoequivalentes por litro (nEq/$\ell$), uma concentração muito pequena em comparação com a concentração plasmática normal de sódio de 140 mEq/$\ell$. A concentração de íons hidrogênio nos líquidos corporais está em equilíbrio com cada um dos vários ácidos fracos ou tampões, como proteínas e fosfato (o princípio isoídrico), mas os equilíbrios ácido-básicos no corpo são frequentemente descritos e analisados pelo uso do sistema $CO_2/HCO_3^-$ e a relação entre a concentração de prótons (portanto, pH) e a razão de $HCO_3^-/CO_2$. A equação de Henderson-Hasselbalch é uma expressão logarítmica dessa relação.

$$CO_2 + H_2O \leftrightarrow H_2CO_3 \leftrightarrow H^+ + HCO_3^-$$

$$pH = pK + \log[HCO_3^-]/0{,}03(P{CO_2})$$

Nessa equação, p$K$, ou log negativo da constante de dissociação da reação, é 6,1; 0,03 (mM/mmHg) é o fator de solubilidade do $CO_2$ em solução. O produto 0,03 × P$CO_2$ representa $CO_2$ dissolvido; o "$CO_2$ total" no plasma é a soma de $HCO_3^-$, normalmente cerca de 25 mM, e 0,03 × P$CO_2$, normalmente cerca de 1,2 mM. É importante enfatizar que o pH é uma função da *razão* de $HCO_3^-$ para P$CO_2$. A concentração de $HCO_3^-$ no numerador é regulada pelo rim e a P$CO_2$ é regulada pelo pulmão.

### Produção de ácido carbônico e eliminação de dióxido de carbono pelo pulmão

*Ácido volátil* é o termo usado para designar aproximadamente 20.000 mmol/dia de $CO_2$ produzido, com um volume equimolar de água, pela respiração tecidual. Esse $CO_2$ é transportado dos tecidos para o pulmão, onde é eliminado pela ventilação alveolar. A P$CO_2$ arterial em equilíbrio dinâmico é normalmente de 38 a 42 mmHg.

A oxidação de carboidratos, gordura e do arcabouço de carbono dos aminoácidos resulta na produção de água e $CO_2$. Para manter o equilíbrio dinâmico, qualquer ácido (ou base) produzido por dia tem de ser equivalente ao que é eliminado. Se a produção de $CO_2$ nos tecidos exceder a eliminação de $CO_2$ pelos pulmões, ocorrerá acidose respiratória caracterizada por alto P$CO_2$. Se a taxa de $CO_2$ eliminado exceder a produção, ocorrerá alcalose respiratória. A relação inversa entre ventilação alveolar (a depuração de $CO_2$) e P$CO_2$ é demonstrada como

Ventilação alveolar ≈ velocidade de eliminação de $CO_2$ ÷ P$CO_2$

A circulação desempenha um papel crítico no transporte de $CO_2$ do tecido para os pulmões. O processo depende não apenas da respiração celular, mas também do fluxo capilar do tecido, bem como da difusão de $CO_2$ no sangue e através das membranas dos eritrócitos, onde pode reagir com a hemoglobina e proteínas para formar compostos carbamino ou combinar com água para conversão para $H^+$ e $HCO_3^-$ em uma reação catalisada pela anidrase carbônica. O $H^+$ intracelular pode combinar-se com a hemoglobina (o efeito Bohr) e o $HCO_3^-$ trocado com Cl plasmático por meio de trocadores de ânions de eritrócitos. A maior parte do $CO_2$ tecidual é trazido para o pulmão como $HCO_3^-$ venoso plasmático. Comparado com o sangue arterial, o sangue venoso tem as características de acidose respiratória. O pH venoso é normalmente aproximadamente 0,05 unidade de pH mais ácido do que o pH arterial, sua P$CO_2$ é 5 a 6 mmHg mais alta que a do sangue arterial e suas concentrações de bicarbonato são normalmente maiores do que as concentrações arteriais.

Na doença, as alterações na P$CO_2$ são mais frequentemente causadas por alterações na ventilação alveolar, e não pela produção de $CO_2$. Assim, a acidose respiratória é uma consequência da ventilação pulmonar diminuída devido a doenças do pulmão, do músculo esquelético ou do sistema nervoso central (SNC). No entanto, se a ventilação alveolar estiver comprometida, o aumento da produção de $CO_2$ piorará a retenção de $CO_2$. Da mesma maneira, a alcalose respiratória se desenvolve mais devido à hiperventilação do que à diminuição da produção de $CO_2$. Em ambos os casos, quando a taxa de eliminação de $CO_2$ (ventilação alveolar × P$CO_2$) novamente igualar a produção de $CO_2$, uma nova P$CO_2$ em equilíbrio dinâmico prevalecerá, sem retenção ou perda efetiva de ácido carbônico.

### Produção de ácidos e excreção pelo rim

*Ácido não volátil ou fixo* descreve ácidos não carbônicos que são formados principalmente a partir do metabolismo de proteínas. A taxa normal de formação é de aproximadamente 1 a 2 mEq de $H^+$ por quilograma de peso corporal por dia. A maioria das dietas que contém proteína animal apresenta uma quantidade efetiva positiva de ácidos não voláteis, principalmente sulfatos provenientes dos aminoácidos cisteína e metionina que contêm enxofre. Outros ácidos são produzidos na forma de fosfatos (de fosfoproteínas, fosfolipídios e fosfonucleotídios) e ácidos orgânicos não metabolizáveis (p. ex., ácido úrico) e cloreto proveniente de sais de lisina, arginina e histidina.

A partir da equação de Henderson-Hasselbalch, considere a adição de ácido metabólico HA (em que o ânion $A^-$ poderia ser $Cl^-$, lactato$^-$, $HSO_4^-$ ou $H_2PO_4^-$) ao sangue que contém $Na^+$ e $HCO_3^-$.

$$HA + NaHCO_3 \rightarrow Na^+ + A^- + H^+ + HCO_3^-$$

e

$$H^+ + HCO_3^- \leftrightarrow H_2CO_3 \leftrightarrow CO_2 + H_2O$$

O $CO_2$ produzido por esse processo não aumentará a P$CO_2$ no sangue se o sistema for bem ventilado, pois a contribuição do ácido metabólico é uma pequena parte da produção diária de $CO_2$. Observe que a adição de prótons aos líquidos corporais por esses produtos finais ácidos consome bicarbonato ("bicarbonato perdido"), que então deve ser reabastecido pelos rins, pois elimina o próton e o $A^-$ na urina. O processo de excreção de $H^+$ e $A^-$ é equivalente a produzir um "novo" $HCO_3^-$ para restaurar o $HCO_3^-$ que é perdido pela adição de HA, o ácido metabólico. O rim deve excretar qualquer carga de ácido não volátil (ou álcali) para manter a concentração sérica de $HCO_3^-$ em equilíbrio dinâmico na faixa de 22 a 28 mEq/$\ell$.

Quando a dieta exige a excreção de ácidos, o pH da urina diminuirá para um valor tão baixo quanto 5,0 e a urina se tornará livre de bicarbonato. Com uma carga alcalina, em comparação, o rim rejeitará o excesso de $HCO_3^-$ filtrado e o pH da urina pode se aproximar de um valor máximo de 8,0 a 8,5. Na maioria dos seres humanos, particularmente aqueles que comem proteína animal ou uma dieta de "cinzas ácidas", a necessidade de *excreção* de ácido predomina. No entanto, alguns vegetarianos podem apresentar uma dieta geral de "cinzas alcalinas", para a qual o álcali deve ser excretado para corresponder à ingestão.

### Bicarbonato e rim no equilíbrio ácido-básico

O primeiro papel do rim para obter a excreção de ácido é reabsorver todo o $HCO_3^-$ filtrado (e-Figura 110.1). À taxa de filtração glomerular normal (p. ex., ≈ 180 $\ell$/dia em um adulto) e na presença de concentração plasmática de $HCO_3^-$ de 25 mEq/$\ell$, cerca de 4.500 mEq de $HCO_3^-$ são filtrados em 1 dia. Mesmo a perda de uma pequena fração dessa quantidade resultaria em acidose metabólica se não fosse substituída pela ingestão de álcali ($HCO_3^-$). Assim como a reabsorção de toda a glicose filtrada não adiciona glicose ao corpo, a reabsorção de todo o $HCO_3^-$ filtrado manterá o *status quo*, mas não atenderá à necessidade de gerar novo $HCO_3^-$. Portanto, o rim deve realizar duas funções: reabsorver todo o $HCO_3^-$ filtrado e eliminar $H^+$ adicional suficiente (produzindo $HCO_3^-$ no processo) para repor as perdas de $HCO_3^-$ do ácido que é gerado pelo metabolismo celular. Os tampões urinários são essenciais porque o pH urinário isoladamente não pode ser reduzido o suficiente para excretar a quantidade de ácido necessária para esse propósito.

### Túbulo proximal

Cerca de 80 a 90% da reabsorção de $HCO_3^-$ são realizados no túbulo proximal por um processo secretor de prótons que torna o líquido luminal mais ácido (pH –6,5). As membranas da borda em escova voltadas para o lúmen da célula do túbulo proximal contêm transportadores conhecidos como trocadores de Na/H (NHE3), que realizam a maior proporção de acidificação, e $H^+$-ATPases vacuolares, que fornecem uma contribuição menor. Por meio da função normal da $Na^+,K^+$-ATPase da membrana basolateral, o $Na^+$ celular é mantido em baixa concentração, de modo que o $Na^+$ filtrado no lúmen seja favorecido para entrar na célula em troca de $H^+$ secretado no lúmen. Este $H^+$ combina-se rapidamente com o $HCO_3^-$ filtrado para formar $H_2CO_3$, que então se desidrata rapidamente no lúmen para formar $CO_2$ e $H_2O$. Esse processo é muito facilitado pela grande área de superfície das membranas microvilosas e pela anidrase carbônica luminal ($CA_{IV}$). O $CO_2$ entra na célula proximal por difusão através dos canais apicais de água (aquaporina 1). O $CO_2$ dentro da célula forma novamente o $HCO_3^-$, uma reação catalisada pela anidrase carbônica intracelular ($CA_{II}$). A célula, mais alcalina por secreção apical de $H^+$, favorece a reação $OH^-$ + $CO_2$ para formar $HCO_3^-$ catalisado pela anidrase carbônica. O $HCO_3^-$ é então transportado de volta para o sangue por um cotransportador eletrogênico de bicarbonato de sódio ($NBC_{el}$), que acopla 1Na a $3HCO_3^-$, completando, assim, a reabsorção de $Na^+$ e $HCO_3^-$. A estequiometria 1:3 de NBC é necessária para fornecer energia suficiente para acoplar $Na^+$ e $HCO_3^-$ neste processo de reabsorção. NBC na membrana basolateral protege a célula de uma carga alcalina, realiza a reabsorção de $HCO_3^-$ e conduz a reabsorção ascendente de $Na^+$ sem necessidade direta adicional de trifosfato de adenosina (ATP). Todo o processo requer uma fonte mitocondrial de ATP para a bomba $Na^+/K^+$, NHE3 e NBC intactos e duas isoformas de anidrase carbônica. Além disso, deve haver gradientes de íons favoráveis à entrada de $Na^+$ luminal, à secreção de $H^+$ e ao transporte basolateral de $HCO_3^-$. Um distúrbio em qualquer um desses fatores pode interromper a reabsorção proximal de $HCO_3^-$ e causar perda de $HCO_3^-$ na urina. Também está claro que o processo de acidificação no túbulo proximal fornece um mecanismo significativo para a reabsorção do $Na^+$, consistente com o achado de que a reabsorção do $HCO_3^-$ é aumentada pela angiotensina II e pelo sistema nervoso simpático na defesa do volume extracelular.

Outros 10 a 15% do $HCO_3^-$ filtrado são reabsorvidos no ramo ascendente espesso de Henle, de modo que apenas pequenas quantidades do $HCO_3^-$ filtrado são normalmente entregues a segmentos mais distais do néfron.

### Ducto coletor cortical

Os túbulos de conexão corticais e os ductos coletores reabsorvem menos de 10% do $HCO_3^-$ filtrado. Nas células principais, o $Na^+$ é reabsorvido do lúmen para a célula pelo canal epitelial de sódio (ENaC), impulsionado pelo gradiente de $Na^+$ direcionado para dentro e pelo potencial elétrico favorável. Com a reabsorção do $Na^+$, o lúmen torna-se eletronegativo, favorecendo a secreção tanto de $K^+$, pelos canais de potássio, quanto de $H^+$ por $H^+$-ATPases vacuolares na superfície luminal de células alfa intercaladas vizinhas, que são células secretoras de ácido. O $H^+$ secretado combina-se ao $HCO_3^-$ restante no lúmen gerando $CO_2$, com subsequente reabsorção de $CO_2$, nova formação do $HCO_3^-$ celular com auxílio da anidrase carbônica celular ($CA_{II}$) e, a seguir, a troca de $HCO_3^-$ de célula para sangue e a entrada de $Cl^-$ através dos trocadores $Cl^-/HCO_3^-$ extracelulares, semelhantes aos trocadores de ânions eritrocíticos (AE1) que participam do transporte de $CO_2$ no sangue. O néfron distal, que tem menor necessidade de reabsorção de bicarbonato do que o túbulo proximal, não apresenta borda em escova e anidrase carbônica luminal. É nesta localização distal que o pH do líquido tubular começa a cair para níveis abaixo de 6,0.

As células beta intercaladas compreendem uma população de células do ducto coletor que têm polaridade reversa e secretam $HCO_3^-$ no lúmen em troca da entrada de $Cl^-$ na célula. Nelas, a $H^+$-ATPase está voltada para o lado sanguíneo da célula. Uma concentração extracelular elevada de $HCO_3^-$, conforme observado com dieta com cinzas alcalinas ou alcalose metabólica, aumentará a secreção de $HCO_3^-$ por essas células por meio da pendrina, que é o trocador de ânions apical $Cl^-/HCO_3^-$.

### Ducto coletor medular

O ducto coletor medular continua a secretar prótons para o líquido luminal, onde o pH atinge seus valores mais baixos, próximos a 5,0. O mecanismo é baseado na função contínua das $H^+$-ATPases com um papel adicional de um trocador $K^+/H^+$ dependente de ATP, um membro da família das $K^+, H^+$-ATPases encontradas no estômago e no cólon.

Uma vez que o $HCO_3^-$ filtrado é totalmente reabsorvido, o rim ainda precisa eliminar uma quantidade efetiva adicional de ácido equivalente à produzida no metabolismo. A maior parte dessa excreção de ácido está na forma de amônio ($NH_4^+$), que é derivado da síntese renal de amônia da glutamina no túbulo proximal e da titulação de fosfato filtrado em fosfato ácido (acidez titulável).

$$NH_3 + H^+ \leftrightarrow NH_4^+ \; pK\, 9{,}1$$

e

$$HPO_4^{2-} + H^+ \leftrightarrow H_2PO_4^- \; pK\, 6{,}8$$

### Tampões urinários

À medida que as células do ducto coletor continuam a secretar $H^+$ na urina com uma concentração luminal de $HCO_3^-$ decrescente e pH decrescente, o $H^+$ é captado pelos tampões urinários. A alcalinização resultante das células após a secreção de $H^+$ resulta na formação de $HCO_3^-$ celular pronto para transporte para o sangue. Este processo gera $HCO_3^-$ "novo" que não é resultado da reabsorção do $HCO_3^-$ filtrado. A quantidade de $HCO_3^-$ "novo" corresponde à quantidade de ácido eliminado e também é igual a cada um dos seguintes: a quantidade de ácido produzida; a quantidade de tampão corporal consumido por aquele ácido; e a quantidade de ânions ácidos fixos, como sulfato, fosfato e $Cl^-$, que acompanha o $H^+$. O resultado é a manutenção do equilíbrio ácido-básico normal.

A capacidade do rim de reduzir o pH urinário permite que os tampões capturem um próton. A excreção de ácido na urina é realizada não apenas pela redução do pH urinário, mas principalmente pela titulação desses importantes tampões urinários. Por exemplo, um volume diário típico de urina de 1 $\ell$ em pH 5,0 contém apenas $10^{-5}$ molar de íon hidrogênio, ou 0,01 mmol, uma quantidade trivial comparada com a quantidade de ácido produzido ($\approx$ 1 mmol/kg/dia). Na doença renal crônica, a falha em produzir amônio suficiente para excretar ácido líquido suficiente leva ao desequilíbrio metabólico e a uma urina mal tamponada, embora ácida.

### Regulação da secreção de ácido urinário

Os mecanismos renais de acidificação urinária são adaptáveis. Os processos de transporte como $H^+$-ATPases, troca de $Na^+/H^+$ e troca de $Cl^-/HCO_3^-$ podem aumentar ou diminuir sua capacidade de lidar com equivalentes ácido-básicos, dependendo do desafio apresentado. Os mecanismos amoniagênicos renais também são regulados de forma crítica para atender às necessidades ácido-básicas do indivíduo. A acidose metabólica e a acidose respiratória aumentam a capacidade de reabsorver o $HCO_3^-$, incluindo o aumento da expressão dos transportadores envolvidos na acidificação da urina. Ao mesmo tempo, a captação de glutamina nas células proximais é estimulada e o aumento da produção de amônia facilita a excreção de ácido, bem como a geração de novo $HCO_3^-$ no néfron distal. A alcalose metabólica e a alcalose respiratória têm efeitos opostos.

A amoniogênese, que é um elemento-chave na excreção de ácido urinário,[3] fornece o principal aceptor de prótons. A amônia é produzida predominantemente na célula do túbulo proximal pelas enzimas glutaminase mitocondrial. A produção é aumentada pelo aumento da carga de ácido metabólico no corpo, acidose respiratória e hipopotassemia. O $NH_4^+$ pode preservar o potássio no estado hipopotassêmico, servindo como um cátion necessário para a excreção do ânion. Em resposta à acidose metabólica, o rim idealmente excreta cloreto com amônio e preserva a capacidade de reter $Na^+$ e $H^+$.

No fígado, a acidose também diminui a atividade do ciclo da ureia, que, de outra forma, consome $NH_3$ e $HCO_3^-$ para formar fosfato de carbamoil. Na acidose, o $NH_3$ produz glutamina hepática, que é entregue à célula do túbulo proximal, onde as enzimas mitocondriais produzem $2NH_3$ para auxiliar na excreção urinária de ácido; o aumento associado em alfacetoglutarato fornece um substrato para a gliconeogênese no túbulo proximal renal.

A amônia pode ser secretada por difusão não iônica no líquido proximal, onde vai pegar um próton e formar amônio ($NH_4^+$), ou pode formar amônio dentro da célula do túbulo proximal e ser secretada por troca de $Na^+/NH_4^+$, um modo de operação do trocador $Na^+/H^+$. O amônio pode ser reabsorvido pelo ramo ascendente espesso de Henle no transportador Na-K-2Cl, onde pode substituir $K^+$. Por multiplicação contracorrente, $NH_3/NH_4^+$ concentra-se no líquido intersticial medular em vez de permanecer no líquido do ramo ascendente quando atinge o córtex renal altamente perfundido, onde, de outra, forma se dissiparia no sangue venoso renal. O mecanismo de contracorrente também permite que a amônia se difunda no lúmen do ducto coletor medular, onde ficará presa como amônio no líquido tubular ácido. As células do ducto coletadas também secretam $NH_3$ por meio de glicoproteínas que fazem parte da família do fator Rh, transportadores de amônia dos glóbulos vermelhos.

A regulação é realizada em vários níveis. Hormônios como angiotensina II e catecolaminas estimulam a reabsorção de $Na^+$ no túbulo proximal, aumentando a troca de sódio-hidrogênio e o cotransporte de $NaHCO_3^-$. A aldosterona aumenta a $H^+$-ATPase na célula do ducto coletor e estimula a reabsorção de $Na^+$, aumentando, assim, a secreção de prótons. O baixo volume de líquido extracelular aumenta a reabsorção proximal de $HCO_3^-$, assim, como a hipopotassemia e a alta $P_{CO_2}$. A hiperpotassemia (ver Capítulo 109) pode limitar a acidificação urinária diminuindo o $NH_3$ que entra no multiplicador contracorrente na alça de Henle e diminuindo a secreção de $H^+$ pelas ATPases no ducto coletor, conforme a necessidade de secretar $K^+$ predomina.

### MANIFESTAÇÕES CLÍNICAS E DIAGNÓSTICO

A avaliação clínica dos distúrbios ácido-básicos geralmente inicia com a medição da gasometria arterial (Figura 110.1 e Tabela 110.3).[4] Em algumas situações, o sangue venoso pode ser usado como alternativa.

É útil conceituar distúrbios ácido-básicos em relação à mudança de ação em massa das variáveis para a direita ou esquerda na seguinte relação:

$$H^+ + HCO_3^- \leftrightarrow H_2CO_3 \leftrightarrow CO_2 + H_2O$$

A adição de $CO_2$, como na acidose respiratória, aumentará as concentrações de hidrogênio e bicarbonato (desvio à esquerda). A remoção de $CO_2$, como na alcalose respiratória, diminuirá o $CO_2$, os prótons e o bicarbonato (desvio à direita). A adição de prótons com um ânion diferente de $HCO_3^-$, como na acidose metabólica, levará ao aumento das concentrações de prótons e à diminuição da concentração de bicarbonato. A remoção de $HCO_3^-$ com um cátion como $Na^+$ também causa acidose metabólica, aumentará a concentração de prótons e diminuirá a concentração de $HCO_3^-$. A alcalose metabólica pode ser causada pela adição de $NaHCO_3$ com diminuição resultante na concentração de prótons ou pela remoção de $H^+$ com cloreto, levando à diminuição da concentração de prótons e ao aumento de $HCO_3^-$. Em razão da relação da acidose e da alcalose metabólicas com o ganho ou perda de líquido e eletrólitos, os distúrbios ácido-básicos poderiam ser uma consequência do desequilíbrio eletrolítico.[5]

### Alterações compensatórias

Poucos pacientes apresentam um distúrbio ácido-básico isolado. Em quase todos os casos, uma compensação respiratória ou renal (ou ambas) ocorre em resposta a um processo ácido-básico primário.

Quando estão funcionando normalmente, os pulmões mantêm pH e $P_{CO_2}$ normais durante alterações da produção de ácido volátil. Os rins também manterão o equilíbrio ácido-básico normal durante as mudanças na produção de ácido fixo. Somente excessos além da capacidade de eliminar uma carga ácida ou alcalina levarão a distúrbios clínicos. Pacientes com doença renal ou pulmonar podem apresentar piora na resposta.

Quando ocorre um distúrbio ácido-básico, a resposta inicial para modular sua gravidade depende da titulação de vários pares de tampão corporal. Por exemplo, fosfato, hemoglobina e albumina alteram suas concentrações protonadas e não protonadas. O corpo tentará, ainda, corrigir o pH extracelular para um valor próximo ao normal, mas geralmente não para o exatamente normal. Para distúrbios metabólicos causados por ácido não volátil aumentado ou diminuído, a resposta é respiratória; para acidose respiratória primária e alcalose, a compensação é renal (Tabela 110.4). A direção da mudança em $HCO_3^-$ e $P_{CO_2}$ é a mesma quando a perturbação primária é compensada; a proporção de $HCO_3^-$ para $P_{CO_2}$ e, portanto, o pH se torna mais normal. Essas compensações tendem a ser demoradas; portanto, os distúrbios de base ácida, principalmente os respiratórios, são classificados como agudos (com duração de menos de 24 a 48 horas) ou crônicos.

O sangue periférico não demonstra compensação completa na maioria dos distúrbios ácido-básicos, com a exceção ocasional da alcalose respiratória crônica. A compensação total da acidose metabólica gastaria grandes quantidades de energia dos músculos respiratórios, o que poderia limitar uma resposta prolongada. A compensação total da alcalose metabólica resultaria em hipoventilação excessiva e efeitos adversos na oxigenação. Em contrapartida, o SNC regula de perto seu pH, com correção quase total em 1 a 2 dias. Antes de ocorrer essa compensação, a alcalemia aguda pode estar associada a vasoconstrição cerebral e isquemia, enquanto a

**Tabela 110.3** Etapas laboratoriais na identificação de distúrbios ácido-básicos.

| AVALIAÇÃO DO pH | ACIDÊMICO | ALCALÊMICO |
|---|---|---|
| Elevação da $P_{CO_2}$ | Acidose respiratória | Alcalose metabólica |
| Elevação de $HCO_3$ | Acidose respiratória | Alcalose metabólica |
| Diminuição da $P_{CO_2}$ | Acidose metabólica | Alcalose respiratória |
| Diminuição de $HCO_3$ | Acidose metabólica | Alcalose respiratória |

**AVALIAR COMPENSAÇÃO ESPERADA**

*Atende às expectativas*: distúrbio simples com compensação ou pode estar desviando alcalose e acidose metabólicas

*Não atende às expectativas*: distúrbio complexo, mas o pH indica se acidose ou alcalose é predominante

*Se um distúrbio metabólico for predominante*, $P_{CO_2}$ maior do que a prevista indica acidose respiratória adicional. $P_{CO_2}$ menor do que a prevista indica alcalose respiratória adicional

*Se um distúrbio respiratório for predominante*, a concentração de $HCO_3$ maior do que a prevista indica alcalose metabólica adicional. A concentração de $HCO_3$ menor do que a prevista indica acidose metabólica adicional

**AVALIAÇÃO DE HIATO ANIÔNICO**

*Elevado*: existe acidose metabólica, acidêmica ou alcalêmica. Se houver alcalemia, também há alcalose metabólica ou respiratória

*Se o hiato for maior do que a queda de $HCO_3$,* considerar alcalose metabólica ou acidose respiratória adicional

*Se o hiato for menor do que a queda de $HCO_3$,* considerar acidose sem hiato aniônico ou alcalose respiratória adicional

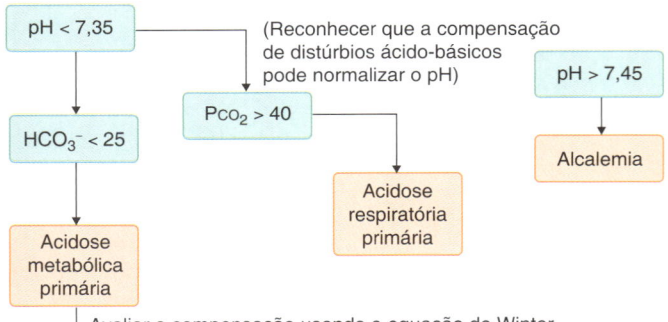

**FIGURA 110.1** Avaliação da acidemia.

| Tabela 110.4 | Graus de compensação esperados nos distúrbios ácido-básicos. |
|---|---|
| **DISTÚRBIO** | **COMPENSAÇÃO ESPERADA** |
| Acidose metabólica | Equilíbrio dinâmico em 12 a 36 h<br>$P_{CO_2}$ esperada = 1,5 ($HCO_3$ medido) + 8 ± 2 (equação de Winter) |
| Alcalose metabólica | Menos previsível<br>Aumento esperado de 0,5 mmHg da $P_{CO_2}$ a cada aumento de 1 mEq/ℓ em $HCO_3$ |
| Acidose respiratória | |
| Aguda | Espera-se aumento de 1 mEq/ℓ do $HCO_3$ a cada 10 mmHg de aumento da $P_{CO_2}$ |
| Crônica, 24 a 36 h | Espera-se aumento de 3 a 5 mEq/ℓ do $HCO_3$ a cada 10 mmHg de aumento da $P_{CO_2}$ |
| Alcalose respiratória | |
| Aguda | Espera-se redução de 1 a 2 mEq/ℓ do $HCO_3$ a cada 10 mmHg de redução da $P_{CO_2}$ |
| Crônica, após 24 a 36 h | Espera-se redução de 5 mEq/ℓ do $HCO_3$ a cada redução de 10 mmHg da $P_{CO_2}$ |

acidemia pode resultar em vasodilatação e edema cerebral. Mudanças rápidas na $P_{CO_2}$ sanguínea afetam os quimiossensores do SNC mais rapidamente do que as alterações de $HCO_3^-$ devido ao movimento mais rápido do $CO_2$ não iônico através da barreira hematencefálica. Aumentos de $CO_2$ no SNC levam à acidificação do líquido intersticial do centro medular e ao aumento do esforço ventilatório. Reduções de $CO_2$ no SNC (alcalinização do centro respiratório) levam à hipoventilação. As alterações acido-básicas são refletidas na composição do líquido cerebroespinal (LCS).

Na acidose metabólica, os quimiossensores periféricos no corpo carotídeo estimulam o SNC a aumentar a ventilação para reduzir a $P_{CO_2}$. A queda na $P_{CO_2}$ periférica fará com que o $CO_2$ dissolvido saia do SNC antes do $HCO_3^-$; a alcalinização do líquido intersticial do centro bulbar retardará a resposta hiperventilatória até que um novo equilíbrio dinâmico de hipocapnia seja alcançado. Os pacientes podem sentir dispneia aguda com respiração rápida e superficial. Em casos graves de acidemia metabólica, a respiração é profunda e ofegante, típica da respiração de Kussmaul.

Quando a concentração de bicarbonato aumenta como resultado de alcalose metabólica, uma resposta hipoventilatória, sinalizada pelos quimiossensores periféricos, aumenta a $P_{CO_2}$. À medida que a $P_{CO_2}$ aumenta, o $CO_2$ dissolvido entrará no LCS e acidificará o centro respiratório bulbar. O estímulo para respirar irá, em parte, antagonizar o sinal periférico até ser alcançado um equilíbrio dinâmico de hipoventilação.

O estímulo agudo da hipercapnia para aumentar a excreção efetiva de ácido renal desaparece quando a hipercapnia estável da acidose respiratória crônica possibilita que a produção e a eliminação do ácido carbônico se tornem iguais. No entanto, persistem a hipocloremia, ocasionada pela excreção precoce compensatória de $NH_4Cl$, e o $HCO_3^-$ sérico elevado, mantido pela alta $P_{CO_2}$.

Na alcalose respiratória, o evento primário é a queda da $P_{CO_2}$ devido ao aumento da ventilação alveolar. Na transição de alcalose respiratória aguda para crônica, os mecanismos compensatórios que inicialmente mantinham um pH sistêmico mais normal não são mais necessários, porque a produção e a eliminação de $CO_2$ se tornam iguais. Assim, a redução compensatória inicial na excreção de ácido renal ocasionada pelo aumento da perda de $NaHCO_3$ filtrado cessa, mas as concentrações séricas baixas de $HCO_3^-$ e de $Cl^-$ séricas são mantidas.

Ao identificar se um distúrbio ácido-básico é simples (uma alteração com sua compensação) ou complexo (vários processos primários simultâneos), é útil comparar a compensação esperada para um processo simples com os parâmetros observados dos gases sanguíneos (ver Tabela 110.3). Por exemplo, se a $P_{CO_2}$ for menor do que seria previsto em um paciente com acidose metabólica compensada simples, alcalose respiratória adicional deve estar reduzindo a $P_{CO_2}$. Se a $P_{CO_2}$ for maior do que seria previsto para um nível baixo de bicarbonato em um paciente com acidose metabólica, também existe acidose respiratória.

## ACIDOSE METABÓLICA

### EPIDEMIOLOGIA E BIOPATOLOGIA

Na acidose metabólica, a alteração primária é a queda do bicarbonato sérico. A resposta compensatória é aumentar a ventilação para reduzir a $P_{CO_2}$. O agravamento da acidose provoca aumento da ventilação alveolar. A acidose metabólica primária resulta de um desequilíbrio entre a produção efetiva de ácido e a excreção efetiva de ácido na forma de excreção urinária de amônio e excreção de fosfato ácido. Considere a seguinte relação, em que $U_x$ representa a concentração urinária e a taxa de fluxo urinário $\dot{V}$:

$$\text{Excreção efetiva de ácido} = (U_{NH_4} \times \dot{V}) + (U_{fos} \times \dot{V}) - (U_{HCO_3^-} \times \dot{V})$$

Em uma condição normal de equilíbrio dinâmico, a taxa efetiva de excreção do ácido tem de ser igual à taxa de produção. A taxa de produção normal depende da dieta. Se a produção de ácido estiver normal, a acidose metabólica pode ocorrer devido à falha na reabsorção do bicarbonato ou na elaboração de tampões urinários suficientes, como é o caso na insuficiência renal e na acidose tubular renal. Uma desigualdade também poderia se desenvolver se a produção efetiva de ácido fosse excessiva ou se grandes perdas extrarrenais de bicarbonato não pudessem ser correspondidas por aumentos adaptativos máximos na excreção efetiva de ácido. Fontes endógenas de ácido incluem cetoacidose e acidose láctica, enquanto as fontes exógenas podem ser produtos metabólicos de ácido de etilenoglicol ou metanol ingeridos. Ocasionalmente, ácidos inorgânicos fortes são ingeridos. Quando o ácido é retido, a concentração de bicarbonato sérico cai. No entanto, a manutenção de uma concentração sérica baixa constante de $HCO_3^-$ não garante que haja um novo equilíbrio dinâmico no qual a produção efetiva de ácido seja igual à excreção efetiva de ácido porque os tampões corporais, como sais carbonato dos ossos, podem se esgotar pela retenção incessante de ácido, como na doença renal crônica e na acidose tubular renal distal.

As causas da acidose metabólica geralmente são categorizadas de acordo com a ocorrência de hipercloremia ou de hiato aniônico sérico elevado. O hiato aniônico sérico é a diferença da carga elétrica efetiva quando a soma de cloreto e bicarbonato é subtraída da concentração sérica de sódio.

$$\text{Hiato aniônico} = [Na^+] - ([Cl^-] + [HCO_3^-])$$

O hiato aniônico normal deve-se à carga aniônica não medida, associada predominantemente à albumina. Quando a acidemia está presente, a albumina está em uma forma mais protonada, o que diminui o hiato normal. Na alcalemia, o efeito do pH é aumentar o hiato atribuído à albumina. Cada 1 g/dℓ de albumina contribui com aproximadamente 2,5 mEq/ℓ para o hiato aniônico normal. A hipoalbuminemia pode ser baixa com a hipoalbuminemia ou com o aumento de cátions não medidos, como paraproteínas de mieloma de imunoglobulina G, cálcio, lítio ou magnésio. O hiato aniônico pode ser alto quando existem ânions não medidos, incluindo sulfatos, brometos, iodetos e cadeias leves de mieloma de imunoglobulina A. Quando o hiato aniônico está acima do valor normal de 10 a 12 mEq/ℓ por um ânion ácido sem cloreto, ocorre acidose metabólica com hiato aniônico.[6] O próton que o acompanha é responsável pela redução da concentração de bicarbonato sérico. O grau do aumento no hiato aniônico, às vezes denominado *hiato aniônico delta*, pode ser estimado pela diferença entre o hiato aniônico observado e um valor normal de 10 a 12 mEq/ℓ. Um cálculo semelhante para alteração sérica de $HCO_3^-$ pode ser realizado subtraindo-se o $HCO_3^-$ observado do valor normal de cerca de 25 mEq/ℓ ($HCO_3^-$ delta). A comparação dos dois valores (*delta-delta*) pode ajudar a identificar distúrbios ácido-básicos mais complicados. Se o aumento no hiato aniônico for maior do que a diminuição no $HCO_3^-$ sérico, um processo adicional está aumentando o nível de $HCO_3^-$. O paciente pode ter uma alcalose metabólica coexistente ou estar compensando a acidose respiratória crônica. Se a diminuição no $HCO_3^-$ sérico for maior do que o aumento do hiato aniônico, é sinal de outro processo que aumenta o $Cl^-$ enquanto diminui o nível de $HCO_3^-$, como uma acidose hiperclorêmica adicional ou alcalose respiratória. Na maioria acidoses de hiato aniônico, o aumento do hiato aniônico e a diminuição do $HCO_3^-$ não é de 1:1, pois a excreção de ânions urinários com $Na^+$ resulta em um componente hiperclorêmico da acidose. Por outro lado, qualquer tampão de $H^+$ com tampões não $HCO_3^-$ diminuirá a queda em $HCO_3^-$ em comparação com o aumento no hiato aniônico. Em casos graves de acidose de hiato aniônico, o $Cl^-$ pode estar deslocado para dentro das células, resultando em um hiato aniônico maior em comparação com a redução de $HCO_3^-$ — uma acidose de hiato aniônico hipoclorêmico.

### MANIFESTAÇÕES CLÍNICAS

Os efeitos da acidose metabólica dependem de sua rapidez de início e gravidade. Os pacientes frequentemente se queixam de fadiga, náuseas, vômitos, falta de ar e dispneia aos esforços. Respirações profundas e agudas, muitas vezes difíceis com o uso de músculos acessórios, podem ser detectadas, mas a hiperventilação pode ser menos notável com acidemia metabólica crônica. A acidemia metabólica também pode estar associada a vasodilatação, taquicardia e hipotensão (ver Capítulo 98). O efeito inotrópico negativo da acidemia no coração pode exacerbar o choque séptico (ver Capítulo 100). O estresse de uma doença subjacente ou um aumento na atividade adrenérgica e corticosteroide associada à acidemia pode elevar a contagem de leucócitos periféricos e causar hiperglicemia. Outros achados podem incluir hiperpotassemia (ver Capítulo 109), hiperfosfatemia (ver Capítulo 111) e hiperuricemia (ver Capítulo 257), bem como hipocalcemia e marcadores de lesão óssea[7] como resultado da diminuição da síntese renal de 1,25-di-hidroxivitamina D.

### Acidoses metabólicas com hiato aniônico

Várias anormalidades podem causar acidose com hiato aniônico. Um mnemônico para as causas mais comuns é a *gold mark* (marca de ouro), para *g*licóis (etileno e propileno), *o*xoprolina, *l*-lactato, *d*-lactato, *m*etanol, *á*cido acetilsalicílico, insuficiência *r*enal e cetoacidose (*ketoacidosis*). Como algumas causas são fatais, é necessário um diagnóstico rápido. O hiato osmolar deve ser calculado em todos os casos de acidose de hiato aniônico (Tabela 110.5) porque os alcoóis não iônicos tóxicos não medidos que contribuem para a osmolalidade do corpo, mas não para a acidez, oxidam em ânions ácidos orgânicos não medidos perigosos que contribuem apenas para o hiato aniônico. O hiato osmolar é definido como a diferença entre a osmolalidade sérica medida e calculada. A osmolalidade sérica deve ser medida por uma técnica de depressão do ponto de congelamento e comparada com a osmolalidade calculada.

Osmolalidade calculada = $2(Na^+)$ + (Glicose $[mg/d\ell] \div 18$) + (Ureia no sangue $[mg/d\ell] \div 2,8$)

### ACIDOSE URÊMICA

A acidose metabólica da doença renal crônica avançada (ver Capítulo 121) pode ocorrer pelo vazamento tubular de $HCO_3^-$, mas está frequentemente presente quando a produção inadequada de amônia é incapaz de facilitar a excreção da carga normal de ácido metabólico.[8] Muitos pacientes com insuficiência renal podem acidificar a urina, mas a falta de capacidade de tamponamento diminui a excreção efetiva de ácido. Muitos ânions orgânicos e inorgânicos, como fosfato e sulfatos, são retidos em taxas de filtração glomerular de menos de 25 m$\ell$/min e constituem um hiato aniônico aumentado associado a acidose metabólica. A magnitude do hiato geralmente é inferior a 20 mEq/$\ell$, consistindo em sulfatos e fosfatos mal filtrados. O paciente renal que está produzindo $NH_3$ ao máximo para permanecer em equilíbrio com a produção diária de ácido pode ser incapaz de acomodar qualquer outra produção de ácido, como uma acidose metabólica ou respiratória, que exigiria aumento da amoniagênese. O paciente com filtração glomerular deficiente reterá $HCO_3^-$, piorando a alcalose metabólica e respiratória. O distúrbio ácido-básico sistêmico em doenças renais com disfunção tubular proeminente é atribuível à incapacidade do rim de secretar hidrogênio e de reabsorver e gerar $HCO_3^-$. É particularmente pronunciado na lesão renal aguda oligúrica e é exacerbado por estados hipercatabólicos, como infecção. Acidose metabólica significativa em um paciente com doença renal crônica de causa desconhecida deve levantar a possibilidade de obstrução do trato urinário ou doenças tubulointersticiais crônicas (ver Capítulo 114), incluindo amiloidose (ver Capítulo 179), mieloma (ver Capítulo 178), doenças autoimunes e nefropatia analgésica (ver Capítulo 114).

É importante tratar a acidose metabólica da doença renal crônica.[9] A manutenção da concentração sérica de $HCO_3^-$ acima de 20 a 22 mEq/$\ell$, administrando $NaHCO_3$ a uma taxa de 1 mEq $HCO_3^-$/kg/dia, retardará a progressão da doença renal crônica, adiará a insuficiência renal em estágio terminal,[A1] e melhorará o estado nutricional.

#### PROGNÓSTICO

Em estudos populacionais, baixo nível de bicarbonato sérico está associado a maior mortalidade por todas as causas. O risco relativo de morte é cerca de 2,6 vezes maior em pacientes com doença renal crônica e cerca de 1,7 vez maior mesmo sem ela.

### PRODUÇÃO EXCESSIVA DE ÁCIDOS ENDÓGENOS
### Acidose láctica
#### EPIDEMIOLOGIA E BIOPATOLOGIA

A produção excessiva de lactato pode ocorrer com esforços graves, mas a acidose láctica verdadeira está frequentemente associada a doença crítica, falência de múltiplos órgãos e aumento da mortalidade. O lactato, que é o produto na via anaeróbica do metabolismo da glicose, é produzido a partir do piruvato em uma reação catalisada pela lactato desidrogenase:

$$NADH + piruvato + H^+ \rightarrow lactato + NAD$$

Uma alta proporção reduzida de nicotinamida adenina dinucleotídio (NADH)/NAD favorece a formação de lactato. A conversão de etanol em acetaldeído e a conversão de beta-hidroxibutirato em acetoacetato usam NAD e produzem NADH. O metabolismo do álcool pode estar associado a beta-hidroxibutirato excessivo e acidose láctica.

A acidose láctica é causada por desequilíbrio nas taxas de produção de lactato e sua depuração, principalmente no fígado. A acidose láctica, que aumenta o hiato aniônico, é mais frequentemente devido a insuficiência circulatória, hipoxia, sepse[10b] e disfunção mitocondrial, que aumentam a glicólise anaeróbica e a taxa de conversão de piruvato em lactato (Tabela 110.6). A sepse (ver Capítulo 100) está associada a um nível elevado de lactato devido à eliminação deficiente e à gliconeogênese prejudicada. A acidose láctica também pode resultar da atividade convulsiva (ver Capítulo 375), quando o lactato é liberado das células musculares que sustentaram um período de metabolismo anaeróbico. Outras causas incluem deficiência de tiamina (ver Capítulo 205), hipofosfatemia (ver Capítulo 111), toxicidade por isoniazida (ver Capítulo 102) e estados hipoglicêmicos (ver Capítulo 217). A metformina pode causar acidose

### Tabela 110.5 — Causas de aumento de hiatos aniônico e osmolar.

| ACIDOSE METABÓLICA COM HIATO ANIÔNICO | HIATO OSMOLAR |
|---|---|
| Uremia | Não |
| Acidose láctica | Variável/não |
| D-acidose láctica | Não |
| Cetoacidose diabética | Não |
| Cetoacidose da fome | Não |
| Cetoacidose alcoólica | Se o etanol estiver presente |
| Etilenoglicol | Sim |
| Metanol | Sim |
| Salicilatos | Não |
| 5-oxoprolinúria (paracetamol) | Não |

### Tabela 110.6 — Causas de acidose láctica.

Choque (ver Capítulo 98): séptico (ver Capítulo 100), cardiogênico (ver Capítulo 99) ou hipovolêmico
Insuficiência cardíaca avançada (ver Capítulos 52 e 53)
Traumatismo grave (ver Capítulo 103)
Hipoxemia grave (ver Capítulo 96) com $PaO_2$ < 30 mmHg
Envenenamento por monóxido de carbono (ver Capítulo 88)
Anemia grave (ver Capítulo 149) com nível de hemoglobina < 5 g/d$\ell$
Exercícios vigorosos, convulsões (ver Capítulo 375) ou tremores (ver Capítulo 101)
Diabetes melito (ver Capítulo 216), geralmente em associação com cetoacidose
Câncer (especialmente linfomas [ver Capítulos 176 e 177], leucemias [ver Capítulos 173, 174 e 175] e tumores sólidos)
Doença hepática com diminuição da depuração de lactato (ver Capítulo 145)
Níveis plasmáticos elevados de metformina
Inibidores nucleosídicos da transcriptase reversa
Cocaína (ver Capítulo 31)
Alcoóis tóxicos, metanol, etilenoglicol, dietilenoglicol (ver Capítulo 102)
Propilenoglicol (ver Capítulo 102)
Salicilatos (ver Capítulo 76)
Cianeto (ver Capítulo 102)
Beta2-agonistas (ver Capítulo 81)
Propofol (após infusão prolongada de alta dose; ver Capítulo 404)
Deficiência de tiamina em crianças ou adultos recebendo nutrição parenteral ou aqueles com beribéri fulminante (ver Capítulos 204 e 205)

Adaptada de Kraut JA, Madias NE. Lactic acidosis. *N Engl J Med.* 2014;371:2309-2319.

láctica, particularmente em pacientes idosos com disfunção cardíaca, hepática ou renal.

Os antivirais nucleosídios (ver Capítulo 364), incluindo a zidovudina, podem causar acidose láctica e função hepática anormal como resultado de efeitos mitocondriais tóxicos. A função mitocondrial anormal também é uma característica da superdosagem de ácido acetilsalicílico (ver Capítulo 76) ou toxicidade da hipoglicina pela ingestão da fruta *ackee* não madura (doença jamaicana do vômito). O antibiótico linezolida é outra causa de acidose láctica.

A acidose láctica também pode ser causada pela superprodução de lactato, que pode ocorrer com esforço intenso e neoplasias malignas, particularmente com uma grande carga tumoral de linfoma ou câncer amplamente metastático. As células malignas podem aumentar a atividade glicolítica, o que pode elevar sua captação de glicose e diminuir sua dependência da energia derivada da mitocôndria. Esses tumores podem usar grandes quantidades de glicose e fosfato inorgânico disponíveis, levando, assim, a uma síndrome de hipoglicemia, hipofosfatemia e acidose láctica.

### MANIFESTAÇÕES CLÍNICAS E DIAGNÓSTICO

A acidose láctica tipicamente se apresenta com pH sanguíneo de 7,35 ou inferior e $HCO_3^-$ de 20 mEq/$\ell$ sérico ou inferior. Para fazer o diagnóstico, entretanto, o nível de lactato sérico deve ser medido diretamente em qualquer paciente com acidose de intervalo aniônico. Os níveis de glicose, creatinina e ureia no sangue também devem ser obtidos. Quando há suspeita de ingestão tóxica (ver Tabela 110.5), deve-se realizar uma triagem para essas toxinas no soro.

### TRATAMENTO

O tratamento da acidose láctica visa à correção da causa subjacente. A saturação venosa central de oxigênio deve ser aumentada, com meta de pelo menos 70%, restaurando a perfusão e a ventilação tecidual. Em geral, a pressão arterial média deve ser mantida em 65 a 70 mmHg, a frequência cardíaca abaixo de 100 bpm e o nível de hemoglobina acima de 7 g/d$\ell$.

No entanto, o tratamento específico para aumentar a depuração de lactato não tem valor incremental significativo. Embora possa melhorar temporariamente o pH, não melhora a hemodinâmica; além disso, reduz adversamente o cálcio sérico ionizado em comparação com a solução salina. O bicarbonato de sódio pode ser considerado quando o pH arterial está abaixo de 7,0 ou quando a acidemia resulta em diminuição da inotropia cardíaca ou vasodilatação sistêmica e choque. É preferível administrar $NaHCO_3$ como uma mistura isotônica em 5% de dextrose e água em vez de um *bolus* hipertônico, porque este último acarreta o risco de edema pulmonar e hipernatremia. A quantidade de bicarbonato de sódio administrada para elevar o pH arterial a 7,2 deve ser estimada multiplicando a concentração desejada de bicarbonato menos observada por 50% do peso corporal. A correção completa deve ser evitada.

Em pacientes com acidose metabólica após convulsões (ver Capítulo 375), o lactato é rapidamente metabolizado em $HCO_3^-$ pelo fígado e pelos rins, e a acidose geralmente remite em 60 minutos. A administração de $HCO_3^-$ geralmente é desnecessária e pode precipitar uma alcalose metabólica excessiva à medida que o lactato é metabolizado, o que reduz o limiar convulsivo.

Em pacientes com supercrescimento bacteriano intestinal (ver Capítulo 131), uma síndrome de desorientação, ataxia e acidose metabólica de hiato aniônico pode se desenvolver após uma refeição com carboidratos em razão da produção bacteriana de D-lactato. Este isômero do L-lactato de mamífero pode ser medido apenas por um ensaio específico de D-lactato. A condição é tratada com antibióticos orais e dieta adequada.

### PROGNÓSTICO

A acidose láctica, quando grave, está associada a alta mortalidade precoce. Quando o pH é inferior a 7,2, apenas 17% dos pacientes que são admitidos em uma unidade de terapia intensiva acabam tendo alta hospitalar.

## Cetoacidose diabética
### EPIDEMIOLOGIA E BIOPATOLOGIA

A cetoacidose diabética é definida como hiperglicemia com acidose metabólica resultante da geração dos ânions ácidos beta-hidroxibutirato (um hidroxiácido) e acetoacetato (um cetoácido) em resposta à deficiência de insulina e hormônios contrarregulatórios elevados, como o glucagon. É mais comumente observada em casos de diabetes melito tipo 1, mas pode ocasionalmente ser observada em diabetes melito tipo 2 (ver Capítulo 216). Em uma população urbana, afro-americanos de baixo nível socioeconômico apresentaram episódios mais frequentes de cetoacidose diabética.

A falta de insulina aumenta a lipólise no tecido adiposo; os ácidos graxos livres são transportados para o fígado, onde as mitocôndrias hepáticas produzem corpos cetônicos, incluindo acetoacetato, a partir de acetil-coenzima A. Na presença de alta proporção de NADH/NAD, a forma mais reduzida de beta-hidroxibutirato é produzida.

### MANIFESTAÇÕES CLÍNICAS

Os sintomas incluem náuseas, vômitos, anorexia, polidipsia e poliúria. Os pacientes frequentemente apresentam respiração de Kussmaul e depleção de volume. Os sintomas neurológicos incluem fadiga e letargia com depressão do sensório. O LCS exibe mudança no estado ácido-básico com o tratamento da cetoacidose diabética. Mesmo sem a administração de bicarbonato, o pH do LCS diminui em decorrência da resposta ventilatória à correção da acidose e do aumento repentino da $Pco_2$. No entanto, nenhuma correlação entre a diminuição do pH do LCS e a depressão do sensório foi estabelecida. A cetoacidose também é observada em casos de inanição, na qual geralmente é leve e não está associada a hiperglicemia.

Os cetoácidos na urina podem ser acompanhados por cátions, incluindo sódio e potássio, contribuindo, assim, para depleção de volume, depleção de potássio, retenção relativa de cloreto e um hiato aniônico misto e acidose hiperclorêmica. O $HCO_3^-$ delta excederá o hiato aniônico delta, especialmente se a taxa de filtração glomerular e a carga filtrada de cetoácidos forem altas. O hiato aniônico sérico em geral será maior quando houver insuficiência renal, porque os ânions adicionais não podem ser eliminados do líquido extracelular.

### DIAGNÓSTICO

O teste urinário de nitroprussiato para cetonas pode subestimar o grau de cetose porque não detecta beta-hidroxibutirato; na verdade, o resultado do teste de cetona pode se tornar mais positivo, pois o tratamento ajuda a metabolizar o beta-hidroxibutirato em acetoacetato. Este problema deve ser resolvido por medição direta de beta-hidroxibutirato sérico. Pacientes diabéticos também são mais propensos à acidose láctica porque um aumento de NADH favorece a formação de lactato a partir do piruvato e a piruvato desidrogenase é inibida na ausência de insulina.

### TRATAMENTO

O tratamento da cetoacidose diabética (ver Capítulo 216) consiste em reposição de volume, administração de insulina com dextrose, se necessário para evitar hipoglicemia, e reposição de potássio (ver Capítulo 109).[11] A administração de bicarbonato deve ser considerada apenas se a cetoacidose for acompanhada por choque ou se o pH arterial for menor que 7,0 ou 7,1, e a infusão em *bolus* deve ser evitada. A administração de bicarbonato ocasionalmente resulta em edema cerebral significativo o suficiente para levar à perda de consciência e até à morte.

### PROGNÓSTICO

A maioria dos pacientes com cetoacidose diabética se recupera. Em menos de 0,5% dos pacientes que apresentam coma decorrente de edema cerebral, a taxa de mortalidade varia de 20 até 90%. O edema cerebral pode ser agravado pela administração de bicarbonato, o que não é recomendado nessa situação.

## Intoxicação por salicilato
### EPIDEMIOLOGIA E BIOPATOLOGIA

A intoxicação por salicilato pode ser causada por superdosagem acidental, superdosagem terapêutica ou tentativa de suicídio (ver Capítulos 76 e 102). O salicilato funciona como um desacoplador da fosforilação oxidativa e, consequentemente, resulta em aumento do consumo de oxigênio e produção de $CO_2$. Porém, o aumento da ventilação alveolar resultante da estimulação de quimiorreceptores centrais supera esse aumento de $CO_2$.

### MANIFESTAÇÕES CLÍNICAS E DIAGNÓSTICO

A manifestação clínica mais comum é acidose metabólica combinada de hiato aniônico e alcalose respiratória, embora a condição também possa se manifestar como uma ou outra apenas. As crianças costumam apresentar acidose metabólica, ao passo que os adultos costumam apresentar alcalose respiratória predominante. Podem ocorrer hipoglicemia, cetoacidose e acidose láctica. Outras manifestações de intoxicação incluem hemorragia, febre, náuseas e vômitos, hiperventilação, diaforese, zumbido e, ocasionalmente, poliúria seguida de oligúria. Os casos graves podem causar convulsões, depressão respiratória e coma. Edema pulmonar não cardiogênico às vezes é visto em adultos.

A alcalose respiratória é o resultado de um efeito estimulador direto do salicilato no centro de controle respiratório medular. A intoxicação por salicilato também aumenta a taxa metabólica. O diagnóstico é suspeitado pela apresentação clínica e confirmado pelo nível de salicilato (ver Capítulos 76 e 102).

O tratamento da intoxicação por salicilato (ver Capítulo 102) visa à correção da acidose metabólica e à remoção do salicilato. O bicarbonato como sal de sódio deve ser administrado de acordo com um cálculo estimado do déficit se a acidose metabólica predominar. Os salicilatos são removidos por diurese alcalina porque o ânion salicilato menos reabsorvível predomina quando o pH da urina aumenta. A alcalinização urinária com acetazolamida deve ser usada com cautela porque a inibição da anidrase carbônica pode prejudicar o transporte de $CO_2$ do tecido para o sangue e potencialmente piorar a acidose no centro respiratório. Em intoxicações graves (concentrações de salicilato maiores que 35 mg/d$\ell$) ou quando há insuficiência renal, pode ser necessária diálise.

### PROGNÓSTICO
O prognóstico da toxicidade do salicilato é melhor com o diagnóstico precoce e o manejo imediato, caso em que a maioria dos pacientes se sai bem. Pacientes que ingerem óleo de gaultéria (metilsalicilato) podem apresentar deterioração mais grave devido à alta lipossolubilidade do medicamento.

## Cetoacidose alcoólica
### EPIDEMIOLOGIA E BIOPATOLOGIA
A cetoacidose alcoólica ocorre em um paciente que consumiu muita bebida alcoólica sem se alimentar. O mecanismo fisiopatológico é baseado na superprodução de beta-hidroxibutirato e, em menor grau, de acetoacetato, devido ao aumento da produção de ácidos graxos livres do tecido adiposo. O álcool inibe a conversão de lactato em glicose no fígado. A oxidação do etanol aumenta a proporção de NADH para $NAD^+$ e favorece a produção de beta-hidroxibutirato a partir do acetoacetato. Danos às mitocôndrias pelo álcool podem elevar ainda mais a proporção de beta-hidroxibutirato para acetoacetato, evitando a reoxidação de NADH para NAD. O metabolismo oxidativo do etanol favorece a reação das enzimas desidrogenase para formar beta-hidroxibutirato e lactato (oposição à produção de glicose).

### MANIFESTAÇÕES CLÍNICAS
A cetoacidose alcoólica geralmente ocorre após o consumo excessivo de álcool e pode estar associada a sintomas de abstinência (ver Capítulos 30 e 388) e ao estado hiperadrenérgico associado. A cetoacidose alcoólica está associada a dor abdominal, vômitos, fome e depleção de volume. Em contrapartida, na cetoacidose diabética, o coma é raro. Os níveis de glicose no sangue geralmente estão baixos ou normais, e o nível de insulina frequentemente está baixo, com níveis elevados de glucagon (favorecendo a cetogênese) e cortisol. Alguns pacientes apresentam hiperglicemia devido ao aumento da resposta às catecolaminas.

### DIAGNÓSTICO
Inicialmente, os pacientes geralmente apresentam um hiato osmolar alto e os níveis de álcool no sangue podem estar ausentes ou elevados. Uma pista para o diagnóstico de ingestão de álcool tóxico é a presença simultânea de acidose metabólica de hiato aniônico e hiato osmolar. O hiato osmolar, se devido ao etanol, deve ser igual à concentração de etanol em miligramas por decilitro divididos por 4,6. Se esse cálculo não produzir o hiato esperado com base no nível de etanol, deve-se suspeitar da ingestão de outro álcool, como metanol, isopropanol ou etilenoglicol (ver Tabela 110.2).

Se possível, os níveis de etanol, etilenoglicol, propilenoglicol e metanol devem ser medidos diretamente; cada um está associado a acidose metabólica. Em contrapartida, o isopropanol metaboliza em acetona e causa cetose sem acidose. Um hiato osmolar pode ser encontrado.

### TRATAMENTO
O tratamento da acidose metabólica alcoólica consiste em: reposição volêmica com solução salina normal em dextrose; administração de tiamina (50 a 100 mg IV); tratamento da hipoglicemia; e a correção de qualquer hipofosfatemia (ver Capítulo 111), hipopotassemia (ver Capítulo 109) e hipomagnesemia (ver Capítulo 111) que possam estar presentes. O distúrbio ácido-básico geralmente desaparece após várias horas. Tanto a hipofosfatemia quanto a deficiência de tiamina, que podem não ser aparentes até 12 a 24 horas após o início do tratamento em um paciente desnutrido, são exacerbadas pela administração de glicose e podem contribuir para a acidose láctica associada.

### PROGNÓSTICO
O prognóstico da cetoacidose alcoólica geralmente é favorável. A perspectiva a longo prazo está mais intimamente ligada a outras complicações do consumo contínuo de álcool.

## 5-oxoprolinúria
A 5-oxoprolinúria, que é uma forma adquirida de acidose metabólica de hiato aniônico, é cada vez mais reconhecida em pacientes com depleção de glutationa associada a doenças crônicas subjacentes, desnutrição, diabetes, alcoolismo ou câncer, especialmente no contexto de um alto nível terapêutico ou superdosagem de paracetamol. Foi observado sem insuficiência hepática concomitante. A glutationa, que é um tripeptídio que consiste em glutamato, cisteína e glicina, tem muitas funções, incluindo proteção contra toxinas celulares, combate ao estresse oxidativo e transporte de aminoácidos para o citosol pela via da gamaglutamiltranspeptidase. As formas hereditárias de 5-oxoprolinúria estão associadas às deficiências enzimáticas do ciclo da gamaglutamiltranspeptidase (5-oxoprolinase e glutationa sintase). A produção normal de 5-oxoprolina é pela liberação do aminoácido transportado do dipeptídio gamaglutamil-aminoácido. A enzima 5-oxoprolinase forma novamente o glutamato para voltar a entrar no ciclo como glutamilcisteína. O paracetamol causa depleção adicional da glutationa devido à ligação de um metabólito do paracetamol, N-acetil-p-benzoquinona imina (NAPQI), à glutationa. O tratamento com N-acetilcisteína, em doses semelhantes às usadas para a toxicidade do paracetamol (ver Capítulo 102), deve ser considerado para diminuir a depleção adicional de glutationa.

## Etilenoglicol
O etilenoglicol (ver Capítulo 102) é comumente encontrado no anticongelante e é usado como solvente industrial. Tem um sabor adocicado e, ocasionalmente, os pacientes o ingerem como substituto do etanol. Embora o etilenoglicol em si não seja particularmente prejudicial, seus metabólitos altamente tóxicos incluem glioxilato, glicolato, ácido oxálico e cetoaldeídos. O ácido glicólico parece ser o principal responsável pela acidose metabólica observada nessa condição.

A intoxicação é caracterizada por sintomas profundos do SNC, incluindo diplopia, convulsões e coma, acidose metabólica grave, insuficiência cardíaca, insuficiência pulmonar e insuficiência renal. Os pacientes costumam ficar desidratados e hipernatrêmicos devido à diurese osmótica da excreção renal do álcool.

Um aumento do hiato aniônico é atribuível aos metabólitos do etilenoglicol. Um grande hiato osmolar também estará presente em razão do álcool sem carga. No entanto, um hiato osmolar pode não estar presente se todo o álcool tiver sido convertido nas formas aniônicas tóxicas. Cristais de oxalato de cálcio na urina podem causar obstrução intratubular e lesão renal aguda. O tratamento é voltado para a reidratação com soro fisiológico e correção da acidose com $NaHCO_3$ com base na estimativa do déficit de bicarbonato. Quando existe um hiato osmolar, a inibição competitiva da álcool desidrogenase deve ser iniciada com fomepizol em uma dose de ataque de 15 a 20 mg/kg IV em 100 m$\ell$ de solução salina normal durante 30 minutos a 1 hora, seguida por uma dose de manutenção de 10 mg/kg a cada 12 horas (ver Capítulo 102). Se o etanol for usado, uma solução de etanol a 10% em dextrose a 5% pode ser administrada como uma dose de ataque de 0,6 g/kg IV seguida por uma dose de manutenção de 150 mg/kg/h em pacientes alcoólicos ou 65 mg/kg/h em pacientes não alcoólicos. O nível de etanol deve ser mantido em 100 a 200 mg/d$\ell$. O objetivo do tratamento é o reconhecimento precoce para prevenir o metabolismo do glicol não carregado em produtos ácidos. A hemodiálise é necessária em casos graves. Se o diagnóstico for feito prontamente e a terapia apropriada for instituída, os resultados serão favoráveis. A insuficiência renal pode ser reversível.

### Metanol
O metanol, álcool de madeira, é um componente da goma-laca e do fluido limpador de para-brisa e é altamente tóxico para o SNC após metabolização em formaldeído e ácido fórmico. Alguns fluidos automotivos agora contém o propilenoglicol menos tóxico. A papilite óptica pode causar cegueira. A detecção pode ser facilitada se a fluoresceína for adicionada ao fluido contendo metanol.

O tratamento consiste em inibidores competitivos para álcool desidrogenase, incluindo etanol e fomepizol, em quantidades semelhantes às do envenenamento por etilenoglicol, para reduzir a formação de ânions ácidos e o hiato aniônico, mantendo um nível mais alto de metanol no sangue (ver Capítulo 102). A hemodiálise pode ser necessária para aumentar a eliminação. O diagnóstico e o tratamento precoces estão associados a um desfecho favorável, mas a perda visual pode ser permanente. A apresentação tardia está associada a um prognóstico desfavorável, principalmente se a quantidade consumida ultrapassar 30 m$\ell$. Como com etilenoglicol, a presença simultânea de etanol na apresentação pode ajudar a desacelerar o metabolismo do metanol e melhorar o resultado.

### Álcool isopropílico
A ingestão tóxica de álcool isopropílico (ver Capítulo 102), como no álcool isopropílico, não causa um aumento do hiato aniônico ou cetoacidose porque o metabólito é a acetona, mas os resultados dos testes para cetonas são positivos e alto hiato osmolar estará presente.

### Propilenoglicol
Ocasionalmente, os pacientes internados em unidade de terapia intensiva recebem altas doses de benzodiazepínicos intravenosos, como lorazepam ou diazepam, que contêm propilenoglicol como diluente. Outros medicamentos intravenosos que também contêm esse diluente incluem fenobarbital, fenitoína, nitroglicerina e esmolol. O propilenoglicol também tem sido usado como um substituto menos tóxico do metanol no fluido limpador de para-brisa. Um alto hiato osmolar pode se desenvolver em razão do propilenoglicol e levar a um quadro clínico de sedação, falha no desmame do respirador e aumento do nível de lactato. O propilenoglicol, um glicol de três carbonos, oxida-se em lactato e piruvato. O tratamento, que consiste no reconhecimento precoce e na retirada do agente agressor, geralmente resulta em um prognóstico favorável.

### Acidose hiperclorêmica (hiato aniônico normal)
As acidoses metabólicas hiperclorêmicas (ver Tabela 110.1) podem ser causadas por mecanismos renais ou não renais e podem estar associadas a nível de potássio sérico elevado, normal ou baixo (Figura 110.2).

### ACIDOSE HIPERCLORÊMICA METABÓLICA DE ORIGEM NÃO RENAL ASSOCIADA A NÍVEL DE POTÁSSIO NORMAL OU AUMENTADO
Ácidos metabólicos hiperclorêmicos com concentração normal ou elevada de potássio podem se desenvolver como resultado da adição de sais de cloreto como NaCl, KCl, CaCl$_2$, NH$_4$Cl, arginina e cloridratos de lisina, ou o próprio HCl. Se a quantidade de Cl introduzida exceder a capacidade do rim de eliminar os sais de Cl na urina, ocorrerá hipercloremia. A eletroneutralidade é mantida por diminuição na concentração sérica de HCO$_3^-$, resultando em acidose hiperclorêmica. A produção renal de NH$_3$ aumenta na tentativa de melhorar a excreção de HCl (NH$_4$Cl). A hiperpotassemia pode ocorrer porque a acidemia favorece a saída do K$^+$ das células. A acidemia também inibe a secreção de K$^+$ no ducto coletor renal.

### ACIDOSE HIPERCLORÊMICA METABÓLICA DE ORIGEM NÃO RENAL ASSOCIADA À HIPOPOTASSEMIA
A acidose hipopotassêmica e hiperclorêmica pode resultar da perda de um líquido corporal com baixo teor de Cl$^-$ em relação ao Na$^+$ e K$^+$ em comparação com a razão Cl$^-$/Na$^+$ no líquido extracelular. Por exemplo, as perdas fecais de Na$^+$, K$^+$ e HCO$_3^-$ na diarreia do intestino delgado ou ânions de ácido orgânico de origem bacteriana, como o butirato, na diarreia colônica levam à acidose hiperclorêmica (ver Capítulo 131). As secreções pancreáticas (ver Capítulo 219) ou grandes perdas nos locais de ileostomia podem levar à perda de líquido contendo bicarbonato. Secretagogos, como o peptídio intestinal vasoativo (VIP), que está associado a neoplasias do pâncreas ou da cadeia simpática (ver Capítulo 219), causam grandes perdas de HCO$_3^-$ nas fezes, resultando em acidose

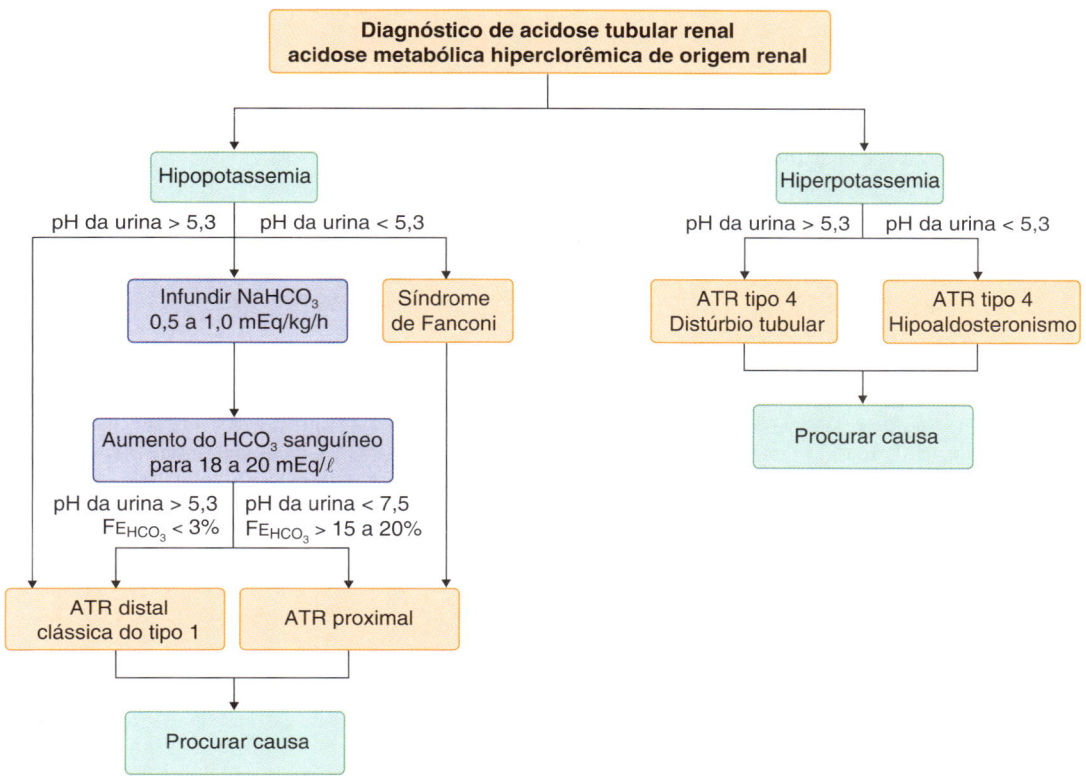

**FIGURA 110.2** Avaliação do paciente com suspeita de acidose tubular renal, acidose metabólica hiperclorêmica de origem renal. FE$_{HCO_3}$ = excreção fracionada de HCO$_3^-$; ATR = acidose tubular renal.

metabólica hipopotassêmica e hiperclorêmica. A acloridria gástrica concomitante é parte da síndrome conhecida como *diarreia aquosa, hipopotassemia, acidose hipoclorídrica*. Desvios urinários, como ureterossigmoidostomias e alças ileais, aumentam a absorção de cloreto em troca de bicarbonato no segmento intestinal e levam à acidose hiperclorêmica. Quando existem bactérias degradadoras de ureia, a absorção efetiva de $NH_4Cl$ pode resultar em acidose hiperclorêmica e hiperamonemia.

## ACIDOSE RENAL TUBULAR DOS TIPOS 1 E 2
### Acidose tubular renal proximal

A ATR provoca maior perda de cátions $Na^+$ e $K^+$ na urina com $HCO_3^-$ do que com $Cl^-$, levando à hipercloremia. A ATR proximal (tipo 2) é caracterizada por um limiar diminuído para reabsorção de bicarbonato. A perda de $HCO_3^-$ e as perdas urinárias concomitantes de potássio ocorrem até que um nível mais baixo de bicarbonato sérico reduza o $HCO_3^-$ filtrado a um nível que a função combinada do túbulo proximal disfuncional e do néfron distal possa reabsorver completamente. Nesse ponto, a urina torna-se ácida (pH < 5,3) e a produção de ácido é igual à excreção de ácido, com $HCO_3^-$ plasmático baixo em equilíbrio dinâmico.

A acidose tubular renal proximal isolada pode resultar de mutações de transportadores específicos do túbulo proximal, como o cotransportador $NaHCO_3$, ou de deficiência hereditária de anidrase carbônica. Mais comumente, a acidose tubular renal proximal está associada a síndrome de Fanconi ou disfunção tubular proximal generalizada. As causas (Tabela 110.7) incluem doenças genéticas, como deficiência de glicose-6-fosfatase (ver Capítulo 152), cistinose (ver Capítulo 119), intolerância hereditária à frutose (ver Capítulo 194) e doença de Wilson (ver Capítulo 200). Mieloma múltiplo (ver Capítulo 178) e síndrome de Sjögren (ver Capítulo 252) devem ser considerados em um paciente adulto. O hiperparatireoidismo primário (ver Capítulo 232) resulta em acidose tubular renal proximal e hipofosfatemia secundária à inibição da troca $Na^+/H^+$ e cotransporte de fosfato de sódio no túbulo proximal pelo paratormônio (PTH) por meio do monofosfato de adenosina cíclico. O hiperparatireoidismo é uma das poucas causas de acidose metabólica com hipercalcemia. A razão $Cl^-$/fosfato no plasma pode estar elevada. Efeitos tóxicos de aminoglicosídeos, cisplatina e ifosfamida incluem disfunção do túbulo proximal. O antirretroviral tenofovir, um análogo de nucleotídio inibidor da transcriptase reversa, é uma causa da síndrome de Fanconi. A síndrome também pode ser observada após o transplante renal (ver Capítulo 122).

### Acidose tubular renal distal

Na ATR distal (tipo 1), a incapacidade de produzir amônia leva à incapacidade de excretar ácido adequadamente, levando à retenção contínua de ácido no corpo. O grau de acidemia costuma ser grave, com o pH atingindo valores tão baixos quanto 7,2, enquanto o pH da urina geralmente excede 5,3.

Já foram descritas famílias nas quais mutações em genes para a $H^+$-ATPase vacuolar distal causam acidose tubular renal distal autossômica recessiva associada com surdez. Mutações que resultam em proteína de troca $Cl^-/HCO_3^-$ defeituosa (AE1) foram associadas a uma forma autossômica dominante de acidose tubular renal distal.[12,13]

A ATR distal (ver Tabela 110.7) também está associada a distúrbios autoimunes, incluindo lúpus eritematoso sistêmico (ver Capítulo 250) e síndrome de Sjögren (ver Capítulo 252) e doenças genéticas, incluindo anemia falciforme (ver Capítulo 154), doença de Wilson (ver Capítulo 200), doença de Fabry (ver Capítulo 197), doenças renais císticas (ver Capítulo 118) e eliptocitose hereditária (ver Capítulo 152). Hipercalciúria e hiperoxalúria podem causar acidose tubular renal distal; nefrocalcinose e nefrolitíase podem ocorrer. O aumento da reabsorção de citrato no túbulo proximal, como consequência da acidose crônica, também leva à hipocitratúria, que é um fator de risco para nefrolitíase de cálcio (ver Capítulo 117). Urina cronicamente alcalina é um risco para formas de cálculos puros de $CaHPO_4$ (bruxita). A amiloidose (ver Capítulo 179) pode se manifestar como acidemia grave e outras disfunções tubulares, incluindo diabetes insípido nefrogênico. Doenças tubulointersticiais crônicas renais (ver Capítulo 114), incluindo nefropatia de refluxo (ver Capítulo 119) e obstrução urinária, podem resultar em acidose tubular renal com hipopotassemia ou hiperpotassemia. A nefrite tubulointersticial aguda também pode resultar em acidose tubular renal. Medicamentos como a anfotericina B podem causar acidose tubular renal distal

### Tabela 110.7 Causas de acidose tubular renal.*

**ATR HIPOPOTASSÊMICA DISTAL (TIPO 1)**
Distúrbios tubulares hereditários
  Mutações do gene da subunidade beta vacuolar da $H^+$-ATPase
  Deficiência de anidrase carbônica do tipo II
  Mutações do trocador de $Cl^-/HCO_3^-$ (AE1)
Causas genéticas
  Anemia falciforme
  Doença de Fabry
  Doença de Wilson
  Eliptocitose
  Hemoglobinúria paroxística noturna
  Rins císticos medulares
Doenças autoimunes
  Lúpus eritematoso sistêmico
  Síndrome de Sjögren
Mieloma múltiplo e amiloidose
Medicamentos: anfotericina, cisplatina, aminoglicosídeos
Nefrocalcinose e distúrbios hipercalcêmicos
Doenças tubulointersticiais
  Nefrite tubulointersticial aguda
  Nefropatia de refluxo
  Nefropatia por analgésicos

**ATR PROXIMAL (TIPO 2)**
Distúrbios tubulares hereditários
  Mutações de cotransporte de $NaHCO_3$ (NBC)
  Deficiência de anidrase carbônica
Disfunção tubular proximal generalizada
  Síndrome de Fanconi hereditária
  Doenças genéticas: cistinose, doença de armazenamento de glicogênio (deficiência de glicose-6-fosfatase), doença de Wilson
  Hormonal: hiperparatireoidismo, deficiência de vitamina D
  Mieloma múltiplo
  Lisozimúria
  Síndrome de Sjögren
  Transplante renal
  Metais pesados: cobalto, mercúrio, chumbo
  Medicamentos: ifosfamida, tetraciclina fora da validade, tenofovir, tacrolimo, aminoglicosídeos

**ATR HIPERPOTASSÊMICA (TIPO 4)**
Doenças renais – resistência à aldosterona
  Diabetes melito
  Amiloidose
  Lúpus eritematoso sistêmico
  Obstrução do sistema urinário
Hiporreninismo
  Neuropatia autônoma (diabético)
  Anemia falciforme
Hipoaldosteronismo primário
Insuficiência suprarrenal: doença de Addison
Mutações tubulares: pseudo-hipoaldosteronismo
Medicamentos: diuréticos poupadores de potássio, amilorida, trianterene, espironolactona, anti-inflamatórios não esteroides (AINE), lítio, trimetoprima, ciclosporina, tacrolimo, inibidores de renina, inibidores da enzima conversora da angiotensina, antagonistas do receptor da angiotensina II

*A acidose tubular renal (ATR) tipo 3 não é listada separadamente porque é uma sobreposição de disfunções proximal e distal.

hipopotassêmica. O topiramato, prescrito para enxaquecas, é um inibidor da anidrase carbônica que pode causar ATR proximal e distal mista.

## ACIDOSE HIPERCLORÊMICA METABÓLICA DE ORIGEM RENAL ASSOCIADA À HIPERPOTASSEMIA

Acidose hiperpotassêmica e hiperclorêmica (tipo 4) sugere disfunção do ducto coletor cortical, onde podem ocorrer acidificação da urina e distúrbios na secreção de potássio. Em alguns pacientes com potássio alto no sangue e acidose hiperclorêmica o pH urinário cai para menos de 5,3, enquanto outros parecem ter defeitos no equilíbrio de potássio e na acidificação urinária. A própria hiperpotassemia agrava a acidose metabólica, diminuindo o acúmulo de $NH_3$ por multiplicação contracorrente no interstício medular.

As causas incluem hiporrenino-hipoaldosteronismo, conforme observado na doença renal diabética (ver Capítulo 115); outras doenças tubulointersticiais (ver Capítulo 114), geralmente com algum comprometimento renal;

anemia falciforme (ver Capítulo 154); e o uso de medicamentos como betabloqueadores e AINE. Níveis baixos de renina e aldosterona também podem ser encontrados em casos de expansão de volume com hipertensão arterial sistêmica. A ciclosporina e o tacrolimo podem levar à diminuição das forças elétricas motrizes para a secreção de $K^+$ e $H^+$. Acidose hiperpotassêmica com renina elevada e aldosterona baixa é encontrada na insuficiência suprarrenal (ver Capítulo 214), no hipoaldosteronismo isolado (ver Capítulo 214) e com o uso de inibidores da enzima de conversão da angiotensina (IECA), inibidores da renina e bloqueadores do receptor da angiotensina II. Níveis elevados de renina e aldosterona são esperados quando a célula do ducto coletor renal é insensível à aldosterona, como em obstrução do sistema urinário, anemia falciforme, amiloidose e lúpus eritematoso sistêmico. A inibição da ação da aldosterona com espironolactona ou eplerenona pode causar acidose hiperpotassêmica, assim, como a inibição de ENaC por amilorida, trianterreno, trimetoprima e lítio.

O pseudo-hipoaldosteronismo autossômico recessivo do tipo 1 ocorre por mutações inativadoras do canal de sódio ENaC, enquanto o pseudo-hipoaldosteronismo autossômico dominante do tipo 1 deve-se a mutações do receptor de mineralocorticoide. Ambos causam hipovolemia, acidose metabólica e hiperpotassemia com elevações secundárias dos níveis de renina e aldosterona. Na síndrome de Gordon (pseudo-hipoaldosteronismo do tipo 2), o aumento da reabsorção de $Na^+$ e $Cl^-$ por meio do aumento da atividade do transportador distal de NaCl sensível à tiazida leva a hipertensão arterial sistêmica, acidose hiperpotassêmica, expansão de volume e, consequentemente, renina e aldosterona baixas.

### MANIFESTAÇÕES CLÍNICAS E DIAGNÓSTICO

O hiato aniônico (de carga elétrica) urinário ajuda a distinguir a acidose tubular renal da perda extrarrenal de bicarbonato (p. ex., consequente à diarreia).[14] Como a resposta renal normal à acidose metabólica é aumento da amoniagênese, a urina deve conter grandes quantidades de $NH_4Cl$ enquanto o rim retém sódio e potássio; o hiato aniônico urinário, que é $(Na^+ + K^+) - Cl^-$, deve ser fortemente negativo em razão do $NH_4^+$ não medido.

Em doenças renais, como a ATR distal, entretanto, o hiato aniônico urinário será zero ou positivo devido à falha da amoniogênese ou à excreção de sódio mais potássio com bicarbonato. Com acidose tubular renal do tipo 2 (proximal), os pacientes costumam apresentar síndrome de Fanconi com glicosúria, fosfatúria, aminoacidúria e uricosúria. Na ATR proximal, o pH da urina em equilíbrio dinâmico é geralmente inferior a 5,3, a acidose não é grave (ou seja, $HCO_3^-$ geralmente não inferior a 16) e a excreção de ácido pode equilibrar a produção de ácido neste novo equilíbrio dinâmico.

Em contrapartida à ATR proximal, a ATR distal (tipo 1) geralmente é um distúrbio metabólico mais grave que pode ser acompanhado por hipercalciúria, nefrocalcinose, cálculos renais de fosfato de cálcio (ver Capítulo 117) e doença óssea que inclui raquitismo em crianças e osteomalacia em adultos. As ATR proximal e distal geralmente podem ser distinguidas por uma avaliação clínica cuidadosa (ver Figura 110.2). Achados úteis incluem pH urinário superior a 5,3 na ATR distal, mas não na ATR proximal, durante a acidemia; uma excreção fracionada de bicarbonato de até 10 a 15% na acidose tubular renal proximal; e a redução do potássio sérico na correção da ATR proximal, mas não da distal.

Em pacientes com hiato aniônico sérico elevado, ânions não medidos, como cetoácidos e lactato, em vez de $NH_4^+$, são detectados na urina; portanto, um hiato aniônico urinário positivo não indica acidose tubular renal. Ocasionalmente, a rápida excreção renal de ânions orgânicos com sódio e potássio minimiza o aumento do hiato aniônico sérico. Na acidose metabólica de indivíduos que cheiram cola, o hipurato, um produto do tolueno, é rapidamente excretado, dando, assim, a aparência de uma acidose metabólica sem hiato aniônico no sangue mas com hiato aniônico urinário positivo. Da mesma forma, se os cetoácidos forem completamente eliminados na urina, a cetoacidose pode se manifestar como acidose hiperclorêmica, em vez de acidose com hiato aniônico.

### TRATAMENTO

Se possível, o tratamento da acidose metabólica deve se concentrar na correção da causa subjacente, como a descontinuação do medicamento responsável, permitindo que os mecanismos homeostáticos do corpo corrijam o distúrbio ácido-básico.

Pacientes cujo pH é menor que 7,2 geralmente são tratados com infusões de bicarbonato de sódio, guiados pelo déficit de base estimado em miliequivalentes, calculado pela concentração sérica de $HCO_3^-$ em miliequivalentes por litro:

$$\text{Quantidade de } HCO_3 = (25 - [HCO_3^-]) \times \text{peso (kg)}/2$$

Esse tratamento parece ser especialmente benéfico em pacientes com lesão renal aguda.[A7] Em geral, a correção da acidemia metabólica deve basear-se em um valor calculado, com não mais de 50% da estimativa dada antes do recálculo. Além disso, essa equação é usada apenas para correção do déficit; as perdas contínuas de 1 a 2 mEq/kg/dia, equivalentes à carga ácida diária, devem ser substituídas na acidose tubular renal distal por $NaHCO_3$, $KHCO_3$ ou sais de citrato em doses divididas. A hipopotassemia pode acompanhar a acidose tubular renal distal e pode melhorar com o tratamento. O citrato deve ser evitado como sal alcalinizante em pacientes com baixa taxa de filtração glomerular.

A acidose tubular renal proximal em crianças pode afetar o crescimento e requer grandes quantidades de bicarbonato em excesso de 1 a 2 mEq/kg/dia para corrigir a acidose porque o álcali ingerido é imediatamente excretado na urina alcalina. Em adultos, o tratamento é frequentemente adiado porque a acidose em equilíbrio dinâmico possibilita uma taxa normal de excreção de ácido. A hipopotassemia pode piorar com o tratamento da ATR proximal com bicarbonato.

Na ATR do tipo 4, o tratamento da hiperpotassemia com uma dieta com baixo teor de potássio, tiazida ou diuréticos de alça ou poliestireno sulfonato de sódio geralmente melhora a acidificação urinária sem o uso de sais de bicarbonato.

### PROGNÓSTICO

O prognóstico da acidose tubular renal geralmente depende de uma doença sistêmica subjacente, como o mieloma (ver Capítulo 178). Em crianças, distúrbios como doença renal cística medular (ver Capítulo 118) e cistinose (ver Capítulo 119) geralmente resultam em insuficiência renal na adolescência. Esses pacientes são candidatos à terapia de reposição renal, incluindo transplante. A acidose metabólica crônica em crianças, se não for bem tratada, está associada ao raquitismo (ver Capítulo 231) e à baixa estatura.

## ALCALOSE METABÓLICA

### EPIDEMIOLOGIA E BIOPATOLOGIA

Na alcalose metabólica, o evento primário é a elevação da concentração plasmática de bicarbonato. Em resposta ao aumento do pH sistêmico, a ventilação alveolar é diminuída para aumentar a $P_{CO_2}$ e, assim, diminuir o pH. No entanto, a compensação respiratória geralmente é menos eficaz em casos de alcalose metabólica do que em casos de acidose metabólica. Os fatores contribuintes podem incluir o fato de que a hipoventilação também diminui a $P_{O_2}$, que é um estímulo potente para os quimiorreceptores periféricos aumentarem a ventilação alveolar quando a $P_{O_2}$ cai abaixo de 60 mmHg. Um segundo mecanismo que pode obstruir a compensação respiratória é a acidose intracelular no cérebro na presença de hipopotassemia. Na alcalose metabólica aguda, mudança acidótica paradoxal inicial no pH do LCS secundária a um aumento repentino de $P_{CO_2}$, análogo à mudança alcalina no pH do LCS na acidose metabólica aguda, pode ativar quimiorreceptores centrais e aumentar o impulso ventilatório, apesar da estimulação periférica para diminuir a ventilação alveolar. Na alcalose metabólica crônica, o pH do LCS pode retornar ao normal, de modo que o impulso respiratório é inteiramente controlado pelos quimiorreceptores periféricos. O resultado é que a resposta ventilatória à alcalose metabólica é altamente variada: muitos pacientes com alcalose metabólica mantêm níveis de $P_{CO_2}$ quase normais, e o nível raramente sobe acima de 60 mmHg.

A alcalose metabólica requer uma fase de geração, na qual novo $HCO_3^-$ é adicionado ao líquido extracelular, e uma fase de manutenção, na qual a nova concentração sérica elevada de $HCO_3^-$ é mantida. Sem a fase de manutenção, um rim com filtração e função tubular normais tem alta capacidade de excretar $HCO_3^-$, evitando, assim, a alcalose. A manutenção de uma alta concentração de $HCO_3^-$ geralmente ocorre devido a depleção de volume, taxa de filtração glomerular reduzida, hipopotassemia ou baixos níveis de cloreto.

### Alcalose metabólica de origem renal associada à depleção de volume

A alcalose metabólica de origem renal pode ser o resultado da excreção urinária excessiva de cloreto, mais comumente relacionada a diuréticos que inibem a reabsorção de $Cl^-$. A perda de Cl resulta em hipocloremia, com um aumento compensatório no $HCO_3$ plasmático para manter a eletroneutralidade. A depleção do volume extracelular estimula a via renina-angiotensina-aldosterona, e altos níveis de aldosterona sobrepostos a taxas de fluxo urinário distal aumentadas resultam em aumento da excreção de $K^+$ e hipopotassemia. A depleção de volume e a hipopotassemia aumentam a reabsorção proximal de $HCO_3^-$, mantendo, assim, a alcalose, e a queda pré-renal na taxa de fluxo glomerular limita a filtração de $HCO_3^-$.

Síndromes genéticas importantes, mas raras, caracterizadas por perda de cloreto urinário incluem a síndrome de Bartter e a síndrome de Gitelman. A síndrome de Bartter é um estado autossômico recessivo de perda de sal associado a depleção do volume extracelular e perda excessiva de cloreto urinário que resulta em hipopotassemia e alcalose metabólica hipoclorêmica. Aumentos secundários da renina e da aldosterona plasmáticas ocorrem, assim, como a hiperplasia das células justaglomerulares renais. A síndrome se assemelha aos efeitos da furosemida no ramo ascendente espesso de Henle; mutações genéticas no cotransportador Na-K-2Cl, no canal de potássio medular externo renal (ROMK) e nos canais de cloreto foram descritas. Como a reabsorção de cálcio ocorre no ramo ascendente espesso de Henle, a síndrome de Bartter (ver Capítulo 119), como a furosemida, causa hipercalciúria e nefrocalcinose, bem como poliúria devido à diminuição da capacidade de concentração urinária.

A síndrome de Gitelman é uma causa autossômica recessiva de depleção do volume extracelular, perda de cloreto urinário e alcalose metabólica hipopotassêmica. É causada por mutações inativadoras no gene SLC12A3, que codifica o cotransportador NaCl sensível a tiazidas do túbulo distal renal. A capacidade de concentração urinária é preservada e os pacientes apresentam hipocalciúria porque a diminuição da reabsorção de NaCl no túbulo distal está associada a diminuição na excreção de cálcio. A hipomagnesemia também pode ser grave.

### Alcalose metabólica de origem não renal com depleção do volume extracelular

A alcalose metabólica pode se desenvolver como resultado de perda gastrintestinal de Cl por vômito, aspiração nasogástrica ou diarreia secretora. Nesses casos, o volume extracelular costuma estar reduzido, ocorre hipocloremia e o nível de cloreto urinário costuma ser menor que 20 mEq/ℓ.

Na síndrome de Zollinger-Ellison (ver Capítulo 219), a secreção excessiva de ácido gástrico induzida pela gastrina pode resultar em fezes ácidas com alto teor de cloreto. A diarreia não causa alcalose metabólica, a menos que a relação eletrolítica $[(Na^+ + K^+) - Cl^-]$ nas fezes seja menor que o $HCO_3^-$ plasmático. Gastrenterite infecciosa, cloridorreia congênita e adenomas vilosos também causam perdas de cloreto nas fezes. A cloridorreia congênita é um distúrbio autossômico recessivo de troca intestinal apical $Cl^-/HCO_3^-$ defeituosa associada ao gene do adenoma regulado negativamente (DRA).

No caso de vômito, o evento inicial é a perda de HCl. Essa secreção de HCl no lúmen do estômago pela célula parietal está acoplada à absorção de $HCO_3^-$ em troca de cloreto na membrana basolateral. Quando o ácido gástrico é secretado normalmente, um leve aumento do $HCO_3$ sérico extravasa para a urina e provoca uma "maré alcalina". No caso de vômito, entretanto, a perda efetiva de HCl gera alcalose. Inicialmente, esse $HCO_3^-$ aumentado é filtrado pelos glomérulos e excretado na urina acompanhado de $Na^+$ e $K^+$; depleção de volume começa a se desenvolver. À medida que o vômito persiste, a depleção do volume extracelular piora, a filtração glomerular diminui, a filtração de $HCO_3^-$ é limitada, a depleção volêmica estimula o sistema renina-angiotensina II-aldosterona, há aumento de reabsorção de líquido proximal e de $HCO_3^-$, há aumento da reabsorção distal de $Na^+$ sob a influência da aldosterona, e maior secreção de $H^+$ potencializando a reabsorção de $HCO_3^-$. Esses efeitos reduzem a perda renal de $Na^+$, mas à custa da manutenção da alcalose metabólica. Perdas significativas de $K^+$, que ocorrem como resultado da bicarbonatúria e do hiperaldosteronismo, levam à hipopotassemia, que na verdade se deve a perdas renais, não gastrintestinais, como consequência de tentativas de manter o volume extracelular. A hipopotassemia agrava ainda mais a reabsorção do $NaHCO_3$ proximal, a secreção distal de $H^+$ e a reabsorção de $K^+$, todas à custa de reabsorção adicional de $HCO_3^-$. No novo equilíbrio dinâmico após o vômito ou a aspiração nasogástrica cessar, acidúria paradoxal da alcalose metabólica se desenvolve quando a reabsorção de $HCO_3^-$ é completa e a urina contém níveis baixos de $Na^+$, $K^+$ e $Cl^-$. O paciente apresenta hipovolemia, hipopotassemia e alcalemia, mas como há intrínseca ligação de $Na^+$, $K^+$ e do equilíbrio ácido-básico, geralmente é possível evitar a depleção de volume potencialmente fatal, a depleção de potássio e a alcalemia.

A maioria das alcaloses metabólicas não renais com depleção de volume se deve a perdas gastrintestinais. No entanto, alguns pacientes com fibrose cística (ver Capítulo 83) desenvolvem alcalose hipoclorêmica como consequência do conteúdo excessivo de cloreto no suor relacionado à mutação do gene CFTR.

A glândula sudorífera, assim, como a célula principal do rim, contém o canal de sódio epitelial sensível à aldosterona, de modo que a absorção de $Na^+$ pelo ducto glandular torna o lúmen eletronegativo. Quando a absorção de $Cl^-$ diminui na fibrose cística (ver Capítulo 83), o lúmen torna-se mais negativo, diminuindo, assim, a absorção de $Na^+$, $Cl^-$ e líquido, e também levando ao suor salgado; a perda proporcionalmente grande de Cl provoca alcalose metabólica hipoclorêmica.

### Alcalose metabólica de origem renal com expansão de volume e hipertensão arterial sistêmica

As condições renais que causam alcalose metabólica e expansão de volume se devem ao aumento proporcionalmente maior na reabsorção de $Na^+$ acima do que é necessário para manter um equilíbrio dinâmico de $Na^+$, em vez da perda primária do ânion $Cl^-$. Conforme o $Na^+$ é reabsorvido, a eletroneutralidade é mantida pelo aumento do $HCO_3^-$ plasmático; o equilíbrio do Cl está normal, o Cl aparece na urina e não há hipocloremia. No rim, a perda de ácido líquido como $NH_4Cl$ em excesso do ácido produzido gera alcalose metabólica, na qual o novo bicarbonato gerado é devido à secreção de prótons pelo néfron distal através das $H^+$-ATPases. O $H^+$ então se combina com o $NH_3$ para formar o $NH_4^+$ na urina.

O $Na^+$ é reabsorvido independentemente do $Cl^-$ no ducto coletor cortical através das células sensíveis à aldosterona que contém o ENaC. Quando o $Na^+$ é reabsorvido pelas células principais do ducto coletor cortical, o lúmen do túbulo torna-se eletronegativo e estimula a secreção de $K^+$ e $H^+$ pelas $H^+$-ATPases eletrogênicas. Enquanto o $HCO_3^-$ permanece no lúmen, os prótons secretados completam a reabsorção do $HCO_3^-$. Prótons adicionais secretados combinam-se a $NH_3$ e fosfatos e desencadeiam excreção efetiva de ácido. Qualquer aumento no mecanismo secretor distal de $H^+$ produzirá mais ácido urinário; mais $HCO_3^-$ novo será gerado e retornado ao líquido extracelular agora expandido, e a alcalose metabólica se desenvolverá. O $HCO_3^-$ plasmático aumentado será filtrado, mas na ausência de um estímulo para aumentar a reabsorção proximal de $HCO_3^-$, o $HCO_3^-$ fluirá distalmente para ser reabsorvido pela secreção aumentada de $H^+$ do ducto coletor. A princípio, a alcalose é leve, mas o aumento da reabsorção de $Na^+$ do ducto coletor cortical também levará ao aumento da secreção de $K^+$ e hipopotassemia. A hipopotassemia aumenta a capacidade de reabsorção proximal de $HCO_3^-$, opondo-se, assim, ao efeito da expansão de volume, de modo que a liberação distal de $HCO_3^-$ diminui. A secreção distal de $H^+$ mais alta que o normal titula os tampões urinários; portanto, mais $HCO_3^-$ é formado e a alcalose piora. As alcaloses metabólicas nas síndromes hipermineralocorticoides são sustentadas pela hipopotassemia.

### Alcalose metabólica de origem não renal associada ao volume normal ou expandido

Se um paciente alcalótico não estiver hipoclorêmico, a eletroneutralidade deve ser mantida pela depleção de um ânion alternativo ou por uma concentração excessiva de um cátion. Um exemplo de alcalose metabólica associada a depleção de um ânion não clorado é a alcalose hipoproteinêmica, com hipoalbuminemia e um pequeno hiato aniônico. O equilíbrio do cloreto mantém-se normal e o cloreto aparece na urina.

A alcalose também pode resultar da adição de sais alcalinos de ânions orgânicos. A resposta normal à ingestão de $NaHCO_3$ é a rápida alcalinização urinária em razão de um limiar inalterado para a reabsorção de $HCO_3^-$. No entanto, um excesso acentuado de $HCO_3^-$, como pode ser administrado na tentativa de alcalinizar a urina de um paciente, expande o volume e causa alcalemia, especialmente na presença de depleção de volume ou baixa filtração glomerular. A síndrome do leite-álcali, geralmente observada quando pacientes com insuficiência renal ingerem leite ou antiácidos de cálcio, está associada a hipercalcemia, alcalemia e concentração normal de cloreto.

Outras situações nas quais a ingestão de sais alcalinos resulta em alcalose metabólica incluem infusão de grandes quantidades de sais de sódio de compostos orgânicos metabolizáveis, como acetato, citrato, lactato ou bicarbonato; hiperalimentação com sais de acetato; diálise peritoneal crônica com dialisato de acetato ou lactato; e transfusões excessivas ou plasmaférese, nas quais grandes quantidades de citrato, usado como anticoagulante, são administradas.

### MANIFESTAÇÕES CLÍNICAS

A alcalose metabólica leve até um pH de 7,50 geralmente é assintomática. Quando o pH ultrapassa 7,55, entretanto, a própria alcalose e a hipoventilação compensatória estão frequentemente associadas à encefalopatia metabólica. Os sintomas incluem confusão, obnubilação, delírio e coma. O limiar de convulsão encontra-se reduzido; tetania, parestesias, cãibras musculares e outros sintomas que refletem baixo cálcio são observados. Em pacientes com hipocalcemia, esses sinais podem ser vistos em valores de pH acima de 7,45. Outros achados incluem taquiarritmias cardíacas e hipotensão. A produção de lactato aumenta como resultado do aumento da glicólise anaeróbica.

### DIAGNÓSTICO

No diagnóstico da causa da alcalose metabólica, é importante distinguir se a condição é responsiva ou não ao cloreto. A alcalose metabólica geralmente é dividida em duas categorias com base em sua capacidade de resposta ao cloreto (ver Tabela 110.2). A alcalose metabólica responsiva ao cloreto está associada ao líquido extracelular e depleção de cloreto e é observada em casos de perda de líquido gástrico e uso de diuréticos. Um indício diagnóstico vem dos eletrólitos séricos. O $HCO_3^-$ está aumentado com queda correspondente do cloreto sérico (alcalose hipoclorêmica). Alcalose metabólica que não responde ao cloreto é observada em pacientes com expansão do líquido extracelular em condições como aldosteronismo primário e hipopotassemia. A entrada de íons hidrogênio nas células também pode levar à alcalose metabólica em pacientes com hipopotassemia.

Vômito, aspiração nasogástrica e diarreia geralmente são fontes óbvias de alcalose metabólica. No entanto, a síndrome de Zollinger-Ellison (ver Capítulo 219), os adenomas vilosos (ver Capítulo 184) e os VIPomas (ver Capítulo 219) são mais difíceis de diagnosticar, a menos que o índice de suspeita seja alto.

Pacientes que apresentam alcalose metabólica hipopotassêmica (Figura 110.3) com pressão arterial normal ou baixa e concentrações de cloreto urinário acima de 25 mEq/ℓ podem estar ingerindo diuréticos como furosemida ou tiazidas secretamente; o rastreamento toxicológico consegue detectar o diurético. Se o rastreamento for negativo, a síndrome de Bartter ou Gitelman (ver Capítulo 119) deve ser considerada. A síndrome de Bartter é menos comum, geralmente mais grave e se apresenta em pacientes jovens. Hipercalciúria sugere síndrome de Bartter, enquanto hipocalciúria e hipomagnesemia sugerem síndrome de Gitelman.

As causas específicas de alcalose renal com expansão de volume e hipertensão arterial podem ser classificadas de acordo com os níveis de renina e aldosterona. Aumentos primários na renina com aumentos secundários na aldosterona podem ser observados em pacientes com estenose unilateral da artéria renal (ver Capítulo 116), tumores renais secretores de renina (ver Capítulo 70) e hipertensão arterial maligna (ver Capítulo 70). Níveis baixos de renina e elevados de aldosterona são característicos do hiperaldosteronismo primário resultante de hiperplasia ou adenoma suprarrenal (ver Capítulo 214). A ativação do cortisol de receptores de mineralocorticoides normalmente é limitada por sua conversão em cortisona inativa pela enzima intracelular 11-beta-hidroxiesteroide desidrogenase do tipo 2. No entanto, um alto nível de cortisol com expansão de volume é observado em hipercortisolismo e tumores secretores de hormônio adrenocorticotrófico (ver Capítulo 214). A inibição dessa enzima também resultará em níveis baixos de renina, níveis baixos de aldosterona e alcalose hipopotassêmica. Ambas as mutações genéticas (a síndrome do excesso aparente de mineralocorticoide) e um consumo excessivo de ácido glicirrízico encontrado no alcaçuz e no anis são as causas desse bloqueio enzimático. Outra causa de hipertensão arterial sistêmica com alcalose hipopotassêmica, mas com baixos níveis de renina e aldosterona, é a síndrome de Liddle (ver Capítulo 119), na qual mutação ativadora no canal de sódio do ducto coletor cortical (ENaC) leva ao aumento da reabsorção de $Na^+$.

A alcalose metabólica também pode ocorrer sem expansão de volume quando um ânion não reabsorvível é apresentado ao lúmen do ducto coletor cortical. Nitratos, sulfatos e certos antibióticos, como nafcilina, carbenicilina e ticarcilina, forçam a secreção de $K^+$ e $H^+$ conforme o $Na^+$ é reabsorvido. A administração tópica de nitrato de prata em vítimas de queimaduras pode resultar em alcalose.

### TRATAMENTO

Em *pacientes responsivos ao cloreto* (ver Tabela 110.2), o tratamento tem como objetivo aumentar a excreção urinária de bicarbonato. Em pacientes com alcalose leve a moderada, liberar a ingestão de sal e administrar cloreto de potássio é eficaz para aumentar a excreção renal de $HCO_3^-$. É provável que o déficit de $K^+$ seja de pelo menos 100 mEq para cada diminuição de 1 mEq/ℓ no potássio sérico. A menos que também haja a reposição de cloreto de potássio, a melhora na filtração e na reabsorção proximal resultará em grave perda de potássio conforme a bicarbonatúria se desenvolve e os efeitos da aldosterona permanecem. Além disso, a resolução completa da alcalose não ocorrerá até que o $K^+$ esteja normalizado. Em um paciente

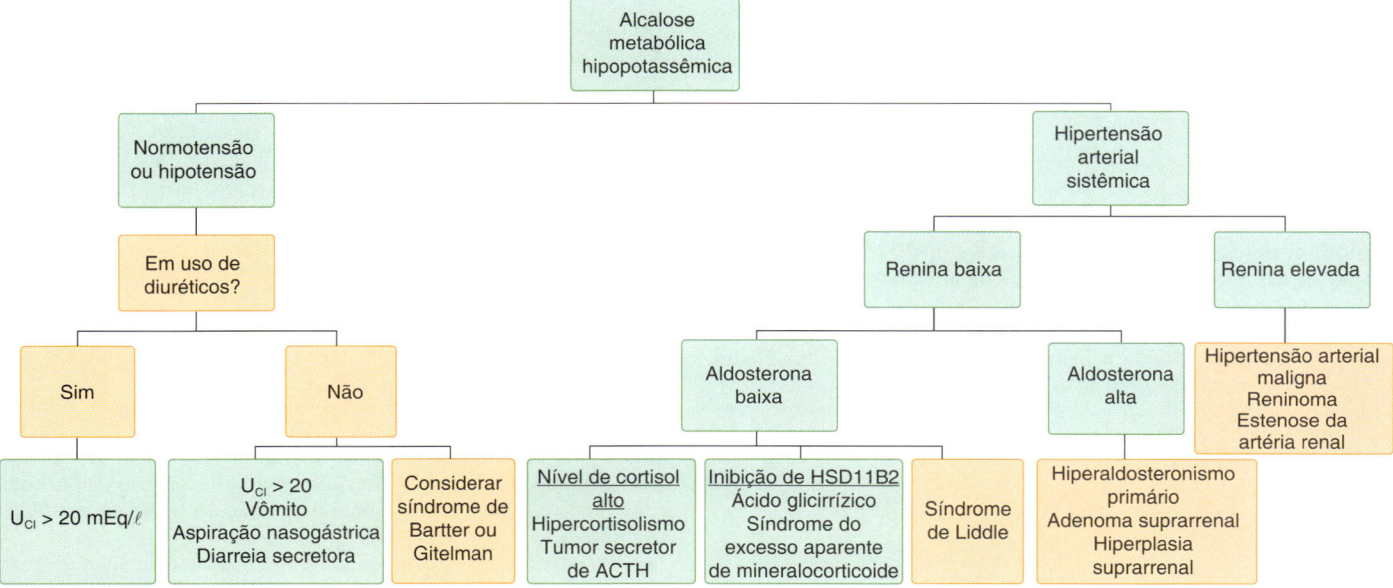

**FIGURA 110.3** Avaliação do paciente com alcalose metabólica hipopotassêmica. ACTH = hormônio adrenocorticotrófico; HSD11B2 = 11-beta-hidroxiesteroide desidrogenase do tipo 2.

com insuficiência renal e vômitos, a elevação do $HCO_3^-$ pode ser mais grave devido à filtração deficiente de $HCO_3^-$. Em casos de expansão de volume e alcalose, a acetazolamida pode ser administrada com cautela enquanto se monitora seu potencial de perda de $K^+$. Se este agente não funcionar, soluções diluídas de HCl (HCl 0,1 N) podem ser administradas com cautela. A quantidade de $H^+$, em miliequivalentes, a ser administrada pode ser calculada como o produto da alteração desejada na concentração de $HCO_3^-$ sérico (mEq/ℓ) × 0,5 do peso corporal em quilogramas (kg). É provável que esse cálculo superestime a quantidade de ácido necessária para a correção; portanto, não mais do que um terço da quantidade deve ser administrada antes de recalcular para evitar acidose metabólica. A correção completa de $HCO_3^-$ não deve ser o objetivo. Na ausência de insuficiência renal, a acetazolamida intravenosa (250 a 500 mg a cada 8 horas) pode ser eficaz, mas pode aumentar muito as perdas de $K^+$.

*Pacientes não responsivos ao cloreto* (ver Tabela 110.2) incluem aqueles com excesso de mineralocorticoide. Nesses pacientes, a alcalose metabólica pode ser diminuída pela reposição de potássio ou pelo bloqueio da reabsorção do $Na^+$ com antagonistas da aldosterona, como a espironolactona, começando com 25 mg VO, ou amilorida, começando com 5 mg VO. A indometacina trata com eficácia a síndrome de Bartter (ver Capítulo 119) ao interferir com a prostaglandina $E_2$ para possibilitar maior reabsorção de NaCl no segmento espesso do ramo ascendente. As síndromes de Gitelman e Bartter são mais bem tratadas com combinações de cloreto de potássio, um diurético poupador de potássio e magnésio, se necessário.

## ACIDOSE RESPIRATÓRIA

A acidose respiratória caracteriza-se pela elevação primária na $P_{CO_2}$ refletida pela redução do pH arterial com elevação variável da concentração de $HCO_3^-$. É mais frequentemente causada pela diminuição na ventilação alveolar devido a doença pulmonar (ver Capítulo 96), fadiga dos músculos respiratórios, anormalidades musculoesqueléticas da parede torácica ou anormalidades no controle ventilatório (ver Capítulo 80).

### MANIFESTAÇÕES CLÍNICAS

Os achados clínicos na acidose respiratória estão relacionados ao grau e à duração da acidose respiratória e à hipoxemia. A elevação abrupta da $P_{CO_2}$ pode causar confusão, ansiedade, psicose, asterixe, convulsões e espasmos mioclônicos, com depressão progressiva do sensório e coma em $P_{CO_2}$ arterial superior a 60 mmHg (narcose por $CO_2$). A hipercapnia, que aumenta o fluxo e o volume sanguíneo cerebral, pode levar a sintomas e sinais de pressão intracraniana (PIC) elevada, incluindo cefaleias e papiledema. Outros achados na acidose respiratória aguda incluem sinais de liberação de catecolaminas, como rubor da pele, diaforese e aumento da contratilidade e débito cardíacos. Os sintomas de hipercapnia crônica incluem fadiga, letargia e confusão, além dos achados vistos na hipercapnia aguda. A evolução lenta de muitas dessas doenças possibilita compensação renal adequada, aumentando a excreção de íon hidrogênio como amônio e gerando e reabsorvendo bicarbonato para restaurar o pH sistêmico aos valores normais. Este processo compensatório atinge seu máximo até 3 a 5 dias após o início da acidose respiratória. Retenção crônica de $NaHCO_3$ e edema geralmente acompanham a acidose respiratória crônica.

### DIAGNÓSTICO

Os distúrbios que causam acidose respiratória incluem efeitos centrais de medicamentos, acidente vascular encefálico (AVE) e infecção; obstrução das vias respiratórias; processos parenquimatosos primários, como doença pulmonar obstrutiva crônica (ver Capítulo 82) e síndrome de desconforto respiratório agudo (SDRA) (ver Capítulo 96); distúrbios da ventilação (ver Capítulo 80); e doenças neuromusculares, como miastenia *gravis* (ver Capítulo 394) e distrofias musculares (ver Capítulo 393). A hipercapnia permissiva tem sido usada clinicamente em pacientes com SDRA para limitar o dano pulmonar secundário à ventilação mecânica (ver Capítulo 97).

### TRATAMENTO

O tratamento da acidose respiratória crônica e da acidose respiratória aguda visa basicamente corrigir a causa subjacente e garantir ventilação adequada.

Na acidose respiratória aguda, medidas para aliviar a hipoxemia e a acidemia graves devem ser instituídas imediatamente, incluindo intubação e ventilação mecânica assistida (ver Capítulo 97), se necessário. Pacientes em coma mixedematoso precisam de reposição de hormônios tireoidianos (ver Capítulo 213).

Nos pacientes com acidose respiratória crônica compensada, a correção rápida e completa da hipercapnia pode resultar em alcalose metabólica pós-hipercapnia. Os pacientes com hipercapnia e hipoxemia crônicas devem receber o oxigênio necessário, mesmo que sua $P_{CO_2}$ se eleve. O aumento não é necessariamente devido à perda do impulso hipóxico para ventilação, mas pode ser devido à liberação de $CO_2$ da hemoglobina na presença de oxigênio ou porque a dilatação arteriolar pulmonar induzida por oxigênio aumenta a perfusão para alvéolos mal ventilados. Pacientes em recuperação de acidose respiratória aguda imposta ao quadro crônico devem ser monitorados cuidadosamente para corrigir hipopotassemia, hipocloremia e hipovolemia para que possa ocorrer excreção renal adequada de bicarbonato.

O tratamento com bicarbonato não é indicado para acidose respiratória, a menos que o pH caia para menos de 7,0 e o paciente esteja prestes a ser intubado. Bicarbonato é útil em pacientes com insuficiência renal (ver Capítulo 121), nos quais a excreção compensatória adequada de ácido não pode ocorrer.

## ALCALOSE RESPIRATÓRIA
### EPIDEMIOLOGIA E BIOPATOLOGIA

Na alcalose respiratória, a diminuição primária da $P_{CO_2}$ reflete-se no aumento do pH arterial e na redução variável da concentração plasmática de bicarbonato. A causa mais comum é a hiperventilação alveolar, e não a subprodução de $CO_2$.

A hipocapnia aguda resulta em elevação inicial do pH do LCS e do ambiente intracelular do cérebro. No entanto, esse aumento é rapidamente compensado pela diminuição nos níveis de bicarbonato. Na alcalose respiratória aguda, um dos principais mecanismos dessa redução no bicarbonato parece ser a geração de lactato como resultado da vasoconstrição, hipoxia e aumento da afinidade da hemoglobina pelo oxigênio. A combinação de aumento da demanda de oxigênio e diminuição da oferta de oxigênio pode contribuir para resultados clínicos adversos na alcalose hipocápnica.

O fluxo sanguíneo cerebral é significativamente diminuído pela hipocapnia, que é um potente vasoconstritor. Como na acidose respiratória, o SNC é imediatamente afetado em razão da permeabilidade da barreira hematencefálica ao $CO_2$. Além disso, como na acidose respiratória, o LCS e o pH intracelular mostram uma resposta inicial de curta duração que é paralela ao aumento sistêmico do pH.

A compensação renal para hipocapnia persistente completa-se em 36 a 72 horas. O mecanismo baseia-se principalmente na redução efetiva da excreção de íons hidrogênio do rim, que é realizada em grande parte pela diminuição da excreção de amônio e ácido titulável. O limiar de excreção de bicarbonato também fica reduzido e a bicarbonatúria se desenvolve. Como resultado, os níveis sistêmicos de bicarbonato diminuem e o pH arterial retorna aos valores normais.

A exposição aguda a grandes altitudes (ver Capítulo 88) resulta em hiperventilação induzida por hipoxia. A compensação demora vários dias e é caracterizada por aumento gradual na hiperventilação, diminuição constante de $P_{CO_2}$ e recuperação da $P_{O_2}$. O efeito do estímulo hipóxico para ventilar é inicialmente modulado pelos efeitos da alcalose, tanto periférica quanto centralmente. No entanto, à medida que o $HCO_3^-$ é reduzido no LCS, a inibição do estímulo central para ventilar diminui. Assim que um equilíbrio dinâmico é alcançado, o impulso ventilatório é determinado pelos efeitos da hipoxemia e alcalemia nos quimiorreceptores periféricos.

### MANIFESTAÇÕES CLÍNICAS

As manifestações clínicas da alcalose respiratória dependem do grau e da duração da condição, mas são principalmente as do distúrbio subjacente. A hipocapnia crônica não parece estar associada a nenhum sintoma clínico significativo.

Os sintomas de hipocapnia aguda com $P_{CO_2}$ abaixo de 30 mmHg são amplamente atribuíveis à alcalemia e incluem tontura, parestesias periorais ou nas extremidades, confusão, asterixe, hipotensão, convulsões e coma. Estes podem estar relacionados a diminuição do fluxo sanguíneo cerebral ou redução do cálcio livre porque a alcalose aumenta a fração ligada às proteínas do cálcio. Falta de ar e dor na parede torácica, que frequentemente acompanham a hiperventilação em razão da dor ou ansiedade, não parecem estar relacionadas à hipocapnia.

### DIAGNÓSTICO

Hiperventilação alveolar levando à alcalose respiratória é observada com hipoxemia por doença pulmonar (ver Capítulo 77), insuficiência cardíaca (ver Capítulo 52), grandes altitudes (ver Capítulo 88) ou anemia. A ventilação mecânica (ver Capítulo 97) também é uma causa comum de alcalose respiratória.

Outra causa comum de alcalose respiratória é a estimulação primária do quimiorreceptor central, conforme visto em sepse (ver Capítulo 100), cirrose hepática (ver Capítulo 144), intoxicação por salicilato (ver Capítulos 76 e 102), correção de acidose metabólica, hipertermia (ver Capítulo 101), e gravidez, bem como hiperventilação cortical por ansiedade e dor. Nessas situações, os sinais centrais substituem os quimiorreceptores periféricos até que o estímulo primário seja removido.

As doenças neurológicas primárias que podem estimular a hiperventilação alveolar incluem AVE agudo, infecção, traumatismo e tumores. Dois padrões de respiração são vistos: hiperventilação central e respiração de Cheyne-Stokes (ver Capítulo 80). A hiperventilação central, que está associada a lesões no nível pontomesencefálico, é regular, mas com aumento da taxa e do volume corrente. A respiração de Cheyne Stokes, que é caracterizada por períodos de hiperventilação alternados com apneia, é observada em pacientes com lesões corticais e pontinas superiores bilaterais e em pacientes com insuficiência cardíaca.

### TRATAMENTO

O tratamento da alcalose respiratória deve abordar a causa subjacente do distúrbio. A síndrome de hiperventilação é um diagnóstico de exclusão, mas os pacientes que apresentam sintomas, como tetania e síncope, e que não apresentam causas mais graves de hiperventilação, podem ser tratados com máscara respiratória. A hipofosfatemia pode ser observada nesses pacientes, mas geralmente melhora com o tratamento da alcalose. Pacientes com alcalose respiratória associada ao mal da montanha podem ser pré-tratados com acetazolamida para induzir acidose metabólica, evitando, assim, elevações extremas do pH (ver Capítulo 88).

**Recomendações de grau A**

A1. Susantitaphong P, Sewaralthahab K, Balk EM, et al. Short- and long-term effects of alkali therapy in chronic kidney disease: a systematic review. *Am J Nephrol*. 2012;35:540-547.
A2. Jaber S, Paugam C, Futier E, et al. Sodium bicarbonate therapy for patients with severe metabolic acidaemia in the intensive care unit (BICAR-ICU): a multicentre, open-label, randomised controlled, phase 3 trial. *Lancet*. 2018;392:31-40.

### REFERÊNCIAS BIBLIOGRÁFICAS

*As referências bibliográficas, bem como os outros materiais suplementares deste livro, encontram-se no GEN-IO, nosso ambiente virtual de aprendizagem.*

# DISTÚRBIOS DO MAGNÉSIO E DO FÓSFORO

ALAN S. L. YU

## METABOLISMO DO MAGNÉSIO

O magnésio é um importante componente mineral do esqueleto ósseo, um cofator para muitas enzimas metabólicas e um regulador de canais iônicos e transportadores em tecidos excitáveis.[1,2]

### Metabolismo normal de magnésio

A maior parte do magnésio corporal total é intracelular ou ósseo, com apenas 1% no líquido extracelular (LEC). A concentração normal de magnésio sérico varia de 1,8 a 2,3 mg/d$\ell$ (1,5 a 1,9 mEq/$\ell$). A ingestão média diária de magnésio é de 300 mg, cujas principais fontes são vegetais verdes, nozes, cereais integrais, leite e frutos do mar. O magnésio é absorvido principalmente no jejuno e íleo. No rim, 70 a 80% do magnésio sérico são filtrados nos glomérulos; boa parte é reabsorvida ao longo do comprimento do túbulo, principalmente no segmento espesso do ramo ascendente da alça de Henle. Em estados de deficiência ou excesso de magnésio, a reabsorção do túbulo renal é rigidamente regulada para que a excreção de magnésio seja ajustada de acordo.

## DEFICIÊNCIA DE MAGNÉSIO

### BIOPATOLOGIA

A deficiência de magnésio geralmente é detectada quando a hipomagnesemia se torna evidente. No entanto, como o magnésio é armazenado principalmente nas células, pode ocorrer depleção substancial do magnésio corporal total antes que os níveis séricos de magnésio reduzam consideravelmente.

A deficiência de magnésio pode ser consequente a deficiência nutricional, má absorção intestinal, redistribuição para os ossos ou perdas por via cutânea, gastrintestinal inferior ou renal (Tabela 111.1). A dose diária recomendada de magnésio é de 420 mg para homens e 320 mg para mulheres. Aproximadamente 25% dos alcoólatras apresentam hipomagnesemia crônica decorrente da combinação de ingestão nutricional deficiente e aumento da perda renal. A deficiência de magnésio pode ocorrer, raramente, na desnutrição proteico-calórica e pode estar associada à hipomagnesemia aguda durante a realimentação em razão da rápida absorção celular de magnésio. A má absorção de gordura em condições como doença celíaca, doença de Crohn e ressecção do intestino delgado causa deficiência de magnésio porque os ácidos graxos livres se acumulam no lúmen intestinal, onde se combinam ao magnésio formando saponificações insolúveis. Os inibidores da bomba de prótons também podem causar hipomagnesemia, principalmente em pacientes que usam diuréticos concomitantemente. Acredita-se que isso ocorra pela inibição da absorção intestinal. As secreções da parte inferior do tubo GI são ricas em magnésio; portanto, a diarreia de origem colônica é uma causa comum de hipomagnesemia. O suor contém teores significativos de magnésio e pode ocorrer hipomagnesemia transitória após exercícios intensos e prolongados, como corridas de maratona. O magnésio também é perdido nas superfícies da pele queimada e 40% dos pacientes com queimaduras graves (ver Capítulo 103) apresentam hipomagnesemia.

**Tabela 111.1** Causas de deficiência de magnésio.

Deficiência nutricional
    Alcoolismo*
    Desnutrição
    Síndrome de realimentação
Má absorção intestinal*
Inibidores da bomba de prótons
Perdas gastrintestinais menores
    Diarreia colônica*
    Fístula intestinal
    Abuso de laxante
Perdas cutâneas
    Queimaduras*
    Sudorese induzida por exercício
Redistribuição para o osso
    Síndrome do osso faminto
Perdas renais
    Poliúria (incluindo diabetes melito)*
    Expansão volêmica
    Hiperaldosteronismo
    Síndromes de Bartter e Gitelman
    Hipercalcemia
    Diuréticos de alça e tiazídicos*
    Nefrotoxinas (cisplatina, anfotericina, aminoglicosídeos, pentamidina, ciclosporina)*
Anticorpos monoclonais de fator de crescimento epidérmico (cetuximabe, panitumumabe)*

*Causas comuns.

Em pacientes com hiperparatireoidismo grave (ver Capítulo 232) e alta remodelação óssea, o sequestro contínuo de minerais nos ossos pode continuar após a paratireoidectomia causando hipocalcemia transitória, hipomagnesemia e hipofosfatemia. As perdas renais de magnésio podem ocorrer na fase de recuperação da necrose tubular aguda ou obstrução do sistema urinário. A hipomagnesemia é comum no diabetes melito (ver Capítulo 216), no qual se pensa ser decorrente de uma combinação de má absorção intestinal, diurese osmótica e diminuição da reabsorção do túbulo renal. A inibição da reabsorção de sódio no ramo ascendente espesso de Henle por diuréticos de alça e no túbulo contorcido distal por diuréticos tiazídicos inibe a reabsorção tubular de magnésio e leva à perda urinária de magnésio. As toxinas tubulares que são causas comuns de perda renal de magnésio incluem cisplatina, carboplatina, anfotericina B e aminoglicosídeos, que frequentemente estão associados à hipopotassemia e raramente à acidose do túbulo renal, bem como inibidores da calcineurina, como ciclosporina e tacrolimo, que também causam hiperpotassemia. Os anticorpos contra o receptor do fator de crescimento epidérmico, como cetuximabe e panitumumabe, que são usados para tratar câncer colorretal metastático, infrarregulam um canal de magnésio do túbulo distal e causam hipomagnesemia grave isolada.

A hipomagnesemia hereditária geralmente é causada pela perda renal de magnésio e pode ser subdividida em três tipos principais, dependendo da coexistência de outros distúrbios eletrolíticos: síndromes de Bartter e Gitelman, que estão associadas a perda renal de sal e alcalose metabólica hipopotassêmica; hipomagnesemia familiar com hipercalciúria e nefrocalcinose; e hipomagnesemia isolada, geralmente associada à hipocalcemia.

### MANIFESTAÇÕES CLÍNICAS

Hipomagnesemia leve a moderada ou deficiência de magnésio frequentemente é assintomática. As manifestações de excitabilidade neuronal aumentada são os sintomas mais comuns, incluindo parestesias, tetania e convulsões. Eles podem estar associados ao sinal de Chvostek (espasmos dos músculos da bochecha em resposta ao toque no nervo facial na frente da orelha) ou sinal de Trousseau (espasmo carpal induzido pela compressão do braço com um torniquete ou braçadeira de esfigmomanômetro). Os distúrbios cardíacos variam de anormalidades eletrocardiográficas leves (alterações inespecíficas da onda T, ondas U, intervalo QT prolongado e alternância de repolarização) a taquicardia ventricular, *torsades de pointes* e fibrilação ventricular (ver Capítulo 59).

A hipopotassemia coexistente é muito comum por dois motivos: muitas das causas da hipomagnesemia também são causas da perda de potássio, e a própria hipomagnesemia causa perda renal de potássio. A hipomagnesemia grave também prejudica a secreção de paratormônio (PTH) e induz resistência tecidual às suas ações, levando à hipocalcemia.

### DIAGNÓSTICO

A causa da deficiência de magnésio costuma ser óbvia pela história. Em casos de diagnóstico difícil, uma amostra de urina aleatória deve ser coletada e a excreção fracionada de magnésio ($EF_{Mg}$), determinada.

$$EF_{Mg} = \frac{\text{Magnésio urinário} \times \text{Creatinina sérica}}{0{,}7 \times \text{Magnésio sérico} \times \text{Creatinina urinária}}$$

Com a perda extrarrenal de magnésio (geralmente diarreia, má absorção ou abuso de laxante), a $EF_{Mg}$ é adequadamente suprimida (< 4%). Níveis mais elevados de $EF_{Mg}$ indicam perda renal de magnésio, geralmente secundária ao uso de diuréticos ou um dos distúrbios familiares de perda de magnésio.

### TRATAMENTO

Não está claro se hipomagnesemia leve assintomática precisa ser tratada.[3] A reposição de magnésio é recomendada em pacientes hipomagnesêmicos se eles estiverem sintomáticos, apresentarem distúrbios cardíacos ou convulsivos subjacentes, exibirem hipocalcemia ou hipopotassemia grave simultânea ou apresentarem hipomagnesemia grave (< 1,4 mg/dℓ). Em casos leves ou ambulatoriais, sais de magnésio orais, como óxido de magnésio (250 a 500 mg, 4 vezes/dia), podem ser usados para reposição, mas essas substâncias frequentemente causam diarreia, especialmente em altas doses. No ambiente hospitalar, sulfato de magnésio intravenoso (1 a 2 g a cada 6 horas) pode ser usado para reposição. Como a redistribuição do magnésio dos compartimentos extracelular para os intracelulares é relativamente lenta, a concentração de magnésio sérico pode se normalizar antes que as reservas de magnésio corporal total estejam plenamente recompostas. Portanto, é prudente continuar com o magnésio por via intravenosa (IV) por mais 1 a 2 dias após a restauração da normomagnesemia. Em pacientes com função renal normal, qualquer excesso de magnésio é simplesmente excretado por via renal. Os efeitos adversos da administração IV de magnésio são decorrentes principalmente da hipermagnesemia transitória e incluem rubor, hipotensão e paralisia flácida. A amilorida (10 a 20 mg VO, 1 vez/dia) anula a perda renal de magnésio em alguns pacientes com esse problema, mas o mecanismo não é conhecido.

### PROGNÓSTICO

Pacientes hospitalizados com hipomagnesemia apresentam maior tempo de internação e maior mortalidade, presumivelmente por ser um marcador de doença mais grave. Níveis muito baixos de magnésio sérico (< 0,7 mmol/ℓ) também estão associados a um aumento de cerca de 35% da taxa de mortalidade por todas as causas.[4] Em pacientes com deficiência de magnésio de causa autolimitada, a reposição é facilmente realizada. No entanto, em pacientes com perda persistente de magnésio, como na síndrome de Gitelman (ver Capítulo 119), pode ser difícil acompanhar as perdas contínuas com a terapia oral. Felizmente, esses indivíduos tendem a se adaptar à hipomagnesemia crônica e a tolerá-la muito bem.

## HIPERMAGNESEMIA

A hipermagnesemia transitória pode ocorrer em pacientes que receberam grandes doses de magnésio intravenoso, por exemplo, no quadro de pré-eclâmpsia. Também já foi descrita em indivíduos que fazem uso de grandes doses de antiácidos ou catárticos que contenham magnésio, sobretudo em situações em que a absorção intestinal é aumentada, como doença inflamatória intestinal e obstrução intestinal. No entanto, o rim apresenta uma capacidade muito grande de excretar o excesso de magnésio. Assim, hipermagnesemia persistente é observada quase exclusivamente em pacientes com insuficiência renal crônica (ver Capítulo 121), que também estejam recebendo doses excessivas de magnésio na forma de antiácidos, catárticos ou enemas.

### MANIFESTAÇÕES CLÍNICAS

A intoxicação por magnésio é uma condição séria e potencialmente fatal. A hipermagnesemia leve (nível sérico de magnésio > 4 a 6 mg/dℓ) causa hipotensão, náuseas, vômitos, rubor facial, retenção urinária e íleo paralítico. Acima dos níveis séricos de 8 a 12 mg/dℓ, pode ocorrer paralisia flácida da musculatura esquelética e hiporreflexia, juntamente com bradiarritmias, depressão respiratória, coma e parada cardíaca. Um hiato aniônico sérico baixo ou mesmo negativo pode ser observado ocasionalmente.

### TRATAMENTO

A hipermagnesemia leve em um paciente com boa função renal geralmente não demanda tratamento porque a depuração renal é rápida e a meia-vida sérica normal do magnésio é de aproximadamente 1 dia. Em caso de toxicidade grave, os efeitos do magnésio podem ser temporariamente antagonizados pela administração IV de sais de cálcio (5 a 10 mℓ de cloreto de cálcio a 10%). A excreção renal de magnésio pode ser aumentada pela administração de furosemida (20 a 40 mg a cada 4 horas) juntamente com uma infusão de solução salina (NaCl a 0,9% a 150 mℓ/h, titulada para repor as perdas urinárias). Em pacientes com insuficiência renal avançada, o método mais efetivo de remoção do magnésio é a hemodiálise.

### PROGNÓSTICO

A hipermagnesemia grave é potencialmente fatal. Graus menores de hipermagnesemia geralmente respondem bem ao tratamento.

## METABOLISMO DO FÓSFORO

O fósforo desempenha muitas funções críticas. É o principal componente mineral do osso, dos fosfolipídios das membranas celulares e dos ácidos nucleicos. O fósforo forma ligações de fosfato de alta energia em compostos como trifosfato de adenosina (ATP), é ligado após a transcrição a proteínas como um sinal intracelular e atua como o principal tampão de pH no soro e na urina.

## Metabolismo normal de fósforo

Do conteúdo total de fósforo corporal, 85% estão nos ossos, 14% estão nos compartimentos intracelulares e apenas 1% está no líquido extracelular. A concentração normal de fósforo plasmático é de 3 a 4,5 mg/dℓ (1 a 1,5 mM). A ingestão diária de fósforo é de 800 a 1.500 mg. O fósforo é encontrado em muitos alimentos, incluindo laticínios, carnes e grãos e é absorvido no intestino delgado. Os rins excretam o excesso de fósforo, que é o principal mecanismo pelo qual o corpo regula o equilíbrio do fosfato extracelular. Noventa por cento do fosfato sérico são filtrados nos glomérulos, dos quais 80 a 97% são reabsorvidos ao longo do néfron, principalmente no túbulo proximal. O paratormônio (PTH) aumenta a excreção renal de fosfato ao inibir o cotransportador de sódio-fosfato no túbulo proximal, enquanto a vitamina D aumenta a absorção intestinal de fosfato.

## HIPOFOSFATEMIA

### BIOPATOLOGIA

A hipofosfatemia pode ser causada por ingestão diminuída, absorção intestinal prejudicada, redistribuição nas células ou ossos e perdas renais (Tabela 111.2). A depleção de fosfato é frequentemente observada no alcoolismo (ver Capítulo 30) em decorrência da ingestão de uma dieta rica em carboidratos e pobre em fosfato, bem como perda renal de fosfato. Os antiácidos que contêm cátions divalentes ligam-se ao fosfato no lúmen intestinal formando sais insolúveis, evitando, assim, sua absorção. A deficiência de vitamina D também leva à diminuição da absorção intestinal de fosfato e, portanto, à hipofosfatemia. A alcalose respiratória, mas não metabólica (ver Capítulo 110), pode causar hipofosfatemia transitória. Nesse distúrbio, o pH intracelular está aumentado, estimulando a glicólise, que esgota o *pool* de fosfato inorgânico intracelular e leva ao deslocamento do fosfato para as células.

A insulina também é um forte estímulo para transferir o fosfato para as células. Pacientes com cetoacidose diabética (ver Capítulo 216) costumam ficar hiperfosfatêmicos em razão do deslocamento do fosfato para fora das células em condições insulinopênicas, mas o fosfato total do corpo está, na verdade, esgotado como resultado das perdas urinárias. O tratamento subsequente com insulina pode revelar hipofosfatemia grave. Do mesmo modo, em pacientes desnutridos (ver Capítulo 203), cujas reservas corporais totais de fosfato estejam depletadas, a realimentação IV excessiva com soluções ricas em carboidratos pode estimular a liberação de insulina e causar hipofosfatemia aguda. Os inibidores da tirosinoquinase imatinibe, sorafenibe e nilotinibe, que são usados no tratamento de vários cânceres (ver Capítulos 169 e 175), podem causar hipofosfatemia profunda, que parece ser decorrente da inibição da reabsorção óssea ou de uma síndrome de Fanconi parcial.

A perda renal de fosfato é geralmente decorrente de reabsorção deficiente de fosfato no túbulo proximal. No hiperparatireoidismo primário (ver Capítulo 232), a hipercalcemia está tipicamente associada à hipofosfatemia. A síndrome de Fanconi é uma doença tubular proximal generalizada caracterizada por hipofosfatemia em associação com glicosúria, aminoacidúria, hipopotassemia e acidose tubular renal (ATR) do tipo II; pode ser causada por vários distúrbios metabólicos hereditários, mieloma múltiplo (ver Capítulo 178), intoxicação por metais pesados (ver Capítulo 19), terapia com ferro intravenoso (ver Capítulo 150)[5] e medicamentos como ifosfamida, cidofovir e tenofovir. A fosfatúria também pode ocorrer com diuréticos, particularmente inibidores da anidrase carbônica, e com agentes antimicrobianos, como pentamidina e foscarnete.

A osteomalacia oncogênica é uma síndrome paraneoplásica (ver Capítulos 169 e 231) associada principalmente a tumores mesenquimais que secretam uma variedade de fatores fosfatúricos conhecidos coletivamente como fosfatoninas. Um fenótipo semelhante é encontrado no raquitismo hipofosfatêmico autossômico dominante ligado ao X; esses distúrbios hereditários são caracterizados por aumento em uma fosfatonina circulante chamada fator de crescimento de fibroblasto-23. As fosfatoninas inibem a reabsorção tubular de fosfato renal e a 1-alfa-hidroxilação de 25-hidroxicolecalciferol, levando, assim, a hipofosfatemia, raquitismo ou osteomalacia (ver Capítulo 231) e níveis séricos inadequadamente baixos de 1,25-di-hidroxicolecalciferol.[5b] Por fim, pacientes em terapia de reposição renal em virtude da hemodiafiltração venovenosa contínua frequentemente apresentam deficiência de fosfato e necessitam de reposição contínua.

### MANIFESTAÇÕES CLÍNICAS

As complicações clínicas, que geralmente são observadas apenas com hipofosfatemia grave (< 1 mg/dℓ), são consideradas em razão da ruptura da composição da membrana celular, depleção de ATP (que afeta particularmente os tecidos que consomem muita energia, como os músculos esquelético e cardíaco) e depleção de 2,3-difosfoglicerato em eritrócitos, que prejudicam o fornecimento de oxigênio aos tecidos. As manifestações de hipofosfatemia grave incluem encefalopatia, cardiomiopatia dilatada, fraqueza muscular generalizada que pode causar insuficiência respiratória, rabdomiólise e hemólise. A hipofosfatemia também prejudica a amoniagênese renal e reduz a disponibilidade de tampão urinário, prejudicando, assim, a excreção de ácido renal e desencadeando acidose metabólica. A hipofosfatemia crônica leva a reabsorção óssea e osteomalacia.

### DIAGNÓSTICO

A causa da hipofosfatemia frequentemente é evidente na história e no exame físico. Caso contrário, a medição da excreção urinária de fosfato de 24 horas ou da excreção fracionada de fosfato ($EF_{PO_4}$) em uma amostra pontual de urina costuma ser elucidativa.

$$EF_{PO_4} = \frac{\text{Fosfato urinário} \times \text{Creatinina sérica}}{\text{Fosfato sérico} \times \text{Creatinina urinária}}$$

No quadro de hipofosfatemia, a resposta normal do rim é reduzir a excreção urinária de fosfato para menos de 100 mg/dia ou reduzir $EF_{PO_4}$ para menos de 5%. Valores mais altos sugerem uma das causas da perda renal de fosfato.

### Tabela 111.2 Causas de hipofosfatemia.

Deficiência nutricional
    Alcoolismo*
Absorção intestinal prejudicada
    Antiácidos
    Deficiência de vitamina D*
Redistribuição em células
    Alcalose respiratória*
    Insulina*
    Síndrome de realimentação
    Queimaduras*
Redistribuição no osso
    Síndrome do osso faminto
Inibidores da tirosinoquinase (imatinibe, sorafenibe, nilotinibe)
Perdas renais
    Hiperparatireoidismo*
    Tubulopatia renal
        Síndrome de Fanconi
        Medicamentos/substâncias químicas (pentamidina, foscarnete, acetazolamida, tolueno, superdosagem de paracetamol)
    Síndrome do excesso de fosfatonina
        Osteomalacia oncogênica
        Raquitismo hipofosfatêmico familiar
Remoção extracorpórea
    Hemodiafiltração venovenosa contínua

*Causas comuns.

### TRATAMENTO

Pacientes com hipofosfatemia leve a moderada assintomática, reservas normais de fósforo corporal total e perdas mínimas contínuas de fósforo (p. ex., paciente com hipofosfatemia como resultado de alcalose respiratória aguda) não precisam de tratamento. O fosfato deve ser reposto em pacientes sintomáticos, com suspeita de reservas intracelulares de fósforo muito depletadas (pacientes desnutridos ou alcoólatras), com perdas gastrintestinais ou renais contínuas ou hipofosfatemia grave (< 1 mg/dℓ). A reposição oral pode ser realizada com sais de fosfato de sódio ou potássio (1 a 2 g/dia) ou com leite desnatado. A reposição IV de fósforo em uma dose de 0,16 a 0,64 mmol/kg durante 4 a 8 horas é recomendada para hipofosfatemia grave, mas é contraindicada para pacientes com insuficiência renal ou hipercalcemia. A hipofosfatemia em pacientes em hemodiafiltração venovenosa contínua pode ser melhorada pelo uso de dialisado contendo fosfato e soluções de reposição.[6] As complicações da terapia com fosfato incluem hipocalcemia, calcificação metastática, hipotensão, insuficiência renal aguda e arritmias, bem como hipernatremia ou hiperpotassemia concomitante, dependendo de qual sal é administrado.

### PROGNÓSTICO
A maioria dos pacientes com hipofosfatemia responde bem ao tratamento.

## HIPERFOSFATEMIA

### BIOPATOLOGIA
Pseudo-hiperfosfatemia pode ocorrer em amostras de sangue hemolisadas ou hiperglobulinêmicas, como no mieloma múltiplo (ver Capítulo 178). A hiperfosfatemia verdadeira é causada pela ingestão excessiva de fosfato, aumento da absorção intestinal, redistribuição das reservas intracelulares ou diminuição da excreção renal (Tabela 111.3 e Figura 111.1). A reposição excessiva de fosfato pode obviamente causar hiperfosfatemia. O fósforo em alguns laxantes e enemas pode ser absorvido e causar hiperfosfatemia. A intoxicação por vitamina D ou seus análogos aumenta a absorção intestinal de cálcio e fósforo. Condições associadas à lise celular maciça, como rabdomiólise (ver Capítulo 105) e síndrome de lise tumoral (ver Capítulo 169), liberam fosfato intracelular no líquido extracelular, onde pode ligar o cálcio e resultar em hipocalcemia (ver Capítulo 232). Os pacientes com cetoacidose diabética (ver Capítulo 216) costumam estar hiperfosfatêmicos na avaliação inicial em razão da redistribuição de fosfato para fora das células no estado de deficiência de insulina. A diminuição da excreção de fosfato é mais comumente causada por insuficiência renal aguda ou crônica (ver Capítulo 121). Com uma dieta normal, os níveis de fosfato sérico podem ser mantidos dentro da faixa normal até que a taxa de filtração glomerular caia para menos de 25 m$\ell$/min. No entanto, mesmo graus leves de insuficiência renal podem predispor à hiperfosfatemia se houver uma ingestão excessiva concomitante de compostos contendo fosfato, como os laxantes. Finalmente, como o paratormônio estimula a excreção de fosfato no túbulo proximal, o hipoparatireoidismo primário (ver Capítulo 232) costuma estar associado a hiperfosfatemia leve junto com a hipocalcemia.[6b]

### MANIFESTAÇÕES CLÍNICAS
A hiperfosfatemia aguda aumenta o risco de precipitação de fosfato de cálcio e a subsequente calcificação metastática dos tecidos moles, incluindo os rins, nos quais pode causar insuficiência renal aguda.[7] A hipocalcemia resultante (ver Capítulo 232) pode desencadear tetania, hipotensão, convulsões e arritmias cardíacas. Na hiperfosfatemia crônica da insuficiência renal crônica, os pacientes com concentração de fosfato sérico maior que 6,5 mg/d$\ell$ apresentam maior taxa de mortalidade. A hiperfosfatemia nesse quadro é um fator de risco para calcificação coronariana e outras calcificações vasculares, que está associada ao aumento da taxa de mortalidade.

### TRATAMENTO
A hiperfosfatemia aguda em um paciente assintomático com função renal normal geralmente normaliza espontaneamente conforme o excesso de fosfato é excretado. Em pacientes sintomáticos e naqueles com função renal comprometida, o fosfato deve ser removido por terapia extracorpórea. Em decorrência da baixa taxa de mobilização de fosfato das reservas intracelulares, a hemodiafiltração venovenosa contínua é considerável mais efetiva do que a hemodiálise intermitente. A hiperfosfatemia crônica (ver Capítulo 121) pode ser controlada minimizando o aporte de fósforo na dieta[8] e administrando quelantes de fosfato orais, como sais de cálcio (p. ex., acetato de cálcio 1.334 mg em cada refeição), carbonato de lantânio (500 mg em cada refeição) ou sevelâmer (800 a 1.600 mg com cada refeição) (Tabela 111.4).[9] O hidróxido de alumínio (300 a 600 mg com as refeições) também é um quelante de fosfato muito efetivo, mas o uso prolongado leva ao acúmulo de alumínio e resulta em encefalopatia e osteomalacia. Os dados sugerem que os quelantes de fosfato[A1] não baseados em cálcio e especialmente sevelâmer[A2] reduzem a taxa de mortalidade por todas as causas em comparação com quelantes à base de cálcio em pacientes com doença renal crônica. Cinacalcete (30 a 180 mg/dia), um calcimimético usado em pacientes com insuficiência renal crônica para tratar o hiperparatireoidismo secundário, também reduz a concentração

**Tabela 111.3** Causas de hiperfosfatemia.

Ingestão de fosfato
  Reposição de fosfato
  Laxantes e enemas contendo fosfato*
Aumento da absorção intestinal
  Intoxicação por vitamina D
Redistribuição de reservas intracelulares
  Rabdomiólise*
  Síndrome de lise tumoral
  Cetoacidose diabética
Excreção renal diminuída
  Insuficiência renal*
  Hipoparatireoidismo
  Pseudo-hipoparatireoidismo
  Calcinose tumoral familiar

*Causas comuns.

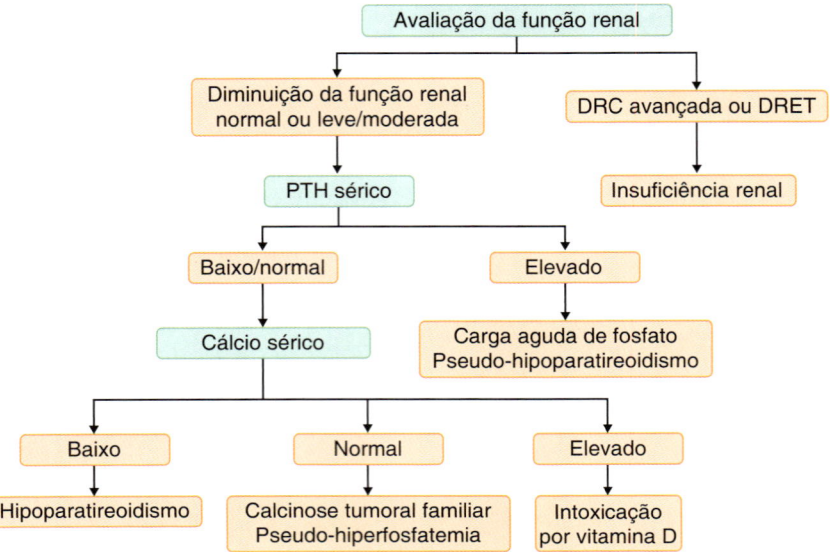

**FIGURA 111.1** Abordagem diagnóstica de hiperfosfatemia crônica, um algoritmo de diagnóstico baseado no paratormônio (PTH). DRC = doença renal crônica; DRET = doença renal em estágio terminal; PTH = paratormônio. (Adaptada de Leaf DE, Wolf M. A physiologic-based approach to the evaluation of a patient with hyperphosphatemia. Am J Kidney Dis. 2013;61:330-336.)

sérica de fosfato e o produto cálcio-fosfato, mas não reduz significativamente o risco de morte ou eventos cardiovasculares importantes.

### Tabela 111.4 — Medicações para hiperfosfatemia.

| MEDICAÇÃO | DOSE USUAL COM CADA REFEIÇÃO | COMENTÁRIOS |
|---|---|---|
| **SAIS DE CÁLCIO** | | |
| Acetato de cálcio | 1.334 mg | O nível de cálcio aumentará aproximadamente 0,5 mg/dℓ |
| Carbonato de cálcio | 500 a 1.000 mg | O nível de cálcio aumentará aproximadamente 0,5 mg/dℓ |
| **SAIS DE MAGNÉSIO** | | |
| Hidróxido de magnésio | 311 a 622 mg | Pode causar diarreia ou hipermagnesemia |
| Carbonato de magnésio | 63 a 126 mg | Pode causar diarreia ou hipermagnesemia |
| **SAIS DE ALUMÍNIO** | | |
| Hidróxido de alumínio | 300 a 600 mg | Encefalopatia e osteomalacia com uso prolongado |
| **OUTROS** | | |
| Cloridrato de sevelâmer | 800 a 1.600 mg | Efeitos adversos gastrintestinais |
| Carbonato de sevelâmer | 800 a 1.600 mg | Efeitos adversos gastrintestinais |
| Carbonato de lantânio | 250 a 500 mg | Monitorar os níveis séricos de bicarbonato e de cloreto, bem como os níveis de ácido fólico e vitaminas D, E e K |

### PROGNÓSTICO

A hiperfosfatemia aguda grave pode ser fatal em decorrência da calcificação metastática e falência de múltiplos órgãos, mas geralmente responde bem à terapia imediata. A hiperfosfatemia crônica em pacientes com insuficiência renal crônica (ver Capítulo 121) frequentemente é muito resistente ao tratamento, sobretudo em indivíduos com baixa adesão ao esquema terapêutico, e está associada a aumento da taxa de mortalidade a longo prazo.

### Recomendações de grau A

A1. Jamal SA, Vandermeer B, Raggi P, et al. Effect of calcium-based versus non-calcium-based phosphate binders on mortality in patients with chronic kidney disease: an updated systematic review and meta-analysis. *Lancet*. 2013;382:1268-1277.
A2. Patel L, Bernard LM, Elder GJ. Sevelamer versus calcium-based binders for treatment of hyperphosphatemia in CKD: a meta-analysis of randomized controlled trials. *Clin J Am Soc Nephrol*. 2016;11:232-244.

### REFERÊNCIAS BIBLIOGRÁFICAS

*As referências bibliográficas, bem como os outros materiais suplementares deste livro, encontram-se no GEN-IO, nosso ambiente virtual de aprendizagem.*

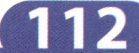

# LESÃO RENAL AGUDA

BRUCE A. MOLITORIS

### DEFINIÇÃO

A lesão renal aguda (LRA) é uma síndrome clínica definida como anormalidade renal funcional ou estrutural que se manifesta com aumento na creatinina (Cr) sérica de 0,3 mg/dℓ ou mais em 48 horas, aumento da Cr sérica de 1,5 vez ou mais o valor basal em 7 dias ou um volume de urina inferior a 0,5 mℓ/kg/h por 6 horas (Tabela 112.1). Do ponto de vista diagnóstico, a redução da função renal na LRA é classificada de acordo com o aumento máximo da Cr sérica ou a redução da produção de urina com oligúria. A alteração de 50% da Cr sérica em relação ao valor basal não deve ser usada como parâmetro em pacientes com volume basal muito baixo.

### EPIDEMIOLOGIA

A maioria dos episódios de LRA ocorre no hospital, havendo uma incidência de 20% em todos os pacientes hospitalizados e de até 50% entre os pacientes em UTI.[1] A LRA é a principal causa de solicitação de parecer da nefrologia em hospitais. Em contrapartida, a incidência de LRA adquirida na comunidade não é superior a 1%.

As várias causas de LRA são amplamente divididas em três categorias anatômicas: pré-renal, intrarrenal ou intrínseca e pós-renal (Figura 112.1).[2] Cada uma das categorias representa um processo fisiopatológico único com parâmetros diagnósticos e prognósticos distintos.

### Azotemia pré-renal

A azotemia pré-renal, que é a causa mais comum de LRA, é resultado da hipoperfusão renal. É responsável por aproximadamente 60 a 70% dos casos adquiridos na comunidade e 40% dos casos adquiridos em hospitais. Em um estudo, os períodos mais curtos de oligúria consecutiva independentemente associados a risco aumentado de morte em 90 dias foram de 6 a 12 horas de 0,3 a menos de 0,5 mℓ/kg/h de produção de urina, mais de 6 horas de 0,1 a menos de 0,3 mℓ/kg/h, e apenas 3 horas de oligúria mais grave.[3] Hipoperfusão ocorre em condições que reduzem o volume intravascular efetivo, como depleção volêmica por sangramento durante diurese, sepse (ver Capítulo 100), insuficiência cardíaca (ver Capítulo 52), ou insuficiência hepática (ver Capítulo 145). Além disso, medicamentos que agem diretamente para reduzir a perfusão capilar glomerular, como inibidores da enzima conversora de angiotensina (IECAs), bloqueadores do receptor de angiotensina (BRAs) e anti-inflamatórios não esteroides (AINEs), também podem causar LRA pré-renal. O uso desses agentes em um paciente com hipoperfusão renal subjacente deve ser evitado.

### Lesão renal aguda intrínseca

A LRA intrarrenal frequentemente ocorre quando a hipoperfusão grave não tratada ou intratável leva a lesão celular e LRA isquêmica. As diversas causas de LRA intrínseca podem envolver qualquer porção da vasculatura renal, néfron ou interstício (Figura 112.2). Lesões isquêmicas e sépticas são as principais causas. Toxinas renais, como agentes de radiocontraste e aminoglicosídeos, também podem causar danos aos túbulos direta e indiretamente (Tabela 112.2). Felizmente, a LRA não se desenvolve em todos os pacientes expostos a esses agentes, mas pacientes idosos com diabetes melito, pacientes hemodinamicamente instáveis e pacientes com redução do volume arterial efetivo (insuficiência cardíaca, queimaduras, cirrose, hipoalbuminemia) são os mais suscetíveis à lesão renal tóxica. Na verdade, a incidência de nefrotoxicidade do antibiótico aminoglicosídeo aumenta de 3 a 5% para 30 a 50% nesses pacientes de alto risco.

### Tabela 112.1 — Classificação da lesão renal aguda de acordo com KDIGO.

| ESTÁGIO | CREATININA SÉRICA | DÉBITO URINÁRIO |
|---|---|---|
| 1 | 1,5 a 1,9 vez o valor basal OU Aumento ≥ 0,3 mg/dℓ (≥ 26,5 μmol/ℓ) | < 0,5 mℓ/kg/h durante 6 a 12 h |
| 2 | 2,0 a 2,9 vezes o valor basal | < 0,5 mℓ/kg/h por ≥ 12 h |
| 3 | 3,0 vezes o valor basal OU Aumento da creatinina sérica para ≥ 4,0 mg/dℓ (≥ 353,6 μmol/ℓ) OU Início da terapia de reposição renal OU Em pacientes < 18 anos, diminuição da eTFG para < 35 mℓ/min por 1,73 m² | < 0,3 mℓ/kg/h por ≥ 24 h OU Anúria por ≥ 12 h |

eTFG = taxa de filtração glomerular estimada; KDIGO = *Kidney Disease Improving Global Outcomes*.

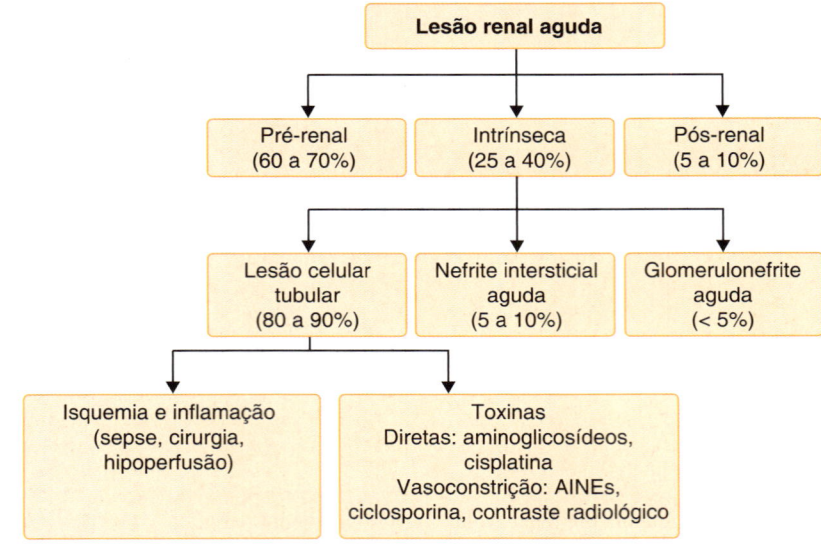

**FIGURA 112.1** Principais categorias de lesão renal aguda. AINEs = anti-inflamatórios não esteroides.

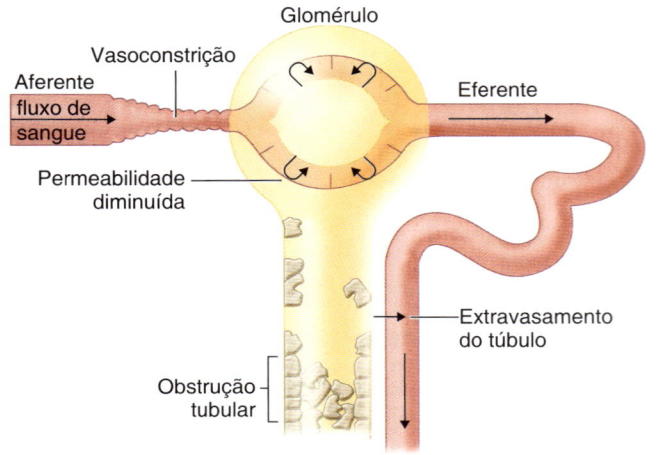

**FIGURA 112.2** Mecanismos de LRA intrínseca e LRA pré-renal. Ver texto para a descrições.

| Tabela 112.2 | Toxinas tubulares renais comuns. |
|---|---|

Aminoglicosídeos
Agentes de radiocontraste
Aciclovir
Cisplatina
Sulfonamidas
Metotrexato
Ciclosporina
Tacrolimo
Anfotericina B
Foscarnete
Pentamidina
Etilenoglicol
Tolueno
Cocaína
Inibidores da HMG-CoA redutase

HMG-CoA = 3-hidroxi-3-metilglutaril coenzima A.

A LRA secundária à lesão do interstício renal é denominada *nefrite intersticial aguda*. Os medicamentos comumente envolvidos no desenvolvimento da nefrite intersticial incluem penicilinas, cefalosporinas, sulfonamidas e AINEs (Tabela 112.3) (ver Capítulo 114). Infecções bacterianas e virais também podem ser agentes causais. A nefrite intersticial também está associada a um processo autoimune sistêmico ou confinado aos rins, como lúpus eritematoso sistêmico (ver Capítulo 250), síndrome de Sjögren (ver Capítulo 252), crioglobulinemia (ver Capítulo 178) e cirrose biliar primária (ver Capítulo 144).

| Tabela 112.3 | Medicamentos associados à nefrite intersticial aguda. |
|---|---|

**ANTIBIÓTICOS BETALACTÂMICOS**

Penicilina
Cefalosporinas
Ampicilina
Meticilina
Nafcilina

**DIURÉTICOS**

Furosemida
Hidroclorotiazida
Triantereno

**OUTROS ANTIBIÓTICOS OU ANTIVIRAIS**

Sulfonamidas
Vancomicina
Rifampicina
Aciclovir
Indinavir

**AINEs**

Ibuprofeno
Naproxeno
Indometacina

AINEs = anti-inflamatórios não esteroides.

## Lesão renal aguda pós-renal

A LRA pós-renal pode ocorrer no quadro de obstrução do fluxo urinário bilateral ou em um paciente com apenas um rim quando um único trato de fluxo urinário está obstruído. Mais comumente, esse tipo de obstrução do fluxo é observado em pacientes com hipertrofia prostática (ver Capítulo 120), câncer prostático ou de colo do útero (ver Capítulo 189) ou distúrbios retroperitoneais, incluindo linfadenopatia. Uma obstrução funcional também pode ser observada em pacientes com bexiga neurogênica. Além disso, a obstrução intraluminal pode ser observada em pacientes com cálculos renais bilaterais (ver Capítulo 117), necrose papilar, coágulos sanguíneos e carcinoma da bexiga, enquanto a obstrução extraluminal pode se desenvolver em conexão com fibrose retroperitoneal, câncer de cólon e linfomas. Finalmente, a cristalização intratubular de compostos como ácido úrico, oxalato de cálcio, aciclovir, sulfonamida e metotrexato, bem como cadeias leves de mieloma, pode resultar em obstrução tubular.

### BIOPATOLOGIA

As causas da LRA são diversas e podem surgir a partir de uma série de agressões fisiológicas que lesam o rim e reduzem a taxa de filtração glomerular (TFG). Perfusão renal diminuída e TFG reduzida podem ocorrer com ou sem lesão celular; lesão tóxica, isquêmica ou obstrutiva do néfron; inflamação e edema tubulointersticial; e um processo primário de doença glomerular.

### Lesão renal aguda pré-renal

O evento precipitante da LRA pré-renal é a hipoperfusão renal (ver Figura 112.2), que pode ser causada por redução no volume total ou intravascular de fluidos ou estados de doença associados a volumes normais ou mesmo aumentados de fluidos totais ou intravasculares, mas diminui o volume arterial efetivo, como na sepse, insuficiência cardíaca e cirrose avançada. A azotemia pré-renal também é dividida funcionalmente em azotemia responsiva ao volume e azotemia não responsiva, com base na resposta à hidratação. Por exemplo, na insuficiência cardíaca grave (ver Capítulo 52), o volume intravascular adicional pode não melhorar a perfusão renal, enquanto a redução da pós-carga pode melhorar a perfusão, aumentando o débito cardíaco. No início da evolução da LRA pré-renal, o parênquima renal permanece intacto e funcional. Durante essa fase inicial, a TFG permanece amplamente intacta porque a hipoperfusão renal inicia uma cascata neuro-hormonal que resulta em dilatação arteriolar aferente e constrição arteriolar eferente, mantendo, assim, a pressão de perfusão glomerular. Como a azotemia pré-renal costuma ser facilmente reversível e as taxas de mortalidade são baixas, o diagnóstico precoce e a correção da fisiopatologia subjacente são de importância crítica. No entanto, sem intervenção médica corretiva precoce, a azotemia pré-renal evolui, a isquemia piora e a lesão resultante nas células epiteliais tubulares diminui ainda mais a TFG. Esta progressão de azotemia pré-renal para LRA isquêmica é um processo contínuo que depende da gravidade e da duração do insulto fisiopatológico.

### Lesão renal aguda intrarrenal

A LRA intrínseca é classificada de acordo com o local histológico primário da lesão: túbulos, interstício, vasculatura ou glomérulo. A lesão das células epiteliais tubulares renais, comumente denominada *necrose tubular aguda* (NTA), ocorre mais comumente no quadro de isquemia, embora os túbulos renais também possam ser danificados por toxinas renais específicas. A isquemia pode surgir a partir de inúmeros quadros clínicos diferentes, mas a patogênese subjacente comum é o fluxo sanguíneo renal geral reduzido (Tabela 112.4) com progressão de azotemia pré-renal para LRA isquêmica em quatro fases clínicas e celulares distintas: iniciação, extensão, manutenção e recuperação. Cada uma dessas fases abrange eventos celulares distintos e declínios na TFG à medida que os rins respondem ao dano e tentam manter e restabelecer a função (Figura 112.3). A fase de iniciação, que marca a transição da lesão e disfunção celular pré-renal para tubular, é caracterizada pela depleção celular grave de trifosfato de adenosina. A lesão das células epiteliais tubulares renais, especialmente das células tubulares proximais, é uma característica proeminente durante essa fase, mas a lesão das células endoteliais e do músculo liso vascular também foi documentada. Durante essa fase, a sinalização extensa entre as células tubulares proximais e as células endoteliais adjacentes resulta em disfunção endotelial e uma resposta endotelial inflamatória. Leucócitos de todos os tipos desempenham um papel importante na inflamação contínua e na lesão celular. Foi demonstrado que células dendríticas, macrófagos, neutrófilos e linfócitos desempenham um papel prejudicial ou protetor. O tempo de envolvimento varia de acordo com o tipo de célula e as alterações no fenótipo do macrófago de M1 para M2 medeiam a conversão de uma forma pró-inflamatória para uma forma mediadora de reparo.

Durante a fase de extensão, a congestão microvascular com hipoxia e inflamação contínuas são mais pronunciadas na junção corticomedular do rim, onde a reperfusão é limitada em razão da disfunção endotelial nos níveis capilar e pós-capilar da vênula, com adesão de leucócitos e formação de *rouleaux*. A TFG está em declínio durante a fase de manutenção, à medida que as células passam por reparo, migração e proliferação e à medida que o rim tenta restabelecer a integridade celular e tubular. Por fim, durante a fase de recuperação, a TFG começa a melhorar à medida que a diferenciação celular continua e a função celular e orgânica normal retorna. As células tubulares proximais sofrem reparo celular e as células epiteliais diferenciadas terminalmente reexpressam marcadores de células-tronco e se dividem para repovoar o néfron. Essa última fase é frequentemente anunciada pelo aumento da produção de urina.

O segmento S3 do túbulo proximal está localizado na faixa externa da região medular do néfron. Essa região é particularmente suscetível à redução contínua da perfusão após a lesão, e a hipoxia continuada ou agravada resulta em lesão celular contínua. A lesão das células tubulares proximais durante a fase de iniciação da isquemia renal se manifesta pela primeira vez como formação de bolha nas membranas apicais, com perda da borda em escova. As células do túbulo proximal também perdem a polaridade da membrana superficial e a integridade de suas junções firmes. À medida que a lesão progride, as células proximais vivas e necróticas se destacam e entram no lúmen tubular, onde, por fim, formam moldes no túbulo distal. Os moldes contribuem para a redução da TFG ao obstruir o fluxo tubular de urina, evitando, maior filtração para o néfron. Além disso, a perda da barreira celular epitelial e as junções herméticas permitem o refluxo do filtrado glomerular para o interstício, comprometendo ainda mais a TFG (ver Figura 112.2).

Os agentes comuns que podem causar toxicidade celular tubular direta (ver Tabela 112.2) incluem os antibióticos aminoglicosídeos, agentes de radiocontraste intravenoso[4,4b] e cisplatina. Outros agentes, como corantes de radiocontraste, AINEs e ciclosporina, induzem vasoconstrição e reduzem a perfusão renal. Além disso, o potencial nefrotóxico dos AINEs é exacerbado pelo uso concomitante de inibidores do sistema renina-angiotensina ou diuréticos.[5] A cocaína e os inibidores da 3-hidroxi-3-metilglutaril coenzima A (HMG-CoA) redutase podem danificar o músculo esquelético e causar rabdomiólise (ver Capítulo 105), resultando, assim, na liberação de mioglobina que é tóxica para o epitélio tubular. Por fim, a precipitação de alguns compostos ou seus metabólitos pode causar obstrução intratubular; os agentes nesta categoria incluem aciclovir, sulfonamidas, etilenoglicol (metabólito de oxalato de cálcio; ver Capítulo 102), metotrexato e as cadeias leves do mieloma múltiplo (ver Capítulo 178).

A sepse é uma causa muito comum de LRA intrínseca.[5b] Embora as causas de LRA séptica sejam frequentemente multifatoriais, a isquemia decorrente da má perfusão microvascular é um fator importante.

| Tabela 112.4 | Condições que desencadeiam insuficiência renal aguda isquêmica. |
|---|---|
| **MECANISMO** | **CONDIÇÃO** |
| Depleção de volume intravascular e hipotensão | Hemorragia, perda gastrintestinal, renal e dérmica |
| Volume intravascular efetivo diminuído | Insuficiência cardíaca, cirrose, síndrome hepatorrenal, peritonite |
| Vasodilatação sistêmica, vasoconstrição renal | Sepse, síndrome hepatorrenal |
| Doença vascular renal de grandes vasos | Trombose ou embolia da artéria renal, pinçamento arterial intraoperatório, estenose da artéria renal, êmbolos de colesterol |
| Doença vascular renal de pequenos vasos | Sepse, vasculite, ateroembolismo, síndrome hemolítico-urêmica, hipertensão maligna, esclerodermia, pré-eclâmpsia, anemia falciforme, hipercalcemia, rejeição de transplante |
| Fluxo sanguíneo renal prejudicado | Ciclosporina, tacrolimo, IECAs, BRAs, AINEs, agentes de radiocontraste |

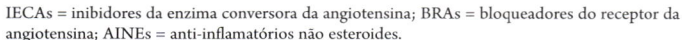
IECAs = inibidores da enzima conversora da angiotensina; BRAs = bloqueadores do receptor da angiotensina; AINEs = anti-inflamatórios não esteroides.

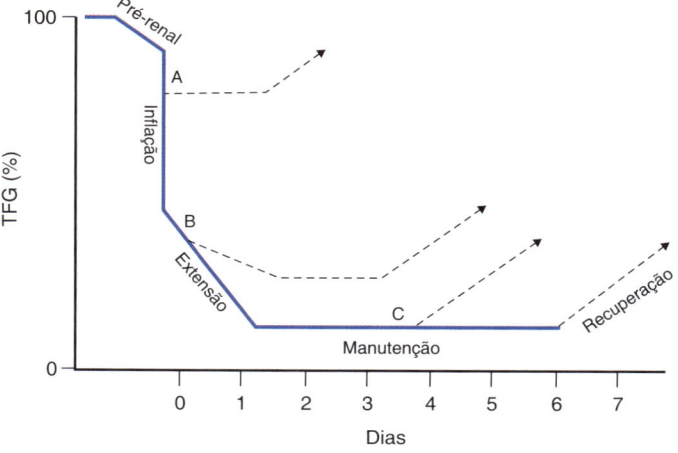
**FIGURA 112.3** Fases da lesão renal aguda. TFG = taxa de filtração glomerular. (De Sutton TA, Fisher CJ, Molitoris BA. Microvascular endothelial injury and dysfunction during ischemic acute renal failure. *Kidney Int.* 2002;62:1539-1549.)

Curiosamente, as células tubulares proximais atuam como parte do sistema imune inato para detectar padrões moleculares associados a perigos e estabelecer padrões de reconhecimento associados a patógenos por meio de receptores *Toll-like* (TLR). O lipopolissacarídeo (LPS) é um excelente exemplo de captação mediada por TLR4 no túbulo proximal que resulta na sinalização subsequente por meio de citocinas e estresse oxidativo. A histopatologia resultante em seres humanos é o envolvimento irregular de células com apoptose e necrose celular mínima que não pode explicar totalmente a gravidade da disfunção renal induzida por sepse. As anormalidades de coagulação da microvasculatura também são importantes na disfunção renal e na isquemia contínua.

Na LRA causada por lesão intersticial, é observado um infiltrado inflamatório misto composto de linfócitos T, monócitos e macrófagos. Essas lesões inflamatórias podem ter distribuição difusa ou heterogênea. Ocasionalmente, granulomas também são observados, sobretudo nas reações de hipersensibilidade a medicamentos. A nefrite intersticial aguda que persiste e se torna crônica é caracterizada por fibrose intersticial e atrofia tubular, embora focos de células inflamatórias possam persistir. Esse processo pode desencadear doença renal crônica (DRC) e até mesmo doença renal em estágio terminal (DRET), exigindo diálise crônica.

As causas vasculares de LRA intrínseca podem incluir processos microvasculares e macrovasculares. Distúrbios microvasculares clássicos, que incluem púrpura trombocitopênica trombótica (ver Capítulo 163), sepse (ver Capítulo 100), síndrome hemolítico-urêmica (ver Capítulo 163) e a síndrome HELLP (hemólise, enzimas hepáticas elevadas e plaquetopenia; ver Capítulos 137 e 226), causam LRA como resultado de trombose capilar glomerular e oclusão microvascular. Doença macrovascular, como aterosclerose, pode causar LRA secundária à ateroembolização (ver Capítulo 116), especialmente durante ou após um procedimento vascular invasivo ou intervencionista em um paciente com doença aterosclerótica preexistente.

Uma causa menos comum de LRA é a glomerulonefrite (ver Capítulo 113), que pode ser observada em nefrite lúpica sistêmica (ver Capítulo 250), granulomatose com poliangiite (ver Capítulo 254), poliarterite nodosa (ver Capítulo 254), síndrome de Goodpasture (ver Capítulo 113), púrpura de Henoch-Schönlein (ver Capítulo 254) e síndrome hemolítico-urêmica (ver Capítulo 163). A LRA nesse cenário é denominada *glomerulonefrite rapidamente progressiva* e resulta de lesão glomerular ou vascular inflamatória direta.

## Lesão renal aguda pós-renal

A LRA pós-renal é causada pela obstrução do fluxo luminal do filtrado glomerular. Essa obstrução resulta em uma fisiopatologia relativamente complexa que se inicia com a transmissão da contrapressão ao espaço de Bowman do glomérulo. Intuitivamente, seria esperado que essa contrapressão reduzisse a TFG. No entanto, pela dilatação da arteríola aferente glomerular, a TFG permanece amplamente preservada. Infelizmente, essa compensação é apenas transitória e a TFG começará a cair se a obstrução não for aliviada rapidamente. Quando a obstrução persiste por mais de 12 a 24 horas, o fluxo sanguíneo renal e a pressão intratubular diminuem e grandes áreas não perfundidas e subperfundidas do córtex renal resultam em redução na TFG.

## MANIFESTAÇÕES CLÍNICAS

A LRA, mesmo quando avançada, é frequentemente diagnosticada primeiro por anormalidades observadas em exames laboratoriais de um paciente e não por qualquer sintoma ou sinal específico. As manifestações clínicas associadas à LRA frequentemente são multiformes, ocorrem nas fases avançadas do processo e, em geral, não são evidentes até que a disfunção renal se torne grave. Os achados clínicos da LRA também dependem da fase na qual é diagnosticada. Pacientes com LRA podem queixar-se de anorexia, fadiga, náuseas e vômitos e prurido, bem como diminuição do débito urinário ou urina de coloração escura. Além disso, se o paciente apresentar sobrecarga de volume, pode-se observar dispneia em repouso e aos esforços.

Um exame físico completo com ênfase especial na determinação da volemia e do volume arterial efetivo é essencial. Se houver sobrecarga de volume, podem ocorrer distensão da veia jugular, estertores pulmonares e edema periférico (ver Capítulo 52). Asterixe, mioclonia ou atrito pericárdico podem ocorrer na LRA grave.

## DIAGNÓSTICO

Uma abordagem sistemática que considera cada uma das três categorias principais na patogênese da LRA garantirá que um diagnóstico acurado e um plano terapêutico adequado sejam alcançados. Uma estratégia diagnóstica apropriada é excluir as causas pré-renais e pós-renais primeiro e, então, se necessário, iniciar a investigação de possíveis causas intrínsecas.

A análise laboratorial de amostras de sangue e urina de pacientes com LRA revela o nível de disfunção,[6] frequentemente sugere uma causa e também pode direcionar a rapidez com que uma terapia específica deve ser instituída. Todos os pacientes com achados clínicos de LRA devem ser avaliados com dosagens séricas de eletrólitos, Cr, cálcio e fósforo; nível sanguíneo de ureia e hemograma completo com contagem diferencial. Além disso, estudos de urina, incluindo as determinações de sódio, potássio, cloreto e Cr para o cálculo da excreção fracionada de sódio ($EF_{Na}$), são importantes. A $EF_{Na}$ pode ajudar a diferenciar a doença pré-renal de outras causas de LRA, determinando a porcentagem de Na filtrado que é excretado na urina (Tabela 112.5). A fórmula para calcular a $EF_{Na}$ é a seguinte:

$$EF_{Na} = \frac{Na\ urinário \times Cr\ plasmática}{Na\ plasmático \times Cr\ urinária} \times 100$$

Em alguns casos, é melhor usar a $EF_{Cl}$ porque a concentração urinária de sódio pode estar elevada durante a alcalose sistêmica, quando um nível alto de bicarbonato urinário obriga à perda de sódio. O exame de urina com fita e o exame microscópico reagente da urina (Tabela 112.6) devem ser realizados em amostra de urina fresca porque importantes elementos celulares que podem indicar causas potenciais são degradados rapidamente com o tempo. No início da LRA, a produção de urina de 2 horas após um teste de estresse com furosemida intravenosa (1 ou 1,5 mg/kg) é significativamente melhor do que os biomarcadores urinários para prever LRA progressiva, necessidade de terapia de substituição renal e taxa de mortalidade hospitalar. Por fim, a ultrassonografia renal para determinar a existência ou não de obstrução da saída também deve ser incluída na avaliação inicial.[7] Medição dos níveis séricos e urinários de biomarcadores estruturais, como molécula 1 de lesão renal (KIM-1) e marcadores inflamatórios, como a lipocalina associada à gelatinase de neutrófilos (NGAL) e a interleucina 18, podem auxiliar no diagnóstico de LRA, embora os dados ainda não sejam conclusivos.[8]

### Azotemia pré-renal

A azotemia pré-renal, que é a causa mais comum de disfunção renal, muitas vezes pode ser determinada pela anamnese do paciente.

**Tabela 112.5** Valores de $EF_{Na}$ para várias causas de lesão renal aguda.

| CAUSA DE LESÃO RENAL AGUDA | $EF_{Na}$ | RAZÃO UREIA SANGUÍNEA/ CREATININA SÉRICA |
|---|---|---|
| Pré-renal | < 1% | > 20 |
| Intrarrenal | | < 10 a 15 |
|   Necrose tubular | ≥ 1% | |
|   Nefrite intersticial | ≥ 1% | |
|   Glomerulonefrite (fase inicial) | < 1% | |
|   Distúrbios vasculares (fase inicial) | < 1% | |
| Pós-renal | ≥ 1% | > 2 |

**Tabela 112.6** Achados na urinálise comuns na lesão renal aguda.

| CAUSA DE LESÃO RENAL AGUDA | URINÁLISE |
|---|---|
| Pré-renal | Normal ou cilindros hialinos |
| Intrarrenal | |
|   Lesão de células tubulares | Cilindros epiteliais, granulares e marrom-lamacentos |
|   Nefrite intersticial | Piúria, hematúria, proteinúria leve, cilindros granulares e epiteliais, eosinófilos |
|   Glomerulonefrite | Hematúria, proteinúria acentuada, cilindros eritrocitários, cilindros granulares |
|   Distúrbios vasculares | Normal ou hematúria, proteinúria leve |
| Pós-renal | Normal ou hematúria, cilindros granulares, piúria |

As características comuns observadas na anamnese nesses pacientes incluem vômitos, diarreia e ingestão oral insuficiente. A insuficiência cardíaca pode sugerir uma possível causa pré-renal de redução da perfusão renal por diurese excessiva ou por exacerbação da própria insuficiência cardíaca. Outros medicamentos que podem reduzir a perfusão renal, como AINEs, IECAs e BRAs, podem causar azotemia pré-renal. Os achados do exame físico comuns incluem taquicardia, hipotensão sistêmica ou ortostática e mucosas secas.

Exames laboratoriais em pacientes com azotemia pré-renal demonstram níveis elevados de Cr sérica e ureia sanguínea. $EF_{Na}$ normalmente é inferior a 1%. No entanto, a $EF_{Na}$ é menos confiável em um paciente que esteja fazendo uso de diuréticos, como a furosemida, porque a natriurese induzida por diuréticos pode resultar em $EF_{Na}$ maior que 1%. Para essas situações clínicas, a excreção fracionada de ureia ($EF_{ureia}$) pode ser usada e é calculada de maneira semelhante:

$$EF_{ureia} = \frac{\text{Ureia urinária} \times \text{Cr plasmática}}{\text{Ureia plasmática} \times \text{Cr urinária}} \times 100$$

$EF_{ureia}$ inferior a 35% sugere LRA pré-renal. Outras causas de $EF_{Na}$ maiores que 1% incluem solutos não reabsorvíveis, como bicarbonato, glicose ou manitol. Doença renal crônica, NTA e nefropatia obstrutiva tardia também estão associadas a $EF_{Na}$ maior que 1%. Portanto, a $EF_{Na}$ pode fornecer informações diagnósticas confiáveis sobre LRA somente se for inferior a 1%. Além disso, $EF_{ureia}$ não foi validada para essas entidades clínicas.

Outro parâmetro laboratorial para auxiliar no diagnóstico de LRA pré-renal é a razão ureia/Cr sérica. Comumente, um paciente com azotemia pré-renal apresentará razão ureia/Cr sérica maior que 20:1.

### Lesão renal aguda intrarrenal

O relato de hipotensão ou exposição a uma nefrotoxina ou medicamento é comum em pacientes com LRA intrarrenal. A nefrotoxina pode ser uma toxina tubular específica que causa NTA ou um medicamento que causa uma reação alérgica como na nefrite intersticial aguda (ver Tabelas 112.2 e 112.3). O exame físico pode revelar sinais e sintomas de depleção de volume ou sobrecarga hídrica. É importante lembrar que a NTA geralmente resulta de um estado pré-renal grave persistente que tem de ser corrigido primeiro para evitar a persistência ou agravamento da lesão. Erupção cutânea pode acompanhar a nefrite intersticial aguda. A embolia de colesterol em pacientes com doença aterosclerótica grave (ver Capítulo 116) pode se manifestar classicamente como cianose digital e LRA; esse achado é frequentemente observado após cirurgia vascular invasiva ou um estudo intervencionista.

Os exames laboratoriais demonstrarão níveis séricos elevados de Cr e ureia na LRA intrarrenal. NTA e nefrite intersticial aguda estão frequentemente associadas a $EF_{Na}$ maior que 1, enquanto $EF_{Na}$ é tipicamente menor que 1 na LRA induzida por radiocontraste precoce, sepse, glomerulonefrite e distúrbios vasculares. Eosinofilia periférica e eosinófilos urinários podem acompanhar a nefrite intersticial aguda, embora os últimos não sejam sensíveis nem específicos. O achado de eosinófilos na urina também está associado à doença por microêmbolos de colesterol (ver Capítulo 116). LRA intrarrenal apresenta achados específicos na urinálise que podem ser úteis na tomada de decisões diagnósticas e terapêuticas (ver Tabela 112.6).

### Lesão renal aguda pós-renal

História pregressa de hipertrofia prostática (ver Capítulo 120), câncer de próstata (ver Capítulo 191), linfoma (ver Capítulo 176), câncer de colo do útero (ver Capítulo 189) ou doença retroperitoneal frequentemente é comum em pacientes com LRA pós-renal. A LRA pós-renal deve estar sempre no diagnóstico diferencial de pacientes com oligúria grave (débito urinário < 450 m$\ell$/dia) ou anúria (débito urinário < 100 m$\ell$/dia). No entanto, muitos pacientes com LRA pós-renal não são oligúricos nem anúricos. Além da elevação nos níveis séricos de Cr e ureia de um paciente, os estudos laboratoriais geralmente produzem resultados benignos. O cateterismo da bexiga pode ser diagnóstico e terapêutico na LRA pós-renal. No entanto, a ultrassonografia renal é o exame de imagem de escolha, embora possa ser falsamente negativo no início da LRA pós-renal.

## TRATAMENTO

Os pilares da terapia para LRA constituem o reconhecimento e a correção rápidos de causas reversíveis, como hipoperfusão, prevenção de lesão renal adicional e correção e manutenção da volemia e do equilíbrio eletrolítico. A terapia preventiva ou intervenções médicas realizadas durante as fases de iniciação e extensão da LRA fornecem a maior chance de minimizar a magnitude da lesão (ver Figura 112.3, linhas A e B) e acelerar a recuperação renal (ver Figura 112.3, linha B). As intervenções realizadas durante a fase de manutenção da LRA não se mostraram benéficas (ver Figura 112.3, linha C). Se a LRA pré-renal não for tratada precocemente ou se o paciente for observado em uma fase avançada do processo, pode ocorrer NTA e aumentar substancialmente as taxas de morbidade e mortalidade.[9]

A azotemia pré-renal nos estágios iniciais pode, muitas vezes, ser rapidamente corrigida por meio da normalização agressiva de volume arterial efetivo, embora maior cuidado deva ser tomado durante a reposição volêmica em pacientes com história pregressa de insuficiência cardíaca, cirrose e sepse. As principais abordagens incluem a administração de volume (p. ex., soro fisiológico) para atingir a euvolemia, melhorando o débito cardíaco por redução da pós-carga (ver Capítulo 53) ou normalizando a resistência vascular sistêmica.

A LRA pós-renal secundária à hipertrofia prostática frequentemente pode ser corrigida por meio da colocação de um cateter vesical. No entanto, a obstrução da saída por um processo neoplásico geralmente exigirá parecer urológico para consideração de implante de um stent ureteral ou colocação de tubo de nefrostomia percutânea. A LRA intrarrenal pode ser a mais complexa e difícil de tratar. A LRA causada por glomerulonefrite (ver Capítulo 113) ou vasculite (ver Capítulos 250 e 254) frequentemente exige terapia imunossupressora. Se houver suspeita de nefrite intersticial aguda, o medicamento agressor deve ser determinado e descontinuado; um esquema de redução gradual de 2 semanas de glicocorticoides, iniciando com 1 mg/kg de prednisona (até 60 mg) por 3 dias, geralmente é recomendado, apesar da ausência de dados de estudos randomizados.

As medidas gerais de suporte incluem evitar quaisquer nefrotoxinas adicionais e dar atenção especial ao equilíbrio hídrico do paciente pelo monitoramento diário do peso corporal e do balanço hídrico. Além disso, eletrólitos séricos, Cr e ureia devem ser monitorados pelo menos diariamente ou mais frequentemente se a função renal do paciente parecer comprometida. Pacientes com LRA também devem receber uma dieta com baixos teores de sódio, potássio e proteína, que pode ser liberalizada conforme melhora a função renal do paciente. Um quelante de fosfato (p. ex., acetato de cálcio [1.334 mg], carbonato de lantânio [500 mg], sevelâmer [800 a 1.600 mg] ou hidróxido de alumínio [300 a 600 mg] em cada refeição; ver Tabela 111.4) geralmente também é útil no controle do nível de fosfato sérico, minimizando a absorção de fosfato dietético.

O parecer imediato de um nefrologista garantirá que o paciente receba melhores cuidados. Alguns pacientes necessitarão de hemodiálise urgente em decorrência de acidose metabólica significativa que não responde a infusões de bicarbonato de sódio; anormalidades eletrolíticas, como hiperpotassemia que não responde ao tratamento clínico; edema pulmonar que não responde à terapia com diuréticos; e sintomas urêmicos de encefalopatia, convulsões e pericardite. Na ausência de indicações agudas, no entanto, o momento de iniciar a diálise na LRA ainda não tem parâmetros definidos.

Em um pequeno ensaio randomizado de pacientes em estado crítico com LRA em estágio 2 (definido como nível de Cr sérica ≥ 2 vezes o valor basal ou débito urinário < 0,5 m$\ell$/kg/h por ≥ 12 horas e nível de lipocalina associada a gelatinase de neutrófilos no plasma > 150 ng/m$\ell$), o início precoce da terapia de reposição renal reduziu a taxa de mortalidade em 90 dias em comparação com o início tardio,[A1] e metanálise recente mostrou a diminuição do risco de morte por todas as causas com o início precoce.[A2] No entanto, um estudo randomizado maior com pacientes de UTI com LRA em estágio 3 não mostrou diferença na taxa de mortalidade entre a estratégia precoce e a tardia de início de diálise.[A3] Além disso, uma abordagem tardia evita a necessidade de diálise em vários pacientes.[A4] O início de rotina da diálise (nível de Cr = 7,5 mg/d$\ell$) não é melhor do que a diálise padrão começando com um nível de Cr de aproximadamente 10 mg/d$\ell$.[A5] Além disso, a terapia de suporte renal dialítica intensiva não é melhor do que a terapia dialítica padrão, e os desfechos clínicos da insuficiência renal aguda são semelhantes com hemodiálise intermitente, reposição renal contínua e diálise peritoneal.[A6] Também é importante verificar se a diálise prescrita é recebida e se as medidas padronizadas são alcançadas. Alguns pacientes – sobretudo aqueles em estado catabólico aumentado, vítimas de traumatismo e em uso de glicocorticoides – precisam de diálise mais de 3 vezes/semana para obter terapia adequada (ver Capítulo 122). Nem a furosemida nem a dopamina em dose baixa melhoram o desfecho, embora a dopamina em dose baixa melhore temporariamente os parâmetros da fisiologia renal.

## PREVENÇÃO

Dado o aumento acentuado da morbimortalidade associada à LRA, sobretudo de pacientes em estado crítico, medidas potenciais para prevenir LRA são essenciais. O primeiro passo na prevenção, no entanto, é estar ciente dos pacientes que correm maior risco de LRA em decorrência de doença renal conhecida ou condições de comorbidades, como doença renal crônica, diabetes melito, hipertensão arterial, síndrome nefrótica, insuficiência cardíaca, idade e doença vascular periférica.

De todos os fatores de risco para aquisição de LRA, a DRC preexistente é o mais preditivo. Dados recentes documentam um ciclo vicioso envolvendo LRA e DRC (Figura 112.4). As medidas de monitoramento hospitalar adequadas incluem evitar medicamentos nefrotóxicos (p. ex., AINEs e aminoglicosídeos); minimizar os procedimentos diagnósticos que exigem contraste radiológico, especialmente no paciente pré-renal; e monitoramento cuidadoso do débito urinário com determinação diária de eletrólitos séricos e níveis de Cr após qualquer procedimento que sabidamente induz LRA.[9] Além disso, orientar o paciente sobre medicamentos nefrotóxicos de venda livre, como AINEs, consegue reduzir o risco de LRA em pacientes ambulatoriais.

Antes de uma exposição a um agente potencialmente nefrotóxico, é necessária uma consulta inicial com um nefrologista para este grupo de alto risco para orientar se um medicamento ou intervenção específica pode reduzir o risco de LRA ou se um medicamento ou procedimento alternativo, como RM em vez de TC com agentes de radiocontraste intravenosos, pode ser preferível. Todas as nefrotoxinas potenciais devem ser evitadas antes e depois de tais procedimentos. A volemia e as condições hemodinâmicas do paciente devem ser otimizadas antes e após do evento.

Em pacientes de alto risco, uma intervenção protetora renal frequentemente é instituída antes da exposição ao agente. A hidratação venosa com cloreto de sódio ajuda a prevenir LRA associada a contraste.[A7] Nem o bicarbonato de sódio intravenoso nem a acetilcisteína oral reduzem o risco de complicações renais em pacientes submetidos à angiografia.[A8,A9] Rosuvastatina ou atorvastatina (40 mg na admissão e depois 20 mg/dia ou 10 mg/dia durante 2 dias antes e 3 dias após o procedimento) conseguem reduzir o risco de LRA em pacientes com diabetes melito e DRC.[A10]

Em um pequeno ensaio randomizado, a dexmedetomidina, que é um agonista do adrenorreceptor alfa-2 altamente seletivo (0,4 μg/kg/h começando imediatamente após a indução anestésica e continuando por 24 horas após a cirurgia), reduziu significativamente a incidência de LRA pós-operatória em pacientes submetidos a cirurgia em valvas cardíacas.[A11] Entre os pacientes de terapia intensiva que recebem soluções cristaloides, o uso de soluções cristaloides balanceadas (p. ex., solução de Ringer com lactato) reduz o risco de LRA em comparação com soro fisiológico,[A12] mas tal benefício não foi demonstrado em adultos com condições não críticas.[A13]

## PROGNÓSTICO

Tipicamente, a LRA secundária a causas pré-renais tem o melhor prognóstico para recuperação renal se diagnosticada e tratada precocemente. Pacientes com LRA pré-renal comumente retornam ao nível basal de função renal e apresentam taxa de mortalidade inferior a 10%. Do mesmo modo, os pacientes com LRA pós-renal também apresentam um bom prognóstico para recuperação renal se a obstrução da via de saída da urina for precocemente diagnosticada e definitivamente tratada.

Por outro lado, os pacientes com LRA intrarrenal têm um desfecho renal menos previsível e a taxa de mortalidade varia entre 30 e 80%, dependendo da gravidade da lesão. Taxas de mortalidade mais altas ocorrem em pacientes idosos com LRA adquirida em hospital internados em UTI. Além disso, a taxa de mortalidade em pacientes com LRA é incremental e aumentos aparentemente modestos da Cr sérica podem resultar em aumentos evidentes da taxa de mortalidade. Mesmo um aumento de 0,3 mg/d$\ell$ do nível de Cr sérica resulta em um risco de morte significativamente aumentado.

A evolução clínica após a recuperação da NTA é a regeneração tubular com recuperação da função renal. No entanto, esse desfecho é menos garantido em pacientes com doença renal preexistente.[10] Além disso, pela natureza sistêmica frequente de sua doença, os pacientes com NTA, glomerulonefrite e causas vasculíticas de LRA não recuperam plenamente a função renal basal. A recuperação costuma ser difícil de quantificar usando apenas a Cr sérica, porque a perda muscular isolada resulta em valores de Cr mais baixos. Idade mais avançada e nível de Cr mais alto indicam risco maior de progressão para DRC,[11,12] provavelmente em decorrência da falta de reserva renal desses pacientes e da incapacidade de repor a função perdida. Pacientes com LRA grave que necessitam de hemodiálise podem não recuperar sua função renal e podem precisar de hemodiálise indefinidamente (ver Capítulo 122), especialmente em caso de DRC preexistente. A LRA recorrente é comum,[13] e a LRA acelera a progressão da DRC para a DRET e, com frequência, é o principal fator dessa evolução. Também é importante que um nefrologista acompanhe a maioria dos pacientes com LRA adquirida em hospital e acompanhe qualquer evolução, hipertensão arterial sistêmica ou outras anormalidades.

### Recomendações de grau A

A1. Zarbock A, Kellum JA, Schmidt C, et al. Effect of early vs delayed initiation of renal replacement therapy on mortality in critically ill patients with acute kidney injury: the ELAIN randomized clinical trial. *JAMA*. 2016;315:2190-2199.

A2. Wang C, Lv LS, Huang H, et al. Initiation time of renal replacement therapy on patients with acute kidney injury: a systematic review and meta-analysis of 8179 participants. *Nephrology (Carlton)*. 2017;22:7-18.

A3. Barbar SD, Clere-Jehl R, Bourredjem A, et al. Timing of renal-replacement therapy in patients with acute kidney injury and sepsis. *N Engl J Med*. 2018;379:1431-1442.

A4. Gaudry S, Hajage D, Schortgen F, et al. Initiation strategies for renal-replacement therapy in the intensive care unit. *N Engl J Med*. 2016;375:122-133.

A5. Jamale TE, Hase NK, Kulkarni M, et al. Earlier-start versus usual-start dialysis in patients with community-acquired acute kidney injury: a randomized controlled trial. *Am J Kidney Dis*. 2013;62:1116-1121.

A6. Liu L, Zhang L, Liu GJ, et al. Peritoneal dialysis for acute kidney injury. *Cochrane Database Syst Rev*. 2017;12:CD011457.

A7. Brar SS, Aharonian V, Mansukhani P, et al. Haemodynamic-guided fluid administration for the prevention of contrast-induced acute kidney injury: the POSEIDON randomised controlled trial. *Lancet*. 2014;383:1814-1823.

A8. Weisbord SD, Gallagher M, Jneid H, et al. Outcomes after angiography with sodium bicarbonate and acetylcysteine. *N Engl J Med*. 2018;378:603-614.

A9. Valette X, Desmeulles I, Savary B, et al. Sodium bicarbonate versus sodium chloride for preventing contrast-associated acute kidney injury in critically ill patients: a randomized controlled trial. *Crit Care Med*. 2017;45:637-644.

A10. Wang N, Qian P, Yan TD, et al. Periprocedural effects of statins on the incidence of contrast-induced acute kidney injury: a systematic review and trial sequential analysis. *Int J Cardiol*. 2016;206:143-152.

A11. Cho JS, Shim JK, Soh S, et al. Perioperative dexmedetomidine reduces the incidence and severity of acute kidney injury following valvular heart surgery. *Kidney Int*. 2016;89:693-700.

A12. Semler MW, Self WH, Wanderer JP, et al. Balanced crystalloids versus saline in critically ill adults. *N Engl J Med*. 2018;378:829-839.

A13. Self WH, Semler MW, Wanderer JP, et al. Balanced crystalloids versus saline in noncritically ill adults. *N Engl J Med*. 2018;378:819-828.

## REFERÊNCIAS BIBLIOGRÁFICAS

*As referências bibliográficas, bem como os outros materiais suplementares deste livro, encontram-se no GEN-IO, nosso ambiente virtual de aprendizagem.*

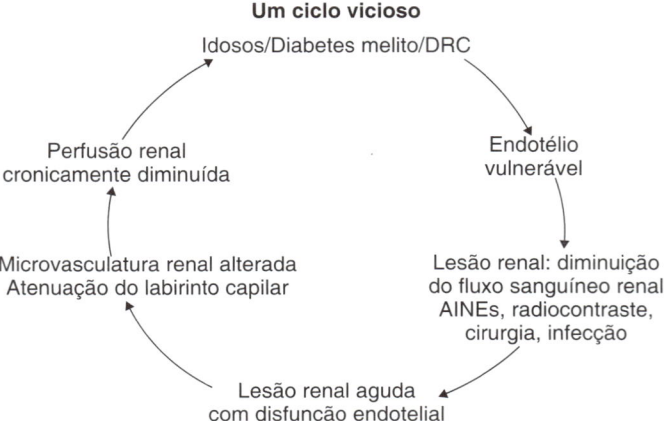

**FIGURA 112.4** Existe um ciclo vicioso entre lesão renal aguda (LRA) e doença renal crônica (DRC). A DRC aumenta o risco de desenvolver LRA, e a LRA acelera a progressão da DRC.

# DISTÚRBIOS GLOMERULARES E SÍNDROMES NEFRÓTICAS

JAI RADHAKRISHNAN E GERALD B. APPEL

## DISTÚRBIOS GLOMERULARES

### DEFINIÇÃO

Cada *glomérulo*, a unidade básica de filtração do rim, consiste em um tufo de capilares anastomosados formados por ramificações da arteríola aferente. Em média, há 1 milhão de glomérulos que representam aproximadamente 5% do peso de cada rim e fornecem uma superfície de filtração capilar glomerular de quase 2 m². A membrana basal glomerular (MBG) atua como uma barreira seletiva de tamanho e carga elétrica para a passagem de macromoléculas circulantes. Os processos patológicos renais que envolvem todos os glomérulos são chamados de *difusos* ou *generalizados*; se apenas alguns glomérulos estiverem envolvidos, o processo é denominado *focal*. Ao se considerar o glomérulo de modo individual, um processo é denominado *global* se todo o tufo glomerular estiver envolvido e *segmentar* se apenas parte do glomérulo estiver envolvido. Os termos modificadores *proliferativo*, *esclerosante* e *necrosante* são frequentemente usados (p. ex., glomerulosclerose focal e segmentar; nefrite lúpica proliferativa global difusa). A proliferação extracapilar ou formação de crescentes é desencadeada pelo acúmulo de macrófagos, fibroblastos, células epiteliais em proliferação e fibrina no espaço de Bowman. Em geral, a formação de crescentes em qualquer forma de dano glomerular traz um prognóstico grave. A cicatrização do tecido entre os túbulos e os glomérulos, a fibrose intersticial, também constitui um sinal de mau prognóstico em todas as doenças glomerulares.

### EPIDEMIOLOGIA

Atualmente, mais de 10% da população dos EUA apresentam proteinúria ou disfunção renal, muitas vezes causada por doenças glomerulares. Mais de 600.000 americanos estão em programas de doença renal em estágio terminal (DRET), que custam aproximadamente US$ 30,9 bilhões/ano e representam aproximadamente 7,1% de todos os gastos do Medicare, em grande parte como resultado do comprometimento renal por doenças glomerulares (predominantemente nefropatia diabética). O dano renal diabético isolado afeta muitos milhões de pessoas e é a principal causa de DRET nos EUA (ver Capítulo 115). As doenças glomerulares associadas a agentes infecciosos, como malária (ver Capítulo 324), esquistossomose (ver Capítulo 334), vírus da imunodeficiência humana (HIV) e os vírus da hepatite B e C (ver Capítulo 140) são os principais problemas de saúde em todo o mundo. As manifestações de lesão glomerular variam de hematúria microscópica e albuminúria assintomática a insuficiência renal oligúrica rapidamente progressiva. Alguns pacientes desenvolvem retenção maciça de líquido e edema no início da doença glomerular, enquanto outros apresentam apenas os sinais e sintomas insidiosos e lentos da insuficiência renal crônica (ver Capítulo 121).

### BIOPATOLOGIA

Mecanismos comuns, como rupturas na parede capilar glomerular levando à hematúria e perda da barreira seletiva para partículas baseadas no tamanho e na carga elétrica associada à proteinúria, são característicos das doenças glomerulares. No entanto, a natureza dos processos desencadeadores varia entre as diferentes doenças glomerulares. Em alguns processos, como diabetes melito e amiloidose, alterações estruturais e bioquímicas são evidentes na parede capilar glomerular. Em outros, a lesão renal imuno-mediada é causada pela deposição de imunocomplexos circulantes, formação de imunocomplexos *in situ* ou efeitos localizados de anticorpos anti-MBG. Ainda em outras doenças, defeitos genéticos ou adquiridos nos podócitos glomerulares estão associados a proteinúria e disfunção renal progressiva. A análise genômica é cada vez mais útil para elucidar a causa da glomerulonefrite (GN) em um paciente.[1]

### MANIFESTAÇÕES CLÍNICAS

Os achados indicativos de doença renal de origem glomerular incluem cilindros eritrocitários e eritrócitos dismórficos no sedimento urinário, bem como um grau significativo de albuminúria.[2] A excreção urinária persistente de mais de 500 a 1.000 eritrócitos/mℓ (ou mais que 5 por campo de grande ampliação na microscopia) é anormal. Eritrócitos dismórficos, que estão deformados como resultado de sua passagem através da parede capilar e dos túbulos glomerulares, bem como cilindros eritrocitários, que são formados quando esses eritrócitos se tornam emaranhados em matriz proteica no lúmen dos túbulos, também são indicativos de doença glomerular.

Em uma pessoa normal, a excreção urinária de albumina é inferior a 30 mg/dia e a excreção urinária total de proteína é inferior a 150 mg/dia. Embora os aumentos na excreção de proteína urinária possam ser resultantes da filtração de proteínas circulantes anormais (p. ex., cadeias leves no mieloma múltiplo) ou da reabsorção tubular proximal deficiente de proteínas normais filtradas de baixo peso molecular (p. ex., beta$_2$-microglobulina), a causa mais comum de proteinúria e, especificamente, albuminúria, é a lesão glomerular. A proteinúria associada à doença glomerular pode variar de várias centenas de miligramas a mais de 30 g/dia. Em algumas doenças, como a síndrome nefrótica de lesão mínima, a albumina é a proteína predominante na urina. Em outros, como GN esclerosante focal e diabetes melito, a proteinúria, embora ainda em grande parte composta de albumina, é não seletiva e contém muitas proteínas de alto peso molecular.

### DIAGNÓSTICO

Alguns pacientes apresentam hematúria microscópica ou proteinúria assintomática descoberta por avaliações de rotina. A hematúria microscópica associada a eritrócitos deformados ou cilindros eritrocitários provavelmente é de origem glomerular. Níveis subnefróticos de proteinúria podem ser consequentes a proteinúria ortostática, exercícios, hipertensão arterial sistêmica, doença tubular ou lesão glomerular.

Nos pacientes com anormalidades urinárias assintomáticas de origem glomerular, a lesão renal subjacente pode representar a fase inicial de uma doença glomerular progressiva ou pode ocorrer por uma lesão glomerular benigna e não progressiva.[3] Em geral, se os pacientes apresentarem menos de 1 g/dia de proteinúria ou apenas hematúria microscópica de origem glomerular, mas uma taxa de filtração glomerular (TFG) normal e nenhuma evidência de doença sistêmica, não é necessário realizar biopsia renal diagnóstica. A maioria desses pacientes não precisa de terapia imunossupressora. O paciente pode ser acompanhado com frequência e a biopsia precisará ser realizada apenas em pacientes com proteinúria progressiva ou evidências de diminuição da TFG.[3b,3c]

## SÍNDROME NEFRÓTICA

### DEFINIÇÃO

A síndrome nefrótica (Tabela 113.1) é definida por albuminúria de mais de 3 a 3,5 g/dia acompanhada por hipoalbuminemia, edema e hiperlipidemia. Na prática, muitos médicos referem-se à proteinúria de "faixa nefrótica", independentemente de os pacientes apresentarem as outras manifestações da síndrome completa, porque essas são uma consequência da proteinúria.

### EPIDEMIOLOGIA

A síndrome nefrótica pode ser primária e idiopática (Tabela 113.2) ou pode ser causada por uma doença subjacente conhecida, como diabetes,

### Tabela 113.1 Achados típicos de síndrome nefrótica *versus* nefrite.

| SÍNDROME NEFRÓTICA | NEFRITE |
|---|---|
| **INSUFICIÊNCIA RENAL** | |
| Incomum na apresentação | Comum na apresentação |
| **PROTEINÚRIA** | |
| Tipicamente alta (> 3 g/dia) | Variável |
| **Eritrócitos na urina** | |
| Poucos | Proeminentes |
| **Cilindros eritrocitários urinários** | |
| Improvável | Provável |

amiloidose ou lúpus eritematoso sistêmico (LES) (Tabela 113.3). Embora a doença de lesão mínima seja a causa mais comum de síndrome nefrótica em crianças, nefropatia membranosa idiopática[4] e glomerulosclerose segmentar focal (GESF) são as causas mais comuns em adultos, sendo a primeira etiologia em frequência em brancos e a última em afro-americanos.

### BIOPATOLOGIA

A hipoalbuminemia, que é em grande parte uma consequência da perda de proteína urinária, também pode ser causada pelo catabolismo tubular proximal da albumina filtrada, a redistribuição da albumina no corpo e a redução da síntese hepática de albumina. Como resultado, a relação entre a perda de proteína urinária, o nível de albumina sérica e outras consequências secundárias da albuminúria maciça é inexata.

A retenção de sal e volume na síndrome nefrótica pode ocorrer por meio de pelo menos dois mecanismos principais diferentes. A descrição clássica é que a hipoalbuminemia reduz a pressão oncótica do plasma, a depleção de volume intravascular resultante leva à ativação do eixo renina-angiotensina-aldosterona, e essa ativação aumenta a retenção de sódio e fluido renal. No entanto, a retenção primária de sal no néfron distal também pode ocorrer independentemente do eixo renina-angiotensina-aldosterona e é provavelmente a principal razão para a retenção de sal e água na nefrose.

A trombose venosa frequentemente ocorre em pacientes com a síndrome nefrótica. As explicações incluem perda urinária de antitrombina III, proteína C e proteína S, que previnem a trombose, bem como síntese aumentada de reagentes de fase aguda que promovem a trombose.

### MANIFESTAÇÕES CLÍNICAS

Os pacientes podem apresentar ganho de peso, edema periférico ao sentar ou ficar em pé e edema periorbital ao acordar. A hipertensão é comum e vários graus de hematúria podem estar presentes. Uma amostra de urina de 24 horas (ou razão proteína/creatinina urinária) geralmente mostra mais de 3 a 3,5 g de proteinúria. Os pacientes nefróticos frequentemente apresentam um estado hipercoagulável e são predispostos a trombose venosa profunda (ver Capítulo 74), êmbolos pulmonares (ver Capítulo 74) e trombose venosa renal (ver Capítulo 116). Pacientes com síndrome nefrótica apresentam risco aumentado de complicações ateroscleróticas. A maioria dos pacientes nefróticos apresenta níveis elevados de colesterol total e de lipoproteína de baixa densidade (LDL) com colesterol de lipoproteína de alta densidade (HDL) baixa ou normal. Os níveis de lipoproteína(s) também estão elevados e se normalizam com a remissão da síndrome nefrótica.

### DIAGNÓSTICO

A avaliação inicial do paciente nefrótico inclui exames laboratoriais para definir se o paciente apresenta síndrome nefrótica primária ou idiopática (ver Tabela 113.2), ou uma causa secundária relacionada a uma doença sistêmica, toxina ou medicamento (ver Tabela 113.3). Os exames de rastreamento comuns incluem glicemia em jejum e hemoglobina glicosilada para diabetes, teste de anticorpo antinuclear para doença vascular do colágeno e nível de complemento sérico, que permita o rastreamento de muitas doenças mediadas por imunocomplexos (Tabela 113.4). Em determinados pacientes, testes de crioglobulinas, sorologias para hepatite B e C, teste de HIV, anticorpos citoplasmáticos antineutrófilos (ANCA), anticorpos anti-GMB, proteína sérica e imunoeletroforese e outros exames podem ser úteis.

Após a exclusão das causas secundárias, frequentemente é necessária uma biopsia renal no paciente adulto nefrótico. Os resultados da biopsia em pacientes com proteinúria intensa e síndrome nefrótica provavelmente fornecem um diagnóstico específico, determinam o prognóstico e orientam a terapia.

### Tabela 113.2 — Causas de síndrome nefrótica idiopática em adultos.

| CAUSA | INCIDÊNCIA (%) |
|---|---|
| Doença de lesão mínima | 5 a 10 |
| Glomerulosclerose segmentar focal (GESF) | 20 a 25 |
| Nefropatia membranosa | 25 a 30 |
| Glomerulonefrite membranoproliferativa (GNMP) | 5 |
| Outras glomerulonefrites proliferativas e esclerosantes | 15 a 30 |

### Tabela 113.3 — Síndrome nefrótica associada a causas específicas (síndrome nefrótica secundária).

**DOENÇAS SISTÊMICAS**
Diabetes melito
Lúpus eritematoso sistêmico e outras doenças do colágeno
Amiloidose (amiloide associada a AL ou AA)

**INFECÇÕES**
Bacterianas (pós-estreptocócica, sífilis congênita e secundária, endocardite bacteriana subaguda, nefrite relacionada a *shunt* cerebral ventriculoatrial)
Virais (hepatite B, hepatite C, infecção pelo HIV, mononucleose infecciosa, infecção por citomegalovírus)
Parasitárias (malária, toxoplasmose, esquistossomose, filariose)

**RELACIONADAS A MEDICAMENTOS/SUBSTÂNCIAS**
Ouro, mercúrio e metais pesados
Penicilamina
Anti-inflamatórios não esteroides, incluindo inibidores de COX-2
Lítio
Parametadiona, trimetadiona
Captopril
Heroína (de "rua")
Outros: probenecida, clorpropamida, rifampicina, tolbutamida, henindiona, pamidronato

**ALERGÊNIOS, VENENOS E IMUNIZAÇÕES**

**NEOPLASIAS**
Linfoma de Hodgkin e leucemias/linfomas (com lesão mínima)
Tumores sólidos (com nefropatia membranosa)

**DOENÇAS HEREDITÁRIAS E METABÓLICAS**
Síndrome de Alport
Doença de Fabry
Anemia falciforme
Síndrome nefrótica congênita (tipo finlandesa)
Doenças da via alternativa do complemento (glomerulopatia por C3 e doença de depósito denso)
Síndrome nefrótica familiar
Defeitos genéticos de proteínas de podócitos com glomerulosclerose segmentar focal, incluindo alfa-actinina 4, TRPC6, podocina, forma invertida 2)
Síndrome unha-patela
Lipodistrofia parcial

**OUTRAS**
Relacionado à gravidez (inclui pré-eclâmpsia)
Rejeição de transplante
Doença do soro
Nefrosclerose hipertensiva acelerada
Estenose unilateral da artéria renal
Apneia do sono da obesidade mórbida
Nefropatia de refluxo

COX = ciclo-oxigenase; HIV = vírus da imunodeficiência humana; TRPC = potencial receptor transitório clássico (ou canônico).

### Tabela 113.4 — Níveis séricos de complemento nas doenças glomerulares.

**NÍVEL DE COMPLEMENTO REDUZIDO**
Glomerulonefrite pós-estreptocócica (GNPE)
Endocardite bacteriana subaguda, abscesso visceral, nefrite por *shunt*
Lúpus eritematoso sistêmico
Crioglobulinemia
Glomerulonefrite por C3 e doença de depósito denso (DDD)

**NÍVEL DE COMPLEMENTO NORMAL**
Diabetes melito
Amiloidose
Síndrome nefrótica de mudança mínima
Glomerulosclerose segmentar focal
Nefropatia membranosa
Nefropatia por imunoglobulina A e púrpura de Henoch-Schönlein
Doença da membrana basal glomerular
Glomerulonefrite rapidamente progressiva pauci-imune (p. ex., poliarterite granulomatosa e poliangiite microscópica)

## TRATAMENTO

O tratamento varia de acordo com a causa específica. Os níveis elevados de lipídios devem ser tratados (ver Capítulo 195). A anticoagulação oral crônica (ver Capítulo 76) com varfarina é necessária se ocorrerem complicações trombóticas e é comumente recomendada em pacientes com fatores de risco adicionais para trombose (p. ex., um evento tromboembólico idiopático anterior, imobilização, insuficiência cardíaca grave ou obesidade mórbida). A varfarina também pode ser considerada para pacientes com nefropatia membranosa com hipoalbuminemia (< 2,8 g/ℓ) e que apresentam baixo risco de sangramento. Existem dados insuficientes em relação aos anticoagulantes orais de ação direta.

O edema é tratado com dieta hipossódica e diuréticos de alça. O uso de inibidores da enzima de conversão da angiotensina (IECA) ou bloqueadores do receptor da angiotensina II frequentemente reduz a proteinúria, aumenta o nível de albumina sérica e melhora o edema e a hiperlipidemia. A combinação de diuréticos de alça (Tabela 108.6) com albumina é efetiva em pacientes com edema grave e sinais de depleção de volume.

## Síndrome nefrótica idiopática

### DOENÇA DE LESÃO MÍNIMA

A doença de lesão mínima, que é o padrão mais comum de síndrome nefrótica em crianças, é responsável por apenas cerca de 5 a 10% dos casos de síndrome nefrótica idiopática em adultos. Um padrão histopatológico semelhante pode ser observado como reação adversa a certos medicamentos (anti-inflamatórios não esteroides [AINEs], lítio) ou em associação a certos tumores (p. ex., doença de Hodgkin).

### MANIFESTAÇÕES CLÍNICAS

Os pacientes geralmente apresentam ganho de peso e edema periorbital e periférico. A proteinúria em pacientes adultos pode atingir, em média, 10 g/dia, e os níveis subnefróticos são raros. Aproximadamente 30% dos adultos são hipertensos e 30% apresentam hematúria microscópica. No entanto, um sedimento urinário ativo com cilindros eritrocitários não é observado. Muitos pacientes adultos apresentam azotemia leve a moderada, que pode estar relacionada a hipoalbuminemia e depleção de volume intravascular ou a redução da permeabilidade glomerular e filtração. Os níveis de complemento e os resultados das provas sorológicas são normais.

### DIAGNÓSTICO

Na doença de lesão mínima verdadeira, a microscopia óptica geralmente não revela anormalidades histopatológicas glomerulares (Figura 113.1). Os túbulos podem exibir acúmulo de gotículas lipídicas de lipoproteínas absorvidas (daí o termo mais antigo nefrose lipoide). A coloração por imunofluorescência e a microscopia eletrônica (Figura 113.2) não revelam depósitos imunes. Na microscopia eletrônica, a MBG está normal e observa-se apagamento dos podócitos ao longo de praticamente toda a distribuição de cada alça capilar. A doença de Hodgkin e o timoma estão, às vezes, associados à doença de lesão mínima.

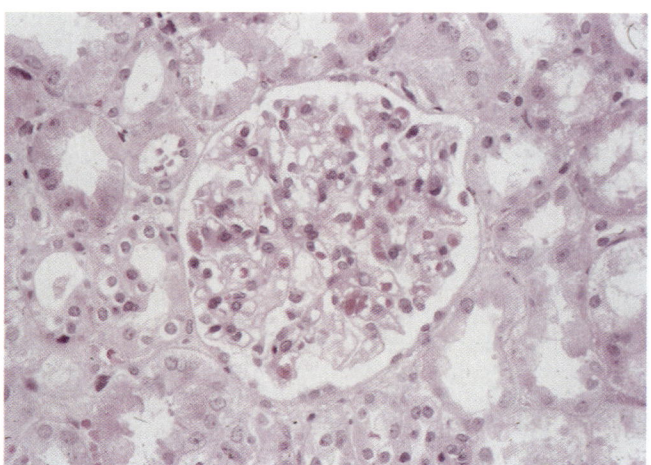

**FIGURA 113.1** Aspecto na microscópica óptica normal da glomerulopatia de doença de lesão mínima. As membranas basais glomerulares são finas e não há hipercelularidade glomerular.

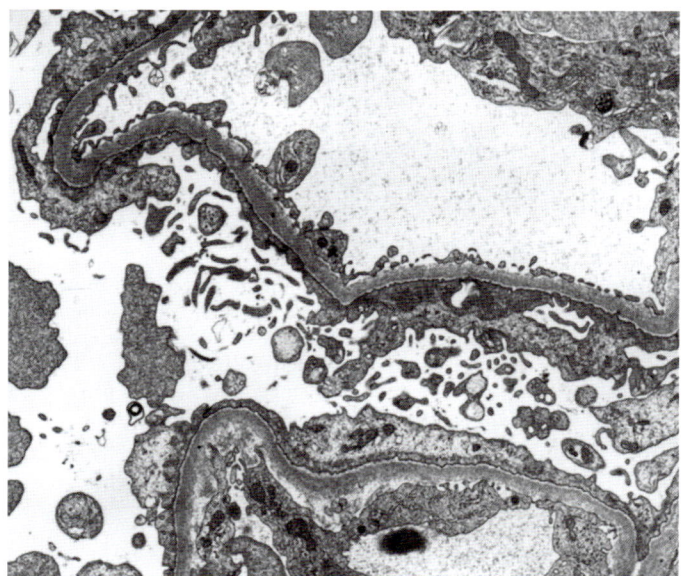

**FIGURA 113.2** Doença de lesão mínima. Micrografia eletrônica revela apagamento generalizado de podócitos com transformação de microvilosidades do epitélio visceral. Não há depósitos eletrondensos (coloração com acetato de uranila e citrato de chumbo; 6.000×).

## TRATAMENTO

A evolução da doença de lesão mínima caracteriza-se por remissões seguidas por recidivas, que geralmente respondem aos corticosteroides.[5] Quando tratadas com corticosteroides por 8 semanas, 85 a 95% das crianças apresentam remissão da proteinúria. Nos adultos, a taxa de resposta é um pouco menor, com 75 a 85% dos pacientes respondendo a esquemas de prednisona diária (1 mg/kg, máximo de 80 mg) ou em dias alternados (2 mg/kg, máximo de 120 mg), gradualmente após 2 meses de tratamento para um total de 5 a 6 meses de terapia. A resposta clínica é mais lenta em adultos, que não são considerados resistentes aos esteroides até que não tenham respondido a 16 semanas de tratamento. A redução da dose de esteroide após a remissão deve ser gradual ao longo de 1 a 2 meses. Aproximadamente 40% dos adultos manifestam recidiva em 1 ano. A maioria dos médicos trata a primeira recidiva de maneira semelhante ao episódio inicial. Adultos com recidiva pela terceira vez ou que se tornam dependentes de corticosteroides (incapazes de diminuir a dose de prednisona sem recorrência de proteinúria) podem ser tratados com rituximabe (1.000 mg IV repetido em 2 semanas, ciclosporina (3 a 5 mg/kg/dia durante 4 meses), tacrolimo (0,05 a 0,1 mg/kg/dia) ou micofenolato de mofetila (750 a 1.000 mg, 2 vezes/dia).[A1] Todos fornecem índices de remissão e recidiva aproximadamente equivalentes. Como a ciclosporina e o tacrolimo são potencialmente nefrotóxicos, os níveis sanguíneos mínimos devem ser monitorados e o nível mais baixo que está associado à remissão deve ser mantido. Ciclofosfamida (até 2 mg/kg/dia durante 8 semanas) é usada com pouca frequência em razão de sua relação desfavorável de toxicidade para eficácia.

### PROGNÓSTICO

O prognóstico da doença de lesão mínima é excelente, e a maioria dos pacientes com declínio progressivo da função renal, na verdade, apresenta GESF em uma biopsia renal subsequente. No entanto, mais de 50% dos pacientes com doença de lesão mínima apresentam recidivas e 10 a 20% podem se tornar dependentes de esteroides.

### GLOMERULOSCLEROSE SEGMENTAR FOCAL

Aproximadamente 20% dos adultos com síndrome nefrótica idiopática apresentam, na biopsia, GESF.[6] A incidência de GESF está aumentando em todas as raças, mas é especialmente comum em afro-americanos. Pode ser primária (associada a fatores de permeabilidade glomerular ainda não definidos), genética, induzida por fármacos (p. ex., pamidronato e interferona), relacionada a infecções virais (HIV) ou secundária à hiperfiltração glomerular (p. ex., célula falciforme doença, obesidade, anomalias congênitas dos rins e do trato urinário). A GESF pode estar associada a defeitos genéticos nas proteínas dos podócitos. Os defeitos mais comuns incluem um padrão autossômico recessivo causado por mutações na podocina da proteína estrutural e formas dominantes autossômicas causadas por mutações na proteína estrutural alfa-actinina 4, o canal TRPC6 associado ao diafragma do espaço glomerular, ou em INF2, que codifica a formina (proteína reguladora da actina). A predisposição dos afro-americanos à GESF está parcialmente relacionada aos alelos do gene da apolipoproteína L1.

### MANIFESTAÇÕES CLÍNICAS

Os pacientes com GESF idiopática geralmente apresentam proteinúria assintomática ou edema. Embora dois terços sejam totalmente nefróticos no exame inicial, a proteinúria pode variar de menos de 1 a mais de 30 g/dia. A hipertensão é encontrada em 30 a 50% dos pacientes e a hematúria microscópica ocorre em aproximadamente metade dos pacientes. A TFG está diminuída na apresentação em 20 a 30% dos pacientes. Os níveis de complemento e outros resultados de exames sorológicos apresentam-se normais.

### DIAGNÓSTICO

À microscopia óptica, inicialmente, apenas alguns glomérulos apresentam áreas de fibroses segmentares (Figura 113.3). À medida que a função renal diminui, na repetição das biopsias, há visualização de mais glomérulos com lesões esclerosantes segmentares e aumento do número de glomérulos escleróticos globais. Na imunofluorescência, imunoglobulina M (IgM) e C3 comumente ficam retidos nas áreas de glomerulosclerose. A microscopia eletrônica, entretanto, não exibe depósitos imunes e observa-se apenas apagamento do podócito da célula epitelial visceral. As variantes histopatológicas da GESF estão associadas a diferenças epidemiológicas, clínicas e prognósticas. Por exemplo, a variante de "lesão de ponta" apresenta evolução relativamente benigna, enquanto a "variante em colapso" evolui mais rapidamente para insuficiência renal.

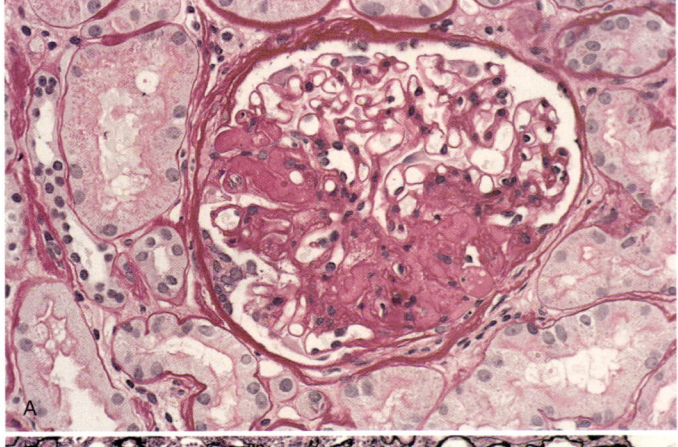

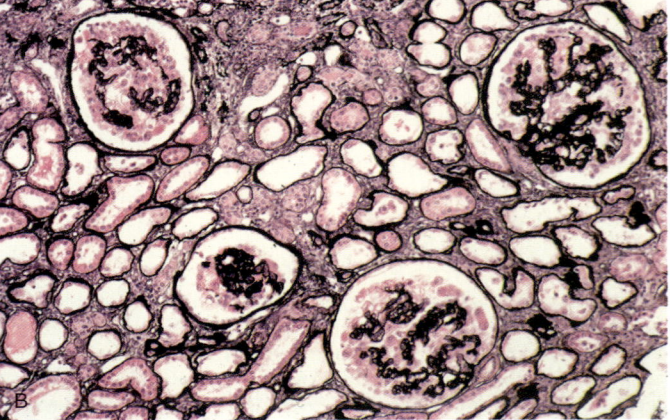

**FIGURA 113.3** Glomerulosclerose segmentar focal. **A.** Micrografia da glomerulosclerose segmentar focal clássica. **B.** Coloração pela prata da glomerulosclerose segmentar focal mostrando colapso dos tufos glomerulares.

### TRATAMENTO

Para GESF primária (idiopática), os corticosteroides são usados como terapia inicial (p. ex., prednisona, 1 mg/kg/dia, máximo de 80 mg ou 2 mg/kg em dias alternados, máximo de 120 mg, conforme tolerado) por um mínimo de 3 a 4 meses e a dose é diminuída lentamente ao longo dos 3 a 6 meses seguintes se a remissão for alcançada. A remissão completa ou parcial pode ser observada em até 40 a 60% dos pacientes, com preservação da função renal a longo prazo. Em pacientes com recidiva após a terapia inicial ou que sejam resistentes a esteroides, a ciclosporina (5 a 6 mg/kg/dia) parece ser tão boa quanto a combinação de dexametasona pulsada (0,9 mg/kg/dose [máximo de 40 mg]/dia em 2 dias consecutivos semanalmente durante as primeiras 8 semanas, a cada 2 semanas durante as semanas 8 a 26, depois a cada 4 semanas até a semana 50) mais micofenolato de mofetila (25 a 35 mg/kg/dia, máximo 2 g/dia).[A2] Tacrolimo (0,05 a 0,1 mg/kg/dia) é tão bom quanto a ciclosporina.[A3] Como resultado, a ciclosporina ou o tacrolimo são recomendados por até 12 meses em pacientes resistentes a esteroides, com redução gradual depois disso. Quando esses inibidores da calcineurina são usados, o monitoramento cuidadoso da função renal e dos níveis séricos é necessário para evitar a nefrotoxicidade. O rituximabe foi usado com sucesso em vários estudos de doença dependente de esteroides ou com recidiva frequente, mas é menos efetivo em pacientes resistentes a esteroides. Dados experimentais em ratos sugerem o valor potencial futuro para inibidores do canal de íons TRPC5.[7]

### PROGNÓSTICO

A evolução da GESF não tratada geralmente consiste em proteinúria progressiva e queda progressiva da TFG. Apenas uma minoria de pacientes apresenta remissão espontânea da proteinúria e a maioria dos pacientes não tratados que não apresentam remissão acaba desenvolvendo DRET em 5 a 20 anos. É improvável que pacientes com remissão sustentada da síndrome nefrótica evoluam para DRET.

A maioria dos pacientes com formas genéticas de GESF é resistente a esteroides, apresenta evolução progressiva e não exibe recidivas da GESF se receber um transplante renal. No entanto, a GESF recorre no rim transplantado em até 30% dos casos, frequentemente associadas a níveis elevados de um fator de permeabilidade circulante ainda não definido. Pacientes mais jovens, pacientes com evolução rápida para insuficiência renal e aqueles com recorrência anterior apresentam maior probabilidade de recorrência no aloenxerto.

### NEFROPATIA MEMBRANOSA

A nefropatia membranosa é o padrão mais comum de síndrome nefrótica idiopática em pacientes caucasianos.[8] Também pode estar associada a infecções (sífilis [ver Capítulo 303], hepatites B e C [ver Capítulo 140]), LES (ver Capítulo 250), medicamentos (sais de ouro, AINEs) e certos tumores (tumores sólidos e linfomas). Na maioria dos pacientes com nefropatia membranosa idiopática, o antígeno para depósitos imunes é o receptor da fosfolipase A2 tipo M, encontrado nos podócitos. Os anticorpos circulantes combinam-se com esse antígeno para formar imunocomplexos *in situ* no lado epitelial da membrana basal, levando à proteinúria. Cerca de 10% dos pacientes apresentam autoanticorpos circulantes para o domínio de trombospondina do tipo 1 contendo 7A (THSD7A), mas não para o receptor de fosfolipase A2 do tipo M. Este antígeno foi associado à nefropatia membranosa relacionada ao tumor.

### MANIFESTAÇÕES CLÍNICAS

A nefropatia membranosa geralmente se manifesta com proteinúria e edema. Hipertensão arterial sistêmica e hematúria microscópica não são incomuns, mas a função renal e a TFG geralmente mantêm-se preservadas na consulta inicial. Apesar do achado de complemento nos depósitos imunes glomerulares, os níveis séricos de complemento são normais. A nefropatia membranosa é o padrão mais comum da síndrome nefrótica associada a um estado hipercoagulável e trombose da veia renal (ver Capítulo 116). Dor súbita na crise, deterioração da função renal ou sintomas de doença pulmonar em um paciente com nefropatia membranosa deve levar à investigação de trombose venosa renal e embolia pulmonar.

## DIAGNÓSTICO

Na microscopia óptica, as alças capilares glomerulares parecem, com frequência, rígidas ou espessadas (Figura 113.4), mas não há proliferação celular. A coloração imunofluorescente e a microscopia eletrônica mostram depósitos imunes densos subepiteliais ao longo de todas as alças capilares glomerulares (Figura 113.5). O achado de anticorpos circulantes para o receptor da fosfolipase $A_2$ do tipo M é extremamente sensível e específico para nefropatia membranosa idiopática, assim como o achado do antígeno PLA2R nos depósitos imunes nos rins.

## TRATAMENTO

A maioria dos estudos usando apenas corticosteroides para tratar a nefropatia membranosa não mostrou benefício significativo em termos de remissão da síndrome nefrótica ou preservação da função renal. Em comparação, a combinação de corticoterapia (metilprednisolona, 1 g/dia IV durante 3 dias, depois prednisona, 0,5 mg/kg/dia VO por 27 dias, nos meses 1, 3 e 5) mais terapia citotóxica oral (ciclofosfamida, 2 a 2,5 mg/kg/dia, por 30 dias nos meses 2, 4 e 6) administrada em meses alternados por 6 meses resulta em mais remissões e melhor preservação da função renal em comparação com a terapia sintomática.[A4] A combinação de ciclosporina (3,5 mg/kg/dia ajustada para níveis séricos de 125 a 225 μg/ℓ) mais prednisona (0,15 mg/kg/dia até um máximo de 15 mg/dia) por 6 meses também é mais provável para induzir a remissão da síndrome nefrótica em comparação com placebo ou prednisona isoladamente. O sucesso com o tacrolimo foi semelhante ao da ciclosporina. O uso do anticorpo anti-CD 20 rituximabe (1.000 mg IV × 2, 2 semanas de intervalo e depois repetido em 6 meses) mostrou benefício em ambos os ensaios controlados e não controlados[A5] e parece ser tão bom ou melhor do que a ciclosporina por até 2 anos.[A5b] Outros agentes usados com sucesso em estudos não controlados ou pequenos estudos controlados incluem micofenolato de mofetila e hormônio adrenocorticotrófico (ACTH). Pacientes com nefropatia membranosa correm risco aumentado de desenvolver trombose da veia renal, especialmente quando os níveis de albumina sérica diminuem. Uma abordagem de risco-benefício para este problema é recomendada, mas não existem diretrizes claras sobre quando iniciar a anticoagulação.

## PROGNÓSTICO

Na maioria dos grandes estudos de acompanhamento, a sobrevida renal é de mais de 75% em 10 anos, com uma taxa de remissão espontânea de 20 a 30%. Em geral, pacientes mais velhos, homens e aqueles com proteinúria persistente intensa têm maior probabilidade de progredir para insuficiência renal e, portanto, de se beneficiarem da terapia. Pacientes com neuropatia membranosa idiopática e baixos níveis de anti-PLA2R apresentam maior probabilidade de manifestar remissão espontânea do que pacientes com níveis elevados. As reduções do nível circulante de anticorpos para PLA2R precedem a remissão na maioria das pessoas e podem ser um preditor de remissão.

### GLOMERULONEFRITE MEMBRANOPROLIFERATIVA

A GNMP idiopática era anteriormente dividida em três tipos (I, II e III) com base na localização dos depósitos eletrondensos. Atualmente, entretanto, a classificação baseia-se em achados de imunofluorescência e dividida em GNMP mediada por imunoglobulina e mediada por complemento. A GNMP mediada por imunoglobulina está associada a doenças por imunocomplexos, incluindo LES (ver Capítulo 250), infecções como hepatite C (ver Capítulo 140) e gamopatia monoclonal (ver Capítulo 178). A GNMP mediada por complemento inclui doença de depósito denso (DDD) e GN por C3. Um padrão de GNMP pode ser visto sem deposição de complemento ou imunoglobulina em microangiopatias trombóticas. Todos esses estímulos foram propostos para incitar as células mesangiais glomerulares a crescerem ao longo da parede capilar e dividir a membrana basal glomerular.

O distúrbio anteriormente chamado de GNMP do tipo II, ou DDD, e a GN por C3 constituem doenças glomerulares raras caracterizadas pela ativação sistêmica descontrolada da via alternativa do complemento. Muitos pacientes apresentam fator nefrítico C3, um autoanticorpo que estabiliza a C3 convertase da via alternativa do complemento, enquanto outros apresentam deficiências do fator H ou I ou outros inibidores da cascata alternativa do complemento. A DDD pode estar associada à lipodistrofia parcial. Os pacientes com ativação da via alternativa do complemento

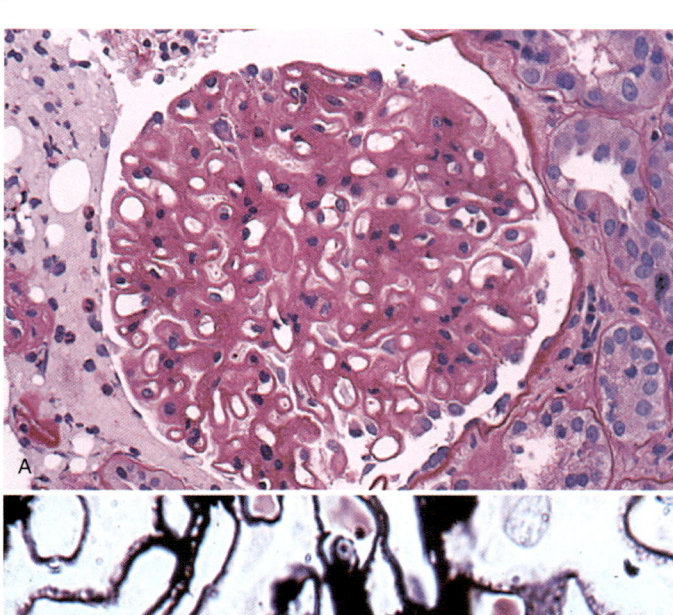
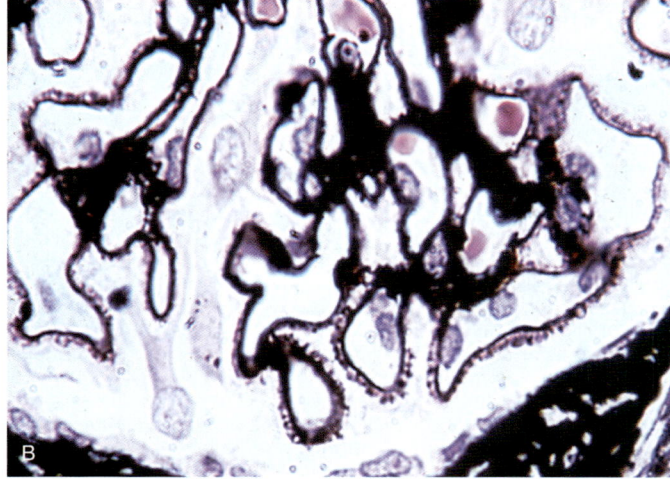

**FIGURA 113.4** **Nefropatia membranosa. A.** Micrografia óptica de nefropatia membranosa demonstrando espessamento da parede capilar glomerular, mas sem hipercelularidade. **B.** Coloração por prata de nefropatia membranosa idiopática mostrando formação de espículas ao longo da face externa da membrana basal glomerular que correspondem às projeções da membrana basal entre os depósitos epimembranosos.

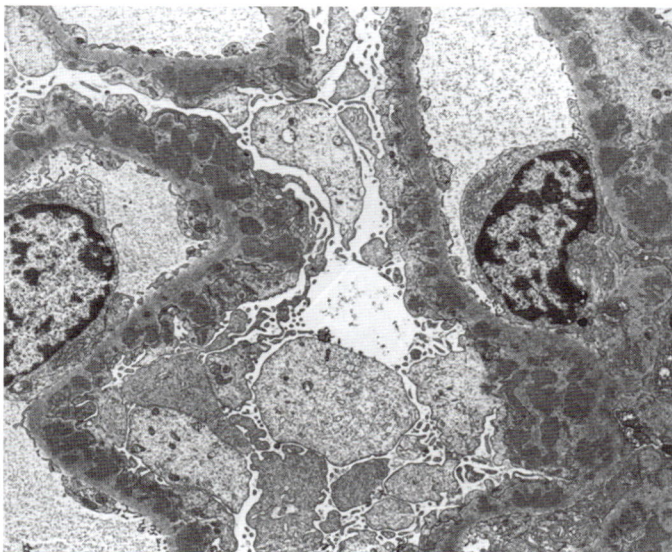

**FIGURA 113.5** **Glomerulopatia membranosa.** No exame ultraestrutural, existem numerosos depósitos eletrondensos epimembranosos, intimamente opostos, separados por pontas da membrana basal (coloração com acetato de uranila e citrato de chumbo; 2.500×).

também podem ter GN proliferativa com depósitos eletrondensos diferentes da DDD. Esses pacientes têm GN por C3. De fato, alguns dos pacientes originalmente classificados como tendo GNMP do tipo I apresentam uma patogênese mais próxima da DDD e da GN por C3.

### MANIFESTAÇÕES CLÍNICAS E DIAGNÓSTICO

A maioria dos pacientes com GNMP idiopática são crianças ou adultos jovens que apresentam proteinúria ou síndrome nefrótica.[9] Níveis baixos de complemento sérico (C3 e C4) são encontrados intermitentemente na GNMP associada à imunoglobulina, enquanto apenas o nível de C3 geralmente está reduzido na doença de depósito denso. O diagnóstico de DDD demanda biopsia renal que mostra o complemento C3 em um padrão característico em forma de fita ao redor das alças capilares (Figura 113.6).

### TRATAMENTO E PROGNÓSTICO

As tentativas de tratar a GNMP idiopática incluíram corticosteroides, outros medicamentos imunossupressores, anticoagulantes e agentes antiplaquetários. Nenhum tratamento se mostrou eficaz em um ensaio randomizado em adultos, mas os corticosteroides tiveram algum sucesso em crianças. A DDD e a GN por C3 foram recentemente tratadas com eculizumabe, um bloqueador do sistema do complemento, com eficácia variável. Alguns pacientes apresentam remissão da proteinúria e estabilização da função renal com uma combinação de corticosteroides e micofenolato.

## GLOMERULONEFRITE AGUDA E SÍNDROME NEFRÍTICA

### EPIDEMIOLOGIA E BIOPATOLOGIA

A patogênese da GN inclui agentes infecciosos, como estreptococos e endocardite causada por *Staphylococcus aureus* e *Streptococcus viridans*. A GN aguda também pode ser causada pela deposição de imunocomplexos em doenças autoimunes, como LES (ver Capítulo 250), nefropatia por IgA e pelo efeito de anticorpos circulantes direcionados contra a membrana basal glomerular, como na síndrome de Goodpasture. A lesão direta pela ativação de leucócitos na vigência de ANCA também pode levar à síndrome nefrítica.

A invasão de neutrófilos e monócitos, bem como células glomerulares residentes, pode danificar o glomérulo por meio de vários mediadores, incluindo oxidantes, agentes quimiotáticos, proteases, citocinas e fatores de crescimento. Alguns fatores, como o fator transformador de crescimento-β, têm sido relacionados a glomerulosclerose inevitável e dano glomerular crônico.

### MANIFESTAÇÕES CLÍNICAS E DIAGNÓSTICO

Pacientes com GN aguda frequentemente apresentam quadro nefrítico caracterizado pela diminuição da TFG, azotemia, olguria, hipertensão arterial e sedimento urinário ativo (ver Tabela 113.1). Hipertensão arterial é comum e é causada pela expansão do volume intravascular, embora os níveis de renina possam não ser suprimidos de maneira adequada para o grau de expansão do volume. Os pacientes podem notar urina escura, esfumaçada ou cor de Coca-Cola associada a um sedimento urinário ativo, que é composto de eritrócitos, leucócitos e vários tipos de cilindros, incluindo cilindros eritrocitários. Embora muitos pacientes com GN aguda apresentem proteinúria, às vezes até na faixa nefrótica, a maioria apresenta graus menores de albuminúria, especialmente quando a TFG está muito reduzida. Independentemente da causa desencadeadora, a GN aguda é caracterizada à microscopia óptica por hipercelularidade do glomérulo, que pode ser composto por células inflamatórias infiltrativas e/ou proliferação de células glomerulares residentes.

## Nefropatia por imunoglobulina A

### EPIDEMIOLOGIA E BIOPATOLOGIA

A nefropatia por IgA, forma mais frequente de GN idiopática em todo o mundo, representa 15 a 40% das GN primárias em partes da Europa e da Ásia.[10] Em áreas geográficas onde biopsias renais são realizadas mesmo para achados urinários mais leves, maior incidência de IgA é observada. Nos EUA, alguns centros relatam esse diagnóstico em até 20% de todas as glomerulopatias primárias. Os homens são mais afetados que as mulheres, com pico de ocorrência na segunda à terceira décadas de vida.

Na nefropatia por IgA, a maioria dos pacientes e seus parentes diretos apresentam níveis circulantes elevados de moléculas de IgA que são deficientes em galactose na região da dobradiça. A forma predominante de IgA é composta por IgA1 polimérica. Os pacientes, mas não seus parentes, apresentam autoanticorpos IgG e IgA circulantes contra essa IgA deficiente em galactose. Acredita-se que um segundo fenômeno (p. ex., infecção, estresse oxidativo etc.) estimule a produção desses anticorpos e, em seguida, os imunocomplexos resultantes se depositem nos glomérulos, levando, assim, a reação inflamatória e consequente glomerulosclerose e fibrose intersticial.

### MANIFESTAÇÕES CLÍNICAS E DIAGNÓSTICO

A nefropatia por IgA frequentemente se manifesta como hematúria microscópica assintomática com ou sem proteinúria (a apresentação mais comum em adultos) ou como hematúria macroscópica episódica após uma infecção das vias respiratórias superiores ou exercício (a apresentação mais comum em crianças e adultos jovens). Aproximadamente 20 a 50% de todos os pacientes apresentam hipertensão arterial sistêmica. Níveis elevados de IgA sérica, observados em um terço a metade dos casos, não se correlacionam com a evolução da doença. Os níveis de complemento sérico são normais. O diagnóstico de nefropatia por IgA é estabelecido pela descoberta de depósitos glomerulares de IgA como imunoglobulina dominante ou codominante na microscopia de imunofluorescência (Figura 113.7). Depósitos de C3 e IgG também são frequentemente encontrados. A microscopia óptica varia desde o padrão mais comum de proliferação mesangial leve até GN em crescente. Por microscopia eletrônica, depósitos densos do tipo imune geralmente são encontrados nas áreas mesangial e paramesangial.

### TRATAMENTO

Os esforços para tratar a doença evitando a estimulação antigênica, incluindo antibióticos de amplo espectro (p. ex., doxiciclina), tonsilectomia e manipulações alimentares (p. ex., eliminação de glúten), geralmente têm sido controversos ou malsucedidos. Testes usando óleos de peixe para diminuir a proteinúria e doenças progressivas lentas proporcionaram resultados conflitantes. Os ensaios controlados apoiam o uso de inibidores da ECA e bloqueadores do receptor da angiotensina (BRA) (ver Tabela 70.7, no Capítulo 70) para diminuir a proteinúria e proteger a função renal. Ensaios clínicos randomizados mais antigos sugeriram que os glicocorticoides podem reduzir a proteinúria e o risco de insuficiência renal. No entanto, a adição de terapia imunossupressora após o controle ideal da pressão arterial com inibidores da ECA ou bloqueadores do receptor da angiotensina em pacientes com nefropatia por IgA de alto risco precipita um aumento da taxa de efeitos adversos e pode não melhorar significativamente os resultados.[A6] Outro estudo randomizado recente descobriu que os corticosteroides não proporcionaram nenhum benefício renal e aumentaram o risco de infecção em pacientes com nefropatia por IgA e proteinúria persistente.[A7] Os níveis de anticorpos IgA subgalactosilados não foram reduzidos em um pequeno ensaio randomizado de rituximabe.[A8]

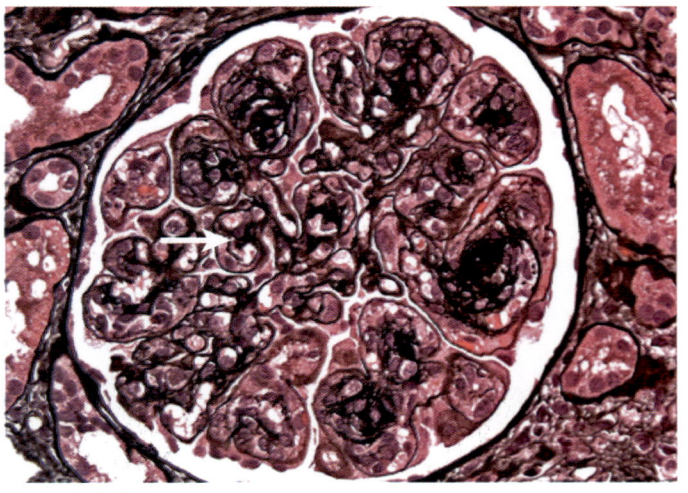

**FIGURA 113.6** Glomerulonefrite membranoproliferativa com lobulação do tufo glomerular e clivagem da membrana basal observada na coloração com prata.

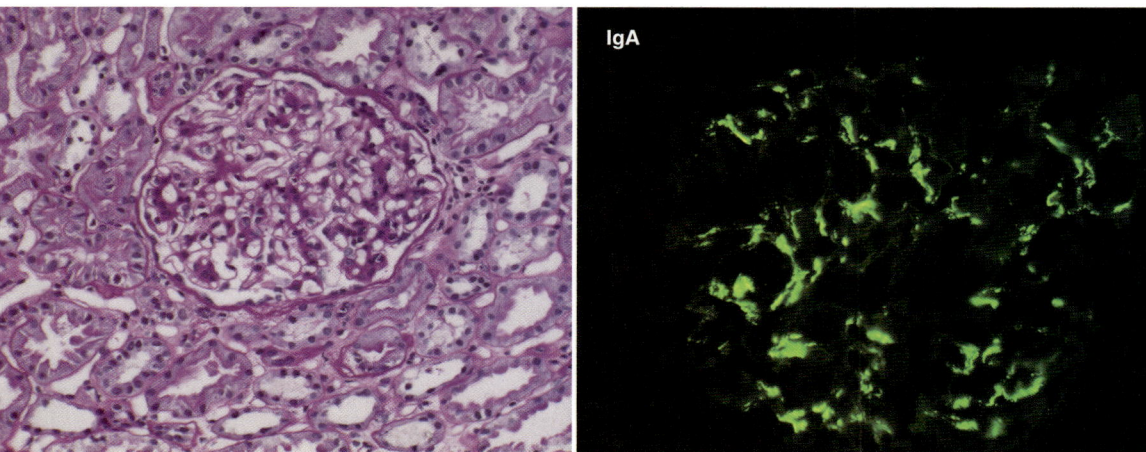

**FIGURA 113.7** Nefropatia por imunoglobulina A (IgA) com proliferação de células mesangiais por microscopia óptica e deposição de IgA na imunofluorescência.

Uma possível abordagem terapêutica é a budesonida de liberação direcionada (16 mg/dia) para o íleo distal, onde a disfunção imune da mucosa pode ser a causa precipitante dos complexos de IgA.[11] Para os poucos pacientes com nefropatia crescêntica por IgA, os agentes citotóxicos ainda podem ser considerados.

### PROGNÓSTICO

A evolução é variável, alguns pacientes não apresentam declínio na TFG ao longo de décadas e outros desenvolvem síndrome nefrótica, hipertensão e insuficiência renal.[12] Fatores preditivos de um resultado ruim na nefropatia por IgA incluem hipertensão, proteinúria persistente maior que 0,5 a 1 g/dia, sexo masculino e nível de creatinina sérica elevado. As características histológicas que pressagiam um resultado ruim incluem proliferação mesangial e endotelial e esclerose ou dano tubulointersticial e formação de crescentes. Os níveis de IgA deficiente em galactose e os níveis de autoanticorpos contra essa IgA deficiente em galactose se correlacionam com o prognóstico renal. As taxas de sobrevivência renal são estimadas em 80 a 85% em 10 anos e 65% em 20 anos. Uma porcentagem significativa de receptores de transplante apresenta recorrência morfológica no aloenxerto, mas a perda do enxerto é incomum.

### Vasculite por IgA (púrpura de Henoch-Schönlein)

A vasculite por IgA (púrpura de Henoch-Schönlein [ver Capítulo 254]) é caracterizada por vasculite de pequenos vasos com artralgias, púrpura cutânea e sintomas abdominais, bem como GN aguda proliferativa. A púrpura de Henoch-Schönlein é uma doença predominantemente da infância, embora os casos ocorram em todas as idades. Assim como na nefropatia por IgA, os pacientes e seus familiares apresentam níveis elevados de moléculas de IgA circulantes que são deficientes em galactose. As biopsias renais são idênticas às observadas na nefropatia por IgA. Alguns especialistas acham que a nefropatia por IgA e a púrpura de Henoch-Schönlein são dois lados de um espectro da mesma doença patogenética. Nenhum agente infeccioso ou alergênio foi definido como causador, e os níveis séricos de complemento são normais.

### MANIFESTAÇÕES CLÍNICAS E DIAGNÓSTICO

As manifestações clínicas da púrpura de Henoch-Schönlein (ver Capítulo 254) incluem achados dermatológicos, gastrintestinais, reumatológicos e renais. O envolvimento da pele geralmente começa com uma erupção macular que se aglutina em lesões purpúricas (ver Figura 254.2) nos tornozelos, pernas e, ocasionalmente, braços e nádegas. Os sintomas gastrintestinais incluem cólicas, diarreia, náuseas e vômitos, com melena e diarreia com sangue nos casos mais gravemente envolvidos. Embora as artralgias de joelhos, punhos e tornozelos sejam comuns, a artrite verdadeira é incomum. Os sintomas de envolvimento de diferentes sistemas de órgãos podem ocorrer simultaneamente ou separadamente, e episódios recorrentes durante o primeiro ano não são incomuns. A histopatologia renal da púrpura de Henoch-Schönlein é semelhante à da nefropatia por IgA. As biopsias de pele geralmente mostram angiite leucocitoclástica de pequenos vasos com deposição imune de IgA.

### TRATAMENTO E PROGNÓSTICO

Assim como para a nefropatia por IgA, não há tratamento comprovado. Episódios de erupção cutânea, artralgias e sintomas abdominais geralmente regridem espontaneamente. Alguns pacientes com achados abdominais graves foram tratados com esquemas curtos de altas doses de corticosteroides. Os pacientes com envolvimento glomerular grave podem se beneficiar das modalidades usadas para tratar pacientes com nefropatia por IgA grave, ou seja, IECA e bloqueadores do receptor de angiotensina (BRA), e um ciclo de 6 meses de corticosteroides. Embora a maioria dos pacientes com púrpura de Henoch-Schönlein se recupere totalmente, os pacientes com apresentação nefrítica ou nefrótica mais grave e lesão glomerular mais grave na biopsia renal apresentam um prognóstico desfavorável a longo prazo.

### Glomerulonefrite pós-estreptocócica

A GNPE aguda pode ocorrer em uma forma epidêmica ou como casos esporádicos após a infecção com cepas nefritogênicas de estreptococos beta-hemolíticos do grupo A (ver Capítulo 274).[13] A GNPE é em grande parte uma doença da infância, mas doença grave em adultos está bem documentada. A doença é mais comum após episódios de faringite, mas pode ocorrer após infecções estreptocócicas em qualquer local e os casos subclínicos superam em muito os casos clínicos. A GNPE é uma doença por imunocomplexo aguda caracterizada pela formação de anticorpos contra estreptococos e deposição de imunocomplexos com complemento no rim. Com a melhora das condições socioeconômicas, a incidência de GNPE está diminuindo nos países desenvolvidos.

### MANIFESTAÇÕES CLÍNICAS E DIAGNÓSTICO

A maioria dos casos se manifesta com hematúria, proteinúria, hipertensão e síndrome nefrítica (ver Tabela 113.1) 10 dias a várias semanas após uma infecção estreptocócica. As culturas de garganta e de pele de locais suspeitos de envolvimento estreptocócico com frequência não são mais positivas para estreptococos beta-hemolíticos do grupo A. Uma variedade de anticorpos (p. ex., antiestreptolisina O [ASLO], anti-hialuronidase [AHT]) e um painel de estreptozima de anticorpos contra antígenos estreptocócicos (que inclui ASLO, AHT, antiestreptoquinase e anti-DNase) geralmente mostram títulos elevados, mas uma mudança em um título ao longo do tempo é mais indicativa de uma infecção estreptocócica recente. Mais de 95% dos pacientes com GNPE secundária à faringite e 85% dos pacientes com infecções cutâneas estreptocócicas têm títulos positivos de anticorpos. Os níveis séricos de complemento total e os níveis de C3 aparecem diminuídos em mais de 90% dos pacientes durante o episódio de GN aguda.

Em um paciente com um episódio nefrítico agudo clássico após uma infecção estreptocócica documentada, alterações nos títulos de anticorpos antiestreptocócicos e redução do nível sérico de complemento, uma biopsia renal acrescenta pouco ao diagnóstico. Em outros casos, uma biopsia é necessária para confirmar ou excluir o diagnóstico. Na microscopia óptica (Figura 113.8), os glomérulos estão muito aumentados e frequentemente preenchem o espaço de Bowman. Os glomérulos exibem hipercelularidade com infiltração de monócitos e células polimorfonucleares e proliferação dos elementos glomerulares cruciais. Os lumens capilares geralmente são comprimidos. Alguns casos demonstram proliferação extracapilar com crescentes. Na microscopia por imunofluorescência há deposição granular grosseira de IgG, IgM e complemento, principalmente C3, ao longo da parede capilar. A microscopia eletrônica revela depósitos subepiteliais eletrondensos, em forma de cúpula, que lembram as corcovas de um camelo em intervalos isolados ao longo da MBG.

### TRATAMENTO E PROGNÓSTICO

O tratamento é sintomático e direcionado para o controle da hipertensão arterial sistêmica e retenção de líquido por meio de agentes anti-hipertensivos e diuréticos (ver Tabela 70.7 no Capítulo 70). Na maioria dos pacientes, é uma doença autolimitada, com recuperação da função renal e desaparecimento da hipertensão arterial em algumas semanas. No entanto, a doença renal subjacente, especialmente nefropatia diabética, está associada a pior prognóstico. Proteinúria e hematúria desaparecem mais lentamente ao longo dos meses.

### Glomerulonefrite em endocardite, abscessos viscerais e outras infecções

Várias lesões glomerulares são encontradas em pacientes com endocardite bacteriana aguda e crônica (ver Capítulo 67). Embora os fenômenos embólicos possam causar isquemia glomerular e infartos, um achado comum é a GN por imunocomplexo. Na endocardite por *S. viridans*, GN proliferativa focal e difusa são comuns. Com o aumento da incidência de endocardite por *S. aureus*, 40 a 80% dos pacientes apresentam evidências clínicas de GN proliferativa por imunocomplexo. A GN agora é mais comum na endocardite bacteriana aguda do que subaguda.

Os pacientes frequentemente apresentam hematúria e cilindros eritrocitários urinários, proteinúria variando de menos de 1 g/dia a níveis nefróticos e insuficiência renal progressiva. Os níveis séricos de complemento total e C3 geralmente são reduzidos. A insuficiência renal pode ser leve e reversível com antibioticoterapia apropriada, ou pode ser progressiva e levar a diálise e insuficiência renal irreversível.

Uma GN de imunocomplexo proliferativo também pode ocorrer em pacientes com abscessos bacterianos viscerais profundos e infecções, como empiema do pulmão (ver Capítulo 92) e osteomielite (ver Capítulo 256). Formas de imunocomplexos de GN aguda também foram observadas em pacientes com pneumonias bacterianas, incluindo *Mycoplasma* (ver Capítulo 301), e pacientes com *shunts* ventriculoatriais cerebrais cronicamente infectados para hidrocefalia. Muitos desses pacientes apresentam proteinúria na faixa nefrótica e apenas disfunção renal leve. Com a terapia antibiótica adequada, as lesões glomerulares da maioria dos pacientes é curada e a função renal se recupera.

Recentemente, uma frequência aumentada de GN proliferativa foi associada a infecções estafilocócicas em pacientes com diabetes. Essa GN está associada a depósitos imunes de IgA nos glomérulos e tem prognóstico ruim.

## GLOMERULONEFRITE RAPIDAMENTE PROGRESSIVA

A GN rapidamente progressiva inclui doenças glomerulares que progridem para insuficiência renal em questão de semanas a meses (Tabela 113.5). A biopsia renal mostra extensa proliferação extracapilar manifestada como formação crescente no espaço de Bowman. Os pacientes com GN primária rapidamente progressiva podem ser classificados em três padrões, conforme definido pela patogênese imune: aqueles com doença antimembrana basal glomerular (p. ex., síndrome de Goodpasture); aqueles com deposição de imunocomplexo (p. ex., LES, púrpura de Henoch-Schönlein, GNPE); e aqueles sem depósitos imunes ou anticorpos antimembrana basal glomerular (chamados pauci-imunes, geralmente GN rapidamente progressiva ANCA positivo).

### Doença do anticorpo antimembrana basal glomerular

A doença apresenta dois picos de ocorrência: na terceira década de vida predominantemente em homens e após os 60 anos predominantemente em mulheres. A doença do anticorpo antimembrana basal glomerular (Tabela 113.6) é causada por anticorpos circulantes que são direcionados contra o domínio não colagenoso da cadeia $\alpha_3$ do colágeno tipo IV. Esses anticorpos danificam a membrana basal glomerular, resultando em resposta inflamatória, rupturas na MBG e formação de GN proliferativa e frequentemente crescente. Se os anticorpos antimembrana basal glomerular apresentarem reação cruzada e lesarem a membrana basal dos capilares pulmonares, o paciente desenvolve hemorragia pulmonar e hemoptise, uma associação denominada síndrome de *Goodpasture*.

### MANIFESTAÇÕES CLÍNICAS E DIAGNÓSTICO

Os pacientes apresentam quadro nefrítico (ver Tabela 113.1). A função renal pode deteriorar-se para níveis que exigem diálise em questão de dias a semanas. Pacientes com envolvimento pulmonar podem apresentar hemoptise potencialmente fatal com dispneia e com infiltrados

**Tabela 113.5** Classificação da glomerulonefrite rapidamente progressiva (crescêntica).

**PRIMÁRIA**

Doença de anticorpo antimembrana basal glomerular, síndrome de Goodpasture (com doença pulmonar)
Mediada por imunocomplexo
Pauci-imune (geralmente positiva para anticorpo citoplasmático antineutrófilo)

**SECUNDÁRIA**

Glomerulonefrite membranoproliferativa (GNMP)
Nefropatia por IgA, púrpura de Henoch-Schönlein
Glomerulonefrite pós-estreptocócica (GNPE)
Lúpus eritematoso sistêmico (LES)

**Tabela 113.6** Doenças renais comuns com associação a doenças pulmonares.

| DOENÇA | MARCADOR |
|---|---|
| Síndrome de Goodpasture | Anticorpos antimembrana basal glomerular + |
| Vasculite de pequenos vasos (poliarterite granulomatosa e poliarterite microscópica) | Anticorpos citoplasmáticos antineutrófilos + |
| Vasculite crioglobulinêmica | Complemento C4 baixo, + crioglobulinas séricas |
| Lúpus eritematoso sistêmico | Anticorpos anti-DNA, + complemento baixo |
| Síndrome nefrótica, trombose da veia renal, embolia pulmonar | Cintilografia pulmonar + ou angiografia por TC + |
| Pneumonia com glomerulonefrite por imunocomplexo | Complemento baixo, imunocomplexos circulantes |
| Pulmão urêmico | Nível elevado de creatinina |

TC = tomografia computadorizada.

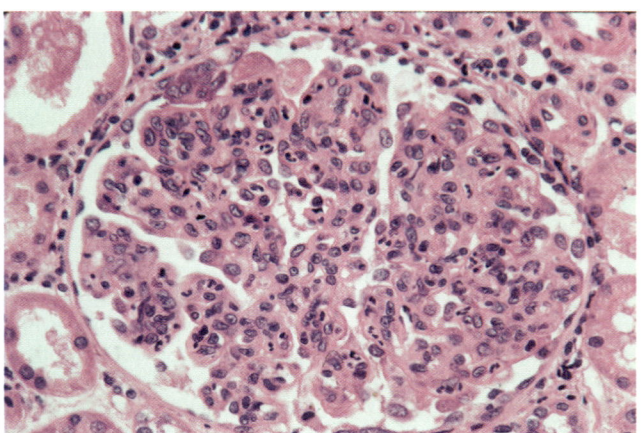

**FIGURA 113.8** Glomerulonefrite pós-estreptocócica com glomérulo hipercelular preenchendo o espaço de Bowman e infiltrado por células polimorfonucleares e outras.

alveolares difusos na radiografia torácica. A patologia da doença antimembrana basal glomerular exibe GN proliferativa, frequentemente com proliferação crescente no espaço de Bowman. Há deposição linear de imunoglobulina (geralmente IgG) ao longo da MBG por imunofluorescência (e-Figura 113.1), mas a microscopia eletrônica não exibe depósitos eletrondensos.

Embora o tratamento desta doença rara não tenha sido abordado em grandes estudos controlados, a terapia imunossupressora intensiva com ciclofosfamida (p. ex., 2 mg/kg/dia conforme tolerado) e corticosteroides (p. ex., metilprednisolona pulsada, 15 a 30 mg/kg até um máximo de 1.000 mg/dia IV para três doses, seguida de prednisona, 1 mg/kg/dia VO até um máximo de 60 a 80 mg/dia e diminuída lentamente após atingir a remissão clínica) para reduzir a produção de anticorpos antimembrana basal glomerular, combinada com plasmaférese diária para remover anticorpos circulantes da membrana basal glomerular, tem sido bem-sucedida em muitos pacientes.[14] O tratamento rápido é necessário para evitar os danos renais irreversíveis e é necessário em pacientes com hemorragia pulmonar. A duração ideal do tratamento é incerta, mas a plasmaférese diária deve ser realizada, de preferência até que o anticorpo antiglomerular da membrana basal seja indetectável, e os corticosteroides e a ciclofosfamida devem ser continuados até a remissão clínica ser alcançada, normalmente por 3 meses. Os pacientes que já precisam de diálise no momento do tratamento geralmente não recuperam a função renal, apesar da terapia agressiva. As recidivas e recorrências em transplantes renais são muito raras após o transplante renal.

### Glomerulonefrite rapidamente progressiva por imunocomplexo

Danos mediados por imunocomplexos associados à GN rapidamente progressiva para os glomérulos podem ser observados com glomerulopatias idiopáticas, como nefropatia por IgA/púrpura de Henoch-Schönlein e GNMP idiopática ou com doenças sistêmicas, como GNPE, vasculite crioglobulinêmica e LES. Muitos casos de GN pós-infecciosa crescêntica melhoram com o tratamento bem-sucedido da infecção subjacente. O tratamento da nefrite lúpica grave será descrito posteriormente.

### Glomerulonefrite pauci-imune e glomerulonefrite rapidamente progressiva associada à vasculite

A GN rapidamente progressiva pauci-imune inclui pacientes com e sem evidência de vasculite sistêmica. A maioria dos pacientes tem ANCAs circulantes direcionados contra componentes dos grânulos primários de neutrófilos. Alguns pacientes apresentam poliarterite granulomatosa com envolvimento do trato respiratório superior e inferior por angiite granulomatosa (ver Capítulo 254), juntamente com GN pauci-imune. Outros apresentam poliarterite microscópica, semelhante ao que antes era chamado de subgrupo de poliarterite, ou apresentam poliarterite eosinofílica, anteriormente chamada de doença de Churg-Strauss (ver Capítulo 254).

#### MANIFESTAÇÕES CLÍNICAS E DIAGNÓSTICO

Os pacientes frequentemente apresentam insuficiência renal progressiva e quadro nefrítico (ver Tabela 113.1). Pacientes com poliarterite microscópica geralmente apresentam ANCA perinuclear circulante (anticorpos dirigidos contra mieloperoxidase granulocitária) e quadro clínico sistêmico (ver Capítulo 254) com artrite, angiite leucocitoclástica dérmica, doença pulmonar e sinais constitucionais e sistêmicos. Pacientes com poliarterite granulomatosa frequentemente apresentam ANCA citoplasmático circulante (anticorpos dirigidos contra uma serinoprotease de granulócitos, anti-PR3), envolvimento do trato respiratório superior e inferior por angiite granulomatosa, bem como GN pauci-imune (ver Capítulo 254). No entanto, há uma sobreposição considerável entre esses grupos e alguns pacientes apresentam anticorpos ANCA e antimembrana basal glomerular (Figura 113.9). Pacientes com poliarterite eosinofílica geralmente têm história de asma, infiltrados pulmonares e eosinofilia circulante. Se forem ANCA-positivos, geralmente apresentam doença glomerular associada. Embora não haja correlação direta entre os títulos de ANCA e a atividade da doença, os pacientes com títulos altos (especialmente títulos de anti-PR3 altos) e pacientes com um grande aumento recente nos títulos apresentam maior probabilidade de apresentar crises de sua doença.

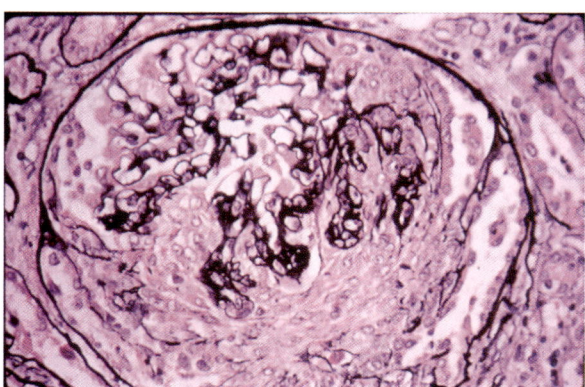

**FIGURA 113.9** Glomerulonefrite crescêntica típica de doença da antimembrana basal glomerular e glomerulonefrite pauci-imune positiva para anticorpos citoplasmáticos antineutrófilos.

#### TRATAMENTO E PROGNÓSTICO

Para terapia de indução, terapia combinada com corticosteroides (p. ex., pulso de metilprednisolona, 10 a 15 mg/kg/dia até um máximo de 500 a 1.000 mg/dia IV, por 3 dias, seguido por prednisona ou prednisolona, 1 mg/kg/dia VO) e ciclofosfamida (p. ex., 15 mg/kg IV a cada 2 a 3 semanas ou 1,5 a 2 mg/kg/dia VO), com ou sem plasmaférese, melhorou significativamente as taxas de sobrevida renal e do paciente (ver Capítulo 254). Rituximabe, um anticorpo monoclonal contra células B CD20-positivas (375 mg/m² semanalmente por 4 semanas), é tão eficaz e seguro quanto a ciclofosfamida em 6 meses ou mais. O metotrexato[A9] foi associado a maior taxa de recidiva; portanto, não é uma alternativa inicial à ciclofosfamida ou ao rituximabe na maioria dos pacientes. Na vasculite renal grave, a sobrevida renal, mas não a sobrevida do paciente, é melhorada com a adição de plasmaférese. Os esquemas de manutenção com rituximabe (500 mg nos meses 6, 12 e 18),[A10] azatioprina (1,5 mg/kg/dia), micofenolato de mofetila (1.000 mg, 2 vezes/dia) ou metotrexato (20 a 25 mg/semana) devem ser administrados por 12 a 18 meses após atingir a remissão. Os corticosteroides devem ser reduzidos lentamente, conforme as manifestações clínicas.

Como em todas as formas de GN rapidamente progressiva, a função renal pode deteriorar-se rapidamente. Na GN pauci-imune rapidamente progressiva, os pacientes de alto risco incluem pacientes idosos, pacientes com comprometimento pulmonar grave e pacientes com insuficiência renal grave. As análises não encontraram nenhuma diferença no prognóstico em pacientes com vasculite sistêmica em comparação com GN crescêntica isolada rapidamente progressiva.

## DOENÇAS GLOMERULARES ASSOCIADAS A DEFEITOS GENÉTICOS

Conforme descrito anteriormente, alguns pacientes com GESF apresentam anormalidades nos genes que codificam para proteínas de podócitos, canais iônicos ou constituintes mitocondriais de podócitos. Outros pacientes, geralmente com história de doença renal clínica em irmãos e outros parentes, têm outras formas de nefrite hereditária.

A síndrome de Alport é uma forma hereditária de GN que geralmente se manifesta com achados urinários assintomáticos. Em aproximadamente 85% dos casos, é uma doença ligada ao X com hematúria e proteinúria, frequentemente em associação com perda auditiva aguda e anormalidades do cristalino do olho (lenticone). A maioria desses pacientes tem mutação localizada na cadeia $\alpha_5$ do colágeno tipo IV (COL4A5). Outras famílias apresentam padrões diferentes de herança, mais frequentemente com mutações nas cadeias $\alpha_3$ e $\alpha_4$ do colágeno tipo IV (COL4A3, COL4A4). Embora os achados da microscopia óptica variem de lesões proliferativas mesangiais leves a lesões esclerosantes avançados, dependendo do estágio da biopsia, a microscopia eletrônica geralmente exibe áreas de adelgaçamento da MBG e outras áreas de clivagem da MBG com formação de lamelas. Alguns pacientes com mutações no gene do colágeno IV apresentam hematúria microscópica e proteinúria com apenas áreas de extremo afinamento da MBG na microscopia eletrônica (chamada doença da membrana basal fina). Nos homens, a síndrome de Alport frequentemente causa glomerulosclerose progressiva e DRET. O uso de inibidores da

ECA (Tabela 70.7) no início da proteinúria retarda a progressão da insuficiência renal.

A doença de Fabry (ver Capítulo 197), que é causada por um defeito genético recessivo da α-galactosidase ligado ao X, leva à deposição de ceramida tri-hexose nos rins e em outros órgãos. Pode causar proteinúria progressiva e insuficiência renal em homens e em algumas mulheres portadoras. Está associada a telangiectasias da pele, geralmente na área da roupa de banho, acroparestesias, anormalidades cardíacas e alterações oculares. A substituição com a enzima recombinante intravenosa agalsidase beta está associada à melhora clínica.

A síndrome unha-patela, associada a deformidades esqueléticas e ungueais, é uma causa rara da síndrome nefrótica. É decorrente de mutação autossômica dominante no fator de transcrição LMX1B que regula a expressão dos genes de colágeno, nefrina e podocina.

## OUTRAS DOENÇAS GLOMERULARES

### Lúpus eritematoso sistêmico

O padrão e o grau de envolvimento renal influenciam muito a evolução e a terapia do LES (ver Capítulo 250). Embora a incidência de doença renal clínica no LES varie de 15 a 75%, evidências histopatológicas de envolvimento renal são encontradas na maioria das amostras de biopsia.

A classificação de biopsia de nefrite lúpica pela International Society of Nephrology pode proporcionar um guia para o tratamento e o prognóstico (ver Tabela 113.7). Em geral, os pacientes das classes I e II apresentam lesões leves que não exigem terapia direcionada ao rim. Todos os pacientes com lesões de classe IV (nefrite lúpica proliferativa difusa) na biopsia merecem alguma forma de terapia vigorosa para sua nefrite. Muitos pacientes de classe III (nefrite lúpica proliferativa focal), sobretudo aqueles com lesões necrosantes ativas e abundantes depósitos subendoteliais (Figura 113.10), também se beneficiam de terapia vigorosa. Para pacientes de classe V (nefrite lúpica membranosa), a terapia ideal está menos esclarecida e as recomendações variam desde um tratamento intensamente uniforme até a reserva dessa terapia para pacientes com atividade sorológica ou síndrome nefrótica mais grave.

A terapia de indução para nefrite lúpica proliferativa grave (classe III ativa ou classe IV) geralmente inclui um de dois esquemas: corticosteroides (prednisona até 1 mg/kg VO), diminuindo de acordo com a resposta clínica ao longo de 6 a 12 meses) com micofenolato de mofetila (até 1.500 mg VO, 2 vezes/dia) ou com pulsos de ciclofosfamida (0,5 a 1 g/m² IV/mês por 6 meses ou 500 mg a cada 2 semanas por 6 doses)

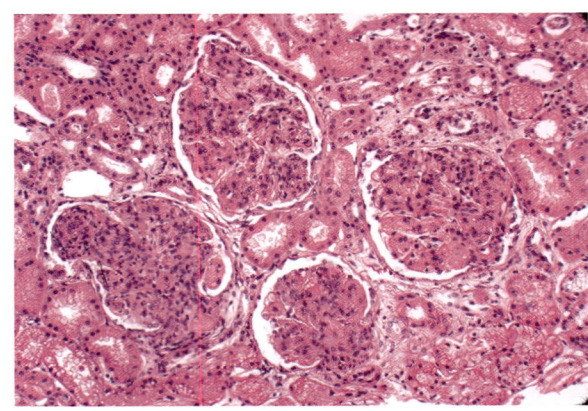

**FIGURA 113.10** Nefrite lúpica proliferativa difusa com envolvimento de todos os glomérulos.

seguido de terapia de manutenção para prevenir crises de doença ou progressão a insuficiência renal.[A11] A adição de plasmaférese não mostrou melhorar o desfecho. A terapia com múltiplos alvos consistindo em tacrolimo (4 mg/dia), micofenolato de mofetila (1 g/dia) e prednisona oral fornece eficácia superior em comparação com a ciclofosfamida intravenosa como terapia de indução para nefrite lúpica.[A12] A terapia de manutenção com micofenolato de mofetila (1.000 mg, 2 vezes/dia) ou azatioprina (2 mg/kg/dia) é mais efetiva e menos tóxica do que a terapia com ciclofosfamida intravenosa contínua após o período de indução de 6 meses.

O rituximabe, um anticorpo monoclonal anti-CD20, não se mostrou benéfico na indução de remissões quando adicionado a doses plenas de outros agentes imunossupressores em ensaios controlados de pacientes com nefrite lúpica. Pode ser útil na doença refratária ou recidivante ou como agente poupador de esteroides. Do mesmo modo, o bloqueio coestimulatório com CTLAIg não se mostrou efetivo em estudos controlados. Outros agentes sob investigação incluem bloqueadores de moléculas coestimulatórias de linfócitos T e B, anifrolumabe (um anticorpo contra o receptor de interferona) e terapia anti-BLyS.

Muitos pacientes com nefrite lúpica (40 a 50%) produzem autoanticorpos contra certos fosfolipídios, incluindo anticorpos anticardiolipina. Os pacientes que apresentam coagulação nos glomérulos e nas arteríolas precisam de anticoagulação e/ou agentes antiplaquetários, bem como medicamentos imunossupressores.

### Diabetes melito

A nefropatia diabética, que é a forma mais comum de lesão glomerular observada em países desenvolvidos, é discutida em detalhes no Capítulo 115.

### Amiloidose

Depósitos amiloides renais, seja AL, AA ou formas genéticas hereditárias de amiloide, são encontrados predominantemente dentro dos glomérulos, onde frequentemente aparecem como nódulos extracelulares amorfos eosinofílicos (ver Capítulo 179). Toda amiloidose consiste na formação de fibrilas proteicas com tendência a se conformar em folhas beta preguedas. Todos coram positivamente com vermelho Congo e exibem birrefringência verde-maçã sob luz polarizada. À microscopia eletrônica, a substância amiloide aparece como fibrilas rígidas não ramificadas de 8 a 10 nm de diâmetro. Na amiloidose AL, a superprodução de uma cadeia leve anormal (λ 80%, κ 20%) pode ser detectada por imunofluorescência para cadeias leves apenas λ ou apenas κ. A maioria dos pacientes apresenta proliferação clonal de plasmócitos que normalmente não atinge os níveis observados no mieloma múltiplo sintomático. Na amiloidose AA, antissoros para a proteína AA coram os glomérulos. Alguns pacientes com amiloidose renal apresentam formas geneticamente anormais de proteínas, como transtirretina, LECT2 e lipoproteínas, que levam à fibrilogênese e deposição de fibrilas amiloides no rim.

Quase 80% dos pacientes com amiloidose AL apresentam doença renal. As manifestações renais incluem albuminúria e insuficiência renal. Aproximadamente 25% desses pacientes apresentam síndrome nefrótica, que acaba sendo diagnosticada em até metade dos pacientes. O envolvimento amiloide extrarrenal pode causar doença cardíaca (ver Capítulo 54) ou

| **Tabela 113.7** | Classificação da nefrite lúpica. |
|---|---|
| **CLASSE** | **CARACTERÍSTICAS CLÍNICAS** |
| I. NL mesangial mínima | Sem achados renais |
| II. NL mesangial proliferativa | Doença renal clínica leve; sedimento urinário minimamente ativo; proteinúria leve a moderada (nunca nefrótica), mas pode ter sorologia ativa |
| III. NL proliferativa focal < 50% dos glomérulos envolvidos<br>A. Ativa<br>A/C. Ativa e crônica<br>C. Crônica | Alterações mais ativas do sedimento urinário; sorologia frequentemente ativa; aumento da proteinúria (≈ 25% nefrótica); hipertensão arterial sistêmica pode ocorrer; alguns pacientes evoluem para o padrão de classe IV; lesões ativas exigem tratamento, mas as lesões crônicas não exigem |
| IV. NL proliferativa difusa (> 50% dos glomérulos envolvidos); todos podem ser com envolvimento segmental ou global (S ou G)<br>A. Ativa<br>A/C. Ativa e crônica<br>C. Crônica | Envolvimento renal mais grave com sedimento ativo, hipertensão arterial sistêmica, proteinúria forte (síndrome nefrótica frequente), taxa de filtração glomerular frequentemente reduzida; sorologia muito ativa. Lesões ativas exigem tratamento |
| V. Glomerulonefrite membranosa da NL | Proteinúria significativa (frequentemente nefrótica) com sorologia de lúpus menos ativa |
| VI. NL esclerosante avançada | Mais de 90% de glomerulosclerose; nenhum tratamento previne a insuficiência renal |

NL = nefrite lúpica.

neuropatia (ver Capítulo 392). O diagnóstico pode ser estabelecido por biopsia de um órgão que não seja o rim (p. ex., miocárdio, reto ou coxim gorduroso). As estratégias de tratamento para amiloidose AL renal são semelhantes àquelas para mieloma múltiplo e outras discrasias plasmocitárias: transplante de células-tronco e uso de agentes quimioterápicos, como inibidores de proteassoma (bortezomibe e carfilzomibe), dexametasona e lenalidomida (ver Capítulo 178).

A amiloidose AA geralmente está associada a condições inflamatórias crônicas, como artrite reumatoide (ver Capítulo 248), febre familiar do Mediterrâneo (ver Capítulo 245), doença inflamatória intestinal (ver Capítulo 132), osteomielite (ver Capítulo 256) e outras infecções crônicas. O tratamento é direcionado ao processo inflamatório subjacente.[15] A terapia específica contra a doença inflamatória primária (p. ex., tratamento com fator de necrose tumoral na artrite reumatoide e colchicina na febre familiar do Mediterrâneo) pode prevenir a fibrilogênese em pacientes com amiloidose AA. Eprodisato, um composto que inibe a polimerização e deposição de fibrilas amiloides, pode retardar a progressão da doença renal em pacientes com amiloidose AA.

### Doença por depósito de cadeia leve

A doença por depósito de cadeia leve, como a amiloidose AL, é sistêmica e é causada pela superprodução e deposição extracelular de uma cadeia leve de imunoglobulina monoclonal (ver Capítulo 178). No entanto, os depósitos não formam folhas beta preguedas, não se coram pelo vermelho Congo e são granulares em vez de fibrilares. A maioria dos pacientes com doença por depósito de cadeia leve manifesta distúrbio linfoplasmocitário de linfócitos B semelhante ao mieloma múltiplo (ver Capítulo 178).

A albuminúria é comum e a síndrome nefrótica é encontrada em metade dos pacientes na apresentação, geralmente acompanhada por hipertensão arterial sistêmica e insuficiência renal. Na microscopia óptica, a maioria dos glomérulos exibe nódulos glomerulares mesangiais eosinofílicos. Algumas amostras de biopsia mostram nefropatia por cilindros de cadeias leves associados a cilindros laminados eosinofílicos que obstruem os túbulos, como observado no mieloma. À imunofluorescência, uma única classe de cadeia leve de imunoglobulina (κ em 80% dos casos) é corada em um padrão linear de uso difuso ao longo da membrana basal glomerular, nos nódulos e ao longo das membranas basais tubulares. O tratamento para a maioria dos pacientes com doença de deposição de cadeia leve é a quimioterapia semelhante à do mieloma (ver Capítulo 178).

### Glomerulopatia fibrilar: glomerulopatia imunotactoide

Alguns pacientes com doença renal apresentam lesões glomerulares com depósitos de proteínas fibrilares não amiloides com tamanhos de 12 a mais de 50 nm. Os pacientes com essas lesões foram divididos em dois grupos. Pacientes com GN fibrilar manifestam fibrilas de 20 nm de diâmetro que se depositam de maneira aleatória na MBG e estão associadas a depósitos da proteína DNAJB9. A GN imunotactoide é uma doença muito mais rara, frequentemente associada a distúrbios linfoproliferativos, nos quais as fibrilas são muito maiores (30 a 50 nm) e têm uma subestrutura tubular. Proteinúria é encontrada em quase todos os pacientes, e hematúria, síndrome nefrótica e insuficiência renal acabam ocorrendo na maioria dos pacientes. Não existe terapia comprovada para a glomerulopatia fibrilar. Em pacientes com glomerulopatia imunotactoide, a busca por um distúrbio de linfócitos B subjacente tratável é importante.

### Nefropatia associada ao vírus da imunodeficiência humana

A infecção pelo HIV (ver Capítulo 362) está associada a vários padrões de doença renal, incluindo lesão renal aguda e uma forma única de glomerulopatia, agora chamada de nefropatia associada ao HIV.[16] A nefropatia associada ao HIV é caracterizada por proteinúria significativa e de rápida progressão para insuficiência renal. Na microscopia óptica, as biopsias exibem colapso global dos tufos glomerulares, alterações tubulointersticiais graves com inflamação intersticial, edema, dilatação microcística dos túbulos e alterações degenerativas tubulares graves. Na microscopia eletrônica, inclusões tubulorreticulares podem ser observadas no endotélio glomerular. O uso de IECA ou bloqueadores do receptor da angiotensina (ver Tabela 70.7 no Capítulo 70) e terapia antirretroviral pode retardar a progressão para insuficiência renal e diminuir a proteinúria. Corticosteroides (p. ex., prednisona, 1 mg/kg por 1 mês seguido por redução gradual ao longo de vários meses) podem ser benéficos em pacientes selecionados com nefropatia associada ao HIV.

### Crioglobulinemia mista

A crioglobulinemia (ver Capítulo 178) é causada pela produção de imunoglobulinas circulantes que precipitam no resfriamento e ressolubilizam no aquecimento. A crioglobulinemia pode ser encontrada associada a infecções, doenças do colágeno e doenças linfoproliferativas, como mieloma múltiplo e macroglobulinemia de Waldenström. Constatou-se que muitos pacientes originalmente descritos como portadores de GN resultante de crioglobulinemia mista essencial apresentavam doença renal associada à hepatite C. Alguns pacientes desenvolvem um quadro nefrítico agudo com insuficiência renal aguda. A maioria dos pacientes manifesta proteinúria e aproximadamente 20% apresentam síndrome nefrótica. A maioria dos pacientes com doença renal apresenta evolução lenta e indolente caracterizada por proteinúria, hipertensão arterial sistêmica, hematúria e insuficiência renal. A hipocomplementemia, sobretudo dos componentes iniciais C1q a C4, é um achado característico na GN crioglobulinêmica, seja relacionada à hepatite C ou idiopática. O tratamento da crioglobulinemia associada à hepatite C inclui terapia antiviral (ver Capítulo 140). Quando há doença renal significativa, várias combinações de corticosteroides associadas ou não a rituximabe ou ciclofosfamida ou plasmaférese têm sido usadas.

### Microangiopatias trombóticas

Diversas doenças sistêmicas, incluindo síndrome hemolítico-urêmica (ver Capítulos 116 e 163), púrpura trombocitopênica trombótica (TTP; ver Capítulo 163) e síndrome antifosfolipídica (ver Capítulo 73), bem como microangiopatia associada a medicamentos, como mitomicina e ciclosporina, são caracterizadas por microtromboses dos capilares glomerulares e pequenas arteríolas. Os achados renais podem ser predominantes ou apenas parte de um quadro generalizado de microangiopatia.

As manifestações renais das microangiopatias trombóticas podem incluir hematúria macroscópica ou microscópica, proteinúria que é tipicamente inferior a 2 g/dia, mas pode atingir níveis nefróticos e insuficiência renal. Os pacientes podem apresentar lesão renal aguda oligúrica ou não oligúrica. Além das tromboses capilares glomerulares crônicas, os achados histológicos em todas as microangiopatias incluem um padrão de GNMP na microscopia óptica sem depósitos imunes ou complemento por imunofluorescência ou microscopia eletrônica, áreas de dano isquêmico e proliferação da íntima com estreitamento luminal por trombos de arteríolas e pequenas artérias. Em todas as microangiopatias trombóticas, o tratamento inclui a correção da hipovolemia, o controle da hipertensão arterial sistêmica e o uso de suporte dialítico para pacientes com insuficiência renal grave. Na púrpura trombótica trombocitopênica associada à deficiência adquirida ou hereditária da convertase ADAMTS-13 de von Willebrand e em alguns outros casos a plasmaférese com plasma fresco congelado é benéfica (ver Capítulo 163). Em alguns pacientes cuja síndrome hemolítico-urêmica não esteja associada à toxina Shiga, são encontrados defeitos no sistema complemento alternativo. Esses pacientes com síndrome hemolítico-urêmica atípica podem se beneficiar de um bloqueador monoclonal do quinto componente do complemento, eculizumabe (ver Capítulo 163). Na síndrome antifosfolipídica, a anticoagulação com heparina e posteriormente varfarina é útil (ver Capítulo 73).

### Recomendações de grau A

A1. Li X, Liu Z, Wang L, et al. Tacrolimus monotherapy after intravenous methylprednisolone in adults with minimal change nephrotic syndrome. *J Am Soc Nephrol*. 2017;28:1286-1295.
A2. Chiou YY, Lee YC, Chen MJ. Cyclosporine-based immunosuppressive therapy for patients with steroid-resistant focal segmental glomerulosclerosis: a meta-analysis. *Curr Med Res Opin*. 2017;33:1389-1399.
A3. Ren H, Shen P, Li X, et al. Tacrolimus versus cyclophosphamide in steroid-dependent or steroid-resistant focal segmental glomerulosclerosis: a randomized controlled trial. *Am J Nephrol*. 2013;37:84-90.
A4. Ren S, Wang Y, Xian L, et al. Comparative effectiveness and tolerance of immunosuppressive treatments for idiopathic membranous nephropathy: a network meta-analysis. *PLoS ONE*. 2017;12:1-9.
A5. Dahan K, Debiec H, Plaisier E, et al. Rituximab for severe membranous nephropathy: a 6-month trial with extended follow-up. *J Am Soc Nephrol*. 2017;28:348-358.
A5b. Fervenza FC, Appel GB, Barbour SJ, et al. Rituximab or cyclosporine in the treatment of membranous nephropathy. *N Engl J Med*. 2019;381:36-46.

A6. Rauen T, Eitner F, Fitzner C, et al. Intensive supportive care plus immunosuppression in IgA nephropathy. *N Engl J Med.* 2015;373:2225-2236.
A7. Lv J, Zhang H, Wong MG, et al. Effect of oral methylprednisolone on clinical outcomes in patients with IgA nephropathy: the testing randomized clinical trial. *JAMA.* 2017;318:432-442.
A8. Lafayette RA, Canetta PA, Rovin BH, et al. A randomized, controlled trial of rituximab in IgA nephropathy with proteinuria and renal dysfunction. *J Am Soc Nephrol.* 2017;28:1306-1313.
A9. Specks U, Merkel PA, Seo P, et al. Efficacy of remission-induction regimens for ANCA-associated vasculitis. *N Engl J Med.* 2013;369:417-427.
A10. Guillevin L, Pagnoux C, Karras A, et al. Rituximab versus azathioprine for maintenance in ANCA-associated vasculitis. *N Engl J Med.* 2014;371:1771-1780.
A11. Rathi M, Goyal A, Jaryal A, et al. Comparison of low-dose intravenous cyclophosphamide with oral mycophenolate mofetil in the treatment of lupus nephritis. *Kidney Int.* 2016;89:235-242.
A12. Palmer SC, Tunnicliffe DJ, Singh-Grewal D, et al. Induction and maintenance immunosuppression treatment of proliferative lupus nephritis: a network meta-analysis of randomized trials. *Am J Kidney Dis.* 2017;70:324-336.

### REFERÊNCIAS BIBLIOGRÁFICAS

*As referências bibliográficas, bem como os outros materiais suplementares deste livro, encontram-se no GEN-IO, nosso ambiente virtual de aprendizagem.*

# 114

# DOENÇAS TUBULOINTERSTICIAIS

ERIC G. NEILSON

### DEFINIÇÃO

A nefrite intersticial é caracterizada por infiltrado inflamatório no interstício renal. Pode ser primário e iniciar na área tubulointersticial ou aparecer como um evento secundário e se disseminar a partir dos vasos sanguíneos, incluindo os capilares glomerulares. A lesão do compartimento tubulointersticial pode ser resultado de autoimunidade, lesão tóxica, infecção ou exposição a medicamentos. Em todos os casos, entretanto, o processo inflamatório apresenta um componente imune que desencadeia liberação de citocinas teciduais, atrai linfócitos T e outros monócitos, por fim converte o epitélio tubular em fibroblastos para produzir fibrose.

A nefrite tubulointersticial pode ser dividida arbitrariamente em tipos agudo e crônico. Com frequência a forma aguda se manifesta abruptamente. Quando os eventos incitantes diminuem, o mesmo ocorre com a nefrite e a taxa de filtração glomerular (TFG) tende a se normalizar, com pouco dano residual, exceto em pacientes com doença preexistente. A nefrite intersticial crônica é persistente e, com o tempo, reduz o número de néfrons em funcionamento, circundando-os e comprometendo sua integridade com fibrose irreversível. A chamada nefropatia tóxica é semelhante a esta forma de nefrite. Às vezes, a lesão aguda e crônica é difícil de distinguir porque a destruição global da área tubulointersticial pode ocorrer em questão de semanas.

### EPIDEMIOLOGIA

A nefrite intersticial aguda aparece inesperadamente em indivíduos saudáveis em virtude de diversas causas. Na América Central, por exemplo, a nefrite intersticial crônica se tornou epidêmica em áreas agrícolas por motivos ainda não esclarecidos.[1] Aproximadamente 1% dos pacientes com hematúria e proteinúria apresenta nefrite intersticial aguda que é observada em 1 a 15% em necropsias. Nas últimas décadas, sua prevalência aumentou em indivíduos com mais de 65 anos, talvez pela exposição mais frequente a medicamentos prescritos.[2]

Embora a nefrite intersticial aguda seja em grande parte decorrente do uso de medicamentos,[3] outras causas importantes incluem infecção e doenças autoimunes idiopáticas (Tabela 114.1). Penicilinas semissintéticas (menos nafcilina e piperacilina), cefalosporinas, medicações semelhantes às sulfas e anti-inflamatórios não esteroides (AINEs) estão no topo da lista. AINEs causam nefrite intersticial aguda e nefropatia por analgésicos crônica. Difteria em crianças (ver Capítulo 276), legionelose (ver Capítulo 298), leptospirose (ver Capítulo 307), histoplasmose (ver Capítulo 316), tuberculose (ver Capítulo 308) e vírus de DNA, como citomegalovírus (ver Capítulo 352) e vírus Epstein-Barr (ver Capítulo 353) são agentes bem reconhecidos de nefrite intersticial aguda. A doença da

### Tabela 114.1 Causas de nefrite intersticial aguda.

**MEDICAÇÕES**

**Antibióticos**
- Penicilinas
- Rifampicina, etambutol
- Sulfa
- Vancomicina
- Ciprofloxacino
- Cefalosporinas
- Eritromicina
- Sulfametoxazol-trimetoprima
- Aciclovir

**Anti-inflamatórios não esteroides**
- Inibidores seletivos e não seletivos da ciclo-oxigenase-2 (COX-2)

**Diuréticos**
- Tiazidas
- Furosemida
- Trianterreno

**Outros**
- Captopril
- Ranitidina
- Omeprazol
- Fenobarbital
- Fenitoína
- Valproato de sódio
- Carbamazepina
- Alopurinol
- Interferona
- Interleucina-2
- Ácido todo-*trans*-retinoico (AATR)
- Inibidores de *checkpoint* imunológico

**INFECÇÕES**

**Bactérias**
- *Legionella*
- *Brucella*
- Difteria
- Estreptococos
- Estafilococos
- *Yersinia*
- *Salmonella*
- *Escherichia coli*
- *Campylobacter*

**Vírus**
- Vírus Epstein-Barr
- Citomegalovírus
- Hantavírus
- Herpes-vírus simples (HSV)
- Vírus da hepatite B (HBV)

**Outros**
- *Mycoplasma*
- *Rickettsia*
- *Leptospira*
- *Mycobacterium tuberculosis*
- *Schistosoma mekongi*
- *Toxoplasma*
- *Chlamydia*

**DOENÇAS AUTOIMUNES**

Doença antimembrana basal tubular
Síndrome de nefrite tubulointersticial e uveíte (TINU)
Doença de Kawasaki

membrana basal antitubular é uma causa rara de nefrite intersticial autoimune. Embora a sarcoidose ou a síndrome de nefrite tubulointersticial e uveíte (TINU) possam se manifestar como nefrite intersticial aguda na biopsia, frequentemente evoluem rapidamente para doença crônica.

Todas as formas de lesão renal, independentemente da origem, progridem para doença renal em estágio terminal (DRET) por meio de uma fase terminal de nefrite intersticial crônica. Além de glomerulonefrites (GNs) (ver Capítulo 113), doenças císticas (ver Capítulo 118) e diabetes melito (ver Capítulo 216), uma ampla gama de doenças renais começa lentamente no tubulointerstício e muitas vezes são reconhecidas apenas quando atingem estágios avançados, quando a biopsia revela nefrite intersticial crônica.

A nefrite intersticial crônica primária pode ser causada por vários processos tóxicos, metabólicos, hematológicos, obstrutivos e infecciosos.

A ingestão de seis ou mais comprimidos por dia de paracetamol, ácido acetilsalicílico (AAS) ou AINEs, isoladamente ou juntos, durante pelo menos 3 anos, coloca os pacientes em risco de nefropatia por analgésicos. Mais recentemente, os inibidores de *checkpoint* imunológico frequentemente têm sido associados à nefrite tubulointersticial aguda que pode progredir para lesão renal aguda grave.[4] Investigação cuidadosa de exposição a medicamentos ou toxinas, exames de imagem renais anteriores e história familiar geralmente apontam para um diagnóstico provável (Tabela 114.2).

## BIOPATOLOGIA

### Fisiopatologia

Independentemente da origem da inflamação renal, os rins não sofrem falência até que ocorram nefrite intersticial, fibrose e atrofia tubular. A nefrite intersticial é o equivalente patológico da progressão clínica porque é a via final comum para a lesão tecidual permanente. O grau de redução na TFG se correlaciona ao grau de lesão intersticial. O fluxo urinário é impedido pela obstrução tubular. O aumento da resistência vascular causa lesão tubular progressiva e fibrose. Uma redução efetiva da área transversal dos vasos peritubulares aumenta a resistência pós-glomerular a um nível tal que o aumento compensatório na pressão hidrostática glomerular não consegue restaurar totalmente a filtração aos níveis normais. O *feedback* tubuloglomerular torna-se cada vez mais importante na transição da GN aguda para a crônica, quando a autorregulação do fluxo sanguíneo renal é interrompida pela fibrose tubulointersticial. A perda da autorregulação por *feedback* tubuloglomerular resulta da ausência ou insensibilidade da arteríola aferente. Talvez mais significativo seja o efeito da pressão intersticial sobre a sensibilidade do mecanismo de *feedback*. A atrofia tubular pode interromper o gradiente osmótico renal normal, diminuindo o transporte de cloreto de sódio ao longo do túbulo proximal ou alça ascendente espessa de Henle. O resultado é a captação deficiente de água do filtrado, com hipostenúria e poliúria. Esse aumento no soluto e na água dentro do fluido tubular resulta em infrarregulação adaptativa do processo de filtração glomerular.

Os alvos antigênicos que envolvem o inflamassoma e o sistema imune na nefrite intersticial estão sendo elucidados lentamente. As medicações agem como haptenos, imitam estruturas endógenas no interstício, alteram a regulação do sistema imune ou funcionam sob alguma combinação dos anteriores. Bactérias, fungos e vírus podem infectar o rim e causar infiltração de células mononucleares ou ativar receptores *Toll-like* no epitélio tubular, que posteriormente guiam a resposta imune adaptativa a eventos no interstício. Doenças autoimunes específicas do rim, como doença antimembrana basal tubular ou nefrite intersticial espontânea, permanecem confinadas ao rim, enquanto as doenças sistêmicas se espalham para o rim, onde causam nefrite intersticial crônica persistente.

Embora a resposta imune adaptativa seja semelhante à de outros tecidos, a ativação dos linfócitos T exerce um papel proeminente na nefrite intersticial. Anticorpos (p. ex., doença antimembrana basal tubular) ou deposição de imunocomplexos ao longo da membrana basal tubular (p. ex., lúpus eritematoso sistêmico) raramente são observados. Antígenos apresentados por moléculas do complexo principal de histocompatibilidade de classe II em macrófagos, células dendríticas e epitélios tubulares adjacentes, em conjunto com moléculas de reconhecimento associativo, ativam os linfócitos T CD4/CD8. A atividade de citocina e protease resultante lesa os néfrons tubulares e as membranas basais e faz com que os fibroblastos se formem localmente na transição epiteliomesenquimal e proliferem. O fator transformador de crescimento beta (TGF-β), o fator de crescimento de fibroblastos 2 e o fator de crescimento derivado de plaquetas são particularmente ativos nesta transição. Se a nefrite persistir, a fibrogênese modifica os néfrons e causa atrofia tubular; nos estágios tardios, a reação inflamatória supera seus fatores de sobrevivência e os linfócitos e fibroblastos desaparecem por apoptose e deixam uma cicatriz fibrótica acelular.

Raramente, os pacientes apresentam doença renal tubulointersticial autossômica dominante causada por mutações em vários genes, incluindo uromodulina (*UMOD*), fator nuclear de hepatócitos 1-beta (*HNF1B*), renina (*REN*) e mucina-1 (*MUC1*).[5] Vírus, incluindo vírus Epstein-Barr, há muito tempo é suspeito de contribuir para a nefrite intersticial crônica idiopática. A malacoplaquia e a pielonefrite xantogranulomatosa provavelmente não são defeitos na nefrogênese, mas respostas destrutivas à inflamação bacteriana no interstício. Anormalidades focais na estrutura renal podem ser um nicho para infecções associadas a abscessos perinéfricos, psoas ou peritoneais. Crianças com refluxo vesicoureteral podem desenvolver episódios crônicos ou recorrentes de pielonefrite, mas não está claro se o refluxo ou a infecção são mais importantes para a progressão para insuficiência renal. Também não há acordo sobre se a pielonefrite recorrente por si só provoca nefrite intersticial crônica em adultos.

### Patologia

Ambos os rins geralmente estão envolvidos, exceto em casos de infecção unilateral, obstrução ou traumatismo. A reação inflamatória na nefrite intersticial aguda consiste principalmente de linfócitos T e monócitos, mas neutrófilos, plasmócitos e eosinófilos podem estar presentes. Os linfócitos T são de um fenótipo misto, com uma preferência distinta por linfócitos CD4⁺. O processo infiltrativo está associado ao edema intersticial, que desloca os túbulos uns dos outros e leva ao aumento de volume renal. Em casos mais graves, a membrana basal tubular pode sofrer ruptura, mas os depósitos imunes raramente são encontrados por imunofluorescência.

Na nefrite intersticial crônica, o rim se torna irregular ou contraído. Os epitélios tubulares assentam em membranas basais tubulares espessadas ou rompidas e são frequentemente obliterados contra lumens dilatados; os túbulos acabam sofrendo ruptura e atrofia. O termo crônico é

## Tabela 114.2 — Causas de nefrite intersticial crônica.

**DOENÇAS HEREDITÁRIAS**
Mutações mitocondriais

**DISTÚRBIOS METABÓLICOS**
Hipercalcemia, nefrocalcinose
Hiperoxalúria
Hipopotassemia
Hiperuricemia
Cistinose
Acidemia metilmalônica

**MEDICAÇÕES E TOXINAS**
Analgésicos
Cádmio
Chumbo
Fitoterápicos
Lítio
Ciclosporina, tacrolimo
Cisplatina, metotrexato
Nitrosureias

**DOENÇAS AUTOIMUNES**
Rejeição de aloenxerto renal
Granulomatose com poliangiite
Nefropatia tubulointersticial relacionada à imunoglobulina G4
Síndrome de Sjögren
Lúpus eritematoso sistêmico (LES), vasculite
Síndrome de nefrite tubulointersticial e uveíte (TINU)
Sarcoidose

**DISTÚRBIOS HEMATOLÓGICOS**
Mieloma múltiplo, cadeias leves
Linfoma
Anemia falciforme

**INFECÇÕES**
Pielonefrite complicada
Vírus da imunodeficiência humana (HIV)
Vírus Epstein-Barr
Malacoplaquia
Pielonefrite xantogranulomatosa

**NEFROPATIA OBSTRUTIVA**
Tumores
Cálculos
Obstrução de fluxo
Refluxo vesicoureteral

**DIVERSOS**
Doença vascular relacionada à idade
Hipertensão arterial sistêmica
Isquemia
Nefropatia dos Bálcãs (endêmica)
Nefrite secundária à radiação

relativo, porque as alterações fibróticas podem ser observadas em 7 a 10 dias após a inflamação contínua. Na nefrite interscicial primária, os glomérulos normais acabam sendo circundados por fibrose periglomerular e, posteriormente, sofrem esclerose segmentar ou global. Espessamento vascular crônico e alterações glomerulares são encontrados em estágios avançados da doença; portanto, a determinação histopatológica da causa primária pode ser difícil em algumas amostras de biopsia. A glomerulosclerose progressiva também ocorre com o envelhecimento e deve ser considerada ao interpretar os achados da biopsia.

Uma terceira categoria histopatológica, a formação de granuloma, pode ser observada na nefrite intersticial aguda ou crônica. Na nefrite intersticial granulomatosa aguda, os granulomas são esparsos e não necróticos e as células gigantes são raras. Na nefrite intersticial crônica, os granulomas contêm abundância de células gigantes e aqueles causados pela tuberculose podem se tornar necróticos. Os medicamentos são uma causa comum dessa lesão no quadro agudo, e foi descrito que a maioria dos medicamentos associados à nefrite intersticial aguda causa a formação de granuloma. Quando existem numerosos granulomas sem exposição ao medicamento, sarcoidose (ver Capítulo 89), granulomatose de Wegener com poliangiite (ver Capítulo 254), histoplasmose (ver Capítulo 316) ou tuberculose (ver Capítulo 308) devem ser considerados, dependendo do contexto. Os granulomas renais observados na granulomatose com poliarterite são quase sempre acompanhados por patologia glomerular e vascular.

## NEFRITE INTERSTICIAL AGUDA

### MANIFESTAÇÕES CLÍNICAS

A maioria dos pacientes apresenta elevação assintomática no nível de creatinina sérica ou urinálise anormal, e é importante considerar nefrite intersticial aguda em qualquer paciente com diminuição abrupta inexplicada da função renal.[6] Como a lesão frequentemente é assintomática, os pacientes já podem apresentar insuficiência renal na consulta inicial. Os pacientes também podem apresentar sintomas inespecíficos, como letargia ou fraqueza, e muitos pacientes apresentam febre e oligúria decorrente de lesão renal aguda grave (ver Capítulo 112).

Vários aspectos conseguem distinguir a nefrite intersticial aguda da necrose tubular aguda (ver Capítulo 112) ou GN (ver Capítulo 113) (Tabela 114.3). Febre e ocasional dor no flanco sobre os rins ocorrem na infecção ou na nefrite intersticial aguda induzida por medicações. A dor lombar, às vezes unilateral, ocorre pela distensão da cápsula renal. As reações alérgicas estão associadas a erupção maculopapular, febre e eosinofilia, mas toda a tríade é observada em menos de 33% dos pacientes, e esses sinais são incomuns quando os AINEs causam nefrite intersticial aguda. Esses sinais e sintomas de reação medicamentosa foram codificados e referidos como síndrome DRESS (erupção cutânea causada por medicamentos, eosinofilia e sintomas sistêmicos; ver Capítulo 411), que está associada a nefrite intersticial em até 40% dos pacientes com exposição persistente a determinadas substâncias.

A evolução da insuficiência renal na nefrite intersticial aguda ocorre entre vários dias e semanas e segue a cinética da resposta imune primária. No entanto, a insuficiência renal pode ser precipitada, especialmente em pacientes reexpostos a um agente anterior. Raramente, a evolução pode ser prolongada, com a TFG diminuindo ao longo de alguns meses se o diagnóstico não for estabelecido. Esta progressão prolongada é mais comum com nefrite intersticial induzida por diuréticos. O início da nefrite induzida por medicamentos varia de dias a semanas após o início da terapia,

e uma história alérgica prévia é rara. O quadro clássico de uma reação medicamentosa é um paciente febril com um processo infeccioso e que sofre defervescência durante o tratamento com antibióticos, mas desenvolve febre recidivante vários dias após.

### DIAGNÓSTICO

O exame de urina é particularmente útil. Proteinúria e hematúria leves a moderadas são observadas na maioria dos casos, e hematúria macroscópica raramente é observada. O exame do sedimento tipicamente mostra eritrócitos e leucócitos, e cilindros leucocitários são comumente observados. Por outro lado, os cilindros eritrocitários sugerem um diagnóstico glomerular. O achado de eosinófilos na urina apoia o diagnóstico de nefrite intersticial alérgica, mas o valor preditivo positivo é baixo, mesmo com mais de 5% de eosinófilos na urina, e a ausência de eosinofilúria não exclui o diagnóstico de nefrite intersticial aguda.[7]

Um nível elevado de creatinina sérica geralmente é o primeiro resultado laboratorial anormal na lesão renal. A creatinina sérica normal de 0,6 a 1,3 mg/d$\ell$ varia com a massa muscular, a idade e o sexo. O reconhecimento precoce da nefrite intersticial aguda exige alto grau de suspeita clínica porque o nível de creatinina sérica pode estar pouco elevado, mesmo depois que os rins perdem metade de sua função.

A magnitude da proteinúria na nefrite intersticial aguda é quase sempre menor que 3 g/24 h e geralmente menor que 1 g/24 h. Proteinuria na faixa nefrótica não é observada, a menos que haja uma lesão glomerular coexistente, como uma lesão de alteração mínima concomitante ou após a exposição a AINEs. Muitos pacientes com nefrite intersticial aguda também apresentam excreção fracionada de sódio ($EF_{Na}$) maior que 1, mas ocasionalmente são oligúricos. Exames de imagem apresentam pouco valor diagnóstico. O rim na nefrite intersticial aguda é geralmente normal ou ligeiramente aumentado em tamanho na US ou na TC. O aumento da ecogenicidade cortical pode estar correlacionado com infiltrados intersticiais de uso difuso na biopsia renal. A cintigrafia com gálio não é particularmente útil porque vários outros processos renais podem causar captação de gálio, incluindo GN de alteração mínima, necrose cortical e necrose tubular aguda; além disso, nefrite intersticial aguda pode ser encontrada na biopsia em pessoas com exame de imagem normal.

### DIAGNÓSTICO DIFERENCIAL

Às vezes é difícil distinguir entre necrose tubular aguda não oligúrica, nefrite intersticial aguda e GN sem a biopsia. A exposição a fármacos, sobretudo antibióticos e AINEs, é responsável pela maioria dos casos de nefrite intersticial aguda, seguida por infecções e doença autoimune.[8] Defeitos tubulares seletivos e síndromes tubulares, como síndrome de Fanconi adquirida proximal ou acidose tubular renal distal, podem ser vistos na nefrite intersticial subaguda ou crônica, mas argumenta contra a nefrite intersticial aguda.

### Biopsia

Em última análise, o diagnóstico pode ser estabelecido com certeza apenas por biopsia renal, que confirma e avalia a extensão da inflamação intersticial aguda. A biopsia deve ser realizada em pacientes com insuficiência renal aguda que apresentem sinais ou sintomas sugestivos de processo intersticial e nos quais azotemia pré-renal e necrose tubular aguda óbvia não possam ser excluídas clinicamente (Tabela 114.4). Na nefrite intersticial aguda primária, a biopsia revela células inflamatórias que geralmente poupam os glomérulos até o estágio final (Figura 114.1A). As lesões que reduzem a função renal geralmente são de uso difuso, mas a lesão intersticial induzida por medicações costuma ser irregular, iniciando profundamente no córtex antes de se espalhar.

| Tabela 114.3 | Manifestações clínicas da nefrite intersticial aguda. |
|---|---|
| História de hipersensibilidade a medicamentos ou infecção recente e uso de antibióticos | |
| Início súbito de febre durante vários dias a semanas | |
| Graus variáveis de hipertensão arterial sistêmica | |
| Aumento da creatinina com $EF_{Na}$ > 1,0; nenhuma necrose tubular aguda ou glomerulonefrite esperada | |
| Tamanho do rim normal ou aumentado | |
| Hematúria com proteinúria leve (< 1,0 g) | |
| Achado de cilindros leucocitários e eritrocitários na urinálise; raramente eosinófilos | |

$EF_{Na}$ = excreção fracionada de sódio.

| Tabela 114.4 | Quando considerar uma biopsia renal para o diagnóstico de nefrite. |
|---|---|
| O quadro clínico, a anamnese ou os achados clínicos não apoiam um diagnóstico de necrose tubular aguda ou depleção de volume | |
| O quadro clínico garante um diagnóstico tecidual para determinar o tipo de lesão, a extensão do envolvimento ou o grau de fibrose | |
| O paciente está estável o suficiente para fazer biopsia e receber medicamentos imunossupressores | |
| O médico acredita que a escolha da terapia ou a duração do tratamento seja parcialmente determinada pelo tipo de lesão tecidual | |

# CAPÍTULO 114 Doenças Tubulointersticiais

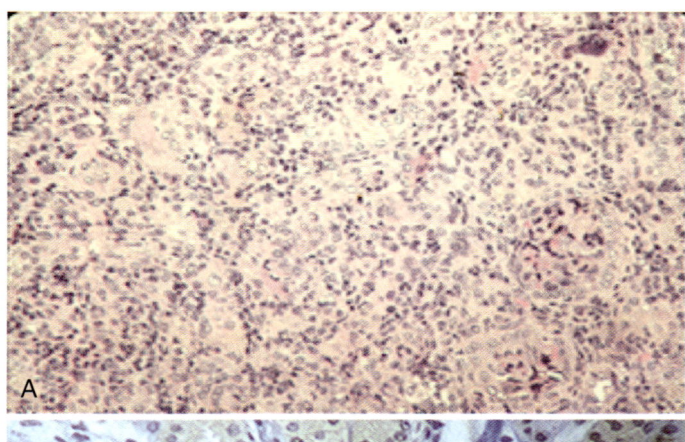

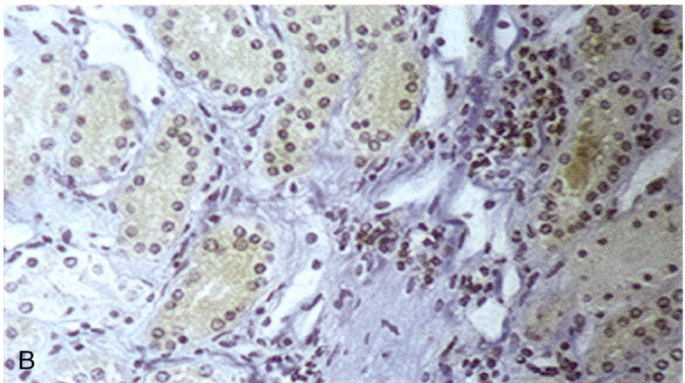

**FIGURA 114.1** Nefrite tubulointersticial na biopsia. **A.** A nefrite intersticial aguda pode ser mais agressiva quando o interstício está repleto de células mononucleares e células gigantes que destroem quase todos os néfrons tubulares (hematoxilina-eosina). **B.** A nefrite intersticial crônica é um processo mais lento, com deposição substancial de colágeno (cor azul; tricrômio), perda tubular e fibroblastos nos espaços intersticiais alargados pela fibrose.

## TRATAMENTO

A biópsia é importante para confirmar a nefrite intersticial aguda, porque a fibrose intersticial crônica raramente responde ao tratamento agressivo. A principal intervenção para a nefrite intersticial aguda é remover o medicamento desencadeante ou tratar a infecção. Alterar para diferentes derivados de um medicamento suspeito não é aconselhável.

Em estudos observacionais não randomizados, os pacientes tratados com esteroides tenderam a um desempenho um pouco melhor.[9] Prednisona (0,75 a 1,0 mg/kg VO) pode ser administrada diariamente por aproximadamente 1 semana. Se nenhuma melhora ocorrer, a ciclofosfamida (1 a 2 mg/kg/dia VO) pode ser adicionada por mais algumas semanas. Em pacientes que respondem, a ciclofosfamida tem ação poupadora de esteroides, particularmente naqueles com sarcoidose persistente. É importante não continuar a imunossupressão em altas doses sem alguma evidência de benefício, porque os medicamentos imunossupressores em pacientes com azotemia podem causar infecção grave e até morte. É melhor reservar esses medicamentos para uso no transplante renal se a doença primária não responder.

### PROGNÓSTICO

O prognóstico da nefrite intersticial aguda é bom se for reconhecida precocemente no quadro de fibrose mínima. A remoção precoce dos agentes agressores ou o tratamento imediato com antibióticos ou imunossupressores podem ser renoprotetores. No entanto, a lesão tubular renal aguda pode ser um gatilho para doença renal crônica.

## NEFRITE INTERSTICIAL CRÔNICA

### MANIFESTAÇÕES CLÍNICAS

Pacientes com nefrite intersticial crônica primária geralmente apresentam níveis elevados de creatinina sérica e sinais e sintomas de insuficiência renal, incluindo hematúria, hipostenúria, noctúria, fadiga e náuseas. A urinálise mostra densidade fixa de cerca de 1,010, glicosúria ocasional e proteinúria na faixa não nefrótica (frequentemente < 1 g/$\ell$), com leucócitos e cilindros granulares. Piúria e culturas de urina positivas para bactérias são vistas ocasionalmente, e vários graus de acidose metabólica e hiperfosfatemia podem ser encontrados. Antes que a TFG caia para menos de 25 a 30 m$\ell$/min, a acidose tubular é comum. A anemia é frequentemente desproporcional ao grau de insuficiência renal, e muitos pacientes têm hipertensão arterial sistêmica, mas apenas edema mínimo até estágios avançados de insuficiência renal. A síndrome de Fanconi adquirida pode ser observada em pacientes com um nível de creatinina sérica inferior a 2,5 mg/d$\ell$ no contexto de exposição a medicamentos/drogas, mieloma, infecção pelo vírus da imunodeficiência humana (HIV), exposição ao chumbo e nefropatia por fitoterápicos.

### DIAGNÓSTICO

A obtenção de uma história nutricional cuidadosa é fundamental. Como para qualquer paciente com evidências de insuficiência renal, a avaliação inclui exames laboratoriais para determinar as possíveis causas e a gravidade; entre eles estão provas de função renal (nível de creatinina sérica e de ureia no sangue), bem como níveis de eletrólitos séricos, cálcio, fosfato, ácido úrico e albumina. A urinálise mostra densidade fixa de aproximadamente 1,010, glicosúria ocasional, proteinúria (frequentemente < 1 g/$\ell$) e eritrócitos, leucócitos e cilindros granulares. Dependendo da situação clínica, a busca por causas específicas pode incluir eletroforese de proteínas séricas e urinárias, hemoculturas, provas sorológicas para doenças autoimunes (p. ex., níveis de crioglobulina, de anticorpos antinucleares, de anticorpo contra citoplasma de neutrófilo e anticorpo anti-membrana basal glomerular [ver Tabela 242.2]) ou infecção viral, principalmente após o transplante renal (ver Capítulo 122).

Defeitos tubulares seletivos e síndromes tubulares, como síndrome de Fanconi adquirida proximal (bicarbonatúria com conteúdo de dióxido de carbono [$CO_2$] plasmático < 20 mEq/$\ell$, aminoacidúria, perda de fosfato, uricosúria e glicosúria) ou acidose tubular renal distal do tipo 1 (pH urinário > 5,6, conteúdo plasmático de $CO_2$ < 20 mEq/$\ell$, com baixo ou alto potássio) pode ser observado ocasionalmente na nefrite intersticial subaguda ou crônica. Pacientes com síndrome de Fanconi, particularmente, apresentam alterações do epitélio tubular proximal que comprometem de maneira variável a função do transportador na área da lesão. Esses defeitos tubulares são clássica e ocasionalmente observados em mieloma de cadeia leve, cistinose, síndrome de Lowe, síndrome TINU, cirrose biliar ou após exposição a medicamentos selecionados, como tenofovir ou ifosfamida. Pacientes com síndrome de Fanconi desenvolvem rapidamente uma urina alcalina (pH > 7,5) e aumento da excreção fracionária de bicarbonato urinário quando o bicarbonato sérico é elevado acima de 20 mEq/$\ell$ por infusão intravenosa.

As imagens clássicas de nefropatia por analgésicos na TC são bastante específicas (Figura 114.2) e mostram diminuição no tamanho geral dos rins, com cicatrizes atróficas e contorno cortical irregular, às vezes acompanhada de necrose papilar.

Na biópsia (ver Tabela 114.4), a nefrite intersticial crônica se manifesta por um infiltrado celular que acaba sendo substituído por fibrose tubulointersticial (ver Figura 114.1B). Infiltrados de linfócitos e neutrófilos raros são dispersos e menos abundantes do que na nefrite intersticial aguda.

### Causas específicas

#### Analgésicos

AAS, paracetamol e AINEs isolados ou em conjunto constituem uma fonte de metabólitos tóxicos e podem induzir isquemia medular e necrose papilar, às vezes com calcificação papilar. A probabilidade de nefropatia analgésica pelo uso isolado de paracetamol é muito menor do que com os outros. As neoplasias uroepiteliais também ocorrem com frequência aumentada neste grupo de pacientes.

#### Nefropatia por ácido aristolóquico

O ácido aristolóquico foi apontado como causa da nefropatia dos Bálcãs e da chamada nefropatia por ervas chinesas. Um número crescente de pessoas está consumindo vitaminas e fitoterápicos comprados em lojas de alimentos saudáveis (ver Capítulo 34), e alguns desses remédios contêm vegetais que provocam nefrite intersticial crônica.[11] Pacientes que fazem dieta costumam usar esses remédios e são vistos pela primeira vez quando já apresentam doença em estágio avançado, o que aumenta o risco de doenças malignas uroepiteliais (ver Capítulo 187).

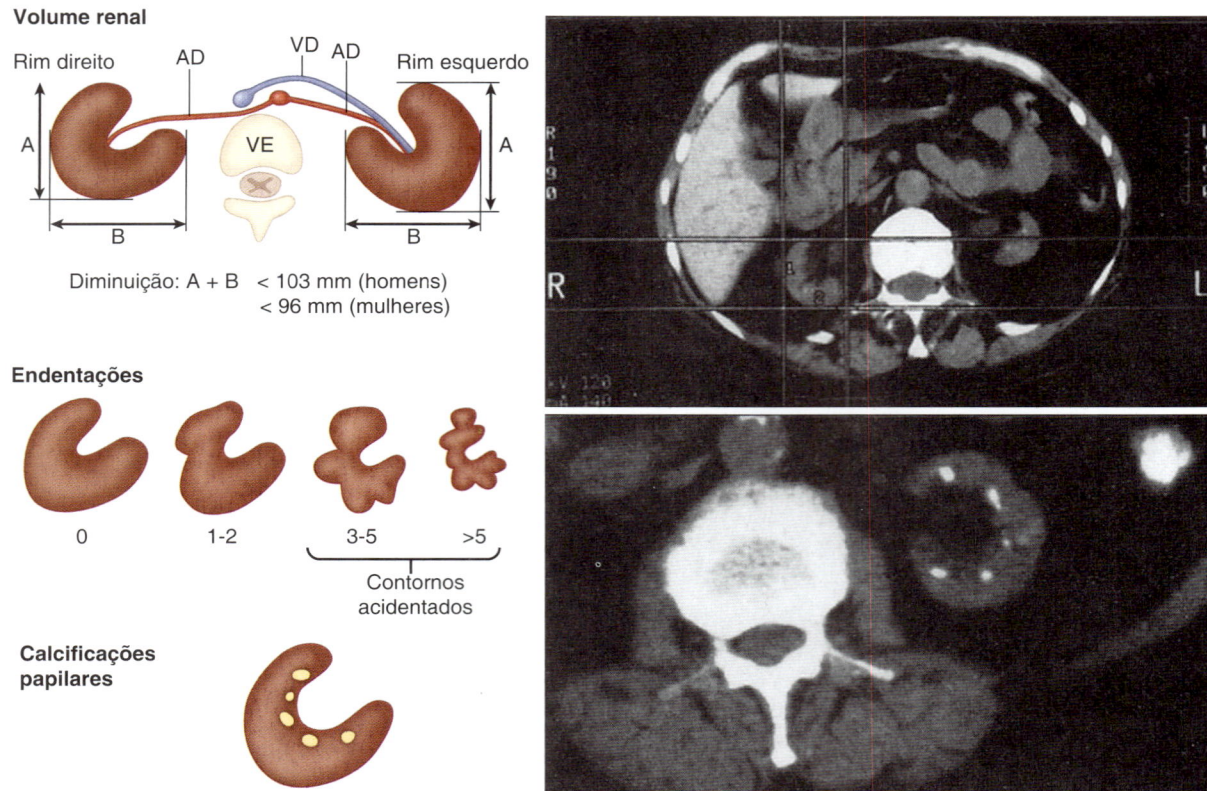

**FIGURA 114.2** Alterações renais na nefropatia analgésica vistas na TC. Alterações estruturais, incluindo volume reduzido, nodularidade e calcificações, são observadas na tomografia computadorizada. AD = artéria direita; VD = veia direita; VE = vértebra. (De Elseviers MM, De Schepper A, Corthouts R, et al. High diagnostic performance of CT scan for analgesic nephropathy in patients with incipient to severe renal failure. *Kidney Int.* 1995;48:1316.)

### Nefropatia tubulointersticial do vírus da imunodeficiência humana

A nefropatia tubulointersticial predominante é responsável por cerca de 25% das lesões renais observadas na biopsia em pacientes infectados pelo HIV. As biopsias mostram duas formas gerais: tubulopatia ou nefrite intersticial. Na tubulopatia, a lesão é no túbulo proximal. Cerca de 80% dos casos estão associados à exposição a medicamento, particularmente tenofovir (ver Capítulo 336), mas o HIV pouco controlado é um fator de risco ainda mais importante.[12] Aproximadamente 30% dos pacientes melhoram com o tempo. Os pacientes no grupo de nefrite tubulointersticial têm infiltração mononuclear e cargas virais mais persistentes, mas 50 a 60% se recuperam.

### Nefrite tubulointersticial com síndrome de uveíte

Observada em qualquer idade, embora mais comumente em mulheres jovens e crianças, a síndrome TINU pode ser idiopática, genética ou em resposta à exposição farmacêutica.[14] Pan-uveíte anterior unilateral ou bilateral (ver Capítulo 395) pode preceder ou seguir a evidência de nefrite intersticial que se inicia agudamente mas pode persistir como lesão renal crônica. Se a função renal não estiver muito comprometida, a síndrome de Fanconi concomitante pode sugerir envolvimento tubular proximal. Na ausência de estudos controlados, o tratamento com doses variáveis de metilprednisolona seguida de prednisona oral pode ser benéfico em alguns pacientes. Também foram utilizadas durações variáveis de imunossupressão suplementar ou poupadora de esteroides com micofenolato de mofetila ou ciclofosfamida.

### Doença vascular

A isquemia renal crônica decorrente de lesão vascular pode levar a nefrite intersticial, nefrosclerose e fibrose, que são as lesões renais clássicas da hipertensão essencial não tratada (ver Capítulo 70). Lesões semelhantes são vistas no envelhecimento, diabetes melito (ver Capítulo 115), doença falciforme (ver Capítulo 154) e nefrite por radiação (ver Capítulo 17). Essa lesão tubulointersticial das doenças vasculares é bem diferente da necrose agressiva observada na vasculite aguda. Em pacientes que tomam inibidores da calcineurina, como ciclosporina ou tacrolimo, a isquemia renal causada pela vasoconstrição pode causar fibrose intersticial, que às vezes é difícil de distinguir da rejeição crônica do aloenxerto (ver Capítulo 122).

### Nefrite tubulointersticial relacionada à imunoglobulina G4

A nefrite tubulointersticial relacionada à imunoglobulina G4 (IgG4) é uma síndrome sistêmica relativamente nova que se expressa no rim como massas inflamatórias associadas a plasmócitos e infiltrados de células mononucleares intersticiais. Os pacientes podem apresentar lesões em outros órgãos, como fígado, pâncreas, tireoide e miocárdio.[15] Eosinofilia e baixos níveis de complemento podem ser observados. Os níveis séricos de IgG4 e plasmócitos teciduais estão aumentados, mas não está claro se os anticorpos IgG4 são biomarcadores ou causadores. As lesões renais em muitos pacientes respondem rapidamente ao tratamento com corticosteroides. IgG4 também está separadamente associada à nefropatia membranosa (ver Capítulo 113) e à proteinúria de faixa nefrótica.

### Obstrução

Obstrução urinária significativa decorrente de oclusão bilateral dos ureteres por tumores da bexiga, carcinoma cervical, doença da válvula ureteral ou obstrução da saída da bexiga é uma causa importante de nefrite intersticial crônica. A obstrução completa ou parcial do trato urinário é acompanhada por um declínio na filtração glomerular e anormalidades tubulares clássicas, incluindo reabsorção diminuída de solutos, excreção prejudicada de $H^+$ e $K^+$ e defeito de concentração resistente à vasopressina na medula. A obstrução está associada a uma queda na TFG decorrente da redução do fluxo plasmático e da pressão hidráulica associada à liberação de angiotensina II, leucotrienos e óxido nítrico, processo que leva à infiltração de células mononucleares. Fatores de crescimento, como o TGF-β, liberado por células infiltrantes, podem contribuir para a fibrose intersticial e glomerular. A obstrução é mais comum em homens do que em mulheres e faz parte da avaliação de rotina da insuficiência renal por ultrassonografia renal (ver Capítulos 112 e 120). Quase todos os rins obstruídos acabam sendo infectados se a obstrução não for removida.

### Hipercalcemia

A hipercalcemia pode diminuir a filtração glomerular por meio de vasoconstrição renal, diminuição no coeficiente de ultrafiltração glomerular e depleção de volume como resultado do defeito da concentração resistente à vasopressina associado a nefrocalcinose e deposição de cálcio ao redor das membranas basais dos túbulos distais e ductos coletores. Essa deposição leva a infiltração secundária de células mononucleares e morte tubular. A nefrocalcinose também ocorre em distúrbios normocalcêmicos de absorção aumentada de cálcio pelo intestino (sarcoidose [ver Capítulo 89], intoxicação por vitamina D [ver Capítulo 232]), degradação esquelética (neoplasias ou mieloma múltiplo [ver Capítulo 178]) ou acidose tubular renal distal clássica.

### Mieloma

A insuficiência renal crônica do mieloma múltiplo (ver Capítulo 178) é causada por vários mecanismos, incluindo nefropatia por cilindros ("rim do mieloma"), depleção volêmica coexistente, hipercalcemia (ver Capítulo 232), nefrocalcinose (ver Capítulo 232) e nefropatia de ácido úrico.[16] Cilindros proteicos formam-se nos segmentos dilatados e atróficos do néfron distal circundados por células gigantes multinucleadas em infiltrados intersticiais. Os cilindros normalmente contêm a proteína Tamm-Horsfall e a cadeia leve patológica. Plasmócitos intersticiais e infiltrados mononucleares, calcificações no interstício e depósitos amiloides nos vasos e glomérulos são achados frequentes. As cadeias leves são nefrotóxicas por lesarem diretamente as células tubulares ou por obstrução intrarrenal decorrente da formação de cilindros. No quadro de produção excessiva de cadeia leve, a capacidade reabsortiva do túbulo proximal é sobrecarregada, o que leva à sua excreção urinária como proteínas de Bence Jones. A pressão intratubular elevada é parcialmente responsável pelo declínio da filtração glomerular na nefropatia por cilindros experimental.

### Plumbismo

As análises epidemiológicas apoiam a associação entre o excesso de chumbo (ver Capítulo 19) e a insuficiência renal crônica. Os níveis sanguíneos de chumbo refletem apenas a exposição recente, não crônica, e podem estar normais em pacientes com níveis significativos de chumbo. O chumbo se deposita preferencialmente no túbulo proximal e as inclusões nucleares dentro das células tubulares proximais são características da nefropatia por chumbo.

A ingestão de bebida alcoólica, com alto teor de chumbo, pode ser uma importante indicação histórica para o diagnóstico. Em adultos, a nefropatia por chumbo consiste em nefrite intersticial crônica, fibrose e nefrosclerose. A disfunção tubular proximal pode produzir defeitos tubulares isolados ou uma síndrome de Fanconi completa. Os pacientes costumam apresentar gota recorrente e podem apresentar hiperuricemia e hipertensão arterial sistêmica. Alguns laboratórios de análises conseguem medir a enzima desidratase do ácido delta-aminolevulínico, que é inibida pelo chumbo. Embora os estudos de quelação possam confirmar o excesso de chumbo, esse teste é difícil de ser realizado em pacientes com insuficiência renal. As medições fluorescentes de raios X dos depósitos de chumbo no esqueleto *in vivo* se correlacionam bem com os testes de quelação com ácido etilenodiaminotetracético (EDTA) e apresentam a vantagem de serem rápidas e não invasivas.

### Intoxicação por cádmio

A nefropatia por cádmio (ver Capítulo 19) é observada em regiões com contaminação de fundições que resultam em exposição prolongada de baixo nível. O cádmio liga-se à metalotioneína e as células tubulares proximais absorvem esses complexos. O fígado e os rins são os dois principais órgãos nos quais o cádmio se acumula. Sua meia-vida no corpo é superior a 10 anos. Assim como os níveis sanguíneos de chumbo, os níveis de cádmio caem após a exposição aguda em decorrência da extensa deposição tecidual. Após ser excedido o limiar de deposição renal, o excesso de cádmio é excretado na urina. A intoxicação por cádmio provoca disfunção tubular proximal irreversível, hipercalciúria, nefrolitíase e doença óssea metabólica com dor (chamada de doença "ai-ai" no Japão).

### Hiperuricemia

A hiperuricemia, especialmente na doença mieloproliferativa tratada intensivamente, pode causar insuficiência renal aguda. Muitos pacientes com insuficiência renal crônica têm níveis séricos de ácido úrico superiores a 10 mg/dℓ, atribuíveis à filtração glomerular diminuída e aos efeitos dos diuréticos. No entanto, a maioria dos estudos não demonstrou uma associação independente de hiperuricemia com doença intersticial crônica que não pudesse ser atribuída a hipertensão arterial sistêmica, doença vascular, cálculos ou envelhecimento.

## TRATAMENTO

A nefrite intersticial crônica tende a progredir lentamente. Os fatores desencadeantes, como obstrução, infecção, medicamentos ou toxinas, devem ser removidos sempre que possível. O tratamento é semelhante ao de outras causas de insuficiência renal crônica. Os inibidores da enzima conversora da angiotensina (IECA) ou bloqueadores do receptor da angiotensina II (Tabela 70.5) são usados precocemente para retardar a progressão da doença, com meta de pressão arterial sistólica (PAS) de 140 mmHg (ver Capítulos 70 e 121), exceto quando a hiperpotassemia limita seu uso. O tratamento precoce da acidose com bicarbonato de sódio começa com 600 mg VO, 3 vezes/dia. A anemia é tratada com agentes estimuladores da eritropoese (p. ex., darbepoetina alfa 0,45 μg/kg semanalmente para manter a concentração de hemoglobina entre 10 e 12 g/ℓ), da hiperfosfatemia com quelantes de fosfato orais (Tabela 111.4) e do hiperparatireoidismo com calcitriol (começando em 0,25 μg/dia), que pode melhorar o desempenho e proteger contra a perda óssea (ver Capítulos 121 e 122). Não há um papel bem-definido para os medicamentos imunossupressores no tratamento da nefrite intersticial crônica, exceto talvez na sarcoidose inicial (ver Capítulo 89).

Para determinadas causas de nefrite intersticial crônica, abordagens terapêuticas específicas são recomendadas. Para a nefropatia analgésica, interromper o uso de analgésicos pode ajudar a reduzir a progressão. Para hipercalcemia (ver Capítulo 232), a terapia é direcionada à doença primária – redução da concentração de cálcio sérico, quando apropriado, e correção de distúrbios ácido-básicos.

A terapia apropriada para a nefropatia por cilindros presumida no mieloma múltiplo inclui quimioterapia para melhorar o excesso de produção da cadeia leve (ver Capítulo 178); tratamento da hipercalcemia (ver Capítulo 232); alcalinização da urina com adição de bicarbonato aos fluidos hipotônicos; e evitar agentes de radiocontraste, que podem aumentar a nefrotoxicidade das cadeias leves. Os diuréticos de alça devem ser usados com cautela, principalmente em casos de depleção de volume.

O EDTA é defendido como terapia de quelação para a intoxicação por chumbo (ver Capítulo 19). A meta da quelação é normalizar o teste de mobilização com EDTA. Em pacientes ocasionais, isso interrompe ou reverte a progressão da insuficiência renal.

### PROGNÓSTICO

O prognóstico da nefrite intersticial crônica é extremamente variável e depende da condição subjacente e das comorbidades, incluindo doenças cardiovasculares e diabetes melito, que se tornam cada vez mais comuns nesses pacientes com o tempo.

### REFERÊNCIAS BIBLIOGRÁFICAS

*As referências bibliográficas, bem como os outros materiais suplementares deste livro, encontram-se no GEN-IO, nosso ambiente virtual de aprendizagem.*

# 115

# DOENÇA RENAL DO DIABETES
RAYMOND C. HARRIS

### EPIDEMIOLOGIA

Nos países industrializados, o diabetes melito (DM) é a principal causa de doença renal em estágio terminal (DRET). Apesar do melhor atendimento aos pacientes com DM, tanto a incidência quanto a prevalência de DRET secundária ao diabetes continuam a aumentar.

Nos EUA, mais de 30% dos pacientes submetidos a terapia dialítica ou transplante renal têm DRET como resultado de doença renal do diabetes, e 40% dos novos casos (incidentes) de DRET são atribuíveis ao

DM. Atualmente, mais de 200.000 pacientes recebem tratamento para DRET como resultado da doença renal do diabetes. Nos EUA, na Europa e no Japão, mais de 90% dos pacientes têm DM tipo 2 (DM2) em vez de DM tipo 1 (DM1) insulinopênico (ver Capítulo 216). A incidência de doença renal é equivalente, e mais de 80% da DRET secundária ao DM também afeta pacientes com DM2. Embora antes se acreditasse que a DRET secundária ao DM2 fosse menos comum do que a secundária ao DM1, quando coortes de pacientes com DM1 e DM2 são acompanhados por um período prolongado, o grau de envolvimento renal é semelhante. Os dados demográficos da DRET secundária ao DM2 refletem a prevalência de DM2 na população dos EUA, com maior incidência em mulheres e em afro-americanos, hispano-americanos, povos nativos americanos e asiáticos e incidência máxima na quinta à sétima década de vida.[1] O aumento da taxa de mortalidade no DM1 e no DM2 está associado à prevalência de doença renal do diabetes. Dada a epidemia global de obesidade nos países desenvolvidos, uma incidência crescente de doença renal do diabetes está sendo amplamente constatada. Tabagismo e níveis sanguíneos elevados de colesterol podem ser fatores predisponentes para o desenvolvimento de doença renal nos pacientes com DM2.

## BIOPATOLOGIA

### Hiperglicemia

As sequelas metabólicas da hiperglicemia parecem ser o fator causal mais importante no desenvolvimento da doença renal do diabetes.[2] A hiperglicemia leva ao aumento da geração de espécies reativas de oxigênio, depleção da forma reduzida do dinucleotídio de nicotinamida (fosfato), ativação da via do poliol, o que pode levar à síntese de diacilglicerol *de novo* e aumento da atividade da proteinoquinase C, alterações na via da hexosamina e glicação não enzimática de proteínas (produtos finais de glicosilação avançada). Todos estes elementos têm sido implicados no desenvolvimento de doença renal do diabetes, bem como outras microvasculopatias diabéticas. Embora isso possa ser marcado por variações individuais, melhor controle da glicemia geralmente reduz o risco de nefropatia e outras complicações microvasculares. Por exemplo, em pacientes com mutações de glicoquinase, que estão associadas a hiperglicemia mais leve (níveis médios de hemoglobina $A_{1c}$ [HbA1c] de 6,9%), apresentam muito menos proteinúria, microalbuminúria ou nefropatia do que pacientes com DM2 de longa data com níveis de $HbA_{1c}$ com média de 7,8%. Além disso, estudos de intervenção randomizados demonstram claramente que o controle relativamente melhor da glicemia diminui o desenvolvimento de doença renal nos indivíduos com DM1, e estudos observacionais de biopsias renais repetidas mostram que as lesões renais da doença renal do diabetes podem ser revertidas após o transplante de pâncreas funcional a longo prazo.

### Hemodinâmica

Pacientes com DM1 e, em menor extensão, DM2 exibem aumento da taxa de filtração glomerular (TFG), chamada de hiperfiltração, que é mediada por relaxamento proporcionalmente maior da arteríola aferente do que a arteríola eferente. Essa hiperfiltração leva ao aumento do fluxo sanguíneo glomerular e à elevação da pressão capilar glomerular. Quando o DM é mal controlado, os pacientes também desenvolvem hipertrofia glomerular, com aumento da área de superfície capilar glomerular. Essas alterações hemodinâmicas e estruturais intraglomerulares podem contribuir para o desenvolvimento ou progressão (ou ambos) da lesão renal diabética. Como os inibidores da enzima conversora de angiotensina (IECA) e a diminuição do teor de proteína da dieta reduzem essa pressão capilar intraglomerular elevada em animais experimentais, a hipótese de hiperfiltração fornece uma justificativa para o sucesso dessas intervenções em resistir à progressão da doença renal do diabetes (ver discussão posterior).

### Hormônios e citocinas

Estudos experimentais em modelos animais mostraram uma série de citocinas, hormônios e vias de sinalização intracelular no desenvolvimento ou progressão da nefropatia diabética, em particular o fator transformador de crescimento β, fator de crescimento do tecido conjuntivo, angiotensina II, fator de crescimento endotelial vascular, endotelina, prostaglandinas e óxido nítrico. Como esses fatores também estão implicados em várias doenças renais não relacionadas ao DM, é provável que eles não se mostrem específicos para a doença renal do diabetes. No entanto, os agentes que interrompem a produção e a sinalização da angiotensina II têm se mostrado muito efetivos em retardar a progressão da doença renal do diabetes. Além disso, os agentes que interrompem as vias intracelulares ativadas por esses fatores ou por outras consequências da hiperglicemia podem fornecer oportunidades terapêuticas futuras.

### Genética

No momento, não é possível prever quais pacientes desenvolverão doença renal do diabetes. Embora o controle insuficiente da glicemia e da pressão arterial indubitavelmente contribuam, a doença renal do diabetes pode ou não se desenvolver em determinado paciente, mesmo após muitos anos de hipertensão arterial sistêmica e hiperglicemia. Tanto DM1 como DM2 apresentam agrupamento familiar. Diabéticos do tipo 1 com irmãos que têm doença renal do diabetes correm um risco superior a 70% ao longo da vida de desenvolver doença renal do diabetes. Pacientes com DM2 também parecem manifestar predisposição hereditária a favor ou contra o desenvolvimento de doença renal do diabetes.

No entanto, a doença renal do diabetes é, provavelmente, poligênica e seus desenvolvimento e progressão estão possivelmente relacionados à herança de múltiplos polimorfismos com efeitos variáveis. Por exemplo, os afro-americanos com o gene da apolipoproteína-1 não exibem predisposição mais alta para desenvolver doença renal do diabetes, mas o processo é mais acelerado nesses pacientes. Além disso, a ausência de doença renal do diabetes em pacientes com mutações da glicoquinase pode ser mais pronunciada do que poderia ser explicado apenas por seus níveis de $HbA_{1c}$ relativamente mais baixos. Os estudos também sugerem uma programação a longo prazo ou um efeito de memória no desenvolvimento da doença renal do diabetes, de modo que os pacientes cujo DM1 era mal controlado no passado desenvolverão nefropatia mais rápido, apesar do controle glicêmico excelente subsequente. Esses achados sugerem o possível papel da programação epigenética – como para a expressão glomerular de enzimas nas vias glicolítica, sorbitol, metilglioxal e mitocondrial – em pacientes com DM1 que desenvolvem doença renal do diabetes.[3]

## MANIFESTAÇÕES CLÍNICAS

### História natural

Embora uma minoria de pacientes com doença renal do diabetes tenha DM1, a história natural da doença é mais bem exemplificada nesta população porque o início do diabetes é mais claramente definido e tipicamente ocorre em idade precoce o suficiente para possibilitar acompanhamento a longo prazo. Além disso, os pacientes com DM1 geralmente não apresentam, inicialmente, comorbidades como hipertensão arterial essencial, doença cardiovascular aterosclerótica, obesidade e outras condições que estão frequentemente associadas ao DM2 e que podem produzir, independentemente, lesão renal crônica. No entanto, a semelhança das evoluções para doença renal do diabetes no DM1 e no DM2 é exemplificada pelos índios Pima, que exibem forte predisposição genética para o desenvolvimento de DM2 até a quarta década de vida e nos quais a doença renal do diabetes progride em um padrão semelhante ao observado em pacientes com DM1.

A doença renal do diabetes progride em quatro estágios relativamente distintos (Figura 115.1).

### Estágio I

No estágio I, que se inicia logo após as manifestações evidentes do DM, o fluxo sanguíneo renal e a TFG aumentam em até 50% e os glomérulos e túbulos renais sofrem hipertrofia em comparação com indivíduos controle normais de idade e peso correspondentes. Embora os pacientes com DM2 também tendam a apresentar TFG elevada durante o início da doença, os aumentos da TFG geralmente não são tão pronunciados quanto os observados com diabetes melito insulinodependente (DMID). Nesta fase, a macroalbuminúria (> 300 mg/24 h) não é detectável, mas microalbuminúria transitória (30 a 300 mg/24 h) é ocasionalmente medida por radioimunoensaio, ensaio imunossorvente ligado a enzima (ELISA) ou fitas reagentes especiais, especialmente quando induzida por estresse, esforço físico, doença concomitante ou controle glicêmico deficiente.[4] Habitualmente os pacientes em estágios iniciais de DM1 não apresentam hipertensão arterial, mas 10 a 25% dos pacientes com DM2 apresentam hipertensão arterial na avaliação inicial.

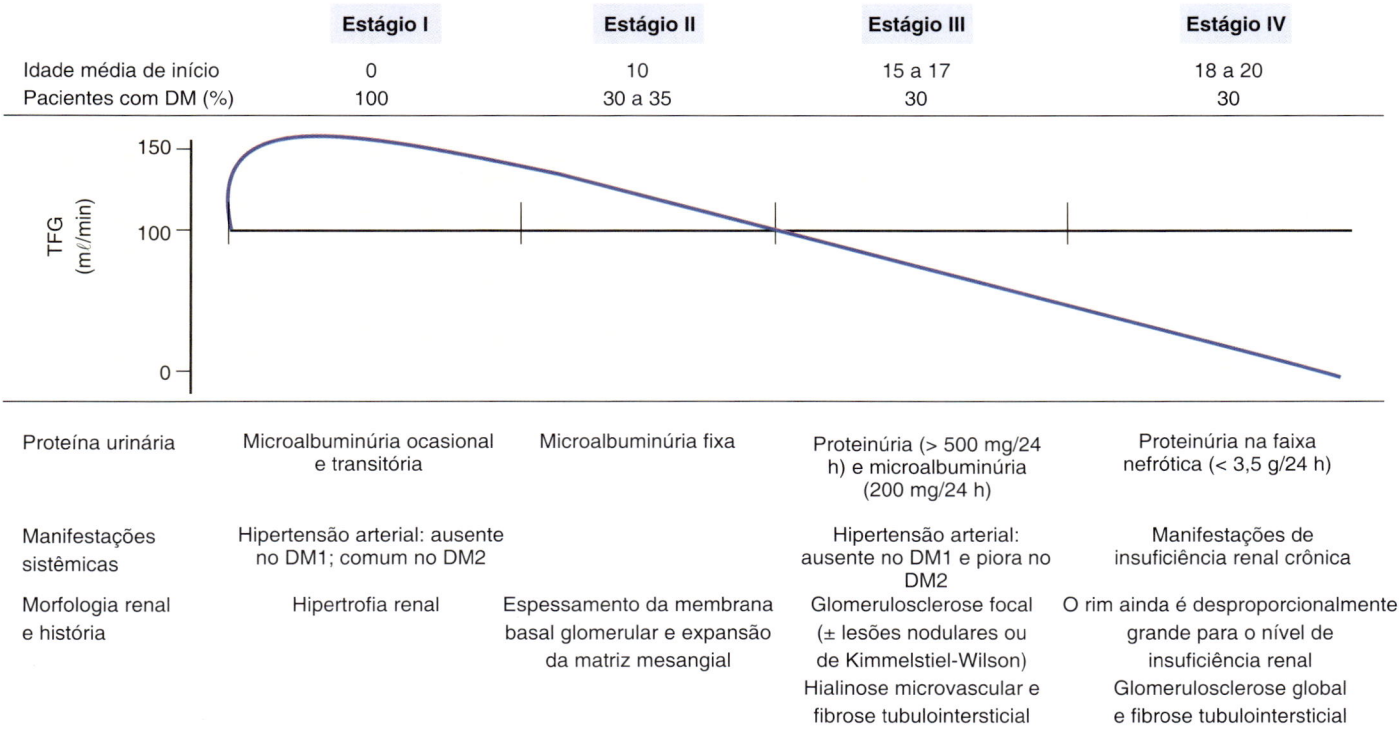

**FIGURA 115.1** Estágios da doença renal do diabetes. DM = diabetes melito; TFG = taxa de filtração glomerular.

## Estágio II

Aproximadamente 30% dos pacientes com DM1 progridem para o estágio 2, que é caracterizado por microalbuminúria fixa após média de 10 anos de DM. Embora a TFG permaneça elevada ou esteja dentro da faixa normal neste estágio, os achados histopatológicos renais se tornam anormais e consistem em espessamento da membrana basal glomerular (MBG) e da membrana basal tubular e surgimento de expansão da matriz mesangial. A microalbuminúria é mais provável em pacientes que apresentam evidências de outros agravos microvasculares, sobretudo retinopatia proliferativa. A microalbuminúria é um sinal mais específico de doença renal do diabetes do tipo 1 do que no DM2 em razão da alta incidência de hipertensão arterial sistêmica, que por si só pode levar à microalbuminúria.

## Estágio III

A maioria dos pacientes que são observados inicialmente com microalbuminúria fixa progride para nefropatia fixa (estágio III) em 5 a 7 anos. Nesse estágio, os pacientes apresentam proteinúria evidente (> 500 mg de proteína total/24 h) e macroalbuminúria, que são detectáveis com uma fita reagente de proteína urinária de rotina. Com o início do estágio III, a TFG estimada (TFGe) fica geralmente abaixo dos níveis normais para a idade e continua diminuindo conforme a doença progride. Os níveis de pressão arterial começam a se elevar nos pacientes com DM1 e doença renal do diabetes em estágio III. Em pacientes com DM2, que frequentemente apresentam hipertensão arterial preexistente, a pressão arterial comumente se torna mais difícil de controlar.

A biopsia renal revela glomerulosclerose difusa ou nodular (Kimmelstiel-Wilson). Embora a lesão de Kimmelstiel-Wilson seja considerada patognomônica das formas avançadas da doença renal do diabetes, apenas cerca de 25% dos pacientes manifestam essa lesão. Um padrão nodular de glomerulopatia que imita lesões de Kimmelstiel-Wilson também pode ser encontrado na nefropatia da cadeia leve (ver Capítulo 178) e as descrições históricas de "doença renal do diabetes sem hiperglicemia evidente" com base apenas na microscopia óptica, na verdade, podem ter representado a doença da cadeia leve. Lesões glomerulares nodulares também podem ser observadas na amiloidose (ver Capítulo 179) e na glomerulonefrite membranoproliferativa do tipo II (ver Capítulo 113).

Uma característica patognomônica adicional da doença renal do diabetes é o achado de hialinose arteriolar aferente e eferente, que pode ser distinguida da lesão arteriolar aferente isolada da hipertensão essencial. Na doença renal do diabetes evidente, as alterações tubulares decorrentes da hipoxia tubular podem mediar o declínio progressivo da função renal,[5] e a fibrose tubulointersticial progressiva correlaciona-se mais intimamente com o declínio da função renal. Há redução da TFG para longe da faixa da normalidade, mas o nível de creatinina sérica pode permanecer na faixa normal.

## Estágio IV

O estágio IV, ou fase avançada da doença renal do diabetes, é caracterizado por declínio implacável da função renal e progressão para DRET. Os pacientes tipicamente manifestam proteinúria significativa ou na faixa nefrótica (> 3,5 g/24 h) e hipertensão arterial sistêmica, mas não há evidências de lesões glomerulares inflamatórias (cilindros eritrocitários) ou tubulointersticiais (leucócitos, cilindros leucocitários). Os rins podem estar desproporcionalmente grandes para o grau de insuficiência renal observado. No entanto, um subconjunto de pacientes com DM2 desenvolve doença renal crônica sem proteinúria na faixa nefrótica. Não está claro se essa diferença representa uma distinção fundamental na fisiopatologia das duas condições ou representa os efeitos sinérgicos de outras lesões renais, como a doença renal na hipertensão arterial.

### Outras complicações renais

Pacientes com DM também apresentam um índice mais alto de outras anormalidades renais e geniturinárias. A acidose metabólica do tipo IV (hiporreninêmica, hipoaldosteronêmica) (ver Capítulo 110) com hiperpotassemia é comumente encontrada em pacientes com DM e insuficiência renal leve a moderada. Esses pacientes devem ser monitorados cuidadosamente quanto ao desenvolvimento de hiperpotassemia grave (ver Capítulo 109) em resposta à depleção volêmica ou após o início de medicamentos que interfiram no sistema renina-angiotensina, como IECA, bloqueadores do receptor de angiotensina II (BRAs), betabloqueadores adrenérgicos, anti-inflamatórios não esteroides não seletivos e seletivos da ciclo-oxigenase-2 (COX-2) e heparina, bem como diuréticos poupadores de potássio.

Pacientes com DM apresentam uma incidência mais alta de infecções bacterianas e fúngicas do sistema geniturinário (ver Capítulo 268). Além de infecções oriundas do segmento inferior do sistema urinário, eles correm um risco maior de desenvolver pielonefrite e formação de abscesso intrarrenal e perinéfrico (ver Capítulo 268).

A estenose unilateral ou bilateral da artéria renal (ver Capítulo 116) ocorre com mais frequência na população com DM2 do que em indivíduos não diabéticos de mesma idade e deve ser considerada se um paciente diabético tiver hipertensão arterial intratável ou apresentar elevação progressiva do nível sérico de creatinina imediatamente após o início da terapia com um IECA ou BRA. Outras causas de deterioração aguda da função renal incluem necrose papilar com obstrução ureteral decorrente de descamação de uma papila, uropatia obstrutiva causada por disfunção da bexiga como resultado de neuropatia autônoma e necrose tubular aguda (NTA) induzida por meio de contraste (ver Capítulo 112). Além disso, azotemia pré-renal ou NTA podem se desenvolver em pacientes diabéticos como resultado de insuficiência cardíaca ou depleção de volume em decorrência de vômitos induzidos por gastroparesia (ver Capítulo 216) ou diarreia por neuropatia autônoma.

### DIAGNÓSTICO

O diagnóstico de doença renal do diabetes franca é realizado a partir de três critérios principais: ocorrência de proteinúria durante um período de tempo apropriado, ocorrência de retinopatia (90 a 95% no DM1 e 60 a 65% no DM2) e ausência de outras causas de síndrome nefrótica ou insuficiência renal.[6] Para pacientes com DM1 que desenvolvem doença renal do diabetes, observa-se proteinúria significativa entre 11 e 23 anos após o início do DM. Embora a microalbuminúria nem sempre progrida para proteinúria franca nesses pacientes, ela sempre precede a proteinúria franca quando ocorre essa evolução. Portanto, a American Diabetes Association (ADA) recomenda o rastreamento de todos os pacientes com DM1 para microalbuminúria 5 anos após o diagnóstico e anualmente a partir de então. Frequentemente, é mais difícil avaliar com certeza o momento de início do diabetes em pacientes com DM2. Por esse motivo, a ADA recomenda o rastreamento de microalbuminúria no momento do diagnóstico e anualmente a partir de então.

### PREVENÇÃO E TRATAMENTO

O controle glicêmico diminui significativamente a incidência de doença renal em pacientes com DM1 durante pelo menos 20 ou mais anos, mas não elimina completamente o risco (Figura 115.2).[7] No entanto, um controle glicêmico rígido para reduzir a $HbA_{1c}$ para um valor-alvo de 6,5% ou menos em pacientes com DM2 não reduz o risco de doença renal do diabetes em comparação com a terapia padrão com meta de 7 a 7,9%.[A1]

A pressão arterial (PA) elevada é um importante fator de risco para a progressão da doença renal do diabetes e, anteriormente, acreditava-se que as metas de PA deveriam ser menores do que para a população em geral. No entanto, estudos recentes mostraram efeitos prejudiciais da PA baixa em pacientes com doença renal do diabetes, e o controle mais moderado com pressão arterial sistólica (PAS) de 130 a 140 mmHg é recomendado.[A2] A restrição de sódio na dieta, para a meta de menos de 2 g/dia de sódio, pode proporcionar a redução clínica e estatisticamente significativa da pressão arterial.[A3]

Nas formas latente (estágio II) e franca (estágio III) da doença renal do diabetes, a função renal diminui. Com o declínio da função renal, os agentes hipoglicemiantes orais tornam-se contraindicados. Em razão do risco aumentado de hipoglicemia prolongada, o uso de sulfonilureias é contraindicado em pacientes com doença renal crônica em estágio 3b ou pior (p. ex., TFG estimada < 45). Em razão do risco potencialmente aumentado de acidose láctica com a terapia com metformina em pacientes com insuficiência renal, atualmente, as diretrizes de tratamento recomendam que não seja prescrita para pacientes com creatinina sérica maior que 1,7, embora esta recomendação esteja sujeita a alterações no futuro. Além disso, à medida que a TFG diminui, as necessidades de insulina podem diminuir em decorrência da redução da degradação e depuração da insulina pelo rim em processo de falência (ver Capítulo 216).

Os medicamentos que interferem no sistema renina-angiotensina, sejam IECA ou BRA, são os agentes preferidos, com os antagonistas dos canais de cálcio como terapia de segunda linha.[A4] No entanto, a terapia combinada usando um IECA e um BRA é contraindicada em razão do aumento dos efeitos colaterais. A metanálise de estudos publicados sugere que a adição de um antagonista mineralocorticoide a um IECA ou BRA pode diminuir ainda mais a proteinúria e aumentar a redução da pressão arterial, mas com risco aumentado de hiperpotassemia.[A5]

Em decorrência da alta prevalência de ATR do tipo IV (ver Capítulo 110) e estenose da artéria renal (ver Capítulo 116) associada à doença renal do diabetes, os pacientes tratados com IECA ou BRA devem ter seus níveis séricos de potássio e creatinina monitorados atentamente na primeira semana após o início da terapia. Se o controle da pressão arterial não for alcançado com esses agentes, diuréticos e outros agentes anti-hipertensivos, incluindo betabloqueadores cardiosseletivos, bloqueadores alfa e bloqueadores dos canais de cálcio não di-hidropiridínicos, podem ser adicionados

| Estágio I | Controle rígido da glicemia<br>Controle de PA – considerar o uso de IECA ou BRA |
|---|---|
| Estágio II | Controle rígido de glicose<br>IECA ou BRA<br>Controle da PA<br>Abandonar tabagismo<br>Redução de peso<br>Exercício<br>Exame oftalmológico anual |
| Estágio III | IECA ou BRA<br>Controle da PA<br>Restrição de proteína na dieta (para 0,8 g/kg/dia de peso corporal ideal)<br>Hipolipemiantes |
| Estágio IV | Tratar manifestações de síndrome nefrótica e insuficiência renal crônica<br>Preparo para a terapia de reposição renal, incluindo prevenção de anormalidades no metabolismo do cálcio e do fósforo e prevenção da anemia pelo uso precoce de eritropoetina |

**FIGURA 115.2** Tratamento da nefropatia diabética. IECA = inibidor da enzima conversora da angiotensina; BRA = bloqueador do receptor da angiotensina; PA = pressão arterial.

(ver Capítulo 70).[A6] Bloqueadores dos canais de cálcio di-hidropiridínicos induzem dilatação arteriolar aferente seletiva e podem aumentar a pressão capilar intraglomerular; portanto, geralmente são reservados para pacientes cuja pressão arterial não seja controlada por outros agentes.

### Tratamentos mais recentes

Estudos recentes indicam que análogos do receptor 1 semelhante ao glucagon administrados por via subcutânea, liraglutida (1,8 ou 1,2 mg, 1 vez/dia, adicionada à insulina basal)[A7] e semaglutida[A8] (dose inicial de 0,25 mg por 4 semanas, depois aumentando para 0,5 mg por 4 semanas até que a dose de manutenção de 0,5 mg ou 1,0 mg/semana seja atingida),[A9] e dulaglutida (1,5 mg/semana),[A9b] bem como o inibidor oral do transportador de glicose sérica 2 canagliflozina (dose inicial de 100 mg/dia, com um aumento opcional para 300 mg a partir da 13ª semana)[8] podem retardar a progressão da nefropatia diabética e reduzir eventos cardiovasculares no DM2 (ver Capítulo 216).[A10,A10b] A atrasentana, um antagonista seletivo do receptor da endotelina A (0,75 mg/dia VO), reduz a albuminúria e pode reduzir o risco de eventos renais adversos em pacientes com diabetes e doença renal crônica.[A10c]

### Medidas gerais

Como a morbidade e a mortalidade por doenças cardiovasculares aumentam significativamente em pacientes com doença renal do diabetes, os médicos devem encorajar o abandono do tabagismo (ver Capítulo 29) e prescrever estatinas para pacientes com hiperlipidemia (ver Capítulo 195). A restrição sensata da proteína dietética para 0,8 g/kg de peso corporal ideal por dia é recomendada pela ADA. Embora restrição adicional de proteína na dieta possa retardar a progressão da nefropatia diabética, as considerações de tais restrições devem ser equilibradas em relação às necessidades nutricionais de cada paciente.

### Terapia de substituição renal

Mais de 80% dos pacientes com doença renal do diabetes em estágio terminal recebem diálise como modalidade de terapia de substituição renal (ver Capítulo 122), com cerca de 5 vezes mais em hemodiálise em comparação com a diálise peritoneal (ver Capítulo 122). Em razão das doenças cardiovasculares, cerebrovasculares e vasculares periféricas associadas, bem como do risco aumentado de infecção, a taxa de mortalidade de pacientes diabéticos que recebem qualquer tipo de diálise é 1,5 a 2,0 vezes maior do que em pacientes não diabéticos, correspondendo a uma taxa de sobrevida em 5 anos inferior a 20% em pacientes diabéticos em diálise de manutenção. Os desfechos são piores em pacientes cujos níveis de $HbA_{1c}$ estão acima de 8,5%.

Em geral, o manejo de um paciente diabético que esteja se aproximando da DRET é semelhante ao de um paciente não diabético (ver Capítulo 121). Os pacientes em estágio III devem estar sob os cuidados de um nefrologista e o planejamento deve ser iniciado para a modalidade de diálise. Embora a diálise geralmente seja iniciada quando a TFG cai para menos de 10 mℓ/min, o início mais precoce da diálise às vezes é necessário em pacientes diabéticos com hipertensão arterial dependente de volume ou hiperpotassemia que não possam ser controlados sem terapia de substituição renal. Uremia e gastroparesia também podem causar desnutrição ou vômitos recorrentes incontroláveis.

Aproximadamente 25% dos transplantes renais realizados nos EUA são realizados em pacientes diabéticos (mais de 90% deles têm DM1) em razão de sua idade mais jovem e menores graus de comorbidade macrovascular. A sobrevida a longo prazo e a qualidade de vida geralmente são superiores após o transplante em comparação com a diálise crônica. No entanto, as outras complicações microvasculares (retinopatia, neuropatia) não melhoram apenas com o transplante renal. O transplante de pâncreas e de rim-pâncreas combinado consegue melhorar significativamente a qualidade de vida de pacientes com nefropatia diabética, melhorando a neuropatia autônoma, retardando ou possivelmente corrigindo a retinopatia e evitando as complicações potenciais da administração de insulina. No entanto, todas as opções de transplante permanecem limitadas pela disponibilidade de órgãos.

### Recomendações de grau A

A1. Ruospo M, Saglimbene VM, Palmer SC, et al. Glucose targets for preventing diabetic kidney disease and its progression. *Cochrane Database Syst Rev.* 2017;6:CD010137.
A2. Selph S, Dana T, Blazina I, et al. Screening for type 2 diabetes mellitus: a systematic review for the U.S. Preventive Services Task Force. *Ann Intern Med.* 2015;162:765-776.
A3. Saran R, Padilla RL, Gillespie BW, et al. A randomized crossover trial of dietary sodium restriction in stage 3-4 CKD. *Clin J Am Soc Nephrol.* 2017;12:399-407.
A4. Nistor I, De Sutter J, Drechsler C, et al. Effect of renin-angiotensin-aldosterone system blockade in adults with diabetes mellitus and advanced chronic kidney disease not on dialysis: a systematic review and meta-analysis. *Nephrol Dial Transplant.* 2018;33:12-22.
A5. Sun LJ, Sun YN, Shan JP, et al. Effects of mineralocorticoid receptor antagonists on the progression of diabetic nephropathy. *J Diabetes Investig.* 2017;8:609-618.
A6. Huang R, Feng Y, Wang Y, et al. Comparative efficacy and safety of antihypertensive agents for adult diabetic patients with microalbuminuric kidney disease: a network meta-analysis. *PLoS ONE.* 2017;12:1-22.
A7. Mann JFE, Orsted DD, Brown-Frandsen K, et al. Liraglutide and renal outcomes in type 2 diabetes. *N Engl J Med.* 2017;377:839-848.
A8. Mann JFE, Fonseca V, Mosenzon O, et al. Effects of liraglutide versus placebo on cardiovascular events in patients with type 2 diabetes mellitus and chronic kidney disease. *Circulation.* 2018;138:2908-2918.
A9. Marso SP, Bain SC, Consoli A, et al. Semaglutide and cardiovascular outcomes in patients with type 2 diabetes. *N Engl J Med.* 2016;375:1834-1844.
A9b. Gerstein HC, Colhoun HM, Dagenais GR, et al. Dulaglutide and cardiovascular outcomes in type 2 diabetes (REWIND): a double-blind, randomised placebo-controlled trial. *Lancet.* 2019;394:121-130.
A10. Neal B, Perkovic V, Mahaffey KW, et al. Canagliflozin and cardiovascular and renal events in type 2 diabetes. *N Engl J Med.* 2017;377:644-657.
A10b. Perkovic V, Jardine MJ, Neal B, et al. Canagliflozin and renal outcomes in type 2 diabetes and nephropathy. *N Engl J Med.* 2019;380:2295-2306.
A10c. Heerspink HJL, Parving H-H, Andress DL, et al. Atrasentan and renal events in patients with type 2 diabetes and chronic kidney disease (SONAR): a double-blind, randomised, placebo-controlled trial. *Lancet.* 2019;393:1937-1947.

### REFERÊNCIAS BIBLIOGRÁFICAS

*As referências bibliográficas, bem como os outros materiais suplementares deste livro, encontram-se no GEN-IO, nosso ambiente virtual de aprendizagem.*

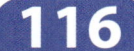

# 116

# DISTÚRBIOS VASCULARES DO RIM

THOMAS D. DUBOSE, JR. E RENATO M. SANTOS

Os distúrbios vasculares do rim incluem lesões arteriais e venosas que impactam significativamente a função renal, alterando a hemodinâmica glomerular, a ultrafiltração e a função tubular. A estenose aterosclerótica da artéria renal é uma causa importante de hipertensão arterial sistêmica secundária e está associada a taxas mais altas de morbidade e mortalidade cardiovascular. Além disso, trombose, êmbolos ou inflamação envolvendo a microvasculatura renal ou veias renais também podem levar a lesão renal aguda ou doença renal crônica (DRC).

## ESTENOSE DA ARTÉRIA RENAL

### DEFINIÇÃO

O estreitamento das artérias renais, mais comumente causado por doença aterosclerótica, pode causar hipoperfusão de um ou ambos os rins. A displasia fibromuscular das artérias renais é uma causa muito menos comum, embora importante, de estenose da artéria renal, pela alta taxa de sucesso da intervenção vascular renal. Outras condições que levam à estenose da artéria renal incluem vasculite (ver Capítulo 254), neurofibromatose (ver Capítulo 389), bandas congênitas, compressão extrínseca, lesão traumática, dissecção e lesão pós-radiação (ver Capítulo 17).

### EPIDEMIOLOGIA

Embora a prevalência de estenose da artéria renal na população em geral seja relativamente baixa e distribuída de modo semelhante de acordo com a etnia, a prevalência aumenta significativamente com o avançar da idade para mais de 20% na nona década de vida. A prevalência é significativamente maior em pacientes com hipertensão arterial resistente. A doença aterosclerótica, responsável por aproximadamente 90% de todas as lesões, é mais comum em idosos e em pacientes com fatores de risco cardiovascular tradicionais, como hipertensão arterial sistêmica, hiperlipidemia, tabagismo e diabetes melito (DM). Também é mais comum em pacientes com insuficiência cardíaca, doença de múltiplas artérias coronárias, estenose da artéria carótida e doença vascular periférica.

Em contrapartida, a displasia fibromuscular é mais comum em pacientes mais jovens, com idade média de 52 anos no momento do diagnóstico. No geral, 80 a 90% dos casos são mulheres, mas a displasia fibromuscular renovascular aparentemente não mostra preferência por sexo.[1] A prevalência exata da displasia fibromuscular não é conhecida, mas em um estudo de mais de 2.500 potenciais doadores de rim avaliados por angiotomografia computadorizada (ATC) renal, a prevalência foi de 4,4%. Desse grupo, 31% já tinham um diagnóstico de hipertensão arterial sistêmica. A displasia fibromuscular, que é uma causa importante de hipertensão arterial tratável em pacientes jovens sem fatores de risco cardiovascular, é histopatológica e angiograficamente diferente da doença aterosclerótica. A causa permanece desconhecida, mas fatores genéticos, hormonais e mecânicos podem predispor a esse distúrbio.

### BIOPATOLOGIA

A biopatologia da estenose aterosclerótica da artéria renal é idêntica à da doença aterosclerótica em outros leitos arteriais. A displasia fibromuscular, por outro lado, inclui quatro tipos histopatológicos distintos: a fibroplasia medial, que é a mais comum e responsável por 75 a 80% dos casos; fibroplasia perimedial, com espessamento irregular da média; hiperplasia medial, com hiperplasia de músculo liso sem fibrose; e fibroplasia íntima. Ao contrário da doença aterosclerótica, que se localiza nos segmentos ostial e proximal das artérias renais, a displasia fibromuscular envolve mais comumente os segmentos arteriais médio e distal. Além da estenose, cerca de 20 a 25% dos pacientes podem desenvolver aneurismas ou dissecção.[2]

A hipoperfusão renal resulta em dois efeitos fisiopatológicos. O primeiro é a ativação do sistema renina-angiotensina-aldosterona (SRAA) com resultante vasoconstrição mediada por angiotensina, retenção de sódio mediada por aldosterona e liberação de hormônio antidiurético. O aumento do tônus simpático e a retenção de volume levam à hipertensão. Esses efeitos explicam a eficácia dos inibidores da enzima conversora da angiotensina (IECAs) e bloqueadores do receptor da angiotensina (BRAs) no controle da hipertensão em pacientes com displasia fibromuscular.

O segundo mecanismo, mais comum em pacientes com doença aterosclerótica e menos comum na hiperplasia fibromuscular,[3] resulta de episódios graves e repetitivos de hipoperfusão que causam lesão tubulointersticial e microvascular. A ativação persistente do SRAA pode levar a disfunção endotelial, lesão epitelial, estresse oxidativo, inflamação, liberação de endotelina e mecanismos pressores adicionais. Fatores que podem contribuir para a lesão vascular incluem tabagismo, idade avançada, dislipidemia, diabetes e hipertensão. A lesão crônica resultante desses mecanismos pressores pode não responder à revascularização e levar, em última instância, a atrofia tubular, fibrose intersticial e DRC progressiva.

A nefropatia isquêmica é definida como comprometimento da função renal além da redução prevista na perfusão que é típica de estenose da artéria renal hemodinamicamente significativa. Ao contrário do tecido cardíaco ou cerebral, a perfusão renal é determinada principalmente por ultrafiltração glomerular e normalmente excede as necessidades metabólicas do rim em mais de 10 vezes. Portanto, lesão renal significativa não ocorre até que a perfusão de todo o parênquima renal seja gravemente reduzida. Esses princípios explicam por que a disfunção renal raramente está associada à displasia fibromuscular hemodinamicamente significativa, porém é mais comum na estenose aterosclerótica da artéria renal, na qual danos de perfusão repetitivos sobrepostos a fatores de risco aterogênicos, e não a hipoperfusão propriamente dita, parecem explicar a disfunção renal associada.

### MANIFESTAÇÕES CLÍNICAS

As características clínicas da estenose da artéria renal estão relacionadas principalmente a hipertensão renovascular e nefropatia isquêmica. Os pacientes geralmente apresentam hipertensão resistente que não responde a altas doses de vários agentes anti-hipertensivos.

Pacientes com displasia fibromuscular frequentemente se queixam de cefaleia e tinido pulsátil. A displasia fibromuscular deve ser suspeitada em pacientes jovens, especialmente mulheres, que apresentam hipertensão arterial sistêmica recente sem outros fatores de risco cardíacos ou história familiar de hipertensão. Como os pacientes com displasia fibromuscular geralmente se beneficiam da revascularização da artéria renal, a ultrassonografia (US) renal com Doppler, que é o exame de rastreamento preferido nesses pacientes, é recomendada. Se a US da artéria renal sugerir estenose significativa da artéria renal, a angiografia renal (Figura 116.1) deve ser considerada.

Pacientes com estenose da artéria renal aterosclerótica podem apresentar nefropatia isquêmica, hipertensão arterial sistêmica (ver Capítulo 70) ou síndrome coronariana aguda (ver Capítulo 63). Além disso, a estenose da artéria renal frequentemente pode ser um achado incidental em pacientes assintomáticos. Para pacientes com suspeita de estenose da artéria renal aterosclerótica que possam se beneficiar da revascularização, deve-se considerar o rastreamento renal com Doppler, angiografia por TC ou angiografia por ressonância magnética (RM).

### DIAGNÓSTICO

Como as manifestações clínicas da displasia fibromuscular muitas vezes podem ser melhoradas por intervenções endovasculares, seu diagnóstico imediato é essencial.[4] Para estenose da artéria renal aterosclerótica, no entanto, na qual o procedimento de revascularização exerce pouco ou nenhum benefício, o estabelecimento do diagnóstico influencia principalmente as escolhas entre tratamentos medicamentosos. A US duplex, que visualiza diretamente as artérias renais e fornece medidas de velocidade, sugere estenose da artéria renal quando as velocidades sistólicas de pico estão acima de 180 cm/s. É um excelente teste de rastreamento para suspeita de doença fibromuscular. A angio-TC com múltiplos detectores consegue diagnosticar rapidamente estenose da artéria renal, com uma sensibilidade que se aproxima de 90% e especificidade acima de 90%,[5] mas a necessidade de contraste iodado limita sua utilidade em pacientes com função renal prejudicada. Além disso, a calcificação significativa da parede do vaso pode representar um desafio na estimativa do grau de estenose arterial. A angiografia por RM com gadolínio (Figura 116.2) pode ser realizada em pacientes com comprometimento funcional renal leve, mas é contraindicada para pacientes com DRC avançada ou doença renal em estágio terminal (DRET) em razão do risco inaceitavelmente alto de fibrose sistêmica nefrogênica (ver Capítulo 251). Embora a angiografia por RM evite a exposição excessiva à radiação, é mais propensa a artefato de movimento e é menos confiável para identificar lesões da artéria renal distal quando existe suspeita de displasia fibromuscular. A displasia fibromuscular costuma ser multicêntrica, com predileção por artérias cerebrais e renais. O rastreamento da vascularização cerebral deve ser considerado para pacientes com doença renovascular.[6]

### TRATAMENTO

#### Displasia fibromuscular

Em pacientes com displasia fibromuscular, a angioplastia com balão é o tratamento de escolha,[7] mesmo em pacientes que já obtiveram controle da pressão arterial, pois a estenose pode evoluir para oclusão da artéria renal. O implante de *stent* raramente é necessário e as taxas de reestenose geralmente são baixas. O acompanhamento rigoroso com medições seriadas da pressão arterial e avaliação da função renal deve ser realizado em intervalos de 3 a 4 meses. Após a angioplastia, o controle da pressão arterial melhora em aproximadamente 50% dos pacientes. No entanto, em pacientes com hipertensão persistente, o tratamento médico com um IECA ou BRA é recomendado (Tabela 70.7).

#### Estenose aterosclerótica da artéria renal

O tratamento primário da doença renal aterosclerótica é medicamentoso, com atenção cuidadosa à modificação dos fatores de risco, como controle da pressão arterial (ver Capítulo 70),[8,9] hipolipemiantes para hipercolesterolemia (ver Capítulo 195) e controle glicêmico em pacientes diabéticos (ver

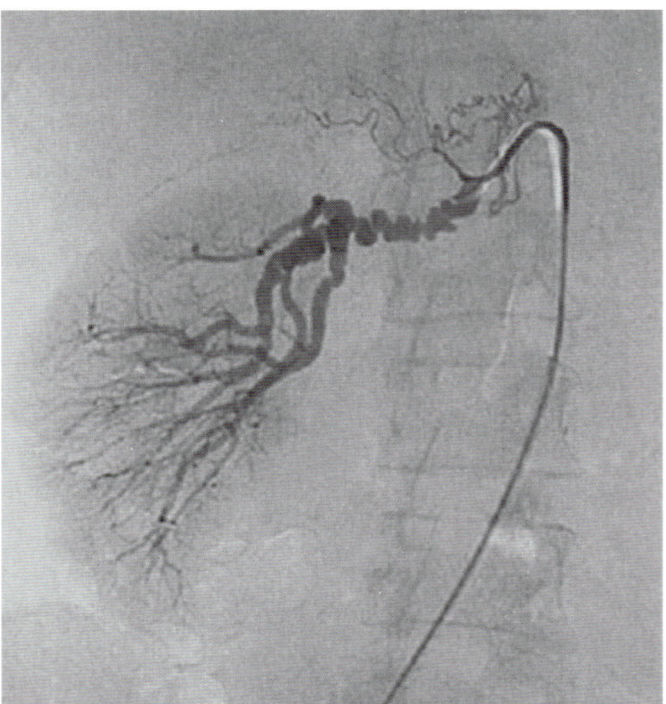

**FIGURA 116.1** Arteriografia renal direita seletiva mostrando displasia fibromuscular. As características típicas da forma medial da displasia fibromuscular são ilustradas pela aparência de "colar de contas".

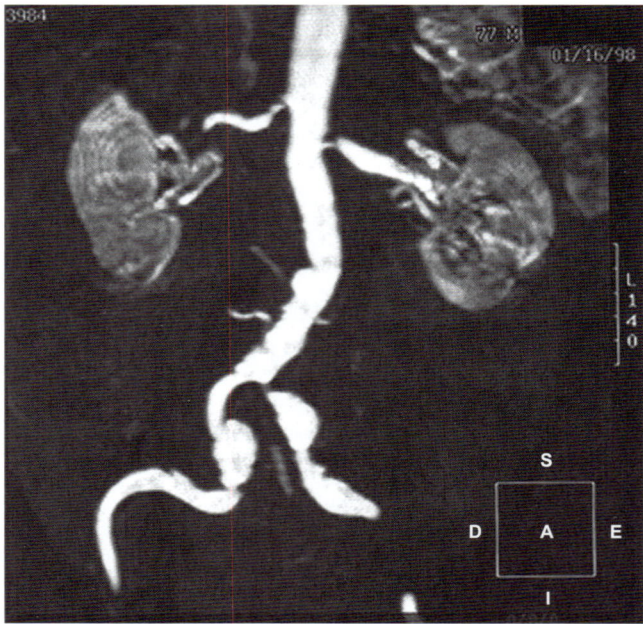

**FIGURA 116.2** Angiografia por ressonância magnética da aorta abdominal mostrando estenose bilateral da artéria renal. Estenose ilíaca significativa também é demonstrada.

Capítulo 216). Ácido acetilsalicílico (AAS) em baixa dose (p. ex., 81 mg/dia) e estatinas (Tabela 195.3) provavelmente são benéficos. O controle da pressão arterial deve incluir IECAs ou BRAs (ver Capítulo 70), que geralmente são bem tolerados.[10] No entanto, o nível de creatinina sérica e a taxa de filtração glomerular (TFG) estimada devem ser monitorados cuidadosamente durante as primeiras semanas após o início ou mudança na dose de agentes terapêuticos porque um aumento significativo no nível de creatinina sérica sugere estenose da artéria renal bilateral ou estenose da artéria renal em um rim com funcionamento unilateral. Um declínio abrupto e significativo da TFG estimada é uma indicação absoluta para descontinuar a terapia com IECA ou BRA e considerar a revascularização renal.

Até o momento, os estudos clínicos randomizados de revascularização renal coletivamente não mostram benefício significativo da revascularização sobre a terapia médica em termos de melhora no controle da pressão arterial, redução de medicamentos para pressão arterial, função renal, taxas de eventos cardiovasculares ou mortalidade por todas as causas em comparação com terapia clínica agressiva.[A1,A2,A3] No entanto, relatos de casos isolados sugerem melhora clínica em pacientes altamente selecionados com hipertensão grave súbita (especialmente se não responder à terapia medicamentosa), pacientes com declínio rápido da função renal (especialmente em associação com IECA ou BRA) e pacientes com episódios recorrentes de edema pulmonar de início rápido.[11] Atualmente, a única indicação de classe I para revascularização é insuficiência cardíaca inexplicável ou edema pulmonar instantâneo. Embora seja interessante considerar a revascularização para pacientes com angina instável (ver Capítulo 63), hipertensão maligna ou resistente (ver Capítulo 70) com rins unilaterais pequenos, estenose bilateral da artéria renal ou estenose renal funcional solitária, os estudos randomizados não mostraram benefícios em tais pacientes.

## PROGNÓSTICO

Quando ajustada pelas variáveis basais, a estenose aterosclerótica da artéria renal permanece um preditor independente de morte por causa cardiovascular, com uma taxa de mortalidade ajustada em 4 anos de 25 a 40%. Fatores associados a taxas de mortalidade mais altas incluem nível de creatinina sérica basal elevado, estenose da artéria renal mais grave, piora da função renal, idade, DM avançado, outras doenças cardiovasculares e insuficiência cardíaca. A melhora ou mesmo a estabilização do controle da pressão arterial e da função renal está associada a maior sobrevida.

## OCLUSÃO TROMBOEMBÓLICA DAS ARTÉRIAS RENAIS

### EPIDEMIOLOGIA E BIOPATOLOGIA

A oclusão aguda das artérias renais e ramos segmentares pode ocorrer por uma patologia intrínseca das artérias renais, traumatismo abdominal ou embolização de trombos originados no coração ou aorta proximal. A trombose pode ser uma complicação da aterosclerose progressiva e representar uma causa importante de comprometimento funcional renal progressivo. Em outros pacientes, a trombose está associada a estados trombofílicos (ver Capítulo 73), como a síndrome do anticorpo antifosfolipídio. A trombose também pode ocorrer como consequência de distúrbios inflamatórios, incluindo: arterite de Takayasu (ver Capítulo 69); sífilis (ver Capítulo 303); tromboangiite obliterante (ver Capítulo 72); e vasculites sistêmicas, especialmente granulomatose com poliarterite (ver Capítulo 254). Trombose também foi descrita após a infusão de infliximabe. A trombose in situ pode ocorrer em lesões estruturais das artérias renais, incluindo displasia fibromuscular e aneurismas da artéria renal. Em pacientes com menos de 60 anos, a trombose traumática é a causa mais comum. Traumatismo contuso e lesões por desaceleração podem causar trombose aguda por rompimento da íntima, contusão contra a coluna vertebral ou compressão de um hematoma retroperitoneal. As causas iatrogênicas incluem manipulação durante a angiografia diagnóstica ou intervenção arterial nas artérias renais ou vasos proximais aos rins.

A embolização, que é uma causa mais comum de oclusão da artéria renal do que a trombose in situ, é geralmente unilateral, mas é bilateral em 15 a 30% dos casos. O infarto total do rim é muito menos comum do que o infarto segmentar ou a isquemia. Aproximadamente 90% dos tromboêmbolos das artérias renais se originam no coração. A fibrilação atrial com embolização de trombo atrial é a causa mais comum (ver Capítulo 58), mas trombo ventricular esquerdo (ver Capítulo 64), valvopatia cardíaca (ver Capítulo 66), endocardite bacteriana (ver Capítulo 67), endocardite não bacteriana (asséptica) (ver Capítulo 67) e mixoma atrial (ver Capítulo 54) são outras causas. As fontes não cardíacas incluem ateroma aórtico (ver Capítulo 69) e trombo mural, bem como êmbolos paradoxais através de um defeito do septo interatrial ou de um forame oval persistente (ver Capítulo 61).

### MANIFESTAÇÕES CLÍNICAS

A apresentação clínica do infarto renal pode ser variável e o diagnóstico costuma ser confundido com distúrbios mais comuns, como cólica renal ou pielonefrite. A oclusão de um ramo primário ou secundário da artéria renal em um paciente com doença preexistente e circulação colateral estabelecida, como na estenose da artéria renal de longa data, pode provocar pouco ou nenhum infarto e sintomas mínimos. A trombose aguda e o infarto podem causar aparecimento súbito de dor no flanco, febre, náuseas, vômitos e hematúria. A dor pode ser localizada no abdome, no dorso ou mesmo no tórax, mas não ocorre em mais de 50% dos casos. A hipertensão arterial sistêmica, que ocorre no infarto, resulta da liberação de renina pelo parênquima renal isquêmico e pode ser grave. O desenvolvimento de anúria sugere envolvimento bilateral ou oclusão da artéria para um rim único. O exame de urina geralmente revela hematúria microscópica e pode existir proteinúria leve.

Se ocorrer infarto, geralmente ocorre leucocitose. Os níveis séricos de aspartato aminotransferase (AST), lactato desidrogenase (LDH) e fosfatase alcalina podem estar elevados, embora esses achados sejam inespecíficos. No entanto, a elevação do nível de LDH urinário é mais específica porque sua concentração é tipicamente normal em distúrbios extrarrenais. Os níveis de ureia e creatinina no sangue geralmente aumentam temporariamente no infarto unilateral, mas uma disfunção renal mais grave e prolongada pode ocorrer após infarto renal bilateral ou infarto de um rim único.

### DIAGNÓSTICO

O diagnóstico de oclusão da artéria renal é confirmado de modo mais confiável por TC, com e sem contraste. A TC é um exame acurado, pode ser realizada rapidamente e consegue identificar lesões traumáticas associadas. Os achados podem incluir defeitos de enchimento nas artérias renais principais ou segmentares, bem como ausência de realce do tecido renal, indicando falta de perfusão (Figura 116.3). Em razão do risco aumentado de desenvolvimento de nefropatia aguda induzida por contraste, a exposição a agentes de contraste intravenoso iodado é relativamente contraindicada e deve ser evitada, se possível, em pacientes com nível de creatinina igual ou superior a 2,0 mg/d$\ell$ ou TFG estimada inferior a 40 m$\ell$/min. Alternativas também devem ser consideradas para pacientes com doença renal crônica, insuficiência renal aguda, DM e pacientes idosos. A angiografia por RM apresenta alta acurácia diagnóstica e pode ser preferível à TC contrastada em pacientes idosos e diabéticos, mas gadolínio (contraste de RM) é contraindicado para pacientes com DRC (estágio 3b ou superior). Renogramas com radioisótopos, urografia excretora e

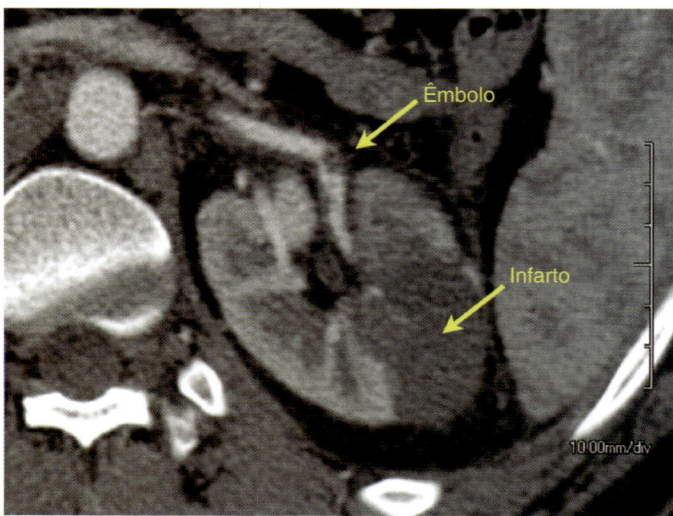

**FIGURA 116.3** Tomografia computadorizada demonstrando coágulo na artéria renal principal e infarto renal segmentar.

US duplex não são recomendados para o diagnóstico de oclusões agudas. Quando disponível, a angiografia pode ser realizada com $CO_2$ por radiologistas vasculares qualificados. A angiografia invasiva traz riscos inerentes, mas ocasionalmente é necessária se o diagnóstico permanecer incerto ou se a reperfusão percutânea for considerada.

Em pacientes com suspeita de oclusão da artéria renal embólica, a ecocardiografia é indicada para pesquisar um possível trombo intracardíaco. Na oclusão trombótica não traumática, deve-se considerar a avaliação de trombofilia, vasculite ou aterosclerose progressiva.

### TRATAMENTO

O rim humano consegue tolerar 60 a 90 minutos de isquemia quente, embora a circulação colateral possibilite tempos de isquemia mais longos. Como resultado, o tratamento da trombose de artéria renal (TAR) aguda enfatiza uma tentativa urgente de reabrir a artéria. As opções para TAR não traumática incluem anticoagulação sistêmica com heparina não fracionada ou heparina de baixo peso molecular (HBPM) (ver Tabela 74.7 no Capítulo 74) por 7 a 10 dias, com adição de varfarina oral por volta do dia 3 e continuada por 1 ano para manter uma razão normalizada internacional (RNI) de 2,0 a 3,0. Não se sabe se os novos anticoagulantes orais de ação direta (Tabela 76.3 no Capítulo 76) são igualmente seguros e eficazes. Alternativamente, a terapia trombolítica intra-arterial pode ser considerada. A cirurgia não é recomendada como terapia primária porque a revascularização cirúrgica está associada a uma taxa de mortalidade mais alta do que a terapia clínica e não melhora as taxas de salvamento renal. No entanto, a revascularização cirúrgica pode ser considerada para pacientes com oclusão da artéria renal bilateral ou oclusão da artéria renal de um rim único. As terapias endovasculares percutâneas (p. ex., trombólise local, trombectomia e colocação de *stent*) também demonstraram sucesso na oclusão da artéria renal aguda, mas não foram realizados estudos controlados para comparar a intervenção endovascular com a terapia medicamentosa.

Para a TAR traumática, a cirurgia é o tratamento de escolha, mas geralmente consegue salvar a função renal apenas se realizada imediatamente. A colocação de *stent* intra-arterial pode ser considerada para oclusão iatrogênica da artéria renal decorrente de manipulações angiográficas ou angioplastia.

Pacientes com TAR também precisam de cuidados médicos rigorosos com atenção assídua para controlar a pressão arterial para meta entre 110/70 e 135/85 mmHg. Esse alvo pode exigir a administração de múltiplos agentes parenterais, como é recomendado para hipertensão maligna, antes de mudar para agentes orais, de preferência uma combinação de IECA, BRA ou bloqueadores dos canais de cálcio não di-hidropiridínicos (ver Capítulo 70). A hidratação adequada também é fundamental.

### PROGNÓSTICO

A taxa de mortalidade é alta, especialmente em pacientes que necessitam de hemodiálise, e está correlacionada à gravidade das condições subjacentes. Para pacientes submetidos à revascularização cirúrgica para oclusão aguda da artéria renal completa, a taxa de mortalidade é de 11 a 25%. O risco de DRET é variável, e taxas de 0 a mais de 50% foram descritas. A hipertensão, que pode se desenvolver como uma sequela tardia da oclusão da artéria renal tratada, é preferencialmente tratada com IECA, BRA ou bloqueadores dos canais de cálcio não di-hidropiridínicos (ver Capítulo 70).

## ARTERÍOLAS E MICROVASCULATURA

### Doença ateroembólica das artérias renais

### EPIDEMIOLOGIA E BIOPATOLOGIA

A embolização de cristais de colesterol é uma complicação potencial da aterosclerose disseminada.[12] Os fatores de risco são semelhantes aos de todas as doenças ateroscleróticas (ver Capítulo 46), incluindo tabagismo, hipertensão arterial sistêmica, hiperlipidemia, DM e idade avançada. A doença ateroembólica parece ser mais comum em brancos, mas a condição pode ser subdiagnosticada em afro-americanos em decorrência da dificuldade de avaliar o livedo reticular nessa população.

Os eventos desencadeadores mais comuns são a manipulação de um trombo ou da aorta abdominal ou artérias renais durante a angiografia ou angioplastia transluminal.[13] Não é incomum, portanto, que a embolização de cristais de colesterol seja confundida com nefropatia induzida por contraste. Ateroêmbolos também podem ser associados à terapia anticoagulante ou trombolítica e podem ser acompanhados pela descoberta de um dedo do pé cianótico no exame físico. Ateroembolia espontânea após o descolamento de uma placa mural é incomum. Cristais de colesterol tipicamente não obstruem o fluxo arterial, mas induzem resposta inflamatória e subsequente proliferação endotelial; portanto, as manifestações clínicas podem ocorrer dias a meses após o evento inicial.

### MANIFESTAÇÕES CLÍNICAS

Embora todos os sistemas de órgãos possam ser afetados (ver Capítulo 72), os rins são os mais comumente envolvidos, seguidos pelo baço e pelo sistema digestório. Insuficiência renal aguda ou hipertensão arterial são achados típicos e muitos pacientes evoluem para DRC ou mesmo DRET. Queixas inespecíficas incluem febre, mialgias, cefaleias e perda de peso. Evidências de embolização de colesterol podem ser encontradas na retina, nos músculos ou na pele, onde livedo reticular (ver Figura 72.3 no Capítulo 72) ou cianose digital podem ser observados. A embolização também pode resultar em eventos cerebrovasculares, pancreatite aguda, intestino isquêmico e gangrena das extremidades.

### DIAGNÓSTICO

Embora a maioria dos eventos ateroembólicos sejam diagnosticados em decorrência de uma alteração clínica aguda, a embolização de baixo grau clinicamente silenciosa, crônica, pode não ser detectada porque os pacientes com risco para essa complicação geralmente apresentam outras doenças crônicas associadas à insuficiência renal, hipertensão arterial sistêmica e aterosclerose. A urinálise pode não ser útil porque os cristais de colesterol geralmente não são encontrados, mas proteinúria leve, eosinofilúria e aumento da celularidade são frequentemente observados. Eosinofilia transitória é comum, velocidade de hemossedimentação (VHS) elevada, hipocomplementemia, anemia e leucocitose também podem ocorrer. Até 80% dos pacientes podem ter um nível de creatinina sérica superior a 2 mg/d$\ell$.

Embora a demonstração de cristais de colesterol na microvasculatura renal com subsequente oclusão do vaso seja considerada uma característica diagnóstica, geralmente não é necessária a realização de biopsia renal para pacientes com manifestações clínicas típicas, incluindo livedo reticular e manchas violáceas nos dedos dos pés, eosinofilia e VHS elevada. Quando existe incerteza, a biopsia da pele do membro inferior, dos músculos da panturrilha ou da coxa ou da mucosa gástrica pode ser diagnóstica em até 80% dos pacientes.

### TRATAMENTO

Não existe tratamento curativo para a doença ateroembólica, portanto, medidas de suporte são tudo que pode ser oferecido. O controle agressivo da dislipidemia com estatinas (ver Capítulo 195) é recomendado e pode ter o benefício adicional de estabilizar a superfície endotelial. Os anticoagulantes não são úteis e podem atrasar a cicatrização de lesões ateroscleróticas ulcerativas; se possível, a terapia anticoagulante deve ser descontinuada. A hidratação adequada é importante para manter a perfusão renal. A hipertensão arterial sistêmica deve ser tratada com IECAs ou BRAs e vasodilatadores, a menos que seja contraindicado (ver Tabela 70.7 no Capítulo 70), e a sobrecarga de volume de líquido extracelular deve ser tratada com cuidado com diuréticos (ver Tabela 108.6 no Capítulo 108), para evitar hipotensão. Procedimentos radiológicos intravasculares e cirurgia vascular devem ser evitados, se possível.

### PROGNÓSTICO

Estudos recentes sugerem uma taxa de sobrevida de até 80% em 1 ano. A maioria dos pacientes morre em decorrência de complicações cardiovasculares. Com o controle adequado da pressão arterial por vários meses ou anos, a função renal pode se recuperar o suficiente para evitar a diálise. Pacientes que desenvolvem DRET apresentam taxa de mortalidade significativamente maior.

## VEIAS RENAIS

### Trombose da veia renal

### EPIDEMIOLOGIA

A trombose unilateral ou bilateral das veias renais principais ou de seus segmentos é frequentemente um distúrbio sutil que pode se desenvolver em uma variedade de condições, mas é especialmente proeminente na síndrome nefrótica (ver Capítulo 113) ou carcinoma de células renais (ver Capítulo 187).[14] Alguns casos também foram associados a traumatismo, uso de anticoncepcionais orais, hipovolemia, transplante renal (ver Capítulo 122),[15] e estados trombofílicos (ver Capítulo 73). A incidência descrita de trombose da veia renal (TVR) varia de 5 a 62% em pacientes com síndrome nefrótica; está mais frequentemente associada à nefropatia membranosa, mas também pode ocorrer na glomerulonefrite membranoproliferativa, na glomerulosclerose focal, na nefropatia falciforme (ver Capítulo 154), na amiloidose (ver Capítulo 179), na doença renal do diabetes (ver Capítulo 115), na vasculite renal (ver Capítulo 254) e na nefrite lúpica (ver Capítulo 250). TVR espontânea é incomum em pacientes sem fatores de risco subjacentes.

### BIOPATOLOGIA

Os fatores precipitantes incluem anormalidades na coagulação ou fibrinólise (ver Capítulo 73). Os níveis de antitrombina III e plasminogênio podem estar diminuídos pela excreção urinária de antitrombina III em pacientes com síndrome nefrótica. Trombocitose, aumento da ativação plaquetária, hiperfibrinogenemia, inibição da ativação do plasminogênio e alteração dos níveis circulantes das proteínas S e C na síndrome nefrótica contribuem para complicações tromboembólicas.

A TVR pode ser induzida por fluxo venoso renal lento que surge da compressão extrínseca das veias renais decorrentes de anormalidades retroperitoneais, como linfonodos, fibrose, abscesso, aneurisma aórtico ou tumor. Pancreatite aguda, traumatismo e cirurgia retroperitoneal também podem predispor à TVR. O carcinoma de células renais também pode comprometer o fluxo venoso quando invade caracteristicamente a veia renal. TVR na vigência de depleção de volume grave e fluxo sanguíneo renal prejudicado também foi descrita em adultos jovens.

### MANIFESTAÇÕES CLÍNICAS

As manifestações da TVR dependem da extensão e rapidez do desenvolvimento da oclusão. Pacientes com TVR aguda podem apresentar náuseas, vômitos, dor no flanco, leucocitose, hematúria, função renal comprometida e aumento das dimensões do rim. Essas características podem ser confundidas com cólica renal ou pielonefrite. Pacientes adultos com síndrome nefrótica e TVR crônica podem ter achados mais sutis, como um aumento significativo da proteinúria ou evidências de disfunção tubular, incluindo glicosúria, aminoacidúria, fosfatúria e acidificação urinária prejudicada. A TVR crônica pode se manifestar primeiro em associação à embolia pulmonar.

### DIAGNÓSTICO

Na TVR aguda, que é tipicamente associada a trombofilia, a TC contrastada mostra um rim aumentado, alongamento dos cálices e entalhes nos ureteres. Raramente é necessário solicitar venografia, mas isso pode ser considerado em casos de insuficiência renal aguda quando trombectomia ou trombólise é considerada. Na TVR crônica, um trombo venoso renal é encontrado incidentalmente em exames de imagem solicitados por outros motivos. O trombo associado ao carcinoma de células renais frequentemente se estende até a veia cava inferior e, ocasionalmente, até o nível direito do coração. O rastreamento de rotina não é recomendado para pacientes com síndrome nefrótica, mas a TC contrastada é recomendada para pacientes com manifestações clínicas sugestivas.

### TRATAMENTO

O tratamento mais amplamente aceito para as formas aguda e crônica de TVR é a anticoagulação com HBPM (ver Tabela 74.7 no Capítulo 74) ou heparina não fracionada (ver Tabela 74.6 no Capítulo 74) por 7 a 10 dias, adicionando varfarina oral no dia 3 e continuando por pelo menos 1 ano para atingir uma RNI de 2,0 a 3,0. Estudos que apoiam o uso de anticoagulantes orais mais novos não estão disponíveis atualmente, e a varfarina oral continua sendo a medicação de escolha. Em pacientes com fatores de risco permanentes, como síndrome nefrótica persistente ou trombose recorrente, a anticoagulação deve ser continuada indefinidamente. Em pacientes com carcinoma de células renais subjacente, a HBPM a longo prazo é preferível à varfarina em razão de sua maior eficácia na prevenção da trombose relacionada ao câncer (ver Capítulo 73). A terapia fibrinolítica pode ser considerada para pacientes com trombose venosa renal aguda associada a insuficiência renal aguda.

### PROGNÓSTICO

O prognóstico dos pacientes com TVR depende inteiramente da doença subjacente associada. A TVR associada a glomerulonefrite membranosa e síndrome nefrótica geralmente regride se a doença primária responder ao tratamento ou melhorar espontaneamente. Por outro lado, a TVR associada ao carcinoma de células renais tem um prognóstico muito ruim. A TVR associada a traumatismo ou hipovolemia regride após tratamento adequado.

### Recomendações de grau A

A1. Balk EM, Raman G, Adam GP, et al. Renal artery stenosis management strategies: an updated comparative effectiveness review. AHRQ Publication No. 16-EHC026-EF. Rockville, MD: Agency for Healthcare Research and Quality; 2016. https://effectivehealthcare.ahrq.gov/topics/renal-update/research. Accessed February 4, 2019.
A2. Raman G, Adam GP, Halladay CW, et al. Comparative effectiveness of management strategies for renal artery stenosis: an updated systematic review. *Ann Intern Med.* 2016;165:635-649.
A3. Tuttle KR, Dworkin LD, Henrich W, et al. Effects of stenting for atherosclerotic renal artery stenosis on eGFR and predictors of clinical events in the CORAL trial. *Clin J Am Soc Nephrol.* 2016;11:1180-1188.

### REFERÊNCIAS BIBLIOGRÁFICAS

*As referências bibliográficas, bem como os outros materiais suplementares deste livro, encontram-se no GEN-IO, nosso ambiente virtual de aprendizagem.*

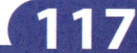

# NEFROLITÍASE

DAVID A. BUSHINSKY

Os cálculos renais são compostos por cristais em matriz de proteína. A maioria dos cristais contém cálcio, que geralmente está complexado com oxalato, fosfato ou ambos, enquanto outros cálculos são compostos por ácido úrico, fosfato de magnésio e amônio (estruvita) ou cistina, de maneira isolada ou combinados. Os cálculos renais se formam quando a saturação de seus componentes excede a solubilidade da fase sólida na urina.

### EPIDEMIOLOGIA

A incidência anual de cálculos renais nas nações industrializadas excede 1 por 1.000 pessoas, com risco ao longo da vida de cerca de 7% para as mulheres e cerca de 11% para os homens. A incidência da formação de cálculos atinge seu máximo nas terceira e quarta décadas de vida e a prevalência aumenta conforme a idade até aproximadamente 70 anos nos homens e 60 anos nas mulheres. Nos EUA, a prevalência da nefrolitíase aumentou de 3% no final da década de 1970 para mais de 5%, um aumento provavelmente em razão da mudanças na dieta e estilo de vida, bem como diagnósticos mais precisos.[1] O custo econômico anual estimado de cálculos renais ultrapassa US$ 5 bilhões nos EUA.

Nos EUA, pessoas brancas apresentam maior probabilidade de desenvolver cálculos renais do que outros grupos étnicos. Os cálculos são mais comuns em climas quentes e secos, talvez porque a maior perda de líquido através da pele e da respiração resulte em urina mais concentrada. Muitas profissões criam embaraços ao uso do banheiro, e esses indivíduos frequentemente não bebem em um esforço para evitar a micção, levando à excreção de urina concentrada. A reidratação insuficiente das pessoas que praticam atividade física e têm grandes perdas insensíveis também resulta em urina concentrada.

A obesidade está correlacionada ao risco de formação de cálculo renal. Indivíduos com peso superior a 99,7 kg ou com índice de massa corporal (IMC) maior que 30 apresentam probabilidade significativamente maior de formar cálculo do que indivíduos com peso inferior a 68 kg ou IMC entre 21 e 22,9.

Os tipos de cálculo renal variam em todo o mundo. Nos EUA, a maioria dos cálculos são compostos por oxalato de cálcio ou fosfato de cálcio (> 80%) e menos de 10% são cálculos formados por ácido úrico puro.[2]

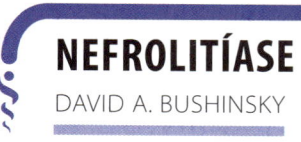

Por comparação, cerca de 70% dos cálculos no Mediterrâneo e no Oriente Médio são compostos por ácido úrico. Os cálculos formados por fosfato de magnésio e amônio (estruvita) representam 10 a 25% dos cálculos e os cálculos de cistina representam 2%.

## BIOPATOLOGIA

O osso humano é composto por cálcio e fosfato, principalmente na forma de apatita. Quando os seres humanos atingem sua altura adulta e seu esqueleto está totalmente mineralizado, a quantidade efetiva de cálcio que é absorvida por indivíduos não gestantes tem de ser excretada na urina. O fosfato absorvido que não é necessário para a mineralização óssea ou o crescimento celular do mesmo modo tem de ser excretado. O oxalato é um produto final do metabolismo e também tem de ser excretado na urina. A necessidade de conservação de água por humanos, como animais terrestres, frequentemente leva à excreção desses íons em volumes relativamente pequenos de urina, promovendo, assim, saturação aumentada em relação às fases sólidas de oxalato de cálcio e fosfato de cálcio. O aumento progressivo da saturação impulsiona a formação da fase sólida de cristal e é expressa como a razão entre a atividade do íon oxalato de cálcio (ou fosfato) e sua solubilidade. Em razões superiores a 1, denominada supersaturação, pode se formar uma fase sólida enquanto as substâncias permanecem em solução em razões menores que 1. Quando a urina está supersaturada, os íons conseguem se ligar para formar a fase sólida mais estável, que é denominada *nucleação*. Nucleação homogênea refere-se à ligação de íons semelhantes em cristais. A nucleação heterogênea, mais comum e termodinamicamente favorecida, ocorre quando os cristais se tornam cristais ou substâncias diferentes como restos (*debris*) celulares na urina. Embora os seres humanos produzam inibidores da formação de cálculos, como a osteopontina e a proteína de Tamm-Horsfall, a supersaturação pode sobrepujar essa inibição e uma fase sólida se formará.

### Cálculos de cálcio

Cerca de 70 a 80% dos cálculos renais contêm cálcio, que frequentemente está ligado ao oxalato ou fosfato. Os cálculos renais que contêm cálcio são mais frequentemente causados por excreção excessiva de cálcio (hipercalciúria), oxalato (hiperoxalúria) ou urato (hiperuricosúria) ou excreção insuficiente de citrato (hipocitratúria).

A formação de cálculos contendo cálcio apresenta um forte componente genético.[3] A hipercalciúria idiopática é considerada um distúrbio poligênico no qual uma desregulação generalizada do transporte de cálcio no rim, no intestino e no osso leva ao aumento do cálcio urinário. Vários polimorfismos de nucleotídio único, em genes que codificam o receptor sensível ao cálcio, o receptor da vitamina D e osteopontina, e outros, foram associados à nefrolitíase de cálcio. No geral, 14 mutações monogênicas são responsáveis por 15% dos casos de nefrolitíase/nefrocalcinose, e os fatores genéticos parecem explicar cerca de 20 a 35% da variação interindividual na excreção de íons críticos para a formação de cálculos.

O oxalato urinário é derivado do metabolismo endógeno de glioxilato e ácido ascórbico ou de fontes alimentares, como cacau, nozes, chá e certos vegetais verdes folhosos, como espinafre. As três principais causas de hiperoxalúria são ingestão excessiva de oxalato (*oxalúria nutricional*), absorção intestinal excessiva de oxalato (*oxalúria entérica*) que é paradoxalmente observada em distúrbios gastrintestinais de má absorção e produção excessiva de oxalato endógeno observada em certas deficiências de enzimas hepáticas (*hiperoxalúria primária*; ver Capítulo 194). Além disso, o etilenoglicol, um anticongelante automotivo comum, é metabolizado em oxalato e pode causar excreção urinária excessiva de oxalato em conjunto com acidose metabólica grave e insuficiência renal (ver Capítulo 102).

A oxalúria entérica resulta em níveis elevados de oxalato urinário (60 a 100 mg/dia). Em condições de má absorção gastrintestinal, como doença de Crohn (ver Capítulo 132), espru celíaco (ver Capítulo 131), desvio jejunoileal (ver Capítulo 207) e pancreatite crônica (ver Capítulo 135), os ácidos graxos mal absorvidos ligam-se ao cálcio da alimentação, deixando o oxalato livre para passar para o cólon, onde sua absorção é mais provável graças aos ácidos biliares; esse excesso de oxalato é posteriormente filtrado pelo glomérulo e excretado na urina. As bactérias intestinais também podem influenciar os níveis de oxalato, degradando-o, impedindo sua absorção ou mesmo estimulando sua secreção da circulação para o intestino.[3b]

A hiperoxalúria primária (ver Capítulo 194) resulta de defeitos nas enzimas hepáticas na via do glioxilato do fígado; os resultados são produção endógena substancial de oxalato e elevação acentuada de oxalato urinário (80 a 300 mg/dia).[4] Oxalato deposita-se em vários órgãos, incluindo o coração, a medula óssea, os músculos e o parênquima renal, onde leva a insuficiência renal, miocardiopatia e supressão da medula óssea em idade precoce. Na hiperoxalúria primária do tipo 1, que é responsável por cerca de 80% dos casos, a enzima hepática alanina glioxilato aminotransferase é deficiente em razão de uma das várias mutações no gene *AGXT*. Na hiperoxalúria primária do tipo 2 mais leve, que representa aproximadamente 10% dos casos, os pacientes não têm as enzimas D-glicerato redutase e glioxilato redutase em decorrência de mutações no gene *GRHPR*. A hiperoxalúria primária do tipo 3, responsável por cerca de 5% dos casos, é resultado de mutações no gene que catalisa a clivagem do 4-hidroxi-2-oxoglutarato em piruvato e glioxilato.

Nefrolitíase e nefrocalcinose também podem ser consequências de vários distúrbios monogênicos, como a doença de Dent (nefrolitíase recessiva ligada ao X; ver Capítulo 119), a síndrome de McCune-Albright (ver Capítulos 218 e 234), a osteogênese imperfeita do tipo 1 (ver Capítulo 244) e a deficiência congênita de lactase (ver Capítulo 131).

O citrato inibe a formação de cálculos ao se combinar com o cálcio para formar um complexo solúvel que reduz a disponibilidade do cálcio para se ligar ao oxalato ou fosfato. O principal fator de risco para hipocitratúria é a ingestão elevada de proteínas. Os homens geralmente apresentam concentrações de citrato urinário mais baixas do que as mulheres. A acidose tubular renal (ATR) distal (ver Capítulo 110) promove a formação de cálculos de fosfato de cálcio em decorrência da desmineralização óssea e do pH tubular alcalino.

Os cálculos renais de oxalato de cálcio se formam a partir de depósitos de fosfato de cálcio, denominados placas de Randall, que estão localizados nas papilas renais.[5] A formação da placa de Randall está positivamente correlacionada com a excreção de cálcio na urina e negativamente correlacionada com o volume e o pH da urina. Esses cristais de fosfato de cálcio, na forma de apatita, originam-se ao redor da alça de Henle e se estendem para o interstício sem extravasar para o lúmen tubular ou danificar as células tubulares. Os cristais se movem para o espaço urinário, onde formam placas de Randall, que são visíveis na cistoscopia e também podem ser vistas como calcificações medulares na tomografia computadorizada (TC). Quando a urina está supersaturada em relação ao oxalato de cálcio, esses íons formam um cristal que aumenta de tamanho até atingir vários milímetros ou mesmo 1 cm. O cálculo pode se desprender da placa de Randall e, então, migrar para irritar e possivelmente obstruir o ureter.

### Cálculos de ácido úrico

A incidência de cálculos de ácido úrico parece estar aumentando nos EUA, acompanhando o aumento da obesidade, que leva resistência renal à insulina e pH urinário muito baixo.[6] Mais de cinco vezes mais ácido úrico é solubilizado na urina com pH de 6,5 em comparação ao pH de 5,3, mas diarreia e dietas ricas em proteína animal podem contribuir para o pH urinário ácido. A maioria dos pacientes com cálculos de ácido úrico apresenta redução do pH urinário e alguns apresentam baixos volumes urinários ou níveis elevados de ácido úrico urinário. Os formadores de cálculos de ácido úrico têm maior peso corporal e maior incidência de resistência à insulina e diabetes melito tipo 2 (DM2). A resistência à insulina também leva à excreção urinária de amônio prejudicada, resultando, portanto, na excreção de mais íons hidrogênio como ácidos tituláveis e menor pH urinário, o que reduz a solubilidade do amônio.

A hiperuricosúria pode ser observada em pacientes que ingerem grandes quantidades de purina na dieta, como carnes orgânicas, crustáceos, certos peixes (p. ex., anchovas, sardinhas, arenque e cavala), extratos de carne (p. ex., caldo e consomê) e proteínas. Os distúrbios hiperuricêmicos, incluindo gota (ver Capítulo 257), distúrbios mieloproliferativos, síndrome de lise tumoral e alguns erros inatos do metabolismo, também podem contribuir para o aumento do ácido úrico urinário. Medicamentos como salicilatos e probenecida podem induzir hiperuricosuria.

### Cálculos de estruvita

Também conhecidos como *cálculos de fosfato triplo*, *cálculos de fosfato de magnésio e amônio* e *cálculos de infecção*, representam apenas cerca de 10 a 25% de todos os cálculos, mas constituem a maioria dos cálculos coraliformes, cálculos grandes que se estendem para além de um único cálice renal.[7] Os cálculos de estruvita são muito mais comuns em mulheres do que em homens, em grande parte pela maior suscetibilidade das mulheres a infecções urinárias (ver Capítulo 268). Do mesmo modo, qualquer paciente com estase urinária, como pacientes com bexigas neurogênicas, cateteres urinários permanentes ou lesões na medula espinal, é suscetível a cálculos de estruvita.

Cálculos de estruvita se formam apenas quando há íons amônio e urina alcalina (pH ≥ 7), o que ocorre somente quando há bactérias produtoras de urease. *Proteus* (ver Capítulo 289) é uma bactéria produtora de urease comum, mas outras bactérias gram-negativas e gram-positivas, como *Klebsiella* spp. e *Staphylococcus epidermidis*, bem como *Mycoplasma* spp. (ver Capítulo 301) e algumas espécies de levedura têm sido envolvidas na produção de urease. Em comparação, *Escherichia coli* não produz urease.

## Cálculos de cistina

A cistinúria (ver Capítulo 119), que é um distúrbio autossômico dominante com penetrância incompleta ou um distúrbio autossômico recessivo causado por mutações no gene *SLC3A1* ou no gene *SCLC7A9*, resulta em diminuição da reabsorção tubular renal e excreção urinária excessiva dos aminoácidos dibásicos cistina, ornitina, lisina e arginina.[8] A excreção urinária de cistina resultante no volume típico de urina excede sua solubilidade de cerca de 300 mg/ℓ e possibilita a formação de cálculos. Embora pessoas normais excretem cerca de 30 a 50 mg/dia de cistina, os heterozigotos para cistinúria excretam cerca de 400 mg/dia e os homozigotos frequentemente excretam cerca de 600 mg/dia. Assim, os homozigotos precisam excretar continuamente mais de 2 ℓ/dia de urina para evitar a formação de cálculos. A cistinúria não está relacionada ao distúrbio muito mais grave *cistinose* (ver Capítulo 119), que resulta em substancial acúmulo de cistina intracelular.

## MANIFESTAÇÕES CLÍNICAS

Pacientes com cálculos renais frequentemente apresentam dor e/ou hematúria e menos frequentemente apresentam infecções urinárias (ver Capítulo 268) ou lesão renal aguda (ver Capítulo 112), seja pela obstrução bilateral ou unilateral em um único rim funcional (Figura 117.1). Os pacientes costumam se queixar de cólicas ureterais intensas. A dor é de início abrupto e pode se intensificar em uma dor intensa e excruciante no flanco. A dor pode migrar para a região ao longo do abdome e inferiormente à virilha, testículos ou grandes lábios conforme o cálculo desce pelo ureter em direção à junção ureterovesical. A dor desaparece somente depois que o cálculo é eliminado ou é removido. Hematúria microscópica ou macroscópica é comum e os pacientes ocasionalmente apresentam hematúria indolor (ver Figura 106.3). O achado de um cálculo no exame radiográfico não exclui outra causa. Por outro lado, mesmo cálculos grandes podem ser assintomáticos e ser descobertos durante a investigação de sintomas não relacionados. A obstrução causada por cálculos também pode ser indolor, e a nefrolitíase deve sempre ser considerada no diagnóstico diferencial de doença renal aguda ou crônica inexplicada (ver Capítulos 112 e 121).

## DIAGNÓSTICO

O exame físico pode revelar indícios para o diagnóstico de cálculos renais, mas não é diagnóstico. Alguns pacientes apresentam dor à palpação do flanco, e um paciente raro com hiperuricemia apresentará tofos (ver

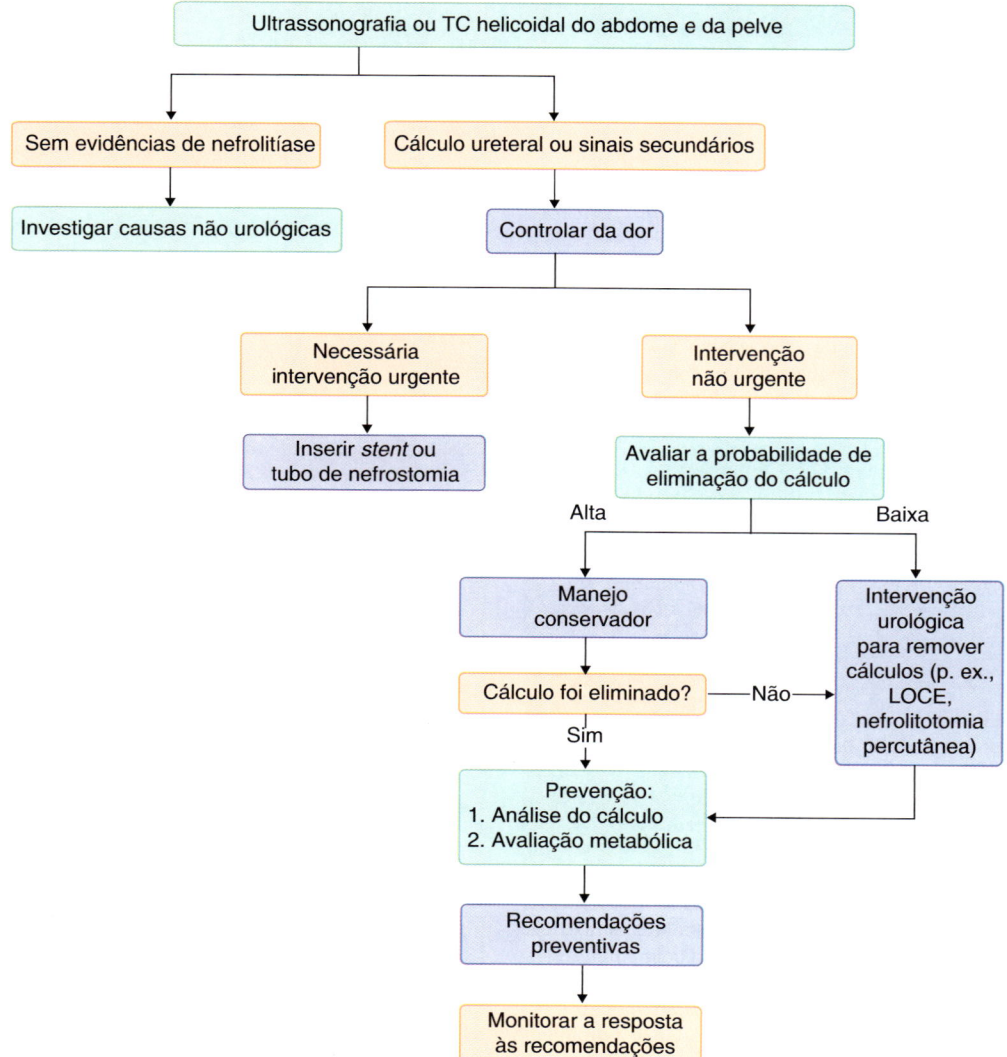

**FIGURA 117.1** Algoritmo para avaliação de suspeita de cólica renal. LOCE = litotripsia por onda de choque extracorpórea; TC = tomografia computadorizada. (De Curhan GC. Nephrolithiasis. In: Goldman L, Schafer AI, eds. *Goldman's Cecil Textbook of Medicine*. 24th ed. Philadelphia: Elsevier Saunders; 2012.)

Capítulo 257). No entanto, o exame físico é mais útil para não mostrar outras causas potenciais de dor. A suspeita de cálculo renal geralmente obriga à realização de avaliação radiográfica.[9] Os exames radiográficos podem ser adiados, no entanto, em pacientes nos quais o diagnóstico clínico é claro, sem evidências de infecção, que são capazes de comer e beber e que podem ser controlados com analgésicos orais.

A ultrassonografia (US) é maneira fácil e rápida de detectar possível obstrução urinária sem expor o paciente à radiação ionizante. A US consegue detectar cálculos renais clinicamente significativos, com cerca de 85% de sensibilidade para detectar cálculos ureterais que causam sintomas agudos.[10] Entre os pacientes do departamento de emergência com suspeita de nefrolitíase, aqueles que se submetem à US têm uma exposição à radiação cumulativa menor do que aqueles randomizados para TC sem quaisquer diferenças significativas em diagnósticos de alto risco, eventos adversos graves, escalas de dor ou reinternações subsequentes ou visitas ao departamento de emergência.[A1,A2]

A TC helicoidal sem contraste radiográfico consegue detectar cálculos renais com sensibilidade e especificidade que excedem 95% (Figura 117.2). Com base na densidade do cálculo, muitas vezes também pode diferenciar um cálculo de cálcio de um cálculo de cistina ou de ácido úrico. Um benefício adicional é que a TC helicoidal costuma ser útil para determinar a causa da dor abdominal que não é derivada da nefrolitíase (ver Capítulo 123). Em determinadas situações, como em pacientes infectados pelo vírus da imunodeficiência humana (HIV), que se acredita terem cálculos induzidos por um inibidor de protease, a TC helicoidal com contraste geralmente é necessária porque os cálculos não são radiopacos e não obstruem o ureter.

Aproximadamente 90% dos cálculos renais são radiopacos e podem ser detectados por uma radiografia abdominal. Infelizmente, no entanto, o cálculo costuma ser obscurecido por fezes, pelas vértebras ou por gases abdominais, de modo que a sensibilidade de uma radiografia simples de abdome é de cerca de 55% e sua especificidade é de apenas cerca de 75%. Os cálculos de ácido úrico são radiotransparentes e não podem ser detectados radiograficamente sem contraste.

A pielografia intravenosa (urografia excretora) tem sensibilidade de cerca de 75% e especificidade de mais de 90% para detecção de cálculos renais. A pielografia intravenosa também é útil para identificar anormalidades estruturais do sistema urinário, como um rim esponjoso medular (ver Capítulo 118), que predispõe à formação de cálculos. No entanto, uma pielografia intravenosa frequentemente não detecta cálculos radiotransparentes não obstrutivos porque eles não criam um defeito de enchimento. A urografia excretora expõe o paciente a mais radiação do que uma radiografia simples, mas menos do que uma TC. Também há o risco inerente ao material de contraste radiográfico, que é mais alto para indivíduos com comprometimento renal subjacente. Com a ampla disponibilidade de ultrassonografia e TC helicoidais, raramente é indicada urografia excretora.

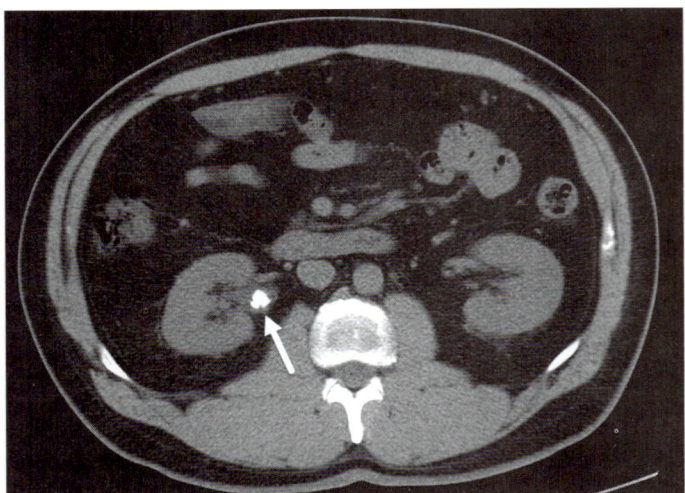

**FIGURA 117.2** Tomografia computadorizada (TC) helicoidal de alta resolução da parte superior do abdome demonstrando um cálculo na pelve renal direita e um cálculo menor no rim esquerdo (*seta*). Não há hidronefrose. (De Curhan GC. Clinical crossroads: a 44-year-old woman with kidney stones. *JAMA*. 2005;293:1107-1114.)

## TRATAMENTO

### Terapia medicamentosa

Como a dor da cólica renal pode ser excruciante, o controle da dor é fundamental após o diagnóstico definitivo. Se as náuseas e os vômitos impedirem o uso da medicação oral, geralmente é necessária a medicação parenteral. Os anti-inflamatórios não esteroides intramusculares (AINEs; por exemplo, diclofenaco [75 mg/3 m$\ell$]) são tão ou mais efetivos que os opioides para cólica renal e são preferidos porque exercem menos efeitos adversos.[A3] Uma opção intravenosa é o cetorolaco (30 a 60 mg) e uma opção oral é o ibuprofeno (200 a 400 mg/dose a cada 4 a 6 horas com uma dose diária máxima de 1,2 g) em pacientes que podem tolerar medicação oral. Morfina (5 a 10 mg por via intravenosa [IV]) e hidromorfona (1 a 2 mg IV) são opções se o cetorolaco for insuficiente para controlar a dor. Oxicodona oral (5 a 15 mg a cada 4 a 6 horas, conforme necessário) pode ser adicionada ao ibuprofeno para controle da dor ambulatorial. Ondansetrona (2 a 4 mg IV) é útil se antieméticos forem necessários. Como os AINEs podem causar lesão renal aguda, especialmente em pacientes desidratados ou com lesão renal preexistente, a hidratação adequada (p. ex., soro glicofisiológico de 75 a 150 m$\ell$/hora) é essencial, mas nem a hidratação de alto volume nem os diuréticos promovem a eliminação do cálculo.

### Terapia clínica expulsiva

Cálculos renais de 5 mm ou menores apresentam cerca de 70% de probabilidade de serem eliminados espontaneamente, enquanto cálculos entre 5 e 7 mm apresentam 60% de chance, cálculos de 7 a 9 mm apresentam 48% de chance e cálculos de 9 mm ou mais têm 25% de chance de serem eliminados espontaneamente. Os cálculos localizados mais distalmente no ureter apresentam maior probabilidade de serem eliminados espontaneamente. A terapia expulsiva pode ser tentada com cautela com cálculos ureterais menores que 10 mm de diâmetro por 4 a 6 semanas se a dor estiver controlada, a função renal estiver normal e não houver evidências de infecção urinária ou obstrução significativa do sistema urinário. O paciente tem de ser acompanhado de perto, geralmente com ultrassonografias repetidas a cada semana ou a cada 2 semanas.

A terapia expulsiva consegue reduzir o espasmo ureteral e aumentar as taxas de eliminação espontânea em cerca de 50%. Embora nem a tansulosina diária nem o nifedipino tenham sido efetivos na redução da necessidade de tratamento adicional para atingir a eliminação de cálculos em 4 semanas em pacientes com cólica ureteral manejada de modo expectante em alguns estudos clínicos randomizados,[A4,A5] a metanálise de todos os estudos ainda mostra um benefício geral para alfabloqueadores, como tansulosina (0,4 mg/dia VO),[A6] terazosina (2 a 5 mg/dia VO) ou doxazosina (4 mg/dia VO). Outras opções incluem o bloqueador dos canais de cálcio nifedipino (nifedipino XL 30 mg/dia ou 2 vezes/dia), um inibidor da fosfodiesterase tipo 5 (p. ex., tadalafila 10 mg/dia) ou um bloqueador seletivo do receptor $\alpha_{1a}$ (p. ex., silodosina 0,4 mg/dia) A silodosina é mais efetiva do que a tansulosina na promoção de eliminação de cálculos ureterais distais.[A7]

### Tratamento cirúrgico inicial

Cálculos que causam obstrução, infecção ou dor intratável devem ser removidos rapidamente. Em geral, cálculos maiores e mais proximais apresentam menos probabilidade de eliminação espontânea, mesmo com terapia medicamentosa expulsiva, e costumam ser um indicador de intervenção precoce. Aproximadamente 15% de todos os cálculos renais exigem intervenção para remoção.

A abordagem para a remoção do cálculo depende de suas dimensões, de sua localização e de sua composição, bem como da anatomia do sistema urinário. As principais opções para a remoção do cálculo ureteral incluem nefrolitotomia percutânea e litotripsia por ondas de choque extracórpreas (LOCE); a extração via cirurgia a céu aberto raramente é necessária. A nefrolitotomia percutânea envolve a introdução de um tubo flexível através do rim e para o espaço urinário. A LOCE concentra as ondas sonoras externas no cálculo renal, fazendo com que ele se fragmente em cálculos menores que podem ser eliminados espontaneamente. Metanálises sugerem que a nefrolitotomia percutânea é o tratamento de escolha para a maioria dos cálculos ureterais[A8,A9] porque resulta em índices mais altos de ausência de cálculos e menor necessidade de retratamento, embora esteja associada a mais complicações, geralmente menores, e hospitalização mais longa comparada à litotripsia por ondas de choque.

### Avaliação clínica

Após um episódio inicial de cálculo, a taxa de recorrência em pacientes não tratados é estimada em cerca de 25% em 5 anos. Como resultado, todo paciente que forma um cálculo inicial deve ser investigado com a meta de prevenir cálculos recorrentes. A anamnese deve se concentrar em descobrir fatores predisponentes à formação de cálculo. Todos os cálculos devem ser analisados para auxiliar na definição da anormalidade metabólica subjacente e para orientar o tratamento.

Uma história nutricional cuidadosa, incluindo a estimativa da ingestão de líquidos, é essencial. Muitos formadores de cálculos são erroneamente instruídos a eliminar todo o cálcio de sua dieta, uma prática que não apenas aumenta a formação de cálculos, mas também pode induzir desmineralização óssea. A ingestão de sódio deve ser estimada porque a excreção de sódio desencadeia a excreção de cálcio, podendo levar à supersaturação urinária. A ingestão excessiva de proteína animal aumenta a produção de ácido metabólico, o que aumenta a desmineralização óssea e a calciúria.

Distúrbios hipercalcêmicos – incluindo doenças malignas (ver Capítulo 232), hiperparatireoidismo (ver Capítulo 232) e sarcoidose (ver Capítulo 89) – frequentemente resultam em hipercalciúria, aumento da supersaturação urinária e formação de cálculos de cálcio. Distúrbios disabsortivos gastrintestinais, como doença de Crohn (ver Capítulo 132) e doença celíaca (ver Capítulo 131), ou cirurgia para redução de peso (ver Capítulo 207), como ressecção ileal ou desvio jejunoileal, muitas vezes resultam na formação de cálculos de oxalato de cálcio em decorrência do aumento da absorção de oxalato e excreção, bem como depleção de volume.

Os medicamentos que podem causar a formação de cálculos de cálcio incluem diuréticos de alça, que aumentam a excreção urinária de cálcio, bem como salicilatos e probenecida, que aumentam a excreção urinária de ácido úrico. Vários medicamentos que podem se precipitar e formar cálculos incluem aciclovir intravenoso, sulfadiazina em altas doses, trianetereno e os agentes antirretrovirais indinavir e nelfinavir. Outros medicamentos que inibem a atividade da anidrase carbônica tubular renal, como acetazolamida e topiramato, podem causar acidose metabólica, reabsorção óssea, hipercalciúria, menor excreção urinária de citrato e pH urinário mais alto, todos promovendo a formação de cálculos de fosfato de cálcio.

O número e a frequência da formação de cálculos, a idade do paciente por ocasião do primeiro cálculo, as dimensões do cálculo e a análise da composição do cálculo também são informações importantes. Cálculos que se desenvolvem em pessoas jovens sugerem doença genética, como hiperoxalúria ou cistinúria primária. Grandes cálculos coraliformes em pacientes idosos são consistentes com cálculo de estruvita. A resposta dos cálculos renais à intervenção também é útil: cálculos de cistina não se fragmentam bem com a litotripsia e cálculos que recorrem com frequência em um único rim sugerem anormalidade anatômica unilateral.

Os exames laboratoriais básicos devem incluir níveis de eletrólitos séricos (sódio, potássio, cloreto e bicarbonato), creatinina, cálcio, fósforo, ácido úrico, 25-hidroxivitamina D e TSH. Se o cálcio sérico estiver acima e o fósforo sérico abaixo da faixa média do normal, o nível sérico do PTH deve ser obtido.

Densidade urinária elevada sugere ingestão inadequada de líquidos. Hematúria pode indicar irritação do revestimento urotelial por um cálculo. Cristais característicos (ver Figura 106.10) são mais comuns do que em não formadores de cálculos. O achado de cristais hexagonais (ver Figura 106.9) determina que a cistinúria seja excluída. Pacientes com cálculos de estruvita geralmente apresentam pH urinário elevado (> 7,4) em decorrência da degradação da ureia em amônia e bicarbonato, enquanto um pH urinário baixo (< 5,5) sugere cálculos de ácido úrico. O pH urinário elevado combinado à bacteriúria (ver Capítulo 268) sugere cálculos de estruvita. Como a produção de urease pode estimular a formação de cálculos de estruvita, apesar da baixa contagem de colônias bacterianas, o laboratório precisa identificar todas as bactérias e determinar a sensibilidade aos antibióticos, mesmo quando as contagens de colônias são baixas. Se nenhuma bactéria for isolada, culturas para *Ureaplasma urealyticum* devem ser solicitadas. A combinação de pH urinário elevado (6,5 a 7,2) com níveis séricos baixos de potássio e bicarbonato sugere fortemente ATR distal (ver Capítulo 110).

Em pacientes com cálculos recorrentes e/ou características de alto risco para recorrência, uma coleta de urina de 24 horas pode determinar os níveis de cálcio, oxalato, citrato, sódio, urato, fósforo e creatinina, bem como o cálculo da supersaturação com relação a oxalato de cálcio, fosfato de cálcio e ácido úrico (Tabela 117.1). A supersaturação elevada deve levar o médico a determinar os componentes individuais da urina que estão causando o aumento da supersaturação e, então, deve-se realizar esforços para corrigir essas anormalidades. A cistina também deve ser medida pelo menos uma vez em cada indivíduo formador de cálculo para descartar a possibilidade de cistinúria e regularmente em pacientes que formam cálculos de cistina. Os multivitamínicos devem ser interrompidos cerca de 5 dias antes da coleta para evitar qualquer efeito antioxidante na amostra de urina.

## PREVENÇÃO DE CÁLCULO RECORRENTES

O tratamento preventivo (Figura 117.3) enfatiza o aconselhamento ao paciente para aumentar a ingestão de líquido para produzir um volume de urina maior que 2 ℓ/dia; isso reduzirá a formação de cálculos recorrentes em cerca de 50%.[11]

### Tabela 117.1 Valores de urina de 24 horas ótimos em pacientes com nefrolitíase.

| PARÂMETRO | VALORES |
|---|---|
| Volume | > 2 a 2,5 ℓ |
| pH | > 5,5 e < 7,0 (não é necessária coleta de urina por 24 h) |
| Cálcio | < 300 mg ou < 3,5 a 4,0 mg/kg em homens; < 250 mg ou < 3,5 a 4,0 mg/kg em mulheres |
| Oxalato | < 40 mg |
| Sódio | < 2.000 mg |
| Ácido úrico | < 800 mg em homens; < 750 mg em mulheres |
| Fósforo | < 1.100 mg |
| Citrato | > 320 mg |
| Supersaturação em relação ao oxalato de cálcio | < 5 |
| Supersaturação em relação ao fosfato de cálcio | 0,5 a 2 |
| Supersaturação em relação ao ácido úrico | 0 a 1 |

A creatinina urinária deve ser medida para garantir a adequação da coleta e deve ser > 15 mg/kg em homens e > 10 mg/kg em mulheres. A supersaturação é a razão do produto de atividade iônica e seu produto de solubilidade.

## Cálculos de cálcio

Como a excreção de cálcio na urina está diretamente correlacionada com a excreção de sódio na urina, a diminuição da ingestão de sódio diminuirá a excreção de cálcio na urina e reduzirá a supersaturação. Pacientes com cálculos de cálcio devem limitar a ingestão diária de sódio a não mais que 2 g/dia e reduzir a ingestão de proteína animal para 0,8 a 1,0 g/kg/dia.[12]

A ingestão recomendada de cálcio para um homem ou mulher de 19 a 50 anos é de 1.000 mg/dia de cálcio elementar, e vários estudos demonstram a diminuição da formação de cálculos de cálcio quando as pessoas consomem dietas adequadas em cálcio, presumivelmente porque a ingestão adequada de cálcio é necessária para a ligação intestinal do cálcio e do oxalato provenientes da dieta. Produtos lácteos são preferidos aos suplementos de cálcio porque estudos clínicos indicam que as mulheres que fazem uso de suplementos de vitamina D e cálcio apresentam aumento significativo na formação de cálculos.

Pacientes com hipercalciúria persistente frequentemente se beneficiam de diuréticos tiazídicos (p. ex., clortalidona 12,5 a 25 mg/dia), que reduzem o cálcio urinário de maneira direta, bem como reduzem a formação de cálculos recorrentes em cerca de 50%.[13] Os tiazídicos são efetivos apenas se os pacientes restringirem o sódio na dieta. Indapamida (1,25 a 5 mg/dia) pode ser prescrita para pacientes com hipercolesterolemia ou hiperglicemia porque exerce menor efeito sobre esses parâmetros.[14] Se os pacientes desenvolverem hipopotassemia, a ingestão alimentar de potássio deve ser aumentada ou pode ser administrado um suplemento de potássio. O alopurinol deve ser prescrito do mesmo modo que para a gota (300 mg/dia; ver Capítulo 257). O citrato de potássio (10 a 40 mEq/dia)[15] aumenta a excreção urinária de citrato, liga-se ao cálcio urinário e diminui ainda mais a formação recorrente de cálculos. O citrato de potássio está disponível como um comprimido em matriz de cera. A coleta de urina de 24 horas pode ser repetida em 1 ou 2 meses para avaliar a resposta ao tratamento.

Pacientes com hiperoxalúria relacionada à dieta devem ser instruídos a limitar ou evitar alimentos com alto teor de oxalato, como cacau, nozes, chá e vegetais de folhas verdes, como espinafre. Como o cálcio e o oxalato da alimentação se ligam ao intestino, os pacientes devem consumir alimentos ricos nesses minerais junto com alimentos que contenham cálcio. Para pacientes com hiperoxalúria entérica, o tratamento inicialmente é direcionado para o distúrbio subjacente e, em seguida, institui-se terapia para a causa da esteatorreia (ver Capítulo 131). O oxalato dietético deve ser restringido e cálcio e oxalato dietéticos devem ser ingeridos na mesma refeição. Uma dieta pobre em gordura; rica em frutas, vegetais e laticínios com baixo teor de gordura; rica em grãos, peixes, aves, feijão, sementes e nozes; e que contenha menos doces e menos açúcar adicionado e carne vermelha parece ser uma alternativa razoável para uma dieta de baixo teor de oxalato. A ingestão adicional de líquido e citrato de potássio é frequentemente benéfica.

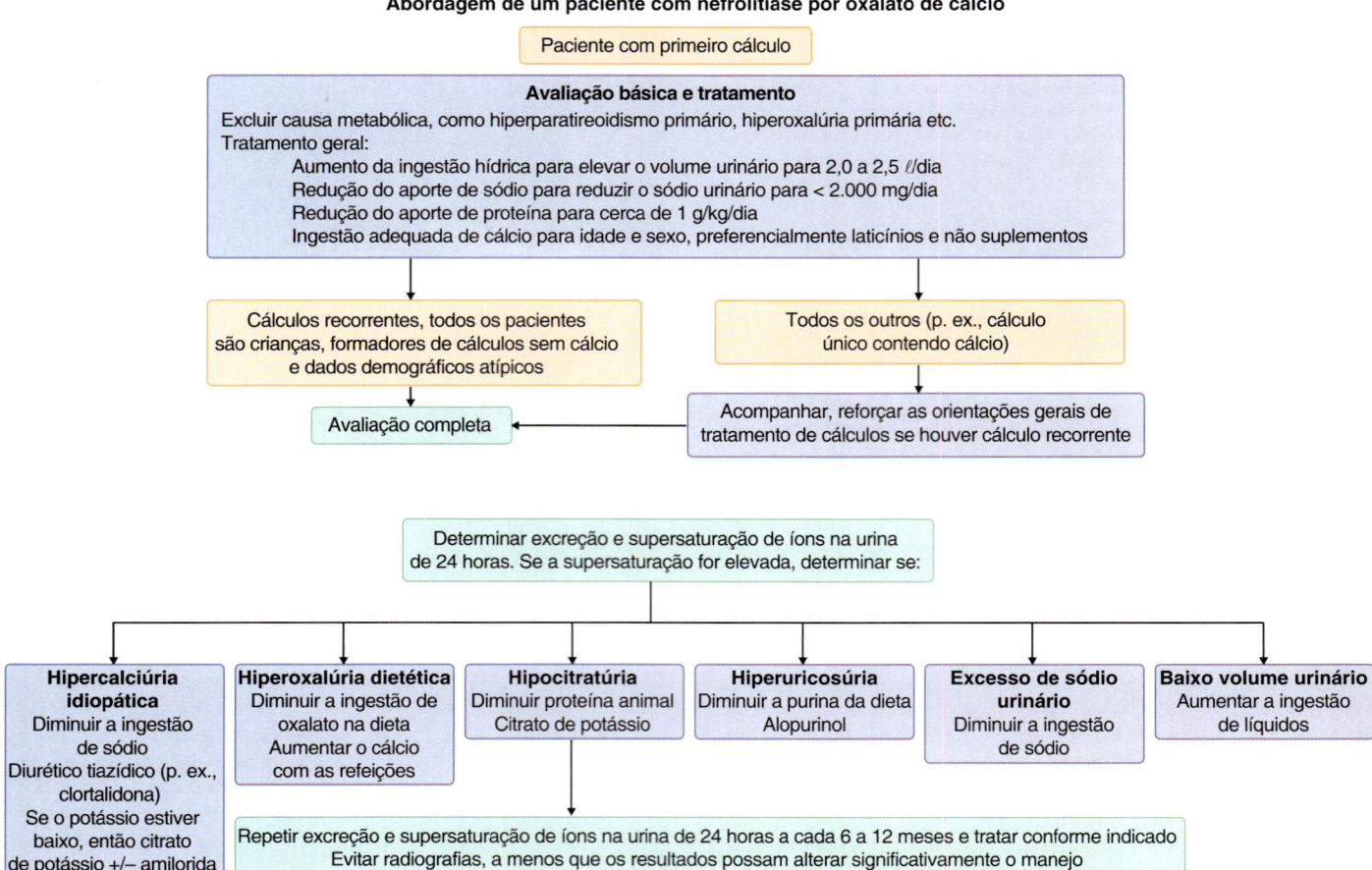

**FIGURA 117.3** Abordagem a um paciente com nefrolitíase por oxalato de cálcio. Abordagem terapêutica dos pacientes com cálculos renais de oxalato de cálcio.

Em alguns pacientes com hiperoxalúria primária do tipo 1, a piridoxina (vitamina $B_6$) consegue aumentar a atividade enzimática e reduzir a produção de oxalato. Esses pacientes também devem ser tratados com medidas que reduzam a precipitação do oxalato de cálcio, como aumento da ingestão de líquido e citrato de potássio (10 a 40 mEq/dia). Esses pacientes devem ser examinados por nefrologistas porque o tratamento rápido e efetivo pode prevenir a insuficiência renal. O transplante de fígado (ver Capítulo 145) pode ser curativo.

Cálculos de cálcio podem ser encontrados em pacientes com hiperuricosúria. Esses pacientes costumam excretar quantidades excessivas de ácido úrico urinário, mas quantidades normais de cálcio e oxalato urinários. Em comparação com pacientes com cálculos puros de ácido úrico, eles geralmente têm pH urinário mais alto (cerca de 5,5). O mecanismo pelo qual o ácido úrico promove a formação de cálculos de cálcio não está claro. A terapia geralmente consiste em restrição dietética de purinas, aumento da ingestão de líquido e adição de alopurinol (300 mg/dia), se necessário.

Se a moderação da proteína dietética não for bem-sucedida em pacientes com hipocitratúria, administra-se citrato de potássio oral (10 a 40 mEq/dia). Os níveis séricos de potássio e bicarbonato têm de ser monitorados com frequência, especialmente em pacientes com doença renal crônica.

## Cálculos de ácido úrico

Os cálculos de ácido úrico são radiotransparentes e, portanto, são mais frequentemente visualizados com ultrassonografia ou TC. O tratamento de pacientes com cálculos de ácido úrico inicia-se com medidas inespecíficas, como aumento da ingestão de líquido, dieta com baixo teor de purinas e redução da ingestão de proteína animal para aumentar o pH urinário. Idealmente, o pH urinário deve ser elevado para aproximadamente 6,5 a 7,0, um nível que não apenas evita a formação de novos cálculos, mas também pode dissolver os cálculos de ácido úrico existentes sem promover a deposição de fosfato de cálcio. O citrato de potássio (10 a 40 mEq/dia) pode ser necessário para elevar o pH urinário suficientemente. Se tudo mais falhar, o inibidor da anidrase carbônica acetazolamida (250 a 500 mg/dia) pode ser iniciado para aumentar o pH da urina. Como pode estar presente hiperuricemia concomitante, o alopurinol (100 a 300 mg/dia) pode ser indicado para diminuir o nível de ácido úrico sérico.

## Cálculos de estruvita

Os cálculos de estruvita aumentam rapidamente e atingem grandes dimensões, podendo reaparecer imediatamente se não forem completamente removidos. O tratamento exige a remoção cirúrgica completa do cálculo, juntamente com a administração de antibióticos a longo prazo apropriados (ver Capítulo 268), selecionados com base em culturas de fragmentos de cálculo retirados da cirurgia. Os antibióticos devem ser continuados em doses completas até que a urina esteja estéril e então continuados com uma dose mais baixa. Culturas de vigilância mensais devem ser realizadas até que a urina permaneça estéril por 3 meses consecutivos. Os antibióticos podem então ser descontinuados prosseguindo-se com culturas de urina de vigilância mensal por mais 1 ano.

## Cálculos de cistina

Os cálculos renais de cistina, que geralmente se desenvolvem na segunda ou na terceira década de vida, são radiopacos e podem aparecer como cálculos coraliformes ou cálculos múltiplos. A doença deve ser suspeitada em qualquer paciente com aparecimento precoce de cálculos, frequentemente nefrolitíase recorrente e história familiar da doença. Embora o achado dos clássicos cristais hexagonais de cistina na urina (ver Figura 106.9 no Capítulo 106) possa sugerir o diagnóstico, qualquer pessoa com suspeita do distúrbio ser submetida à medida quantitativa de cistina em uma amostra de urina de 24 horas.

A meta terapêutica é diminuir a concentração de cistina urinária para valores abaixo dos limites de solubilidade. Os pacientes são aconselhados a beber água suficiente para manter a cistina excretada na solução. Os pacientes devem moderar a ingestão de laticínios e alimentos ricos em proteínas, que são ricos em metionina, um precursor da cistina. Como a cistina é mais solúvel em pH mais alto, a alcalinização urinária com citrato de potássio (10 a 40 mEq/dia) pode ser usada para manter o pH urinário entre 6,5 e 7,0. Os agentes quelantes reduzem a concentração de cistina livre por meio da formação de compostos mais solúveis e devem ser prescritos por um especialista em razão da alta incidência de efeitos colaterais.

### PROGNÓSTICO

O índice de recorrência da nefrolitíase por oxalato de cálcio é de cerca de 25% em 5 a 10 anos, e a taxa é mais alta para cistina, ácido úrico e cálculos de estruvita. Pacientes com cálculos renais frequentemente apresentam aumento da calcificação aórtica e diminuição da densidade mineral óssea, apoiando, assim, o conceito de que há desregulação na homeostase do cálcio em pacientes que formam cálculos contendo cálcio. Pacientes com nefrolitíase também correm risco aumentado de cardiopatia isquêmica e acidente vascular encefálico.[16]

**Recomendações de grau A**

A1. Smith-Bindman R, Aubin C, Bailitz J, et al. Ultrasonography versus computed tomography for suspected nephrolithiasis. *N Engl J Med*. 2014;371:1100-1110.
A2. Metzler IS, Smith-Bindman R, Moghadassi M, et al. Emergency department imaging modality effect on surgical management of nephrolithiasis: a multicenter, randomized clinical trial. *J Urol*. 2017;197:710-714.
A3. Pathan SA, Mitra B, Straney LD, et al. Delivering safe and effective analgesia for management of renal colic in the emergency department: a double-blind, multigroup, randomised controlled trial. *Lancet*. 2016;387:1999-2007.
A4. Pickard R, Starr K, MacLennan G, et al. Medical expulsive therapy in adults with ureteric colic: a multicentre, randomised, placebo-controlled trial. *Lancet*. 2015;386:341-349.
A5. Meltzer AC, Burrows PK, Wolfson AB, et al. Effect of tamsulosin on passage of symptomatic ureteral stones: a randomized clinical trial. *JAMA Intern Med*. 2018;178:1051-1057.
A6. Hollingsworth JM, Canales BK, Rogers MA, et al. Alpha blockers for treatment of ureteric stones: systematic review and meta-analysis. *BMJ*. 2016;355:1-11.
A7. Liu XJ, Wen JG, Wan YD, et al. Role of silodosin as medical expulsive therapy in ureteral calculi: a meta-analysis of randomized controlled trials. *Urolithiasis*. 2018;46:212-218.
A8. Donaldson JF, Lardas M, Scrimgeour D, et al. Systematic review and meta-analysis of the clinical effectiveness of shock wave lithotripsy, retrograde intrarenal surgery, and percutaneous nephrolithotomy for lower-pole renal stones. *Eur Urol*. 2015;67:612-616.
A9. Srisubat A, Potisat S, Lojanapiwat B, et al. Extracorporeal shock wave lithotripsy (ESWL) versus percutaneous nephrolithotomy (PCNL) or retrograde intrarenal surgery (RIRS) for kidney stones. *Cochrane Database Syst Rev*. 2014;11:CD007044.
A10. Phillips R, Hanchanale VS, Myatt A, et al. Citrate salts for preventing and treating calcium containing kidney stones in adults. *Cochrane Database Syst Rev*. 2015;10:CD010057.

### REFERÊNCIAS BIBLIOGRÁFICAS

*As referências bibliográficas, bem como os outros materiais suplementares deste livro, encontram-se no GEN-IO, nosso ambiente virtual de aprendizagem.*

# 118
# DOENÇAS RENAIS CÍSTICAS
M. AMIN ARNAOUT

### DEFINIÇÃO E EPIDEMIOLOGIA

O termo *doenças renais císticas* descreve um grupo heterogêneo de doenças hereditárias e adquiridas caracterizadas por cistos renais unilaterais ou bilaterais.[1] Quando adquiridos isoladamente ou em pequenos números e na ausência de qualquer outra patologia, os cistos renais são denominados *cistos simples* e são encontrados em aproximadamente 50% dos indivíduos com mais de 40 anos, geralmente não são loculados e tendem a se projetar da superfície renal (Figura 118.1). As *doenças renais policísticas* (DRPs), por outro lado, constituem um grupo clinicamente importante de doenças geneticamente mediadas, caracterizadas por cistos renais proeminentes, expansivos e tipicamente bilaterais. As DRPs são classificadas como dominantes, recessivas ou ligadas ao X, com base em seu padrão de herança. DRP autossômica dominante (DRPAD), com uma taxa de prevalência entre 1 em 400 e 1 em 2.000[2] é a doença monogênica mais comum em seres humanos e é responsável por cerca de 8 a 10% de todas as doenças renais em estágio terminal (DRET) nos EUA. DRPAD se desenvolve de maneira dependente da idade e afeta principalmente adultos. A DRP autossômica recessiva (DRPAR), por outro lado, é uma

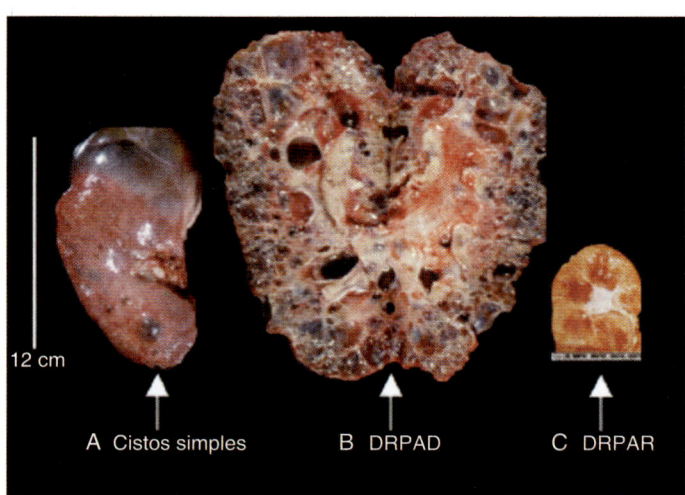

**FIGURA 118.1** Peças cirúrgicas de algumas doenças renais císticas. **A.** Fotografia de um rim com vários cistos simples. Os cistos se projetam da superfície de um rim de tamanho normal. **B.** Corte sagital de um rim de um adulto com doença renal policística autossômica dominante (DRPAD). Vários cistos macroscópicos resultaram em aumento do rim, mas ainda reniforme (observar as evidências de hemorragia prévia dentro de alguns dos cistos). **C.** Corte sagital de um segmento renal de um recém-nascido com doença renal policística autossômica recessiva (DRPAR). O rim está aumentado, com numerosos pequenos cistos. (Cortesia de Dr. Robert Colvin, Massachusetts General Hospital.)

doença infantil relativamente rara que aparece em um em cada 6.000 a 50.000 nascidos vivos. Os cistos renais também são observados em várias outras doenças renais hereditárias raras e em várias DRPs sindrômicas (Tabela 118.1). Coletivamente, as DRPs hereditárias ocorrem, em geral, em ambos os sexos e em todas as raças igualmente, e mais de US$ 1 bilhão são gastos anualmente apenas nos EUA. *Doença renal cística adquirida* refere-se aos múltiplos cistos renais bilaterais que ocorrem em 90% dos pacientes que receberam terapia de substituição renal por 8 anos ou mais. A doença renal cística adquirida está associada a taxas aumentadas de carcinoma de células renais.

## DOENÇA RENAL POLICÍSTICA AUTOSSÔMICA DOMINANTE

### BIOPATOLOGIA

A DRPAD é uma doença sistêmica caracterizada pela formação de cistos em vários órgãos, incluindo os rins, outros órgãos ductais e o sistema circulatório. Os cistos renais se originam como protuberâncias a partir dos túbulos e podem se originar de qualquer parte do néfron, com até 1% dos néfrons envolvidos. As evaginações se expandem e acabam se separando dos túbulos dos quais se originaram, produzindo cistos (Figura 118.2). O crescimento do cisto é causado pela proliferação das células do revestimento do cisto e pelo acúmulo anormal de líquido que resulta quando a secreção de líquido induzida por cloreto ultrapassa a absorção. A expansão e a fibrose do cisto (induzidas por quimiocinas derivadas do epitélio cístico, citocinas e fatores de crescimento que atraem macrófagos e fibroblastos) causam compressão e obstrução dos túbulos normais não císticos, resultando em dilatação tubular a montante. Os rins aumentam enormemente e a função renal diminui progressivamente.

### Genética

Mutações heterogêneas em *PKD1* e *PKD2* desencadeiam DRPAD e são responsáveis por aproximadamente 80% e 15% dos casos, respectivamente. Mutações em *GANAB* ou *DNAJB11* são responsáveis por menos de 1% dos casos. Mutações em *GANAB*, que codifica GIIα, causam DRPAD leve e graus variáveis de doença policística hepática. A doença associada a *DNAJB11* é um híbrido fenotípico de DRPAD e doença renal tubulointersticial autossômica dominante (DRTAD), caracterizada por rins císticos de tamanho normal, cistos hepáticos e fibrose progressiva que resulta em DRET de início tardio. Tanto na DRPAD associada a *GANAB* quanto na DRPAD associada a *DNAJB11*, a cistogênese parece ser impulsionada por defeitos na maturação da PC1. Em minoria de casos de DRPAD, nenhuma mutação demonstrável foi encontrada nesses genes, sugerindo, assim, a participação de outros genes.[3]

## Tabela 118.1 Comparação das características clínicas das doenças renais císticas.

| DOENÇA | HERANÇA | FREQUÊNCIA | PRODUTO GÊNICO | IDADE DE INÍCIO | ORIGEM DO CISTO | RENOME-GALIA | CAUSA DA DRET | OUTRAS MANIFESTAÇÕES |
|---|---|---|---|---|---|---|---|---|
| DRPAD | AD | 1:400 a 1.000 | Policistina-1 (PC1); Policistina-2 (PC2); subunidade alfa da glicosidase II (GIIα); DnaJB11 | 20 e 30 s | Em qualquer lugar (inclusive na cápsula Bowman) | Sim | Sim (para PC1, PC2 ou DnaJB11) Não (para GIIα) | Cistos hepáticos Aneurismas cerebrais Hipertensão arterial sistêmica Prolapso da valva mitral Cálculo renal Infecções urinárias |
| DRPAR | AR | 1:10.000 a 40.000 | Fibrocistina/ poliductina | Primeiro ano de vida | Néfron distal, ducto coletor | Sim | Sim | Fibrose hepática Hipoplasia pulmonar |
| DRCA | Não | 90% da DRET em pacientes até 8 anos | Nenhum* | Anos após o início da DRET | Túbulos proximais e distais | Raramente | Não | Nenhuma |
| Cistos simples | Não | 50% em pessoas com mais de 40 anos | Nenhum* | Idade adulta | Qualquer localização (geralmente cortical) | Não | Não | Nenhuma |
| NPHP | AR | 1:80.000 | Nefrocistina (NPHP1-20) | Infância e adolescência | DCT medular | Não | Sim | Degeneração retiniana; malformações cardíacas, neurológicas, esqueléticas, hepáticas |
| DRTAD-UMOD | AD | Rara | Uromodulina | Adultos | Corticomedular | Não | Sim | Gota |
| DRTAD-MUC1 | AD | Rara | Mucina-1 | Adultos | Corticomedular | Não | Sim | Nenhuma |
| DRTAD-REN | AD | Rara | Renina | Infância | Corticomedular | Não | Sim | Anemia, gota, hiperpotassemia |
| DRTAD-HNF1β | AD; espontânea | Rara | HNF1β | Infância ou idade adulta | Corticomedular | Raramente | Variável | Diabetes melito de início precoce, hipoplasia pancreática, hipomagnesemia, hipertireoidismo, anormalidades da função hepática, gota, anomalias renais e urogenitais, retardo mental, risco de carcinoma de células renais |
| Rim esponjoso medular | Não | 1:5.000 a 20.000 | Nenhum* | Quarta década de vida | CD medular | Não | Não | Cálculos renais |
| Esclerose tuberosa | AD | 1:10.000 | Hamartina (TSC1), tuberina (TSC2) | Infância | Alça de Henle, DCT | Raramente | Raramente | Carcinoma de células renais, túberes corticais, convulsões, angiomiolipomas, hipertensão arterial sistêmica |
| Síndrome VHL | AD | 1:40.000 | Proteína VHL | Terceira década de vida | Néfrons corticais | Raramente | Raramente | Angioma retiniano, hemangioblastoma do SNC, carcinoma de células renais, feocromocitoma |
| Síndrome orofacial-digital 1 | XD | 1:250.000 | Proteína OFD1 | Infância ou idade adulta | Glomérulos renais | Raramente | Sim | Malformação da face, da cavidade bucal e dos dedos; cistos hepáticos; retardo mental |
| DRPHH | AR | Rara | Fosfomanomutase 2 | Infância | Glomérulos renais | Sim | Sim | Crises hipoglicêmicas; cistos hepáticos ocasionais |
| SBB | AR | 1:65.000 a 160.000 | BBS 1 a 18 | Idade adulta | Cálices renais | Raramente | Sim | Sindactilia e polidactilia, obesidade, distrofia retiniana, hipogenitalismo masculino, hipertensão arterial sistêmica, retardo mental |

* Sem suscetibilidade genética conhecida.
DRCA = doença renal cística adquirida; AD = autossômica dominante; DRPAD = doença renal policística autossômica dominante; DnaJB11 = DnaJ homólogo subfamília B membro 11; AR = autossômica recessiva; DRPAR = doença renal policística autossômica recessiva; SBB = síndrome de Bardet-Biedl; DC = ducto coletor; SNC = sistema nervoso central; TCD = túbulo contorcido distal; DRET = doença renal em estágio terminal; DRTAD = doença renal tubulointersticial autossômica dominante; UMOD = uromodulina; MUC1, mucina-1; REN = renina; HNF1β = fator nuclear do hepatócito 1β; REM = rim esponjoso medular; DRPHH = doença renal policística com hipoglicemia hiperinsulinêmica; NPHP = nefronoftise; VHL = von Hippel-Lindau; DX = dominante ligada ao X.

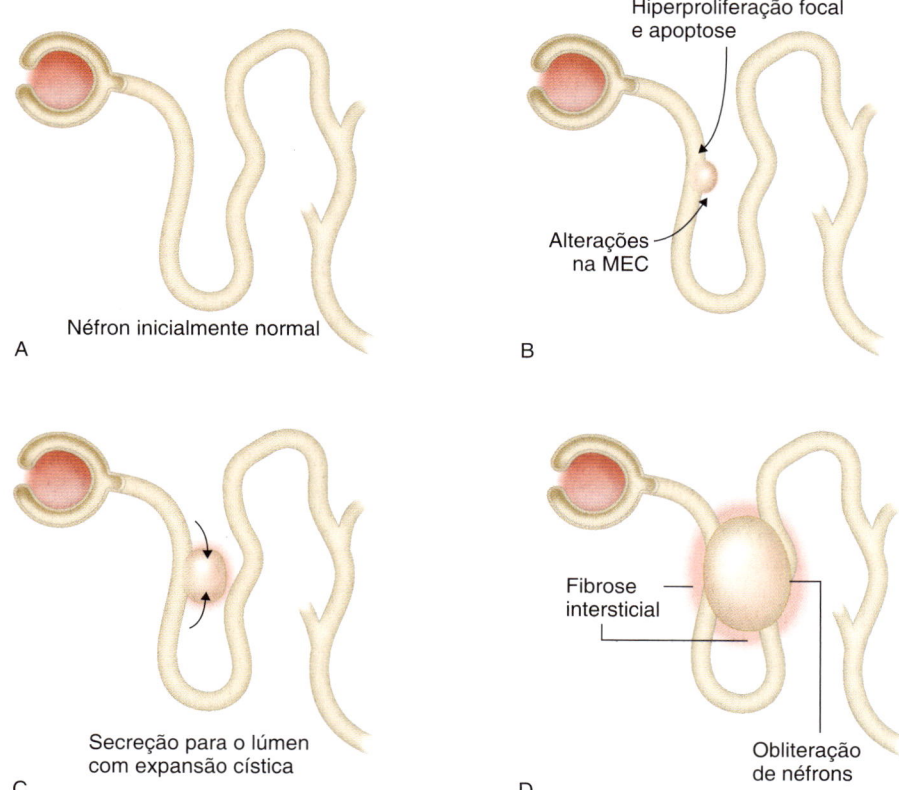

**FIGURA 118.2** A a D. Etapas envolvidas na formação de cistos na doença renal policística autossômica dominante. Observe que esse processo ocorre centenas ou milhares de vezes durante a história natural da doença. MEC = matriz extracelular.

PKD1 tem 54 kb de comprimento e está localizado no cromossomo 16p13.3, adjacente ao gene da esclerose tuberosa 2 (TSC2). PKD1 tem 46 éxons, gera um transcrito de 14 kb e codifica uma proteína com 4.302 resíduos chamada policistina-1 (PC1), o primeiro membro descrito de uma família de proteínas policistinas em expansão. A região 5' do PKD1 humano (para o éxon 33) é replicada no mesmo cromossomo, resultando em aproximadamente seis cópias de pseudogenes semelhantes a PKD1, que têm de ser diferenciados do gene PKD1 na análise mutacional direta. Até o momento, 2.323 mutações foram identificadas em todo o gene (http://pkdb.mayo.edu/), mas especialmente na metade 3'. Mutações na metade 5' do gene estão associadas a doenças mais graves, com apenas 19% dos pacientes mantendo função renal adequada aos 60 anos (versus 40% daqueles com mutações 3'), e é mais provável que eles apresentem aneurismas intracerebrais e ruptura do aneurisma.

O gene PKD2 de 68 kb está localizado no cromossomo 4q13-23, transcreve 15 éxons e gera um transcrito de 5 kb, que codifica uma proteína de 968 resíduos chamada policistina-2 (PC2). Até o momento, 278 mutações heterogêneas em PKD2 foram identificadas. O maior número de cistos que ocorrem em uma idade precoce na doença desencadeada por PKD1 em comparação com a doença de PKD2 provavelmente é o resultado da maior frequência de mutações na região codificadora mais longa de PKD1 e de seis pseudogenes semelhantes a PKD1 que estão envolvidos em rearranjos e conversão de genes baseados em recombinação.

Como os cistos renais se desenvolvem a partir de aproximadamente 1% dos néfrons, a inativação somática do alelo PKD1 ou PKD2 normal (modelo de segundo evento somático) foi proposta como o principal mecanismo de iniciação do cisto. Alternativamente, o estado de haploinsuficiência de PKD1 ou PKD2 pode produzir amplas flutuações estocásticas nos níveis do produto do gene normal e pode reduzi-lo abaixo de um limiar crítico causador de doença na ausência de um segundo evento somático (modelo de haploinsuficiência). Evidências crescentes parecem apoiar o último modelo. Permanece plausível que a instabilidade genômica associada ao estado haploide PKD1 ou PKD2 aumente a probabilidade de segundos eventos somáticos, que contribuem para a progressão da doença ao fornecer aos cistos uma vantagem de crescimento ou sobrevida.

Existem grandes variações no início e na gravidade da DRPAD, mesmo entre os membros afetados da mesma família. Essa variabilidade pode ser consequente a frequência e cronologia variáveis da inativação somática do respectivo alelo normal. A variabilidade no início da doença e a gravidade também podem resultar da herança bilinear dos alelos mutantes PKD1 e PKD2 ou pela herança de variantes hipomórficas ou de penetrância incompleta de qualquer um dos genes. O mosaicismo em um genitor no qual a mutação surgiu de novo pode resultar em um filho com a doença, enquanto o outro não apresenta a doença, apesar de compartilhar o haplótipo herdado idêntico no locus PKD. A herança digênica dos alelos mutantes PKD1, PKHD1, TSC2 ou HNF1B pode resultar em DRPAD no primeiro ano de vida.

Paradoxalmente, a combinação da inativação condicional das policistinas com a ablação dos cílios (por inativação, por exemplo, dos genes da ciliopatia que codificam o componente cinesina heterotrimérico Kif3a ou o transporte intraflagelar [proteína IFT20]) suprime o crescimento do cisto no rim e no fígado em desenvolvimento e no adulto. É provável que outros loci modificadores além dos genes de doenças conhecidos, bem como fatores de risco não genéticos (p. ex., tabagismo, cafeína e hormônios sexuais masculinos) também influenciem a variabilidade da doença.

### Produtos gênicos

PKD1 codifica a PC1 (policistina 1), que consiste em um grande ectodomínio modular extracelular seguida por um segmento transmembrana de 11 passagens e um curto terminal carboxila citoplasmático (e-Figura 118.1). O ectodomínio PC1 contém múltiplas sequências (motifs) funcionais, que também são encontradas em receptores de adesão celular, sugerindo, assim, um papel nas interações célula-célula ou célula-matriz (ou ambos). A clivagem de PC1 em um local proteolítico de receptor acoplado à proteína G proximal à membrana encontrado dentro do domínio de indução de autoproteólise do receptor acoplado à proteína G é necessária para a função normal e resulta em fragmentos N-terminal e C-terminal que permanecem vinculados. PC2 (policistina 2), codificada por DRP2, é uma proteína de membrana que atua como um canal iônico permeável ao cálcio, não seletivo, dependente da voltagem, com extremidades aminoterminal e carboxiterminal citoplasmáticas. A policistina 2 é uma glicoproteína integral de membrana, com seis domínios transmembrana, mas ambas as extremidades N- e C-terminais intracitosólicas. Apresenta similaridade topológica e de sequência com o segmento de seis domínios transmembrana do terminal carboxila do PC1. Os domínios super-hélice (*coiled-coil*) nos terminais carboxila da PC1 e da PC2 interagem, facilitando, com isso, a translocação da PC1 para a membrana plasmática e estabilizando a atividade do canal da PC2. A última função é regulada pela caseinoquinase 2 (CK2β), que se liga ao domínio intracelular PLAT de PC1.

PC1 e PC2 são amplamente expressas em tecidos, com alguma sobreposição consistente com sua interação direta. A expressão de PC1 é maior no tecido fetal e diminui progressivamente a partir de então, tornando-se principalmente limitada ao ducto coletor no rim adulto normal. A expressão de PC1 é induzida no rim lesionado do adulto. Em comparação, a expressão renal de PC2 é mantida ao longo do desenvolvimento e predomina no ramo ascendente espesso na medula renal e túbulos corticais distais no rim adulto normal. A PC1 é encontrada em vários locais da membrana celular, incluindo cílios primários, junções aderentes, desmossomos e aderências focais, bem como em vesículas intracelulares. PC2 é encontrada nos cílios primários, bem como na membrana basolateral, retículo endoplasmático, centrossomo e fusos mitóticos em células em divisão. Tanto PC1 quanto PC2 são encontradas em vesículas urinárias semelhantes a exossomos.

Estudos experimentais têm sugerido que o desenvolvimento de túbulos renais com altos índices proliferativos seja mais sensível à redução dos níveis de PC1 ou PC2, com a gravidade da doença radicalmente alterada dependendo do tempo de inativação do gene. Embora a inativação de *Pkd1* ou *Pkd2* em camundongos durante a proliferação de epitélio tubular imaturo desencadeie a formação maciça de cistos e morte embrionária ou neonatal, a inativação quando o epitélio renal já se diferenciou em segmentos de néfron reconhecíveis provoca doença leve. A manutenção de índices proliferativos mais elevados no epitélio do néfron distal em relação ao do néfron proximal explicaria a predominância de cistos na néfron distal na DRPAD humana adulta.

## MANIFESTAÇÕES CLÍNICAS

DRPAD provoca manifestações muito variáveis, mesmo em membros da mesma família. As manifestações clínicas da DRPAD associada a *PKD2* são indistinguíveis daquelas da doença associada a *PKD1*. No entanto, a doença associada a *PKD2* é mais leve, com uma idade média de início mais velha – cerca de 75 anos contra 55 anos para a doença associada a *PKD1* – em decorrência do desenvolvimento de menos cistos em uma idade precoce, em vez de uma taxa de crescimento mais lenta do cisto. As mutações *GANAB* estão associadas a doença renal leve; até agora, nenhuma correlação foi relatada entre o tipo de mutação ou sua posição e a gravidade da doença.

Apesar da penetrância estimada de 100% aos 90 anos, apenas metade dos indivíduos com mutações heterozigotas em *PKD1* ou *PKD2* são diagnosticados clinicamente com DRPAD. Desses pacientes, a maioria se apresenta na terceira ou quarta década de vida com sinais/sintomas atribuíveis à doença cística renal. No entanto, a DRPAD pode se desenvolver em qualquer idade, incluindo o primeiro ano de vida, e pode ter uma apresentação não renal. A renomegalia pode predominar no quadro clínico, com distensão, desconforto ou dor abdominal; entretanto, a renomegalia também pode ser descoberta incidentalmente no exame físico ou após exames radiográficos do abdome.

A noctúria, um dos primeiros sinais de função renal anormal na DRPAD, reflete o comprometimento precoce da concentração urinária devido à ruptura da arquitetura renal pelos cistos. A hematúria é típica, mas a proteinúria é menos proeminente do que em muitas outras doenças renais. Hemorragia do cisto e, às vezes, ruptura, que pode ocorrer espontaneamente ou após traumatismo, manifesta-se como dor aguda e hematúria. A anemia é menos proeminente do que em outras doenças renais, provavelmente devido à secreção relativamente bem preservada de eritropoetina. Cálculos renais (ver Capítulo 117) ocorrem em 20 a 36% dos pacientes, sendo os cálculos de ácido úrico um pouco mais comuns do que os de oxalato de cálcio; os fatores predisponentes incluem estase urinária, retenção de ureia na medula renal, baixo pH urinário, hipocitratúria, hiperoxalúria, hipercalciúria e hipomagnesúria. A infecção recorrente do cisto (ver Capítulo 268), em geral por microrganismos que comumente infectam o sistema urinário, é caracterizada por dor no flanco ou abdominal, febre, calafrios, leucocitose e, ocasionalmente, sepse.

A doença cardiovascular, que é comum na DRPAD, manifesta-se como disfunção diastólica biventricular mesmo em pacientes jovens com pressão arterial e função renal normais, aneurismas dos segmentos torácico e abdominal da aorta e aneurismas cervicocefálico e coronariano. Hipertensão arterial ocorre em aproximadamente 70% dos casos antes que a disfunção renal seja detectada. O desenvolvimento de hipertensão arterial sistêmica em pessoas jovens está associado a um risco quatro vezes maior de DRET e maior morbidade cardiovascular. O risco de pré-eclâmpsia também é maior do que na população em geral.

Aneurisma intracraniano ocorre em 4 a 8% dos pacientes assintomáticos com DRPAD, mas a incidência é maior em pacientes com história familiar de aneurisma intracraniano não rompido (10% de risco) ou rompido (20% de risco) (ver Capítulo 380). Os aneurismas associados a DRPAD tendem a se romper em tamanhos menores e em indivíduos mais jovens – em média, 10 anos mais jovens do que na população em geral. Embora sejam, em geral, clinicamente silenciosos, os aneurismas cerebrais intactos podem se manifestar com sinais/sintomas neurológicos focais e cefaleias. Por outro lado, os aneurismas que se rompem levam à hemorragia subaracnóidea (ver Capítulo 380) e têm apresentações dramáticas que incluem fortes cefaleias, convulsões, alteração sensorial e morte. Os aneurismas da aorta e da artéria coronária também são prevalentes em pacientes com DRPAD, e a frequência de insuficiência aórtica é mais alta.

Embora quase nunca sejam graves o suficiente para causar doença hepática em estágio terminal, cistos hepáticos dependentes da idade ocorrem em 30 a 80% dos pacientes com DRPAD e podem desencadear sinais e sintomas de lesão expansiva, infecção, hemorragia e ruptura.[4] Ingestão de estrogênio e multiparidade nas mulheres são fatores de risco no desenvolvimento de cistos maiores e mais sintomáticos. Os cistos que ocasionalmente se formam em outros órgãos, como pâncreas, baço, cérebro, ovários, epidídimo e próstata, geralmente são assintomáticos. Anormalidades e motilidade defeituosa dos espermatozoides podem ocorrer, mas raramente causam infertilidade masculina. Bronquiectasia (ver Capítulo 84) é três vezes mais comum, hérnias inguinais são mais prevalentes e diverticulose e diverticulite do cólon são mais comuns em pacientes com DRET com DRPAD.

## DIAGNÓSTICO

A renomegalia, que geralmente apresenta-se na terceira ou quarta década de vida com história familiar positiva e manifestações extrarrenais comuns, como hipertensão arterial sistêmica, é achado útil para fazer um diagnóstico presuntivo de DRPAD. Nesses casos, a ultrassonografia (US) renal é frequentemente diagnóstica. Como apenas cerca de 75% dos indivíduos têm história familiar de DRPAD, o rastreamento por US de pais ou avós assintomáticos pode ser necessário para descobrir DRPAD silenciosa com relevância diagnóstica.[4b]

O diagnóstico de DRPAD pode ser realizado em um indivíduo assintomático por meio de US (Figura 118.3A). Tendo em vista o aparecimento comum de cistos simples à medida que as pessoas envelhecem, DRPAD é diagnosticada se pelo menos três cistos renais (distribuídos em um ou ambos os rins) forem encontrados em indivíduos de 15 a 29 anos (sensibilidade, 0,82; especificidade, 1,0) ou 30 a 39 anos (sensibilidade, 0,96; especificidade, 1,0), se houver pelo menos dois cistos renais em cada rim de indivíduos de 40 a 59 anos (sensibilidade, 1,0; especificidade, 0,99), ou se pelo menos quatro cistos renais forem detectados em cada rim de indivíduos com 60 anos ou mais (sensibilidade, 1,0; especificidade, 1,0). Menos de dois cistos renais em um indivíduo de uma família com DRPAD e portador de genótipo desconhecido com 40 anos ou mais ou a ausência de cistos renais em um indivíduo com 30 a 39 anos é suficiente para descartar a doença, com valores preditivos negativos (VPN) de 100% e 99,3%, respectivamente. Um resultado negativo na US é menos acurado na exclusão de doenças em indivíduos com menos de 30 anos; portanto, a tomografia computadorizada (TC) ou a ressonância magnética (RM) são recomendadas. Quando um parente jovem estiver sendo considerado como potencial doador renal para uma pessoa com DRPAD em estágio terminal, é necessária a realização de TC contrastada tridimensional ou angiografia por ressonância magnética (ARM), porque esses exames conseguem detectar cistos de 3 mm em comparação com a capacidade da US de detectar cistos de 10 mm.

Aneurismas cerebrais estão cada vez mais sendo detectados por RM em pacientes com DRPAD. A angiografia cerebral de quatro vasos continua sendo o padrão-ouro e é frequentemente usada para planejamento cirúrgico.

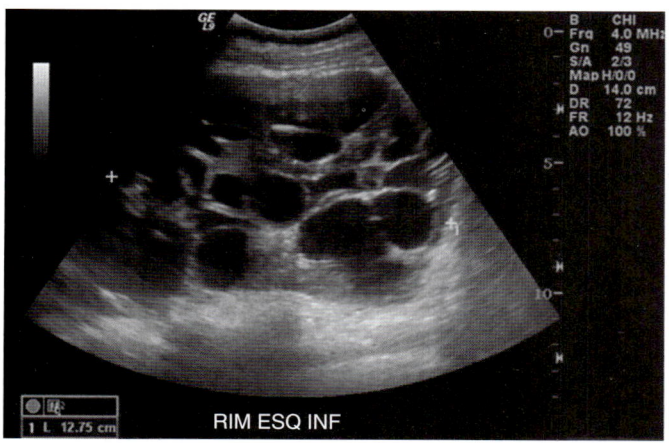 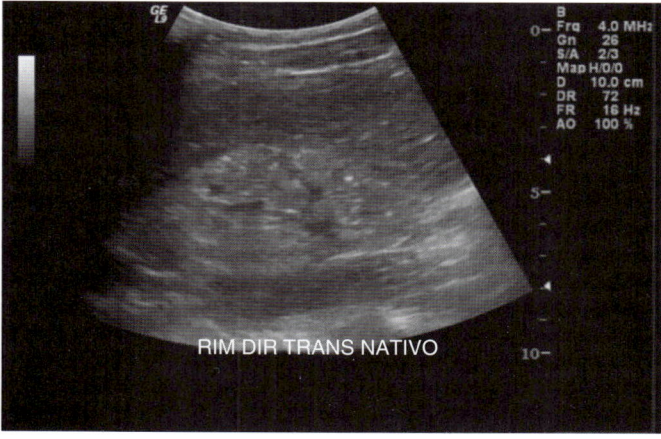

**FIGURA 118.3** **A.** Ultrassonografia (US) do rim de um paciente com doença renal policística autossômica dominante. **B.** US do rim de um paciente com doença renal policística autossômica recessiva. (Cortesia de Dr. Javier M. Romero e Jennifer A. McDowell, Massachusetts General Hospital.)

O diagnóstico baseado em DNA de DRPAD por meio de sequenciamento direto está disponível comercialmente e detecta mutações em mais de 90% dos indivíduos afetados.[5] O sequenciamento do genoma inteiro tem sensibilidade e especificidade muito maiores para o diagnóstico porque é melhor para distinguir o gene *PKD1* de seis pseudogenes semelhantes.[6] A testagem é recomendada quando os resultados do estudo de imagem são ambíguos, em um doador de transplante jovem de uma família com DRPAD quando os resultados dos exames de imagem são negativos ou para facilitar o diagnóstico genético pré-implantação.

### Monitoramento da progressão da doença renal

Apesar da expansão contínua do cisto renal, a taxa de filtração glomerular (TFG) e o nível de creatinina sérica geralmente são mantidos dentro da faixa normal em pacientes com DRPAD até a quarta à sexta décadas de vida. Esses marcadores são, portanto, insensíveis para monitorar a progressão da doença, especialmente em pacientes jovens. O fluxo sanguíneo renal reduzido é o indicador prognóstico mais sensível da progressão renal. A estimativa do volume renal total ajustado para a altura a partir de medidas de comprimento, largura e espessura do rim usando RM, TC ou US também consegue monitorar de forma confiável a progressão da doença nos estágios iniciais de DRPAD quando a TFG ainda está na faixa normal. Um volume renal basal de 600 cm³ ou mais é preditivo do desenvolvimento de insuficiência renal com uma acurácia de 75% em um período de acompanhamento de 8 anos. Embora a RM contrastada com gadolínio forneça detalhes excelentes das estruturas renais, a RM sem gadolínio é recomendada para monitorar o volume renal, especialmente em pacientes com DRPAD e TFG reduzida, devido à preocupação com fibrose sistêmica nefrogênica (ver Capítulo 251) e comprometimento adicional da função renal associado ao uso do gadolínio. O volume renal em pacientes com DRPAD aumenta progressivamente na maioria dos casos, mas em taxas muito diferentes, variando de menos de 1% a mais de 10% ao ano, e a função renal diminui conforme os rins aumentam.[7] Volumes renais maiores que 1.500 mℓ frequentemente estão associados a diminuição da TFG, hematúria macroscópica e, invariavelmente, hipertensão arterial sistêmica.

### PREVENÇÃO E TRATAMENTO

As estratégias de manejo visam monitorar as complicações da DRPAD e tratá-las, bem como fornecer aconselhamento.[8] Monitoramento frequente e tratamento efetivo da hipertensão arterial sistêmica (ver Capítulo 70; ver Tabelas 70.5 e 70.7) são essenciais porque os pacientes hipertensos têm aumento anual maior do volume renal, bem como maior prevalência de hipertrofia ventricular esquerda, cardiopatia isquêmica e acidente vascular encefálico, em comparação com pacientes normotensos. As metas do controle da pressão arterial são as mesmas de outros pacientes com doença renal, incluindo a obtenção de pressão arterial (PA) livre de sintomas de 120/80 mmHg ou menos. Os inibidores da enzima conversora da angiotensina (IECA) ou bloqueadores do receptor da angiotensina (BRA) são os medicamentos anti-hipertensivos de primeira linha em DRPAD, com PA-alvo de 140/90 mmHg ou inferior.[9] No entanto, pacientes hipertensos com DRPAD que sejam jovens (15 a 49 anos), nos estágios 1 ou 2 de doença renal cística e não apresentem diabetes melito ou comorbidades cardiovasculares significativas podem se beneficiar de PA entre 95/60 a 110/75 mmHg, um nível associado a aumento mais lento no volume total do rim, maior declínio do índice de massa ventricular esquerda e maior redução da excreção urinária de albumina, mas sem influenciar a redução da taxa de filtração glomerular. A restrição dietética de sal[A1] também é benéfica no manejo da DRPAD.[10]

O tolvaptana oral (45 a 90 mg de manhã e 15 a 30 mg à tarde, conforme tolerado) retarda o aumento do volume renal total e o declínio da função renal em pacientes com depuração de creatinina normal e em pacientes com doença renal moderada a avançada.[A2,A3] Também pode reduzir a dor nos rins.[A4] O efeito clínico pequeno, mas significativo, pode ser o resultado de proliferação celular reduzida e/ou de efeitos hemodinâmicos intrarrenais diretos. No entanto, tolvaptana também está associada a um aumento de quatro vezes na lesão hepática e não é tolerada por quase 25% dos pacientes.[11]

O tratamento da infecção urinária (ver Capítulo 268) e a prevenção da nefrolitíase (ver Capítulo 117) são iguais aos da população em geral e incluem terapia antimicrobiana padrão e aumento da ingestão de líquido, respectivamente. As infecções de cistos renais e hepáticos são tratadas de maneira ideal com antibióticos lipofílicos que conseguem penetrar no cisto, incluindo ciprofloxacino, trimetoprima, clindamicina e vancomicina. Culturas de sangue ou urina e antibiogramas são usados para orientar a escolha da terapia antibiótica.

A hemorragia e a ruptura do cisto, com dor e hematúria resultantes, geralmente são tratadas de forma conservadora com repouso e analgésicos. Os anti-inflamatórios não esteroides (AINEs) são evitados devido a sua ação antiplaquetária e potencial nefrotoxicidade. As alternativas incluem paracetamol 500 mg a cada 4 horas para dor leve a moderada, não opiáceos como o tramadol 50 mg até a cada 4 horas para dor moderada a intensa e o acréscimo de um opiáceo oral ou transdérmico (ver Tabela 27.4 no Capítulo 27) conforme necessário. Pacientes com rins aumentados devem ser aconselhados a evitar esportes de contato e devem evitar o uso de correias na cintura ou cintos de segurança. Alguns pacientes com cistos muito dolorosos respondem à aspiração do líquido cístico, retirada de parte da parede do cisto ou esclerose induzida por etanol.

A nefrectomia raramente é indicada antes do início da DRET. As terapias de substituição renal, incluindo o transplante renal (ver Capítulo 122), são pelo menos tão efetivas quanto em outras causas de DRET.[12]

O aumento cístico maciço do fígado comumente observado na meia-idade em mulheres com DRPAD torna prudente evitar a ingestão de estrogênio e gestações repetidas. A hepatectomia parcial tem tido sucesso em melhorar a qualidade de vida em pacientes com aumento maciço do fígado.

O rastreamento por ARM não é recomendado como procedimento de rotina para pacientes assintomáticos sem história familiar de aneurisma cerebral ou hemorragia subaracnóidea, mas é recomendado para pacientes com história pessoal ou familiar positiva[13] e para pacientes que apresentem início de cefaleia grave e sinais ou sintomas relacionados ao sistema nervoso central. Também pode ser considerado em profissões de alto risco, como pilotos de avião, e em pacientes com ansiedade incapacitante. O risco de um paciente com história familiar positiva desenvolver um novo aneurisma após um resultado de ARM inicialmente negativo é de 2,6% em um período de acompanhamento médio de 9,8 anos; portanto, um novo rastreamento a cada 5 a 10 anos em tais casos seria apropriado, especialmente para pacientes com hipertensão arterial sistêmica de início precoce ou história de tabagismo pesado. Pacientes assintomáticos com história familiar positiva de aneurismas cerebrais e resultados positivos de ARM devem ser acompanhados atentamente por um neurocirurgião e monitorados por ARM anual. A decisão de realizar clipagem cirúrgica ou embolização endovascular deve levar em consideração a idade do paciente, as dimensões do aneurisma e sua localização e relato de sangramento cerebral prévio (ver Capítulo 380).

Os pacientes devem ser informados de que seus filhos apresentam 50% de probabilidade de herdar mutação da linhagem germinativa que cause a doença. Os diagnósticos baseados em DNA são mais úteis na identificação da mutação da linhagem germinativa pré-natal ou pré-implantação. À medida que os diagnósticos baseados em DNA se tornam mais amplamente disponíveis e menos caros, e à medida que novas opções de tratamento promissoras são desenvolvidas, o aconselhamento se tornará um componente cada vez mais importante da prevenção.

### Tratamentos experimentais

Os esforços terapêuticos atuais são direcionados para o aumento da proliferação celular do epitélio cístico e a secreção anormal de líquido para os cistos (e-Figura 118.2). O análogo de somatostatina metabolicamente estável octreotida (na dose de 40 mg a cada 28 dias) consegue retardar a expansão dos cistos renais, mas não retarda o declínio da função renal e também está associado a efeitos colaterais substanciais. Os inibidores do complexoA5 da rapamicina 1, como o sirolimo e o everolimo, não foram benéficos, e o sirolimo não é seguro nem efetivo em pacientes com DRPAD com insuficiência renal. O bosutinibe,A6 um inibidor oval dual da tirosinoquinase Src/Bcr-Abl, consegue reduzir a taxa de aumento do rim, mas não demonstrou retardar o declínio na filtração glomerular.A7 Um estudo de fase IIa avaliando tesevatinibe, um inibidor multirreceptor de tirosinoquinase, em DRPAD está em andamento.

## PROGNÓSTICO

A evolução da doença renal é mais rápida em homens com hipertensão arterial sistêmica pouco controlada, idade jovem no momento do diagnóstico e mutações (sobretudo truncamentos) em *PKD1*, e quando o volume renal total é maior.[14] Cistos renais se desenvolvem mais cedo na doença associada a *PKD1* do que a *PKD2*, mas a taxa de expansão é semelhante, indicando que a diferença básica no fenótipo está na iniciação do cisto, não na expansão. Embora o fato de um membro da família afetado ter desenvolvido DRET até os 60 anos ser extremamente preditivo de doença PKD1 (valor preditivo positivo, 100%; sensibilidade, 75%), o desenvolvimento de DRET após os 70 anos em um membro da família é altamente preditivo de doença PKD2 (valor preditivo positivo, 95%; sensibilidade, 75%). Aproximadamente 5% de todos os pacientes com DRPAD com aneurismas cerebrais morrem em decorrência de ruptura dos aneurismas.

## DOENÇA RENAL POLICÍSTICA AUTOSSÔMICA RECESSIVA

### DEFINIÇÃO E EPIDEMIOLOGIA

DRPAR é um distúrbio multissistêmico infantil caracterizado por DRP grave e precoce dominada por dilatação dos ductos coletores renais, hipertensão arterial sistêmica, disgenesia da placa ductal biliar em neonatos e fibrose porta em crianças mais velhas.

### BIOPATOLOGIA

A DRPAR foi associada a mutações heterogêneas em um único gene, *PKHD1* (rim policístico e doença hepática 1). Localizado no cromossomo 6q21, *PKHD1* tem 67 éxons e abrange uma região genômica de aproximadamente 470 kb, cujo quadro de leitura aberto mais longo tem 12.222 pares de bases. *PKHD1* codifica uma proteína de membrana tipo I única, fibrocistina/polidutina, composta por 4.074 aminoácidos, com um grande segmento extracelular e um curto terminal carboxila citoplasmático. A função fisiológica precisa da fibrocistina/polidutina no ducto coletor e epitélio do ducto biliar não está clara, mas seus domínios são conhecidos por mediar motilidade celular e invasão, proteína extracelular e ligação de carboidratos e catálise de hidrólise de polissacarídeo. Os transcritos alternativos de *PKHD1* gerados codificam uma proteína de membrana com domínios extracelulares variáveis, bem como formas sem o segmento transmembrana. Mutações homozigotas truncadas em *PKHD1* estão associadas à doença renal perinatal, enquanto pacientes com mutações homozigotas de sentido errado (*missense*) manifestam a doença mais tarde porque ainda há alguma produção de proteína funcional.

Fibrocistina/polidutina é predominantemente expressa nos ductos coletores corticais e medulares e nos ramos ascendentes espessos de Henle. Também é encontrada em menor grau no pâncreas, no fígado e nos pulmões, que também são afetados na DRPAR. Em comum com muitas proteínas cistogênicas, fibrocistina/polidutina é encontrada em corpúsculos basais e cílios apicais primários, sugerindo que seja importante na manutenção da integridade estrutural dos cílios.

A perda da proteína fibrocistina/polidutina infrarregula a PC2. As interações de fibrocistina/polidutina-PC2 regulam o influxo de cálcio mediado por PC2. Foi sugerido que a cistogênese na DRPAD e na DRPAR compartilhem um mecanismo comum, com a variabilidade no fenótipo DRPAR atribuída ao grau de expressão de PC2 entre os pacientes. No entanto, cistos renais podem se originar de qualquer parte do néfron e são separados do néfron propriamente dito na DRPAD, mas eles se originam e permanecem ligados ao néfron distal em DRPAR, sugerindo que vias de sinalização adicionais específicas para cada doença e produto gênico provavelmente expliquem essas diferenças anatômicas.

### MANIFESTAÇÕES CLÍNICAS

Embora a DRPAR possa se manifestar como cistos renais descobertos radiograficamente tanto no pré-natal quanto na idade adulta, geralmente se manifesta como massas abdominais bilaterais e insuficiência renal no primeiro ano de vida. Apresenta uma taxa de mortalidade de 30% devido à hipoplasia pulmonar grave; oligoidrâmnio, presumivelmente ligado à doença renal *in utero*, provavelmente é responsável pela hipoplasia pulmonar. A hipertensão arterial sistêmica é quase universal, tipicamente se desenvolve antes que o comprometimento renal seja evidente e provavelmente acelera o declínio da função renal. Os pacientes apresentam manifestações relacionadas à disfunção tubular renal, incluindo poliúria, enurese, hiponatremia e acidose metabólica hiperclorêmica. Complicações císticas relacionadas a infecção e ruptura também ocorrem, embora a hematúria seja um achado infrequente. A DRET pode levar até 20 anos para se desenvolver e, em casos raros, nunca ocorre.

A fibrose hepática, secundária à dilatação dos ductos biliares intra-hepático e extra-hepático, manifesta-se como colangite ascendente recorrente (ver Capítulo 146) e hipertensão portal com esplenomegalia e varizes esofágicas. Fibrose pancreática raramente é uma preocupação clínica.

### DIAGNÓSTICO

A demonstração por US ou TC abdominal (ver Figura 118.3B) de rins policísticos simetricamente aumentados que se mantêm reniformes (devido à dilatação microcística uniforme dos ductos coletores) e fibrose hepática é suficiente para diagnosticar DRPAR. Ao contrário dos cistos da DRPAD, os cistos da DRPAR tendem a reter suas conexões com o néfron de origem.

Com exceção de um irmão ocasionalmente afetado, com frequência não há achados na história familiar. Distinguir DRPAR de DRPAD, sobretudo em pacientes que se apresentam na infância ou na idade adulta, pode exigir uma biopsia do fígado para documentar fibrose hepática indetectável. A testagem gênica na DRPAR é muito útil, sobretudo em pacientes com doença de início tardio, e auxilia o diagnóstico pré-implantação e pré-natal.

### PREVENÇÃO E TRATAMENTO

Na ausência de tratamento específico para DRPAR, as metas de manejo se concentram na detecção precoce e no tratamento das complicações de hipertensão arterial sistêmica, infecção urinária ou infecção de cisto, DRET e hipertensão portal. O transplante renal pode ser necessário na segunda infância em pacientes com DRPAR que apresentam doença renal perinatal. O tratamento da hipertensão portal pode exigir transplante de fígado ou desvio (*shunt*) portossistêmico (ver Capítulo 145). O tratamento da hipertensão começa com IECA e bloqueadores do receptor da angiotensina (ver Tabelas 70.5 e 70.7 no Capítulo 70), que geralmente são efetivos. Como em todas as crianças com DRET, a atenção à nutrição e à osteodistrofia renal é fundamental (ver Capítulo 121). Graças ao aprimoramento da sensibilidade da testagem gênica, o aconselhamento genético terá um papel mais ativo na prevenção.

### PROGNÓSTICO

Para pacientes com DRPAR, as maiores taxas de mortalidade ocorrem durante o primeiro ano de vida. Aproximadamente 50 a 80% dos pacientes que sobrevivem a esse período vivem além dos 15 anos.

## NEFRONOFTISE

### DEFINIÇÃO E EPIDEMIOLOGIA

Nefronoftise (NPHP) é a causa genética mais comum de DRET na infância e adolescência, sendo responsável por 5 a 15% dos casos de DRET.[16] É uma doença autossômica recessiva causada por mutações em vários genes que codificam nefrocistinas, que são expressas no centrossomo e no corpúsculo basal dos cílios primários, com algumas também localizadas em junções aderentes ou adesões focais em epitélios. Mutações homozigóticas e heterozigóticas compostas em pelo menos 20 genes conhecidos (NPHP1 a NPHP20) são responsáveis por cerca de 30% dos casos. Variantes infantis, juvenis e adolescentes foram descritas com base na idade mediana de início da DRET. A NPHP infantil é caracterizada por mutações no gene NPHP2. Enquanto a forma juvenil causada por mutações em NPHP1 é a mais comum, a forma adolescente é causada por mutações em NPHP3. Como em outras doenças renais genéticas, a taxa de progressão para DRET é determinada, em parte, pelo tipo e pela gravidade do defeito genético.

A nefronoftise é caracterizada histopatologicamente por fibrose intersticial renal, atrofia tubular com espessamento e ruptura da membrana basal e cistos e divertículos renais que são amplamente restritos às alças de Henle e túbulos distais nas junções corticomedulares. O tamanho do rim é geralmente normal ou reduzido, exceto na rara variante infantil que leva à DRET aos 3 anos. A expressão dos genes NPHP em locais extrarrenais é responsável pelas anormalidades retinais, neurais, hepáticas e esqueléticas associadas. Cada um dos genes NPHP está associado a um fenótipo um pouco diferente, embora alguns compartilhem fenótipos comuns, explicados por interações proteína-proteína entre duas ou mais nefrocistinas. As síndromes cerebelo-oculorrenais associadas à NPHP incluem, às vezes, retinite pigmentosa de início precoce quando a síndrome é causada por mutações em NPHP5 e NPHP6.

### MANIFESTAÇÕES CLÍNICAS

Os sinais/sintomas iniciais incluem poliúria, retardo do crescimento e anemia. Poliúria ocorre precocemente, devido à capacidade reduzida de concentração urinária e à perda de sal. A diminuição da taxa de crescimento está relacionada à desidratação crônica, e o retardo do crescimento e a anemia ocorrem com o início da DRET. A pressão arterial está normal e não há edema antes do início da insuficiência renal. Hematúria e proteinúria não ocorrem ou são mínimas. Pacientes com mutações em genes NPHP específicos também podem apresentar defeitos oculares, apraxia oculomotora, amaurose congênita, retinite pigmentosa, anomalias neurais, ataxia cerebelar, convulsões, fibrose hepática, defeitos esqueléticos, escoliose, fenda palatina e situs inversus.

### DIAGNÓSTICO

O diagnóstico depende da suspeita clínica do distúrbio em uma criança ou adolescente que se apresenta com DRET e manifestações extrarrenais, como movimentos oculares anormais, retardo mental e polidactilia. O diagnóstico diferencial inclui displasia renal, DRPAD de início precoce, obstrução do sistema urinário e DRPAR. US abdominal, RM (sem gadolínio), eletrorretinografia e avaliações neurológicas e oftalmológicas completas devem avaliar as condições renal, hepática, retiniana e neurológica do paciente. A US renal mostrando perda de diferenciação corticomedular, aumento da ecogenicidade do parênquima e, ocasionalmente, pequenos cistos medulares ou corticomedulares em rins de tamanho normal ou moderadamente pequenos é muito sugestiva de NPHP juvenil em uma criança com uremia grave. Testagem genética é necessária para o diagnóstico conclusivo. Uma biopsia renal mostrando evidências de nefrite tubulointersticial crônica pode ser necessária para confirmar o diagnóstico se não for possível fazer testagem genética.

### PREVENÇÃO E TRATAMENTO

O tratamento é sobretudo de suporte, com foco na insuficiência renal progressiva e na necessidade de diálise e transplante. Testagem genética pré-natal em famílias com diagnóstico genético de NPHP é uma abordagem sensata. A testagem baseada no DNA é mais útil na identificação da mutação na linhagem germinativa pré-natal ou pré-implantação.

## DOENÇA RENAL TUBULOINTERSTICIAL AUTOSSÔMICA DOMINANTE (DOENÇA RENAL CÍSTICA MEDULAR)

A DRTAD constitui um grupo de doenças genéticas caracterizadas por herança autossômica dominante, cistos medulares e perda lentamente progressiva da função renal começando na adolescência.[17] É mais rara do que a NPHP autossômica recessiva, com a qual compartilha várias características histológicas, incluindo desintegração da membrana basal tubular, formação de cisto tubular e inflamação e fibrose tubulointersticiais.

Mutações em quatro genes – uromodulina (UMOD, MCKD2), mucina-1 (MUC1, MCKD1), renina (REN) e HNF1B – causam DRTAD. UMOD no cromossomo 16p12 codifica uma proteína não ciliar de 85 kDa, uromodulina, que é expressa no lado luminal do epitélio renal no ramo ascendente espesso da alça de Henle e túbulos contorcidos distais iniciais. A doença renal da uromodulina (também conhecida como nefropatia hiperuricêmica juvenil familiar do tipo 1, doença de armazenamento de uromodulina e doença renal glomerulocística) é o subtipo mais comum, sendo responsável pela maioria dos casos de DRTAD. Mutações na uromodulina prejudicam o movimento do transportador de Na-K-2Cl sensível à furosemida para a membrana apical do ramo ascendente espesso, causando perda leve de sódio e contração de volume, com aumento secundário na reabsorção de urato do túbulo proximal e hiperuricemia. O acúmulo intracelular da proteína mutante causa a morte das células tubulares. Os pacientes afetados não apresentam aumento da incidência de infecções urinárias ou cálculos renais. MUC1 no cromossomo 1q21 codifica mucina-1, uma proteína transmembrana expressa no néfron distal, nos sistemas digestório e respiratório e na pele, sem função conhecida. O fenótipo DRTAD-MUC1, que é limitado ao rim, é responsável por aproximadamente 30% da DRTAD. Gota e hiperuricemia ocorrem tardiamente, sendo secundárias à perda da função renal.

Mutações em REN, que codifica renina no cromossomo 1q32.1, são causas mais raras de DRTAD. As manifestações clínicas e laboratoriais se assemelham a outros estados hiporreninêmicos. A anemia, causada pela diminuição dos níveis de angiotensina, precede o desenvolvimento da doença renal crônica. A hiperuricemia se desenvolve precocemente, provavelmente devido à hipotensão relativa e ao aumento da absorção proximal de ácido úrico. O acúmulo da renina anormal leva à morte das células tubulares e à doença renal crônica.

A nefropatia HNF1B é resultante de mutações no gene que codifica o fator de transcrição amplamente expresso fator nuclear do hepatócito 1 beta (HNF1β), que está localizado no cromossomo 17q12 e que media o desenvolvimento de vários tecidos, incluindo rim, fígado, pâncreas e sistema genital. Essa doença renal cística pode ser acompanhada por manifestações renais e extrarrenais variáveis (ver Tabela 118.1). A função renal pode ser normal ou declinar para DRET. Nem o tipo nem a posição da mutação se correlacionam com a gravidade da doença.

Cistos corticomedulares, que são encontrados na maioria dos pacientes adultos, nem sempre podem ser reconhecidos na US ou na TC, porque tendem a ser muito pequenos. Um diagnóstico presuntivo é baseado em história familiar sólida e sedimento urinário com proteinúria mínima. A análise mutacional é necessária para fazer um diagnóstico definitivo.

Com exceção do tratamento de hiperuricemia e gota, quando existentes (ver Capítulo 257), o manejo da insuficiência pancreática (na DRTAD-HNF1β) e de pressão arterial baixa e hiperpotassemia (na DRTAD-REN) é semelhante ao dos pacientes com NPHP.

## RIM ESPONJOSO MEDULAR

Rim esponjoso medular, que é um distúrbio raro de patogênese desconhecida, é caracterizado por dilatações dos ductos coletores internos e papilares adquiridas congenitamente, hipercalciúria e discreto defeito da concentração e da acidificação da urina devido à disfunção tubular.[18] O rim esponjoso medular geralmente não é hereditário, mas herança autossômica dominante já foi descrita em várias famílias. Os pacientes apresentam hematúria microscópica ou macroscópica e cálculos renais recorrentes, geralmente até a segunda ou a terceira década de vida. O rim esponjoso medular também pode ser um achado incidental em uma urografia excretora que mostra o acúmulo característico de material de contraste nos ductos coletores císticos. DRET é incomum e o prognóstico a longo prazo é excelente.

## OUTRAS SÍNDROMES CÍSTICAS HERDADAS

A síndrome de Bardet-Biedl (BBS) é um distúrbio autossômico recessivo caracterizado por perda de visão; obesidade; hipertensão arterial sistêmica; distrofia das mãos, dos rins e da genitália masculina; atraso no desenvolvimento de habilidades motoras; e problemas comportamentais. Já foram identificadas mutações em pelo menos 14 genes BBS envolvidos na manutenção e na função dos cílios. Cerca de 45% dos casos resultam de mutações no *BBS1* ou *BBS10*, mas em cerca de 25% dos casos, o gene defeituoso ainda não foi identificado. Cistos caliciais e baqueteamento calicial predominam na lesão renal e são mais bem diagnosticados por urografia excretora em vez de US. O comprometimento renal é frequente e uma importante causa de morte.

A síndrome orofaciodigital é uma rara ciliopatia do neurodesenvolvimento caracterizada por malformações do cérebro, da face, da cavidade bucal e dos dedos. É herdada em um padrão dominante ligado ao X e é causada por defeitos no gene *OFD1*, que codifica a proteína OFD1 expressa no centrossomo e no corpúsculo basal dos cílios primários, mas tem função indeterminada. Cistos renais (principalmente glomerulares) são encontrados em até 50% dos pacientes, todos do sexo feminino; homens portadores da mutação morrem *in utero*. DRET foi descrita em meninas e mulheres afetadas com idades entre 11 e 72 anos.

A doença renal policística com hipoglicemia hiperinsulinêmica é causada por mutações bialélicas no *PMM2*, que codifica a fosfomanomutase 2, uma isomerase envolvida na síntese de dolicol-P-oligossacarídeos. A doença renal policística com hipoglicemia hiperinsulinêmica (DRPHH) se apresenta na primeira infância com convulsões hipoglicêmicas devido a secreção alterada de insulina, rins glomerulocísticos aumentados de tamanho e ocasionais cistos hepáticos. A gravidade da doença renal cística é variável, com poucos pacientes progredindo para DRET.[19]

Formação de cisto renal autossômico dominante também é observada na esclerose tuberosa e na síndrome de von Hippel-Lindau (ver Capítulo 389). Na esclerose tuberosa, a formação de cistos está comumente associada à hipertensão arterial sistêmica; esse distúrbio pode se assemelhar a DRPAD e está associado a uma incidência de cerca de 5% de carcinoma de células renais. Na síndrome de von Hippel-Lindau, a formação de cistos também pode levar a características de DRPAD; mais importante, a síndrome está associada a uma incidência de 25% de carcinoma de células renais.

## DOENÇA RENAL CÍSTICA ADQUIRIDA

A doença renal cística adquirida é, em grande parte, confinada à população com DRET em diálise (ver Capítulo 122). Os cistos surgem de dilatações dos túbulos proximais e distais em rins pequenos em estágio terminal, independentemente da causa, do modo de diálise ou da existência transplante renal funcional. Os fatores de risco identificáveis incluem duração da DRET, idade avançada, sexo masculino, ser afrodescendente e hipopotassemia crônica.

### MANIFESTAÇÕES CLÍNICAS E DIAGNÓSTICO

A doença renal cística adquirida é, em geral, assintomática, mas ocasionalmente leva a rins aumentados com desconforto e dor abdominais associados. A hemorragia do cisto, que é mais comum do que a infecção do cisto, manifesta-se com dor no flanco, anemia ou hematúria. A complicação mais significativa da doença renal cística adquirida é a conversão maligna de cistos em carcinoma de células renais (ver Capítulo 187). Os carcinomas comumente se manifestam inicialmente como hematúria e são 2 a 200 vezes mais comuns em pacientes com doença renal cística adquirida do que na população geral em diálise.

A doença renal cística adquirida é diagnosticada por US ou TC que demonstra cistos renais múltiplos e bilaterais em um paciente com insuficiência renal crônica ou DRET preexistente. Ao contrário da DRPAD e da DRPAR, os rins geralmente não estão aumentados e não há história familiar de DRP. TC ou RM renal é preferível para detectar cistos em rins pequenos e avaliar se existe conversão maligna.

### PREVENÇÃO E TRATAMENTO

Não existem estratégias para prevenir o aparecimento ou retardar a expansão dos cistos renais em pacientes em hemodiálise, mas os cistos podem se estabilizar ou regredir após o transplante renal bem-sucedido. Hematúria nova ou franca levanta a preocupação do carcinoma de células renais (ver Capítulo 187), que deve ser avaliado por meio de US e TC contrastada. Qualquer evidência de formação de septos, material sólido ou realce por contraste dentro de um cisto levanta a suspeita de carcinoma e justifica a consideração de nefrectomia.

### PROGNÓSTICO

A doença renal cística adquirida assintomática não afeta a sobrevida. A incidência de carcinoma de células renais em pacientes com doença renal cística adquirida é de aproximadamente 0,18% ao ano. Embora metástase seja menos comum no momento do diagnóstico em pacientes com doença renal cística adquirida do que em outros pacientes com carcinoma de células renais, as taxas de mortalidade em 5 anos são mais altas, provavelmente relacionadas à coexistência quase invariável de DRET.

**Recomendações de grau A**

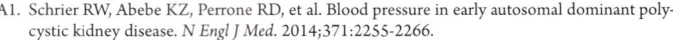

A1. Schrier RW, Abebe KZ, Perrone RD, et al. Blood pressure in early autosomal dominant polycystic kidney disease. *N Engl J Med*. 2014;371:2255-2266.
A2. Torres VE, Higashihara E, Devuyst O, et al. Effect of tolvaptan in autosomal dominant polycystic kidney disease by CKD stage: results from the TEMPO 3:4 trial. *Clin J Am Soc Nephrol*. 2016;11:803-811.
A3. Torres VE, Chapman AB, Devuyst O, et al. Tolvaptan in later-stage autosomal dominant polycystic kidney disease. *N Engl J Med*. 2017;377:1930-1942.
A4. Casteleijn NF, Blais JD, Chapman AB, et al. Tolvaptan and kidney pain in patients with autosomal dominant polycystic kidney disease: secondary analysis from a randomized controlled trial. *Am J Kidney Dis*. 2017;69:210-219.
A5. Myint TM, Rangan GK, Webster AC. Treatments to slow progression of autosomal dominant polycystic kidney disease: systematic review and meta-analysis of randomized trials. *Nephrology (Carlton)*. 2014;19:217-226.
A6. Ruggenenti P, Gentile G, Perico N, et al. Effect of sirolimus on disease progression in patients with autosomal dominant polycystic kidney disease and CKD stages 3b-4. *Clin J Am Soc Nephrol*. 2016;11:785-794.
A7. Tesar V, Ciechanowski K, Pei Y, et al. Bosutinib versus placebo for autosomal dominant polycystic kidney disease. *J Am Soc Nephrol*. 2017;28:3404-3413.

### REFERÊNCIAS BIBLIOGRÁFICAS

*As referências bibliográficas, bem como os outros materiais suplementares deste livro, encontram-se no GEN-IO, nosso ambiente virtual de aprendizagem.*

# NEFROPATIAS HEREDITÁRIAS E ANORMALIDADES DO DESENVOLVIMENTO DO SISTEMA URINÁRIO

LISA M. GUAY-WOODFORD

## NEFROPATIAS HEREDITÁRIAS

O túbulo proximal é responsável por reabsorver a maior parte de glicose, aminoácidos, ácido úrico, fosfato, bicarbonato e proteínas de baixo peso molecular filtrados. A alça de Henle e o néfron distal reabsorvem aproximadamente 30% do cloreto de sódio filtrado e 50% dos cátions divalentes filtrados. O ducto coletor, sob o controle regulatório da aldosterona, refina a reabsorção de sódio e secreta íons hidrogênio e potássio. No ducto coletor terminal, o hormônio antidiurético regula a reabsorção de água e a concentração urinária.

# CAPÍTULO 119 Nefropatias Hereditárias e Anormalidades do Desenvolvimento do Sistema Urinário

Os distúrbios tubulares renais hereditários são um grupo de condições em que a reabsorção tubular renal normal de íons, solutos orgânicos e água (ver Capítulo 108) é interrompida em razão de defeitos em genes únicos.[1] Esses defeitos podem ser categorizados pelo segmento do néfron afetado (Tabela 119.1).

## Distúrbios da função do túbulo proximal

### CISTINÚRIA

A cistinúria é caracterizada por reabsorção tubular proximal defeituosa de cistina e aminoácidos dibásicos, que resultam em aumento da excreção de cistina e risco de formação de cálculos urinários contendo cistina (ver Capítulo 117).[2] Esse traço autossômico recessivo tem uma prevalência estimada de 1 em 7.000 indivíduos. Dois genes de cistinúria já foram identificados: SLC7A9, que codifica o próprio canal de transporte luminal; e SLC3A1, que codifica a subunidade reguladora do transportador. Vários grandes estudos indicam que as mutações em SLC3A1 são mais comuns do que as mutações em SLC7A9. Mutações em SLC3A1 causam cistinúria do tipo A, mutações em SLC7A9 causam cistinúria do tipo B e mutações em ambos os genes (heterozigotos compostos) causam cistinúria do tipo AB.

Embora a gravidade da doença seja semelhante em todos os tipos de cistinúria, a apresentação clínica pode ser bastante variável e o início da doença pode ocorrer desde a infância até a sétima década de vida. Os cálculos de cistina são radiopacos e frequentemente formam o nicho para cálculos secundários de oxalato de cálcio. Os sintomas incluem cólica renal, que pode estar associada a obstrução e/ou infecção do sistema urinário. As crianças afetadas podem ser identificadas pelos níveis elevados de cistina urinária, mas o exame deve ser realizado após o transporte tubular estar totalmente amadurecido (aos 2 anos). Testagem genética está disponível, mas não é realizada rotineiramente; portanto, o diagnóstico é

## Tabela 119.1 Nefropatias hereditárias por segmento do néfron.

| SEGMENTO DO NÉFRON | DISTÚRBIO | HERANÇA | PRICIPAIS CARACTERÍSTICAS RENAIS |
|---|---|---|---|
| **TÚBULO PROXIMAL** | | | |
| | Glicosúria renal | AR | Glicosúria isolada |
| | Acidose tubular renal proximal | AR | Acidose hiperclorêmica, hipopotassêmica, metabólica |
| | Deficiência de anidrase carbônica II | AR | Acidose tubular renal proximal e distal mista |
| | Doença de Hartnup | AR | Aminoacidúria neutra |
| | Lisinúria com intolerância a proteínas | AR | Intolerância à proteína, aminoacidúria básica |
| | Cistinúria | AR | Tipo A: cálculos urinários<br>Tipo B: cálculos urinários |
| | Cistinose | AR | Infantil: síndrome de Fanconi renal<br>Início tardio: síndrome de Fanconi renal<br>Não nefropática: síndrome de Fanconi renal |
| | Raquitismo hipofosfatêmico | Ligada ao X<br>AD<br>AR | Perda de fosfato renal, hipofosfatemia<br>Perda de fosfato renal, hipofosfatemia<br>Perda de fosfato renal, hipofosfatemia |
| | Doença de Dent | Ligada ao X | Doença de Dent 1: nefrocalcinose, cálculos urinários; proteinúria de baixo peso molecular<br>Doença de Dent 2: nefrocalcinose, cálculos urinários; proteinúria de baixo peso molecular |
| | Síndrome de Lowe | Ligada ao X | Síndrome de Fanconi renal |
| | Intolerância hereditária à frutose | AR | Síndrome de Fanconi renal |
| | Tirosinemia do tipo I | AR | Síndrome de Fanconi renal |
| | Doença de Wilson | AR | Síndrome de Fanconi renal |
| | Síndrome de Bickel-Fanconi | AR | Síndrome de Fanconi renal com glicogenose hepatorrenal |
| | Hipouricemia renal | AR | Hipouricemia, nefrolitíase e insuficiência renal aguda induzida por exercício |
| **ALÇA DE HENLE** | | | |
| | Síndrome de Bartter | AR<br><br><br><br>AD | Tipo 1: alcalose metabólica hipopotassêmica e hipoclorêmica<br>Tipo 2: alcalose metabólica hipopotassêmica e hipoclorêmica<br>Tipo 3: alcalose metabólica hipopotassêmica e hipoclorêmica<br>Tipo 4: alcalose metabólica hipopotassêmica e hipoclorêmica<br>Tipo 5: alcalose metabólica hipopotassêmica e hipoclorêmica |
| **TÚBULO DISTAL** | | | |
| | Síndrome de Gitelman | AR | Alcalose hipopotassêmica, hipoclorêmica, metabólica |
| | Hipomagnesemia familiar com hipercalciúria | AR | Grave perda renal de magnésio e cálcio |
| | Hipomagnesemia isolada | AD | Perda renal de magnésio |
| | Síndrome SeSAME (síndrome EAST) | AR | Hipopotassemia, alcalose metabólica e hipomagnesemia |
| **DUCTO COLETOR** | | | |
| | Síndrome de Liddle | AD | Hipertensão arterial sistêmica com renina baixa |
| | Hiperaldosteronismo corrigido por glicocorticoide | AD | Hipertensão arterial sistêmica com hiporreninemia |
| | Excesso aparente de mineralocorticoide | AR | Hipertensão arterial sistêmica com hiporreninemia |
| | Pseudo-hipoaldosteronismo, tipo 1 | AR<br>AD | AR: acidose hiponatrêmica, hipopotassêmica, metabólica<br>AD: acidose hiponatrêmica, hipopotassêmica, metabólica |
| | Pseudo-hipoaldosteronismo tipo 2 (síndrome de Gordon) | AD | Hipertensão arterial sistêmica com hiporreninemia e hiperpotassemia |
| | Acidose tubular renal distal | AR<br>AD | AR: acidose hiperclorêmica, hipopotassêmica, metabólica<br>AD: acidose hiperclorêmica, hipopotassêmica, metabólica |
| | Deficiência de anidrase II carbônica | AR | Acidose tubular renal proximal e distal mista |
| | Diabetes insípido nefrogênico | Ligada ao X<br>AR e AD | Ligado ao X: defeito de concentração urinária AR e AD: defeito da concentração urinária |

AD = autossômico dominante; AR = autossômico recessivo; SeSAME = convulsões, surdez neurossensorial, ataxia, déficit intelectual (retardo mental) e desequilíbrios eletrolíticos.

estabelecido principalmente pela análise do cálculo e/ou análise quantitativa da urina de 24 horas.

O tratamento conservador com alto volume de urina e alcalinização urinária é suficiente para muitos pacientes com cistinúria. No entanto, a formação recorrente de cálculos pode causar danos renais e justifica o tratamento com agentes contendo tiol, como D-penicilamina (dose pediátrica, 20 a 40 mg/kg/dia em quatro doses divididas; dose de adulto, 0,5 a 2 g/dia em 4 doses divididas); alfamercaptopropionilglicina (dose pediátrica, 10 a 15 mg/kg/dia em três doses divididas; dose para adultos, 0,8 a 1,2 g/dia em três doses divididas); ou captopril (dose pediátrica, 12,5 mg/kg/dia em duas doses divididas; dose para adultos, 50 mg, 3 vezes/dia) para formar dissulfitos mistos solúveis com cistina e para manter a concentração de cistina urinária livre abaixo de 250 mg/ℓ.

## CISTINOSE

A cistinose é a causa hereditária de síndrome de Fanconi renal mais comum. Também afeta olhos, músculos, sistema nervoso central, pulmões e vários órgãos endócrinos. Esse distúrbio autossômico recessivo é causado por mutações no gene *CTNS*, que codifica a cistinosina, um transportador lisossômico de cistina. Defeitos neste transportador levam ao acúmulo de cristais de cistina intralisossômicos e destruição celular generalizada.

Três apresentações clínicas já foram descritas.[3] A mais grave é a cistinose infantil (clássica), que se manifesta no primeiro ano de vida com acidose tubular renal, retardo do crescimento e evidências de síndrome de Fanconi renal, incluindo aminoacidúria, glicosúria, fosfatúria e proteinúria de baixo peso molecular. O dano renal progressivo resulta tipicamente em doença renal em estágio terminal (DRET) na infância. Uma forma menos grave e de início tardio (juvenil ou intermediária) causa disfunção renal na adolescência e envolve depósitos de cistina na córnea. Na forma mais leve, uma forma ocular não nefropática, os pacientes apresentam fotofobia, mas não têm distúrbios renais.

A base da terapia da cistinose é a cisteamina oral (dose: 60 a 90 mg/kg/dia ou 1,35 a 1,90 g/m²/dia, dividida a cada 6 horas), um aminotiol que pode reduzir o conteúdo de cistina intracelular em 90%. Em pacientes bem tratados, a cisteamina retarda o declínio funcional renal, promove o crescimento, previne o hipotireoidismo e reduz o conteúdo de cistina muscular. Portanto, o diagnóstico precoce e o tratamento adequado imediato são essenciais para prevenir ou retardar significativamente as complicações da cistinose. Em um estudo randomizado, a dosagem 2 vezes/dia com bitartarato de cisteamina de liberação tardia (em aproximadamente 70% da dose usual do paciente) foi tão eficaz quanto a cisteamina para reduzir os níveis de cistina leucocitária em pacientes com cistinose nefropática,[A1] e é aprovado pela Food and Drug Administration (FDA) e pela European Medicines Agency.

## DOENÇA DE DENT

A doença de Dent é uma doença tubular renal recessiva ligada ao X, caracterizada por proteinúria de baixo peso molecular (BPM), hipercalciúria com nefrocalcinose e insuficiência renal progressiva.[4] A proteinúria de BPM é a característica clínica mais consistente, mas há grande variabilidade em outras manifestações de disfunção tubular proximal. Apresentações atípicas foram relatadas, incluindo proteinúria de faixa nefrótica, calciúria normal e hipopotassemia. Em dois terços dos pacientes, a doença é causada por mutações no gene *CLCN5* (Dent-1). Uma pequena proporção de pacientes apresenta mutações em *OCRL1* (Dent-2), o gene associado à síndrome oculocerebrorrenal de Lowe. A hipercalciúria diminui à medida que a filtração glomerular cai e geralmente desaparece até os 30 anos. A DRET ocorre por volta dos 40 anos.

## Distúrbios funcionais da alça de Henle e do túbulo distal

### SÍNDROMES DE BARTTER-GITELMAN

As síndromes de Bartter-Gitelman constituem um grupo de transtornos caracterizados por transporte de sal acentuadamente reduzido no ramo ascendente espesso de Henle (síndrome de Bartter) ou no túbulo contorcido distal (síndrome de Gitelman).[5]

A síndrome de Bartter é um distúrbio autossômico recessivo causado por mutações em um dos quatro genes – *SLC12A2*, que codifica o cotransportador de sódio-potássio-cloreto NKCC2; *KCNJ1*, que codifica o canal de íon potássio ROMK1; *CLCNKB*, que codifica o canal de íon cloreto basolateral ClC-Kb; e *BSND*, que codifica bartina, uma subunidade regulatória necessária para o direcionamento do canal de cloreto basolateral à membrana. Defeitos nesses genes causam a síndrome de Bartter tipos I, II, III e IV, respectivamente. Todas as quatro síndromes são caracterizadas por interromper o transporte de sal no ramo ascendente espesso. Além disso, mutações graves de associadas a ganho de função em *CASR*, o gene que codifica o receptor CaSR extracelular de detecção de íons cálcio, pode causar um fenótipo semelhante a Bartter (referido como Bartter tipo V) que se distingue dos outros por transmissão autossômica dominante e associado a hipocalciúria hipocalcêmica. A maioria dos pacientes com síndrome de Gitelman apresenta defeitos em *SLC12A3*, o gene que codifica o cotransportador de cloreto de sódio NCCT. No entanto, uma minoria de pacientes com o fenótipo Gitelman apresenta mutações em *CLCNKB*.

Os indivíduos com síndrome de Bartter apresentam perda renal de sal, redução da pressão arterial, poliúria, alcalose metabólica hipopotassêmica e hipercalciúria, com risco variável de nefrocalcinose. A síndrome de Bartter imita os efeitos do tratamento prolongado com furosemida (e-Figura 119.1). Em comparação, os indivíduos com síndrome de Gitelman apresentam um distúrbio semelhante aos efeitos da administração prolongada de tiazida: perda renal mais branda de sal, pressão arterial normal, alcalose metabólica hipopotassêmica, hipomagnesemia e hipocalciúria. As diferenças clínicas entre as síndromes de Bartter e Gitelman estão relacionadas à gravidade da perda de sal, enquanto as diferenças fenotípicas entre os tipos I e V de Bartter se correlacionam com os papéis fisiológicos específicos desempenhados pelos transportadores individuais ou canais no rim e outros órgãos.

A base do tratamento inclui reposição das perdas de sal e água e suplementação de potássio para manter os níveis séricos acima de 3 mEq/dℓ. Em pacientes com síndrome de Gitelman que apresentam hipopotassemia sintomática persistente apesar da adesão terapêutica ou com efeitos adversos inaceitáveis, o tratamento com diuréticos poupadores de potássio (p. ex., amilorida, 10 a 20 mg/dia), um antagonista seletivo da aldosterona (eplerenona, 150 mg/dia), ou uma combinação desses agentes pode ser efetivo.[6] Para pacientes com síndrome de Bartter perinatal (tipo I ou II), anti-inflamatórios não esteroides (p. ex., indometacina, 2 a 4 mg/kg/dia em duas a quatro doses divididas) podem ser benéficos. Para pacientes com síndrome de Gitelman e alguns pacientes com síndrome de Bartter do tipo III, a suplementação oral de magnésio pode ser necessária para manter os níveis séricos acima de 1,2 mg/dℓ.

## Distúrbios funcionais do ducto coletor

### SÍNDROME DE LIDDLE (PSEUDOALDOSTERONISMO)

A síndrome de Liddle é uma forma autossômica dominante de hipertensão arterial sistêmica sensível ao sal (ver Capítulo 70) causada por mutações na subunidade beta ou gama do canal de sódio epitelial, que é expressa na superfície apical das células do ducto coletor e desempenha um papel crítico na manutenção do equilíbrio do sal e da pressão arterial.[7] Ambas as subunidades beta e gama regulam a atividade do canal da subunidade alfa. Mutações em qualquer uma dessas subunidades regulatórias resultam em aumento da atividade do canal de sódio epitelial e síndrome de Liddle. A hipertensão arterial sistêmica grave se manifesta tipicamente na infância, com características de alcalose metabólica hipopotassêmica que se assemelham ao aldosteronismo primário. No entanto, a secreção de renina e aldosterona é suprimida neste distúrbio. As anormalidades clínicas podem ser amenizadas por uma dieta hipossódica mais um diurético poupador de potássio (p. ex., amilorida, 5 a 20 mg/dia ou triantereno, 100 a 200 mg, 2 vezes/dia), que atua como um antagonista do canal de sódio epitelial.

### ACIDOSE TUBULAR DISTAL RENAL

A acidose tubular renal distal (ATRd) resulta da falha das células intercaladas α do ducto coletor em excretar ácidos fixos (ver Figura 110.1 no Capítulo 110).[8] Foram descritas as formas autossômica dominante e autossômica recessiva de ATRd. Esses distúrbios hereditários incluem mutações em genes que codificam a anidrase carbônica II, o trocador cloreto-bicarbonato AE1 ou subunidades da bomba de prótons vacuolar hidrogênio-adenosina trifosfatase (tipo V-H⁺-ATPase). Mutações no gene *SLC4A1* que codifica AE1 causam ATRd autossômica dominante e raramente estão associadas a formas recessivas da doença. Mutações em subunidades da H⁺-ATPase são as principais causas da ATRd autossômica recessiva. ATPases do tipo V são complexos de proteínas com múltiplas subunidades ubíquas que medeiam o transporte de prótons dependente de ATP. No rim, as ATPases do tipo V são as principais bombas secretoras de prótons no néfron distal e estão envolvidas na secreção de prótons (geração de bicarbonato) ou reabsorção de prótons (secreção de bicarbonato). Defeitos em dois genes, *ATP6B1* e *ATP6N1B*, que codificam subunidades da H⁺-ATPase, causam ATRd com ou sem surdez neurossensorial associada.

As consequências clínicas incluem acidose metabólica hipopotassêmica e hiperclorêmica; retardo do crescimento; hipercalciúria; hipocitratúria; nefrocalcinose; nefrolitíase; raquitismo em crianças e osteomalacia em adultos. ATRd clássica pode ser distinguida de outras acidoses metabólicas por um pH urinário inadequadamente alto (> 5,5), excreção efetiva de ácido diminuída, hiato aniônico urinário positivo e baixa concentração de amônio urinário (Tabela 119.2). O tratamento com suplementação de álcalis (1 a 3 mEq/kg/dia em adultos e 3 a 6 mEq/kg/dia em crianças) costuma ser eficaz na correção da acidose. Ao contrário da ATR proximal, a perda de potássio urinário pode ser atenuada apenas pela administração de álcalis.

## DESENVOLVIMENTO DO RIM E SISTEMA URINÁRIO

O rim humano e o sistema urogenital se desenvolvem a partir de três estruturas embrionárias principais: o mesênquima metanéfrico, o ducto mesonéfrico (de Wolff) e a cloaca (Figura 119.1). Com 4 a 5 semanas de gestação, o botão ureteral origina-se como um divertículo do ducto mesonéfrico. As interações recíprocas do broto ureteral ramificado com mesênquima metanéfrico induzem o desenvolvimento do rim, com os metanefros passando por transformação epitelial para formar os glomérulos e os túbulos proximal e distal. Os ramos do botão ureteral dão origem aos ductos coletores, à pelve renal, ao ureter e ao trígono da bexiga. Acredita-se que a nefrogênese esteja concluída com 36 semanas de gestação.

Simultaneamente aos eventos nefrogênicos iniciais, o septo urorretal divide a cloaca em seio urogenital e no futuro reto. O ducto mesonéfrico se desenvolve no trígono da bexiga urinária, que é a parte posterior da parede da bexiga. Entre a 5ª e a 6ª semana de gestação, o segundo ducto paramesonéfrico genital (ducto de Müller) aparece e corre em paralelo com o ducto mesonéfrico (de Wolff). Nos homens, o ducto paramesonéfrico (de Müller) subsequentemente regride e o ducto mesonéfrico (de Wolff) passa a formar o epidídimo, o canal deferente, a vesícula seminal e o ducto ejaculatório. Nas mulheres, o ducto mesonéfrico (de Wolff) regride e os ductos paramesonéfricos (de Müller) se fundem para formar o primórdio ureterovaginal, que sofre fusão com o seio urogenital e, eventualmente, dá origem ao útero, aos ovidutos e à vagina proximal. Os remanescentes do alantoide formam o úraco, um cordão fibroso que conecta a bexiga ao umbigo.

## ANORMALIDADES DO SISTEMA URINÁRIO

Anormalidades congênitas do rim e do sistema urinário abrangem um conjunto diversificado de malformações estruturais que resultam de defeitos no sistema urinário em desenvolvimento.[9] Essas anormalidades são detectadas em cerca de 1 em 500 ultrassonografias fetais e são responsáveis por aproximadamente 20 a 30% de todas as anomalias identificadas no período pré-natal. Embora os casos familiares sejam frequentemente atribuíveis a mutações monogênicas, a maioria dos casos esporádicos parece envolver interações complexas de múltiplas variantes genéticas e fatores ambientais.

A malformação mais comum (aproximadamente 20%) é a obstrução da junção ureteropélvica. As anomalias do parênquima renal incluem agenesia, hipoplasia, displasia, má rotação e ectopia. As anormalidades pelviureterais incluem megaureter, ureter ectópico, rim em ferradura, sistema coletor duplex e refluxo vesicoureteral. Anormalidades das válvulas uretrais posteriores podem ocorrer simultaneamente. A vigilância ultrassonográfica pré-natal melhorou substancialmente a detecção e o início imediato do tratamento, mas esses distúrbios continuam sendo causas importantes de mortalidade infantil, bem como de morbidade em crianças mais velhas e adultos, incluindo a progressão para insuficiência renal.

### AGENESIA RENAL

A *agenesia renal* reflete falha completa da nefrogênese. A agenesia unilateral pode ocorrer como anormalidade isolada ou como um componente de distúrbios sindrômicos, como a síndrome de Turner (ver Capítulo 220). Como entidade isolada, a ausência completa de um rim ocorre em 1 em 1.000 a 1.500 indivíduos. A incidência é maior em homens e ocorre com mais frequência no lado esquerdo; cerca de metade dos pacientes também não apresenta o ureter ipsilateral e o hemitrígono. O rim remanescente está geralmente aumentado devido à hipertrofia compensatória, mas pode exibir ectopia ou má rotação. Refluxo vesicoureteral contralateral é observado em cerca de 30% dos pacientes.

A agenesia renal está comumente associada a anomalias genitais, sugerindo que represente um defeito do campo de desenvolvimento. Nas mulheres, a ausência do oviduto ipsilateral e a malformação do útero e da vagina resultam do desenvolvimento inadequado do ducto de Müller, enquanto nos homens em geral não são encontradas as estruturas derivadas do ducto de Wolff, como os ductos deferentes e as vesículas seminais. Outras anomalias associadas podem envolver o sistema circulatório (30%), o sistema musculoesquelético (14%) e a glândula suprarrenal (10%). Agenesia renal unilateral é encontrada em 30% dos pacientes com a síndrome VACTERL, uma associação de defeitos vertebrais, anais, cardíacos, traqueoesofágicos, renais e de membros.

A agenesia renal bilateral apresenta uma incidência estimada de 1 em 4.000 nascimentos e está associada ao fenótipo de Potter, que inclui hipoplasia pulmonar, fácies característica e deformidades da coluna vertebral e dos membros. Os recém-nascidos apresentam um grau crítico de hipoplasia pulmonar incompatível com a sobrevida. A associação familiar de agenesia renal unilateral e bilateral, displasia renal e hidronefrose congênita ocorre na síndrome de adisplasia renal hereditária (Online Mendelian Inheritance in Man, entrada 191830), um distúrbio autossômico dominante raro com penetrância variável.

### HIPOPLASIA RENAL

O termo *hipoplasia renal* descreve pequenos rins com néfrons normalmente diferenciados e em número reduzido. *Oligomeganefronia* descreve uma forma de hipoplasia renal bilateral com redução acentuada do número de néfrons e hipertrofia associada de glomérulos e túbulos individuais. Essa anormalidade ocorre esporadicamente como um defeito de desenvolvimento isolado que deve ser diferenciado da atrofia renal adquirida e dos distúrbios genéticos, nefronoftise e doença renal tubulointersticial autossômica dominante (antes conhecida como doença renal cística medular). A função renal diminui lentamente, com progressão para insuficiência renal em estágio terminal da segunda à terceira década de vida.

### DISPLASIA RENAL

A displasia renal, que pode estar associada a várias anormalidades do tamanho dos rins, resulta da diferenciação metanéfrica anormal que forma elementos renais anômalos e/ou incompletamente diferenciados. Rins

## Tabela 119.2 Características das acidoses tubulares renais hereditárias.

| DISTÚRBIOS | DEFEITO DE TRANSPORTE RENAL | pH MÍNIMO DA URINA DURANTE ACIDOSE | SUPLEMENTAÇÃO BÁSICA | HAU DURANTE ACIDOSE |
|---|---|---|---|---|
| Acidose tubular renal proximal | ↓ Reabsorção de bicarbonato proximal | < 5,5 | Crianças: 10 a 15 mEq HCO$_3^-$/kg/dia | 0 ou + |
| Deficiência de anidrase II carbônica | ↓ Reabsorção de bicarbonato proximal e ↓ acidificação distal | Variável | Variável | 0 ou + |
| Acidose tubular renal distal | ↓ Acidificação distal | > 5,5 | Adultos: 1 a 3 mEq HCO$_3^-$/kg/dia + Crianças: 3 a 6 mEq HCO$_3^-$/kg/dia | + + |

HCO$_3^-$ = bicarbonato; HAU = hiato aniônico urinário = [Na⁺] + [K⁺] − [Cl⁻]. Na acidose tubular renal, o HAU é geralmente 0 ou positivo. Em comparação, o HAU é negativo na acidose metabólica associada a doenças diarreicas.

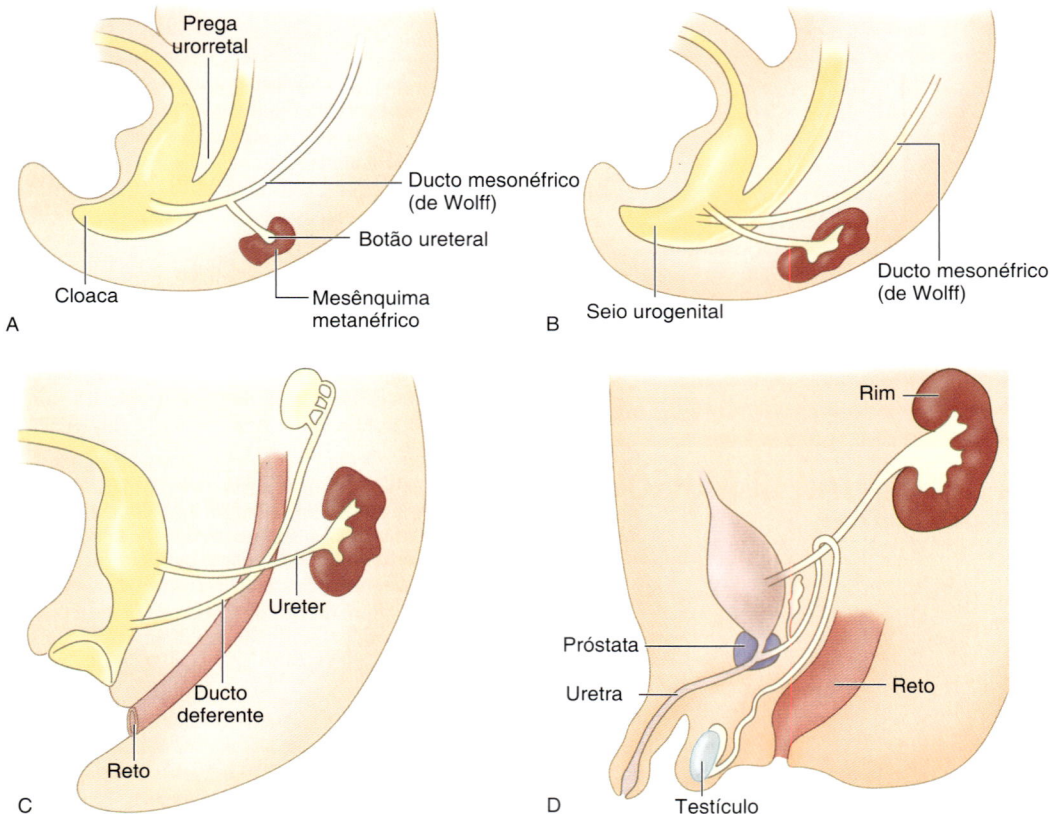

**FIGURA 119.1** Principais eventos no desenvolvimento do sistema urinário. **A.** No embrião de 4 semanas, o botão ureteral emerge do ducto de Wolff. As interações recíprocas do botão ureteral ramificado com o mesênquima metanéfrico induzem o desenvolvimento do rim. Concomitantemente, a cloaca é dividida pela prega urorretal em seio urogenital e futuro reto (**B**). No embrião masculino de 8 semanas, o ducto de Wolff começa originar o epidídimo, as vesículas seminais e a parte caudal dos canais deferentes (**C**). Na 9ª semana, o crescimento axial da coluna fetal faz com que o rim em desenvolvimento ascenda da pelve até sua posição lombar final. A genitália externa se desenvolve entre 8 e 16 semanas, e a descida testicular inicia-se no 7º mês de gestação (**D**).

displásicos pequenos são comumente chamados de aplásicos. Rins displásicos grandes costumam ser císticos; o tipo mais extremo é conhecido como *rim displásico multicístico*.

A displasia unilateral pode ser assintomática até a idade adulta. Rins displásicos aplásicos pequenos e multicísticos grandes não são funcionais e podem ser diferenciados da agenesia renal por exames de imagem. O ureter ipsilateral é tipicamente atrésico. Malformações contralaterais, incluindo obstrução e refluxo vesicoureteral, são comuns. Os rins multicísticos unilaterais involuem com o tempo e frequentemente desaparecem. Aplasia unilateral e displasia multicística podem ser manifestações da síndrome de adisplasia renal hereditária. Rins displásicos multicísticos bilaterais são incompatíveis com a sobrevivência neonatal.

### Anormalidades estruturais renais e ureterais
#### MÁ ROTAÇÃO E ECTOPIA RENAL
O desenvolvimento do rim metanéfrico inicia-se caudalmente. Até a 9ª semana gestacional, o rim ascendeu ao seu nível normal (primeira a terceira vértebras lombares) e a pelve renal girou 90° em direção à linha mediana do corpo. Anomalias de ascensão e/ou falha de rotação são comuns. A ectopia renal bilateral costuma estar associada à fusão renal. A anomalia de fusão mais comum é o rim em ferradura, que ocorre em 1 em 500 recém-nascidos com predominância de 2:1 pelo sexo masculino. A ascensão renal é evitada pela raiz da artéria mesentérica inferior (Figura 119.2A). A ectopia renal cruzada pode ocorrer com ou sem fusão. Os rins supranumerários (extras) são, tipicamente, ectópicos e sua localização é variável. Embora quase um terço dos pacientes com ectopia renal permaneça assintomático, a má rotação associada da pelve renal aumenta o risco de hidronefrose, infecção e formação de cálculos.

#### ANORMALIDADES PIELOURETERAIS
A obstrução da junção pielouretral (JPU) impede o fluxo de urina da pelve renal para o ureter. É uma das anomalias do sistema urinário que ocorrem com mais frequência em bebês, acometendo 1 em 500 nascidos vivos. Na obstrução congênita da junção pielouretral, anomalias urológicas no sistema contralateral são comuns, incluindo agenesia renal, displasia renal, displasia multicística e refluxo vesicoureteral. A obstrução da JPU pode ocorrer em adultos secundariamente a compressão externa, torção ou estenose da parte proximal do ureter. A intervenção cirúrgica é indicada se houver comprometimento da função renal, pielonefrite, cálculos ou dor associada.

*Hidrocálice* ou *hidrocalicose* refere-se à dilatação de um cálice principal que pode resultar de obstrução intrínseca, como na estenose infundibular, ou no contexto de compressão extrínseca da pelve, causada por um vaso ou cisto parapélvico. Em comparação, a *megacalicose* representa uma lesão displásica não obstrutiva encontrada principalmente em homens, na qual os cálices estão dilatados e geralmente aumentados em número. Hipoplasia da medula renal associada causa malformação das papilas renais.

Os *divertículos caliciais* são estruturas císticas conectadas por um canal estreito a um cálice menor adjacente. Em estudos de imagem, esses divertículos são tipicamente preenchidos pelo contraste, o que os distingue dos cistos parenquimatosos renais.

A duplicação parcial da pelve renal e do ureter é uma anomalia comum que ocorre com mais frequência em mulheres, tipicamente unilateral e clinicamente insignificante.

#### ANOMALIAS URETERAIS
Os *ureteres ectópicos* geralmente refletem a duplicação completa ureteral e renal. Aproximadamente 10% são bilaterais. O ureter ectópico drena tipicamente o polo superior displásico de um rim duplo e insere-se abaixo da junção vesicoureteral normal no trígono inferior da bexiga ou na parte proximal da uretra. Ureteres ectópicos ocorrem com muito mais frequência em mulheres e os locais de inserção podem incluir a vagina e a vulva, com consequente incontinência. Um ureter ectópico costuma estar associado a ureterocele, uma dilatação cística da parte terminal do ureter

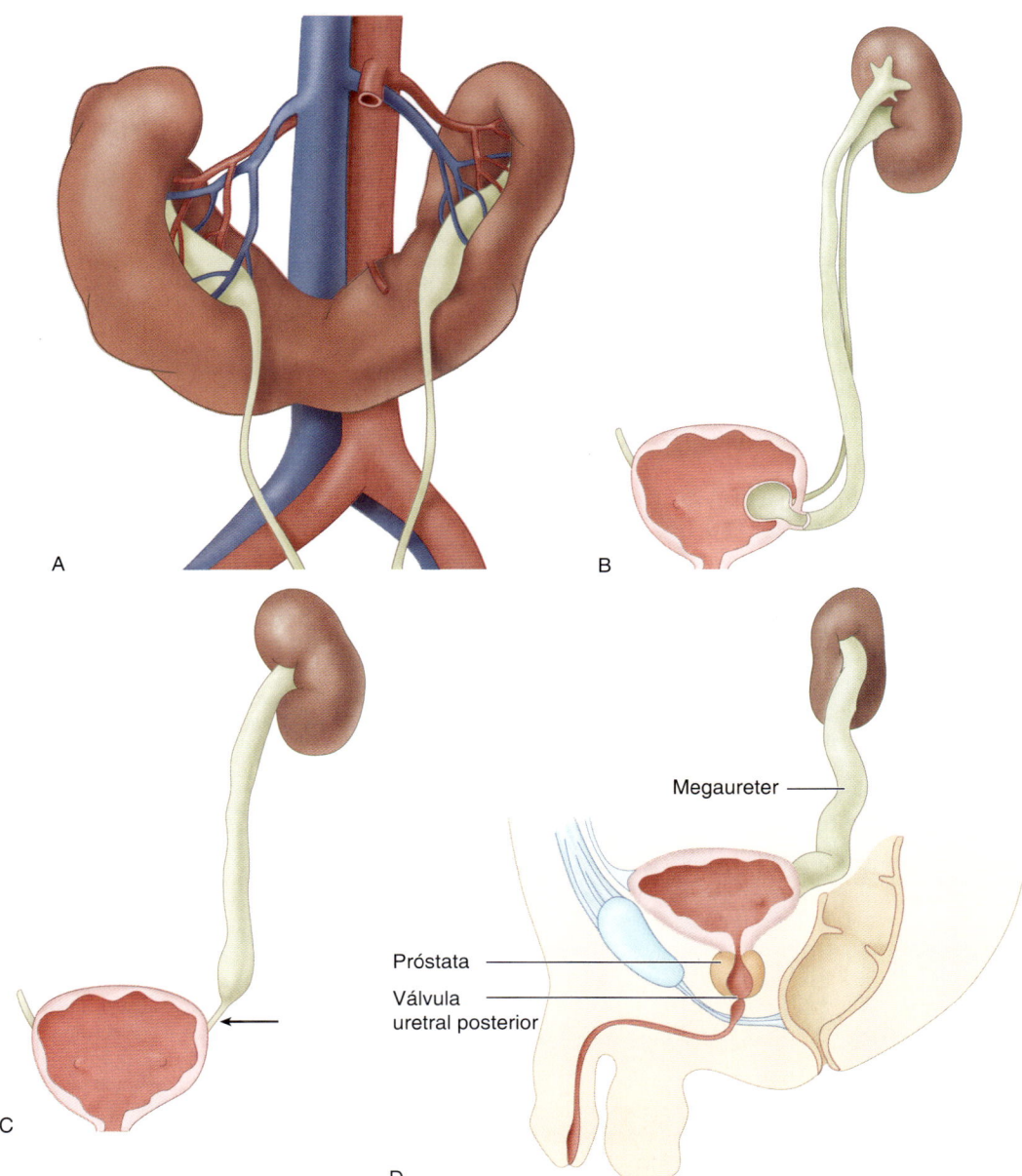

**FIGURA 119.2** Anormalidades de desenvolvimento do sistema urinário. **A.** Rim em ferradura. **B.** Ureter ectópico associado a ureterocele. **C.** Megaureter com o segmento aperistáltico (*seta*). **D.** Obstrução da saída da bexiga causada por válvulas uretrais posteriores.

(Figura 119.2B). Nas crianças, as ureteroceles podem estar associadas a infecção urinária e obstrução do colo da bexiga ou mesmo do ureter contralateral. Nos adultos, a apresentação clínica geralmente envolve infecção associada e/ou cálculos ureterais.

O *megaureter* (ureter acentuadamente dilatado) tem múltiplas causas potenciais, incluindo obstrução ureteral intrínseca por um cálculo, obstrução do fluxo vesical, refluxo vesicoureteral e compressão externa do ureter distal. Em contrapartida, o megaureter primário é resultante da obstrução funcional do ureter distal causada por um segmento aperistáltico (Figura 119.2C).

## REFLUXO VESICOURETERAL

No sistema urinário normal, o refluxo urinário da bexiga para os ureteres é evitado por um mecanismo funcional semelhante a uma válvula na junção vesicoureteral. A competência dessa válvula depende de vários fatores críticos, como o comprimento intramural do ureter, a posição do orifício ureteral na bexiga e a integridade da musculatura da parede da bexiga.

O refluxo vesicoureteral primário resulta da incompetência da junção vesicoureteral decorrente do comprimento encurtado do segmento submucoso do ureter e à posição ectópica lateral de seu orifício. Estima-se que ocorra em 1 a 2% das crianças. O agrupamento familiar de refluxo vesicoureteral sugere que fatores genéticos contribuam para a patogênese. No entanto, não há acordo sobre o modo de herança.

À medida que o ureter intramural se alonga com a idade, o refluxo vesicoureteral primário tende a regredir ou desaparecer. O refluxo vesicoureteral também pode ocorrer secundariamente ao desenvolvimento obstrutivo do sistema urinário inferior em crianças, como na síndrome da tríade e válvulas uretrais posteriores, ou secundário a massas que obstruem a bexiga ou uretra (em adultos). Tanto no refluxo vesicoureteral primário quanto no secundário, o refluxo intrarrenal pode levar ao desenvolvimento de nefropatia de refluxo, uma lesão tubulointersticial (ver Capítulo 114) associada a cicatrizes macroscópicas nos polos renais. Além disso, o desenvolvimento de uma lesão glomerular consistente com glomerulosclerose focal e segmentar (ver Capítulo 113) pode causar proteinúria, hipertensão arterial sistêmica e perda progressiva da função renal.

O refluxo vesicoureteral primário é diagnosticado em cerca de 30 a 40% das crianças submetidas a exames de imagem após infecções urinárias (ver Capítulo 268). O manejo dessas crianças tem sido controverso com relação à profilaxia antibiótica e à correção cirúrgica. No entanto, há um consenso de que infecções urinárias frequentes, graus mais elevados de refluxo vesicoureteral e disfunção vesical e intestinal são fatores de risco específicos para fibrose cortical renal; e as taxas de resolução espontânea de refluxo e de sucesso cirúrgico endoscópico dependem da disfunção urinária e intestinal.

Em um ensaio randomizado de crianças com refluxo vesicoureteral de graus I a IV, a profilaxia antimicrobiana não diminuiu o risco de fibrose renal,[A2] que ocorreu significativamente mais frequentemente em rins com refluxo de grau IV do que em rins com refluxo baixo ou sem refluxo. A correção cirúrgica tem sido a base tradicional do tratamento para graus graves de refluxo vesicoureteral, mas a injeção endoscópica de copolímero de poliacrilato-poliálcool consegue corrigir o refluxo vesicoureteral de graus IV e V com uma taxa de sucesso de 83% comparável à correção cirúrgica.[A3] Outros estudos estão em andamento para determinar se essa abordagem minimamente invasiva, que pode ser repetida se necessário,[11] deve se tornar o tratamento de primeira linha nesses pacientes.

## Anormalidades do sistema urinário inferior

### SÍNDROME DA TRÍADE (SÍNDROME DE DEFICIÊNCIA DA MUSCULATURA ABDOMINAL OU SÍNDROME DE EAGLE-BARRETT)

A síndrome da tríade, também conhecida como síndrome do "ventre em ameixa", síndrome de deficiência da musculatura abdominal ou síndrome de Eagle-Barrett, envolve uma constelação de anomalias, incluindo ausência ou deficiência congênita da musculatura da parede abdominal, dilatação ureteral evidente, espessamento da parede da bexiga urinária, hipoplasia da próstata e criptorquidia bilateral. A síndrome plena é expressada apenas em homens, e os sobreviventes são tipicamente inférteis. Pacientes com síndrome incompleta podem apresentar anomalias da musculatura da parede abdominal, da bexiga e do sistema urinário superior; 3% desses pacientes são mulheres. Embora os eventos moleculares específicos ainda não tenham sido definidos, defeitos no desenvolvimento mesenquimal parecem causar diferenciação insatisfatória da próstata e da bexiga, aplasia do músculo liso ureteral com consequente aperistalsia ureteral e vários graus de displasia renal. Três quartos dos pacientes com síndrome da tríade apresentam malformações associadas no sistema cardiopulmonar, no sistema digestório e no esqueleto. No período pós-natal imediato, o prognóstico depende da gravidade das anomalias extragenitourinárias. O desfecho a longo prazo se correlaciona com o grau de displasia renal e o sucesso do manejo urodinâmico.

### ANORMALIDADES DA BEXIGA URINÁRIA

A extrofia da bexiga resulta de um defeito de fechamento da linha mediana envolvendo a parte anteroinferior da parede abdominal, a bexiga e a genitália externa. Essas anormalidades foram atribuídas a um defeito primário na diferenciação da membrana cloacal, mas os eventos moleculares precisos permanecem obscuros. Em casos graves, a extrofia da bexiga pode estar associada a ânus imperfurado e atresia retal. Os estudos clínicos sugerem uma correlação entre o sucesso da reconstrução da bexiga e a preservação da função renal a longo prazo.

Nos adultos, a bexiga neuropática ou neurogênica (ver Capítulo 23) tem vários fatores etiológicos contribuintes, incluindo traumatismo do sistema nervoso central, acidente vascular encefálico, distúrbios como doença de Parkinson, traumatismo raquimedular, esclerose múltipla e lesão de nervo periférico causada por traumatismo ou cirurgia. Em crianças, a mielomeningocele (espinha bífida) é a causa mais comum de disfunção neurogênica da bexiga. Outras formas de mielodisplasia, como disrafismo espinal (espinha bífida oculta) e agenesia sacral, são causas menos comuns.

### VÁLVULAS URETRAIS POSTERIORES

Em recém-nascidos/lactentes do sexo masculino, as válvulas uretrais posteriores são a causa mais comum de obstrução do efluxo vesical, resultando em hidronefrose bilateral e megaureteres. No entanto, apenas 10% dos recém-nascidos/lactentes apresentam válvulas uretrais posteriores. A obstrução uretral resulta da reabsorção defeituosa das pregas da mucosa na uretra posterior, imediatamente distal ao colículo seminal (*verumontanum*) da uretra prostática. Como resultado, ocorrem dilatação da uretra proximal, hipertrofia da parede da bexiga e trabeculação, refluxo vesicoureteral associado e vários graus de displasia renal (Figura 119.2D).

As estratégias de manejo cirúrgico são ditadas pela idade da criança e pelo grau de insuficiência renal associada.[12] A sobrevida e o desfecho renal a longo prazo dependem da gravidade da displasia renal associada.

### Recomendações de grau A

A1. Langman CB, Greenbaum LA, Sarwal M, et al. A randomized controlled crossover trial with delayed-release cysteamine bitartrate in nephropathic cystinosis: effectiveness on white blood cell cystine levels and comparison of safety. *Clin J Am Soc Nephrol.* 2012;7:1112-1120.
A2. Mattoo TK, Chesney RW, Greenfield SP, et al. Renal scarring in the randomized intervention for children with vesicoureteral reflux (RIVUR) trial. *Clin J Am Soc Nephrol.* 2016;11:54-61.
A3. De Badiola FI, Soria R, Vagni RL, et al. Results of treatment of grades IV and V vesicoureteral reflux with endoscopic injection of polyacrylate polyalcohol copolymer. *Front Pediatr.* 2013;1:1-4.

### REFERÊNCIAS BIBLIOGRÁFICAS

*As referências bibliográficas, bem como os outros materiais suplementares deste livro, encontram-se no GEN-IO, nosso ambiente virtual de aprendizagem.*

# 120

# HIPERPLASIA PROSTÁTICA BENIGNA E PROSTATITE

STEVEN A. KAPLAN

## HIPERPLASIA PROSTÁTICA BENIGNA

### DEFINIÇÃO

A próstata é composta por quatro zonas: periférica, central, transicional e estroma. Também pode ser dividida por lobos: anterior, posterior, lateral e mediano (Figura 120.1). A hiperplasia prostática benigna (HPB) é uma condição que pode levar a sinais/sintomas do sistema urinário inferior, o que pode ter um impacto negativo significativo na qualidade de vida. As queixas associadas à HPB podem estar relacionadas a dificuldade de micção (p. ex., hesitação urinária, fluxo fraco, esforço e micção prolongada) ou dificuldade em controlar o armazenamento urinário (p. ex., urgência urinária, noctúria). A HPB é um diagnóstico histológico definido pela proliferação de músculo liso e células epiteliais dentro da zona de transição prostática.

### EPIDEMIOLOGIA

A idade é o principal fator de risco para HPB. Um diagnóstico histológico de HPB se desenvolverá em aproximadamente 50% dos homens com mais de 50 anos e 90% dos homens na casa dos 80 anos.[1] Desses homens, aproximadamente 50% desenvolverão sinais/sintomas do sistema urinário inferior, que aumentam em prevalência de forma linear entre as idades de 40 e 80 anos.

### BIOPATOLOGIA

Enquanto a bexiga se enche de urina, normalmente consegue manter a pressão intravesical baixa via estimulação nervosa simpática, apesar do aumento de volume. No entanto, a próstata aumentada pode provocar sinais/sintomas do sistema urinário inferior, obstruindo diretamente o fluxo de urina ou aumentando o tônus muscular da próstata. Homens com obstrução da saída da bexiga devido à HPB apresentam, com frequência, função hiperativa detrusora da bexiga, resultando em retenção urinária. Além disso, alterações na vascularização da próstata ou da bexiga urinária podem contribuir para o desenvolvimento dos sintomas. O grau de aumento da próstata, que pode contribuir e afetar a gravidade dos sinais/sintomas, é extremamente variável. O aumento é, tipicamente, uma combinação de hipertrofia do estroma e hiperplasia glandular, principalmente na zona central. Na HPB, o volume calculado excede 30 m$\ell$.

### MANIFESTAÇÕES CLÍNICAS

A ocorrência de sinais/sintomas do sistema urinário inferior costuma ser indicativa de obstrução da saída da bexiga secundária à HPB. Os sinais/

# CAPÍTULO 120 Hiperplasia Prostática Benigna e Prostatite

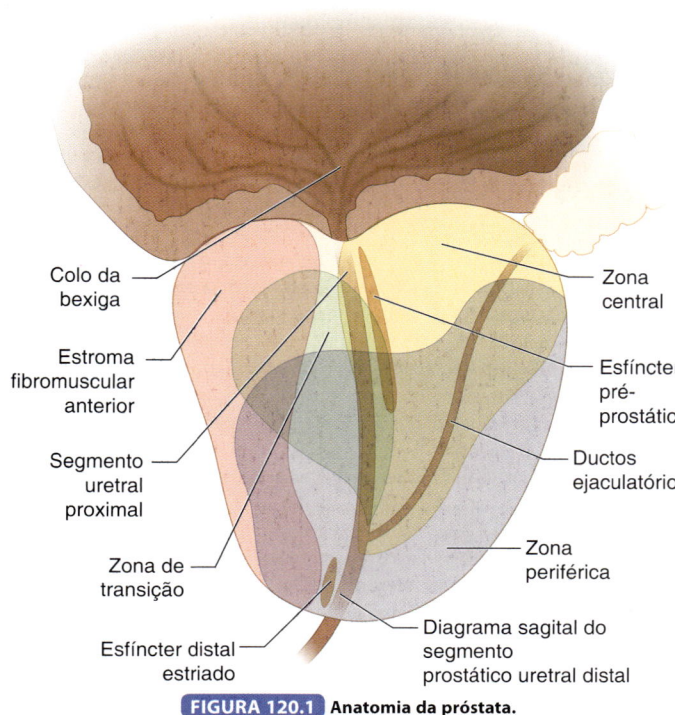

**FIGURA 120.1** Anatomia da próstata.

sintomas podem prejudicar significativamente a qualidade de vida relacionada à saúde e são classificados como micção (hesitação, fluxo fraco, esforço e micção prolongada), armazenamento (frequência, urgência, noctúria, incontinência de urgência e micção de pequenos volumes) ou pós-micção (gotejamento pós-esvaziamento, esvaziamento incompleto).[2] A maioria dos pacientes com sintomas do sistema urinário inferior apresenta uma combinação desses sintomas. Os sintomas de bexiga hiperativa (ver Capítulo 23) e sintomas do sistema urinário inferior secundários à HPB frequentemente se sobrepõem.

## DIAGNÓSTICO

A avaliação deve começar com anamnese e revisão dos medicamentos do paciente. A anamnese deve incluir todas as causas que possam levar à disfunção da bexiga, como doença cerebrovascular, procedimentos cirúrgicos anteriores e história pregressa de doença prostática. Diuréticos e fármacos de venda livre, como descongestionantes nasais e anti-histamínicos, exacerbam os sinais/sintomas urinários do paciente. Além disso, fatores dietéticos como água, cafeína, álcool etílico e adoçantes artificiais podem contribuir de maneira importante para as manifestações clínicas gerais, porque atuam como irritantes diretos da bexiga e diuréticos. Os sinais/sintomas urinários devem ser avaliados de forma padronizada por meio de instrumentos validados, como o International Prostate Symptom Score (IPSS) (Figura 120.2) e observados ao longo do tempo.

O exame abdominal deve ser realizado para identificar uma bexiga palpável, o que pode ser um sinal de retenção urinária. O exame físico deve incluir um exame de próstata para avaliar suas dimensões e a possível existência de nódulos. O toque retal fornece apenas uma estimativa aproximada das dimensões, porque apenas a metade posterior é palpada.[3] Um exame neurológico focado também é importante para avaliar o estado mental do paciente, o estado ambulatorial, a função neuromuscular dos membros inferiores e o tônus do esfíncter anal.

## ACHADOS LABORATORIAIS

A urinálise deve ser realizada para rastrear hematúria e infecção do sistema urinário (ver Capítulo 268). Um nível sérico de antígeno prostático específico (PSA) deve ser medido porque consegue detectar câncer de próstata assintomático (ver Capítulo 191), que pode exigir tratamento mesmo em homens que não seriam candidatos ao tratamento se fossem assintomáticos. No entanto, os resultados têm de ser interpretados com cautela porque o nível sérico de PSA se correlaciona ao volume prostático, mesmo na ausência de câncer. Parâmetros objetivos, como fluxo urinário máximo por urofluometria e resíduo pós-esvaziamento da bexiga por ultrassonografia, também devem ser medidos se houver dúvidas em relação ao diagnóstico. Embora não haja uma correlação direta entre os sinais/sintomas do sistema urinário inferior e parâmetros objetivos, como tamanho da próstata ou velocidade de fluxo, o volume da próstata e os níveis séricos de PSA geralmente são preditivos de piora dos sinais/sintomas. A obstrução de longa data da saída da bexiga pode progredir para esvaziamento incompleto da bexiga, hidroureteronefrose bilateral e, finalmente, insuficiência renal aguda e/ou crônica.

Outras causas de disfunção da bexiga que devem ser consideradas durante a avaliação de homens que apresentam sinais/sintomas do sistema urinário inferior incluem câncer de bexiga (ver Capítulo 187), diabetes melito (ver Capítulo 216), estenose uretral e cálculos vesicais. A ausência de hematúria torna o câncer de bexiga muito improvável, mas os pacientes com sinais/sintomas de HPB precisam de cistoscopia se também apresentarem hematúria. Transtornos neurológicos, incluindo doença de Parkinson (ver Capítulo 381) e esclerose múltipla (ver Capítulo 383), também podem causar sinais/sintomas do sistema urinário inferior em homens.

## TRATAMENTO

O tratamento da HPB visa melhorar os sintomas subjetivos e a qualidade de vida, bem como prevenir a progressão da doença. Com o tempo, o tratamento evoluiu da abordagem cirúrgica para a abordagem clínica.

Podem ser observados homens levemente sintomáticos, definidos como uma pontuação de 7 ou menos no questionário IPSS (Figura 120.3). Mudanças do estilo de vida que podem melhorar os sintomas incluem restrição do aporte de líquido, micção programada e micção dupla. Pacientes com sintomas moderados, definidos como 8 a 19 pontos no IPSS, e que não são seriamente incomodados por seus sintomas também podem ser observados com reavaliação periódica para monitorar se ocorrem retenção urinária, hematúria refratária, infecções ou outras complicações.

### Medicações

Antagonistas alfa-adrenérgicos, que diminuem a resistência da saída da bexiga relaxando o músculo liso uretral e, possivelmente, o tônus do esfíncter estriado, são considerados o tratamento de primeira linha para os sintomas[A1] do sistema urinário masculino (Tabela 120.1). Seus efeitos colaterais incluem hipotensão ortostática, disfunção sexual e tontura. Todos os medicamentos desta classe devem ser descontinuados antes da cirurgia de catarata para evitar a síndrome da íris flexível intraoperatória.

Os inibidores da 5-alfarredutase finasterida e dutasterida também são efetivos para o tratamento da HPB.[A2] Esses agentes reduzem o tamanho da próstata ao suprimir a produção de testosterona e di-hidrotestosterona. Como resultado, esses agentes reduzem o número de episódios de retenção urinária aguda e diminuem a necessidade de tratamento cirúrgico de HPB e são particularmente úteis para o tratamento de pacientes com maiores volumes prostáticos. Os efeitos adversos desses medicamentos incluem disfunção erétil, redução da libido e diminuição do volume ejaculado.

Os inibidores da fosfodiesterase tipo 5 (tadalafila, sildenafila, vardenafila) também melhoram os sinais/sintomas do sistema urinário inferior e os escores de IPSS secundários à HPB,[A3] embora esses agentes não melhorem da mesma forma o fluxo máximo e sua eficácia a longo prazo não seja tão bem estudada quanto a dos antagonistas alfa-adrenérgicos. Atualmente, apenas tadalafila é aprovada pela FDA para o tratamento da HPB.

Os agentes antimuscarínicos, que têm como alvo os receptores colinérgicos muscarínicos na bexiga para reduzir a hiperatividade que ocorre como resultado de alterações na função do músculo detrusor, são seguros e eficazes para o tratamento da HPB. As opções incluem tolterodina, solifenacina e fesoterodina. Outra classe de agentes usados para tratar os sinais/sintomas de bexiga hiperativa são os beta$_3$-agonistas, como a mirabegrona. Mirabegrona atua via inervação simpática e estimula os receptores beta$_3$, causando relaxamento do músculo liso da bexiga.[A4]

A terapia medicamentosa combinada é uma opção quando a monoterapia é insuficiente. Os dados sugerem que a melhor combinação seja um inibidor da 5-alfarredutase e um bloqueador alfa-adrenérgico,[A5] embora a combinação de um bloqueador alfa-adrenérgico e um inibidor da fosfodiesterase 5 também seja eficaz.[A6,A7] Da mesma forma, a combinação de tansulosina, dutasterida e um agente antimuscarínico (ver Tabela 120.1) consegue melhorar os sinais/sintomas da bexiga hiperativa que responderam inadequadamente à tansulosina sozinha.[A8] De acordo com estudos randomizados, o *Saw palmetto*, o agente fitoterápico mais comumente usado, não melhorou os parâmetros urinários durante um período de tratamento de 12 meses e não é recomendado mesmo como terapia complementar.

## Tratamentos cirúrgicos

Várias opções de tratamento minimamente invasivos estão disponíveis para HPB.[4] A elevação da uretra prostática envolve a colocação de implantes transprostáticos permanentes via cistoscópio para abrir o parênquima prostático mecanicamente. Este tratamento é limitado a pacientes com próstata menor que 80 g sem hipertrofia significativa do lobo médio.[A9] A terapia hídrica induzida por radiofrequência transuretral induz necrose de coagulação tardia do tecido prostático, resultando em diminuição do volume da próstata.[5] As vantagens destes procedimentos (menores riscos de ejaculação retrógrada, estenoses, hematúria e transfusões de sangue) têm de ser comparadas com o aumento dos riscos de disúria, retenção urinária, sinais/sintomas recorrentes e necessidade de retratamento em comparação com a ressecção transuretral da próstata.[A10,A11]

A ressecção transuretral da próstata com base eletrocirúrgica, via abordagem monopolar ou bipolar, é o padrão-ouro no tratamento endoscópico da HPB sintomática. Devido às melhorias na terapia clínica e às opções minimamente invasivas, o número de ressecções transuretrais de próstata realizados nos EUA diminuiu, embora ainda seja o procedimento urológico mais comumente realizado.

A ressecção transuretral bipolar da próstata usa eletrocautério bipolar em vez de monopolar e solução salina como irrigante. Esse procedimento resseca grandes quantidades de tecido prostático da zona de transição e da zona central, mas diminui as complicações, como hiponatremia e sangramento peroperatório que exige transfusão. Estudos a longo prazo serão necessários para confirmar a durabilidade desses resultados. Para pacientes com próstatas muito grandes (ou seja, maiores que 80 g), a ressecção transuretral da próstata exige cirurgias demoradas e uma abordagem cirúrgica a céu aberto pode ser necessária para redução de volume adequado do tecido prostático obstrutivo.

Outras tecnologias cirúrgicas incluem várias técnicas de vaporização a laser, como hólmio, túlio e vaporização fotosseletiva da próstata. As tecnologias de laser[A12] podem ser alternativas efetivas para abordagens eletrocirúrgicas, embora sua durabilidade a longo prazo ainda precise ser definida. A embolização da artéria prostática é outro tratamento possível, embora os dados sobre sua eficácia e segurança sejam limitados.[6]

### PROGNÓSTICO

Com o tempo, os sinais/sintomas da HPB costumam piorar, exigindo medicamentos ou um procedimento. Os pacientes devem ser aconselhados sobre a probabilidade de progressão, a história natural dos sinais/sintomas do sistema urinário inferior relacionados à HPB e as opções de tratamento que podem ser oferecidas.

## PROSTATITE

### EPIDEMIOLOGIA E BIOPATOLOGIA

Em geral, prostatite é um diagnóstico clínico baseado em sinais e sintomas causados por inflamação da próstata. A prevalência geral de prostatite é de aproximadamente 8% e afeta homens de uma ampla faixa etária. O edema ou inflamação da próstata, que pode ocorrer por várias causas, pode exercer um impacto significativo na qualidade de vida. O sistema de classificação atual define os vários tipos de prostatite com base no fato de ser aguda ou crônica, associada a infecção ou associada a dor pélvica (Tabela 120.2).

Os microrganismos causadores da prostatite bacteriana aguda geralmente são semelhantes aos que causam outras infecções geniturinárias comuns (ver Capítulo 268) e incluem *Escherichia coli* e *Enterococcus* spp. Cerca de 60% dos pacientes com prostatite bacteriana crônica têm evidências de infecção contínua com base no teste de reação em cadeia da polimerase (PCR) de secreção prostática coletada após massagem da próstata, sendo *Chlamydia trachomatis*, *Ureaplasma urealyticum*, *Mycoplasma genitalium* e *Mycoplasma hominis* os microrganismos mais comumente detectados. A patogênese da prostatite crônica/síndrome da dor pélvica crônica (PC/SDPC), entretanto, permanece obscura.

### MANIFESTAÇÕES CLÍNICAS

Prostatite bacteriana aguda (tipo I) é caracterizada por infecção aguda da próstata. Os sintomas iniciais incluem dor pélvica, perineal, peniana ou

| | Nunca | Menos de 1 vez em 5 | Menos da metade das vezes | Cerca de metade das vezes | Mais da metade das vezes | Quase sempre |
|---|---|---|---|---|---|---|
| 1. Durante o último mês, quantas vezes você teve a sensação de não esvaziar completamente a bexiga após urinar? | 0 | 1 | 2 | 3 | 4 | 5 |
| 2. Durante o último mês, quantas vezes você precisou urinar novamente menos de duas horas após urinar? | 0 | 1 | 2 | 3 | 4 | 5 |
| 3. Durante o último mês, quantas vezes você percebeu interrupções durante a micção? | 0 | 1 | 2 | 3 | 4 | 5 |
| 4. Durante o último mês, com que frequência você achou difícil adiar a micção? | 0 | 1 | 2 | 3 | 4 | 5 |
| 5. Durante o último mês, com que frequência o jato de urina foi fraco? | 0 | 1 | 2 | 3 | 4 | 5 |
| 6. Durante o último mês, quantas vezes você precisou fazer força para começar a urinar? | 0 | 1 | 2 | 3 | 4 | 5 |

7. Durante o último mês, quantas vezes você teve que se levantar para urinar durante a noite, entre a hora de ir para a cama e a hora em que se levantou pela manhã?

| 0 Nenhuma | 1 1 vez | 2 2 vezes | 3 3 vezes | 4 4 vezes | 5 5 ou mais vezes |
|---|---|---|---|---|---|

**Pontuação total de IPSS = soma das questões 1 a 7 = _____**

**Qualidade de vida relacionada com sintomas urinários**

Se você passasse o resto de sua vida com sua condição urinária atual, como se sentiria a respeito disso?

| Muito satisfeito | Satisfeito | Satisfeito na maioria das vezes | Indiferente – igualmente satisfeito e insatisfeito | Parcialmente insatisfeito | Insatisfeito | Muito insatisfeito |
|---|---|---|---|---|---|---|
| 0 | 1 | 2 | 3 | 4 | 5 | 6 |

**FIGURA 120.2** International Prostate Symptom Score (IPSS). As sete questões sobre sintomas constituem uma escala inicialmente elaborada pela American Urological Association. A oitava questão sobre qualidade de vida é pontuada separadamente. (De Barry MJ, Fowler FJ Jr, O'Leary MP, et al. The American Urological Association symptom index for benign prostatic hyperplasia: the Measurement Committee of the American Urological Association. *J Urol*. 1992;148:1549.)

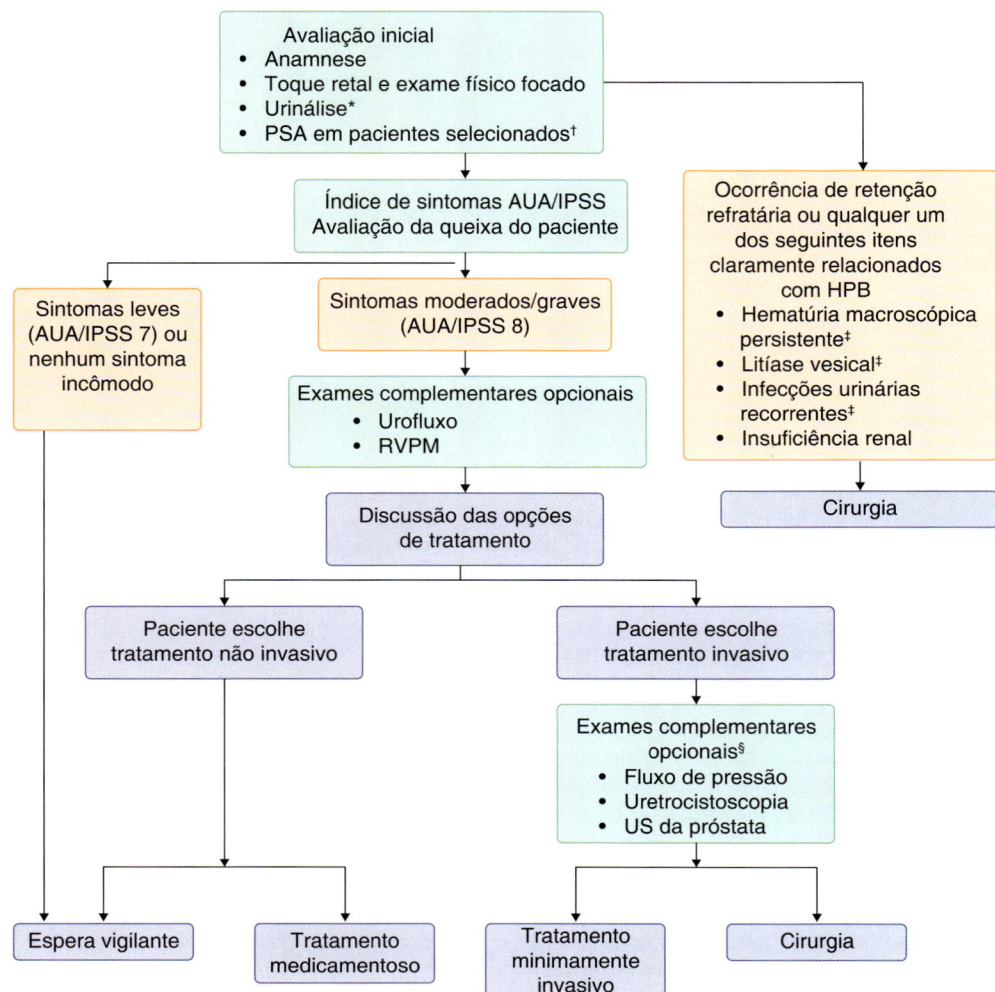

**FIGURA 120.3** Algoritmo de manejo da hiperplasia prostática benigna (HPB). AUA = American Urological Association; IPSS = International Prostate Symptom Score; PSA = antígeno específico da próstata; RVPM = resíduo vesical pós-miccional; US = ultrassonografia. (©American Urological Association Educations and Research, Inc.)

*Em pacientes com sangramento prostático clinicamente significativo, um esquema com um inibidor da 5-alfarredutase pode ser usado. Se o sangramento persistir, a cirurgia ablativa tecidual é indicada.
†Pacientes com pelo menos 10 anos de expectativa de vida quando o reconhecimento do câncer de próstata alteraria o manejo ou a medição do PSA modificaria o manejo dos sinais/sintomas miccionais.
‡Após esgotar outras opções terapêuticas.
§Alguns exames complementares são solicitados para prever a resposta ao tratamento.
Os estudos de fluxo-pressão são mais úteis em homens antes da cirurgia.

**Tabela 120.1** Medicamentos e doses diárias recomendados para sintomas do sistema urinário inferior masculino.

| ALFABLOQUEADORES | INIBIDORES DA 5-ALFARREDUTASE | ALFABLOQUEADOR E INIBIDOR DE 5-ALFARREDUTASE | ANTIMUSCARÍNICOS | INIBIDORES DE FOSFODIESTERASE DO TIPO 5 | ATIVADOR DE RECEPTOR ADRENÉRGICO BETA$_3$ |
|---|---|---|---|---|---|
| Alfuzosina 10 mg | Dutasterida 0,5 mg | Dutasterida e tansulosina 0,5/0,4 mg | Darifenacina 7,5 mg, 15 mg | Tadalafila 5 mg | Mirabegrona 25, 50 mg |
| Doxazosina 1 a 8 mg | Finasterida 5 mg | | Fesoterodina 4, 8 mg | Sildenafila e vardenafila não são aprovadas pela FDA para HPB | |
| Tansulosina 0,4 mg | | | Oxibutinina 5, 10, 15 mg | | |
| Terazosina 1 a 10 mg | | | Oxibutinina XL 5 e 10 mg, ER 15 mg | | |
| Silodosina 4,8 mg | | | Tolterodina 1, 2 mg Tolterodina LA 2 mg, ER 4 mg Tróspio 20, 60 mg Solifenacina 5, 10 mg | | |

HPB = hipertrofia prostática benigna; ER = liberação estendida; FDA = U.S. Food and Drug Administration.

| Tabela 120.2 | Classificação da prostatite. | | | | |
|---|---|---|---|---|---|
| | **CATEGORIAS** | | | | |
| | I | II | III | | IV |
| Termo descritivo | Prostatite bacteriana aguda | Prostatite bacteriana crônica | Prostatite crônica/síndrome da dor pélvica crônica (PC/SDPC)<br>IIIa. SDPC inflamatória<br>IIIb. SDPC não inflamatória | | Prostatite inflamatória assintomática |
| Características | Infecção aguda da próstata | Infecção recorrente ou recidivante causada pelo mesmo microrganismo; não aguda | 90% dos casos de prostatite crônica são presumidos como não bacterianos; diagnóstico de exclusão<br>Sintomas característicos<br>  Desconforto ou dor na região pélvica por mais de 3 meses nos últimos 6 meses<br>  Dor pélvica, perineal, peniana ou ejaculatória; sintomas de micção irritativos ou obstrutivos, disfunção sexual<br>  Sem infecções recorrentes do sistema urinário documentadas; culturas negativas repetidas<br>  Classificação em IIIa ou IIIb determinada pela presença de leucócitos no sêmen, na urina ou na secreção prostática após massagem da próstata | | Sem sintomas de prostatite<br>Leucócitos ou células inflamatórias no tecido da próstata, no sêmen ou nas secreções prostáticas coletadas após massagem prostática |

ejaculatória, bem como sintomas de esvaziamento irritativos ou obstrutivos e disfunção sexual. Pacientes com infecções graves podem apresentar febre e calafrios e se tornar sépticos (ver Capítulo 100). A prostatite do tipo II é caracterizada por infecção recorrente ou recidivante causada pelo mesmo microrganismo. Esses pacientes tendem a ficar menos doentes durante cada episódio e geralmente apresentam sintomas miccionais e dor.

A prostatite do tipo III é caracterizada por desconforto pélvico ou dor por mais de 3 dos 6 meses anteriores à avaliação. Os pacientes do tipo III apresentam culturas de urina repetidamente negativas. A classificação em tipo IIIa ou IIIb depende do achado de leucócitos no sêmen, na urina ou nas secreções prostáticas pós-massagem da próstata. Pacientes com prostatite do tipo IV não apresentam sintomas de prostatite. Leucócitos ou células inflamatórias são encontrados no tecido da próstata, no sêmen ou nas secreções prostáticas coletadas após massagem da próstata.

## DIAGNÓSTICO

O diagnóstico de prostatite exige anamnese, exame físico e exame de urina meticulosos. O médico deve fazer perguntas pertinentes sobre história miccional, história sexual, sintomas, dor, distúrbios neurológicos e cirurgia pélvica anterior. O National Institutes of Health Chronic Prostatitis Symptom Index (NIH-CPSI), que é uma ferramenta padronizada para a avaliação e avaliação da prostatite, consiste em nove partes que descrevem três áreas principais da prostatite: dor, sinais/sintomas urinários e qualidade de vida (Figura 120.4). O NIH-CPSI não é específico para fazer o diagnóstico de prostatite, mas é muito útil para monitorar longitudinalmente as mudanças nos sintomas ao longo do tempo após o diagnóstico de prostatite ter sido estabelecido. O exame físico deve incluir exame abdominal, genital externo, perineal e toque retal digital. Deve-se dar atenção à identificação de desconforto na parede pélvica, anormalidades estruturais ou dor prostática no toque retal.

### Avaliação laboratorial

A urinálise e a cultura de urina devem ser solicitadas para todos os pacientes. Historicamente, o exame de quatro amostras era recomendado, com amostras de urina do primeiro jato, de urina do jato médio, de secreções prostáticas obtidas durante a massagem da próstata e urina coletada após a massagem da próstata. Leucócitos na terceira amostra sugerem o diagnóstico de prostatite. Leucócitos sem bactérias sugerem inflamação consistente com prostatite não bacteriana. No entanto, essa abordagem de quatro etapas raramente é usada hoje porque não se provou útil para fins de diagnóstico ou para direcionar o tratamento. Ela foi substituída por cultura de sêmen ou uma cultura de urina do fluxo médio e pelo exame de uma amostra de urina após a massagem da próstata.

Os métodos urodinâmicos oferecem informações valiosas para pacientes que apresentam sintomas predominantemente miccionais. Outras condições, como obstrução prostática, obstrução primária do colo da bexiga, micção disfuncional, obstrução uretral e dissinergia detrusor-esfíncter, podem ser definidas com a ajuda de determinação do volume de urina residual pós-miccional, urodinâmica de fluxo de pressão ou videourodinâmica. Essas condições, em comparação com a prostatite, têm muitas opções terapêuticas efetivas.

A medição do volume de urina residual pós-miccional por ultrassonografia pode ser usada para avaliar esvaziamento incompleto, porque a retenção urinária pode ser um fator de risco para infecções recorrentes. Baixas velocidades de fluxo máximo de urina sugerem obstrução da saída da bexiga e/ou diminuição da contratilidade do músculo detrusor como uma explicação alternativa para os sinais/sintomas do sistema urinário inferior e fluxo urinário insuficiente. No entanto, para aqueles que não respondem ao tratamento, a análise de PCR do sêmen para investigar possíveis microrganismos fastidiosos (p. ex., *C. trachomatis*, *U. urealyticum*, espécies de *Mycoplasma* e *Neisseria gonorrhoeae*) pode ser útil para a avaliação da prostatite crônica. Culturas de esfregaços uretrais podem ser usadas para avaliar pacientes com infecções sexualmente transmissíveis (ISTs) potencialmente não diagnosticadas (ver Capítulo 269). Outros exames complementares incluem espermograma e cultura de sêmen, que são úteis para pacientes com queixas de sêmen com odor anormal ou infertilidade.

A cistoscopia é um complemento da urodinâmica na avaliação da prostatite crônica/síndrome da dor pélvica crônica (PC/SDPC), sobretudo antes de qualquer intervenção cirúrgica. A cistoscopia também é realizada para avaliação de hematúria ou achados citológicos anormais porque o câncer de próstata (ver Capítulo 191) ou câncer de bexiga (ver Capítulo 187) podem causar sintomas semelhantes à síndrome da dor pélvica crônica.

A testagem de PSA deve ser solicitada para rastreamento do câncer de próstata (ver Capítulo 191), mas não tem função específica na avaliação dos sintomas da prostatite. A prostatite aguda pode aumentar o nível sérico de PSA, mas geralmente retorna aos níveis normais com o uso de antibióticos apropriados em 1 a 3 meses. O PSA pode estar elevado e até mesmo aumentar e diminuir em pacientes com PC/SDPC. Pacientes com prostatite crônica apresentam diminuição menos bem definida no PSA após um ciclo de antibióticos. De um terço a dois terços dos homens submetidos à biopsia da próstata têm inflamação crônica, mas a correlação com os sintomas da prostatite não é clara.

A ultrassonografia transretal consegue identificar um abscesso prostático e geralmente é recomendada para pacientes com prostatite recorrente ou que não respondem ao tratamento. A utilidade potencial da xerografia computadorizada pélvica[a] e da ressonância magnética transretal não é clara.

### TRATAMENTO

#### Prostatite bacteriana aguda
Antibióticos orais ou intravenosos geralmente são efetivos para curar a prostatite aguda, e a progressão para prostatite bacteriana crônica é incomum. Antibióticos de primeira escolha típicos incluem fluoroquinolonas orais (p. ex., levofloxacino 500 mg, 1 vez/dia ou ofloxacino 300 mg, 2 vezes/dia) e sulfonamidas (p. ex., trimetoprima/sulfametoxazol 160 mg/ 800 mg, 2 vezes/dia) durante 6 semanas. Pacientes que não toleram medicamentos orais e pacientes com sinais de sepse podem precisar de

---
[a]N.R.T.: Xerografia é um método que avalia os tecidos por suas radiopacidade e diferentes densidades com raios X utilizando o selênio eletricamente carregado, ocorrendo a alteração do campo elétrico. Este método possibilita mensurar a profundidade e os limites da epiderme, da derme, do tecido subcutâneo e do tecido muscular, mas não fornece dados para a avaliação microcirculatória.

### Índice de sintomas de prostatite crônica NIH (NIH-CPSI)

**Dor ou desconforto**

1. Na última semana, você sentiu ou desconforto nas seguintes áreas?

   |   | Sim | Não |
   |---|---|---|
   | a. Área entre o reto e os testículos (períneo) | ☐ 1 | ☐ 0 |
   | b. Testículos | ☐ 1 | ☐ 0 |
   | c. Ponta do pênis (não relacionado à micção) | ☐ 1 | ☐ 0 |
   | d. Abaixo da cintura, na área púbica ou da bexiga | ☐ 1 | ☐ 0 |

2. Na última semana, você experimentou:

   |   | Sim | Não |
   |---|---|---|
   | a. Dor ou queimação ao urinar? | ☐ 1 | ☐ 0 |
   | b. Dor ou desconforto durante ou após o clímax sexual (ejaculação)? | ☐ 1 | ☐ 0 |

3. Com que frequência você sentiu dor ou desconforto em alguma dessas áreas na última semana?

   - ☐ 0 Nenhuma
   - ☐ 1 Raramente
   - ☐ 2 Às vezes
   - ☐ 3 Frequentemente
   - ☐ 4 Habitualmente
   - ☐ 5 Sempre

4. Qual número descreve melhor sua MÉDIA de dor ou desconforto nos dias em que você teve, na última semana?

   ☐ 0  ☐ 1  ☐ 2  ☐ 3  ☐ 4  ☐ 5  ☐ 6  ☐ 7  ☐ 8  ☐ 9  ☐ 10
   SEM DOR — PIOR DOR QUE VOCÊ PODE IMAGINAR

**Micção**

5. Com que frequência você teve a sensação de não esvaziar completamente a bexiga depois de urinar, na última semana?

   - ☐ 0 Nunca
   - ☐ 1 Menos de 1 vez em 5
   - ☐ 2 Menos da metade das vezes
   - ☐ 3 Cerca de metade das vezes
   - ☐ 4 Mais da metade das vezes
   - ☐ 5 Quase sempre

6. Com que frequência você precisou urinar menos de duas horas após terminar de urinar, na última semana?

   - ☐ 0 Nenhuma
   - ☐ 1 Menos de 1 vez em 5
   - ☐ 2 Menos da metade do tempo
   - ☐ 3 Cerca de metade do tempo
   - ☐ 4 Mais da metade das vezes
   - ☐ 5 Quase sempre

**Impacto dos sintomas**

7. O quanto seus sintomas o impediram de desempenhar suas atividades como habitualmente faria na última semana?

   - ☐ 0 Nada
   - ☐ 1 Apenas um pouco
   - ☐ 2 Algumas vezes
   - ☐ 3 Muitas vezes

8. Quanto você pensou sobre seus sintomas, na semana passada?

   - ☐ 0 Nada
   - ☐ 1 Apenas um pouco
   - ☐ 2 Algumas vezes
   - ☐ 3 Muitas vezes

**Qualidade de vida**

9. Se você passasse o resto de sua vida com seus sintomas exatamente como estavam na semana passada, como se sentiria a respeito disso?

   - ☐ 0 Muito satisfeito
   - ☐ 1 Satisfeito
   - ☐ 2 Geralmente satisfeito
   - ☐ 3 Indiferente (quase igualmente satisfeito e insatisfeito)
   - ☐ 4 Geralmente insatisfeito
   - ☐ 5 Insatisfeito
   - ☐ 6 Muito insatisfeito

**Pontuação dos domínios do Índice de sintomas de prostatite crônica do NIH**

*Dor*: Total de itens 1a, 1b, 1c, 1d, 2a, 2b, 3 e 4 = _____

*Sintomas urinários*: Total de itens 5 e 6 = _____

*Impacto na qualidade de vida*: Total dos itens 7, 8 e 9 = _____

**FIGURA 120.4** Índice de sintomas de prostatite crônica do National Institutes of Health (NIH). (Adaptada de Litwin MS, McNaughton-Collins M, Fowler FJ Jr, et al. The National Institutes of Health chronic prostatitis symptom index: development and validation of a new outcome measure. Chronic Prostatitis Collaborative Research Network. *J Urol.* 1999;162:369-375.)

---

antibióticos intravenosos de amplo espectro (p. ex., ampicilina 2 g a cada 6 horas mais gentamicina 1,5 mg/kg a cada 8 horas até tornarem-se afebris) seguido por 6 semanas de terapia oral como antes. Um abscesso prostático pode exigir terapia intervencionista.[7]

### Prostatite bacteriana crônica

Antibióticos constituem a base do tratamento da prostatite bacteriana crônica. Antibióticos com boa lipossolubilidade, boa cobertura bacteriana entérica e alta pKa apresentam a melhor penetração prostática. Esses antibióticos incluem quinolonas, sulfas, macrolídios, tetraciclinas e aminoglicosídeos. As fluoroquinolonas (p. ex., ciprofloxacino 500 mg, 2 vezes/dia, levofloxacino 500 mg, 1 vez/dia ou ofloxacino 300 mg, 2 vezes/dia) têm taxas de sucesso equivalentes em pacientes com prostatite bacteriana crônica e geralmente são o tratamento de primeira linha.[A13] Quando existe a suspeita de que bactérias atípicas, como *Chlamydia*, sejam a causa da prostatite bacteriana crônica, melhores resultados podem ser alcançados com antibióticos macrolídios, como azitromicina (500 mg, 2 vezes/dia). A maioria dos estudos demonstra um tratamento efetivo com 30 dias de antibiótico, mas alguns médicos prescrevem 6 semanas de terapia para prostatite aguda porque a taxa de recorrência chega a 40% em 1 ano. Atualmente, a administração de antibióticos por injeção intraprostática ou injeção submucosa anal raramente é usada.

### Tratamentos para prostatite crônica/síndrome de dor pélvica crônica

O esquema terapêutico ideal para PC/SDPC não é conhecido e a resposta ao tratamento costuma ser decepcionante.[8] Ciclos prolongados de antibióticos geralmente não são efetivos.[A14] Uma opção é a realização de PCR das secreções prostáticas coletadas após massagem da próstata e usar antibióticos apenas se o resultado do teste for positivo. O tratamento empírico atual usa uma combinação de alfabloqueadores, antagonistas adrenérgicos, inibidores da fosfodiesterase 5[A15] e anti-inflamatórios (p. ex., ibuprofeno 400 mg, 3 vezes/dia ou naproxeno 200 mg, 2 vezes/dia). Neurolépticos, como a gabapentina, foram testados, mas não parecem ser melhores do que o placebo e têm efeitos colaterais. O valor potencial do alopurinol não é claro. Muitos fitoterápicos foram tentados, mas não foi constada melhora significativa ou consistente em vários estudos.

O tratamento de suporte conservador inclui banhos de assento mornos e dietas especiais que evitam condimentos, cafeína, álcool etílico e outros irritantes urinários. Terapias comportamentais e de redução do estresse também têm sido utilizadas. As terapias que visam melhorar o relaxamento e reeducar a função dos músculos do assoalho pélvico podem melhorar os sintomas em indivíduos extremamente estressados com micção disfuncional. As opções incluem *biofeedback* e retreinamento da bexiga. Os tratamentos não comprovados incluem massagem de pontos-gatilho combinada com relaxamento e terapia eletromagnética do assoalho pélvico, acupuntura e estimulação percutânea do nervo tibial.[A16] A massagem da próstata pode ser combinada a outras terapias, mas sua eficácia tem sido variável.

### PROGNÓSTICO

A maioria dos pacientes com prostatite do tipo I é tratada efetivamente com antibióticos orais ou intravenosos, embora alguns casos não respondam ao tratamento e evoluam para prostatite do tipo II. A história natural da prostatite dos tipos II, III e IV permanece indefinida.

### Recomendações de grau A

A1. Jung JH, Kim J, MacDonald R, et al. Silodosin for the treatment of lower urinary tract symptoms in men with benign prostatic hyperplasia. *Cochrane Database Syst Rev*. 2017;11:CD012615.
A2. Park T, Choi JY. Efficacy and safety of dutasteride for the treatment of symptomatic benign prostatic hyperplasia (BPH): a systematic review and meta-analysis. *World J Urol*. 2014;32:1093-1105.
A3. Oelke M, Wagg A, Takita Y, et al. Efficacy and safety of tadalafil 5 mg once daily in the treatment of lower urinary tract symptoms associated with benign prostatic hyperplasia in men aged ≥75 years: integrated analyses of pooled data from multinational, randomized, placebo-controlled clinical studies. *BJU Int*. 2017;119:793-803.
A4. Sebastianelli A, Russo GI, Kaplan SA, et al. Systematic review and meta-analysis on the efficacy and tolerability of mirabegron for the treatment of storage lower urinary tract symptoms/overactive bladder: comparison with placebo and tolterodine. *Int J Urol*. 2018;25:196-205.
A5. Kang D, Hu C, Fu Y, et al. Combination of alpha-blocker and 5α-reductase inhibitor for treatment of benign prostatic hyperplasia. *Clin Invest Med*. 2017;40:E200-E210.
A6. Takeda M, Yokoyama O, Yoshida M, et al. Safety and efficacy of the combination of once-daily tadalafil and alpha-1 blocker in Japanese men with lower urinary tract symptoms suggestive of benign prostatic hyperplasia: a randomized, placebo-controlled, cross-over study. *Int J Urol*. 2017;24:539-547.
A7. Zhang J, Li X, Yang B, et al. Alpha-blockers with or without phosphodiesterase type 5 inhibitor for treatment of lower urinary tract symptoms secondary to benign prostatic hyperplasia: a systematic review and meta-analysis. *World J Urol*. 2019;37:143-153.
A8. Yamanishi T, Asakura H, Seki N, et al. Efficacy and safety of combination therapy with tamsulosin, dutasteride and imidafenacin for the management of overactive bladder symptoms associated with benign prostatic hyperplasia: a multicenter, randomized, open-label, controlled trial (DIrecT study). *Int J Urol*. 2017;24:525-531.
A9. Gratzke C, Barber N, Speakman MJ, et al. Prostatic urethral lift vs transurethral resection of the prostate: 2-year results of the BPH6 prospective, multicentre, randomized study. *BJU Int*. 2017;119:767-775.
A10. McVary KT, Roehrborn CG. Three-year outcomes of the prospective, randomized controlled rezum system study: convective radiofrequency thermal therapy for treatment of lower urinary tract symptoms due to benign prostatic hyperplasia. *Urology*. 2018;111:1-9.
A11. Gilling P, Barber N, Bidair M, et al. WATER: a double-blind, randomized, controlled trial of aquablation vs transurethral resection of the prostate in benign prostatic hyperplasia. *J Urol*. 2018;199:1252-1261.
A12. Fwu CW, Eggers PW, Kaplan SA, et al. Long-term effects of doxazosin, finasteride and combination therapy on quality of life in men with benign prostatic hyperplasia. *J Urol*. 2013;190:187-193.
A13. Perletti G, Marras E, Wagenlehner FM, et al. Antimicrobial therapy for chronic bacterial prostatitis. *Cochrane Database Syst Rev*. 2013;8:CD009071.
A14. Zhu Y, Wang C, Pang X, et al. Antibiotics are not beneficial in the management of category III prostatitis: a meta analysis. *Urol J*. 2014;11:1377-1385.
A15. MacDonald R, Brasure M, Dahm P, et al. Efficacy of newer medications for lower urinary tract symptoms attributed to benign prostatic hyperplasia: a systematic review. *Aging Male*. 2018;1-11.
A16. Qin Z, Wu J, Tian J, et al. Network meta-analysis of the efficacy of acupuncture, alpha-blockers and antibiotics on chronic prostatitis/chronic pelvic pain syndrome. *Sci Rep*. 2016;6:1-11.

### REFERÊNCIAS BIBLIOGRÁFICAS

*As referências bibliográficas, bem como os outros materiais suplementares deste livro, encontram-se no GEN-IO, nosso ambiente virtual de aprendizagem.*

# 121

# DOENÇA RENAL CRÔNICA

WILLIAM E. MITCH

### DEFINIÇÃO

A doença renal crônica (DRC) se refere às muitas anormalidades clínicas que pioram progressivamente à medida que a função renal diminui. A DRC resulta de numerosas doenças sistêmicas que danificam o rim ou de distúrbios intrínsecos ao rim (Tabela 121.1).[1] A gravidade da DRC é graduada pela depressão da taxa de filtração glomerular (TFG). Uma TFG persistentemente abaixo de 60 m$\ell$/min/1,73 m$^2$ é usada para identificar pacientes que provavelmente desenvolverão manifestações clínicas como resultado da perda progressiva da função renal. A determinação da TFG é complicada, exige a injeção de um marcador de TFG e coletas de urina programadas; portanto, estimativas da TFG baseadas na creatinina sérica e nos dados demográficos do paciente (ver Capítulo 106) são usadas para monitorar a evolução da DRC. A progressão da doença renal também pode ser avaliada por alterações no nível sérico de cistatina C.

Ao contrário da lesão renal aguda (ver Capítulo 112), que pode ser corrigida com melhora resultante da função renal, a lesão renal na DRC raramente é reparada, então a perda da função é persistente. Em pacientes com DRC, a perda da função renal adicional gera mais danos e, portanto, anormalidades clínicas mais graves. Na verdade, a DRC pode piorar progressivamente, mesmo que o distúrbio que a causou se torne inativo.

A DRC inclui um espectro de disfunções clínicas que variam de anormalidades detectáveis apenas por testes laboratoriais até uma síndrome conhecida como uremia. Uremia, que significa "urina no sangue", é resultado do acúmulo de íons não excretados e escórias e induz anormalidades metabólicas. Quando os rins deixam de realizar a maioria de suas funções,

### Tabela 121.1 Causas de insuficiência renal crônica.

Glomerulosclerose diabética*
Nefrosclerose hipertensiva
Doença glomerular
   Glomerulonefrite
   Amiloidose, doença da cadeia leve*
   Lúpus eritematoso sistêmico, granulomatose com poliangiite
Doença tubulointersticial
   Nefropatia de refluxo (pielonefrite crônica)
   Nefropatia por analgésicos
   Nefropatia obstrutiva (cálculos, hipertrofia prostática benigna)
   Rim do mieloma*
Doença vascular
   Esclerodermia*
   Vasculite*
   Insuficiência renal renovascular (nefropatia isquêmica)
   Doença renal ateroembólica*
Doença cística
   Doença renal policística autossômica dominante
   Doença renal cística medular

*Doença sistêmica que envolve o rim.

o estado clínico é denominado doença renal em estágio terminal (DRET), e diálise ou transplante são necessários para manter a vida (ver Capítulo 122). Antes desse estágio, as estratégias terapêuticas são direcionadas para melhorar os sinais/sintomas urêmicos e retardar a perda da função renal para ajudar a adiar a DRET.

## EPIDEMIOLOGIA

A DRC é classificada em cinco estágios definidos pelo grau de perda da TFG estimada (Tabela 121.2). A equação mais amplamente usada para identificar os graus de DRC é a equação Chronic Kidney Disease Epidemiology Collaboration. A prevalência global de todos os estágios da DRC é estimada em cerca de 13% para adultos, sendo que a maioria destes apresenta uma TFG estimada inferior a 60 m$\ell$/min/1,73 m$^2$ (ou seja, estágios 3 a 5).[2] A prevalência de DRC em estágio 3 ou 4 é de cerca de 7% nos EUA.[3]

Além da TFG baixa, o grau de albuminúria persistente está relacionado à taxa de declínio da função renal. A razão albumina/creatinina acima de zero, mas inferior a 30 mg/g é definida como normal ou levemente aumentada, a proporção de 30 a 300 mg/g é moderadamente aumentada e uma razão superior a 300 mg/g indica que está muito aumentada.

Dois distúrbios são responsáveis por mais de 70% de todos os pacientes adultos com DRC nos EUA: 44% apresentam diabetes melito (ver Capítulo 115) e 28% apresentam hipertensão (ver Capítulo 70). O risco de desenvolver DRC também aumenta em pacientes com doenças cardiovasculares, diabetes melito e obesidade. Outros fatores epidemiológicos associados a um risco crescente de DRC progressiva incluem tabagismo, albuminúria, hiperlipidemia e história familiar de DRC. Os trabalhadores agrícolas manuais também apresentam risco aumentado de doença renal crônica por motivos incertos.[3b]

## BIOPATOLOGIA

Os seres humanos nascem com 0,75 milhão a 1,25 milhão de néfrons por rim (ver Capítulo 107). Se os néfrons forem perdidos, não há regeneração de novos néfrons; portanto, uma TFG diminuída indica a perda de néfrons e estima com mais acurácia a função renal residual.

As funções fisiológicas e metabólicas do rim incluem a regulação da pressão arterial, das funções endócrinas e das concentrações de íons nos líquidos extracelulares e intracelulares, bem como a excreção de escórias (Tabela 121.3). A perda dessas funções tem várias consequências diretas e derivadas da DRC. Por exemplo, limitação da capacidade de excretar ácido causa hiperventilação e diminuição da P$\text{co}_2$. No músculo, a acidose ativa a degradação enzimática de ubiquitino-proteassoma, causando perda de massa muscular e miopatia mitocondrial adquirida.[4] Nos ossos, o ácido é tamponado, liberando cálcio e fosfatos, uma resposta que leva à desmineralização e ao desenvolvimento de hiperparatireoidismo, que aumenta ainda mais a suscetibilidade à fratura óssea.

Em resposta à DRC, a capacidade de excretar sódio diminui à medida que os néfrons são perdidos, mas os néfrons restantes respondem pelo menos parcialmente excretando uma fração maior de sódio filtrada por cada glomérulo. Fenômenos semelhantes ajustam a excreção de outros íons e substâncias, permitindo, assim, que o paciente com DRC reduza o acúmulo de íons e evite condições adversas, como a hiperpotassemia. A capacidade de atingir o equilíbrio entre aporte e excreção, entretanto, é limitada; se o equilíbrio de sódio for positivo porque a ingestão de sódio excede sua excreção pelos rins, ocorrerão hipertensão arterial sistêmica e edema.

O conceito relacionado é o de estado de equilíbrio dinâmico. Um paciente está em estado de equilíbrio dinâmico quando o ambiente interno é constante e a ingestão e a produção de um íon ou composto igualam a sua eliminação e metabolismo. Embora um peso constante indique que a ingestão de sódio é igual à produção de sódio, este estado de equilíbrio dinâmico não indica necessariamente que as condições sejam normais. Por exemplo, um paciente gravemente edemaciado pode estar no estado de equilíbrio dinâmico quando a ingestão de sódio é igual à sua excreção, mas o "preço" do estado de equilíbrio dinâmico é o acúmulo de líquido extracelular.

A compensação mais extensamente estudada é a adaptação que estimula o hiperparatireoidismo secundário (e-Figura 121.1). Na DRC, a perda de néfrons prejudica a capacidade do rim de excretar fosfatos, que se acumulam e resultam no aumento da formação de complexos de fosfato de cálcio. A redução resultante no nível de cálcio ionizado estimula os receptores sensíveis ao cálcio na glândula paratireoide para estimular a produção e a secreção do paratormônio (PTH). O aumento do PTH é

### Tabela 121.3 Funções renais e comprometimento do funcionamento dos rins em pacientes com doença renal crônica.

| FUNÇÃO RENAL | CONSEQUÊNCIAS DA DISFUNÇÃO |
|---|---|
| Manter a concentração e o conteúdo corporal de eletrólitos e volume hídrico | Hiponatremia, hiperpotassemia, baixo teor de potássio total, hipocalcemia, hiperfosfatemia, diminuição da tolerância à carga de eletrólitos ou mineral |
| Regular a pressão arterial | Hipertensão arterial sistêmica, doença cardiovascular |
| Mediador endócrino | Anemia (baixa eritropoetina), hipertensão arterial sistêmica (ativação do sistema renina), doença óssea (hiperparatireoidismo secundário), baixa ativação de vitamina D, meia-vida prolongada de hormônios peptídicos (p. ex., insulina) |
| Excreção de escórias | Anorexia, náuseas, deposição de oxalatos e fosfatos nos tecidos moles, disfunção neurológica, perda de proteína muscular |

### Tabela 121.2 Prevalência dos estágios de doença renal crônica e frequência de complicações.

| ESTÁGIO | DESCRIÇÃO | TFG* (m$\ell$/min/1,73 m$^2$) | PREVALÊNCIA EM ADULTOS (%) | SINTOMAS OU SINAIS |
|---|---|---|---|---|
| 1 | Dano renal crônico; TFG normal ou aumentada | > 90 | 3,5 | Anemia 4%<br>Hipertensão arterial sistêmica 40%<br>Taxa de mortalidade em 5 anos 19% |
| 2 | ↓ leve de TFG | 60 a 89 | 3,9 | Anemia 4%<br>Hipertensão 40%<br>Mortalidade em 5 anos 19% |
| 3<br>3a<br>3b | ↓ moderada da TFG<br>↓ leve a moderada da TFG<br>↓ moderada a grave da TFG | 30 a 59<br>45 a 59<br>30 a 44 | 7,6 | Anemia 7%<br>Hipertensão arterial sistêmica 55%<br>Taxa de mortalidade em 5 anos 24% |
| 4 | ↓ grave da TFG | 15 a 29 | 0,4 | Anemia 29%<br>Hipertensão arterial sistêmica 77%<br>Hiperfosfatemia 20%<br>Taxa de mortalidade em 5 anos 46% |
| 5 | Insuficiência renal | < 15 ou diálise | 0,1 | Anemia 69%<br>Hipertensão arterial sistêmica > 75%<br>Hiperfosfatemia 50%<br>Taxa de mortalidade em 3 anos 14% |

*A fórmula para estimar a taxa de filtração glomerular (TFG) de adultos com doença renal crônica (DRC) é derivada de dados obtidos durante o National Health and Nutrition Examination Survey (NHANES 2001-2008): 2009 Chronic Kidney Disease Epidemiology equação de creatinina:

$$\text{eTFG estimada} = 141 \times \text{mín}(\text{SCr}/\kappa, 1)^{\alpha} \times \text{máx}(\text{SCr}/\kappa, 1)^{-1,209} \times 0,993^{\text{idade}} \,[\times 1,018 \text{ se sexo feminino}] \,[\times 1,159 \text{ se afro-americano}]$$

Em que SCr é a creatinina sérica (em mg/d$\ell$), $\kappa$ é 0,7 para mulheres e 0,9 para homens, $\alpha$ é −0,329 para mulheres e −0,411 para homens, mín é o mínimo de SCr/$\kappa$ ou 1 e máx é o máximo de SCr/$\kappa$ ou 1.

benéfico porque reduz a reabsorção de fosfato pelo rim e promove a excreção dos fosfatos acumulados. Um aumento nos níveis de fosfatos circulantes também suprime a produção de 1,25-di-hidroxicolecalciferol (calcitriol), que é a forma mais potente de vitamina D, e estimula os osteoclastos ósseos. O resultado é que a elevação dos níveis do PTH estimula a excreção urinária de fosfato, mas a compensação é o desenvolvimento da osteodistrofia renal.

### Hipertensão arterial sistêmica

A hipertensão arterial sistêmica (HAS) é quase universal em pacientes com DRC e costuma ser a primeira manifestação clínica. A HAS contribui para o desenvolvimento de doenças cardiovasculares, que constituem a principal causa de morbidade e mortalidade em pacientes com DRC. A hipertensão arterial na DRC reflete principalmente um volume extracelular expandido decorrente de dieta rica em sal, capacidade prejudicada de excretar sódio e ativação da vasoconstrição pelo sistema renina-angiotensina-aldosterona (SRAA).

### Doenças endócrinas

Com os níveis de creatinina sérica tão baixos quanto 2,5 mg/dℓ, a capacidade da insulina de estimular a captação de glicose pelos músculos e outros órgãos fica reduzida – uma anormalidade conhecida como resistência à insulina (ver Capítulo 216). A elevação resultante dos níveis sanguíneos de glicose estimula um aumento compensatório de liberação de insulina, que então mantém os níveis sanguíneos de glicose próximos do normal. A resistência à insulina em pacientes com DRC não diabéticos geralmente está associada a níveis de glicemia na faixa normal ou apenas ligeiramente acima dela.

A acidose metabólica (ver Capítulo 110) da DRC contribui para o desenvolvimento da resistência à insulina, prejudica a capacidade do hormônio do crescimento (GH) de estimular o fator de crescimento semelhante à insulina 1 (IGF-1) e deprime os níveis circulantes de tiroxina e tri-iodotironina (ver Capítulo 213). Na DRC, a capacidade de o rim degradar pequenas proteínas está prejudicada. Por exemplo, pacientes diabéticos com DRC podem perder progressivamente a capacidade de degradar a insulina, aumentando, assim, sua meia-vida e predispondo à hipoglicemia. Além disso, a degradação incompleta do PTH pelo rim danificado pode resultar em fragmentos que são reconhecidos pelo imunoensaio do PTH e pode levar a um falso diagnóstico de hiperparatireoidismo.

### Anemia

Em pacientes com DRC no estágio 4, a anemia normocrômica normocítica (ver Capítulo 149) é quase universal, principalmente decorrente do comprometimento da produção de eritropoetina pelas células intersticiais no rim danificado (ver Capítulo 147). Outros fatores que contribuem para a anemia em pacientes com DRC incluem redução da meia-vida dos eritrócitos, sangramento gastrintestinal e deficiências de vitaminas e ferro.

### Doença óssea renal

A doença óssea renal afeta virtualmente todos os pacientes com DRC.[5] O grau de renovação óssea se correlaciona diretamente com o nível de PTH circulante: alguns pacientes apresentam aumento da renovação, alguns pacientes apresentam baixa renovação e outros manifestam osteodistrofia urêmica mista, que tem características de hiperparatireoidismo e defeitos de mineralização (ver Capítulo 232).

A vitamina D também afeta o nível de cálcio circulante e o desenvolvimento de doença óssea renal. O calcitriol, a forma mais ativa da vitamina D (ver Capítulos 229 e 232), é produzido quando a 25-hidroxivitamina $D_3$ é hidroxilada pela enzima 25-hidroxicolecalciferol 1-alfa-hidroxilase nos túbulos proximais do rim. Na DRC, essa conversão é atenuada porque o aumento da atividade osteocítica suprime a expressão da enzima 1-alfa-hidroxilase.

### Acúmulo de toxinas urêmicas

Quando as dietas contêm alimentos ricos em proteínas, a proteína é metabolizada em aminoácidos usados para formação de reservas de proteína corporal (e-Figura 121.2). Os aminoácidos não utilizados para esse fim são metabolizados para formar ureia ou são convertidos em produtos potencialmente tóxicos que se acumulam na DRC. Como a produção de ureia é diretamente proporcional à quantidade de proteína ingerida, o excesso de proteína na dieta aumentará a produção de ureia e outras toxinas urêmicas. As bactérias no cólon também contribuem para a uremia metabolizando aminoácidos e peptídeos (p. ex., triptofano ou histidina podem ser convertidos em p-cresol e indoxil sulfato).

O acúmulo de peptídeos (também conhecidos como moléculas intermediárias) na DRC tem sido associado a distúrbios que variam de anorexia a anormalidades neurológicas. Níveis elevados de ácido úrico, também relacionados à ingestão excessiva de proteínas, podem causar gota (ver Capítulo 257). Alimentos ricos em proteínas geralmente também são ricos em fosfatos, sódio, ácido, potássio e outros íons, então dietas hiperproteicas elevam ainda mais os níveis de toxinas urêmicas que agravam a osteodistrofia renal induzida por fosfato, hipertensão arterial dependente de volume e perda estimulada por acidose de proteína muscular.

A produção de ureia é diretamente proporcional à ingestão de proteínas; portanto, a ureia fornece um marcador substituto prontamente disponível dos níveis circulantes de toxinas urêmicas (e-Tabela 121.1). A razão normal ureia/creatinina sérica é de cerca de 10:1, mesmo em pacientes com DRC. Quando a razão é menor, o paciente está fazendo dieta ou consumindo uma dieta restrita em proteínas. Quando a razão é superior a 10, o paciente pode estar ingerindo proteínas em excesso; apresentar sangramento gastrintestinal; sofrer de uma condição catabólica grave (p. ex., traumatismo ou administração de alta dose de glicocorticoide) na qual proteínas endógenas são catabolizadas em aminoácidos e, portanto, em ureia; ou tem depleção de volume ou doença hepática ou cardíaca grave que estimula a reabsorção ativa de sódio e água no túbulo proximal com reabsorção passiva concomitante de ureia. A meta da manipulação dietética na DRC é garantir a ingestão adequada para manter as reservas das proteínas corporais, minimizando a produção de ureia. Para atingir essa meta, o conteúdo de proteína na dieta deve ser monitorado.

### Progressão da doença renal crônica

A função renal continua a declinar, mesmo quando as doenças que inicialmente danificaram o rim não estão mais ativas. Os mecanismos incluem hipertensão arterial sistêmica, lesões hemodinâmicas renais, proteinúria e acúmulo de nefrotoxinas. A própria hipertensão arterial está associada à lesão glomerular isquêmica e pode resultar em glomerulosclerose. Um mecanismo é o aumento da pressão intracapilar com o aumento da filtração glomerular e dano glomerular resultante (ver Capítulo 113).

## MANIFESTAÇÕES CLÍNICAS

Infelizmente, a perda progressiva da função renal não provoca sinais ou sintomas clinicamente distintos. As condições que devem aumentar a possibilidade de um paciente desenvolver DRC incluem hipertensão arterial sistêmica, anormalidades urinárias (p. ex., hematúria ou infecções urinárias repetidas) ou edema. À medida que a TFG diminui, as anormalidades clínicas tornam-se mais frequentes, mas os sintomas continuam a ser principalmente inespecíficos (Tabela 121.4). Alguns pacientes se queixam apenas de intolerância ao exercício, fadiga ou anorexia.

Síndromes específicas estão associadas à proteinúria e à DRC. Por exemplo, perdas importantes de albumina (> 3 g/dia) mais edema e hipercolesterolemia definem a síndrome nefrótica, que pode levar à perda da proteína ligadora da vitamina D, relativamente pequena, que se liga à 25-hidroxivitamina $D_3$, agravando, assim, a osteodistrofia renal. A proteinúria avançada também pode estar associada a perdas dos fatores de coagulação IX, XI e XII, causando defeitos de coagulação. Por outro lado, as perdas urinárias de antitrombina III podem resultar em trombose, especialmente quando a inflamação causa níveis elevados de proteínas reagentes de fase aguda, incluindo fibrinogênio.

Alguns pacientes com doença óssea renal se queixam de dor vaga e mal definida na região lombar, nos quadris, nos joelhos e em outros locais. Na osteodistrofia renal avançada, dor intensa, diminuição da tolerância ao exercício e imobilização podem aumentar o risco de fraturas, mesmo com traumatismo mínimo.

Outra síndrome clínica relacionada à hiperfosfatemia é a calcificação vascular, que enrijece as artérias/arteríolas, eleva a pressão arterial sistólica e leva à hipertrofia ventricular esquerda. Manifestações mais incapacitante são as calcificações na túnica média dos vasos sanguíneos (ou seja, esclerose de Mönckeberg), que podem comprometer a função dos pulmões, do miocárdio e da pele. Calcifilaxia é a calcificação da pele e dos vasos cutâneos, frequentemente com prurido resultante.

## Tabela 121.4 — Complicações da doença renal crônica.

| SISTEMA AFETADO | CAUSA OU MECANISMO | SÍNDROME CLÍNICA |
|---|---|---|
| Sintomas sistêmicos | Anemia, inflamação | Fadiga, lassidão |
| Pele | Hiperparatireoidismo, deposição de fosfato de cálcio | Erupção cutânea, prurido, calcificação metastática |
| Doença cardiovascular | Hipertensão arterial, anemia, hiper-homocisteinemia, calcificação vascular | Aterosclerose, insuficiência cardíaca, acidente vascular encefálico |
| Serosite | Desconhecido | Dor e derrame pericárdico ou pleural, líquido peritoneal |
| Gastrintestinal | Desconhecido | Anorexia, náuseas, vômitos, diarreia, hemorragia digestiva |
| Sistema imune | Disfunção leucocitária, imunidade celular deprimida | Infecções |
| Endócrino | Disfunção do eixo hipotálamo-hipófise | Amenorreia, menorragia, disfunção erétil, oligospermia, hiperprolactinemia |
| Neurológico | Desconhecido | Excitabilidade neuromuscular, disfunção cognitiva que progride para coma, neuropatia periférica (síndrome das pernas inquietas ou déficits sensoriais) |

## DIAGNÓSTICO

Se houver suspeita de DRC, deve-se investigar se o paciente apresenta história pregressa de hipertensão arterial, anormalidades urinárias e tratamento com medicamentos que possam afetar a função renal (p. ex., inibidores da enzima conversora de angiotensina [IECA], bloqueadores do receptor de angiotensina [BRA] e anti-inflamatórios não esteroides [AINEs]; ver Capítulo 114). A história familiar deve se concentrar em membros da família com doenças renais, diabetes melito, hipertensão arterial, cálculos renais ou cirurgia envolvendo o sistema urinário. O exame físico deve incluir aferições da pressão arterial em decúbito dorsal e na posição ortostática em ambos os braços e pernas, além de uma pesquisa de achados associados a DRC, como anormalidades cutâneas, prurido persistente, rim policístico palpável (ver Capítulo 118), evidências de perda de massa corporal magra, edema e anormalidades neurológicas.

### Estadiamento

A gravidade da DRC é dividida em cinco estágios com base nas reduções persistentes na TFG estimada (ver Tabela 121.2). Duas avaliações da função renal prejudicada (ou seja, TFG estimada e albuminúria) são necessárias ao longo de um período de 3 meses para documentar a DRC. A TFG estimada é calculada a partir da creatinina sérica ou do nível sérico do inibidor da protease cistatina C, mais características que incluem idade, peso corporal, sexo e raça (ver Tabela 121.2). Uma grande limitação do uso da concentração de creatinina sérica como único indicador da função renal é que ela pode permanecer na faixa nominalmente normal até que 50% da função renal sejam perdidos. No entanto, medições repetidas do nível de creatinina sérica podem estimar a taxa de perda ou alteração na função renal porque as alterações recíprocas do nível de creatinina sérica (1/creatinina sérica) ao longo do tempo produzem uma relação linear com a TFG (e-Figura 121.2). Os desvios da linearidade sinalizam uma alteração na evolução da DRC. Outros marcadores usados para estimar as alterações na função renal não são tão acurados.

O exame microscópico cuidadoso da urina é fundamental para o diagnóstico de DRC e sua progressão. O achado de eritrócitos (Figura 106.4) e cilindros eritrocitários (Figura 106.8) no sedimento urinário é consistente com glomerulonefrite, mas também pode refletir lesão na bexiga. Os cilindros granulares finos (Figura 106.7) e as proteínas na urina sugerem doença renal diabética (ver Capítulo 115). Amostras de urina contendo leucócitos mais cilindros granulares finos e grossos sugerem nefrite intersticial, especialmente se houver eosinófilos na urina.

Microalbuminúria é definida como 30 a 300 mg de albumina/24 h em uma amostra de urina em pelo menos duas amostras separadas por 3 meses. Macroalbuminúria (> 300 mg/24 h) indica DRC avançada. A razão albumina/creatinina na urina (i. e., 30 a 300 mg de albumina/g de creatinina) é um substituto razoável para a coleta de urina de 24 horas.

### Outros exames laboratoriais

Além de níveis elevados de creatinina sérica e ureia sanguínea, outros achados que indicam DRC incluem anemia, acidose metabólica (ver Capítulo 110), hiperpotassemia (ver Capítulo 109), hiperfosfatemia (ver Capítulo 111), hipocalcemia (ver Capítulo 232) e hipoalbuminemia. Os exames bioquímicos sanguíneos devem incluir os níveis de sódio, potássio, cloreto, bicarbonato, cálcio, fósforo, fosfato alcalino, PTH e ácido úrico. Os níveis sanguíneos de glicose e hemoglobina $A_{1c}$ devem ser monitorados em pacientes diabéticos. Em pacientes com suspeita de vasculite (ver Capítulo 254) ou glomerulonefrite (ver Capítulo 113), a testagem frequentemente inclui medições de anticorpos antinucleares (ANA), anticorpos contra DNA de fita dupla, complemento sérico e níveis de anticorpos contra citoplasma de neutrófilos, bem como marcadores de hepatite A, B e C.

Os níveis de hemoglobina devem ser monitorados, e deve ser investigada a possibilidade de deficiência de ferro (ver Capítulo 150). Um baixo nível sérico de ferro ou ferritina aumenta a possibilidade de hemorragia digestiva. O sequenciamento do exoma consegue detectar variantes em cerca de 9% dos pacientes com DRC, incluindo cerca de 17% dos pacientes com nefropatias de origem desconhecida.[6]

### Exames de imagem

A avaliação inicial deve incluir ultrassonografia (US) dos rins e da bexiga para descartar obstrução do fluxo urinário ou doença renal policística (ver Capítulo 118). Rins aumentados sugerem que a DRC pode ser causada por diabetes melito (ver Capítulo 115), nefropatia associada ao HIV (ver Capítulo 366), doenças infiltrativas (p. ex., amiloidose; Capítulo 179) ou doença renal policística. Rins pequenos, especialmente com córtex renal contraído, sugerem doenças glomerulares crônicas (ver Capítulo 113) ou intersticiais (ver Capítulo 114). Rins direito e esquerdo com dimensões diferentes sugerem estenose da artéria renal (ver Capítulo 116) no rim menor, sobretudo em pacientes hipertensos.

## TRATAMENTO

Em pacientes que não sejam diabéticos e não estejam em diálise, a pressão arterial sistólica (PAS) deve ser reduzida para menos de 120 mmHg para diminuir a taxa de mortalidade geral, embora não seja melhor do que a meta de menos de 140 mmHg para prevenir a progressão da DRC.[A1,A2] O esquema preferido é um IECA ou um bloqueador do receptor de angiotensina (mas nunca os dois juntos) em combinação com um diurético, embora os diuréticos tiazídicos não sejam efetivos quando a TFG diminui para menos de 20 a 30 ml/min (ver Tabela 70.7 no Capítulo 70). Em pacientes com DRC e diabetes melito do tipo 2 (DM2), os dados são menos definidos, mas a meta de PAS inferior a 120 mmHg também é preferível para reduzir o AVE.[A3] Para pacientes em diálise, a meta de PAS inferior a 140 mmHg parece ser mais apropriada.

Em geral, os medicamentos devem ser iniciados em doses baixas (Tabela 70.5 no Capítulo 70) e titulados até que a pressão arterial desejada seja atingida.[6b] Se o IECA ou o bloqueador do receptor de angiotensina não controlar a hipertensão ou se tais medicamentos causarem hiperpotassemia persistente ou elevação do nível sérico de creatinina (um efeito adverso observado especialmente em pacientes com estenose da artéria renal bilateral; ver Capítulo 116), a dose deve ser reduzida em 50% e o tratamento com anlodipino deve ser instituído. Quaisquer alterações inesperadas no nível de creatinina sérica devem iniciar uma busca por controle inadequado da pressão arterial, fármacos que afetem adversamente a função renal ou exacerbação da doença renal subjacente.

As metas de pressão arterial podem ser difíceis de atingir e quase sempre exigem a restrição do sal da dieta a 2 g/dia de sódio, o equivalente a 86 mEq/dia de sódio na urina de 24 horas. Diuréticos de alça[A1] são preferidos a outros diuréticos (ver Tabela 108.6) para pacientes com DRC mais avançada porque eles mantêm o fluxo sanguíneo renal, apresentam poucos efeitos adversos e, ao contrário dos diuréticos tiazídicos, permanecem efetivos mesmo quando a TFG está baixa. À medida que a insuficiência renal avança, podem ser necessárias doses diárias mais elevadas de diuréticos de alça (p. ex., 80 a 160 mg de furosemida VO) para reduzir o volume extracelular e estimular a excreção de potássio.

Um nível elevado de potássio sérico pode estar relacionado a AINEs, acidose metabólica, dieta rica em potássio ou ao uso de diuréticos poupadores de potássio. A redução na dieta de alimentos ricos em potássio e um diurético de alça (p. ex., 40 mg de furosemida quando o nível de creatinina sérica for inferior a 2 a 3 mg/d$\ell$ ou doses mais altas para pacientes com DRC mais avançada) podem diminuir o nível de potássio. Se o aumento do potássio sérico persistir, as opções incluem poliestireno sulfonato de sódio (15 mg até 4 vezes/dia) ou patirômero (8,4 mg/dia, aumentando até 25,2 mg/dia)[A5,A6] para aumentar a perda de potássio pelo sistema digestório ou ciclossilicato de zircônio (um agente cristalino oral com alta afinidade de ligação para o potássio no sistema digestório de 1,25 a 10 g, 3 vezes/dia).[A7]

A acidose metabólica deve ser corrigida para evitar perda de proteína muscular e doença óssea pela administração de bicarbonato (2 comprimidos de 650 mg cada, 2 ou 3 vezes/dia) e/ou aumentando a quantidade de frutas e vegetais na dieta.[A8] O aumento do nível de bicarbonato no sangue para 25 mg/$\ell$ também pode diminuir a taxa de perda da TFG estimada.[7]

## Doença renal crônica nos estágios 1 e 2

Em pacientes com DRC em estágio 1 ou 2, os sinais/sintomas urêmicos são incomuns porque a função renal remanescente controla adequadamente o nível de toxinas urêmicas. A terapia enfatiza a redução da pressão arterial para menos de 140/90 mmHg acompanhada por tratamento intensivo de infecções urinárias, normalizando a concentração sanguínea de glicose em pacientes diabéticos (ver Capítulo 216) e evitando fármacos nefrotóxicos (Figura 121.1). Orientação nutricional deve ser fornecida para reduzir o acúmulo de sódio e ácido. Os médicos frequentemente monitoram as alterações na albuminúria e estimam a taxa de perda de TFG calculando os valores sequenciais da TFG estimada (e-Figura 121.2), mas o benefício dessas medidas é controverso.

A restrição de sal na dieta para 60 a 80 mEq/dia (aproximadamente 1,5 a 2 g de sódio) consegue reduzir a pressão arterial em 10/4 mmHg e é recomendada como rotina, mas os medicamentos são essenciais para atingir a meta de PAS inferior a 120 mmHg (consultar a Tabela 70.7 no Capítulo 70). Uma estratégia crítica é monitorar o peso corporal: peso aumentado e edema significam retenção de sal. Por outro lado, a perda rápida de peso e do edema indicam a necessidade de reduzir a dose do diurético.

## Doença renal crônica nos estágios 3 e 4

Nos estágios 3 e 4 da DRC, as doses de muitos medicamentos excretados por via renal devem ser reduzidas (ver Capítulo 26). É crucial lidar com as complicações tratáveis da DRC, incluindo hipertensão arterial, hiperparatireoidismo secundário, acidose e sinais/sintomas urêmicos. Além da terapia com bicarbonato (ver anteriormente), dados recentes sugerem que o veverimer (um quelante de ácido clorídrico não absorvido e sem sódio) consegue aumentar com segurança o nível de bicarbonato sérico em pacientes com DRC com acidose metabólica e pode ajudar a equilibrar ou diminuir a perda de proteína muscular.[A9,A9b] Exames radiológicos com contraste nefrotóxico devem ser evitados, se possível.

Muitas complicações da DRC (ver Tabela 121.4) exigem modificação da dieta. A ingestão de proteínas da maioria dos pacientes com DRC geralmente excede substancialmente a ingestão recomendada, aumentando, assim, o acúmulo de escórias, sal e fosfatos não excretados. As dietas para pacientes com DRC, e especialmente para pacientes com complicações

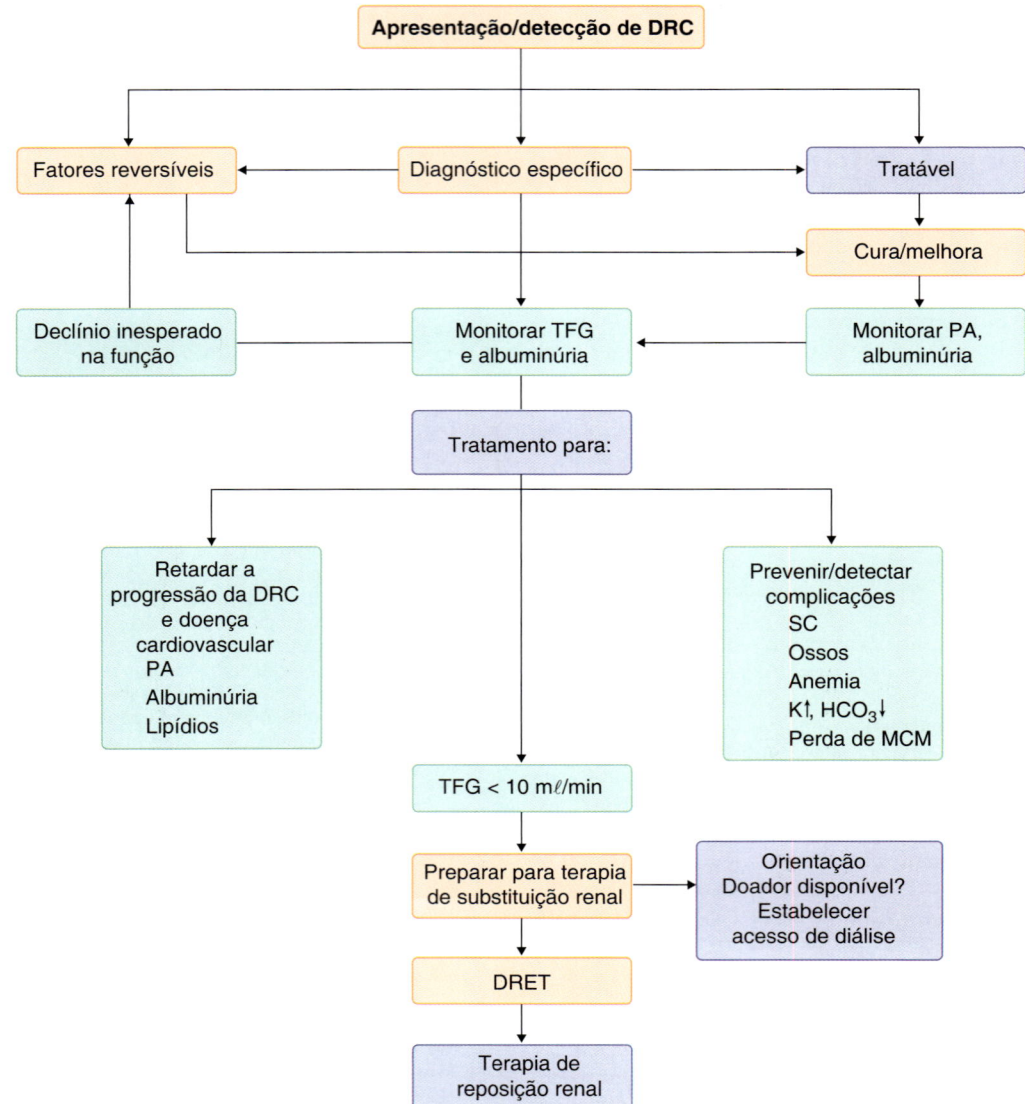

**FIGURA 121.1** Manejo de pacientes nas várias fases da doença renal crônica (DRC). PA = pressão arterial; SC = sistema circulatório; DRET = doença renal em estágio terminal; TFG = taxa de filtração glomerular; MCM = massa corporal magra.

da DRC, devem ter como meta 0,8 g de proteína/kg de peso corporal ideal/dia. Essa ingestão manterá as reservas de proteína corporal e reduzirá a probabilidade de desenvolver complicações adicionais.[A10] A ingestão calórica deve ser reduzida para ≤ 30 kcal/kg de peso corporal ideal/dia para pacientes sedentários; mais calorias são necessárias para pacientes que se exercitam vigorosamente. Se os sinais/sintomas urêmicos induzidos pela DRC persistirem, a proteína dietética pode ser restrita a 0,6 g de proteína/kg/dia, com uma ingestão calórica de 30 kcal/kg/dia e tratamento concomitante da acidose metabólica.

A modificação dietética bem-sucedida exige orientação e monitoramento cuidadoso de um nutricionista. O cumprimento da dieta com restrição de proteína e sal pode ser monitorado medindo-se a excreção de ureia e sódio na urina de 24 horas e a adequação das reservas de proteína deve ser avaliada regularmente medindo-se o peso corporal e os níveis de proteína sérica. Embora as dietas hipoproteicas não retardem a perda da função renal, elas reduzem os sinais/sintomas urêmicos e a necessidade de diálise. A maioria dos pacientes com dieta hipoproteica deve receber um suplemento diário de vitaminas hidrossolúveis (ver Capítulo 205) e vitaminas lipossolúveis devem ser prescritas para deficiências documentadas.

Pacientes com DRC em estágio 3 ou 4 devem ser encaminhados a um nefrologista para maximizar as medidas preventivas e pesquisar distúrbios passíveis de correção. Quando o paciente chegar ao estágio 4 da DRC, um nefrologista deve instruí-lo sobre as vantagens e desvantagens da hemodiálise, da diálise peritoneal e do transplante renal (ver Capítulo 122).

## Doença óssea renal

O sucesso do tratamento da doença óssea renal depende da correção do distúrbio principal, que é o acúmulo de fosfatos.[8] Em pacientes com níveis séricos de fósforo abaixo de 5,5 mg/dℓ, anormalidades no metabolismo do cálcio e do fosfato podem ser detectadas medindo-se o nível sérico do PTH intacto (ou seja, o nível de hormônio que não inclui fragmentos de PTH) e o nível de fósforo sérico após uma refeição normal. Um nível alto de PTH significa que o rim danificado tem capacidade limitada de excretar fosfatos; portanto, o conteúdo alimentar de fosfatos deve ser reduzido para menos de 800 mg/dia.

Se a restrição alimentar por si só não mantiver o fósforo sérico igual ou inferior a 5,5 mg/dℓ, devem ser adicionados "ligantes de fosfato" (ver Tabela 111.4) para promover a eliminação intestinal de fosfato.[9] Sevelâmer (comprimidos de 400 a 800 mg, inicialmente 1,2 g/dia em doses divididas) é geralmente o ligante de fosfato preferido para pacientes com níveis de fósforo sérico acima de 5,5 mg/dℓ porque é tão efetivo quanto ligantes à base de cálcio para reduzir hiperfosfatemia e está associado a uma taxa de mortalidade mais baixa por todas as causas.[A11] Para pacientes com níveis de fósforo sérico acima de 5,5 mg/dℓ, outros ligantes de fosfato (p. ex., carbonato de cálcio, inicialmente um ou dois comprimidos de 500 mg em cada refeição; ou acetato de cálcio, inicialmente um ou dois comprimidos de 667 mg em cada refeição) são geralmente recomendados, mas a dose não deve exceder 2 g de cálcio/dia. Em pacientes com DRC nos estágios 3 a 5, carbonato de lantânio (750 mg a 1 g/dia com as refeições), citrato férrico (6 a 9 g/dia em doses divididas) ou oxi-hidróxido sucroférrico (1,5 a 2 g/dia em doses divididas) são outras opções. Se o nível de fósforo sérico for superior a 7 mg/dℓ, ligantes à base de alumínio (600 mg de solução de hidróxido de alumínio concentrado em cada refeição) podem diminuir rapidamente o nível de fósforo sérico, mas seu uso deve ser limitado a 1 semana para evitar a neurotoxicidade do alumínio.

O calcitriol, que aumenta a absorção intestinal de cálcio e fosfatos, pode suprimir o desenvolvimento de hiperparatireoidismo.[10] O tratamento com calcitriol (5 μg/dia) ou paricalcitriol (5 μg/dia) também pode reduzir a proteinúria. No entanto, o calcitriol não deve ser administrado a pacientes com níveis séricos de fósforo superiores a 5,5 mg/dℓ porque o aumento da absorção intestinal de fosfato mediado pela vitamina D piorará a hiperfosfatemia e aumentará o risco de calcificação dos tecidos moles. Pacientes com níveis insuficientes de calcitriol ou 25-hidroxivitamina $D_3$ podem ser tratados com colecalciferol (1.000 unidades/dia). O monitoramento cuidadoso é necessário para evitar hipercalcemia ou valores de cálcio urinário acima de 250 mg/dia, um nível que aumenta o risco de desenvolver cálculos renais.

A terapia da calcifilaxia[11] inclui restrição agressiva de fosfatos dietéticos e uso de quelantes de fosfato. Se o distúrbio persistir apesar da correção do nível de fósforo sérico, uma tentativa de cinacalcete (dose inicial de 30 mg, que é aumentada conforme necessário para reduzir o PTH) é necessária. No entanto, o tratamento bem-sucedido do hiperparatireoidismo secundário pode exigir paratireoidectomia.

## Anemia

Os suplementos orais de ferro conseguem repor as reservas de ferro por um período de 3 a 4 meses, mas estão associados a eventos adversos gastrintestinais. Ferrodextrana de baixo peso molecular IV (p. ex., duas injeções IV de 500 mg de ferumoxitol, com 3 a 8 dias de intervalo) é um tratamento alternativo[12] para pacientes com baixos estoques de ferro, mas está associado a maior risco de efeitos adversos cardiovasculares.[A12] Quando as reservas de ferro são adequadas, a anemia deve ser corrigida com eritropoetina (p. ex., injeções semanais de darbepoetina alfa a 0,45 μg/kg); a concentração de hemoglobina-alvo está entre 9 e 11 g/dℓ porque aumentar o nível de hemoglobina acima de 11 g/dℓ está associado a mais complicações cardiovasculares.[13] Outra opção é o roxadustate, que é um inibidor oral do fator prolil-hidroxilase induzido por hipoxia, e que estimula a eritropoese e regula o metabolismo do ferro (começando com 100 a 120 mg, 3 vezes/semana, ajustado para atingir um nível de hemoglobina de 10 a 12 g/dℓ);[A12b,A12c] o medicamento está atualmente aprovado na China e no Japão.

### Aterosclerose

A doença cardiovascular é a causa mais comum de morte na DRC, mesmo nos estágios iniciais. Os fatores contribuintes incluem diabetes melito, anemia, níveis elevados de LDL-colesterol e calcificação vascular. As estatinas (ver Capítulo 195) reduzem o risco cardiovascular em pacientes com DRC em estágio 2 ou estágio inicial 3 e, possivelmente, em pacientes com síndrome nefrótica.[A13] Os benefícios da terapia antiplaquetária em pacientes com DRC não são claros e são potencialmente superados pelos riscos de sangramento.

### PROGNÓSTICO

A taxa de perda da função renal em cada paciente pode variar amplamente, mesmo em pacientes com o mesmo tipo de doença renal. O monitoramento do nível de creatinina sérica e do grau de albuminúria consegue estimar a perda progressiva da TFG.

Cerca de um terço dos pacientes com DRC em estágio 4 progredirão para DRET em 3 anos (Tabela 121.2). Os pacientes com declínio progressivo da TFG estimada devem ser informados sobre as opções de tratamento precocemente para evitar complicações associadas à necessidade de iniciar a diálise em caráter emergencial.

### Recomendações de grau A

A1. Cheung AK, Rahman M, Reboussin DM, et al. Effects of intensive BP control in CKD. *J Am Soc Nephrol*. 2017;28:2812-2823.
A2. Tsai WC, Wu HY, Peng YS, et al. Association of intensive blood pressure control and kidney disease progression in nondiabetic patients with chronic kidney disease: a systematic review and meta-analysis. *JAMA Intern Med*. 2017;177:792-799.
A3. Buckley LF, Dixon DL, Wohlford GF 4th, et al. Effect of intensive blood pressure control in patients with type 2 diabetes mellitus over 9 years of follow-up: a subgroup analysis of high-risk ACCORDION trial participants. *Diabetes Obes Metab*. 2018;20:1499-1502.
A4. McMahon EJ, Bauer JD, Hawley CM, et al. A randomized trial of dietary sodium restriction in CKD. *J Am Soc Nephrol*. 2013;24:2096-2103.
A5. Weir MR, Bakris GL, Bushinsky DA, et al. Patiromer in patients with kidney disease and hyperkalemia receiving RAAS inhibitors. *N Engl J Med*. 2015;372:211-221.
A6. Meaney CJ, Beccari MV, Yang Y, et al. Systematic review and meta-analysis of patiromer and sodium zirconium cyclosilicate: a new armamentarium for the treatment of hyperkalemia. *Pharmacotherapy*. 2017;37:401-411.
A7. Packham DK, Rasmussen HS, Lavin PT, et al. Sodium zirconium cyclosilicate in hyperkalemia. *N Engl J Med*. 2015;372:222-231.
A8. Goraya N, Simoni J, Jo CH, et al. Treatment of metabolic acidosis in patients with stage 3 chronic kidney disease with fruits and vegetables or oral bicarbonate reduces urine angiotensinogen and preserves glomerular filtration rate. *Kidney Int*. 2014;86:1031-1038.
A9. Bushinsky DA, Hostetter T, Klaerner G, et al. Randomized, controlled trial of TRC101 to increase serum bicarbonate in patients with CKD. *Clin J Am Soc Nephrol*. 2018;13:26-35.
A9b. Wesson DE, Mathur V, Tangri N, et al. Veverimer versus placebo in patients with metabolic acidosis associated with chronic kidney disease: a multicentre, randomised, double-blind, controlled, phase 3 trial. *Lancet*. 2019;393:1417-1427.
A10. Hahn D, Esezobor CI, Elserafy N, et al. Short-acting erythropoiesis-stimulating agents for anaemia in predialysis patients. *Cochrane Database Syst Rev*. 2017;1:CD011690.
A11. Patel L, Bernard LM, Elder GJ. Sevelamer versus calcium-based binders for treatment of hyperphosphatemia in CKD: a meta-analysis of randomized controlled trials. *Clin J Am Soc Nephrol*. 2016;11:232-244.
A12. Agarwal R, Kusek JW, Pappas MK. A randomized trial of intravenous and oral iron in chronic kidney disease. *Kidney Int*. 2015;88:905-914.
A12b. Chen N, Hao C, Peng X, et al. Roxadustat for anemia in patients with kidney disease not receiving dialysis. *N Engl J Med*. 2019;381:1001-1010.
A12c. Chen N, Hao C, Liu B-C, et al. Roxadustat treatment for anemia in patients undergoing long-term dialysis. *N Engl J Med*. 2019;381:1011-1022.
A13. Su X, Zhang L, Lv J, et al. Effect of statins on kidney disease outcomes: a systematic review and meta-analysis. *Am J Kidney Dis*. 2016;67:881-892.

### REFERÊNCIAS BIBLIOGRÁFICAS

*As referências bibliográficas, bem como os outros materiais suplementares deste livro, encontram-se no GEN-IO, nosso ambiente virtual de aprendizagem.*

# TRATAMENTO DA INSUFICIÊNCIA RENAL IRREVERSÍVEL

DAVID COHEN E ANTHONY MICHAEL VALERI

A doença renal crônica (ver Capítulo 121) tende a progredir com o tempo à medida que a hipertensão capilar glomerular leva à hiperfiltração glomerular que, por sua vez, precipita lesão progressiva, glomerulosclerose, fibrose tubulointersticial e perda progressiva de néfrons, independentemente da agressão original. A doença renal em estágio terminal (DRET) avançada e irreversível precisa de tratamento de substituição renal, que pode ser amplamente categorizado como hemodiálise, diálise peritoneal e transplante renal. Nos EUA, cerca de 640.000 pessoas recebem alguma forma de terapia de substituição renal anualmente.[1]

A terapia de substituição renal tem de ser iniciada quando distúrbios hidreletrolíticos, sobretudo hiperpotassemia, acidose ou sobrecarga de volume, não puderem mais ser controlados adequadamente pelas modificações dietéticas e medicamentos (ver Capítulo 121) ou se houver desenvolvimento de sinais/sintomas urêmicos, como anorexia, náuseas, vômito, gastrite, pericardite ou encefalopatia (Tabela 122.1).

A terapia de reposição renal é, tipicamente, necessária quando a taxa de filtração glomerular estimada (TFGe) é inferior a 10 m$\ell$/min, embora possa ser necessária em uma TFGe de 10 a 15 m$\ell$/min quando houver comorbidades, sobretudo insuficiência cardíaca, tornando o tratamento mais desafiador e difícil. Em um pequeno estudo randomizado de pacientes em estado crítico com lesão renal aguda em estágio 2 (definido como nível de creatinina sérica ≥ 2 vezes o valor basal ou débito urinário < 0,5 m$\ell$/kg/h por ≥ 12 horas e nível plasmático de lipocalina associada a gelatinase de neutrófilos > 150 ng/m$\ell$), o início precoce da terapia de substituição renal reduziu a taxa de mortalidade em 90 dias em comparação com o início tardio.[A1] No entanto, um estudo randomizado maior de pacientes em UTI com lesão renal aguda em estágio 3 não mostrou redução na mortalidade, com diurese precoce em pacientes que não receberam diálise.[A2] O início de rotina da diálise (nível de creatinina 7,5 mg/d$\ell$) não é melhor do que a diálise padrão começando com um nível de creatinina de aproximadamente 10 mg/d$\ell$.[A3] Além disso, a terapia de suporte renal dialítico intensivo não é melhor do que a terapia dialítica padrão e hemodiálise intermitente e terapia de substituição renal contínua levam a desfechos clínicos semelhantes na insuficiência renal aguda. Também é importante verificar se a diálise prescrita é realizada e se as medidas padronizadas são alcançadas. Alguns pacientes – sobretudo aqueles com estado catabólico aumentado, vítimas de traumatismo e pacientes em uso de glicocorticoides – podem precisar de diálise mais de 3 vezes/semana para atingir o tratamento adequado. Nem a furosemida nem a dopamina em dose baixa melhoram o desfecho, embora a dopamina em dose baixa possa melhorar temporariamente os parâmetros fisiológicos renais.

A hemodiálise se baseia em difusão através de membrana artificial semipermeável, enquanto a diálise peritoneal coloca o sangue e a solução de diálise (dialisato) em contato através de uma membrana biológica natural. A difusão de solutos ao longo de seus respectivos gradientes de concentração através de uma membrana semipermeável remove escórias nitrogenadas e corrige desequilíbrios de potássio, cálcio, magnésio, fósforo e ácido. Além disso, a água do plasma é filtrada através da membrana e, por convecção, arrasta os solutos através da membrana em aproximadamente a mesma concentração da água plasmática. As concentrações de eletrólitos na solução de diálise não são necessariamente fisiológicas, mas variam intencionalmente em relação às concentrações de potássio, cálcio, magnésio e bicarbonato para favorecer a correção do plasma em direção a um estado fisiológico mais normal. Por exemplo, uma solução de diálise típica pode usar uma concentração de potássio de 2 mEq/$\ell$ e uma concentração de bicarbonato de 35 mEq/$\ell$ para possibilitar a correção de hiperpotassemia e acidose metabólica urêmica. A convecção através da membrana de diálise é conduzida por um gradiente de pressão hidrostática aplicado através da membrana (hemodiálise) ou um gradiente de pressão oncótica usando altas concentrações de dextrose ou um grande polímero de carboidrato mal absorvido no dialisato (diálise peritoneal) para remoção e filtração do excesso de sal e água do corpo.

## DIÁLISE

### Hemodiálise

A hemodiálise convencional é tipicamente fornecida em uma unidade de diálise ambulatorial, onde os pacientes são tratados 3 vezes/semana durante 3 ou 4 horas por sessão. As medidas usadas para determinar a adequação do tratamento baseiam-se na depuração de ureia (como um marcador substituto da geração e da eliminação de escórias nitrogenadas de baixo peso molecular, < 500 dáltons). A medida mais simples é a razão de redução da ureia, que consiste na queda percentual do nível sanguíneo de nitrogênio ureico a cada sessão de diálise, com meta de 65% ou mais, ou depuração de ureia normalizada de um único *pool* com base no modelo de cinética do volume da ureia variável de um *pool* único ($spKt/V$) de 1,2 ou maior em um programa de diálise de 3 vezes/semana. Medições mais precisas conseguem ajustar a diálise para o paciente. Um protocolo mais intensivo para o aumento da eliminação de ureia com aumento de 40% no $spKt/V$ de 1,32 para 1,53 em um programa de diálise de 3 vezes/semana não melhora a sobrevida, talvez porque aumente a probabilidade de hipotensão durante a diálise. A hemodiálise mais frequente, seja como hemodiálise no centro ou hemodiálise noturna em casa 6 vezes/semana, melhora os desfechos, como medidas de qualidade de vida específicas do rim, pressão arterial, regressão de hipertrofia ventricular esquerda e níveis de fósforo sérico, mas não reduz a taxa de mortalidade em 12 meses, embora um acompanhamento mais longo (mediana de 3,6 anos) tenha mostrado uma redução de 46% na taxa de mortalidade.[A4]

Os pacientes em hemodiálise são expostos a um grande volume de dialisato (tipicamente 36 a 48 $\ell$/h durante a diálise) e devem ser protegidos até mesmo contra pequenas quantidades de impurezas, como minerais, bactérias e endotoxinas bacterianas na solução de diálise. Para esse fim, os dialisatos são preparados a partir de concentrados diluídos em água por meio de sistemas de osmose reversa ou tanques desionizadores para remover vestígios de cátions e ânions indesejados e, em seguida, filtrados através de poros de pequeno tamanho (da ordem de mícrons) para remover bactérias e seus subprodutos. A exposição a baixos níveis de bactérias e subprodutos bacterianos pode contribuir para a inflamação crônica observada em alguns pacientes em hemodiálise.

Para os pacientes em estado crítico e hemodinamicamente instáveis, uma alternativa é a hemofiltração venovenosa contínua, que demanda acesso venoso central (cateter de duplo lúmen) e fluxos sanguíneos entre 150 e 300 m$\ell$/min. A água do plasma sob pressão passa por um lado de uma membrana altamente permeável, possibilitando, assim, que tanto a água quanto os solutos de até 60 kDa sejam removidos. Em contraste com a hemodiálise, a ureia, a creatinina e o fosfato são eliminados em taxas semelhantes (depuração convectiva) durante a hemofiltração, mas com eliminação melhorada de soluto de peso molecular maior (*moléculas medianas*). O filtrado é descartado e o líquido perdido é parcialmente substituído por uma solução contendo os principais componentes cristaloides do plasma em níveis fisiológicos. No entanto, não há evidências de estudos randomizados de que a hemofiltração venovenosa contínua ofereça uma vantagem de sobrevida em comparação à hemodiálise intermitente em pacientes com insuficiência renal aguda.

Novas modalidades de hemodiálise, usadas predominantemente fora dos EUA, têm procurado aproveitar a convecção para aumentar a

| Tabela 122.1 | Indicações para diálise na doença renal crônica. |
|---|---|

- Encefalopatia ou neuropatia urêmica
- Pericardite ou pleurite
- Sangramento atribuível à uremia
- Sobrecarga hídrica refratária a diuréticos
- Hipertensão arterial sistêmica pouco responsiva à medicação
- Hiperpotassemia persistente, acidose metabólica, hipercalcemia, hipocalcemia ou hiperfosfatemia refratária à terapia medicamentosa
- Desnutrição ou perda de peso
- Náuseas e vômitos persistentes

De Tolkoff-Rubin N. Treatment of irreversible renal failure. In: Goldman L, Schafer AI, eds. *Goldman's Cecil Medicine.* 24th ed. Philadelphia: Elsevier Saunders; 2012.

eliminação de moléculas intermediárias usando membranas de diálise de alto fluxo e taxas de ultrafiltração de mais de 20 ℓ de líquido por sessão de diálise. Em um grande ensaio clínico randomizado, essa abordagem, denominada hemofiltração *online* pós-diluição de alta eficiência, reduziu a taxa de mortalidade por todas as causas em 30%.[A5]

As complicações mais comuns durante a hemodiálise são problemas de acesso vascular, hipotensão, cãibras musculares, náuseas, vômitos, cefaleia e dor torácica. A remoção excessiva de líquido é a causa mais frequente de hipotensão, mas hipotensão persistente pode ser causada por sepse (ver Capítulo 100), isquemia miocárdica (ver Capítulo 63), tamponamento pericárdico (ver Capítulo 68), arritmias (ver Capítulos 56 a 59) e sangramento ativo. Uma complicação rara é a embolia gasosa (ver Capítulo 74), que se manifesta com agitação, tosse, dispneia e dor torácica. O paciente deve receber oxigênio a 100% e ser posicionado em decúbito esquerdo, na tentativa de manter o ar no ventrículo direito.

### Diálise peritoneal
A diálise peritoneal,[2] que é um modo alternativo de terapia de substituição renal, geralmente é realizada em casa pelo paciente ou por sua família. Um cateter de diálise peritoneal é implantado através de um túnel criado cirurgicamente na parede abdominal e inserido na cavidade peritoneal. A ponta do cateter na pelve é usada para instilar uma solução de diálise na cavidade peritoneal e, em seguida, drenar a solução dela. A diálise peritoneal usa a membrana peritoneal, que consiste no peritônio visceral, tecidos intersticiais e capilares mesentéricos, como o filtro através do qual ocorre a difusão de solutos e a convecção da água plasmática. Diferentes formas incluem diálise peritoneal ambulatorial contínua, que é tipicamente realizada com trocas de 1,5 a 3 ℓ de solução de diálise peritoneal instilada no abdome por meio de um cateter Tenckhoff 4 vezes/dia; a diálise peritoneal automatizada, que é realizada com máquina de ciclagem à noite, aplicando 1,5 a 3 ℓ de fluido de diálise peritoneal para dentro e para fora do abdome quatro ou cinco vezes durante a noite; e diálise peritoneal cíclica contínua, um híbrido de diálise peritoneal ambulatorial contínua e diálise peritoneal automatizada que usa terapia com ciclador à noite combinada com uma ou duas trocas manuais durante o dia. *Kt/V* ureia é a depuração de volume total de ureia (*Kt*) normalizada para o espaço de ureia, *V*, que é aproximadamente igual à água corporal total.

A eliminação (*clearance*) de pequenos solutos é o principal indicador de sobrevivência em pacientes submetidos à diálise peritoneal, e a função renal residual também desempenha um papel crítico. As diretrizes atuais preconizam meta mínima de *Kt/V* ureia de pelo menos 1,7/semana. Todo esforço deve ser empreendido para manter a função renal residual o máximo possível, evitando nefrotoxinas, como anti-inflamatórios não esteroides, agentes de contraste iodados e aminoglicosídeos. Como a função renal residual diminui com o tempo, a prescrição de diálise peritoneal precisa ser ajustada adequadamente.

## QUESTÕES CLÍNICAS
A terapia de substituição renal visa não apenas com a eliminação dialítica adequada de escórias nitrogenadas, restauração do equilíbrio ácido-básico e eletrolítico e o controle do equilíbrio de sal e água, mas também a preservação dos locais de acesso adequados para diálise, nutrição e manejo da anemia, doenças ósseas e risco cardiovascular.

### Problemas do acesso
O acesso de diálise ideal para hemodiálise é uma fístula arteriovenosa da veia nativa, que pode ser criada por anastomose cirúrgica da artéria radial com a veia cefálica ou da artéria braquial com a veia braquiocefálica ou basílica. Se as veias de um paciente forem inadequadas, um enxerto sintético pode ser colocado entre a artéria radial, braquial ou axilar e a veia braquiocefálica, basílica ou axilar como alternativa. Mais comumente, esses enxertos são compostos de um polímero sintético, politetrafluoroetileno expandido. Com menos frequência, um acesso temporário de urgência pode ser obtido por meio de um cateter de diálise venosa central de lúmen duplo que é inserido na veia jugular interna (preferível) ou na veia subclávia (preferencialmente direita em vez de esquerda). O acesso para diálise demanda monitoramento periódico com Doppler para detectar estenoses que podem levar à redução ou até mesmo ao fluxo sanguíneo inadequado, resultando em eliminação inadequada da ureia e, se não tratada, trombose. Essas estenoses podem ser tratadas por angioplastia transluminal percutânea, embora o *stent* às vezes seja necessário para manter a permeabilidade luminal adequada.

### Nutrição
A nutrição adequada é importante para otimizar os desfechos na terapia renal substitutiva e as taxas de hospitalização ficam reduzidas quando os pacientes ingerem pelo menos 1 g/kg/dia de proteína. Outro marcador do estado nutricional é o nível de albumina sérica, que geralmente serve como um preditor razoável de desfechos com terapia de substituição renal.

### Anemia
A anemia na DRET é decorrente da produção reduzida de eritropoetina pelos rins disfuncionais, eritrócitos com meia-vida encurtada e perda potencial de eritrócitos no circuito de diálise extracorpórea e no sistema digestório (relacionado à anticoagulação intermitente para o procedimento de hemodiálise). Os agentes estimuladores da eritropoese devem ter como alvo evitar a transfusão,[3] mantendo o nível de hemoglobina geralmente acima de 9 g/dℓ, mas não acima de 11 g/dℓ, porque níveis mais altos estão associados a mais complicações cardiovasculares. Pacientes com deficiência de ferro relativa ou absoluta, como evidenciado pela saturação de transferrina abaixo de 20 a 25% ou nível de ferritina sérica abaixo de 200 são, muitas vezes, relativamente resistentes a agentes estimuladores da eritropoese e podem se beneficiar da administração simultânea de um 1 g (durante 8 a 10 sessões de diálise) de ferro intravenoso (sacarose de ferro, gliconato férrico ou ferumoxitol).[A6]

### Doença óssea metabólica
Doença óssea metabólica e desequilíbrio de fósforo são comuns na DRET. As manifestações clínicas de osteodistrofia renal (ver Capítulo 121) podem variar de doença óssea adinâmica a osteomalacia (ver Capítulo 231) a hiperparatireoidismo secundário (ver Capítulo 232) e osteíte fibrosa cística. As metas da terapia são atingir um nível de fósforo sérico dentro ou próximo da faixa fisiológica normal, tipicamente cerca de 2,5 a 5,5 g/dℓ; um nível de cálcio corrigido (0,8 × [4 − nível de albumina sérica] + nível de cálcio sérico]) − produto de fósforo inferior a 55; e nível de paratormônio intacto duas a nove vezes o limite superior normal.[4] O manejo inclui a restrição de fosfato dietético a 750 a 1.000 mg/dia de fósforo elementar; o uso de quelantes de fosfato (carbonato ou acetato de cálcio, carbonato de sevelâmer, carbonato de lantânio ou potencialmente outros agentes catiônicos, íon magnésio ou férrico) com refeições para quelação do fosfato nos intestinos e reduzir sua absorção (ver Tabela 111.4); o uso de formas ativadas de vitamina D (p. ex., calcitriol [0,5 a 4 µg IV ou 0,5 a 1 µg VO], paricalcitol [1 a 15 µg IV ou VO] ou doxercalciferol [1 a 6 µg IV ou 5 a 20 µg VO] em cada sessão de hemodiálise) para estimular as células da paratireoide a suprimir a secreção de PTH; e cinacalcete (30 a 180 mg/dia) para reduzir o hiperparatireoidismo secundário significativamente em quase 70%,[A7] embora não forneça um benefício de sobrevida em relação à terapia com vitamina D ativada sozinha. A etelcalcetida, que é um calcimimético intravenoso, no momento da diálise parece ser uma alternativa igualmente efetiva ao cinacalcete oral diário.[A8]

### Doença cardiovascular
A doença cardiovascular (DCV) é a principal causa de morbidade e mortalidade em pacientes em diálise. A base do controle da pressão arterial na terapia de substituição renal é atingir o menor peso tolerado pós-diálise para facilitar o controle da pressão arterial e aumentar a sensibilidade do corpo aos agentes anti-hipertensivos. A abordagem geral da terapia com medicamentos anti-hipertensivos é semelhante à abordagem para outros pacientes, com a exceção de que os diuréticos não são úteis (ver Tabelas 70.7 e 70.11). O nível tensional interdialítico ideal ou desejado para o paciente com DRET é provavelmente de 125 a 145 mmHg de pressão arterial sistólica (PAS).

A DRC dependente de diálise é um indicador para o mesmo tipo de terapia com ácido acetilsalicílico e bloqueio beta-adrenérgico usado em sobreviventes de um infarto agudo do miocárdio (ver Capítulos 63 e 64). A terapia com estatinas (ver Capítulo 195) é frequentemente recomendada, mas as estatinas não exercem um benefício comprovado para reduzir eventos cardiovasculares maiores ou mortalidade geral em pacientes em diálise, apesar das reduções clinicamente relevantes nos níveis de LDL-colesterol.[A9] A adição de espironolactona (25 mg/dia) reduz o risco de um evento cardiovascular ou cerebrovascular em cerca de 50%.[A10] O controle do diabetes melito (ver Capítulo 216) é importante, mas a taxa de mortalidade em pacientes em hemodiálise não aumenta até que o nível de hemoglobina $A_{1c}$ seja 8,5% ou mais.

### Amiloidose
A amiloidose associada à diálise (ver Capítulo 179), tipicamente observada em pacientes que estão em diálise por mais de 10 a 12 anos, é causada pela deposição de produtos finais do catabolismo da beta$_2$-microglobulina como fibrilas amiloides. A síndrome clínica inclui síndrome do túnel do carpo (ver Capítulo 392), artropatia e neuropatia autônoma (ver Capítulo 390).

### Infecção
A infecção é a segunda causa principal de morbidade e mortalidade em pacientes em diálise. Na hemodiálise, os locais de acesso vascular são as fontes primárias de bactérias e respondem por cerca de 75% de todos os casos de bacteriemia. Em um paciente com possível bacteriemia relacionada ao cateter, as amostras de hemocultura devem ser obtidas do cateter e de uma veia periférica. A maioria das infecções de acesso vascular é causada por estafilococos (ver Capítulo 272) e deve ser tratada empiricamente com vancomicina (15 a 20 mg/kg ou aproximadamente 1 g) ao final de cada sessão de diálise, ajustada aos níveis sanguíneos, a menos que outro microrganismo seja cultivado. Em pacientes com sepse sistêmica (ver Capítulo 100) com instabilidade hemodinâmica, o cateter deve ser retirado imediatamente e reinserido somente depois que as hemoculturas forem negativas durante pelo menos 48 horas e o paciente apresentar defervescência. A diálise provisória pode usar um local de acesso alternativo, como um cateter temporário não tunelizado. Um ciclo prolongado de antibioticoterapia (4 a 8 semanas) é recomendado para bacteriemia ou fungemia que persiste depois que o cateter é removido ou em pacientes com evidência de endocardite (ver Capítulo 67), artrite séptica (ver Capítulo 256), osteomielite (ver Capítulo 256), abscesso epidural (ver Capítulo 385) ou outra infecção metastática.

Com a diálise peritoneal, a infecção é o motivo mais frequente pelo qual o cateter deve ser removido e a terapia interrompida. A infecção é suspeitada em decorrência de eritema, dor à palpação, endurecimento ou drenagem purulenta ou com sangue. Deve-se suspeitar de peritonite em pacientes com dor abdominal e dialisato turvo; o exame físico geralmente dor à palpação do abdome, geralmente com descompressão dolorosa. A contagem de leucócitos no líquido peritoneal geralmente está acima de 100/$\mu\ell$, com predominância de neutrófilos, embora os linfócitos possam predominar com infecções fúngicas ou micobacterianas. As infecções polimicrobianas devem aumentar a possibilidade de um divertículo perfurado (ver Capítulo 133), apêndice rompido (ver Capítulo 133), intestino isquêmico (ver Capítulo 134), hérnia encarcerada (ver Capítulo 133), pancreatite (ver Capítulo 135) ou condições ginecológicas (ver Capítulo 189 e 223), devendo ser solicitada TC abdominal de emergência. *Staphylococcus epidermidis* (ver Capítulo 272) é a causa mais comum de peritonite, mas as espécies de *Pseudomonas* (ver Capítulo 290) são responsáveis por 5 a 8% dos casos. O tratamento empírico inicial recomendado é intraperitoneal, a menos que haja evidências de bacteriemia ou disseminação hematogênica da infecção. As opções incluem vancomicina (15 a 30 mg/kg em uma troca a cada 5 a 7 dias conforme orientado pelos níveis séricos) ou uma cefalosporina (p. ex., cefazolina, 15 a 20 mg/kg em uma troca diária) junto com a administração intravenosa ou intraperitoneal de uma cefalosporina de terceira geração com atividade contra *Pseudomonas* (p. ex., ceftazidima, 1 a 1,5 g em uma troca diária) ou gentamicina (0,6 mg/kg em uma troca diária) por pelo menos 2 semanas.

*Staphylococcus aureus* (ver Capítulo 272) é o microrganismo mais comum associado a infecções do local de saída e do túnel do acesso. As opções de tratamento incluem penicilinas resistentes à penicilinase oral empírica (p. ex., dicloxacilina, 250 a 500 mg, 2 vezes/dia), fluoroquinolonas (p. ex., ciprofloxacino, 250 mg, 2 vezes/dia ou 500 mg/dia), sulfametoxazol-trimetoprima (p. ex., 80/400 mg/dia a 160/800 mg, 2 vezes/dia) e cefalosporinas (p. ex., cefalexina, 500 mg, 2 a 3 vezes/dia). A vancomicina deve ser evitada como terapia de primeira escolha, exceto para *S. aureus* resistente a meticilina (MRSA). A pomada nasal de mupirocina aplicada no local de saída 2 vezes/dia durante 5 dias a cada 4 semanas reduz significativamente a incidência de infecções por *S. aureus* no local.

### PROGNÓSTICO
O prognóstico de pacientes com DRET em diálise crônica depende da idade e de outras comorbidades, especialmente diabetes. Em média, a taxa de sobrevida em 5 anos é de cerca de 40 a 50% e é semelhante para hemodiálise e diálise peritoneal. As taxas de sobrevida são significativamente mais baixas do que para a população dos EUA de mesma idade (Tabela 122.2).

## TRANSPLANTE RENAL
O sucesso do transplante renal aumentou substancialmente durante as últimas décadas em decorrência de técnicas cirúrgicas aprimoradas,

**Tabela 122.2** Sobrevida esperada (anos) por idade, sexo e modalidade de tratamento de pacientes predominantemente em diálise, predominantemente transplantados (2016) e da população geral dos EUA (2015), com base em dados dos EUA e no relatório estatístico nacional (2015).

| | PACIENTES com DRET, 2016 | | | | POPULAÇÃO GERAL, 2015 | |
| | DIÁLISE | | TRANSPLANTE | | | |
| IDADE | HOMENS | MULHERES | HOMENS | MULHERES | HOMENS | MULHERES |
|---|---|---|---|---|---|---|
| 0 a 14 | 23,3 | 20,9 | 60,3 | 59,3 | 70,6 | 75,4 |
| 15 a 19 | 21,4 | 18,7 | 47,6 | 49,1 | 59,6 | 64,3 |
| 20 a 24 | 18,5 | 15,8 | 43,7 | 45,2 | 54,9 | 59,4 |
| 25 a 29 | 16,0 | 14,0 | 39,6 | 41,1 | 50,2 | 54,6 |
| 30 a 34 | 14,1 | 12,7 | 35,3 | 37,1 | 45,6 | 49,8 |
| 35 a 39 | 12,4 | 11,4 | 31,2 | 33,1 | 41,0 | 45,0 |
| 40 a 44 | 11,0 | 10,2 | 27,4 | 29,1 | 36,5 | 40,3 |
| 45 a 49 | 9,3 | 8,7 | 23,6 | 25,2 | 32,0 | 35,7 |
| 50 a 54 | 7,9 | 7,6 | 20,0 | 21,7 | 27,7 | 31,2 |
| 55 a 59 | 6,7 | 6,6 | 16,8 | 18,2 | 23,7 | 26,8 |
| 60 a 64 | 5,6 | 5,7 | 14,0 | 15,2 | 19,9 | 22,7 |
| 65 a 69 | 4,6 | 4,8 | 11,4 | 12,5 | 16,3 | 18,6 |
| 70 a 74 | 3,8 | 4,1 | 9,3 | 10,1 | 12,9 | 14,8 |
| 75 a 79 | 3,3 | 3,6 | 7,6* | 8,3* | 9,8 | 11,4 |
| 80 a 84 | 2,7 | 3,0 | | | 7,2 | 8,4 |
| 85+ | 2,2 | 2,4 | | | 3,8 | 4,4 |

*Os valores das células combinam as idades de 75+.
DRET = doença renal em estágio terminal.
De Reference Table H.13; special analyses, USRDS DRET Database; and National Vital Statistics Report. "Table 3. Life expectancy at selected ages, by race and Hispanic origin, and sex: United States, 2015 (2017)." Expected remaining lifetimes (years) of the general U.S. population and of period prevalent dialysis and transplant patients.

cuidados médicos melhorados e medicamentos imunossupressores mais seguros e efetivos. Embora os receptores de transplante não tenham uma expectativa de vida normal (Figura 122.1), as taxas atuais de sobrevida de 5 anos são quase duas vezes mais altas do que para pacientes semelhantes que permanecem em diálise ou na lista de espera para transplante (Figura 122.2). Vários axiomas de longa data provaram-se falsos, mais notavelmente a necessidade de terapia com esteroides a longo prazo, a impossibilidade de transplante em face de uma prova cruzada positiva, a incapacidade de transplantar pares AB0-incompatíveis doador-receptor e a incapacidade de criar tolerância a longo prazo. Apesar desse progresso notável, o número de pacientes na lista de espera excede em muito o número de rins disponíveis e as taxas de sobrevida a longo prazo para rins e pacientes permanecem decepcionantes.

### EPIDEMIOLOGIA E DEMOGRAFIA

Entre 20.000 e 21.000 transplantes renais totais, incluindo pâncreas, rim, fígado e rim combinados, são realizados anualmente nos EUA. A doença mais comum que leva ao transplante renal é a nefrosclerose diabética (ver Capítulo 115), seguida por nefrosclerose hipertensiva (ver Capítulo 116) e outras formas de glomerulonefrite (ver Capítulo 113). Os receptores de transplante renal variam em idade desde lactentes a mais de 80 anos, com a maioria entre 35 e 64 anos. Cerca de 65% dos rins transplantados nos EUA são de doadores falecidos, com os outros 35% de doadores vivos, que incluem membros vivos da família geneticamente relacionados e doadores geneticamente não relacionados, na maioria das vezes cônjuges ou amigos. Infelizmente, o número de doadores de rim, vivos e falecidos, permaneceu relativamente constante, enquanto o número de pacientes aguardando transplante continua a aumentar. Atualmente, o número de pacientes em lista de espera ativa é três vezes maior que a oferta de rins; e, como resultado, o tempo mediano de espera de um paciente listado para transplante renal é de cerca de 5,1 anos. Cerca de 10% dos candidatos recém-listados morrem após 3 anos na lista de espera, sem terem recebido um transplante.

### Taxas de sucesso do transplante renal

Para transplantes renais de doadores falecidos, a taxa geral de sucesso em 1 ano é de aproximadamente 91%, e a taxa de sucesso em 10 anos é pouco abaixo de 50%. Para receptores de transplantes renais de doadores vivos, a taxa geral de sucesso em 1 ano é mais de 96%, e a taxa de sucesso em 10 anos é mais de 60%.

### Doação de rim[a]

Os *doadores de rins vivos* em potencial são submetidos a uma avaliação completa para garantir que a função renal ajustada à idade seja normal, que o risco cirúrgico de nefrectomia do doador seja aceitavelmente baixo e que não haja condições clínicas que aumentem o risco de doença renal futura no doador. Além disso, todos os doadores são testados para infecções transmissíveis ou neoplasias malignas. O transplante de rim de um doador positivo para o vírus da imunodeficiência humana (HIV) é uma opção de tratamento potencial atraente para pacientes infectados pelo HIV.[5]

Os doadores em potencial precisam compreender os riscos e benefícios da doação de rim vivo, não podem ser coagidos a doar e não podem condicionar a doação ao recebimento de dinheiro ou outros bens valiosos. Nos EUA, a lei federal proíbe a compra e a venda de órgãos. Dados recentes sugerem que doadores de rim vivos correm um risco 3,5 a 5,3 vezes maior de desenvolver DRET em comparação com não doadores saudáveis durante os 10 anos após a doação, mas o risco absoluto permanece inferior a 1%.[6,7] Hipertensão gestacional ou pré-eclâmpsia também são mais prováveis em doadores de rim do que em não doadores compatíveis.[8]

---

[a]N.R.T.: No Brasil a Constituição Federal diz que a lei disporá sobre as condições e os requisitos que facilitem a remoção de órgãos, tecidos e substâncias humanas para fins de transplante, pesquisa e tratamento, bem como coleta, processamento e transfusão de sangue e derivados, vedado todo tipo de comercialização (Art. 199, § 4º). Contanto que sejam gratuitas e tenham intuito humanitário ou científico, a permissão legal para a disposição de tecidos, órgãos e partes do corpo humano, em vida ou depois da morte, com a finalidade de transplantes e tratamentos está na Lei nº 9.434, de 4 de fevereiro de 1997, conhecida como Lei dos Transplantes, e no Decreto nº 9.175, de 18 de outubro de 2017, seu regulamento.

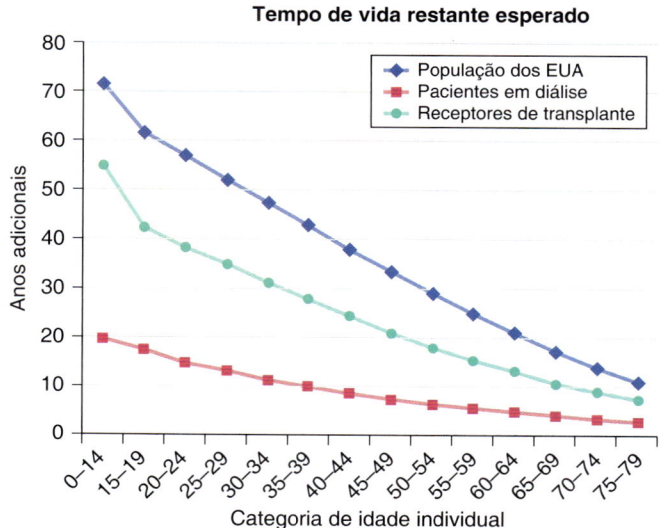

**FIGURA 122.1** Expectativa de vida da doença renal em estágio terminal em comparação com a população em geral. (De Organ Procurement and Transplantation Network. Concepts for Kidney Allocation. Disponível em: http://optn.transplant.hrsa.gov/SharedContentDocuments/KidneyConceptDocument.PDF. Acesso em: 2 de fev. de 2015.)

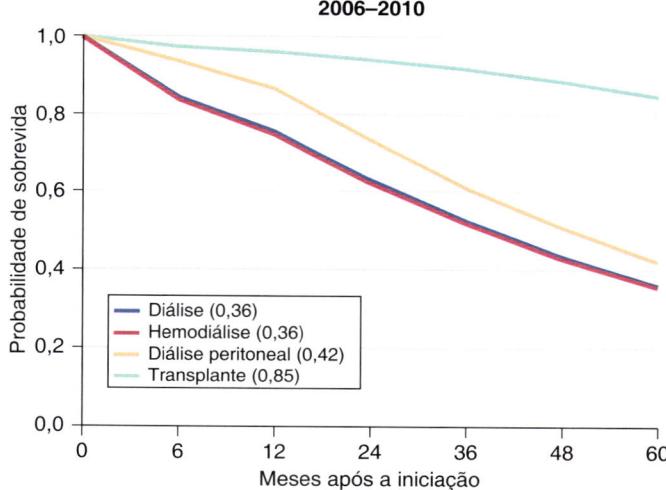

**FIGURA 122.2** Sobrevida ajustada em 5 anos, por modalidade. (De The U.S. Renal Data System. *USRDS 2013 Annual Data Report: Atlas of Chronic Kidney Disease and End-Stage Renal Disease in the United States.* Bethesda, MD: National Institutes of Health, National Institute of Diabetes and Digestive and Kidney Diseases; 2013.)

Potenciais receptores de um doador vivo disposto e adequado do ponto de vista clínico e psicossocial, mas que apresentem anticorpos contra o antígeno leucocitário humano (HLA) pré-formados ou sejam incompatíveis com grupo sanguíneo, podem receber transplantes bem-sucedidos por protocolos que envolvem imunoglobulina intravenosa e plasmaférese para reduzir o nível de anticorpos contra HLA ou isoaglutininas do doador. Apesar do notável sucesso a curto prazo, a alta incidência de rejeição mediada por anticorpos tornou as taxas de sucesso a longo prazo um tanto decepcionantes, em cerca de 60 a 70% em 5 anos. Uma alternativa cada vez mais popular é a doação pareada de rins, na qual dois pares vivos imunologicamente incompatíveis de doadores e receptores são encontrados, e cada doador compatível doa para o outro receptor. Essas doações pareadas representam agora quase 10% de todos os transplantes renais de doadores vivos nos EUA. Em algumas situações, cadeias mais complicadas envolvem vários pares doador-receptor.

A maioria dos *doadores falecidos* teve morte encefálica, como resultado de traumatismo cranioencefálico (ver Capítulo 371), catástrofe cerebrovascular (ver Capítulo 380) ou anoxia (ver Capítulo 57), mas continuam a manter uma circulação normal. O *Uniform Anatomical Gift Act* de 1968 e as revisões subsequentes equipararam a morte encefálica à morte (ver

Capítulo 2) e possibilitam a doação de órgãos após uma declaração de morte encefálica, desde que haja consentimento da família do falecido. Os eventos relacionados à morte encefálica e à obtenção de órgãos podem resultar em lesão renal aguda, e biopsias renais são frequentemente realizadas antes da implantação para avaliar a qualidade do rim e a longevidade potencial.

A escassez de doadores de órgãos de disponíveis continua a atormentar o campo do transplante clínico. As tentativas de aumentar o número de doadores de órgãos incluem o uso de rins de qualidade inferior, antes denominados de doadores falecidos com "critérios expandidos". As categorias anteriores de Standard Criteria Donor and Expanded Criteria Donor foram substituídas por um sistema de classificação contínua de rins de doadores falecidos – Kidney Donor Profile Index (KDPI). As características usadas para calcular o KDPI incluem a idade, peso, creatinina sérica, histórico de hipertensão arterial, histórico de diabetes melito e causa da morte do doador. Valores mais baixos de KDPI – rins de qualidade superior – estão associados a menor risco inerente estimado de insuficiência renal (função antecipada mais longa após o transplante), enquanto o transplante de rins com valores de KDPI mais altos resultará em tempos de sobrevida estimados mais curtos do aloenxerto. Este prognóstico possibilita a tomada de decisão mais bem informada por parte dos pacientes e médicos. O desenvolvimento de algoritmos para facilitar o uso ideal de rins abaixo do ideal continuará a ser um desafio. Protocolos também foram desenvolvidos para possibilitar a recuperação de órgãos de doadores falecidos após a cessação da função cardíaca (doação após morte cardíaca). Esses rins funcionam tão bem quanto aqueles recuperados pela doação tradicional após a morte encefálica.

### Quem é candidato ao transplante renal?
Todos os pacientes com DRC avançada devem ser informados sobre a opção de transplante. Os candidatos devem passar por uma avaliação médica e psicossocial abrangente para determinar sua adequação. Como DCV é comum em pacientes com DRET, testagem cardiovascular é frequentemente realizada em pacientes com mais de 50 anos e em pacientes com história pregressa de diabetes melito (ver Capítulo 403). Dados observacionais sugerem que os pacientes que recebem transplantes renais de doadores vivos HLA-incompatíveis obtêm um benefício de sobrevida substancial em comparação aos pacientes que esperam por transplantes compatíveis de doadores falecidos ou que nunca recebem um transplante.[9] Até 30% dos pacientes nunca concluem sua avaliação ou não são considerados candidatos adequados para transplante.

### Alocação de órgãos
O sistema nacional para a alocação de órgãos de doadores falecidos nos EUA é dividido em 58 áreas de atendimento de doadores, cada uma com uma organização de obtenção de órgãos responsável pela obtenção e alocação de órgãos de doadores falecidos.[b] A distribuição desses órgãos é realizada primeiro localmente (na área de atendimento do doador), depois regional e, por fim, nacional se não houver um receptor compatível local. Os pacientes podem ser listados para transplante quando a TFG estimada for < 20 m$\ell$/min ou quando a diálise for iniciada. O sistema de alocação atual prioriza amplamente os candidatos em lista de espera com maior tempo de espera como primeiros na fila para o próximo rim compatível disponível em seu grupo sanguíneo. Cada paciente em lista de espera recebe uma pontuação de Sobrevida Estimada Pós-Transplante (EPTS) com base em quatro fatores: tempo de diálise, diagnóstico atual de diabetes, transplantes de órgãos sólidos anteriores e idade. Pacientes com baixos escores de EPTS (maior sobrevida pós-transplante prevista) são priorizados para receber órgãos de doadores com função mais esperada (menor KDPI), iniciando a prática de compatibilidade de longevidade na alocação de rins. Consideração especial é dada às crianças que estão em lista de espera antes dos 18 anos, pacientes com altos níveis de anticorpos anti-HLA (para os quais doadores compatíveis são difíceis de encontrar) e pares doador-receptor com altos graus de compatibilidade HLA.[10]

---

[b] N.R.T.: No Brasil o Sistema Nacional de Transplantes (SNT) é responsável pela regulamentação, controle e monitoramento do processo de doação e transplantes realizados no país, com o objetivo de desenvolver o processo de doação, captação e distribuição de órgãos, tecidos e partes retiradas do corpo humano para fins terapêuticos. Ver https://www.gov.br/saude/pt-br/composicao/atencao-especializada-saes/snt/transplantes.

### Imunossupressão
Apesar de vários relatos de sobrevida de aloenxerto renal a longo prazo sem medicação em pequenos números de pacientes cuidadosamente selecionados submetidos a esquemas de condicionamento complicados, a imunossupressão a longo prazo continua obrigatória em praticamente todos os pacientes para atingir a sobrevida de aloenxerto renal a longo prazo.[11] Os principais desencadeadores da resposta imune a um aloenxerto de órgão e o principal obstáculo à aceitação do órgão são os antígenos HLA (ver Capítulo 43). Irmãos HLA-idênticos desfrutam das melhores taxas de sobrevida a longo prazo, e graus crescentes de incompatibilidade do antígeno HLA continuam a estar associados a desfechos inferiores a longo prazo (ver Capítulo 43).

O tratamento imunossupressor pode ser dividido em três fases: indução, manutenção e antirrejeição (Tabela 122.3). A imunossupressão de indução consiste em anticorpos antilinfócito administrados na primeira semana imediatamente após o transplante. A imunossupressão de manutenção refere-se aos medicamentos administrados diariamente, desde que o aloenxerto esteja funcionando. A terapia antirrejeição é administrada para tratar episódios de rejeição aguda.

Para cerca de dois terços dos pacientes, a terapia de manutenção padrão para a prevenção a longo prazo da rejeição do aloenxerto renal é um regime de três medicações: tacrolimo, micofenolato e prednisona. Em um terço dos pacientes, os esteroides são suspensos na primeira semana após o transplante, mas um regime de terapia dupla de micofenolato e tacrolimo é continuado. Os resultados parecem ser semelhantes em ambos os esquemas. Em um estudo randomizado recente, no entanto, a substituição da ciclosporina pelo belatacepte reduziu o risco de morte por falha do enxerto em 7 anos em mais de 40%, sem aumento em quaisquer eventos adversos.[A11]

A terapia de indução consiste em anticorpos antilinfócito policlonais ou monoclonais administrados na primeira semana após o transplante. Aproximadamente 80% dos receptores de transplante renal estão em centros que administram terapia de indução, a maioria com soro antilinfócito policlonal derivado de coelho (geralmente 6 mg/kg de dose total) e os outros com basiliximabe (20 mg, dia 0 e dia 4) ou alentuzumabe (dose única de 30 mg). As metas da terapia de indução incluem redução do número de episódios de rejeição aguda nas primeiras semanas ou meses após o transplante, redução a longo prazo do número geral de episódios de rejeição aguda e melhoria resultante nas taxas de sucesso a longo prazo.

### Rejeição e seu tratamento
Apesar da disponibilidade de medicamentos imunossupressores mais efetivos e seguros, a rejeição continua sendo uma ameaça sempre presente, e uma proporção significativa das falhas do aloenxerto é causada, em última análise, por lesão imunomediada. Classicamente, existem três tipos de rejeição: hiperaguda, aguda e crônica.

A *rejeição hiperaguda* ocorre quando um rim é transplantado para um receptor pré-sensibilizado ao doador. Os anticorpos antidoador pré-formados circulantes do receptor podem ter como alvo antígenos HLA, antígenos de grupo sanguíneo (ABO) ou antígenos de células endoteliais expressos no rim do doador. O resultado é lesão endotelial imediata e trombose irreversível do transplante. Em razão do pré-rastreamento de todos os pares doador-receptor à procura desses anticorpos antidoadores, a rejeição hiperaguda ocorre em menos de 1% de todos os transplantes renais.

A *rejeição aguda* é caracterizada clinicamente por elevação do nível de creatinina sérica ao longo de dias a semanas, frequentemente sem sinais/sintomas associados. No exame histopatológico, a rejeição aguda é mais frequentemente "celular" e caracterizada por infiltração de linfócitos T nos túbulos, no interstício e, às vezes, nas estruturas vasculares nas rejeições mais graves. Atualmente, a rejeição aguda ocorre em apenas 10 a 15% dos pacientes durante o primeiro ano pós-transplante e em cerca de outros 10% no segundo ano. A maioria das rejeições agudas ocorre nos primeiros 3 a 6 meses após o transplante e é clinicamente leve, tratável e reversível. Outras causas de disfunção do aloenxerto (p. ex., fatores hemodinâmicos, como hipotensão e depleção de volume, obstrução do sistema urinário, nefrotoxicidade fármaco-induzida e nefropatia de poliomavírus BK) têm de ser descartadas. A biopsia percutânea do aloenxerto é necessária para estabelecer o diagnóstico com certeza, determinar o tipo e a gravidade da rejeição e orientar as decisões terapêuticas. A rejeição celular aguda deve ser tratada imediatamente, seja com corticoterapia intravenosa

## Tabela 122.3 — Medicamentos imunossupressores utilizados no transplante renal.

| CLASSE | FÁRMACOS | COMO USAR | MECANISMO DE AÇÃO | PRINCIPAIS EFEITOS ADVERSOS |
|---|---|---|---|---|
| Esteroides | Prednisona, metilprednisolona | Indução, manutenção, antirrejeição | Múltiplos locais, anti-inflamatório; inibe a produção de múltiplas citocinas | Má cicatrização de feridas, ganho de peso, diabetes melito, acne, hipertensão arterial, aspecto cushingoide |
| Inibidores de calcineurina | Tacrolimo e ciclosporina | Manutenção | Inibe a calcineurina, evita a produção de interleucina-2 | Nefrotoxicidade, hipertensão arterial, diabetes melito |
| Inibidores da síntese de purina | Azatioprina | Manutenção | Metabolizada em 6-mercaptopurina | Anemia, leucopenia, trombocitopenia |
| | Ácido micofenólico | Manutenção | Inibe a síntese de purinas pela inibição da inosina monofosfato desidrogenase, específica para a via *de novo* da purina da qual os linfócitos dependem | Anemia, leucopenia, trombocitopenia; teratogênico |
| Inibidores mTOR | Sirolimo, everolimo | Manutenção | Inibe mTOR (alvo de rapamicina em mamíferos), bloqueia a resposta dos linfócitos a fatores de crescimento | Má cicatrização de feridas, proteinúria, hiperlipidemia |
| Bloqueio da coestimulação | Belatacepte | Manutenção | Proteína de fusão recombinante humana combinando a porção extracelular do antígeno 4 associado a linfócitos T citotóxicos (CTLA-4) com o fragmento Fc de IgG humana; isso se liga ao receptor CTLA-4, evitando o engajamento de CTLA-4 no linfócito T, evitando a coestimulação | Doença linfoproliferativa pós-transplante do sistema nervoso central |
| Anticorpos de depleção de linfócitos T | Timoglobulina | Indução, antirrejeição | Soro antilinfócito policlonal derivado de coelho (múltiplos alvos) | Reação à infusão, leucopenia, trombocitopenia |
| | Alentuzumabe | Indução | Anti-CDS2 | |
| Anticorpos monoclonais anti-IL2R | Basiliximabe | Indução | Bloqueio do receptor de interleucina-2 (IL2R) | Reação de infusão rara |

em altas doses para formas mais leves ou com soros antilinfócitos policlonais para episódios de rejeição aguda resistentes a esteroides ou mais graves. Em geral, esse tratamento é efetivo.

Entre 10 e 20% dos pacientes apresentam lesão por rejeição aguda mediada por anticorpos, geralmente evidenciada pela deposição de C4d, um metabólito de um componente C4 do complemento, nos capilares peritubulares, acompanhada por células inflamatórias nos capilares peritubulares. Essa rejeição mediada por anticorpos pode ocorrer isoladamente ou ser combinada à rejeição celular. A rejeição precoce mediada por anticorpos é muito mais comum em pacientes com história pregressa de exposição ao aloantígeno por meio de transfusão, gravidez ou transplante anterior. O desenvolvimento de reagentes sensíveis para detecção de anticorpos antidoador circulantes facilitou enormemente o diagnóstico de rejeição mediada por anticorpos. O tratamento é mais problemático e geralmente envolve plasmaférese para remover anticorpos antidoador e a administração de vários esquemas de imunoglobulina intravenosa. Embora este tratamento seja frequentemente efetivo na reversão da rejeição aguda mediada por anticorpos, a eliminação bem-sucedida do anticorpo antidoador e a prevenção da ressíntese de aloanticorpos são muito mais difíceis, e a rejeição crônica mediada por anticorpos frequentemente ocorre após um episódio de rejeição aguda mediada por anticorpos. Medicamentos ativos contra linfócitos B e contra plasmócitos também foram experimentados, mas nenhum deles foi aprovado pela Food and Drug Administration para esse uso. Corticosteroides em altas doses e soro antilinfócito policlonal também são frequentemente administrados.

A *rejeição crônica* é caracterizada por declínio lento da função do aloenxerto, geralmente durante um período de meses a anos, sendo frequentemente acompanhada por proteinúria. Embora possa ocorrer na ausência de episódios documentados de rejeição aguda e após muitos anos de função estável do aloenxerto, a rejeição aguda precoce é um importante fator de risco para rejeição crônica posterior e falha do aloenxerto. O desenvolvimento de anticorpos específicos contra o doador relacionados a *loci* de histocompatibilidade menores parece ser um forte fator de risco para falha subsequente do aloenxerto,[11b,11c] e anticorpos antidoador são detectáveis em uma alta porcentagem de casos de disfunção crônica do aloenxerto.[12] A biópsia mostra caracteristicamente evidências de lesão induzida por linfócitos T, lesão induzida por anticorpos com depósitos de C4d ou uma combinação dos dois. Em muitos pacientes com deterioração a longo prazo da função do aloenxerto, no entanto, os únicos achados são fibrose intersticial e atrofia tubular, sem evidências claras quanto à causa. Infelizmente, nenhum tratamento provou ser efetivo para rejeição crônica.

## Outras complicações do transplante renal

A imunossupressão em receptores de transplante renal está associada a vários efeitos adversos, os mais importantes dos quais são infecção, neoplasia maligna e nefrotoxicidade.

### Infecção

As infecções que ocorrem nas primeiras semanas após o transplante geralmente são hospitalares (ver Capítulo 266), derivadas do doador, presentes no receptor no momento do transplante ou resultado de complicações do procedimento cirúrgico, como ferida, cateter ou infecções do sistema urinário (ver Capítulo 268) (Figura 122.3).[13] A próxima etapa é um período de 5 a 6 meses durante o qual uma infecção oportunista ou reativação de uma infecção latente, como infecção por citomegalovírus (CMV) (ver Capítulo 346) ou infecção pelo vírus Epstein-Barr (EBV) (ver Capítulo 346) é mais provável de ocorrer. Mais tarde, quando as doses da medicação imunossupressora são reduzidas, as infecções adquiridas na comunidade são mais comuns. Este cronograma é parcialmente funcional para a profilaxia da infecção, administrada a todos os receptores de transplante renal para minimizar as complicações infecciosas durante os períodos de maior risco, incluindo antibióticos peroperatórios para prevenir feridas e infecção do sistema urinário (ver Capítulo 268), sulfametoxazol-trimetoprima para prevenir pneumonia por *Pneumocystis jiroveci* (ver Capítulo 321), nistatina ou clotrimazol oral para prevenir candidíase oral (ver Capítulo 318) e valganciclovir oral (ver Tabela 336.4) para prevenir a doença por CMV (ver Capítulo 352). As infecções do sistema urinário (ver Capítulo 268) são as infecções bacterianas mais frequentes que levam a hospitalizações em receptores de transplante renal e o microrganismo mais comum é a *Escherichia coli*.

Até 30% dos pacientes desenvolvem infecção ativa pelo poliomavírus BK, que apresenta tropismo pelo epitélio urinário. Em 5 a 10% dos pacientes, essa infecção causa tubulite e nefrite intersticial, que pode resultar em lesão significativa do enxerto. A nefrite do polioma BK costuma ser difícil de distinguir da rejeição aguda sem o uso de uma coloração especial de SV40 que identifica o grande antígeno T do vírus BK. Aproximadamente 80 a 90% da população geral têm evidências sorológicas de exposição ao poliomavírus BK, então a infecção no receptor de transplante renal pode ocorrer pela reativação, superinfecção ou infecção primária. Curiosamente, a nefropatia por BK é muito rara em receptores igualmente imunossuprimidos de transplantes de outros órgãos. O indicador não invasivo mais importante de possível nefropatia viral por BK é a viremia por BK, que pode ser documentada em cerca de 10 a 20% dos receptores de transplante renal. Atualmente, estima-se que 5 a 10% de todos os receptores de transplante renal desenvolvam nefrite induzida pelo vírus

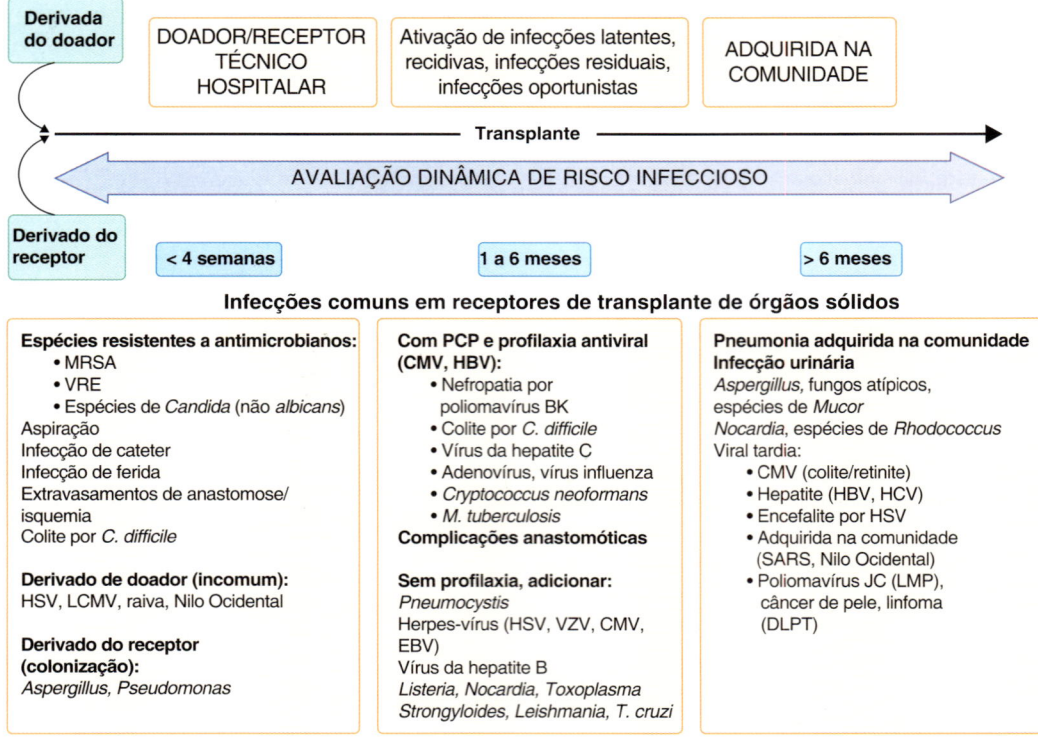

**FIGURA 122.3** Cronologia das infecções pós-transplante. CMV = citomegalovírus; EBV = vírus Epstein-Barr; LCMV = vírus da coriomeningite linfocítica; MRSA = *Staphylococcus aureus* resistente à meticilina; PCP = pneumonia por *Pneumocystis*; HBV = vírus da hepatite B; HCV = vírus da hepatite C; HSV = herpes-vírus simples; LMP = leucoencefalopatia multifocal progressiva; DLPT = doença linfoproliferativa pós-transplante; SARS = síndrome respiratória aguda grave; VRE = enterococos resistentes à vancomicina; VZV = vírus varicela-zóster.

BK e disfunção do aloenxerto, o que leva à falha do aloenxerto em cerca de 50% dos pacientes com nefrite. O monitoramento de viremia BK ou virúria é fortemente recomendado. Um esquema pós-transplante precoce de levofloxacino profilático não previne a virúria por BK,[A12] e não existe terapia antiviral efetiva. A viremia BK e a nefropatia viral BK devem ser tratadas inicialmente com redução da imunossupressão.

A infecção por CMV (ver Capítulo 346) ainda é uma das principais causas de morbidade em receptores de transplante renal. O CMV está amplamente distribuído na população em geral, com taxas de soroprevalência de 40 a 90%; portanto, as infecções podem ser decorrentes de reativação, superinfecção ou infecção primária. A doença por CMV pode ser limitada a febre e mal-estar, mas frequentemente causa morbidade significativa e até morte após infectar o sistema digestório, os pulmões ou o fígado. A maioria dos centros de transplante usa valganciclovir oral (ver Tabela 336.4) para profilaxia de CMV por 7 meses ou mais após o transplante para todos os pacientes em risco, especialmente receptores soronegativos que recebem transplantes de doadores soropositivos. Uma alternativa é o monitoramento pós-transplante frequente, com tratamento reservado para pacientes que desenvolverem viremia. Independentemente da estratégia inicial, aproximadamente 10% dos pacientes têm ativação viral posterior e exigem tratamento adicional. Em geral, a terapia antiviral (ver Capítulos 336 e 346) é bastante efetiva.

A infecção pelo EBV (ver Capítulo 346) também pode representar uma infecção primária, reativação ou superinfecção. O EBV pode causar uma síndrome semelhante à mononucleose, mas a preocupação mais séria em pacientes com transplante renal é uma forma de linfoma denominada doença linfoproliferativa pós-transplante (ver Capítulos 346 e 176).

### Neoplasia maligna

Pacientes transplantados renais desenvolvem algumas neoplasias malignas em taxas mais altas do que na população em geral. Estes incluem transtorno linfoproliferativo pós-transplante relacionado ao EBV, sarcoma de Kaposi (ver Capítulo 366) causado pelo herpes-vírus humano 8 (ver Capítulo 350) e carcinomas do colo do útero (ver Capítulo 189) e anais (ver Capítulo 136) causados pelo papilomavírus humano (ver Capítulo 349). A doença linfoproliferativa pós-transplante mais comumente envolve o aloenxerto renal, mas pode envolver qualquer órgão, incluindo o sistema digestório, os pulmões e o sistema nervoso central. O tratamento geralmente envolve redução da imunossupressão e quimioterapia (ver Capítulo 176). As taxas de sobrevida de pacientes a longo prazo se aproximam de 75%.

Os riscos relativos de muitos carcinomas sólidos comuns também estão elevados em cerca de duas vezes, mas com exceção dos cânceres de pele não melanoma, os riscos absolutos permanecem baixos. O risco ao longo da vida de câncer de pele não melanoma (ver Capítulo 193) pode chegar a 70%. O rastreamento anual da pele e o uso cuidadoso de cremes para a pele com bloqueio ultravioleta são fortemente recomendados. Por outro lado, os receptores de transplante devem seguir as mesmas diretrizes de rastreamento padrão da população geral para câncer de mama (ver Capítulo 188), de cólon (ver Capítulo 184), de próstata (ver Capítulo 191) e de pulmão (ver Capítulo 182). Não se sabe se a imunossupressão deve ser reduzida em pacientes que desenvolvem neoplasias malignas diferentes da doença linfoproliferativa pós-transplante.

### Nefrotoxicidade induzida por inibidor de calcineurina

Os inibidores da calcineurina (ciclosporina e tacrolimo) – indiscutivelmente os medicamentos antirrejeição mais eficazes usados no transplante renal – ironicamente causam um comprometimento crônico, geralmente leve e estável da TFG em virtualmente todos os pacientes que os recebem. A nefrotoxicidade reversível aguda sobreposta do tacrolimo ou da ciclosporina pode ocorrer em pacientes que apresentam aumentos repentinos nos níveis sanguíneos do medicamento. Esses episódios agudos geralmente desaparecem quando a dose de ciclosporina ou de tacrolimo é reduzida. Mais preocupante é a nefrotoxicidade irreversível a longo prazo induzida por inibidores de calcineurina, que pode causar falha do aloenxerto. Esse diagnóstico costuma ser difícil de fazer porque há poucos ou nenhum achado histológico realmente específico na biopsia. Como resultado, o monitoramento cuidadoso dos níveis de inibidores da calcineurina no sangue é essencial para evitar níveis supraterapêuticos (risco de nefrotoxicidade e infecção) ou níveis subterapêuticos (risco de rejeição).

### Diabetes melito de início recente

Aos 36 meses após o transplante, 30 a 40% dos pacientes desenvolvem intolerância à glicose ou diabetes franco, que pode ser causado por corticosteroides, tacrolimo e, em menor extensão, ciclosporina. O tratamento é igual para o diabetes melito na população em geral (ver Capítulo 216), com ajuste posológico adequado da insulina e dos hipoglicemiantes orais de acordo com os níveis de função renal. Pacientes que desenvolvem diabetes melito apresentam desfechos piores, incluindo taxas mais altas de eventos cardiovasculares, falha do enxerto e morte.

### Manejo do paciente após o transplante renal

Nos primeiros meses após o transplante, os pacientes geralmente são examinados semanalmente. Em geral, o intervalo é aumentado para 1 vez/mês durante o restante do primeiro ano e a cada 2 a 6 meses a partir de então. Os exames de rotina incluem aferição da pressão arterial, provas de função renal, níveis sanguíneos do inibidor da calcineurina, níveis de lipídios, níveis de glicose, ensaios de poliomavírus BK e proteinúria. A análise da reação em cadeia da polimerase para CMV ou EBV é indicada para pacientes selecionados. O monitoramento de doenças ósseas metabólicas também é recomendado pelos níveis de paratormônio (PTH) e níveis de vitamina D, bem como por densitometria óssea. Vacinações antigripal e antipneumocócica são fortemente recomendadas para receptores de transplante renal, mas vacinas com microrganismos vivos são contraindicadas (ver Capítulo 15).

### PROGNÓSTICO

Aproximadamente 6% dos transplantes a longo prazo falham a cada ano. A falha do aloenxerto com retorno à diálise ou retransplante é responsável por cerca de 50% das falhas do aloenxerto a longo prazo. A perda progressiva da função no aloenxerto renal a longo prazo resulta mais comumente de rejeição crônica, mas também pode ter causas não imunológicas, como nefrotoxicidade do inibidor da calcineurina, hipertensão arterial sistêmica, diabetes melito ou doença glomerular recorrente (Tabela 122.4). Uma avaliação padronizada (Tabela 122.5) pode ajudar a estabelecer a causa.

A importância dos fatores imunológicos (ou dependentes de aloantígeno) é ilustrada pelo fato de que os transplantes de doadores vivos entre irmãos HLA-idênticos apresentam sobrevida do enxerto de 70 a 80% em 10 anos, em comparação com 50 a 60% para os pais ou outros rins de doadores vivos menos compatíveis e 40 a 50% no geral para receptores de rins cadavéricos. Rins de doadores falecidos com zero ou uma incompatibilidade de HLA-A, B ou DR apresentam taxa de sucesso maior (perto de 65% em 10 anos) do que rins de doadores falecidos com duas ou mais incompatibilidades de antígeno, que têm taxas de sobrevida 15 a 30% mais baixas.

Fatores não relacionados à imunidade contra alotransplante também estão associados a taxas reduzidas de sucesso a longo prazo. Estes incluem hipertensão arterial, rim de um doador mais velho (> 50 anos), hiperlipidemia, diabetes melito, nefrotoxicidade do inibidor de calcineurina, doença glomerular recorrente e resposta não adaptativa à lesão hemodinâmica, que é causada por fluxo e pressão glomerular elevados. A toxicidade crônica do inibidor da calcineurina leva à DRET em pelo menos 5 a 10% dos receptores de transplantes não renais e é provável que tenha um impacto comparável a longo prazo em pacientes com transplante renal. Praticamente todas as doenças glomerulares primárias (ver Capítulo 113), incluindo glomerulosclerose segmentar focal, nefropatia membranosa, glomerulonefrite membranoproliferativa e nefropatia por imunoglobulina A (IgA), podem recorrer após o transplante. A glomerulonefrite recorrente é uma causa comum de proteinúria e síndrome nefrótica após o transplante e pode ser responsável por até 10% de todas as falhas do enxerto. Por exemplo, a falha do enxerto é significativamente maior em pacientes com glomerulonefrite membranoproliferativa, glomerulosclerose segmentar focal, nefropatia membranosa e nefropatia por IgA em comparação com doença renal policística do adulto.[14] A biópsia renal é necessária para estabelecer o diagnóstico em um aloenxerto renal a longo prazo com função em deterioração ou proteinúria e para distinguir causas relacionadas ao sistema imunológico de causas não imunológicas. Para que as taxas de sobrevida a longo prazo do aloenxerto melhorem significativamente, a descoberta de biomarcadores de lesão real ou iminente do aloenxerto é essencial.

Nos outros 50% das falhas, um paciente morre com um aloenxerto funcionando. A causa mais comum de morte nesses pacientes é cardiovascular, decorrente da alta prevalência de diabetes melito, hipertensão arterial e hiperlipidemia, bem como da alta carga de doenças cardiovasculares preexistentes em candidatos a transplante. Embora não haja diretrizes específicas para a prevenção, o monitoramento ou o manejo de doença cardiovascular após o transplante renal, as diretrizes padrão de redução dos fatores de risco são geralmente consideradas aplicáveis, incluindo o uso de estatinas (ver Capítulo 195), e medicamentos anti-hipertensivos, para atender à pressão arterial-alvo (ver Capítulo 70). As outras principais causas de morte a longo prazo em receptores de transplante renal são infecção, sepse e doença maligna.

### Tabela 122.4 Causas comuns de disfunção do aloenxerto renal.

**Depleção de volume:** náuseas, vômitos, diarreia, ingestão insuficiente de líquido, hemorragia
**Induzida por medicação:** diuréticos, anti-hipertensivos, anti-inflamatórios não esteroides, inibidores da calcineurina, inibidores da enzima conversora da angiotensina
**Obstrução do sistema urinário:** obstrução da saída da bexiga, obstrução ureteral
**Estenose da artéria renal transplantada**
**Infecção:** Bacteriemia, infecção urinária
**Rejeição:** mediada por células, mediada por anticorpos

### Tabela 122.5 Avaliação da disfunção renal do aloenxerto.

**Anamnese:** balanço hídrico, mudanças de medicação, febre
**Exame físico:** pressão arterial, frequência de pulso, temperatura, peso, edema, dor à palpação ou edema do aloenxerto
**Exames laboratoriais:** nível de creatinina sérica, detecção do vírus BK por análise de reação em cadeia da polimerase de urina ou sangue, níveis de inibidores da calcineurina, pesquisa de anticorpos antidoadores, análise de proteína na urina, culturas de urina e hemoculturas
**Ultrassonografia com Doppler** para avaliar possível obstrução do sistema urinário ou estenose da artéria renal transplantada
**Biópsia renal**

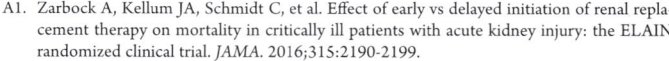

### Recomendações de grau A

A1. Zarbock A, Kellum JA, Schmidt C, et al. Effect of early vs delayed initiation of renal replacement therapy on mortality in critically ill patients with acute kidney injury: the ELAIN randomized clinical trial. *JAMA*. 2016;315:2190-2199.

A2. Gaudry S, Hajage D, Schortgen F, et al. Initiation strategies for renal-replacement therapy in the intensive care unit. *N Engl J Med*. 2016;375:122-133.

A3. Jamale TE, Hase NK, Kulkarni M, et al. Earlier-start versus usual-start dialysis in patients with community-acquired acute kidney injury: a randomized controlled trial. *Am J Kidney Dis*. 2013;62:1116-1121.

A4. Chertow GM, Levin NW, Beck GJ, et al. Long-term effects of frequent in-center hemodialysis. *J Am Soc Nephrol*. 2016;27:1830-1836.

A5. Maduell F, Moreso F, Pons M, et al. High-efficiency postdilution online hemodiafiltration reduces all-cause mortality in hemodialysis patients. *J Am Soc Nephrol*. 2013;24:487-497.

A6. Macdougall IC, White C, Anker SD, et al. Intravenous iron in patients undergoing maintenance hemodialysis. *N Engl J Med*. 2019;380:447-458.

A7. Parfrey PS, Chertow GM, Block GA, et al. The clinical course of treated hyperparathyroidism among patients receiving hemodialysis and the effect of cinacalcet: the EVOLVE trial. *J Clin Endocrinol Metab*. 2013;98:4834-4844.

A8. Block GA, Bushinsky DA, Cheng S, et al. Effect of etelcalcetide vs cinacalcet on serum parathyroid hormone in patients receiving hemodialysis with secondary hyperparathyroidism: a randomized clinical trial. *JAMA*. 2017;317:156-164.

A9. Palmer SC, Navaneethan SD, Craig JC, et al. HMG CoA reductase inhibitors (statins) for dialysis patients. *Cochrane Database Syst Rev*. 2013;9:CD004289.

A10. Matsumoto Y, Mori Y, Kageyama S, et al. Spironolactone reduces cardiovascular and cerebrovascular morbidity and mortality in hemodialysis patients. *J Am Coll Cardiol*. 2014;63:528-536.

A11. Vincenti F, Rostaing L, Grinyo J, et al. Belatacept and long-term outcomes in kidney transplantation. *N Engl J Med*. 2016;374:333-343.

A12. Knoll GA, Humar A, Fergusson D, et al. Levofloxacin for BK virus prophylaxis following kidney transplantation: a randomized clinical trial. *JAMA*. 2014;312:2106-2114.

A13. Palmer SC, Navaneethan SD, Craig JC, et al. HMG CoA reductase inhibitors (statins) for kidney transplant recipients. *Cochrane Database Syst Rev*. 2014;1:CD005019.

### REFERÊNCIAS BIBLIOGRÁFICAS

*As referências bibliográficas, bem como os outros materiais suplementares deste livro, encontram-se no GEN-IO, nosso ambiente virtual de aprendizagem.*

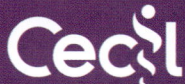

# SEÇÃO 13
## DOENÇAS GASTRINTESTINAIS

**123** ABORDAGEM AO PACIENTE COM DOENÇA GASTRINTESTINAL, *894*

**124** PROCEDIMENTOS DE IMAGEM DIAGNÓSTICA EM GASTRENTEROLOGIA, *910*

**125** ENDOSCOPIA GASTRINTESTINAL, *915*

**126** HEMORRAGIA DIGESTIVA, *922*

**127** DISTÚRBIOS DE MOTILIDADE GASTRINTESTINAL, *927*

**128** DISTÚRBIOS GASTRINTESTINAIS FUNCIONAIS: SÍNDROME DO INTESTINO IRRITÁVEL, DISPEPSIA, DOR TORÁCICA DE ORIGEM ESOFÁGICA E PIROSE, *934*

**129** DOENÇAS DO ESÔFAGO, *942*

**130** DOENÇA PÉPTICA ÁCIDA, *954*

**131** ABORDAGEM AO PACIENTE COM DIARREIA E MÁ ABSORÇÃO, *965*

**132** DOENÇA INFLAMATÓRIA INTESTINAL, *984*

**133** DOENÇAS INFLAMATÓRIAS E ANATÔMICAS DO INTESTINO, DO PERITÔNIO, DO MESENTÉRIO E DO OMENTO, *994*

**134** DOENÇAS VASCULARES DO SISTEMA DIGESTÓRIO, *1002*

**135** PANCREATITE, *1013*

**136** DOENÇAS DO RETO E DO ÂNUS, *1021*

# 123
## ABORDAGEM AO PACIENTE COM DOENÇA GASTRINTESTINAL
KENNETH R. MCQUAID

O tubo gastrintestinal (GI) (esôfago, estômago, duodeno, intestino delgado e grosso e ânus) e o pâncreas são responsáveis pela digestão, pela absorção de nutrientes e líquidos e pelo armazenamento temporário e excreção de escórias não digeridas. O tubo GI tem um revestimento epitelial com uma enorme área de superfície que fornece absorção de nutrientes e atua como barreira para microrganismos. Além disso, o tubo GI tem um grande sistema imune inato e adaptativo que faz interface com antígenos alimentares luminais, proteínas do hospedeiro, bactérias comensais e patogênicas e parasitas e precisa decidir quais antígenos tolerar e quais exigem ativação imunológica.[1] O tubo GI também contém um extenso sistema endócrino entérico que regula a ingestão de alimentos, o controle de peso e a homeostase da glicose, bem como as secreções do estômago, do intestino e do pâncreas. Finalmente, possui um sistema nervoso entérico integrado aos sistemas nervoso autônomo e central para controlar o esvaziamento gástrico, a motilidade intestinal e a defecação.[2]

Inúmeras doenças dentro e fora do tubo GI podem alterar a função normal, causando dano estrutural (erosão, ulceração, perfuração, estenose ou obstrução), sangramento, inflamação, absorção ou secreção anormal de nutrientes e eletrólitos ou motilidade anormal. Apesar de sua complexidade anatômica e fisiológica, o sistema digestório tem apenas um repertório limitado de sinais/sintomas para expressar condições que podem ser graves ou clinicamente insignificantes: dor abdominal, pirose, regurgitação, disfagia, odinofagia, dispepsia, náuseas e vômitos, gases e distensão abdominal, perda de peso, diarreia, constipação intestinal, hemorragia digestiva evidente ou oculta e incontinência.

## ABORDAGEM GERAL A PACIENTES COM SINAIS E SINTOMAS GASTRINTESTINAIS

A anamnese e a avaliação física apropriadas geralmente conseguem reduzir o diagnóstico diferencial de queixas GI. Um diagnóstico específico quase sempre pode ser estabelecido posteriormente pelo uso criterioso de exames laboratoriais, endoscópicos ou de imagem (Tabela 123.1).

### Anamnese

O médico deve investigar a natureza da queixa, inclusive se é recente, sua intensidade, sua localização, se existe ou não irradiação, sua duração, seu padrão (estável *versus* cólica; início abrupto *versus* gradual) e relação com alimentos, refeições e defecação. Os sintomas oriundos do tubo GI quase sempre melhoram ou pioram com a alimentação ou com a defecação. Para os sintomas de início recente, é importante descobrir a ingestão alimentar recente, a história medicamentosa, exposição potencial a infecções entéricas ou infecções sexualmente transmissíveis (ver Capítulo 269) e viagens recentes. Também é útil estabelecer se há sinais ou sintomas que sugerem uma doença sistêmica, como febre, perda de peso, artralgias, fadiga, fraqueza e erupção cutânea.

A maioria das doenças GI não cirúrgicas manifesta-se com sintomas leves a moderados que se desenvolvem gradualmente e não exigem atenção imediata. Os sintomas agudos que demandam avaliação urgente são dor abdominal intensa e hemorragia digestiva evidente (ver Capítulo 126) que se manifestam por hematêmese, melena ou hematoquezia de grande volume. Dor abdominal intensa que se desenvolve agudamente em minutos a horas exige avaliação urgente para determinar se é necessária intervenção cirúrgica. Vômitos intensos ou diarreia com sinais de desidratação também exigem atenção urgente.

Sinais/sintomas crônicos ou intermitentes leves a moderados de duração prolongada podem ser avaliados de maneira deliberada. Uma proporção substancial de queixas GI crônicas não tem base orgânica ou bioquímica evidente e, em última análise, é classificada como distúrbios gastrintestinais *funcionais* (ver Capítulo 128). Queixas que já duram anos raramente são atribuídas a distúrbios estruturais prontamente solucionáveis.

Em pacientes com sinais/sintomas GI crônicos, é importante investigar e abordar o motivo atual para buscar avaliação, que pode incluir preocupação com doenças graves subjacentes (especialmente câncer), alteração do caráter ou da intensidade dos sinais/sintomas, fatores estressantes da vida e depressão. Perguntar ao paciente o que ele pensa ou teme pode fornecer percepções sobre a proporção da queixa atribuível a essas questões amplificadoras, independentemente de a condição ser de origem funcional ou estrutural.

Uma história nutricional (ver Capítulo 204) deve ser obtida. Para sinais/sintomas agudos de náuseas, vômitos, diarreia ou dor abdominal, a ingestão durante as 24 a 48 horas anteriores deve ser revisada em busca de indícios de doenças de origem alimentar, como possível exposição a alimentos ou água contaminados e sinais/sintomas semelhantes em outras pessoas (ver Capítulo 267). Para queixas crônicas ou intermitentes, uma recordação das refeições e tipos de alimentos consumidos durante os últimos 1 a 2 dias fornece dados sobre os hábitos alimentares e as porções e tipos de frutas e vegetais, grãos integrais, fibras, proteínas, gorduras e laticínios ingeridos. Uma relação entre alimentos e sintomas específicos pode ser encontrada. Por exemplo, laticínios (intolerância à lactose), grãos integrais, legumes ou vegetais crucíferos ou refeições gordurosas (má absorção) podem causar dor, flatulência ou diarreia, e uma dieta com baixo teor de fibras pode causar constipação intestinal crônica. Mudanças recentes e a longo prazo do peso corporal devem ser detectadas. A perda involuntária de mais de 5% do peso corporal durante os 12 meses anteriores gera preocupação quanto a doenças graves e desnutrição significativa (ver Capítulo 203).

O número de defecações e a consistência das fezes devem ser levantados, e qualquer mudança nos hábitos intestinais tem de ser determinada. Sinais de hemorragia digestiva aguda (melena ou hematoquezia) ou colite inflamatória (sangue, muco ou pus) devem ser pesquisados. A melhora dos sinais/sintomas após a eliminação de flatos ou fezes sugere um distúrbio do cólon ou anorreto.

### História patológica pregressa

A HPP deve ser revisada quanto a condições que possam causar sinais/sintomas GI agudos ou crônicos, como distúrbios endócrinos como diabetes melito (ver Capítulo 216) e disfunção da tireoide (ver Capítulo 213), doenças cardiovasculares como insuficiência cardíaca (ver Capítulo 52) e doença vascular periférica (ver Capítulo 71), doença hepática crônica e hipertensão portal (ver Capítulo 144), condições neurológicas como doença de Parkinson (ver Capítulo 381) e distúrbios neuromusculares (ver Capítulo 368) e distúrbios reumatológicos e vasculares do colágeno (ver Capítulo 241). Além de seu impacto na função do tubo GI, a gravidade dessas condições deve ser considerada ao se considerarem os riscos dos exames complementares, especialmente a endoscopia. Pacientes com insuficiência respiratória sintomática ou avançada (ver Capítulo 96), apneia do sono (ver Capítulo 377), valvopatia cardíaca (ver Capítulo 66), doença da artéria coronária (ver Capítulo 45), insuficiência cardíaca (ver Capítulo 52), cirrose (ver Capítulo 144), doença cerebrovascular (ver Capítulo 378), doença neuromuscular (ver Capítulo 394) ou demência (ver Capítulo 374) correm risco aumentado de complicações relacionadas à sedação durante a endoscopia.

Uma lista de medicamentos prescritos e de venda livre, vitaminas, minerais e outros suplementos nutricionais deve ser obtida, prestando atenção especial aos que foram iniciados ou alterados recentemente. Fitoterápicos (ver Capítulo 34) são comumente usados, mas raramente são relatados se não for feito questionamento direto. Os medicamentos são causas potenciais de odinofagia, dispepsia, náuseas ou vômitos, dor abdominal, diarreia e constipação intestinal. O uso de agentes antiplaquetários e anticoagulantes deve ser determinado. Os riscos de interromper ou continuar esses medicamentos devem ser avaliados em pacientes com hemorragia digestiva aguda ou crônica ou nos quais um procedimento terapêutico deva ser realizado.

### História social

Relacionamentos pessoais, história profissional, qualidade de vida, etilismo (ver Capítulo 30) e tabagismo (ver Capítulo 29) do paciente devem ser determinados. Pode ser muito informativo observar as interações verbais e não verbais entre o paciente e um parceiro ou cuidador durante uma entrevista. O álcool etílico pode causar pirose, dispepsia, náuseas, diarreia ou doença hepática crônica. Muitos pacientes relutam em revelar o consumo total de bebidas alcoólicas no questionamento direto; portanto, além de perguntar com que frequência eles bebem (dias/semana e doses/dia), pode ser revelador perguntar sobre sua bebida preferida e como ela é adquirida (local, volume e frequência). O tabagismo está associado a um risco aumentado de pirose, úlcera péptica, doença de Crohn e neoplasias malignas GI.

Os médicos devem perguntar sobre o grau em que os sintomas GI estão perturbando a vida do paciente. As doenças GI podem afetar os hábitos alimentares e intestinais, o sono e a sensação de vitalidade. Preocupações com intolerâncias dietéticas, incapacidade de comer, incapacidade de defecar com conforto, diarreia ou flatulência descontrolada, urgência fecal ou incontinência fecal podem afetar a vida social, as relações pessoais e sexuais, o emprego e o senso de otimismo de um paciente.

A história social também deve ser revisada à procura de estressores recentes que possam precipitar ou exacerbar os sinais/sintomas GI, como discórdia conjugal ou interpessoal, doença pessoal ou familiar, luto, pressões financeiras, perda de emprego e mudança no emprego. Para obter essas informações, pode ser útil dizer aos pacientes que o estresse piora muitas condições e perguntar se eles acreditam que o estresse esteja contribuindo para o problema.

Para pacientes idosos, deficientes ou marginalmente alojados, é importante descobrir como eles obtêm e preparam suas refeições e como acessam banheiros. Para pacientes submetidos a procedimentos GI, é importante determinar se eles têm barreiras mentais, físicas ou sociais que dificultariam o cumprimento das instruções pré-procedimento (como preparação intestinal) e se eles têm um adulto saudável que possa acompanhá-los até o procedimento e observá-los em casa, se necessário, posteriormente.

### História familiar
A história familiar deve ser revisada à procura de distúrbios GI com um componente hereditário, especialmente doença celíaca (ver Capítulo 131), doenças inflamatórias intestinais (ver Capítulo 132) e neoplasias dos sistemas digestório, genital e urinário.

### Exame físico
#### Exame não abdominal
O exame não abdominal deve avaliar o estado nutricional (ver Capítulo 204) e quaisquer sinais de condições sistêmicas que possam causar sinais/sintomas GI ou que devam ser considerados na avaliação dos riscos e benefícios de exames adicionais, especialmente endoscopia. Os sinais vitais devem ser obtidos em todos os pacientes. Febre baixa (< 38°C) é comum em condições inflamatórias, como gastrenterite, doença inflamatória intestinal (DII), apendicite, colecistite e diverticulite. Febre alta (> 39°C) sugere sepse, infecções pélvicas ou intra-abdominais (p. ex., colangite, doença inflamatória pélvica, pielonefrite) ou peritonite. Instabilidade hemodinâmica (hipotensão ou taquicardia) sugere depleção intravascular decorrente de ingestão oral precária, sangramento GI ou intra-abdominal agudo, diarreia grave ou peritonite. Um índice de massa corporal inferior a 18 sugere desnutrição.

Uma avaliação geral deve ser realizada para identificar sinais de perda de peso (perda de gordura e músculos), desnutrição (pele ressecada ou fina, queda de cabelo, edema, anasarca) e deficiências de vitaminas (pelagra, escorbuto). Lesões cutâneas fornecem indícios de condições sistêmicas, como doença hepática (icterícia, aranhas vasculares, eritema palmar), DII (eritema nodoso, pioderma gangrenoso), doença celíaca (dermatite herpetiforme), vasculite e neoplasias malignas gastrintestinais raras, síndromes de polipose e tumores endócrinos pancreáticos (ver Capítulos 183, 184 e 219). Durante o exame oral, o examinador procura candidíase mucocutânea (que pode refletir imunossupressão), ulcerações (que podem refletir doença inflamatória intestinal, vasculite, infecção viral ou deficiências de vitaminas) e glossite ou queilite angular (que pode refletir deficiências de vitaminas). Com exceção dos linfonodos supraclaviculares, os linfonodos periféricos não estão envolvidos com doenças gastrintestinais, mas devem ser examinados quando houver suspeita de infecção sistêmica ou doença maligna avançada (ver Capítulo 159). O exame dos pulmões e do sistema circulatório deve buscar evidências de condições que possam aumentar o risco de sedação moderada no caso de ser necessária endoscopia (insuficiência respiratória, insuficiência cardíaca) e de condições que aumentem o risco de isquemia intestinal (fibrilação atrial, valvopatia cardíaca, doença vascular periférica) (ver Capítulo 134). Os membros devem ser examinados à procura de edema e pulsos arteriais periféricos. Por fim, uma breve avaliação neurológica deve ser realizada para rastrear lesões expansivas intracranianas ou outros distúrbios neurológicos que podem se manifestar com sinais/sintomas gastrintestinais.

#### Exame abdominal
O exame abdominal começa com uma inspeção visual do abdome e da região inguinal à procura de cicatrizes (decorrentes de cirurgias anteriores ou traumatismo), assimetria (sugerindo massa ou organomegalia), distensão (decorrente de obesidade, ascite ou íleo paralítico ou obstrução intestinal), veias periumbilicais proeminentes (sugerindo hipertensão portal) ou hérnias (umbilicais, ventrais, inguinais). O exame prossegue com ausculta seguida de percussão e termina com palpação leve e profunda.

Em pacientes *sem* dor abdominal, a ausculta de sons intestinais para avaliar a motilidade intestinal tem utilidade limitada e pode ser omitida. A percussão pode ser realizada antes ou em conjunto com palpação leve e profunda. A percussão leve superficial inicial das regiões superior, média e inferior do abdome é útil para denotar áreas de macicez e tímpano, bem como para induzir áreas imprevistas de dor ou aumento da sensibilidade antes da palpação. A percussão mais extensa fornece informações limitadas, mas úteis, sobre as dimensões do fígado e do baço, distensão gástrica ou intestinal, distensão da bexiga e ascite (ver Capítulos 137 e 144). A palpação suave e leve promove relaxamento abdominal e possibilita a detecção de resistência muscular (defesa), dor à palpação do abdome e massas superficiais na parede abdominal ou no abdome. A palpação mais profunda dos órgãos abdominais (fígado, baço, rins, aorta) e da cavidade abdominal pode detectar aumento ou massas anormais. As massas superficiais ou profundas devem ser avaliadas quanto as dimensões, localização, mobilidade, conteúdo (sólido, líquido ou ar) e ocorrência ou não de dor à palpação. A consistência da resposta do paciente à palpação com e sem distração é particularmente útil em pacientes com suspeita de desconforto abdominal funcional crônico. As massas superficiais incluem hérnias, nódulos linfáticos, abscessos subcutâneos, lipomas e hematomas. Neoplasias (fígado, vesícula biliar, pâncreas, estômago, intestino, rim), abscessos (apendicite, diverticulite, doença de Crohn) ou aneurismas aórticos podem representar massas abdominais profundas.

O exame do quadrante superior direito do abdome deve avaliar as dimensões, o contorno, a textura e a sensibilidade do fígado. As dimensões do fígado são grosseiramente estimadas pela percussão das bordas superior e inferior da macicez do fígado na linha hemiclavicular. O contorno e a sensibilidade do fígado são mais bem avaliados durante a inspiração mantida por palpação profunda ao longo da margem costal. O exame do quadrante superior esquerdo do abdome é útil para detectar esplenomegalia (ver Capítulo 159), embora um baço de tamanho normal ou mesmo aumentado muitas vezes não seja detectado. A percussão no quadrante superior esquerdo próximo à décima costela (posterior à linha axilar média) pode detectar macicez esplênica que é distinta de timpanismo gástrico ou colônico. A ponta de um baço aumentado pode ser palpada durante a inspiração se o examinador sustentar a margem costal esquerda com a mão esquerda enquanto palpa abaixo da margem costal com a mão direita. A ascite deve ser suspeitada em um paciente com abdome protuberante e flancos intumescidos. Para pesquisar ascite, a percussão dos flancos deve ser realizada para avaliar o nível de macicez. Se o nível de macicez do flanco parecer estar aumentado, o teste mais sensível para ascite é verificar se há "deslocamento" da macicez quando o paciente passa do decúbito dorsal para o decúbito lateral.

#### Toque retal e exame pélvico
O toque retal é intrusivo e desconfortável e deve ser realizado apenas quando necessário, como em pacientes com sintomas perianais ou retais, incontinência, dificuldade de defecar, suspeita de DII e dor abdominal aguda. O toque retal, com ou sem pesquisa de sangue oculto nas fezes (PSOF), não é um exame de rastreamento útil para câncer colorretal (ver Capítulo 184). No entanto, em pacientes com sangramento gastrintestinal agudo ou crônico (ver Capítulo 126), é um meio rápido de avaliar a coloração das fezes e se existe sangramento. A área perianal deve ser inspecionada visualmente quanto a erupções cutâneas, sujidade (sugerindo incontinência ou fístula), fístulas, fissuras, acrocórdons, hemorroidas externas e hemorroidas internas prolapsadas (ver Capítulo 136). Após a inserção delicada do dedo enluvado, o canal anal deve ser avaliado quanto

## Tabela 123.1 — Abordagem aos sinais e sintomas gastrintestinais comuns.

| | DOR ABDOMINAL | HEMORRAGIA DIGESTIVA | DIARREIA | ESTEATORREIA | CONSTIPAÇÃO INTESTINAL |
|---|---|---|---|---|---|
| Anamnese (verificar o seguinte) | Duração: aguda *versus* crônica<br>Início: repentino *versus* 1 a 2 h *versus* gradual<br>Caráter: visceral (dor vaga ou incômoda, estável ou em cólicas, difusa) ou parietal (grave, bem localizada, pior com o movimento)<br>Localização: superior, média ou inferior; radiação<br>Sinais/sintomas associados: vômitos, hematêmese, diarreia, hematoquezia, melena, constipação intestinal, icterícia<br>Episódios anteriores<br>Outras doenças | Aguda *versus* crônica (duração); intermitente *versus* contínua; quantidade; hematêmese, melena ou hematoquezia; dor associada e localização; sintomas de anemia (p. ex., dispneia, dor torácica, tontura); uso de medicamentos (especialmente ácido acetilsalicílico, AINEs, anticoagulantes); episódios anteriores; fatores de risco para doença hepática crônica (álcool, hepatite) | Aguda (< 2 semanas) *versus* crônica (duração); febre, perda de peso ou dor abdominal; caráter das fezes: número de defecações por 24 h, fezes aquosas ou com sangue, volume grande *versus* pequeno, mudança de volume com a alimentação, fezes gordurosas; história alimentar (especialmente lactose); história de DII, doença pancreática, cirurgia intestinal, DM; mudança recente de medicamentos ou uso de antibióticos; surto na comunidade ou sintomas semelhantes em membros da família; exposição potencial a alimentos contaminados; hospedeiro idoso imunossuprimido; risco de HIV ou infecções sexualmente transmissíveis | Duração; perda de peso; número de fezes, consistência (gordurosa), presença de sangue; dor abdominal; flatulência; consumo excessivo de álcool etílico, doença hepática crônica, pancreatite, dismotilidade intestinal, cirurgia, DM; relato de fácil formação de hematomas, cegueira noturna, dor nos ossos, osteoporose, dermatite herpetiforme | Aguda *versus* crônica (duração); idade; número de defecações por semana; dificuldade de defecar (esforço, defecação incompleta, manipulação digital); plenitude ou desconforto; sangue nas fezes, perda de peso; ingestão de fibra alimentar e líquido; doença crônica (DM, neuromuscular, endócrina); cirurgias abdominais; medicamentos, mobilidade comprometida |
| Achados físicos (avaliar para detecção do seguinte) | Febre, FC, PA<br>Aspecto: calmo, inquieto, imóvel<br>Inspecionar: pele, distensão abdominal, hérnias<br>Sons intestinais: presentes, ausentes, roncos<br>Percussão e palpação: organomegalia, massa (abscesso), sensibilidade focal, defesa<br>Sinais de irritação peritoneal: dor aguda com tosse, tremores, percussão, palpação leve | FC, PA, achados ortostáticos; dor abdominal presente ou ausente; sinais de doença hepática crônica e hipertensão portal (que podem indicar varizes); icterícia, aranhas vasculares, hepatoesplenomegalia; ascite; examinar aspirado nasogástrico à procura de sangue ("borra de café" *versus* vermelho-vivo); examinar a cor das fezes em busca de sangue oculto (melena, marrom ou vermelho-vivo) | FC, PA, achados ortostáticos; febre; perda muscular; dor à palpação ou massa abdominal; doença perianal; sintomas extraintestinais de DII (p. ex., úlceras orais, artrite, eritema nodoso) | Perda muscular, existência ou não de massa ou dor à palpação abdominal; erupção na pele (deficiência de vitaminas) ou hematomas excessivos (deficiência de vitamina K); icterícia ou sinais de doença hepática crônica | Avaliar a mobilidade e se existem condições clínicas crônicas; distensão abdominal; fezes palpáveis dentro do intestino no quadrante inferior esquerdo do abdome; exame retal – fezes impactadas, fissura anal, prolapso retal, descida do assoalho pélvico com esforço para defecar, retocele |
| Exames laboratoriais | HC, ureia, Cr, glicose, amilase, lipase, provas de função hepática (ALT, AST, bilirrubina, fosfatase alcalina), albumina, RNI, U/A, beta-HCG na urina | HC, ureia, Cr, provas de função hepática, RNI, tipagem e prova cruzada | HC, ureia, Cr, glicose, eletrólitos, provas de função hepática, albumina, proteína C reativa<br>Casos selecionados: considerar cromogranina A sérica, VIP, calcitonina, gastrina, glucagon, 5-HIAA urinário; coprocultura, pesquisa de ovos e parasitas; considerar peso fecal, gordura, eletrólitos, rastreamento do uso sub-reptício de laxante | HC, glicose, provas de função hepática, albumina, eletrólitos, anticorpos da doença celíaca (antitTG ou antiendomísio); avaliação da absorção de vitaminas (A, D e K são lipossolúveis) e minerais e RNI, folato, ferro, cálcio, fosfato, vitamina $B_{12}$; fezes para elastase fecal e gordura qualitativa; determinação quantitativa de gordura nas fezes; teste de hidrogênio expirado para supercrescimento bacteriano | HC, Chem-7,[a] cálcio, magnésio, fosfato, PFT; pacientes selecionados com constipação intestinal grave podem ser submetidos a estudos de trânsito colônico ou manometria anal com expulsão de balão |
| Endoscopia | EGD, colonoscopia | EGD, colonoscopia, enteroscopia, estudo de cápsula sem fio | Colonoscopia (incluindo inspeção ileal) com biopsias; EGD com biopsias duodenais; estudo cápsula sem fio | EGD com biopsias duodenais | Colonoscopia se houver mudança recente do ritmo intestinal |
| Imagens | TC ou US; angiografia; enterografia do intestino delgado | Cintilografia de hemácias marcadas, angiografia | Enterografia do intestino delgado: TC, RM ou bário (doença de Crohn); cintilografia com somatostatina | TC do abdome (calcificações pancreáticas; dilatação biliar) | Geralmente não é necessário; RM ou defecografia |

[a]N.R.T.: Chem-7 engloba sete exames: ureia, dióxido de carbono, creatinina, glicose, cloreto, potássio e sódio séricos.

ALT = alanina transaminase; AST = aspartato transaminase; PA = pressão arterial; HC = hemograma completo; SNC = sistema nervoso central; DPOC = doença pulmonar obstrutiva crônica; Cr = creatinina; TC = tomografia computadorizada; DM = diabetes melito; EGD = esofagogastroduodenoscopia; VHS = velocidade de hemossedimentação; DRGE = doença do refluxo gastresofágico; GI = gastrintestinal; $HbA_{1C}$ = hemoglobina $A_{1C}$; HCG = gonadotrofina coriônica humana; 5-HIAA = ácido 5-hidroxi-indolacético; HIV = vírus da imunodeficiência humana; FC = frequência cardíaca; DII = doença inflamatória intestinal; RNI = razão normalizada internacional; KCl = cloreto de potássio; RM = ressonância magnética; AINEs = anti-inflamatórios não esteroides; PFT = provas de função tireoidiana; TGt = transglutaminase tecidual; U/A = exame de urina; VIP = polipeptídio intestinal vasoativo; US = ultrassonografia. (Adaptada de Proctor DD. Approach to the patient with gastrintestinal disease. In: Goldman L, Ausiello D, eds. *Cecil Textbook of Medicine*. 23th ed. Philadelphia: Saunders-Elsevier; 2008.)

| NÁUSEAS E VÔMITOS | DISFAGIA | ODINOFAGIA | PIROSE E REGURGITAÇÃO | ANOREXIA | PERDA DE PESO |
|---|---|---|---|---|---|
| Náuseas com ou sem vômitos; agudo *versus* crônico (duração); intermitente *versus* constante; presença ou ausência de dor abdominal intensa, comorbidades, especialmente úlcera péptica, endócrinas (DM), cardíacas, psiquiátricas; medicamentos; etilismo excessivo | Disfagia orofaríngea *versus* esofágica; sólidos *versus* líquidos; aguda *versus* crônica (duração); intermitente *versus* progressiva; Sintomas de DRGE presentes ou ausentes; perda de peso; história de compactação de alimentos, alergias, condições atópicas, alterações na pele, mãos frias (fenômeno de Raynaud) | Duração da dor à deglutição; imunossupressão subjacente (p. ex., infecção pelo HIV, DM); ingestão de substância cáustica; uso de medicamentos que causem lesão tópica (especialmente AINEs, KCl, bifosfonatos, ferro, antibióticos, zidovudina) | Duração dos sintomas; localização; relação com refeições ou alimentos específicos; sintomas noturnos; disfagia ou dor torácica; manifestações extraesofágicas: tosse, rouquidão, asma | Aguda *versus* crônica (duração); associação com diferentes alimentos; doença psiquiátrica (p. ex., depressão, demência); condições clínicas crônicas ou não diagnosticadas (p. ex., DM, doença tireoidiana ou suprarrenal, DPOC, insuficiência cardíaca avançada, insuficiência renal, doença maligna, infecção pelo HIV); uso de medicação | Aguda *versus* crônica (duração); idade; quantidade total (> 5% é significativo); intencional *versus* não intencional; apetite aumentado ou diminuído; rápido *versus* gradual; mudança na atividade física; documentada *versus* não documentada; febre ou suores; anorexia, náuseas, vômitos, diarreia, esteatorreia, sangue nas fezes; dor abdominal; história ou sintomas de doenças clínicas, neurológicas ou psiquiátricas crônicas; medicamentos; álcool e abuso de substâncias psicoativas |
| Agudos com dor abdominal intensa: avaliar se há obstrução GI, pancreatite, isquemia mesentérica, cólica biliar, apendicite ou outras condições que causem peritonite<br>Agudos sem dor abdominal: investigar gravidez, uso de medicamentos, intoxicação alimentar, gastrenterite infecciosa, hepatite, doença do SNC, íleo paralítico pós-operatório<br>Crônicos: avaliar quanto a medicamentos, obstrução pilórica crônica (decorrente de úlcera ou neoplasia maligna), motilidade GI comprometida (gastroparesia), outras condições clínicas crônicas, distúrbios intracranianos, doença psiquiátrica (bulimia) | Geralmente normal; examinar orofaringe e pescoço para linfadenopatia e massas; avaliar a pele para alterações esclerodermatosas | Geralmente normal; avaliar orofaringe para aftas, lesões herpéticas, lesões cáusticas; exame geral para sinais de imunossupressão subjacente | Geralmente normal, a menos que existam manifestações extraesofágicas | Perda muscular; febre; sinais de bulimia (p. ex., perda de esmalte do dente, ulcerações nos nós dos dedos e calosidades); massas abdominais; linfonodos aumentados | Perda muscular; desnutrição; dentição ruim ou dentaduras mal ajustadas; tireomegalia; DPOC ou insuficiência cardíaca; massas abdominais; linfonodos aumentados; massas pélvicas em mulheres; neuropatia diabética; sinais de depressão, demência ou bulimia |
| Beta-HCG, HC, eletrólitos séricos, ureia, Cr, glicose, HbA$_{1c}$, provas de função hepática, albumina, PFT, cortisol | HC; eosinofilia ou IgE elevada em alguns pacientes com esofagite eosinofílica | HC, teste de HIV, glicemia de jejum | Geralmente normal | HC, Chem-7, provas de função hepática, albumina, teste de HIV, TFT | HC, Chem-7, HbA$_{1c}$, PFT, provas de função hepática, proteína C reativa ou VHS, cálcio, fosfato, albumina, teste de HIV, cortisol matinal |
| EGD para excluir obstrução pilórica | EGD com biopsias ou dilatação, estudo de motilidade esofágica | EGD com biopsias | EGD (para detectar esofagite erosiva ou esôfago de Barrett); sonda ambulatorial de pH/impedância | Direcionado à detecção de doença subjacente, por exemplo, se houver suspeita de causa gastrintestinal, EGD ou colonoscopia com biopsias podem ser úteis | Direcionado à detecção de doença subjacente, por exemplo, se houver suspeita de causa gastrintestinal, EGD ou colonoscopia com biopsias podem ser úteis |
| TC do abdome; se crônicos, também considerar TC de crânio, estudo de esvaziamento gástrico, enterografia do intestino delgado | Esofagograma (ingestão de bário) mostrará estenose, anel de Schatzki, massa | Em geral não é necessário | Em geral não é necessário | Direcionado à detecção de doença subjacente, por exemplo, se houver suspeita de causa gastrintestinal, TC abdominal pode ser útil | Direcionado para detectar a doença subjacente, por exemplo, TC torácica ou abdominal pode ser útil |

ao tônus em repouso e compressão voluntária. A abóbada retal distal deve ser palpada circunferencialmente à procura de lesões expansivas, hipersensibilidade ou flutuação.

## Exames Laboratoriais
### Exames de sangue
Os exames de sangue obtidos rotineiramente na avaliação de pacientes com sinais/sintomas GI incluem hemograma completo, provas de função hepática (ver Capítulo 138), bioquímica sérica e, em casos selecionados, enzimas pancreáticas e marcadores de inflamação. As causas GI da anemia incluem hemorragia digestiva aguda ou crônica, DII, má absorção de nutrientes (folato, ferro ou vitamina $B_{12}$) e doença hepática crônica. Microcitose sugere deficiência de ferro decorrente de perda crônica de sangue GI ou má absorção. A macrocitose pode ser atribuída à má absorção de folato ou $B_{12}$, medicamentos (p. ex., imunomoduladores usados para DII) ou doença hepática crônica. Uma contagem elevada de plaquetas sugere inflamação crônica (p. ex., doença inflamatória intestinal) ou perda de sangue gastrintestinal com produção compensatória da medula óssea. Uma baixa contagem de plaquetas pode ser atribuída à hipertensão portal com sequestro esplênico. A albumina sérica baixa pode ser causada por distúrbios GI crônicos que resultam em perda de peso, má absorção de nutrientes, inflamação crônica, perda de proteína na mucosa GI anormal (ou seja, enteropatia perdedora de proteína) ou diminuição da síntese hepática (p. ex., doença hepática crônica). Os resultados anormais das provas de função hepática podem ser decorrentes de doenças hepáticas agudas ou crônicas, distúrbios do pâncreas ou das vias biliares e medicamentos (ver Capítulo 138). A amilase e a lipase séricas são obtidas para rastreamento de pancreatite (ver Capítulo 135) em pacientes com dor abdominal aguda. Níveis aumentados de marcadores inflamatórios, como velocidade de hemossedimentação e proteína C reativa, são inespecíficos, mas úteis no manejo de pacientes com doença inflamatória intestinal (ver Capítulo 132).

A ferritina sérica reflete o ferro corporal total e pode estar reduzida em pacientes com perda crônica de sangue GI ou má absorção intestinal (p. ex., doença celíaca). As deficiências nas vitaminas lipossolúveis (A, D, E, K) (ver Capítulo 131) podem refletir distúrbios de má absorção que resultam em esteatorreia. A razão normalizada internacional (RNI) sérica pode estar elevada em pacientes com colestase decorrente de má absorção de vitamina K ou em pacientes com doença hepática crônica em decorrência da diminuição da função de síntese hepática. A vitamina $B_{12}$ sérica pode estar diminuída em pacientes com gastrite autoimune (anemia perniciosa), cirurgia de *bypass* gástrico ou má absorção em decorrência de crescimento bacteriano do intestino delgado ou doença do íleo terminal (p. ex., doença de Crohn).

Exames laboratoriais especializados que podem ser úteis para o diagnóstico de doenças específicas incluem antígeno fecal de *Helicobacter pylori* em pacientes com úlcera duodenal ou dispepsia, anticorpos para imunoglobulina A (IgA) transglutaminase tecidual na doença celíaca, anticorpos para antígenos microbianos ou marcadores autoimunes na DII (anti-*Saccharomyces cerevisiae*, anticorpo contra citoplasma de neutrófilo perinuclear) e CA19-9 na doença maligna pancreaticobiliar. Em razão da sensibilidade e da especificidade limitadas, esses exames não são úteis para fins de rastreamento, mas podem ser úteis em situações circunscritas em que os resultados podem alterar a probabilidade diagnóstica.

### Exame de fezes
O teste de sangue oculto nas fezes é útil para avaliar a anemia ferropriva e a perda de sangue GI aguda ou crônica. Em pacientes com diarreia aguda, a avaliação de leucócitos fecais ou cultura de patógenos comuns é rotina e, em pacientes selecionados, o exame para detecção parasitas (*Giardia, Entamoeba histolytica*), *Clostridium difficile, Escherichia coli* O157: H7 ou outros microrganismos específicos pode ser justificado. Em muitos ambientes clínicos, os exames de diagnóstico molecular disponíveis comercialmente podem triar pacientes com diarreia aguda para um painel definido de bactérias, vírus e parasitas e fornecer resultados dentro de 1 a 5 horas.[3] Para distinguir entre as causas da diarreia crônica (ver Capítulo 131), as amostras de fezes podem ser enviadas para avaliação de eletrólitos, leucócitos e gordura fecal.[4]

### Endoscopia e radiologia
A endoscopia (ver Capítulo 125) e os exames radiográficos (ver Capítulo 124) desempenham um papel importante na avaliação e no tratamento de muitos distúrbios GI. A manometria esofágica e o pH esofágico e o monitoramento da impedância podem ser úteis para a avaliação de pirose, refluxo e outros sintomas esofágicos (ver Capítulo 129). A manometria anorretal pode ser útil em alguns pacientes com incontinência fecal e disfunção defecatória (ver Capítulo 136). Os exames respiratórios são comumente usados para diagnosticar a infecção por *H. pylori* (um teste respiratório da urease; ver Capítulo 130), intolerância à lactose e supercrescimento bacteriano no intestino delgado (um exame respiratório de hidrogênio com lactulose ou glicose; ver Capítulo 131).

O diagnóstico de um distúrbio GI funcional é feito após os distúrbios orgânicos terem sido excluídos pela avaliação clínica e exames diagnósticos limitados e direcionados. "Sobretestagem" deve ser evitada. Posteriormente, a ênfase deve mudar da busca para uma "causa" dos sintomas para a implementação de enfrentamento bem-sucedido e comportamentos adaptativos.

## DOR ABDOMINAL
Dor abdominal, uma queixa frequente entre pacientes ambulatoriais no ambiente de consultório e pronto-socorro, pode ser benigna e autolimitada ou o sintoma manifesto de doença grave com risco à vida. A dor abdominal crônica que está presente há meses ou anos na ausência de outra doença orgânica é quase sempre de origem funcional e não requer avaliação urgente. Em contrapartida, a maioria dos pacientes com dor abdominal aguda intensa requer uma avaliação completa, mas urgente, que pode revelar rapidamente uma doença cirúrgica aguda (ver Capítulo 133).

### BIOPATOLOGIA
A estimulação das vísceras abdominais ocas é mediada por fibras aferentes esplâncnicas dentro da parede muscular, peritônio visceral e mesentério que são sensíveis à distensão e contração. Os nervos aferentes viscerais são frouxamente organizados, inervam vários órgãos e entram na medula espinal em vários níveis. Assim, a dor visceral é vaga ou monótona e difusa; os pacientes que tentam localizar a dor frequentemente movem a mão inteira sobre o abdome superior, médio ou inferior. A maior parte da dor visceral é constante, mas dor com contrações, intermitente ou "cólica" resulta de contrações peristálticas causadas por obstrução parcial ou completa do intestino delgado, ureter ou tubas uterinas. Em contraste com a inervação visceral, uma densa rede de fibras nervosas que seguem uma distribuição somática de T6 a L1 espinal inerva o peritônio parietal. As fibras de dor do peritônio parietal são estimuladas pelo estiramento ou distensão da cavidade abdominal ou retroperitônio; irritação direta de infecção, pus ou secreções (p. ex., causada por ruptura de uma víscera); ou inflamação causada pelo contato entre o peritônio parietal e um órgão inflamado adjacente (p. ex., apendicite). A dor parietal é aguda, bem caracterizada e localizada pelo paciente em um local preciso no abdome, frequentemente apontado com um dedo.

As vísceras GI (fígado, sistema biliar, pâncreas e trato GI) surgem durante o desenvolvimento embriológico a partir de estruturas da linha média que têm inervação bilateral. Assim, a dor visceral GI é tipicamente localizada na linha média abdominal.

### Dor abdominal aguda
#### MANIFESTAÇÕES CLÍNICAS
#### Anamnese
A anamnese deve determinar o curso do tempo, caráter, localização e padrão de radiação da dor (Tabela 123.2). Dor abdominal intensa que começa repentinamente durante segundos a minutos indica um evento catastrófico, como ruptura esofágica, úlcera péptica ou víscera perfurada, gravidez ectópica rota, ruptura de aneurisma aórtico rompido, isquemia mesentérica aguda ou infarto agudo do miocárdio. A dor que evolui em 1 a 2 horas é compatível com um distúrbio inflamatório rapidamente progressivo (p. ex., colecistite, apendicite, pancreatite), obstrução aguda de uma víscera (obstrução do intestino delgado, que muitas vezes está relacionada com aderências de cirurgia intraperitoneal anterior;[5] cólica ureteral), ou isquemia de órgão causada por comprometimento da irrigação arterial (vólvulo, hérnia estrangulada, torção ovariana). A dor menos intensa e que se desenvolve durante várias horas é mais comumente causada por uma condição clínica e não cirúrgica, como distúrbios GI superiores (dispepsia), distúrbios intestinais (gastroenterite, doença inflamatória

## Tabela 123.2 — Manifestações típicas de causas importantes de dor abdominal aguda e crônica.

| DOENÇA | LOCALIZAÇÃO | CARACTERÍSTICAS | INÍCIO | FATORES AGRAVANTES OU DE ALÍVIO | SINAIS OU SINTOMAS ASSOCIADOS | EXAMES COMPLEMENTARES |
|---|---|---|---|---|---|---|
| Úlcera péptica (ver Capítulo 130) | Epigástrica, ocasionalmente QSD, raramente QSE | Dispepsia: desconforto leve a moderado, dor, queimação, corrosão, plenitude pós-prandial | Dias | Alívio variável com antiácidos; pode ser aliviada, agravada por ou não relacionada com refeições | Recorrente; fatores associados (p. ex., *Helicobacter pylori*, AAS, AINEs) | Anemia, EDA, teste de *H. pylori* |
| Pancreatite aguda (ver Capítulo 135) | Epigástrica, irradia para o meio do dorso (ocasionalmente QSD ou QSE) | Difusa, firme, em punhalada, penetrante | 1 a 2 h | Agravada por ingestão de alimento; melhor quando deitado quieto e com narcóticos | Náuseas e vômitos intensos, ruídos intestinais reduzidos ou ausentes; fatores associados (p. ex., álcool, cálculos biliares) | Amilase e lipase elevadas, TC |
| Colecistite aguda (ver Capítulo 146) | Epigástrica, então se move para QSD, pode irradiar para a escápula direita | Aumento gradual e constante, moderada a grave | Horas | Pode ocorrer após uma refeição gordurosa; melhor com narcóticos e cirurgia | Náuseas, algum vômito, febre | Leucocitose, US ou TC |
| Apendicite aguda (ver Capítulo 133) | Periumbilical, em seguida, passa para QID | Vaga inicialmente; aumento gradual e constante para dor intensa, localizada | Horas | Não provocada; melhor com narcóticos, antibióticos e cirurgia | Anorexia, náuseas, constipação intestinal; vômitos ocasionais, febre tardia | Leucocitose, US ou TC |
| Diverticulite (ver Capítulo 133) | QIE ou suprapúbico | Dor moderada a intensa, estável ou em cólica, aguda ou constante, localizada | Horas a dias | Não provocada; melhor com narcóticos e antibióticos ou cirurgia | Anorexia, náuseas, distensão, constipação intestinal ou fezes amolecidas; alívio parcial com eliminação de flatos ou fezes; febre mais tarde | Leucocitose, TC |
| Víscera rota e peritonite (ver Capítulo 133) | Difuso | Intensa | Minutos a horas | Pior com tosse ou movimento; melhor quando deitado ou com narcóticos ou cirurgia | Febre, anorexia, náuseas, vômitos; ausência de peristalse, dor à percussão, toque leve, descompressão; defesa e rigidez (tardia); relutância em mover-se | Leucocitose, TC |
| Isquemia intestinal (ver Capítulo 134) | Intestino delgado – periumbilical, cólon proximal (direito) – periumbilical ou QID, cólon distal – QIE | Dor intensa em punhalada, desproporcional aos achados físicos | Minutos | Isquemia crônica – ocorre após comer, isquemia aguda – geralmente não provocada, melhor com narcóticos, dissolução de trombo, implante de *stent*, ressecção cirúrgica | Náuseas, diarreia com sangue, fatores associados (p. ex., hipotensão, arritmias cardíacas) | Leucocitose, TC ou RM com angiografia ou colonoscopia (isquemia colônica) |
| Hérnia estrangulada (ver Capítulo 133) | Localizada | Aguda, localizada, intensa; em cólicas ou estável | Minutos a horas | História prévia de hérnia; não provocada; melhor com narcóticos e descompressão, incluindo cirurgia | Anorexia, náuseas, vômitos, ausência de eliminação de fezes ou flatos em caso de obstrução, sons intestinais variáveis – hiperativos precocemente se houver obstrução, ausentes tardiamente, sobretudo se houver peritonite | Leucocitose, TC, US |
| Obstrução do intestino delgado ou grosso (ver Capítulo 133) | Intestino delgado – periumbilical, cólon proximal (direito) – abdome direito ou periumbilical, cólon distal (esquerdo) – QIE | Precoce – difuso, com cólicas, contrações; mais tarde – estável e mais bem localizada | Horas a dias | Agravada por ingestão de alimentos, melhor com narcóticos, descompressão por TNG ou cirurgia | Distensão, anorexia, náuseas, vômitos; sem eliminação de fezes ou flatos, intestino delgado – ruídos intestinais hiperperistálticos (pressões) aumentados (precoce) ou abdome quieto (tardio), intestino grosso – ruídos intestinais variáveis, fatores associados (p. ex., hérnia, cirurgia anterior) | TC |
| Abscesso abdominal (ver Capítulo 133) | Dor localizada sobre o abscesso, geralmente QIE ou QID | Insidiosa, intensa, constante | Dias | Pode ser agravada pelo movimento, melhor com a drenagem do abscesso | Febre, anorexia, náuseas, massa abdominal | Leucocitose, TC |
| Hepatite aguda (ver Capítulo 139) | QSD | Maçante ou intensa, localizada | Dias | Pior com inspiração profunda | Icterícia, anorexia, náuseas; fígado aumentado e doloroso à palpação, fatores associados (p. ex., álcool, infecção) | Resultados de provas de função hepática anormais |
| DRGE (ver Capítulo 129) | Dor subesternal ou epigástrica | Queimação, corrosão | Dias a anos | Provocada por refeições fartas ou gordurosas ou decúbito, alívio com antiácidos | Recorrente; pode ter regurgitação, disfagia ou manifestações extraesofágicas (p. ex., asma, tosse crônica, laringite) | Endoscopia superior (geralmente normal), sonda ambulatorial de pH/impedância |

| Tabela 123.2 | Manifestações típicas de causas importantes de dor abdominal aguda e crônica. *(continuação)* | | | | | |
|---|---|---|---|---|---|---|
| DOENÇA | LOCALIZAÇÃO | CARACTERÍSTICAS | INÍCIO | FATORES AGRAVANTES OU DE ALÍVIO | SINAIS OU SINTOMAS ASSOCIADOS | EXAMES COMPLEMENTARES |
| Dispepsia não ulcerosa (funcional) (ver Capítulo 128) | Epigástrica | Desconforto leve a moderado, dor, queimação, corrosão, plenitude pós-prandial | Anos | Pode piorar com as refeições, não pode ser distinguida com segurança da úlcera apenas pela anmnese | Outros sintomas de distúrbios funcionais (SII, fibromialgia, dor pélvica) | EGD normal |
| SII (ver Capítulo 128) | Variável; geralmente abdome inferior | Vaga, espasmódica, senso de urgência | Anos | A dor pode ser precipitada por fatores dietéticos ou estresse; associada a alterações nas características intestinais (p. ex., frequência, forma, dificuldade de eliminação); aliviada com eliminação de fezes | Plenitude e distensão abdominal | Retossigmoidoscopia, colonoscopia e TC normais, mas geralmente não são necessárias para o diagnóstico |
| Pancreatite crônica (ver Capítulo 135) | Epigástrica ou periumbilical, irradia para o meio das costas | Intensa, localizada | Dias a Anos | Agravada por ingestão de alimento; melhor com narcóticos | Anorexia, náuseas, vômitos; fatores associados (p. ex., álcool); DM (com doença avançada) | Amilase e lipase podem ser normais; a TC pode apresentar calcificações, ducto pancreático dilatado, pseudocisto; aumento da gordura fecal e diminuição da elastase fecal em caso de insuficiência pancreática |
| Enterocolite inflamatória ou infecciosa (ver Capítulos 133 e 267) | Intestino delgado – periumbilical; intestino grosso – lado direito ou esquerdo do abdome sobre o cólon; reto – tenesmo | Com contrações | Horas a dias | Melhor com evacuação e tratamento da causa subjacente | Náuseas, vômitos, diarreia com sangue; fatores associados (p. ex., infeccioso – transmissão alimentar; síndrome do intestino irritável – duração prolongada, história familiar) | Exames de fezes para cultura, colonoscopia com biopsias |

TC = tomografia computadorizada; DM = diabetes melito; EGD = esofagogastroduodenoscopia; DRGE = doença por refluxo gastresofágico; SII = síndrome do intestino irritável; QIE = quadrante inferior esquerdo; QSE = quadrante superior esquerdo; RM = ressonância magnética; TNG = tubo nasogástrico; AINEs = anti-inflamatórios não esteroides; QID = quadrante inferior direito; QSD = quadrante superior direito; US = ultrassonografia.

intestinal), distúrbios hepáticos (hepatite, abscesso), distúrbios urinários (cistite, pielonefrite) e infecções ginecológicas; no entanto, a evolução lenta dos distúrbios cirúrgicos, como colecistite (ver Capítulo 146), apendicite ou diverticulite (ver Capítulo 133) e abscessos intra-abdominais, não deve ser negligenciada.

O caráter da dor fornece informações importantes sobre se os sintomas são causados por estimulação visceral ou estimulação parietal (peritonite). Pacientes com peritonite podem relatar dor intensa localizada ou irritação com atividades ou manobras que alonguem ou movam o peritônio parietal, como caminhar, mover-se na cama e tossir; como resultado, eles tendem a ficar quietos para evitar estímulos dolorosos. Por outro lado, os pacientes com dor visceral podem mover-se ou andar inquietos ou tentar evacuar em um esforço para aliviar os sintomas.

A localização da dor na região superior, médio ou inferior do abdome é um indicador grosseiro, mas importante, do diagnóstico (Figura 123.1). A dor visceral proveniente do intestino anterior (esôfago, estômago, duodeno proximal, ducto biliar, vesícula biliar, pâncreas) manifesta-se mais frequentemente no epigástrio. Dor derivada do intestino médio (intestino delgado, apêndice, cólon ascendente, cólon transverso proximal) ocorre em uma localização periumbilical. A dor derivada do intestino posterior (cólon transverso distal, cólon esquerdo, reto) localiza-se na linha média inferior entre o umbigo e a sínfise púbica. Órgãos intra-abdominais pareados, como rins, ureteres, ovários e tubas uterinas, têm inervação unilateral que localiza a dor ao lado do órgão envolvido. À medida que algumas condições cirúrgicas evoluem, o caráter e a localização da dor mudam de um padrão de dor visceral para um parietal. Assim, a colecistite inicial (ver Capítulo 146) pode se manifestar com dor epigástrica na linha média vaga que evolui para dor aguda no quadrante superior direito à medida que a irritação peritoneal localizada se desenvolve. Da mesma maneira, a apendicite (ver Capítulo 133) comumente começa com dor periumbilical vaga e difusa que evolui para dor aguda e bem localizada no quadrante inferior direito à medida que ocorre a peritonite.

Anorexia, vômitos, diarreia, distensão abdominal e constipação intestinal ocorrem comumente em pacientes com dor abdominal causada por distúrbios clínicos e cirúrgicos. Embora inespecífica, a *ausência* de qualquer um desses sintomas é evidência contra um distúrbio cirúrgico ou clínico de emergência, porque a doença grave geralmente leva a estimulação reflexa ou inibição do peristaltismo gástrico e intestinal. O vômito é comum em distúrbios clínicos e cirúrgicos que envolvem o tubo GI superior, como gastrenterite aguda, pancreatite, obstrução gástrica e do intestino delgado e doença das vias biliares. A dor que precede o início do vômito é típica de condições cirúrgicas, enquanto o inverso é verdadeiro para condições clínicas (p. ex., intoxicação alimentar, gastrenterite). Dor abdominal com diarreia proeminente é mais comumente causada por uma condição clínica (p. ex., gastrenterite, doença inflamatória intestinal). Embora a constipação intestinal isolada seja uma queixa inespecífica, a ausência de eliminação de fezes e flatos é compatível com obstrução intestinal completa ou íleo paralítico.

Icterícia acompanhada de dor abdominal aguda quase sempre indica um distúrbio hepatobiliar (ver Capítulo 138), como obstrução do ducto biliar (coledocolitíase, carcinoma pancreático, colangiocarcinoma), complicações de colecistite aguda, hepatite aguda (viral, isquêmica) e neoplasias malignas hepáticas. A possibilidade de colangite deve ser considerada e descartada em todos os pacientes com dor abdominal aguda e icterícia, especialmente se o paciente apresentar febre, calafrios, hipotensão, estado mental alterado ou leucocitose. Hematêmese com dor abdominal superior sugere uma laceração de Mallory-Weiss, gastrite alcoólica ou úlcera péptica. A hematoquezia com dor abdominal é mais comumente causada por condições clínicas, como gastrenterite infecciosa ou doença inflamatória intestinal, mas também pode ser causada por colite

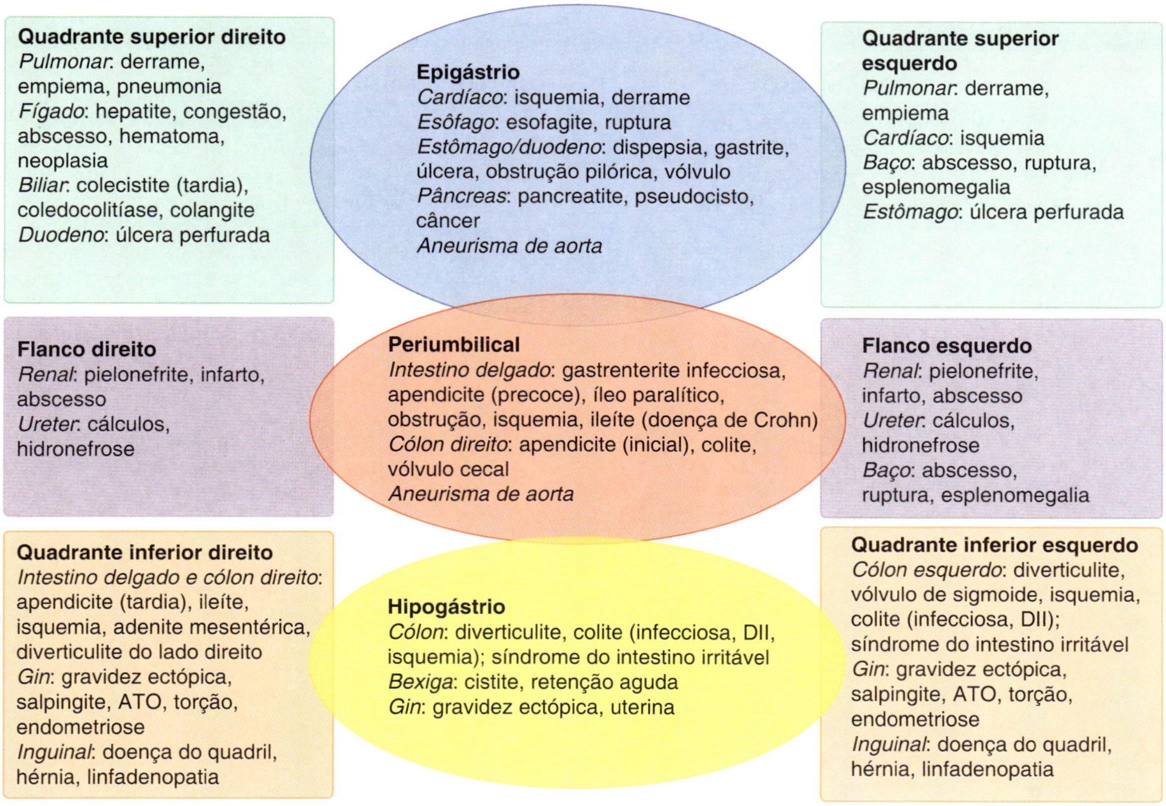

**Quadrante superior direito**
*Pulmonar*: derrame, empiema, pneumonia
*Fígado*: hepatite, congestão, abscesso, hematoma, neoplasia
*Biliar*: colecistite (tardia), coledocolitíase, colangite
*Duodeno*: úlcera perfurada

**Epigástrio**
*Cardíaco*: isquemia, derrame
*Esôfago*: esofagite, ruptura
*Estômago/duodeno*: dispepsia, gastrite, úlcera, obstrução pilórica, vólvulo
*Pâncreas*: pancreatite, pseudocisto, câncer
*Aneurisma de aorta*

**Quadrante superior esquerdo**
*Pulmonar*: derrame, empiema
*Cardíaco*: isquemia
*Baço*: abscesso, ruptura, esplenomegalia
*Estômago*: úlcera perfurada

**Flanco direito**
*Renal*: pielonefrite, infarto, abscesso
*Ureter*: cálculos, hidronefrose

**Periumbilical**
*Intestino delgado*: gastrenterite infecciosa, apendicite (precoce), íleo paralítico, obstrução, isquemia, ileíte (doença de Crohn)
*Cólon direito*: apendicite (inicial), colite, vólvulo cecal
*Aneurisma de aorta*

**Flanco esquerdo**
*Renal*: pielonefrite, infarto, abscesso
*Ureter*: cálculos, hidronefrose
*Baço*: abscesso, ruptura, esplenomegalia

**Quadrante inferior direito**
*Intestino delgado e cólon direito*: apendicite (tardia), ileíte, isquemia, adenite mesentérica, diverticulite do lado direito
*Gin*: gravidez ectópica, salpingite, ATO, torção, endometriose
*Inguinal*: doença do quadril, hérnia, linfadenopatia

**Hipogástrio**
*Cólon*: diverticulite, colite (infecciosa, DII, isquemia); síndrome do intestino irritável
*Bexiga*: cistite, retenção aguda
*Gin*: gravidez ectópica, uterina

**Quadrante inferior esquerdo**
*Cólon esquerdo*: diverticulite, vólvulo de sigmoide, isquemia, colite (infecciosa, DII); síndrome do intestino irritável
*Gin*: gravidez ectópica, salpingite, ATO, torção, endometriose
*Inguinal*: doença do quadril, hérnia, linfadenopatia

**FIGURA 123.1** Diagnóstico diferencial da dor abdominal por sua localização inicial. Gin = ginecológica; DII = doença inflamatória intestinal; ATO = abscesso tubo-ovariano.

isquêmica ou isquemia mesentérica. A hematúria macroscópica pode ser decorrente de cistite (ver Capítulo 268) ou cálculo ureteral (ver Capítulo 117). A dor abdominal com perda de peso pode ser decorrente de doença inflamatória intestinal, isquemia mesentérica crônica ou neoplasias malignas GI avançadas. Nas mulheres, amenorreia, dor anexial, sangramento mínimo ou cólicas podem sugerir gravidez, gravidez ectópica ou aborto espontâneo. A dor aguda entre os ciclos pode ser causada por folículos ovarianos ou ruptura de cistos do corpo-lúteo. Dor pélvica com febre, calafrios ou secreção cervical sugere doença inflamatória pélvica.

A história patológica pregressa e a revisão dos sistemas podem fornecer pistas sobre condições sistêmicas e extra-abdominais que podem se manifestar com dor abdominal. Síndromes coronarianas agudas (ver Capítulo 63), insuficiência cardíaca (ver Capítulo 52), pneumonia (ver Capítulo 91) ou empiema podem causar dispepsia, dor epigástrica ou no quadrante superior direito ou esquerdo, náuseas e vômitos. Condições metabólicas como uremia (ver Capítulo 121), diabetes com hiperglicemia ou cetoacidose (ver Capítulo 216), hipercalcemia (ver Capítulo 232) ou insuficiência adrenocortical aguda (ver Capítulo 214) podem causar dor, náuseas, vômito e diarreia. Porfiria aguda intermitente (ver Capítulo 199) e febre familiar do Mediterrâneo (ver Capítulo 259) podem causar episódios recorrentes de dor intensa e peritonite que podem ser diagnosticados incorretamente, levando a cirurgias desnecessárias. Outras causas de dor abdominal aguda incluem abstinência de narcóticos (ver Capítulo 31), picadas de insetos ou répteis (ver Capítulo 104) e envenenamento por chumbo ou arsênico (ver Capítulo 19).

## Exame físico

O exame físico deve identificar doenças com risco à vida que requerem avaliação cirúrgica urgente. No entanto, o exame deve ser ordenado, cuidadoso e completo. Se o examinador apalpar imediatamente o local da dor máxima, é improvável que o paciente relaxe e coopere durante o restante do exame.

Primeiro, o paciente deve ser observado e o abdome inspecionado. A maioria dos pacientes permanece calma, cooperativa e capaz de se mover livremente durante o exame. Os pacientes que estão se contorcendo ou inquietos podem sentir dor em decorrência da distensão visceral (p. ex., cólica renal, obstrução intestinal), enquanto os pacientes que ficam imóveis podem ter peritonite. Agitar suavemente o leito ou fazer o paciente tossir pode provocar dor aguda e bem localizada em pacientes com dor parietal, mas não com dor visceral. A ausculta deve ser realizada antes da percussão ou palpação para que a atividade intestinal não seja perturbada. Um abdome silencioso, exceto por roncos ou ruídos infrequentes, sugere peritonite ou íleo paralítico. Impulsos peristálticos intensos que ocorrem em sincronia com a dor abdominal sugerem obstrução do intestino delgado. Percussão leve nas partes superior, média e inferior do abdome pode determinar se existe dor focal sugestiva de peritonite. A palpação leve deve ser realizada com um ou dois dedos (não com a mão inteira), começando longe de onde o paciente localiza a dor e movendo-se gradualmente para o local da dor. Depois disso, uma palpação suave e mais profunda de todo o abdome é realizada gradualmente, incluindo a região dolorida. Deve-se tentar palpar um aneurisma da aorta abdominal (ver Capítulo 69). O exame também deve incluir os canais inguinal e femoral, umbigo e cicatrizes cirúrgicas em busca de evidências de hérnias encarceradas. A presença de sensibilidade focal indica irritação peritoneal parietal. Pode ocorrer contração voluntária ou involuntária da parede muscular ("defesa") durante a palpação. Com a compressão suave e constante do abdome com uma das mãos, a defesa voluntária geralmente diminui, possibilitando o prosseguimento do exame. A proteção involuntária persistente indica peritonite com contração reflexa da parede muscular. A pesquisa de descompressão dolorosa em pacientes com suspeita de peritonite não é recomendada porque causa muita dor e, geralmente, não é necessária para estabelecer o diagnóstico. Quando a apresentação sugere fortemente um distúrbio gastrintestinal não grave, mas o paciente apresenta dor intensa à palpação, é útil usar o estetoscópio ostensivamente para auscultar ruídos intestinais, mas na verdade para reproduzir a pressão da palpação. Uma discrepância significativa entre a dor induzida pelo estetoscópio e a dor induzida pela palpação digital pode ser observada em pacientes que estão ansiosos, têm queixas funcionais ou procuram ganho secundário. Toque retal deve ser realizado na maioria dos pacientes com dor abdominal aguda à procura de dor ou flutuação que sugira um abscesso perirretal e para avaliar as fezes quanto a sinais de sangue evidente ou oculto. Mulheres com dor em baixo-ventre devem fazer um exame pélvico à procura de doenças ginecológicas. Alguns achados específicos e drásticos apontam para diagnósticos específicos (Tabela 123.3).

## Tabela 123.3 Sinais físicos em pacientes com dor abdominal aguda.

| SINAL | DESCRIÇÃO | DIAGNÓSTICO |
|---|---|---|
| Sinal de Murphy | Cessação da inspiração durante o exame do quadrante superior direito do abdome | Colecistite aguda |
| Sinal de McBurney | Dor à palpação do ponto médio entre a espinha ilíaca anterossuperior e o umbigo | Apendicite aguda |
| Sinal de Cullen | Mudança de coloração azulada periumbilical | Hemorragia retroperitoneal Hemorragia pancreática Ruptura de aneurisma de aorta abdominal |
| Sinal de Grey Turner | Coloração azulada dos flancos | Hemorragia retroperitoneal Hemorragia pancreática Ruptura de aneurisma de aorta abdominal |
| Sinal de Kehr | Dor intensa no ombro esquerdo | Ruptura esplênica Ruptura de gravidez ectópica |
| Sinal do obturador | Dor à rotação do quadril direito flexionado | Apendicite |
| Sinal do psoas | Dor à elevação de membro inferior direito retificado contra resistência | Apendicite |

### Populações especiais

É necessária maior diligência na avaliação de pacientes nos quais os sinais e sintomas abdominais podem ser mínimos até que o processo da doença esteja muito avançado. Esses pacientes incluem idosos (ver Capítulo 22) e pacientes com demência (ver Capítulo 374), distúrbios psiquiátricos (ver Capítulo 369) ou lesões na medula espinal. O diagnóstico de admissão de "estado mental alterado", "falta de crescimento", "constipação intestinal" ou "febre de origem indeterminada" pode resultar de condições intra-abdominais graves. Os distúrbios que podem ser negligenciados em idosos incluem perfuração intestinal, obstrução intestinal, colecistite, diverticulite, vólvulo, isquemia mesentérica e aneurisma da aorta abdominal. Em pacientes com doença hepática crônica, a ascite pode mascarar os sinais e sintomas de condições cirúrgicas graves, como colecistite, apendicite e diverticulite. Mesmo em casos de perfuração de víscera, podem faltar sinais de peritonite porque o líquido ascítico separa o peritônio visceral do peritônio parietal. Da mesma maneira, populações imunocomprometidas, que correm risco de complicações infecciosas, iatrogênicas e relacionadas com medicamentos, podem manifestar poucos achados físicos ou anormalidades laboratoriais. Em razão das limitações da avaliação clínica nessas populações vulneráveis, deve haver um baixo limiar para a solicitação de exames de imagem abdominais.

### Desenvolvimento de dor abdominal no hospital

Quando a dor se desenvolve como um novo problema em um paciente hospitalizado, geralmente é causada por um número limitado de condições. As complicações pós-procedimento podem causar perfuração, infecção ou sangramento (intraperitoneal, retroperitoneal ou em órgãos sólidos). O desvio do fluxo sanguíneo esplâncnico em pacientes clínicos ou cirúrgicos gravemente enfermos pode causar gastrite por estresse, isquemia mesentérica não oclusiva ou colecistite acalculosa. Íleo adinâmico (paralítico) ou pseudo-obstrução colônica aguda é comum em pacientes em estado crítico ou após cirurgia e manifesta-se como dor abdominal difusa e distensão. Colite por *C. difficile* (ver Capítulo 280) é uma causa comum de dor, diarreia e distensão, especialmente em pacientes que recebem antibióticos. Constipação intestinal (ver Capítulo 127), comum em pacientes hospitalizados, pode passar despercebida até que ocorram dor e distensão abdominais. Finalmente, muitos medicamentos podem causar dispepsia e dor abdominal.

### DIAGNÓSTICO

Pacientes com dor abdominal aguda devem fazer um hemograma completo com contagem diferencial; leucocitose é encontrada na maioria das condições cirúrgicas agudas (Figura 123.2). Um teste de gravidez é crucial em mulheres em idade fértil. Os níveis séricos de eletrólitos, glicose, ureia e creatinina avaliam a hidratação, o estado ácido-básico e a função renal. Provas de função hepática e enzimas pancreáticas devem ser solicitadas para a maioria dos pacientes, mas especialmente naqueles com dor abdominal superior, icterícia ou vômitos. Uma elevação nos níveis de aspartato aminotransferase (AST) ou alanina aminotransferase (ALT) pode refletir coledocolitíase com obstrução biliar aguda (ver Capítulo 146), pancreatite aguda com cálculo biliar (ver Capítulo 135) ou um processo hepatocelular (ver Capítulo 139). A icterícia dolorosa com elevação significativa do nível de fosfatase alcalina geralmente reflete colestase causada por obstrução biliar extra-hepática (ver Capítulo 146). Os níveis de amilase e lipase estão elevados na maioria dos pacientes com pancreatite aguda, mas elevações menores de amilase também ocorrem em casos de víscera perfurada ou isquemia mesentérica (ver Capítulo 134). O exame de urina pode demonstrar piúria, hematúria ou bacteriúria decorrentes de cálculos ureterais (ver Capítulo 117) ou infecção urinária (ver Capítulo 268).

### Exames de imagem

A ultrassonografia (US) é preferível na suspeita de gravidez e para avaliar outros distúrbios ginecológicos agudos, como abscesso tubo-ovariano, ruptura de cisto do corpo-lúteo ou torção ovariana; também é preferível para a avaliação inicial de suspeita de colecistite aguda (ver Capítulo 146) e cálculos ureterais com hidronefrose e para a avaliação à beira do leito de pacientes instáveis. Na maioria dos outros ambientes, a tomografia computadorizada (TC) abdominal com administração oral e intravenosa de material de contraste (quando possível) é preferida e pode fornecer um diagnóstico definitivo em até 90% dos pacientes com dor abdominal intensa aguda (ver Capítulo 124). A TC abdominal pode ser falsamente negativa no início do curso de pancreatite aguda, isquemia mesentérica, colecistite, apendicite e diverticulite,[6] especialmente se realizada sem contraste.

### TRATAMENTO

Após a definição do diagnóstico, o tratamento da doença subjacente é iniciado. Para apendicite aguda não complicada diagnosticada por tomografia computadorizada, os antibióticos são uma alternativa à cirurgia de urgência, mas estão associados a uma taxa de readmissão ou cirurgia de 25 a 30% no ano seguinte. Como resultado, o consenso dos EUA geralmente é para cirurgia de urgência.[7] Em pacientes com diverticulite, os antibióticos são a terapia de primeira linha usual (ver Capítulo 133).[8] Em pacientes com dor abdominal aguda inespecífica e sem diagnóstico claro, a laparoscopia precoce é útil para diagnóstico, mas desfechos como taxas de complicações, taxas de readmissão e tempo de hospitalização não são melhores do que com uma estratégia de observação ativa.

### Dor abdominal crônica

A dor abdominal crônica ou recorrente que está presente por meses a anos pode ser causada por doença estrutural (orgânica), mas a maioria dos pacientes tem um distúrbio funcional, como a síndrome do intestino irritável (ver Capítulo 128). Causas orgânicas comuns de dor abdominal crônica incluem medicamentos com efeitos colaterais GI, úlcera péptica (ver Capítulo 130), doença inflamatória intestinal (ver Capítulo 132), pancreatite crônica (ver Capítulo 135), doença do trato biliar (ver Capítulo 146), cânceres GI (ver Capítulos 183 e 184) e endometriose (ver Capítulo 223). O médico deve tentar distinguir os pacientes com sintomas ou sinais de doença orgânica, para os quais uma investigação diagnóstica adicional é necessária, daqueles com provável doença funcional (Figura 123.3). Embora os distúrbios funcionais ocorram em todas as faixas etárias, os sintomas geralmente começam antes dos 40 anos. As manifestações de "alarme" que sugerem um distúrbio estrutural e são inconsistentes com um distúrbio funcional são febre, dor intensa, perda significativa de peso, icterícia, disfagia progressiva, vômitos recorrentes, dor noturna ou diarreia e fezes com sangue evidente ou com sangue oculto nas fezes. Os achados do exame laboratorial devem ser normais nos distúrbios funcionais; portanto, uma avaliação não reveladora para anemia, leucocitose e níveis de ferro, albumina, proteína C reativa e vitaminas A, D ou $B_{12}$ fala contra doença estrutural ou orgânica. Em pacientes com menos de 50 anos com suspeita de distúrbio funcional e sem características alarmantes (p. ex., história familiar de câncer de cólon ou doença inflamatória intestinal ou anormalidades nos exames de sangue de rastreamento), exames adicionais devem ser minimizados e a ênfase deve

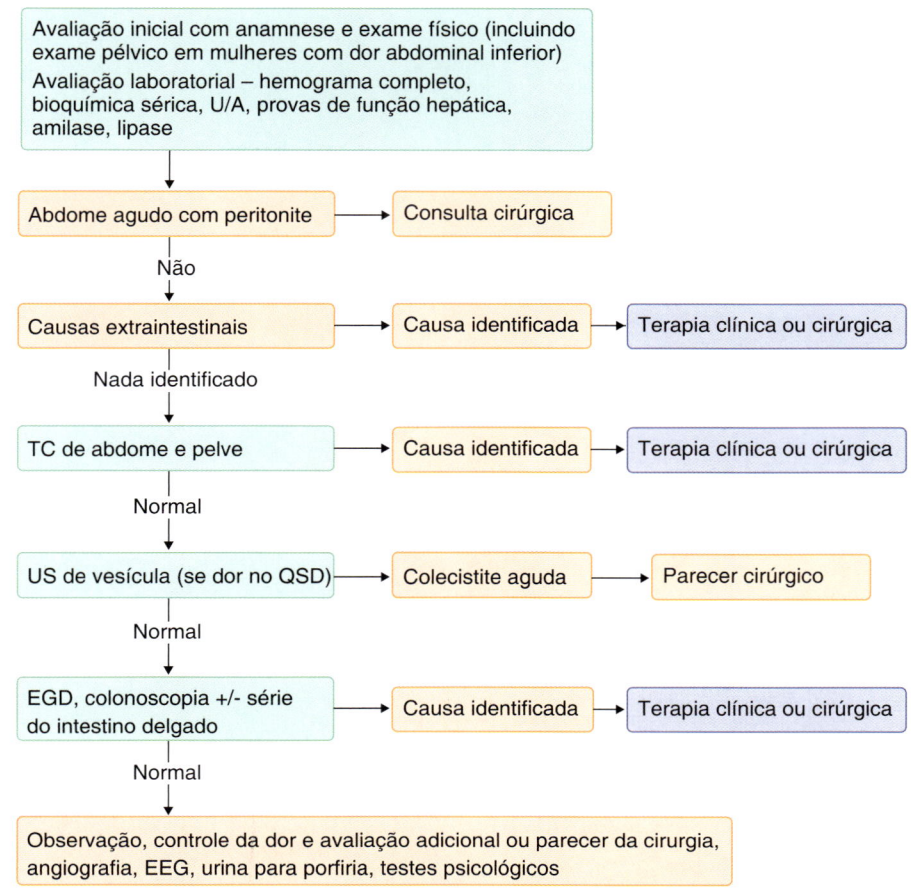

**FIGURA 123.2** Abordagem ao paciente com dor abdominal aguda. HC = hemograma completo; TC = tomografia computadorizada; EEG = eletroencefalografia; EGD = esofagogastroduodenoscopia; QSD = quadrante superior direito; U/A = exame de urina; US = ultrassonografia.

ser mudada para o controle dos sintomas, habilidades de enfrentamento e adoção de mudanças no estilo de vida (ver Capítulo 128). Em pacientes que podem ter doença orgânica, a investigação diagnóstica inclui, com frequência, uma combinação de endoscopia digestiva alta (EDA), colonoscopia e ultrassonografia ou TC.

## GÁS E PLENITUDE

### Eructação

Eructação (arroto), que é a liberação involuntária ou voluntária de gás do esôfago ou estômago, geralmente ocorre durante ou após uma refeição. Praticamente todos os arrotos são causados pela ingestão de ar, que pode ser aumentada ao se comer rapidamente, beber refrigerantes, mascar chicletes e fumar. O gás também pode ser produzido no estômago por antiácidos, especialmente o bicarbonato de sódio, que neutralizam rapidamente o ácido gástrico e liberam dióxido de carbono. O arroto raramente reflete disfunção GI grave, mas pode estar aumentado em pacientes com refluxo gastresofágico (ver Capítulo 129), dispepsia funcional (ver Capítulo 128) ou gastroparesia (ver Capítulo 127). O arroto supragástrico crônico, excessivo e repetitivo é um distúrbio funcional causado pela ingestão transitória de ar no esôfago (causada pela contração diafragmática subconsciente e relaxamento do esfíncter esofágico superior) e sua subsequente expulsão; é tratado com modificação comportamental.

### Flato

Flato ou "gás" é um subproduto normal da digestão. Adultos saudáveis em outros aspectos eliminam flatos 10 a 20 vezes/dia e excretam até 1.500 mℓ. Portanto, é difícil distinguir os pacientes com produção anormal ou excessiva de gás daqueles com apenas maior consciência ou sensibilidade à produção normal. A flatulência aumentada com diarreia pode ser sintomática de distúrbios de má absorção, como doença celíaca (ver Capítulo 131), insuficiência pancreática (ver Capítulo 135) e crescimento excessivo de bactérias no intestino delgado (ver Capítulo 131).

Em adultos normais, os flatos são derivados de duas fontes: ar engolido e fermentação bacteriana do cólon de FODMAP (oligossacarídeos, dissacarídeos e monossacarídeos e polipóis fermentáveis), que são carboidratos de cadeia curta que podem ser absorvidos de maneira incompleta no intestino delgado e resultar na produção colônica de dióxido de carbono ou metano. Os FODMAP incluem lactose (produtos lácteos), frutose, frutanos, polipóis e galacto-oligossacarídeos. A frutose está presente em frutas, especialmente maçãs e peras, e é um dos principais componentes dos xaropes de milho, amplamente usados como adoçantes. Os polióis incluem o sorbitol, que é um açúcar natural da fruta com caroço (pêssegos, damascos, ameixas, ameixas secas) e um adoçante comum adicionado em balas sem açúcar, além da trealose, que está presente nos cogumelos. Frutanos e oligossacarídeos são abundantes em vegetais crucíferos (repolho, brócolis, couve-flor, couve-de-bruxelas, nabos, rutabagas), alho, cebolas, legumes (feijão, soja, lentilha, ervilha), macarrão e grãos integrais.[9]

### TRATAMENTO

Pacientes com flatulência de longa data na ausência de outros sinais ou sintomas de doença GI podem ser tratados de maneira conservadora. Evitar bebidas gaseificadas, gomas de mascar, adoçantes contendo sorbitol e frutose e vegetais produtores de gás melhora os sintomas na maioria dos pacientes.[A3,A4] A deficiência de lactase pode ser confirmada por um teste respiratório de lactose. A doença GI subjacente é sugerida pelo início recente de flatulência com outros sintomas de doença orgânica, como perda de peso, dor abdominal, diarreia, distensão e exames laboratoriais anormais (ver Capítulo 131). Uma análise de gordura fecal positiva confirma a má absorção e merece investigação adicional (ver Tabela 131.6). O supercrescimento bacteriano suspeito no intestino delgado pode ser confirmado por testes respiratórios de carboidratos ou tratado empiricamente com antibióticos.

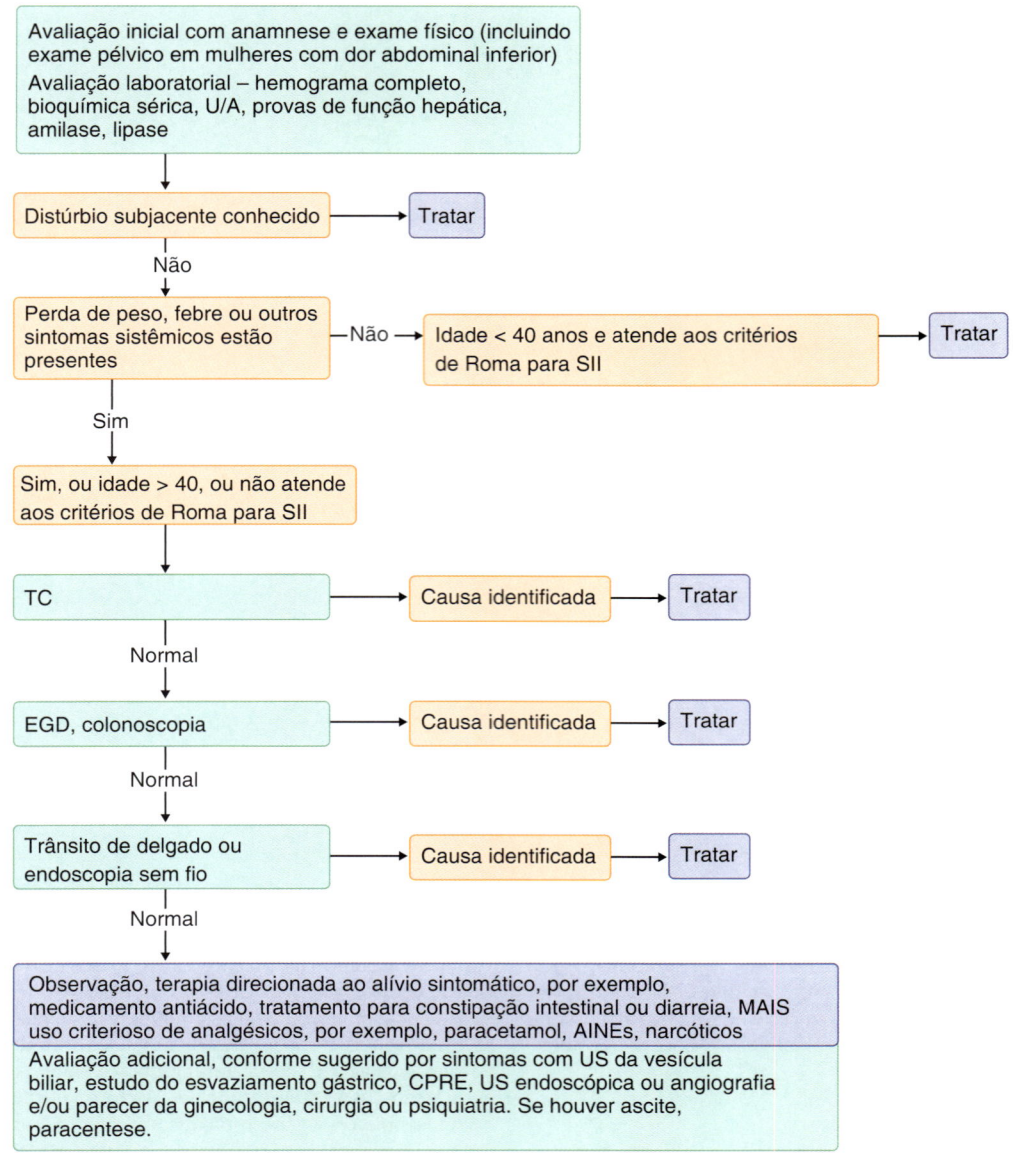

**FIGURA 123.3** Abordagem ao paciente com dor abdominal crônica. HC = hemograma completo; TC = tomografia computadorizada; EGD = esofagogastroduodenoscopia; CPRE = colangiopancreatografia retrógrada endoscópica; SII = síndrome do intestino irritável; AINEs = anti-inflamatórios não esteroides; U/A = exame de urina.

### Plenitude e distensão

Plenitude e distensão são queixas comuns entre pacientes com distúrbios GI funcionais (ver Capítulo 128). Como sintomas crônicos e isolados, quase nunca são causados por doenças estruturais graves. Plenitude funcional pode ser causada por maior sensibilidade a pequenos aumentos nos gases intestinais ou trânsito prejudicado do gás, embora o volume total do gás intestinal esteja dentro dos limites normais. O início agudo da distensão em conjunto com sintomas de alarme, como cólicas, perda de peso, náuseas, vômitos, constipação intestinal ou diarreia, exige avaliação adicional para distúrbios que causam obstrução intestinal (ver Capítulo 133) ou má absorção (ver Capítulo 131). A rifaximina (550 mg, 3 vezes/dia durante 2 semanas) é eficaz para plenitude funcional, dor e fezes pastosas ou aquosas; mas mudanças dietéticas e comportamentais e tranquilização também podem ser úteis. Em indivíduos que não atendam aos critérios para síndrome do intestino irritável, os probióticos não apresentam benefícios comprovados para sintomas de plenitude e distensão.

### PERDA DE PESO INVOLUNTÁRIA

A perda não intencional de mais de 5% do peso basal em um período de 12 meses é frequentemente em razão de uma doença clínica ou psiquiátrica grave subjacente. A perda de peso raramente é o único sinal de apresentação de distúrbios clínicos, mas geralmente é revelada durante a avaliação clínica de outras queixas. A perda crônica de peso em idosos é comumente causada por depressão, demência, dificuldade em mastigar ou engolir, doenças malignas, medicamentos, alcoolismo ou limitações físicas e sociais para obter, preparar e ingerir refeições (Tabela 123.4) (ver Capítulo 21). A perda de peso gradual e leve ocorre em alguns pacientes idosos em razão da perda de massa corporal magra. Em pacientes jovens, a perda de peso é mais comumente causada por transtornos alimentares (ver Capítulo 206), distúrbios endócrinos (ver Capítulos 213 e 214) ou condições GI crônicas, como doença inflamatória intestinal (ver Capítulo 132) ou doença celíaca (ver Capítulo 131). Em condições clínicas crônicas, a perda involuntária de peso geralmente é causada por uma combinação de diminuição do apetite (anorexia) e vários graus de caquexia; exemplos incluem doença maligna avançada, infecções crônicas (vírus da imunodeficiência humana [HIV], tuberculose), insuficiência cardíaca, doença renal ou hepática crônica, doença pulmonar em estágio terminal e insuficiência suprarrenal. A perda de peso que ocorre na vigência de apetite normal ou aumentado sugere aumento do metabolismo e do gasto energético causados por distúrbios endócrinos, como diabetes melito mal

## Tabela 123.4 Causas de perda de peso involuntária.

| DOENÇA | CARACTERÍSTICAS | DURAÇÃO | FATORES AGRAVANTES OU DE ALÍVIO | SINAIS OU SINTOMAS ASSOCIADOS | EXAMES COMPLEMENTARES |
|---|---|---|---|---|---|
| **PERDA DE PESO SECUNDÁRIA A CAUSAS GASTRINTESTINAIS** | | | | | |
| Doença maligna GI, pancreática ou hepatobiliar (ver Capítulos 183 a 186) | Progressiva, rápida | Meses | Melhor com terapia de câncer (p. ex., cirurgia, RT, quimioterapia) | Disfagia (esofágica); anorexia, náuseas, vômitos (obstrução gástrica, do intestino delgado ou grosso); sangue visível ou oculto nas fezes; alteração do ritmo intestinal; icterícia ou hepatomegalia (obstrução biliar, tumor hepático, doença metastática); anemia ferropriva | HC, PSOF, ferritina, ACE, CA19-9, AFP, EGD, colonoscopia, TC abdominal, PET |
| Má absorção (ver Capítulo 131) (má absorção de nutrientes em decorrência de insuficiência pancreática, distúrbios da mucosa do intestino delgado ou crescimento excessivo de bactérias) | Progressiva, lenta | Meses a anos | Diarreia ou esteatorreia, flatulência excessiva; pior com a alimentação e desaparece com dieta zero | Geralmente associado a aumento do apetite; pode ter anemia (ferro, $B_{12}$, folato), osteoporose ou osteomalacia (vitamina D, cálcio, fósforo); fácil formação de hematomas (vitamina K), cegueira noturna (vitamina A) | Fezes de 72 h para pesquisa de gordura fecal; elastase fecal; vitaminas A e D e RNI; cálcio, ferritina, $B_{12}$, albumina; anticorpos da doença celíaca (p. ex., anticorpos anti-TGt, antiendomísio); EGD com biopsia do intestino delgado; teste respiratório para pesquisa de supercrescimento bacteriano |
| Doença inflamatória intestinal (especialmente doença de Crohn) (ver Capítulo 132) | Progressiva, lenta | Meses | Comer causa dor, cólicas, aumento da diarreia e urgência; melhora por dieta com baixo teor de resíduos ou dieta zero | Fezes com sangue, cólicas e dores abdominais, doença perianal, manifestações extraintestinais (p. ex., úlceras orais, uveíte, eritema nodoso, artralgias) | HC, albumina, VHS, PCR, colonoscopia com biopsias, enterografia por TC ou RM, estudo de cápsula sem fio |
| Distúrbios da motilidade GI (ver Capítulo 127) | Intermitente, lenta | Anos | Pior com ingestão de alimentos | Náuseas, vômitos, distensão abdominal, diarreia ou constipação intestinal podem ocorrer | EGD e colonoscopia, estudo de esvaziamento gástrico, enterografia por TC ou RM, biopsias intestinais de espessura total cirúrgicas |
| Cirrose (ver Capítulo 144) | Perda muscular com edema, portanto, o peso pode aumentar | Meses a anos | Pior com a ingestão de sal ou líquido | Ascite, edema periférico | Biopsia de fígado |
| Isquemia intestinal crônica (ver Capítulo 134) | Progressiva | Meses a anos | Pior com ingestão de alimentos | Medo de comer; dor abdominal pós-prandial, náuseas; doença aterosclerótica associada | Angiografia por TC ou RM |
| **PERDA DE PESO SECUNDÁRIA A CAUSAS NÃO GASTRINTESTINAIS** | | | | | |
| Ingestão calórica insuficiente ou inadequada em decorrência de fatores sociais (ver Capítulo 203) | Intermitente ou progressiva, aguda (hospitalizado) ou crônica | Dias a meses a anos | Comum em idosos, adolescentes; agravado por dentição deficiente ou dentaduras mal ajustadas | Come se houver comida disponível | Revisar o registro dietético e como os alimentos são obtidos e preparados |
| Medicamentos | Intermitente ou progressiva | Meses | Pior com medicação; desaparece com a descontinuação do medicamento agressor | Anorexia, náuseas, vômitos | Revisar perfil de fármacos |
| Doença maligna não GI | Progressiva | Meses | Melhor com terapia de câncer (p. ex., cirurgia, RT, quimioterapia) | Anorexia, náuseas, vômitos; dor; doença metastática | Cálcio, cortisol; TC para doença subjacente, PET |
| Doenças endócrinas: DM, hipertireoidismo, insuficiência suprarrenal (ver Capítulos 213, 214 e 216) | DM – aumento ou diminuição do apetite, saciedade precoce; hipertireoidismo – aumento do apetite | Meses a anos | Pior com a cronicidade da doença | DM: gastroparesia, neuropatia, retinopatia, nefropatia. Insuficiência suprarrenal: náuseas, vômitos, diarreia, dor abdominal | Glicose sérica, PFT, cortisol |
| Infecções crônicas, como HIV e TB (ver Capítulos 308 e 366) | Progressiva, rápida | Meses | Melhor com terapia dirigida, acetato de megestrol | Náuseas, anorexia, outras infecções | Sorologia para HIV, PPD, culturas, biopsias se necessário |
| Distúrbios inflamatórios sistêmicos | Progressiva, moderada | Meses a anos | Melhor com terapia dirigida, acetato de megestrol | Artrite, erupção cutânea, vasculite | FAN, FR, VHS, PCR |
| Insuficiência renal crônica (ver Capítulo 121) | Progressiva, lenta; edema pode aumentar o peso | Meses a anos | Melhor com diálise, acetato de megestrol | Náuseas, anorexia, ganho de peso | Ureia, Cr, depuração de creatinina 24 h |
| DPOC avançada ou insuficiência cardíaca (ver Capítulos 52 e 82) | Progressiva, lenta | Meses a anos | Melhor com oxigênio e tratamento específico | Fadiga, dispneia, edema, emaciação | Provas de função pulmonar ou ecocardiografia bidimensional |

| Tabela 123.4 | Causas de perda de peso involuntária. *(continuação)* | | | | |
|---|---|---|---|---|---|
| DOENÇA | CARACTERÍSTICAS | DURAÇÃO | FATORES AGRAVANTES OU DE ALÍVIO | SINAIS OU SINTOMAS ASSOCIADOS | EXAMES COMPLEMENTARES |
| Doença psiquiátrica: depressão, transtorno maníaco-depressivo (ver Capítulo 369) | Progressiva, lenta | Meses a anos | Depressão comum em idosos; redução da expressão das emoções; fase maníaca associada a hiperatividade e diminuição da ingestão | Teste psicológico | |
| Transtornos alimentares psicogênicos – anorexia nervosa, bulimia (ver Capítulo 206) | Intermitente ou progressiva | Meses a anos | Pior com estressores | Recusa em comer, perda de esmalte dentário, calosidades e úlceras em fase de cicatrização nas mãos | Teste psiquiátrico |
| Abuso de substâncias (álcool, opiáceos, estimulantes do SNC) | Intermitente ou progressiva | Meses | Resolve com a descontinuação | Anorexia, náuseas, vômitos | Entrevista cuidadosa; os pacientes podem negar ou minimizar |

AFP = alfafetoproteína; FAN = fator antinuclear; HC = hemograma completo; ACE = antígeno carcinoembrionário; SNC = sistema nervoso central; DPOC = doença pulmonar obstrutiva crônica; Cr = creatinina; PCR = proteína C reativa; TC = tomografia computadorizada; DM = diabetes melito; EGD = esofagogastroduodenoscopia; VHS = velocidade de hemossedimentação; PSOF = pesquisa de sangue oculto nas fezes; GI = gastrintestinal; HIV = vírus da imunodeficiência humana; RNI = razão normalizada internacional; RM = ressonância magnética; PET = tomografia por emissão de pósitrons; PPD = derivado de proteína purificado; FR = fator reumatoide; TB = tuberculose; PFT = provas de função tireoidiana; TGt = transglutaminase tecidual; RT = radioterapia.
(Adaptada de Proctor DD. Approach to the patient with gastrintestinal disease. In: Goldman L, Ausiello D, eds. *Cecil Textbook of Medicine*. 23th ed. Philadelphia: Saunders-Elsevier; 2008.)

controlado (ver Capítulo 216) ou hipertireoidismo (ver Capítulo 213), ou distúrbios gastrintestinais que resultem em má absorção de alimentos (ver Capítulo 131). Distúrbios gastrintestinais crônicos que causam estreitamento progressivo ou obstrução do esôfago (câncer, acalasia), estômago (câncer, úlcera péptica com obstrução pilórica), intestino delgado (doença de Crohn) ou circulação arterial (isquemia mesentérica crônica) podem causar perda de peso como resultado de disfagia, vômitos ou dor pós-prandial que limita a capacidade de ingerir calorias suficientes.

### DIAGNÓSTICO

A causa da perda de peso (Tabela 123.4) é geralmente evidente a partir da anamnese, do exame físico e dos exames laboratoriais de rotina, como hemograma completo, eletrólitos, provas de função hepática, hormônio tireoestimulante (TSH), exame de urina e, quando apropriado, sorologia do HIV (Figura 123.4). Uma radiografia de tórax deve ser obtida em pacientes que fumam, apresentam quaisquer sintomas respiratórios ou têm mais de 40 anos. Os sinais de desidratação ou desnutrição grave exigem investigação de deficiências nutricionais (ver Capítulo 203) e suporte nutricional (ver Capítulo 204).

Outros sinais e sintomas exigem a consideração de exames complementares adicionais. A perda de peso com aumento do apetite merece uma avaliação da função tireoidiana (ver Capítulo 213), intolerância à glicose (ver Capítulo 216) e má absorção (ver Capítulo 131). A suspeita de má absorção pode ser confirmada por uma análise positiva da gordura fecal. Os sinais/sintomas GI que sugerem obstrução ou doença maligna GI oculta podem ser avaliados com endoscopia digestiva alta (EDA), seriografia esôfago-estômago-duodeno (SEED), colonoscopia ou TC abdominal. A avaliação psiquiátrica pode ser necessária quando os pacientes apresentam sinais de depressão, demência precoce ou transtornos alimentares. Em até 25% dos pacientes, nenhuma causa para perda de peso é encontrada.

### NÁUSEAS E VÔMITOS

A *náusea* é uma sensação desagradável de necessidade iminente de vomitar. O vômito é a expulsão oral forçada do conteúdo gástrico como resultado da contração retrógrada do duodeno e antro com compressão da musculatura toracoabdominal. Náuseas e vômitos podem ser causados por vários distúrbios GI e não GI, mas são mais bem categorizados de acordo com a cronicidade e a presença de dor abdominal. O início agudo de vômitos *com* dor abdominal intensa sugere uma doença grave que potencialmente exige intervenção cirúrgica, como obstrução gastrintestinal (ver Capítulo 133), isquemia mesentérica (ver Capítulo 134), pancreatite (ver Capítulo 135), cólica biliar (ver Capítulo 146) e condições que causam peritonite (ver Capítulo 133), como apendicite ou víscera perfurada. Vômitos agudos *sem* dor abdominal são mais comumente causados por medicamentos (como quimioterapia), enjoo (ver Capítulo 400),[10] intoxicação alimentar (ver Capítulo 267), gastrenterite infecciosa (ver Capítulo 267), hepatite (ver Capítulos 139 e 140), hemorragia digestiva alta (HDA), íleo paralítico pós-operatório ou doença aguda do sistema nervoso central. Náuseas e vômitos crônicos ou recorrentes *com* dor abdominal são comumente causados por distúrbios GI que resultam na obstrução parcial ou intermitente do estômago ou intestino delgado. Náuseas e vômitos crônicos *sem* dor abdominal podem ser causados por distúrbios que comprometem o esvaziamento gástrico ou a motilidade do intestino delgado e causas não GI, como medicamentos, gravidez, distúrbios intracerebrais, doença cardíaca, doença endócrina, distúrbios do labirinto, doença psiquiátrica (como bulimia), gastroparesia e distúrbios funcionais. Náuseas e vômitos crônicos inexplicáveis podem ser causados pela perda de células intersticiais de Cajal e por disritmia gástrica resultante, semelhante ao que é observado na gastroparesia. Vômito de alimentos não digeridos ingeridos horas antes sugere obstrução gástrica ou gastroparesia. Distensão abdominal ou êmese feculenta sugere obstrução do intestino delgado.

### DIAGNÓSTICO

A maioria dos casos de vômito agudo sem dor abdominal é autolimitada e não exige investigação (Figura 123.5). Os sintomas relacionados a medicação e gravidez devem ser excluídos. Quando os vômitos são intensos, os valores de eletrólitos séricos devem ser obtidos. A hiperglicemia pode causar gastroparesia aguda. O aumento da bioquímica hepática ou das enzimas pancreáticas sugere doença hepatobiliar ou pancreática. Em pacientes com dor abdominal aguda e vômitos, uma radiografia simples de abdome ou TC é realizada para procurar evidências de obstrução gastrintestinal, víscera perfurada ou doença pancreaticobiliar. Em pacientes com vômitos crônicos de causa incerta, a meta é distinguir distúrbios GI estruturais, distúrbios da motilidade GI e distúrbios não gastrintestinais. Esofagogastroduodenoscopia, enterografia, exames de imagem abdominais, exames de motilidade GI e TC ou ressonância magnética de crânio podem ser indicados.

### TRATAMENTO

A abordagem do tratamento clínico de náuseas e vômitos depende da causa (Tabela 123.5). Os pacientes que estão recebendo quimioterapia moderadamente emetogênica são frequentemente tratados com um antagonista do receptor 5-HT$_3$ e dexametasona; aprepitanto, rolapitanto,[A8] talidomida,[A9] ou potencialmente olanzapina[A10] podem ser adicionados para esquemas altamente emetogênicos. Para pacientes com esquemas moderadamente emetogênicos ou vômitos de outras causas, o tratamento com agentes anticolinérgicos, antagonistas do receptor de dopamina ou antagonistas do receptor de 5-HT$_3$, simples ou em combinações, geralmente fornece alívio sintomático.[11]

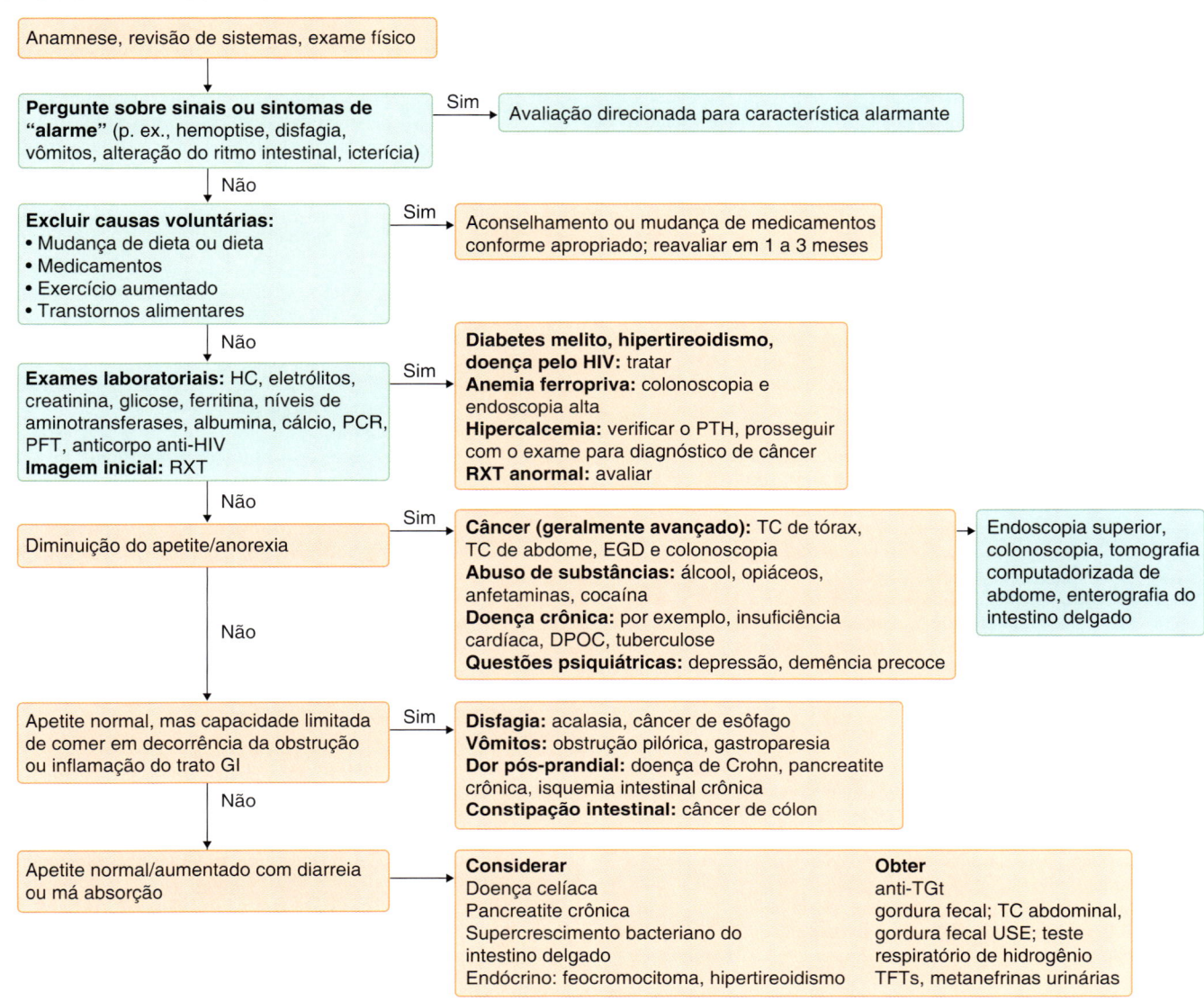

**FIGURA 123.4** Abordagem ao paciente com perda de peso não intencional de mais de 5%. HC = hemograma completo; DPOC = doença pulmonar obstrutiva crônica; PCR = proteína C reativa; TC = tomografia computadorizada; RXT = radiografia de tórax; EGD = esofagogastroduodenoscopia; USE = ultrassonografia endoscópica; GI = gastrintestinal; HIV = vírus da imunodeficiência humana; PTH = paratormônio; PFT = provas de função tireoidiana; TGt = transglutaminase tecidual.

## OUTRAS QUEIXAS GASTRINTESTINAIS

Pirose, regurgitação esofágica, disfagia, odinofagia e dor torácica não cardíaca sugerem doença esofágica (ver Capítulo 129). A *dispepsia*, que se refere a sintomas abdominais superiores ou epigástricos incômodos, intermitentes, leves a moderados (queimação, dor, saciedade precoce, plenitude pós-prandial), pode ser causada por úlcera péptica (ver Capítulo 130) ou doença esofágica (ver Capítulo 129), ou pode ser de origem funcional (ver Capítulo 128). Uma abordagem diagnóstica ordenada (Figura 123.6) ajuda a diferenciar as várias causas, evita a solicitação de exames desnecessários e minimiza os sintomas.

A diarreia, que é definida fisiopatologicamente como aumento do peso das fezes para mais de 200 g/dia, pode ser causada pela má absorção de substâncias osmoticamente ativas ou pelo aumento da secreção intestinal de eletrólitos e água. Na prática clínica, entretanto, o peso das fezes raramente é quantificado, e o termo *diarreia* refere-se ao aumento do conteúdo de líquido das fezes ou da frequência de eliminação das fezes (mais de três evacuações por dia). As diarreias aguda e crônica (ver Capítulo 131) devem ser diferenciadas porque a avaliação e o tratamento são diferentes. Em adultos jovens com diarreia crônica, as principais causas são síndrome do intestino irritável (ver Capítulo 128), doença inflamatória do intestino (ver Capítulo 132), colite microscópica (ver Capítulo 131), diarreia do ácido biliar, má absorção, medicamentos, aditivos alimentares e diabetes (ver Capítulo 216).

A constipação intestinal (ver Capítulo 127), sintoma digestivo mais comum, ocorre em 15% da população. A constipação intestinal pode referir-se a menos de três evacuações por semana; fezes duras ou encaroçadas; ou dificuldade durante a defecação, caracterizada por esforço, sensação de obstrução ou defecação incompleta, ou necessidade de se envolver em manipulações manuais para promover a eliminação das fezes. A constipação intestinal pode ser causada por condições sistêmicas que diminuem o trânsito colônico, como doença neuromuscular, distúrbios endócrinos e anormalidades eletrolíticas, ou por lesões que obstruem a passagem das fezes pelo cólon distal ou anorreto, como neoplasias, estenoses, prolapso e aganglionose (doença de Hirschsprung). A constipação intestinal induzida por opioides é cada vez mais comum em decorrência da epidemia de opioides.[12] Os tratamentos efetivos incluem antagonistas de opioides μ (p. ex., naloxona ou naldemedina) ou o agonista do receptor da serotonina-4 prucaloprida (1 a 2 mg/dia). A maioria dos pacientes, entretanto, não têm uma causa aparente e são considerados como tendo constipação intestinal idiopática funcional ou crônica,[13] para os quais bisacodil (5 a 15 mg/dia) é superior ao placebo e, em média, tão bom ou melhor do que o picossulfato de sódio, prucaloprida ou velusetrague.

A hemorragia digestiva (ver Capítulo 126) pode ser aguda e clinicamente aparente (evidente) ou crônica, lenta e clinicamente inaparente (oculta). A localização da hemorragia digestiva aguda é descrita como alta ou baixa, dependendo de a origem ser proximal ou distal ao ligamento de Treitz (duodeno distal). A hemorragia digestiva alta (HDA), que é três vezes mais comum do que o sangramento GI inferior, manifesta-se por êmese com sangue (hematêmese), êmese em borra de café e, na maioria dos

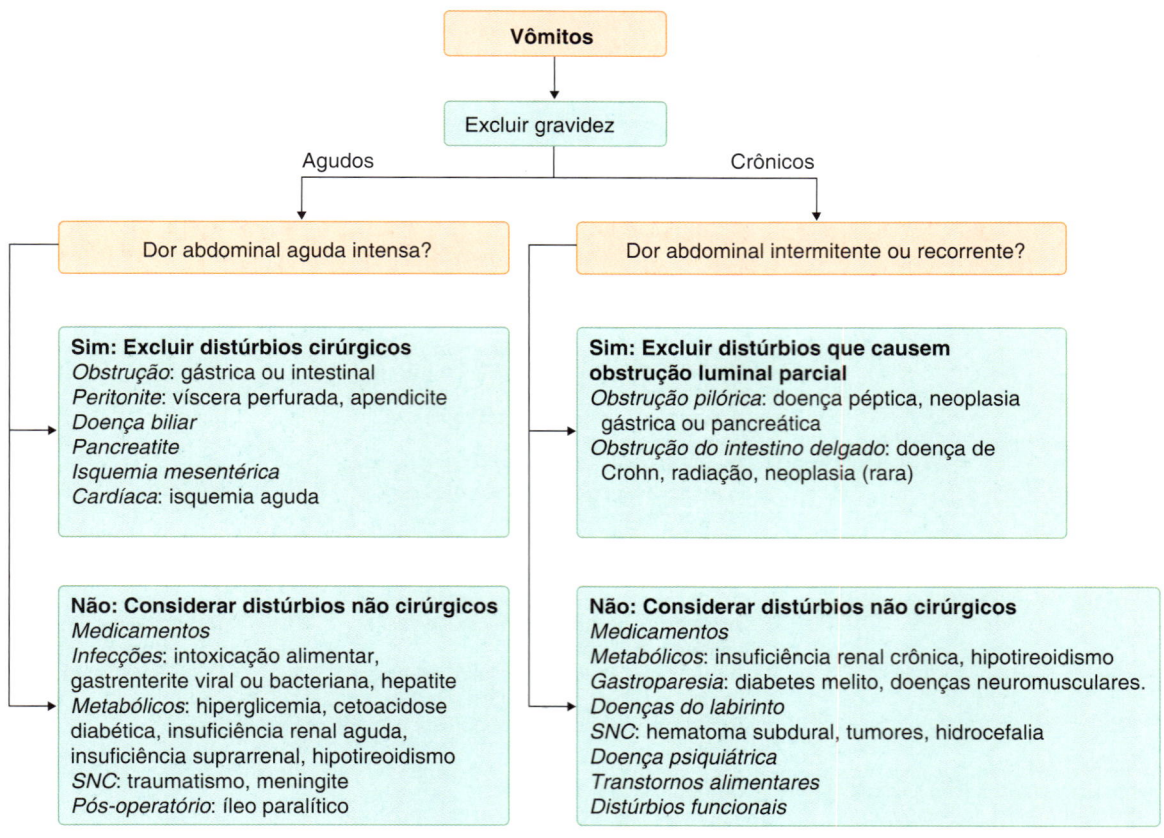

**FIGURA 123.5** Abordagem ao paciente com vômitos. SNC = sistema nervoso central.

| Tabela 123.5 | Tratamento farmacológico de náuseas e vômitos. | | | |
|---|---|---|---|---|
| **FÁRMACO** | **INDICAÇÕES USUAIS** | **DOSE USUAL (INTERVALO)** | **VIA** | **COMENTÁRIOS** |
| **AGENTES ANTICOLINÉRGICOS ANTI-HISTAMÍNICOS** | | | | Efeitos colaterais: sedação, tontura, *delirium*, borramento visual, glaucoma, broncospasmo, taquicardia, retenção urinária<br>Evitar consumo concomitante de álcool etílico ou depressores do SNC; usar com cautela em pacientes idosos |
| Escopolamina | Cinetose | 1,5 mg/72 h | Adesivo | |
| Dimenidrinato | Cinetose | 50 mg (50 a 100 mg), a cada 4 a 6 h | VO, IM, IV | Máximo 400 mg/24 h |
| Ciclizina | Cinetose, DGI | 50 mg, 8 h/8 h | VO, IM | Máximo 200 mg/24 h |
| Meclizina | Cinetose, V | 25 a 50 mg, 24 h/24 h | VO | |
| Difenidramina | DGIz | 25 a 50 mg, 6 h/6 h<br>50 a 100 mg, 6 h/6 h | VO, IV, IM | |
| Olanzapina | QT | 10 mg, 24/24 h nos dias 1 a 4 | VO | Efeitos colaterais: sedação, hiperglicemia, ganho de peso |
| Prometazina | DGI, NVPO, cinetose | 25 mg (12,5 a 25 mg), a cada 6 a 12 h<br>25 mg (12,5 a 50 mg), a cada 4 a 6 h | VO, VR, IV, IM | Derivado da fenotiazina, mas sem efeitos antidopaminérgicos significativos. Evitar extravasamento perivascular ou injeção subcutânea (necrose grave do tecido) |
| Trimetobenzamida | DGIz, NVPO | 200 mg, a cada 6 h a 8 h | IM | |
| **ANTAGONISTAS DO RECEPTOR DE DOPAMINA** | | | | Efeitos colaterais: sintomas neuromusculares (extrapiramidais) – agitação psicomotora, inquietação, movimentos involuntários, distonia, torcicolo, laringospasmo, parkinsonismo |
| Proclorperazina | DGIz, NVPO, QT | 5 a 10 mg, a cada 6 h a 8 h<br>25 mg 12/12 h | VO, IV, IM<br>VR | Dose máxima 20 a 40 mg/24 h; evitar injeção subcutânea (irritação) |
| Metoclopramida | DGIz<br>QT | 10 mg (10 a 20 mg), a cada 6 a 8 h<br>1 a 2 mg/kg, antes e 2 h após QT | VO, IV, IM<br>IV | Eficácia modesta nessas doses<br>Doses altas raramente usadas em decorrência da disponibilidade de esquemas de QT mais seguros e efetivos; usar com difenidramina para reduzir os efeitos colaterais adversos |
| Droperidol | NVPO | 2,5 mg (1,25 a 5 mg) pré-indução e a cada 4 a 6 h, conforme necessário | IV, IM | Pode causar prolongamento do QTc e *torsade de pointes*; o uso é restrito a pacientes que não respondem a outros agentes |
| **CORTICOSTEROIDES** | | | | |
| Dexametasona | NVPO<br>QT | 4 a 8 mg, 1 vez pré-indução<br>8 a 20 mg no dia 1; 8 mg nos dias 2 a 4 | VO, IV<br>VO, IV | Mais benéfico quando usado com outros agentes (p. ex., AR 5-HT$_3$, AR neurocinina-1) |

| Tabela 123.5 | Tratamento farmacológico de náuseas e vômitos. (continuação) | | | |
|---|---|---|---|---|
| **FÁRMACO** | **INDICAÇÕES USUAIS** | **DOSE USUAL (INTERVALO)** | **VIA** | **COMENTÁRIOS** |
| **BENZODIAZEPÍNICOS** | | | | Usados para reduzir ansiedade e vômito antecipatório |
| Lorazepam | QT | 1 a 2 mg, a cada 4 a 6 h | VO, IV | |
| **CANABINOIDES** | | | | Estimulam o apetite; efeitos colaterais adversos (sedação, tontura, disforia, xerostomia) limitam o uso |
| Dronabinol | DGIz, QT | 5 a 10 mg, a cada 6 a 8 h | VO | |
| Nabilona | DGIz, QT | 1 a 2 mg, 12/12 h | VO | |
| **ANTAGONISTAS DO RECEPTOR DE 5-HT$_3$** | NVPO, QT | | | Prevenção de NVPO: administrar IV imediatamente antes da indução da anestesia<br>Prevenção de vômito induzido por QT: administrar 30 min (IV) a 1 h (VO) antes de QT |
| Ondansetrona | NVPO<br><br>QT, NVRT | 4 mg, 1 vez<br>4 a 8 mg<br>8 mg, 1 vez<br>8 mg, 2 vezes/dia | IV<br>VO<br>VO | |
| Granisetrona | QT, NVRT | 1 mg, 2 vezes/dia<br>1 mg, 1 vez | VO<br>IV | |
| Dolasetrona | QT, NVPO | 100 mg, 1 vez/dia | VO apenas | |
| Palonosetrona | QT<br><br>NVPO | 0,25 mg, 1 vez<br>0,5 mg<br>0,075 mg | IV<br>VO, 1 a 3 dias<br>IV | |
| **ANTAGONISTAS DO RECEPTOR DE NEUROCININA-1** | QT altamente emetogênica | | | Usados apenas em combinação com um AR 5-HT$_3$ ou dexametasona |
| Aprepitanto | | 125 mg no dia 1; 80 mg nos dias 2 a 3 | VO | |
| Rolapitanto | | 180 mg, 1 a 2 h antes de QT | VO | |
| Fosaprepitanto | | 150 mg no dia 1 | IV | Aprepitanto 80 mg VO nos dias 2 a 3 |
| Netupitanto 300 mg/ palonosetrona 0,5 mg | | 1 cápsula, 1 h antes de QT | VO | |
| **ESQUEMAS ANTIEMÉTICOS PARA QUIMIOTERAPIA** | | | | |
| QT levemente emetogênica | Opção 1<br>Opção 2<br>Opção 3 | Dexametasona 8 mg<br>Antagonista do receptor de dopamina<br>AR 5-HT$_3$ | IV ou VO | Uma dose apenas<br>Uma dose apenas<br>Uma dose apenas |
| QT moderadamente emetogênica | | Dia 1: AR 5-HT$_3$ + dexametasona 8 mg com ou sem AR neurocinina-1 | IV ou VO | Dias 2 a 3: continuar com AR 5-HT$_3$ oral e/ou dexametasona 8 mg para reduzir vômitos tardios |
| QT altamente emetogênica | | Dia 1: AR 5-HT$_3$ + dexametasona 12 mg mais AR neurocinina-1 mais olanzapina | IV ou VO | Dias 2 a 4: olanzapina e dexametasona 8 mg/dia VO; se o aprepitanto for administrado no dia 1, continuar 80 mg VO dias 2 a 4. Os esquemas podem variar |

SNC = sistema nervoso central; QT = quimioterapia; DGIz = distúrbios gastrintestinais associados a náuseas e vômitos; 5-HT$_3$ = serotonina ou 5-hidroxitriptamina$_3$; IM = via intramuscular; IV = via intravenosa; VO = via oral; VR = via retal; NVPO = náuseas e vômitos pós-operatórios; AR = antagonista do receptor; NVRT = náuseas e vômitos induzidos por radioterapia; V = vertigem; RT = radioterapia. (Adaptada de Proctor DD. Approach to the patient with gastrointestinal disease. In: Goldman L, Ausiello D, eds. *Cecil Textbook of Medicine*. 23th ed. Philadelphia: Saunders-Elsevier; 2008.)

casos, fezes pretas (melena). Causas comuns de sangramento significativo são úlcera péptica, varizes esofágicas, lacerações de Mallory-Weiss, gastrite erosiva ou esofagite e ectasias vasculares.[14] Sangramento GI inferior importante manifesta-se por fezes sanguinolentas de grande volume de cor marrom ou vermelho vivo (hematoquezia). Embora 80 a 90% dos pacientes com hematoquezia tenham uma fonte inferior de sangramento, a HDA maciça também pode causar hematoquezia. Aproximadamente 95% das hemorragias digestivas baixas importantes surgem do cólon e 5% do intestino delgado. A hemorragia digestiva baixa aumenta em pacientes com mais de 50 anos, nos quais a diverticulose é responsável por 60% dos casos; o restante é decorrente de isquemia, neoplasias, úlceras, ectasias vasculares ou hemorroidas. Em pacientes com menos de 50 anos, o sangramento é mais comumente atribuível a doença inflamatória intestinal, hemorroidas ou colite infecciosa.[15]

O sangramento GI oculto refere-se à perda de sangue GI que é pequena em volume e não é aparente para o paciente, mas é detectável por testes de sangue oculto nas fezes. O sangramento oculto crônico pode resultar em anemia ferropriva. Tanto a endoscopia digestiva alta quanto a colonoscopia devem ser realizadas para procurar uma fonte de sangramento oculto, mais comumente neoplasia gastresofágica ou colônica, esofagite erosiva ou gastrite, úlcera ou ectasia vascular. Em pacientes com deficiência de ferro recorrente e perda de sangue oculto nos quais nenhuma fonte é encontrada na endoscopia digestiva alta e baixa, a endoscopia com videocápsula, enterografia por TC ou enteroscopia é realizada para procurar uma fonte de intestino delgado (ectasia vascular, úlcera ou neoplasia).[16]

A incontinência fecal (ver Capítulo 136) depende de vários fatores, como fezes sólidas ou semissólidas, reservatório retal complacente e distensível, capacidade de sentir plenitude retal, esfíncter anal interno íntegro (um músculo involuntário inervado pelo sistema nervoso entérico), um esfíncter anal externo íntegro e puborretal (músculos voluntários inervados pelo nervo pudendo) e a capacidade mental e física de chegar a um banheiro quando necessário. A incontinência menor, que ocorre em 10% das pessoas com mais de 70 anos, é caracterizada pela incapacidade de controlar flatos ou pelo extravasamento de matéria fecal que resulta em sujidade da região perianal e das roupas íntimas. Tende a ser intermitente, ocorrendo após a defecação; ao tossir, levantar peso ou eliminar flatos; ou quando as fezes estão pastosas. A incontinência maior é caracterizada pela incapacidade parcial ou completa de controlar a defecação de maneira confiável, resultando em perda involuntária de fezes e necessidade de usar fralda. Ocorre em menos de 1% da população e é quase sempre causada

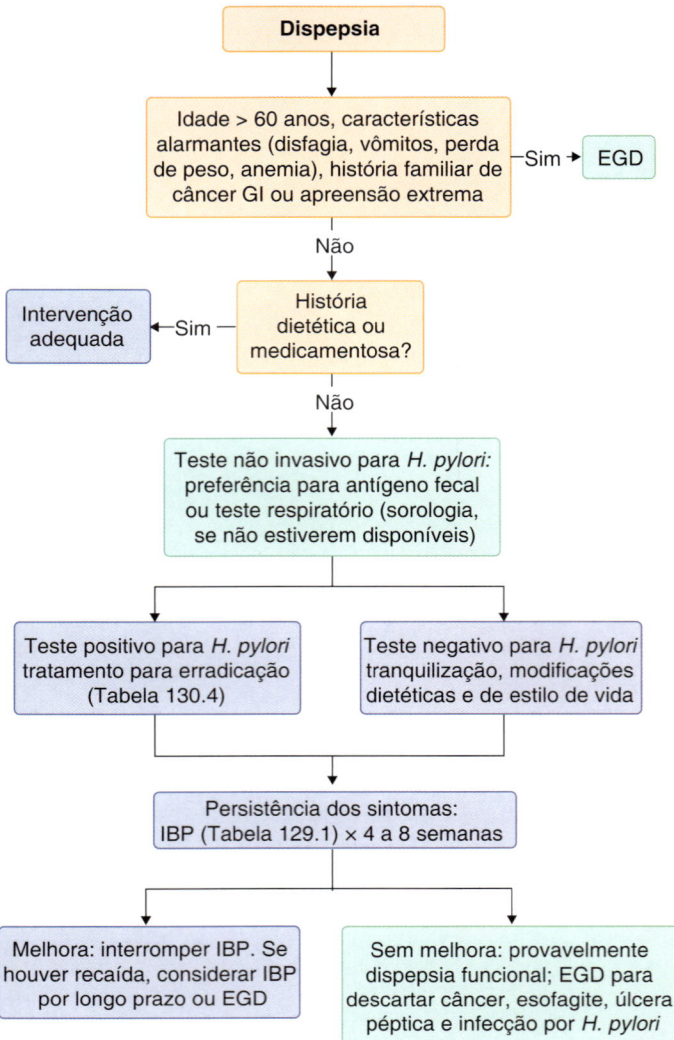

**FIGURA 123.6** Abordagem ao paciente com dispepsia. EGD = esofagogastroduodenoscopia; GI = gastrintestinal; IBP = inibidor de bomba de prótons.

por um distúrbio do sistema nervoso central que resulta em diminuição da consciência das necessidades intestinais, neuropatia ou dano aos esfíncteres anais.

 **Recomendações de grau A**

A1. Lehtimaki TT, Valtonen H, Miettinen P, et al. A randomised clinical trial of routine versus selective CT imaging in acute abdomen: impact of patient age on treatment costs and hospital resource use. *Eur J Radiol.* 2017;87:1-7.
A2. Podda M, Cillara N, Di Saverio S, et al. Antibiotics-first strategy for uncomplicated acute appendicitis in adults is associated with increased rates of peritonitis at surgery. A systematic review with meta-analysis of randomized controlled trials comparing appendectomy and non-operative management with antibiotics. *Surgeon.* 2017;15:303-314.
A3. Staudacher HM, Lomer MCE, Farquharson FM, et al. A diet low in FODMAPs reduces symptoms in patients with irritable bowel syndrome and a probiotic restores bifidobacterium species: a randomized controlled trial. *Gastroenterology.* 2017;153:936-947.
A4. Marsh A, Eslick EM, Eslick GD. Does a diet low in FODMAPs reduce symptoms associated with functional gastrointestinal disorders? A comprehensive systematic review and meta-analysis. *Eur J Nutr.* 2016;55:897-906.
A5. Major G, Pritchard S, Murray K, et al. Colon hypersensitivity to distension, rather than excessive gas production, produces carbohydrate-related symptoms in individuals with irritable bowel syndrome. *Gastroenterology.* 2017;152:124-133.
A6. Lembo A, Pimentel M, Rao SS, et al. Repeat treatment with rifaximin is safe and effective in patients with diarrhea-predominant irritable bowel syndrome. *Gastroenterology.* 2016;151:1113-1121.
A7. Ringel-Kulka T, McRorie J, Ringel Y. Multi-center, double-blind, randomized, placebo-controlled, parallel-group study to evaluate the benefit of the probiotic *Bifidobacterium infantis* 35624 in non-patients with symptoms of abdominal discomfort and bloating. *Am J Gastroenterol.* 2017;112:145-151.
A8. Hesketh PJ, Schnadig ID, Schwartzberg LS, et al. Efficacy of the neurokinin-1 receptor antagonist rolapitant in preventing nausea and vomiting in patients receiving carboplatin-based chemotherapy. *Cancer.* 2016;122:2418-2425.
A9. Navari RM, Qin R, Ruddy KJ, et al. Olanzapine for the prevention of chemotherapy-induced nausea and vomiting. *N Engl J Med.* 2016;375:134-142.
A9b. Luthra P, Burr NE, Brenner DM, et al. Efficacy of pharmacological therapies for the treatment of opioid-induced constipation: systematic review and network meta-analysis. *Gut.* 2019;68:434-444.
A10. Zhang L, Qu X, Teng Y, et al. Efficacy of thalidomide in preventing delayed nausea and vomiting induced by highly emetogenic chemotherapy: a randomized, multicenter, double-blind, placebo-controlled phase III trial (CLOG1302 study). *J Clin Oncol.* 2017;35:3558-3565.
A11. Nelson AD, Camilleri M, Chirapongsathorn S, et al. Comparison of efficacy of pharmacological treatments for chronic idiopathic constipation: a systematic review and network meta-analysis. *Gut.* 2017;66:1611-1622.
A12. Nee J, Zakari M, Sugarman MA, et al. Efficacy of treatments for opioid-induced constipation: a systematic review and meta-analysis. *Clin Gastroenterol Hepatol.* 2018;16:1569-1584.

### REFERÊNCIAS BIBLIOGRÁFICAS

*As referências bibliográficas, bem como os outros materiais suplementares deste livro, encontram-se no GEN-IO, nosso ambiente virtual de aprendizagem*

# 124

# PROCEDIMENTOS DE IMAGEM DIAGNÓSTICA EM GASTRENTEROLOGIA

MARC S. LEVINE E RICHARD M. GORE

Várias modalidades de diagnóstico por imagem ajudam na avaliação de doenças do sistema digestório. Exames que criam imagens transversais, como ultrassonografia (US), tomografia computadorizada (TC) e ressonância magnética (RM), estão amplamente disponíveis para avaliar órgãos sólidos e ocos do sistema digestório. Outros exames de imagem, como a tomografia por emissão de pósitrons (PET) e a combinação de PET-TC também são úteis para o estadiamento de tumores malignos no abdome e em outros locais. Embora o papel dos exames fluoroscópicos convencionais com bário para avaliar a doença gastrintestinal (GI) (sobretudo doença do cólon) tenha diminuído durante as últimas duas décadas, os procedimentos fluoroscópicos ainda são úteis para avaliar várias doenças GI (especialmente aquelas envolvendo a faringe e esôfago), e exames fluoroscópicos com agentes de contraste hidrossolúveis são úteis na avaliação de extravasamentos após cirurgia gastrintestinal.

## RADIOGRAFIAS ABDOMINAIS

As radiografias abdominais são menos sensíveis e específicas do que a TC para detectar anormalidades importantes no abdome. No entanto, as radiografias convencionais têm as vantagens de ampla disponibilidade, baixo custo e portabilidade, possibilitando, assim, fácil aquisição de imagens em pacientes com dor abdominal, sintomas obstrutivos ou sinais clínicos de abdome agudo (ver Capítulo 133). A combinação de radiografias em decúbito dorsal e em posição ortostática ou radiografias em decúbito com feixe de raios X horizontal possibilita o diagnóstico de obstrução do intestino delgado ou do cólon ou íleo paralítico, vólvulo (Figura 124.1A), ar livre intraperitoneal (pneumoperitônio), intestino isquêmico ou necrótico com ar intramural (pneumatose), ar nas vias biliares (pneumobilia) e gás na veia porta. Radiografias abdominais seriadas são particularmente úteis para avaliar pacientes hospitalizados com obstrução intestinal ou íleo paralítico em evolução. Em pacientes que estão muito doentes ou debilitados para ficar em posição ortostática ou em decúbito lateral, as radiografias abdominais em decúbito dorsal têm sensibilidade superior a 50% para detectar sinais indiretos de ar livre, como gás em ambos os lados da parede intestinal (sinal de Rigler), acúmulos lineares de gás no espaço sub-hepático, acúmulos triangulares de gás no recesso posterior da fossa hepatorrenal (bolsa de Morrison) e gás delineando o ligamento falciforme (Figura 124.1B). As radiografias abdominais também podem ser usadas para demonstrar gás extraluminal em abscessos abdominais, gás na parede do intestino ou sistema venoso porta em pacientes com isquemia intestinal ou calcificações anormais, como cálculos renais (ver Capítulo 117), apendicólitos ou corpos estranhos radiopacos, como agulhas ou esponjas

# CAPÍTULO 124 Procedimentos de Imagem Diagnóstica em Gastrenterologia

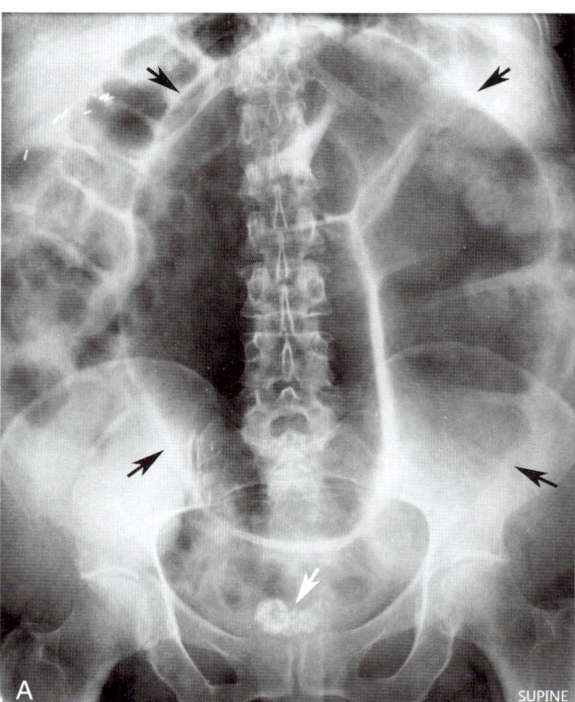
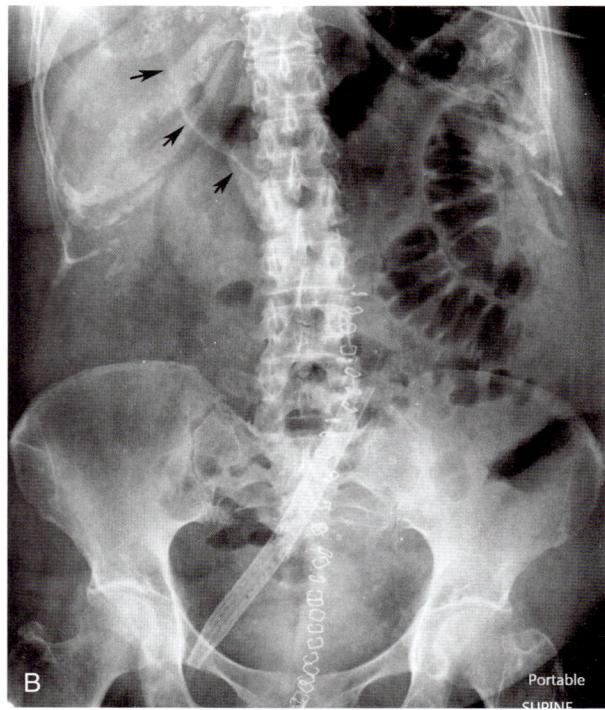

**FIGURA 124.1** Anormalidades em radiografias abdominais. **A.** Radiografia abdominal em decúbito dorsal mostra dilatação maciça do cólon sigmoide estendendo-se da pelve até o andar superior do abdome em uma configuração em "U invertido" (*setas pretas*). Esse aspecto é típico de um vólvulo de sigmoide. Observe também um mioma uterino calcificado (*seta branca*) na pelve. **B.** Radiografia abdominal em decúbito dorsal vários dias após a cirurgia abdominal mostra uma densidade linear fina e verticalmente orientada (*setas*) no quadrante superior direito secundária ao gás delineando o ligamento falciforme oriundo do pneumoperitônio pós-operatório. Observe também uma fileira de grampos na pele da parte inferior do abdome e da pelve, bem como um dreno cirúrgico.

retidas após cirurgia abdominal. Quando as radiografias abdominais revelam essas alterações, a TC pode ser realizada para obter informações mais detalhadas sobre a gravidade e a extensão da doença.

## PROCEDIMENTOS FLUOROSCÓPICOS

Embora o papel da fluoroscopia de contraste tenha mudado drasticamente nas últimas três décadas, os exames fluoroscópicos ainda são importantes para pacientes com uma ampla gama de doenças gastrintestinais. A esofagografia com bário é um exame não invasivo, barato e prontamente disponível que consegue avaliar simultaneamente a função de deglutição, disfagia, motilidade esofágica (ver Capítulo 129), refluxo gastroesofágico e várias anormalidades estruturais na faringe e esôfago em pacientes com disfagia ou sintomas de refluxo (Figura 124.2A).[1] O exame com bário pode complementar um exame otorrinolaringológico cuidadoso e, às vezes, é uma alternativa a endoscopia, manometria esofágica e monitoramento esofágico de pH de 24 horas em pacientes selecionados. A esofagografia modificada com suporte de um fonoaudiólogo também é um exame valioso para avaliar pacientes com possível aspiração decorrentes de condições neurológicas como acidente vascular encefálico (ver Capítulo 379) e doença de Parkinson (ver Capítulo 381) e para elaborar estratégias de deglutição para prevenir ou minimizar a aspiração.

A seriografia esôfago-estômago-duodeno (SEED) com duplo contraste consegue detectar várias condições benignas envolvendo o estômago e o duodeno, como úlceras gástricas ou duodenais (ver Capítulo 130) e tumores benignos ou malignos (ver Capítulo 183) em pacientes com dor epigástrica, dispepsia ou outros sinais e sintomas GI superiores (Figura 124.2B). Se uma úlcera duodenal (secundária a *Helicobacter pylori* ou uso de anti-inflamatórios não esteroides) ou uma úlcera gástrica de aparência inequivocamente benigna for detectada em exames com duplo contraste, é razoável implementar terapia clínica com base nos achados radiográficos sem a necessidade de endoscopia. Se, no entanto, uma úlcera gástrica ou outras lesões duvidosas ou suspeitas de tumor maligno forem detectadas em exames com bário, endoscopia e biopsia devem ser realizadas para um diagnóstico mais definitivo. Pacientes muito idosos ou debilitados para tolerar as manobras necessárias para um exame de duplo contraste podem ser avaliados pela técnica de contraste único, que tem uma acurácia diagnóstica mais baixa, mas este estudo geralmente é realizado para pesquisar principalmente anormalidades patológicas macroscópicas.

Exames contrastados do intestino delgado (também conhecidos como trânsito de delgado) são úteis para avaliar: doença de Crohn (ver Capítulo 132) ou outras condições inflamatórias em pacientes com dor abdominal ou diarreia (Figura 124.2C); tumor ou divertículo de Meckel (ver Capítulo 133) em pacientes com hemorragia digestiva de pequeno volume; aderências ou outras causas de obstrução parcial ou de baixo grau em pacientes com náuseas e vômitos recorrentes, mas sem obstrução significativa na TC; doença celíaca (ver Capítulo 131) e suas complicações, como (p. ex., ulcerações jejunoileais, adenocarcinoma, linfoma) ou outras anormalidades do intestino delgado em pacientes com má absorção.

Enemas baritados são realizados com muito menos frequência do que outros tipos de exames com bário na prática radiológica moderna, e os enemas baritados com duplo contraste não são mais recomendados para o rastreamento de câncer de cólon de rotina (ver Capítulo 184). O enema baritado com contraste único é, no entanto, uma ferramenta diagnóstica útil quando existe a suspeita de obstrução do cólon (Figura 124.2D), intussuscepção ou fístulas. A defecografia geralmente é realizada para avaliar várias anormalidades funcionais em pacientes com distúrbios de defecação (ver Capítulo 136), embora a RM seja outra alternativa para esses pacientes.

Os exames fluoroscópicos com agentes de contraste hidrossolúveis são, com frequência, realizados para avaliar a possível perfuração do tubo GI e delinear o local de origem em pacientes com sinais e sintomas clínicos de vazamentos, particularmente após cirurgia bariátrica ou outras formas de cirurgia gastrintestinal. Quando os exames com agentes de contraste hidrossolúveis não revelam extravasamento em pacientes com suspeita clínica de perfuração do tubo GI alto, o exame deve ser repetido com bário de alta densidade para aumentar a sensibilidade para detectar extravasamentos.

## TOMOGRAFIA COMPUTADORIZADA

Avanços recentes na tecnologia de TC com múltiplos detectores possibilitam uma colimação mais fina e tempos de varredura mais rápidos, o que fornece imagens multifásicas de alta resolução do sistema digestório e de órgãos abdominais sólidos. Esses progressos do equipamento combinados com avanços do *software* de imagem tridimensional (3D) e a disponibilidade de capacidade de armazenamento de dados mais barata forneceram novas oportunidades para interpretação especializada de imagens que conseguem identificar a gama de distúrbios GI infecciosos, inflamatórios, hemorrágicos, traumáticos e neoplásicos do tórax, abdome e pelve.[2]

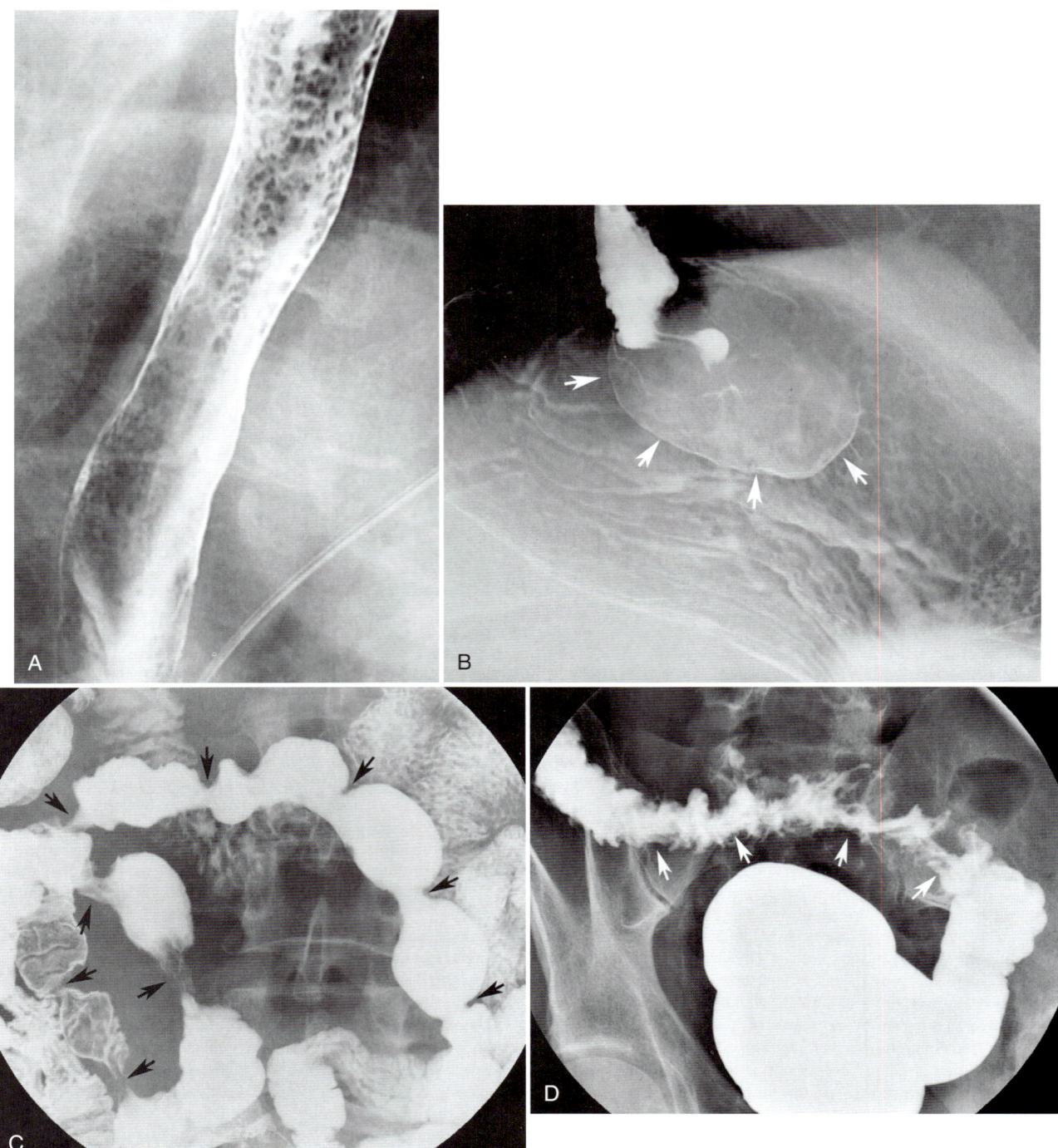

**FIGURA 124.2** Anormalidades em estudos fluoroscópicos com bário. **A.** Imagem de alta resolução, incidência oblíqua posterior esquerda, paciente em posição ortostática, do esofagrama com duplo contraste mostra múltiplas lesões minúsculas semelhantes a placas na parte superior do esôfago decorrentes de esofagite por *Candida*. No cenário clínico apropriado, esse achado é praticamente diagnóstico de candidíase esofágica. **B.** Imagem de alta resolução, incidência lateral esquerda, de seriografia esôfago-estômago-duodeno com duplo contraste mostra massa submucosa lisa (*setas*) na face superior do estômago proximal secundária a um tumor estromal gastrintestinal (GIST). **C.** Imagem de alta resolução de trânsito de delgado mostrando várias estenoses segmentares curtas (*setas*) no íleo distal decorrentes da doença de Crohn. **D.** Incidência em decúbito dorsal do cólon distal de enema baritado com contraste único mostra um longo segmento de estreitamento (*setas*) no cólon sigmoide com pregas distorcidas e divertículos fixados secundariamente à diverticulite crônica. Esses pacientes apresentam tipicamente sintomas crônicos de obstrução, e a ressecção segmentar do cólon comprometido geralmente é necessária.

Em pacientes com abdome agudo, a TC é o principal exame de imagem para a detecção de apendicite (ver Capítulo 133) (Figura 124.3), diverticulite (ver Capítulo 133) (Figura 124.4), obstrução intestinal (Figura 124.5), vólvulo, pancreatite (ver Capítulo 135), isquemia intestinal, formação de abscesso, perfuração, apendagite epiploica, infarto omental e trombos e êmbolos vasculares esplâncnicos (ver Capítulo 134). Em razão de sua velocidade, sua acurácia e de seu caráter não invasivo, a TC também se tornou importante na avaliação de vítimas de traumatismos torácico e abdominal fechado e penetrante (ver Capítulo 103).[3]

A TC é o principal meio de diagnóstico de doenças primárias e metastáticas do fígado, do pâncreas, do baço, dos rins, das glândulas suprarrenais e dos linfonodos. Em razão de sua resolução espacial superior e capacidade de obter imagens da parede intestinal, dos linfonodos e do mesentério circundante, a TC é o principal meio de estadiamento de neoplasias malignas esofágicas, gástricas, duodenais, do intestino delgado e colorretal (Figura 124.6). A TC também é a modalidade de imagem mais comumente usada para avaliar a resposta de um tumor à terapia.

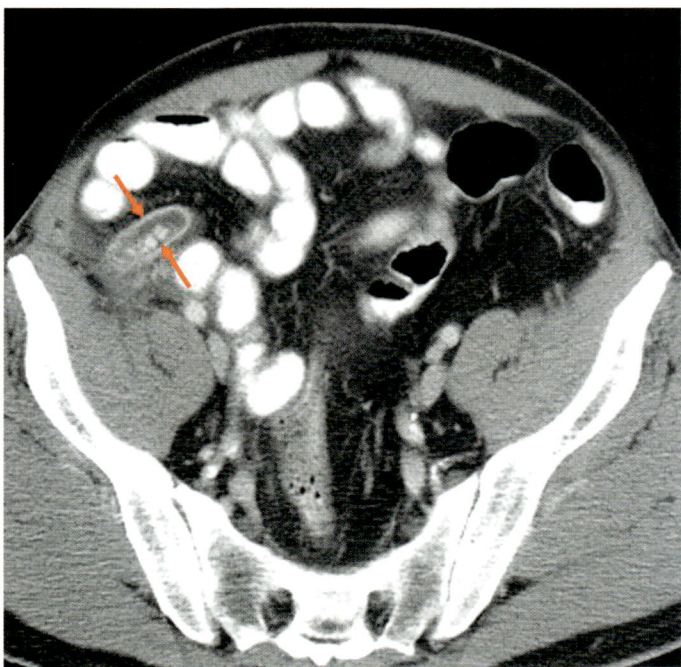

**FIGURA 124.3** Achados de tomografia computadorizada (TC) na apendicite. A TC axial mostra um apêndice dilatado (*setas*) contendo apendicólitos e líquido. Observar hiper-realce da parede apendicular.

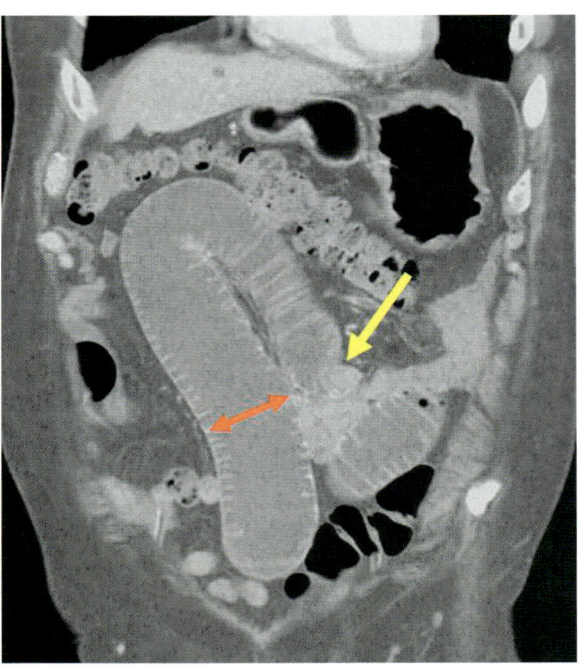

**FIGURA 124.5** Achados de tomografia computadorizada (TC) na obstrução do intestino delgado causada por câncer de cólon recorrente. A TC coronal mostra tumor seroso (*seta amarela*) causando obstrução e dilatação jejunal (*seta vermelha dupla*).

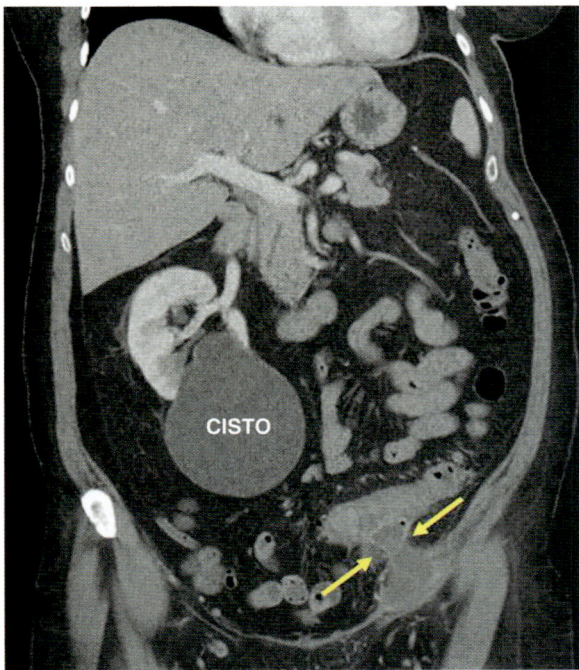

**FIGURA 124.4** Achados de tomografia computadorizada (TC) na diverticulite do cólon sigmoide. A TC coronal mostra espessamento do cólon sigmoide, vasos retos ingurgitados no mesocólon sigmoide e um abscesso pericólico (*setas*) que fistulizou para a parede pélvica anterolateral. Um cisto incidental é observado no polo inferior do rim direito.

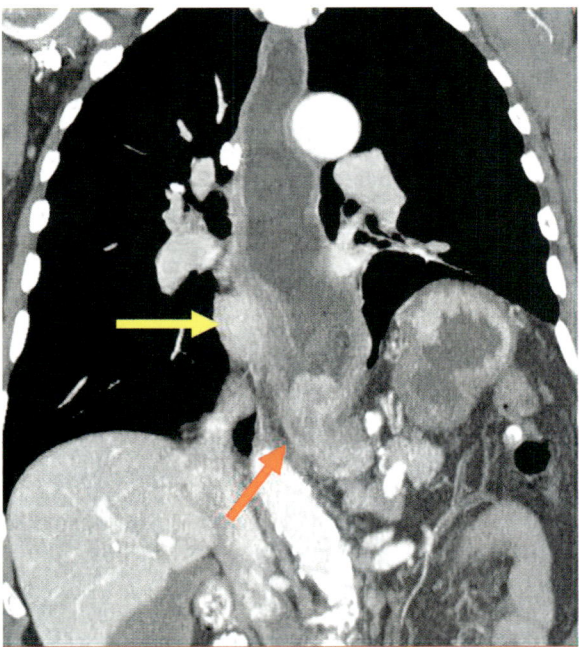

**FIGURA 124.6** Estadiamento por tomografia computadorizada (TC) de câncer de junção gastresofágica. A TC coronal mostra um adenocarcinoma primário da junção gastresofágica (*seta vermelha*) com metástases (*seta amarela*) para linfonodos mediastinais.

A angiografia por TC revolucionou a imagem vascular e substituiu a angiografia por cateter para muitas indicações, como: detecção de aneurismas e dissecções da aorta (ver Capítulo 69); revelação de trombos vasculares esplâncnicos arteriais e venosos, êmbolos, aneurismas e estenoses (ver Capítulo 134), bem como alterações inflamatórias na vasculatura mesentérica (ver Capítulo 134); fornecimento de um roteiro pré-operatório para pacientes que são candidatos à ressecção de neoplasias malignas hepáticas, biliares e pancreáticas,[4] incluindo a detecção de envolvimento e invasão vascular por tumor; e localização de hemorragia digestiva aguda (ver Capítulo 126) quando a causa do sangramento permanece sem diagnóstico após endoscopia digestiva alta (HDA) e colonoscopia.[5]

A enterografia por TC é uma técnica em que imagens dinâmicas e de alta resolução do intestino delgado são obtidas enquanto ele é distendido com agentes de contraste neutros, como água ou polietilenoglicol. Esta técnica é usada principalmente para determinar a causa de sangramento GI oculto, obstrução crônica do intestino delgado de baixo grau e sintomas abdominais inexplicáveis, bem como para avaliar pacientes com doença de Crohn conhecida ou suspeita.[6] A colonografia por TC combina avaliações bidimensional e tridimensional do cólon para detecção de pólipos (e-Figura 124.1) e cânceres colorretais (ver Capítulo 184).[7]

## RESSONÂNCIA MAGNÉTICA

Graças aos avanços tecnológicos (p. ex., força magnética aumentada e tecnologia de bobina aprimorada), sequências de pulso avançadas (p. ex., imagem ponderada em difusão) e agentes de contraste aprimorados, a ressonância magnética se tornou uma ferramenta de primeira linha para enfrentar muitos desafios de diagnóstico abdominal. A RM oferece contraste superior e resolução temporal sem radiação ionizante. As limitações da RM abdominal incluem tempos de exame mais longos, maiores despesas, artefatos de RM e os cuidados relacionados ao exame de pacientes com dispositivos intracardíacos (p. ex., marca-passos, desfibriladores) (ver Capítulo 60) ou claustrofobia.

Após a administração intravenosa de agentes de contraste intravasculares ou à base de gadolínio específicos para hepatócitos, a RM oferece o melhor meio não invasivo de detectar e caracterizar lesões hepáticas focais e metástases hepáticas (ver Capítulo 186) (Figura 124.7). Cistos hepáticos, hamartomas de ducto biliar, hemangiomas, hiperplasia nodular focal, lipomas hepáticos e malformações arteriovenosas também podem ser diagnosticados com segurança com RM. Pacientes com insuficiência renal não devem receber agentes à base de gadolínio em razão do risco de desenvolver fibrose sistêmica nefrogênica (ver Capítulo 251) que envolve a pele, as articulações, os olhos ou os órgãos internos.[8]

As imagens hepáticas criadas pela RM são profundamente influenciadas pela presença de gordura e ferro. Como resultado, a RM é um meio excelente de detectar e quantificar a gordura hepática em pacientes com esteatose hepática (ver Capítulo 143) (e-Figura 124.2) e de representar e determinar o grau de deposição de ferro na hemossiderose e hemocromatose (ver Capítulo 201).

Elastografia por RM (e-Figura 124.3) está se tornando um meio cada vez mais popular de diagnóstico não invasivo e estadiamento da fibrose hepática em pacientes com esteatose, hepatite e cirrose (ver Capítulo 144). Esta técnica fornece imagens quantitativas da consequência direta da fibrose hepática: aumento da rigidez do parênquima hepático. A elastografia por RM também fornece mapas quantitativos de rigidez tecidual em grandes regiões do fígado e é uma ferramenta promissora para avaliação longitudinal da resposta hepática à terapia antiviral ou antifibrótica.[9]

A colangiopancreatografia por RM (CPRM) tornou-se o principal meio de avaliação não invasiva dos sistemas ductais biliar (ver Capítulo 146) e pancreático (ver Capítulo 135) e substituiu, em grande medida, a colangiopancreatografia endoscópica retrógrada (CPRE) diagnóstica. As principais indicações para esse exame incluem o diagnóstico de coledocolitíase (Figura 124.8), obstrução ductal biliar e pancreática, colangite esclerosante, colangiocarcinoma e tumores císticos benignos e malignos do fígado e do pâncreas.

Em razão de sua extraordinária discriminação de tecidos moles e da falta de radiação ionizante (esta última sendo uma consideração particularmente importante em pacientes jovens e que precisam de múltiplos exames sequenciais), a enterografia por RM tornou-se o meio não invasivo preferido de avaliar a doença de Crohn que não é considerada emergência (ver Capítulo 132) (Figura 124.9). A enterografia por RM consegue avaliar a atividade e o estágio da doença, a eficácia da terapia e a existência de alterações inflamatórias fibrostenóticas, fistulizantes, reparadoras e regenerativas.

A ressonância magnética é crucial no manejo de pacientes com câncer retal (ver Capítulos 136 e 184). Pode ser usada para avaliar a extensão da invasão tumoral na gordura mesorretal, para avaliar a invasão da fáscia mesorretal e (com imagem ponderada em difusão) para determinar se há adenopatia na gordura mesorretal ou nas paredes laterais pélvicas.[11]

## ULTRASSONOGRAFIA

Embora a TC e a RM tenham se tornado as técnicas não invasivas dominantes para avaliar a patologia abdominal, a US ainda é o método primário para avaliar a vesícula biliar (ver Capítulo 146) e é um exame de imagem de primeira linha para crianças e gestantes.

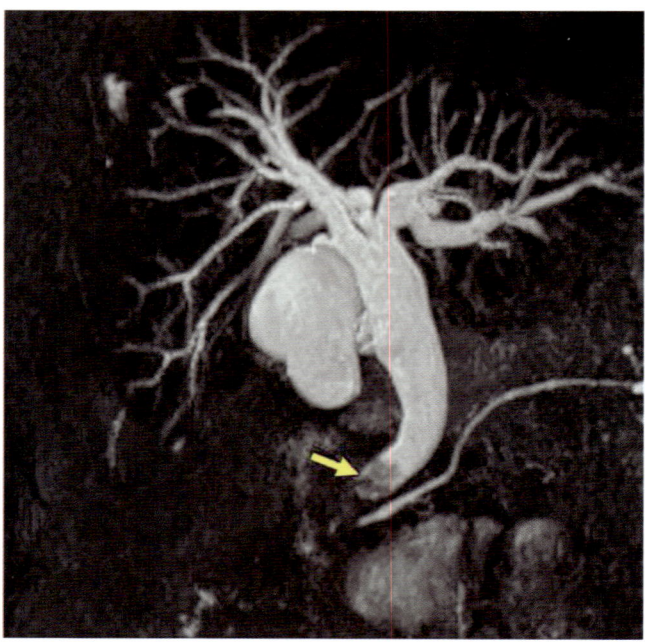

**FIGURA 124.8** Achados da colangiopancreatografia por ressonância magnética (CPRM) na coledocolitíase. A imagem coronal da CPRM mostra um defeito com baixa intensidade de sinal (*seta*) no ducto biliar comum distal secundário a um cálculo no ducto comum causando dilatação biliar intra-hepática e extra-hepática.

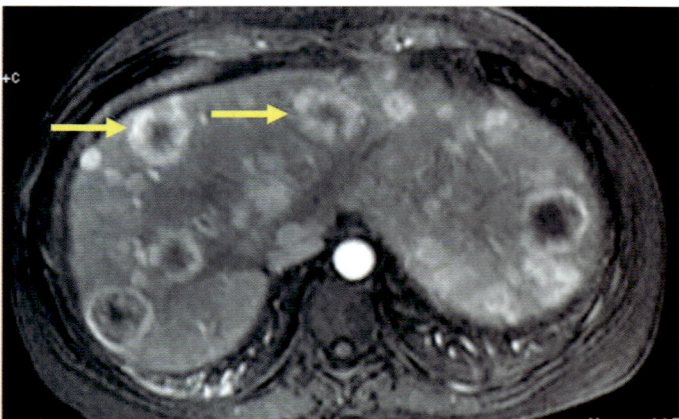

**FIGURA 124.7** Achados de ressonância magnética (RM) em paciente com múltiplas metástases hepáticas hipervascularizadas. A imagem axial de RM contrastada do fígado mostra múltiplas lesões hepáticas hipervascularizadas (*setas*) em um paciente com tumor neuroendócrino pancreático.

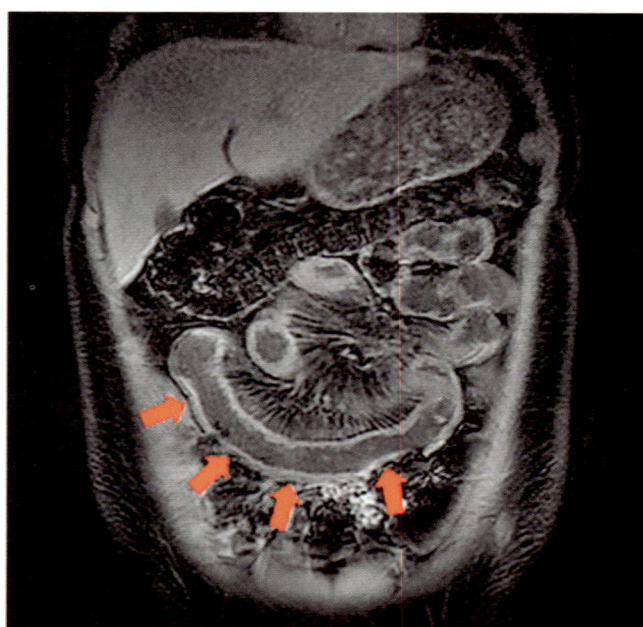

**FIGURA 124.9** Achados de enterografia por ressonância magnética (RM) na doença de Crohn ativa. RM, corte coronal, mostra espessamento mural (*setas*) no jejuno distal com hiper-realce da mucosa e ingurgitamento dos vasos retos que irrigam o segmento intestinal doente.

Em pacientes com doença hepática difusa, a US pode ser usada para rastrear carcinoma hepatocelular, embora seja menos sensível que a TC ou a RM. A esteatose hepática resulta em aumento da ecogenicidade hepática aproximadamente proporcional ao grau histopatológico de esteatose. O fígado cirrótico apresenta heterogeneidade e engrossamento da arquitetura hepática, nodularidade da superfície do fígado, atrofia do lobo hepático direito, hipertrofia do lobo caudado e do segmento lateral do lobo esquerdo, acentuação das fissuras e sinais de hipertensão portal, incluindo esplenomegalia, ascite e varizes.

US duplex, colorida e power Doppler são usadas para diagnosticar hipertensão portal (ver Capítulo 144), varizes, trombose vascular, transformação cavernosa da veia porta (e-Figura 124.4) e aneurismas, bem como para avaliar a perviedade da vasculatura hepática e mesentérica em pacientes com suspeita de isquemia mesentérica (ver Capítulo 134), receptores de transplante de fígado e pacientes submetidos à colocação de shunt transjugular intra-hepático portossistêmico (TIPS).

A US é menos sensível e específica que a TC e a RM para detectar e caracterizar lesões hepáticas focais benignas e malignas e metástases hepáticas (ver Capítulo 186). No futuro, os agentes de contraste intravascular, que ainda não foram aprovados para uso nos EUA, podem melhorar a acurácia da US nesses pacientes.

A ultrassonografia, que é o padrão-ouro para o diagnóstico não invasivo de colecistite (ver Capítulo 146) e colelitíase (Figura 124.10), é extremamente acurada, pode ser realizada à beira do leito do paciente e não exige o uso de radiação ionizante. Os achados ultrassonográficos da colecistite aguda não complicada incluem: cálculos biliares, que frequentemente estão impactados no ducto cístico ou no colo da vesícula biliar; espessamento mural (> 3 mm); um aspecto de três camadas da parede da vesícula biliar; delineamento nebuloso da vesícula biliar; dor localizada com sensibilidade máxima induzida sobre a vesícula biliar (um sinal de Murphy ultrassonográfico); líquido pericolecístico e distensão da vesícula biliar.

As aplicações da US também se expandiram para incluir a capacidade de introduzir um transdutor de ultrassom em instrumentos endoscópicos. Esses avanços levaram ao desenvolvimento da US endoscópica digestiva alta e US transretal, bem como abordagens intravasculares, endovaginais e intraoperatórias para ultrassom.

## MEDICINA NUCLEAR (CINTILOGRAFIA COM RADIONUCLÍDEOS)

A PET explora o fato de que o análogo da glicose, [F-18]2-fluoro-2-desoxiglicose (FDG), acumula-se no interior das células dos tecidos malignos. PET-TC usa escâneres de PET e TC em um sistema de aquisição de imagens combinado para produzir uma imagem fundida que fornece informações biológicas e anatômicas. As informações metabólicas da PET sobre o tecido tumoral fornecem com frequência dados mais sensíveis e específicos sobre a extensão do tumor maligno do que as informações anatômicas isoladas. FDG-PET é um método bem aceito para o estadiamento de vários tumores malignos, como cânceres de esôfago (ver Capítulo 183), cólon (ver Capítulo 184), reto e ânus (e-Figura 124.5), bem como tumores estromais gastrintestinais (ver Capítulo 183).[12]

A PET-RM combina as capacidades singulares de caracterização de tecidos da RM com as informações funcionais e moleculares quantificáveis da PET, proporcionando, assim, vantagens potenciais sobre outras modalidades de imagem. Por exemplo, PET-RM possibilita que os pacientes que precisam de PET e RM para o estadiamento do tumor sejam submetidos a uma única consulta e sessão de imagem. Em pacientes com tumores neuroendócrinos, como carcinoides (ver Capítulo 219) e insulinomas (ver Capítulo 217), a cintilografia com octreotida com índio 111 é útil para diagnóstico, estadiamento e acompanhamento.

A cintilografia com hemácias marcadas com tecnécio-99m é uma técnica sensível e não invasiva para detectar hemorragia digestiva (ver Capítulo 126), com a capacidade de detectar até mesmo perdas de sangue da ordem de 0,1 m$\ell$/min. Embora US, TC e CPRM sejam os exames de imagem primários para avaliar a vesícula biliar e as vias biliares, a cintilografia hepatobiliar pode ser útil em pacientes com colecistite acalculosa e fístulas biliares (ver Capítulo 146).

## PROCEDIMENTOS INTERVENCIONISTAS

Fluoroscopia, TC e US são úteis para guiar vários procedimentos abdominais, mais comumente aspiração por agulha fina e biopsias centrais de massas, drenagem de abscessos, intervenções biliares e colocação de tubos de gastrostomia e gastrojejunais. Em pacientes com abscessos pós-operatórios ou abscessos causados por apendicite perfurada ou diverticulite (ver Capítulo 133), a TC pode ser usada para a drenagem do abscesso, frequentemente eliminando a necessidade de intervenção cirúrgica.

Em pacientes com neoplasias primárias e metastáticas irressecáveis envolvendo o fígado e em pacientes com tumores hepáticos que são maus candidatos à cirurgia (ver Capítulo 186), a ablação percutânea guiada por TC ou US (usando álcool, ablação térmica ou crioablação) tornou-se modalidade terapêutica cada vez mais comum. A quimioembolização com contas de polímero impregnadas com doxorrubicina e a radioembolização com ítrio-90 são alternativas que proporcionam maior efeito citotóxico e isquêmico localmente com menos toxicidade sistêmica.[13]

### REFERÊNCIAS BIBLIOGRÁFICAS

*As referências bibliográficas, bem como os outros materiais suplementares deste livro, encontram-se no GEN-IO, nosso ambiente virtual de aprendizagem.*

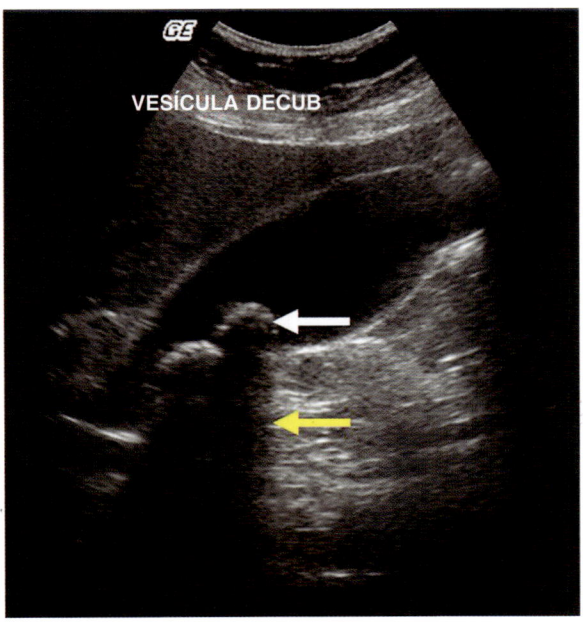

**FIGURA 124.10** Achados ultrassonográficos na colelitíase. US em decúbito lateral esquerdo, corte sagital da vesícula biliar mostra cálculos biliares (*seta branca*) projetando uma sombra acústica (*seta amarela*).

# 125

# ENDOSCOPIA GASTRINTESTINAL

PANKAJ JAY PASRICHA

## IMPORTÂNCIA E USO DE ENDOSCOPIA

Os avanços tecnológicos em imagens e terapia endoscópicas minimamente invasivas transformaram a medicina nas últimas décadas. Com sua notável acessibilidade, o tubo gastrintestinal (GI), talvez mais do que qualquer outro sistema orgânico, beneficiou-se. As principais vantagens da endoscopia sobre a radiografia com contraste para avaliação de doenças do sistema digestório incluem a visualização direta, resultando em uma avaliação mais acurada e sensível das lesões da mucosa; a capacidade de obter amostras de biopsia e a capacidade de realizar intervenções terapêuticas seletivas, mas fundamentais. Essas vantagens tornam a endoscopia o procedimento de escolha na maioria dos casos em que há suspeita de lesões GI (Tabela 125.1). No entanto, procedimentos radiológicos, como tomografia computadorizada (TC), ressonância magnética (RM) e até mesmo a radiografia com contraste tradicional ainda são importantes, sobretudo quando há suspeita de distorções extrínsecas ou intrínsecas da anatomia – como vólvulo, intussuscepção, estenoses sutis ou alterações pós-cirúrgicas complicadas (ver Capítulo 124).

## INSTRUMENTOS E PROCEDIMENTOS

### Endoscopia luminal: convencional e sem fio

O endoscópio GI moderno mais usado é como uma câmera de vídeo com um *chip* de dispositivo de carga acoplada na ponta. O endoscópio em si é conectado a uma fonte de luz e processador de vídeo, e a imagem é exibida em um ou mais monitores. A haste endoscópica não apenas contém os elementos ópticos para imagens, mas também contém canais que habilitam várias funções, como insuflação de ar, irrigação de água, aspiração e introdução de dispositivos de diagnóstico e terapêuticos. Entretanto, algumas formas de endoscopia não exigem mais conexão a uma fonte de luz. A cápsula endoscópica (endoscopia sem fio), um dispositivo de plástico descartável que tem aproximadamente o tamanho de uma pílula grande de vitamina, contém uma câmera com *chip*, baterias e um transmissor de rádio que envia imagens sem fio para um dispositivo que o paciente usa como um cinto. Ao final do procedimento, as informações são baixadas para um computador e a cápsula é eliminada nas fezes sem causar danos. A cápsula endoscópica possibilitou a avaliação de rotina de todo o comprimento do intestino delgado, um feito que era desafiador e muitas vezes impossível com instrumentos convencionais. Variações da cápsula endoscópica foram desenvolvidas para aquisição de imagens do esôfago e do cólon. Embora a utilidade dessas cápsulas não tenha sido estabelecida, a colonoscopia por cápsula tem um papel potencial futuro em programas de rastreamento de câncer colorretal.

Técnicas de biopsia óptica (incluindo microscopia confocal, tomografia de coerência óptica e vários tipos de espectroscopia) conseguem fornecer imagens microscópicas de células na superfície, bem como em camadas mais profundas, fornecendo, assim, histologia em tempo real virtual.[2] Além disso, usando sondas direcionadas, é teoricamente possível fazer imagem da função, bem como da forma (Figura 125.1), adicionando outra dimensão ao diagnóstico no futuro.

### Exames de imagem adjuvantes: colangiografia retrógrada endoscópica e pancreatografia

A colangiopancreatografia retrógrada endoscópica (CPRE) usa um endoscópio de visualização lateral que acessa a segunda parte do duodeno, onde um pequeno cateter é então introduzido no ducto biliar ou no ducto pancreático para injetar meio de contraste radiográfico sob monitoramento fluoroscópico. Canulação e exames de imagem bem-sucedidos podem ser obtidos em até 95% dos casos em mãos experientes. Em alguns casos, um endoscópio de calibre fino também é introduzido no ducto de interesse (colangioscopia ou pancreatoscopia) para visualização direta e amostragem de tecido de lesões intraductais (como colangiocarcinoma), bem como um auxílio à terapia (remoção ou dissolução de cálculo, ou ablação por radiofrequência de tumores).

### Imagem mural e transmural: ultrassonografia endoscópica

Um grande avanço nas últimas décadas foi o desenvolvimento da ultrassonografia endoscópica (USE), seja na extremidade de um endoscópio flexível ou, com menos frequência, uma sonda autônoma de ultrassom inserida através do canal de um endoscópio regular. A USE consegue adquirir imagens de lesões na parede do intestino, bem como de linfonodos adjacentes, estruturas vasculares e órgãos vizinhos, como o pâncreas. Também substituiu frequentemente a US abdominal ou TC para se tornar o procedimento de primeira escolha para guiar punção por aspiração com agulha fina (PAAF) e biopsias teciduais de lesões suspeitas.

## COMPLICAÇÕES E PREPARAÇÃO PRÉ-ENDOSCÓPICA

A endoscopia diagnóstica é um procedimento extremamente seguro e bem tolerado (Tabela 125.2), mas as complicações potenciais podem ser graves e devem ser cuidadosamente explicadas ao paciente como parte do processo de consentimento informado.[3] Em geral, exames de sangue de rotina, radiografias ou eletrocardiogramas não são necessários antes da endoscopia, a menos que uma história cuidadosa e exame físico sugiram possíveis problemas hematológicos, cardiovasculares ou pulmonares/das vias respiratórias (ver Capítulo 403). Mulheres em idade fértil devem ser questionadas sobre a possibilidade de gravidez e testadas independentemente. As diretrizes de anestesiologia geralmente exigem que os pacientes não tomem líquidos por pelo menos 2 horas e sólidos por pelo menos 6 horas antes do

### Tabela 125.1 Procedimentos endoscópicos e aplicações gerais.

| PROCEDIMENTO ENDOSCÓPICO | APLICAÇÕES TERAPÊUTICAS |
|---|---|
| **ENDOSCOPIA LUMINAL** | |
| Procedimentos comuns<br>Esofagogastroduodenoscopia<br>Colonoscopia, retossigmoidoscopia flexível | Hemostasia<br>Restauração luminal (dilatação, ablação, colocação de *stent*)<br>Remoção da lesão (p. ex., polipectomia, ablação da mucosa)<br>Provisão de acesso (gastrostomia endoscópica percutânea e jejunostomia) |
| Procedimentos menos comuns<br>Enteroscopia, cápsula endoscópica | Fortalecimento da barreira (procedimentos antirrefluxo) |
| **EXAME DE IMAGEM PANCREATOBILIAR** | |
| Colangiopancreatografia retrógrada endoscópica | Remoção de lesão (cálculo)<br>Restauração luminal (dilatação, colocação de *stent*)<br>Provisão de acesso (esfincterotomia)<br>Drenagem (bile, pseudocisto pancreático) |
| **EXAME DE IMAGEM TRANSLUMINAL** | |
| Ultrassonografia endoscópica | Bloqueio analgésico<br>Administração de agentes terapêuticos (experimental) |

### Tabela 125.2 Complicações da endoscopia.

| COMPLICAÇÃO ENDOSCÓPICA | INCIDÊNCIA (%) | PROFILAXIA ESPECÍFICA |
|---|---|---|
| **COMPLICAÇÕES GERAIS** | | |
| Complicações relacionadas principalmente com a sedação (depressão respiratória cardiovascular e pós-procedimento, aspiração) | 0,6 a 0,7 | Proteção das vias respiratórias em caso de HDA maciça<br>Avaliação clínica pré-procedimento, monitoramento intraprocedimento e pós-procedimento<br>Parecer de anestesiologista para pacientes de alto risco |
| Perfuração | 0,1 a 0,3 (endoscopia digestiva alta)<br>0,14 a 0,25 (colonoscopia) | Nenhuma (exceto técnica cuidadosa) |
| Sangramento | 0,3 (endoscopia digestiva alta)<br>0,7 a 2,5 (polipectomia) | Equilibrar cuidadosamente risco e benefícios<br>Descontinuar ou reduzir o uso de anticoagulante antes de procedimentos de alto risco |
| Bacteriemia e complicações infecciosas (endocardite, ascite bacteriana) | < 0,1 | Antibióticos para pacientes com risco de endocardite (pacientes com valvas artificiais, *shunts* pulmonar-sistêmicos, história pregressa de endocardite), com enxertos vasculares sintéticos e com ascite bacteriana (cirróticos) |
| Morte | 0,6 (endoscopia digestiva alta)<br>0,2 (colonoscopia) | |
| **COMPLICAÇÕES ASSOCIADAS A PROCEDIMENTOS ESPECIALIZADOS** | | |
| Pancreatite (CPRE) | 3 a 20 | Indometacina retal |
| Colangite (CPRE) | 0,1 a 2 | Antibióticos pré-procedimento |
| Infecções de feridas (GEP) | 3 a 4 | Antibióticos pré-procedimento |

CPRE = colangiopancreatografia retrógrada endoscópica; GEP = gastrostomia endoscópica percutânea; HDA = hemorragia digestiva alta.

procedimento. O preparo intestinal geralmente não é necessário, exceto para colonoscopia (e cápsula endoscópica); um esquema posológico fracionado (com uma dose ingerida na noite anterior e a outra 4 a 5 horas antes do procedimento) é geralmente considerado superior aos outros.

A endoscopia com fins diagnósticos, mesmo com biopsias de mucosa, é um risco baixo o suficiente para que os medicamentos anticoagulantes não precisem ser descontinuados. Da mesma maneira, os pacientes submetidos à colonoscopia de rastreamento podem continuar com o ácido acetilsalicílico ou outros anti-inflamatórios não esteroides. Em procedimentos eletivos de alto risco, a decisão de suspender anticoagulantes e agentes antiplaquetários deve ser individualizada,[4] mas a terapia de "ponte" raramente é indicada (ver Capítulo 403).[A1] Para pacientes com sangramento agudo, a terapia reversa ou a substituição de plaquetas podem ser consideradas (ver Capítulos 162 a 166).

A frequência e a gravidade das complicações aumentam com procedimentos mais avançados, como CPRE, com até 5% dos casos resultando em pancreatite. Um *stent* pancreático a curto prazo é uma medida preventiva razoável em casos de alto risco. Indometacina retal profilática (dois supositórios de 500 mg imediatamente após a conclusão do procedimento) ou diclofenaco (100 mg) também reduz a incidência de pancreatite pós-CPRE em quase 50%[A2] e agora é o tratamento padrão, embora sua eficácia no cenário comunitário possa ser inferior à sugerida pelos ensaios clínicos randomizados. Adicionar dinitrato de isossorbida sublingual (5 mg) antes do procedimento pode fornecer benefício incremental.[A2b]

A endoscopia digestiva alta (EDA) pode ser realizada apenas com anestesia oral, embora quase todas as formas de endoscopia sejam realizadas nos EUA sob sedação consciente (usando uma combinação de benzodiazepínicos e narcóticos) ou sob sedação profunda com propofol (ver Capítulo 404). Embora propofol forneça sedação mais rápida e profunda com recuperação rápida, ele aumenta significativamente o custo do procedimento, principalmente em decorrência da necessidade de cuidados anestésicos monitorados. Além disso, pode aumentar o risco de perfuração durante a colonoscopia, provavelmente porque o paciente é incapaz de sinalizar dor com lesão iminente na parede do órgão.[5]

As complicações infecciosas da CPRE incluem colangite, colecistite, infecção ou abscesso pancreático e, menos comumente, infecções sistêmicas, como endocardite. Pacientes nos quais a drenagem da estase biliar possa não ser alcançada de maneira confiável ou que estejam imunocomprometidos são particularmente suscetíveis, e a profilaxia antibiótica (p. ex., piperacilina 4 g 3 vezes/dia começando 1 hora antes do procedimento e continuada até a drenagem estar completa) é importante em prevenir esta complicação. Uma ameaça mais complicada é a infecção por microrganismos multifármaco-resistentes (MFR) que resulta de falha em desinfetar todos os componentes do endoscópio da CPRE, apesar da adesão aos procedimentos padrão de desinfecção. Avanços no *design* do endoscópio podem resolver esse problema em um futuro próximo.

## INDICAÇÕES ESPECÍFICAS

A maioria das indicações para endoscopia digestiva baseia-se nos sinais/sintomas iniciais do paciente (p. ex., disfagia, sangramento, diarreia). Em outros casos, a endoscopia é necessária para avaliar lesões específicas encontradas por um exame de imagem, como uma úlcera gástrica ou pólipo de cólon descoberto por radiografia com bário. Finalmente, a endoscopia para fins de rastreamento é frequentemente realizada em indivíduos assintomáticos com base em seu risco de doenças comuns e evitáveis, como câncer de cólon (ver adiante).

Implícita na decisão de realizar a endoscopia está a suposição de que ela influenciará a estratégia de manejo futura. Ao avaliar os sinais/sintomas gastrintestinais, várias questões precisam ser abordadas pelo médico que recebeu o encaminhamento e pelo endoscopista. Quais pacientes precisam de endoscopia? Quando a endoscopia deve ser realizada? O que o endoscopista está procurando? Qual terapia endoscópica, se houver, deve ser planejada?

### Refluxo gastresofágico e pirose

A doença do refluxo gastresofágico (DRGE; ver Capítulos 129 e 130) é uma condição extremamente comum na população em geral. O fato de seu sintoma cardinal – pirose – ser relativamente específico para essa condição justifica uma abordagem empírica do tratamento por meio de uma combinação de modificações no estilo de vida e medicamentos isentos de prescrição ou mesmo prescritos. A endoscopia, portanto, não é necessária para fazer o diagnóstico de DRGE. Na verdade, achados normais na endoscopia não excluem o diagnóstico de DRGE porque a sensibilidade geral da endoscopia na DRGE é de apenas cerca de 70%. Se necessário, uma avaliação adicional com manometria esofágica ambulatorial e monitoramento de pH pode ser indicada para estabelecer o diagnóstico.[5b] No entanto, existem várias circunstâncias em que a endoscopia deve ser considerada para pacientes com refluxo, como pacientes com sintomas de alerta associados, como disfagia, odinofagia, regurgitação, perda de peso, hemorragia digestiva ou vômitos frequentes (Figura 125.1). Esses sintomas implicam desenvolvimento de uma complicação relacionada à DRGE (esofagite erosiva, estenose ou adenocarcinoma) ou outro distúrbio mascarado como DRGE (câncer de esôfago ou lesão gastroduodenal, como câncer ou úlcera péptica). Outro grupo de pacientes candidatos à endoscopia são aqueles com sintomas graves, persistentes ou frequentemente recorrentes que sugerem esofagite significativa e, portanto, um risco de complicações, como estenose ou esôfago de Barrett (ver Capítulo 129). Se for descoberto comprimento significativo do esôfago de Barrett, tipicamente mais de 3 cm (Figura 125.1), endoscopia de vigilância periódica é geralmente recomendada em razão do risco aumentado de desenvolvimento de adenocarcinoma (ver Capítulo 129).[6] Para pacientes cuja displasia de alto grau associada ao esôfago de Barrett representa um sério risco de câncer futuro, ablação endoscópica (usando radiofrequência, crioterapia, cauterização elétrica, coagulação com plasma de argônio ou terapia fotodinâmica) ou ressecção da mucosa em bloco consegue reduzir a probabilidade de progressão de displasia[A3] de baixo grau para alto grau e constitui uma alternativa potencialmente curativa à esofagectomia cirúrgica.[7]

Diversas técnicas endoscópicas são alternativas à fundoplicatura cirúrgica para pacientes cujo refluxo não é controlado satisfatoriamente por tratamento clínico.[8] Estas incluem métodos que fornecem energia térmica ao esfíncter esofágico inferior e outros que servem para reduzir a área da "válvula" gastresofágica.

Pirose em pacientes imunocomprometidos indica, com frequência, infecção esofágica por um organismo oportunista, como *Candida albicans*, citomegalovírus ou herpes-vírus. Como a maioria dos pacientes com síndrome da imunodeficiência adquirida (AIDS) e esofagite tem candidíase, um ciclo empírico de terapia antifúngica pode ser justificado. Pacientes que não respondem a essa abordagem, no entanto, quase sempre devem fazer endoscopia e biopsia para que uma terapia mais específica possa ser instituída.

### Disfagia

A disfagia (ver Capítulo 129) muitas vezes pode ser categorizada como orofaríngea com base nas manifestações clínicas de regurgitação nasal, aspiração laríngea ou dificuldade de mover o bolo alimentar para fora da boca. Esses sintomas geralmente estão associados a uma lesão no sistema nervoso central ou periférico. A videofluoroesofagografia (ingestão de bário modificada ou videoesofagograma) é o procedimento de escolha porque possibilita avaliação quadro a quadro da rápida sequência de eventos envolvidos na transferência do bolo alimentar da boca para o esôfago.

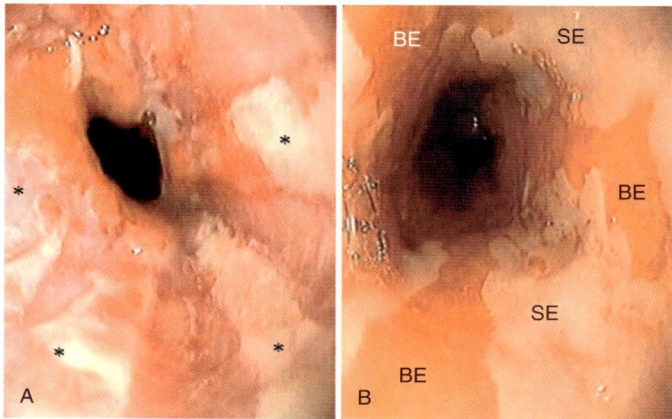

**FIGURA 125.1** Esofagite de refluxo grave (A) com eritema da mucosa e úlceras lineares com exsudatos amarelos (*asteriscos*). Acredita-se que tais alterações subsequentemente causem esôfago de Barrett (B), no qual o epitélio escamoso branco normal (SE) é substituído por epitélio colunar vermelho (BE). Essas fotos são de pacientes diferentes.

Em outros pacientes, entretanto, a disfagia no corpo esofágico pode ser causada tanto por processos malignos quanto benignos (estenoses pépticas secundárias a refluxo, anel de Schatzki) e distúrbios da motilidade. O exame endoscópico é considerado obrigatório em todos os pacientes com disfagia esofágica. A esofagografia contrastada adjuvante também é útil para guiar uma endoscopia que se prevê ser difícil (p. ex., um paciente com uma estenose ou divertículo complexo), sugere um distúrbio na motilidade e, ocasionalmente, detecta estenoses sutis que não são observadas na endoscopia (o diâmetro do endoscópio é tipicamente ≤ 10 mm, enquanto algumas estenoses sintomáticas podem ser consideravelmente mais largas).

Os tumores esofágicos que não são ressecáveis podem ser aliviados por meios térmicos (cautério ou *laser*), mas os *stents* expansíveis metálicos tornaram o procedimento paliativo de escolha para a maioria dos pacientes com câncer esofágico sintomático. Lesões benignas do esôfago, como estenoses ou anéis, também podem ser dilatadas por via endoscópica, geralmente com excelentes resultados. Por fim, alguns distúrbios de motilidade, como a acalasia, podem ser abordados endoscopicamente com o uso de grandes dilatadores de balão para o esfíncter esofágico inferior ou, para pacientes de alto risco, injeção local de toxina botulínica. A miotomia endoscópica peroral usando uma técnica de tunelamento submucoso de dentro do esôfago é agora uma alternativa à miotomia cirúrgica para o tratamento da acalasia,[9] embora contenha o risco de refluxo esofágico a longo prazo.

### Dispepsia

A dispepsia (ver Capítulo 128), dor ou desconforto crônico ou recorrente centrado na parte superior do abdome, é uma condição comum que pode ser causada por vários distúrbios, como úlcera péptica, esofagite de refluxo, cálculos biliares, dismotilidade gástrica e, raramente, câncer gástrico ou esofágico. No entanto, até 60% dos pacientes com dispepsia crônica (> 3 meses) pertencem à chamada categoria funcional, para a qual não há uma explicação estrutural ou bioquímica definida para os sintomas. Se for realizado um exame diagnóstico, a endoscopia, às vezes com biopsias para detectar *H. pylori*, é claramente o procedimento de escolha (Figura 125.2), com acurácia de aproximadamente 90% em comparação com cerca de 65% para radiografia com duplo contraste. Como a dispepsia é uma condição recorrente e como os pacientes que não respondem à terapia empírica quase sempre são submetidos à endoscopia, muitos gastrenterologistas optam pela endoscopia precoce, nem que seja pela tranquilização que um exame normal promove.

### Hemorragia digestiva alta

Doença péptica por ácido (como úlceras, erosões e gastrite; ver Capítulo 130), sangramento por varizes (ver Capítulo 144) e lacerações de Mallory-Weiss (ver Capítulo 129) são responsáveis pela maioria dos casos de hemorragia digestiva alta (HDA) (ver Capítulo 126). Outras lesões menos comuns, mas importantes, são angiomas, ectasia vascular gástrica (estômago "melancia") e a lesão incomum de Dieulafoy (uma artéria superficial que sofre erosão através da mucosa intestinal). Por fim, os cânceres no tubo GI alto estão ocasionalmente associados a sangramento significativo. A endoscopia, que consegue detectar e localizar o local do sangramento em 95% dos casos, é obrigatória para todos os pacientes com HDA, com a rara exceção sendo o paciente em estado terminal cujo desfecho tem pouca probabilidade de ser afetado. O aspecto endoscópico de lesões sangrantes também pode ajudar a prever o risco de ressangramento, facilitando o rastreamento e o tratamento. O sangramento pode ser efetivamente controlado durante o exame endoscópico inicial na maioria dos casos.

Em geral, a endoscopia deve ser realizada somente após a estabilização adequada dos parâmetros hemodinâmicos e respiratórios. O valor da lavagem gástrica antes da endoscopia é motivo de controvérsia; alguns endoscopistas preferem que seja realizada, ocasionalmente mesmo com o uso de tubo de grande calibre, enquanto outros evitam tal preparo por receio de produzir artefato. A cronologia da endoscopia subsequente depende de dois fatores: a gravidade da hemorragia e o estado de risco do paciente. Pacientes com sangramento ativo, persistente ou grave (> 3 unidades de sangue) precisam de endoscopia urgente. Nesses pacientes, a endoscopia é mais bem realizada na UTI em razão do risco de aspiração e à necessidade ocasional de intubação de emergência para fornecer proteção respiratória e ventilação. Pacientes com sangramento mais lento ou inativo podem ser avaliados por endoscopia de maneira "semieletiva" (geralmente dentro de 12 a 20 horas), mas pode ser feito um caso para realizar a endoscopia no início, mesmo nesses pacientes estáveis (talvez no próprio setor de emergência) para possibilitar rastreamento mais seguro e gestão de recursos eficiente.

Vasos com sangramento não varicoso podem ser tratados de várias formas, como injeções de várias substâncias (epinefrina, solução salina, esclerosantes), coagulação térmica (*laser* ou eletrocautério) e meios mecânicos (*clipping*). Nos EUA, a abordagem mais popular para uma úlcera péptica sangrante é uma combinação de injeção com epinefrina diluída e eletrocoagulação. A hemostasia inicial pode ser alcançada em mais de 90% dos casos; o ressangramento, que pode ocorrer em até 20% dos casos, responde cerca da metade das vezes a um segundo procedimento endoscópico. Pacientes que continuam sangrando (tipicamente pacientes com grandes úlceras na parede posterior do bulbo duodenal) geralmente são tratados por intervenção endoscópica guiada por Doppler, angiografia intervencionista (com embolização do vaso sangrante) ou cirurgia.

O sangramento varicoso (ver Capítulo 144) também é tratado de maneira efetiva por via endoscópica, com uma taxa de sucesso semelhante à das úlceras hemorrágicas (ver Figura 125.2). Hemostasia com ligadura elástica (Figura 125.3) substituiu os métodos mais antigos de escleroterapia por causar menos efeitos colaterais. Mesmo que a hemostasia endoscópica inicial seja bem-sucedida, a prevenção a longo prazo de ressangramento exige um programa de sessões endoscópicas contínuas até que a obliteração das varizes esteja completa. Os pacientes que não respondem ao tratamento endoscópico são considerados candidatos a um *shunt* portossistêmico intra-hepático transjugular (TIPS). Para os pacientes cujas grandes varizes esofágicas nunca sangraram, os betabloqueadores são considerados o tratamento de primeira linha, mas a ligadura elástica endoscópica pode ser útil em pacientes selecionados.

### Hemorragia digestiva baixa aguda

A causa mais comum de hemorragia digestiva baixa aguda (ver Capítulo 126) é a angiodisplasia (Figura 125.4), seguida por diverticulose, neoplasias e colite. Em cerca de 10% dos pacientes que apresentam hematoquezia, uma lesão do intestino delgado é responsável. Pacientes que estejam hemodinamicamente comprometidos podem precisar primeiro de EDA para descartar uma lesão na parte alta do tubo GI (tipicamente pós-pilórica) que está

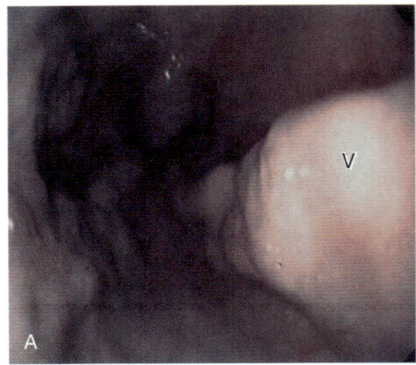
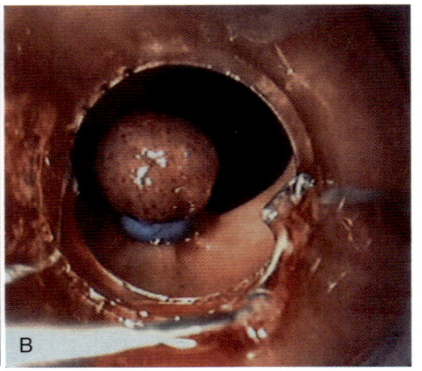

**FIGURA 125.2** Vista endoscópica das varizes esofágicas (*esquerda*) na parede do esôfago (V). À *direita*, imagem de ligadura elástica de variz por via endoscópica.

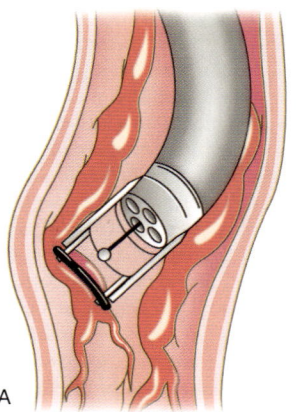 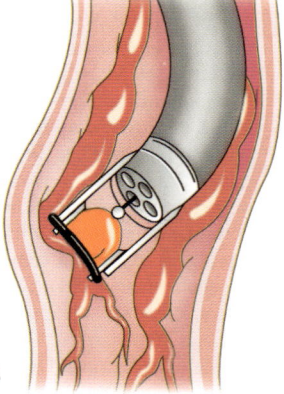 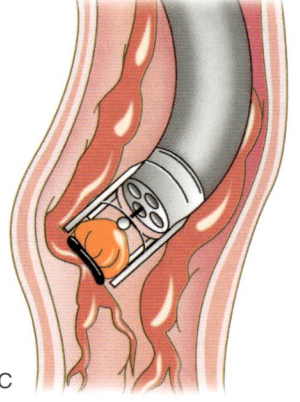 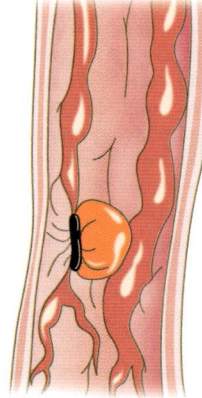

**FIGURA 125.3** Técnica de ligadura elástica de variz por via endoscópica. **A.** O endoscópio, com o dispositivo de ligadura acoplado, é colocado em contato com uma variz logo acima da junção gastresofágica. **B.** Aplica-se aspiração, puxando a mucosa que contém a variz para o espaço morto criado no final do endoscópio pelo dispositivo de ligadura. **C.** O fio de tração é puxado, liberando o anel elástico ao redor do tecido aspirado. **D.** Ligadura concluída.

sangrando tanto que se manifesta como hematoquezia. A colonoscopia urgente não é melhor do que a colonoscopia tardia (depois que o sangramento tiver diminuído ou parado e o paciente recebido lavagem intestinal adequada) em termos de ressangramento ou morte subsequente, mas aumenta a probabilidade de encontrar estigmas de hemorragia recente em cerca de três vezes mais.[A4] Se um local de sangramento agudo não puder ser identificado por EDA ou endoscopia digestiva baixa, a cápsula endoscópica é melhor do que a angiografia para encontrar a fonte do sangramento.[A5]

### Hemorragia digestiva oculta ou anemia ferropriva

A perda normal de sangue fecal é geralmente inferior a 2 a 3 mℓ/dia. A maioria das pesquisas de sangue oculto nas fezes (PSOF) detecta apenas perda de sangue de 10 mℓ/dia ou mais. Portanto, mesmo que o resultado do exame seja negativo, os pacientes com anemia ferropriva e nenhuma outra fonte evidente de perda de sangue devem sempre ser submetidos a avaliação gastrintestinal superior e inferior completa, que revela uma lesão gastrintestinal na maioria dos casos. Embora a maioria das lesões que causam hemorragia digestiva evidente também possa causar perda de sangue oculto, o sangramento oculto quase nunca deve ser atribuído a diverticulose ou hemorroidas. A cápsula endoscópica é o procedimento diagnóstico de escolha em pacientes com hemorragia digestiva obscura (com achados normais nas endoscopias digestivas alta e baixa) se houver suspeita de lesões da mucosa do intestino delgado. Uma contraindicação relativa é a suspeita de estreitamento ou estenose do intestino delgado. Os achados da cápsula endoscópica podem levar à consideração da enteroscopia, que usa endoscópios especializados que conseguem, teoricamente, acessar todo o intestino delgado e possibilitar a biopsia e/ou terapia de lesões suspeitas.[10]

### Neoplasias colorretais

A colonoscopia é o exame mais acurado para detectar lesões expansivas do intestino grosso ou cólon que sejam suspeitas por motivos clínicos ou radiológicos. No entanto, o maior impacto da endoscopia na neoplasia colorretal (ver Capítulo 184) pode estar na área de rastreamento e prevenção. A sequência de progressão de adenoma a carcinoma no câncer colorretal oferece uma oportunidade única para a profilaxia. Assim, se os programas de rastreamento puderem identificar pacientes com pólipos e se esses pólipos forem removidos, o câncer pode ser amplamente evitado. Várias técnicas estão disponíveis para polipectomia segura e efetiva, dependendo das dimensões, da existência de um pedículo e da localização (Figura 125.5). A colonoscopia é atualmente recomendada para rastreamento de pacientes com risco médio, ou seja, qualquer pessoa com mais de 50 anos, a cada 10 anos até os 75 anos. Entre as idades de 76 e 85 anos, a decisão de rastreamento deve ser individualizada; o rastreamento de adultos com mais de 85 anos não é recomendado. Os pólipos adenomatosos são removidos e os pacientes são inseridos em um programa de vigilância com colonoscopias de acompanhamento em intervalos que dependem da natureza e do número das lesões iniciais. Além disso, outras populações de pacientes, como aquelas com colite ulcerativa de longa data (ver Capítulo 132) que acomete todo o cólon, também são candidatas a uma vigilância endoscópica mais frequente em decorrência do risco aumentado de desenvolver câncer de cólon. A colonografia por TC (ver Capítulo 124), que envolve a construção digital de uma vista endoluminal do cólon com base nos dados da TC abdominal, a cada 5 anos é um método alternativo para o rastreamento do câncer de cólon, embora negligencie pólipos menores.[A6] Além disso, quaisquer anormalidades encontradas na colonografia por TC demandam acompanhamento colonoscópico. Outras opções incluem retossigmoidoscopia flexível a cada 5 a 10 anos ou uma colonoscopia por cápsula a cada 5 anos.[11]

### Diarreia crônica

A endoscopia é um recurso valioso na avaliação de pacientes com diarreia persistente (ver Capítulo 131). A cronologia da endoscopia nesses pacientes frequentemente depende das características clínicas da doença. Pacientes com diarreia com sangue devem fazer endoscopia digestiva baixa como

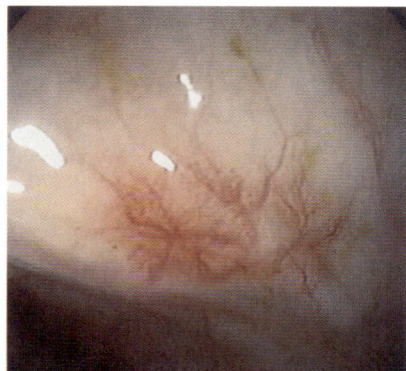

**FIGURA 125.4** Telangiectasia da mucosa (malformação arteriovenosa) no cólon. O paciente apresentou hematoquezia. A lesão foi posteriormente cauterizada por via endoscópica.

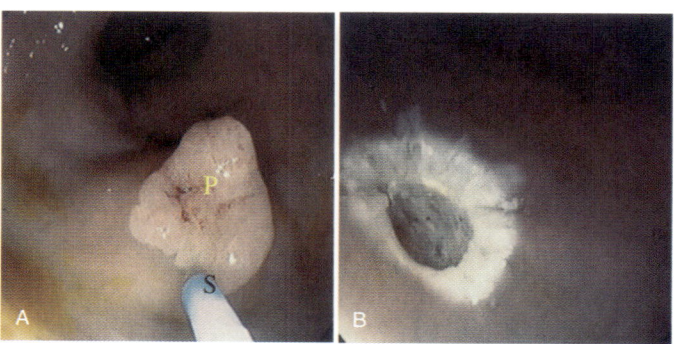

**FIGURA 125.5** Polipectomia endoscópica. **A.** Uma alça (S) foi introduzida pelo endoscópio e posicionada ao redor do pólipo (P). **A.** Em seguida, aplicou-se cautério e o pólipo foi guilhotinado, deixando um defeito limpo na mucosa.

parte de sua avaliação inicial para determinar se há doença inflamatória intestinal (ver Capítulo 132). Na maioria dos pacientes com diarreia crônica, a endoscopia geralmente é realizada quando a testagem inicial de rotina não fornece um diagnóstico específico. Ambas as endoscopias superior e inferior podem ser usadas, dependendo da apresentação clínica. Assim, o paciente com suspeita de processo de má absorção pode necessitar de endoscopia digestiva alta com biopsia jejunal ou duodenal para pesquisa de doença celíaca ou lesões raras, como linfoma ou doença de Whipple. Por outro lado, os pacientes com possível causa secundária de diarreia precisam de colonoscopia com biopsias para procurar doença inflamatória intestinal evidente ou variantes mais sutis, como colite microscópica ou linfocítica, cujo diagnóstico exige exame cuidadoso das amostras de biopsia.

A endoscopia é cada vez mais importante no tratamento e no diagnóstico de doenças inflamatórias intestinais. A evidência de melhora em um exame endoscópico de acompanhamento pode complementar a avaliação dos sintomas para determinar o sucesso do tratamento. A endoscopia pode identificar e dilatar os estreitamentos, com ou sem injeção de um agente anti-inflamatório (como um corticosteroide). A ultrassonografia endoscópica pode diagnosticar a presença e a atividade das fístulas, bem como orientar o tratamento (p. ex., cola de fibrina), clipagem endoscópica, sutura ou mesmo colocação de *stent*. Extravasamentos e perfurações decorrentes de outras causas (p. ex., decorrente de cirurgia ou neoplasia maligna) também podem ser tratados com sucesso por esses procedimentos.

### Outras indicações

O endoscópio superior forneceu um meio relativamente rápido e não invasivo para a remoção de corpos estranhos ingeridos acidental ou deliberadamente. Contudo, o momento de realização é fundamental para a remoção pois os objetos geralmente encontram-se além da recuperação endoscópica quando alcançam o intestino delgado. Qualquer objeto estranho que esteja causando sintomas deve ser removido, assim, como dispositivos potencialmente perigosos, como baterias e objetos pontiagudos. Em geral, objetos maiores que 2,5 cm de largura ou 13 cm de comprimento têm pouca probabilidade de sair do estômago e, portanto, também devem ser removidos. Ocasionalmente, pacientes com alimentos impactados no esôfago requerem remoção endoscópica (Figura 125.6). Essa condição quase sempre indica um problema funcional ou estrutural subjacente (ver Capítulo 129) e deve exigir uma avaliação diagnóstica completa após o problema agudo ter sido tratado.

Em razão da correlação relativamente precária entre as lesões orofaríngeas e lesão visceral mais distal, a endoscopia alta geralmente é recomendada com urgência em pacientes com ingestão corrosiva (ver Capítulo 102). A endoscopia possibilita que os pacientes sejam divididos em grupos de alto ou baixo risco para complicações, com instituição de monitoramento e terapia apropriados.

A obstrução maligna do lúmen gastrintestinal, como o esôfago (Figura 125.7), piloro ou duodeno e cólon agora podem ser paliados endoscopicamente de maneira segura e eficaz por *stents* metálicos expansíveis, evitando, assim, a necessidade de cirurgia. A colonoscopia também é útil em pacientes com dilatação do cólon pseudo-obstrutiva (não obstrutiva) ou síndrome de Ogilvie; esses pacientes correm o risco de ruptura do cólon em diâmetros maiores do que 9 a 12 cm, e a descompressão colonoscópica costuma ser necessária, às vezes com urgência.

Um grande avanço na alimentação enteral foi a introdução da gastrostomia endoscópica percutânea (GEP), um procedimento endoscópico relativamente rápido, simples e seguro que praticamente eliminou a colocação cirúrgica de sondas gástricas. A indicação mais comum para esses procedimentos é a necessidade de nutrição sustentada em pacientes com comprometimento neurológico da deglutição ou com câncer de cabeça e pescoço. Pacientes com expectativa de vida curta não são candidatos adequados para GEP e podem ser tratados por sondas nasoenterais. Além disso, apesar de seu apelo intuitivo, há pouca ou nenhuma evidência de que a alimentação com GEP altera os desfechos clínicos ou nutricionais ou melhora significativamente a qualidade de vida. Em uma variação da GEP (GEP-J), uma sonda longa é passada pelo tubo gástrico, percorrendo o piloro e entrando no jejuno. A GEP-J não impede a aspiração, mas é eficaz em pacientes que apresentam comprometimento significativo do esvaziamento gástrico. Contudo, a migração retrógrada da sonda com GEP-J é comum, e pode exigir substituição frequente. Nesses casos, a colocação direta da sonda para jejunostomia pode ser considerada endoscopicamente, sob orientação radiológica ou por laparoscopia.

### Doença biliar suspeita

A abordagem diagnóstica para pacientes com colestase começa com uma tentativa de diferenciar as causas obstrutivas das hepatocelulares. As causas mais comuns de icterícia obstrutiva (ver Capítulo 146) são cálculos nos ductos biliares e tumores dos ductos pancreático e biliar. A CPRE é o procedimento de escolha porque é mais sensível e específico do que a ultrassonografia, TC ou RM. A CPRE também possibilita a visualização da região ampular e a realização de esfincterotomia. No entanto, a colangiopancreatografia por ressonância magnética (CPRM) também tem sensibilidade e especificidade excelentes; por sua relativa segurança, é razoável para o rastreamento de rotina de pacientes com baixa probabilidade de doença. Em pacientes com maior probabilidade de lesão definitiva, entretanto, a CPRE ainda é o procedimento de escolha em razão de suas opções terapêuticas.

Dos aproximadamente 600.000 pacientes submetidos à colecistectomia (ver Capítulo 146) nos EUA, 5 a 10% podem apresentar cálculos no ducto biliar antes ou depois da cirurgia. A remoção endoscópica do cálculo, que é bem-sucedida em 90% ou mais desses casos, geralmente exige esfincterotomia (Figura 125.8). Frequentemente, esse procedimento é suficiente para o tratamento de pequenos cálculos nos ductos biliares, mas cálculos maiores podem exigir procedimentos adicionais, como litotripsia mecânica, eletro-hidráulica ou a *laser*, que podem ser realizados por via endoscópica com ou sem o uso de colangioscópio.[12] Além da litíase, a esfincterotomia pode ser curativa para pacientes com estenose papilar. Ao ampliar o acesso ao ducto biliar, a esfincterotomia facilita a passagem de *stents* e outros dispositivos para o ducto biliar. A colocação endoscópica de *stents* de metal permanentes para obstrução biliar maligna é superior às técnicas radiológicas e cirúrgicas. Se a colecistectomia for complicada por um extravasamento biliar, o tratamento geralmente é com

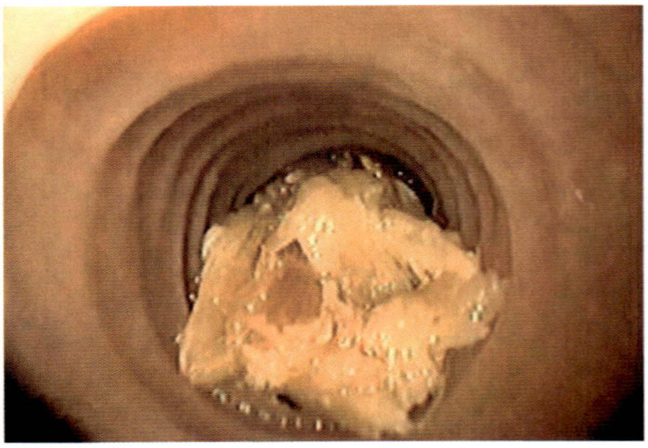

**FIGURA 125.6** Bolo alimentar impactado em um homem jovem cuja endoscopia mostrou esôfago corrugado. Essa apresentação é típica e pode ser congênita ou adquirida secundariamente à esofagite induzida por refluxo ou eosinofílica.

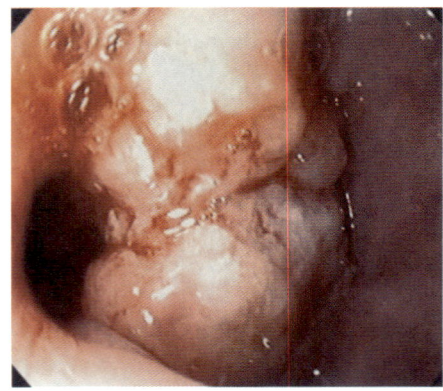

**FIGURA 125.7** Grande massa maligna na junção gastresofágica conforme observação endoscópica.

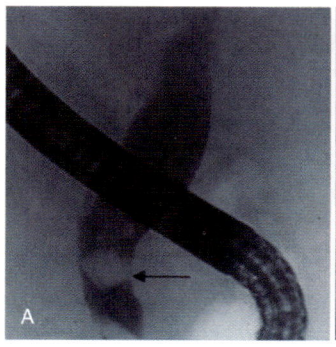 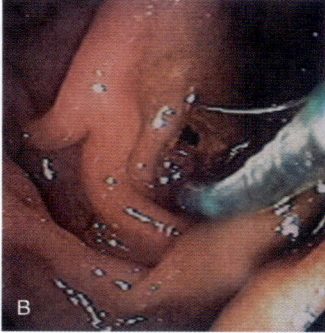 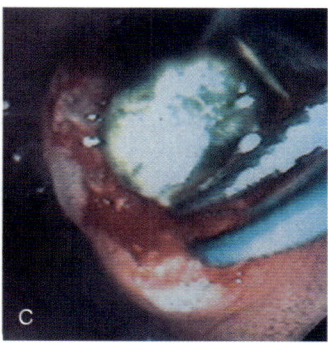

**FIGURA 125.8** Esfincterotomia biliar e remoção de cálculo do ducto biliar. **A.** Imagem de CPRE mostrando cálculos (*seta*) no ducto biliar comum distal. **B.** Imagem endoscópica de um esfincterótomo no ducto biliar com o fio cortando o teto da ampola (esfíncter). **C.** Um cálculo está sendo removido do ducto biliar por cesta introduzida por via endoscópica.

a colocação de um *stent* de plástico. Em pacientes considerados muito frágeis para colecistectomia laparoscópica, a colocação guiada por ultrassom endoscópico de um *stent* de aposição luminal, que conecta a vesícula biliar ao estômago ou duodeno (e, portanto, evita a oclusão por cálculos), pode prevenir novos ataques de colecistite.[13]

### Neoplasias pancreáticas

A USE é provavelmente o melhor exame para diagnosticar tumores pancreáticos (ver Capítulo 185), sobretudo pequenos tumores neuroendócrinos (ver Capítulo 219), com sensibilidade de quase 95% (Figura 125.9). É também o procedimento de escolha para imagens de lesões submucosas e outras lesões murais do tubo GI (acurácia geral de 65 a 70%), bem como para estadiamento de vários tumores gastrintestinais (acurácia geral de 90% ou mais), especialmente câncer esofágico e pancreático. A neurólise do plexo celíaco dirigida por USE parece ser efetiva no tratamento da dor em pacientes com câncer de pâncreas, embora não pareça funcionar tão bem em pacientes com pancreatite crônica.

### Doença pancreática não maligna

A CPRM substituiu a CPRE como o exame de escolha para pacientes com pancreatite aguda ou recorrente (ver Capítulo 135), sem nenhum fator de risco evidente na anamnese ou avaliação laboratorial de rotina. Os exames de imagem conseguem detectar variantes congênitas (pâncreas *divisum*, pâncreas anular) ou tumores intraductais. Em pacientes com pancreatite crônica, que é mais frequentemente causada por ingestão excessiva de álcool etílico, a pancreatografia consegue confirmar o diagnóstico, fornecer informações úteis sobre a gravidade da doença e identificar lesões ductais que são passíveis de terapia por meios endoscópicos ou cirúrgicos. As medidas diagnósticas adjuvantes incluem a coleta e análise da bile ou do suco pancreático no duodeno. Os cristais no ducto biliar (chamados microlitíase) podem resultar em pancreatite em alguns pacientes, mesmo na ausência de cálculos macroscópicos. Em casos mais sutis, a coleta e a análise do conteúdo eletrolítico do suco pancreático após a estimulação com secretina podem ser úteis no estabelecimento do comprometimento exócrino e, portanto, na confirmação da lesão pancreática crônica.

Na pancreatite aguda (ver Capítulo 135), causada pela obstrução de cálculos biliares, a CPRE urgente no início do quadro pode detectar e remover cálculos do ducto biliar comum. Da mesma maneira, os pacientes que apresentam pancreatite aguda latente que não parece estar melhorando satisfatoriamente com o tratamento conservador podem necessitar de CPRE para identificação e tratamento de quaisquer lesões obstrutivas no ducto biliar distal ou pancreático.

A drenagem endoscópica de um pseudocisto com o uso de *stents* de metal sobrepostos ao lúmen fornece resultados comparáveis aos das técnicas cirúrgicas ou radiológicas. Para a necrose pancreática bem circunscrita, que representa um fator de risco para sepse sistêmica e falência de múltiplos órgãos, a colocação de *stent* guiada por USE, que viabiliza a necrosectomia e a drenagem para o estômago, está surgindo como uma alternativa efetiva para o desbridamento cirúrgico.

A endoscopia terapêutica para doença pancreática crônica ainda está em evolução. O alívio da obstrução ductal (p. ex., remoção endoscópica de cálculos pancreáticos ou dilatação das estenoses) consegue fornecer alívio curto a intermediário da dor em alguns pacientes com pancreatite crônica, embora não seja tão eficaz quanto a cirurgia a longo prazo. Pacientes com rupturas ductais (p. ex., aqueles com ascite pancreática) conseguem, com frequência, ser tratados com sucesso pela colocação de *stent* endoscópico. A papilotomia pancreática também pode ser útil para alguns pacientes com pancreatite recorrente, como aqueles com pâncreas *divisum*.

## TÉCNICAS EMERGENTES E RECOMENDAÇÕES FUTURAS

Há grande interesse em estender essas abordagens endoscópicas não invasivas ao tratamento da obesidade e de distúrbios metabólicos, como diabetes melito do tipo 2 (ver Capítulo 216). A melhora da resistência à

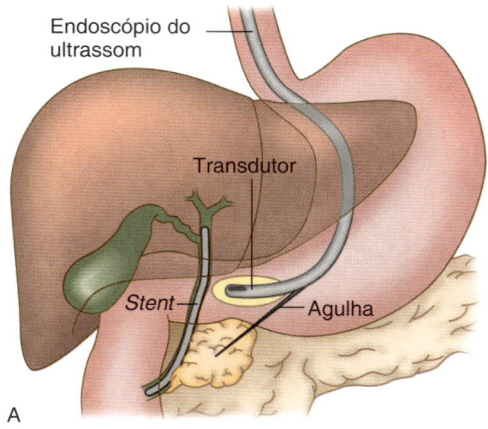 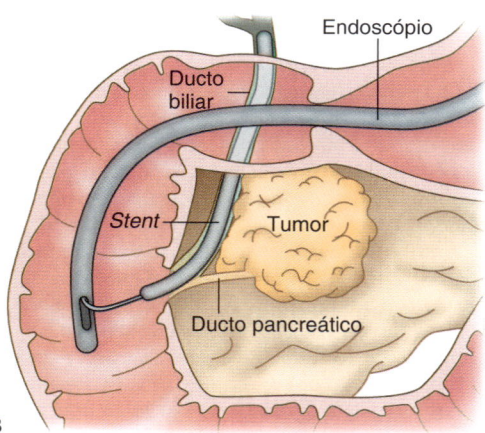

**FIGURA 125.9** Biopsia de massa pancreática guiada por ultrassonografia endoscópica (**A**) e colocação de *stent* em estenose maligna do ducto biliar com colangiopancreatografia retrógrada endoscópica (**B**). (De Brugge WR, Van Dam J: Pancreatic and biliary endoscopy. *N Engl J Med.* 1999;341:1808-1816. ©1999 Massachusetts Medical Society. Todos os direitos reservados.)

insulina resultante da cirurgia de redução do estômago (ver Capítulo 207), por exemplo, foi reproduzida pelo menos parcialmente pela colocação endoscópica de uma bainha que reveste o duodeno e evita que o alimento entre em contato com sua mucosa. A gastrectomia vertical também pode ser imitada por dispositivos de sutura endoscópica com resultados iniciais promissores. Balões intragástricos, alguns dos quais são colocados com assistência endoscópica, podem produzir perda de peso modesta.[14]

Outra área em desenvolvimento é a cirurgia endoscópica transluminal por orifício natural (NOTES), na qual o endoscopista ou cirurgião introduz um endoscópio através de um orifício natural (boca, vagina ou canal anal), atravessa a parede da víscera e acessa a cavidade peritoneal para realizar procedimentos diagnósticos e terapêuticos. Esse paradigma controverso pode ser estendido para a ressecção endoscópica e a remoção de grandes tumores, mas às vezes requer o fechamento de extravasamentos luminais reais ou potenciais. Ainda outra possibilidade é obter biopsias de espessura total do intestino para possibilitar a análise sistemática de alterações nos nervos e músculos em distúrbios de motilidade.

 **Recomendações de grau A**

A1. Yong JW, Yang LX, Ohene BE, et al. Periprocedural heparin bridging in patients receiving oral anticoagulation: a systematic review and meta-analysis. *BMC Cardiovasc Disord*. 2017;17:1-12.
A2. Patai Á, Solymosi N, Mohacsi L, et al. Indomethacin and diclofenac in the prevention of post-ERCP pancreatitis: a systematic review and meta-analysis of prospective controlled trials. *Gastrointest Endosc*. 2017;85:1144-1156.
A2b. Tomoda T, Kato H, Ueki T, et al. Combination of diclofenac and sublingual nitrates is superior to diclofenac alone in preventing pancreatitis after endoscopic retrograde cholangiopancreatography. *Gastroenterology*. 2019;156:1753-1760.
A3. Qumseya BJ, Wani S, Gendy S, et al. Disease progression in Barrett's low-grade dysplasia with radiofrequency ablation compared with surveillance: systematic review and meta-analysis. *Am J Gastroenterol*. 2017;112:849-865.
A4. Seth A, Khan MA, Nollan R, et al. Does urgent colonoscopy improve outcomes in the management of lower gastrointestinal bleeding? *Am J Med Sci*. 2017;353:298-306.
A5. Leung WK, Ho SS, Suen BY, et al. Capsule endoscopy or angiography in patients with acute overt obscure gastrointestinal bleeding: a prospective randomized study with long-term follow-up. *Am J Gastroenterol*. 2012;107:1370-1376.
A6. Halligan S, Wooldrage K, Dadswell E, et al. Computed tomographic colonography versus barium enema for diagnosis of colorectal cancer or large polyps in symptomatic patients (SIGGAR): a multicentre randomised trial. *Lancet*. 2013;381:1185-1193.

**REFERÊNCIAS BIBLIOGRÁFICAS**

*As referências bibliográficas, bem como os outros materiais suplementares deste livro, encontram-se no GEN-IO, nosso ambiente virtual de aprendizagem.*

## 126

# HEMORRAGIA DIGESTIVA

THOMAS O. KOVACS E DENNIS M. JENSEN

## HISTÓRIA

A hemorragia digestiva (GI) pode manifestar-se clinicamente como sangramento franco oriundo do tubo GI superior (esôfago, estômago e duodeno), tubo GI inferior (cólon) ou locais obscuros (geralmente no intestino delgado). Também pode ocorrer como sangramento oculto detectado por anemia ferropriva (ver Capítulo 150) ou por um resultado positivo na pesquisa de sangue oculto nas fezes (PSOF) (ver Capítulo 184).

A hemorragia digestiva é uma condição clínica comum em todo o mundo e continua sendo associada a morbidade e mortalidade significativas. A taxa de hospitalização anual decorrente de hemorragia digestiva alta (HDA) é estimada em 30 a 100 pacientes por 100.000, ou cerca de 400.000 hospitalizações/ano em decorrência de hemorragia digestiva alta não varicosa aguda nos EUA. Um relatório usando um banco de dados nacional de pacientes internados mostrou que as hospitalizações por HDA diminuíram em mais de 20% na década de 2001 a 2009. A hemorragia digestiva baixa (HDB) é menos frequente, com uma incidência de 6 a 20 por 100.000, tendo diminuído durante a última década. A incidência de HDB aumenta substancialmente com a idade (200 por 100.000 aos 80 anos), e HDB ocorre com mais frequência do que a HDA em idosos. Em geral, para pacientes hospitalizados em decorrência de hemorragia digestiva, 40% ocorrem no tubo GI superior, 25% no tubo GI inferior e 35% em um local indefinido. As taxas de mortalidade por HDA são altas, variando de 3,5 a 7% nos EUA.

## HEMORRAGIA DIGESTIVA ALTA

### MANIFESTAÇÕES CLÍNICAS

A HDA ocorre proximalmente ao ligamento de Treitz. Pacientes com HDA geralmente apresentam hematêmese (vômito com sangue ou material semelhante a borra de café) ou melena (fezes pretas alcatroadas). Em grandes séries, cerca de 50% dos pacientes apresentam hematêmese e melena, cerca de 30% apresentam apenas hematêmese e cerca de 20% apresentam apenas melena. Ocasionalmente, no entanto, hematoquezia (passagem pelo reto de sangue vermelho ou coágulos) é a única manifestação de uma úlcera hemorrágica, e cerca de 15% de todos os pacientes que apresentam hematoquezia têm HDA.[1] Úlcera péptica é a mais causa comum de HDA aguda, responsável por cerca de 40% dos casos. Outras causas comuns são varizes esofágicas e gástricas e esofagite erosiva (Figura 126.1). O sangramento de varizes, que ocorre em caso de hipertensão portal, é discutido no Capítulo 144. Outras condições, como lacerações de Mallory-Weiss (Figura 126.2; ver Capítulo 129), angiodisplasia, estômago em melancia (ectasia vascular do antro gástrico), tumores

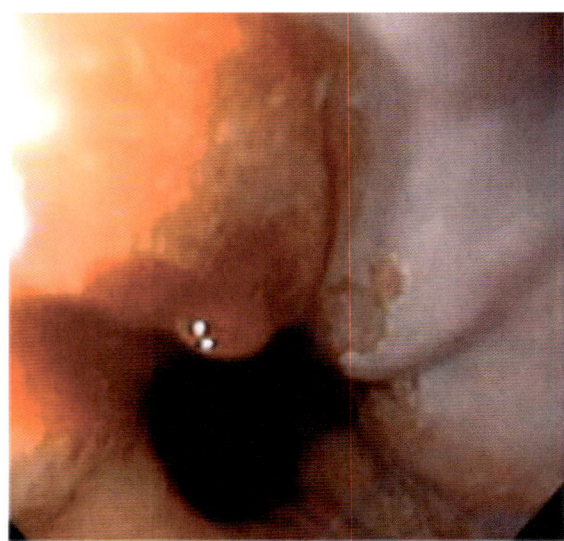
**FIGURA 126.1** Variz esofágica sangrante na junção gastresofágica. Cortesia do Dr. Pankaj Jay Pasricha.

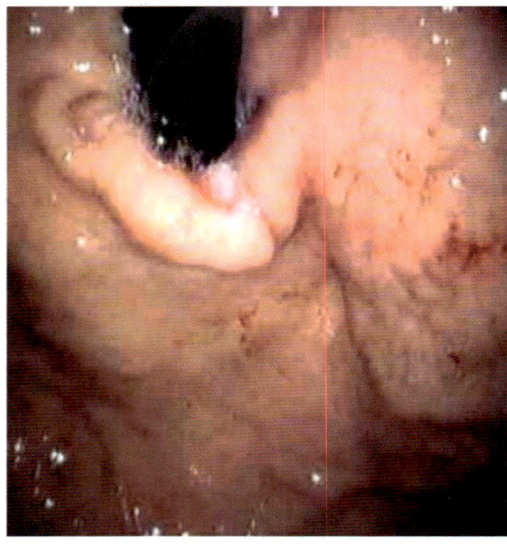
**FIGURA 126.2** Imagem endoscópica retroflexa de uma laceração de Mallory-Weiss na junção gastresofágica.

e lesão de Dieulafoy, ocorrem com menos frequência do que a úlcera péptica (Tabela 126.1). A taxa de mortalidade por sangramento não ulceroso é comparável à taxa de mortalidade da hemorragia por úlcera em pacientes de alto risco; portanto, todas as causas de HDA contribuem para a morbidade e o custo do tratamento associado a ela.

## DIAGNÓSTICO

A avaliação inicial inclui anamnese, sinais vitais, exame físico (incluindo toque retal) e lavagem nasogástrica na tentativa de localizar a fonte de melena ou hematoquezia no tubo GI superior. Perguntas que possam ajudar a determinar as possibilidades diagnósticas da fonte de sangramento devem ser feitas aos pacientes. Por exemplo, sangramento de úlcera péptica (ver Capítulo 130) deve ser suspeitado em pacientes em uso diário de ácido acetilsalicílico (AAS) ou anti-inflamatórios não esteroidais (AINE). Para pacientes com doença hepática conhecida ou suspeita, o sangramento relacionado com a hipertensão portal (como varizes ou gastropatia hipertensiva porta; ver Capítulo 144) deve ser fortemente considerado. A ingestão excessiva de álcool etílico ou o vômito devem sugerir uma laceração de Mallory-Weiss (ver Capítulo 129). Um tubo de alimentação ou um tubo nasogástrico crônico e história pregressa de doença do refluxo gastresofágico (DRGE) levantam a suspeita de esofagite erosiva grave (ver Capítulo 129).

O médico deve verificar os sinais vitais com atenção para detectar aos sinais de hipovolemia, como hipotensão, taquicardia e ortostase. A pele do paciente deve ser examinada à procura de petéquias (Figura 163.2), púrpura (Figura 410.17), aranhas vasculares e eritema palmar (Figura 137.2), e o abdome deve ser examinado para detecção de ascite (Figura 137.4), hepatomegalia ou esplenomegalia, que pode indicar hipertensão portal. Dor à palpação ou massa indicam um tumor intra-abdominal.

A colocação de rotina de um tubo nasogástrico ou orogástrico não é recomendada para pacientes com HDA.[2] Esse tubo pode, entretanto, ser potencialmente útil em pacientes selecionados para: localizar HDA em pacientes com hematoquezia, instabilidade hemodinâmica e ausência de sinais francos de HDA; ajuda a limpar o sangue gástrico para melhor visualização endoscópica; e minimizar o risco de aspiração.

Amostras de sangue periférico devem ser enviadas para exames padrão de hematologia, química, provas de função hepática e coagulação, bem como para tipagem e prova cruzada de concentrado de hemácias (ver Capítulo 167). A concentração de hemoglobina e o hematócrito não refletem de modo acurado a perda de sangue porque o equilíbrio com o líquido extravascular demora 24 a 72 horas. Uma baixa contagem de plaquetas sugere doença hepática crônica, diluição, reação medicamentosas ou um distúrbio hematológico. Na HDA, o nível de ureia geralmente aumenta mais do que o nível de creatinina em razão do aumento da absorção intestinal de ureia após a degradação das proteínas do sangue. No entanto, esse fenômeno pode ser enganoso em caso de insuficiência renal ou trânsito rápido de sangue. Uma razão normalizada internacional (RNI) elevada pode ser observada na doença hepática crônica e em pacientes que estão tomando varfarina.

| Tabela 126.1 | Causas de HDA grave em um centro de grande porte. |
|---|---|
| **DIAGNÓSTICO** | **%** |
| Úlcera péptica (gástrica ou duodenal) | 38 |
| Varizes gástricas ou esofágicas | 16 |
| Esofagite erosiva | 13 |
| Tumores no tubo GI superior | 7 |
| Angiomas no tubo GI superior* | 6 |
| Laceração de Mallory-Weiss | 4 |
| Erosões gástricas ou duodenais | 4 |
| Lesão de Dieulafoy | 2 |
| Outros† | 2 |
| Nenhuma causa GI superior encontrada‡ | 8 |

*Os angiomas no tubo GI superior incluem angiectasia única ou múltipla, estômago em melancia e telangiectasia de Osler-Weber-Rendu.
†Outras lesões foram anastomoses cirúrgicas, úlceras de Cameron, fístulas aortoentéricas e hemobilia.
‡Nenhuma causa encontrada no esôfago, no estômago ou no duodeno, mas 2% tinham locais de sangramento em boca, nariz ou faringe.

## TRATAMENTO

### Manejo agudo

Os esforços de reanimação devem ser iniciados simultaneamente com a avaliação no setor de emergência e mantidos durante a hospitalização.[2b] Cateteres intravenosos de grosso calibre (calibre 14 ou 16) são recomendados, com soro fisiológico infundido tão rápido quanto necessário para manter a estabilidade hemodinâmica.[3] A estratégia transfusional restritiva (transfusões de hemácias são prescritas apenas quando os níveis de hemoglobina são < 7 g/dℓ, com meta pós-transfusão de 7 a 9 g/dℓ) é melhor do que uma estratégia liberal para reduzir a taxa de mortalidade em 45 dias e sangramento adicional em pacientes com HDA aguda.[4] Esses resultados podem ser generalizados para pacientes com hemorragia digestiva alta não exsanguinante,[A1] mas não para pacientes hipotensos decorrente de hemorragia grave ou que tenham doença cardiovascular associada, para os quais a meta de hemoglobina de 9 a 10 g/dℓ é recomendada. As orientações gerais também são para o uso de hemoderivados conforme necessário para manter a contagem de plaquetas acima de 50.000/μℓ e a razão normalizada internacional abaixo de 2. Para evitar aspiração, que pode causar morbidade e mortalidade consideráveis, a intubação endotraqueal deve ser considerada em pacientes com hematêmese ou estado mental alterado.

### Avaliação e terapia endoscópica

A endoscopia pode identificar o local do sangramento e fornecer hemostase terapêutica na maioria dos pacientes. Pacientes com evidência de sangramento ativo (hematêmese com sangue vermelho por lavagem nasogástrica ou instabilidade hemodinâmica) devem ser submetidos a endoscopia de emergência o mais rapidamente possível (dentro de 12 horas) após a reanimação médica. Um agente procinético intravenoso (eritromicina, 250 mg ou metoclopramida, 10 mg) 30 a 60 minutos antes da endoscopia pode ajudar a mover o sangue para fora do estômago e para o intestino delgado, melhorando a visualização endoscópica.

Além da localização da fonte de sangramento, a avaliação endoscópica pode fornecer informações prognósticas e estratificar o risco de ressangramento com base na presença ou ausência de estigmas de hemorragia recente (Tabela 126.2).[5] Além dos estigmas endoscópicos, outros fatores clínicos e laboratoriais que predizem um mau prognóstico incluem idade avançada, início de sangramento no hospital, comorbidades clínicas (especialmente hepáticas, renais e doença maligna), choque, coagulopatia, sangue fresco na lavagem nasogástrica e a necessidade de múltiplas transfusões de sangue. Os sistemas de pontuação clínica, como o escore de Rockall (Tabela 126.3), usam informações clínicas e achados endoscópicos para prever resultados clínicos.

O objetivo da terapia endoscópica é interromper o sangramento agudo e reduzir o risco de sangramento recorrente. A maioria das terapias endoscópicas foi projetada para hemorragia de úlcera péptica, mas podem ser usadas para outras causas de sangramento gastrintestinal superior não varicoso, em que as artérias subjacentes são a fonte do sangramento. Os tratamentos disponíveis incluem injeção (epinefrina ou esclerosantes), coagulação térmica (com sonda multipolar/bipolar ou de aquecimento) e compressão mecânica (clipes hemostáticos). A terapia de injeção é eficaz, segura e barata, mas às vezes é inadequada para hemostasia definitiva quando usada isoladamente. Quando a injeção de epinefrina é combinada com coagulação térmica ou clipes hemostáticos, a hemostasia é alcançada em mais de 95% dos pacientes com sangramento ativo e as taxas de ressangramento são diminuídas em mais de 50%.[A2] Um dispositivo com um clipe maior sobre o endoscópio pode ser útil para o retratamento de pacientes com ressangramento após a hemostasia inicial.[6]

A terapia endoscópica é reservada para lesões com estigmas de alto risco para ressangramento (p. ex., sangramento arterial ativo, vaso visível sem sangramento ou coágulo aderente) ou estigmas de risco moderado, como exsudação, sangramento sem coágulo associado ou vaso visível sem sangramento.[7] Não é justificado para estigmas de baixo risco (úlcera de base limpa ou mancha plana pigmentada), que apresentam o menor risco de ressangramento (Figura 126.3). Algumas causas de sangramento GI superior, como erosões gástricas ou duodenais e neoplasias, geralmente não são passíveis de tratamento endoscópico e requerem tratamento clínico ou cirúrgico apropriado.

O sangramento recorrente após o tratamento endoscópico aumenta diretamente a mortalidade, eleva a necessidade de transfusão e prolonga a hospitalização. Preditores independentes de sangramento recorrente após terapia endoscópica bem-sucedida incluem: instabilidade hemodinâmica, doença comórbida, localização duodenal posterior e úlcera grande.[8] Pacientes com essas características de úlcera de alto risco podem se beneficiar de rastreamento e tratamento pós-hemostasia mais agressivos.

O uso de uma sonda endoscópica Doppler para detectar o fluxo sanguíneo sob os estigmas de uma hemorragia digestiva alta não varicosa recente fornece maneira mais objetiva de estratificar o risco de pacientes com

| Tabela 126.2 | Estigmas endoscópicos de hemorragia de úlcera recente. | | | |
|---|---|---|---|---|
| ASPECTO ENDOSCÓPICO | FREQUÊNCIA (%) | RISCO DE RESSANGRAMENTO (%) | RISCO DE RESSANGRAMENTO APÓS HEMOSTASE ENDOSCÓPICA (%)* | |
| Sangramento arterial ativo | 12 | 80 a 90 | 15 a 30 | |
| Vaso visível sem sangramento | 22 | 40 a 50 | 15 a 30 | |
| Coágulo aderente | 10 | 30 a 35 | 0 a 5 | |
| Exsudação sem outros estigmas | 14 | 10 a 20 | 0 a 5 | |
| Local plano | 10 | 5 a 10 | –† | |
| Base da úlcera limpa | 32 | 3 | –† | |

*A redução do risco de sangramento ocorre com a administração de um inibidor da bomba de prótons, após hemostasia endoscópica bem-sucedida.
†A hemostasia endoscópica não é recomendada para esses estigmas.
De Kovacs TO, Jensen DM. Endoscopic therapy for severe ulcer bleeding. *Gastrointest Endosc Clin N Am.* 2011;21:681-696.

| Tabela 126.3 | Sistema de pontuação de Rockall completo para sangramento gastrintestinal superior. | | | | |
|---|---|---|---|---|---|
| VARIÁVEL | 0 PONTO | 1 PONTO | 2 PONTOS | 3 PONTOS | |
| Idade (anos) | < 60 | 60 a 79 | > 80 | – | |
| Choque | | | | | |
| Frequência de pulso (batimentos/min) | < 100 | > 100 | – | – | |
| Pressão arterial sistólica (PAS) | > 100 | > 100 | < 100 | – | |
| Comorbidade | Nenhuma | – | Cardiopatia isquêmica, insuficiência cardíaca, outras doenças importantes | Insuficiência renal, insuficiência hepática, câncer metastático | |
| Estigmas endoscópicos de hemorragia recente | Sem estigmas ou manchas escuras na base da úlcera | – | Sangue no tubo GI superior, coágulo aderente, vaso visível, sangramento ativo | – | |
| Diagnóstico | Laceração de Mallory-Weiss ou nenhuma lesão observada | Todos os outros diagnósticos | Lesões malignas | – | |
| ESCORE PRÉ-ENDOSCOPIA | TAXA DE MORTALIDADE (%) | ESCORE PÓS-ENDOSCOPIA | TAXA DE RESSANGRAMENTO (%) | TAXA DE MORTALIDADE (%) | |
| 0 | 0,2 | 0 | 4,9 | 0 | |
| 1 | 2,4 | 1 | 3,4 | 0 | |
| 2 | 5,6 | 2 | 5,3 | 0,2 | |
| 3 | 11 | 3 | 11,2 | 2,9 | |
| 4 | 24,6 | 4 | 14,1 | 5,3 | |
| 5 | 39,6 | 5 | 24,1 | 10,8 | |
| 6 | 48,9 | 6 | 32,9 | 17,3 | |
| 7 | 50 | 7 | 43,8 | 27 | |
| – | | 8+ | 41,8 | 41,1 | |

De Rockall TA, Logan RFA, Devlin HB, Northfield TC. Risk assessment after acute upper gastrintestinal haemorrhage. *Gut.* 1996; 38:316-321.

hemorragia de úlcera, bem como um método seguro e eficaz para melhorar os resultados. A persistência de um sinal Doppler positivo após o tratamento endoscópico se correlaciona com ressangramento, e a hemostasia endoscópica guiada por sonda Doppler reduz significativamente as taxas de ressangramento em 30 dias em comparação com a hemostasia guiada visualmente padrão.[A3] Pacientes que apresentam fluxo sanguíneo arterial residual após hemostasia endoscópica apresentam taxas de ressangramento significativamente maiores do que os pacientes nos quais o fluxo sanguíneo arterial é obliterado com sucesso.

### Terapia clínica

A causa mais comum de sangramento GI superior é a úlcera péptica, e a causa mais comum de úlcera péptica em países desenvolvidos é o uso de AINE. O ácido acetilsalicílico e outros AINE devem ser descontinuados em pacientes com úlceras pépticas sangrantes, a menos que haja uma contraindicação para fazê-lo (p. ex., profilaxia secundária para acidente vascular encefálico). Os pacientes com infecção documentada por *Helicobacter pylori* devem ser tratados com uma combinação de antibióticos e um inibidor da bomba de prótons (ver Capítulo 130). Após a documentação da erradicação do *H. pylori*, o tratamento antissecretor de manutenção não é necessário, a menos que o paciente também necessite de AINE ou terapia anticoagulante.

Os inibidores da bomba de prótons (ver Tabela 129.1) são a base da terapia clínica para hemostasia e cura de lesões pépticas. A supressão de ácido pode promover a agregação plaquetária e a formação de coágulos, bem como reduzir o risco de ressangramento. Inibidores da bomba de prótons IV em altas doses (*bolus* seguido de infusão contínua [p. ex., pantoprazol, 80 mg, seguido de 8 mg/h por 72 horas]) após hemostasia endoscópica bem-sucedida reduzem as taxas de ressangramento e mortalidade em pacientes com estigmas de alto risco de hemorragia recente. Para pacientes com estigmas de alto risco, este mesmo esquema ou terapia com inibidor de bomba de prótons de alta dose intermitente pode ser igualmente eficaz.[A4] Pacientes com baixo risco ou sem estigmas podem ser tratados com um inibidor de bomba de prótons oral (p. ex., esomeprazol ou pantoprazol, 40 mg, 2 vezes/dia) e considerado para alta precoce. A terapia com inibidor da bomba de prótons pré-endoscópica não altera os desfechos clínicos, mas pode diminuir a gravidade dos estigmas de hemorragia recente e diminuir a necessidade de intervenção endoscópica. Portanto, em pacientes com suspeita de sangramento de úlcera, os inibidores da bomba de prótons administrados em *bolus* intravenoso podem ser considerados durante a espera pela endoscopia, mas esta terapia não pode substituir a endoscopia e não deve atrasá-la.

A abordagem de manejo ideal para pacientes que desenvolvem sangramento GI relacionado com úlcera péptica enquanto recebem terapia antiplaquetária ou anticoagulante é controversa, mas a reversão rápida dos tratamentos antitrombóticos é geralmente importante (ver Capítulo 76).[8b] Em pacientes que apresentam sangramento de úlcera péptica enquanto recebem tratamento com baixa dose de ácido acetilsalicílico seguido de hemostasia endoscópica bem-sucedida e terapia intravenosa com alta dose de inibidor de bomba de prótons, a incidência de sangramento de úlcera recorrente em 30 dias é duas vezes maior (10% *versus* 5%) em pacientes que continuam com baixa dose de ácido acetilsalicílico em comparação com aqueles que não continuam. No entanto, os pacientes que continuam com ácido acetilsalicílico em baixas doses têm uma taxa de mortalidade significativamente menor em comparação com o grupo de placebo, em

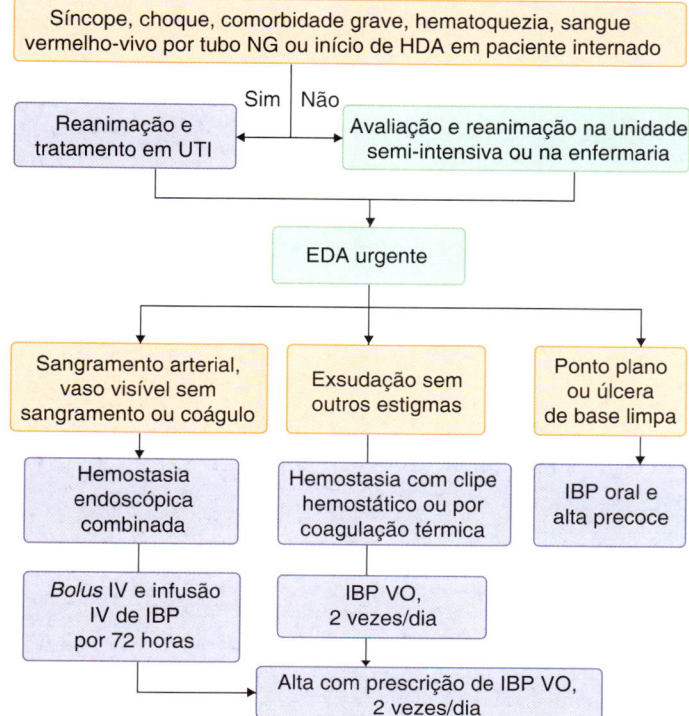

**FIGURA 126.3** Algoritmo de manejo para hemorragia digestiva superior não varicosa. IV = intravenoso; IBP = inibidor da bomba de prótons; EDA = endoscopia digestiva alta; HDA = hemorragia digestiva alta; NG = nasogástrico.

razão das taxas mais baixas de complicações cardiovasculares e cerebrovasculares. As recomendações atuais sugerem que os pacientes com hemorragia digestiva alta que precisam de profilaxia cardiovascular secundária devem retomar o tratamento com ácido acetilsalicílico em baixas doses, assim, que os riscos cardiovasculares superarem os riscos gastrintestinais, geralmente em 7 dias, enquanto continuam com os inibidores da bomba de prótons (p. ex., esomeprazol ou pantoprazol, 40 mg/dia). Pacientes com úlceras pépticas idiopáticas (não H. pylori, não AINE) devem receber terapia com inibidor da bomba de prótons a longo prazo.

## HEMORRAGIA DIGESTIVA BAIXA

### DEFINIÇÃO E EPIDEMIOLOGIA

A HDB geralmente se refere ao sangramento do cólon e do anorreto. HDB grave ocorre com uma incidência anual de 20 por 100.000 habitantes, com muito menos frequência do que a HDA. Os pacientes geralmente são mais velhos e apresentam hematoquezia indolor, geralmente sem ortostase. Se houver ortostase, deve-se considerar HDA rápida, que ocorre em 15 a 20% dos casos de hematoquezia grave. A causa mais comum de hemorragia colorretal grave é a diverticulose (ver Capítulo 133). Outras causas frequentes incluem hemorroidas internas (ver Capítulo 136), colite isquêmica (ver Capítulo 134), úlcera retal (ver Capítulo 136) e sangramento tardio de úlceras pós-polipectomia em média de 8 dias (variação de 5 horas a 17 dias) após o procedimento (Tabela 126.4). Na maioria dos pacientes, o sangramento para e não reaparece. A taxa de mortalidade geral por HDB é de 2 a 4%.

### DIAGNÓSTICO

Nos casos de hematoquezia devem ser feitos anamnese cuidadosa, exame físico e avaliação laboratorial, análogos à avaliação para HDA.[9] A anamnese ajuda no diagnóstico diferencial. História pregressa de diverticulose (ver Figuras 133.5 e 133.6) pode levantar a suspeita de um sangramento diverticular (ver Capítulo 133). Cólicas abdominais seguidas de diarreia com sangue sugerem colite isquêmica (ver Figura 134.2). Polipectomia recente aumenta a probabilidade de sangramento pós-operatório.

Após a reanimação clínica, a maioria dos pacientes precisará ser submetida à colonoscopia, embora uma retossigmoidoscopia flexível ou anoscopia seja uma alternativa muito provável quando o sangramento se origina no anorreto ou no cólon distal (Figura 126.4). A colonoscopia é fundamental para identificar uma fonte luminal de sangramento, bem como para hemostasia potencial de lesões tratáveis.[10] A colonoscopia urgente em até 12 horas após a admissão melhora o rendimento diagnóstico,[11] mas não foi comprovado que reduza a taxa de ressangramento. Para limpar o cólon adequadamente e visualizar a mucosa colônica, lavagem intestinal com 6 $\ell$ ou mais de uma solução de polietilenoglicol deve ser realizada antes do procedimento. O tratamento colonoscópico (Figura 126.4) de fontes focais de sangramento com estigmas de hemorragia usa os mesmos métodos (epinefrina e termocoagulação ou clipes hemostáticos) que para HDA.[12] Além disso, a coagulação de angiectasias e locais de biopsia com sangramento é viável durante a colonoscopia.

Se a colonoscopia não revelar a origem do sangramento, uma avaliação endoscópica alta deve ser realizada. Se ambas forem negativas, a cápsula endoscópica (ver Capítulo 125), se disponível, seria a maneira preferida de procurar uma fonte de sangramento no intestino delgado.[13] Alternativamente, se o sangramento persistir ou for muito rápido para que uma colonoscopia seja realizada, uma cintilografia com hemácias marcadas ou angiografia pode ser realizada para localizar o sangramento. A cintilografia com hemácias marcadas pode ajudar a localizar o sangramento se ele ocorrer a uma taxa de pelo menos 0,1 m$\ell$/min. A angiografia tem a vantagem de tratar a origem do sangramento com embolização do vaso sangrante. No entanto, exige sangramento mais rápida (pelo menos 0,5 m$\ell$/min). Nem as cintilografias com hemácias marcadas nem a angiografia conseguem identificar estigmas sem sangramento e geralmente não fornecem um diagnóstico etiológico.

**Tabela 126.4** Fontes colônicas mais comuns de hematoquezia grave em uma série de 486 casos (expressos como porcentagem de fontes colônicas).*

| | |
|---|---|
| Diverticulose | 32% |
| Hemorroidas internas | 13% |
| Colite isquêmica | 12% |
| Úlceras retais | 8% |
| Angiodisplasia colônica, angiectasia, angiomas ou telangiectasias por radiação | 7% |
| Colite ulcerativa, doença de Crohn, outra colite | 6% |
| Úlcera pós-polipectomia | 5% |
| Outras fontes no tubo gastrintestinal inferior | 6% |

*Causas menos comuns incluem úlceras ou suturas anastomóticas cirúrgicas, colopatia por agente anti-inflamatório não esteroide, metástases, colopatia hipertensiva portal, linfoma e endometriose.
Adaptada de Jensen DM. Management of patients with severe hematochezia–with all current evidence available. Am J Gastroenterol. 2005;100:2403-2406.

### TRATAMENTO

O manejo cirúrgico raramente é necessário para a hemostasia de HDB porque a maior parte do sangramento é autolimitada ou facilmente tratada com terapia clínica ou endoscópica.[13b] As principais indicações para cirurgia são lesões malignas (ver Capítulos 136 e 184), lesões com sangramento difuso que não respondem à terapia clínica (como isquemia; ver Capítulo 134) e hemorragia diverticular recorrente (ver Capítulo 133). Se a fonte de sangramento puder ser localizada antes da cirurgia em uma área específica do cólon, uma ressecção segmentar pode ser realizada em vez de colectomia subtotal. Em pacientes que apresentam HDB durante o uso de AAS, a continuação do AAS está associada a maior risco de HDB recorrente, mas menor risco de eventos cardiovasculares graves e morte.[14] Pacientes que apresentam hemorragia digestiva enquanto tomam medicamentos antitrombóticos para condições ateroscleróticas (p. ex., doença da artéria coronária, doença vascular periférica ou doença cerebrovascular) têm um aumento de 20 vezes na probabilidade de um novo câncer gastrintestinal[14b] e precisam da mesma avaliação agressiva de pacientes que sangram sem usar tal medicamento.

## HEMORRAGIA DIGESTIVA OCULTA E DE ORIGEM OBSCURA

### DEFINIÇÃO E EPIDEMIOLOGIA

A hemorragia digestiva de origem obscura é persistente ou recorrente, apesar da avaliação GI inicial negativa – como endoscopia digestiva alta, enteroscopia por via peroral (que chega mais adiante no intestino delgado)

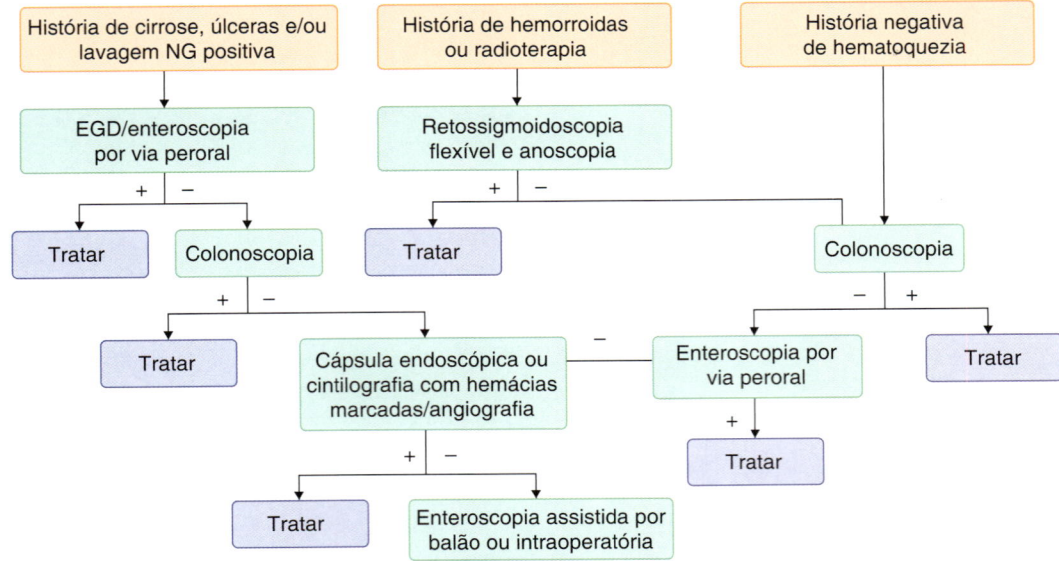

**FIGURA 126.4** Algoritmo de manejo para hematoquezia grave. EGD = esofagogastroduodenoscopia; NG = nasogástrico.

e colonoscopia, bem como avaliação radiológica do intestino delgado, como acompanhamento do intestino delgado ou enterografia por TC ou RM.[15] A hemorragia digestiva de origem obscura pode ser classificada como franca (melena, fezes de coloração marrom ou hematoquezia) ou sangramento oculto (resultado positivo da pesquisa de sangue oculto nas fezes, geralmente em caso de anemia ferropriva).

Na maioria das grandes séries de pacientes hospitalizados, 5% dos casos evidentes de hemorragia digestiva são considerados obscuros e 75% desses pacientes apresentam sangramento do intestino delgado que está fora do alcance de um endoscópio superior ou colonoscópio. Angiectasias (ver Figura 125.4) são a fonte mais comum de sangramento do intestino delgado, seguidas por úlceras e tumores (Tabela 126.5). Outras causas de sangramento GI obscuro incluem lesões que estão ao alcance de endoscópios padrão, mas que não foram reconhecidas como o local do sangramento (p. ex., uma grande hérnia hiatal com lesões conhecidas como úlceras de Cameron na endoscopia ou hemorroidas internas na colonoscopia) e lesões com sangramento intermitente como uma lesão de Dieulafoy (Figura 126.5),[16] que é um vaso submucoso aberrante sem úlcera.

A deficiência de ferro (ver Capítulo 150) tem prevalência de 2 a 5% entre homens adultos e mulheres na pós-menopausa. Pode ocorrer por perda de sangue evidente ou oculta (p. ex., lesões do tubo GI, menorragia), má absorção de ferro (doença celíaca, gastrite atrófica) e destruição de hemácias (hemólise). Deve-se suspeitar em pacientes com baixo volume corpuscular médio, baixo nível de ferritina ou baixa saturação de transferrina.

### DIAGNÓSTICO

As abordagens para hemorragia digestiva franca e oculta de origem obscura são semelhantes (Figura 126.6). No caso de sangramento franco recorrente, a endoscopia alta, a enteroscopia por via peroral e a colonoscopia devem ser repetidas, com o tipo de sangramento determinando qual procedimento endoscópico deve ser realizado primeiro. A colonoscopia com anoscopia deve ser realizada primeiro se houver hematoquezia. Se houver melena, uma enteroscopia por via peroral de intestino delgado deve ser realizada. Se o primeiro procedimento não detectar dados dignos de nota, a avaliação deve ser realizada na extremidade oposta. Se o resultado do segundo exame for negativo, a cápsula endoscópica deve ser realizada (ver Capítulo 125).[17] Se sangramento do intestino delgado for observado na cápsula endoscópica, outras tentativas de diagnosticar e tratar o sangramento devem ser realizadas com enteroscopia profunda (usando um *overtube* com balão para deslizar muito mais ao longo do intestino delgado) ou enteroscopia intraoperatória. Todos esses enteroscópios longos facilitam o diagnóstico e a hemostasia. Se a cápsula endoscópica for negativa e o sangramento rápido voltar a ocorrer, uma cintilografia com hemácias marcadas ou angiografia pode ser usada para localizar o sangramento e auxiliar na enteroscopia intraoperatória subsequente.

No caso de hemorragia digestiva oculta, a colonoscopia deve ser realizada primeiro porque a pesquisa de sangue oculto nas fezes foi projetada para rastrear o câncer colorretal (ver Capítulo 184). Endoscopia alta e enteroscopia por via peroral devem ser realizadas a seguir se a colonoscopia não encontrar alterações. Depois disso, o algoritmo é o mesmo para sangramento evidente; no entanto, se a cápsula endoscópica for negativa, os esforços devem ser concentrados em fornecer cuidados de suporte em vez de avaliação adicional.

### Anemia ferropriva

A avaliação GI da anemia ferropriva (ver Capítulo 150) é indicada para homens adultos, independentemente da idade, e para mulheres após a menopausa. A investigação GI de mulheres que ainda não atingiram a menopausa seria justificada após a exclusão de causas evidentes ou potenciais de deficiência de ferro e perda de sangue, como menorragia crônica.

| Tabela 126.5 | Pequenas lesões intestinais encontradas em 488 pacientes durante enteroscopia de duplo balão para detecção de hemorragia digestiva obscura. |
|---|---|
| **LESÃO** | **FREQUÊNCIA (VARIAÇÃO)** |
| Nenhuma | 40% (0 a 57) |
| Angiectasias | 31% (6 a 55) |
| Ulcerações | 13% (2 a 35) |
| Neoplasia maligna | 8% (3 a 26) |
| Outros | 6% (2 a 22) |

De Rajir GS, Gerson L, Das A, et al. American Gastroenterological Association (AGA) Institute technical review on obscure gastrintestinal bleeding. *Gastroenterology*. 2007;133:1697-1717.

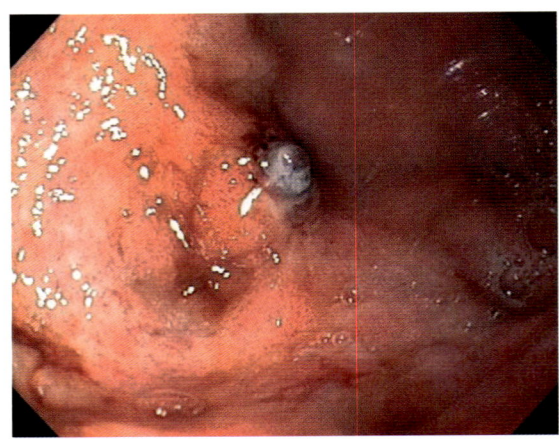

**FIGURA 126.5** Lesão de Dieulafoy.

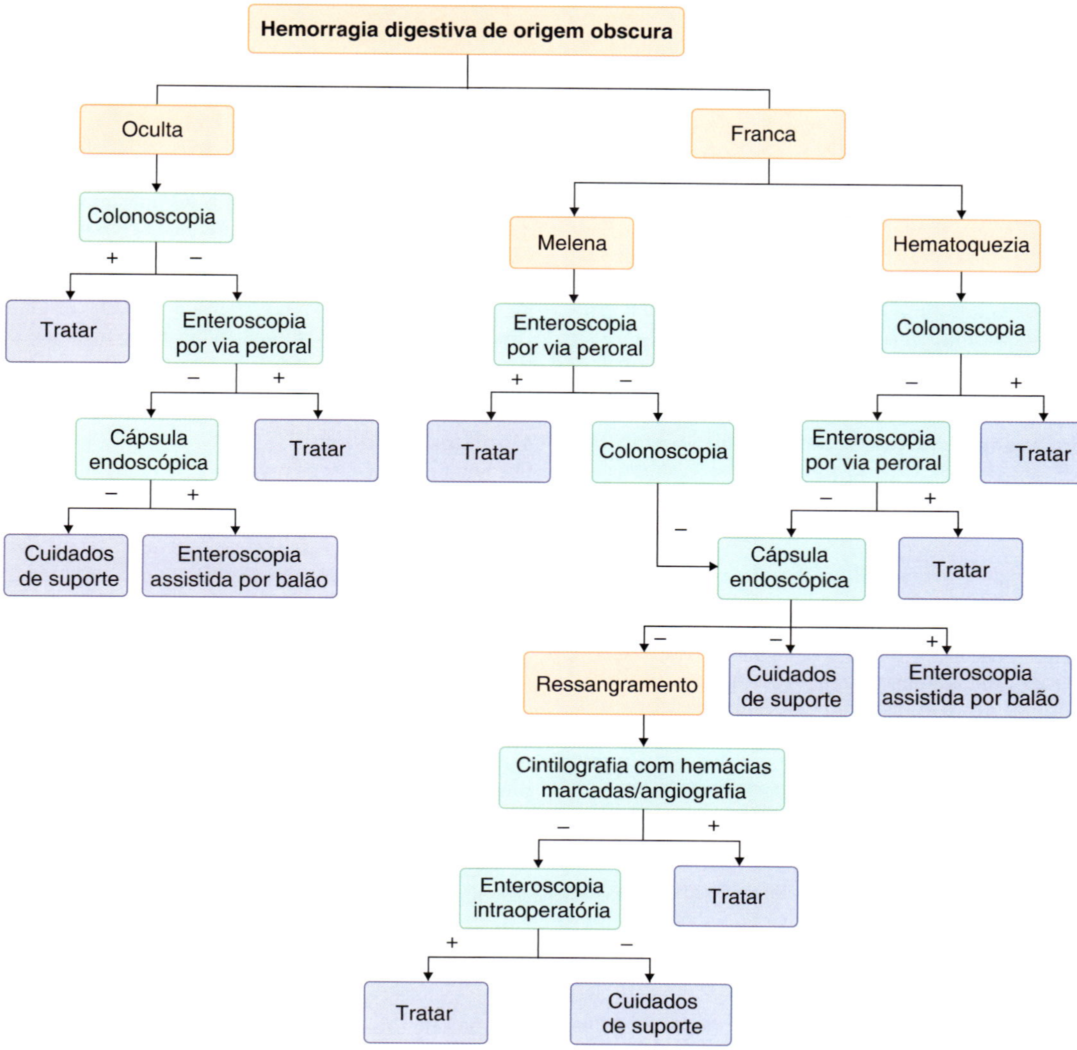

**FIGURA 126.6** Algoritmo de manejo de hemorragia digestiva de origem obscura.

A colonoscopia deve ser realizada primeiro, seguida por endoscopia alta e enteroscopia por via peroral se a colonoscopia for negativa. As amostras de biopsia duodenal devem ser coletadas para procurar evidências de doença celíaca (ver Capítulo 131). Caso não haja outras fontes potenciais de anemia ferropriva, a infecção por *H. pylori* deve ser tratada, porque diminui a absorção de ferro e pode produzir microerosões que sangram.[18] Se todos esses três procedimentos endoscópicos não forem reveladores, a cápsula endoscópica deve ser utilizada.[19] Se for negativa, a investigação das causas não GI da deficiência de ferro (ver Capítulo 150) pode ser realizada.

### Recomendações de grau A

A1. Jairath V, Kahan BC, Gray A, et al. Restrictive versus liberal blood transfusion for acute upper gastrointestinal bleeding (TRIGGER): a pragmatic, open-label, cluster randomised feasibility trial. *Lancet.* 2015;386:137-144.
A2. Vergara M, Bennett C, Calvet X, et al. Epinephrine injection versus epinephrine injection and a second endoscopic method in high-risk bleeding ulcers. *Cochrane Database Syst Rev.* 2014;10:CD005584.
A3. Jensen DM, Kovacs TOG, Ohning GV, et al. Doppler endoscopic probe monitoring of blood flow improves risk stratification and outcomes of patients with severe nonvariceal upper gastrointestinal hemorrhage. *Gastroenterology.* 2017;152:1310-1318.
A4. Sachar H, Vaidya K, Laine L. Intermittent vs continuous proton pump inhibitor therapy for high-risk bleeding ulcers: a systematic review and meta-analysis. *JAMA Intern Med.* 2014;174:1755-1762.

### REFERÊNCIAS BIBLIOGRÁFICAS

*As referências bibliográficas, bem como os outros materiais suplementares deste livro, encontram-se no GEN-IO, nosso ambiente virtual de aprendizagem.*

# 127

# DISTÚRBIOS DE MOTILIDADE GASTRINTESTINAL

MICHAEL CAMILLERI

### DEFINIÇÃO

Os distúrbios da motilidade resultam do controle deficiente do aparelho neuromuscular do tubo gastrintestinal (GI). Os sinais/sintomas associados incluem náuseas, vômitos, distensão abdominal, desconforto abdominal e constipação intestinal ou diarreia que são recorrentes ou crônicos na ausência de obstrução intestinal.

### BIOPATOLOGIA

#### Fisiologia normal

##### Controle neuroentérico

A função motora do tubo GI depende da contração das células musculares lisas e de sua integração e modulação pelos nervos entéricos e extrínsecos, bem como pelas células intersticiais de Cajal. O controle neural extrínseco da função motora GI compreende o fluxo parassimpático craniano e sacral (excitatório para o músculo não esfincteriano) e o suprimento simpático toracolombar (excitatório para os esfíncteres, inibitório para o músculo não esfincteriano). O efluxo craniano é predominantemente via nervo vago, que inerva o tubo GI desde o estômago até o cólon direito. A inervação parassimpática do cólon é promovida pelas fibras vagais que percorrem os ramos ileocolônicos da artéria mesentérica superior e o suprimento parassimpático de S2 a S4 para o cólon distal. As fibras simpáticas para o estômago e intestino delgado surgem dos níveis de T5 a T10 da coluna intermediolateral da medula espinal. A inervação simpática do cólon surge dos níveis de T11 a L3 da medula espinal. Os gânglios pré-vertebrais desempenham um papel importante na integração dos impulsos aferentes entre o intestino e o sistema nervoso central e no controle reflexo das vísceras abdominais.

O sistema nervoso entérico é independente e consiste em aproximadamente 100 milhões de neurônios organizados em plexos ganglionares. O plexo mioentérico maior ou plexo de Auerbach está situado entre as camadas musculares longitudinais e circulares da muscular externa; esse plexo contém neurônios responsáveis pela motilidade GI. A submucosa ou plexo de Meissner controla a absorção, a secreção e o fluxo sanguíneo da mucosa. O sistema nervoso entérico também é importante na função aferente visceral.

As células intersticiais de Cajal são células marca-passo espontaneamente ativas que coordenam a contração muscular e a distorção de sentido. Eles formam um sistema de marca-passo não neural predominantemente na interface das camadas musculares circulares e longitudinais do intestino, bem como nas próprias camadas musculares, e funcionam como intermediários entre o sistema nervoso entérico neurogênico e o sistema de controle miogênico. A atividade de controle elétrico espalha pelos interneurônios nos segmentos contíguos do intestino por meio da ativação neuroquímica por transmissores que podem ser excitatórios (p. ex., acetilcolina, substância P) ou inibitórios (p. ex., óxido nítrico, somatostatina).

### Motilidade gástrica e do intestino delgado

As funções motoras do estômago e do intestino delgado são caracterizadas por padrões distintos de atividade motora nos períodos de jejum e pós-prandial (e-Figura 127.1). O jejum ou período interdigestivo é caracterizado por um fenômeno motor cíclico, o complexo motor interdigestivo migratório. Em indivíduos saudáveis, um ciclo desse complexo é concluído a cada 60 a 90 minutos. O complexo tem três fases: um período de quiescência (fase I), um período de atividade de pressão intermitente (fase II) e uma frente de atividade (fase III) durante a qual o estômago e o intestino delgado contraem em frequências mais altas (3 por minuto no estômago, 12 por minuto no duodeno, 8 por minuto no íleo). Outro padrão motor típico no intestino delgado distal é o complexo migratório gigante, uma contração de força, que esvazia os resíduos do íleo para o cólon nas transferências em bolo.

Em resposta à ingestão de alimentos, o estômago proximal acomoda os alimentos por meio de uma redução vagalmente mediada do tônus, facilitando, assim, a ingestão de alimentos sem aumento da pressão. Os líquidos são esvaziados do estômago de maneira exponencial, e a taxa de esvaziamento varia com o teor calórico e a viscosidade. O tempo necessário para o esvaziamento de metade do conteúdo gástrico (T½) de líquidos não nutritivos em indivíduos saudáveis é geralmente inferior a 20 minutos. Os sólidos são retidos seletivamente no estômago, onde são submetidos à digestão ácida e péptica, bem como à "agitação" ou trituração por altas forças de cisalhamento de líquido no antro. As partículas de alimentos digeríveis são esvaziadas após seu tamanho ser reduzido por trituração para menos de 2 mm. O esvaziamento gástrico de sólidos é caracterizado por um período inicial de latência seguido por uma fase de esvaziamento linear pós-latência. A secreção de hormônios que mediam o processo motor e digestivo (p. ex., gastrina para secreção de ácido; colecistocinina para contração da vesícula biliar e secreção biliar e pancreática; e insulina, glucagon e incretinas, como o peptídio semelhante ao glucagon 1 para regulação da glicose) está integrada com a chegada de alimento ou quimo em diferentes níveis do intestino para garantir uma digestão ideal e sinalizar saciedade.

O intestino delgado transporta sólidos e líquidos aproximadamente na mesma velocidade. Como resultado da fase de latência para o transporte de sólidos do estômago, os líquidos tipicamente chegam ao cólon antes dos sólidos. O quimo move-se do íleo para o cólon de maneira intermitente em bolos impulsionados por contrações.

No período pós-prandial, o complexo motor migratório interdigestivo é substituído por um padrão irregular de amplitude e frequência variáveis. Esse padrão, que possibilita mistura, digestão e absorção, é observado nas regiões gastrintestinais em contato com os alimentos. A frequência máxima de contrações é menor do que durante a fase III do complexo motor interdigestivo, e a duração dessa atividade contrátil pós-prandial é proporcional ao número de calorias consumidas (cerca de 1 hora para cada 200 kcal ingeridas). Os segmentos do intestino delgado que não estão em contato com os alimentos continuam com padrões motores interdigestivos.

O vômito é caracterizado por uma sequência estereotípica de eventos motores, como contrações do estômago, músculos abdominais e diafragma. Essa sequência é seguida imediatamente no intestino delgado proximal por uma resposta contrátil rítmica propagada semelhante ao complexo motor em migração.

### Motilidade colônica

O cólon normal exibe contrações de curta duração (fásicas) e uma contratilidade ou tônus de fundo. As contrações fásicas não propagadas têm um papel na segmentação do cólon em haustrações, que compartimentaliza o cólon e facilita a mistura, retenção de resíduos e formação de fezes sólidas. Contrações propagadas de alta amplitude, que são caracterizadas por uma amplitude maior que 75 mmHg, propagação a uma distância de pelo menos 15 cm e uma velocidade de propagação de 0,15 a 2,2 cm/s, contribuem para os movimentos de massa no cólon. Em pessoas saudáveis, essas contrações ocorrem em média 5 ou 6 vezes/dia, na maioria das vezes no período pós-prandial e entre 6h e 14h.

O trânsito colônico é um processo descontínuo, lento na maioria das vezes e rápido em outras ocasiões. O resíduo pode ser retido por períodos prolongados no cólon direito e um movimento de massa pode levar o conteúdo ao cólon sigmoide em segundos. A alimentação estimula o movimento do conteúdo do cólon (conhecido como resposta gastrocólica). Na saúde, o tempo médio de trânsito boca-ceco é de cerca de 6 horas, e o tempo de trânsito pelo cólon direito, cólon esquerdo e cólon sigmoide é de cerca de 12 horas cada. À medida que a ingestão de fibra dietética aumenta, o tempo médio de trânsito colônico diminui, a frequência da defecação aumenta e a consistência das fezes fica mais mole. A diminuição da ingestão de calorias retarda o trânsito colônico, enquanto uma refeição (tipicamente > 500 kcal, especialmente uma refeição rica em gordura) estimula a função motora colônica e a propulsão do conteúdo colônico. A obstrução da saída das fezes em pacientes com disfunção do assoalho pélvico ou supressão voluntária da defecação frequentemente está associada ao trânsito colônico lento e diminuição da resposta motora à alimentação.

A reabsorção de líquido influencia o trânsito GI.[1] Aproximadamente 9 $\ell$ de líquido entram no intestino como resultado de ingestão e de secreções endógenas. O intestino delgado fornece cerca de 1,5 $\ell$ de líquido para o cólon, onde a maior parte é reabsorvida, deixando no máximo 200 m$\ell$ de água excretada nas fezes normais. Até 3 $\ell$ de líquido podem ser reabsorvidos pelo cólon em um período de 24 horas, a menos que a taxa de fluxo ileocolônico ou motilidade colônica supere a capacidade do cólon ou capacidade de reabsorção.

### Defecação e continência

A defecação normal demanda várias ações coordenadas dos músculos do cólon, do reto, do assoalho pélvico e esfíncter anal (Figura 127.1). O enchimento do reto até um volume de 10 m$\ell$ pode ser detectado, embora o reto possa acomodar 300 m$\ell$ antes que uma sensação de plenitude e desejo de defecar se desenvolvam. A distensão do reto resulta no relaxamento do esfíncter anal interno (reflexo inibitório retoanal) e na contração simultânea do esfíncter anal externo para manter a continência. A zona de transição anal consegue perceber a diferença entre fezes sólidas ou líquidas e gás.

## DOENÇAS DE TRÂNSITO LENTO PELO ESTÔMAGO E INTESTINO DELGADO

### BIOPATOLOGIA

Os distúrbios da motilidade GI (Tabela 127.1) resultam de distúrbios do sistema nervoso extrínseco, do sistema nervoso entérico, das células intersticiais de Cajal (ou marca-passos intestinais) ou do músculo liso. Os padrões

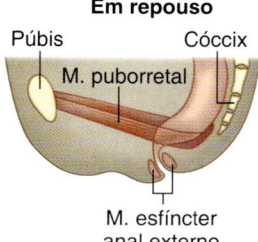
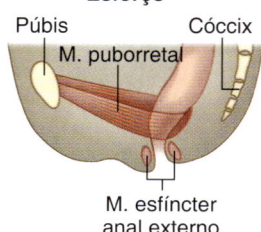

**Em repouso**
Púbis — Cóccix
M. puborretal
M. esfíncter anal externo

**A continência exige:**
Contração do puborretal
Manutenção do ângulo anorretal
Sensibilidade retal normal
Contração do esfíncter

**A**

**Esforço**
Púbis — Cóccix
M. puborretal
M. esfíncter anal externo

**A defecação exige:**
Relaxamento do M. puborretal
Retificação do ângulo anorretal
Relaxamento do esfíncter

**B**

**FIGURA 127.1** Funções do assoalho pélvico e anorretais durante a continência e a defecação. Vista sagital através da pelve nas posturas de repouso (**A**) e de esforço (**B**). As funções coordenadas do assoalho pélvico (músculo puborretal) e do esfíncter anal são essenciais para a continência e a defecação.

**Tabela 127.1** Classificação de gastroparesia e pseudo-obstrução.

| TIPO | NEUROPÁTICA | MIOPÁTICA |
|---|---|---|
| Infiltrativo | Esclerose sistêmica progressiva<br>Amiloidose | Esclerose sistêmica progressiva<br>Amiloidose<br>Lúpus eritematoso sistêmico<br>Síndrome de Ehlers-Danlos<br>Dermatomiosite |
| Familiar | Neuropatias viscerais familiares | Miopatias viscerais familiares<br>Miopatias metabólicas |
| Idiopática | Miopatia esporádica de víscera oca | Pseudo-obstrução intestinal idiopática |
| Neurológico | Porfiria<br>Intoxicação por metais pesados<br>Tumor do tronco encefálico<br>Doença de Parkinson<br>Esclerose múltipla<br>Transecção da medula espinal | Miotonia<br>Outras distrofias |
| Infeccioso | Doença de Chagas<br>Citomegalovírus<br>Vírus Norwalk<br>Vírus Epstein-Barr | |
| Induzida por fármacos | Antidepressivos tricíclicos<br>Agentes narcóticos<br>Agentes anticolinérgicos<br>Anti-hipertensivos<br>Agentes dopaminérgicos<br>Vincristina<br>Laxantes | |
| Paraneoplásica | Câncer pulmonar de pequenas células<br>Síndrome carcinoide | |
| Pós-cirúrgica | Pós-vagotomia com ou sem piloroplastia ou ressecção gástrica | |
| Endócrino | Diabetes melito<br>Hipotireoidismo ou hipertireoidismo<br>Hipoparatireoidismo | |

neuropáticos são caracterizados por amplitude normal, mas contrações descoordenadas, enquanto as miopatias são caracterizadas por contrações de baixa amplitude (média de menos de 40 mmHg no antro e menos de 10 mmHg no intestino delgado). Os distúrbios combinados ocorrem na esclerose sistêmica (ver Capítulo 251), amiloidose (ver Capítulo 179) e citopatia mitocondrial (ver Capítulo 393), que podem se manifestar inicialmente com padrões neuropáticos e posteriormente exibir características miopáticas com progressão da doença.

Defeitos genéticos que resultam em dismotilidade congênita incluem anormalidades de *RET*, o gene que codifica o receptor de tirosinoquinase, e anormalidades no sistema da endotelina B. As células da crista neural migram da crista vagal e sacral para o intestino em desenvolvimento e, com o tempo, colonizam todo o canal alimentar em desenvolvimento e seus apêndices. A endotelina B retarda a maturação das células da crista neural em migração, facilitando, assim, a colonização de todo o intestino com células nervosas. Outras anormalidades que resultam em dismotilidade congênita envolvem outros fatores de transcrição, como Sox10, que aumenta a maturação de precursores neurais, e Kit, um marcador para as células intersticiais de Cajal. Os defeitos de *RET*, endotelina B e Sox10 estão associados ao quadro fenotípico reconhecido na doença de Hirschsprung, enquanto os defeitos do *KIT* foram associados a estenose pilórica hipertrófica idiopática e megacólon congênito. As mutações do c-KIT estão associadas a tumores estromais gastrintestinais (ver Capítulo 183). Em alguns pacientes com pseudo-obstrução intestinal crônica, as mutações no *RAD21* (um gene de reparo do DNA) comprometem a capacidade de seu produto regular genes como *RUNX1* (um fator de transcrição) e *APOB* (uma lipoproteína).

### Distúrbios neuropáticos extrínsecos

Os processos neuropáticos extrínsecos incluem vagotomia, traumatismo, doença de Parkinson (ver Capítulo 381), diabetes (ver Capítulo 216), amiloidose (ver Capítulo 179) e uma síndrome paraneoplásica geralmente associada ao carcinoma de pequenas células do pulmão (ver Capítulo 182). Outro distúrbio "neuropático" comum na prática clínica resulta do efeito de medicamentos, como os agonistas alfa-2-adrenérgicos, análogos do peptídio 1 semelhante ao glucagon, opiáceos e anticolinérgicos, no controle neural.

Danos aos nervos autônomos por traumatismo, infecção, neuropatia e neurodegeneração podem levar a distúrbios motores, secretores e sensoriais, resultando mais frequentemente em constipação intestinal. Pacientes com lesão da medula espinal (ver Capítulo 371) acima do nível dos segmentos sacrais apresentam atraso no trânsito colônico proximal e distal atribuível à denervação parassimpática. Nesses pacientes, a motilidade e o tônus do cólon em jejum são normais, mas a resposta à alimentação geralmente é reduzida ou ausente. Lesões da medula espinal envolvendo os segmentos sacrais e danos aos nervos eferentes desses segmentos interrompem a integração neural da expulsão retossigmóidea e controle do esfíncter anal. Em pacientes com essas lesões, há perda da atividade contrátil do cólon esquerdo e diminuição do tônus retal e da sensibilidade retal, o que pode levar a dilatação colorretal e impactação fecal. A doença de Parkinson (ver Capítulo 381) e a esclerose múltipla (ver Capítulo 383) frequentemente estão associadas à constipação intestinal.

### Distúrbios neuropáticos entéricos e intrínsecos

Os distúrbios do sistema nervoso entérico ou das células intersticiais de Cajal geralmente são resultado de um processo infeccioso, degenerativo, imunológico ou inflamatório. A gastroparesia induzida por vírus (p. ex., rotavírus, vírus de Norwalk [ver Capítulo 356], citomegalovírus [ver Capítulo 352] ou vírus Epstein-Barr [ver Capítulo 353]) está associada à infiltração do plexo mioentérico com células inflamatórias. Na pseudo-obstrução intestinal crônica idiopática, na qual não há distúrbio do controle neural extrínseco, podem contribuir a degeneração das células intersticiais de Cajal, inflamação ou infecção por herpes-vírus.

### Distúrbios do músculo liso

Os distúrbios do músculo liso podem resultar em distúrbios significativos do esvaziamento gástrico e do trânsito pelo intestino delgado e cólon. Esses distúrbios incluem, em ordem decrescente de prevalência, esclerodermia (ver Capítulo 251), amiloidose (ver Capítulo 179), dermatomiosite (ver Capítulo 253), distrofia miotônica (ver Capítulo 393) e distúrbios musculares metabólicos (ver Capítulo 393). Os distúrbios da motilidade podem ser resultado de distúrbios metabólicos, como hipotireoidismo (ver Capítulo 213) e hiperparatireoidismo (ver Capítulo 232), mas esses pacientes apresentam mais comumente constipação intestinal. A esclerodermia pode resultar em dilatação focal ou geral, divertículos de boca larga e trânsito retardado no estômago, intestino delgado e cólon. A amplitude das contrações é reduzida e o supercrescimento bacteriano pode resultar em esteatorreia ou pneumatose intestinal. A encefalomiopatia neurogastrintestinal mitocondrial, ou miopatia visceral familiar do tipo II, é uma condição autossômica recessiva que pode se manifestar com insuficiência hepática em neonatos, convulsões ou diarreia em lactentes, e insuficiência hepática ou pseudo-obstrução intestinal crônica em adultos.

## Gastroparesia e pseudo-obstrução

### MANIFESTAÇÕES CLÍNICAS

As manifestações clínicas da gastroparesia[2] e da pseudo-obstrução intestinal crônica[3] são semelhantes e incluem náuseas, vômitos, saciedade precoce, desconforto abdominal, distensão abdominal, plenitude e anorexia. Os casos graves, que ocorrem principalmente em pacientes com distúrbios do músculo liso, podem ser acompanhados por dilatação considerável, bem como por perda de peso, com depleção das reservas de minerais e vitaminas. Diarreia e constipação intestinal indicam que o distúrbio de motilidade se estende além do estômago. O vômito pode resultar em pneumonia por aspiração (ver Capítulo 88) ou lacerações esofágicas de Mallory-Weiss (ver Capítulos 126 e 129), e os pacientes com distúrbio generalizado de motilidade podem apresentar deglutição anormal ou trânsito colônico retardado.

Histórias familiar e medicamentosa meticulosas são essenciais. A revisão dos sistemas pode revelar uma colagenose subjacente (p. ex., esclerodermia) ou distúrbios do controle neural autônomo extrínseco, como tontura ortostática, dificuldades com ereção ou ejaculação, infecções urinárias recorrentes, xerostomia, xeroftalmia, ressecamento vaginal, dificuldades com acomodação visual em luzes fortes e ausência de suor.

Ao exame físico, ruído de sucussão indica estase, tipicamente no estômago. As mãos e a boca podem revelar sinais do fenômeno de Raynaud ou esclerodermia (ver Capítulo 251). A verificação das respostas pupilares (à luz e acomodação), dos movimentos oculares externos, da pressão arterial no decúbito dorsal e na posição ortostática e de características gerais de uma neuropatia periférica consegue identificar pacientes com um distúrbio neurológico associado (p. ex., neuropatia diabética) ou com a distrofia oculogastrintestinal que tipicamente é encontrada nas citopatias mitocondriais (consultar a seção Distúrbios do músculo liso neste capítulo).

O diagnóstico diferencial inclui obstrução mecânica, distúrbios gastrintestinais funcionais, anorexia nervosa e síndrome de ruminação. A síndrome de ruminação é uma condição relativamente comum e subdiagnosticada que se manifesta com regurgitação pós-prandial precoce (0 a 30 minutos) e sem esforço de alimentos não digeridos após praticamente todas as refeições.

### DIAGNÓSTICO

Um distúrbio de motilidade do estômago ou intestino delgado deve ser suspeitado sempre que grandes volumes são aspirados do estômago, especialmente após um jejum noturno, ou quando alimentos sólidos não digeridos ou grandes volumes de líquidos são observados durante a esofagogastroduodenoscopia (EGD). No entanto, o diagnóstico exige documentação de esvaziamento gástrico retardado de uma refeição sólida digerível. O médico deve avaliar a acuidade dos sintomas e o estado de hidratação e nutrição do paciente. As metas da avaliação são determinar quais regiões do trato digestivo estão funcionando mal e se os sintomas são decorrentes de uma neuropatia ou miopatia (Figura 127.2). As principais etapas incluem o seguinte:

1. *Suspeitar e descartar a possibilidade de obstrução mecânica.* Em pacientes sintomáticos com pseudo-obstrução, as radiografias simples do abdome tipicamente mostram alças dilatadas do intestino delgado com níveis de ar-líquido associados. A obstrução mecânica deve ser excluída por endoscopia GI alta e exames de imagem do intestino delgado, incluindo trânsito de delgado, enterografia por TC e enteróclise por ressonância magnética. A endoscopia por cápsula deve ser evitada em razão do risco potencial de retenção da cápsula. Os exames com bário podem sugerir um distúrbio motor, principalmente se houver grande dilatação, diluição do bário ou alimentos sólidos retidos no estômago. Esses exames, contudo, raramente identificam a causa, exceto para esclerose sistêmica e citopatia mitocondrial, que são caracterizadas por megaduodeno, múltiplos divertículos do intestino delgado e pneumatose intestinal.

2. *Avaliar motilidade gástrica e do intestino delgado.* Depois que obstrução mecânica e diagnósticos alternativos, como doença de Crohn (ver Capítulo 132), forem excluídos, um perfil de trânsito do estômago ou do intestino delgado deve ser realizado. O exame preferido é um estudo de esvaziamento gástrico, no qual a ingestão de uma refeição sólida radiomarcada é seguida por cintilografia em 0, 1, 2, 3, 4 e 6 horas.[4] Uma alternativa é a medição do esvaziamento gástrico por um teste respiratório de isótopo estável. Se a causa do distúrbio de motilidade for evidente, como gastroparesia em um paciente com diabetes melito de longa data, geralmente é desnecessário realizar exames diagnósticos adicionais. Se a causa não for clara, a manometria gastroduodenal pelo uso de um tubo multilúmen com sensores no estômago distal e intestino delgado proximal pode diferenciar um processo neuropático (contrações de amplitude normal, mas padrões anormais de contratilidade) de um processo miopático (contrações de baixa amplitude nos segmentos acometidos, tipicamente < 10 mmHg no intestino delgado). Uma cápsula de motilidade sem fio também pode avaliar a amplitude de contração se o intestino não estiver dilatado em mais de 5 cm.

3. *Identificar a patogenia* (Tabela 127.1). Em pacientes com causas neuropáticas de origem incerta, os exames devem investigar disfunção autônoma (ver Capítulo 393), medir os autoanticorpos nucleares antineuronais do tipo 1 e outros autoanticorpos associados a síndromes paraneoplásicas e considerar a possibilidade de lesão do tronco encefálico. Em pacientes com distúrbio miopático de causa incerta, a avaliação deve considerar amiloidose (eletroforese de imunoglobulina, aspirado de gordura ou biopsia retal; ver Capítulo 179), esclerose sistêmica (topoisomerase I; ver Capítulo 251) e doença da tireoide (ver Capítulo 213). Em ambientes apropriados, a porfiria (ver Capítulo 199) e a doença de Chagas (ver Capítulo 326) podem precisar ser excluídas. Em casos refratários, o encaminhamento a um centro especializado pode resultar em testagem genética ou biopsia de espessura total do intestino delgado (e-Figura 127.2) para identificar distúrbios musculares metabólicos e citopatias mitocondriais. O diabetes melito (ver Capítulo 216) está associado a gastroparesia, pilorospasmo, pseudo-obstrução intestinal, diarreia, constipação intestinal e incontinência fecal.[5] Todas essas manifestações podem ser causadas por controle glicêmico deficiente, disfunção autônoma ou alterações na estrutura e função de as células intersticiais de Cajal e o sistema nervoso entérico. Os pacientes se tornam desnutridos e apresentam deficiências vitamínicas. A prevalência de constipação intestinal é de 22% entre pacientes diabéticos com neuropatia, mas apenas 9,2% em pacientes diabéticos sem neuropatia, uma taxa que não é significativamente diferente daquela de controles não diabéticos.

4. *Identificar complicações do distúrbio de motilidade, como crescimento bacteriano excessivo, desidratação e desnutrição.* Em pacientes que apresentam diarreia, é importante avaliar o estado nutricional e excluir o supercrescimento bacteriano por cultura de aspirados de intestino delgado ou exame respiratório de glicose-hidrogênio (ver Capítulo 131).

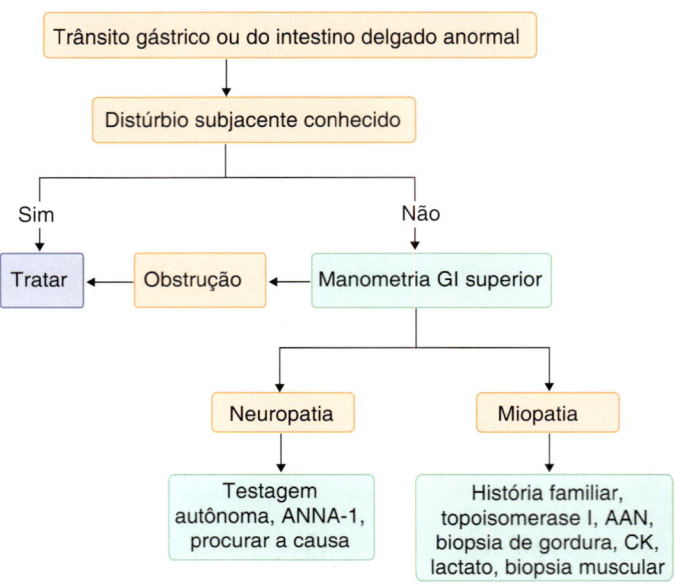

**FIGURA 127.2** O fluxograma descreve as etapas do diagnóstico de gastroparesia idiopática e pseudo-obstrução intestinal. AAN = anticorpo antinuclear; ANNA-1 = anticorpo antineuronal nuclear tipo 1; CK = creatinoquinase; GI = gastrintestinal.

O supercrescimento bacteriano é relativamente incomum em distúrbios neuropáticos, mas é encontrado com mais frequência em condições miopáticas, como esclerodermia, que estão mais frequentemente associadas a dilatação ou contrações de baixa amplitude. Uma prova terapêutica empírica com antibióticos (ver mais adiante) geralmente é usado no lugar da testagem formal.

## TRATAMENTO

Reidratação, reposição de eletrólitos e suplementação nutricional são particularmente importantes durante as exacerbações agudas da gastroparesia e pseudo-obstrução intestinal crônica.[6] As medidas nutricionais iniciais incluem suplementos com baixo teor de fibras e adição de ferro, folato, cálcio e vitaminas D, K, e $B_{12}$ nos níveis diários geralmente recomendados. Para pacientes com sintomas mais graves, pode ser necessária suplementação enteral ou parenteral. Se for previsto que a suplementação enteral possa ser necessária por mais de 3 meses, um tubo de alimentação com jejunostomia é recomendada. Esses tubos podem ser colocados com o auxílio da endoscopia. Os tubos de gastrostomia devem ser evitados em pacientes com gastroparesia, exceto para fins de ventilação. A síndrome de ruminação é tratada com abordagens comportamentais, como a respiração diafragmática no período pós-prandial inicial.

### Terapia clínica

Os medicamentos estão sendo cada vez mais usados para tratar distúrbios da motilidade neuromuscular, mas há pouca evidência de efetividade nos distúrbios miopáticos, exceto no caso raro de distrofia miotônica que acomete o estômago e para esclerose sistêmica do intestino delgado. Pequenos ensaios clínicos randomizados demonstram benefício sintomático da metoclopramida e domperidona sobre o placebo em pacientes com gastroparesia.[7] A metoclopramida é um antagonista da dopamina com propriedades procinéticas e antieméticas. Os efeitos antieméticos são decorrentes em parte das ações antagonistas anti-5-hidroxitriptamina tipo 3 ($HT_3$). A duração recomendada do tratamento com metoclopramida é de 3 meses; o uso a longo prazo pode resultar em tremor e sintomas do tipo parkinsonianos. Está disponível em comprimidos, comprimidos de desintegração oral rápida ou elixir ou como preparação parenteral e, tipicamente, é tomado por via oral 30 minutos antes das refeições e ao deitar. As doses usuais são de 5 a 10 mg, 4 vezes/dia, mas os pacientes podem apresentar efeitos colaterais (transtornos do afeto, ansiedade) em doses relativamente baixas (mesmo 30 a 40 mg/dia). A Food and Drug Administration dos EUA recomenda seu uso apenas em pacientes que não respondem a outros tratamentos e por períodos inferiores a 3 meses.

A domperidona (10 a 20 mg, 3 vezes/dia antes das refeições) é outro antagonista da dopamina aprovado em alguns países, mas não nos EUA, onde pode estar disponível por meio de um pedido de medicamento experimental para a Food and Drug Administration e o Institutional Review Board local. Sua eficácia parece semelhante à da metoclopramida, com menor incidência de sonolência e muito menor incidência de movimentos involuntários. Arritmias cardíacas induzidas por domperidona podem ocorrer em pacientes com polimorfismos genéticos específicos no gene *3A4* do citocromo P-450, que codifica a enzima que metaboliza a domperidona. Clinicamente, é importante modificar a dose se o paciente tiver insuficiência renal ou hepática ou estiver usando medicamentos que inibem a enzima 3A4 citocromo P-450 (ver Capítulo 26). Rastreamento genético não é recomendado em nenhuma diretriz.

A eritromicina, um antibiótico macrolídio que estimula os receptores da motilina em doses mais altas (250 a 500 mg) e os mecanismos colinérgicos em doses mais baixas (40 a 80 mg), promove o esvaziamento de alimentos sólidos do estômago. A eritromicina acelera o esvaziamento gástrico na gastroparesia, aumenta a amplitude das contrações antrais e melhora a coordenação antroduodenal. A eritromicina é mais efetiva quando usada IV (3 mg/kg a cada 8 horas por infusão lenta) durante as exacerbações agudas da gastroparesia. No caso da eritromicina oral, a tolerância e os efeitos colaterais gastrintestinais costumam impedir o uso por mais de 1 mês, mas às vezes a eritromicina líquida pode ser tolerada com 40 a 80 mg, 3 vezes/dia antes das refeições. Em razão da disponibilidade limitada de medicamentos aprovados pela FDA para tratamento a longo prazo, medicamentos mais antigos, como a piridostigmina (30 a 60 mg a cada 6 horas), às vezes são usados.

Octreotida (50 μg SC na hora de dormir), um análogo ciclizado da somatostatina, induz a atividade do intestino delgado que mimetiza a fase III do complexo motor de migração interdigestiva. A octreotida retarda o esvaziamento gástrico, diminui a motilidade gástrica pós-prandial e inibe o trânsito do intestino delgado. A octreotida parece ser útil no tratamento de síndromes de *dumping* associadas ao trânsito acelerado. A octreotida pode ser usada antes de dormir à noite para induzir a atividade do complexo motor em migração, para promover o deslocamentos dos resíduos para o cólon e para evitar o supercrescimento bacteriano. Se for necessário durante o dia, a octreotida geralmente é combinada com um procinético oral para "normalizar" a velocidade de esvaziamento gástrico.

Antieméticos, incluindo difenidramina (25 mg VO até 2 vezes/dia durante até 3 meses), prometazina (VO ou por supositório, 25 mg até 2 vezes/dia) e metoclopramida (5 a 10 mg VO até 3 vezes/dia durante até 3 meses), conseguem tratar náuseas e vômitos em pacientes com gastroparesia e pseudo-obstrução intestinal. Os antagonistas da serotonina $5-HT_3$ mais caros (p. ex., ondansetrona, dose de 4 ou 8 mg) ou antagonistas de $NK_1$ (p. ex., aprepitanto) não se revelaram mais benéficos do que essas alternativas menos caras nesses pacientes. A nortriptilina não é efetiva em pacientes com gastroparesia idiopática. A relamorrelina, um agonista experimental do receptor de grelina (administrado como 10 μg SC, 1 ou 2 vezes/dia) pode acelerar o esvaziamento gástrico e melhorar os sintomas de gastroparesia em pacientes diabéticos.[A1] O aprepitanto (125 mg/dia durante 4 semanas) também parece ser eficaz para gastroparesia e doenças relacionadas.[A2]

A antibioticoterapia é indicada em pacientes com supercrescimento bacteriano sintomático documentado. Embora ensaios clínicos formais não tenham sido realizados, é prática comum o uso de diferentes antibióticos por 7 a 10 dias a cada mês, na tentativa de evitar a resistência bacteriana. Os antibióticos comuns incluem doxiciclina, 100 mg, 2 vezes/dia; metronidazol, 250 mg, 3 vezes/dia; ciprofloxacino, 250 mg, 2 vezes/dia; sulfametoxazol-trimetoprima de dupla potência, dois comprimidos, 2 vezes/dia; e rifaximina, 275 mg, 2 vezes/dia. O uso de antibióticos em pacientes com diarreia e má absorção de gordura secundária ao supercrescimento bacteriano resulta em alívio sintomático significativo.

### Tratamento cirúrgico

A descompressão cirúrgica raramente é necessária em pacientes com pseudo-obstrução crônica. A jejunostomia é efetiva, contudo, no alívio da distensão abdominal e plenitude e na redução da frequência com que intubações nasogástricas e hospitalizações são necessárias para exacerbações agudas em comparação com o período antes da colocação do respirador. O acesso ao intestino delgado por enterostomia também fornece um meio de fornecer nutrientes e deve ser considerado para pacientes com sintomas intermitentes. O tratamento cirúrgico deve ser considerado sempre que o distúrbio de motilidade estiver localizado em uma porção ressecável do intestino: gastrectomia completa para pacientes com síndrome de estase cirúrgica pós-gástrica e colectomia com ileorretostomia para constipação intestinal intratável associada à pseudo-obstrução colônica crônica.

A estimulação elétrica gástrica, tratamento aprovado para uso humanitário, melhora os sintomas em alguns pacientes com gastroparesia grave, mas os dados sobre sua eficácia não são conclusivos e seu uso é restrito a alguns centros nos EUA. A injeção de toxina botulínica no piloro, seguida de cirurgia pilórica, tem sido bem-sucedida, é uma terapia promissora para casos problemáticos.[8] O transplante de intestino delgado atualmente é limitado a pacientes com insuficiência intestinal que têm doença hepática reversível induzida por nutrição parenteral total ou que apresentam sepse relacionada com o cateter potencialmente fatal ou recorrente. O transplante isolado do intestino delgado está associado a maior enxerto e sobrevida do paciente e menos complicações relacionadas com rejeição e infecção.

## DOENÇAS DE TRÂNSITO RÁPIDO NO ESTÔMAGO E NO INTESTINO DELGADO

### Síndrome de *dumping* e esvaziamento gástrico acelerado

A síndrome de dumping e esvaziamento gástrico acelerado tipicamente ocorrem após procedimentos de vagotomia troncular e drenagem gástrica (ver Capítulo 130) ou fundoplicatura para doença do refluxo gastresofágico (ver Capítulo 129). Com o uso disseminado da vagotomia altamente seletiva e o advento de fármacos efetivos para controlar a secreção de ácido, esses distúrbios estão se tornando raros. Um teor altamente calórico (geralmente carboidrato) da fase líquida da refeição evoca uma rápida resposta à insulina com hipoglicemia secundária. Esses pacientes também podem apresentar comprometimento da contratilidade antral e estase gástrica de sólidos, o que paradoxalmente pode resultar em um quadro clínico de gastroparesia (para sólidos) e esvaziamento rápido (para líquidos).

O manejo da síndrome de *dumping* e do esvaziamento gástrico acelerado enfatiza as manobras dietéticas, como evitar o consumo de líquidos com alto teor de nutrientes e possivelmente a adição de goma-guar ou pectina para retardar o esvaziamento gástrico de líquidos. Raramente, o tratamento farmacológico com octreotida, 25 a 100 μg SC antes das refeições, é necessário para retardar o trânsito intestinal e inibir as respostas hormonais que levam à hipoglicemia.

### Dismotilidade de trânsito rápido do intestino delgado

O trânsito rápido de material pelo intestino delgado pode ocorrer em caso de síndrome do intestino irritável – subtipo predominante de diarreia (ver Capítulo 128), diarreia pós-vagotomia (ver Capítulo 131), síndrome do intestino curto (ver Capítulo 131), diarreia diabética (ver Capítulo 131) e diarreia carcinoide (ver Capítulo 219). Com exceção da síndrome do intestino irritável, essas condições podem causar diarreia grave e resultar em perdas hidreletrolíticas significativas. A ressecção ou doença ileal e a má absorção idiopática de ácidos biliares representam uma incapacidade do íleo distal de reabsorver os ácidos biliares em decorrência do rápido trânsito e do tempo de contato reduzido com a mucosa ileal; essa condição pode induzir secreção colônica e diarreia secundária. O trânsito acelerado pode ser confirmado por estudos cintilográficos.

As metas terapêuticas são restaurar a hidratação e a nutrição e alentecer o trânsito do intestino delgado. As intervenções dietéticas incluem evitar bebidas hiperosmolares e substituí-las por soluções de reidratação oral iso-osmolar ou hipo-osmolar. O teor de gordura na dieta deve ser reduzido para aproximadamente 50 g/dia para evitar a liberação de gordura não absorvida para o cólon. Todas as deficiências eletrolíticas e nutricionais de cálcio, magnésio, potássio e vitaminas hidrossolúveis e lipossolúveis devem ser corrigidas. Em pacientes com menos de 1 m de intestino delgado residual, pode ser impossível manter a homeostase hidreletrolítica sem suporte parenteral. Em pacientes com um segmento residual mais longo, a nutrição oral, a farmacoterapia e os suplementos quase sempre são eficazes.

O agente opioide loperamida (4 mg, 30 minutos antes das refeições e na hora de dormir para uma dose total de 16 mg/dia) suprime a resposta motora à alimentação e melhora os sintomas, mas pode ser ineficaz ou causar efeitos colaterais (p. ex., hipotensão). A ligação aos ácidos biliares, como com colestiramina (4 g, 3 vezes/dia) ou colesevelam (1,875 g, 2 vezes/dia), é indicada para pacientes com má absorção de ácidos biliares suspeita ou comprovada. A clonidina (0,1 mg/dia como comprimido oral ou adesivo dérmico) ou um antagonista de 5-HT$_3$ (p. ex., ondansetrona, 4 a 8 mg, 3 vezes/dia) é raramente usada em associação com a loperamida. A octreotida (50 μg SC, 3 vezes/dia, 5 minutos antes das refeições) pode ser usada quando os agentes orais não são efetivos ou são mal tolerados. Antagonistas de 5-HT$_3$ (p. ex., alosetrona, 0,5 a 1 mg VO, até 2 vezes/dia) podem ser efetivos no tratamento de diarreia carcinoide e síndrome do intestino irritável com predominância de diarreia, mas devem ser reservados para pacientes com diarreia grave e não responsiva, e a dose deve ser titulada para evitar constipação intestinal.

## DISTÚRBIOS DE MOTILIDADE COLÔNICA

### Constipação intestinal

#### EPIDEMIOLOGIA

A constipação intestinal é um problema clínico comum, relatado por cerca de 20% da população, e 40% dos americanos relatam a necessidade de fazer força excessiva para defecar.[9]

#### BIOPATOLOGIA

Na constipação intestinal funcional, o trânsito é normal e não há distúrbio da defecação. Esses pacientes podem ter dor associada à constipação intestinal e há sobreposição com a síndrome do intestino irritável com predominância de constipação intestinal (ver Capítulo 128). Em pacientes com constipação intestinal de trânsito lento adquirida, não associada à dilatação colônica, o número de células intersticiais de Cajal nas diferentes camadas do cólon é reduzido em comparação com os controles.

O megarreto idiopático e o megacólon podem ser congênitos ou adquiridos; suspeita-se de um defeito do sistema nervoso entérico. No megacólon, o segmento dilatado mostra contratilidade fásica normal, mas tônus colônico diminuído, com hipertrofia do músculo liso e fibrose da mucosa muscular, músculo circular e camadas musculares longitudinais.

Defeitos adquiridos no sistema nervoso entérico podem resultar em constipação intestinal na doença de Chagas (ver Capítulo 326), que é causada pela infecção pelo *Trypanosoma cruzi* e resulta na destruição dos neurônios mioentéricos. A aganglionose adquirida também foi relatada com anticorpos antineuronais circulantes, com ou sem neoplasia associada.

#### DIAGNÓSTICO

É essencial distinguir um distúrbio da defecação, também chamado de obstrução funcional do fluxo de saída das fezes (Tabela 127.2), da constipação intestinal resultante de trânsito lento ou outras causas. Em um centro terciário, cerca de 25% dos 1.411 pacientes que apresentavam constipação intestinal tinham comprometimento da defecação e o restante tinha constipação intestinal associada a trânsito normal (também chamado de constipação intestinal funcional) ou trânsito colônico retardado (também chamado de constipação intestinal de trânsito lento). A caracterização de pacientes com constipação intestinal (Figura 127.3) depende da medição do trânsito com marcadores radiopacos ou cintilografia.

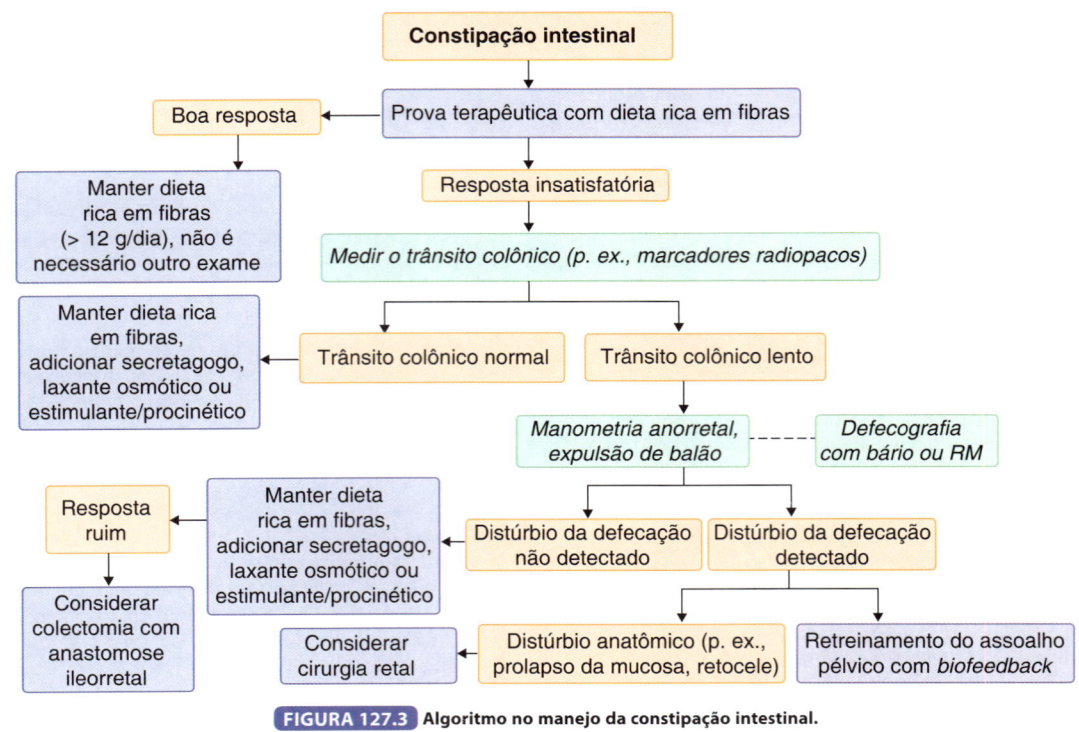

**FIGURA 127.3** Algoritmo no manejo da constipação intestinal.

| Tabela 127.2 | Indícios clínicos sugestivos de distúrbio da defecação. |
|---|---|

**ANAMNESE**

Esforço prolongado para expelir fezes
Adoção de posturas incomuns no vaso sanitário para facilitar a expulsão das fezes
Suporte do períneo ou manipulação digital do reto ou vagina para facilitar o esvaziamento retal
Incapacidade de expelir o líquido do enema
Constipação intestinal após colectomia subtotal para constipação intestinal

**TOQUE RETAL (COM O PACIENTE EM DECÚBITO LATERAL ESQUERDO)**

*Inspeção*
Ânus "projetado" para frente durante as tentativas de simular a tensão durante a defecação
A margem anal desce < 1 cm ou > 4 cm durante as tentativas de simular esforço durante a defecação
Períneo projeta-se para baixo durante o esforço e a mucosa retal prolapsa através do ânus

*Palpação*
Alto tônus do esfíncter anal em repouso impede a entrada fácil do dedo do examinador (na ausência de condição perianal dolorosa, por exemplo, fissura anal)
A pressão do esfíncter anal durante a compressão voluntária é minimamente maior do que o tônus em repouso
O períneo desce < 1 cm ou > 4 cm durante as tentativas de simular esforço durante a defecação
Há dor à palpação do músculo puborretal através da parede retal posterior
Prolapso da mucosa palpável durante o esforço
"Defeito" na parede anterior do reto, sugestivo de retocele

**MANOMETRIA ANORRETAL E EXPULSÃO DO BALÃO (COM O PACIENTE EM DECÚBITO LATERAL ESQUERDO)**

Tônus médio em repouso do esfíncter anal > 80 cmH$_2$O ou pressão de compressão > 240 cmH$_2$O
Falha de expulsão do balão apesar da adição de 200 g de peso

**RADIOGRAFIA ABDOMINOPÉLVICA**

Área de gás retal > 9 cm$^2$

## TRATAMENTO

A ingestão média diária de fibras é em torno de 12 g/dia. Em pacientes com constipação intestinal com trânsito normal, 12 a 30 g/dia são efetivos no alívio da constipação intestinal. Contudo, em pacientes com constipação intestinal de trânsito lento, constipação intestinal induzida por fármacos ou distúrbios da defecação, a suplementação de 30 g/dia de fibra não resulta em melhora da constipação intestinal. Uma segunda etapa é adicionar um laxante osmótico, como um sal de magnésio ou solução de polietilenoglicol, para aumentar a retenção de líquido no lúmen por forças osmóticas e a fluidez e facilitar o transporte aboral do conteúdo do cólon. Soluções de polietilenoglicol são usadas frequentemente como terapia de primeira linha.[10] Se essas medidas não forem suficientes, um agente procinético ou estimulante, como bisacodil (5 a 10 mg, a cada 1 a 2 dias) podem ser adicionados (Tabela 127.3).[A3]

Os medicamentos mais novos que aceleram o trânsito colônico incluem prucaloprida (1 a 2 mg/dia), que é benéfica na constipação intestinal crônica;[A4] lubiprostona (24 μg, 2 vezes/dia), um ativador do canal de cloreto; e linaclotida (72 μg, 145 μg ou 290 μg/dia) ou plecanatida (3 mg),[A5] agonistas de guanilato ciclase C que induzem a secreção de cloreto e líquido.[A6] Esses fármacos, bem como naloxegol (um antagonista opioide μ periférico em 12,5 ou 25 mg/dia),[A7] metilnaltrexona (0,15 mg/kg SC em dias alternados por 2 semanas),[A8] naldemedina (0,2 mg/dia),[A9] e a combinação de oxicodona com naloxona (este último desloca a oxicodona dos receptores μ-opioides no intestino) são efetivos em pacientes com constipação intestinal induzida por opiáceos como complicação de doença avançada ou dor não oncológica.[11]

Quando essas abordagens não funcionam, o paciente deve ser reavaliado para excluir um distúrbio da defecação. Para distúrbios da defecação, um programa de tratamento de *biofeedback* com relaxamento muscular dos esfíncteres anais e do assoalho pélvico resulta em uma taxa de cura de 70% ou mais para a constipação intestinal. A resposta a esse programa terapêutico é influenciada por comorbidades, como a coexistência de transtornos alimentares ou transtorno psicológico ou psiquiátrico.

### Tratamento cirúrgico

Em pacientes cuja constipação intestinal não esteja associada a distúrbio da defecação e não responda a terapias clínicas agressivas (como as combinações descritas anteriormente), a colectomia subtotal com ileorretostomia é efetiva no alívio da constipação intestinal. A colectomia laparoscópica com ileorretostomia atinge a mesma taxa de sucesso com menos morbidade em comparação com a colectomia aberta com ileorretostomia.

| Tabela 127.3 | Tratamentos para constipação intestinal crônica. |
|---|---|

**CONSTIPAÇÃO INTESTINAL IDIOPÁTICA**

*Agentes formadores de volume fecal*
*Psyllium* (10 g/dia), metilcelulose, policarbófilo de cálcio, dextrina de trigo

*Substâncias não absorvidas*
PEG 3350 (17 g/dia)
Lactulose (20 g/dia)
Hidróxido de magnésio (1 g/dia)

*Estimulantes*
Bisacodil (5 a 10 mg/dia)
*Senna* (8,6 mg, 2 comprimidos/dia)
Prucaloprida (1 a 2 mg/dia)

*Fármacos secretores*
Lubiprostona (24 μg, 2 vezes/dia)*
Linaclotida (72 μg, 145 μg ou 290 μg, diariamente)
Plecanatida (3 mg/dia)

**CONSTIPAÇÃO INTESTINAL INDUZIDA POR OPIOIDES**

*Antagonistas do receptor de opioides*
Naloxegol (12,5 a 25 mg/dia)
Naloxona/oxicodona (20 mg/40 mg)
Metilnaltrexona (0,15 mg/kg SC em dias alternados por 2 semanas ou 4,5 mg/dia VO)

*Também indicado para constipação intestinal induzida por opioides. PEG 3350 = polietilenoglicol-eletrólitos. (Adaptada de Wald A. Constipation: advances in diagnosis and treatment. *JAMA*. 2016;315:185-191; and Nelson AD, Camilleri M. Chronic opioid induced constipation in patients with nonmalignant pain: challenges and opportunities. *Therap Adv Gastroenterol*. 2015;8:206-220.)

### Doença de Hirschsprung

#### DEFINIÇÃO

A doença de Hirschsprung ocorre em 1 em 5.000 nascidos vivos. É caracterizada por um segmento localizado de estreitamento do cólon distal como resultado de falha no desenvolvimento local de nervos intrínsecos no plexo mioentérico.[12]

#### BIOPATOLOGIA

Uma deficiência relativa de células intersticiais *KIT*-positivas de Cajal foi relatada na doença de Hirschsprung e na pseudo-obstrução intestinal crônica. A maior maioria das formas familiares e esporádicas da doença de Hirschsprung está associada a mutações do oncogene *RET*, mas também foram relatadas mutações em *EDNRB*, *GDNF* e *EDN3*. A doença de Hirschsprung é bem caracterizada histologicamente pela ausência de células ganglionares no plexo mioentérico e submucoso e pela presença de troncos nervosos hipertrofiados no espaço normalmente ocupado pelas células ganglionares. Nas camadas musculares do cólon envolvidas com a doença de Hirschsprung, a deficiência de receptores do fator de crescimento do nervo também contribui para a disfunção. Acredita-se que o estreitamento e a falha no relaxamento no segmento aganglionar sejam consequentes à falta de neurônios contendo a enzima óxido nítrico sintase.

#### MANIFESTAÇÕES CLÍNICAS

A doença de Hirschsprung geralmente é diagnosticada no nascimento devido à ausência de eliminação de mecônio ou constatação de megacólon, embora possa ser identificada na infância como resultado de retenção fecal, constipação intestinal ou distensão abdominal. O aparecimento de sinais/sintomas ou diagnóstico após os 10 anos é raro.

#### DIAGNÓSTICO

O diagnóstico é baseado no estreitamento focal típico do cólon, na ausência do reflexo inibitório retoanal (o relaxamento da pressão do esfíncter anal em repouso durante a distensão de um balão no reto depende da preservação natural e maturação dos nervos intrínsecos no intestino distal), e uma amostra de biopsia retal profunda mostrando ausência de neurônios submucosos com troncos nervosos hipertrofiados.

## TRATAMENTO

O tratamento envolve a excisão do segmento intestinal acometido (abaixamento cólico ou *pull-through*) e anastomose do intestino normal à bainha do reto, imediatamente acima dos esfíncteres anais.

### Recomendações de grau A

A1. Camilleri M, McCallum RW, Tack J, et al. Efficacy and safety of relamorelin in diabetics with symptoms of gastroparesis: a randomized, placebo-controlled study. *Gastroenterology.* 2017;153:1240-1250.
A2. Pasricha PJ, Yates KP, Sarosiek I, et al. Aprepitant has mixed effects on nausea and reduces other symptoms in patients with gastroparesis and related disorders. *Gastroenterology.* 2018;154:65-76.
A3. Nelson AD, Camilleri M, Chirapongsathorn S, et al. Comparison of efficacy of pharmacological treatments for chronic idiopathic constipation: a systematic review and network meta-analysis. *Gut.* 2017;66:1611-1622.
A4. Shin A, Camilleri M, Kolar G, et al. Systematic review with meta-analysis: highly selective 5-HT$_4$ agonists (prucalopride, velusetrag or naronapride) in chronic constipation. *Aliment Pharmacol Ther.* 2014;39:239-253.
A5. Shah ED, Kim HM, Schoenfeld P. Efficacy and tolerability of guanylate cyclase-C agonists for irritable bowel syndrome with constipation and chronic idiopathic constipation: a systematic review and meta-analysis. *Am J Gastroenterol.* 2018;113:329-338.
A6. Miner PB Jr, Koltun WD, Wiener GJ, et al. A randomized phase III clinical trial of plecanatide, a uroguanylin analog, in patients with chronic idiopathic constipation. *Am J Gastroenterol.* 2017;112:613-621.
A7. Nee J, Zakari M, Sugarman MA, et al. Efficacy of treatments for opioid-induced constipation: a systematic review and meta-analysis. *Clin Gastroenterol Hepatol.* 2018;16:1569-1584.
A8. Mehta N, O'Connell K, Giambrone GP, et al. Efficacy of methylnaltrexone for the treatment of opioid-induced constipation: a meta-analysis and systematic review. *Postgrad Med.* 2016;128:282-289.
A9. Hale M, Wild J, Reddy J, et al. Naldemedine versus placebo for opioid-induced constipation (COMPOSE-1 and COMPOSE-2): two multicentre, phase 3, double-blind, randomised, parallel-group trials. *Lancet Gastroenterol Hepatol.* 2017;2:555-564.

## REFERÊNCIAS BIBLIOGRÁFICAS

*As referências bibliográficas, bem como os outros materiais suplementares deste livro, encontram-se no GEN-IO, nosso ambiente virtual de aprendizagem.*

# 128

# DISTÚRBIOS GASTRINTESTINAIS FUNCIONAIS: SÍNDROME DO INTESTINO IRRITÁVEL, DISPEPSIA, DOR TORÁCICA DE ORIGEM ESOFÁGICA E PIROSE

EMERAN A. MAYER

## DEFINIÇÕES

Síndrome do intestino irritável, dispepsia funcional, dor torácica funcional de origem esofágica presumida e pirose funcional são caracterizadas por sintomas crônicos e recorrentes de dor e desconforto referidos ao abdome inferior, epigástrio e abdome superior e região retroesternal, respectivamente. Elas pertencem à família de distúrbios gastrintestinais (GI) funcionais (também chamados de distúrbios do eixo cérebro-intestino) que compreendem um amplo espectro de distúrbios gastrintestinais crônicos frequentemente sobrepostos que são comuns tanto na população adulta quanto na pediátrica.[1] Como não existem biomarcadores específicos da doença, cada síndrome é classificada pelos sintomas e pela ausência de outras condições que podem ser responsáveis pelos sintomas. Apesar dos prognósticos benignos, esses distúrbios podem afetar a qualidade de vida relacionada à saúde, pelo menos, tanto quanto as doenças orgânicas. Como as terapias farmacológicas efetivas são limitadas, o manejo inclui abordagens cognitivo-comportamentais, nutricionais e de medicina alternativa (ver Capítulo 34).

## BIOPATOLOGIA

Apesar do progresso na elucidação dos fatores contribuintes, a fisiopatologia dos distúrbios GI funcionais permanece incompletamente compreendida. Um consenso crescente sugere alterações nas interações bidirecionais entre o cérebro e o intestino (eixo cérebro-intestino), com contribuições variáveis de fatores periféricos (microbiota intestinal e seus metabólitos, ativação imunológica da mucosa, motilidade, ácidos biliares) e centrais (percepção aprimorada de sinais viscerais pelo sistema nervoso central e hiper-responsividade ao estresse). A sinalização alterada do sistema nervoso para o tubo GI por meio do sistema nervoso autônomo pode modular a função esofagogastrintestinal, bem como a composição e função microbiana do intestino. Cada distúrbio GI funcional é atualmente definido por critérios sintomáticos que incluem diferentes subconjuntos de pacientes que exibem diferentes padrões de desregulação do eixo cérebro-intestino e que resultam em anormalidades variadas na motilidade GI, secreção, função imunológica ou sensibilidade visceral. Apesar dessa heterogeneidade, no entanto, todos os distúrbios GI funcionais compartilham determinadas características, incluindo maior prevalência em mulheres, maior sensibilidade ao estresse, maior percepção de sinais viscerais, a coexistência frequente de distúrbios psiquiátricos e de dor crônica e a resposta a terapias medicamentosas e não medicamentosas centralmente.

### Percepção aprimorada da dor visceral

Cerca de 30 a 70% dos pacientes com distúrbios GI funcionais têm percepção alterada de estímulos aferentes viscerais (*hipersensibilidade visceral*), em que estímulos normalmente inócuos, como contrações fisiológicas, distensão por alimento ou gás, ou estimulação química do intestino (sais biliares, moléculas de sinalização microbiana), estômago ou esôfago (ácido clorídrico, ácidos biliares), levam à sensação de dor ou desconforto. O estímulo pode ser uma atividade peristáltica espontânea ou resultar da distensão por conteúdo luminal, como alimentos ingeridos, líquidos, gases ou fezes. A hipersensibilidade visceral pode estar associada a referência aberrante de sensações viscerais para uma área corporal específica, e essa referência é frequentemente atípica quanto à localização e maior se comparada com a maioria dos indivíduos. Muitos pacientes também têm percepção exacerbada de estímulos somáticos e auditivos, compatível com alterações gerais no processamento sensorial e sistemas de modulação.

### Resposta alterada ao estresse

Respostas autônomas e neuroendócrinas anormais a estressores psicossociais são uma característica fundamental dos distúrbios GI funcionais e podem desempenhar um papel importante tanto em sua causa quanto em sua exacerbação. Por exemplo, eventos estressantes têm maior probabilidade de causar dor abdominal e mudança no padrão das fezes em pacientes com síndrome do intestino irritável em comparação com controles saudáveis, e o estresse foi correlacionado com sintomas intestinais e consulta médica. Pacientes com distúrbio GI funcional relatam mais eventos estressantes ao longo da vida do que controles saudáveis, incluindo maior frequência e gravidade dos eventos adversos iniciais.

## SÍNDROME DO INTESTINO IRRITÁVEL

### DEFINIÇÃO

A síndrome do intestino irritável é definida como dor abdominal crônica recorrente associada à defecação ou alteração do ritmo intestinal; o diagnóstico também exige que não exista doença orgânica detectável que possa explicar os sintomas[2] (Tabela 128.1). Dada sua alta prevalência na população em geral, as síndromes GI orgânicas podem coexistir com a síndrome do intestino irritável, incluindo colite ulcerativa (ver Capítulo 132), colite microscópica e colagenosa (ver Capítulo 132) e doença celíaca (ver Capítulo 131). Como resultado dessa comorbidade, alguns pacientes com colite relatam sintomas desproporcionais ao grau de inflamação da mucosa, e muitos podem continuar a ter sintomas semelhantes aos da síndrome do intestino irritável depois que sua doença inflamatória do intestino ou outros tipos de colite foram tratados com sucesso. Por exemplo, estima-se que cerca de 40% dos pacientes cuja doença de Crohn esteja em remissão e 30% dos pacientes cuja colite ulcerativa esteja em

| Tabela 128.1 | Critérios de diagnóstico de Roma para síndrome do intestino irritável. |
|---|---|

1. Dor abdominal recorrente (pelo menos 1 dia por semana, em média, nos 3 meses anteriores) com sintomas há pelo menos 6 meses e associada a 2 ou mais dos seguintes:
   Relacionado com a defecação
   Associado a alteração do ritmo intestinal
   Associado a alteração do formato (aspecto) das fezes
   Sintomas que sustentam cumulativamente o diagnóstico de síndrome do intestino irritável
   Frequência anormal de defecação: ≤ 3/semana ou > 3/dia
   Formato anormal de fezes: duras/grumosas ou pastosas/líquidas
   Esforço para defecação
   Urgência
   Sensação de defecação incompleta
   Eliminação de muco pelo reto
   Plenitude ou sensação de distensão abdominal
2. Ausência de sintomas de alarme
   Sinais/sintomas em pessoas ≥ 50 anos
   Perda de peso não intencional
   Hematoquezia ou melena
   Dor ou defecação noturna
   Anemia
   Massa abdominal palpável ou linfadenopatia
   Pesquisa de sangue oculto nas fezes positiva
   História familiar de câncer colorretal ou doença inflamatória intestinal
   Doença celíaca

remissão atendam aos critérios de diagnóstico de Roma para síndrome do intestino irritável em decorrência da dor abdominal associada a alteração do ritmo intestinal.[3]

Com base no ritmo intestinal predominante autorrelatado, a síndrome do intestino irritável é subdividida em síndrome do intestino irritável com diarreia, síndrome do intestino irritável com constipação intestinal ou síndrome do intestino irritável com ritmo intestinal misto. Outro subconjunto é a síndrome do intestino irritável pós-infeccioso, que inclui pacientes que apresentam sintomas persistentes, apesar da resolução de um episódio ou episódios de gastrenterite bacteriana. Quando os pacientes não preenchem os critérios para esses subtipos, eles são classificados como síndrome do intestino irritável não especificada.

### EPIDEMIOLOGIA

A síndrome do intestino irritável é um distúrbio comum, com prevalência mundial que varia entre 5 e 15%. Como é o caso de muitos distúrbios funcionais relacionados à dor, é mais comum em mulheres, com uma proporção de mulheres para homens em pesquisas de base populacional de 2:1 a 2,5:1. Em geral, presume-se que a síndrome do intestino irritável se apresente mais comumente entre as idades de 30 e 50 anos, mas também é comum na população pediátrica, na qual esses sintomas têm sido tradicionalmente referidos como dor abdominal recorrente.

O ônus socioeconômico da síndrome do intestino irritável é substancial, com pacientes tirando três vezes mais dias de licença médica em comparação com indivíduos sem ela; cerca de 8% dos pacientes se aposentam mais cedo em decorrência dos sintomas. Estima-se que a síndrome do intestino irritável seja responsável por cerca de 12% das consultas de cuidados primários e 19% das consultas de especialidades GI. Nos EUA, estima-se que seja responsável por 1,6 bilhão de dólares em custos diretos e 19,2 bilhões de dólares em custos indiretos anualmente.

### BIOPATOLOGIA

A síndrome do intestino irritável é o distúrbio gastrintestinal funcional mais comum e mais bem estudado. Não há um consenso sobre sua fisiopatologia, mas há uma aceitação crescente do conceito de um distúrbio das interações cérebro-intestino,[4] com anormalidades periféricas e centrais inter-relacionadas.

#### Motilidade e secreção gastrintestinais alteradas

A motilidade GI é quantitativa, mas não qualitativamente diferente em 25 a 75% dos pacientes com síndrome do intestino irritável em comparação com controles saudáveis, mas essas diferenças medidas não são suficientemente confiáveis para serem usadas como marcadores diagnósticos. Por exemplo, o trânsito colônico é acelerado em cerca de 45% dos pacientes com síndrome do intestino irritável com diarreia, e contrações de propagação de alta amplitude ocorrem com mais frequência nesses pacientes do que nos controles. Essas contrações de propagação de alta amplitude correlacionam-se com cólicas abdominais e podem ser o mecanismo subjacente a urgência, diarreia e incontinência fecal associada neste subgrupo de pacientes. Em contrapartida, o trânsito colônico retardado é observado em cerca de 25% dos pacientes com síndrome do intestino irritável com obstipação. Respostas exageradas ou prolongadas da motilidade colônica à ingestão de alimentos (resposta gastrocólica) ocorrem em aproximadamente 30% dos pacientes que relatam exacerbação da dor abdominal após a ingestão de alimentos. Os prováveis contribuintes para alterações do ritmo intestinal incluem desregulação do sistema nervoso autônomo, anormalidades na secreção e absorção de água e eletrólitos intestinais, bem como síntese e secreção alteradas de ácidos biliares.

A ativação de contrações e secreções do intestino posterior induzida por estresse agudo é mediada por vias parassimpáticas sacrais, e os pacientes com síndrome do intestino irritável têm ativação aumentada dessas vias em resposta a estressores laboratoriais graves. A suprarregulação crônica da atividade simpática e parassimpática sacral pode resultar em alterações neuroplásticas nos mecanismos-alvo periféricos no intestino, incluindo o sistema nervoso entérico.

A permeabilidade intestinal é influenciada pela espessura do muco intestinal e pela rigidez da camada epitelial. As evidências apoiam o aumento da permeabilidade intestinal em um subconjunto de pacientes com síndrome do intestino irritável, mas a relação com os sintomas não é clara. Metabólitos da microbiota intestinal, infecções GI e estresse psicológico crônico podem diminuir a função de barreira epitelial, e uma dieta pobre em fibras pode resultar em afinamento da camada de muco em indivíduos suscetíveis.

Em resposta a sinais luminais como ácidos biliares, conteúdo intestinal em movimento e produtos microbianos, a serotonina é liberada das células enterocromafins no lado basolateral do epitélio intestinal, onde estimula os nervos aferentes vagais e neurônios entéricos envolvidos na secreção e motilidade. Os ácidos graxos de cadeia curta e os ácidos biliares secundários produzidos por micróbios intestinais também podem estimular a síntese de serotonina. A liberação exagerada de serotonina das células enterocromafins após uma refeição pode contribuir para o aumento da motilidade e secreção em pacientes com síndrome do intestino irritável com diarreia.

Subgrupos de pacientes com síndrome do intestino irritável apresentam alterações na composição microbiana do intestino, incluindo diminuição de *Bifidobacterium* e *Lactobacilus*, bem como razões aumentadas de Firmicutes/Bacteroidetes. A disbiose do intestino delgado (crescimento excessivo de bactérias no intestino delgado) pode contribuir para os sintomas da síndrome do intestino irritável em alguns pacientes, especialmente em indivíduos com sintomas do tipo distensão abdominal predominante, nos quais o tratamento com antibióticos não absorvíveis reduz temporariamente os sintomas.

A síntese e a secreção alteradas de ácidos biliares podem resultar em aumento da secreção de líquidos e padrões de motilidade. Os alimentos que podem desencadear os sintomas incluem laticínios, produtos de trigo e açúcares fermentáveis.

#### Genética

A agregação familiar foi demonstrada em vários estudos de pacientes com síndrome do intestino irritável, e a herdabilidade genética dos distúrbios GI funcionais foi estimada entre 22 e 57%. Estudos de associação de genes candidatos sugerem possíveis associações com polimorfismos em genes relacionados a sistemas de sinalização no eixo cérebro-intestino, incluindo fisiologia do ácido biliar, serotonina, norepinefrina e fator de liberação de corticotropina. Fatores epigenéticos, como a influência do estresse no início da vida e metabólitos microbianos intestinais, foram identificados como uma importante influência no risco de desenvolver a síndrome do intestino irritável.

### MANIFESTAÇÕES CLÍNICAS

#### Sintomas

A maioria dos pacientes consultados por médicos de atenção primária tem sintomas leves, enquanto a maioria dos pacientes examinados por gastrenterologistas tem sintomas moderados a graves. A localização dos sintomas abdominais na síndrome do intestino irritável é muito variável, mas a dor é mais comumente referida na parte inferior do abdome. A dor, que ocorre principalmente quando o paciente está acordado, é frequentemente agravada pela emoção ou estresse, sono insatisfatório e ingestão de alimentos, mas esses fatores agravantes não podem ser evocados em todos os pacientes. Por definição, os sintomas abdominais estão relacionados com a defecação, com a maioria dos pacientes relatando pelo menos melhora temporária da defecação.

Sintomas psicológicos e diagnósticos psiquiátricos (ver Capítulo 369), como transtornos de ansiedade (p. ex., transtorno de ansiedade generalizada, transtorno do pânico e síndrome de estresse pós-traumático), depressão, somatização, hipocondria e fobias, são mais comuns em pacientes com síndrome do intestino irritável, mesmo em pacientes levemente sintomáticos. A prevalência de doenças psiquiátricas coexistentes pode ir de 40% a mais de 90% em pacientes atendidos em centros de referência terciários, mas é menor em pacientes atendidos em clínicas de atenção primária.

Pacientes com síndrome do intestino irritável têm prevalência três vezes ou mais alta de fibromialgia (ver Capítulo 258) e enxaqueca (ver Capítulo 370) em comparação com pacientes sem síndrome do intestino irritável. A síndrome do intestino irritável também coexiste frequentemente com a síndrome da fadiga crônica e 60% ou mais dos pacientes com síndrome da fadiga crônica apresentam sintomas da síndrome do intestino irritável. Cistite intersticial, prostatite crônica (ver Capítulo 120), dor pélvica crônica e distúrbios temporomandibulares também são comuns em pacientes com síndrome do intestino irritável.

Essas associações de síndrome do intestino irritável com comorbidades e outros sintomas são mais comuns em mulheres, mas todos os pacientes com síndrome do intestino irritável, em média, procuram médicos de cuidados primários para queixas não GI três vezes mais frequentemente do que indivíduos saudáveis. Pacientes com síndrome do intestino irritável também costumam apresentar queixas extraintestinais, como dispareunia, fadiga, perda de energia, disfunção erétil, polaciuria, dorsalgia e dismenorreia.

## DIAGNÓSTICO

Os critérios de Roma IV (Tabela 128.1) conseguem estabelecer o diagnóstico de síndrome do intestino irritável sem testes adicionais extensos.[5] Diagnósticos alternativos devem ser considerados se os sintomas acordarem os pacientes do sono, não estiverem relacionados com a defecação ou ingestão de alimentos, forem constantes ou não aliviados por qualquer intervenção fisiológica. A perda de peso não intencional é incomum na síndrome do intestino irritável, exceto em pacientes com depressão (ver Capítulo 369) ou transtornos alimentares (ver Capítulo 206), e exige investigação de uma causa orgânica subjacente. Outras características de alarme que aumentam a preocupação para diagnósticos alternativos graves incluem fezes com sangue, anemia e história familiar de doença inflamatória intestinal, câncer de cólon ou doença celíaca.

A revisão cuidadosa dos medicamentos e suplementos dietéticos pode revelar um agente etiológico porque os medicamentos prescritos podem causar constipação intestinal e alguns suplementos dietéticos podem levar à ingestão inadvertida de laxantes. Agentes dietéticos específicos raramente causam sintomas de intestino irritável, mas a má absorção de lactose pode ser avaliada pela anamnese ou por uma breve prova terapêutica de dieta sem lactose e a doença celíaca deve ser excluída (ver Capítulo 131). Uma breve avaliação psicossocial é útil para identificar fatores de risco para dor crônica, como eventos traumáticos no início da vida ou somatização, bem como potenciais desencadeadores de sintomas ou fatores exacerbadores, como ansiedade, depressão e estresse significativo.

Na síndrome do intestino irritável, o exame físico geralmente é normal, mas pode revelar dor à palpação do abdome, especialmente no quadrante inferior esquerdo, ou cólon sigmoide doloroso à palpação e palpável. Em pacientes com síndrome do intestino irritável com predominância de constipação intestinal e disfunção defecatória associada, o toque retal pode revelar contração paradoxal do músculo puborretal ou diminuição da descida do assoalho pélvico ao simular defecação.

### Exames complementares

Em uma pessoa saudável com menos de 50 anos e que atende aos critérios de Roma IV, a solicitação de exames complementares adicionais deve ser mínima e orientada pela apresentação individual (Figura 128.1). Ainda há controvérsias quanto ao momento de se solicitar um hemograma

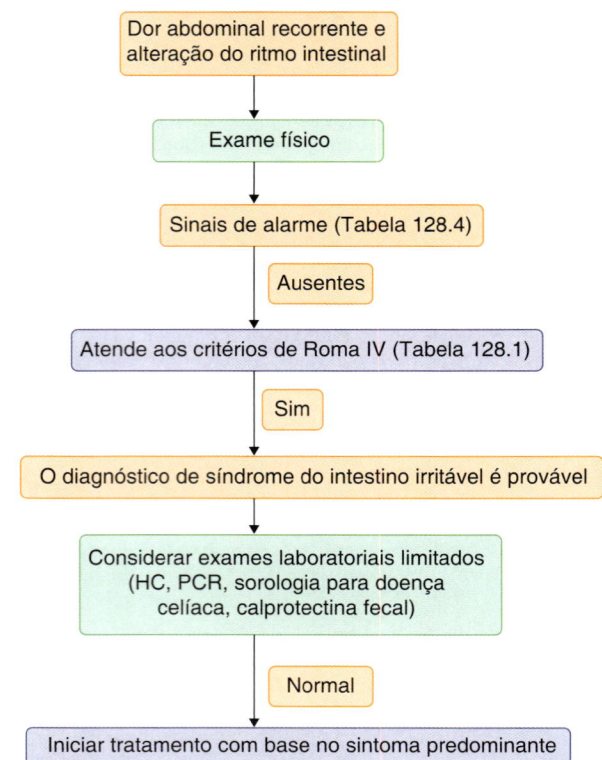

**FIGURA 128.1** Algoritmo de diagnóstico para síndrome do intestino irritável. Pacientes com síndrome do intestino irritável apresentam dor abdominal recorrente e alteração do ritmo intestinal. Inicialmente, uma anamnese detalhada deve ser obtida para avaliar os pacientes quanto a outras condições com apresentações semelhantes. O exame físico em pacientes com síndrome do intestino irritável geralmente é normal, embora alguns pacientes possam ter dor abdominal leve, geralmente localizada na parte inferior do abdome. Um exame retal deve ser realizado em pacientes com constipação intestinal crônica para investigar dissinergia do assoalho pélvico. Quando os sintomas são compatíveis com os critérios de Roma IV e não existem sinais de alerta (ver Tabela 128.4), o diagnóstico de síndrome do intestino irritável é muito provável, mas não pode ser confirmado até que outros diagnósticos sejam excluídos. O médico pode então solicitar um número limitado de exames laboratoriais para excluir outras condições que simulam a síndrome do intestino irritável. O tratamento deve ser iniciado imediatamente com base nos sintomas predominantes do paciente. HC = hemograma completo; PCR = proteína C reativa.

completo, velocidade de hemossedimentação ou provas de função tireóidea, mas não é custo-efetivo solicitar esses exames para todos os pacientes com síndrome do intestino irritável presumida.[6] Rastreamento sorológico para doença celíaca (ver Capítulo 131) deve ser realizado em pacientes com diarreia predominante ou ritmo intestinal misto, em pacientes com história familiar de doença celíaca e em pacientes que identificaram alimentos que contêm glúten como o gatilho de seus sintomas. Para pacientes com diarreia persistente, teste de depuração respiratória (ver Capítulo 131) deve ser realizado para investigar má absorção de carboidratos. As biopsias do cólon para colite colagenosa ou microscópica (ver Capítulo 131) devem ser consideradas em caso de diarreia persistente grave. Em pacientes com constipação intestinal e toque retal sugestivo de dissinergia do assoalho pélvico, a manometria anorretal deve ser recomendada. O aparecimento dos sintomas após os 50 anos e sangramento retal ou perda inesperada de peso são indicações para a colonoscopia para investigar câncer colorretal (ver Capítulo 184). Desconforto abdominal inferior que ocorre com a menstruação ou com perda de peso associada deve desencadear investigação ginecológica. Se a duração dos sintomas diarreicos for curta, vale a pena investigar giardíase (ver Capítulo 330) ou infecção por *Campylobacter* (ver Capítulo 287), mas o exame de fezes de rotina de todos os pacientes com diarreia não é indicado.

### Diagnóstico diferencial

O diagnóstico diferencial para síndrome do intestino irritável com predominância de diarreia ou ritmo intestinal misto inclui doenças inflamatórias do intestino (p. ex., doença de Crohn, colite ulcerativa, colite colagenosa ou microscópica) (ver Capítulos 131 e 132), doença celíaca (ver Capítulo 131), infecção, supercrescimento bacteriano do intestino delgado (ver Capítulo 131), síndromes de má absorção (incluindo intolerância à lactose) (ver Capítulo 131), má absorção de sais biliares (ver Capítulo 131) e insuficiência pancreática (ver Capítulo 135) ou malignidade (incluindo tumores neuroendócrinos [ver Capítulo 219] e adenocarcinoma colorretal [ver Capítulo 184]). O diagnóstico diferencial para a síndrome do intestino irritável com predominância de constipação intestinal inclui inércia colônica, manifestações GI da doença de Parkinson, pseudo-obstrução, contração paradoxal do assoalho pélvico ou obstrução da abertura inferior da pelve por causas estruturais, como prolapso retal, retocele ou doença de Hirschsprung de segmento curto.

## TRATAMENTO

### Princípios gerais
O tratamento sintomático tenta normalizar o ritmo intestinal e diminuir a dor abdominal, em parte fornecendo ao paciente uma explicação biológica plausível para seus sintomas, bem como a garantia de que os sintomas são reais e o prognóstico é benigno. Modificações dietéticas e de estilo de vida podem ser úteis e devem ser consideradas como abordagem de primeira linha. Os medicamentos específicos podem ser direcionados para o manejo de sintomas individuais, como constipação intestinal, diarreia e dor abdominal (Tabela 128.2).

### Relação médico-paciente e orientação do paciente
A relação médico-paciente é de extrema importância no tratamento da síndrome do intestino irritável e outros distúrbios GI funcionais.[7] Muitos pacientes foram informados anteriormente de que seus sintomas são "psicológicos" e tiveram suas preocupações descartadas. O médico deve ouvir e determinar a compreensão do paciente sobre a doença e preocupações relacionadas, porque os pacientes frequentemente buscam a validação do médico de que seus sintomas são reais. Em geral, pacientes com distúrbios GI funcionais procuram um médico em razão de exacerbação de seus sintomas usuais, e é importante identificar esses fatores desencadeantes, em particular vários estressores psicossociais ou, menos comumente, uma infecção gastroentérica.

Uma explicação completa dos sintomas e sua relação com as alterações no eixo cérebro-intestino deve ser fornecida ao paciente, incluindo a história natural e o prognóstico benigno da doença. Pacientes que não são devidamente informados tendem a ter mais consultas de saúde, enquanto os sintomas geralmente são reduzidos quando as informações de diagnóstico e prognóstico são explicadas. O médico deve então estabelecer metas realistas de curto e longo prazos, como métodos de adaptação aos sintomas que não são passíveis de tratamento. Os pacientes geralmente se beneficiam do envolvimento em seu tratamento, e a manutenção de um diário de sintomas é um exemplo. Além de fornecer ao paciente uma sensação de empoderamento, o diário de sintomas ajuda a identificar crenças errôneas, bem como fatores de estilo de vida ou dietéticos que podem exacerbar os sintomas; modificações no estilo de vida com base nessas informações podem fornecer alívio sintomático.

### Modificação dietética
Um grande número de pacientes com distúrbios GI funcionais, especialmente aqueles com síndrome do intestino irritável e dispepsia funcional, queixa-se de que alguns tipos de alimentos exacerbam seus sintomas. Outros reclamam que qualquer tipo de alimento, mesmo um gole de água, pode desencadear os sintomas. A sensibilidade alimentar percebida pode estar relacionada a vários fatores, como respostas de medo condicionado relacionadas com ansiedade antecipatória, ingestão de alimentos em geral, volume da refeição ou sensibilidades a determinados itens alimentares. Por exemplo, a fibra insolúvel do farelo comumente exacerba os sintomas, mas a fibra solúvel na forma de casca de *Psyllium* costuma ser benéfica.[A1] Uma dieta pobre em oligossacarídeos fermentáveis, dissacarídeos, monossacarídeos e polióis (FODMAP) consegue reduzir efetivamente os sintomas do intestino irritável em alguns pacientes,[A2] embora o uso a longo prazo dessa dieta seja impraticável e associado a efeitos negativos à saúde.[A3] Os dados preliminares sugerem que a suplementação dietética de glutamina (5 g, 3 vezes/dia durante 8 semanas) pode ajudar a restaurar a permeabilidade intestinal normal e reduzir a diarreia pós-infecciosa do intestino irritável.[A3b] Alguns pacientes com síndrome do intestino irritável relatam exacerbação dos sintomas com alimentos com alto teor de gordura, laticínios, alimentos produtores de gás, alimentos que contêm glúten, álcool etílico e cafeína. É importante informar ao paciente que não existe uma dieta universal para a melhora dos sintomas a longo prazo.[8] No entanto, uma prova terapêutica com uma dieta sem lactose ou sem glúten beneficia alguns pacientes, mesmo na ausência de intolerância evidente à lactose ou doença celíaca documentável. Se, entretanto, tais mudanças na dieta não forem efetivas na redução consistente dos sintomas, os pacientes devem retomar o consumo dos alimentos eliminados.

### Terapia medicamentosa
#### Medicamentos para anormalidades do ritmo intestinal e distensão abdominal
A terapia medicamentosa para a síndrome do intestino irritável deve ser abordada com base no sintoma predominante do paciente. Na síndrome do intestino irritável com constipação intestinal laxantes osmóticos (p. ex., polietilenoglicol ou lactulose) ou estimuladores secretores (p. ex., lubiprostona [8 mg, 2 vezes/dia] ou linaclotida [290 μg/dia])[A4] podem ser úteis. Os suplementos de fibra dietética geralmente aumentam os sintomas de gases, inchaço e flatulência e não devem ser usados como terapia de primeira linha.

No paciente com síndrome do intestino irritável com diarreia, a loperamida (geralmente 4 mg a 8 mg/dia) é geralmente efetiva na redução da urgência e da defecção incontroláveis. A eluxadolina (75 mg, 2 vezes/dia) também é eficaz, embora doses mais baixas devam ser usadas em pacientes com colecistectomia anterior.[A5] O antagonista do receptor 5-HT$_3$ alosetrona (0,5 a 1 mg VO, 2 vezes/dia) é clinicamente efetivo, mas deve ser considerado apenas para pacientes que tenham diarreia grave e que não tenham respondido a todas as outras terapias em razão de seus efeitos colaterais infrequentes, mas potencialmente graves.

Manipulação da flora intestinal com antibióticos (rifaximina 550 mg, 3 vezes/dia durante 2 semanas)[A6] é efetiva em alguns pacientes, sobretudo aqueles com sintomas de distensão abdominal e diarreia, e a administração repetida de rifaximina também se mostrou efetiva. No entanto, a rifaximina não deve ser prescrita como terapia de primeira linha ou como terapia prolongada porque seus efeitos a longo prazo no microbioma intestinal não são conhecidos. Evidências clínicas apoiam o uso de probióticos e prebióticos[A7] e de óleo de hortelã para sintomas não dolorosos, mas a taxa de resposta é baixa. Laxantes fitoterápicos, como produtos de aloé e raiz de ruibarbo, são úteis em alguns pacientes.

#### Antidepressivos e terapias psicológicas
Baixas doses de antidepressivos tricíclicos (p. ex., nortriptilina, amitriptilina ou imipramina, começando com apenas 5 mg e avançando até um máximo de 75 mg na hora de dormir, se tolerado) são frequentemente usadas para tratar a síndrome do intestino irritável com base em dados de que cerca de um paciente em cada quatro pode se beneficiar.[A8] O efeito terapêutico deve ser esperado de dias a 2 semanas após o início da terapia; se nenhum efeito benéfico for observado com 75 mg 1 vez/dia ou se houver efeitos colaterais significativos, o medicamento deve ser interrompido. A amitriptilina pode ser mais útil em pacientes com dor abdominal proeminente e sintomas diarreicos e em pacientes com transtornos de sono, mas outros tricíclicos devem ser tentados se houver efeitos colaterais.

Para maximizar a adesão e reduzir os efeitos colaterais, o paciente deve ser informado sobre a base racional da escolha do tratamento (ou seja, a meta é o tratamento da dor e não dos sintomas psiquiátricos) e informado sobre o risco muito menor de efeitos colaterais na faixa de dose baixa em comparação com as doses plenas da medicação.

Se a terapia for direcionada para a depressão comórbida ou para os transtornos de ansiedade concomitantes, um inibidor seletivo da recaptação da serotonina (ISRS) deve ser tentado. Em tais pacientes, uma combinação de um antidepressivo tricíclico dose com uma dose terapêutica completa de um ISRS (Tabela 128.2) ou o uso de um inibidor não seletivo da recaptação de serotonina (INSRS), como duloxetina, milnacipram ou venlafaxina deve ser considerado.[9] A terapia cognitivo-comportamental, que envolve relaxamento, mudança de crenças e autocuidado, pode reduzir os sintomas gastrintestinais em pelo menos 50% dos pacientes. Novas formas de administração de terapia cognitivo-comportamental, como terapia de contato mínimo ou terapia assistida pela internet, com ou sem terapia medicamentosa adicional, são abordagens custo-efetivas quando disponíveis. Vários estudos controlados sustentam a eficácia da hipnoterapia.

### PROGNÓSTICO
A história natural da síndrome do intestino irritável consiste em períodos de exacerbação seguidos por períodos de remissão, mas cerca de 50% dos pacientes tornam-se assintomáticos. Pacientes com transtornos psiquiátricos coexistentes têm menor probabilidade de resolução dos sintomas do intestino irritável.

## DISPEPSIA FUNCIONAL
Como acontece com outras doenças GI funcionais, o diagnóstico de dispepsia funcional é baseado em sintomas GI superiores específicos (Tabela 128.3 e e-Tabela 128.1) na ausência de doença orgânica. Os sintomas podem incluir dor epigástrica, queimação epigástrica, plenitude pós-prandial e saciedade precoce. Também podem ocorrer distensão

### Tabela 128.2 — Medicamentos usados no tratamento de síndrome do intestino irritável (SII).*

| SINAIS/SINTOMAS E MEDICAMENTOS | DOSE INICIAL | DOSE-ALVO | EFEITOS COLATERAIS COMUNS OU GRAVES | GRAU DE EVIDÊNCIA Para o sintoma | GRAU DE EVIDÊNCIA Para SII | APROVADO PELA FDA Para o sintoma | APROVADO PELA FDA Para SII |
|---|---|---|---|---|---|---|---|
| **CONSTIPAÇÃO INTESTINAL** | | | | | | | |
| *Laxantes‡ e estimuladores de secreção ‖* | | | | | | | |
| Polietilenoglicol 3350 | 17.000 mg/dia | 70.000 mg/dia | Diarreia, plenitude, cólicas | +++ | – | | |
| Lactulose | 10.000 a 20.000 mg/dia | 20.000 a 40.000 mg/dia | Diarreia, plenitude, cólicas | +++ | – | | |
| Lubiprostona | | 8 µg, 2 vezes/dia | Náuseas, diarreia, cefaleia, dor e desconforto abdominal | +++ | ++ | Sim§ | Sim |
| Linaclotida | | 145.000 mg/dia | Diarreia, dor abdominal, flatulência | +++ | +++ | Sim | Sim |
| **DIARREIA** | | | | | | | |
| Eluxadolina | | 75 a 100 mg, 2 vezes/dia | Constipação intestinal, disfunção do esfíncter de Oddi, pancreatite | ++ | + | Sim | Sim |
| Loperamida | 2 mg | | Constipação intestinal | +++ | | Sim | |
| Alosetrona | 0,5 a 1,0 mg, 2 vezes/dia | | Constipação intestinal, colite isquêmica (raro) | – | +++ | Não | Sim¶ |
| **PLENITUDE** | | | | | | | |
| *Antibióticos* | | | | | | | |
| Rifaximina | | 550 mg, 3 vezes/dia durante 14 dias | Dor abdominal, diarreia, paladar ruim | + | ++ | Não | Sim |
| *Antiespasmódicos* | | | | | | | |
| Óleo de menta | | 1 a 2 cápsulas, 3 vezes/dia | Pirose, náuseas, vômitos | + | + | Não | Não |
| *Probióticos** * | | | | | | | |
| *Bifidobacterium infantis* 35624 | | 1 cápsula/dia | Nenhum | + | + | Não | Não |
| Activia® | | 1 potinho, 2 vezes/dia | | | | | |
| **DOR** | | | | | | | |
| *Antidepressivos tricíclicos††* | | | Xerostomia, tontura, ganho de peso | | | | |
| Amitriptilina | 10 mg na hora de dormir | 10 a 75 mg na hora de dormir | | ++ | + | Não | Não |
| Desipramina | 10 mg na hora de dormir | 10 a 75 mg na hora de dormir | | ++ | + | Não | Não |
| *Inibidores seletivos de recaptação de serotonina‡‡* | | | Disfunção sexual, cefaleia, náuseas, sedação, insônia, tontura, sudorese, sintomas de abstinência | | | | |
| Paroxetina | | 10 a 60 mg/dia | | – | + | Não | Não |
| Citalopram | | 5 a 20 mg/dia | | + | + | Não | Não |
| Fluoxetina | | 20 a 40 mg/dia | | + | – | Não | Não |
| *Inibidores não seletivos de recaptação§§* | | | Náuseas, xerostomia, cefaleia, tontura | | | | |
| Duloxetina | 30 mg/dia | 60 mg/dia | | ++ | – | Sim | Não |

*Esta lista não é completa, mas inclui os principais medicamentos para os quais há evidências de ensaios clínicos bem planejados de efetividade para sintomas globais da síndrome do intestino irritável ou para sintomas individuais (p. ex., constipação intestinal, diarreia ou dor e desconforto abdominal). Na coluna sobre evidências: +: denota algumas evidências de pelo menos um ensaio clínico controlado; ++: evidências moderadas de vários estudos controlados ou de metanálise de tais estudos; +++: fortes evidências de ensaios clínicos bem planejados e controlados; –: nenhuma evidência. FDA = Food and Drug Administration dos EUA.
‡Uma ampla gama de laxantes osmóticos e irritantes, incluindo produtos contendo fibra dietética, são de venda livre.
§Lubiprostona é aprovada pela FDA para o tratamento de constipação intestinal crônica (24 µg, 2 vezes/dia) e constipação intestinal da síndrome do intestino irritável (8 µg, 2 vezes/dia) em mulheres ≥ 18 anos.
‖A linaclotida é aprovada pela FDA para o tratamento de constipação intestinal crônica (145 µg/dia) e síndrome do intestino irritável com obstipação (290 µg/dia).
¶O uso de alosetrona é restrito a mulheres com síndrome do intestino irritável com diarreia grave que não respondem a outros medicamentos em razão dos efeitos colaterais.
A rifaximina é aprovada pela FDA para a diarreia da síndrome do intestino irritável na dose de 550 mg, 3 vezes/dia durante 14 dias. Os pacientes que apresentam recorrência podem ser tratados novamente até duas vezes mais com o mesmo esquema.
**Muitos probióticos estão disponíveis sem exigência de prescrição e não estão listados. Align™ é um probiótico para o qual um efeito benéfico para os sintomas da síndrome do intestino irritável foi demonstrado em um estudo controlado de alta qualidade, randomizado.
††Uma ampla gama de antidepressivos tricíclicos com vários efeitos colaterais e perfis de efeitos colaterais estão disponíveis. Dois antidepressivos tricíclicos comumente prescritos são listados.
‡‡Muitos inibidores seletivos da recaptação da serotonina estão disponíveis. Apenas aqueles que foram avaliados em estudos randomizados para a síndrome do intestino irritável são listados.
§§Vários inibidores não seletivos da recaptação estão disponíveis, incluindo venlaxafina, desvenlaxafina e levomilnaciprano. No entanto, nenhum deles foi avaliado em estudos randomizados para a síndrome do intestino irritável.

abdominal e náuseas, mas são menos específicos e não são considerados sintomas cardinais de dispepsia funcional. Os sintomas sobrepõem-se às manifestações atípicas da doença do refluxo gastresofágico (DRGE; ver Capítulo 129), e estudos mais antigos de dispepsia funcional podem ter incluído inadvertidamente pacientes com sintomas atípicos da DRGE.

De acordo com os critérios de Roma IV, a dispepsia funcional compreende duas síndromes distintas, que podem se sobrepor na prática clínica. A maioria dos pacientes é categorizada como portadora da síndrome de desconforto pós-prandial, que é definida como saciedade pós-prandial incômoda e saciedade precoce, sempre relacionada com a refeição. Uma síndrome de dispepsia funcional menos comum é a síndrome da dor epigástrica, que é definida como dor epigástrica recorrente e queimação epigástrica. A síndrome da dor epigástrica pode ser dividida em síndrome de desconforto pós-prandial relacionada com as refeições e síndrome

| Tabela 128.3 | Critérios de diagnóstico de Roma IV para dispepsia funcional.* |
|---|---|

1. Um ou mais dos seguintes sintomas incômodos:
   Plenitude pós-prandial
   Saciedade precoce
   Dor epigástrica
   Queimação epigástrica
   e
2. Nenhuma evidência de doença estrutural (como na endoscopia digestiva alta) que tenha probabilidade de explicar os sintomas.

*Os critérios devem ser cumpridos nos últimos 3 meses com início dos sintomas pelo menos 6 meses antes do diagnóstico.

da dor epigástrica não relacionada com as refeições (Tabela e-128.1). É digno de nota que a dispepsia é um sintoma abdominal que deve ser diferenciado da pirose (ver mais adiante), que é sentida no tórax e é atribuível ao esôfago. A utilidade clínica desses subgrupos é motivo de controvérsia porque essas duas entidades frequentemente se sobrepõem no mesmo paciente. Além disso, a correlação da fisiopatologia com padrões de sintomas distintos não foi confirmada.

### EPIDEMIOLOGIA

A dispepsia funcional é um distúrbio comum, com prevalência estimada de 3 a 10% com base nos critérios de Roma IV e até 40% quando critérios menos restritivos são usados. Os dados sugerem que menos de 15% dos pacientes com dispepsia funcional realmente recebem o diagnóstico correto. Por exemplo, muitos pacientes são rotulados com outros distúrbios gastrintestinais, como DRGE, embora não respondam à terapia de supressão de ácido. O ônus socioeconômico da dispepsia funcional é substancial; pacientes com dispepsia funcional tiram três vezes mais licenças médicas do que pacientes com úlceras duodenais. No Reino Unido, estima-se que 2 a 5% das consultas de atenção primária e mais de 10% dos gastos com medicamentos da atenção primária estejam relacionados com a dispepsia funcional. Aproximadamente 1 de 2 indivíduos com dispepsia funcional procura atendimento médico para sintomas em algum momento de sua vida. Nos EUA, os custos do diagnóstico, do tratamento e do absenteísmo ao trabalho relacionados com dispepsia funcional foram estimados em 18,4 bilhões de dólares por ano.

Dor ou desconforto na parte superior do abdome geralmente provém do tubo GI superior, mas a *dispepsia* na verdade pode estar relacionada com distúrbios intestinais. Um terço dos pacientes com dispepsia funcional apresenta sinais/sintomas concomitantes de síndrome do intestino irritável e aproximadamente 40% dos pacientes com síndrome do intestino irritável também relatam sintomas de dispepsia funcional, sugerindo mecanismos fisiopatológicos compartilhados. Além disso, as transições entre as duas síndromes no mesmo paciente ao longo do tempo são comuns. Essa transição de pacientes entre diferentes categorias diagnósticas coloca em questão o conceito de que essas entidades baseadas em sintomas são realmente síndromes fisiopatológicas distintas. Em comparação com pacientes com doença GI orgânica sem risco à vida, os pacientes com dispepsia funcional apresentam maior ansiedade, mas não escores de depressão ou neuroticismo.

### BIOPATOLOGIA

A biopatologia da dispepsia funcional não é totalmente compreendida, mas mecanismos centrais e periféricos já foram propostos. Embora a percepção aumentada dos estímulos gástricos fisiológicos possa ser um mecanismo central-chave, os papéis do ácido gástrico, infecções agudas e crônicas da mucosa gástrica e dismotilidade gastroduodenal ainda precisam ser determinados. As tentativas de classificar os subtipos de dispepsia funcional com base nas anormalidades fisiopatológicas ou nos sintomas predominantes não tiveram sucesso até o momento.

É mais provável que pacientes com altos níveis de ansiedade recebam o diagnóstico de dispepsia funcional, enquanto a depressão não é um fator de risco. Tal como acontece com os pacientes com síndrome do intestino irritável, a hipersensibilidade visceral é comum na dispepsia funcional, e os pacientes frequentemente relatam dor e desconforto em volumes mais baixos de distensão gástrica do que indivíduos saudáveis do controle ou pacientes com dispepsia decorrente de causas orgânicas. Sensibilidade química à capsaicina também foi relatada. A amplificação sensorial central de estímulos dolorosos e não dolorosos também provavelmente contribui para a hipersensibilidade gástrica observada. Por exemplo, a presença de lipídios no duodeno aumenta a sensibilidade de pacientes com dispepsia funcional à distensão por balão gástrico em comparação com os controles. Esta modulação anormal dos limiares de percepção gástrica à distensão por lipídios em um local distante sustenta o conceito de um mecanismo mediado centralmente e é compatível com a observação clínica de que alimentos gordurosos pioram os sintomas nesses pacientes. Além disso, cerca de 50% dos pacientes com dispepsia funcional apresentam padrões de referência viscerossomáticos alterados em resposta à distensão do balão gástrico. Alguns pacientes são hipersensíveis ao ácido intraduodenal ou intra-antral.

Em um pequeno subgrupo de pacientes, a infecção crônica por *Helicobacter pylori* (ver Capítulo 130) está relacionada com dispepsia funcional. Cerca de 20% dos pacientes com dispepsia funcional desenvolvem seus sintomas após um episódio agudo de gastrenterite viral ou bacteriana presumida ou infecção por espécies de *Giardia* (ver Capítulo 330).

Alterações na motilidade gastroduodenal, incluindo retardo do esvaziamento gástrico, são encontradas em alguns pacientes com dispepsia funcional, mas a baixa concordância entre os sintomas e a motilidade alterada argumenta contra uma ligação fisiopatológica. Ansiedade, depressão, somatização e estresse contribuem para a gravidade dos sintomas e seu impacto na qualidade de vida.

O agrupamento familiar relatado de dor abdominal em pacientes com dispepsia funcional pode implicar um papel para fatores genéticos ou patogênicos no início da vida. Eosinofilia duodenal e infiltração de mastócitos também são contribuintes potenciais.

### MANIFESTAÇÕES CLÍNICAS E DIAGNÓSTICO

A suspeita de dispepsia funcional pode ser aventada se a anamnese for compatível com os critérios de Roma IV (Tabela 128.3 e e-Tabela 128.1) e não houver sinais de alarme (Tabela 128.4).[10] Ansiedade, sobretudo quando relacionada com os sintomas, e sinais/sintomas da síndrome do intestino irritável aumentam a probabilidade de dispepsia funcional. Anti-inflamatórios não esteroides, álcool etílico e determinados alimentos podem desencadear sintomas dispépticos. A história psicossocial pode revelar estressores subjacentes que contribuem para os sintomas.

O exame físico geralmente é normal, embora possa ocorrer dor à palpação da região epigástrica. Ao contrário da gastroparesia, tipicamente não há ruído de sucussão indicativa de esvaziamento gástrico tardio. A confirmação do diagnóstico de dispepsia funcional requer um exame endoscópico superior para excluir malignidade, gastropatia, ulcerações pépticas e esofagite. No entanto, o teste invasivo na ausência de sinais de alarme deve ser considerado apenas em minoria de pacientes sintomáticos, como pacientes com mais de 50 anos com novos sintomas ou alterações de sintomas ou uma resposta insatisfatória à terapia inicial. A avaliação para *H. pylori* (ver Capítulo 130) pode ser realizada por antígeno fecal, teste respiratório com ureia ou biopsia gástrica.

#### Diagnóstico diferencial

As causas orgânicas comuns de dispepsia incluem doença do refluxo gastresofágico (ver Capítulo 129) e úlcera péptica (ver Capítulo 130). Esvaziamento gástrico leve a moderadamente retardado ocorre em cerca de 30% dos pacientes com dispepsia funcional, embora seja mais característico em pacientes com gastroparesia diabética ou idiopática (ver Capítulo 127). O vômito tardio de alimentos não digeridos é característico dessas formas de gastroparesia, mas não da dispepsia funcional. Os cânceres gástrico e esofágico (ver Capítulo 183) também podem se manifestar com sintomas de dispepsia, mas são muito menos comuns. Distúrbios pancreatobiliares (ver Capítulos 135 e 146) (como pancreatite crônica ou câncer pancreático) também mimetizam ocasionalmente dispepsia.

| Tabela 128.4 | Sinais/sintomas de alarme associados a uma neoplasia gastrintestinal superior. |
|---|---|

Perda de peso não intencional
Novo início de dispepsia após 55 anos
Disfagia
Vômito persistente
Qualquer hemorragia digestiva evidente, hematêmese ou melena
História familiar de câncer de esôfago ou estômago
Anemia ferropriva
Massa abdominal ou linfonodo palpável

## TRATAMENTO

A infecção por *H. pylori*, se presente, deve ser erradicada (ver Capítulo 130) e os sintomas devem ser reavaliados.[11] Se os sintomas remitirem após a erradicação do *H. pylori* e a resposta ao tratamento persistir, os pacientes apresentam dispepsia associada ao *H. pylori*. Como cerca de 10 a 15% dos pacientes com dispepsia funcional respondem à terapia de supressão de ácido, as opções de tratamento de primeira linha incluem antagonistas do receptor de histamina ($H_2$) (p. ex., famotidina 20 mg, 2 vezes/dia) e inibidores da bomba de prótons (p. ex., omeprazol 20 mg/dia).[A9] Pacientes jovens que respondem bem a uma prova terapêutica com inibidor da bomba de prótons (Tabela 129.1) ou erradicação do *H. pylori* (Tabela 130.4) não precisam de investigação adicional, a menos que sinais de alarme sejam identificados.

No entanto, a maioria dos pacientes não responde à terapia de supressão de ácido. Se os sintomas persistirem, a prescrição de doses baixas de antidepressivos tricíclicos (p. ex., amitriptilina, desipramina ou imipramina 10 a 50 mg na hora de dormir) deve ser considerada (Figura 128.2) porque cerca de 60 a 70% dos pacientes com dispepsia funcional respondem a essa terapia.[A10] Em pacientes com depressão ou ansiedade comórbida, a combinação de baixas doses de agentes tricíclicos com uma dose plena de um ISRS ou o uso de um INSRS (Tabela 128.2) deve ser considerada.[12]

Os benefícios da terapia cognitivo-comportamental, hipnose e acupuntura para dispepsia funcional não foram estudados em ensaios de alta qualidade. No entanto, essas terapias são razoáveis para pacientes que não respondem à farmacoterapia. Os medicamentos procinéticos, como domperidona e acotiamida, têm benefícios incertos e não são aprovados pela Food and Drug Administration dos EUA para esse fim.

### Tabela 128.5 Critérios de diagnóstico de Roma IV para dor torácica funcional de origem esofágica presumida.*

Todos os seguintes critérios têm de ser atendidos:
- Dor ou desconforto torácico retroesternal; causas cardíacas devem ser excluídas
- Ausência de sintomas esofágicos associados, como pirose e disfagia
- Ausência de evidências de que o refluxo gastresofágico ou esofagite eosinofílica sejam a causa do sintoma
- Ausência de distúrbios motores esofágicos importantes (p. ex., acalasia/obstrução do fluxo esofagogástrico, espasmo esofágico difuso, esôfago em britadeira ou hipercontrátil, peristaltismo ausente)

*Os critérios têm de ser atendidos nos últimos 3 meses com início dos sintomas pelo menos 6 meses antes do diagnóstico, com uma frequência de pelo menos 1 vez/semana.

## PROGNÓSTICO

Como acontece com todos os distúrbios funcionais, a dispepsia funcional tem um prognóstico benigno. No entanto, a maioria dos pacientes (cerca de 40%) continua tendo dispepsia persistente, cerca de 40% dos pacientes desenvolvem outra doença GI funcional e apenas cerca de 20% dos pacientes apresentam resolução completa dos sintomas.

## DOR TORÁCICA FUNCIONAL DE ORIGEM ESOFÁGICA PRESUMIDA E PIROSE FUNCIONAL

### DEFINIÇÃO

A dor torácica funcional de origem esofágica presumida (Tabela 128.5) é crônica, inexplicável e localizada na linha mediana. Para fazer o diagnóstico, causas cardíacas, refluxo gastresofágico (ver Capítulos 45 e 129) e distúrbios da motilidade esofágica bem definidos (acalasia, esclerodermia) devem ser excluídos. A pirose funcional é definida como um desconforto retroesternal em queimação ou dor que persiste durante pelo menos 3 meses na ausência de DRGE ou distúrbio da motilidade esofágica.[13]

### EPIDEMIOLOGIA

A *dor torácica funcional* é bastante comum, com taxas de prevalência de até 25%, divididas igualmente entre homens e mulheres. Sua prevalência parece diminuir com o avanço da idade. A maioria dos pacientes que procuram um médico com dor torácica aguda (Tabela 45.2 no Capítulo 45) tem uma causa não cardíaca e muitos têm dor torácica funcional. Os fatores de risco para o desenvolvimento de dor torácica funcional não estão bem definidos, mas incluem idade mais jovem, adversidades na infância e história de outras condições gastrintestinais funcionais. Quando os sintomas ocorrem, mais de 50% dos pacientes apresentam sintomas persistentes por mais de 6 meses. Mesmo após o diagnóstico inicial, no entanto, muitos pacientes com dor crônica são submetidos a avaliações cardíacas diagnósticas repetidas e desnecessárias. Pacientes com dor torácica funcional podem ter ansiedade comórbida ou ataques de pânico, mas o encaminhamento formal para tratamento psicológico é raro. Quando comparados com pacientes que apresentam dor torácica de origem cardíaca conhecida, os pacientes com dor torácica funcional relatam maior comprometimento da qualidade de vida relacionada com a saúde nos domínios da saúde mental e vitalidade. Esses achados sugerem uma ligação entre distúrbio psicológico e dor torácica funcional, pelo menos em um subgrupo de pacientes.

A *pirose funcional* foi relatada em cerca de 20% dos pacientes avaliados em uma população de referência terciária para pirose refratária à terapia com inibidor da bomba de prótons. No entanto, sua prevalência na população geral não é conhecida.

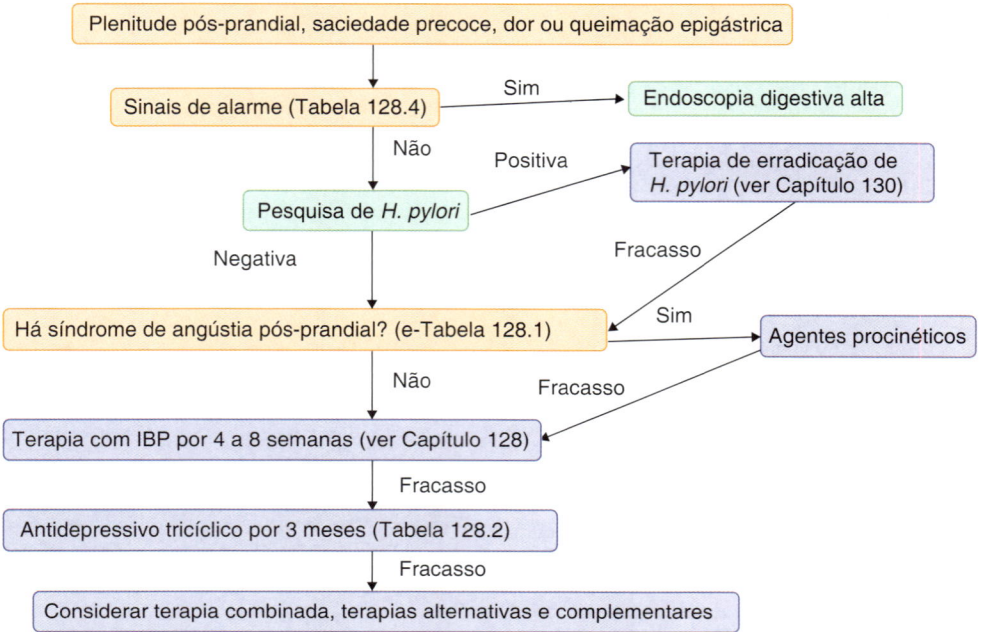

**FIGURA 128.2** Algoritmo para dispepsia funcional. Uma abordagem recomendada para pacientes que apresentam dor epigástrica, plenitude pós-prandial e saciedade precoce, que atendem aos critérios diagnósticos de Roma IV para dispepsia funcional e que não apresentam sinais de alarme (ver Tabela 128.4). No caso de fracasso do tratamento, o médico deve reavaliar todos os achados clínicos e laboratoriais para determinar se outros exames complementares podem ser benéficos para avaliar o paciente quanto a causas alternativas dos sintomas.

## BIOPATOLOGIA

A fisiopatologia da dor torácica funcional e da pirose funcional não é completamente compreendida, embora hipersensibilidade visceral, motilidade esofágica alterada e fatores psicológicos tenham sido todos implicados. Uma proporção substancial de pacientes mostra sensibilidade aumentada à distensão esofágica por balão. Frequentemente, esses mesmos pacientes também apresentam respostas perceptivas aumentadas à infusão de ácido intraesofágico. A origem de tais achados não é clara, embora alterações no processamento central dos sinais sensoriais do esôfago (amplificação sensorial central) tenham sido implicadas. Além disso, a motilidade esofágica alterada pode ser observada em um subgrupo de pacientes com dor torácica funcional, com ou sem hipersensibilidade visceral. O aumento da contração do músculo esofágico há muito é considerado uma fonte de dor torácica, embora faltem estudos reprodutíveis para provar essa hipótese.

## MANIFESTAÇÕES CLÍNICAS

Os pacientes com dor torácica funcional podem se queixar de dor típica para isquemia miocárdica ou de dor com várias características que seriam consideradas atípicas para isquemia (ver Capítulos 45 e 62). A localização da dor é tipicamente subesternal, mas irradiação para o braço e pescoço pode ser descrita. A dor tipicamente não é precipitada por esforço físico e pode persistir por horas. A nitroglicerina é, às vezes, útil de forma aguda em pacientes com espasmo esofágico coexistente. Os pacientes podem descrever o desconforto usando uma variedade de adjetivos, e essas descrições podem ser indistinguíveis de angina.

Pacientes com pirose funcional, que ao contrário da dispepsia é sentida no tórax e não no abdome, queixam-se de sintomas típicos de pirose que geralmente são desencadeados pela ingestão de alimentos e estresse psicossocial, mas são refratários à terapia supressora de ácido com inibidores da bomba de prótons. Por definição, eles também têm avaliações endoscópicas e ácidas de monitoramento do esôfago negativas.

## DIAGNÓSTICO

Os pacientes que apresentam dor torácica (ver Capítulo 45) com suspeita de angina (ver Capítulo 62) devem ser submetidos a avaliação cardíaca imediata. Em pacientes com uma avaliação cardíaca inicialmente negativa, as causas da dor torácica funcional podem ser categorizadas com base em características históricas (Tabela 128.6), e a avaliação cardíaca repetida para dor recorrente é de baixo rendimento. Características clínicas, como associação com determinados alimentos ou localização da dor, podem ajudar a diferenciar entre causas induzidas por ácido e causas não relacionadas com o ácido. Pacientes com dor espontânea proeminente na parede torácica e dor à palpação ou com alterações da dor com o movimento geralmente apresentam dor musculoesquelética em vez de dor esofágica (ver Capítulo 45). Os demais pacientes podem ter uma fonte de dor esofágica (ver Capítulo 129) e devem ser divididos em pacientes com e sem sinais de alarme, como perda de peso, disfagia progressiva ou anemia. A endoscopia digestiva alta (EDA) é útil em pacientes com sinais de alarme, mas seu rendimento é menor em pacientes sem elas.

## TRATAMENTO

Muitos pacientes com dor torácica funcional ou pirose terão DRGE atípica (ver Capítulo 129) e devem ser submetidos a uma prova terapêutica comum inibidor da bomba de prótons (p. ex., omeprazol, 20 mg/dia).[14] Pacientes que respondem a um ensaio de 1 a 2 semanas de uso diário de inibidor da bomba de prótons provavelmente apresenta sintomas relacionados com o ácido e deve ser tratado para DRGE. Em pacientes cuja resposta é duvidosa, um ensaio mais longo do inibidor da bomba de prótons de 4 a 8 semanas, endoscopia ou teste de pH de 24 h horas pode ser considerado.

Quando os pacientes não respondem a um inibidor da bomba de prótons, existe a possibilidade de um distúrbio da motilidade esofágica ou hipersensibilidade visceral. Distúrbios da motilidade esofágica (ver Capítulo 129), como contrações de alta amplitude ("esôfago em quebra-nozes") ou espasmo esofágico difuso, podem ser identificados por manometria esofágica de alta resolução, mas a baixa concordância entre os sintomas e os achados manométricos sugere que esse exame deve ser realizado apenas em pacientes altamente selecionados com base no conselho de um gastrenterologista.

Tanto para dor torácica funcional quanto para pirose funcional, uma baixa dosagem de antidepressivos tricíclicos (p. ex., amitriptilina, imipramina ou desipramina, 10 a 50 mg/dia) pode ser útil, sobretudo quando existe a suspeita de hipersensibilidade visceral. Os sintomas psicológicos concomitantes devem ser tratados com abordagens farmacológicas (adição de um ISRS ao antidepressivo tricíclico ou tentativa com um INSRS [Tabela 128.2]) ou abordagens cognitivo-comportamentais. Mesmo na ausência de um diagnóstico psiquiátrico específico, respiração abdominal, redução do estresse com base em atenção plena (*mindfulness*) ou terapia cognitivo-comportamental podem ser benéficas. Na pequena proporção de pacientes cuja pirose é causada por refluxo e verdadeiramente refratária aos inibidores da bomba de prótons, a fundoplicatura laparoscópica de Nissen é melhor do que o tratamento clínico contínuo.[A10b]

No paciente com dor torácica funcional, a hipervigilância e o medo de doença cardíaca devem ser abordados explicitamente, e a importância de uma avaliação cardíaca negativa deve ser reforçada. Se a dor torácica funcional responder a uma prova terapêutica com inibidor da bomba de prótons, os pacientes devem continuar com essa terapia ou devem ser tratados com outros medicamentos supressores de ácido. A duração ideal do tratamento não está clara, mas é razoável tentar suspender a medicação e observar os pacientes que permaneceram assintomáticos por vários meses.

## PROGNÓSTICO

A evolução natural da dor torácica funcional não é bem compreendida, provavelmente porque a maioria dos pacientes é submetida a uma avaliação cardíaca, mas pode não ter uma avaliação adicional de seus sintomas. No entanto, tanto a dor torácica funcional quanto a pirose funcional têm um prognóstico benigno, embora os sintomas possam persistir e continuar diminuindo a qualidade de vida.

 **Recomendações de grau A**

- A1. Ford AC, Moayyedi P, Lacy BE, et al. American College of Gastroenterology monograph on the management of irritable bowel syndrome and chronic idiopathic constipation. *Am J Gastroenterol*. 2014;109(suppl 1):S2-S26.
- A2. Eswaran SL, Chey WD, Han-Markey T, et al. A randomized controlled trial comparing the low FODMAP diet vs. modified NICE guidelines in US adults with IBS-D. *Am J Gastroenterol*. 2016;111:1824-1832.
- A3. Halmos EP, Power VA, Shepherd SJ, et al. A diet low in FODMAPs reduces symptoms of irritable bowel syndrome. *Gastroenterology*. 2014;146:67-75.
- A3b. Zhou Q, Verne ML, Fields JZ, et al. Randomised placebo-controlled trial of dietary glutamine supplements for postinfectious irritable bowel syndrome. *Gut*. 2019;68:996-1002.
- A4. Atluri DK, Chandar AK, Bharucha AE, et al. Effect of linaclotide in irritable bowel syndrome with constipation (IBS-C): a systematic review and meta-analysis. *Neurogastroenterol Motil*. 2014;26:499-509.
- A5. Lembo AJ, Lacy BE, Zuckerman MJ, et al. Eluxadoline for irritable bowel syndrome with diarrhea. *N Engl J Med*. 2016;374:242-253.
- A6. Lembo A, Pimentel M, Rao SS, et al. Repeat treatment with rifaximin is safe and effective in patients with diarrhea-predominant irritable bowel syndrome. *Gastroenterology*. 2016;151:1113-1121.
- A7. Schumann D, Klose P, Lauche R, et al. Low fermentable, oligo-, di-, mono-saccharides and polyol diet in the treatment of irritable bowel syndrome: a systematic review and meta-analysis. *Nutrition*. 2018;45:24-31.
- A8. Kułak-Bejda A, Bejda G, Waszkiewicz N. Antidepressants for irritable bowel syndrome—a systematic review. *Pharmacol Rep*. 2017;69:1366-1379.
- A9. Pinto-Sanchez MI, Yuan Y, Hassan A, et al. Proton pump inhibitors for functional dyspepsia. *Cochrane Database Syst Rev*. 2017;11:CD011194.
- A10. Ford AC, Luthra P, Tack J, et al. Efficacy of psychotropic drugs in functional dyspepsia: systematic review and meta-analysis. *Gut*. 2017;66:411-420.
- A10b. Spechler SJ, Hunter JG, Jones KM, et al. Randomized trial of medical versus surgical treatment for refractory heartburn. *N Engl J Med*. 2019;381:1513-1523.

### Tabela 128.6 — Diagnóstico diferencial de dor torácica funcional.

**CAUSAS ESOFÁGICAS ORGÂNICAS**

Doença do refluxo gastresofágico
Acalasia
Esofagite induzida por vírus ou comprimidos
Esofagite eosinofílica

**CAUSAS NÃO GASTRINTESTINAIS**

Dor torácica de origem cardíaca
Dor na parede torácica
Doença pulmonar
Ataque de pânico

## REFERÊNCIAS BIBLIOGRÁFICAS

*As referências bibliográficas, bem como os outros materiais suplementares deste livro, encontram-se no GEN-IO, nosso ambiente virtual de aprendizagem.*

# DOENÇAS DO ESÔFAGO

GARY W. FALK E DAVID A. KATZKA

## ANATOMIA E FISIOLOGIA NORMAIS

O esôfago, que tem cerca de 27 cm de comprimento, é um tubo muscular oco constituído pelas camadas mucosa, submucosa e muscular, com notável ausência de camada serosa. A mucosa é um epitélio estratificado escamoso não queratinizado que faz a transição para um epitélio colunar na junção gastresofágica. A camada muscular do esôfago é composta por músculo estriado no terço superior e músculo liso nos dois terços inferiores. Esses componentes musculares são organizados como uma camada circular interna e uma camada longitudinal externa. Localizado entre as camadas musculares circulares e longitudinais está o plexo de Auerbach (mioentérico), enquanto o plexo de Meissner está localizado na submucosa e inerva a muscular da mucosa. O esôfago é delimitado por um esfíncter esofágico superior (EES) proximalmente e o esfíncter esofágico inferior distalmente. O esfíncter esofágico superior contém contribuições funcionais do músculo constritor inferior da faringe proximalmente e do cricofaríngeo distalmente. Em contrapartida, o esfíncter esofágico inferior (EEI) é anatômica e histologicamente indistinguível do esôfago inferior. A irrigação sanguínea da parte cervical do esôfago provém de ramos da artéria tireóidea inferior. O segmento intratorácico do esôfago é irrigado pelas artérias brônquicas e por ramos diretos da aorta, e as artérias gástrica esquerda e frênica inferior irrigam a parte abdominal do esôfago. A drenagem venosa acompanha as artérias nas partes cervical e abdominal do esôfago, enquanto o esôfago torácico drena para as veias ázigo e hemiázigo. Da mesma maneira, a drenagem linfática do esôfago é segmentar, com a parte cervical drenando para linfonodos cervicais profundos, a parte torácica para os linfonodos mediastinais superior e posterior e a parte abdominal para os linfonodos gástricos e celíacos.

As funções motoras do esôfago são transportar um bolo alimentar da orofaringe para o estômago e, em seguida, impedir que o alimento retorne ao esôfago depois de entrar no estômago. O EES e o terço proximal do esôfago compõem a primeira parte do esôfago. O nervo laríngeo recorrente inferiormente e um plexo faríngeo superiormente suprem o EES, que tem aproximadamente 2 a 4 cm de comprimento. As camadas musculares fecham o lúmen esofágico e encurtam o esôfago para facilitar o transporte para a frente através do esôfago proximal. Depois que o alimento passa pelo esôfago proximal, ele se move para os dois terços distais do esôfago, onde o peristaltismo é atingido por meio de contração muscular sequencial mediada por interação de neurotransmissores inibitórios e excitatórios. A peristalse pode ser primária, ou seja, iniciada por deglutição, ou secundária, ou seja, estimulada pelo conteúdo gástrico que sofreu refluxo. Embora os mecanismos locais controlem a maior parte da função motora esofágica, o aporte vagal é importante na parte distal do esôfago, onde comprometimento do músculo liso e neuropatias autônomas podem causar disfunção. O esôfago distal é separado do estômago pelo esfíncter esofágico inferior (EEI), que tem 4 a 5 cm de comprimento e é funcionalmente distinto porque mantém uma zona tônica de alta pressão. Este esfíncter relaxa quase completamente à deglutição para possibilitar a passagem do alimento e então recupera seu tônus para fornecer uma barreira contra o refluxo. Ele também relaxa temporariamente durante as funções normais, como eructação e vômitos. O nervo vago, a acetilcolina e o óxido nítrico influenciam o tônus, mas o tônus do EEI é influenciado pelo pilar do diafragma à medida que o esôfago atravessa o hiato diafragmático.

### Exame funcional do esôfago

As opções para o teste funcional do esôfago incluem esofagografia baritada, manometria esofágica de alta resolução e teste de impedância esofágica. A esofagografia baritada (ver Capítulo 124) revela informações anatômicas e fisiológicas sobre lesões luminais, como neoplasias malignas, ulceração, divertículos, hérnia de hiato e estenoses; lesões intramurais, como liomiomas, e lesões extrínsecas, como as que ocorrem em decorrência de choque vascular (aorta, átrio direito, artéria subclávia) ou lesões sólidas (neoplasia maligna pulmonar, adenopatia) que comprimem o esôfago. A radiografia também é um exame excelente para estudar padrões de motilidade, como peristaltismo com material de contraste líquido ou sólido, enquanto visualiza com precisão como o esôfago maneja o bolo alimentar em vez de implicar em função decorrente de alterações de pressão ou impedância.

A manometria esofágica de alta resolução mede as mudanças de pressão geradas pela contração da parede esofágica e mudanças no tônus usando vários sensores que medem simultaneamente a pressão da faringe ao esfíncter esofágico inferior. O teste de impedância esofágica detecta o movimento de um bolo intraluminal por meio da medida da condutância entre os eletrodos baseados em cateter com base na substância que está em contato com cada eletrodo. O ar, que é um mau condutor de corrente elétrica, produzirá alta impedância, enquanto os líquidos engolidos ou refluxados, que são excelentes condutores de eletricidade, gerarão um sinal de baixa impedância. A partir dessas medições, o sentido e a velocidade do transporte de ar e do bolo alimentar ajudam a avaliar a função peristáltica e o refluxo do conteúdo gástrico ácido e não ácido. A impedância também reflete a permeabilidade da mucosa esofágica específica do local, fornecendo, assim, mais informações sobre a integridade da mucosa e a doença em condições inflamatórias ou metaplásicas.

### Sintomas de doença esofágica

O sintoma mais comum de doença esofágica é pirose, que é definida como sensação de queimação subesternal. Dor torácica sem pirose típica pode ocorrer em vários distúrbios esofágicos, incluindo refluxo gastresofágico e distúrbios motores, como na acalasia. No entanto, a dor esofágica e até mesmo a pirose podem ser indistinguíveis da angina cardíaca (ver Capítulo 45), portanto, é preciso cautela quando um paciente com risco de doença da artéria coronária (DAC) se queixar de pirose pela primeira vez.

Disfagia, ou dificuldade para engolir, é outro sintoma cardinal da doença esofágica. A disfagia apenas com alimentos sólidos tende a ocorrer quando existem lesões estruturais que causam constrição esofágica, enquanto a disfagia com líquidos e sólidos ocorre mais frequentemente nos distúrbios de motilidade. Pacientes com disfagia orofaríngea comumente se queixarão de sensação de alimento "grudando" na garganta ou da incapacidade de impulsionar o bolo alimentar da boca para a faringe; eles também podem reclamar da necessidade de vários movimentos de deglutição para liberar o bolo alimentar. Como os nervos cranianos que geralmente controlam as fases iniciais da deglutição também são responsáveis por outras funções, os sintomas que podem estar associados a disfagia orofaríngea incluem salivação, disartria (por disfunção da língua), regurgitação nasal (por falha na vedação da passagem nasal), ou tosse e aspiração (por falha em elevar e cobrir o vestíbulo laríngeo). A disfagia que resulta de anormalidades no corpo do esôfago pode ser referida ao tórax ou ao pescoço; portanto, a localização da disfagia não prediz a localização da doença. A disfagia também pode levar a vários tipos de modificação comportamental, como comer devagar, aversão a alimentos, evitar o consumo de alimentos sólidos e duros e beber muito líquido com refeições sólidas.

A regurgitação, que é outro sintoma esofágico típico, pode ser descrita como a sensação de alimento subindo na região torácica ou, mais drasticamente, até a boca. Quando a regurgitação ocorre no início da refeição, sugere uma lesão proximal. A regurgitação mais tarde na refeição sugere uma anormalidade da motilidade, como a acalasia.

A impactação de alimentos é um sintoma esofágico extremo. Quando a impactação ocorre na orofaringe, os pacientes podem desenvolver uma síndrome da "churrascaria", na qual um bolo alimentar (geralmente carne) impactado leva à impactação ou compressão traqueal. Quando existem lesões esofágicas mais distais, a impactação pode ocorrer a qualquer momento durante a refeição, quase sempre decorrente de causa mecânica. Os pacientes apresentam aparecimento súbito de dor torácica e a sensação de "alimento grudando", geralmente após a ingestão de alimentos sólidos como carnes, vegetais crus e arroz pastoso. Quando a impactação é completa, os pacientes que não conseguem lidar com as secreções decorrentes da obstrução do bolo alimentar correm o risco de aspiração, ruptura esofágica e perfuração.

## DOENÇA DO REFLUXO GASTRESOFÁGICO

### DEFINIÇÃO

A doença do refluxo gastresofágico (DRGE) desenvolve-se quando o refluxo do conteúdo do estômago para o esôfago causa sintomas incômodos ou complicações.

## EPIDEMIOLOGIA

Estima-se que a DRGE, definida como pirose ou regurgitação ácida de ocorrência pelo menos semanal, tenha uma prevalência que varia de 10 a 20% no mundo ocidental e menos de 5% na Ásia. A prevalência também tende a ser maior na América do Norte do que na Europa e maior no norte da Europa do que no sul da Europa. Os fatores de risco para o desenvolvimento de DRGE incluem obesidade, sobretudo obesidade central e, possivelmente, aumento da idade. Um componente genético também pode desempenhar um papel porque a DRGE é mais comum em pacientes com história familiar positiva e em gêmeos monozigóticos do que em gêmeos dizigóticos.

## BIOPATOLOGIA

O esôfago é protegido dos efeitos deletérios do conteúdo gástrico refluído pela barreira antirrefluxo na junção gastresofágica, pelos mecanismos de liberação esofágica e por fatores de defesa epiteliais. A barreira antirrefluxo consiste em EEI, pilar do diafragma, ligamento frenoesofágico e ângulo de His, que causa uma abertura oblíqua do esôfago no estômago. A fixação do EEI ao pilar do diafragma resulta em aumento da pressão durante a inspiração e quando a pressão intra-abdominal aumenta. Uma falha dos mecanismos de defesa normais leva a refluxo patológico.

O refluxo do conteúdo gástrico do estômago para o esôfago ocorre em indivíduos saudáveis, mas o conteúdo gástrico refluído é normalmente eliminado em um processo de duas etapas: depuração do volume por função peristáltica e neutralização de pequenas quantidades de ácido residual pela saliva deglutida fracamente alcalina. Em indivíduos normais e saudáveis, o refluxo fisiológico ocorre principalmente quando o EEI relaxa transitoriamente na ausência de deglutição em decorrência de um reflexo mediado pelo nervo vago que é estimulado pela distensão gástrica. Em pacientes com DRGE, o relaxamento transitório do EEI ou pressão baixa do EEI em repouso pode resultar em regurgitação, especialmente quando a pressão intra-abdominal está aumentada.

Uma hérnia hiatal, que resulta na separação espacial axial e vertical entre os efeitos extensores do pilar do diafragma e do EEI, predispõe a eventos de refluxo ao alargar a abertura da junção gastresofágica e diminuir a pressão do EEI. O resultado é exposição aumentada do esôfago ao conteúdo ácido e gástrico, com eventos de refluxo aumentados durante o relaxamento fisiológico transitório do esfíncter esofágico inferior e/ou aumento da pressão gástrica. As hérnias também atuam como um reservatório para o conteúdo gástrico quando os mecanismos normais de depuração do esôfago resultam no aprisionamento de líquidos no saco herniário. Esse conteúdo pode refluir para o esôfago quando o EEI relaxa durante a deglutição subsequente.

Indivíduos normais também têm uma bolsa de ácido não tamponada na cárdia gástrica, que escapa aos efeitos tamponantes de uma refeição no período pós-prandial. Essa região é uma fonte de refluxo pós-prandial e pode explicar a inflamação crônica frequentemente observada na cárdia e no esôfago distal. Em pacientes com refluxo, a bolsa de ácido é mais comum e mais longa do que em indivíduos normais. O deslocamento da bolsa de ácido para uma hérnia hiatal também parece aumentar o refluxo ácido em pacientes com DRGE.

O aumento da gordura intra-abdominal associado à obesidade aumenta a pressão intragástrica, o que aumenta o gradiente de pressão gastresofágica e a frequência de relaxamento transitório do EEI, predispondo, assim, o conteúdo gástrico a migrar para o esôfago. Além disso, a obesidade aumenta a separação espacial do pilar do diafragma e do EEI, predispondo os indivíduos obesos à hérnia de hiato. A síndrome metabólica (ver Capítulo 216) associada à obesidade também exerce um efeito independente na promoção de lesão esofágica na DRGE.

Os mecanismos de defesa normais baseados no peristaltismo e na saliva também podem ser prejudicados. A disfunção peristáltica está associada a agravamento da esofagite, e pode ocorrer depuração peristáltica inefetiva quando a amplitude das contrações esofágicas for inferior a 20 mmHg. A produção de saliva pode ser prejudicada por vários mecanismos, como tabagismo e síndrome de Sjögren (ver Capítulo 252).

A mucosa esofágica contém várias linhas de defesa. Uma barreira pré-epitelial consiste em uma pequena camada de água não agitada combinada com bicarbonato da saliva deglutida e das secreções das glândulas submucosas. Uma segunda defesa epitelial é composta por membranas celulares e junções intercelulares estreitas, tampões celulares e intercelulares e transportadores de íons da membrana celular. A linha de defesa pós-epitelial é composta pela irrigação sanguínea do esôfago. O ácido e a pepsina acidificada no refluxo são os principais fatores que danificam as junções intercelulares, aumentam a permeabilidade intracelular e dilatam os espaços intercelulares. Se refluxo suficiente se difundir para os espaços intercelulares, podem ocorrer danos celulares. Os sinais e sintomas de DRGE ocorrem quando o epitélio defeituoso entra em contato com o refluxo de ácido, pepsina ou outro conteúdo gástrico nocivo. Além dos efeitos nocivos diretos do refluxo de ácido, pepsina e bile, o suco gástrico refluído estimula as células epiteliais do esôfago a secretarem quimiocinas que atraem células inflamatórias para o esôfago, danificando a mucosa esofágica.

## MANIFESTAÇÕES CLÍNICAS

Os sintomas clássicos da DRGE são pirose e regurgitação ácida; os sintomas atípicos incluem dor torácica, disfagia e odinofagia. As manifestações extraesofágicas da doença do refluxo podem incluir tosse (ver Capítulo 77), laringite (ver Capítulo 401), asma (ver Capítulo 81) e erosões dentárias, mas essas manifestações são mais facilmente atribuíveis à DRGE se acompanhadas por sinais e sintomas clássicos da doença do refluxo (Figura 129.1).[1] Outras associações propostas que não respondem de maneira confiável à supressão do ácido e, portanto, não estão claramente relacionadas com a DRGE incluem faringite, sinusite, otite média e fibrose pulmonar idiopática.

Quando o conteúdo gástrico excessivo supera os fatores protetores da mucosa no esôfago, a esofagite pode se manifestar como erosões ou ulceração do esôfago e também pode levar à fibrose com estreitamento, metaplasia colunar (esôfago de Barrett) ou adenocarcinoma esofágico (ver Capítulo 183). No entanto, aproximadamente dois terços dos indivíduos com sintomas de refluxo não apresentam evidências de dano esofágico na endoscopia.

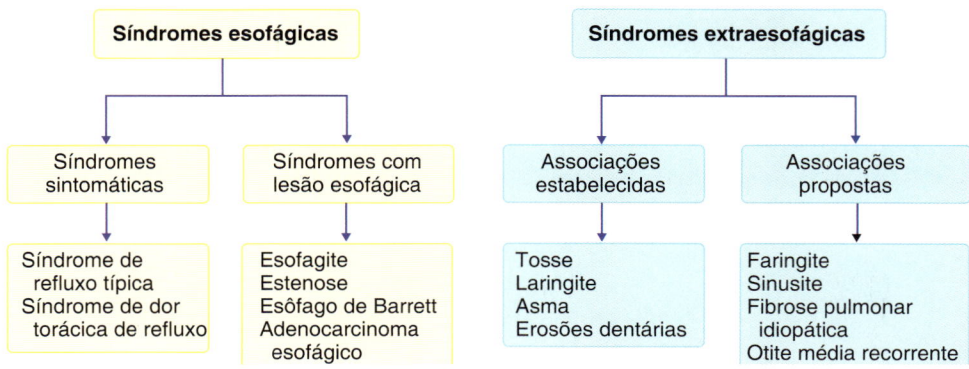

**FIGURA 129.1** Classificação de Montreal da doença do refluxo gastresofágico (DRGE). (De Vakil N, van Zanten S, Kahrilas P, et al. The Montreal definition and classification of gastro-esophageal reflux disease: a global evidence-based consensus. *Am J Gastroenterol.* 2006;101:1900-1920.)

## DIAGNÓSTICO

Quando a DRGE está associada a sinais e sintomas típicos, como pirose ou regurgitação ácida, que respondem à terapia antissecretora, nenhuma avaliação diagnóstica é necessária.[2]

A endoscopia diagnóstica é justificada em indivíduos que não respondem a 4 a 8 semanas de terapia ou que apresentam sintomas ou sinais de alarme, como disfagia, perda de peso (Figura 123.4), anemia, sangramento gastrintestinal ou pirose persistente (Figura 129.2). A endoscopia possibilita a detecção de esofagite erosiva e complicações, como estenose péptica (Figura 129.3) e esôfago de Barrett (Figura 129.4); a biopsia da mucosa, que é crucial nesses casos, também exclui doenças que podem mimetizar a DRGE, como a esofagite eosinofílica. No entanto, a maioria dos pacientes não apresenta dano à mucosa observado na endoscopia, independentemente de estarem ou não com terapia antissecretora.

A manometria esofágica é útil para descartar acalasia em pacientes com sintomas sugestivos. O teste de refluxo esofágico pode ser realizado usando monitoramento de pH transnasal de 24 horas, dispositivos de 48 horas conectados ao lúmen esofágico ou impedância combinada de 24 horas e monitoramento de pH.[2b] O exame de um paciente que não está recebendo terapia antissecretora pode documentar exposição anormal a ácido esofágico e estabelecer a relação entre sintomas e eventos de refluxo. O exame de um paciente que esteja sob tratamento de supressão de ácido deve ser considerado apenas em indivíduos que estabeleceram DRGE e nos quais o monitoramento do pH por impedância pode estabelecer a relação, se houver, entre sintomas e eventos de refluxo, possibilitando, assim, a exclusão de DRGE como causa de sintomas persistentes. A radiografia contrastada com bário não é útil na avaliação diagnóstica de pacientes com doença de refluxo.

## TRATAMENTO

Embora evitar alimentos ou bebidas que possam provocar sintomas, como álcool etílico, café, alimentos condimentados e refeições à noite, faça sentido fisiológico, faltam dados de ensaios clínicos para apoiar essas manobras. Da mesma maneira, a elevação da cabeceira da cama, frequentemente com um dispositivo em cunha, para pacientes com regurgitação noturna ou pirose também é lógica. Dada a associação entre obesidade e sintomas de DRGE, a perda de peso deve fazer parte de qualquer programa de tratamento para pacientes obesos.[3]

A inibição da secreção de ácido gástrico (Tabela 129.1) é a pedra angular do tratamento agudo da DRGE, e os inibidores da bomba de prótons são superiores aos antagonistas do receptor de histamina ($H_2$) tanto para a cura da esofagite como para o controle dos sintomas.[A1] Por exemplo, a terapia com inibidor da bomba de prótons (IBP) 2 vezes/dia resulta em uma cura endoscópica mais rápida, mas não na resolução mais rápida dos sintomas em comparação com o tratamento 1 vez/dia.[A2] No entanto, a cura da esofagite é mais previsível do que a melhora dos sintomas de pirose, mesmo com IBP. Não há diferenças significativas na eficácia do tratamento entre os vários IBP.

Dada a cronicidade dos sintomas de refluxo, a terapia de manutenção a longo prazo com IBP é tipicamente necessária e obrigatória para pacientes com esofagite erosiva. A dosagem deve ser titulada para a dose mais baixa necessária para controlar os sintomas. Os dados para sustentar o uso de IBP no tratamento de síndromes extraesofágicas de DRGE são fracos, embora pacientes selecionados, geralmente aqueles com sintomas associados de pirose clássica e regurgitação ácida, possam se beneficiar. O perfil de segurança dos inibidores da bomba de prótons é excelente, mas podem ocorrer eventos adversos a curto prazo, como cefaleias e diarreia. O uso de IBP a longo prazo está associado a uma variedade de consequências adversas: deficiência de vitamina $B_{12}$, infecção por *Clostridium*

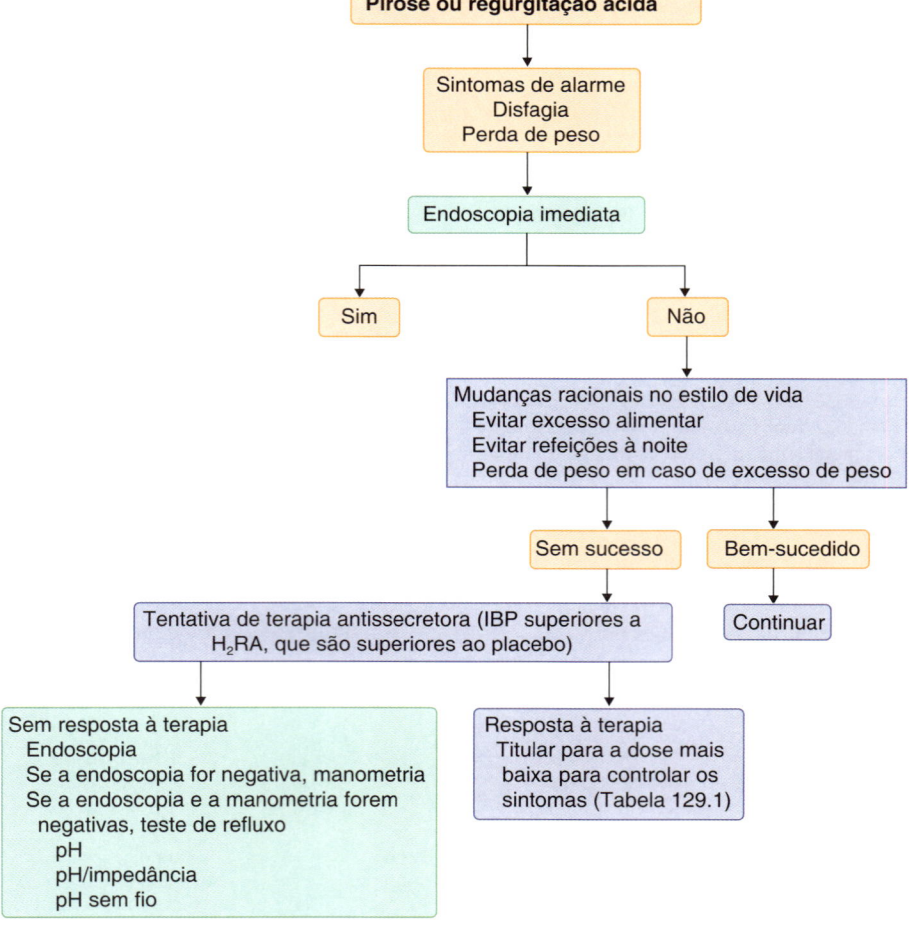

**FIGURA 129.2** Algoritmo para o manejo dos sintomas de pirose ou regurgitação. A cirurgia é indicada apenas para pacientes que são intolerantes à terapia antissecretora ou que apresentam sintomas contínuos, especialmente regurgitação se o refluxo estiver bem documentado. $H_2RA$ = antagonista do receptor de histamina-2; IBP = inibidor da bomba de prótons. (Adaptada de Kahrilas PJ, Shaheen NJ, Vaezi MF. American Gastroenterological Association Institute technical review on the management of gastroesophageal reflux disease. *Gastroenterology.* 2008;135:1392-1413.)

## CAPÍTULO 129 Doenças do Esôfago

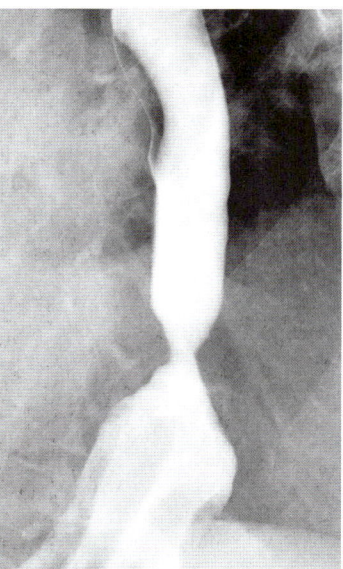

**FIGURA 129.3** Radiografia contrastada com bário de uma estenose péptica. (Cortesia do Dr. Marc Levine.)

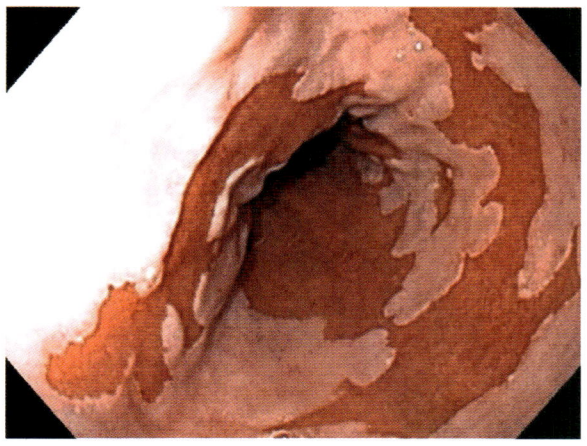

**FIGURA 129.4** Aspecto endoscópico do esôfago de Barrett. Observar a mucosa escamosa normal de aparência branca deslocada acima da extremidade verdadeira do esôfago. A mucosa interveniente tem coloração rosa-salmão.

*difficile*, pneumonia adquirida na comunidade, fratura de colo de fêmur, doença óssea metabólica e crescimento excessivo de bactérias no intestino delgado.[4] No entanto, a magnitude do risco proposto parece ser baixa.

Embora os IBP sejam superiores aos antagonistas dos receptores $H_2$ para terapia de manutenção a longo prazo, bem como para o alívio a curto prazo, os antagonistas dos receptores $H_2$ são superiores ao placebo e são úteis em pacientes que não toleram os IBP. Não existem dados de alta qualidade para apoiar a prática comum de uso de metoclopramida como monoterapia ou um adjuvante à terapia de supressão de ácido; além disso, seus efeitos adversos significativos argumentam contra o uso deste fármaco em quaisquer pacientes com DRGE.[5]

A cirurgia antirrefluxo é uma opção para pacientes com esofagite documentada, que são intolerantes aos IBP ou que não respondem a eles, ou que regurgitam grandes volumes. A cirurgia laparoscópica antirrefluxo[6] é equivalente à terapia contínua com inibidores da bomba de prótons para a cura da esofagite e para o tratamento da DRGE crônica em pacientes que respondem inicialmente aos inibidores da bomba de prótons. Em pacientes com regurgitação persistente apesar da terapia com IBP, no entanto, a cirurgia laparoscópica é melhor do que a terapia clínica contínua para o alívio dos sintomas,[A3,A3b] embora cerca de 15 a 20% dos pacientes tenham sintomas recorrentes graves o suficiente para justificar outro procedimento.[7] A cirurgia também tem uma série de complicações graves que podem afetar a qualidade de vida, como disfagia, lesão do nervo vago, distensão abdominal e diarreia. As abordagens endoscópicas para DRGE estão sendo estudadas, mas atualmente não fazem parte dos cuidados de rotina.

### PROGNÓSTICO

Os pacientes com DRGE geralmente se dão bem com medidas antirrefluxo conservadoras e terapia com IBP. Quando a cirurgia é necessária, o desfecho geralmente é excelente.

## Estreitamentos pépticos

Estenoses esofágicas são uma complicação bem conhecida da DRGE, especialmente em pacientes idosos com sintomas de refluxo de longa data, mas estudos de base populacional sugerem que a incidência de estenoses novas e recorrentes está diminuindo. Acredita-se que as estenoses pépticas sejam uma consequência de inflamação grave, que leva a fibrose, cicatrizes, encurtamento do esôfago e perda de complacência do lúmen.

### MANIFESTAÇÕES CLÍNICAS E DIAGNÓSTICO

Os sintomas são tipicamente disfagia para sólidos com ou sem sintomas antecedentes de pirose ou regurgitação ácida. Os estreitamentos podem ser diagnosticados por radiografia de bário ou com endoscopia alta, mas esofagogramas baritados (Figura 129.3) têm sensibilidade mais alta para detectar lesões sutis, especialmente se realizadas com um desafio sólido como uma pílula impregnada de bário. Entretanto, as estenoses pépticas precisam ser distinguidas de uma ampla gama de outras causas de estreitamento luminal, incluindo pílulas, intubação anterior com tubo nasogástrico, neoplasia, infecção, radiação, anastomose cirúrgica, algumas doenças sistêmicas, substâncias cáusticas e compressão extrínseca. Como resultado, a biopsia endoscópica e a citologia são essenciais para distinguir as causas benignas das malignas das estenoses.

### TRATAMENTO

A dilatação endoscópica, que continua sendo a pedra angular da terapia, deve ser realizada gradualmente para atingir um diâmetro luminal suficiente para aliviar os sintomas – em geral, um diâmetro de 13 mm ou mais. Após a dilatação ser realizada, os pacientes devem receber terapia com IBP (Tabela 129.1). Para estenoses pépticas recalcitrantes, a injeção de triancinolona na estenose é superior à injeção de placebo em pacientes que recebem dilatação por balão e IBP pós-procedimento.

### PROGNÓSTICO

A dilatação endoscópica geralmente aliviará os sintomas, mas dilatação repetitiva é necessária em uma minoria significativa de pacientes.

## Esôfago de Barrett

O esôfago de Barrett, que é uma condição adquirida que resulta de lesão grave da mucosa esofágica, é uma alteração metaplásica no revestimento do esôfago tubular distal, onde o epitélio escamoso normal é substituído por um epitélio colunar. O esôfago de Barrett teria pouca importância se não fosse por sua associação bem reconhecida com adenocarcinoma do esôfago (ver Capítulo 183). No entanto, o risco de câncer em um paciente individual com esôfago de Barrett é baixo.

### EPIDEMIOLOGIA

Estima-se que o esôfago de Barrett seja encontrado em cerca de 5 a 15% dos pacientes submetidos à endoscopia por sintomas de DRGE. Estudos de base populacional sugerem que a prevalência de esôfago de Barrett é de aproximadamente 1,3 a 1,6%, mas cerca de 45% dos pacientes acometidos não apresentam sintomas de refluxo. O esôfago de Barrett é uma doença predominantemente de homens brancos de meia-idade, mas cerca de 25% dos pacientes são mulheres ou têm menos de 50 anos. A prevalência do esôfago de Barrett aumenta até atingir um platô entre a sétima e a nona décadas de vida. Os fatores de risco incluem episódios de refluxo frequentes e prolongados, tabagismo, sexo masculino, idade avançada e obesidade de padrão masculino central.

### BIOPATOLOGIA

O esôfago de Barrett resulta de lesão grave da mucosa esofágica. Os pacientes que desenvolvem esôfago de Barrett tipicamente têm mais exposição ao ácido esofágico e à bile, a primeira baseada em monitoramento de pH de 24 horas, e quase sempre têm uma hérnia hiatal, que é tipicamente

| Tabela 129.1 | Terapia medicamentosa para distúrbios esofágicos. |
|---|---|
| **AGENTE** | **DOSE** |
| **ANTIÁCIDOS: LÍQUIDO (PARA TAMPONAR ÁCIDO E AUMENTAR PEEI)** | |
| Por exemplo, associação de hidróxido de alumínio e hidróxido de magnésio (ver Capacidade de neutralização de ácido, 25 mEq/5 m$\ell$) * | 15 m$\ell$, 4 vezes/dia 1 h após as refeições e na hora de dormir ou conforme necessário |
| **ASSOCIAÇÃO DE ALGINATO SÓDICO, BICARBONATO DE SÓDIO E CARBONATO DE CÁLCIO (PARA REDUZIR O REFLUXO VIA BARREIRA MECÂNICA VISCOSA E TAMPONAMENTO DO ÁCIDO GÁSTRICO)** | |
| Al(OH)$_3$, NaHCO$_3$, trissilicato de Mg, ácido algínico | 2 a 4 comprimidos, 4 vezes/dia e na hora de dormir ou conforme necessário |
| **ANTAGONISTAS DO RECEPTOR DE H$_2$ (PARA DIMINUIR A SECREÇÃO DE ÁCIDO)** | |
| Cimetidina | 400 mg, 2 vezes/dia ou 200 mg, 4 vezes/dia |
| Ranitidina | 150 mg, 2 a 4 vezes/dia ou 10 m$\ell$, 4 vezes/dia; dose de manutenção, 150 mg, 2 vezes/dia ou 10 m$\ell$, 2 vezes/dia |
| Famotidina | 20 a 40 mg, 2 vezes/dia ou 2,5 a 5 m$\ell$, 2 vezes/dia |
| Nizatidina | 150 mg, 2 vezes/dia |
| **INIBIDORES DA BOMBA DE PRÓTONS (PARA DIMINUIR A SECREÇÃO DE ÁCIDO E O VOLUME GÁSTRICO)**[†] | |
| Omeprazol | 20 a 40 mg/dia; dose de manutenção, 20 mg/dia |
| Lansoprazol | 15 a 30 mg/dia; dose de manutenção, 15 mg/dia |
| Pantoprazol | 40 mg/dia; dose de manutenção, 40 mg/dia |
| Rabeprazol | 20 mg/dia; dose de manutenção, 10 a 20 mg/dia |
| Esomeprazol | 20 a 40 mg/dia; dose de manutenção, 20 mg/dia |
| Dexlansoprazol | 30 a 60 mg/dia; dose de manutenção, 30 mg/dia |

*Pacientes com refluxo geralmente não são hipersecretores de ácido gástrico, então as doses terapêuticas de antiácidos são baseadas em sua capacidade de tamponar taxas de secreção de ácido basais (normais) de aproximadamente 1 a 7 mEq/h (média, 2 mEq/h) e pico das taxas de secreção de ácido estimuladas pela refeição de cerca de 10 a 60 mEq/h (média, 30 mEq/h).
[†]A terapia de alta dose consiste em administração 2 vezes/dia da dose diária usual.
Al(OH)$_3$ = hidróxido de alumínio; H$_2$ = histamina; PEEI = pressão do esfíncter esofágico inferior; Mg = magnésio; NaHCO$_3$ = bicarbonato de sódio.

mais longa e associada a defeitos maiores do que em pacientes sem esôfago de Barrett. No entanto, ainda não se conhece o motivo de alguns pacientes com DRGE desenvolverem esôfago de Barrett enquanto outros não, assim como a célula de origem da metaplasia colunar. Os candidatos incluem desdiferenciação de epitélio escamoso em epitélio colunar ou estimulação de células-tronco da camada basal do epitélio esofágico, das glândulas submucosas esofágicas, cárdia gástrica, células-tronco embrionárias residuais na junção gastresofágica ou da medula óssea. O fator de transcrição CDX2, que pode ser induzido por ácidos e sais biliares, parece desempenhar um papel na promoção do desenvolvimento do epitélio colunar no esôfago distal e na junção gastresofágica. Um pequeno subgrupo de pacientes tem predisposição hereditária ao esôfago de Barrett, embora a genética da doença não seja completamente compreendida.

### MANIFESTAÇÕES CLÍNICAS

O desenvolvimento de sintomas de refluxo em idades mais precoces, aumento da duração dos sintomas de refluxo, aumento da gravidade dos sintomas de refluxo noturno e complicações prévias da DRGE, como esofagite, ulceração, estenose e sangramento aumentam a probabilidade de esôfago de Barrett. No entanto, os pacientes com esôfago de Barrett são difíceis de distinguir clinicamente de pacientes cuja DRGE não é complicada por um esôfago revestido por coluna. Pacientes com esôfago de Barrett têm, paradoxalmente, sensibilidade diminuída à perfusão esofágica com ácido em comparação com pacientes com DRGE não complicada.

### DIAGNÓSTICO

Endoscopicamente, o esôfago de Barrett é caracterizado pelo deslocamento da junção escamocolunar de forma que agora está proximal à junção gastresofágica, que é definida pela margem proximal das pregas gástricas (ver Figura 129.4). O diagnóstico de esôfago de Barrett é estabelecido se a junção escamocolunar for deslocada 1 cm ou mais proximal à junção gastresofágica e se metaplasia intestinal, que é caracterizada em parte por células caliciformes contendo mucina ácida, for detectada por biopsia.

A junção precisa do estômago e do esôfago pode ser difícil de determinar endoscopicamente se houver uma hérnia de hiato e/ou inflamação, além da natureza dinâmica da junção gastresofágica (JGE). Se a junção escamocolunar estiver acima do nível da junção esofagogástrica, conforme definido pela margem proximal das dobras gástricas, amostras de biopsia devem ser obtidas para confirmação de metaplasia colunar.

A metaplasia intestinal ou colunar pode ser observada na cárdia de indivíduos normais, bem como em pessoas com doença de refluxo crônica, e a prevalência de metaplasia intestinal em uma JGE de aspecto normal varia de 5 a 36%. Displasia e risco aumentado de carcinoma foram relatados em pacientes com metaplasia intestinal na JGE ou na cárdia, mas a magnitude desse risco parece ser muito menor do que a do esôfago de Barrett.

### TRATAMENTO

Pacientes com diagnóstico de esôfago de Barrett precisam de endoscopia de vigilância em intervalos regulares (Figura 129.5). Eles caracteristicamente se preocupam com o risco de câncer, que pode ser superestimado, podendo pagar mais pelo seguro de vida e receber informações conflitantes sobre a melhor forma de tratar sua condição.[8]

Inibidores da bomba de prótons (Tabela 129.1), que são a base da terapia clínica para o esôfago de Barrett, aliviam consistentemente os sintomas e curam a esofagite. No entanto, os IBP, mesmo em altas doses, promovem apenas uma regressão modesta das alterações histológicas do esôfago de Barrett, talvez porque o alívio dos sintomas de refluxo não seja necessariamente equivalente à normalização da exposição ao ácido esofágico. Na verdade, a exposição anormal ao ácido persiste em aproximadamente 25% dos pacientes com esôfago de Barrett, apesar dos inibidores da bomba de prótons 2 vezes/dia. A importância do controle completo da exposição ao ácido esofágico em pacientes com esôfago de Barrett permanece desconhecida, embora os dados sugiram que uma terapia efetiva pode proteger contra o desenvolvimento de câncer.[9] Por exemplo, a combinação de terapia com IBP em altas doses e ácido acetilsalicílico (300 a 325 mg/dia) pode reduzir a progressão para displasia de alto grau, adenocarcinoma ou morte em pacientes com metaplasia de Barrett.[A4] A cirurgia antirrefluxo alivia efetivamente os sintomas da DRGE, e as indicações para cirurgia são as mesmas para pacientes com DRGE sem esôfago de Barrett. A cirurgia não deve, entretanto, ser vista como uma ferramenta melhor de prevenção do câncer.

As diretrizes atuais da prática, com base em dados observacionais, recomendam a vigilância endoscópica de pacientes com esôfago de Barrett documentado na tentativa de detectar displasia e câncer em um estágio inicial e potencialmente curável.[10] Antes de entrar em um programa de vigilância, os pacientes devem ser alertados sobre os riscos e benefícios, como as limitações da endoscopia de vigilância, bem como a importância de respeitar intervalos de vigilância apropriados. Outras considerações incluem idade, probabilidade de sobrevida nos próximos 5 anos e capacidade de tolerar intervenções endoscópicas ou cirúrgicas para o adenocarcinoma esofágico precoce.

Biopsias sistemáticas de quatro quadrantes devem ser obtidas em intervalos de 2 cm ao longo de todo o comprimento do segmento de Barrett após a inflamação relacionada à DRGE ser controlada com terapia antissecretora. Anormalidades da mucosa, especialmente quando houver displasia de alto grau, devem ser ressecadas endoscopicamente. Os intervalos de vigilância, determinados pela existência e pelo grau da displasia, baseiam-se em uma compreensão limitada da biologia do adenocarcinoma esofágico. A vigilância para pacientes sem displasia deve ocorrer a cada 3 a 5 anos após um exame inicial negativo. Se for encontrada displasia de baixo grau, o diagnóstico deve primeiro ser confirmado por um patologista gastrintestinal especialista em razão da acentuada variabilidade interobservador na interpretação dessas biopsias. Se confirmada, a terapia agressiva com IBP (Tabela 129.1) é recomendada para diminuir a inflamação e regeneração, o que pode dificultar a interpretação histopatológica. Uma endoscopia repetida deve então ser realizada 6 meses após o diagnóstico inicial. Se displasia de baixo grau for confirmada novamente, as opções incluem vigilância contínua em intervalos de 6 a 12 meses ou ablação por radiofrequência, mas a ablação reduz significativamente o risco de progressão para displasia de alto grau ou adenocarcinoma nos próximos 3 anos.[A5]

Se for encontrada displasia de alto grau, um patologista gastrintestinal experiente deve confirmar o diagnóstico. Para pacientes com displasia de alto grau confirmada, terapia de ablação endoscópica com ablação por radiofrequência, ressecção endoscópica da mucosa ou uma combinação é agora recomendada em vez de cirurgia ou vigilância contínua.[11] Para pacientes com displasia de alto grau com qualquer anormalidade visível, a ressecção endoscópica da mucosa é recomendada para o diagnóstico e estadiamento ideais.[12] A cirurgia com esofagectomia é reservada apenas para pacientes que não respondem à terapia de ablação endoscópica ou se o câncer estiver além do estágio T1a (câncer intramucoso).

## PROGNÓSTICO

O risco de um paciente com esôfago de Barrett desenvolver adenocarcinoma esofágico é agora estimado em cerca de 0,1 a 0,3% ao ano;[13] portanto, a maioria dos pacientes com esôfago de Barrett nunca desenvolverá adenocarcinoma esofágico, mas morrerá de outras causas. Dados observacionais sugerem que ácido acetilsalicílico (AAS), anti-inflamatórios não esteroides (AINEs) e estatinas estão associados a um risco reduzido de progressão neoplásica, mas nenhum dado de ensaio clínico ainda fornece suporte a seu uso de rotina.

## ESOFAGITE

### Esofagite eosinofílica

A esofagite eosinofílica é provavelmente causada por uma resposta imune ou antigênica aberrante a alimentos e aeroalergênios que desencadeiam inflamação crônica com eosinofilia densa na mucosa esofágica. A doença é mais comum em crianças, adolescentes e adultos jovens, mas os adultos de meia-idade também costumam ser acometidos. A prevalência estimada é de cerca de 0,5 a 1 caso por 1.000 habitantes.[14] Os pacientes têm, com frequência, histórias pessoal e familiar de outros distúrbios alérgicos. Uma predisposição genética é sugerida por perfis gênicos anormais em quase 50% das crianças com esse distúrbio.

### MANIFESTAÇÕES CLÍNICAS E DIAGNÓSTICO

As crianças apresentam déficit de crescimento, náuseas, vômitos, dor abdominal e sintomas dispépticos, enquanto os adultos apresentam disfagia por alimentos sólidos, impactação de alimentos ou dor torácica. A síndrome de Boerhaave (mais adiante) também pode ocorrer com esta doença. O diagnóstico é feito por achados clássicos na endoscopia, como sulcos lineares, exsudatos brancos e vários anéis (Figura 129.6), acompanhada por biopsias que demonstram infiltração eosinofílica (Tabela 129.2) na ausência de DRGE. A gravidade da condição e sua resposta à terapia podem ser avaliadas por critérios endoscópicos e histológicos.[15]

### TRATAMENTO E PROGNÓSTICO

As opções de tratamento para esofagite eosinofílica[16] incluem dietas de eliminação de alimentos,[17] 2 meses de IBP, 2 meses de esteroides tópicos (p. ex., fluticasona deglutida, 880 μg, 2 vezes/dia, ou suspensão de budesonida, 1 mg, 2 vezes/dia),[A6,A6b] ou ocasionalmente um curso de 1 mês de esteroides sistêmicos (p. ex., prednisona, começando com 40 mg e depois diminuindo gradualmente). Os pacientes também devem ser submetidos a uma avaliação formal de alergia (ver Capítulo 235) apenas se houver alergia extraesofágica concomitante. Outra opção é uma dieta empírica de eliminação de quatro (ou seis) alimentos como a proteína do leite de vaca (caseína), soja, trigo, ovo (amendoim/nozes e frutos do mar). Uma dieta elementar pode ser usada para doenças graves, principalmente em crianças. A maioria dos pacientes passa bem após o tratamento, embora o tratamento indefinido com suspensão de budesonida esteja se tornando mais aceito para evitar as complicações fibrosantes da doença não tratada.

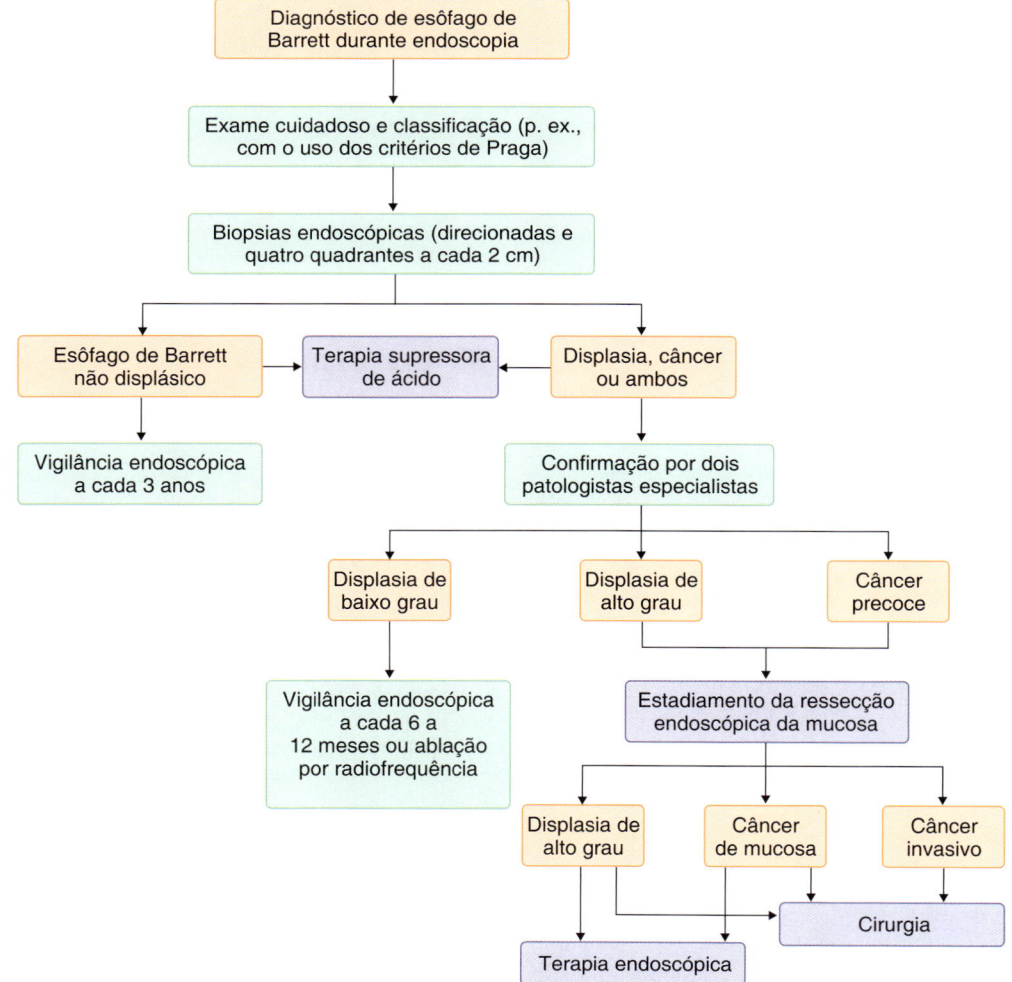

**FIGURA 129.5** Algoritmo de tratamento proposto para pacientes com esôfago de Barrett. (De: Sharma P. Barrett's esophagus. *N Engl J Med.* 2009;361:2548-2556, Fig. 3.)

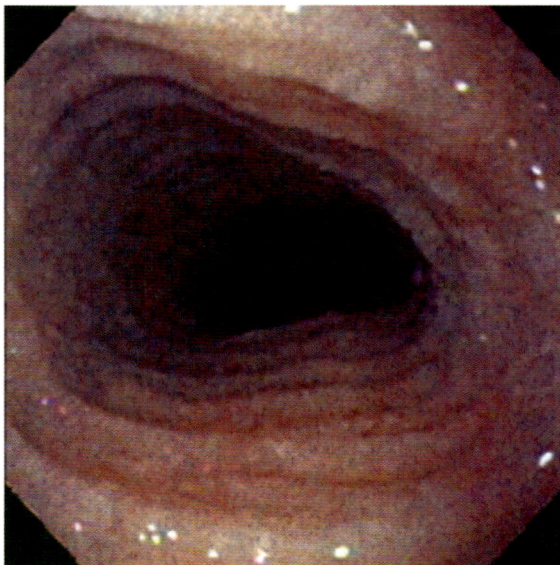

**FIGURA 129.6** Aspecto endoscópico corrugado do esôfago na esofagite eosinofílica.

| Tabela 129.2 | Diretrizes para o diagnóstico de esofagite eosinofílica. |
|---|---|

- Achados demográficos e endoscópicos típicos
- Sintomas clínicos de disfunção esofágica
- *Pelo menos* 15 eosinófilos em 1 campo de alta potência (amostra de biopsia)

### Esofagite induzida por comprimidos

Os comprimidos (Tabela 129.3) podem induzir lesão esofágica ao produzir uma solução de ácido cáustico (p. ex., ácido ascórbico e sulfato ferroso), produzindo uma solução alcalina cáustica (p. ex., alendronato, baterias tipo botão), colocando uma solução hiperosmolar em contato com a mucosa do esôfago (p. ex., cloreto de potássio) ou causando toxicidade medicamentosa direta para a mucosa esofágica (p. ex., tetraciclina). Como o contato prolongado é uma parte essencial da lesão, os fatores predisponentes para lesão induzida por comprimidos incluem barreiras anatômicas, como estenose, arco aórtico proeminente que comprime o esôfago ou ingestão inadequada de comprimido (p. ex., ingestão de volume inadequado de líquido ou posicionamento incorreto, ou seja, deitar logo após engolir o comprimido). Os medicamentos mais comuns são a tetraciclina e seus derivados, mas outros medicamentos comumente implicados incluem AINEs, bifosfonatos, sulfato ferroso, quinidina e cloreto de potássio.

Os pacientes geralmente se queixam do início agudo de odinofagia intensa. Os achados radiográficos ou endoscópicos podem variar de ulceração bem-definida a esofagite difusa. O tratamento geralmente é de suporte com a descontinuação da medicação até a resolução da lesão. Embora a supressão de ácido seja comumente recomendada, não há provas de que essa abordagem seja benéfica. Os pacientes devem receber instruções cuidadosas para evitar deitar-se imediatamente após a ingestão do medicamento e beber volume adequado de líquido para evitar lesões. Raramente, a lesão induzida por comprimidos provoca estenoses e até mesmo fístulas.

### Lesão por substâncias cáusticas

Lesões esofágicas cáusticas potencialmente devastadoras podem ser causadas por soluções altamente alcalinas, como hidróxido de sódio, ou soluções altamente ácidas, como ácido sulfúrico. Os produtos mais comuns que contêm essas substâncias são limpadores de ralos e limpadores industriais, mas outras substâncias corrosivas incluem relaxantes capilares, limpadores de forno e de vaso sanitário e pilhas em formato de botão. Os pacientes precisam de endoscopia de emergência para determinar o grau da lesão, o que ajuda a prever o prognóstico a longo prazo. Nenhuma evidência clara apoia a prescrição rotineira de esteroides ou antibióticos.

| Tabela 129.3 | Medicamentos comumente associados a esofagite ou lesão esofágica. |
|---|---|

**ANTIBIÓTICOS**
Tetraciclina
Doxiciclina
Clindamicina
Penicilina
Rifampicina
Cloxacilina

**AGENTES ANTIVIRAIS**
Zalcitabina
Zidovudina
Nelfinavir

**BISFOSFONATOS**
Alendronato
Etidronato
Pamidronato

**AGENTES QUIMIOTERAPÊUTICOS**
Dactinomicina
Bleomicina
Citarabina
Daunorrubicina
5-fluoruracila
Metotrexato
Vincristina
Crizotinibe

**ANTI-INFLAMATÓRIOS NÃO ESTEROIDES**
Ácido acetilsalicílico (AAS)
Naproxeno
Ibuprofeno

**OUTROS MEDICAMENTOS**
Quinidina
Cloreto de potássio
Sulfato ferroso
Ácido ascórbico
Multivitamínicos
Teofilina

Muitos pacientes terão doença ao longo da vida caracterizada por estenoses crônicas que exigem dilatação frequente e até reconstrução esofágica. Em pacientes com lesão inicial grave, o risco de câncer de esôfago aumenta significativamente.

## DISTÚRBIOS MOTORES ESOFÁGICOS

### Disfunção orofaríngea

O cricofaríngeo e o constritor inferior da faringe são compostos por músculo estriado e inervados pelos neurônios motores superiores, o tronco encefálico e o córtex cerebral. Ambos os distúrbios miopáticos primários e neuropáticos podem resultar em disfunção. A causa neurológica mais comum de disfagia orofaríngea é um acidente vascular encefálico (ver Capítulo 379). Outros distúrbios neuropáticos que também podem afetar a função incluem miastenia *gravis* (ver Capítulo 394), tumores do tronco encefálico (ver Capítulo 180), esclerose lateral amiotrófica (ver Capítulo 391), doença de Parkinson (ver Capítulo 381), doença de Alzheimer (ver Capítulo 374), síndrome pós-pólio (ver Capítulo 355), síndrome de Guillain-Barré (ver Capítulo 392) e botulismo (ver Capítulo 280). Os distúrbios miogênicos que causam disfunção incluem síndromes paraneoplásicas mediadas por anticorpos (ver Capítulo 169), doenças da tireoide (ver Capítulo 213), miopatias primárias (ver Capítulo 393), como dermatomiosite e miosite por corpos de inclusão, e medicamentos que causam miopatia, como estatinas e amiodarona.

Pacientes com anormalidades orofaríngeas apresentam disfagia, frequentemente acompanhada de tosse pós-prandial, rouquidão e pneumonia aspirativa. O tratamento concentra-se na causa miopática ou neurológica subjacente e na terapia de deglutição, mas o prognóstico é com frequência reservado, em razão das opções de tratamento limitadas.

# CAPÍTULO 129 Doenças do Esôfago

## Acalasia

A acalasia, que é o distúrbio prototípico da motilidade esofágica, é caracterizada por relaxamento insuficiente do EEI acompanhado por perda do peristaltismo esofágico.

### EPIDEMIOLOGIA E BIOPATOLOGIA

A acalasia pode ocorrer em pacientes de quase todas as idades, desde lactentes a nonagenários, mas se apresenta mais comumente entre 30 e 60 anos. A prevalência é de 10 por 100.000 nos EUA, com todas as raças acometidas e distribuição igual em homens e mulheres. A fisiopatologia da acalasia provavelmente reflete uma plexopatia mioentérica autoimune mediada por anticorpos no esfíncter esofágico inferior e uma neuropatia generalizada no corpo esofágico. O evento desencadeador não é claro, mas uma causa viral é sugerida. A lesão dos neurônios do EEI resulta em deficiência seletiva relativa de óxido nítrico. A perda do principal neurotransmissor inibitório funcional resulta em perda da capacidade de relaxamento do EEI. O processo neuroquímico que leva ao aperistaltismo não está claro.

### MANIFESTAÇÕES CLÍNICAS E DIAGNÓSTICO

Os principais sintomas da acalasia são disfagia para líquidos e sólidos, regurgitação e dor torácica. Alguns pacientes têm sinais/sintomas mais sutis, como pirose, provavelmente causada por estase esofágica de conteúdo alimentar ácido, perda de peso e pneumonia por aspiração; nesses casos, o diagnóstico frequentemente é atrasado.

O diagnóstico de acalasia depende de manometria esofágica e radiografia contrastada com bário. O aspecto radiográfico clássico é dilatação esofágica, estase do material de contraste e aspecto de "bico de pássaro" no EEI (Figura 129.7).[18] A manometria mostra as altas pressões residuais do EEI e contrações simultâneas ou ausência completa de contrações peristálticas. Está sendo estudado se os sistemas de classificação baseados em achados manométricos podem prever a resposta. A endoscopia é recomendada para excluir causas secundárias de acalasia, como câncer juncional gastresofágico. Ocasionalmente, os pacientes apresentam esôfago maciçamente dilatado e retenção acentuada de alimentos. Radiograficamente, esses pacientes desenvolvem um esôfago "sigmoide" com imagem radiográfica semelhante a um cólon sigmoide.

A acalasia pode representar uma apresentação paraneoplásica de algumas neoplasias malignas, sobretudo câncer de pulmão de pequenas células (ver Capítulo 182); nesses pacientes, o tumor produz um anticorpo antineuronal (anti-Hu) que media a plexopatia autoimune do EEI e provoca uma síndrome idêntica à acalasia primária. Alguns tumores, como o câncer gástrico proximal, também podem metastatizar ou se estender diretamente para o EEI e produzir imagem semelhante à da acalasia, possivelmente em decorrência da compressão extrínseca ou infiltração tumoral.

### TRATAMENTO

As opções de tratamento para diminuir a obstrução funcional no nível do EEI incluem injeção intraesfincteriana de toxina botulínica, dilatação pneumática, miotomia cirúrgica e miotomia endoscópica peroral.[19] A injeção de toxina botulínica durante a endoscopia reduz os sintomas e melhora o esvaziamento esofágico em até 90% dos pacientes. Como os sintomas tipicamente recorrem em 6 a 24 meses, este tratamento é melhor para pacientes que não sejam candidatos a terapias mais definitivas ou para confirmar o diagnóstico de acalasia quando os critérios clínicos, radiográficos e manométricos não são conclusivos.

Na dilatação pneumática, um balão pneumático de 30 a 40 mm é introduzido sob orientação fluoroscópica e colocado sobre o EEI; o balão é então insuflado para romper as fibras musculares do EEI. Em geral, uma dilatação pneumática promove 5 anos de remissão sintomática em 70% dos pacientes, e três dilatações ocorrerão em 90% dos pacientes. A desvantagem desse procedimento é o risco de perfuração, que ocorre em até 2% dos pacientes, mesmo em mãos experientes.

A terceira abordagem é uma miotomia de Heller, que agora é tipicamente realizada por laparoscopia. Essa longa miotomia começa pelo menos 2 cm abaixo do EEI e estende-se por cerca de 6 cm para cima, além do esfíncter; uma fundoplicatura frouxa é realizada para prevenir o refluxo gastroesofágico. A taxa de sucesso em 5 anos aproxima-se de 90%. Ensaios clínicos randomizados sugerem que a dilatação pneumática ou a miotomia de Heller fornecerão resultados clínicos comparáveis em 2 anos.[A7]

A miotomia endoscópica peroral é uma alternativa de emergência à miotomia laparoscópica. Os resultados em 2 anos são melhores do que os da dilatação pneumática[A7b] e os dados de acompanhamento de 5 anos são encorajadores,[20] mas ocorre refluxo em aproximadamente 50% dos pacientes. Como resultado, os pacientes devem ser informados dessa possibilidade ao selecionar entre as abordagens endoscópica e laparoscópica.

Em pacientes com dilatação maciça, a disfunção esofágica justifica a realização de esofagectomia total em razão de sinais/sintomas potencialmente fatal, como perda de peso contínua, pneumonia por aspiração recorrente ou compressão traqueal. Em pacientes com malignidade paraneoplásica subjacente, o tratamento do tumor é útil, e a toxina botulínica foi tentada com relatos informais de sucesso.

### PROGNÓSTICO

Nenhuma abordagem de tratamento é curativa e todas são paliativas. Os sintomas recorrentes podem estar relacionados a miotomia incompleta, herniação ou desdobramento da fundoplicatura, estenoses esofágicas, esôfago de Barrett ou apenas a história natural da doença. Pacientes com acalasia também podem ser predispostos a carcinoma espinocelular do esôfago, embora as evidências atuais não deem suporte ao rastreamento para câncer.

## Espasmo esofágico difuso

O espasmo esofágico difuso é encontrado em menos de 5% dos pacientes submetidos à manometria em razão de sintomas de dor torácica e/ou disfagia. A fisiopatologia do espasmo esofágico difuso não é bem compreendida, mas uma deficiência de óxido nítrico no corpo esofágico pode levar à perda de controle do peristaltismo esofágico, altas pressões e contrações de velocidade rápida.

### MANIFESTAÇÕES CLÍNICAS E DIAGNÓSTICO

Classicamente, os pacientes apresentam sintomas de dor torácica intermitente (ver Capítulo 128) e/ou disfagia. Na ultrassonografia endoscópica, os pacientes podem demonstrar espessamento das camadas musculares circulares e longitudinais. O espasmo esofágico difuso é definido manometricamente por contrações rápidas prematuras em pelo menos 20% de todas as deglutições, acompanhadas de peristaltismo normal. O espasmo esofágico difuso é caracterizado, nas radiografias, por aspecto em "saca-rolhas", com múltiplas contrações simultâneas que obliteram o lúmen (Figura 129.8).

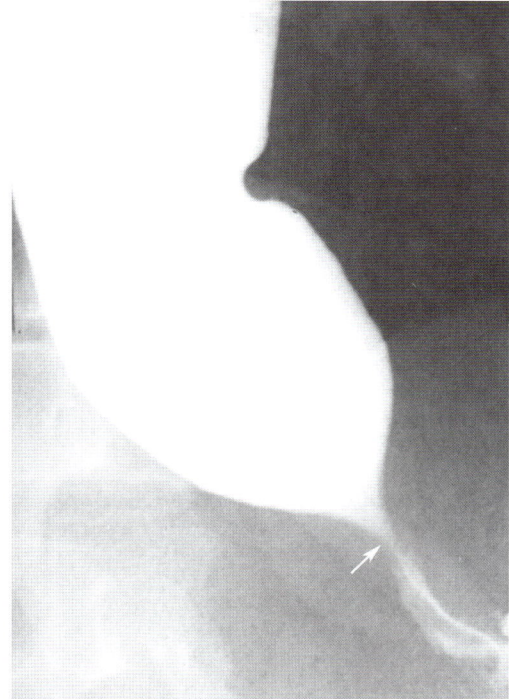

**FIGURA 129.7** Esofagograma de paciente com acalasia idiopática. Observar o esôfago dilatado com nível hidroaéreo e afilamento distal, proporcionando uma deformidade em "bico de pássaro" na área do esfíncter esofágico inferior (*seta*). (Cortesia do Dr. Marc Levine.)

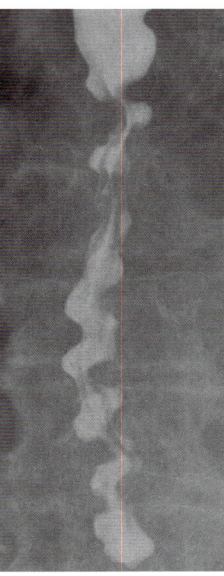

**FIGURA 129.8** Esofagograma contrastado com bário mostrando esôfago em "saca-rolhas" em um paciente com espasmo esofágico difuso. O paciente apresentava disfagia, dor torácica e achados endoscópicos normais. (Cortesia do Dr. Marc Levine.)

## TRATAMENTO E PROGNÓSTICO

O tratamento desses pacientes é desafiador e os ensaios clínicos não demonstraram a eficácia de nenhuma terapia. A terapia empírica pode ser tentada com agentes que relaxam a musculatura lisa ou aumentam o teor de óxido nítrico, como hiosciamina (0,125 mg por via sublingual), antagonistas dos canais de cálcio (nifedipino, 10 mg por via sublingual), nitroglicerina (0,3 mg por via sublingual) e sildenafila (50 mg VO). A injeção de toxina botulínica no corpo esofágico teve resultados ambíguos. Os antidepressivos, sobretudo os tricíclicos em baixas doses (p. ex., imipramina, 10 a 50 mg antes de dormir), tiveram algum sucesso. Para pacientes com disfagia, as opções de esfíncter incluem injeção de toxina botulínica e dilatação pneumática, mas a cirurgia não é indicada, a menos que haja evidência de acalasia. Os primeiros resultados da miotomia endoscópica oral são encorajadores. Em geral, esses distúrbios são difíceis de controlar, mas não são fatais.

### Outros distúrbios de motilidade

Esôfago de britadeira e peristaltismo hipertensivo são diagnósticos manométricos recentemente descritos, anteriormente denominados esôfago em quebra-nozes. Ambos são caracterizados por contrações peristálticas de alta amplitude e apresentam significado clínico incerto. A terapia antissecretora com inibidores da bomba de prótons (Tabela 129.1) frequentemente é justificada.

O relaxamento incompleto isolado do esfíncter esofágico inferior, também conhecido como obstrução do fluxo da junção esofagogástrica, pode representar uma variante da acalasia e deve ser tratado como tal em pacientes com disfagia. Essa entidade também pode ser observada com anormalidades estruturais e vasculares nas proximidades da junção gastresofágica. Pacientes com achados manométricos de contrações de baixa amplitude, contrações malsucedidas ou contrações com grandes intervalos apresentam peristaltismo fraco, o que é comumente observado em pacientes com DRGE subjacente grave.

## ● ANORMALIDADES ESTRUTURAIS

### Barras cricofaríngeas

Uma barra cricofaríngea, que é causada por uma impressão proeminente do músculo cricofaríngeo, reflete incapacidade de relaxar o EES ao máximo durante o fluxo de bário, com diminuição sustentada da complacência. A diminuição da área de corte transversal do EES é provavelmente causada por fibrose. Essa condição pode ser assintomática ou acompanhada por disfagia orofaríngea para alimentos sólidos. O tratamento de pacientes sintomáticos consiste em dilatação de grande calibre ou miotomia cirúrgica, e a resposta geralmente é excelente.

### Divertículos esofágicos

Os divertículos esofágicos são encontrados em menos de 1% dos estudos radiográficos do trato gastrintestinal superior e representam menos de 5% dos casos de disfagia. Os divertículos esofágicos podem ocorrer em uma das três localizações: acima do esfíncter esofágico superior, no esôfago médio e logo acima do esfíncter esofágico inferior.

O *divertículo de Zenker* é uma bolsa que se projeta posteriormente acima do esfíncter esofágico superior (Figura 129.9). Essa protrusão ocorre através de uma região triangular conhecida como triângulo de Killian, que é limitada acima por fibras do músculo constritor inferior e abaixo pelo músculo cricofaríngeo. Acredita-se que seja causada pelo aumento da pressão hipofaríngea que resulta da diminuição da complacência e abertura prejudicada do esfíncter esofágico superior. Os divertículos pequenos podem ser assintomáticos, mas o aumento do tamanho está associado a *globus*, disfagia para sólidos ou líquidos, regurgitação de alimentos não digeridos, halitose e aspiração. Embora nenhum tratamento seja necessário para pacientes assintomáticos, a cirurgia aberta ou endoscópica é indicada quando os sintomas ocorrem. O prognóstico após a cirurgia é excelente.

Acredita-se que os *divertículos do esôfago médio*, que são bolsas externas focais do meio do esôfago, estejam relacionados com uma anormalidade subjacente da motilidade esofágica. Tuberculose pregressa pode resultar nesses divertículos. Os sintomas geralmente incluem disfagia com ou sem regurgitação, e o diagnóstico geralmente é feito com radiografia contrastada de bário. A diverticulectomia cirúrgica com miotomia é reservada para pacientes com sintomas.

Os *divertículos epifrênicos* são hérnias da mucosa e da submucosa através das camadas musculares dos 10 cm distais do esôfago. Eles são mais comumente causados por obstrução do esfíncter esofágico inferior funcional, em decorrência de anormalidades subjacentes de motilidade, como acalasia ou espasmo esofágico difuso, mas também podem estar associados a obstrução mecânica, decorrente de leiomioma, cirurgia prévia, estenose, tumor de estenose ou rede. Os divertículos epifrênicos podem ser assintomáticos ou causar disfagia, regurgitação, odinofagia, dor torácica, pirose ou aspiração. O diagnóstico tipicamente é feito por radiografia de bário (Figura 129.10), mas a endoscopia é recomendada para excluir uma causa estrutural de obstrução e a manometria esofágica é recomendada para avaliar as anormalidades de motilidade subjacentes. Nenhuma terapia é justificada em pacientes assintomáticos, mas os pacientes sintomáticos geralmente apresentam bons resultados com diverticulectomia cirúrgica, reparo do defeito na parede esofágica e alívio da obstrução subjacente, geralmente com miotomia e fundoplicatura parcial.

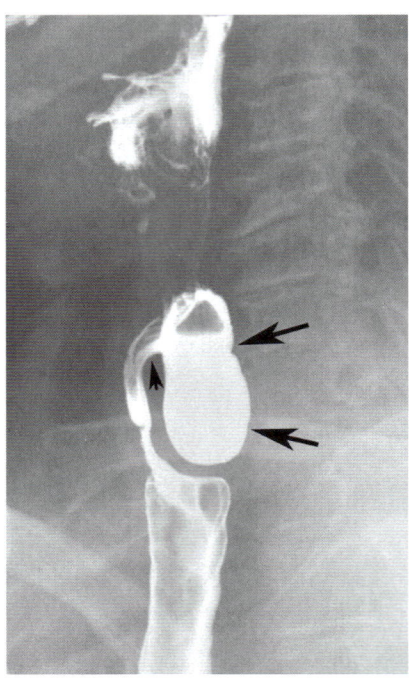

**FIGURA 129.9** Radiografia de bário do divertículo de Zenker (*setas*) e cricofaríngeo (*ponta de seta*). (Cortesia do Dr. Marc Levine.)

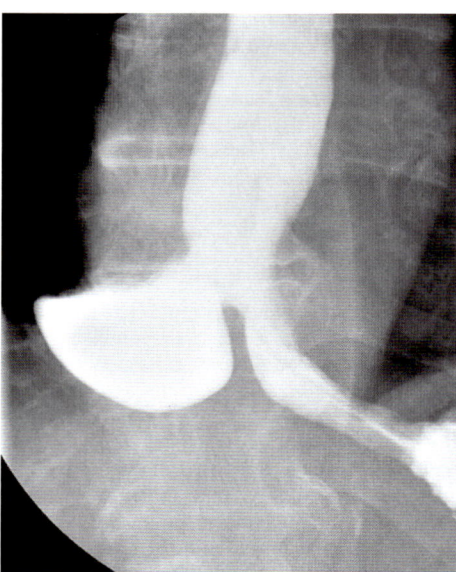

**FIGURA 129.10** Radiografia contrastada com bário de um divertículo epifrênico do esôfago. (Cortesia do Dr. Marc Levine.)

## Anéis e teias

Os anéis esofágicos são áreas concêntricas de estreitamento, geralmente no esôfago distal. O *anel de Schatzki* (Figura 129.11) é um estreitamento fino, fixo e semelhante a uma membrana circunferencial na junção gastresofágica, tipicamente na borda proximal de uma hérnia de hiato. A causa pode ser congênita, secundária a uma prega de mucosa redundante ou relacionada com refluxo gastresofágico. Os sintomas tipicamente ocorrem se o anel resultar em um lúmen com 13 mm ou menos de diâmetro. Os sintomas clássicos são disfagia intermitente para sólidos ou impactação de alimentos sólidos. O diagnóstico é mais bem realizado com radiografia de bário, especialmente para anéis maiores que 13 mm de diâmetro, que podem não ser detectados no momento da endoscopia. O tratamento envolve o uso de dilatadores de grande calibre, com pelo menos 18 mm de diâmetro. A terapia a longo prazo com inibidores da bomba de prótons (Tabela 129.1) pode prevenir recaídas. A maioria dos pacientes apresenta recidiva após uma única dilatação.

Os *anéis musculares*, que estão localizados vários centímetros acima da junção escamocolunar, são compostos por mucosa, submucosa e músculo.

A radiografia de bário e a endoscopia revelam uma constrição focal de diâmetro variável. A terapia ideal não está clara. A dilatação leva a um alívio apenas parcial ou temporário. Outras modalidades de tratamento incluem injeção de toxina botulínica e agentes anticolinérgicos.

As *teias esofágicas* são áreas finas, excêntricas e membranosas de estreitamento que podem ser encontradas em qualquer parte do esôfago, mas mais comumente estão na região proximal (Figura 129.12). A patogenia das teias é desconhecida, mas elas estão associadas a uma série de doenças sistêmicas, como doenças de pele bolhosas, doença do enxerto *versus* hospedeiro crônica e anemia ferropriva.

### Hérnia hiatal

Uma hérnia hiatal envolve a herniação de elementos da cavidade abdominal através do hiato diafragmático. Uma hérnia por deslizamento ou de tipo I, na qual a junção gastresofágica está deslocada acima do hiato diafragmático, é o tipo mais comum. As hérnias de hiato do tipo I geralmente não estão associadas a sintomas ou estão associadas a pirose ou regurgitação ácida. O tratamento é igual ao da DRGE.

Em uma hérnia paraesofágica tipo II ou verdadeira, que é incomum, a junção gastresofágica está em sua localização normal, mas o fundo e partes da curvatura maior do estômago herniam para o mediastino ao lado do esôfago. Na hérnia paraesofágica do tipo III ou mista, a junção gastresofágica e grande parte do estômago herniam para o mediastino. Ambos os tipos de hérnias paraesofágicas apresentam sintomas de desconforto pós-prandial, como dor epigástrica, dor torácica, plenitude subesternal, falta de ar, náuseas ou vômitos. A anemia por deficiência de ferro pode ser observada com grandes hérnias de hiato em que pelo menos um terço do estômago está no tórax; erosões gástricas lineares no topo das pregas gástricas no nível do diafragma têm sido apontadas como causa da perda crônica de sangue. As hérnias paraesofágicas assintomáticas não requerem cirurgia. As hérnias paraesofágicas sintomáticas justificam a terapia cirúrgica em razão do risco de estrangulamento, sangramento, perfuração ou obstrução.

## ESÔFAGO NAS DOENÇAS SISTÊMICAS

### Esclerodermia

Até 90% dos pacientes com esclerodermia (ver Capítulo 251) têm envolvimento esofágico, tornando-se, assim, a anormalidade gastrintestinal mais comum na doença.[21] Os achados manométricos e radiológicos clássicos são aperistalse dos dois terços distais do esôfago e EEI hipotenso ou flácido na manometria ou radiografia, respectivamente. Apenas um terço dos pacientes com esclerodermia apresentam esses achados clássicos. Esses achados resultam inicialmente da neuropatia e, posteriormente, da miopatia. A principal manifestação clínica é o refluxo gastresofágico significativo. Retardo do esvaziamento gástrico também pode ocorrer. Estase

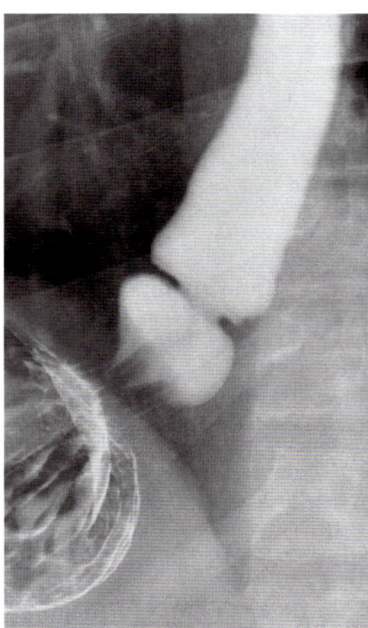

**FIGURA 129.11** Radiografia contrastada com bário do anel de Schatzki. (Cortesia do Dr. Marc Levine.)

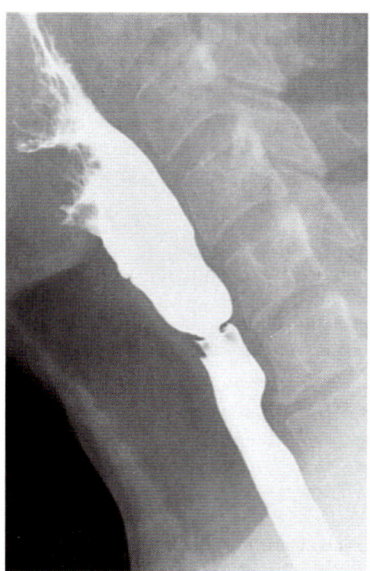

**FIGURA 129.12** Radiografia contrastada com bário de uma rede esofágica. (Cortesia do Dr. Marc Levine.)

esofágica acentuada também pode causar esofagite por *Candida*. Um EEI flácido (na radiografia) ou hipotenso (na manometria) fornece suporte forte para o diagnóstico. A terapia com inibidor da bomba de prótons (Tabela 129.1) é a base do tratamento. Mudanças no estilo de vida, como pequenas refeições frequentes e evitando refeições noturnas, podem reduzir os sintomas gástricos. A cirurgia antirrefluxo pode exacerbar a disfagia ao criar uma zona funcional de alta pressão no esôfago distal e, portanto, é geralmente contraindicada. Infelizmente, muitos pacientes sofrem de DRGE crônica e correm o risco de desenvolver esôfago de Barrett e estenoses recorrentes.

## Amiloidose

A amiloidose (ver Capítulo 179) pode causar disfunção do músculo liso e do sistema nervoso autônomo que envolve o esôfago em um padrão semelhante à esclerodermia. Os pacientes terão disfagia e refluxo grave em razão da aperistalse esofágica e um esfíncter esofágico inferior hipotenso. A disfagia pode resultar não apenas das alterações da motilidade, mas também da rigidez esofágica difusa e da perda de complacência decorrente de infiltração amiloide da parede esofágica. Raramente, pode desenvolver-se um padrão semelhante ao da acalasia. Nenhum tratamento melhora as manifestações esofágicas da amiloidose, exceto o tratamento para a doença subjacente e altas doses de inibidores da bomba de prótons administrados 2 vezes/dia.

## Outras doenças sistêmicas

A dermatomiosite (ver Capítulo 253) envolve principalmente o músculo estriado da orofaringe e do esôfago proximal, mas às vezes o esôfago distal pode perder a função peristáltica normal. Os sintomas podem ser orofaríngeos ou esofágicos dependendo do local de maior acometimento muscular. A disfagia pode ser um sintoma inicial de dermatomiosite, e o esôfago pode estar envolvido em 10 a 50% dos pacientes. O tratamento é direcionado à miosite generalizada, pois não existem tratamentos específicos para o esôfago. A terapia de deglutição às vezes pode ser útil. O retorno da deglutição geralmente fica atrás da recuperação de outros sintomas do músculo estriado.

O envolvimento esofágico no *lúpus eritematoso sistêmico* (ver Capítulo 250) não é tão proeminente quanto na esclerodermia, dermatomiosite ou doença mista do tecido conjuntivo. A disfagia ocorre em menos de 15% dos pacientes e pode ser causada pela diminuição da salivação da síndrome de Sjögren secundária ou redução do peristaltismo esofágico. Outras causas de sintomas esofágicos em pacientes com lúpus eritematoso sistêmico incluem DRGE, úlceras esofágicas, infecção esofágica e esofagite fármaco-induzida. A *doença de Behçet* (ver Capítulo 254) causa úlceras esofágicas em menos de 15% dos pacientes acometidos. As úlceras estão tipicamente localizadas no terço médio do esôfago e costumam estar associadas a úlceras no estômago, íleo ou cólon. Lesões esofágicas raras incluem estenoses, varizes e fístulas conectadas à traqueia. Essas complicações podem ser extremamente debilitantes.

O envolvimento esofágico na *doença de Crohn* (ver Capítulo 132) é incomum, mas foi descrito em até 1 a 2% dos pacientes. Ocasionalmente, ocorre doença esofágica isolada. A ulceração é a manifestação mais comum, mas já foram descritos estreitamentos, fissuras, fístulas esofagobrônquicas, abscessos mediastinais e lesões aftoides. Os pacientes geralmente se queixam de disfagia e odinofagia. O tratamento e o prognóstico são os mesmos da doença de Crohn subjacente.

Na *síndrome de Ehlers-Danlos* (ver Capítulo 244), hérnias de hiato são comuns, e defeitos esofágicos estruturais, como divertículos epifrênicos gigantes, megaesôfago e ruptura esofágica espontânea também podem ser observados.

## Doenças da pele que envolvem o esôfago

O *líquen plano* (ver Capítulo 409) geralmente envolve o esôfago.[22] Os pacientes geralmente se apresentam da quarta à sétima década de vida. Histologicamente, as lesões em até 25 a 50% dos pacientes apresentam infiltrado inflamatório linfo-histiocitário característico e queratinócitos basais apoptóticos conhecidos como corpos de Civatte. As lesões ocorrem classicamente na mucosa bucal e na língua, mas a doença também pode envolver outras áreas da cavidade oral e o esôfago, conjuntiva, nariz, laringe, estômago, bexiga e ânus. A maioria dos pacientes é assintomática ou apresenta apenas sintomas leves, mas os pacientes com líquen plano esofágico grave costumam desenvolver estenoses e podem apresentar disfagia, odinofagia e perda de peso. Os estreitamentos são tipicamente proximais, mas podem variar em comprimento e localização, às vezes envolvendo a maior parte do corpo esofágico. Os pacientes podem apresentar líquen plano esofágico na ausência de doença extraesofágica. Os achados endoscópicos, que podem ser sutis e inespecíficos, incluem descamação da mucosa, anormalidades focais hiperemiadas e placa ou pápulas submucosas. Os esteroides sistêmicos em altas doses, começando com pelo menos 40 mg de prednisona e depois diminuindo ao longo de 1 a 2 meses, costumam ter sucesso, mas a recidiva é comum quando os esteroides são reduzidos. Esteroides tópicos, tacrolimo e metotrexato também foram testados. A dilatação e os esteroides intralesionais podem aliviar os sintomas associados às estenoses, mas os sintomas frequentemente recorrem em menos de 1 ano e requerem dilatações repetidas. As lesões esofágicas do líquen plano raramente podem ter potencial maligno.

Pacientes com *pênfigo vulgar* (ver Capítulo 410) que apresentam crises agudas podem ter sintomas gastrintestinais superiores (disfagia, odinofagia ou queimação retroesternal) em 80% dos casos e lesões de pênfigo esofágico comprovadas por biopsia em quase 50% dos casos. O pênfigo vulgar raramente pode ser isolado no esôfago. O pênfigo paraneoplásico (ver Capítulo 410), mais comumente relatado com doença linforreticular, também pode envolver o esôfago. Como as lesões na pele, as lesões esofágicas podem ser bolhas ou erosões flácidas, mas também podem aparecer como linhas longitudinais vermelhas ao longo de todo o esôfago. Como o pênfigo cutâneo e oral, o pênfigo esofágico é geralmente tratado com corticosteroides.

No *penfigoide de mucosa* (penfigoide cicatricial; ver Capítulo 410), o esôfago é o local mais comum de envolvimento gastrintestinal, mas a doença esofágica ocorre em menos de 15% dos pacientes. A doença esofágica pode se manifestar por até 10 anos após o início da doença e pode ser a única manifestação da doença. Os pacientes queixam-se de disfagia e odinofagia. A imagem geralmente mostra erosões, estenoses, bolhas ou teias. O tratamento geralmente é o mesmo prescrito para as doenças de pele.

Na *epidermólise bolhosa distrófica* (ver Capítulo 410), aproximadamente 70 a 95% dos pacientes desenvolvem estenose ou estreitamentos esofágicos. Os estreitamentos são especialmente comuns em crianças com epidermólise bolhosa distrófica recessiva, enquanto menos de 10% dos pacientes com epidermólise bolhosa distrófica dominante desenvolvem estreitamentos por volta dos 50 anos.

## INFECÇÕES ESOFÁGICAS

### Herpes-vírus simples

A esofagite por herpes-vírus simples (HSV; ver Capítulo 350), que geralmente é causada por HSV-1, é uma doença bem conhecida em pacientes imunocomprometidos, mas também pode ocorrer em hospedeiros imunocompetentes. A esofagite por HSV tipicamente se manifesta como odinofagia intensa. A endoscopia e a radiologia demonstram caracteristicamente múltiplas úlceras e mucosa friável, envolvendo predominantemente o esôfago distal. As biopsias da mucosa demonstram corpos de inclusão intranuclear típicos. Dependendo da gravidade da doença esofágica e da saúde subjacente do paciente, as opções de tratamento podem incluir aciclovir intravenoso, 5 mg/kg a cada 8 horas por 7 dias, ou aciclovir oral, 400 mg, 5 vezes/dia durante 7 dias, combinado com tratamento sintomático.

### Candidíase

A candidíase esofágica é comum em pacientes com infecção pelo vírus da imunodeficiência humana (HIV) ou com imunidade celular prejudicada em decorrência de neoplasias malignas hematológicas, terapia imunossupressora ou diabetes melito.[23] A candidíase esofágica também é observada em pacientes imunocompetentes que estão tomando corticosteroides e em indivíduos com estase esofágica acentuada, como pacientes com acalasia avançada ou esclerodermia. A candidíase esofágica manifesta-se caracteristicamente como odinofagia, disfagia e dor torácica. A endoscopia demonstra placas mucosas branco-amareladas dispersas ou coalescentes (Figura 129.13). Dada a alta prevalência de candidíase esofágica em pacientes infectados pelo HIV, alguns recomendam tratar pacientes HIV-positivos sintomáticos empiricamente e reservar a endoscopia para sintomas refratários. A candidíase orofaríngea leve pode ser tratada com clotrimazol tópico (uma pastilha de 10 mg, 5 vezes/dia durante 7 a 14 dias) ou nistatina (600.000 unidades, 4 vezes/dia, durante 7 a

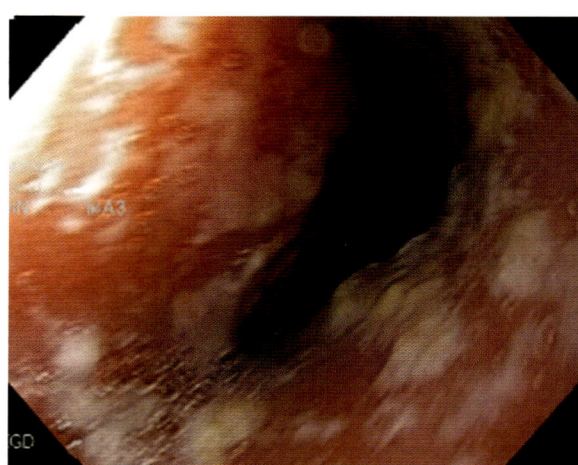

**FIGURA 129.13** Esofagite por *Candida*.

10 dias), enquanto fluconazol oral (100 mg/dia, durante 7 a 14 dias) é necessário para candidíases orofaríngea e esofágica moderada a grave. Fluconazol intravenoso e desoxicolato de anfotericina B (ver Capítulo 315) são opções apropriadas para candidíase esofágica grave e toxemia ou para pacientes que não toleram terapia oral.

### Citomegalovírus

A infecção do esôfago por citomegalovírus (CMV; ver Capítulo 346) é encontrada quase exclusivamente em pacientes imunocomprometidos. Os pacientes infectados pelo HIV com contagens baixas de linfócitos T CD4 são mais comumente afetados, mas infecção por CMV também ocorre em receptores de transplantes em terapia imunossupressora e em pacientes imunossuprimidos com neoplasia maligna. Os pacientes tipicamente apresentam odinofagia intensa com evidências de úlceras esofágicas radiográficas ou endoscópicas. O tratamento geralmente é feito com ganciclovir (5 mg/kg IV, 1 ou 2 vezes/dia, durante 10 a 14 dias) ou foscarnete (90 mg/kg IV, a cada 8 a 12 horas, até a cura).

### Esofagite bacteriana

A infecção bacteriana do esôfago é incomum, mas pode ocorrer em pacientes imunossuprimidos, tipicamente aqueles com neutropenia e neoplasia maligna. Os pacientes apresentam dor torácica e/ou odinofagia e a endoscopia revela erosões extensas, geralmente no esôfago distal. A biopsia e a coloração de Gram revelam inflamação aguda e crônica e bactérias, comumente microrganismos gram-positivos, especialmente estreptococos do grupo *viridans*, *Staphylococcus aureus*, *Staphylococcus epidermidis* e espécies de *Bacillus*. O tratamento consiste em antibióticos apropriados administrados por via parenteral.

### Papilomavírus humano

As infecções esofágicas pelo papilomavírus humano (HPV; ver Capítulo 349) são tipicamente assintomáticas. As lesões de HPV são mais frequentemente encontradas nos terços médio a distal do esôfago como máculas eritematosas, placas brancas, nódulos ou lesões exuberantes frondosas. O diagnóstico é feito por demonstração histológica de coilocitose (um núcleo atípico rodeado por um anel), células gigantes ou colorações imuno-histoquímicas. O tratamento geralmente não é necessário, embora lesões grandes possam exigir remoção endoscópica. Outros tratamentos, como interferona, bleomicina e etoposídeo, produziram resultados variáveis. A infecção por HPV é um fator de risco para carcinoma espinocelular do esôfago (ver Capítulo 183), mas o valor da vigilância endoscópica não é conhecido.

##  OUTRAS DOENÇAS ESOFÁGICAS

### Emergências esofágicas

#### SÍNDROME DE BOERHAAVE

A síndrome de Boerhaave, ou ruptura espontânea do esôfago, é a ruptura transmural de espessura total da parede esofágica. Elevação repentina da pressão intraesofágica durante um episódio de vômito vigoroso é a causa na maioria dos casos. A ruptura ocorre mais comumente no terço inferior do esôfago, 2 a 3 cm proximal à junção gastresofágica.

#### MANIFESTAÇÕES CLÍNICAS E DIAGNÓSTICO

A apresentação clássica consiste em vômito, dor torácica inferior e enfisema subcutâneo. Outros achados podem incluir derrames pleurais, especialmente do lado esquerdo, taquipneia, rigidez abdominal, febre e hipotensão. Como a condição é rara e o vômito antecedente clássico nem sempre é relatado, a ruptura geralmente é reconhecida apenas após o desenvolvimento de mediastinite.

A radiografia de tórax pode demonstrar alargamento do mediastino, derrame pleural unilateral, hidropneumotórax e pneumomediastino. O esofagograma, tipicamente com um agente hidrossolúvel, revela extravasamento, embora possam ser encontrados resultados falso-negativos. A tomografia computadorizada (TC) com agente de contraste oral, que talvez seja a melhor opção diagnóstica, tipicamente demonstra ar no mediastino.

#### TRATAMENTO E PROGNÓSTICO

O sucesso da terapia depende do reconhecimento precoce e da condição subjacente do paciente. A abordagem clássica é o reparo operatório em conjunto com antibióticos de amplo espectro e suporte nutricional, especialmente se o diagnóstico for feito nas primeiras 24 horas. A terapia conservadora agressiva com drenos percutâneos, antibióticos parenterais de amplo espectro e nutrição também tem sido bem-sucedida. Para alguns indivíduos uma opção é a inserção endoscópica de *stents* metálicos cobertos autoexpansíveis ou sobre os clipes do endoscópio. A taxa de mortalidade pode chegar a 100% sem tratamento.

### LACERAÇÃO DE MALLORY-WEISS

A laceração de Mallory-Weiss (ver Figura 129.2) é a ruptura da mucosa, frequentemente na junção gastresofágica, geralmente causada por vômitos ou ânsias intensas. A síndrome é mais comum em pacientes alcoólatras. Em cerca de 85% dos pacientes, está associada a hemorragia digestiva alta aguda, que exige transfusão em cerca de 70% dos pacientes e intervenção urgente em cerca de 10% dos casos. A taxa de mortalidade é de cerca de 5%, semelhante à taxa de mortalidade em úlceras hemorrágicas graves. A maioria das lacerações cicatriza espontaneamente em cerca de 48 horas.

### PERFURAÇÃO IATROGÊNICA

A perfuração esofágica tem várias causas iatrogênicas, como endoscopia, dilatação, endossonografia ou cirurgia, bem como ingestão de corpo estranho. Os sinais/sintomas típicos incluem dor torácica associada ou não a dor abdominal, enfisema subcutâneo e febre. O diagnóstico pode ser feito imediatamente no momento da endoscopia ou radiografia. As radiografias de tórax podem mostrar pneumomediastino, enfisema subcutâneo, hidrotórax ou hidropneumotórax. A ingestão de contraste radiopaco (solução de diatrizoato meglumina e diatrizoato sódico) revela extravasamento e a TC de tórax pode mostrar ar no mediastino. Perfurações agudas são emergências potencialmente fatais que justificam o fechamento imediato antes da contaminação do mediastino. Para a perfuração aguda causada por endoscopia, clipes endoscópicos ou *stents* são uma opção. A terapia conservadora também é uma opção para perfurações bem contidas com contaminação mediastinal, pleural ou peritoneal mínima e sem sinais evidentes de sepse. O prognóstico geralmente é bom se a perfuração for reconhecida e tratada precocemente, de preferência em 12 a 24 horas.

### CORPOS ESTRANHOS

A impactação de alimentos ou corpos estranhos é uma emergência gastrintestinal comum. A impactação de carne é mais comumente observada em adultos, mas outros objetos estranhos que também podem ser ingeridos acidental ou intencionalmente incluem baterias, moedas e ossos. Muitos pacientes têm uma anormalidade esofágica subjacente, como anel de Schatzki, estenose, esofagite eosinofílica, tumor ou acalasia. A apresentação clínica inclui disfagia, odinofagia, sensação de corpo estranho, dor torácica, salivação excessiva e dificuldade de manuseio de secreções. A extração endoscópica imediata ou avanço suave do bolo com proteção concomitante das vias respiratórias é recomendada porque a impactação prolongada pode resultar em penetração na parede esofágica seguida por perfuração e mediastinite.

## VARIZES ESOFÁGICAS
As varizes esofágicas são descritas no Capítulo 144.

## FÍSTULA ESOFÁGICA
As fístulas traqueoesofágicas podem ter várias causas diferentes, como traumatismo, esofagite infecciosa, necrose após intubação endotraqueal prolongada, câncer de esôfago e radioterapia. Os pacientes geralmente estão em estado grave e não toleram a cirurgia. Os *stents* metálicos são uma opção de tratamento.

As fístulas atrioesofágicas são uma complicação rara após a ablação por radiofrequência (ver Capítulo 60) para fibrilação atrial. A apresentação clínica é inespecífica e inclui manifestações como disfagia, febre, leucocitose, bacteriemia, sangramento intestinal maciço e choque séptico. O diagnóstico exige alto grau de suspeita e é auxiliado por TC de tórax. A cirurgia é necessária; o prognóstico é excelente com reconhecimento e tratamento precoces, mas pode ser terrível se o tratamento for atrasado.

## Anomalias congênitas

### ATRESIA ESOFÁGICA E FÍSTULA TRAQUEOESOFÁGICA
Crianças com anomalias esofágicas congênitas comumente sobrevivem até a idade adulta após cirurgia bem-sucedida. Como adultos, esses pacientes geralmente têm refluxo gastresofágico que justifica a terapia com inibidor da bomba de prótons. Estreitamentos em anastomoses cirúrgicas anteriores são comuns e os pacientes podem necessitar de dilatação endoscópica periódica.

### MUCOSA GÁSTRICA HETEROTÓPICA
Mucosa gástrica heterotópica (áreas de epitélio colunar gástrico) é encontrada em até 4,5% dos adultos e geralmente é um achado incidental no momento da endoscopia de rotina. Tipicamente, uma placa colunar vermelha que varia em tamanho de alguns milímetros a alguns centímetros é observada logo abaixo do músculo cricofaríngeo. A mucosa gástrica heterotópica pode estar associada a rouquidão, dor de garganta e sensação de globo faríngeo. Estreitamentos, úlceras e transformação maligna rara também foram descritas. As opções de tratamento incluem inibidores da bomba de prótons (Tabela 129.1) e ablação endoscópica.

### OUTRAS DOENÇAS ESOFÁGICAS CONGÊNITAS
Os cistos de duplicação, que podem estar localizados em qualquer parte do esôfago, podem estar em continuidade ou separados do lúmen esofágico. Os sintomas, que podem se manifestar inicialmente na idade adulta, incluem disfagia decorrente de compressão luminal, dor torácica e regurgitação. O tratamento é cirúrgico.

A disfagia lusória é causada por uma artéria subclávia direita aberrante que se origina no arco aórtico direito e causa compressão parcial do esôfago à medida que atravessa para o lado esquerdo. Os pacientes podem se queixar de disfagia. Essa condição é mais comumente detectada incidentalmente durante a radiografia contrastada com bário, onde é visualizada como uma impressão diagonal cruzada na junção dos terços proximal e médio do esôfago. A cirurgia raramente é indicada em decorrência da complexidade da operação e da dificuldade em estabelecer uma relação clara entre os achados radiográficos e os sintomas.

### Recomendações de grau A

A1. Sigterman KE, van Pinxteren B, Bonis PA, et al. Short-term treatment with proton pump inhibitors, H$_2$-receptor antagonists and prokinetics for gastro-oesophageal reflux disease-like symptoms and endoscopy negative reflux disease. *Cochrane Database Syst Rev.* 2013;5:CD002095.
A2. Zhang H, Yang Z, Ni Z, et al. A meta-analysis and systematic review of the efficacy of twice daily PPIs versus once daily for treatment of gastroesophageal reflux disease. *Gastroenterol Res Pract.* 2017;2017:1-8.
A3. Richter JE, Kumar A, Lipka S, et al. Efficacy of laparoscopic Nissen fundoplication vs transoral incisionless fundoplication or proton pump inhibitors in patients with gastroesophageal reflux disease: a systematic review and network meta-analysis. *Gastroenterology.* 2018;154:1298-1308.
A3b. Spechler SJ, Hunter JG, Jones KM, et al. Randomized trial of medical versus surgical treatment for refractory heartburn. *N Engl J Med.* 2019;381:1513-1523.
A4. Jankowski JAZ, de Caestecker J, Love SB, et al. Esomeprazole and aspirin in Barrett's oesophagus (AspECT): a randomised factorial trial. *Lancet.* 2018;392:400-408.
A5. Qumseya BJ, Wani S, Gendy S, et al. Disease progression in Barrett's low-grade dysplasia with radiofrequency ablation compared with surveillance: systematic review and meta-analysis. *Am J Gastroenterol.* 2017;112:849-865.
A6. Dellon ES, Katzka DA, Collins MH, et al. Budesonide oral suspension improves symptomatic, endoscopic, and histologic parameters compared with placebo in patients with eosinophilic esophagitis. *Gastroenterology.* 2017;152:776-786.
A6b. Dellon ES, Woosley JT, Arrington A, et al. Efficacy of budesonide vs fluticasone for initial treatment of eosinophilic esophagitis in a randomized controlled trial. *Gastroenterology.* 2019;157:65-73.
A7. Baniya R, Upadhaya S, Khan J, et al. Laparoscopic esophageal myotomy versus pneumatic dilation in the treatment of idiopathic achalasia: a meta-analysis of randomized controlled trials. *Clin Exp Gastroenterol.* 2017;10:241-248.
A7b. Ponds FA, Fockens P, Lei A, et al. Effect of peroral endoscopic myotomy vs pneumatic dilation on symptom severity and treatment outcomes among treatment-naive patients with achalasia: a randomized clinical trial. *JAMA.* 2019;322:134-144.

### REFERÊNCIAS BIBLIOGRÁFICAS
*As referências bibliográficas, bem como os outros materiais suplementares deste livro, encontram-se no GEN-IO, nosso ambiente virtual de aprendizagem.*

# 130
# DOENÇA PÉPTICA ÁCIDA
ERNST J. KUIPERS

As doenças pépticas ácidas podem envolver o esôfago (ver Capítulo 129), o estômago e o duodeno. Sintomas dispépticos também podem ocorrer em pacientes que não apresentam anormalidades endoscópicas, nos quais é denominada *dispepsia não ulcerosa* (ver Capítulo 128).

## DEFINIÇÕES
Úlceras gástricas e duodenais geralmente ocorrem em uma área de mucosa inflamada. Essa inflamação, denominada *gastrite*, *duodenite* ou *bulbite*, às vezes é reconhecida por sinais endoscópicos de edema e eritema da mucosa, mas a avaliação microscópica de amostras de biopsia endoscópica é necessária para um diagnóstico definitivo de inflamação da mucosa.

A gastrite é categorizada por critérios endoscópicos e histológicos, com granulócitos predominando na gastrite ativa e células mononucleares na gastrite crônica. A gastrite é classificada posteriormente pelo segmento do estômago envolvido: gastrite predominantemente antral, gastrite predominante no corpo ou pangastrite. Finalmente, a ausência ou presença de estágios pré-malignos de dano à mucosa como resultado de inflamação de longa data define as categorias de gastrite não atrófica e atrófica, respectivamente. A endoscopia de alta definição, quando combinada com ampliação e realce de imagem, possibilita a visualização adequada das características de gastrite, atrofia e metaplasia intestinal. As características da gastrite incluem nodularidade antral, ausência de vênulas conectantes e pregas gástricas aumentadas. Às vezes, a mucosa tem aspecto típico de pavimento de paralelepípedo em miniatura, denominado *gastrite nodular* (encontrado sobretudo em crianças colonizadas por *Helicobacter pylori*), ou pregas flagrantemente aumentadas sem evidências de câncer, denominada *gastrite hipertrófica*. O desaparecimento das pregas gástricas e o aumento da vasculatura da mucosa são achados de *gastrite atrófica*. A atrofia pode ser acompanhada por *metaplasia intestinal*, que aparece como placas branco-acinzentadas (endoscopia de luz branca) ou linhas azuis claras na superfície da mucosa (imagem de banda estreita).

Uma *úlcera péptica* é um defeito da mucosa com pelo menos 0,5 cm de diâmetro que penetra na muscular da mucosa. Defeitos menores da mucosa são chamados de *erosões* (Figura 130.1). As úlceras gástricas são subdivididas em úlceras proximais, localizadas no corpo do estômago, e úlceras distais, localizadas no antro e no ângulo do estômago. As úlceras gástricas estão localizadas principalmente ao longo da curvatura menor, em particular na zona de transição da mucosa do tipo corpo para antral. Esta zona de transição fica frequentemente na área do ângulo, mas pode se deslocar proximalmente. As úlceras duodenais geralmente estão localizadas na parede anterior ou posterior do bulbo duodenal (Figura 130.2), ou ocasionalmente em ambos os locais (úlceras em padrão de "beijo"). As lesões distais ao bulbo duodenal são chamadas de *úlceras pós-bulbares*. Os pacientes que foram previamente submetidos a uma ressecção gástrica distal (procedimento de Billroth I ou II) ou *bypass* gástrico (ver Capítulo 207) podem desenvolver ulceração na anastomose (*úlcera anastomótica* ou *marginal*). No entanto, as úlceras que ocorrem após a ressecção de Billroth II estão localizadas predominantemente na mucosa jejunal na junção entre as alças aferente e eferente. Outras úlceras pépticas podem ocorrer em locais de mucosa gástrica metaplásica ou heterotópica, por exemplo, no divertículo de Meckel, reto ou esôfago de Barrett. Pacientes com uma grande hérnia hiatal podem desenvolver ulceração gástrica, conhecida como *úlceras de Cameron*, na hérnia. *Úlceras de Dieulafoy*, que são pequenos defeitos da mucosa sobre uma arteríola intramural, podem causar sangramento significativo. Embora essas lesões possam ocorrer em todo o trato gastrintestinal, dois terços ocorrem no estômago.

## EPIDEMIOLOGIA

A prevalência mundial de gastrite reflete a prevalência de *H. pylori*. A colonização por essa bactéria está quase sempre associada à gastrite crônica ativa, que persiste enquanto o indivíduo permanecer colonizado e só desaparece lentamente 6 a 24 meses após a erradicação da bactéria. Estima-se que 4,4 bilhões de pessoas em todo o mundo sejam colonizadas por *H. pylori*.[1] A colonização geralmente ocorre na primeira década de vida e então permanece por toda a vida. Em países em desenvolvimento, altas taxas de colonização resultam em uma alta prevalência de gastrite por *H. pylori* (frequentemente ≥ 75%) em todas as faixas etárias, incluindo crianças. Nos países ocidentais, a pressão de colonização em crianças diminuiu acentuadamente nas últimas décadas, levando a um fenômeno de coorte de nascimento para a prevalência de gastrite por *H. pylori* – atualmente, menos de 20% em adultos jovens, mas 40 a 60% em idosos. Alguns estudos recentes sugerem que essa diminuição na prevalência de *H. pylori* em crianças pode ser retardada por fatores como o aumento do uso de creches. No entanto, o declínio de *H. pylori* em populações de países desenvolvidos foi inexorável.

Embora a úlcera péptica esteja fortemente relacionada com a gastrite por *H. pylori* e duodenite, a epidemiologia da úlcera mostrou variação secular mesmo quando o *H. pylori* era onipresente. A incidência de úlcera péptica aumentou acentuadamente nos países ocidentais no final do século XIX e início do século XX e diminuiu nos últimos 40 anos; no entanto, a ulceração péptica continua sendo um distúrbio comum. Acredita-se que o declínio na incidência, associado a uma redução nas internações hospitalares e na cirurgia para úlcera, reflita principalmente a diminuição da prevalência de colonização gástrica por *H. pylori*. Também resulta da ampla aplicação da terapia de erradicação, que reduziu fortemente úlceras recorrentes em pacientes positivos para *H. pylori*, e do uso generalizado de medicamentos supressores de ácido. No entanto, as internações hospitalares por complicações de úlceras e mortalidade por úlcera mostraram um declínio muito menos acentuado tanto nos EUA quanto em outros países porque a redução de úlceras associadas a *H. pylori* em pessoas mais jovens foi parcialmente contrabalançada por um aumento nas úlceras relacionadas com medicamentos anti-inflamatórios não esteroides (AINEs) em pessoas idosas.

Nos países ocidentais, as úlceras duodenais ocorrem com mais frequência do que as úlceras gástricas. A idade predominante em que as úlceras duodenais ocorrem é entre 20 e 50 anos, enquanto as úlceras gástricas ocorrem mais comumente em pacientes com mais de 40 anos. A incidência de úlcera gastroduodenal é de aproximadamente 1 a 2 por 1.000 habitantes por ano. Embora a prevalência de colonização por *H. pylori* seja quase idêntica em homens e mulheres, dois terços dos pacientes com úlceras são do sexo masculino. Mais de 50% dos pacientes apresentam úlcera recorrente em 12 meses após a cicatrização, na ausência de tratamento. A terapia supressora de ácido de manutenção reduz essa taxa de recorrência, mas apenas medidas terapêuticas que removem a causa subjacente da úlcera podem prevenir a maioria das recorrências da úlcera.

## BIOPATOLOGIA

### Helicobacter pylori

A maioria das úlceras pépticas está associada à colonização por *H. pylori* (Figura 130.3).[1b] No entanto, a maioria das pessoas positivas para *H. pylori* não apresenta queixas específicas, nem desenvolve úlcera. O risco estimado de desenvolvimento de úlcera durante a colonização persistente por *H. pylori* é de 5 a 15% – ou seja, três a oito vezes maior do que o risco em pacientes negativos para *H. pylori*. O risco de desenvolvimento de úlcera na presença de *H. pylori* é determinado por uma combinação de fatores relacionados com o hospedeiro e a bactéria. Os fatores do hospedeiro incluem resposta imunológica, tabagismo e estresse. Os estudos de

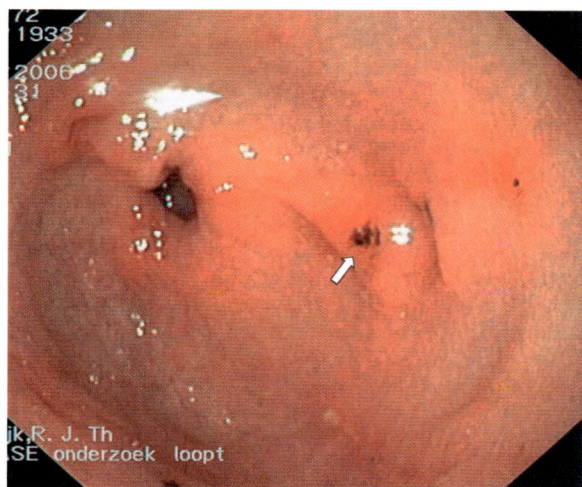

**FIGURA 130.1** Vista endoscópica de gastrite erosiva não complicada. A erosão aparece como uma pequena solução de continuidade superficial na mucosa com uma base preta (seta).

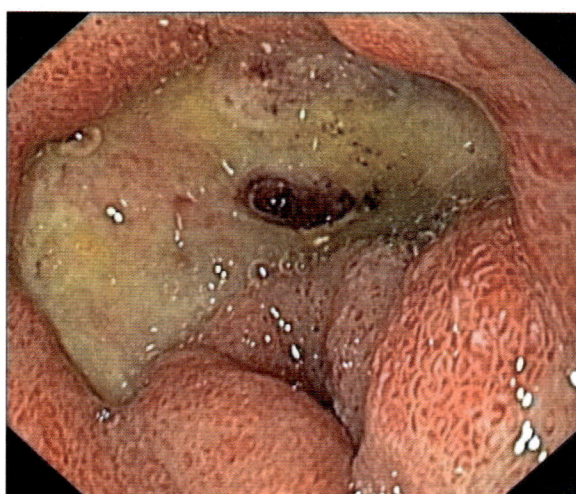

**FIGURA 130.2** Vista endoscópica de uma úlcera na parede anterior do bulbo duodenal. A úlcera tem uma base limpa, com um vaso visível aparecendo como mancha vermelha-escura protuberante próxima à borda inferior da úlcera. A mucosa circundante está inflamada e edemaciada.

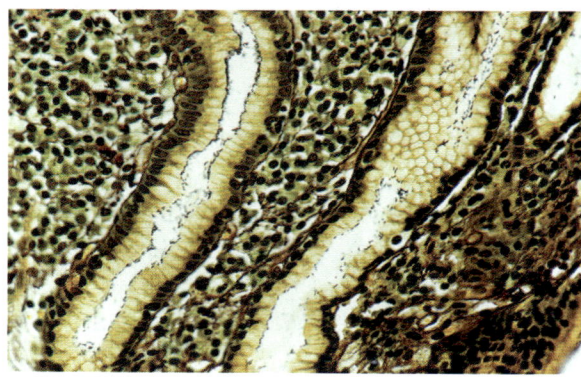

**FIGURA 130.3** Mucosa gástrica colonizada por *Helicobacter pylori* aparecendo como bacilos curvos na superfície da mucosa.

associação do genoma identificaram uma relação entre polimorfismos no gene do receptor *Toll-like* e no gene[2] da interleucina-1β com a prevalência de *H. pylori*. Essa relação pode explicar em parte a variação no risco de colonização por *H. pylori* e, portanto, o risco de doença associada a *H. pylori*, incluindo úlcera péptica. Os fatores bacterianos que aumentam a inflamação da mucosa aumentam o risco de úlcera incluem: alta produção do produto *VacA*, que reflete a presença do genótipo s1m1; alto nível de indução de citocinas, em razão da presença de genes na ilha de patogenicidade do *cag*; e maior aderência ao epitélio gástrico como resultado da expressão bacteriana de *babA* e *oipA*.

### Anti-inflamatórios não esteroides e ácido acetilsalicílico

A outra causa comum de úlcera gastroduodenal é o uso de AINEs. Pelo menos 2 a 4% da população em muitos países usam ácido acetilsalicílico (AAS), derivados do ácido acético (diclofenaco, indometacina, sulindaco) ou derivados do ácido propiônico (ibuprofeno, cetoprofeno, naproxeno) diariamente. O risco de úlcera depende da dose e da duração. Dentro de 14 dias após o início desse tratamento, cerca de 5% dos pacientes desenvolvem erosões ou úlceras. Em pacientes que continuam a terapia por 4 semanas ou mais, essa proporção aumenta para 10%, mas muitos são clinicamente silenciosos. Infecção concomitante por *H. pylori* aumenta a incidência de úlceras relacionadas com AINEs.

O risco de úlcera durante o uso de AINEs é maior em pacientes com mais de 60 anos; pacientes com úlcera prévia; pacientes que usam corticosteroides, inibidores seletivos da recaptação da serotonina (ISRS) ou antagonistas da aldosterona; e pacientes com comórbida comorbidades importantes. Em pacientes que usam anticoagulantes, como varfarina e novos anticoagulantes orais (inibidores da trombina e do fator Xa), ou que têm comorbidade grave, é mais provável que uma úlcera induzida por AINEs provoque hemorragia gastroduodenal potencialmente fatal.

Com base em suas atividades, os AINEs são divididos em ciclo-oxigenase 1 (COX1) e inibidores da COX2 (ver Capítulo 27). A enzima COX1 está envolvida na produção de prostaglandinas, que desempenham um papel na regulação celular normal. A enzima COX2, que também está envolvida na produção de prostaglandinas, é induzida por respostas inflamatórias. A maioria dos AINEs tem um efeito inibitório não seletivo da COX; os inibidores seletivos da COX2 estão associados a menos úlceras gastroduodenais, mas seu uso tem sido limitado em razão de seus efeitos coronários adversos (ver Capítulo 27). A forte associação entre AINEs e úlcera e o risco de recorrência de úlceras com seu uso contínuo exigem que os pacientes com úlceras sejam avaliados exaustivamente para qualquer uso de AINEs.

### Úlcera negativa para *Helicobacter pylori*, não relacionada a AINE

Na maioria das séries, *H. pylori* e o uso de AINEs são responsáveis por 80 a 95% dos casos de úlcera. Os casos restantes são frequentemente relatados como doença péptica ácida *idiopática* ou *negativa para H. pylori, não AINE*. A proporção de úlceras idiopáticas está aumentando em todo o mundo à medida que a prevalência de *H. pylori* diminui. Além disso, é provável que algumas úlceras em pacientes positivos para *H. pylori* não tenham sido causadas por *H. pylori*. Compatível com esta noção está o fato de que alguns pacientes positivos para *H. pylori* desenvolvem úlceras recorrentes após a erradicação bacteriana bem-sucedida; portanto, presumivelmente, sua úlcera era idiopática. Não se sabe se o aumento da úlcera idiopática é simplesmente proporcional à diminuição das úlceras associadas ao *H. pylori* ou se reflete um aumento real na incidência de úlceras idiopáticas.

Em pacientes com úlcera idiopática, indícios específicos para a causa subjacente são frequentemente fornecidos pelo histórico médico, como comorbidade e uso de fármacos e drogas; o aspecto endoscópico da úlcera; e as características histológicas das margens e arredores da úlcera. Na maioria dos casos, esses dados iniciais podem ser usados para direcionar exames diagnósticos adicionais (Tabela 130.1).

### Úlcera maligna

As úlceras gastroduodenais podem resultar de doenças malignas subjacentes. No estômago, esses tumores estão relacionados com adenocarcinoma gástrico e, raramente, com linfomas de tecido linfoide associado à mucosa (MALT) (ver Capítulo 183). Úlceras malignas no duodeno podem resultar de carcinomas duodenais primários ou de cânceres pancreáticos penetrantes. Os cânceres duodenais têm associação com síndromes de polipose, especialmente polipose adenomatosa familiar e, em muito menor extensão, polipose associada a MYH e síndrome de Peutz-Jeghers (ver Capítulo 184). Tanto no estômago quanto no duodeno, a úlcera também pode ser causada por tumores metastáticos, como câncer de mama, cólon, tireoide ou rim, ou por melanoma, linfoma disseminado ou sarcoma de Kaposi. Úlceras malignas têm formas tipicamente irregulares com bordas amontoadas, mas também podem ser planas ou deprimidas. Os endoscópios atuais de alta resolução e ampliação possibilitam a visualização da estrutura alterada da mucosa ao redor de uma úlcera, incluindo mudanças no padrão microvascular. Os adenocarcinomas gástricos primários frequentemente ocorrem em áreas da mucosa com alterações atróficas e metaplásicas intestinais. Para um diagnóstico definitivo de malignidade, várias amostras de biopsia são necessárias, geralmente das margens da úlcera.

### Distúrbios inflamatórios sistêmicos

Algumas úlceras gastroduodenais são causadas por doenças inflamatórias sistêmicas, em particular, a doença de Crohn (ver Capítulo 132). Pacientes com doença de Crohn que acomete o trato gastrintestinal proximal geralmente têm úlceras múltiplas caracterizadas por formas longitudinais irregulares. Úlceras no duodeno ocorrem no topo das pregas de Kerckring. Pacientes com úlceras gastroduodenais da doença de Crohn não apresentam invariavelmente evidências de doença em outras partes do trato digestivo, nem exames de sangue sempre sugerem um distúrbio inflamatório intestinal ativo. A demonstração de inflamação ulcerativa em outras partes do trato digestivo, em particular no íleo terminal e no cólon, dá forte sustentação ao diagnóstico da doença de Crohn, assim como granulomas não caseosos em amostras de biopsia. No entanto, a ausência de granulomas não exclui a doença de Crohn, e essas lesões não são específicas para a doença de Crohn; eles também estão associados à gastrite por *H. pylori* e outras condições, particularmente sarcoidose (ver Capítulo 89). A sarcoidose também pode causar úlcera gastroduodenal.

Outros distúrbios inflamatórios que podem causar gastrite ou úlceras gastroduodenais incluem várias formas de vasculite que acometem o sistema mesentérico, em particular a doença de Behçet (ver Capítulo 254), púrpura de Henoch-Schönlein (ver Capítulo 254), arterite de Takayasu (ver Capítulos 69 e 254), poliarterite nodosa (ver Capítulo 254), lúpus eritematoso sistêmico (ver Capítulo 250), síndrome de Churg-Strauss (ver Capítulo 254) e granulomatose com poliangiite (ver Capítulo 254). A gastroduodenite linfocítica, que está fortemente associada à doença celíaca (ver Capítulo 131), pode causar ulceração duodenal e subsequente formação de teia estenótica. A úlcera também pode ocorrer em pacientes com policitemia vera (ver Capítulo 157), possivelmente em relação à redução do fluxo sanguíneo na mucosa. A vasculite subjacente à úlcera deve ser considerada em pacientes com ulceração crônica ou recorrente, nos quais outras causas foram excluídas. A flebite linfocítica, um distúrbio inflamatório vasculítico raro que afeta as veias mesentéricas, pode causar úlceras gástricas. A amiloidose sistêmica (ver Capítulo 179) que acomete a parede do estômago pode causar úlceras gástricas. Casos raros de ulceração duodenal foram descritos na presença de pâncreas anular ou bandas congênitas que obstruem o duodeno descendente.

### Síndromes hipergastrinêmicas

Úlceras pépticas podem resultar de hiperacidez gástrica crônica relacionada com hipergastrinemia. O distúrbio hipergastrinêmico mais importante é a síndrome de Zollinger-Ellison (ver Capítulo 219), uma condição de hiperacidez acentuada que leva a úlcera péptica grave causada por um tumor endócrino produtor de gastrina. Esses pacientes geralmente têm múltiplas úlceras duodenais bulbar e pós-bulbar que são resistentes à terapia supressora de ácido convencional. O diagnóstico pode ser confirmado pela presença de um nível elevado de gastrina sérica em jejum (frequentemente, mas nem sempre, aumentado ≥ 10 vezes e > 1.000 pg/m$\ell$). Níveis de gastrina semelhantes às vezes são observados em pacientes tratados para úlcera crônica com alta dose de inibidores da bomba de prótons (IBP). Para esclarecimento, o teste de secretina pode ser realizado: em pacientes com síndrome de Zollinger-Ellison, a injeção de secretina (1 U/kg) aumenta os níveis de gastrina sérica em mais de 50%, ou 120 pg/m$\ell$ ou mais, naqueles com níveis de gastrina em jejum inferiores a 10 vezes acima do normal. Técnicas de imagem, como tomografia computadorizada (TC), ressonância magnética (RM), cintilografia, ultrassonografia (US)

## Tabela 130.1 — Diagnóstico diferencial de úlcera péptica.

| ORIGEM | DOENÇA | FREQUÊNCIA* | EXAME COMPLEMENTAR | ACHADOS |
|---|---|---|---|---|
| Micróbios | Helicobacter pylori | Muito comum | Exame de H. pylori Histologia | Bactérias, enzimas, antígenos, anticorpos Gastrite |
|  | Helicobacter heilmannii | Raro | Histologia | Bactérias espiraladas, gastrite |
|  | Treponema pallidum | Muito raro | Sorologia | Anticorpos |
|  | Infecção micobacteriana | Muito rara | Histologia, teste de resposta imunológica, radiografia de tórax | BAAR, granuloma, resposta imune, infiltrado pulmonar |
|  | Citomegalovírus, herpes-vírus simples do tipo 1, vírus Epstein-Barr | Raros | Histologia, sorologia | Inclusões de vírus, anticorpos |
| Uso de fármacos e drogas | AINE, AAS | Muito comum | Anamnese, exame de urina | Uso de AINE |
|  | Bisfosfonatos | Raros | Anamnese | Uso de bisfosfonatos |
|  | Corticosteroides | Raros | Anamnese | Uso de corticosteroide, comorbidade |
|  | Anfetaminas, cocaína | Raras | Anamnese, testagem de substâncias psicoativas | Uso de substâncias psicoativas |
|  | Anticoagulantes, coagulopatia | Raros | Endoscopia | Úlcera após sangramento intramural |
| Neoplasia maligna | Câncer de intestino | Comum | Histologia | Neoplasia maligna |
|  | Câncer duodenal | Raro | Histologia, TC | Neoplasia maligna |
|  | Câncer pancreático | Comum | Histologia, TC | Neoplasia maligna |
|  | Linfoma do tecido linfoide associado à mucosa | Raro | Histologia | Neoplasia maligna |
|  | Câncer metastático | Raro | Histologia | Neoplasia maligna |
| Síndromes de gastrite | Gastrite eosinofílica | Rara | Histologia | Infiltração eosinofílica |
|  | Gastrite linfocítica | Rara | Histologia, rastreamento de doença celíaca | Infiltração linfocítica, atrofia vilosa |
| Síndromes de hiperacidez | Síndrome de Zollinger-Ellison | Rara | Gastrina sérica, teste de secretina | Hipergastrinemia extrema, teste de secretina positivo |
|  | Hiperfunção antral de células G | Muito rara | Gastrina sérica, teste de secretina | Hipergastrinemia moderada, teste de secretina negativo |
|  | Antro gástrico retido | Muito raro | Anamnese, gastrina | Ressecção de Billroth II, hipergastrinemia |
|  | Mastocitose sistêmica | Muito rara | Histologia dos locais acometidos | Infiltração de mastócitos |
|  | Leucemia mieloide crônica | Muito rara | Investigação de leucemia | Leucemia |
| Isquemia | Oclusão vascular mesentérica | Comum | Angiografia | Doença vascular |
|  | Policitemia vera | Rara | Hemograma | Policitemia |
| Tipos específicos de úlcera | Úlcera de Cameron | Comum | Endoscopia | Úlcera em hérnia de hiato grande |
|  | Úlcera marginal | Comum | Endoscopia | Úlcera na anastomose |
|  | Úlcera de Dieulafoy | Comum | Endoscopia | Foco de sangramento singular com ruptura mínima da mucosa |
| Inflamação sistêmica | Doença de Crohn | Comum | Histologia, ileocolonoscopia | Inflamação, granulomas |
|  | Vasculites | Raras | Histologia, avaliação sistêmica | Vasculite, sinais de doença sistêmica |
|  | Amiloidose gástrica | Muito rara | Histologia | Deposição de amiloide |
| Outras doenças | Úlceras de estresse | Bastante comuns em pacientes em UTI | Endoscopia | – |
|  | Radioterapia, quimioterapia | Raras | Endoscopia, história | – |

*Frequência como causa de úlcera gastroduodenal.
TC = tomografia computadorizada; AINE = anti-inflamatório não esteroide; UTI = unidade de terapia intensiva; AAS = ácido acetilsalicílico; BAAR = bacilos álcool-acidorresistentes.

endoscópica, endoscopia por videocápsula e enteroscopia assistida por balão, podem ser usadas para detectar o tumor primário, que muitas vezes está localizado no pâncreas ou na parte proximal do intestino delgado. Em alguns pacientes, a síndrome de Zollinger-Ellison ocorre como parte da síndrome de neoplasia endócrina múltipla (ver Capítulo 218), particularmente em associação com hiperparatireoidismo. Outras síndromes de hiperacidez hipergastrinêmica são a síndrome do antro gástrico retido (ver adiante) e a hiperfunção antral de células G. Neste último, os níveis de gastrina sérica em jejum aumentam apenas modestamente e não aumentam após a injeção de secretina, mas respondem de maneira exagerada às refeições, levando à hiperacidez. Quando a condição ocorre em um paciente positivo para *H. pylori*, a terapia de erradicação bacteriana pode ser curativa. No entanto, alguns pacientes com hiperfunção de células G são negativos para *H. pylori*.

### Isquemia

A estenose ou oclusão do tronco celíaco ou da artéria mesentérica superior (ver Capítulo 134) também pode levar à ulceração da mucosa do trato digestivo proximal (Figura 130.4). Essas úlceras geralmente ocorrem em pacientes idosos que têm aterosclerose grave conhecida ou fatores de risco para ela, mas também podem ocorrer em indivíduos mais jovens com obstrução mesentérica decorrente de outras causas, bem como em pacientes com insuficiência cardíaca crônica acentuada. Úlceras isquêmicas tendem a cicatrizar lentamente e a recidivar. Palidez da mucosa, compatível com diminuição do fluxo sanguíneo na mucosa, pode ser observada na endoscopia. A isquemia mesentérica superior está frequentemente associada à dor abdominal superior, que pode ser desencadeada por uma refeição ou por atividade física. Esses sintomas podem fazer com que os pacientes diminuam a ingestão alimentar, levando à perda de peso antes da apresentação clínica. A prevalência de isquemia mesentérica superior com úlcera secundária é desconhecida, em parte em razão de sua apresentação variável, frequentemente com uma história de sintomas graduais; a falta de exames diagnósticos padronizados e confiáveis; e falta de familiaridade dos médicos com a condição. A avaliação diagnóstica inclui uma ultrassonografia duplex para fluxo vascular e angiografia convencional ou por TC das artérias acometidas. Exames funcionais validados para perfusão da mucosa gastroduodenal não estão amplamente disponíveis, mas as técnicas para medir diretamente a saturação de oxigênio da mucosa durante a endoscopia são investigativas.

### Úlceras de estresse

Pacientes com doenças graves, como traumatismo grave, sepse, queimaduras extensas, traumatismo craniano ou falência de múltiplos órgãos, podem desenvolver úlceras de estresse no estômago ou duodeno. Os principais fatores de risco para ulceração por estresse em pacientes gravemente enfermos incluem ventilação mecânica, coagulopatia e hipotensão, mas fatores como insuficiência hepática e renal e o uso de medicamentos ulcerogênicos podem contribuir. As úlceras de estresse ocorrem independentemente da colonização por *H. pylori*. As úlceras associadas a traumatismo craniano são conhecidas como úlceras de Cushing e as úlceras associadas a queimaduras extensas são conhecidas como úlceras de Curling. Úlceras de estresse já foram comuns em pacientes em unidades de terapia intensiva, mas melhorias no manejo geral, como cuidados respiratórios e hemodinâmicos,

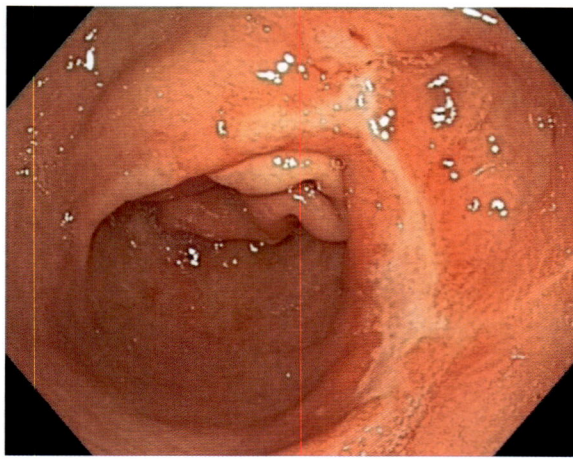

**FIGURA 130.4** Vista endoscópica de uma úlcera irregular na parede posterior e na curvatura menor do estômago em um paciente com isquemia mesentérica crônica decorrente de estenose subtotal do tronco celíaco.

inibição de ácido e ênfase na alimentação adequada, reduziram a incidência dessas úlceras, que atualmente acometem 1 a 2% desses pacientes. As úlceras de estresse podem ser assintomáticas, mas também podem causar complicações, especialmente sangramento.

## Outros fatores

### Úlcera de Cameron
Pacientes com grandes hérnias de hiato (ver Capítulo 129) podem apresentar úlceras gástricas proximais, denominadas *úlceras de Cameron*, no nível do hiato, onde o estômago é comprimido. Essas úlceras geralmente são assintomáticas, mas podem causar sangramento oculto ou evidente. Durante a endoscopia gastrintestinal alta, os pacientes com hérnias de hiato grandes e anemia ferropriva devem ser examinados cuidadosamente em posições normais e retrovertidas para a presença de úlceras de Cameron.

### Ulceração anastomótica ou marginal
Pacientes submetidos à gastrectomia parcial às vezes desenvolvem úlceras recorrentes, frequentemente localizadas na anastomose ou no jejuno imediatamente oposto à anastomose. A isquemia e a inflamação crônica, em particular resultantes do refluxo biliar, podem causar essas úlceras. Se a biopsia excluir câncer, o tratamento inclui supressão de ácido e erradicação do *H. pylori*, se necessário. Úlceras anastomóticas após cirurgia bariátrica gástrica parecem estar relacionadas com isquemia local. Elas não têm correlação clara com o *H. pylori*, e a erradicação pré-operatória do *H. pylori* não parece reduzir a incidência dessas úlceras. No entanto, a terapia com IBP pode reduzir sua incidência. A úlcera péptica também pode estar associada à síndrome do antro gástrico retido, quando o antro não é completamente excisado do duodeno destacado durante a cirurgia de gastrectomia parcial. Por não ter exposição ao ácido e, portanto, não ser regulado fisiologicamente, ele continua secretando gastrina, apesar dos níveis normais ou mesmo elevados de ácido. Úlceras marginais também podem ocorrer após a cirurgia bariátrica (*bypass* gástrico em Y de Roux).

### Outros organismos microbianos
A colonização pelo *Helicobacter heilmannii* (anteriormente conhecido como *Gastrospirillum hominis*), que é provavelmente um organismo zoonótico, está associada à gastrite leve e às vezes à úlcera transitória. A úlcera também pode ser infecciosa, resultante de sífilis secundária (ver Capítulo 303), infecção micobacteriana (ver Capítulo 308), infecção com herpes-vírus simples tipo 1 (ver Capítulo 374), vírus varicela-zóster (ver Capítulo 351), infecção por citomegalovírus (ver Capítulo 352) ou vírus Epstein-Barr (ver Capítulo 353).

### Álcool
O uso intenso de álcool a curto prazo ou o uso moderado a pesado de álcool a longo prazo pode causar sinais de gastrite aguda e crônica. Nenhuma evidência indica que esse tipo de gastrite esteja associado a um risco significativo de ulceração péptica, embora o uso de álcool aumente o risco de sangramento em pacientes com úlcera péptica.

### Síndromes hiper-histamínicas
Semelhante às síndromes hipergastrinêmicas, a elevação persistente da histamina pode levar à hiperacidez como resultado da estimulação crônica das células parietais. Níveis elevados de histamina são observados em duas síndromes raras. A *mastocitose sistêmica* (ver Capítulo 240) é caracterizada por proliferação de mastócitos na medula óssea, pele, fígado, baço e trato gastrintestinal, frequentemente associada à liberação espontânea e induzida por gatilho (p. ex., álcool) de histamina e outras substâncias vasoativas. Pacientes com mastocitose sistêmica frequentemente apresentam sintomas gastrintestinais, como dor, diarreia e perda de sangue. A ulceração resulta de hipersecreção ácida gástrica crônica. Indícios para o diagnóstico incluem sintomas de prurido, urticária ou erupção cutânea. A medula óssea e os infiltrados de mastócitos do órgão acometido carregam mutação *C-kit* específica e expressam CD2 e CD25. A hipersecreção de histamina que causa úlcera péptica também pode ocorrer na *leucemia mielógena crônica* (ver Capítulo 175) com basofilia.

### Outros fármacos e drogas
Os bifosfonatos orais, amplamente usados para a osteoporose (ver Capítulo 230), podem induzir erosões e ulcerações gástricas em cerca de 3 a 10% dos pacientes tratados. O risco de úlcera pode ser aumentado sinergicamente pelo uso de AINE, mas é provavelmente independente da colonização por *H. pylori*. Embora o tratamento com corticosteroides possa ser complicado por úlcera péptica, o risco relativo é apenas ligeiramente aumentado, exceto em pacientes com doenças comórbidas graves, usando terapia a longo prazo ou com altas doses, ou com úlceras anteriores. Outros pacientes que usam corticosteroides não apresentam risco grave de úlcera e, portanto, não requerem medidas para prevenir úlceras. De maneira semelhante, o uso de antagonistas da aldosterona também está associado a um risco aumentado de úlcera péptica e sangramento da úlcera, provavelmente relacionado com o comprometimento da cicatrização da mucosa.

Pessoas que usam anfetaminas e *crack* (ver Capítulo 31) frequentemente desenvolvem úlcera, muitas vezes com perfuração, possivelmente como resultado de insuficiência vascular. A quimioterapia, particularmente quando administrada seletivamente como uma infusão intra-arterial de alta dose no sistema celíaco, pode ser complicada por úlcera. Pacientes em terapia anticoagulante e aqueles com outras coagulopatias podem raramente desenvolver hematoma intramural do trato gastrintestinal. Dependendo da localização, esses hematomas podem causar obstrução, mas também podem deixar grandes úlceras quando se rompem no lúmen. A radioterapia do abdome superior às vezes é complicada por ulceração isquêmica crônica, especialmente como uma complicação tardia.

## MANIFESTAÇÕES CLÍNICAS

As manifestações clínicas da doença péptica ácida (Tabela 130.2) nem sempre predizem as várias apresentações morfológicas encontradas na endoscopia. Na verdade, uma úlcera silenciosa pode ser reconhecida apenas quando se apresenta abruptamente com uma complicação, mais comumente hemorragia ou perfuração, ou pode ser descoberta acidentalmente quando um exame diagnóstico é realizado por outros motivos. No entanto, a apresentação típica da doença péptica ácida são episódios recorrentes de dor. A dor está quase invariavelmente localizada no epigástrio e pode irradiar para as costas ou, menos comumente, para o tórax ou outras regiões do abdome (Tabela 130.2). Alguns pacientes descrevem a dor como queimação ou perfuração, enquanto outros a descrevem como uma sensação incômoda de vazio estomacal, conhecida como *fome dolorosa*. De fato, a dor pode melhorar com a ingestão de alimentos, retornando apenas no período pós-prandial. Contudo, o momento da dor em relação às refeições e aos efeitos calmantes dos alimentos é inespecífico, e também pode ocorrer em pacientes com dispepsia funcional sem úlcera. A dor epigástrica noturna que desperta o paciente várias horas após uma refeição tardia tem maior probabilidade de representar a dor da úlcera.

Além da dor durante os episódios sintomáticos, os pacientes podem se queixar de queimação retroesternal (azia) ou regurgitação ácida na garganta, sintomas que refletem refluxo gastroesofágico associado (ver Capítulo 129), agravado pela hiperacidez ou retardo do esvaziamento gástrico. Náuseas e vômitos também podem ocorrer, mas são inespecíficos. A presença de diarreia significativa deve aumentar a possibilidade de síndrome de Zollinger-Ellison (ver Capítulo 219), mas a diarreia também pode resultar do uso intensivo de antiácidos contendo magnésio. Em

## CAPÍTULO 130 Doença Péptica Ácida

### Tabela 130.2 Principais sinais e sintomas de úlcera péptica.

**ÚLCERA NÃO COMPLICADA**

Sem sintomas ("úlcera silenciosa" em até 40% dos casos)
Dor epigástrica
A dor pode irradiar para o dorso, para o tórax, para outras partes do abdome (cefálica mais provável, caudal menos provável)
A dor pode ser noturna (mais específica), "fome dolorosa" aliviada por alimento ou contínua (menos específica)
Náuseas
Vômitos
Pirose (imita ou associada a reflexo gastresofágico)

**ÚLCERA COMPLICADA**

Forte dor abdominal
Choque
Rigidez abdominal (abdome em tábua, descompressão dolorosa e outros sinais de irritação peritoneal)
Ar intraperitoneal livre
Hemorragia
Hematêmese e/ou melena
Alterações hemodinâmicas, anemia
História anterior de sintomas de úlcera (80%)
Obstrução pilórica
Saciedade, incapacidade de ingerir alimentos, eructação
Náuseas, vômitos (e distúrbios relacionados)
Perda de peso

### Tabela 130.3 Roteiros e ferramentas diagnósticos na úlcera.

**ROTEIRO 1: DIAGNÓSTICO MORFOLÓGICO**

Gastroduodenoscopia
Contraste com bário (alternativa inferior)
Ultrassonografia endoscópica (apenas casos selecionados)
Tomografia computadorizada (útil em casos selecionados)

**ROTEIRO 2: DIAGNÓSTICO ETIOLÓGICO**

*Testagem de Helicobacter pylori*

Exame histológico da mucosa gástrica com colorações apropriadas
Anticorpos séricos
Teste de antígeno fecal
Exame respiratório de ureia marcada com carbono-13

*Úlcera associada ao uso de anti-inflamatórios não esteroides*

Relato de ingestão de fármacos
Diminuição da agregação plaquetária
Identificação molecular de fármacos, profármacos, metabólitos (complexo, caro)

*Síndromes hipersecretoras de ácido*

Elevação da gastrina sérica
Testes provocativos de gastrina (secretina intravenosa, refeição)
Análise gástrica (titulação do ácido)

---

pacientes não tratados, os sintomas tendem a ser intermitentes, com exacerbações diárias da dor que duram 2 a 8 semanas, separadas por intervalos assintomáticos prolongados. Durante os períodos de remissão, os pacientes podem se sentir bem e podem comer até refeições pesadas ou apimentadas sem desconforto aparente.

### Exame físico

O exame físico geralmente não é revelador. Se ocorrer sangramento significativo (ver Capítulo 126), o paciente pode apresentar palidez e pode estar hipovolêmico (ver Capítulo 98). É sempre útil indagar sobre as características das fezes, porque o sangramento relacionado com a úlcera pode se manifestar não apenas obviamente na forma de hematêmese, mas também insidiosamente como melena (fezes pretas). No caso de sangramento maciço da úlcera com passagem rápida de sangue pelo intestino, os pacientes também podem apresentar perda de sangue retal vermelho. Quando um paciente tem perfuração aguda, geralmente ocorre dor epigástrica e abdominal intensa e o paciente parece angustiado. Caracteristicamente, a contratura intensa dos músculos abdominais é aparente à palpação, juntamente com a sensibilidade de rebote e outros sinais de irritação peritoneal. Com grandes quantidades de ar intra-abdominal, a percussão pode revelar hipertimpania sobre o fígado.

### DIAGNÓSTICO

Em um paciente que apresenta sintomas compatíveis com úlcera, a avaliação diagnóstica deve seguir dois caminhos diferentes, mas complementares: confirmação da anormalidade anatômica e investigação de sua causa (Tabela 130.3). Na maioria dos pacientes, é aconselhável seguir os dois caminhos diagnósticos simultaneamente, mas às vezes é razoável pular a verificação anatômica como uma estratégia de economia de custos e prosseguir para o tratamento com base na causa provável.

### Diagnóstico anatômico

A endoscopia gastrintestinal alta (ver Capítulo 125) é a principal ferramenta de investigação em pacientes com suspeita de doença péptica ácida. Esta técnica pode detectar gastrite erosiva (Figura 130.1) ou uma úlcera na parede gástrica ou bulbo duodenal (Figura 130.2). Em razão da alta prevalência e da melhora espontânea dos sintomas dispépticos, a endoscopia geralmente não deve ser realizada imediatamente; em vez disso, seu uso deve ser restrito a pacientes com sintomas persistentes ou recorrentes. No entanto, a endoscopia imediata é indicada em pacientes com sintomas de alarme, como perda de peso, disfagia, anorexia, vômitos consideráveis, anemia ou sinais de sangramento oculto ou evidente.

A endoscopia, que é o padrão-ouro para o diagnóstico, é altamente sensível e altamente específica para a detecção de úlcera. Os locais mais comuns para uma úlcera péptica são o estômago e o bulbo duodenal, mas as úlceras pépticas às vezes ocorrem no esôfago, no intestino delgado e em um divertículo de Meckel revestido por mucosa gástrica heterotópica. A ultrassonografia endoscópica pode detectar um componente submucoso insuspeito ou linfonodos aumentados, como pode ocorrer na neoplasia gástrica, especialmente linfoma e linite plástica (ver Capítulo 183). Úlceras na parede dorsal do bulbo duodenal, especialmente na transição do bulbo para a porção descendente pós-bulbar do duodeno, são mais difíceis de visualizar. Às vezes, eles exigem um endoscópio de visualização lateral, principalmente quando o tratamento endoscópico é necessário. Outras regiões onde as úlceras gastroduodenais podem ser facilmente esquecidas são a cárdia e o ângulo gástrico. Lesões de Dieulafoy podem ser difíceis de diagnosticar em razão de seus pequenos defeitos da mucosa e sangramento intermitente. Alguns pacientes requerem mais de uma endoscopia, preferencialmente durante sangramento agudo, para localizar a lesão. A endoscopia também é útil para verificar a presença de distúrbios concomitantes, como esofagite e duodenite, ou complicações, como sangramento ou um vaso visível (Figura 130.2); obtenção de amostras de biopsia para exame histológico e para avaliação de H. pylori (Figura 130.3); e realização de intervenções terapêuticas.

Em casos raros, como estenose que bloqueia o avanço do endoscópio, radiografias convencionais com contraste de bário (ver Capítulo 124) são indicadas. Investigações adicionais por endossonografia ou TC são necessárias quando há suspeita de doença maligna subjacente. O endoscopista deve obter amostras de biopsia de todas as úlceras gástricas, especialmente aquelas com aspecto suspeito, para excluir potencial doença maligna. Como as úlceras duodenais têm menor probabilidade de serem malignas, as biopsias geralmente não são necessárias, a menos que haja suspeita específica de malignidade.

### Diagnóstico etiológico

O diagnóstico deve ser concentrado no estabelecimento da causa da úlcera. A primeira etapa é determinar se o uso de *H. pylori* ou AINE está presente porque esses são os principais fatores de risco para úlceras pépticas e podem ser fatores contribuintes em úlceras com outras causas precipitantes.[3]

### Testagem de Helicobacter pylori

Em populações com alta prevalência de *H. pylori*, quase todos os pacientes com úlcera péptica são positivos para *H. pylori*; portanto, a testagem tem pouco valor, exceto quando é necessário antibiograma. A prevalência de *H. pylori* permanece alta em imigrantes de países em desenvolvimento, onde a maioria das pessoas torna-se positiva para *H. pylori* na juventude. Nos países ocidentais, aproximadamente 50% dos indivíduos com mais de 65 anos são colonizados por *H. pylori*, mas a prevalência é inferior a 20% nas pessoas com menos de 30 anos. Nessas pessoas mais jovens, a proporção de pacientes com úlceras que são negativos para *H. pylori* é maior do que em pacientes mais velhos, tornando a pesquisa de *H. pylori*, seguida por terapia direcionada para os positivos para a bactéria, mais atraente do que a terapia empírica.

A infecção por *H. pylori* pode ser verificada por quatro abordagens possíveis: biopsia gástrica, exame do soro, das fezes ou respiratório. O primeiro método, *biopsias da mucosa gástrica*, é o procedimento padrão quando a endoscopia diagnóstica é realizada inicialmente. A coloração de rotina com hematoxilina e eosina é sensível e específica para *H. pylori*. No entanto, a acurácia dessa técnica pode ser afetada por erros de amostragem, orientação inadequada da amostra e terapia recente com IBP ou antibióticos. O achado de *H. pylori* em biopsias da mucosa gástrica também pode ser avaliada pelo teste rápido da urease, que tem alto valor preditivo positivo, embora exames falso-negativos ocorram em pacientes em uso de IBP ou antibióticos e em pacientes com gastrite atrófica acentuada e metaplasia intestinal. Finalmente, as biopsias podem ser cultivadas para *H. pylori* quando for importante avaliar a resistência aos antimicrobianos em pacientes com doença recorrente após tratamento prévio com antibióticos.

Uma segunda opção é a *sorologia*, que é simples, barata e acurada, embora seu valor preditivo seja menor em áreas onde a prevalência de *H. pylori* é baixa. A sorologia não é útil para verificar se o *H. pylori* foi erradicado com antibióticos porque pode levar mais de 6 meses ou mesmo 1 a 2 anos para que os anticorpos contra *H. pylori* caiam até níveis indetectáveis.

Uma terceira opção é a *pesquisa de antígeno de H. pylori* nas fezes, cuja acurácia é semelhante a do exame sorológico padronizado. Finalmente, o *exame respiratório da ureia marcada com carbono-13 ou carbono-14*, que se baseia na detecção da atividade da urease do *H. pylori*, é um exame não invasivo e relativamente simples, embora seja mais caro do que o exame de fezes ou sangue. Embora o exame geralmente se torne negativo, assim que o tratamento para *H. pylori* seja iniciado, um intervalo mínimo de 6 a 8 semanas após o término da terapia é recomendado para reduzir os resultados falsos negativos.

### Anti-inflamatórios não esteroides

Os AINEs são geralmente estabelecidos como suposta causa de uma úlcera com base nas informações obtidas do paciente. A avaliação do uso de AINE em um paciente individual com úlcera pode ser difícil, tanto porque o uso de AINE é comum e frequentemente intermitente quanto porque muitos AINEs diferentes estão amplamente disponíveis sem exigência de prescrição na maioria dos países. O uso de AINE geralmente é avaliado por uma anamnese detalhada, com foco não apenas no uso atual e recente de fármacos e, especialmente, em tratamentos com medicamentos de venda livre, mas também em sintomas de dor, como queixas musculoesqueléticas. Mais informações de familiares, médicos de família e farmacêuticos podem ser úteis. Se houver suspeita de uso sub-reptício de AINE, o exame direto de soro e urina para detecção de AAS e derivados de AINE é viável, ou o uso de AAS pode ser avaliado indiretamente por um ensaio de aderência plaquetária; no entanto, esses exames não são comumente usados na prática clínica.

### Síndromes hipersecretoras

As síndromes hipersecretoras não relacionadas com *H. pylori* ou AINE são causas raras de úlcera e são diagnosticadas por exames especiais (Tabela 130.3). A síndrome de Zollinger-Ellison deve ser fortemente considerada em pacientes com úlceras múltiplas, particularmente em locais atípicos, como distal ao bulbo duodenal, e quando a diarreia está presente porque esses achados são incomuns na úlcera péptica relacionada com *H. pylori*. As síndromes hipergastrinêmicas (p. ex., síndrome de Zollinger-Ellison, hiperplasia de células G antrais) são mais bem diagnosticadas por uma determinação dos níveis de gastrina sérica, tanto basal quanto após estimulação com secretina intravenosa (detecção de gastrinoma) ou uma refeição teste (detecção de hiperplasia de células G antrais). Quando detectados precocemente, os gastrinomas podem ser ressecáveis (ver Capítulo 219).

A análise gástrica, por aspiração quantificada do suco gástrico através de uma sonda nasogástrica (tanto basal quanto após estimulação com pentagastrina subcutânea), é indicada apenas em duas raras circunstâncias: pacientes com níveis elevados de gastrina sérica sugestivos de síndrome de Zollinger-Ellison ou hiperplasia antral de células G, mas com respostas ambíguas aos exames provocativos gástricos padrão e pacientes com sinais indiretos de hipersecreção gástrica (p. ex., pregas aumentadas e líquido claro abundante na endoscopia), níveis normais de gastrina e testes provocativos de gastrina negativos, mas que ainda podem ser hipersecretores, como pacientes com úlcera recorrente apesar de uma vagotomia anterior com ou sem antrectomia. Uma produção de ácido basal superior a 15 mEq/h ou superior a 5 mEq/hora em um paciente pós-operatório é considerada um resultado de teste positivo.

O diagnóstico da síndrome de Zollinger-Ellison é mais bem confirmado pela análise gástrica que mostra uma produção de ácido basal superior a 15 mEq/hora em conjunção com um nível de gastrina sérica em jejum superior a 1.000 pg/m$\ell$ na presença de pH gástrico inferior a 2. Para evitar a análise gástrica incômoda, uma determinação do pH gástrico mostrando um pH em jejum de 2 ou menos é adequada. Para níveis de gastrina sérica na faixa de 100 a 1.000 pg/m$\ell$ e pH intragástrico maior que 2, um aumento na gastrina sérica para mais de 200 pg/m$\ell$ após um exame de estimulação de secretina é sugestivo do diagnóstico. Um nível elevado de gastrina sérica por si só não é suficiente para diagnosticar a síndrome de Zollinger-Ellison porque os níveis séricos de gastrina tendem a aumentar com o tempo com gastrite atrófica e também podem ser acentuadamente aumentados em pacientes medicados com IBP.

### Outras causas

Quando uma úlcera gastroduodenal não pode ser atribuída à colonização por *H. pylori*, ao uso de AINE ou a uma síndrome hipersecretora, o estabelecimento de um diagnóstico etiológico definitivo pode exigir investigação mais meticulosa, começando com uma anamnese que se concentre no uso de outros agentes ulcerogênicos e sinais/sintomas sugestivos de uma doença sistêmica subjacente. A próxima etapa é avaliar as amostras de biopsia das bordas da úlcera e do antro, corpo e duodeno. As amostras de úlcera podem revelar sinais evidentes ou suspeitos de malignidade, em particular adenocarcinoma (ver Capítulo 183) ou linfoma. Nesses casos, uma avaliação diagnóstica adicional deve incluir o estadiamento da malignidade. Alternativamente, as biopsias podem fornecer evidências de outras condições infecciosas, tipos específicos de gastrite, doença celíaca, isquemia, amiloidose ou uma condição inflamatória sistêmica. Esses dados podem ser combinados com indícios fornecidos pela avaliação endoscópica, como o caráter e a localização da úlcera, sinais de isquemia e sinais de inflamação em outros locais. Uma avaliação adicional deve se concentrar na presença de distúrbios sistêmicos e pode incluir uma radiografia de tórax, angiografia, ileocolonoscopia e TC abdominal.

### Diagnóstico diferencial

O diagnóstico diferencial de sintomas semelhantes aos da úlcera inclui muitos distúrbios dos órgãos abdominais superiores, como doenças malignas do estômago (ver Capítulo 183), duodeno (ver Capítulo 184), pâncreas (ver Capítulo 185) ou ductos biliares (ver Capítulo 186). O diagnóstico diferencial dos sintomas do abdome superior também inclui doenças do fígado e cálculos biliares (ver Capítulo 146), pancreatite (ver Capítulo 135) e distúrbios de motilidade (ver Capítulo 127). Em muitos pacientes com queixas dispépticas no abdome superior, nenhuma causa subjacente pode ser identificada. Neste grupo de "não úlcera" ou dispepsia funcional, as queixas características de refluxo gastroesofágico, sintomas de úlcera ou sintomas de dismotilidade podem ser proeminentes. Alguns pacientes (geralmente 5%) se beneficiam da erradicação do *H. pylori*, com uma diminuição lenta das queixas dispépticas ao longo de 12 a 24 meses, mas a dispepsia funcional não é uma indicação comprovada ou amplamente aceita para o tratamento do *H. pylori*. Se esse tratamento for considerado, o paciente e o médico devem estar preparados para os sintomas persistentes, apesar da erradicação do *H. pylori* e, potencialmente, para o surgimento de *H. pylori* resistente a antimicrobianos, o que pode resultar em uma espiral de vários cursos de terapia em uma tentativa de remover organismos resistentes.

### Cenários de diagnóstico: apresentação clínica aguda ou inicial

Pacientes mais jovens ($\leq 45$ anos) sem sinais ou sintomas de alarme, como anemia, perda rápida de peso ou outras evidências de doença grave, não precisam necessariamente de endoscopia, e doença gástrica maligna é improvável. Quando um médico está tratando um paciente que vive em uma área do mundo com prevalência relativamente alta de infecção por *H. pylori* (> 10% da população é positiva), uma abordagem de exame e tratamento pode começar com determinação de antígeno de *H. pylori*

# CAPÍTULO 130 Doença Péptica Ácida

nas fezes, exame respiratório com ureia ou exame sorológico de *H. pylori*. No entanto, embora comumente praticada, nunca se documentou que a abordagem de testar e tratar melhora os desfechos, exceto em caso de úlcera péptica confirmada por endoscopia. Se o exame para *H. pylori* for positivo, o paciente pode ser tratado com os medicamentos adequados para erradicação do *H. pylori* (ver mais adiante) e observado por 4 a 6 semanas. Se um paciente com sintomas dispépticos estiver tomando um AINE VO ou parenteral, a primeira abordagem terapêutica é descontinuar esses medicamentos e prescrever um IBP por 4 a 6 semanas. Em pacientes com exame negativo para *H. pylori* e que não estão tomando AINE ou que não melhoram após a suspensão desses medicamentos, a endoscopia é indicada para determinar se há úlcera.

Por outro lado, os gastrenterologistas mais comumente prosseguem diretamente para a endoscopia. Se nenhuma anormalidade for encontrada ou o exame endoscópico mostrar apenas "gastrite" sem uma úlcera evidente, uma biopsia deve ser obtida para verificar por exame histológico ou teste de urease se há *H. pylori*. Se for encontrado *H. pylori*, o tratamento de erradicação pode ser buscado. No entanto, a eficácia da erradicação do *H. pylori* para o alívio dos sintomas dispépticos funcionais é apenas cerca de 5 a 13% maior do que com placebo,[A1] e a terapia de erradicação aumenta o risco de sintomas relacionados com o refluxo (ver Capítulo 129), especialmente em pacientes asiáticos.

Se o exame endoscópico revelar uma úlcera, sua localização determina a abordagem subsequente. Uma úlcera no bulbo duodenal tem apenas uma chance remota de representar uma lesão maligna e não precisa ser rotineiramente examinada por biopsia. Em contrapartida, a biopsia é obrigatória para uma lesão ulcerativa gástrica identificada na endoscopia porque a doença gástrica maligna pode se apresentar com manifestações clínicas semelhantes e pode assemelhar-se a uma úlcera benigna morfologicamente. Mesmo que a avaliação histológica não identifique um processo maligno, a endoscopia repetida é recomendada cerca de 1 mês após a terapia para verificar a cura completa e para biopsia da cicatriz.

## TRATAMENTO

### Úlceras associadas ao *Helicobacter pylori*

As úlceras associadas ao *H. pylori* geralmente cicatrizam espontaneamente, mas a terapia supressora de ácido acelera a cura e melhora os sintomas. Quatro semanas de terapia supressora de ácido cura 70 a 80% das úlceras, e esse número aumenta para mais de 90% após 8 semanas de terapia.

Entretanto, se a colonização por *H. pylori* persistir, as úlceras recidivam em 50 a 90% dos pacientes em 12 a 24 meses; essa taxa pode ser reduzida para 20 a 30% com supressão ácida de manutenção e para menos de 5% com erradicação do *H. pylori*.[A2] O tratamento de erradicação é, portanto, obrigatório (Tabela 130.4).[4] O sucesso do tratamento de erradicação depende fortemente da adesão à terapia e da resistência antimicrobiana.[5] A resistência de *H. pylori* ao metronidazol varia entre 20 e 80% em todo o mundo. A resistência à claritromicina está aumentando e varia entre 10 e 50% em muitas regiões, em razão do uso disseminado de macrolídeos para tratar infecções respiratórias superiores. A resistência à amoxicilina e à tetraciclina é rara e geralmente não é relevante na prática clínica. A resistência ao levofloxacino era muito rara há uma década, mas agora varia entre 10 e 50% em muitas regiões do mundo. Em decorrência desse aumento mundial na prevalência de resistência antimicrobiana, os esquemas de erradicação de *H. pylori* continuam evoluindo.

O esquema convencional é a terapia empírica "tripla" por 14 dias.[6,7] Esse tratamento continua sendo um esquema padrão para regiões e populações com resistência à claritromicina abaixo de 15%, como no Norte da Europa e na América do Norte. A terapia tripla combina um IBP com dois antibióticos, geralmente combinações de amoxicilina, um nitroimidazol e claritromicina, este último às vezes sendo substituído por levofloxacino. A terapia com IBP em dose dupla (dose equivalente a omeprazol 40 mg, 2 vezes/dia) também aumenta as taxas de erradicação em aproximadamente 10% e é a preferida. Para os pacientes nos quais essa terapia falha, um curso de 14 dias de terapia quádrupla (ver mais adiante) erradica o *H. pylori* em mais 80% dos pacientes (Figura 130.5). Adicionar cápsulas de probióticos à terapia tripla padrão parece acelerar a resolução dos sintomas e aumentar a erradicação do *H. pylori*.[A3]

Em razão do aumento da prevalência de resistência antimicrobiana, as terapias empíricas "quádruplas" iniciais[A4] ou a antibioticoterapia orientada por testes de suscetibilidade[A5] estão sendo cada vez mais recomendadas em relação à "terapia tripla" empírica inicial decorrente de sua melhor eficácia de primeira linha. A terapia quádrupla à base de bismuto consiste em um inibidor da bomba de prótons, um composto de bismuto e dois antibióticos, geralmente tetraciclina e um nitroimidazol (Tabela 130.4). Este esquema leva à erradicação em 80 a 95% dos pacientes. As terapias quádruplas não baseadas em bismuto consistem em um inibidor da bomba de prótons mais três antibióticos, geralmente administrados por 14 dias (Tabela 130.4). As três formas de terapia quádrupla não baseada em bismuto (sequencial, híbrida e concomitante) diferem em seus esquemas de dosagem de antibióticos. A terapia sequencial consiste em um IBP com amoxicilina, geralmente administrado por 5 dias, seguido por um IBP com claritromicina e um nitroimidazol por mais 5 dias. A terapia sequencial de 10 dias é tão efetiva quanto a terapia tripla de 14 dias.[A6] A terapia híbrida começa com a mesma combinação de 5 dias de um inibidor da bomba de prótons com amoxicilina e então

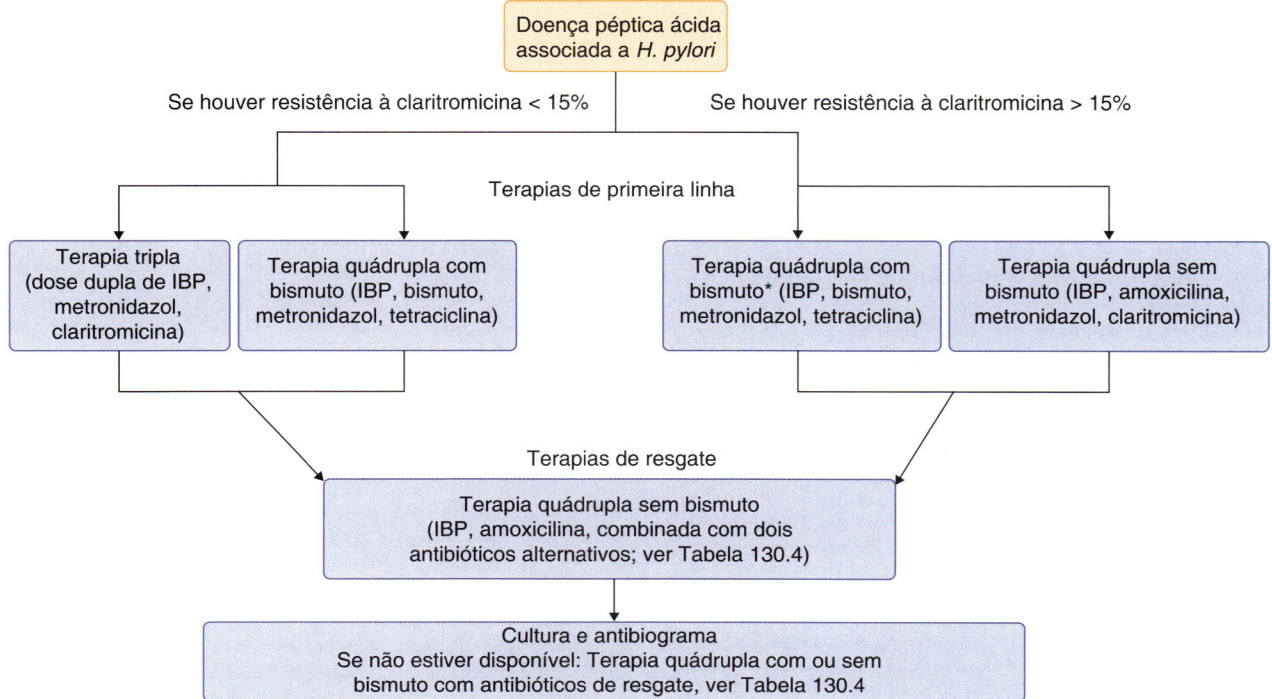

**FIGURA 130.5** Manejo da doença péptica ácida associada a *H. pylori*. Consultar o texto e a Tabela 130.4 para duração da terapia. IBP = inibidor da bomba de prótons.
*Terapia preferida se a resistência à claritromicina for > 15%.

| Tabela 130.4 | Visão geral dos antibióticos usados para erradicação do *Helicobacter pylori*. | | | |
|---|---|---|---|---|
| **CLASSE DE FÁRMACOS** | **FÁRMACO** | **DOSE DE TERAPIA TRÍPLICE*** | **DOSE DE TERAPIA QUÁDRUPLA DE BISMUTO†** | **DOSE DE TERAPIA QUÁDRUPLA SEM BISMUTO‡** |
| Supressão de ácido | Inibidor da bomba de prótons | 40 mg, 2 vezes/dia§ | 20 a 40 mg, 2 vezes/dia§ | 20 a 40 mg, 2 vezes/dia§ |
| Antimicrobianos padrão | Composto com bismuto‖ | | 2 comprimidos, 2 vezes/dia | |
| | Amoxicilina | 1 g, 2 vezes/dia | 1 g, 2 vezes/dia | 1 g, 2 vezes/dia |
| | Metronidazol¶ | 500 mg, 2 vezes/dia | 500 mg, 3 vezes/dia | 500 mg, 2 vezes/dia |
| | Claritromicina | 500 mg, 2 vezes/dia | | 500 mg, 2 vezes/dia |
| | Tetraciclina | | 500 mg, 4 vezes/dia | |
| Antimicrobianos de resgate | Levofloxacino | 500 mg, 2 vezes/dia | 500 mg, 2 vezes/dia | 500 mg, 2 vezes/dia |
| | Rifabutina | 150 mg, 2 vezes/dia | | |
| | Furazolidona | 100 mg, 2 vezes/dia | 100 mg, 2 vezes/dia | |
| | Doxiciclina | | 100 mg, 2 vezes/dia | 100 mg, 2 vezes/dia |
| | Nitazoxanida | | 500 mg, 2 vezes/dia | 500 mg, 2 vezes/dia |

*A terapia tríplice consiste em um inibidor da bomba de prótons ou composto de bismuto, junto com dois dos antibióticos listados, geralmente administrados por 7 a 14 dias.
†A terapia quádrupla à base de bismuto consiste em um inibidor da bomba de prótons mais um composto de bismuto e dois antibióticos, geralmente administrados por 7 a 14 dias.
‡A terapia quádrupla não baseada em bismuto consiste em um inibidor da bomba de prótons, mais três antibióticos geralmente administrados por 10 dias e às vezes estendido para 14 dias. As três formas de terapia quádrupla não baseada em bismuto diferem em seus esquemas de dosagem de antibióticos: (1) a terapia sequencial administra amoxicilina na primeira metade do curso e, em seguida, metronidazol e claritromicina na segunda metade; (2) a terapia híbrida começa com amoxicilina na primeira metade e depois continua na segunda metade com amoxicilina, claritromicina e metronidazol; (3) a terapia concomitante combina os três antibióticos ao longo da terapia usual de 10 a 14 dias. Outras combinações de antibióticos são usadas ocasionalmente.
§Dose de inibidor da bomba de prótons equivalente a omeprazol 20 a 40 mg, 2 vezes/dia. (Consultar a Tabela 129.1 para as doses de outros inibidores da bomba de prótons).
‖Subsalicilato ou subcitrato de bismuto.
¶Uma alternativa é o tinidazol 500 mg, 2 vezes/dia.

continua a amoxicilina pelos próximos 5 dias junto com claritromicina e metronidazol. A terapia concomitante, que administra esses mesmos medicamentos juntos por 14 dias, é a mais efetiva, em particular quando administrada por 14 dias com um inibidor da bomba de prótons na dose de 40 mg, 2 vezes/dia.

A continuação da terapia supressora de ácido após o tratamento com antibióticos é necessária apenas quando os sinais/sintomas persistirem ou em casos de úlcera complicada até que a erradicação do *H. pylori* tenha sido confirmada. A verificação da eficácia terapêutica tem de ser adiada pelo menos 1 mês após o término do tratamento para evitar resultados falso-negativos relacionados com a supressão temporária do organismo, mas não com a erradicação. Quando a endoscopia repetida é necessária (p. ex., uma úlcera gástrica exige exame histológico repetido para excluir malignidade subjacente), o rastreamento repetido de *H. pylori* pode ser realizado usando amostras de biopsia gástrica para exame histológico, cultura ou teste de urease. Se não houver indicação clínica para repetir a endoscopia, a existência de *H. pylori* pode ser determinada por um exame respiratório de ureia marcada com carbono-13, antígeno de *H. pylori* nas fezes ou sorologia repetida. A determinação sorológica é baseada em uma redução de mais de 40 a 50% nos níveis de anticorpos (imunoglobulina G) nos primeiros 6 meses após o tratamento em comparação com os níveis pré-tratamento naquele paciente; idealmente, as amostras de pré-tratamento e pós-tratamento (congeladas) devem ser examinadas simultaneamente pelo mesmo laboratório, usando o mesmo ensaio.

Após a erradicação bem-sucedida do *H. pylori*, o risco de infecção recorrente na maioria das populações é de menos de 1% ao ano. Em minoria de pacientes, as úlceras recorrem em razão da reinfecção ou na presença de outro fator ulcerogênico, particularmente o uso de AINEs. A terapia quádrupla à base de quinolona (incluindo bismuto) por 10 ou mais dias é uma excelente opção de segunda linha para pacientes que não respondem à terapia inicial. [A7]

### Doença relacionada com o uso de anti-inflamatórios não esteroides
Em pacientes que são diagnosticados com doença péptica enquanto fazem uso de AINE ou AAS, o primeiro passo é interromper a terapia. A supressão do ácido gástrico com um IBP (em doses semelhantes às usadas para *H. pylori*) leva à cura de 85% das úlceras gástricas induzidas por AINE e mais de 90% das úlceras duodenais em 8 semanas de terapia, enquanto a supressão de ácido gástrico com um bloqueador do receptor de histamina-2 ($H_2$), equivalente a ranitidina 300 mg, 2 vezes/dia (Tabela 129.1), cura aproximadamente 70% das úlceras em 8 semanas. O misoprostol, fármaco protetor da mucosa (200 mg, 4 vezes/dia), tem efeito semelhante aos bloqueadores de $H_2$. O tratamento deve ser continuado por pelo menos 8 semanas e a terapia de manutenção é necessária em pacientes que continuam tomando AINE. Úlceras gástricas, lesões maiores e lesões recorrentes cicatrizam mais lentamente.

A ocorrência de úlceras durante a terapia com AINE sugere uma relação causal, mas os pacientes também devem ser testados para *H. pylori*. Em pacientes positivos para *H. pylori*, a terapia de erradicação deve ser considerada, porque não há parâmetros clínicos claros que distinguem entre esses fatores etiológicos.

### Úlcera idiopática
Pacientes com úlcera idiopática, apesar de uma avaliação completa das causas subjacentes, são tratados principalmente com um supressor de ácido gástrico, geralmente um IBP, porque apresentam risco considerável de úlcera recorrente. Depois que a causa subjacente é identificada e tratada adequadamente, a terapia supressora de ácido gástrico pode ser suspensa se não houver fatores de risco adicionais para úlcera, como terapia AINE ou infecção por *H. pylori*. Se a causa da ulceração idiopática não for esclarecida e houver dúvida sobre a adequação do teste diagnóstico para *H. pylori*, a terapia empírica de erradicação pode ser considerada, especialmente quando houver evidência histológica de gastrite crônica ativa sem maiores explicações. Se relacionada a *H. pylori* não identificado, a gastrite deve desaparecer lentamente após a terapia de erradicação bem-sucedida.

## PREVENÇÃO
### Prevenção primária
Uma estratégia de teste e tratamento para colonização por *H. pylori* é algumas vezes considerada para pacientes com sintomas dispépticos, mas não há maneira específica de prevenir úlcera associada a *H. pylori*. Por outro lado, a prevenção primária de úlcera associada a AINE é amplamente defendida para pacientes com alto risco decorrente de úlcera prévia, doença concomitante grave ou uso de varfarina ou corticosteroides em altas doses, bem como para pacientes em estado crítico em UTI. Os bloqueadores de $H_2$ (em uma dose equivalente a ranitidina 300 mg, 2 vezes/dia; Tabela 129.1) evitam parcialmente a úlcera duodenal durante a terapia com AINE, mas não têm efeito na prevenção de úlceras gástricas, a menos que uma dose mais elevada (equivalente a famotidina 40 mg, 2 vezes/dia) seja administrada. Os IBP [A8] (em uma dose equivalente a omeprazol 20 mg, 1 vez/dia; Tabela 129.1) e misoprostol (em doses que variam entre 400 e 800 mg/dia) protegem parcialmente contra úlceras gástricas e duodenais durante o uso de AINE. O misoprostol e os IBP são igualmente efetivos, mas a adesão à terapia é menor com o misoprostol em decorrência de seus efeitos colaterais. Os pacientes devem ser alertados sobre a importância da adesão porque menos de 80% de adesão à gastroproteção está associado a um risco mais de 2 vezes maior de úlcera em comparação com aqueles que são totalmente aderentes. Durante a terapia com baixa dose de AAS, a prevenção primária de úlceras é defendida para os mesmos grupos de risco, usando um IBP ou um antagonista do receptor de $H_2$.[A9] Para a prevenção de úlceras de estresse em pacientes em UTI, IBP são preferidos.[A10]

### Prevenção secundária
A prevenção secundária da úlcera associada ao *H. pylori* é obrigatória e consiste na erradicação bacteriana bem-sucedida. A testagem para *H. pylori* após a terapia de erradicação é indicada para pacientes com úlcera complicada prévia ou com sintomas persistentes ou recorrentes após a terapia, bem como em pacientes que não concluem o esquema terapêutico.

A prevenção secundária da úlcera relacionada com AINEs é preferencialmente alcançada pela retirada dos AINEs. Em pacientes que devem continuar a tomar AINEs, recomenda-se uma mudança para um inibidor seletivo de COX2[A11] em combinação com um IBP em uma dose equivalente a esomeprazol 20 mg, 2 vezes/dia, especialmente para pacientes com úlcera complicada. Essa combinação está associada a um risco menor de complicações de úlcera péptica secundária do que o tratamento com um inibidor de COX2 isolado.

A prevenção secundária de úlceras recorrentes em pacientes que usam AAS pode depender do *status* de H. pylori. Em pacientes positivos para H. pylori, a erradicação do H. pylori é tão eficaz quanto um inibidor da bomba de prótons para a prevenção de úlceras recorrentes. Pacientes negativos para H. pylori precisam de terapia supressora de ácido gástrico adicional em uma dose equivalente a esomeprazol 20 mg, 2 vezes/dia.[A12] A prevenção secundária da úlcera idiopática consiste principalmente na terapia de manutenção com um IBP e no tratamento da doença subjacente. Quando houver dúvida sobre a acurácia da avaliação diagnóstica para H. pylori, um ciclo empírico de tratamento de erradicação pode ser considerado.

## Complicações

### Hemorragia

A hemorragia (ver Capítulo 126), que é a complicação mais comum da úlcera péptica, ocorre em cerca de um em cada seis pacientes com úlceras. Úlceras causadas por AINEs são responsáveis por uma proporção maior dessas hemorragias. A úlcera péptica é, portanto, a causa mais comum de sangramento gastrintestinal superior não varicoso, sendo responsável por 40 a 60% dos casos na maioria das populações. O sangramento está associado a um risco de 5 a 15% de novo sangramento e a um risco de até 10% de mortalidade. A hemorragia pode ocorrer ao longo de um *continuum* de um evento agudo grave associado a choque hemodinâmico e alta taxa de mortalidade até perda de sangue lenta ou intermitente que causa anemia crônica. Aproximadamente 80% dos pacientes com úlceras hemorrágicas descrevem doença sintomática prévia e cerca de 20 a 30% sofreram hemorragia prévia. A avaliação da magnitude do sangramento é de suma importância para determinar a necessidade de transfusão e controle subsequente (Tabela 130.5). Os níveis iniciais de hematócrito podem ser enganosos e provavelmente cairão em decorrência de hemodiluição. O sangramento rápido é geralmente aparente com base nos sinais clínicos (palidez, pressão arterial sistólica ≤ 100 mmHg, frequência de pulso ≥ 100 batimentos por minuto [bpm]); a reposição volêmica imediata é indicada para prevenir o colapso circulatório. A transfusão é necessária em pacientes com anemia acentuada. A transfusão restritiva usando um limiar de hemoglobina de 70 a 80 g/ℓ está associada a menos transfusões e menor risco de novo sangramento e morte.[A13] A morte está particularmente relacionada com complicações do sangramento, como aspiração e exacerbação da doença subjacente, como doença pulmonar, cardiovascular, renal e hepática. Em raras ocasiões, os pacientes sangram até a morte, especialmente quando uma artéria maior é acometida, como quando uma úlcera na parede posterior do bulbo duodenal perfura a artéria gastroduodenal. A interrupção desse sangramento é, portanto, uma emergência clínica.[8]

O tratamento inicial visa à estabilização hemodinâmica. A endoscopia é a base da terapia e deve ser realizada de emergência ou nas primeiras 24 horas após a apresentação em casos de alto risco, sobretudo em pacientes hemodinamicamente instáveis, que precisem de transfusão ou tenham comorbidades mais graves.[9] A endoscopia pode ser realizada para verificar a origem do sangramento e, se necessário, fornecer terapia para interromper o sangramento e reduzir o risco de novo sangramento.

O aparecimento da úlcera determina a necessidade de tratamento endoscópico e o risco de novo sangramento (Tabela 130.6) e morte. Úlceras de "base limpa" e aquelas com manchas planas e pigmentadas apresentam baixo risco de novo sangramento e não precisam de tratamento

**Tabela 130.5** Parâmetros dos sistemas de pontuação de Rockall, Blatchford e AIMS65 para sangramento gastrintestinal superior.*

| CATEGORIAS DE PONTUAÇÃO | PARÂMETROS DE PONTUAÇÃO | SISTEMA ROCKALL† | | SISTEMA BLATCHFORD‡ | | AIMS65§ | |
|---|---|---|---|---|---|---|---|
| | | PARÂMETRO | ESCORE | PARÂMETRO | ESCORE | PARÂMETRO | ESCORE |
| Idade | Idade (anos) | 60 a 79 | 1 | N/A | – | > 65 | 1 |
| | | ≥ 80 | 2 | | | | |
| Estado clínico | Pressão arterial sistólica | < 100 | 2 | 100 a 109 | 1 | ≤ 90 | 1 |
| | | | | 90 a 99 | 2 | | |
| | | | | < 90 | 3 | | |
| | Pulso | > 100 | 1 | > 100 | 1 | N/A | – |
| | Melena | N/A | – | Presente | 1 | N/A | – |
| | Síncope | N/A | – | Presente | 1 | N/A | – |
| | Estado mental alterado | N/A | – | N/A | – | Presente | 1 |
| | Comorbidade | Qualquer comorbidade importante | 2 | Doença hepática | 2 | N/A | – |
| | | Insuficiência renal ou hepática, ou malignidade disseminada | 3 | Insuficiência cardíaca | 2 | | |
| Parâmetros laboratoriais | Ureia, mmol/ℓ | N/A | – | 6,5 a 7,9 | 2 | N/A | – |
| | | | | 8,0 a 9,9 | 3 | | |
| | | | | 10 a 24,9 | 4 | | |
| | | | | > 25,0 | 6 | | |
| | Hemoglobina, g/dℓ | N/A | – | Homens 12,0 a 13,0 | 1 | N/A | – |
| | | | | Mulheres: 10,0 a 12,0 | 1 | | |
| | | | | Homens: 10,0 a 12,03 | 1 | | |
| | | | | Homens e mulheres: < 10,0 | 6 | | |
| | RNI | N/A | – | N/A | – | > 1,5 | 1 |
| | Albumina | N/A | – | N/A | – | < 3,0 g/dℓ | 1 |
| Endoscopia | Diagnóstico endoscópico | Sem foco ou laceração de Mallory-Weiss | 0 | N/A | – | N/A | – |
| | | Neoplasia maligna GI superior | 2 | | | | |
| | | Todos os outros diagnósticos | 1 | | | | |
| | EHR endoscópico | Nenhum/apenas mancha escura | 0 | N/A | – | N/A | – |
| | | Sangue/coágulo/vaso | 2 | | | | |

*Os sistemas Blatchford (Stanley AJ, Ashley D, Dalton HR, et al. Outpatient management of patients with low-risk upper-gastrointestinal haemorrhage: multicentre validation and prospective evaluation. *Lancet.* 2009;373:42-47) e AIMS65 (Saltzman JR, Tabak YP, Hyett BH, et al. A simple risk score accurately predicts in-hospital mortality, length of stay, and cost in acute upper GI bleeding. *Gastrointest Endosc.* 2011;74:1215-1224) são sistemas de pontuação pré-endoscopia; o sistema Rockall (Rockall TA, Logan RF, Devlin HB, et al. Risk assessment after acute upper gastrointestinal haemorrhage. *Gut.* 1996;38:316-321) tem um componente pré- e pós-endoscopia. O sistema Blatchford é uma ferramenta para selecionar pacientes para alta precoce e endoscopia posterior durante o horário de trabalho. O escore Rockall pode ajudar a avaliar o risco de ressangramento e mortalidade. O AIMS65 prevê mortalidade.
†Escores antes e depois da endoscopia. Baixo risco definido como escores ≤ 2, alto risco definido como escores ≥ 6.
‡Baixo risco definido como escore de 0.
§Baixo risco definido como escore ≤ 1, alto risco como escore ≥ 2.
GI = gastrintestinal; RNI = razão normalizada internacional; N/A = não aplicável; UP = úlcera péptica; EHR = estigmas de hemorragia recente.

# CAPÍTULO 130 Doença Péptica Ácida

**Tabela 130.6** Resultados de endoscopia em pacientes com úlceras sangrantes.

| RESULTADO DA ENDOSCOPIA | CARACTERÍSTICAS DA ÚLCERA* | RISCO DE SANGRAMENTO RECORRENTE (%) |
|---|---|---|
| Sangramento ativo | Sangramento arterial | 80 a 90 |
| | Sangramento lento | 10 a 30 |
| Estigmas de sangramento recente | Vaso visível sem sangramento | 50 a 60 |
| | Coágulo aderente | 25 a 35 |
| | Mancha pigmentada plana | 0 a 8 |
| Sem sinais de sangramento | Base da úlcera limpa | 0 a 12 |

*As características da úlcera determinam o risco de sangramento recorrente durante o acompanhamento.

endoscópico. Em contrapartida, úlceras com sangramento ativo ou estigmas de sangramento recente, em particular um vaso visível ou coágulo aderente, precisam de tratamento para interromper o sangramento e reduzir o risco elevado de recorrência.

A terapia endoscópica pode levar a uma redução de três vezes nos episódios de sangramento recorrente e na necessidade de intervenção cirúrgica, bem como uma redução de 40% da taxa de mortalidade. As modalidades de tratamento incluem terapia com injeção de epinefrina ou esclerosante, termocoagulação e pressão mecânica por clipes. A termocoagulação pode ser realizada por contato direto, como com uma sonda de aquecimento, ou por um método sem contato, como a coagulação com plasma de argônio. A eficácia desses métodos é geralmente comparável, exceto que a injeção de epinefrina isoladamente é inferior às outras modalidades, mas pode ser útil quando combinada com qualquer uma das outras.[A14] Se um coágulo aderente for encontrado, deve-se tentar removê-lo com água corrente ou uso de laço para possibilitar uma avaliação da base da úlcera subjacente e o tratamento de quaisquer vasos visíveis subjacentes para reduzir o risco de novo sangramento.

A administração pré-endoscópica de terapia intravenosa com IBP (em uma dose equivalente a um *bolus* de 80 mg de esomeprazol, seguida por uma infusão contínua de 8 mg/hora até a endoscopia) reduz o sangramento e a necessidade de tratamento endoscópico emergente, mas não tem efeito sobre a necessidade de transfusão ou a ocorrência de novo sangramento ou morte. Para pacientes com sangramento ativo ou estigmas de sangramento recente, o tratamento endoscópico deve ser seguido por um inibidor da bomba de prótons intravenoso administrado em *bolus* em uma dose equivalente a 80 mg de esomeprazol por 30 minutos, seguido por uma infusão contínua em uma dose equivalente a esomeprazol 8 mg/h por 72 horas, para reduzir o novo sangramento e a necessidade de novas intervenções. A terapia oral ou intravenosa intermitente em intervalos de 6 a 12 horas em uma dose diária cumulativa equivalente a 80 a 160 mg de esomeprazol é igualmente efetiva, embora mais evidências sejam necessárias em pacientes de países ocidentais.[A15] Outras terapias, incluindo ácido tranexâmico, vasopressina, somatostatina e octreotida, devem ser consideradas experimentais (ver Capítulo 126). A endoscopia de segunda análise não é rotineiramente indicada, mas pode ser considerada em casos de risco muito alto, principalmente quando há dúvida sobre a adequação da visualização inicial ou do tratamento.

Cerca de 70 a 80% dos ressangramentos ocorrem nos primeiros 3 dias e geralmente devem ser tratados por endoscopia repetida. Se a endoscopia falhar em parar o sangramento ou evitar mais ressangramento, cirurgia e radiologia intervencionista são opções equivalentes. A cirurgia inclui sutura da úlcera e oclusão da artéria de alimentação, geralmente a artéria gastroduodenal. A radiologia intervencionista usa a angiografia para inserir molas no vaso culpado no local do sangramento. A experiência de observação em um único centro sugere que cada um desses métodos é igualmente eficaz nas mãos de médicos experientes, e a escolha depende da disponibilidade e perícia local.

O risco de um desfecho fatal de hemorragia digestiva alta (HDA) pode ser estimado com base em cinco parâmetros clínicos e endoscópicos (Tabela 130.5). Em vários estudos, a taxa de mortalidade em pacientes com úlcera péptica sangrante foi inferior a 2% naqueles com escore de 2 pontos ou menos, 10% naqueles com 3 a 5 pontos e até 46% naqueles com 6 pontos ou mais. O tratamento de pacientes que se recuperam após uma hemorragia de úlcera péptica é semelhante ao tratamento de pacientes com úlceras não complicadas. A erradicação do *H. pylori* oferece excelente proteção contra a recorrência e o ressangramento de úlceras relacionadas com o *H. pylori*. Úlceras induzidas por AINEs são preferencialmente tratadas pela suspensão dos AINEs ou, se isso não for viável, pela combinação de um inibidor de COX2 e um IBP em uma dose equivalente a esomeprazol 20 mg, 2 vezes/dia. Em pacientes com história de sangramento de úlcera e doença cardiovascular concomitante que exige terapia antiplaquetária, a combinação de AAS em baixa dose e um IBP em uma dose equivalente a esomeprazol 20 mg, 2 vezes/dia está associada a um risco menor de úlcera complicada do que é a monoterapia com clopidogrel. Se um paciente que necessita de terapia antiplaquetária apresentar úlcera hemorrágica, a terapia antiplaquetária deve ser continuada ou reiniciada o mais rapidamente possível se o risco de um evento cardiovascular superar o risco de sangramento recorrente.

### Perfuração

A perfuração pode manifestar-se como um evento agudo, quando o conteúdo gástrico extravasa para a cavidade peritoneal ou, de maneira mais insidiosa, quando a úlcera penetra lentamente nos tecidos circundantes. A perfuração livre aguda geralmente causa dor abdominal abrupta e intensa associada a espasmo muscular abdominal que provoca rigidez do abdome (abdome em tábua) e outras manifestações de irritação peritoneal. O choque hemodinâmico secundário é comum. O diagnóstico clínico pode ser confirmado em aproximadamente 80% dos pacientes por uma radiografia simples de tórax com o paciente em posição ortostática (Figura 130.6); uma TC pode ser obtida se a dúvida persistir. Leucocitose e níveis elevados de proteína C reativa desenvolvem-se rapidamente e pode ocorrer hiperamilasemia leve. O tratamento começa corrigindo-se os desequilíbrios hemodinâmicos, hídricos e eletrolíticos. A aspiração nasogástrica é útil, e antibióticos profiláticos (p. ex., amoxicilina-ácido clavulânico 1 g a cada 8 horas IV) são geralmente administrados. A menos que exista uma contraindicação específica, a cirurgia de emergência geralmente é indicada,[10] embora abordagens mais conservadoras às vezes sejam apropriadas. Dado o sucesso em alcançar a cura a longo prazo da úlcera por meio da erradicação do *H. pylori* e da retirada dos AINEs, a sutura da úlcera perfurada pode ser adequada, possibilitando ao paciente evitar vagotomia mais radical com ou sem ressecção gástrica.

### Intratabilidade

*Intratabilidade* é um termo estritamente aplicado a úlcera que persiste mesmo após terapia intensiva e prolongada com IBP. Os pacientes podem ou não apresentar sintomas. Esses casos raros resultam de adesão insatisfatória ao tratamento recomendado, uso sub-reptício de fármacos ulcerogênicos ou outras doenças (p. ex., doença de Crohn, isquemia, infecção por outra bactéria que não *H. pylori*, infecção viral). Se esses distúrbios

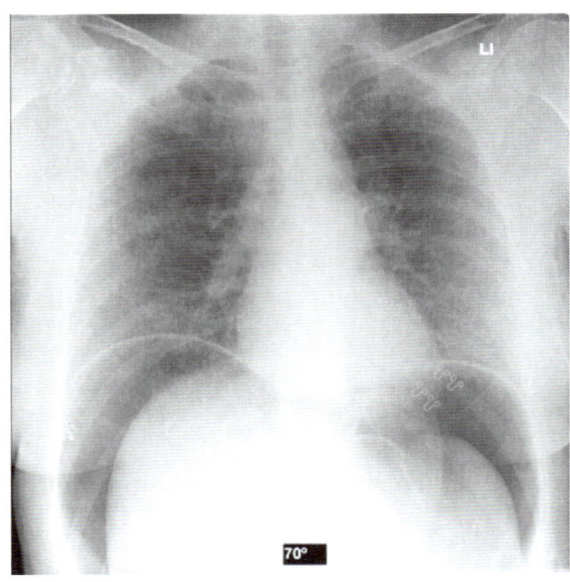

**FIGURA 130.6** Radiografia simples de tórax em um paciente em posição ortostática com úlcera perfurada. A radiografia mostra ar livre sob o diafragma.

forem reconhecidos e esses diagnósticos forem buscados, outras complicações e intervenções, como vagotomia cirúrgica e piloroplastia, quase sempre podem ser evitadas.

A doença péptica relacionada com etilismo ou uso de bisfosfonatos deve ser tratada com a descontinuação do agente precipitante. O tratamento da síndrome de Zollinger-Ellison consiste em IBP em altas doses e/ou cirurgia (ver Capítulo 219). O manejo das úlceras raras causadas por doença de Crohn (ver Capítulo 132), vasculite (ver Capítulo 254), sarcoidose (ver Capítulo 89), policitemia vera (ver Capítulo 157), amiloidose (ver Capítulo 179) e outros distúrbios raros consiste em tratamento da doença subjacente. Úlceras de estresse e úlceras de Cameron são tratadas com terapia supressora de ácido potente (p. ex., omeprazol 20 mg, 2 vezes/dia).

### Estenose

A obstrução pilórica é agora uma complicação rara da úlcera péptica devido à detecção precoce e ao tratamento da maioria das úlceras. A maioria dos pacientes que desenvolve obstrução pilórica clinicamente relevante apresentou úlcera no bulbo duodenal e/ou canal pilórico. O edema e a inflamação são importantes e, ocasionalmente, um paciente com doença ativa apresenta sinais/sintomas de obstrução pilórica, manifestados por náuseas, vômitos e estase gástrica, sem estenose crônica rígida. O manejo, portanto, envolve três etapas principais. A primeira é a aspiração por tubo nasogástrico e lavagem gástrica para limpar o estômago de resíduos retidos, seguida por endoscopia precoce. Esta etapa facilita um diagnóstico preciso. A aspiração nasogástrica pode precisar ser mantida por vários dias se o vômito recomeçar quando o tubo for clampeado. A segunda etapa consiste na terapia antissecretora intensa com IBP IV em dose equivalente a um *bolus* de 80 mg de esomeprazol em 30 minutos, seguida de infusão IV contínua de 8 mg/hora. Finalmente, a causa da úlcera precisa ser tratada, geralmente erradicando o *H. pylori* e interrompendo o uso de AINEs. Se o tratamento inicial resolver a situação clínica e o paciente puder retomar a alimentação, muitas vezes não é necessário realizar tratamento adicional da estenose pilórica; no entanto, o tecido cicatricial fibroso e rígido pode exigir dilatação com balão endoscópico ou cirurgia.

### PROGNÓSTICO

A maioria das úlceras pépticas cura espontaneamente em semanas a meses. No entanto, se a condição subjacente não for tratada adequadamente, uma grande proporção de úlceras reaparece. Tanto as úlceras iniciais quanto as recorrentes podem causar complicações. As quatro complicações principais são intratabilidade, perfuração, hemorragia e estenose. Cada situação demanda abordagens de manejo específicas. Pacientes com úlcera complicada correm risco específico de complicações recorrentes e precisam de avaliação cuidadosa para prevenção secundária. Em pacientes que fazem terapia supressora de ácido gástrico de longa data, especialmente com IBP, os riscos de pneumonia adquirida na comunidade e deficiência de vitamina $B_{12}$ (ver Capítulos 155 e 205) aumentam.[11]

### Recomendações de grau A

A1. Du LJ, Chen BR, Kim JJ, et al. Helicobacter pylori eradication therapy for functional dyspepsia: systematic review and meta-analysis. *World J Gastroenterol*. 2016;22:3486-3495.
A2. Ford AC, Gurusamy KS, Delaney B, et al. Eradication therapy for peptic ulcer disease in Helicobacter pylori-positive people. *Cochrane Database Syst Rev*. 2016;4:CD003840.
A3. Lü M, Yu S, Deng J, et al. Efficacy of probiotic supplementation therapy for Helicobacter pylori eradication: a meta-analysis of randomized controlled trials. *PLoS ONE*. 2016;11:1-26.
A4. Liou JM, Fang YJ, Chen CC, et al. Concomitant, bismuth quadruple, and 14-day triple therapy in the first-line treatment of Helicobacter pylori: a multicentre, open-label, randomised trial. *Lancet*. 2016;388:2355-2365.
A5. Lopez-Gongora S, Puig I, Calvet X, et al. Systematic review and meta-analysis: susceptibility-guided versus empirical antibiotic treatment for Helicobacter pylori infection. *J Antimicrob Chemother*. 2015;70:2447-2455.
A6. Nyssen OP, McNicholl AG, Megraud F, et al. Sequential versus standard triple first-line therapy for Helicobacter pylori eradication. *Cochrane Database Syst Rev*. 2016;6:CD009034.
A7. Yeo YH, Hsu CC, Lee CC, et al. Systematic review and network meta-analysis: comparative effectiveness of therapies for second-line Helicobacter pylori eradication. *J Gastroenterol Hepatol*. 2019;34:59-67.
A8. Yang M, He M, Zhao M, et al. Proton pump inhibitors for preventing non-steroidal anti-inflammatory drug induced gastrointestinal toxicity: a systematic review. *Curr Med Res Opin*. 2017;33:973-980.
A9. Chan FK, Kyaw M, Tanigawa T, et al. Similar efficacy of proton-pump inhibitors vs $H_2$-receptor antagonists in reducing risk of upper gastrointestinal bleeding or ulcers in high-risk users of low-dose aspirin. *Gastroenterology*. 2017;152:105-110.
A10. Alhazzani W, Alshamsi F, Belley-Cote E, et al. Efficacy and safety of stress ulcer prophylaxis in critically ill patients: a network meta-analysis of randomized trials. *Intensive Care Med*. 2018;44:1-11.
A11. Chan FKL, Ching JYL, Tse YK, et al. Gastrointestinal safety of celecoxib versus naproxen in patients with cardiothrombotic diseases and arthritis after upper gastrointestinal bleeding (CONCERN): an industry-independent, double-blind, double-dummy, randomised trial. *Lancet*. 2017;389:2375-2382.
A12. Scally B, Emberson JR, Spata E, et al. Effects of gastroprotectant drugs for the prevention and treatment of peptic ulcer disease and its complications: a meta-analysis of randomised trials. *Lancet Gastroenterol Hepatol*. 2018;3:231-241.
A13. Odutayo A, Desborough MJ, Trivella M, et al. Restrictive versus liberal blood transfusion for gastrointestinal bleeding: a systematic review and meta-analysis of randomised controlled trials. *Lancet Gastroenterol Hepatol*. 2017;2:354-360.
A14. Vergara M, Bennett C, Calvet X, et al. Epinephrine injection versus epinephrine injection and a second endoscopic method in high-risk bleeding ulcers. *Cochrane Database Syst Rev*. 2014;10:CD005584.
A15. Sachar H, Vaidya K, Laine L. Intermittent vs continuous proton pump inhibitor therapy for high-risk bleeding ulcers: a systematic review and meta-analysis. *JAMA Intern Med*. 2014;174:1755-1762.

### REFERÊNCIAS BIBLIOGRÁFICAS

*As referências bibliográficas, bem como os outros materiais suplementares deste livro, encontram-se no GEN-IO, nosso ambiente virtual de aprendizagem.*

# 131
# ABORDAGEM AO PACIENTE COM DIARREIA E MÁ ABSORÇÃO
CAROL E. SEMRAD

### DEFINIÇÕES

A frequência normal de defecação varia de 3 vezes/semana a 3 vezes/dia. Como manifestação clínica, a diarreia pode ser descrita como diminuição da consistência das fezes (aumento da fluidez), fezes que causam urgência ou desconforto abdominal ou aumento na frequência de defecação. A consistência é definida como a razão entre a água fecal e a capacidade de retenção de água dos sólidos insolúveis fecais, que são compostos de massa bacteriana e fibra alimentar. Como é difícil determinar a consistência das fezes e as fezes são predominantemente (60 a 85%) água, o peso das fezes torna-se um substituto razoável da consistência.

A diarreia é definida pelo peso ou volume das fezes determinados ao longo de um período de 24 a 72 horas. O peso diário das fezes de crianças e adultos é inferior a 200 g e pesos maiores das fezes são uma definição objetiva de diarreia; no entanto, essa definição omite 20% dos sintomas diarreicos em pacientes que eliminam fezes pastosas com peso inferior a esse peso diário.

As diarreias agudas persistem por menos de 2 a 3 semanas ou, raramente, de 6 a 8 semanas. A causa mais comum de diarreia aguda é infecção. As doenças diarreicas crônicas persistem pelo menos 4 semanas e, mais tipicamente, 6 a 8 semanas ou mais. Os quatro mecanismos de diarreia são osmótico, secretor, exsudativo e motilidade alterada. Como muitas doenças diarreicas são causadas por mais de um desses mecanismos, é clinicamente útil categorizar a diarreia como mal-absortiva (gordurosa), líquida e inflamatória.

### EPIDEMIOLOGIA

A diarreia é a segunda principal causa de morte em todo o mundo e é particularmente problemática para pessoas idosas e crianças com menos de 5 anos nos países em desenvolvimento. Doenças infecciosas diarreicas causam aproximadamente 525.000 mortes infantis em todo o mundo anualmente, apesar do uso aprimorado de soluções de reidratação oral (SRO), zinco e suplementos de vitamina A. A infecção por rotavírus (ver Capítulo 356) é a causa mais comum de diarreia infantil fatal, mas a introdução da vacina oral monovalente contra rotavírus diminuiu significativamente sua taxa de mortalidade em países em desenvolvimento e desenvolvidos.

Nos EUA, o norovírus ultrapassou o rotavírus como a principal causa de gastrenterite que demanda cuidados médicos. Aproximadamente

48 milhões de americanos sofrem de doenças transmitidas por alimentos a cada ano, incluindo cerca de 130.000 hospitalizações anuais e 3.000 mortes, a maioria em idosos. Os principais patógenos que causam diarreia resultam em cerca de 14 a 16 bilhões de dólares em custos anuais de saúde e dias perdidos no trabalho.

## BIOPATOLOGIA

### Transporte hidreletrolítico

Quer seja uma refeição hipotônica, como um bife e água, ou uma refeição hipertônica, como leite e uma rosquinha, o volume da refeição é aumentado pelas secreções gástricas, pancreáticas, biliares e duodenais. O duodeno permeável, então, torna a refeição aproximadamente isotônica com um conteúdo eletrolítico semelhante ao do plasma quando atinge o jejuno proximal. À medida que a pasta intestinal é deslocada em direção ao cólon, a concentração de Na$^+$ no líquido luminal permanece constante, mas Cl$^-$ é reduzido para 60 a 70 mmol/$\ell$, e o bicarbonato (HCO$^-$) é aumentado para uma concentração semelhante como resultado de mecanismos de transporte de Cl e HCO$_3$ no enterócito e secreção de HCO$_3$ no íleo (e-Figura 131.1A e B). No cólon, o K$^+$ é secretado, e o mecanismo de transporte de Na$^+$ do colonócito, juntamente com a baixa permeabilidade epitelial, extrai Na$^+$ e líquido das fezes. Como resultado, o conteúdo de Na$^+$ nas fezes diminui para 30 a 40 mmol/$\ell$; K$^+$ aumenta de 5 a 10 mmol/$\ell$ no intestino delgado para 75 a 90 mmol/$\ell$; e cátions divalentes precariamente absorvidos, como Mg$^{2+}$ e Ca$^{2+}$, são concentrados nas fezes em valores de 5 a 100 mmol/$\ell$. As concentrações de ânions no cólon mudam drasticamente porque a degradação bacteriana de carboidratos (i. e., amidos, açúcares e fibras não absorvidos) cria ácidos graxos de cadeia curta que atingem concentrações de 80 a 180 mmol/$\ell$; ânions orgânicos, como acetato, propionato e butirato contribuem para o pH do cólon. Quando existe má absorção de carboidratos, a geração de altas concentrações desses ácidos graxos de cadeia curta reduz o pH das fezes para 4 ou menos. A osmolalidade das fezes é aproximadamente a do plasma (280 a 300 mOsm/kg H$_2$O) quando são eliminadas.

No nível celular, o transporte de Na$^+$ pelo epitélio do lúmen para o sangue (por transporte de açúcar e aminoácido acoplado ao Na$^+$ no intestino delgado, por proteínas de troca de Na$^+$/H$^+$ no intestino delgado e cólon proximal, e por canais de Na$^+$ regulados por aldosterona [ENaC] no cólon distal) cria um gradiente osmótico favorável para absorção (e-Figura 131.1A e C). O transporte de cloreto pelo epitélio do sangue para o lúmen (pelo regulador de condutância transmembrana da fibrose cística [CFTR] e o canal de cloreto ativado por cálcio no intestino delgado e no cólon) cria um gradiente osmótico para secreção (e-Figura 131.1B e D). Normalmente, o intestino se encontra em um estado efetivo de absorção, regulado por nervos adrenérgicos extrínsecos e neuropeptídios e hormônios pró-absorventes (e-Figura 131.1D). A estimulação da secreção por neurotransmissores, hormônios e mediadores inflamatórios (Tabela 131.1) pode compensar esse equilíbrio. Mutação de sentido errado (missense) heterozigótica (c.2519 G → T) em GUCY2C no cromossomo 12 causa diarreia familiar ao aumentar a sinalização GC-C.

A diarreia é causada principalmente por alterações do transporte de líquido e eletrólitos intestinais e menos por função do músculo liso. A cada 24 horas, 8 a 10 $\ell$ de líquido entram no duodeno. A dieta fornece 2 $\ell$ desse líquido; o restante vem das secreções salivares, gástricas, hepáticas, pancreáticas e intestinais. O intestino delgado normalmente absorve 8 a 9 $\ell$ (80%) desse líquido e apresenta 1,5 $\ell$ ao cólon para absorção. Do líquido remanescente, o cólon absorve quase 100 m$\ell$. A diarreia pode resultar do aumento da secreção pelo intestino delgado ou cólon se a capacidade máxima de absorção diária do cólon (4 $\ell$) for excedida. Se, por outro lado, houver comprometimento do cólon e não forem absorção nem mesmo dos 1.500 m$\ell$ normalmente apresentados a ele pelo intestino delgado, o resultado será diarreia.

As diarreias líquidas são causadas por mecanismos osmóticos, secretores ou inflamatórios. Com a ingestão de um soluto mal-absorvido (p. ex., Mg$^{2+}$) ou não absorvível (polietilenoglicol, lactulose ou, em indivíduos com deficiência de lactase, lactose), a força osmótica do soluto "puxa" água e, secundariamente, íons de sódio e cloreto para o lúmen intestinal. Uma proporção considerável da osmolalidade das fezes resulta do soluto não absorvido. Esse hiato entre a osmolalidade das fezes e a soma dos eletrólitos nas fezes causa diarreia osmótica.

A secreção ativa de cloreto ou absorção inibida de sódio, que também cria um gradiente osmótico favorável à movimentação de líquidos do sangue para o lúmen, explica a fisiopatologia das diarreias secretoras.

### Tabela 131.1 Estímulos de secreção intestinal.

| AGENTE | MEDIADOR INTRACELULAR | DONÇA DIARREICA RELACIONADA |
|---|---|---|
| Cólera, Escherichia coli toxina termolábil, Salmonella, Yersinia | cAMP | Viajantes, endêmico |
| Toxina de E. coli termoestável | GMPc | – |
| Rotatoxina (NSP4) | ? | Gastrenterite viral |
| Serotonina, PAF | Ca | Inflamatório, alérgico |
| PG, leucotrienos | cAMP, Ca | Bactérias entéricas invasivas,* doenças inflamatórias intestinais |
| PG | cAMP | Adenoma viloso |
| Histamina | Ca | Alergias intestinais, mastocitose, intoxicação escombroide |
| VIP | cAMP | VIPoma, ganglioneuromas |
| 5-HT, substância P, bradicinina | Ca | Carcinoide maligno |
| Calcitonina | ? | Carcinoma medular da tireoide |
| Acetilcolina | Ca | Inseticidas, intoxicação por gases nervosos, fármacos colinérgicos |
| Ácido ricinoleico | cAMP, Ca | Abuso de laxante† |
| Cafeína | cAMP | Café, refrigerantes, chá |

5-HT = 5-hidroxitriptamina; Ca = cálcio; cAMP = monofosfato de adenosina cíclico; GMPc = monofosfato de guanosina cíclico; PAF = fator ativador de plaquetas; PG = prostaglandina; VIP = peptídio intestinal vasoativo.
*Shigella sp., Clostridium difficile, Escherichia coli enteroinvasiva, Vibrio parahaemolyticus, Clostridium perfringens.
†Também fenolftaleína, antraquinona, bisacodil, sulfossuccinato sódico de dioctila e sena.

Agentes que aumentam o monofosfato de adenosina cíclica (cAMP) de enterócitos (p. ex., toxina do Vibrio cholerae, prostaglandinas), monofosfato de guanosina cíclico (GMPc) (p. ex., toxina estável de Escherichia coli) ou cálcio ionizado intracelular (Ca$^{2+}$) (p. ex., acetilcolina) (Tabela 131.1) inibir a absorção de Na$^+$ não nutriente e estimular a secreção de Cl$^-$ (ver Tabela 131.1 e e-Figura 131.1B e D).

As diarreias inflamatórias, que podem ser líquidas ou com sangue, são caracterizadas por danos aos enterócitos, atrofia das vilosidades e hiperplasia da cripta. A membrana de enterócitos danificada do intestino delgado apresenta atividade reduzida da dissacaridase e da hidrolase do peptídio, mecanismos de transporte de açúcar ou aminoácidos acoplados a Na$^+$ reduzidos ou inexistentes e transportadores de absorção de cloreto de sódio reduzidos ou inexistentes. Por outro lado, as células da cripta hiperplásica mantêm sua capacidade de secretar Cl$^-$ (e talvez HCO$^-$). Se a inflamação for grave, o dano vascular ou ulceração imunomediada possibilita que sangue, pus e proteína vazem (exsudato) dos capilares e linfáticos e contribuam para a diarreia. A ativação de linfócitos, fagócitos e fibroblastos libera vários mediadores inflamatórios que induzem a secreção intestinal de cloreto (e-Figura 131.1D). A interleucina-1 (IL-1) e o fator de necrose tumoral (TNF), que também são liberados no sangue, causam febre, anorexia e mal-estar.

## DIARREIA AGUDA

### MANIFESTAÇÕES CLÍNICAS

Aproximadamente 80% das diarreias agudas são causadas por infecções por vírus, bactérias e parasitas. O restante se deve a medicamentos que têm força osmótica, estimulam a secreção de líquido intestinal, danificam o epitélio intestinal ou contêm açúcares pouco absorvíveis ou não absorvíveis (p. ex., sorbitol) ou, menos comumente impactação fecal, inflamação pélvica (p. ex., apendicite aguda [ver Capítulo 133]) ou isquemia intestinal (ver Capítulo 134).

### Diarreia infecciosa transmitida por alimentos e pela água

A maioria das diarreias infecciosas é adquirida por transmissão fecal-oral a partir da água, dos alimentos ou de contato interpessoal (Tabela 131.2).

# CAPÍTULO 131 Abordagem ao Paciente com Diarreia e Má Absorção

**Tabela 131.2** Epidemiologia de diarreia infecciosa aguda e doença infecciosa transmitida por alimentos.

| VEÍCULO | PATÓGENOS CLÁSSICOS |
|---|---|
| Água (incluindo alimentos lavados com essa água) | *Vibrio cholerae*, norovírus (agente de Norwalk), *Giardia*, *Cryptosporidium* |
| Alimentos | |
| Aves | *Salmonella*, *Campylobacter*, *Shigella* sp. |
| Carne de vaca, suco de fruta não pasteurizado | *Escherichia coli* êntero-hemorrágica |
| Carne de porco | Tênia |
| Frutos do mar e mariscos (incluindo *sushi* cru e *gefilte fish*) | *V. cholerae*, *Vibrio parahaemolyticus* e *Vibrio vulnificus*; *Salmonella* e *Shigella* sp.; vírus das hepatites A e B; tênia; anisaquíase |
| Queijo, leite | *Listeria* sp. |
| Ovos | *Salmonella* sp. |
| Alimentos contendo maionese e tortas cremosas | Intoxicações alimentares por *Staphylococcus* e *Clostridium* |
| Arroz frito | *Bacillus cereus* |
| Frutas vermelhas frescas | *Cyclospora* sp. |
| Vegetais ou frutas enlatados | *Clostridium* sp. |
| Couve-de-bruxelas | *E. coli* êntero-hemorrágica, *Salmonella* sp. |
| Contato animal-pessoa (animais de estimação e gado) | *Salmonella*, *Campylobacter*, *Cryptosporidium*, *E. coli* êntero-hemorrágica e *Giardia* sp. |
| Contato interpessoal (incluindo sexual) | Todas as bactérias, vírus e parasitas entéricos |
| Creche | *Shigella*, *Campylobacter*, *Cryptosporidium* e *Giardia* sp.; vírus; *Clostridium difficile* |
| Hospitalização, antibióticos ou quimioterapia | *C. difficile* |
| Piscina | *Giardia* e *Cryptosporidium* sp. |
| Viagem ao exterior | *E. coli* de vários tipos; *Salmonella*, *Shigella*, *Campylobacter*, *Giardia* e *Cryptosporidium* sp.; *Entamoeba histolytica* |

Adaptada de Powell DW. Approach to the patient with diarrhea. In: Yamada T, Alpers DH, Owyang C, et al., eds. *Textbook of Gastroenterology*, 3rd ed. Philadelphia: Lippincott-Raven; 1999.

Pacientes com diarreia infecciosa geralmente se queixam de náuseas, vômitos e cólicas abdominais associadas a diarreia líquida, mal-absortiva ou com sangue e febre (disenteria). Conforme documentado usando métodos de diagnóstico de reação em cadeia da polimerase (PCR), a maioria dos surtos de gastrenterite aguda não bacteriana nos EUA e em outros países é causada por norovírus (agente de Norwalk; ver Capítulo 356). O rotavírus (ver Capítulo 356) causa predominantemente diarreia em lactentes, geralmente nos meses de inverno, mas também pode causar diarreia aguda não sazonal em adultos, sobretudo em idosos.[1] Os mecanismos para diarreia incluem diminuição da absorção de líquidos decorrente da destruição de enterócitos vilosos e estimulação de secreção de líquido pela rotatoxina NSP4 e ativação viral do sistema nervoso entérico. O vírus Ebola (Filoviridae) infecta células endoteliais, macrófagos e células dendríticas. O mecanismo da diarreia líquida maciça não é conhecido.

As doenças bacterianas transmitidas por alimentos nos EUA são principalmente decorrentes de *Salmonella* (ver Capítulo 292), *Campylobacter jejuni* (ver Capítulo 287) e *E. coli* O157: H7 (ver Capítulo 288) e, menos comumente, *Shigella* (ver Capítulo 293). A incidência da infecção por *Vibrio* está aumentando em decorrência do consumo de marisco cru. Surtos de infecção por *E. coli* O157:H7 foram associados a zoológicos de animais domésticos, carne moída crua e vegetais de folhas verdes. Essas bactérias frequentemente invadem o intestino delgado distal e o cólon, onde se multiplicam no interior das células e danificam o epitélio. A diarreia é decorrente de estimulação da secreção intestinal por mediadores inflamatórios, diminuição da absorção através do epitélio danificado e exsudação de proteínas para o lúmen. Espécies de *Shigella* e *E. coli* êntero-hemorrágica produzem uma toxina semelhante, a "toxina Shiga", que é citotóxica para as células epiteliais intestinais e causa inflamação, dano celular e diarreia com sangue e pus.

Surtos de *Cryptosporidium* (ver Capítulo 329) foram relatados em parques aquáticos. Este parasita causa diarreia ao aderir e fundir-se à membrana da célula epitelial no intestino delgado, causando danos às células. Microrganismos específicos para frutos do mar incluem *Vibrio parahaemolyticus* (ver Capítulo 286), que causa diarreia líquida ou com sangue, e *Vibrio vulnificus*, que causa diarreia líquida e, especialmente em pacientes com doença hepática, sepse fatal. A ingestão de carne contaminada por antraz (ver Capítulo 278) causa febre, dor abdominal difusa e fezes com sangue ou vômito. O antraz invade a mucosa intestinal; o microrganismo, ou toxina do antraz, causa inflamação, ulceração e necrose.

Além de infecções entéricas, determinadas infecções sistêmicas (p. ex., hepatite viral [ver Capítulo 139], listeriose [ver Capítulo 277], legionelose [ver Capítulo 298]), *Mycoplasma* e infecções emergentes (p. ex., hantavírus [ver Capítulo 357], síndrome respiratória aguda grave [SARS; ver Capítulo 342], gripe aviária [ver Capítulo 340]) podem causar ou se manifestar com diarreia substancial.

## Intoxicações ambientais e alimentares

A intoxicação alimentar refere-se ao acúmulo de toxina nos alimentos decorrente do crescimento de microrganismos produtores de toxinas, mais comumente *Staphylococcus aureus* (ver Capítulo 272), *Bacillus cereus*, *Clostridium perfringens* (ver Capítulo 280) e *Clostridium botulinum* (ver Capítulo 280). A diarreia geralmente tem início rápido, cerca de 4 horas após a ingestão, e geralmente está associada a vômitos. As toxinas naturais também são responsáveis por intoxicação por cogumelos (*Amanita*) (ver Capítulo 102), que também pode causar insuficiência renal e hepática aguda.

As intoxicações ambientais podem ser causadas por metais pesados (arsênico de veneno de rato, ouro, chumbo, mercúrio) que prejudicam a produção de energia celular. O arsênico (ver Capítulo 19) também induz colapso cardiovascular em altas doses. A intoxicação por inseticida (organofosforados e carbamatos) ocorre mais comumente em trabalhadores do campo ou pela ingestão de ervas ou chás contaminados (ver Capítulo 102); diarreia, saliva excessiva e secreções pulmonares são causadas pela secreção de cloreto estimulada pela acetilcolina no intestino e em outros epitélios. Os pacientes geralmente apresentam vômitos e cólicas abdominais associados.

Frutos do mar são uma fonte comum de intoxicação alimentar, principalmente peixes de barbatana e mariscos bivalves. A maioria dessas toxinas causa combinações variadas de sinais/sintomas gastrintestinais (náuseas, vômitos, diarreia) e neurológicos (formigamento e queimação ao redor da boca, rubor facial, sudorese, cefaleia, palpitações e tontura) horas após a ingestão de frutos do mar (ver Capítulo 104). Sintomas semelhantes são relatados em pacientes com intoxicação escombroide, causada pela ingestão de carne em decomposição de peixes como atum, dourado-do-mar (*Coryphaena hippurus*), marlim ou cavalaque liberam grandes quantidades de histamina (ver Capítulo 104).

Dinoflagelados marinhos (algas) produzem toxinas que podem causar intoxicação paralítica por moluscos, intoxicação diarreica por moluscos e ciguatera[a] (ver Capítulo 104). Surtos esporádicos de intoxicação diarreica por moluscos das "marés vermelhas" ocorrem quando os moluscos bivalves ingerem dinoflagelados que produzem saxitoxinas (bloqueador do canal de sódio sensível à voltagem) e ácido ocadaico (uma toxina lipossolúvel que inibe as proteinofosfatases 1 e 2A da serina e treonina). A ingestão de moluscos contaminados por humanos resulta em diarreia e sintomas neurológicos. As saxitoxinas causam sintomas predominantemente neurológicos (intoxicações paralíticas, neurotóxicas ou amnésticas) e sintomas gastrintestinais com ácido ocadaico (intoxicação diarreica por mariscos).

A passagem na cadeia alimentar de outra espécie de dinoflagelado (*Gambierdiscus toxicus*) para peixes de barbatana (cavala, olho-de-boi, pargo, garoupa ou barracuda) resulta no acúmulo de ciguatoxina (ver Capítulo 104) que causa uma intoxicação por frutos do mar chamada ciguatera. A ciguatoxina ativa os canais de sódio sensíveis à voltagem e causa sintomas neurológicos e gastrintestinais. Os peixes do estuário Albemarle-Pamlico (leste dos EUA) ingerem dinoflagelados tóxicos que causam intoxicação por *Pfiesteria piscicida*. As toxinas dinoflageladas causam náuseas, vômitos, dor abdominal, diarreia e sintomas neurológicos como fadiga, mialgias, prurido, parestesias circum-orais, reversão da sensação de calor e frio, anormalidades psiquiátricas e perda de memória. Os sintomas neurológicos podem persistir por meses a anos. A intoxicação do baiacu por tetrodotoxina, um bloqueador do canal de sódio sensível à voltagem produzido pelos peixes, causa sintomas neurológicos, paralisia respiratória e morte.

---

[a]N.R.T.: Ciguatera é uma forma de ictiointoxicação causada pelo consumo de peixes de coral contaminados pela ciguatoxina (uma classe de toxinas lipossolúveis).

### Diarreia do viajante

Viajantes norte-americanos para países em desenvolvimento e viajantes em aviões e navios de cruzeiro correm alto risco de diarreia infecciosa aguda. As causas comuns de diarreia do viajante (ver Capítulo 270) incluem norovírus, *E. coli* enterotóxica ou enteroagregativa, *Shigella* e giardíase.[2] A toxina termoestável de *E. coli* liga-se à guanilato ciclase na membrana da borda em escova do enterócito, onde resulta em elevação do GMPc intracelular. A toxina termolábil de *E. coli*, semelhante à toxina da cólera, liga-se ao monossialogangliosídeo $GM_1$ na membrana da borda em escova, resultando, assim, na ativação da adenilato ciclase e na elevação do cAMP intracelular. cAMP e GMPc estimulam a secreção intestinal de cloreto e inibem a absorção independente de nutrientes de sódio e cloreto. A absorção de sódio-glicose não é afetada, daí a base para a terapia de reidratação oral. A toxina do *Vibrio cholerae* se liga permanentemente à adenilato ciclase até a renovação natural do epitélio intestinal em 5 a 7 dias, resultando, assim, em secreção persistente e diarreia grave. O sequenciamento de DNA para detectar sequências de genoma de *Vibrio cholerae* isolados sugere a introdução humana como a causa de surtos recentes. Da média anual de seis casos de cólera relatados nos EUA, a maioria está associada a viagens.

### Diarreias associadas a antibióticos

Os antibióticos são uma causa comum de diarreias hospitalares que ocorrem em aproximadamente 20% dos pacientes que recebem antibióticos de amplo espectro; aproximadamente 30% dessas diarreias são causadas por *Clostridium difficile* (ver Capítulo 280). Surgiram cepas que produzem níveis aumentados de toxinas A e B e uma toxina binária. Essas cepas estão associadas a aumento da incidência e da gravidade das infecções por *C. difficile*, incluindo colite fulminante por *C. difficile* que pode levar à colectomia ou até à morte. As toxinas A e B produzidas por *C. difficile* podem causar diarreia. Em modelos animais, descobriu-se que IL-8, substância P e leucotrieno $B_4$ medeiam a secreção de líquido intestinal estimulada pela toxina A. *C. difficile* pode causar diarreia grave, colite pseudomembranosa ou megacólon tóxico.

### Diarreia hospitalar

A diarreia é a doença hospitalar mais comum em pacientes internados em unidades de saúde e em residentes em instituições de longa permanência. As causas comuns incluem diarreia associada a antibióticos, infecção por *C. difficile*, medicamentos, impactação fecal, nutrição enteral e doenças subjacentes. Laxantes contendo magnésio, antiácidos e lactulose causam diarreias osmóticas. Bisacodil (laxante) causa diarreia secretora. As formulações líquidas de medicamentos causam diarreia (diarreia do elixir) decorrente do alto teor de sorbitol ou de outros açúcares não absorvíveis (p. ex., manitol) usados para adoçar o elixir; os pacientes que recebem medicamentos líquidos por meio de tubos de alimentação recebem mais de 20 g/dia de sorbitol. Uma causa importante, mas mal compreendida, de diarreia é a alimentação enteral (ver Capítulo 204), particularmente em pacientes em estado grave, que frequentemente desenvolvem diarreia. Dismotilidade, aumento da permeabilidade intestinal e baixo teor de sódio nas fórmulas enterais podem ser fatores contribuintes.

Pacientes em instituições de saúde mental e asilos têm incidência elevada de diarreia infecciosa hospitalar (p. ex., *C. difficile* e menos comumente *Shigella, Salmonella, E. coli* hemorrágica, *Giardia, Entamoeba histolytica*). Os casos de diarreia infecciosa, 50% ou mais dos quais são causados por *C. difficile*, também são comuns em hospitais de cuidados agudos. Infecção grave por *C. difficile* também foi relatada em mulheres no período periparto. Se alimentos externos não forem levados para os pacientes hospitalizados, a probabilidade de infecção hospitalar causada por *Salmonella* ou *Shigella* é extremamente rara. Os pacientes imunossuprimidos também são suscetíveis a infecções virais nosocomiais (rotavírus, norovírus, adenovírus e vírus Coxsackie).

### Tratamento do câncer e diarreia relacionada com medicamentos

A irradiação do abdome ou de corpo inteiro quase sempre causa aumento na frequência de defecação e, com frequência, as fezes são líquidas. A quimioterapia do câncer com ansacrina, azacitidina, citarabina, dactinomicina, daunorrubicina, doxorrubicina, floxuridina, 5-fluoruracila, 6-mercaptopurina, metotrexato, plicamicina, IL-2 e resveratrol pode causar diarreia leve a moderada. Os inibidores do controle imunológico causam diarreia em até 40% dos pacientes submetidos a este tratamento. Irinotecano (CPT-11) ou oxaliplatina e a combinação de 5-fluoruracila e leucovorina são causas frequentes de diarreia líquida grave.

A olmesartana, um antagonista do receptor da angiotensina II (BRA), causa diarreia grave como resultado de uma enteropatia semelhante a espru. Os inibidores da enzima de conversão da angiotensina (iECA) podem causar dor abdominal e diarreia resultante de angioedema visceral. Colchicina, neomicina, metotrexato e ácido *para*-aminossalicílico danificam a membrana do enterócito. A colestiramina, o colestipol e o colesevelam ligam-se aos sais biliares e podem resultar em diarreia mal-absortiva, especialmente em pacientes que foram submetidos a ressecção ileal. A terapia com ouro causa inflamação intestinal e diarreia.

### Diarreia de creches

Mais de 7 milhões de crianças nos EUA frequentam creches, onde diarreia é extremamente comum e infecção secundária dos familiares ocorre em 10 a 20% dos casos. A maioria dos surtos de diarreia é causada por rotavírus ou norovírus; as causas menos comuns são *Shigella* (ver Capítulo 293), *Giardia* (ver Capítulo 330) e *Cryptosporidium* (ver Capítulo 329).

### Diarreia do corredor

A diarreia ocorre em 10 a 25% dos indivíduos que se exercitam vigorosamente, especialmente mulheres corredoras de maratona e triatletas. Alguns atletas também apresentam cólicas abdominais, urgência, náuseas ou vômitos. A fisiopatologia da diarreia do corredor não é conhecida. A liberação de secretagogos intestinais, especialmente prostaglandinas, hormônios ou isquemia, pode estar envolvida.

### DIAGNÓSTICO

A diarreia líquida aguda pode ser decorrente de infecções, toxinas alimentares ou medicamentos, ou a diarreia aguda pode sinalizar o início de uma doença crônica (Figura 131.1; Tabelas 131.1 e 131.2). PCR multiplex é um método rápido e sensível para detectar patógenos bacterianos, virais e parasitários, mas não distingue partículas de microrganismos vivos nem fornece dados sobre sensibilidade a antibióticos. A abordagem diagnóstica em pacientes com febre e diarreia líquida ou com sangue deve se concentrar na PCR multiplex de amostras de fezes para patógenos[3] ou coproculturas para *Campylobacter, Salmonella* e *Shigella* sp. Coprocultura de rotina não é indicada quando ocorre diarreia após 3 a 5 dias de hospitalização, exceto quando os pacientes apresentam neutropenia, infecção pelo vírus da imunodeficiência humana (HIV) ou sinais de infecção entérica. Em pacientes com história de uso recente de antibióticos, hospitalização ou periparto, PCR de fezes ou cultura para toxina de *C. difficile* deve ser obtida. Microrganismos que causam diarreia, mas não são cultivados rotineiramente por laboratórios de microbiologia clínica incluem *Yersinia, Plesiomonas, E. coli* êntero-hemorrágica sorotipo O157:H7, *Aeromonas, Cyclospora, Microsporidium* e outras espécies de *Vibrio* que não *V. cholerae*. Parasitas como *Giardia, Cryptosporidium* e *Strongyloides* podem ser difíceis de detectar nas fezes, mas podem ser diagnosticados por exame de antígeno fecal ou biopsia intestinal.

### TRATAMENTO

As metas para o tratamento da diarreia incluem reposição de líquido, agentes antidiarreicos, suporte nutricional e terapia antimicrobiana, quando indicada. Como a morte de pacientes com diarreia aguda é causada por desidratação, a primeira tarefa é avaliar o grau de desidratação e repor os déficits hidreletrolíticos.

#### Reposição hídrica

Pacientes muito desidratados devem ser tratados com lactato de Ringer ou solução salina IV, com potássio e bicarbonato adicionais conforme necessário. As soluções de reidratação oral (SRO), amplamente utilizadas para repor as perdas de líquido e eletrólitos nas fezes, são efetivas porque contêm sódio, açúcares e, frequentemente, aminoácidos que usam transportadores de absorção de sódio dependentes de nutrientes. Em pacientes alertas com desidratação leve a moderada, a SRO é tão efetiva quanto a hidratação intravenosa para reparar as perdas de líquido e eletrólitos. As SRO podem ser administradas a lactentes e crianças em volumes de 50 a 100 m$\ell$/kg por 4 a 6 horas; os adultos podem precisar beber 1.000 m$\ell$/h. Soluções de osmolaridade reduzida ($Na^+$ 75 mmol/$\ell$, osmolaridade 245 mmol/$\ell$ *versus* $Na^+$

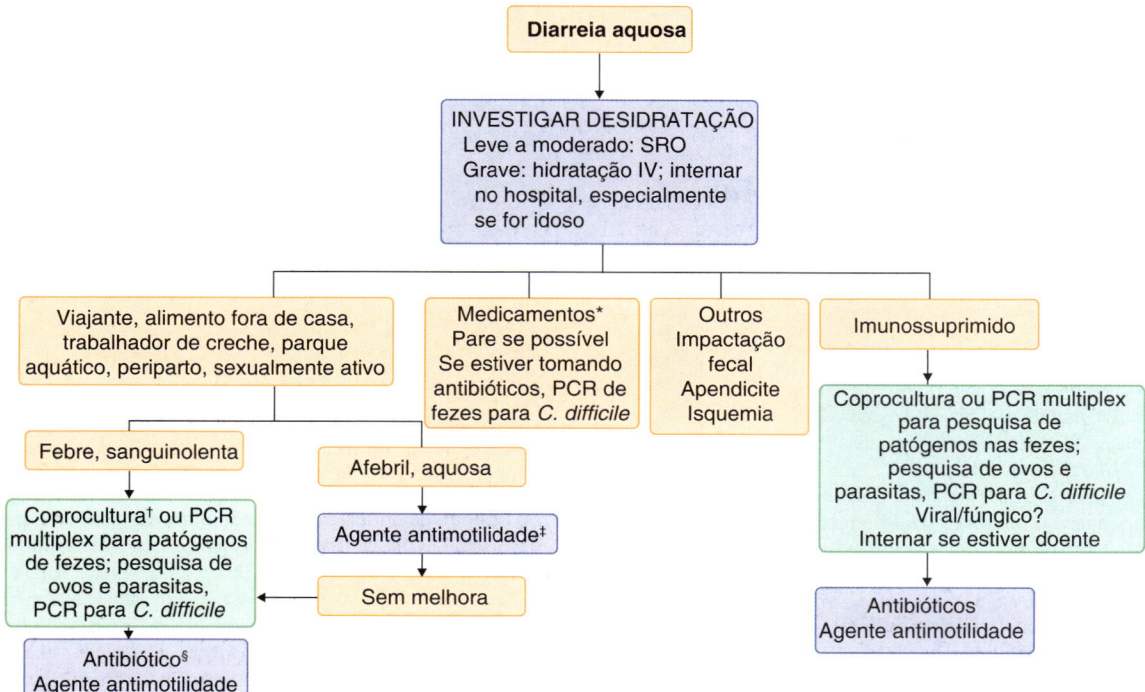

**FIGURA 131.1** **Abordagem ao diagnóstico de diarreia aguda.** *Mais de 700 medicamentos causam diarreia, como: cafeína, inibidores de protease, inibidores de controle imunológico, hormônio tireoidiano, metformina, micofenolato de mofetila, sirolimo, fármacos colinérgicos, colchicina, inibidores seletivos da recaptação de serotonina, inibidores da bomba de prótons, bloqueadores de histamina-2, derivados do 5-ASA, inibidores da enzima de conversão e bloqueadores do receptor da angiotensina, bisacodil, sena, aloé, antraquinonas e medicamentos contendo magnésio ou fósforo. †Solicitar especificamente cultura para *Yersinia, Plesiomonas, Escherichia coli* êntero-hemorrágica sorotipo O157: H7 e *Aeromonas* se houver suspeita ou realizar o exame de reação em cadeia da polimerase multiplex (PCR) para patógenos. ‡Se houver alta suspeita de *Clostridium difficile* ou infecção bacteriana invasiva, aguardar os resultados das coproculturas e exames de toxina ou PCR antes de iniciar. A racecadotrila tem efeitos antissecretores sem paralisar a motilidade intestinal e pode ser usada se estiver disponível. §Não recomendado para pacientes com diarreia com sangue em decorrência de *E. coli* O157:H7. CX = cultura; IV = intravenosa; SRO = solução de reidratação oral; PCR = reação em cadeia da polimerase.

90 mmol/ℓ, osmolaridade 311 mmol/ℓ em soluções padrão) são mais bem toleradas e efetivas na diarreia não colérica, mas podem causar hiponatremia em pacientes com diarreia significativa, especialmente crianças. As soluções glicosadas, embora sejam efetivas na reidratação do paciente, podem piorar a diarreia. Ao contrário das soluções glicosadas, as soluções poliméricas à base de arroz reduzem a diarreia em vítimas de cólera; o arroz é digerido em muitos monômeros de glicose que auxiliam na absorção das secreções intestinais. Essas soluções podem não diminuir a produção de fezes na diarreia aguda, mas irão efetivamente reidratar o paciente apesar da continuação da diarreia. Após a reidratação ter sido realizada, as soluções de reidratação oral são administradas em taxas iguais à perda de fezes mais perdas insensíveis até que a diarreia cesse.

### Redução da diarreia

O subsalicilato de bismuto (525 mg VO a cada 30 minutos a 1 hora por cinco doses, pode repetir no dia 2) é seguro e efetivo em diarreias infecciosas bacterianas. Opiáceos e fármacos anticolinérgicos não são recomendados para diarreias infecciosas bacterianas invasivas porque esses fármacos paralisam a motilidade intestinal e predispõem ao aumento da colonização, invasão e excreção prolongada de microrganismos infecciosos. O opiáceo loperamida é seguro na diarreia aguda ou do viajante, desde que não seja administrado a pacientes com disenteria (febre alta, com sangue ou pus nas fezes), e especialmente quando administrado concomitantemente com antibióticos efetivos. Uma combinação de loperamida (2 mg VO, 4 vezes/dia) mais simeticona (125 mg VO, 4 vezes/dia) pode reduzir as cólicas abdominais e a duração da diarreia do viajante. Racecadotrila (100 mg VO, 3 vezes/dia em adultos, 1,5 mg/kg de peso corporal VO, 3 vezes/dia em crianças), um inibidor da encefalinase intestinal que é antissecretor, mas não paralisa a motilidade intestinal, é efetivo no tratamento da diarreia aguda em crianças e adultos. A diarreia associada à nutrição enteral (ver Capítulo 204) muitas vezes pode ser tratada com pectina (4 g/kg de peso corporal/dia) ou, se não houver contraindicações, com loperamida (2 mg VO, 4 vezes/dia durante 3 a 7 dias, dose máxima 16 mg/dia), e a diarreia não é motivo para interromper a alimentação enteral, a menos que o volume de fezes exceda 1 ℓ/dia.

Os ansiolíticos (p. ex., diazepam 2 mg VO, 2 a 4 vezes/dia) e antieméticos (p. ex., prometazina 12,5 a 25 mg VO, 1 ou 2 vezes/dia) que diminuem a percepção sensorial podem tornar os sintomas mais toleráveis e são seguros. Alguns alimentos ou substâncias derivadas de alimentos (bananas verdes, pectinas [amido resistente à amilase], zinco) reduzem o volume ou a duração da diarreia em crianças. Amidos resistentes à amilase não absorvidos são metabolizados no cólon em ácidos graxos de cadeia curta que aumentam a absorção de líquidos. A suplementação de zinco (20 mg de zinco elementar VO, 1 vez/dia) é efetiva na prevenção de recorrências de diarreia em crianças desnutridas; a deficiência de cobre é uma complicação potencial da terapia prolongada com zinco.

Os probióticos não são benéficos em crianças com diarreia aguda,[A1,A2] mas grandes ensaios clínicos randomizados não foram relatados em adultos.

### Antibióticos

Enquanto o médico aguarda os resultados da cultura de fezes para orientar a terapia específica (ver Capítulo 271), as fluoroquinolonas (p. ex., ciprofloxacino, 500 mg VO, 2 vezes/dia durante 1 a 3 dias, ou levofloxacino, 500 mg VO, por 1 a 3 dias) são os tratamentos de escolha quando os antibióticos são indicados (Figura 131.1). Sulfametoxazol-trimetoprima (800 mg SMX + 160 mg de TMP VO, 2 vezes/dia durante 5 dias ou 2 comprimidos de 400 mg SMX + 80 mg de TMP VO, 2 vezes/dia durante 5 dias) é a terapia de segunda linha. Se o complexo de sintomas sugerir infecção por *Campylobacter*, deve-se adicionar azitromicina (500 mg/dia VO, por 3 dias). Independentemente da causa da diarreia infecciosa, os pacientes devem ser tratados com antibióticos se estiverem imunossuprimidos; tiverem próteses valvares cardíacas, vasculares ou ortopédicas; tiverem anemias hemolíticas congênitas (especialmente se houver salmonelose) ou forem extremamente jovens ou idosos.

Determinadas diarreias infecciosas devem ser tratadas com antibióticos, incluindo aquelas associadas à shigelose (ver Capítulo 293), cólera (ver Capítulo 286), enterocolite pseudomembranosa (ver Capítulo 280), infestações parasitárias (ver Capítulos 329 a 331) e infecções sexualmente transmissíveis (ver Capítulo 269). O tratamento da infecção por *E. coli* sorotipo O157:H7 não é recomendado no momento porque os antibióticos atuais não parecem ser úteis e a incidência de complicações (síndrome hemolítico-urêmica) é maior após a antibioticoterapia. Os antibióticos não são eficazes para diarreia viral ou criptosporidiose.

Para a diarreia do viajante, ciprofloxacino (500 mg VO, 2 vezes/dia durante 3 dias) é um tratamento efetivo. O antibiótico não absorvível rifaximina (200 mg VO, 3 vezes/dia ou 400 mg VO, 2 vezes/dia durante 3 dias) é seguro e efetivo para o tratamento da diarreia do viajante no México, mas pode não ser efetivo contra infecções por *Campylobacter* e *Shigella*.

Surgiram cepas de *Shigella, E. coli, Salmonella, Campylobacter* e *C. difficile* resistentes à fluoroquinolona e ao sulfametoxazol-trimetoprima. Azitromicina (500 mg VO no dia 1 e 250 mg/dia VO por 4 dias) pode ser uma opção efetiva para cepas resistentes de *Shigella* e *Campylobacter* e para diarreia do viajante adquirida no México.

Se houver suspeita de *C. difficile* em uma base epidemiológica, metronidazol (250 mg VO, 4 vezes/dia ou 500 mg VO, 3 vezes/dia durante 10 dias) ou vancomicina oral (125 a 250 mg VO, 4 vezes/dia durante 10 dias) devem ser prescritos.[4] Em pacientes com infecção recorrente por *C. difficile*, a imunoterapia com bezlotoxumabe (um anticorpo monoclonal contra a toxina B de *C. difficile*, administrado como dose única de 10 mg/kg por infusão IV em 1 hora) diminui as taxas de recorrência.[A3] O transplante de microbiota fecal é mais efetivo do que a vancomicina para o tratamento de recorrências, com taxas de resolução de 90% em comparação com 30% para a vancomicina.[A4] A diarreia induzida por antibióticos causada por outros microrganismos que não *C. difficile* é geralmente leve e autolimitada, desaparecendo espontaneamente ou em resposta à terapia com colestiramina (4 g VO, 4 vezes/dia durante 2 semanas).

O tratamento para diarreia leve a moderada induzida por quimioterapia e radioterapia inclui loperamida (2 mg VO, 4 vezes/dia) e anti-inflamatórios não esteroides (AINEs) (p. ex., naproxeno, 250 a 500 mg VO, 2 vezes/dia). A octreotida pode ser efetiva em pessoas com diarreia grave em doses de até 700 μg/dia por via subcutânea (SC).

### Tabela 131.3 — Causas de diarreia crônica.

Diarreias infecciosas persistentes (Tabela 131.2)
   Diarreia de Brainerd
Síndromes disabsortivas (Tabelas 131.4 e 131.6)
   Causas comuns
      Cirurgia bariátrica
      Síndrome de esvaziamento rápido (*dumping*)
      Pancreatite crônica
      Crescimento bacteriano intestinal excessivo
      Deficiência de lactase
      Doença celíaca
      Infecção (*Giardia lamblia*, relacionada ao HIV/AIDS)
      Espru tropical
      Doença de Crohn
      Enterite por radiação
Diarreia aquosa
   Diarreia osmótica
      Deficiências de dissacaridase
      Magnésio, fosfato de sódio, sulfato
      Sorbitol, frutose
   Álcool etílico
   Factícia
   Diarreia aquosa funcional (síndrome do intestino irritável)
   Secretora pura
      Tumores secretores de hormônio (VIPoma, carcinoide, gastrinoma, câncer medular da tireoide)
      Mastocitose sistêmica
      Adenoma viloso
   Idiopática
Diarreias inflamatórias
   Doença inflamatória intestinal
   Gastrite eosinofílica
   Colite microscópica (colágena ou linfocítica)
   Alergia alimentar

AIDS = síndrome da imunodeficiência adquirida; HIV = vírus da imunodeficiência humana; VIP = peptídio intestinal vasoativo.

## PREVENÇÃO

A vacinação contra rotavírus (ver Capítulo 356) reduz o risco de infecção e morte e geralmente resulta em sintomas mais leves nos indivíduos infectados.[A5] Viajantes para países de alto risco (América Central e partes da América Latina, África, Ásia, Oriente Médio) devem evitar a ingestão de água da torneira e gelo e de carne crua, frutos do mar crus e vegetais crus. Uma vacina oral contra a cólera contra a subunidade B da toxina recombinante e a célula inteira morta (rBS-WC) é efetiva na prevenção da infecção da cepa O1 El Tor e parcialmente efetiva contra cepas de *E. coli* enterotoxigênico. A vacinação contra o cólera é recomendada para voluntários e profissionais de saúde que trabalham em países endêmicos e para indivíduos imunocomprometidos ou com doenças crônicas ou hipocloridria. Para impedir surtos de cólera em países endêmicos, as comunidades vulneráveis devem ser vacinadas e ter acesso à água potável.[A6] A rifaximina (200 a 1.100 mg/dia VO por 2 semanas) é eficaz para reduzir o risco de diarreia do viajante no México e é recomendada para pessoas com alto risco de complicações de saúde.[A7] A combinação de rifaximina com loperamida é melhor do que qualquer uma das duas isoladamente. O subsalicilato de bismuto (525 mg VO, 4 vezes/dia por até 3 semanas) também é eficaz. A loperamida e os AINEs são administrados profilaticamente por muitos corredores suscetíveis à diarreia do corredor, mas não está claro se são eficazes. Probióticos orais (p. ex., lactobacilos e bifidobactérias) não são efetivos na prevenção da diarreia aguda associada a antibióticos.

## DIARREIA AGUDA PERSISTENTE

A diarreia persistente por mais de 2 semanas desenvolve-se em cerca de 3% dos indivíduos que viajam para países em desenvolvimento. As causas comuns incluem infecções parasitárias (p. ex., *Giardia* [ver Capítulo 330], *Cryptosporidium* [ver Capítulo 329]) e infecções bacterianas (p. ex., *E. coli* enteroagregativa [ver Capítulo 288], *Shigella* [ver Capítulo 293] e *Salmonella* [ver Capítulo 292]). A avaliação deve incluir cultura para patógenos bacterianos e métodos para detectar infecções bacterianas, virais e por protozoários (p. ex., PCR multiplex), bem como microscopia para pesquisa de infecções por protozoários. A terapia antimicrobiana pode ser administrada empiricamente a pacientes que retornaram recentemente de países em desenvolvimento, mas deve ser administrada preferencialmente com base nos resultados dos exames laboratoriais.[5]

## DIARREIA CRÔNICA

Estima-se que 5% da população dos EUA sofra de diarreia crônica e aproximadamente 40% desses indivíduos tenham mais de 60 anos. As causas da diarreia crônica incluem diarreias infecciosas ou inflamatórias persistentes, síndromes disabsortivas e diarreia líquida (Tabela 131.3).

### MANIFESTAÇÕES CLÍNICAS

Pacientes com má absorção (Tabela 131.4) podem apresentar várias manifestações gastrintestinais ou extraintestinais (Tabela 131.5). Má absorção significativa de gordura e carboidrato geralmente causa diarreia crônica, cólicas abdominais, flatulência, distensão abdominal e perda de peso. A esteatorreia (gordura nas fezes) manifesta-se como fezes oleosas e com odor desagradável, que são difíceis de dar descarga no vaso sanitário. As fezes podem ser grandes e volumosas (p. ex., insuficiência pancreática) ou líquidas (p. ex., crescimento excessivo de bactérias, doenças da mucosa). Indivíduos com má absorção também podem apresentar manifestações de deficiências de vitaminas e minerais. A dispneia pode ser causada por anemia ferropriva, cobre, folato ou vitamina $B_{12}$. As manifestações de má absorção de cálcio, magnésio ou vitamina D incluem parestesias e tetania resultantes de hipocalcemia ou hipomagnesemia e dor óssea por osteomalácia ou fraturas relacionadas com a osteoporose. Parestesias e ataxia são manifestações de deficiência de cobalamina e vitamina E. A neuropatia também pode ser consequente à desnutrição ou deficiência de cobre. A dermatite herpetiforme (ver Capítulo 410) é uma erupção cutânea com bolhas, ardência e prurido nas superfícies extensoras e nas nádegas, associada à doença celíaca.

As diarreias inflamatórias podem se manifestar com febre e dor abdominal ou com edema para sugerir perda crônica de proteínas. Os pacientes podem ter múltiplos episódios de eliminação de fezes com sangue, de baixo volume e tenesmo para sugerir proctite ou diarreia grave como resultado da doença do enxerto *versus* hospedeiro (DEVH) ou doença celíaca. As manifestações sistêmicas da doença inflamatória intestinal incluem artrite polimigratória, sacroiliite, eritema nodoso, pioderma gangrenoso, angiíte leucocitoclástica, uveíte e úlceras aftosas orais.

### DIAGNÓSTICO DE DIARREIA CRÔNICA

A anamnese e o exame físico detalhados levam ao diagnóstico em 25 a 50% dos pacientes com diarreias crônicas (Tabela 131.1 e Figura 131.2).[6] Em adultos jovens com diarreia crônica, as principais causas são a síndrome do intestino irritável (SII), doença inflamatória do intestino (DII), colite microscópica, diarreia do ácido biliar, má absorção, medicamentos, aditivos alimentares, doença da tireoide e diabetes melito. A adição de cultura de fezes e exame de ovos e parasitas, determinação de gordura de fezes e retossigmoidoscopia flexível ou colonoscopia com biopsia aumenta a taxa de diagnóstico para aproximadamente 75%. Os 25% restantes dos

## CAPÍTULO 131 Abordagem ao Paciente com Diarreia e Má Absorção

### Tabela 131.4 Causas de má absorção.

| MECANISMO DE MÁ ABSORÇÃO | DOENÇAS |
|---|---|
| Mistura comprometida | Gastrectomia parcial/total<br>Cirurgia gastrobariátrica |
| Lipólise comprometida | Pancreatite crônica<br>Câncer pancreático<br>Lipase congênita ou deficiência de colipase<br>Gastrinoma |
| Formação comprometida de micela | Doença hepática grave<br>Crescimento bacteriano excessivo<br>Doença de Crohn<br>Ressecção ileal<br>Gastrinoma |
| Absorção da mucosa comprometida | Deficiência de lactase<br>Abetalipoproteinemia<br>Giardíase<br>Doença celíaca<br>Espru tropical<br>Agamaglobulinemia<br>Amiloidose<br>Relacionada com a AIDS<br>Enterite por radiação<br>Doença enxerto *versus* hospedeiro<br>Doença de Whipple<br>Gastrite eosinofílica<br>Fármacos<br>Linfoma<br>Enterite autoimune<br>Síndrome do intestino curto |
| Distribuição de nutrientes comprometida | Linfangiectasia congênita<br>Linfoma<br>Tuberculose<br>Pericardite constritiva<br>Insuficiência cardíaca congestiva grave |
| Desconhecido | Hipoparatireoidismo<br>Insuficiência suprarrenal<br>Hipertireoidismo<br>Síndrome carcinoide |

AIDS = síndrome da imunodeficiência adquirida.

pacientes com diarreia crônica precisam de investigação adicional e talvez hospitalização para fazer um diagnóstico.[7]

O relato de 10 a 20 evacuações diárias que não respondem ao jejum sugere diarreia secretora (Figura 131.3).[8] História pregressa de úlcera péptica deve sugerir gastrinoma (ver Capítulo 219) ou mastocitose sistêmica (ver Capítulo 240). O exame físico é útil apenas se houver tireomegalia do carcinoma medular (ver Capítulo 213), rubor cutâneo dos tumores neuroendócrinos e mastocitose sistêmica, dermatografismo da mastocitose sistêmica ou eritema necrolítico migratório do glucagonoma (ver Capítulo 219). Disfunção autônoma (p. ex., hipotensão postural, disfunção erétil, sudorese gustativa) é quase inevitável na diarreia diabética.

### Tabela 131.5 Consequências clínicas da má absorção de nutrientes, água e eletrólitos.

| NUTRIENTE MAL-ABSORVIDO | MANIFESTAÇÕES CLÍNICAS |
|---|---|
| Proteína | Perda muscular, edema |
| Carboidrato e gordura | Diarreia, cólicas abdominais e distensão abdominal, perda de peso, retardo de crescimento |
| Líquido e eletrólitos | Diarreia, desidratação |
| Ferro | Anemia, queilose, estomatite angular |
| Cálcio e vitamina D | Dor óssea, fraturas, tetania |
| Magnésio | Parestesias, tetania |
| Vitamina $B_{12}$ e folato | Anemia, glossite, queilose, parestesia, ataxia (apenas vitamina $B_{12}$) |
| Vitamina E | Parestesias, ataxia, retinopatia |
| Vitamina A | Cegueira noturna, xeroftalmia, hiperqueratose, diarreia |
| Vitamina K | Equimoses |
| Riboflavina | Estomatite angular, queilose |
| Zinco | Dermatite, hipogeusia, diarreia |
| Selênio | Miocardiopatia |
| Ácidos graxos essenciais | Dermatite |
| Cobre | Anemia, deterioração mental, neuropatia |

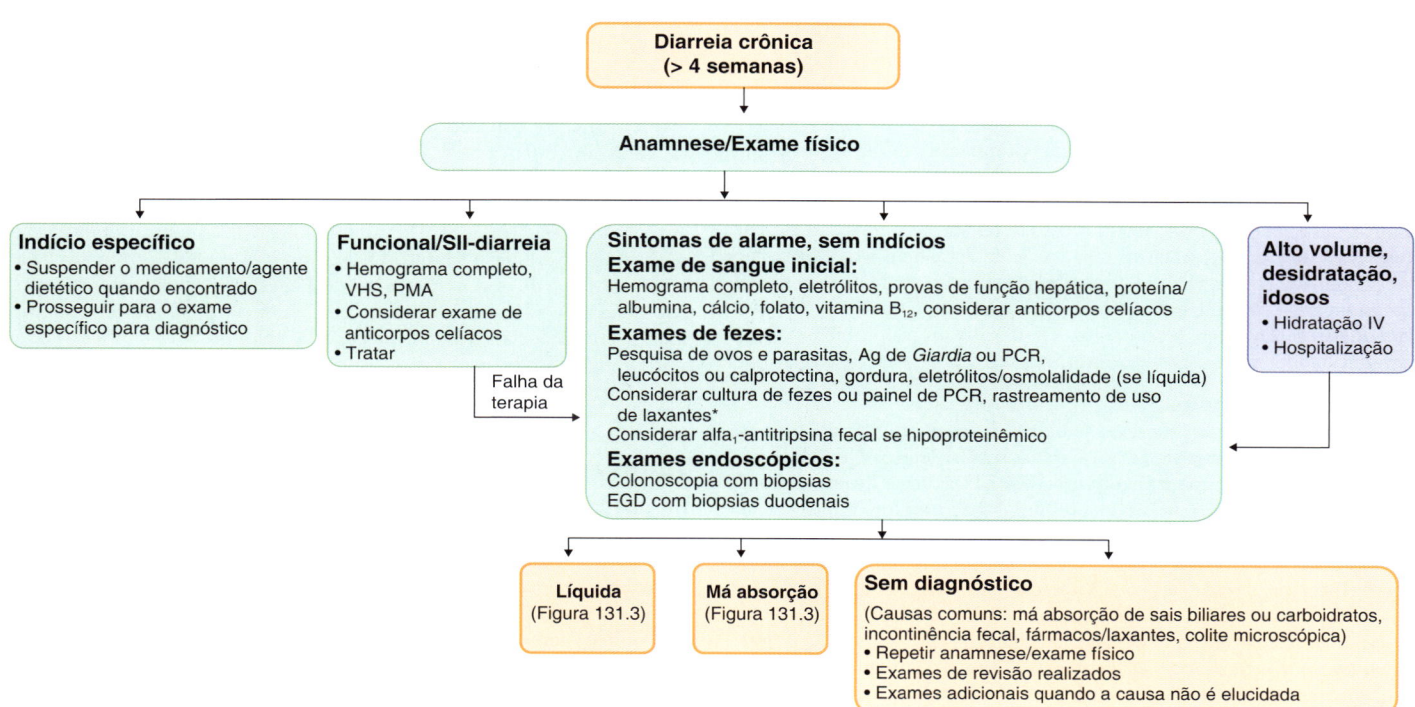

**FIGURA 131.2** Abordagem inicial para diarreia crônica. *Realizar cultura de fezes em pessoas imunossuprimidas; realizar rastreamento de laxante se houver suspeita de abuso de laxante. Ag = antígeno; PMA = painel metabólico abrangente; EGD = esofagogastroduodenoscopia; VHS = velocidade de hemossedimentação; IV = intravenoso; PCR = reação em cadeia da polimerase.

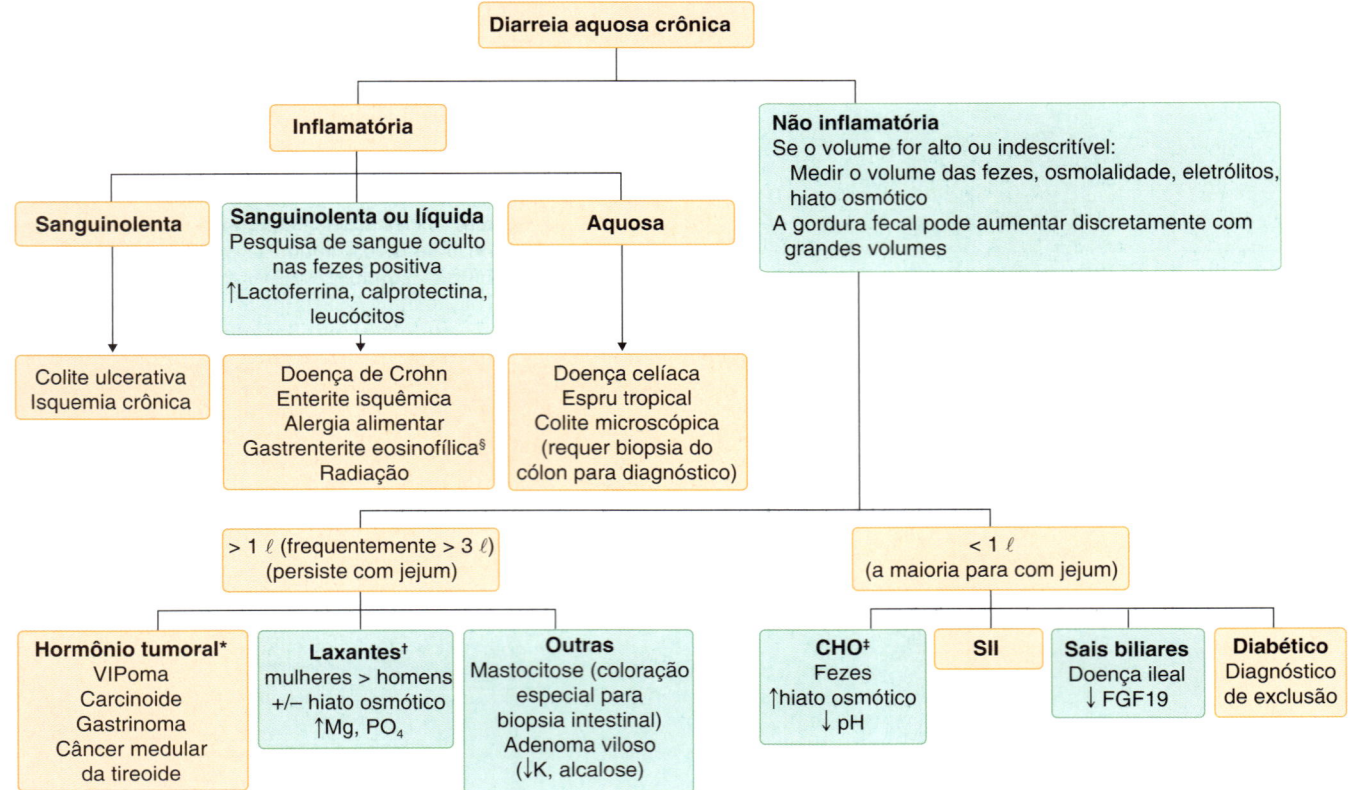

**FIGURA 131.3** Abordagem para avaliação de diarreia líquida. Muitas diarreias têm mais de um mecanismo (i. e., osmótico, secretor, inflamatório). Outras causas incluem medicamentos, pós-operatório (vagotomia, procedimento de Nissan, colecistectomia), hipertireoidismo e álcool etílico. *VIPoma: > 3 ℓ de eliminação fecal diária, "cólera pancreática", nível de VIP elevado. Carcinoide: ácido 5-hidroxi-indolacético na urina elevado, OctreoScan® positivo. Gastrinoma: nível elevado de gastrina, teste de estimulação de secretina positivo, diarreia decorrente do alto volume de secreção ácida. Câncer medular da tireoide: nível elevado de calcitonina. †O volume das fezes pode ser alto ou baixo, dependendo da dose ingerida, pode responder ao jejum. ‡A má absorção de carboidratos (CHO) pode ser causada por deficiência de lactase, frutose dietética, sorbitol em balas para diabéticos ou medicamentos líquidos. §Biopsia de espessura total pode ser necessária para o diagnóstico. FCF = fator de crescimento de fibroblasto; SII = síndrome do intestino irritável.

A avaliação da má absorção começa com uma investigação cuidadosa dos hábitos intestinais, descrição das fezes, perda de peso, viagens, tolerância alimentar ou ao leite, doenças gastrintestinais, pancreáticas ou hepáticas subjacentes, cirurgia abdominal, radioterapia ou quimioterapia, história familiar e uso de medicamentos e de álcool.

### Exames de sangue

A determinação dos níveis sanguíneos (Figura 131.2) de ferro, folato e vitamina $B_{12}$, do tempo de protrombina (vitamina K) e dos níveis sanguíneos de outras vitaminas lipossolúveis (A, E e D) ajuda a avaliar a má absorção. Pesquisa de anticorpos específicos deve ser solicitada quando houver suspeita de doença celíaca (ver mais adiante). Achados de sangue periférico de leucocitose, eosinofilia, velocidade de hemossedimentação ou proteína C reativa elevada, hipoalbuminemia ou proteína sérica total baixa sugerem diarreia inflamatória, cuja marca registrada é a presença de sangue, macroscópico ou oculto, e leucócitos ou calprotectina (uma proteína leucocitária não degradável) nas fezes.

### Exames de imagens

A má absorção pode ser sugerida se uma radiografia simples do abdome mostrar calcificação pancreática (ver Capítulo 124). Algumas doenças (p. ex., cirurgia gástrica anterior, fístulas gastrocólicas, alças cegas de anastomoses intestinais anteriores, estenoses do intestino delgado, múltiplos divertículos jejunais, motilidade intestinal anormal que pode levar ao crescimento bacteriano) podem ser mostradas por tomografia computadorizada (TC) ou ressonância magnética (RM) do abdome após a administração de agentes de contraste orais ou por SEED (seriografia esôfago-estômago-duodeno). A enterografia por TC ou ressonância magnética (RM), que usa contraste neutro oral para realçar a parede intestinal, pode apresentar evidências diagnósticas de doença inflamatória intestinal avançada ou alterações sugestivas de linfoma, gastrenterite eosinofílica ou enterocolite por radiação. A cintilografia com octreotida (derivada da somatostatina) marcada com índio-111 pode ser útil na localização de gastrinomas, tumores endócrinos pancreáticos e tumores carcinoides.

### Endoscopia e biopsia

A endoscopia digestiva alta (EDA) com biopsias duodenais distais deve ser realizada se os exames sorológicos para doença celíaca forem positivos ou se os indícios diagnósticos sugerirem má absorção da mucosa do intestino delgado (ver Capítulo 125). A biopsia do intestino delgado é praticamente sempre anormal quando o nível de anticorpo transglutaminase tecidual (tTG) imunoglobulina A (IgA) é muito alto (mais de 10 vezes a faixa normal) e o anticorpo antiendomísio (EMA) é positivo. Alguns pacientes com doença celíaca apresentam acometimento heterogêneo da mucosa e precisam de enteroscopia com biopsias do jejuno para o diagnóstico. A endoscopia por videocápsula sem fio (ver Capítulo 125) e a enteroscopia assistida por balão são usadas para diagnosticar doenças de localização profunda no intestino delgado. Os pacientes com diarreia líquida grave ou de origem indeterminada devem fazer uma colonoscopia para investigar adenomas vilosos, colite microscópica, mastocitose ou doença inflamatória intestinal precoce. A colonoscopia também pode mostrar pigmentação marrom sugestiva de melanose colônica decorrente do uso crônico de laxantes antracênicos. Úlceras ileais terminais podem indicar doença intestinal infecciosa ou inflamatória.

### Outros exames laboratoriais

#### Má absorção

Se diarreia crônica for a manifestação inicial, deve-se realizar um exame de fezes à procura de ovos e parasitas e PCR para *Giardia* ou ensaio imunossorvente ligado à enzima (ELISA) de captura de antígeno fecal. Um exame de fezes para detecção de teor de gordura em uma dieta rica em gordura (70 a 100 g/dia) é o melhor exame de rastreamento disponível para má absorção (Tabela 131.6). Se o resultado do teste de gordura fecal for negativo, deve ser considerada a má absorção seletiva de carboidratos ou outras causas de diarreia líquida. Se o resultado do exame de gordura fecal for positivo, exames adicionais devem ser baseados na suspeita clínica de doenças específicas. Se houver suspeita de insuficiência pancreática, devem ser solicitados exames de imagem do pâncreas. Se houver suspeita de crescimento

## Tabela 131.6 Exames para avaliação de má absorção.*

| EXAME | COMENTÁRIOS |
|---|---|
| **EXAMES GERAIS DE ABSORÇÃO** | |
| Exame quantitativo de gordura nas fezes | Exame padrão-ouro de má absorção de gordura. Exige ingestão de dieta rica em gorduras (70 a 100 g) por 2 dias antes e durante a coleta. As fezes são coletadas por 2 a 3 dias. Normalmente, < 7 g/24 h são excretados em uma dieta rica em gordura. Anormalidades limítrofes de 8 a 14 g/24 h podem ser observadas em diarreias secretoras ou osmóticas que não são causadas por má absorção. Existem achados falso-negativos se a ingestão de gordura for inadequada. Resultados falso-positivos podem ocorrer se a gordura não absorvível olestra for ingerida ou laxantes de óleo mineral ou supositórios retais (p. ex., manteiga de cacau) forem fornecidos ao paciente antes da coleta de fezes |
| Pesquisa qualitativa de gordura nas fezes | Coloração de Sudan de uma amostra de fezes para gordura. Muitas gotas de gordura por campo de média potência (40×) constituem um resultado de exame positivo. O método de ressonância magnética determina a porcentagem de gordura nas fezes (normal, < 20%). O exame depende de ingestão adequada de gorduras (100 g/dia). Há altas sensibilidade (90%) e especificidade (90%) em casos de má absorção de gordura de > 10 g/24 h. A sensibilidade quando a gordura nas fezes está na faixa de 6 a 10 g/24 h |
| Exame de hidrogênio no ar expirado | Mais útil no diagnóstico de deficiência de lactase. Uma dose oral de lactose (25 g) é administrada após a medição dos níveis basais de $H_2$ na respiração. A única fonte de $H_2$ no mamífero é a fermentação bacteriana; a lactose não absorvida chega às bactérias do cólon, resultando em excesso de $H_2$ na respiração. Um *pico tardio* em 3 a 6 h de > 20 ppm de $H_2$ expirado após a ingestão de lactose sugere má absorção de lactose. A absorção de outros carboidratos (p. ex., sacarose, glicose, frutose) também pode ser testada |
| **EXAMES ESPECÍFICOS PARA MÁ ABSORÇÃO** | |
| **Exames da função pancreática** | |
| Exame de estimulação de secretina | O exame padrão-ouro da função pancreática. Exige intubação duodenal com tubo de duplo lúmen e coleta de suco pancreático em resposta à secretina intravenosa. Possibilita a medição de bicarbonato ($HCO_3^-$) e enzimas pancreáticas. Um teste sensível da função pancreática, mas trabalhoso e invasivo |
| Exame de elastase-1 fecal | Exame de fezes para determinação da função pancreática. Sensibilidade igual à do exame de estimulação de secretina para o diagnóstico de insuficiência pancreática moderada a grave. Não é confiável quando a insuficiência pancreática é leve. Resultados falso-positivos ocorrem com aumento do volume das fezes e doenças da mucosa intestinal |
| **Pesquisa de crescimento bacteriano excessivo** | |
| Cultura quantitativa de aspirado do intestino delgado | Exame padrão-ouro para crescimento bacteriano excessivo. Mais de $10^5$ unidades formadoras de colônias (UFC)/m$\ell$ no jejuno sugerem crescimento excessivo de bactérias no aspirado. Exige coleta de amostra especial em condições anaeróbias, semeadura rápida em placas em condições anaeróbias e aeróbias e cuidado para evitar a contaminação orofaríngea. Resultados falso-negativos ocorrem quando existem divertículos jejunais focais e quando o crescimento bacteriano excessivo é distal ao local aspirado |
| Exame de hidrogênio no ar expirado | O exame respiratório com hidrogênio expirado com 50 g de glicose tem sensibilidade de 90% para o crescimento de $10^5$ bactérias do tipo colônico no intestino delgado. Se houver crescimento bacteriano excessivo, o aumento de $H_2$ é excretado na respiração. Um nível inicial de hidrogênio (< 90 min) de > 20 ppm sugere crescimento bacteriano excessivo. A especificidade é aumentada quando realizada com cintilografia simultânea para definir o tempo de trânsito para o ceco. Resultados falso-positivos ocorrem em pacientes com trânsito rápido. Resultados falso-negativos ocorrem com organismos não produtores de hidrogênio. A medição concomitante do metano na respiração melhora a sensibilidade do exame |
| **Exames para doença da mucosa** | |
| Biopsia do intestino delgado | Obtida para diagnóstico específico quando há alto índice de suspeita de doença do intestino delgado. Várias amostras de biopsia (4 a 5) devem ser obtidas para maximizar o rendimento diagnóstico. As amostras de biopsia duodenal distal são geralmente adequadas para o diagnóstico, mas ocasionalmente a enteroscopia com amostra de biopsia jejunal é necessária. A biopsia do intestino delgado fornece um diagnóstico específico em algumas doenças (p. ex., infecção intestinal, doença de Whipple, abetalipoproteinemia, agamaglobulinemia, linfangiectasia, linfoma, amiloidose). Em outras condições, como doença celíaca e espru tropical, as amostras de biopsia apresentam achados característicos, mas o diagnóstico é feito por sorologia celíaca positiva ou melhora após tratamento específico |
| **Prova de função ileal** | |
| Cintilografia com $^{75}$SeHCAT | Este é um exame de absorção do ácido biliar. Sete dias após a ingestão de selênio-ácido homocólico sintético radiomarcado conjugado com taurina ($^{75}$SeHCAT), a retenção de corpo inteiro é medida por um dispositivo de contagem gama. O resultado é expressado como uma fração da ingestão em momento basal. Os valores de retenção de < 10% são anormais e indicam má absorção de ácido biliar com sensibilidade de 80 a 90% e especificidade de 70 a 100%. A dose de radiação é equivalente à de uma radiografia simples de tórax. Doença hepática e crescimento excessivo de bactérias podem dar resultados falsos. Não é aprovado para uso nos EUA |

*Nem todos esses exames estão disponíveis. Uma forte suspeita de qualquer doença justifica uma investigação extensa e a solicitação do exame com o maior rendimento diagnóstico. Em alguns casos, o tratamento empírico, como a remoção da lactose da dieta de um indivíduo saudável em outros aspectos com intolerância à lactose, é justificado sem qualquer exame.

bacteriano excessivo, deve-se obter cultura de aspirado intestinal ou exame respiratório. Exame de imagem contrastado do intestino delgado é útil na detecção de anormalidades estruturais que predispõem ao crescimento bacteriano excessivo (Tabela 131.7). Se houver suspeita de lesão da mucosa proximal, múltiplas biopsias duodenais devem ser obtidas. Se não houver nenhum indício, a enterografia por TC ou RM pode ajudar a detectar doenças da mucosa das partes média e distal do intestino delgado. Alguns indivíduos com doença celíaca apresentam deficiências nutricionais seletivas sem diarreia. Nestes casos, devem ser realizadas pesquisas de anticorpos tTG e biopsia intestinal. Em pacientes hospitalizados por diarreia grave ou desnutrição, uma avaliação mais simplificada geralmente inclui fezes para cultura, ovos e parasitas e gordura; um exame de imagem abdominal e uma biopsia do intestino delgado e cólon.

### Diarreia líquida

Os exames de respiração para medir a eliminação respiratória de $H_2$ e metano após a administração de carboidratos podem avaliar a má absorção de carboidratos ou crescimento excessivo de bactérias (Tabela 131.6).

O diagnóstico de tumores endócrinos, como carcinoides, gastrinoma, VIPoma, carcinoma medular da tireoide, glucagonoma, somatostatinoma e mastocitose sistêmica, é feito mostrando níveis elevados de serotonina, cromogranina A ou ácido 5-hidroxi-indolacético urinário e níveis séricos para gastrina, peptídio intestinal vasoativo, calcitonina, glucagon, somatostatina, histamina ou prostaglandinas (ver Capítulo 219). A cintilografia do receptor de somatostatina provou ser sensível e útil no diagnóstico e avaliação de tumores carcinoides e gastrinomas (ver Capítulo 219).

### Diarreia inflamatória

Sangue oculto nas fezes, glóbulos brancos e calprotectina são exames úteis para a inflamação intestinal. A endoscopia por videocápsula do intestino delgado pode detectar ulcerações profundas no intestino delgado, não alcançáveis pela endoscopia superior ou inferior padrão e não detectadas pela radiografia contrastada com bário convencional. No entanto, o risco de retenção da cápsula no intestino delgado é alto em pacientes com doença de Crohn ou uso de AINE, particularmente quando há relato de sintomas obstrutivos. O exame mais sensível para enteropatia perdedora

## Tabela 131.7 — Anormalidades que causam crescimento bacteriano excessivo.

**ESTRUTURAIS**
Alças intestinais cegas
Anastomoses intestinais terminolaterais
Ressecção da válvula ileocecal
Divertículos duodenal e jejunal
Estreitamentos (doença de Crohn, enterite por radiação)
Aderências (pós-cirúrgicas)
Fístulas gastrojejunocólicas

**MOTORAS**
Esclerodermia
Diabetes melito
Pseudo-obstrução idiopática

**HIPOCLORIDRIA**
Gastrite atrófica
Inibidores da bomba de prótons

**OUTRAS**
Estados de imunodeficiência
Pancreatite
Cirrose
Insuficiência renal crônica

---

de proteína é a medição da perda de proteína intestinal por excreção de fezes de 24 horas ou depuração de alfa$_1$-antitripsina.

### Exame de fezes na diarreia indefinível

Um complemento importante para diagnosticar a causa da diarreia é examinar as fezes. As fezes gordurosas e volumosas da esteatorreia e as fezes com sangue da inflamação intestinal são distintas. As fezes coletadas (Tabela 131.6) podem ser analisadas quanto ao peso, volume, gordura, eletrólitos ($Na^+$, $K^+$, $Cl^-$), osmolalidade, pH e pesquisa de uso de laxante ($SO_4^{2-}$, $PO_4^{2-}$, $Mg^{2+}$). As fezes ou urina podem ser analisadas quanto a emetina (um componente da ipeca), bisacodil, óleo de rícino ou antraquinona.

A má absorção de carboidratos reduz o pH das fezes em decorrência da fermentação colônica de carboidratos em ácidos graxos de cadeia curta. O pH das fezes menor que 5,3 geralmente significa má absorção de carboidratos puros, enquanto nas doenças disabsortivas generalizadas, o pH das fezes é maior que 5,6 e geralmente maior que 6,0.

O hiato osmótico normal das fezes, que é a diferença entre a osmolalidade das fezes (ou 290 mOsm) e duas vezes as concentrações de $Na^+$ e $K^+$ nas fezes, é de 50 a 125. Em diarreias secretórias, a capacidade do cólon para ajustar as concentrações de eletrólitos é sobrecarregada, o hiato osmótico das fezes é menor que 50, e os eletrólitos das fezes assemelham-se mais aos eletrólitos do plasma (as concentrações de $Na^+$ são geralmente > 90 mmol/$\ell$, as concentrações de $K^+$ geralmente < 10 mmol/$\ell$), exceto para concentrações de $HCO_3^-$ mais altas (geralmente > 50 mmol/$\ell$). Na diarreia osmótica, o soluto sem carga elétrica ou cátion não medido no lúmen do cólon atrai água, deprime as concentrações de $Na^+$ (geralmente < 60 mmol/$\ell$) e $K^+$ nas fezes e resulta em um hiato osmótico nas fezes maior que 125. Fezes com concentrações de $Na^+$ entre 60 e 90 mmol/$\ell$ e os hiatos osmóticos calculados entre 50 e 100 podem resultar de anormalidades secretórias ou mal-absortivas. Pacientes com diarreia induzida por $Mg^{2+}$ podem ser diagnosticados por valores fecais de $Mg^{2+}$ de mais de 50 mmol/$\ell$. Diarreias induzidas por ânion de sódio ($Na_2SO_4$, $Na_2PO_4$) mimetizam diarreia secretora porque o teor de $Na^+$ nas fezes é alto (> 90 mmol/$\ell$) e não há hiato osmótico; essa diarreia pode ser diagnosticada pela determinação da concentração de $Cl^-$ nas fezes, porque esses ânions deslocam o $Cl^-$ nas fezes, resultando em um valor de $Cl^-$ nas fezes deprimido (geralmente < 20 mmol/$\ell$). A osmolalidade baixa das fezes sugere contaminação das fezes com urina ou água diluída no caso de diarreia factícia.

## CAUSAS ESPECÍFICAS DE DIARREIA CRÔNICA

### Diarreias infecciosas persistentes e prolongadas

Diarreias infecciosas prolongadas (> 2 semanas) podem ser causadas por infecções persistentes ou recorrentes. Essas diarreias ocorrem mais comumente em crianças expostas a água não potável em países em desenvolvimento, pacientes que têm síndrome da imunodeficiência adquirida (AIDS) ou são imunossuprimidos por outros motivos e viajantes recentes. A diarreia infecciosa recorrente ou prolongada pode causar desnutrição grave e morte (taxa de mortalidade, 50%). O tratamento para crianças inclui suporte nutricional com vitamina A suplementar (200.000 UI VO, 2 vezes/ano) e zinco (20 mg de zinco elementar VO, diariamente por 14 dias). A doença grave pode exigir nutrição parenteral total.

Em pacientes com AIDS, a diarreia prolongada pode ser causada por agentes tratáveis como *E. histolytica*, *Giardia* ou *Strongyloides* ou por microrganismos como *Cryptosporidium*, *Isospora belli* e *Microsporidium* que são difíceis de tratar ou intratáveis. O tratamento mais efetivo consiste em agentes antirretrovirais para melhorar o sistema imunológico (ver Capítulo 364).

Em viajantes que retornam de países em desenvolvimento com diarreia infecciosa que persiste por mais de 3 a 4 semanas, as fezes devem ser examinadas para cultura e detecção de ovos e parasitas. Em pacientes com história recente de uso de antibióticos, as fezes também devem ser enviadas para detecção de toxina de *C. difficile* ou PCR. Quaisquer organismos específicos identificados devem ser tratados. Se o tratamento com sulfametoxazol-trimetoprima ou uma fluoroquinolona não teve sucesso, pode-se tentar tetraciclina (250 mg VO, 4 vezes/dia durante 7 a 10 dias), doxiciclina (100 mg VO, 2 vezes/dia durante 7 a 10 dias), ou metronidazol (250 mg VO, 3 vezes/dia, durante 7 a 10 dias). Após diarreia infecciosa documentada, 25% dos pacientes sentem dor, distensão abdominal, urgência, sensação de defecação incompleta e eliminação de fezes pastosas por 6 meses ou mais; alguns desses pacientes têm doença celíaca, portanto, o rastreamento (ver mais adiante) é justificado neste caso. Quando nenhuma outra causa é encontrada, esses pacientes são considerados portadores da síndrome do intestino irritável pós-infecciosa.

Surtos esporádicos de diarreia grave e prolongada, muitas vezes com duração superior a 1 ano, foram ocasionalmente relatados. Esta forma de diarreia prolongada é denominada *diarreia de Brainerd*. O microrganismo ainda não foi identificado. A diarreia é difícil de tratar; colestiramina (4 g VO, 3 vezes/dia) pode ser útil.

### Síndromes disabsortivas

A má absorção é causada por muitas doenças diferentes, fármacos (p. ex., o inibidor de lipase orlistate; ver Capítulo 207) e produtos nutricionais (a gordura não absorvível olestra) que comprometem a digestão intraluminal, a absorção da mucosa ou a distribuição do nutriente à circulação sistêmica (e-Figura 131.2; consultar a Tabela 131.4). A gordura dietética é o nutriente mais difícil de absorver. Fezes gordurosas (esteatorreia) são a característica da má absorção; um exame de fezes para gordura é o melhor exame de rastreamento. A má absorção nem sempre causa diarreia. Os sinais clínicos de deficiência de vitaminas ou minerais podem ocorrer na ausência de diarreia. Uma anamnese cuidadosa e focalizada é crucial para orientar exames adicionais para confirmar a suspeita de má absorção e fazer um diagnóstico específico (Figura 131.4). As metas do tratamento são corrigir ou tratar a doença subjacente e repor as perdas de água, eletrólitos e nutrientes.

### Doenças que comprometem a digestão intraluminal

A maior parte da digestão e absorção de nutrientes ocorre no intestino delgado (ver e-Figura 131.2). Os carboidratos e a maioria das proteínas dietéticas são solúveis em água e prontamente digeridos pelas enzimas pancreáticas. As proteases pancreáticas (tripsinogênio, quimotripsinogênio, procarboxipeptidases) são secretadas pelas células acinares em formas inativas. A clivagem do tripsinogênio em tripsina pela peptidase enteropeptidase duodenal da borda em escova (enteroquinase) possibilita que a tripsina clive o tripsinogênio restante e outras proteases em sua forma ativa.

A maioria dos lipídios da dieta (triglicerídeos de cadeia longa, colesterol e vitaminas lipossolúveis) não é hidrossolúvel e precisa passar por lipólise e incorporação em micelas mistas antes de serem absorvidos pela mucosa intestinal. A lipase pancreática, na presença de seu cofator, colipase, cliva os triglicerídeos de cadeia longa em ácidos graxos e monoglicerídeos. Os produtos da lipólise interagem com os sais biliares e os fosfolipídios para formar micelas mistas, que também incorporam colesterol e vitaminas lipossolúveis (A, D, E e K) em seus centros hidrofóbicos. O bicarbonato secretado pelas células do ducto pancreático é fisiologicamente importante para neutralizar o ácido gástrico porque a atividade das enzimas pancreáticas e a formação de micelas de sais biliares são ideais em um pH luminal de 6 a 8.

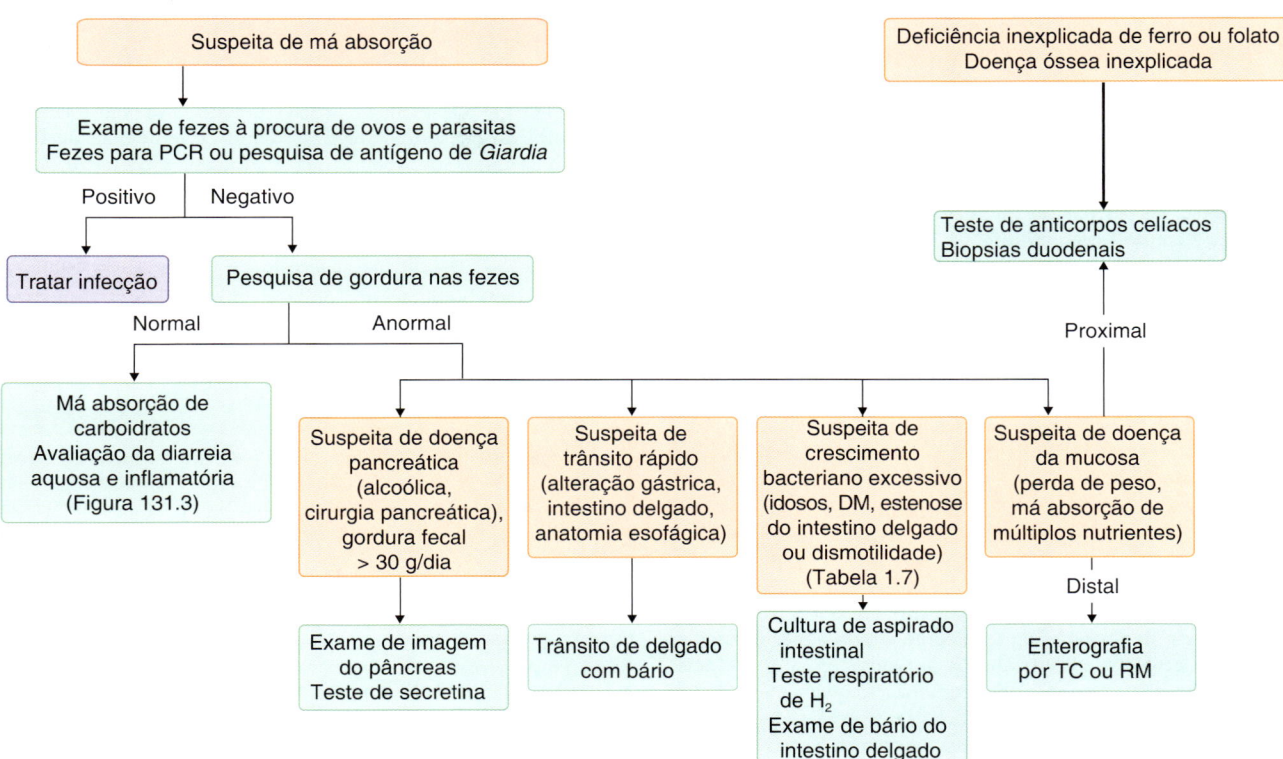

**FIGURA 131.4** Abordagem ao diagnóstico de má absorção. TC = tomografia computadorizada; DM = diabetes melito; RM = ressonância magnética; PCR = reação em cadeia da polimerase.

### MISTURA COMPROMETIDA

As alterações cirúrgicas, como gastrectomia parcial com gastrojejunostomia (anastomose de Billroth II) ou cirurgias de *bypass* gastrintestinal para obesidade, resultam na liberação de secreções biliares e pancreáticas para o intestino em local distante do local de entrada do conteúdo gástrico. Esse desequilíbrio pode resultar em comprometimento da lipólise e da formação de micelas, com subsequente má absorção de gordura. O desvio do duodeno também prejudica a absorção de ferro, folato e cálcio. O trânsito rápido pelo jejuno contribui para a má absorção de nutrientes. Indivíduos com essas condições também apresentam anastomoses cirúrgicas que predispõem ao crescimento bacteriano excessivo.

### SÍNDROME DE ESVAZIAMENTO RÁPIDO (DUMPING)

Após cirurgias esofágicas (esofagectomia distal, miotomia para acalasia), gástrica (procedimento de Nissan, reparo de hérnia hiatal, gastrojejunostomia) e bariátrica (Y de Roux e *bypass* gástrico duodenal), a distribuição desregulada de açúcares concentrados e alimentos no duodeno e o jejuno resulta em regulação alterada da insulina, má digestão, movimento osmótico de líquido para o lúmen intestinal e trânsito rápido, de modo que o tempo de contato intestinal é insuficiente para a absorção de nutrientes. Os pacientes podem apresentar diarreia grave, má absorção, cólicas abdominais, flatulência e perda de peso. Alguns pacientes apresentam sudorese, tontura e cognição alterada decorrentes da hipoglicemia pós-prandial.

Um teste de tolerância à glicose oral modificado que mostra hipoglicemia tardia (120 a 180 minutos) e aumento precoce (30 minutos) do hematócrito com frequência de pulso aumentada sugere a síndrome de *dumping* em pacientes com sintomas consistentes. Um trânsito de delgado com bário pode ser útil no diagnóstico.

O tratamento é feito com dieta pobre em açúcares concentrados, dividida em seis pequenas refeições. A administração de pectina (15 g em cada refeição) pode retardar o esvaziamento gástrico. Em pacientes refratários às medidas dietéticas, um análogo de somatostatina de ação curta (p. ex., octreotida 25 a 200 µg SC, 3 vezes/dia) ou a preparação intramuscular mais bem tolerada (10 a 20 mg/mês) melhora os sintomas de esvaziamento rápido (*dumping*). Em pacientes com hipoglicemia reativa predominante 1 a 3 horas após uma refeição (*dumping* tardio), um inibidor de alfaglicosidase hidrolase (p. ex., acarbose 50 a 100 mg VO, 3 vezes/dia) que bloqueia a absorção de carboidratos no intestino delgado pode ser benéfico. A alimentação enteral contínua também é efetiva.

### COMPROMETIMENTO DA LIPÓLISE

A deficiência de lipase pancreática pode ser causada pela ausência congênita de lipase pancreática ou pela destruição da glândula pancreática como resultado de pancreatite relacionada com etilismo, fibrose cística ou câncer pancreático. A lipase pancreática também pode ser desnaturada pelo excesso de secreção de ácido gástrico (p. ex., gastrinoma; ver Capítulo 219). Em tais casos, a desnaturação da lipase pode ser compensada pelo tratamento com alta dose de um IBP (p. ex., omeprazol 60 mg/dia VO) para bloquear a secreção de ácido.

### PANCREATITE CRÔNICA

A pancreatite crônica (ver Capítulo 135) é a causa mais comum de insuficiência pancreática e comprometimento da lipólise. Nos EUA, a pancreatite crônica resulta mais comumente do consumo abusivo de álcool etílico; em contrapartida, a pancreatite tropical (nutricional) é mais comum em todo o mundo. A má absorção de gordura não ocorre até que mais de 90% do pâncreas estejam destruídos.

#### MANIFESTAÇÕES CLÍNICAS

Indivíduos com causas pancreáticas de má absorção geralmente apresentam fezes volumosas e com alto teor de gordura (geralmente > 30 g/dia de gordura), dor abdominal e diabetes melito, embora alguns apresentem diabetes melito na ausência de sintomas gastrintestinais. As fezes geralmente não são líquidas porque os triglicerídeos não digeridos formam grandes gotículas de emulsão com pouca força osmótica e, ao contrário dos ácidos graxos, não estimulam a secreção de água e eletrólitos no cólon. A deficiência de vitaminas lipossolúveis é observada apenas raramente, presumivelmente porque a lipase pancreática residual gera ácidos graxos suficientes para a formação de algumas micelas. Na doença grave, pode ocorrer má absorção subclínica de proteínas, manifestada pela presença de fibras de carne não digeridas nas fezes, e má absorção subclínica de carboidratos, manifestada por fezes flutuantes no vaso sanitário. A perda de peso, quando ocorre, é mais frequentemente causada pela diminuição da ingestão para evitar dor abdominal ou diarreia e menos comumente por má absorção. A reposição de enzimas pancreáticas e analgésicos são os pilares do tratamento para a pancreatite crônica (Tabela 135.5 no Capítulo 135).

#### DIAGNÓSTICO

Entre 30 e 40% dos indivíduos com pancreatite crônica relacionada com o álcool apresentam calcificações nas radiografias abdominais. Um teste qualitativo ou quantitativo para gordura fecal é positivo em indivíduos cujo pâncreas apresenta destruição de mais de 90%. As provas não invasivas da função pancreática não são sensíveis o suficiente para detectar insuficiência leve a moderada; portanto, o teste de estimulação com secretina é preferido (Tabela 131.6), se puder ser obtido.

## COMPROMETIMENTO DA FORMAÇÃO DE MICELA

As concentrações de sais biliares no lúmen intestinal podem cair para menos do que a concentração crítica (2 a 3 mmol/$\ell$) necessária para a formação de micelas em decorrência da diminuição da síntese de sais biliares (doença hepática grave), diminuição da distribuição de sal biliar (colestase) ou da remoção de sais biliares luminais (crescimento bacteriano excessivo, doença ileal terminal ou ressecção, terapia com colestiramina, hipersecreção de ácido). A má absorção de gordura resultante da formação deficiente de micelas geralmente não é tão grave quanto a má absorção resultante da deficiência de lipase pancreática, presumivelmente porque os ácidos graxos e monoglicerídeos podem formar estruturas lamelares, que até certo ponto são absorvidas. A má absorção de vitaminas lipossolúveis (A, D, E e K) pode ser acentuada, entretanto, porque a formação de micelas é necessária para sua absorção.

### Redução da síntese e distribuição de sal biliar

A má absorção pode ocorrer em indivíduos com doença hepática colestática ou obstrução do ducto biliar, bem como em pacientes ocasionais que foram submetidos a colecistectomia anterior.[9] As consequências clínicas da má absorção são observadas com mais frequência em mulheres com cirrose biliar primária decorrente da natureza prolongada da doença. Embora esses indivíduos possam apresentar esteatorreia, osteoporose ou, menos comumente, osteomalacia é a forma de apresentação mais comum. A causa da doença óssea nesses pacientes é mal compreendida e frequentemente não está relacionada com a deficiência de vitamina D. A doença óssea é tratada com suplementos de cálcio (e vitamina D se houver deficiência documentada), exercícios de sustentação de peso e bisfosfonato (p. ex., alendronato, 10 mg/dia VO ou 70 mg VO, 1 vez/semana).

### Crescimento bacteriano intestinal excessivo

Na saúde, apenas um pequeno número de lactobacilos, enterococos, aeróbios gram-positivos ou anaeróbios facultativos podem ser cultivados a partir do lúmen do intestino delgado superior. A motilidade e o ácido são os fatores mais importantes para manter baixo o número de bactérias na parte superior do intestino delgado. Qualquer condição que produza estase local ou recirculação do conteúdo luminal do cólon possibilita o desenvolvimento de uma flora predominantemente "colônica" (coliformes e anaeróbios, como *Bacteroides* e *Clostridium*) no intestino delgado (ver Tabela 131.7). Bactérias anaeróbias causam comprometimento da formação de micelas ao liberar colilamidases, que desconjugam os sais biliares. Os sais biliares não conjugados, com seu pKa mais alto, têm maior probabilidade de estar na forma protonada no pH normal do intestino delgado superior de 6 a 7 e podem ser absorvidos passivamente. Como resultado, a concentração de sais biliares diminui no lúmen intestinal e pode cair para menos do que a concentração micelar crítica, causando má absorção de gorduras e vitaminas lipossolúveis. A deficiência de vitamina $B_{12}$ e a má absorção de carboidratos também podem ocorrer quando há crescimento bacteriano excessivo generalizado. As bactérias anaeróbias ingerem vitamina $B_{12}$ e liberam proteases que degradam as dissacaridases da borda em escova. Embora as bactérias anaeróbias usem vitamina $B_{12}$, elas sintetizam folato. Os indivíduos com crescimento bacteriano excessivo geralmente apresentam níveis séricos de vitamina $B_{12}$ baixos, mas níveis normais ou altos de folato; isso ajuda a distinguir o crescimento bacteriano excessivo do espru tropical, no qual os níveis de vitamina $B_{12}$ e folato são geralmente baixos em decorrência da diminuição da absorção pela mucosa.

### MANIFESTAÇÕES CLÍNICAS

Indivíduos com crescimento bacteriano excessivo podem apresentar diarreia, cólicas abdominais, flatulência e distensão abdominal, anorexia, perda de peso e sinais e sintomas de vitamina $B_{12}$ e deficiência de vitaminas lipossolúveis. A diarreia líquida ocorre em virtude da carga osmótica de carboidratos não absorvidos e da estimulação da secreção colônica por ácidos graxos não absorvidos.

### DIAGNÓSTICO

O diagnóstico de crescimento bacteriano excessivo deve ser considerado em idosos e em indivíduos com doenças subjacentes predisponentes (Tabela 131.7).[10] O crescimento bacteriano excessivo pode estar associado à síndrome do intestino irritável. A identificação de mais de $10^5$ UFC/m$\ell$ em uma cultura de aspirado de intestino delgado é o padrão-ouro no diagnóstico, mas não está prontamente disponível. Os exames não invasivos com sensibilidade e especificidade comparáveis às da cultura intestinal são o exame respiratório de glicose, hidrogênio e metano; em indivíduos com baixos níveis de vitamina $B_{12}$, um teste de Schilling antes e depois da antibioticoterapia pode ser diagnóstico, se disponível (ver Capítulo 155).

### TRATAMENTO

Os objetivos do tratamento são corrigir o defeito estrutural ou de motilidade, se possível; erradicar bactérias agressoras e fornecer suporte nutricional. Os agentes redutores de ácido devem ser interrompidos, se possível. O tratamento com antibióticos deve ser baseado nos resultados da cultura, sempre que possível; caso contrário, o tratamento empírico é fornecido. A rifaximina (400 mg VO, 3 vezes/dia) é efetiva,[A8] mas menos em indivíduos com alça intestinal excluída (cega). Tetraciclina (250 a 500 mg VO, 4 vezes/dia), doxiciclina (100 mg VO, 2 vezes/dia) ou um antibiótico de amplo espectro contra aeróbios e anaeróbios entéricos (ciprofloxacino, 500 mg VO, 2 vezes/dia; amoxicilina-ácido clavulânico, 250 a 500 mg VO, 3 vezes/dia; cefalexina, 250 mg VO, 4 vezes/dia com metronidazol, 250 mg VO, 3 vezes/dia) deve ser administrado por 14 dias. Agentes procinéticos como metoclopramida (10 mg VO, 4 vezes/dia) ou eritromicina (250 a 500 mg VO, 4 vezes/dia) podem ser tentados para tratar distúrbios da motilidade do intestino delgado, mas geralmente não são efetivos. Octreotida (50 μg SC todos os dias) pode melhorar a motilidade e reduzir o crescimento bacteriano excessivo em indivíduos com esclerodermia. Se a anormalidade estrutural ou distúrbio de motilidade não puderem ser corrigidos, o paciente corre o risco de desnutrição e deficiências de vitamina $B_{12}$ e vitaminas lipossolúveis. O tratamento cíclico (1 a 3 semanas a cada 4 a 6 semanas) com antibióticos rotativos pode ser necessário nesses pacientes para prevenir episódios recorrentes de supercrescimento bacteriano. Se calorias suplementares forem necessárias, triglicerídeos de cadeia média devem ser administrados porque eles não dependem da formação de micelas para sua absorção. O tratamento mensal com vitamina $B_{12}$ deve ser considerado, junto com suplementos de vitaminas A, D, E e K e cálcio.

### DOENÇA ILEAL

A doença do íleo terminal é mais comumente causada pela doença de Crohn, que também pode levar à ressecção ileal, mas também pode ser causada por enterite por radiação, espru tropical, tuberculose, infecção por *Yersinia* ou má absorção idiopática de sais biliares. Essas doenças causam perda de sal biliar no cólon.

As consequências clínicas da má absorção de sais biliares estão diretamente relacionadas com o comprimento do íleo terminal doente ou ressecado. Em um adulto, se menos de 100 cm do íleo estiver doente ou ressecado, ocorre diarreia líquida em razão da estimulação da secreção de líquido colônico por sais biliares não absorvidos. A diarreia do ácido biliar responde à colestiramina (2 a 4 g tomados no café da manhã, almoço e jantar).[A9] Se mais de 100 cm do íleo estiverem doentes ou ressecados, as perdas de sal biliar (> 3 g/dia) no cólon excederão a capacidade de síntese aumentada de sais biliares no fígado, o *pool* de sais biliares encolhe e a formação de micelas é comprometida. Como resultado, segue-se esteatorreia e secreção intestinal induzida por ácido graxo sinergiza com a secreção induzida por ácido biliar, causando diarreia. O tratamento é feito com uma dieta com baixo teor de gordura, vitamina $B_{12}$ (300 a 1.000 μg SC, 1 vez/mês ou 2 mg/dia VO), suplementos dietéticos de cálcio (500 mg VO, 2 ou 3 vezes/dia, monitorar o cálcio na urina de 24 horas para verificar a adequação de dose), e um suplemento multivitamínico e de minerais. Um agente antimotilidade deve ser administrado para diarreia. Os aglutinantes dos sais biliares podem piorar a diarreia. O rastreamento para deficiências de vitaminas lipossolúveis (vitaminas A e E, vitamina D 25-OH e tempo de protrombina) e doenças ósseas (densitometria óssea, cálcio sérico, hormônio da paratireoide íntegro, urina de 24 horas para cálcio) deve ser realizado.

Três complicações a longo prazo da perda crônica de sal biliar e má absorção de gordura são cálculos renais, doenças ósseas (osteoporose e osteomalacia) e cálculos biliares. Os cálculos renais de oxalato ocorrem como consequência do excesso de absorção de oxalato livre no cólon. O oxalato livre é gerado quando os ácidos graxos não absorvidos se ligam ao cálcio luminal, que fica indisponível para se ligar ao oxalato. Cálculos renais de oxalato às vezes podem ser evitados com uma dieta com baixo teor de gordura e oxalato e suplementos de cálcio. A doença óssea é causada por comprometimento da formação de micelas com consequente diminuição na absorção de vitamina D; a exposição ao sol durante todo o ano reduz essa complicação. Vitamina D (50.000 U VO, 1 a 3 vezes/semana) e suplementos de cálcio (500 mg VO, 2 a 3 vezes/dia) devem ser administrados a indivíduos suscetíveis, mas os níveis de vitamina D e cálcio sérico e urinário devem ser monitorados para resposta ao tratamento porque o excesso de vitamina D pode ser tóxico. O mecanismo de formação de cálculo biliar nesses indivíduos não é claro; cálculos biliares pigmentados são os mais comuns.

## Doenças que comprometem a absorção da mucosa
### BIOPATOLOGIA

Os nutrientes são absorvidos ao longo de todo o intestino delgado, com exceção do ferro e folato, que são absorvidos no duodeno e jejuno proximal, e os sais biliares e a cobalamina (vitamina $B_{12}$), que são absorvidos no íleo distal. A eficiência da captação de nutrientes pela mucosa é influenciada pelo número de células absortivas de vilosidades, pela presença de hidrolases funcionais e proteínas específicas de transporte de nutrientes na membrana da borda em escova e pelo tempo de trânsito. O tempo de trânsito determina o tempo de contato do conteúdo luminal com a membrana da borda em escova e influencia a eficiência da absorção de nutrientes pela mucosa.

A má absorção da mucosa pode ser causada por enzimas específicas (geralmente congênitas) da borda em escova ou deficiências do transportador de nutrientes ou por doenças generalizadas que danificam a mucosa do intestino delgado ou resultam em ressecção cirúrgica ou desvio do intestino delgado. Os nutrientes mal absorvidos nessas doenças de má absorção geral dependem do local da lesão intestinal (proximal, distal ou difusa) e da gravidade da lesão. O principal mecanismo de má absorção nessas condições é uma diminuição na área de superfície disponível para absorção. Algumas doenças (infecção, doença celíaca, espru tropical, alergias alimentares e DEVH) são caracterizadas por inflamação intestinal e achatamento das vilosidades; outras são caracterizadas por ulceração (jejunite ulcerativa, AINE, doença de Crohn), infiltração (amiloidose) ou isquemia (enterite por radiação, isquemia mesentérica).

Os ácidos graxos de cadeia longa são transportados através da membrana das microvilosidades das células epiteliais das vilosidades pela proteína de transporte de ácidos graxos FATP4. Os sais biliares de micelas mistas permanecem no lúmen intestinal e são absorvidos no íleo distal por cotransporte dependente de sódio. Oligossacarídeos e oligopeptídios maiores (produtos da digestão das enzimas pancreáticas), sacarose e lactose são hidrolisados posteriormente por enzimas presentes na membrana da borda em escova das células epiteliais das vilosidades antes de serem absorvidas. Embora apenas monômeros de açúcar (glicose, galactose, frutose) possam ser absorvidos pela membrana da célula epitelial apical, os dipeptídios e tripeptídios são prontamente absorvidos pela célula.

As vitaminas hidrossolúveis são prontamente absorvidas por todo o intestino delgado. Vitaminas lipossolúveis, minerais e cobalamina são mais difíceis de absorver em razão da necessidade de formação de micelas (vitaminas D, A, K e E), uma carga divalente (magnésio, cálcio, ferro) ou locais selecionados de captação no intestino (ferro, cobalamina). O cálcio é mais bem absorvido no intestino delgado proximal por um canal de cálcio dependente da vitamina D (TRPV6). O magnésio é absorvido no intestino delgado por membros da família do potencial receptor transitório (TRPM6 e TRPM7). Mutações no TRPM6 foram identificadas no raro distúrbio hipomagnesemia hereditária. O ferro ferroso é transportado para as células epiteliais intestinais por um transportador de íon metálico acoplado a prótons (Nramp2) que tem especificidade para $Fe^{2+}$ e outros cátions divalentes ($Zn^{2+}$, $Mn^{2+}$, $Co^{2+}$, $Cd^{2+}$, $Cu^{2+}$, $Ni^{2+}$ e $Pb^{2+}$). A absorção de cálcio e ferro não heme é aumentada pela solubilização com ácido clorídrico. Compostos intraluminais, como oxalato, fitato e ácidos graxos de cadeia longa, ligam-se ao cálcio e ao magnésio, diminuindo sua absorção. Os indivíduos com doença grave da mucosa ou síndrome do intestino curto com alto débito fecal perdem magnésio e zinco das secreções endógenas.

Os folatos (ver Capítulos 155 e 205) são ingeridos na dieta e produzidos por bactérias no cólon. Os folatos dietéticos são absorvidos no intestino delgado proximal por meio de um portador de folato reduzido (RFC1). A deficiência pode ser causada por ingestão inadequada ou má absorção secundária a doenças intestinais ou medicamentos. As cobalaminas (ver Capítulos 155 e 205) são abundantes em alimentos que contêm proteínas animais (p. ex., carne, frutos do mar, ovos, leite). A deficiência de cobalamina (vitamina $B_{12}$) em países industrializados raramente se deve à ingestão dietética deficiente, mas sim reflete a incapacidade de absorver a cobalamina. Esta incapacidade pode ser causada por uma ausência de fator intrínseco, consumo de cobalamina por crescimento excessivo de bactérias anaeróbias no lúmen do intestino delgado, doença ileal ou ressecção ou transcobalamina II defeituosa. Grandes quantidades de cobalamina estão presentes no fígado (2 a 5 mg), e a cobalamina é reabsorvida da bile por meio da circulação êntero-hepática, limitando, assim, as perdas diárias a menos de 1 μg. Geralmente, são necessários 10 a 12 anos para que a deficiência de cobalamina se desenvolva após ser eliminada da dieta, mas a deficiência pode ocorrer mais rapidamente (2 a 5 anos) com síndromes de má absorção. Se a falta de ácido gástrico causar má absorção de alimento-cobalamina, o tratamento com suplementação oral de cianocobalamina (ver Capítulo 155) é curativo.

## DEFICIÊNCIA DE LACTASE
### EPIDEMIOLOGIA

A deficiência de lactase adquirida é a causa mais comum de má absorção seletiva de carboidratos. A maioria dos indivíduos, exceto aqueles de ascendência do norte da Europa, começa a perder a atividade da lactase por volta dos 2 anos. A prevalência de deficiência de lactase é mais alta (85 a 100%) em pessoas de ascendência asiática, africana e nativa americana.

### BIOPATOLOGIA

A persistência ou não da atividade da lactase está associada a um único polimorfismo de nucleotídio $C/T_{-13910}$ que é encontrado a montante do gene da lactase no cromossomo 2q21-22. A hipolactasia está associada ao genótipo $C/C_{-13910}$ em diversos grupos étnicos. O mecanismo pelo qual essa variante infrarregula o gene da lactase não é conhecido, mas estudos funcionais sugerem alterações dependentes do genótipo nos níveis de RNA mensageiro.

### MANIFESTAÇÕES CLÍNICAS

Adultos com deficiência de lactase geralmente se queixam de gases, inchaço e diarreia após a ingestão de leite ou laticínios, mas não perdem peso. A lactose não absorvida é osmoticamente ativa, puxando água seguida por íons para o lúmen intestinal. Ao chegar ao cólon, as bactérias metabolizam a lactose em ácidos graxos de cadeia curta, dióxido de carbono e gás hidrogênio. Os ácidos graxos de cadeia curta são transportados com o sódio para as células epiteliais do cólon, facilitando a reabsorção de líquido no cólon. Se a capacidade colônica de reabsorção de ácidos graxos de cadeia curta for excedida, o resultado será uma diarreia osmótica (ver discussão posterior sobre má absorção de carboidratos na diarreia aquosa).

### DIAGNÓSTICO

O diagnóstico da deficiência de lactase adquirida pode ser feito por tratamento empírico com dieta livre de lactose, que resulta na resolução dos sintomas; pelo exame de hidrogênio expirado após administração oral de lactose; ou por testes genéticos. Muitas doenças intestinais causam deficiência secundária de lactase reversível, como gastrenterite viral, doença celíaca, giardíase e crescimento bacteriano excessivo.

## DOENÇA CELÍACA
### DEFINIÇÃO E EPIDEMIOLOGIA

A doença celíaca é uma condição inflamatória crônica do intestino delgado, precipitada pela ingestão de trigo, centeio e cevada em indivíduos com determinadas predisposições genéticas.[11] A prevalência em populações gerais em todo o mundo é de aproximadamente 1%. Os grupos de alto risco para doença celíaca incluem parentes de primeiro grau e indivíduos com diabetes melito do tipo 1, doença autoimune da tireoide, doença autoimune do fígado e síndromes de Down, Turner ou Williams. Aproximadamente 5% dos pacientes com diagnóstico de síndrome do intestino irritável ou colite microscópica (linfocítica) têm doença celíaca.

## BIOPATOLOGIA

Fatores ambientais e genéticos são importantes no desenvolvimento da doença celíaca, com alguns dados recentes sugerindo uma relação com infecção anterior por reovírus. Aproximadamente 15% dos parentes de primeiro grau de indivíduos acometidos apresentam doença celíaca. A predisposição foi mapeada para a região do antígeno leucocitário humano (HLA)-D no cromossomo 6. Mais de 90% dos norte-europeus com doença celíaca têm o heterodímero DQ2 codificado pelos alelos DQA1*0501 e DQB1*0201, em comparação com 20 a 30% dos controles. Um grupo celíaco menor carrega o HLA-DQ8. Muitos alelos não HLA identificados em estudos de associação do genoma são responsáveis por uma pequena porção do risco genético. A maioria desses genes está envolvida em respostas imunes adaptativas e inatas. Variantes de sobreposição foram identificadas em diabetes, artrite reumatoide e doença de Crohn.

A fração de proteína solúvel em álcool do glúten de trigo, as gliadinas e prolaminas semelhantes no centeio e na cevada desencadeiam a inflamação intestinal em indivíduos suscetíveis. Os grãos de aveia, que contêm prolaminas ricas em glutamina, mas não em prolina, raramente são tóxicos. As gliadinas e prolaminas semelhantes com alto teor de prolina são relativamente resistentes à digestão por proteases humanas. Foram identificados muitos peptídios de gliadina e prolamina que estimulam clones de células T intestinais restritos a HLA-DQ2 e HLA-DQ8 de indivíduos com doença celíaca. Em ensaios de rastreamento abrangente de linfócitos sanguíneos, três peptídios imunodominantes de prolamina foram identificados a partir de trigo, cevada e centeio em indivíduos celíacos DQ2; os peptídios dominantes diferem daqueles com DQ8. A proteína DQ2 expressa em células apresentadoras de antígeno tem bolsas de ligação carregadas positivamente; tTG (o autoantígeno reconhecido por EMA) pode aumentar a inflamação intestinal por desamidação de resíduos selecionados de glutamina na gliadina e prolaminas semelhantes ao ácido glutâmico carregado negativamente. Na forma desamidada, a maioria dos peptídios de gliadina tem uma afinidade de ligação mais alta para DQ2 e são estimulantes mais potentes de células T sensibilizadas ao glúten. A atrofia das vilosidades pode ser causada por inflamação que é desencadeada pela interferona γ liberada de células T CD4 restritas a DQ2 ou DQ8 na lâmina própria. Os linfócitos intraepiteliais também matam diretamente as células epiteliais intestinais sob a influência da IL-15 liberada por enterócitos estressados.

## MANIFESTAÇÕES CLÍNICAS

A doença celíaca geralmente se manifesta no início da vida, por volta dos 2 anos (depois que o trigo é introduzido na dieta) ou mais tarde, na segunda ou quarta décadas de vida, mas pode ocorrer em qualquer idade. Pode se manifestar pela primeira vez clinicamente após cirurgia abdominal ou um episódio de diarreia infecciosa.[12]

Adultos com doença celíaca nos EUA geralmente apresentam anemia ou osteoporose sem diarreia ou outros sintomas gastrintestinais. Outras manifestações extraintestinais da doença celíaca incluem erupção cutânea (dermatite herpetiforme), distúrbios neurológicos (neuropatia periférica, ataxia, epilepsia), distúrbios psiquiátricos (depressão, paranoia), distúrbios reprodutivos (infertilidade, aborto espontâneo), baixa estatura, hipoplasia do esmalte dentário, hepatite crônica e pancreatite.

Os indivíduos com envolvimento significativo da mucosa apresentam diarreia líquida, perda de peso ou retardo de crescimento e manifestações clínicas de deficiências de vitaminas e minerais. A deficiência de cobalamina é mais comum (10% dos pacientes) do que se pensava anteriormente e geralmente se corrige com uma dieta sem glúten. Indivíduos sintomáticos requerem suplementação de vitamina $B_{12}$. A diarreia é causada por muitos mecanismos, como uma área de superfície diminuída para absorção de água e eletrólitos, o efeito osmótico de nutrientes luminais não absorvidos, uma área de superfície aumentada para secreção de cloreto (hiperplasia de cripta) e a estimulação da secreção de líquido intestinal por mediadores inflamatórios e ácidos graxos não absorvidos. Alguns indivíduos têm secreção de enzimas pancreáticas prejudicada causada pela diminuição da liberação de colecistocinina na mucosa ou crescimento excessivo de bactérias que podem contribuir para a diarreia. Indivíduos com sensibilidade não celíaca ao glúten têm sintomas intestinais e extraintestinais relacionados com o trigo semelhantes aos da doença celíaca, mas não apresentam inflamação intestinal ou marcadores sorológicos celíacos. Oligossacarídeos fermentáveis, dissacarídeos, monossacarídeos e poliois (FODMAP) e proteínas de trigo com ou sem glúten (inibidores da amilase tripsina) podem ser os agentes agressores.

## DIAGNÓSTICO

O rastreamento de rotina para doença celíaca não é recomendado.[13] Em grupos sintomáticos de alto risco, no entanto, o rastreamento com o teste de anticorpos anti-tTG IgA é uma estratégia custo-efetivo.[14] Títulos altos (> 10 vezes) de anticorpos IgA anti-tTG e EMA são praticamente diagnósticos de doença celíaca. Os anticorpos IgA EMA, detectados por imunofluorescência indireta, são altamente sensíveis (90%) e específicos (95 a 99%) para doença celíaca ativa em exames laboratoriais qualificados. Um exame ELISA para detectar anticorpos contra tTG tem sensibilidade igual ao exame EMA, mas é menos específico. O ensaio imunofluorométrico do anticorpo IgA e IgG contra gliadina antidesamidada (um peptídio gamagliadina sintético biotinilado com ácido glutâmico substituído por glutamina) tem uma sensibilidade e especificidade que se aproxima do anticorpo IgA anti-tTG.

Pacientes com doença leve podem ter exames de anticorpos negativos. Os exames de anticorpos IgA anti-tTG, peptídio de gliadina e EMA são negativos em indivíduos com deficiência seletiva de IgA (presente em até 3% dos indivíduos com doença celíaca). Nesses pacientes, o anticorpo IgG antigliadina desamidada, que tem sensibilidade e especificidade próximas às do anticorpo IgA anti-tTG, é útil no diagnóstico. Em casos duvidosos (achados sorológicos negativos e resultado de biopsia duvidoso ou achados sorológicos positivos e resultado de biopsia normal), a genotipagem HLA é útil para excluir o diagnóstico de doença celíaca em pessoas que não possuem o gene DQ2 ou DQ8.

O diagnóstico de doença celíaca é confirmado por anormalidades típicas observadas nas biopsias duodenais e melhora quando uma dieta sem glúten é instituída (Figuras 131.5 e 131.6). Em crianças, a biopsia não é necessária se o paciente tiver um aumento superior a 10 vezes no IgA anti-tTG, um exame de EMA positivo, um exame genético HLA positivo e sintomas gastrintestinais típicos.[15] No entanto, esta estratégia não foi validada para adultos, para os quais a biopsia é recomendada para o diagnóstico. O achatamento da mucosa pode ser observado endoscopicamente como pregas duodenais recortadas ou reduzidas. As características típicas encontradas na biopsia intestinal incluem vilosidades embotadas ou ausentes, hiperplasia de criptas, aumento de linfócitos intraepiteliais e infiltração da lâmina própria com células plasmáticas e linfócitos. Em alguns

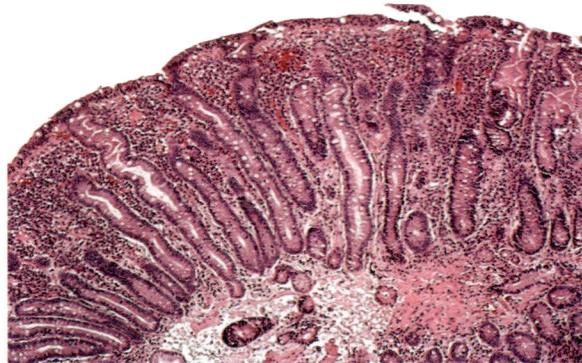

**FIGURA 131.5** Aspecto da biopsia intestinal de vilosidades achatadas, criptas hiperplásicas e aumento de linfócitos intraepiteliais. (Cortesia do Dr. John Hart.)

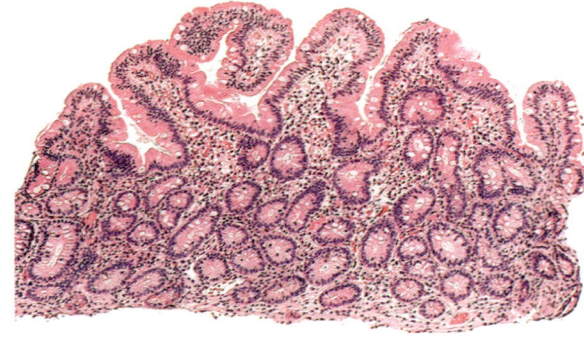

**FIGURA 131.6** Regeneração de vilosidades após o início de dieta sem glúten. (Cortesia do Dr. John Hart.)

indivíduos, o único achado anormal da biopsia é o aumento dos linfócitos intraepiteliais. Uma mucosa hipoplásica indica doença intestinal irreversível (estágio terminal).

### TRATAMENTO

O tratamento consiste em uma dieta sem glúten por toda a vida. Os grãos de trigo, centeio e cevada devem ser excluídos da dieta. Arroz e grãos de milho são tolerados. Aveia (se não contaminada pelo grão de trigo) é tolerada pela maioria. O encaminhamento precoce a um nutricionista com conhecimento em dieta sem glúten e a um *site* ou grupo de apoio celíaco de boa reputação é crucial para manter a adesão à dieta. Em razão da deficiência secundária de lactase, uma dieta sem lactose deve ser recomendada até que os sintomas melhorem. A doença celíaca está associada a um risco aumentado de hospitalização por influenza e infecção pneumocócica,[16] portanto, a vacinação contra ambas é recomendada. A densitometria óssea deve ser realizada em indivíduos com diagnóstico de doença celíaca maiores de 30 anos, pois até 70% apresentam osteopenia ou osteoporose. Pacientes com diarreia e perda de peso devem ser examinados quanto a deficiências de vitaminas e minerais. As deficiências documentadas de vitaminas e minerais devem ser repostas (Tabela 131.8) e as mulheres em idade reprodutiva devem tomar suplementos de ácido fólico. A massa óssea geralmente melhora com uma dieta sem glúten isolada. Pacientes com deficiência de vitamina D ou cálcio devem receber suplementos (ver Capítulo 205), com a dose monitorada pelos níveis de vitamina D 25-OH e um exame de urina de 24 horas para detecção de cálcio.

A maioria dos pacientes com atrofia vilosa soronegativa não tem doença celíaca. A maioria desses pacientes terá melhora espontânea, apesar de continuar a ingerir glúten.[17]

### Tabela 131.8 Doses de vitaminas e minerais usadas no tratamento de má absorção.

| VITAMINA | DOSE ORAL | DOSE PARENTERAL |
|---|---|---|
| Vitamina A* | A hidrossolúvel, 25.000 U/dia[†] | |
| Vitamina E | E hidrossolúvel, 400 a 800 U/dia[†] | |
| Vitamina D[‡] | 25.000 a 50.000 U/dia | |
| Vitamina K | 5 mg/dia | |
| Ácido fólico | 1 mg/dia | |
| Cálcio[§] | 1.500 a 2.000 mg de cálcio elementar/dia Citrato de cálcio, 500 mg de cálcio/comprimido[†] Carbonato de cálcio, 500 mg de cálcio/comprimido[†] | |
| Magnésio | Gliconato de magnésio líquido[†] | 2 m$\ell$ de uma solução a 50% (8 mEq), dose total, em ambas as nádegas IM |
| | 1 a 3 colheres de sopa (12 a 36 mEq de magnésio) em 1 a 2 $\ell$ de SRO ou bebida esportiva em doses fracionadas ao longo do dia Cloreto de magnésio hexa-hidratado[†] 100 a 600 mg de magnésio elementar/dia | |
| Zinco | Gliconato de zinco[†] 20 a 50 mg de cálcio elementar/dia[‖] | |
| Ferro | 150 a 300 mg de ferro elementar/dia Complexo polissacarídeo-ferro[†] Sulfato ou gliconato de ferro | Sacarose de ferro[¶] Complexo de gliconato férrico de sódio[¶] Ferrodextrana (conforme calculado para anemia) (IV ou IM;[¶] ver Capítulo 150) |
| Vitaminas do complexo B | 1 comprimido/dia | |
| Vitamina B$_{12}$ | 2 mg/dia | 1 mg IM ou SC/mês** |
| Cobre | Sulfato de cobre 2 a 3 mg/dia | 1 a 2 mg/dia IV |

IM = via intramuscular; IV = via intravenosa; SRO = solução de reidratação oral; SC = via subcutânea.
*Monitorar o nível sérico de vitamina A para evitar intoxicação, especialmente em pacientes com hipertrigliceridemia.
[†]Forma mais bem absorvida ou com menos efeitos colaterais.
[‡]Monitorar os níveis séricos de cálcio e vitamina D 25-OH para evitar toxicidade.
[§]Monitorar o cálcio urinário 24 horas para avaliar a adequação da dose
[‖]Se o débito intestinal for alto, deve-se administrar zinco adicional. Monitorar a deficiência de cobre com altas doses.
[¶]A terapia parenteral deve ser administrada em um ambiente ambulatorial supervisionado em decorrência do risco de reações fatais. Risco reduzido de reações fatais quando comparado com ferrodextrana.
**Para deficiência de vitamina B$_{12}$, 1 mg IM ou SC, 2 vezes/semana por 4 semanas, depois 1 vez/mês.

### PROGNÓSTICO

Dos pacientes com doença celíaca tratados com uma dieta sem glúten, 90% apresentam melhora sintomática em 2 semanas. A causa mais comum de uma resposta alimentar inadequada é a ingestão contínua de glúten. Outras possibilidades incluem uma infecção intestinal negligenciada (ver mais adiante), um diagnóstico alternativo (p. ex., uso de BRA, particularmente em pacientes idosos com enteropatia semelhante a espru, mas achados sorológicos celíacos negativos, agamaglobulinemia [diagnosticada por hipogamaglobulinemia e ausência de células plasmáticas na biopsia do intestino delgado], enterite autoimune [diagnosticada por um anticorpo antienterócito positivo e apoptose de cripta ou perda de células caliciformes na biopsia do intestino delgado]), crescimento bacteriano excessivo, insuficiência pancreática, colite microscópica ou outras alergias alimentares (leite de vaca, proteína de soja). Até 40% dos pacientes com doença celíaca com melhora sintomática apresentam recuperação histológica incompleta com dieta sem glúten; nesses pacientes, uma dieta mais rigorosa pode melhorar ainda mais os sintomas e a histologia. Uma pequena porcentagem de pacientes com sintomas graves e enteropatia não melhora, apesar da dieta rigorosa sem glúten. Nesses pacientes, a repetição da biopsia intestinal é indicada. Alguns pacientes terão deposição de colágeno abaixo do epitélio superficial (espru de colágeno) ou uma população policlonal de linfócitos intraepiteliais (doença celíaca refratária tipo I). Outros terão jejunite ulcerativa ou uma população monoclonal de células T intraepiteliais com um fenótipo aberrante ou rearranjos gênicos do receptor gama de células T clonais (doença celíaca refratária tipo II), que são preditivos de linfoma de células T associado a enteropatia (ver Capítulo 176) que pressagia um mau prognóstico. A endoscopia por videocápsula e a enteroscopia assistida por dispositivo podem ser úteis no estabelecimento desses diagnósticos. Pacientes com espru colagenoso, enterite autoimune ou doença celíaca refratária tipo I geralmente respondem à prednisona (20 a 40 mg/dia VO) ou budesonida (9 mg/dia VO).

Pacientes com doença celíaca têm maior probabilidade de apresentar outras doenças autoimunes, como diabetes tipo 1, tireoidite, artrite reumatoide, doença inflamatória intestinal, lúpus eritematoso sistêmico, síndrome de Sjögren, cirrose biliar primária, hepatite autoimune, vitiligo e pancreatite. Curiosamente, aproximadamente um terço dos pacientes com ataxia esporádica idiopática têm anticorpos transglutaminase 6, compatíveis com doença induzida por glúten.

Indivíduos com doença celíaca apresentam risco aumentado de linfoma de células B (ver Capítulo 176), carcinomas do trato gastrintestinal (esofágico, intestino delgado e adenocarcinomas do cólon) e mortalidade aumentada; uma dieta estrita sem glúten por toda a vida pode diminuir esses riscos. O linfoma intestinal de células T é raro e deve ser suspeitado em indivíduos que apresentam dor abdominal, recorrência dos sintomas após a resposta inicial a uma dieta sem glúten ou doença celíaca refratária.

### ESPRU TROPICAL

O espru tropical é uma doença inflamatória do intestino delgado associada ao crescimento excessivo de bactérias predominantemente coliformes. Ele ocorre em residentes ou viajantes para os trópicos, especialmente Índia, Sudeste Asiático, Porto Rico e partes do Caribe. Com a expansão do turismo e da economia global, essa pode ser uma causa pouco reconhecida de enteropatia ou confundida com doença celíaca. Os indivíduos classicamente apresentam diarreia e anemia megaloblástica secundária à deficiência de vitamina B$_{12}$ e folato, mas alguns apresentam apenas anemia. A biopsia intestinal mostra caracteristicamente apresenta atrofia vilosa subtotal e irregular no intestino delgado proximal e distal, que pode ser causada pelo efeito de toxinas bacterianas na estrutura intestinal ou pelos efeitos secundários da deficiência de vitamina B$_{12}$ no intestino (intestino megaloblástico). O diagnóstico é baseado na história, documentação de deficiência de vitamina B$_{12}$ ou folato e a presença de um relatório de biopsia de intestino delgado anormal. O tratamento é um curso prolongado de tetraciclina (250 mg VO, 4 vezes/dia) ou doxiciclina (100 mg

VO, 2 vezes/dia), ácido fólico (5 mg/dia VO) e, com deficiência coexistente, injeções de vitamina $B_{12}$ (1.000 µg/semana) até que os sintomas desapareçam. Recidiva ou reinfecção ocorre em 20%, principalmente em nativos dos trópicos.

### GIARDIA LAMBLIA
A infecção por Giardia lamblia (ver Capítulo 330), a protozoose mais comum nos EUA, pode causar má absorção em indivíduos infectados com muitos trofozoítos, especialmente os hospedeiros imunocomprometidos ou deficientes em IgA. A má absorção ocorre quando muitos microrganismos cobrem o epitélio e causam inflamação da mucosa, que resulta em achatamento das vilosidades e diminuição da área de superfície de absorção. As fezes nesse estágio da infecção costumam ser negativas para ovos e parasitas em decorrência da fixação de microrganismos no intestino delgado proximal. O diagnóstico pode ser feito por PCR, ELISA de captura de antígeno fecal ou biopsia duodenal.

### VÍRUS DA IMUNODEFICIÊNCIA HUMANA
Diarreia, má absorção e emaciação são comuns em indivíduos com AIDS, mas são observados com menos frequência com a terapia antirretroviral aprimorada (ver Capítulo 366). Em pacientes que estão recebendo terapia antirretroviral altamente ativa, é mais provável que a diarreia seja causada por inibidores da protease do que por infecção entérica.

A má absorção geralmente é causada por infecção por Cryptosporidium, complexo Mycobacterium avium-intracellulare, I. belli ou microsporídios. A enteropatia da AIDS (um termo usado quando nenhum microrganismo é identificado) também pode causar má absorção. Mecanismos de má absorção e diarreia incluem atrofia das vilosidades, aumento da permeabilidade intestinal, trânsito rápido pelo intestino delgado (em pacientes com protozooses) e dano ultraestrutural de enterócitos (na enteropatia da AIDS). Nos indivíduos com AIDS e diarreia, os resultados da absorção fecal de gordura são frequentemente anormais. Os níveis séricos de albumina, vitamina $B_{12}$ e zinco costumam ser baixos. A deficiência de vitamina $B_{12}$ é causada principalmente por doença ileal, mas o fator intrínseco baixo e a transcobalamina II diminuída podem ser fatores contribuintes. O manejo da má absorção deve se concentrar na restauração do sistema imunológico, tratando a infecção pelo HIV subjacente com terapia antiviral. Se possível, o microrganismo agressor deve ser tratado com antibióticos. Se o microrganismo não puder ser erradicado, o resultado é diarreia crônica e má absorção; o tratamento nesses casos consiste em agentes antimotilidade e uma dieta com baixo teor de gordura sem lactose. A terapia de reposição enzimática pancreática pode ser tentada em indivíduos infectados pelo HIV que estejam recebendo terapia antirretroviral altamente ativa ou análogos de nucleosídios e que tenham má absorção de gordura de origem obscura. Se forem necessárias calorias suplementares, os suplementos orais líquidos pré-digeridos e com alto teor de triglicerídeos de cadeia média (semielementares) são mais bem tolerados. As deficiências de vitaminas e minerais devem ser rastreadas e tratadas.

### DOENÇA DE WHIPPLE
A doença de Whipple (ver Capítulos 133 e 259), uma causa rara de má absorção, manifesta-se com queixas gastrintestinais em associação com sintomas sistêmicos, como febre, dor nas articulações ou manifestações neurológicas.[18] Aproximadamente um terço dos pacientes tem envolvimento cardíaco, mais comumente endocardite com cultura negativa. Ocasionalmente, os indivíduos apresentam doença ocular ou neurológica sem sintomas gastrintestinais. Os homens são acometidos mais comumente do que as mulheres, principalmente os homens brancos. O organismo responsável por causar a doença de Whipple é um actinomiceto gram-positivo, Tropheryma whippelii. A epidemiologia e patogenia da doença de Whipple são mal compreendidas. A prevalência da doença é maior em agricultores do que em outros trabalhadores, o que sugere que o organismo vive no solo. Usando PCR, T. whippelii foi detectado em esgotos e em amostras de biopsia duodenal, suco gástrico, saliva, urina,[18b] e fezes de indivíduos sem doença clínica. Não se sabe se o último representa um estado de portador ou a presença de microrganismos não patogênicos. Defeitos imunológicos, IL-16 e uma associação com o gene HLA-B27 podem ser fatores de doença. A biopsia do intestino delgado mostra embotamento das vilosidades e infiltração da lâmina própria com macrófagos grandes que se coram positivamente com o método de ácido periódico de Schiff e são preenchidos com o organismo. É importante distinguir esses macrófagos de macrófagos infectados com o complexo M. avium-intracellulare, que apresentam coloração positiva na coloração acidorresistente e são encontrados em indivíduos com AIDS. O tratamento é com um curso prolongado de antibióticos de amplo espectro (p. ex., ceftriaxona 2 g/dia IV ou meropeném 1 g IV, 3 vezes/dia; em seguida, trimetoprima 160 mg e sulfametoxazol 800 mg VO, 2 vezes/dia durante 1 ano ou trimetoprima 160 mg e sulfametoxazol 800 mg VO, 2 vezes/dia durante 1 ano). Ocorrem recidivas, mas o tratamento inicial com ceftriaxona ou meropeném parenteral parece estar associado a uma baixa taxa de recidiva.

### DOENÇA DO ENXERTO VERSUS HOSPEDEIRO
A diarreia ocorre com frequência após o transplante de medula óssea ou células-tronco alogênicas (ver Capítulo 168). Imediatamente após o transplante, a diarreia é causada pelos efeitos tóxicos da terapia citorredutora no epitélio intestinal. De 20 a 100 dias após o transplante, a diarreia geralmente é causada por DEVH ou infecção. Pacientes com DEVH apresentam, clinicamente, erupção cutânea, colestase hepática, mucosite bucal, anorexia, náuseas, vômitos, cólicas abdominais e diarreia. O diagnóstico de DEVH no trato gastrintestinal pode ser feito por biopsia do estômago, intestino delgado ou cólon. Em casos leves, a mucosa parece normal na inspeção endoscópica, mas a apoptose da glândula gástrica ou das células da cripta pode ser encontrada na biopsia. Em casos graves, a desnudação do epitélio intestinal resulta em diarreia e má absorção e frequentemente requer suporte nutricional parenteral. A octreotida (50 a 250 µg SC, 3 vezes/dia) pode ser útil no controle da diarreia volumosa. O tratamento da DEVH é feito com esteroides e globulina antitimócito combinados com suporte nutricional parenteral até o retorno da função intestinal.

### SÍNDROME DO INTESTINO CURTO
A má absorção causada pela ressecção do intestino delgado ou bypass cirúrgico é chamada de síndrome do intestino curto. As causas mais comuns nos EUA são a ressecção maciça do jejuno, decorrente do intestino estrangulado, vólvulo ou isquemia (mesentérica ou após cirurgia intra-abdominal) e exclusão jejunal, em razão de cirurgia de bypass gástrico. A síndrome do intestino curto resultante da doença de Crohn e enterite por radiação agora é menos comum em decorrência de melhora das terapias clínicas e de radiação. A gravidade da má absorção depende do local e da extensão da ressecção; da capacidade de hiperplasia adaptativa, dilatação e alongamento; e da função do intestino residual. Os mecanismos de má absorção após a ressecção do intestino delgado incluem uma diminuição da área de superfície de absorção, diminuição da concentração luminal de sais biliares, trânsito rápido e crescimento bacteriano excessivo. A ressecção jejunal limitada geralmente é mais bem tolerada porque a absorção de sal biliar e vitamina $B_{12}$ permanece normal. A ressecção ileal é menos tolerada em razão das consequências da perda de sais biliares e à capacidade limitada do jejuno de sofrer hiperplasia adaptativa. A hiperplasia adaptativa no intestino delgado residual após a ressecção depende de nutrientes, secreções endógenas (suco pancreático e biliar), fatores locais (peptídios trifólio, prostaglandinas, poliaminas), hormônio de crescimento e fatores de crescimento (fator de crescimento epidérmico [EGF], fator de crescimento do tipo insulina-1 [IGF1], fator α de crescimento transformador [TGF-α], IL-11). O peptídio-2 semelhante ao glucagon (GLP2) produzido nas células L no íleo terminal e no cólon é um potente estimulante da hiperplasia adaptativa no jejuno em resposta a uma refeição. Usando a tecnologia de células-tronco intestinais, os organoides epiteliais foram cultivados com sucesso em sistemas de cultura, mas a regeneração intestinal ainda não foi realizada.

Quando menos de 100 cm de jejuno permanecem, o cólon assume um papel importante na recuperação calórica e reabsorção de líquidos. Os carboidratos mal absorvidos são digeridos pelas bactérias do cólon em ácidos graxos de cadeia curta, que são absorvidos no cólon.

### TRATAMENTO
A nutrição parenteral pode ser evitada por uma dieta rica em carboidratos complexos, soluções de reidratação oral e agentes redutores de ácido e antimotilidade.[19] Em comparação, os indivíduos com menos de 100 cm de jejuno e nenhum cólon apresentam altas saídas de jejunostomia e frequentemente requerem administração intravenosa de líquidos ou nutrição parenteral para sobreviver. Esses indivíduos perdem sódio, cloreto,

bicarbonato, magnésio, zinco e água em seus efluentes de ostomia. As modificações dietéticas devem incluir uma dieta rica em sal e nutrientes fornecida em pequenas refeições. Uma solução de reidratação oral com concentração de sódio de 75 a 90 mmol/ℓ é mais bem absorvida. São necessárias vitaminas orais e doses de minerais maiores do que as doses diárias recomendadas pelos EUA (Tabela 131.8). A vitamina $B_{12}$ deve ser administrada por via parenteral (500 a 1.000 µg SC, todos os meses). As deficiências de magnésio são frequentemente difíceis de repor com magnésio oral e, razão de seu efeito osmótico no lúmen intestinal. Uma preparação líquida de magnésio adicionada a uma solução de reidratação oral e tomada ao longo do dia pode minimizar as perdas de líquido induzidas pelo magnésio. Agentes antimotilidade potentes, como tintura de ópio (0,5 a 1 mℓ VO, 4 vezes/dia) ou morfina líquida 20 mg/mℓ (1 mℓ VO, 4 vezes/dia), muitas vezes são necessários para retardar o trânsito e maximizar o tempo de contato para a absorção de nutrientes. As saídas de jejunostomia de alto volume podem ser diminuídas pela inibição das secreções endógenas com um inibidor da bomba de prótons (p. ex., omeprazol, 40 mg VO, 1 ou 2 vezes/dia, ou lansoprazol, 30 mg VO, 1 ou 2 vezes/dia) e, em casos graves, octreotida (100 a 250 µg SC, 3 vezes/dia; se eficaz, converta para uma dosagem mensal equivalente de longa ação). O benefício da octreotida pode ser compensado por seu potencial de inibir a adaptação intestinal e comprometer a secreção de enzimas pancreáticas com doses superiores a 300 µg/dia.

Nos casos mais graves, as calorias suplementares devem ser fornecidas por nutrição enteral noturna ou nutrição parenteral. O tratamento com hormônio do crescimento (0,1 mg/kg/dia SC) com ou sem glutamina (30 g/dia VO) por 4 semanas pode reduzir as necessidades de nutrição parenteral em pacientes que tiveram ressecções intestinais maciças. Teduglutida (0,05 mg/kg/dia SC), um análogo do peptídio-2 semelhante ao glucagon que estimula a hiperplasia adaptativa no intestino remanescente após a ressecção, reduz as necessidades de nutrição parenteral. O transplante de intestino delgado deve ser considerado para indivíduos que necessitam de nutrição parenteral para sobreviver e então desenvolvem doença hepática progressiva ou problemas de acesso venoso.[20]

### PROGNÓSTICO

As complicações a longo prazo incluem doença óssea, cálculos renais (cálculos de oxalato se o cólon estiver presente, cálculos de urato com jejunostomia), cálculos biliares, crescimento bacteriano excessivo, deficiências de vitaminas lipossolúveis, deficiência de ácidos graxos essenciais e acidose D-láctica.

#### Doenças que comprometem a distribuição de nutrientes para a circulação sistêmica

Os lipídios insolúveis (presentes nos quilomícrons) são exocitados através da membrana basolateral das células epiteliais para os linfáticos intestinais. De lá, eles entram nos vasos linfáticos mesentéricos e na circulação geral pelo ducto torácico. Monômeros de açúcar, aminoácidos e ácidos graxos de cadeia média são transportados através da membrana basolateral das células epiteliais intestinais para os capilares e para a circulação portal. Os monômeros de açúcar são transportados através da membrana basolateral pela isoforma do transportador de glicose facilitadora (GLUT2) e os aminoácidos por transportadores de aminoácidos facilitadores (e-Figura 131.1C).

#### COMPROMETIMENTO DA DRENAGEM LINFÁTICA

Doenças que causam obstrução linfática intestinal, como linfangiectasia congênita primária (má união dos linfáticos intestinais) e doenças que resultam em linfangiectasia secundária (linfoma, tuberculose, sarcoma de Kaposi, fibrose retroperitoneal, pericardite constritiva, insuficiência cardíaca grave) resultam em má absorção de gordura. O aumento da pressão nos vasos linfáticos intestinais leva ao vazamento e às vezes à ruptura da linfa para o lúmen intestinal, com perda de lipídios, gamaglobulinas, albumina e linfócitos. O diagnóstico de linfangiectasia pode ser feito por biópsia intestinal, mas a causa específica pode ser mais difícil de identificar. Indivíduos com linfagiectasia não absorvem de modo satisfatório gordura e vitaminas lipossolúveis e têm perda de proteína para o lúmen intestinal. A apresentação mais comum é o edema hipoproteinêmico. O manejo nutricional inclui dieta com baixo teor de gordura e suplementação com triglicerídeos de cadeia média (TCM), que são absorvidos diretamente na circulação porta. Vitaminas lipossolúveis devem ser administradas se houver deficiência.

## MÁ ABSORÇÃO E DIARREIA CONGÊNITAS

Várias doenças congênitas, principalmente autossômicas recessivas, alteram a digestão de nutrientes, o transporte de células epiteliais ou a arquitetura epitelial das vilosidades. Essas doenças geralmente se manifestam nas primeiras semanas de vida e podem se tornar alvos para a terapia com células-tronco.[21]

Mutações em dissacaridases de açúcar incluem deficiências de lactase (raro), sacarose-isomaltase, maltase-glicoamilase e trealase (digere trealose em cogumelos). Esses distúrbios são caracterizados por diarreia osmótica quando o açúcar agressor é introduzido na dieta. O diagnóstico é feito por um baixo pH das fezes (decorrente da conversão do açúcar mal-absorvido em ácidos graxos de cadeia curta pelas bactérias do cólon), redução da atividade enzimática na biópsia duodenal e testagem genética. O tratamento consiste em ingerir fontes alternativas de carboidratos. A deficiência congênita de enteroquinase (enteropeptidase) causa grave má absorção de proteínas em razão da incapacidade de ativar o tripsinogênio e outras proteases pancreáticas no lúmen intestinal. O tratamento é feito com enzimas pancreáticas suplementares.

Defeitos nas proteínas de transporte epitelial incluem má absorção congênita de glicose-galactose (mutação no gene *SGLT1*) que resulta em grave má absorção de carboidratos. Diarreias relacionadas com distúrbios congênitos do cloreto e do sódio são distúrbios autossômicos recessivos raros causados por mutações no $Cl^-/HCO^-$ (*SLC26*) epitelial e no trocador $Na^+/H^+$ (*SCL9, GUCY2C*), respectivamente. Esses distúrbios causam polidrâmnio materno e alças intestinais cheias de líquido no útero, bem como diarreia grave ao nascimento. O diagnóstico no recém-nascido é feito por níveis elevados de cloreto nas fezes e alcalose metabólica na diarreia congênita por cloreto, níveis elevados de sódio nas fezes e acidose metabólica na diarreia sódica congênita e teste genético.

A abetalipoproteinemia é decorrente de defeitos na formação de quilomícrons e exocitose na membrana basolateral das células epiteliais intestinais, necessários para a liberação de lipídios para a circulação sistêmica. Mutações na proteína de transferência de triglicerídeo microssomal (MTTP), gene da apolipoproteína B e SAR1B (desencadeia a produção de proteína protetora de revestimento de vesículas no retículo endoplasmático) resultam na retenção de quilomícrons nas células epiteliais. Crianças com esse distúrbio apresentam má absorção de gordura e as consequências da deficiência de vitamina E (retinopatia e degeneração espinocerebelar). Os exames bioquímicos mostram níveis plasmáticos baixos de apoproteína B, triglicerídeos e colesterol. As anormalidades lipídicas da membrana resultam em acantose dos glóbulos vermelhos (equinócitos). A biópsia intestinal, que é diagnóstica, é caracterizada pelo ingurgitamento das células epiteliais com gotículas lipídicas. O tratamento é feito com uma dieta com baixo teor de gordura contendo triglicerídeos de cadeia média e altas doses de vitaminas lipossolúveis, especialmente vitamina E.

Mutações homozigóticas de perda de função no gene que codifica o CD55 causam enteropatia perdedora de proteínas, frequentemente acompanhada por linfangiectasia intestinal primária, edema decorrente de hipoproteinemia e má absorção. Os indivíduos acometidos podem frequentemente ter infecções recorrentes e doença tromboembólica angiopática.

Defeitos na estrutura das células epiteliais das vilosidades manifestam-se ao nascimento com má absorção grave. A doença de inclusão de microvilosidades é causada por defeitos no transporte intraepitelial de proteínas celulares e na polarização epitelial. Mutações foram identificadas na proteína motora tipo 5 da miosina (MYO5B) e nos genes da sintaxina-3 (STX3). A enteropatia em tufos é caracterizada por enterócitos desorganizados nas pontas das vilosidades (tufos). Mutações foram identificadas em *EpCAM* e *SPINK2*, sugerindo distúrbios na formação de junções de oclusão. A maioria dos lactentes com esses distúrbios requer nutrição parenteral ou transplante de intestino delgado para sobreviver.

## DIARREIA LÍQUIDA

A diarreia líquida pode ser causada por mecanismos osmóticos, secretores, inflamatórios ou frequentemente combinados (ver Figura 131.3).

### Ingestão de solutos não absorvíveis ou pouco absorvíveis

#### DIARREIAS POR MAGNÉSIO E FOSTATO E SULFATO DE SÓDIO

Magnésio, fosfato e sulfato são minerais de absorção precária. Os indivíduos que ingerem quantidades significativas de antiácidos à base de magnésio ou suplementos multiminerais e multivitamínicos de alta potência ou aqueles que ingerem clandestinamente laxantes contendo magnésio ou laxantes aniônicos não absorvíveis, como $Na_2PO_4$ (fosfato neutro) ou $Na_2SO_4$ (sal de Glauber ou Carlsbad), podem desenvolver diarreia líquida induzida osmoticamente que pode ser de alto volume.

### DIARREIA POR SORBITOL E FRUTOSE

Alimentos dietéticos, chicletes, balas e elixires de medicamentos adoçados com sorbitol, que é um carboidrato não absorvível, podem causar diarreia. O consumo excessivo de peras, ameixas, pêssegos e suco de maçã, que também contêm sorbitol e frutose, um açúcar pouco absorvível, pode resultar em diarreia. A maioria dos refrigerantes agora é adoçada com xarope de milho contendo frutose e pode causar diarreia quando ingeridos em altas concentrações.

### Trânsito intestinal rápido

Uma pequena quantidade de carboidratos na dieta não é absorvida pelo intestino delgado normal. As dietas ricas em carboidratos e pobres em gordura podem possibilitar esvaziamento gástrico rápido e motilidade rápida do intestino delgado, levando à má absorção de carboidratos e diarreia osmótica. O tempo de trânsito rápido também ocorre na tireotoxicose (ver Capítulo 213). Em razão da produção de $H_2$ e gás de dióxido de carbono pelas bactérias do cólon, gases abdominais e cólicas podem ser os sintomas predominantes.

### Diarreia por má absorção de ácidos biliares

A má absorção ileal de sais biliares resulta na estimulação da secreção do líquido colônico e diarreia líquida. Três tipos de má absorção de ácido biliar induzem diarreia. O tipo 1 ocorre quando a doença grave (p. ex., doença de Crohn), ressecção ou desvio do íleo distal possibilita aos sais biliares escapar da absorção (ver anteriormente). O tipo 2 pode ser congênito: raramente decorrente de um defeito no transportador intestinal de ácido biliar de sódio, mas mais comumente em decorrência do aumento da produção de sal biliar (associado a níveis diminuídos de fator de crescimento de fibroblastos 19 [FGF19], um fator de crescimento de fibroblastos intestinal que normalmente diminui a regulação da síntese de sal biliar no fígado e níveis aumentados de 7-alfa-hidroxi-4-colesten-3-ona [C4], que é um marcador da síntese de ácido biliar, no sangue). O resultado é o aumento da produção de sal biliar que supera a reabsorção no íleo. O tipo 3 é causado por várias condições, como colecistectomia anterior, doença celíaca, insuficiência pancreática, colite microscópica, crescimento bacteriano excessivo, cirurgia gástrica ou vagotomia. Os mecanismos postulados incluem um problema de armazenamento de sais biliares, aumento da produção, diminuição da reciclagem ou saturação da absorção.

Atualmente, acredita-se que a diarreia primária (tipo 2) de ácido biliar seja responsável por até 30% dos casos de síndrome do intestino irritável ou funcional com diarreia crônica (ver Capítulo 128).[22] O diagnóstico é feito pelo teste marcado com selênio-ácido homocólico-taurina ([75]SeHCAT) (Tabela 131.6), uma coleta de fezes de 48 horas para ácidos biliares em uma dieta rica em gordura ou exames de sangue que medem os níveis de FGF19 e C4.[23]

> **TRATAMENTO**
>
> A diarreia causada pelos tipos 1 e 2 frequentemente responde à colestiramina (2 a 4 g VO, 2 a 4 vezes/dia), colestipol (5 g VO, 2 ou 3 vezes/dia) ou o aglutinante de sal biliar mais potente e mais bem tolerado, colesevelam (comprimido de 625 mg VO, 2 a 6 vezes/dia). O ácido obeticólico (25 mg/dia VO), um agonista do receptor farnesoide X que estimula a produção de FGF19, pode diminuir a frequência da diarreia por ácido biliar.[24] A deficiência de vitaminas lipossolúveis é um risco potencial com o uso crônico de ligantes de sais biliares. Embora muitos pacientes com tipo 3 respondam à colestiramina ou ao colesevelam, alguns não respondem. Nesses pacientes, fármacos que alteram a motilidade, como opiáceos (p. ex., loperamida, 2 a 4 mg VO, 2 a 4 vezes/dia) e anticolinérgicos (p. ex., sulfato de hiosciamina, 0,125 a 0,250 mg VO, 2 a 4 vezes/dia) podem ser benéficos.

## DIARREIAS VERDADEIRAMENTE SECRETORAS

Doenças endócrinas que podem causar diarreias secretoras (Figura 131.3) incluem tumores carcinoides (ver Capítulo 219), gastrinomas (ver Capítulo 219), VIPomas do pâncreas (ver Capítulo 219) e carcinoma medular da tireoide (ver Capítulo 213). A diarreia também é observada em 60 a 80% dos pacientes com mastocitose sistêmica (ver Capítulo 240). A diarreia resultante de gastrinoma é distinta por ser causada por altos volumes de secreção de ácido clorídrico que sobrecarregam a capacidade reabsortiva do cólon e por má digestão de gordura decorrente da inativação do pH da lipase pancreática e da precipitação de sais biliares.

### Adenomas vilosos

Adenomas vilosos grandes (4 a 18 cm), particularmente no reto ou ocasionalmente no cólon sigmoide, podem causar diarreia secretora de 500 a 3.000 mℓ/24 h, caracterizada por hipopotassemia, fezes ricas em cloreto e alcalose metabólica. O aumento do número de células caliciformes e o aumento da prostaglandina $E_2$ são responsáveis pela diarreia. A perda de cloro nas fezes e a alcalose metabólica também são encontradas na cloridorreia congênita, que é causada por um defeito no transportador intestinal de $Cl^-/HCO_3^-$. A alcalose metabólica distingue essas duas diarreias da maioria das outras diarreias que causam acidose metabólica. Um adenoma viloso geralmente é diagnosticado por colonoscopia. O antagonista da prostaglandina indometacina (25 a 100 mg/dia VO) reduz a diarreia em alguns pacientes; a ressecção é curativa.

### Diarreia relacionada com diabetes melito

A obstipação é mais comum do que a diarreia em diabéticos. Diarreia líquida de alto volume, geralmente com incontinência noturna, ocorre em 20% dos pacientes com diabetes melito do tipo 1 mal controlado. Esses pacientes geralmente apresentam neuropatia, nefropatia e retinopatia concomitantes. A diarreia pode ser decorrente de várias causas, como doença celíaca, incontinência anal, crescimento excessivo de bactérias relacionado com dismotilidade, medicamentos (metformina, acarbose) e neuropatia autônoma. Se nenhuma causa específica for encontrada, a clonidina (dose inicial de 0,1 mg VO, 2 vezes/dia e titulada lentamente até uma dose máxima de 0,5 a 0,6 mg VO, 2 vezes/dia) pode ser útil. Pacientes com neuropatia frequentemente apresentam comprometimento da função do esfíncter anal, e altas doses de loperamida (4 mg VO, 4 vezes/dia) podem melhorar a incontinência.

### Diarreia alcoólica

A diarreia relacionada à ingestão de álcool (ver Capítulo 30) pode ser causada por trânsito intestinal rápido, diminuição da secreção biliar e pancreática, deficiências nutricionais como folato ou vitamina $B_{12}$, ou neuropatia entérica relacionada com o álcool. A diarreia pode ser aguda com consumo excessivo de álcool etílico ou pode ser crônica e líquida e persistir por dias ou semanas. A diarreia desaparece lentamente com a abstinência de álcool, nutrição adequada e reposição das deficiências de vitaminas.

### Diarreia factícia

Aproximadamente 30% dos pacientes encaminhados para centros terciários têm diarreia crônica por abuso de laxantes. A diarreia geralmente é grave e líquida, geralmente com sintomas noturnos. Alguns pacientes podem apresentar dor abdominal, perda de peso, náuseas, vômitos, miopatia hipopotassêmica e acidose. Os volumes fecais variam de 300 a 3.000 mℓ/dia, dependendo da dose de laxante ingerida. Nos EUA, o bisacodil é a causa mais comum. Outros culpados incluem antraquinona (sena, cáscara, babosa, ruibarbo) ou laxantes osmóticos (fosfato neutro, sais de Epsom e citrato de magnésio). Alguns pacientes abusam de outros agentes que causam diarreia, como os diuréticos furosemida e o ácido etacrínico.

Mais de 90% dos usuários de laxantes são mulheres com transtornos alimentares subjacentes, como anorexia nervosa ou bulimia (ver Capítulo 206), ou mulheres de meia-idade com histórico médico complicado e que costumam trabalhar na área da saúde. Em pacientes com diarreia inexplicada, deve-se realizar rastreamento de laxantes nas fezes e na urina (ver adiante) para descartar essa síndrome antes que uma avaliação médica meticulosa seja realizada para outras causas de diarreia crônica.

### Diarreia secretora idiopática crônica

Em um pequeno subgrupo de pacientes com diarreia secretora, nenhuma causa é encontrada, apesar de uma avaliação extensa. Esses casos são rotulados como diarreia secretora idiopática crônica. Na maioria dos pacientes, a diarreia desaparece em 6 a 24 meses, o que sugere uma possível diarreia pós-infecciosa ou de Brainerd. Se nenhum diagnóstico for encontrado após exames completos e uma pesquisa de abuso de laxantes sub-reptícios, justifica-se uma tentativa terapêutica com fármacos que ligam os sais biliares (p. ex., colestiramina, 4 g VO antes das refeições, 3 vezes/dia, ou o colesevelam mais potente, comprimido de 625 mg, 2 a 6 vezes/dia) ou opiáceos (p. ex., loperamida, 2 mg VO, 4 vezes/dia, dose máxima de 16 mg/dia).

## DIARREIAS INFLAMATÓRIAS

A diarreia resultante da inflamação é caracterizada por fezes líquidas ou com sangue, leucócitos fecais e perda de proteína nas fezes (Figura 131.3).

### Doença inflamatória intestinal

Ver Capítulo 132.

### Gastrenterite eosinofílica

A gastrenterite eosinofílica é uma condição cada vez mais reconhecida de etiologia desconhecida, caracterizada pela infiltração de eosinófilos na mucosa, músculo ou camadas serosas do trato gastrintestinal.[25] Aproximadamente 50% dos pacientes têm história pregressa de atopia. A infestação por nematódeos (ver Capítulo 335) deve ser excluída antes que esse diagnóstico seja feito. A diarreia ocorre em 30 a 60% dos pacientes com doença da mucosa. Pacientes com envolvimento da camada muscular geralmente apresentam dor abdominal, náuseas e vômitos, indicativos de obstrução pilórica ou obstrução intestinal. Eosinofilia periférica é encontrada na maioria dos pacientes. A doença pode envolver todo o sistema digestório, do esôfago ao ânus, ou pode ser isolada em um segmento. Com envolvimento difuso, os pacientes podem apresentar esteatorreia, enteropatia perdedora de proteínas e perda de sangue.

O manejo inclui uma dieta de eliminação baseada em testes de alergia ou uma dieta elementar. Budesonida (9 mg/dia VO) ou prednisona (0,5 a 1 mg/kg/dia VO) é bastante efetiva, mas as recidivas são comuns quando os corticosteroides são reduzidos. Agentes antieosinófilos direcionados (p. ex., terapias anti-IL-5) estão sob investigação.

### Colite microscópica (colagenosa e linfocítica)

Essas duas condições, conhecidas coletivamente como *colite microscópica*, podem ou não ser a mesma doença ou variantes da mesma doença.[26] A colite linfocítica é igualmente prevalente em homens e mulheres, enquanto a colite colagenosa ocorre 10 vezes mais frequentemente em mulheres de meia-idade ou idosas. Essas condições podem estar associadas a doenças autoimunes ou ao uso de AINE. Há um aumento da prevalência (5%) de colite microscópica entre os indivíduos com doença celíaca. Essas doenças podem ser classificadas como diarreias inflamatórias ou secretoras. Foi relatada relação epidemiológica com medicamentos como AINEs, bloqueadores do receptor $H_2$, inibidores da bomba de prótons, ISRS e tabagismo, e níveis elevados de prostaglandina luminal podem causar diarreia. Infecções entéricas, hipersensibilidade alimentar e bile intraluminal foram propostas como gatilhos para a liberação de prostaglandina dos linfócitos.

Os agentes antidiarreicos como a loperamida (2 mg VO, 4 vezes/dia) são a base da terapia para diarreia leve, que geralmente tem um curso benigno e autolimitado. Budesonida (4,5 a 9 mg/dia VO)[26b] é a terapia mais efetiva. A10 Em pacientes que não a toleram ou não respondem a ela, uma alternativa é a terapia com subsalicilato de bismuto (8 comprimidos mastigáveis de 262 mg/dia VO). Pacientes com doença refratária podem requerer corticosteroides (p. ex., prednisona, 40 mg/dia VO), um ensaio de azatioprina ou anticorpos anti-TNF-α.

### Alergia alimentar

As alergias ou sensibilidades alimentares, principalmente ao leite de vaca e à proteína de soja, são uma causa bem estabelecida de enterocolite em crianças, com uma frequência estimada de 5%. Cólicas abdominais, diarreia e às vezes vômitos ocorrem logo após a ingestão do alergênio (ver Capítulo 238). O papel da alergia alimentar em causar diarreia em adultos é menos claro em razão da falta de um exame diagnóstico confiável. Os testes de alergia têm uma correlação fraca com a alergia intestinal. Os alergênios alimentares mais comuns são leite, soja, ovos, frutos do mar, nozes e trigo. As dietas de eliminação sequencial podem ser diagnósticas e terapêuticas.

## ENTERITE POR RADIAÇÃO

Os pacientes que recebem radioterapia pélvica para neoplasias malignas do sistema urogenital feminino ou da próstata masculina podem desenvolver enterocolite crônica por radiação 6 a 24 meses após doses totais de radiação maiores que 40 a 60 Gy (ver Capítulos 17 e 133), mas os sintomas podem se desenvolver até 20 anos após o tratamento. As anormalidades iniciais incluem aumento nos mediadores inflamatórios, aumento na estimulação colinérgica do tecido intestinal e apoptose das células endoteliais que precede a apoptose das células epiteliais. O último achado sugere que a lesão vascular é o evento primário. A diarreia pode ser causada por má absorção de ácido biliar se o íleo estiver danificado, por crescimento excessivo de bactérias se a radiação causar pequenas estenoses intestinais ou *bypass*, ou por inflamação crônica induzida por radiação do intestino delgado e cólon. O trânsito rápido também pode contribuir para má absorção e diarreia.

### TRATAMENTO

O tratamento geralmente é insatisfatório. Anti-inflamatórios (sulfassalazina, corticosteroides) e antibióticos têm sido experimentados com pouco sucesso. Colestiramina (4 g VO, 3 vezes/dia) e AINE (p. ex., naproxeno, 250 a 500 mg VO, 2 vezes/dia) podem ajudar, assim como os opiáceos (loperamida, 2 mg VO, 4 vezes/dia, ou loperamida-*N*-óxido, 3 mg VO, 2 vezes/dia).

## GASTRENTEROPATIA PERDEDORA DE PROTEÍNAS

Grave perda de proteínas pelo sistema digestório pode ser causada por doenças da mucosa, como linfangiectasia, obstrução linfática, infecção bacteriana ou parasitária, gastrite (ver Capítulo 130), câncer gástrico, colite colagenosa, doença inflamatória intestinal (ver Capítulo 132), doença celíaca, sarcoidose (ver Capítulo 89), linfoma (ver Capítulo 176), tuberculose (ver Capítulo 308), doença de Ménétrier (ver Capítulo 183), gastrenterite eosinofílica e alergias alimentares. Várias doenças extraintestinais, como lúpus eritematoso sistêmico (ver Capítulo 250), insuficiência cardíaca (ver Capítulo 52) e pericardite constritiva (ver Capítulo 68), também podem ser a causa. Pacientes com lúpus eritematoso sistêmico (ver Capítulo 250) podem apresentar enteropatia perdedora de proteínas como única manifestação de sua doença. O tratamento concentra-se na doença subjacente.

## OUTRAS DOENÇAS

Embora a trombose mesentérica aguda arterial ou venosa manifeste-se como diarreia aguda com sangue, a isquemia vascular mesentérica crônica (ver Capítulo 134) pode se manifestar como diarreia líquida. A tuberculose gastrintestinal (ver Capítulo 308) e a histoplasmose (ver Capítulo 316) manifestam-se como diarreia que pode ser sanguinolenta ou aquosa, assim como determinadas doenças imunológicas, como a síndrome de Behçet e a síndrome de Churg-Strauss. Todas essas doenças podem ser diagnosticadas erroneamente como doença inflamatória intestinal (ver Capítulo 132). Enterocolite neutropênica, uma ileocolite que ocorre em pacientes com neutropenia e leucemia, às vezes é causada por infecção por *C. difficile*.

### TRATAMENTO DA DIARREIA CRÔNICA

#### Terapia antidiarreica

Os agentes antidiarreicos são de dois tipos: aqueles usados para diarreias leves a moderadas e aqueles usados para diarreias secretoras graves. Uma grande deficiência dos opiáceos, os agentes antidiarreicos mais comumente prescritos, é que não têm efeito antissecretor. Em vez disso, diminuem a motilidade intestinal, possibilitando, assim, maior tempo de contato com a mucosa para melhorar a absorção de líquido. A exceção é o racecadotrila, um inibidor da encefalinase, que bloqueia a secreção do líquido intestinal sem afetar a motilidade.

Os agentes formadores de massa (*Psyllium* 7 g em 240 mℓ de água VO até 5 vezes/dia e metilcelulose, 3 a 6 comprimidos VO, 2 vezes/dia com 300 mℓ de água) atuam ligando a água e aumentando a consistência das fezes.

A pectina demonstrou ter atividade pró-absorção. Esses agentes podem ser úteis em pacientes com incontinência fecal. Os subsalicilatos de bismuto (524 mg VO a cada hora até oito doses diárias) têm efeitos antissecretores e antimotilidade leves e são efetivos e seguros em diarreias leves.

Os opiáceos podem ser sintomaticamente úteis em diarreias leves a moderadas. A tintura paregórica desodorizada de ópio, codeína e difenoxilato com atropina foi amplamente suplantada pela loperamida. A loperamida não atravessa a barreira hematencefálica e tem alto metabolismo de primeira passagem no fígado; tem alta razão entre as doses terapêuticas e tóxicas e é essencialmente desprovida de potencial de dependência. É segura em adultos, mesmo em doses totais de 24 mg/dia. A dose usual é de 2 a 4 mg VO, 2 a 4 vezes/dia. Os opiáceos podem ser prejudiciais em pacientes com diarreias graves porque grandes volumes de líquido podem se acumular no lúmen intestinal (terceiro espaço) e a eliminação de fezes deixa de ser um indicador confiável para repor as perdas de líquido. Os efeitos da antimotilidade são um problema nas diarreias infecciosas porque a estase pode aumentar a invasão bacteriana e retardar a eliminação dos microrganismos do intestino. Opiáceos e anticolinérgicos também são perigosos na doença inflamatória intestinal grave ou infecção grave por *C. difficile*, em que podem precipitar o megacólon.

Os agentes antidiarreicos usados para o tratamento de diarreias secretoras e inflamatórias graves geralmente apresentam perfis com efeitos colaterais mais graves. O análogo da somatostatina octreotida (dose inicial, 100 a 600 μg SC em duas a quatro doses divididas diariamente; dose máxima, 1.500 μg diariamente) diminui a diarreia na síndrome carcinoide e em tumores neuroendócrinos porque inibe a secreção de hormônio pelo tumor. Também é eficaz no tratamento da síndrome de dumping e diarreias relacionadas com a quimioterapia. Octreotida de ação prolongada (20 a 30 mg IM, todos os meses) está disponível para dosagem uma vez ao mês. A octreotida pode suprimir a secreção de enzimas pancreáticas e piorar a diarreia; também pode ser de utilidade limitada na síndrome do intestino curto e diarreia da AIDS. Agentes como a fenotiazina e os bloqueadores dos canais de cálcio têm efeitos antissecretores leves, mas os efeitos colaterais limitam seu uso. A clonidina (dose inicial, 0,1 mg VO, 2 vezes/dia, titulada lentamente até uma dose máxima de 0,5 a 0,6 mg VO, 2 vezes/dia) é mais útil na diarreia por abstinência de opiáceos e às vezes é útil na diarreia diabética; a hipotensão postural pode limitar seu uso, principalmente em pacientes com diabetes. Alosetrona (0,5 mg VO, 2 vezes/dia durante 4 semanas, dose máxima de 1 mg VO, 2 vezes/dia) pode ser justificada para síndrome do intestino irritável com diarreia predominante grave; associações com colite isquêmica e obstipação grave limitaram seu uso. A indometacina (250 a 500 mg VO, 2 vezes/dia), um bloqueador da ciclo-oxigenase (COX) que inibe a produção de prostaglandina, é útil no tratamento de diarreias causadas por radiação aguda, AIDS ou adenomas vilosos do reto ou cólon; ocasionalmente, é útil em tumores neuroendócrinos e alergia alimentar. Para gastrenterite eosinofílica, os corticosteroides (prednisona, 20 a 40 mg/dia VO, por 7 a 10 dias) são a base da terapia, mas o cromoglicato dissódico (200 mg VO, 4 vezes/dia) também pode ser útil; as dietas de eliminação de alimentos geralmente não são efetivas. O tratamento da doença inflamatória intestinal é descrito no Capítulo 132.

### Recomendações de grau A

A1. Freedman SB, Williamson-Urquhart S, Farion KJ, et al. Multicenter trial of a combination probiotic for children with gastroenteritis. *N Engl J Med.* 2018;379:2015-2026.
A2. Schnadower D, Tarr PI, Casper TC, et al. *Lactobacillus rhamnosus* GG versus placebo for acute gastroenteritis in children. *N Engl J Med.* 2018;379:2002-2014.
A3. Wilcox MH, Gerding DN, Poxton IR, et al. Bezlotoxumab for prevention of recurrent *Clostridium difficile* infection. *N Engl J Med.* 2017;376:305-317.
A4. Kelly CR, Khoruts A, Staley C, et al. Effect of fecal microbiota transplantation on recurrence in multiply recurrent *Clostridium difficile* infection: a randomized trial. *Ann Intern Med.* 2016;165:609-616.
A5. Soares-Weiser K, Maclehose H, Bergman H, et al. Vaccines for preventing rotavirus diarrhoea: vaccines in use. *Cochrane Database Syst Rev.* 2012;11:CD008521.
A6. Severe K, Rouzier V, Anglade SB, et al. Effectiveness of oral cholera vaccine in Haiti: 37-month follow-up. *Am J Trop Med Hyg.* 2016;94:1136-1142.
A7. Riddle MS, Connor BA, Beeching NJ, et al. Guidelines for the prevention and treatment of travelers' diarrhea: a graded expert panel report. *J Travel Med.* 2017;24:S57-S74.
A8. Gatta L, Scarpignato C. Systematic review with meta-analysis: rifaximin is effective and safe for the treatment of small intestine bacterial overgrowth. *Aliment Pharmacol Ther.* 2017;45:604-616.
A9. Wilcox C, Turner J, Green J. Systematic review: the management of chronic diarrhoea due to bile acid malabsorption. *Aliment Pharmacol Ther.* 2014;39:923-939.
A10. Münch A, Bohr J, Miehlke S, et al. Low-dose budesonide for maintenance of clinical remission in collagenous colitis: a randomised, placebo-controlled, 12-month trial. *Gut.* 2016;65:47-56.

### REFERÊNCIAS BIBLIOGRÁFICAS

*As referências bibliográficas, bem como os outros materiais suplementares deste livro, encontram-se no GEN-IO, nosso ambiente virtual de aprendizagem.*

# 132
## DOENÇA INFLAMATÓRIA INTESTINAL[a]
GARY R. LICHTENSTEIN

### DEFINIÇÃO

A doença inflamatória intestinal (DII) refere-se a dois distúrbios inflamatórios idiopáticos crônicos, colite ulcerativa e doença de Crohn. Manifestações clínicas, endoscópicas e histológicas típicas são fundamentais para o diagnóstico desses distúrbios, mas nenhum achado individual é diagnóstico para uma doença ou outra. A ulceração da mucosa na doença de Crohn pode ser transmural e ocorrer em qualquer parte do sistema digestório, mais comumente no íleo distal e no cólon proximal. A alteração característica da colite ulcerativa é a ulceração contínua que começa no reto e é limitada ao cólon. Aproximadamente 10% dos pacientes com DII têm o que é chamado de "doença inflamatória intestinal indeterminada", um termo usado quando a colite de Crohn não pode ser distinguida da colite ulcerativa.

### EPIDEMIOLOGIA

A DII ocorre em todo o mundo, mas a maior incidência é encontrada na América do Norte, Reino Unido e norte da Europa. Os dados sugerem aumento da incidência e da prevalência ao longo do tempo e em diferentes regiões ao redor do mundo, embora a colite ulcerativa permaneça discretamente mais prevalente do que a doença de Crohn.[1] A incidência de colite ulcerativa na América do Norte é estimada em 19,3 por 100.000 pessoas-ano e 24,3 por 100.000 pessoas-ano na Europa, com uma prevalência de aproximadamente 285 por 100.000 pessoas na América do Norte e até 500 por 100.000 pessoas na Europa. A incidência da doença de Crohn na América do Norte é estimada em 20,2 por 100.000 pessoas-ano e 12,7 por 100.000 pessoas-ano na Europa, com uma prevalência de aproximadamente 320 por 100.000 pessoas na América do Norte e na Europa.[2]

A doença de Crohn e a colite ulcerativa podem ocorrer em qualquer idade, mas ambas têm seu pico de incidência na segunda à quarta décadas de vida, com um segundo pico na sétima década. A razão mulheres:homens tanto para a colite ulcerativa quanto para a doença de Crohn não sugere preferência por sexo.

A doença de Crohn e a colite ulcerativa são distúrbios poligênicos complexos, para os quais ter uma história familiar de DII é um fator de risco. A doença de Crohn e a colite ulcerativa ocorrem em todos os grupos étnicos e socioeconômicos, mas sua incidência é maior em caucasianos brancos e judeus de ascendência europeia oriental (judeus asquenazes). Na América do Norte e no Reino Unido, entretanto, a incidência da doença de Crohn em afro-americanos e caribenhos africanos parece estar se aproximando da incidência encontrada em brancos. Estudos com migrantes de determinados países em desenvolvimento do sul da Ásia para o Reino Unido sugerem aumento da prevalência de DII nas gerações subsequentes, provavelmente em decorrência de influências ambientais.

O tabagismo (cigarros) está associado a um pior prognóstico em pacientes com doença de Crohn, mas evolução melhorada na colite ulcerativa. Os anti-inflamatórios não esteroides (AINEs) parecem estar associados ao novo início de DII e às exacerbações da doença. A apendicectomia já foi sugerida como protetora contra o desenvolvimento de colite ulcerativa. A dieta não afeta claramente A evolução da doença inflamatória intestinal.

### BIOPATOLOGIA

Embora o fator deflagrador ("gatilho") da DII não seja conhecido, três vias principais provavelmente ativam o processo: predisposição genética, desregulação imunológica e um gatilho ambiental. Uma possível explicação é que a incapacidade do sistema imune inato de eliminar os

---
[a] N.R.T.: No Brasil, ver As Doenças Inflamatórias Intestinais na Atualidade Brasileira – Curso de atualização do GEDIIB na SBAD 2018 – Grupo de Estudos da Doença Inflamatória Intestinal do Brasil, 2018 em https://gediib.org.br/wp-content/uploads/2019/07/Livro_As-Doencas-Inflamatorias-Intestinais-na-Atualidade-Brasileira-GEDIIB-2018.pdf (acesso em 30 ago. 2021).

antígenos microbianos, combinada com o aumento da permeabilidade epitelial intestinal aos antígenos, subsequentemente leva a uma resposta imune adaptativa hiperativa.

## Genética

Dos pacientes com DII, 5 a 20% têm um parente com DII. Parentes de primeiro grau correm risco 10 a 15 vezes maior de desenvolver DII. A taxa de concordância de desenvolver doença de Crohn em gêmeos idênticos, irmãos e parentes de primeiro grau é de 50%, 0 a 3% e 5 a 10%, respectivamente. A colite ulcerativa segue padrões genéticos semelhantes, mas com taxas de risco um pouco menores. Vinte por cento dos pacientes com história familiar positiva de DII terão o tipo de doença discordante: um familiar com doença de Crohn e outro com colite ulcerativa.

Mais de 200 *loci* de suscetibilidade gênica foram associados à DII, com pelo menos 30 específicos para doença de Crohn e mais de 20 específicos para colite ulcerativa.[3] Alguns desses genes também podem estar correlacionados com a gravidade da doença. O primeiro gene descoberto como associado à doença de Crohn foi o *NOD2/CARD15*, localizado no cromossomo 16 (16q12) e expresso nas células epiteliais intestinais de Paneth, macrófagos e células dendríticas. Este gene está envolvido na expressão de um receptor intracelular que detecta o muramil dipeptídio (MDP), um componente peptidoglicano das bactérias gram-positivas. A ativação de *NOD2* leva à ativação do fator nuclear κ-B (NF-κB), que medeia a transcrição de inúmeras citocinas pró-inflamatórias. Mutação no domínio rico em leucina da proteína NOD2, que interage com o lipopolissacarídeo bacteriano, leva à falha na ativação do NF-κB e está associada ao desenvolvimento da doença de Crohn.

O gene *ATG16L1* no cromossomo 2 e o gene *IRGM* no cromossomo 5 também foram associados ao aumento da suscetibilidade à doença de Crohn. Ambos são membros de uma família de genes envolvidos na autofagia, um processo autônomo que envolve a manutenção da homeostase celular e o turnover das organelas, bem como o processamento de patógenos intracelulares, a apresentação subsequente de antígenos e a regulação da sinalização celular. Os polimorfismos do gene do receptor 4 *Toll-like* estão associados à doença de Crohn e à colite ulcerativa. Os polimorfismos do gene do receptor da interleucina-23 (IL-23) estão associados à colite ulcerativa e a um risco variado de doença de Crohn. Uma mutação de sentido errado (*missense*) da adenilciclase 7 (*ADCY7*) confere um risco maior de colite ulcerativa.[4] A proteína codificada por ADCY7 é membro de uma família de 10 enzimas que convertem ATP em cAMP. Cada membro tem padrões de expressão específicos de tecido exclusivos. ADCY7 é expresso em células hematopoéticas. Nessas células, o cAMP modula as funções imunes inatas e adaptativas, como a inibição do fator de necrose tumoral (TNF)-α da citocina pró-inflamatória. A perda da função de ADCY7 reduz a produção de cAMP, levando a uma resposta inflamatória excessiva que predispõe à colite ulcerativa. Polimorfismos de antígeno leucocitário humano (HLA) de classe II, especialmente em moléculas HLA-DR, podem conferir risco aumentado de colite ulcerativa e possivelmente de Crohn também. O gene *OCTN1* (localizado no cromossomo 5q31) e o gene *DLG5* (localizado no cromossomo 10) estão associados à doença de Crohn. *DLG5*, que codifica uma proteína estrutural importante para manter a integridade epitelial em vários órgãos, pode interagir com o gene *NOD2/CARD15* para aumentar a suscetibilidade à doença de Crohn. OCTN1 codifica um canal iônico e também aumenta o risco de doença de Crohn; mutações neste gene podem interromper os canais iônicos por meio da função alterada dos transportadores de cátions e da sinalização intercelular no epitélio intestinal.

Ainda há muita pesquisa sobre se os genes de suscetibilidade podem ser associados a fenótipos clínicos. Um estudo em grande escala descobriu que três *loci* (*NOD2*, *MHC* e *MST1* 3p21) estavam associados ao fato de a DII manifestar-se como doença de Crohn ileal, doença de Crohn do cólon ou colite ulcerativa, em vez das definições clássicas de doença de Crohn ou colite ulcerativa.[5] A DII também foi associada à síndrome de Turner (ver Capítulo 220), armazenamento de glicogênio do tipo Ib (ver Capítulo 196) e à síndrome de Hermansky-Pudlak (tríade de albinismo, defeito de agregação plaquetária e acúmulo de pigmento semelhante a ceroide em tecido) (ver Capítulo 164). A DII está associada a várias doenças que têm predisposição genética conhecida, como espondilite anquilosante (ver Capítulo 249), psoríase (ver Capítulo 409), atopia (ver Capítulo 235), eczema (ver Capítulo 409), espru celíaco (ver Capítulo 131), fibrose cística (ver Capítulo 83), colangite esclerosante primária (ver Capítulo 146), esclerose múltipla (ver Capítulo 383), doença autoimune da tireoide (ver Capítulo 213), anemia hemolítica autoimune (ver Capítulo 151), cirrose biliar primária (ver Capítulo 146), miastenia *gravis* (ver Capítulo 394), e síndrome de Cogan (ver Capítulo 254).

## FISIOPATOLOGIA

Os micróbios provavelmente participam no desenvolvimento da DII. Em vários modelos animais de colite, a colite não se desenvolve em um ambiente estéril, mas pode ser induzida após a introdução de bactérias comensais. Por exemplo, helmintíase protege camundongos com mutações em *Nod2*, que de outra maneira os tornam suscetíveis à doença de Crohn, inibindo a colonização por uma espécie inflamatória de *Bacteroides*.[6] Desviar a corrente fecal da inflamação ativa da mucosa, como em uma ileostomia, também ajuda a aliviar a inflamação na doença de Crohn. A doença de Crohn e a colite ulcerativa ocorrem preferencialmente no íleo terminal e no cólon, que contêm a maior concentração de bactérias, da ordem de aproximadamente $10^{12}$ microrganismos por grama de conteúdo luminal. Antibióticos, sobretudo aqueles com cobertura anaeróbia de amplo espectro, são úteis no tratamento da doença de Crohn. Mais recentemente, vários polimorfismos genéticos associados à detecção do ambiente microbiano intestinal e ao desencadeamento de uma resposta imune foram associados à DII.

Tanto a doença de Crohn quanto a colite ulcerativa são produtos de um sistema imune inato desregulado que ativa linfócitos T e uma resposta humoral. Linfócitos $T_H17$, que são ativados na doença de Crohn e na colite ulcerativa, são estimulados pela IL-23, que é produzida por células apresentadoras de antígenos.

## Anatomopatologia

### Doença de Crohn

Como resultado da desregulação do sistema imune, os pacientes com doença de Crohn desenvolvem úlceras aftosas, que são lesões superficiais nas mucosas. À medida que a doença progride, a ulceração torna-se mais profunda, transmural e bem-definida; pode formar um padrão serpiginoso e ocorrer em qualquer lugar desde a boca até o ânus em um padrão descontínuo. O local mais comum de ulceração é a região ileocecal. Em alguns pacientes, a doença crônica leva à formação de estenoses fibróticas e aproximadamente 30% dos pacientes desenvolvem fístulas no curso da doença.

Na doença de Crohn inicial, os achados histopatológicos são caracterizados por um infiltrado inflamatório agudo na lâmina própria, com criptite e abscessos na cripta. Mais tarde no processo da doença, a arquitetura da cripta torna-se distorcida, com infiltrado linfocítico e consequentes ramificação e encurtamento das criptas. Granulomas não caseosos, que podem ser encontrados em até 15% das amostras de biopsia endoscópica e em até 70% das amostras cirúrgicas, não são exclusivos da doença de Crohn, mas ajudam a confirmar o diagnóstico quando existem outras características clássicas.

As amostras cirúrgicas também podem mostrar inflamação transmural da parede intestinal e deslocamento de gordura na superfície serosa.

### Colite ulcerativa

Na colite ulcerativa leve, a mucosa é granular, hiperemiada e de aspecto edematoso. À medida que a doença se agrava, surgem úlceras na mucosa que podem se estender para a lâmina própria. A colite ulcerativa começa no reto e pode se estender proximalmente em um padrão contínuo, mas acomete apenas o cólon. Pseudopólipos podem se formar em decorrência de regeneração epitelial após ataques agudos recorrentes. Na doença crônica, a mucosa do cólon perde o padrão normal de pregas, o cólon encurta e parece estreito.

Na fase inicial da colite ulcerativa, os achados histopatológicos são caracterizados por necrose epitelial, infiltrado inflamatório agudo na lâmina própria, criptite e abscessos na cripta. Na doença crônica são observados infiltrado linfocítico predominante e distorção da arquitetura da cripta.

## MANIFESTAÇÕES CLÍNICAS

Os sintomas da doença inflamatória intestinal são variados e podem ser uma consequência da localização da doença, da duração da doença e de quaisquer complicações anatômicas da doença, como estenoses e fístulas na doença de Crohn (Tabela 132.1).

# CAPÍTULO 132 Doença Inflamatória Intestinal

**Tabela 132.1** Características clínicas da doença de Crohn e colite ulcerativa.

| CARACTERÍSTICAS | DOENÇA DE CROHN | COLITE ULCERATIVA |
|---|---|---|
| Pico de idade de início (anos de idade) | 15 a 30, 2º pico na 7ª década de vida | 20 a 40, 2º pico menor após a 7ª década de vida |
| Distribuição por sexo (mulheres/homens) | 1,2/1 | 1/1 |
| Locais potenciais de envolvimento gastrintestinal | Esôfago para ânus | Cólon |
| Áreas de envolvimento intercaladas | + | – |
| Inflamação transmural | + | – |
| Tipo de ulceração | Geralmente bem-definida | Contínuo |
| Fístula | + | – |
| Estreitamento | + | – |
| Doença perianal (fissura, acrocórdons) | + | – |

## Sintomas

### Doença de Crohn
O íleo terminal é acometido em cerca de 70% dos pacientes com doença de Crohn.[7] A doença ileal primária ocorre em 30% dos pacientes, enquanto a doença ileocolônica ocorre em 40%. Os sintomas podem incluir dor abdominal, geralmente no quadrante inferior direito, diarreia, hematoquezia e fadiga. Com a doença mais grave, pode haver febre e perda de peso. Alguns pacientes podem apresentar sintomas obstrutivos, como dor abdominal, distensão abdominal e náuseas.

Somente cerca de 5% dos pacientes desenvolvem doença de Crohn na parte superior (alta) do tubo gastrintestinal, e a doença de Crohn esofágica ocorre em menos de 2% dos pacientes. Os indivíduos com doença de Crohn na parte superior (alta) do tubo gastrintestinal podem apresentar disfagia, odinofagia, dor torácica ou pirose. A doença gastroduodenal ocorre em 0,5 a 4% dos pacientes e comumente ocorre junto com a doença distal. Os sintomas incluem dor no andar superior (alto) do abdome. A doença jejunal isolada é rara; se o jejuno estiver envolvido, também haverá envolvimento do intestino delgado distal. Até 30% dos pacientes têm doença perianal (ver Capítulo 136), que pode incluir o desenvolvimento de fístulas, abscessos, fissuras e acrocórdons. Os sinais/sintomas da doença perianal incluem dor e secreção. Febre pode ocorrer se houver um abscesso.

As fístulas, que são trajetos internos que podem ocorrer em qualquer parte do sistema digestório e se conectar a vários locais, ocorrem em 20 a 40% dos pacientes de Crohn. A doença de Crohn penetrante também pode causar abscessos intra-abdominais e perianais em decorrência de uma fístula com extremidade cega ou perfuração intestinal. As fístulas externas, que se manifestam com secreção de líquido da abertura cutânea, podem ser enterocutâneas ou perianais. As fístulas internas podem ser enteroentéricas, retovaginais ou enterocolônicas. Os pacientes podem apresentar dor abdominal persistente e febre se houver um abscesso neste local.

### Colite ulcerativa
Tal como acontece com a doença de Crohn, os sinais e sintomas de colite ulcerativa dependem da extensão e gravidade da doença. No momento do diagnóstico, 14 a 37% dos pacientes têm pancolite, 36 a 41% têm doença que se estende além do reto e 44 a 49% têm proctossigmoidite. Os sintomas incluem hematoquezia, diarreia, tenesmo, produção excessiva de muco, urgência para defecar e dor abdominal. Em caso de proctite ou proctossigmoidite, os pacientes podem ter obstipação com dificuldade para defecar. Com envolvimento colônico mais extenso e grave, os pacientes também podem apresentar perda de peso e febre. Eles também podem ter náuseas e vômitos em razão da dor abdominal, fadiga em virtude da anemia e edema periférico como consequência da hipoalbuminemia.

## Exame físico
Os sinais no exame físico são representativos do tipo de doença, bem como de sua localização e gravidade. Úlceras orais podem estar presentes na doença de Crohn. A localização da sensibilidade abdominal geralmente reflete a localização do envolvimento intestinal. Na doença de Crohn, a sensibilidade abdominal está classicamente no quadrante inferior direito e pode incluir plenitude ou massa, dependendo da gravidade da inflamação. Sinais peritoneais podem ocorrer quando a doença de Crohn penetrante causa perfuração intestinal. O exame retal pode revelar acrocórdons, hemorroidas, fissuras e fístulas.

### Manifestações extraintestinais
A artropatia, a manifestação extraintestinal mais comum (Tabela 132.2), afeta até 10 a 20% dos indivíduos.[8] Artralgias periféricas, artrite, espondilite anquilosante (ver Capítulo 249) e sacroileíte podem exacerbar sintomas gastrintestinais. Distúrbios dermatológicos, como eritema nodoso (10 a 15%; Figura 411.24) e pioderma gangrenoso (1 a 2%; ver Capítulo 245), desenvolvem em até 15% dos pacientes. Distúrbios oculares, especialmente uveíte e episclerite (ver Capítulo 395), podem ocorrer em 5 a 15%. Pacientes com doença inflamatória intestinal também têm risco de até 10% de cálculos renais, especialmente cálculos de oxalato de cálcio (ver Capítulo 117), em caso de má absorção de gordura com doença de Crohn no intestino delgado. Cálculos de ácido úrico podem ocorrer em caso de depleção de volume grave. Pacientes com doença inflamatória intestinal, especialmente pacientes com colite ulcerativa, apresentam risco aumentado de colangite esclerosante primária – 2 a 7,5% dos pacientes desenvolvem esse distúrbio e 70 a 80% dos pacientes com esse distúrbio apresentam doença inflamatória intestinal (ver Capítulo 146).

### Complicações extraintestinais
Pacientes com doença inflamatória intestinal são suscetíveis a complicações extraintestinais da própria doença ou de medicamentos usados para tratar a doença. Essas complicações incluem osteoporose, osteomalácia, complicações artríticas, eventos tromboembólicos, doença pulmonar e complicações renais, dermatológicas e neurológicas. A osteoporose ocorre em aproximadamente 15% dos pacientes, e a terapia com esteroides (ver Capítulo 32) é o principal fator de risco; necrose avascular do quadril e artrite séptica são complicações incomuns de esteroides ou outras terapias imunossupressoras. A queilite pode ser resultado de anemia por deficiência de ferro (ver Capítulo 150). Pacientes com doença inflamatória intestinal apresentam risco aumentado de doença tromboembólica, especialmente em caso de doença intestinal ativa, mesmo quando comparados com outras doenças autoimunes, como artrite reumatoide e doença celíaca. A amiloidose secundária com envolvimento renal pode ser consequência de inflamação crônica. A asma é a doença pulmonar mais comum observada em associação com a doença de Crohn. Os pacientes também estão sob risco de neurite óptica e esclerose múltipla (ver Capítulo 383), bem como de neuropatia periférica (ver Capítulo 392) por deficiência de vitamina $B_{12}$, que pode ocorrer como resultado de má absorção decorrente de doença ativa do intestino delgado ou ressecção cirúrgica.

## DIAGNÓSTICO
Quando a diarreia (ver Capítulo 131) é o sintoma predominante, a avaliação inicial deve incluir um histórico médico completo, teste para colite infecciosa (ver Capítulo 131) e rastreamento para distúrbios endócrino-metabólicos,

**Tabela 132.2** Complicações extraintestinais de doença inflamatória intestinal.

| COMPLICAÇÕES | DOENÇA DE CROHN | COLITE ULCERATIVA |
|---|---|---|
| Distúrbios oculares (uveíte, episclerite) | + | + |
| Artropatia | + | + |
| Úlceras orais | + | – |
| Distúrbios cutâneos (pioderma gangrenoso, eritema nodoso) | + | + |
| Nefrolitíase | + | + |
| Colangite esclerosante primária | + | + |
| Doenças ósseas (osteoporose, osteomalacia) | + | + |
| Doença tromboembólica | + | + |
| Deficiência de vitamina $B_{12}$ | + | – |

como hipertireoidismo (ver Capítulo 213) e hipocalcemia (ver Capítulo 232). Infecções com organismos como *Salmonella* (ver Capítulo 292) *Shigella* (ver Capítulo 293), *Amoeba* (ver Capítulo 331), *Giardia* (ver Capítulo 330), *Escherichia coli* O157:H7 (ver Capítulo 288) e *Campylobacter* (ver Capítulo 287) podem ser acompanhadas de diarreia com sangue, cólicas abdominais e um aspecto endoscópico da mucosa idêntico ao da colite ulcerativa. Exames de fezes são necessários para diagnosticar ou excluir essas infecções. Se hematoquezia e dor abdominal são os sintomas predominantes, o diagnóstico diferencial é amplo (Tabela 132.3).

## Avaliação diagnóstica

### Avaliação endoscópica

Em um paciente com sintomas sugestivos de doença inflamatória intestinal e sem evidência de infecção para explicar os sintomas, a avaliação endoscópica é essencial. A colonoscopia é o exame endoscópico inicial para pacientes que apresentam sintomas gastrintestinais inferiores, como diarreia e hematoquezia, exceto na presença de sintomas peritoneais agudos graves. A colonoscopia do íleo terminal é importante se houver um diagnóstico potencial de doença inflamatória intestinal. A imagem do intestino delgado (como acompanhamento do intestino delgado ou enterografia por tomografia computadorizada [TC]) também pode ser necessária para determinar se há doença do intestino delgado ou para determinar a distribuição da doença. A endoscopia por cápsula é útil se todos os outros exames endoscópicos e radiológicos não forem diagnósticos, mas ainda houver suspeita de doença de Crohn do intestino delgado. Os achados na endoscopia por cápsula devem ser seguidos pela endoscopia para obter biopsias. A endoscopia de cápsula não deve ser realizada se a doença de Crohn for complicada por uma estenose conhecida do intestino delgado.

### Doença de Crohn

Os achados endoscópicos iniciais na doença de Crohn incluem pequenas úlceras superficiais da mucosa, também chamadas de úlceras aftosas. Conforme a gravidade da doença de Crohn progride, as ulcerações ficam mais profundas e podem se tornar redondas, lineares ou serpiginosas. Úlceras transversais e longitudinais que se cruzam na mucosa formam um aspecto de "calçada de paralelepípedos" com áreas de "paralelepípedo" representando a mucosa normal (Figura 132.1). Áreas de ulceração, que tipicamente são intercaladas com áreas normais de "salto", podem ocorrer em qualquer lugar do esôfago ao ânus, mas são mais comuns na região ileocecal. Doença colônica isolada ocorre em 25% dos pacientes e 60% terão envolvimento retal, tornando às vezes difícil diferenciá-los da colite ulcerativa.

O diagnóstico de DII depende de resultados histopatológicos precisos; portanto, a biopsia da(s) área(s) acometida(s) é fundamental. Os achados de infiltrado inflamatório na lâmina própria e distorção da arquitetura da cripta sustentam o diagnóstico (Figura 132.2). O diagnóstico da doença de Crohn pode ser feito apenas pelo exame histopatológico se forem observados granulomas não caseosos, mas os granulomas raramente são encontrados nas biopsias endoscópicas. O diagnóstico da doença de Crohn geralmente é baseado em uma combinação de informações obtidas a partir de achados histopatológicos, colonoscopia e imagens do intestino delgado. Um padrão intercalado de ulceração, ulceração no intestino delgado ou na parte superior (alta) do tubo gastrintestinal ou o achado de fístulas dão suporte ao diagnóstico da doença de Crohn. Ulceração do cólon e do intestino delgado ocorre em vários outros distúrbios, inclusive infecções que podem não ser detectadas por exames de fezes de rotina (como *E. coli* êntero-hemorrágica), doenças vasculares, enterocolite relacionada com o sistema imune, neoplasia, diverticulite, radiação e medicamentos como AINE (Tabela 132.3).

### Colite ulcerativa

O diagnóstico de colite ulcerativa é baseado em achados endoscópicos (Vídeo 132.1) e histopatologia. No início do processo da doença, os pacientes desenvolvem eritema difuso da mucosa com perda do padrão vascular da mucosa normal. Na doença leve, a mucosa pode ter um aspecto granular e edemaciado. À medida que a doença se agrava, a mucosa se torna mais friável, sangra facilmente quando a mucosa é tocada e pode, em seguida, ulcerar (Figura 132.3). Os achados endoscópicos, que começam no reto e podem se estender proximalmente em um padrão contínuo,

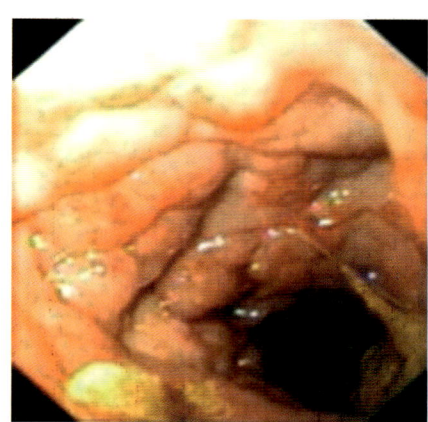

**FIGURA 132.1** Aspecto endoscópico da doença de Crohn ("calçamento de paralelepípedos").

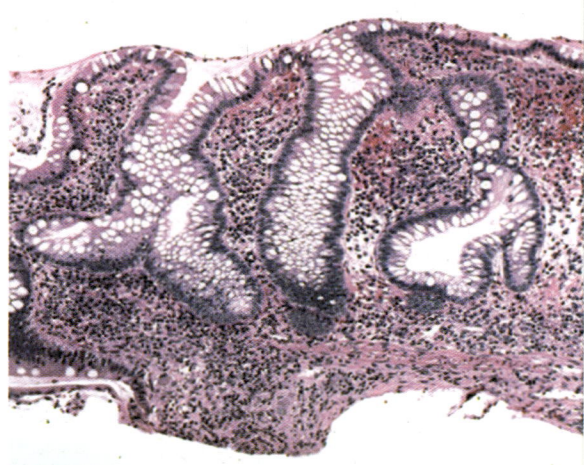

**FIGURA 132.2** Na colite ulcerativa, a histopatologia das biopsias colônicas revela distorção das criptas e infiltração linfocítica na mucosa. (Adaptada de AGA Institute GastroSlides 2010.)

| Tabela 132.3 | Diagnóstico diferencial de ileíte e colite. |
|---|---|
| **INFECÇÕES** | **MEDICAMENTOS/TOXINAS** |
| **Bacterianas** | Anti-inflamatórios não esteroides |
| *Aeromonas* | Suplementos de enzimas pancreáticas – colopatia fibrosante |
| *Campylobacter jejuni* | |
| Clamídia (proctite) | Preparações intestinais com fosfato de sódio |
| *Clostridium difficile* | |
| *Mycobacterium tuberculosis* | Radiação |
| *Salmonella* | **INFLAMATÓRIOS** |
| *Shigella* | Apendicite |
| *Escherichia coli* êntero-hemorrágica | Doença diverticular |
| *Yersinia* | Gastrenterite eosinofílica |
| **Virais** | Jejunoileíte ulcerativa não granulomatosa (doença celíaca) |
| Citomegalovírus | |
| Herpes-vírus simples (proctite) | **NEOPLÁSICOS** |
| Vírus da imunodeficiência humana | Carcinoide |
| **Fúngica** | Carcinoma primário ou metastático |
| *Histoplasma capsulatum* | Linfoma |
| **Parasitoses** | Micose fungoide |
| *Entamoeba histolytica* | Histiocitose maligna |
| Helmintos | **OUTROS** |
| **DISTÚRBIOS VASCULARES** | Amiloidose |
| **Doenças do colágeno** | Sarcoidose |
| Doença de Behçet | Endometriose |
| Síndrome de Churg-Strauss | Abscessos tubo-ovarianos |
| Púrpura de Henoch-Schönlein | |
| Lúpus eritematoso sistêmico | |
| Poliarterite nodosa | |
| **Isquemia** | |

Adaptada de Aberra FN, Lichtenstein GR. Crohn disease. In: Talley NJ, Kane SV, Wallace MD, eds. *Practical Gastroenterology and Hepatology: Small and Large Intestine*. Wiley-Blackwell; 2010:225-235.

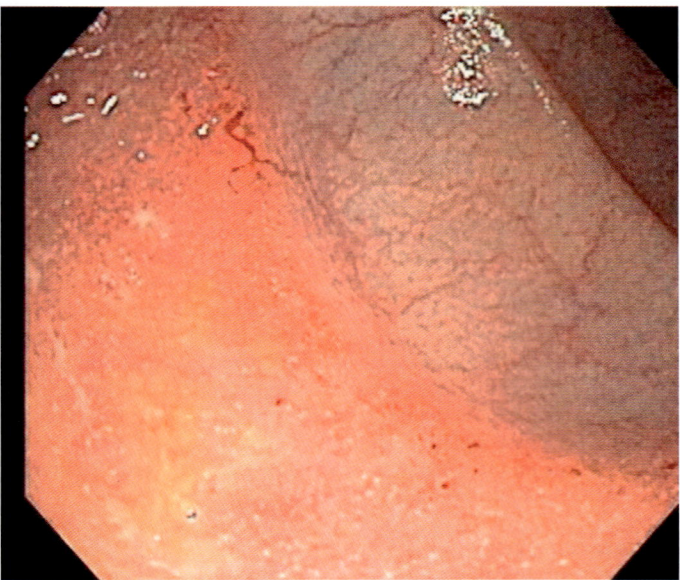

**FIGURA 132.3** Aspecto endoscópico da colite ulcerativa.

acometem apenas o cólon. O termo "ileíte retrógrada" descreve um efeito de transbordamento da colite ulcerativa e não deve ser interpretado como o envolvimento real do íleo terminal pela colite ulcerativa. Pseudopólipos podem se formar em decorrência da regeneração epitelial após ataques recorrentes em pacientes com doença de longa data. O achado de pseudopólipos é considerado um marcador de doença mais grave. Na doença crônica, a mucosa do cólon perde seu padrão normal de pregas, o cólon encurta e parece estreitado. A observação endoscópica cuidadosa – como o padrão vascular observado, sangramento e ulceração – pode avaliar a gravidade da colite ulcerativa e monitorar sua resposta ao tratamento.

Características como distorção de cripta, inflamação contínua da mucosa começando no reto, ausência de granulomas e ausência de lesões no intestino delgado são compatíveis com colite ulcerativa. No início do processo da doença, achados inflamatórios crônicos, como distorção das criptas, podem não ser encontrados e o diagnóstico pode ser mais difícil de estabelecer.

### Exames de imagem

A imagem radiológica é vital e quase sempre deve ser obtida quando há suspeita de doença inflamatória intestinal, particularmente doença de Crohn. A enterografia por TC e a enterografia por ressonância magnética (RM) suplantaram os exames de bário (como seriografia esôfago-estômago-duodeno [SEED], trânsito de delgado e enema baritado [clister opaco]) para diagnosticar a extensão, a gravidade e o tipo de doença (estenoses e fístulas) da doença de Crohn. Enterografia por TC e RM também são úteis para a detecção de abscessos abdominais e perineais.

### Achados laboratoriais

A anemia pode resultar de doença crônica, perda de sangue ou deficiências nutricionais de ferro, ácido fólico ou vitamina $B_{12}$. Leucocitose discreta é indicativa de doença ativa, mas leucocitose significativa sugere abscesso ou outra complicação supurativa. A velocidade de hemossedimentação (VHS) e a proteína C reativa são marcadores inflamatórios séricos inespecíficos comumente usados para monitorar a atividade da doença. A hipoalbuminemia é uma indicação de desnutrição e é comum na doença ativa. Doença ileal ou ressecção de mais de 100 cm do íleo distal resulta em diminuição do nível sérica de vitamina B decorrente de má absorção.

### Marcadores sorológicos

Os marcadores sorológicos são de suporte, mas não podem ser usados independentemente para diagnosticar doença inflamatória intestinal. Anticorpos contra a levedura *Saccharomyces cerevisiae* (ASCA) são encontrados em 40 a 70% dos pacientes com doença de Crohn e em menos de 15% dos pacientes com colite ulcerativa. A combinação de títulos elevados de ASCA imunoglobulina A (IgA) e IgG é altamente específica para a doença de Crohn, variando de 89 a 100%. Anticorpos contra citoplasma de neutrófilos com padrão perinuclear (pANCA) são encontrados em 20% dos pacientes com doença de Crohn, principalmente quando há acometimento predominante no cólon, e em 55% dos pacientes com colite ulcerativa. As doenças ASCA-positivas e pANCA-negativas estão associadas a 55% de sensibilidade e 93% de especificidade para a doença de Crohn. Os anticorpos antimicrobianos anti-I2 (proteína relacionada com a doença de Crohn de *Pseudomonas fluorescens*), anti-Cbir1 (antígeno semelhante à flagelina) e anti-OmpC (porina C da membrana externa de *E. coli*) também estão associados à doença de Crohn.

## TRATAMENTO

A meta da terapia clínica é reduzir a inflamação e, subsequentemente, induzir e manter a remissão clínica, ao mesmo tempo que cura a mucosa. Os medicamentos prescritos para a DII incluem as categorias de 5-aminossalicilato (5-ASA), antibióticos, corticosteroides, imunomoduladores e biológicos (infliximabe, adalimumabe, certolizumabe pegol, golimumabe, vedolizumabe, natalizumabe e ustequinumabe; Tabela 132.4). A terapia clínica específica selecionada é baseada na localização, na extensão (doença não penetrante e não estenosante, doença estenosante e doença penetrante e fistulizante), gravidade da doença e prognóstico futuro (Figura 132.4; Figura 132.3). Pacientes com doença de alto risco (alto potencial para cirurgia futura ou complicações com fístula e abscesso) ou alta atividade da doença são considerados candidatos à terapia biológica.[9] A terapia clínica de suporte, como medicamentos antidiarreicos e antiespasmódicos, também pode ser usada.

### Categorias de terapia clínica

#### 5-aminossalicilato

O 5-ASA, que atua como anti-inflamatório tópico no lúmen do intestino, é usado para tratar a colite ulcerativa leve a moderada e como terapia de manutenção para pacientes em remissão.[A1,A2] Sulfassalazina é a combinação de uma sulfapiridina com 5-ASA; o 5-ASA é responsável pela propriedade anti-inflamatória desse fármaco, enquanto a sulfapiridina é o carreador que possibilita o transporte do 5-ASA até o cólon. Outras formulações orais de 5-ASA possibilitam que ele seja administrado no intestino por diferentes mecanismos. A mesalazina é liberada no intestino com base em um modelo de distribuição de pH, enquanto a sulfassalazina, a olsalazina e a balsalazida são liberadas no intestino por clivagem bacteriana de uma ligação covalente entre 5-ASA e um profármaco. Para doença retal e sigmoide, as preparações de supositório e enema de 5-ASA também são efetivas para a indução e manutenção da remissão em pacientes com colite ulcerativa.[A1] Os eventos adversos associados a 5-ASAs são incomuns, mas podem incluir náuseas, dispepsia, queda de cabelo, cefaleia, agravamento da diarreia e reações de hipersensibilidade.

#### Corticosteroides

Os corticosteroides são usados principalmente para tratar crises de colite ulcerativa e doença de Crohn. As formulações orais podem ser usadas para doenças leves a moderadas, enquanto os corticosteroides sistêmicos são usados para doenças moderadas a graves.

A budesonida com revestimento entérico, uma formulação de liberação ileal dependente do pH, é um corticosteroide oral com alta atividade tópica e baixa biodisponibilidade sistêmica (10%). A budesonida com revestimento entérico é indicada para o tratamento da doença ileocecal de Crohn ativa leve a moderada. Existe uma formulação da budesonida de liberação prolongada que é prescrita para a colite ulcerativa leve a moderadamente ativa. A espuma de budesonida é administrada por via retal com um aplicador no cólon para colite ulcerativa leve a moderadamente ativa limitada ao reto e cólon sigmoide. Os corticosteroides orais, como prednisona e metilprednisolona, são usados para doença moderada a grave, começando com doses que variam de 40 a 60 mg/dia durante 1 a 2 semanas e, em seguida, diminuindo gradualmente em um período de 8 a 12 semanas. A metilprednisolona intravenosa é usada para doenças graves, com dosagem variando de 40 a 60 mg/dia. Quando os sinais/sintomas são controlados, os corticosteroides sistêmicos não são recomendados em razão de seus efeitos colaterais substanciais e sua falta de eficácia para manter a remissão (ver Capítulo 32).

#### Terapia imunomoduladora

Em pacientes que permanecem sintomáticos apesar da terapia com 5-ASA ou que apresentam doença de Crohn moderada a grave ou colite ulcerativa, os análogos da tiopurina (6-mercaptopurina e azatioprina) podem ser usados.[A4] Metotrexato também pode ser prescrito para doença de Crohn moderada a grave.[A5] Esses imunomoduladores têm um início de ação lento, muitas vezes exigindo vários meses de administração antes de seus benefícios serem alcançados; portanto, são usados principalmente para a manutenção da remissão. Azatioprina, o profármaco da 6-mercaptopurina, tipicamente é prescrito em uma dose de 2 a 3 mg/kg/dia; a dose equivalente de 6-mercaptopurina é 1,5 mg/kg/dia. Uma desvantagem dos análogos da tiopurina é a resposta clínica lenta, que pode não ser evidente por até 12 semanas. Seus efeitos colaterais incluem reações alérgicas, pancreatite, mielossupressão, náuseas, infecções, hepatotoxicidade e neoplasia maligna, especialmente linfoma. A contagem de leucócitos e a bioquímica hepática devem ser monitoradas rotineiramente. Metotrexato, que é um antagonista do ácido fólico, é administrado como 25 mg por via intramuscular (IM) ou subcutânea (SC) 1 vez/semana por 16 semanas para doença de Crohn ativa e, 15 mg a 25 mg IM ou SC 1 vez/semana para manutenção da remissão.

O tofacitinibe (um inibidor não seletivo oral da família Janus quinase) tem um início de atividade mais rápido e é aprovado pela FDA para o tratamento de colite ulcerativa[A6] moderada a grave com 10 mg VO, 2 vezes/dia durante pelo menos 8 semanas, então 5 ou 10 mg, 2 vezes/dia com a medicação descontinuada se um benefício terapêutico adequado não for alcançado em 16 semanas. Os efeitos colaterais incluem ativação do herpes-zóster não sistêmico, perfil lipídico anormal e o risco potencial de linfoma.

### Tabela 132.4 Terapias clínicas para doença inflamatória intestinal.

| FÁRMACO | DOSE | LOCAL DE LIBERAÇÃO |
|---|---|---|
| **5-AMINOSSALICILATOS** | | |
| Sulfassalazina | 2 a 6 g/dia | Cólon |
| Mesalazina, comp. 800 mg | 2,4 a 4,8 g/dia | Íleo distal, cólon |
| Olsalazina | 1 a 3 g/dia | Cólon |
| Balsalazida | 6,25 g/dia | Cólon |
| Mesalazina liberação prolongada, comp. 500 mg ou 1 g, sachê 1 g ou 2 g | 2 a 4 g/dia | Duodeno, jejuno, íleo, cólon |
| Mesalazina, enema, supositório | 4 g/dia (enema) / 1 g/dia (supositório) | Reto/reto sigmoide |
| Mesalazina, supositório | 1 g/dia (supositório) | Reto |
| **CORTICOSTEROIDES** | | |
| Budesonida, cáp. 3 mg | Indução: 9 mg/dia VO / Manutenção: 6 mg/dia VO | Intestino delgado |
| Budesonida liberação prolongada, comp. 9 mg | Indução: 9 mg/dia VO | Cólon |
| Prednisona | 0,25 a 0,75 mg/kg VO diariamente | Sistêmico |
| Metilprednisolona | 40 a 60 mg/dia IV | Sistêmico |
| **IMUNOMODULADORES** | | |
| 6-mercaptopurina | 1,5 mg/kg/dia | Sistêmico |
| Azatioprina | 2,5 mg/kg/dia | Sistêmico |
| Metotrexato | Indução: 25 mg SC semanal durante 4 meses / Manutenção: 15 a 25 mg SC semanalmente | Sistêmico |
| Tofacitinibe | 10 mg VO, 2 vezes/dia durante 8 semanas, em seguida, 5 a 10 mg VO, 2 vezes/dia durante mais 8 semanas, depois 10 mg, 2 vezes/dia durante pelo menos 8 semanas; em seguida, 5 ou 10 mg, 2 vezes/dia, dependendo da resposta terapêutica | Sistêmico |
| Ciclosporina | 2 a 4 mg/kg/dia IV | Sistêmico |
| **BIOLÓGICOS** | | |
| Infliximabe | Indução: 5 mg/kg IV nas semanas 0, 2, 6 / Manutenção: 5 a 10 mg/kg IV a cada 8 semanas | Sistêmico |
| Adalimumabe | Indução: 160 mg/kg SC na semana 0, 80 mg na semana 2 / Manutenção: 40 mg SC em semanas alternadas | Sistêmico |
| Golimumabe | Indução: 200 mg/kg IV na semana 0, 100 mg na semana 2 / Manutenção: 100 mg/kg SC a cada 4 semanas | Sistêmico |
| Certolizumabe pegol | Indução: 400 mg/kg SC nas semanas 0, 2, 4 / Manutenção: 400 mg/kg SC a cada 4 semanas | Sistêmico |
| Natalizumabe | 300 mg IV a cada 4 semanas | Sistêmico |
| Vedolizumabe | Indução: 300 mg/kg IV nas semanas 0, 2, e 6 / Manutenção: 300 mg IV a cada 8 semanas | Sistêmico |
| Ustequinumabe | Indução: intravenosa: Até 55 kg: 260 mg; mais de 55 kg a 85 kg: 390 mg; mais que 85 kg: 520 mg / Manutenção: 90 mg SC a cada 8 semanas | |

IV = via intravenosa; VO = via oral; SC = via subcutânea; comp.: comprimido; cáp.: cápsula.

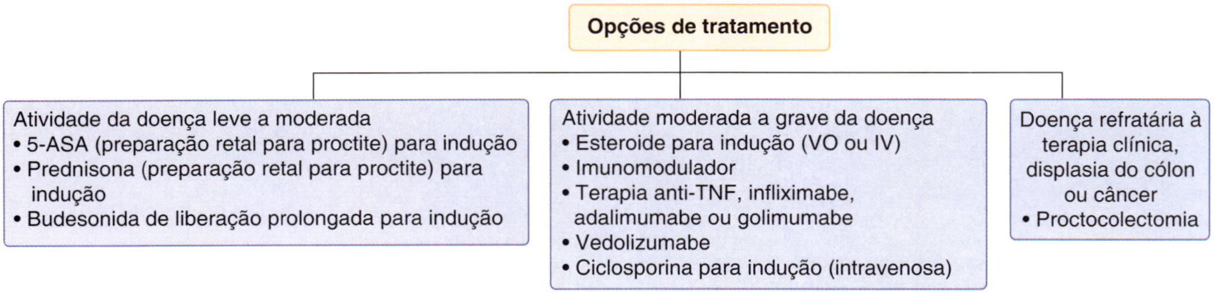

**Opções de tratamento**

- **Atividade da doença leve a moderada**
  - 5-ASA (preparação retal para proctite) para indução
  - Prednisona (preparação retal para proctite) para indução
  - Budesonida de liberação prolongada para indução

- **Atividade moderada a grave da doença**
  - Esteroide para indução (VO ou IV)
  - Imunomodulador
  - Terapia anti-TNF, infliximabe, adalimumabe ou golimumabe
  - Vedolizumabe
  - Ciclosporina para indução (intravenosa)

- **Doença refratária à terapia clínica, displasia do cólon ou câncer**
  - Proctocolectomia

**FIGURA 132.4** Algoritmo de tratamento da colite ulcerativa.

### Antibióticos

O mecanismo exato do efeito benéfico dos antibióticos de amplo espectro no tratamento da doença inflamatória intestinal não é conhecido. Os mecanismos potenciais incluem a eliminação do crescimento bacteriano excessivo no intestino delgado, erradicação de um gatilho antigênico mediado por bactérias e propriedades imunossupressoras potenciais (p. ex., metronidazol). O papel principal dos antibióticos é na doença de Crohn, para a qual metronidazol (10 a 20 mg/kg/dia durante 4 a 8 semanas), ciprofloxacino (500 mg VO, 2 vezes/dia durante 4 a 8 semanas), ou ambos são terapias indutoras primárias para fístulas perianais. O metronidazol também pode ser um tratamento adjuvante útil para a doença de Crohn do cólon e também para prevenir a recorrência pós-operatória na doença de Crohn. Além disso, uma nova forma entérica de rifaximina pode ser benéfica para a doença de Crohn leve a moderada.

### Biológicos

#### Agentes antifator de necrose tumoral-α

A terapia com anticorpo monoclonal direcionado para o fator de necrose tumoral-α (anti-TNF-α) inclui infliximabe, que é um anticorpo monoclonal IgG1 quimérico (humano-camundongo) aprovado pela FDA para tratar doença de Crohn moderada a grave, doença de Crohn fistulizante e colite ulcerativa moderada a grave que não respondeu à terapia convencional. Adalimumabe e certolizumabe pegol foram aprovados pela FDA para tratar as formas moderada a grave da doença de Crohn que não responderam à terapia convencional, e adalimumabe e golimumabe foram aprovados pela FDA para tratar colite ulcerativa moderada a grave que não respondeu à terapia convencional. Adalimumabe e golimumabe são anticorpos IgG1 totalmente humanos que são autoadministrados por via subcutânea. Certolizumabe pegol, que é um fragmento Fab peguilado quimérico para TNF-α, também é administrado por via subcutânea.

Em pacientes com doença de Crohn inicial, o uso oportuno e a progressão do tratamento anti-TNF-α com base nos sintomas e biomarcadores (p. ex., calprotectina fecal ≥ 250 μg/g de fezes, nível de proteína C reativa ≥ 5 mg/ℓ, Índice de atividade da doença de Crohn ≥ 150 (e-Tabela 132.1), ou uso de prednisona na semana anterior) resulta em melhores desfechos clínicos e endoscópicos do que decisões baseadas em sintomas isoladamente.[A7] Antes de a terapia com agentes anti-TNF ser considerada, entretanto, o risco versus benefício precisa ser avaliado em cada paciente individual, dado o risco potencial de infecção e malignidade.

#### Outras moléculas

Natalizumabe, um anticorpo monoclonal IgG4 humanizado, liga-se à subunidade $\alpha_4$ das integrinas $\alpha_4\beta_1$ e $\alpha_4\beta_7$, expressas em todos os leucócitos, exceto neutrófilos. O natalizumabe inibe as interações das integrinas $\alpha_4$ na superfície dos leucócitos com as moléculas de adesão nas células endoteliais vasculares no trato gastrintestinal, evitando, assim, a aderência e o recrutamento de leucócitos. O natalizumabe foi aprovado pela FDA para o tratamento da doença de Crohn moderada a grave que é refratária a outras terapias, mas existem diretrizes rígidas para a prescrição de natalizumabe em razão de seu risco associado de leucoencefalopatia multifocal progressiva (ver Capítulo 346).

Outra pequena molécula de adesão, vedolizumabe, é aprovada pela FDA para pacientes com colite ulcerativa moderada a grave e pacientes adultos com doença de Crohn moderada a grave quando uma ou mais terapias padrão (corticosteroides, imunomoduladores ou medicamentos bloqueadores de TNF) não forneceram uma resposta adequada. Como esse agente é seletivo para o intestino e não está associado ao comprometimento da imunovigilância do sistema nervoso central, o risco de leucoencefalopatia multifocal progressiva parece ser muito baixo nessa molécula.

Ustequinumabe é um anticorpo monoclonal para a subunidade p40 da interleucina-12 e interleucina-23. Quando usado como terapia de indução intravenosa em pacientes com doença de Crohn ativa moderada a grave e como terapia de manutenção subcutânea, pode induzir e manter a remissão clínica.[A8]

## Terapia clínica para doença de Crohn

### Doença de Crohn leve a moderada

A sulfassalazina (3 a 6 g/dia) é superior ao placebo para o tratamento da doença de Crohn ileocolônica e colônica ativa, com taxas de resposta variando de 45 a 55% para doença leve a moderada, mas não é claramente efetiva para doença do intestino delgado isolada (Figura 132.5). A mesalazina não é considerada efetiva na indução da remissão ou na manutenção da remissão na doença de Crohn. Em um estudo randomizado de fase 2 de pacientes com doença de Crohn moderadamente ativa (800 mg de rifaximina de liberação intestinal prolongada 2 vezes/dia durante 12 semanas) induziu remissão em 63% dos pacientes em comparação com 43% dos controles, com poucos eventos adversos. Para doença de Crohn leve a moderada envolvendo o intestino delgado distal ou cólon proximal, a budesonida com revestimento entérico (9 mg/dia) fornece uma taxa de resposta de aproximadamente 70% após 8 semanas e é significativamente mais eficaz do que a mesalazina (4 g/dia) para a doença ileal distal e do cólon direito. Como agente de manutenção com 3 ou 6 mg, os efeitos da budesonida diminuem e desaparecem em 1 ano. A imunossupressão combinada precoce com um antagonista anti-TNF-α e um antimetabólito é mais efetiva do que o manejo convencional e mais efetiva do que qualquer um dos agentes como monoterapia.[A9]

A doença de Crohn com acometimento jejunal, duodenal, gástrico e esofágico é incomum e poucos ensaios clínicos avaliaram terapias para o acometimento desses locais. Visto que agentes locais como 5-ASAs e budesonida não são liberados nesses locais, os imunossupressores sistêmicos (azatioprina, mercaptopurina, metotrexato, infliximabe, adalimumabe e certolizumabe pegol, natalizumabe e ustequinumabe) são os pilares da terapia.

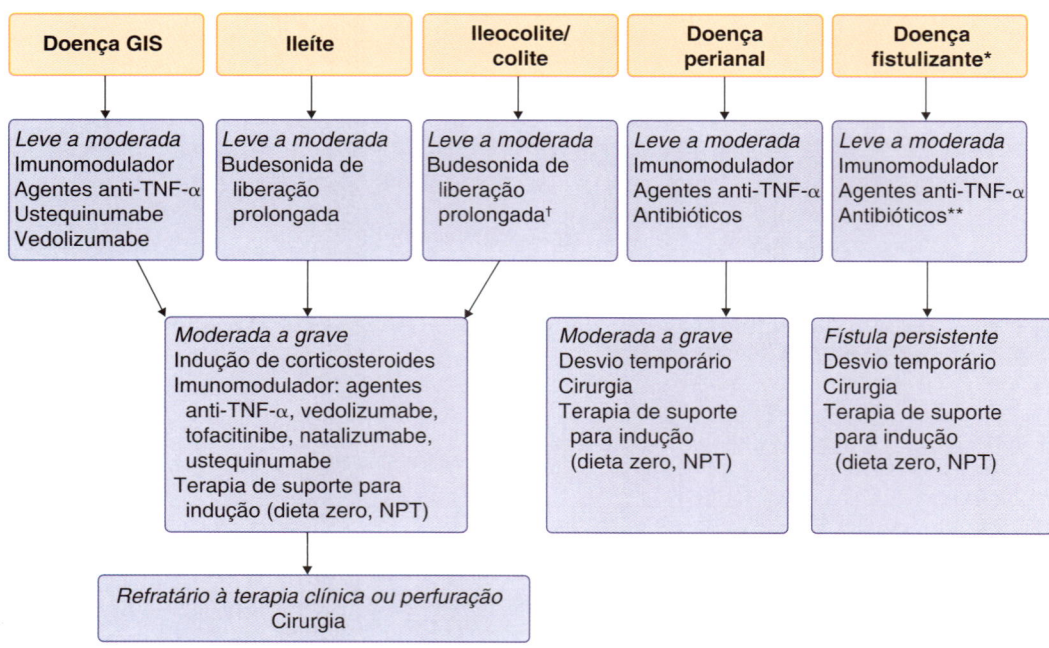

*A possibilidade de abscesso deve ser descartada antes de iniciar a terapia clínica.
†Envolvimento do cólon proximal.
**Localização perianal.

**FIGURA 132.5** Algoritmo de tratamento da doença de Crohn. TNF-α = fator de necrose tumoral-α; NPT = nutrição parenteral total; GIS = gastrintestinal superior.

### Doença de Crohn moderada a grave
Pacientes com doença moderada a grave geralmente são tratados inicialmente com corticosteroides sistêmicos, mas os corticosteroides não devem ser prescritos como terapia de manutenção. Produtos biológicos podem ser prescritos inicialmente para pacientes com doença de alto risco ou atividade grave da doença. As opções para induzir remissão ou manter remissão induzida por esteroides incluem 6-mercaptopurina, azatioprina, metotrexato, infliximabe, adalimumabe, certolizumabe pegol e ustequinumabe. Infliximabe (5 mg/kg a 0, 2 e 6 semanas e, em seguida, a cada 8 semanas) isolado ou infliximabe mais azatioprina (2,5 mg/kg/dia) é mais efetivo do que azatioprina isolada e a terapia combinada inicial (corticosteroides, azatioprina diária, e infliximabe) é preferível e reservá-lo apenas para pacientes que não respondem a corticosteroides mais azatioprina ou que apresentam doença agressiva. A terapia combinada com infliximabe e azatioprina aumenta significativamente os níveis séricos mínimos de infliximabe e esses níveis mínimos séricos mais elevados correlacionam-se com a remissão e a cicatrização da mucosa. A terapia com infliximabe também diminui a necessidade de hospitalização e cirurgia.[A10] Metanálise sugere que tanto o adalimumabe quanto o infliximabe mais azatioprina são as duas terapias mais efetivas para indução e manutenção da remissão da doença de Crohn.[A11] Uma alternativa potencial mais recente pode ser o filgotinibe (um inibidor seletivo da Janus quinase 1 a 200 mg, 1 vez/dia).[A12] O benefício do uso desses medicamentos como terapia combinada versus monoterapia individual deve ser avaliado no contexto do risco potencial do uso a longo prazo dessa terapia.

Dos pacientes com doença de Crohn que são tratados durante pelo menos 1 ano com infliximabe e um agente antimetabólito, aproximadamente 50% terão uma recaída em 1 ano após a descontinuação do infliximabe. Pacientes que não respondem à terapia convencional, como um agente anti-TNF, podem ser considerados para vedolizumabe, ustequinumabe ou natalizumabe.

Para doença de Crohn grave, os pacientes devem ser hospitalizados, sem receber nada por via oral, reidratados com líquidos intravenosos e devem receber corticosteroides parenterais. Pacientes que respondem a corticosteroides parenterais devem ser mudados para tratamento com corticosteroides orais em altas doses (prednisona, 40 a 60 mg/dia), com a dose de prednisona gradualmente reduzida. Pacientes com doença de Crohn grave e que não respondem aos corticosteroides parenterais em 3 a 5 dias devem ser considerados para infliximabe ou cirurgia. Um curso de nutrição parenteral total (ver Capítulo 204) pode ser útil como terapia adjuvante.

### Doença de Crohn fistulizante
As fístulas (ver Capítulo 136) ocorrem em um terço dos pacientes com doença de Crohn, e as fístulas perianais representam a localização mais comum. As fístulas internas assintomáticas raramente exigem terapia. A possibilidade de abscesso concomitante, que pode ocorrer em um paciente com fístula, tem de ser descartada antes do início da terapia imunossupressora. Pode ser necessário cirurgia. O tratamento clínico depende da localização e das complicações associadas.

As fístulas enterocutâneas de alto débito em caso de envolvimento do intestino delgado proximal podem drenar mais de 500 m$\ell$/dia e podem causar depleção volêmica significativa. O manejo inicial demanda reposição de volume. No período pós-operatório, uma abertura fistulosa geralmente ocorre na área de uma ferida e é imperativo proteger a pele em cicatrização da infecção causada pela drenagem de uma bolsa de ostomia ou de um cateter usado para uma fístula de alto débito. As fístulas de alto débito raramente fecham espontaneamente e, tipicamente, exigem fechamento cirúrgico. As fístulas de baixo débito podem ser tratadas inicialmente com azatioprina (ou 6- mercaptopurina), metotrexato ou terapia anti-TNF-α (infliximabe, adalimumabe ou certolizumabe).

As fístulas perianais são classificadas em simples e complexas (ver Capítulo 136). Uma fístula simples está localizada abaixo da linha denteada (i. e., a maior parte do esfíncter anal) e tem um único trajeto. Uma fístula complexa atravessa a região interesfincteriana (localização alta), transesfincteriana ou supraesfincteriana e pode ter vários trajetos. As fístulas simples respondem bem à terapia clínica, inicialmente com metronidazol (10 a 20 mg/kg/dia VO por 4 a 8 semanas) e ciprofloxacino (500 mg VO, 2 vezes/dia durante 4 a 8 semanas) para a fístula e também exigirá tratamento adicional de doença da mucosa concomitante. O tratamento com imunomoduladores ou agentes anti-TNF-α também é benéfico. Ustequinumabe e vedolizumabe também são benéficos no tratamento da doença de Crohn fistulizante. Os pacientes com fístulas sem doença de Crohn da mucosa retal podem responder bem à fistulotomia, enquanto os pacientes com envolvimento da mucosa podem se beneficiar da colocação de sedenho (seton®) em vez da fistulotomia. As fístulas complexas geralmente exigem uma combinação de terapia cirúrgica e clínica. Em caso de doença intratável, o desvio do cólon ou ileal pode possibilitar a cura retal e perianal; em casos graves, a proctocolectomia pode ser necessária.

Para fístulas retovaginais relacionadas com doença de Crohn, a terapia clínica com terapia antimetabólito ou agentes anti-TNF-α é geralmente considerada antes da cirurgia. A terapia cirúrgica, como fistulotomia e cirurgia de retalho de avanço da mucosa, pode ser considerada.

As fístulas enterovesiculares ou colovesiculares podem ser tratadas com terapia antimetabólito ou agentes anti-TNF-α, ou ambos, mas a infecção recorrente do trato urinário é uma indicação para cirurgia. A cirurgia geralmente envolve a ressecção do intestino envolvido e o fechamento do defeito da bexiga.

As fístulas internas assintomáticas, como as fístulas enteroentéricas, não requerem intervenção cirúrgica, mas o tratamento com um imunomodulador e/ou agente biológico pode ser considerado. As fístulas internas, como a cologástrica e a coloduodenal, podem causar sintomas substanciais em decorrência do desvio de parte do intestino. Se o tratamento clínico falhar ou se houver formação de abscesso, a cirurgia é recomendada.

## Manejo clínico da colite ulcerativa
A decisão que orienta qual terapia é apropriada para um paciente específico com colite ulcerativa depende de vários fatores, incluindo: distribuição anatômica da doença; gravidade da atividade da doença; e risco (prognóstico) de doença. Ao enfocar a distribuição anatômica da colite ulcerativa como um guia para terapias, existem várias opções, incluindo supositórios, enemas de retenção, espuma tópica, terapia oral e terapia parenteral. Os supositórios são efetivos no tratamento da proctite nos 20 cm distais do cólon. Espuma tópica e enemas são efetivos na colite distal e do lado esquerdo. A terapia oral e a terapia parenteral são efetivas para todos os locais da doença.[9b]

### Proctite
Para proctite ulcerativa ativa, 5-ASA tópico (enema e supositório) em combinação com o tratamento oral é superior ao tratamento oral isolado.[10] 5-ASA tópico é superior aos corticosteroides tópicos para o tratamento de proctite ulcerativa ativa, a terapia retal com 5-ASA promove resposta mais rápida quando administrado com 5-ASA oral. Enemas com corticosteroides, supositórios ou espuma[A13] também podem ser usados se o 5-ASA falhar. Os enemas de retenção de 5-ASA ou corticosteroides podem ser usados para doença ativa até a flexura esplênica (i. e., reto, cólon sigmoide e cólon descendente). Outra abordagem para a proctite ou colite distal é um aminossalicilato oral, embora uma resposta possa não ser evidente por 3 a 4 semanas.[b] Além disso, a budesonida de liberação prolongada administrada 1 vez/dia[b] e a espuma de budesonida tópica[A14] são efetivas para proctossigmoidite ulcerativa leve a moderadamente ativa, com menos efeitos colaterais relacionados com esteroides do que os corticosteroides convencionais.

### Colite extensa
Em pacientes com colite ulcerativa de atividade leve a moderada que se estende proximal à flexura esplênica, o fármaco inicial de escolha é um 5-ASA oral; a eficácia aumenta com o aumento das doses. Mesmo na doença mais extensa, a suplementação de 5-ASA oral com enemas ou supositórios com 5-ASA pode ajudar a reduzir os sintomas de urgência que resultam do envolvimento retal, e a budesonida de liberação prolongada fornece benefício incremental. Em pacientes com mais de 5 ou 6 evacuações/dia, em pacientes nos quais uma resposta mais rápida é desejada ou em pacientes que não responderam a 3 a 4 semanas de 5-ASA, o tratamento de escolha é a prednisona oral. Pacientes com diarreia grave, sintomas sistêmicos ou volumes significativos de sangue nas fezes devem iniciar com 40 mg/dia; a maioria dos pacientes responde aos corticosteroides orais em alguns dias. Após o controle dos sintomas, a prednisona pode ser reduzida gradualmente em 5 mg a cada 1 a 2 semanas. Pacientes que respondem à prednisona oral e conseguem suspender totalmente esse medicamento devem ser mantidos no tratamento com 5-ASA.

Se os pacientes com colite ulcerativa grave não começarem a responder aos corticosteroides na dose equivalente de metilprednisolona 60 mg IV em 3 a 5 dias ou não responderem completamente em 7 a 10 dias, as opções incluem colectomia, infliximabe ou ciclosporina.[11] Em vários estudos de fase 3, o tofacitinibe (um inibidor oral recentemente aprovado de Janus quinases em uma dose de 10 mg, 2 vezes/dia) melhorou os sintomas em pacientes com colite ulcerativa ativa moderada a grave e foi capaz de manter a remissão.[12] Para pacientes cuja doença se intensifica sempre que os corticosteroides são suspensos ou sua dose de corticosteroide é reduzida, a continuação da terapia com corticosteroides em altas doses é o erro de manejo mais comum. Em pacientes cuja doença se intensifica quando a dose de esteroide é reduzida, deve-se tentar um ensaio com um imunomodulador (azatioprina ou 6-mercaptopurina), tofacitinibe, infliximabe, adalimumabe, golimumabe ou vedolizumabe. Se o paciente precisar de uma dose substancial (> 15 mg/dia de prednisona) por mais

---
[b]N.R.T.: Comercializada no Brasil sob a forma de cápsula gelatinosa dura com microgrânulos contendo 3 mg de budesonida. Esses microgrânulos são gastrorresistentes (praticamente insolúveis no suco gástrico) e têm liberação prolongada com propriedades de ajustar a liberação da budesonida no íleo e no cólon ascendente.

de 6 meses, uma prova terapêutica com um imunomodulador, infliximabe, adalimumabe, golimumabe, vedolizumabe ou ustequinumabe, deve ser considerada para manutenção da remissão,[A15-A16c] e devem ser feitas tentativas para reduzir a dose de esteroide.

O transplante da microbiota fecal é uma abordagem experimental para o tratamento da colite ulcerativa. Os dados até agora permanecem sugestivos, mas inconclusivos.[13]

A indicação mais comum de hospitalização em pacientes com colite ulcerativa é a diarreia intratável, embora a perda de sangue também seja comum. Pacientes com colite ulcerativa grave ativa devem ser avaliados para megacólon tóxico por radiografia ou TC de abdome. Os medicamentos antidiarreicos e anticolinérgicos são contraindicados em pacientes com colite ulcerativa grave em razão do risco de precipitar megacólon tóxico. Os pilares da terapia para colite ulcerativa grave são a reidratação com soluções intravenosas e corticosteroides intravenosos (hidrocortisona, 300 mg/dia; prednisolona, 60 a 80 mg/dia; ou metilprednisolona, 40 a 60 mg/dia). A nutrição parenteral total (ver Capítulo 204) pode ser necessária para pacientes com desnutrição. Pacientes com sinais peritoneais ou sinais de infecção sistêmica devem ser tratados com antibióticos parenterais (ver Capítulo 133). Pacientes que não melhoram em 7 a 10 dias devem ser considerados para colectomia, um ensaio de ciclosporina intravenosa ou um ensaio de infliximabe.

### Terapia de manutenção
Os aminossalicilatos reduzem a doença recorrente em pacientes com colite ulcerativa e essencialmente todos os pacientes devem receber terapia de manutenção com preparações de 5-ASA originais ou mais recentes. Os corticosteroides não são efetivos como terapia de manutenção e não devem ser usados desta maneira. Azatioprina, 6-mercaptopurina, tofacitinibe, infliximabe, adalimumabe (160 mg na semana 0, 80 mg na semana 2 e, em seguida, 40 mg a cada 2 semanas) e golimumabe são efetivos para a terapia de manutenção em pacientes cuja colite ulcerativa não é controlada por 5-ASA.

## Tratamento cirúrgico
### Doença de Crohn
A ressecção cirúrgica não cura a doença de Crohn e as recorrências são prováveis após a ressecção; portanto, a abordagem deve ser conservadora em termos da quantidade de intestino ressecado. No entanto, quase 50% dos pacientes com doença de Crohn são operados em até 10 anos após o diagnóstico. O fracasso do tratamento clínico é uma causa comum de ressecção em pacientes com doença de Crohn, mas complicações (p. ex., obstrução, fístula e abscesso) costumam ser as indicações para a ressecção. Para a doença de Crohn do intestino delgado, o procedimento cirúrgico mais comum é a ressecção segmentar para obstrução ou fístula; a incidência de recorrência grave o suficiente para requerer cirurgia repetida após ressecção ileal ou ileocólica é de aproximadamente 25% após 10 anos e 35% após 15 anos. Para pacientes com doença colônica extensa que inclui o reto, o procedimento de escolha é a proctocolectomia total com uma ileostomia de Brooke (terminal). A colectomia total com anastomose anal da bolsa ileal não é apropriada na colite de Crohn porque a recorrência da doença de Crohn no segmento ileal da nova bolsa exigiria uma repetição da cirurgia e perda de um longo segmento do íleo. A monoterapia com agente anti-TNF parece ser a estratégia mais efetiva para profilaxia pós-operatória da doença de Crohn.[A17]

### Colite ulcerativa
Para a colite ulcerativa, a colectomia é um procedimento curativo. Aproximadamente 40% dos pacientes com colite ulcerativa extensa são submetidos à colectomia, geralmente porque sua doença não respondeu de maneira adequada à terapia clínica. A colectomia de emergência pode ser necessária em pacientes com megacólon tóxico ou episódio fulminante grave sem megacólon tóxico. A operação padrão para a colite ulcerativa é a proctocolectomia e a ileostomia de Brooke. A cirurgia alternativa mais popular é a proctocolectomia total com anastomose anal com bolsa ileal. Neste procedimento, uma bolsa é construída a partir dos 30 cm terminais do íleo e a extremidade distal da bolsa é puxada através do canal anal. A anastomose ileoanal às vezes é complicada por inflamação na bolsa ileal, que pode ser tratada com antibióticos (tipicamente, metronidazol, 500 mg, 3 vezes/dia ou 20 mg/kg/dia, ou ciprofloxacino, 500 mg, 2 vezes/dia para 2 semanas). A decisão a favor ou contra a colectomia e entre os tipos de cirurgia é influenciada pela idade do paciente, pelas circunstâncias sociais e pela duração da doença, e essa decisão demanda parecer de um especialista. Quando outras indicações são ambíguas, o risco de malignidade (ver mais adiante) é uma indicação de colectomia.

## Complicações
### Doença de Crohn
#### Abscessos
Abscessos, que são complicações comuns na doença de Crohn, resultam da extensão de uma fissura ou úlcera da mucosa através da parede intestinal e em direção ao tecido extraintestinal. O extravasamento do conteúdo intestinal através de uma fissura para a cavidade peritoneal resulta em um abscesso. Os abscessos ocorrem em 15 a 20% dos pacientes com doença de Crohn, especialmente no íleo terminal. A manifestação clínica típica de um abscesso intra-abdominal é febre, dor espontânea e à palpação do abdome e leucocitose. A TC é a modalidade preferida para diagnosticar abscesso intra-abdominal. A antibioticoterapia de amplo espectro, incluindo cobertura anaeróbia, é indicada. A drenagem percutânea de abscessos em pacientes com doença de Crohn pode melhorar o quadro clínico, mas não fornece terapia adequada em razão da comunicação persistente entre a cavidade do abscesso e o lúmen intestinal. A ressecção do intestino envolvido geralmente é necessária para a terapia definitiva.

#### Obstrução
A obstrução é uma complicação comum da doença de Crohn, sobretudo no intestino delgado, e é uma das principais indicações para cirurgia. Na doença de Crohn, o espessamento da mucosa por inflamação aguda, a hiperplasia muscular e o tecido cicatricial consequente à inflamação prévia ou aderências podem causar obstrução do intestino delgado. A obstrução também pode ocorrer em razão da impactação de um bolo alimentar fibroso em uma estenose estável de longa duração. Dor abdominal em caráter de cólica e diarreia, que pioram após as refeições e desaparecem com o jejum, sugerem obstrução. Os estreitamentos podem ser avaliados por enterografia por TC, enterografia por RM, estudos com contraste oral, enema de bário ou colonoscopia, dependendo da localização anatômica. Os corticosteroides (p. ex., metilprednisolona, 40 a 60 mg/dia IV, ou hidrocortisona, 200 a 300 mg/dia IV por 5 a 14 dias) são úteis se a inflamação aguda for um componente importante do processo obstrutivo, mas não se a obstrução for causada por fibrose. Um erro comum no manejo da doença de Crohn é o tratamento inadequado com longos cursos de corticosteroides em pacientes que apresentam sintomas obstrutivos decorrentes de lesões anatômicas fixas. Se a obstrução não desaparecer com aspiração nasogástrica e corticosteroides, a cirurgia é necessária.

#### Doença perianal
A doença perianal é uma complicação potencialmente incapacitante da doença de Crohn. Ulcerações no canal anal podem coalescer e resultar na formação de fístula (ver Capítulo 136). As aberturas fistulosas são mais comumente encontradas na pele perianal, mas podem ocorrer na virilha, vulva ou escroto. As fístulas são acompanhadas por drenagem de material seroso ou purulento. Se a fístula não drenar livremente, há acúmulo local de pus (abscesso perianal) com vermelhidão, dor e induração. A dor de um abscesso perianal é exacerbada pela pressão local que pode resultar da defecação, sentar ou andar. A manifestação física típica de um abscesso é vermelhidão com dor durante o toque retal; flutuação também pode ser detectada. A doença de Crohn perianal grave e persistente pode resultar na destruição do esfíncter anal e subsequente incontinência fecal. A avaliação adequada da doença perianal geralmente requer exame proctoscópico sob anestesia. TC ou RM conseguem definir a existência e a extensão dos abscessos perianais. As metas da terapia para a doença perianal são o alívio dos sintomas locais e a preservação do esfíncter. A doença limitada pode ser controlada com banhos de assento e metronidazol, mas a maioria dos casos também exige drenagem externa adequada. Azatioprina, infliximabe, adalimumabe ou certolizumabe pegol podem ser úteis na cura da doença perianal, mas a doença pode ser reativada quando o medicamento é interrompido. As células-tronco alogênicas, expandidas e derivadas do tecido adiposo são um tratamento experimental para fístulas perianais complexas em pacientes cuja doença de Crohn não responde aos tratamentos convencionais ou biológicos ou ambos.

### Colite ulcerativa
Uma das complicações mais significativas da colite ulcerativa é o megacólon tóxico, que é a dilatação do cólon até um diâmetro superior a 6 cm associada à piora do quadro clínico do paciente e ao desenvolvimento de febre, taquicardia e leucocitose. O exame físico pode revelar hipotensão postural, dor à palpação sobre a distribuição do cólon e ruídos intestinais ausentes ou hipoativos. Agentes que reduzem a motilidade gastrintestinal, como antiespasmódicos e antidiarreicos, têm o potencial de iniciar ou exacerbar o megacólon tóxico. A terapia clínica é projetada para reduzir a probabilidade de perfuração e retornar o cólon à atividade motora normal o mais rápido possível. O paciente é colocado em dieta zero, e a aspiração nasogástrica é iniciada. Soluções intravenosas devem ser administradas para corrigir anormalidades hidreletrolíticas, antibióticos de amplo espectro (p. ex., ampicilina-sulbactam, administrado como 1 g de ampicilina mais 0,5 g de sulbactam, 1,5 a 3 g a cada 6 horas por 5 a 14 dias; levofloxacino, 500 mg/dia IV, mais metronidazol, 500 mg IV ou VO, 2 vezes/dia; cefazolina, 500 mg IV, 3 vezes/dia, mais metronidazol, 500 mg IV ou VO, 2 vezes/dia; ou sulfametoxazol-trimetoprima, 8 a 10 mg/kg/dia IV ou VO, em duas a quatro doses fracionadas, mais metronidazol, 500 mg IV ou VO,

2 vezes/dia durante aproximadamente 7 dias ou até melhora sintomática) são administrados em antecipação a uma possível peritonite como resultado de perfuração, e os corticosteroides parenterais são administrados em uma dose equivalente a mais de 40 a 60 mg/dia de prednisona. Os sinais de melhora incluem diminuição na circunferência abdominal e o retorno dos ruídos intestinais. A deterioração é caracterizada por descompressão dolorosa, aumento da circunferência abdominal e colapso cardiovascular. Se o paciente não começar a mostrar sinais de melhora clínica durante as primeiras 24 a 48 horas de terapia clínica, o risco de perfuração aumenta acentuadamente e a colectomia cirúrgica é indicada.

### Acompanhamento
#### Câncer de cólon, displasia e vigilância colonoscópica
O risco de câncer colorretal aumenta a partir de 8 anos de doença e continua a aumentar nos anos subsequentes.[14] A incidência de adenocarcinoma colorretal é 60 a 100% maior em pessoas com DII do que na população em geral e tem se mantido estável ao longo do tempo. Pacientes com colite ulcerativa extensa correm risco acentuadamente aumentado de câncer de cólon, pacientes com doença do lado esquerdo correm risco intermediário e pacientes com colite ulcerativa de longa data correm risco de câncer colorretal, mesmo que seus sintomas tenham sido relativamente leves ou mesmo quiescentes por 10 a 15 anos.

Os cânceres de cólon podem ser submucosos e passar despercebidos na colonoscopia. O câncer de cólon em pacientes com colite ulcerativa está mais comumente associado a alterações displásicas na mucosa, geralmente em vários locais do cólon. Embora dados recentes tenham demonstrado que a maior parte da displasia é visível, nem toda displasia pode ser identificada por inspeção visual, portanto, o exame microscópico das amostras de biopsia é necessário.

As diretrizes atuais da prática recomendam a colonoscopia com biopsias aleatórias em pacientes com colite ulcerativa de longa data, começando 8 anos após o início da doença e repetida a cada 1 a 2 anos.[15] Se as amostras mostrarem displasia, a colectomia é recomendada.

O risco de câncer de cólon dos pacientes com colite de Crohn é semelhante ao risco dos pacientes com colite ulcerativa de extensão semelhante. A colonoscopia de vigilância também é recomendada em pacientes com colite de Crohn.

#### Gravidez
A fertilidade das mulheres com DII geralmente é normal ou apenas minimamente prejudicada, e a incidência de prematuridade, natimortalidade e defeitos de desenvolvimento na prole de mulheres com DII, exceto complicações fetais, podem ser um pouco mais prováveis quando a doença materna está clinicamente ativa, independentemente da terapia medicamentosa. Proctocolectomia anterior, ou ileostomia, não é um impedimento para a conclusão bem-sucedida de uma gravidez, mas as mulheres que fizeram a cirurgia de anastomose anal da bolsa ileal com proctocolectomia total têm redução significativa da fertilidade.

Se a doença de uma mulher não estiver ativa por ocasião da concepção, é provável que permaneça inativa durante o curso da gravidez. A colite ulcerativa que está ativa por ocasião da concepção tende a piorar. Em dois terços das pacientes com doença de Crohn ativa no momento da concepção, o grau de atividade permanece o mesmo; do outro terço, algumas melhoram clinicamente e outras pioram.

A sulfassalazina não prejudica o feto, mas as gestantes têm necessidade maior de ácido fólico e a sulfassalazina interfere na absorção do folato ao inibir competitivamente a enzima jejunal folato conjugase. Portanto, as mulheres que estão tomando sulfassalazina e que estão grávidas ou considerando a possibilidade de engravidar devem receber suplementação de folato (1 mg, 2 vezes/dia) para garantir que o feto receba quantidades adequadas para o desenvolvimento normal. O uso de corticosteroides por gestantes com DII está associado a aumento da taxa de ruptura prematura das membranas e de fenda labial. Em geral, o risco para a gravidez do tratamento com sulfassalazina ou corticosteroides parece ser menor do que o risco de associado ao não tratamento.

A maioria dos dados sobre a teratogenicidade da azatioprina e da 6-mercaptopurina na gravidez é derivada da literatura sobre transplantes e envolve doses mais altas do que as comumente usadas para DII. Os efeitos fetais relatados na população transplantada incluem malformações congênitas, imunossupressão, prematuridade e retardo de crescimento. Os riscos desses medicamentos na população com DII não são completamente conhecidos, visto que apenas um pequeno número desses pacientes foi estudado formalmente.

Embora os componentes do anticorpo IgG1 Fc do infliximabe, adalimumabe e golimumabe atravessem a placenta, esses agentes são considerados seguros durante a gravidez. O componente Fc do certolizumabe é IgG4 e não atravessa a placenta na mesma extensão. No entanto, os riscos desses vários agentes não são completamente conhecidos, porque apenas um número relativamente pequeno de pacientes foi estudado formalmente.

Da mesma maneira, vedolizumabe e ustequinumabe são considerados seguros na gravidez, embora sejam necessários mais dados de mais pacientes e um acompanhamento mais longo para fazer recomendações firmes.

### PROGNÓSTICO
#### Colite ulcerativa
Exacerbações e remissões recorrentes caracterizam a colite ulcerativa típica. Um episódio inicial rapidamente progressivo resulta em complicações graves em aproximadamente 10% dos pacientes. A recuperação completa após um único episódio pode ocorrer em outros 10% dos pacientes. Alguns pacientes apresentaram, na verdade, uma infecção aguda não detectada em vez de colite ulcerativa verdadeira. A probabilidade de um paciente com doença clinicamente inativa permanecer em remissão no ano seguinte é de 80 a 90%. Em comparação, os pacientes com doença clinicamente ativa têm 70% de probabilidade de recidiva durante o ano seguinte.

Os pacientes que apresentam proctite ulcerativa têm o melhor prognóstico geral, e apenas aproximadamente 5% dos pacientes com proctite necessitarão de colectomia ao longo da vida. Complicações graves são muito incomuns, mas a doença se dissemina mais proximalmente no cólon em até 50% dos pacientes. A taxa de mortalidade relacionada com a colite ulcerativa diminuiu substancialmente desde a introdução dos corticosteroides, e estudos recentes sugerem que as taxas de sobrevida a longo prazo para pacientes com colite ulcerativa são semelhantes às da população em geral.

#### Doença de Crohn
As manifestações da doença de Crohn pioram e melhoram. Um paciente com doença de Crohn clinicamente ativa tem 70 a 80% de chance de ter doença ativa no ano subsequente, enquanto 80% dos pacientes em remissão permanecerão, assim, no ano seguinte. Ao longo de um período de 4 anos, aproximadamente 25% dos pacientes terão doença persistentemente ativa após o diagnóstico, 25% permanecerão em remissão e 50% terão evolução flutuante com anos de remissão e anos com doença clinicamente ativa. Aproximadamente 75 a 80% de todos os pacientes com doença de Crohn luminal e fistulizante necessitarão de intervenção cirúrgica para sua doença, com aproximadamente 50% deles sendo operados nos 6 meses seguintes ao diagnóstico. A taxa de uma segunda cirurgia para doença de Crohn luminal varia de 25 a 38% em 5 anos, e 40 a 70% precisarão de reoperação em 15 anos.

Pacientes com doença de Crohn têm uma taxa de mortalidade aumentada, aproximadamente 1,3 a 1,5 vez maior do que a população em geral, sem relação com o envolvimento do intestino delgado e/ou do intestino grosso. Essa taxa de mortalidade excessiva, que é mais notável nos primeiros anos após o diagnóstico, está mais comumente relacionada com complicações da doença de Crohn (p. ex., câncer colorretal, choque, depleção de volume, desnutrição proteico-calórica e anemia). Não se sabe se o uso agressivo de imunomoduladores e terapia biológica modificará a evolução natural da doença.

### Recomendações de grau A

A1. Wang Y, Parker CE, Feagan BG, et al. Oral 5-aminosalicylic acid for maintenance of remission in ulcerative colitis. *Cochrane Database Syst Rev*. 2016;5:CD000544.

A2. Wang Y, Parker CE, Bhanji T, et al. Oral 5-aminosalicylic acid for induction of remission in ulcerative colitis. *Cochrane Database Syst Rev*. 2016;4:CD000543.

A3. Marshall JK, Thabane M, Steinhart AH, et al. Rectal 5-aminosalicylic acid for maintenance of remission in ulcerative colitis. *Cochrane Database Syst Rev*. 2012;11:CD004118.

A4. Chande N, Townsend CM, Parker CE, et al. Azathioprine or 6-mercaptopurine for induction of remission in Crohn's disease. *Cochrane Database Syst Rev*. 2016;10:CD000545.

A5. McDonald JW, Wang Y, Tsoulis DJ, et al. Methotrexate for induction of remission in refractory Crohn's disease. *Cochrane Database Syst Rev*. 2014;8:CD003459.

A6. Sandborn WJ, Su C, Sands BE, et al. Tofacitinib as induction and maintenance therapy for ulcerative colitis. *N Engl J Med*. 2017;376:1723-1736.

A7. Colombel JF, Panaccione R, Bossuyt P, et al. Effect of tight control management on Crohn's disease (CALM): a multicentre, randomised, controlled phase 3 trial. *Lancet*. 2017;390:2779-2789.

A8. Feagan BG, Sandborn WJ, Gasink C, et al. Ustekinumab as induction and maintenance therapy for Crohn's disease. *N Engl J Med*. 2016;375:1946-1960.

A9. Khanna R, Bressler B, Levesque BG, et al. Early combined immunosuppression for the management of Crohn's disease (REACT): a cluster randomised controlled trial. *Lancet*. 2015;386:1825-1834.

A10. Costa J, Magro F, Caldeira D, et al. Infliximab reduces hospitalizations and surgery interventions in patients with inflammatory bowel disease: a systematic review and meta-analysis. *Inflamm Bowel Dis.* 2013;19:2098-2110.
A11. Hazlewood GS, Rezaie A, Borman M, et al. Comparative effectiveness of immunosuppressants and biologics for inducing and maintaining remission in Crohn's disease: a network meta-analysis. *Gastroenterology.* 2015;148:344-354.
A12. Vermeire S, Schreiber S, Petryka R, et al. Clinical remission in patients with moderate-to-severe Crohn's disease treated with filgotinib (the FITZROY study): results from a phase 2, double-blind, randomised, placebo-controlled trial. *Lancet.* 2017;389:266-275.
A13. Sandborn WJ, Bosworth B, Zakko S, et al. Budesonide foam induces remission in patients with mild to moderate ulcerative proctitis and ulcerative proctosigmoiditis. *Gastroenterology.* 2015;148:740-750.
A14. Travis SP, Danese S, Kupcinskas L, et al. Once-daily budesonide MMX in active, mild-to-moderate ulcerative colitis: results from the randomised CORE II study. *Gut.* 2014;63:433-441.
A15. Danese S, Fiorino G, Peyrin-Biroulet L, et al. Biological agents for moderately to severely active ulcerative colitis: a systematic review and network meta-analysis. *Ann Intern Med.* 2014;160:704-711.
A16. Archer R, Tappenden P, Ren S, et al. Infliximab, adalimumab and golimumab for treating moderately to severely active ulcerative colitis after the failure of conventional therapy (including a review of TA140 and TA262): clinical effectiveness systematic review and economic model. *Health Technol Assess.* 2016;20:1-326.
A16b. Sands BE, Peyrin-Biroulet L, Loftus EV Jr, et al. Vedolizumab versus adalimumab for moderate-to-severe ulcerative colitis. *N Engl J Med.* 2019;381:1215-1226.
A16c. Sands BE, Sandborn WJ, Panaccione R, et al. Ustekinumab as induction and maintenance therapy for ulcerative colitis. *N Engl J Med.* 2019;381:1201-1214.
A17. Singh S, Garg SK, Pardi DS, et al. Comparative efficacy of pharmacologic interventions in preventing relapse of Crohn's disease after surgery: a systematic review and network meta-analysis. *Gastroenterology.* 2015;148:64-76.

## REFERÊNCIAS BIBLIOGRÁFICAS

*As referências bibliográficas, bem como os outros materiais suplementares deste livro, encontram-se no GEN-IO, nosso ambiente virtual de aprendizagem.*

# 133

# DOENÇAS INFLAMATÓRIAS E ANATÔMICAS DO INTESTINO, DO PERITÔNIO, DO MESENTÉRIO E DO OMENTO

JOHN F. KUEMMERLE

## ANORMALIDADES ESTRUTURAIS CONGÊNITAS

### Divertículo de Meckel

O divertículo de Meckel, que é a anomalia congênita mais comum do tubo gastrintestinal (GI), é encontrado em 2 a 3% da população e é mais comum em homens. O divertículo de Meckel ocorre quando o ducto onfalomesentérico ou vitelino que conecta o saco vitelino fetal ao intestino primordial não fecha durante o desenvolvimento. Localizado na borda antimesentérica, o divertículo de Meckel é comumente encontrado a cerca de 100 cm da válvula ileocecal e, tipicamente, tem 1 a 10 cm de tamanho. Tecido heterotópico é encontrado em cerca de 50% dos divertículos de Meckel, mais comumente tecido gástrico ou pancreático, mas geralmente não os dois ao mesmo tempo.[1] O tecido heterotópico correlaciona-se com o desenvolvimento de complicações sintomáticas, com risco ao longo da vida de cerca de 6%.

### MANIFESTAÇÕES CLÍNICAS

As complicações de um divertículo de Meckel incluem sangramento, obstrução, diverticulite e perfuração. O sangramento pode ocorrer quando a produção de ácido da mucosa gástrica heterotópica causa ulcerações ileais. A obstrução pode resultar de vólvulo ao redor do divertículo, intussuscepção do divertículo no intestino ou herniação do divertículo e intestino adjacente. Hérnias inguinais, femorais e umbilicais podem ocorrer. A inflamação repetida e crônica no colo do divertículo e no íleo próximo também pode causar fibrose intestinal e obstrução intestinal. As complicações mais comuns são sangramento intestinal em crianças e obstrução em adultos.

### DIAGNÓSTICO

O diagnóstico de um divertículo de Meckel pode ser desafiador. A cintilografia com pertecnetato de sódio ($^{99m}$Tn) pode ser usada em casos de sangramento porque tanto a mucosa gástrica normal quanto heterotópica captam o traçador (Figura 133.1). Esse exame tem sensibilidade e especificidade elevadas em crianças, mas taxas mais altas de resultados falso-positivos e falso-negativos em adultos. A doença de Crohn (ver Capítulo 132) e outras doenças inflamatórias ileais podem ter resultados falso-positivos. O exame conhecido como trânsito de delgado não é, tipicamente, útil porque o divertículo não é preenchido pelo contraste baritado. A enteróclise aumenta o rendimento das radiografias contrastadas com bário, aumentando a pressão e o enchimento do divertículo. Na angiografia é possível visualizar a artéria vitelina vestigial que se origina da artéria mesentérica superior ou um ramo da artéria mesentérica superior que alimenta diretamente o divertículo ou íleo adjacente. Tanto a endoscopia por cápsula do intestino delgado (ver Capítulo 125) quanto a enteroscopia com duplo balão conseguem identificar um divertículo de Meckel durante a investigação de sangramento de origem obscura.

### TRATAMENTO E PROGNÓSTICO

O tratamento de sangramento, obstrução ou perfuração que ocorre em associação com um divertículo de Meckel é a ressecção cirúrgica aberta ou laparoscópica do divertículo e, possivelmente, do íleo adjacente ulcerado e sangrante.[2] A ressecção cirúrgica de um divertículo de Meckel incidentalmente identificado no momento de cirurgia para outra doença é motivo de controvérsia, dado o baixo risco de complicações ao longo da vida, mas pode ser considerada em homens jovens, pacientes com divertículos grandes ou pacientes com suspeita de tecido heterotópico. Após a identificação e tratamento, o prognóstico é excelente porque o divertículo de Meckel é removido e o risco de complicações é eliminado.

### Atresia e estenose intestinais, má rotação, gastrósquise e onfalocele

Os distúrbios congênitos de atresia e estenose intestinais, má rotação, gastrósquise e onfalocele geralmente se manifestam nos primeiros meses de vida e na infância, mas às vezes o diagnóstico de estenose ou má rotação é feito na idade adulta. Com exceção da estenose pilórica, essas anomalias estão associadas a taxas de morbidade e mortalidade significativas a longo prazo, mesmo após a correção cirúrgica. Pacientes com má rotação ou gastrósquise geralmente apresentam complicações de sua cirurgia, incluindo aderências, obstrução intestinal ou hérnias da parede abdominal.

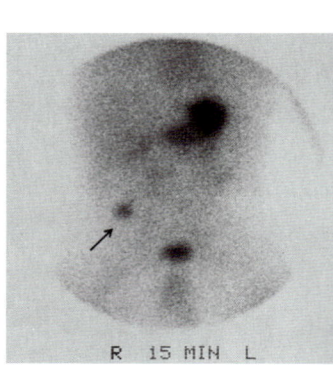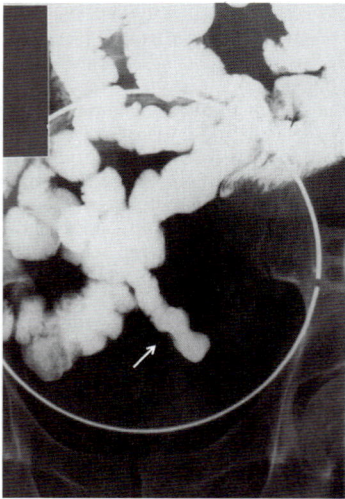

**FIGURA 133.1** Divertículo de Meckel. Cintilografia com pertecnetato de $^{99m}$Tn mostra captação do traçador em um divertículo de Meckel (*seta* no painel esquerdo) e no estômago e na bexiga. A radiografia contrastada com bário do mesmo paciente também mostra o divertículo de Meckel (*seta* no painel direito).

Pacientes com atresia intestinal e síndrome do intestino curto resultante também apresentam taxas de morbidade e mortalidade significativas relacionadas com insuficiência intestinal e necessidade de nutrição parenteral total a longo prazo.

## DISTÚRBIOS ESTRUTURAIS ADQUIRIDOS

### Vólvulo

O vólvulo intestinal, que é a torção patológica do intestino ao redor do mesentério, pode resultar em obstrução do intestino proximal. Como o mesentério está envolvido, as possíveis complicações incluem comprometimento vascular, necrose intestinal, perfuração intestinal e peritonite. As regiões mais suscetíveis ao vólvulo são o cólon sigmoide, o ceco e, ocasionalmente, o cólon transverso, com uma incidência anual estimada de dois a seis casos por 100.000. O vólvulo de sigmoide é mais comum em homens, com pico de idade na nona década de vida, enquanto o vólvulo cecal é mais comum em mulheres, ocorrendo tipicamente na sétima década de vida. Os idosos institucionalizados correm maior risco. O vólvulo de intestino delgado é raramente observado em adultos norte-americanos, mas pode resultar de anomalias preexistentes, como má rotação ou bandas congênitas de Ladd.

#### MANIFESTAÇÕES CLÍNICAS

O vólvulo pode apresentar sinais e sintomas de obstrução intestinal aguda (ver Capítulo 123), incluindo dor desproporcional aos achados físicos. Os pacientes apresentam, geralmente, náuseas e vômitos. A apresentação também pode ser mais insidiosa ou intermitente com obstipação, uso de laxantes e cólon dilatado previamente reconhecido. Os achados físicos incluem distensão abdominal, percussão timpânica, descompressão dolorosa, defesa e rigidez. Dor espontânea e à palpação progressiva pode indicar isquemia e perfuração do cólon.

#### DIAGNÓSTICO

O diagnóstico de vólvulo do cólon pode ser feito por meio de radiografias abdominais, que revelam distensão do cólon, desaparecimento das haustrações e um sinal típico de "tubo interno dobrado" com o ápice no quadrante superior direito do abdome (Figura 133.2A) ou o sinal "ômega" (Figura 133.2B). Nos casos de vólvulo cecal, o ceco dilatado é observado no epigástrio ou no quadrante superior esquerdo do abdome. Uma radiografia com contraste hidrossolúvel consegue identificar o ponto de obstrução decorrente de vólvulo.

### TRATAMENTO E PROGNÓSTICO

Pacientes com vólvulo de cólon devem ser mantidos em dieta zero com descompressão por tubo nasogástrico (NG) e receber reposição volêmica adequada. Se não houver obstrução completa ou sinais de isquemia ou perfuração, os pacientes com vólvulo de sigmoide podem ser submetidos a colonoscopia de emergência e tentativa de redução do vólvulo, que é bem-sucedida em até 75% dos casos.[3] A intervenção cirúrgica é indicada quando o vólvulo envolve o ceco, o cólon transverso ou o intestino delgado, bem como após a redução colonoscópica de um vólvulo de sigmoide em razão do risco de recorrência. A taxa de mortalidade é de cerca de 9% para vólvulo de sigmoide, 7% para vólvulo cecal e cerca de 17% para vólvulo de sigmoide e cecal combinados ou vólvulo de cólon transverso.

### Intussuscepção

A intussuscepção intestinal ocorre quando um segmento do intestino invagina para o intestino distal adjacente e resulta em obstrução e isquemia intestinais. A intussuscepção geralmente envolve apenas o intestino delgado, mas também pode se apresentar como intussuscepção do intestino delgado no cólon. Embora a intussuscepção seja uma causa comum de obstrução do intestino delgado em crianças, especialmente após a vacinação contra o rotavírus (ver Capítulo 356), é rara em adultos e é responsável por apenas cerca de 5% da obstrução do intestino delgado.[4] A causa da intussuscepção raramente é identificada em crianças, mas uma causa pode ser identificada em cerca de 90% dos casos de adultos. As causas precipitantes típicas em adultos incluem pólipos do intestino delgado, tumores benignos (como liomiomas e neurofibromas), tumores malignos, doença inflamatória intestinal (ver Capítulo 132), aderências pós-operatórias, divertículo de Meckel e tubos de alimentação.[5]

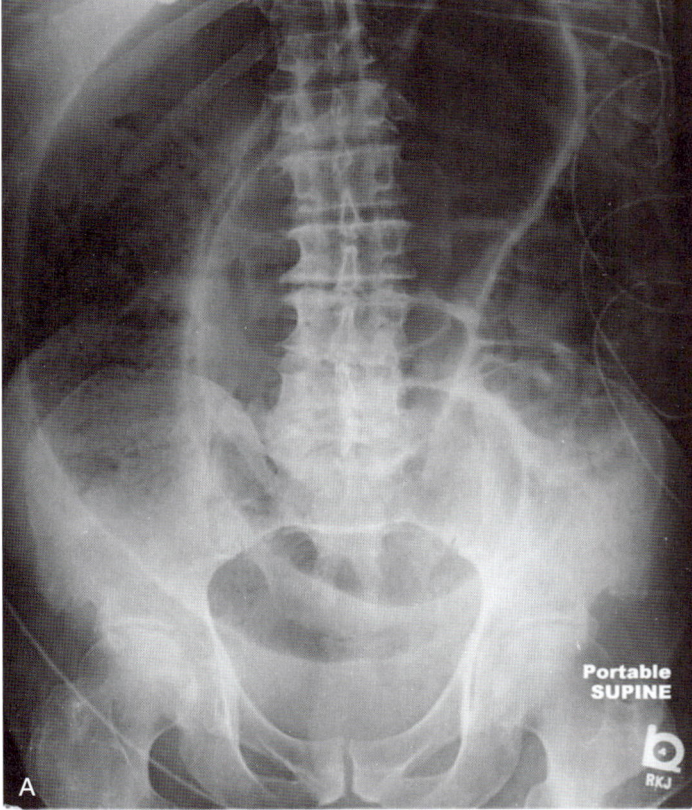
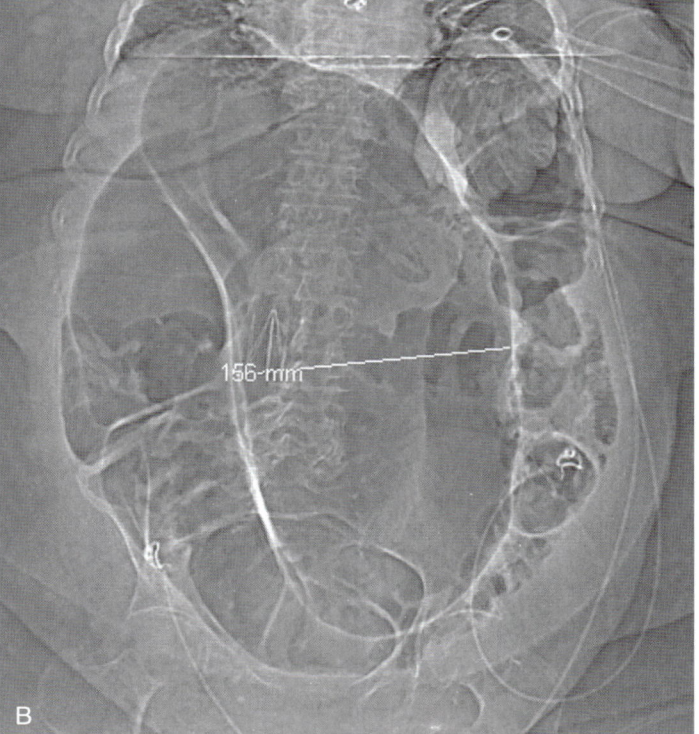

**FIGURA 133.2** **Vólvulo de sigmoide.** A radiografia simples de abdome mostra um vólvulo de sigmoide. **A.** Sinal de "tubo interno dobrado". **B.** Sinal de "ômega" ou "grão de café".

## MANIFESTAÇÕES CLÍNICAS

A maioria dos pacientes apresenta sinais/sintomas de obstrução intestinal parcial, como dor, náuseas e vômitos, e alguns pacientes apresentam diarreia com sangramento oculto ou evidente. O quadro clínico pode gerar confusão quando o paciente apresenta sintomas intermitentes de um evento resolvido espontaneamente. Massa pode ser palpável no exame físico. A eliminação de fezes em "geleia de groselha" é típica da intussuscepção, especialmente em crianças.

## DIAGNÓSTICO

O diagnóstico de intussuscepção geralmente é realizado por meio de tomografia computadorizada (TC), que revela uma lesão típica em formato de salsicha ou em forma de alvo com atenuação alta e baixa alternada que representa os segmentos intestinais invaginados. No entanto, em razão da apresentação ambígua da intussuscepção em adultos, uma combinação de radiografias simples, seriografia esôfago-estômago-duodeno (SEED) e clister opaco frequentemente é necessária para uma avaliação adequada.

## TRATAMENTO E PROGNÓSTICO

As intussuscepções colônicas são tratadas cirurgicamente em adultos em razão da alta probabilidade de um processo maligno colônico ser a lesão causadora. Para intussuscepção de intestino delgado, um ensaio randomizado mostrou que a redução hidrostática é superior à redução pneumática em crianças.[A1] Essa abordagem foi tentada em adultos nos quais nenhuma outra lesão causadora significativa está presente. No entanto, adultos com intussuscepção de intestino delgado frequentemente têm uma causa patológica subjacente; portanto, seu tratamento consiste principalmente em intervenção cirúrgica e ressecção intestinal, que não apenas resolve a obstrução, mas também fornece um diagnóstico da lesão causadora. Se a causa predisponente puder ser diagnosticada e corrigida, o prognóstico é bom e as taxas de recorrência são baixas. Se a causa subjacente não for totalmente corrigível, como na neurofibromatose (ver Capítulo 389) ou aderências, as intussuscepções podem ocorrer novamente.

## Hérnias

Anatomicamente, as hérnias compreendem uma víscera herniada, o saco herniário (parede interna da hérnia revestida pelo peritônio) e o anel herniário. Enquanto uma hérnia externa ocorre quando a víscera fica fora do abdome, uma hérnia interna ocorre quando a víscera fica em um local anormal dentro da cavidade abdominal. As hérnias secundárias podem ocorrer em locais anteriores de incisão cirúrgica ou lesão. As hérnias incisionais, inguinais e umbilicais representam 90% de todas as hérnias. As hérnias são comuns e ocorrem em cerca de 5% da população ao longo da vida. A incidência cumulativa ao longo da vida de hérnias inguinais é estimada em 43% nos homens e 6% nas mulheres. Em comparação, as hérnias femorais, umbilicais e incisionais ocorrem duas vezes mais frequentemente nas mulheres.

### MANIFESTAÇÕES CLÍNICAS, DIAGNÓSTICO E TRATAMENTO DE HÉRNIAS ESPECÍFICAS

As *hérnias epigástricas* ocorrem em locais de fraqueza congênita na linha média entre o processo xifoide e o umbigo ao longo da linha alba. As hérnias epigástricas pequenas podem ser assintomáticas ou difíceis de identificar. Hérnias epigástricas maiores podem se apresentar como nódulos, às vezes com dor à palpação. Várias hérnias podem ser encontradas. O diagnóstico é feito por exame físico complementado por ultrassonografia ou TC. Elas podem ser reparadas cirurgicamente se forem sintomáticas ou se houver complicações.

As *hérnias umbilicais* ocorrem em associação com a obesidade, em mulheres multíparas e em pacientes com ascite. Eles se apresentam como massa protuberante palpável no umbigo. O encarceramento do intestino delgado ou do omento é comum e ocorre estrangulamento em cerca de um terço das hérnias umbilicais. As hérnias umbilicais podem ser reparadas cirurgicamente, com reparo com tela sendo preferível ao reparo com sutura,[A2] se forem sintomáticas ou associadas a complicações, mas a ascite deve ser controlada para que a correção da hérnia seja bem-sucedida.

As *hérnias inguinais* se apresentam abaulamentos nesta região, principalmente nas manobras de Valsalva. Enquanto as hérnias inguinais diretas ocorrem no local de fraqueza na base do triângulo de Hesselbach, as hérnias inguinais indiretas ocorrem lateralmente ao triângulo de Hesselbach. As hérnias inguinais diretas e indiretas estão acima do ligamento inguinal. As hérnias femorais ocorrem abaixo do ligamento inguinal no canal femoral. A dor é geralmente leve, mas dor abdominal mais intensa ou em caráter de cólica sugere encarceramento ou estrangulamento. A palpação pode revelar uma hérnia na região inguinal que aumenta de tamanho quando a pessoa levanta ou aumenta a pressão intra-abdominal, como na manobra de Valsalva, mas a palpação pode ser difícil em pacientes obesos. Em casos pouco claros, a TC é útil. O diagnóstico diferencial de uma protuberância inguinal também inclui adenopatia, lipoma ou outros tumores, torção testicular de um testículo não descido e abscesso. As hérnias femorais devem ser reparadas no primeiro diagnóstico em razão do risco de estrangulamento. Como o diagnóstico de estrangulamento só pode ser feito com segurança na cirurgia, sinais/sintomas mais graves justificam uma intervenção cirúrgica precoce.

A conduta expectante é uma opção aceitável para homens com hérnias inguinais minimamente sintomáticas, embora a maioria dos homens acabe sendo encaminhada para cirurgia, principalmente em razão da dor, no decorrer de 10 anos.[6] O tratamento de hérnias inguinais sintomáticas é cirúrgico, agora geralmente por técnicas baseadas em colocação de tela por cirurgia a céu aberto ou reparo laparoscópico, que parecem fornecer resultados equivalentes. O reparo a céu aberto pode ser realizado sob anestesia regional, enquanto o reparo laparoscópico, que geralmente resulta em menos dor pós-operatória e um retorno mais precoce às atividades normais, exige anestesia geral e apresenta um pequeno risco de lesão intra-abdominal importante.

As *hérnias pélvicas* ocorrem através de um assoalho pélvico enfraquecido e são seis vezes mais comuns em mulheres, especialmente com o avançar da idade. A forma mais comum é uma hérnia através do forame obturador, mas as formas menos comuns incluem uma hérnia através do forame isquiático ou hérnias perineais através da musculatura do assoalho pélvico. A maioria das hérnias do forame obturador apresenta-se com obstrução intestinal aguda. Massa sensível pode ser palpável perto do canal obturador no exame retal ou vaginal. Dor na parte interna da coxa à rotação interna do quadril pode estar presente em 50% dos pacientes. O diagnóstico pode ser auxiliado por imagens de TC. O tratamento é cirúrgico.

*Hérnias incisionais* podem se desenvolver após 1 a 4% das incisões de laparotomia. As hérnias incisionais podem causar desconforto abdominal crônico, especialmente com manobras que aumentam a pressão intra-abdominal. O reparo é geralmente realizado com tela, que parece fornecer melhores desfechos do que o reparo por sutura[7] e também é útil para profilaxia contra uma futura hérnia incisional no momento de uma laparotomia mediana.[A3]

As hérnias mais raras incluem hérnias lombares (que são mais comuns em homens e após cirurgia decorrente de traumatismo), hérnias de Spigel que ocorrem através da linha semilunar em pacientes idosos e hérnias internas que ocorrem quando um órgão intraperitoneal se projeta para um compartimento separado dentro do abdome. Algumas hérnias ocorrem em defeitos criados cirurgicamente ou decorrentes de defeitos congênitos (p. ex., paraduodenal, pericecal ou forame de Winslow). Até 15% das hérnias internas ocorrem por defeitos mesentéricos ou omentais. A maioria dos pacientes apresenta sinais/sintomas intermitentes de dor e obstrução ou estrangulamento intestinal. Os estudos radiológicos podem ser de ajuda variável. O diagnóstico diferencial deve incluir vólvulo, aderências e tumores. O diagnóstico pode ser feito por meio de radiografias contrastadas com bário e TC. A cirurgia é necessária para reduzir a víscera herniada e fechar qualquer defeito.

## INFLAMAÇÃO DO INTESTINO E DO CÓLON

### Apendicite

A apendicite é a patologia intra-abdominal que mais comumente exige cirurgia de emergência. A prevalência de apendicite ao longo da vida é de 8,7% nos homens e 6,9% nas mulheres. As taxas de apendicectomia ao longo da vida são mais altas, 12% em homens e 23% em mulheres, porque o diagnóstico pode ser difícil de confirmar de maneira não invasiva e em razão da prática de operar pacientes em que a doença é altamente suspeita.[8] Cerca de um terço dos pacientes apresentam obstrução luminal do apêndice vermiforme, mais comumente causada por um apendicólito, mas também ocasionalmente por hiperplasia linfoide ou tumores, como tumores carcinoides (ver Capítulo 219). A apendicite gangrenosa está quase sempre associada à obstrução luminal.

### MANIFESTAÇÕES CLÍNICAS E DIAGNÓSTICO

O diagnóstico diferencial de apendicite é extenso (Tabela 133.1). As diretrizes atuais para o diagnóstico incluem história e achados físicos

# CAPÍTULO 133 Doenças Inflamatórias e Anatômicas do Intestino, do Peritônio, do Mesentério e do Omento

**Tabela 133.1** Diagnóstico diferencial de apendicite aguda.

**CAUSAS CIRÚRGICAS**
Obstrução intestinal
Intussuscepção
Colecistite aguda
Adenite mesentérica (especialmente a partir de infecção por adenovírus; ver Capítulo 341)
Diverticulite de Meckel
Diverticulite colônica direita

**CAUSAS UROLÓGICAS**
Nefrolitíase direita
Pielonefrite direita

**CAUSAS GINECOLÓGICAS**
Gravidez ectópica ou tubária
Cisto ovariano rompido ou torcido
Salpingite ou abscesso tubo-ovariano do lado direito

**CAUSAS CLÍNICAS**
Enterocolite por *Yersinia* (ver Capítulo 296) ou *Campylobacter* (ver Capítulo 287)
Ileíte de Crohn
Pneumonia
Cetoacidose diabética
Neuralgia herpética (especialmente 10º e 11º nervos direitos)
Porfiria
Colite tuberculosa

**Tabela 133.2** Escore de apendicite no adulto.

| | VARIÁVEL | VALOR |
|---|---|---|
| Sintomas e achados | Dor no QID do abdome | 2 |
| | Deslocamento da dor | 2 |
| | Dor à palpação do QID do abdome | |
| |   Mulher de 16 a 49 anos | 1 |
| |   Todos os outros | 3 |
| | Defesa | |
| |   Leve | 2 |
| |   Moderada ou grave | 3 |
| Laboratório | Leucocitose (leucócitos/μℓ) | |
| |   ≥ 7.200 e < 10.900 | 1 |
| |   ≥ 10.900 e < 14.900 | 2 |
| |   ≥ 14.000 | 3 |
| | Proporção de neutrófilos (%) | |
| |   ≥ 62 e < 75 | 2 |
| |   ≥ 75 e < 83 | 3 |
| |   ≥ 83 | 4 |
| | PCR (mg/ℓ) e sinais/sintomas < 24 h | |
| |   ≥ 4 e < 11 | 2 |
| |   ≥ 11 e < 25 | 3 |
| |   ≥ 25 e < 83 | 5 |
| |   ≥ 83 | 1 |
| | PCR (mg/ℓ) e sinais/sintomas > 24 h | |
| |   ≥ 12 e < 53 | 2 |
| |   ≥ 53 e < 152 | 2 |
| |   ≥ 152 | 1 |
| Escore total | ≤ 10 baixa probabilidade | |
| | 11 a 15 probabilidade intermediária | |
| | ≥ 16 alta probabilidade | |

PCR = proteína C reativa; QID = quadrante inferior direito.
Fonte: Sammalkorpi HE, Mentula P, Leppäniemi A. A new adult appendicitis score improves diagnostic accuracy of acute appendicitis–a prospective study. *BMC Gastroenterol*. 2014;14:114.
Calculadora *online*: http://www.appendicitisscore.com/

típicos de dor abdominal; sensibilidade localizada; ou outros sinais de apendicite aguda, como aumento da dor no quadrante inferior direito do abdome com tosse, dor à flexão e rotação interna do quadril, dor à extensão passiva do quadril direito e piora da dor no quadrante inferior direito do abdome durante a palpação do quadrante inferior esquerdo. As evidências laboratoriais de inflamação incluem leucocitose, maior que 10.000/μℓ, mas geralmente menor que 18.000/μℓ, a menos que tenha ocorrido perfuração, com desvio para esquerda e marcadores inflamatórios elevados, como proteína C reativa ou nível de procalcitonina. O uso de uma abordagem padronizada, o escore de apendicite em adultos (Tabela 133.2), consegue reduzir a realização de exames de imagem e internações hospitalares desnecessárias.[A4] No entanto, nenhum desses exames é acurado o suficiente para fazer ou excluir o diagnóstico de apendicite em pacientes com um escore de probabilidade intermediário. O exame diagnóstico preferido é a TC de múltiplos detectores, de preferência usando de baixa dose de radiação (2 mSv), que tem sensibilidade e especificidade de pelo menos 94%[A5] e talvez mais alta e também consegue detectar perfuração (Figuras 133.3 e 133.4). Uma ultrassonografia no local de atendimento (*point-of-care*) é útil se for positiva, mas um resultado negativo não descarta o diagnóstico.[9] Mesmo a ultrassonografia especializada é menos sensível e específica, 83% e 93%, respectivamente, do que a TC, mas é útil quando a TC é contraindicada, como em mulheres grávidas ou na suspeita de gravidez ectópica. A ressonância magnética não é melhor do que a TC.

## TRATAMENTO E PROGNÓSTICO

Quando houver suspeita de apendicite aguda, a consulta cirúrgica de emergência e a apendicectomia são indicadas. A apendicectomia laparoscópica é preferível à apendicectomia a céu aberto em razão das taxas mais baixas de complicações pós-operatórias e um retorno mais rápido à alimentação e às atividades normais. Antibióticos pré-operatórios (p. ex., cefotetana, 2 g IV, ou cefoxitina, 2 g IV seguida por três doses pós-operatórias ou ácido clavulânico-ticarcilina) reduzem as complicações infecciosas na apendicite não complicada em outros aspectos. Como a perfuração do apêndice aumenta o risco de morte de 0,0002% para 3% e aumenta a taxa de morbidade de 3% para 47%, a abordagem tradicional é que uma laparotomia negativa é aceitável quando não se detecta a apendicite verdadeira.

Uma abordagem não operatória com antibióticos para tratar apendicite não complicada pode reduzir a taxa de morbidade cirúrgica de rotina, mas à custa de um risco de cerca de 2% de ruptura, de 1% de apendicite gangrenosa e 25 a 30% da necessidade de readmissão ou cirurgia em 1 ano.[A6] Nos EUA, o consenso favorece fortemente a apendicectomia cirúrgica, exceto em pacientes que tiveram complicações cirúrgicas anteriores ou preferem veementemente evitar a cirurgia.[10]

Para um apêndice perfurado com formação de abscesso, a apendicectomia imediata produz resultados semelhantes a uma estratégia de drenagem

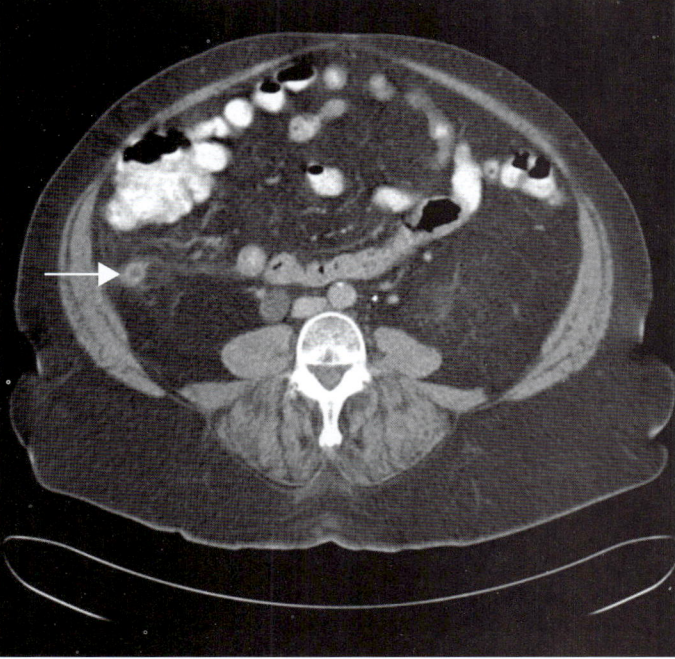

**FIGURA 133.3** Apendicite. TC mostra apêndice inflamado com diâmetro maior que 1 cm (*seta*), compatível com apendicite aguda não complicada.

percutânea guiada por ultrassonografia ou TC, antibióticos intravenosos (IV) e apendicectomia laparoscópica cerca de 10 semanas depois. No caso de perfuração, a administração de ceftriaxona e metronidazol 1 vez/dia durante 7 a 10 dias é tão boa quanto a terapia de dose tripla.

Complicações ocorrem em mais de 15% dos pacientes, com uma taxa geral de mortalidade de cerca de 3% em pacientes com apendicite perfurada. Complicações são incomuns na apendicite não perfurada tratada cirurgicamente. Pacientes que fazem apendicectomias em decorrência de apendicite suspeita, mas não confirmada, têm um prognóstico que depende de terem uma doença subjacente, como doença de Crohn (ver Capítulo 132) ou tumor carcinoide (ver Capítulo 219).

## Diverticulite do cólon

Os divertículos do cólon são tecnicamente pseudodivertículos. Eles se formam quando a mucosa e a submucosa do cólon herniam através da muscular própria do cólon. Um espectro de distúrbios pode resultar da diverticulose, como diverticulite, que é um divertículo infectado, ou sangramento diverticular, que se manifesta como hemorragia digestiva baixa aguda (ver Capítulo 126). A doença diverticular (Figura 133.5 e e-Figura 133.1) acomete cerca de 10% dos adultos de meia-idade e aumenta a prevalência em até cerca de 80% em adultos idosos.[11]

Os divertículos do cólon formam-se no local onde a artéria nutrícia, os *vasa recta*, penetra na muscular própria. A diverticulose em populações ocidentais é mais comum no cólon esquerdo e acredita-se que esteja associada ao baixo teor de fibras da dieta ocidental típica, embora estudos epidemiológicos recentes lancem dúvidas sobre essa hipótese. A diverticulose pode ocorrer em qualquer parte do cólon; entretanto, e é mais comumente observada no cólon direito em populações asiáticas.

O risco de diverticulite ao longo da vida é de até 25%. Acredita-se que a diverticulite ocorra quando o material impactado no divertículo comprime a irrigação sanguínea, resultando em uma microperfuração. A diverticulite pode ser complicada ainda mais por perfuração livre, abscesso ou formação de fístula.

### MANIFESTAÇÕES CLÍNICAS

A maioria dos pacientes com diverticulose colônica é assintomática. Pacientes com diverticulite comumente apresentam dor localizada, febre e anorexia. A dor pode irradiar para o dorso, para o flanco ou para a região suprapúbica. Náuseas e vômitos, obstipação ou diarreia ou sintomas urinários ocorrem de maneira variável. O exame físico geralmente revela dor à palpação do quadrante inferior esquerdo do abdome, às vezes com defesa localizada ou massa palpável. Descompressão dolorosa ou sinais de irritação peritoneal devem sugerir perfuração livre. Sangramento diverticular visível é raro na diverticulite aguda. Os pacientes apresentam leucocitose. Quando o divertículo com inflamação aguda está adjacente à bexiga, pode ser encontrada piúria estéril.

### DIAGNÓSTICO

O diagnóstico de diverticulite aguda pode ser confirmado no cenário apropriado por leucocitose e ultrassonografia ou uma TC que mostra diverticulose do cólon com inflamação localizada da parede colônica e gordura pericólica no local da diverticulite aguda. A TC também pode demonstrar perfuração livre, abscesso ou formação de fístula (Figura 133.6). Em razão do aumento do risco de perfuração, exames invasivos, como clister opaco ou colonoscopia, são contraindicados quando um diagnóstico de diverticulite aguda está sendo considerado. O diagnóstico diferencial de diverticulite aguda inclui doença inflamatória intestinal (ver Capítulo 132), gastrenterite, apendicite e câncer de cólon (ver Capítulo 184) com perfuração.

### TRATAMENTO

A diverticulite perfurada com ruptura de material fecal em todo o peritônio é uma emergência cirúrgica potencialmente fatal. Para diverticulite com peritonite purulenta, mas não fecal, três estudos randomizados comparando a lavagem peritoneal laparoscópica com a ressecção cirúrgica encontraram resultados conflitantes quanto a qual alternativa é melhor.

Pacientes com diverticulite com formação de abscesso focal são tratados com drenagem percutânea guiada por TC e cirurgia subsequente, geralmente laparoscópica, tipicamente após 6 semanas. A diverticulite aguda não complicada pode ser tratada com antibióticos.[12] Um ciclo de 7 a 10 dias de antibióticos orais (p. ex., ciprofloxacino 750 mg, 2 vezes/dia e metronidazol 500 mg, 4 vezes/dia), talvez após uma única dose IV de antibióticos, é tão efetivo e seguro quanto hospitalização para administração por via intravenosa de antibióticos.[A7] Os pacientes que toleram líquidos sem resíduos podem ser tratados ambulatorialmente com avanço

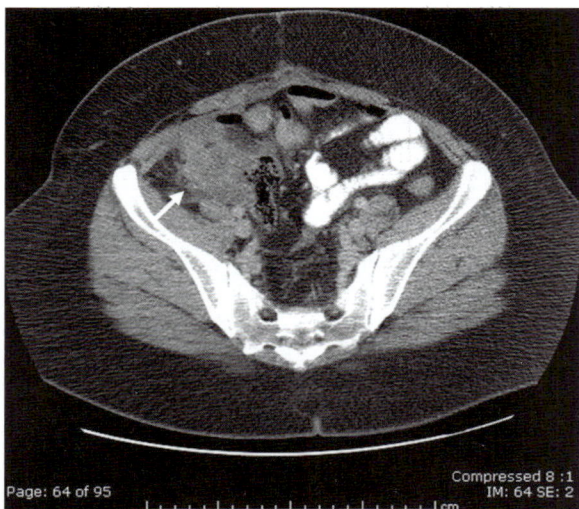

**FIGURA 133.4** Apendicite. A tomografia computadorizada mostra apendicite complicada por perfuração com formação de abscesso (*seta*). (Cortesia da Dra. Charlene Prather.)

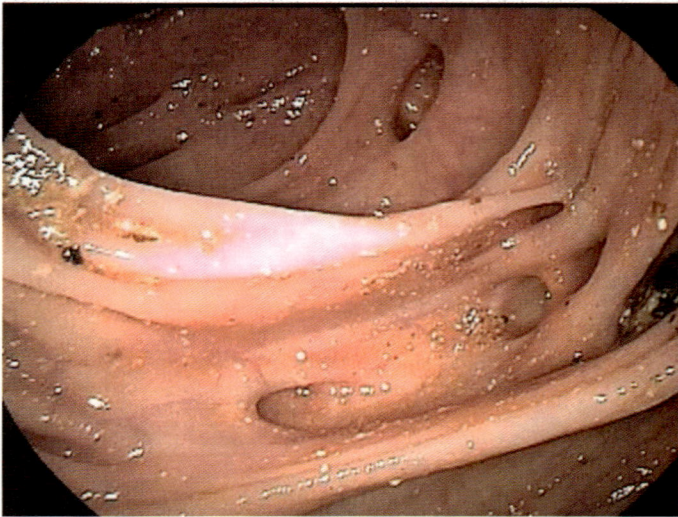

**FIGURA 133.5** Diverticulose de sigmoide. Aspecto colonoscópico da diverticulose do cólon sigmoide.

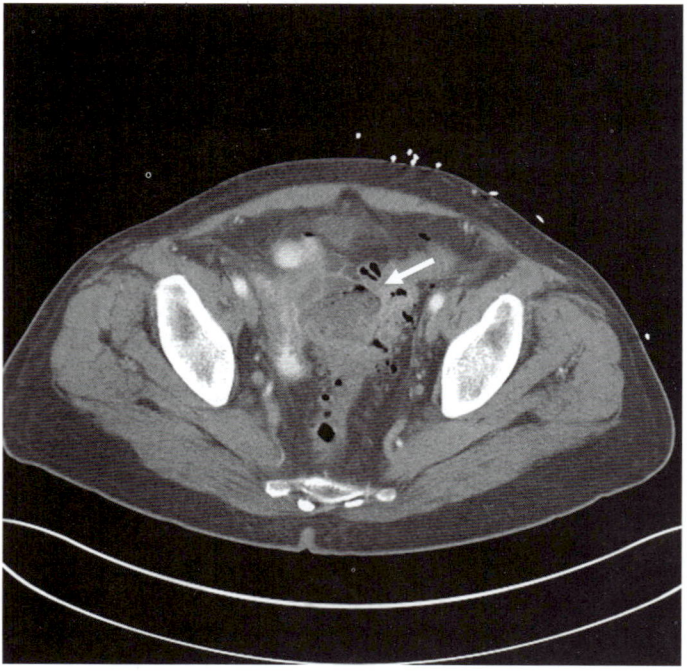

**FIGURA 133.6** Diverticulite. Tomografia computadorizada mostra diverticulite aguda com perfuração. Um abscesso (*seta*) é observado como uma coleção de líquido e ar.

gradual de sua dieta. Pacientes que são incapazes de tolerar a alimentação devem ser internados no hospital para líquidos e antibióticos IV (p. ex., levofloxacino 750 mg/dia e metronidazol 500 mg a cada 6 horas ou piperacilina-tazobactam 3,375 g cada 6 horas). Para infecções diverticulares e outras infecções intra-abdominais que tiveram tratamento cirúrgico adequado, a antibioticoterapia de duração fixa de aproximadamente 4 dias fornece desfechos semelhantes aos de ciclos mais longos até após a resolução das anormalidades fisiológicas (cerca de 8 dias).

Embora os riscos associados a um episódio de diverticulite não complicada sejam baixos, com taxa de mortalidade inferior a 1%, a diverticulite complicada, definida como diverticulite com abscesso, formação de fístula, perfuração livre ou obstrução, está associada a aumento da morbidade hospitalar em até 25% dos casos e tem uma taxa de mortalidade de até 5%. Além disso, esses riscos aumentam com um segundo episódio de diverticulite complicada. A colectomia segmentar eletiva tem sido tipicamente recomendada para pacientes após 2 a 3 episódios de diverticulite complicada e em pacientes jovens, mesmo após um primeiro episódio. No entanto, evidências recentes sugerem que o risco de diverticulite complicada após a recuperação da diverticulite não complicada é de apenas cerca de 5% e, na verdade, não é maior após episódios subsequentes de diverticulite não complicada. Como resultado, a cirurgia profilática geralmente não é recomendada para pacientes cuja diverticulite não é complicada e pode ser tratada clinicamente. Mais recentemente, no entanto, um ensaio pequeno, mas randomizado, descobriu que a cirurgia eletiva é preferível em pacientes que tiveram três ou mais episódios de diverticulite aguda em 2 anos ou queixas abdominais persistentes por mais de 3 meses após um episódio confirmado de diverticulite do lado esquerdo.[A8]

A diverticulite aguda pode ser complicada por colite ou formação tardia de estenose. Cerca de 40% dos pacientes com diverticulite complicada têm morbidade significativa e sua taxa de mortalidade é de cerca de 6%, mas é de apenas cerca de 2% em pacientes sem perfuração. Não há evidências convincentes de que uma dieta rica em fibras evite doenças diverticulares recorrentes ou que castanhas ou qualquer alimento específico devam ser preferidos ou evitados.

## Outras doenças inflamatórias intestinais

### ÚLCERAS DO INTESTINO DELGADO

A maioria das úlceras idiopáticas primárias é encontrada no íleo médio a distal, onde podem ser solitárias ou múltiplas. Uma anamnese cuidadosa é necessária para excluir outras causas precipitantes de úlceras do intestino delgado, como exposição a fármacos e outras doenças sistêmicas (Tabela 133.3). No exame histopatológico, essas úlceras podem ser diferenciadas da doença de Crohn ou da jejunoileíte ulcerativa crônica pela ausência de granulomas. Exames de imagem com contraste baritado, como enteróclise, podem fazer o diagnóstico, e a TC ou a enterografia por ressonância magnética também podem ser úteis. Quando não há obstrução intestinal, a endoscopia por videocápsula costuma ser o exame preferido. A terapia com medicamentos anti-inflamatórios ou imunossupressores não se revelou útil. A terapia geralmente é direcionada para as complicações, como perfuração e obstrução, com ressecção cirúrgica segmentar. No entanto, o risco de recorrência da úlcera é alto.

As ulcerações induzidas por fármacos são comuns e podem resultar de anti-inflamatórios não esteroides (AINEs), preparações de cloreto de potássio, medicamentos vasoativos, antimetabólitos e cocaína. A endoscopia por videocápsula pode fazer o diagnóstico (Figura 133.7). A lesão induzida por AINE é semelhante à doença de Crohn, com lesão transmural e risco de formação de estenose. O tratamento consiste em evitar o agente agressor, se isso for possível. Um estudo randomizado recente demonstrou que a adição de um inibidor da bomba de prótons a um AINE não seletivo realmente aumentou o risco a curto prazo de lesão do intestino delgado induzida por fármacos.[A9]

Várias doenças sistêmicas também podem se manifestar com ulcerações do intestino delgado. Pacientes com doença de Crohn (ver Capítulo 132) podem ter úlceras em qualquer parte do tubo GI. Lúpus eritematoso sistêmico (ver Capítulo 250), artrite reumatoide (ver Capítulo 248), esclerodermia (ver Capítulo 251), poliarterite nodosa (ver Capítulo 254) e púrpura de Henoch-Schönlein (ver Capítulo 254) podem se apresentar com ulcerações no intestino delgado atribuídas a microtrombose e vasculite. A vasculite mesentérica apresenta-se com náuseas, vômitos, febre e hemorragia digestiva.

A doença de Behçet (ver Capítulo 254) é um processo sistêmico que causa úlceras intestinais, tipicamente na região ileocecal, em menos de 1% dos casos. Embora os sinais/sintomas sejam semelhantes aos da doença de Crohn, as úlceras relacionadas com a doença de Behçet são profundas e não apresentam inflamação ou granulomas circundantes. O tratamento ideal para esta doença ainda não foi delineado. Os pacientes frequentemente são tratados com imunomoduladores (ver Capítulo 254), e a cirurgia é reservada para complicações relacionadas com as úlceras.

A *sarcoidose* (ver Capítulo 89) não costuma acometer o intestino. Sua apresentação é semelhante à doença de Crohn, com ulceração dos intestinos delgado e grosso e granulomas não caseosos. Os pacientes geralmente apresentam náuseas, vômitos, diarreia, dor abdominal e enteropatia perdedora de proteínas. O tratamento é direcionado ao controle da doença sistêmica.

A infecção por *Mycobacterium tuberculosis* (ver Capítulo 308) envolve tipicamente o íleo distal e o ceco. Uma evolução com exacerbações e remissões pode imitar os sinais/sintomas e a localização comumente observados na doença de Crohn. O diagnóstico é suspeitado com base no relato de exposição, principalmente em regiões endêmicas, e confirmado por colonoscopia com biopsia, coloração e cultura. O tratamento é o mesmo da tuberculose disseminada (ver Capítulo 308).

A infecção por *Histoplasma capsulatum* (ver Capítulo 316) apresenta-se com ulcerações e massas polipoides que mimetizam tumores, tipicamente em um paciente imunocomprometido. Os pacientes apresentam diarreia, sangramento e obstrução. Os granulomas observados na biopsia devem ser diferenciados da doença de Crohn, tuberculose e sarcoidose. O tratamento envolve o controle da infecção sistêmica.

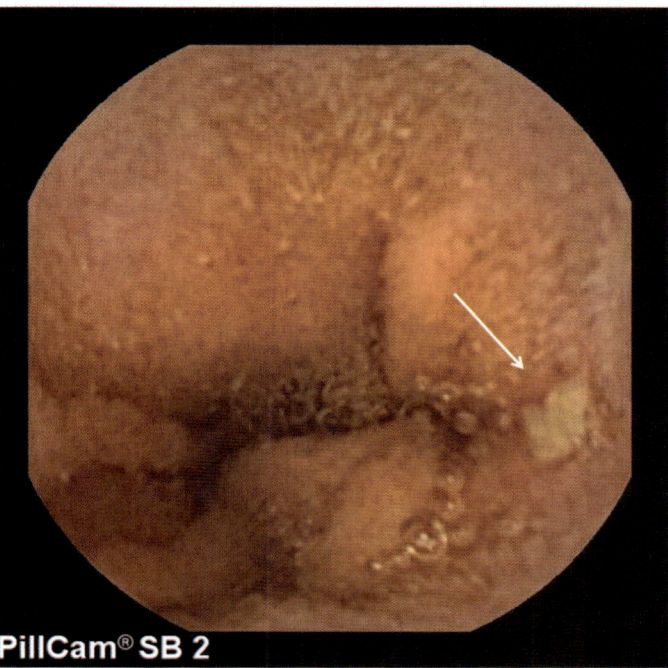

**FIGURA 133.7** Enteropatia induzida por anti-inflamatórios não esteroides (AINEs). Aspecto da endoscopia por cápsula de uma ulceração jejunal (*seta*) causada pelo uso de AINEs.

| Tabela 133.3 | Causas de úlceras do intestino delgado. |
|---|---|
| **CATEGORIA** | **CAUSAS** |
| Ácida | Divertículo de Meckel, síndrome de Zollinger-Ellison |
| Induzida por fármacos | Cloreto de potássio, AINEs, antimetabólito |
| Idiopática | Úlcera primária, doença de Behçet |
| Infecciosa | Tuberculose, febre tifoide, superinfecção por *Yersinia*, *Strongyloides* |
| Inflamatória | Doença de Crohn, LES, jejunoileíte crônica |
| Metabólica | Uremia |
| Neoplásica | Histiocitose maligna, linfoma, adenocarcinoma |
| Radiação | Enterite por radiação |
| Vascular | Insuficiência vascular mesentérica, vasculite, arterite |

AINEs = anti-inflamatório não esteroide; LES = lúpus eritematoso sistêmico.

*Enterocolite neutropênica*, ou tiflite (e-Figura 133.2), é uma inflamação do intestino ou cólon, geralmente durante a fase neutropênica 10 a 14 dias após a quimioterapia de indução de alta dose. Envolve dor no quadrante inferior direito do abdome, distensão e diarreia, às vezes com sangramento. Esses achados são inespecíficos e semelhantes à colite associada ao *Clostridium difficile* (ver Capítulo 280) e à colite isquêmica (ver Capítulo 134). O diagnóstico é baseado em achados típicos de TC de parede intestinal espessada; distensão intestinal, especialmente do ceco; e alterações inflamatórias associadas. O tratamento é conservador, com repouso intestinal e descompressão quando há dilatação intestinal e antibióticos de amplo espectro. Agentes estimuladores de colônias de leucócitos são frequentemente usados para reverter a neutropenia (ver Capítulo 158). O tratamento do sangramento é de suporte com transfusões e correção de qualquer coagulopatia. A cirurgia é indicada para casos de sangramento intratável ou perfuração. Os sintomas remitem rapidamente com a resolução da neutropenia.

### ANGIOEDEMA VISCERAL

O angioedema visceral pode ser idiopático ou pode ser uma complicação da deficiência hereditária e adquirida do inibidor da C1 esterase (ver Capítulo 237), hipocomplementemia, medicamentos (especialmente inibidores da enzima de conversão da angiotensina) ou alimentos. Pacientes com angioedema GI geralmente apresentam dor e distensão abdominais, náuseas, vômitos e diarreia. Alguns pacientes também apresentam evidências de edema da mucosa, urticária, sibilos ou dispneia. Na TC, alças espessadas e cheias de líquido do intestino delgado e ascite também podem ser observadas. Os sinais/sintomas são, com frequência, episódicos, persistem por 1 a 3 dias e podem recorrer periodicamente. O diagnóstico é estabelecido pela descontinuação do medicamento ou alimento implicado, baixos níveis séricos de C4, baixos níveis quantitativos de C1 esterase ou redução da atividade funcional de C1 esterase. A deficiência do inibidor de C1 esterase pode ser tratada com sucesso com um inibidor de C1 (ver Capítulo 237).

### ENTERITE POR RADIAÇÃO

A lesão por radiação (ver Capítulos 17 e 131) pode ocorrer no intestino delgado ou grosso como resultado da terapia para tumores ginecológicos, urológicos, retais ou retroperitoneais. A lesão aguda, que pode ocorrer durante a radioterapia, está associada a náuseas, diarreia e desconforto abdominal ou retal. O risco está relacionado com a dose de radiação. A lesão crônica se manifesta, tipicamente, 6 meses a 2 anos após o tratamento com obstrução intestinal progressiva em razão de inflamação e fibrose contínuas. Os pacientes com proctite por radiação apresentam dor retal, sangramento e, ocasionalmente, diarreia.

A lesão aguda por radiação é geralmente autolimitada ao período de tratamento, mas até 5% dos pacientes podem progredir para lesão crônica por radiação no intestino delgado e até 15% dos pacientes apresentam proctite crônica por radiação. Enterite por radiação e formação de estenose podem ser observadas em radiografias contrastadas com bário ou TC. O padrão de neovascularização característico das telangiectasias da proctite por radiação é observado na endoscopia.

Um terço a metade dos pacientes desenvolve sangramento, que pode ser leve e intermitente ou mais substancial. Embora os pacientes que não precisam de transfusão tenham 70% de chance de remissão, os pacientes com enterite crônica por radiação que precisam de transfusão têm uma taxa baixa de remissão (20%) e têm altas taxas subsequentes de morbidade e até mortalidade. As opções de tratamento menos invasivas incluem enemas com sucralfato. Vários pequenos estudos sugerem um benefício da coagulação por plasma de argônio (por via endoscópica).

Um algoritmo enfatizando abordagens específicas, conforme descrito anteriormente, para cada sinal/sintoma específico, consegue melhorar o desfecho em comparação com os cuidados clínicos de rotina. A10 A cirurgia, que pode ser necessária em até um terço dos pacientes com estenose ou sangramento, está associada a uma alta taxa de complicações e deve ser evitada, se possível.[13]

## DISTÚRBIOS PERITONEAIS

### Peritonite

A peritonite, que é uma inflamação local ou generalizada que envolve o peritônio visceral e parietal, pode ocorrer como processo primário ou secundário. A peritonite primária em adultos é a infecção espontânea de ascite em um paciente com cirrose (ver Capítulo 144) na ausência de uma fonte intra-abdominal evidente. O uso de terapia supressora de ácido gástrico parece aumentar em três vezes o risco de desenvolver peritonite bacteriana espontânea em pacientes hospitalizados com cirrose.

A peritonite secundária se desenvolve quando a doença ou lesão intestinal resulta em contaminação bacteriana a partir de uma víscera perfurada (p. ex., úlcera péptica, apendicite, diverticulite, traumatismo penetrante ou iatrogênica), de causas iatrogênicas (p. ex., diálise peritoneal [ver Capítulo 122] ou contaminação cirúrgica), de doença granulomatosa (p. ex., tuberculose ou infecções fúngicas), ou de exposições a substâncias químicas ou assépticas (p. ex., bile, urina ou contraste baritado).

### MANIFESTAÇÕES CLÍNICAS E DIAGNÓSTICO

Dor abdominal é a manifestação característica da peritonite. Pode ser de início súbito no caso de uma víscera perfurada ou de natureza mais insidiosa quando as causas são granulomatosas ou químicas. Tipicamente, os pacientes com peritonite ficam em decúbito dorsal com os joelhos flexionados e apresentam respiração superficial. O exame físico revela abdome distendido com dor à palpação, defesa localizada ou generalizada e rigidez. Os sinais/sintomas associados incluem febre, náuseas, vômitos e leucocitose com desvio para a esquerda. Alguns pacientes com peritonite bacteriana desenvolvem choque séptico rapidamente (ver Capítulo 100).

A peritonite granulomatosa tem uma apresentação mais insidiosa e 70% dos pacientes apresentam sinais/sintomas por 4 meses antes do diagnóstico. Os sinais/sintomas sistêmicos incluem febre, mal-estar, anorexia e perda de peso. O abdome é difusamente doloroso à palpação. Os pacientes não apresentam leucocitose.

Pacientes com peritonite tuberculosa apresentam, com frequência, PPD positivo ou infiltrados em sua radiografia de tórax. O líquido peritoneal tipicamente tem um alto nível de proteína (< 3 g/d$\ell$), nível de glicose baixo (< 30 mg/d$\ell$) e contagem elevada de leucócitos (< 250/$\mu\ell$); colorações e culturas do líquido ascítico são inúteis, mas os exames baseados na reação em cadeia da polimerase podem ser diagnósticos. O aspecto laparoscópico da peritonite tuberculosa é típico, com massas fibrosas oriundas do peritônio parietal e granulomas.

As radiografias simples de abdome podem apresentar evidências de íleo paralítico, e o ar livre sob o diafragma em incidências na posição ortostática confirma o diagnóstico de víscera perfurada. A TC é mais sensível, 70 a 100%, do que as radiografias simples para detectar ar livre e também pode demonstrar a causa subjacente (Figura 133.8).

Em pacientes jovens, apendicite e úlcera duodenal perfurada (ver Capítulo 130) são causas comuns. Em pacientes mais velhos, divertículos perfurados e câncer (ver Capítulo 184) são mais comuns. Em mulheres

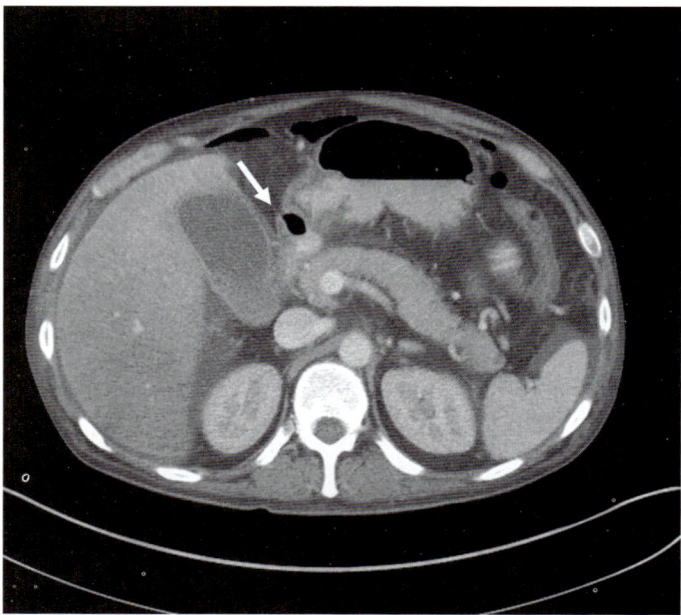

**FIGURA 133.8** Peritonite. Tomografia computadorizada em paciente com peritonite mostrando espessamento da parede duodenal decorrente de úlcera duodenal perfurada (*seta*) encontrada no momento da exploração cirúrgica.

jovens, a gravidez tubária e um abscesso tubo-ovariano rompido devem ser considerados (ver Capítulos 269 e 283). A peritonite secundária é geralmente causada por uma flora mista de bactérias, incluindo *Escherichia coli*, *Streptococcus faecalis*, *Pseudomonas aeruginosa*, *Klebsiella mirabilis*, *Bacteroides fragilis*, *Clostridium* spp. e estreptococos anaeróbios.

## TRATAMENTO E PROGNÓSTICO

O tratamento da peritonite supurativa aguda depende da reposição volêmica adequada imediata com soluções IV e antibióticos IV de amplo espectro. Os esquemas de tratamento incluem: piperacilina-tazobactam, 3,375 g a cada 6 horas; ampicilina-sulbactam, 3,0 g a cada 6 horas; ciprofloxacino, 400 mg a cada 12 horas e metronidazol, 1 g a cada 6 horas; levofloxacino, 750 mg a cada 24 horas; cefepima, 2 g a cada 12 horas e metronidazol, 1 g a cada 12 horas; ou imipeném-cilastatina sódica, 500 mg a cada 6 horas.[A11] O diagnóstico precoce e a intervenção cirúrgica para peritonite aguda consequente a víscera perfurada são essenciais. A base do tratamento para a peritonite tuberculosa é pelo menos 6 meses de um esquema de múltiplos fármacos (ver Capítulo 308).[14]

A peritonite química asséptica pode ser complicada por infecção bacteriana secundária. O tratamento é semelhante ao da peritonite supurativa aguda, com intervenção para controle da fonte de contaminação peritoneal.

O desfecho da peritonite depende de sua causa, bem como da rapidez do tratamento. A taxa de mortalidade pode ser tão baixa quanto 15% em pacientes com causas corrigíveis, como apêndice perfurado, e que não desenvolvem falência de múltiplos órgãos antes do tratamento, mas pode chegar a 50% nos casos de peritonite infecciosa pós-operatória.

## PERITONITE COMO COMPLICAÇÃO DE DIÁLISE PERITONEAL AMBULATORIAL CRÔNICA

A complicação mais comum da diálise peritoneal ambulatorial crônica é a peritonite infecciosa por contaminação bacteriana (ver Capítulo 122), que geralmente resulta de técnica inadequada. Ao contrário da peritonite supurativa aguda polimicrobiana, a peritonite que complica a diálise peritoneal ambulatorial crônica é, tipicamente, monomicrobiana com cocos gram-positivos na maioria dos casos e espécies gram-negativas no restante dos casos. A peritonite fúngica é rara. Os sinais/sintomas podem ser mais leves do que em outras formas de peritonite, com os pacientes frequentemente apresentando dor abdominal difusa, febre baixa e leucocitose. O líquido de troca é caracteristicamente turvo e pode ser o único sinal de infecção. O diagnóstico é baseado nestes achados físicos, dialisado turvo com menos de 100 leucócitos/$\mu\ell$ e uma cultura do dialisado positiva que determina o micróbio envolvido. O tratamento é feito com antibióticos intraperitoneais. O cateter de diálise deve ser removido em caso de resposta inadequada à terapia, peritonite fúngica ou tuberculosa ou infecção cutânea concomitante. O risco de peritonite pode ser reduzido pelo uso criterioso de vancomicina intravenosa profilática e nistatina ou fluconazol oral.[A12]

## ADERÊNCIAS

As aderências peritoneais, que são a causa mais comumente observada de obstrução intestinal,[15] podem ocorrer a qualquer momento após uma laparotomia. Os pacientes que tiveram infecção intra-abdominal, isquemia e peritonite correm risco aumentado. Os pacientes apresentam obstrução intestinal completa ou incompleta, que geralmente se manifesta como dor abdominal em cólica, náuseas e vômitos (como vômito feculento), distensão abdominal e ausência de flatos ou fezes. A obstrução intestinal pode ser diagnosticada em radiografias simples ou TC pela presença de intestino dilatado e níveis de ar-líquido, com intestino descomprimido distal ao local da obstrução (Figura 133.9). O tratamento das obstruções intestinais é feito com descompressão por tubo NG e reposição volêmica. Uma abordagem conservadora pode ser tentada em casos de obstrução intestinal parcial ou em pacientes submetidos a várias laparotomias anteriores, o que torna a exploração cirúrgica mais complicada. No entanto, a laparotomia urgente para lise de aderências deve ser realizada antes do desenvolvimento de isquemia intestinal. Em pacientes com dor abdominal crônica, deve-se evitar a exploração cirúrgica com a intenção de lisar aderências quando não existem evidências claras de aderências obstrutivas. Os pacientes que desenvolvem aderências pós-operatórias podem evoluir para obstrução intestinal e desenvolver aderências recorrentes, apesar da lise cirúrgica das aderências.

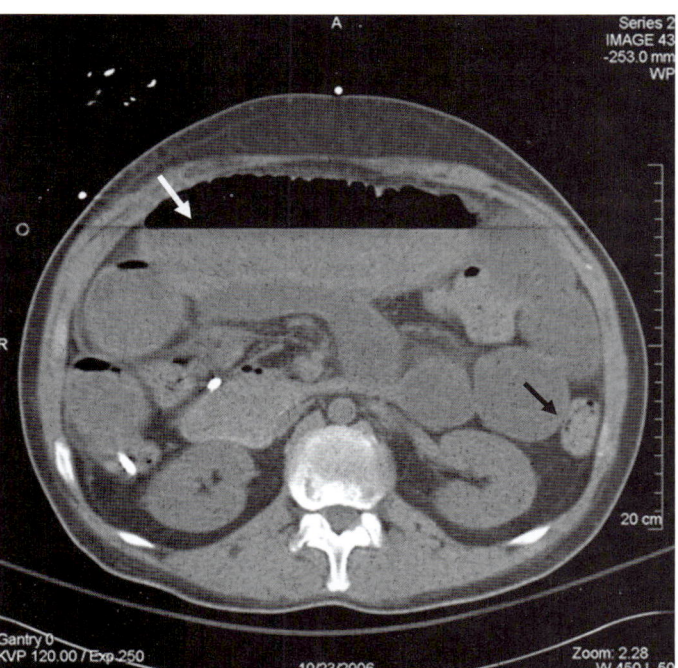

**FIGURA 133.9** Obstrução do intestino delgado. Tomografia computadorizada mostra intestino delgado dilatado e cheio de líquido (*seta branca*) e cólon não dilatado (*seta preta*) em um paciente com obstrução do intestino delgado por aderências encontradas no momento da exploração cirúrgica.

## CARCINOMATOSE PERITONEAL E ASCITE MALIGNA

A carcinomatose peritoneal ocorre quando a malignidade se espalha pela cavidade peritoneal e, subsequentemente, envolve as vísceras. A causa pode ser tumores primários da cavidade peritoneal (p. ex., mesotelioma e sarcoma), disseminação de malignidade intra-abdominal (p. ex., tumores gástricos, de cólon, pancreáticos, ovarianos ou neuroendócrinos), linfomas, disseminação metastática de neoplasia maligna extra-abdominal (p. ex., mama, pulmão ou melanoma) e pseudomixoma peritoneal (uma doença rara com implantes peritoneais gelatinosos de neoplasias mucinosas do apêndice vermiforme ou do ovário).

### MANIFESTAÇÕES CLÍNICAS E DIAGNÓSTICO

A apresentação da carcinomatose peritoneal é inespecífica, com queixas de dor abdominal, anorexia, náuseas, vômitos, mal-estar e perda de peso. Ascite é o achado físico mais comum. A ascite maligna é rara, representando menos de 10% dos casos de ascite.

Embora a ultrassonografia documente a ascite, a TC é preferível para identificar a carcinomatose e a causa subjacente (Figura 133.10). A paracentese diagnóstica pode ser realizada para obter amostra para contagem total e diferencial de células, cultura e exame citológico. Uma razão albumina sérica:albumina no líquido ascítico inferior a 1,1 mg/d$\ell$ sugere ascite maligna, mas o diagnóstico diferencial também inclui ascite pancreática (ver Capítulo 135), síndrome nefrótica (ver Capítulo 113) e tuberculose peritoneal. A laparoscopia pode revelar o implante tumoral típico projetando-se no peritônio. A biopsia e as colorações apropriadas confirmam o diagnóstico de mesotelioma (ver Capítulos 92 e 182) detectando ácido hialurônico na coloração *Alcian Blue* em uma amostra negativa para antígeno carcinoembrionário (CEA) e sem mucina na coloração com ácido periódico de Schiff (PAS). Em contrapartida, os carcinomas não têm ácido hialurônico, mas mostram mucina e apresentam coloração positiva para CEA.

### TRATAMENTO E PROGNÓSTICO

O tratamento é tipicamente paliativo em razão da apresentação tardia da doença. A ascite maligna responde mal à indução de diurese, e pode ser necessária paracentese terapêutica repetida. Dados recentes sugerem algum benefício da cirurgia citorredutora e da quimioterapia intraperitoneal hipertérmica.

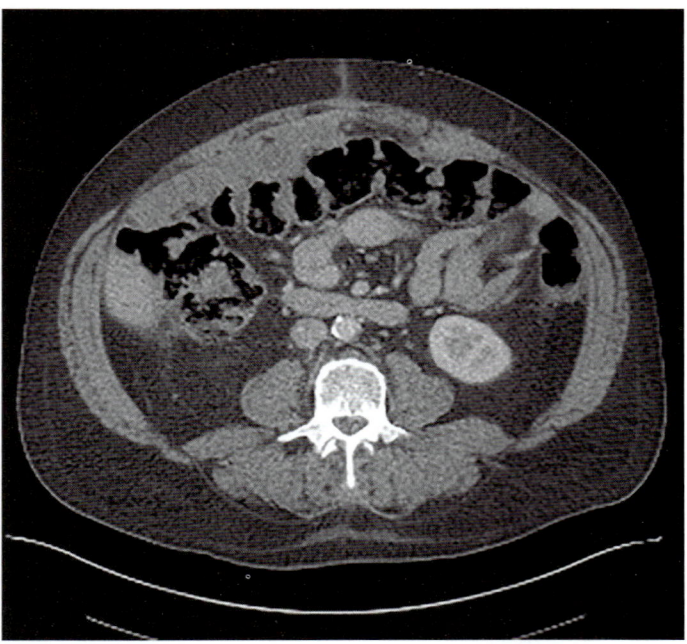

**FIGURA 133.10** Carcinomatose. A tomografia computadorizada mostra carcinomatose peritoneal em um paciente com câncer de cólon.

## DOENÇAS DO MESENTÉRIO E DO OMENTO

O diagnóstico diferencial de distúrbios mesentéricos e omentais inclui vários distúrbios raros, como inflamação, cistos e tumores que podem ser benignos ou malignos (Tabela 133.4).

A *paniculite mesentérica* apresenta-se na meia-idade ou mais tarde com leve predileção pelo sexo masculino. Os sinais/sintomas incluem, tipicamente, dor abdominal inespecífica, perda de peso, náuseas, vômitos e febre baixa, mas os pacientes ocasionalmente apresentam um quadro de abdome agudo. Massa é palpada na maioria dos pacientes. O diagnóstico pode ser confirmado por TC. As lesões devem ser biopsiadas para descartar a possibilidade de malignidade, mas geralmente não são passíveis de ressecção completa. Melhora significativa dos sinais/sintomas desse processo geralmente autolimitado foi relatada com progesterona, corticosteroides, azatioprina ou ciclofosfamida, mas faltam evidências para recomendar seu uso generalizado.

*Cistos mesentéricos e omentais e tumores sólidos* são distúrbios raros. Os pacientes apresentam inúmeros sinais/sintomas inespecíficos. Eles podem ser identificados com TC. A ressecção cirúrgica fornecerá o diagnóstico definitivo e determinará se a doença é benigna ou maligna.

A *fibromatose mesentérica* (tumores desmoides) é uma doença não inflamatória rara que pode estar associada à adenomatose colônica familiar (ver Capítulo 184) e à síndrome de Gardner (ver Capítulo 184). Fibromatoses são tumores localmente agressivos que podem se apresentar como massas intra-abdominais estáveis ou de crescimento rápido. Apresentam alto índice de recorrência após ressecção cirúrgica incompleta, em pacientes com doença multicêntrica ou se precipitados pelo próprio traumatismo cirúrgico.

| Tabela 133.4 | Doenças mesentéricas. |
|---|---|
| **DOENÇA INFLAMATÓRIA PRIMÁRIA** | |
| Paniculite | |
| Mesenterite retrátil | |
| **CISTOS** | |
| Do desenvolvimento | |
| Traumáticos | |
| Neoplásicos | |
| Infecciosos | |
| **TUMORES** | |
| Tumores benignos | |
|    Lipoma | |
|    Liomioma | |
|    Hemangioma | |
| Tumores malignos | |
|    Lipossarcoma | |
|    Liomiossarcoma | |
|    Rabdomiossarcoma | |
|    Tumor metastático | |
| Fibromatose mesentérica | |

### Recomendações de grau A

A1. Xie X, Wu Y, Wang Q, et al. A randomized trial of pneumatic reduction versus hydrostatic reduction for intussusception in pediatric patients. *J Pediatr Surg.* 2018;53:1464-1468.
A2. Kaufmann R, Halm JA, Eker HH, et al. Mesh versus suture repair of umbilical hernia in adults: a randomised, double-blind, controlled, multicentre trial. *Lancet.* 2018;391:860-869.
A3. Jairam AP, Timmermans L, Eker HH, et al. Prevention of incisional hernia with prophylactic onlay and sublay mesh reinforcement versus primary suture only in midline laparotomies (PRIMA): 2-year follow-up of a multicentre, double-blind, randomised controlled trial. *Lancet.* 2017;390:567-576.
A4. Andersson M, Kolodziej B, Andersson RE. Randomized clinical trial of Appendicitis Inflammatory Response score-based management of patients with suspected appendicitis. *Br J Surg.* 2017;104:1451-1461.
A5. LOCAT Group. Low-dose CT for the diagnosis of appendicitis in adolescents and young adults (LOCAT): a pragmatic, multicentre, randomised controlled non-inferiority trial. *Lancet Gastroenterol Hepatol.* 2017;2:793-804.
A6. Podda M, Cillara N, Di Saverio S, et al. Antibiotics-first strategy for uncomplicated acute appendicitis in adults is associated with increased rates of peritonitis at surgery. A systematic review with meta-analysis of randomized controlled trials comparing appendectomy and non-operative management with antibiotics. *Surgeon.* 2017;15:303-314.
A7. Biondo S, Golda T, Kreisler E, et al. Outpatient versus hospitalization management for uncomplicated diverticulitis: a prospective, multicenter randomized clinical trial (DIVER Trial). *Ann Surg.* 2014;259:38-44.
A8. van de Wall BJ, Stam MA, Draaisma WA, et al. Surgery versus conservative management for recurrent and ongoing left-sided diverticulitis (DIRECT trial): an open-label, multicentre, randomised controlled trial. *Lancet Gastroenterol Hepatol.* 2017;2:13-22.
A9. Washio E, Esaki M, Maehata Y, et al. Proton pump inhibitors increase incidence of nonsteroidal anti-inflammatory drug-induced small bowel injury: a randomized, placebo-controlled trial. *Clin Gastroenterol Hepatol.* 2016;14:809-815.
A10. Andreyev HJ, Benton BE, Lalji A, et al. Algorithm-based management of patients with gastrointestinal symptoms in patients after pelvic radiation treatment (ORBIT): a randomised controlled trial. *Lancet.* 2013;382:2084-2092.
A11. Sawyer RG, Claridge JA, Nathens AB, et al. Trial of short-course antimicrobial therapy for intraabdominal infection. *N Engl J Med.* 2015;372:1996-2005.
A12. Campbell D, Mudge DW, Craig JC, et al. Antimicrobial agents for preventing peritonitis in peritoneal dialysis patients. *Cochrane Database Syst Rev.* 2017;4:CD004679.

### REFERÊNCIAS BIBLIOGRÁFICAS

*As referências bibliográficas, bem como os outros materiais suplementares deste livro, encontram-se no GEN-IO, nosso ambiente virtual de aprendizagem.*

# 134

# DOENÇAS VASCULARES DO SISTEMA DIGESTÓRIO

CHARLES J. KAHI

## ISQUEMIA INTESTINAL

A isquemia intestinal pode ser causada por vários distúrbios que resultam na diminuição da irrigação sanguínea. A lesão em si, bem como sua apresentação, seu manejo e seu desfecho variam dependendo de o quão agudo é o quadro clínico; o(s) vaso(s) esplâncnico(s) acometido(s); a existência ou não de circulação colateral; o segmento e o comprimento do intestino envolvido; e o comprometimento da circulação arterial ou da drenagem venosa. O reconhecimento e o manejo adequado são cruciais para melhorar os desfechos dos pacientes.[1]

### EPIDEMIOLOGIA

Cerca de 1 em cada 1.000 admissões hospitalares está relacionada com isquemia intestinal. A isquemia intestinal pode ser oclusiva ou não oclusiva e também pode ser classificada como aguda ou crônica, arterial ou venosa e isquemia do intestino delgado ou do cólon. Os fatores de risco para isquemia intestinal incluem idade avançada e condições que predispõem à doença arterial (p. ex., aterosclerose, displasia fibromuscular, aneurisma da aorta abdominal, traumatismo, vasculite), embolia (p. ex., arritmias cardíacas, cardioversão, insuficiência cardíaca, cardiomegalia, discinesia, valvopatia cardíaca, infarto do miocárdio recente, cateterismo cardíaco, trombo intracardíaco, êmbolo de colesterol ateromatoso), estados de baixo fluxo (p. ex., sepse, diálise, débito cardíaco reduzido, fármacos vasoconstritores) ou tromboses patológicas (estados hipercoaguláveis e hiperviscosidade, hipertensão portal, traumatismo, processos malignos, inflamação).

## BIOPATOLOGIA

O fluxo sanguíneo para o sistema digestório é amplamente suprido pelo tronco celíaco, pela artéria mesentérica superior (AMS) e pela artéria mesentérica inferior (AMI). O tronco celíaco dá origem à artéria gástrica esquerda, artéria hepática comum e artéria esplênica. Essas artérias e seus ramos (gastroduodenal, gastroepiploico direito e pancreaticoduodenal superior anterior) irrigam porções do esôfago (também irrigado pela aorta e pelas artérias intercostal direita, brônquica, tireóidea inferior, gástrica curta e frênicas esquerdas), estômago, duodeno, pâncreas e fígado. A AMS irriga a maior parte do intestino delgado e cólon direito por meio das artérias pancreaticoduodenais inferiores (anterior e posterior), cólica média, cólica direita e artérias ileocólicas. A AMI irriga o cólon esquerdo pela artéria cólica esquerda e o reto proximal pela artéria retal superior. A parte distal do reto é irrigada pela artéria ilíaca interna. Os vasos colaterais conectam os três sistemas principais: a AMS e a AMI se comunicam pela artéria marginal de Drummond, que corre ao longo da borda mesentérica, o arco justacólico (arcada de Riolan) na base do mesentério e a artéria anastomótica central. O tronco celíaco e a AMS são conectados via arcada pancreaticoduodenal (formada a partir do ramo pancreaticoduodenal superior do tronco celíaco e do ramo pancreaticoduodenal inferior da AMS), o arco de Barkow (anastomose da artéria gastroepiploica direita, que é um ramo da artéria gastroduodenal, e da artéria gastroepiploica esquerda, que é um ramo da artéria esplênica) e o arco de Buhler.[a] Os vasos colaterais variam de pessoa para pessoa, mas, em geral, o estômago, o duodeno e o reto têm muitos vasos colaterais e, portanto, são mais resistentes a eventos isquêmicos. Por outro lado, a flexura esplênica e o cólon descendente têm colaterais mais limitados, criando, assim, áreas limítrofes que são mais vulneráveis à isquemia durante estados de baixo fluxo sanguíneo.

O fluxo sanguíneo para o intestino é regulado pelo sistema nervoso simpático, angiotensina II, vasopressina e prostaglandinas. Em condições normais, o fluxo sanguíneo intestinal é responsável por quase 10% do débito cardíaco e pode aumentar para 25% no estado pós-prandial. O intestino consegue suportar uma redução de 75% do fluxo sanguíneo por até 12 horas, seja por causas arteriais, venosas, oclusivas ou não oclusivas. Essa adaptabilidade ocorre porque apenas uma fração dos capilares mesentéricos está aberta em circunstâncias normais, e o intestino responde à redução do fluxo sanguíneo aumentando o fluxo capilar e a eficiência da extração de oxigênio. No entanto, a redução prolongada e grave do fluxo sanguíneo pode resultar em vasoconstrição mesentérica generalizada, que diminui o fluxo através dos colaterais, levando, assim, a isquemia potencialmente irreversível, mesmo se a causa subjacente for corrigida. A distribuição diminuída de oxigênio e nutrientes ao intestino resulta em lesão isquêmica; a reperfusão também pode lesionar o intestino se a duração do evento hipóxico for relativamente breve. Estes ataques são mediados por radicais de oxigênio, pela síntese endotelial reduzida do óxido nítrico e por uma resposta inflamatória celular aumentada. Nos estágios iniciais, o dano envolve a mucosa intestinal, mas pode progredir para necrose transmural.

### Isquemia mesentérica aguda

A isquemia mesentérica aguda do intestino delgado é considerada uma emergência médica, e atrasos na identificação e no manejo podem resultar em morte em um curto período de tempo. A isquemia mesentérica aguda deve ser diferenciada da isquemia colônica, que geralmente tem um prognóstico melhor. As categorias de isquemia mesentérica aguda incluem embolia ou trombose da artéria mesentérica superior, isquemia mesentérica não oclusiva, isquemia segmentar focal e trombose venosa mesentérica.

## MANIFESTAÇÕES CLÍNICAS

Um alto índice de suspeita é fundamental para que o diagnóstico possa ser feito antes que o intestino sofra danos irreversíveis. Um sintoma cardinal é a dor abdominal (ver Capítulo 123), que tipicamente é desproporcional à dor à palpação durante o exame físico.[2] A dor pode ser periumbilical ou mal definida. Em geral, a isquemia mesentérica aguda deve ser considerada em pacientes idosos que desenvolvem dor abdominal de início rápido no contexto de uma arritmia cardíaca, insuficiência cardíaca, infarto do miocárdio recente, um cateterismo aórtico retrógrado ou hipotensão. Deve-se suspeita também em pacientes mais jovens que apresentam estados hipercoaguláveis (ver Capítulo 73) ou usuários de substâncias vasoativas (ver Capítulo 31) e que apresentam dor abdominal persistente e inexplicável. Outras manifestações iniciais incluem febre, náuseas e vômitos, diarreia e distensão abdominal. Em pacientes idosos, os sinais/sintomas iniciais podem ser inespecíficos, como alteração do estado mental.

O padrão e a rapidez da instalação dos sinais/sintomas podem oferecer indícios sobre a etiologia. Pacientes com embolia podem apresentar dor abdominal abrupta e peristalse intestinal vigorosa, enquanto instalação e evolução mais indolentes geralmente ocorrem na trombose venosa mesentérica. Na isquemia mesentérica não oclusiva, a dor pode estar ausente ou não ser manifestação dominante. Hemorragia digestiva oculta é comum na isquemia mesentérica aguda, mas sangramento evidente não o é (em contraste com a isquemia colônica); sua ocorrência é geralmente um desenvolvimento tardio e sinistro, o que sugere infarto intestinal. Se a isquemia mesentérica aguda progredir, os achados abdominais se tornam mais evidentes e incluir dor à palpação, distensão e sinais de irritação peritoneal.

## DIAGNÓSTICO

Os achados laboratoriais podem ser inicialmente normais e geralmente carecem de confiabilidade suficiente para o diagnóstico precoce. O dímero D é um marcador inicial sensível, mas tem altas taxas de falso-positivos.[3] Leucocitose (> 15.000/m$\ell$ com desvio neutrofílico) e elevações nos níveis de amilase sérica, fosfato, lactato desidrogenase, creatinoquinase, aminotransferases e lactato podem ser observados, mas geralmente estão associados a um estágio avançado da doença e não têm sensibilidade e especificidade suficientes.

Radiografias simples geralmente não são reveladoras na isquemia mesentérica aguda inicial. Com a progressão da lesão isquêmica, as anormalidades podem incluir íleo, sinal da impressão do polegar (em razão de hemorragias submucosas), pneumatose linear ou gás na veia porta. Embora esses achados sejam inespecíficos, sua presença correlaciona-se com um pior prognóstico, e as radiografias simples são úteis para excluir outras condições. A ultrassonografia Doppler geralmente não é recomendada porque possibilita apenas a avaliação das partes proximais do tronco celíaco e da AMS, e não é confiável na avaliação da isquemia mesentérica não oclusiva. A tomografia computadorizada (TC) do abdome e da pelve pode ser normal na isquemia mesentérica aguda inicial ou pode revelar espessamento da parede intestinal, hemorragias submucosas, trombose venosa mesentérica, densificação de gordura mesentérica, pneumatose ou gás na veia porta em casos mais avançados (Figura 134.1).

A TC contrastada padrão é mais útil para o diagnóstico de trombose venosa mesentérica, mas geralmente é menos útil para o diagnóstico de isquemia mesentérica aguda. A angiotomografia é a modalidade de diagnóstico por imagem de escolha, com sensibilidade e especificidade em torno de 95%,[4] possibilitando também a avaliação concomitante de outras estruturas abdominais. A angiotomografia deve ser realizada sem contraste oral em decorrência de risco de obscurecimento dos vasos mesentéricos e retardo do diagnóstico. A angiografia por ressonância magnética (RM) também tem alta precisão diagnóstica e pode ser preferida para pacientes que são hipersensíveis ao contraste iodado, mas é menos prontamente disponível e mais demorada do que a angiografia por TC. Embora a angiografia por TC e a angiografia por RM tenham um bom desempenho para isquemia mesentérica aguda oclusiva, ambas são menos confiáveis para isquemia mesentérica não oclusiva. O padrão-ouro para o diagnóstico e classificação específica da isquemia mesentérica aguda é a angiografia mesentérica seletiva, que também tem aplicações terapêuticas para

---

[a]N.R.T.: Trata-se de um ramo anastomótico embrionário persistente entre a 10ª e a 13ª artérias segmentares ventrais, resultando em uma conexão entre o tronco (artéria) celíaco e a artéria mesentérica superior. Esse arco é independente da artéria gastroduodenal e da artéria pancreática dorsal.

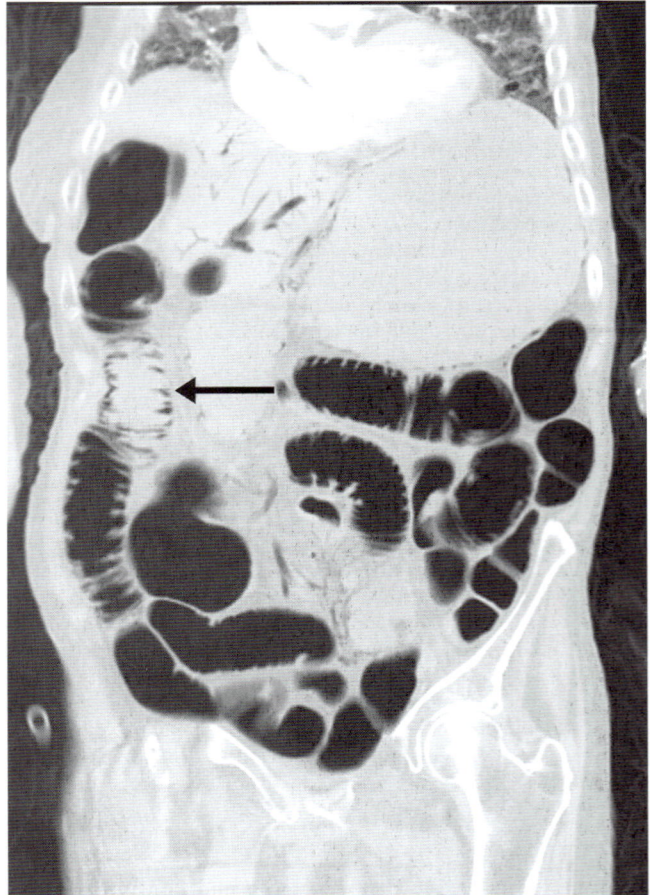

**FIGURA 134.1** Pneumatose (*seta*) e gás na veia porta intra-hepático em paciente com arritmias cardíacas e isquemia do intestino delgado. (De Gore RM, Yaghmai V, Thakrar KH, et al. Imaging in intestinal ischemic disorders. *Radiol Clin North Am.* 2008;46:845-875.)

a administração de medicamentos ou a colocação de um *stent*. No entanto, dada sua ampla disponibilidade e facilidade de execução, a angiografia por TC substituiu amplamente a angiografia convencional para o diagnóstico primário de isquemia mesentérica aguda.

### TRATAMENTO

A isquemia mesentérica aguda arterial envolvendo o intestino delgado está associada a alta taxa de mortalidade (maior que 70% se houver infarto intestinal). Diagnóstico e tratamento imediatos são essenciais,[5] e os pacientes se beneficiam de uma abordagem multidisciplinar (Figura 134.2).

O manejo inicial para todos os pacientes deve incluir reposição de volume intravascular, antibióticos de amplo espectro com cobertura para microrganismos gram-negativos e anaeróbios para prevenir sepse secundária à translocação bacteriana do intestino (p. ex., uma cefalosporina de terceira geração ou fluoroquinolona mais metronidazol e piperacilina-tazobactam; Tabela 271.4) e atenção a quaisquer fatores precipitantes subjacentes, como insuficiência cardíaca (ver Capítulo 53) ou arritmias cardíacas (ver Capítulos 58 e 59). Sinais de irritação peritoneal ou achados de imagem sugestivos de necrose intestinal transmural devem levar a laparotomia exploratória de urgência. Se possível, a angiografia pré-operatória é útil porque ajuda na determinação da abordagem cirúrgica e está associada a morbimortalidade pós-operatória significativamente menor, sobretudo no caso de isquemia mesentérica aguda oclusiva. Dependendo do subtipo de isquemia mesentérica e da gravidade da condição do paciente, a intervenção cirúrgica inclui embolectomia, trombectomia, ressecção do intestino necrótico e *bypass* vascular. A papaverina (60 mg em *bolus* IV seguidos por 30 a 60 mg/h de infusão IV contínua por 12 a 48 horas) é um inibidor da fosfodiesterase usado nos períodos pré e pós-operatório para isquemia mesentérica aguda oclusiva (embolia da AMS e trombose da AMS) e como modalidade de tratamento primária para isquemia mesentérica não oclusiva para minimizar a vasoconstrição esplâncnica e diminuir o risco de lesão de reperfusão. Opções para pacientes selecionados com isquemia mesentérica aguda oclusiva que não precisam de cirurgia incluem trombólise e colocação de *stent* endovascular.[6] O cuidado a longo prazo envolve o controle de fatores predisponentes subjacentes (p. ex., abandono do tabagismo, terapia hipolipemiante), terapia vitalícia com ácido acetilsalicílico (AAS) em pacientes que se submetem a cirurgia e terapia antiplaquetária dupla (geralmente com AAS mais clopidogrel) em pacientes submetidos à intervenção intravascular (ver Capítulo 65).

### PROGNÓSTICO

A isquemia mesentérica aguda não tratada, que resulta em infarto intestinal, está associada a uma taxa de mortalidade de mais de 70%, mas o diagnóstico e o tratamento imediatos melhoram significativamente os desfechos. As taxas de sobrevida de 2 anos são de quase 90% usando abordagens multidisciplinares e multimodais intensivas.

## SÍNDROMES DE ISQUEMIA MESENTÉRICA AGUDA ESPECÍFICAS

### Trombose da artéria mesentérica superior

Estima-se que a trombose da AMS seja responsável por mais de 50% dos casos de isquemia mesentérica aguda. Pode ocorrer no contexto de isquemia mesentérica crônica sintomática preexistente (ver mais adiante) em 20 a 50% dos casos. Esses pacientes geralmente relatam dor abdominal pós-prandial, perda de peso e sitofobia (medo de comer) por vários meses antes do evento trombótico agudo. A doença aterosclerótica envolvendo outros leitos vasculares (coronário, carotídeo, arterial periférico) é comum e os fatores de risco se sobrepõem aos da aterosclerose em geral (idade, tabagismo, hipertensão arterial sistêmica, diabetes melito, hiperlipidemia). O local mais comum de trombose é imediatamente distal à origem da AMS. O diagnóstico pode ser estabelecido por angiotomografia computadorizada (ATC) ou angiorressonância magnética (ARM), embora a angiografia seletiva por cateter mesentérico seja frequentemente usada para direcionar e administrar a terapia. A papaverina (p. ex., um *bolus* de IV 60 mg seguido por infusão IV contínua de 30 a 60 mg/h durante 12 a 48 horas) é administrada na AMS para aliviar a vasoconstrição esplâncnica reflexa. A terapia trombolítica (usando infusão de ativador do plasminogênio tecidual a 0,5 a 1 mg/h), com ou sem angioplastia e implante de *stent* endovascular, é uma opção em casos selecionados; no entanto, a maioria dos pacientes precisa trombectomia cirúrgica e *bypass*.

### Embolia da artéria mesentérica superior

A embolia da AMS é responsável por cerca de 30% dos casos de isquemia mesentérica aguda. Geralmente resulta de trombos murais do átrio esquerdo ou ventrículo esquerdo (decorrente de fibrilação atrial, por exemplo), que tendem a se alojar imediatamente distais à origem da AMS (e-Figura 134.1). Pacientes com êmbolos menores (distal à retirada da artéria ileocólica) ou com oclusão incompleta podem ser candidatos à terapia trombolítica com ativador do plasminogênio tecidual, administrado por meio de um cateter inserido nas proximidades do êmbolo, para lisar o coágulo e aliviar a dor abdominal. Os êmbolos que ocorrem proximalmente à descolamento da artéria ileocólica são denominados maiores, e esses pacientes geralmente precisam de laparotomia, assim como os pacientes com sinais de irritação peritoneal. As intervenções cirúrgicas, como embolectomia e ressecção intestinal, dependem dos achados operatórios. Alguns pacientes precisarão de uma segunda cirurgia em 24 horas para reavaliar a viabilidade do intestino delgado e a adequação da ressecção. A papaverina é usada de maneira semelhante ao tratamento da trombose da AMS artéria mesentérica superior. Pacientes com embolia da AMS podem se beneficiar da anticoagulação sistêmica (com heparina não fracionada) para evitar a propagação do coágulo e embolização distal adicional, embora esse benefício precisa ser avaliado em relação ao risco de hemorragia. Se a cirurgia for realizada, a anticoagulação é reiniciada 24 horas após a cirurgia. Pacientes com fibrilação atrial e eventos embólicos geralmente precisam de anticoagulação a longo prazo (ver Capítulo 58).

### Isquemia mesentérica não oclusiva

A isquemia mesentérica não oclusiva é a causa de cerca de 10% dos casos de isquemia mesentérica aguda. A síndrome resulta de vasoconstrição esplâncnica, que ocorre inicialmente como um mecanismo de proteção

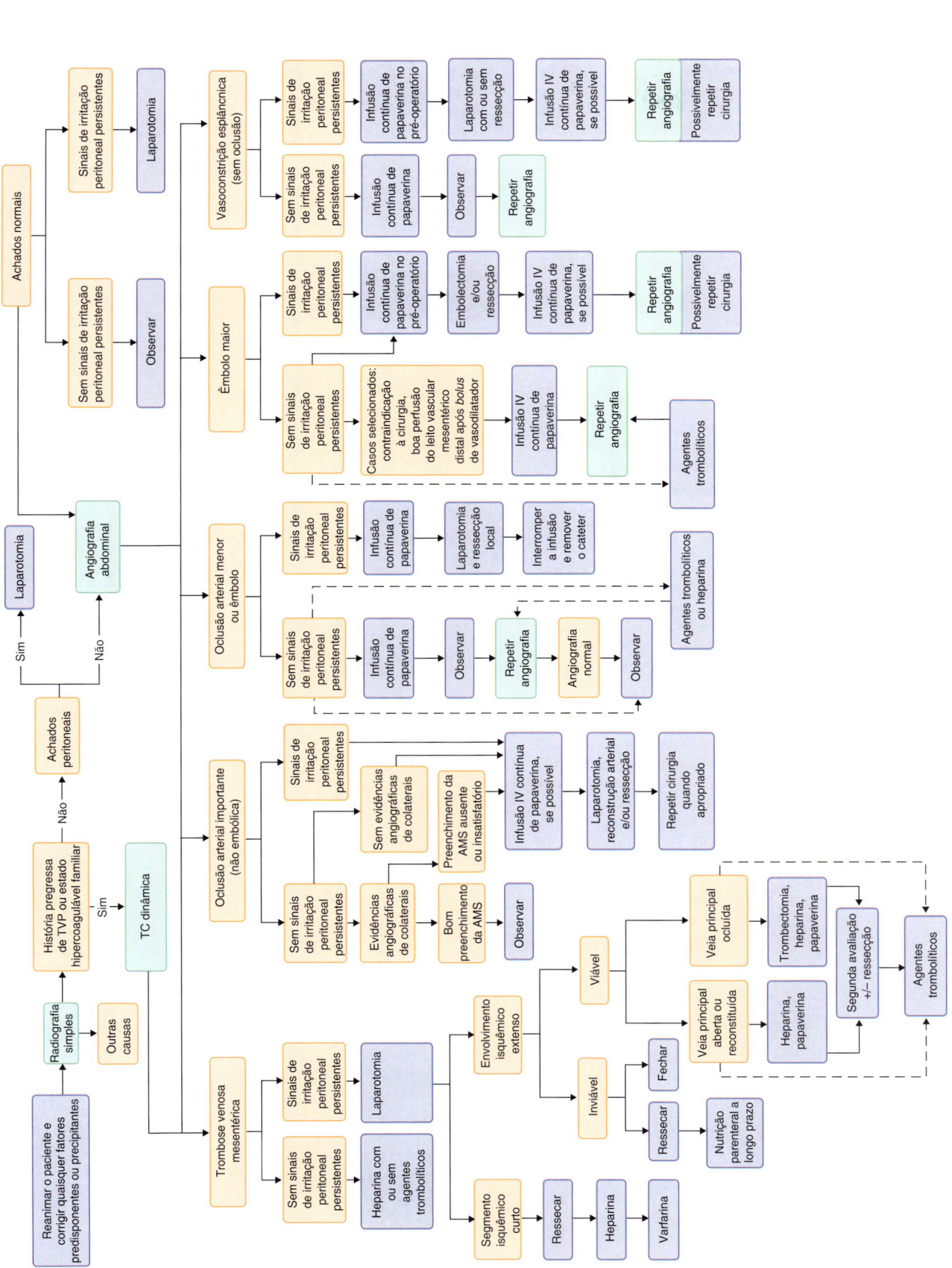

**FIGURA 134.2** **Algoritmo para o manejo de pacientes com suspeita de isquemia mesentérica aguda: diagnóstico e manejo.** Linhas contínuas indicam um plano de manejo aceito; linhas tracejadas indicam um plano de manejo alternativo. TC = tomografia computadorizada; TVP = trombose venosa profunda; AMS = artéria mesentérica superior. (De American Gastroenterological Association Medical Position Statement: guidelines on intestinal ischemia. *Gastroenterology*. 2000;118:951-953 [algoritmo corrigido em in *Gastroenterology*. 2000;119:281].)

durante o baixo fluxo sanguíneo arterial para o intestino, como observado em pacientes com arritmias cardíacas, insuficiência cardíaca, infarto do miocárdio, choque, sepse, queimaduras, pancreatite, hemorragia, diálise e vasospasmo decorrente de substâncias vasoativas (p. ex., cocaína, digoxina, vasopressina, anfetaminas). Em pacientes com isquemia mesentérica não oclusiva, a vasoconstrição esplâncnica persiste apesar da correção do evento precipitante, levando, assim, à isquemia intestinal. A dor abdominal pode não ser manifestação importante e, às vezes, é ofuscada por outras manifestações clínicas, como instabilidade cardiovascular. Dada a fisiopatologia subjacente, o padrão de tratamento para isquemia mesentérica não oclusiva é o diagnóstico por angiografia mesentérica seletiva e o tratamento com infusão contínua de papaverina (ver anteriormente) na AMS para reverter a vasoconstrição esplâncnica. A infusão é continuada até que a angiografia (geralmente repetida diariamente) demonstre que a vasoconstrição foi resolvida (Figuras 134.3A e 134.3B). A exploração cirúrgica com ressecção do intestino necrótico é indicada quando existem sinais de irritação peritoneal.

### Isquemia focal segmentar

A isquemia segmentar focal tem um prognóstico melhor do que outras formas de isquemia mesentérica aguda porque o comprimento do intestino envolvido e a extensão da necrose são geralmente mais limitados. As causas incluem êmbolos ateromatosos (ver Capítulo 72), vasculite (ver adiante), hérnias estranguladas (ver Capítulo 133), radioterapia (ver Capítulo 17) e anticoncepcionais orais (ver Capítulo 225). Alguns pacientes podem desenvolver enterite crônica com estenoses que podem mimetizar a doença de Crohn. O tratamento é a ressecção cirúrgica do intestino envolvido.

### Trombose venosa mesentérica

A trombose venosa mesentérica, que é responsável por quase 10% dos casos de isquemia mesentérica aguda, tem formas agudas e subagudas que são diferenciadas com base na duração desde o início dos sintomas.[7] Pacientes com trombose venosa mesentérica subaguda podem apresentar sintomas flutuantes (dor abdominal, náuseas, distensão, diarreia) que persistem por semanas a meses. Muitos pacientes têm um estado hipercoagulável herdado ou adquirido subjacente (Tabela 134.1) ou hipertensão portal. A veia mesentérica superior, frequentemente com envolvimento das veias porta e esplênica, é mais frequentemente trombosada, e a veia mesentérica inferior raramente é acometida. Os sintomas apresentados na trombose aguda são semelhantes aos das formas arteriais de isquemia mesentérica aguda, notavelmente dor desproporcional aos achados do exame físico. O sangramento gastrintestinal, se presente, geralmente indica infarto intestinal.

A TC com contraste IV tem acurácia maior que 90% para o diagnóstico de trombose venosa mesentérica e é a modalidade de escolha dada sua disponibilidade e facilidade de execução. Os achados podem incluir espessamento e realce da parede intestinal, distensão, mesentério nebuloso, margens indistintas da parede intestinal, nova ascite e aumento da veia mesentérica superior com trombo intraluminal. A venografia por RM tem uma precisão diagnóstica muito alta, mas é menos prontamente disponível, mais demorada e mais cara. A angiografia mesentérica seletiva pode ajudar a estabelecer o diagnóstico e orientar a terapia (Figura 134.4), mas geralmente não é necessária quando a TC padrão é diagnóstica.

A terapia segue princípios semelhantes aos da isquemia mesentérica aguda: reanimação com líquidos, antibióticos com cobertura gram-negativa e anaeróbia (p. ex., uma cefalosporina de terceira geração ou fluoroquinolona mais metronidazol e piperacilina-tazobactam; ver Tabela 271.4), evitar vasoconstritores, e anticoagulação sistêmica com heparina (ver Tabela 74.6). Sinais de irritação peritoneal ou outros achados suspeitos de infarto intestinal exigem a realização de laparotomia com ou sem ressecção intestinal e infusão de papaverina. Pacientes selecionados podem

| Tabela 134.1 | Condições associadas à trombose venosa mesentérica. |
|---|---|
| **ESTADOS PRÓ-TROMBÓTICOS (ver Capítulo 73)** ||
| Deficiência de antitrombina ||
| Deficiência de proteína C ||
| Deficiência de proteína S ||
| Fator V de Leiden ||
| Mutação do gene *G20210A* da protrombina ||
| Anticorpos antifosfolipídio ||
| Hiper-homocisteinemia ||
| Contraceptivos orais ||
| Gravidez ||
| Neoplasias ||
| **INFLAMAÇÃO INTRA-ABDOMINAL E SEPSE** ||
| Peritonite ||
| Pancreatite ||
| Diverticulite ||
| Doença inflamatória intestinal ||
| Apendicite ||
| Colecistite ||
| **DISTÚRBIOS HEMATOLÓGICOS** ||
| Hemoglobinúria paroxística noturna (HPN) ||
| Policitemia vera ||
| Trombocitemia essencial ||
| Anemia falciforme ||
| **CIRROSE HEPÁTICA** ||
| Hipertensão portal ||
| Escleroterapia de varizes ||
| **OUTROS** ||
| Cirurgia abdominal ||
| Traumatismo abdominal contuso ||

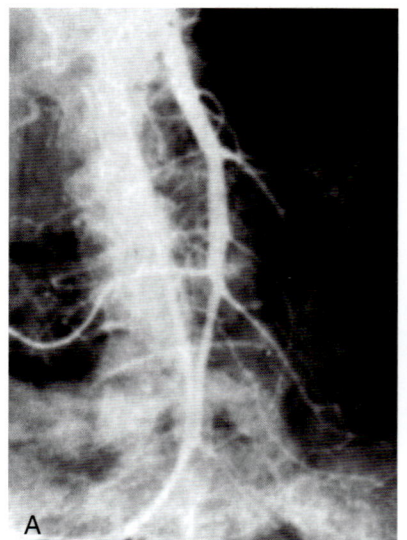 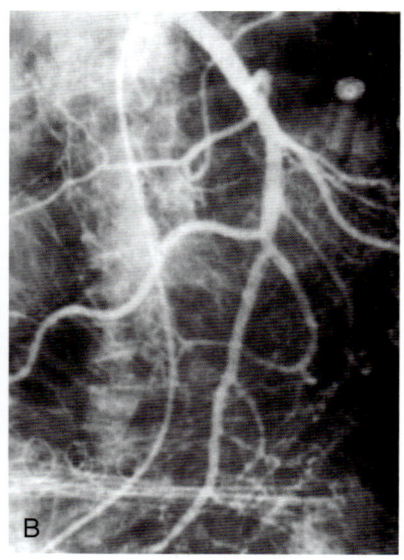

**FIGURA 134.3** Imagens selecionadas de angiografia mesentérica superior. **A.** Vasoconstrição difusa típica de isquemia mesentérica não oclusiva. **B.** Infusão intra-arterial de papaverina (30 a 60 mg/h) resultou em vasodilatação.

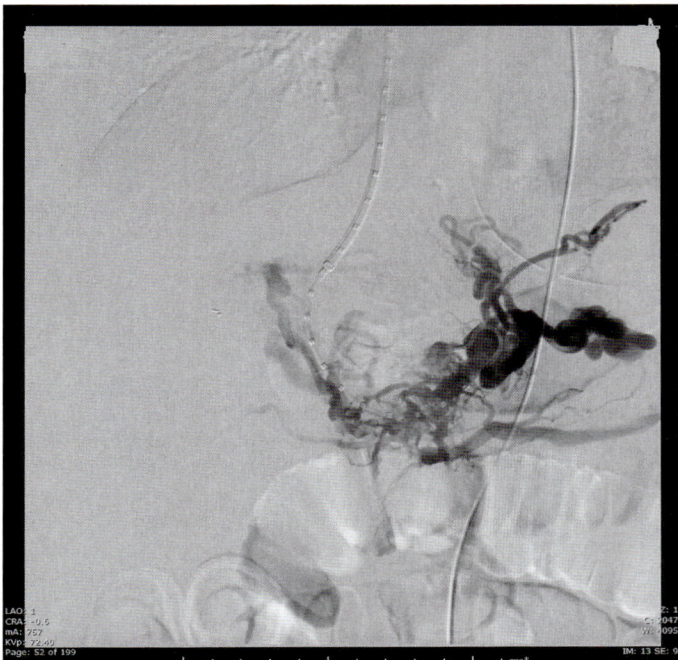

**FIGURA 134.4** Angiografia mesentérica seletiva de um paciente com trombose venosa mesentérica superior e trombose extra-hepática da veia porta.

se beneficiar da terapia trombolítica. Pacientes com trombose venosa mesentérica e um estado hipercoagulável subjacente (ver Capítulo 73) devem receber terapia anticoagulante vitalícia com varfarina ou um anticoagulante mais recente (ver Capítulo 76);[8] caso contrário, um ciclo de anticoagulação de 3 a 6 meses é considerado adequado. O prognóstico da trombose venosa mesentérica é geralmente melhor do que o das variantes arteriais da isquemia mesentérica aguda.

A trombose venosa mesentérica crônica é distinta das formas aguda e subaguda; os pacientes podem apresentar sangramento gastrintestinal de varizes esofágicas ou gástricas decorrente de trombose da veia porta ou esplênica na ausência de sintomas no momento do evento trombótico inicial. O tratamento visa controlar a hemorragia e a hipertensão portal subjacente.

### Isquemia mesentérica crônica

A isquemia mesentérica crônica, quase sempre causada por doença aterosclerótica dos vasos mesentéricos, geralmente envolve as origens de pelo menos duas das três artérias mesentéricas principais (tronco celíaco, AMS, AMI) (Figura 134.5). Os fatores de risco são os mesmos da aterosclerose (ver Capítulo 46), incluindo idade, tabagismo, hipertensão arterial sistêmica, diabetes melito e hiperlipidemia, e muitos pacientes têm doença aterosclerótica envolvendo outros leitos vasculares.

#### MANIFESTAÇÕES CLÍNICAS

Um sintoma característico é a dor pós-prandial no abdome superior ou médio, que começa 30 minutos após a alimentação, aumenta de intensidade e diminui gradualmente ao longo de 1 a 3 horas. A perda de peso pode ocorrer como resultado da sitofobia; outros sinais/sintomas incluem náuseas, vômitos, distensão abdominal, diarreia e obstipação. A síndrome pode progredir com o tempo e os episódios de dor podem se tornar mais prolongados e não relacionados com a alimentação, indicando piora do estreitamento vascular e aumento do risco de trombose aguda. A ocorrência de dor súbita e intensa em um paciente com isquemia mesentérica crônica conhecida ou suspeita implica isquemia mesentérica trombótica aguda sobreposta. As associações incomuns são ulcerações gastroduodenais inexplicáveis que não cicatrizam com supressão de ácido, achados de biopsia de intestino delgado de atrofia vilosa e esvaziamento gástrico retardado. Os achados físicos em pacientes com doença avançada podem incluir caquexia ou sopro abdominal.

#### DIAGNÓSTICO

O diagnóstico de isquemia mesentérica crônica pode ser desafiador: a prevalência de aterosclerose é alta em pacientes mais velhos e a dor abdominal

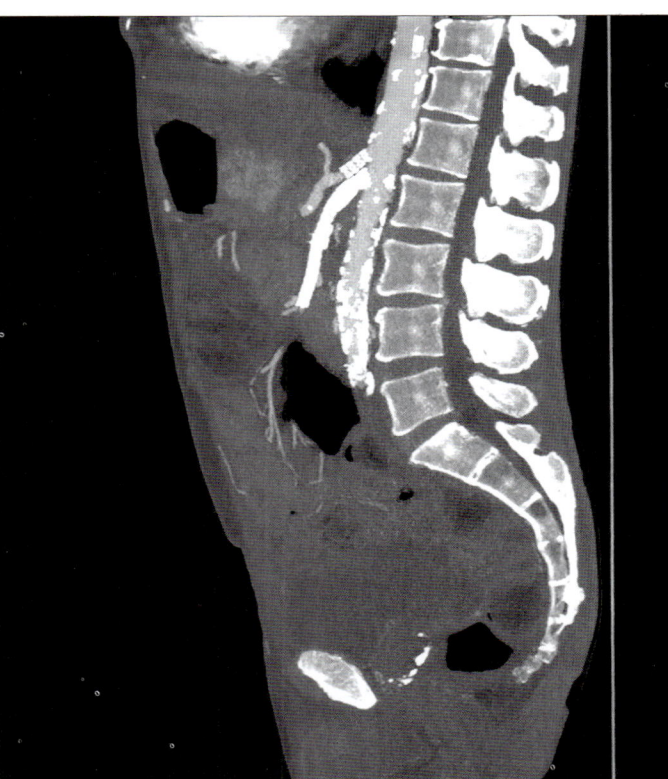

**FIGURA 134.5** Angiotomografia computadorizada de um paciente que tinha isquemia mesentérica crônica e que foi tratado com implante de *stent* endovascular do tronco celíaco e AMS. Observar doença aterosclerótica significativa.

pode não ser necessariamente decorrente de doença vascular oclusiva. As modalidades de imagem disponíveis, como a angiografia por TC, podem revelar estenoses nos vasos mesentéricos, mas não podem determinar se há isquemia. A ultrassonografia com Doppler consegue rastrear estenoses nas partes proximais do tronco celíaco e da AMS; velocidades de fluxo aumentadas de pelo menos 200 cm/s (tronco celíaco) e 275 cm/s (AMS) estão associadas a uma estenose de pelo menos 70%.[9] Tanto a ATC quanto a ARM são úteis para detectar estenoses arteriais, mas nenhum é sensível o suficiente para descartar a possibilidade de isquemia mesentérica crônica quando a probabilidade pré-teste é alta. O teste de exercício de tonometria gástrica, que mede o gradiente gástrico-arterial de $P_{CO_2}$ (aumento após o exercício é indicativo de isquemia), tem se mostrado promissor para o diagnóstico de isquemia, mas não está amplamente disponível. A angiografia mesentérica seletiva ainda é crucial na avaliação, porque o diagnóstico exige sinais/sintomas clínicos, oclusão de pelo menos dois dos três principais vasos mesentéricos e exclusão de outras causas potenciais de dor abdominal pós-prandial (p. ex., câncer, gastroparesia, vólvulo, obstrução intestinal, doença pancreatobiliar, hérnias paraesofágicas).

#### TRATAMENTO

Em pacientes com sinais/sintomas consistentes com isquemia mesentérica crônica, achados angiográficos adequados e sem outras causas potenciais, a revascularização cirúrgica é o tratamento de escolha. A angioplastia mesentérica com ou sem colocação de *stent* é uma opção em pacientes selecionados e está associada a menor tempo de internação e menor morbidade.[10] No entanto, a cirurgia é mais efetiva a longo prazo porque está associada a melhores taxas de permeabilidade a longo prazo e menor risco de sinais/sintomas recorrentes.[11]

### Isquemia do cólon

A isquemia do cólon é a síndrome isquêmica mais comum do intestino. É diagnosticada em cerca de 10 a 20% dos pacientes que chegam ao hospital com hemorragia digestiva baixa, e sua incidência é estimada em cerca de 16 por 100.000 pessoas-ano na população em geral.

A isquemia do cólon também é conhecida como "colite isquêmica"; no entanto, uma fase inflamatória não é encontrada de maneira consistente, então o termo preferido é isquemia do cólon. A isquemia do cólon abrange um espectro de lesões, incluindo colopatia reversível (mais comum, cerca de 50%), colite transitória, colite crônica, estenose, gangrena e colite universal fulminante. A maioria dos casos ocorre em pacientes mais velhos (> 60 anos), nos quais a causa mais comum é a hipoperfusão não oclusiva transitória de um segmento colônico, frequentemente sem causa evidente. Embora os pacientes mais velhos sejam propensos à isquemia do cólon em "áreas limítrofes" do cólon (flexura esplênica-cólon descendente), um padrão segmentar de envolvimento é comum, mais frequentemente envolvendo o cólon esquerdo. Em pacientes mais jovens, a isquemia do cólon pode ser decorrente do uso de substâncias vasoativas (p. ex., cocaína, metanfetaminas), vasculite ou estados hipercoaguláveis (Tabela 134.2).

### MANIFESTAÇÕES CLÍNICAS

A maioria dos pacientes com isquemia de cólon apresenta dor abdominal aguda, frequentemente no quadrante inferior esquerdo, associada à urgência fecal, diarreia e hematoquezia. Os pacientes podem eliminar fezes castanho-avermelhadas, mas o sangramento raramente é grave o suficiente para exigir transfusão. Os pacientes podem ter febre e taquicardia. O exame físico geralmente revela dor à palpação da parte acometida do cólon, bem como distensão abdominal. Os pacientes com isquemia isolada do cólon direito tendem a sentir dor mais intensa, que obscurece o sangramento. Como ocorre na isquemia mesentérica aguda, a existência de sinais de irritação peritoneal exige parecer imediato de um cirurgião. Cerca de 25% dos casos de isquemia do cólon são de isquemia isolada do cólon direito, o que pode complicar estados de baixo fluxo, como hipotensão e sepse, doença renal crônica e hemodiálise, presumivelmente secundária a deslocamentos do líquido intravascular.

### DIAGNÓSTICO

Nenhum exame isolado consegue diagnosticar a isquemia do cólon de maneira conclusiva, mas o diagnóstico pode ser estabelecido com o uso criterioso de modalidades diagnósticas no contexto clínico apropriado. O diagnóstico diferencial inclui doença inflamatória intestinal (colite ulcerativa e doença de Crohn; ver Capítulo 132), colite infecciosa (ver Capítulo 131) e obstrução mecânica decorrente de câncer colorretal (ver Capítulo 184), impactação fecal ou estenose.

Os achados laboratoriais podem ser normais, mas leucocitose e níveis sanguíneos elevados de ureia e desidrogenase láctica são indicativos de evolução mais grave. As radiografias simples podem ser normais ou apresentar sinal da impressão do polegar. Uma TC contrastada, que é útil para excluir outras possibilidades diagnósticas e avaliar a gravidade e a distribuição do processo isquêmico, pode mostrar edema colônico segmentar e inflamação com ou sem densificação inflamatória pericolônica (Figura 134.6); no entanto, esses achados são inespecíficos e também podem ser observados na DII, na colite infecciosa e na diverticulite. A colonoscopia é o melhor exame para diagnosticar isquemia de cólon, porque possibilita a visualização direta da biópsia da mucosa e avaliação da distribuição e gravidade do processo da doença. A maioria dos achados colonoscópicos é inespecífica (eritema, edema, úlceras segmentares irregulares, hemorragias subepiteliais), mas o achado de uma "úlcera linear única" (e-Figura 134.2) no cólon esquerdo é um indicador confiável de isquemia do cólon. A angiografia visceral tipicamente não é necessária. No entanto, pacientes com isquemia isolada do cólon direito tendem a ter evolução mais agressiva porque a AMS irriga o lado direito do cólon e a maior parte do intestino delgado, então a isquemia restrita ao cólon direito pode ser um evento sentinela para isquemia do intestino delgado (e-Figura 134.3).

Ao contrário dos pacientes com isquemia do cólon esquerdo, aqueles com isquemia isolada do cólon direito devem ser submetidos a ATC ou angiografia tradicional para avaliar a circulação mesentérica para possível oclusão da artéria mesentérica superior.

### Tabela 134.2 — Condições e substâncias associadas à isquemia do cólon.

**CARDIOVASCULARES**
- Aterosclerose
- Fibrilação atrial
- Doença vascular cerebral
- Insuficiência cardíaca congestiva
- Cardiopatia isquêmica
- Hipertensão arterial sistêmica
- Hipotensão
- Doença vascular periférica
- Choque

**PULMONAR**
- Doença pulmonar obstrutiva crônica

**GASTRINTESTINAIS**
- Obstipação
- Diarreia
- Síndrome do intestino irritável

**OUTRAS CONDIÇÕES**
- Diabetes melito
- Distúrbios reumatológicos

**CIRÚRGICAS**
- Cirurgia abdominal
- Cirurgia cardiovascular (incluindo aórtica)
- Ileostomia
- Laparoscopia

**MEDICAMENTOS E DROGAS**
- Medicamentos indutores de obstipação
- Imunomoduladores (agentes contra o fator de necrose tumoral-α, interferona)
- Substâncias psicoativas (anfetaminas, cocaína)
- Antibióticos
- Anorexígenos
- Agentes quimioterápicos (inclusive taxanos)
- Descongestionantes (inclusive pseudoefedrina)
- Diuréticos
- Alcaloides do *ergot*
- Terapias hormonais (inclusive contraceptivos orais)
- Laxantes
- Psicotrópicos
- Serotoninérgicos (inclusive alosetrona)

Adaptada de Brandt LJ, Feuerstadt P, Longstreth GF, et al. ACG clinical guideline: epidemiology, risk factors, patterns of presentation, diagnosis, and management of colon ischemia (CI). *Am J Gastroenterol.* 2015;110:18-44.

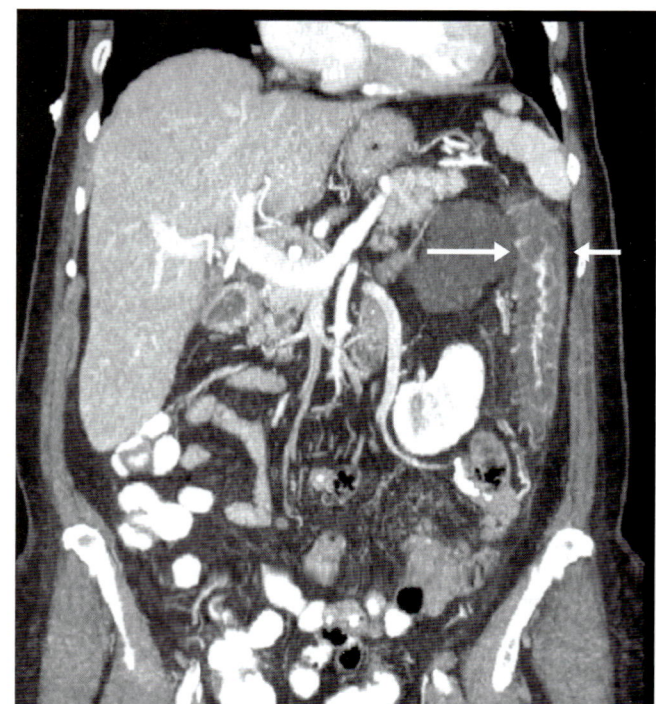

**FIGURA 134.6** Isquemia do cólon. Há espessamento mural (*setas*) do cólon descendente proximal e edema da submucosa. (De Gore RM, Yaghmai V, Thakrar KH, et al. Imaging in intestinal ischemic disorders. *Radiol Clin North Am.* 2008;46:845-875.)

## TRATAMENTO

A isquemia do cólon é geralmente autolimitada e os sinais/sintomas geralmente desaparecem em 2 a 3 dias com cuidados de suporte: reposição de volume, repouso intestinal, correção de condições que levam à hipoperfusão, como hipotensão sistêmica, evitar medicamentos vasoconstritores, e antibióticos de amplo espectro (p. ex., cefalosporina de terceira geração ou fluoroquinolona mais metronidazol e piperacilina-tazobactam; Tabela 271.4) com cobertura para microrganismos gram-negativos e anaeróbios, especialmente em pacientes com isquemia grave do cólon (Figura 134.7). A cirurgia é reservada para pacientes com sinais e sintomas de gangrena, perfuração ou sangramento maciço. Pacientes com sintomas persistentes apresentam maior incidência de complicações, como gangrena, perfuração, colite ulcerativa segmentar e estenose. As estenoses, que podem se formar ao longo de semanas a meses, podem exigir ressecção cirúrgica.

## VASCULITE

A vasculite (ver Capítulo 254) pode envolver o sistema digestório, geralmente em associação com o envolvimento sistêmico.[12] As manifestações gastrintestinais, que dependem do tamanho dos vasos envolvidos, incluem dor abdominal, náuseas ou vômitos, diarreia e sangramento evidente. O processo isquêmico é tipicamente em razão da deposição de complexo imune que leva à ativação do complemento e da inflamação resultante, que pode então levar à isquemia segmentar focal. O tratamento geralmente exige medicamentos imunossupressores (ver Capítulo 32) ou ressecção cirúrgica em situações selecionadas.

### Vasculite de vasos grandes e médios

A *doença de Takayasu* e a *arterite de células gigantes* (ver Capítulo 69) raramente envolvem a circulação mesentérica.[13] A arterite de Takayasu acomete com mais frequência mulheres jovens de origem asiática e foi associada à colite ulcerativa e à doença de Crohn (ver Capítulo 132).

### Vasculite de vasos médios e pequenos

A *poliarterite nodosa* (ver Capítulo 254) é o diagnóstico subjacente mais comum na vasculite que envolve o sistema digestório. A doença é caracterizada por microaneurismas segmentares, que ocorrem com mais frequência no intestino delgado do que no cólon. A vesícula biliar, o baço, o fígado e o pâncreas podem ser envolvidos. A síndrome está associada à infecção crônica por hepatite B (ver Capítulo 140) em cerca de 50% dos pacientes. Dor abdominal é o sintoma mais comum, mas hemorragia digestiva e perfuração foram relatados.

A *granulomatose eosinofílica com eosinofilia* (ver Capítulo 254) é caracterizada por asma, glomerulonefrite, eosinofilia e inflamação granulomatosa. O sistema digestório está envolvido em quase metade dos pacientes. Dor abdominal e sangramento são os sintomas mais comuns.

A *tromboangiite obliterante* (doença de Buerger; ver Capítulo 72) geralmente acomete homens jovens que fumam cigarros. O envolvimento mesentérico é incomum e geralmente se manifesta por oclusões distais da circulação mesentérica.

A *síndrome do linfonodo mucocutâneo febril infantil* (doença de Kawasaki; ver Capítulo 254) é uma vasculite necrosante que acomete crianças pequenas e causar dor abdominal, íleo paralítico, obstrução e perfuração. A *papulose atrófica maligna* (doença de Degos) é uma doença vascular oclusiva rara que acomete principalmente a pele e o intestino. A perfuração espontânea pode ocorrer em razão de isquemia e a doença tem prognóstico ruim.

### Vasculite de vasos pequenos

O *lúpus eritematoso sistêmico* (ver Capítulo 250) está associado a uma variedade de manifestações gastrintestinais. A vasculite lúpica envolvendo os vasos mesentéricos pode se manifestar com uma síndrome clínica de isquemia segmentar focal ou isquemia mesentérica crônica, mas alguns pacientes desenvolvem sangramento gastrintestinal significativo. A vasculite mesentérica lúpica requer reconhecimento imediato e tratamento imunossupressor.

A *doença de Behçet* (ver Capítulo 254) é caracterizada por úlceras orais e genitais. Pode ocorrer vasculite de grandes e pequenos vasos. As manifestações gastrintestinais incluem dor abdominal, diarreia, sangramento evidente e perfuração decorrente de ulcerações profundas. A área ileocecal é mais comumente envolvida.

A *púrpura de Henoch-Schönlein* (ver Capítulo 254) geralmente se apresenta em crianças com púrpura palpável, artrite e dor abdominal. A causa

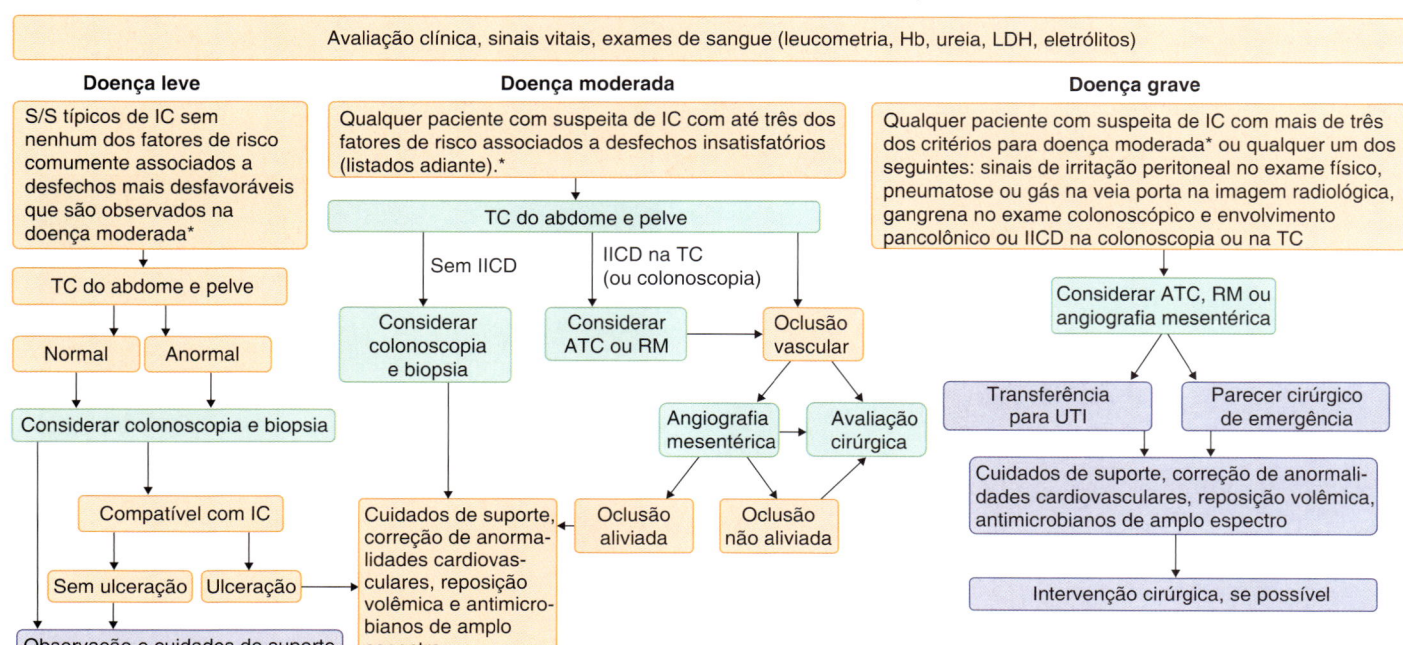

**FIGURA 134.7** Algoritmo de isquemia do cólon. Diagnóstico e tratamento da isquemia do cólon (IC) com base na gravidade da doença. TC = tomografia computadorizada; ATC = angiotomografia computadorizada; Hb = hemoglobina; IICD = isquemia isolada do cólon direito; LDH = lactato desidrogenase; ARM = angiografia por ressonância magnética; RM = ressonância magnética; S/S = sinais/sintomas. (De Brandt LJ, Feuerstadt P, Longstreth GF, et al. ACG clinical guideline: epidemiology, risk factors, patterns of presentation, diagnosis, and management of colon ischemia [CI]. *Am J Gastroenterol*. 2015;110:18-44.)

é a deposição de complexos imunes de imunoglobulina A nas paredes dos vasos sanguíneos. O envolvimento gastrintestinal é comum e geralmente se manifesta por dor e sangramento decorrente de hemorragias mucosas e submucosas. A *vasculite de hipersensibilidade* raramente envolve os vasos esplâncnicos e está associada a uma variedade de fármacos, produtos químicos e infecções.

## ANOMALIAS E DISTÚRBIOS VASCULARES

As anomalias vasculares do sistema digestório são comuns, especialmente com a idade avançada. *Angioectasia* (também conhecida como ectasia vascular) é um termo geral que se refere ao processo pelo qual um vaso sanguíneo é alongado ou dilatado. A *angiodisplasia* tem sido usada como sinônimo de angioectasia, mas esse termo é preferido porque a lesão não é displásica. A *telangiectasia* é semelhante, mas o termo geralmente é usado no contexto de doenças sistêmicas, como telangiectasia hemorrágica hereditária e esclerodermia. A *malformação arteriovenosa* é uma lesão congênita, enquanto o *angioma* é uma neoplasia vascular que pode ser benigna (hemangioma) ou maligna (angiossarcoma).

### Angioectasia

A angioectasia é a anormalidade vascular mais comum do sistema digestório e sua prevalência aumenta com a idade. As angioectasias consistem em arteríolas, vênulas e capilares da mucosa e submucosa de paredes finas distorcidas. As angioectasias localizam-se mais frequentemente no ceco e cólon ascendente, podem ser únicas ou múltiplas e, às vezes, podem ser encontradas concomitantemente no intestino delgado e no estômago. As associações incluem insuficiência renal crônica (ver Capítulo 121), doença de von Willebrand (ver Capítulo 164) e estenose aórtica (ver Capítulo 66).

#### MANIFESTAÇÕES CLÍNICAS

A maioria das angioectasias é assintomática e encontrada incidentalmente durante a endoscopia. No entanto, algumas ectasias vasculares provocam sangramento indolor, que pode ser oculto ou evidente (hematoquezia, melena, hematêmese). O sangramento é tipicamente recorrente e leve, mas cerca de 15% dos pacientes desenvolvem sangramento maciço.

#### DIAGNÓSTICO

O diagnóstico é mais frequentemente estabelecido na endoscopia, seja incidentalmente ou durante investigação de anemia ou hemorragia digestiva (Figura 134.8). As lesões podem ser difíceis de discernir em pacientes hipovolêmicos ou que receberam meperidina para sedação; nesta última situação, pode-se considerar que a naloxona reverte o efeito opioide e melhora a visualização. As angioectasias do intestino delgado fora do alcance dos endoscópios exigem realização de endoscopia por videocápsula ou enteroscopia assistida por balão no intestino delgado para diagnóstico e tratamento (ver Capítulo 126).

#### TRATAMENTO

Angioectasias incidentais encontradas na endoscopia ou colonoscopia em indivíduos assintomáticos não exigem intervenção. Modalidades endoscópicas, que podem controlar eficazmente a hemorragia de angioectasias, incluem eletrocoagulação bipolar, coagulação por plasma de argônio (e-Figuras 134.4A e 134.4B), e aplicação de hemoclipes. O ressangramento ocorre em alguns pacientes e exige intervenção repetida. Quando a hemostasia endoscópica não é viável em razão de sangramento ativo ou localização inacessível da lesão, a angiografia visceral pode ser diagnóstica e terapêutica, possibilitando a embolização da lesão sangrante. A talidomida tem propriedades antiangiogênicas e foi relatada como eficaz em alguns pacientes com sangramento refratário de angioectasias intestinais.

### Lesão de Dieulafoy

A lesão de Dieulafoy é uma artéria submucosa persistentemente grande com um defeito na mucosa sobrejacente. Essa lesão é mais frequentemente encontrada na porção proximal do estômago, a 6 cm da junção gastresofágica, mas também foi relatada no esôfago, intestino delgado, cólon e reto. As manifestações clínicas incluem sangramento aberto (ver Capítulo 126), que pode ser rápido, maciço e recorrente (Figura 134.9). Em alguns pacientes, o diagnóstico pode ser atrasado porque a protuberância vascular pode ser sutil e difícil de visualizar na endoscopia.

O tratamento endoscópico geralmente é eficaz. As opções incluem injeção, eletrocoagulação, coagulação com plasma de argônio, ligadura elástica e aplicação de hemoclipe.

### Telangiectasia hemorrágica hereditária

A telangiectasia hemorrágica hereditária, também conhecida como doença de Osler-Weber-Rendu (ver Capítulo 164), é um distúrbio autossômico dominante. Os pacientes geralmente apresentam telangiectasias visíveis nos lábios e nas membranas mucosas, bem como telangiectasias no sistema digestório e em outros órgãos. O espectro dos sinais/sintomas varia com a idade: as crianças acometidas tendem a ter epistaxe frequente, enquanto hemorragia digestiva recorrente evidente predomina em grupos de idade mais avançada. As telangiectasias nos lábios (ver Figura 164.2), na mucosa bucal e na língua são muito sugestivas. A maioria dos pacientes apresenta melena recorrente (às vezes composta por deglutição de epistaxe) e alguns pacientes tornam-se dependentes de transfusão. O diagnóstico é baseado em critérios clínicos (epistaxe, telangiectasias, lesões viscerais, telangiectasia hemorrágica hereditária em um parente de primeiro grau) e pode ser confirmado por teste genético. A terapia endoscópica é a base do tratamento, particularmente para lesões com sangramento ativo.

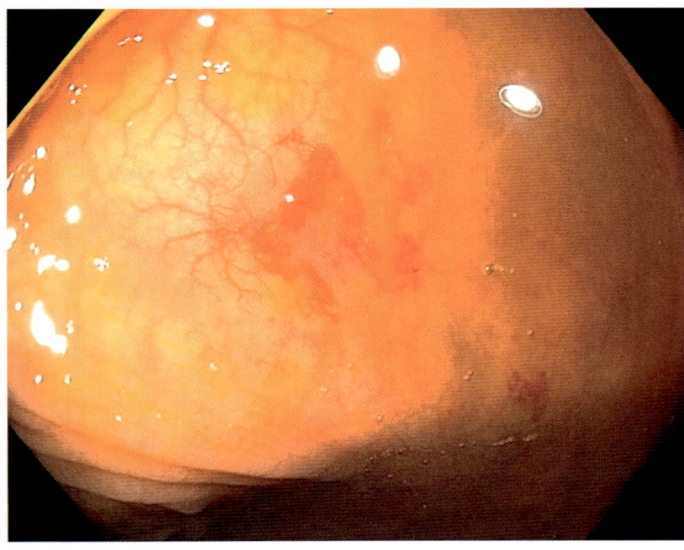

**FIGURA 134.8** Angioectasia do cólon.

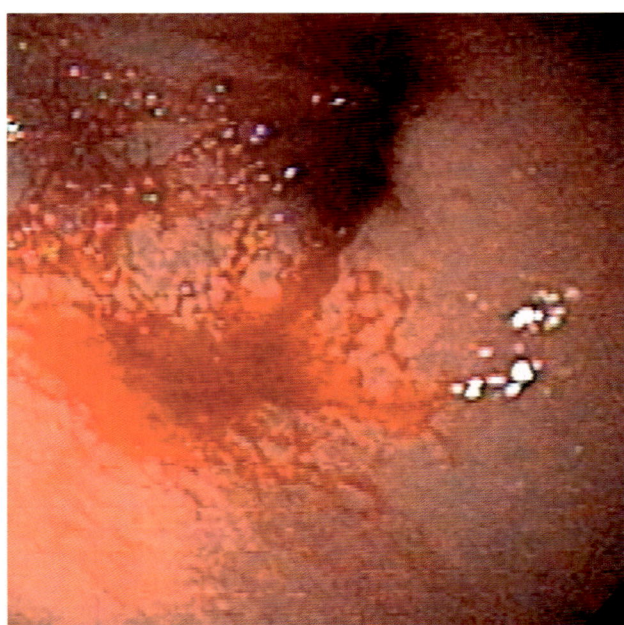

**FIGURA 134.9** Sangramento vigoroso de uma lesão de Dieulafoy no estômago de um paciente com melena.

## Outras ectasias

Pacientes com *síndrome de Turner* (ver Capítulo 222), *esclerodermia* (ver Capítulo 251) e a *síndrome CREST* (ver Capítulo 251) também podem ter telangiectasias do sistema digestório. Em pacientes com hipertensão portal (ver Capítulo 144), as ectasias vasculares podem envolver vênulas e capilares no estômago (*gastropatia congestiva*), no intestino delgado (*enteropatia congestiva*) e no cólon (*colopatia congestiva*). No estômago, a ectasia e a trombose podem resultar no chamado estômago de melancia, no qual estrias eritematosas, semelhantes às listras de uma melancia, são visíveis por endoscopia no antro e irradiam em direção ao piloro e até mesmo à cárdia gástrica. O sangramento oculto é comum e pode ocorrer melena. Se a reposição de ferro isoladamente não for adequada, a coagulação com plasma de argônio é o tratamento de escolha.

## Fístulas aortoentéricas

Após a cirurgia de aneurisma de aorta abdominal (ver Capítulo 69), uma *fístula aortoentérica* pode se desenvolver, geralmente em decorrência de infecção do enxerto. As fístulas geralmente se comunicam com a terceira ou quarta parte do duodeno e podem ocorrer vários anos após a cirurgia. Pode ocorrer hemorragia gastrintestinal maciça e até fatal. Quando o sangramento gastrintestinal se desenvolve em pacientes que foram submetidos a cirurgia anterior da aorta abdominal, a avaliação deve incluir endoscopia alta urgente para excluir outra fonte definitiva de sangramento. A TC auxilia no diagnóstico, que deve ser suspeitado no contexto clínico apropriado. Se nenhuma fonte alternativa de sangramento puder ser encontrada definitivamente, a cirurgia exploratória é indicada.

Uma *fístula atrioesofágica* pode ser causada por dano térmico ao coração ou esôfago. Exemplos de eventos precipitantes incluem procedimentos de ablação por radiofrequência para arritmias (ver Capítulo 60) ou para esôfago de Barrett (ver Capítulo 129).

## Síndrome de compressão da artéria celíaca

A síndrome de compressão da artéria celíaca, também conhecida como síndrome do ligamento arqueado mediano, é uma síndrome pseudoisquêmica rara e pouco compreendida. A maioria dos pacientes é jovem e saudável em outros aspectos. A dor abdominal superior pós-prandial e a diarreia podem ser causadas por compressão extrínseca do tronco celíaco pelo ligamento arqueado mediano do diafragma ou por pressão no próprio gânglio celíaco. A sitofobia pode resultar em perda de peso considerável e alguns pacientes apresentam sopro epigástrico que se intensifica com a expiração. A angiografia visceral sustenta o diagnóstico, embora pacientes assintomáticos também possam apresentar sopro localizado e até compressão do tronco celíaco na angiografia. A terapia cirúrgica é uma opção se os pacientes apresentarem sintomas inexplicáveis em outros aspectos que sejam compatíveis com a síndrome.

## Síndrome da artéria mesentérica superior

A síndrome da AMS refere-se à compressão do duodeno pela AMS em decorrência de estreitamento do ângulo entre essa artéria e a aorta. A obstrução mecânica resultante pode causar perda de peso rápida porque a obstrução pilórica resulta em dor abdominal e vômito pós-prandial. Os exames de imagem mostram, tipicamente, evidências de obstrução na terceira parte do duodeno, com *cutoff* e dilatação proximal. O tratamento da doença subjacente (nutrição adequada e ganho de peso) pode ser curativo, mas às vezes é necessária cirurgia.

## Hemangiomas

Hemangiomas são incomuns, geralmente tumores vasculares benignos que podem ser encontrados em todo o sistema digestório, frequentemente no reto ou cólon. Eles podem ser únicos ou múltiplos e podem ser classificados como cavernosos, capilares ou mistos. Os hemangiomas retais cavernosos tendem a ser grandes e sangrar profusamente, mas os hemangiomas do cólon podem causar sangramento oculto lento. Hemangiomas pequenos podem ser tratados por via endoscópica, mas lesões grandes ou múltiplas exigem ressecção cirúrgica. Neoplasias malignas vasculares raras do sistema digestório incluem *angiossarcomas* e *hemangioendoteliomas*.

## Proctopatia por radiação

Uma lesão comum mediada por radiação no sistema digestório é a proctopatia por radiação (ver Capítulo 131), tipicamente em pacientes com câncer de próstata. Pacientes com proctopatia por radiação aguda (dentro de 6 semanas de terapia) podem apresentar tenesmo e diarreia, enquanto aqueles com a forma crônica (início 6 a 24 meses após a terapia) podem ter hematoquezia significativa. A endoscopia revela fibrose da mucosa e proliferação de ectasias vasculares, que são a origem do sangramento (Figura 134.10). A coagulação por plasma de argônio é geralmente um tratamento efetivo para sangramento.

## DOENÇA VASCULAR HEPÁTICA E ESPLÊNICA

As anormalidades das artérias e veias hepáticas e esplênicas acometem menos de 1 pessoa em 2.000.[14]

### Síndrome de Budd-Chiari

A síndrome de Budd-Chiari pode ser o resultado de qualquer processo que interfira no efluxo normal de sangue pela veia hepática, como pericardite constritiva (ver Capítulo 68) e doença veno-oclusiva (ver Capítulo 141). A causa mais comum é a trombose de uma, duas ou todas as três veias hepáticas principais, com ou sem extensão do trombo e até mesmo oclusão na veia cava inferior.[15] Mais de 50% dos casos de síndrome de Budd-Chiari estão relacionados a um estado hipercoagulável (ver Capítulo 73), como mutação do gene do fator V (Leiden), a síndrome do anticorpo antifosfolipídico, deficiência de proteína C, deficiência de proteína S, deficiência de antitrombina III, um distúrbio mieloproliferativo crônico (p. ex., policitemia vera [ver Capítulo 157], trombocitemia essencial [ver Capítulo 157], metaplasia mieloide [ver Capítulo 157]), hemoglobinúria paroxística noturna (HPN) ou outros estados hipercoaguláveis (ver Capítulo 73). Outras causas incluem doenças malignas (compressão direta ou invasão das veias hepáticas), infecções (abscesso hepático), gravidez, distúrbios inflamatórios (p. ex., sarcoidose, doença inflamatória do intestino, doença do tecido conjuntivo), obstrução membranosa (teias) da veia cava inferior, ou trombose espontânea, decorrente de um estado hipercoagulável (ver Capítulo 73).

### MANIFESTAÇÕES CLÍNICAS

A síndrome de Budd-Chiari geralmente evolui de maneira insidiosa durante semanas a meses, conforme os pacientes desenvolvem hepatomegalia, dor abdominal superior e ascite. Pacientes raros podem apresentar-se agudamente com encefalopatia, icterícia, ascite e insuficiência hepática.

### DIAGNÓSTICO

A maioria dos pacientes apresenta apenas elevações inespecíficas leves a moderadas nos níveis séricos de aspartato e alanina aminotransferase. A análise da mutação *JAK2* pode detectar um distúrbio mieloproliferativo crônico. O rastreamento para fator V (Leiden), anticorpos antifosfolipídios e deficiências de proteína C, proteína S e antitrombina III é apropriado se a causa não for clara. A ultrassonografia Doppler do fígado é o exame

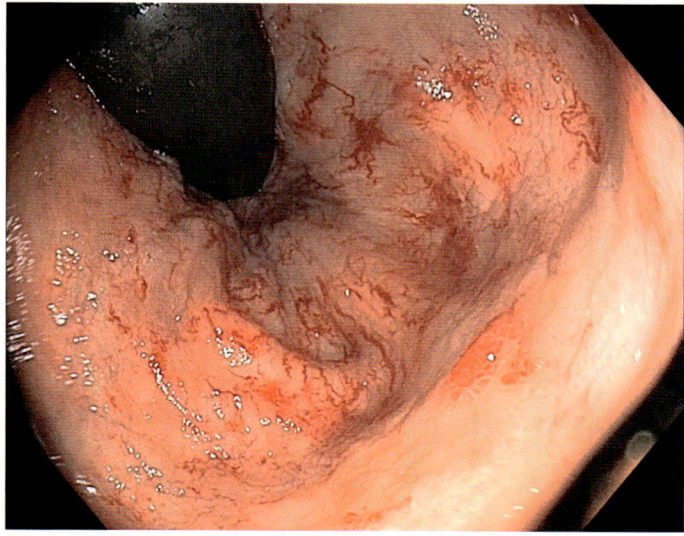

**FIGURA 134.10** **Proctopatia por radiação.** Vista retrofletida do reto mostrando múltiplas ectasias vasculares grandes e serpiginosas, em um paciente com hematoquezia e história de radioterapia para câncer de próstata.

diagnóstico inicial de escolha; a TC com contraste ou a angiografia por RM podem detectar a ausência de fluxo venoso hepático ou trombose venosa (ou ambos). O diagnóstico pode ser confirmado por venografia hepática (ver Figura 134.7), que também pode orientar a terapia.

### TRATAMENTO

A terapia inclui diagnóstico e tratamento de condições subjacentes, anticoagulação (heparina intravenosa; Tabela 74.6 no Capítulo 74) para prevenir a propagação de trombos e tratamento da ascite (p. ex., diuréticos; ver Capítulo 144). A maioria dos pacientes requer procedimentos radiológicos intervencionistas, como angioplastia, colocação de *stent* ou *shunts* portossistêmicos intra-hepáticos transjugulares, para restaurar o fluxo venoso hepático. Se os procedimentos endovasculares não forem bem-sucedidos, um *shunt* cirúrgico pode drenar as veias porta e/ou mesentérica para a veia cava inferior. O transplante de fígado (ver Capítulo 145) deve ser considerado para insuficiência hepática fulminante ou cirrose, ou ambos. A maioria dos pacientes requer anticoagulação vitalícia com varfarina ou um anticoagulante oral mais recente (ver Capítulo 76), mesmo após o transplante de fígado.

### PROGNÓSTICO

A taxa de sobrevida em 5 anos é superior a 80%, mas cerca de 50% dos pacientes terão um sangramento importante, geralmente relacionado com a terapia invasiva.

## Trombose da veia porta

As causas mais comuns de trombose aguda da veia porta são cirrose, estados hipercoaguláveis, neoplasia maligna intra-abdominal, distúrbios inflamatórios (p. ex., pancreatite, doença de Crohn) e procedimentos clínicos (p. ex., esplenectomia, colecistectomia, gastrectomia, transplante de fígado, desvio portossistêmico intra-hepático transjugular).[16] Assim como na síndrome de Budd-Chiari, muitos pacientes apresentam mutação *JAK2*.

### MANIFESTAÇÕES CLÍNICAS E DIAGNÓSTICO

As manifestações clínicas incluem hipertensão portal com sangramento de varizes e ascite (ver Capítulo 144).[16b] Dor abdominal e diarreia podem indicar isquemia intestinal à medida que o trombo se estende para a veia mesentérica superior. Febre, calafrios e sensibilidade hepática sugerem pileflebite, que pode resultar em sepse sistêmica. O diagnóstico geralmente é estabelecido por ultrassom Doppler ou por angiografia por TC ou RM.

### TRATAMENTO

A anticoagulação com varfarina ou enoxaparina[17] é recomendada por pelo menos 3 meses e deve ser continuada cronicamente em pacientes que apresentam fatores de risco persistentes para trombose ou cujo trombo se estenda para as veias mesentéricas. A pileflebite geralmente requer antibióticos parenterais intravenosos (p. ex., piperacilina/tazobactam, ticarcilina/clavulanato, carbapeném ou uma cefalosporina de terceira geração mais metronidazol por pelo menos 6 semanas; Tabela 271.4) guiados por resultados de hemocultura por pelo menos 2 semanas.

Em pacientes com cirrose complicada por trombose aguda ou crônica da veia porta, a endoscopia é recomendada para diagnosticar e tratar varizes esofágicas (ver Capítulo 125).

Os pacientes com trombose crônica da veia porta podem ser assintomáticos, mas geralmente apresentam hipertensão portal e hiperesplenismo. Uma colangiopatia biliar pode causar icterícia que requer implante de *stent* biliar. Depois que as varizes são tratadas, os pacientes não cirróticos podem se beneficiar da anticoagulação crônica (ver Capítulo 74) se apresentarem fatores de risco contínuos para trombose. O *shunt* portossistêmico intra-hepático transjugular é mais eficaz do que a ligadura elástica endoscópica associada ao propranolol para prevenir o sangramento futuro de varizes nesses pacientes (ver Capítulo 144).[A1]

### PROGNÓSTICO

As taxas de mortalidade em pacientes tratados são inferiores a 10%.

## Trombose da veia esplênica

A trombose da veia esplênica geralmente é causada por tumor (p. ex., câncer pancreático), pancreatite ou traumatismo. Varizes gástricas isoladas e esplenomegalia frequentemente se desenvolvem. A função hepática e a pressão portal estão normais. Ultrassom Doppler, RM e TC podem ajudar a fazer o diagnóstico. Em pacientes sintomáticos, a esplenectomia é o tratamento de escolha.

## Doença arterial hepática e esplênica

Há desenvolvimento de doença arterial hepática não oclusiva (*hepatite isquêmica*) se o suprimento de sangue arterial ao fígado for inadequado, geralmente como resultado de choque grave ou sustentado (ver Capítulo 98), hipotensão, depleção de volume ou sepse. Os níveis de aminotransferase tipicamente aumentam agudamente para mais de 1.000 U/ℓ e retornam à linha de base em cerca de 40 a 60% por dia após a restauração de sangue arterial hepático adequado.

A trombose da artéria hepática é extremamente rara, exceto após o transplante de fígado (ver Capítulo 145), onde pode se manifestar com testes de função hepática anormais, lesão do ducto biliar (p. ex., estenose biliar, colangite, abscesso hepático) ou insuficiência hepática. A ultrassonografia Doppler e a angiografia confirmarão o diagnóstico. Os pacientes frequentemente requerem implante de *stent* biliar com drenagem de qualquer abscesso, seguido por reconstrução cirúrgica da artéria hepática ou repetição do transplante de fígado.

Os aneurismas da artéria esplênica ou hepática são geralmente causados por aterosclerose, vasculite, traumatismo, hipertensão portal, pancreatite, infecção ou gravidez. As manifestações clínicas podem incluir dor abdominal e hemorragia intra-abdominal. Os aneurismas da artéria hepática podem causar hemobilia. O diagnóstico é estabelecido por angiografia. Os aneurismas sintomáticos (geralmente 1 cm ou mais na artéria hepática e 2 cm ou mais na artéria esplênica) requerem cirurgia. Quando um aneurisma da artéria esplênica é descoberto durante a gravidez, a alta probabilidade de sangramento é uma indicação de tratamento, geralmente por radiologia intervencionista.

Fístulas da artéria hepática para a veia porta raramente são observadas na telangiectasia hemorrágica hereditária ou como resultado de traumatismo ou malignidade. A hipertensão portal resultante pode causar dor abdominal, ascite e sangramento gastrintestinal. O envolvimento da artéria hepática pode causar estenose biliar e infecção hepatobiliar. Pode ser necessária embolização radiográfica, cirurgia ou transplante de fígado.

## Outros distúrbios vasculares

A *síndrome do nevo em bolha de borracha azul* é caracterizada por malformações venosas cutâneas roxo-azuladas, que podem acometer o sistema digestório, mais comumente o intestino delgado. Pode ocorrer hemorragia digestiva, mas a terapia endoscópica geralmente é contraindicada porque as lesões podem envolver toda a espessura do intestino. A ressecção cirúrgica geralmente é necessária.

Na *síndrome de Klippel-Trenaunay*, são observados hemangiomas cutâneos cor de vinho do Porto, hemi-hipertrofia e veias varicosas. A forma de *Parkes Weber* inclui fístulas arteriovenosas; envolvimento gastrintestinal é incomum.

Na *síndrome de Ehlers-Danlos tipo IV* (ver Capítulo 244), podem ocorrer isquemia e perfuração do intestino delgado, bem como ruptura arterial. Pacientes com pseudoxantoma elástico do tipo I (ver Capítulo 244) correm o risco de hemorragia digestiva ou intraperitoneal, assim como os pacientes com *aneurismas arteriais viscerais* resultantes de aterosclerose, fibrodisplasia, vasculite, traumatismo, hipertensão portal, pancreatite ou gravidez.

### Recomendação de grau A

A1. Lv Y, Qi X, He C, et al. Covered TIPS versus endoscopic band ligation plus propranolol for the prevention of variceal rebleeding in cirrhotic patients with portal vein thrombosis: a randomised controlled trial. Gut. 2018;67:2156-2168.

### REFERÊNCIAS BIBLIOGRÁFICAS

*As referências bibliográficas, bem como os outros materiais suplementares deste livro, encontram-se no GEN-IO, nosso ambiente virtual de aprendizagem.*

# 135

# PANCREATITE

CHRIS E. FORSMARK

## PANCREATITE AGUDA

### DEFINIÇÃO

A pancreatite aguda é um episódio distinto de lesão celular e inflamação do pâncreas, geralmente com sinais/sintomas de dor abdominal, náuseas e vômitos. É acompanhada por elevação dos níveis séricos de amilase ou lipase e/ou evidências radiográficas de inflamação pancreática, edema ou necrose. Embora o pâncreas possa recuperar a função e o aspecto normais após um episódio, a recuperação não é completa se a necrose for substancial. Em pacientes com episódios recorrentes, o quadro de inflamação aguda, necrose e apoptose evolui para inflamação crônica e fibrose que são características de pancreatite crônica. A pancreatite aguda e a pancreatite crônica constituem um *continuum* e pode ser difícil diferenciar a pancreatite aguda recorrente da pancreatite crônica em evolução.

### EPIDEMIOLOGIA

A incidência de pancreatite aguda nos EUA é estimada entre 5 e 30 casos por 100.000 habitantes,[1] com cerca de 275.000 internações hospitalares anualmente, tornando a pancreatite aguda o terceiro diagnóstico gastrintestinal mais comum na alta em hospitais dos EUA. O custo do atendimento desses pacientes é de cerca de 4 a 6 bilhões de dólares anualmente. A incidência de pancreatite aguda está aumentando nos EUA e em muitos outros países, em razão do uso mais frequente de exames complementares e do aumento da prevalência de cálculos biliares e outros fatores de risco da epidemia de obesidade.

### BIOPATOLOGIA

A pancreatite aguda é causada pela ativação prematura de enzimas digestivas dentro das células acinares pancreáticas. O aumento do cálcio intracelular e a ativação do tripsinogênio para tripsina parecem ser as etapas iniciais críticas, com a tripsina então ativando outras proteases dentro da glândula.[2] Essas enzimas ativadas provocam lesão celular e necrose. A necrose pode envolver o pâncreas, bem como a gordura e estruturas circundantes, levando, assim, ao extravasamento de líquido para os espaços retroperitoneais circundantes (perdas para o "terceiro espaço"). Embora a necrose possa ocorrer com frequência, a necrose suficiente para ser visível em uma tomografia computadorizada (TC) contrastada é geralmente denominada pancreatite necrosante aguda e diferenciada da pancreatite intersticial mais branda, na qual a necrose não é visível em uma TC. Além do dano local, a liberação de citocinas pró-inflamatórias e enzimas digestivas ativadas na circulação sistêmica pode produzir uma síndrome de resposta inflamatória sistêmica e falência do sistema de órgãos, incluindo hipotensão, insuficiência renal e síndrome do desconforto respiratório agudo (ver Capítulo 96). Cálculos biliares (ver Capítulo 146) e etilismo (ver Capítulo 30) juntos são responsáveis por até 75% de todos os casos de pancreatite aguda, mas as causas variam por idade e sexo, e a causa não é conhecida em uma proporção significativa dos casos (Tabela 135.1).

### Cálculos biliares (ver Capítulo 146)

A passagem de um cálculo biliar pela ampola de Vater com obstrução transitória do ducto pancreático é o evento inicial para a pancreatite por cálculo biliar. Apenas cerca de 5% de todos os pacientes com cálculos biliares desenvolvem pancreatite, e os pacientes com cálculos biliares menores (≤ 5 mm), que conseguem atravessar o ducto cístico e atingir a ampola, correm maior risco. A microlitíase, definida como cálculos biliares minúsculos e/ou lodo biliar que não são facilmente visíveis em exames de imagem de rotina, frequentemente é a causa em pacientes inicialmente rotulados como tendo pancreatite idiopática aguda.

### Álcool etílico (ver Capítulo 30)

Em geral, são necessários mais de 5 anos de etilismo, com média de 5 a 8 doses diárias, para que a pancreatite se desenvolva, mas a maioria das

**Tabela 135.1** Causas de pancreatite aguda.

| ETIOLOGIA | EXEMPLOS |
|---|---|
| Cálculos biliares | Cálculos biliares (ver Capítulo 146)<br>Microlitíase |
| Drogas e toxinas | Álcool etílico e álcool metílico (ver Capítulos 30 e 102)<br>Tabaco (ver Capítulo 29)<br>Azatioprina, 6-mercaptopurina, pentamidina, didanosina, sulfonamidas, tiazidas, aminossalicilatos, ácido valproico e outros<br>Veneno de escorpião (ver Capítulo 104)<br>Inseticidas organofosforados (ver Capítulo 102) |
| Metabólica | Hiperlipidemia (ver Capítulo 195)<br>Hipercalcemia (ver Capítulo 232) |
| Traumatismo | Pós-CPRE (ver Capítulo 125)<br>Traumatismo contuso ou penetrante<br>Pós-operatório |
| Obstrução do ducto pancreático | Estenose benigna do ducto pancreático<br>Estenose ampular benigna (p. ex., doença celíaca, doença de Crohn, divertículo)<br>Adenoma ampular ou adenocarcinoma (ver Capítulo 186)<br>Adenocarcinoma ductal pancreático (ver Capítulo 185)<br>Neoplasia mucinosa papilar intraductal (ver Capítulo 185) |
| Infecções | Citomegalovírus (ver Capítulo 346), vírus da caxumba (ver Capítulo 345), vírus da rubéola (ver Capítulo 344), vírus Coxsackie B (ver Capítulo 355), *Candida* (ver Capítulo 318), histoplasmose (ver Capítulo 316), *Ascaris* (ver Capítulo 335) |
| Genética | Mutações de *PRSS1*<br>Mutação *CFTR*<br>Mutação *SPINK1*<br>Outras mutações |
| Pancreatite autoimune | Tipo 1<br>Tipo 2 |
| Pancreatite idiopática | |

CPRE = colangiopancreatografia retrógrada endoscópica.

pessoas com esse nível de ingestão não desenvolve pancreatite. Vários cofatores já foram propostos, como dieta rica em gordura, variabilidade genética em enzimas desintoxicantes, mutações genéticas coexistentes e tabagismo. A evidência é mais forte para o tabagismo. Quando os pacientes apresentam um primeiro episódio clínico de pancreatite alcoólica aguda, a maioria já apresenta evidências de pancreatite crônica subjacente. O pico da pancreatite alcoólica ocorre entre os 20 e os 50 anos e é muito mais comum em homens. O mecanismo de lesão pancreática alcoólica envolve uma combinação de toxicidade direta, estresse oxidativo e alterações na secreção de enzimas pancreáticas.

### Medicamentos, toxinas e fatores metabólicos

A pancreatite fármaco-induzida é um evento raro e geralmente idiossincrático. Embora muitos medicamentos tenham sido implicados, as evidências são mais convincentes para 6-mercaptopurina e azatioprina (taxa de ataque de até 4%), didanosina, pentamidina, ácido valproico, furosemida, sulfonamidas e aminossalicilatos. As toxinas que podem causar pancreatite aguda incluem álcool metílico, inseticidas organofosforados e veneno de determinados escorpiões.

Níveis de triglicerídeos séricos acima de 500 mg/d$\ell$ e geralmente maiores que 1.000 mg/d$\ell$ podem causar pancreatite aguda, mas o mecanismo não é conhecido. A hipercalcemia é uma causa extremamente rara de pancreatite aguda.

### Traumatismo

O traumatismo iatrogênico no pâncreas e no ducto pancreático durante a realização de uma colangiopancreatografia retrógrada endoscópica (CPRE; ver Capítulo 125) é uma causa comum de pancreatite, com o risco médio de menos de 5% para pacientes com cálculos biliares simples ou neoplasia maligna.

Traumatismos penetrantes e não penetrantes, que variam de uma contusão a lesão grave por esmagamento e até mesmo transecção da glândula, podem causar pancreatite. A apresentação aguda é a regra, mas alguns pacientes com lesões mais leves apresentam quadro subagudo ou crônico. A lesão isquêmica da glândula pode ocorrer após procedimentos cirúrgicos, especialmente a circulação extracorpórea, e causar pancreatite grave.

## Obstrução do ducto pancreático

Além de cálculos biliares e microlitíase, a obstrução do ducto pancreático por um adenocarcinoma ductal pancreático (ver Capítulo 185), um adenoma ou carcinoma ampular ou, menos provavelmente, uma neoplasia mucinosa papilar intraductal pode causar pancreatite aguda. O diagnóstico de obstrução do ducto pancreático é geralmente estabelecido com ressonância magnética (RM) com colangiopancreatografia por ressonância magnética (CPRM) ou ultrassonografia endoscópica. As estenoses benignas do ducto pancreático na ampola de Vater podem ser causadas por doença celíaca (ver Capítulo 131), doença de Crohn duodenal (ver Capítulo 132) e divertículo periampular. As evidências atuais não sustentam a disfunção do esfíncter de Oddi ou do pâncreas *divisum* como causas primárias de pancreatite aguda.

## Infecções

*Ascaris lumbricoides* (ver Capítulo 335) pode causar pancreatite por obstruir o ducto pancreático à medida que os vermes migram através da ampola de Vater. Os vírus que podem infectar as células acinares pancreáticas diretamente e podem causar pancreatite incluem citomegalovírus (ver Capítulo 352), vírus Coxsackie B (ver Capítulo 355), adenovírus (ver Capítulo 355) e vírus da caxumba (ver Capítulo 345).

## Pancreatite autoimune

Duas formas de pancreatite autoimune (PAI) foram identificadas.[3] A apresentação mais comum é a icterícia obstrutiva que mimetiza o adenocarcinoma pancreático ou a pancreatite crônica. Isso é discutido em "Pancreatite crônica".

## Genética

Mutações no gene do tripsinogênio catiônico (PRSS1), que já foram identificadas em famílias com pancreatite hereditária, são mais comumente observadas em associação com pancreatite crônica, mas podem se apresentar inicialmente como pancreatite aguda. Muitas outras mutações e polimorfismos estão associados à pancreatite aguda e crônica. Esses genes afetados incluem o regulador da condutância da fibrose cística (CFTR), o inibidor da serinoprotease kazal do tipo 1 (SPINK1), a quimiotripsina C, o receptor sensível ao cálcio, claudinas e outros.

## MANIFESTAÇÕES CLÍNICAS

Dor abdominal, náuseas e vômitos são os sinais/sintomas típicos da pancreatite aguda. A dor abdominal é geralmente na região epigástrica e frequentemente irradia para o dorso. A dor é constante, atinge sua intensidade máxima em 30 a 60 minutos e persiste por dias. Esses sinais/sintomas típicos podem ser mascarados em pacientes que apresentam *delirium*, falência de múltiplos sistemas de órgãos ou coma.

O exame físico geralmente revela taquicardia. Hipotensão, taquipneia, dispneia e febre baixa são observadas nos casos mais graves. Confusão mental, *delirium* e, raramente, até coma, podem ocorrer. O abdome costuma estar distendido com ruídos intestinais diminuídos. Dor à palpação do abdome, que pode ser epigástrica ou mais difusa, é típica, enquanto descompressão dolorosa e defesa são incomuns. Macicez à percussão dos campos pulmonares inferiores pode ser observada em decorrência de derrame pleural. Os achados físicos raros incluem equimoses no flanco (sinal de Gray-Turner) ou no umbigo (sinal de Cullen), que ocorrem quando líquido e sangue se deslocam para esses espaços a partir do retroperitônio. Icterícia é um achado se houver obstrução biliar por um cálculo. A síndrome da resposta inflamatória sistêmica (ver Capítulo 100) é preditiva de pancreatite mais grave. Taquicardia, dispneia, taquipneia, hipotensão ortostática, derrame pleural, dessaturação de oxigênio ou choque sinalizam perdas mais substanciais para o terceiro espaço, maior probabilidade de várias complicações e pior prognóstico. A pancreatite mais grave é caracterizada por necrose pancreática e peripancreática mais substancial, mais acúmulos de líquidos peripancreáticos e mais disfunção de órgãos extrapancreáticos.

## DIAGNÓSTICO

O diagnóstico de pancreatite aguda é sugerido pelas manifestações clínicas e confirmado por exames laboratoriais e de imagem que excluem outras condições intra-abdominais graves e ajudam a definir a gravidade e a causa mais provável da pancreatite.

O diagnóstico de pancreatite aguda exige pelo menos dois dos três critérios a seguir: dor abdominal compatível com pancreatite, amilase ou lipase sérica de pelo menos três vezes o limite superior do normal ou achados de imagem compatíveis com pancreatite aguda na imagem (TC contrastada, RM ou ultrassonografia). Pacientes com pancreatite leve não têm complicações locais ou sistêmicas, com pancreatite moderada têm complicações locais ou sistêmicas que persistem por menos de 48 horas e com pancreatite grave têm falência de órgãos que persiste por mais de 48 horas.

### Exames laboratoriais

#### Amilase e lipase

A maioria dos pacientes com pancreatite aguda apresenta elevações dos níveis séricos de amilase ou lipase algumas horas após o aparecimento dos sinais/sintomas. A lipase é geralmente preferida à amilase como exame diagnóstico em razão de sua especificidade superior. Embora a elevação para mais de três vezes o limite superior do normal seja o ponto de corte recomendado para o diagnóstico de pancreatite aguda, até 25% dos casos não atingem esse limite.[4] Os níveis de lipase tendem a permanecer elevados por mais tempo do que os níveis de amilase, mas ambos diminuem gradualmente ao longo muitos dias. Elevações superiores a três vezes o limite superior do normal são mais específicas para pancreatite aguda. Os níveis de amilase e lipase podem ser normais em pacientes com pancreatite aguda, sobretudo se forem medidos alguns dias após o aparecimento dos sinais/sintomas, e hipertrigliceridemia acentuada pode interferir em sua medição acurada. Ambas as enzimas são eliminadas pelo rim e a insuficiência renal pode elevar falsamente o nível dessas enzimas em até cinco vezes o limite superior do normal na ausência de pancreatite.

Os níveis de amilase e lipase também podem estar elevados em várias outras condições que podem mimetizar pancreatite aguda, como isquemia intestinal e infarto (ver Capítulo 134), obstrução intestinal (ver Capítulo 133), colecistite (ver Capítulo 146) e coledocolitíase (ver Capítulo 146). Além disso, os níveis de amilase podem estar elevados em decorrência de gravidez ectópica, salpingite aguda e algumas doenças extra-abdominais, como parotidite (ver Capítulo 345), câncer de pulmão (ver Capítulo 182) e traumatismo cranioencefálico (ver Capítulo 371).

Em alguns pacientes, apenas o nível de amilase ou o nível de lipase está elevado. Medições seriadas de amilase ou lipase em pacientes com pancreatite aguda estabelecida não são úteis na tomada de decisão clínica. Em pacientes com episódios recorrentes de pancreatite, o nível máximo de amilase ou lipase tende a diminuir progressivamente.

#### Outros exames laboratoriais

Na pancreatite grave, podem ser observadas leucocitose, azotemia e hemoconcentração. A falha de normalização do nível sanguíneo de ureia ou do hematócrito com a reposição volêmica está associada a perdas mais substanciais para o terceiro espaço e um pior prognóstico. Hiperglicemia, hipocalcemia e hipertrigliceridemia leve também podem ocorrer. Elevações dos níveis de alanina aminotransferase (ALT) mais de três vezes o limite superior do normal são mais sugestivas de cálculos biliares, embora qualquer elevação significativa na bioquímica hepática deva aumentar a possibilidade de cálculos biliares (ver Capítulo 146).

### Determinação da etiologia

Para identificar a causa da pancreatite aguda, a anamnese deve enfocar relato de tabagismo e etilismo, cólica biliar anterior, consumo de substâncias psicoativas, história familiar e traumatismo recente. Como os cálculos biliares são a principal causa de pancreatite aguda, representando cerca de 40 a 50% dos casos, todos os pacientes devem fazer uma ultrassonografia de abdome para investigar cálculos biliares. Deve-se suspeitar de pancreatite por cálculo biliar se cálculos ou um ducto biliar dilatado forem observados em exames de imagem ou se a bioquímica hepática anormal melhorar em alguns dias.

Uma anamnese meticulosa, muitas vezes com corroboração de familiares, ajudará a diagnosticar a pancreatite alcoólica, que é responsável por cerca de 20% dos casos, bem como a pancreatite induzida por medicamentos ou toxinas e pancreatite traumática. A bioquímica sérica ajuda a identificar casos incomuns causados por hipertrigliceridemia grave (> 1.000 mg/d$\ell$).

Se essas abordagens iniciais não forem reveladoras, a ultrassonografia endoscópica (ou ressonância magnética com CPRM) consegue detectar pequenos cálculos biliares, microlitíase ou causas pré-malignas ou malignas subjacentes (sobretudo em pacientes com mais de 40 anos). Investigações mais especializadas, como testagem genética, geralmente são reservadas para pacientes que tiveram ataques múltiplos de pancreatite inexplicada.

Dos 25% dos pacientes que não têm uma causa identificada após uma avaliação inicial básica, a microlitíase é a explicação subjacente mais comum. Com avaliação e exames adicionais, apenas cerca de 10% dos pacientes são finalmente rotulados como tendo pancreatite idiopática. A pancreatite idiopática é mais comum em mulheres, especialmente mulheres idosas, do que em homens.

### Exames de imagem

Os exames de imagem são usados não apenas para estabelecer o diagnóstico, mas também para determinar a causa e o prognóstico. Na maioria dos pacientes, a ultrassonografia (US) e a TC são usadas de maneira complementar.

A *US abdominal* confirma o diagnóstico de pancreatite aguda ao documentar aumento pancreático, edema ou acúmulo de líquido peripancreático associados. A visualização do pâncreas pode ser limitada pelo biotipo ou por gás intestinal sobreposto. É importante ressaltar que a US é mais acurada na identificação de cálculos biliares na vesícula biliar ou em um ducto biliar comum dilatado em pacientes com pancreatite por cálculos biliares.

A *TC* é mais acurada do que a US para confirmar o diagnóstico de pancreatite aguda e na documentação de necrose pancreática e acúmulos de líquido peripancreático, mas é menos preciso na identificação de cálculos biliares. A TC também é particularmente útil para excluir doenças intra-abdominais que podem mimetizar a pancreatite aguda. O parênquima pancreático que opacifica na TC com contraste intravenoso ainda é viável, enquanto o parênquima que não é realçado pelo contraste é necrótico (Figura 135.1). A extensão da necrose pancreática tem alguma importância prognóstica, mas geralmente não é clara na TC até pelo menos 3 dias após a apresentação inicial. As TC não são necessárias rotineiramente em todos os pacientes com pancreatite aguda, mas devem ser realizadas quando o diagnóstico não é claro e em pacientes que apresentam um primeiro episódio, doença grave, complicações sistêmicas ou doença que demora a melhorar.

A *ressonância magnética* (RM) é equivalente à TC em sua capacidade de documentar pancreatite aguda, identificar necrose e diagnosticar ou descartar outras doenças que podem mimetizar a pancreatite aguda. Além disso, a CPRM é muito melhor do que a TC para identificar cálculos biliares. Quando o paciente se encontra em estado grave, é mais difícil realizar a RM do que a TC.

*CPRE* e US endoscópica são importantes tanto para o diagnóstico como para o tratamento de pancreatite aguda. A US endoscópica, que é usada principalmente para estabelecer a causa quando a avaliação inicial não é reveladora, é particularmente acurada na identificação de malignidade subjacente, lesões pré-malignas como adenoma ampular e pequenos cálculos biliares ou microlitíase. A CPRE não é usada para fins diagnósticos, mas pode ser muito útil para fins terapêuticos.

### Determinação da gravidade

A pancreatite grave é caracterizada por falência de sistemas de órgãos e por complicações pancreáticas locais, como necrose, acúmulo de líquidos ou pseudocistos. A falência de órgãos pode ser: única ou múltipla; de início precoce ou tardio; e progressiva, persistente ou transitória. Na pancreatite aguda grave, insuficiência renal, insuficiência pulmonar e insuficiência circulatória ocorrem mais comumente como parte da resposta inflamatória sistêmica.

Durante o episódio agudo, acúmulos de líquidos mal delimitados ao redor do pâncreas se deslocam para vários espaços retroperitoneais e peritoneais. Grande parte desse líquido desaparecerá, mas parte formará um acúmulo de líquido mais arredondado e circunscrito, chamada de pseudocisto (Figura 135.2). Da mesma maneira, as áreas de necrose pancreática e peripancreática acabarão desenvolvendo uma parede circundante e começarão a amolecer e se liquefazer, tornando-se, assim, "necrose pancreática delimitada". Esse processo geralmente leva várias semanas. É importante distinguir os pseudocistos da necrose pancreática isolada; eles parecem semelhantes em uma TC, mas são facilmente distinguíveis em RM ou na US endoscópica, porque as coleções necróticas contêm material sólido e líquido. Graus ou quantidades maiores de necrose geralmente se correlacionam com um risco maior de desfecho adverso, particularmente se a infecção se desenvolver no tecido necrótico desvitalizado. Embora muitos pacientes com necrose pancreática não desenvolvam falência de sistemas de órgãos, é muito raro que a falência de sistemas de órgãos ocorra em pacientes sem necrose pancreática.

### Estratificação de risco

Várias manifestações clínicas identificam os pacientes que correm maior risco, como idade mais avançada, obesidade ou comorbidades mais graves ou numerosas. A obesidade, em particular, aumenta drasticamente o risco de pancreatite mais grave. Outras manifestações clínicas que podem ser preditivas incluem a síndrome da resposta inflamatória sistêmica (SRIS), sobretudo se persistir por mais de 48 horas, e alterações laboratoriais compatíveis com depleção do volume intravascular (hematócrito ou ureia elevado). Além dessa estimativa qualitativa do prognóstico, vários sistemas de pontuação de múltiplos fatores foram elaborados em uma tentativa de ajudar a guiar os médicos na avaliação do prognóstico, mas não há evidências de que esses sistemas de pontuação de múltiplos fatores complexos sejam superiores ao julgamento clínico experiente. Nenhum é amplamente utilizado, exceto às vezes em grandes centros de referência.

## TRATAMENTO

### Cuidados gerais de suporte

A maioria dos pacientes se recupera em alguns dias, mas geralmente não é possível identificar esses pacientes no momento da admissão. Uma curta estada protocolizada em um setor de emergência possibilita que alguns pacientes com pancreatite aguda muito leve recebam alta em 24 horas.[5]

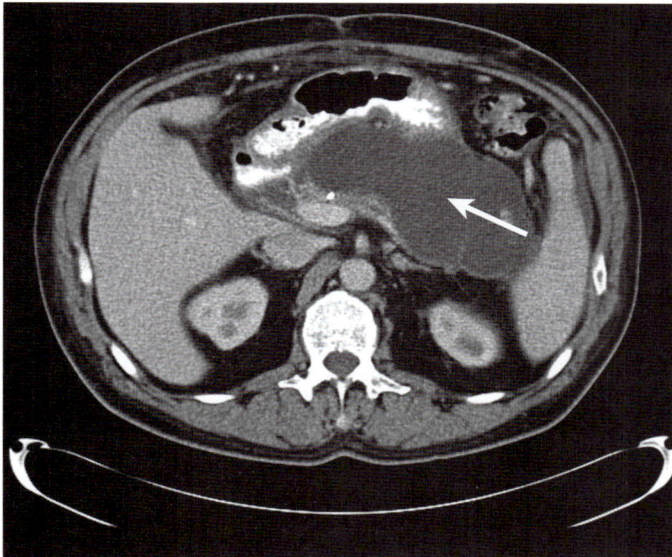

**FIGURA 135.1** Tomografia computadorizada demonstrando uma grande área do pâncreas que não realça com contraste intravenoso (*seta*), compatível com necrose pancreática.

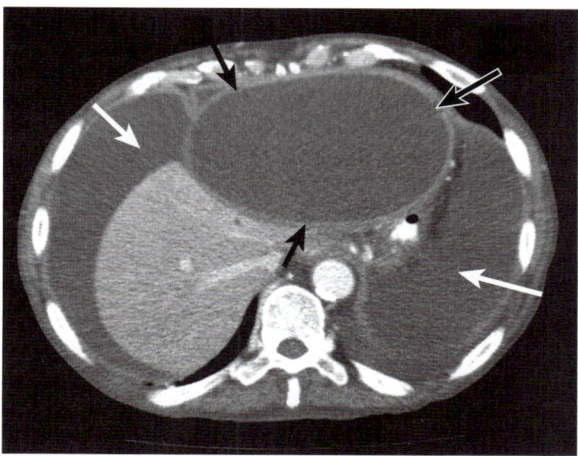

**FIGURA 135.2** Pseudocisto grande é observado (*setas pretas*). Além disso, a ascite em torno do fígado (*setas brancas*) é observada em razão do extravasamento do pseudocisto (ascite pancreática).

Todos os pacientes inicialmente devem ser mantidos em dieta zero. O controle da dor frequentemente exige a prescrição de narcóticos parenterais, e geralmente prefere-se a hidromorfona (em doses fracionadas de 1 a 2 mg IV a cada 4 a 6 horas inicialmente, com titulação conforme necessário). Pacientes com perda significativa para o terceiro espaço, muitas vezes agravada por ingestão insatisfatória de alimentos ou perdas de líquidos por meio de vômitos, terão evidências de depleção de líquido intravascular. Mesmo na pancreatite leve, as perdas de líquidos podem ser substanciais. A reposição volêmica apropriada (ver Capítulo 98) é recomendada em todas as diretrizes de prática, mas os dados são limitados quanto ao tipo, velocidade de infusão e metas da reposição volêmica.[6] Em geral, reposição volêmica suficiente deve ser realizada nas primeiras 24 horas da admissão para corrigir a pressão arterial e o pulso, normalizar o hematócrito e a ureia e garantir um débito urinário de pelo menos 0,5 m$\ell$/kg/h. Embora os dados de estudos randomizados sejam inconclusivos, as diretrizes da prática recomendam solução de Lactato de Ringer, em geral 200 a 250 m$\ell$ nas primeiras 12 a 24 horas, e depois reduzida se o paciente apresentar manifestações precoces de sobrecarga hídrica. É importante ressaltar que uma infusão de líquido muito rápida piora os desfechos, principalmente por aumentar o risco de insuficiência respiratória decorrente de sobrecarga hídrica, mas também por aumentar o risco de insuficiência de sistemas de órgãos, insuficiência cardíaca e síndrome compartimental abdominal.

O tratamento de náuseas e vômitos pode ser necessário, e os antagonistas de 5-HT3 (Tabela 123.5) são geralmente preferidos. A aspiração nasogástrica raramente é necessária.

Os pacientes com pancreatite leve ou moderada podem ser alimentados quando se sentirem capazes de tolerá-la (p. ex., alimentação enteral, se necessário), mesmo antes que os níveis de enzimas estejam completamente normalizados ou que a dor desapareça. O início da alimentação oral nas 48 horas seguintes à hospitalização é tão seguro quanto iniciar mais tarde e também reduz o tempo de internação hospitalar.[A1] Não há necessidade de começar com uma dieta líquida sem resíduos: a alimentação pode ser iniciada com uma dieta sólida com baixo teor de gordura.

Em pacientes com pancreatite mais grave (com base na falência precoce do sistema de órgãos, perdas substanciais de líquido para o terceiro espaço ou comórbida comorbidades), a internação em uma unidade de tratamento intermediário ou unidade de terapia intensiva (UTI) é apropriada.[6b] O monitoramento cuidadoso para detecção de falência progressiva de sistemas de órgãos, complicações metabólicas e estado hídrico são fundamentais nesses pacientes. Em pacientes com pancreatite grave, a nutrição enteral (alimentação VO ou tubo) é mais segura e menos cara do que a nutrição parenteral total (NPT), que deve ser utilizada muito raramente. Pacientes que parecem ter doença suficientemente grave a ponto de não conseguirem comer por 5 a 7 dias podem ser considerados para nutrição enteral. Alternativamente, esperar até 5 dias para ver se os pacientes com pancreatite aguda grave conseguem comer é razoável, com a nutrição enteral sendo reservada para aqueles que não conseguem comer após 5 dias.[A2] Em pacientes que recebem nutrição enteral, não há diferença se o tubo é nasogástrico, nasoduodenal ou nasojejunal. Além disso, não há evidências de que as fórmulas elementares ou semielementares sejam melhores do que as fórmulas poliméricas padrão.

### Tratamento de complicações
Na maioria dos pacientes que desenvolvem pancreatite aguda por cálculo biliar, este já foi eliminado para o duodeno, mas os pacientes com cálculos persistentes ou múltiplos correm maior risco de desenvolver colangite e (possivelmente) pancreatite mais grave. As diretrizes de prática atuais recomendam CPRE urgente em pacientes cuja pancreatite biliar é complicada por evidências de colangite (p. ex., febre, icterícia, dor no quadrante superior direito do abdome) e CPRE precoce para pacientes com evidências de cálculo persistente do ducto biliar (p. ex., cálculo persistente visível no exame de imagem, icterícia, ducto biliar persistentemente dilatado ou agravamento da química hepática 48 horas após a admissão).[7,8] A CPRE precoce é ocasionalmente considerada para pacientes que têm pancreatite grave, conforme evidenciado por falência de sistemas de órgãos precoce e progressiva, mas que não apresentam colangite ou forte evidências de cálculo; no entanto, os dados não sustentam o benefício desta intervenção.[A3] Não há outra indicação para a intervenção endoscópica precoce em pacientes com pancreatite aguda.

As complicações sistêmicas (Tabela 135.2) que se desenvolvem em pacientes com pancreatite aguda grave incluem algumas que são semelhantes às comumente encontradas em outros pacientes de UTI (p. ex., pneumonia associada ao respirador, sepse associada a acesso venoso), bem como as complicações metabólicas específicas de pancreatite grave.[9] Hiperglicemia é comum e pode contribuir para taxas mais altas de infecções. Na pancreatite aguda grave, os níveis de cálcio ionizado são geralmente normais, mas hipocalcemia é comum em razão de um nível de albumina sérica diminuído; o tratamento não é necessário na ausência de sinais de hipocalcemia, como tetania ou um sinal de Chvostek (ver Capítulo 232). A hipertrigliceridemia leve é comum, mas a hipertrigliceridemia subjacente não causa pancreatite aguda, a menos que os níveis de triglicerídeos ultrapassem 1.000 mg/d$\ell$. Os níveis de triglicerídeos caem imediatamente quando o paciente É mantido em dieta zero

As infecções em pacientes com pancreatite aguda incluem infecções urinárias, pneumonia, infecções de acesso venoso e por *C. difficile*. Cuidados de enfermagem de alta qualidade, administração de antibióticos e atenção cuidadosa aos cateteres e acessos podem minimizar essas infecções. Além disso, os pacientes com pancreatite necrosante podem desenvolver necrose pancreática infectada, que ocorre tipicamente 2 a 3 semanas após o início da doença e é anunciada por febre, leucocitose e agravamento da dor abdominal. Os microrganismos responsáveis são geralmente bastonetes gram-negativos e outros elementos da flora intestinal, mas *Staphylococcus aureus* também é um agente importante. Se houver suspeita de necrose infectada, uma TC com contraste deve ser obtida. O achado de gás na coleção necrótica é um sinal específico, mas não sensível, de necrose infectada. A aspiração com agulha fina dirigida por TC da área necrótica pode ser obtida para cultura e coloração de Gram, mas não é necessária em pacientes nos quais as características clínicas, como febre, leucocitose e agravamento da dor abdominal, são fortemente sugestivas de necrose pancreática infectada. Antibióticos com penetração apropriada em necrose (p. ex., imepeném/cilastatina 500 mg IV/a cada 8 horas, meropeném 500 mg IV, de 8/8 horas; ou metronidazol 500 mg IV, de 8/8 horas mais ciprofloxacino 400 mg IV, de 8/8 horas ou ceftazidima 500 mg IV, de 8/8 horas; Tabela 271.4 no Capítulo 271) deve ser iniciada se houver suspeita ou documentação de infecção, e o esquema específico pode ser adaptado ao microrganismo, se conhecido. Os antibióticos intravenosos devem ser continuados por várias semanas para possibilitar que o material necrótico seja delimitado, comece a se liquefazer e se torne encapsulado. Se os pacientes ficarem sépticos, é razoável colocar um dreno percutâneo na coleção para estabilizar o paciente. Quando essa necrose isolada é suficientemente liquefeita para possibilitar abordagens menos invasivas, pode ser usada abordagem percutânea, endoscópica ou cirúrgica minimamente invasiva. As abordagens cirúrgicas minimamente invasivas são preferíveis e de morbidade relativamente baixa, e as abordagens endoscópicas minimamente invasivas podem ser ainda menos mórbidas.[A4-A5c] Drenagem cirúrgica a céu aberto deve ser evitada.

Acúmulos de líquidos ao redor do pâncreas (acúmulos agudos de líquido peripancreático) são comuns na pancreatite aguda e não exigem terapia específica. A maioria desaparece espontaneamente, mas alguns evoluem para pseudocisto encapsulado. É importante distinguir um pseudocisto (geralmente fora dos limites do pâncreas e cheio de líquido) de uma área de necrose (geralmente dentro dos limites do pâncreas e uma mistura de material sólido e líquido). Embora a necrose infectada tenha um impacto substancial no prognóstico, os antibióticos profiláticos não são benéficos.[A6] A terapia também não é necessária para pseudocistos assintomáticos, mesmo se forem grandes, mas a terapia é indicada para pseudocistos que causam dor abdominal, obstruem uma víscera oca ao redor ou estão associados a infecção ou sangramento. Um pseudocisto pode ser tratado com sucesso usando técnicas endoscópicas, percutâneas ou cirúrgicas minimamente invasivas, e a escolha entre essas abordagens pode ser determinada pelos especialistas da unidade.

O sangramento pode ser limitado ao próprio pseudocisto ou pode atingir o intestino através do ducto pancreático se o pseudocisto estiver em comunicação com o ducto. Em alguns pacientes, o sangramento no pseudocisto pode ser causado por um pseudoaneurisma de uma artéria visceral próxima; esse tipo de sangramento pode ser maciço. Hemorragia

### Tabela 135.2  Complicações de pancreatite aguda.

| COMPLICAÇÃO | EXEMPLOS |
|---|---|
| Complicações sistêmicas | Hipotensão e choque<br>Síndrome de desconforto respiratório do adulto<br>Insuficiência renal aguda<br>Coagulação intravascular disseminada<br>Hipocalcemia<br>Hipertrigliceridemia<br>Hiperglicemia<br>Encefalopatia e coma |
| Hemorragia digestiva | Ulceração por estresse<br>Pseudoaneurisma |
| Complicações locais (pancreáticas) | Coleta aguda de líquido peripancreático<br>Pseudocisto (infectado e estéril)<br>Acúmulo necrótico agudo<br>Necrose pancreática isolada (infectada e estéril)<br>Obstrução duodenal e biliar |

digestiva inexplicável ou queda súbita e inexplicável do hematócrito em um paciente com pancreatite ou pseudocisto deve levar a TC de emergência, seguida por embolização se um pseudoaneurisma for identificado.

### Prevenção de pancreatite recorrente

A prevenção da recidiva demanda conhecimento claro da causa precipitante. A abstinência de álcool e tabaco deve ser fortemente encorajada, incluindo o encaminhamento para recursos apropriados. A colecistectomia previne episódios subsequentes de pancreatite por cálculo biliar e deve ser realizada durante a hospitalização inicial.[A7] Em pacientes com pancreatite aguda "idiopática" presumida, uma colecistectomia empírica pode ser considerada, desde que as causas alternativas tenham sido excluídas, porque muitos desses pacientes têm cálculos biliares como etiologia.[A8] Em pacientes com pancreatite biliar, mas que não são candidatos à cirurgia, a esfincterotomia biliar endoscópica oferece proteção razoável contra ataques subsequentes. O controle dos lipídios séricos evita episódios subsequentes de pancreatite hiperlipidêmica. A terapia de lesões que obstruem o ducto pancreático, como estenoses e adenomas ampulares, também pode prevenir a recidiva.

O risco de pancreatite pós-CPRE é reduzido com a seleção cuidadosa do paciente, o uso de supositórios de anti-inflamatórios não esteroides (AINEs) periprocedimento,[A9] ou pela colocação de *stents* temporários de ducto pancreático de pequeno calibre.

### PROGNÓSTICO

Mais de 80% de todos os pacientes com pancreatite aguda se recuperam prontamente sem desenvolver pancreatite grave. A morte geralmente é decorrente da falência progressiva de múltiplos sistemas de órgãos, seja da própria pancreatite aguda ou de infecções adquiridas em hospitais, como infecção de coleções de líquidos pancreáticos ou tecido pancreático necrosado. Insuficiência orgânica precoce (nas primeiras 24 horas após a admissão), falência de múltiplos órgãos e sistemas e persistente ou progressiva (presente além de 48 horas após a admissão) estão associadas a hospitalização prolongada, admissão na UTI, necessidade de cirurgia e morte. A taxa de mortalidade geral é de cerca de 2%, mas pode se aproximar de 30% em pacientes com comorbidades mais graves (e particularmente obesidade) e em pacientes que desenvolvem necrose pancreática, infecção ou falência de sistemas de órgãos. Embora o atendimento de alta qualidade na UTI reduza a taxa de mortalidade, nenhuma terapia específica atual comprovadamente reduz esses riscos.

Para pacientes com pancreatite alcoólica aguda, a taxa de mortalidade a longo prazo é cerca de 4 vezes maior do que na população em geral, principalmente em razão de condições relacionadas com o álcool. Por outras causas, a taxa de mortalidade a longo prazo é minimamente elevada em comparação com a população em geral.

## PANCREATITE CRÔNICA

### DEFINIÇÃO

A pancreatite crônica é uma síndrome associada a um amplo espectro de fatores de risco predisponentes e desencadeadores ambientais. A pancreatite crônica geralmente evolui após episódios de pancreatite aguda recorrente, e a transição entre a pancreatite aguda e crônica pode ser difícil de identificar.[10] As características comuns incluem dor abdominal, insuficiência exócrina e/ou endócrina e evidências nos exames de imagem de atrofia pancreática, calcificação ou dilatação de ducto pancreático. A progressão da pancreatite crônica é variável, mas geralmente culmina em fibrose pancreática irreversível e generalizada com inflamação crônica e danos aos nervos, ductos, ácinos e ilhotas.

### EPIDEMIOLOGIA

A prevalência de pancreatite crônica sintomática nos países ocidentais é de cerca de 25 a 30 por 100.000 pessoas, com uma incidência estimada de 4 a 14 casos/100.000. Nos EUA, a pancreatite crônica é responsável por cerca de 125.000 consultas ambulatoriais e 25.000 hospitalizações anualmente. Curiosamente, a prevalência de evidências histológicas de pancreatite crônica em exames de necropsia aproxima-se de 5%, indicando que muitas pessoas desenvolvem algum dano pancreático como consequência do envelhecimento normal, outras doenças (p. ex., diabetes melito) ou exposição a toxinas (como tabagismo ou etilismo), mas não desenvolvem sinais ou sintomas de pancreatite crônica durante a vida.

### BIOPATOLOGIA

Vários polimorfismos genéticos e mutações podem predispor à pancreatite crônica, e vários gatilhos ambientais e imunológicos podem iniciar a doença. Episódios de inflamação aguda, sejam eles clínicos ou subclínicos, subsequentemente alteram o meio inflamatório do pâncreas, evoluindo para inflamação crônica, lesão celular, morte celular, ativação de células estreladas pancreáticas e progressão para fibrose. Esse processo torna-se autossustentável e provoca o dano histológico característico.

Os mecanismos de dor da pancreatite crônica são complexos. Danos aos nervos nociceptivos pancreáticos e interação neuroimune impulsionados pelo estado inflamatório crônico são a causa primária da dor, mas a dor crônica provoca hiperalgesia visceral, raquimedular e central.

### Etilismo e tabagismo

O álcool etílico causa cerca de 50% de todos os casos de pancreatite crônica nos EUA. O risco depende da dose, mas geralmente exige a ingestão sustentada de 4 a 5 doses de álcool por dia durante mais de 5 anos. A maioria das pessoas (95%) que consome esse volume de álcool etílico não desenvolve pancreatite crônica, apontando para cofatores importantes como fatores de risco genéticos e tabagismo. O tabagismo aumenta o risco de pancreatite crônica em 2 a 3 vezes, com efeito dose-dependente. Estima-se que o tabagismo seja responsável por 25% do risco atribuível de pancreatite crônica, e continuar fumando após o diagnóstico acelera o curso da doença. Esses riscos também parecem ser sinérgicos, de modo que a combinação de etilismo e tabagismo é mais do que um efeito aditivo.

### Genética

A pancreatite hereditária é uma doença autossômica dominante caracterizada pelo início precoce de pancreatite aguda e crônica, o desenvolvimento de insuficiência pancreática exócrina e endócrina e um alto risco de adenocarcinoma pancreático (ver Capítulo 185). As mutações no gene do tripsinogênio (*PRSS1*) nessas famílias parecem causar ganho de função em que o tripsinogênio mutante, uma vez ativado para tripsina, é difícil de inativar. A tripsina, se presente em uma quantidade que supera os mecanismos de proteção normais, pode ativar outras enzimas pancreáticas e levar a danos pancreáticos e, subsequentemente, à pancreatite crônica. Um dos mecanismos de proteção é um inibidor de tripsina chamado proteína SPINK1. Mutações de perda de função em *SPINK1* predispõem à pancreatite crônica. As principais mutações no regulador da condutância da fibrose cística (*CFTR*) levam à fibrose cística (ver Capítulo 83), que pode estar associada à pancreatite crônica e atrofia pancreática, dependendo da localização da mutação. Determinadas mutações no CFTR predispõem à pancreatite crônica, sem causar as características sinopulmonares da fibrose cística clássica. Vários polimorfismos genéticos adicionais no receptor de detecção de cálcio, quimiotripsina C, claudinas e outros também estão associados à pancreatite crônica. Com exceção do *PRSS1*, esses polimorfismos predispõem à pancreatite crônica e podem funcionar como genes modificadores, mas não são suficientes para causar pancreatite crônica.

### Obstrução do ducto pancreático

A obstrução crônica do ducto pancreático por doenças benignas, pré-malignas e malignas pode causar o desenvolvimento de pancreatite crônica na glândula a montante da obstrução. Os exemplos incluem doenças duodenais que causam obstrução na ampola (doença celíaca, doença de Crohn, adenoma ampular ou carcinoma) e benigna (após pancreatite grave, cirurgia pancreática ou traumatismo abdominal) e estenose maligna do ducto pancreático (adenocarcinoma ductal pancreático, neoplasias mucinosas papilares intraductais).

### Outras causas

A *pancreatite autoimune* é uma doença que mais frequentemente se apresenta como massa no pâncreas com icterícia obstrutiva, mimetizando câncer, mas também pode se apresentar como pancreatite crônica e raramente como pancreatite aguda.[11] Como o câncer é mais comum do que a pancreatite autoimune, ele deve ser excluído (geralmente com ultrassonografia endoscópica). A pancreatite autoimune do tipo 1 (também chamada de doença IgG4) é caracterizada por edema difuso do pâncreas, elevação do nível sérico de IgG4 e envolvimento de outros órgãos, especialmente com estenose biliar, inflamação das glândulas salivares, fibrose retroperitoneal e lesões renais. Histologicamente, esses órgãos são infiltrados por células inflamatórias crônicas, principalmente plasmócitos com IgG4 em sua superfície. Os níveis séricos de IgG4 também estão elevados. A pancreatite autoimune do tipo 2 acomete apenas o pâncreas e não está associada a elevações de IgG4.

Embora a maior parte de pancreatite crônica ocorra após múltiplos episódios de pancreatite aguda, um único episódio agudo grave que causa necrose pancreática substancial pode causar estenose ductal ou destruir glândula suficiente para produzir insuficiência exócrina e endócrina. Outras doenças que causam episódios repetidos de pancreatite podem levar à pancreatite crônica. Por exemplo, a *hipertrigliceridemia* causa pancreatite aguda recorrente que leva à pancreatite crônica.

## MANIFESTAÇÕES CLÍNICAS

A dor abdominal é o sintoma mais comum e responsável pelo maior impacto negativo na qualidade de vida. A dor pode ser episódica ou constante e geralmente ocorre no epigástrio com irradiação para o dorso. Alguns pacientes apresentarão inicialmente um episódio de pancreatite aguda e, posteriormente, desenvolverão evidências de pancreatite crônica, mas outros terão pancreatite crônica óbvia em sua primeira apresentação. Se a dor for episódica, o paciente pode ser rotulado como tendo pancreatite aguda ou um surto agudo de pancreatite crônica. Quando a dor é intensa, podem ocorrer náuseas e vômitos. A dor pode piorar, melhorar ou permanecer estável com o tempo. Até 5% dos pacientes não têm dor e, em vez disso, apresentam insuficiência pancreática exócrina (esteatorreia, perda de peso) ou endócrina (diabetes melito). A doença tende a ser progressiva com o tempo, mesmo que a causa original (p. ex., álcool) seja removida. A dor também pode se autoperpetuar, mesmo se a terapia for bem-sucedida.

## DIAGNÓSTICO

O diagnóstico pode ser suspeitado com base nas manifestações clínicas, mas deve ser confirmado por exames que identificam danos estruturais ao pâncreas ou distúrbios na função pancreática (Tabela 135.3).[12] Os níveis séricos de amilase ou lipase não são úteis para o diagnóstico de pancreatite crônica. O tripsinogênio sérico (também chamado de tripsina) é anormalmente baixo em pacientes com pancreatite crônica avançada o suficiente para causar esteatorreia, mas geralmente é normal em pacientes com doença menos avançada. Os níveis de glicose sérica estarão elevados em pacientes com insuficiência endócrina.

A pancreatite crônica é uma doença lentamente progressiva na qual danos visíveis à glândula (p. ex., em uma TC) e falha funcional (p. ex., esteatorreia ou diabetes melito) não se evidenciam por anos. Todos os exames de diagnóstico são mais acurados quando a doença está muito avançada e todos são muito menos acurados nos estágios iniciais da doença.[13]

De uma perspectiva prática, o diagnóstico é estabelecido na maioria dos pacientes por TC ou RM. O desafio do diagnóstico reside nos pacientes que apresentam uma síndrome de dor intensa sugestiva de pancreatite crônica, mas que apresentam TC ou RM normal ou minimamente anormal. Nesses pacientes, a RM com secretina-CPRM ou a ultrassonografia endoscópica são as melhores opções, a menos que um teste de função pancreática baseado em secretina esteja disponível. A CPRE não deve ser usada apenas para fins diagnósticos.

Em cerca de 20% dos pacientes, nenhuma causa clara de pancreatite crônica é identificada, e isso pode ser mais comum em mulheres. Alguns pacientes têm mutações genéticas subjacentes, e outros podem estar consumindo álcool e/ou tabaco secretamente. Duas formas gerais de pancreatite crônica idiopática são observadas. No primeiro, a dor é o sintoma predominante, e o início da doença ocorre em um adulto jovem. No segundo, o início é na meia-idade, sendo a insuficiência exócrina e endócrina, e não a dor abdominal, as principais manifestações clínicas. À medida que mais polimorfismos genéticos são identificados, a prevalência relativa de pancreatite idiopática está diminuindo.

### Exames da estrutura pancreática

As radiografias simples de abdome podem demonstrar calcificação pancreática difusa ou focal em pacientes com pancreatite crônica avançada. Embora específicos para pancreatite crônica, esses achados são detectados somente após anos de doença.

A ultrassonografia abdominal é de utilidade limitada porque o gás sobreposto muitas vezes limita a capacidade de visualização do pâncreas. Um ducto pancreático anormal, calcificações pancreáticas, atrofia da glândula ou alterações na ecotextura são observados em cerca de 60% dos pacientes.

A TC é o exame de imagem mais amplamente usado para pancreatite crônica, e imagens de alta qualidade podem ser obtidas do pâncreas e do ducto pancreático. Os achados típicos incluem ducto pancreático dilatado, calcificações ductais ou parenquimatosas e atrofia (Figura 135.3). Essas alterações estruturais levam anos para se desenvolver, portanto a TC não é tão acurada em doenças precoces ou menos avançadas. Assim como a TC, a RM possibilita imagens detalhadas do pâncreas e a adição de CPRM possibilita uma avaliação ainda melhor da morfologia do ducto pancreático. A secretina pode ser administrada no momento da CPRM para possibilitar melhor visualização do ducto pancreático. A RM com secretina-CPRM é mais sensível para detectar as alterações iniciais da pancreatite crônica do que a TC.[14]

A US endoscópica possibilita imagens muito detalhadas do parênquima e do ducto pancreático (Figura 135.4). A US endoscópica normal exclui essencialmente a pancreatite crônica, enquanto a US endoscópica muito anormal é altamente consistente com a pancreatite crônica. A CPRE fornece as imagens mais detalhadas do ducto pancreático, bem como a oportunidade de fornecer terapia (ver adiante). Mudanças no ducto incluem dilatação, irregularidade, cálculos ductais e estenoses (Figura 135.5). No entanto, a CPRE apresenta risco de causar pancreatite; portanto, deve ser utilizada apenas quando a terapia é planejada.

### Provas de função pancreática

A quantificação da gordura nas fezes durante uma coleta de 72 horas durante uma dieta rica em gordura pode ser usada para documentar a esteatorreia, mas raramente é realizada. A análise qualitativa da gordura com coloração de Sudan de uma amostra de fezes tem sensibilidade e especificidade baixas. Os níveis fecais de elastase pancreática são

| Tabela 135.3 | Exames para diagnóstico de pancreatite crônica.* |
|---|---|
| **ESTRUTURAL** | **FUNCIONAL** |
| Biopsia | Teste hormonal (secretina) |
| Ultrassonografia endoscópica | Elastase fecal |
| Ressonância magnética com colangiopancreatografia por ressonância magnética, com ou sem infusão de secretina | Nível sérico de tripsina |
| | Gordura fecal |
| Tomografia computadorizada | Nível de glicemia |
| Colangiopancreatografia retrógrada endoscópica | |
| Ultrassonografia | |
| Radiografia simples de abdome | |

*Listados em ordem aproximada de sensibilidade decrescente.

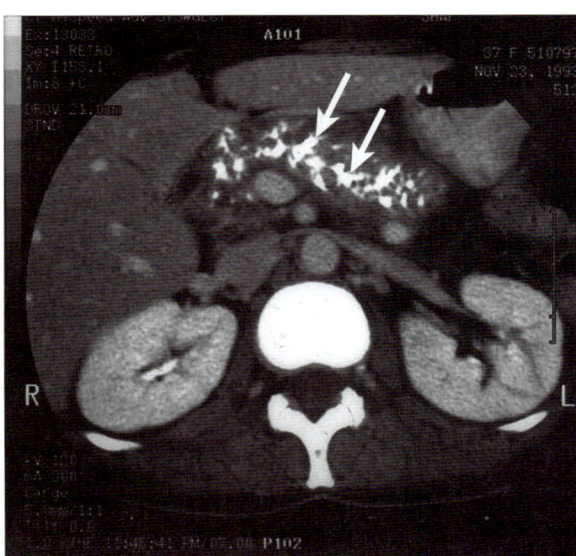

**FIGURA 135.3** Tomografia computadorizada demonstrando calcificação pancreática difusa em um paciente com pancreatite crônica de longa data (*setas*).

# CAPÍTULO 135 Pancreatite

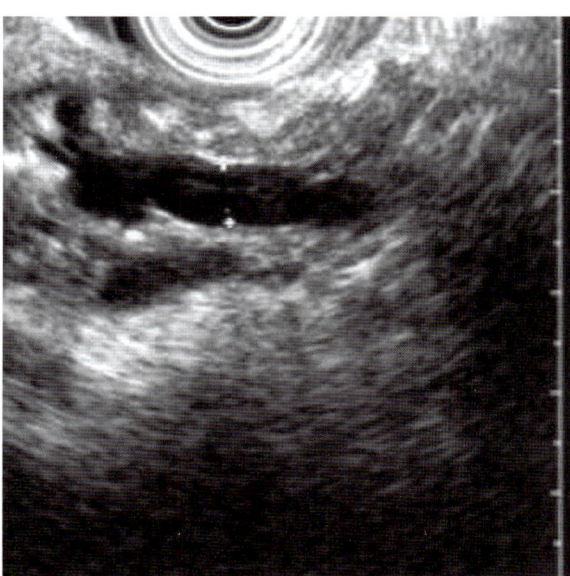

**FIGURA 135.4** Ultrassonografia endoscópica em um paciente com pancreatite crônica, demonstrando um ducto pancreático dilatado (*marcas na margem do ducto principal*).

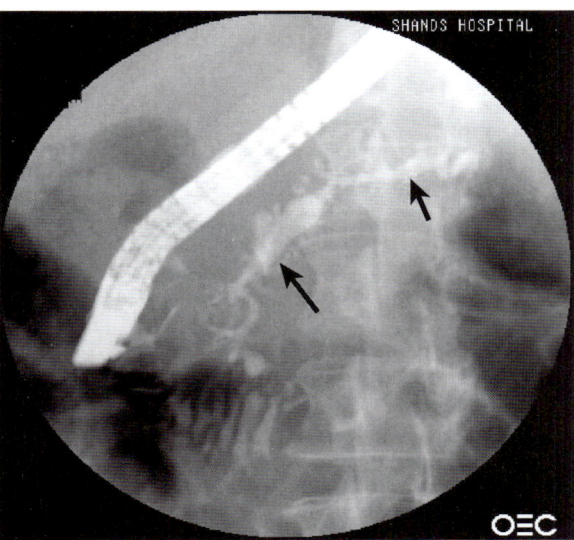

**FIGURA 135.5** Colangiopancreatografia endoscópica retrógrada que demonstra ducto pancreático muito irregular com áreas de dilatação e estreitamento em um paciente com pancreatite crônica (*setas*).

diminuídos para menos de 100 µg/g em pacientes com pancreatite crônica avançada e esteatorreia. O teste pode ser realizado enquanto os pacientes estão recebendo terapia com enzimas pancreáticas.

Para uma prova de função pancreática (PFP), um tubo é passado para o duodeno, onde as secreções pancreáticas são coletadas ao longo de 1 hora em alíquotas de 15 minutos e analisadas quanto à concentração de bicarbonato após uma dose suprafisiológica de secretina ser administrada. Um exame normal é definido por pelo menos uma das amostras com uma concentração de bicarbonato de 80 mEq/ℓ ou mais. A PFP torna-se anormal mais cedo no processo da doença do que qualquer outro exame, por isso é mais adequada para diagnosticar pancreatite crônica no início de seu curso clínico.[15] No entanto, não está amplamente disponível ou não é solicitada.

## TRATAMENTO

A terapia clínica começa com tentativas vigorosas de ajudar os pacientes a parar de beber e fumar.[15b]

### Tratamento da dor

Muitos pacientes precisarão de analgésicos. É apropriado começar com os agentes menos potentes primeiro (como tramadol 50 a 100 mg a cada 6 horas). Na maioria dos pacientes, é útil adicionar um agente adjuvante, como um antidepressivo tricíclico (p. ex., amitriptilina começando com 50 mg à noite ou nortriptilina começando com 10 mg à noite), um inibidor seletivo da recaptação da serotonina ou uma combinação de inibidor da captação de serotonina e norepinefrina na dose inicial usual (Tabela 369.5). Evidências limitadas sustentam a utilidade da pregabalina (começando com 75 mg, 2 vezes/dia), que pode ser combinada com alguns agentes antidepressivos. Os antioxidantes (misturas de selênio, vitaminas E e C, betacaroteno e metionina) também podem ter algum efeito benéfico sobre a dor em pacientes selecionados com deficiências preexistentes.[16]

O agravamento súbito da dor deve levar à investigação de complicações especificamente tratáveis, como pseudocisto, obstrução de um órgão oco circundante (p. ex., duodeno ou ducto biliar) ou carcinoma sobreposto. Uma TC ou RM de boa qualidade geralmente é suficiente para excluir essas possibilidades. Esses exames de imagem também ajudam na escolha da terapia apropriada. Pacientes com ducto dilatado (geralmente > 5 mm) são os melhores candidatos para terapia endoscópica e cirúrgica. Pacientes sem dilatação do ducto não são adequados para a maioria das terapias endoscópicas e cirúrgicas e devem depender da terapia clínica (Tabela 135.4). Infelizmente, a dor geralmente persiste apesar da terapia. Um bloqueio do plexo celíaco com bupivacaína pode ser realizado de maneira relativamente fácil e segura, mas o alívio substancial da dor é imprevisível e é obtido por apenas semanas ou meses.

### Outras terapias clínicas

A terapia com enzimas pancreáticas é comumente usada para tratar a insuficiência exócrina e, ocasionalmente, para tratar a dor, embora faltem evidências sobre sua eficácia para a dor. A pancreatite autoimune responde prontamente à terapia com esteroides[17] (geralmente 40 mg/dia de prednisona por 4 semanas, com redução gradual de 5 mg/semana nas 7 semanas seguintes), mas a recidiva comumente ocorre, principalmente em pacientes com obstrução biliar. A prescrição de prednisolona (5 a 7,5 mg/dia) durante 3 anos consegue reduzir significativamente a taxa de recidiva.[A10]

### Terapia endoscópica e litotripsia

A CPRE pode ser usada para dilatar estenoses e colocar *stents* em toda a estenose. Cálculos ductais, se não forem muito grandes e não estiverem impactados, também podem ser removidos. Cálculos maiores geralmente exigem litotripsia para reduzir o cálculo a fragmentos tratáveis. A CPRM é útil em pacientes com obstrução dominante na cabeça do pâncreas com dilatação ductal a montante. Essa terapia de CPRM é tecnicamente bem-sucedida em mais de 80% dos pacientes cuidadosamente selecionados, e o alívio da dor pode ser observado em 70 a 80% dos pacientes, embora o tratamento geralmente exija vários procedimentos endoscópicos.

### Tratamento cirúrgico

A cirurgia também geralmente exige um ducto pancreático dilatado e é um pouco mais efetiva e durável do que a terapia endoscópica.[A11] A cirurgia pode envolver a descompressão do ducto pancreático, ressecção do pâncreas ou uma combinação dos dois. O procedimento mais comumente realizado, o procedimento de Puestow modificado, envolve uma incisão longitudinal do ducto pancreático do corpo do pâncreas até o mais próximo possível do duodeno, e esse ducto é recoberto por um segmento de intestino delgado desfuncionalizado para drená-lo. No momento da cirurgia, as estenoses ductais podem ser incisadas e os cálculos ductais podem ser removidos. O procedimento é relativamente simples em pacientes com ducto pancreático dilatado (> 5 mm). O alívio da dor a curto prazo é bem (> 80%), com cerca de 50% obtendo alívio da dor a longo prazo. Os procedimentos cirúrgicos alternativos para a dor incluem a ressecção parcial do pâncreas, geralmente da cabeça da glândula. Essas operações, que incluem a clássica duodenectomia pancreática (operação de Whipple), bem como diversas variações de uma ressecção da cabeça do pâncreas com preservação do duodeno, fornecem igual alívio a curto prazo da dor[A12] e mais alívio da dor a longo prazo do que um Puestow modificado, mas talvez com maior morbidade. A pancreatectomia total, geralmente associada ao autotransplante de células das ilhotas coletadas, foi realizada em um pequeno número de centros, mas geralmente é considerada uma terapia de último recurso porque o diabetes melito é comum após o procedimento e o alívio da dor é inconsistente.

### Insuficiência exócrina

A esteatorreia e a má digestão não ocorrem até que aproximadamente 90% da secreção da enzima pancreática seja perdida, geralmente após pelo menos 5 a 10 anos de doença. Os pacientes podem notar perda de peso e fezes oleosas, mas frequentemente não se queixam de diarreia. Pacientes com pancreatite crônica e insuficiência exócrina fazem má digestão de gorduras, proteínas e carboidratos, mas a má digestão de gorduras é geralmente mais grave (incluindo vitaminas lipossolúveis, especialmente vitamina D). O diagnóstico de insuficiência exócrina é geralmente sugerido por sintomas de fezes oleosas ou flutuantes e perda de peso. Uma análise formal de gordura nas fezes de 72 horas é o método mais acurado para documentar a esteatorreia e avaliar a eficácia da terapia, mas raramente é realizada. Em vez disso, as características clínicas e elastase fecal inferior a 100 μg/g de fezes, juntamente com uma resposta apropriada à terapia de reposição enzimática, é o melhor substituto para o teste de gordura fecal de 72 horas.

A terapia de reposição enzimática pancreática (Tabela 135.5) consegue normalizar a absorção de gordura e vitaminas lipossolúveis, manter a nutrição e o peso normais e prevenir complicações como a osteoporose.[A13] Estão disponíveis cápsulas com revestimento entérico e comprimidos sem revestimento entérico. As enzimas são identificadas pelo teor de lipase da pílula ou cápsula, embora todas contenham proteases e amilase também. A meta da terapia enzimática é fornecer pelo menos 10% do débito pancreático normal em cada refeição (90.000 unidades USP de lipase/refeição). Como a maioria dos pacientes ainda produz algumas enzimas (incluindo a lipase gástrica), pode não ser necessário prescrever a dosagem plena de 90.000 unidades USP com cada refeição; 40.000 a 50.000 é um ponto de partida razoável.

Se preparações sem revestimento entérico forem selecionadas, o tratamento concomitante com um bloqueador de $H_2$ (p. ex., ranitidina 150 mg VO, 2 vezes/dia ou equivalente) ou inibidor da bomba de prótons (p. ex., omeprazol 20 mg/dia VO ou equivalente) é necessário para prevenir a desnaturação das enzimas pelo ácido gástrico; essa combinação não é necessária quando são usadas preparações com revestimento entérico. As enzimas devem ser divididas durante a refeição (geralmente durante e imediatamente após a refeição). A suplementação com vitamina D (400 a 1.000 UI/dia) e cálcio (1,0 a 1,5 g/dia) é apropriada em razão dos riscos de osteoporose (ver Capítulo 230) e osteopenia. Recomenda-se a medição dos níveis de vitaminas lipossolúveis e determinação periódica da densidade mineral óssea. O sucesso da terapia enzimática é geralmente definido como ganho de peso, redução ou ausência de óleo visível nas fezes e correção dos níveis de vitaminas lipossolúveis. A falha da terapia enzimática é mais frequentemente causada por dose inadequada. Aumentar a dose até 90.000 unidades USP com as refeições e estimular a conformidade é adesão como um primeiro passo. Nenhum produto genérico está disponível nos EUA, então o custo pode ser uma das principais causas de não adesão. Alguns pacientes não respondem em decorrência da existência de uma segunda doença que também causa má absorção, como crescimento excessivo de bactérias no intestino delgado.

### Insuficiência endócrina

Como a insuficiência exócrina, o diabetes melito (ver Capítulo 216) é uma complicação muito tardia da pancreatite crônica, ocorrendo anos ou décadas após o início da doença. Ao contrário do diabetes melito do tipo 1, a destruição de todas as ilhotas pancreáticas, denominada diabetes melito do tipo 3C, reduz a secreção de insulina e glucagon.[18] A ausência de glucagon aumenta o risco de que a terapia com insulina excessivamente agressiva provoque hipoglicemia. Na maioria dos pacientes, portanto, o tratamento com insulina não visa ao controle excessivamente rígido da glicemia. Infelizmente, esses pacientes correm risco semelhante de complicações microvasculares, assim como todos os outros pacientes com diabetes.

### Complicações

*Pseudocisto pancreático:* os pseudocistos, quando descobertos em pacientes com pancreatite crônica, geralmente são maduros e apresentam uma cápsula visível ao seu redor. Como na pancreatite aguda, os pseudocistos benignos na pancreatite crônica não requerem terapia se não estiverem produzindo sintomas e não estiverem infectados. No entanto, algumas estruturas císticas dentro e ao redor do pâncreas são neoplasias císticas (ver Capítulo 185), não pseudocistos. Os pseudocistos sintomáticos exigem drenagem, enquanto as neoplasias exigem ressecção. Os achados sugestivos de neoplasia cística incluem um cisto com parede espessa ou nodular, um cisto com várias septações internas ou um cisto que ocorre em um paciente sem história de pancreatite. Qualquer combinação desses achados deve levar a investigações adicionais, geralmente com US endoscópica e aspiração.

Os pseudocistos sintomáticos podem ser tratados por via endoscópica, percutânea ou cirúrgica com igual eficácia. Na maioria dos centros, a drenagem guiada por US endoscópica está se tornando a terapia de primeira linha com excelentes resultados em curto e longo prazo. As complicações dos pseudocistos incluem infecção, sangramento (discutido anteriormente) e ruptura. Os pseudocistos podem extravasar para o compartimento peritoneal (ascite pancreática) ou para o tórax (derrame pleural pancreático). Os pacientes geralmente apresentam distensão abdominal ou dispneia, em vez de dor abdominal. O nível de amilase no líquido é geralmente maior que 4.000 U/ℓ. A terapia endoscópica com colocação de *stent* através da conexão entre o pseudocisto e o ducto pancreático é extremamente efetiva nessa situação.

*Neoplasia maligna:* a pancreatite crônica é um forte fator de risco para adenocarcinoma ductal pancreático (ver Capítulo 185), com risco ao longo da vida de cerca de 4%, que é 8 a 16 vezes maior do que a população em geral.[19] O risco de câncer é muito maior em pacientes com pancreatite hereditária, na qual o risco pode variar de 40 a 70%. Outras causas genéticas e o tabagismo também aumentam o risco de malignidade pancreática secundária, assim como o diabetes melito do tipo 3C. Pode ser difícil visualizar o câncer em um pâncreas que já apresente alterações patológicas.

| Tabela 135.4 | Tratamento para dor. |
|---|---|
| Terapia clínica | Analgésicos e agentes adjuvantes<br>• Tramadol 50 mg, 1 a 2 comprimidos 3 vezes/dia<br>• Amitriptilina, começando com 50 mg à noite<br>• Nortriptilina, começando com 10 mg à noite<br>• ISRS (p. ex., citalopram, fluoxetina, sertralina, paroxetina) na dose inicial recomendada (Tabela 369.5)<br>• Gabapentina, começando com 100 mg à noite<br>• Pregabalina, começando com 75 mg, 2 vezes/dia<br>Antioxidantes<br>• Mistura típica contendo vitamina C (1.000 mg), vitamina E (300 IU), selênio (500 μg), metionina (2 g) e betacaroteno (10.000 IU) dose diária total |
| Neurólise | Neurólise guiada por ultrassonografia endoscópica |
| Terapia endoscópica | Stent<br>Remoção de cálculos, litotripsia |
| Tratamento cirúrgico | Pancreaticojejunostomia (operação de Puestow modificada)<br>Ressecção parcial do pâncreas (operação de Whipple, ressecção da cabeça do pâncreas com preservação do duodeno, outros)<br>Pancreatectomia total com autotransplante de células das ilhotas |

TC = tomografia computadorizada; ISRS = inibidor seletivo da recaptação da serotonina.

| Tabela 135.5 | Terapia enzimática para insuficiência pancreática exócrina. | |
|---|---|---|
| **NOME COMERCIAL AMERICANO** | **FORMULAÇÃO** | **TEOR DE LIPASE/CÁPSULA OU COMPRIMIDO** |
| Zenpep® | Associação de lipases, proteases e amilases de origem suína, cápsula com revestimento entérico | 3.000; 5.000; 10.000; 15.000; 20.000; 25.000; 40.000 |
| Creon® | Associação de lipases, proteases e amilases de origem suína, cápsula com revestimento entérico | 3.000; 6.000; 12.000; 24.000; 36.000 |
| Pancreaze®[a] | Associação de lipases, proteases e amilases de origem suína, cápsula com revestimento entérico | 4.200; 10.500; 16.800; 21.000 |
| Pertzye® | Associação de lipases, proteases e amilases de origem suína, cápsula com revestimento entérico com bicarbonato | 4.000; 8.000; 16.000 |
| Viokace® | Comprimido porcino sem revestimento entérico* | 10.440; 20.880 |

*Precisa ser coadministrado com um bloqueador de $H_2$ (p. ex., ranitidina 150 mg, 2 vezes/dia) ou um inibidor da bomba de prótons (p. ex., omeprazol 20 mg/dia).
[a]N.R.T.: No Brasil, é comercializado com o mesmo nome, mas as cápsulas são de 10.000 e 25.000 unidades de atividade enzimática.

### PREVENÇÃO

Atualmente, não existem métodos confiáveis para prevenir a pancreatite crônica. Pacientes com risco de pancreatite crônica, como membros de famílias com pancreatite hereditária ou pacientes com forte predisposição genética, devem evitar o consumo de álcool e tabaco. Da mesma maneira, os pacientes com pancreatite crônica estabelecida devem evitar esses agentes, que aceleram a progressão da doença.

### PROGNÓSTICO

Com acompanhamento prolongado de 10 a 20 anos, a maioria dos pacientes desenvolverá insuficiência exócrina ou endócrina. A mortalidade geral aumentou 3 a 6 vezes em comparação com os controles da mesma idade. Pacientes mais velhos, tabagistas ou etilistas correm maior risco de morte. Em geral, a sobrevida em 10 anos é de aproximadamente 70% e a sobrevida em 20 anos é de cerca de 45%. A morte geralmente não se deve à pancreatite em si, mas sim a malignidade, complicações pós-operatórias e complicações de etilismo (ver Capítulo 30) ou tabagismo (ver Capítulo 29).

### Recomendações de grau A

A1. Vaughn VM, Shuster D, Rogers MAM, et al. Early versus delayed feeding in patients with acute pancreatitis: a systematic review. *Ann Intern Med.* 2017;166:883-892.
A2. Bakker OJ, van Brunschot S, van Santvoort HC, et al. Early versus on-demand nasoenteric tube feeding in acute pancreatitis. *N Engl J Med.* 2014;371:1983-1993.
A3. Tse F, Yuan Y. Early routine endoscopic retrograde cholangiopancreatography strategy versus early conservative management strategy in acute gallstone pancreatitis. *Cochrane Database Syst Rev.* 2012;5:CD009779.
A4. Bakker OJ, van Santvoort HC, van Brunschot S, et al. Endoscopic transgastric vs surgical necrosectomy for infected necrotizing pancreatitis: a randomized trial. *JAMA.* 2012;307:1053-1061.
A5. van Brunschot S, van Grinsven J, van Santvoort HC, et al. Endoscopic or surgical step-up approach for infected necrotising pancreatitis: a multicentre randomised trial. *Lancet.* 2018;391:51-58.
A5b. Hollemans RA, Bakker OJ, Boermeester MA, et al. Superiority of step-up approach versus open necrosectomy in long-term follow-up of patients with necrotizing pancreatitis. *Gastroenterology.* 2019;156:1016-1026.
A5c. Bang JY, Arnoletti JP, Holt BA, et al. An endoscopic transluminal approach, compared with minimally invasive surgery, reduces complications and costs for patients with necrotizing pancreatitis. *Gastroenterology.* 2019;156:1027-1040.
A6. Lim CL, Lee W, Liew YX, et al. Role of antibiotic prophylaxis in necrotizing pancreatitis: a meta-analysis. *J Gastrointest Surg.* 2015;19:480-491.
A7. da Costa DW, Bouwense SA, Schepers NJ, et al. Same-admission versus interval cholecystectomy for mild gallstone pancreatitis (PONCHO): a multicentre randomised controlled trial. *Lancet.* 2015;386:1261-1268.
A8. Räty S, Pulkkinen J, Nordback I, et al. Can laparoscopic cholecystectomy prevent recurrent idiopathic acute pancreatitis? A prospective randomized multicenter trial. *Ann Surg.* 2015;262:736-741.
A9. Yang C, Zhao Y, Li W, et al. Rectal nonsteroidal anti-inflammatory drugs administration is effective for the prevention of post-ERCP pancreatitis: an updated meta-analysis of randomized controlled trials. *Pancreatology.* 2017;17:681-688.
A10. Masamune A, Nishimori I, Kikuta K, et al. Randomised controlled trial of long-term maintenance corticosteroid therapy in patients with autoimmune pancreatitis. *Gut.* 2017;66:487-494.
A11. Ahmed Ali U, Pahlplatz JM, Nealon WH, et al. Endoscopic or surgical intervention for painful obstructive chronic pancreatitis. *Cochrane Database Syst Rev.* 2015;3:CD007884.
A12. Diener MK, Huttner FJ, Kieser M, et al. Partial pancreatoduodenectomy versus duodenum-preserving pancreatic head resection in chronic pancreatitis: the multicentre, randomised, controlled, double-blind ChroPac trial. *Lancet.* 2017;390:1027-1037.
A13. de la Iglesia-García D, Huang W, Szatmary P, et al. Efficacy of pancreatic enzyme replacement therapy in chronic pancreatitis: systematic review and meta-analysis. *Gut.* 2017;66:1354-1355.

### REFERÊNCIAS BIBLIOGRÁFICAS

*As referências bibliográficas, bem como os outros materiais suplementares deste livro, encontram-se no GEN-IO, nosso ambiente virtual de aprendizagem.*

# 136
# DOENÇAS DO RETO E DO ÂNUS
ROBERT D. MADOFF E GENEVIEVE B. MELTON-MEAUX

 ## ANATOMIA

### Reto
O reto e o canal anal constituem a porção final do intestino. Em geral, o cólon faz a transição distalmente ao reto no nível do promontório sacral, onde as tênias do cólon se espalham formando uma camada muscular longitudinal contínua, e então se estende aproximadamente 12 a 18 cm distalmente. O peritônio cobre os dois terços superiores do reto anteriormente e, em geral, é mais limitado lateralmente. O reto e seu mesentério são circundados posteriormente por fáscia endopélvica e essa estrutura anatômica contém elementos linfovasculares relevantes que devem ser removidos intactos durante a cirurgia de câncer retal. O reto também tem duas ou três curvas em seu lúmen, criadas por pregas submucosas chamadas de válvulas de Houston. A segunda válvula é frequentemente usada como uma orientação aproximada para a cavidade intraperitoneal anteriormente.

O reto é irrigado pela artéria mesentérica inferior (AMI) proximalmente e pelas artérias ilíacas internas distalmente. A AMI termina como artéria retal superior (hemorroidária), que supre o reto e o terço superior do canal anal. Além disso, as artérias ilíacas internas emitem as artérias retais médias (hemorroidárias) e as artérias retais inferiores (hemorroidárias) (via artéria pudenda interna) para suprir a parte distal do reto e o canal anal. A maior parte do reto drena para o plexo venoso hemorroidário superior e, em seguida, para a veia mesentérica inferior e o sistema venoso porta. Em contrapartida, a parte caudal do reto e o canal anal drenam para a circulação venosa sistêmica pelas veias retais inferior e média para as veias ilíacas internas e veia cava inferior. Como regra geral, a drenagem linfática do reto acompanha a irrigação arterial através dos linfonodos mesentéricos inferiores e ilíacos internos. Como resultado da dupla irrigação sanguínea e drenagem do reto, a disseminação metastática pulmonar ocorre mais cedo e com mais frequência nos cânceres retais do que nos de cólon. A inervação para o reto envolve tanto o plexo simpático quanto o parassimpático. Os nervos simpáticos surgem dos três primeiros segmentos lombares da medula espinal, enquanto o suprimento de nervo parassimpático se origina das três raízes nervosas sacrais caudais.

### Canal anal
O canal anal, que começa no nível do músculo levantador do ânus e estende-se até a abertura da margem anal, tem cerca de 2,5 a 5 cm de comprimento e é circundado pelos músculos esfíncter anal interno e externo. A junção anorretal, que pode ser facilmente analisada no exame retal digital, é o ponto onde o reto se angula posteriormente a partir do eixo do canal anal. O esfíncter anal interno, que é responsável por cerca de 70% do tônus anal em repouso, é uma extensão da camada muscular lisa circular interna do reto. O músculo esfíncter externo compreende o músculo esquelético e está sob controle voluntário. A linha denteada (pectinada) está localizada cerca de 2 cm proximal à borda anal (abertura anal). As hemorroidas são classificadas como internas *versus* externas de acordo com sua localização relativa proximal ou distal à linha denteada.

O revestimento da mucosa muda histologicamente ao longo do canal anal. Superiormente, o canal anal consiste em um epitélio colunar que reflete o reto. Aproximadamente 1 a 2 cm acima do nível da linha denteada existe uma zona de transição, onde células epiteliais colunares, cuboidais, transicionais e escamosas são encontradas. Esta mistura de células constitui a derivação do termo "basaloide" no que se refere aos cânceres do canal anal e marca o limite proximal para a vigilância do câncer anal. Distalmente a esta linha, o epitélio escamoso estende-se até a borda anal e pele perianal, subsequentemente adicionando folículos glandulares e pilosos que se assemelham à pele em outras partes do corpo. As glândulas anais infectadas são uma causa frequente de abscesso e fístula perianais. Abaixo da linha denteada, a drenagem linfática geralmente vai para os linfonodos inguinais. O esfíncter anal externo é suprido por fibras do nervo S4 e do nervo pudendo interno. A sensibilidade somática do canal anal provém do nervo retal inferior via nervo pudendo. Essa sensibilidade somática cessa 1 a 2 cm acima da linha denteada, o que explica por que alguns procedimentos, como a ligadura de hemorroidas, podem ser realizados em consultório/ambulatório sem anestesia.

 ## DOENÇAS ANORRETAIS ESPECÍFICAS
### Hemorroidas
#### EPIDEMIOLOGIA E BIOPATOLOGIA
Estima-se que 10 milhões ou mais de indivíduos, cerca de 5 a 12% dos adultos, nos EUA, apresentem sinais/sintomas relacionados com hemorroidas a cada ano, provocando mais de 1 milhão de consultas ambulatoriais a cada ano. No entanto, as incidência e prevalência verdadeiras das hemorroidas são desconhecidas porque várias condições anorretais atribuídas a "hemorroidas" são, na verdade, causadas por outras doenças.[1]

Apesar da noção comum de que as hemorroidas são sempre anormais, na verdade são estruturas normais identificáveis até mesmo no feto. Hemorroidas são coxins vasculares constituídos por tecido conjuntivo, músculo liso e arteríolas e veias. Funcionalmente, elas ajudam na continência fecal geral, servindo como uma junção maleável que melhora a vedação do canal anal.

Hemorroidas *não* são varizes retais, que são entidades vasculares distintas que podem se formar mais comumente no contexto de hipertensão portal. *Doença hemorroidária* é um termo mais apropriado para descrever o estado patológico com hemorroidas que gera os sinais/sintomas. O componente arteriolar hemorroidário explica o sangramento hemorroidário ser, tipicamente, vermelho-brilhante e pode ser volumoso. Os fatores causais que podem provocar sinais/sintomas hemorroidários incluem constipação intestinal, diarreia, idade avançada, gravidez e esforço prolongado para defecar. Com o tempo, o alongamento repetido do canal anal danifica o tecido de suporte e resulta no deslocamento para baixo dos coxins vasculares. Embora nenhum desses fatores precipitantes tenha sido estabelecido rigorosamente, cada um pode causar aumento da pressão abdominal ou obstrução do retorno venoso, levando, assim, ao ingurgitamento e aumento das dimensões dos coxins vasculares.

### MANIFESTAÇÕES CLÍNICAS E DIAGNÓSTICO

A manifestação mais comum de hemorroidas internas é o sangramento vermelho-vivo. Esse sangramento é tipicamente indolor e é mais frequentemente observado no papel higiênico ou no vaso sanitário. O volume de sangue é variável, mas os pacientes podem descrever sangue pingando ou esguichando no vaso sanitário. A eliminação de sangue escuro ou misturado nas fezes sugere uma fonte mais proximal. As hemorroidas internas são classificadas com base nos sinais/sintomas provocados. À medida que as hemorroidas internas aumentam, também são associadas à mucosa retal redundante que se projeta a partir do ânus à defecação.[2] As hemorroidas iniciais sangram, mas não prolapsam (grau 1). A protrusão inicial reduz espontaneamente (grau 2); a protrusão mais avançada exige redução digital (grau 3) e, em sua forma mais avançada, torna-se irredutível (grau 4) (Figura 136.1). As hemorroidas internas são insensíveis e não resultam em prurido nelas mesmas, mas podem causar prurido em decorrência dos resquícios de fezes na região perianal ou da deposição de muco causada por prolapso da mucosa. Além disso, os pacientes podem se queixar de desconforto ou pressão anal, secreção de muco, tecido extra na margem (ou seja, prolapso da mucosa) ou sensação de defecação incompleta.

Indivíduos com sinais/sintomas anorretais frequentemente procuram assistência médica com queixas de "hemorroidas" ou até são encaminhados por outros médicos com diagnóstico de hemorroidas. Embora possam existir hemorroidas, muitas vezes não são a causa da queixa do paciente. Portanto, é sempre incorreto – e às vezes perigoso – que o médico aplique esse diagnóstico sem fazer uma avaliação adequada. Felizmente, a avaliação inicial é simples e o diagnóstico correto frequentemente é suspeitado com base apenas na anamnese isoladamente e confirmado por um exame visual e endoscópico limitado. As hemorroidas internas são mais bem visualizadas com um anoscópio com fenda parcial.

O sangramento retal nunca deve ser atribuído apenas às hemorroidas, mesmo que as hemorroidas sejam visíveis; no mínimo, a retossigmoidoscopia flexível é necessária para excluir mais patologias proximais. Para sinais/sintomas mais preocupantes ou pacientes de alto risco (p. ex., história pessoal ou familiar de câncer colorretal, sangramento persistente apesar do tratamento adequado, indivíduos não examinados com mais de 50 anos), uma avaliação completa do intestino grosso deve ser realizada por colonoscopia. A incidência crescente de cânceres de cólon e reto (ver Capítulo 184) em indivíduos com menos de 50 anos reforça a recomendação de que sinais/sintomas retais inexplicáveis demandam avaliação completa em todas as idades e não devem ser simplesmente atribuídos a "hemorroidas".

As hemorroidas externas geralmente são assintomáticas e devem ser diferenciadas dos acrocórdons perianais, que ocasionalmente dificultam a higiene local. Hemorroidas externas tornam-se sintomáticas quando sofrem trombose, causando dor e edema de instalação aguda (Figura 136.2). As hemorroidas externas trombosadas, que geralmente são diagnosticadas pela simples inspeção do ânus, aparecem como uma protuberância externa, recoberta pela anoderme e pela pele, com a trombose subjacente conferindo-lhe uma aparência roxa. Pacientes ocasionais que apresentam trombose circunferencial extensa requerem consulta cirúrgica urgente.

### TRATAMENTO

As hemorroidas de grau 1 geralmente respondem apenas à manipulação da dieta: aumento da fibra alimentar, adição de um suplemento de fibra e aumento da ingestão de água (Tabela 136.1). A meta, que pode não ser facilmente alcançável, é de aproximadamente 25 a 30 g de fibra e 8 copos de água por dia. Os pacientes geralmente precisam de um suplemento de fibra dietética para atingir a ingestão de fibra recomendada. Hemorroidas mais avançadas exigem terapia específica, que quase sempre é realizada em consultório/ambulatório. A técnica mais popular e mais simples é a ligadura elástica, em que um pequeno elástico (diâmetro interno de aproximadamente 1 mm) é colocado ao redor de parte da mucosa retal redundante e da hemorroida prolapsada bem acima da linha denteada. O tecido atado descama em 7 a 14 dias, um evento ocasionalmente anunciado por sangramento retal, que pode ser significativo em casos raros. O resultado da cirurgia é um efeito de sutura da hemorroida prolapsada e ligadura de parte do fluxo sanguíneo à pilha de hemorroidas. A ligadura pode ser repetida em intervalos de 3 a 4 semanas até que o sangramento e a protrusão sejam controlados. As ligaduras elásticas colocadas muito perto da linha denteada causam dor intensa imediata e devem ser removidas imediatamente. Pacientes com alto risco de sangramento decorrente de coagulopatias intrínsecas ou tratamento com agentes anticoagulantes não devem ser submetidos à ligadura elástica em razão do risco aumentado de sangramento pós-procedimento. As terapias alternativas para hemorroidas internas moderadas incluem escleroterapia por injeção e coagulação infravermelha, ambas também procedimentos em consultório. Outra abordagem alternativa é a ligadura da artéria hemorroidária guiada por Doppler, após a qual as taxas de recorrência são de 5 a 15%. As hemorroidas recorrentes são menos frequentes após a ligadura da artéria hemorroidária do que após uma única ligadura elástica, mas a ligadura da artéria hemorroidária é mais dolorosa.[A1,A2] As hemorroidas externas trombosadas que não responderam à terapia conservadora também podem ser tratadas por excisão no consultório sob anestesia regional ou, se necessário em razão do tamanho e da localização, podem exigir a excisão na sala de cirurgia.

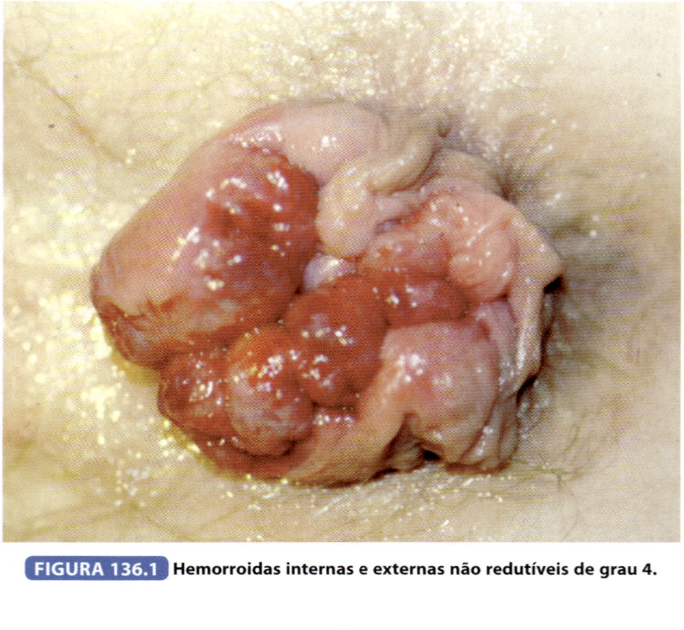

**FIGURA 136.1** Hemorroidas internas e externas não redutíveis de grau 4.

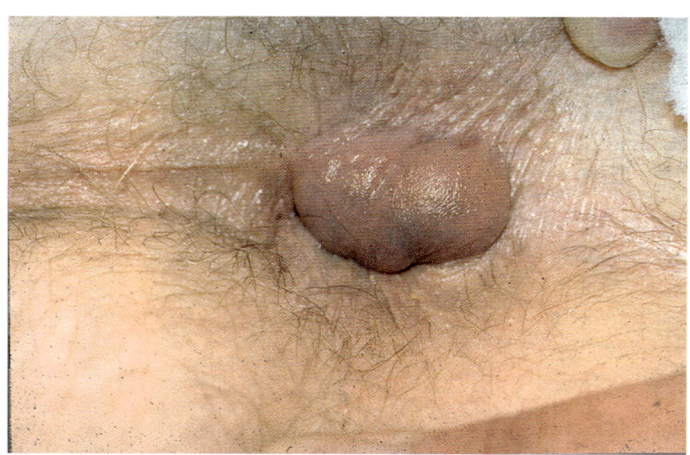

**FIGURA 136.2** Hemorroida externa trombosada.

### Tabela 136.1 — Hemorroidas internas: classificação e manejo.

| GRAU | SINAIS E SINTOMAS | MANEJO |
|---|---|---|
| 1 | Sangramento<br>Sem prolapso | Modificações dietéticas*<br>Ligadura elástica<br>Coagulação por infravermelho<br>Escleroterapia por injeção |
| 2 | Prolapso com redução espontânea<br>Sangramento, infiltração | Ligadura elástica<br>Coagulação por infravermelho<br>Modificações dietéticas*<br>Escleroterapia por injeção<br>Ligadura de artéria hemorroidária guiada por Doppler |
| 3 | Prolapso que exige redução digital<br>Sangramento, infiltração | Hemorroidectomia cirúrgica<br>Ligadura elástica<br>Modificações dietéticas<br>Ligadura de artéria hemorroidária guiada por Doppler |
| 4 | Prolapso, não pode ser reduzido<br>Estrangulamento | Hemorroidectomia cirúrgica<br>Hemorroidectomia urgente |

*As modificações dietéticas incluem aumento do consumo de fibra, farelo ou Psyllium e água. As modificações dietéticas são sempre apropriadas para o tratamento de hemorroidas e para prevenir a recorrência após ligadura e/ou cirurgia.

A hemorroidectomia cirúrgica é necessária apenas em minoria de pacientes com doença avançada. As indicações para hemorroidectomia incluem prolapso irredutível, um componente externo substancial e fracasso de terapias mais conservadoras. A abordagem mais comum é hemorroidectomia excisional, que geralmente é realizada em ambulatório. Uma abordagem mais recente é a hemorroidopexia grampeada, que consiste na ressecção de um anel de mucosa retal proximal às hemorroidas internas por meio de um grampeador circular. Essa técnica está associada a menos dor pós-operatória e um período mais curto de incapacidade, mas suas desvantagens (como uma taxa de recorrência mais alta do que a cirurgia convencional, bem como um risco pequeno, mas preocupante, de complicações significativas, como dor crônica, fístula retovaginal e sangramento na linha de grampo) geralmente a tornam uma alternativa menos atraente.

## Abscesso perianal
### EPIDEMIOLOGIA E BIOPATOLOGIA

Vários espaços superficiais e profundos ao redor do reto e do canal anal normalmente contêm tecido areolar frouxo que pode servir como espaços potenciais para infecções perianais. O abscesso perianal é um problema comum, mas sua incidência não está bem documentada. Aproximadamente 80% dos abscessos perianais são causados por infecção das glândulas anais que seguem em direção à pele, enquanto outras causas incluem infecções simples da pele, traumatismo, doença inflamatória intestinal, cirurgia anorretal, malignidade e imunossupressão.

### MANIFESTAÇÕES CLÍNICAS E DIAGNÓSTICO

Os pacientes mais comumente apresentam queixas de dor e edema perianal com ou sem eventos antecedentes, como traumatismo. Na maioria dos casos, uma área local de eritema, sensibilidade e flutuação pode ser avaliada no exame físico. No entanto, esses achados costumam estar ausentes em abscessos em determinados locais, como abscessos interesfincterianos no plano entre os músculos esfincterianos interno e externo, bem como em localizações do supralevantador e isquiorretal profundo. Esses abscessos ainda devem ser suspeitados com base em uma história de aumento de dor e febre, bem como sensibilidade perianal focal ao exame físico.

Como acontece com todas as condições anais de dor aguda, o exame digital geralmente deve ser evitado. Da mesma maneira, a instrumentação de escritório com um anoscópio ou proctoscópio é contraindicada porque esses exames causam dor substancial e tipicamente rendem pouca ou nenhuma informação diagnóstica. Quando a causa da dor aguda não pode ser determinada no consultório, deve-se realizar um exame imediato sob anestesia. Varredura tomográfica computadorizada (TC) adjuvante, imagem por ressonância magnética (RM) ou ultrassom endorretal podem fornecer informações valiosas, particularmente em ambientes de doença oculta, recorrente ou complexa.

### TRATAMENTO

O tratamento para o abscesso perianal é incisão e drenagem imediatas, que geralmente podem ser realizadas no consultório. Abscessos grandes ou profundos (p. ex., pós-anal ou em ferradura) são mais bem avaliados na sala de cirurgia com sedação adequada. Os antibióticos não penetram adequadamente nas cavidades de abscesso, e a extensão de uma infecção local pode levar a sepse e problemas complexos a longo prazo. Portanto, a antibioticoterapia é inadequada e nunca deve ser administrada na tentativa de evitar ou retardar a incisão e a drenagem. Após a incisão e drenagem, os antibióticos (p. ex., 7 dias de metronidazol oral, 500 mg a cada 8 horas e ciprofloxacino, 500 mg a cada 12 horas, além do tratamento padrão) podem reduzir a taxa de formação de fístula subsequente.[A3] Antibióticos são especialmente recomendados em pacientes imunocomprometidos (p. ex., pacientes com HIV mal controlado ou diabetes melito, receptores de transplantes e pacientes em quimioterapia), pacientes com celulite extensa ou sintomas sistêmicos graves e pacientes com alto risco de infecção endovascular (p. ex., pacientes com shunts cardíacos ou válvulas protéticas). Em pacientes que não apresentam melhora após incisão e drenagem, a reavaliação cirúrgica imediata é garantida porque o problema provavelmente é um abscesso residual que requer drenagem adicional.

## Fístula anal
### EPIDEMIOLOGIA

Uma fístula anal, que representa a forma crônica de um abscesso perianal no qual o trato da glândula anal infectada até a cavidade do abscesso não cicatriza adequadamente, pode ocorrer em 30 a 50% dos pacientes após um abscesso perianal.[3] Isso geralmente se manifesta como um ou mais tratos crônicos do canal anal à pele perianal. A incidência de fístula anal é de cerca de 8,6 por 100.000. As fístulas são duas a três vezes mais comuns em homens do que em mulheres.

### BIOPATOLOGIA

Depois que um abscesso perianal é drenado, a abertura interna – o local na linha denteada onde a glândula infectada se originou – pode permanecer patente, deixando, assim, uma fonte de infecção recorrente, bem como um trato da glândula anal interna para a cavidade do abscesso e seu local de drenagem. Fístulas anais múltiplas ou atípicas devem sempre levantar a suspeita diagnóstica de doença de Crohn, que pode ser isolada na região perianal em aproximadamente 10% dos casos.

As fístulas anais são caracterizadas por sua relação com o complexo esfincteriano. A fístula mais simples e comum (aproximadamente 70%) é a interesfincteriana – localizada no plano entre os músculos esfincterianos interno e externo. As fístulas transesfincterianas (cerca de 20 a 25%), que atravessam os músculos do esfíncter interno e externo, são classificadas como fístulas baixas, que atravessam apenas o esfíncter externo distal, ou fístulas altas, que atravessam as porções mais proximais do esfíncter externo. As fístulas supraesfincterianas originam-se na linha denteada e envolvem todo o complexo esfincteriano. As fístulas extraesfincterianas têm aberturas internas distantes da linha denteada; a maioria origina-se de um abscesso pélvico causado por ruptura do apêndice (ver Capítulo 133), diverticulite (ver Capítulo 133) ou doença de Crohn (ver Capítulo 132). Uma fístula em ferradura tem aberturas externas em ambos os lados do plano sagital médio; estas, mais comumente, apresentam uma única abertura interna na linha média posterior.

### MANIFESTAÇÕES CLÍNICAS E DIAGNÓSTICO

As fístulas anais às vezes se apresentam como abscessos recorrentes no mesmo local que o original ou como drenagem purulenta persistente e às vezes intermitente de um local de abscesso que não cicatrizou completamente. Os pacientes muitas vezes podem pensar que a área cicatrizou por várias semanas ou mais, antes de ter a mesma sensação de um "furúnculo" formando-se na área idêntica, rompendo-se espontaneamente e aliviando os sintomas.

O diagnóstico de fístula anal é estabelecido pela história e pela visualização de uma abertura externa na pele perianal. Às vezes, uma trilha de fístula fibrosa pode ser palpada ao longo do curso da fístula, da pele em direção ao canal anal. Uma abertura interna é ocasionalmente visível na anoscopia, mas não é necessário identificá-la para fazer um diagnóstico presuntivo.

## TRATAMENTO

O tratamento da fístula anal é cirúrgico. Muitas fístulas são curadas ao serem abertas para eliminar a fonte original de infecção na abertura interna. O trajeto da fístula cicatriza por segunda intenção. No entanto, essa abordagem divide o músculo esfincteriano e coloca o paciente em risco de comprometimento da continência fecal em proporção à quantidade de músculo envolvido. Em geral, as fístulas intersfincterianas e transesfincterianas baixas podem ser abertas com segurança se o paciente tiver continência basal normal e nenhum fator predisponente subjacente para diarreia (p. ex., colite) ou fístulas recorrentes (p. ex., doença de Crohn). Como o mecanismo do esfíncter anterior é relativamente curto e sujeito a lesões após o parto vaginal, a fistulotomia para fístulas anteriores em mulheres deve ser realizada somente após consideração cuidadosa.

Quando uma fístula alta ou complexa é identificada, a primeira etapa geralmente é a colocação de sedenho (seton), uma sutura ou outro material (agora comumente uma alça de vaso Silastic®) que passa pelo trato da fístula, sai do ânus e é fixada nela mesmo. O seton garante que a abertura externa da fístula não cicatrizará; portanto, um abscesso recorrente tem muito menos probabilidade de acontecer. Depois de permanecer ali por várias semanas, o trato frequentemente apresenta cicatrizes ao redor do seton e torna-se fibrótico. As opções de tratamento para eliminar a abertura interna incluem o reparo do retalho de avanço endorretal e a ligadura do trato interesfincteriano da fístula. Como as fístulas associadas à doença de Crohn tendem a ser múltiplas e recorrentes, a fistulotomia é evitada, exceto para as fístulas mais superficiais. Em geral, os pacientes com doença de Crohn são mais bem atendidos pela colocação de setons de drenagem a longo prazo e terapia clínica para a doença subjacente (Figura 136.3).

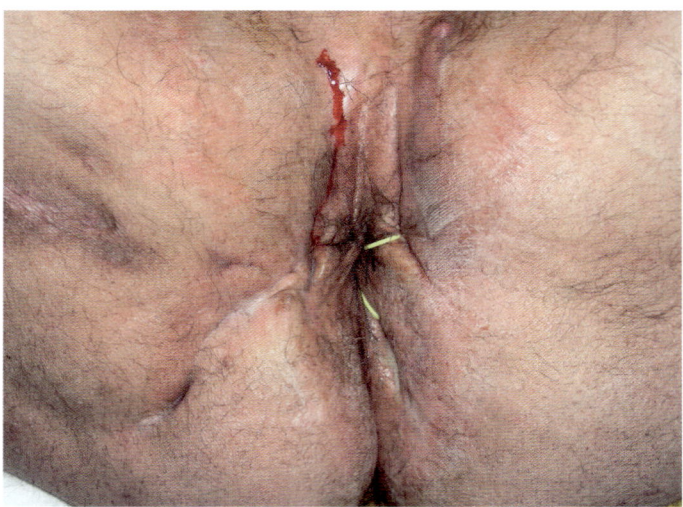

**FIGURA 136.3** **Fístulas da doença de Crohn.** Sedenhos de Silastic® instalados com vários trajetos de drenagem adicionais e evidências de cirurgia anterior.

## Fissura anal

### EPIDEMIOLOGIA

As fissuras anais podem ocorrer em qualquer idade, mas acometem com mais frequência adultos jovens. Homens e mulheres são igualmente acometidos.

### BIOPATOLOGIA

Uma fissura anal, que é uma ruptura longitudinal ou ulceração no anoderma, ocorre logo dentro da margem anal (Figura 136.4). A fisiopatologia subjacente das fissuras anais é a hipertonia do esfíncter anal interno. As fissuras anais típicas ocorrem na linha média; mais comumente ocorrem posteriormente, mas cerca de 15% são encontrados anteriormente ou tanto anteriormente quanto posteriormente. As fissuras "fora da linha média" podem representar uma fissura de rotina, mas geralmente requerem exame sob anestesia com cultura, biopsia e avaliação patológica para excluir outras causas, como câncer anal, doença de Crohn, sífilis, HIV, leucemia ou tuberculose.

### MANIFESTAÇÕES CLÍNICAS E DIAGNÓSTICO

Pacientes com fissuras anais geralmente apresentam dor após um período de constipação intestinal ou um período de diarreia excessiva. Após evacuações subsequentes, os pacientes descrevem dor anal intensa que pode persistir por horas ou mesmo continuar até a exacerbação na próxima defecação. Às vezes, há associação com sangramento vermelho-vivo leve, mais comumente observado em fezes com estrias de sangue ou sangue no papel higiênico. Embora uma fissura anal aguda apareça como uma divisão superficial na pele perianal e anoderme, as fissuras anais crônicas, definidas por sua presença durante pelo menos 6 a 8 semanas, estão associadas a um acrocórdon "sentinela" (assim chamado porque sua presença deve sugerir fissura subjacente) e uma papila anal hipertrofiada localizada imediatamente proximal à fissura na linha denteada, bem como laceração e ulceração mais extensas. Fissuras bem estabelecidas podem ter margens fibróticas com "bordas enroladas" do anoderma e fibras do esfíncter anal interno visíveis em sua base.

A maioria das fissuras pode ser facilmente observada no exame físico aplicando tração oposta às nádegas. Em geral, nenhum exame adicional é realizado no momento em que uma fissura anal clássica é identificada. O exame digital e endoscópico normalmente deve ser adiado até que o paciente esteja curado para evitar causar dor. No entanto, os pacientes devem ser informados de que precisarão de sigmoidoscopia flexível subsequente para excluir patologia proximal.

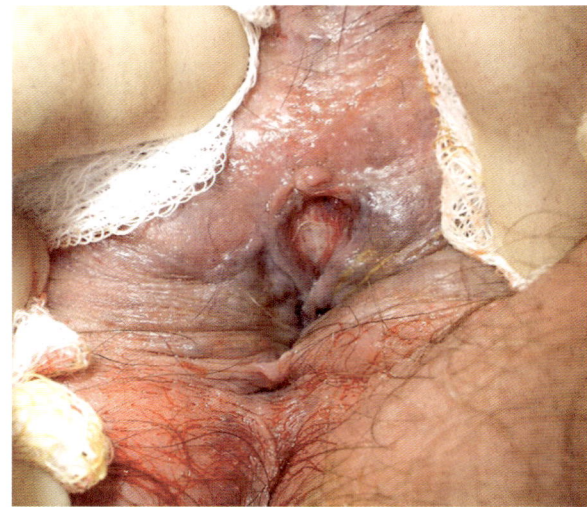

**FIGURA 136.4** **Fissura anal.** Essa laceração longitudinal ocorre na margem anal.

## TRATAMENTO

Todas as terapias são direcionadas à hipertonia subjacente do esfíncter anal interno. Aproximadamente 40% das fissuras cicatrizam com a suplementação de fibras e aumento da ingestão de líquidos apenas, incluindo a maioria das fissuras agudas. Os pacientes também são aconselhados a tomar banhos de assento mornos para alívio dos sintomas, especialmente após as evacuações.

Duas abordagens farmacológicas podem reforçar a dieta e os banhos de assento: relaxantes esfincterianos tópicos e injeção de toxina botulínica. A nitroglicerina tópica (0,2 a 0,8%) ou um bloqueador tópico dos canais de cálcio como o gel de diltiazem (2%) aplicado externamente ao redor do orifício anal 2 a 4 vezes/dia reduz o tônus do esfíncter e frequentemente leva à cicatrização. Ambos os fármacos têm eficácia semelhante, mas a nitroglicerina tem a desvantagem de causar cefaleia, tontura ou síncope em decorrência da vasodilatação sistêmica em aproximadamente 25% dos pacientes. A injeção de toxina botulínica no esfíncter anal interno parece promover a cura com taxas de recorrência semelhantes aos tratamentos tópicos. No geral, essas abordagens mais conservadoras, infelizmente, são apenas marginalmente melhores do que o placebo para a cura de fissuras crônicas, e fissuras recorrentes acometem aproximadamente 50% dos pacientes.

Para pacientes que falham na terapia clínica ou que simplesmente estão muito mal subjetivamente para segui-la, a esfincterotomia lateral interna é uma abordagem apropriada e geralmente segura que é facilmente realizada sob anestesia regional monitorada em ambiente ambulatorial. A recuperação após a esfincterotomia lateral interna é rápida e a cicatrização da fissura é esperada em mais de 90% dos casos. A esfincterotomia como terapia de primeira linha fornece taxas de cura mais altas, menos recidivas e menos efeitos colaterais do que a nitroglicerina tópica, com menos sintomas, maior satisfação e nenhuma diferença na continência no acompanhamento a longo prazo. No entanto, uma pequena porcentagem de pacientes que se submetem à esfincterotomia desenvolve uma pequena infiltração ou até mesmo incontinência real. Portanto, a esfincterotomia deve ser "personalizada" para ajustar a quantidade de esfíncter anal interno de acordo com o tamanho da fissura e a quantidade total de esfíncter anal interno do paciente, de modo a manter o músculo esfíncter anal suficiente. Quando tais pacientes apresentam fissuras refratárias, uma tentativa de injeção de toxina botulínica, potencialmente em conjunto com um relaxante esfincteriano tópico, costuma ser uma boa alternativa. Um novo tratamento experimental é a injeção de tecido adiposo autólogo recentemente coletado, que pode curar até 55% das fístulas perianais em pacientes com doença de Crohn.[3b]

## Prurido anal

### EPIDEMIOLOGIA

A incidência relatada de prurido no ânus varia de 1 a 5% na população em geral, embora seja provavelmente muito maior. Os homens são mais comumente acometidos do que as mulheres (4:1), e esse problema é mais comum da quarta à sexta décadas de vida. O prurido primário ou idiopático é responsável por 50 a 90% de todos os casos de prurido anal.

### MANIFESTAÇÕES CLÍNICAS E DIAGNÓSTICO

O prurido anal, ou coceira perianal, é um sintoma muito comum, mas não é uma doença por si só. A causa mais comum é provavelmente a higiene perianal inadequada, muitas vezes exacerbada por arranhões, o que leva a escoriação da pele e inflamação adicional. As causas secundárias incluem doenças dermatológicas, infecciosas, sistêmicas e gastrintestinais inferiores, bem como irritantes locais. Algumas dessas fontes incluem prolapso de hemorroidas, fístulas anais, incontinência anal, bem como condições dermatológicas específicas, como dermatite de contato, psoríase, líquen esclerose, neoplasia intraepitelial escamosa (anteriormente chamada de doença de Bowen) e doença de Paget perianal (adenocarcinoma intraepidérmico).

O diagnóstico é tipicamente baseado em uma história de prurido intratável, apesar das tentativas de uso de vários medicamentos isentos de prescrição e exame físico para excluir uma fonte de estímulo evidente.[4] A gravidade da condição pode ser classificada como: estágio 0 – pele normal; estágio 1 – pele vermelha e inflamada; estágio 2 – pele liquenificada; e estágio 3 – pele liquenificada, bem como cristas ásperas e frequentemente ulcerações.

### TRATAMENTO

Um ensaio terapêutico de manejo empírico sintomático é eficaz em mais de 90% dos pacientes. As opções incluem higiene aprimorada, evitar potenciais alergênios de contato (p. ex., sabonetes e tratamentos tópicos isentos de prescrição) e o uso de talco para absorver o excesso de umidade ou um creme de barreira, como óxido de zinco. O coçar mecânico perpetuará o ciclo de inflamação e deve ser totalmente evitado. Alguns pacientes beneficiam-se ao evitar determinados alimentos, incluindo bebidas com cafeína, álcool, leite, chocolate e tomate. Esteroides tópicos leves, como hidrocortisona a 1%, às vezes são úteis, mas preparações de esteroides mais fortes são frequentemente contraproducentes e devem ser evitadas quando não forem indicadas para um diagnóstico dermatológico específico. A colocação de uma pequena penugem de algodão absorvente na borda anal pode ajudar a dissipar a umidade e coletar qualquer secreção antes que ela possa entrar em contato prolongado com a pele. Outros adjuvantes incluem secar a pele perianal com um secador de cabelo após o banho e substituir o papel higiênico por lenços umedecidos hipoalergênicos não detergentes, não desodorantes e não alcoólicos. Biopsias de pele e consulta dermatológica devem ser obtidas quando houver suspeita de um problema dermatológico primário ou quando a irritação perianal não cicatriza com a terapia conservadora.

## Incontinência fecal

### EPIDEMIOLOGIA E BIOPATOLOGIA

A perda involuntária de fezes ou flatos é um problema relativamente comum que, quando grave, pode ser socialmente isolante e debilitante. Cerca de 2% dos indivíduos nos EUA relatam sintomas de incontinência, mas a prevalência é mais comum em mulheres e substancialmente mais alta em pacientes que visitam prestadores de cuidados primários e gastrenterologistas.[5] Quase metade dos pacientes de lares de idosos nos EUA sofrem de incontinência fecal. Fatores como constrangimento, negação e grau dos sintomas impedem a determinação da verdadeira prevalência. Pacientes que apresentam incontinência fecal frequentemente apresentam incontinência urinária concomitante (ver Capítulo 23), e até 25% das mulheres com incontinência fecal têm pelo menos um distúrbio do assoalho pélvico associado.

A continência normal envolve a interação coordenada de várias vias neuronais diferentes e as estruturas pélvicas e perineais. Além disso, vários fatores, incluindo motilidade intestinal, consistência das fezes, eficiência da evacuação, estado mental e integridade do esfíncter, todos desempenham um papel na regulação normal. A ruptura do esfíncter relacionada com o parto vaginal é uma causa comum que frequentemente acomete mulheres jovens; muitas mulheres incontinentes que apresentam esse problema mais tarde na vida têm uma lesão esfincteriana subjacente que não pode mais ser compensada. Outras causas de incontinência incluem impactação fecal, lesão esfincteriana cirúrgica ou traumática, prolapso retal, distúrbios neurológicos (p. ex., neuropatia diabética, acidente vascular encefálico, esclerose múltipla, lesão cerebral ou medular), estados diarreicos crônicos, demência, comprometimento da mobilidade e acesso precário a instalações sanitárias.

### MANIFESTAÇÕES CLÍNICAS E DIAGNÓSTICO

Como a incontinência é um sintoma e não uma doença, o diagnóstico é baseado apenas na anamnese. A avaliação específica do paciente incontinente pode incluir manometria anal, ultrassom anal, teste do nervo pudendo e defecografia. A ultrassonografia endoscópica anal, que geralmente é um teste útil, descreve com precisão a anatomia do esfíncter e identifica defeitos esfincterianos de maneira confiável. Alguns pacientes com incontinência fecal podem ter distúrbios concomitantes, como evacuação prejudicada, prolapso pélvico ou incontinência urinária; avaliação uroginecológica deve ser realizada quando apropriado.

### TRATAMENTO

A incontinência fecal leve é frequentemente tratada com sucesso pela adição de um suplemento de fibra para tornar as fezes menos líquidas e o uso de um agente antimotilidade, como loperamida 2 a 4 mg até 4 vezes/dia, para tratar a diarreia. *Biofeedback* também é, às vezes, bem-sucedido.[6]

Para indivíduos com ruptura esfincteriana, o reparo cirúrgico geralmente promove melhora substancial (Figura 136.5). Outra alternativa é a estimulação do nervo sacral, que exige a colocação de um eletrodo elétrico no forame da terceira vértebra sacral (S3) e o implante de um estimulador elétrico. A estimulação do nervo sacral é extremamente efetiva para incontinência fecal,[A4] com cerca de 40% dos pacientes recuperando a continência e outros 45% notando melhora em 36 meses. Uma possível opção futura menos invasiva que não requer um implante é o uso de estimulação do nervo tibial posterior.

Para pacientes sem defeito no esfíncter, a estimulação do nervo sacral é uma opção, mas outra opção é a injeção submucosa transanal de dextranômero em ácido hialurônico estabilizado. Essas injeções adicionam volume aos tecidos perianais, possibilitando a coaptação dos tecidos perianais. Como resultado, a terapia com injeção é mais efetiva em pacientes que apresentam uma pequena quantidade de extravasamento e não perda total dos movimentos intestinais. Após duas sessões de quatro injeções em cada, a incontinência fecal relatada diminui em cerca de 50%, mas muitos pacientes precisam repetir as injeções. Este tratamento não deve ser prescrito para pacientes imunossuprimidos ou que já foram submetidos a radioterapia, tiveram prolapso retal ou doença inflamatória intestinal (DII).

Para pacientes com incontinência refratária grave, a criação de uma colostomia deve ser fortemente considerada. Apesar da relutância inicial, a maioria dos pacientes recupera o controle de sua função intestinal e relata qualidade de vida substancialmente melhor.

## Prolapso retal

### EPIDEMIOLOGIA E BIOPATOLOGIA

O prolapso retal é uma protrusão de espessura total do reto além do esfíncter anal. Ocorre em cerca de 1% dos adultos com mais de 65 anos e cerca

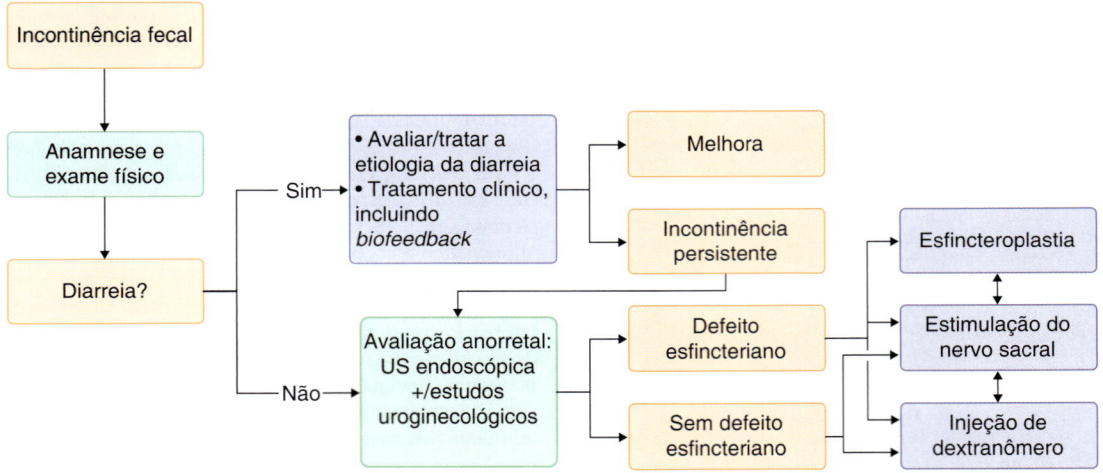

**FIGURA 136.5** Algoritmo para incontinência fecal. US = ultrassonografia. (Adaptada de Madoff RD, Parker SC, Varma MG, Lowry AC. Fecal incontinence in adults. *Lancet.* 2004;364:621-632.)

de 90% dos casos são em mulheres. O prolapso é causado por intussuscepção retal interna que subsequentemente se torna mais grave e progride de forma que toda a espessura da parede retal se projeta externamente. Os fatores de risco incluem multiparidade, história pregressa de cirurgia pélvica, índice de massa corporal (IMC) elevado, diarreia crônica ou constipação intestinal com esforço significativo, distúrbios do tecido conjuntivo e doenças neurológicas. O prolapso não corrigido também frequentemente leva à incontinência fecal pelo alongamento mecânico do complexo esfincteriano e causa lesão por estiramento dos nervos pudendos, com perda franca de material fecal quando a mucosa retal prolapsa externamente.

### MANIFESTAÇÕES CLÍNICAS E DIAGNÓSTICO

A principal manifestação clínica do prolapso retal é a massa retal protuberante (Figura 136.6).[7] A protrusão ocorre mais comumente à defecação, mas com o tempo pode ocorrer com tosse ou espirro e, subsequentemente, pode ocorrer espontaneamente. Aproximadamente 75% dos pacientes têm pelo menos queixas menores de incontinência fecal, enquanto queixas de "constipação intestinal", que frequentemente são causadas por tentativas malsucedidas de evacuar o reto intussusceptado, ocorrem em 15 a 65%. Outros sinais/sintomas associados incluem secreção crônica de muco, desconforto pélvico e sangramento leve. Em raras ocasiões os pacientes apresentar prolapso encarcerado ou estrangulado que exige intervenção urgente.

O diagnóstico de prolapso retal é confirmado no exame físico. O prolapso de espessura total, que se caracteriza por pregas concêntricas da mucosa do reto, precisa ser diferenciado do prolapso circunferencial da mucosa, que se caracteriza por pregas radiais. O prolapso costuma ser mais bem demonstrado pedindo-se ao paciente para fazer esforço como se fosse defecar. Estudos auxiliares não alteram rotineiramente o manejo, mas colonoscopia deve ser realizada para ajudar a excluir outras patologias. A defecografia é mais útil para diagnosticar a intussuscepção retal interna e anormalidades do assoalho pélvico associadas, como retocele e enterocele.

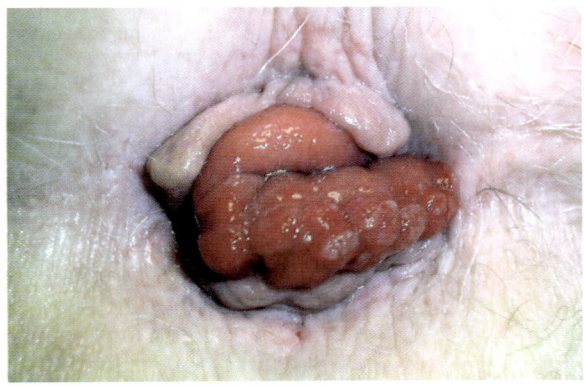

**FIGURA 136.6** **Prolapso da mucosa retal.** A principal manifestação clínica do prolapso retal é a massa retal protuberante.

## TRATAMENTO

As medidas não operatórias não corrigirão o prolapso retal, portanto, as medidas conservadoras devem ser consideradas apenas para pacientes com prolapso muito pequeno e minimamente sintomático ou que sejam candidatos inadequados à cirurgia. As técnicas cirúrgicas utilizam um ou ambos os princípios básicos do reparo do prolapso retal: fixação retal no sacro e ressecção ou plicatura do intestino redundante. Tanto a abordagem transabdominal (laparoscópica ou a céu aberto, com ou sem colocação de tela) quanto a abordagem transperineal oferecem bons desfechos, mas a abordagem abdominal está associada a menores taxas de recorrência a longo prazo. Além da abordagem posterior tradicional para retopexia, a retopexia anterior com colocação de tela (biológica ou não absorvível) envolve a mobilização do reto anteriormente, sutura da tela ao reto anteriormente e, em seguida, fixação da mesma ao sacro. A retopexia anterior ajuda a corrigir retoceles e está potencialmente associada a menos constipação intestinal pós-operatória.[A5]

## Papilomavírus humano

### EPIDEMIOLOGIA E BIOPATOLOGIA

O papilomavírus humano (HPV), que é a infecção sexualmente transmissível (IST) mais comum, é uma causa de displasia e câncer de ânus. Os aproximadamente 40 subtipos de HPV que podem causar infecções anogenitais são divididos em tipos de baixo risco (p. ex., tipos 6 e 11), que causam verrugas anais (condiloma acuminado), e tipos de alto risco (p. ex., tipos 16, 18 e 33), que podem causar displasia e câncer anais. A infecção por HPV está associada a cânceres de colo do útero, de vulva, de vagina e de pênis, e alguns pacientes têm displasia ou câncer relacionado ao HPV em vários locais. Aproximadamente 90% dos cânceres anais são atribuíveis à infecção por HPV.

A incidência de câncer anal tem aumentado constantemente, de 0,6 por 100.000 em 1973 para 1,0 por 100.000 em 2001 e 1,8 por 100.000 em 2014. Só nos EUA, cerca de 8.200 indivíduos agora desenvolvem câncer anal anualmente, e aproximadamente 1.100 morrerão a partir dele.[8] Essas tendências epidemiológicas foram atribuídas a um aumento muito rápido de câncer anal em homens que fazem sexo com homens (HSH), especialmente naqueles infectados pelo HIV. O HPV anal, incluindo os sorotipos de alto risco, é extremamente prevalente em populações de risco (profissionais do sexo, usuários de drogas intravenosas, receptores de transplantes, HSH e homens e mulheres HIV-positivos). Além disso, a displasia anal é comum em populações de risco, conforme evidenciado pela prevalência de 30 a 50% de displasia anal de alto grau em HSH infectados pelo HIV atendidos em clínicas especializadas em Nova York e São Francisco. Outros fatores de risco associados a displasia e câncer anal incluem história pregressa de outra displasia genital relacionada com o HPV ou malignidade (do colo do útero, da vagina ou da vulva), infecções sexualmente adquiridas anteriores, relação sexual anorreceptiva, múltiplos parceiros sexuais e tabagismo.

## VERRUGAS ANAIS

### MANIFESTAÇÕES CLÍNICAS E DIAGNÓSTICO

As verrugas anais podem ocorrer na pele perianal e no canal anal. As lesões são elevadas, epitelizadas (quando externas) e de base estreita. O aspecto dessas lesões varia desde verrugas individuais espalhadas até massa confluente de verrugas (Figura 136.7).

### TRATAMENTO

As verrugas externas podem ser tratadas com podofilina tópica ou imiquimode, mas as verrugas extensas geralmente requerem excisão cirúrgica ou fulguração. As verrugas não tratadas raramente podem evoluir para formar tumores de Bushke-Löwenstein – condiloma acuminado localmente invasivo gigante que frequentemente contém câncer *in situ* ou invasivo. As verrugas anais, especialmente em pacientes de alto risco, apresentam alto risco de recorrência, podem evoluir para displasia e câncer anal,[9] e muitas vezes precisam de vários tratamentos para erradicação.

## CÂNCER ANAL

O câncer anal é quase sempre manifestação de infecção por papilomavírus humano (ver Capítulo 349), especialmente HPV 16 e 18.[10] Outros cânceres anais significativos, mas menos comuns, incluem adenocarcinoma, melanoma e doença de Paget.

O câncer anal é comum na população HIV-positiva, especialmente em homens que fazem sexo com homens. Nos EUA, o câncer anal é quase 20 vezes mais comum em indivíduos HIV-positivos do que na população não infectada. No entanto, a incidência tem diminuído 7% ao ano desde 2008,[11] presumivelmente em razão da terapia antirretroviral mais efetiva. Outros fatores de risco independentes incluem contagens baixas de linfócitos T CD4 (nadir), uso de álcool e tabagismo.

### MANIFESTAÇÕES CLÍNICAS E DIAGNÓSTICO

Os sinais/sintomas mais comuns do câncer anal são sangramento, dor e massa palpável.[12] O câncer pode ser visto externamente como massa ulcerada ou pode ser palpado no canal anal. Lesões displásicas anais podem aparecer como verrugas anais ou como lesões planas e pigmentadas, ou podem ser invisíveis a olho nu. Elas são mais bem visualizadas usando microscopia anal após a aplicação tópica de ácido acético de 3 a 5% (ver adiante). A biopsia é necessária para fazer o diagnóstico.[12b]

A palpação meticulosa dos linfonodos inguinais é importante para detectar aumento/alterações clinicamente relevantes, mas o estadiamento adequado para neoplasias malignas do canal anal exige TC de tórax, abdome e pelve. As dimensões da lesão primária devem ser medidas, às vezes complementado por US endoscópica anal ou RM para avaliar as dimensões e a profundidade da lesão, bem como para observar se o esfíncter está envolvido.

A terminologia do câncer anal é complexa, mas a grande maioria dos tumores (como carcinomas epidermoides, cloacogênicos e basaloides) são variantes do carcinoma espinocelular. A terminologia de lesões anais espinocelulares pré-invasivas é ainda mais confusa porque existem vários termos para patologia histologicamente idêntica. Os termos *displasia anal*, *neoplasia intraepitelial anal* e *lesão intraepitelial escamosa* diferem um pouco, mas são frequentemente usados como sinônimos. Lesões intraepiteliais escamosas são divididas em grupos de baixo e alto grau; a neoplasia intraepitelial anal é similarmente dividida em graus 1, 2 e 3, com os graus 2 e 3 classificados como lesões de alto grau. O carcinoma espinocelular *in situ* corresponde a lesão intraepitelial escamosa de alto grau e neoplasia intraepitelial anal de grau 3.

O carcinoma espinocelular do ânus é dividido em dois grupos com base na localização do tumor: cânceres da margem anal (estendendo-se do orifício anal por uma distância de até 5 cm) e cânceres do canal anal. Os tumores visíveis externamente, mas que se estendem para o canal anal, são considerados lesões do canal anal.

### TRATAMENTO

O manejo do paciente com displasia anal é motivo de controvérsia. Muitas autoridades no assunto defendem uma abordagem de rastreamento e tratamento baseada na usada para câncer do colo do útero (ver Capítulo 189), que é outra doença associada ao HPV. Os indivíduos de alto risco são examinados com esfregaços de Papanicolaou anal e microscopia anal de alta definição (análoga à colposcopia do colo do útero) é realizada quando a citologia anormal é detectada. Usando esta técnica, as lesões displásicas podem ser identificadas e removidas focalmente ou tratadas com imiquimode tópico ou 5-fluorouracila. As taxas de resposta plena relatadas variam significativamente ($\approx$30 a 80%), e os efeitos colaterais (dor, irritação e ulceração) podem exigir a suspensão da terapia. A displasia mais extensa exige ablação direcionada guiada por microscopia na sala de cirurgia.

Atualmente a quimiorradioterapia é a opção padrão de primeira linha para o câncer espinocelular do canal anal.[13] Os protocolos atuais usam mais frequentemente a radioterapia de feixe externo de 45 Gy em 25 frações, com reforço no tumor primário e nos linfonodos inguinais envolvidos até uma dose total de 54 a 59 Gy. A quimioterapia padrão utiliza 5-fluorouracila (infusão contínua de 1.000 mg/m$^2$ por 24 horas durante 96 horas, começando nos dias 1 e 29) em combinação com mitomicina C (mais comumente 10 mg/m$^2$ em *bolus* IV nos dias 1 e 29). A ressecção abdominal com colostomia permanente é reservada para tumores que não respondem à quimiorradioterapia e àqueles que apresentam recorrência do tumor. Da mesma maneira, a dissecção da virilha é realizada apenas quando os nódulos inguinais envolvidos falham na quimiorradiação.

Os cânceres de células escamosas (espinocelulares) iniciais da margem anal podem ser excisados localmente se margem satisfatória puder ser obtida sem lesar o esfíncter anal e se não houver evidências de disseminação para linfonodos. Quimiorradioterapia é prescrita para tumores de margem anal mais avançados, conforme descrito para tumores do canal anal. A quimiorradiação combinada é o tratamento primário para a maioria dos carcinomas de células escamosas do canal anal.

### PREVENÇÃO

Além de sua eficácia comprovada na prevenção da neoplasia do colo do útero em mulheres, a vacinação contra o HPV parece ser efetiva na prevenção de lesões na genitália externa e neoplasias intraepiteliais em homens não infectados pelo HIV. Embora estudos adicionais de validação sejam necessários, o uso de uma vacina contra o HPV reduziu a neoplasia intraepitelial anal em cerca de 50% em um ensaio randomizado de HSH.[A6] Em homens infectados pelo HIV, a vacinação contra o HPV parece segura, mas sua eficácia para a prevenção de neoplasia intraepitelial ou câncer anal ainda não foi comprovada.[A7]

As diretrizes atuais do Advisory Committee on Immunization Practices recomendam a vacinação de rotina contra o HPV na idade de 11 a 12 anos, mas pode ser administrada a partir dos 9 anos em homens e mulheres (ver Capítulo 15).[14] Recomenda-se a atualização da vacinação em

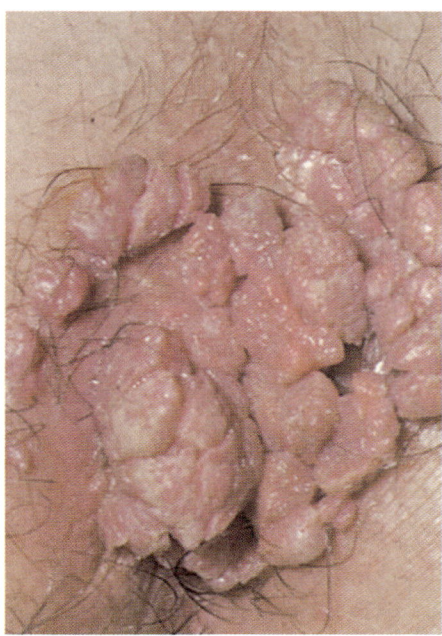

**FIGURA 136.7 Condiloma anal.** Pode ocorrer como verrugas individuais ou como massa confluente.

mulheres entre 13 e 26 anos e homens entre 13 e 21 anos previamente não vacinados e em indivíduos que não completaram a série vacinal. Para homens de 22 a 26 anos, a vacinação de atualização contra o HPV é recomendada para HSH e em homens imunocomprometidos (incluindo homens infectados pelo HIV). Embora não esteja disponível em todo o mundo, a vacina nonavalente oferece maior cobertura em comparação com as vacinas quadrivalente e bivalente.

## Outras infecções anorretais sexualmente transmissíveis

Várias IST (ver Capítulo 269) do anorreto ocorrem com mais frequência em indivíduos que praticam relações sexuais anorreceptivas. Os agentes causais comuns incluem *Treponema pallidum* (ver Capítulo 303), *Neisseria gonorrhoeae* (ver Capítulo 283), *Chlamydia trachomatis* (ver Capítulo 302), herpes-vírus simples (ver Capítulo 350) e HIV (ver Capítulo 360). Outros patógenos sexualmente transmissíveis são *Shigella* (ver Capítulo 293), *Campylobacter jejuni* (ver Capítulo 287), *Haemophilus ducreyi* (ver Capítulo 285), *Calymmatobacterium granulomatis* (ver Capítulo 300), *Entamoeba histolytica* (ver Capítulo 331), *Giardia lamblia* (ver Capítulo 330) e *Isospora belli* (ver Capítulo 332).

As apresentações são amplamente variáveis, desde assintomática a dor anal, prurido, secreção, febre, cólicas e diarreia com sangue. A suspeita clínica seguida por exames apropriados e específicos é necessária para fazer o diagnóstico correto, e os médicos devem considerar a possibilidade de infecções simultâneas. O tratamento é direcionado para a infecção específica.

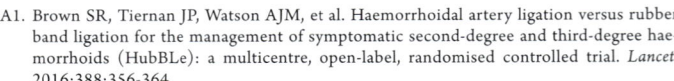

### Recomendações de grau A

A1. Brown SR, Tiernan JP, Watson AJM, et al. Haemorrhoidal artery ligation versus rubber band ligation for the management of symptomatic second-degree and third-degree haemorrhoids (HubBLe): a multicentre, open-label, randomised controlled trial. *Lancet*. 2016;388:356-364.
A2. Xu L, Chen H, Lin G, et al. Transanal hemorrhoidal dearterialization with mucopexy versus open hemorrhoidectomy in the treatment of hemorrhoids: a meta-analysis of randomized control trials. *Tech Coloproctol*. 2016;20:825-833.
A3. Ghahramani L, Minaie MR, Arasteh P, et al. Antibiotic therapy for prevention of fistula in-ano after incision and drainage of simple perianal abscess: a randomized single blind clinical trial. *Surgery*. 2017;162:1017-1025.
A4. Forte ML, Andrade KE, Lowry AC, et al. Systematic review of surgical treatments for fecal incontinence. *Dis Colon Rectum*. 2016;59:443-469.
A5. Emile SH, Elfeki HA, Youssef M, et al. Abdominal rectopexy for the treatment of internal rectal prolapse: a systematic review and meta-analysis. *Colorectal Dis*. 2017;19:O13-O24.
A6. Palefsky JM, Giuliano AR, Goldstone S, et al. HPV vaccine against anal HPV infection and anal intraepithelial neoplasia. *N Engl J Med*. 2011;365:1576-1585.
A7. Wilkin TJ, Chen H, Cespedes MS, et al. A randomized, placebo-controlled trial of the quadrivalent human papillomavirus vaccine in human immunodeficiency virus-infected adults aged 27 years or older: AIDS Clinical Trials Group Protocol A5298. *Clin Infect Dis*. 2018;67:1339-1346.

### REFERÊNCIAS BIBLIOGRÁFICAS

*As referências bibliográficas, bem como os outros materiais suplementares deste livro, encontram-se no GEN-IO, nosso ambiente virtual de aprendizagem.*

# SEÇÃO 14
## DOENÇAS DO FÍGADO, DA VESÍCULA BILIAR E DOS DUCTOS BILIARES

**137** ABORDAGEM AO PACIENTE COM DOENÇA HEPÁTICA, *1030*

**138** ABORDAGEM AO PACIENTE COM ICTERÍCIA OU PROVAS DE FUNÇÃO HEPÁTICA ANORMAIS, *1038*

**139** HEPATITE VIRAL AGUDA, *1048*

**140** HEPATITES VIRAIS CRÔNICAS E HEPATITE AUTOIMUNE, *1056*

**141** DOENÇA HEPÁTICA INDUZIDA POR TOXINAS E FÁRMACOS, *1063*

**142** DOENÇAS HEPÁTICAS BACTERIANAS, PARASITÁRIAS, FÚNGICAS E GRANULOMATOSAS, *1069*

**143** ESTEATO-HEPATITE ALCOÓLICA E NÃO ALCOÓLICA, *1078*

**144** CIRROSE E SUAS SEQUELAS, *1082*

**145** INSUFICIÊNCIA HEPÁTICA E TRANSPLANTE DE FÍGADO, *1092*

**146** DOENÇAS DA VESÍCULA BILIAR E DOS DUCTOS BILIARES, *1099*

# ABORDAGEM AO PACIENTE COM DOENÇA HEPÁTICA

PAUL MARTIN

O fígado desempenha numerosas funções essenciais, incluindo o metabolismo dos produtos dos alimentares ingeridos, a síntese de aminoácidos para formar proteínas, a destoxificação de fármacos ingeridos, a conversão de substâncias nitrogenadas provenientes do intestino em ureia, a formação de fatores da coagulação, o metabolismo da bilirrubina, o processamento dos lipídios absorvidos a partir do intestino e a excreção de seus produtos na forma de bile. O fígado também armazena glicogênio, que constitui uma fonte de glicose, e ajuda a controlar as infecções ao remover bactérias da corrente sanguínea. Essas diversas funções refletem as atividades dos hepatócitos, das células dos ductos biliares (denominadas colangiócitos), das células de Kupffer, das células endoteliais e dos fibroblastos porta.

O fígado apresenta um duplo suprimento sanguíneo: 70% provêm da veia porta do fígado, que drena o intestino, e o restante, da artéria hepática. Após a sua chegada no fígado, o sangue da veia porta rico em nutrientes, passa ao longo dos sinusoides hepáticos, em contato próximo com os hepatócitos de revestimento, antes de drenar para a veia hepática. Os hepatócitos estão envolvidos da destoxificação, no metabolismo e na síntese dos produtos da digestão. A bilirrubina, que é produzida pela degradação dos eritrócitos e de outras hemoproteínas pelas células reticuloendoteliais predominantemente no fígado e no baço, é transportada até os hepatócitos, ligada à albumina e solubilizada por eles para excreção biliar.

A doença hepática provoca perda da atividade hepatocelular, com diminuição das funções de destoxificação, excreção e síntese. A disfunção dos hepatócitos resulta em comprometimento dos fatores de coagulação, albumina e outras proteínas, bem como na redução da formação endógena de lipídios. A lesão dos hepatócitos, que tem várias causas, incluindo vírus, álcool etílico, doenças autoimunes e hepatotoxicidade medicamentosa, é acompanhada de extravasamento das enzimas celulares na circulação sistêmica (ver Capítulo 138). Na lesão hepatocelular mais profunda, ocorrem coagulopatia, diminuição da albumina sérica e hiperbilirrubinemia. Ocorre hipertensão portal em consequência da alteração do fluxo sanguíneo intra-hepático de baixa pressão, da veia porta para a circulação venosa sistêmica, em decorrência da fibrose hepática. As consequências da hipertensão portal incluem acúmulo de ascite abdominal e desenvolvimento de colaterais venosos portossistêmicos com derivação portossistêmica, resultando, assim, na formação de varizes e encefalopatia hepática. As doenças vasculares, incluindo trombose da veia porta do fígado, podem resultar em hipertensão portal na ausência de doença hepática parenquimatosa.

A diversidade das funções do fígado, o seu complicado suprimento sanguíneo e íntima relação com a árvore biliar contribuem para as manifestações divergentes das doenças hepáticas. Com frequência, a queixa inicial reflete se a causa é difusa, conforme observado na hepatite viral aguda com lesão hepatocelular disseminada, que se manifesta como mal-estar ou fadiga, ou se a causa é localizada, como na obstrução biliar causada por cálculo biliar no ducto colédoco, que se manifesta como dor abdominal intensa. Os pacientes podem apresentar múltiplas queixas, como náuseas e anorexia, em decorrência da doença hepatocelular, acompanhada de desconforto no quadrante superior direito do abdome, em consequência do estiramento da cápsula hepática por edema celular e inflamação do parênquima. Os pacientes com doença hepática mais avançada, como cirrose descompensada (ver Capítulo 144), podem apresentar disfunção hepatocelular substancial com icterícia e coagulopatia, além de hipertensão portal com ascite e sangramento de varizes esofágicas. Muitos pacientes que apresentam sinais ou sintomas hepáticos têm doença extra-hepática; por exemplo, um fígado doloroso à palpação e aumentado de tamanho pode ser causado por um distúrbio sistêmico, como insuficiência cardíaca com congestão hepática, e não por doença hepática primária. Em pacientes com cirrose, a apresentação inicial de doença hepática previamente não diagnosticada pode ser uma importante complicação, como hemorragia de varizes, o que, por sua vez, pode precipitar encefalopatia hepática e outros sinais de descompensação hepática franca.

## ANAMNESE

Os pacientes com doenças hepáticas procuram assistência médica por vários motivos, que vão desde a descoberta incidental de resultados anormais da bioquímica hepática até cirrose descompensada. Muitas queixas relacionadas com doença hepática, como fadiga, são inespecíficas; a não ser que a doença hepática seja considerada no diagnóstico diferencial, o reconhecimento da origem hepática dessas queixas pode ser retardado.

Na prática clínica, manifestação frequente de doença hepática assintomática é a descoberta de resultados anormais da bioquímica hepática durante uma solicitação de seguro de vida, exame físico anual ou tentativa de doar sangue.[1] É importante investigar as ocasiões em que foram obtidos exames bioquímicos hepáticos para determinar se a disfunção hepática é de longa duração ou mais recente. Em um paciente com disfunção hepática, deve-se investigar mal-estar, anorexia, fadiga e alteração de peso. A icterícia (ver Capítulo 138) é manifestação significativa de possível doença hepática. Um paciente pode observar pela primeira vez a eliminação de fezes brancas (acolia) ou urina escura (coluria), em vez de apresentar icterícia das escleras. A ausência dessas últimas alterações sugere que a hiperbilirrubinemia não conjugada é causada mais por hemólise do que por doença hepática intrínseca. Não raramente, um paciente não reconhece a icterícia, até que ela seja percebida por outras pessoas.

A dor abdominal (ver Capítulo 123) relacionada com a doença hepática tem inúmeras causas. Os cálculos biliares sintomáticos (ver Capítulo 146) podem se manifestar com o início abrupto de intenso desconforto epigástrico ou no quadrante superior direito do abdome, frequentemente depois de uma grande refeição e, muitas vezes, associado a náuseas e vômitos. Com frequência, a dor é constante, em vez de ser em cólica e pode irradiar-se amplamente, alcançando o tórax e o dorso. O paciente não consegue encontrar uma posição que diminua a dor, que pode durar por várias horas. A dor mais persistente, particularmente quando associada a perda de peso e icterícia, aumenta a preocupação sobre uma possível obstrução maligna do ducto biliar. A dor também é comum na doença hepática parenquimatosa sem comprometimento associado das vias biliares. Muitos pacientes com distúrbios hepatocelulares crônicos, como hepatite C crônica (ver Capítulo 140) ou esteatose hepática não alcoólica (ver Capítulo 143), queixam-se de desconforto vago no quadrante superior direito do abdome, que não apresenta alívio específico nem fatores agravantes. A dor abdominal, que pode ser intensa, também é frequente na hepatite viral aguda (ver Capítulo 139), bem como na congestão hepática, que resulta da pressão retrógrada na insuficiência cardíaca ou na oclusão da veia hepática, como na síndrome de Budd-Chiari (ver Capítulo 134).

Podem ocorrer fadiga, anorexia e mal-estar na doença hepática, tanto aguda quanto crônica. Nos distúrbios hepáticos agudos, como a hepatite viral aguda (ver Capítulo 139), a doença hepática induzida por fármacos (ver Capítulo 141) ou manifestação aguda de hepatite autoimune (ver Capítulo 140), os pacientes podem se queixar de fadiga profunda, náuseas e mal-estar, com diminuição do apetite e emagrecimento substancial associado. A aversão aos cigarros é considerada como característica da hepatite viral aguda. A fadiga também é proeminente na doença hepática crônica, como a hepatite C crônica (ver Capítulo 140). O prurido é manifestação proeminente de distúrbios colestáticos, como cirrose biliar primária, colangite esclerosante ou reações colestáticas a fármacos, particularmente quando os pacientes apresentam icterícia franca. Entretanto, o prurido também é observado na doença hepática parenquimatosa crônica, mais notavelmente na hepatite C crônica, e na hepatite viral aguda. O aparecimento fácil de equimoses em pacientes com doença hepática reflete coagulopatia e trombocitopenia.

A febre em um paciente com disfunção hepática ocorre no pródromo da hepatite A aguda, bem como na hepatite alcoólica e na doença hepática induzida por fármacos. Em um paciente com suspeita de obstrução biliar, a febre sugere colangite bacteriana complicada ou colecistite aguda. A ascite é, com mais frequência, manifestação de cirrose e hipertensão portal em um paciente com doença hepática. Os pacientes percebem aumento da circunferência abdominal, que pode ser precedida de edema maleolar. O ganho de peso decorrente da retenção de líquido pode ser mascarado pela perda concomitante de massa muscular. O aparecimento de ascite na ausência de história de doença hepática sugere um evento vascular, como oclusão da veia hepática (ver Capítulo 134) ou uma causa não hepática de ascite, como síndrome nefrótica ou insuficiência cardíaca. O acúmulo de ascite em um paciente com doença hepática pode ser sutil, com aumento lento da circunferência abdominal, ou pode ser mais rápido, como em um paciente cirrótico que recebe reposição de líquido após hemorragia digestiva. Embora a ascite em um paciente com doença hepática implique cirrose, a ascite também pode complicar a doença hepática aguda grave, incluindo hepatite alcoólica e hepatite viral, em que sugere um prognóstico sombrio.

A encefalopatia hepática (ver Capítulo 144), que é um transtorno neuropsiquiátrico em pacientes com doença hepática, pode incluir desde comprometimento cognitivo sutil até coma profundo. As manifestações iniciais consistem em alteração do padrão do sono, com insônia noturna e sonolência diurna. A encefalopatia mais avançada pode resultar em comprometimento da memória, confusão e dificuldade em completar as tarefas de rotina. Entretanto, não se deve pressupor que a confusão de início recente ou o coma em um paciente com doença hepática reflita a ocorrência de encefalopatia hepática, a não ser que outras explicações, como superdosagem de sedativos ou hematoma subdural, tenham sido descartadas. Os fatores precipitantes importantes de encefalopatia hepática em um paciente cirrótico incluem hemorragia digestiva, infecção bacteriana (p. ex., peritonite bacteriana espontânea), desequilíbrio eletrolítico e insuficiência renal, os quais precisam ser excluídos durante a avaliação clínica inicial. Em um paciente com insuficiência hepática aguda, pode ser impossível distinguir o coma, em consequência de edema cerebral, da encefalopatia hepática avançada, a menos que a elevação da pressão intracraniana resulte em papiledema.

A hemorragia digestiva em consequência de sangramento de varizes é habitualmente profusa e, com frequência, de início abrupto. Tipicamente, manifesta-se como hematêmese ou melena (ver Capítulo 126), e a coexistência frequente de hipotensão postural ou pré-síncope indica perda substancial de sangue. O aumento da carga de proteína no intestino pode precipitar encefalopatia hepática. As causas não varicosas de hemorragia digestiva em um paciente com doença hepática incluem gastropatia porta (ver Capítulo 126).

## FATORES DE RISCO PARA DOENÇA HEPÁTICA

Um importante aspecto da anamnese é a identificação de possíveis fatores de risco para doença hepática. A anamnese deve incluir perguntas dirigidas sobre o consumo de álcool, incluindo a frequência e o padrão (ver Capítulo 30). Deve-se averiguar a idade do consumo inicial de álcool, e se esse consumo aumentou com a idade. Os membros da família também devem ser questionados sobre a sua percepção do consumo de álcool pelo paciente e se isso resultou em dificuldades nos relacionamentos pessoais ou no desempenho no trabalho. Outros indícios sobre o abuso de álcool incluem um histórico de multas por dirigir sob a influência do álcool, acidentes de automóveis e sintomas físicos de dependência de álcool (ver Capítulo 30). Um questionamento mais cauteloso pode ser necessário para detectar uso de substâncias psicoativas, tendo em vista, em particular, a desaprovação social dessa atividade. Não raramente, um paciente com suspeita de hepatite viral admite fumar maconha ou inalar cocaína, porém não reconhece o uso de substâncias intravenosas. Com a frequência crescente da esteatose hepática não alcoólica como causa de disfunção hepática (ver Capítulo 143), devem-se observar comorbidades, como diabetes melito, hiperlipidemia ou ganho de peso.[2]

O uso de medicamentos, com prescrição médica ou de venda livre, precisa ser avaliado, visto que a doença hepática induzida por fármacos constitui uma importante causa de disfunção hepática aparentemente criptogênica e não se limita a agentes terapêuticos (ver Capítulo 141).[3] Cada vez mais, são ingeridos fitoterápicos e produtos "naturais" (ver Capítulo 34) para várias doenças, e os pacientes podem não revelar o seu uso, visto que eles não percebem que esses agentes apresentam efeitos colaterais, ou podem perceber que o médico não aprova o seu uso. À semelhança do álcool etílico, é importante quantificar a medicação ingerida e a duração de seu uso. A história social deve incluir detalhes sobre viagens recentes e contato (íntimo, domiciliar ou profissional) com indivíduos portadores de hepatite viral. É também importante perguntar sobre a prática de atividade física vigorosa, que pode resultar em elevação dos níveis de aminotransferase de origem não hepática.

## AVALIAÇÃO DA DURAÇÃO DA DOENÇA HEPÁTICA

O diagnóstico diferencial em um paciente com doença hepática é determinado, em grande parte, pela manifestação inicial, como icterícia ou ascite. Entretanto, em muitos pacientes, é difícil determinar o momento de aparecimento de achados mais sutis, como elevação das transaminases. Os resultados de exames de sangue anteriores devem ser recuperados para determinar se a disfunção hepática é de longa duração ou mais recente. A disfunção hepática com menos de 6 meses de duração é considerada como aguda e, com frequência, é autolimitada, enquanto anomalias que persistem por mais de 6 meses têm pouca probabilidade de resolução espontânea. Caso o paciente tenha sido submetido à colecistectomia, é importante determinar a indicação. Algumas vezes, cálculos biliares incidentais são considerados como causa de anormalidades da bioquímica hepática em um paciente com doença hepática parenquimatosa, podendo levar a uma operação desnecessária. A trombocitopenia em consequência de hipertensão portal em um paciente com cirrose não diagnosticada pode ter sido investigada no passado, sem chegar a uma conclusão definitiva.

## REVISÃO DE OUTROS SISTEMAS DE ÓRGÃOS

Apesar do foco direcionado para os sintomas associados ao fígado, é importante não esquecer outros indícios diagnósticos, doenças associadas e complicações. Ressecamento de mucosas, inclusive xerostomia e xeroftalmia, é comum na colangite biliar primária (ver Capítulo 146); outras associações incluem manifestações características de esclerodermia e síndrome CREST (ver Capítulo 251). Dispneia no paciente com disfunção hepática pode refletir insuficiência cardíaca com congestão hepática (ver Capítulo 52). Outras explicações incluem síndrome hepatopulmonar (ver Capítulo 144), com a queixa característica de platipneia-dispneia (frequentemente com constrição torácica), que se agrava na posição ortostática, em decorrência do agravamento do desequilíbrio ventilação-perfusão em consequência de derivação (*shunt*) intrapulmonar. Um hidrotórax na cirrose descompensada pode causar dispneia, assim como o enfisema em pacientes com doença hepática causada pela deficiência de alfa$_1$-antitripsina. É comum o relato de menopausa precoce em mulheres de meia-idade com cirrose, assim como diminuição da libido e da potência sexual em homens cirróticos. Com frequência, são relatadas artralgias na hepatite viral, e a hemocromatose (ver Capítulo 201) pode se manifestar com comprometimento das articulações interfalângicas proximais ou condrocalcinose dos joelhos; aumento da pigmentação cutânea e diabetes melito são outras características desse distúrbio. Ocorre osteopenia acelerada em muitas doenças hepáticas, incluindo cirrose primária, colangite esclerosante primária e cirrose alcoólica; a osteopenia pode ser agravada pelo uso de corticosteroides na hepatite crônica ativa autoimune. A neuropatia periférica alcoólica (ver Capítulo 388) pode se manifestar com dor e parestesia. O tremor e a inatenção em pacientes mais jovem com disfunção hepática sugere doença de Wilson (ver Capítulo 200). Diarreia e sangramento retal em um paciente com doença hepática colestática sugere doença inflamatória intestinal associada (ver Capítulo 132).

## HISTÓRIA FAMILIAR

A história familiar deve incluir uma pesquisa não apenas dos parentes com doença hepática, mas também de condições extra-hepáticas associadas. As condições hepáticas hereditárias (ver adiante), como doença de Wilson e hemocromatose, podem ocorrer em vários membros de uma família. Na deficiência de alfa$_1$-antitripsina, alguns membros da família podem apresentar predominantemente enfisema, em vez de cirrose. De modo semelhante, a insuficiência renal em um membro da família de um paciente com cistos hepáticos sugere doença policística do adulto (ver Capítulo 118). Uma história familiar de doença inflamatória intestinal pode ser um indício sobre colangite esclerosante primária em um paciente com bioquímica hepática colestática. A anamnese em pacientes com suspeita de doença hepática alcoólica pode revelar outros membros da família com alcoolismo.

## EXAME FÍSICO

### Estado geral

No paciente com suspeita de doença hepática, é crucial resistir à tentação de palpar imediatamente o abdome, podendo ignorar, assim, outros indícios diagnósticos importantes. Além de procurar icterícia, a observação inicial deve determinar a ocorrência ou não de perda de massa muscular, estigmas cutâneos de doença hepática, distensão abdominal e edema periférico. Os sinais vitais podem refletir a circulação hiperdinâmica que caracteriza cirrose, com taquicardia de repouso, pressão diferencial (de pulso) ampla e baixa pressão arterial em consequência de vasodilatação periférica. O hálito hepático, que é descrito como odor de mofo, pode ser detectado quando um paciente cirrótico expira e tem de ser distinguido da halitose mais frequente causada por higiene dental precária.

### Achados mucocutâneos

A icterícia (Figura 137.1) é mais bem confirmada por exame das escleras ou, se necessário, sob a língua, onde a elastina retém bilirrubina. A coloração acinzentada da pele na hemocromatose é mais evidente nas dobras de pele da região inguinal ou das axilas. Acantose *nigricans* pode ser encontrada na esteatose hepática não alcoólica (ver Capítulo 143). O anel de Kayser-Fleischer (ver Figura 200.2), que é causado pelo depósito de cobre na membrana de Descemet, é um círculo acastanhado ao redor da periferia da íris, cuja detecção pode exigir exame com lâmpada de fenda; deve ser sempre procurado em um paciente com suspeita de doença de Wilson (ver Capítulo 200). O mau estado de conservação dos dentes é um achado característico em indivíduos com alcoolismo ou abuso de substâncias, e o excesso de cáries dentárias pode resultar de produção diminuída de saliva na síndrome *sicca*. Aumento das glândulas parótidas é observado em certas ocasiões em pacientes com alcoolismo. Ocorrem cianose central e baqueteamento dos dedos na síndrome hepatopulmonar. A atrofia do músculo temporal e a pele em "papel-moeda" da face, em razão da atrofia com telangiectasia, constituem sinais de doença hepática avançada. Xantelasmas, decorrentes de depósitos lipídicos nas pálpebras e na pele ao redor das órbitas, podem ser observados em pacientes com doença hepática colestática. Os nevos aracneiformes na face e no tórax não são patognomônicos de doença hepática, particularmente em mulheres, porém são sugestivos se houver um grande número deles. O eritema palmar (Figura 137.2) pode ser normal em mulheres, porém sugere doença hepática nos homens. A contratura de Dupuytren (ver Figura 143.1), que consiste na retração da fáscia palmar com contratura subsequente das palmas e dos dedos das mãos, pode ser um sinal de doença hepática alcoólica, embora também seja descrita em pacientes com epilepsia ou com diabetes melito, bem como em indivíduos que apresentam contraturas relacionadas com o trabalho. Petéquias e equimoses refletem a produção inadequada de fatores da coagulação e hiperesplenismo na doença hepática avançada. Manchas de coloração branca nas unhas podem ser observadas na doença hepática avançada. Pode haver marcas de arranhadura em decorrência do prurido no tronco e nos membros de pacientes com doença hepática colestática. A preservação da parte central do dorso pode resultar em uma área menos pigmentada em forma de borboleta, visto que os pacientes podem não alcançar essa área com as unhas.

### Exame do abdome

A distensão abdominal com ascite e a dilatação de veias colaterais, em decorrência de hipertensão portal, constituem sinais manifestos de doença hepática avançada. A cabeça de Medusa (Figura 137.3) na área periumbilical implica a recanalização da veia umbilical em razão da hipertensão portal.

A percussão do abdome pode confirmar a ascite (Figura 137.4). A macicez móvel resulta do movimento do líquido para a porção mais baixa do abdome. O indivíduo deve ser examinado em decúbito dorsal, com percussão do abdome da linha mediana para o flanco direito ou esquerdo. A mudança de som timpânico para som maciço significa mudança de ar para líquido, e a localização dessa mudança identifica a superfície do acúmulo de líquido. Em seguida, o examinador deve percutir abaixo da macicez e pedir ao para o paciente que se vire para ele. Com o indivíduo

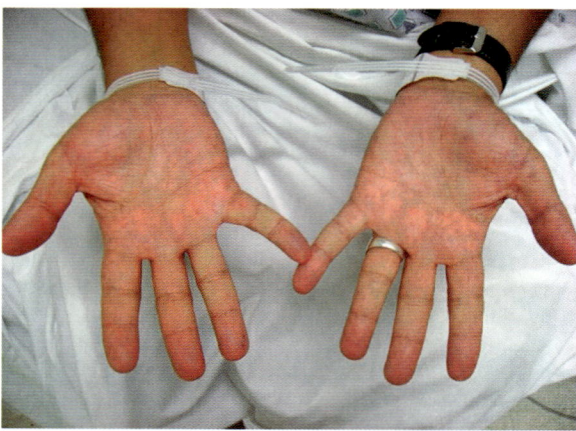

**FIGURA 137.2** Eritema palmar.

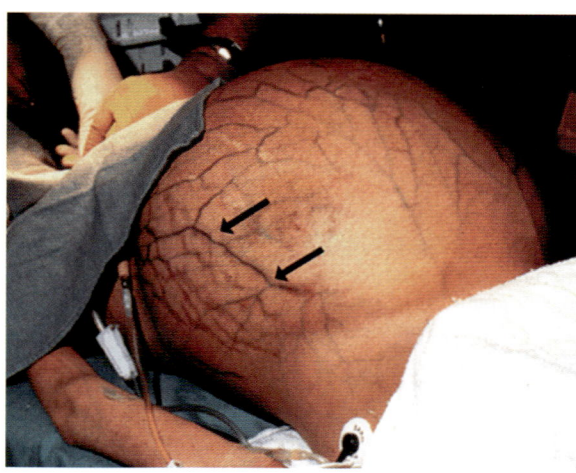

**FIGURA 137.3** Cabeça de Medusa. Esta fotografia mostra cabeça de Medusa acentuada por ascite volumosa em um paciente preparado para transplante de fígado. Pode-se observar um extenso plexo venoso que surge na região umbilical e se irradia pela parede anterior do abdome. Observe a grande veia que segue um trajeto inferior, ao longo do flanco direito (*setas*). Trata-se da veia epigástrica superficial, que drena para a veia ilíaca externa. (De Henseler KP, Pozniak MA, Le FT, et al. Three-dimensional CT angiography of spontaneous portosystemic *shunts*. Radiographics. 2001;21:691-704.)

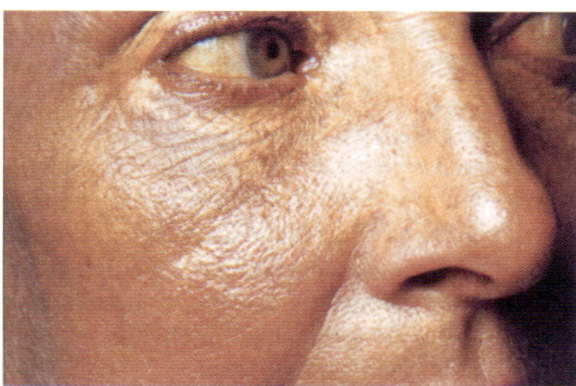

**FIGURA 137.1** Escleras ictéricas.

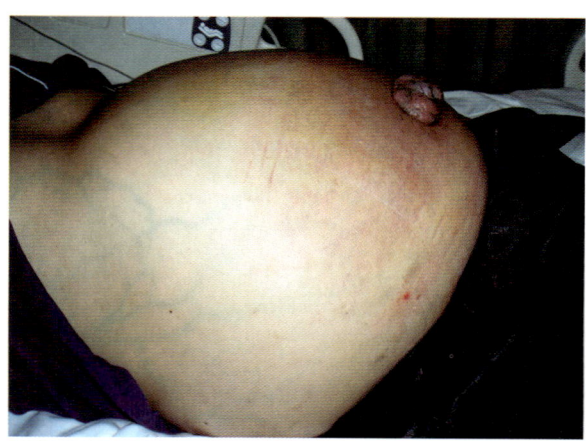

**FIGURA 137.4** Ascite.

em decúbito lateral, o examinador percute novamente o mesmo ponto onde o som timpânico foi transformado em macicez. Se esse ponto agora estiver timpânico, isso indica macicez móvel em consequência do movimento do limite hidroaéreo; este achado apoia o diagnóstico de ascite. Essa manobra deve ser realizada de modo sequencial em cada lado para confirmação. É possível perceber uma onda de líquido colocando a borda medial de uma das mãos sobre o abdome e percutindo as paredes abdominais laterais direita ou esquerda; a onda resultante é percebida pela mão colocada sobre o abdome. Com frequência, pacientes com ascite de longa duração apresentam edema escrotal e hérnias da parede abdominal. Dor à palpação do abdome em um paciente com ascite sugere peritonite (p. ex., peritonite bacteriana espontânea em consequência de víscera perfurada). Entretanto, é importante assinalar que a frequentemente não há dor à palpação do abdome na peritonite bacteriana espontânea.

O fígado é maciço à percussão. A percussão do quadrante superior direito do abdome possibilita determinar a hepatimetria, que normalmente é de 6 a 12 cm na linha hemiclavicular. A hepatimetria pode estar diminuída no paciente com cirrose, enquanto a hepatomegalia (Figura 137.5) é detectada na congestão hepática em consequência de insuficiência cardíaca, esteatose hepática não alcoólica e formas colestáticas de cirrose. O fígado é mais bem examinado com o paciente em decúbito dorsal, com os braços paralelos ao corpo, e os joelhos em flexão para relaxar os músculos abdominais. A palpação deve começar no quadrante inferior direito do abdome e prosseguir para cima, em direção à caixa torácica, de modo que a borda do fígado seja sentida nesse percurso. A borda do fígado normal é lisa e, algumas vezes, dolorosa à palpação. Em geral, uma borda hepática palpada até 2 cm abaixo da margem costal direita é considerada normal, porém um fígado de tamanho normal pode ser deslocado para baixo por outras anormalidades, como enfisema. Nos indivíduos magros, a borda do fígado pode ser palpada durante a inspiração profunda, mesmo se estiver de tamanho normal.

À palpação o fígado pode estar duro e irregular, como na cirrose, ou discretamente doloroso, aumentado e liso, como na hepatite viral aguda, hepatite alcoólica ou congestão hepática, conforme observado na insuficiência cardíaca direita. O fígado pode estender-se através da linha mediana, e o lobo esquerdo pode ser palpado no epigástrio. Quando a localização da borda do fígado não está bem definida, o teste de arranhadura pode ser útil.[4] A campânula do estetoscópio é colocada sobre a caixa torácica no quadrante superior direito do abdome, enquanto o examinador arranha a superfície da parede abdominal, do centro do abdome em direção ao fígado; o som assim produzido é amplificado em uma área sob a qual o fígado se encontra. Se houver ascite, a borda do fígado pode ser detectada se o examinador exercer uma rápida pressão com as pontas dos dedos abaixo da caixa torácica.

A vesícula biliar palpável sugere obstrução do sistema biliar, enquanto dor à palpação durante a inspiração (sinal de Murphy) sugere colecistite aguda. Em pacientes com abscesso hepático, há dor intensa à palpação do fígado aumentado de tamanho (ver Capítulo 142).

A esplenomegalia (ver Capítulo 159) é sugerida por macicez à percussão entre as costelas IX e XI na linha axilar média esquerda. Uma ponta esplênica palpável implica hipertensão portal em um paciente com doença hepática crônica, embora aumento do baço também seja detectado na hepatite viral aguda e em doenças infiltrativas que acometem tanto o fígado quanto o baço (ver Tabela 159.5). O exame retal é obrigatório se houver suspeita de sangramento gastrintestinal em decorrência de melena, anemia ou encefalopatia hepática inexplicável.

### Exame físico completo
Estertores e elevação da pressão venosa jugular sugerem insuficiência cardíaca ou doença pericárdica como causa de congestão hepática. A perda das características sexuais secundárias na doença hepática reflete-se na queda dos pelos axilares e púbicos, bem como feminização de homens. Além disso, pode haver atrofia testicular. Edema periférico é comum na cirrose descompensada e pode ocorrer antes que a ascite se torne óbvia.

As alterações neuropsiquiátricas podem incluir alterações sutis da personalidade ou encefalopatia hepática mais evidente. Apraxia construtiva (p. ex., incapacidade de desenhar uma estrela de cinco pontas ou de escrever de maneira legível) em um paciente totalmente consciente é um achado típico de encefalopatia hepática. Asterixe, que se caracteriza por uma série de movimentos extensores e flexores do punho,[5] pode ser induzida quando o paciente estende os braços, com dorsiflexão dos punhos, enquanto separa os dedos durante pelo menos 15 segundos. Os tremores (ver Capítulo 382) são inespecíficos, mas também são comuns na cirrose avançada.

## EXAMES COMPLEMENTARES (TABELA 137.1)

### Exames laboratoriais
A avaliação inicial de doença hepática envolve uma bateria de exames de sangue, que conseguem detectar necroinflamação hepática (aminotransferases séricas), disfunção colestática biliar (fosfatase alcalina, gamaglutamil transpeptidase), função excretora (bilirrubina) e função de síntese

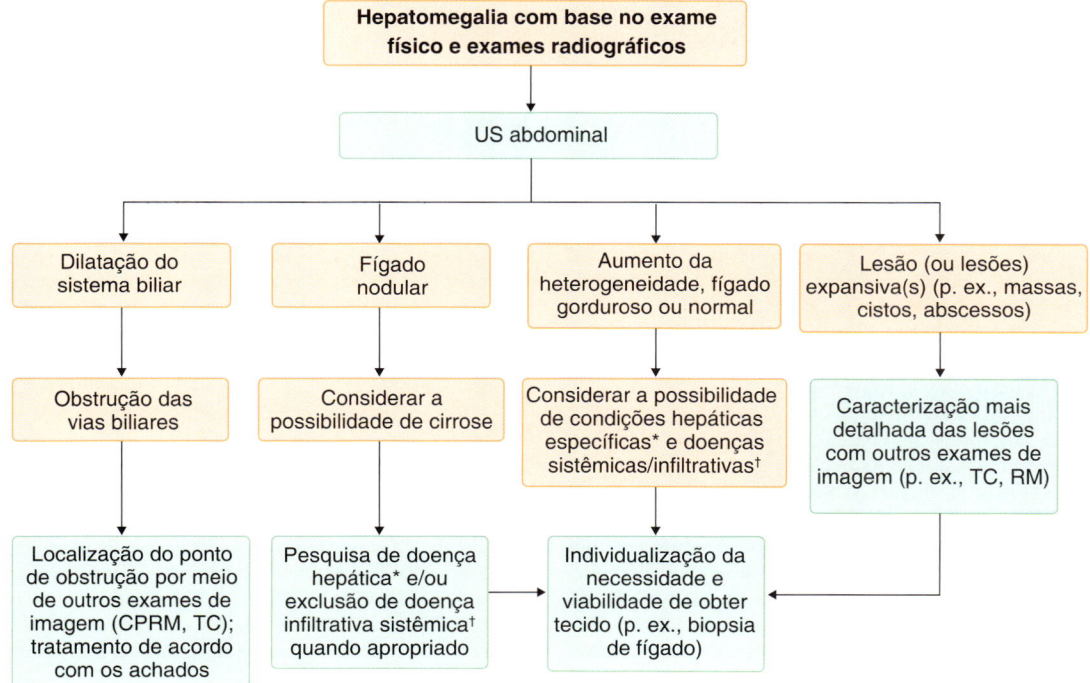

**FIGURA 137.5 Abordagem diagnóstica da hepatomegalia.** *As condições que devem ser excluídas consistem em hepatite viral, doença hepática induzida por álcool etílico e fármacos; esteato-hepatite, doenças hepáticas autoimunes e distúrbios metabólicos, incluindo hemocromatose, doença de Wilson e deficiência de alfa$_1$-antitripsina. †As doenças sistêmicas e infiltrativas incluem amiloidose, linfoma, sarcoidose e processos infecciosos, como tuberculose disseminada e fungemia. TC = tomografia computadorizada; CPRM = colangiopancreatografia por ressonância magnética; RM = ressonância magnética; US = ultrassonografia.

| Tabela 137.1 | Abordagem para queixas hepáticas comuns. | | | |
|---|---|---|---|---|
| **APRESENTAÇÃO** | **SINTOMAS COMUNS** | **SINAIS FÍSICOS COMUNS** | **EXAMES COMPLEMENTARES** | **DIAGNÓSTICOS COMUNS** |
| Ascite | Distensão e dor abdominais, edema maleolar | Macicez no flanco Macicez de decúbito Onda de líquido | US com Doppler Paracentese diagnóstica Exame de urina | Cirrose Síndrome de Budd-Chiari Insuficiência cardíaca Síndrome nefrótica |
| Encefalopatia hepática | Desorientação ao acordar, confusão, coma | Asterixe Alteração do estado mental Hálito hepático | Amônia sérica Hemoculturas Pesquisa de sangue oculto nas fezes Creatinina e eletrólitos séricos | Cirrose descompensada Insuficiência hepática aguda Outras encefalopatias metabólicas (renal, respiratória) |
| Massa hepática | Nenhum ou dor abdominal | Sopro ou atrito hepático | Alfafetoproteína US TC RM Biopsia | Lesões benignas: hemangioma, adenoma, hiperplasia nodular focal Lesões malignas: carcinoma hepatocelular, colangiocarcinoma, metástases |
| Dor abdominal | Náuseas, vômitos, febre | Dor à palpação do quadrante superior direito do abdome Vesícula biliar palpável Sinal de Murphy | US Cintilografia com HIDA Paracentese para ascite, se existente | Cólica biliar Colecistite aguda Congestão hepática Metástases hepáticas |

US = ultrassonografia; TC = tomografia computadorizada; HIDA = ácido iminodiacético hepatobiliar; RM = ressonância magnética.

hepática (fatores da coagulação, albumina) (ver Capítulo 138). Na disfunção hepatocelular causada por hepatite viral (ver Capítulo 139), os níveis de aminotransferases estão elevados, com o nível sérico de alanina aminotransferase (ALT) mais elevado que o nível de aspartato aminotransferase (AST). Na hepatite alcoólica (ver Capítulo 143), a elevação da AST ultrapassa a da ALT. Nos pacientes com obstrução biliar ou doenças hepáticas colestáticas (ver Capítulo 146), como cirrose biliar primária ou reação farmacológica colestática, os níveis de bilirrubina e, em geral, de fosfatase alcalina estão elevados. O comprometimento da função de biossíntese resulta em redução dos níveis séricos de albumina no decorrer de alguns dias a semanas. O tempo de protrombina, expresso como razão normalizada internacional (RNI), é uma prova mais sensível de função de síntese hepática e torna-se prolongado várias horas após uma lesão hepática grave. A hipertensão portal, decorrente de fibrose hepática avançada ou cirrose, resulta em diminuição da contagem de plaquetas em consequência do hiperesplenismo. Embora esses padrões gerais de disfunção hepática sejam úteis na avaliação inicial de doença hepática, eles são inespecíficos. Por exemplo, um paciente com processo predominantemente hepatocelular em geral apresenta níveis elevados de bilirrubina e de fosfatase alcalina e baixo nível sérico de albumina se a lesão for grave. Entretanto, esses exames de sangue devem identificar o padrão predominante de anormalidade e direcionar a avaliação diagnóstica subsequente com testes sorológicos e exames de imagem do abdome. Após anamnese abrangente e exame físico meticuloso, bem como bioquímica hepática, qualquer exame de imagem deve ser cuidadosamente selecionado e direcionado.[6]

### Exame de imagem do abdome

Em geral, as radiografias simples de abdome não são importantes na avaliação de suspeita de doença hepática. Uma exceção é um paciente com dor abdominal intensa, no qual é importante excluir a possibilidade de víscera perfurada, sugerida pela presença de ar livre sob o diafragma.

A ultrassonografia (US) deve ser o exame inicial em pacientes com icterícia obstrutiva; consegue confirmar a dilatação dos ductos biliares em pacientes com obstrução biliar e, com frequência, identificar a causa, como massa pancreática ou cálculo biliar alojado no ducto colédoco. A US também consegue determinar se o parênquima hepático está difusamente anormal, conforme observado na hepatite viral aguda; consegue identificar ecotextura hepática brilhante na esteatose hepática não alcoólica, ou ecotextura grosseira na cirrose. Além de confirmar a ascite, a US consegue identificar outros sinais de hipertensão portal, como esplenomegalia ou varizes intra-abdominais. O exame do fluxo com Doppler consegue avaliar o fluxo sanguíneo nos vasos porta do fígado e hepáticos. A US consegue identificar massas hepáticas e distinguir massa cística de uma lesão sólida (ver adiante). A TC e a RM fornecem mais detalhes para a avaliação da vascularização hepática, massas hepáticas, e estruturas vasculares do fígado. Para a avaliação de lesões hepáticas focais, as sensibilidades da US, da TC com contraste e da RM são semelhantes.[7] A RM consegue obter um colangiograma detalhado, evitando, assim, a realização de colangiopancreatografia retrógrada endoscópica mais invasiva em muitos pacientes com suspeita de obstrução ou doença dos ductos biliares (ver Capítulos 124 e 125).

A elastografia transitória avalia a fibrose hepática pela medição da rigidez hepática, com base na propagação de ondas de cisalhamento no tecido hepático, e substituiu, em grande parte, a biopsia hepática para essa finalidade.[8] Além de medir a rigidez hepática, a elastografia transitória pode avaliar o grau de atenuação pela gordura e, portanto, também pode estimar a esteatose hepática. Uma aplicação da elastografia hepática em progresso é a medição da fibrose em associação com ultrassonografia convencional. A elastografia baseada em ressonância magnética é preferida quando o paciente apresenta ascite ou obesidade.[9]

### Biopsia hepática

Embora a biopsia hepática já tenha sido o exame definitivo para avaliar a gravidade da inflamação e fibrose hepáticas na doença hepatocelular difusa, seu uso diminuiu, em grande parte, em razão da disponibilidade da elastografia transitória.[10] Entretanto, ainda é importante para o diagnóstico da hepatite autoimune e hepatotoxicidade medicamentosa. Entretanto, em virtude de suas complicações potenciais, como sangramento intra-abdominal, a biopsia só é recomendada quando exames menos invasivos não fornecem um diagnóstico ou prognóstico definitivos, ou quando há necessidade de informações adicionais, como quantificação do cobre hepático na doença de Wilson ou ferro hepático na hemocromatose, para o estabelecimento de um diagnóstico definitivo (ver adiante). A biopsia hepática sob orientação radiográfica também está indicada quando massa hepática não puder ser caracterizada como benigna ou maligna por técnicas não invasivas.

As medidas de pressão transjugular estão indicadas para pacientes com apresentações atípicas de hipertensão portal (p. ex., quando não está claro se a causa é uma doença hepática) ou para titular medicamentos com o objetivo de reduzir a pressão portal. Um cateter é introduzido sob fluoroscopia na veia hepática, e a pressão venosa hepática livre é medida. Em seguida, o cateter é avançado até ficar *em cunha* em uma pequena vênula da veia hepática. A vênula é ocluída por um pequeno balão, e obtém-se a pressão encunhada da veia hepática, que reflete a pressão sinusoidal hepática. O gradiente de pressão porta, que é obtido pela subtração da medida da pressão livre da pressão em cunha, é normalmente inferior a 5 mmHg. Há formação de varizes em caso de gradiente superior a 10 mmHg, enquanto ocorrem ascite e hemorragia de varizes apenas quando o gradiente ultrapassa 12 mmHg. Um acesso transjugular também aumenta a segurança da biopsia de fígado se houver ascite, coagulopatia ou trombocitopenia, quando a biopsia de fígado por via percutânea é perigosa. A endoscopia está indicada para rastreamento de varizes em qualquer paciente com suspeita de cirrose, de modo a determinar a necessidade de profilaxia contra hemorragia.

## ● ABORDAGEM DA ASCITE DE INÍCIO RECENTE

Nos EUA, as três principais causas de ascite são cirrose (85%; ver Capítulo 144), neoplasia maligna peritoneal (7%) e insuficiência cardíaca (3%;

ver Capítulo 53), sendo o restante representado pela síndrome nefrótica (ver Capítulo 113) e tuberculose (ver Capítulo 308). A paracentese diagnóstica é o primeiro exame de escolha, com baixa taxa de complicações, incluindo extravasamento do líquido ascítico (em cerca de 5% dos pacientes com cirrose) e sangramento ou infecção (menos de 2% dos pacientes). Um nível de gradiente de albumina sérica-ascítica (definido pela concentração sérica de albumina menos a concentração de albumina da ascite) de 1,1 g/dℓ ou mais indica hipertensão portal, com sensibilidade de 97% e especificidade de 90%. Se o nível de proteína do líquido ascítico for inferior a 2,5 g/dℓ, a cirrose é a causa mais provável de hipertensão portal. Se o nível de proteína do líquido ascítico for superior a 2,5 g/dℓ, a insuficiência cardíaca constitui a causa provável da hipertensão portal (ver Tabela 144.3), e o diagnóstico pode ser confirmado por níveis elevados de peptídio natriurético cerebral (ver Capítulo 55). Se o gradiente for inferior a 1,1 g/dℓ, e a proteína do líquido ascítico for baixa, existe maior probabilidade de neoplasia maligna. A ascite maligna também está habitualmente associada a uma contagem de leucócitos do líquido ascítico superior a 500/µℓ. A peritonite bacteriana espontânea (ver Capítulo 133) é diagnosticada com base em uma contagem de neutrófilos do líquido ascítico de 250 células/µℓ ou mais, se forem excluídas causas secundárias de peritonite.

## ABORDAGEM DE MASSA HEPÁTICA

A massa hepática pode ser descoberta em diversas circunstâncias diferentes; com frequência, trata-se de um achado incidental no exame de imagem do abdome realizado para outra indicação. A avaliação inicial depende de a massa ser cística ou sólida (Figura 137.6).[12]

### Cistos hepáticos

Os cistos hepáticos são, em sua maioria, benignos e incidentais. Em geral, os cistos hepáticos simples são solitários e assintomáticos, porém cistos maiores podem causar desconforto abdominal. A ultrassonografia (US), que habitualmente é diagnóstica, mostra um espaço anecoico preenchido por líquido, parede imperceptível e reforço acústico posterior (Figura 137.7A e B). Características preocupantes, incluindo sinais/sintomas ou aumento de tamanho, exigem exclusão de cistadenoma. Na US, o cistadenoma é hipoecoico, com paredes e septações irregulares. Indica-se a ressecção hepática, em razão da possível ocorrência de transformação maligna.

Múltiplos cistos hepáticos sugerem doença policística autossômica dominante do adulto. A doença hepática policística pode ocorrer em associação com doença renal policística (ver Capítulo 118) ou na sua ausência. A doença hepática policística isolada está associada a mutações no gene *PRCKSCH*, que codifica a subunidade β da enzima glicosidase 2, e em Sec63, que constitui parte de um grande complexo de proteína envolvido na translocação de proteínas no retículo endoplasmático. A doença hepática policística do adulto é, tipicamente, assintomática; entretanto, alguns pacientes sentem dor surda no quadrante superior direito do abdome, sensação de plenitude, sensação de massa e aumento da circunferência abdominal. A ruptura de um cisto, a hemorragia no interior de um cisto, a infecção ou a torção de um cisto podem causar dor intensa. Achados no exame físico incluem hepatomegalia, caquexia decorrente de perda de peso e ascite. À medida que os cistos aumentam em número e tamanho com a idade, eles podem tornar-se palpáveis. Na US são observados múltiplos cistos preenchidos de líquido sem ecos internos, a não ser que tenha ocorrido sangramento ou infecção. As intervenções indicadas para os sinais/sintomas incluem aspiração ou ressecção. Em geral, a doença hepática policística não resulta em comprometimento hepático clínico, e o prognóstico depende da gravidade da doença renal policística concomitante. Entretanto, em alguns casos, grandes cistos sintomáticos ou hemorrágicos podem levantar a consideração de transplante de fígado,[13] frequentemente com transplante de rim combinado (ver Capítulo 122) para cistos renais e insuficiência renal associados.

A doença de Caroli, que é uma anormalidade congênita rara com dilatação cística da árvore biliar intra-hepática, pode estar associada a colangite e cálculos biliares. Muitos pacientes acabam desenvolvendo colangiocarcinoma (ver Capítulo 146). A colangiopancreatografia por ressonância magnética revela dilatações intra-hepáticas intercaladas com ductos normais

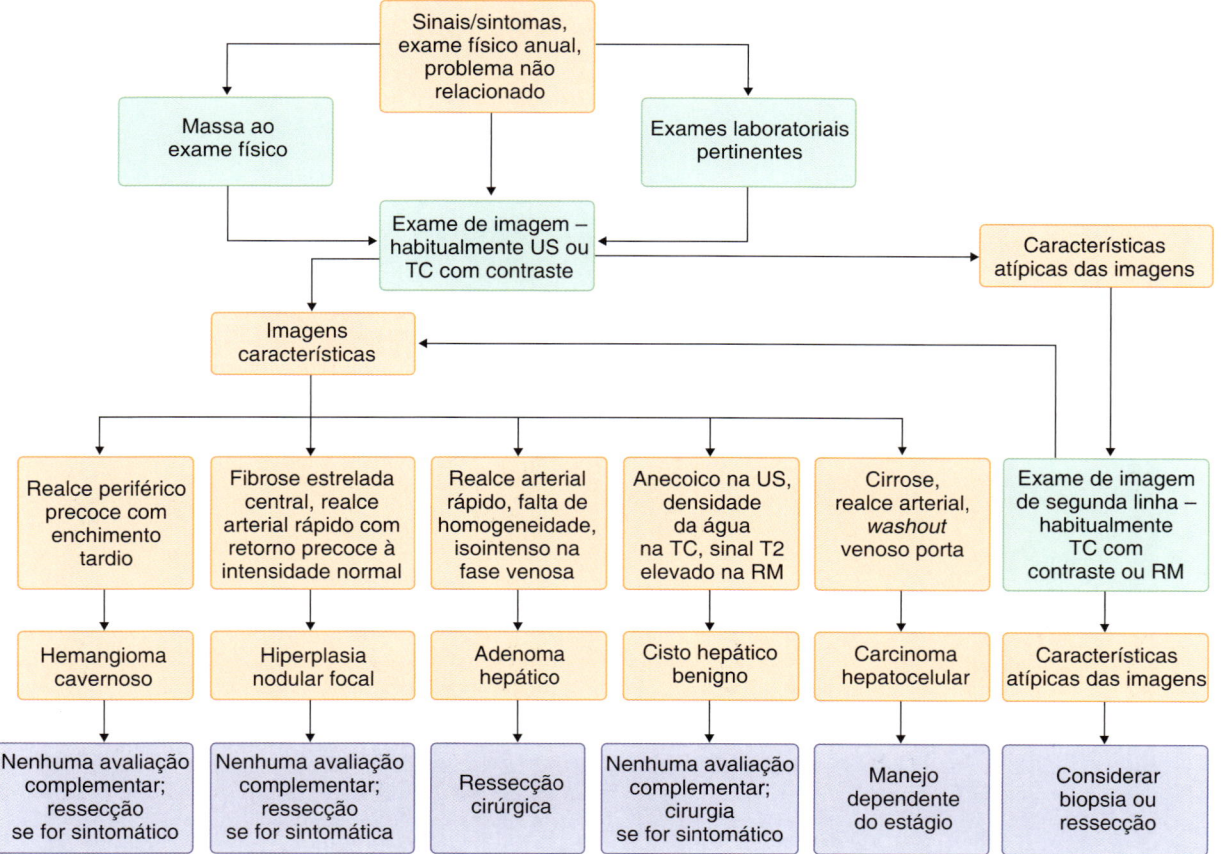

**FIGURA 137.6** Abordagem para avaliação do paciente com massa no fígado. Esse fluxograma mostra um algoritmo para avaliação e manejo de lesões hepáticas expansivas comuns. US = ultrassonografia; TC = tomografia computadorizada; RM = ressonância magnética. (De Roberts LR. Liver and biliary tract tumors. In: Goldman L, Schafer AI, eds. *Goldman's Cecil Medicine*, 24th ed. Philadelphia: Saunders; 2012.)

e ducto colédoco normal. O tratamento endoscópico está indicado para a colangite, porém ressecção ou transplante de fígado pode ser necessário.

## Massa hepática sólida

As massas hepáticas sólidas são, em sua maioria, assintomáticas; entretanto, alguns pacientes podem sentir desconforto vago no quadrante superior direito do abdome. O início abrupto de dor mais intensa sugere uma complicação, como hemorragia ou ruptura. A abordagem de massa hepática sólida (Figura 137.8) é influenciada pela existência ou não de doença hepática crônica subjacente, como hepatite viral crônica, bem como pela suspeita de neoplasia maligna extra-hepática com possíveis metástases hepáticas. Se houver doença hepática crônica, massa sólida precisa ser considerada como carcinoma hepatocelular primário (ver Capítulo 186) até prova em contrário. Por outro lado, é mais provável que uma lesão sólida sem hepatopatia subjacente seja benigna e incidental. Os adenomas hepáticos benignos costumam ser detectados em mulheres jovens até a meia-idade e não estão associados a disfunção hepática. Graças aos modernos exames contrastados, é habitualmente possível estabelecer um diagnóstico radiológico confiável sobre a natureza de massa hepática sólida. Exemplos importantes incluem o preenchimento periférico inicial e retenção de meio de contraste por um hemangioma (ver Figura 137.8A, B e C), o rápido preenchimento arterial de carcinoma hepatocelular, eliminação (*washout*) subsequente durante a fase venosa porta (ver Figura 186.4) ou a fibrose central típica da hiperplasia nodular focal (ver Figura 137.8D). Se uma etiologia benigna não puder ser adequadamente determinada por técnicas não invasivas, é necessário recorrer à biopsia.

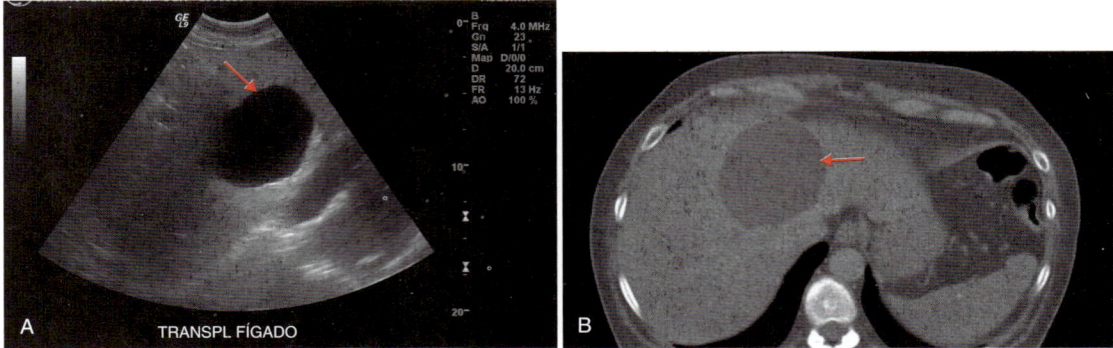

**FIGURA 137.7** Cisto hepático simples. **A.** Ultrassonografia demonstrando o conteúdo claro e parede imperceptível (*seta*). **B.** Na tomografia computadorizada, um cisto hepático simples caracteriza-se pela ausência de septação e por parede imperceptível (*seta*). (Cortesia do Dr. B. Madrazo.)

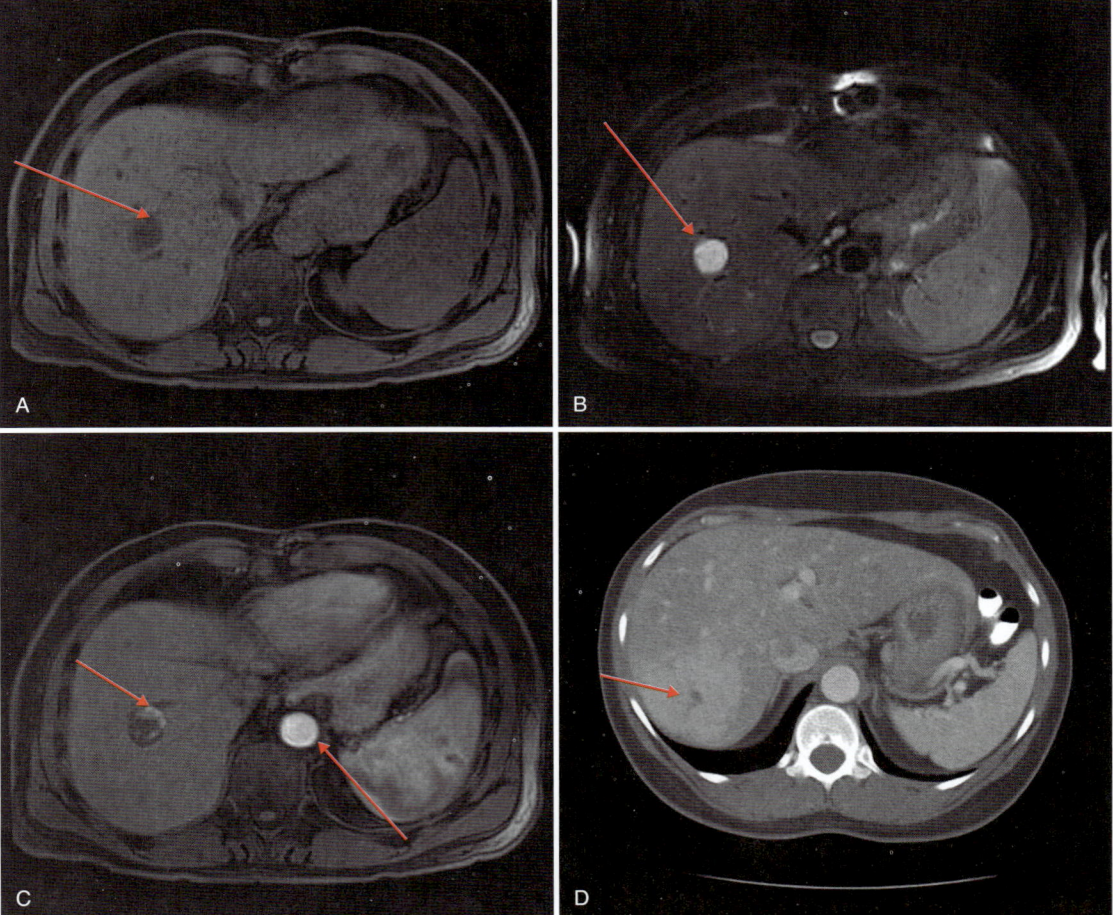

**FIGURA 137.8** Massa hepática sólida. **A.** O hemangioma é visualizado como massa sólida (*seta*) na fase T1 da ressonância magnética (RM). **B.** O hemangioma na imagem T2 da RM caracteriza-se por hiperdensidade de sinal (*seta*). **C.** O hemangioma é preenchido lentamente (*seta*) a partir da periferia após a administração intravenosa de meio de contraste (*seta*). **D.** A hiperplasia nodular focal caracteriza-se por fibrose central (*seta*) na fase venosa tardia de uma TC contrastada. (Cortesia do Dr. B. Madrazo.)

Os hemangiomas hepáticos são a massa hepática sólida benigna mais comum. Na ultrassonografia, a lesão é hiperecoica. Os hemangiomas hepáticos têm aspecto hipervascular típico na TC com contraste ou RM. Em geral, não há necessidade de intervenção, a não ser que exista uma associação clara com sinais/sintomas abdominais, aumento de tamanho ou complicação, como ruptura.

Os adenomas hepáticos (ver Capítulo 186) são tumores hepáticos epiteliais benignos, associados ao uso de contraceptivos orais com maior conteúdo de estrogênio. Na ultrassonografia, os adenomas são hiperecoicos, constituindo um reflexo de seu conteúdo de gordura, porém tornam-se anecoicos se tiver ocorrido hemorragia. A TC com contraste e a RM revelam realce arterial e intensidade de sinal variável, refletindo esteatose e hemorragia, se existentes. Biopsia pode ser necessária para confirmar o diagnóstico. As complicações potenciais dos adenomas, sobretudo se tiverem mais de 5 cm, incluem hemorragia e ruptura espontâneas, bem como transformação maligna rara. A interrupção dos contraceptivos orais promove redução das dimensões do adenoma. A ressecção hepática profilática está indicada para os adenomas com mais de 5 cm.

Acredita-se que a hiperplasia nodular focal, que é uma lesão benigna caracterizada por fibrose central, represente uma resposta hiperplásica decorrente de malformação vascular. A identificação da fibrose por ultrassonografia, TC ou RM confirma o diagnóstico (ver Figura 137.8D). Recomenda-se observação dos pacientes assintomáticos.

A hiperplasia regenerativa nodular caracteriza-se por múltiplos nódulos regenerativos de 1 a 3 mm, agrupados em torno das tríades porta. Está associada a vários distúrbios sistêmicos, predominantemente autoimunes, incluindo artrite reumatoide, lúpus eritematoso sistêmico, polimialgia reumática, síndromes neoplásicas, como as síndromes mieloproliferativas, e medicamentos, como as tiopurinas. Os sinais/sintomas, quando existentes, refletem a hipertensão portal associada. O diagnóstico é estabelecido por biopsia, que revela hepatócitos hipertrofiados agrupados em torno do centro dos nódulos, com atrofia periférica. O manejo é direcionado para a hipertensão portal associada (ver Capítulo 144).

O carcinoma hepatocelular (ver Capítulo 186) constitui uma complicação frequente da cirrose de qualquer etiologia, bem como da infecção crônica pelo vírus da hepatite B (HBV), mesmo na ausência de cirrose. Em geral, os pacientes têm evidências de cirrose com disfunção hepática. Como a vigilância do carcinoma hepatocelular é atualmente recomendada em indivíduos de risco, esse tumor está sendo cada vez mais identificado quando assintomático e passível de cura. Na ultrassonografia, o carcinoma hepatocelular parece sólido. Em virtude de seu suprimento sanguíneo predominantemente arterial, em comparação com o do parênquima hepático normal, o meio de contraste intravenoso é rapidamente captado pelo carcinoma hepatocelular, e, em seguida, ocorre eliminação (*washout*) na TC ou na RM (ver Figura 186.4). O nível sérico de alfafetoproteína está elevado em aproximadamente 60% dos casos. As opções terapêuticas dependem das dimensões do tumor e da gravidade da doença hepática associada.

## ABORDAGEM AO PACIENTE COM DOENÇA HEPÁTICA HEREDITÁRIA

As principais doenças hepáticas hereditárias em adultos são hemocromatose, doença de Wilson, fibrose cística e deficiência de alfa$_1$-antitripsina. Pode-se suspeitar dessas doenças pelas suas manifestações extra-hepáticas, ou elas podem ser detectadas durante a investigação de disfunção hepática inexplicável.

A hemocromatose hereditária (ver Capítulo 201), que é o distúrbio hepático hereditário mais comum, é causada, com mais frequência, por mutações no gene *HFE* (localizado no cromossomo 6p22.2), tipicamente em C282Y e H63D. Cerca de 1 em cada 250 indivíduos de ascendência da Europa Setentrional são homozigotos para C282Y, a principal mutação do *HFE*, embora apenas uma minoria desenvolva manifestações fenotípicas.[14] Quando existentes, as anormalidades do exame de sangue para avaliação hepática são inespecíficas. O diagnóstico definitivo é confirmado pela detecção do homozigoto C282Y ou heterozigoto composto (C282Y/H63D). A RM ou a TC confirmam o excesso de ferro no fígado. Não há necessidade de biopsia hepática para o diagnóstico; entretanto, a sua realização é aconselhada quando os níveis séricos de ferritina são superiores a 1.000 μg/ℓ, porque o paciente provavelmente tem cirrose. O ferro acumula-se nos hepatócitos, mas não nas células de Kupffer, em um gradiente perioporta-pericentral (Figura 137.9). Por outro lado, a sobrecarga de ferro secundária acumula-se nas células de Kupffer em determinadas condições, como eritropoese inefetiva. A quantificação do ferro no tecido hepático, expressa como μmol de ferro/g de fígado seco/idade, confirma o diagnóstico. O tratamento da hemocromatose consiste em flebotomia (ver Capítulo 201).

A deficiência de alfa$_1$-antitripsina, que resulta de mutações hereditárias nesse inibidor da serinoprotease, impede a sua exportação dos hepatócitos, onde seu acúmulo provoca inflamação hepática, fibrose e cirrose.[15] A deficiência de alfa$_1$-antitripsina circulante resulta em enfisema panlobular (ver Capítulo 82), mesmo em não fumantes. A doença é mais frequente em indivíduos de ascendência europeia. A herança é autossômica recessiva, com herança codominante, visto que cada alelo fornece 50% de alfa$_1$-antitripsina circulante. Já foi identificado um grande número de alelos no gene do inibidor da proteinase (Pi), com MM associado a níveis circulantes normais de alfa$_1$-antitripsina, enquanto os alelos anormais mais comuns, S e Z, estão associados a níveis reduzidos. Os homozigotos PiZZ, que apresentam a deficiência mais grave de alfa$_1$-antitripsina, têm apenas 15% dos níveis circulantes normais e são propensos à doença hepática e pulmonar. A doença hepática exibe distribuição bimodal, com hepatite neonatal e icterícia colestáticas que se manifestam no início da vida, e cirrose, na vida adulta. Apenas cerca de um terço dos adultos com o fenótipo PiZZ desenvolve cirrose, implicando, assim, a participação de outros cofatores na progressão da doença. Por exemplo, a heterozigosidade Pi*Z, encontrada em 2,4% dos indivíduos brancos, aumenta o risco de cirrose secundária à esteatose hepática alcoólica ou não alcoólica (ver Capítulo 144) em cerca de seis vezes.[15b] Outros fenótipos com deficiência de alfa$_1$-antitripsina (p. ex., PiMZ ou PiSZ) aumentam o risco de doença hepática, enquanto as variantes nulas apresentam doença pulmonar, mas não hepática. Pode-se suspeitar da condição em razão de um baixo nível de alfa-globulina 1 na eletroforese das proteínas, e o diagnóstico pode ser confirmado pela demonstração de baixo nível sérico de alfa$_1$-antitripsina, seguido de teste de Pi para determinar o fenótipo. Em geral, as anormalidades nas provas de função hepática são inespecíficas, embora o nível de albumina possa estar baixo, e a razão normalizada internacional (RNI) prolongada, se houver cirrose. A biopsia hepática, que mostra a extensão da fibrose, caracteriza-se por glóbulos positivos pelo ácido periódico de Schiff (PAS) e resistentes à diastase na periferia do lóbulo (Figura 137.10). Não há tratamento específico para a doença hepática, porém as infusões intravenosas de concentrado de proteína alfa$_1$-antitripsina administradas semanalmente, que estão aprovadas pela Food and Drug Administration dos EUA, pode prevenir a progressão da doença pulmonar por meio de restauração dos níveis séricos e alveolares de alfa$_1$-antitripsina.

A doença de Wilson (ver Capítulo 200) caracteriza-se pelo acúmulo excessivo de cobre no fígado e nos tecidos extra-hepáticos, decorrente de um distúrbio hereditário no transporte de cobre dos hepatócitos para a bile.[16] As manifestações hepáticas incluem hepatite crônica e cirrose, que tipicamente aparecem na quarta década de vida, embora possam se manifestar mais tarde.[17] Um achado característico em manifestação fulminante da doença de Wilson é a hemólise, com nível anormalmente

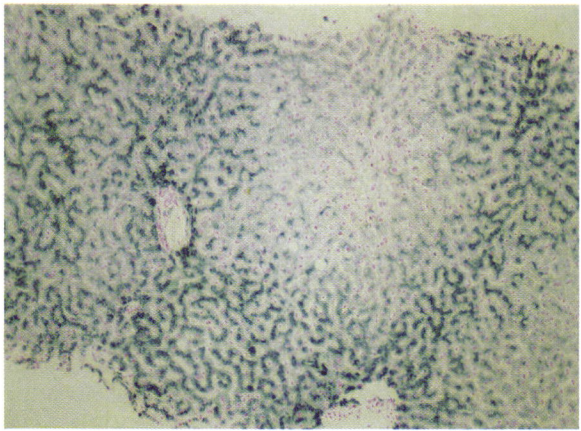

**FIGURA 137.9** Biopsia hepática na hemocromatose (corante azul da Prússia de Perls para ferro). O depósito de ferro é encontrado em distribuição perioporta, predominantemente nas células parenquimatosas (hepatócitos). (De Bacon BR. Inherited and metabolic disorders of the liver. In: Goldman L, Schafer AI, eds. *Goldman's Cecil Medicine*, 24th ed. Philadelphia: Saunders; 2012.)

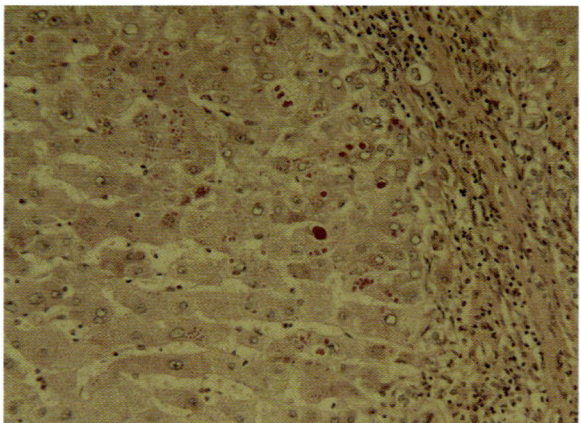

**FIGURA 137.10** Biopsia hepática na deficiência de alfa$_1$-antitripsina. Na coloração pelo ácido periódico de Schiff (PAS) resistente à diastase, os glóbulos de alfa$_1$-antitripsina, com cor magenta característica, são encontrados na periferia do lóbulo. (De Bacon BR. Inherited and metabolic disorders of the liver. In: Goldman L, Schafer AI, eds. *Goldman's Cecil Medicine*, 24th ed. Philadelphia: Saunders; 2012.)

baixo de fosfatase alcalina, icterícia e coagulopatia. Os pacientes apresentam, mais tipicamente, níveis elevados de aminotransferases, sem hemólise na apresentação. Em geral, o diagnóstico baseia-se nos níveis elevados de cobre na urina de 24 horas e em baixos níveis séricos de ceruloplasmina; entretanto, nos casos pouco definidos, a quantificação do conteúdo hepático aumentado de cobre por biopsia é definitiva. A quelação do cobre evita a progressão da doença.

A fibrose cística (ver Capítulo 83) é habitualmente dominada por complicações pulmonares; entretanto, a doença hepática é uma importante causa de morbidade e mortalidade em adultos.[18] Em pacientes com níveis séricos elevados de fosfatase alcalina e de bilirrubina, pode-se observar o desenvolvimento de cirrose biliar (ver Capítulo 146), em razão da viscosidade biliar anormal. O ácido ursodesoxicólico melhora os resultados dos exames bioquímicos, porém não tem benefício claro sobre o desfecho. O transplante de fígado (ver Capítulo 145) pode ser necessário na cirrose descompensada.

### REFERÊNCIAS BIBLIOGRÁFICAS

*As referências bibliográficas, bem como os outros materiais suplementares deste livro, encontram-se no GEN-IO, nosso ambiente virtual de aprendizagem.*

# 138
# ABORDAGEM AO PACIENTE COM ICTERÍCIA OU PROVAS DE FUNÇÃO HEPÁTICA ANORMAIS

KEVIN M. KORENBLAT E PAUL D. BERK

## ICTERÍCIA E HIPERBILIRRUBINEMIA
### DEFINIÇÃO

A icterícia (*jaundice*), do francês *jaune* ("amarelo"), descreve a coloração amarelo-alaranjada da pele, das conjuntivas e das mucosas que resulta de níveis plasmáticos elevados de bilirrubina. A hiperbilirrubinemia leve pode ser clinicamente indetectável, porém a icterícia torna-se evidente com níveis plasmáticos de bilirrubina superiores a 3 a 4 mg/d$\ell$, dependendo da pigmentação cutânea do paciente, das condições de observação e da fração de bilirrubina que está elevada. A hiperbilirrubinemia pode resultar de disfunção hepatocelular (hiperbilirrubinemia pura) ou do aumento da produção de bilirrubina ou de defeitos herdados ou adquiridos em aspectos específicos do processamento hepático da bilirrubina.

### BIOPATOLOGIA
#### Metabolismo da bilirrubina
*Produção de bilirrubina*

A bilirrubina é o produto de degradação do componente heme das hemoproteínas, uma classe de proteínas envolvidas no transporte ou no metabolismo do oxigênio (e-Figura 138.1). Os adultos normais produzem aproximadamente 4 mg de bilirrubina por quilograma de peso corporal por dia. Entre 70 e 90% da bilirrubina provêm da hemoglobina dos eritrócitos, que são sequestrados e destruídos pelas células fagocíticas mononucleares do sistema reticuloendotelial, principalmente no baço, no fígado e na medula óssea. O restante origina-se primariamente da renovação das hemoproteínas não hemoglobina, como a mioglobina, os citocromos P-450, a catalase e a peroxidase, principalmente no fígado; menor fração reflete a eritropoese inefetiva, que é a destruição prematura de eritrócitos recém-formados na medula óssea. A bilirrubina é mais do que apenas um subproduto de uma via de degradação; também atua como antioxidante endógeno[1] em células extra-hepáticas onde ela é produzida.

A conversão do heme em bilirrubina em duas etapas começa com a abertura da molécula do heme em sua ponte de carbono α pela enzima microssomal, a *heme oxigenase*, um processo que leva à formação de quantidades equimolares de monóxido de carbono e da biliverdina tetrapirrólica verde. Esse pigmento hidrossolúvel e atóxico constitui o principal produto excretor do heme nas aves, nos répteis e nos anfíbios. Entretanto, a biliverdina não consegue atravessar a placenta. Por conseguinte, sua redução a bilirrubina em mamíferos por uma segunda enzima, a *biliverdina redutase*, possibilita sua remoção transplacentária do feto para a circulação materna, a partir da qual pode ser excretada pelo fígado materno. A bilirrubina não conjugada produzida na periferia é transportada no plasma até o fígado. Em razão de sua insolubilidade no meio aquoso, é mantida em solução por meio de sua ligação firme, porém reversível, à albumina. Diversos compostos, incluindo salicilatos, sulfonamidas, furosemida e agentes de contraste radiológicos, podem deslocar competitivamente a bilirrubina de seus locais de ligação na albumina, um fenômeno que tem pouca importância clínica exceto em recém-nascidos, nos quais a concentração aumentada resultante de bilirrubina livre aumenta o risco de *kernicterus*.

#### Eliminação da bilirrubina pelo fígado

A excreção de bilirrubina do corpo é uma importante função do fígado (ver e-Figura 138.1), cuja microanatomia especializada intensifica a extração de compostos estreitamente ligados às proteínas da circulação. A translocação hepática da bilirrubina do sangue para a bile envolve quatro etapas distintas: (1) captação da bilirrubina não conjugada, principalmente por transporte facilitado e, em menor grau, por difusão; (2) ligação intracelular, principalmente a várias proteínas citosólicas da família da glutationa-*S*-transferase; (3) conversão da bilirrubina não conjugada em monoglicuronídios e diglicuronídios de bilirrubina por uma isoforma específica de uridina 5'-difosfoglicuronosiltransferase (UDP-glicuronosiltransferase), designada como UGT1A1, codificada pelo complexo gênico *UGT1*; e (4) transferência dos monoglicuronídios e diglicuronídios de bilirrubina na bile por um transportador de membrana canalicular dependente de adenosina trifosfato (ATP), designado como proteína associada à multifármaco-resistência 2 (MRP2) ou transportador de ânions orgânicos multiespecífico canalicular (cMOAT). A MRP2/cMOAT é codificada pelo gene *ABCC2*, um membro da superfamília de genes do transportador com cassete de ligação de ATP (ABC). Os genes ABC transportam moléculas através das membranas intracelulares e extracelulares. A superfamília divide-se em sete subfamílias. A MRP2/cMOAT pertence à família de MRP, cujos substratos incluem conjugados de fármacos e fármacos antineoplásicos não modificados, que são bombeados para fora das células.

A conjugação da bilirrubina não conjugada a monoglicuronídios e diglicuronídios de bilirrubina é um processo de importância crítica, que aumenta acentuadamente a solubilidade aquosa da bilirrubina, aumentando, assim, a sua eliminação do corpo, enquanto reduz simultaneamente a sua capacidade de difusão através das membranas biológicas, incluindo a barreira hematencefálica. Em recém-nascidos, a presença de capacidade diminuída de conjugar a bilirrubina leva à hiperbilirrubinemia não conjugada (icterícia fisiológica do recém-nascido). Se for grave, essa hiperbilirrubinemia pode levar à toxicidade irreversível do sistema nervoso central. A fototerapia por exposição à luz no espectro azul (390 a 470 nm) converte a bilirrubina em fotoisômeros hidrossolúveis, que sofrem rápida excreção na bile, protegendo, assim, o sistema nervoso central da toxicidade da bilirrubina. A síndrome de Gilbert e a síndrome de Crigler-Najjar dos tipos 1 e 2, que resultam de defeitos genéticos na conjugação da bilirrubina, caracterizam-se por hiperbilirrubinemia não conjugada; por outro lado, a síndrome de Dubin-Johnson, que resulta de defeitos herdados na MRP2/cMOAT, caracteriza-se por hiperbilirrubinemia conjugada ou mista. A perda de função das proteínas transportadoras de íons orgânicos da membrana, OATP1B1 e OATP1B3, causa a síndrome de Rotor, que também é caracterizada por hiperbilirrubinemia conjugada ou mista.

### Circulação êntero-hepática e excreção de bilirrubina

A bile humana normal contém, em média, menos de 5% de bilirrubina não conjugada, 7% de monoconjugados de bilirrubina e 90% de diconjugados de bilirrubina. Após secreção canalicular, a bilirrubina conjugada segue para o sistema digestório, sem sofrer reabsorção pela vesícula biliar ou pela mucosa intestinal. Embora alguma bilirrubina alcance as fezes, a maior parte é convertida em urobilinogênio e compostos relacionados por bactérias presente no íleo e no cólon, onde o urobilinogênio é reabsorvido, retorna ao fígado pela circulação porta, e é reexcretado na bile, em um processo de recirculação êntero-hepática. Qualquer urobilinogênio que não seja captado pelo fígado alcança a circulação sistêmica, a partir da qual é depurado pelos rins. A excreção urinária normal de urobilinogênio é de 4 mg/dia ou menos. A hemólise aumenta a carga de bilirrubina que entra no intestino e, portanto, a quantidade de urobilinogênio formado e reabsorvido. A doença hepática diminui a excreção hepática de bilirrubina; em consequência, ocorre elevação dos níveis plasmáticos de urobilinogênio, e maior quantidade de urobilinogênio é excretada na urina. A colestase grave, a obstrução do ducto colédoco ou o uso de antibióticos que reduzem ou que eliminam a conversão bacteriana de bilirrubina em urobilinogênio diminuem acentuadamente a formação e a excreção urinária de urobilinogênio.

A bilirrubina não conjugada normalmente não alcança o intestino, exceto em recém-nascidos ou, por meio de alternativas pouco definidas, na presença de hiperbilirrubinemia não conjugada grave (p. ex., síndrome de Crigler-Najjar do tipo 1). Nessas circunstâncias, a bilirrubina não conjugada é reabsorvida pelo intestino, amplificando, assim, a hiperbilirrubinemia.

### Determinação da bilirrubina no plasma

A concentração plasmática total de bilirrubina em adultos normais é de menos de 1 a 1,5 mg/d$\ell$, dependendo do método de medição. As modernas técnicas analíticas mostram que o plasma normal contém principalmente bilirrubina não conjugada, com apenas níveis residuais de bilirrubina conjugada. Normalmente, os laboratórios de análises clínicas quantificam a bilirrubina plasmática por meio de uma reação em que a bilirrubina é clivada por um reagente diazo, como ácido sulfanílico diazotizado, em azodipirróis que são rapidamente quantificados por espectrofotometria. Os conjugados de bilirrubina reagem rapidamente (bilirrubina "rápida" ou de reação "direta"). A bilirrubina não conjugada reage lentamente, visto que o sítio de ataque do reagente diazo é protegido por pontes de hidrogênio internas. Por conseguinte, a mensuração acurada da concentração plasmática total de bilirrubina exige o acréscimo de um acelerador, como etanol ou a ureia, para romper essa ponte de hidrogênio interno e assegurar a reação completa de qualquer bilirrubina não conjugada.

A bilirrubina de reação "indireta" é calculada por meio da subtração da bilirrubina de reação direta da quantidade total. Embora os médicos tradicionalmente equiparem a fração de reação direta da bilirrubina no plasma com a bilirrubina conjugada, e a fração indireta com a bilirrubina não conjugada, essa abordagem é, na melhor das hipóteses, uma aproximação grosseira. A interpretação não qualificada das frações direta e indireta como reflexo da bilirrubina conjugada e não conjugada, respectivamente, pode levar a erros de diagnóstico, em particular no diagnóstico das hiperbilirrubinemias hereditárias. Na prática comum, 10 a 20% da bilirrubina no plasma normal produzem uma reação diazo rápida (direta), embora mais de 95% da bilirrubina total no plasma normal estejam não conjugados. Por conseguinte, praticamente em qualquer concentração de bilirrubina total, uma fração de reação direta de menos de 15% da bilirrubina total pode ser considerada como essencialmente toda não conjugada. Quando a fração de reação direta é superior a 15%, um teste simples com tira reagente para bilirrubinúria pode esclarecer a situação. A bilirrubina não conjugada não é excretada na urina, independentemente de sua concentração plasmática, visto que a sua ligação à albumina é demasiado forte para a sua filtração glomerular efetiva, e ela não é secretada pelos túbulos. O mecanismo de transporte canalicular para a excreção dos conjugados de bilirrubina é particularmente sensível à lesão. Em consequência, na doença hepática parenquimatosa ou na obstrução mecânica do ducto colédoco, os conjugados de bilirrubina nos hepatócitos ou nos ductos biliares podem refluir para a circulação sanguínea, resultando em hiperbilirrubinemia mista ou, com menos frequência, puramente conjugada. A bilirrubina conjugada, que, em condições normais, está frouxamente ligada à albumina, sofre rápida filtração no glomérulo; até mesmo graus modestos de hiperbilirrubinemia conjugada resultam em bilirrubinúria, que *sempre* é um achado patológico. Na hiperbilirrubinemia conjugada prolongada, parte da bilirrubina conjugada liga-se de forma *covalente* à albumina e produz a denominada fração de bilirrubina delta ($\delta$). Embora a bilirrubina $\delta$ produza uma reação diazo direta, ela não é filtrável pelo glomérulo e não aparece na urina; desaparece lentamente do plasma, com a meia-vida de 14 a 21 dias da albumina à qual está ligada. A bilirrubina $\delta$ pode ser responsável pela taxa lenta com que a hiperbilirrubinemia conjugada (direta) algumas vezes regride, à medida que a hepatite melhora ou a obstrução biliar é aliviada. Embora a bilirrubina $\delta$ não seja facilmente medida, a sua presença pode ser deduzida quando a bilirrubina de reação direta elevada persiste após a resolução da bilirrubinúria.

A bilirrubinometria transcutânea é um método alternativo para mensuração da bilirrubina em lactentes com icterícia neonatal. O método baseia-se na mensuração da luz refletida da transmissão percutânea da luz visível e é conceitualmente análogo à oximetria de pulso.

### *Cinética da bilirrubina*

A concentração plasmática de bilirrubina não conjugada ([BNC]) é determinada pelo equilíbrio entre a taxa de produção de bilirrubina (PBR) e a depuração hepática de bilirrubina ($C_{BR}$), de acordo com a relação:

$$[BNC] \approx PBR/C_{BR}$$

A $C_{BR}$ é análoga ao teste de depuração da creatinina para a função renal; trata-se de uma medida da taxa de extração da bilirrubina do plasma, e é um teste quantitativo verdadeiro da função hepática. Essa equação indica que a BNC é diretamente proporcional a aumentos da PBR e inversamente proporcional à $C_{BR}$, fornecendo, assim, uma base para classificar as hiperbilirrubinemias não conjugadas de acordo com a sua patogenia.

### Aumento da produção de bilirrubina

O aumento da produção de bilirrubina e a consequente hiperbilirrubinemia não conjugada podem ser causados por hemólise, destruição acelerada das hemácias transfundidas, reabsorção de hematomas ou eritropoese inefetiva, em decorrência de envenenamento por chumbo (plumbismo, saturnismo), anemias megaloblásticas relacionadas com a deficiência de ácido fólico ou de vitamina $B_{12}$, anemia sideroblástica, porfiria eritropoética congênita ou doenças mieloproliferativas ou mielodisplásicas. Nesses contextos, outras provas de função hepática habitualmente são normais, e a hiperbilirrubinemia é modesta, raramente ultrapassando 4 mg/d$\ell$; valores mais elevados implicam disfunção hepática concomitante. Entretanto, após transfusão rápida de sangue ou reabsorção de hematomas maciços causados por traumatismo, o aumento da carga de bilirrubina pode ser transitoriamente suficiente para levar à icterícia franca. As causas de hemólise são numerosas (ver Capítulos 151 e 152). Além dos distúrbios hematológicos específicos, muitas doenças adquiridas são acompanhadas de hemólise. No contexto de doença sistêmica, que pode incluir um grau de disfunção hepática, a hemólise pode produzir um componente de hiperbilirrubinemia conjugada, além da concentração elevada de bilirrubina não conjugada. A hemólise prolongada pode levar à formação de cálculos biliares pigmentados, que contêm sais de cálcio de bilirrubina (ver Capítulo 146).

### Diminuição da depuração hepática de bilirrubina

#### *Diminuição da captação de bilirrubina*

A captação de bilirrubina pelos hepatócitos envolve tanto o transporte facilitado quanto a difusão passiva. A diminuição da captação hepática de bilirrubina também contribui para a hiperbilirrubinemia não conjugada da síndrome de Gilbert, embora a base molecular principal dessa síndrome consiste em uma redução da conjugação de bilirrubina.

### Comprometimento da conjugação da bilirrubina

A causa mais frequente de diminuição da depuração da bilirrubina consiste em redução na atividade de conjugação da bilirrubina. A conjugação da bilirrubina com ácido glicurônico é catalisada principalmente por uma UDP-glicuronosiltransferase específica, que é designada como UGT1A1 e é codificada pelo complexo gênico *UGT1*. A montagem do gene *UGT1A1* é feita por *splicing* alternativo de uma variante de éxon 1 específica da bilirrubina, denominada éxon $A_1$, com quatro éxons comuns (éxons 2 a 5) que codificam a extremidade carboxiterminal compartilhada de todas as proteínas codificadas pelo *UGT1*. Sua região promotora normalmente contém um construto semelhante à caixa TATA, $A(TA)_6TAA$.

## ABORDAGEM AO PACIENTE COM HIPERBILIRRUBINEMIA

A hiperbilirrubinemia e a icterícia podem resultar de distúrbios isolados do metabolismo da bilirrubina, de doença hepática ou de obstrução dos ductos biliares. A icterícia representa o sinal mais visível de doença hepatobiliar de muitas etiologias (Tabela 138.1).

### Distúrbios genéticos da conjugação da bilirrubina

As hiperbilirrubinemias hereditárias (Tabela 138.2) formam um grupo de cinco síndromes, nas quais a hiperbilirrubinemia ocorre como anormalidade bioquímica isolada, sem evidências de necrose hepatocelular ou colestase.

### SÍNDROMES DE CRIGLER-NAJJAR E DE GILBERT

A síndrome de Crigler-Najjar dos tipos 1 e 2 e a síndrome de Gilbert são formas hereditárias de hiperbilirrubinemia não conjugada, e sabe-se há mais de duas décadas, que ambas resultam principalmente de mutações no gene *UGT1A1*. Na síndrome de Crigler-Najjar do tipo 1, não há praticamente atividade enzimática funcional, enquanto pacientes com síndrome de Crigler-Najjar do tipo 2 apresentam até 10% da atividade normal, e pacientes com síndrome de Gilbert têm 10 a 33% da atividade normal, resultando em concentrações de bilirrubina de 18 a 45, 6 a 25 e 1,5 a 4 mg/dℓ, respectivamente (ver Tabela 138.2). Como a atividade enzimática total da UGT1A1 precisa estar reduzida para menos de 50% do normal para provocar hiperbilirrubinemia não conjugada, a expressão fenotípica de mutações nessa enzima exige homozigosidade ou heterozigosidade dupla, e cada um desses distúrbios é herdado como traço autossômico recessivo. A maioria dos casos de síndrome de Crigler-Najjar dos tipos 1 e 2 também surge em consequência de mutações estruturais homozigotas ou duplas heterozigotas dentro da região codificante. Nos países ocidentais, os pacientes com síndrome de Gilbert normalmente são homozigotos para mutação do promotor $A(TA)_7TAA$; esse polimorfismo é designado como *UGT1A1\*28*. Já foram relatadas mutações estruturais no éxon 1 de *UGT1A1*, causando reduções modestas na atividade enzimática de UGT1A1, em alguns pacientes japoneses com síndrome de Gilbert. Até o momento, foram identificadas pelo menos 130 mutações diferentes de *UGT1A1* associadas à hiperbilirrubinemia hereditária, incluindo aquelas ligadas à síndrome de Crigler-Najjar dos tipos 1 e 2. Outros estudos realizados em pacientes com hiperbilirrubinemia não conjugada também identificaram mutações e polimorfismo em múltiplas regiões adicionais do *UGT1A*, incluindo a sua região promotora, na proteína carreadora de solutos SCLO1B1 e nas enzimas heme oxigenase e biliverdina redutase A, que influenciam as concentrações séricas de bilirrubina.[2] Os genótipos complexos resultantes podem constituir um risco não apenas para hiperbilirrubinemia, mas também para suscetibilidade à toxicidade de fármacos associados à glicuronidação e, talvez, também para diversos benefícios sutis.

### Síndrome de Crigler-Najjar do tipo 1

A síndrome de Crigler-Najjar do tipo 1 caracteriza-se por hiperbilirrubinemia não conjugada notável, que aparece no período neonatal, persiste durante a vida e não responde ao fenobarbital. A maioria dos pacientes (tipo 1A) apresenta defeitos na conjugação de um espectro de substratos com glicuronídios, além da bilirrubina, em consequência de mutações em um dos éxons comuns (2 a 5) do complexo *UGT1*. Em um subgrupo menor (tipo 1B), mutação no éxon A1 específico da bilirrubina limita o defeito de conjugação da bilirrubina. Cinquenta e nove mutações de *UGT1A1* estruturalmente diversas podem causar a síndrome de Crigler-Najjar do tipo 1; sua característica comum reside no fato de que todas codificam proteínas com ausência ou, no máximo, traços de atividade enzimática.

Antes da disponibilidade da fototerapia, a maioria dos pacientes com síndrome de Crigler-Najjar do tipo 1 morriam de encefalopatia por bilirrubina (*kernicterus*) nos primeiros anos de vida. O tratamento ideal para o paciente neurologicamente intacto inclui (1) cerca de 12 h/dia de fototerapia desde o nascimento, durante toda infância, talvez suplementada por exsanguinotransfusão no período neonatal; (2) uso de estanho protoporfirina (SnPP) para atenuar os episódios transitórios de

### Tabela 138.1 — Diagnóstico diferencial de hiperbilirrubinemia e icterícia.

**DISTÚRBIOS ISOLADOS DO METABOLISMO DA BILIRRUBINA**

Hiperbilirrubinemia não conjugada
- Aumento da produção de bilirrubina
  - *Exemplos*: hemólise, eritropoese inefetiva, transfusão de sangue, reabsorção de hematomas
- Diminuição da captação hepatocelular
  - *Exemplos*: fármacos (p. ex., rifampicina)
- Diminuição da conjugação
  - *Exemplos*: síndromes de Gilbert e de Crigler-Najjar, icterícia fisiológica do recém-nascido, icterícia do leite materno, inibidores da protease do HIV

Hiperbilirrubinemia conjugada ou mista
- Diminuição do transporte canalicular: síndrome de Dubin-Johnson
- Diminuição da recaptação de conjugados de bilirrubina: síndrome de Rotor

**DOENÇA HEPÁTICA**

Disfunção hepatocelular aguda ou crônica
- Lesão hepatocelular aguda ou subaguda
  - *Exemplos*: hepatites virais A, B, C, E; hepatotoxinas (p. ex., etanol, paracetamol, envenenamento por cogumelos [*Amanita phalloides*]); fármacos (p. ex., isoniazida, diclofenaco), doenças metabólicas (p. ex., doença de Wilson, síndrome de Reye); relacionada com a gravidez (p. ex., esteatose hepática aguda da gravidez, HELLP); isquemia hepática (p. ex., choque)
- Doença hepatocelular crônica
  - *Exemplos*: Hepatites B, B + D, C e E; hepatotoxinas (p. ex., cloreto de vinila, vitamina A); esteatoses hepáticas alcoólica e não alcoólica; hepatite autoimune; doença metabólica (doença de Wilson, hemocromatose, deficiência de alfa$_1$-antitripsina)

Distúrbios hepáticos com colestase proeminente
- Distúrbios colestáticos familiares
  - Distúrbios monogênicos
    - *Exemplos*: colestase intra-hepática recorrente benigna; colestase intra-hepática familiar progressiva
  - Distúrbios colestáticos familiares de patogenia desconhecida
    - *Exemplos*: síndrome de Aagenaes, neuropatia de Navajo, colestase dos índios norte-americanos
- Distúrbios infiltrativos difusos
  - *Exemplos*: doenças granulomatosas (p. ex., infecções micobacterianas e fúngicas, sarcoidose, linfoma, fármacos), amiloidose, neoplasias malignas infiltrativas
- Inflamação dos dúctulos biliares intra-hepáticos e/ou da veia porta
  - *Exemplos*: colangite biliar primária, rejeição de aloenxerto hepático, doença do enxerto *versus* hospedeiro (DEVH), fármacos (p. ex., clorpromazina, eritromicina)
- Outras condições
  - *Exemplos*: apresentações incomuns de hepatite viral ou alcoólica, colestase intra-hepática da gravidez, icterícia por contraceptivos, estrogênios, esteroides anabólicos, colestase pós-operatória, colestase da sepse, nutrição parenteral total, lesão hepática induzida por fármacos (amoxicilina-clavulanato)

**OBSTRUÇÃO DOS DUCTOS BILIARES**

Coledocolitíase
- *Exemplos*: cálculos biliares de colesterol, cálculos biliares pigmentados

Doenças dos ductos biliares
- Inflamação, infecção
  - *Exemplos*: colangite esclerosante primária, colangiopatia da AIDS, quimioterapia hepática arterial, estenoses pós-cirúrgicas
- Neoplasias (p. ex., colangiocarcinoma)

Compressão extrínseca da árvore biliar
- Neoplasias
  - *Exemplos*: carcinoma pancreático, linfadenopatia metastática, hepatoma
- Pancreatite, com ou sem formação de pseudocisto
- Aumento vascular (p. ex., aneurisma, transformação cavernosa da veia porta do fígado)

AIDS = síndrome de imunodeficiência adquirida; HELLP = hemólise, elevação das enzimas hepáticas e baixa contagem de plaquetas; HIV = vírus da imunodeficiência humana.

## Tabela 138.2 — Principais características dos distúrbios hereditários do metabolismo da bilirrubina.

| CARACTERÍSTICAS | SÍNDROME DE CRIGLER-NAJJAR TIPO 1 | SÍNDROME DE CRIGLER-NAJJAR TIPO 2 | SÍNDROME DE GILBERT | SÍNDROME DE DUBIN-JOHNSON | SÍNDROME DE ROTOR |
|---|---|---|---|---|---|
| Incidência | Muito rara | Incomum | Até 12% da população | Incomum | Rara |
| Bilirrubina sérica total (mg/dℓ) | 18 a 45 (habitualmente > 20), não conjugada | 6 a 25 (habitualmente ≤ 20), não conjugada | Tipicamente ≤ 4 na ausência de jejum ou hemólise franca; principalmente não conjugada | Tipicamente 2 a 5, com menos frequência ≤ 25; cerca de 60% de reação direta | Habitualmente 3 a 7, em certas ocasiões ≤ 20; cerca de 60% de reação direta |
| Defeito(s) no metabolismo da bilirrubina* | Atividade de conjugação da bilirrubina UGT1A1 acentuadamente reduzida: traços a ausente | Atividade de conjugação da bilirrubina UGT1A1: ≤ 10% do normal | Atividade de conjugação do haplótipo complexo de bilirrubina UGT1A1 tipicamente reduzida para 10 a 33% do normal; em alguns casos, captação reduzida de bilirrubina; hemólise leve em até 50% dos pacientes | Comprometimento da secreção canalicular de bilirrubina conjugada, decorrente de mutação de MRP2/cMOAT | Comprometimento da secreção ou do armazenamento hepático da bilirrubina conjugada, decorrente do comprometimento da recaptação de conjugados de bilirrubina, em consequência de mutações simultâneas de OATP1B1 e OATP1B3 |
| Exames hepáticos de rotina | Normal | Normal | Normal | Normal | Normal |
| Ácidos biliares séricos | Normal | Normal | Normal | Habitualmente normal | Normal |
| Respostas farmacológicas/ características especiais† | Ausência de resposta ao fenobarbital | O fenobarbital reduz a bilirrubina em ≤ 75% | Fenobarbital reduz a bilirrubina frequentemente para valores normais | Aumento da concentração de bilirrubina com estrogênios; padrão de isômero da coproporfirina urinária diagnóstico (o total é normal, com aumento do isômero I para ≥ 80% do total) | Padrão de excreção urinária de coproporfirina característico (o total está aumentado em ≤ 2,5 vezes em cerca de 65% dos casos, porém o isômero I sempre corresponde a < 80% do total |
| Principais características clínicas | *Kernicterus* no primeiro ano de vida se não for tratado; pode ocorrer posteriormente, apesar do tratamento | *Kernicterus* de início tardio raro com jejum | Nenhuma | Hepatoesplenomegalia ocasional | Nenhuma |
| Morfologia/histologia hepáticas | Normais | Normais | Normais; em certas ocasiões, aumento do pigmento lipofuscina | Fígado macroscopicamente preto; pigmento centrilobular escuro e grosseiro | Normais |
| Frações da bilirrubina na bile‡ | > 90% não conjugada | Maior fração (média de 57%) monoconjugados | Principalmente diconjugados, porém há aumento dos monoconjugados (média de 23%) | Conjugados mistos; aumento relatado dos diconjugados | Aumento dos conjugados |
| Herança (todos autossômicos) | Recessiva | Recessiva | A mutação do promotor é recessiva; mutação de sentido incorreto frequentemente dominante | Recessiva; casos raros parecem dominantes | Recessiva |
| Diagnóstico | Achados clínicos e laboratoriais, ausência de resposta ao fenobarbital | Achados clínicos e laboratoriais, resposta ao fenobarbital | Achados clínicos e laboratoriais; genotipagem do promotor; biopsia hepática raramente necessária | Achados clínicos e laboratoriais; biopsia hepática desnecessária se houver disponibilidade de exames para coproporfirina | Achados clínicos e laboratoriais; análise da coproporfirina urinária |
| Tratamento | Fototerapia e protoporfirina de estanho como tratamento a curto prazo; transplante de fígado definitivo | Considerar o fenobarbital se o nível basal de bilirrubina for ≥ 8 mg/dℓ | Nenhum tratamento necessário | Evitar os estrogênios; nenhum outro tratamento necessário | Nenhum tratamento necessário |

*UGT1A1 = isoforma específica da bilirrubina da família UGT1 de uridina difosfato glicuronosiltrasferases. †Historicamente, a sulfobromoftaleína (BSP) era utilizada para distinguir as síndromes de Dubin-Johnson e de Rotor com base na velocidade de remoção do corante da circulação. ‡Bilirrubina na bile normal: < 5% de bilirrubina não conjugada, com média de 7% de monoconjugados de bilirrubina e 90% de diconjugados de bilirrubina.

hiperbilirrubinemia aumentada; e (3) transplante de fígado precoce, antes do início da lesão cerebral.³ A plasmaférese consegue controlar, temporariamente, elevações abruptas dos níveis de bilirrubina.

### Síndrome de Crigler-Najjar do tipo 2

As concentrações de bilirrubina são, tipicamente, mais baixas na síndrome de Crigler-Najjar do tipo 2, e os níveis plasmáticos de bilirrubina podem ser reduzidos para 3 a 5 mg/dℓ pelo fenobarbital. Pelo menos 48 mutações diferentes do *UGT1A1* foram associadas à síndrome de Crigler-Najjar do tipo 2; todas codificam uma bilirrubina UDP-glicuronosiltransferase com atividade enzimática acentuadamente reduzida, porém detectável. Embora seja muito menos comum na síndrome de Crigler-Najjar do tipo 2, *kernicterus* tem sido observado em todas as idades, tipicamente associado a fatores que aumentam de modo temporário a concentração plasmática de bilirrubina acima dos valores basais (p. ex., jejum, doença intercorrente). Por esse motivo, recomenda-se com frequência o tratamento com fenobarbital; uma dose única ao deitar mantém habitualmente concentrações plasmáticas de bilirrubina dentro de valores clínicos seguros.

### Síndrome de Gilbert

A síndrome de Gilbert constitui a forma mais comum das hiperbilirrubinemias hereditárias, com prevalência genotípica de cerca de 12% e prevalência fenotípica de aproximadamente 7% em indivíduos brancos. A sua alta prevalência pode explicar a frequência de hiperbilirrubinemia não conjugada leve em receptores de transplante de fígado e porque estudos populacionais de níveis de bilirrubina tendem a exibir deslocamento para níveis mais altos. As concentrações plasmáticas de bilirrubina são, com mais frequência, inferiores a 3 mg/dℓ, embora valores tanto mais altos quanto mais baixos sejam frequentes, com ocorrência comum de aumentos de duas a três vezes com o jejum e na doença intercorrente. A distinção fenotípica entre a síndrome de Gilbert leve e um estado normal é, com frequência, pouco definida. A capacidade do fenobarbital de induzir a atividade enzimática hepática normaliza tanto a concentração da bilirrubina quanto a $C_{BR}$. O metabolismo oxidativo dos fármacos e o processamento de muitos, mas não todos, os xenobióticos que são metabolizados por glicuronidação parecem estar normais na síndrome de Gilbert. A exceção crítica é o agente antitumoral irinotecano (CPT-11), cujo metabólito ativo (SN-38) é glicuronizado especificamente pela UGT1A1. Em pacientes com síndrome de Gilbert, o CPT-11 pode causar diarreia intratável, mielossupressão e outras toxicidades graves. Não foram descritos eventos adversos significativos quando indivíduos com síndrome de Gilbert recebem muitos outros fármacos que são metabolizados por glicuronidação. Embora a síndrome de Gilbert não tenha nenhuma associação com doença, relatos ocasionais demonstraram uma associação do alelo *UGT1A1\*28* a um *risco diminuído* de doenças cardiovasculares e neoplásicas específicas, uma associação que foi atribuída aos efeitos vasodilatadores e antioxidantes da bilirrubina e da heme oxigenase.

### HIPERBILIRRUBINEMIA NÃO CONJUGADA NO PERÍODO NEONATAL

A maior parte dos recém-nascidos desenvolve hiperbilirrubinemia não conjugada entre 2 e 5 dias após o nascimento, em decorrência da imaturidade hepática e dos baixos níveis de UGT1A1. Normalmente, os níveis máximos de bilirrubina são inferiores a 5 a 10 mg/dℓ, e ocorre normalização desses níveis nas primeiras 2 semanas, à medida que amadurecem os mecanismos envolvidos no processamento da bilirrubina. A prematuridade, com ou sem hemólise, está associada a níveis mais elevados de bilirrubina, que podem exigir fototerapia. O esteroide progestacional, 3α,20β-pregnanediol e determinados ácidos graxos que são encontrados no leite materno (mas não no soro) de algumas mães inibem a conjugação da bilirrubina e podem causar hiperbilirrubinemia neonatal excessiva (*icterícia do leite materno*). Por outro lado, um inibidor da UGT1A1, que é encontrado no soro materno, provoca *hiperbilirrubinemia neonatal familiar transitória* (síndrome de Lucey-Driscoll).

### HIPERBILIRRUBINEMIA CONJUGADA OU MISTA

A síndrome de Dubin-Johnson e a síndrome de Rotor, dois distúrbios herdados de fenótipo semelhante, porém distintos nos mecanismos envolvidos, caracterizam-se por hiperbilirrubinemia conjugada ou mista, com valores normais nas outras provas hepáticas tradicionais (ver Tabela 138.2). A síndrome de Dubin-Johnson resulta de qualquer uma de várias mutações do gene que codifica o transportador de ânions orgânicos canalicular dependente de ATP, MPR2/cMOAT. Os indivíduos com síndrome de Rotor exibem a ruptura simultânea de dois genes que codificam os polipeptídios transportadores de ânions orgânicos, OATP1B1 e OATP1B3, que mediam a recaptação pelos hepatócitos a jusante da bilirrubina conjugada secretada nos sinusoides por meio do transportador de efluxo sinusoidal ABCC3 nos hepatócitos mais a montante. O processo de secreção seguido de recaptação também está envolvido na eliminação de metabólitos de fármacos, e acredita-se que evite a saturação local dos hepatócitos a montante com bilirrubina e conjugados de fármacos.

Apesar da hiperbilirrubinemia conjugada, os pacientes com síndrome de rotor não apresentam colestase e podem ser distinguidos, por meios não invasivos, de indivíduos normais e pacientes com síndrome de Dubin-Johnson em virtude do aumento de duas a cinco vezes na excreção de coproporfirina total na urina (ver Tabela 138.2). Outra característica diferencial é o pigmento cinza a preto que se acumula em grânulos lisossômicos do citosol na síndrome de Dubin-Johnson e que confere ao fígado uma aparência negra característica. Ambas as síndromes têm prognóstico benigno sem tratamento específico.

## ● DOENÇA HEPÁTICA E DOS DUCTOS BILIARES

A icterícia constitui um sinal comum de disfunção hepatobiliar generalizada, tanto aguda quanto crônica. A doença hepatobiliar ictérica é rapidamente distinguida dos distúrbios isolados do metabolismo da bilirrubina, visto que ocorre aumento da concentração plasmática de bilirrubina em associação a outros marcadores de doença hepatobiliar (Figura 138.1). As doenças hepáticas podem ser classificadas em processos nos quais a lesão primária resulta de inflamação e necrose hepatocelular, inibição do fluxo biliar (colestase) ou uma combinação das duas. Os distúrbios colestáticos podem ser ainda subdivididos naqueles que resultam de obstrução mecânica do fluxo dos ductos biliares e naqueles que resultam de colestase intra-hepática, de inúmeras condições que incluem várias síndromes colestáticas familiares; distúrbios infiltrativos, condições inflamatórias ou neoplásicas; e lesão hepática induzida por fármacos.

### Síndromes de colestase familiar

A secreção de bile, que é essencial tanto para a eliminação de produtos de degradação metabólicos quanto para a solubilização e absorção frequente de nutrientes específicos, é um processo complexo que depende de energia e no qual três transportadores ABC (ATP8B1, ABCB11 e ABCB4) desempenham papéis essenciais. O ATP8B1, também conhecido como colestase intra-hepática familiar 1 (FIC1) é uma fosfatidilserina flipase, que transloca a fosfatidilserina do folheto externo (canalicular) para o interno (citoplasmático) da membrana plasmática canalicular; o ABCB11, também conhecido como bomba de exportação de sais biliares (BSEP) ou a irmã da glicoproteína P (SPGP), transloca os sais biliares do interior do hepatócito, através da membrana canalicular, para dentro da bile. O ABCB4 (proteína associada à multifármaco-resistência 3 [MFR3]) é uma fosfatidilcolina (lecitina) flopase, que transloca a fosfatidilcolina para fora, do folheto citoplasmático para o folheto canalicular da membrana canalicular. Uma importante função do ATP8B1 e do ABCB4 consiste em manter um estado físico-químico apropriado da membrana canalicular por meio de regulação do equilíbrio de fosfolipídios apropriados de membrana.

As síndromes de colestase pediátricas familiares contêm duas classes de distúrbios, e cada uma delas pode ser subdividida em subtipos. A colestase familiar progressiva dos tipos 1, 2 e 3 resulta de mutações homozigóticas graves nos transportadores ATP8B1, ABCB11 e ABCB4/MFR3, respectivamente. O ATP8B1 é codificado pelo gene *FIC1*, enquanto os outros são codificados por genes que compartilham um nome semelhante ao dos transportadores. Todos os três distúrbios são herdados de acordo com um padrão autossômico recessivo. Nos tipos 1 e 2, os níveis de gama-glutamil transpeptidase (GGT) estão baixos, apesar das elevações na fosfatase alcalina. Por outro lado, ocorrem elevações tanto da GGT quanto da fosfatase alcalina no tipo 3. Diferentemente do defeito de transporte seletivo da bilirrubina na síndrome de Dubin-Johnson, a hiperbilirrubinemia conjugada nessas síndromes é causada pela incapacidade secretora generalizada de bile na membrana canalicular. Mutações recentemente descritas no gene que codifica a proteína de zônula de oclusão TJP2, o receptor nuclear FXR e a proteína Miosina-Vb foram associadas aos subtipos adicionais 4, 5 e 6, respectivamente.[4]

A colestase intra-hepática recorrente benigna é um distúrbio autossômico recessivo raro, que se caracteriza por crises recorrentes de mal-estar, prurido e icterícia, que começam na infância ou na idade adulta, e cuja duração varia de semanas a meses. Os intervalos entre os ataques podem variar de meses a anos. Os tipos 1 e 2 resultam de mutações em ATP8B1 e ABCB11. Esse distúrbio benigno não evolui para a doença hepática crônica e cirrose, e observa-se uma resolução completa entre os episódios. O tratamento é sintomático durante os episódios colestáticos.

### Defeitos adquiridos da conjugação

Ocorre redução modesta da capacidade de conjugação da bilirrubina na hepatite avançada ou na cirrose (ver Capítulos 140 e 144). Entretanto, nessas situações, a conjugação é mais bem preservada do que outros aspectos da eliminação da bilirrubina, como a excreção canalicular. Perturbações farmacológicas e metabólicas podem levar a reduções adquiridas na conjugação da bilirrubina. A hiperbilirrubinemia não conjugada relacionada com a inibição seletiva de UGT1A1 ocorre com vários inibidores da protease do vírus da imunodeficiência humana (HIV) (p. ex., indinavir, atazanavir). Vários outros fármacos (p. ex., pregnanediol e os antibióticos cloranfenicol e gentamicina) também podem causar hiperbilirrubinemia não conjugada por meio da inibição da UGT1A1. Em todos os contextos nos quais os inibidores da UGT1A1 causam hiperbilirrubinemia não conjugada, o grau de hiperbilirrubinemia é maior em pacientes com síndrome de Gilbert subjacente.

# CAPÍTULO 138 Abordagem ao Paciente com Icterícia ou Provas de Função Hepática Anormais

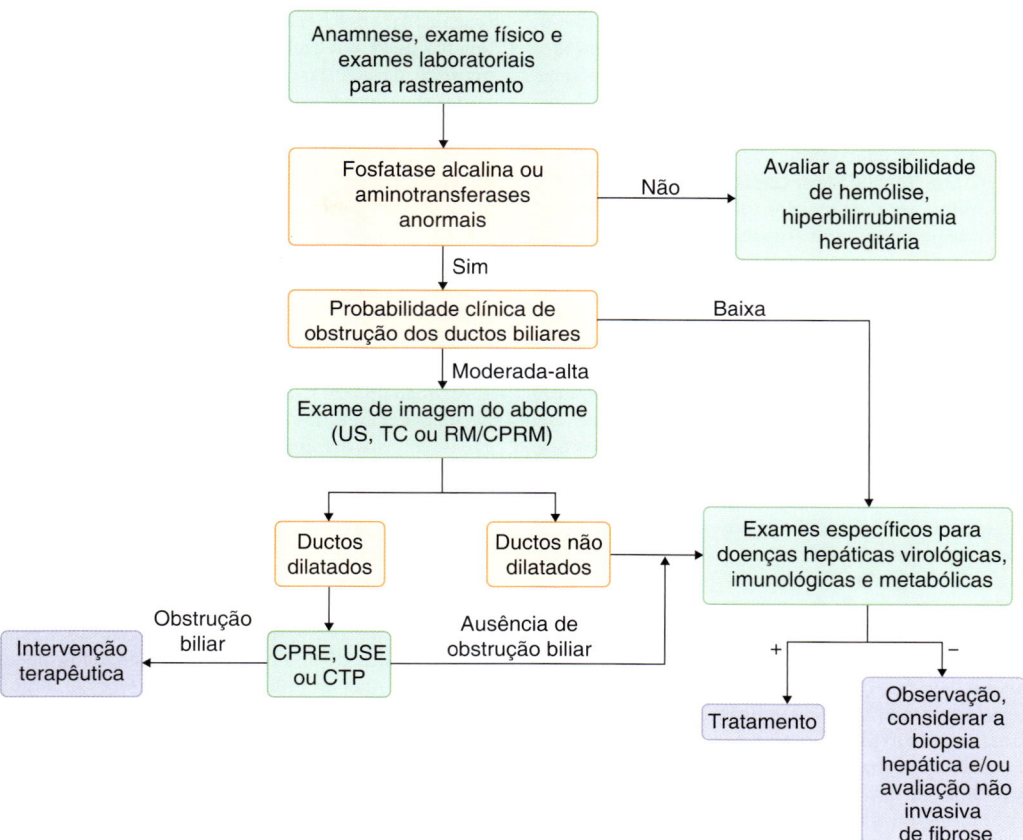

**FIGURA 138.1** Algoritmo diagnóstico para a avaliação da hiperbilirrubinemia e outras anormalidades das provas de função hepática e sinais e sintomas sugestivos de doença hepática. TC = tomografia computadorizada; CPRE = colangiopancreatografia retrógrada endoscópica; USE = ultrassonografia endoscópica; CPRM = colangiopancreatografia por ressonância magnética; RM = ressonância magnética; CTP = colangiografia trans-hepática percutânea; US = ultrassonografia. (Adaptada de Lidofsky SD, Scharschmidt BF. Jaundice. In: Feldman M, Scharschmidt BF, Sleisenger MH, eds. *Gastrointestinal and Liver Disease*. 6th ed. Philadelphia: WB Saunders; 1998:227.)

## Icterícia na gravidez

A icterícia na gravidez (ver Capítulo 226) inclui qualquer doença hepática que ocorra durante a gravidez. As condições exclusivas da gravidez incluem uma elevação geralmente modesta e autolimitada dos níveis de aminotransferase e bilirrubina durante o primeiro trimestre, frequentemente em pacientes com hiperêmese gravídica. A colestase intra-hepática da gravidez, que ocorre durante o segundo e o terceiro trimestres, está associada a morte intrauterina e sofre resolução espontânea após o parto. Em alguns casos, mas não em todos, foram relatadas mutações e variações de sequência em genes que codificam transportadores biliares, em particular *ABCB4* e *ABCB11*. Esteatose hepática aguda ou síndrome HELLP (hemólise, elevação das enzimas hepáticas e baixa contagem de plaquetas) ocorrem em associação à pré-eclâmpsia no terceiro trimestre de gravidez (ver Capítulo 226). A esteatose hepática aguda pode assemelhar-se à insuficiência hepática fulminante, e o parto prematuro é um pré-requisito para a recuperação materna.

## Icterícia pós-operatória

Essa síndrome multifatorial pode ser causada pela produção aumentada de bilirrubina (p. ex., degradação das hemácias transfundidas, reabsorção de hematomas) e/ou diminuição da depuração hepática de bilirrubina (p. ex., bacteriemia, endotoxemia, nutrição parenteral, hipoxia peroperatória). A hiperbilirrubinemia, que constitui a principal característica bioquímica, é frequentemente acompanhada de aumento de várias vezes nos níveis de fosfatase alcalina, GGT ou ambos. As aminotransferases estão, no máximo, minimamente elevadas, e a função de biossíntese apresenta-se normal. O diagnóstico diferencial inclui obstrução biliar (ver Capítulo 146) ou lesão hepatocelular relacionada com choque, lesão anestésica (ver Capítulo 141) ou hepatite viral (ver Capítulos 139 e 140). A resolução da icterícia pós-operatória (ver Capítulo 405) tende a acompanhar paralelamente o estado pós-operatório geral do paciente.

## DIAGNÓSTICO

O diagnóstico acurado e a distinção entre doença aguda e crônica frequentemente dependem da seleção e interpretação apropriadas de um espectro de exames laboratoriais e de imagem. Os exames utilizados na avaliação inicial da doença hepática podem ser divididos em duas categorias: testes que indicam lesão, como a liberação de enzimas intracelulares; e testes que medem ou, pelo menos, refletem a função efetiva. Os testes que refletem lesão não avaliam a função hepática e não devem ser denominados provas de função hepática. Os exames hepáticos precisam ser escolhidos com cuidado e interpretados dentro do contexto clínico geral. Em situações específicas, as determinações seriadas são, com frequência, úteis para avaliar a evolução da doença ou os efeitos do tratamento.

### Testes enzimáticos séricos

Os níveis das enzimas hepáticas encontrados no plasma fornecem uma medida da renovação ou lesão dos hepatócitos. Acredita-se que as enzimas liberadas durante a renovação normal dos hepatócitos constituam a base dos níveis circulantes normais. A lesão e a morte das células ativam fosfolipases que criam orifícios na membrana plasmática, aumentando, assim, a liberação do conteúdo intracelular.

#### Aminotransferases

As aminotransferases (anteriormente denominadas transaminases) catalisam a transferência do grupo alfa-amino do aspartato (aspartato aminotransferase [AST]) ou da alanina (alanina aminotransferase [ALT]) para o grupo alfaceto do alfacetoglutarato, tendo como cofator o piridoxal fosfato (vitamina $B_6$). Os métodos laboratoriais que medem as atividades das aminotransferases exigem suplementação com vitamina $B_6$ para evitar a atividade falsamente diminuída em indivíduos com deficiência de vitamina $B_6$.

Os níveis séricos normais, que são estabelecidos localmente a partir de amostras obtidas de populações normais, podem variar de maneira apreciável entre diferentes populações, porém são normalmente de 40 UI/ℓ ou menos (ver Apêndice). Os valores podem ultrapassar 1.000 UI/ℓ na lesão hepatocelular aguda, por exemplo, em consequência de infecção viral (ver Capítulo 139) ou toxinas (ver Capítulo 141). A ALT é uma enzima puramente citosólica. Observa-se a presença de isoformas distintas de AST no citosol e nas mitocôndrias, enquanto a AST também é encontrada na membrana plasmática. A expressão da isoforma mitocondrial e sua exportação fisiológica do hepatócito são suprarreguladas pelo etanol. Os níveis circulantes de AST e de ALT estão elevados na maioria das doenças hepáticas, e o grau de atividade de aminotransferase encontrado no plasma reflete, aproximadamente, a atividade atual do processo mórbido. Entretanto, existem exceções. Até mesmo nos casos mais graves de hepatite alcoólica, é incomum observar níveis de aminotransferases superiores a 200 a 300 UI/$\ell$ (ver Capítulo 143). Na esteatose hepática não alcoólica, podem ser encontrados valores normais de ALT em uma fração apreciável de pacientes com esteato-hepatite não alcoólica ativa, fibrose ou até mesmo cirrose. Por outro lado, atividades de aminotransferase de 1.000 UI/$\ell$ ou mais são frequentemente encontradas até mesmo na hepatite viral aguda com alterações histológicas discretas (ver Capítulo 139) ou pouco depois da obstrução biliar aguda, por exemplo, durante a passagem de um cálculo biliar (ver Capítulo 146). Por outro lado, os níveis de aminotransferases podem declinar durante a evolução de necrose hepática maciça, visto que a lesão hepática é tão extensa que há pouca atividade enzimática. Em raras circunstâncias, anticorpos dirigidos contra a AST resultam em um complexo anticorpo-enzima, denominado macroenzima, que apresenta depuração tardia da circulação.

Os níveis de aminotransferases são úteis de diversas maneiras. Em primeiro lugar, proporcionam um teste de rastreio relativamente específico para doença hepatobiliar, incluindo o diagnóstico de hepatite B ou C crônica previamente não suspeita. Embora os níveis de AST possam estar aumentados na presença de doença de outros órgãos (notavelmente o miocárdio e músculo esquelético), a fonte de atividade aumentada das aminotransferases frequentemente pode ser elucidada pela análise do contexto clínico no qual surge. Os níveis de aminotransferases também são utilizados para monitorar a atividade de uma doença hepática parenquimatosa aguda ou crônica e a sua resposta ao tratamento, embora a magnitude da elevação dessa enzima possa não exibir correlação com a gravidade detectada por biopsia das doenças hepáticas, como hepatite C crônica, doença hepática alcoólica e esteatose hepática não alcoólica. Por exemplo, os níveis de aminotransferases frequentemente estão normais, apesar da cirrose avançada (ver Capítulo 144), na qual apresentam valor de prognóstico limitado. Por fim, os níveis de aminotransferases fornecem indícios diagnósticos. Níveis de AST 15 vezes ou mais dos valores normais são incomuns na obstrução crônica dos ductos biliares sem colangite, enquanto níveis de AST iguais ou superiores a 6 vezes o normal são incomuns na doença hepática alcoólica, na ausência de outras causas. Na maioria das doenças hepáticas, a razão entre AST e ALT é habitualmente 1 ou menos; entretanto, as razões são tipicamente de 2 ou mais na esteatose hepática alcoólica e na hepatite alcoólica (ver Capítulo 143), refletindo o aumento da síntese e secreção de AST mitocondrial no plasma e a perda seletiva de atividade da ALT, em decorrência da deficiência de piridoxina comumente observada no alcoolismo. Ocorre também elevação da razão AST/ALT na hepatite fulminante relacionada com a doença de Wilson (ver Capítulos 137 e 200).

### Fosfatases alcalinas

As fosfatases alcalinas são enzimas de ampla distribuição (p. ex., fígado, ductos biliares, intestino, osso, rim, placenta e leucócitos), que catalisam a liberação de ortofosfato a partir de substratos éster em pH alcalino. O nível de atividade normal no soro do adulto depende altamente do método de mensuração, da idade e do sexo do indivíduo. Dois métodos atuais amplamente usados têm limites superiores do normal em adultos de 85 e 110 UI/$\ell$ (ver Apêndice). Níveis séricos acima da faixa de referência são normais em crianças e na gravidez. No osso, a fosfatase alcalina participa na deposição de hidroxiapatita no osteoide. Em outros locais, incluindo o fígado, a atividade de sua fosfatase pode facilitar o movimento de moléculas através das membranas celulares. A atividade da fosfatase alcalina no soro reflete principalmente a contribuição das isoformas hepática e óssea; a forma intestinal pode responder por 20 a 60% do total após uma refeição gordurosa, e podem ser observados aumentos sustentados em indivíduos do grupo sanguíneo A ou B. Existe uma contribuição placentária substancial para o nível de fosfatase alcalina no final da gravidez; a isoenzima Regan, uma variante que parece ser idêntica à forma placentária, está associada ao câncer hepatocelular (ver Capítulo 186), ao câncer de pulmão (ver Capítulo 182) e a outras neoplasias.

As elevações na atividade da fosfatase alcalina sérica na doença hepatobiliar colestática resultam de dois mecanismos distintos: aumento da síntese e secreção da enzima e solubilização a partir da superfície apical (canalicular) dos hepatócitos e da superfície luminal de células epiteliais biliares pelas concentrações locais aumentadas de ácidos biliares que ocorrem na colestase. A atividade da fosfatase alcalina sérica também pode estar elevada em doenças ósseas (p. ex., doença de Paget [ver Capítulo 233], osteomalacia [ver Capítulo 231], metástases ósseas [ver Capítulo 192]), durante o rápido crescimento ósseo em crianças, nos estágios finais da gravidez, na insuficiência renal crônica (ver Capítulo 121) e, em certas ocasiões, na presença de neoplasia maligna que não afeta os ossos ou o fígado. A origem é, com frequência, evidente; entretanto, quando este não é, o uso de técnicas de fracionamento pode distinguir a fosfatase alcalina hepatobiliar de outras formas. Uma alternativa é medir os níveis séricos de GGT ou 5'-nucleotidase (5'-NT), que tendem a ser paralelos aos níveis de fosfatase alcalina na doença hepatobiliar, mas que habitualmente não estão aumentados na doença óssea. Com meia-vida sérica de aproximadamente 1 semana, os níveis séricos de fosfatase alcalina podem permanecer elevados durante dias a semanas após a resolução da obstrução biliar. Essa demora pode ser particularmente enganosa quando acompanhada de hiperbilirrubinemia de reação direta prolongada, decorrente da depuração tardia da delta-bilirrubina.

Ocorrem aumentos modestos na atividade da fosfatase alcalina sérica (< 3 vezes o normal) em muitas doenças hepáticas parenquimatosas, incluindo hepatite e cirrose. Na ausência de doença óssea, aumentos maiores (3 a 10 vezes o normal) habitualmente indicam uma obstrução do fluxo biliar. Embora os níveis mais elevados reflitam, habitualmente, obstrução dos ductos biliares intra-hepáticos, decorrente de condições infiltrativas que se originam de processos granulomatosos (sarcoidose [ver Capítulo 89], infecção por micobacteriana [ver Capítulos 308 e 309], neoplasia maligna (linfoma, colangiocarcinoma ou câncer metastático) ou amiloidose (ver Capítulo 179).

### Outras enzimas hepáticas

A 5'-nucleotidase (5'-NT) é uma enzima da membrana plasmática, que cliva o ortofosfato da posição 5' do açúcar pentose da adenosina ou inosina fosfato. A leucina aminopeptidase (LAP) é uma peptidase celular ubíqua. Os níveis séricos de ambas normalmente aumentam na presença de colestase. Por conseguinte, o seu principal uso consiste em confirmar se a elevação da fosfatase alcalina sérica é de origem hepatobiliar. Ambas as enzimas podem estar elevadas nos estágios finais da gravidez saudável.

A gamaglutamil glutamil transpeptidase (GGT) é encontrada em muitos tecidos. Sua atividade sérica aumenta na doença hepatobiliar, mas também após infarto do miocárdio; em doenças neuromusculares, na doença pancreática (até mesmo na ausência de obstrução biliar), na doença pulmonar e no diabetes melito; e durante a ingestão de etanol e de outros indutores das enzimas microssomais. Entretanto, como os níveis séricos de GGT estão habitualmente normais na doença óssea, a enzima pode ser útil para confirmar a origem hepática da fosfatase alcalina. A determinação da GGT foi proposta como teste de rastreamento sensível para doença hepatobiliar e para monitoramento da abstinência do álcool. Em virtude de sua baixa especificidade, muitos indivíduos que são positivos não apresentam doença hepática identificável em exames complementares. A GGT não oferece nenhuma vantagem clara sobre a LAP ou a 5'-NT para identificar a origem do aumento da atividade da fosfatase alcalina sérica, exceto durante a gravidez. Os níveis séricos de GGT podem estar normais, apesar dos níveis elevados de fosfatase alcalina hepatobiliar em certos distúrbios raros, incluindo colestase intra-hepática da gravidez e síndromes de colestase familiar.

Com frequência, os níveis de lactato desidrogenase estão elevados na isquemia hepática e em outras condições que resultam em necrose hepática. De outro modo, a enzima é muito ubíqua em outros tecidos do corpo para ter utilidade no diagnóstico.

### Testes baseados na depuração de metabólitos e fármacos

Uma importante função do fígado consiste em remover do sangue diversos metabólitos e toxinas. Na doença hepática, a depuração dessas moléculas pode estar comprometida, em decorrência de perda de células parenquimatosas, diminuição da secreção biliar, obstrução biliar, diminuição da captação celular ou do metabolismo ou fluxo sanguíneo hepático reduzido ou heterogêneo. Os níveis séricos de metabólitos produzidos em uma taxa relativamente constante (p. ex., bilirrubina) podem constituir indicadores particularmente úteis da função hepática.

### Bilirrubina

O diagnóstico diferencial da hiperbilirrubinemia (ver anteriormente) inclui doença hepática generalizada, distúrbios hereditários do metabolismo e da bilirrubina (p. ex., síndromes de Gilbert, de Crigler-Najjar, de Dubin-Johnson e de Rotor) e condições não hepáticas (p. ex., hemólise). Existe uma correlação entre os níveis de bilirrubina mais elevados e um prognóstico mais sombrio na maioria das formas de doença hepática crônica.

### Amônia

A amônia, um subproduto do metabolismo dos aminoácidos, é removida do sangue pelo fígado, convertida em ureia no ciclo de Krebs-Henseleit e excretada pelos rins (ver Capítulo 107). No contexto da derivação portossistêmica ou disfunção hepática grave, ocorre elevação dos níveis de amônia. Embora a mensuração dos níveis de amônia no sangue seja principalmente utilizada para confirmar um diagnóstico de encefalopatia hepática, os níveis séricos de amônia não exibem uma forte correlação com a gravidade da encefalopatia (ver Capítulo 144). As correlações podem ser ligeiramente melhores se a determinação é efetuada rapidamente em uma amostra de sangue arterial congelada. Ocorrem também níveis elevados de amônia quando a sua produção está aumentada pela flora intestinal (p. ex., após uma refeição rica em proteínas ou hemorragia gastrintestinal), pelo rim (em resposta à alcalose metabólica ou hipopotassemia) ou em doenças genéticas raras que afetam a via de síntese da ureia.

## Testes que refletem a função hepática de biossíntese

### Testes da coagulação

#### Tempo de protrombina

O tempo de protrombina (TP) reflete as concentrações plasmáticas dos fatores das vias tanto extrínseca quanto comum, isto é, dos fatores VII, X, V, protrombina e fibrinogênio. O prolongamento do TP resulta, com mais frequência, de deficiência de vitamina K, de doença hepática ou do uso terapêutico de anticoagulantes semelhantes à varfarina. A vitamina K, uma vitamina lipossolúvel, é encontrada em muitos alimentos e também é sintetizada pelas bactérias intestinais (ver Capítulo 166). A deficiência de vitamina K pode ser causada por aporte dietético deficiente e estados de má absorção, incluindo a má absorção de gordura que resulta da colestase, e também é observada com a supressão da flora intestinal por antibióticos, particularmente em pacientes que recebem reposição inadequada de vitamina K.

As meias-vidas dos fatores da coagulação normalmente são de menos de 1 dia. O fator VII, que tem a meia-vida mais curta, é habitualmente o primeiro a ser deprimido gravemente durante períodos de síntese hepática deficiente. Como o TP dependente do nível do fator VII, ele responde rapidamente a alterações da função de síntese do fígado; é útil para acompanhar a evolução de doenças hepáticas agudas, em que o prolongamento crescente ou significativo do TP pode indicar um prognóstico sombrio (ver Capítulos 144 e 145). O TP anormal que resulta exclusivamente da deficiência de vitamina K em geral se normaliza nas primeiras 24 a 48 horas após repleção parenteral. Entretanto, se a diminuição da síntese dos fatores da coagulação refletir uma disfunção hepatocelular, pode haver pouca resposta ou nenhuma à vitamina K.

Embora o prolongamento do TP na doença hepática seja, em geral, aceito como indicação de síntese deficiente de fatores da coagulação, a síntese de proteínas pró-coagulantes e anticoagulantes está afetada na doença hepática.[5] As consequências fisiológicas desse reequilíbrio da coagulação pode preservar a resposta da coagulação. O prolongamento do TP também pode refletir a presença de coagulação intravascular disseminada (ver Capítulo 166), que deve sempre ser considerada no contexto da insuficiência hepática aguda e da doença hepática crônica terminal.

#### Tempo de tromboplastina parcial

Esse teste reflete os fatores das vias tanto intrínseca quanto comum, isto é, todos os fatores da coagulação clássicos, com exceção do fator VII, sendo, portanto, complementar ao TP. É particularmente útil na detecção de anticoagulantes circulantes (ver Capítulo 166), porém contribui pouco para o TP na avaliação da função de biossíntese do fígado.

### Albumina

A albumina é produzida exclusivamente pelo fígado. Sua concentração plasmática reflete um equilíbrio entre a velocidade de sua síntese, de aproximadamente 100 a 200 mg/kg/dia, e a sua meia-vida plasmática, de cerca de 21 dias. A taxa de síntese é afetada pelo estado nutricional do paciente, pelos níveis dos hormônios tireoidianos e glicocorticoides, pela pressão coloidosmótica do plasma, pela exposição a hepatotoxinas (p. ex., álcool) e pela presença de doenças sistêmicas, doença hepática ou ambas. Muitas condições aumentam as perdas de albumina e reduzem a sua meia-vida plasmática, incluindo síndrome nefrótica (ver Capítulo 113), enteropatia perdedora de proteínas (ver Capítulo 131), queimaduras graves (ver Capítulo 103), dermatite esfoliativa e sangramento gastrintestinal significativo (ver Capítulo 126). Na cirrose com ascite (ver Capítulo 144), a hipoalbuminemia indica uma diminuição de síntese ou redistribuição para o líquido ascítico. Por conseguinte, uma redução da concentração sérica de albumina pode ser considerada como indicador de diminuição da função de síntese hepática somente quando esses fatores não estiverem envolvidos.

## Exames hematológicos na doença hepática

Nas doenças hepáticas agudas moderadas a graves, podem ser observados graus variáveis de citopenias em todas as três linhagens celulares. O achado mais comum consiste em trombocitopenia decorrente do hiperesplenismo, que pode constituir um marcador substituto de hipertensão portal. A anemia pode refletir hemólise de baixo grau ou depressão medular. A supressão da medula óssea pode ser causada por etanol ou fármacos, e a anemia aplásica é uma associação incomum, porém bem conhecida de hepatite viral aguda (ver Capítulos 139 e 156). A síndrome de Zieve (anemia hemolítica e hipertrigliceridemia) é uma complicação rara, porém bem caracterizada da doença hepática alcoólica grave (ver Capítulo 143). Além disso, pode haver leucopenia modesta, frequentemente com linfócitos atípicos. A doença hepática crônica, particularmente quando colestática, pode ser acompanhada por células em alvo no esfregaço de sangue periférico. As células em alvo são eritrócitos com membrana celular expandida, que refletem anormalidades dos lipídios séricos. As células espiculadas (acantócitos), que são encontradas com mais frequência na cirrose alcoólica avançada, refletem um aumento ainda maior do colesterol da membrana.

## Exames para doenças hepáticas específicas

Os pacientes que apresentam um quadro de doença hepática parenquimatosa aguda ou crônica têm tendência a serem incluídos em uma de três categorias: hepatite viral ou tóxica, incluindo doença hepática alcoólica; doença hepática autoimune; ou distúrbio metabólico herdado ou adquirido (ver Capítulo 137). Dispõe-se de testes específicos para antígenos virais, ácidos nucleicos e anticorpos para os vírus convencionais das hepatites, incluindo A, B, C, D (agente delta) e E, cujas formas crônicas estão sendo cada vez mais observadas em pacientes imunossuprimidos (ver Capítulos 139 e 140), bem como para o vírus Epstein-Barr (ver Capítulo 353), o citomegalovírus (ver Capítulo 352) e os herpes-vírus (ver Capítulos 350 e 351), que constituem causas bem estabelecidas, porém menos comuns de doença hepática. As principais doenças autoimunes do fígado consistem em colangite biliar primária (ver Capítulo 146), hepatite autoimune (ver Capítulo 140), colangite esclerosante primária (ver Capítulo 146) e várias síndromes de sobreposição. O ponto de partida para o estabelecimento de um diagnóstico específico dentro dessa categoria é a pesquisa de autoanticorpos específicos no soro, incluindo anticorpos antimitocondriais contra epítopos do complexo da piruvato desidrogenase, que praticamente são diagnósticos de colangite biliar primária (ver Capítulo 146) e anticorpos antinucleares, antimúsculo liso, e microssomais antifígado/rim, que sugerem um diagnóstico de um dos subtipos de hepatite autoimune (ver Capítulo 140). Os distúrbios metabólicos hereditários mais prevalentes que afetam o fígado incluem a hemocromatose (ver Capítulo 201), a deficiência de alfa$_1$-antitripsina e doença de Wilson (ver Capítulo 200). A esteatose hepática não alcoólica (ver Capítulo 143) é a hepatopatia metabólica adquirida mais frequente.

## Biopsia hepática

A biopsia hepática pode ser de grande ajuda no diagnóstico de doenças parenquimatosas difusas ou localizadas, incluindo hepatite crônica, cirrose e neoplasia maligna primária ou metastática do fígado. O valor da biopsia de fígado na hepatite aguda ou na icterícia colestática aguda pode ser principalmente prognóstico, visto que as alterações histológicas nesses contextos podem ser inespecíficas. Entretanto, a lesão hepática induzida por fármacos específicos (ver Capítulo 141) pode apresentar características diagnósticas. A biopsia hepática para avaliação de doença difusa pode ser realizada por via percutânea após localização do fígado por exame físico ou visualização na ultrassonografia. Quando é necessário obter amostras de lesões específicas, como tumores, a biopsia pode ser guiada por ultrassonografia ou radiografia, ou pode ser realizada sob visualização direta durante a laparoscopia. As contraindicações relativas ou absolutas incluem coagulopatia, obstrução biliar de alto grau, sepse biliar, ascite e doença pleural direita.

Embora a biopsia hepática ainda seja o padrão para a avaliação da histologia hepática na doença difusa (ver Capítulo 137), o caráter invasivo do procedimento e a preocupação quanto a um erro de amostragem levaram a uma procura cada vez maior por exames não invasivos da rigidez hepática como medida de fibrose hepática. Por exemplo, a elastografia hepática por ressonância magnética ou ultrassom pode ser usada para prever a probabilidade de descompensação clínica e de sobrevida.[6]

## ABORDAGEM AO PACIENTE COM ICTERÍCIA OU COM EXAMES HEPÁTICOS ANORMAIS

### Anamnese, exame físico e exames laboratoriais iniciais

Pacientes com doença hepática podem apresentar icterícia ou outros sinais ou sintomas, ou a doença pode ser detectada no paciente assintomático pelo achado de exames hepáticos anormais durante uma avaliação de rotina. Qualquer que seja a maneira pela qual o paciente chega à atenção do médico, a conduta diagnóstica (ver Figura 138.1) começa com uma cuidadosa anamnese e exame físico (ver Capítulo 137) com exames laboratoriais de rastreamento (hemograma completo, determinação da concentração plasmática de bilirrubina, níveis de ALT, AST e fosfatase alcalina e TP) para formular um diagnóstico diferencial inicial.[6b] A capacidade de distinguir rapidamente entre doença hepática e obstrução do ducto biliar extra-hepático é o principal objetivo da avaliação inicial, em parte pelo fato de que esta última pode exigir intervenção endoscópica e cirúrgica imediata. A seleção apropriada dos exames laboratoriais de segundo nível e dos exames de imagem leva a um diagnóstico definitivo na maioria dos pacientes.[7] O cuidado na seleção dos exames complementares, sobretudo os de imagem, consegue maximizar a probabilidade de estabelecer um diagnóstico correto e proteger o paciente de desconforto, risco e despesas desnecessários.[8]

Se o paciente for assintomático, e as provas de função hepática, além da bilirrubina, forem normais, deve-se considerar a possibilidade de hemólise ou de distúrbio isolado do metabolismo da bilirrubina. Se os sinais, os sintomas ou as anormalidades laboratoriais indicarem doença hepatobiliar, certos padrões de achados ajudam a diferenciar doença hepática intrínseca da obstrução biliar (Tabela 138.3). Dor no quadrante superior direito do abdome, acompanhada de aumento predominante na atividade da fosfatase alcalina sérica sugere obstrução biliar (ver Capítulo 146), assim como relato de cirurgia biliar, cicatrizes no quadrante superior direito ou massa abdominal. Febre e calafrios, que indicam colangite, fortalecem essa conclusão. A incidência de colelitíase e de neoplasia maligna aumenta com a idade, porém fatores de risco, como obesidade ou perda de peso substancial e recente induzida por dieta aumentam o risco de cálculos biliares. Outros fatores de risco (p. ex., exposição à hepatite, transfusões, uso de substâncias intravenosas, etilismo, determinados medicamentos, obesidade e história familiar de doenças genéticas) e elevação predominante dos níveis séricos de aminotransferases favorecem o diagnóstico de doença hepática parenquimatosa. As evidências físicas de cirrose (p. ex., angiomas aracneiformes, ginecomastia, ascite, esplenomegalia) respaldam o diagnóstico de doença parenquimatosa crônica.

Apesar da validade geral destes padrões, existem muitas exceções. Em particular, as doenças parenquimatosas que apresentam anormalidades colestáticas nos exames colestáticos podem simular uma obstrução biliar. Tanto a fosfatase alcalina quanto a GGT estão habitualmente elevadas em pacientes com colestase; a combinação de elevação da fosfatase alcalina e o nível normal de GGT sugerem que a fosfatase alcalina provém do osso. Em contrapartida, uma elevação isolada da GGT pode resultar de certos fármacos (p. ex., difenil-hidantoína) ou do consumo de álcool etílico, mesmo na ausência de doença hepática. Em razão do risco de infecção potencialmente fatal quando a obstrução biliar não é aliviada, essa possibilidade precisa ser sempre considerada e excluída se um diagnóstico alternativo não for definitivamente estabelecido.

**Tabela 138.3** Icterícia obstrutiva *versus* doença hepática colestática.

| CARACTERÍSTICA | SUGERE ICTERÍCIA OBSTRUTIVA | SUGERE DOENÇA HEPÁTICA PARENQUIMATOSA |
|---|---|---|
| Anamnese | Dor abdominal<br>Febre, calafrios<br>Cirurgia biliar prévia<br>Fezes acólicas | Anorexia, mal-estar, mialgias, sugestivos de pródromo viral<br>Exposição a infecção conhecida<br>Uso de substâncias injetáveis ou cocaína intranasal<br>Exposição a hepatotoxina conhecida<br>História familiar de icterícia |
| Exame físico | Febre elevada<br>Dor à palpação do abdome<br>Massa abdominal palpável<br>Cicatriz abdominal | Ascite<br>Outros estigmas de doença hepática (p. ex., veias abdominais proeminentes, ginecomastia, angiomas aracneiformes, asterixe, encefalopatia, anéis de Kayser-Fleischer) |
| Exames laboratoriais | Elevação predominante dos níveis séricos de bilirrubina e fosfatase alcalina<br>Tempo de protrombina normal ou que se normaliza com a administração de vitamina K<br>Elevação da amilase sérica | Elevação predominante das aminotransferases séricas<br>Prolongamento do tempo de protrombina, que não é corrigido com a administração de vitamina K<br>Exames de sangue indicadores de doença hepática específica |

### Exames de imagem

Se houver suspeita de obstrução extra-hepática, é possível agora determinar a sua localização e natureza em praticamente todos os pacientes (ver Figura 138.1). A etapa inicial razoável consiste na realização de um exame de imagem não invasivo (ver Capítulo 124), como ultrassonografia (US) ou colangiopancreatografia por ressonância magnética (CPRM), para determinar se o sistema biliar intra-hepático ou extra-hepático ou ambos estão dilatados, indicando, assim, obstrução mecânica. Em virtude de seu menor custo, portabilidade e conveniência, a US é, com frequência, o procedimento de escolha, particularmente se houver suspeita de cálculos biliares. A CPRM pode proporcionar uma resolução mais precisa, incluindo estenoses dos ductos intra-hepáticos, que são características da colangite esclerosante primária. Entretanto, cada uma dessas técnicas pode não conseguir identificar a dilatação dos ductos, particularmente em pacientes com cirrose. Por outro lado, é comum haver um grau modesto de dilatação dos ductos em um paciente submetido anteriormente à colecistectomia, e que não necessariamente significa uma obstrução atual. Se forem detectados ductos dilatados, deve-se examinar a árvore biliar por colangiopancreatografia retrógrada endoscópica (CPRE) ou por colangiografia trans-hepática percutânea (CTP) (ver Capítulo 125). A CPRE envolve o posicionamento de um endoscópio no duodeno, inserção de um cateter na ampola de Vater e injeção de meio de contraste na parte distal do ducto colédoco, ducto pancreático ou ambos. A CTP envolve a inserção percutânea de uma agulha através do parênquima hepático até um ducto biliar periférico, seguida de injeção de meio de contraste na árvore biliar via um ducto periférico. A escolha do procedimento baseia-se na suspeita do local de obstrução (proximal *versus* distal), na existência de coagulopatia, em história pregressa de cirurgia abdominal passível de complicar a CTP ou a CPRE, na provável necessidade de procedimento terapêutico (p. ex., colocação de *stent* ou esfincterotomia endoscópica) e nas habilidades da equipe disponível. A ultrassonografia endoscópica (USE) é uma abordagem complementar, que possibilita a análise ultrassonográfica interna do pâncreas, dos ductos biliares extra-hepáticos, e dos linfonodos regionais e vasos sanguíneos. A USE combinada com aspiração por agulha fina possibilita a obtenção amostras de tecido anormal em áreas como os ductos biliares e o pâncreas, cuja amostragem por via percutânea é tipicamente difícil.

## Seleção dos exames de imagem

A US do fígado é um exame de rastreamento ideal para avaliar a arquitetura do fígado, a presença de nodularidade na superfície e lesões parenquimatosas expansivas e excluir a possibilidade de obstrução biliar. A US é relativamente pouco dispendiosa, em comparação com outras modalidades de imagem; além disso, é amplamente disponível e evita a radiação ionizante. A identificação de lesões expansivas na ultrassonografia exige comumente a obtenção de uma imagem por TC ou RM. Se houver evidências de obstrução biliar no exame de imagem, ou se a obstrução ainda for considerada provável, apesar dos achados de imagem, a colangiografia direta por CPRE ou CTP, que oferecem capacidades terapêuticas, bem como diagnósticas, podem constituir uma escolha apropriada. Se a obstrução for considerada possível, porém não altamente provável, um exame razoável é a CPRM, que não é invasiva. Séries radiográficas individuais apresentam diferentes níveis de competência para esses procedimentos, e a equipe de radiologia local pode ser muito útil na recomendação do melhor procedimento para determinado paciente.

O paciente aparentemente saudável com anormalidade isolada dos níveis de aminotransferases ou fosfatase alcalina exige uma cuidadosa avaliação para identificar qualquer doença subjacente, evitando, ao mesmo tempo, exames desnecessários. Com frequência, não se detecta doença significativa, apesar de substancial avaliação. As causas comuns de anormalidades enzimáticas incluem etilismo, infecção pelo vírus da hepatite C, esteatose hepática não alcoólica, doença óssea e lesão muscular.

## Anormalidades assintomáticas das aminotransferases

Os dados epidemiológicos sugerem que até 25% dos norte-americanos adultos assintomáticos apresentam elevação leve a moderada dos níveis de aminotransferases. A descoberta incidental dessas anormalidades é, atualmente, a maneira mais frequente pela qual se identifica a doença hepática. Enquanto até cerca de um terço desses pacientes não apresenta elevação em exames subsequentes, muitos outros demonstram ter esteato-hepatite (ver Capítulo 143) ou hepatite C crônica (ver Capítulo 140). Em geral, indica-se investigação complementar apenas em pacientes com anormalidades persistentes (Figura 138.2). O rastreamento inicial deve incluir uma cuidadosa história de exposição a hepatotoxinas (álcool, fármacos prescritos, medicamentos de venda livre, fitoterápicos, substâncias químicas e exposições ocupacionais). Se o teste anormal foi a determinação da AST, a origem hepática da elevação da enzima deve ser confirmada com a determinação da ALT. Se a ALT estiver normal, é provável uma origem muscular, ou a elevação pode refletir a presença de macroenzima. Se o nível de ALT estiver anormal, deve-se proceder a um rastreamento sorológico para as hepatites B, C e (pelo menos em pacientes imunossuprimidos) E; marcadores de doença hepática autoimune; e marcadores sorológicos de distúrbios metabólicos herdados. Anormalidades da AST causadas por lesão induzida por álcool devem se normalizar com várias semanas de abstinência. Se as anormalidades persistirem por 6 a 12 meses sem aparente, deve-se considerar uma biopsia hepática.

Na outra extremidade do espectro, os níveis de ALT normais baixos (< 14 UI/ℓ) estão associados a aumento da mortalidade a longo prazo, de maneira geral e em pacientes com coronariopatia preexistente.[9] A suposta ligação causal é a de que esses níveis são marcadores de debilidade (ver Capítulo 22).

## Elevação assintomática da fosfatase alcalina

Muitos pacientes com elevação isolada do nível de fosfatase alcalina apresentam causas não hepáticas, como gravidez ou doença óssea. A origem da elevação da fosfatase alcalina pode ser determinada por fracionamento em suas frações constituintes (Figura 138.3). Uma origem hepática é muito provável se o nível sérico de GGT também estiver anormal. Os testes sorológicos devem incluir a pesquisa de anticorpos antimitocondrial; a obtenção de um resultado positivo sugere colangite biliar primária. A anamnese cuidadosa identifica pacientes com risco de colestase intra-hepática relacionada com fármacos ou toxinas. Praticamente todos os outros pacientes com nível persistentemente anormal de fosfatase alcalina devem ser submetidos a ultrassonografia hepatobiliar ou a outro exame de imagem não invasivo. A demonstração de dilatação dos ductos biliares intra-hepáticos ou extra-hepáticos deve exigir a visualização direta da árvore biliar por CPRE ou CTP. Evidências de massa intra-hepática devem levar a uma avaliação detalhada à procura de possível neoplasia maligna (ver Capítulo 186). A obstrução biliar também pode ocorrer em consequência de doenças malignas, incluindo comprometimento linfomatoso do tecido linfático na porta do fígado. Deve-se considerar a possibilidade de doenças infiltrativas, incluindo amiloidose e hepatite granulomatosa (ver Capítulo 142). Se não houver evidências de obstrução biliar ou de uma causa

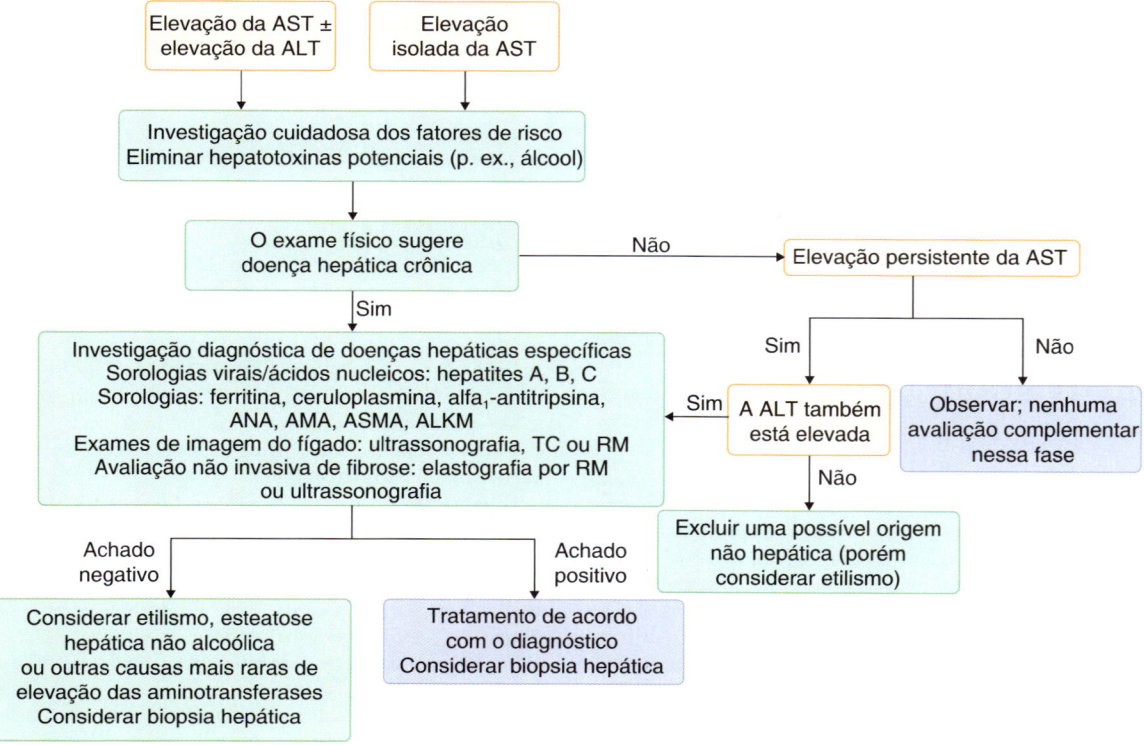

**FIGURA 138.2** Abordagem para a avaliação de níveis séricos elevados isolados de alanina aminotransferase (*ALT*), aspartato aminotransferase (*AST*) ou ambas no paciente assintomático. ANA = anticorpo antinuclear; AMA = anticorpo antimitocondrial; ASMA = anticorpo antimúsculo liso; ALKM = anticorpo microssomal antifígado/rim; TC = tomografia computadorizada; RM = ressonância magnética.

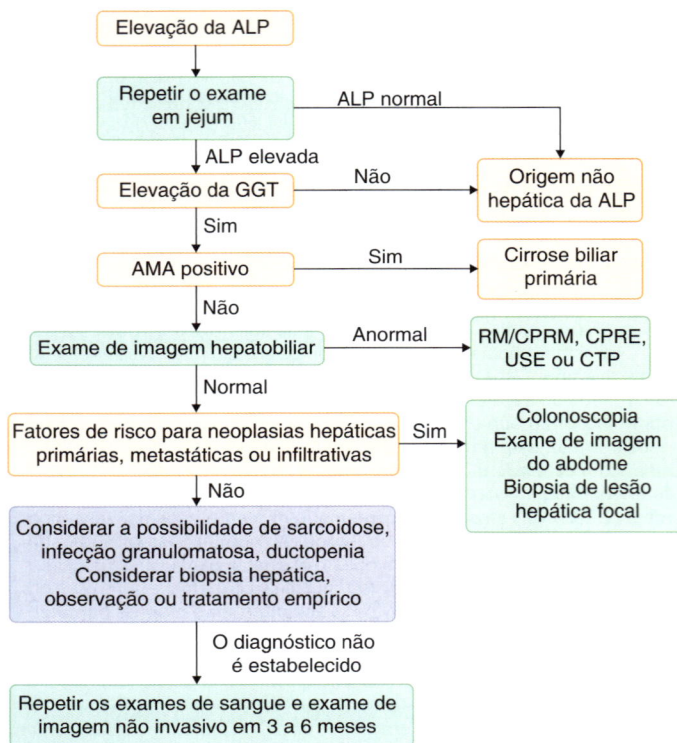

**FIGURA 138.3** Abordagem ao paciente assintomático com níveis séricos elevados isolados de fosfatase alcalina (*ALP*). Em casos de elevado índice de suspeita de doença dos ductos biliares (p. ex., colangite esclerosante), a colangiografia pode ser justificada, mesmo quando se obtém uma ultrassonografia normal. AMA = anticorpo antimitocondrial; TC = tomografia computadorizada; CPRE = colangiopancreatografia retrógrada endoscópica; USE = ultrassonografia endoscópica; GGT = gamaglutamil transpeptidase; CPRM = colangiopancreatografia por ressonância magnética; RM = ressonância magnética; CTP = colangiografia trans-hepática percutânea; US = ultrassonografia.

identificável por métodos não invasivos, deve-se considerar fortemente a realização de biopsia hepática para concluir a avaliação das anormalidades colestáticas nos exames hepáticos. As elevações assintomáticas dos níveis de fosfatase alcalina e GGT também estão associadas a maior risco de morte cardiovascular.[10]

### REFERÊNCIAS BIBLIOGRÁFICAS

*As referências bibliográficas, bem como os outros materiais suplementares deste livro, encontram-se no GEN-IO, nosso ambiente virtual de aprendizagem.*

# 139
# HEPATITE VIRAL AGUDA
JEAN-MICHEL PAWLOTSKY

A infecção por um vírus hepatotrópico provoca um episódio agudo de inflamação hepática, designada como *hepatite aguda*, que pode levar à eliminação espontânea do agente infeccioso ou à sua persistência, que, por sua vez, resulta em infecção crônica por um subgrupo desses vírus. Cinco vírus da hepatite são responsáveis pela maioria dos casos de hepatite aguda (Tabela 139.1): o vírus da hepatite A (HAV); o vírus da hepatite B (HBV); o vírus da hepatite C (HCV); o vírus da hepatite D ou delta (HDV), que é um viroide defeituoso que utiliza o antígeno de superfície da hepatite B (HBsAg) como seu envelope; e o vírus da hepatite E (HEV). Outros vírus podem causar doença hepática inflamatória aguda, incluindo membros da família Herpesviridae, como o citomegalovírus humano, o vírus Epstein-Barr ou o herpes-vírus simples (HSV).

**Tabela 139.1** Vírus responsáveis pela hepatite viral aguda e probabilidade de evolução crônica.

| VÍRUS | EVOLUÇÃO PARA HEPATITE VIRAL CRÔNICA |
|---|---|
| Hepatite A | Nunca |
| Hepatite B | > 90% (aquisição perinatal) a < 1% (infecção no adulto) |
| Hepatite C | 50 a 80% |
| Hepatite D ou delta | 2% (coinfecção) a 90% (superinfecção) |
| Hepatite E | Ocasionalmente, em pacientes imunossuprimidos |
| Outros vírus<br>  Citomegalovírus humano<br>  Epstein-Barr<br>  Herpes-vírus simples<br>  Herpes-vírus humano (HHV) 6<br>  Parvovírus $B_{19}$ | Podem ocorrer infecção crônica, não associada à hepatite crônica |

Não se sabe ao certo até que ponto outros vírus, como o parvovírus B19 ou o herpes-vírus humano tipo 6, também possam causar hepatite aguda. Os pacientes que apresentam uma síndrome de hepatite viral aguda, porém com testes virológicos negativos, são designados como portadores de hepatite não A a E, talvez em razão de vírus hepatotrópicos, que ainda não foram identificados. A incidência mundial da hepatite viral aguda está diminuindo, em decorrência da melhora global da higiene e do desenvolvimento e uso de vacinas eficientes contra o HBV e, em menor grau, contra o HAV e, talvez no futuro, HEV.

## CARACTERÍSTICAS GERAIS DA HEPATITE VIRAL AGUDA

### BIOPATOLOGIA
A hepatite viral aguda caracteriza-se por necroinflamação aguda do fígado. Como nenhum dos vírus hepatotrópicos é citopático, a lesão hepática é mediada por uma forte reação mediada por linfócitos T citotóxicos contra os hepatócitos infectados, que expressam antígenos virais em sua superfície. As citocinas pró-inflamatórias, as células *natural killer* (NK) e a citotoxicidade celular dependente de anticorpos também parecem desempenhar um papel na necroinflamação hepática. A eliminação imune bem-sucedida pode levar à depuração viral, que pode ou não estar associada a imunidade permanente, dependendo do agente infeccioso. Algumas vezes, a reação imune é tão potente que o paciente desenvolve hepatite subfulminante ou até mesmo fulminante que exige transplante hepático (ver Capítulo 145). Em alguns pacientes – a proporção varia, de acordo com o vírus responsável pela hepatite aguda –, a resposta imune falha e a infecção se torna crônica (ver Capítulo 140).

### MANIFESTAÇÕES CLÍNICAS
Após a infecção, há um período de incubação de alguns dias a várias semanas, dependendo do agente causal (Figura 139.1). Em geral, esse período de incubação caracteriza-se por sintomas inespecíficos, incluindo fadiga, náuseas, perda do apetite, sintomas gripais e/ou dor no quadrante superior direito do abdome (Tabela 139.2). Com frequência, o período de incubação caracteriza-se por leucopenia e linfocitose relativa. Em 10 a 20% dos pacientes durante a fase pré-ictérica, são observados sinais/sintomas imunomediados, incluindo erupção cutânea, urticária, artralgias, edema angioneurótico e febre.

Durante a fase aguda da doença, os sintomas variam muito, desde uma doença assintomática até sintomas subictéricos, ictéricos ou graves. A forma ictérica, que não é frequente, caracteriza-se por fadiga, anorexia, náuseas, disgeusia, icterícia, colúria, acolia e perda de peso. O exame físico revela icterícia e dor à palpação do fígado; põem ser encontradas hepatomegalia e esplenomegalia. A hepatite viral aguda caracteriza-se por elevação dos níveis séricos de bilirrubina (total e direta) e de aminotransferases, que frequentemente são mais de 10 vezes o limite superior da normalidade. Com frequência, a hepatite aguda colestática está associada a icterícia e prurido prolongados e flutuantes. Depois de 1 a 3 semanas, em média, os sinais tanto clínicos quanto laboratoriais melhoram progressivamente e normalizam-se. Entretanto, alguns pacientes apresentam recidiva antes da resolução definitiva.

As formas fulminantes de hepatite viral aguda são caracterizadas por sinais de insuficiência hepática (ver Capítulo 145), incluindo alterações da personalidade, comportamento agressivo, transtornos do sono e encefalopatia hepática. O coma pode sobrevir rapidamente, e pode haver hemorragia disseminada.

## DIAGNÓSTICO

O diagnóstico de hepatite aguda é aventado com base nos níveis séricos elevados de aminotransferases, que geralmente são mais de 10 vezes o limite superior da normalidade (Tabela 139.3). Os níveis de bilirrubina total e direta estão elevados se a hepatite aguda for subictérica ou ictérica. Os níveis de fosfatase alcalina podem estar elevados em casos de hepatite colestática.

A testagem sorológica e, por fim, molecular identifica o agente etiológico. Em geral, não há necessidade de biopsia hepática nem de avaliação não invasiva da inflamação e fibrose hepáticas. Todos os casos de hepatite aguda devem ser notificados ao departamento local, estadual ou nacional de saúde o mais cedo possível após confirmação do diagnóstico.[a]

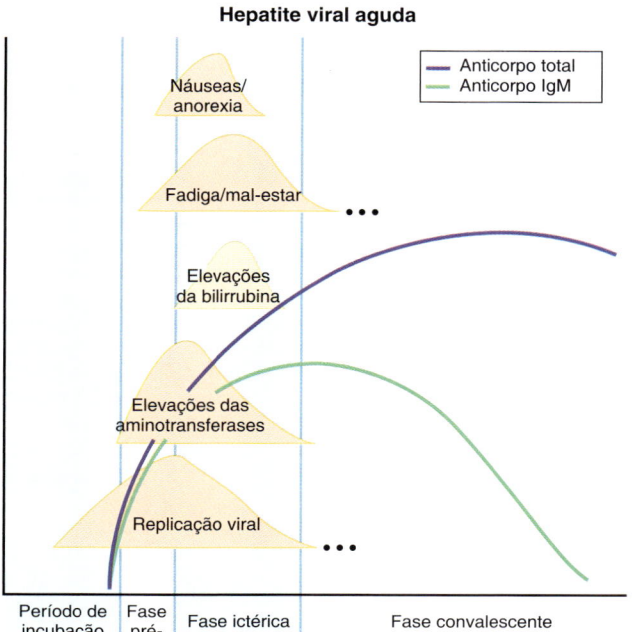

**FIGURA 139.1** Evolução típica da hepatite viral aguda. IgM = imunoglobulina M.

## TRATAMENTO

Além do tratamento específico para o HCV, os pacientes com hepatite viral aguda devem evitar o consumo de bebidas alcoólicas e de paracetamol. Deve-se evitar o contato sexual se o parceiro não estiver protegido (i. e., se não for vacinado contra HBV). Os pacientes com hepatite subfulminante ou fulminante devem ser tratados em UTI e avaliados para um possível transplante hepático (ver Capítulo 145).

## PROGNÓSTICO

O prognóstico depende do grau de prolongamento do tempo de protrombina, bem como do grau de elevação dos níveis de bilirrubina e lactato. Um nível de fator V inferior a 40% ou quaisquer sinais de encefalopatia são indicações para hospitalização do paciente. A morte é extremamente rara e só ocorre nos casos fulminantes. Outros sinais de prognóstico sombrio incluem icterícia com agravamento persistente, ascite e redução aguda das dimensões do fígado. Os níveis séricos de aminotransferases e os níveis de genoma viral não têm valor prognóstico.

## HEPATITE A

### DEFINIÇÃO

**Patógeno**

O HAV é um membro da família Picornaviridae, do gênero *Hepatovirus*. A partícula viral da hepatite A é um nucleocapsídio icosaédrico não envelopado de 27 nm, que expressa o antígeno da hepatite A e contém um genoma de RNA de fita positiva de aproximadamente 7,5 kb de comprimento. Nos seres humanos, já foram descritos três genótipos diferentes do HAV (genótipos I, II e III), com predomínio do genótipo I no mundo inteiro. Outros genótipos foram isolados em primatas não humanos. Ainda não se sabe exatamente até que ponto os diferentes genótipos estão associados a evoluções clínicas distintas de infecção.

### Tabela 139.2 Manifestações clínicas da hepatite viral aguda.

| FASES DA INFECÇÃO | DURAÇÃO* | MANIFESTAÇÕES |
|---|---|---|
| Incubação | 2 a 20 semanas | Vírus detectáveis no sangue<br>Níveis normais de aminotransferases e bilirrubina<br>Nenhum anticorpo detectável |
| Pré-ictérica | 3 a 10 dias | Sintomas inespecíficos: fadiga, anorexia, náuseas, dor vaga no quadrante superior direito do abdome<br>Pico dos títulos virais<br>Os níveis de aminotransferases começam a aumentar<br>Reação semelhante à doença do soro (cerca de 10 a 20% dos casos) com erupção cutânea, urticária, artralgias, febre |
| Ictérica | 1 a 3 semanas | Aparecimento de icterícia; coluria e acolia<br>Agravamento dos sintomas inespecíficos<br>Podem ocorrer perda de peso, disgeusia e prurido<br>Pode haver desenvolvimento de hepatoesplenomegalia<br>Níveis de aminotransferases tipicamente > 10 vezes o normal<br>Aparecimento de anticorpos<br>Declínio dos títulos virais<br>Manifestações extra-hepáticas raras (meningite asséptica, encefalite, crises convulsivas, paralisia flácida ascendente, síndrome nefrótica, artrite soronegativa) |
| Recuperação | Até 6 meses | Resolução gradual dos sintomas<br>Elevação dos títulos de anticorpos<br>Normalização dos níveis de aminotransferases e bilirrubina |
| Crônica | Depois de 6 meses | Ver Capítulo 10 |

*Variam de acordo com o vírus.

### Tabela 139.3 Exames laboratoriais para suspeita de hepatite viral aguda.

**AVALIAÇÃO GERAL**

Alanina aminotransferase (ALT)
Aspartato aminotransferase (AST)
Fosfatase alcalina
Razão normalizada internacional (RNI)

**EXAMES COMPLEMENTARES DE PRIMEIRA LINHA**

IgM anti-HAV
HBsAg, IgM anti-HBc
Anticorpos anti-HCV
RNA do HCV

**EXAMES COMPLEMENTARES DE SEGUNDA LINHA**

IgM anti-HAV presente: nenhum
HBsAg e IgM anti-HBc presentes: antígeno do HDV e anticorpos anti-HDV
RNA do HCV presente, com ou sem anticorpos anti-HCV: nenhum
Nenhum marcador virológico: ver Figura 139.3

HVA = vírus da hepatite A; HBc = cerne da hepatite B; HBeAg = antígeno e da hepatite B; HBsAg = antígeno de superfície da hepatite B; HBV = vírus da hepatite B; HCV = vírus da hepatite C; HDV = vírus da hepatite D; IgM = imunoglobulina M.

---

[a] N.R.T.: No Brasil, todos os casos de hepatites virais são de notificação compulsória. O SINAN (Sistema de Informação de Agravos de Notificação) é alimentado, principalmente, pela notificação e investigação de casos de doenças e agravos que constam da lista nacional de doenças de notificação compulsória (Portaria de Consolidação nº 4, de 28 de setembro de 2017, anexo V – Capítulo I), mas é facultado a estados e municípios incluir outras condições de saúde importantes em suas regiões, como varicela no estado de Minas Gerais ou difilobotríase no município de São Paulo.

# CAPÍTULO 139 Hepatite Viral Aguda

## EPIDEMIOLOGIA

A infecção pelo HAV apresenta distribuição mundial, e as infecções podem ser esporádicas, ou podem ocorrer em surtos epidêmicos.[1] A incidência de casos agudos e a soroprevalência variam de acordo com a higiene, o saneamento, a moradia e os padrões socioeconômicos de determinada região, com soroprevalência baixa, de aproximadamente 13% na Suécia, até 100% em muitos países em desenvolvimento. Em geral, nos países em desenvolvimento, a infecção ocorre na infância, e a maior parte da população foi exposta e está protegida depois dos 10 anos. Entretanto, nos países desenvolvidos, a infecção pode ocorrer em qualquer idade, e a prevalência de indivíduos imunes expostos aumenta lentamente com a idade. Nos EUA, de acordo com os Centers for Disease Control and Prevention (CDC), a incidência de hepatite A aguda declinou de 12,0 casos por 100.000 indivíduos, em 1995, para 0,5 caso por 100.000 indivíduos em 2012.

Em geral, o HAV é transmitido por via fecal-oral, com mais frequência diretamente de uma pessoa para outra ou por meio da ingestão de água ou alimentos contaminados com fezes. Já foi relatada a transmissão do vírus por transfusão de sangue, e foram descritos casos isolados de transmissão perinatal aparente. Os grupos de alto risco para a hepatite A aguda incluem viajantes para países em desenvolvimento, crianças em creches e seus pais, homens que fazem sexo com homens, usuários de substâncias injetáveis, pacientes que recebem derivados do plasma para hemofilia e indivíduos em instituições.

## BIOPATOLOGIA

O genoma é um RNA mensageiro e contém uma única fase de leitura aberta, que codifica proteínas virais tanto estruturais quanto não estruturais. Após fixação a um receptor específico na superfície dos hepatócitos, o vírus penetra nas células e é desenvelopado. Os eventos subsequentes que ocorrem exclusivamente no citoplasma incluem tradução da única fase de leitura aberta em uma poliproteína, que posteriormente é processada para gerar as proteínas virais maduras; replicação em um complexo de replicação ligado à membrana, que gera novos genomas virais, os quais são subsequentemente utilizados para a produção de proteína viral e montagem das partículas virais; e acondicionamento dos genomas recém-formados em novas partículas, que são exportadas para fora das células. O vírus é secretado na bile e, em menor grau, no soro.

## MANIFESTAÇÕES CLÍNICAS

Tipicamente, o período de incubação é de 15 a 45 dias (ver Tabela 139.2). Na maioria dos casos, a infecção aguda segue uma evolução leve e que passa despercebida. A incidência de casos ictéricos sintomáticos aumenta com a idade do indivíduo por ocasião da infecção. A hepatite A aguda em adultos exige hospitalização em até 13% dos casos;[2] foram relatados cursos prolongados de 6 a 9 meses em 10% dos pacientes adultos com diagnóstico de hepatite A aguda. A hepatite A é a causa mais comum de hepatite colestática recidivante.

## DIAGNÓSTICO

O diagnóstico de hepatite A aguda baseia-se na detecção da imunoglobulina M (IgM) anti-HAV no soro por imunoensaio enzimático. Os níveis séricos de IgM alcançam um pico durante o segundo mês de infecção (Figura 139.2). O RNA do HAV pode ser transitoriamente detectado nas fezes e em outros líquidos corporais pela reação em cadeia da polimerase (PCR) 3 a 10 dias antes do início da doença e 1 a 2 semanas depois; entretanto, o teste do RNA do HAV geralmente não é necessário. Com a resolução da infecção, a IgM anti-HAV desaparece depois de 4 a 12 meses, porém a IgG anti-HAV persiste por toda vida e confere proteção definitiva e duradoura contra a infecção.

## TRATAMENTO

Como a infecção pelo HAV é autolimitada, não há necessidade de tratamento antiviral específico. Nos casos graves, os pacientes precisam de hospitalização. Se houver deterioração da função hepática, pode ser necessário avaliar esses pacientes para transplante de fígado, que constitui a única opção terapêutica para a insuficiência hepática aguda (ver Capítulo 145).

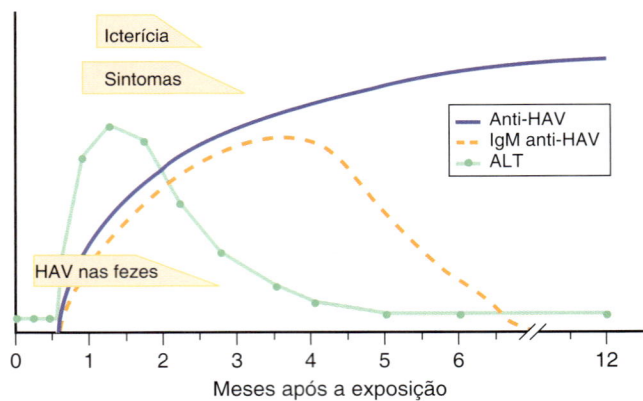

**FIGURA 139.2** Evolução sorológica da hepatite A aguda. ALT = alanina aminotransferase; HAV = vírus da hepatite A; IgM = imunoglobulina M.

## PREVENÇÃO

As vacinas HAV (ver Capítulo 15) consistem em antígeno da hepatite A inativado, purificado a partir de cultura de células. São recomendadas duas doses da vacina com intervalo de 6 a 18 meses. Todas as vacinas são altamente imunogênicas, e quase todos os indivíduos saudáveis vacinados desenvolvem anticorpos anti-HAV protetores. Os pacientes com doença hepática crônica também respondem à vacinação, mas podem exibir títulos mais baixos de anti-HAV. Um esquema acelerado de vacina, com vacinação nos dias 0, 7 e 21, também é efetivo e pode ser recomendado para pessoas que planejam viajar para áreas endêmicas. As vacinas HAV são bem toleradas, e nenhum evento adverso grave foi associado à sua administração; podem ser administradas de maneira segura com outras vacinas ou imunoglobulinas, sem comprometer o desenvolvimento de anticorpos protetores. Dispõe-se também de uma combinação de vacinas HAV e HBV. As taxas de soroconversão são mais baixas em indivíduos imunocomprometidos.

A vacinação HAV é recomendada para indivíduos não imunes, que planejam viajar para países endêmicos, profissionais de saúde, homens que fazem sexo com homens, indivíduos que estão em contato com pacientes com hepatite A e indivíduos com doenças hepáticas crônicas.[3] Um programa de vacinação infantil leva a declínio significativo da infecção pelo HAV, justificando o seu uso como parte dos esforços de controle em países endêmicos. O teste sorológico para IgG anti-HAV pode ser efetuado antes da vacinação em adultos nascidos em países endêmicos e em indivíduos com mais de 50 anos nascidos em áreas industrializadas; as pessoas com níveis detectáveis de IgG são protegidas e não devem ser vacinadas. Para a profilaxia após exposição, tanto a vacinação HAV quanto a imunoglobulina são aproximadamente 98% efetivas, tendo a vacinação a vantagem de prevenir casos secundários.[4] A vacina HAV e a imunoglobulina são geralmente utilizadas juntas nesse contexto.

Estudos de acompanhamento a longo prazo após completar a vacinação HAV mostram que os títulos de anti-HAV declinam acentuadamente durante o primeiro ano após a vacinação, porém permanecem detectáveis em quase todos os indivíduos durante pelo menos 10 anos. Os títulos de anticorpos anti-HAV protetores persistem durante pelo menos 27 anos após vacinação bem-sucedida de crianças e adultos jovens.

## PROGNÓSTICO

Em geral, a infecção aguda pelo vírus da hepatite A regride sem quaisquer complicações em 3 a 4 semanas e nunca evolui para a infecção crônica. Foi relatada uma elevação prolongada dos níveis séricos de aminotransferases. Foram também observadas recidivas algumas semanas após a fase aguda. Podem ocorrer cursos prolongados em crianças e em indivíduos imunossuprimidos.

A hepatite A colestática é incomum e seu prognóstico é satisfatório, com recuperação completa em algumas semanas. A hepatite A fulminante é rara, ocorrendo em menos de 0,1% dos casos, porém a sua incidência e a taxa de mortalidade aumentam com a idade do paciente por ocasião da aquisição da infecção. Nos EUA, 4% de todos os casos de hepatite fulminante são causados por infecção pelo HAV. De modo geral, a taxa de mortalidade por hepatite A aguda é de 1,8% em pacientes com mais de 50 anos. Em pacientes com hepatite B crônica, a superinfecção por HAV está associada a taxas de morbidade e mortalidade 6 a 23 vezes mais elevadas.

## HEPATITE B AGUDA

### DEFINIÇÃO

**Patógeno**

O HBV é um membro da família Hepadnaviridae, gênero *Hepadnavirus*. O vírion infeccioso, a partícula de Dane, tem 42 a 47 nm de diâmetro. Apresenta um envelope e um capsídio ou cerne que contém o genoma de DNA circular parcialmente de fita dupla e a polimerase do HBV. O genoma do HBV é o menor genoma de vírus humano conhecido, com aproximadamente 3.000 nucleotídios.

### EPIDEMIOLOGIA

Dois bilhões de indivíduos em todo o mundo já tiveram contato com o HBV, e cerca de 250 milhões têm infecção crônica. Nos EUA, cerca de 0,5% da população apresenta infecção crônica. Os vírions do HBV são produzidos e circulam em contrações muito altas em indivíduos infectados pelo HBV, que são altamente contagiosos. Quatro vias principais de transmissão são responsáveis pelas infecções agudas por HBV: (1) a transmissão sexual, que é a principal via nas áreas industrializadas; (2) a transmissão perinatal da mãe para o lactente (transmissão vertical), que está associada a uma taxa muito elevada (> 90%) de infecção crônica e que constitui a principal causa de transmissão do HBV na Ásia; (3) a transmissão horizontal por contato interpessoal não sexual, que é frequente em pessoas jovens na África e que está associada a evolução para cronicidade em cerca de 15% dos casos; e (4) a transmissão percutânea por sangue e hemocomponentes, materiais médicos ou cirúrgicos não seguros ou uso de substâncias injetáveis.

Nos países industrializados, os grupos de alto risco para infecção pelo HBV incluem indivíduos nascidos em áreas onde o vírus é endêmico, incluindo imigrantes e crianças adotadas, indivíduos que não foram vacinados quando lactentes e cujos pais nasceram em regiões onde o HBV é endêmico; contatos domiciliares e sexuais com indivíduos HbsAg-positivos; pessoas que já fizeram uso de substâncias injetáveis; indivíduos com múltiplos parceiros sexuais ou história pregressa de infecção sexualmente transmissível; homens que fazem sexo com homens; detentos em penitenciárias; pacientes infectados pelo HCV ou HIV; pacientes submetidos à diálise renal; receptores de sangue ou de hemocomponentes antes de 1987; e profissionais de saúde.

### BIOPATOLOGIA

O genoma do HBV contém quatro fases de leitura aberta sobrepostas, que codificam diversas proteínas virais estruturais e não estruturais. O gene pré-S/S codifica as três proteínas de superfície – pequena (S), média (M) e grande (L) –, que expressam HBsAg. O gene pré-C/C codifica a proteína do cerne que expressa o antígeno do cerne da hepatite B (HBc) e a proteína e da hepatite B (HBe), uma proteína não estrutural secretada, que desempenha um papel na tolerância imune para a replicação de HBV. O gene P codifica a polimerase do HBV, cujos dois motivos – um motivo da transcriptase reversa e um motivo da RNAse H – codificam duas enzimas envolvidas na replicação do HBV. Por fim, o gene X codifica a proteína X, que é um transativador envolvido na replicação do HBV, que tem propriedades oncogênicas. O sangue de pacientes infectados contém não apenas os vírus infecciosos, mas também um grande excesso de envelopes vazios não infecciosos do HBV.

O ciclo de vida complexo do HBV envolve múltiplas etapas: a fixação ao polipeptídio cotransportador de taurocolato de sódio, que é a principal molécula receptora do HBV na superfície dos hepatócitos; a internalização; a fusão e a liberação do nucleocapsídio contendo o genoma de DNA do HBV e a molécula de polimerase associada do HBV no citoplasma da célula; o transporte para dentro do núcleo, onde ocorre a descapsidação, com liberação da molécula do genoma de DNA; a transformação do genoma viral pela polimerase viral em DNA circular fechado de modo covalente, que é a forma epissomal responsável pela persistência do genoma do HBV no núcleo dos hepatócitos infectados; a geração de RNA mensageiros e a síntese de proteínas virais; a geração de um RNA pré-genômico, que serve como modelo (*template*) para a transcrição reversa que produz a fita longa de DNA; a degradação do RNA pré-genômico pela atividade da RNAse H da polimerase viral; a atividade de DNA polimerase dependente de DNA do motivo da transcriptase reversa, que sintetiza a fita complementar curta do DNA nos nucleocapsídios recém-formados; e, por fim, o brotamento no retículo endoplasmático, com maturação e exportação dos vírions recém-formados.

Os 10 genótipos do HBV (A até J), que diferem em cerca de 8% na sua sequência de nucleotídios genômicos, apresentam diferentes distribuições geográficas e podem estar associados a desfechos clínicos diferentes. O genótipo A predomina no norte da Europa e em sua parte ocidental, enquanto o genótipo D é o genótipo mais frequente na região do Mediterrâneo e no leste da Europa. Nos EUA, em populações não asiáticas, o genótipo A predomina em homens que fazem sexo com homens, enquanto o genótipo D é o mais frequente em usuários de substâncias intravenosas. Na Ásia e em imigrantes asiáticos que vivem em países industrializados, os genótipos B e C predominam. O genótipo C tem sido associado a maior incidência de doença hepática grave e carcinoma hepatocelular, em comparação com o genótipo B na Ásia, talvez porque esse genótipo tenha se disseminado mais cedo do que os outros.

### MANIFESTAÇÕES CLÍNICAS

Tipicamente, o período de incubação é de 30 a 150 dias. Foi relatada a ocorrência de icterícia em até um terço dos pacientes adultos com hepatite B aguda, porém a maioria dos casos não é reconhecida.[5] Nos pacientes sintomáticos (ver Tabela 139.2), as manifestações assemelham-se às de outras causas de hepatite viral aguda.

### DIAGNÓSTICO

Quatro marcadores devem ser pesquisados para o diagnóstico de hepatite B aguda: o HBsAg, anticorpos anti-HBc totais, IgM anti-HBc e anticorpos anti-HBs (Tabela 139.4). A hepatite B aguda caracteriza-se pela ocorrência simultânea de HBsAg e IgM anti-HBc (Figura 139.3). Os anticorpos anti-HBc totais também são encontrados, mas não os anticorpos anti-HBs. Durante a fase de convalescença, os pacientes perdem HBsAg antes do aparecimento de anticorpos anti-HBs; apresentam anticorpos anti-HBc isolados, e o diagnóstico baseia-se na detecção de IgM anti-HBc. A recuperação caracteriza-se pelo aparecimento de anticorpos anti-HBs. Os anticorpos anti-HBc totais e anti-HBs caracterizam a recuperação da hepatite B aguda. A IgG anti-HBc persiste em títulos altos durante toda a vida do paciente, enquanto os títulos de anticorpos anti-HBs podem flutuar e, algumas vezes, tornam-se indetectáveis depois de vários anos. A avaliação quantitativa do HBsAg pode ser útil durante o curso da hepatite B aguda, visto que, se o nível de HBsAg não diminuir rapidamente, o paciente corre risco de evolução crônica. Os pacientes que permanecem positivos para o DNA do HBV ou o HBeAg por 6 semanas após o início dos sintomas tendem a desenvolver infecção crônica.

### TRATAMENTO

A infecção aguda pelo HBV habitualmente não exige tratamento antiviral, e a maioria dos pacientes recupera-se espontaneamente da infecção. De modo geral, a terapia antiviral não reduz a taxa de mortalidade em 1 ano.[A1] Entretanto, o tratamento antiviral com um análogo de nucleosídio ou de nucleotídio (atualmente, entecavir [0,5 mg/dia] ou tenofovir [fumarato de tenofovir disoproxila, 245 mg/dia, ou tenofovir alafenamida, 25 mg/dia] até regressão dos sinais graves) é recomendado para pacientes com hepatite B aguda grave, caracterizada por coagulopatia ou sintomas persistentes ou icterícia acentuada por mais de 4 semanas, de modo a prevenir a progressão para insuficiência hepática aguda e evitar o transplante de

**Tabela 139.4** Perfis sorológicos observados em diferentes fases da hepatite B aguda de autorresolução.

| FASE DA INFECÇÃO | HBsAg | IgM ANTI-HBc | ANTICORPOS ANTI-HBc TOTAIS | ANTICORPOS ANTI-HBs |
|---|---|---|---|---|
| Incubação | + | +/− | +/− | − |
| Hepatite aguda | + | + | + | − |
| Convalescença | − | + | + | − |
| Recuperação | − | − | + | + |

HBc = cerne da hepatite B; HBs = superfície da hepatite B; HBsAg = antígeno de superfície da hepatite B; IgM = imunoglobulina M.

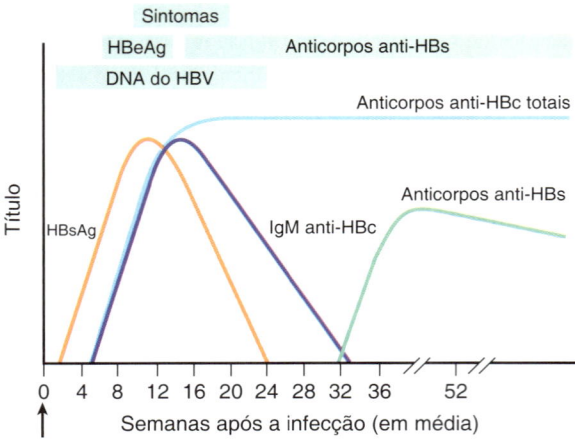

**FIGURA 139.3** Cinética dos marcadores do vírus da hepatite B (HBV) durante a hepatite B aguda de autorresolução. A *seta* indica a infecção. HBc = cerne do vírus da hepatite B; HBeAg = antígeno e do vírus da hepatite B; HBs = superfície do vírus da hepatite B; HBsAg = antígeno de superfície do vírus da hepatite B; IgM = imunoglobulina M.

fígado subsequente ou a morte.[6] O tratamento deve ser iniciado antes do aparecimento de sinais de insuficiência hepática aguda. A terapia antiviral não faz com que a hepatite B se transforme em infecção crônica.[7]

## PREVENÇÃO

Como nem todas as pessoas foram vacinadas, as pessoas sabidamente infectadas pelo HBV devem tomar as medidas necessárias para a transmissão da infecção a outras pessoas. Isso é obtido assegurando a vacinação dos contactantes sexuais e membros da família; o uso de proteção de barreira durante a relação sexual; não compartilhar instrumentos, como escovas de dentes, lâminas de barbear e pentes; limpar gotículas de sangue com detergente ou água sanitária; e não doar sangue, órgãos ou esperma.

A prevenção da infecção pelo HBV baseia-se na vacinação. Em muitos países, foram iniciados programas de vacinação infantil universal. Os indivíduos de alto risco (p. ex., profissionais de saúde, pacientes submetidos a diálise, familiares e parceiros sexuais de portadores do HBV, gestantes e homens que fazem sexo com homens) devem ser submetidos a rastreamento para a infecção pelo HBV com testagem de HBsAg e anticorpos anti-HBs. As pessoas soronegativas devem ser vacinadas.[8]

A vacinação consiste na administração de HBsAg recombinante em três injeções aos 0, 1 e 6 meses em adultos. Administra-se uma dose mais baixa nos mesmos intervalos em recém-nascidos, crianças e adolescentes. Os adultos submetidos a diálise necessitam de quatro injeções nos meses 0, 1, 2 e 6. A vacinação HBV desencadeia uma resposta neutralizante potente, caracterizada por altos títulos de anticorpos anti-HBs. Um título acima de 10 UI/ℓ é considerado protetor. A taxa de soroconversão é superior a 90% em indivíduos saudáveis. As vacinas HBV são bem toleradas. As reações no local de injeção nos primeiros 1 a 3, bem como reações generalizadas leves são comuns e transitórias. Não se recomenda rotineiramente o teste pós-vacinação para pesquisa de anticorpos anti-HBs para documentar a soroconversão. Entretanto, os indivíduos que permanecem com risco de infecção pelo HBV, como lactentes de mulheres HBsAg-positivas, profissionais de saúde, pacientes submetidos a diálise e parceiros sexuais de portadores do HBV, devem ser testados para determinar a sua resposta à vacinação.

Entre os indivíduos vacinados, 3 a 10% respondem de modo insatisfatório ou não respondem, particularmente tabagistas, pacientes obesos e indivíduos idosos. Os que não respondem devem receber outro ciclo completo de vacinação, frequentemente com uma dose maior. Outras opções incluem a aplicação intradérmica e a coadministração de adjuvantes e citocinas. Um terço a dois terços dos indivíduos vacinados perdem seus anticorpos anti-HBs depois de 10 a 15 anos. Não se sabe ao certo se esses indivíduos ainda estão protegidos. Por conseguinte, as pessoas que correm risco devem receber imunização de reforço se tiverem perdido os anticorpos anti-HBs.

Quando indivíduos não imunes ou pessoas vacinadas com título de anti-HBs inferior a 10 UI/ℓ têm contato com materiais contaminados pelo HBV (p. ex., agulhas) ou têm relação sexual com uma pessoa infectada pelo HBV, recomenda-se a imunização ativo-passiva (i. e., infusão da imunoglobulina humana contra hepatite B [HBIG]), além da imunização ativa (vacinação) nas primeiras 48 horas após a exposição. A vacinação isoladamente é suficiente em indivíduos com títulos de anticorpos anti-HBs entre 10 e 100 UI/ℓ, e não há necessidade de outras medidas se o título de anti-HBs for superior a 100 UI/ℓ.

O fumarato de tenofovir disoproxila (245 mg/dia VO a partir de 24 a 28 semanas de gestação até 12 semanas após o parto) consegue reduzir substancialmente a transmissão do HBV da gestante para o feto/recém-nascido/lactente quando as mães têm altas cargas virais (> 200.000 UI/mℓ) ou níveis elevados de HBsAg (> 10.000 UI/mℓ).[A2] Entretanto, essa conduta de longa duração não é necessária quando existe a garantia de que o recém-nascido receba imunoglobulina anti-HBV, bem como vacina HBV ao nascimento e com 1, 2, 4 e 6 meses.[A3]

Os recém-nascidos de mulheres HBsAg-positivas precisam receber imunoglobulina anti-hepatite B e ser vacinados nas primeiras 12 horas após o parto; esse esquema reduz a taxa de transmissão vertical do HBV de 95% para menos de 5%. Não é necessária cesariana se a imunização ativo-passiva for realizada. As mães de recém-nascidos vacinados podem amamentar, e a amamentação não é contraindicada em caso de tratamento com tenofovir.

## PROGNÓSTICO

A hepatite fulminante é mais frequente na infecção aguda pelo HBV do que em outros tipos de hepatite viral aguda, com incidência de aproximadamente 0,1%. Os fatores associados a desfechos adversos da hepatite B aguda incluem idade avançada, sexo feminino e, talvez, algumas cepas do vírus. Ainda se discute se a infecção por uma cepa mutante pré-cerne está associada a uma doença mais grave ou fulminante.

Nos pacientes infectados por ocasião do nascimento, a taxa de recuperação espontânea após infecção aguda pelo HBV é de menos de 5%, enquanto as infecções em adultos apresentam resolução espontânea em 95 a 99% dos casos. A resolução espontânea confere imunidade permanente, que habitualmente se caracteriza por anticorpos anti-HBs e anti-HBc. Os anticorpos anti-HBs podem se tornar indetectáveis alguns anos após a recuperação; entretanto, os pacientes produzem rapidamente anticorpos protetores se forem novamente expostos ao HBV.

## HEPATITE C AGUDA

### DEFINIÇÃO

**Patógeno**

O HCV é um membro da família Flaviviridae, gênero *Hepacivirus*. O genoma é uma molécula de RNA linear, positiva, de fita simples, cuja extremidade 5′ contém um local de entrada ribossômico interno envolvido na tradução de poliproteína; o genoma também inclui uma única fase de leitura aberta e uma região não codificante 3′ curta envolvidas na replicação. O genoma está contido em um capsídio de proteína ou cerne, que é circundado por um envelope com bicamada lipídica no interior do qual duas glicoproteínas virais inseridas medeiam a entrada do vírus nas células-alvo.

### EPIDEMIOLOGIA

O HCV é encontrado em todos os continentes, e estima-se que 71 milhões de indivíduos estejam cronicamente infectados. Nos países industrializados, a incidência da infecção pelo HCV declinou de modo considerável, em decorrência do rastreamento do sangue e de medidas destinadas a prevenir infecções virais em usuários de substâncias injetáveis. Entretanto, nos EUA, de acordo com os CDC, cerca de 17.000 novos casos de hepatite C aguda ainda ocorrem anualmente, em sua maior parte em usuários de substâncias intravenosas. Na França, ocorrem a cada ano cerca de 2.500 novas infecções. A incidência e a prevalência do HCV são maiores em áreas de desenvolvimento do mundo, onde a principal via de infecção do HCV consiste em procedimentos clínicos ou cirúrgicos inseguros; apenas cerca de 50% dos hemocomponentes são testados para anticorpos anti-HCV nesses países, e cerca de 40% de todas as injeções são aplicadas com equipamento reutilizado. A prevalência estimada de 9% no Egito é a mais alta em todo o mundo, decorrente de campanhas de injeções inseguras para o tratamento da esquistossomose nas décadas de 1950 a 1960, com transmissão subsequente de pessoa para pessoa. Embora a incidência de hepatite C aguda tenha diminuído no Egito nesses últimos 15 anos, até 10% dos casos de hepatite aguda ainda são causados pelo HCV.

O HCV é transmitido quase exclusivamente por sangue infectado. O rastreamento preventivo com imunoensaios enzimáticos altamente sensíveis e, mais recentemente, com teste do ácido nucleico praticamente eliminou o risco de infecção pós-transfusional pelo HCV (risco teórico: 1 em 2 milhões de doações nos EUA, 1 em 8 milhões de doações na França). Em consequência, a principal via de transmissão do HCV em países industrializados é, no momento atual, o uso de substância injetáveis, que é responsável por 60 a 80% de novos casos.[9] A incidência da infecção pelo HCV em usuários de substâncias injetáveis alcança 39 por 100 pessoas-ano. Nesse contexto, o encarceramento constitui um importante fator de risco para contrair a infecção pelo HCV em países industrializados.

A transmissão hospitalar por meio do uso de materiais inadequadamente descontaminados ou mãos ou luvas contaminadas de profissionais de saúde é responsável por um número substancial de novas infecções no mundo inteiro. O HCV também pode ser transmitido por tatuagem, *piercing* ou acupuntura se não forem implementadas precauções universais. Embora o HCV possa ser adquirido após exposição acidental a agulhas, o risco de infecção é baixo (< 1%), e os profissionais de saúde apresentam apenas uma prevalência discretamente maior de HCV do que a população geral. O HCV pode ser transmitido aos familiares que compartilham instrumentos como tesouras, lâminas de barbear e pentes. A transmissão sexual é incomum, entretanto, foram relatados surtos de hepatite aguda em comunidades de homens que fazem sexo de alto risco com homens. O risco de transmissão do HCV da mãe para o lactente é inferior a 5% e, em geral, está relacionado com a exposição ao sangue da mãe no período perinatal. Não se recomenda a cesariana e a amamentação não está contraindicada. Os fatores possivelmente associados a altas taxas de transmissão incluem o nível de viremia do HCV e o uso materno de substâncias intravenosas. Em 10 a 30% dos casos, não é possível identificar nenhum fator de risco aparente para a infecção pelo HCV, sugerindo outras fontes potenciais de hepatite C adquirida na comunidade.

### BIOPATOLOGIA

A entrada do HCV nas células é mediada por várias moléculas receptoras, incluindo glicosaminoglicanos, CD81, receptor de depuração B1, claudina 1 e ocludina. A entrada é seguida de fusão. A descapsidação dos nucleocapsídios virais libera os RNA genômicos livres no citoplasma da célula, onde servem, juntamente com RNA recém-sintetizado, como RNA mensageiros para a síntese da poliproteína do HCV. O processamento pós-tradução da poliproteína do HCV resulta na geração de 10 proteínas, incluindo três proteínas estruturais (a proteína do cerne e as duas glicoproteínas do envelope) e sete proteínas não estruturais. A replicação do HCV ocorre no complexo de replicação (ou "rede membranácea"), que associa proteínas virais, componentes celulares e fitas de RNA nascentes. Isso é catalisado pela RNA polimerase dependente de RNA. A formação de partículas virais é iniciada pela interação da proteína do cerne com o RNA genômico. As partículas virais recém-produzidas deixam a célula hospedeira por meio de vias secretoras constitutivas.

Análises filogenéticas de cepas do HCV isoladas em várias regiões do mundo identificaram oito genótipos principais do HCV, designados de 1 a 8 (sendo os genótipos 1 a 6 os mais prevalentes no mundo inteiro). Esses tipos de HCV compreendem um grande número de subtipos, identificados por letras minúsculas (1a, 1b etc.). As sequências de nucleotídios dos genótipos diferem em 31 a 34%, e suas sequências de aminoácidos diferem em aproximadamente 30%; por outro lado, as sequências de nucleotídios dos subtipos diferem entre 20 e 23%, com diferenças acentuadas em determinadas regiões genômicas. A alta prevalência e a diversidade de cepas dos genótipos 3 e 6 do HCV na Ásia e dos genótipos das cepas 1, 2, 4 e 5 na África sugerem que esses tipos e subtipos emergiram nessas regiões e diversificaram-se. Nos países industrializados, um pequeno número de genótipos do HCV, incluindo 1a, 1b, 2a, 2b, 2c, 3a e 4a, foram introduzidos e espalharam-se rapidamente entre as populações expostas. Os subtipos 1a e 1b predominam em todo o mundo. Nos EUA, os genótipos mais comuns são 1a e 1b (cerca de 75%), 2a e 2b (cerca de 15%) e 3a (cerca de 7%). O genótipo 3a é mais prevalente na Europa Ocidental, onde responde por até 35% dos casos, sobretudo em usuários de substâncias injetáveis. O genótipo 4 é altamente prevalente no Oriente Médio e na África. Suas incidência e prevalência estão aumentando em usuários de substâncias injetáveis em países industrializados. O genótipo 5 é raro fora da África do Sul, e o genótipo 6 é raro fora do Sudeste Asiático. Foi identificado o genótipo 7 na África central, bem como o genótipo 8 em Punjab, na Índia. As infecções por diferentes genótipos não diferem em relação às manifestações clínicas, progressão ou gravidade da doença, embora o genótipo 3 possa estar associado a desfechos mais adversos.

### MANIFESTAÇÕES CLÍNICAS

O RNA do HCV torna-se detectável no soro de 3 a 7 dias após a exposição. Os níveis de RNA do HCV aumentam rapidamente durante as primeiras semanas, seguidos pelos níveis séricos de aminotransferases 2 a 8 semanas após a exposição. Os anticorpos anti-HCV surgem tardiamente na evolução da hepatite C aguda e podem não existir por ocasião do aparecimento dos sintomas e da elevação dos níveis séricos de aminotransferases.

Depois de um período de incubação que varia de 15 a 120 dias, a hepatite C aguda habitualmente permanece assintomática e não é diagnosticada. Os pacientes apresentam sintomas inespecíficos, como fadiga, febre baixa, mialgias, náuseas, vômitos ou prurido. Ocorre icterícia em apenas 20 a 30% dos pacientes, habitualmente 2 a 12 semanas após a infecção. Os níveis séricos de aminotransferases geralmente ultrapassam 10 vezes o limite superior da normalidade no estágio agudo, mesmo na ausência de sintomas. A hepatite C fulminante tem sido relatada, mas parece ser excepcional na ausência de outra doença hepática crônica subjacente.

### DIAGNÓSTICO

Quando há suspeita de hepatite C aguda, os pacientes devem efetuar testes para anticorpos anti-HCV por meio de imunoensaio enzimático e RNA do HCV por meio de uma técnica de biologia molecular sensível (*i. e.*, um ensaio de RNA do HCV com limite inferior de detecção de ≤ 50 UI/m$\ell$). Podem ser observados quatro perfis de marcadores, com base no achado ou não de um dos marcadores (Tabela 139.5). O achado de RNA do HCV na ausência de anticorpos anti-HCV indica fortemente infecção aguda pelo HCV, o que será confirmado por soroconversão (*i. e.*, aparecimento de anticorpos anti-HCV) alguns dias a semanas mais tarde. Os pacientes com infecção aguda podem apresentar RNA do HCV e anticorpos anti-HCV por ocasião do diagnóstico; neste caso, é difícil diferenciar a hepatite C aguda de uma exacerbação aguda da hepatite C crônica ou de hepatite aguda de outra causa em um paciente com hepatite C crônica.

A hepatite C aguda é muito improvável se não forem detectados anticorpos anti-HCV e RNA do HVC, ou se forem detectados anticorpos anti-HCV na ausência de RNA do HCV (Figura 139.4). Entretanto, os pacientes incluídos neste último grupo devem fazer outro exame após algumas semanas, visto que o RNA do HCV pode estar temporariamente indetectável, em decorrência do controle parcial transitório da replicação viral antes de a infecção se tornar crônica (Figura 139.5). Além desses casos, o achado de anticorpos anti-HCV na ausência de RNA do HCV é comum em pacientes que se recuperaram de infecção anterior por HCV. Entretanto, esse padrão não pode ser diferenciado de um resultado falso-positivo do imunoensaio enzimático, cuja prevalência exata é desconhecida.

| Tabela 139.5 | Padrões dos marcadores do vírus da hepatite C (HCV) e sua importância durante a hepatite C aguda. | |
|---|---|---|
| **ANTICORPOS ANTI-HCV** | **RNA DO HCV** | **DIAGNÓSTICO** |
| − | − | Hepatite C não aguda |
| − | + | Hepatite C aguda |
| + | − | Provavelmente hepatite C não aguda (repetir o teste em poucas semanas) |
| + | + | Dificuldade em diferenciar a hepatite C aguda da crônica |

HCV = vírus da hepatite C.

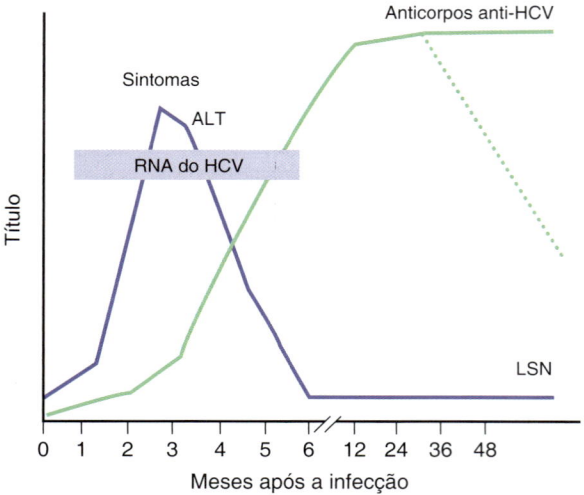

**FIGURA 139.4** Cinética dos marcadores do vírus da hepatite C (HCV) durante a fase aguda de autorresolução da hepatite C. ALT = alanina aminotransferase; LSN = limite superior do normal.

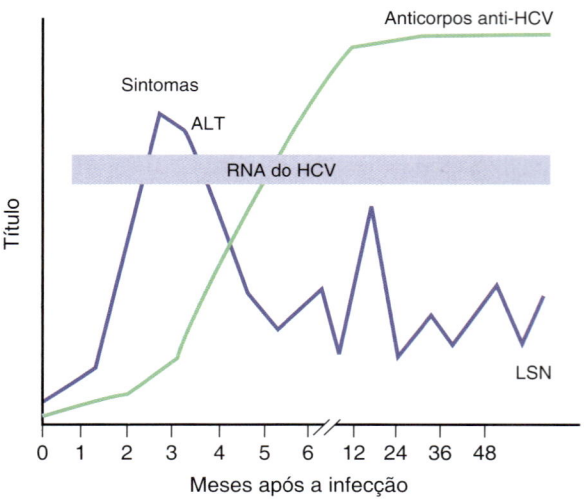

**FIGURA 139.5** Cinética dos marcadores do vírus da hepatite C (HCV) durante a hepatite C aguda que evolui para a infecção crônica. ALT = alanina aminotransferase; LSN = limite superior do normal.

## TRATAMENTO

O tratamento da hepatite C aguda deve ser considerado não apenas pela sua capacidade de prevenir a infecção crônica pelo HCV, que pode ter graves sequelas clínicas, mas também em razão da associação da viremia do HCV ao risco de transmissão do vírus para outras pessoas, particularmente as que estão em grupos de alto risco.[10] Embora 20 a 50% dos pacientes eliminem o vírus de maneira espontânea sem tratamento,[11] o tratamento imediato é custo-efetivo, visto que proporciona taxas mais elevadas de eliminação do vírus, principalmente porque os pacientes assintomáticos tendem a ter menor adesão ao acompanhamento rigoroso necessário para o seu monitoramento para a instituição de tratamento tardio no momento apropriado.[12]

Os pacientes com hepatite C aguda devem ser tratados com uma combinação de fármacos antivirais orais de ação direta por 8 semanas. As opções incluem a combinação em dose fixa administrada 1 vez/dia de sofosbuvir (400 mg) e ledipasvir (90 mg) para os genótipos 1, 4, 5 e 6; a combinação em dose fixa (2 comprimidos pela manhã) de ombitasvir (12,5 mg) e paritaprevir (75 mg) com reforço de ritonavir (50 mg) mais dasabuvir (250 mg 2 vezes/dia) para o genótipo 1b; a combinação em dose fixa administrada 1 vez/dia de grazoprevir (100 mg) e elbasvir (50 mg) para os genótipos 1b e 4; a combinação em dose fixa administrada 1 vez/dia de sofosbuvir (400 mg) e velpatasvir (100 mg) para todos os genótipos; ou a combinação em dose fixa (3 comprimidos pela manhã) de glecaprevir (100 mg) e pibrentasvir (40 mg) para todos os genótipos (ver Tabela 140.5).[13,14] A cura da infecção pelo HCV deve ser avaliada pelo desaparecimento do RNA do HCV do soro ou do plasma dentro de 12 e 24 semanas após o tratamento, visto que foi relatada a ocorrência de recidivas tardias. Durações mais curtas do tratamento estão em fase de estudo.

Após acidente perfurocortante (exposição percutânea), não se recomendam imunoglobulina nem profilaxia. Os pacientes devem ser monitorados por meio do RNA do HCV e nível de aminotransferases em condições basais, na segunda semana, e 4 a 6 meses após a exposição. Os pacientes que apresentam infecção documentada devem ser tratados conforme descrito anteriormente.

## PREVENÇÃO

A prevenção da transmissão do HCV baseia-se em precauções-padrão, como rastreamento do sangue e de hemocomponentes, aplicação de procedimentos universais de higiene clínica e cirúrgica e utilização segura de seringas e agulhas por usuários de substâncias psicoativas injetáveis. Os programas de troca de seringas e orientação sobre os riscos do uso de substâncias psicoativas (incluindo cocaína intranasal) e o risco de transmissão decorrente do uso compartilhado de equipamento de injeção são importantes. Essas intervenções, associadas ao tratamento efetivo da hepatite crônica (ver Capítulo 140), poderão eliminar potencialmente a hepatite C aguda no futuro.[15]

Não existe vacina profilática no momento, nem há previsão em futuro próximo contra o HCV.

## PROGNÓSTICO

Cerca de 50 a 80% dos pacientes não eliminam o HCV de maneira espontânea e desenvolvem infecção crônica. A recuperação espontânea é mais frequente se a infecção for adquirida ao nascimento (cerca de 50%) e se a hepatite aguda for sintomática. Ainda não foi esclarecido se o genótipo influencia as taxas de recuperação. Outros fatores associados a taxas melhores de recuperação espontânea incluem sexo feminino, declínio precoce dos níveis de RNA do HCV e níveis elevados de aminotransferases ou bilirrubina. Os pacientes com recuperação espontânea podem manter anticorpos anti-HCV detectáveis por vários anos a décadas, porém eles não estão protegidos contra uma reinfecção pelo HCV.

# HEPATITE D OU DELTA AGUDA

## DEFINIÇÃO

### Patógeno

O HDV, que é um vírus satélite do HBV, só pode ser transmitido para pacientes que apresentam infecção aguda ou crônica pelo HBV. Seu genoma de RNA circular de fita negativa e simples, de aproximadamente 1.700 nucleotídios, dobra-se em condições naturais em uma estrutura quase complementar semelhante a um bastonete, que contém uma ribozima. O genoma do HDV codifica uma única proteína estrutural, a proteína da hepatite D (HD), que expressa o HDAg. O vírion HDV infeccioso de 36 nm é constituído pela proteína HD e pelo genoma, ambos envoltos por um revestimento que expressa o HBsAg, derivado de envelopes vazios do HBV.

## EPIDEMIOLOGIA

Dados reunidos sugerem que cerca de 10% dos portadores crônicos do HBV ou mais de 30 milhões de indivíduos em todo o mundo também estejam infectados pelo HDV. A prevalência da infecção pelo HDV em pacientes infectados pelo HBV varia de acordo com a área geográfica, visto que esse vírus é transmitido principalmente por meio de exposição parenteral. Em consequência, a sua prevalência é relativamente mais alta em indivíduos HBsAg-positivos, usuários de substâncias intravenosas em países ocidentais, onde cerca de 8 a 12% dos pacientes HBsAg-positivos são infectados pelo HDV. Por outro lado, a prevalência do HDV diminuiu de maneira substancial na Europa meridional, provavelmente em decorrência de programas universais de vacinação contra HBV, melhora da higiene e das condições de vida e implementação de precauções universais para prevenção da infecção pelo HIV. A incidência de HDV está aumentando na Rússia, na Europa oriental, no Japão e na Índia.

## BIOPATOLOGIA

O HDV utiliza a RNA polimerase II do hospedeiro para a sua replicação, seguindo o modelo de rotação em círculo. No interior das células, o RNA do HDV está associado a múltiplas cópias da proteína HD para formar um complexo de ribonucleoproteína. Esse complexo é exportado pelo envelope do HBV, que contém as três proteínas do envelope de HBV, no aparelho de Golgi antes de sua secreção.

O HDV apresenta oito genótipos (HDV-1 a HDV-8), que diferem uns dos outros em pelo menos 20% de suas sequências de nucleotídios. Os genótipos do HDV podem ser segregados em dois a quatro subgenótipos que diferem uns dos outros em pelo menos 10% de suas sequências de nucleotídios. O HIDV-1 é o genótipo do HDV mais prevalente no mundo inteiro.

### MANIFESTAÇÕES CLÍNICAS

O HDV pode ser adquirido ao mesmo tempo que o HBV (coinfecção) ou por um portador crônico de HBsAg (superinfecção). A coinfecção caracteriza-se por um ou dois episódios de hepatite aguda, dependendo das concentrações respectivas de HBV e HDV existentes no inóculo; a hepatite aguda pode variar de leve a fulminante. Em contrapartida, quando portadores crônicos do HBV são superinfectados pelo HDV, a hepatite D aguda é geralmente grave, com frequência fulminante e, em geral, crônica.

### DIAGNÓSTICO

Três marcadores de infecção pelo HDV são os anticorpos anti-HD totais, a IgM anti-HD e o RNA do HDV; este último pode ser detectado e quantificado por PCR em tempo real. Todos os pacientes HBsAg-positivos devem ser testados, e o diagnóstico de infecção pelo HDV baseia-se no achado de anticorpos anti-HD.

Em pacientes com coinfecção autorresolutiva por HBV-HDV, o RNA do HDV e a IgM anti-HD existem apenas transitoriamente e, com frequência, passam despercebidos. A IgM anti-HBc indica infecção aguda concomitante pelo HBV.

Na superinfecção por HDV de um portador de HBsAg crônico, não se observa IgM anti-HBc. O RNA do HDV é encontrado no soro ou no plasma, antes e durante o episódio agudo, enquanto os anticorpos anti-HD totais e a IgM anti-HD são encontrados durante a fase aguda. Os anticorpos anti-HD e, algumas vezes, a IgM anti-HD permanecem elevados se a doença se tornar crônica.

### TRATAMENTO

Não existe nenhum tratamento de benefício comprovado para a hepatite D aguda.[16]

### PREVENÇÃO

A maneira mais efetiva de prevenção da infecção pelo HDV é a vacinação contra HBV, visto que os indivíduos que estão protegidos contra o HBV não podem ser infectados pelo HDV. Em portadores crônicos de HBsAg, medidas de higiene e precauções comportamentais padrões devem ser praticadas para evitar a superinfecção pelo HDV.

### PROGNÓSTICO

Em pacientes com coinfecção aguda pelo HBV e HDV, apenas cerca de 2% tornam-se portadores crônicos de HDV. Por outro lado, quando a infecção pelo HDV é adquirida por portadores crônicos de HBV, aproximadamente 90% também se tornam portadores crônicos de HDV.

## HEPATITE E AGUDA

### DEFINIÇÃO

**Patógeno**

O HEV é um membro do gênero *Orthohepevirus*, da família Hepeviridae. O HEV é um pequeno vírus não envelopado. Seu genoma é uma molécula de RNA de fita simples e sentido positivo. Foram descritos oito genótipos (1 a 8) do HEV: os genótipos 1 e 2 parecem ser estritamente humanos, enquanto os genótipos 3 a 8 parecem ser de origem animal, mas também podem infectar seres humanos.

### BIOPATOLOGIA E EPIDEMIOLOGIA

A transmissão do HEV é principalmente por via fecal-oral. O HEV é endêmico na maioria das áreas do mundo em desenvolvimento, onde as infecções agudas são esporádicas ou ocorrem durante grandes epidemias relacionadas com a contaminação da água potável.[17] Os dados de soroprevalência sugerem que um terço da população mundial tenha sido infectado pelo HEV.[18]

O genótipo 1 tem sido encontrado principalmente na Ásia e no norte da África, enquanto o genótipo 2 foi isolado em casos da América Central e África ocidental. Nenhum reservatório animal é conhecido para esses genótipos, e a transmissão parece estar ligada à contaminação dos alimentos ou da água potável. Nos países industrializados, os genótipos 1 e 2 não são encontrados. Os genótipos 3 e 4 são endêmicos em várias espécies de animais silvestres e domésticas, e a transmissão zoonótica parece constituir a principal via de transmissão na Europa, nos EUA e na Ásia. Casos diagnosticados de hepatite E aguda aumentaram constantemente nesses últimos anos na Europa Ocidental e na América do Norte, e foi descrita soroprevalência elevada do HEV em populações de risco especial, como açougueiros ou agricultores. A transmissão pode ser favorecida pelo consumo de carne crua e pelo contato direto com animais infectados. Acredita-se agora que seja a causa mais comum de hepatite viral aguda no mundo. Além disso, infecção aguda pelo HEV pode ocorrer em pacientes imunocomprometidos.

### MANIFESTAÇÕES CLÍNICAS

O período de incubação é de 3 a 8 semanas. A infecção por HEV provoca apenas sintomas leves e inespecíficos na maioria dos casos, particularmente se a infecção for adquirida no início da vida. Os indivíduos imunocompetentes eliminam o vírus de maneira espontânea. O pico da viremia ocorre precocemente durante a infecção, enquanto o pico de atividade de aminotransferase é alcançado cerca de 6 semanas após a infecção. A doença grave é mais frequente em gestantes e em pacientes com doença hepática crônica subjacente, que raramente evolui para a insuficiência hepática fulminante. Alguns pacientes com síndrome de Guillain-Barré (ver Capítulo 392) tiveram uma infecção aguda precedente pelo vírus da hepatite E.[19] Já foram relatadas infecções crônicas em pacientes imunossuprimidos, particularmente receptores de transplante de órgãos.

### DIAGNÓSTICO

Os pacientes com hepatite aguda devem efetuar um teste para hepatite E. O diagnóstico de hepatite E aguda baseia-se na detecção de anticorpos IgM anti-HEV, que surgem nas primeiras 6 semanas e persistem por 3 a 12 meses. Infelizmente, nenhum ensaio foi aprovado pela Food And Drug Administration dos EUA. O RNA do HEV também pode ser detectado nas fezes, no soro ou no plasma, onde sua presença é transitória. Em geral, a IgG anti-HEV persiste durante toda a vida após a infecção aguda.

### TRATAMENTO

O tratamento da hepatite E aguda não é recomendado, visto que a maioria dos pacientes se recupera de maneira espontânea.[20] Os casos graves e fulminantes devem ser encaminhados a unidades especializadas, onde a monoterapia com ribavirina pode ser bem-sucedida.

### PREVENÇÃO

As melhores defesas contra a hepatite E consistem em melhorar a higiene pública e consumir carne bem cozida. As pessoas que viajam para áreas do mundo onde os padrões de higiene são precários, particularmente gestantes, devem ser advertidas sobre o consumo de água e de alimentos crus. Uma vacina profilática, baseada nas proteínas do HEV recombinantes, está para ser aprovada na China, e a sua eficácia permanece em 87% em 4,5 anos.[AS]

### PROGNÓSTICO

Os casos agudos podem ser graves em pacientes idosos, e os casos fulminantes são frequentes em gestantes que são infectadas durante epidemias em grande escala transmitidas pela água. As taxas globais de mortalidade variam de 0 a 10%, e menos de 1% dos casos fatais de hepatite aguda nos EUA são atribuídos à hepatite E. Os genótipos do HEV 3 e 4 são menos virulentos do que os genótipos 1 e 2. Os casos esporádicos em áreas industrializadas são, em geral, benignos. O HEV não evolui comumente para infecção crônica, porém os pacientes imunossuprimidos podem se tornar portadores crônicos.

## OUTROS TIPOS DE HEPATITE VIRAL AGUDA

A infecção por membros da família Herpesviridae, como o citomegalovírus (ver Capítulo 352), o vírus Epstein-Barr (ver Capítulo 353)[21] e o herpes-vírus simples (ver Capítulo 350), deve ser considerada no diagnóstico diferencial de episódios não esclarecidos de elevação das enzimas hepáticas na ausência de marcadores de infecção aguda por vírus da hepatite, particularmente em indivíduos imunocomprometidos. Por exemplo, a infecção por citomegalovírus (CMV) pode estar associada à perda do enxerto após transplante de fígado (ver Capítulo 145). O parvovírus B19 (ver Capítulo 347) pode persistir no fígado e agravar a doença hepática em pacientes com hepatite B crônica e, talvez, em pacientes com infecção crônica pelo HCV. O herpes-vírus humano 6 da variante A tem sido associado à hepatite de células gigantes sinciciais.

### Hepatite não A a E

Raros pacientes desenvolvem hepatite aguda de suposta causa viral, porém não apresentam marcadores de vírus da hepatite conhecidos. Alguns desses casos são decorrentes de variantes de vírus da hepatite conhecidos, em particular HBV, que não são detectados pelos métodos sorológicos e moleculares habituais. Entretanto, não se pode excluir a existência de outros vírus hepatotrópicos desconhecidos.

### Recomendações de grau A

A1. Mantzoukis K, Rodríguez-Perálvarez M, Buzzetti E, et al. Pharmacological interventions for acute hepatitis B infection: an attempted network meta-analysis. *Cochrane Database Syst Rev.* 2017; CD011645.
A2. Pan CQ, Duan Z, Dai E, et al. Tenofovir to prevent hepatitis B transmission in mothers with high viral load. *N Engl J Med.* 2016;374:2324-2334.
A3. Jourdain G, Ngo-Giang-Huong N, Harrison L, et al. Tenofovir versus placebo to prevent perinatal transmission of hepatitis B. *N Engl J Med.* 2018;378:911-923.
A4. Deterding K, Gruner N, Buggisch P, et al. Delayed versus immediate treatment for patients with acute hepatitis C: a randomised controlled non-inferiority trial. *Lancet Infect Dis.* 2013;13: 497-506.
A5. Zhang J, Zhang XF, Huang SJ, et al. Long-term efficacy of a hepatitis E vaccine. *N Engl J Med.* 2015;372:914-922.

### REFERÊNCIAS BIBLIOGRÁFICAS

*As referências bibliográficas, bem como os outros materiais suplementares deste livro, encontram-se no GEN-IO, nosso ambiente virtual de aprendizagem.*

# 140

# HEPATITES VIRAIS CRÔNICAS E HEPATITE AUTOIMUNE

JEAN-MICHEL PAWLOTSKY

## DEFINIÇÃO

A hepatite crônica é definida pela ocorrência de necroinflamação crônica do fígado e pode ser decorrente de várias causas, incluindo vírus hepatotrópicos, autoimunidade, álcool (ver Capítulo 143), distúrbios metabólicos (ver Capítulo 137) e outros fatores incomuns. A infecção crônica por vírus da hepatite é, sem dúvida, a principal causa de hepatite crônica no mundo inteiro, com mais de 300 milhões de indivíduos cronicamente infectados pelo vírus da hepatite B (HBV) ou com pelo vírus da hepatite C (HCV). As hepatites B e C crônicas representam a principal causa de cirrose (ver Capítulo 144) e de carcinoma hepatocelular (ver Capítulo 186) em todo o mundo e respondem por mais de 1 milhão de mortes por ano. A infecção crônica pelo HBV pode estar associada à infecção pelo vírus da hepatite D (HDV). O vírus da hepatite A não provoca hepatite crônica. Em geral, o vírus da hepatite E (HEV) não causa hepatite crônica, exceto em pacientes imunossuprimidos.

## MANIFESTAÇÕES CLÍNICAS

Os sintomas clínicos da hepatite viral crônica e da hepatite autoimune são tipicamente inespecíficos, e muitos pacientes não apresentam sintomas. Os pacientes podem se queixar de fadiga, transtornos do sono e dor no quadrante superior direito do abdome. Com frequência, o diagnóstico é estabelecido quando são identificadas anormalidades hepáticas com base em exames de sangue durante uma avaliação de saúde de rotina, investigação de algum distúrbio não relacionado ou por ocasião de doação voluntária de sangue. As manifestações mais avançadas incluem inapetência, náuseas, perda de peso, fraqueza muscular, prurido, coluria e icterícia. Os pacientes podem evoluir para cirrose totalmente desenvolvida (ver Capítulo 144), com suas manifestações clínicas típicas. Na cirrose, os pacientes podem apresentar fraqueza, perda de peso, aumento do abdome, edema, equimoses espontâneas ou com microtraumatismos, sangramento gastrintestinal e encefalopatia hepática com confusão mental. Outros achados podem incluir angioma aracneiforme, eritema palmar (ver Figura 137.2), ascite (ver Figura 137.4), edema e escoriações na pele.

## DIAGNÓSTICO

Os níveis séricos de alanina aminotransferase (ALT) e de aspartato aminotransferase (AST) estão habitualmente elevados (em geral, duas a cinco vezes o limite superior da normalidade), porém podem permanecer dentro da faixa normal por longos períodos em pacientes com hepatite B ou C crônica. Em geral, o nível de ALT é maior do que o nível de AST. Ambos podem alcançar 10 a 25 vezes o limite superior do normal (LSN) durante exacerbações agudas. Os exames biológicos podem estabelecer o diagnóstico (Tabela 140.1).

Em geral, os níveis de fosfatase alcalina e de gamaglutamil transpeptidase estão minimamente elevados, a não ser que haja cirrose. Os níveis séricos de bilirrubina e de albumina e o tempo de protrombina estão normais, a menos que o paciente tenha cirrose avançada. Os níveis séricos de imunoglobulinas estão discretamente elevados ou normais na hepatite viral crônica, porém podem estar muito elevados na hepatite autoimune. Os resultados que sugerem fibrose avançada consistem em contagem de plaquetas inferior a 160.000, níveis de AST mais elevados do que os níveis de ALT, elevação da bilirrubina sérica, diminuição da albumina sérica, prolongamento do tempo de protrombina, aumento dos níveis de alfa-fetoproteína e níveis elevados de globulinas.

A ultrassonografia (US) do fígado consegue determinar a textura e as dimensões do fígado e do baço, excluir massas hepáticas e avaliar a vesícula biliar, os ductos biliares intra-hepáticos e o fluxo da veia porta. A TC e a RM do fígado são úteis quando se detecta massa ou outra anormalidade na ultrassonografia.

A biopsia hepática tem sido de importância crítica para o diagnóstico e para definir a gravidade da doença. Tipicamente, a necrose hepatocelular caracteriza-se por degeneração eosinofílica ou por degeneração por balonização em todo o parênquima, maior na região periporta, irregular ou em saca-bocado. A fibrose também começa, caracteristicamente, nessas regiões e pode conectar áreas porta adjacentes ou áreas porta e centrais (fibrose coalescente), distorcer a arquitetura hepática e levar à cirrose e à hipertensão portal. O grau histológico de hepatite crônica pode ser determinado pela combinação dos escores para necrose e inflamação periporta, necrose e inflamação lobulares e inflamação porta.

| Tabela 140.1 | Diagnóstico das hepatites crônicas. | |
|---|---|---|
| **DIAGNÓSTICO** | **EXAMES DE RASTREAMENTO** | **EXAMES CONFIRMATÓRIOS** |
| Hepatite B crônica | HBsAg | DNA do HBV, HBeAg |
| Hepatite C crônica | Anticorpos anti-HCV | RNA do HCV |
| Hepatite D crônica | Anticorpos anti-HDV | RNA do HDV |
| Hepatite autoimune | ANA (anti-LKM1) | Exclusão de outras causas e padrões de doença clínica |
| Doença hepática fármaco-induzida | Anamnese | Reexposição, se necessário, se for considerada segura |
| Doença de Wilson | Ceruloplasmina | Concentração urinária de cobre |
| Hepatite criptogênica | Exclusão de outras causas | |

ANA = anticorpo antinuclear; anti-LKM1 = anticorpo antimicrossomal fígado-rim 1; HBeAg = antígeno e da hepatite B; HBsAg = antígeno de superfície da hepatite B; HBV = vírus da hepatite B; HCV = vírus da hepatite C; HDV = vírus da hepatite D.

Recentemente, métodos físicos não invasivos (como elastografia transitória hepática ou imagem por impulso de força de radiação acústica) e marcadores sorológicos demonstraram ser acurados para a avaliação de fibrose e cirrose leves, sem a necessidade de biopsia hepática, particularmente em pacientes com hepatite C crônica. Esses métodos também são amplamente utilizados em pacientes com hepatite B crônica. Entretanto, esses exames são menos acurados para distinguir a fibrose moderada ou avançada, e os resultados que eles fornecem podem ser influenciados por inflamação hepática atual, de modo que a biopsia de fígado continua sendo o método de referência na hepatite crônica de causas não virais. Por exemplo, a biopsia de fígado pode ajudar a excluir outras causas de hepatite crônica incluindo doença hepática alcoólica, esteatose hepática e esteato-hepatite (ver Capítulo 143), doença hepática induzida por fármacos (ver Capítulo 141), colangite esclerosante (ver Capítulo 146), sobrecarga de ferro (ver Capítulo 201) e doença veno-oclusiva (ver Capítulo 131), cada um dos quais pode coexistir com hepatite viral ou autoimune.

## TRATAMENTO E PROGNÓSTICO

A infecção crônica pelo HBV não é curável; entretanto, pode ser habitualmente controlada por fármacos antivirais adequados. A infecção pelo HCV é curável, e mais de 95% dos pacientes que têm acesso aos novos tratamentos são curados. A hepatite autoimune responde à imunossupressão com corticosteroides e azatioprina.

## HEPATITE B CRÔNICA

### EPIDEMIOLOGIA

Aproximadamente 292 milhões de indivíduos ou 4% da população mundial são portadores crônicos do HBV.[1] Dois bilhões de indivíduos ou uma pessoa a cada três, tiveram contato com esse vírus. Na América do Norte, na Europa ocidental, na Europa setentrional e na Austrália, menos de 2% da população são portadores crônicos do antígeno de superfície da hepatite B (HBsAg). Nos EUA, a prevalência é de aproximadamente 0,4%, isto é, cerca de 1,25 milhão de norte-americanos estão infectados. Na Europa oriental, na América do Sul, na bacia do Mediterrâneo e no subcontinente indiano, a prevalência do estado de portador crônico do HBsAg situa-se entre 2 e 8%. As áreas de alta endemicidade, com taxa de portador crônico de HBsAg superior a 8%, incluem China, Sudeste Asiático, África Subsaariana e populações nativas do extremo norte da América.

O HBV é a principal causa de câncer de fígado primário (carcinoma hepatocelular; Capítulo 186) no mundo inteiro, com cerca de 350.000 novos casos atribuíveis ao HBV a cada ano. O carcinoma hepatocelular tem mais probabilidade de ocorrer quando há cirrose subjacente, porém o HBV tem propriedades oncogênicas, e pode-se observar a ocorrência de carcinoma hepatocelular em pacientes não cirróticos com HBV.

### BIOPATOLOGIA

O HBV não é citopático. Na verdade, a lesão hepática na hepatite B crônica é uma consequência da resposta imune local na fase de imunoeliminação. Em particular, a lesão hepática está relacionada com os linfócitos T citotóxicos que reconhecem e matam os hepatócitos infectados que expressam antígenos do HBV em sua superfície e com a produção local de citocinas. A inflamação crônica desencadeia fibrogênese por meio da ativação das células estreladas hepáticas. A proteína X da hepatite B também pode ativar diretamente a fibrogênese. Em consequência, muitos pacientes com hepatite B crônica apresentam fibrose progressiva, que pode evoluir para a cirrose.

A taxa de cronicidade após infecção aguda por HBV é de mais de 95% entre lactentes infectados ao nascimento. Esse risco diminui à medida que aumenta a idade de aquisição, sendo inferior a 5% em indivíduos infectados quando adultos. A infecção crônica pelo HBV é definida pelo estado de portador do HBsAg, que persiste por mais de 6 meses após o episódio agudo. Tipicamente, o estado de portador crônico de HBsAg evolui em três fases: imunotolerância, imunoeliminação e inativa.

A fase de imunotolerância é geralmente curta se a infecção ocorreu durante a vida adulta, porém persiste por anos a décadas em pacientes infectados por ocasião do nascimento ou no início da infância. No estágio de imunotolerância, a resposta imune do hospedeiro "tolera" a infecção pelo HBV e não provoca inflamação hepática nem destruição dos hepatócitos. A fase de imunotolerância caracteriza-se pela presença do antígeno e da hepatite B (HBeAg), por níveis muito elevados de DNA do HBV no sangue, níveis séricos ou plasmáticos normais de aminotransferases e ausência ou presença de atividade inflamatória mínima na biopsia de fígado. Entretanto, esses pacientes apresentam respostas imunes detectáveis contra antígenos do HBV, a histologia hepática não é estritamente normal, e eles exibem um nível elevado de integração do DNA do HBV e expansão clonal dos hepatócitos, indicando que a hepatocarcinogênese já está ocorrendo.

A fase de imunoeliminação caracteriza-se por resposta imune ativa, que provoca lesões necroinflamatórias e desencadeia fibrogênese hepática e fibrose progressiva. Os níveis de ALT e de AST estão aumentados, porém os níveis de DNA do HBV estão mais baixos do que durante a fase de imunotolerância e, com frequência, flutuam. A fase de imunoeliminação é de duração variável, desde poucas semanas a várias décadas. Quando presente, o HBeAg define a hepatite B crônica HBeAg-positiva. O HBeAg pode ser depurado e substituído por anticorpos anti-HBe, o que é definido como soroconversão HBe. A soroconversão HBe pode levar à persistência da replicação do HBV e inflamação crônica, definida como hepatite B crônica HBeAg-negativa, ou ao estado de portador de HBsAg inativo. Os pacientes com hepatite B crônica HBeAg-positiva são infectados por um vírus do tipo selvagem e são capazes de secretar a proteína HBe. Os pacientes com hepatite B crônica HBeAg-negativa são infectados pelos denominados vírus mutação pré-cerne, que são incapazes de produzir a proteína HBe, visto que apresentam um códon de terminação no gene pré-C, ou pelos vírus mutantes promotores do cerne, que produzem quantidades consideravelmente menores de proteína HBe. Em razão da prevalência do genótipo D do HBV nos países mediterrâneos da Europa e africanos, a hepatite B crônica HBeAg-negativa/anti-HBe-positiva é sete a nove vezes mais frequente do que a doença HBeAg-positiva nesses locais.

A fase inativa de portador de HBsAg resulta da imunoeliminação bem-sucedida, levando à soroconversão de HBe. Os níveis de ALT e de AST estão normais, o DNA do HBV é indetectável ou está presente em níveis muito baixos, e os pacientes sem cirrose preexistente apresentam histologia hepática normal.

### MANIFESTAÇÕES CLÍNICAS

Os pacientes com hepatite B crônica são, em geral, assintomáticos. O sintoma mais comum consiste em fadiga; entretanto, com frequência, são observados transtornos do sono, dificuldade de concentração e dor no quadrante direito superior. A hepatite B crônica caracteriza-se, do ponto de vista biológico, por níveis elevados de aminotransferases, e os níveis de ALT podem flutuar de modo substancial durante a fase de imunoeliminação. Pode-se observar também a presença de colestase moderada, com níveis discretamente elevados de fosfatase alcalina e de gamaglutamil transpeptidase, particularmente em pacientes com cirrose.

Em geral, a hepatite B crônica HBeAg-negativa é mais grave do que a variedade HBeAg-positiva. A incidência de soroconversão HBe espontânea entre pacientes HBeAg-positivos é de 8 a 12% por ano quando estão na fase de imunoeliminação. Com frequência, ocorre soroconversão HBe após elevação transitória da ALT. Alguns desses pacientes evoluem para o estado de portador de HBsAg inativo, enquanto outros passam para uma forma de hepatite B crônica HBeAg-negativa, com níveis elevados de ALT e nível de DNA do HBV superior a 2.000 UI/mℓ.

A incidência anual de cirrose varia de 2 a 10% em pacientes com infecção crônica pelo HBV, com incidência cumulativa de cerca de 20% em 5 anos. O risco de cirrose é de duas a quatro vezes maior em pacientes HBeAg-negativos, em comparação com indivíduos HBeAg-positivos. A incidência anual de carcinoma hepatocelular em pacientes com hepatite B crônica varia de 1% em pacientes sem cirrose a 2 a 8% em pacientes cirróticos, sendo as taxas mais altas observadas em pacientes idosos. Os pacientes com cirrose (ver Capítulo 144) ou carcinoma hepatocelular (ver Capítulo 186) apresentam os sinais típicos associados a essas condições. Raramente, a infecção crônica pelo HBV está associada a manifestações extra-hepáticas, incluindo glomerulonefrite (ver Capítulo 113), mais frequentemente em crianças, e poliarterite nodosa (ver Capítulo 254), principalmente em adultos.

### DIAGNÓSTICO

Os marcadores sorológicos utilizados para o diagnóstico de hepatite B crônica (Tabela 140.2) incluem HBsAg, anticorpos anti-HBs, anticorpos

| Tabela 140.2 | Perfis de marcadores virológicos em pacientes com infecção crônica pelo vírus da hepatite B. | | | | | | |
|---|---|---|---|---|---|---|---|
| | HBsAg | ANTICORPO ANTI-HBs | HBeAg | ANTICORPO ANTI-HBe | ANTI-HBc Ab IgM | ANTI-HBc Ab TOTAL | DNA DO HBV |
| Hepatite crônica | | | | | | | |
| HBeAg-positiva | + | – | + | – | –* | + | > $2 \times 10^4$ UI/mℓ |
| HBeAg-negativa | + | – | – | + | –* | + | > $2 \times 10^3$ UI/mℓ |
| Portador inativo | + | – | – | + | – | + | < $2 \times 10^3$ UI/mℓ |
| Reativação | + | – | +/– | +/– | +/– | + | > $2 \times 10^4$ UI/mℓ |

Ag = antígeno; HBc = cerne do vírus da hepatite B; HBe = envelope do vírus da hepatite B; HBs = superfície do vírus da hepatite B; HBV = vírus da hepatite B; IgM = imunoglobulina M. *A IgM anti-HBc pode ser detectada em baixos títulos.

anticerne da hepatite B (HBc) totais e imunoglobulina M (IgM) anti-HBc IgM, HBeAg e anticorpos anti-HBe. Os marcadores moleculares incluem o DNA do HBV; os ensaios baseados na reação em cadeia da polimerase (PCR) em tempo real ou baseados na amplificação mediada por transcrição (TMA) constituem a melhor maneira de detectar e quantificar o DNA do HBV.[2]

A infecção crônica pelo HBV é definida pela persistência do HBsAg no soro por mais de 6 meses após o episódio agudo. Os indivíduos com anticorpos anti-HBc isolados em sua maioria não apresentam viremia. Entretanto, alguns indivíduos com teste positivo para anticorpos anti-HBc, mas não para HBsAg ou anticorpos anti-HBs, podem apresentar viremia; nesses casos, algumas substituições de aminoácidos do vírus na sequência do HBsAg fazem com que ele fique indetectável nos imunoensaios enzimáticos atuais. Outros indivíduos podem apresentar níveis tão baixos de replicação do HBV no fígado que o DNA do HBV não é detectável no sangue (hepatite B "oculta"). Recomenda-se o rastreamento em indivíduos de alto risco e, talvez, uma vez (juntamente com os testes para HCV e HIV) em todos os indivíduos.

Os níveis séricos ou plasmáticos da ALT e do DNA do HBV são importantes marcadores de gravidade e prognóstico. A avaliação da gravidade, incluindo o grau de necroinflamação e o estágio da fibrose, tradicionalmente tem sido baseada na biopsia do fígado (Figura 140.1). Entretanto, marcadores sorológicos, elastografia transitória ou imagem por impulso de força de radiação acústica substituíram a biopsia hepática na avaliação da gravidade da hepatite B crônica antes do tratamento na maioria dos pacientes.

## PREVENÇÃO E TRATAMENTO

Os pacientes com hepatite B crônica devem ser vacinados contra o vírus da hepatite A, abster-se de álcool e evitar terapias imunossupressoras, a não ser que sejam absolutamente necessárias. Os pacientes infectados pelo HBV que necessitam de corticosteroides, rituximabe ou outra quimioterapia para outras condições devem receber entecavir, 0,5 mg/dia, fumarato de tenofovir disoproxila, 245 mg/dia ou tenofovir alafenamida, 25 mg/dia, durante o tratamento e por 12 meses após a sua interrupção como profilaxia contra a reativação da hepatite B.

O tratamento visa suprimir a replicação do HBV, reduzir a atividade histológica da hepatite crônica e diminuir o risco e de carcinoma hepatocelular.[3] A infecção pelo HBV não pode ser erradicada por completo, em razão da persistência do DNA circular covalentemente fechado (cccDNA) nos núcleos dos hepatócitos infectados. Em consequência, o tratamento procura reduzir os níveis de DNA do HBV o máximo possível – de maneira ideal, abaixo do limite de detecção dos ensaios com PCR em tempo real ou TMA (10 a 15 UI/mℓ) – para assegurar um grau de supressão viral que levará a remissão bioquímica, melhora histológica e prevenção de complicações.

Existem dois tipos de fármacos diferentes para o tratamento da hepatite B crônica: a interferona-α (IFN-α) peguilada e os análogos de nucleosídios/nucleotídios. A IFN-α2a peguilada, que é administrada por via subcutânea na dose de 180 μg/semana, durante 48 semanas, melhora vários marcadores de infecção pelo HBV em pacientes tanto HBeAg-positivos (Tabela 140.3) quanto negativos (Tabela 140.4). A IFN-α2b peguilada (1,5 μg/kg) é muito semelhante à IFN-α2a e é utilizada por muitos

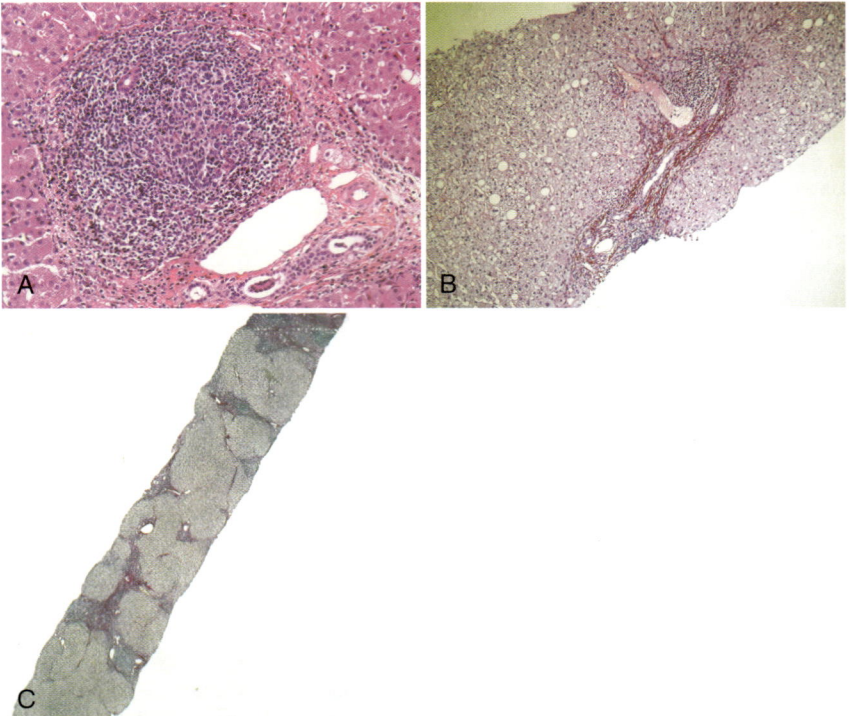

**FIGURA 140.1** Biopsia de fígado em paciente com hepatite C crônica. **A.** Nódulo linfoide com centro germinativo; hepatite de interface mínima (hemateína-eosina, aumento de 200×). **B.** Fibrose leve, escore de Metavir de F1 (picrossírio-hemalúmen (hematoxilina + alúmen), aumento de 100×). **C.** Fibrose extensa, escore de Metavir F3 (pricrossírio-hemalúmen, aumento de 20×). (Cortesia do Prof. Elie-Serge Zafrani, Department of Pathology, Hôpital Henri Mondor, Créteil, França.)

## Tabela 140.3 — Resultados de importantes estudos para o tratamento da hepatite B crônica HBeAg-positiva em 6 meses após 48 ou 52 semanas de IFN-α peguilada (PegIFN-α) e 48 ou 52 semanas de terapia com análogos de nucleosídios/nucleotídios.

| | PLACEBO/GRUPOS DE CONTROLE | PegIFN-α | | ANÁLOGO DE NUCLEOSÍDIOS/NUCLEOTÍDIOS | | |
|---|---|---|---|---|---|---|
| | | PegIFN-α2a 180 μg, 1 vez/SEMANA | PegIFN-α2b 100 μg, 1 vez/SEMANA | ENTECAVIR, 0,5 mg/DIA | FUMARATO DE TENOFOVIR DISOPROXILA, 245 mg/DIA | TENOFOVIR ALAFENAMIDA, 25 mg/DIA |
| Soroconversão HBe | 4 a 6% | 32% | 29% | 21% | 21% | 10% |
| DNA do HBV < 60 a 80 UI/mℓ | 0 a 17%* | 14% | 7% | 67% | 76% | 64%‡ |
| Normalização da ALT† | 7 a 24% | 41% | 32% | 68% | 68% | 72% |
| Perda de HBsAg | 0 a 1% | 3% | 7% | 2% | 3% | 1% |

Adaptada de EASL 2017 clinical practice guidelines on the management of hepatitis B virus infection. *J Hepatol*. 2017;67:370-398.
*Os níveis de DNA do HBV foram avaliados com diversos ensaios moleculares, com diferentes limites inferiores de detecção.
†A definição de normalização da ALT variou entre diferentes ensaios clínicos.
‡O limite inferior de detecção/quantificação do DNA do HBV foi diferente entre estudos (< 29 UI/mℓ para estudos com tenofovir alafenamida).
Ag = antígeno; ALT = alanina aminotransferase; HBe = envelope da hepatite B; HBs = superfície da hepatite B; HBV = vírus da hepatite B; IFN = interferona.

## Tabela 140.4 — Resultados de importantes estudos sobre o tratamento da hepatite B crônica HBeAg-negativa 6 meses após 48 semanas de IFN-α peguilada (PegIFN-α) e em 48 ou 52 semanas de tratamento com análogos de nucleosídios/nucleotídios.

| | PLACEBO/GRUPOS DE CONTROLE | PegIFN-α | ANÁLOGO DE NUCLEOSÍDIOS/NUCLEOTÍDIOS | | |
|---|---|---|---|---|---|
| | | PegIFN-α2a, 180 μg 1 vez/SEMANA | ENTECAVIR, 0,5 mg/DIA | FUMARATO DE TENOFOVIR DISOPROXILA 245 mg/DIA | TENOFOVIR ALAFENAMIDA, 25 mg/DIA |
| DNA do HBV < 60 a 80 UI/mℓ | 0 a 20%* | 19% | 90% | 93% | 94%‡ |
| Normalização da ALT† | 10 a 29% | 59% | 78% | 76% | 83% |
| Perda de HBsAg | 0% | 4% | 0% | 0% | 0% |

Adaptada de EASL 2017 clinical practice guidelines on the management of hepatitis B virus infection. *J Hepatol*. 2017;67:370-398.
*Os níveis de DNA do HBV foram determinados por meio de vários ensaios moleculares, com diferentes limites inferiores de detecção.
†A definição de normalização da ALT variou entre diferentes ensaios clínicos.
‡O limite inferior de detecção/quantificação do DNA do HBV foi diferente entre estudos (< 29 UI/mℓ em estudos do tenofovir alafenamida).
Ag = antígeno; ALT = alanina aminotransferase; HBe = envelope da hepatite B; HBs = superfície da hepatite B; HBV = vírus da hepatite B; IFN = interferona.

hepatologistas, embora não esteja atualmente aprovada para o HBV. Os efeitos colaterais mais frequentes da IFN-α consistem em sintomas gripais após as injeções, fadiga, anorexia, perda de peso e alopecia. Os efeitos colaterais mais preocupantes incluem neutropenia, trombocitopenia, ansiedade, irritabilidade, depressão e ideação suicida.

Os análogos de nucleosídios (p. ex., entecavir) exigem fosforilação tripla para serem ativos, enquanto os análogos de nucleotídios (p. ex., tenofovir) necessitam apenas de duas fosforilações para a sua atividade. Esses fármacos são administrados por via oral (VO), 1 vez/dia, nas seguintes doses: 0,5 mg de entecavir, 245 mg de tenofovir administrado na forma do profármaco fumarato de tenofovir disoproxila, ou 25 mg de tenofovir administrado na forma do profármaco tenofovir alafenamida. Todos apresentam benefícios a curto prazo sobre diversos marcadores da infecção pelo HBV em pacientes HBeAg-positivos (ver Tabela 140.3) e HBeAg-negativos (ver Tabela 140.4). O entecavir e o tenofovir são utilizados por serem os inibidores mais potentes da replicação do HBV;[A1,A2,A3] além disso, têm menos probabilidade de selecionar variantes resistentes do HBV. Em geral, esses fármacos são bem tolerados. O comprometimento renal e a diminuição da densidade mineral óssea raramente são observados com a administração de fumarato de tenofovir disoproxila; esses efeitos colaterais não ocorrem com o tenofovir alafenamida, visto que o composto ativo é concentrado no fígado.

Os pacientes devem ser considerados para tratamento quando os níveis de DNA do HBV ultrapassam 2.000 UI/mℓ e/ou os níveis séricos de ALT estão anormais se a biopsia de fígado ou a avaliação não invasiva demonstrarem a presença de necroinflamação ativa moderada a grave, fibrose ou ambas. Os pacientes com nível de DNA do HBV acima de 20.000 UI/mℓ e nível de ALT de mais de duas vezes o limite superior da normalidade devem ser tratados, independentemente do grau de fibrose. As indicações para o tratamento também precisam levar em conta a idade e o estado de saúde do paciente, bem como a disponibilidade de agentes antivirais nos países onde residem. Os pacientes na fase de imunotolerância e aqueles com hepatite leve na biopsia de fígado (ou marcadores não invasivos) não devem ser tratados, porém é obrigatório efetuar o acompanhamento dos níveis de ALT e ensaios de DNA do HBV. Pacientes com cirrose compensada e níveis detectáveis de DNA do HBV devem ser tratados, até mesmo se os níveis de ALT estiverem normais, os níveis de DNA do HBV estiverem abaixo de 2.000 UI/mℓ ou ambos. Os pacientes com cirrose descompensada necessitam de tratamento antiviral urgente.

Duas estratégias de tratamento podem ser consideradas: um ciclo de 48 semanas de IFN-α peguilada ou tratamento oral a longo prazo com análogos de nucleosídios/nucleotídios. Seu uso combinado não parece melhorar a taxa de resposta virológica sustentada após o tratamento.

A IFN-α peguilada pode induzir uma resposta virológica sustentada, definida como soroconversão HBe sustentada (eliminação do HBeAg, que é substituído por anticorpos anti-HBe) e nível de DNA do HBV que permanece abaixo de 2.000 UI/mℓ depois de um ciclo de tratamento de 48 semanas. Pode-se observar elevação da ALT no momento da perda do HBeAg em pacientes nos quais o tratamento é bem-sucedido. O tratamento com IFN-α peguilada pode ser considerado como opção de tratamento inicial em pacientes com hepatite B crônica leve a moderada, HBeAg-positiva ou negativa. Na prática, deve ser reservado para pacientes com a melhor chance de uma resposta virológica sustentada sem tratamento – pacientes HBeAg-positivos com níveis basais elevados de ALT (mais de três vezes o limite superior da normalidade) e níveis de DNA do HBV abaixo de $2 \times 10^6$ UI/mℓ. A terapia com IFN-α peguilada está contraindicada para pacientes com cirrose avançada e pacientes imunossuprimidos. Em geral, os pacientes infectados pelos genótipos A e B do HBV respondem melhor ao tratamento com IFN-α do que os pacientes infectados pelos genótipos C e D, porém o valor preditivo do genótipo do HBV em cada paciente é fraco. Os pacientes que não conseguem obter uma resposta virológica sustentada depois de um único ciclo de IFN-α peguilada são candidatos à terapia com análogos de nucleosídios/nucleotídios.

O tratamento a longo prazo com análogos de nucleosídios/nucleotídios é indicado para a maioria dos pacientes com hepatite B crônica. O tenofovir (disponível na forma de fumarato de tenofovir disoproxila ou tenofovir alafenamida) ou o entecavir, que são os fármacos mais potentes com perfil de resistência ótimo, são recomendados como monoterapia de primeira linha. O DNA do HBV deve ser suprimido para níveis indetectáveis (< 10 a 15 UI/mℓ) por meio de ensaio baseado na PCR em tempo real ou TMA. Se o nível de DNA do HBV estiver reduzido, porém ainda detectável em um paciente que adere ao tratamento, pode-se acrescentar outro agente; entretanto, a segurança a longo prazo da combinação de tenofovir e entecavir não é conhecida. Quando pacientes HBeAg-positivos sofrem soroconversão para anticorpo anti-HBe-positivo ou HBeAg-negativo, eles perdem o HBsAg (com ou sem soroconversão anti-HBs), o tratamento deve ser continuado por um período adicional de pelo menos 12 meses. Em todos os outros casos, o tratamento deve ser mantido durante toda a vida, e a adesão do paciente é particularmente importante.

Os escapes (*breakthroughs*) virológicos – definidos por elevação subsequente do nível de DNA do HBV de 1 log ou mais acima do nível mais baixo – em pacientes tratados com entecavir ou tenofovir resultam exclusivamente da falta de adesão ao tratamento. Em geral, o escape virológico é seguido, dentro de algumas semanas, de escape bioquímico, em que níveis previamente normais de ALT aumentam acima do normal. Em um paciente que desenvolve resistência a qualquer análogo de nucleosídios/nucleotídios, com exceção do entecavir ou tenofovir, as únicas estratégias eficientes consistem em mudar para o tenofovir (fumarato de tenofovir disoproxila ou tenofovir alafenamida) e, possivelmente, acrescentar entecavir, embora a segurança a longo prazo da combinação de tenofovir e entecavir não seja conhecida. Em pacientes com resistência à lamivudina, telbivudina ou entecavir, o tratamento deve ser modificado para o tenofovir. Em pacientes com resistência ao adefovir, deve-se substituí-lo pelo tenofovir, e deve-se acrescentar entecavir se houver estabilização do DNA do HBV. Os pacientes com multifármaco-resistência (MFR) devem receber a combinação de tenofovir e entecavir. A combinação de tenofovir e entricitabina, um análogo de nucleosídio semelhante à lamivudina, em um único comprimido (aprovado pela FDA para o HIV, mas não para tratamento do HBV) também constitui uma opção válida em casos de resistência a qualquer um desses fármacos.

Em pacientes com cirrose, a terapia com análogos de nucleosídios/nucleotídios é a única opção. Em pacientes com doença descompensada, o tratamento antiviral eficiente com entecavir ou tenofovir estabiliza mais frequentemente a condição do paciente e, também, pode retardar ou evitar a necessidade de transplante de fígado. Se houver necessidade de transplante, a administração pós-transplante de imunoglobulinas anti-HBV em combinação com entecavir ou tenofovir evita a recorrência do HBV na maioria dos casos. Os pacientes com baixo risco de recorrência podem interromper as imunoglobulinas anti-HBV, porém devem continuar a monoprofilaxia com entecavir ou tenofovir.

## PROGNÓSTICO

A cada ano, cerca de 0,5% dos portadores inativos de HBsAg perdem espontaneamente o HBsAg e, com mais frequência, adquirem anticorpos anti-HBs. É possível a ocorrência de reativações em portadores inativos do HBV, particularmente se eles se tornam imunossuprimidos, como, por exemplo, quando são tratados para outras condições com corticosteroides, rituximabe ou outros agentes quimioterápicos. Com frequência, as reativações do HBV evoluem para uma forma subfulminante ou fulminante.

O risco de cirrose (ver Capítulo 144) na hepatite B crônica é de 2 a 10% e está significativamente associado a níveis mais altos de DNA do HBV, idade mais avançada, etilismo, coinfecção por outros vírus hepatotrópicos e coinfecção pelo vírus da imunodeficiência humana (HIV). A incidência cumulativa de descompensação hepática é de cerca de 15 a 20% em 5 anos em pacientes com cirrose compensada. As complicações da cirrose, incluindo o carcinoma hepatocelular, estão entre as principais causas de mortalidade em pacientes infectados pelo HBV, e a incidência anual de morte é de cerca de 3 a 4%. Entretanto, em pacientes tratados com entecavir/tenofovir a longo prazo, a sobrevida em 8 anos é, agora, semelhante à da população geral.[4]

A probabilidade de desenvolver carcinoma hepatocelular (ver Capítulo 186), que é de cerca de 1% por ano em pacientes sem cirrose e de 2 a 8% por ano naqueles com cirrose, está significativamente associada a níveis mais elevados de DNA do HBV, ao sexo masculino, idade avançada, reversão do estado anti-HBe-positivo para HBeAg-positivo e coinfecção por outros vírus hepatotrópicos. Os portadores do HBV com risco de carcinoma hepatocelular devem ser submetidos a rastreamento a cada 6 a 12 meses, com ultrassonografia e determinação do nível de alfafetoproteína.

As alterações histológicas do fígado, incluindo necroinflamação e fibrose, melhoram em pacientes com hepatite B crônica, que recebem tratamento a longo prazo com análogos de nucleosídios/nucleotídios e que mantêm baixos níveis de DNA do HBV. Além disso, os riscos de desenvolvimento de cirrose, descompensação da cirrose e carcinoma hepatocelular são significativamente reduzidos, porém não eliminados, em comparação com pacientes sem tratamento, particularmente pacientes que já apresentam cirrose ou história familiar de carcinoma hepatocelular.

## HEPATITE C CRÔNICA

### EPIDEMIOLOGIA

Estima-se que o HCV, que é encontrado em todos os continentes, provoque infecção crônica em cerca de 71 milhões de indivíduos. A prevalência da infecção crônica pelo HCV, que varia geograficamente, é estimada em cerca de 1,0% nos EUA (afetando 3,5 milhões de indivíduos), 1,0% nas Américas em geral, 1,5% na Europa e 1,0% no Sudeste Asiático, África e região do Pacífico ocidental. A maior prevalência é observada no Egito (9% de modo global, porém até 40% em determinadas áreas rurais), onde a infecção foi inicialmente disseminada por injeções intramusculares para a esquistossomose durante campanhas de tratamento há várias décadas. Nos EUA, o vírus da hepatite C causa mais mortes do que o HIV, visto que a maioria dos casos permanece não diagnosticada, e é responsável por aproximadamente 400.000 mortes por ano no mundo inteiro.

### BIOPATOLOGIA

A infecção aguda pelo HCV evolui para infecção crônica em 50 a 80% dos casos, dependendo da idade de aquisição (crianças *versus* adultos, respectivamente). Mesmo pacientes que se recuperam de maneira espontânea e que mantêm anticorpos anti-HCV detectáveis não estão protegidos contra uma reinfecção. A persistência da infecção está relacionada com uma resposta qualitativa e quantitativamente alterada dos linfócitos T auxiliares CD4+ e dos linfócitos T citotóxicos, que não consegue erradicar a infecção. A plasticidade dos genomas virais é responsável pela coexistência de populações virais estreitamente relacionadas, porém diferentes do ponto de vista genético, em equilíbrio no ambiente replicativo do paciente. Essa diversidade genética permite que populações virais variantes continuamente geradas sejam selecionadas por alterações no momento oportuno do ambiente de replicação.

A infecção crônica pelo HCV é responsável por lesões necroinflamatórias de gravidade variável, algumas vezes associadas à esteatose, que consiste em acúmulo de triglicerídios nos hepatócitos. O HCV não é citopático. A lesão hepática na hepatite C crônica está relacionada com a ação de efetores imunes, que reconhecem e matam os hepatócitos infectados que expressam antígenos do HCV em sua superfície e com a produção local de várias citocinas e quimiocinas. A inflamação crônica desencadeia fibrogênese por meio da ativação das células estreladas hepáticas. A fibrose progride em taxas não lineares, que em geral são mais rápidas em pacientes idosos, em homens e na vigência de consumo crônico de álcool, coinfecções virais ou imunossupressão. A gravidade da hepatite crônica é independente do nível de RNA do HCV e do genótipo do vírus. Essa inflamação crônica e a progressão da fibrose predispõem os pacientes à cirrose (ver Capítulo 144), que é observada em cerca de 20% dos pacientes infectados pelo HCV, e ao carcinoma hepatocelular (ver Capítulo 186), que ocorre em uma taxa de incidência de 1 a 5% por ano em pacientes com cirrose.

### MANIFESTAÇÕES CLÍNICAS

A hepatite C aguda (ver Capítulo 139) é, com mais frequência, assintomática e, portanto, não diagnosticada. O sintoma mais comum associado à infecção crônica pelo HCV consiste em fadiga, que pode permanecer inaparente durante anos. Em geral, os níveis de ALT estão moderadamente elevados e flutuam, porém podem permanecer normais por semanas a meses, apesar da hepatite ativa na biopsia do fígado. Pode-se observar a presença de colestase moderada em pacientes com cirrose. Os pacientes com cirrose (ver Capítulo 144) ou carcinoma hepatocelular (ver Capítulo 186) apresentam os sinais típicos associados a essas condições.

O HCV é a principal causa de crioglobulinemia mista dos tipos II e III (ver Capítulo 178). Os baixos níveis circulantes de crioglobulinas, que contêm RNA do HCV, anticorpos anti-HCV, fator reumatoide e baixos níveis de complemento, podem ser encontrados em 50 a 70% dos casos, enquanto se verifica elevação dos títulos de fator reumatoide (ver Capítulo 248) em 70% dos casos. Menos de 1% dos pacientes infectados pelo HCV desenvolve sintomas de vasculite crioglobulinêmica (ver Capítulo 254), incluindo fadiga, mialgias, artralgias, erupções cutâneas (púrpura, urticária, vasculite leucocitoclástica), neuropatia e glomerulonefrite membranoproliferativa. A crioglobulinemia pode ser grave e levar à doença renal em estágio terminal ou a neuropatias graves, e a crioglobulinemia a longo prazo tem sido associada a linfomas não Hodgkin de células B (ver Capítulo 176).

Podem ser encontrados baixos títulos de anticorpos antinucleares e antimúsculo liso em pacientes infectados pelo HCV, porém eles não têm importância clínica. Já foi relatado que o HCV desencadeia manifestações clínicas da porfiria cutânea tardia (ver Capítulo 199), e foi sugerida uma associação com o líquen plano (ver Capítulo 409).

## DIAGNÓSTICO

A infecção crônica pelo HCV é definida pela persistência do RNA do HCV por mais de 6 meses. A hepatite C crônica é diagnosticada pelo achado simultâneo de anticorpos anti-HCV e do RNA do HCV. A replicação detectável do HCV na ausência de anticorpos anti-HCV é observada quase exclusivamente em pacientes com imunossupressão profunda submetidos a hemodiálise ou com agamaglobulinemia. A estratégia de rastreamento do HCV varia em diferentes áreas de acordo com a prevalência local. Nos EUA, recomenda-se o rastreamento do HCV em indivíduos de alto risco, e recomenda-se um único rastreamento em todos os indivíduos nascidos entre 1945 e 1965 (ver Capítulo 12). Os testes rápidos que utilizam uma amostra de sangue de punção digital ou saliva, bem como uma amostra de sangue total de punção digital em manchas (spots) de sangue secas, podem melhorar o acesso ao rastreamento. O nível de replicação do HCV não exibe correlação com a gravidade da doença hepática nem com o risco de progressão para a cirrose ou o carcinoma hepatocelular.

O genótipo do HCV, que tem importantes implicações terapêuticas, deve ser determinado. Com frequência, os exames laboratoriais revelam níveis elevados de fator reumatoide monoclonal e crioglobulinas.

## TRATAMENTO[a]

A infecção crônica pelo HCV é curável com tratamento antiviral.[A4] O objetivo da terapia consiste em obter uma resposta virológica sustentada, definida pela ausência de detecção de RNA do HCV no decorrer de 12 a 24 semanas após a conclusão do tratamento, utilizando um ensaio sensível para RNA do HCV com menor limite de detecção de 10 a 20 UI/m$\ell$.[5] Uma resposta virológica sustentada corresponde à cura definitiva da infecção.[6]

Todos os pacientes virgens de tratamento e previamente tratados com infecção persistente pelo HCV devem ser tratados, independentemente da gravidade da doença hepática ou das manifestações extra-hepáticas, exceto em situações muito incomuns, nas quais há contraindicações dos fármacos anti-HCV orais disponíveis.[7] É necessária uma avaliação não invasiva de fibrose hepática antes do tratamento para identificar os pacientes com fibrose e cirrose avançadas, que necessitarão de acompanhamento após o tratamento para o possível desenvolvimento de carcinoma hepatocelular. É também necessário proceder a uma cuidadosa avaliação das interações medicamentosas antes de iniciar o tratamento (www.hep-drug-interactions.org).

Os esquemas de tratamento baseiam-se em combinações de fármacos antivirais administrados por via oral (ver Capítulo 336), que proporcionam uma resposta virológica sustentada em mais de 95% dos pacientes. Os fármacos anti-HCV pertencem a quatro classes, incluindo análogos de nucleotídios (sofosbuvir), inibidores da protease (paritaprevir, glecaprevir, grazoprevir, voxilaprevir), inibidores da NS5A (daclatasvir, ledipasvir, ombitasvir, velpatasvir, elbasvir, pibrentasvir) e um inibidor não nucleosídio da polimerase do HCV (dasabuvir). Essas medicações, que estão disponíveis como fármacos isolados (sofosbuvir, daclatasvir, dasabuvir) ou como combinações em dose fixa de dois ou três fármacos em um comprimido (Tabela 140.5), são seguras e bem toleradas, e os efeitos colaterais relatados com mais frequência consistem em cefaleia e fadiga. Dispõe-se de formulações genéricas de fármacos anti-HCV em países de renda baixa e média, que podem ser utilizadas, contanto que os controles de qualidade sejam preenchidos e garantidos pelo fornecedor.

O tratamento da hepatite C crônica é guiado pelo genótipo do HCV, pela presença de cirrose compensada ou descompensada e pela exposição prévia à IFN-α peguilada e ribavirina ou a fármacos anti-HCV orais. Os pacientes infectados pelo HCV podem ser tratados com um de sete esquemas[8,9] (Tabela 140.5): a combinação em dose fixa de sofosbuvir e ledipasvir em um comprimido;[A5-A7] a combinação em dose fixa de paritaprevir reforçada por ritonavir e ombitasvir, com ou sem dasabuvir;[A8-A10] a combinação de sofosbuvir e daclatasvir;[A11] a combinação em dose fixa de grazoprevir e elbasvir;[A12] e duas combinações em dose fixa pangenotípicas (i. e., ativas contra todos os genótipos do HCV) mais recentemente aprovadas – sofosbuvir/velpatasvir[A13-A15] e glecaprevir/pibrentasvir.[A16-A19]

Quando disponíveis, as combinações pangenotípicas (sofosbuvir/velpatasvir ou glecaprevir/pibrentasvir) devem ser preferidas como opções de tratamento de primeira linha, independentemente do genótipo do HCV, em decorrência de sua eficácia, segurança e tolerabilidade, bem como pelo fato de que elas podem ser usadas sem ribavirina. A combinação sofosbuvir/velpatasvir deve ser administrada durante 12 semanas a pacientes com hepatite crônica sem cirrose ou com cirrose compensada. Em pacientes infectados pelo genótipo 3 do HCV, com cirrose compensada, recomendam-se o acréscimo da ribavirina baseada no peso (1.000 mg para pacientes < 75 kg; 1.200 mg para pacientes ≥ 75 kg) ou o uso da combinação tripla de sofosbuvir, velpatasvir e voxilaprevir. Em pacientes que não apresentam resposta virológica sustentada após tratamento com esquemas de fármacos anti-HCV orais, o retratamento com a combinação tripla de sofosbuvir, velpatasvir e voxilaprevir por 12 semanas pode proporcionar uma elevada taxa de resposta virológica sustentada para todos os genótipos do HCV.[A20] Se esta última combinação não estiver disponível, outros esquemas de retratamento incluem a combinação de sofosbuvir e grazoprevir/elbasvir ou a combinação de sofosbuvir e grazoprevir/elbasvir. Esses vários esquemas recomendados são apresentados de maneira específica na Tabela 140.5.

Com os esquemas de fármacos anti-HCV orais atualmente disponíveis, a ribavirina não é mais necessária na maioria dos pacientes. Quando a ribavirina está indicada, mas não pode ser utilizada em virtude de contraindicações (anemia, doença da artéria coronária ou vascular encefálica significativa ou insuficiência renal) ou baixa tolerância, recomenda-se o tratamento de 24 semanas sem ribavirina. Como a ribavirina é teratogênica, é fundamental o uso de contracepção adequada durante o tratamento e durante pelo menos 6 meses depois tanto em homens quanto em mulheres.

Como o risco de doença hepática avançada está significativamente aumentado em pacientes com outras causas coexistentes de doença hepática, os pacientes com hepatite C crônica devem abster-se de álcool e, a não ser que haja outras contraindicações, devem ser vacinados contra as hepatites A e B (ver Capítulo 15).

### Pacientes coinfectados pelo HIV

Os pacientes com infecção pelo HIV coexistente devem ser considerados como pacientes sem coinfecção pelo HIV em termos de indicações de tratamento e resposta virológica à terapia. A única diferença a ser considerada é o potencial de interações medicamentosas com os fármacos antirretrovirais.[A21]

### Pacientes com cirrose descompensada ou HCV recorrente após transplante de fígado

Em pacientes com cirrose descompensada, os inibidores da protease (IPs) estão contraindicados, de modo que esses pacientes devem ser tratados com a combinação de sofosbuvir e velpatasvir (todos os genótipos) ou a combinação sofosbuvir e ledipasvir (genótipos 1, 4, 5 ou 6) com ribavirina baseada no peso corporal. Em pacientes que apresentam cirrose descompensada com indicação para transplante de fígado (ver Capítulo 145), aqueles com um escore Model for End-Stage Liver Disease (MELD; Tabela 144.2) abaixo de aproximadamente 20 têm probabilidade de se beneficiar da cura do HCV antes do transplante. Em pacientes com doença hepática mais grave (escore MELD > 20), recomenda-se o transplante seguido por tratamento da reinfecção do enxerto com sofosbuvir e velpatasvir (todos os genótipos) ou com sofosbuvir e ledipasvir (genótipos 1, 4, 5 ou 6).[10]

## PROGNÓSTICO

A eliminação espontânea do HCV em pacientes com hepatite C crônica é excepcional. O nível de RNA do HCV não tem valor prognóstico na hepatite C crônica. Estima-se que 20% dos pacientes com hepatite C crônica desenvolvam cirrose (ver Capítulo 144) depois de média de 20 anos de progressão sem tratamento. A cirrose permanece compensada durante muitos anos na maioria dos pacientes, porém ocorre descompensação em uma taxa anual de 2 a 5% em pacientes cirróticos. Após a primeira descompensação, a taxa de mortalidade relacionada com hipertensão portal, insuficiência hepatocelular e carcinoma hepatocelular é de 10% ao ano, com taxa de sobrevida em 5 anos de 50%. O risco de morte aumenta com o avanço da idade, o sexo masculino e a gravidade da cirrose.

O carcinoma hepatocelular (ver Capítulo 186) é raro em pacientes com hepatite C crônica sem cirrose. Em pacientes com cirrose, a incidência de carcinoma hepatocelular é de 2 a 4% por ano, mais frequentemente em pacientes com cirrose compensada. O HCV tornou-se a causa mais comum de carcinoma hepatocelular na maioria dos países industrializados.

Após tratamento anti-HCV bem-sucedido, o risco de carcinoma hepatocelular é eliminado em pacientes que não apresentam cirrose ou outras causas de doença hepática. O risco é consideravelmente reduzido, porém

---

[a] N.R.T.: No Brasil, em 2019, o Ministério da Saúde tornou pública a atualização do Protocolo Clínico e Diretrizes Terapêuticas (PCDT) para Hepatite C e Coinfecções. Entre as principais alterações do documento, está a inclusão de dois esquemas terapêuticos pangenotípicos (que tratam todos os tipos de vírus da hepatite C): glecaprevir/pibrentasvir e velpatasvir/sofosbuvir, ambos com aprovação da Agência Nacional de Vigilância Sanitária (Anvisa).

**Tabela 140.5** Opções de tratamento sem interferona em pacientes com infecção crônica pelo HCV, com base no genótipo.*

| ESQUEMA FARMACOLÓGICO[†] | GENÓTIPO 1A | GENÓTIPO 1B | GENÓTIPO 2 | GENÓTIPO 3 | GENÓTIPO 4 | GENÓTIPO 5 | GENÓTIPO 6 |
|---|---|---|---|---|---|---|---|
| Sofosbuvir, 400 mg/Velpatasvir, 100 mg | 12 semanas | 12 semanas | 12 semanas | 12 semanas | 12 semanas | 12 semanas | 12 semanas |
| Glecaprevir, 100 mg/Pibrentasvir, 40 mg[‡] | 8 a 12 semanas | 8 a 12 semanas | 8 a 12 semanas | 8 a 16 semanas | 8 a 12 semanas | 8 a 12 semanas | 8 a 12 semanas |
| Sofosbuvir, 400 mg/Velpatasvir, 100 mg/Voxilaprevir, 100 mg[§] | 12 semanas | 12 semanas | 12 semanas | 12 semanas | 12 semanas | 12 semanas | 12 semanas |
| Sofosbuvir, 400 mg + Daclatasvir, 60 mg | 12 semanas | 12 semanas | 12 semanas | 12 semanas | 12 semanas | 12 semanas | 12 semanas |
| Sofosbuvir, 400 mg/Ledipasvir, 90 mg | 8 a 12 semanas[¶**] | 8 a 12 semanas** | Não | Não | 12 semanas | 12 semanas | 12 semanas |
| Grazoprevir, 100 mg/Elbasvir, 50 mg | 12 a 16 semanas[††] | 8 a 12 semanas** | Não | Não | 12 a 16 semanas** | Não | Não |
| Ombitasvir, 12,5 mg/Paritaprevir, 75 mg/Ritonavir, 50 mg + Dasabuvir, 250 mg[∥] | 12 a 24 semanas[‡‡] | 8 a 12 semanas** | Não | Não | Não | Não | Não |
| Ombitasvir, 12,5 mg/Paritaprevir, 75 mg/Ritonavir, 50 mg[∥] | Não | Não | Não | Não | 12 semanas | Não | Não |

*A escolha e a duração do tratamento dependem da doença hepática (fibrose ou cirrose avançadas versus fibrose leve a moderada) e exposição prévia à interferona α peguilada e ribavirina e/ou fármacos antivirais.
[†]Exceto quando indicado, a dose é de 1 comprimido 1 vez/dia.
[‡]Três comprimidos, 1 vez/dia.
[§]Reservado para tratamento de primeira linha de pacientes infectados pelo genótipo 3 com cirrose e para retratamento de pacientes previamente expostos a fármacos anti-HCV orais, em particular inibidores da proteína não estrutural 5A (NS5A).
[∥]Ombitasvir/paritaprevir/ritonavir em 2 comprimidos, 1 vez/dia, dasabuvir em 1 comprimido, 2 vezes/dia.
[¶]Deve ser usado por 12 semanas com 1.000 mg de ribavirina para pacientes < 75 kg, 1.200 mg de ribavirina para pacientes ≥ 75 kg, em pacientes com genótipo 1a previamente expostos a PegIFN-α e ribavirina.
**O tratamento pode ser reduzido em 8 semanas em pacientes sem cirrose.
[††]Deve ser usado por 16 semanas com 1.000 mg de ribavirina em pacientes com < 75 kg, 1.200 mg de ribavirina em pacientes ≥ 75 kg, em pacientes com genótipo 1a e 4 com RNA do HCV > 800.000 UI/mℓ.
[‡‡]Deve ser usado por 12 semanas em pacientes sem cirrose, 24 semanas em pacientes com cirrose com 1.000 mg de ribavirina em pacientes com < 75 kg, 1.200 mg de ribavirina em pacientes ≥ 75 kg, em pacientes com genótipo 1a.

não eliminado em pacientes com cirrose, particularmente na presença de outras causas de doença hepática.[11] As recidivas tardias observadas em pacientes que obtiveram uma resposta virológica sustentada constituem, com mais frequência, reinfecções em indivíduos com práticas de alto risco.

## HEPATITE D CRÔNICA

### EPIDEMIOLOGIA
A infecção pelo HDV só ocorre em portadores do HBsAg. Apenas cerca de 2% dos pacientes com coinfecção aguda pelo HDV e HBV desenvolvem hepatite D crônica. Entretanto, nos portadores crônicos de HBV com superinfecção pelo HDV, 90% tornam-se portadores crônicos do HDV.

### MANIFESTAÇÕES CLÍNICAS
Em geral, a hepatite D crônica é grave, e mais de 80% dos pacientes desenvolvem cirrose. Em comparação com pacientes que apresentam apenas hepatite B crônica, os pacientes com infecção crônica por HBV e HDV têm uma probabilidade três vezes maior de desenvolver carcinoma hepatocelular e duas vezes maior de morrer.

### DIAGNÓSTICO
Os marcadores de infecção pelo HDV devem ser investigados pelo menos uma vez em cada portador crônico de HBsAg. Os anticorpos anti-HD totais e permanecem elevados na infecção crônica pelo HDV; também é encontrado RNA do HDV. Embora todos os portadores crônicos do HDV também sejam portadores crônicos de HBsAg, os portadores crônicos de HDV geralmente apresentam níveis baixos ou indetectáveis de DNA do HBV, visto que o HDV inibe a replicação do HBV.

### TRATAMENTO
A IFN-α2a peguilada (180 µg 1 vez/semana) ou a IFN-α2b peguilada (1,5 µg/kg 1 vez/semana) durante 48 h constituem o único tratamento antiviral comprovado para a infecção crônica pelo HDV.[A22] A taxa de resposta virológica é de aproximadamente 50% com o tratamento,[12] porém apenas cerca de 25% dos pacientes apresentam níveis indetectáveis de RNA do HDV 24 semanas após o tratamento. Maior duração do tratamento aumenta as taxas de resposta virológica.

### PREVENÇÃO
A melhor prevenção para a infecção crônica pelo HDV é a vacinação contra o HBV, visto que os indivíduos protegidos contra esse vírus não podem ser infectados pelo HDV. Em portadores crônicos do HBsAg, a higiene padrão e as precauções de comportamento devem ser praticadas para evitar a superinfecção pelo HDV. Quando ocorre infecção aguda pelo HDV, não existe nenhuma estratégia de prevenção secundária bem-sucedida.

## HEPATITE E CRÔNICA
A infecção por HEV é habitualmente uma doença autolimitada aguda; entretanto, nos países desenvolvidos, provoca infecção crônica com cirrose rapidamente progressiva em receptores de transplante de órgãos, pacientes com doenças malignas hematológicas que necessitam de quimioterapia e indivíduos infectados pelo HIV imunossuprimidos, em razão de um vírus latente reativado pela imunossupressão ou em decorrência de um vírus transmitido por ocasião do transplante. Quase todos os casos de infecção crônica foram observados em pacientes imunossuprimidos.[13] Cerca de 1 em cada 3.000 doadores de sangue na Inglaterra é positivo para o RNA do HEV, embora esses doadores sejam habitualmente soronegativos, apesar da viremia, podendo transmitir a infecção a mais de 40% dos receptores de hemocomponentes provenientes desses doadores.

### MANIFESTAÇÕES CLÍNICAS E DIAGNÓSTICO
O diagnóstico de hepatite E aguda baseia-se na detecção de anticorpos IgM anti-HEV. O RNA do HEV também pode ser detectado no sangue ou nas fezes, onde a sua presença é transitória. Os pacientes imunossuprimidos, como os receptores de transplante de órgãos sólidos, com hepatite E crônica apresentam repetidamente anticorpos anti-HEV-positivos e RNA do HEV no sangue.

### TRATAMENTO E PREVENÇÃO
Não existe tratamento validado para a infecção crônica pelo HEV.[14] A ribavirina (600 mg/dia) tem sido utilizada em pequenas séries de casos. A redução do nível de imunossupressão pode resultar em eliminação do vírus em aproximadamente um terço dos pacientes. Ainda não foi determinado se os candidatos a transplante ou tratamentos imunossupressores devem ser vacinados para prevenir a infecção crônica pelo HEV.

## HEPATITE AUTOIMUNE
A hepatite autoimune é um distúrbio hepático inflamatório crônico, que se caracteriza por autoanticorpos no soro, níveis séricos elevados de imunoglobulinas e associação frequente a outras doenças autoimunes.

## EPIDEMIOLOGIA E BIOPATOLOGIA

Tipicamente a hepatite autoimune manifesta-se entre 15 e 25 anos ou entre 45 e 60 anos, e é mais comum em mulheres. A taxa de incidência é de cerca de 1,7 por 100.000 indivíduos por ano. Juntamente com a cirrose biliar primária (ver Capítulo 146) e colangite esclerosante primária (ver Capítulo 146), a hepatite autoimune é uma das três principais doenças hepáticas autoimunes.

Acredita-se que a hepatite autoimune seja causada por reações autoimunes contra os hepatócitos normais em indivíduos geneticamente predispostos ou em indivíduos expostos a agentes desencadeantes não identificados de um processo autoimune contra antígenos do fígado. São observadas associações com o antígeno leucocitário humano (HLA) da classe I B8 e da classe II, *loci* DR3 e DR52a. Em asiáticos, a hepatite autoimune está associada ao HLA DR4.

## MANIFESTAÇÕES CLÍNICAS E DIAGNÓSTICO

A hepatite autoimune tende a ser mais grave no seu início do que a hepatite B ou C crônica e progride para a doença hepática terminal se não for tratada com imunossupressão.[14b] Embora seja detectada, em certas ocasiões, pela elevação dos níveis séricos de aminotransferases em uma avaliação de saúde de rotina, a maioria dos pacientes apresenta fadiga e icterícia.[15] As elevações dos níveis de bilirrubina ou de fosfatase alcalina indicam uma doença mais grave ou avançada. Tipicamente, os pacientes apresentam elevações acentuadas dos níveis séricos de gamaglobulina, especificamente imunoglobulina G, bem como de autoanticorpos dirigidos contra constituintes celulares não específicos de órgãos.

A hepatite autoimune do tipo 1 (clássica) caracteriza-se por títulos iguais ou superiores a 1:80 (> 1:20 em crianças) de anticorpos antinuclear, antimúsculo liso, antiactina e antirreceptor de assialoglicoproteína. A hepatite autoimune do tipo 2 caracteriza-se por elevações semelhantes de anticorpos antimicrossomais de fígado-rim 1 e anticorpos anticitosol de fígado 1, sem anticorpos antinuclear ou antimúsculo liso. A biopsia de fígado revela alterações que são típicas de todos os tipos de hepatite crônica, exceto por infiltrados de plasmócitos. O diagnóstico diferencial da hepatite autoimune inclui lesão hepática induzida por fármacos (ver Capítulo 141).

## TRATAMENTO

Em geral, os sinais/sintomas clínicos e as anormalidades das provas de função hepática da hepatite autoimune respondem imediatamente à prednisona.[16] A terapia de indução deve se basear em 0,5 a 1,0 mg/kg/dia de prednisona ou prednisolona. Se a resposta inicial for satisfatória, deve-se acrescentar azatioprina de maneira gradual, até 1,0 a 2,0 mg/kg/dia, iniciando 2 semanas após a instituição dos esteroides, enquanto a dose de esteroide é gradualmente reduzida. O micofenolato de mofetila pode ser utilizado em lugar da azatioprina se o paciente for intolerante a esta última. A dose de imunossupressão deve ser individualizada para obter e manter níveis normais de ALT e de imunoglobulina G. Como alternativa, pode-se iniciar uma prova terapêutica com ciclosporina, tacrolimo, infliximabe, metotrexato ou ciclofosfamida, embora a eficácia desses fármacos não tenha sido comprovada em ensaios clínicos.[17] Depois de 3 anos ou mais de remissão, o tratamento pode ser cuidadosamente interrompido; entretanto, podem ocorrer recorrências graves e até mesmo fatais em algumas semanas a meses.

## PROGNÓSTICO

Em geral, o prognóstico está relacionado com o estágio histológico da doença. Os pacientes que inicialmente respondem ao tratamento podem permanecer bem durante muitos anos. Os pacientes que evoluem para doença hepática em estágio terminal necessitam de transplante de fígado (ver Capítulo 145).[18]

## DOENÇA HEPÁTICA CRÔNICA CRIPTOGÊNICA

A doença hepática crônica criptogênica refere-se a hepatite crônica ou cirrose de causa desconhecida após exclusão das hepatites B, C, D e E; hepatite autoimune; esteato-hepatite (ver Capítulo 143), doença hepática alcoólica (ver Capítulo 143); hepatite induzida por fármacos (ver Capítulo 141); e doenças hepáticas hereditárias e metabólicas (ver Capítulo 137). Os exames para excluir essas condições incluem níveis séricos de alfa$_1$-antitripsina, ferro e ceruloplasmina e, se necessário, concentrações de cobre na urina e no fígado. Em seus estágios mais avançados, a esteato-hepatite não alcoólica pode estar associada a pouca ou nenhuma esteatose.

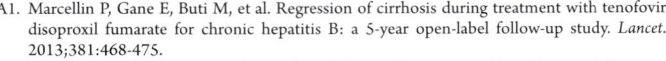

### Recomendações de grau A

A1. Marcellin P, Gane E, Buti M, et al. Regression of cirrhosis during treatment with tenofovir disoproxil fumarate for chronic hepatitis B: a 5-year open-label follow-up study. *Lancet*. 2013;381:468-475.
A2. Buti M, Gane E, Seto WK, et al. Tenofovir alafenamide versus tenofovir disoproxil fumarate for the treatment of patients with HBeAg-negative chronic hepatitis B virus infection: a randomised, double-blind, phase 3, non-inferiority trial. *Lancet Gastroenterol Hepatol*. 2016;1:196-206.
A3. Chan HL, Fung S, Seto WK, et al. Tenofovir alafenamide versus tenofovir disoproxil fumarate for the treatment of HBeAg-positive chronic hepatitis B virus infection: a randomised, double-blind, phase 3, non-inferiority trial. *Lancet Gastroenterol Hepatol*. 2016;1:185-195.
A4. Jakobsen JC, Nielsen EE, Feinberg J, et al. Direct-acting antivirals for chronic hepatitis C. *Cochrane Database Syst Rev*. 2017;9:CD012143.
A5. Kowdley KV, Gordon SC, Reddy KR, et al. Ledipasvir and sofosbuvir for 8 or 12 weeks for chronic HCV without cirrhosis. *N Engl J Med*. 2014;370:1879-1888.
A6. Afdhal N, Zeuzem S, Kwo P, et al. Ledipasvir and sofosbuvir for untreated HCV genotype 1 infection. *N Engl J Med*. 2014;370:1889-1898.
A7. Afdhal N, Reddy KR, Nelson DR, et al. Ledipasvir and sofosbuvir for previously treated HCV genotype 1 infection. *N Engl J Med*. 2014;370:1483-1493.
A8. Feld JJ, Kowdley KV, Coakley E, et al. Treatment of HCV with ABT-450/r-ombitasvir and dasabuvir with ribavirin. *N Engl J Med*. 2014;370:1594-1603.
A9. Zeuzem S, Jacobson IM, Baykal T, et al. Retreatment of HCV with ABT-450/r-ombitasvir and dasabuvir with ribavirin. *N Engl J Med*. 2014;370:1604-1614.
A10. Dore GJ, Conway B, Luo Y, et al. Efficacy and safety of ombitasvir/paritaprevir/r and dasabuvir compared to IFN-containing regimens in genotype 1 HCV patients: the MALACHITE-I/II trials. *J Hepatol*. 2016;64:19-28.
A11. Sulkowski MS, Gardiner DF, Rodriguez-Torres M, et al. Daclatasvir plus sofosbuvir for previously treated or untreated chronic HCV infection. *N Engl J Med*. 2014;370:211-221.
A12. Zeuzem S, Ghalib R, Reddy KR, et al. Grazoprevir-elbasvir combination therapy for treatment-naive cirrhotic and noncirrhotic patients with chronic hepatitis C virus genotype 1, 4, or 6 infection: a randomized trial. *Ann Intern Med*. 2015;163:1-13.
A13. Feld JJ, Jacobson IM, Hezode C, et al. Sofosbuvir and velpatasvir for HCV genotype 1, 2, 4, 5, and 6 infection. *N Engl J Med*. 2015;373:2599-2607.
A14. Curry MP, O'Leary JG, Bzowej N, et al. Sofosbuvir and velpatasvir for HCV in patients with decompensated cirrhosis. *N Engl J Med*. 2015;373:2618-2628.
A15. Foster GR, Afdhal N, Roberts SK, et al. Sofosbuvir and velpatasvir for HCV genotype 2 and 3 infection. *N Engl J Med*. 2015;373:2608-2617.
A16. Zeuzem S, Foster GR, Wang S, et al. Glecaprevir-pibrentasvir for 8 or 12 weeks in HCV genotype 1 or 3 infection. *N Engl J Med*. 2018;378:354-369.
A17. Asselah T, Kowdley KV, Zadeikis N, et al. Efficacy of glecaprevir/pibrentasvir for 8 or 12 weeks in patients with hepatitis C virus genotype 2, 4, 5, or 6 infection without cirrhosis. *Clin Gastroenterol Hepatol*. 2018;16:417-426.
A18. Forns X, Lee SS, Valdes J, et al. Glecaprevir plus pibrentasvir for chronic hepatitis C virus genotype 1, 2, 4, 5, or 6 infection in adults with compensated cirrhosis (EXPEDITION-1): a single-arm, open-label, multicentre phase 3 trial. *Lancet Infect Dis*. 2017;17:1062-1068.
A19. Wyles D, Poordad F, Wang S, et al. Glecaprevir/pibrentasvir for hepatitis C virus genotype 3 patients with cirrhosis and/or prior treatment experience: a partially randomized phase 3 clinical trial. *Hepatology*. 2018;67:514-523.
A20. Bourliere M, Gordon SC, Flamm SL, et al. Sofosbuvir, velpatasvir, and voxilaprevir for previously treated HCV infection. *N Engl J Med*. 2017;376:2134-2146.
A21. Naggie S, Cooper C, Saag M, et al. Ledipasvir and sofosbuvir for HCV in patients coinfected with HIV-1. *N Engl J Med*. 2015;373:705-713.
A22. Triantos C, Kalafateli M, Nikolopoulou V, et al. Meta-analysis: antiviral treatment for hepatitis D. *Aliment Pharmacol Ther*. 2012;35:663-673.

## REFERÊNCIAS BIBLIOGRÁFICAS

*As referências bibliográficas, bem como os outros materiais suplementares deste livro, encontram-se no GEN-IO, nosso ambiente virtual de aprendizagem.*

# 141

# DOENÇA HEPÁTICA INDUZIDA POR TOXINAS E FÁRMACOS

WILLIAM M. LEE

## DEFINIÇÃO

A hepatotoxicidade induzida por toxinas e por fármacos, definida como qualquer grau de lesão hepática causada por um fármaco ou substância tóxica, constitui uma causa frequente de lesão hepática aguda e, nos EUA, representa mais de 50% de todos os casos de insuficiência hepática aguda com encefalopatia hepática. A ocorrência de hepatotoxicidade tem sido descrita com muitos fármacos, embora o número de casos seja baixo, tendo em vista o número de prescrições realizadas.

## EPIDEMIOLOGIA

Há poucos dados sobre a epidemiologia da doença hepática induzida por toxinas e por fármacos. Como menos de 10% dos casos reais são notificados, pode ser difícil determinar a verdadeira incidência da doença hepática induzida por toxinas e por fármacos, exceto em populações relativamente fechadas. Por exemplo, nos EUA, a taxa de incidência de insuficiência hepática aguda induzida por fármacos é de 1,6 por milhão de pessoas-ano, e o paracetamol é, sem dúvida, a principal causa de insuficiência hepática aguda induzida por fármacos nos EUA.[1] Nos países em desenvolvimento, a doença hepática induzida por fármacos é muito menos comum, em razão do uso de menor número de medicamentos com prescrição. Cerca de 20% dos casos diagnosticados de hepatotoxicidade são atribuíveis a fitoterápicos e suplementos dietéticos.[2] Em um centro médico de atenção terciária, a lesão hepática induzida por fármacos representa cerca de 10% dos casos de hepatite aguda grave.[3]

## BIOPATOLOGIA

O fígado ocupa uma posição central no metabolismo de substâncias exógenas. Os fármacos e os xenobióticos, em sua maioria, atravessam a borda em escova intestinal, visto que eles são lipofílicos. A *biotransformação* refere-se ao processo pelo qual agentes terapêuticos lipofílicos são transformados pelo fígado em agentes mais hidrofílicos, resultando em sua excreção na urina ou na bile. Na maioria dos casos, a biotransformação modifica um composto apolar em composto polar por meio de várias etapas. As mais importantes são as vias oxidativas (p. ex., hidroxilação) mediadas pelos citocromos (CYP) P-450 (ver Capítulo 26). A próxima etapa consiste, tipicamente, em esterificação para formar sulfatos e glicuronídios, um processo que resulta na adição de grupos altamente polares ao grupo hidroxila. Essas duas etapas enzimáticas são designadas como *fase I* (oxidação pelos CYP) e *fase II* (esterificação). Outras vias metabólicas importantes envolvem a glutationa-S-transferase, enzimas acetiladoras e álcool desidrogenase, porém as principais vias metabólicas para a maioria dos agentes farmacológicos envolvem os CYP e esterificação subsequente.

### Patogenia

Os detalhes precisos da patogenia da lesão hepática não estão bem esclarecidos na maioria dos fármacos. Um único fármaco pode causar efeitos tóxicos de diversas maneiras. Um princípio fundamental é que os metabólitos instáveis de alta energia do fármaco original, que resultam da ativação dos CYP, ligam-se às proteínas celulares ou ao DNA e danificam a função celular. Talvez o melhor exemplo seja o paracetamol. Embora seja utilizado universalmente para alívio não narcótico da dor, o paracetamol, quando tomado em grandes quantidades, provoca necrose centrolobular profunda. A via metabólica do paracetamol envolve as reações de fase I e de fase II, a destoxificação pela glutationa e a formação de intermediários reativos (e-Figura 141.1). O álcool etílico, que compete para pelo CYP P-450 2E1, não apenas inibe a formação de N-aminoparaquinoneamina (NAPQI), mas também induz a enzima, de modo que sua meia-vida é prolongada, resultando em mais enzima. Após a cessação da ingestão de álcool, a formação de NAPQI é aumentada pela enzima induzida e pela falta de competição do álcool. A toxicidade é um processo dinâmico e pode ser pronunciada nas primeiras 24 horas após a interrupção do consumo de álcool. Ocorrem glicuronidação e sulfatação como etapa inicial de destoxificação, visto que o composto original contém um grupo hidroxila. A capacidade de glicuronidação e sulfatação é muito superior às demandas diárias, de modo que, até mesmo pacientes com doença hepática muito avançada, continuam exibindo capacidade de glicuronidação adequada, o que explica por que não se observa exacerbação evidente dos efeitos tóxicos quando pacientes cirróticos fazem uso de paracetamol.

### Genética

#### Polimorfismo enzimático

Embora o paracetamol seja uma toxina dose-relacionada, a raridade da toxicidade medicamentosa idiossincrásica (1 em cada 10 mil pacientes) sugere a importância dos fatores ambientais e do hospedeiro (Tabela 141.1). As isoenzimas geneticamente variantes do CYP explicam, em parte, a

**Tabela 141.1** Fatores passíveis de influenciar o destino metabólico dos fármacos.

**IDADE**

Os indivíduos idosos parecem ser afetados com mais frequência; os adultos são mais suscetíveis do que as crianças a alguns fármacos (paracetamol, halotano, isoniazida) e menos suscetíveis a outros (ácido acetilsalicílico, ácido valproico)

**ÁLCOOL ETÍLICO: INGESTÃO AGUDA E CRÔNICA**

A indução do CYP2E1 afeta os fármacos metabolizados por essa via, incluindo paracetamol e isoniazida

**SEXO**

As mulheres são afetadas com mais frequência, porém o motivo não é conhecido

**GRAVIDEZ**

Os efeitos dos fármacos na gravidez foram pouco estudados

**DOENÇA HEPÁTICA PREEXISTENTE**

A doença hepática *protege* contra reações idiossincrásicas e *exacerba* o efeito de hepatotoxinas dose-dependentes (p. ex., paracetamol)

**DOENÇA RENAL**

O desaparecimento alentecido do composto original resulta em concentrações mais altas e afetam o P-450 (p. ex., exacerbação dos efeitos tóxicos da tetraciclina na doença renal)

**DETERMINADOS ALIMENTOS**

A toranja (*grapefruit*) apresenta uma substância desconhecida que interfere no metabolismo de alguns fármacos

**USO CONCOMITANTE DE FÁRMACOS**

As interações medicamentosas são causas comuns de efeitos adversos (p. ex., o valproato e a clorpromazina administrados juntos agravam a colestase)

**FATORES GENÉTICOS**

Polimorfismos enzimáticos (p. ex., doença hepática agravada por fenitoína em pacientes com atividade deficiente da epóxido hidrolase), fenótipos HLA (p. ex., suscetibilidade à nitrofurantoína)

variação individual observada em resposta a fármacos. Um exemplo é a debrisoquina, um agente anti-hipertensivo comercializado na Europa, que é hidroxilado pelo CYP2D6, uma isoforma que simplesmente não existe em 5% dos indivíduos normais. A ausência de CYP2D6 prolonga bastante a meia-vida do composto original em indivíduos afetados. Outro exemplo é o fenômeno de acetilação rápida *versus* lenta, que afeta diferentes grupos étnicos e que foi implicado no metabolismo diferencial da isoniazida. Um polimorfismo no gene *PTPN22* está associado a um aumento de cerca de 50% no risco de lesão hepática induzida por fármacos.[3b] Entretanto, a maioria das variantes genéticas conhecidas, que ocorrem com relativa frequência, não consegue explicar a formação de um intermediário tóxico apenas em um raro indivíduo.[4]

Os fármacos são, em sua maioria, pequenos compostos orgânicos, que têm pouca probabilidade de desencadear uma resposta imune. Embora algumas reações medicamentosas tóxicas estejam associadas a uma resposta alérgica óbvia, isso não é observado na maioria dos casos. Entretanto, os mecanismos imunes não associados a reações alérgicas sistêmicas da imunoglobulina E (IgE) ou à hipersensibilidade cutânea podem estar envolvidos. Os estudos realizados sugerem que os produtos do metabolismo do CYP P-450, os intermediários altamente reativos formados nos microssomas, ligam-se de modo covalente à própria enzima para formar um produto de adição (aduto) fármaco-hapteno, que inativa a enzima e provoca lesão da célula. Em seguida, a haptenização desencadeia uma resposta imune contra o antígeno recém-formado ou neoantígeno. Foi demonstrado que os P-450 deslocam-se até a membrana plasmática, permitindo, assim, que o aduto fármaco-P-450 se torne o alvo de ataque citolítico subsequente. Não se sabe ao certo se os alvos são esses adutos ou os peptídios menores processados e apresentados pelo complexo principal de histocompatibilidade da classe I e da classe II. A associação entre neoantígenos, autoanticorpos e fármacos hepatotóxicos implica um mecanismo imunológico, assim como a latência, que se refere ao atraso entre a primeira ingestão e a evidência de toxicidade.

Independentemente da capacidade de um fármaco isolado de provocar necrose celular significativa, os adutos fármaco-P-450 podem desencadear uma resposta imune. Qualquer aduto fármaco-P-450 subsequente que esteja na superfície do hepatócito evocaria uma resposta adicional.

As respostas podem ser mediadas por anticorpos ou podem ocorrer em consequência do ataque citolítico direto por linfócitos T condicionados (*primed*). Os componentes específicos e geneticamente determinados da resposta imune podem ser importantes. Um haplótipo do antígeno leucocitário humano (HLA), específico foi associado à hepatite induzida por amoxicilina-clavulanato, e já foram identificados outros polimorfismos que codificam um aumento de suscetibilidade. Entretanto, é pouco provável que um único polimorfismo seja encontrado na maioria das reações hepatocelulares, mesmo quando o fenótipo da lesão é bem caracterizado, como no caso da isoniazida. Para cada paciente com lesão grave causada por fármacos, há, com frequência, um número bem maior de indivíduos com elevações assintomáticas das aminotransferases que normalizam, apesar do uso contínuo do fármaco – um processo algumas vezes designado como *resposta adaptativa*.

## Outros mecanismos

Na colestase induzida por fármacos, o comprometimento dos canais de transporte específicos nos hepatócitos ou colangiócitos é o evento crucial. Estrogênio ou esteroides androgênicos podem causar múltiplas alterações no transporte através da membrana canalicular, que afetam, entre outros, a bomba canalicular de sais biliares. No caso de alguns fármacos, um desacoplamento específico da respiração mitocondrial resulta em esteatose microvesicular e acidose láctica.

## Agentes hepatotóxicos

Embora existam algumas toxinas dose-relacionadas, a maior parte dos fármacos envolvidos na doença hepática causa toxicidade idiossincrásica imprevisível (Tabela 141.2). O uso de fitoterápicos e suplementos dietéticos e a consequente toxicidade desses produtos parecem estar aumentando nos EUA.[5] Os mais comuns são suplementos destinados a fisiculturistas, que contêm esteroides androgênicos que levam à colestase grave; os produtos para emagrecimento podem causar lesão hepatocelular de gravidade variável, incluindo casos fatais ocasionais.

## Agentes intrínsecos (dose-dependentes)

O paracetamol (ver adiante) e alguns outros agentes parecem ter um efeito dose-resposta definido, embora efeitos idiossincrásicos habitualmente tenham uma participação (Tabela 141.3). Algumas toxinas, como a alfa-amanitina produzida pelos cogumelos *Amanita*, causem lesão dose-relacionada.[6] Pode ocorrer envenenamento após a ingestão de cogumelos *Amanita phalloides* ou *Amanita virosa*. O efeito hepatotóxico dose-dependente é atribuído à amatoxina, um ingrediente dos cogumelos que aumenta o efeito tóxico em razão de suas características de recirculação êntero-hepática; o efeito tóxico é exercido em cada ciclo da recirculação pelo fígado.

## Reações idiossincrásicas

Ocorrem reações medicamentosas em 1 em 1.000 a 1 em 200.000 pacientes. As características dessas reações idiossincrásicas incluem a sua ocorrência infrequente, intervalos de tempo variáveis entre a exposição inicial e a reação e gravidade variável das reações nos indivíduos afetados. Existem também semelhanças como "efeitos de classe" (fármacos semelhantes exibem características semelhantes) (Tabela 141.4), um padrão consistente para cada fármaco e o fato de que a reexposição a um agente responsável resulta habitualmente em uma reação mais grave, com latência mais curta do que a observada após a exposição inicial.

Antibióticos,[7,8] anticonvulsivantes e anti-inflamatórios não esteroides (AINE) estão associados mais frequentemente a doença hepática induzida por fármacos, enquanto estatinas,[9] hormônios, anti-hipertensivos, digoxina e antiarrítmicos raramente estão implicados. Em alguns casos, as reações idiossincrásicas são tão raras que o fármaco continua a ser utilizado se sua efetividade ou singularidade tornarem o risco aceitável. Um exemplo é a isoniazida, que está entre os poucos fármacos implicados na lesão hepática fármaco-induzida em países em desenvolvimento. Nos indivíduos tratados com isoniazida como único agente para a profilaxia de tuberculose, pode-se observar o desenvolvimento de níveis elevados de aminotransferases em 15 a 20%, porém ocorre necrose hepática grave em apenas 0,1 a 1% (ver Capítulo 308) – uma taxa alta em comparação com reações medicamentosas idiossincrásicas, porém baixa o suficiente para que a

### Tabela 141.2 Causas mais comuns de lesão hepática idiossincrásica induzida por fármacos.

| TIPO DE MEDICAÇÃO | % | FÁRMACOS ESPECÍFICOS* | % |
|---|---|---|---|
| Antimicrobianos | 32 | Amoxicilina-clavulanato | 8 |
| Fitoterápicos e suplementos dietéticos | 12 | Isoniazida | 4 |
| Agentes cardiovasculares | 7 | Nitrofurantoína | 4 |
| Agentes do sistema nervoso central | 7 | Sulfametoxazol/trimetoprima | 3 |
| Agentes antineoplásicos | 4 | Minociclina | 2 |
| Analgésicos | 3 | Cefazolina | 2 |
| Fármacos imunomoduladores | 2 | Azitromicina | 2 |
| Fármacos endócrinos | 2 | Ciprofloxacino | 1 |
| Tratamentos reumatológicos | 1 | Levofloxacino | 1 |
| Agentes gastrintestinais | 1 | Diclofenaco | 1 |

*Exclui os fitoterápicos e suplementos dietéticos.
Adaptada de Chalasani N, Bonkovsky HL, Fontana R, et al. Features and outcomes of 899 patients with drug-induced liver injury: the DILIN Prospective Study. *Gastroenterology*. 2015;148:1340-1352.

### Tabela 141.3 Fármacos e toxinas em que se observa um efeito de dose-resposta.

| FÁRMACO OU TOXINA | RESPOSTA |
|---|---|
| Amiodarona | Dose total em função do tempo |
| Bronfenaco | Ocorre toxicidade somente após uso prolongado |
| Ciclofosfamida | Dose-relacionada, agravamento se houver elevação prévia da ALT |
| Ciclosporina | Colestase com níveis sanguíneos tóxicos, fenótipo CYP3A |
| Cocaína | Colapso vascular dose-relacionado |
| Contraceptivos orais | O uso prolongado provoca adenomas hepáticos |
| Metotrexato | Elevação de aminotransferases, fibrose; dose única/dose total |
| Niacina | Altas doses causam colapso vascular |
| Paracetamol | Dose total, momento único *versus* vários momentos |
| Tetraciclina | Dose total, disfunção renal |
| Toxinas (fósforo amarelo, tetracloreto de carbono, toxina de *Amanita*, toxinas bacterianas) | Dose total |

ALT = alanina aminotransferase.

### Tabela 141.4 Tipos de reações a toxinas e fármacos.

| TIPO DE REAÇÃO | FÁRMACOS OU TOXINAS IMPLICADOS |
|---|---|
| Autoimune (ataque aos marcadores de superfície celular) | Lovastatina, metildopa, nitrofurantoína |
| Colapso vascular (lesão isquêmica) | Cocaína, *ecstasy*, ácido nicotínico |
| Colestática (ataque dos ductos biliares) | Esteroides anabólicos, carbamazepina, clorpromazina, estrogênio, eritromicina |
| Doença veno-oclusiva (endotelite de células endoteliais sinusoidais) | Bussulfano, ciclofosfamida |
| Esteato-hepatite (disfunção mitocondrial: betaoxidação e cadeia respiratória) | Amiodarona, maleato de perexilina, tamoxifeno |
| Fibrose (a ativação das células estreladas leva à fibrose) | Metotrexato, excesso de vitamina A |
| Granulomatose (estimulação dos macrófagos) | Alopurinol, diltiazem, nitrofurantoína, quinidina, fármacos à base de sulfa |
| Hepatocelular (lesão do retículo endoplasmático liso e superfície das células imunes) | Paracetamol, intoxicação por *Amanita*, diclofenaco, isoniazida, lovastatina, nefazodona, trazodona, venlafaxina |
| Imunoalérgica (ataque das células citotóxicas aos determinantes de superfície) | Halotano, fenitoína, sulfametoxazol |
| Mista (ver anteriormente) | Amoxicilina-clavulanato, carbamazepina, ciclosporina, fitoterápicos, metimazol |
| Oncogênica (formação de adenoma hepático) | Contraceptivos orais, agentes androgênicos |

isoniazida, em virtude de sua efetividade, continue sendo um medicamento fundamental. Os fármacos que exigem uma dose relativamente alta, superior a 100 mg/dia, e que apresentam alta lipofilicidade estão associados à maioria das lesões hepáticas, e não aqueles em doses mais baixas.

### MANIFESTAÇÕES CLÍNICAS

Cerca de 50% dos casos manifestam-se nos primeiros 30 dias após o início de um fármaco, e cerca de 80%, nos primeiros 90 dias.[10] Os pacientes podem apresentar poucas queixas, ou suas queixas são inespecíficas, apesar dos níveis muito elevados de aminotransferases. As manifestações clínicas consistem em náuseas, fadiga, dor ocasional no quadrante superior direito do abdome e sintomas inespecíficos semelhantes aos observados em outras formas de hepatite aguda (ver Capítulo 139). Pode haver febre ou faringite (tipicamente observadas em reações à fenitoína). Nenhum achado físico específico é encontrado, exceto possivelmente o aparecimento de erupção cutânea, que possa levantar a suspeita de intoxicação medicamentosa. Qualquer paciente que desenvolva icterícia corre risco de apresentar um desfecho grave ou fatal, e os pacientes que continuam tomando o fármaco, apesar da icterícia, são os que correm maior risco.

### DIAGNÓSTICO

O diagnóstico baseia-se nos níveis elevados de aminotransferases sem outra explicação, porém não há biomarcadores diferenciais para o diagnóstico.[11] A ocorrência de níveis anormais de aminotransferases com o uso de um novo medicamento deve levantar a suspeita de reação fármaco-induzida e levar à interrupção imediata do mesmo, em vez de aguardar os resultados de exames complementares para confirmar ou descartar o diagnóstico. A interrupção imediata da medicação ao primeiro sinal de doença hepática consegue evitar a maioria das lesões hepáticas fatais.

A avaliação de um paciente com suspeita de reação medicamentosa é direcionada para estabelecer a cronologia com todos os fármacos ou fitoterápicos que o paciente possa ter usado. Os fármacos responsáveis habitualmente foram iniciados entre 5 e 90 dias antes do aparecimento dos sinais/sintomas. Evidências de hepatite viral (ver Capítulos 139 e 140), cálculos biliares (ver Capítulo 146), doença hepática alcoólica (ver Capítulo 143), gravidez (ver Capítulo 226), insuficiência cardíaca direita grave (ver Capítulo 52) ou um período de hipotensão (ver Capítulo 98) apontam para essas causas específicas. Com menos frequência, citomegalovírus (ver Capítulo 352), vírus Epstein-Barr (ver Capítulo 353) ou herpes-vírus (ver Capítulos 350 e 351) podem causar lesão hepática, principalmente em indivíduos imunossuprimidos. Se for possível excluir todas essas causas, se for constatada uma relação temporal e se o paciente começar a melhorar após a retirada do fármaco, o diagnóstico é mais seguro. A biopsia de fígado tem valor limitado, visto que o quadro histológico na maioria dos casos de lesão hepática induzida por fármacos não difere daquele observado na hepatite viral (ver Capítulo 139). Entretanto, uma amostra de biopsia hepática ocasional em um caso enigmático pode revelar eosinófilos ou granulomas, compatíveis com uma reação medicamentosa.

### Tipos de reações medicamentosas

Embora a maioria das lesões hepáticas envolva necrose ou apoptose diretas do hepatócito (lesão hepatocelular), alguns fármacos provocam principalmente lesão dos ductos ou canalículos biliares e causam colestase, sem dano significativo aos hepatócitos. Outros fármacos afetam as células sinusoidais ou apresentam um padrão particular de lesão hepática, que afeta múltiplos tipos celulares (tipo misto). Outra abordagem às reações medicamentosas dá ênfase às alterações histológicas envolvidas e ao tipo de célula (ver Tabela 141.1 e e-Figura 141.2).[11b]

### Reações hepatocelulares

As reações hepatocelulares constituem o tipo mais comum de doença hepática fármaco-induzida e representam 90% dos casos (Tabela 141.5). Caracterizam-se por um padrão de resultados das provas de função hepática, que reflete uma lesão hepatocelular. Em geral, a melhora é rápida após a interrupção do fármaco (1 a 2 meses), e apenas alguns pacientes desenvolvem insuficiência hepática aguda fulminante com encefalopatia hepática.

Achados histológicos consistem em necrose e infiltração celular. A necrose pode ser zonal (p. ex., induzida por paracetamol ou tetracloreto de carbono) ou difusa (p. ex., induzida por halotano), e a resposta inflamatória consiste em linfócitos e eosinófilos. A necrose maciça pode causar insuficiência hepática aguda e morte.

**Tabela 141.5** Sistema de escore para avaliar a causalidade das reações hepatocelulares.

| FATOR | ESCORE* |
|---|---|
| **RELAÇÃO TEMPORAL ENTRE O INÍCIO DO FÁRMACO E O APARECIMENTO DOS SINAIS/SINTOMAS** | |
| Tratamento inicial: 5 a 90 dias; tratamento subsequente: 1 a 15 dias | +2 |
| Tratamento inicial: < 5 ou > 90 dias; tratamento subsequente: > 15 dias | +1 |
| A partir da interrupção do fármaco: ≤ 15 dias† | +1 |
| **EVOLUÇÃO** | |
| Diminuição da ALT ≥ 50% do pico em 8 dias | +3 |
| Diminuição da ALT ≥ 50% do pico em 30 dias | +2 |
| Se o fármaco for mantido, inconclusivo | 0 |
| **FATORES DE RISCO** | |
| Álcool etílico‡ | +1 |
| Sem álcool etílico‡ | 0 |
| Idade ≥ 55 anos | +1 |
| Idade < 55 anos | 0 |
| **USO CONCOMITANTE DE FÁRMACO** | |
| Fármaco concomitante com tempo de início sugestivo | −1 |
| Fármaco concomitante que sabidamente é uma hepatotoxina com tempo de início sugestivo | −2 |
| Fármaco concomitante com evidências adicionais de envolvimento (reexposição) | −3 |
| **NÚMERO DE CAUSAS NÃO FARMACOLÓGICAS** | |
| Exclusão de hepatite A, B ou C; obstrução biliar; alcoolismo (AST ≥ 2 × ALT); hipotensão recente; e infecções por CMV, EBV e HSV | +2 |
| 4 a 5 causas excluídas | +1 |
| < 4 causas excluídas | −2 |
| Causa não farmacológica é altamente provável | −3 |
| **INFORMAÇÕES PRÉVIAS DE HEPATOTOXICIDADE DO FÁRMACO EM QUESTÃO** | |
| Referências na bula do medicamento | +2 |
| Relatos de casos publicados, porém não na bula | +1 |
| Reação desconhecida | 0 |
| **REEXPOSIÇÃO** | |
| Positiva (os níveis de ALT duplicam com um fármaco apenas)§ | +2 |
| Compatível (os níveis de ALT duplicam, características de efeitos combinados)§ | +1 |
| Negativa (aumento dos níveis de ALT, porém ≤ 2 × LSN)§ | −2 |
| Não realizada | 0 |

Adaptada de Danan G, Benichou C. Causality assessment of adverse reactions to drugs. I. A novel method based on the conclusions of international consensus meetings: application to drug-induced liver injuries. *J Clin Epidemiol*. 1993;46:1323-1330; e Benichou C, Danan G, Flahault A. Causality assessment of adverse reactions to drugs. II. An original model for validation of drug causality assessment methods: case reports with positive rechallenge. *J Clin Epidemiol*. 1993;46:1331-1336.
*A causalidade é altamente provável (pontuação > 8), provável (pontuação 6 a 8), possível (pontuação 3 a 5), improvável (pontuação 1 a 2) ou excluída (pontuação ≤ 0).
†Para reações colestáticas, ≤ 30 dias.
‡Para reações colestáticas, álcool ou gravidez.
§Para reações colestáticas, substituir a ALT pela fosfatase alcalina (ou bilirrubina total).
ALT = alanina aminotransferase; AST = aspartato aminotransferase; CMV = citomegalovírus; EBV = vírus Epstein-Barr; HSV = herpes-vírus simples; LSN = limite superior da normalidade.

A intoxicação por paracetamol é a forma mais comum de insuficiência hepática aguda nos EUA e fornece o exemplo mais bem compreendido de toxicidade direta do hepatócito.[12] A incidência de intoxicação por paracetamol varia amplamente no mundo inteiro, porém está se tornando mais frequente e disseminada. Ocorre lesão hepática previsível após superdosagem com intenção suicida (ver Capítulo 102); ocorre também quando o paracetamol é usado em doses excessivas ou, algumas vezes, até mesmo em doses terapêuticas para alívio da dor. Ocorre aumento da toxicidade quando os pacientes estão em jejum ou são alcoólicos crônicos, em decorrência de indução enzimática e depleção da glutationa pelo álcool e jejum; por outro lado, a ingestão aguda de álcool pode proteger o indivíduo contra a intoxicação do paracetamol durante o período de consumo de álcool. Posteriormente, um aumento rebote do CYP2E1 disponível resulta em maior toxicidade nas primeiras 12 horas após a ingestão, em decorrência de indução enzimática (ver e-Figura 141.1). Os pacientes com superdosagem acidental de paracetamol podem apresentar um quadro mais grave do que os pacientes suicidas, visto que os primeiros procuram tratamento em uma fase mais avançada da evolução, embora os pacientes suicidas tomem doses maiores. O melhor desfecho após superdosagem aguda pode ser explicado pela atenção médica mais precoce e pelo uso de N-acetilcisteína, um antídoto efetivo. Entretanto, um quinto das tentativas de suicídio com uso de paracetamol está associado à lesão hepática grave, com possibilidade de desfecho fatal.

Os níveis extremamente elevados de aminotransferases (frequentemente > 6.000 UI/$\ell$ e, algumas vezes, de até 30.000 UI/$\ell$), que são observados na ingestão suicida e acidental de paracetamol, ajudam a diferenciar esses casos da hepatite viral ou de outra lesão medicamentosa. Essa característica de lesão hiperaguda (níveis elevados de aminotransferases, baixos níveis de bilirrubina) é quase patognomônica da lesão por paracetamol, que pode não ser reconhecida se não for obtida uma anamnese cuidadosa. A disponibilidade de um antídoto torna esse diagnóstico especialmente importante. O antídoto N-acetilcisteína (ver Capítulo 102) pode ser administrado por tubo nasogástrico na admissão do paciente e nas 72 horas seguintes, de modo a fornecer o substrato glutationa. O tratamento padrão consiste na administração intravenosa de N-acetilcisteína, começando com uma dose de 140 mg/kg em 300 m$\ell$ de soro glicosado a 5% durante 1 hora, seguida por uma dose de 70 mg/kg em soro glicosado a 5% durante 1 hora, administrada a cada 4 horas, durante 48 horas. Pode-se administrar uma dose de ataque de 140 mg/kg VO, seguida por 70 mg/kg a cada 4 horas, por 17 doses (72 horas). As taxas de sobrevida esperadas são superiores a 80%, embora, em certas ocasiões, seja necessário transplante de fígado.

### Reações colestáticas

Já foram descritas reações colestáticas com muitos fármacos.[13] A colestase é mais bem definida como incapacidade da bile alcançar o duodeno, e os sinais/sintomas comuns consistem em icterícia e prurido. *Colestase pura*, sem sinais de necrose hepatocelular, é observada quase exclusivamente em pacientes que usam contraceptivos orais, esteroides anabólicos ou antagonistas dos hormônios sexuais, como tamoxifeno. *Hepatite colestática* aguda caracteriza-se, histologicamente por colestase (dilatação dos canalículos, grânulos marrons no citoplasma dos hepatócitos), algum grau de necrose hepatocelular e lesão dos ductos biliares, bem como infiltração inflamatória por leucócitos polimorfonucleares. Os fármacos que causam esse tipo de reação incluem carbamazepina, sulfametoxazol-trimetoprima, captopril e suplementos dietéticos para fisiculturistas contendo compostos androgênicos.

Em geral, a colestase fármaco-induzida leva mais tempo para regredir do que a hepatotoxicidade induzida por fármacos. Em alguns casos, os segmentos da árvore biliar intra-hepática são destruídos de modo progressivo, constituindo a denominada síndrome do desaparecimento dos ductos biliares que ocorre após um curso prolongado (> 6 meses) de colestase induzida por fármacos. O resultado consiste em um estado de colestase crônica, que se assemelha à cirrose biliar primária (ver Capítulo 146). Cerca de 30 fármacos foram implicados na síndrome do desaparecimento dos ductos biliares, incluindo levofloxacino e, em certas ocasiões, outros antibióticos. Algumas vezes, uma síndrome semelhante à colangite esclerosante, com icterícia causada por estenoses intra-hepáticas e extra-hepáticas dos ductos biliares, é observada em pacientes submetidos à quimioterapia intra-arterial com floxuridina para metástases hepáticas de câncer colorretal.

### Reações imunoalérgicas

Os fármacos também podem estar associados a reações alérgicas definidas. Um mecanismo tóxico-imunológico combinado está envolvido na lesão hepática causada pelo halotano, um anestésico hidrocarboneto fluorado que provoca lesão hepática grave e frequentemente fatal após múltiplas exposições (ver Capítulo 404). Outros hidrocarbonetos fluorados, incluindo isoflurano e desflurano, provocam, em certas ocasiões, a mesma resposta. Embora o halotano nunca tenha sido retirado do mercado, seu uso tornou-se limitado com o advento de agentes mais seguros. As reações de hipersensibilidade, como febre, eosinofilia e exantema são comuns. O halotano pode induzir febre, eosinofilia e anticorpos antimitocondriais. Ocorrem citotoxicidade direta e toxicidade imunomediada, compatíveis com a observação clínica de ocorrência de grave toxicidade do halotano com exposições repetidas. Embora evidências de lesão habitualmente possam ser identificadas na primeira semana depois da primeira exposição, o intervalo para a toxicidade é reduzido, e o dano torna-se mais grave a cada exposição sucessiva, compatível com uma reação imune.

A fenitoína (ver Capítulo 375) induz o início simultâneo de febre, exantema, linfadenopatia e eosinofilia. Os mecanismos responsáveis pelas reações alérgica e hepatotóxica combinadas não são conhecidos, porém a resolução lenta da doença sugere que o alergênio permanece na superfície do hepatócito por várias semanas ou meses. Com frequência, um quadro concomitante semelhante à mononucleose é confundido com uma doença viral ou faringite estreptocócica. Se a fenitoína não for interrompida imediatamente, apesar dos sinais de hepatite, podem ocorrer erupção medicamentosa grave de Stevens-Johnson (ver Capítulos 410 e 411) e febre prolongada. Como outros agentes terapêuticos, a rápida identificação da reação medicamentosa tóxica e a interrupção imediata do composto são fundamentais para limitar o dano hepático. As características sistêmicas de uma reação alérgica podem não ser óbvias, mesmo quando há eosinofilia ou granulomas na biopsia de fígado.

### Esteato-hepatite

A esteatose hepática (ver Capítulo 143) relacionada com a síndrome metabólica é cada vez mais evidente nos EUA e em outros países. Pode ser difícil diferenciar essa condição subjacente da esteatose hepática *de novo* causada por uma reação medicamentosa. Além disso, certos agentes, como as estatinas, estão associados a elevações das aminotransferases, independentemente da esteatose hepática. Como regra geral, as estatinas muito raramente causam lesão hepática significativa e não devem ser interrompidas em pacientes com hipercolesterolemia, mesmo na presença de esteatose hepática (ver Capítulo 195). A esteatose hepática (ver Capítulo 143) pode ocorrer em um padrão microvesicular ou macrovesicular. A esteatose macrovesicular, que é a forma mais comum, caracteriza-se, do ponto de vista histopatológico, por um hepatócito preenchido por um único vacúolo de gordura, que desloca o núcleo para a periferia da célula. A esteatose macrovesicular é, tipicamente, causada por álcool etílico, diabetes melito ou obesidade. Algumas vezes, determinados fármacos, como corticoides ou metotrexato, provocam essas alterações hepáticas. A amiodarona (ver Capítulos 58 e 59) foi associada a um quadro semelhante à hepatite alcoólica, algumas vezes com progressão para a cirrose. A fisiopatologia envolve o acúmulo de fosfolipídios no fígado, nos olhos, na glândula tireoide e na pele. O tratamento consiste principalmente em interrupção do fármaco e observação, embora a meia-vida da amiodarona seja prolongada. O tamoxifeno, que tem sido utilizado em esquemas a longo prazo na prevenção do câncer de mama recorrente (ver Capítulo 188), também foi associado à esteato-hepatite, com evolução para a cirrose.

Na esteatose microvesicular, os hepatócitos contêm numerosas vesículas pequenas de gordura, que não deslocam o núcleo. O ácido valproico, um anticonvulsivante (ver Capítulo 375), provoca hepatotoxicidade, em consequência do depósito de gordura microvesicular, lembrando a síndrome de Reye, ou de maneira mais indolente e crônica, em associação ao acúmulo de gordura macrovesicular. A toxicidade é mais grave e frequente em crianças. Essas lesões estão associadas à ruptura do DNA mitocondrial, resultando em metabolismo anaeróbio que leva à acidose láctica nos casos mais graves. Alguns pacientes apresentam lesões macrovesiculares e microvesiculares concomitantes e, com mais frequência, as lesões microvesiculares estão associadas a um prognóstico sombrio. Necrose hepatocelular também pode ser encontrada. A esteatose hepática aguda da gravidez (ver Capítulos 138 e 226) e a síndrome de Reye são dois exemplos de doenças hepáticas graves causadas por esteatose microvesicular.

Os fármacos envolvidos na esteatose microvesicular incluem valproato, tetraciclina e fialuridina. O uso de ácido acetilsalicílico (AAS) em crianças tem sido associado à síndrome de Reye, porém a incidência dessa síndrome diminuiu acentuadamente, desde a divulgação de advertências sobre o uso de AAS em crianças.

### Efeitos dos esteroides sexuais

Os esteroides anabólicos, como a metiltestosterona, podem causar colestase. Os androgênios ou os estrogênios podem causar peliose hepática e tumores benignos ou malignos. Os contraceptivos orais (ver Capítulo 225) podem provocar colestase, adenomas hepáticos ou síndrome de Budd-Chiari (trombose da veia hepática). Os antiandrogênios utilizados no tratamento do câncer de próstata (ver Capítulo 191), como a flutamida e a nilutamida, bem como os fármacos anti-hipofisários, como o acetato de ciproterona, também têm sido associados à lesão hepatocelular grave.

### Outras reações medicamentosas

Outras reações medicamentosas menos graves, que afetam o fígado, incluem reações granulomatosas, fibrose, lesão isquêmica e lesão hepática autoimune crônica (ver Tabela 141.4). O tipo de reação observado pode ser útil para identificar o agente provável, visto que a maioria dos fármacos apresenta um perfil causador de lesão específico.

Com frequência, observa-se um padrão de doença veno-oclusiva, com obliteração das pequenas veias intra-hepáticas, congestão sinusoidal e necrose, em pacientes submetidos a transplante de medula óssea (ver Capítulo 168) que recebem quimioterapia com ciclofosfamida ou bussulfano. Os sinais/sintomas, que consistem em rápido acúmulo de ascite, hepatomegalia dolorosa e icterícia, desenvolvem-se logo após o início do esquema quimioterápico. A oxaliplatina pode causar lesão venular porta, que leva à hiperplasia nodular regenerativa e hipertensão portal durante toda a vida. Raramente, agentes fitoterápicos (ver Capítulo 34), como alcaloides da pirrolizidina (*Crotalaria* e *Senecio* encontrados em chá de ervas da Jamaica), provocam doença veno-oclusiva.

As toxinas estão associadas à lesão direta dose-dependente dos hepatócitos. Solventes orgânicos, como o tetracloreto de carbono e o tricloroetileno (ver Capítulo 102), causam lesão centrolobular. O fósforo amarelo, que é encontrado em estalinhos e raticidas, constitui uma causa rara de lesão hepática por exposição acidental ou intencional. As manifestações clínicas de envenenamento assemelham-se aos de qualquer outro tipo de hepatite.

O envenenamento por cogumelos (ver Capítulo 102), que ocorre após a ingestão de *Amanita phalloides* e espécies relacionadas, ocorre tipicamente em produtores amadores de cogumelos, é dose-relacionado. Os efeitos muscarínicos associados, incluindo diarreia intensa, vômitos e sudorese profusa, predominam nas primeiras horas após a ingestão. Em seguida, ocorre insuficiência hepática se não forem administrados antídotos (ver adiante). O prognóstico geral para a recuperação espontânea é sombrio, e o transplante de fígado pode salvar a vida do paciente.

### Diagnóstico diferencial

O diagnóstico diferencial da lesão hepática induzida por toxinas e por fármacos inclui quase todo o espectro das doenças hepáticas. Alguns casos, antes atribuídos a fármacos, são agora ligados à hepatite E previamente não suspeitada (ver Capítulo 140).[14] Como o quadro clínico da lesão hepática induzida por fármacos inclui desde uma variante hepatocelular pura até variante colestática pura, é preciso manter um alto índice de suspeita, até mesmo quando a lesão hepática induzida por toxinas ou fármacos não for óbvia no início.

No caso de hepatotoxinas dose-dependentes, pode ser mais fácil estabelecer o diagnóstico do que nas reações medicamentosas idiossincrásicas. Os níveis séricos de paracetamol, a obtenção de uma anamnese completa e as anormalidades bioquímicas características (níveis elevados de aminotransferases) habitualmente revelam superdosagem de paracetamol, enquanto o diagnóstico de envenenamento por *Amanita* depende da anamnese, dos sinais/sintomas de gastrenterite (reação muscarínica) e da identificação positiva do cogumelo.

Nas reações medicamentosas idiossincrásicas, é algumas vezes mais difícil estabelecer o diagnóstico. Um formulário padronizado, denominado Roussel-Uclaf Causality Assessment Method (RUCAM) (ver Tabela 141.5), elaborado por um grupo de especialistas internacional, fornece um valioso sistema de pontuação. Essas diretrizes descrevem as etapas que devem ser seguidas por um médico experiente na avaliação da probabilidade de uma reação medicamentosa. Os fatores de avaliação de causalidade normalmente incluem a relação temporal, a evolução após a interrupção do fármaco, os fatores de risco, o uso concomitante de fármacos, uma pesquisa de causas não farmacológicas (hepatite viral), informações prévias sobre o fármaco e a resposta a uma nova exposição, que normalmente não é solicitada. Recentemente, a Drug-Induced Liver Injury Network, patrocinada pelos National Institute Health (NIH), utilizou um sistema de opinião de especialistas, que é útil na definição dos fenótipos, mas que ainda não é aplicável para o uso clínico rotineiro.

### TRATAMENTO

Interrupção imediata do fármaco suspeito é obrigatória. Recomenda-se interromper o consumo de bebidas alcoólicas, embora a sua relação com os desfechos seja incerta.[15,15b] Devem-se utilizar antídotos disponíveis para o paracetamol (*N*-acetilcisteína)[A1] e para o envenenamento por *Amanita* (penicilina, 300.000 a 1 milhão de U/kg/dia IV tem sido recomendada, porém não foram realizados ensaios clínicos controlados). O tratamento de suporte geral varia desde reposição de líquidos intravenosos até monitoramento e tratamento intensivos de pacientes com encefalopatia hepática secundária à insuficiência hepática aguda (ver Capítulo 144). A *N*-acetilcisteína é o antídoto padrão para a superdosagem de paracetamol, mas pode melhorar os desfechos em alguns casos de insuficiência hepática aguda não associada a esse fármaco, como a lesão hepática grave fármaco-induzida. O transplante de fígado (ver Capítulo 145) é realizado em mais de 50% dos pacientes com insuficiência hepática aguda idiossincrásica fármaco-induzida, visto que a taxa de sobrevida nesse contexto, sem transplante, é inferior a 20%. A reexposição ao fármaco está associada a uma taxa de mortalidade de 10 a 15% e, portanto, deve ser evitada.[16]

### PROGNÓSTICO

Entre pacientes com lesão hepática idiossincrática grave induzida por fármacos, definida por níveis de bilirrubina iguais ou superiores a 2,5 mg/d$\ell$ ou por uma razão normalizada internacional (RNI) superior a 1,5, cerca de 10% morrem ou são submetidos a transplante de fígado,[17] e 17% desenvolvem lesão hepática crônica.

### NO FUTURO

As pesquisas em farmacogenômica possibilitam que as informações genéticas do próprio paciente orientem o tratamento farmacológico individualizado e o monitoramento das reações medicamentosas idiossincrásicas. Provavelmente, as informações genéticas se concentrariam, a princípio, em enzimas com alelos variantes associados a metabolismo deficiente, como CYP1A2 ou CYP2C19 para a isoniazida, CYP2C9 para o piroxicam ou CYP2D6 para nortriptilina. Alta prioridade deve ser aplicada à melhor vigilância de todos os fármacos após a sua comercialização, de modo a identificar aqueles cuja hepatotoxicidade não tenha sido previamente reconhecida.

### PREVENÇÃO

É razoável considerar a possibilidade de reação medicamentosa toda vez que um episódio de hepatite aparente for inexplicável, sobretudo quando um novo agente tiver sido introduzido nos últimos 3 meses. É prudente evitar o uso de novos fármacos durante o seu primeiro ano de comercialização, sobretudo se não apresentarem vantagens específicas em relação às formulações já aceitas. Os médicos precisam se empenhar para que seus pacientes desenvolvam um nível saudável de atenção para lesão hepática fármaco-induzida, particularmente em relação a substâncias com hepatotoxicidade conhecida. O monitoramento mensal dos níveis de aminotransferases é sugerido para as hepatotoxinas conhecidas, como isoniazida ou diclofenaco, porém não é provavelmente custo-efetivo quando ocorrem reações adversas com menos frequência, como em apenas 1 em 50.000 pacientes. Como muitas reações medicamentosas surgem nos primeiros dias, o monitoramento não oferece nenhuma garantia. A maioria das reações medicamentosas fatais poderia ser prevenida se o agente causal fosse imediatamente interrompido ao primeiro sinal de doença.

 **Recomendação de grau A**

A1. Chiew AL, Gluud C, Brok J, et al. Interventions for paracetamol (acetaminophen) overdose. *Cochrane Database Syst Rev.* 2018;2:CD003328.

### REFERÊNCIAS BIBLIOGRÁFICAS

*As referências bibliográficas, bem como os outros materiais suplementares deste livro, encontram-se no GEN-IO, nosso ambiente virtual de aprendizagem.*

# 142

# DOENÇAS HEPÁTICAS BACTERIANAS, PARASITÁRIAS, FÚNGICAS E GRANULOMATOSAS

K. RAJENDER REDDY

## INFECÇÕES DO FÍGADO

As infecções do fígado podem ser causadas por vários patógenos, incluindo bactérias, fungos, amebas, protozoários, helmintos, espiroquetas e riquétsias. As manifestações dessas infecções são multiformes; algumas são comuns a todas as infecções, enquanto outras são específicas de determinadas infecções. A epidemiologia pode variar e depende da região geográfica do mundo. Em áreas endêmicas, *Entamoeba histolytica* (ver Capítulo 331) tem de ser considerada no diagnóstico diferencial de um abscesso hepático (Tabela 142.1).

### Infecções bacterianas

#### ABSCESSO HEPÁTICO PIOGÊNICO

##### DEFINIÇÃO
O abscesso hepático piogênico consiste em um acúmulo focal de material bacteriano purulento e *debris* necroinflamatórios. Pode ser solitário ou múltiplo e pode ser causado por uma ou mais bactérias aeróbias e/ou anaeróbias.

##### EPIDEMIOLOGIA
O abscesso hepático piogênico tem uma incidência global estimada em cerca de 1,1 a 2,3 por 100.000 pessoas por ano, enquanto nos EUA, a incidência relatada é de aproximadamente 3,6 por 100.000 e tem aumentado. Obstrução biliar, causada por doença maligna ou benigna, é responsável por 50 a 60% dos abscessos hepáticos piogênicos, enquanto a piemia porta, decorrente de apendicite ou outras infecções intra-abdominais (p. ex., diverticulite), representa cerca de 20% dos casos.[1] Estudos realizados na Ásia, onde *Klebsiella pneumoniae* é a etiologia primária de abscesso hepático piogênico, sugeriram uma correlação com neoplasias colorretais subjacentes, algumas das quais evidentes por ocasião do diagnóstico, mas também com um risco cinco a oito vezes maior de cânceres colorretais recém-diagnosticados nos 3 anos após o diagnóstico.[2] Entretanto, ainda não foi determinado se esses achados podem ser extrapolados para outras regiões do mundo.

##### BIOPATOLOGIA
As bactérias podem penetrar no fígado pelo sistema porta, provenientes de infecções em áreas drenadas pelo sistema mesentérico para o sistema porta, como no caso da apendicite. Outros mecanismos envolvidos no abscesso hepático piogênico incluem a colangite bacteriana, decorrente de obstrução benigna ou maligna e infecção do fígado em consequência de bacteriemia sistêmica, como no caso de infecção da cavidade oral. O abscesso hepático piogênico também pode ser causado por traumatismo penetrante ou não penetrante, incluindo causas incomuns como a ingestão de um palito de dente ou espinha de peixe, que podem provocar perfuração intestinal, fístula para o fígado e formação subsequente de abscesso. Podem ocorrer abscessos hepáticos em um enxerto transplantado, em razão do comprometimento vascular causado por trombose da artéria hepática e estenose isquêmica dos ductos biliares.

Diversos microrganismos podem causar abscesso hepático piogênico. O microrganismo mais comum, *Klebsiella pneumoniae* (ver Capítulo 289), frequentemente está associado à doença das vias biliares. Outros microrganismos aeróbios incluem *Escherichia coli*, estreptococos do grupo D, estreptococos beta-hemolíticos e *Staphylococcus aureus*. Com frequência, há infecção anaeróbia na doença do cólon. As causas menos comuns de abscessos hepáticos incluem *Actinomyces*, *Nocardia asteroides*, *Yersinia pseudotuberculosis* e *Yersinia enterocolitica*, *Listeria monocytogenes*, *Campylobacter jejuni*, *Legionella pneumophila*, *Mycobacterium tuberculosis*, *Salmonella typhi* ou *Salmonella paratyphi*, *Candida albicans* e *Bartonella henselae*. Com mais frequência, o microrganismo isolado da cavidade de um abscesso é único; entretanto, é possível isolar diversos microrganismos em até um terço dos pacientes. É possível não isolar bactérias do abscesso em razão de antibioticoterapia prévia ou incapacidade de efetuar culturas anaeróbias apropriadas.

##### MANIFESTAÇÕES CLÍNICAS
Os sinais e sintomas associados ao abscesso hepático incluem, tipicamente, febre, dor no quadrante superior direito do abdome, calafrios, náuseas, vômitos, perda de peso e icterícia. A apresentação pode ser aguda ou indolente. Bacteriemia associada ocorre em cerca de 50% dos pacientes, e ocorre desenvolvimento de choque séptico em cerca de 15% dos pacientes.[3] Cerca de 10% dos casos desenvolvem infecções metastáticas em outros locais.

##### DIAGNÓSTICO
O diagnóstico correto exige elevado grau de suspeita clínica, e, algumas vezes, o diagnóstico é retardado. Entretanto, em geral, o diagnóstico é estabelecido rapidamente com a ampla disponibilidade de várias modalidades radiológicas. As duas causas mais comuns de abscessos hepáticos são o abscesso piogênico e o amebiano, e é importante fazer uma distinção, visto que o prognóstico e o tratamento são diferentes. Os abscessos amebianos apresentam, em raros casos, infecção secundária por outras bactérias.

O diagnóstico de um abscesso baseia-se em um conjunto de características clínicas, bacteriológicas e radiológicas.[4] A ultrassonografia (US) e a tomografia computadorizada (TC) são os exames de imagem mais comuns para o diagnóstico confiável de uma cavidade de abscesso, na forma de lesão solitária ou múltiplas lesões (Figura 142.1A e B). A TC é a modalidade diagnóstica preferida para a detecção de um abscesso, com

| | DADOS DEMOGRÁFICOS | FATORES DE RISCO | SINAIS/ SINTOMAS | ACHADOS LABORATORIAIS | CARACTERÍSTICAS RADIOGRÁFICCAS | DIAGNÓSTICO | TRATAMENTO |
|---|---|---|---|---|---|---|---|
| Abscesso hepático bacteriano | 50 a 70 anos Homens = mulheres | Infecção bacteriana recente, obstrução biliar, diabetes melito | Febre, calafrios, mal-estar, anorexia, diarreia, tosse, dor torácica pleurítica, dor no QSD do abdome | Leucocitose, anemia, elevação da fosfatase alcalina e da bilirrubina, albumina baixa, hemoculturas positivas (50%) | Multifocal (50%), habitualmente no lobo direito, com margens irregulares | Aspirado (70 a 80% positivos) | Drenagem percutânea e antibióticos |
| Abscesso hepático amebiano | 18 a 50 anos Homens > mulheres | Etilismo, HLA-DR3, sexo oral e anal, aparelho de enema contaminado, viagem para uma área endêmica ou residência em área endêmica | Febre, dor no QSD do abdome, dor à palpação do fígado, anorexia, perda de peso, colite incomum | Leucocitose, ausência de eosinofilia, anemia leve, elevação da fosfatase alcalina, VHS elevada, sorologia positiva | Abscesso solitário (80%), habitualmente no lobo direito, realce da parede visto na TC com meio de contraste IV | Aspirado (raramente são observados trofozoítos) pode descartar a possibilidade de infecção bacteriana sobreposta, sorologia positiva e fatores de risco | Metronidazol e iodoquinol |

TC = tomografia computadorizada; VHS = velocidade de hemossedimentação; HLA = antígeno leucocitário humano; IV = via intravenosa; QSD = quadrante superior direito.

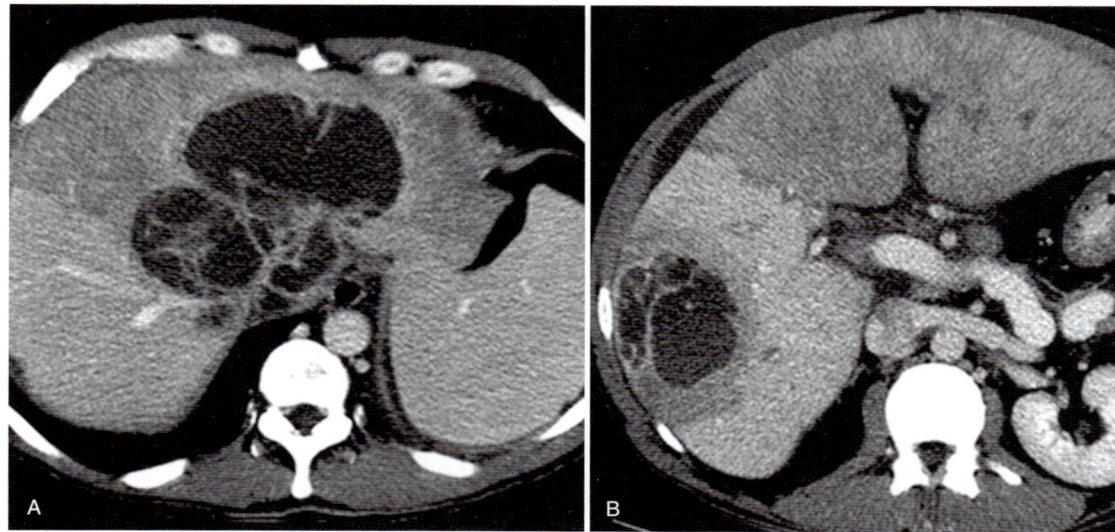

**FIGURA 142.1** A e B. Tomografias computadorizadas de um abscesso hepático piogênico. (Cortesia do Dr. Chalermrat Bunchorntavakul, Bangkok, Tailândia.)

sensibilidade de mais de 90%. Qualquer obstrução biliar concomitante também pode ser diagnosticada por essas modalidades de imagem. Cerca de 50% dos pacientes apresentam múltiplos abscessos. Na TC, a lesão é vista como uma coleção de líquido com margens irregulares e edema da parede da cavidade. Uma desvantagem dessa modalidade de imagem é o fato de que não existem alterações específicas que possibilitem a diferenciação entre um abscesso piogênico e um abscesso de outras etiologias (i. e., amebiana ou fúngica). Outra desvantagem é que um abscesso em estágio muito inicial pode não estar bem formado e exibir alterações sugestivas de massa sólida. Nos exames de imagem não invasivos, é fundamental distinguir um abscesso de um tumor ou de um cisto simples. Diversos eventos, como sangramento em um cisto, calcificação, necrose ou sangramento em um tumor, podem confundir a distinção. O achado de lesões periféricas menores (< 2 cm) em torno de um abscesso central (sinal de agrupamento) pode ajudar a excluir uma neoplasia hepática. Calcificação sugere sangramento intratumoral, mas também pode ser observada na parede de um cisto equinocócico. Em até 30% dos pacientes com abscessos hepáticos piogênicos, são observadas características radiológicas inespecíficas, incluindo elevação do hemidiafragma direito, atelectasia do lobo pulmonar inferior direito e derrame pleural direito. A RM e a cintilografia com leucócitos radiomarcados contribuem pouco para o diagnóstico de abscesso hepático.

As culturas microbianas são essenciais. Além das hemoculturas, a cavidade do abscesso deve ser aspirada por via percutânea, guiada por US ou TC, e o aspirado deve ser cultivado para microrganismos aeróbios e anaeróbios, bem como examinado à procura de amebas, se houver qualquer suspeita de abscesso amebiano. As hemoculturas são positivas em apenas cerca de 50% dos casos. Em aproximadamente 15 a 20% dos casos, são identificados múltiplos microrganismos na cavidade do abscesso, porém 20 a 50% dos casos podem ter culturas negativas, apesar das técnicas de cultura apropriadas.

### TRATAMENTO

Cobertura imediata com antibióticos de amplo espectro e identificação e tratamento imediatos da fonte da infecção são essenciais para a obtenção de desfechos bem-sucedidos.[5] Tão logo seja identificada a bactéria responsável, o esquema antibiótico pode ser individualizado de modo apropriado. As recomendações devem ser guiadas pela cultura e pelos padrões prevalecentes de resistência bacteriana. A monoterapia com betalactâmico ou a associação de betalactâmico e inibidor da betalactamase, como ampicilina-sulbactam (3 g por via intravenosa [IV], a cada 6 horas), piperacilina-tazobactam (3,375 ou 4,5 g IV, a cada 6 horas) ou ticarcilina-clavulanato (3,1 g IV, a cada 6 horas) pode ser utilizada, ou pode-se considerar uma cefalosporina de terceira geração, como ceftriaxona (1 g/dia IV ou 2 g IV a cada 12 horas para infecções do sistema nervoso central) mais metronidazol (500 mg IV, a cada 8 horas). Outros esquemas que podem ser considerados incluem uma fluoroquinolona (p. ex., ciprofloxacino, 400 mg IV, a cada 12 horas, ou levofloxacino, 500 ou 750 mg/dia IV) mais metronidazol (500 mg IV, a cada 8 horas) e terapia com carbapenêmico, como imipeném-cilastatina (500 mg IV, a cada 6 horas), meropeném (1 g IV, a cada 8 horas), doripeném (500 mg IV, a cada 8 horas) ou ertapeném (1 g IV/dia). A duração do tratamento baseia-se, em parte, na resposta à terapia. Em média, 4 a 6 semanas de antibioticoterapia são razoáveis, e nas últimas 2 a 4 semanas o esquema antibiótico pode ser administrado por via oral. Os abscessos com drenagem difícil ou que são lentos em demonstrar uma resolução nos exames de imagem necessitam de ciclos mais longos de tratamento. É importante assinalar que as anormalidades radiológicas regridem mais lentamente do que as características clínicas e bioquímicas, de modo que estas últimas podem ser utilizadas como guia para individualizar o esquema terapêutico.

Os antibióticos isoladamente algumas vezes são bem-sucedidos na regressão de pequenos e múltiplos abscessos piogênicos, porém a maioria dos pacientes necessita de drenagem dos abscessos. Recomenda-se a drenagem percutânea,[6] com manejo subsequente determinado pelo tamanho e número de abscessos. Os abscessos com até 5 cm de diâmetro podem ser tratados com uma única aspiração. Os abscessos maiores são mais bem tratados por drenagem com cateter,[A1] até que o débito seja de menos de cerca de 20 a 25 mℓ/dia, quando então o cateter pode ser removido. A drenagem cirúrgica raramente é necessária, em razão dos avanços da drenagem percutânea; é reservada para abscessos loculados e para os que não respondem à drenagem percutânea e antibióticos. A obstrução biliar é tratada por meio de colangiopancreatografia retrógrada endoscópica ou colangiografia trans-hepática (ver Capítulo 146), acompanhada de drenagem biliar. Nos abscessos piogênicos observados em fígados transplantados, o tratamento e a drenagem biliar apropriada podem ser difíceis, em virtude da natureza difusa das estenoses biliares.

### PROGNÓSTICO

Os abscessos com menos de 10 cm podem levar até 16 semanas para regredir, enquanto a resolução dos abscessos com mais de 10 cm pode levar, em média, mais de 6 semanas além dessas 16 semanas. A taxa de mortalidade por abscesso hepático piogênico está associada à idade avançada e às comorbidades, como cirrose, diabetes melito, insuficiência renal crônica e neoplasia maligna. Icterícia é um sinal sombrio. Nos países desenvolvidos, a taxa de mortalidade varia de 2 a 12%.

## INFECÇÕES HEPÁTICAS BACTERIANAS SEM ABSCESSOS

As infecções bacterianas do fígado também podem ser mais difusas, sem formação franca de abscesso. Os microrganismos implicados incluem *Listeria monocytogenes* (ver Capítulo 277), *Yersinia enterocolitica* (ver Capítulo 296), *Salmonella typhi* e *Salmonella paratyphi* (ver Capítulo 292), *Legionella* (ver Capítulo 298), *Ehrlichia* (ver Capítulo 311) e gonococos (ver Capítulo 283). Essas infecções não estão associadas a características específicas, e esses microrganismos não necessariamente causam abscessos. Os pacientes com doença hepática crônica correm risco sobretudo

# CAPÍTULO 142 Doenças Hepáticas Bacterianas, Parasitárias, Fúngicas e Granulomatosas

de desenvolver infecção por *Listeria*. Pacientes com infecção entérica ativa por *Yersinia* podem apresentar comprometimento hepático secundário, com ou sem abscessos hepáticos associados. As infecções gonocócicas disseminadas (ver Capítulo 283) podem causar peri-hepatite (síndrome de Fitz-Hugh-Curtis), que pode se manifestar com dor espontânea e à palpação do quadrante superior direito do abdome.

A bacteriemia sistêmica pode causar várias anormalidades hepatobiliares, que podem incluir desde níveis elevados de aminotransferases e de fosfatase alcalina (ver Capítulo 138) até a colestase da sepse, com desenvolvimento de icterícia. Diversos microrganismos podem comprometer a função hepática normal após a sua entrada na corrente sanguínea, dos quais os mais comuns são *E. coli*, *Klebsiella* spp., *Streptococcus pneumoniae* e *S. aureus*. Tipicamente, em pacientes que apresentam icterícia, as fontes de bacteriemia incluem pneumonia, infecção urinária e infecção dos tecidos moles, embora os microrganismos possam se originar de muitos outros locais. As anormalidades bioquímicas hepáticas associadas à bacteriemia podem estar relacionadas com determinados fatores, como instabilidade hemodinâmica e hipoperfusão hepática, bem como com a infecção. A insuficiência renal associada, uma carga de bilirrubina proveniente de transfusão de sangue e determinados fármacos podem complicar o quadro. A evolução da colestase pode ser prolongada por vários dias a algumas semanas; entretanto, regride tipicamente com a resolução da infecção sistêmica. Não existe tratamento específico para a colestase relacionada com uma infecção sistêmica, porém é importante excluir a possibilidade de colestase induzida por fármacos, que pode evoluir em consequência de um ou mais dos antibióticos.

## Doenças fúngicas do fígado

Com exceção da candidíase hepatoesplênica, as doenças fúngicas clinicamente significativas do fígado são incomuns. Tipicamente, outras infecções fúngicas também se manifestam como granulomas hepáticos, porém não exibem a pirexia elevada e oscilante que caracteriza a candidíase hepatoesplênica. São necessárias culturas teciduais para confirmar o diagnóstico.

### CANDIDÍASE HEPATOESPLÊNICA
#### EPIDEMIOLOGIA E BIOPATOLOGIA

A candidíase hepatoesplênica é, tipicamente, causada por *Candida albicans*; entretanto, em certas ocasiões, foram descritas outras espécies, incluindo *C. tropicalis*, *C. parapsilosis*, *C. glabrata* e *C. krusei*. A candidíase hepatoesplênica ocorre como parte da candidíase disseminada (ver Capítulo 318), mais comumente em pacientes com transplante de órgãos sólidos[7] ou de células-tronco hematopoéticas ou com leucemia aguda, porém raramente em pacientes que apresentam linfoma, anemia aplásica e sarcoma. Com o atual uso disseminado dos agentes antifúngicos profiláticos no início da evolução da doença em pacientes com leucemia aguda, a candidíase hepatoesplênica desenvolve-se em apenas 1 a 2% dos pacientes, mais frequentemente na leucemia linfoblástica aguda do que na leucemia mieloide aguda. A candidíase hepatoesplênica presumivelmente resulta da translocação de espécies de *Candida* do dos intestinos para a corrente sanguínea, em consequência da neutropenia prolongada e de comprometimento da integridade das mucosas.

#### MANIFESTAÇÕES CLÍNICAS E DIAGNÓSTICO

A candidíase hepatoesplênica manifesta-se como febre persistente e com picos altos em um paciente que antes apresentava neutropenia e cuja contagem de neutrófilos se normalizou. A febre pode ser acompanhada de dor no quadrante superior direito do abdome, náuseas, vômitos e anorexia.

Tipicamente, os pacientes apresentam níveis elevados de fosfatase alcalina e, menos comumente, de aminotransferases, bilirrubina e leucócitos. A TC, que é a modalidade de imagem de escolha, classicamente revela múltiplas áreas de transparência, representando microabscessos no fígado, no baço e nos rins. Se a TC não for diagnóstica, porém a suspeita clínica permanecer alta, deve-se efetuar uma RM. Em geral, o diagnóstico definitivo é estabelecido com amostra de biopsia hepática, que revela múltiplos granulomas e que pode mostrar formas leveduriformes e em hifas com corantes especiais. Entretanto, a biopsia frequentemente não mostra evidência de infecção, sobretudo nos casos em que a terapia antifúngica foi utilizada. Embora a biopsia seja a única maneira de estabelecer um diagnóstico definitivo, ela com frequência não é necessária, visto que as manifestações clínicas, laboratoriais e radiográficas da doença são quase sempre suficientes para estabelecer um diagnóstico específico.

#### TRATAMENTO E PROGNÓSTICO

A base do tratamento consiste em fármacos antifúngicos. No paciente clinicamente estável, pode-se utilizar fluconazol oral (400 mg/dia). Para pacientes em estado crítico, recomenda-se uma formulação lipídica de anfotericina B (3 a 5 mg/kg/dia IV) ou uma equinocandina por várias semanas. As opções de equinocandinas incluem caspofungina (dose de ataque de 70 mg e, em seguida, 50 mg/dia IV), anidulafungina (dose de ataque de 200 mg e, em seguida, 100 mg/dia IV) ou micafungina (100 mg/dia IV). Depois de várias semanas com esse tratamento, os pacientes podem passar para o fluconazol oral, 400 mg/dia ou voriconazol (6 mg/kg IV a cada 12 horas, nas primeiras 24 horas; em seguida, 3 a 4 mg/kg IV a cada 12 horas ou 200 mg VO, a cada 12 horas) ou posaconazol (300 mg IV, a cada 9 a 12 horas no dia 1; em seguida, 300 mg/dia IV ou 300 mg VO, a cada 9 a 12 horas, no dia 1; em seguida, 300 mg/dia VO) se os microrganismos isolados forem resistentes ao fluconazol. O tratamento deve continuar até a resolução das lesões na TC de acompanhamento, que ocorre tipicamente nos primeiros 6 meses de tratamento. Os pacientes submetidos à quimioterapia ou ao transplante de células-tronco correm maior risco de desenvolver candidíase hepatoesplênica; por esse motivo, os pacientes com história de candidíase hepatoesplênica devem ser tratados de modo profilático com fluconazol (400 mg/dia VO) para evitar a recidiva.

#### PROGNÓSTICO

Com tratamento prolongado com agentes antifúngicos, foram obtidos resultados bem-sucedidos no tratamento da candidíase hepatoesplênica.

### OUTRAS DOENÇAS FÚNGICAS

Várias outras infecções fúngicas afetam o fígado, embora raramente. Com frequência, a infecção por *Coccidioides immitis* é assintomática, mas pode levar à hepatite fúngica, caracterizada por elevação da fosfatase alcalina e desenvolvimento de granulomas hepáticos. A infecção hepática por *Cryptococcus neoformans* é rara, porém apresenta maior prevalência em pacientes com síndrome de imunodeficiência adquirida (AIDS), nos quais tipicamente provoca hepatomegalia. No paciente não infectado pelo vírus da imunodeficiência humana (HIV), a criptococose disseminada provoca, com menor frequência, hepatite granulomatosa focal, que pode simular clinicamente a hepatite viral, ou se manifesta como icterícia obstrutiva secundária à colangite esclerosante. *Histoplasma capsulatum* infecta indivíduos que inalam o fungo; todavia, na maioria dos casos a infecção é subclínica. Na histoplasmose hepática sintomática, dois terços dos pacientes apresentam hepatomegalia, e alguns também exibem esplenomegalia. Ao exame histológico, a histoplasmose pode causar múltiplos granulomas de distribuição difusa por todo o fígado, embora um achado mais comum seja o infiltrado linfo-histiocítico porta. *Paracoccidioides brasiliensis* infecta mais comumente homens adultos, e séries de necropsias demonstraram a ocorrência de comprometimento hepático em até 50% dos pacientes que morrem dessa infecção. Alguns indivíduos apresentam hepatomegalia ou icterícia, porém esta última é encontrada em menos de 6% dos pacientes. Com frequência, os níveis de aminotransferases estão elevados nos estágios iniciais da doença, enquanto as alterações nos níveis de fosfatase alcalina ou de bilirrubina tendem a ocorrer nos estágios mais avançados. A biopsia pode revelar lesões, que incluem desde pequenos granulomas até infiltração difusa por formas leveduriformes e fibrose, frequentemente com comprometimento dos ductos biliares. Em todos esses exemplos, são necessárias culturas fúngicas para estabelecer o diagnóstico definitivo.

## Infecções do fígado por parasitas, protozoários e helmintos

### ABSCESSO HEPÁTICO AMEBIANO
#### EPIDEMIOLOGIA

*Entamoeba histolytica* é encontrada em todo o mundo onde as barreiras entre fezes humanas e alimentos e a água são inadequadas.[8] Depois da malária, constitui a segunda causa principal de morte por doenças parasitárias no mundo inteiro, respondendo por cerca de 40.000 a 100.000 mortes por ano. Nos EUA, a maioria dos casos de amebíase surge em imigrantes de áreas endêmicas e em indivíduos que residem em estados que fazem fronteira com o México. As pessoas que viajam para áreas endêmicas também correm risco; podem ocorrer ingestão de cistos amebianos e colonização do sistema digestório vários anos antes do desenvolvimento de um abscesso hepático. Os abscessos hepáticos amebianos afetam principalmente homens entre 18 e 50 anos, mas também são mais comuns em mulheres após a menopausa, sugerindo, assim, um efeito hormonal protetor. Outros fatores de risco incluem etilismo, antígeno leucocitário humano (HLA)-DR3, prática de sexo oral e anal e aparelhos de enema contaminados.

### BIOPATOLOGIA

*Entamoeba histolytica* apresenta um ciclo de vida simples, que consiste no cisto (forma infecciosa) e no trofozoíto (estágio móvel associado à doença); infecta apenas seres humanos e alguns primatas não humanos. Os cistos são ingeridos e amadurecem em trofozoítos no lúmen intestinal. O desenvolvimento de colite amebiana não é essencial para a formação de abscesso hepático. Os trofozoítos de *E. histolytica* penetram através da mucosa e da submucosa, e caem na circulação porta. *E. histolytica* bloqueia as vênulas porta intra-hepáticas. Quando os trofozoítos alcançam o fígado, formam seus abscessos característicos, que consistem em regiões bem circunscritas de hepatócitos mortos, células liquefeitas e restos celulares, que são circundados por uma faixa de tecido conjuntivo, algumas células inflamatórias e trofozoítos amebianos. O parênquima hepático adjacente não é afetado. Tendo em vista o pequeno número de amebas em relação ao tamanho do abscesso, foi sugerido que *E. histolytica* possa causar a morte dos hepatócitos sem necessidade de contato direto.

### MANIFESTAÇÕES CLÍNICAS

Os pacientes podem apresentar abscessos hepáticos amebianos meses a anos após viajar para uma área endêmica, de modo que é essencial obter uma história detalhada de viagem para o estabelecimento do diagnóstico. Deve-se suspeitar da doença em pacientes com relato de viagem, febre, dor no quadrante superior direito do abdome e dor intensa à palpação do fígado. A icterícia é extremamente incomum. Em geral, as manifestações clínicas são agudas (< 10 dias de duração), mas podem ser crônicos, com anorexia e perda de peso. Pacientes com doença aguda tendem a apresentar doença multifocal, enquanto pacientes com evolução mais indolente tendem a ter uma lesão solitária. Os dados laboratoriais tendem a revelar leucocitose sem eosinofilia, anemia leve, níveis elevados de fosfatase alcalina e alta velocidade de hemossedimentação.

### DIAGNÓSTICO

Embora alguns indivíduos com abscessos hepáticos amebianos tenham colite amebiana concomitante, a maioria não apresenta sintomas intestinais; por conseguinte, os resultados do exame microscópico de fezes à procura de trofozoítos e cistos de *E. histolytica* são habitualmente negativos. O diagnóstico baseia-se na identificação de lesões expansivas no fígado e na sorologia amebiana positiva. Tanto a US quanto a TC são muito sensíveis (Figura 142.2), porém não apresentam especificidade absoluta para abscessos hepáticos amebianos. O teste sorológico é muito sensível (> 94%) e específico (> 95%). Podem ser obtidos resultados falso-negativos nos primeiros 7 a 10 dias de infecção, porém a repetição do teste habitualmente será positiva. A reação em cadeia da polimerase do aspirado do abscesso demonstrou ser valiosa para estabelecer o diagnóstico em pessoas que retornam de viagem. A aspiração da lesão pode ser necessária para excluir a possibilidade de infecção bacteriana primária ou secundária.

### TRATAMENTO E PROGNÓSTICO

O metronidazol (500 a 750 mg VO, 3 vezes/dia) constitui habitualmente o tratamento de primeira linha. Com frequência, observa-se melhora clínica nas primeiras 72 a 96 horas; entretanto, o tratamento deve ser mantido por 7 a 10 dias. O tinidazol, em uma dose de 2 g/dia durante 5 dias, também é efetivo. Outros fármacos incluem ornidazol (0,5 g, 2 vezes/dia, durante 5 a 10 dias) e nitazoxanida (500 mg, 2 vezes/dia, durante 10 dias). Não há necessidade de drenagem, mesmo quando existem grandes abscessos de 5 a 10 cm,[A2] exceto em pacientes que não respondem em 5 dias. Em geral, o abscesso diminui em cerca de 50% no decorrer de 1 semana; entretanto, o tempo médio para a resolução radiológica é de 3 a 9 meses. A repetição dos exames de imagem em um paciente com melhora clínica pode gerar preocupação injustificada e tratamento desnecessário.

O tratamento também precisa considerar a retirada de todos os cistos do lúmen intestinal em pacientes com evidências de infecção intraluminal. O tratamento recomendado consiste em iodoquinol (650 mg VO, 3 vezes/dia, durante 20 dias) para prevenir a colonização continuada e a possível recorrência do abscesso hepático. Esquemas alternativos para o tratamento da infecção intraluminal incluem paromomicina (25 a 30 mg/kg/dia VO, em três doses fracionadas, durante 7 dias) ou furoato de diloxanida (500 mg VO, 3 vezes/dia, durante 10 dias). A taxa de mortalidade global do abscesso amebiano é de 1 a 3%, enquanto é menor do que 1% se for diagnosticado e tratado precocemente.

## OUTRAS DOENÇAS HEPÁTICAS POR PROTOZOÁRIOS

Além da *E. histolytica*, outras doenças por protozoários que afetam o fígado incluem *Cryptosporidium* (ver Capítulo 329), *Toxoplasma gondii* (ver Capítulo 328), *Leishmania* (ver Capítulo 327), *Plasmodium* (ver Capítulo 324) e *Babesia microti* (ver Capítulo 332) (Tabela 142.2).

## INFECÇÕES HELMÍNTICAS
### Equinococose e doença do cisto hidático

### EPIDEMIOLOGIA E BIOPATOLOGIA

A equinococose cística humana (ver Capítulo 333) é uma zoonose causada pela larva do cestódio *Echinococcus granulosus*. Com frequência é denominada doença do cisto hidático, em virtude dos cistos aquosos que caracterizam a infecção.

A doença ainda é endêmica em áreas do mundo onde há criação de ovelhas, incluindo África, região mediterrânea da Europa, Oriente Médio, Ásia, América do Sul, Austrália e Nova Zelândia. Os cães são os hospedeiros definitivos de *E. granulosus* enquanto as ovelhas são os principais hospedeiros intermediários, embora iaques, cabras e camelos sejam outros hospedeiros intermediários relevantes. Os seres humanos são apenas hospedeiros acidentais, quando ingerem água ou alimento contaminados com fezes contendo ovos. O contato do homem com cães pastores, que estão em contato frequente com animais de criação, é um importante risco para a infecção.

O ciclo da doença começa quando uma tênia adulta infecta os intestinos do hospedeiro definitivo (em geral, cães). Em seguida, a tênia adulta produz ovos, que são expelidos nas fezes do hospedeiro. Os hospedeiros intermediários tornam-se infectados pela ingestão de ovos do parasita em alimentos contaminados por fezes. No hospedeiro intermediário, os ovos eclodem e liberam minúsculos embriões com estruturas em formato de gancho (denominados oncosferas), que seguem o seu trajeto na corrente sanguínea para se alojar finalmente no fígado, nos pulmões ou nos rins, onde se desenvolvem em cistos hidáticos. No interior desses cistos, crescem milhares de larvas de tênia, que é a próxima etapa do ciclo de vida do parasita.

### MANIFESTAÇÕES CLÍNICAS

A infecção inicial é assintomática, porém o aumento do cisto hidático no fígado pode causar dor abdominal, náuseas, hepatomegalia ou massa palpável. Os pacientes podem descrever dor leve no quadrante superior direito do abdome, exantema urticariforme e episódios de prurido. Se houver ruptura do cisto, podem ocorrer complicações graves. Os cistos que

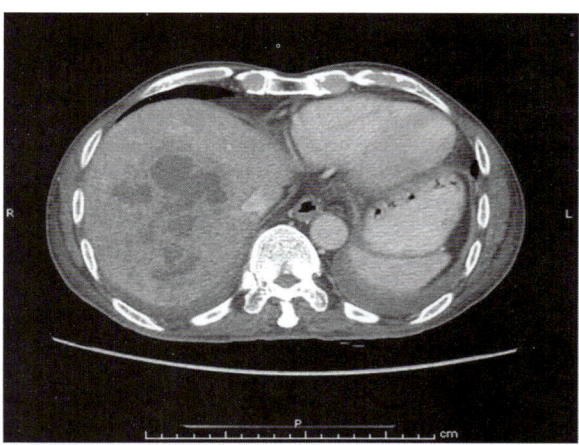

**FIGURA 142.2** Tomografia computadorizada de um abscesso hepático amebiano. (Cortesia do Dr. Chalermrat Bunchorntavakul, Bangkok, Tailândia.)

perfuram o peritônio podem levar ao desenvolvimento de cistos extra-hepáticos e induzir reação alérgica, levando a aumento dos eosinófilos no sangue, urticária pruriginosa e anafilaxia sistêmica. Entretanto, na maioria dos casos, os cistos se rompem para os ductos biliares, provocando icterícia colestática, colangite ou dor biliar.

### DIAGNÓSTICO

Na ultrassonografia ou TC (Figura 142.3), os cistos hidáticos são, com frequência, grandes, com aspectos de flocos, descrita como areia hidática. A TC também pode revelar múltiplos cistos filhos ou um cisto de densidade líquida, com áreas focais periféricas de calcificação. O líquido tem densidade variável, dependendo da quantidade de *debris* proteináceos.

Os cistos hidáticos do fígado podem ser diagnosticados por teste sorológico, a reação de Weinberg; entretanto, podem ser obtidos resultados falso-negativos em até 38% dos casos. Um ELISA pode ser mais sensível. A eosinofilia não é uma característica, a não ser que ocorra ruptura do cisto; com efeito, geralmente não há alterações na bioquímica do sangue.

### TRATAMENTO E PROGNÓSTICO

O tratamento farmacológico consiste no agente antiparasitário albendazol (15 mg/kg/dia, em duas doses fracionadas, até no máximo 400 mg VO, 2 vezes/dia) durante 1 a 3 meses, embora se tenha também utilizado um tratamento de 6 meses de duração. Todavia, o tratamento com albendazol isolado não é efetivo, de modo que a drenagem é essencial para o tratamento efetivo dos cistos hidáticos.[9] Os cistos sem cistos-filhos podem ser drenados por via percutânea, e um ensaio clínico randomizado mostrou que a drenagem percutânea, consistindo em punção, aspiração, injeção e reaspiração de soluções escolicidas, resultou em uma taxa semelhante de desaparecimento dos cistos, em comparação com a drenagem cirúrgica aberta, porém com menos efeitos colaterais, contanto que os pacientes recebessem terapia, como albendazol, instituída 1 semana antes da cirurgia e mantida por 4 semanas no período pós-operatório, de modo a minimizar o risco de equinococose secundária em caso de extravasamento.[A3] Clorexidina, peróxido de hidrogênio, álcool a 80% ou cetrimida a 0,5% são os agentes escolicidas preferidos, em comparação com a solução salina hipertônica ou o formol.

Entretanto, os cistos complicados tipicamente exigem cirurgia. Por exemplo, se o cisto se comunicar com a árvore biliar, a injeção de agentes escolicidas leva a um risco quase universal de colangite esclerosante secundária e, portanto, está contraindicada. Nesses casos, o cisto precisa ser tratado cirurgicamente, por cistectomia ou ressecção hepática.[10]

Em geral, o prognóstico é satisfatório, com cura completa esperada após tratamento percutâneo ou cirúrgico bem-sucedido. Entretanto, ocorre extravasamento em 2 a 25% dos casos, dependendo da localização do cisto e da experiência do cirurgião. A taxa de mortalidade operatória varia de 0,5 a 4% pelos mesmos motivos.

## Esquistossomose

### EPIDEMIOLOGIA E BIOPATOLOGIA

A esquistossomose é causada por trematódeos. *Schistosoma* (ver Capítulo 334) provoca fibrose periporta e cirrose hepática, em decorrência da deposição de ovos nas pequenas vênulas porta. *Schistosoma mansoni* e *S. japonicum* resultam em doença hepática. A infecção por *S. mansoni* é encontrada em partes da América do Sul, da África e do Oriente Médio. A infecção por *S. japonicum* é encontrada no Extremo Oriente, principalmente na China e nas Filipinas. Embora a infecção primária não ocorra nos EUA, 5% da população mundial (200 milhões de pessoas) podem estar infectados, tornando a doença um importante problema de saúde mundial, com alta prevalência em imigrantes.

Os seres humanos tornam-se infectados após o contato com água que contém o estágio infeccioso (cercária) dos *esquistossomos*. Após penetrar na pele, as larvas migram até os pulmões e, em seguida, alcançam as vênulas do mesentério, a bexiga ou os ureteres. Elas liberam ovos nas vênulas do mesentério, e esses ovos entram no fígado por meio da veia porta, onde se alojam nos ramos terminais das vênulas porta. Os ovos alojados causam inflamação granulomatosa, e as lesões cicatrizam por fibrose periporta. *S. japonicum* é mais virulento do que *S. mansoni*, visto que suas infecções produzem 10 vezes mais ovos.

### MANIFESTAÇÕES CLÍNICAS

A infecção inicial manifesta-se como prurido, que é causado pela penetração das larvas na pele. Várias semanas depois, os pacientes podem se queixar de febre, diarreia, calafrios, cefaleias ou urticária. Nesse estágio, os pacientes apresentarão eosinofilia. Nos 5 a 15 anos seguintes, observa-se o desenvolvimento da fibrose periporta, que leva à hipertensão portal pré-sinusoidal, esplenomegalia (ver Capítulo 159) e varizes gastresofágicas (ver Capítulo 129). Entretanto, na infecção por *S. japonicum*, a progressão pode ser muito mais rápida, com pequeno intervalo entre a doença aguda e crônica. Em geral, a função hepática é bem preservada, e os pacientes habitualmente apresentam hematêmese decorrente da ruptura de varizes gastresofágicas.

### DIAGNÓSTICO

Tipicamente, os ovos dos esquistossomos têm espinhas laterais ou terminais e são facilmente detectados ao exame microscópico de fezes ou em uma amostra de biopsia retal. A soroconversão, que ocorre nas primeiras 4 a 8 semanas após a infecção, não consegue distinguir a infecção ativa de exposição pregressa. As técnicas moleculares e imunodiagnósticas mais recentes, mais sensíveis e específicas (incluindo os sistemas de reação em cadeia da polimerase-ELISA) para a detecção do DNA do esquistossomo nas fezes ou no soro e plasma têm o potencial de proporcionar o diagnóstico da esquistossomose em todos os estágios da doença clínica, e não apenas quando os vermes adultos estão produzindo ovos. O exame de imagem pode revelar extensa calcificação, com a aparência típica de "dorso de tartaruga" refletindo os ovos agrupados calcificados ao longo das tríades porta. A biopsia de fígado pode demonstrar os ovos de *S. mansoni*, juntamente com intensa alteração granulomatosa nas tríades porta (e-Figura 142.1).

### TRATAMENTO E PROGNÓSTICO

O praziquantel (dose única de 40 mg/kg para a infecção por *S. haematobium*, *S. mansoni* ou *S. intercalatum*; duas doses fracionadas de 60 mg/kg para a infecção por *S. japonicum* ou *S. mekongi*), o tratamento preferido, é efetivo em 70 a 100% dos casos. Entretanto, pode-se administrar uma segunda dose 6 a 12 semanas mais tarde, sobretudo em pacientes com eosinofilia, títulos elevados de anticorpos ou sintomas persistentes.[11] Apesar do tratamento, 5 a 20% dos pacientes desenvolvem fibrose hepática significativa.[12] Pode haver necessidade de tratamento da hipertensão portal. A taxa de mortalidade é de 0,05% na infecção maciça por *S. mansoni* e de 1,8% na infecção grave por *S. japonicum*. O sangramento de varizes esofágicas constitui a complicação mais grave. A infecção crônica pode levar ao carcinoma hepatocelular.

## DOENÇAS GRANULOMATOSAS DO FÍGADO

Os granulomas, que são encontrados em até 15% das biopsias de fígado, podem constituir um achado incidental ou podem representar uma ampla variedade de doenças hepáticas (Tabela 142.3). O granuloma é um acúmulo de células epitelioides, incluindo macrófagos transformados, células mononucleares e outras células inflamatórias. Os granulomas podem apresentar necrose associada (caseosos), como na tuberculose (ver Capítulo 308), ou podem ser não necrosantes (não caseosos), como na sarcoidose (ver Capítulo 89). Além disso, os granulomas com anéis de fibrina caracterizam-se por um vacúolo envolto por um anel de necrose fibrinoide e circundado por linfócitos e histiócitos, conforme observado na febre Q.

O granuloma incidental exige avaliação complementar mínima. É necessário descartar a possibilidade de tuberculose. A sarcoidose também deve ser considerada, visto que é a causa mais comum de granulomas nos EUA. Deve-se pesquisar anticorpos antimitocondriais para excluir a possibilidade de cirrose biliar primária (ver Capítulo 144). Deve-se interromper o uso de fármacos potencialmente causadores (ver Tabela 142.3).

### Sarcoidose

A sarcoidose (ver Capítulo 89), que constitui a causa mais frequentemente identificada de granuloma hepático nos EUA, afeta todos os grupos raciais e étnicos e ocorre em todas as idades. Em pacientes com sarcoidose, o fígado é o terceiro órgão mais comumente acometido, depois dos linfonodos e dos pulmões; cerca de 50 a 65% dos pacientes com sarcoidose apresentam

## Tabela 142.2 — Infecções parasitárias que acometem o fígado.

| | CARACTERÍSTICAS | ÁREAS ENDÊMICAS | FATORES DE RISCO E ÁREAS ENDÊMICAS | PRINCIPAIS MANIFESTAÇÕES HEPÁTICAS |
|---|---|---|---|---|
| **PRINCIPAIS PROTOZOÁRIOS** | | | | |
| *Entamoeba histolytica* | Os cistos ingeridos transformam-se em trofozoítos invasivos, que colonizam o cólon e, em certas ocasiões, disseminam-se para o fígado pela circulação porta | México, regiões das Américas Central e do Sul, Índia e regiões da África | Sexo masculino, etilismo, HLA-DR3, prática de sexo oral e anal e aparelhos de enema contaminados | Os abscessos hepáticos amebianos desenvolvem-se como resposta tecidual à invasão dos trofozoítos, com manifestações agudas e crônicas (ver o texto) |
| **OUTROS PROTOZOÁRIOS** | | | | |
| *Cryptosporidium* sp. e *Microsporidium* | Os cistos ingeridos transformam-se em trofozoítos na mucosa intestinal | Distribuição mundial | AIDS | Infecção das vias biliares com obstrução e colangite |
| *Toxoplasma gondii* | Ingestão de oocistos em solo ou água contaminados ou em carne infectada; disseminação sistêmica de taquizoítas na circulação | Distribuição mundial | Consumo de carne malcozida, contato com o solo e viagem para fora dos EUA, Europa ou Canadá | Imunocompetente: assintomático ou hepatomegalia e elevação discreta das PFHs. Imunocomprometido: hepatite manifesta ocasional |
| *Leishmania* sp. | Flebotomíneos transmitem os promastigotas; proliferação no sistema reticuloendotelial | Distribuição mundial | Crianças de até 10 anos e adultos imunocomprometidos. Contato com flebotomíneos | Hepatoesplenomegalia meses ou anos após a infecção |
| *Plasmodium* sp. | Transmissão de esporozoítas por picada de mosquito (*Anopheles*) | Diversas regiões pelo mundo | Exposição a picadas do mosquito *Anopheles* | A proliferação nos hepatócitos causa hepatomegalia, elevação das enzimas e icterícia |
| *Babesia microti* | A picada de carrapato transmite o agente, que parasita os eritrócitos | Europa | A asplenia é um fator de risco para insuficiência hepática fatal, sobretudo a babesiose bovina | Elevações discretas das enzimas hepáticas |
| **PRINCIPAIS HELMINTOS** | | | | |
| *Schistosoma* sp. | As cercárias na água doce penetram na pele, caem na circulação até as ramificações da veia porta do fígado | *S. mansoni* é encontrado na América do Sul, na África e no Oriente Médio. *S. japonicum* é encontrado no Extremo Oriente (principalmente na China e nas Filipinas) | Contato com água doce contendo cercárias de esquistossomos | Obstrução progressiva do fluxo sanguíneo pré-sinusoidal, fibrose periporta, hipertensão portal, varizes, ascite, esplenomegalia |
| *Echinococcus granulosus* | Ovos de pequenas tênias (3 a 7 mm) nas fezes de hospedeiros canídeos; os ovos ingeridos produzem oncosferas larvais, que migram até o fígado e formam cistos em ovelhas, seres humanos e outros hospedeiros intermediários | Distribuição mundial, encontrado sobretudo em áreas de criação de ovelhas (África, região mediterrânea da Europa, Oriente Médio, Ásia, América do Sul, Austrália e Nova Zelândia) | A ingestão de água ou alimentos contaminados com fezes contendo ovos e contato humano com cães pastores | Infecção inicial assintomática. Os cistos hepáticos aumentam em 1 a 5 cm de diâmetro por ano e causam dor abdominal variável, hepatomegalia e eosinofilia variável. Ruptura ocasional do cisto, infecção bacteriana secundária |
| *Echinococcus multilocularis* | Ovos de pequenas tênias nas fezes de raposas; os ovos ingeridos produzem oncosferas no fígado de roedores, seres humanos e outros hospedeiros intermediários | Endêmico no Hemisfério Norte | A exposição humana aumenta com o crescimento das populações de raposas | Os metacestódios colonizam o fígado na forma de massa tumoriforme de pequenas vesículas |
| *Fasciola* sp. | Trematódeos em forma de folha, de até 13 × 30 mm, provenientes de cistos ingeridos; o trematódeo sofre desencistamento no duodeno, migra diretamente através da parede intestinal para a cavidade peritoneal e penetra diretamente no fígado (ou, em certas ocasiões, na pele) | Distribuição mundial | Consumo de água doce ou plantas aquáticas contaminadas por animais de criação colonizados | Os trematódeos adultos vivem no ducto colédoco e nos ductos biliares hepáticos, causando obstrução que leva ao espessamento dos ductos, dilatação e fibrose da árvore biliar proximal |
| *Opisthorchis* sp. e *Clonorchis sinensis* | Trematódeos de 8 a 25 mm provenientes de cistos ingeridos; sofrem desencistamento no duodeno e migram para os ductos biliares | *Opisthorchis* sp.: Sudeste Asiático, Europa central e oriental (particularmente Sibéria). *C. sinensis*: China, Japão, Vietnã, Coreia | Consumo de peixes de água doce crus, em conserva, secos, defumados ou salgados ou lagostins de origem do leste da Ásia ou, no caso de *Opisthorchis felineus*, da Rússia e Europa oriental | Aguda: tipicamente assintomática. Crônica: dor abdominal, febre, anorexia, hepatomegalia dolorosa à palpação, algumas vezes eosinofilia. Sequelas tardias: obstrução biliar intermitente, colelitíase, colecistite, colangite, abscessos bacterianos secundários, colangiocarcinoma |

| SINAIS E SINTOMAS | ACHADOS LABORATORIAIS | CARACTERÍSTICAS RADIOGRÁFICAS | DIAGNÓSTICO | TRATAMENTO |
|---|---|---|---|---|
| Febre, dor espontânea no QSD do abdome e intensa dor à palpação do fígado | Leucocitose sem eosinofilia, anemia leve, FA sérica elevada e VHS elevada | A US, a TC e a RM conseguem detectar o abscesso, mas nem sempre conseguem diferenciar o abscesso amebiano do piogênico. Na TC ou RM, o abscesso amebiano algumas vezes é hipocaptante com borda brilhante | Exames de imagem, sorologia, teste de antígeno fecal (o exame microscópico das fezes tem baixo rendimento) | Metronidazol (500 a 750 mg VO 3 vezes/dia durante 7 a 10 dias) *ou* tinidazol (2 g/dia, durante 5 dias). Iodoquinona (650 mg VO 3 vezes/dia durante 20 dias) *ou* paromomicina (25 a 30 mg/kg/dia VO, em 3 doses fracionadas durante 7 dias) *ou* furoato de diloxanida (500 mg VO 3 vezes/dia × 10 dias), também necessário para erradicar a colonização intestinal |
| Ver Capítulo 329 | Ver Capítulo 329 | Ver Capítulo 329 | Ver Capítulo 329 | Ver Capítulo 329 |
| Ver Capítulo 328 | Ver Capítulo 328 | Ver Capítulo 328 | Ver Capítulo 328 | Ver Capítulo 328 |
| Ver Capítulo 327 | Ver Capítulo 327 | Ver Capítulo 327 | Ver Capítulo 327 | Ver Capítulo 327 |
| Ver Capítulo 324 | Ver Capítulo 324 | Ver Capítulo 324 | Ver Capítulo 324 | Ver Capítulo 324 |
| Ver Capítulo 332 | Ver Capítulo 332 | Ver Capítulo 332 | Ver Capítulo 332 | Ver Capítulo 332 |
| A infecção inicial manifesta-se como prurido; posteriormente, ocorrem febre, diarreia, calafrios, cefaleia ou urticária. Hematêmese proveniente de ruptura de varizes gastresofágicas | Eosinofilia e esplenomegalia. Soroconversão em 4 a 6 semanas | Calcificação extrema com aparência típica em "casco de tartaruga" ao longo das tríades porta | Biopsia retal, biopsia de fígado, exame microscópico das fezes | Praziquantel (dose única de 40 mg/kg para infecções por S. haematobium, S. mansoni ou S. intercalatum; duas doses fracionadas de 60 mg/kg para infecções por S. japonicum ou S. mekongi), com uma segunda dose em 6 a 12 semanas, se necessário |
| O cisto hidático aumentado pode causar dor abdominal, náuseas, hepatomegalia ou massa palpável. Dor leve no QSD do abdome, urticária e episódios de prurido | Reação de Weinberg positiva (reação falso-negativa em 38% dos casos) ou ELISA. Observação de eosinofilia na ruptura de cistos | Na US ou TC, os cistos têm aspecto floculado, mostrando, algumas vezes, cistos-filhos ou calcificação focal periférica; líquido de densidade variável | Exame de imagem, reação de Weinberg ou ELISA | Albendazol (15 mg/kg/dia em 2 doses fracionadas, até uma dose máxima de 400 mg VO, 2 vezes/dia durante 1 a 3 meses; até 6 meses, se necessário); os cistos sem cistos-filhos podem ser drenados por via percutânea; os cistos complicados, incluindo os que se comunicam com a árvore biliar frequentemente exigem tratamento cirúrgico |
| Ver Capítulo 333 | Ver Capítulo 333 | Ver Capítulo 333 | Ver Capítulo 333 | Ver Capítulo 333 |
| Aguda: febre, dor abdominal, eosinofilia. Crônica: obstrução biliar sintomática, eosinofilia variável | As provas sorológicas incluem hemaglutinação, fixação do complemento, ELISA e contraimunoeletroforese. Com frequência, há anemia, leucocitose, eosinofilia, elevação da FA e hipergamaglobulinemia | A TC é de grande utilidade: o fígado mostra nódulos hipodensos ou faixas tortuosas; pode haver também espessamento da cápsula hepática, hematoma subcapsular e calcificação do parênquima | Sorologia, exame de fezes | Triclabendazol, 10 mg/kg, 1 ou 2 vezes |
| A infecção crônica manifesta-se como dispepsia, dor abdominal, diarreia, náuseas, vômitos, anorexia, perda de peso, febre, hepatomegalia e urticária. A apresentação aguda inclui doença do soro, cálculos pigmentares intra-hepáticos e edema facial. Outras complicações raras incluem colangite, pancreatite e icterícia obstrutiva | Anemia, leucocitose, eosinofilia, elevação da FA e hipergamaglobulinemia | A US pode detectar trematódeos na árvore biliar. A TC revela pequenos nódulos hipodensos | Sorologia e exame de fezes | Praziquantel, 75 mg/kg/dia VO, 3 vezes/dia durante 2 dias |

## Tabela 142.2 Infecções parasitárias que acometem o fígado. (continuação)

| | CARACTERÍSTICAS | ÁREAS ENDÊMICAS | FATORES DE RISCO E ÁREAS ENDÊMICAS | PRINCIPAIS MANIFESTAÇÕES HEPÁTICAS |
|---|---|---|---|---|
| *Toxocara* sp. | A infecção por esse nematódeo dissemina-se, causando larva *migrans* visceral após a ingestão de solo contaminado por fezes de cães e gatos | Maior prevalência no sudeste dos EUA | Consumo de alimentos contaminados com solo contendo ovos; distribuição por todo o território dos EUA | Com frequência, causa assintomática de eosinofilia (excluir a possibilidade de *Trichinella*, *Strongyloides*, filárias, ancilostomídeo, esquistossomose) A hepatomegalia é comum, porém as manifestações não hepáticas dominam o quadro clínico |
| **OUTROS HELMINTOS** | | | | |
| *Ascaris lumbricoides* | Os ovos ingeridos transformam-se em larvas que migram até os pulmões e são expelidas pela tosse e deglutidas; desenvolvem-se em nematódeos de 15 a 30 mm de comprimento no intestino delgado | Distribuição global, com maior prevalência na África, na América do Sul, na Índia e no Extremo Oriente; 20% da população mundial são colonizados | Consumo de água ou alimentos contaminados com fezes, sobretudo em crianças pequenas | Tipicamente, a colonização é assintomática, com eosinofilia A migração biliar dos vermes pode causar obstrução biliar sintomática, colangite, colecistite e abscesso hepático bacteriano secundário |
| *Capillaria hepatica* | Os ovos ingeridos transformam-se em larvas na mucosa intestinal; as larvas migram até o fígado pelo fluxo sanguíneo porta e desenvolvem-se em nematódeos de vida curta | A infecção humana é rara | Consumo de alimentos contaminados com fezes de roedores | Febre, eosinofilia e hepatomegalia; focos subsequentes de fibrose hepática, granulomas e calcificação nas áreas afetadas |
| *Strongyloides stercoralis* | Os ovos ingeridos transformam-se em nematódeos de 1,5 a 2,5 mm, que invadem o sistema vascular hepático, os linfáticos e os ductos biliares | Áreas tropicais e subtropicais, incluindo sudeste dos EUA e sul e leste da Europa | Consumo de alimentos contaminados com solo contendo ovos, infecção pelo HTLV-1 e indivíduos imunocomprometidos | Doença hepática no contexto da imunossupressão: icterícia, dor abdominal; eosinofilia é incomum |

AIDS = síndrome de imunodeficiência adquirida; FA = fosfatase alcalina; TC = tomografia computadorizada; ELISA = ensaio imunossorvente ligado a enzimas; CPRE = colangiopancreatografia retrógrada endoscópica; VHS = velocidade de hemossedimentação; HLA = antígeno leucocitário humano; HTLV = vírus linfotrópico de células T humano; PFHs = provas de função hepática; RM = ressonância magnética; VO = via oral; QSD = quadrante superior direito; US = ultrassonografia.

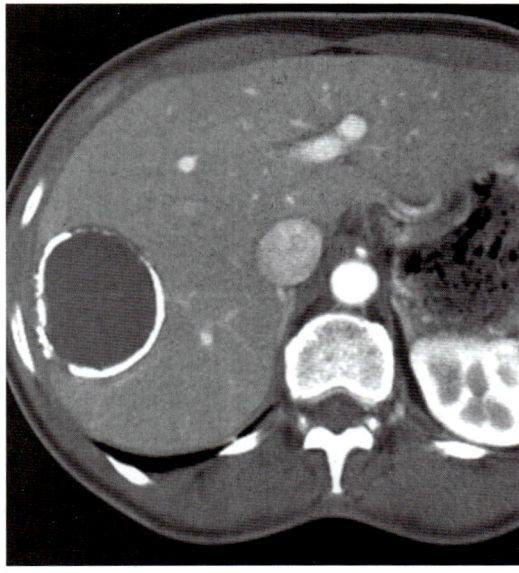

**FIGURA 142.3** Tomografia computadorizada de cisto equinocócico hepático. (Cortesia do Dr. Chalermrat Bunchorntavakul, Bangkok, Tailândia.)

granulomas não caseosos na biopsia de fígado. O granuloma clássico é encontrado principalmente nas tríades porta, com agrupamento de grandes células epitelioides e, com frequência, células gigantes multinucleadas.

### MANIFESTAÇÕES CLÍNICAS E DIAGNÓSTICO

O acometimento hepático na sarcoidose é frequentemente subclínico, e apenas minoria dos pacientes apresenta prurido, febre, dor abdominal, hepatomegalia, icterícia colestática ou hipertensão portal.[13] Em alguns pacientes, a lesão granulomatosa e a destruição dos ductos biliares interlobulares acabam provocando dutopenia e um quadro histológico semelhante ao da cirrose biliar primária (ver Capítulo 146). Em outros pacientes, o dano aos grandes ductos biliares pode levar a uma síndrome que simula a colangite esclerosante primária (ver Capítulo 146). Outros pacientes podem apresentar lesões hepáticas focais sugestivas de neoplasia maligna.

Tipicamente, os pacientes apresentam elevação acentuada dos níveis séricos de fosfatase alcalina. Os níveis da enzima conversora de angiotensina (ECA) também estão caracteristicamente elevados, mas não são úteis na diferenciação entre sarcoidose e outras doenças hepáticas crônicas, como cirrose biliar primária, nas quais esses níveis também podem estar elevados. O achado de granulomas não caseosos em um paciente com suspeita clínica de sarcoidose geralmente estabelece o diagnóstico. Entretanto, os granulomas não exibem correlação com as provas de função hepática ou a duração da doença.

### TRATAMENTO E PROGNÓSTICO

Em geral, não há necessidade de tratamento da sarcoidose hepática, exceto em pacientes com outras indicações para tratamento (ver Capítulo 89). Os corticosteroides melhoram os resultados das provas de função hepática, porém não aliviam a hipertensão portal, e, com frequência, as biopsias seriadas mostram pouca melhora. A sarcoidose que leva a hipertensão portal e fibrose pode, em última análise, exigir transplante de fígado (ver Capítulo 145), embora a sarcoidose possa recidivar no novo órgão.

### Outras doenças hepáticas granulomatosas

Além da sarcoidose, outra causa importante de doença hepática granulomatosa é a tuberculose (ver Capítulo 308). A tuberculose miliar, que é causada por *Mycobacterium tuberculosis*, resulta comumente em

# CAPÍTULO 142 Doenças Hepáticas Bacterianas, Parasitárias, Fúngicas e Granulomatosas

| SINAIS E SINTOMAS | ACHADOS LABORATORIAIS | CARACTERÍSTICAS RADIOGRÁFICAS | DIAGNÓSTICO | TRATAMENTO |
|---|---|---|---|---|
| Ver Capítulo 335 | Ver Capítulo 335 | Ver Capítulo 335 | Ver Capítulo 335 | Ver Capítulo 335 |
| Os pacientes sensibilizados durante a fase pulmonar apresentam sinais/sintomas semelhantes aos da asma, hemoptise, dor torácica e cianose. Algumas vezes, ocorrem urticária e outras reações alérgicas. Os pacientes na fase intestinal apresentam comprometimento cognitivo e nutricional, com dor abdominal, hepatomegalia, colangite e icterícia obstrutiva | Leucocitose com eosinofilia. Hiperbilirrubinemia observada ocasionalmente | O movimento dos vermes na árvore biliar é, às vezes, observado. Pode-se observar aspecto em "em alvo" nos exames de imagem | Exame de fezes, exames de imagem e CPRE (Vídeo 142.1) | Albendazol, dose única de 400 mg |
| Ocorrência mais comum de febre persistente, eosinofilia e hepatomegalia. Os pacientes também apresentam esplenomegalia, anorexia, náuseas, vômitos, sudorese noturna e alteração do ritmo intestinal | Anemia, eosinofilia, elevação moderada das enzimas hepáticas, elevação da VHS e hipergamaglobulinemia | A US revela áreas hiperecoicas inespecíficas nos espaços porta | Exame de fezes e biopsia de fígado | Mebendazol, 200 mg, 2 vezes/dia, durante 20 dias |
| Urticária recorrente, dor abdominal, diarreia e tosse; icterícia leve e hepatomegalia na ausência de esplenomegalia | Eosinofilia e hipoalbuminemia. Os pacientes podem apresentar elevação das enzimas hepáticas | Não são usados exames de imagem no diagnóstico | Sorologia e exame de fezes | Ivermectina (dose única, 200 μg/kg VO, 1 a 2 dias) ou Albendazol (400 mg VO 2 vezes/dia, durante 7 dias) |

## Tabela 142.3 Causas de doença hepática granulomatosa.

| DIAGNÓSTICO | CARACTERÍSTICAS ESPECIAIS E SINGULARES |
|---|---|
| **Sarcoidose** | Evidências de sarcoidose pulmonar, detecção de granulomas na biopsia de outros órgãos, níveis elevados de ECA |
| **Infecções bacterianas** | |
| *Mycobacterium tuberculosis* | Granulomas caseosos na biopsia, resposta positiva ao PPD ou ensaio de liberação de interferona gama, tuberculose pulmonar ativa |
| Outras micobactérias (*M. avium-intracellulare, M. leprae, M. mucogenicum, M. bovis*) | HIV, história de exposição |
| Outras bactérias (brucelose, listeriose, melioidose, tularemia, yersiníase, bartonelose, febre Q, sífilis, psitacose) | Febre, história de exposição |
| **Infecções virais** (citomegalovírus, vírus Epstein-Barr, hepatite C, hepatite B, hepatite A) | Sorologia para exposição aguda ou recente |
| **Infecções fúngicas** (histoplasmose, coccidioidomicose, blastomicose, nocardiose, candidíase) | Febre, imunocomprometimento |
| **Infecções parasitárias** (esquistossomose, *Ascaris lumbricoides*, toxoplasmose, leishmaniose visceral) | Viagem para regiões endêmicas, teste sorológico positivo |
| **Cirrose biliar primária** | Sexo feminino, AMA positivo, IgM elevada |
| **Doenças malignas** (doença de Hodgkin, linfoma não Hodgkin, carcinoma de células renais) | Evidências de doença maligna no rim ou na medula óssea |
| **Reações medicamentosas** (alopurinol, clorpropamida, fenilbutazona, sulfonamidas, carbamazepina, gliburida, quinidina, quinina, diltiazem, hidralazina, rosiglitazona, fenitoína, metildopa, procainamida, amoxicilina-ácido clavulânico, mebendazol, mesalazina, paracetamol, pirazinamida, halotano, isoniazida, norfloxacino) | História de exposição |
| **Toxinas** (berílio, sulfato de cobre, dióxido de tório) | História pregressa de exposição |
| **Diversas** (talco, doença de Crohn, granulomatose com poliangiite [antes granulomatose de Wegener] após derivação jejunoileal, lipogranulomas de óleo mineral, rejeição de aloenxerto hepático, doença granulomatosa crônica) | Relato de uso de substâncias IV, história pregressa de transplante de fígado, diarreia |

ECA = enzima conversora de angiotensina; AMA = anticorpo antimitocondrial; HIV = vírus da imunodeficiência humana; IgM = imunoglobulina M; IV = via intravenosa; PPD = derivado proteico purificado.

granulomas hepáticos, e os pacientes apresentam hepatomegalia e/ou resultados anormais nas provas de função hepática. A biopsia que revela granulomas caseosos, juntamente com uma resposta positiva ao PPD (derivado proteico purificado) e tuberculose pulmonar ativa pode ajudar no estabelecimento do diagnóstico. Outras micobactérias que também causam comprovadamente doença hepática granulomatosa incluem *M. avium intracellulare, M. genavense* e *M. scrofulaceum* (ver Capítulo 309).

Outras causas de doença hepática granulomatosa incluem infecções zoonóticas, como a doença da arranhadura do gato (ver Capítulo 299), a febre Q (ver Capítulo 311) e a brucelose (ver Capítulo 294). A doença da arranhadura do gato, que afeta principalmente crianças, é causada por *Bartonella henselae*, em que os gatos atuam como principal reservatório para o microrganismo. Tipicamente, os pacientes apresentam linfadenopatia associada à febre persistente de origem indeterminada, dor abdominal e perda de peso. *B. henselae* pode ser identificada pela coloração de Warthin-Starry, ou um exame de imagem pode demonstrar defeitos difusos pelo fígado. A febre Q é causada pela riquétsia gram-negativa intracelular, *Coxiella burnetii*. As infecções são, em sua maioria, assintomáticas, porém os pacientes podem apresentar sintomas gripais autolimitados, pneumonia e hepatite. A biopsia de fígado pode demonstrar granulomas com anel de fibrina (em forma de rosquinha) no quadro de hepatite reativa inespecífica e esteatose. A brucelose, que não é comum nos EUA, é causada por pelo menos quatro espécies de *Brucella*: *B. abortus*, *B. suis*, *B. melitensis* e *B. canis*. A doença manifesta-se como febre alta recorrente, sudorese, mal-estar, artralgia, fadiga, dor abdominal, anorexia e cefaleia. Com frequência, os pacientes apresentam hepatomegalia. As anormalidades na bioquímica hepática são inespecíficas e mostram níveis séricos elevados de aminotransferases e fosfatase alcalina. Tipicamente, os granulomas formados por essa infecção são menores do que aqueles causados pela sarcoidose ou tuberculose, e pode-se estabelecer um diagnóstico definitivo pode meio de testes sorológicos.

É importante ter em mente que os granulomas hepáticos são formados naturalmente, em consequência da resposta imune, de modo que podem ser observados em infecções com comprometimento hepático. Muitas das doenças mencionadas anteriormente podem se manifestar como doença hepática granulomatosa (ver Tabela 142.3): listeriose (ver Capítulo 277), yersiníase (ver Capítulo 296), candidíase (ver Capítulo 318), histoplasmose (ver Capítulo 316), coccidioidomicose (ver Capítulo 316) e esquistossomose (ver Capítulo 334). As infecções virais (p. ex., citomegalovírus, hepatite A, hepatite B e hepatite C), a cirrose biliar primária (ver Capítulo 144), as neoplasias malignas e certas reações medicamentosas (ver Capítulo 141) foram todas associadas etiologicamente à doença hepática granulomatosa.

### Recomendações de grau A

A1. Kulhari M, Mandia R. Prospective randomized comparative study of pigtail catheter drainage versus percutaneous needle aspiration in treatment of liver abscess. *ANZ J Surg*. 2019;89:E81-E86.
A2. Bammigatti C, Ramasubramanian NS, Kadhiravan T, et al. Percutaneous needle aspiration in uncomplicated amebic liver abscess: a randomized trial. *Trop Doct*. 2013;43:19-22.
A3. Nasseri-Moghaddam S, Abrishami A, Taefi A, et al. Percutaneous needle aspiration, injection, and re-aspiration with or without benzimidazole coverage for uncomplicated hepatic hydatid cysts. *Cochrane Database Syst Rev*. 2011;1:CD003623.

### REFERÊNCIAS BIBLIOGRÁFICAS

*As referências bibliográficas, bem como os outros materiais suplementares deste livro, encontram-se no GEN-IO, nosso ambiente virtual de aprendizagem.*

# 143

# ESTEATO-HEPATITE ALCOÓLICA E NÃO ALCOÓLICA

NAGA P. CHALASANI

A doença hepática alcoólica e a doença hepática gordurosa não alcoólica (DHGNA),[a] que representam duas das formas mais comuns de doença hepática, podem evoluir para cirrose, câncer de fígado, insuficiência hepática e morte. Embora essas duas condições tenham fatores de risco e histórias naturais diferentes, em ambas (Tabela 143.1) os hepatócitos caracterizam-se por esteatose macrovesicular, que consiste no acúmulo

---
[a] N.R.T.: Ver revista da Sociedade Brasileira de Hepatologia sobre doença hepática gordurosa não alcoólica. Disponível em: www.sbhepatologia.org.br/pdf/revista_monotematico_hepato.pdf.

**Tabela 143.1** Causas comuns de esteatose macrovesicular e microvesicular.

| ESTEATOSE MACROVESICULAR | ESTEATOSE MICROVESICULAR |
|---|---|
| Obesidade, DM2, síndrome metabólica e dislipidemia (doença hepática gordurosa não alcoólica) | Síndrome de Reye |
| Consumo excessivo de álcool | Medicações (valproato, agentes antirretrovirais, tetraciclina intravenosa) |
| Hepatite C (genótipo 3) | Intermação |
| Doença de Wilson | Esteatose hepática aguda da gravidez (EHAG) |
| Inanição da lipodistrofia | Síndrome HELLP |
| Derivação jejunoileal | Erros inatos do metabolismo (deficiência de lecitina-colesterol aciltransferase, doença de armazenamento de ésteres de colesterol, doença de Wolman) |
| Nutrição parenteral | |
| Medicamentos (amiodarona, metotrexato, tamoxifeno, corticosteroides, antipsicóticos) | |

HELLP = hemólise, elevação das enzimas hepáticas e plaquetopenia; DM2 = diabetes melito do tipo 2.

de triglicerídios na forma de um grande glóbulo citoplasmático que desloca o núcleo. Na esteatose microvesicular, ocorre acúmulo citoplasmático de gordura na forma de múltiplos glóbulos pequenos com um cerne (intacto).

## DOENÇA HEPÁTICA ALCOÓLICA

### DEFINIÇÃO

O consumo excessivo de álcool etílico (ver Capítulo 30) provoca doença hepática alcoólica e pode agravar significativamente outros distúrbios hepáticos, como hepatite viral (ver Capítulo 140) e hemocromatose (ver Capítulo 201). Embora muitos dos etilistas não apresentem consumo excessivo nem sequelas físicas ou sociais, alguns etilistas consomem álcool etílico suficiente e, presumivelmente em razão de outros fatores predisponentes, desenvolvem doença hepática alcoólica. A doença hepática alcoólica abrange um espectro de hepatopatias crônicas, que incluem desde esteatose hepática alcoólica até hepatite e cirrose alcoólicas.

Doença hepática gordurosa alcoólica ocorre em quase 90% dos indivíduos com consumo significativo de bebidas alcoólicas (em média, > 6 doses/dia), porém apenas um subgrupo de indivíduos desenvolve as condições graves de hepatite e cirrose alcoólicas. Predisposição genética e fatores ambientais provavelmente desempenham um papel na patogenia da hepatite alcoólica aguda e cirrose alcoólica, porém esses fatores não foram bem definidos. Quase 50% dos pacientes com hepatite alcoólica têm cirrose preexistente (ver Capítulo 144), e os indivíduos que ainda não apresentam cirrose correm alto risco de desenvolvê-la, sobretudo se continuarem a consumir álcool.

### EPIDEMIOLOGIA

A verdadeira prevalência da doença hepática alcoólica não é conhecida; entretanto, acredita-se que quase 1% dos adultos norte-americanos tenha doença hepática alcoólica. Até mesmo esse número é considerado uma subestimativa, visto que as formas mais leves de doença hepática alcoólica não estão associadas a sintomas e, com frequência, não são reconhecidas. Foi estimado que a doença hepática alcoólica responde por 40% das mortes por cirrose e 28% de todas as mortes por doença hepática. Nos EUA, trata-se da segunda indicação mais comum para transplante de fígado, uma vez estabelecida a abstinência de álcool. Com base no aumento da frequência de consumo de álcool, sobretudo consumo de alto risco, é provável que, no futuro, a doença hepática alcoólica aumente significativamente na população dos EUA.

### BIOPATOLOGIA

Os mecanismos subjacentes na lesão hepática alcoólica podem ser amplamente classificados naqueles causados pelos efeitos diretos do álcool sobre os hepatócitos e naqueles causados pelos efeitos mediados pelas células de Kupffer. Os mecanismos específicos dos hepatócitos incluem: o estado redox alterado induzido pelo álcool e reações da aldeído desidrogenase; o estresse oxidativo e a peroxidação lipídica causados pela indução das enzimas CYP2E1 e sistema de transferência de elétrons das mitocôndrias; o efeito do álcool etílico sobre os fatores de transcrição nuclear AMP quinase e SREBP-1c, a formação de produtos de adição (adutos) de proteína; e a alteração do metabolismo da metionina e do folato, com consequente estresse do retículo endoplasmático. O consumo crônico de álcool etílico aumenta a permeabilidade intestinal, e a endotoxemia porta resultante ativa as células de Kupffer. As células de Kupffer ativadas liberam diversos mediadores pró-inflamatórios, incluindo o fator de necrose tumoral α (TNF-α), o fator transformador de crescimento β1, as interleucinas (IL) 1, 6, 8 e 10 e o fator de crescimento derivado das plaquetas. O TNF-α apresenta multiplicidade de efeitos biológicos e provoca apoptose dos hepatócitos, enquanto o fator transformador de crescimento β1 e o fator de crescimento derivado das plaquetas desempenham importantes papéis na ativação das células estreladas, produção de colágeno e fibrose hepática.

Entre os fatores de risco conhecidos para o desenvolvimento da doença hepática alcoólica (Tabela 143.2), o volume de álcool etílico consumido é o mais importante. Por motivos que ainda não foram esclarecidos, apenas 30 a 35% dos indivíduos com consumo de álcool intenso e prolongado desenvolvem hepatite alcoólica, e menos de 20% desenvolvem cirrose. As mulheres correm maior risco; por exemplo, o risco de cirrose alcoólica em homens aumenta depois de 10 anos de consumo de álcool etílico superior a 60 a 80 g/dia, enquanto, nas mulheres, o risco aumenta com apenas mais de 20 g/dia. Além disso, o pico de incidência de doença hepática alcoólica em mulheres ocorre cerca de uma década antes dos homens. O tipo de bebida alcoólica consumida pode não ser tão essencial, porém os destilados e a cerveja são mais hepatotóxicos do que o vinho. Os hispânicos e povos nativos americanos são predispostos à lesão hepática alcoólica mais significativa. Tanto a obesidade quanto a desnutrição proteico-calórica, em que os micronutrientes e a capacidade antioxidante estão diminuídos, também são fatores predisponentes importantes.

Os polimorfismos em genes associados ao metabolismo dos lipídios (PNPLA3), ao metabolismo do álcool etílico (álcool e aldeído desidrogenases e enzimas do citocromo P-450) e a produção desregulada de citocinas (p. ex., o TNF-α) também podem influenciar a suscetibilidade genética. Os genes candidatos à cirrose relacionada com álcool etílico incluem *PNPLA3*, *TM6SF2* e *MBOAT7*.[2] Em pacientes com outras formas de doença hepática crônica (p. ex., hepatite viral B ou C), o consumo concomitante de álcool etílico agrava significativamente a lesão hepática.

### MANIFESTAÇÕES CLÍNICAS

Os pacientes com doença hepática alcoólica podem apresentar sinais e sintomas de alcoolismo subjacente, bem como aqueles causados por doença hepática. Os estigmas do alcoolismo crônico incluem eritema palmar (ver Figura 137.2), nevos aracneiformes, ginecomastia bilateral, atrofia testicular, aumento bilateral das glândulas parótidas e contraturas de Dupuytren (Figura 143.1). As características clínicas da doença hepática dependerão do estágio da doença hepática alcoólica, isto é, se o paciente apresenta esteatose hepática alcoólica ou doença hepática mais avançada, como hepatite e cirrose alcoólicas.

Os pacientes com doença hepática gordurosa alcoólica são, em geral, assintomáticos; entretanto, alguns podem ter anorexia, fadiga, desconforto no quadrante superior direito do abdome e hepatomegalia dolorosa à palpação. Esses pacientes também podem exibir evidências bioquímicas de alcoolismo e doença hepática alcoólica com macrocitose, bem como níveis elevados de aspartato aminotransferase (AST) e gamaglutamil transpeptidase. Normalmente, os pacientes com doença hepática alcoólica não têm icterícia, ascite ou esplenomegalia.

Os pacientes com hepatite alcoólica podem ter um quadro clínico mais grave, com mal-estar intenso, fadiga, anorexia, febre, sinais de desnutrição proteico-calórica e manifestações de doença hepática descompensada,

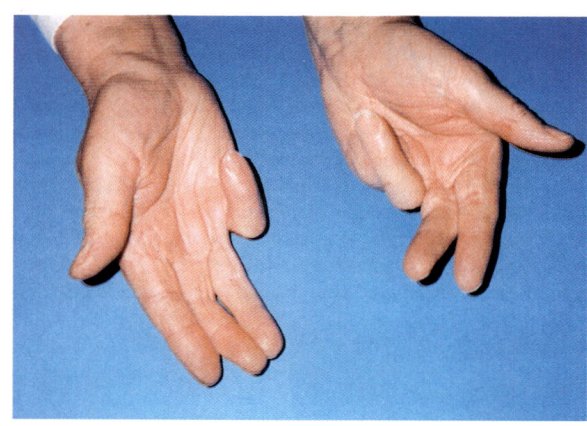

**FIGURA 143.1** Contratura de Dupuytren. (De Gudmundsson KG, Jonsson T, Arngrimsson R. Guillaume Dupuytren and finger contractures. *Lancet*. 2003;362:165-168.)

incluindo icterícia, coagulopatia, ascite e encefalopatia. Entretanto, essas características clássicas de hepatite alcoólica aguda nem sempre são encontradas. O exame físico sempre revela pelo menos algumas características de alcoolismo crônico, e é comum observar icterícia (ver Figura 137.1), ascite (ver Figura 137.4) e esplenomegalia. Os achados nos exames laboratoriais geralmente são anormais. As anormalidades hematológicas comuns incluem leucocitose com predomínio de neutrófilos, anemia macrocítica (ver Capítulo 155), trombocitopenia (ver Capítulo 163) e prolongamento do tempo de protrombina. A bioquímica hepática (ver Capítulo 138) está anormal, com níveis elevados de AST e da razão entre AST e alanina aminotransferase (ALT), fosfatase alcalina, gamaglutamil transpeptidase e bilirrubina total, porém com níveis séricos diminuídos de albumina. A AST raramente ultrapassa 300 UI/$\ell$. As anormalidades eletrolíticas séricas são frequentes, incluindo hipopotassemia (ver Capítulo 109), hipomagnesemia (ver Capítulo 111), hipocalcemia (ver Capítulo 232) e hipofosfatemia (ver Capítulo 111). Os pacientes com cirrose alcoólica apresentam características clínicas que são comuns a outros tipos de cirrose (ver Capítulo 144), mas também exibem características notáveis de alcoolismo crônico subjacente, incluindo perda substancial da massa muscular.

### DIAGNÓSTICO

O diagnóstico de doença hepática alcoólica depende fortemente do relato de consumo excessivo de álcool e da existência de doença hepática.[3] Embora as anormalidades laboratoriais não sejam específicas de doença hepática alcoólica, elas podem ser sugestivas no contexto de consumo excessivo de álcool. Uma razão AST/ALT de mais de 2 é típica na doença hepática alcoólica, e níveis de ALT superiores a 150 a 200 UI/$\ell$ são muito raros na doença hepática alcoólica. A sorologia para hepatite viral crônica coexistente (ver Capítulo 140) é de importância crítica. Surgem dilemas de diagnóstico quando um paciente nega o consumo excessivo de álcool etílico quando existem manifestações clínicas sugestivas de doença hepática alcoólica. A entrevista dos familiares sobre o consumo específico de álcool pode ser útil no estabelecimento acurado de consumo de álcool. Os níveis séricos e urinários de etil glicuronídio e etil sulfato são marcadores sensíveis e específicos de consumo recente de álcool etílico, porém não são comumente medidos na prática clínica. US, TC ou RM do fígado revela alterações compatíveis com esteatose hepática ou formas mais avançadas de doença hepática, como cirrose e hipertensão portal. Os exames de imagem também são importantes para descartar a possibilidade de outras formas de doença hepática, incluindo doença maligna e obstrução biliar. Os achados de imagem específicos de doença hepática alcoólica incluem aumento do lobo caudado, maior visualização da incisura hepática posterior direita e preservação da gordura focal na distribuição geográfica da gordura.

Como o tratamento específico para a hepatite alcoólica pode ser prejudicial em pacientes com outras doenças hepáticas, é importante excluir outras hepatopatias predominantes ou coexistentes, incluindo hepatite viral crônica (ver Capítulo 140) e lesão hepática induzida por fármacos, sobretudo por paracetamol (ver Capítulo 141) com base na anamnese, nos exames de sangue e na biopsia, se necessário. Em geral, a hiperferritinemia reflete um reagente de fase aguda, em vez de distúrbio de sobrecarga de ferro, de modo que ela habitualmente se normaliza com a resolução da lesão hepática aguda.

| Tabela 143.2 | Fatores de risco para doença hepática alcoólica e doença hepática gordurosa não alcoólica (DHGNA). |
|---|---|
| **DOENÇA HEPÁTICA ALCOÓLICA** | **DHGNA** |
| **PRINCIPAIS** | **PRINCIPAIS** |
| Volume e duração do consumo de álcool etílico | Obesidade |
| Sexo feminino | Diabetes melito do tipo 2 |
| Fatores genéticos | Dislipidemia |
| Desnutrição proteico-calórica | Síndrome metabólica |
| **SECUNDÁRIOS** | **SECUNDÁRIOS** |
| Tipo de bebida | Síndrome do ovário policístico |
| Episódios de consumo excessivo de bebidas alcoólicas | Hipotireoidismo |
| Obesidade | Apneia obstrutiva do sono |
| Etnia hispânica | Hipopituitarismo |
|  | Hipogonadismo |

A biópsia de fígado é fundamental para diferenciar a doença hepática alcoólica de outras entidades, para caracterizar a natureza da doença hepática alcoólica e para determinar se o paciente apresenta esteatose hepática ou hepatite alcoólica mais avançada.[4] As características histológicas da esteatose hepática alcoólica incluem esteatose macrovesicular, de natureza predominantemente centrolobular (zona 3). Na hepatite alcoólica, a biópsia é mais marcante e revela esteatose macrovesicular, infiltração neutrofílica lobular, hialina de Mallory, degeneração com balonização dos hepatócitos e fibrose perivenular. Em geral, os pacientes com hepatite alcoólica também apresentam evidências histológicas de lesão hepática crônica na forma de fibrose mais avançada (fibrose periporta ou coalescente ou cirrose).

## TRATAMENTO

A abstinência total, a medida terapêutica mais importante, é obrigatória para melhorar as manifestações clínicas e histológicas da doença hepática alcoólica. Seus benefícios são inequívocos, mesmo em pacientes com descompensação grave. Entretanto, é difícil obter abstinência a longo prazo, de modo que é necessário considerar uma abordagem multidisciplinar, com aconselhamento e medicamentos que promovam a abstinência. O dissulfiram não costuma ser utilizado, em virtude de sua baixa tolerabilidade e hepatotoxicidade. Os antagonistas de opioides, como a naltrexona (50 mg/dia durante até 6 meses ou mais), o nalmefeno (20 mg/dia como manutenção) e o acamprosato (comprimidos de 333 mg, 2 comprimidos, 3 vezes/dia, durante 1 ano) podem ajudar a promover a abstinência quando fazem parte de uma abordagem multidisciplinar (ver Capítulo 30).

A doença hepática gordurosa alcoólica não exige tratamento específico, a não ser a abstinência. Entretanto, os pacientes com hepatite alcoólica têm aumento das taxas de mortalidade em curto e a longo prazo, e devem-se considerar intervenções terapêuticas, além da abstinência obrigatória.[5] Se os achados da biópsia de fígado do paciente forem consistentes com hepatite alcoólica, e se não houver evidências de outras doenças hepáticas inflamatórias, como a hepatite C (ver Capítulo 140), deve-se administrar prednisolona (40 mg/dia, durante 4 semanas) a pacientes cuidadosamente selecionados com hepatite alcoólica grave, que apresentam um escore superior a 32 na função discriminante de Maddrey (4,6 × [tempo de protrombina do paciente – tempo de protrombina de controle] + nível de bilirrubina total) e encefalopatia, mas que não têm sangramento gastrintestinal ou infecção crônica. Os estudos realizados sugeriram que um escore Model for End-Stage Liver Disease (MELD) (ver Tabela 144.2) superior a 21 pode substituir o escore de Maddrey para guiar o uso de prednisolona. Esse tratamento parece reduzir a taxa de mortalidade em 1 mês,[A1] porém provavelmente não depois.[A2] O acréscimo de N-acetilcisteína intravenosa (no dia 1, em uma dose de 150, 50 e 100 mg/kg de peso corporal em 250, 500 e 1.000 mℓ de solução de glicose a 5%, durante um período de 30 minutos, 4 horas e 16 horas, respectivamente, seguida nos dias 2 a 5, 100 mg/kg/dia em 1.000 mℓ de soro glicosado a 5%) à prednisolona parece ser superior à prednisolona isolada, em termos de redução significativa da taxa de mortalidade em 1 mês e taxa de mortalidade ligeiramente menor, porém não significativa, em 6 meses.[A3] Embora alguns ensaios clínicos randomizados também tenham demonstrado um benefício da pentoxifilina (400 mg 3 vezes/dia, durante 28 dias) na hepatite alcoólica grave,[A4] a prednisolona é mais efetiva do que a pentoxifilina,[A5] e a combinação de pentoxifilina com prednisolona não é melhor do que a prednisolona isolada.[A6] Atualmente, existem vários novos agentes submetidos a ensaios clínicos.[5b]

Todos os pacientes com hepatite alcoólica e cirrose alcoólica devem ser avaliados e tratados para desnutrição proteico-calórica e deficiência de micronutrientes. Deve-se considerar a nutrição enteral em pacientes hospitalizados com grave descompensação (ver Capítulo 204).

Em pacientes com cirrose alcoólica descompensada, complicações como ascite, peritonite bacteriana espontânea, encefalopatia, sangramento de varizes, síndrome hepatorrenal, osteoporose e síndrome hepatopulmonar podem ocorrer e precisam ser tratadas cuidadosamente (ver Capítulo 144). O transplante de fígado é uma opção razoável em pacientes com cirrose alcoólica descompensada, e dados observacionais sugerem que o transplante de fígado precoce pode melhorar a sobrevida em pacientes com hepatite alcoólica grave refratária a medicamentos. Todavia, em geral, são necessários 6 meses de abstinência e forte apoio social para a elegibilidade (ver Capítulo 145). Os pacientes com cirrose alcoólica correm risco de carcinoma hepatocelular (ver Capítulo 186) e devem ser submetidos a rastreamento com exame de imagem do fígado e determinação dos níveis séricos de alfafetoproteína semestralmente. Eles também correm risco de doença maligna extra-hepática, sobretudo cânceres de cabeça e pescoço, de pulmão e de esôfago. No caso de contratura de Dupuytren, a injeção de colagenase de Clostridium histolyticum pode reduzir a gravidade e melhorar a amplitude de movimento de modo significativo.

## PROGNÓSTICO

A esteatose hepática alcoólica é, em geral, reversível com abstinência total durante alguns meses. A sobrevida de pacientes com hepatite alcoólica melhorou nessa última década, porém cerca de 20% dos pacientes morrem nos primeiros 6 meses após o quadro inicial. Os preditores de desfecho sombrio incluem a gravidade da doença, quantificada por métodos como o escore MELD (ver Capítulos 144 e 145), a gravidade da fibrose e infiltração neutrofílica na biópsia de fígado e o consumo continuado de álcool etílico.[6] Alguns dados também sugerem um prognóstico mais sombrio em pacientes homozigotos para a variante rs738409:G no gene *PNPLA3*.

## DOENÇA HEPÁTICA GORDUROSA NÃO ALCOÓLICA

### DEFINIÇÕES

Ao exame histológico, a DHGNA assemelha-se à doença hepática alcoólica, porém ocorre em indivíduos sem consumo significativo de álcool etílico. O consumo médio de bebidas alcoólicas de mais de 2 doses/dia em homens e de mais de 1 dose/dia em mulheres geralmente não é consistente com um diagnóstico de DHGNA. Além disso, a definição de DHGNA exclui pacientes com história progressa de exposição a medicamentos esteatogênicos, como amiodarona, metotrexato ou tamoxifeno.

A DHGNA abrange um espectro de características histológicas hepáticas anormais, que incluem desde esteatose simples até esteato-hepatite não alcoólica (EHNA) e cirrose. Na esteatose simples, o exame histológico hepático revela esteatose macrovesicular sem degeneração com balonização dos hepatócitos ou fibrose hepática. A EHNA, que é uma forma mais avançada da DHGNA, caracteriza-se, do ponto de vista histológico, por esteatose macrovesicular, degeneração com balonização dos hepatócitos e fibrose sinusoidal.

### EPIDEMIOLOGIA

A DHGNA é uma das causas mais comuns de elevação das enzimas hepáticas e doença hepática crônica no mundo ocidental. Sua incidência em adultos e crianças está aumentando rapidamente, em decorrência da epidemia contínua de obesidade (ver Capítulo 207), DM2 (ver Capítulo 216) e síndrome metabólica. Sua prevalência é elevada em determinadas populações de pacientes; por exemplo, quase 80% dos indivíduos com DM2 e 90% dos indivíduos com obesidade mórbida apresentam evidências de DHGNA nos exames de imagem. Nos países ocidentais, estima-se que quase um terço dos adultos apresente DHGNA, e cerca de 5% dos adultos podem ter EHNA.[7] Essas porcentagens equivalem razoavelmente bem a outros dados que sugerem que a prevalência de cirrose em consequência de DHGNA é de cerca de 2%. Os indivíduos hispânicos e brancos correm maior risco de DHGNA, enquanto a sua prevalência é curiosamente baixa em afro-americanos.

### BIOPATOLOGIA

Os principais fatores de risco para DHGNA incluem obesidade, DM2 (ver Capítulo 216), síndrome metabólica e dislipidemia (ver Tabela 143.2). Outras comorbidades associadas à DHGNA incluem síndrome do ovário policístico (ver Capítulo 222), hipotireoidismo (ver Capítulo 213), hipopituitarismo (ver Capítulo 211), hipogonadismo (ver Capítulo 221) e apneia do sono (ver Capítulo 377).

Dois defeitos fundamentais observados na DHGNA são a resistência à insulina/hiperinsulinemia e níveis excessivos de ácidos graxos não esterificados dentro dos hepatócitos.[8] Um influxo excessivo de ácidos graxos não esterificados dentro dos hepatócitos resulta em esteatose macrovesicular, cuja localização é predominantemente centrolobular.

Além disso, pacientes com DHGNA apresentam aumento da lipogênese intra-hepática *de novo*. Embora ocorra esterificação intensa dos ácidos graxos livres em triglicerídios neutros nos pacientes com DHGNA, os ácidos graxos livres dentro dos hepatócitos são considerados os principais mediadores de lesão celular (lipotoxicidade). Na base da esteatose hepática, os fatores que promovem lesão celular, inflamação e fibrose incluem estresse oxidativo, estresse do retículo endoplasmático, apoptose, adipocitocinas e ativação das células estreladas. As fontes de estresse oxidativo incluem mitocôndrias e microssomos. As adipocitocinas que desempenham uma importante função na patogenia da DHGNA incluem a adiponectina e o TNF-α. Ainda não foi esclarecido por que alguns pacientes com DHGNA apresentam EHNA, enquanto outros pacientes com perfil comparável de fatores de risco exibem apenas esteatose simples. Existe uma relação consistente e significativa dos polimorfismos genéticos de *PNPLA3* com a gravidade da esteatose e outras características histológicas da DHGNA. Outros genes implicados incluem *GCKR*, *TM6SF2* e *MBOAT7*.

## MANIFESTAÇÕES CLÍNICAS

Com frequência, a DHGNA é assintomática, porém raramente provoca fadiga e dor no quadrante superior direito do abdome. O exame físico pode revelar hepatomegalia, eritema palmar (ver Figura 137.2) e angiomas aracneiformes. Se a doença hepática for avançada, são observadas as características de insuficiência hepática, como ascite, encefalopatia e vasos colaterais abdominais. A esteatose simples é benigna, com risco mínimo de cirrose, enquanto a DHGNA é progressiva e evoluir para cirrose (ver Capítulo 144) e insuficiência hepática (ver Capítulo 145). Em até 20% dos pacientes com EHNA, as alterações histológicas hepáticas pioram e observa-se o desenvolvimento de cirrose ao longo de um período de 10 a 15 anos. Acredita-se que a obesidade grave, a idade avançada e o diabetes melito sejam fatores de risco para a progressão da doença. Durante a fase inicial, a progressão da doença pode ser identificada apenas com repetição da biopsia de fígado; entretanto, nos estágios mais avançados, os sinais e sintomas de hipertensão portal (p. ex., vasos colaterais abdominais e baixa contagem de plaquetas) indicam o desenvolvimento de cirrose. Os pacientes com cirrose induzida por EHNA correm risco de desenvolver carcinoma hepatocelular (ver Capítulo 186). Os pacientes com DHGNA apresentam vários riscos metabólicos que os predispõem à aterosclerose, e a DAC constitui a causa isolada mais comum de morte em pacientes com DHGNA.

## DIAGNÓSTICO

Em geral, suspeita-se de DHGNA quando os níveis de aminotransferases estão assintomaticamente elevados em um indivíduo com fatores de risco metabólicos (obesidade, diabetes melito ou síndrome metabólica) ou quando os exames de imagem do fígado (ultrassonografia, TC ou RM), realizados por outro motivo, revelam infiltração gordurosa (Figura 143.2).[9] O diagnóstico de DHGNA exige ausência de história de consumo significativo de álcool prévio ou atual, ausência de exposição a medicamentos esteatogênicos e nenhuma evidência de outras causas de doença hepática, como hepatite viral B ou C. Os níveis elevados de aminotransferases, embora sejam comuns, não são necessários para o diagnóstico de DHGNA. Ao contrário da doença hepática alcoólica, os níveis de ALT são mais elevados do que os níveis de AST, porém eles raramente excedem 250 UI/ℓ. Em geral, os níveis de AST e de ALT não têm importância diagnóstica ou prognóstica. A hiperferritinemia leve é comum e não deve ser confundida com hemocromatose hereditária (ver Capítulo 201). De modo semelhante, a positividade de baixo grau de autoanticorpos (anticorpo antinuclear, anticorpo antimúsculo liso) não é incomum e não deve ser confundida com doença hepática autoimune (ver Capítulo 140). Como a esteatose é comum em pacientes com doença de Wilson (ver Capítulo 200), os níveis séricos de ceruloplasmina devem ser obtidos como parte da avaliação diagnóstica em indivíduos com menos de 45 anos.

A esteatose hepática na US tem valor preditivo positivo (VPP) de apenas 77% e valor preditivo negativo (VPN) de apenas 67%, em comparação com a biopsia de fígado. A RM do abdome é mais acurada, porém o seu elevado custo limita a sua utilidade na prática de rotina. Como nenhum desses exames de imagem consegue diferenciar a esteatose hepática simples da EHNA ou de identificar a cirrose até que a fibrose hepática tenha causado fígado nodular ou hipertensão portal evidente, é necessário efetuar uma biopsia de fígado para confirmar o diagnóstico de EHNA ou de cirrose. As indicações comuns para biopsia hepática percutânea em pacientes com DHGNA incluem níveis de aminotransferases persistentemente elevados, incapacidade de excluir uma causa concorrente ou coexistente (p. ex., sobrecarga de ferro ou doença hepática autoimune) e suspeita clínica de EHNA e fibrose avançada. Em pacientes com EHNA, a histologia hepática revela esteatose, inflamação, balonização e fibrose (Figura 143.3).[10] Entretanto, a histologia hepática isoladamente não é capaz de diferenciar de maneira confiável a EHNA da hepatite alcoólica, visto que essas duas entidades apresentam características microscópicas notavelmente semelhantes. A elastografia transitória com vibração controlada, que agora pode ser realizada como exame à beira do leito (*point-of-care*) pode fornecer uma estimativa da fibrose hepática na DHGNA na prática clínica.[11]

## TRATAMENTO

A modificação do estilo de vida com restrição dietética e prática de exercício físico regular constitui o tratamento de primeira escolha para a DHGNA.[12] A redução do peso corporal, uma dieta com baixo teor de açúcar e o aumento da atividade física reduzem a gordura hepática, melhoram o controle glicêmico e a sensibilidade à insulina e também melhoram as características histopatológicas.[A7,A8] Em geral, recomenda-se que os pacientes com DHGNA percam 10% de seu peso corporal de modo gradual, porém é difícil alcançar essa meta. Se os recursos estiverem disponíveis, uma abordagem multiprofissional com terapia comportamental, orientação nutricional e monitoramento por um nutricionista e especialista em educação física é mais bem-sucedida do que uma abordagem prescritiva (ver Capítulo 207).

As opções farmacológicas[13,13b] incluem vitamina E (800 UI de alfatocoferol administradas diariamente, durante 2 anos), que pode melhorar de maneira substancial as enzimas hepáticas e os achados histológicos na EHNA e DHGNA.[A9] As estatinas (p. ex., atorvastatina, 20 mg/dia) com ou sem vitaminas C e E podem melhorar os resultados das provas hepáticas e reduzir a DHGNA subsequente.[A10] A liraglutida (um agonista do peptídico 1 semelhante ao glucagon, na dose de 1,8 mg/dia SC) pode levar com segurança à resolução histológica da EHNA,[A11,A12] porém ainda não foi avaliada em estudos a longo prazo.

Os sensibilizadores da insulina tiazolidinedionas (pioglitazona e rosiglitazona) melhoram a esteatose, a inflamação, a balonização e, talvez, a fibrose, porém com o efeito colateral de ganho ponderal médio de cerca de quase 4,5 kg.[A13] Infelizmente, o ganho de peso, que é comum com as

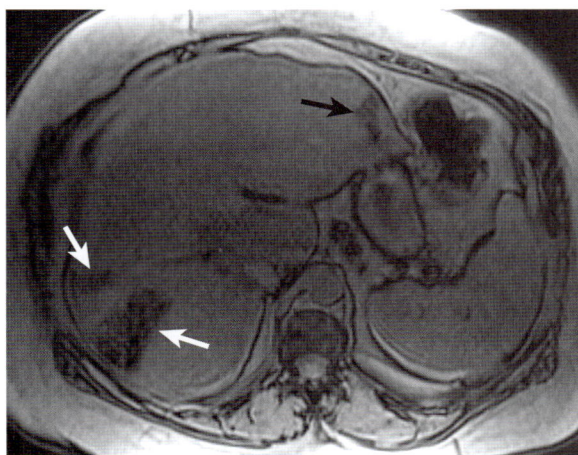

**FIGURA 143.2** **Ressonância magnética de doença hepática crônica, decorrente de doença hepática gordurosa não alcoólica.** As imagens ponderadas em T1 fora de fase mostram infiltração gordurosa focal de formatos variáveis no lobo direito (*setas brancas*) e no lobo esquerdo (*seta preta*). (Cortesia do Professor Kumar Sandrasegaran, Indiana University School of Medicine, Indianápolis, EUA.)

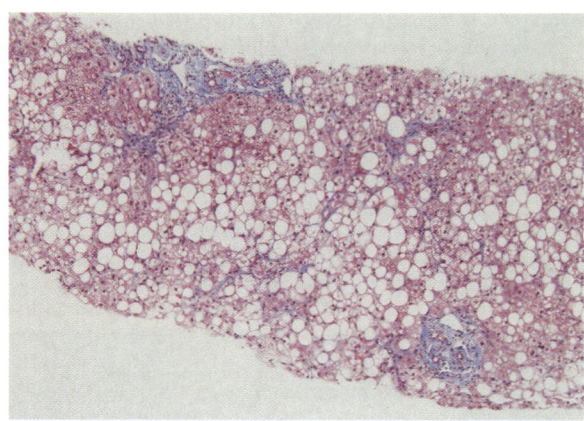

**FIGURA 143.3** Amostra de biopsia hepática mostrando esteato-hepatite não alcoólica com aumento de gordura e cirrose inicial. (Cortesia da ASH Clinical Research Network.)

tiazolidinedionas, pode ultrapassar os benefícios histológicos que elas proporcionam.

Suplementos de ácidos graxos poli-insaturados ômega 3 mostraram ser promissores em ensaios clínicos controlados de pequeno porte.[A14] O tratamento com pentoxifilina (400 mg 3 vezes/dia) pode melhorar as enzimas hepáticas e os achados histológicos em indivíduos com EHNA.

O ácido obeticólico (um agonista FXR),[A15] o elafibranor (um agonista PPARα/γ),[A16] o cenicriviroque (um antagonista de CCR2 e CCR5 combinado)[A17] e o selonsertibe (um inibidor de ASK-1) forneceram resultados promissores em ensaios clínicos de pequeno porte de adultos com EHNA e estão sendo testados atualmente em ensaios clínicos de maior porte.[14] Um fator de crescimento do fibroblasto 19 (FGF19) obtido por engenharia genética, administrado durante 12 semanas, proporcionou acentuada melhora da gordura hepática em um estudo de prova de conceito em adultos com EHNA.[A18,A19] A inibição da di-hidroceramida dessaturase 1 constitui um alvo potencial para o tratamento da esteatose hepática.[14b]

Os pacientes com DHGNA frequentemente apresentam dislipidemia que os coloca em risco excessivo de doença da artéria coronária (DAC); a dislipidemia (ver Capítulo 195) deve ser tratada de maneira agressiva com estatinas e outros agentes hipolipemiantes, que podem ser administrados com segurança a pacientes com DHGNA e EHNA. Em indivíduos com obesidade mórbida, que apresentam EHNA e outras comorbidades metabólicas significativas, a cirurgia bariátrica pode levar a melhora significativa das características histológicas hepáticas, porém o médico precisa descartar a existência de hipertensão portal antes de oferecer esse tipo de cirurgia. Pacientes cuidadosamente selecionados com cirrose descompensada, em decorrência de DHGNA, podem ser tratados com transplante de fígado (ver Capítulo 145), porém é comum haver recorrência durante o período pós-transplante.[15]

### PREVENÇÃO

As medidas para prevenção da DHGNA incluem a manutenção do peso corporal ideal, a prática regular de exercício físico e o tratamento de quaisquer comorbidades metabólicas associadas, como diabetes melito e dislipidemia. É possível reduzir o desenvolvimento de DHGNA ao evitar a gordura saturada, a alta ingestão de frutose e o consumo de álcool.

### PROGNÓSTICO

A esteatose isolada é, em geral, benigna, enquanto a esteato-hepatite é frequentemente progressiva. A fibrose hepática na biopsia também está associada de modo independente a insuficiência hepática a longo prazo e mortalidade.[16] Um terço dos pacientes com DHGNA apresenta remissão em 7 anos, dependendo, em grande parte, de uma redução modesta do peso corporal. Entretanto, os dados são escassos em relação ao risco e aos fatores de risco para a progressão da DHGNA e da EHNA para a cirrose e a insuficiência hepática.

Como a DHGNA frequentemente coexiste com um ou mais componentes da síndrome metabólica, sua existência reflete um prognóstico global reservado a longo prazo. Em pacientes com esteatose simples, as complicações a longo prazo geralmente resultam de doença cardiovascular e aterosclerose, e não de insuficiência hepática (ver Capítulo 145).[17]

Os pacientes com EHNA também correm risco de insuficiência hepática e câncer de fígado (ver Capítulo 186), além do risco significativamente aumentado de doença cardiovascular. Por exemplo, nos pacientes com EHNA em sua biopsia inicial, um terço ou mais desenvolve fibrose progressiva durante um intervalo de acompanhamento médio de cerca de 5 anos. Idade avançada, diabetes melito, balonização e fibrose na biopsia de fígado constituem importantes preditores de progressão. Nos EUA, a DHGNA ocupa, hoje, o segundo lugar depois da hepatite C como causa de inclusão na lista de transplante de fígado.

### Recomendações de grau A

A1. Lee YS, Kim HJ, Kim JH, et al. Treatment of severe alcoholic hepatitis with corticosteroid, pentoxifylline, or dual therapy: a systematic review and meta-analysis. *J Clin Gastroenterol.* 2017;51:364-377.
A2. Pavlov CS, Varganova DL, Casazza G, et al. Glucocorticosteroids for people with alcoholic hepatitis. *Cochrane Database Syst Rev.* 2017;11:CD001511.
A3. Singh S, Murad MH, Chandar AK, et al. Comparative effectiveness of pharmacological interventions for severe alcoholic hepatitis: a systematic review and network meta-analysis. *Gastroenterology.* 2015;149:958-970.
A4. Parker R, Armstrong MJ, Corbett C, et al. Systematic review: pentoxifylline for the treatment of severe alcoholic hepatitis. *Aliment Pharmacol Ther.* 2013;37:845-854.
A5. Louvet A, Thursz MR, Kim DJ, et al. Corticosteroids reduce risk of death within 28 days for patients with severe alcoholic hepatitis, compared with pentoxifylline or placebo—a meta-analysis of individual data from controlled trials. *Gastroenterology.* 2018;155:458-468.
A6. Mathurin P, Louvet A, Duhamel A, et al. Prednisolone with vs without pentoxifylline and survival of patients with severe alcoholic hepatitis: a randomized clinical trial. *JAMA.* 2013;310:1033-1041.
A7. Kenneally S, Sier JH, Moore JB. Efficacy of dietary and physical activity intervention in non-alcoholic fatty liver disease: a systematic review. *BMJ Open Gastroenterol.* 2017;4:1-12.
A8. Schwimmer JB, Ugalde-Nicalo P, Welsh JA, et al. Effect of a low free sugar diet vs usual diet on nonalcoholic fatty liver disease in adolescent boys: a randomized clinical trial. *JAMA.* 2019;321:256-265.
A9. Sato K, Gosho M, Yamamoto T, et al. Vitamin E has a beneficial effect on nonalcoholic fatty liver disease: a meta-analysis of randomized controlled trials. *Nutrition.* 2015;31:923-930.
A10. Pastori D, Polimeni L, Baratta F, et al. The efficacy and safety of statins for the treatment of non-alcoholic fatty liver disease. *Dig Liver Dis.* 2015;47:4-11.
A11. Armstrong MJ, Gaunt P, Aithal GP, et al. Liraglutide safety and efficacy in patients with non-alcoholic steatohepatitis (LEAN): a multicentre, double-blind, randomised, placebo-controlled phase 2 study. *Lancet.* 2016;387:679-690.
A12. Dong Y, Lv Q, Li S, et al. Efficacy and safety of glucagon-like peptide-1 receptor agonists in non-alcoholic fatty liver disease: a systematic review and meta-analysis. *Clin Res Hepatol Gastroenterol.* 2017;41:284-295.
A13. He L, Liu X, Wang L, et al. Thiazolidinediones for nonalcoholic steatohepatitis: a meta-analysis of randomized clinical trials. *Medicine (Baltimore).* 2016;95:1-9.
A14. He XX, Wu XL, Chen RP, et al. Effectiveness of omega-3 polyunsaturated fatty acids in non-alcoholic fatty liver disease: a meta-analysis of randomized controlled trials. *PLoS ONE.* 2016;11:1-22.
A15. Neuschwander-Tetri BA, Loomba R, Sanyal AJ, et al. Farnesoid X nuclear receptor ligand obeticholic acid for non-cirrhotic, non-alcoholic steatohepatitis (FLINT): a multicentre, randomised, placebo-controlled trial. *Lancet.* 2015;385:956-965.
A16. Ratziu V, Harrison SA, Francque S, et al. Elafibranor, an agonist of the peroxisome proliferator-activated receptor-alpha and -delta, induces resolution of nonalcoholic steatohepatitis without fibrosis worsening. *Gastroenterology.* 2016;150:1147-1159.
A17. Friedman SL, Ratziu V, Harrison SA, et al. A randomized, placebo-controlled trial of cenicriviroc for treatment of nonalcoholic steatohepatitis with fibrosis. *Hepatology.* 2018;67:1754-1767.
A18. Harrison SA, Rinella ME, Abdelmalek MF, et al. NGM282 for treatment of non-alcoholic steatohepatitis: a multicentre, randomised, double-blind, placebo-controlled, phase 2 trial. *Lancet.* 2018;391:1174-1185.
A19. Sanyal A, Charles ED, Neuschwander-Tetri BA, et al. Pegbelfermin (BMS-986036), a PEGylated fibroblast growth factor 21 analogue, in patients with non-alcoholic steatohepatitis: a randomised, double-blind, placebo-controlled, phase 2a trial. *Lancet.* 2019;392:2705-2717.

### REFERÊNCIAS BIBLIOGRÁFICAS

*As referências bibliográficas, bem como os outros materiais suplementares deste livro, encontram-se no GEN-IO, nosso ambiente virtual de aprendizagem.*

# 144

# CIRROSE E SUAS SEQUELAS

GUADALUPE GARCIA-TSAO

### DEFINIÇÃO

A cirrose, que pode constituir o estágio final de qualquer doença hepática crônica, é um processo difuso, caracterizado por fibrose e transformação da arquitetura normal em nódulos estruturalmente anormais (Figura 144.1). Esses nódulos "regenerativos" não apresentam organização lobular normal e são circundados por tecido fibroso. O processo acomete todo o fígado e, em geral, é considerado irreversível. Embora a cirrose seja, do ponto de vista histológico, um diagnóstico de "tudo ou nada", ela pode ser clinicamente classificada em compensada ou descompensada. A cirrose descompensada é definida pelo achado de ascite, sangramento varicoso, encefalopatia ou icterícia, que são complicações decorrentes das principais consequências da cirrose: a hipertensão portal e a insuficiência hepática.

### EPIDEMIOLOGIA

Tendo em vista que muitos pacientes com cirrose são assintomáticos até que ocorra descompensação, é difícil avaliar a verdadeira prevalência e incidência da cirrose na população geral. A prevalência da doença hepática crônica ou cirrose no mundo inteiro é estimada em 100 (faixa de 25 a 400) por 100.000 indivíduos, porém varia amplamente de um país para outro e de uma região geográfica para outra.

A cirrose é uma causa importante de morbidade e morte no mundo inteiro e nos EUA. De acordo com a Organização Mundial da Saúde,

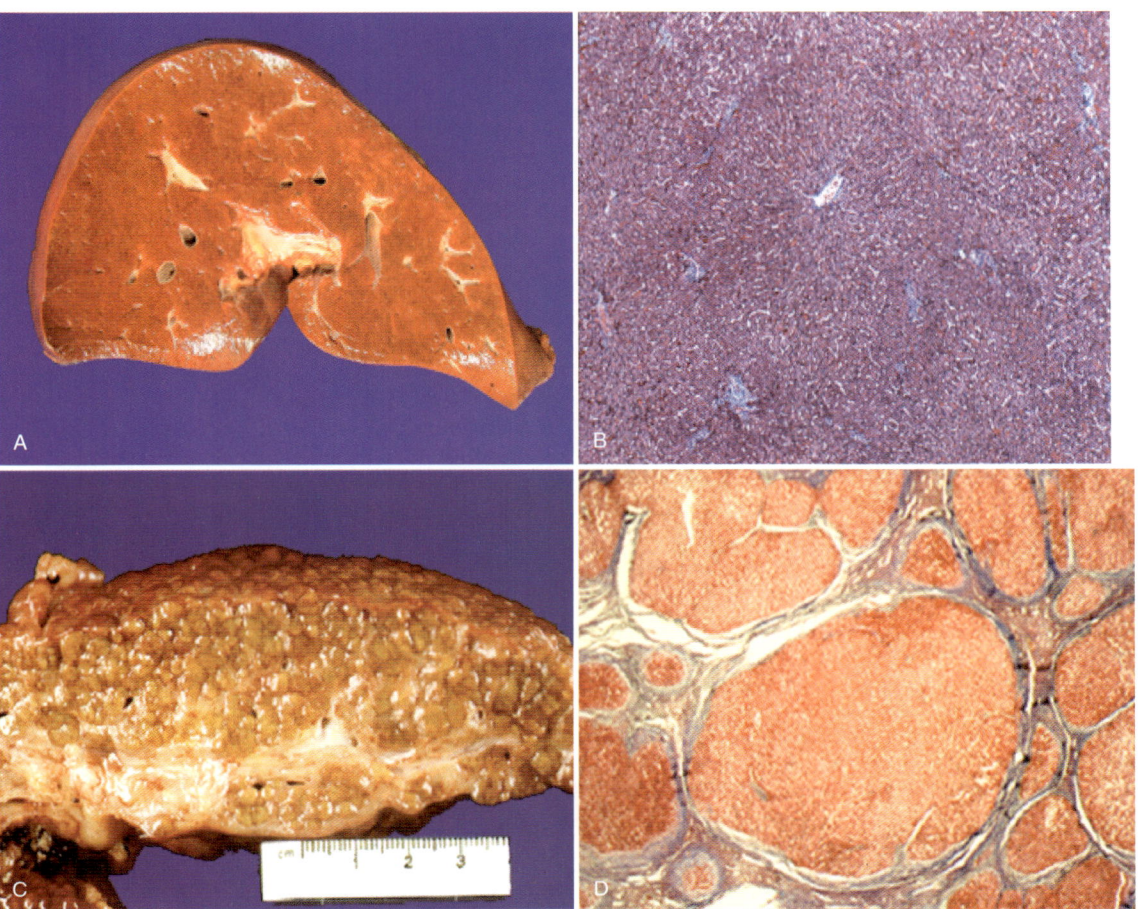

**FIGURA 144.1** Imagens macroscópicas e microscópicas de um fígado normal e de um fígado cirrótico. **A.** Imagem macroscópica de um fígado normal, com superfície lisa e textura homogênea. **B.** Ao exame microscópico, os sinusoides hepáticos estão organizados, e as estruturas vasculares estão normalmente distribuídas. **C.** Imagem macroscópica de um fígado cirrótico. O fígado apresenta coloração amarelo-alaranjada com superfície irregular e textura nodular. **D.** Ao exame microscópico, a arquitetura está desorganizada, e há nódulos regenerativos circundados por tecido fibroso.

cerca de 800.000 pessoas morrem anualmente de cirrose. Nos EUA, a cirrose é responsável por cerca de 32.000 mortes por ano, ou uma taxa de mortalidade de 10,3 por 100.000, tornando-a, assim, a décima segunda causa principal de morte. É importante assinalar que, nos EUA, a doença hepática crônica e a cirrose constituem a sexta causa principal de morte em indivíduos entre 25 e 44 anos e a quinta causa principal em indivíduos entre 45 e 64 anos. Como a doença hepática crônica afeta os indivíduos em seus anos mais produtivos de sua vida, ela tem impacto significativo sobre a economia, em consequência de morte prematura, doença e invalidez.

Qualquer doença hepática crônica pode levar à cirrose (Tabela 144.1). A hepatite viral C e a doença hepática alcoólica são as causas mais comuns de cirrose, seguidas da esteato-hepatite não alcoólica e da hepatite B crônica (ver Capítulos 140 e 143). Outras causas de cirrose incluem doenças hepáticas colestáticas e autoimunes, como colangite biliar primária (ver Capítulo 146), colangite esclerosante primária (ver Capítulo 146), hepatite autoimune (ver Capítulo 140) e doenças metabólicas, como hemocromatose, doença de Wilson e deficiência de alfa$_1$-antitripsina (ver Capítulo 137). Quando todas as possíveis causas são investigadas e descartadas, a cirrose é considerada "criptogênica". Acredita-se hoje que muitos casos de cirrose criptogênica sejam decorrentes de esteato-hepatite não alcoólica (ver Capítulo 143).

### BIOPATOLOGIA

#### Fibrose hepática e cirrose

A característica patogênica essencial subjacente à fibrose hepática e cirrose é a ativação das células estreladas hepáticas. As células estreladas do fígado, que são conhecidas como *células de Ito* ou *células perissinusoidais*, estão localizadas no espaço de Disse, entre os hepatócitos e as células

**Tabela 144.1** Causas da cirrose.

**PRINCIPAIS FATORES QUE CAUSAM CIRROSE**

Hepatite C crônica
Doença hepática alcoólica
Doença hepática gordurosa não alcoólica (DHGNA)
Hepatite B crônica

**OUTRAS CAUSAS DE CIRROSE (< 2% DE TODOS OS CASOS)**

Doenças hepáticas colestáticas e autoimunes
   Cirrose biliar primária
   Colangite esclerosante primária
   Hepatite autoimune
Obstrução biliar intra-hepática ou extra-hepática
   Obstrução mecânica
   Atresia biliar
   Fibrose cística
Distúrbios metabólicos
   Hemocromatose
   Doença de Wilson
   Deficiência de alfa-1-antitripsina
   Doenças do armazenamento de glicogênio
   Abetalipoproteinemia
   Porfiria
Obstrução do fluxo venoso hepático
   Síndrome de Budd-Chiari
   Doença veno-oclusiva
   Insuficiência cardíaca direita
Fármacos e toxinas
Derivação intestinal
Cirrose infantil indiana

endoteliais sinusoidais. Normalmente, as células estreladas hepáticas são quiescentes e atuam como principal local de armazenamento de retinoides (vitamina A). Em resposta a uma lesão, as células estreladas hepáticas tornam-se ativadas e, em consequência, perdem seus depósitos de vitamina A, proliferam, desenvolvem um retículo endoplasmático rugoso proeminente e secretam matriz extracelular (colágeno dos tipos I e III, proteoglicanos sulfatados e glicoproteínas). Além disso, transformam-se em miofibroblastos hepáticos contráteis.

Ao contrário de outros capilares, os sinusoides hepáticos normais não têm membrana basal. As próprias células endoteliais sinusoidais apresentam grandes fenestrações (100 a 200 nm de diâmetro), que possibilitam a passagem de grandes moléculas, com massa molecular superior a 250.000 dáltons. O depósito de colágeno no espaço de Disse, como ocorre na cirrose, leva à perda das fenestrações das células endoteliais sinusoidais ("capilarização" dos sinusoides), alterando, dessa maneira, a troca entre o plasma e os hepatócitos, com consequente diminuição do diâmetro dos sinusoides, o que é ainda mais exacerbado pela contração das células estreladas. O portador heterozigoto da variante Pi*Z da alfa$_1$-antitripsina, que encontrada em até 10% dos indivíduos de ascendência europeia, aumenta o risco de cirrose hepática em pacientes com doença hepática ou abuso de álcool (ver Capítulo 143).[1b]

## Complicações da cirrose

As duas principais consequências da cirrose são a hipertensão portal, acompanhada de um estado circulatório hiperdinâmico, e a insuficiência hepática (Figura 144.2). O desenvolvimento de varizes e ascite representa uma consequência direta da hipertensão portal e do estado circulatório hiperdinâmico, enquanto a icterícia ocorre como resultado da incapacidade do fígado de excretar a bilirrubina (i. e., insuficiência hepática). A encefalopatia é causada tanto pela hipertensão portal quanto pela insuficiência hepática. Por sua vez, a ascite pode ser complicada por infecção, quando é denominada *peritonite bacteriana espontânea*, e pela insuficiência renal funcional, que é denominada *síndrome hepatorrenal*.

### Hipertensão portal e estado circulatório hiperdinâmico

Na cirrose, a hipertensão portal resulta tanto do aumento da resistência ao fluxo porta quanto da elevação do influxo venoso porta. O mecanismo inicial consiste em aumento da resistência vascular sinusoidal (Figura 144.3) secundária à (1) deposição de tecido fibroso e compressão subsequente pelos nódulos regenerativos (componente fixo), que, teoricamente, poderia ser acessível a agentes antifibróticos e poderia ser melhorada por meio da resolução do processo etiológico subjacente, e (2) à vasoconstrição ativa (componente funcional), que é passível de resposta à ação de agentes vasodilatadores, como nitroprusseto, e é causada pela deficiência de óxido nítrico (NO) intra-hepático, bem como pela atividade aumentada dos vasoconstritores.

Inicialmente, no processo hipertensivo portal, o baço aumenta de tamanho e sequestra plaquetas e outros elementos figurados do sangue, resultando em hiperesplenismo. Além disso, os vasos que normalmente drenam para o sistema porta, como a veia gástrica esquerda, revertem seu fluxo e causam desvio do sangue do sistema porta para a circulação sistêmica. Esses colaterais portossistêmicas não são suficientes para descomprimir o sistema venoso porta e oferecem resistência adicional ao fluxo porta. À medida que ocorre desenvolvimento de colaterais, um aumento do fluxo sanguíneo porta, que resulta da vasodilatação esplâncnica, mantém o estado hipertensivo portal. Por sua vez, a dilatação arteriolar esplâncnica é secundária ao aumento da produção de NO. Por conseguinte, o paradoxo na hipertensão portal é o fato de que a deficiência de NO na vascularização intra-hepática leva à vasoconstrição e resistência aumentada, enquanto a superprodução de NO na circulação extra-hepática leva à vasodilatação e fluxo porta aumentado.

Além da vasodilatação esplâncnica, ocorre vasodilatação sistêmica que, ao provocar uma redução *efetiva* do volume sanguíneo arterial, leva à ativação do sistema neuro-humoral (sistema renina-angiotensina-aldosterona), retenção de sódio, expansão do volume plasmático e desenvolvimento de um estado circulatório hiperdinâmico. Esse estado circulatório hiperdinâmico mantém a hipertensão portal, levando, assim, à formação e ao crescimento de varizes e desempenha um importante papel no desenvolvimento de todas as complicações da cirrose.

### Varizes e hemorragia varicosa

A complicação da cirrose que resulta mais diretamente da hipertensão portal é o desenvolvimento de colaterais portossistêmicos, dos quais os mais relevantes são os que se formam a partir da dilatação das veias gástrica esquerda e gástricas e constituem varizes gastroesofágicas. A formação inicial dos colaterais esofágicos depende de uma pressão portal limiar, clinicamente estabelecida por um gradiente de pressão venosa hepática de 10 a 12 mmHg, abaixo do qual não há desenvolvimento de varizes.

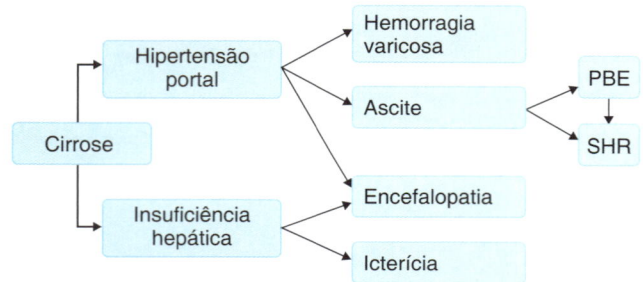

**FIGURA 144.2** Complicações da cirrose em consequência de hipertensão portal e insuficiência hepática. As varizes e a hemorragia varicosa são consequências diretas da hipertensão portal. A ascite resulta de hipertensão portal sinusoidal e pode ser complicada por infecção (peritonite bacteriana espontânea [PBE]) ou disfunção renal (síndrome hepatorrenal [SHR]). A encefalopatia hepática resulta de derivação portossistêmica (i. e., hipertensão portal) e de insuficiência hepática. A icterícia resulta unicamente de insuficiência hepática.

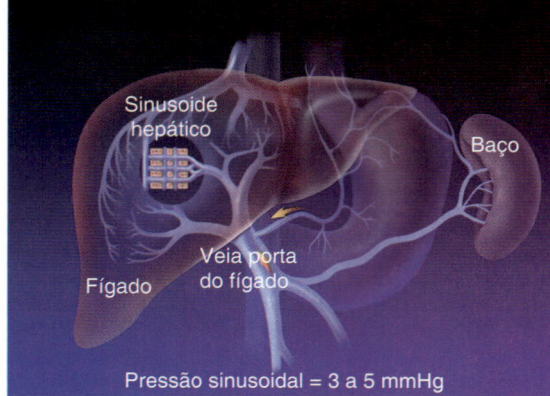
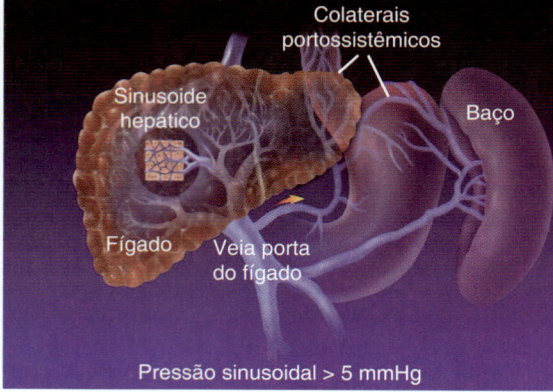

**FIGURA 144.3** Aumento da pressão sinusoidal hepática na cirrose. No fígado normal (à esquerda), a vascularização intra-hepática é complacente, e o gradiente de pressão venosa hepática, que é a medida de pressão sinusoidal, é 5 mmHg ou menos. No fígado cirrótico (à direita), ocorre distorção da arquitetura sinusoidal pelos nódulos regenerativos e fibrose, resultando em aumento da resistência intra-hepática, hipertensão portal, esplenomegalia e vasos colaterais portossistêmicos; o gradiente de pressão venosa hepática é superior a 5 mmHg. Ocorre desenvolvimento das complicações da cirrose quando o gradiente ultrapassa 10 a 12 mmHg.

O desenvolvimento de um estado circulatório hiperdinâmico leva a uma dilatação ainda maior e ao crescimento de varizes e, por fim, a sua ruptura e hemorragia varicosa, que é uma das complicações mais temidas da hipertensão portal. A tensão em uma variz determina a ruptura varicosa e é diretamente proporcional ao diâmetro da variz e à pressão intravaricosa e inversamente proporcional à espessura da parede da variz.

### Ascite e síndrome hepatorrenal

A ascite, que consiste no acúmulo de líquido intraperitoneal, na cirrose é secundária à hipertensão sinusoidal e à retenção de sódio. A cirrose leva à hipertensão sinusoidal por meio de bloqueio do fluxo venoso hepático, tanto anatomicamente pela fibrose e pelos nódulos regenerativos quanto funcionalmente pelo aumento do tônus vascular pós-sinusoidal. À semelhança da formação das varizes esofágicas, é necessário um gradiente de pressão venosa hepática limiar de 12 mmHg para a formação de ascite. Além disso, a retenção de sódio aumenta o volume intravascular e possibilita a formação contínua de ascite. A retenção de sódio resulta da vasodilatação, que é, em grande parte, decorrente de um aumento da produção de NO, visto que a inibição de NO em animais experimentais aumenta a excreção urinária de sódio, reduz os níveis plasmáticos de aldosterona e diminui a ascite. Com a progressão da cirrose e da hipertensão portal, a vasodilatação é mais pronunciada, levando, assim, a maior ativação do sistema renina-angiotensina-aldosterona e do sistema nervoso simpático, resultando em maior retenção de sódio (ascite refratária), retenção de água (hiponatremia) e vasoconstrição renal (síndrome hepatorrenal).

### Peritonite bacteriana espontânea

A peritonite bacteriana espontânea, uma infecção do líquido ascítico, ocorre na ausência de perfuração de um órgão oco ou de um foco inflamatório intra-abdominal, como abscesso, pancreatite aguda ou colecistite. A translocação bacteriana, ou migração de bactérias do lúmen intestinal para os linfonodos mesentéricos e outros locais extraintestinais, constitui o principal mecanismo envolvido na peritonite bacteriana espontânea. O comprometimento das defesas imunes locais e sistêmicas representa um importante elemento na promoção da translocação bacteriana e, juntamente com desvio do sangue para longe das células de Kupffer do fígado por meio dos colaterais portossistêmicos, faz com que a bacteriemia transitória se torne mais prolongada, com consequente colonização do líquido ascítico. Ocorre peritonite bacteriana espontânea em pacientes com mecanismos de defesa reduzidos para a ascite, como baixo nível de complemento no líquido ascítico. Outro fator que promove a translocação bacteriana na cirrose é a proliferação bacteriana intestinal, atribuída a uma diminuição da motilidade do intestino delgado e do tempo de trânsito intestinal. As infecções, particularmente causadas por bactérias gram-negativas, podem precipitar disfunção renal por meio de agravamento do estado circulatório hiperdinâmico.

### Encefalopatia

A encefalopatia hepática consiste em disfunção cerebral causada por insuficiência hepática, derivação portossistêmica ou ambos.[1] A amônia, uma toxina normalmente removida pelo fígado, desempenha um papel essencial na patogenia. Na cirrose, a amônia acumula-se na circulação sistêmica, em decorrência do desvio de sangue por meio dos colaterais portossistêmicos e redução do metabolismo hepático (i. e., insuficiência hepática). Altas concentrações de amônia no encéfalo provocam dano às células cerebrais de sustentação ou astrócitos e leva a alterações estruturais características da encefalopatia hepática (astrocitose de Alzheimer do tipo II). A amônia resulta em suprarregulação dos receptores astrocíticos benzodiazepínicos do tipo periférico, que constituem os estimulantes mais potentes da produção de neuroesteroides. Os neuroesteroides são os principais moduladores do ácido gama-aminobutírico, o que resulta em depressão cortical e encefalopatia hepática. Outras toxinas, como o manganês, também se acumulam no encéfalo, sobretudo no globo pálido, onde levam ao comprometimento da função motora. Outras toxinas que ainda precisam ser elucidadas também podem estar envolvidas na patogenia da encefalopatia.

### Icterícia

A icterícia (ver Capítulo 138) na cirrose é um reflexo da incapacidade do fígado de excretar a bilirrubina e constitui, portanto, o resultado da insuficiência hepática. Entretanto, nas doenças colestáticas que levam à cirrose (p. ex., cirrose biliar primária, colangite esclerosante primária, síndrome do desaparecimento dos ductos biliares), a icterícia deve-se, mais provavelmente, à lesão biliar do que à insuficiência hepática. Outros indicadores de insuficiência hepática, como encefalopatia ou o prolongamento da razão normalizada internacional, ajudam a determinar o contribuinte mais provável para a hiperbilirrubinemia (ver Capítulo 138).

### Complicações cardiopulmonares

O estado circulatório hiperdinâmico resulta finalmente em insuficiência cardíaca de alto débito, com diminuição da utilização periférica do oxigênio, uma complicação que foi designada como *cardiomiopatia cirrótica*. A vasodilatação que ocorre na circulação pulmonar leva à hipoxemia arterial, a característica essencial da síndrome hepatopulmonar. Os capilares pulmonares normais têm 8 μm de diâmetro, e os eritrócitos (ligeiramente menos que 8 μm) passam através deles, uma célula de cada vez, facilitando, assim, a oxigenação. Na *síndrome hepatopulmonar*, os capilares pulmonares estão dilatados até 500 μm, de modo que a passagem dos eritrócitos pelos capilares pulmonares pode ter um diâmetro correspondente a muitas células. Em consequência, um grande número de eritrócitos não é oxigenado, causando o equivalente de um desvio (*shunt*) direita-esquerda.

Em contrapartida, ocorre *hipertensão portopulmonar* quando o leito pulmonar é exposto a substâncias vasoconstritoras, que podem ser produzidas na circulação esplâncnica e não sofrer metabolismo hepático; o resultado inicial consiste em hipertensão pulmonar reversível. Entretanto, como esses fatores resultam em proliferação endotelial, vasoconstrição, trombose *in situ* e obliteração dos vasos, surge hipertensão pulmonar irreversível.

## MANIFESTAÇÕES CLÍNICAS

Dependendo do estágio da cirrose, as manifestações clínicas variam amplamente, desde um paciente assintomático sem sinais de doença hepática crônica até um paciente que apresenta confusão mental e icterícia, com grave perda da massa muscular e ascite. A história natural da cirrose caracteriza-se por uma fase inicial, denominada cirrose *compensada*, seguida de uma fase rapidamente progressiva, que se caracteriza pelo desenvolvimento de complicações da hipertensão portal ou disfunção hepática (ou ambas), designada como cirrose *descompensada* (Figura 144.4).[2] Na fase compensada, a função de síntese hepática está, em sua maior parte, normal, e a pressão portal, apesar de aumentada, é inferior ao valor limiar necessário para o desenvolvimento de varizes ou ascite. À medida que a doença progride, a pressão portal aumenta, e ocorre agravamento da função hepática, resultando, assim, no desenvolvimento de ascite, sangramento gastrintestinal por hipertensão portal, encefalopatia e icterícia.[3] O desenvolvimento de qualquer uma dessas complicações clinicamente detectáveis caracteriza a transição da fase compensada para a fase descompensada. A progressão para a morte pode ser acelerada pelo desenvolvimento de outras complicações, como sangramento gastrintestinal recorrente, comprometimento renal (ascite refratária, síndrome hepatorrenal), síndrome hepatopulmonar e sepse (peritonite bacteriana espontânea). O desenvolvimento de carcinoma hepatocelular (ver Capítulo 186) pode acelerar a evolução da doença em qualquer

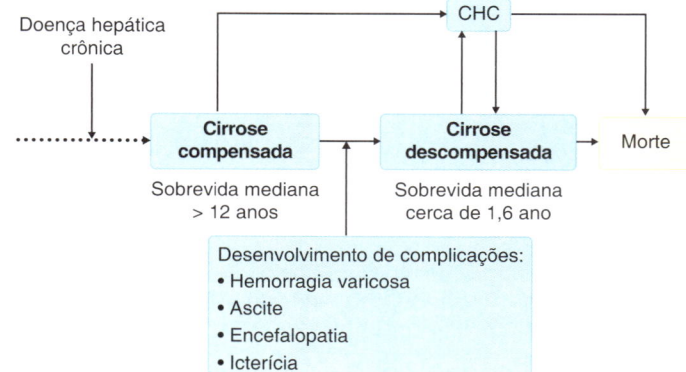

**FIGURA 144.4** História natural da cirrose. Qualquer doença hepática crônica levará à cirrose. No início, a cirrose é compensada (sobrevida mediana > 12 anos); entretanto, com o desenvolvimento das complicações (ascite, hemorragia varicosa, encefalopatia, icterícia), torna-se descompensada (sobrevida mediana, 1,6 ano). O carcinoma hepatocelular (CHC) pode desenvolver-se em qualquer estágio e pode precipitar descompensação e morte.

estágio (ver Figura 144.4). A transição do estágio compensado para o descompensado ocorre em uma taxa de 5 a 7% por ano. O tempo mediano para a descompensação ou tempo em que metade dos pacientes com cirrose compensada torna-se descompensada, é de cerca de 6 anos.

## Cirrose compensada
Nesse estágio, a cirrose é principalmente assintomática e é diagnosticada durante a avaliação de doença hepática crônica ou de maneira fortuita, durante um exame físico de rotina, exames bioquímicos, exames de imagem por realizados por outros motivos, endoscopia mostrando varizes gastresofágicas ou cirurgia abdominal, na qual se detecta um fígado nodular. As únicas queixas podem consistir em fadiga inespecífica, perda de peso, diminuição da massa muscular, diminuição da libido ou transtornos do sono. Cerca de 40% dos pacientes com cirrose compensada apresentam varizes esofágicas. As varizes gastresofágicas não hemorrágicas são assintomáticas, e a sua existência (sem sangramento) não denota descompensação.

## Cirrose descompensada
Nesse estágio, surgem sinais de descompensação: ascite, varizes hemorrágicas, icterícia, encefalopatia hepática ou qualquer combinação desses achados. A ascite, que é o sinal mais frequente de descompensação, está presente em 80% dos pacientes com cirrose descompensada.

### Hemorragia varicosa
Ocorrem varizes gastresofágicas em cerca de 50% dos pacientes com cirrose recém-diagnosticada. A prevalência das varizes correlaciona-se com a gravidade da doença hepática e varia de 40% em pacientes com cirrose Child A (Tabela 144.2) a 85% em pacientes com cirrose Child C.

Tanto o desenvolvimento de varizes quanto o crescimento de pequenas varizes ocorrem em uma taxa de 7 a 8% por ano. A incidência do primeiro episódio de hemorragia varicosa em pacientes com pequenas varizes é de cerca de 5% por ano, enquanto o sangramento de varizes médias e grandes ocorre em uma taxa de aproximadamente 15% por ano. As grandes varizes, a doença hepática grave e a presença de vergões vermelhos nas varizes constituem preditores independentes de hemorragia varicosa. O sangramento de varizes gastresofágicas pode manifestar-se como hematêmese franca e/ou melena (ver Capítulo 126).

### Ascite e hiponatremia
A ascite é a causa mais comum de descompensação na cirrose e ocorre em uma taxa de 7 a 10% por ano. Os sinais mais frequentes associados à ascite incluem aumento da circunferência abdominal, que frequentemente é descrito pelo paciente como cinto ou roupas que apertam ao redor da cintura, e ganho de peso recente. A ascite com volume de líquido pequeno ou moderado pode ser identificada ao exame físico, por flancos protuberantes, macicez nos flancos e macicez de decúbito (ver Capítulo 137).

A hiponatremia, que é definida como concentração sérica de sódio inferior a 130 mEq/$\ell$ (ver Capítulo 108), é encontrada em cerca de 25% dos pacientes com cirrose e ascite. Entretanto, os pacientes com cirrose não apresentam, tipicamente, manifestações neurológicas significativas ou hiponatremia, presumivelmente em razão de seu desenvolvimento gradual típico. Entretanto, a hiponatremia é um marcador de gravidade da cirrose e está associada a qualidade de vida mais precária e desenvolvimento de encefalopatia hepática.

A síndrome hepatorrenal é um tipo de lesão pré-renal do rim, que ocorre em pacientes com cirrose e ascite.[4] Representa o extremo do espectro de anormalidades que levam a ascite cirrótica e resulta da vasodilatação periférica máxima, bem como da ativação máxima de hormônios que causam retenção de sódio e de água e intensa vasoconstrição das artérias renais. A síndrome hepatorrenal é dividida em dois tipos, com base nas características clínicas e no prognóstico. A síndrome hepatorrenal do tipo 1 é uma lesão renal *aguda* rapidamente progressiva, em que ocorre elevação da concentração sérica de creatinina no decorrer de um período de 2 semanas. A síndrome hepatorrenal do tipo 2 é mais lentamente progressiva e está associada à ascite, que é refratária aos diuréticos. Em geral, os pacientes com síndrome hepatorrenal apresentam ascite tensa que responde pouco aos diuréticos, porém não têm um sinal ou sintoma específico que caracterize essa entidade.

### Peritonite bacteriana espontânea
Cerca de um terço dos pacientes cirróticos são hospitalizados em decorrência de infecção bacteriana ou contraem uma infecção bacteriana durante a hospitalização, sendo a infecção mais comum a peritonite bacteriana espontânea. Os dois preditores mais comuns do desenvolvimento de infecção bacteriana são a gravidade da doença hepática e a internação em razão de hemorragia digestiva. As manifestações clínicas mais frequentes da peritonite bacteriana espontânea consistem em febre, icterícia e dor abdominal. Ao exame físico, há tipicamente dor à palpação do abdome, com ou sem descompressão dolorosa, ou íleo paralítico (ou ambos). Entretanto, até um terço dos pacientes com peritonite bacteriana espontânea não apresenta, inicialmente, sintomas abdominais nem sintomas de infecção,[5] e podem ter encefalopatia, lesão renal aguda ou evidências de choque.

### Encefalopatia hepática
A encefalopatia hepática, que é a manifestação neuropsiquiátrica da cirrose, ocorre em uma taxa de aproximadamente 2 a 3% por ano. A encefalopatia hepática associada à cirrose é de início gradual e raramente fatal. Manifesta-se como um amplo espectro de anormalidades neurológicas e psiquiátricas, incluindo desde alterações subclínicas até coma. Do ponto de vista clínico, caracteriza-se por alterações do nível de consciência e do comportamento, incluindo desde inversão do padrão de sono-vigília e esquecimento (grau 1); confusão, comportamento bizarro e desorientação (grau 2); letargia e desorientação profunda (grau 3) até coma (grau 4). Ao exame físico, os estágios iniciais podem demonstrar apenas tremor distal, porém a característica essencial da encefalopatia hepática franca consiste em asterixe (ver Capítulo 145). Além disso, os pacientes com encefalopatia hepática podem apresentar hálito de odor adocicado, uma característica denominada *hálito hepático*.

### Complicações pulmonares
A síndrome hepatopulmonar está associada à dispneia aos esforços, que pode levar à debilitação extrema. Ao exame físico, pode-se observar baqueteamento dos dedos das mãos, cianose e aranhas vasculares. A síndrome hepatopulmonar é observada em aproximadamente 5 a 10% dos pacientes que aguardam um transplante de fígado.

A hipertensão portopulmonar manifesta-se como dispneia aos esforços, síncope e dor torácica. Ao exame, uma segunda bulha cardíaca ($B_2$) hiperfonética e hipertrofia ventricular direita são proeminentes (ver Capítulo 75).

## DIAGNÓSTICO
Deve-se considerar o diagnóstico de cirrose em qualquer paciente com doença hepática crônica. Em pacientes assintomáticos com *cirrose compensada*, pode não haver sinais típicos de cirrose, e o exame físico e exames

### Tabela 144.2 — Os dois sistemas de escore mais comumente utilizados na cirrose.

**1. ESCORE DE CHILD-TURCOTTE-PUGH (CPT) (FAIXA 5 a 15)**

| Parâmetros | PONTOS ATRIBUÍDOS | | |
|---|---|---|---|
| | 1 | 2 | 3 |
| Ascite | Nenhuma | Grau 1 a 2 (ou fácil de tratar) | Grau 3 a 4 (ou refratária) |
| Encefalopatia hepática | Nenhuma | Grau 1 a 2 (ou induzida por precipitante) | Grau 3 a 4 (ou espontânea) |
| Bilirrubina (mg/d$\ell$) | < 2 | 2 a 3 | > 3 |
| Albumina (g/d$\ell$) | > 3,5 | 2,8 a 3,5 | < 2,8 |
| Tempo de protrombina (segundos > controle) ou RNI | < 4 < 1,7 | 4,6 1,7 a 2,3 | > 6 > 2,3 |

Classificação CTP: Child A: pontuação de 5 a 6; Child B: pontuação de 7 a 9; Child C: pontuação de 10 a 15

**2. ESCORE MODEL OF END-STAGE LIVER DISEASE (MELD), MODELO PARA DOENÇA HEPÁTICA TERMINAL) (FAIXA 6 a 40)**

[0,957 × LN] (creatinina em mg/d$\ell$) + 0,378 × LN (bilirrubina em mg/d$\ell$) + 1,12 × LN (RNI) + 0,643] × 10

O **MELD-Na** é calculado inicialmente pela determinação do MELD tradicional ($MELD_{(0)}$); se o escore inicial do $MELD_{(i)}$ for 12 ou mais, o escore é ajustado pela incorporação do valor do sódio sérico

$$[MELD_{(0)} + 1,32 \times (137-Na) - [0,033 \times MELD_{(i)} \times (137-Na)]$$

RNI = razão normalizada internacional, LN = logaritmo natural.

laboratoriais podem ser totalmente normais. Com frequência, o diagnóstico pode exigir confirmação histológica por biópsia hepática, que constitui o padrão de referência para o diagnóstico de cirrose. Entretanto, a biópsia de fígado é um procedimento invasivo, sujeito a erros de amostragem, e a cirrose frequentemente pode ser confirmada de maneira não invasiva por uma associação de biomarcadores séricos, técnicas de imagem e mensuração da rigidez hepática.

### Exame físico
Ao exame físico, os estigmas da cirrose consistem em atrofia muscular, acometendo principalmente as regiões dos músculos temporais e as eminências tenar e hipotenar; angiomas aracneiformes, principalmente no tronco, na face e nos membros superiores; e eritema palmar envolvendo as eminências tenar e hipotenar e as pontas dos dedos das mãos. Embora a atrofia muscular seja um marcador de insuficiência hepática, aranhas vasculares e eritema palmar são marcadores de vasodilatação e circulação hiperdinâmica. Os homens podem apresentar queda dos pelos no tórax e no abdome, ginecomastia e atrofia testicular. Petéquias e equimoses podem ser consequência de trombocitopenia ou de prolongamento do tempo de protrombina. A contratura de Dupuytren, que é um espessamento da fáscia palmar, ocorre principalmente na cirrose alcoólica. Uma característica patognomônica da cirrose hepática é o achado, ao exame do abdome, de um lobo hepático direito pequeno, com menos de 7 cm na percussão, e um lobo esquerdo palpável, que é nodular com consistência aumentada. A esplenomegalia também pode ocorrer e é indicativa de hipertensão portal. A circulação colateral na parede abdominal (cabeça de Medusa) também pode se desenvolver em consequência da hipertensão portal. A ausência de qualquer um desses achados físicos não descarta a possibilidade de cirrose.

### Exames laboratoriais
Os resultados dos exames laboratoriais sugestivos de cirrose incluem até mesmo anormalidades sutis nos níveis séricos de albumina ou bilirrubina ou elevação da RNI. O achado laboratorial mais sensível e específico sugestivo de cirrose no contexto da doença hepática crônica é uma baixa contagem de plaquetas (< 150.000/$\mu\ell$), que ocorre em consequência da hipertensão portal e hiperesplenismo. Outros marcadores séricos que frequentemente estão anormais incluem níveis de AST, gamaglutamil transpeptidase ($\gamma$GT), ácido hialurônico, alfa2-macroglobulina, haptoglobina, inibidor da metaloproteinase tecidual 1 e apolipoproteína A. Combinações desses testes têm sido usadas para prever a presença de cirrose, porém não são tão acuradas quanto os exames de imagem.

### Exames de imagem
Os exames de imagem confirmatórios incluem TC, US e RM. Os achados compatíveis com cirrose consistem em contorno nodular do fígado, fígado pequeno com ou sem hipertrofia do lobo esquerdo ou caudado, esplenomegalia e, em particular, identificação de vasos colaterais intra-abdominais indicadores de hipertensão portal (Figura 144.5). Com o aumento da fibrose, o fígado torna-se rígido, e essa rigidez pode ser medida por US (elastografia transitória, imagem de impulso de força com radiação acústica) ou RM. A medição da rigidez hepática, que é uma nova técnica não invasiva, parece ser útil no diagnóstico de cirrose e na exclusão de sua existência. Esses exames estão se tornando mais amplamente disponíveis, e os achados típicos em qualquer um desses exames de imagem, juntamente com um quadro clínico compatível, são indicadores de cirrose. A biópsia do fígado não seria então necessária, a não ser que o grau de inflamação ou outras características exijam uma investigação.

Na *cirrose descompensada*, a detecção de ascite, sangramento varicoso ou encefalopatia na vigência de doença hepática crônica estabelece essencialmente o diagnóstico de cirrose, de modo que não há necessidade de biópsia hepática para estabelecer o diagnóstico. Os pacientes com cirrose descompensada frequentemente exibem desnutrição, perda da massa muscular mais grave, numerosas aranhas vasculares, hipotensão e taquicardia em consequência do estado circulatório hiperdinâmico.

### Medição da pressão portal
As medições diretas da pressão portal, que envolvem o cateterismo da veia porta do fígado, são incômodas e podem estar associadas a complicações. O cateterismo da veia hepática com medição das pressões encunhada e livre é o método mais simples, mais seguro, mais reprodutível e mais amplamente utilizado para a medição indireta da pressão portal. As medidas da pressão porta são expressas como gradiente de pressão venosa hepática: o gradiente entre a pressão venosa hepática ocluída, que é uma medida da pressão sinusoidal, e a pressão da veia cava inferior ou hepática livre, que é utilizada como um ponto de referência zero interno. Em um paciente com evidências clínicas de hipertensão portal (p. ex., varizes), o gradiente de pressão venosa hepática é útil no diagnóstico diferencial da causa da hipertensão portal: apresenta-se normal (3 a 5 mmHg) nas causas pré-hepáticas de hipertensão portal, como trombose venosa porta (ver Capítulo 134), e nas causas intra-hepáticas, porém pré-sinusoidais, como esquistossomose (ver Capítulo 334); entretanto, estará anormal (≥ 6 mmHg) nas causas sinusoidais de hipertensão portal, como a cirrose, e nas causas pós-sinusoidais, como doença veno-oclusiva. Em pacientes com cirrose viral ou alcoólica compensada, um gradiente de pressão venosa hepática de 10 mmHg ou mais (hipertensão portal "clinicamente significativa") prediz o desenvolvimento de descompensação, e a sua redução com tratamento farmacológico é preditivo de um desfecho favorável em pacientes com cirrose. Em pacientes com hemorragia varicosa, um gradiente de pressão venosa hepática de mais de 20 mmHg prediz hemorragia varicosa recorrente e pode pressagiar a ocorrência de morte. Alguns dados sugerem que o tratamento guiado por monitoramento da pressão venosa hepática pode melhorar a sobrevida ao prevenir o sangramento recorrente de varizes.[A1]

### Complicações da cirrose

#### Varizes e hemorragia varicosa
A endoscopia digestiva alta (ver Capítulo 125) continua sendo o principal método para o diagnóstico de varizes e hemorragia varicosa. As varizes são classificadas como pequenas (veias retas e minimamente elevadas acima da superfície mucosa do esôfago), médias (veias tortuosas que ocupam menos de um terço do lúmen esofágico) ou grandes (que ocupam mais de um terço do lúmen esofágico). O diagnóstico de hemorragia varicosa é estabelecido quando a esofagogastroduodenoscopia (EGD) revela um dos seguintes achados: sangramento ativo de uma variz, um "mamilo branco" sobrejacente a uma variz, coágulos sobrejacentes a uma variz ou varizes sem outra fonte potencial de sangramento.

#### Ascite
A causa mais comum de ascite é a cirrose, que representa 80% dos casos. A doença maligna peritoneal (p. ex., metástases peritoneais de tumores gastrintestinais ou câncer de ovário), a insuficiência cardíaca (ver Capítulo 52) e a tuberculose peritoneal (ver Capítulo 308) respondem por outros 15% dos casos. O método inicial, mais custo-efetivo e menos invasivo para confirmar a ascite é a US abdominal.

A paracentese diagnóstica é um procedimento seguro, que deve ser realizado em todo paciente com ascite de início recente, mesmo naqueles com coagulopatia. Deve-se utilizar a US como guia em pacientes nos quais a percussão não consegue localizar a ascite ou naqueles em que a

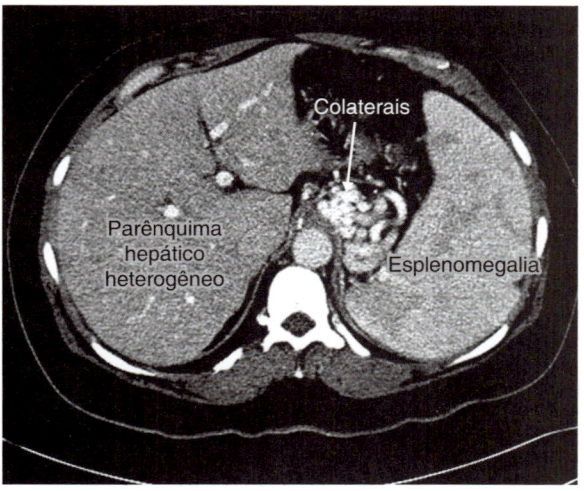

**FIGURA 144.5** Tomografia computadorizada em um paciente com cirrose compensada. O parênquima hepático é heterogêneo, há esplenomegalia e, mais importante, há colaterais portossistêmicos.

primeira tentativa de paracentese não forneceu líquido. O líquido em um paciente com ascite de início recente deve ser sempre avaliado com determinação da albumina (com dosagem simultânea da albumina sérica), proteína total e contagem de leucócitos polimorfonucleares (PMN), e devem-se efetuar culturas bacteriológicas e exame citológico. A contagem de leucócitos PMN e a cultura bacteriológica são úteis para excluir a possibilidade de infecção (peritonite bacteriana espontânea ou secundária), e a avaliação citológica é necessária se houver suspeita de carcinomatose peritoneal. Dependendo do quadro clínico, outras determinações podem ser obtidas no líquido: níveis de glicose e de lactato desidrogenase (se houver suspeita de peritonite bacteriana secundária), esfregaço e cultura para bacilos álcool-acidorresistentes (BAAR) (se houver suspeita de tuberculose peritoneal) e nível de amilase (se houver suspeita de ascite pancreática).

O gradiente de albumina sérico-ascítica e os níveis de proteína do líquido ascítico são úteis no diagnóstico diferencial da ascite (Tabela 144.3). O gradiente de albumina sérico-ascítica correlaciona-se com a pressão sinusoidal e, conseguinte, estará elevado (> 1,1 g/d$\ell$) em pacientes cuja origem da ascite é o sinusoide hepático (p. ex., cirrose e ascite cardíaca). Os níveis de proteína no líquido ascítico constituem um marcador indireto da integridade dos sinusoides hepáticos: os sinusoides normais são estruturas permeáveis, que possibilitam o "extravasamento" de proteínas, enquanto os sinusoides na cirrose estão "capilarizados" e não perdem tanta proteína. As três causas principais de ascite – cirrose, doença maligna ou tuberculose peritoneais e insuficiência cardíaca – podem ser facilmente diferenciadas pela combinação dos resultados do gradiente de albumina sérico-ascítica e conteúdo de proteína total do líquido ascítico. Tipicamente, a ascite cirrótica apresenta um alto gradiente de albumina sérico-ascítica e baixo nível de proteína; a ascite cardíaca tem um elevado gradiente de albumina sérico-ascítica e alto conteúdo de proteína; e a ascite secundária à doença maligna peritoneal apresenta, tipicamente, baixo gradiente de albumina sérico-ascítica e alto conteúdo de proteína. Um nível sérico elevado de peptídio natriurético tipo B apresenta alta acurácia diagnóstica para o diagnóstico de ascite em consequência de insuficiência cardíaca.

### Síndrome hepatorrenal

A síndrome hepatorrenal (SHR) é um diagnóstico de exclusão; entretanto, os pacientes apresentam, tipicamente, ascite que não responde aos diuréticos e, com frequência, hiponatremia. O diagnóstico diferencial inclui condições que agravam a vasodilatação, como sepse, uso de vasodilatadores e paracentese de grande volume não acompanhada de infusão de albumina; condições que diminuem o volume de sangue arterial efetivo, como hemorragia digestiva, diurese excessiva ou diarreia (frequentemente induzida por superdosagem de lactulose); condições que induzem vasoconstrição renal, como AINEs, e lesões nefrotóxicas, como as causadas por aminoglicosídios. Em consequência, o diagnóstico de SHR só pode ser estabelecido após a interrupção de diuréticos, exclusão ou tratamento de qualquer condição que leve ao agravamento do estado hemodinâmico do paciente cirrótico e expansão do volume intravascular com albumina.

### Peritonite bacteriana espontânea

Um alto índice de suspeita e o estabelecimento precoce do diagnóstico são fundamentais no tratamento da PBE. Deve-se efetuar uma paracentese diagnóstica em todo paciente com sintomas ou sinais de PBE, incluindo encefalopatia inexplicável e disfunção renal. Como a PBE é, com frequência, assintomática e frequentemente adquirida na comunidade, deve-se efetuar uma paracentese diagnóstica quando qualquer paciente cirrótico for hospitalizado, independentemente da causa da internação.

| Tabela 144.3 | Uso do gradiente de albumina sérico-ascítica e do nível de proteína total para o diagnóstico da causa da ascite. | |
|---|---|---|
| **CONDIÇÃO** | **GRADIENTE DE ALBUMINA SÉRICO-ASCÍTICA*** | **NÍVEL DE PROTEÍNA TOTAL ASCÍTICA†** |
| Cirrose | Alto | Baixo |
| Ascite maligna | Baixo | Alto |
| Ascite cardíaca | Alto | Alto |

*Alto: mais de 1,1 g/d$\ell$; baixo: menos de 1,1 g/d$\ell$.
†Alto: mais de 2,5 g/d$\ell$; baixo: menos de 2,5 g/d$\ell$.

O diagnóstico de PBE é estabelecido por uma contagem de PMN no líquido ascítico superior a 250/$\mu\ell$. Bactérias são isoladas no líquido ascítico em apenas 40 a 50% dos casos, mesmo com métodos sensíveis, como inoculação diretamente em frasco de hemocultura. A PBE é, na maioria dos casos, uma infecção monobacteriana, habitualmente por microrganismos gram-negativos entéricos. Entretanto, o uso disseminado de profilaxia antibiótica na cirrose resultou em aumento da prevalência de infecção por microrganismos multifármaco-resistentes (MFR). Os anaeróbios e os fungos muito raramente causam PBE; o achado desses microrganismos, bem como uma infecção polimicrobiana, deve levantar suspeita de peritonite bacteriana secundária.

### Encefalopatia hepática

O diagnóstico de encefalopatia hepática franca é principalmente clínico e baseia-se na anamnese e no exame físico, mostrando alterações da consciência e do comportamento, bem como asterixe. Os níveis de amônia não são confiáveis, e existe pouca correlação entre o grau de encefalopatia hepática e os níveis sanguíneos de amônia. Entretanto, níveis elevados (> 150 $\mu$mol/$\ell$) são indicadores de encefalopatia hepática e podem ser úteis na avaliação de um paciente com distúrbios neurocognitivos de origem desconhecida. Testes psicométricos e eletroencefalograma (EEG), que tipicamente mostra ondas lentas generalizadas e ondas trifásicas, são usados, em geral, na pesquisa, mas geralmente não são realizados para diagnóstico clínico. A encefalopatia hepática mínima ou subclínica, que é encontrada em 80% dos pacientes com cirrose, é diagnosticada exclusivamente com base nos resultados anormais dos testes psicométricos e neuropsicológicos de atenção (p. ex., teste de conexão de números, teste de símbolos de dígitos) e função psicomotora (p. ex., tabuleiro com furos e pinos [*grooved pegboard*]). O rastreamento de pacientes cirróticos para encefalopatia hepática mínima não é amplamente recomendado, visto que os exames diagnósticos não estão padronizados, e os benefícios do tratamento são incertos.

### Síndrome hepatopulmonar e hipertensão portopulmonar

Os critérios de diagnóstico para a síndrome hepatopulmonar consistem em hipoxemia com $Pa_{O_2}$ inferior a 80 mmHg ou um gradiente alveoloarterial de oxigênio acima de 15 mmHg, juntamente com evidências de derivação vascular pulmonar no ecocardiograma com contraste (ver Capítulo 49), ou cintilografia com albumina macroagregada marcada com $^{99m}$Tc, demonstrando o desvio anormal de radioatividade para o encéfalo. A hipertensão portopulmonar é diagnosticada pelo achado de pressão arterial pulmonar média superior a 25 mmHg no cateterismo cardíaco direito, contanto que a pressão capilar pulmonar seja inferior a 15 mmHg.

## TRATAMENTO

O tratamento da cirrose deve ter por objetivo ideal a interrupção ou reversão da fibrose. Embora os fármacos antifibróticos não tenham demonstrado reverter consistentemente a fibrose ou melhorar os desfechos em pacientes cirróticos, a erradicação do vírus da hepatite C ou da hepatite B tem sido associada a uma regressão da fibrose. Atualmente, o tratamento da cirrose compensada é direcionado para a prevenção do desenvolvimento de descompensação por meio de (1) tratamento da doença hepática subjacente (p. ex., terapia antiviral da hepatite C ou B), de modo a reduzir a fibrose e evitar a descompensação; (2) evitar fatores passíveis de agravar a doença hepática, como álcool, fármacos hepatotóxicos e infecções virais sobrepostas; e (3) rastreamento para detecção de varizes (para prevenção de hemorragia varicosa) e carcinoma hepatocelular (para o seu tratamento em um estágio inicial) (Figura 144.6).[6] Os probióticos podem reduzir o risco de hospitalização em decorrência de encefalopatia hepática e agravamento clínico da cirrose avançada, porém estável.[A2] O tratamento da cirrose descompensada concentra-se em eventos descompensatórios específicos e na opção de transplante de fígado. Cada vez mais, os dados disponíveis revelam que diferentes terapias para a mesma complicação podem ser aplicadas a pacientes com diferentes perfis de risco, baseando-se, em grande parte, na gravidade da doença (ver Tabela 144.2).

### Varizes e sangramento varicoso

A redução da pressão portal diminui o risco de desenvolvimento de varizes e hemorragia varicosa, bem como o risco de ascite e morte.[7] Os bloqueadores beta-adrenérgicos não seletivos (propranolol, nadolol) reduzem a pressão portal por meio de vasoconstrição esplâncnica e diminuição do fluxo venoso porta. Em pacientes com cirrose e varizes médias ou grandes que nunca sangraram, os agentes betabloqueadores não seletivos reduzem de modo substancial o risco de primeira hemorragia varicosa.[A3] As opções de tratamento têm incluído o propranolol (iniciado em uma dose de 20 mg VO, 2 vezes/dia) e o nadolol (iniciado em uma dose de 20 mg VO, todos os dias), com titulação da dose para promover uma frequência cardíaca em repouso de cerca de 50 a 55 bpm, contanto que a pressão arterial sistólica (PAS) não caia abaixo de 90 mmHg.[A3] Os bloqueadores beta-adrenérgicos também podem diminuir o risco de desenvolvimento de ascite.[A3b] A ligadura endoscópica de varizes (ver Figura 125.3), um tratamento que visa obliterar varizes por meio da colocação de anéis de borracha nas colunas de varizes, é pelo menos tão útil quanto os betabloqueadores não seletivos tradicionais para prevenir a primeira hemorragia varicosa. A ligadura não tem efeito sobre a pressão porta e pode levar à hemorragia em consequência de úlceras induzidas pela própria ligadura. O carvedilol (um betabloqueador não seletivo com propriedades vasodilatadoras, em uma dose de 12,5 mg/dia) demonstrou ser superior à ligadura e reduzir a pressão porta em pacientes que não respondem ao propranolol;[A4] entretanto, seu uso em pacientes com ascite pode não ser aconselhável em razão de seu efeito vasodilatador. Uma conduta racional consiste em iniciar o tratamento com propranolol ou nadolol e utilizar a ligadura em pacientes que não consigam tolerar os betabloqueadores ou que tenham contraindicações para o seu uso. No paciente compensado, o carvedilol pode ser utilizado naqueles que não conseguem tolerar o propranolol ou o nadolol.

A endoscopia para rastreamento deve ser repetida a cada 2 a 3 anos em pacientes sem varizes, a cada 1 a 2 anos em pacientes com pequenas varizes e mais cedo em pacientes com doença descompensada, de modo que o tratamento efetivo possa ser instituído antes que as varizes aumentem de tamanho e sangrem.

Os pacientes com cirrose e hemorragia varicosa necessitam de reanimação em uma unidade de terapia intensiva. Entretanto, deve-se evitar transfusão excessiva, visto que isso pode precipitar sangramento recorrente.[A5] Os níveis de hemoglobina devem ser mantidos em cerca de 8 g/dℓ. Os antibióticos profiláticos devem ser utilizados nesse contexto, não apenas para prevenir infecções bacterianas, mas também para diminuir o sangramento recorrente e a morte. O antibiótico recomendado é o norfloxacino oral, em uma dose de 400 mg 2 vezes/dia, durante 5 a 7 dias, embora a ceftriaxona intravenosa, em uma dose de 1 g/dia durante 5 a 7 dias, seja preferível no caso de doença hepática avançada (desnutrição, ascite, encefalopatia e icterícia) ou naqueles que já estiverem recebendo profilaxia com norfloxacino.

O tratamento específico mais efetivo para o controle da hemorragia varicosa ativa consiste na combinação de um vasoconstritor com terapia endoscópica. Os vasoconstritores seguros incluem a terlipressina, a somatostatina e os análogos da somatostatina, octreotida e vapreotida; esses fármacos podem ser iniciados no momento da internação e continuados durante 2 a 5 dias. Nos EUA, o vasoconstritor atualmente disponível é a octreotida, que é utilizada na forma de *bolus* intravenoso de 50 μg, seguido de infusão de 50 μg/h. A ligadura de varizes esofágicas é a terapia endoscópica preferida para o controle da hemorragia varicosa. Quando o sangramento persiste, apesar do uso de vasoconstritores e da ligadura, o uso de um *stent* esofágico parece ser mais efetivo como ponte para um tratamento mais definitivo e é mais seguro do que o tamponamento por balão, embora possa não reduzir a taxa de mortalidade.[A6]

A derivação intra-hepática portossistêmica transjugular (TIPS) é geralmente recomendada para pacientes que não respondem à terapia convencional (Figura 144.7). Em pacientes com alto risco de insucesso, pacientes com Child C (pontuação de 10 a 13) e pacientes com Child B que apresentam varizes com hemorragia ativa na endoscopia, a colocação profilática de TIPS (24 a 48 horas após a internação) está associada a redução na taxa de insucesso e a melhora significativa da sobrevida. Por conseguinte, a TIPS profilática "precoce" deve ser considerada em subpopulações de pacientes de alto risco com hemorragia varicosa.[8] Embora pacientes com cirrose e coagulopatia (prolongamento da RNI ou diminuição da contagem de plaquetas) corram maior risco de não responder à hemostasia para a hemorragia varicosa ou o sangramento em consequência de procedimentos (ligadura, paracentese, TIPS, cirurgia), nem o fator VII recombinante nem o eltrombopague demonstraram ser benéficos em ensaios clínicos randomizados, e nenhum é recomendado.

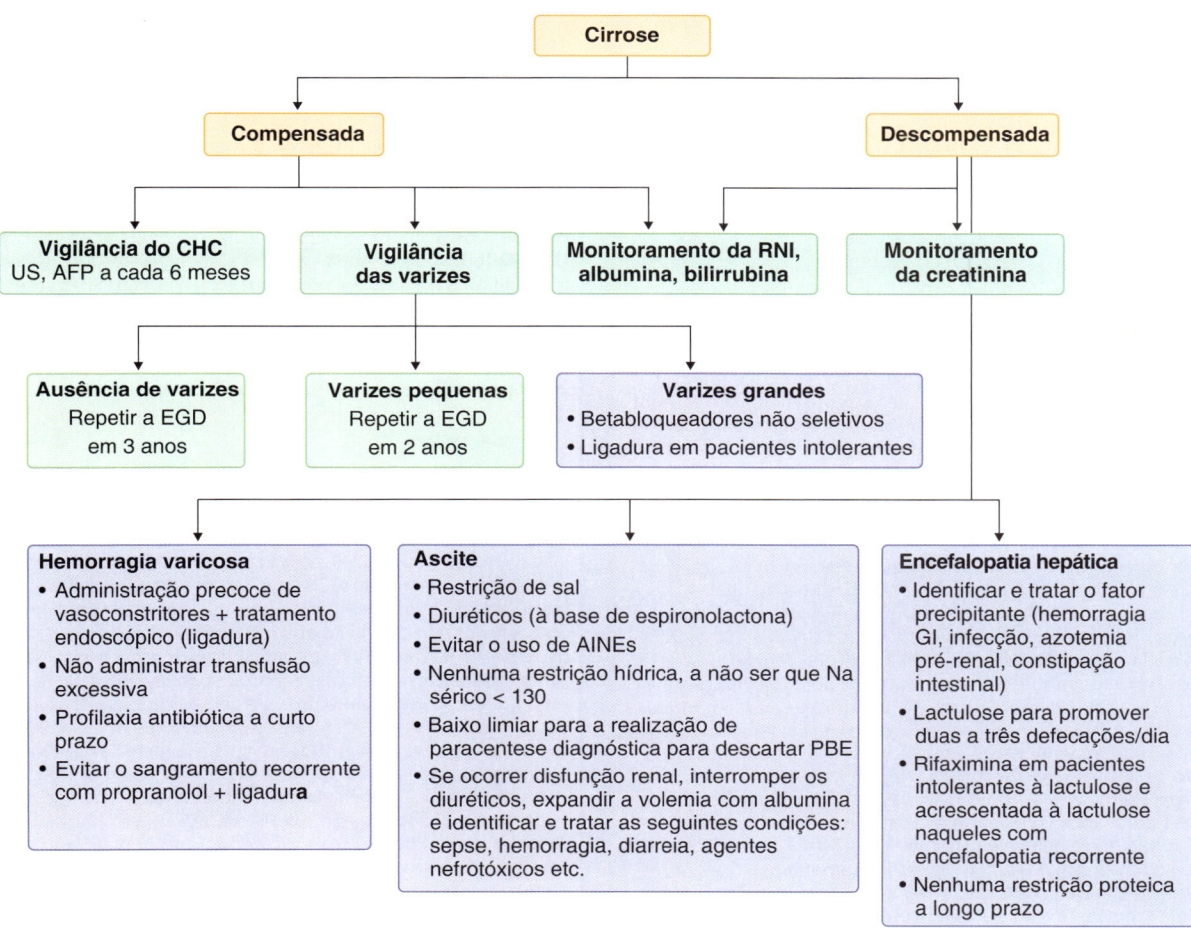

**FIGURA 144.6** Resumo do manejo da cirrose compensada e descompensada. AFP = alfafetoproteína; EGD = esofagogastroduodenoscopia; GI = gastrintestinal; CHC = carcinoma hepatocelular; RNI = razão normalizada internacional; Na = sódio; AINEs = anti-inflamatórios não esteroides; PBE = peritonite bacteriana espontânea; US = ultrassonografia.

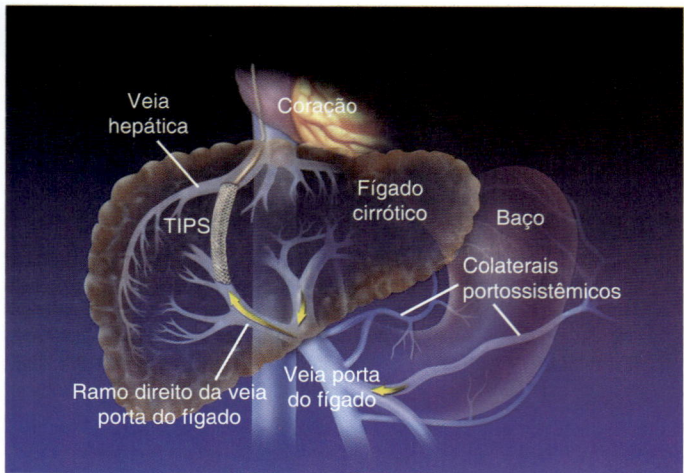

**FIGURA 144.7** *Shunt* (derivação) intra-hepático portossistêmico transjugular (TIPS). Esse *shunt* é efetuado por radiologistas intervencionistas e consiste na colocação de um *stent* de metal expansível (mais frequentemente revestido com politetrafluoroetileno), que conecta um ramo da veia porta do fígado (veia de alta pressão) a um ramo da veia hepática (veia de baixa pressão). O *shunt* descomprime o sistema porta e os colaterais portossistêmicos, e, por conseguinte, é utilizado no tratamento de pacientes selecionados com cirrose e hemorragia varicosa. O *shunt* também descomprime os sinusoides hepáticos e, portanto, é também utilizado no tratamento da ascite refratária.

Após o controle da hemorragia, a recorrência da hemorragia em 1 ano sem tratamento é alta, alcançando cerca de 60%. Por conseguinte, deve-se instituir o tratamento para prevenção deve-se instituir o tratamento para prevenção de sangramento recorrente antes do paciente receber alta. O tratamento recomendado é uma combinação de betabloqueadores não seletivos (propranolol ou nadolol) e ligadura endoscópica de varizes.[A7] A dose de betabloqueadores deve ser a dose máxima tolerada, e deve-se repetir a ligadura endoscópica de varizes a cada 2 a 4 semanas, até que as varizes sejam obliteradas. Os pacientes com TIPS, colocada durante o episódio de hemorragia varicosa aguda, não necessitam de betabloqueadores nem de ligadura, mas precisam de exame periódico com Doppler da derivação para avaliar a sua desobstrução.

O tratamento com derivação, seja cirúrgico ou por meio de colocação radiológica de TIPS, deve ser usado em pacientes com sangramento varicoso persistente ou recorrente, apesar do tratamento farmacológico e endoscópico combinado. Ambos os tipos de derivação são igualmente efetivos, e a escolha dependerá da experiência local. Embora ocorra oclusão frequente no TIPS sem revestimento, os *stents* mais recentes revestidos com politetrafluoroetileno estão associados a menores taxas de oclusão e menores taxas de encefalopatia hepática. Em um ensaio clínico randomizado, os *stents* revestidos foram mais efetivos do que os betabloqueadores na prevenção do sangramento varicoso recorrente em pacientes com cirrose; entretanto, produziram ligeiramente mais eventos adversos, sem aumentar o tempo de sobrevida ou a qualidade de vida.[A8]

### Ascite
A restrição de sal e a administração de diuréticos constituem a base do tratamento da ascite. A ingestão dietética de sódio deve ser restrita a 2 g/dia. Não se recomenda uma dieta mais restritiva, que pode comprometer o estado nutricional do paciente.

A espironolactona, que é mais efetiva do que os diuréticos de alça, deve ser iniciada em uma dose de 100 mg/dia (1 vez/dia, pela manhã). A dose deve ser ajustada a cada 3 a 4 dias até alcançar uma dose efetiva máxima de 400 mg/dia. A furosemida, em dose escalonada de 40 a 160 mg/dia, pode ser iniciada concomitantemente com a espironolactona se a ascite for tensa ou acrescentada subsequentemente se a perda de peso for inadequada ou se houver desenvolvimento de hiperpotassemia com espironolactona isolada. A meta é uma perda de peso de 1 kg na primeira semana e 2 kg/semana, subsequentemente. Entretanto, o uso de diuréticos deve ser reduzido se a taxa de perda de peso for de mais de 0,5 kg/dia em pacientes sem edema periférico ou mais de 1 kg/dia em pacientes com edema periférico. Os efeitos colaterais do tratamento com diuréticos consistem em hiponatremia hipovolêmica, hiperpotassemia, disfunção renal, encefalopatia e, com a espironolactona, ginecomastia dolorosa. O acréscimo de albumina humana a longo prazo (40 g 2 vezes/semana, durante 2 semanas; em seguida, 40 g por semana) à espironolactona e à furosemida consegue melhorar de modo substancial a sobrevida em 18 meses.[A9]

Para os 10 a 20% dos pacientes com ascite que forem refratários aos diuréticos, uma conduta razoável consiste em paracentese de grande volume, destinada a remover todo ou quase todo o líquido, além de albumina, em uma dose intravenosa de 6 a 8 g por litro de ascite removido, sobretudo quando são removidos mais de 5 ℓ de uma só vez. A frequência da paracentese de grande volume é determinada pela velocidade com que a ascite se acumula novamente. O TIPS com *stents* não revestidos é mais efetivo do que a paracentese de grande volume com albumina na prevenção da ascite recorrente, porém está associado a uma taxa mais elevada de encefalopatia. Em pacientes que necessitam de paracentese de grande volume frequente (mais de duas vezes por mês), um TIPS com *stent* revestido com politetrafluoroetileno pode melhorar a sobrevida.[A10] A derivação peritônio-venosa, com uso de um tubo de silicone introduzido por via subcutânea, que transfere a ascite da cavidade peritoneal para a circulação sistêmica, pode ser utilizada em pacientes que não sejam candidatos ao TIPS ou ao transplante de fígado. Bombas de fluxo automático para mobilizar o líquido ascítico para a bexiga podem reduzir a necessidade de paracentese de grande volume e melhorar a qualidade de vida em pacientes com ascite clinicamente intratável.[A11]

### Hiponatremia
Recomenda-se a restrição de líquido para 1,5 ℓ/dia em caso de hiponatremia grave (concentração sérica de sódio < 130 mEq/ℓ), porém a adesão a essa recomendação é precária. Embora os antagonistas dos receptores V2, como a tolvaptana, sejam algumas vezes efetivos para aumentar a excreção de água livre e elevar o nível sérico de sódio em pacientes cirróticos com hiponatremia, eles não têm efeito global na sobrevida e não estão aprovados pela FDA para esse uso, em virtude de sua hepatotoxicidade potencial. Como a hiponatremia é um marcador de disfunção neurológica e aumento da taxa de mortalidade, o uso da tolvaptana (15 mg/dia, com aumento para 30 a 60 mg/dia, se necessário) a curto prazo pode estar indicado apenas como "ponte" até o transplante de fígado em pacientes quando o transplante é iminente (ver Capítulo 145).

### Síndrome hepatorrenal
A SHR é uma lesão renal funcional, que resulta de anormalidades hemodinâmicas em decorrência de doença hepática em estágio terminal e hipertensão portal grave. A síndrome hepatorrenal está associada a alta mortalidade, apesar do tratamento específico. Em consequência, SHR documentada, na ausência de azotemia pré-renal ou de necrose tubular aguda, representa uma prioridade para transplante (ver Capítulo 145). Os tratamentos específicos para a síndrome hepatorrenal que têm sido utilizados como medidas contemporizadoras ("ponte") até o transplante incluem vasoconstritores (terlipressina, norepinefrina, octreotida mais midodrina) juntamente com albumina, TIPS e diálise extracorpórea de albumina, que é um método de diálise de hemofiltração experimental, que utiliza um dialisato de albumina.[9] A maior experiência é com o uso de terlipressina que, em uma dose de 0,5 a 2,0 mg IV, a cada 4 a 6 horas, leva a maior taxa de reversão da síndrome hepatorrenal em comparação com placebo.[A12] Como a terlipressina ainda não está disponível nos EUA, a combinação mais utilizada consiste em octreotida (100 a 200 μg SC, 3 vezes/dia) com midodrina (7,5 a 12,5 mg VO, 3 vezes/dia), com ajuste da dose para obter um aumento de pelo menos 15 mmHg na pressão arterial média. A melhora pode tornar-se clinicamente visível em 7 dias.

### Peritonite bacteriana espontânea
A antibioticoterapia empírica com uma cefalosporina de terceira geração (p. ex., cefotaxima, 2 g IV, a cada 12 horas, ou ceftriaxona, 2 g IV, a cada 24 horas) deve ser iniciada tão logo se estabeleça o diagnóstico e antes da obtenção dos resultados de cultura; a duração mínima do tratamento deve ser de 5 dias. A resposta aos antibióticos empíricos recomendados é significativamente menor em pacientes com infecções associadas aos cuidados de saúde (i. e., infecções que ocorrem em pacientes que estiveram em uma unidade de saúde nos 3 meses anteriores) e particularmente baixa nas infecções hospitalares (i. e., infecções que ocorrem > 48 horas após a hospitalização), visto que mais infecções são causadas por microrganismos MFR. Nesse contexto, antibióticos de espectro mais amplo (p. ex., vancomicina-tazobactam, imipeném, ertapeném [ver Capítulo 100]) devem ser administrados inicialmente e, em seguida, modificados após a obtenção dos resultados de cultura e do antibiograma. Os aminoglicosídios devem ser evitados, em virtude da alta incidência de nefrotoxicidade em pacientes com cirrose.

A paracentese diagnóstica deve ser repetida 2 dias após o início dos antibióticos, quando o número de neutrófilos PMN no líquido ascítico deve ter diminuído em mais de 25% em relação aos valores basais. A ausência de resposta deve levar a investigações complementares para excluir a possibilidade de peritonite secundária. A disfunção renal associada à peritonite bacteriana espontânea pode ser evitada pela administração intravenosa de albumina, sobretudo em pacientes que apresentam alguma evidência de disfunção renal (ureia sanguínea > 30 mg/dℓ e/ou creatinina > 1 mg/dℓ) ou concentração sérica de bilirrubina superior a 4 mg/dℓ por ocasião do diagnóstico. A albumina em uma dose de 1,5 g/kg de peso corporal no momento do diagnóstico, repetida no terceiro dia em uma dose intravenosa de 1 g/kg de peso corporal pode reduzir o risco de insuficiência renal e mortalidade aguda. Entretanto, essa dose é empírica, não deve ultrapassar 100 g por dose e não diminui a taxa de mortalidade em 3 meses de pacientes cirróticos com outras infecções além da peritonite bacteriana espontânea.[A13]

A administração de antibióticos não absorvíveis (ou pouco absorvíveis) pode evitar o desenvolvimento de peritonite bacteriana espontânea e outras infecções na cirrose ao eliminar seletivamente os microrganismos gram-negativos do intestino. Entretanto, o uso disseminado de norfloxacino profilático está associado a uma taxa mais elevada de infecções por microrganismos resistentes a antibióticos. A profilaxia antibiótica prolongada com norfloxacino oral, em uma dose de 400 mg/dia, pode ser justificada apenas em dois grupos: pacientes que se recuperaram de um episódio anterior de peritonite bacteriana espontânea e pacientes que apresentam um nível de proteína ascítica inferior a 1 g/$\ell$ com disfunção hepática e circulatória avançada, conforme evidenciado por icterícia, hiponatremia ou disfunção renal.

### Encefalopatia hepática

O diagnóstico de encefalopatia hepática franca começa pela exclusão de outras causas de alteração do estado mental. Uma vez estabelecido o diagnóstico de encefalopatia hepática, o tratamento envolve a identificação e o tratamento do fator precipitante e a redução dos níveis de amônia.[10] Os fatores precipitantes incluem infecções, diurese excessiva, hemorragia digestiva, elevada carga de proteína oral e constipação intestinal. Os narcóticos e os sedativos contribuem para a encefalopatia hepática via depressão direta da função cerebral. O TIPS é um precipitante comum da encefalopatia hepática, e pode ser necessária a redução ou oclusão do *shunt* (derivação). Entre os agentes cujo objetivo é diminuir a produção de amônia no intestino, a lactulose (15 a 30 m$\ell$ VO, 2 vezes/dia, ajustada para obter duas ou três evacuações de fezes de consistência pastosa diariamente) constitui o tratamento de primeira escolha da encefalopatia franca episódica.[11] Entretanto, a solução eletrolítica de polietilenoglicol 3350 (4 $\ell$ VO ou por tubo nasogástrico durante 4 horas) pode proporcionar uma resposta clínica mais rápida. Outros agentes incluem antibióticos não absorvíveis administrados por via oral, como a rifaximina (550 mg 2 vezes/dia), a neomicina (500 mg a 1 g, 3 vezes/dia) e o metronidazol (250 mg 2 a 4 vezes/dia). Os fármacos que podem aumentar a fixação da amônia no fígado, como a L-ornitina-L-aspartato, benzoato e fenilbutirato de glicerol, estão sendo estudados.

Após a resolução de um episódio de encefalopatia franca, recomenda-se a profilaxia secundária com lactulose. Se um fator precipitante tiver sido identificado e estiver bem controlado, ou quando a função hepática ou o estado nutricional tiverem melhorado, pode-se suspender a terapia profilática. Em pacientes com encefalopatia recorrente, a rifaximina juntamente com lactulose é útil na prevenção de recorrência futura. A mudança da proteína dietética de origem animal para a de origem vegetal pode ser benéfica na encefalopatia recorrente ou persistente; entretanto, a restrição proteica não é necessária e não deve ser usada de maneira crônica. Abordagens experimentais em camundongos podem levar à criação de microbiota intestinal por engenharia para reduzir a atividade da urease, porém não se sabe se essa abordagem pode ser estendida para os seres humanos.[12]

### Complicações pulmonares

A síndrome hepatopulmonar raramente apresenta resolução espontânea, e o tratamento farmacológico é decepcionante. Em geral, não se recomenda o TIPS. O único tratamento viável é o transplante de fígado (ver Capítulo 145).

Por outro lado, o transplante de fígado só está indicado para um subgrupo de pacientes com hipertensão portopulmonar. De fato, uma pressão arterial pulmonar média superior a 45 mmHg representa uma contraindicação absoluta para o transplante de fígado. Nesses pacientes, deve-se considerar o uso de vasodilatadores (ver Capítulo 75).

### Tratamento cirúrgico
#### Transplante de fígado

O transplante de fígado ortotópico (ver Capítulo 145), que é o tratamento definitivo para a cirrose, está indicado quando o risco de morte por doença hepática é maior do que o risco de morte por transplante, conforme determinado por um escore de Child-Pugh de 7 ou mais (ver Tabela 144.2) ou por um escore Model for End-Stage Liver Disease (MELD) de 15 ou mais. O MELD e o MELD-Na (ver Tabela 144.2), que estimam o risco de morte em 3 meses, são utilizados para determinar a prioridade para transplante de fígado. O número disponível de doadores cadavéricos de órgãos é menor do que o número de pacientes que aguardam por um transplante de fígado; em consequência, 15 a 20% dos pacientes que aguardam pelo transplante nos EUA morrem antes da disponibilidade de um órgão.

## PREVENÇÃO PRIMÁRIA

O tratamento da doença hepática subjacente, antes do desenvolvimento de cirrose, constitui uma estratégia de prevenção primária. Como as principais causas de cirrose estão relacionadas com escolhas no estilo de vida, como uso de substâncias injetáveis (ver Capítulo 31), etilismo (ver Capítulo 30), obesidade e sexo sem proteção, os programas de prevenção primária que enfocam estimular abstinência alcoólica, redução do comportamento de alto risco para a infecção por vírus da hepatite, redução do peso e vacinação contra hepatite B constituem estratégias ainda melhores de prevenção.

## PROGNÓSTICO

O prognóstico da cirrose depende do estágio do paciente. Os pacientes com cirrose compensada morrem de doença hepática somente após a passagem para um estágio descompensado. A taxa de sobrevida em 10 anos de pacientes que permanecem no estágio compensado é de cerca de 90%, enquanto a sua probabilidade de descompensação é de 50% em 10 anos. Estudos de coorte iniciais de pacientes com cirrose compensada mostram uma sobrevida mediana de cerca de 10 anos de todos os pacientes, incluindo aqueles nos quais a descompensação se desenvolve com o passar do tempo. De modo geral, a sobrevida mediana após descompensação é de cerca de 2 anos. A sobrevida é ainda menor em pacientes com ascite refratária, hiponatremia ou hemorragia varicosa recorrente e é ainda menor em pacientes hospitalizados com evento de descompensação aguda, nos quais a taxa de mortalidade em 28 dias é de cerca de 30% e correlaciona-se com o número de falências de órgãos. O carcinoma hepatocelular desenvolve-se em uma taxa bastante regular de 3% por ano e está associado a um prognóstico mais sombrio, independentemente do estágio em que se desenvolve.

Os preditores de sobrevida são discretamente diferentes em pacientes compensados e descompensados. Os parâmetros de hipertensão portal (varizes, esplenomegalia, contagem de plaquetas, gamaglobulina) assumem maior importância nos pacientes compensados, enquanto a disfunção renal, a hemorragia e o carcinoma hepatocelular são importantes fatores preditores nos pacientes com cirrose descompensada.[14] Na prática clínica, o escore Child-Pugh é aplicável a todos os pacientes cirróticos, e o escore MELD é utilizado em pacientes descompensados para determinar a prioridade do transplante de fígado (ver Tabela 42.2).

### Recomendações de grau A

A1. Villanueva C, Graupera I, Aracil C, et al. A randomized trial to assess whether portal pressure guided therapy to prevent variceal rebleeding improves survival in cirrhosis. *Hepatology*. 2017;65:1693-1707.
A2. Viramontes Horner D, Avery A, Stow R. The effects of probiotics and symbiotics on risk factors for hepatic encephalopathy: a systematic review. *J Clin Gastroenterol*. 2017;51:312-323.
A3. Kerbert AJ, Chiang FW, van der Werf M, et al. Hemodynamic response to primary prophylactic therapy with nonselective beta-blockers is related to a reduction of first variceal bleeding risk in liver cirrhosis: a meta-analysis. *Eur J Gastroenterol Hepatol*. 2017;29:380-387.
A3b. Villanueva C, Albillos A, Genescà J, et al. β blockers to prevent decompensation of cirrhosis in patients with clinically significant portal hypertension (PREDESCI): a randomised, double-blind, placebo-controlled, multicentre trial. *Lancet*. 2019;393:1597-1608.
A4. Sinagra E, Perricone G, D'Amico M, et al. Systematic review with meta-analysis: the haemodynamic effects of carvedilol compared with propranolol for portal hypertension in cirrhosis. *Aliment Pharmacol Ther*. 2014;39:557-568.
A5. Villanueva C, Colomo A, Bosch A, et al. Transfusion strategies for acute upper gastrointestinal bleeding. *N Engl J Med*. 2013;368:11-21.
A6. Escorsell A, Pavel O, Cardenas A, et al. Esophageal balloon tamponade versus esophageal stent in controlling acute refractory variceal bleeding: a multicenter randomized, controlled trial. *Hepatology*. 2016;63:1957-1967.
A7. Albillos A, Zamora J, Martinez J, et al. Stratifying risk in the prevention of recurrent variceal hemorrhage: results of an individual patient meta-analysis. *Hepatology*. 2017;66:1219-1231.
A8. Holster IL, Tjwa ET, Moelker A, et al. Covered transjugular intrahepatic portosystemic shunt versus endoscopic therapy + beta-blocker for prevention of variceal rebleeding. *Hepatology*. 2016;63:581-589.
A9. Caraceni P, Riggio O, Angeli P, et al. Long-term albumin administration in decompensated cirrhosis (ANSWER): an open-label randomised trial. *Lancet*. 2018;391:2417-2429.
A10. Bureau C, Thabut D, Oberti F, et al. Transjugular intrahepatic portosystemic shunts with covered stents increase transplant-free survival of patients with cirrhosis and recurrent ascites. *Gastroenterology*. 2017;152:157-163.
A11. Bureau C, Adebayo D, Chalret de Rieu M, et al. Alfapump® system vs. large volume paracentesis for refractory ascites: a multicenter randomized controlled study. *J Hepatol*. 2017;67:940-949.
A12. Sridharan K, Sivaramakrishnan G. Vasoactive agents for hepatorenal syndrome: a mixed treatment comparison network meta-analysis and trial sequential analysis of randomized clinical trials. *J Gen Intern Med*. 2018;33:97-102.
A13. Thévenot T, Bureau C, Oberti F, et al. Effect of albumin in cirrhotic patients with infection other than spontaneous bacterial peritonitis. A randomized trial. *J Hepatol*. 2015;62:822-830.

### REFERÊNCIAS BIBLIOGRÁFICAS

*As referências bibliográficas, bem como os outros materiais suplementares deste livro, encontram-se no GEN-IO, nosso ambiente virtual de aprendizagem.*

# 145

## INSUFICIÊNCIA HEPÁTICA E TRANSPLANTE DE FÍGADO

GREGORY T. EVERSON

Nos EUA, cerca de 150 programas realizam aproximadamente 7.500 transplantes de fígado por ano – 95% de doadores cadavéricos e 5% de doadores vivos. Cerca de 14.000 pacientes estão em listas de espera, visto que os receptores que necessitam de transplante hepático excedem enormemente o número de doadores de fígado. A taxa de mortalidade enquanto os pacientes estão na lista de espera é de cerca de 100 a 120 mortes por 1.000 pacientes-ano.

A sobrevida em 5 anos de pacientes transplantados entre 2008 e 2015 foi de cerca de 80% (Figura 145.1), com melhoras recentes no desfecho a curto prazo decorrentes, em grande parte, dos avanços na cirurgia e dos cuidados pós-operatórios.[1] Por outro lado, a falta de melhora além dos 3 meses deve-se a complicações a longo prazo, como hepatite C recorrente (ver Capítulo 140), doença autoimune recorrente (ver Capítulo 140), rejeição crônica de aloenxerto, disfunção renal (ver Capítulo 121), hipertensão arterial (ver Capítulo 70) e diabetes melito (ver Capítulo 216). A terapia antiviral de ação direta da hepatite C crônica deve melhorar o desfecho a longo prazo de pacientes com infecção pelo vírus da hepatite C, porém o aumento da sobrevida a longo prazo de outros pacientes exigirá melhor manejo das complicações crônicas.

## CRITÉRIOS GERAIS DE SELEÇÃO

Sem dúvida alguma, a indicação mais comum para transplante de fígado é a cirrose não colestática (Tabela 145.1). A terapia antiviral de ação direta do HCV reduziu bastante as novas listas e aumentou a saída de listas de espera de transplante entre pacientes com hepatite C crônica. Em consequência, a cirrose alcoólica, a esteato-hepatite não alcoólica e a cirrose criptogênica (provavelmente em razão da esteato-hepatite não alcoólica) provavelmente se tornarão as principais indicações para transplante de fígado. Independentemente de os fígados serem de doadores cadavéricos ou vivos, três questões fundamentais precisam ser consideradas no momento da avaliação.[2,3]

1. O transplante hepático está indicado? O paciente deve ter insuficiência hepática, complicações da doença hepática ou um distúrbio metabólico que seja mais bem tratado por meio de transplante de fígado e para o qual não existam tratamentos alternativos.
2. Existem contraindicações para a realização do transplante (Tabela 145.2)? É preciso identificar a existência de comorbidades passíveis de comprometer o enxerto ou o desfecho do paciente.
3. O paciente será capaz de tolerar e aderir à imunossupressão e ao manejo após o transplante? A incapacidade de cumprir com rigor os cuidados e o manejo após o transplante pode levar à perda do enxerto e à morte do receptor.

### Avaliação médica

Determinados componentes da avaliação médica aplicam-se a todos os receptores potenciais. As sorologias virais caracterizam o estado de infecção atual, exposição prévia ou vacinação relacionada com os vírus da hepatite (ver Capítulo 140), vírus Epstein-Barr (ver Capítulo 353), citomegalovírus (ver Capítulo 352) e vírus da imunodeficiência humana (HIV; ver Capítulo 364). Recomenda-se a colonoscopia para todos os pacientes com mais de 50 anos com a finalidade de excluir a possibilidade de câncer de cólon ou pólipos (ver Capítulo 184), bem como para todos os pacientes com colangite esclerosante primária (ver Capítulo 146) para detectar a possibilidade de retocolite ulcerativa ou doença de Crohn (ver Capítulo 132). Efetua-se uma avaliação cardiopulmonar (ver Capítulos 45, 62 e 79) em pacientes com mais de 50 anos e em qualquer paciente com fatores de risco para DAC, como hipertensão, hipercolesterolemia, história familiar significativa, tabagismo ou diabetes melito. O cateterismo

### Tabela 145.1 Indicações para transplante de fígado.

| CATEGORIA | | PORCENTAGEM DE PACIENTES NA LISTA (N = 14.163) |
|---|---|---|
| Cirrose, não colestática | | 73% |
| Alcoólica | (23%) | |
| Hepatite C + alcoolismo | (4%) | |
| Esteato-hepatite não alcoólica | (14%) | |
| Criptogênica | (5%) | |
| Autoimune | (4%) | |
| Hepatite B | (3%) | |
| Outra | (1%) | |
| Doença hepática colestática | | 9% |
| Colangite esclerosante primária | (5%) | |
| Cirrose biliar primária | (3%) | |
| Outra | (1%) | |
| Neoplasias malignas (principalmente carcinoma hepatocelular) | | 7% |
| Insuficiência hepática aguda | | 2% |
| Doenças metabólicas | | 2% |
| Atresia biliar | | 1% |
| Outras (p. ex., síndrome de Budd-Chiari) ou desconhecida | | 6% |

Dados de Organ Procurement and Transplantation Network em 16 de novembro de 2017. https://optn.transplant.hrsa.gov.

### Tabela 145.2 Contraindicações para transplante de fígado.

Abuso de substâncias ativas e incapacidade de aderir à reabilitação
Suporte social inadequado, disfunção psicossocial extrema, psicose ativa ou outra doença psicossocial subjacente, que torna impossível ao paciente seguir os cuidados peritransplante e o manejo pós-operatório
Doença cardiopulmonar ativa instável
  Cardiopatia isquêmica sintomática, não passível de revascularização
  Hipertensão pulmonar grave (PAP média > 45 mmHg, apesar das intervenções farmacológicas)
Doença maligna ativa incurável
  Doença maligna metastática não hepática
  Hepatoma com invasão macrovascular, metástases extra-hepáticas ou critérios de Milão ou UCSF ultrapassados ou não passíveis de ter o seu estágio reduzido
  Colangiocarcinoma com biopsia transperitoneal percutânea (provavelmente, semeadura pela biopsia), diâmetro do tumor > 3 cm ou disseminação extra-hepática
Sepse ativa, descontrolada e não passível de tratamento ou outra doença infecciosa grave
Infecção ativa pelo HIV com doença definidora de AIDS, altos títulos de RNA do HIV, contagem muito baixa de linfócitos T CD4 ou ausência de resposta à HAART
Anomalia anatômica ou tromboses vasculares extensas impedindo o transplante hepático

AIDS = síndrome de imunodeficiência adquirida; HAART = terapia antirretroviral altamente ativa; HIV = vírus da imunodeficiência humana; PAP = pressão arterial pulmonar; UCSF = University of California, São Francisco.

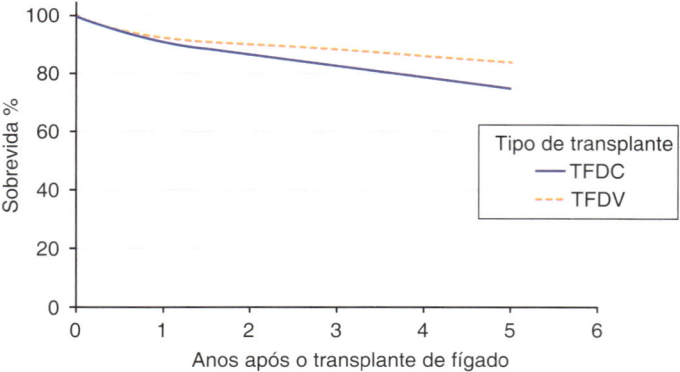

**FIGURA 145.1** Dados da Organ Procurement and Transplantation Network: taxas de sobrevida de pacientes de Kaplan-Meier para transplantes de fígado realizados entre 2008 e 2015, com base nos dados da Organ Procurement and Transplantation Network, em 20 de abril de 2018. TFDC = transplante de fígado de doador cadavérico; TFDV = transplante de fígado de doador vivo.

cardíaco (ver Capítulo 51) é realizado em pacientes com resultados positivos na prova de esforço para confirmar e delinear a extensão da DAC. US, TC e RM são úteis para examinar os ductos biliares (ver Capítulo 138), para excluir a possibilidade de câncer hepatocelular (ver Capítulo 186) ou colangiocarcinoma (ver Capítulo 186) e para determinar a desobstrução das principais estruturas vasculares, como a artéria hepática, o eixo celíaco, a artéria esplênica, a veia porta do fígado e a veia mesentérica superior (ver Capítulo 134).

O princípio básico na consideração do transplante de fígado é o fato de que a sobrevida prevista de um paciente com transplante deve ultrapassar a expectativa de sobrevida sem transplante. No transplante de fígado de doador cadavérico, esse princípio é preenchido por um escore Model for End-Stage Liver Disease (MELD) de aproximadamente 15 (ver Tabela 144.2, no Capítulo 144). Além disso, certas complicações da cirrose (ver Capítulo 144), como a ascite, peritonite bacteriana espontânea, encefalopatia, hemorragia varicosa não controlada, perda nutricional, déficit de desenvolvimento e aparecimento de hepatoma (ver Capítulo 186), diminuem a sobrevida. A avaliação imediata e a inclusão na lista de espera para transplante estão indicadas para qualquer paciente com escore MELD de 15 ou mais, ou com qualquer uma dessas complicações.

Outras complicações que não são consideradas potencialmente fatais também podem ser indicações para considerar o transplante de fígado. Exemplos incluem a doença óssea metabólica, que resulta em osteopenia e fraturas ósseas (ver Capítulos 230 e 231), nutrição inadequada, perda da massa muscular, fadiga intensa, pouca capacidade de concentração e prurido intratável.

Em razão da disponibilidade limitada de doadores de fígado, os centros de transplante precisam selecionar os pacientes que têm maior probabilidade de resultado bem-sucedido. Os pacientes idosos, obesos e descondicionados, bem como aqueles com doença vascular subjacente ou diabetes melito de longa duração, são candidatos inadequados ao transplante de fígado.

### Avaliação cirúrgica
As três fases da cirurgia consistem em dissecção do fígado nativo, a fase anepática e a revascularização do enxerto. A dissecção do fígado nativo, que se caracteriza por dissecção meticulosa e controle imediato dos vasos hemorrágicos, pode ser complicada por obesidade mórbida, hipertensão portal significativa, trombose porta, cirurgia de derivação portossistêmica prévia ou cirurgia abdominal prévia. A duração dessa fase é habitualmente de 1 a 2 horas, e a perda de sangue varia de 0 a 5 unidades de sangue.

Durante a fase anepática, que habitualmente dura de 1,5 a 3 horas e está associada a uma perda de sangue que varia de 0 a 5 unidades, o suprimento vascular do fígado é totalmente interrompido, e o fígado nativo é retirado. Próximo ao final da fase anepática, os vasos são anastomosados, e as veias hepáticas do doador são tipicamente enxertadas na veia cava do receptor com apenas uma anastomose cava. Os receptores com coagulopatia grave, caquexia e deficiências nutricionais podem ter propensão ao sangramento excessivo e a complicações metabólicas.

Após a retirada das pinças venosas, os pacientes correm risco de fibrinólise primária ou coagulopatia de consumo. A anastomose arterial é tipicamente realizada após a retirada das pinças para diminuir o período de isquemia quente.

### Avaliação psicossocial
O paciente encaminhado para transplante de fígado pode ter uma história de consumo abusivo de álcool ou substâncias psicoativas. A avaliação psicossocial é importante para ajudar a determinar o risco de recidiva após o transplante. Nos pacientes com cirrose alcoólica, quase todos os centros de transplante exigem um período mínimo de 6 meses de abstinência documentada e inscrição em programas de educação ou de reabilitação. Um paciente com hepatite alcoólica grave, prognóstico sombrio, suporte social adequado e vontade de aderir à abstinência e reabilitação pode representar uma exceção à diretriz de 6 meses. Outros aspectos-chave da avaliação psicossocial incluem (1) avaliação do paciente à procura de transtorno psiquiátrico subjacente (ver Capítulo 369), a sua gravidade e como deve ser tratado; (2) definir e estabelecer um suporte social e psicológico para o receptor potencial, incluindo família, amigos e companheiros e pessoas importantes; e (3) no transplante de fígado de doador vivo, avaliar os doadores vivos potenciais.

### Atribuição de prioridade: modelo para doença hepática em estágio terminal
A priorização dos candidatos para transplante de fígado nos EUA e a alocação de fígados de doadores cadavéricos baseiam-se no escore MELD ou MELD-Na (ver Tabela 144.2 no Capítulo 144), que varia de 6 (melhor prognóstico) a 40 (pior prognóstico). A taxa de mortalidade em 3 meses aumenta de 10% com um escore MELD de 20 para 60% com um escore MELD de 35 e praticamente para 100% com um escore MELD superior a 40. A sobrevida de um paciente não melhora com o transplante de fígado de doador cadavérico se o escore MELD for inferior a 15. Em consequência, os fígados de doadores cadavéricos devem ser disponibilizados de maneira mais ampla se nenhum paciente local tiver um escore MELD de 15 ou mais. Além disso, a regra SHARE 35 possibilita o compartilhamento regional de um fígado de doador para um paciente regional com escore de 35 ou mais. Pacientes com insuficiência hepática aguda ou pacientes após transplante com falha do enxerto em consequência de trombose da artéria hepática apresentam um escore MELD de 40 e estado de prioridade máxima. Esse sistema de alocação melhorou as taxas de transplante e não alterou a lista de espera ou a taxa de mortalidade pós-transplante. Em pacientes com cirrose (ver Capítulo 144), a hiponatremia (ver Capítulo 108) está associada à síndrome hepatorrenal, ascite e morte por doença hepática. A hiponatremia é um preditor independente de morte até um escore MELD de 30. Em consequência, um escore MELD é agora ajustado para a concentração sérica de sódio na alocação de fígados de doadores cadavéricos (MELD-Na). Outras exceções podem incluir pacientes com síndrome hepatorrenal (ver Capítulo 144), síndrome portopulmonar (ver Capítulo 144), colangiocarcinoma (ver Capítulo 146), fibrose cística (ver Capítulos 83 e 137), polineuropatia amiloide familiar (ver Capítulo 179) e hiperoxalúria primária (ver Capítulo 194) (e-Tabela 145.1).

## INDICAÇÕES ESPECÍFICAS DA DOENÇA PARA TRANSPLANTE

### Insuficiência hepática aguda
A insuficiência hepática aguda é definida como lesão hepática de menos de 26 semanas de duração, razão normalizada internacional de 1,5 ou mais e alteração do estado mental na ausência de doença hepática crônica, exceto doença de Wilson (ver Capítulo 200), hepatite B de aquisição vertical ou hepatite autoimune. Nos EUA, as principais causas de insuficiência hepática aguda são a toxicidade do paracetamol (ver Capítulo 141), suplementos dietéticos, fitoterápicos (ver Capítulo 141), hepatite viral aguda (ver Capítulo 139), hepatite autoimune (ver Capítulo 140), doença de Wilson, envenenamento por cogumelos (ver Capítulos 102 e 141), isquemia hepática aguda (ver Capítulo 134), síndrome de Budd-Chiari, esteatose hepática aguda da gravidez (algumas vezes associado à síndrome HELLP – hemólise, elevação das enzimas hepáticas, baixa contagem de plaquetas; 151 e 226) e infiltração maligna do fígado (ver Capítulo 186). Entretanto, cerca de 5% dos casos são de etiologia incerta, apesar de uma avaliação abrangente.[4] A lesão hepática aguda grave sem encefalopatia hepática tem menos probabilidade de evoluir para a insuficiência hepática com necessidade de transplante se estiver relacionada com a toxicidade do paracetamol, em comparação com outras causas.[5]

### TRATAMENTO
Pacientes com critérios para insuficiência hepática aguda devem ser transferidos para a UTI para monitoramento intensificado, e deve-se entrar em contato com um centro de transplante de fígado para possível transferência do paciente.[6]

Os tratamentos específicos incluem N-acetilcisteína para a hepatotoxicidade do paracetamol (ver Capítulos 102 e 141), N-acetilcisteína associada com silibinina ou penicilina G para o envenenamento por cogumelos (ver Capítulos 102 e 141), N-acetilcisteína e remoção do fármaco agressor para a lesão hepática induzida por fármacos (ver Capítulo 141), análogos dos nucleosídios ou nucleotídios para a hepatite B (ver Capítulo 140), aciclovir para a hepatite por herpes-vírus ou vírus varicela-zóster (ver Capítulos 350 e 351), diálise e quelação do cobre para a doença de Wilson (ver Capítulo 200), corticosteroides para a hepatite autoimune (ver Capítulo 140), parto para esteatose hepática aguda da gravidez e shunt (derivação) intra-hepático portossistêmico transjugular para a síndrome de Budd-Chiari.

Além disso, todas as causas de insuficiência hepática aguda podem provocar várias complicações sistêmicas.

Uma questão crucial no manejo geral de pacientes com insuficiência hepática aguda consiste no monitoramento e tratamento da encefalopatia. A encefalopatia progressiva na insuficiência hepática aguda caracteriza-se pela sua associação com edema cerebral e pressão intracraniana (PIC) elevada. A elevação da PIC é rara em pacientes com encefalopatia de grau I (confusão leve) ou de grau II (agitação psicomotora), porém ocorre em 25 a 35% dos pacientes com encefalopatia de grau III (torpor) e em 65 a 75% dos pacientes com encefalopatia de grau IV (coma, porém reativo à dor profunda). Existe a probabilidade de lesão cerebral irreversível quando a PIC é superior a 50 mmHg e a pressão de perfusão cerebral (pressão arterial média menos PIC) é inferior a 40 mmHg por mais de 2 horas. O transplante de fígado pode estar contraindicado nessas circunstâncias.

Como a amônia pode desempenhar um papel na patogenia do edema cerebral, recomenda-se o uso de lactulose (20 g, a cada 4 a 6 horas)[A1] e/ou rifaximina (550 mg, 2 vezes/dia), sobretudo para graus mais baixos de encefalopatia.[7] Os pacientes com encefalopatia de grau III/IV necessitam de intubação, ventilação mecânica, elevação da cabeceira da cama, sedação (p. ex., propofol, dose inicial de 0,005 mg/kg/min por via intravenosa [IV], dose de manutenção de 0,005 a 0,05 mg/kg/min IV, que pode ser aumentada em incrementos de 0,005 mg/kg/min, a cada 5 minutos) e paralisia (cisatracúrio, dose inicial de 0,1 a 0,2 mg/kg IV, dose de manutenção de 1 a 3 μg/kg/min IV). As crises convulsivas (ver Capítulo 375) devem ser tratadas com fenitoína (dose inicial de 15 mg/kg IV, dose de manutenção de 3 mg/kg a cada 12 horas IV), propofol (dose de ataque de 1 mg/kg IV, manutenção de 3 a 7 mg/kg/hora IV), pentobarbital (dose de ataque de 13 mg/kg IV, manutenção de 2 a 3 mg/kg/hora IV) ou midazolam (dose de ataque de 0,2 mg/kg IV, manutenção de 0,1 a 0,25 mg/kg/hora IV). O levetiracetam (500 [até 1.500] mg a cada 12 horas IV) pode ser utilizado se a função renal estiver preservada. A colocação de um transdutor intracraniano para monitoramento da PIC é desejável, porém coagulopatia subjacente grave pode impedir o seu uso. A PIC elevada pode exigir tratamento com manitol (0,5 a 1,0 mg/kg a cada 4 a 6 horas IV), hiperventilação (pH-alvo de 7,45), pentobarbital (dose prescrita anteriormente) e hipotermia (32 a 34°C). O objetivo dessas intervenções é manter a PIC abaixo de 20 mmHg. Os corticosteroides não melhoram o edema cerebral nem reduzem a PIC na insuficiência hepática aguda, e o seu uso não é recomendado.

Pacientes com insuficiência hepática aguda correm risco aumentado de infecções bacterianas e fúngicas. As infecções comuns incluem sepse do acesso, pneumonia (ver Capítulo 91) e infecção urinária (ver Capítulo 268). Ventilação prolongada, a diálise, os procedimentos invasivos e o uso de múltiplos antibióticos aumentam o risco de infecção fúngica (ver Capítulo 266). As hemoculturas, as culturas de urina e de escarro e de vigilância e as radiografias periódicas de tórax são necessárias a cada 2 dias. A terapia profilática com antibióticos ou com antifúngicos não é atualmente recomendada.

A plasmaférese pode proporcionar benefício ao reduzir a resposta inflamatória sistêmica.[A2] A infusão de solução salina hipertônica e a indução de hipotermia leve não demonstraram ser úteis.

Além da elevação da razão normalizada internacional, muitos pacientes desenvolvem trombocitopenia em decorrência da coagulopatia de consumo (ver Capítulo 166). Entretanto, o uso profilático de transfusão de fatores da coagulação ou de plaquetas deve ser restrito ao tratamento da hemorragia ou ao preparo para procedimentos invasivos.

Os pacientes com insuficiência hepática aguda apresentam baixa resistência vascular sistêmica e pressão arterial média baixa. Em pacientes com PIC elevada, a diminuição da pressão arterial média pode comprometer ainda mais a pressão de perfusão cerebral e o fluxo sanguíneo. A meta da terapia vasopressora é manter a pressão de perfusão cerebral entre 60 e 80 mmHg. O tratamento da hipotensão para manter a pressão arterial média acima de 75 mmHg pode incluir cristaloides contendo dextrose, albumina, norepinefrina e vasopressina (ver Capítulo 98). O cuidadoso monitoramento do estado de volume é de importância crítica, e deve-se ter cuidado para evitar a sobrecarga de volume, que pode agravar o edema cerebral.

A insuficiência renal aguda (ver Capítulo 112) é comum em pacientes com insuficiência hepática aguda, particularmente quando causada por paracetamol, envenenamento por cogumelos ou doença de Wilson. A terapia de substituição renal, quando necessária, deve ser administrada na forma de diálise venovenosa contínua (ver Capítulo 122). Modos intermitentes de hemodiálise devem ser evitados em razão de seus efeitos hemodinâmicos adversos.

Na insuficiência hepática aguda, a hipoglicemia constitui uma complicação comum, que deve ser evitada e controlada por meio de infusões de glicose contínuas. Pode haver necessidade de suplementação com fosfato, magnésio e potássio (ver Capítulo 109). A alimentação enteral (ver Capítulo 204) deve ser iniciada precocemente, e deve-se iniciar a nutrição parenteral (ver Capítulo 204) se houver contraindicação à nutrição enteral.

## Seleção para transplante de fígado

As variáveis clínicas associadas a probabilidade reduzida de recuperação espontânea incluem encefalopatia grave, idade avançada, certas causas (hepatite B, hepatite induzida por fármacos, doença de Wilson), duração prolongada da icterícia, necrose maciça na biopsia de fígado e acentuada diminuição do volume do fígado no exame radiológico. A sobrevida sem transplante em pacientes com insuficiência hepática aguda é de aproximadamente 50% para a toxicidade por paracetamol, hepatite A, fígado de choque e esteatose hepática aguda da gravidez/HELLP, porém de menos de 25% para todas as outras causas. As indicações para inclusão na lista de espera para transplante baseiam-se na gravidade da doença, porém variam discretamente entre países (Tabela 145.3).

O transplante para a insuficiência hepática aguda representa apenas 2% de todos os transplantes de fígado. Cerca de 45% dos pacientes com insuficiência hepática aguda estão na lista de espera para transplante; cerca de 10% morrem enquanto estão nessa lista, cerca de 5% melhoram sem transplante e cerca de 30% são submetidos a transplante hepático. As taxas de sobrevida global em 1 e em 5 anos após transplante de fígado são de 79 e 71%, respectivamente, porém a sobrevida após transplante é melhor para pacientes com superdosagem aguda de paracetamol e pior para pacientes com encefalopatia grave antes do transplante. O transplante de fígado de doador vivo e de fígado auxiliar podem ser considerados, porém o seu uso é controverso.

## Insuficiência hepática crônica

A cirrose alcoólica (ver Capítulo 144), que agora constitui a principal indicação para transplante de fígado nos EUA, permanece controversa, visto que muitos pacientes com abstinência total de álcool podem se recuperar a ponto de o transplante não estar mais indicado. Tipicamente, os candidatos a transplante precisam aderir a pelo menos 6 meses de reabilitação e documentar a abstinência de álcool por meio de exames de urina ou de sangue. Os fatores de risco para não adesão e retorno ao uso de álcool incluem abuso de diversas substâncias psicoativas, suporte social precário, desemprego e doença psiquiátrica subjacente. Entretanto, pacientes adequadamente selecionados e que aderem às exigências apresentam excelentes resultados pós-transplante, embora 8 a 33% retornem a certo grau de consumo de álcool. As taxas de sobrevida em 1, 3 e 5 anos variam de 81 a 92%, 78 a 86% e 73 a 86%, respectivamente.

O transplante para hepatite alcoólica é ainda mais controverso. Em um estudo não randomizado de sete unidades de transplante de fígado na França, foi sugerido que pacientes cuidadosamente selecionados com hepatite alcoólica grave poderiam se beneficiar de modo substancial do transplante hepático, com taxa de sobrevida em 2 anos de 77% com o transplante, em comparação com 23% sem transplante. Apesar da falta de confirmação por ensaios clínicos controlados de maior porte, um número crescente de casos de hepatite alcoólica grave está sendo submetido a transplante de fígado.

A esteato-hepatite não alcoólica (ver Capítulo 143) tornou-se cada vez mais uma indicação de transplante de fígado e acredita-se que exceda a

**Tabela 145.3** Critérios para a seleção de pacientes com insuficiência hepática aguda para transplante de fígado.

**KING'S COLLEGE, LONDRES, REINO UNIDO**

Toxicidade do paracetamol
  Acidose (pH < 7,3) ou
  RNI > 6,5 + creatinina > 3,4 mg/dℓ

Outras causas de insuficiência hepática aguda
  RNI > 6,5 ou
  Três dos seguintes critérios:
    Idade < 10 anos ou > 40 anos
    Hepatite não A, não B ou doença induzida por fármacos
    Duração da icterícia antes da encefalopatia > 7 dias
    RNI > 3,5
    Bilirrubina > 17,5 mg/dℓ

**HÔPITAL PAUL-BROUSSE, VILLEJUIF, FRANÇA**

Para todas as causas de insuficiência hepática aguda:
  Encefalopatia hepática e
  Fator V < 20% do normal em pacientes com menos de 30 anos ou
  Fator V < 30% do normal em pacientes a partir de 30 anos

RNI = razão normalizada internacional.

prevalência da hepatite C crônica e da doença hepática alcoólica na lista de espera dos EUA.[8,9] Apesar da preocupação sobre a doença metabólica subjacente, com seu risco aumentado de doença cardiovascular e neoplasia maligna, as taxas atuais de sobrevida em 1, 3 e 5 anos assemelham-se àquelas de outros receptores. O maior risco de morte cardiovascular após transplante na esteato-hepatite não alcoólica é compensado por menor risco de fracasso do enxerto.

A cirrose (ver Capítulo 144) decorrente do vírus da hepatite C (ver Capítulo 140) continua sendo uma indicação comum nos EUA para transplante de fígado, porém sua frequência está diminuindo com a prevenção da progressão para cirrose pela terapia antiviral efetiva. A hepatite C sofre recorrência universal no aloenxerto hepático de receptores que apresentam viremia por ocasião do transplante de fígado e está associada a perda precoce do enxerto e morte do paciente; entretanto, a terapia antiviral de ação direta (ver Capítulo 140), antes ou depois do transplante de fígado,[10] é altamente efetiva para reduzir a recorrência e eliminar o vírus da hepatite C após transplante, caso haja recorrência. O esquema atual mais comum (combinação de ledipasvir, sofosbuvir e ribavirina) produz taxas de resposta virológica sustentadas de aproximadamente 90% em pacientes que apresentam cirrose descompensada e em receptores de transplante que têm hepatite C recorrente e fibrose avançada ou cirrose.[11]

Com o advento de esquemas antivirais efetivos, os resultados após transplante em pacientes transplantados para hepatite B (ver Capítulo 140) estão, hoje, entre os melhores para qualquer indicação, com taxa de sobrevida em 3 anos de 87%. Nos EUA, os receptores potenciais são tratados antes do transplante com monoterapia com tenofovir ou entecavir, que é mantida indefinidamente no período pós-transplante.

Os pacientes com carcinoma hepatocelular (ver Capítulo 186) são candidatos ao transplante de fígado, a não ser que tenham grandes tumores, tumores multicêntricos, invasão macrovascular ou disseminação extra-hepática. Os critérios de Milão recomendam o transplante para carcinoma hepatocelular isolado com menos de 5 cm de diâmetro ou até três carcinomas hepatocelulares, em que nenhuma lesão isolada tem mais de 3 cm de diâmetro. A sobrevida pós-transplante de pacientes que preenchem esses critérios de Milão assemelha-se àquela de pacientes transplantados para outras indicações. Os critérios da University of California, San Francisco (UCSF), recomendam o transplante para tumor único com menos de 6,5 cm de diâmetro, ou até cinco tumores com diâmetro cumulativo total de menos de 8,5 cm. Os pacientes que apresentam uma "redução do estágio" por quimioembolização transarterial ou outros tratamentos locorregionais da UCSF para os critérios de Milão apresentam um desfecho pós-transplante semelhante ao de pacientes que inicialmente preencheram os critérios de Milão.

A rara variante fibrolamelar do carcinoma hepatocelular constitui apenas 0,85% de todos os casos de câncer de fígado primário. Em comparação com os pacientes com carcinoma hepatocelular típico, os pacientes com carcinoma fibrolamelar são mais jovens (idade média, 39 anos *versus* 65 anos) e mais provavelmente do sexo feminino (52% *versus* 26%) e brancos (85% *versus* 57%). O carcinoma fibrolamelar caracteriza-se por bandas largas de fibrose, sem associação com cirrose, crescimento lento e ressecção mais fácil. Embora as taxas de recorrência do carcinoma fibrolamelar após transplante sejam semelhantes às do carcinoma hepatocelular padrão, a sobrevida em 5 anos é mais alta em pacientes com carcinoma fibrolamelar.

O colangiocarcinoma (ver Capítulo 186), na ausência de doença biliar ou hepática subjacente, manifesta-se tipicamente em pacientes idosos com comorbidades significativas e não é uma indicação para transplante de fígado. Em contrapartida, o colangiocarcinoma que surge em pacientes mais jovens com doença biliar subjacente, como colangite esclerosante primária (ver Capítulo 146), pode ser considerado para transplante se o estadiamento for negativo para invasão vascular, linfática ou neural. As taxas de sobrevida pós-transplante em 2 e em 5 anos de pacientes com colangiocarcinoma limitado à região peri-hilar do fígado e que receberam quimiorradioterapia adjuvante são de 78 e 65%, respectivamente. Os fatores associados a recorrência precoce e diminuição da sobrevida incluem diâmetro do tumor de mais de 3 cm, realização de biopsia transperitoneal percutânea do tumor, doença metastática por ocasião da cirurgia e história pregressa de neoplasia maligna.

Outras neoplasias malignas hepáticas primárias – hemangioendoteliomas epitelioides, hemangiossarcomas e hepatoblastomas – representam menos de 10% de todos os tumores submetidos a transplante. Acredita-se que o hemangioendotelioma epitelioide seja, em geral, de natureza indolente, e as sobrevidas relatadas após o transplante têm sido favoráveis. Por outro lado, o hemangiossarcoma recorre universalmente, de modo que o transplante está contraindicado.

Em pacientes com metástases hepáticas de tumores endócrinos primários, como tumor carcinoide (ver Capítulo 219), gastrinoma, insulinoma, glucagonoma e VIPoma (ver Capítulos 217 e 219), é melhor limitar o transplante de fígado a pacientes com metástases confinadas ao fígado e que não respondam à quimioterapia, às terapias ablativas locais, à ressecção cirúrgica e à terapia hormonal. Mesmo em pacientes altamente selecionados, a recorrência do tumor é a regra, com taxas de sobrevida em 5 anos após transplante de 52%, porém com uma taxa de sobrevida sem doença em 5 anos de apenas 30%.

Na cirrose biliar primária (ver Capítulo 144), a sobrevida média em pacientes com níveis séricos de bilirrubina acima de 10 mg/d$\ell$ é de apenas 1,4 ano. Em contrapartida, as taxas de sobrevida atuariais em pacientes submetidos ao transplante de fígado são de 83%, 78% e 67% em 1, 5 e 10 anos, respectivamente. Embora a cirrose biliar primária possa recorrer no aloenxerto, a recidiva raramente leva à falha do enxerto, ao retransplante ou à morte do paciente.

Entre pacientes com colangite esclerosante primária, as taxas de sobrevida em 1, 2, 5 e 10 anos após transplante de fígado são, respectivamente, de 94, 92, 86 e 70%. A colangite esclerosante primária recorre após o transplante em uma taxa de cerca de 4% ao ano, e, em certas ocasiões, a colangite esclerosante primária recorrente pode progredir e necessitar de retransplante.

Colangiocarcinoma ocorre em até 30% dos pacientes com colangite esclerosante primária. O colangiocarcinoma infiltra difusamente os ductos biliares, o parênquima hepático, os elementos neurais, vasos linfáticos e tecidos adjacentes. O colangiocarcinoma que complica a colangite esclerosante primária, antes ou depois do transplante, reduz a sobrevida, embora o desfecho seja excelente se for detectado durante um exame de imagem de vigilância, se receber quimiorradioterapia adjuvante e se, em seguida, for removido com o explante durante o transplante.

Nos pacientes com hepatite autoimune (ver Capítulo 140), as taxas de sobrevida do paciente em 1 ano após transplante de fígado variam de 83 a 92%, com taxa de sobrevida em 10 anos estimada em 75%. Há recorrência em 17% dos pacientes depois de 4,6 ± 1 anos, e, em certas ocasiões, um paciente com hepatite autoimune recorrente necessitará de retransplante.

Na hemocromatose (ver Capítulo 201), o transplante de fígado produz agora taxas de sobrevida em 1, 3 e 5 anos semelhante àquelas de todos os outros receptores de transplante. Os pacientes com hemocromatose que são considerados para transplante hepático devem ser submetidos a rastreamento para carcinoma hepatocelular e também devem efetuar uma avaliação cardiológica completa. Não se sabe ao certo se a flebotomia antes do transplante aumenta a sobrevida.

Pacientes com deficiência de alfa$_1$-antitripsina ZZ ($n$ = 50) ou SZ ($n$ = 23) (ver Capítulo 137) apresentam desfechos excelentes após transplante de fígado. A avaliação pulmonar é de importância crítica, visto que um terço dos adultos transplantados em decorrência de deficiência de alfa$_1$-antitripsina apresentarão doença respiratória obstrutiva subjacente significativa, que tipicamente se estabiliza e, em seguida, melhora após o transplante de fígado, embora algumas vezes evolua apesar do transplante.

O transplante de fígado raramente está indicado para pacientes com doença hepática policística, porém é bem-sucedido no alívio dos sintomas de plenitude abdominal, saciedade precoce e queixas relacionadas. O desfecho após o transplante é melhor para pacientes que apresentam doença hepática policística isolada, em comparação com o fígado policístico no contexto da doença renal policística (ver Capítulo 118), ressaltando, assim, a maior morbidade e mortalidade associadas a doença renal cística.

Em pacientes com hiperoxalúria primária, que é herdada como traço autossômico dominante, o transplante de fígado é necessário para remover a fonte de produção excessiva de oxalatos e interromper a progressão da doença renal. Para pacientes com polineuropatia amiloide familiar, que é uma amiloidose sistêmica herdada e fatal causada por uma mutação pontual no gene da transtirretina, o transplante hepático interrompe a produção da variante de transtirretina amiloidogênica, impede a progressão da doença e aumenta de modo substancial a sobrevida.

Um número cada vez maior de pacientes infectados pelo HIV está sendo considerado para transplante de fígado, principalmente em decorrência da coinfecção pelo vírus da hepatite C. Os critérios de seleção incluem a ausência de AIDS ou de doença definidora de AIDS, contagens adequadas de linfócitos T CD4, baixos níveis de HIV e ausência de resistência às terapias antirretrovirais altamente ativas. A taxa de sobrevida global em 3 anos após o transplante é de 60% na coinfecção pelo HIV/vírus da hepatite C, em comparação com 79% na monoinfecção pelo vírus da hepatite C.

## FATORES DE RISCO PARA DESFECHO INSATISFATÓRIO APÓS TRANSPLANTE DE FÍGADO

Os pacientes com mais de 60 anos apresentam sobrevida cerca de 10% menor em consequência de infecção, complicações cardíacas, doença neurológica e doença maligna. A sobrevida também é menor em pacientes com cardiopatia isquêmica, diabetes melito, tabagismo persistente ou doença pulmonar obstrutiva crônica (DPOC), embora os pacientes submetidos a transplante de fígado para deficiência de alfa$_1$-antitripsina possam demonstrar melhora nos resultados das provas de função pulmonar. A sobrevida do enxerto é, em geral, melhor no transplante ABO compatível[12] e discretamente melhor no caso de doadores com morte encefálica, em comparação com doação controlada após morte cardíaca.[13] A preservação normotérmica do fígado doador parece ser preferível à conservação em frio. A3 A sobrevida após transplante de fígado de um paciente que teve morte circulatória apresenta 10 pontos percentuais abaixo do que a sobrevida após transplante de fígado de um paciente que teve morte neurológica, porém é ainda muito melhor do que o resultado observado sem transplante hepático.[13b]

## TRANSPLANTE DE FÍGADO DE DOADOR VIVO EM ADULTOS

O transplante de doador vivo é uma opção para acelerar o transplante de pacientes adultos com doença hepática terminal.[14] O transplante de fígado de doador vivo já constitui a forma mais comum de transplante hepático na Ásia, onde as barreiras culturais limitaram a doação de fígado de doadores cadavéricos, porém representa apenas 5% de todos os transplantes de fígado de adultos nos EUA. Nos adultos, tanto o lobo esquerdo quanto o direito podem ser usados, porém a maioria dos especialistas nos EUA prefere o lobo hepático direito. Nesse procedimento, todo o fígado nativo do receptor é removido e substituído pelo lobo direito do fígado de um doador vivo (Figura 145.2).

A principal vantagem clínica do transplante de fígado de doador vivo é a redução na mortalidade do receptor, relacionada, em grande parte, à redução da mortalidade pré-transplante entre pacientes que, de outro modo, estariam aguardando por muito tempo em uma lista de espera. Por outro lado, a sobrevida a curto prazo e a sobrevida a longo prazo após transplante são quase idênticas no transplante de fígado de doador vivo e transplante de doador cadavérico.

A principal desvantagem do transplante de fígado de doador vivo é a segurança do doador. A maioria dos doadores é submetida a hepatectomia direita bem-sucedida e sem intercorrência; entretanto, ocorrem complicações significativas, como extravasamento de bile e infecção, em 10 a 20% dos pacientes, e a taxa de mortalidade entre doadores vivos é de 0,2%. Na maioria dos doadores, a qualidade de vida retorna ao nível basal em 6 meses, embora sejam comuns queixas abdominais leves e dor. Mais de 90% dos pares doador-receptor relatam que voltaram às suas atividades originais antes da doação em 1 ano.

## DESFECHOS DOS RECEPTORES APÓS TRANSPLANTE DE FÍGADO

Os receptores de transplante de fígado de doadores cadavéricos ou vivos podem se deparar com diversas complicações que ocorrem em diferentes momentos após o transplante (Figura 145.3). A lesão do enxerto nos primeiros 3 dias resulta, com mais frequência, de ausência de função primária ou trombose da artéria hepática. As causas menos comuns de disfunção do enxerto durante esse período incluem rejeição hiperaguda,

Hepatectomia de doador no TFDV

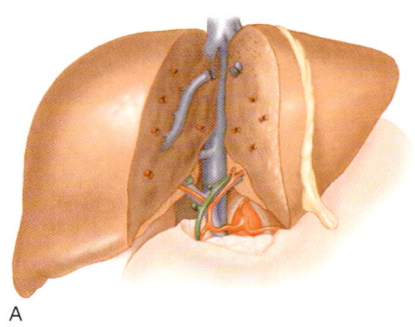

A

Cirurgia do receptor no TFDV

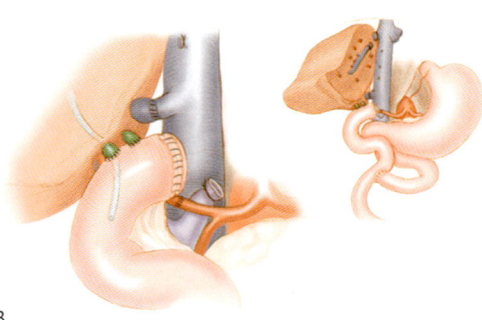

B

**FIGURA 145.2** Hepatectomia de doador vivo aparentado (A) e implantação ortotópica de enxerto do lobo direito (B). TFDV = transplante de fígado de doador vivo.

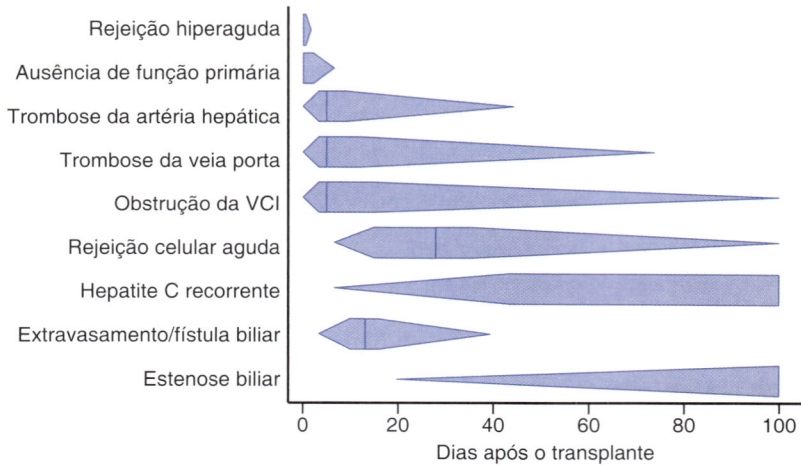

**FIGURA 145.3** A sequência temporal na disfunção do enxerto varia de acordo com a etiologia. A rejeição hiperaguda é rara (incompatibilidade ABO), porém ocorre nas primeiras horas a dias. A ausência de função primária, a trombose vascular e as fístulas biliares constituem eventos iniciais, e os episódios de rejeição aguda começam depois dos primeiros 7 dias. A hepatite C recorrente pode ser precoce, porém tipicamente manifesta-se depois das primeiras 2 a 3 semanas após o transplante. As estenoses biliares evoluem de forma mais lenta e tendem a ser eventos tardios. VCI = veia cava inferior.

trombose da veia porta e obstrução da veia cava inferior. A disfunção do enxerto em 3 a 14 dias está mais comumente relacionada com rejeição celular aguda, infecção recorrente pelo HCV, trombose da artéria hepática ou fístula biliar ou colangite. As causas infrequentes de disfunção durante esse período consistem em trombose da veia porta, hepatotoxicidade por fármacos e colestase funcional. As causas mais comuns de disfunção do enxerto entre 14 dias e 3 meses incluem rejeição do aloenxerto, infecção recorrente pelo vírus da hepatite C, complicações biliares, hepatite por CMV e hepatotoxicidade por fármacos. As tromboses vasculares raramente se manifestam depois dos primeiros 3 meses, e a recorrência da hepatite B (em pacientes não tratados) é, tipicamente, retardada em mais de 1 mês.

A forma mais grave de disfunção precoce do enxerto é a ausência de função primária, que se caracteriza por insuficiência hepática aguda (encefalopatia, ascite, coagulopatia, instabilidade hemodinâmica), elevação das enzimas hepáticas e falência de múltiplos órgãos (insuficiência renal e complicações pulmonares). A ausência de função primária é observada em apenas 1% dos receptores após transplante de fígado de doadores vivos, visto que o enxerto é rapidamente implantado após ter sido removido do doador, porém em 7 a 8,5% dos receptores após transplante de fígado de doador cadavérico. Entre 20 e 45% dos receptores apresentam hemorragia pós-operatória, incluindo 5 a 15% que necessitarão de reoperação em decorrência de hemorragia. Hemorragia é a segunda causa de morte após a infecção.

A trombose da artéria hepática, que ocorre como complicação em 3 a 10% dos transplantes de fígado em adultos, constitui uma das principais causas de falha do enxerto no período pós-operatório imediato. Manifesta-se com febre, bacteriemia de origem biliar e elevações súbitas das enzimas hepáticas. O exame inicial preferido da artéria hepática é a US com Doppler, seguida por angiografia se a US for positiva. Em geral, há necessidade de revascularização emergente para a sobrevida do enxerto.

## Trombose da veia porta do fígado

A trombose da veia porta, que é menos comum do que a trombose da artéria hepática, manifesta-se na forma de insuficiência hepática e hipertensão portal. A hipertensão portal pode ser tratada por trombectomia radiológica, terapia lítica, *stenting* da estenose subjacente da veia porta ou cirurgia de derivação descompressiva; entretanto, os pacientes com disfunção hepática significativa devem ser considerados como candidatos à revascularização ou retransplante.

A obstrução do fluxo venoso hepático pode-se manifestar clinicamente por disfunção hepática, coagulopatia e icterícia ou até mesmo por hepatomegalia e ascite. A obstrução crônica do fluxo com preservação da função do enxerto pode ser tratada de maneira conservadora com terapia diurética, avaliação radiológica das anastomoses venosas e angioplastia ou *stenting* da estenose do fluxo; entretanto, a obstrução aguda do fluxo pode ameaçar o enxerto e vida do paciente, exigindo revisão imediata da anastomose do fluxo.

Ocorrem complicações, extravasamentos e estenoses biliares após cerca de 5 a 30% de todos os transplantes de fígado, habitualmente nos primeiros 3 meses. A cintilografia biliar pode ser diagnóstica no caso de grandes extravasamentos biliares, porém a colangiografia pode ser necessária para pequenos extravasamentos contidos. As estenoses biliares anastomóticas são focais e localizadas na coledococoledocostomia ou coledocoenterostomia, enquanto as estenoses isquêmicas são múltiplas e difusas. Os pacientes podem apresentar icterícia, colangite ou elevações assintomáticas dos resultados das provas de função hepática. As estenoses podem ser complicadas por coledocolitíase. A colangiografia é o padrão de referência para o diagnóstico de estenoses biliares, bem como para o seu tratamento com dilatação e colocação de *stent*. A revisão cirúrgica é reservada para pacientes nos quais esses procedimentos não têm sucesso, porém as estenoses isquêmicas difusas podem exigir retransplante.

A rejeição, que ocorre em cerca de 15 a 30% dos transplantes de fígado, em geral é observada inicialmente como rejeição aguda nos primeiros 30 dias. Qualquer rejeição aguda que ocorra depois de 30 dias deve levantar a suspeita de níveis subterapêuticos de fármacos imunossupressores, interações medicamentosas que afetam os níveis de imunossupressão ou falta de adesão do paciente ao esquema médico. Os pacientes são, em sua maioria, assintomáticos, embora possa ocorrer febre, mal-estar, dor abdominal e agravamento da hipertensão portal, com manifestações clínicas associadas. A biopsia de fígado é essencial para o diagnóstico. Os achados clássicos consistem em infiltrado inflamatório misto de linfócitos, plasmócitos, eosinófilos e neutrófilos, colangite destrutiva não supurativa e endotelialite (Figura 145.4). O tratamento consiste em pulsos de metilprednisolona (1 g/dia IV, durante 1 a 3 dias) e redução gradativa com prednisona oral. Os pacientes que não conseguem responder ao tratamento com corticosteroides podem ser recuperados por meio de terapia antilinfócitos T, como timoglobulina. Em alguns casos em que a rejeição aguda pode ser mediada por linfócitos B, plasmaférese e tratamento antilinfócitos B (p. ex., rituximabe, 100 a 375 mg/m² por semana, para duas ou três doses) podem ser necessários. Perda do enxerto decorrente de rejeição aguda é rara.

Ocorre rejeição crônica do aloenxerto em 2 a 3% dos transplantes de fígado. Os pacientes podem ser assintomáticos no início da evolução ou podem apresentar icterícia ou prurido posteriormente. Os resultados dos exames laboratoriais revelam elevação das enzimas hepáticas colestáticas, como fosfatase alcalina ou gamaglutamiltransferase e bilirrubina. A biopsia hepática revela escassez de inflamação, fibrose porta e perda dos ductos biliares intralobulares e interlobulares. A rejeição crônica responde precariamente à terapia imunossupressora e, com frequência, progride para a perda do enxerto, necessidade de retransplante e, por fim, morte.

## Infecções

A maioria das complicações infecciosas do transplante de fígado ocorre nos primeiros 3 meses após o transplante (Figura 145.5). As infecções bacterianas e mucocutâneas por herpes-vírus (ver Capítulo 350) ou *Candida* (ver Capítulo 318) dominam o período pós-transplante imediato. Outras infecções virais (como citomegalovírus [ver Capítulo 352], vírus Epstein-Barr [ver Capítulo 353], vírus varicela-zóster [ver Capítulo 351] e

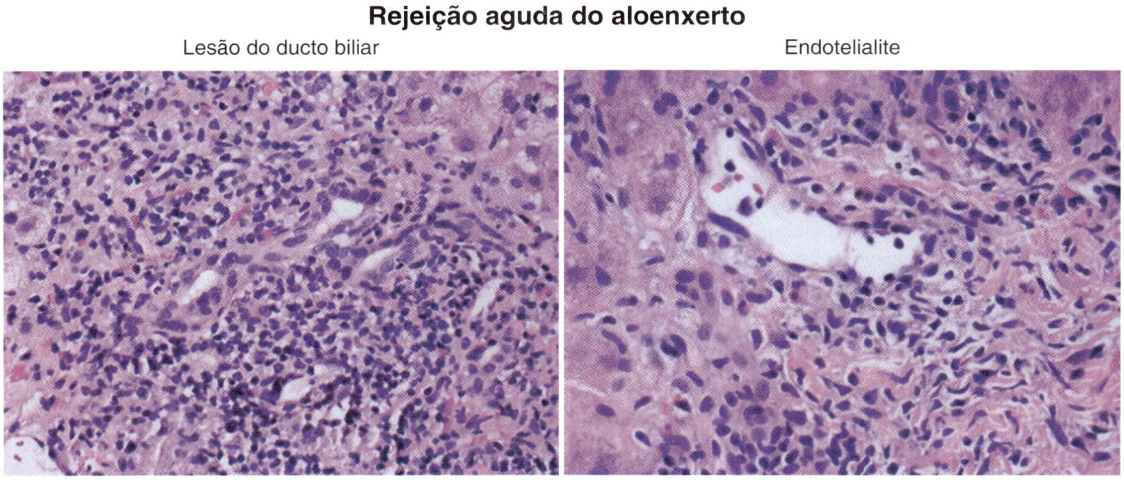

### Rejeição aguda do aloenxerto
Lesão do ducto biliar          Endotelialite

**FIGURA 145.4** Histologia hepática da rejeição aguda de aloenxerto (coloração pela hematoxilina e eosina). A resposta inflamatória imune concentra-se ao redor da tríade porta, e as características típicas consistem em infiltrado celular misto (eosinófilos, neutrófilos, plasmócitos, linfócitos), colangite linfocítica e endotelialite.

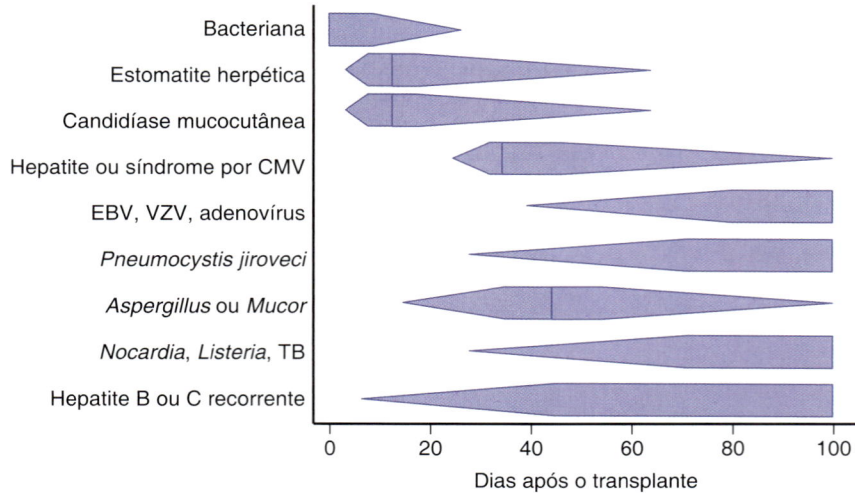

**FIGURA 145.5** A sequência temporal das complicações infecciosas varia de acordo com o tipo de infecção. As infecções bacterianas e mucocutâneas virais ou por *Candida* ocorrem precocemente, enquanto a maioria das outras infecções ocorre depois das primeiras 2 ou 3 semanas após o transplante. CMV = citomegalovírus; EBV = vírus Epstein-Barr; VZV = vírus varicela-zóster; TB = tuberculose.

adenovírus [ver Capítulo 341]), a infecção por *Pneumocystis jiroveci* (ver Capítulo 321) ou infecções fúngicas tendem a ocorrer ou sofrer ativação depois dos primeiros 30 dias. A replicação do HCV começa imediatamente após o transplante em pacientes que apresentam viremia no momento do transplante, e a hepatite recorrente pode surgir já com 7 dias, porém cursa de maneira mais característica depois de 30 dias. O tratamento com esquemas antivirais de ação direta é altamente efetivo para a erradicação da infecção recorrente pelo vírus da hepatite C pós-transplante. As estratégias atuais com análogos de nucleosídios ou nucleotídios e imunoglobulina anti-hepatite B (ver Capítulos 140) eliminaram essencialmente a hepatite B recorrente.

Cerca de 80 a 90% dos adultos submetidos a transplante de fígado apresentam evidências sorológicas de exposição prévia ao CMV. Os receptores que têm sorologia positiva para citomegalovírus ou que receberam o fígado de um doador positivo para citomegalovírus correm risco de síndrome do citomegalovírus (doença gripal) ou hepatite por citomegalovírus. A hepatite por CMV exige biopsia de fígado para o seu diagnóstico (e-Figura 145.1). O maior risco é observado em um receptor citomegalovírus-negativo que recebe um fígado de um doador CMV-positivo (risco de cerca de 60% para doença por CMV). A profilaxia com valganciclovir oral (900 mg/dia VO), durante os primeiros 90 dias após o transplante, reduz efetivamente o risco de doença por citomegalovírus.

### Medicação imunossupressora

As medicações imunossupressoras são manipuladas por especialistas no centro de transplante de fígado do paciente.[15] Entretanto, o profissional de atenção primária deve ter conhecimento dos fármacos imunossupressores de manutenção típicos, como devem ser monitorados e algumas das toxicidades comuns (Tabela 145.4). A base da maioria dos esquemas imunossupressores de manutenção consiste na inibição da calcineurina (ciclosporina e tacrolimo) ou mTOR (sirolimo e everolimo). Esses agentes imunossupressores são metabolizados pela enzima hepática CYP3A4, que constitui uma via para o metabolismo de cerca de 60% dos medicamentos comumente prescritos. A coadministração de inibidores potentes da CYP3A4 (p. ex., ritonavir, eritromicina, telaprevir e boceprevir) com ciclosporina, tacrolimo, sirolimo ou everolimo aumentará as concentrações plasmáticas destes últimos, bem como o risco para toxicidade. Os intensificadores potentes da CYP3A4 (p. ex., rifampicina, fenobarbital, erva-de-são-joão e cetoconazol) diminuem as concentrações plasmáticas e aumentam o risco de rejeição. Por outro lado, os corticosteroides têm valor incerto quando acrescentados aos modernos esquemas imunossupressores.[A4]

### Questões gerais de manejo

O receptor de fígado necessita de monitoramento e manejo constantes para promoção da saúde e do bem-estar gerais. É preciso dispensar atenção

**Tabela 145.4** Agentes imunossupressores: monitoramento e efeitos adversos.

| TIPO | DOSE | MONITORAMENTO | EFEITOS ADVERSOS |
|---|---|---|---|
| Ciclosporina* | 100 a 200 mg, 2 vezes/dia | Nível sanguíneo[†] | Nefrotoxicidade[‡]<br>Neurotoxicidade[§]<br>Hipertensão arterial |
| Tacrolimo[‖] | 1 a 2 mg, 2 vezes/dia | Nível sanguíneo[†] | Nefrotoxicidade<br>Neurotoxicidade<br>Diabetes melito[¶] |
| Prednisona | 5 a 20 mg, 1 vez/dia | Clínico | Hipertensão arterial<br>Diabetes melito[¶]<br>Neurotoxicidade<br>Retenção hídrica |
| Azatioprina | 50 a 200 mg, 1 vez/dia | Hemograma completo | Neutropenia<br>Trombocitopenia<br>Anemia |
| Micofenolato** | 500 a 1.500 mg, 2 vezes/dia | Hemograma completo | Neutropenia<br>Aumento do risco de HSV, CMV[††] relacionado com a dose<br>Sintomas gastrintestinais |
| Sirolimo[‡‡] | 1 a 3 mg, 1 vez/dia | Nível sanguíneo | Neutropenia<br>Trombocitopenia<br>Hiperlipidemia<br>Trombose vascular |
| Everolimo[‡‡] | 1 a 2 mg, 2 vezes/dia | Nível sanguíneo | Neutropenia<br>Trombocitopenia<br>Hiperlipidemia |

*Existem várias formulações diferentes de ciclosporina. Outros efeitos adversos do uso a longo prazo da ciclosporina incluem hirsutismo, hiperplasia gengival e dislipidemia.
[†]As dosagens de ciclosporina e tacrolimo são ajustadas principalmente a partir dos níveis plasmáticos mínimos. Existem diferentes métodos para medir os níveis de ciclosporina e tacrolimo. A faixa terapêutica será diferente de acordo com o método utilizado e com a sua determinação no sangue total ou no plasma.
[‡]A nefrotoxicidade está relacionada com as doses e as concentrações plasmáticas de ciclosporina ou tacrolimo.
[§]A neurotoxicidade inclui parestesias, neuropatia e crises convulsivas. A neurotoxicidade pode ser mais comum com o tacrolimo do que com a ciclosporina.
[‖]Existem várias formulações diferentes de tacrolimo. Outros efeitos adversos do uso a longo prazo do tacrolimo incluem hirsutismo, hiperplasia gengival e dislipidemia.
[¶]A incidência de diabetes melito é reduzida pela retirada de esteroides. A monoterapia com tacrolimo está mais frequentemente associada ao diabetes melito do que a monoterapia com ciclosporina.
**O micofenolato de mofetila e o ácido micofenólico são inibidores da inosina 5′-monofosfato desidrogenase e são utilizados como agentes poupadores de esteroides ou poupadores de inibidores da calcineurina.
[††]O risco de infecção por CMV pela imunossupressão com micofenolato é dose-relacionado, sendo o maior risco observado com doses de 3 g/dia ou mais.
[‡‡]O sirolimo e o everolimo são inibidores do mTOR, o alvo da rapamicina em mamíferos.
CMV = citomegalovírus; HSV = herpes-vírus simples.

especial para os fatores de risco cardiovasculares (hipertensão arterial, diabetes melito, obesidade, dislipidemia, tabagismo), monitoramento da função renal, ajuste dos medicamentos imunossupressores, atenção para as interações medicamentosas, monitoramento da saúde do osso por meio de densitometria óssea a cada 2 anos e rastreamento e vigilância para câncer. Os pacientes que recebem fármacos imunossupressores correm risco a longo prazo de infecção, e episódios de febre devem ser cuidadosamente investigados à procura de infecções virais, bacterianas, bacterianas atípicas (p. ex., tuberculose) e fúngicas.

A doença linfoproliferativa pós-transplante (DLPT) associada ao vírus Epstein-Barr é uma complicação incomum, porém grave, com incidência de 0,9 a 2,9% (ver Capítulos 176 e 353). Febre e linfadenopatia são os achados iniciais habituais. O tratamento inicial consiste na redução dos fármacos imunossupressores, porém podem ser necessárias outras medidas, incluindo rituximabe ou quimioterapia (ver Capítulo 176).

### Recomendações de grau A

A1. Gluud LL, Vilstrup H, Morgan MY. Non-absorbable disaccharides versus placebo/no intervention and lactulose versus lactitol for the prevention and treatment of hepatic encephalopathy in people with cirrhosis. *Cochrane Database Syst Rev.* 2016;5:CD003044.
A2. Larsen FS, Schmidt LE, Bernsmeier C, et al. High-volume plasma exchange in patients with acute liver failure: an open randomised controlled trial. *J Hepatol.* 2016;64:69-78.
A3. Nasralla D, Coussios CC, Mergental H, et al. A randomized trial of normothermic preservation in liver transplantation. *Nature.* 2018;557:50-56.
A4. Fairfield C, Penninga L, Powell J, et al. Glucocorticosteroid-free versus glucocorticosteroid-containing immunosuppression for liver transplanted patients. *Cochrane Database Syst Rev.* 2018;4:CD007606.

### REFERÊNCIAS BIBLIOGRÁFICAS

*As referências bibliográficas, bem como os outros materiais suplementares deste livro, encontram-se no GEN-IO, nosso ambiente virtual de aprendizagem.*

# 146

# DOENÇAS DA VESÍCULA BILIAR E DOS DUCTOS BILIARES

EVAN L. FOGEL E STUART SHERMAN

## VESÍCULA BILIAR

### Cálculos biliares

#### EPIDEMIOLOGIA

A colelitíase é uma das doenças digestivas mais comuns e mais dispendiosas, com custo direto anual estimado em 15 bilhões de dólares nos EUA. Colelitíase recém-diagnosticada ocorre em mais de 1 milhão de indivíduos por ano nos EUA e, atualmente, são realizadas mais de 750.000 colecistectomias por ano. A prevalência dos cálculos biliares é de cerca de 10 a 15% em adultos americanos e europeus, e as mulheres são afetadas cerca de duas vezes mais do que os homens. Os cálculos biliares de colesterol são incomuns em indivíduos com menos de 20 anos porém observa-se um aumento acentuado a cada década, até aproximadamente 70 anos, sobretudo nas mulheres. Cerca de 20% das mulheres e 10% dos homens têm cálculos biliares em torno dos 60 anos. Em conjunto, cerca de 12% dos americanos ou 36 milhões de homens e mulheres apresentam cálculos biliares.

Nos EUA, a prevalência dos cálculos é maior em mulheres de origem mexicana (26%), seguidas por mulheres brancas (17%) e afro-americanas (14%). A prevalência dos cálculos biliares é extremamente alta em nativos americanos, particularmente em mulheres. Nos chilenos e bolivianos de ascendência indígena, os cálculos biliares também são comuns, e, nesses países, o câncer associado a cálculos biliares é o câncer gastrintestinal mais comum.

Os fatores ambientais e a predisposição genética provavelmente desempenham um papel interativo na formação de cálculos biliares. A gravidez pode contribuir para o predomínio dos cálculos de colesterol em mulheres jovens, visto que estão associados ao comprometimento do esvaziamento da vesícula biliar induzido pela progesterona e aumento da saturação da bile com colesterol, mediado pelo estrogênio. A prevalência de cálculos biliares em mulheres nulíparas é de cerca de um décimo daquela observada em mulheres multíparas (1,3% *versus* 13%). A administração exógena de estrogênios na forma de terapia de reposição hormonal (TRH) e contraceptivos orais também está associada à formação de cálculos. Outros medicamentos, incluindo análogos da somatostatina, ceftriaxona e clofibrato, também têm sido associados a um aumento na incidência de cálculos biliares.

A obesidade constitui um importante fator de risco para o desenvolvimento de cálculos de colesterol. Os indivíduos obesos apresentam aumento da secreção biliar de colesterol em relação à secreção de ácido biliar e lecitina, resultando, assim, em supersaturação da bile. Entretanto, a rápida perda de peso também está associada a um aumento no risco de cálculos biliares. A diminuição da absorção ileal de ácidos biliares, decorrente de ressecção cirúrgica, *bypass* ou inflamação ativa (p. ex., doença de Crohn), também pode levar a aumento da probabilidade de cálculos biliares. A dieta mediterrânea está associada à diminuição do risco de cálculos biliares.[1]

#### BIOPATOLOGIA

#### Formação de cálculos biliares

Os cálculos biliares representam uma incapacidade de manter certos solutos biliares, principalmente colesterol e sais de cálcio, no estado solubilizado. Os cálculos biliares são classificados pelo seu conteúdo de colesterol em cálculos de colesterol ou cálculos pigmentares. Os cálculos pigmentares são ainda classificados em pretos ou marrons. Os cálculos de colesterol contêm, em sua maioria, sais de cálcio em seu núcleo, e os cálculos de colesterol puros são incomuns (10%). Na maioria das populações de americanos, 70 a 80% dos cálculos são de colesterol,[2] enquanto os cálculos pigmentares pretos respondem pela maior parte do restante, isto é, 20 a 30%. Os *loci* de suscetibilidade genética potencial para a doença litiásica biliar envolvem o metabolismo e o transporte do colesterol, bem como a sulfonilação dos ácidos biliares ou hidroxiesteroides.[3]

Na bile normal, o colesterol é solúvel na forma de micelas mistas, com concentração ótima de sais biliares e fosfolipídios. Em concentrações desproporcionais, a bile torna-se supersaturada, e o excesso de colesterol precipita na forma de cristais mono-hidratados. Esses cristais tornam-se incorporados em gel de mucina da vesícula biliar com bilirrubinato para formar a lama biliar, que acaba formando agregados e cálculos biliares.

Os cálculos pigmentares pretos constituem uma pequena proporção dos cálculos biliares. Esses cálculos consistem em bilirrubinato de cálcio polimerizado, precipitados por excederem a solubilidade do cálcio e da bilirrubina não conjugada. Além do aumento da idade, a formação de cálculos pigmentares pretos é mais comum em indivíduos que apresentam condições com formação excessiva de bilirrubina não conjugada (p. ex., hemólise crônica nas hemoglobinopatias, cirrose, eritropoese ineficaz), que estão recebendo nutrição parenteral total (ver Capítulo 204) ou que são portadores de doenças ileais. Tipicamente, os cálculos pigmentares pretos têm consistência de piche, não estão associados a bile infectada e estão localizados quase exclusivamente na vesícula biliar.

Por outro lado, os cálculos pigmentares marrons têm textura grosseira e são principalmente formados no ducto biliar, em consequência de infecção bacteriana que libera betaglicuronidase para hidrolisar o ácido glicurônico da bilirrubina. A hidrólise de fosfolipídios também aumenta, levando, assim, à precipitação de cálcio, bilirrubina e ácidos graxos livres e resultando também na formação de cálculos pigmentares marrons. Os cálculos de pigmento marrom representam 30 a 90% dos cálculos biliares em populações asiáticas, mas também podem ser encontrados em toda a árvore biliar e, com frequência, estão associados a colângio-hepatite piogênica.

A contratilidade da vesícula biliar encontra-se alterada em alguns pacientes com cálculos biliares. Embora a disfunção da vesícula biliar possa ser a consequência de colelitíase ou de infiltração excessiva de colesterol no músculo liso da vesícula biliar, evidências sugerem que a estase vesicular por si só possa levar à formação de cálculos biliares. A vesícula biliar normal ejeta 10 a 20% de seu conteúdo no interior do duodeno, em resposta à estimulação nervosa entérica. A gordura intestinal pós-prandial aumenta ainda mais a contratilidade da vesícula biliar, que é mediada pelo sistema nervoso entérico e pela colecistocinina. A estase da vesícula biliar é frequentemente evidente em pacientes com fatores de risco para a formação de cálculos biliares, incluindo obesidade, gravidez, rápida perda de peso e jejum prolongado (Tabela 146.1). Além disso, a dismotilidade da vesícula biliar constitui um fator de risco independente para cálculos biliares recorrentes em pacientes que foram tratados com litotripsia extracorpórea por ondas de choque.

### Colecistite aguda litiásica

A complicação mais comum da colelitíase é a colecistite aguda, que ocorre em 15 a 20% dos pacientes sintomáticos. A colecistite aguda surge quando um cálculo aloja-se na junção da vesícula biliar com o ducto cístico, onde impede o fluxo e a drenagem vesicular. A extensão da inflamação e a progressão da colecistite aguda estão relacionadas com a duração e o grau da obstrução. Nos casos mais graves, esse processo pode levar a isquemia e necrose da parede da vesícula biliar. Com mais frequência, o cálculo desaloja-se de maneira espontânea, e ocorre resolução gradual da inflamação. A colecistite aguda é primariamente um processo inflamatório, em vez de infeccioso; entretanto, cerca de 50% dos pacientes com colecistite aguda apresentam bacteriobilia secundária, mais comumente por *Escherichia coli*.

### MANIFESTAÇÕES CLÍNICAS

O espectro clínico da colelitíase inclui desde o estado assintomático até complicações fatais. Entre pacientes com cálculos biliares assintomáticos, os riscos anuais aproximados são de 1% para dor biliar, 0,3% para colecistite aguda, 0,2% para coledocolitíase sintomática e 0,04 a 1,5% para pancreatite biliar. Entretanto, essas baixas porcentagens individuais representam um enorme número de pacientes sintomáticos na população, tendo em vista a frequência dos cálculos biliares. De modo global, cerca de 1 a 2% dos indivíduos assintomáticos com cálculos biliares desenvolvem sintomas ou complicações graves relacionados com os cálculos biliares a cada ano.

Os cálculos biliares são, em sua maioria, assintomáticos e são descobertos em exames de imagem realizados por outros motivos. Nesses indivíduos, a vesícula biliar enche e esvazia normalmente, e os cálculos biliares permanecem na vesícula biliar, sem causar obstrução do ducto cístico. Entretanto, com o passar do tempo, os cálculos biliares assintomáticos podem tornar-se sintomáticos e podem se manifestar como cólica biliar, em decorrência da impactação de um cálculo no colo da vesícula biliar ou no ducto cístico. Embora a dor seja comumente denominada cólica biliar, a maioria dos pacientes na verdade sente dor constante, em virtude da obstrução do ducto cístico e do aumento progressivo na tensão da parede da vesícula biliar, em vez da dor paroxística da cólica típica. Em geral, a dor está localizada no quadrante superior direito do abdome ou no epigástrio e, com frequência, irradia para o dorso e a escápula direita. Embora a cólica biliar ocorra classicamente após refeições gordurosas, observa-se uma associação com as refeições em apenas 50% dos pacientes, e a dor frequentemente surge mais de 1 hora após a ingestão de alimentos. Tipicamente, a duração da dor é de 1 a 5 horas, embora possa persistir por até 24 horas. A dor que persiste além de 24 horas sugere inflamação aguda ou colecistite. Os episódios de cólica biliar são habitualmente menos frequentes do que um episódio por semana. Em 60 a 70% dos casos, cada episódio é acompanhado de outros sintomas, com náuseas e vômitos. Distensão abdominal e eructação ocorrem em 50% dos pacientes. Com menos frequência, ocorrem febre e icterícia na cólica biliar simples. Embora alguns pacientes com cálculos biliares sintam dor contínua, predominantemente no dorso e no quadrante superior direito do abdome, em vez da dor episódica, devem-se considerar outras causas nesses pacientes.

### Colecistite aguda litiásica

Os pacientes com colecistite aguda apresentam, tipicamente, dor no quadrante superior direito do abdome semelhante à cólica biliar. Entretanto, na colecistite aguda, a dor é habitualmente persistente, pode durar vários dias e, com frequência, está associada a náuseas, vômitos, anorexia e febre. Ao exame físico, os pacientes habitualmente apresentam febre baixa, com dor à palpação localizada no quadrante superior direito do abdome e defesa abdominal. O sinal de Murphy, uma parada inspiratória durante a palpação profunda do quadrante superior direito do abdome, é um achado físico clássico da colecistite aguda. Massa no quadrante superior direito do abdome é palpada em um terço dos pacientes e, em geral, representa o omento que migrou para a área em torno da vesícula biliar em resposta à inflamação. Os pacientes podem apresentar icterícia leve (nível de bilirrubina < 6 mg/dℓ). Icterícia significativa é rara na colecistite aguda, entretanto, quando presente, sugere cálculos biliares no ducto colédoco, colangite ou obstrução do ducto hepático comum por inflamação pericolecística grave, em decorrência da impactação de um grande cálculo na bolsa de Hartmann, que provoca obstrução mecânica do ducto biliar (*i. e.*, síndrome de Mirizzi; Figura 146.1).[4] A síndrome de Mirizzi, que ocorre em cerca de 0,1% dos pacientes com cálculos biliares e em 0,7% a 4% dos pacientes após colecistectomia pode levar a inflamação crônica, compressão do ducto biliar associada à icterícia clínica (Mirizzi tipo A), necrose e fibrose. Por fim, pode ocorrer uma fístula do colecistocolédoco (Mirizzi tipo B). A febre alta sugere colangite ascendente, frequentemente com infecção bacteriana (Figura 146.2). A colecistite aguda pode coexistir com coledocolitíase ou suas complicações de colangite aguda e pancreatite com cálculos biliares.

### DIAGNÓSTICO

A *ultrassonografia transabdominal* constitui o procedimento radiológico de escolha para a identificação de cálculos biliares (Figura 146.3). Como as ondas de ultrassom não podem penetrar nos cálculos, a sombra acústica é observada posteriormente aos cálculos, facilitando, assim, o diagnóstico. Os cálculos biliares de flutuação livre também se movem para uma posição pendente quando o paciente é reposicionado durante o

| Tabela 146.1 | Fatores de risco associados à formação de cálculos biliares. |
|---|---|
| **FATORES NÃO MODIFICÁVEIS** | **FATORES MODIFICÁVEIS** |
| Aumento da idade | Gravidez e paridade |
| Gênero feminino | Obesidade |
| Etnia | Dieta pobre em fibras e rica em calorias |
| Genética, história familiar | Jejum prolongado |
| | Medicamentos: clofibrato, estrogênios, octreotida |
| | Baixo nível de atividade física |
| | Rápida perda de peso |
| | Hipertrigliceridemia, baixo nível de lipoproteína de alta densidade |
| | Síndrome metabólica |
| | Estase da vesícula biliar |
| | Doença ou ressecção do íleo terminal |
| | Nutrição parenteral total, jejum |

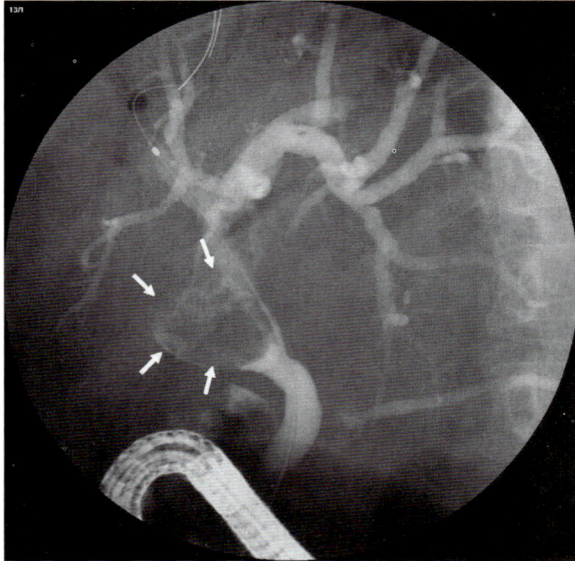

**FIGURA 146.1** Estenose de ducto biliar observada na colangiopancreatografia retrógrada endoscópica, representando a síndrome de Mirizzi tipo A, com grande cálculo (*setas*) na parte proximal do ducto cístico, causando compressão extrínseca do ducto biliar.

exame. Se ambas as características estiverem presentes, o valor preditivo positivo da ultrassonografia aproxima-se de 100%. Entretanto, ecos sem sombra isoladamente podem ser causados por pólipos da vesícula biliar. Os cálculos biliares podem passar despercebidos, em razão da falta de bile contrastante em torno deles, como pode ocorrer com um cálculo impactado no ducto cístico ou quando a vesícula biliar está preenchida com cálculos. Os pequenos cálculos biliares podem não produzir sombra acústica. Um íleo com aumento do gás intestinal, como pode ocorrer na colecistite aguda ou pancreatite (ver Capítulo 135), pode limitar a visualização da vesícula biliar. De modo geral, a taxa de resultados falso-negativos da ultrassonografia para a detecção de cálculos biliares é menor que 5%, mas pode aumentar até 15% na colecistite aguda. A ultrassonografia também pode demonstrar dilatação dos ductos biliares intra-hepáticos e extra-hepáticos. Os ductos dilatados podem significar a ocorrência de obstrução, em decorrência de cálculos no ducto colédoco, estenoses distais ou obstrução maligna (ver Capítulos 185 e 186).

A ultrassonografia apresenta sensibilidade e especificidade de 85 e 95%, respectivamente, para o diagnóstico de colecistite aguda. Além dos cálculos biliares, os achados sugestivos de colecistite aguda incluem espessamento da parede da vesícula biliar (> 4 mm) e líquido pericolecístico. A hipersensibilidade focal diretamente sobre a vesícula biliar (sinal de Murphy ultrassonográfico) também é sugestiva de colecistite aguda.

A *colescintilografia* fornece uma avaliação anatômica e funcional não invasiva do fígado, da vesícula biliar, do ducto colédoco e do duodeno, embora tenha sido geralmente ultrapassada pela ultrassonografia para esse propósito, exceto em determinadas situações, como a identificação de suspeita de vazamento biliar oculto após colecistectomia ou distúrbio funcional da vesícula biliar (ver adiante). Nesse procedimento, derivados do ácido iminodiacético marcado com tecnécio-99m ($^{99m}$Tc) são injetados por via intravenosa, captados pelo fígado e excretados na bile. Essas cintilografias hepatobiliares com ácido iminodiacético (HIDA) fornecem uma informação funcional sobre a capacidade do fígado de excretar substâncias marcadas radioativamente na árvore biliar desobstruída. O marcador deve ser captado pelo fígado, pela vesícula biliar, pelo ducto colédoco e pelo duodeno em 1 hora. A não visualização da vesícula biliar 1 hora após a injeção do radioisótopo com enchimento do ducto colédoco e duodeno indica obstrução do ducto cístico e, no contexto clínico agudo, é altamente sensível (95%) e específica (95%) de colecistite aguda, embora sejam frequentemente observados resultados falso-positivos no contexto de estase biliar (p. ex., pacientes em estado crítico, nutrição parenteral total). A captação lenta do marcador pelo fígado sugere doença hepática parenquimatosa. O enchimento da vesícula biliar e do ducto colédoco, com enchimento tardio ou ausente do intestino pode sugerir obstrução em nível da papila maior do duodeno.

A *tomografia computadorizada* (TC) *do abdome* é menos sensível do que a US para o diagnóstico de cálculos biliares e está principalmente indicada para o diagnóstico de complicações da colelitíase, como colecistite aguda, coledocolitíase, pancreatite e câncer de vesícula biliar. Por outro lado, as *radiografias simples de abdome* têm pouco valor na avaliação da doença da vesícula biliar, visto que apenas 15% dos cálculos biliares contêm cálcio suficiente para serem radiopacos. Entretanto, as radiografias simples podem ser úteis para o diagnóstico de outras causas de dor abdominal (p. ex., perfuração de víscera, obstrução intestinal). Raramente, as radiografias de abdome revelam calcificação da parede da vesícula biliar (Figura 146.4) na colecistite crônica ou achados como pneumobilia ou íleo associado a cálculos biliares na colecistite aguda.

A TC também é realizada com frequência para avaliar um paciente em estado crítico com dor abdominal. A TC consegue detectar cálculos

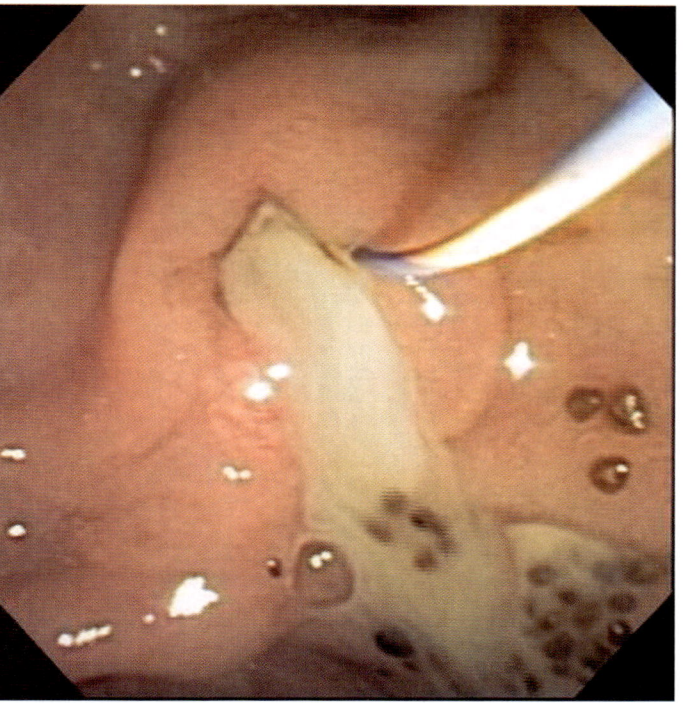

**FIGURA 146.2** Imagem endoscópica de pus saindo pelo orifício biliar em um paciente que apresentou colangite ascendente secundária à coledocolitíase (observe vários cálculos pequenos no duodeno).

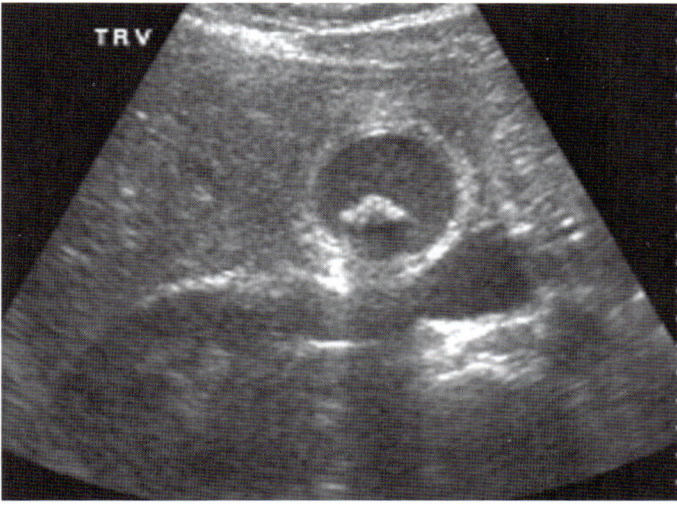

**FIGURA 146.3** Ultrassonografia mostrando um cálculo biliar. (De Afdhal N. Diseases of the gallbladder and bile ducts. In: Goldman L, Schafer A, eds. *Goldman's Cecil Medicine*. 24th ed. Philadelphia: Elsevier Saunders; 2012:1017.)

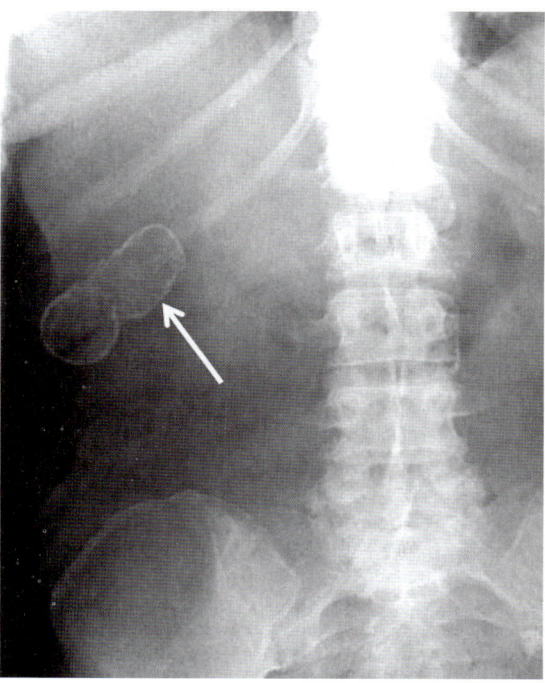

**FIGURA 146.4** Radiografia simples de abdome, ilustrando uma vesícula biliar em porcelana. Observe a parede calcificada da vesícula biliar.

biliares, espessamento da parede da vesícula, líquido pericolecístico e edema e ar na vesícula biliar ou na sua parede (colecistite enfisematosa), porém geralmente é muito menos sensível do que a US para a identificação dessas condições.

A RM é muito sensível para o diagnóstico de cálculos biliares e cálculos no ducto colédoco; entretanto, os cálculos com menos de 3 mm podem passar despercebidos. A ultrassonografia endoscópica fornece uma excelente imagem da vesícula biliar e da árvore biliar, porém raramente constitui a modalidade de imagem primária para a detecção de cálculo biliar. A coleta endoscópica de bile para análise de cristais pode servir como substituto para o diagnóstico de microlitíase não visualizada na ultrassonografia transabdominal.

Na colecistite, a avaliação laboratorial pode revelar leucocitose discreta, com contagem de leucócitos entre 12.000 e 15.000/$\mu\ell$. Entretanto, muitos pacientes apresentam contagem de leucócitos normal. Leucocitose superior a 20.000/$\mu\ell$ deve sugerir complicações da colecistite, como gangrena, perfuração ou colangite. Além disso, na colecistite aguda, podem-se observar elevações discretas dos níveis séricos de bilirrubina, fosfatase alcalina, aminotransferases e amilase.

## TRATAMENTO

### Cálculos biliares silenciosos

Quanto mais tempo os cálculos permanecem silenciosos, menor a probabilidade de causarem sintomas. Em uma grande série, 20% dos pacientes com cálculos biliares inicialmente silenciosos desenvolveram eventos (8% não complicados, 12% complicados) no decorrer de um período médio de 17 anos. Os riscos foram maiores em mulheres e em pacientes com múltiplos cálculos ou um cálculo de mais de 10 mm.[5] Quase todos os pacientes desenvolverão doença sintomática antes de apresentar as complicações graves dos cálculos biliares. Por conseguinte, a colecistectomia profilática geralmente não está indicada para pacientes com cálculos biliares assintomáticos.

Entretanto, em grupos selecionados de pacientes, a colecistectomia profilática deve ser considerada, mesmo na ausência de cálculos biliares. Uma vesícula em porcelana, com parede vesicular calcificada, está associada a um risco de 5% ou mais de transformação maligna, um risco alto o suficiente para justificar a colecistectomia. Os pacientes com ducto colédoco longo entre os ductos biliares e pancreáticos (i. e., junção anômala do ducto pancreaticobiliar; ver adiante) também correm risco significativo de câncer de vesícula biliar e devem ser submetidos a colecistectomia profilática. A colecistite aguda é uma condição potencialmente fatal em pacientes imunossuprimidos, de modo que a colecistectomia profilática é, em geral, recomendada antes ou no momento do transplante de órgãos importantes. Dados disponíveis também sustentam a realização de colecistectomia em pacientes submetidos a cirurgia bariátrica, mesmo na ausência de cálculos biliares, visto que apresentam um risco de quase 30% de desenvolver cálculos biliares e de necessitar de colecistectomia durante a rápida perda ponderal no primeiro ano após a cirurgia. A colecistectomia profilática acrescenta um risco mínimo de morbidade e mortalidade à maioria das cirurgias bariátricas e está claramente indicada para pacientes com cálculos biliares. Alguns pacientes com cálculos biliares silenciosos também podem se beneficiar da colecistectomia profilática. Em pacientes com doença falciforme (ver Capítulo 154), por exemplo, a colecistite pode precipitar uma crise, com riscos operatórios substanciais. Com mais frequência, os cálculos biliares grandes (> 3 cm) estão associados à colecistite aguda e ao carcinoma de vesícula biliar. Como a vesícula biliar que contém cálculos com mais de 3 cm de diâmetro tem um risco 10 vezes maior de desenvolver neoplasia maligna do que a vesícula que contém cálculos de menos de 1 cm, a colecistectomia profilática também está indicada nesses pacientes.

### Cálculos biliares sintomáticos em pacientes ambulatoriais

Embora o manejo conservador inicial seguido por cirurgia eletiva seja uma conduta razoável em pacientes com sintomas leves,[A1][6] a cirurgia precoce nas primeiras 24 horas é, em geral, preferível para pacientes com cólica biliar não complicada.[A2] Se o paciente não tiver dor intensa de >15 minutos de duração, se a dor estiver localizada no epigástrio ou no quadrante superior direito, irradiar para o dorso e responder a analgésicos simples, uma opção razoável pode consistir em uma estratégia conservadora de adiar a cirurgia até que sejam preenchidos todos os cinco critérios.[A2b]

A cirurgia durante o dia é tão segura e efetiva quanto a permanência noturna.[A3] Mais de 90% das colecistectomias são realizadas por via laparoscópica, e cerca de 3% dos procedimentos eletivos são convertidos em procedimento aberto no centro cirúrgico. As contraindicações para a cirurgia laparoscópica incluem hemorragia significativa e cirrose da classe C de Child (ver Capítulo 144). Alguns pacientes com DPOC grave ou insuficiência cardíaca não toleram o pneumoperitônio necessário para a cirurgia laparoscópica, e uma cirurgia prévia no andar superior do abdome aumenta a dificuldade da colecistectomia laparoscópica ou impede a sua realização. As complicações graves da colecistectomia laparoscópica são raras, com incidência relatada de 0,6 a 1,5% para quaisquer extravasamentos dos ductos biliares e 0,3 a 0,6% para lesão biliar maior. Embora esses riscos sejam maiores que os da cirurgia a céu aberto, a taxa de mortalidade global (< 0,3%) é mais baixa para a cirurgia laparoscópica, e a recuperação pós-operatória é muito mais fácil. Os desfechos da colecistectomia laparoscópica são comparáveis entre centros de baixo e de grande volume.[7]

### Colecistite aguda litiásica no paciente internado

Em pacientes com crise aguda de colecistite exigindo hospitalização, a estabilização médica com líquidos intravenosos, quando necessário, antibióticos de amplo espectro (p. ex., piperacilina-tazobactam, 3,375 g a cada 6 h, ou ceftriaxona, 1 a 2 g 1 vez/dia, mais metronidazol, 500 mg a cada 6 h, ou levofloxacino, 500 mg 1 vez/dia, mais metronidazol) e analgésicos parenterais estão indicados (ver Tabela 27.4 no Capítulo 27). A duração da antibioticoterapia é individualizada de acordo com a melhora clínica.

A colecistectomia laparoscópica precoce nos primeiros dias após o início dos sintomas é o tratamento de escolha para a colecistite aguda, a não ser que haja contraindicação.[A4] Essa cirurgia reduz de maneira substancial a morbidade, a duração da hospitalização[A5] e o tempo de retorno do paciente ao trabalho, em comparação com a cirurgia aberta. Entretanto, a taxa de conversão para um procedimento aberto é de cerca de 25%, em comparação com uma taxa de cerca de 3% para a cirurgia laparoscópica eletiva. Se o nível de bilirrubina for inferior a 4 mg/d$\ell$ e não houver sinais de colangite (i. e., risco intermediário para cálculo nos ductos biliares), a colecistectomia inicial com colangiografia intraoperatória resulta em menor tempo de internação e menos investigações dos ductos biliares, em comparação com a avaliação endoscópica sequencial do ducto colédoco, seguida de cirurgia subsequente, com aumento da morbidade.[A6]

Em pacientes de alto risco, cujas condições médicas impeçam a realização de colecistectomia, a colecistostomia percutânea possibilita a drenagem imediata da vesícula biliar.[A7] Entretanto, se essa drenagem e a administração de antibióticos apropriados não resultarem em melhora bem definida nas primeiras 24 horas, a laparotomia está indicada, visto que a incapacidade de obter melhora após a drenagem percutânea é habitualmente causada por gangrena da vesícula biliar ou perfuração. Se a colecistostomia for bem-sucedida, e houver resolução do episódio agudo, o paciente pode ser submetido a colecistectomia eletiva ou extração percutânea de cálculo e retirada do tubo de colecistostomia. Se o ducto cístico estiver desobstruído, a colocação de *stent* guiada por colangiopancreatografia retrógrada endoscópica (CPRE) para drenar a vesícula biliar é igualmente efetiva e reduz o tempo de hospitalização do paciente.[8] A drenagem com *stent* de metal colocado entre a vesícula biliar e o trato digestório, utilizando a ultrassonografia endoscópica, apresenta uma taxa de sucesso de mais de 90%, com melhora dos escores para dor e menor taxa de reintervenção do que a drenagem percutânea.

As opções não cirúrgicas para o tratamento da doença litiásica biliar raramente são utilizadas hoje em dia, em razão de sua eficácia limitada e da ampla aplicação da colecistectomia laparoscópica. A terapia de dissolução oral (p. ex., ácido ursodesoxicólico, 15 mg/kg/dia) pode ser considerada para pacientes que apresentam cálculos biliares de colesterol; entretanto, ela promove dissolução completa dos cálculos em apenas 40% dos pacientes, e os cálculos recorrem em até 50% dos pacientes nos primeiros 5 anos após a interrupção da terapia. Por conseguinte, pode haver necessidade de tratamento permanente. A infusão direta de solventes orgânicos (éter metil *tert*-butil) na vesícula biliar também é eficaz apenas para os cálculos biliares de colesterol, e a taxa de recorrência assemelha-se àquela da terapia de dissolução oral. A litotripsia extracorpórea por ondas de choque pode ser considerada para um único cálculo radiopaco de qualquer tipo com 0,5 a 2 cm de diâmetro, porém apenas uma pequena porcentagem de pacientes sintomáticos preenche esses critérios. Em consequência, essa terapia limita-se a um grupo extremamente seleto de pacientes.

### PREVENÇÃO

A atividade física moderada e o manejo dietético (alta ingestão de fibras, evitar o consumo de ácidos graxos saturados) podem reduzir o risco de colelitíase. A administração diária de colecistocinina (3,5 $\mu$g) em pacientes que recebem nutrição parenteral total prolongada pode evitar a formação de lama biliar. O ácido ursodesoxicólico oral (15 mg/kg/dia) demonstrou claramente ser benéfico na prevenção da colelitíase durante rápida perda de peso[A8] e em pacientes que necessitam de terapia prolongada com somatostatina. Para a prevenção secundária (*i. e.*, em pacientes com cálculos biliares já presentes), não há dados suficientes para respaldar o uso de qualquer tratamento clínico.

## Complicações da colecistite aguda litiásica

Várias complicações da colecistite aguda incluem empiema da vesícula biliar, colecistite enfisematosa e gangrena levando à perfuração da vesícula biliar. Cada uma dessas complicações pode estar associada a morbidade e mortalidade significativas e, portanto, exige intervenção cirúrgica imediata. Em 1 a 2% dos pacientes com colecistite aguda, a vesícula biliar sofre perfuração para dentro de uma víscera oca adjacente, criando, assim, uma fístula colecistoentérica; o duodeno (79%) e a flexura direita do cólon (17%) constituem os locais mais comuns. Em geral, ocorre resolução do episódio de colecistite aguda à medida que a vesícula biliar sofre descompressão espontânea após a formação da fístula. Se um cálculo biliar grande passar da vesícula biliar para o interior do intestino delgado, pode ocorrer obstrução intestinal mecânica, denominada íleo biliar. O íleo biliar ocorre em 10 a 15% dos pacientes com fístula colecistoentérica. Os pacientes com íleo biliar apresentam sinais e sintomas de obstrução intestinal – náuseas, vômitos e dor abdominal. As radiografias de abdome demonstram distensão do intestino delgado e níveis hidroaéreos e podem fornecer pistas adicionais sobre a origem da obstrução (aerobilia ou cálculo biliar calcificado distante da vesícula biliar). O manejo inicial do íleo biliar inclui alívio da obstrução. Com mais frequência, esse alívio pode ser obtido pela retirada do cálculo biliar através de enterotomia, embora a remoção endoscópica do cálculo em questão possa ser realizada, dependendo de sua localização.

## Colecistite aguda alitiásica

A colecistite aguda alitiásica, que é responsável por 5 a 10% de todos os casos de colecistite aguda, ocorre habitualmente em pacientes em estado críticos após traumatismo, queimaduras, nutrição parenteral prolongada e operações não biliares de grande porte (p. ex., reparo de aneurisma abdominal, circulação extracorpórea). A causa da colecistite aguda alitiásica ainda não está bem esclarecida, porém foi implicada a estase da vesícula biliar com aumento da colonização bacteriana e isquemia.

Os sinais e sintomas de colecistite aguda alitiásica assemelham-se aos da colecistite aguda litiásica, com dor e hipersensibilidade no quadrante superior direito, febre e leucocitose. Com frequência, a doença segue uma evolução mais fulminante do que a colecistite aguda litiásica e progride mais frequentemente para a gangrena, o empiema ou a perfuração. Exceto pela ausência de cálculos biliares, os achados na ultrassonografia e na TC assemelham-se aos da colecistite litiásica, incluindo espessamento da parede da vesícula biliar e líquido pericolecístico. Na colescintilografia, não ocorre enchimento da vesícula biliar; entretanto, a taxa de resultados falso-positivos (ausência de enchimento da vesícula biliar sem colecistite aguda alitiásica) pode alcançar 40%.

Recomenda-se a colecistectomia de emergência se o diagnóstico for estabelecido ou mesmo se a suspeita clínica for alta, visto que o risco de gangrena, perfuração ou empiema ultrapassa 50%. Em geral, a colecistectomia em vez de colecistostomia é necessária, porém a colecistostomia percutânea ou a colocação de *stent* endoscópico na vesícula biliar são recomendadas em pacientes incapazes de se submeter a uma cirurgia. A taxa de mortalidade para a colecistite aguda alitiásica pode alcançar 40%, em grande parte em razão das doenças concomitantes em pacientes que desenvolvem essa doença.

## Distúrbio funcional da vesícula biliar

Alguns pacientes apresentam sintomas típicos de cólica biliar, mas não têm nenhuma evidência de cálculos biliares na ultrassonografia. Se exames complementares, como bioquímica hepática, níveis de amilase e lipase, TC e até mesmo endoscopia gastrintestinal alta, não demonstrarem quaisquer anormalidades, deve-se considerar o diagnóstico de distúrbio funcional da vesícula biliar. A biopatologia é pouco compreendida, porém uma possibilidade é a de que a epidemia da obesidade aumentou o acúmulo de gordura na parede da vesícula biliar – colecistoesteatose – em âmbito populacional, diminuindo, assim, a capacidade de esvaziamento da vesícula biliar. Alguns pacientes podem apresentar obstrução intermitente da saída da vesícula, em decorrência de espasmo do ducto cístico, falta de coordenação entre a contração da vesícula biliar e o esfíncter de Oddi ou dismotilidade da vesícula. Na cintilografia com $^{99m}$Tc-HIDA estimulada por colecistocinina, a colecistocinina é infundida por via intravenosa após enchimento da vesícula biliar com o radionuclídeo marcado com $^{99m}$TC, e calcula-se a fração de ejeção da vesícula biliar 20 minutos depois. Uma fração de ejeção inferior a 35% em 20 minutos é considerada anormal, e a maior parte desses pacientes apresenta evidências histopatológicas de colecistite crônica, embora uma baixa fração de ejeção da vesícula biliar não seja específica de distúrbio funcional da vesícula biliar (Tabela 146.2). A eficácia da colecistectomia laparoscópica é controversa nesse contexto, porém é recomendada pela Society of American Gastrointestinal and Endoscopic Surgeons. Nos EUA, nos últimos 15 anos, a porcentagem de pacientes submetidos à colecistectomia para distúrbio funcional da vesícula biliar aumentou de menos de 5% para mais de 20% dos pacientes.

## Tumores da vesícula biliar

### Benignos

Os pólipos de colesterol não são neoplasias verdadeiras, porém projeções da mucosa da vesícula biliar preenchidas por colesterol, que se projetam para o lúmen. Esses pólipos, que são responsáveis por cerca de 50% de todas as lesões polipoides da vesícula biliar, têm habitualmente menores de 1 cm e são, tipicamente, um achado incidental em exames de imagem como defeitos de enchimento imóveis; em geral, são assintomáticos, a não ser que estejam associados a cálculos biliares, e não têm potencial maligno.

A adenomiose consiste em hipertrofia da camada muscular da vesícula biliar, com divertículos da mucosa, denominados seios de Rokitansky-Aschoff. Essa condição pode afetar localmente a vesícula biliar, em particular no fundo, onde aparece como lesão hemisférica com uma depressão central; de maneira segmentar, como uma estenose anular; ou difusamente, quando acomete toda a parede da vesícula biliar. A causa não está totalmente esclarecida, mas pode ser secundária a um distúrbio de motilidade da vesícula biliar. A adenomiose isolada pode causar sintomas biliares e pode evoluir para o câncer de vesícula biliar, razão pela qual se recomenda a colecistectomia profilática.

Os adenomas da vesícula biliar são tumores epiteliais benignos com potencial maligno. Em geral, os adenomas manifestam-se como defeitos de enchimento solitários e não móveis na ultrassonografia. Podem-se observar pólipos de menos de 0,5 cm, independentemente do número total de pólipos, em exames seriados de imagem, isto é, ultrassonografia a cada 12 meses. Entretanto, os pólipos maiores podem abrigar um carcinoma *in situ*, e recomenda-se a colecistectomia para pólipos com mais de 1 cm e para quaisquer pacientes com mais de 50 anos que apresentam sintomas biliares.

### Malignos

O câncer da vesícula biliar é a neoplasia maligna mais comum do trato biliar e o quinto câncer gastrintestinal mais comum de modo global, com cerca de 7.000 novos casos diagnosticados a cada ano nos EUA (2,5 casos/100.000 indivíduos). A idade habitual de início é na sexta ou sétima décadas de vida, com proporção entre sexo feminino e sexo masculino de 3:1. O câncer de vesícula biliar é mais comum em americanos nativos, mexicanos, naturais do Alasca e hispânicos americanos, bem como em residentes de Israel, Chile e norte do Japão.

Talvez em razão da inflamação crônica, o câncer de vesícula biliar esteja fortemente associado a cálculos biliares, que são identificados em mais de 90% dos pacientes com carcinoma da vesícula biliar. Em contrapartida, apenas 1% dos pacientes com cálculos biliares desenvolvem carcinoma da vesícula biliar. Os cistos do colédoco estão associados a um aumento do risco de neoplasias malignas em toda a árvore biliar, incluindo a

| Tabela 146.2 | Contextos nos quais é possível identificar baixa fração de ejeção da vesícula biliar. |
|---|---|

Distúrbio funcional da vesícula biliar (colecistite crônica alitiásica)
Obstrução do ducto cístico
Disfunção do esfíncter de Oddi
Indivíduos saudáveis, assintomáticos
Diabetes melito
Gravidez
Cirrose
Obesidade
Doença celíaca
Medicações (analgésicos narcóticos, antagonistas dos canais de cálcio, contraceptivos orais, benzodiazepínicos, antagonistas dos receptores de histamina 2)

vesícula biliar, talvez em decorrência do aumento da estase, inflamação crônica e infecção. Em pacientes com cistos do colédoco, recomenda-se a excisão dos cistos extra-hepáticos para evitar o câncer das vias biliares. Por outro lado, a esfincterotomia biliar isoladamente pode ser adequada para um cisto extra-hepático do tipo III.

Cerca de 90% dos cânceres de vesícula são adenocarcinomas (90% cirróticos, 5% papilares e 5% coloides). Os tumores restantes são cânceres anaplásicos ou de células escamosas. Os cânceres da vesícula biliar sofrem disseminação por extensão local e invasão direta de estruturas adjacentes, incluindo o ducto hepático comum, o fígado, o duodeno e o cólon. A drenagem linfática ocorre para os linfonodos adjacentes e a doença dissemina-se para o fígado e a superfície peritoneal.

A maior parte dos pacientes (80%) apresenta dor abdominal de menos de 1 mês de duração, que pode ser difícil de distinguir dos sintomas da cólica biliar ou da colecistite aguda. Com frequência, os pacientes se queixam de náuseas e vômitos (50%) e perda de peso (40%), e a icterícia (30%) é um sinal de prognóstico sombrio, que tipicamente significa acometimento da porta do fígado pelo tumor. Até 20% dos cânceres da vesícula biliar são encontrados durante a colecistectomia realizada para colelitíase, enquanto os cânceres incidentais são encontrados em 1% das colecistectomias.

O diagnóstico pode ser difícil no pré-operatório, visto que os resultados dos testes laboratoriais podem ser normais ou inespecíficos, até mesmo quando a doença avançada manifesta-se por hipoalbuminemia e anemia. Não existe marcador tumoral confiável. Os resultados das provas hepáticas são anormais quando o tumor ou a linfadenopatia periporta estão associados a obstrução biliar. A ultrassonografia tem sensibilidade de 75 a 80% para a detecção do câncer de vesícula biliar, e os achados incluem desde massa luminal complexa até espessamento da parede da vesícula biliar, massa poliploide ou cálculos biliares.[9] A TC ou a RM conseguem avaliar a extensão da doença, incluindo metástases regionais e a distância. A US endoscópica pode ajudar a determinar a extensão da invasão local e acometimento dos linfonodos, porém raramente é necessária na avaliação pré-operatória. A CPRE é indicada apenas para pacientes que apresentam evidências clínicas de obstrução biliar e que estejam sendo considerados para a colocação de *stent* para paliação da icterícia.

### PREVENÇÃO E TRATAMENTO

Os pacientes com cálculos biliares com mais de 3 cm correm um risco 10 vezes maior de desenvolvimento de câncer de vesícula biliar, de modo que é necessário considerar a colecistectomia profilática, até mesmo no paciente assintomático. A vesícula em porcelana, com calcificação difusa da parede da vesícula biliar, é uma indicação para colecistectomia no paciente assintomático, em razão do risco aumentado de câncer. A colecistectomia também está indicada para qualquer pólipo da vesícula biliar com mais de 1 cm, em pacientes com cistos do colédoco diferentes do tipo III, na junção pancreaticobiliar anormal e na adenomiose da vesícula biliar.

As taxas de ressecabilidade para o câncer de vesícula biliar são de 15 a 30%. Quando o tumor não se estende além da túnica da lâmina própria da parede da vesícula biliar (T1a), a colecistectomia simples isolada pode ser curativa, com taxa de sobrevida em 5 anos de quase 100%. Os tumores que acometem a túnica muscular (T1b) podem ter acesso ao sistema linfático e podem estar associados a metástases ocultas. As recomendações atuais para cânceres pT1b envolvem estadiamento operatório completo com laparoscopia, linfadenectomia porta, avaliação da margem do ducto cístico e excisão hepática central parcial. Os tumores que se estendem através da parede da vesícula biliar (estágios II/III) exigem uma ressecção mais extensa (colecistectomia, hepatectomia central parcial, dissecção linfática). Os tumores no estágio II (sem invasão além da serosa da vesícula biliar) podem ter uma taxa de sobrevida em 5 anos de até 60 a 80%, enquanto os tumores de estágio III apresentam uma taxa de sobrevida em 5 anos de 25%. A sobrevida mediana na doença não ressecável (estágio IV) é, tipicamente, inferior a 6 meses. A radioterapia não demonstrou ser efetiva, enquanto os esquemas de quimioterapia na doença não ressecável (normalmente semelhantes aos esquemas para o câncer de pâncreas [ver Capítulo 185]) estão associados a taxas de resposta de aproximadamente 20%. Em razão da apresentação tardia dessa resposta e à disseminação do tumor por ocasião do diagnóstico, a sobrevida global em 5 anos é de menos de 10%.

## DUCTOS BILIARES

### Cálculos dos ductos biliares

#### BIOPATOLOGIA

Os cálculos do ducto colédoco, ou coledocolitíase, podem ser classificados como primários ou secundários. Os cálculos primários desenvolvem-se *de novo* nos ductos biliares, enquanto os cálculos secundários desenvolvem-se na vesícula biliar e, em seguida, passam para o ducto colédoco. No mundo ocidental, mais de 85% de todos os cálculos biliares são secundários. Os cálculos biliares primários normalmente ocorrem em condições associadas à estase biliar (p. ex., estenoses biliares benignas, colangite esclerosante, cistos do colédoco, divertículos periampulares), o que promove a proliferação bacteriana, com desconjugação subsequente da bilirrubina e degradação dos lipídios biliares, resultando, assim, na formação de cálculos pigmentares marrons.

#### MANIFESTAÇÕES CLÍNICAS

Os cálculos dos ductos biliares são achados incidentais em 5 a 12% dos pacientes durante a avaliação de colelitíase e suspeita de colecistite. É difícil determinar se os cálculos existentes nos ductos biliares são assintomáticos nos pacientes que apresentam dor biliar isolada, visto que a dor pode originar-se dos cálculos da vesícula biliar ou dos cálculos nos ductos biliares. Mais de 50% dos pacientes com cálculos biliares retidos apresentam sintomas recorrentes durante um período de acompanhamento de 6 meses a 13 anos, e 25% dos casos desenvolvem complicações graves.

Os sinais e sintomas clínicos comuns dos cálculos dos ductos biliares incluem dor no epigástrio e no quadrante superior direito do abdome, febre e icterícia (a denominada tríade de Charcot). A dor pode ser leve ou intensa, e os episódios graves precisam ser diferenciados de outros eventos potencialmente fatais. Alguns pacientes apresentam icterícia indolor e perda de peso, simulando uma doença maligna pancreaticobiliar (ver Capítulo 185).

#### DIAGNÓSTICO

Os pacientes com colangite, com ou sem pancreatite associada (ver Capítulo 135), normalmente apresentam níveis séricos elevados de aminotransferases. Em geral, o nível sérico de bilirrubina é inferior a 15 mg/dℓ com coledocolitíase, visto que os cálculos biliares causam em sua maioria, obstrução biliar intermitente e incompleta. Em casos incomuns, os níveis de aminotransferases estão acentuadamente elevados (até 2.000 UI/ℓ), simulando hepatite viral aguda.

Embora a US seja o exame inicial mais comum para pacientes com suspeita de cálculos da vesícula biliar, ela apresenta baixa sensibilidade (25 a 60%) para a detecção de cálculos dos ductos biliares, em parte porque o ducto biliar pode não estar dilatado na obstrução aguda. A TC pode detectar cálculos nos ductos biliares calcificados (Figura 146.5), porém a sua sensibilidade para esse propósito é, em geral, um pouco melhor. Entretanto, a TC é útil para a identificação de outras causas potenciais de obstrução biliar (p. ex., lesão expansiva) e complicações locais, como abscesso hepático (ver Capítulo 142). A colangiopancreatografia por ressonância magnética (CPRM) e a ultrassonografia endoscópica

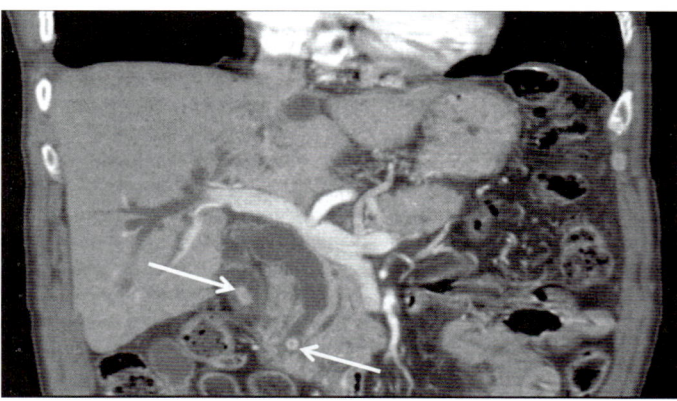

**FIGURA 146.5** Tomografia computadorizada demonstrando cálculos calcificados e um cálculo na parte distal do ducto biliar.

podem detectar cálculos dos ductos biliares com acurácia comparável à da CPRE (Figura 146.6). Em razão dos riscos potenciais relacionados com o procedimento, a CPRE está agora reservada para pacientes com doença biliar confirmada ou com elevada suspeita, que provavelmente necessitam de intervenção terapêutica.

## TRATAMENTO

Tendo em vista as graves complicações potenciais dos cálculos nos ductos biliares (i. e., colangite, pancreatite),[10] o tratamento específico é, em geral, necessário, independentemente dos sintomas. Cerca de 85 a 90% dos cálculos dos ductos biliares podem ser removidos na CPRE por meio de dilatação com balão padrão e extração com cesto, após esfincterotomia endoscópica biliar, com taxa de complicação de menos de 10%, incluindo pancreatite, hemorragia, colangite, colecistite e perfuração. A dilatação do orifício biliar por endoscopia sem esfincterotomia pode reduzir algumas complicações agudas, porém aumenta o risco de pancreatite e pode levar a mais procedimentos subsequentes.[11]

Os 10 a 15% de cálculos biliares que não podem ser removidos por CPRE padrão são geralmente maiores do que 1,5 cm, impactados ou localizados acima de uma estenose.[12] Outros tratamentos incluem o uso de balões de dilatação de grande diâmetro (12 a 18 mm) e a fragmentação por litotripsia mecânica ou eletro-hidráulica. Toda vez que não for possível remover cálculos por completo endoscopicamente, devem-se colocar *stents* biliares para assegurar uma drenagem biliar adequada e para prevenir sintomas recorrentes, enquanto se aguarda um tratamento complementar. O *stent* biliar a longo prazo também pode ser usado em pacientes com condições médicas comórbidas graves que impedem a cirurgia ou intervenções endoscópicas repetidas.

De modo ideal, os pacientes com cálculos da vesícula biliar e dos ductos biliares concomitantes seriam mais bem tratados por meio de colecistectomia laparoscópica isolada e exploração dos ductos biliares, o que é preferível à CPRE seguida de colecistectomia.[A9] Entretanto, apenas uma minoria de cirurgiões consegue realizar com sucesso a exploração laparoscópica dos ductos biliares, de modo que uma exploração a céu aberto do ducto colédoco é geralmente realizada se as abordagens endoscópica e laparoscópica não tiverem sucesso.

### Complicações dos cálculos dos ductos biliares

A *colangite* é uma doença potencialmente fatal, que resulta da infecção bacteriana da bile obstruída. Ocorre toxemia sistêmica quando a pressão intraductal é elevada o suficiente para causar refluxo de bactérias ou endotoxinas para o sangue. Cerca de 80 a 90% dos casos de colangite aguda são causados por coledocolitíase, enquanto os restantes são provocados por estenose biliar benigna (p. ex., colangite esclerosante primária, pancreatite crônica, lesão pós-operatória dos ductos biliares ou estenose de uma anastomose) ou por obstrução biliar maligna, tipicamente após instrumentação endoscópica prévia e colocação de *stent*. Em certas partes do mundo, a obstrução biliar parasitária (p. ex., *Ascaris*, Capítulo 335) se manifesta como colangite. As bactérias mais comuns consistem em bacilos gram-negativos e *Streptococcus* spp., porém as espécies de *Enterococcus* são frequentemente observadas em pacientes com oclusão de *stents* biliares. A antibioticoterapia imediata (p. ex., ceftriaxona intravenosa, 1 a 2 g 1 vez/dia; ampicilina-sulbactam, 1,5 a 3 g a cada 6 horas; piperacilina-tazobactam, 3,375 g a cada 6 horas; ciprofloxacino, 400 mg, 2 vezes/dia; ou levofloxacino, 500 mg VO, 1 vez/dia) é de importância crítica e, em geral, possibilita o manejo conservador, com descompressão biliar endoscópica em 24 a 48 horas.[A10] Entretanto, a descompressão urgente está indicada se não for observada melhora no prazo de algumas horas. As vantagens da CPRE são as de que ela pode definir a causa da obstrução, obter bile para a realização de cultura e descomprimir rapidamente e de maneira definitiva a árvore biliar por meio de remoção do cálculo, ou temporariamente pela colocação de um *stent* sem remover o cálculo. O uso rotineiro de *stent* não está indicado após a remoção bem-sucedida do cálculo, a não ser que haja dúvidas quanto a drenagem biliar adequada.

A pancreatite aguda biliar é responsável por até 50% dos casos de pancreatite aguda nos países ocidentais (ver Capítulo 135). A maioria dos pacientes responde rapidamente ao tratamento conservador, porém alguns desenvolvem pancreatite grave. Embora a CPRE precoce com esfincterotomia biliar e remoção do cálculo (Figura 146.7) pareça ser uma opção terapêutica atraente, ela não reduz a mortalidade nem as complicações, exceto em pacientes com obstrução biliar ou colangite. Após a recuperação de um episódio de pancreatite biliar, a colecistectomia laparoscópica com colangiografia intraoperatória é recomendada para prevenir episódios subsequentes, de preferência durante a mesma hospitalização.[A11,A12] Se for encontrado um cálculo no ducto colédoco na colangiografia intraoperatória, a exploração laparoscópica ou a céu aberto do ducto colédoco e a remoção do cálculo podem ser efetuadas com elevada taxa de sucesso em mãos experientes, ou a CPRE pós-operatória pode remover quaisquer cálculos retidos.[A13]

## PREVENÇÃO

Até 25% dos pacientes podem apresentar cálculos recorrentes nos ductos biliares, com ou sem vesícula biliar; entretanto, não se sabe ao certo qual a proporção desses cálculos recorrentes que, de fato, são cálculos residuais não detectados em um evento prévio. O ducto biliar extra-hepático dilatado (≥ 13 mm) e divertículos periampulares constituem fatores de risco para cálculos recorrentes, talvez por aumentarem a estase biliar. A identificação e o tratamento das estenoses biliares, da estenose papilar e dos cálculos biliares em pacientes com vesícula biliar *in situ* são essenciais para a prevenção de cálculos recorrentes. Infelizmente, nenhum tratamento preventivo demonstrou ser efetivo, embora o ácido ursodesoxicólico (15 mg/kg/dia) pareça reduzir o risco de cálculos biliares durante a perda de peso.

### Estenoses biliares benignas

Ocorrem estenoses dos ductos biliares extra-hepáticos pós-operatórias após cerca de 0,25 a 1% das colecistectomias. A maior parte dessas lesões manifesta-se como resultados anormais das provas hepáticas, icterícia obstrutiva e colangite nos primeiros 2 a 3 meses pós-operatórios, embora a apresentação possa ser mais tardia. Em geral, o colangiograma revela uma estenose curta e lisa próximo ao coto do ducto cístico, com dilatação ductal proximal (Figura 146.8). Tipicamente, as estenoses precisam ser redilatadas, e os *stents* são trocados a intervalos de 3 a 4 meses durante 8 a 12 meses, até que a estenose esteja quase tão aberta quanto o ducto biliar a jusante. Cerca de 80% dos pacientes apresentam um bom resultado. Os *stents* de metal autoexpansíveis cobertos são tão satisfatórios quanto múltiplos *stents* de plástico para a resolução das estenoses, e são necessários menos procedimentos de CPRE para obter a resolução.[A14] Entretanto, alguns pacientes necessitarão finalmente de derivação bilioentérica. As estenoses com mais de 2 cm de comprimento, as estenoses com clipes colocados através do ducto ou as estenoses associadas a segmentos ressecados do ducto exigem intervenção cirúrgica.

As estenoses intrapancreáticas do ducto colédoco, que podem ocorrer em 3 a 46% dos pacientes com pancreatite crônica, podem levar à cirrose biliar secundária ou à colangite recorrente. Com a complicação da

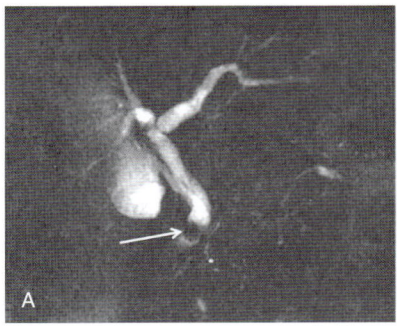
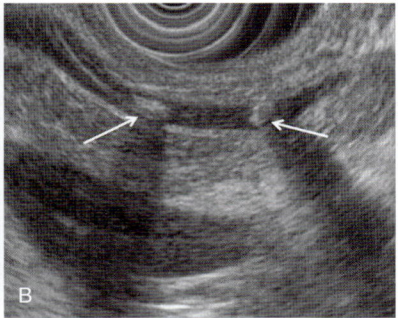
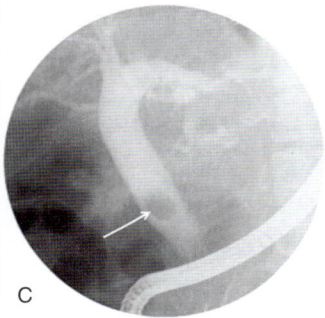

**FIGURA 146.6** Cálculos no ducto colédoco observados na colangiopancreatografia por ressonância magnética (A), na ultrassonografia endoscópica (B) e na colangiopancreatografia retrógrada endoscópica (C).

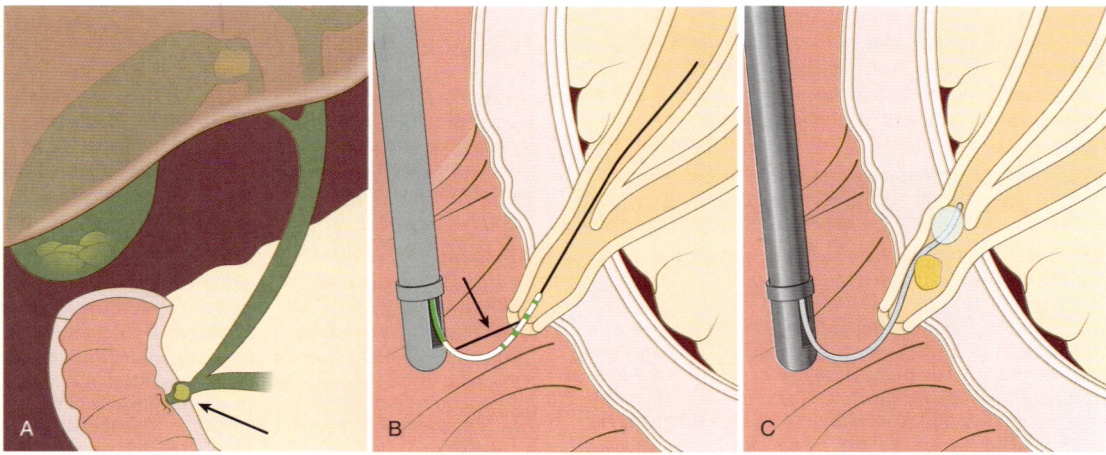

**FIGURA 146.7** **A.** Um cálculo impactado no ducto biliar distal causando pancreatite biliar, com visualização de cálculos da vesícula biliar. **B.** Realização de esfincterotomia biliar. **C.** Remoção subsequente do cálculo por balão.

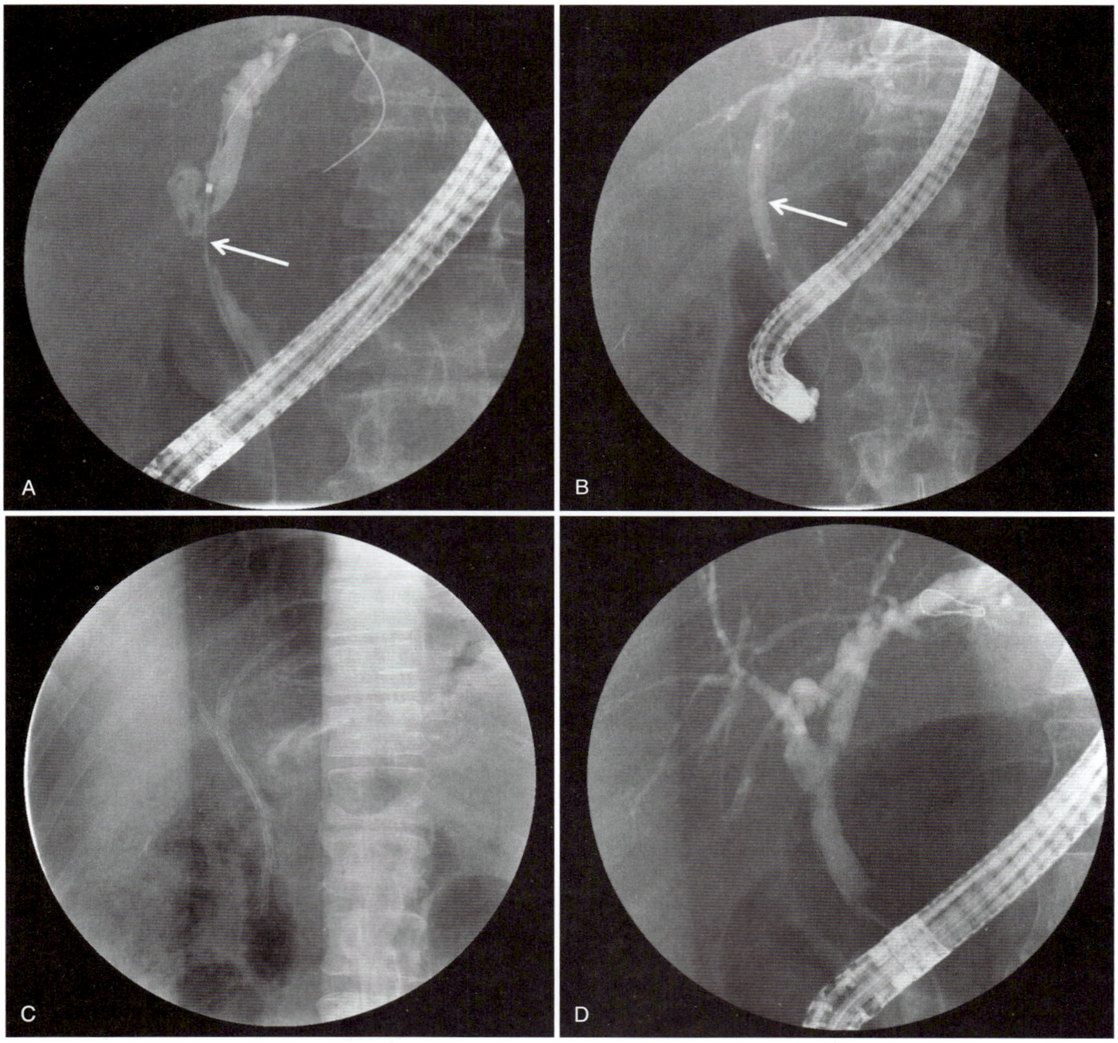

**FIGURA 146.8** Imagens de colangiopancreatografia retrógrada endoscópica obtidas de um paciente que apresentou icterícia indolor 8 meses após colecistectomia. **A.** Estenose do ducto hepático comum benigna. **B.** Dilatação da estenose com balão. **C.** Múltiplos *stents* colocados. **D.** Resolução da estenose depois de 1 ano de intervalo com *stent*.

colangite ou icterícia, a intervenção está claramente indicada, em geral com CPRE e colocação de *stent*. Na ausência de colangite ou icterícia, o reparo cirúrgico ou a descompressão biliar endoscópica com múltiplos *stents* de plástico (Figura 146.9) têm sido tradicionalmente recomendados quando há elevação consistente do nível de fosfatase alcalina em mais de duas vezes o limite superior da normalidade, durante um período de observação de 6 meses. Em geral, as estenoses biliares que complicam o transplante de fígado (ver Capítulo 145) são tratadas de maneira semelhante, com bons resultados.

## COLÂNGIO-HEPATITE ORIENTAL

A colangite recorrente com hepatolitíase tem uma prevalência de mais de 10% em partes da Ásia oriental, particularmente em Taiwan, em virtude da infecção por *Ascaris lumbricoides* (ver Capítulo 335) e *Clonorchis*

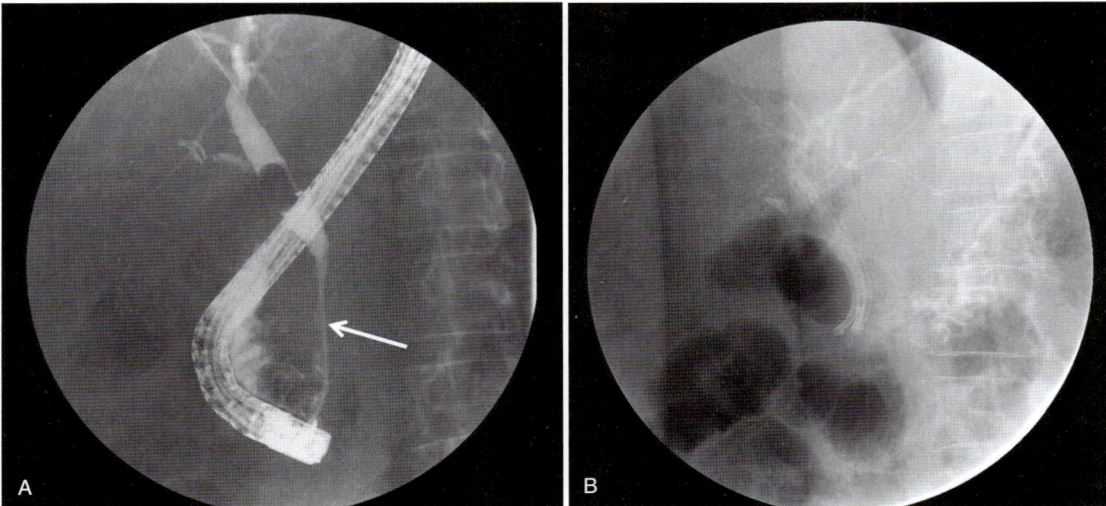

**FIGURA 146.9** Imagens de colangiopancreatografia retrógrada endoscópica obtidas de um paciente com história de abuso de álcool, que apresentou prurido e acentuada elevação dos níveis de fosfatase alcalina. **A.** Observa-se uma estenose lisa do ducto biliar distal (seta). **B.** Foram colocados quatro *stents* através da estenose.

*sinensis* (ver Capítulo 334). Essa condição resulta em estenoses e dilatação locais da árvore biliar intra-hepática. A estase biliar e a infecção bacteriana subsequente causam a formação de cálculos marrons. A maioria dos pacientes apresenta colangite recorrente, porém pode também ocorrer colangiocarcinoma. O diagnóstico é estabelecido por ultrassonografia ou a TC. O tratamento consiste em líquidos intravenosos e antibióticos. A remoção endoscópica dos cálculos constitui habitualmente o tratamento preferido, porém pode ser necessária a ressecção cirúrgica localizada dirigida para os organismos cultivados.

## COLANGITE ESCLEROSANTE PRIMÁRIA

### DEFINIÇÃO

A colangite esclerosante primária é uma doença colestática crônica, caracterizada por inflamação fibrótica de segmentos dos ductos biliares intra e extra-hepáticos.[13] Resulta em estreitamento progressivo do lúmen dos ductos e, por fim, pode se manifestar com episódios recorrentes de colangite ascendente ou, como alternativa, pode progredir para a cirrose biliar secundária e suas complicações associadas. O colangiocarcinoma (ver Capítulo 186) é uma complicação temida, com incidência relatada de 25 a 40% na necropsia ou no transplante de fígado.

### EPIDEMIOLOGIA

A verdadeira incidência da colangite esclerosante primária não é conhecida, porém as estimativas atuais na população dos EUA são de 0,2 a 8,5 por 100.000. Sua prevalência é muito maior em populações nas quais a doença inflamatória intestinal (ver Capítulo 132) é mais comum. Os homens afetados são mais numerosos do que as mulheres, em uma razão de 2:1, e a idade média por ocasião do diagnóstico é de 32 a 40 anos. Entretanto, a colangite esclerosante primária tem sido relatada em lactentes, crianças e indivíduos idosos.

### BIOPATOLOGIA

A causa da colangite esclerosante primária e os mecanismos responsáveis pela sua progressão são desconhecidos. Entretanto, causas autoimunes e genéticas são sustentadas pela sua associação frequente à doença inflamatória intestinal e à prevalência aumentada do haplótipo HLA B8, DR3. Cerca de dois terços dos pacientes com colangite esclerosante primária apresentam retocolite ulcerativa e colite de Crohn, e, raramente, observa-se uma associação com a doença de Crohn que é limitada ao intestino delgado. Entretanto, apenas 1 a 13% dos pacientes com colite são diagnosticados com colangite esclerosante primária durante a sua vida. Os parentes de primeiro grau de pacientes com colangite esclerosante primária apresentam um aumento de 9 a 39 vezes no risco de desenvolvimento da doença.

Ao exame patológico, os segmentos dos ductos biliares acometidos em áreas estenosadas mostram espessamento difuso, com infiltrado de células inflamatórias mononucleares. Os aspectos mais característicos na biopsia consistem em proliferação dos ductos biliares, fibrose periductal, inflamação periductal e perda de ductos biliares. A colangite obliterante com infiltrado crônico de células inflamatórias e fibrose periductal em "anel de cebola" está fortemente associada à colangite esclerosante primária, porém é raramente observada em amostras de biopsia. Entretanto, tendo em vista a natureza focal da doença e a possível ausência de comprometimento intra-hepático significativo, a aparência histológica da colangite esclerosante primária é variável e pode assemelhar-se à obstrução biliar extra-hepática, hepatite crônica ativa ou, raramente, colangite biliar primária.

### MANIFESTAÇÕES CLÍNICAS

Os pacientes com colangite esclerosante primária são, em sua maioria, assintomáticos na apresentação e são identificados após investigação de nível elevado de fosfatase alcalina (ver Capítulo 138).[14] Em geral, cerca de 90% dos pacientes têm níveis elevados de fosfatase alcalina, com ou sem elevação leve dos níveis séricos de aminotransferases. A fadiga, a anorexia, o mal-estar e a perda de peso são comuns, mas podem ser erroneamente atribuídos à doença inflamatória intestinal do paciente. Os pacientes podem exibir sinais ou sintomas de doença hepática colestática, incluindo prurido, dor na parte superior do abdome e febre. A concentração sérica de bilirrubina está elevada em apenas cerca de 40% dos pacientes na apresentação. Alguns pacientes têm anemia, hipoalbuminemia ou hipergamaglobulinemia, e o prolongamento da razão normalizada internacional sugere obstrução biliar ou disfunção de síntese. Quase 90% dos pacientes apresentam anticorpo anticitoplasma de neutrófilo perinuclear positivo, porém esse anticorpo também é inespecífico e pode ser encontrado tanto na retocolite ulcerativa (ver Capítulo 132) quanto na hepatite autoimune (ver Capítulo 140). Os anticorpos antimúsculo liso ou antinucleares são encontrados em 25% dos pacientes, porém não são específicos, e um anticorpo antimitocondrial positivo sugere colangite biliar primária como diagnóstico.

### DIAGNÓSTICO

A colangiografia é necessária para estabelecer o diagnóstico de colangite esclerosante primária (Figura 146.10).[15] Em geral, a CPRM é o exame de escolha, porém a CPRE pode estar indicada se a CPRM for inconclusiva, particularmente quando a doença está confinada aos pequenos ductos intra-hepáticos. O papel da biopsia permanece incerto, em razão da natureza segmentar da doença e da sobreposição das características histológicas com outros estados patológicos. As estenoses multifocais difusas são habitualmente curtas, com segmentos normais ou dilatados intercalados, que conferem uma aparência em contas. Outros achados frequentes na colangiografia incluem pseudodivertículos, irregularidades murais e cálculos e lama biliares. As causas secundárias de colangite esclerosante incluem obstrução (pós-operatória, colangiopatia autoimune, coledocolitíase e colangite piogênica recorrente), causas isquêmicas (instilação na artéria hepática do agente quimioterápico 5-fluoruracila, radioterapia e

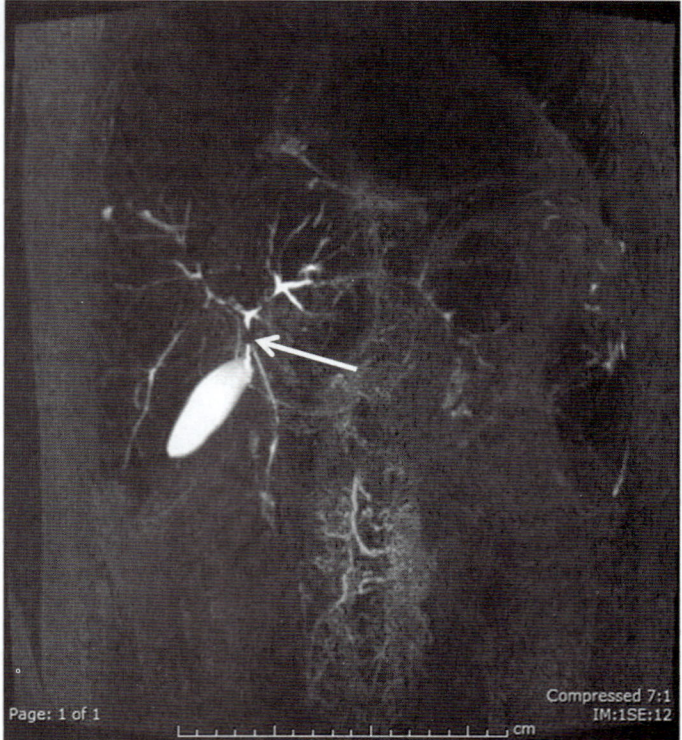

**FIGURA 146.10** Colangiopancreatografia por ressonância magnética mostrando as características colangiográficas típicas da colangite esclerosante primária. Observar o segmento estreitado do ducto colédoco (seta) bem como as estenoses difusas e segmentos dilatados de vários ductos biliares intra-hepáticos, conferindo a aparência clássica em "contas".

hemoglobinúria paroxística noturna) e neoplásicas (colangiocarcinoma, carcinoma hepatocelular, linfoma e metástases).

## TRATAMENTO

A colestase crônica da colangite esclerosante primária pode ser tratada com colestiramina (4 a 8 g/dia), ácido ursodesoxicólico (15 mg/kg/dia), rifampicina (300 a 600 mg/dia) ou fenobarbital (30 a 120 mg/dia) com sucesso modesto. É preciso corrigir as deficiências de vitaminas lipossolúveis (ver Capítulo 205). A prevalência da osteoporose (ver Capítulo 230) na colangite esclerosante primária situa-se entre 4 e 10%, de modo que a densitometria óssea deve ser realizada por ocasião do diagnóstico e, em seguida, a cada 2 ou 3 anos. A suplementação com vitamina D oral e cálcio parece prudente, mesmo na ausência de deficiência sintomática. O tratamento com bifosfonatos (ver Capítulo 230) é reservado para pacientes com osteoporose confirmada. Infelizmente, nenhum tratamento médico retarda a progressão da doença. O ácido ursodesoxicólico, a D-penicilamina, os corticosteroides, a ciclosporina, o metotrexato e a colchicina demonstraram ser ineficazes no aumento da sobrevida ou no intervalo de tempo para o transplante de fígado. Não se sabe se o tratamento endoscópico repetido para manter a desobstrução dos ductos biliares pode melhorar os resultados.[16]

O transplante de fígado (ver Capítulo 145) é o único tratamento potencialmente curativo. Tipicamente, as taxas de sobrevida em 1 ano e em 5 anos são de 90 e 80%, respectivamente. A colangite esclerosante primária recidiva no órgão transplantado em 15 a 20% dos pacientes.

## PROGNÓSTICO

A história natural da colangite esclerosante primária é variável e não está totalmente elucidada. Os pacientes assintomáticos apresentam um prognóstico muito melhor do que os pacientes sintomáticos, com taxas de sobrevida em 10 anos de 80 e 50%, respectivamente. Nos pacientes sintomáticos, o tempo mediano de sobrevida até a morte ou a realização de transplante de fígado é de 9 anos, em comparação com 12 a 18 anos para todos os pacientes com colangite esclerosante primária, independentemente dos sintomas. Os níveis séricos elevados de bilirrubina e a hepatomegalia parecem ter uma correlação com um prognóstico sombrio, enquanto o aspecto na colangiografia, a existência ou não de doença inflamatória intestinal e a idade do paciente não têm correlação. O colangiocarcinoma (ver Capítulo 186) é uma complicação temida da colangite esclerosante primária, e o risco parece ser maior em pacientes com retocolite ulcerativa de longa duração e cirrose.

### Cistos do colédoco e junção do ducto pancreaticobiliar anormal

Os cistos do colédoco são anomalias incomuns da árvore biliar, que se manifestam como dilatação cística dos ductos intra ou extra-hepáticos (ou ambos). A incidência é de 1 em 100.000 a 150.000 nascidos vivos em populações ocidentais e 1 em 1.000 em populações asiáticas. Existe uma preponderância entre sexo feminino e sexo masculino de 3:1 a 4:1. Esses cistos (e-Figura 146.1) habitualmente acometem apenas a árvore biliar extra-hepática, mas podem se manifestar com divertículos dos ductos biliares extrapancreáticos, acometendo apenas a parte intraduodenal do colédoco, ou podem se manifestar como múltiplos cistos intra e extra-hepáticos (Tabela 146.3). Uma junção pancreaticobiliar anormal (e-Figura 146.2) está frequentemente associada a cistos do colédoco, mas pode ser encontrada de maneira isolada, particularmente em populações asiáticas.

Os pacientes com coledococeles geralmente apresentam cólica biliar, colangite, icterícia ou pancreatite inexplicada. O refluxo biliar também pode resultar em pancreatite aguda ou predispor a cânceres biliares.

A colangiografia, de preferência por CPRE, é o padrão de referência diagnóstico, embora a CPRM também possa delinear a anatomia de maneira não invasiva. Em decorrência do risco aumentado de desenvolvimento de cânceres da árvore biliar, a ressecção dos cistos (incluindo colecistectomia) geralmente constitui o tratamento recomendado, embora não elimine por completo o risco.[17]

### Fístula biliar

A fístula biliar representa uma lesão do ducto biliar, mais comumente observada como complicação de colecistectomia, exploração do ducto colédoco ou lesão operatória inadvertida do ducto biliar ou em consequência de infecção local. Raramente, as fístulas biliares resultam de doença do trato biliar não tratada e de longa duração. Com o uso mais disseminado da colecistectomia laparoscópica, a incidência de lesão dos ductos biliares, incluindo fístula biliar, aumentou, porém continua inferior a 0,5% na maioria das séries publicadas.

As fístulas biliares pós-operatórias manifestam-se habitualmente na primeira semana após a cirurgia, e os pacientes apresentam dor abdominal (90%), hipersensibilidade (80%), febre (75%), náuseas e vômitos (50%) e icterícia (40%). A ascite clinicamente detectável é rara. Os exames bioquímicos são habitualmente inespecíficos, com elevação variável dos valores das provas hepáticas no soro e da contagem de leucócitos.

Com frequência, os pacientes com suspeita de fístulas biliares são submetidos à ultrassonografia ou TC do abdome à procura de evidências de biloma, bem como cintilografia hepatobiliar para o diagnóstico da fístula. Entretanto, a CPRE é o exame mais sensível para a detecção de fístula biliar. As opções de tratamento das fístulas biliares incluem a colocação percutânea ou endoscópica de drenos biliares ou *stents* e drenagem cirúrgica e reparo da fístula.

| Tabela 146.3 | Classificação dos cistos do colédoco. | |
|---|---|---|
| **TIPOS** | **DESCRIÇÃO** | **PROPORÇÃO DE CISTOS DO COLÉDOCO** |
| I | Dilatação fusiforme segmentar ou difusa do ducto biliar | 50 a 80% |
| II | Divertículo do colédoco | 2% |
| III | Dilatação da porção intraduodenal do ducto biliar | 1,4 a 5% |
| IVa | Múltiplos cistos intra-hepáticos e extra-hepáticos | 15 a 35% |
| IVb | Múltiplos cistos extra-hepáticos | |
| V (doença de Caroli) | Dilatações isoladas ou múltiplas dos ductos intra-hepáticos | 20% |

## Síndrome do desaparecimento dos ductos biliares

A síndrome do desaparecimento dos ductos biliares caracteriza-se por uma escassez de ductos biliares intra-hepáticos, nível elevado de fosfatase alcalina e colestase. As causas incluem colangite biliar primária, colangite esclerosante primária, hepatite autoimune (ver Capítulo 140), doença de enxerto versus hospedeiro, rejeição crônica de transplante hepático (ver Capítulo 145), isquemia, quimioterapia intra-hepática, toxicidade farmacológica (p. ex., ampicilina, amoxicilina, flucloxacilina, eritromicina, tetraciclina, doxiciclina, cotrimoxazol), infecção pelo vírus da imunodeficiência humana (HIV) (ver Capítulo 366), sarcoidose (ver Capítulo 89) e histiocitose. O ácido ursodesoxicólico (15 mg/kg) pode aumentar o fluxo de bile, porém a condição progride de modo inexorável para a cirrose biliar, que, em última análise, exige transplante de fígado.

## COLANGITE BILIAR PRIMÁRIA

A colangite biliar primária, anteriormente conhecida como cirrose biliar primária, é uma colangiopatia autoimune obliterante, que acomete os ductos biliares pequenos e médios e que progride lentamente durante uma década ou quase. À medida que os ductos são obliterados, os pacientes desenvolvem colestase, fibrose e, por fim, insuficiência hepática.[18]

### EPIDEMIOLOGIA

Cerca de 95% dos pacientes com colangite biliar primária são mulheres, e o pico de idade no início situa-se entre 20 e 60 anos. A incidência dessa doença parece estar aumentando. Nos EUA, a incidência anual estimada é de cerca de 4,5 por 100.000 por ano em mulheres e de 0,7 nos homens. Em virtude da expectativa de vida limitada dos pacientes afetados, a prevalência da colangite biliar primária ajustada para a idade e o sexo é de cerca de 65 por 100.000 nas mulheres e de cerca de 12 por 100.000 nos homens.

### BIOPATOLOGIA

Embora não se conheça o mecanismo de destruição progressiva dos pequenos ductos interlobulares, a colangite biliar primária é considerada um distúrbio autoimune. Estudos de genômica ampla mostram uma associação com as variantes HLA, interleucina-12A e interleucina-12RB2, sugerindo que a sinalização da interleucina-12 pode ser importante. A doença progride lentamente e, por fim, pode levar à cirrose biliar, hipertensão portal e insuficiência hepática. O achado histológico clássico consiste em granulomas não caseosos e escassez de ductos biliares nos tratos porta.

### MANIFESTAÇÕES CLÍNICAS

Os sintomas mais comuns consistem em fadiga (50%), que pode ser debilitante e que não está relacionada com o grau de doença hepática subjacente, e prurido (30%); entretanto, cerca de 50% dos pacientes são assintomáticos por ocasião do diagnóstico. No início, muitos pacientes são examinados por dermatologistas devido ao prurido, que pode ser observado pela primeira vez na gravidez, mas que persiste depois do parto.

As síndromes autoimunes associadas à colangite biliar primária incluem disfunção autoimune da tireoide (ver Capítulo 213), síndrome de Sjögren (ver Capítulo 252), fenômeno de Raynaud (ver Capítulo 251) e doença celíaca (ver Capítulo 131). A má absorção de vitamina D também pode levar à doença óssea metabólica (ver Capítulos 230 e 231).

### DIAGNÓSTICO

A primeira pista para o diagnóstico da colangite biliar primária consiste em elevação do nível sérico de fosfatase alcalina, que deve ser confirmada por um nível elevado de gamaglutamil tanspeptidase (ver Capítulo 138). O nível de anticorpos antimitocondriais apresenta sensibilidade e especificidade de mais de 95% quando o título é superior a 1:40 e pode ser positivo até mesmo antes do aparecimento de quaisquer evidências clínicas ou bioquímicas da doença.[19] Por outro lado, o nível de bilirrubina frequentemente não está elevado até posteriormente durante a evolução da doença, sendo a maior parte da elevação tipicamente produzida por aumento da bilirrubina conjugada. Em geral, as imunoglobulinas totais estão normais, porém os níveis de imunoglobulina M podem estar elevados.

A ultrassonografia da árvore biliar tem importância crítica para confirmar a ausência de doença extra-hepática. Em certas ocasiões, é necessária uma biopsia de fígado para confirmar o diagnóstico, particularmente em pacientes com anticorpos antimitocondriais negativos e para estadiamento da doença.

### TRATAMENTO

O tratamento com ácido ursodesoxicólico (12 a 15 mg/kg) melhora os níveis séricos de bilirrubina, fosfatase alcalina e colesterol e tem efeito variável sobre o prurido.[20] Infelizmente, esse fármaco não alivia a fadiga, não reduz a mortalidade nem retarda a necessidade de transplante de fígado. Em pacientes que não respondem ao ácido ursodesoxicólico, o ácido obeticólico, em uma dose diária de 10 mg, pode reduzir de maneira substancial os níveis de alanina aminotransferase, fosfatase alcalina e gamaglutamil transpeptidase, porém o seu efeito sobre os resultados clínicos, como a insuficiência hepática e a necessidade de transplante de fígado, não é conhecido.[A15] A terapia com bezafibrato também melhora os resultados da bioquímica hepática e o prurido,[A16] porém não demonstrou reduzir a mortalidade relacionada com o fígado nem a mortalidade global.

O uso de esteroides, colchicina, azatioprina ou metotrexato não tem nenhum benefício definido. Os bifosfonatos (ver Capítulo 230) são comumente prescritos para a doença óssea metabólica associada, porém o seu benefício é incerto. O transplante de fígado (ver Capítulo 145) está indicado para a doença refratária. O prognóstico após transplante é excelente, com taxas de sobrevida em 2 anos e em 5 anos de 80 e 70%, respectivamente. Entretanto, os estudos realizados sugerem uma recorrência de 8 a 40% no fígado transplantado.

### PROGNÓSTICO

Até dois terços dos pacientes assintomáticos tornam-se sintomáticos em 2 a 4 anos. Fibrose coalescente ou cirrose significativas na biopsia estão associadas a um prognóstico mais sombrio. O prognóstico também é influenciado pelos níveis séricos de bilirrubina e albumina, pela razão normalizada internacional, idade avançada e edema periférico. Insuficiência hepática ocorre em cerca de 25% dos pacientes nos primeiros 10 anos após o diagnóstico, e a sobrevida mediana depois do diagnóstico é de 12 a 15 anos.

## Tumores dos ductos biliares

### BENIGNOS

Os tumores benignos dos ductos biliares são extremamente raros, em comparação com os tumores malignos, e são muito menos comuns do que os tumores benignos da vesícula biliar. Podem ser divididos em três tipos histológicos (papilomas, adenomas, cistadenomas), podem ser solitários ou múltiplos e, com frequência, são encontrados de modo incidental durante a avaliação de dilatação dos ductos biliares ou defeitos de enchimento intraductais. Os pacientes podem ser assintomáticos, ou podem apresentar sintomas de obstrução biliar. Tipicamente, o tratamento consiste em ressecção cirúrgica dos ductos biliares, com hepaticojejunostomia. Mesmo os tumores benignos tendem a recorrer após a excisão, e alguns sofrem transformação maligna.

### COLANGIOCARCINOMA

O colangiocarcinoma é discutido no Capítulo 186.

## Tumores ampulares

As lesões ampulares benignas observadas em exames endoscópicos ou radiológicos incluem mucosa gástrica heterotópica, lipoma ou cálculo impactado no ducto colédoco. Os tumores primários da ampola de Vater podem ser pré-malignos ou malignos, porém a maioria (> 95%) consiste em adenomas ou adenocarcinomas. A prevalência dos adenomas ampulares foi estimada em 0,04 a 0,12% em séries de necropsia, porém a prevalência é maior em pacientes com síndromes de polipose hereditária (ver Capítulo 184), nas quais ocorrem adenomas ampulares em até 80% dos indivíduos, com progressão para neoplasia maligna em 4%.

As lesões ampulares malignas são mais comumente adenocarcinomas, embora se tenha identificado também a ocorrência de câncer de mama metastático, cânceres de células renais e melanomas. Os tumores carcinoides (ver Capítulo 219) e outros tumores neuroendócrinos são raros. Os adenomas ampulares provavelmente seguem uma sequência de adenoma para carcinoma, semelhante ao adenocarcinoma colorretal (ver Capítulo 184), com risco de transformação em carcinoma de 25 a 85%.

Os pacientes com lesões ampulares podem apresentar cólica biliar, icterícia obstrutiva, pancreatite ou dor inespecífica na parte superior do abdome, com ou sem resultados flutuantes das provas hepáticas séricas, mal-estar e anorexia. Entretanto, as lesões ampulares são encontradas, com frequência, de modo incidental em imagens de corte transversal ou durante uma endoscopia digestiva alta realizada para uma indicação diferente.

Nos adenomas ampulares, as opções incluem observação com biopsias de vigilância e tentativas de ressecção completa da lesão por meio de endoscopia ou cirurgia. A vigilância de um adenoma ampular no contexto da polipose adenomatosa familiar é razoável se a lesão for pequena (< 1 cm) e assintomática, porém a ressecção é preferível se for identificada uma histologia avançada (p. ex., características vilosas, displasia). A ressecção cirúrgica tem sido a conduta padrão para tumores ampulares. As modalidades de tratamento incluem pancreaticoduodenectomia, que apresenta uma elevada taxa de complicações mórbidas e até mesmo fatais e excisão transduodenal, que está associada a uma elevada taxa de recorrência. As taxas de sobrevida em 5 anos após pancreaticoduodenectomia variam de 64 a 80% em pacientes com doença nodal negativa e de 17 a 50% na doença nodal positiva. Existem dados limitados sobre a terapia adjuvante, cujos benefícios são incertos. Uma prática comum é tratar esses pacientes de maneira semelhante aos pacientes com adenocarcinomas pancreáticos ressecados (ver Capítulo 185). Os pacientes que apresentam doença não passível de ressecção tendem a receber quimioterapia combinada com gencitabina (1.000 mg/m$^2$) mais cisplatina (25 mg/m$^2$), cada uma administrada nos dias 1 e 8, a cada 3 semanas por oito ciclos. A colocação paliativa de um *stent* biliar pode ser efetuada em indivíduos com expectativa de vida curta.

Em pacientes com pequenos adenomas ampulares localizados e claramente benignos, a ressecção endoscópica representa uma alternativa ao tratamento cirúrgico em pacientes apropriadamente selecionados (e-Figura 146.3). Não se sabe ao certo se a ressecção endoscópica é efetiva para adenomas maiores ou de maior risco. Além disso, as taxas de recorrência após papilectomia endoscópica aproximam-se de 20%, ressaltando, assim, a necessidade de cuidadosa vigilância endoscópica de acompanhamento.

## Disfunção do esfíncter de Oddi

A disfunção do esfíncter de Oddi é uma obstrução não litiásica benigna ao fluxo de bile ou de suco pancreático através da junção pancreaticobiliar. Do ponto de vista clínico, pode manifestar-se com dor, pancreatite (ver Capítulo 135), resultados anormais das provas hepáticas ou enzimas pancreáticas anormais. Em pelo menos 10 a 20% dos pacientes, ocorre dor pós-colecistectomia que se assemelha à cólica biliar pré-operatória do paciente.

A avaliação dos pacientes com suspeita de disfunção do esfíncter de Oddi inclui bioquímica hepática sérica padrão, níveis de amilase e de lipase e ultrassonografia ou TC do abdome. As amostras para determinação das enzimas séricas devem ser coletadas durante os surtos de dor, se possível. Elevações leves (menos de duas vezes o limite superior do normal) são frequentes na disfunção do esfíncter de Oddi, enquanto anormalidades mais pronunciadas são mais sugestivas de cálculos, tumores e doença hepática parenquimatosa. Os achados na TC e na ultrassonografia do abdome são habitualmente normais; entretanto, em certas ocasiões, podem ser detectadas anormalidades das enzimas hepáticas ou pancreáticas ou dilatação dos ductos biliares ou do ducto hepático. Pode-se considerar a realização de CPRE e manometria do esfíncter de Oddi em pacientes que apresentem evidência objetiva de doença pancreática ou biliar (enzimas hepáticas ou pancreáticas anormais ou dilatação dos ductos biliares ou ducto pancreático) ou sintomas clinicamente significativos ou debilitantes e nos quais se planeja a ablação definitiva do esfíncter se for identificada uma função anormal do esfíncter. Em pacientes sem evidência objetiva de doença pancreática ou biliar, a CPRE e a manometria não são mais recomendadas.[A17]

Deve-se considerar o tratamento clínico com antiespasmódicos inespecíficos (p. ex., diciclomina, 10 a 20 mg a cada 6 horas; hiosciamina, 0,375 mg a cada 12 horas) ou relaxantes do músculo liso (p. ex., nifedipino, 60 mg/dia) durante uma prova clínica de 1 mês em pacientes com dor do tipo pancreaticobiliar (com ou sem níveis anormais de enzimas hepáticas, amilase ou lipase) ou dilatação dos ductos biliares ou do ducto pancreático. Se os pacientes não responderem de modo satisfatório, a CPRE e a esfincterotomia endoscópica podem melhorar a dor em 55 a 95% dos pacientes com achados anormais nos exames laboratoriais ou de imagem do abdome. Como alternativa, apenas cerca de 25% dos pacientes sem evidência objetiva de doença pancreática ou biliar melhoram após a esfincterotomia.

 **Recomendações de grau A**

A1. Loozen CS, Oor JE, van Ramshorst B, et al. Conservative treatment of acute cholecystitis: a systematic review and pooled analysis. *Surg Endosc.* 2017;31:504-515.
A2. Gurusamy KS, Koti R, Fusai G, et al. Early versus delayed laparoscopic cholecystectomy for uncomplicated biliary colic. *Cochrane Database Syst Rev.* 2013;6:CD007196.
A2b. van Dijk AH, Wennmacker SZ, de Reuver PR, et al. Restrictive strategy versus usual care for cholecystectomy in patients with gallstones and abdominal pain (SECURE): a multicentre, randomised, parallel-arm, non-inferiority trial. *Lancet.* 2019;393:2322-2330.
A3. Vaughan J, Gurusamy KS, Davidson BR. Day-surgery versus overnight stay surgery for laparoscopic cholecystectomy. *Cochrane Database Syst Rev.* 2013;7:CD006798.
A4. Gurusamy KS, Davidson C, Gluud C, et al. Early versus delayed laparoscopic cholecystectomy for people with acute cholecystitis. *Cochrane Database Syst Rev.* 2013;6:CD005440.
A5. Gutt CN, Encke J, Koninger J, et al. Acute cholecystitis: early versus delayed cholecystectomy, a multicenter randomized trial (ACDC study, NCT00447304). *Ann Surg.* 2013;258:385-393.
A6. Iranmanesh P, Frossard JL, Mugnier-Konrad B, et al. Initial cholecystectomy vs sequential common duct endoscopic assessment and subsequent cholecystectomy for suspected gallstone migration: a randomized clinical trial. *JAMA.* 2014;312:137-144.
A7. Ahmed O, Rogers AC, Bolger JC, et al. Meta-analysis of outcomes of endoscopic ultrasound-guided gallbladder drainage versus percutaneous cholecystostomy for the management of acute cholecystitis. *Surg Endosc.* 2018;32:1627-1635.
A8. Stokes CS, Gluud LL, Casper M, et al. Ursodeoxycholic acid and diets higher in fat prevent gallbladder stones during weight loss: a meta-analysis of randomized controlled trials. *Clin Gastroenterol Hepatol.* 2014;12:1090-1100.
A9. Singh AN, Kilambi R. Single-stage laparoscopic common bile duct exploration and cholecystectomy versus two-stage endoscopic stone extraction followed by laparoscopic cholecystectomy for patients with gallbladder stones with common bile duct stones: systematic review and meta-analysis of randomized trials with trial sequential analysis. *Surg Endosc.* 2018;32:3763-3776.
A10. Teoh AY, Cheung FK, Hu B, et al. Randomized trial of endoscopic sphincterotomy with balloon dilation versus endoscopic sphincterotomy alone for removal of bile duct stones. *Gastroenterology.* 2013;144:341-345.
A11. da Costa DW, Bouwense SA, Schepers NJ, et al. Same-admission versus interval cholecystectomy for mild gallstone pancreatitis (PONCHO): a multicentre randomised controlled trial. *Lancet.* 2015;386:1261-1268.
A12. El Nakeeb A, Ezzet H, Askar W, et al. Early versus late cholecystectomy after clearance of common bile duct stones by endoscopic retrograde cholangiopancreatography: a prospective randomized study. *Surg Laparosc Endosc Percutan Tech.* 2016;26:202-207.
A13. Gao YC, Chen J, Qin Q, et al. Efficacy and safety of laparoscopic bile duct exploration versus endoscopic sphincterotomy for concomitant gallstones and common bile duct stones: a meta-analysis of randomized controlled trials. *Medicine (Baltimore).* 2017;96:1-10.
A14. Coté GA, Slivka A, Tarnasky P, et al. Effect of covered metallic stents compared with plastic stents on benign biliary stricture resolution: a randomized clinical trial. *JAMA.* 2016;315:1250-1257.
A15. Nevens F, Andreone P, Mazzella G, et al. A placebo-controlled trial of obeticholic acid in primary biliary cholangitis. *N Engl J Med.* 2016;375:631-643.
A16. Corpechot C, Chazouillères O, Rousseau A, et al. A placebo-controlled trial of bezafibrate in primary biliary cholangitis. *N Engl J Med.* 2018;378:2171-2181.
A17. Cotton PB, Durkalski V, Romagnuolo J, et al. Effect of endoscopic sphincterotomy for suspected sphincter of Oddi dysfunction on pain-related disability following cholecystectomy: the EPISOD randomized clinical trial. *JAMA.* 2014;311:2101-2109.

## REFERÊNCIAS BIBLIOGRÁFICAS

*As referências bibliográficas, bem como os outros materiais suplementares deste livro, encontram-se no GEN-IO, nosso ambiente virtual de aprendizagem.*

# SEÇÃO 15
## DOENÇAS HEMATOLÓGICAS

**147** HEMATOPOESE E FATORES DE CRESCIMENTO HEMATOPOÉTICOS, *1112*

**148** ESFREGAÇO DE SANGUE PERIFÉRICO, *1114*

**149** ABORDAGEM DAS ANEMIAS, *1122*

**150** ANEMIAS MICROCÍTICAS E HIPOCRÔMICAS, *1130*

**151** ANEMIAS HEMOLÍTICAS AUTOIMUNES E INTRAVASCULARES, *1136*

**152** ANEMIAS HEMOLÍTICAS: DEFEITOS DA MEMBRANA E DO METABOLISMO DOS ERITRÓCITOS, *1142*

**153** TALASSEMIAS, *1152*

**154** DOENÇA FALCIFORME E OUTRAS HEMOGLOBINOPATIAS, *1160*

**155** ANEMIAS MEGALOBLÁSTICAS, *1168*

**156** ANEMIA APLÁSICA E ESTADOS RELACIONADOS DE INSUFICIÊNCIA DA MEDULA ÓSSEA, *1177*

**157** POLICITEMIA VERA, TROMBOCITEMIA ESSENCIAL E MIELOFIBROSE PRIMÁRIA, *1186*

**158** LEUCOCITOSE E LEUCOPENIA, *1196*

**159** ABORDAGEM DO PACIENTE COM LINFADENOMEGALIA E COM ESPLENOMEGALIA, *1206*

**160** HISTIOCITOSES, *1211*

**161** SÍNDROMES EOSINOFÍLICAS, *1220*

**162** ABORDAGEM AO PACIENTE COM HEMORRAGIA E TROMBOSE, *1223*

**163** TROMBOCITOPENIA, *1229*

**164** DOENÇA DE VON WILLEBRAND E ANORMALIDADES HEMORRÁGICAS DA FUNÇÃO PLAQUETÁRIA E VASCULAR, *1239*

**165** DISTÚRBIOS HEMORRÁGICOS: DEFICIÊNCIAS DOS FATORES DA COAGULAÇÃO, *1246*

**166** DISTÚRBIOS HEMORRÁGICOS: COAGULAÇÃO INTRAVASCULAR DISSEMINADA, INSUFICIÊNCIA HEPÁTICA E DEFICIÊNCIA DE VITAMINA K, *1255*

**167** MEDICINA TRANSFUSIONAL, *1260*

**168** TRANSPLANTE DE CÉLULAS-TRONCO HEMATOPOÉTICAS, *1269*

# CAPÍTULO 147

# HEMATOPOESE E FATORES DE CRESCIMENTO HEMATOPOÉTICOS

KENNETH KAUSHANSKY

A hematopoese é ao processo pelo qual as células-tronco da medula óssea dão origem a todos os tipos de células existentes no sangue (eritrócitos, neutrófilos, eosinófilos, basófilos, monócitos, plaquetas, linfócitos T, linfócitos B e células *natural killer*) (Figura 147.1). A regulação do número de cada tipo de célula é cuidadosamente controlada por fatores de crescimento hematopoéticos parácrinos e endócrinos, que exercem efeitos antiapoptóticos, proliferativos e de diferenciação sobre as células-tronco hematopoéticas, as células progenitoras e as células maduras do sangue. Muitas dessas glicoproteínas são agora produzidas pela tecnologia do DNA recombinante e estão entre os tratamentos mais bem-sucedidos na medicina moderna.

## CÉLULAS-TRONCO HEMATOPOÉTICAS E CÉLULAS PROGENITORAS

As células-tronco hematopoéticas representam 1 em $10^5$ a $10^6$ células da medula óssea, não são morfologicamente distinguíveis de outras células progenitoras ou dos linfócitos pequenos; entretanto, podem ser purificadas até a homogeneidade com base no uso das características físicas e de combinações de anticorpos monoclonais (incluindo CD34+) dirigidos contra proteínas da superfície celular.[1] As duas características críticas fundamentais de uma célula-tronco hematopoética são a capacidade de diferenciação em todos os tipos de células sanguíneas e a autorrenovação. A decisão de sofrer autorrenovação ou diferenciação é um processo estocástico, tanto no estágio das células-tronco quanto nos estágios multipotentes ou unipotentes subsequentes de diferenciação, que pode ser influenciada por diversas moléculas extrínsecas celulares (fatores de crescimento e proteínas do estroma) e intrínsecas celulares (fatores de transcrição). As células-tronco hematopoéticas estão localizadas em microambientes especializados (nichos) na medula óssea. As populações complexas e diversas de células do estroma, que compõem o nicho de células-tronco perivascular crítico, incluem células endoteliais, células reticulares abundantes CXCL12 [CAR, *CXCL12 abundant reticular*], células-tronco mesenquimais nestina+ e megacariócitos; essas populações de células fornecem sinais que sustentam a manutenção das células-tronco, a autorrenovação e a capacidade de repovoamento de múltiplas linhagens a longo prazo.[2]

A hematopoese clonal com mutações somáticas, que pode ser detectada por meio de sequenciamento do DNA, é observada com frequência crescente na idade avançada (atualmente designada como hematopoese clonal de potencial indeterminado [CHIP, *clonal hematopoiesis of undetermined potential*]) e está associada a maior risco de câncer hematológico e morte por todas as causas.[3] Alguns genes que estão mutados em pacientes com cânceres mieloides estão, com frequência, mutados em indivíduos aparentemente sadios; essas mutações poderiam representar eventos precoces característicos no desenvolvimento dos cânceres hematológicos[4] e até mesmo estar associadas a risco aumentado de doença cardiovascular aterosclerótica.[5,6] Evidências baseadas na recapitulação das alterações genéticas de pacientes com CHIP em camundongos submetidos a engenharia genética sugerem fortemente que a inflamação desregulada nos monócitos/macrófagos afetados é responsável pela incidência excessiva de doença cardiovascular e de doença vascular encefálica observada nesses pacientes.[7]

## EXPANSÃO DAS CÉLULAS HEMATOPOÉTICAS: FATORES DE CRESCIMENTO HEMATOPOÉTICOS

Numerosos fatores de transcrição regulam o número e o estado de diferenciação das células-tronco. Já foram identificados diversos "comutadores" moleculares, que determinam o destino das células hematopoéticas.

Igualmente importante para a hematopoese é um grupo de fatores de crescimento hematopoéticos, que compartilham uma homologia estrutural e ligam-se a proteínas transmembrana do tipo I não redundantes que pertencem à família de receptores de citocinas. Muitas destas proteínas são reguladores fisiológicos de uma linhagem específica de células sanguíneas (p. ex., eritropoetina, fator estimulador de colônias de granulócitos, trombopoetina); outras parecem representar atividades redundantes promotoras do crescimento hematopoético de moléculas essenciais

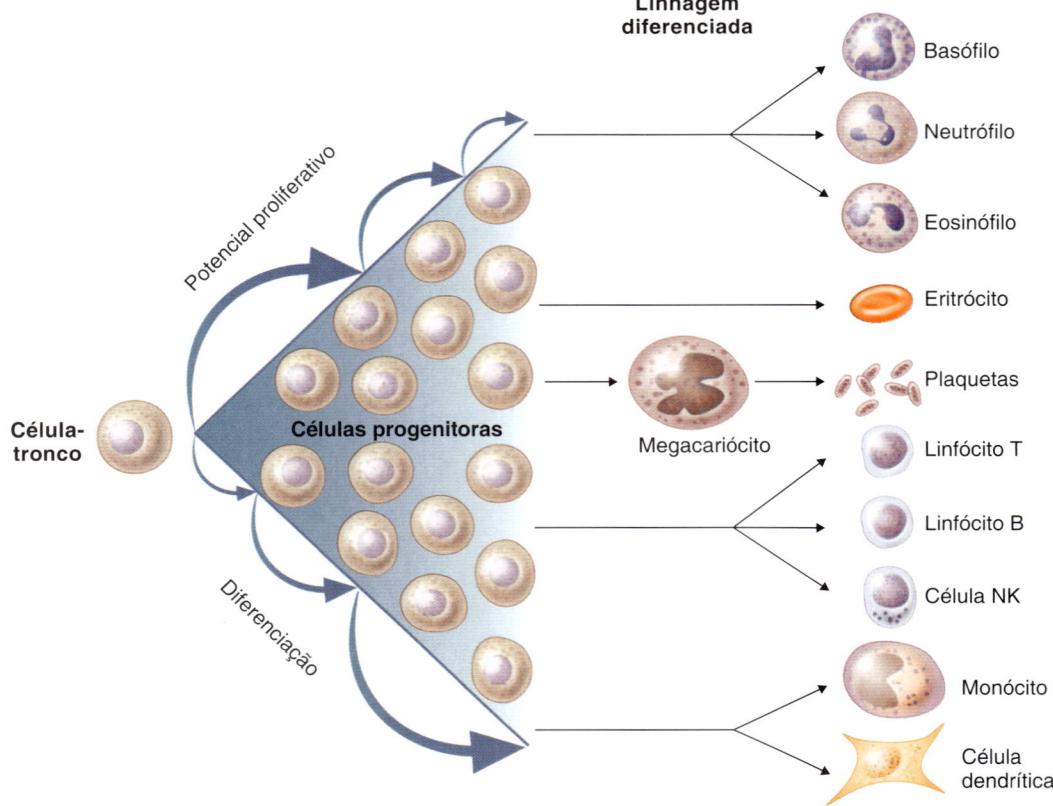

**FIGURA 147.1** Modelo hierárquico de linfo-hematopoese. NK = *natural killer*.

para o desempenho de outras funções biológicas (p. ex., interleucina-3 [IL-3], interleucina-11 [IL-11], fator estimulador de colônia de granulócitos-macrófagos).

A eritropoetina é produzida predominantemente pelos rins e, em menor grau, pelo fígado e atua sobre progenitores eritroides da medula óssea, aumentando a sua sobrevida, proliferação e diferenciação. Os níveis de eritropoetina estão inversamente relacionados com as concentrações de hemoglobina no sangue, conforme refletido na tensão de oxigênio renal. Na presença de hipoxia tecidual (renal), o fator induzido por hipoxia (HIF) 1α, um fator de transcrição, é estabilizado contra a destruição mediada pelo proteassomo e impulsiona a transcrição da eritropoetina por meio de sua ligação a um elemento responsivo à hipoxia de importância fundamental, localizado na região não traduzida 3′ do gene. A eliminação genética da eritropoetina ou de seu receptor resulta em letalidade embrionária, estabelecendo que, embora outras citocinas possam influenciar a eritropoese, a produção dos eritrócitos (hemácias) é totalmente dependente do hormônio.

O fator estimulador de colônias de granulócitos incita a produção de neutrófilos a partir de seus genitores na medula óssea (Figura 147.2). Os níveis do hormônio também estão inversamente relacionados com o número de neutrófilos, porém são regulados principalmente por estímulos inflamatórios, incluindo o fator de necrose tumoral α (TNF-α) e a IL-1α, que atuam sobre células endoteliais, fibroblastos e macrófagos. À semelhança da ação da eritropoetina sobre os progenitores eritroides, o fator estimulador de colônias de granulócitos aumenta a sobrevida, a proliferação e a diferenciação das células progenitoras dos neutrófilos. Além disso, a citocina atua para ativar funcionalmente as células maduras que ela ajuda a produzir. A eliminação genética do fator estimulador de colônias de granulócitos ou de seu receptor em camundongos reduz os níveis de neutrófilos a 25% do normal, constituindo o único hormônio conhecido que exerce esse grande impacto sobre a granulopoese.

A trombopoetina, o regulador primário da produção de plaquetas, é sintetizada no fígado e por células estromais da medula óssea. Em condições normais, os níveis plasmáticos do hormônio estão inversamente relacionados com a massa de plaquetas e são regulados pelo nível de captação de plaquetas senescentes, um processo mediado pelo receptor de Ashwell-Morrell do hepatócito; pela inflamação, mediada por IL-6; remoção da TPO pelas plaquetas circulantes; e por meio de inibição por retroalimentação transcricional do gene da trombopoetina nas células estromais da medula por proteínas dos grânulos plaquetários.[8] À semelhança da eritropoetina e do fator de estimulação de colônias de granulócitos, a trombopoetina estimula a sobrevida, a proliferação e a diferenciação de sua linhagem correspondente, megacariócitos e seus precursores, e prepara as plaquetas maduras a responder a agonistas de ativação plaquetária. Entretanto, diferentemente das outras duas citocinas, a trombopoetina também exerce efeitos importantes e não redundantes sobre as células-tronco hematopoéticas.[7] A eliminação genética da trombopoetina ou de seu receptor em camundongos ou as mutações sem sentido (*nonsense*) ou de sentido incorreto (*missense*) congênitas no gene do receptor da trombopoetina nos seres humanos resultam em níveis de plaquetas aproximadamente 10% do normal e redução das células-tronco, levando ao desenvolvimento de anemia aplásica em crianças com 1 a 2 anos.

As quimiocinas também regulam a hematopoese. Os ligantes de quimiocinas, CXCR2 e CXCL4, afetam a sobrevida e a autorrenovação das células-tronco hematopoéticas,[9] assim como a sinalização da interferona α, que promove a maturação das células-tronco hematopoéticas embrionárias.[10] Outros sistemas de receptores de citocinas são essenciais para um ou mais aspectos da hematopoese e a função das células sanguíneas maduras e incluem a IL-7, de importância fundamental para a produção de todos os tipos de linfócitos; a IL-5, o principal regulador da produção de eosinófilos; a IL-4, que é responsável pela mudança de classe de imunoglobulinas nos linfócitos B; a IL-15, essencial para a diferenciação normal das células *natural killer*; e a IL-2, uma citocina ativadora dos linfócitos.

Outra classe de citocinas e receptores que influencia a hematopoese é exemplificada pelo receptor c-kit, um membro da família de receptores tirosinoquinase de proteínas de superfície, e seu ligante cognato, o fator das células-tronco (também denominado fator *steel* ou ligante kit). Embora o receptor c-kit seja, do ponto de vista estrutural, distinto dos membros da família de receptores de citocinas hematopoéticas (discutidos anteriormente), o fator de células-tronco está estruturalmente relacionado com as citocinas que se ligam a membros da família de fatores de crescimento hematopoéticos. A deleção genética do fator de células-tronco ou do receptor c-kit resulta na eliminação quase completa das células-tronco hematopoéticas, dos precursores eritroides, dos basófilos e dos mastócitos. Dois outros membros da família de citocinas e receptores são o ligante do Flt3 e o seu receptor de Flt3, que afetam a formação de células dendríticas, e o fator estimulador de colônias de monócitos e seu receptor, c-Fms, que é de importância crítica para a produção de monócitos.

Os mecanismos moleculares pelos quais os fatores de crescimento hematopoéticos afetam a sobrevida, a proliferação e a diferenciação das células sanguíneas estão sendo cada vez mais bem compreendidos. A ligação do ligante cognato a cada um dos receptores de citocinas hematopoéticas resulta em ativação de uma ou mais tirosinoquinases, as quinases citoplasmáticas fixadas da família Janus (JAK) para a família de receptores de citocinas hematopoéticas ou a quinase intrínseca das citocinas que utilizam a classe de receptores de tirosinoquinase (fator de células-tronco, ligante do Flt3 e fator de estimulador de colônias de macrófagos). Após ativação, essas quinases fosforilam resíduos tirosina nos domínios citoplasmáticos de cada receptor, proporcionando locais de ancoragem para intermediários de sinalização citoplasmáticos que apresentam domínios de homologia Src (SH)2. Entre as proteínas mais bem caracterizadas que contêm o domínio SH2, que se ligam a receptores hematopoéticos, destacam-se fatores de transcrição nascentes, como os transdutores de sinais e ativadores de proteínas de transcrição (STAT, *signal transducers and activators of transcription*); proteínas adaptadoras, incluindo Grb2, Gab1, tensina2 e SHC; fosfatases (p. ex., SHP1 e SHP2) e a subunidade reguladora (p85) da fosfoinositol-3-quinase (PI3K). Quando ligadas a um ou mais resíduos fosfotirosina recém-induzidos do receptor de citocinas ou receptor de tirosinoquinase, essas moléculas secundárias são fosforiladas pela JAK ou por outras quinases, tornando-as competentes para a ligação de moléculas adicionais (p. ex., moléculas adaptadoras que, em última análise, ativam Ras, e p85 da PI3K que se liga à sua subunidade quinase [p110]), ou são ativadas como fatores de transcrição (p. ex., STATs). As moléculas efetoras *downstream* ativadas incluem diversas quinases,

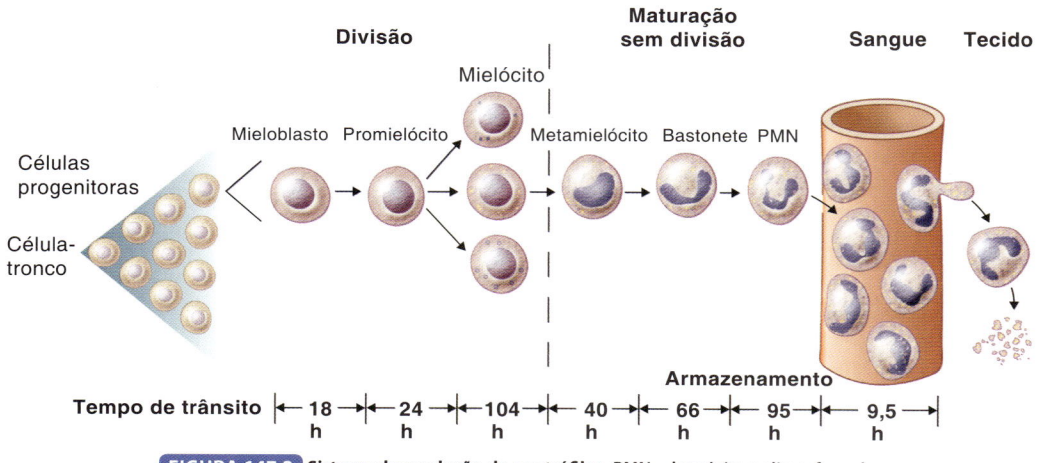

**FIGURA 147.2** Sistema de produção de neutrófilos. PMN = leucócito polimorfonuclear.

moléculas transportadoras e fatores de transcrição, que acabam resultando em sobrevida, proliferação e diferenciação das células hematopoéticas.

## USOS CLÍNICOS DE CÉLULAS HEMATOPOÉTICAS E FATORES DE CRESCIMENTO

O desenvolvimento clínico da eritropoetina, do fator estimulador de colônias de granulócitos e de agonistas do receptor de trombopoetina (ART) representa alguns dos melhores exemplos de aproveitamento da tecnologia do DNA recombinante para benefício terapêutico. Os pacientes com insuficiência renal, inflamação disseminada ou substituição da medula óssea e aqueles submetidos à quimioterapia para câncer apresentam graus variáveis de anemia, que frequentemente é muito debilitante. A administração de agentes estimuladores da eritropoese quase sempre resulta em rápida resposta de reticulócitos e correção da anemia. A maioria dos pacientes apresenta maior sensação de bem-estar à medida que a concentração de hemoglobina no sangue aumenta para 10 g/dℓ. Os ensaios clínicos realizados demonstraram a eficácia desses agentes em pacientes com insuficiência renal e com câncer, embora análises recentes tenham questionado a segurança desses agentes em algumas situações. [A1,A2] Por exemplo, pacientes que recebem doses mais altas do fármaco para a anemia secundária à insuficiência renal progrediram para a necessidade de diálise com mais frequência e apresentaram aumento de eventos cardiovasculares, como infarto do miocárdio e acidente vascular encefálico, em comparação com pacientes que receberam baixas doses do hormônio, suficientes para manter o nível sanguíneo de Hb em 10 g/dℓ ou menos.[A3] Pacientes que receberam eritropoetina para o tratamento do câncer também apresentaram maior taxa de recaídas de seus tumores em comparação com indivíduos aos quais o hormônio não foi administrado. Os únicos pacientes que demonstram regularmente uma resposta insatisfatória são indivíduos com inflamação grave (ver Capítulo 149). Em geral, os agentes estimuladores da eritropoese são seguros e efetivos para pacientes com anemia causada por uma ampla gama de condições, porém suas administração e dose precisam ser cuidadosamente consideradas.

Muitos pacientes submetidos à terapia citotóxica para o câncer apresentam neutropenia grave e, portanto, correm risco substancial de infecção potencialmente fatal. Os ensaios clínicos do fator estimulador de colônias de granulócitos recombinante em pacientes submetidos à quimioterapia agressiva para leucemia e tumores sólidos levaram à aprovação do fármaco pela agência Food and Drug Administration (FDA) para uso em pacientes submetidos a quimioterapia de intensidade suficiente para provocar neutropenia grave (ver Capítulo 158). O uso do fármaco está associado a um retorno mais rápido dos neutrófilos para níveis seguros quando administrado logo após o término da quimioterapia, mas não no nível mínimo de produção de neutrófilos, e resulta em menor risco de infecções graves. Entretanto, o uso de fator de estimulação de colônias de granulócitos não aumentou a sobrevida de pacientes com qualquer tipo de tumor.[A4] À semelhança do uso da eritropoetina em pacientes com câncer, a administração do fator de estimulação de colônias de granulócitos a alguns pacientes submetidos a quimioterapia citotóxica para câncer (p. ex., câncer de mama) foi associada a aumento estatisticamente significativo na recorrência do câncer, embora esse achado seja controverso.

A trombopoetina foi clonada e caracterizada em 1994 e rapidamente foi promovida para estudos clínicos, seguindo o modelo de uso do fator de estimulação de colônias de granulócitos em pacientes submetidos à quimioterapia do câncer. Os resultados iniciais com o hormônio intacto e com uma versão truncada que incluía apenas o domínio de ligação do receptor foram variados, e a administração da forma truncada do fármaco a voluntários sadios doadores para melhorar a plaquetoférese, resultou no desenvolvimento de anticorpos antifármaco em um número significativo de indivíduos; esses anticorpos exibiram reação cruzada com a trombopoetina nativa, resultando em trombocitopenia grave. Essa experiência fez com que ambos os fabricantes de trombopoetina interrompessem os estudos clínicos. Em seu lugar, foram desenvolvidas várias moléculas pequenas para uso clínico, que se ligam e estimulam o receptor de trombopoetina, com estimulação da trombopoese.[A5,A6] Dois desses fármacos foram aprovados pela FDA para uso em pacientes com trombocitopenia imune grave – um pepticorpo que contém quatro cópias de um peptídio de ligação do receptor da trombopoetina enxertadas a uma estrutura de imunoglobulina; o outro, uma pequena molécula orgânica biodisponível por via oral, que se liga a um sítio espacialmente distinto no receptor de trombopoetina. O uso de cada fármaco resulta em uma taxa elevada de respostas das plaquetas dentro da faixa normal em pacientes com trombocitopenia imune grave (ver Capítulo 163) que eram refratários aos tratamentos convencionais. A princípio, acreditou-se que, embora os agonistas do receptor de trombopoetina pudessem estimular a produção de plaquetas em grau maior do que a destruição imune, eles não alterariam a fisiopatologia da PTI, sendo, portanto, necessários por períodos muito longos de tempo. Foi relatado que um número crescente de pacientes com PTI extremamente refratários não teve mais necessidade de um agonista do receptor de trombopoetina (ART) depois de um número variável de meses de tratamento, sugerindo que esses fármacos possam ter a capacidade de alterar a resposta imune nesses pacientes. Além do tratamento de pacientes com PTI, os ARTs foram aprovados para uso em pacientes com trombocitopenia secundária ao tratamento da infecção pelo vírus da hepatite C (HCV) com interferona e em pacientes com anemia aplásica. Outras indicações clínicas estão sendo testadas.

### Recomendações de grau A

A1. Amato L, Addis A, Saulle R, et al. Comparative efficacy and safety in ESA biosimilars vs. originators in adults with chronic kidney disease: a systematic review and meta-analysis. *J Nephrol*. 2018;31:321-332.
A2. Tonia T, Mettler A, Robert N, et al. Erythropoietin or darbepoetin for patients with cancer. *Cochrane Database Syst Rev*. 2012;CD003407.
A3. Palmer SC, Saglimbene V, Craig JC, et al. Darbepoetin for the anaemia of chronic kidney disease. *Cochrane Database Syst Rev*. 2014;CD009297.
A4. Gurion R, Belnik-Plitman Y, Gafter-Gvili A, et al. Colony-stimulating factors for prevention and treatment of infectious complications in patients with acute myelogenous leukemia. *Cochrane Database Syst Rev*. 2012;CD008238.
A5. Tarantino MD, Bussel JB, Blanchette VS, et al. Romiplostim: a phase 3, randomized, double-blind placebo-controlled study. *Lancet*. 2016;388:45-54.
A6. Grainger JD, Locatelli F, Chotsampancharoen T, et al. Eltrombopag for children with chronic immune thrombocytopenia (PETIT2): a randomized, multicentre, placebo-controlled trial. *Lancet*. 2015;386: 1649-1658.

### REFERÊNCIAS BIBLIOGRÁFICAS

*As referências bibliográficas, bem como os outros materiais suplementares deste livro, encontram-se no GEN-IO, nosso ambiente virtual de aprendizagem.*

# 148
# ESFREGAÇO DE SANGUE PERIFÉRICO
BARBARA J. BAIN

Com o desenvolvimento de instrumentos automatizados sofisticados para a contagem e a caracterização das células sanguíneas, os esfregaços de sangue periférico corados pelo método de Romanowsky (Wright-Giemsa ou May-Grünwald-Giemsa) são agora realizados em apenas uma minoria de amostras de sangue remetidas ao laboratório de hematologia. Entretanto, o esfregaço de sangue continua sendo importante por vários motivos: ele pode (1) confirmar o resultado de um instrumento automatizado, (2) fornecer um diagnóstico específico imediato ou (3) indicar uma faixa restrita de possibilidades diagnósticas, possibilitando uma investigação focada, em vez de indiscriminada.[1-3] O esfregaço sanguíneo pode levar ao estabelecimento de um rápido diagnóstico quando a velocidade é fundamental, como na leucemia promielocítica aguda, na púrpura trombocitopênica trombótica, no linfoma de Burkitt e em determinadas infecções.[4,5] Algumas vezes, o esfregaço fornece informações inesperadas, que são valiosas no tratamento do paciente.[6-9]

Em geral, os esfregaços sanguíneos são inicialmente interpretados por um técnico de laboratório. Em alguns países, é habitual que o médico examine os esfregaços de sangue de seus próprios pacientes, visto que ele tem a responsabilidade final de integrar todas as informações e estabelecer um diagnóstico. Entretanto, a interpretação de um esfregaço de sangue pode ser difícil, e o hematologista ou hematopatologista desempenha um importante papel na interpretação de esfregaços que, inicialmente, podem ter sido examinados por um técnico de laboratório. A microscopia digital constitui uma opção prática para a avaliação qualificada e rastreamento de esfregaços de sangue periférico em locais onde não se dispõe de uma equipe especializada.[10]

É fundamental que, ao solicitar um hemograma completo, o médico forneça todas as informações essenciais e necessárias para interpretar a contagem e qualquer esfregaço associado. Independentemente de o médico examinar ou não o esfregaço de sangue, ele deve ser capaz de interpretar o laudo por escrito emitido pelo laboratório. Para isso, o médico precisa estar familiarizado com os termos geralmente utilizados pela equipe do laboratório e a importância das anormalidades descritas. Os termos mais importantes estão ilustrados nas Figuras 148.1 a 148.20.

## MOTIVOS PARA A REALIZAÇÃO DE UM ESFREGAÇO SANGUÍNEO

O esfregaço de sangue é solicitado por um médico ou realizado por um técnico de laboratório ou hematologista em razão de alterações detectadas na hematimetria automática. Os achados clínicos que devem levar o médico a solicitar um esfregaço de sangue estão resumidos na Tabela 148.1.

Os técnicos de laboratório e hematologistas podem realizar um esfregaço de sangue que não tenha sido solicitado pelo médico assistente, se os detalhes clínicos indicarem a possibilidade de uma anormalidade hematológica significativa. Também é possível o exame de um esfregaço de sangue em decorrência de anormalidades detectadas na hematimetria

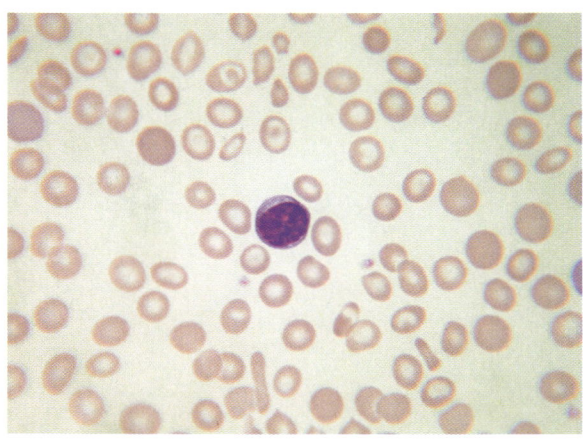

**FIGURA 148.3** Eritrócitos microcíticos de um caso de talassemia *minor* (forma heterozigótica da betatalassemia). No esfregaço de sangue, um *micrócito* pode ser definido como um eritrócito com diâmetro menor do que o núcleo de um linfócito pequeno normal. Há também alguns eritrócitos que exibem *hipocromia*, uma área de palidez central que é maior do que um terço do diâmetro do eritrócito. Além disso, existem dois *eritrócitos em alvo*, com uma área hemoglobinizada no centro da área de palidez (1.000×).

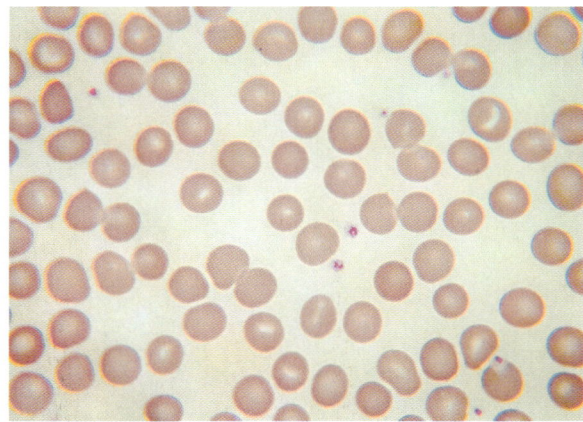

**FIGURA 148.1** Esfregaço de sangue periférico normal. Esses eritrócitos normais são descritos como *normocíticos* (ou seja, de tamanho normal) e *normocrômicos* (ou seja, suas características tintoriais são normais). Os eritrócitos normais são discos bicôncavos, responsáveis pela existência de uma área de palidez central, que não excede um terço do diâmetro do eritrócito. Há também plaquetas normais dispersas (1.000×).

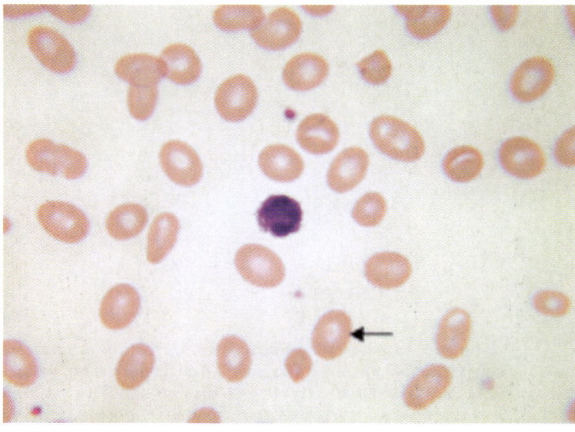

**FIGURA 148.4** Anemia macrocítica. Um *macrócito* é reconhecido no esfregaço de sangue como uma célula cujo diâmetro é consideravelmente maior que o núcleo de um linfócito pequeno. Além disso, esse esfregaço mostra *macrócitos* ovais (também conhecidos como *macro-ovalócitos*), que são maiores que o normal e apresentam formato oval (*seta*). Esses eritrócitos têm considerável importância diagnóstica e são característicos da anemia megaloblástica; podem ser também observados na diseritropoese (1.000×).

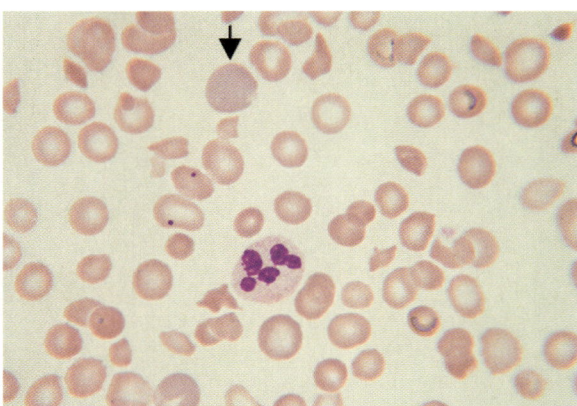

**FIGURA 148.2** Esfregaço mostrando diversas anormalidades. Há *anisocitose*, definida como aumento na variação do tamanho dos eritrócitos; *poiquilocitose*, definida como aumento na variação do formato dos eritrócitos e *policromasia*, definida como a existência de eritrócitos com tonalidade azulada do citoplasma – indicando um eritrócito imaturo recentemente liberado da medula óssea, porque a policromasia resulta da presença de RNA. As *células sanguíneas policromáticas* são eritrócitos com tonalidade azulada; como são maiores do que os eritrócitos maduros normais, são conhecidas como *macrócitos policromáticos* (*seta*). O esfregaço também mostra duas células que contêm *corpúsculos de Howell-Jolly* púrpura-azulados; estas inclusões consistem em resquícios nucleares (1.000×).

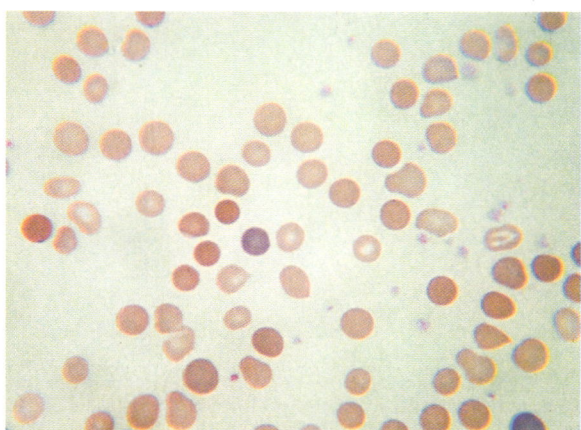

**FIGURA 148.5** Esferocitose hereditária. Um *esferócito* é um eritrócito que não apresenta palidez central, em virtude de seu formato esférico. Na esferocitose hereditária, há habitualmente eritrócitos com palidez central reduzida, mas não ausente, e esses eritrócitos têm formato intermediário entre um esferócito e um *discócito*, que é um eritrócito com o formato normal de disco bicôncavo (1.000×).

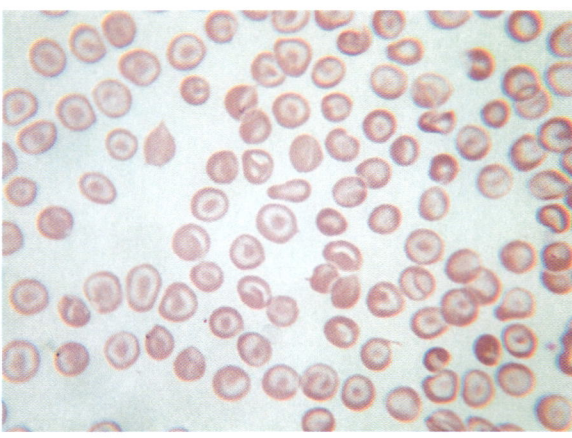

**FIGURA 148.6** Eritrócitos em alvo. Um *eritrócito em alvo* apresenta uma área hemoglobinizada no meio da área normal de palidez central (1.000×).

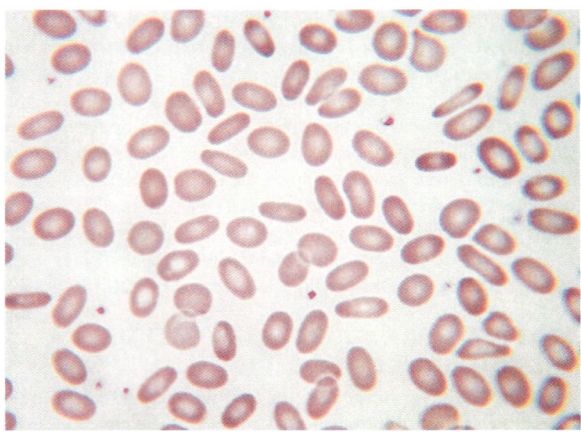

**FIGURA 148.9** Eliptocitose hereditária. Um *eliptócito* é um eritrócito elíptico. Quando observado nos números presentes nesse esfregaço, indica eliptocitose hereditária; são observados menores números em outras condições, como anemia ferropriva, na qual são algumas vezes designados como *células em formato de lápis* (1.000×).

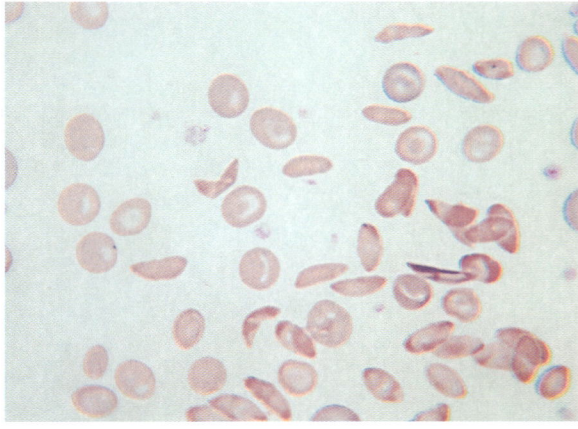

**FIGURA 148.7** Eritrócitos (hemácias) falciformes. Um *eritrócito falciforme* tem formato de foice ou crescente, que resulta da polimerização da hemoglobina S. Esses eritrócitos são observados não apenas na anemia falciforme (homozigosidade para a hemoglobina S), mas também em estados heterozigotos compostos, como a doença falciforme/hemoglobina C e doença falciforme/betatalassemia, que também levam à doença falciforme. Esse esfregaço também mostra eritrócitos em alvo e eritrócitos com formato de barco com menor grau de polimerização da hemoglobina S do que no eritrócito falciforme clássico (1.000×).

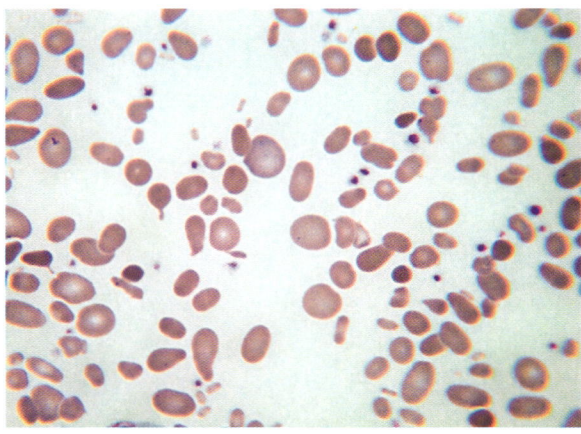

**FIGURA 148.10** Piropoiquilocitose hereditária. Esse esfregaço mostra poiquilocitose notável, incluindo eliptócitos, microesferócitos e outros fragmentos, bem como dacriócitos (eritrócitos em formato de lágrima). Essa condição congênita, que está relacionada com a eliptocitose hereditária, resulta habitualmente da herança de dois genes mutados diferentes, provenientes dos dois genitores, e é caracterizada por anemia hemolítica grave (1.000×).

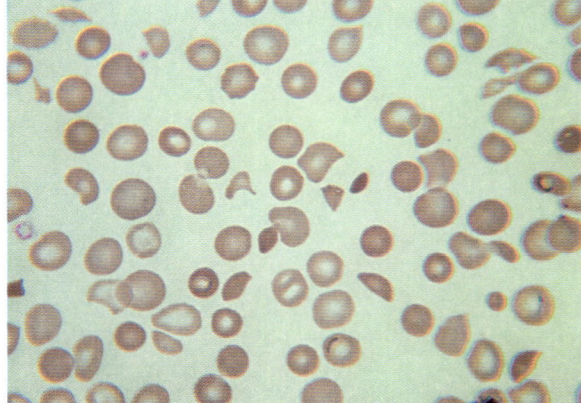

**FIGURA 148.8** Fragmentação de eritrócitos. Os *esquistócitos* são definidos como fragmentos de eritrócitos. Além de pequenos fragmentos angulares, pode haver *microesferócitos*, que consistem em eritrócitos de tamanho reduzido e formato esférico (também conhecidos como *esferoesquistócitos*), e *queratócitos*, que consiste em eritrócitos com duas ou quatro espículas semelhantes a chifres. Os queratócitos podem resultar da remoção de um corpúsculo de Heinz, bem como da fragmentação de eritrócitos. Alguns esquistócitos são designados como *eritrócitos em elmo*, em virtude de seu formato típico. Os esquistócitos são observados nas anemias hemolíticas microangiopáticas e na hemólise mecânica (1.000×).

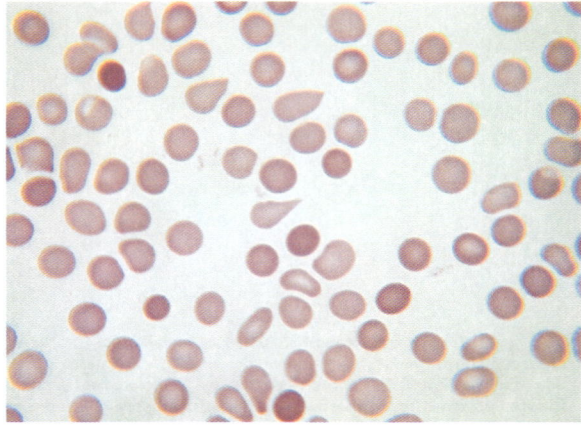

**FIGURA 148.11** Poiquilócitos em forma de lágrima. Os *poiquilócitos em formato de lágrima* ou *dacriócitos* são eritrócitos em formato de lágrima, que são característicos da mielofibrose primária, mas que também são encontrados na mielofibrose secundária à infiltração da medula óssea e na anemia megaloblástica (1.000×).

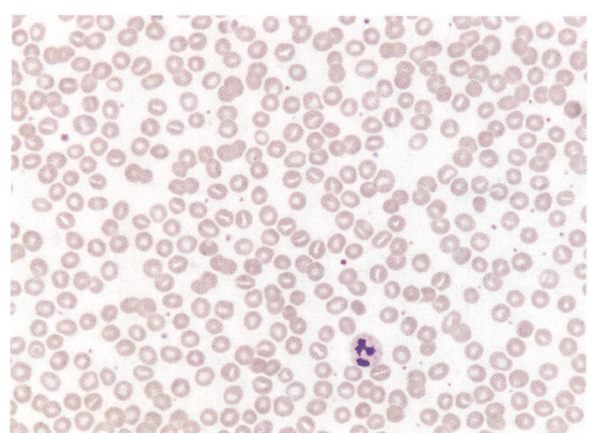

**FIGURA 148.12** **Estomatocitose.** Um *estomatócito* parece ter um estoma em forma de boca ou semelhante a uma fenda. Entre as causas menos comuns está a estomatocitose hereditária. Etilismo e terapia com hidroxicarbamida (hidroxiureia) são causas mais comuns (400×).

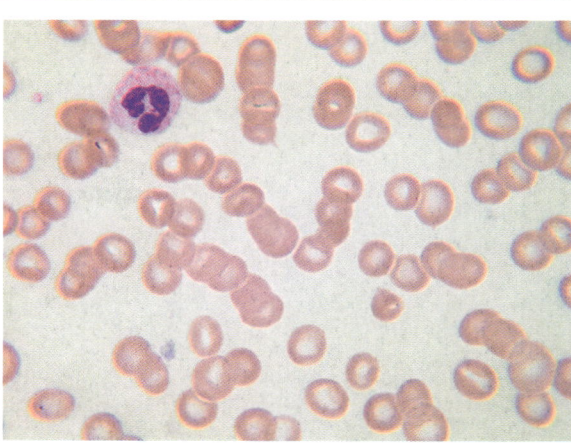

**FIGURA 148.15** **Formação de *rouleaux*.** Os *rouleaux* referem-se ao empilhamento de eritrócitos, frequentemente comparados com pilhas de moedas. Resultam do aumento das globulinas de alto peso molecular no plasma, como alteração reativa ou em consequência da secreção de paraproteína em neoplasia de plasmócitos (1.000×).

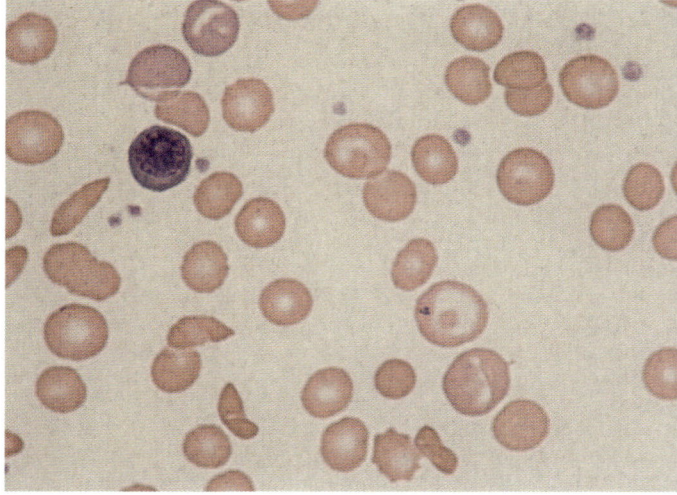

**FIGURA 148.13** **Agregado de corpúsculos de Pappenheimer no interior de um eritrócito em alvo na anemia falciforme.** Um *corpúsculo de Pappenheimer* é uma inclusão do eritrócito que contém ferro. É menor e mais angular do que um corpúsculo de Howell-Jolly e cora-se de azul-marinho, em vez de roxo. Os corpúsculos de Pappenheimer são observados após esplenectomia, em outros estados de hipoesplenismo e nas anemias sideroblásticas. O esfregaço também mostra eritrócitos em formato de barco, um eritrócito nucleado, macrócitos policromáticos e um estomatócito policromático (1.000×).

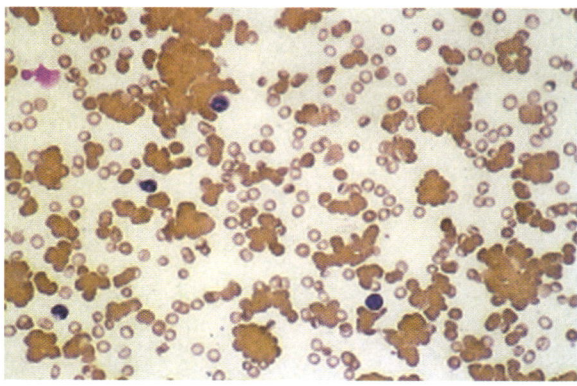

**FIGURA 148.16** **Aglutinação de eritrócitos.** Os *aglutinados de eritrócitos* são agregados irregulares de eritrócitos, observados na infecção por *Mycoplasma pneumoniae*. São também observados em outras infecções, como a mononucleose infecciosa, e na doença de hemaglutinina a frio crônica (100×). (Cortesia de Jean Schafer.)

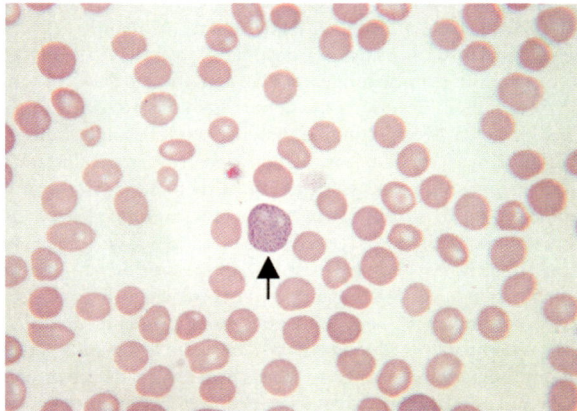

**FIGURA 148.14** **Pontilhado basofílico.** O *pontilhado basofílico*, também conhecido como ponteado basófilo, caracteriza-se por grânulos finos (como neste caso) ou grosseiros, de coloração azul-arroxeada, dispersos no eritrócito (*seta*). Constituem uma característica muito inespecífica, que ocorre no traço talassêmico, no envenenamento por chumbo, na deficiência de pirimidina 5′-nucleotidase e na diseritropoese em geral (1.000×).

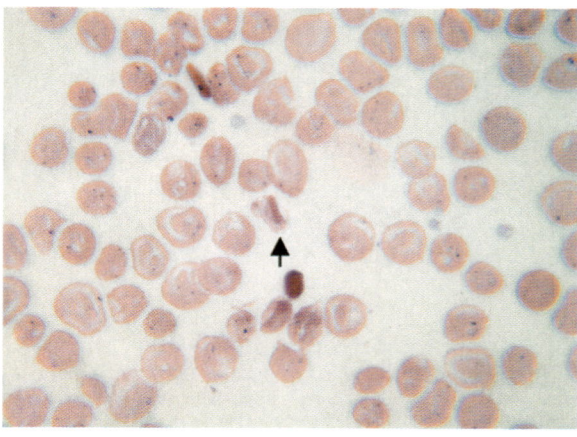

**FIGURA 148.17** **Hemoglobina C homozigótica.** São observados três *cristais de hemoglobina C*, um deles indicado por *seta*. Os cristais de hemoglobina C apresentam habitualmente seis lados, com bordas paralelas em seu eixo longitudinal. São também observados na heterozigosidade combinada de eritrócito falciforme/hemoglobina C e na hemoglobina C/β⁰ talassemia (1.000×).

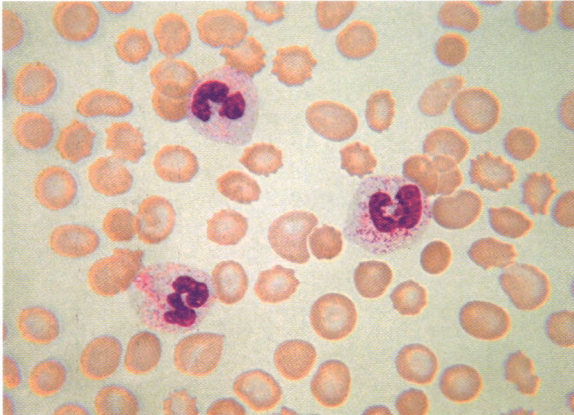

**FIGURA 148.18** **Granulação tóxica.** A *granulação tóxica* refere-se à coloração intensa dos grânulos azurófilos dos neutrófilos. Quando acompanhada de vacuolização de neutrófilos, indica, com frequência, infecção, porém também pode resultar de inflamação, dano tecidual, administração de fator estimulador de colônias de granulócitos e gravidez normal. Raramente, resulta de leucemia neutrofílica crônica ou de reação leucemoide ao mieloma múltiplo (1.000×).

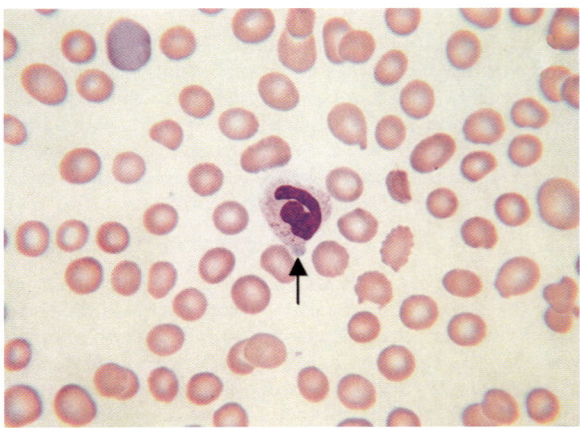

**FIGURA 148.19** **Corpúsculo de Döhle.** Um *corpúsculo de Döhle* (seta) é uma inclusão amorfa azul-acinzentada pálida, situada próxima à membrana celular de um neutrófilo. Os corpúsculos de Döhle podem resultar de infecção e inflamação. São observadas inclusões semelhantes, porém diferentes (maiores e mais angulares), na anomalia de May-Hegglin (1.000×).

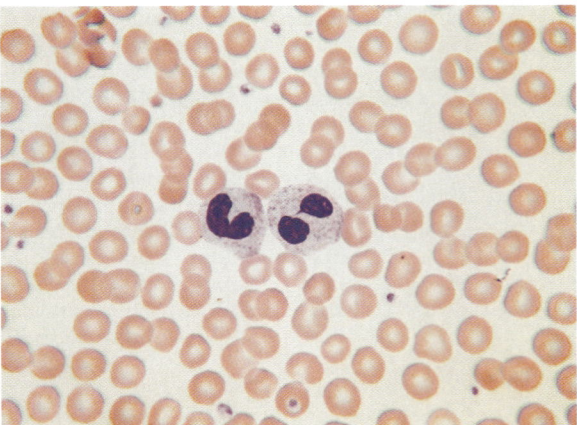

**FIGURA 148.20** **Anomalia de Pelger-Huët.** A *anomalia de Pelger-Huët* é uma anormalidade citológica dos neutrófilos, em que há hipolobulação dos núcleos e aumento da condensação da cromatina. Os núcleos podem ter um formato semelhante a amendoim ou a um óculos do tipo *pince-nez*, como nos exemplos mostrados. A anomalia de Pelger-Huët é herdada, porém são observados neutrófilos de Pelger semelhantes em síndromes mielodisplásicas, nas quais os neutrófilos também podem ser hipogranulares (1.000×). Além disso, podem ser observados como fenômeno reversível adquirido, em resposta a fármacos específicos, incluindo tacrolimo e micofenolato de mofetila.

**Tabela 148.1** Manifestações clínicas que sugerem a necessidade de um esfregaço de sangue.

| MANIFESTAÇÃO CLÍNICA | MOTIVO PARA A REALIZAÇÃO DE ESFREGAÇO DE SANGUE |
|---|---|
| Linfadenopatia ou esplenomegalia | Podem indicar mononucleose infecciosa ou outra condição reativa, ou leucemia ou linfoma |
| Anemia clinicamente evidente | Ajuda no diagnóstico diferencial |
| Equimose ou tendência hemorrágica, incluindo hemorragias retinianas inexplicadas | Pode confirmar a trombocitopenia ou revelar plaquetas de morfologia anormal (que podem ter função deficiente); algumas vezes, mostra leucemia aguda ou outra condição que provoca insuficiência da medula óssea |
| Lesão renal aguda | A síndrome hemolítico-urêmica e a púrpura trombocitopênica trombótica devem ser confirmadas ou excluídas |
| Icterícia e hipertensão arterial em gestante | Pode revelar esquistócitos, confirmando um diagnóstico de síndrome HELLP |
| Dor óssea | Pode indicar mieloma múltiplo, infiltração da medula óssea ou doença falciforme |
| Dor torácica ou abdominal inexplicada ou esplenomegalia aguda em criança | Possível doença falciforme |
| Hiperbilirrubinemia inexplicada | Avaliação de possível hemólise |

HELLP = hemólise, elevação das enzimas hepáticas, trombocitopenia.

automática. Essas anormalidades podem ser quantitativas ou qualitativas. As anormalidades quantitativas que exigem avaliação incluem anemia, policitemia, macrocitose, microcitose, neutrofilia, linfocitose, eosinofilia, trombocitopenia e trombocitose.

Os instrumentos automatizados modernos são capazes de "sinalizar" anormalidades qualitativas, que exigem o exame de um esfregaço sanguíneo para confirmação da anormalidade ou maior elucidação. Os "sinais" são gerados em resposta à impedância elétrica ou características de dispersão da luz das células individuais. Alguns instrumentos dependem de reações citoquímicas das células ou da capacidade das células de polarizar a luz. A maioria dos instrumentos consegue indicar a possibilidade de blastos, linfócitos reativos ou outros linfócitos atípicos, precursores dos granulócitos ou hemácias nucleadas. Alguns instrumentos contam as hemácias nucleadas. Os instrumentos que utilizam uma reação citoquímica para peroxidase, de modo a ajudar a identificar neutrófilos, eosinófilos e monócitos, podem sinalizar o aparecimento de grandes células não coradas (*i. e.*, peroxidase negativa); essas células podem indicar deficiência hereditária inócua de peroxidase; entretanto, algumas vezes, essas células consistem em células de linfoma, linfócitos reativos ou blastos leucêmicos. Com frequência, os instrumentos sinalizam a possibilidade de uma contagem errônea de plaquetas, como nos casos de sobreposição de tamanho entre as plaquetas e eritrócitos, ou quando as características de dispersão da luz sugerem agregados plaquetários (uma causa potencial de pseudotrombocitopenia). Um aumento relatado na contagem de basófilos também deve ser considerado geralmente como uma sinalização, visto que representa, com frequência, pseudobasofilia, consequente a células leucêmicas ou de linfoma. Alguns instrumentos alertam o operador sobre a possível presença de parasitas da malária (*Plasmodium*).

As diretrizes de consenso internacionais indicam que os resultados dos instrumentos automatizados exigem revisão do esfregaço de sangue. A necessidade ou não de uma revisão é determinada, em parte, do fato de a amostra ser a primeira obtida daquele paciente e da ocorrência de uma alteração significativa em comparação com um resultado previamente validado (*delta check*). Os computadores laboratoriais podem ser programados para indicar quando um resultado preenche os critérios para revisão de esfregaço.

As determinações automatizadas dos eritrócitos conseguem, de certo modo, substituir o exame do esfregaço de sangue.[11] O aumento na amplitude de distribuição dos eritrócitos indica anisocitose. A diminuição do volume corpuscular médio (VCM) é, habitualmente, um indicador confiável de microcitose. A redução na concentração de hemoglobina corpuscular média (CHCM) indica hipocromia (entretanto, na maioria dos instrumentos, essa medida é menos sensível do que o olho humano na detecção de hipocromia). O aumento do VCM indica habitualmente macrocitose, porém é necessário o exame de um esfregaço para confirmar que esse resultado não é artificial e para elucidar a causa. Alguns instrumentos conseguem medir a concentração de hemoglobina nos eritrócitos e, portanto, de sinalizar eritrócitos hiperdensos; entretanto, é ainda necessário um esfregaço de sangue para diferenciar os esferócitos de eritrócitos irregularmente contraídas, eritrócitos falciformes e outros tipos de eritrócitos que apresentam aumento na concentração de hemoglobina. A maioria dos instrumentos produz um histograma da distribuição do tamanho dos eritrócitos, e alguns fazem o mesmo para a distribuição da concentração de hemoglobina; qualquer uma dessas representações gráficas pode revelar eritrócitos dimórficos (i. e., duas populações de eritrócitos).

## O ESFREGAÇO DE SANGUE NO DIAGNÓSTICO DIFERENCIAL DA ANEMIA

### Anemias microcíticas

Nas anemias microcíticas (ver Capítulo 150), a contagem automatizada é de importância considerável e possibilita a distinção entre deficiência de ferro e talassemia heterozigótica. Na deficiência de ferro, ocorre inicialmente anemia normocítica normocrômica; somente quando a deficiência se torna mais grave é que surge microcitose. Por outro lado, na forma heterozigótica da betatalassemia, a concentração de hemoglobina está habitualmente normal ou próximo do normal; entretanto, a contagem de eritrócitos está aumentada, e observa-se acentuada microcitose (VCM baixo), associada a redução da HCM. O esfregaço de sangue fornece informações suplementares, que podem favorecer um diagnóstico ou outro. É mais provável que a deficiência de ferro esteja associada com hipocromia e eliptócitos ("eritrócitos em formato de lápis"), enquanto na forma heterozigótica da betatalassemia ocorre microcitose, a hipocromia é menos acentuada, sendo mais provável o achado de eritrócitos em alvo e pontilhado basofílico. Os indivíduos com alfatalassemia, que envolve a deleção de dois genes α (−α/−α) ou (−−/α α), apresentam índices eritrocitários semelhantes aos da forma heterozigótica da betatalassemia; neste caso, o esfregaço de sangue habitualmente não fornece quaisquer informações adicionais úteis para o diagnóstico, porém os indivíduos com alfatalassemia sem deleção, decorrente da hemoglobina Constant Spring apresentam pontilhado basofílico proeminente. Quando há deleção de um único gene α, o hemograma é menos anormal ou normal, e o esfregaço de sangue não fornece outras informações úteis para o diagnóstico. Entretanto, o esfregaço de sangue é um complemento útil do hemograma, visto que sugere um diagnóstico de doença da hemoglobina H (ver Capítulo 153). A contagem revela anemia, microcitose acentuada (VCM e HCM baixos) e, em geral, redução da CHCM. O esfregaço mostra habitualmente poiquilocitose pronunciada, além de microcitose, e pode haver policromasia, que se correlaciona com contagem elevada de reticulócitos. A anemia ferropriva também precisa ser diferenciada da anemia de doença crônica. Os hemogramas podem ser muito semelhantes, porém a microcitose é menos comum na anemia de doença crônica, e, com frequência, o esfregaço mostra características de inflamação, como aumento na formação de rouleaux, coloração de fundo (em consequência do aumento das proteínas plasmáticas) e, algumas vezes, neutrofilia. Outras anemias microcíticas raras que precisam ser distinguidas da deficiência de ferro incluem anemia sideroblástica congênita (ver Capítulo 150) e envenenamento por chumbo (plumbismo). Na anemia sideroblástica congênita, o esfregaço é dimórfico, com uma população de micrócitos hipocrômicos e outra de eritrócitos normocrômicos. No envenenamento por chumbo, pontilhado basofílico e policromasia em um paciente com microcitose sugerem o diagnóstico. Algumas vezes, o esfregaço de sangue fornece o primeiro indício de que a microcitose aparente resulta, na verdade, de fragmentação dos eritrócitos.[12]

### Anemias macrocíticas

O esfregaço de sangue pode ser importante para diferenciar a macrocitose verdadeira da macrocitose factícia, em consequência de aglutinação dos eritrócitos (ver Figura 148.16). A Tabela 148.2 apresenta as características diagnósticas passíveis de sugerir a causa de macrocitose.

O esfregaço de sangue é particularmente importante para avaliar a possibilidade de anemia megaloblástica (ver Capítulo 155) (Figuras 148.4 e 148.21). Algumas vezes, os ensaios de vitamina $B_{12}$ e de folato são normais, apesar da deficiência, e somente as características do esfregaço de sangue sugerem o diagnóstico verdadeiro e indicam a necessidade de maior investigação.

**Tabela 148.2** Características úteis para a determinação da causa da anemia macrocítica.

| CAUSA | CARACTERÍSTICAS DO ESFREGAÇO |
|---|---|
| Anemia megaloblástica (deficiência de vitamina $B_{12}$ ou de ácido fólico) | Macrócitos ovais, poiquilócitos em formato de lágrima, neutrófilos hipersegmentados; quando grave, ocorrem anisocitose e poiquilocitose acentuadas, que incluem fragmentos de eritrócitos |
| Etanol em excesso | Eritrócitos em alvo e estomatócitos; anisocitose e poiquilocitose menos acentuadas do que na anemia megaloblástica |
| Doença hepática | Eritrócitos em alvo, estomatócitos |
| Síndromes mielodisplásicas, incluindo anemias sideroblásticas | Outras características displásicas, como neutrófilos hipogranulares e hipolobulados; se a eritropoese for sideroblástica, há uma população de eritrócitos microcíticos hipocrômicos e corpúsculos de Pappenheimer |
| Anemia hemolítica crônica | Policromasia; algumas vezes, poiquilócitos característicos (p. ex., eritrócitos irregularmente contraídos, se houver hemoglobina instável) |

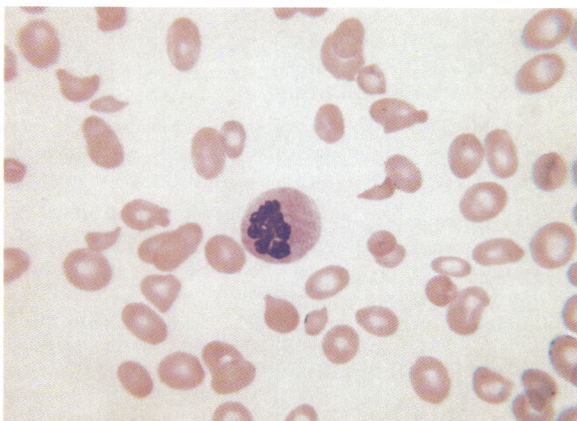

**FIGURA 148.21** Neutrófilos hipersegmentados. O *neutrófilo hipersegmentado* apresenta núcleo com mais de cinco lóbulos, como neste exemplo de anemia megaloblástica. Hipersegmentação dos neutrófilos também é diagnosticada se houver um número aumentado de neutrófilos com cinco lóbulos, ou se a contagem mediana de lóbulos estiver aumentada. Os neutrófilos hipersegmentados devem ser diferenciados dos macropolícitos, em que a contagem aumentada de lóbulos resulta de duplo conteúdo de DNA (1.000×).

### Anemia normocítica normocrômica

Apenas ocasionalmente o esfregaço de sangue é útil para determinar a causa de anemia normocítica normocrômica. Pode haver sinais de inflamação na anemia de doença crônica. O aumento da formação de *rouleaux* e a coloração de fundo podem indicar mieloma múltiplo. Policromasia sugere a possibilidade de eritrócitos imaturos, em consequência de perda de sangue recente ou hemólise. Um pequeno número de acantócitos pode indicar hipotireoidismo ou anorexia nervosa. Características displásicas, como neutrófilos hipogranulares ou neutrófilos pseudo-Pelger, sugerem uma síndrome mielodisplásica.

### Anemias hemolíticas

A possibilidade de hemólise é sugerida pelo achado de policromasia e macrocitose. A Tabela 148.3 apresenta as causas específicas de hemólise que são sugeridas pelo achado de vários poiquilócitos.

A distinção entre esferócitos e eritrócitos irregularmente contraídos é importante; ambos são densos e não apresentam palidez central, porém o diagnóstico diferencial é muito diferente. O reconhecimento das características de lesão oxidativa é importante no diagnóstico da deficiência de glicose-6-fosfato-desidrogenase (G6PD), visto que, algumas vezes, a determinação da G6PD realizada durante um episódio hemolítico agudo é normal (ver Capítulo 152). Além dos eritrócitos irregularmente contraídos, pode haver eritrócitos-fantasmas, eritrócitos semifantasmas ("eritrócitos em bolha") e até mesmo corpúsculos de Heinz, que se projetam dos eritrócitos, e cuja existência é confirmada em uma preparação específica

**Tabela 148.3** Características do esfregaço de sangue que sugerem uma causa específica de anemia hemolítica hereditária ou adquirida.

| CARACTERÍSTICAS DO ESFREGAÇO DE SANGUE | CONDIÇÕES SUGERIDAS |
|---|---|
| Esferócitos | Esferocitose hereditária, anemia hemolítica autoimune, anemia hemolítica aloimune (p. ex., doença hemolítica do recém-nascido, reação transfusional hemolítica tardia), anemia hemolítica imune induzida por fármacos, sepse por *Clostridium perfringens* |
| Eliptócitos | Eliptocitose hereditária |
| Macrócitos ovais e estomatócitos | Ovalocitose do Sudeste Asiático |
| Eritrócitos irregularmente contraídos | Deficiência de glicose-6-fosfato-desidrogenase, lesão oxidativa por substâncias químicas ou fármacos em indivíduos com enzimas eritrocitárias normais (p. ex., administração de dapsona), insuficiência hepática decorrente de doença de Wilson (liberação de cobre pelo fígado), hemoglobina instável, homozigosidade de hemoglobina C |
| Eritrócitos falciformes e eritrócitos em formato de barco | Doença falciforme (p. ex., anemia falciforme ou estados heterozigóticos como S/C, S/D-Punjab, S/O-Arab, S/betatalassemia) |
| Eritrócitos em alvo | Homozigosidade da hemoglobina C, outras hemoglobinopatias, xerocitose hereditária |
| Estomatócitos | Estomatocitose hereditária |
| Acantócitos | Insuficiência hepática (anemia hemolítica com eritrócitos que apresentam espículas) |
| Pontilhado basofílico | Plumbismo, deficiência de pirimidina 5′-nucleotidase |
| Fragmentos de eritrócitos (esquistócitos) | Anemia hemolítica microangiopática (incluindo síndrome hemolítico-urêmica, púrpura trombocitopênica trombótica, síndrome HELLP e, algumas vezes, hemólise associada à coagulação intravascular disseminada), anemia hemolítica mecânica (p. ex., prótese valvar cardíaca defeituosa, hemoglobinúria de marcha) |
| Eritrofagocitose | Hemoglobinúria paroxística do frio |
| Aglutinados de eritrócitos | Hemólise aguda ou crônica induzida por crioanticorpos |

HELLP = hemólise, elevação das enzimas hepáticas, plaquetopenia.

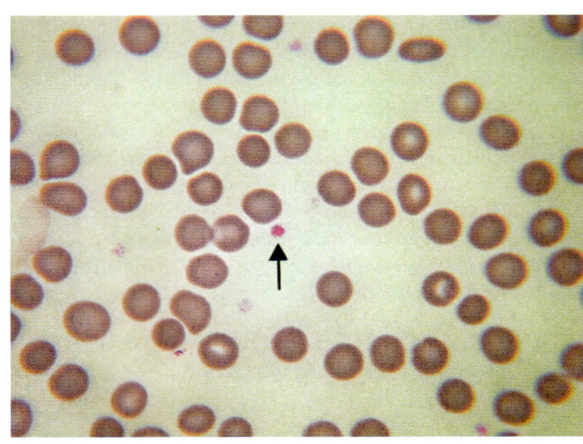

**FIGURA 148.22** Plaqueta de tamanho normal (*seta*). As plaquetas têm grânulos centrais, embora isso não seja evidente nesta fotomicrografia (1.000×).

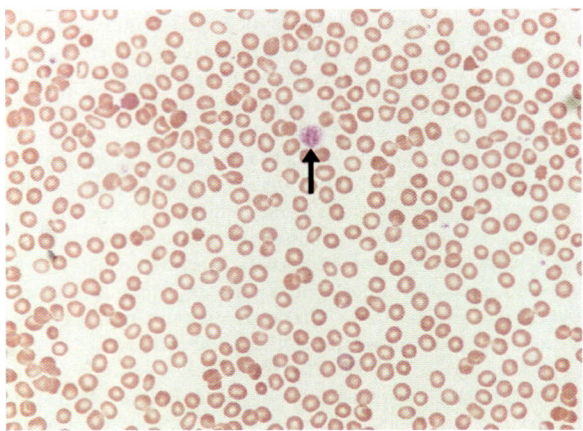

**FIGURA 148.23** Plaqueta gigante (*seta*). As plaquetas gigantes são tão grandes quanto os eritrócitos normais ou até maiores. As plaquetas gigantes podem indicar aumento da renovação das plaquetas ou defeito hereditário ou adquirido na trombopoese (1.000×).

para corpúsculos de Heinz. A observação dessas características é uma indicação para repetir o ensaio quando o episódio hemolítico agudo estiver terminado.

### AVALIAÇÃO DE TROMBOCITOPENIA, TROMBOCITOSE E MORFOLOGIA DAS PLAQUETAS

O esfregaço de sangue é essencial para validar a contagem de células sempre que uma contagem automatizada revelar trombocitopenia (p. ex., contagem de plaquetas < $60 \times 10^9/\ell$) (ver Capítulo 163). Esse esfregaço deve ser obtido rapidamente antes que o manejo do paciente seja alterado, como adiar a cirurgia ou iniciar investigação diagnóstica adicional. Nunca se deve administrar uma transfusão de plaquetas para trombocitopenia inesperada, sem confirmação microscópica da contagem. Uma contagem artificialmente baixa de plaquetas resulta, com frequência, de agregação plaquetária *in vitro* (ver Capítulo 162) e, em certas ocasiões, representa a consequência de satelitismo plaquetário, possivelmente também com fagocitose das plaquetas. Para detectar agregados de modo confiável, as bordas e a cauda do esfregaço devem ser examinadas. O achado de filamentos de fibrina também sugere ativação da coagulação e contagem errônea de plaquetas.

Se uma baixa contagem de plaquetas for confirmada, o esfregaço pode fornecer indícios sobre a causa (ver Capítulo 163). Plaquetas gigantes (Figuras 148.22 e 148.23) são encontradas em várias trombocitopenias hereditárias, incluindo síndrome de Bernard-Soulier e distúrbios relacionados com MYH9 (anomalia de May-Hegglin e condições relacionadas).[13] Plaquetas pequenas são menos comuns, porém constituem uma característica da síndrome de Wiskott-Aldrich e de distúrbio plaquetário familiar com propensão à neoplasia maligna mieloide. Plaquetas agranulares são encontradas na síndrome da plaqueta cinzenta, enquanto plaquetas com número reduzido de grânulos maiores do que o normal são observadas na síndrome de Jacobsen/Paris-Trousseau. O achado de inclusões de May-Hegglin (corpúsculos semelhantes ao de Döhle; ver Figura 148.19) nos neutrófilos indica que a causa da trombocitopenia é mutação em *MYH9*. Nas trombocitopenias adquiridas, o aumento da renovação das plaquetas é frequentemente acompanhado por macroplaquetas, enquanto a insuficiência da medula óssea está associada a plaquetas de tamanho normal. É importante verificar se há fragmentos de eritrócitos para confirmar ou excluir um diagnóstico de púrpura trombocitopênica trombótica (PTT) e síndrome hemolítico-urêmica (SHU) atípica em qualquer paciente com início recente aparente de trombocitopenia; como as transfusões de plaquetas estão habitualmente contraindicadas nessas condições, o esfregaço deve ser examinado antes de contemplar a realização de transfusão. Em certas ocasiões, o esfregaço revela malária clinicamente não suspeita.[14] O esfregaço de qualquer paciente com início recente aparente de trombocitopenia grave deve ser examinado com cuidado à procura de evidências de leucemia promielocítica aguda; as células leucêmicas podem ser raras no sangue circulante. As manifestações hemorrágicas e uma baixa contagem de plaquetas também podem indicar septicemia meningocócica; em alguns pacientes, são observados microrganismos no esfregaço de sangue, e o diagnóstico é então confirmado; em outros pacientes, são detectadas apenas alterações tóxicas acentuadas em neutrófilos.

A trombocitose também deve ser confirmada no esfregaço. Contagens artificialmente elevadas podem resultar de fragmentos de eritrócitos (na anemia hemolítica microangiopática ou mecânica, em queimaduras ou no aquecimento acidental *in vitro* da amostra de sangue), de fragmentos de leucócitos (na leucemia aguda e, com menos frequência no linfoma), de precipitados de crioglobulina ou de microrganismos (particularmente espécies de *Candida*). Se a contagem for confirmada, o esfregaço de sangue pode ser útil para indicar uma causa provável (p. ex., características de hipoesplenismo ou basofilia em um distúrbio mieloproliferativo).

Algumas vezes, é necessário examinar o esfregaço de sangue para confirmar a validade de uma contagem aparentemente normal de plaquetas. Isso deve sempre ser feito em pacientes com leucemia aguda e com contagem elevada de leucócitos; a presença de fragmentos de leucócitos de tamanho semelhante às plaquetas pode sugerir que a contagem de plaquetas se encontra em um nível seguro, quando, de fato, está perigosamente baixa. A determinação da razão entre plaquetas e outras partículas de tamanho semelhante possibilita a correção da contagem. Qualquer contagem inesperadamente normal deve ser confirmada; por exemplo, a súbita elevação da contagem automatizada de plaquetas em um paciente tratado para neoplasia hematológica pode resultar de fungos que colonizaram um acesso intravenoso de demora e que estão sendo liberados na corrente sanguínea.

## LEUCOCITOSE E LEUCOPENIA

O achado de leucocitose não é necessariamente uma indicação para a realização de esfregaço de sangue (ver Capítulo 158). Por exemplo, esse achado seria esperado em um paciente com infecção ou após cirurgia ou traumatismo, em que não há necessidade de confirmação pelo esfregaço. Entretanto, a leucocitose de ocorrência inesperada exige um esfregaço de sangue. A elevação artificial é incomum, mas pode ocorrer em consequência de crioglobulinemia, hiperlipidemia ou espécies de *Candida*. A distinção das alterações reativas da leucemia, com base na morfologia, é habitualmente direta na leucocitose neutrofílica, porém é mais difícil na linfocitose. Na leucocitose reativa, há habitualmente granulação tóxica, e podem ser observados corpúsculos de Döhle (ver Figuras 148.18 e 148.19). A vacuolização é particularmente característica da infecção bacteriana, e pode haver alguma desgranulação dos neutrófilos. O hematologista deve estar ciente das alterações induzidas pelo fator estimulador de colônias de granulócitos, de modo que não sejam confundidas com uma resposta à infecção; essa citocina pode causar granulação tóxica, corpúsculos de Döhle, vacuolização e macropolícitos (neutrófilos gigantes) e precursores circulantes de neutrófilos. As alterações típicas da leucemia são discutidas mais adiante.

Em geral, a leucopenia (ver Capítulo 158) exige a realização de um esfregaço para confirmação e elucidação. A exceção é quando ela é esperada em determinado contexto clínico, como no caso de um paciente recentemente submetido à quimioterapia. Em raros casos, uma leucopenia aparente é artificial, decorrente da agregação dos neutrófilos mediada por um autoanticorpo ou de alterações induzidas pela infecção nas moléculas de adesão da membrana de superfície dos leucócitos.

Com alguns instrumentos automatizados, é necessário confirmar que a neutropenia é real. Se a contagem automatizada for baseada na citoquímica da peroxidase, a deficiência herdada levará a uma neutropenia aparente associada a aumento de células grandes não coradas (*i. e.*, peroxidase negativa). O gráfico de dispersão é característico; entretanto, como essas mesmas características podem ser observadas nas leucemias agudas com neutropenia e blastos circulantes, é necessário efetuar um esfregaço de sangue para confirmação.

## LEUCEMIAS E LINFOMAS

O esfregaço de sangue é de importância fundamental no diagnóstico das leucemias e dos linfomas. Os linfoblastos da leucemia linfoblástica aguda são, habitualmente, agranulares, têm tamanho médio e têm citoplasma relativamente escasso (Figura 148.24), enquanto na leucemia mieloide aguda, os blastos são, em geral, maiores, com citoplasma mais abundante, contendo grânulos ou bastonetes de Auer (Figura 148.25). Os blastos mieloides variam na sua aparência, conforme sejam mieloblastos ou monoblastos. Em geral, os mieloblastos são de tamanho médio e podem apresentar grânulos abundantes ou escassos ou nenhum grânulo visível; além disso, podem conter bastonetes de Auer. Os monoblastos são muito maiores, com citoplasma abundante contendo poucos grânulos e, muito raramente, bastonetes de Auer. Os megacarioblastos, que são observados em alguns pacientes, são, algumas vezes, distintos do ponto de vista citológico, em virtude de sua tendência a formar bolhas citoplasmáticas ou desenvolver grânulos de tipo plaquetário.

A leucemia mieloide crônica apresenta um esfregaço sanguíneo muito característico (Figura 148.26), no qual as células mais numerosas consistem em mielócitos e neutrófilos maduros. Há também eosinófilos e basófilos. Em geral, não há características displásicas. Na leucemia mieloide crônica atípica com cromossomo Filadélfia negativo, a monocitose é mais frequente, e verifica-se a presença de características displásicas. A leucemia mielomonocítica crônica caracteriza-se por aumento dos monócitos, alguns dos quais imaturos, com características displásicas discretas e precursores granulocíticos pouco frequentes. A leucemia neutrofílica

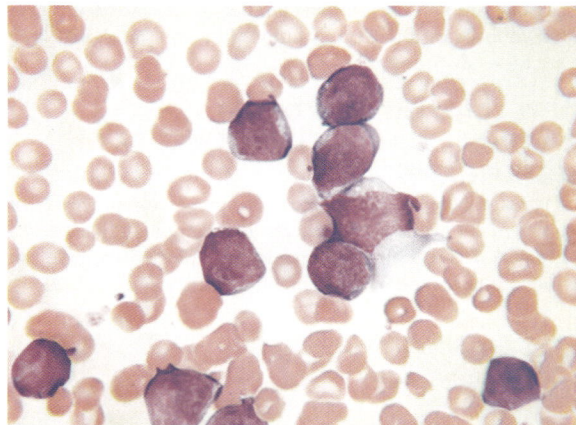

**FIGURA 148.24** Leucemia linfoblástica aguda. Numerosos blastos agranulares, com elevada razão núcleo/citoplasma. As plaquetas estão em número reduzido (1.000×).

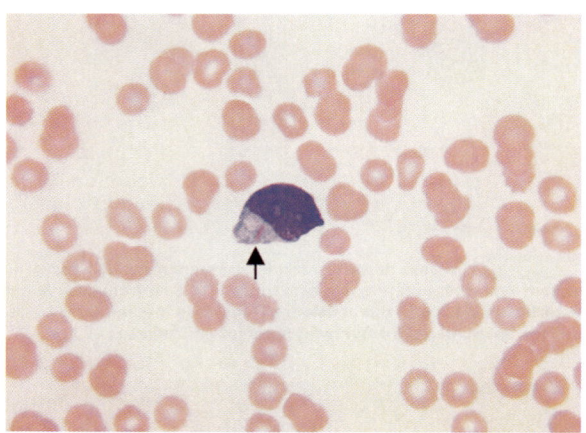

**FIGURA 148.25** Bastonete de Auer. O bastonete de Auer (*seta*) é uma inclusão em forma de bastonete no citoplasma de células da linhagem mieloide, formado pela cristalização de constituintes dos grânulos azurófilos. Os bastonetes de Auer são observados apenas na leucemia mieloide aguda e nas síndromes mielodisplásicas de alto grau. Em geral, são observados em blastos; todavia, em certas ocasiões, são encontrados em células em maturação (1.000×).

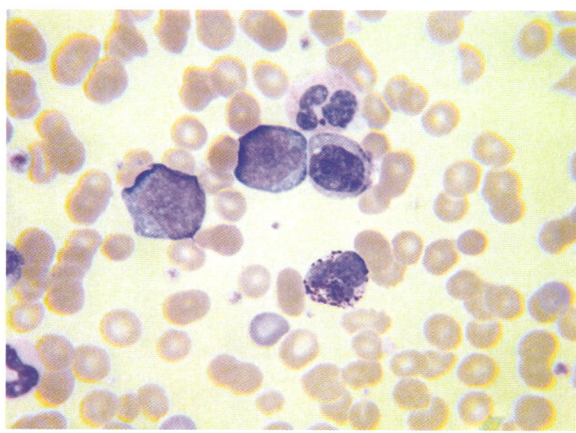

**FIGURA 148.26** Leucemia mieloide crônica. Neste esfregaço, são observados mieloblastos, um mielócito, um basófilo e um neutrófilo segmentado (1.000×).

crônica e uma reação leucemoide neutrofílica a uma neoplasia de plasmócitos exibem características hematológicas semelhantes e precisam ser diferenciadas por meio de exames complementares.[15]

A leucemia linfocítica crônica também apresenta um esfregaço de sangue muito característico, com aumento dos linfócitos pequenos e maduros de aparência bastante uniforme. Com frequência, a cromatina é irregularmente condensada, criando um efeito em mosaico (Figura 148.27). O número de células-fantasma quase sempre está aumentado, porém isso não é patognomônico.

O linfoma na fase leucêmica frequentemente apresenta características citológicas que ajudam no estabelecimento do diagnóstico. O linfoma folicular, o linfoma de Burkitt e o linfoma de zona marginal esplênico podem ser todos distintos.

## DETECÇÃO INCIDENTAL DE ANORMALIDADES CLINICAMENTE SIGNIFICATIVAS

Algumas vezes, o exame do esfregaço de sangue revela informações inesperadas, porém clinicamente significativas. Exemplos são fornecidos na Tabela 148.4. A detecção de microrganismos é particularmente provável em pacientes com síndrome de imunodeficiência adquirida (AIDS), com hipoesplenismo e que apresentam sepse fulminante; todavia, algumas vezes, são detectados em pacientes imunologicamente normais com sinais/sintomas apenas triviais. Convém assinalar que os microrganismos em esfregaços de sangue representam, algumas vezes, contaminantes, sobretudo se as amostras foram obtidas por punção da pele ou a partir do cordão umbilical, e houve atraso na realização do esfregaço.

## CONCLUSÃO

Apesar dos grandes avanços em outros métodos diagnósticos, o esfregaço de sangue continua sendo de grande utilidade no diagnóstico hematológico. Algumas vezes, o esfregaço é fundamental, visto que possibilita o estabelecimento muito rápido de um diagnóstico ou fornece informações que não estariam disponíveis de outro modo.

### REFERÊNCIAS BIBLIOGRÁFICAS

*As referências bibliográficas, bem como os outros materiais suplementares deste livro, encontram-se no GEN-IO, nosso ambiente virtual de aprendizagem.*

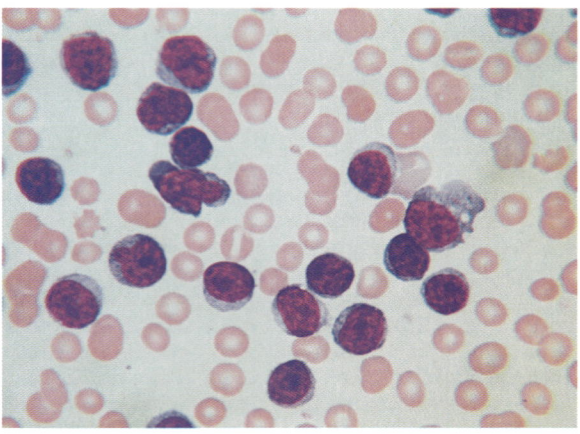

**FIGURA 148.27** Leucemia linfocítica crônica. Há numerosos linfócitos pequenos, maduros, sem alterações notáveis, mas com condensação da cromatina. As sombras de Gumprecht (*smudge cells*), que refletem a fragilidade mecânica das células, são características, porém não são observadas nesta fotomicrografia (1.000×).

**Tabela 148.4** Observações incidentais, porém clinicamente relevantes do esfregaço de sangue.

| OBSERVAÇÃO | POSSÍVEL RELEVÂNCIA |
|---|---|
| Acantócitos | Abetalipoproteinemia, neuroacantocitose (inclui coreoacantocitose, fenótipo de McLeod, doença semelhante à doença de Huntington 2 e neurodegeneração associada à pantotenatoquinase) |
| Corpúsculos de Howell-Jolly, eritrócitos em alvo e acantócitos | Hipoesplenismo (congênito, esplenectomia prévia, doença celíaca, amiloidose) |
| Precipitados de crioglobulina | Hepatite C, mieloma múltiplo, macroglobulinemia de Waldenström |
| Linfócitos vacuolados | Distúrbios metabólicos hereditários |
| Parasitas (p. ex., *Plasmodium*, *Babesia*, microfilárias, *Trypanosoma*, *Leishmania*) | Infecção parasitária |
| Fungos (*Candida* spp., *Histoplasma capsulatum*, *Penicillium marneffei*, *Cryptococcus neoformans*, *Malassezia furfur*) | Infecção fúngica disseminada ou, em caso de *Candida*, colonização de um acesso intravenoso de demora |
| Bactérias (p. ex., pneumococo, meningococo, *Capnocytophaga canimorsus*, *Borrelia*, *Ehrlichia*, *Anaplasma*, *Yersinia pestis*) | Infecção bacteriana |
| Esfregaço de sangue leucoeritroblástico | Infiltração da medula óssea (p. ex., neoplasia maligna metastática) |

# 149

# ABORDAGEM DAS ANEMIAS

ROBERT T. MEANS, JR.

A anemia é definida como redução significativa do volume dos eritrócitos ou hemácias no corpo. O eritrócito é um disco bicôncavo anucleado, com diâmetro aproximado de 8 μm, que apresenta diversas enzimas e substâncias químicas circundadas por uma bicamada lipídica. O principal componente dos eritrócitos é a hemoglobina. Um eritrócito normal contém 30 a 40 pg de hemoglobina. A hemoglobina é uma molécula altamente especializada, projetada de maneira ideal para transportar o oxigênio dos pulmões pela circulação até os tecidos periféricos e retirar o dióxido de carbono dos tecidos periféricos, liberando-o nos pulmões para expiração. O ciclo se repete. O eritrócito é produzido na medula óssea a partir de precursores eritroides (ver Capítulo 147) e tem sobrevida na circulação de aproximadamente 120 dias antes de ser removido pelo sistema reticuloendotelial (SRE).

A medição direta da massa eritrocitária é um processo complexo, de modo que são utilizadas diversas medidas indiretas para definir a anemia no contexto clínico. As medidas mais comuns são a concentração sanguínea de hemoglobina e o hematócrito. A contagem de eritrócitos por unidade de volume também é realizada no exame hematológico de rotina, porém é raramente utilizada para definir a anemia. O hematócrito é assim denominado pela sua realização em tubo graduado no qual o sangue é centrifugado. A porcentagem da coluna de sangue representada pelos eritrócitos, comprimida pela centrifugação (também denominada volume globular) é representada fisicamente pelo hematócrito. Os valores de hematócrito (Ht) determinados por técnicas baseadas em centrifugação são utilizados, em grande parte, em ambientes com recursos limitados, onde não se dispõe de contadores eletrônicos. Nos laboratórios onde os hemogramas completos são realizados por meio de métodos de contagem eletrônica, o Ht é um valor calculado, que reflete o produto da contagem de eritrócitos pelo volume corpuscular médio (VCM), ambos medidos diretamente. Como a concentração de hemoglobina é diretamente medida, em vez de calculada, muitos médicos preferem utilizar a hemoglobina (Hb) na definição de anemia.

### BIOPATOLOGIA

**Anemia e fornecimento de oxigênio**

A função da hemoglobina é fornecer oxigênio aos tecidos. O fornecimento de oxigênio aos tecidos depende do fluxo sanguíneo, do conteúdo de hemoglobina do sangue, refletido pela concentração de hemoglobina, e do gradiente entre o conteúdo de oxigênio arterial e venoso (equação de Fick). O efeito da anemia sobre o conteúdo de hemoglobina do sangue é facilmente evidente. Além disso, influencia outros componentes da equação de Fick.

Na anemia grave associada à perda de volume sanguíneo ou na anemia grave com preservação do volume sanguíneo, a frequência cardíaca tipicamente aumenta, e o fluxo sanguíneo é desviado da periferia para órgãos de importância crítica, como encéfalo, fígado, rins e circulação coronariana, de modo a preservar o fornecimento de oxigênio.

O gradiente de oxigênio arterial/venoso também é afetado pela anemia. A Figura 149.1 mostra a curva de dissociação normal da oxi-hemoglobina de formato sigmoide. Quando a curva de dissociação da oxi-hemoglobina é deslocada para a direita, ocorre diminuição da afinidade da hemoglobina pelo oxigênio – é necessária uma pressão parcial mais elevada de oxigênio para alcançar determinado nível de saturação da hemoglobina, e o oxigênio é mais prontamente liberado nos tecidos. Na anemia, a principal causa de desvio para a direita é o aumento da concentração intracelular de 2,3-difosfoglicerato (DPG, também denominado 2,3-bifosfoglicerato), um produto do metabolismo do eritrócito. Um desvio para a direita também pode ser induzido por hipertermia, hipercapnia ou acidose. As condições opostas podem provocar desvio para a esquerda, resultando em ligação mais firme do oxigênio pela hemoglobina (alta afinidade).

## Metemoglobina

A metemoglobina é constituída por duas cadeias de alfaglobina e duas cadeias de betaglobina às quais o anel de porfirina contendo ferro está ligado de modo covalente. O movimento do átomo de ferro em relação ao plano do anel de porfirina resulta em mudanças na afinidade da hemoglobina pelo oxigênio. Na hemoglobina normal, o ferro encontra-se no estado ferroso reduzido ($Fe^{2+}$). Quando o ferro da hemoglobina é oxidado ao estado férrico ($Fe^{3+}$), ela não é mais capaz de ligar-se ao oxigênio e é denominada metemoglobina. Em circunstâncias normais, os eritrócitos contêm um sistema enzimático baseado no citocromo $b_5$, que reduz rapidamente o ferro da metemoglobina de volta ao estado ferroso.

Quando esse sistema deixa de funcionar, ocorre metemoglobinemia, que pode ser congênita ou resultar de exposição a agentes tóxicos, talvez em associação a deficiência subclínica de citocromo $b_5$. As causas comuns de metemoglobinemia estão listadas na Tabela 149.1. Existem também mutações nos genes de globina, que resultam em variantes de hemoglobina (hemoglobina M), nas quais o ferro se estabiliza no estado férrico.

Os pacientes com concentrações de metemoglobina acima de 10% apresentam cianose (coloração azulada da pele), com saturação de oxigênio normal na gasometria arterial. A oximetria de pulso não é acurada na metemoglobinemia. O sangue arterial na metemoglobinemia exibe uma coloração marrom-chocolate e não se torna vermelho com exposição ao oxigênio. Entretanto, a adição de cianato de potássio (KCN) a uma amostra de sangue faz com que o sangue se torne vermelho na metemoglobinemia, mas não nas hemoglobinas M. A maioria das máquinas de gasometria arterial, particularmente em hospitais, consegue quantificar a metemoglobina.

Tipicamente, os pacientes com metemoglobinemia congênita sentem-se bem, mesmo com concentrações de metemoglobina de 30 a 40%, em razão da adaptação, e apresentam principalmente o problema estético ou social da cianose. O ácido ascórbico (vitamina C) pode ser útil, ou pode-se utilizar azul de metileno. Em contrapartida, a metemoglobinemia aguda em consequência de exposição tóxica é potencialmente fatal. Podem ocorrer letargia ou cefaleia com níveis de metemoglobina em torno de 20%. Acima de 40%, os pacientes apresentam confusão, alteração da consciência e dispneia. Em concentrações acima de 50 a 60%, podem ocorrer coma e até mesmo morte. O tratamento da metemoglobinemia aguda consiste em azul de metileno, 1 a 2 mg/kg, embora possam ser necessárias doses mais altas, de até 6 a 7 mg/kg. As hemoglobinas M não necessitam de tratamento.

## Regulação da produção de eritrócitos

O principal regulador da produção de eritrócitos é a efetividade do fornecimento de oxigênio. Essa necessidade primordial explicaria por que a concentração de hemoglobina ou o hematócrito são controlados dentro de uma faixa normal relativamente estreita, em comparação com as contagens de leucócitos ou de plaquetas, cujo limite superior do normal pode ser duas ou três vezes abaixo do limite normal. O mediador que traduz a necessidade periférica de oxigênio em produção de eritrócitos é o hormônio conhecido como eritropoetina. Após o nascimento, o rim constitui o local fisiológico predominante de produção de eritropoetina, embora o fígado retenha alguma capacidade limitada de produção de eritropoetina; além disso, as neoplasias oriundas de outros tecidos e órgãos secretam eritropoetina de modo desregulado. A anemia resulta em diminuição da tensão de oxigênio no córtex renal, induzindo o fator de transcrição HIF (fator induzível por hipoxia), que, por sua vez, suprarregula a produção de eritropoetina. A eritropoetina liga-se a receptores específicos nos progenitores eritroides na medula óssea, resultando em aumento da produção de eritrócitos. Quando a correção da anemia normaliza a tensão de oxigênio no córtex renal, a produção de eritropoetina cai, retornando aos níveis basais. A hipoxia ambiental ou a oxigenação deficiente do sangue em consequência de derivação cardiopulmonar da direita para a esquerda também levam à produção de eritropoetina. Isso provoca a eritrocitose observada em habitantes de grandes altitudes e em indivíduos com cardiopatia cianótica não corrigida.

Um suprimento adequado de outros fatores, como ferro, vitamina $B_{12}$ ou folato, é necessário para a produção de eritrócitos, porém não a estimulam: o excesso de ferro, de vitamina $B_{12}$ ou de folato não provoca

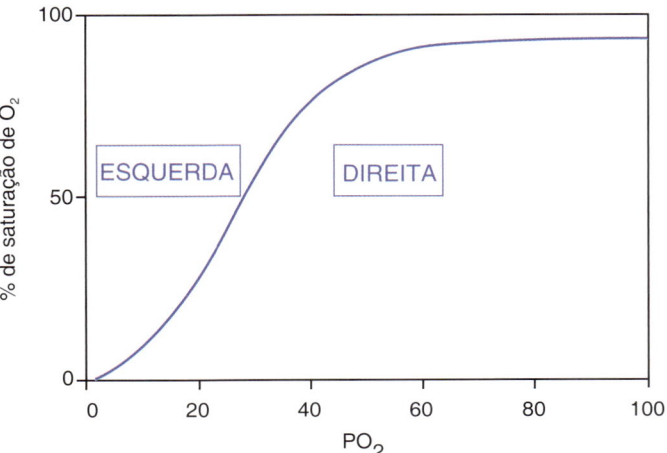

**FIGURA 149.1** Curva de dissociação da oxi-hemoglobina. Estão indicados os desvios para a direita e para a esquerda. A curva mostra a porcentagem de hemoglobina em sua forma saturada (ligada ao oxigênio) no eixo vertical, como função da tensão de oxigênio do ambiente no eixo horizontal. O deslocamento da curva para a direita indica uma redução da afinidade da hemoglobina pelo oxigênio, tornando mais fácil a liberação de oxigênio da hemoglobina para suprir o tecido hipóxico através do qual circula o sangue.

| Tabela 149.1 | Causas de metemoglobinemia. |
|---|---|
| **CONGÊNITA*** | |
| Deficiência de citocromo $b_5$ redutase | |
| Tipo I: deficiência das enzimas eritrocitárias apenas | |
| Tipo II: deficiência enzimática generalizada (manifestações neurológicas persistentes) | |
| **ADQUIRIDA** | |
| Anestésicos locais | |
|   Benzocaína | |
|   Lidocaína | |
|   Procaína | |
|   Fenazopiridina | |
| Anti-infecciosos | |
|   Dapsona | |
|   Nitrofurantoína | |
|   Primaquina | |
|   Sulfonamidas | |
| Nitratos/nitritos | |
|   Nitrato de amila | |
|   Nitrito de isobutila | |
|   Nitroglicerina | |
| Outros medicamentos | |
|   Paracetamol | |
|   Rasburicase | |
|   Zopiclona | |
| Outros compostos | |
|   Corantes anilina | |
|   Hena (2-hidroxi-1,4-naftoquinona) | |
|   Fenil-hidroxilamina | |

*As hemoglobinas M congênitas assemelham-se, do ponto de vista clínico e funcional, às metemoglobinas, porém são bioquímica e geneticamente distintas.

policitemia na ausência de aumento do estímulo da eritropoetina. A produção de eritrócitos tem alguma regulação por retroalimentação na disponibilidade de ferro, por meio do eixo eritroferrona/hepcidina/ferroportina (ver Capítulo 150).

## MANIFESTAÇÕES CLÍNICAS

### Sintomas

Em geral, os sintomas da anemia são inespecíficos e dependem altamente do estado físico geral do paciente ou de outras doenças comórbidas. A anemia de início rápido, como a que pode ser observada na hemólise aguda maciça ou em caso de perda aguda de sangue, tem mais tendência a ser sintomática do que a anemia em consequência da produção deficiente de eritrócitos ou de perda gastrintestinal lenta de sangue. Em ambas as situações, o volume sanguíneo total é preservado, e há tempo suficiente para que o sistema circulatório se acomode às alterações do hematócrito. A preservação do volume sanguíneo e a acomodação cardiovascular constituem, provavelmente, as razões pelas quais pacientes – até mesmo indivíduos idosos – com anemias de início lento, como deficiência de vitamina $B_{12}$, são tradicionalmente descritos como pacientes que se tornam sintomáticos com concentrações de hemoglobina ou hematócrito muito mais baixos do que os que têm anemia ferropriva decorrente de perda de sangue. Um indivíduo com doença da artéria coronária ou com doença pulmonar obstrutiva crônica tem mais tendência a se tornar sintomático do que um indivíduo anêmico sem esses distúrbios, que apresenta a mesma concentração de hemoglobina.

Os sintomas comuns na anemia incluem fadiga, mas tipicamente não ocorre dispneia. Podem ocorrer palpitações ou sensação de coração acelerado, representando uma frequência cardíaca mais rápida e aumento da fração de ejeção para manter o fornecimento de oxigênio. A sintomatologia nas síndromes de anemia que se desenvolvem em consequência de alguma outra doença (como a anemia da inflamação em associação à artrite reumatoide) é mais provavelmente dominada pelos sintomas da doença associada. A alotriofagia (pica), que se refere ao desejo de ingerir substâncias não nutritivas, como o gelo, é muito específica da deficiência de ferro. A síndrome das pernas inquietas também é manifestação de deficiência de ferro.

### Achados físicos

Pode ocorrer palidez em pacientes com anemia, porém pode ser difícil constatá-la no primeiro exame físico, em razão das amplas diferenças de pigmentação da pele entre indivíduos sadios, mas a palidez de mucosas dispensa essa variável. A palidez também pode ser observada em outras condições associadas a desvio do sangue da periferia para os órgãos de importância vital. Na avaliação da anemia, a palidez da mucosa conjuntival ou das dobras nas palmas das mãos é mais específica do que aquela observada em outros locais. Em geral, a palidez da mucosa conjuntival indica uma concentração de hemoglobina inferior a 9 g/dℓ, e a constatação de que as pregas palmares não se tornam mais proeminentes quando os dedos em extensão são forçados para baixo, estendendo a palma, indica geralmente uma hemoglobina que não ultrapassa 7 a 8 g/dℓ. Pode haver desenvolvimento de taquicardia e sopro de ejeção sistólico em decorrência da anemia e da acomodação cardiovascular a ela. Em certas ocasiões, há edema periférico na anemia moderadamente grave, o que pode refletir uma combinação de insuficiência cardíaca de alto débito e perda da pressão oncótica associada a menor número de células sanguíneas. Em raras ocasiões, o exame fundoscópico revela hemorragias retinianas na anemia grave. Todas essas manifestações vasculares e cardíacas da anemia regridem com a sua correção.

## DIAGNÓSTICO

### Anamnese

A etapa inicial em qualquer avaliação da anemia consiste na demonstração de que o paciente é anêmico com base na concentração de hemoglobina ou hematócrito (ver Tabelas 149.2 e 149.3). Existem diversos elementos na anamnese e no exame físico que podem orientar a avaliação laboratorial subsequente. Esses elementos estão delineados nas Tabelas 149.4 e 149.5. A duração da anemia ajuda a diferenciar as causas congênitas das causas agudas ou crônicas. Como a deficiência de ferro é a etiologia mais comum da anemia em clínica médica, sempre se deve investigar se o paciente é vegetariano ou vegano e se ocorreu perda de sangue. Em mulheres, é também necessário perguntar sobre o número de gestações anteriores e se foi feita suplementação de ferro durante a gravidez. Cada nascimento a termo representa um "investimento" de 800 mg de ferro materno (ver Capítulo 150). Icterícia persistente sugere hemólise ativa, e, com frequência, ocorre icterícia episódica em indivíduos com anemias hemolíticas congênitas, sejam elas causadas por defeitos metabólicos, como a deficiência de glicose-6-fosfato desidrogenase (G6PD), ou por defeitos da membrana eritrocitária, como a esferocitose hereditária. Colelitíase em adulto jovem sugere distúrbios hemolíticos congênitos. Distúrbios reumáticos ou inflamatórios crônicos levantam a possibilidade de anemia da inflamação (ver Capítulo 150). Relato de petéquias ou fragilidade capilar ou infecção recorrente sugere a possibilidade de distúrbio hematopoético que não se limita à linhagem eritroide. A história familiar de anemia é um dado útil. Uma história de diagnóstico

### Tabela 149.2 Valores normais das medições dos eritrócitos.

| MEDIÇÃO | FAIXA NORMAL |
|---|---|
| Concentração de hemoglobina | Mulheres 12 a 16 g/dℓ<br>Homens 13,5 a 17,5 g/dℓ |
| Hematócrito (Ht) | Mulheres 36 a 48%<br>Homens 40 a 52% |
| Contagem de eritrócitos | Mulheres 4,0 a 5,4 × $10^6$<br>Homens 4,5 a 6,0 × $10^6$ |
| Volume corpuscular médio (VCM) | 81 a 99 fℓ |
| Hemoglobina corpuscular média (HCM) | 30 a 34 pg |
| Concentração de hemoglobina corpuscular média (CHCM) | 30 a 36 g/dℓ |
| Índice de anisocitose (RDW)<br>RDW-CV<br>RDW-DP | <br>12 a 15%<br>37 a 47 fℓ |
| Contagem de reticulócitos* | 0,5 a 1,5% |
| Contagem absoluta de reticulócitos | 20.000 a 100.000/μℓ |
| Índice de produção de reticulócitos | 0,5 a 2,5% |

*A mesma faixa normal aplica-se às contagens de reticulócitos corrigidas.
RDW-CV = coeficiente de variação da curva de distribuição de tamanho dos eritrócitos; RDW-DP = desvio padrão da curva de amplitude de distribuição dos eritrócitos.

### Tabela 149.3 Definição dos índices eritrocitários e parâmetros dos reticulócitos.

$$\text{Volume corpuscular médio (VCM)} = \frac{\text{Hematócrito}}{\text{Contagem de eritrócitos}}$$

$$\text{Hemoglobina corpuscular média (HCM)} = \frac{\text{Concentração de hemoglobina}}{\text{Contagem de eritrócitos}}$$

$$\text{Concentração de hemoglobina corpuscular média (CHCM)} = \frac{\text{HCM}}{\text{VCM}} \text{ ou } \frac{\text{Concentração de hemoglobina}}{\text{Hematócrito}}$$

Contagem absoluta de reticulócitos = Porcentagem de reticulócitos × Contagem de eritrócitos

Contagem de reticulócitos corrigida (hematócrito) = Porcentagem de reticulócitos × $\frac{\text{Hematócrito}}{42}$

Contagem de reticulócitos corrigida (hemoglobina) = Porcentagem de reticulócitos × $\frac{\text{Concentração de hemoglobina}}{15}$

Índice de produção de reticulócitos (IPR) = $\frac{\text{Contagem de reticulócitos corrigida (hematócrito)}}{\text{Fator de maturação}}$

| FAIXA DO HEMATÓCRITO | FATOR DE MATURAÇÃO |
|---|---|
| 36 a 45% | 1,0 |
| 26 a 35% | 1,5 |
| 16 a 25% | 2,0 |
| Menos de 16% | 2,5 |

O hematócrito, a contagem de eritrócitos e a concentração de hemoglobina exigem ajuste para unidades comuns para o cálculo dos índices eritrocitários.

## CAPÍTULO 149 Abordagem das Anemias

### Tabela 149.4 Anamnese na abordagem da anemia.

**GERAL**
Duração (durante toda vida; crônica, intermitente; aguda)
Transfusão sanguínea prévia
História familiar de anemia

**SINAIS DE DEFICIÊNCIA DE FERRO/PERDA DE SANGUE**
Alteração do ritmo intestinal (melena, hematoquezia, diarreia)
Outro tipo de sangramento
Procedimentos cirúrgicos
Transtorno alimentar (alotriofagia ou pica, comer gelo)
Manifestações da síndrome das pernas inquietas

**SINAIS DE HEMÓLISE**
Icterícia (episódica, sustentada, história familiar)
Hemoglobinúria
Colelitíase/colecistectomia no início da vida adulta

**SINAIS DE DOENÇA HEMATOLÓGICA SISTÊMICA**
Púrpura/petéquias
Infecções recorrentes, incluindo candidíase oral

**SINAIS DE DISTÚRBIOS SISTÊMICOS ASSOCIADOS À ANEMIA**
Doença reumatológica/vascular do colágeno (anemia da inflamação crônica [AIC])
Doença renal (anemia da uremia)
Infecções (recentes ou crônicas, AIC)
Endocrinopatia (anemia associada à deficiência endócrina)
Neoplasia maligna (AIC)
Perda de peso (AIC; também inespecífica)

### Tabela 149.5 Achados do exame físico na abordagem da anemia.

**FATORES PASSÍVEIS DE CAUSAR SUPERESTIMATIVA OU SUBESTIMATIVA DO GRAU DE ANEMIA**
Edema/anasarca
Outros sinais de insuficiência cardíaca congestiva
Hipotensão ortostática/turgor cutâneo deficiente

**SINAIS DE DEFICIÊNCIA DE FERRO/PERDA DE SANGUE**
Fezes heme-positivas
Telangiectasias

**SINAIS DE HEMÓLISE**
Icterícia
Esplenomegalia
Dor à palpação do quadrante superior direito do abdome
Bossa frontal (hemoglobinopatia/talassemia)

**SINAIS DE DEFICIÊNCIA DE VITAMINA $B_{12}$/FOLATO**
Glossite
Diminuição da percepção vibratória/propriocepção

**SINAIS DE DOENÇA HEMATOLÓGICA SISTÊMICA**
Púrpura/petéquias
Candidíase oral
Esplenomegalia
Linfadenopatia

específico, como anemia falciforme ou talassemia, é obviamente útil. De modo semelhante, o relato de membros da família com episódios de icterícia após doenças triviais sugere anemia hemolítica congênita. Por outro lado, relato de distúrbio semelhante na mãe, em tias e irmãs de uma paciente com suspeita de deficiência de ferro não é particularmente útil no diagnóstico de anemia.

### Exame físico
Alguns achados físicos orientam a avaliação da anemia por serem indícios de síndromes específicas, distúrbios subjacentes ou sangramento (Tabela 149.5). Evidências de sangramento exigem investigação de deficiência de ferro. Petéquias, púrpura ou candidíase sugerem anormalidades das plaquetas ou dos leucócitos e levantam a possibilidade de distúrbio generalizado da medula óssea, que não se limita à linhagem eritroide. Bossa frontal (proeminência da fronte decorrente da expansão da medula vermelha no crânio) é observada nas anemias hemolíticas congênitas, mas pode representar uma variante normal; em geral, os adultos com anemia hemolítica que apresentam esse achado físico tiveram o seu diagnóstico estabelecido no início da vida. Os achados neurológicos de deficiência de vitamina $B_{12}$ geralmente exigem um exame mais minucioso do que o exame físico de rotina (ver Capítulo 155).

### Hemograma completo
O hemograma completo fornecido por contadores automatizados inclui vários parâmetros diretamente medidos e calculados, que incluem, no mínimo, a contagem de leucócitos, a contagem de eritrócitos, a concentração de hemoglobina, o hematócrito, a contagem de plaquetas e os índices eritrocitários descritos adiante. Muitos contadores automatizados também fornecem a contagem diferencial, bem como uma descrição semiquantitativa das anormalidades eritrocitárias. As contagens diminuídas de leucócitos e de plaquetas são discutidas nos Capítulos 158 e 163, respectivamente. Os valores típicos são apresentados na Tabela 149.2. Os médicos devem se familiarizar com os valores normais específicos dos laboratórios que eles utilizam.

O hematócrito e as contagens de eritrócitos são concentrações, assim como a concentração de hemoglobina, o que significa que uma alteração do volume plasmático pode elevá-las ou diminuí-las em relação ao volume corporal total efetivo de eritrócitos. Um exemplo de anemia (redução significativa da concentração de hemoglobina ou do hematócrito) associada a um volume eritrocitário normal ou ligeiramente aumentado ocorre no segundo trimestre da gravidez normal. Por outro lado, pode-se observar uma elevação da concentração de hemoglobina ou do hematócrito com volume eritrocitário normal ou diminuído na desidratação ou na síndrome de extravasamento capilar.

Os eritrócitos também podem ser descritos por meio de parâmetros, denominados índices eritrocitários, que são rotineiramente calculados pela maioria dos contadores de células eletrônicos. Os índices eritrocitários incluem o volume corpuscular médio (VCM), a hemoglobina corpuscular média (HCM) e a concentração de hemoglobina corpuscular média (CHCM) (Tabela 149.3). Outro parâmetro calculado automaticamente pela maioria dos contadores de células eletrônicos é o índice de anisocitose (RDW, *red cell distribution width*), que representa o coeficiente de variação da curva de distribuição de tamanho dos eritrócitos (RDW-CV) ou o desvio padrão da curva de amplitude de distribuição dos eritrócitos (RDW-DP) e que constitui um marcador de anisocitose eritrocitária e poiquilocitose (variação no tamanho e no formato, respectivamente).

As determinações dos parâmetros eritrocitários variam entre laboratórios, dependendo do equipamento usado e da população que serve como base da faixa normal. Por exemplo, os valores eritrocitários normais entre indivíduos que vivem em grandes altitudes são mais altos do que aqueles de indivíduos normais que vivem ao nível do mar, em razão da tensão de oxigênio do ambiente mais baixa que estimula maior produção de eritropoetina. A Tabela 149.2 mostra os valores normais típicos. Os valores normais diferem entre recém-nascidos, crianças e adultos, bem como entre homens e mulheres após a puberdade. A diferença na concentração normal de hemoglobina, hematócrito e contagem de eritrócitos entre mulheres e homens adultos é atribuída à ação da testosterona, que sensibiliza os progenitores eritroides à eritropoetina.

### Contagem de reticulócitos
Os eritrócitos recém-liberados da medula óssea, que perderam o seu núcleo, mas que ainda conservam algum material nuclear no citoplasma, são denominados reticulócitos. Tradicionalmente, os reticulócitos eram medidos por meio de coloração supravital de esfregaços de sangue fresco; entretanto, hoje, são medidos mais frequentemente pela tecnologia de citometria de fluxo incorporada nos contadores eletrônicos. No esfregaço de sangue periférico de rotina corado pelo método de Wright-Giemsa, os reticulócitos são discretamente maiores do que os eritrócitos, apresentam pouca ou nenhuma palidez central e exibem tonalidade mais acinzentada (policromática) do citoplasma. A atividade dos reticulócitos em determinada amostra pode ser expressa de diversas maneiras (Tabela 149.3). Todas se baseiam no princípio de que a resposta reticulocitária da medula óssea à anemia varia de acordo com o grau de anemia. A contagem de reticulócitos não corrigida, algumas vezes denominada percentual de reticulócitos, representa a porcentagem de eritrócitos que são reticulócitos. Entretanto, uma contagem de reticulócitos não corrigida de 2% seria totalmente normal em um indivíduo de hematócrito de 42%, porém seria claramente inadequada em uma pessoa com hematócrito de 20%. Os outros parâmetros reticulocitários representam um esforço para ajustar esse valor não corrigido para o grau de anemia. O ajuste mais simples e mais comum consiste em expressar a contagem de reticulócitos como contagem absoluta de reticulócitos, que é a porcentagem de reticulócitos multiplicada pela contagem de eritrócitos. O ajuste mais

complexo é o índice de produção de reticulócitos (IPR), que corrige a contagem de reticulócitos para o grau de anemia e, em seguida, faz um ajuste por um fator que compensa a liberação de reticulócitos menos maduros na circulação em condições de anemia mais grave.

As contagens de reticulócitos são úteis na abordagem inicial da anemia para diferenciar as anemias causadas pela produção deficiente de eritrócitos daquelas associadas a uma produção adequada ou excessiva, porém com redução da sobrevida na circulação. Durante o tratamento da anemia, os aumentos observados na contagem de reticulócitos podem prever a resposta ao tratamento antes de aumentos da concentração de hemoglobina ou do hematócrito. Como alternativa, a falta de aumento da contagem de reticulócitos no tempo esperado pode prever um fracasso do tratamento atual e determinar a necessidade de mudança de abordagem.

### Exame do esfregaço de sangue

Mesmo na era das análises hematológicas eletrônicas mais sofisticadas, incluindo a capacidade de software para dispositivos de fornecer descrições dos eritrócitos, o exame do esfregaço de sangue periférico por um médico familiarizado com a situação clínica do paciente continua tendo o seu valor. O esfregaço de sangue e sua avaliação são discutidos com detalhes no Capítulo 148. Nas anemias hemolíticas congênitas, podem ser observadas as alterações morfológicas características de anormalidades da membrana eritrocitária (esferócitos, eliptócitos etc.). Os eritrócitos "mordidos" e "em forma de bolha", encontrados em defeitos hereditários do metabolismo oxidativo dos eritrócitos, têm pouca probabilidade de serem identificados, exceto por meio de exame direto por um médico. A anemia sideroblástica caracteriza-se por anemia microcítica (ver adiante); entretanto, com frequência, está associada a um VCM normal, visto que o clone sideroblástico não é grande o suficiente para alterar o tamanho médio dos eritrócitos. O achado de uma população dimórfica constitui uma pista significativa para esse distúrbio, mas também pode ocorrer na deficiência de ferro parcialmente tratada. Os macro-ovalócitos e os neutrófilos hipersegmentados constituem um indício altamente específico de deficiência de vitamina $B_{12}$.

### Exame da medula óssea

A aspiração e a biopsia de medula óssea são necessárias para o diagnóstico de muitos distúrbios primários da medula óssea que dão origem à anemia. Em geral, a sua realização está mais provavelmente indicada nas anemias por produção deficiente do que naquelas associadas a uma resposta apropriada ou aumentada dos reticulócitos. A hemoglobinúria paroxística noturna (HPN), que pode incluir características tanto de hemólise quanto de insuficiência medular, representa provavelmente uma exceção. Atualmente, os distúrbios que exigem exame da medula óssea para diagnóstico incluem anemia aplásica e aplasia eritroide pura, síndromes mielodisplásicas e anemias associadas à substituição da medula óssea (linfoma, leucemia, mielofibrose, mieloma ou câncer metastático). O exame de medula óssea raramente é necessário para a avaliação do estado do ferro, tendo em vista a disponibilidade de outros instrumentos diagnósticos (ver Capítulo 150). O exame de medula óssea para o diagnóstico de anemia deve incluir tanto o aspirado quanto a biopsia, devendo-se efetuar rotineiramente a coloração pelo azul da Prússia para avaliação das reservas de ferro e possível detecção de sideroblastos em anel. Deve-se efetuar também a citometria de fluxo para fenótipo de populações de células mieloides ou linfoides/plasmócitos, bem como citogenética convencional, se houver suspeita de distúrbio clonal. Quando há suspeita, em bases clínicas, de uma doença específica associada a determinada anormalidade molecular, deve-se efetuar um teste com reação em cadeia da polimerase (PCR) ou hibridização in situ por fluorescência (FISH) para essa anormalidade específica. Os estudos moleculares para pesquisa de parvovírus em casos de possível aplasia eritroide pura podem ser realizados em amostra de sangue periférico. Uma descoberta mais recente é a possível identificação de anormalidades clonais da hematopoese com teste molecular em amostra de sangue periférico, particularmente no indivíduo idoso.[1,2] É possível que esse teste dispense a necessidade de exame de medula óssea em determinadas populações.[3]

### ABORDAGEM LABORATORIAL INICIAL DA ANEMIA

A abordagem tradicional para a avaliação de anemia tem sido a obtenção de um hemograma completo, com índices e contagem de reticulócitos, classificação da anemia com base nesses resultados e, em seguida, realização de testes específicos indicados pela contagem de reticulócitos e pelo VCM, informados pelos achados na anamnese e exame físico e exame do esfregaço de sangue. Trata-se de uma abordagem apropriada e intelectualmente válida a qualquer momento, porém, sobretudo no paciente internado ou em situações clínicas hospitalares. No ambiente do consultório ambulatorial de muitos médicos internistas, outras fontes pagadoras podem exigir que os exames laboratoriais sejam enviados a laboratórios de referência externos. A consequência dessa política é a de que os resultados do hemograma e da contagem de reticulócitos possam não estar disponíveis no dia da consulta, e, além disso, a análise pessoal do esfregaço de sangue pode ser problemática. Nesse ambiente de consultório, é razoável incluir uma avaliação do estado de ferro nos exames laboratoriais iniciais para anemia. Tanto a anemia ferropriva quanto a anemia da inflamação (também denominada anemia de doença crônica)[3b] podem ser diagnosticadas com base nesses exames e constituem as duas etiologias mais comuns de anemia (ver Capítulo 150). Tanto a anemia ferropriva quanto a anemia da inflamação podem ser microcíticas ou normocíticas, e é provável que seja necessário efetuar uma avaliação do ferro em quase todas as circunstâncias não associadas a uma elevação da resposta reticulocitária. Essa abordagem é delineada na Tabela 149.6.

### ANEMIAS ASSOCIADAS AO AUMENTO DA PRODUÇÃO DE RETICULÓCITOS

A anemia associada a aumento da produção de reticulócitos após ajuste para anemia sugere a ocorrência de perda de sangue ou hemólise. Existem certas situações nas quais o sangramento ou a hemólise podem não estar associados a uma resposta apropriada dos reticulócitos; esses casos normalmente indicam alguma restrição concomitante na produção de eritrócitos, como deficiência de ferro ou de folato.

### Anemia decorrente da perda de sangue

Os sintomas de perda aguda de sangue dependem da velocidade e do volume de perda de sangue e, secundariamente, do local de sua ocorrência. Esses sintomas são fortemente influenciados pelos efeitos da hipovolemia. A hipovolemia e a perda da capacidade de transporte de oxigênio dos eritrócitos podem comprometer a liberação de oxigênio nos tecidos. O fluxo sanguíneo é deslocado preferencialmente para os órgãos de importância vital, como o coração, o encéfalo, os rins e o fígado, e é desviado longe da pele e dos músculos.

Na situação inicial de perda aguda de sangue, a depleção de plasma e a perda de eritrócitos ocorrem na mesma proporção relativa. Em consequência, não há alteração aguda da concentração de hemoglobina e do hematócrito. À medida que o volume intravascular é expandido, seja rapidamente com administração intravenosa de coloide ou cristaloide em caso de traumatismo, ou mais lentamente por meio de redistribuição endógena do plasma a partir do espaço extravascular, o hematócrito e a concentração de hemoglobina começam a diminuir no decorrer de várias horas a dias, revelando a verdadeira extensão da perda de volume eritrocitário circulante. Por conseguinte, nessa situação, o grau de perda de sangue é inicialmente subestimado pelo hemograma. No caso de traumatismo agudo, a ativação das citocinas e a *coagulopatia do traumatismo* complicam ainda mais a situação. Por esse motivo, foram desenvolvidos

**Tabela 149.6** Avaliação inicial da anemia.

**PACIENTE INTERNADO/AMBIENTE CLÍNICO HOSPITALAR***
Anamnese e exame físico
Hemograma completo com índices eritrocitários
Contagem de reticulócitos
Exame do esfregaço de sangue periférico

**CONTEXTO CLÍNICO AMBULATORIAL**
Anamnese e exame físico
Hemograma completo com índices eritrocitários
Contagem de reticulócitos
Exame do esfregaço de sangue periférico (se/quando possível)
Avaliação do ferro para anemia ferropriva/anemia da inflamação
   Concentração sérica de ferro
   Capacidade total de ligação do ferro e percentual de saturação da transferrina no soro
   Concentração sérica de ferritina

*Essa abordagem também deve ser aplicada ao ambiente ambulatorial, com capacidade de dispor de laboratório no consultório.

protocolos de transfusão para traumatismo, em que são administrados concentrados de hemácias, plasma fresco congelado e concentrado de plaquetas em proporções específicas, de modo a obter o mais rápido possível o seu retorno ao estado fisiológico.[4]

Os achados clínicos variam de acordo com o volume e o local de perda de sangue. A hemorragia no trato gastrintestinal pode resultar em hematêmese, melena e/ou hematoquezia, dependendo do local e da velocidade de sangramento. A concentração de ureia aumenta (desproporcionalmente à creatinina), até mesmo com sangramento gastrintestinal relativamente modesto, em razão da degradação e absorção da proteína hemoglobina. Quando o paciente apresenta um grande hematoma, seja intracavitário ou entre planos teciduais, podem ocorrer hiperbilirrubinemia e, em certas ocasiões, icterícia clinicamente aparente, bem como alguma elevação da ureia, em razão da degradação da hemoglobina extravascular. O sangramento pode estar associado à trombocitose reativa e, em certas ocasiões, leucocitose.

O manejo da perda maciça de sangue consiste em transfusão (ver Capítulo 167) e correção da causa do sangramento. Na perda aguda de sangue de menor volume, em que a concentração de hemoglobina alcança um equilíbrio a ponto de não comprometer o fornecimento de oxigênio nesse paciente específico, pode-se deixar que o paciente se recupere, mobilizando suas próprias reservas de ferro. Se houver preocupação quanto a reservas adequadas de ferro, pode-se prescrever reposição de ferro. Nessa situação, o papel do ferro intravenoso não está bem esclarecido.

A perda crônica de sangue raramente provoca desvios agudos de volume e a sintomatologia dramática da perda aguda. A contagem de reticulócitos permanece apropriadamente elevada até que ocorra depleção de ferro em consequência de sua utilização em decorrência de eritropoese aumentada, ocasião em que a resposta dos reticulócitos diminui, e a concentração de hemoglobina e o hematócrito começam a declinar. O declínio do MCV começa pouco depois da queda da concentração de hemoglobina e do hematócrito abaixo da faixa normal.

### Anemia causada por hemólise

A hemólise indica redução do tempo de sobrevida dos eritrócitos na circulação, que não é causada por sangramento. Nesse sentido, um elemento característico de muitas síndromes hematológicas consiste em alguma redução do tempo de sobrevida dos eritrócitos. A diminuição do tempo de sobrevida dos eritrócitos é um componente da anemia observada na doença renal, da anemia da inflamação e da anemia da doença hepática (distinta da anemia de acantócitos). Em certas ocasiões, observa-se morfologia hemolítica microangiopática na coagulação intravascular disseminada. Entretanto, esses distúrbios não são considerados "anemias hemolíticas" no mesmo sentido dos distúrbios discutidos nesta seção. As condições discutidas aqui são aquelas em que a hemólise constitui a principal etiologia da anemia; os distúrbios específicos de hemólise são descritos com mais detalhes nos Capítulos 151 a 154.

A Tabela 149.7 fornece os exames laboratoriais que levantam a suspeita de anemia hemolítica, bem como aqueles que a confirmam. Não são específicos de qualquer etiologia de anemia hemolítica. A distinção entre hemólise extravascular (que inclui a hemólise no baço) e hemólise intravascular é útil para compreender a fisiopatologia desses distúrbios. Entretanto, essa distinção não é absoluta nos exames diagnósticos. Enquanto o nível de haptoglobina tende a se tornar mais baixo na hemólise intravascular, ele geralmente também está diminuído na hemólise extravascular. A hemoglobinemia e a hemoglobinúria são específicas da hemólise intravascular.

A Tabela 149.8 fornece uma lista das causas de hemólise, utilizando uma classificação popular separando etiologias que são (1) inteiramente externas ao eritrócito (p. ex., processos imunológicos, mecânicos ou tóxicos); (2) defeitos intrínsecos da membrana eritrocitária (p. ex., esferocitose hereditária ou anemia com acantócitos) e (3) processos principalmente relacionados com o metabolismo dos eritrócitos ou com anormalidades da hemoglobina. Os defeitos enzimáticos que produzem hemólise estão normalmente relacionados com o metabolismo oxidativo e, em particular, com o estresse oxidativo, como a induzida por medicamentos. As síndromes específicas de anemias hemolíticas são discutidas nos Capítulos 151 a 154. O objetivo dessa seção é oferecer uma abordagem geral das anemias hemolíticas, que será ampliada nos capítulos dedicados às síndromes específicas.

A Figura 149.2 apresenta uma abordagem ao diagnóstico das várias classes de síndromes de anemia hemolítica. Na anemia hemolítica, o exame de esfregaço de sangue periférico é de suma importância e tende a fornecer informações importantes. A identificação das alterações microangiopáticas características da púrpura trombocitopênica trombótica proporciona imediatamente uma direção para o tratamento passível de salvar a vida do paciente. De modo semelhante, os defeitos congênitos das proteínas intrínsecas da membrana eritrocitária produzem características morfológicas específicas, que podem levar rapidamente a um diagnóstico confirmável. Se a morfologia no esfregaço de sangue periférico for normal ou revelar apenas um pequeno número de esferócitos, é necessário proceder a uma avaliação para detectar uma etiologia imunológica da hemólise. Em geral, a anemia hemolítica autoimune está associada a um teste de antiglobulina (Coombs) direto anormal. Em indivíduos

### Tabela 149.7 Achados laboratoriais gerais na anemia hemolítica.

**ACHADOS SUGESTIVOS DE HEMÓLISE**
Esfregaço de sangue periférico
  Policromasia
  Morfologia anormal dos eritrócitos
Elevação da contagem de reticulócitos (ajustada para a anemia)
Nível sérico elevado de bilirrubina (indireta/não conjugada)
Nível sérico elevado de lactato desidrogenase
Nível sérico ligeiramente elevado de aspartato aminotransferase

**ACHADOS CONFIRMATÓRIOS DE HEMÓLISE**
Diminuição da haptoglobina sérica (mais baixa na hemólise intravascular)
Aumento da hemoglobina plasmática
Aumento do urobilinogênio
Hemoglobinúria (hemólise intravascular)
Hemossiderinúria (hemólise intravascular; crônica ou recorrente)

### Tabela 149.8 Etiologias da anemia hemolítica.

**CAUSAS EXTERNAS AO ERITRÓCITO**
Hiperesplenismo
Imunológicas
  Autoimune
  Aloimune
Microangiopáticas
  Microangiopatia trombótica
    Púrpura trombocitopênica trombótica
    Síndrome hemolítico-urêmica (típica/atípica)
Fragmentação mecânica
  Cardiopatia valvar (nativa e prótese)
  Hemólise por impacto dos pés (hemoglobinúria de marcha)
  Hipertensão maligna
  Hemangioma gigante/Kasabach-Merritt
Lesão térmica
Infecções
  Malária (febre hemoglobinúrica)
  Sepse por clostrídios
  Babesiose
Tóxica/metabólica
  Substância química
    Arsênio
    Cobre
    Chumbo
  Venenos
    Picada de cobra
    Picada de aranha (aranha-marrom reclusa)

**DEFEITO DA MEMBRANA**
Adquirido
  Hemoglobinúria paroxística noturna
  Anemia de acantócitos
Congênito
  Defeito de proteína da membrana eritrocitária
    Esferocitose hereditária, distúrbios semelhantes

**DEFEITO INTERNO**
Hemoglobinopatia
  Síndromes de hemoglobina falciforme
  Outras síndromes de hemoglobinopatia
  Síndromes talassêmicas
Anormalidades metabólicas dos eritrócitos
  Deficiência de glicose-6-fosfato desidrogenase, distúrbios semelhantes
  Hipofosfatemia (adquirida)

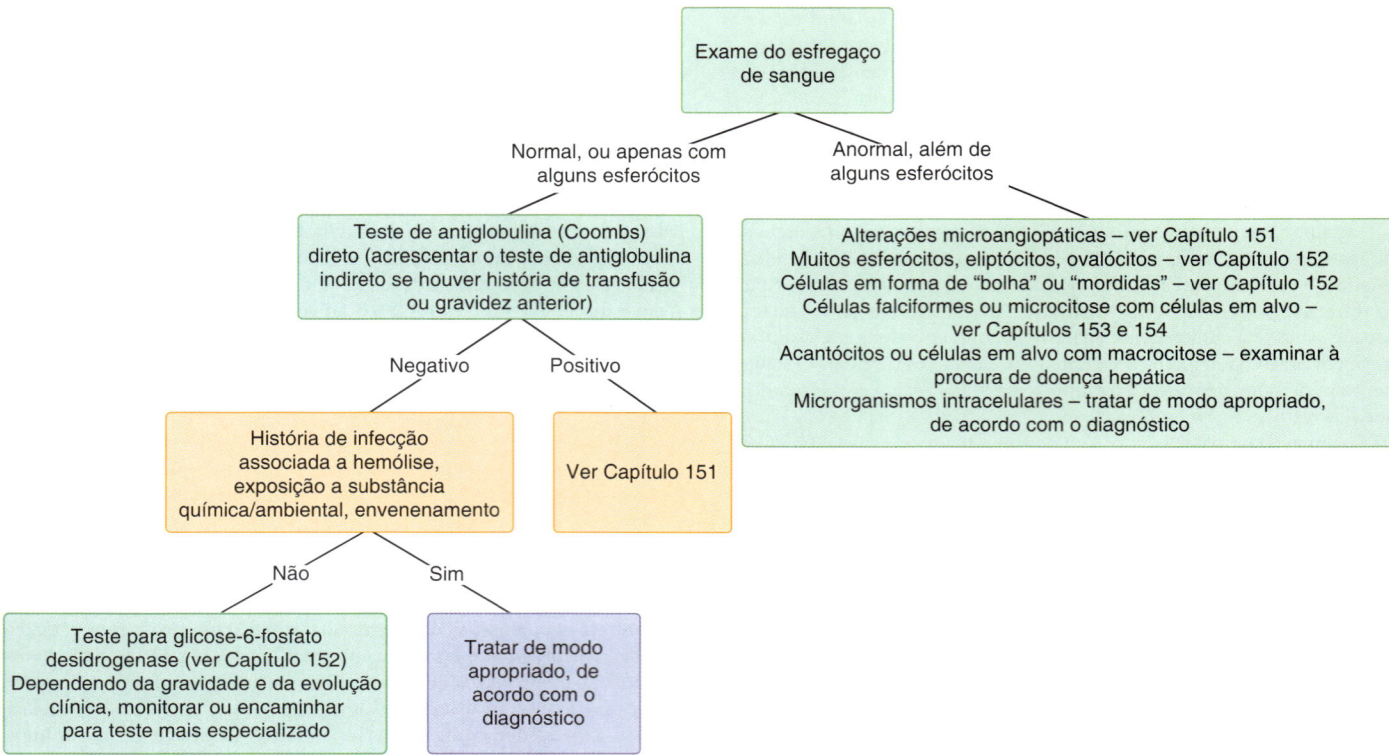

**FIGURA 149.2** Abordagem para a investigação diagnóstica da hemólise, iniciando com o exame do esfregaço de sangue periférico. (Ver Capítulo 148.)

com história pregressa de transfusão ou de gravidez, em que pode ter ocorrido transfusão feto-materna, existe a possibilidade de atuação de outros mecanismos hemolíticos imunes, e deve-se solicitar um rastreamento para anticorpos (também denominado teste de antiglobulina indireto). Se o resultado for negativo, deve-se considerar a possibilidade de causas metabólicas ou tóxicas da hemólise.

A hemólise sustentada de qualquer etiologia cria maior demanda de ácido fólico, e é razoável fornecer um suplemento a pacientes com hemólise crônica com uma dose de 1 mg/dia de folato. Em países que não efetuam a fortificação rotineira dos alimentos com ácido fólico, pode ser necessário maior nível de suplementação. Durante a gravidez, as demandas de folato aumentam, e é razoável prescrever um nível de suplementação mais alto do que a dose recomendada de 0,8 mg/dia para mulheres com hemólise crônica. A hemólise primariamente extravascular em geral não está associada a um aumento das demandas de ferro, visto que o ferro da hemoglobina dos eritrócitos hemolisados é reciclado no sistema reticuloendotelial. Na hemólise intravascular, o sistema de haptoglobina/hemopexina para reciclagem do ferro do heme é prontamente sobrepujado, e pode ser necessária a suplementação de ferro.

## ANEMIAS ASSOCIADAS À RESPOSTA INADEQUADA DOS RETICULÓCITOS (ANEMIAS POR PRODUÇÃO DIMINUÍDA)

As anemias observadas em adultos estão associadas, em sua maioria, a uma produção diminuída de eritrócitos. Uma abordagem útil para a avaliação dessas anemias consiste em classificá-las, de acordo com o VCM, em microcíticas, normocíticas ou macrocíticas (Tabela 149.9). Uma limitação a essa abordagem é que o VCM utilizado na definição desse modelo era baseado no exame do esfregaço de sangue e não necessariamente no valor medido do VCM fornecido pelo contador de células eletrônico. Já foi mencionada a população dimórfica de eritrócitos microcíticos e normocíticos observada na anemia sideroblástica. Se houver inflamação concomitante ou nível sérico elevado de imunoglobulina (policlonal ou monoclonal), o empilhamento de eritrócitos (formação de *rouleaux*) enquanto atravessam o orifício do contador pode elevar artificialmente o VCM medido.

### Anemias microcíticas

As anemias microcíticas compartilham a patogenia comum de síntese defeituosa de hemoglobina celular. Esses defeitos podem ser observados na

**Tabela 149.9** Classificação da anemia pelo volume corpuscular médio (VCM).

**MICROCÍTICA: DEFEITOS NA SÍNTESE DE HEMOGLOBINA CELULAR**
Anemia ferropriva
Hemoglobinopatia*
Talassemia
Anemia sideroblástica (congênita)
Anemia da inflamação (alguns casos)
Envenenamento por chumbo

**NORMOCÍTICA**
Anemia ferropriva (precoce)
Anemia falciforme – homozigota ou traço falciforme
Anemia da inflamação (a maioria dos casos)
Anemia inexplicada do idoso
Anemia da insuficiência renal
Anemia fisiológica da gravidez
Anemia de deficiência endócrina
   Hipotireoidismo – a maioria dos casos
   Insuficiência suprarrenal
   Deficiência de androgênios
Substituição da medula óssea
Aplasia eritroide pura
Anemia aplásica (muitos casos)

**MACROCÍTICA**
Artefatos laboratoriais
   Inflamação
   Hipergamaglobulinemia
Reticulocitose
Anemia da doença hepática
Álcool
Anemia do hipotireoidismo (alguns casos)
Deficiência de cobre
Insuficiência medular primária
   Anemia de Diamond-Blackfan
   Síndrome mielodisplásica (incluindo anemia sideroblástica adquirida)
   Anemia aplásica (alguns casos)
Anemia megaloblástica
   Deficiência de cobalamina ($B_{12}$)
   Deficiência de folato
Tratamento com hidroxiureia

*A anemia falciforme homozigota (SS), o traço falciforme (AS) e o traço de hemoglobina C são normocíticos. As síndromes falciformes heterozigotas compostas, como anemia falciforme-talassemia, são microcíticas.

globina, como nas hemoglobinopatias e talassemias, ou podem afetar a síntese do heme. O envenenamento por chumbo suprime a ferroquelatase, interferindo na síntese do anel de porfirina do heme. A anemia da inflamação (anemia da doença crônica) normalmente é normocítica, mas pode estar associada a uma discreta redução do VCM. Em geral, um VCM inferior a 75 f$\ell$ não seria observado na anemia da inflamação. Os menores valores do VCM são observados nas hemoglobinopatias e nas talassemias. Um RDW normal na anemia microcítica tem mais tendência a representar uma hemoglobinopatia ou talassemia, em vez de deficiência de ferro. As anemias microcíticas são discutidas de maneira detalhada no Capítulo 150.

### Anemias macrocíticas

As anemias macrocíticas constituem um conjunto misto de diagnósticos e mecanismos fisiopatológicos.[5] Conforme assinalado anteriormente, a inflamação ou hipergamaglobulinemia podem produzir um artefato laboratorial, resultando em VCM elevado. O VCM elevado na reticulocitose não é um artefato, visto que os reticulócitos são maiores do que os eritrócitos maduros. Com frequência, a doença hepática ou o uso de álcool estão associados a uma anemia levemente macrocítica. Embora a anemia do hipotireoidismo esteja mais comumente associada a um VCM normal, foi relatada algumas vezes a ocorrência de macrocitose, e a condição é frequentemente classificada como anemia macrocítica. As síndromes mencionadas anteriormente estão associadas, em geral, a um VCM inferior a 105 a 115 f$\ell$.

Outras anemias macrocíticas resultam de comprometimento da síntese de DNA. Incluem as anemias megaloblásticas clássicas em consequência de deficiência de cobalamina ($B_{12}$) e folato, bem como os distúrbios de insuficiência medula primária, como as síndromes mielodisplásicas e a anemia de Diamond-Blackfan. Normalmente, as síndromes estão associadas a anormalidades de outras linhagens celulares. A hidroxiureia, um agente mielossupressor, também provoca macrocitose notável como parte de seus efeitos esperados. Nos distúrbios de insuficiência medular primária, o VCM é habitualmente inferior a 110 f$\ell$. A anemia megaloblástica pode estar associada a uma elevação extrema do VCM: à medida que o VCM ultrapassa 115 f$\ell$, aumenta a probabilidade de deficiência de cobalamina ou de folato. A hidroxiureia pode produzir um VCM elevado dentro de uma faixa semelhante. A deficiência de cobre pode ser confundida com a deficiência de cobalamina, visto que também está associada a achados neurológicos, porém o VCM é normalmente inferior a 110 f$\ell$. Esses distúrbios são discutidos nos Capítulos 155, 156 e 172.

### Anemias normocíticas

As anemias normocíticas também representam um grupo misto de distúrbios. Em alguns casos, são provocadas por um estado de insuficiência medular primária, como na aplasia eritroide pura ou na anemia aplásica. Na maioria das outras circunstâncias, representam anemia associada a algum outro distúrbio sistêmico.[6]

A anemia ferropriva em seus estágios iniciais, à semelhança da anemia da perda aguda de sangue, está associada a valores normais do VCM. Após a depleção das reservas de ferro, surge um processo de eritropoese com depleção de ferro. Como os eritrócitos produzidos nessas condições passam a constituir uma proporção maior da população total de eritrócitos, o VCM começa declinar. A aplasia eritroide pura manifesta-se como anemia normocítica normocrômica isolada, com acentuada reticulocitopenia. Em pacientes com anemia isolada e contagem de reticulócitos de 0,1% ou menos ou contagem absoluta de reticulócitos de menos de 10.000/$\mu\ell$, deve-se efetuar um exame de medula óssea para avaliação desse diagnóstico.

A anemia da inflamação, que provavelmente é a síndrome de anemia normocítica mais comum depois da perda aguda de sangue ou da deficiência de ferro precoce, é discutida no Capítulo 150.

## SÍNDROMES DE ANEMIAS ESPECÍFICAS

### ANEMIA DA INSUFICIÊNCIA RENAL

A ocorrência de anemia é quase invariável na insuficiência renal significativa e surge quando a taxa de filtração glomerular estimada (TFGe) cai para menos de 45 m$\ell$/min/1,73 $m^2$ de área de superfície corporal. A anemia é uma complicação menos frequente da doença renal policística, em razão da secreção de eritropoetina pelos cistos.

O principal fator patogenético na anemia da insuficiência renal é a deficiência de eritropoetina. O uso da eritropoetina recombinante (agentes estimuladores da eritropoese) reduziu substancialmente esse elemento; entretanto, até mesmo na era da eritropoetina, 48% dos pacientes antes da diálise e 28% dos pacientes submetidos a hemodiálise apresentam hematócrito < 30%. Outros mecanismos que contribuem para a anemia da insuficiência renal incluem a supressão da resposta dos progenitores eritroides à anemia e a redução do tempo de sobrevida dos eritrócitos. A sobrevida diminuída dos eritrócitos resulta de vários mecanismos propostos, incluindo diminuição da capacidade de regular o estresse oxidativo celular, efeitos de metabólitos tóxicos acumulados na uremia e peroxidação dos lipídios da membrana.

Os eritrócitos são normocíticos e normocrômicos. Algumas vezes, existem equinócitos ("eritrócitos espiculados"). A contagem de reticulócitos está diminuída de acordo com o grau de anemia. Em geral, as concentrações de eritropoetina não são úteis para estabelecer o diagnóstico, visto que a relação de retroalimentação habitual entre concentração de hemoglobina/hematócrito e a secreção de eritropoetina é perdida. Uma TFGe < 45 m$\ell$/min/1,73 $m^2$ de área de superfície constitui a principal condição "permissiva" para a anemia da insuficiência renal.

#### TRATAMENTO

A anemia da insuficiência renal é tratada com eritropoetina recombinante ou com análogo da eritropoetina.[A1] Para evitar as complicações adversas da correção excessiva ou até mesmo da simples correção com agentes estimuladores da eritropoese (como crises convulsivas, hipertensão acelerada ou trombose), o tratamento só é iniciado quando a concentração de hemoglobina torna-se inferior a 10 g/d$\ell$, e é interrompido quando se alcança a meta de 11 a 12 g/d$\ell$ de hemoglobina. Deve-se considerar a suplementação de ferro quando a saturação de transferrina for inferior a 30% ou quando a concentração sérica estiver abaixo de 500 ng/m$\ell$. Os efeitos da hepcidina comprometem a absorção de ferro na insuficiência renal,[7] e a administração intravenosa de ferro é mais efetiva para suplementação do que o ferro oral.[8] A resistência ao tratamento com eritropoetina reflete mais comumente deficiência de ferro ou inflamação concomitante; a deficiência de folato também pode contribuir para a resistência à eritropoetina.

### ANEMIA DA DOENÇA HEPÁTICA

A maioria dos pacientes com doença hepática crônica apresenta anemia leve. Na cirrose e em outras doenças hepáticas crônicas, o volume sanguíneo total está, tipicamente, aumentado em 10 a 15%, porém pode se expandir e alcançar 30%. A diluição da massa eritrocitária pelo volume plasmático expandido é um importante elemento na anemia da doença hepática.

Tipicamente, a concentração de hemoglobina na cirrose é de 10 a 12 g/d$\ell$. Em geral, os eritrócitos são macrocíticos, com VCM médio de 107 f$\ell$. O abuso crônico de álcool etílico ou até mesmo o consumo compulsivo de álcool etílico sem doença hepática estabelecida também provocam macrocitose leve, embora o VCM permaneça, em geral, inferior a 105 f$\ell$. Embora o consumo abusivo de álcool etílico aumente o risco de deficiência dietética de folato, a deficiência de folato não é, tipicamente, a causa dessas alterações. Eritrócitos em alvo podem ser observados. Na doença hepática, os eritrócitos em alvo apresentam maior diâmetro, o que os distingue dos eritrócitos em alvo microcíticos das hemoglobinopatias ou da talassemia. Em geral, a contagem de reticulócitos aproxima-se do nível apropriado para o grau de anemia. Reticulocitose significativa pode ser encontrada na anemia hemolítica com acantócitos ou quando o indivíduo se recupera de episódio de consumo maciço e agudo de álcool.

A redução do tempo de sobrevida dos eritrócitos representa o principal fator patogenético na anemia da doença hepática. Muitos mecanismos contribuem, dos quais o mais importante consiste, provavelmente, em anormalidades da composição lipídica da membrana eritrocitária. Sequestro esplênico ou anormalidades do metabolismo oxidativo também podem contribuir. Outros fatores passíveis de ter uma contribuição incluem a supressão dos progenitores eritroides pelo álcool, a deficiência dietética de folato ou a perda de sangue gastrintestinal e possível deficiência de ferro. A anemia hemolítica com acantócitos, que é uma consequência morfologicamente distinta da composição lipídica anormal dos eritrócitos na doença hepática, pode estar associada a notável reticulocitose. Mais de 5% de acantócitos na população de eritrócitos estão associados a redução da sobrevida dos eritrócitos na doença hepática.

Não há necessidade de tratamento específico da anemia não complicada da doença hepática, além de incentivar uma boa nutrição e a abstinência de álcool. Os pacientes devem ser avaliados à procura de perda de sangue concomitante e deficiência de ferro ou de folato.

## ANEMIA DA DEFICIÊNCIA ENDÓCRINA

A anemia nas deficiências endócrinas, como o hipotireoidismo e a insuficiência suprarrenal ou de androgênio, é, de certo modo, *adaptativa*, visto que ela reflete um ajuste para o metabolismo basal infrarregulado. O grau de anemia é normalmente leve a moderado e raramente provoca sintomatologia. Esses diagnósticos devem ser considerados após a exclusão de etiologias mais importantes da anemia, como deficiência de ferro ou insuficiência renal. Menos de um terço dos casos de anemia no hipotireoidismo consiste em anemia macrocítica; nas outras situações, a anemia da deficiência endócrina é normocítica. Na insuficiência suprarrenal, a anemia pode ser mascarada pela contração do volume. Na deficiência de androgênio, a anemia pode constituir o único achado. O tratamento da deficiência subjacente corrige a anemia da deficiência endócrina.

## ANEMIA FISIOLÓGICA DA GRAVIDEZ

A diminuição da concentração de hemoglobina constitui um aspecto normal da gravidez. A partir da sétima semana de gestação, aproximadamente, a massa eritrocitária começa a se expandir até 15 a 25% acima do valor basal observado antes da gravidez. Aproximadamente ao mesmo tempo, o volume plasmático começa a sofrer expansão desproporcional, alcançando finalmente 40 a 50% dos valores basais com 16 a 24 semanas de gestação.[9] Essa anemia dilucional com aumento da massa eritrocitária é designada como "anemia fisiológica da gravidez". A anemia normocítica com concentração de hemoglobina superior a 11 g/d$\ell$ no último trimestre ou de 10 g/d$\ell$ no segundo e terceiro trimestres de uma gestação não complicada pode ser atribuída à anemia fisiológica da gravidez, sem necessidade de outros exames. Há necessidade de avaliação em casos de concentrações mais baixas de hemoglobina ou presença de anemia microcítica ou macrocítica. Os fatores que mais provavelmente contribuem para a anemia da gravidez incluem deficiência de ferro ou de folato, visto que as demandas de ambos aumentam durante a gravidez. Na ausência de deficiência preexistente ou em caso de maior demanda induzida por hemólise, a dose recomendada de 0,8 mg de folato diariamente para profilaxia do defeito do tubo neural é suficiente para evitar a deficiência de folato durante a gravidez em países onde se efetua o enriquecimento dos alimentos com folato. Podem ser necessárias doses mais altas em outras circunstâncias.[A2] Embora a suplementação rotineira de ferro durante a gravidez geralmente não seja recomendada nas diretrizes, ela é bastante comum nos EUA; essas pacientes têm menos probabilidade de desenvolver deficiência de ferro durante a gravidez ou após o parto.

## ANEMIA EM IDOSOS

A frequência da anemia tanto em homens quanto em mulheres aumenta depois dos 50 anos. Aos 65 anos, aproximadamente 10% dos homens e das mulheres são anêmicos. A prevalência da anemia em afro-americanos com mais de 65 anos é três a quatro vezes maior em comparação com indivíduos brancos de ascendência europeia, porém apenas ligeiramente elevada em populações de origem latina. Entretanto, os valores da hemoglobina média/hematócrito específicos para o sexo em pacientes idosos são quase idênticos aos valores médios da população em geral. A anemia contribui para a debilidade e a morbidade na velhice.

A frequência aumentada da anemia com o envelhecimento reflete, em parte, o declínio da função renal relacionado com a idade, da acidez gástrica e da testosterona nos homens, bem como o aumento da frequência de outras patologias.[10] Quando grandes populações de pacientes idosos anêmicos são avaliadas, aproximadamente um terço apresenta deficiência de ferro, vitamina $B_{12}$ e/ou folato (com predomínio da deficiência de ferro); um terço apresenta anemia da inflamação e/ou anemia da insuficiência renal (em que a anemia da inflamação é três vezes mais frequente); e um terço exibe outras etiologias, sendo maior componente a anemia normocítica descrita como "anemia inexplicada do envelhecimento". Os estudos dessa entidade sugerem que se trata de um análogo da anemia da inflamação/anemia da doença crônica impulsionado pela citocina/hepcidina. Não há necessidade de tratamento específico. Nos indivíduos idosos com anemia inexplicada persistente e anormalidades em outras linhagens ou macrocitose leve, deve-se considerar o exame de medula óssea ou uma análise molecular para a detecção de distúrbios clonais, como síndromes mielodisplásicas.

 **Recomendações de grau A**

A1. Palmer SC, Saglimbene V, Mavridis D, et al. Erythropoiesis-stimulating agents for anaemia in adults with chronic kidney disease: a network meta-analysis. *Cochrane Database Syst Rev.* 2014;12:CD010590.
A2. Obeid R, Schon C, Wilhelm M, et al. The effectiveness of daily supplementation with 400 or 800 microg/day folate in reaching protective red blood folate concentrations in non-pregnant women: a randomized trial. *Eur J Nutr.* 2018;57:1771-1780.

### REFERÊNCIAS BIBLIOGRÁFICAS

*As referências bibliográficas, bem como os outros materiais suplementares deste livro, encontram-se no GEN-IO, nosso ambiente virtual de aprendizagem.*

# ANEMIAS MICROCÍTICAS E HIPOCRÔMICAS

CLARA CAMASCHELLA

## ANEMIAS MICROCÍTICAS HIPOCRÔMICAS

A anemia microcítica hipocrômica é uma definição laboratorial, que abrange todas as anemias caracterizadas por eritrócitos pequenos, com baixa concentração de hemoglobina, resultante de diminuição da síntese de heme ou de globina. As anemias microcíticas hipocrômicas mais comuns são a anemia ferropriva e as síndromes talassêmicas (ver Capítulo 153), enquanto as anemias sideroblásticas congênitas são mais raras. A anemia da inflamação crônica (ver Capítulo 149) é habitualmente normocítica e normocrômica; entretanto, quando é de longa duração ou quando está associada a deficiência de ferro absoluta, pode tornar-se microcítica e hipocrômica. A Tabela 150.1 apresenta uma classificação geral das anemias microcíticas hipocrômicas.

### Anemia ferropriva

 **DEFINIÇÃO**

A deficiência de ferro sem anemia refere-se à diminuição do ferro corporal total, particularmente das reservas de ferro, com preservação do ferro para a eritropoese. A anemia ferropriva indica redução mais pronunciada do ferro corporal total, que leva ao desenvolvimento de anemia.

**EPIDEMIOLOGIA**

A anemia ferropriva é o tipo mais comum de anemia no mundo inteiro. Estima-se que, entre os indivíduos que apresentam anemia (> 2 bilhões

| Tabela 150.1 | Classificação das anemias microcíticas hipocrômicas. | |
|---|---|---|
| **TIPO** | **MECANISMO** | **CARACTERÍSTICAS GERAIS** |
| Deficiência de ferro | Produção deficiente de heme | Adquirida, comum no mundo inteiro |
| Anemia microcítica atípica | Transportadores de ferro deficientes | Hereditária, rara |
| Síndromes talassêmicas | Síntese deficiente de globina | Hereditárias, comuns em algumas regiões |
| Anemias sideroblásticas congênitas | Produção deficiente de heme ou de ferro-enxofre | Hereditárias, raras |
| Anemia da inflamação | Eritropoese com restrição de ferro | Comum, predominantemente normocítica |

no mundo inteiro), mais da metade tenha anemia ferropriva.[1] A maior prevalência é observada nos países em desenvolvimento, em consequência da ingestão insuficiente de ferro alimentar e/ou infestações por helmintos intestinais que causam perda crônica de sangue. Entretanto, nos países de alta renda, a deficiência de ferro, com ou sem anemia, também é encontrada comumente na prática clínica. A maior parte dos indivíduos acometidos consiste em crianças e mulheres jovens e/ou grávidas.

## BIOPATOLOGIA

Em virtude de suas propriedades de troca de elétrons por meio de sua interconversão da forma ferrosa para a férrica, o ferro desempenha as funções essenciais de transporte de oxigênio, produção de energia, reparo do DNA e proliferação celular. Em homens adultos normais, o ferro corporal total é de aproximadamente 4 g e encontra-se distribuído como mostra a Figura 150.1. A absorção de ferro no intestino é apenas de cerca de 1 a 2 mg/dia. Na ausência de um mecanismo de excreção, a maior parte do ferro é reciclada pelos macrófagos que destroem os eritrócitos senescentes. Para manter a homeostasia intracelular do ferro, uma regulação pós-transcricional coordenada da captação de ferro por meio do receptor de transferrina, armazenamento na ferritina e excreção por meio da ferroportina ocorre no nível do RNA mensageiro por intermédio da função das proteínas reguladoras de ferro (IRP1 e IRP2). A hepcidina, um peptídio hepático, regula a homeostasia do ferro em nível sistêmico (ver Capítulo 201).

Os enterócitos duodenais absorvem com facilidade o heme de origem alimentar por meio de um receptor; no interior dos enterócitos, o ferro é recuperado pela enzima heme oxigenase. Os enterócitos absorvem o ferro não hêmico com menos eficiência por um complexo mecanismo bem estudado. Em sua membrana apical, o *transportador de metal divalente 1* (DMT1) capta o ferro do lúmen após redução do ferro férrico à forma ferrosa, por meio da ação da ferrirredutase DCYTB, sendo o processo favorecido pelo pH baixo local. No interior dos enterócitos, o ferro pode ser utilizado, armazenado na ferritina ou exportado por meio da ferroportina, de acordo com as necessidades do corpo. O ferro armazenado na ferritina duodenal é perdido do corpo, com a descamação das células da mucosa no lúmen. Essa eliminação representa um mecanismo indireto de controle do ferro. A quantidade de ferro exportada para o plasma pela ferroportina duodenal é, em última análise, controlada pela hepcidina.

A expressão duodenal do DMT1, da DCYTB e da ferroportina é aumentada pelo *fator induzível por hipoxia* $2\alpha$ (HIF-$2\alpha$). Como a hepcidina é infrarregulada na hipoxia, a absorção de ferro é acentuadamente aumentada pelos efeitos combinados de aumento da absorção intestinal de ferro e sua liberação dos locais de armazenamento nos macrófagos e hepatócitos.

Apesar dos poderosos mecanismos homeostáticos, a deficiência de ferro é extremamente comum.[3,4] Os fatores etiológicos da deficiência de ferro estão resumidos na Tabela 150.2. Com exceção das necessidades aumentadas em crianças e em mulheres jovens ou grávidas, as principais causas de deficiência de ferro/anemia ferropriva consistem em ingestão insuficiente de ferro de origem alimentar, absorção insuficiente de ferro e perda crônica de sangue. Pode-se observar a coexistência de várias causas. Causas emergentes incluem insuficiência cardíaca crônica e obesidade. Esta última pode ser agravada por tratamento cirúrgico (cirurgia bariátrica), que reduz a superfície de absorção do ferro e/ou o número de células gástricas produtoras de HCl.

A deficiência de ferro é habitualmente adquirida. Entretanto, uma forma genética rara, a *anemia ferropriva refratária ao ferro* (IRIDA, *iron refractory iron deficiency anemia*), resulta da produção inapropriadamente alta de hepcidina, decorrente das mutações de *perda de função* do *TMPRSS6* e consequente inibição menos eficiente da sinalização de SMAD. Uma suscetibilidade genética ao desenvolvimento de deficiência de ferro foi atribuída a variações genéticas de *TMPRSS6*. Entretanto, a refratariedade ao ferro oral é mais comumente decorrente de absorção deficiente quando há distúrbios gastrintestinais. A suscetibilidade genética pode ser relevante para a doação de sangue. Em estudos de grande porte de doadores de sangue, foi constatado que as variantes genéticas de *TMPRSS6* associadas a baixos níveis de hepcidina podem proteger mulheres doadoras contra o desenvolvimento de deficiência de ferro. Anemias hereditárias raras são causadas por mutações em transportadores do ferro, incluindo a transferrina e o DMT1, ou em genes que codificam proteínas envolvidas na reciclagem do ferro, como a ceruloplasmina. Provocam eritropoese deficiente em ferro, porém são *atípicas*, visto que o ferro e a ferritina frequentemente são discrepantes em comparação com a deficiência de ferro clássica.

Outros tipos de deficiência de ferro incluem a *deficiência de ferro funcional*, que pode ocorrer quando necessidades excessivas de ferro ultrapassam as reservas normais, conforme observado após tratamento com

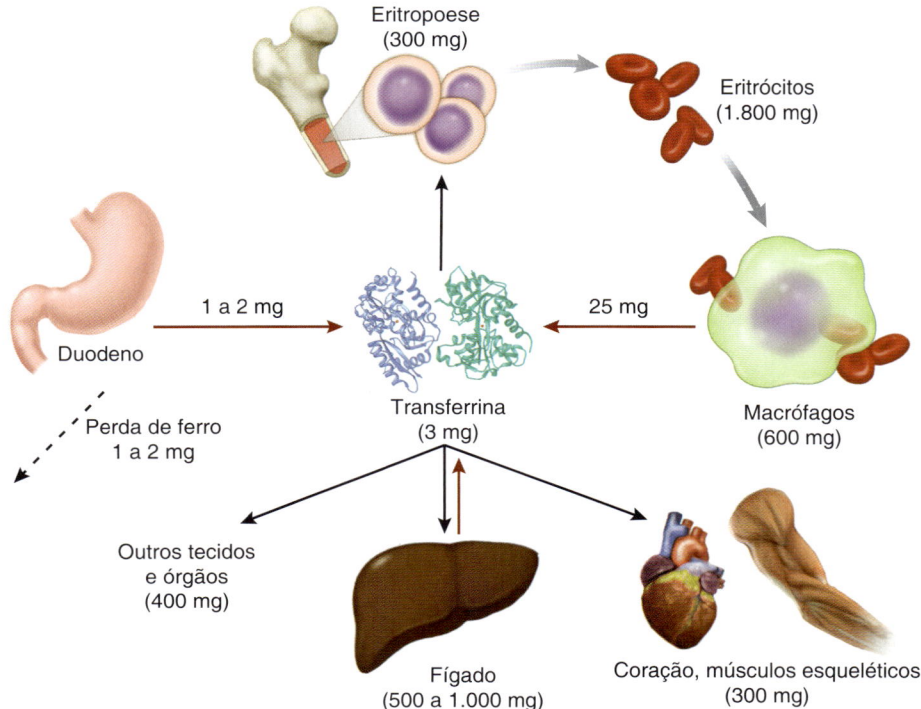

**FIGURA 150.1** **Distribuição do ferro no corpo.** Representação esquemática da distribuição do ferro no corpo. A transferrina, o carreador de ferro, transporta o ferro para todos os órgãos. O conteúdo médio de ferro em diferentes tecidos/órgãos no homem adulto é fornecido entre parênteses. A maior parte do ferro é utilizada para a síntese de hemoglobina nos eritrócitos. A reciclagem do ferro a partir dos macrófagos, que eliminam os eritrócitos senescentes por fagocitose, fornece a maior parte do ferro utilizável. A absorção duodenal de ferro limita-se a 1 a 2 mg/dia e corresponde à perda fisiológica diária.

## Tabela 150.2 Principais fatores etiológicos da deficiência de ferro e da anemia ferropriva.

| ETIOLOGIA | CONDIÇÃO |
|---|---|
| Aumento da necessidade de ferro | Primeiro ano de vida, adolescência<br>Gravidez: segundo e terceiro trimestres<br>Pós-parto<br>Tratamento com agentes estimuladores da eritropoese |
| Aporte inadequado de ferro | Desnutrição, dietas inapropriadas (fitatos ou tanatos em excesso)<br>Dietas vegetarianas, veganos |
| Absorção intestinal insuficiente de ferro | *Fatores cirúrgicos*<br>   Gastrectomia, derivação duodenal, cirurgia bariátrica<br>*Fatores clínicos*<br>   Doença celíaca, doença inflamatória intestinal, infecção por *Helicobacter pylori*, gastrite atrófica<br>*Fármacos*<br>   Inibidores da bomba de prótons, bloqueadores dos receptores de histamina 2<br>*Herdados*<br>   Anemia ferropriva refratária ao ferro (IRIDA)<br>   Todas as condições com excesso de hepcidina (ver condições inflamatórias) |
| Perda de sangue crônica | *Causas gastrintestinais*<br>   Qualquer sangramento proveniente de lesões benignas ou malignas; infestação por ancilostomídeos<br>*Causas geniturinárias*<br>   Sangramento uterino, hematúria, hemólise intravascular (p. ex., hemoglobinúria paroxística noturna)<br>*Causas sistêmicas*<br>   Defeitos com sangramento (p. ex., telangiectasia hemorrágica hereditária)<br>   Doença renal crônica (hemodiálise)<br>   Doadores de sangue regulares<br>*Fármacos*<br>   Corticosteroides, anti-inflamatórios não esteroides |
| Múltiplos mecanismos associados a inflamação e níveis elevados de hepcidina | Doença renal crônica<br>Doença inflamatória intestinal<br>Insuficiência cardíaca crônica<br>Obesidade |
| Perda de sangue aguda | Recuperação de cirurgia de grande porte |

agentes estimuladores da eritropoese (AEE). Além disso, ocorre *eritropoese com restrição de ferro* quando o aporte de ferro para a eritropoese é reduzido, independentemente das reservas de ferro, como na vigência de níveis elevados de hepcidina. O ferro pode tornar-se um fator limitante na recuperação da perda de sangue aguda, conforme observado após cirurgia de grande porte, provavelmente em razão das necessidades aumentadas e da inflamação concomitante.

A deficiência de ferro sem anemia é comum,[5] e há evidências de que a privação de ferro possa ser prejudicial para tecidos extraeritropoéticos. Por exemplo, estudos em animais e dados clínicos indicam que o coração é altamente dependente de ferro e que pode haver desenvolvimento de deficiência de ferro nos cardiomiócitos, até mesmo na ausência de anemia, sobretudo na falência cardíaca.

### MANIFESTAÇÕES CLÍNICAS

Como a anemia ferropriva em geral progride lentamente, os pacientes, sobretudo se forem jovens, toleram até mesmo uma anemia grave. Nos pacientes idosos, sinais/sintomas cardiovasculares, como dispneia, angina ou insuficiência cardíaca, podem revelar a anemia.[6] A fadiga é comum, porém inespecífica; a palidez é um sinal avançado. Por esse motivo, a anemia ferropriva é habitualmente suspeita ou diagnosticada a partir dos resultados de exames de sangue, que mostram anemia microcítica e níveis séricos baixos de ferro e ferritina.

Na deficiência de ferro avançada, a ausência de ferro nas células epiteliais pode levar a boca seca, glossite, estomatite angular, unhas quebradiças ou em formato de colher (coiloníquia), disfagia decorrente de membranas esofágicas (síndrome de Plummer-Vinson) e queda de cabelo. A deficiência de ferro causa fadiga e intolerância ao exercício nos músculos, enquanto pode haver agravamento dos sintomas de insuficiência cardíaca crônica. Irritabilidade e concentração deficiente são sintomas neurológicos inespecíficos, enquanto alotriofagia (transtorno alimentar também denominado pica) que consiste na ingestão de argila, giz, papel ou gelo (pagofagia), pode ser observada em mulheres e crianças, mais comumente nos países em desenvolvimento. A síndrome das pernas inquietas também pode indicar deficiência de ferro.

Há controvérsia sobre os sinais/sintomas da deficiência de ferro na ausência de anemia. A deficiência de ferro pode levar a deficiência de enzimas essenciais dependentes de ferro e defeitos da função dos citocromos e produção de energia, porém os sintomas, como fadiga e fraqueza, são inespecíficos. Na insuficiência cardíaca sistólica crônica, os efeitos positivos do tratamento com ferro intravenoso sobre os sintomas e o desempenho físico dos pacientes, mesmo na ausência de anemia, sugerem que o coração é especialmente suscetível à deficiência de ferro.

### DIAGNÓSTICO

Níveis séricos baixos de ferritina são o indicador mais confiável de deficiência de ferro. Os pontos de corte propostos são variáveis nas diretrizes disponíveis,[7] de menos de 12 a menos de 30 $\mu g/\ell$. Níveis séricos de ferritina inferiores a 15 $\mu g/\ell$ têm alta especificidade (99%), porém baixa sensibilidade (59%), como marcadores diagnósticos de deficiência de ferro; um ponto de corte de menos de 30 $\mu g/\ell$ mantém alta especificidade com maior sensibilidade (92%) e é adotado como único critério de deficiência de ferro absoluta. O nível de ferro sérico está diminuído, a transferrina e a capacidade total de ligação do ferro estão aumentadas, enquanto a saturação de transferrina está baixa, habitualmente inferior a 16%. A contagem de reticulócitos é baixa, refletindo a diminuição na produção de eritrócitos. No esfregaço de sangue periférico, os eritrócitos são pequenos e pálidos, com formato anormal (Figura 150.2). O volume corpuscular médio (VCM) e a hemoglobina corpuscular média (HCM) estão reduzidos. Nas fases iniciais ou em pacientes submetidos a tratamento com ferro, o tamanho dos eritrócitos, medido pelo índice de anisocitose (amplitude de distribuição dos eritrócitos, RDW), é notavelmente variável, em razão da coexistência de eritrócitos pequenos e de tamanho normal. Outros marcadores automatizados, como porcentagem de eritrócitos hipocrômicos e conteúdo de hemoglobina dos reticulócitos, indicam alterações precoces na produção de eritrócitos[8] e são usados sobretudo para avaliar deficiência de ferro induzida por eritropoetina na doença renal crônica (DRC), porém a experiência é limitada em outros contextos.

A contagem de leucócitos está normal, enquanto a de plaquetas pode estar discretamente elevada. A avaliação das reservas de ferro da medula óssea pela coloração de Perls, outrora considerada como padrão de referência para deficiência de ferro, é hoje raramente utilizada. As protoporfirinas eritrocitárias estão aumentadas na deficiência de ferro e podem ser usadas como teste de rastreamento. O nível elevado do receptor de transferrina solúvel, a parte do receptor que é eliminada na circulação quando não está ligada à transferrina diférrica, reflete a expansão da eritropoese e o baixo nível de ferro ligado à transferrina na deficiência de ferro.

A identificação da causa da deficiência de ferro é parte essencial da investigação diagnóstica. Em indivíduos com aumento das necessidades de ferro, habitualmente não se recomenda investigação meticulosa, a não ser que haja refratariedade ao tratamento. A absorção deficiente e a perda de sangue pelo sistema digestório precisam ser intensivamente pesquisadas em indivíduos de meia-idade e idosos, mesmo na ausência de anemia,

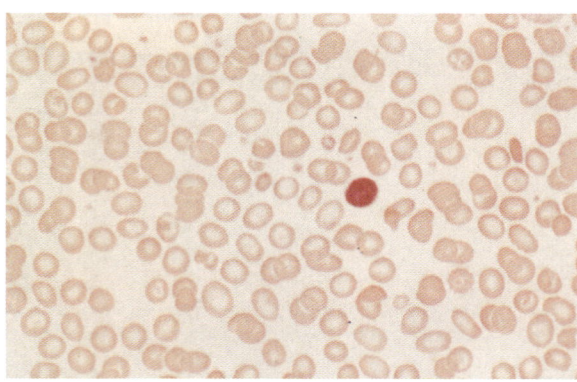

**FIGURA 150.2** Esfregaço de sangue periférico na anemia ferropriva. Os eritrócitos são, em sua maioria, pequenos e hipocrômicos, com uma área de palidez central que corresponde a mais da metade do diâmetro do eritrócito.

de modo a excluir a possibilidade de lesões, como úlceras pépticas, angiodisplasia ou até mesmo cânceres ocultos. Deve-se considerar sempre a possibilidade de múltiplas causas coexistentes.

Não existe consenso pleno sobre a investigação intensiva e o tratamento da deficiência de ferro na ausência de anemia. A idade, o sexo, os sinais/sintomas e as comorbidades devem ser considerados, e a abordagem diagnóstico-terapêutica deve ser personalizada.

## DIAGNÓSTICO DIFERENCIAL

A anemia ferropriva deve ser diferenciada de outras anemias microcíticas hipocrômicas. Os traços de alfa e betatalassemia são diagnosticados com base na história familiar, na análise da hemoglobina (eletroforese) ou na detecção de mutações dos genes da globina. Os níveis séricos de ferro e de ferritina estão normais/elevados nas síndromes talassêmicas. As anemias sideroblásticas congênitas exibem sinais de sobrecarga de ferro, na forma de aumento dos níveis séricos de ferro e ferritina e sideroblastos em anel na coloração de Perls de esfregaço de medula óssea. A redução do nível sérico de ferro associada a ferritina elevada caracteriza a anemia da inflamação crônica (ver adiante). Os níveis do receptor solúvel da transferrina não estão aumentados nessas últimas condições. A determinação da hepcidina sérica, que habitualmente está diminuída ou até mesmo indetectável na deficiência de ferro, pode ser útil para o diagnóstico de IRIDA, a única condição de deficiência de ferro absoluta com níveis normais/elevados de hepcidina. A inflamação deve ser excluída pela determinação da proteína C reativa normal. O diagnóstico de deficiência de ferro no contexto da inflamação é discutido mais adiante (ver Anemia da doença crônica ou anemia da inflamação).

## TRATAMENTO

Existem várias diretrizes para o tratamento da anemia ferropriva, propostas por diferentes sociedades científicas, conforme recentemente discutido.[9] Há um consenso geral de que, para a maioria dos pacientes, o tratamento de escolha consiste em ferro oral, uma abordagem simples e custo-efetiva. A terapia tradicional é representada por sais de ferro, como sulfato ou fumarato ferroso, em uma dose de 60 a 200 mg/dia de ferro elementar, administrada em doses fracionadas. A meta é reconstituir a hemoglobina normal e repor as reservas esgotadas; a ferroterapia só deve ser interrompida quando a ferritina alcançar níveis normais e a causa da deficiência de ferro for corrigida.

A terapia oral tem vários problemas: a absorção de sais ferrosos é baixa (cerca de 10 a 20% da dose administrada); por conseguinte, a quantidade relevante de ferro não absorvido pode ser tóxica para a mucosa intestinal, causando efeitos colaterais. Náuseas, vômitos, diarreia, constipação intestinal e gosto metálico são queixas comuns que reduzem a adesão do paciente ao tratamento. Isso representa uma desvantagem se houver necessidade de tratamento prolongado (> 2 meses) para repor as reservas com ferro oral. Por esse motivo, utiliza-se uma dose mais bem tolerada de 60 mg/dia em caso de efeitos colaterais. Além disso, o protocolo que utiliza doses fracionadas foi contestado. Foi demonstrado que o aumento da hepcidina induzido pela primeira dose de ferro diminui a taxa de absorção das doses subsequentes. Com base nessas evidências, foi proposto o tratamento em dias alternados para melhorar tanto a resposta hematológica quanto a tolerabilidade aos fármacos.[10] As evidências atuais são limitadas para mulheres jovens com deficiência de ferro sem anemia.

Distúrbios intestinais ou cirurgia gastrintestinal prévia causam refratariedade ao ferro oral; o tratamento da condição subjacente pode melhorar a absorção do ferro. A refratariedade ao ferro oral também caracteriza condições associadas a níveis elevados de hepcidina (p. ex., IRIDA, descrita anteriormente). Alega-se que compostos como o ferro lipossomal oral sejam absorvidos de maneira independente da hepcidina. Embora esses compostos sejam promissores em estudos de pequeno porte, precisam ser testados em ensaios clínicos maiores.

A única alternativa da via oral é o uso de ferro intravenoso, que apresenta biodisponibilidade mais rápida, proporciona correção mais rápida da anemia e possibilita o cálculo preciso da dose administrada. As indicações estabelecidas e propostas para o ferro intravenoso estão resumidas na Tabela 150.3. Dispõe-se de várias preparações: sacarato de hidróxido férrico e gliconato férrico para infusões repetidas de pequenas doses e ferrodextrana de baixo peso molecular e carboximaltose férrica para suplementar a dose de reposição em uma ou algumas infusões.[11,12]

O ferro intravenoso é mais efetivo do que o ferro oral na inflamação porque sobrepuja o efeito da hepcidina. Os ensaios clínicos realizados mostraram que, na insuficiência cardíaca sistólica crônica, a correção da deficiência de ferro pela administração intravenosa de ferro melhora os sinais/sintomas, o desempenho físico e a qualidade de vida do paciente, bem como o resultado da doença,[A1,7] mesmo independentemente da anemia. Na anemia induzida por quimioterapia, o ferro intravenoso é mais efetivo do que as preparações orais. Em ensaios clínicos controlados sobre o uso do ferro intravenoso em pacientes com DRC sem diálise e submetidos a diálise, foi demonstrada a sua segurança e eficácia.[13] Em pacientes submetidos a hemodiálise, foi constatado que a administração proativa de um esquema de ferro intravenoso em altas doses é superior a um esquema de baixa dose de administração reativa, resultando em menor necessidade de tratamento com agentes estimuladores da eritropoese.[A2] Foi proposta a reposição de ferro IV para a prevenção e o tratamento da perda de sangue aguda após cirurgia de grande porte como estratégia para evitar o uso de transfusão.[14]

As desvantagens da via intravenosa incluem a necessidade de internação do paciente e de equipe especializada, além dos custos. As reações leves a moderadas à infusão, como prurido, urticária, rubor, mialgia e lombalgia, são comuns, porém são controladas com facilidade. As reações anafiláticas, que no passado ocorriam mais frequentemente após infusões de ferrodextrana de alto peso molecular, que não é mais comercializado, tornaram-se excepcionais com as preparações atuais. As contraindicações para o uso de ferro intravenoso incluem infecções concomitantes, atopia grave e reações de hipersensibilidade graves prévias. Os efeitos colaterais a longo prazo em caso de acúmulo do ferro e suscetibilidade a infecções ainda não foram investigados, e a dose total de ferro que pode ser administrada com segurança, sobretudo em pacientes com condições inflamatórias, ainda não foi definida.

Dispõe-se de recomendações para o manejo das anemias microcíticas atípicas raras decorrentes de distúrbios genéticos do metabolismo do ferro e da síntese de heme.[15]

## PREVENÇÃO

Aconselha-se a prevenção primária para evitar a anemia ferropriva em grupos de pacientes que apresentam alta prevalência do distúrbio (p. ex., crianças e gestantes). Aconselha-se a administração de 60 e 30 mg de ferro elementar VO, diariamente ou em dias alternados, a adultos e crianças, respectivamente. A profilaxia de rotina com ferro oral está associada ao risco de exacerbar as infecções por malária em regiões endêmicas da África, onde a administração de ferro a crianças afetadas deve ser sempre acompanhada de tratamento da malária.

Se as reservas de ferro forem repostas, indicada pela normalização da ferritina, e a causa da deficiência de ferro for erradicada, não há necessidade de profilaxia secundária.

## PROGNÓSTICO

O tratamento adequado com ferro oral ou intravenoso controla a deficiência de ferro e a anemia ferropriva, e, se a etiologia for reversível, é suficiente um único ciclo de tratamento para restaurar os níveis normais de hemoglobina e de ferritina. A recidiva da deficiência de ferro após tratamento indica habitualmente a persistência da causa, que deve ser intensivamente investigada. Se a causa não for passível de correção (p. ex., em distúrbios

### Tabela 150.3 Indicações de tratamento com ferro intravenoso.

**INDICAÇÕES ACEITAS**

- Intolerância ao ferro oral
- Refratariedade ao ferro oral, incluindo anemia ferropriva refratária ao ferro (IRIDA)
- Necessidade de recuperação rápida: por exemplo, anemia grave da gravidez
- Sangramento crônico que não melhora com ferro oral
- Concomitantemente com agentes estimuladores da eritropoese na doença renal crônica
- Distúrbios gastrintestinais (doença inflamatória intestinal, exacerbações agudas)
- Substituição de transfusões sanguíneas quando estas não são aceitas pelo paciente

**NOVAS INDICAÇÕES PROPOSTAS**

- Deficiência de ferro na insuficiência cardíaca crônica
- Anemia peroperatória (estratégia para evitar o uso de transfusão)
- Anemia da doença renal crônica antes do tratamento com agentes estimuladores da eritropoese
- Anemia persistente após a administração de agentes estimuladores da eritropoese a pacientes com câncer submetidos a quimioterapia

hemorrágicos, como a telangiectasia hemorrágica hereditária), recomenda-se o acompanhamento regular da contagem de células sanguíneas e níveis séricos de ferritina a cada 3 a 6 meses.

## Anemia da doença crônica ou anemia da inflamação

### DEFINIÇÃO E EPIDEMIOLOGIA

A anemia da doença crônica ou anemia da inflamação é multifatorial, ocorrendo em um amplo espectro de distúrbios, como infecções crônicas, doenças reumatológicas, doença renal crônica (DRC), doença inflamatória intestinal, cânceres hematológicos e sólidos, insuficiência cardíaca crônica e doença pulmonar obstrutiva crônica (DPOC).[16] Também contribui para a anemia do idoso. A anemia da inflamação constitui a segunda anemia mais frequente no mundo inteiro e a primeira nos pacientes hospitalizados. Ocorrem formas agudas da anemia da inflamação em unidades de terapia intensiva (UTI), em consequência de sepse, queimaduras extensas ou politraumatismo.

### BIOPATOLOGIA

A anemia da inflamação está associada a produção aumentada de citocinas pró-inflamatórias, suprarregulação da hepcidina e desregulação da homeostasia do ferro. Os mecanismos patogênicos são múltiplos, incluindo deficiência relativa de eritropoetina, resposta eritropoética embotada, sequestro de ferro pelos macrófagos, eritropoese com restrição de ferro e redução da sobrevida dos eritrócitos. Os diferentes mecanismos desempenham um papel variável, dependendo da condição. Por exemplo, a deficiência de eritropoetina domina na DRC, enquanto a redução do tempo de sobrevida dos eritrócitos é observada em formas agudas, em decorrência de eritrofagocitose excessiva e descontrolada. A anemia que ocorre tanto nas neoplasias malignas hematológicas (linfoma e mieloma) quanto em tumores sólidos (câncer de ovário e de cólon) é ainda mais complexa; com frequência, a inflamação no câncer ocorre concomitantemente com perda de sangue ou toxicidade da medula óssea induzida por quimioterapia, desnutrição ou infecções concomitantes. A anemia da inflamação pode coexistir com a deficiência de ferro absoluta em consequência de perda de sangue, como a que pode ocorrer com frequência na doença inflamatória intestinal e no câncer de cólon.

A IL-6 e o lipopolissacarídio aumentam a expressão da hepcidina por meio do receptor de IL-6 e sinalização de JAK/STAT3, causando hipoferremia e retenção de ferro pelos macrófagos. Além disso, a IL-1 pode aumentar a hepcidina tanto direta quanto indiretamente por meio da estimulação da IL-6. Há interação cruzada entre a via inflamatória da IL-6 e a via de MBP/SMAD para aumentar a expressão da hepcidina.[17]

O TNF-α e a IL-1β, produzidos por monócitos do sangue periférico, reduzem a resposta da eritropoese, enquanto a interferona γ (IFN-γ) secretada por linfócitos T ativados e células *natural killer* (NK) desvia a eritropoese para a leucopoese por meio de supressão do fator de transcrição eritroide essencial GATA1 e suprarregulação do fator de transcrição mieloide-linfoide PU.1 nas células progenitoras comuns. Além disso,

a IFN-γ aumenta a ativação endotelial e dos macrófagos e, consequentemente, o processo de eritrofagocitose (Figura 150.3). Os mecanismos envolvidos são, em sua maioria, adaptativos: a leucocitose constitui uma forma de defesa contra patógenos, e a hipoferremia induzida pela hepcidina compromete o crescimento de microrganismos extracelulares.[18] Na ausência de hepcidina, não se observa hipoferremia, porém há anemia leve, indicando que a anemia da inflamação é apenas parcialmente dependente da hepcidina e do ferro.

### MANIFESTAÇÕES CLÍNICAS E DIAGNÓSTICO

As manifestações clínicas são as do distúrbio subjacente. Em geral, a anemia é de grau moderado (8 a 10 g/dℓ) e assintomática. Entretanto, pode ser agravada por deficiência concomitante de ferro, sobretudo na DRC e nas doenças inflamatórias intestinais. A anemia pode agravar o desfecho do distúrbio subjacente.

A anemia é habitualmente normocítica e normocrômica. A inflamação é sugerida pelos níveis séricos elevados de ferritina, em consequência da inflamação e da retenção de ferro pelos macrófagos, associados a níveis de ferro e capacidade total de ligação do ferro (ou níveis de transferrina) normais baixos e diminuição da porcentagem de saturação da transferrina. A elevação da proteína C reativa associada aos níveis elevados de ferritina sugere inflamação. O receptor solúvel de transferrina (sTfr), que está aumentado na deficiência de ferro ou quando há expansão da eritropoese, ajuda a diferenciar a anemia da inflamação e a deficiência de ferro. Em geral, aumento do sTfr é encontrado na deficiência de ferro, com ou sem inflamação coexistente. O índice sTfr/log ferritina é considerado o melhor indicador para diferenciar a anemia da inflamação (razão de cerca de 1) da deficiência de ferro na anemia da inflamação (razão < 2) (Tabela 150.4). Na prática, o diagnóstico da deficiência de ferro em condições inflamatórias baseia-se em um ponto de corte arbitrário da ferritina (< 100 μg/ℓ) ou na saturação percentual da transferrina (< 20%) quando a ferritina é superior a 100 μg/ℓ (habitualmente entre 100 e 300). Esses valores são defendidos por especialistas e pelas diretrizes das sociedades e praticamente confirmados pela resposta à administração terapêutica de ferro, em particular na DRC e na insuficiência cardíaca.

### TRATAMENTO

O tratamento da doença subjacente, quando possível, deve corrigir ou melhorar a anemia. Nos outros casos, a anemia sintomática deve ser tratada. Em casos selecionados, podem-se utilizar ferro e agentes estimuladores da eritropoese (AEE). A maior experiência com o uso desses fármacos é obtida do tratamento de pacientes com DRC.

Os ensaios clínicos realizados nessa condição mostraram que o ferro intravenoso, administrado com e sem AEE, é superior ao ferro oral na correção da anemia. Além disso, os dados disponíveis sugerem que o uso do ferro intravenoso pode reduzir a dose necessária de AEE ou retardar a sua

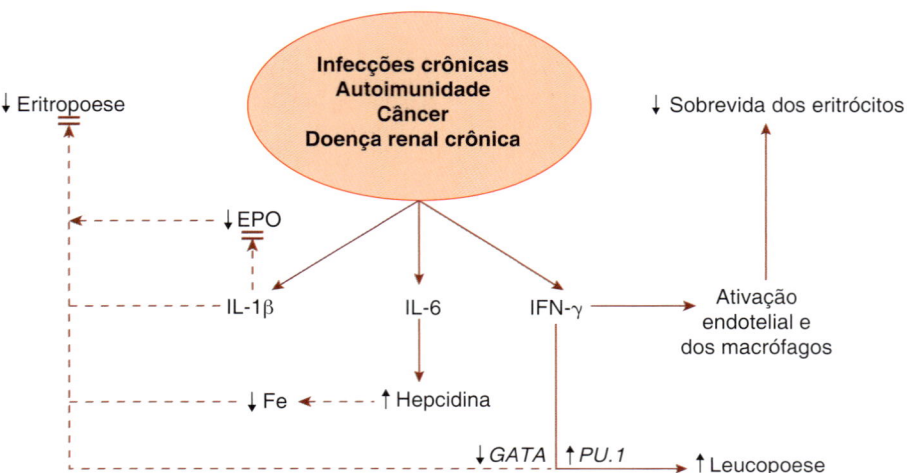

**FIGURA 150.3** Anemia da inflamação: patogênese molecular. Representação esquemática dos mecanismos subjacentes da anemia nas doenças crônicas ou anemia da inflamação. São mostradas as principais citocinas pró-inflamatórias produzidas e seus efeitos sobre a eritropoetina (EPO), a eritropoese e a hepcidina. A redução da sobrevida dos eritrócitos, mostrada *à direita*, prevalece nas formas agudas. GATA1 é o principal ativador transcricional dos genes eritroides; PU.1 é o ativador do gene mieloide. Ver o texto para maiores detalhes. As *linhas contínuas* indicam ativação, as *linhas tracejadas*, inibição.

# CAPÍTULO 150 Anemias Microcíticas e Hipocrômicas

**Tabela 150.4** Diagnóstico diferencial das anemias microcíticas hipocrômicas com base nos achados laboratoriais.

| TIPO DE ANEMIA | FERRO SÉRICO | TIBC | SATURAÇÃO DA TRANSFERRINA (%) | FERRITINA SÉRICA (µg/ℓ) | sTfr | ÍNDICE sTfr/FERRITINA |
|---|---|---|---|---|---|---|
| Deficiência de ferro | Reduzido | Aumentada | Reduzida (< 16) | Reduzida (< 15) | Aumentado | Aumentado (> 2) |
| Anemia da inflamação (AI) | Reduzido | Reduzida ou normal | Reduzida (< 30) | Aumentada (> 200) | Normal | Reduzido (< 1) |
| Deficiência de ferro e AI | Reduzido | Reduzida | Reduzida (< 20) | Reduzida ou normal (< 100) | Normal ou aumentado | Aumentado (> 2) |
| Anemia sideroblástica | Aumentado | Normal | Aumentada (> 45) | Aumentada (> 200) | Normal ou aumentado | NA |

sTfr = receptor solúvel de transferrina; TIBC = capacidade total de ligação do ferro.

necessidade. Na doença inflamatória intestinal, o ferro intravenoso deve ser preferido os episódios de exacerbação da doença, visto que o ferro oral é menos tolerado e pode até mesmo causar dano adicional à mucosa.[19]

As indicações para o uso de AEE, além da DRC, são limitadas. Esses agentes são utilizados em pacientes selecionados com síndromes mielodisplásicas e em pacientes com câncer submetidos à quimioterapia. As recomendações incluem o uso da menor dose de AEE capaz de permitir evitar a administração de transfusões sanguíneas. Deve-se considerar o acréscimo de ferro quando o AEE isoladamente não for efetivo para manter a saturação da transferrina em 20% ou mais e o nível sérico de ferritina em 100 µg/ℓ ou mais. Nessa deficiência de ferro funcional, o ferro intravenoso é mais efetivo do que o ferro oral. Não se recomenda a administração de AEE a pacientes com câncer fora de quimioterapia, em razão do aumento das complicações trombóticas e preocupação em grande parte teórica sobre os efeitos adversos na progressão e no desfecho da doença.

Não se dispõe de diretrizes específicas indicando quando se deve iniciar a suplementação de ferro e quando ela deve ser interrompida. A ferritina, ao contrário do que ocorre na deficiência de ferro, não pode ser usada como biomarcador para guiar o tratamento.

Deve-se corrigir a deficiência concomitante de folato ou de vitamina $B_{12}$. As transfusões sanguíneas só estão indicadas para aliviar os sinais/sintomas relacionados com a anemia, porém devem ser evitadas como tratamento crônico, em razão dos riscos associados à transfusão.

Estão sendo desenvolvidas terapias experimentais que antagonizam a hepcidina (p. ex., por meio de agentes de ligação, anticorpos) ou seus efeitos sobre a ferroportina. Entretanto, é improvável que esse tratamento isoladamente corrija por completo a anemia multifatorial da inflamação.

## Anemias sideroblásticas

O termo *anemia sideroblástica* abrange anemias congênitas e adquiridas, em que um defeito na utilização do ferro dos eritroblastos causa eritropoese inefetiva e graus variáveis de sobrecarga sistêmica de ferro. Uma característica essencial da anemia sideroblástica consiste em sideroblastos em anel na medula óssea, que são eritroblastos com grânulos azuis grosseiros na coloração de Perls, em decorrência de depósitos patológicos de ferro nas mitocôndrias. O aspecto "em anel" é produzido por sua distribuição perinuclear (Figura 150.4). A Tabela 150.5 fornece uma classificação simplificada da anemia sideroblástica.

As formas congênitas são distúrbios hereditários das mitocôndrias, que podem ou não ser sindrômicas, com base na capacidade de a mutação afetar também tecidos não hematológicos. As formas não sindrômicas

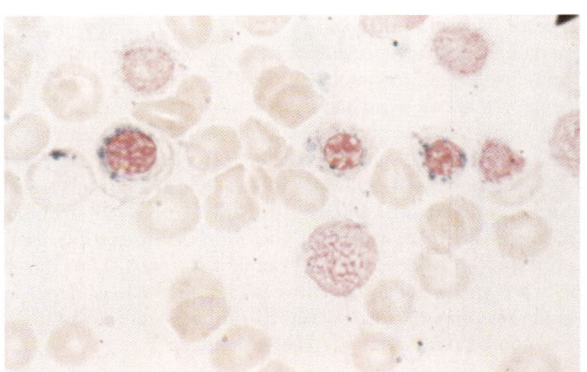

**FIGURA 150.4** **Sideroblastos em anel.** A coloração do ferro da medula óssea pelo azul da prússia mostra sideroblastos em anel, que são eritroblastos com anéis perinucleares de mitocôndrias repletas de ferro.

**Tabela 150.5** Classificação da anemia sideroblástica.*

| TIPO | MECANISMO | GENE |
|---|---|---|
| **ANEMIA SIDEROBLÁSTICA CONGÊNITA** | | |
| Anemia sideroblástica ligada ao X | Produção deficiente de heme | ALAS2 |
| Anemia sideroblástica ligada ao X/ataxia | Exportação deficiente de ferro-enxofre | ABCB7 |
| Anemia sideroblástica recessiva | Importação deficiente de glicina mitocondrial | SLC25A38 |
| | Biogênese deficiente de ferro-enxofre | GLRX5 |
| **ANEMIA SIDEROBLÁSTICA ADQUIRIDA** | | |
| Clonal | | |
| RARS e RARS-T | Múltiplas anormalidades no *splicing* de genes | SF3B1[†] |
| Metabólica/fármacos/tóxica | | |
| Deficiência de vitamina $B_6$ | Síntese deficiente de heme | |
| Álcool etílico | Metabolismo deficiente de heme | |
| Isoniazida, ciclosserina | Antagonismo da piridoxina | |
| Envenenamento por chumbo[‡] | Síntese deficiente de heme | |
| Deficiência de cobre | ? | |

*As formas sindrômicas não estão listadas.
[†]Mutações somáticas.
[‡]Trabalhadores expostos ao chumbo.
ABCB7 = exportador de cassetes de ligação de ATP B7; ALAS2 = delta-aminolevulinato sintase 2; GLRX5 = glutarredoxina 5; RARS = anemia refratária com sideroblastos em anel; RARS-T = RARS com trombocitose; SF3B1 = subunidade 1 do fator 3 de *splicing*; SLC25A38 = carreador de soluto 25A38.

apresentam mutações em proteínas ou enzimas envolvidas na biogênese do heme ou de grumos de ferro-enxofre; essas anemias são microcíticas e hipocrômicas. As formas sindrômicas, decorrentes de mutações de componentes da síntese de proteínas ou da cadeia respiratória mitocondriais, são extremamente raras, exibem manifestações pleiotrópicas, são frequentemente normocíticas ou macrocíticas e não são discutidas aqui. As formas adquiridas incluem distúrbios mielodisplásicos clonais (ver Capítulo 172) ou mielodisplásico-mieloproliferativos (ver Capítulo 157). As formas metabólicas não clonais, de ocorrência rara, são resultantes da exposição ao álcool etílico ou a fármacos ou toxinas. Em geral, as anemias sideroblásticas adquiridas que estão, tipicamente, associadas à mielodisplasia (ver Capítulo 172) apresentam eritrócitos macrocíticos.

As formas metabólicas adquiridas (p. ex., em consequência de abuso de álcool, particularmente quando associado à deficiência nutricional, ou da exposição a isoniazida ou ciclosserina (tratamento de tuberculose), ou da deficiência de cobre, que raramente ocorre em pacientes submetidos a nutrição parenteral ou após cirurgia bariátrica) são habitualmente normocíticas ou macrocíticas. O mecanismo do acúmulo do ferro mitocondrial pode ser decorrente do bloqueio da síntese de heme e/ou ao antagonismo do sulfato de piridoxal.

### TRATAMENTO

Os pacientes com mutações de *ALAS2* podem responder à piridoxina (vitamina $B_6$). Se a mutação não for conhecida, deve-se efetuar uma prova terapêutica com vitamina $B_6$ (100 a 200 mg/dia, durante 2 a 3 meses). Os pacientes que respondem devem permanecer com piridoxina em baixa dose (10 a 50 mg/dia) durante toda vida. Os pacientes que não respondem podem necessitar de transfusões sanguíneas regulares. Os pacientes com mutações de *SLC25A38* não respondem à piridoxina e dependem de transfusões desde o primeiro ano de vida. Alguns foram curados com transplante de medula óssea alogênico (ver Capítulo 168). A anemia leve em pacientes com anemia sideroblástica e ataxia não exige tratamento.

Pacientes que apresentem eritropoese inefetiva e/ou que recebem transfusões sanguíneas regulares correm risco de sobrecarga de ferro. Deve-se iniciar a quelação do ferro (habitualmente quando os níveis de ferritina são > 1.000 µg/ℓ) para evitar a toxicidade do ferro. Deferasirox oral tornou-se o tratamento de escolha para pacientes transfundidos. O uso de agentes quelantes orais por pacientes não transfundidos é considerado *off-label*.[a] Deve-se tentar a quelação do ferro em pacientes com sobrecarga de ferro, visto que, em alguns casos, a anemia é parcialmente corrigida pela depleção de ferro.

---

[a]N.R.T.: Uso *off label* é a prática de uso do medicamento para uma indicação ou faixa etária diferentes daquelas autorizadas pelo orgão regulatório em um país, além de outra via de administração, dose e posologia, para as quais não existem bases científicas adequadas. Ver *sites* da Agência Nacional de Saúde Suplementar (ANS), do Conselho Federal de Medicina (CFM) e da Agência Nacional de Vigilância Sanitária (ANVISA).

### Recomendações de grau A

A1. Van Veldhuisen DJ, Ponikowski P, van der Meer P, et al. Effect of ferric carboxymaltose on exercise capacity in patients with chronic heart failure and iron deficiency. *Circulation*. 2017;136:1374-1383.

A2. Macdougall IC, White C, Anker SD, et al. PIVOTAL Investigators and Committees. Intravenous iron in patients undergoing maintenance hemodialysis. *N Engl J Med*. 2019;380:447-458.

### REFERÊNCIAS BIBLIOGRÁFICAS

*As referências bibliográficas, bem como os outros materiais suplementares deste livro, encontram-se no GEN-IO, nosso ambiente virtual de aprendizagem.*

**Tabela 151.1** Principais causas de anemias hemolíticas.

| INTRACORPUSCULARES | EXTRACORPUSCULARES |
|---|---|
| **DISTÚRBIOS DA MEMBRANA DOS ERITRÓCITOS** | **IMUNOLÓGICAS** |
| Hereditários | • AH autoimune |
| • Esferocitose hereditária | • Aloimunização |
| • Eliptocitose hereditária | • Reação transfusional hemolítica tardia |
| • Estomatocitose hereditária | • AH induzida por fármacos |
| Adquiridos | **MECÂNICAS** |
| • Hemoglobinúria paroxística noturna | • Púrpura trombocitopênica trombótica |
| **HEMOGLOBINOPATIA** | • Síndrome hemolítico-urêmica atípica ou típica |
| Defeito qualitativo da hemoglobina | • Outras microangiopatias |
| • Doença falciforme | • Síndrome HELLP |
| • Hemoglobinas instáveis | • Disfunção de prótese de valva cardíaca (hemólise por prótese valvar) |
| Defeito quantitativo na hemoglobina | • Acantocitose |
| • Betatalassemia | **INFECCIOSAS** |
| • Alfatalassemia | • Malária |
| **ANORMALIDADE DAS ENZIMAS ERITROCITÁRIAS** | • Babesiose, *Clostridium perfringens*, bactérias gram-positivas |
| • Deficiência de G6PD | **TÓXICAS** |
| • Deficiência de piruvatoquinase | • Exógenas: queimaduras térmicas; envenenamento por cobre industrial, chumbo, picada de aranha, picada de cobra, ingestão de cogumelos |
| • Outras: deficiência de pirimidina 5′ nucleotidase | • Endógenas: doença de Wilson (sobrecarga de cobre) |
| | • Relacionadas com fármacos |

G6PD = glicose-6-fosfato-desidrogenase; AH = anemia hemolítica; HELLP = hemólise, valores hepáticos elevados, baixa contagem de plaquetas.

# 151

# ANEMIAS HEMOLÍTICAS AUTOIMUNES E INTRAVASCULARES

MARC MICHEL

### DEFINIÇÃO

As anemias hemolíticas são distúrbios caracterizados por redução do tempo de vida dos eritrócitos (hemácias) maduros no sangue periférico, em que a taxa de destruição dos eritrócitos ultrapassa a capacidade de eritropoese da medula óssea para manter níveis normais de hemoglobina e hematócrito. De acordo com a etiologia, a hemólise e a destruição acelerada dos eritrócitos podem ocorrer na vasculatura (hemólise intravascular) e/ou no fígado ou no baço (hemólise extravascular). A anemia hemolítica pode ser a consequência de um defeito intrínseco (intracorpuscular) e, com frequência, geneticamente determinado da membrana eritrocitária ou de um constituinte do eritrócito (estrutura da hemoglobina ou mecanismos enzimáticos). Por outro lado, a anemia hemolítica pode resultar de uma anormalidade extrínseca (extracorpuscular) e, tipicamente, adquirida, que ataca a membrana do eritrócito (imune, infecciosa, tóxica) (Tabela 151.1).

A anemia hemolítica autoimune (AHAI) é uma doença autoimune adquirida rara, na qual os autoanticorpos direcionados contra antígenos autólogos da membrana eritrocitária provocam sua destruição acelerada.[1] Por conseguinte, o diagnóstico de AHAI baseia-se no resultado positivo do teste da antiglobulina direta (TAD), também conhecido como teste de Coombs direto, e na ausência de qualquer outra causa hereditária ou adquirida de hemólise. Na AHAI, a hemólise é principalmente extravascular, porém algumas características de hemólise intravascular concomitante também podem ser observadas no início. Além da AHAI, podem ocorrer outras causas de anemias hemolíticas imunomediadas, que não são mediadas por autoanticorpos, incluindo algumas anemias hemolíticas induzidas por fármacos ou reações hemolíticas pós-transfusionais, em razão da presença de aloanticorpos ou a outros mecanismos mais complexos (ver Capítulo 180). A hemoglobinúria paroxística noturna (HPN) é uma doença hematológica clonal adquirida, rara e potencialmente fatal, com múltiplas manifestações, em que os eritrócitos são anormalmente vulneráveis à ativação do complemento. A hemólise intravascular crônica resultante constitui a característica essencial da forma hemolítica clássica da doença, e a liberação de hemoglobina livre contribui para muitas de suas manifestações clínicas.

### ANEMIA HEMOLÍTICA AUTOIMUNE

#### EPIDEMIOLOGIA

A AHAI pode afetar tanto crianças (principalmente antes dos 5 anos) quanto adultos, e estima-se que a incidência anual global (não ajustada para a idade) seja de aproximadamente 1 a 3 por 100.000 indivíduos. Nas crianças, os meninos tendem a ser afetados com mais frequência, enquanto nos adultos, a razão entre sexo feminino e masculino é de 1,5 a 2. A maioria dos pacientes adultos tem mais de 40 anos, e a incidência máxima é observada em torno da sétima década de vida. Essa distribuição etária pode estar relacionada com o aumento de frequência de neoplasias malignas linfoproliferativas nos adultos mais velhos, resultando em aumento relacionado com a idade de AHAI secundária, decorrente de linfoma. A maioria dos casos de AHAI ocorre de maneira esporádica; entretanto, o distúrbio pode estar algumas vezes associado, principalmente em crianças, a uma imunodeficiência primária hereditária subjacente. A AHAI ocorre, em geral, como citopenia imune isolada; entretanto, algumas vezes, pode estar associada, de modo concomitante ou sequencial, à trombocitopenia imune (PTI) e/ou neutropenia autoimune no contexto da síndrome de Evans. Entre as AHAI, a denominada AHAI por anticorpo quente (wAHAI; ver Diagnóstico e classificação) representa 70 a 80% de todos os casos e por quase 90% dos casos em crianças. A hemoglobinúria paroxística a frio (HPF) é um subtipo muito incomum de AHAI observada quase exclusivamente em crianças. A HPF contrasta com a doença por aglutininas a frio (DAF) ou crioaglutininas, que ocorre quase exclusivamente em adultos com mais de 50 anos. A AHAI pode ser primária (ou idiopática) ou pode estar associada a uma doença ou condição subjacente (AHAI secundária).

#### BIOPATOLOGIA

A patogenia da AHAI é um processo complexo em múltiplas etapas, que envolve não apenas autoanticorpos, mas também vários efeitos do sistema imune, incluindo o sistema complemento e os macrófagos, bem como os linfócitos B e T. Embora os mecanismos que levam à hemólise estejam, em parte, elucidados (com atuação primária da citotoxicidade mediada por células dependente de anticorpos e citotoxicidade dependente de complemento), os mecanismos que conduzem à ruptura da autotolerância ainda estão longe de uma compreensão completa e foram principalmente extrapolados de modelos murinos.

Os autoanticorpos antieritrocitários imunoglobulina G (IgG) medeiam a destruição dos eritrócitos fora da circulação sanguínea (hemólise extravascular). Por outro lado, quando os componentes líticos do sistema complemento participam do processo, a destruição dos eritrócitos ocorre, em geral, diretamente na circulação (hemólise intravascular) e/ou no fígado.

Na wAHAI, o autoanticorpo direcionado contra os eritrócitos é principalmente do isótipo $IgG_1$. Tem a capacidade de se ligar ao receptor gama Fc dos macrófagos, de modo que a hemólise extravascular ocorre principalmente no sistema reticuloendotelial (SRE) do baço. Os autoantígenos nas membranas dos eritrócitos que constituem o alvo dos anticorpos são, por ordem decrescente de frequência, os seguintes: (1) peptídios do sistema *rhesus* (em cerca de um terço dos casos); (2) proteína de banda 3; e (3) glicoforina A, uma glicoproteína da membrana dos eritrócitos. Em outros casos, os anticorpos apresentam especificidade para antígenos do sistema de grupo sanguíneo Kell ou Duffy e, muito raramente, para antígenos ABO. Em menos de 10% dos casos de wAHAI, não se pode detectar nenhuma especificidade. Diferentemente da wAHAI, as crioaglutininas são anticorpos IgM que reagem em temperaturas baixas com polissacarídios na superfície dos eritrócitos, principalmente com os antígenos i e I e, com menos frequência, com a glicoproteína Pr e polissacarídios sialilados.[2] As crioaglutininas associadas à infecção por *Mycoplasma pneumoniae* apresentam especificidade anti-I, enquanto aquelas relacionadas com a mononucleose infecciosa exibem especificidade anti-i. Na DAF, as crioaglutininas são quase sempre anticorpos IgM monoclonais anti-I com uma cadeia pesada VH4-34, uma forma de cadeia pesada da superfície de ligação do antígeno que favorece a fixação a polissacarídios.

## DIAGNÓSTICO

### Manifestações clínicas

As manifestações clínicas da AHAI são as de anemia (p. ex., fadiga incomum, dispneia aos esforços, taquicardia) e/ou aquelas provocadas pela hemólise ativa (icterícia com ou sem coluria, sobretudo quando há hemólise intravascular). Em pacientes com crioaglutininas de alta afinidade, a exposição ao frio também pode precipitar episódios de acrocianose ao induzir aglutinação maciça dos eritrócitos na circulação capilar das mãos, dos pés ou até mesmo da ponta do nariz e das orelhas. Esplenomegalia leve é encontrada, sobretudo na wAHAI, mas é incomum na DAF, a não ser que haja um linfoma de células B subjacente.

### Exames laboratoriais gerais

Níveis séricos elevados de bilirrubina indireta e de lactato desidrogenase (LDH) e diminuição da haptoglobina sérica são achados habituais, porém inespecíficas, da anemia hemolítica. Os sinais laboratoriais de destruição intravascular dos eritrócitos (hemoglobinemia, hemoglobinúria e hemossiderinúria) são incomuns no contexto da AHAI. Uma vez reconhecida a anemia hemolítica, o diagnóstico de AHAI é, em geral, relativamente fácil e baseia-se, em primeiro lugar, na identificação de autoanticorpos antieritrocitários por meio do TAD (teste de Coombs) e, em seguida, na exclusão de outras causas de anemia hemolítica. É essencial efetuar um exame cuidadoso do esfregaço de sangue periférico, tendo em mente que é possível observar um aumento no número de esferócitos (particularmente microesferócitos) em cerca de 30 a 40% dos casos de AHAI (ver Capítulo 148).

### Teste da antiglobulina (Coombs) direto

O TAD que revela eritrócitos recobertos por anticorpos é fundamental para o diagnóstico de anemia hemolítica autoimune.[3] O teste da antiglobulina (Coombs) indireto avalia se há anticorpos incompletos no soro do paciente. O reagente de antiglobulina padrão contém anticorpos para identificar todas as quatro classes de IgG e componentes do complemento (em geral, C3 e C4).

Um resultado positivo no TAD exige interpretação cautelosa quando não existem outras características de AHAI. Resultados falso-positivos não são incomuns. A incidência relatada de testes positivos da antiglobulina em doadores de sangue normais e na população geral de pacientes hospitalizados varia amplamente – de 1 em 100 até 1 em 15.000. Essa variação é explicada por diferenças na técnica empregada para a realização do teste. O motivo habitual de um TAD falso-positivo é adesão inespecífica e de baixa afinidade da IgG sérica aos eritrócitos. Os TAD falso-negativos na AHAI verdadeira são raros (cerca de 5% de todos os casos de AHAI) e, em geral, são decorrentes de autoanticorpos de baixa afinidade que sofrem eluição espontânea das superfícies dos eritrócitos *in vitro* ou a anticorpos IgA, ou a quantidades de anticorpos que recobrem os eritrócitos e que estão abaixo do limite de detecção do teste da antiglobulina. O diagnóstico de AHAI com TAD negativo só pode ser considerado após a exclusão de outras causas potenciais de anemia hemolítica hereditária e adquirida.

### Classificação da AHAI: Anemia hemolítica autoimune por anticorpos quentes *versus* anticorpos frios

Uma vez estabelecido o diagnóstico de AHAI, a classificação do tipo de AHAI é essencial.[4] De acordo com o padrão de TAD e a temperatura ótima em que o autoanticorpo reage com eritrócitos humanos, as AHAI (por anticorpos quentes e frios) são normalmente subdivididas em quatro subtipos principais: (1) wAHAI; (2) AHAI por anticorpos frios (cAHAI, incluindo doença por aglutininas a frio crônica); (3) AHAI de tipo misto; e (4) a excepcional HPF. Os autoanticorpos reativos ao frio são, em sua maioria, denominados *aglutininas frias* ou crioaglutininas; as hemolisinas frias são muito menos comuns. Uma pequena proporção (cerca de 5%) dos pacientes apresenta autoanticorpos reativos tanto ao frio quanto ao quente, indicando uma AHAI de tipo misto. A distinção entre cAHAI e wAHAI é muito importante, visto que os mecanismos de lesão dos eritrócitos, o principal local de hemólise e as abordagens terapêuticas são diferentes. A Tabela 151.2 fornece um resumo das principais características dos diferentes tipos de AHAI.

Nas wAHAI, que representam 70 a 80% de todos os casos de AHAI em adultos, o padrão do TAD é exclusivamente IgG positiva ou IgG e $C_3$ positivos. Os autoanticorpos são principalmente do isótipo $IgG_1$ e ligam-se e reagem de maneira ótima com eritrócitos a uma temperatura de 37°C (faixa de 35 a 40°C). Na wAHAI, a hemólise é, em grande parte, extravascular e ocorre predominantemente no baço. Por outro lado, na AHAI causada por autoanticorpos frios, que representa 15 a 20% das AHAI, o padrão habitual do TAD consiste em IgG negativa e $C_3$ positivo, e as crioaglutininas circulantes podem ser detectadas no soro em título significativo (i. e., > 1/64). Os anticorpos frios são quase exclusivamente do isótipo IgM; são capazes de ativar a via clássica do complemento, porém raramente são encontrados ligados à membrana dos eritrócitos *in vitro*, visto que são rapidamente eluídos *ex vivo* antes que o teste possa ser realizado. Tipicamente, os anticorpos frios reagem com eritrócitos a temperaturas inferiores a 30°C (temperatura ótima de 4°C) e levam a vários graus de hemólise extravascular, predominantemente no fígado, mais do que no baço. Em casos raros de AHAI (cerca de 5 a 10%), conhecidas como AHAI de tipo misto, os autoanticorpos (principalmente do isótipo IgM) podem reagir com os eritrócitos dentro de uma ampla faixa de temperatura (amplitude térmica de 4 a 37°C). Por fim, a HPF é um subtipo de AHAI muito incomum, que é observada quase exclusivamente em crianças. A HPF é causada por uma hemolisina IgG que reage com eritrócitos autólogos a temperaturas baixas (2 a 10°C), que só pode ser detectada por meio do teste de Donath-Landsteiner, um teste disponível apenas em alguns laboratórios de referência. Além desses quatro subtipos distintos de AHAI, as anemias hemolíticas induzidas por fármacos devem ser consideradas como uma entidade distinta (ver mais adiante). Além da distinção entre wAHAI e cAHAI, as AHAI também são classificadas como primárias (ou idiopáticas) ou secundárias, dependendo da presença ou da ausência de uma doença subjacente ou condição que promova desregulação imune. Em média, 50 a 60% das wAHAI são secundárias (ver Tabela 151.3 para condições associadas); por conseguinte, é preciso efetuar uma investigação mínima por ocasião do diagnóstico em cada paciente à procura de uma doença ou condição subjacente (Tabela 151.4). É importante ressaltar que uma forma de wAHAI presumivelmente primária pode preceder, em muitos anos, o achado de linfoma não Hodgkin, motivo pelo qual os pacientes com wAHAI precisam ser acompanhados depois de sua remissão.

Em crianças e adultos jovens, as AHAI causadas por autoanticorpos frios são principalmente secundárias a infecções bacterianas (infecção por *M. pneumoniae*) ou virais (vírus Epstein-Barr ou citomegalovírus),

## Tabela 151.2 — Principais características dos vários tipos de AHAI.

| TIPO DE AHAI | EPIDEMIOLOGIA/ TIPO DE HEMÓLISE | TAXA DE AHAI SECUNDÁRIA | ISÓTIPO DE AUTOANTICORPO | TEMPERATURA ÓTIMA | TAD PADRÃO | ELUIÇÃO | ESPECIFICIDADE DO AUTOANTICORPO (ANTÍGENOS-ALVO) |
|---|---|---|---|---|---|---|---|
| AHAI por anticorpo quente | Cerca de 70 a 80% de todas as AHAI. Adultos > crianças (idade média de 3 anos), principalmente hemólise EV, início subagudo (raramente abrupto com hemólise IV associada) | Cerca de 50% dos casos (ver Tabela 151.3) | IgG >> IgA, IgM | 37°C | IgG ± $C_{3d}$ | IgG | Antígenos do sistema Rh, banda 3, glicoforina A |
| Síndrome da aglutinina fria | Cerca de 20 a 30% de todos os casos de AHAI em adultos. Idade > 50 anos. Hemólise EV ± IV | Gamopatia kappa IgM monoclonal principalmente secundária em 90% dos casos ± características de distúrbio linfoproliferativo de células B clonal definido | IgM >> IgA ou IgG. Título de aglutinina fria > 1/500 | 4°C | $C_3$ | Negativa | Antígeno I > i >> Pr |
| AHAI transitória a frio | Crianças, adultos jovens. Hemólise IV | Infecções (*Mycoplasma pneumoniae*, vírus Epstein-Barr etc.) | IgM policlonal. Título de aglutininas frias ≥ 1/64 | 4°C | $C_3$ | Negativa | Antígenos I > i |
| Hemoglobinúria paroxística a frio | Crianças (raramente), excepcional em adultos. Hemólise IV aguda | Infecções (*Mycoplasma pneumoniae*, vírus) | IgG (hemolisina de Donath-Landsteiner) | > 30°C | $C_3$ | Negativa | Antígenos P + c (hemolisinas bifásicas) |
| AHAI do tipo misto | Adultos. Hemólise principalmente EV | Principalmente linfomas de células B | IgG, IgM ± AF ~ 1/500 | Ampla faixa (4° a 37°C) | IgG ± $C_3$ | IgG | Polirreatividade |

AHAI = anemia hemolítica autoimune; TAD = teste da antiglobulina direto; EV = extravascular; IgG = imunoglobulina G; IV = intravascular.

## Tabela 151.3 — Principais distúrbios ou condições associados à anemia hemolítica autoimune por anticorpos quentes.

Distúrbios hematológicos e doenças linfoproliferativas:
- Leucemia linfoide crônica,* leucemia linfoblástica aguda,† leucemia de LGL
- Linfoma de células B,* linfoma de Hodgkin
- Linfoma de células T angioimunoblástico
- Doença de Castleman
- Mielodisplasias, mielofibrose

Tumores sólidos: timoma/cisto dermoide ovariano/carcinoma

Doenças autoimunes e inflamatórias
- Lúpus eritematoso sistêmico, síndrome do anticorpo antifosfolipídio
- Artrite reumatoide
- Colite ulcerativa, anemia perniciosa/tireoidite
- Miastenia *gravis*
- Hepatite autoimune, hepatite de células gigantes*
- Sarcoidose
- Fasciite eosinofílica

Infecções:
- Vírus: EBV,* HCV, CMV
- Bactérias: tuberculose/brucelose/sífilis/babesiose

Fármacos

Imunodeficiências primárias
- Imunodeficiência variável comum
- Síndrome de hiper-IgM,† SLPA†
- Deficiência de CTLA4† ou LRBA†
- Síndrome IPEX,† síndrome APECED†

Outros
- Gravidez
- Após transplante de medula óssea alogênico ou transplante de fígado ou intestino delgado*
- Doença de Rosai-Dorfman

*Doenças que também pode estar associadas à anemia hemolítica autoimune a frio.
†Visto quase exclusivamente na infância.
SLPA = síndrome linfoproliferativa autoimune; APECED = poliendocrinopatia autoimune-candidíase-distrofia ectodérmica; CTLA4 = proteína associada ao linfócito T citotóxico 4; IgM = imunoglobulina M; IPEX = síndrome de desregulação imune, poliendocrinopatia, enteropatia ligada ao X; LGL = grandes linfócitos granulosos; LRBA = proteína de âncora responsiva a lipopolissacarídio e de tipo bege; EBV = vírus Ebstein-Barr; HCV = vírus da hepatite C; CMV = citomegalovírus.

## Tabela 151.4 — Investigação recomendada na anemia hemolítica autoimune por anticorpos quentes.

1. Anticorpos antinucleares (± anticorpos anti-DNA se o ANA for positivo)
2. Anticorpos anticardiolipina e anticoagulante lúpico*
3. Eletroforese das proteínas séricas e imunoeletroforese
4. Imunofenotipagem de linfócitos periféricos (citometria de fluxo)
5. TC do tórax, abdome e pelve (na ausência de LES e SAF óbvios)
6. Biopsia de medula óssea: recomendada na presença de hipogamaglobulinemia e/ou gamopatia monoclonal e/ou linfadenopatia anormal na TC

*Particularmente no caso de episódio anterior de trombose venosa e/ou arterial ou em caso de aborto recorrente em mulheres e sistematicamente antes da esplenectomia.
ANA = anticorpos antinucleares; SAF = síndrome do anticorpo antifosfolipídio; TC = tomografia computadorizada; LES = lúpus eritematoso sistêmico.

---

enquanto em adultos com mais de 50 anos, a DAF crônica, apesar de rara, é, sem dúvida, a principal causa de cAHAI. Embora a DAF seja considerada, há muito tempo, como uma forma primária (*i. e.*, idiopática) de AHAI, sabe-se agora que, em cerca de 90% dos casos, ela está associada a uma gamopatia IgM monoclonal ou a outras características de um distúrbio linfoproliferativo de células B clonal. Por conseguinte, a DAF crônica deve ser considerada mais como um distúrbio linfoproliferativo verdadeiro, caracterizado por expansão clonal de células B, cujas características são ligeiramente diferentes daquelas da macroglobulinemia de Waldenström (ver Capítulo 178) ou do linfoma linfoplasmocítico na medula óssea (ver Capítulo 176). A anemia hemolítica raramente é muito grave na presença de DAF e é classicamente exacerbada pela exposição ao frio ou a infecções.

### ANEMIA HEMOLÍTICA IMUNE INDUZIDA POR FÁRMACOS

Existem vários mecanismos pelos quais um fármaco pode induzir anemia hemolítica, embora AHAI verdadeiras induzidas por fármacos sejam raras. Muitos fármacos ou seus metabólitos têm o potencial de induzir a formação de anticorpos antifármacos. Os fármacos que formam ligações covalentes com proteínas na membrana dos eritrócitos podem ligar anticorpos antifármacos à superfície do eritrócito, resultando em TAD positivo e, em alguns casos, iniciando a destruição dos eritrócitos mediada por anticorpos. Outros fármacos, como as cefalosporinas, podem ligar-se às membranas dos eritrócitos e captar a IgG do plasma de maneira inespecífica. Nesses casos, não há anticorpo antifármaco. O diagnóstico de anemia hemolítica imunomediada induzida por fármacos deve ser considerado quando o paciente relata uso de medicamento suspeito, quando há hemólise aguda mediada pelo complemento, quando apenas componentes do complemento são detectáveis na superfície dos eritrócitos ou quando o soro do paciente reage com eritrócitos na presença do fármaco suspeito. Alguns fármacos induzem autoanticorpos verdadeiros contra os eritrócitos. Fludarabina, um análogo nucleosídico da purina utilizado no tratamento da leucemia linfocítica crônica, e anticorpos monoclonais direcionados contra fator de necrose tumoral α (infliximabe e adalimumabe), linfócitos T (alentuzumabe), integrina α4 (natalizumabe) e receptor da interleucina 2 (daclizumabe) também apresentam essa propriedade, cuja causa é desconhecida. De forma notável, não existe maneira definitiva de diferenciar a AHAI induzida por fármacos da AHAI primária. Recentemente, foram relatados diversos casos de citopenias imunes, incluindo wAHAI, induzidas por inibidores de pontos de verificação imunes (anti-CTLA4; anticorpos monoclonais anti-PD1 e anti-PDL1), atualmente utilizado no tratamento do câncer.[5]

## TRATAMENTO

O tratamento da AHAI é, há muito tempo, empírico e baseado em estudos não controlados retrospectivos. Entretanto, nessa última década, dados mais embasados forneceram mais evidências para melhorar o tratamento.[6,7]

### Cuidados de suporte e transfusão

Independentemente do tipo de AHAI, a suplementação com ácido fólico (5 a 10 mg/dia) é justificada em pacientes que apresentam AHAI ativa e aumento da eritropoese, de modo a evitar sua depleção, que pode ser interpretada incorretamente como insucesso do tratamento. As transfusões de hemácias também estão indicadas para pacientes com sinais/sintomas incapacitantes de anemia e/ou distúrbio cardiovascular subjacente significativo (p. ex., doença da artéria coronária ou insuficiência cardíaca). Embora pacientes mais jovens consigam tolerar um nível estável de hemoglobina baixo, de apenas 6 g/dℓ, recomenda-se habitualmente a manutenção de um nível de hemoglobina de pelo menos 8 g/dℓ em pacientes com comorbidades significativas. É importante que o médico entenda que as transfusões sanguíneas não podem ser negadas a pacientes com AHAI sintomática, em razão de uma *prova cruzada incompatível*. O banco de sangue deve ser informado sobre o estado do paciente. Com efeito, o TAD positivo do paciente quase sempre interfere no teste de compatibilidade, de modo que a função do banco de sangue é fornecer concentrados de hemácias que sejam menos incompatíveis em relação à especificidade dos autoanticorpos do paciente. Por conseguinte, para reduzir os riscos associados à transfusão em pacientes com AHAI, são essenciais uma comunicação estreita e cooperação entre o médico e o especialista em medicina transfusional. Tendo em vista que os eritrócitos transfundidos podem ser destruídos pelos autoanticorpos do paciente, deve-se evitar transfusão rápida de grandes volumes de hemácias, visto que pode ter graves consequências. Esse risco está aumentado se o paciente também tiver aloanticorpos induzidos por transfusões prévias ou gravidez. Por conseguinte, as unidades de concentrados de hemácias não devem ser administradas em uma velocidade que ultrapasse 1 mℓ/kg/hora. Algumas vezes, utiliza-se a plasmaférese em pacientes com AHAI potencialmente fatal, porém não há evidências fortes que respaldem a sua eficácia e segurança na literatura.

Na cAHAI e na DAF, recomenda-se transfundir concentrados de hemácias preaquecidos (próximo a 37°C) por um dispositivo específico, para aumentar o efeito da transfusão, embora essa prática não seja sustentada por dados baseados em evidências fortes.

### Tratamento das anemias hemolíticas autoimunes a frio transitórias (agudas)

Nos casos de cAHAI transitória induzida por infecção, o início é habitualmente abrupto, e o grau de anemia pode ser profundo e, algumas vezes, potencialmente fatal, exigindo a transfusão de concentrados de hemácias preaquecidos, o que não deve ser adiado (Figura 151.1). Além dos cuidados de suporte, justifica-se o uso de antibióticos em caso de pneumonia por *M. pneumoniae*. Algumas vezes, pode-se considerar um ciclo curto de corticosteroides nos casos de cAHAI grave secundária a uma infecção viral (vírus Epstein-Barr), de modo a reduzir a duração da anemia, porém essa prática não é consensual nem baseada em evidências.

### Tratamento da doença da crioglutinina crônica

O tratamento da DAF é, há muito tempo, apenas de suporte e sintomático (ver Figura 151.1). A base essencial do manejo da DAF ainda consiste em evitar exposição ao frio, particularmente para prevenir as manifestações circulatórias induzidas pelo frio; porém, essa medida frequentemente não é suficiente para evitar episódios de hemólise. Nos casos de infecções e outras reações de fase aguda, os níveis de C3 e de C4 aumentam, em virtude de sua produção elevada, resultando em exacerbação da citotoxicidade dependente do complemento direcionada contra eritrócitos autólogos e aumento da hemólise. Em consequência, o tratamento imediato de infecções ou de outras doenças e a prevenção da infecção por meio de vacinas antigripal e/ou pneumocócicas são fortemente recomendados para pacientes com DAF. Em casos de exacerbação da hemólise e anemia grave, deve-se considerar a transfusão de concentrados de hemácias preaquecidos, visto que os pacientes com DAF frequentemente são idosos e apresentam comorbidades significativas. Embora a DAF seja, em geral, considerada um distúrbio linfoproliferativo relativamente indolente e lentamente progressivo, com prognóstico relativamente satisfatório, pode-se observar dependência de transfusão em alguns pacientes com episódios recorrentes de hemólise ativa.

Nos pacientes com DAF ativa ou hemólise a frio, que necessitam de tratamento, várias monoterapias demonstraram ter pouca eficácia, de modo que o seu uso deve ser evitado, visto que todas elas apresentam toxicidade significativa. Esses agentes incluem corticosteroides, agentes alquilantes, interferona α, ciclofosfamida, clorambucila e cladribina. Como a hemólise ocorre principalmente no fígado, deve-se evitar a esplenectomia em pacientes com DAF. Em pacientes que dependem de transfusões, com contagens normais ou discretamente elevadas de reticulócitos, o uso transitório de um agente de estimulação da eritropoese *off-label* pode ser útil como estratégia para evitar a administração de transfusão. A plasmaférese pode ser temporariamente útil em casos de hemólise grave e/ou na preparação para cirurgia que exige exposição ao frio, como cirurgia de pulmão-coração. Para pacientes com episódios sintomáticos ativos ou recidivantes de anemia hemolítica a frio, o rituximabe, administrado isoladamente ou em associação com fludarabina[A1] ou, possivelmente, melhor com bendamustina,[A2] pode ser uma opção. A Figura 151.1 fornece um algoritmo para o manejo da doença da crioaglutinina crônica. Por fim, tendo em vista que a atividade hemolítica das crioaglutininas é dependente do complemento, a eficácia dos inibidores do complemento, como TNT001 (anti-C1s), ou do eculizumabe, o anticorpo monoclonal humanizado anti-C5 licenciado para a HPN, foi testada na DAF em estudos preliminares e demonstrou ser promissora.

### Tratamento das anemias hemolíticas autoimunes por anticorpos quentes primárias
#### Tratamento de primeira linha: corticosteroides
As wAHAI primárias seguem habitualmente uma evolução crônica, e, com exceção de alguns pacientes que apresentam hemólise compensada leve com nível de hemoglobina normal ou quase normal, o tratamento é, em geral, necessário (Figura 151.2). Diferentemente da DAF, os corticosteroides constituem a base do tratamento nas wAHAI e devem ser administrados como tratamento de primeira linha. A imunoglobulina intravenosa (IgIV) apresenta apenas pouca eficácia nas wAHAI e deve ser considerada (na dose de 2 g/kg durante 2 dias) apenas como terapia de resgate potencial na AHAI grave dependente de transfusão, na ausência de resposta aos corticosteroides. Em geral, o esquema de corticosteroides baseia-se na prednisona ou prednisolona VO, em uma dose inicial de 1 a 2 mg/kg/dia. Por analogia a outras doenças autoimunes, pode-se considerar o uso de metilprednisolona IV, em uma dose de 250 a 1.000 mg/dia, durante 1 a 3 dias, em pacientes com anemia profunda, embora não se disponha de ensaios clínicos para respaldar a sua maior eficácia. Em geral, a dose inicial de prednisona oral é mantida por 3 a 4 semanas e, em seguida, reduzida de maneira gradual e progressiva se for obtida pelo menos uma resposta parcial. Não há consenso sobre a duração total do tratamento; entretanto, em decorrência da alta probabilidade de recidiva precoce quando o tratamento é interrompido de maneira prematura, os corticosteroides devem ser mantidos durante pelo menos 3 meses após a obtenção de uma resposta completa (definida pela normalização da hemoglobina, sem qualquer evidência de hemólise ativa). Com exceção das crianças, não se recomenda o uso de prednisona em dias alternados antes de interromper o tratamento. A eficácia dos corticosteroides pode levar alguns dias a 2 semanas, de modo que podem ser necessárias transfusões sanguíneas no início da AHAI, particularmente no caso de anemia grave em crianças pequenas ou em adultos idosos, para manutenção de um nível "seguro" de hemoglobina. Depois de 2 a 3 semanas de tratamento com corticosteroides, observa-se uma resposta clinicamente significativa em 80 a 85% dos casos. Com exceção dos poucos pacientes que são verdadeiramente refratários aos corticosteroides, o principal problema enfrentado pelos médicos no tratamento de pacientes com wAHAI é que cerca de 50 a 60% deles são dependentes de corticosteroides para suprimir a hemólise. Por conseguinte, podem ocorrer aumentos das recidivas de wAHAI nas primeiras semanas após a interrupção dos corticosteroides ou até mesmo durante o tratamento, quando a dose de prednisona diária é diminuída abaixo de determinado limiar, que habitualmente se situa entre 10 e 15 mg/dia, uma dose que está associada a vários efeitos adversos a longo prazo. Em geral, pode-se considerar que apenas um terço dos pacientes esteja em remissão completa sem tratamento 1 ano após o início da doença.

#### Tratamento de segunda linha
*Rituximabe*
A eficácia do rituximabe, o anticorpo monoclonal quimérico que tem como alvo o antígeno CD20 nos linfócitos B, foi demonstrada pela primeira vez

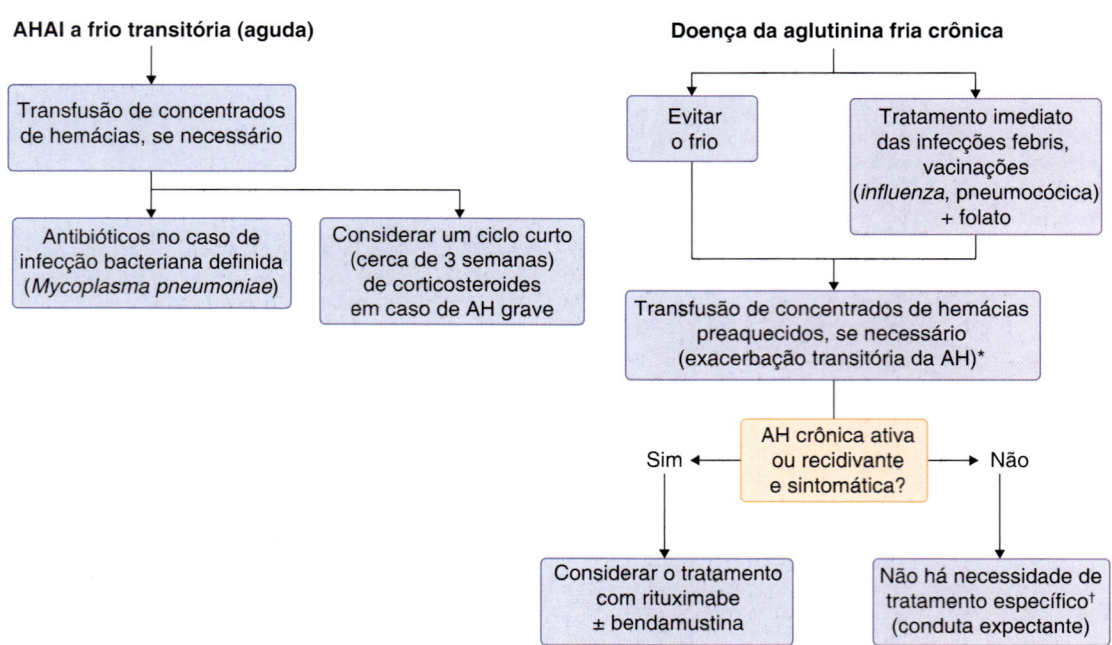

**FIGURA 151.1** Algoritmo proposto para o tratamento das anemias hemolíticas autoimunes (AHAI) a frio.* O uso transitório de agentes de estimulação da eritropoese pode ser considerado como não formal,† a não ser que o distúrbio linfoproliferativo clonal de linfócitos B subjacentes exija tratamento específico. AH = anemia hemolítica.

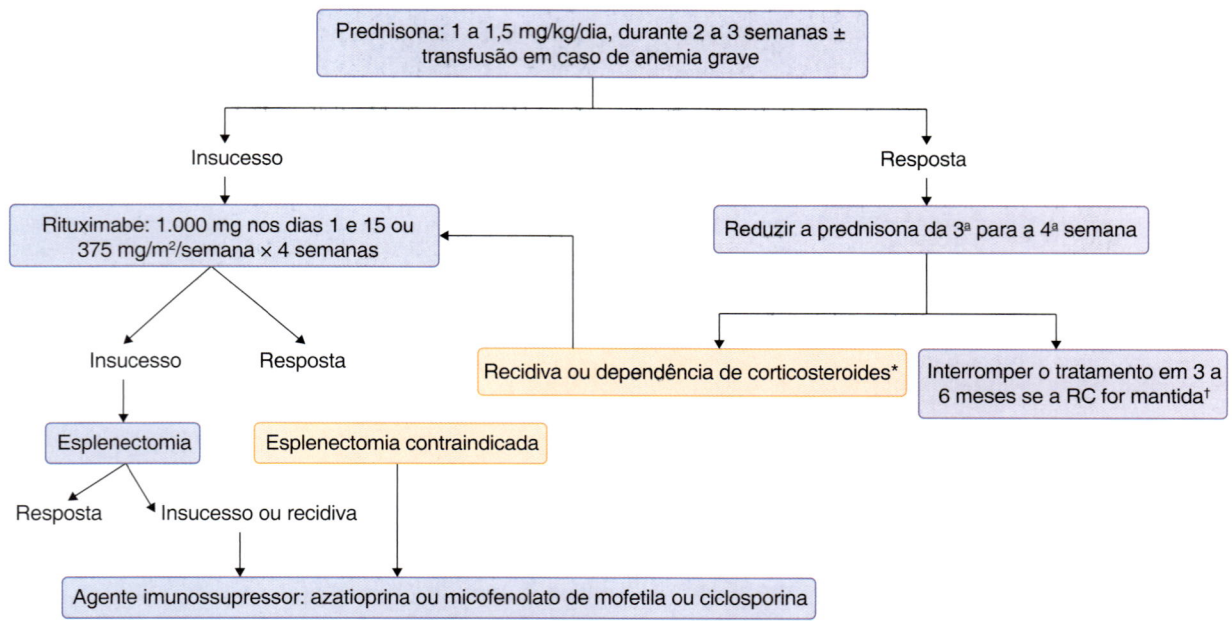

**FIGURA 151.2** Algoritmo proposto para o tratamento da anemia hemolítica autoimune reativa quente primária em adultos.* É necessário manter a prednisona diariamente em uma dose de mais de 10 mg para manter uma remissão pelo menos parcial (i. e., nível de hemoglobina ≥ 10 g/dℓ, com aumento de pelo menos 2 g a partir do valor basal). †Remissão completa (RC) = nível de hemoglobina > 12 g/dℓ sem hemólise.

na wAHAI refratária em crianças, com taxa de resposta que alcançou até 100% em alguns estudos. Nos adultos, o rituximabe também demonstrou ter eficácia significativa na wAHAI primária em dois ensaios clínicos randomizados, com taxa de resposta global de 75% em 1 ano.[A3,A4] A dose habitual é de 375 mg/m² por infusão intravenosa, 1 vez/semana durante 4 semanas; entretanto, podem ser utilizados outros esquemas, como doses fixas de 1.000 mg a intervalos de 2 semanas, como na artrite reumatoide. A segurança do rituximabe é habitualmente satisfatória, embora raramente possam ocorrer neutropenia de início tardio e infecções oportunistas, como pneumonia por *Pneumocystis jiroveci*. Em um estudo de coorte retrospectivo, foi também constatada a eficácia e segurança relativa do rituximabe em citopenias imunes associadas ao lúpus eritematoso sistêmico.[8] Em seu conjunto, os dados da literatura sustentam claramente, sempre que possível, o uso do rituximabe (*off-label*) como tratamento de segunda linha inicial e antes da esplenectomia para pacientes com wAHAI que tiveram pouca ou nenhuma resposta aos corticosteroides, bem como para pacientes idosos com comorbidades, como diabetes melito, que correm alto risco de desenvolver efeitos colaterais induzidos pelos corticosteroides. Quando o rituximabe é administrado antes da esplenectomia, deve-se efetuar vacinação contra *Streptococcus pneumoniae*, *Haemophilus influenzae* tipo B e/ou *Neisseria meningitidis*, sempre que possível, 2 semanas antes do uso do rituximabe, visto que pode haver necessidade de esplenectomia posteriormente (ver Capítulo 159 para recomendações específicas).

### Esplenectomia

Durante muito tempo, a esplenectomia foi a opção de segunda linha preferida para as wAHAI primárias. A taxa de resposta sustentada após esplenectomia é de cerca de 60 a 70%, porém ainda faltam fatores preditores claros de resposta. O risco peroperatório da esplenectomia laparoscópica é baixo e aceitável, com taxa de mortalidade de menos de 1%. As complicações mais temidas, mesmo após o procedimento laparoscópico, ainda são o risco raro, porém imprevisível, de sepse fulminante e o risco de

# CAPÍTULO 151 Anemias Hemolíticas Autoimunes e Intravasculares

complicações tromboembólicas pós-operatórias, particularmente nas veias esplâncnicas. Por conseguinte, recomenda-se a heparina de baixo peso molecular no peroperatório de pacientes com wAHAI que são submetidos à esplenectomia e, em particular, naqueles que também apresentam anticorpos antifosfolipídios positivos. O melhor momento para a realização da esplenectomia é motivo de controvérsia, visto que agora existem alternativas disponíveis, como o rituximabe, pelo menos em alguns países. Em crianças com menos de 5 a 7 anos, esse procedimento deve ser evitado ou adiado pelo maior tempo possível. Nos adultos, precisa ser considerado no início da evolução da doença para pacientes que não responderam aos corticosteroides (ou que necessitam de doses altas e inaceitáveis para manter, pelo menos, remissão parcial) e ao rituximabe.

### Danazol
Em pacientes dependentes de corticosteroides, o uso do danazol, um análogo de androgênio atenuado, na dose de 400 a 800 mg/dia, pode ser útil como estratégia poupadora de corticosteroides em adultos que necessitam de uma dose diária de prednisona superior a 15 mg para manter a remissão. Entretanto, em virtude de seus efeitos colaterais androgênicos comuns, o seu uso é habitualmente limitado nas mulheres, e o seu uso a longo prazo também é difícil em homens, em virtude de sua hepatotoxicidade potencial.

### Outras linhas de tratamento
#### Agentes imunossupressores e citotóxicos
Em pacientes com wAHAI refratária, nos quais a esplenectomia e o rituximabe não tenham obtido sucesso, o manejo baseia-se, em grande parte, na experiência e principalmente em dados retrospectivos na literatura, em oposição a ensaios clínicos de comparação prospectivos e controlados. Em pequenas séries de casos, foi relatada a eficácia da azatioprina, da ciclofosfamida e, em menor grau, da ciclosporina e do micofenolato de mofetila. A escolha depende da razão eficácia/segurança individualizada. Esses fármacos devem ser reservados para pacientes que não responderam ao rituximabe e à esplenectomia ou que não são candidatos apropriados à esplenectomia.

## HEMOGLOBINÚRIA PAROXÍSTICA NOTURNA

### DEFINIÇÃO
A HPN é um distúrbio hematológico clonal raro e potencialmente fatal, com manifestações multifacetadas causadas por mutação somática adquirida no gene de fosfatidilinositol glicana (*PIG-A*).[9] Nas células-tronco hematopoéticas pluripotentes, a mutação no *PIG-A* provoca deficiência de âncoras de glicosilfosfatidilinositol (GPI) e proteínas ancoradas ao GPI, incluindo as proteínas reguladoras do complemento, CD55 e CD59, que normalmente são expressas na superfície dos eritrócitos. Por conseguinte, os eritrócitos da HPN são muito vulneráveis à ativação do complemento em sua superfície (sobretudo quando há febre, acidose ou hipoxia) e à formação do complexo de ataque à membrana (MAC) (ver Capítulo 44).[10] A hemólise intravascular crônica resultante é a característica essencial da forma hemolítica clássica da doença, e a liberação de hemoglobina livre contribui para a maior parte de suas manifestações clínicas (disfagia, dor abdominal recorrente, disfunção erétil).

### EPIDEMIOLOGIA
A HPN pode ocorrer em qualquer idade, porém é mais comum entre os 10 e 50 anos. A idade média por ocasião do diagnóstico é de cerca de 34 anos (idade mediana de cerca de 40 anos), e a razão de sexo feminino/masculino aproxima-se de 1. O tempo mediano de sobrevida após o diagnóstico é de aproximadamente 20 anos. Trata-se de uma doença rara, com prevalência estimada na população de 1 em $10^5$ a 1 em $10^6$. Não há preferência de sexo, e é muito incomum obter história familiar de HPN.

### BIOPATOLOGIA
A HPN resulta de mutação somática, que causa um defeito na membrana do eritrócito. A doença começa em uma única célula-tronco hematopoética quando o gene *PIG-A* no braço curto do cromossomo X ativo adquire mutação. O gene *PIG-A* codifica a PIG-A, uma enzima essencial para a síntese de GPI. A localização do gene *PIG-A* no cromossomo X possibilita que uma única mutação no gene afete a síntese de GPI. Esse lipídio forma normalmente uma ligação peptídica com o aminoácido C-terminal de numerosas proteínas, ancorando-as à membrana dos eritrócitos. Os estudos genéticos moleculares indicam que o clone da HPN suprarregula

genes que tornam o clone HPN resistente à apoptose e ao ataque imune. A mutação em uma célula-tronco hematopoética afeta o *PIG-A* nas células sanguíneas de todas as linhagens. Foram identificadas quase 150 mutações diferentes de *PIG-A*. A maioria delas inativa o gene *PIG-A* e provoca perda total de GPI nos descendentes da célula-tronco portadora. Os eritrócitos com deficiência completa de GPI são denominados *eritrócitos HPN III*, enquanto aqueles que apresentam deficiência parcial são denominados *eritrócitos HPN II*. A coexistência de eritrócitos HPN III e HPN II no mesmo paciente indica a presença de dois clones mutantes. Um pequeno número de células-tronco hematopoéticas em indivíduos normais apresenta a mutação *PIG-A*; essas células não apresentam vantagem proliferativa e persistem em pequenos números. No sangue normal, a frequência de células com deficiência de *PIG-A* é de 1 em 50.000 eritrócitos. Entretanto, diferentemente daquilo observado na HPN, as células deficientes nos indivíduos normais originam-se de células hematopoéticas comprometidas. O achado de células deficientes em *PIG-A* em indivíduos normais sugere que a HPN envolve não apenas a mutação de *PIG-A*, mas também uma segunda etapa, talvez uma mutação, que possibilita a expansão do clone mutado.

### Consequências funcionais da deficiência de GPI
O inibidor de membrana da hemólise reativa (CD59 ou protectina) e o CD55, um inibidor da C3 convertase, são duas das numerosas proteínas normalmente ancoradas pelo GPI aos eritrócitos. Impedem a polimerização de C9, a etapa final na montagem do MAC, que começa com a clivagem de C5 em C5b. As deficiências de CD59 e CD55 possibilitam a montagem sem oposição do MAC na superfície do eritrócito, iniciando, assim, a hemólise intravascular. Diversos fatores inespecíficos, como redução do pH sanguíneo, podem ativar o complemento. A hemoglobinúria matinal que ocorre em alguns casos de HPN constitui, provavelmente, o resultado da acidificação sutil do sangue durante o sono.

### MANIFESTAÇÕES CLÍNICAS
Classicamente, alguns pacientes com HPN acordam de manhã e eliminam urina escura (coluria). Os paroxismos típicos da hemoglobinúria ocorrem na vigência de hemólise intravascular crônica de baixo grau, que provoca hemossiderinúria constante na HPN. Cerca de um terço dos casos evolui para a anemia aplásica (ver Capítulo 156).[11] A transformação em leucemia mielógena aguda representa um evento raro. Outras manifestações clínicas incluem dor abdominal, disfagia e disfunção erétil. A base desses sintomas é, provavelmente, a remoção, pela hemoglobina plasmática livre, do óxido nítrico endógeno, um regulador do tônus vasomotor e muscular liso. Em cerca de um terço dos casos, ocorre trombose venosa em locais incomuns e pode causar trombose da veia esplâncnica intra-abdominal, com acometimento das veias hepáticas (síndrome de Budd-Chiari) ou das veias porta, ou, com menos frequência, trombose venosa cerebral. Esplenomegalia é incomum; hepatomegalia e ascite sugerem a complicação da trombose venosa intra-abdominal. A hemossiderinúria resulta da hemólise intravascular crônica. Com frequência, são observados sinais sutis ou evidentes de lesão da medula óssea (leucopenia e trombocitopenia). A extensão da destruição dos eritrócitos na HPN depende do número de eritrócitos HPN no sangue, do nível de GPI na membrana eritrocitária (as células HPN III são desprovidas de GPI) e da ativação de superfície do complemento. Com frequência, a anemia é agravada pela deficiência de ferro causada pela perda urinária crônica de ferro na forma de hemossiderinúria. A anemia hemolítica TAD negativa associada à deficiência de ferro deve levantar a suspeita de HPN.[12] A base da tendência ao desenvolvimento de trombose venosa não está bem esclarecida. A hipercoagulabilidade causada pela liberação de substâncias pró-trombóticas nas membranas dos eritrócitos e das plaquetas (que também estão anormais na HPN) e o comprometimento da fibrinólise foram implicados. A remoção do óxido nítrico pela hemoglobina plasmática livre também pode causar dano às células endoteliais e provoca agregação plaquetária.

### DIAGNÓSTICO
Deve-se suspeitar do diagnóstico de HPN na presença de anemia hemolítica intravascular adquirida e Coombs negativa; o diagnóstico pode ser estabelecido pela demonstração de deficiência de CD59 nos eritrócitos por meio de citometria de fluxo.[13,14] Outro reagente de utilidade na citometria de fluxo é a aerolisina, uma proteína bacteriana que se liga à âncora de GPI. Os dados disponíveis sugerem fortemente que a variante

fluorescente de aerolisina (FLAER) constitui o reagente mais adequado e mais confiável para a pesquisa de antígenos ligados ao GPI nos leucócitos, ajudando no estabelecimento do diagnóstico de HPN.[15]

O tamanho do clone na HPN está habitualmente correlacionado com o grau de hemólise intravascular.

### TRATAMENTO

O tratamento da HPN clássica é, há muito tempo, apenas de suporte e baseado em transfusões regulares e anticoagulação em caso de trombose. O eculizumabe, um anticorpo monoclonal humanizado direcionado contra o C5, reduz os sinais de hemólise intravascular, a necessidade de transfusões e a incidência de trombose na HPN.[A5] O eculizumabe é, habitualmente, administrado em uma dose de 600 mg a cada semana, durante 4 semanas, seguida 1 semana mais tarde por uma dose de 900 mg e, por fim, 900 mg a cada 2 semanas. O bloqueio do complemento nem sempre é completo. Antes de iniciar o tratamento com eculizumabe, o paciente deve ser vacinado contra *Meningococcus A, B e C*, e, em muitos países, recomenda-se fortemente profilaxia a longo prazo com penicilina oral. Além da anemia hemolítica dependente de transfusão, a ocorrência de trombose venosa relacionada com a doença também é uma forte indicação para o uso do eculizumabe na HPN, em associação com anticoagulação. O ravulizumabe, que é um inibidor do complemento mais recente que também se liga ao C5, tem meia-vida terminal muito mais longa, em comparação com o eculizumabe, e pode ser administrado a cada 8 semanas, em vez de a intervalos de 2 semanas.[A6]

### REAÇÕES TRANSFUSIONAIS HEMOLÍTICAS

A causa de reações transfusionais hemolíticas (ver Capítulo 167) consiste na lise intravascular dos eritrócitos do doador por anticorpos (aloanticorpos ou isoanticorpos) do receptor, que se ligam a um ou mais antígenos de grupo sanguíneo nos eritrócitos transfundidos. Os isoanticorpos do receptor podem ser anticorpos anti-A ou anti-B naturais, ou podem ser induzidos por transfusões ou gestações anteriores. Independentemente de serem IgM ou IgG, os isoanticorpos desencadeiam a montagem dos componentes do complemento líticos na superfície dos eritrócitos do doador. A rápida formação de grandes quantidades de fragmentos C3a e C5a provoca hipotensão e broncospasmo. A insuficiência renal é uma consequência da hipotensão grave e prolongada; a principal lesão renal consiste em isquemia cortical renal secundária ao desvio do sangue para longe dos rins. A hemoglobina em si não é nefrotóxica. Os sinais e sintomas de uma reação transfusional hemolítica são inespecíficos e incluem febre, dor lombar, urticária, dispneia, hipotensão e evidências de coagulação intravascular disseminada. Esses sinais inespecíficos aparecem e se agravam durante a administração da transfusão. É necessário tomar medidas imediatas para interromper a transfusão, enviar o sangue transfundido e uma amostra do sangue do paciente ao banco de sangue e solicitar pesquisa de hemoglobina livre no plasma e na urina. É necessária hidratação do paciente para evitar insuficiência renal.

### OUTRAS CAUSAS DE HEMÓLISE INTRAVASCULAR

No diagnóstico diferencial da hemólise intravascular, devem-se considerar condições em que anormalidades vasculares (p. ex., hemólise por disfunção de prótese valvar cardíaca), toxinas (p. ex., picadas de cobra venenosa), infecções (p. ex., malária, babesiose, sepse por *Clostridium*) ou fármacos provocam dano aos eritrócitos, fazem com que percam fragmentos de membrana e, por fim, sejam fragmentados em partículas que liberam hemoglobina livre (ver Tabela 151.1). A maioria dessas condições é facilmente aparente a partir da anamnese e do exame físico. O tratamento é direcionado para a causa subjacente da hemólise.

### Recomendações de grau A

A1. Berentsen S, Randen U, Vagan AM, et al. High response rate and durable remissions following fludarabine and rituximab combination therapy for chronic cold agglutinin disease. *Blood*. 2010;116:3180-3184.
A2. Berentsen S, Randen U, Oksman M, et al. Bendamustine plus rituximab for chronic cold agglutinin disease: results of a Nordic prospective multicenter trial. *Blood*. 2017;130:537-554.
A3. Birgens H, Frederiksen H, Hasselbalch HC, et al. A phase III randomized trial comparing glucocorticoid monotherapy versus glucocorticoid and rituximab in patients with autoimmune haemolytic anaemia. *Br J Haematol*. 2013;163:393-399.
A4. Michel M, Terriou L, Roudot-Thoraval F, et al. A randomized and double-blind controlled trial evaluating the safety and efficacy of Rituximab for warm auto-immune hemolytic anemia in adults (the RAIHA study). *Am J Hematol*. 2017;92:23-27.
A5. Martí-Carvajal AJ, Anand V, Cardona AF, et al. Eculizumab for treating patients with paroxysmal nocturnal hemoglobinuria. *Cochrane Database Syst Rev*. 2014;CD010340.
A6. Lee JW, Sicre de Fontbrune F, Wong Lee Lee L, et al. Ravulizumab (ALXN1210) vs eculizumab in adult patients with PNH naive to complement inhibitors: the 301 study. *Blood*. 2019;133:530-539.

### REFERÊNCIAS BIBLIOGRÁFICAS

*As referências bibliográficas, bem como os outros materiais suplementares deste livro, encontram-se no GEN-IO, nosso ambiente virtual de aprendizagem.*

# 152

# ANEMIAS HEMOLÍTICAS: DEFEITOS DA MEMBRANA E DO METABOLISMO DOS ERITRÓCITOS

PATRICK G. GALLAGHER

O eritrócito (hemácia) maduro difere de todas as outras células do corpo. Em razão da falta de um núcleo, DNA, RNA e ribossomos, o eritrócito não sintetiza RNA, DNA ou proteínas; não se divide, não apresenta mitocôndrias, não realiza o ciclo de Krebs e não tem sistema de transporte de elétrons para fosforilação oxidativa. Após enucleação, o reticulócito, que é o precursor do eritrócito maduro, deixa a medula óssea e entra na circulação, equipado com um complemento integral de enzimas, transportadores, moléculas de sinalização e todas as outras proteínas necessárias para o desempenho das funções essenciais do eritrócito durante o seu tempo de vida.

A membrana eritrocitária representa apenas cerca de 1% do peso total do eritrócito, porém tem importância crítica na manutenção da homeostasia normal do eritrócito por meio de vários mecanismos. Esses mecanismos incluem a retenção de compostos vitais e a remoção de produtos de degradação metabólicos, regulação do metabolismo e do pH dos eritrócitos e importação do ferro necessário para a síntese de hemoglobina (Hb) durante a eritropoese. A membrana mantém uma superfície externa escorregadia, de modo que os eritrócitos não se agreguem nem possam aderir às células endoteliais. O esqueleto da membrana, uma rede de proteínas na superfície interna do eritrócito, fornece a resistência e a flexibilidade necessárias para manter o formato normal e deformabilidade do eritrócito.

As principais funções de metabolismo eritrocitário no eritrócito maduro incluem a manutenção de suprimentos adequados de trifosfato de adenosina (ATP), a produção de substâncias redutoras para atuar como antioxidantes e o controle da afinidade da Hb pelo oxigênio por meio da produção adequada de 2,3-difosfoglicerato (2,3-DPG). Como o eritrócito maduro perdeu a sua capacidade de realizar a fosforilação oxidativa, a sua energia provém da glicólise anaeróbica, por meio da via de Embden-Meyerhof, da glicólise oxidativa, por desvio da hexose-monofosfato, e das vias de recuperação de nucleotídios.

### MEMBRANA ERITROCITÁRIA

A membrana eritrocitária, composta por uma bicamada lipídica e de um esqueleto cortical subjacente (Figura 152.1), confere ao eritrócito a deformabilidade e estabilidade necessárias para sustentar o seu trajeto pela circulação. Em um ciclo de circulação por todo o corpo, o eritrócito é submetido ao estresse de cisalhamento elevado no sistema arterial, a alterações drásticas de seu tamanho e formato na microcirculação com capilares de diâmetro tão pequeno quanto 7,5 μm e a flutuações acentuadas na tonicidade, pH e $Po_2$.[1]

#### Lipídios da membrana

Os lipídios da membrana dos eritrócitos estão distribuídos de modo assimétrico através da bicamada da membrana, refletindo um estado de

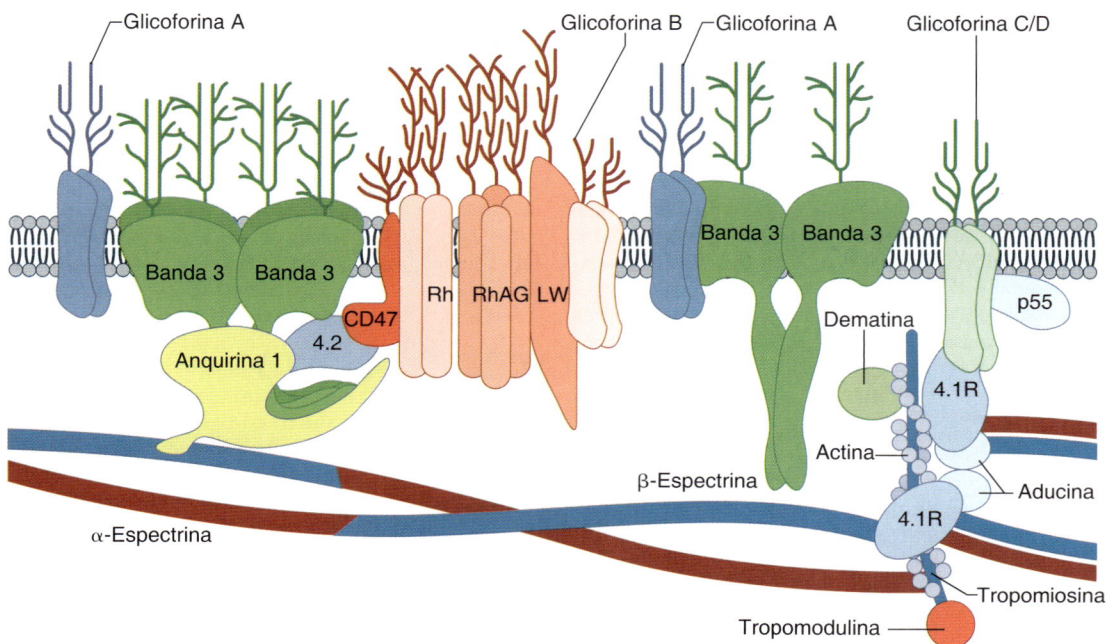

**FIGURA 152.1** A membrana eritrocitária. A figura mostra um modelo das quatro proteínas principais da membrana eritrocitária: α e β-espectrina, a anquirina, a banda 3 (trocadora de ânions), 4.1 (proteína 4.1) e 4.2 (proteína 4.2), actina e glicoforina. Fonte: Perrotta S, Gallagher PG, Mohandas N. Hereditary spherocytosis. *Lancet*. 2008;372:1411-1426.

equilíbrio dinâmico, que envolve uma constante troca de fosfolipídios entre os dois hemifolhetos da bicamada. Os glicolipídios e o colesterol estão intercalados entre os fosfolipídios na bicamada, com seus eixos longitudinais perpendiculares ao plano da bicamada. Os glicolipídios, que estão localizados na metade externa da bicamada com suas porções de carboidratos que se estendem até a fase aquosa, apresentam vários antígenos eritrocitários importantes e desempenham outras funções também importantes. Os fosfolipídios exibem uma organização assimétrica, com os fosfolipídios de colina, a fosfatidilcolina e a esfingomielina, situados principalmente na metade externa da bicamada, enquanto os aminofosfolipídios, a fosfatidiletanolamina e fosfatidilserina (PS), encontram-se na metade interna da bicamada. Em condições patológicas, como a talassemia, a doença falciforme e o diabetes melito, a perda da assimetria dos fosfolipídios com externalização da PS resulta em ativação da coagulação sanguínea por meio da conversão da protrombina em trombina e facilita a fixação dos macrófagos aos eritrócitos, marcando-os para destruição. Os eritrócitos maduros não são capazes de sintetizar ácidos graxos, fosfolipídios ou colesterol *de novo* e dependem da troca de lipídios e da acilação dos ácidos graxos como mecanismos para o reparo e a renovação de fosfolipídios.

## Proteínas de membrana

As proteínas de membrana são classificadas como *integrais*, quando penetram ou atravessam a bicamada lipídica e interagem com o cerne lipídico hidrofóbico, ou *periféricas*, quando interagem com proteínas integrais ou lipídios na superfície da membrana, porém sem penetrar no cerne da bicamada. As proteínas de membrana integrais incluem as glicoforinas, as proteínas Rh, os antígenos Kell e Duffy e proteínas de transporte, como a banda 3 (AE1, trocador de ânions 1, SLC4A1), $Na^+,K^+$-ATPase, $Ca^{2+}$-ATPase e $Mg^{2+}$-ATPase. Existem numerosos receptores e antígenos de membrana nas proteínas integrais. As proteínas de membrana periféricas estão situadas na face citoplasmática da membrana e incluem enzimas, como a gliceraldeído-3-fosfato desidrogenase, e as proteínas estruturais do esqueleto da membrana à base de espectrina-actina.

## Proteínas integrais da membrana

A banda 3, a principal proteína integral dos eritrócitos, desempenha duas funções principais: o transporte de íons e a manutenção das interações entre proteínas. A banda 3 medeia a troca de cloreto-bicarbonato e fornece um sítio de ligação para as enzimas glicolíticas, a Hb e as proteínas do esqueleto, a anquirina, a proteína 4.1 e a proteína 4.2. Uma única cadeia de *N*-glicana ligada a uma asparagina no domínio da banda 3 que atravessa a membrana é constituída de unidades de *N*-acetil-D-lactosamina dispostas de maneira linear e não ramificada nos eritrócitos fetais (antígeno i) e de maneira ramificada nas células adultas (antígeno I).

As glicoforinas constituem a segunda família mais abundante de proteínas integrais da membrana. Proporcionam a maior parte da carga elétrica negativa de superfície necessária para que os eritrócitos evitem a adesão entre si e à parede vascular. Estão envolvidas na sinalização transmembranar e apresentam receptores para *Plasmodium falciparum*, diversos vírus e bactérias e vários antígenos de grupos sanguíneos.

## Proteínas periféricas da membrana

A espectrina é o principal componente do esqueleto da membrana. É composta por duas subunidades, a alfa- e betaespectrina, que estão estruturalmente relacionadas, porém distintas do ponto de vista funcional. A espectrina é muito flexível e adota várias conformações, uma propriedade incomum que pode ser de importância crítica para a flexibilidade da membrana normal. O esqueleto da membrana à base de espectrina está ligado à membrana plasmática por meio do complexo juncional actina-proteína 4.1, por meio de interações espectrina-anquirina e por meio da ligação de um complexo multiproteico contendo proteínas Rh, glicoproteínas associadas ao Rh, CD47, LW, glicoforina B e proteína 4.2 à anquirina. A proteína 4.1, uma proteína necessária para a estabilidade normal da membrana, interage com a espectrina, a actina e outras proteínas da membrana do eritrócito. A anquirina atua como proteína de ligação primária para a ligação de alta afinidade da espectrina à membrana interna, por meio de interações com o domínio citoplasmático da banda 3. A proteína 4.2 é uma proteína periférica de membrana, que ajuda na ligação do esqueleto à bicamada lipídica por meio de interações com a anquirina e a banda 3.

Os distúrbios da membrana dos eritrócitos resultam de alterações na quantidade ou na qualidade (ou ambas) das proteínas individuais e suas interações dinâmicas entre si. A ruptura das interações verticais entre proteínas da membrana, isto é, a ligação de espectrina-anquirina-banda 3 ou a interação da banda 3-proteína 4.2, leva ao desacoplamento do esqueleto da membrana da bicamada lipídica. Em consequência, ocorre instabilidade da membrana, com perda de lipídios e de algumas proteínas integrais, resultando em perda da área da superfície da membrana e no fenótipo da esferocitose. A ruptura das interações horizontais das proteínas do esqueleto da membrana, incluindo perturbação da autoassociação da espectrina ou interações de proteínas do complexo juncional, resulta em instabilidade da membrana, alteração das propriedades de deformabilidade e mecânicas e no fenótipo da eliptocitose.

Os distúrbios da membrana eritrocitária também resultam de anormalidade da permeabilidade aos cátions e alteração da hidratação do eritrócito (ver seção adiante "Síndromes de estomatocitose hereditária).

## DISTÚRBIOS DA MEMBRANA ERITROCITÁRIA

As anemias hemolíticas, causadas por defeitos na membrana dos eritrócitos, compreendem um importante grupo de anemias hereditárias. A esferocitose hereditária, a eliptocitose hereditária e a piropoiquilocitose hereditária constituem os distúrbios mais comuns desse grupo.[2] Estudos clínicos detalhados, realizados há alguns anos, foram agora complementados por estudos bioquímicos e genéticos, proporcionando melhor compreensão da patogenia desses distúrbios e melhor entendimento da biologia normal da membrana eritrocitária.

### Esferocitose hereditária

#### DEFINIÇÃO

A esferocitose hereditária refere-se a um grupo de distúrbios caracterizados por eritrócitos esféricos no esfregaço de sangue periférico (Figura 152.2A). Esse grupo de distúrbios caracteriza-se por heterogeneidade clínica, laboratorial e genética.

#### EPIDEMIOLOGIA

A esferocitose hereditária afeta cerca de 1 em 2.000 a 3.000 indivíduos com ascendência da Europa setentrional. A esferocitose hereditária, que é encontrada no mundo inteiro, é muito mais comum em indivíduos brancos do que em indivíduos de ascendência africana.

#### BIOPATOLOGIA

O defeito primário na esferocitose hereditária consiste na perda da área de superfície da membrana eritrocitária, causada por defeitos nas proteínas da membrana eritrocitária, incluindo alfaespectrina, betaespectrina, anquirina, banda 3 e proteína 4.2. Os defeitos qualitativos ou quantitativos de uma ou mais dessas proteínas de membrana levam à instabilidade da membrana, que, por sua vez, resulta em perda de membrana. Em cerca de dois terços dos pacientes com esferocitose hereditária, a herança é autossômica dominante. Nos demais pacientes, a herança é não dominante, em razão de mutação *de novo* ou a herança autossômica recessiva. Os casos com herança autossômica recessiva resultam de defeitos da α espectrina ou da proteína 4.2. Já foram relatados casos raros de esferocitose hereditária homozigota, resultando em morte fetal ou em anemia hemolítica grave. Na maioria dos casos, as mutações da esferocitose hereditária são *particulares*, isto é, cada indivíduo apresenta uma única mutação, o que implica que não há vantagem evolutiva seletiva para a esferocitose hereditária.

O baço desempenha um papel fundamental, embora secundário, na fisiopatologia da esferocitose hereditária. A destruição esplênica dos esferócitos pouco deformáveis constitui a principal causa de hemólise apresentada por pacientes com esferocitose hereditária. Os eritrócitos anormais são retidos na microcirculação esplênica e ingeridos por fagócitos. Além disso, o ambiente do baço é hostil para os eritrócitos, com pH baixo, baixas concentrações de glicose e de ATP e concentrações locais elevadas de radicais livres tóxicos produzidos por fagócitos adjacentes, contribuindo para o dano à membrana.

#### MANIFESTAÇÕES CLÍNICAS

As manifestações clínicas das síndromes de esferocitose variam amplamente.[3,4] A tríade clássica de esferocitose hereditária consiste em anemia, icterícia e esplenomegalia. Raramente, os pacientes podem apresentar anemia hemolítica grave, que se manifesta *in utero* ou logo após o nascimento e continua até o primeiro ano de vida. Esses pacientes podem necessitar de múltiplas transfusões de sangue e, em alguns casos, de esplenectomia na lactância. Muitos pacientes com esferocitose hereditária escapam da detecção durante toda a infância. Nesses pacientes, o diagnóstico de esferocitose hereditária só é estabelecido quando são avaliados para doenças não relacionadas, posteriormente durante a vida, ou quando ocorrem complicações relacionadas com a anemia ou a hemólise crônica. Embora o tempo de vida dos eritrócitos nesses pacientes possa ser reduzido em apenas 20 a 30 dias, eles compensam adequadamente a hemólise com aumento da eritropoese na medula óssea.

A hemólise crônica leva à formação de cálculos biliares de bilirrubina (ver Capítulo 146), a complicação mais relatada em pacientes com esferocitose hereditária. Embora cálculos biliares tenham sido observados na primeira infância, a maior parte aparece em adolescentes e adultos jovens. Deve-se realizar uma ultrassonografia (US) de rotina para detecção de cálculos biliares, mesmo se os pacientes forem assintomáticos.

Outras complicações da esferocitose hereditária incluem crises aplásicas, hemolíticas e megaloblásticas. As crises aplásicas ocorrem após mielossupressão induzida por vírus e apresentam anemia, icterícia, febre e vômitos. Nesses casos, o agente etiológico mais comum é o parvovírus B19 (ver Capítulo 347). As crises hemolíticas, que habitualmente estão associadas a doenças virais e que ocorrem antes dos 6 anos, são, em geral, leves e manifestam-se com icterícia, aumento do tamanho do baço e

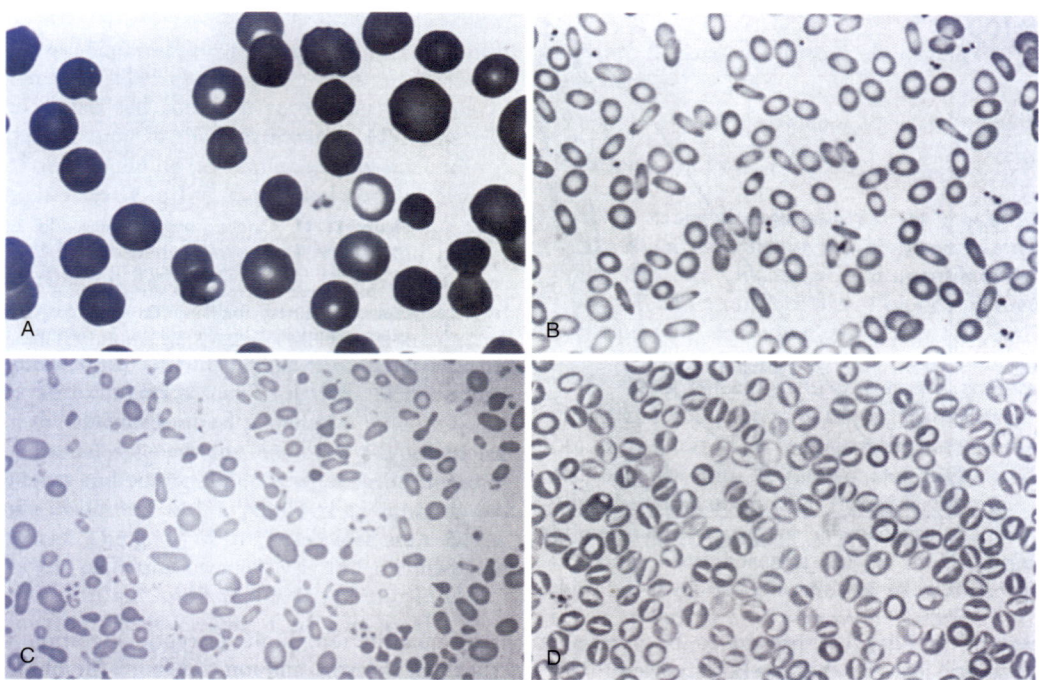

**FIGURA 152.2** Esfregaços de sangue periférico em distúrbios do formato dos eritrocitários. **A.** Esferocitose hereditária. São observados pequenos esferócitos característicos que carecem de palidez central. **B.** Eliptocitose hereditária. São observados eliptócitos lisos em forma de charuto. **C.** Piropoiquilocitose hereditária. Há microcitose acentuada, poiquilocitose, fragmentação dos eritrócitos e eliptócitos. **D.** Estomatocitose hereditária.

# CAPÍTULO 152 Anemias Hemolíticas: Defeitos da Membrana e do Metabolismo dos Eritrócitos

diminuição de hematócrito. Ocorrem crises megaloblásticas em pacientes com esferocitose hereditária que apresentam demanda aumentada de folato, como gestantes, crianças em crescimento ou pacientes em recuperação de uma crise aplásica.

As manifestações incomuns da esferocitose hereditária consistem em ulceração cutânea, gota, dermatite crônica das pernas, miocardiopatia, disfunção da medula espinal, distúrbios do movimento e eritropoese extramedular. Em pacientes com esferocitose hereditária grave não tratada, podem-se observar crescimento deficiente e achados atribuíveis à hematopoese extramedular, como deformidades das mãos e do crânio.

## DIAGNÓSTICO

Os pacientes com esferocitose hereditária habitualmente podem apresentar, em qualquer idade, anemia, hiperbilirrubinemia ou esfregaço de sangue anormal. Ao avaliar um paciente com suspeita de esferocitose hereditária, deve-se dar atenção especial à história familiar, incluindo perguntas sobre anemia, icterícia, cálculos biliares e esplenectomia. A investigação laboratorial inicial deve incluir hemograma completo, com esfregaço de sangue periférico, contagem de reticulócitos, teste de antiglobulina (teste de Coombs) direto e bilirrubina sérica. Quando o esfregaço de sangue periférico ou a história familiar são sugestivos de esferocitose hereditária, deve-se obter uma análise por citometria de fluxo dos eritrócitos marcados com eosina-5-maleimida (ligação a EMA) ou um teste de fragilidade osmótica incubada (discutido mais adiante). Raramente, são necessários outros exames especializados para confirmar o diagnóstico.

De modo geral, os achados laboratoriais na esferocitose hereditária são heterogêneos. A morfologia do eritrócito (ver Capítulo 148) é distinta, porém não diagnóstica (Figura 152.2A). Os pacientes com esferocitose hereditária típica apresentam esfregaços de sangue com esferócitos facilmente identificáveis, que carecem de palidez central. Alguns pacientes apresentam apenas alguns esferócitos no esfregaço de sangue periférico, enquanto outros exibem numerosos esferócitos pequenos e densos e morfologia eritrocitária bizarra. Foram identificados achados morfológicos específicos em pacientes com determinados defeitos das proteínas de membrana, como eritrócitos pinçados (banda 3) ou acantócitos esferocíticos (betaespectrina). Ao examinar um esfregaço em caso de suspeita de esferocitose, é importante obter um esfregaço de alta qualidade com eritrócitos bem separados e algumas células com palidez central no campo de exame, visto que os esferócitos constituem um artefato comum nos esfregaços de sangue periférico. A Tabela 152.1 fornece uma lista de outros distúrbios com esferócitos no esfregaço de sangue periférico.

A concentração de hemoglobina corpuscular média (CHCM) está aumentada (entre 34,5 e 38), em decorrência de desidratação celular relativa. O volume corpuscular médio (VCM) está, em geral, normal ou ligeiramente diminuído. Muitos contadores de células fornecem um histograma de CHCM considerado acurado o suficiente para identificar quase todos os pacientes com esferocitose hereditária.

No eritrócito normal, uma redundância da membrana celular confere à célula seu formato discoide característico e fornece uma área de superfície abundante. Nos esferócitos, há redução da área de superfície em relação ao volume celular, resultando no seu formato anormal. Esta alteração reflete-se no aumento da fragilidade osmótica observado nesses eritrócitos. A fragilidade osmótica é testada pelo acréscimo de concentrações hipotônicas crescentes de solução salina aos eritrócitos. Os eritrócitos normais têm a capacidade de aumentar o seu volume por meio de tumefação; entretanto, os esferócitos, que já alcançaram um volume máximo para a área de superfície se rompem em concentrações salinas maiores do que o normal. Cerca de 25% dos indivíduos com esferocitose hereditária apresenta fragilidade osmótica normal com eritrócitos recém-coletados, e a curva de fragilidade osmótica aproxima-se do número de esferócitos observado no esfregaço de sangue periférico. Entretanto, após a incubação a 37°C durante 24 horas, os eritrócitos da esferocitose hereditária perdem sua área de superfície da membrana com mais rapidez do que o normal, visto que suas membranas tornaram-se permeáveis e instáveis. Por conseguinte, a incubação acentua o defeito nos eritrócitos da esferocitose hereditária e revela o defeito da fragilidade osmótica, tornando a fragilidade osmótica incubada o teste de referência para o diagnóstico de esferocitose hereditária (Figura 152.3, *painel inferior*). Quando a pessoa não foi esplenectomizada, uma subpopulação de eritrócitos muito frágeis, que foram condicionados pelo baço, forma a cauda da curva de fragilidade osmótica. Essa cauda desaparece após a esplenectomia. O teste de fragilidade osmótica tem pouca sensibilidade, com até 20% dos casos leves de esferocitose hereditária não sendo detectados após incubação. Esse teste não é confiável em pacientes que apresentam pequenos números de esferócitos e naqueles que recentemente foram transfundidos. É anormal em outras condições nas quais há esferócitos.

A ligação da eosina-5-maleimida é um teste baseado na citometria de fluxo, que é utilizado no diagnóstico de esferocitose hereditária.[5,6] A EMA é um corante fluorescente, que se liga à banda 3 e às proteínas

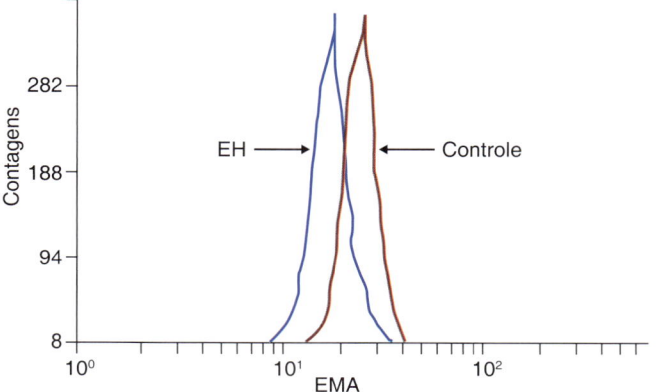

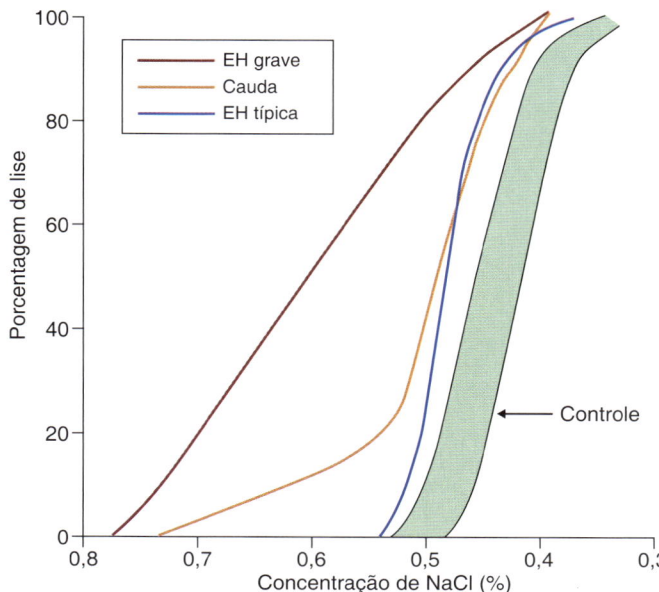

**FIGURA 152.3** Testes na esferocitose hereditária. *Painel superior*, ligação da eosina-5-maleimida (EMA). Histograma de fluorescência de eritrócitos marcados com EMA de um controle normal e de um paciente com esferocitose hereditária típica. Observa-se diminuição da fluorescência dos eritrócitos da esferocitose hereditária (EH). *Painel inferior*, curvas de fragilidade osmótica na esferocitose hereditária. A *região sombreada* representa a faixa normal. São mostrados os resultados representativos da esferocitose tanto típica quanto grave. Uma cauda, que representa os eritrócitos frágeis condicionados pelo baço, é comum em pacientes com esferocitose antes da esplenectomia. (De Gallagher PG. Abnormalities of the erythrocyte membrane. *Pediatr Clin North Am* 2013;60:1349-1352.)

| Tabela 152.1 | Distúrbios com esferócitos no esfregaço de sangue periférico. |
|---|---|

Esferocitose hereditária
Anemia hemolítica autoimune
Lesões térmicas
Anemias hemolíticas microangiopáticas e macroangiopáticas
Doença hepática
Septicemia por clostrídios
Reações transfusionais com hemólise
Envenenamento por determinados venenos de cobra, aranha e *Hymenoptera*
Hipofosfatemia grave
Anemias de corpúsculos de Heinz
Incompatibilidade ABO (recém-nascidos)

relacionadas ao Rh na membrana eritrocitária. Na esferocitose hereditária, a fluorescência média dos eritrócitos corados com EMA é mais baixa em comparação com o controle, em decorrência da redução da banda 3 e proteínas relacionadas, normalmente diminuídas em cerca de 65% do normal (Figura 152.3, *painel superior*). Embora sejam observados defeitos primários da proteína da banda 3 em apenas cerca de 25% dos pacientes com esferocitose hereditária, verifica-se também diminuição da intensidade de fluorescência nas membranas eritrocitárias de pacientes com esferocitose hereditária que apresentam defeitos em outras proteínas de membrana, como a anquirina e a espectrina. Acredita-se que isso seja atribuível à transmissão dos efeitos de longo alcance dos defeitos das proteínas mutantes através da estrutura da membrana, influenciando, em última análise, a quantidade de ligação de EMA à banda 3. A ligação da EMA apresenta boa sensibilidade e é de execução simples e rápida.

Dispõe-se de alguns testes especializados para o estudo de casos difíceis ou de casos nos quais é conveniente obter informações adicionais. Os testes úteis para esses propósitos incluem ensaios estruturais e funcionais das proteínas da membrana eritrocitária, como quantificação de proteínas, digestão tríptica limitada da espectrina, espectrina e transporte de íons. A deformabilidade da membrana pode ser examinada por meio de ectacitometria.

O diagnóstico genético da esferocitose hereditária tornou-se amplamente disponível, e os custos associados continuam diminuindo. O papel preciso do diagnóstico molecular está evoluindo. Painéis de sequenciamento de nova geração podem tornar-se uma abordagem custo-efetiva para o diagnóstico molecular da anemia hemolítica hereditária, particularmente quando a história familiar não fornece informações ou quando os exames laboratoriais de rotina não conseguem identificar o processo hemolítico etiológico.[7] Nos casos difíceis, como em pacientes com dependência de transfusão, o teste genético pode ser diagnóstico. Alguns especialistas recomendam o teste genético para verificar o diagnóstico antes da realização de esplenectomia.

Outras manifestações laboratoriais na esferocitose hereditária consistem em manifestações da hemólise continuada. Os níveis elevados de bilirubina sérica e desidrogenase láctica, o aumento do urobilinogênio urinário e fecal e o nível sérico diminuído de haptoglobina refletem o aumento da destruição dos eritrócitos.

Após o diagnóstico de um paciente com esferocitose hereditária, os familiares devem ser investigados. Isso pode ser de grande importância epidemiológica, particularmente para pacientes muito idosos e muito jovens. O diagnóstico pré-natal de esferocitose hereditária foi estabelecido em alguns casos, porém isso é raramente necessário.

## TRATAMENTO E PROGNÓSTICO

O sequestro e a destruição pelo baço constituem o principal determinante da sobrevida dos eritrócitos em pacientes com esferocitose hereditária. A esplenectomia cura ou alivia a anemia na maioria dos pacientes, reduzindo ou eliminando a necessidade de transfusões. O risco de colelitíase também é reduzido para níveis quase basais. Após a esplenectomia, os esferócitos permanecem no sangue periférico, porém o seu tempo de vida torna-se quase normal.

No passado, a esplenectomia era realizada rotineiramente em todos os pacientes com esferocitose hereditária. Entretanto, o risco de infecção fulminante após a esplenectomia, o aparecimento de pneumococos resistentes à penicilina e o reconhecimento crescente do risco aumentado de doença cardiovascular após a esplenectomia, sobretudo trombose, hipertensão pulmonar e aumento do risco de aterosclerose levaram a uma reavaliação do papel da esplenectomia no tratamento de esferocitose hereditária (ver Capítulo 159). Além disso, com a crescente globalização, a importante função do baço na proteção de indivíduos que vivem ou que viajam para regiões geográficas onde ocorrem doenças parasitárias, como malária ou babesiose, reemergiu. Quando se considera a necessidade de esplenectomia, os médicos, o paciente e os familiares precisam analisar e pesar os benefícios da esplenectomia contra os riscos imediatos e a longo prazo do procedimento. Tendo em vista os riscos e os benefícios, uma abordagem razoável consiste em submeter à esplenectomia todos os pacientes com esferocitose grave e todos aqueles que apresentam sinais e sintomas significativos de anemia, incluindo insuficiência de crescimento, alterações esqueléticas, úlceras de perna e tumores hematopoéticos extra-medulares. Outros candidatos à esplenectomia incluem pacientes idosos com esferocitose hereditária que apresentam comprometimento vascular de órgãos vitais. Há controvérsias quanto à necessidade ou não de esplenectomia em pacientes com esferocitose hereditária moderada e anemia assintomática compensada.[8]

A esplenectomia laparoscópica tornou-se o método de escolha quando a esplenectomia está indicada. Essa técnica resulta em menos desconforto pós-operatório, retorno mais rápido à dieta pré-operatória e atividades, menor duração da hospitalização, custos reduzidos e cicatrizes menores. Até mesmo um baço maciço pode ser removido por laparoscopia, visto que o baço é colocado em uma grande bolsa, cortado intraoperatoriamente e eliminado por meio de cateteres de sucção. A esplenectomia parcial, inicialmente defendida para lactentes e crianças pequenas com anemia significativa associada a distúrbios da membrana eritrocitária para minimização da hemólise e anemia, mantendo, ao mesmo tempo, alguma função imunológica esplênica residual, está sendo agora sugerida por alguns especialistas para a maioria dos pacientes com esferocitose hereditária.[9] As diretrizes, que refletem mudanças na opinião atual sobre o tratamento cirúrgico, incluem (1) a preferência por uma abordagem laparoscópica, (2) a realização de esplenectomia, idealmente após os 6 anos (3) a ausência de indicação para profilaxia extensa da trombose após esplenectomia para esferocitose hereditária e (4) evitar a esplenectomia em pacientes com algumas formas de estomatocitose hereditária, em razão de um aumento do risco de tromboembolismo venoso.

Antes da esplenectomia (ver Capítulo 159), os pacientes devem ser imunizados com vacinas contra o pneumococo, *Haemophilus influenzae* tipo B e meningococo. Os cuidados pós-esplenectomia incluem o aconselhamento dos pacientes ou dos pais para procurar assistência médica imediata em caso de doença febril, profilaxia em caso de viagem para regiões endêmicas de malária e importância de procurar assistência médica após mordidas de cães ou gatos. O uso de antibióticos de rotina após a esplenectomia para a prevenção da sepse pneumocócica é controverso, e não se dispõe de dados para indicar ou refutar sua prescrição. Muitos prescrevem profilaxia com penicilina diariamente durante 2 anos após a esplenectomia. Antes da esplenectomia e após o procedimento, se a hemólise não desaparecer, os pacientes com esferocitose hereditária devem tomar ácido fólico (1 mg/dia VO) para evitar deficiência de folato.

## Eliptocitose hereditária e distúrbios relacionados

### DEFINIÇÃO

A eliptocitose hereditária caracteriza-se por eritrócitos elípticos ou ovais em formato de charuto nos esfregaços de sangue periférico de indivíduos afetados (ver Figura 152.2B).

### EPIDEMIOLOGIA

Segundo estimativas, a eliptocitose hereditária ocorre em aproximadamente 1 em 2.000 a 4.000 indivíduos. A verdadeira incidência da eliptocitose hereditária não é conhecida, visto que a sua gravidade clínica é heterogênea, e muitos pacientes são assintomáticos. É comum em afro-americanos e em indivíduos de ascendência mediterrânea, presumivelmente pelo fato de que os eliptócitos conferem alguma resistência à malária. Em partes da África, a incidência da eliptocitose hereditária aproxima-se de 1 em 100.

### BIOPATOLOGIA

O principal defeito na eliptocitose hereditária consiste na fraqueza ou fragilidade mecânica do esqueleto da membrana eritrocitária. Foram descritos defeitos qualitativos e quantitativos em diversas proteínas de membrana dos eritrócitos na eliptocitose hereditária, incluindo alfaespectrina, betaespectrina, proteína 4.1 e glicoforina C. A maioria dos defeitos ocorre na espectrina, a principal proteína estrutural do esqueleto da membrana eritrocitário. Os heterodímeros de alfa e betaespectrina se autoassociam em tetrâmeros e oligômeros de ordem maior, que são de importância crítica para a estabilidade da membrana eritrocitária, bem como para o formato e a função dos eritrócitos. A maioria dos defeitos da espectrina na eliptocitose hereditária compromete a capacidade dos dímeros de espectrina de se autoassociar em tetrâmeros e oligômeros, com consequente ruptura do esqueleto de membrana. Os defeitos estruturais e funcionais da proteína 4.1 parecem romper o contato da espectrina-actina no esqueleto da membrana. As variantes de glicoforina C também são deficientes em proteína 4.1. A biopatologia precisa sobre o modo pelo qual os eliptócitos são formados nessas síndromes ainda não está esclarecida.

Do ponto de vista genético, a eliptocitose hereditária é heterogênea, com múltiplos *loci* genéticos. Foi descrita uma grande variedade de mutações nos genes de alfaespectrina, betaespectrina, proteína 4.1 e glicoforina C, incluindo mutações pontuais, deleções e inserções de genes e defeitos de processamento do RNA mensageiro. Foram identificadas diversas mutações em vários indivíduos de mesma origem genética, sugerindo um *efeito fundador* para esses mutantes, o que respalda a hipótese de que houve seleção genética para a eliptocitose, visto que esses eritrócitos conferem alguma resistência à malária. Os casos de eliptocitose hereditária são, em sua maioria, herdados em um padrão autossômico dominante, com raros casos de mutações *de novo*.

### MANIFESTAÇÕES CLÍNICAS

A apresentação clínica da eliptocitose hereditária é heterogênea, incluindo desde portadores assintomáticos até pacientes com anemia grave e potencialmente fatal. Os pacientes com eliptocitose hereditária são, em sua maioria, assintomáticos e diagnosticados de modo incidental durante exames para condições não relacionadas. Foram identificados portadores assintomáticos que têm o mesmo defeito molecular que um parente afetado com eliptocitose hereditária, mas que apresentam esfregaços de sangue periférico normais. O tempo de vida dos eritrócitos, que está normal na maioria dos pacientes, encontra-se reduzido em apenas cerca de 10% dos pacientes. Esse subgrupo de pacientes com eliptocitose hereditária e diminuição do tempo de vida dos eritrócitos apresenta hemólise, anemia, esplenomegalia e icterícia intermitente. Muitos desses pacientes têm pais com eliptocitose hereditária típica e, portanto, são homozigotos ou heterozigotos compostos para defeitos herdados de cada um dos genitores. Os sintomas podem variar entre membros da mesma família; com efeito, podem variar até no mesmo indivíduo em momentos diferentes.

### Piropoiquilocitose hereditária

A piropoiquilocitose hereditária constitui uma causa rara de anemia com morfologia eritrocitária característica no esfregaço de sangue periférico (ver Figura 152.2C) e com um quadro semelhante ao observado em pacientes que apresentam queimaduras graves. Normalmente, o distúrbio manifesta-se na lactância, com anemia grave e achados no esfregaço de sangue periférico de eliptocitose, poiquilocitose, picnocitose e fragmentação. A microesferocitose é comum, e, em geral, o VCM é muito baixo (50 a 70 f$\ell$). Os pacientes são, em sua maioria, de ascendência africana. Pelo menos, um terço dos pacientes com piropoiquilocitose hereditária tem um dos genitores ou um irmão com eliptocitose hereditária típica, visto que esses indivíduos compartilham mutações comuns no local de autoassociação da espectrina. Os pacientes com piropoiquilocitose hereditária tendem a apresentar hemólise grave e anemia no primeiro ano de vida, que melhoram gradualmente, evoluindo para a eliptocitose hereditária típica posteriormente durante a vida.

### DIAGNÓSTICO

Os eliptócitos em forma de charuto no esfregaço de sangue periférico constituem a característica essencial da eliptocitose hereditária (ver Figura 152.2B). Esses eliptócitos normocíticos normocrômicos variam em número, de alguns a 100%, porém a probabilidade de hemólise não se correlaciona com o número de eliptócitos observados. Também podem ser observados ovalócitos, esferócitos, estomatócitos e eritrócitos fragmentados. Em alguns casos, os picnócitos podem ser proeminentes. Podem-se observar eliptócitos em associação de outros distúrbios, incluindo anemias megaloblásticas, anemias microcíticas hipocrômicas (anemia ferropriva e talassemia), síndromes mielodisplásicas e mielofibrose; entretanto, os eliptócitos geralmente representam menos de um terço dos eritrócitos nessas condições. A anamnese e outros exames laboratoriais habitualmente esclarecem o diagnóstico desses distúrbios. Nos casos típicos, a fragilidade osmótica incubada está normal; entretanto, na eliptocitose hereditária e na piropoiquilocitose hereditária graves, observa-se aumento da fragilidade osmótica incubada, e a ligação da EMA está diminuída.

Outros achados laboratoriais na eliptocitose hereditária são semelhantes aos encontrados em outras anemias hemolíticas e constituem marcadores inespecíficos de aumento na produção e destruição dos eritrócitos. Em geral, a contagem de reticulócitos é inferior a 5%, mas pode ser mais alta quando a hemólise for grave.

À semelhança da esferocitose hereditária, dispõe-se de procedimentos laboratoriais especializados para estudar as membranas eritrocitárias de pacientes com eliptocitose hereditária e piropoiquilocitose hereditária. Esses estudos não são rotineiramente necessários para estabelecer o diagnóstico de eliptocitose hereditária ou piropoiquilocitose hereditária, porém podem ser úteis no estudo de casos problemáticos e na elucidação de defeitos moleculares subjacentes.

### TRATAMENTO

Tratamento raramente é necessário em pacientes com eliptocitose hereditária. Em casos raros são necessárias transfusões de hemácias ocasionais. Nos casos de eliptocitose hereditária e piropoiquilocitose hereditária graves, a esplenectomia tem sido paliativa, visto que o baço é o local do sequestro e destruição dos eritrócitos. Muitos profissionais consideram que as mesmas indicações para esplenectomia na esferocitose hereditária devem ser aplicadas a pacientes com eliptocitose hereditária ou piropoiquilocitose hereditária sintomáticas. Após esplenectomia, os pacientes com eliptocitose hereditária ou com piropoiquilocitose hereditária apresentam aumento do hematócrito, diminuição da contagem de reticulócitos e melhora das manifestações clínicas. Devem ser seguidas diretrizes após a esplenectomia semelhantes àquelas delineadas para a esferocitose hereditária.

Os pacientes devem ser acompanhados à procura de sinais de descompensação durante doenças agudas. Deve-se efetuar ultrassonografia periodicamente para detecção de cálculos biliares. Em pacientes com hemólise significativa, deve-se administrar folato diariamente.

## Síndromes de estomatocitose hereditária

A hidratação dos eritrócitos é determinada principalmente pela concentração intracelular de cátions monovalentes. Um aumento efetivo dos íons sódio e potássio promove a entrada de água, com formação de *estomatócitos* (ver Figura 152.2D) ou *hidrócitos*, enquanto a perda efetiva de sódio e de potássio produz eritrócitos desidratados ou *xerócitos*. Já foram relatadas numerosas descrições de anemias hemolíticas congênitas ou familiares associadas a permeabilidade anormal aos cátions e, em alguns casos, com distúrbio da hidratação dos eritrócitos.[10] Esses distúrbios exibem ampla variação, desde hidrocitose grave a xerocitose grave. Em muitos casos, as bases moleculares desse grupo de distúrbios não são conhecidas. Uma característica incomum das síndromes de estomatocitose é a predisposição à trombose após a esplenectomia. Estomatocitose adquirida tem sido associada ao alcoolismo agudo e doença hepatobiliar, administração de alcaloides da vinca, neoplasias e doença cardiovascular. Algumas vezes, a estomatocitose também é observada como artefato do processamento.

### ESTOMATOCITOSE HEREDITÁRIA HIPER-HIDRATADA (HIDROCITOSE)

Esse grupo de distúrbios caracteriza-se por estomatócitos, eritrócitos com uma área de palidez central em forma de boca (estoma) no esfregaço de sangue periférico (ver Figura 152.2D), hemólise grave, macrocitose (110 a 150 f$\ell$), concentração eritrocitária elevada de sódio, concentração reduzida de potássio e aumento do conteúdo total de $Na^+$ e $K^+$. Os cátions em excesso aumentam a água celular, produzindo grandes eritrócitos osmoticamente frágeis com CHCM baixa (24 a 30%). A gravidade clínica da estomatocitose hereditária hiper-hidratada é variável; alguns pacientes apresentam hemólise e anemia, enquanto outros são assintomáticos. Já foram identificadas mutações de sentido incorreto na glicoproteína associada ao Rh (*RHAG*) e na banda 3 (*SLC4A1*) em subgrupos distintos de pacientes com hidrocitose.

### ESTOMATOCITOSE HEREDITÁRIA DESIDRATADA (XEROCITOSE)

Os esfregaços de sangue de pacientes com estomatocitose hereditária desidratada apresentam eritrócitos contraídos e espiculados, dessicitos, um número variável de estomatócitos e células em alvo. A maioria dos pacientes exibe morfologia quase normal dos eritrócitos, com apenas algumas células em alvo e um equinócito ou estomatócito ocasional. O VCM (95 a 115 f$\ell$) e a CHCM estão aumentados, e a fragilidade osmótica está diminuída (i. e., resistência à lise osmótica). A anormalidade bioquímica característica consiste em redução da concentração de potássio e do teor de cátions monovalentes totais. Na maioria dos pacientes com xerocitose, são encontradas mutações de herança dominante em PIEZO1. As proteínas PIEZO são as subunidades formadoras de poros recém-identificadas dos canais que mediam a mecanotransdução nas células de mamíferos. A associação de variantes de PIEZO a alterações na hidratação dos eritrócitos sugere que essas proteínas desempenham uma importante função na homeostasia do volume dos eritrócitos. Foi constatado que alguns pacientes com xerocitose hereditária apresentam mutações no canal de Gardos, codificado por *KCNN4*, importante na patogenia da desidratação dos eritrócitos na doença falciforme.

## SÍNDROMES INTERMEDIÁRIAS E VARIANTES DE ESTOMATOCITOSE HEREDITÁRIA

A hidrocitose e a xerocitose representam os extremos de um amplo espectro de defeitos de permeabilidade dos eritrócitos. Com efeito, foram descritas famílias com características de ambas as condições. Alguns pacientes com graves defeitos da permeabilidade apresentam pouca ou nenhuma hemólise. A proporção de estomatócitos e o grau de influxo de sódio não se correlacionam entre si, nem com a quantidade de hemólise ou anemia.

## METABOLISMO DOS ERITRÓCITOS

As principais funções do eritrócito, isto é, o transporte e a troca de gases, são mantidas sem mudança efetiva no estado de energia. Entretanto, diversas funções essenciais do eritrócito dependem da produção e do gasto de energia. À medida que os eritrócitos envelhecem, a utilização de glicose e os níveis de ATP caem, resultando em diminuição da deformabilidade da membrana e, por fim, em redução do tempo de vida do eritrócito. São também observados níveis mais baixos de potássio, níveis mais elevados de sódio e diminuição dos lipídios da membrana nos eritrócitos senescentes e deficientes em ATP.

Os eritrócitos não sofrem fosforilação oxidativa e não armazenam glicogênio; por conseguinte, precisam catabolizar constantemente a glicose da corrente sanguínea pela via de Embden-Meyerhof e desvio da hexose-monofosfato como fonte de energia (Figura 152.4). Os eritrócitos incorporam glicose a partir do plasma por meio de transferência facilitada, e os níveis eritrocitários de glicose alcançam rapidamente um equilíbrio com as alterações nos níveis de glicemia. A glicose constitui o carboidrato preferido dos eritrócitos, porém a frutose e a manose são metabolizadas quase tão rapidamente. No interior do eritrócito, a glicose é convertida em glicose-6-fosfato ou em frutose pelo sorbitol. A glicose-6-fosfato segue uma das três vias: (1) a maior parte (cerca de 90%) entra na via de Embden-Meyerhof, onde é convertida em lactato, piruvato e ATP; (2) certa quantidade (cerca de 5 a 10%) entra no desvio da hexose-monofosfato para produzir intermediários reduzidos e ribulose 5-fosfato, e esta última entra finalmente na via de Embden-Meyerhof; e (3) uma fração minúscula (< 1%) é convertida em glicose-1-fosfato e, em seguida, em glicogênio.

### Via de Embden-Meyerhof

A via de Embden-Meyerhof da glicólise é a principal fonte de ATP, 2,3-DPG e nicotinamida-adenina-dinucleotídio (NAD), a forma reduzida (NADH) nos eritrócitos (ver Figura 152.4). A maior parte da energia gerada pelos eritrócitos é obtida por meio da via de Embden-Meyerhof, seguida por armazenamento na forma de fosfatos de alta energia, como o ATP, ou de baixa energia, na forma de glutationa ou piridina nucleotídios (NADH e fosfato de NAD, a forma reduzida [NADPH]). Essa via metaboliza cerca de 90% da glicose dos eritrócitos, em que o catabolismo de 1 mol de glicose produz 2 moles de ATP e 2 moles de lactato. Dois moles de ATP por mol de glicose metabolizada parecem insignificantes em comparação com o ciclo de Krebs do metabolismo intermediário, em que

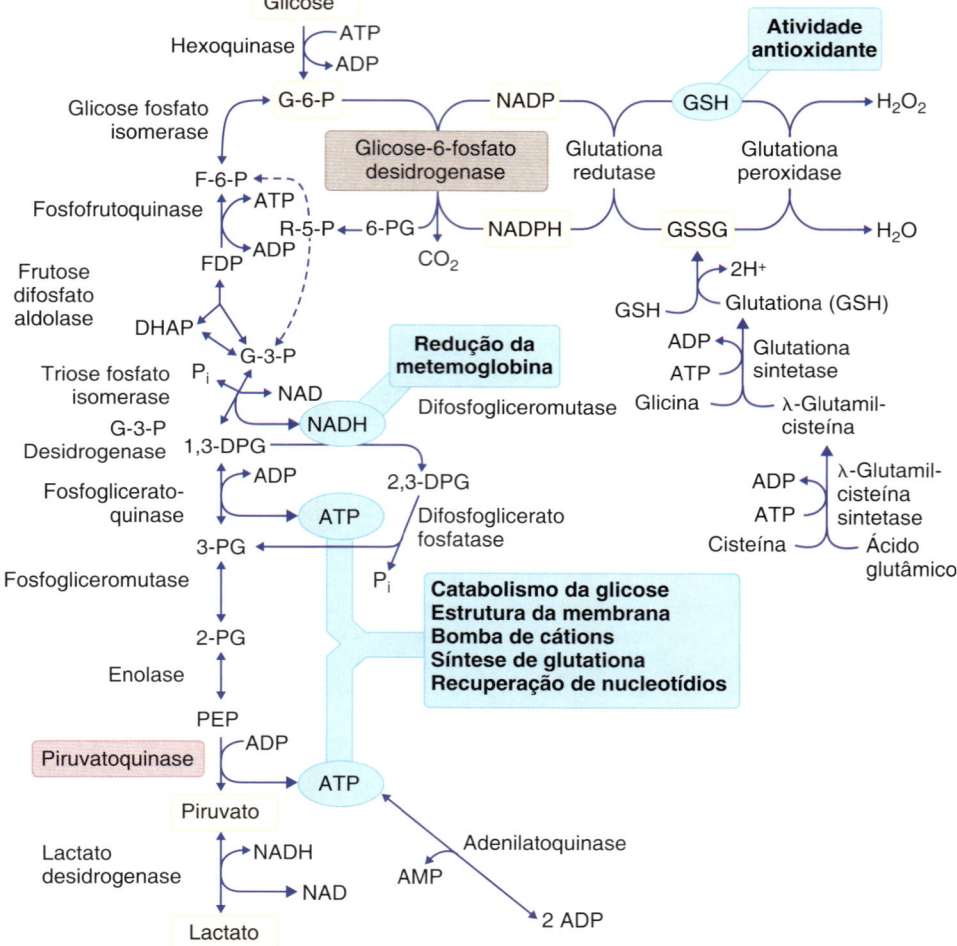

**FIGURA 152.4** Vias do metabolismo energético no eritrócito. A glicose-6-fosfato pode ser degradada de modo anaeróbico em lactato pela via de Embden-Meyerhof ou de modo oxidativo pelo desvio da hexose-monofosfato. A pentose fosfato (R-5-P) pode entrar novamente na glicólise anaeróbica como frutose-6-fosfato (F-6-P) e gliceraldeído-3-fosfato (G-3-P), após conversão por enzimas da via terminal das pentoses fosfato, ou como produto da degradação de adenosina ou inosina. O 2,3-difosfoglicerato (2,3-DPG) pode ser gerado em vez do trifosfato de adenosina (ATP) por desvio da triose via desvio de Rapoport-Luebering. A glutationa pode ser sintetizada diretamente a partir de aminoácidos constituintes; a sua ciclagem da forma oxidada (GSSG) para a forma reduzida (GSH) depende da redução da geração do cofator de piridina (NADPH). ADP = difosfato de adenosina; DHAP = di-hidroxiacetona fosfato; FDP = frutose-1,6-difosfato; NAD = nicotinamida adenina dinucleotídio; NADP = fosfato de nicotinamida adenina dinucleotídio; NADPH = fosfato de nicotinamida adenina dinucleotídio, forma reduzida; PEP = fosfato de poliestradiol.

# CAPÍTULO 152 Anemias Hemolíticas: Defeitos da Membrana e do Metabolismo dos Eritrócitos

1 mol de glicose metabolizada produz 38 moles de ATP. Entretanto, essa produção de ATP é adequada para a renovação de 150 a 200% do ATP total dos eritrócitos a cada hora.

A via de Embden-Meyerhof também é a principal fonte de NADH, um cofator necessário para NADH metemoglobina redutase, que mantém o ferro do heme no estado reduzido. Na ausência dessa reação, o ferro do heme seria oxidado à metemoglobina, que não é um transportador funcional de oxigênio.

Por fim, a derivação de Rapoport-Luebering da via de Embden-Meyerhof (ver Figura 152.4) produz 2,3-DPG, um composto encontrado em altas concentrações nos eritrócitos, porém em baixas concentrações nas outras células. Uma vez formado, em condições fisiológicas de pH e concentrações de solutos, o 2,3-DPG liga-se de maneira reversível a tetrâmeros de desoxi-hemoglobina com maior afinidade do que a oxi-hemoglobina. Ao ligar-se à desoxi-hemoglobina, ele suprarregula alostericamente a liberação do oxigênio remanescente ligado à Hb, aumentando a capacidade dos eritrócitos de liberar o oxigênio próximo aos tecidos que mais necessitam dele.

### Desvio da hexose-monofosfato (via das pentoses fosfato)

No desvio da hexose-monofosfato (ver Figura 152.4), a glicose-6-fosfato sofre oxidação, seguida por várias reações para produzir frutose-6-fosfato e gliceraldeído-3-fosfato, intermediários na via glicolítica. O desvio da hexose-monofosfato é a principal fonte de NADPH dos eritrócitos, com produção de 2 moles de NADPH para cada mol de glicose metabolizada. NADPH é necessário para a redução da glutationa oxidada e alguns grupos sulfidrila de proteínas.

Os eritrócitos maduros sintetizam muita glutationa reduzida. A glutationa protege os eritrócitos de oxidantes, incluindo peróxido de hidrogênio ($H_2O_2$), ânions superóxido ($O_2^-$) e radicais hidroxila (OH), que são produzidos como subprodutos da oxidação do heme pelo oxigênio. Os oxidantes também são produzidos por fagócitos ativados (p. ex., durante infecções) e pelos eritrócitos após exposição a determinados agentes. Quando há acúmulo de oxidantes, eles provocam dano às proteínas celulares e aos lipídios. A destoxificação de $H_2O_2$ é significativamente aumentada pela glutationa peroxidase. A glutationa é convertida em glutationa oxidada e a dissulfetos mistos com tióis proteicos. Os níveis de glutationa são restaurados pela glutationa redutase. Neste processo, ocorre oxidação do NADPH a fosfato de nicotinamida adenina dinucleotídio (NADP), que estimula o desvio da hexose-monofosfato para regenerar o NADPH. Após a ocorrência de estresse oxidativo, hipoxia ou acidose, os eritrócitos conseguem aumentar a quantidade de glicose metabolizada por meio do desvio da hexose-monofosfato em até 10 a 20 vezes para gerar quantidades aumentadas de glutationa reduzida. O estreito acoplamento do metabolismo da glutationa com o desvio da hexose-monofosfato protege o eritrócito maduro contra o estresse oxidativo.

## DISTÚRBIOS DO METABOLISMO DOS ERITRÓCITOS

Tradicionalmente, a *anemia hemolítica não esferocítica congênita* inclui distúrbios dos eritrócitos que não são causados por defeitos da membrana eritrocitária ou da hemoglobina, doença imunomediada ou outras doenças, como hemoglobinúria paroxística noturna. A anemia hemolítica não esferocítica congênita é um grupo heterogêneo de distúrbios associados a diversas anormalidades metabólicas dos eritrócitos, incluindo enzimopatias do metabolismo da glicose, da glutationa e dos nucleotídeos. À semelhança dos distúrbios de membrana, as enzimopatias caracterizam-se por uma heterogeneidade clínica, bioquímica e genética. Pode haver desenvolvimento de hemólise em consequência da deficiência ou disfunção das enzimas ou dos antioxidantes (p. ex., substrato anormal ou cofator de ligação), alteração das características de ativação ou inibição ou diminuição da estabilidade ou atividade específica.

Os esfregaços de sangue periférico na anemia hemolítica não esferocítica congênita, com exceção da deficiência de pirimidina 5'-nucleotidase, não são notáveis. A fragilidade osmótica de eritrócitos frescos é normal. A resposta à esplenectomia mostra-se variável. A herança é heterogênea. É importante obter uma história familiar completa, visto que ela pode ajudar no estabelecimento do diagnóstico. As manifestações do defeito metabólico são habitualmente restritas ao eritrócito; entretanto, em certas ocasiões, podem envolver células não eritroides.

O diagnóstico definitivo das anormalidades metabólicas do eritrócito depende de ensaios qualitativos ou quantitativos da atividade enzimática específica ou da identificação da mutação genética específica por meio de análise do DNA. Os resultados dos ensaios enzimáticos devem ser interpretados com cautela, visto que (1) representam apenas uma amostra dos eritrócitos sobreviventes no sangue periférico, e o meio metabólico dessas células não é necessariamente comparável ao das células já hemolisadas; (2) as condições dos ensaios enzimáticos *in vitro* podem não refletir de maneira acurada o ambiente *in vivo*; (3) as transfusões realizadas antes do ensaio podem obscurecer o defeito metabólico subjacente; e (4) a contaminação de leucócitos pode levar a resultados falsos. Por fim, a atividade enzimática média pode não refletir acuradamente a atividade em subpopulações de eritrócitos. Isso é particularmente válido quando ocorre reticulocitose, que pode produzir elevação artificial da atividade enzimática média, decorrente dos níveis enzimáticos mais elevados encontrados nos reticulócitos.

### Distúrbios da via de Embden-Meyerhof

Os defeitos da via de Embden-Meyerhof são herdados de forma autossômica recessiva, e, em geral, a hemólise só é observada em homozigotos ou heterozigotos compostos. Os heterozigotos, cujos eritrócitos contêm concentrações menores do que o normal de enzima mutante, são clinicamente normais. Uma exceção é a deficiência de fosfogliceratoquinase, um distúrbio ligado ao X, em que a hemólise é apenas encontrada em homens. Nesse grupo de distúrbios, a hemólise é crônica, não é, tipicamente, influenciada por fármacos ou outros agentes desencadeantes e é atribuída a níveis insuficientes de ATP eritrocitário. É comum haver esplenomegalia decorrente do sequestro de eritrócitos mutantes. O ambiente esplênico hostil contribui para a redução do tempo de vida dos eritrócitos. Quando são realizados ensaios enzimáticos específicos para estabelecimento do diagnóstico, a determinação dos intermediários glicolíticos pode ajudar no diagnóstico, visto que as concentrações de intermediários estão elevadas a montante de um defeito e diminuídas a jusante.

### DEFICIÊNCIA DE PIRUVATOQUINASE

A deficiência de piruvatoquinase representa cerca de 90% dos defeitos hereditários da via de Embden-Meyerhof e constitui a segunda enzimopatia eritrocitária hereditária mais comum associada à anemia, depois da deficiência de glicose-6-fosfato-desidrogenase (G6PD) (ver mais adiante). A deficiência de piruvatoquinase é encontrada em todo o mundo, porém é mais comum em indivíduos com ascendência da Europa Setentrional.

#### BIOPATOLOGIA

A piruvatoquinase catalisa a conversão do fosfoenolpiruvato (PEP) em piruvato, com geração de ATP. A piruvatoquinase deficiente ou defeituosa resulta em diminuição dos níveis eritrocitários de ATP, prejudicando muitos processos celulares, como sinalização e manutenção da água e teor de íons, resultando em insuficiência de energia e desidratação. Os catabólitos a montante acumulam-se no eritrócito, incluindo o 2,3-DPG, que desloca a curva de dissociação do oxigênio para a direita, aumentando a oxigenação tecidual e melhorando alguns dos efeitos fisiológicos da anemia. Os reticulócitos precoces deficientes de piruvatoquinase retêm a capacidade de utilizar a fosforilação oxidativa para a produção de ATP, desviando-se do defeito. Essa capacidade é perdida com o processo de amadurecimento dos reticulócitos e é acentuadamente reduzida no ambiente hipóxico do baço.

A deficiência de piruvatoquinase é herdada de forma autossômica recessiva. Os indivíduos afetados são homozigotos ou heterozigotos compostos para defeitos da piruvatoquinase. Os heterozigotos são clinicamente normais ou apresentam hemólise mínima.

#### MANIFESTAÇÕES CLÍNICAS

As manifestações clínicas na deficiência de piruvatoquinase são heterogêneas e variam desde um distúrbio assintomático até anemia hemolítica dependente de transfusão.[11] Os pacientes mais gravemente afetados apresentam o distúrbio no primeiro ano de vida ou na primeira infância, com anemia, icterícia e esplenomegalia. Em certas ocasiões, os pacientes são detectados mais tarde, quando ocorrem complicações relacionadas com a anemia e a hemólise crônica, como colelitíase ou crise aplásica, ou quando o diagnóstico é estabelecido durante a investigação de outra condição.

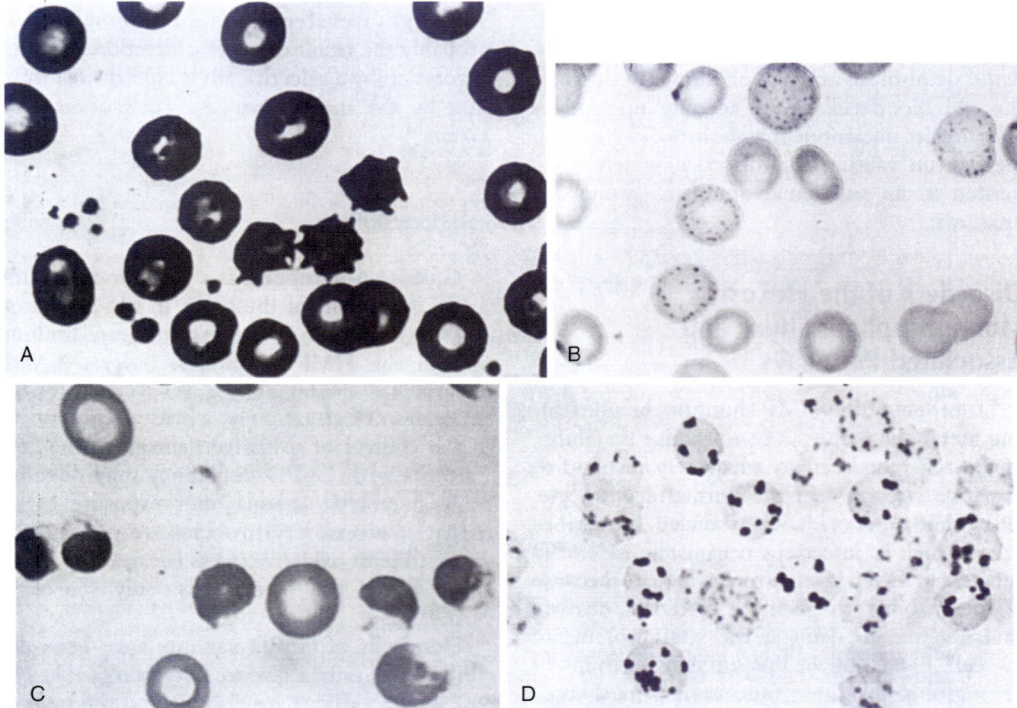

**FIGURA 152.5** Esfregaços de sangue periférico em enzimopatias eritrocitárias. **A.** Deficiência de piruvatoquinase. **B.** Deficiência de pirimidina 5′-nucleotidase. (De Paglia DE. Disorders of erythrocyte glycolysis and nucleotide metabolism. In: Handin RI, Lux SE, Stossel TP, eds. *Blood: Principles and Practice of Hematology.* Philadelphia: JB Lippincott; 1995:1877-1896.) **C.** Deficiência de glicose-6-fosfato-desidrogenase (G6PD). **D.** Corpúsculos de Heinz na deficiência de G6PD.

## DIAGNÓSTICO

O esfregaço de sangue periférico demonstra eritrócitos normocíticos normocrômicos, algumas vezes com espículas (Figura 152.5A). Além disso, poiquilócitos e acantócitos podem ser observados. Reticulocitose é comum. A fragilidade osmótica de eritrócitos frescos é habitualmente normal. Pacientes ocasionais exibem uma população de células osmoticamente frágeis após incubação.

A fluorescência do NADH é um teste de rastreamento comumente utilizado para a deficiência de piruvatoquinase. PEP e NADH são misturados com o sangue do paciente, que é incubado e aplicado em papel de filtro; em seguida, mede-se a fluorescência. O ensaio enzimático direto, que utiliza PEP como substrato para piruvatoquinase, realizado em hemolisado livre de leucócitos, constitui o padrão de referência para o diagnóstico de deficiência de piruvatoquinase. Esse teste detecta todos os casos, com exceção de raros pacientes que apresentam variantes enzimáticas termolábeis disfuncionais, sem deficiência enzimática. Os leucócitos precisam ser cuidadosamente retirados das amostras, visto que contêm mais de 300 vezes a atividade de piruvatoquinase dos eritrócitos. Hoje em dia, dispõe-se amplamente do diagnóstico genético para a deficiência de piruvatoquinase. O diagnóstico molecular é particularmente útil em pacientes após transfusão, quando há necessidade de diagnóstico pré-natal e quando o transporte e a preparação da amostra impedem um ensaio enzimático direto. Para estabelecer de maneira mais acurada o diagnóstico com base em técnicas moleculares, a não ser que o paciente seja homozigoto para mutação deletéria, é necessário o estudo do DNA parental para determinar se as variantes detectadas estão na forma *cis* ou *trans* para um diagnóstico preciso.

### TRATAMENTO

A maioria dos pacientes necessita apenas de tratamento expectante, com raras transfusões, como aquelas necessárias durante um episódio aplásico.[12] Nos casos graves, os pacientes podem depender de transfusões. Nessas circunstâncias, a esplenectomia normalmente diminui a hemólise e melhora a anemia. Após esplenectomia, alguns pacientes desenvolvem reticulocitose acentuada, de até 50 a 70%. Essa reticulocitose paradoxal é atribuída a um aumento da sobrevida dos reticulócitos após a retirada do ambiente esplênico hostil.

## OUTROS DISTÚRBIOS DA VIA DE EMBDEN-MEYERHOF

Já foram descritas outras anormalidades da via de Embden-Meyerhof. A deficiência de hexoquinase é muito rara, com grande variabilidade fenotípica nos casos relatados. Os pacientes gravemente afetados apresentam anemia desde o primeiro ano de vida e podem necessitar de transfusões de sangue. A deficiência de glicose fosfato isomerase (GPI) é a terceira enzimopatia hemolítica mais comum. Em geral, a deficiência de GPI manifesta-se na lactância ou no início da infância, com anemia hemolítica moderada a grave. Raros casos de deficiência de GPI também são complicados por sintomatologia neurológica. A deficiência de fosfofrutoquinase pode envolver os eritrócitos e/ou os músculos ou ambos. A apresentação é habitualmente observada na adolescência, com miopatia de esforço. Anemia hemolítica já foi descrita em casos isolados de deficiência de 2,3-bifosfoglicerato mutase e deficiência de fosfogliceratoquinase.

### Distúrbios do metabolismo de nucleotídios

Os eritrócitos maduros não têm capacidade de sintetizar nucleotídios de purina e pirimidina *de novo*. Entretanto, conseguem formar alguns nucleotídios por meio de vias de resgate.

### DEFICIÊNCIA DE PIRIMIDINA 5′-NUCLEOTIDASE

A pirimidina 5′-nucleotidase degrada os nucleotídios pirimidínicos de RNA a citidina e uridina, que podem sofrer difusão para fora da célula. Na deficiência de pirimidina 5′-nucleotidase, ocorre acúmulo de RNA parcialmente degradado e não difusível, resultando em acentuado pontilhado basofílico, que é característico de eritrócitos com deficiência de pirimidina 5′-nucleotidase (ver Figura 152.5B). Esses nucleotídios de pirimidina acumulados inibem o transporte da glutationa oxidada para fora dos eritrócitos, resultando em níveis elevados de glutationa nos eritrócitos. Do ponto de vista clínico, o paciente apresenta anemia hemolítica leve a moderada e esplenomegalia. A causa da hemólise continua desconhecida. Tipicamente, a esplenectomia não melhora a hemólise nem a anemia.

### Distúrbios do desvio da hexose-monofosfato (via da pentose fosfato) e vias associadas

Os distúrbios do desvio da hexose-monofosfato ou das vias metabólicas da glutationa (ver Figura 152.4) comprometem a capacidade dos eritrócitos de responder adequadamente ao estresse oxidativo. Nos eritrócitos normais, a glutationa destoxifica os oxidantes produzidos por diversos agentes e infecções. Nos eritrócitos com deficiência de G6PD, em virtude da capacidade de gerar NADPH, os níveis de glutationa são inadequados, deixando a célula suscetível ao estresse oxidativo. A oxidação de grupos sulfidrila da Hb leva à produção de metemoglobina e de precipitados de Hb intracelulares, denominados *corpúsculos de Heinz*. Os corpúsculos de Heinz (ver Figura 152.5D), que habitualmente são visualizados em esfregaços de sangue periférico com corantes supravitais, como violeta de metila, fixam-se à membrana eritrocitária e a danificam. Induzem o agrupamento de imunoglobulinas e da proteína da banda 3, marcando o eritrócito para opsonização pelos fagócitos e remoção final da circulação. Os corpúsculos de Heinz são "retirados" das células circulantes pelo baço e são geralmente observados em esfregaços de pacientes após esplenectomia. As "células mordidas", que são eritrócitos com invaginações localizadas, possivelmente no local de lesão ou remoção de corpúsculos de Heinz, são observadas durante episódios de hemólise aguda (ver Capítulo 148). Além do dano causado pela formação de corpúsculos de Heinz, os eritrócitos com deficiência de glutationa sofrem peroxidação dos fosfolipídios da membrana e ligação cruzada oxidativa da espectrina, diminuindo a deformabilidade da membrana e promovendo ainda mais o sequestro esplênico.

### DEFICIÊNCIA DE GLICOSE-6-FOSFATO-DESIDROGENASE

A deficiência de G6PD constitui o distúrbio hereditário mais comum do metabolismo dos eritrócitos, afetando mais de 400 milhões de pessoas em todo o mundo.[13] Acredita-se que a alta prevalência da deficiência de G6PD seja atribuível à seleção genética, visto que os eritrócitos com deficiência de G6PD apresentam uma vantagem seletiva contra a invasão pelo parasita da malária, *Plasmodium falciparum*.[14]

#### EPIDEMIOLOGIA E BIOPATOLOGIA

A G6PD é a etapa inicial e limitadora de velocidade do desvio da hexose-monofosfato (ver Figura 152.4), que converte NADP em NADPH. NADPH é necessário para a geração de glutationa, um constituinte de importância crítica na prevenção do dano oxidativo à célula. Os pacientes com deficiência de G6PD podem desenvolver anemia hemolítica aguda após exposição ao estresse oxidativo. Embora a G6PD seja uma enzima ubíqua, as células eritroides são particularmente suscetíveis ao estresse oxidativo, visto que a derivação da hexose monofosfato constitui a sua única fonte de NADPH.

Já foram descritas centenas de variantes de G6PD, porém apenas algumas são comuns. As variantes são classificadas com base nas características bioquímicas, na mobilidade eletroforética, na capacidade de utilizar análogo de substrato, Km para o NADP e a G6PD, no perfil de atividade do pH e na estabilidade térmica. A enzima normal, $Gd^B$, está presente em 99% dos norte-americanos brancos e em 70% dos afro-americanos. Uma variante normal, $Gd^{A+}$, que é encontrada em 20% dos afro-americanos, apresenta mobilidade eletroforética mais rápida do que a $Gd^B$. A $Gd^{A-}$, a variante mais comum associada à hemólise, é encontrada em cerca de 10% dos afro-americanos e em muitos indivíduos africanos. A $Gd^{A-}$ apresenta capacidade catalítica diminuída, em comparação com $Gd^{A+}$. A $Gd^{Med}$, a segunda variante mais comum associada à hemólise, é comum na região do Mediterrâneo, na Índia e no Sudeste Asiático, com prevalência de até 5 a 50%. A $Gd^{Med}$ apresenta acentuada redução da atividade catalítica. A $Gd^{Canton}$, uma variante comum em populações asiáticas, produz uma síndrome clínica semelhante à da $Gd^{A-}$.

A atividade da $Gd^B$ diminui com o envelhecimento das células normais, com meia-vida de aproximadamente 60 dias. Apesar dos níveis muito baixos de G6PD ou da ausência de G6PD ativa, os eritrócitos mais velhos mantêm a capacidade de produzir NADPH e mantêm a resposta da glutationa ao estresse oxidativo. A variante $Gd^{A-}$ apresenta meia-vida de apenas 13 dias, de modo que as células jovens têm uma quantidade normal de atividade enzimática, enquanto os eritrócitos mais velhos exibem acentuada deficiência. Em virtude dessa heterogeneidade nos níveis de G6PD, os indivíduos com variante de $Gd^{A-}$ apresentam apenas hemólise limitada após exposição oxidativa.

Foram descritas mais de 100 mutações no gene *G6PD*, localizado em Xq28.[15] As mutações são, em sua maioria, substituições de aminoácidos que influenciam a cinética enzimática, a estabilidade ou ambas, com descrição de algumas deleções raras e mutações de *splicing*. Por ser ligada ao X, a deficiência de G6PD afeta principalmente indivíduos do sexo masculino. Os homens apresentam apenas um alelo de G6PD e só expressam um tipo de G6PD. As mulheres podem expressar um ou dois tipos de G6PD. A hipótese de Lyon especifica que apenas um cromossomo X está ativo em qualquer célula; por conseguinte, qualquer célula em uma mulher heterozigota é normal ou deficiente. Em mulheres heterozigotas para a deficiência de G6PD, a atividade média de G6PD pode estar normal ou leve, moderada ou intensamente reduzida, dependendo do grau de lionização. Os eritrócitos com deficiência de G6PD em mulheres heterozigotas são suscetíveis ao mesmo estresse oxidativo que as células deficientes em G6PD nos homens; entretanto, normalmente, o grau total de hemólise é menor, visto que existe uma população menor de células vulneráveis.

#### MANIFESTAÇÕES CLÍNICAS

A deficiência de G6PD é dividida em cinco classes, com base na gravidade clínica e no grau de deficiência enzimática. A classe I caracteriza-se por anemia hemolítica não esferocítica congênita, sem causa precipitante e deficiência grave de G6PD. A classe II caracteriza-se por hemólise intermitente e deficiência grave de G6PD. A classe III caracteriza-se por hemólise após estresse oxidativo e deficiência leve de G6PD. As classes II e III em conjunto representam mais de 90% das variantes de G6PD. As classes IV e V são clinicamente assintomáticas. As síndromes de deficiência de G6PD mais significativas do ponto de vista clínico são a anemia hemolítica aguda, a icterícia neonatal e, raramente, a anemia hemolítica não esferocítica congênita.

A anemia hemolítica aguda constitui a apresentação clínica mais drástica da deficiência de G6PD, com hemólise intravascular aguda após exposição a um estresse oxidativo. Os estresses oxidativos incluem a ingestão de determinados fármacos, como primaquina ou compostos contendo sulfa, exposição ao naftaleno (naftalina), ingestão de feijão-fava ou infecção, sendo esta última a causa mais comum de hemólise. A Tabela 152.2 fornece uma lista dos fármacos que devem ser evitados em pacientes com deficiência de G6PD. Os sintomas de apresentação incluem irritabilidade, febre, náuseas, dor abdominal e diarreia nas primeiras 48 horas após exposição oxidativa. Em consequência, ocorrem hemoglobinúria, icterícia e anemia. O baço e o fígado podem estar aumentados e hipersensíveis. Os casos com anemia grave podem precipitar insuficiência cardíaca congestiva. Os achados laboratoriais consistem em anemia normocítica normocrômica com anisocitose e reticulocitose. Podem-se observar poiquilócitos e células mordidas. Os corpúsculos de Heinz, que constituem um achado clássico na deficiência de G6PD, podem ser observados, porém são um achado inconsistente, visto que essas células danificadas sofrem rápida depuração da circulação no baço. Outros achados laboratoriais podem incluir hemoglobinúria e Hb livre no sangue.

Outra síndrome clinicamente significativa de deficiência de G6PD é a icterícia neonatal. Icterícia raramente ocorre ao nascimento, com incidência máxima entre 2 e 3 dias de vida. A gravidade da hiperbilirrubinemia é variável. Pode ser grave, resultando em *kernicterus* (icterícia nuclear) ou até mesmo morte. Entretanto, na maioria dos casos, fototerapia é a conduta adequada para a hiperbilirrubinemia. Na icterícia neonatal, é importante assinalar que a anemia é raramente grave. A etiologia da icterícia neonatal ainda é motivo de controvérsia. A icterícia neonatal está aumentada em lactentes com deficiência de G6PD que também apresentam polimorfismo do gene da uridina difosfoglicuronil transferase (*UDPGT1*) associado à síndrome de Gilbert.

A anemia hemolítica não esferocítica crônica está associada a variantes raras de deficiência de G6PD, habitualmente enzimas mutantes que são incapazes de manter a produção basal de NADPH. A apresentação pode ser observada no período neonatal, quando a icterícia neonatal é acompanhada de anemia nos homens. O grau de anemia crônica na anemia hemolítica não esferocítica congênita causada pela deficiência de G6PD tem sido variável. Alguns pacientes apresentam hemólise compensada, enquanto outros necessitam de transfusões intermitentes. Ocorre dependência de transfusão nos casos mais graves.

#### DIAGNÓSTICO

A reação da G6PD (glicose-6-fosfato + $NADP^+$ → 6-fosfogliconolactona + NADPH + $H^+$) reduz o $NADP^+$ a NADPH. A formação de NADPH e de NADH pode ser observada diretamente, em decorrência da fluorescência no espectro visível quando iluminados com comprimento de onda de luz ultravioleta. Com base nessa observação, foram desenvolvidos vários

| Tabela 152.2 | Agentes a serem evitados por pacientes com deficiência de glicose-6-fosfato-desidrogenase.* |
|---|---|

**ANTIMALÁRICOS**
**Primaquina** (pessoas com a variante africana A⁻ podem tomá-la em dose reduzida, sob vigilância)
**Pamaquina**
Cloroquina (pode ser utilizada sob vigilância quando necessária para profilaxia ou tratamento de malária)

**SULFONAMIDAS E SULFONAS**
**Sulfanilamida**
**Sulfapiridina**
**Sulfadimidina**
**Sulfacetamida**
Sulfisoxazol acetil
**Salicilazossulfapiridina**
**Dapsona**
**Sulfoxona**
**Glicossulfona sódica**
**Sulfametoxazol-trimetoprima**

**OUTROS COMPOSTOS ANTIBACTERIANOS**
**Nitrofuranos** – nitrofurantoína, furazolidona, nitrofurazona
[Ácido nalidíxico]
Cloranfenicol
Ácido p-aminossalicílico

**ANALGÉSICOS**
Ácido acetilsalicílico: podem ser usadas doses moderadas
Acetofenetidina
Alternativa segura: paracetamol

**ANTI-HELMÍNTICOS**
β-Naftol
Estibofeno
Niridazol

**OUTROS**
Análogos da vitamina K (pode-se administrar 1 mg de menaftona a lactentes)
**Naftaleno** (naftalina)
**Probenecida**
**Dimercaprol** (BAL)
**Azul de metileno**
Arsina†
Fenil-hidrazina†
Acetilfenil-hidrazina†
Azul de toluidina
Mepacrina

*Os fármacos em negrito devem ser evitados por pessoas com todas as formas de deficiência de glicose-6-fosfato-desidrogenase (G6PD). Os fármacos em impressão normal devem ser evitados, além disso, por pessoas com deficiência de G6PD de origem do Mediterrâneo, Oriente Médio e da Ásia. O item de impressão normal e dentro de colchetes aplica-se apenas a indivíduos com a variante A⁻ africana.
†Esses fármacos ou substâncias químicas podem causar hemólise em indivíduos normais, se forem administrados em grandes doses. Muitos outros fármacos podem produzir hemólise em determinados indivíduos.

testes de rastreamento simples que utilizam a luz ultravioleta de onda longa de baixo custo, e o teste rápido apresenta sensibilidade muito alta. Entretanto, esses testes são semiquantitativos, classificando a amostra como normal ou deficiente. Não são confiáveis depois de um episódio hemolítico agudo e tipicamente não detectam mulheres heterozigotas. Os resultados positivos dos testes de rastreamento devem ser confirmados por ensaio espectrofotométrico ou por estudos de DNA, em razão do risco de resultados falso-positivos.

O ensaio definitivo da enzima depende da medição espectrofotométrica direta da produção de NADPH. Embora seja mais sensível do que os testes de rastreamento, exige ainda 20 a 30% dos eritrócitos com deficiência de G6PD para a obtenção de um resultado anormal. A sensibilidade pode ser aumentada por comparação do nível de deficiência de G6PD com os níveis de outras enzimas eritrocitárias dependentes da idade, particularmente quando a testagem é realizada pouco antes ou depois de um episódio hemolítico agudo. O teste de ascorbato-cianeto mede a capacidade dos eritrócitos de evitar oxidação da Hb pelo ascorbato. Utilizando eritrócitos intactos, é possível detectar até 10 a 15% de eritrócitos deficientes, o que torna esse teste útil para a detecção de mulheres heterozigotas e homens depois de um episódio hemolítico. Esse teste também detecta outras alterações do desvio (shunt) da hexose-monofosfato ou do metabolismo da glutationa. Testagem genética pode ser realizada nos casos difíceis ou quando se deseja estabelecer um diagnóstico molecular.

### TRATAMENTO

O melhor tratamento para o indivíduo com anemia hemolítica aguda consiste na prescrição cuidadosa de medicamentos, além de evitar os agentes desencadeantes (ver Tabela 152.2).[16] Fora dos episódios hemolíticos agudos, esses pacientes não necessitam de tratamento especial. Os episódios de anemia hemolítica aguda são tratados com atenção particular para as complicações hematológicas, cardiopulmonares e renais da hemólise. O tratamento da icterícia neonatal não difere daquele recomendado para outras causas de hiperbilirrubinemia neonatal. Na anemia hemolítica não esferocítica congênita, a conduta é expectante. Deve-se evitar exposição a estresses oxidativos. Pode haver necessidade de transfusões de sangue durante episódios hemolíticos agudos. Nos casos graves de anemia hemolítica não esferocítica congênita, a esplenectomia pode melhorar a anemia.

### Distúrbios do metabolismo da glutationa

Os defeitos do metabolismo da glutationa podem estar associados à hemólise. Os eritrócitos de pacientes sem glutationa sintetase ou de gama-glutamilcisteína sintetase, enzimas envolvidas na síntese de glutationa, apresentam níveis muito baixos de glutationa. Do ponto de vista clínico, esses distúrbios assemelham-se à deficiência de G6PD. Ocorre anemia hemolítica crônica leve a moderada, com aumento da suscetibilidade ao estresse oxidativo.

### REFERÊNCIAS BIBLIOGRÁFICAS

*As referências bibliográficas, bem como os outros materiais suplementares deste livro, encontram-se no GEN-IO, nosso ambiente virtual de aprendizagem.*

# 153

## TALASSEMIAS
MARIA DOMENICA CAPPELLINI

### DEFINIÇÃO

As talassemias ou, de maneira mais abrangente, as síndromes talassêmicas constituem um grupo heterogêneo de anemias hemolíticas herdadas, caracterizadas pela produção deficiente ou ausente de uma das cadeias de globina da hemoglobina. Isso leva a síntese desequilibrada de cadeias de globina, que é a característica essencial de todas as síndromes talassêmicas.

### EPIDEMIOLOGIA

Em conjunto, as talassemias são os distúrbios monogênicos mais comuns no mundo inteiro, com número estimado de portadores de mais de 270 milhões; mais de 300.000 crianças nascem a cada ano com uma das síndromes talassêmicas ou com uma das variantes estruturais de hemoglobina. A frequência extremamente alta dos distúrbios da hemoglobina, em comparação com outras doenças monogênicas, reflete a seleção natural mediada pela resistência relativa dos portadores à malária por *Plasmodium falciparum*. Outros fatores que podem estar envolvidos incluem a prática difundida de casamentos consanguíneos, idade materna elevada nos países mais pobres e efeitos de mudança gênica e de fundador. Por esses motivos, as talassemias são mais frequentes no sudeste e sul da Ásia, no Oriente Médio, nos países do Mediterrâneo e no norte e no centro da África. Entretanto, em consequência das recentes migrações em massa de populações do Oriente Médio, da África e do Sudeste Asiático, as talassemias são agora encontradas no mundo inteiro.

## BIOPATOLOGIA

Os eritrócitos (hemácias) adultos normais contêm 97% de hemoglobina adulta (HbA: $\alpha_2\beta_2$), com aproximadamente 2,5% do componente menor HbA$_2$ ($\alpha_2\delta_2$) e uma pequena quantidade de hemoglobina fetal (HbF: $\alpha_2\gamma_2$). Como o tetrâmero $\alpha_2\beta_2$ estável é o principal componente da hemoglobina após o nascimento, existem duas formas principais de talassemia: as alfatalassemias e as betatalassemias. Como a síntese da cadeia $\beta$ só se torna totalmente ativa depois do nascimento, conclui-se que as betatalassemias não são expressas como doença na vida intrauterina; manifestam-se à medida que ocorre declínio da síntese de cadeia $\gamma$ durante o primeiro ano de vida. Por outro lado, como as cadeias $\alpha$ são compartilhadas pela hemoglobina tanto fetal quanto adulta, as alfatalassemias manifestam-se tanto na vida fetal quanto na vida adulta.

Com o avanço do conhecimento sobre a sua base genética e mecanismos fisiopatológicos, as síndromes talassêmicas podem se agora classificadas em níveis genético e clínico (Tabela 153.1).[1,2]

## Genética

São encontrados seis tipos diferentes de cadeias de globina ($\alpha$, $\beta$, $\gamma$, $\delta$, $\varepsilon$, $\zeta$) na hemoglobina humana normal em diferentes estágios do desenvolvimento. No embrião em fase muito inicial de desenvolvimento, a síntese de hemoglobina limita-se ao saco vitelino e à produção das hemoglobinas Gower 1 ($\zeta_2\varepsilon_2$), Gower 2 ($\alpha_2\varepsilon_2$) e Portland ($\zeta_2\gamma_2$). Subsequentemente, com cerca de 8 semanas de gestação, o fígado fetal assume o controle e passa a sintetizar predominantemente a HbF ($\alpha_2\gamma_2$) e uma pequena quantidade (< 10%) de HbA. Entre aproximadamente a 18$^a$ semana de gestação e o nascimento, o fígado é progressivamente substituído pela medula óssea como o principal local de produção dos eritrócitos; isso é acompanhado, nos estágios mais avançados da gestação, por mudança recíproca na produção de HbF e HbA, que continua até que, no final do primeiro ano, a produção de HbF cai para menos de 2%. Os genes da globina são codificados por agrupamentos separados de genes. O agrupamento $\alpha$ ($\zeta,\alpha_2,\alpha_1$) situa-se no telômero do cromossomo 16, enquanto o agrupamento $\beta$ ($\varepsilon$,$^G\gamma$ e $^A\gamma$,$\delta$,$\beta$) situa-se no cromossomo 11p15.5. Em ambos os agrupamentos, os genes estão alinhados de 5′ para 3′ na ordem de sua expressão durante o desenvolvimento. Ambos os conjuntos de genes estão sob a regulação de elementos semelhantes a intensificadores (local hipersensível [SH]–40 para o agrupamento $\alpha$ e região de controle de *locus* para o agrupamento $\beta$) que estão situados a alguma distância na extremidade 5′ do agrupamento. A deleção desses elementos intensificadores resulta em inativação de qualquer gene de globina relacionado. Existem dois genes/alelos $\alpha$ ($\alpha_2$ e $\alpha_1$) que diferem por alguns nucleotídios no íntron 2 e região 3′ não traduzida, mas que produzem produtos proteicos idênticos. A produção do gene $\alpha_2$ excede a do gene $\alpha_1$ em duas a três vezes.

Todas as talassemias têm padrão de herança semelhante; na maioria dos casos, os defeitos gênicos são transmitidos de modo autossômico mendeliano. Assim, as variedades sintomáticas graves resultam habitualmente da interação de mais de um determinante genético. A herança da alfatalassemia é mais complicada, visto que envolve os produtos dos pares ligados dos genes $\alpha$ ($\alpha\alpha$) (ver Manifestações Clínicas).

## Base molecular das talassemias

As alfa e betatalassemias são divididas em distúrbios nos quais não há produção de cadeias a partir dos cromossomos afetados ($\alpha^0$ e $\beta^0$) e em distúrbios nos quais a produção das cadeias está reduzida ($\alpha^+$ e $\beta^+$). Nas alfatalassemias, os defeitos moleculares mais comuns consistem em deleções de um ou ambos os genes $\alpha$, que são designados como $-\alpha$ e $--$, respectivamente. Acredita-se que o único gene $\alpha$ tenha surgido por cruzamento entre dois genes $\alpha$ desalinhados no cromossomo homólogo, podendo dar origem a cromossomos com um único gene ($-\alpha$) ou genes triplicados ($\alpha\alpha\alpha$) de globina $\alpha$. Até o momento, foram relatadas mais de 20 deleções diferentes que envolvem ambos os genes $\alpha$, resultando de recombinação ilegítima ou não homóloga. Os comprimentos de deleção variam de 5,2 a mais de 40 kb, e os mais comuns são os do Sudeste Asiático, do Mediterrâneo e das Filipinas, designados como $--^{SEA}$, $--^{MED}$ e $--^{FIL}$, respectivamente. Os tipos de alfatalassemia sem deleção ($\alpha^\alpha$) são muito menos comuns do que as formas de deleção; na maioria dos casos, resultam de mutações de oligonucleotídio único em regiões da sequência do gene $\alpha$, que são fundamentais para a expressão normal. Como a expressão do gene $\alpha_2$ é duas a três vezes maior que a do gene $\alpha_1$, não é surpreendente que a maioria dos mutantes sem deleção afete predominantemente a expressão do gene $\alpha_2$. As mutações podem afetar o códon de iniciação ou sinais de *splicing*, causar mudanças de fases de leitura ou introduzir códons de terminação prematura. Pelo menos cinco variantes de nucleotídio único afetam o códon de terminação natural (TAA) do gene da $\alpha_2$-globina. Entre elas, a hemoglobina Constant Spring ($\alpha^{CS}\alpha$) é a mais comum e extensamente estudada. Por fim, existem diversas variantes de globina $\alpha$, que são instáveis e que sofrem rápida degradação pós-síntese. Nessas situações, as cadeias $\beta$ permanecem em excesso no interior do eritrócito, e os pacientes portadores dessas variantes de cadeia $\alpha$ apresentam, por definição, alfatalassemia. Até o momento, foi constatado que 17 variantes $\alpha$ instáveis produzem o fenótipo de alfatalassemia em maior ou menor grau.

À semelhança das alfatalassemias, as betatalassemias são classificadas como $\beta^0$ (em que não há produção de globina $\beta$) e $\beta^+$ (em que algumas globinas $\beta$ são produzidas, porém em menor quantidade do que o normal). Em alguns casos, os defeitos na produção de cadeia $\beta$ são tão leves que são designados como $\beta^{++}$. Até o momento, foram relatadas mais de 300 mutações talassêmicas diferentes do gene da globina $\beta$; a maioria consiste em mutações pontuais no gene ou na sua sequência flanqueadora imediata. Foram descritas algumas mutações de betatalassemia, que segregam independentemente do agrupamento de genes de globina $\beta$, envolvendo, presumivelmente, fatores reguladores de ação *trans*. A distribuição dos alelos é altamente variável de uma população para outra; entretanto, dentro de cada população, apenas alguns alelos são comuns. As formas de betatalassemia sem deleção são responsáveis pela maioria dos alelos de betatalassemia. Uma lista atualizada dessas mutações pode ser acessada no *site* Globin Gene Server (http://globin.cse.psu.edu). Incluem mutações de transcrição, mutações de processamento do RNA e mutações que afetam a tradução.

As deleções simples do gene da globina $\beta$ são raras, e o seu tamanho varia de 290 pares de bases até mais de 60 kb. A deleção do par de bases 619 na extremidade 3′ do gene $\beta$ é relativamente comum entre populações Sind e Punjabi na Índia e no Paquistão. As deleções restantes estão restritas a determinadas famílias, são necessariamente $\beta^0$-talassemias, e é interessante assinalar que estão associadas a níveis anormalmente elevados de HbA$_2$ em heterozigotos. As grandes deleções que afetam todo o agrupamento do gene da globina $\beta$ ($\varepsilon\gamma\gamma\delta\beta$)$^0$ são raras e restritas a determinadas famílias. Por fim, algumas variantes de cadeia $\beta$ altamente instáveis podem se manifestar como forma dominante da betatalassemia.

As delta-betatalassemias e a persistência hereditária da hemoglobina fetal (PHHF) resultam de deleções que afetam várias partes do *locus* de globina $\beta$. Essas deleções são parcialmente compensadas por um aumento da expressão dos genes $\gamma$, o que eleva o nível de HbF. O comprimento da deleção é responsável por diferentes formas de delta-betatalassemia,

### Tabela 153.1 — Classificações genética e clínica das talassemias.

| | GENÉTICA | CLÍNICA |
|---|---|---|
| Alfatalassemias | $\alpha^0$ | $\alpha$-Menor |
| | $\alpha^+$ | Doença da HbH |
| | Deleção ($-\alpha$) | Hidropisia fetal |
| | Não deleção ($\alpha^T$) | |
| Betatalassemias | $\beta^0$ | $\beta$-Menor |
| | $\beta^+$ | Talassemia intermédia |
| | Variante com HbA$_2$ alta | Talassemia maior |
| | HbA$_2$ normal | |
| | Silenciosa | |
| | Dominante | |
| | Não ligada ao agrupamento do gene $\beta$ | |
| Delta-betatalassemia | $(\delta\beta)^0$ | $\delta\beta$-Menor |
| | $(\delta\beta)^+$ | Talassemia intermédia |
| | $(^A\gamma\delta\beta)^0$ | |
| PHHF | Deleção | Aumento silencioso de HbF |
| | Não deleção | |
| | Não ligada ao agrupamento do gene $\beta$ | |

HbA = hemoglobina adulta; HbF = hemoglobina fetal; HbH = hemoglobina H; PHHF = persistência hereditária da hemoglobina fetal.

incluindo tanto o gene $^G\gamma$ quanto o gene $^A\gamma$ ou apenas o gene $^A\gamma$ e varia de 9 a 100 kb. A hemoglobina Lepore é um híbrido das cadeias δ e β, que resulta de um *crossing-over* entre dois genes desalinhados; essa hemoglobina é sintetizada de modo ineficiente e dá origem a uma forma de delta-betatalassemia. As deleções dos genes δ e β também constituem a base molecular para muitas formas de PHHF que, entretanto, apresentam habitualmente níveis mais elevados de produção compensatória de HbF do que as delta-betatalassemias. Outras PHHF são causadas por mutações pontuais na região promotora a montante (*upstream*) do local de iniciação da transcrição nos genes $^G\gamma$ ou $^A\gamma$, que alteram a ligação de um ou mais fatores de transcrição; são conhecidas como PHHF sem deleção. Os estudos genéticos realizados identificaram três *loci* de traço quantitativo maior, que representam 20 a 50% da variação comum dos níveis de HbF em pacientes com betatalassemia e com doença falciforme, bem como em adultos saudáveis.

### MANIFESTAÇÕES CLÍNICAS

As manifestações clínicas (expressão fenotípica) das síndromes talassêmicas são extremamente variáveis e dependem do grau de desequilíbrio na cadeia da globina.

### Alfatalassemias

Conforme assinalado anteriormente, existem duas classes principais de alfatalassemia: $\alpha^0$, em que ambos os genes α estão inativados (– –/), e $\alpha^+$, em que apenas um dos pares está defeituoso, em virtude de uma deleção ou mutação do gene α (–α ou $\alpha\alpha^T$). Existe uma boa correlação entre o espectro clínico das alfatalassemias e o número de genes α afetados, isto é, desde o normal até a perda de todos os quatro genes. A herança de um alelo normal (αα) com um dos alelos $\alpha^+$ ou $\alpha^0$ resulta, com mais frequência, em alfatalassemia menor (*minor*) (– –/αα; –α/αα; $\alpha^T$/αα; $\alpha^T\alpha$/–α; –α/–α). Em geral, os portadores desses genótipos apresentam níveis mais baixos de hemoglobina total, volume corpuscular médio e hemoglobina corpuscular média, porém com contagem de eritrócitos maior do que o normal. As maiores diferenças são observadas na hemoglobina corpuscular média, que habitualmente é inferior a 26 pg. O esfregaço de sangue periférico é variável e revela diversos graus de hipocromia, com alguns eritrócitos em alvo e poiquilócitos ocasionais (ver Capítulo 148). Nos portadores de $\alpha^0$-talassemia (– –/αα), é possível observar algumas inclusões de HbH nos eritrócitos ($\beta_4$). Os portadores de formas sem deleção ($\alpha\alpha^T$/αα) apresentam alterações hematológicas ligeiramente mais acentuadas do que aqueles com formas de deleção. A constituição da hemoglobina de portadores adultos de $\alpha^+$ ou $\alpha^0$-talassemia é indistinguível do normal, porém exibe níveis ligeiramente mais baixos de $HbA_2$. Podem ser detectados traços de hemoglobina Bart ($\gamma_4$) no período neonatal em uma grande proporção de recém-nascidos com alfatalassemia, que declinam durante os primeiros 6 meses após o nascimento. As alfatalassemias são comuns em áreas onde as betatalassemias também são encontradas em alta frequência. Por conseguinte, pode ocorrer coerança da alfa e da betatalassemia, podendo até mesmo melhorar os parâmetros hematológicos. Em alguns casos, para o aconselhamento de famílias nas quais tanto a alfatalassemias quanto a betatalassemia estão presentes, a determinação do genótipo é essencial. A $Hb^{CT}$ mutante instável causa grave redução na expressão da globina $\alpha_2$ do cromossomo afetado; em consequência, os portadores e, em particular, os homozigotos apresentam um fenótipo mais grave do que a alfatalassemia menor, porém não tão grave quanto a maioria dos casos de doença da HbH.

A doença da HbH resulta, com mais frequência, da interação da $\alpha^+$-talassemia e $\alpha^0$-talassemia, e não é surpreendente que a maioria dos pacientes tenha a sua origem em populações do Sudeste Asiático, Mediterrâneo e Oriente Médio. A doença da HbH é um diagnóstico atribuído a indivíduos com mais de 6 meses que apresentam um desequilíbrio de globina suficiente para produzir níveis detectáveis de HbH (> 1 a 2%) no sangue periférico, juntamente com corpúsculos de inclusão (tetrâmeros $\beta_4$) no interior de seus eritrócitos no esfregaço de sangue periférico. Os fenótipos clínicos abrangem um amplo espectro, desde manifestações clínicas leves à talassemia intermédia e estão incluídos nas denominadas talassemias não dependentes de transfusão.[5] As características predominantes da doença da HbH consistem em anemia microcítica hipocrômica, com icterícia e hepatoesplenomegalia. Como o principal mecanismo da anemia consiste em hemólise, em vez de diseritropoese, somente alguns pacientes apresentam evidências clínicas de expansão do eritrônio. A complicação mais comum da doença da HbH é hiperesplenismo, decorrente de esplenomegalia grave. Outras complicações incluem cálculos biliares, úlceras de perna, aumento do risco de infecção, deficiência de ácido fólico e risco aumentado de trombose venosa, principalmente após esplenectomia. Os níveis de hemoglobina variam em diferentes séries, de 3 a 12 g/dℓ, com flutuações que podem ocorrer após exposição a um fármaco oxidativo, infecção ou aplasia transitória, possivelmente em consequência de infecção viral intercorrente. Raramente, os pacientes com doença da HbH necessitam de transfusões de sangue regulares. A anemia está associada a reticulocitose e alterações talassêmicas típicas dos índices eritrocitários. O percentual relativo da HbH varia de 1 a 40%. Os valores da $HbA_2$ estão sempre reduzidos. O esfregaço de sangue periférico revela hipocromia com anisopoiquilocitose variável, células em alvo e pontilhado basofílico. A característica da doença da HbH é a possibilidade de gerar múltiplas inclusões nos eritrócitos após incubação com azul de cresil brilhante. A medula óssea apresenta acentuada hiperplasia eritroide.

A forma mais grave de alfatalassemia é a hidropisia fetal, que se caracteriza pela deleção de todos os quatro genes de globina α (genótipo – –/– –). É considerada como doença fatal. Entretanto, nos últimos anos, os avanços nas intervenções intrauterinas e nos cuidados intensivos perinatais resultaram em alguns sobreviventes com hidropisia fetal por hemoglobina Bart. Como as cadeias da globina α estão ausentes durante a gestação, a hemoglobina Bart ($\gamma_4$) passa a constituir a hemoglobina dominante. Em virtude de sua afinidade muito alta pelo oxigênio, a hemoglobina Bart é incapaz de fornecer oxigênio aos tecidos, e as consequências intrauterinas consistem em anemia grave progressiva, eritropoese inefetiva grave com acentuada eritropoese extramedular, organomegalia maciça, insuficiência cardíaca, hipoalbuminemia grave e edema. Os fetos com síndrome de hidropisia fetal morrem no útero (com 30 a 40 semanas de gestação) ou logo após o nascimento. Os níveis de hemoglobina variam de 3 a 20 g/dℓ; o esfregaço de sangue periférico caracteriza-se por anisopoiquilocitose acentuada, grandes macrócitos hipocrômicos e numerosos eritrócitos nucleados. A hemoglobina consiste quase inteiramente em hemoglobina Bart (80 a 90%), com certa quantidade remanescente de HbH e Hb Portland. As mães desses recém-nascidos frequentemente apresentam história pregressa de mortes neonatais. Sem assistência médica, as gestantes com esses fetos apresentam complicações durante e após o parto (p. ex., retenção de placenta, eclâmpsia, sepse) (ver Capítulo 226).

Existem vários relatos que descrevem a alfatalassemia em associação à deficiência intelectual (a denominada síndrome de ATR-16). Essas condições devem-se principalmente a grandes deleções (uma a duas megabases) da extremidade do cromossomo 16, incluindo o agrupamento de genes da alfaglobina. Entretanto, vários casos não apresentam deleções ou exibem outras anormalidades aparentes do agrupamento de genes de globina α. Foi constatado que esses pacientes com fenótipo peculiar, caracterizado por deficiência intelectual grave, face dismórfica, anormalidades genitais e alfatalassemia, apresentam um distúrbio mapeado no cromossomo X (síndrome de ATR-X).

### Betatalassemias

As betatalassemias incluem um grupo consideravelmente heterogêneo de distúrbios da síntese de hemoglobina, e todos se caracterizam pela produção reduzida das cadeias β da hemoglobina adulta.[6] A classificação clínica inclui a talassemia maior (*major*) (dependente de transfusão), a talassemia intermédia (de gravidade intermediária, não dependente de transfusão) e a talassemia menor (*minor*) (assintomática) (Figura 153.1 e ver Tabela 153.1). A gravidade das manifestações clínicas tem uma boa relação com o grau de desequilíbrio das cadeias de globina; dependendo dos defeitos dos genes de globina β e sua interação, a produção de cadeias de globina β está quantitativamente reduzida em diferentes graus, enquanto a síntese de globina α continua normal, resultando em acúmulo do excesso de cadeias de globina α não pareadas nos precursores eritroides. As cadeias livres de globina α não são capazes de formar tetrâmeros estáveis; por conseguinte, essas cadeias precipitam nos precursores eritroides, com consequente formação de corpúsculos de inclusão que danificam a membrana eritrocitária, causando, assim, destruição prematura dos precursores eritroides na medula óssea (eritropoese inefetiva). A eritropoese inefetiva leva a uma sequência de eventos responsáveis pela expansão da medula óssea, anemia, hemólise, esplenomegalia e aumento da absorção de ferro. Qualquer fator capaz de reduzir o grau de desequilíbrio das cadeias e a magnitude do excesso de cadeias α, como coerança da alfatalassemia ou capacidade inata de

**A**

- Distúrbio homozigótico
- Desequilíbrio significativo das cadeias de globina α/β
- Anemia grave de apresentação no início da vida
- Exige transfusões de hemácias durante toda vida
- Sem tratamento, leva à morte, habitualmente na primeira década

→ Betatalassemia maior

- Várias interações genéticas
- Produção de cadeias de globina moderadamente comprometida
- Anemia leve, habitualmente diagnosticada no final da infância
- Pode haver necessidade de transfusões de sangue ocasionais

→ Betatalassemia intermédia

- Condição heterozigota
- Assintomática
- Pode haver necessidade de aconselhamento genético

→ Betatalassemia menor

(Gravidade da doença ↑)

**B**

|  | Talassemia maior mais provável | Talassemia intermédia mais provável |
|---|---|---|
| **Clínica** | | |
| Apresentação (anos) | < 2 | > 2 |
| Níveis de Hb (g/dℓ) | < 7 | 7 a 10 |
| Aumento do fígado/baço | Grave | Moderado a grave |
| **Hematológica** | | |
| HbF (%) | > 50 | 10 a 50 (pode alcançar até 100%) |
| HbA$_2$ (%) | > 3,5 | < 4 |
| **Genética** | | |
| Pais | Ambos portadores de betatalassemia com altos níveis de HbA$_2$ | Um ou ambos portadores atípicos: betatalassemia com HbF elevada, nível limítrofe de HbA$_2$ |
| **Molecular** | | |
| Tipo de mutação da cadeia β | Grave | Leve/silenciosa |
| Coerança da alfatalassemia | Não/Rara | Sim |
| Persistência hereditária da hemoglobina fetal | Não | Sim |
| Delta-betatalassemia | Não | Sim |
| Polimorfismo Gγ Xmnl | Não | Sim |

**FIGURA 153.1** **A.** Classificação clínica das betatalassemias, da betatalassemia menor até a betatalassemia maior, de acordo com a gravidade da doença. Os indivíduos com betatalassemia menor são assintomáticos, ao passo que, no extremo de gravidade, os pacientes com betatalassemia maior são dependentes de transfusão. Entre elas, existe um amplo espectro de fenótipos clínicos, designados como talassemia intermédia, em razão de diferentes interações genéticas caracterizadas por anemia moderada a grave independente de transfusão. **B.** Critérios provisórios para diferenciar a talassemia maior da talassemia intermédia na apresentação. HbA = hemoglobina adulta; HbF = hemoglobina fetal.

aumentar a hemoglobina fetal, melhora a expressão clínica da doença (Figura 153.2).

As principais formas de betatalassemia (ainda denominada algumas vezes de anemia de Cooley) são distúrbios nos quais a vida só pode ser mantida por transfusões de sangue regulares. Em geral, essa condição resulta do estado homozigoto ou do estado heterozigoto composto para mutações graves do gene β (β$^0$). As formas típicas de talassemia maior manifestam-se durante o primeiro ano de vida, durante o qual as cadeias γ são inativadas, porém substituídas pela síntese de cadeias β. Sem tratamento, esses lactentes não conseguem manter níveis de hemoglobina acima de 5 g/dℓ e apresentam deformidades ósseas acentuadas e retardo do crescimento. Em uma classificação clínica recente, são considerados como "pacientes com talassemia dependente de transfusão". Desenvolvem a fácies talassêmica, em razão da protuberância frontal do crânio e protrusão da mandíbula e das bochechas.[7] A magnitude do aumento da eritropoese pode resultar em massas extramedulares, que surgem habitualmente a partir do esterno e das costelas. A hepatoesplenomegalia progressiva é um achado constante, que leva à pancitopenia. Os primeiros anos de vida dos pacientes com talassemia maior não tratada ou inadequadamente tratada caracteriza-se por várias complicações, incluindo infecções recorrentes, fraturas espontâneas, cálculos biliares e úlceras de perna. Nesses pacientes, a taxa de mortalidade era antigamente alta na época da puberdade. Felizmente, essa situação não é mais observada em crianças com talassemia maior bem-tratada. As crianças com talassemia maior que recebem transfusões adequadas para manter um nível de hemoglobina acima de 9 g/dℓ apresentam crescimento e desenvolvimento relativamente normais, e a sua evolução futura depende de terem recebido quelação adequada de ferro (ver Tratamento). Muitas crianças que são adequadamente transfundidas e apresentam adesão total à terapia de quelação do ferro desenvolvem-se normalmente, passam pela puberdade e tornam-se sexualmente maduras. Atualmente, estamos lidando com uma população adulta de pacientes com talassemia maior, que apresentam os efeitos colaterais do tratamento a longo prazo, isto é, infecções associadas à transfusão (sobretudo hepatites B e C e, em algumas populações, infecção pelo HIV) e lesão orgânica (fígado, coração, glândulas endócrinas), decorrente de quelação insatisfatória do ferro a longo prazo. As principais causas de morte em pacientes adultos com talassemia maior ainda são complicações cardíacas, principalmente nos pacientes com quelação insuficiente, embora a cirrose hepática também esteja aumentando, em decorrência do prolongamento da vida.[8]

Nesses pacientes, a insuficiência cardíaca é multifatorial e envolve anemia crônica, sobrecarga de ferro, miocardite, pericardite e, provavelmente, outros mecanismos. Ademais, além do grau de desequilíbrio das cadeias de globina, que depende dos fatores genéticos ligados aos genes da globina (coerança da alfatalassemia, síntese aumentada inata de HbF), existem muitos outros modificadores genéticos que, em nível secundário e de diferentes maneiras, podem afetar o resultado das complicações. Por exemplo, uma variante polimórfica no promotor UGT1A1, responsável pela síndrome de Gilbert (ver Capítulo 138), aumenta a predisposição à colelitíase, que já é uma complicação comum da talassemia. Da mesma forma, os polimorfismos nos genes envolvidos na homeostasia do ferro ou no metabolismo do osso podem afetar de maneira negativa ou positiva o grau de sobrecarga de ferro

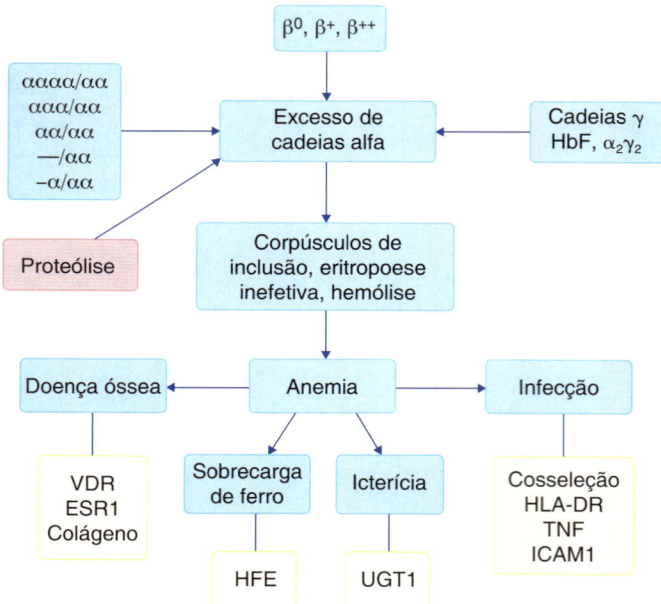

**FIGURA 153.2** Fisiopatologia das betatalassemias e modificadores do desequilíbrio das cadeias de globina. A gravidade da eritropoese inefetiva é dependente do grau de excesso de cadeias α livres, que resulta principalmente de três mecanismos diferentes: (1) herança de mutações da cadeia β graves, leves ou silenciosas; (2) coerança de determinantes associados a um aumento da produção de cadeia γ; e (3) coerança da alfatalassemia. Um fenótipo de talassemia intermédia pode resultar da produção aumentada de cadeias de globina α por um genótipo α triplicado (ααα) ou quadruplicado (αααα) associado à heterozigosidade β. A herança de polimorfismos ou mutações de genes envolvidos no metabolismo do osso, do ferro e da bilirrubina, bem como a ocorrência de infecção, pode contribuir para modificar a evolução clínica da doença. ESR1 = receptor de estrogênio 1; HbF = hemoglobina fetal; HFE = gene da hemocromatose hereditária; HLA = antígeno leucocitário humano; ICAM1 = molécula de adesão intercelular 1; TNF = fator de necrose tumoral; UGT1 = UDP-glicose: glicoproteína glicosiltransferase 1; VDR = receptor de vitamina D.

ou a osteopenia e osteoporose, respectivamente (ver Figura 153.2). Os fatores ambientais, incluindo condições sociais, nutrição e disponibilidade de assistência médica, também foram implicados na gravidade variável das manifestações clínicas da talassemia maior.

A talassemia intermédia pertence ao grupo de distúrbios talassêmicos não dependentes de transfusão; trata-se de um termo clínico empregado para descrever pacientes com anemia e esplenomegalia, porém sem o espectro completo de gravidade clínica observado na talassemia maior.[9] Os fenótipos clínicos da talassemia intermédia situam-se entre os das talassemias menor e maior, abrangendo um amplo espectro clínico. Os pacientes levemente afetados são quase totalmente assintomáticos até a vida adulta e apresentam apenas anemia leve e manutenção espontânea dos níveis de hemoglobina entre 7 e 10 g/d$\ell$. Os pacientes com talassemia intermédia mais grave manifestam, em geral, a doença entre 2 e 6 anos, e, embora sejam capazes de sobreviver sem terapia transfusional regular, o crescimento e o desenvolvimento podem ser retardados. Os pacientes com talassemia intermédia são, em sua maioria, homozigotos ou heterozigotos compostos para mutações leves a moderadas do gene β ($\beta^+/\beta^+$; $\beta^0/\beta^+$); com menos frequência, apenas um único gene da globina β está afetado. Como a gravidade clínica da doença é determinada pela extensão diferente de desequilíbrio das cadeias de globina, pelo menos três mecanismos distintos podem promover características clínicas leves de talassemia intermédia, em comparação com a talassemia maior: herança de mutações leves ou silenciosas do gene β; coerança de determinantes associada a um aumento da produção de cadeia γ, que contribui para neutralizar a grande proporção de cadeias α livres; e coerança da alfatalassemia, que reduz a síntese de cadeias α, diminuindo, assim, o desequilíbrio de cadeias α/não α.

Três fatores principais são responsáveis pelas sequelas clínicas observadas em pacientes com talassemia intermédia: o grau de eritropoese inefetiva, a anemia crônica e a sobrecarga de ferro. A eritropoese inefetiva depende principalmente dos defeitos moleculares subjacentes, conforme já assinalado, e deve-se à precipitação de cadeias α livres dentro dos precursores eritroides na medula óssea, causando dano à membrana e morte celular prematura na medula. O grau de eritropoese inefetiva é o principal determinante da anemia da talassemia intermédia; a lise de eritrócitos circulantes maduros no sangue periférico e a redução global da síntese de hemoglobina são secundárias. A hemólise e os eritrócitos danificados que expõem resíduos de fosfatidilserina de carga elétrica negativa na membrana foram associados ao desenvolvimento de um estado hipercoagulável e risco aumentado de hipertensão pulmonar na população de pacientes com talassemia intermédia.[10]

Anemia crônica e eritropoese inefetiva crônica levam a aumento inapropriado da absorção gastrintestinal de ferro, resultando em sobrecarga de ferro. Por outro lado, na talassemia maior, a sobrecarga de ferro resulta principalmente de infusão de ferro (eritrocitário) transfusional. Foi demonstrado que a anemia crônica e a eritropoese inefetiva, que são características da talassemia intermédia, estão associadas a redução da expressão de hepcidina, um peptídio hepático crucial à homeostasia do ferro (ver Capítulo 201). Além disso, o fator de crescimento e diferenciação 15 (GDF15), que é secretado por precursores eritroides e que está hiperexpresso na eritropoese inefetiva, pode suprimir a síntese de hepcidina. Mais recentemente, foi identificada uma molécula denominada eritroferrona, secretada pelos eritroblastos, que também participa na regulação da hepcidina na talassemia intermédia. Em seu conjunto, a eritropoese inefetiva (que leva a aumento do GDF15) e a anemia crônica/hipoxia resultam em supressão da hepcidina, aumento da absorção intestinal de ferro dietético e liberação aumentada de ferro reciclado do sistema reticuloendotelial, levando a uma situação de sobrecarga de ferro semelhante àquela observada em pacientes com síndromes de hemocromatose hereditária (que se caracterizam por comprometimento da produção de hepcidina) (ver Capítulo 201).

Em consequência desses processos fisiopatológicos, várias complicações foram identificadas como exclusivas em pacientes com talassemia intermédia, em comparação com pacientes com talassemia maior, particularmente nos pacientes não esplenectomizados. A colelitíase é muito mais comum na talassemia intermédia do que na talassemia maior, em decorrência da eritropoese inefetiva e da hemólise periférica. A hematopoese extramedular, como mecanismo compensatório, leva à formação de massas de tecido eritropoético, que afetam principalmente o baço, o fígado, os linfonodos e as vértebras. Essas massas podem causar problemas neurológicos, como compressão da medula espinal (causando, algumas vezes, paraplegia) e massas intratorácicas. As úlceras de perna, que são raras em pacientes com talassemia maior bem transfundidos, são comuns em pacientes adultos com talassemia intermédia. Ainda não foi elucidado por que, com o mesmo nível de hemoglobina e o mesmo nível de HbF, alguns pacientes desenvolvem úlceras de perna, e outros não. O risco trombótico está definitivamente aumentado em pacientes com talassemia intermédia. Vários estudos demonstraram coletivamente que a incidência de eventos tromboembólicos é maior em pacientes esplenectomizados com talassemia intermédia. Embora acidente vascular encefálico (AVE) seja raro na talassemia intermédia, já foi documentado dano cerebral assintomático, incluindo isquemia, por ressonância magnética (RM) e TC nesses pacientes. Hipertensão pulmonar (ver Capítulo 75) é prevalente em pacientes com talassemia intermédia (cerca de 60%), e acredita-se que seja a principal causa de insuficiência cardíaca nessa população de pacientes. A doença hepática em consequência de infecção viral é menos frequente do que na talassemia maior; entretanto, é comum o achado de enzimas hepáticas anormais em pacientes com talassemia intermédia, principalmente em razão do dano dos hepatócitos em consequência da sobrecarga de ferro. Em alguns dos pacientes adultos com talassemia intermédia (> 40 anos), foi detectado carcinoma hepatocelular (ver Capítulo 186) decorrente do acúmulo de ferro prolongado e não tratado, com consequente cirrose hepática, como aquela observada na hemocromatose hereditária (ver Capítulo 201).

Hipogonadismo, hipotireoidismo e diabetes melito são raros. Embora pacientes com talassemia intermédia geralmente apresentem puberdade tardia, eles têm desenvolvimento sexual normal e, em geral, são férteis. As mulheres com talassemia intermédia podem ter gestações bem-sucedidas, embora possam ocorrer complicações durante a gravidez.[11]

A talassemia menor é o estado heterozigoto da betatalassemia. Os indivíduos com talassemia menor são "portadores" de um único defeito do gene da globina β e são habitualmente assintomáticos, com exceção de anemia leve da gravidez. Em geral, os portadores são identificados durante um estudo familiar, de modo incidental[12] durante uma doença intercorrente, ou como parte de uma pesquisa de população. A anemia é microcítica hipocrômica leve e está associada a níveis elevados de $HbA_2$. O esfregaço de sangue revela microcitose e hipocromia características, com alguma variação no tamanho e no formato dos eritrócitos. O achado de eritrócitos em alvo é variável. As características hematológicas são notavelmente semelhantes entre diferentes grupos étnicos. Já foram observados portadores de betatalassemia com nível normal de $HbA_2$ em contextos nos quais um indivíduo com talassemia intermédia leve tinha um dos genitores com betatalassemia menor típica e níveis elevados de $HbA_2$, enquanto o outro apresentava anormalidades hematológicas mínimas ou nenhuma anormalidade e níveis normais de $HbA_2$. Em geral, os indivíduos com nível normal de $HbA_2$ são portadores de mutações $\beta^{++}$ silenciosas ($\beta^{++}$). Os portadores de betatalassemia podem apresentar um alelo do gene α triplicado; a sua coerança pode causar um fenótipo de talassemia intermédia leve, decorrente do excesso de produção de cadeias α. A deficiência concomitante de ferro pode diminuir os níveis elevados de $HbA_2$ para a faixa normal.

### Delta-betatalassemia e persistência hereditária da hemoglobina fetal

As manifestações clínicas das $(\delta\beta)^0$-talassemias assemelham-se àquelas da talassemia intermédia, enquanto os heterozigotos são diferenciados dos heterozigotos com betatalassemia por apresentarem níveis normais de $HbA_2$, juntamente com níveis aumentados de HbF de 5 a 20%. Os homozigotos para a Hb Lepore podem apresentar fenótipos semelhantes à talassemia maior ou à talassemia intermédia. Os indivíduos afetados por formas de PHHF com deleção ou sem deleção são habitualmente assintomáticos.

Qualquer um dos defeitos da betatalassemia pode ser coerdado com variantes da cadeia β (HbS, HbC, HbE), causando um fenótipo de betatalassemia clinicamente relevante de gravidade diferente. Essas variantes também ilustram que as síndromes de betatalassemia apresentam um amplo espectro clínico e que as abordagens terapêuticas específicas podem mudar por completo a evolução clínica e a história natural desses distúrbios (Figura 153.3).

### Hemoglobina E e hemoglobina E talassemias

A hemoglobina E (HbE) é produzida por uma substituição do ácido glutâmico por lisina no códon 26 do gene da globina β. Trata-se de mutação comum, particularmente no subcontinente indiano e no Sudeste Asiático e entre pessoas que emigraram dessas regiões. A frequência da HbE aproxima-se de 60% em muitas regiões da Tailândia, Laos e Camboja. A HbE resulta na síntese reduzida da cadeia β-E e, portanto, tem o fenótipo de uma forma leve de betatalassemia. O traço HbE tem pouco significado clínico; pode estar associado a microcitose discreta sem anemia, porém pode ser confundido com deficiência de ferro na ausência de exames laboratoriais apropriados. Os indivíduos HbEE homozigotos apresentam anemia e microcitose leves, esplenomegalia ocasional e esfregaços de sangue periférico que revelam alterações dos eritrócitos semelhantes às observadas no traço talassêmico, incluindo células em alvo. Nessa condição, a hepcidina está suprimida, levando, portanto, ao acúmulo de ferro, até mesmo na ausência de transfusões sanguíneas, porém certamente agravada por elas.[13]

A HbE interage com diferentes formas de alfatalassemia, produzindo uma ampla variedade de distúrbios clínicos. Sua coerança com betatalassemia, uma condição denominada HbE/betatalassemia, constitui a forma grave mais comum de betatalassemia na Ásia e representa globalmente cerca de 50% das betatalassemias clinicamente graves.[14]

### DIAGNÓSTICO

O diagnóstico de talassemia pode ser necessário em um paciente com quadro clínico sugestivo apropriado ou para a identificação de um indivíduo heterozigoto como parte de um estudo familiar ou programa de rastreamento populacional. A abordagem geral é comum para qualquer forma de talassemia, independentemente da apresentação. A avaliação primária baseia-se nas alterações hematológicas; os índices eritrocitários obtidos por contadores eletrônicos de células e a morfologia dos eritrócitos examinada em um esfregaço de sangue bem corado são suficientes para direcionar outras investigações. Os indivíduos com volume corpuscular médio (VCM) inferior a 80 f$\ell$ e hemoglobina corpuscular média (HCM) abaixo de 27 pg com parâmetros normais de ferro precisam de investigação adicional. O número de eritrócitos habitualmente está mais alto do que o normal. Na anemia com alterações eritrocitárias talassêmicas, a próxima etapa consiste na avaliação das frações de hemoglobina ($HbA$, $HbA_2$, HbF ou variantes de hemoglobina) por eletroforese em acetato de celulose, em pH alcalino, ou ainda melhor, por cromatografia

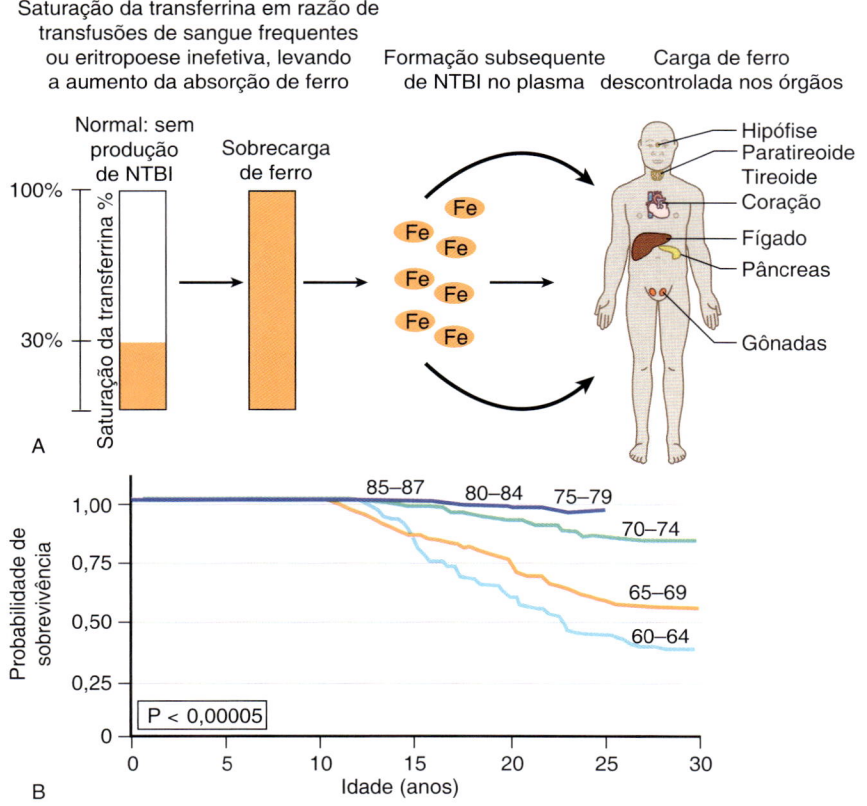

**FIGURA 153.3** **A.** Sobrecarga de ferro transfusional em órgãos específicos. **B.** Sobrevida de pacientes italianos com talassemia maior por coorte de nascimento. NTBI = ferro não ligado à transferrina.

líquida de alto desempenho, que possibilita a medição precisa de $HbA_2$, HbF e HbA e a identificação provisória de um grande número de variantes de hemoglobina, incluindo a HbE. Um nível de $HbA_2$ superior a 3,5% associado a eritrócitos microcíticos hipocrômicos é diagnóstico de betatalassemia menor. Os valores da $HbA_2$ situados entre 3,2 e 3,5% (limítrofe) devem ser interpretados com cuidado, visto que podem resultar da interação de mais de um defeito talassêmico (α e b), de mutação β silenciosa ou de deficiência de ferro concomitante. Se houver deficiência de ferro, esta deve ser corrigida, e deve-se repetir a determinação da $HbA_2$. Os indivíduos com índices eritrocitários talassêmicos, com nível normal ou baixo de $HbA_2$ e nível normal de HbF, são, em sua maioria, portadores de $α^0$-talassemia ou homozigotos de $α^+$-talassemia. Os portadores de $α^0$-talassemia podem ter alguns eritrócitos com inclusões de HbH. A microcitose com níveis baixos ou normais de $HbA_2$ e nível elevado de HbF (2 a 20%) indica heterozigosidade para a delta-betatalassemia. Os pacientes com PHHF habitualmente apresentam índices eritrocitários normais, porém níveis elevados de HbF, com distribuição intercelular diferente (homogênea ou pancelular, com exceção da PHHF heterocelular), em comparação com delta-betatalassemia (desigual ou heterocelular).

Um método radioativo para medir a razão de síntese de globinas α/β foi introduzido em meados até o final da década de 1960 e foi direcionado, em grande parte, para o diagnóstico pré-natal na era pré-DNA. Apesar de fornecer uma avaliação quantitativa da produção da globina, seu uso atual limita-se a casos difíceis, em razão da interação de diferentes defeitos das cadeias de globina. O diagnóstico definitivo das síndromes talassêmicas envolve a identificação das mutações subjacentes por meio de análise do DNA. Dispõe-se de vários métodos para o diagnóstico de qualquer mutação específica, como análise de enzima de restrição da reação em cadeia da polimerase (PCR), oligonucleotídios específicos de alelos por PCR, PCR *gap* e sequenciamento direto que, no momento atual, constitui provavelmente o método mais fácil e mais confiável. Para as formas de deleção da alfatalassemia, a amplificação múltipla de sondas dependente de ligação é um método útil recentemente introduzido.

Durante sua evolução clínica, os pacientes afetados por diferentes formas de talassemia desenvolvem diversas complicações, em grande parte em decorrência da sobrecarga de ferro, que exige monitoramento para orientar a terapia de quelação de ferro. Os principais métodos de determinação dos níveis corporais de ferro (ver Capítulo 201) são medidas do nível sérico de ferritina e avaliação da concentração hepática de ferro a partir de tecido de biopsia ou, como método não invasivo alternativo, por RM R2. As recíprocas de T2 e T2*, conhecidas como R2 e R2*, são diretamente proporcionais ao conteúdo de ferro e demonstram os resultados mais promissores. Os níveis séricos elevados de ferritina (> 2.500 μg/ℓ) e a concentração elevada de ferro hepático (> 15 g/peso seco) indicam alto risco de morbidade e mortalidade significativas. Um ponto de corte de 800 μg/ℓ de ferritina e uma concentração de ferro hepático de mais de 7 g/peso seco foram associados a alto risco de morbidade na talassemia intermédia e outras formas de talassemias não dependentes de transfusão. O ferro cardíaco pode ser medido por um procedimento de RM T2*, que possibilita a estimativa da carga cardíaca de ferro. Os valores de RM T2* abaixo de 10 milissegundos estão sempre associados a grave sobrecarga de ferro e alto risco de insuficiência cardíaca dentro de 1 ano. Os valores de RM T2* acima de 20 milissegundos são considerados normais, o que significa a ausência de ferro no coração. A ecocardiografia também pode ser útil para avaliar alterações funcionais. Para outras complicações, incluindo endocrinopatias, doença hepática, doença pulmonar, trombofilia e doença óssea, as abordagens diagnósticas assemelham-se àquelas utilizadas na prática clínica; são realizadas levando em consideração o custo do exame, as características de desempenho e as preferências dos pacientes, conforme descrito nos capítulos correspondentes.

## TRATAMENTO

### Tratamento convencional

Não há necessidade de nenhum tratamento específico para heterozigotos de alfa- ou betatalassemia (portadores, talassemia menor), porém é necessário que esses pacientes recebam aconselhamento genético apropriado. Durante a gravidez, as mulheres portadoras de talassemia podem tornar-se mais anêmicas, de modo que devem ser cuidadosamente monitoradas, em grande parte durante o segundo e terceiro trimestres, e mantidas com ácido fólico. Quando a deficiência de ferro verdadeira estiver associada a traços talassêmicos, deve-se fornecer suplementação de ferro, com monitoramento da saturação de transferrina e ferritina. Foram relatados alguns casos de transfusões de sangue *in utero* com síndrome de hidropisia fetal por hemoglobina Bart; a maioria desses lactentes nasceu prematuramente por cesariana, seu desenvolvimento subsequente foi anormal, e os sobreviventes necessitaram de transfusões sanguíneas regulares após o nascimento. Em geral, os pacientes com HbH apresentam níveis de hemoglobina mais elevados (8 a 9 g/dℓ) e não necessitam de transfusão regular de sangue. Em geral, recomenda-se uma suplementação com ácido fólico (2 a 5 mg/dia), particularmente em pacientes pediátricos. As principais complicações na doença da HbH consistem em crises hemolíticas, que podem ocorrer durante ou após infecções agudas; nesses casos, deve-se efetuar rapidamente uma intervenção imediata, incluindo transfusões de sangue e tratamento das infecções.

O manejo da talassemia maior e da talassemia intermédia continua sendo a principal questão. A qualidade e a duração de vida dos pacientes com talassemia maior e talassemia intermédia melhoraram neste século, com aumento da expectativa de vida até a terceira e quarta décadas. Entretanto, o prolongamento da vida é acompanhado de várias complicações, em parte devido ao distúrbio subjacente e, em parte, como consequência do tratamento com transfusões de sangue e sobrecarga de ferro. Além disso, estamos começando a enfrentar as complicações relacionadas com o envelhecimento no contexto de uma doença que acomete múltiplos órgãos e que exige tratamento por uma equipe de médicos com conhecimento específico das talassemias em adultos, trabalhando juntos com diferentes especialistas e enfermeiros bem treinados. O tratamento convencional de pacientes com talassemia maior inclui transfusões regulares e quelação de ferro. A definição do esquema ótimo de transfusão e quelação do ferro foi o avanço mais importante no manejo dos pacientes com talassemia maior, e o principal objetivo consiste em controlar a eritropoese inefetiva, suas consequências e a sobrecarga de ferro corporal. O esquema ideal de transfusão envolve transfusões regulares de sangue, habitualmente a cada 2 a 5 semanas, para manter os níveis de hemoglobina pré-transfusionais acima de 9 a 10,5 g/dℓ. A decisão de iniciar a terapia transfusional durante toda vida deve se basear em um diagnóstico definitivo de talassemia grave, levando em consideração os defeitos moleculares, a gravidade da anemia com medições repetidas, o nível de eritropoese inefetiva e os critérios clínicos (como atraso do crescimento ou alterações ósseas). É aconselhável que os pacientes com talassemia maior recebam concentrados de hemácias leucorreduzidos para minimizar as reações transfusionais e a transmissão de patógenos. As reações adversas às transfusões de hemácias podem ocorrer durante ou após a transfusão e podem ser hemolíticas e não hemolíticas. A lesão pulmonar aguda relacionada com transfusão é rara, porém grave, e precisa ser tratada imediatamente (ver Capítulo 167).

Muitos pacientes com talassemia maior precisam ser submetidos à esplenectomia, em decorrência do hiperesplenismo. Entretanto, o manejo clínico ótimo pode adiar ou até mesmo evitar a necessidade de esplenectomia, cuja realização era comum no passado. A esplenectomia deve ser considerada apenas para pacientes cujo consumo anual de sangue aumenta de modo progressivo e é responsável por aumentos significativos das reservas de ferro, apesar de uma boa terapia de quelação, ou quando existem sinais/sintomas de esplenomegalia. Os distúrbios clínicos relacionados com a leucopenia ou a trombocitopenia em consequência do hiperesplenismo também poderiam ser indicações de esplenectomia.[15] A principal complicação da esplenectomia é a infecção grave e, algumas vezes, fulminante. Como a remoção do baço reduz a resposta imune primária a microrganismos encapsulados, é aconselhável adiar a esplenectomia até que os pacientes tenham, pelo menos, 5 anos. A taxa de mortalidade em razão de infecção fulminante após esplenectomia em pacientes com talassemia é de aproximadamente 50%, apesar dos cuidados intensivos de suporte. Por conseguinte, é obrigatório adotar medidas preventivas, incluindo imunoprofilaxia (vacinação contra *Streptococcus pneumoniae*, pneumococo e meningococo) (ver Capítulo 159), quimioprofilaxia e orientação dos pais e do paciente para reconhecer e notificar a ocorrência de doenças febris. O aumento do risco trombótico tem sido bem documentado em pacientes após esplenectomia; por conseguinte, esse procedimento precisa ser evitado o máximo possível.

Sobrecarga de ferro é uma complicação inevitável e grave da terapia transfusional a longo prazo e hiperabsorção dietética de ferro, que exige tratamento adequado para evitar a morte precoce, principalmente por doença cardíaca induzida por ferro. A terapia de quelação ótima estende a sobrevida livre de complicações do paciente (ver Figura 153.3). A terapia padrão de quelação foi, por mais de 40 anos, a desferroxamina, administrada por 10 a 24 horas, diariamente, na forma de infusão subcutânea contínua, 5 a 7 dias por semana.[A1] A eficácia da desferroxamina a longo prazo foi substancialmente documentada em grandes coortes de pacientes na Itália e em outros lugares. Infelizmente, a adesão ao esquema rigoroso de infusões subcutâneas diárias representa um sério fator limitante, e a expectativa de vida em pacientes que não aderem ao esquema não difere daquela observada na era pré-desferroxamina. Essa constatação tem sido a justificativa por trás do intenso esforço para identificar quelantes alternativos de ferro, efetivos por via oral. Atualmente, dispõe-se no mercado de dois agentes quelantes de ferro por via oral: a deferiprona e o deferasirox. A deferiprona encontra-se registrada na Europa e, mais recentemente, nos EUA. De acordo com as diretrizes dos países EMEA (Europa, Oriente Médio e África), o tratamento com deferiprona, em doses de 75 a 100 mg/kg/dia, é restrito a pacientes incapazes de utilizar a desferroxamina ou àqueles com resposta insatisfatória à desferroxamina, com base nos níveis séricos de ferritina e nas concentrações hepáticas de ferro. Os estudos realizados indicam que a deferiprona pode ser mais efetiva do que a desferroxamina na proteção do coração contra o acúmulo de ferro.[A2] Foi observado um benefício potencial da terapia combinada com desferroxamina e deferiprona, e, de acordo com as diretrizes da Thalassemia International Federation, deve-se considerar o tratamento de combinação (desferroxamina e deferiprona) para pacientes com altos níveis de ferro cardíaco ou disfunção cardíaca. O novo agente quelante de ferro efetivo por via oral, o deferasirox, demonstrou ser efetivo e seguro para remover o excesso de ferro de diferentes órgãos, incluindo o coração.[A3,A4] O deferasirox está hoje disponível na maioria dos países do mundo como tratamento de primeira linha. Sua utilização demonstrou claramente que a quelação do ferro não é um tratamento padrão, porém deve ser individualizado de acordo com a idade, a história de adesão do indivíduo à quelação anterior e outros fatores. É obrigatório efetuar monitoramento e ajuste da quelação do ferro com base em determinações repetidas de ferritina, cálculo do aporte de ferro por transfusões e, sempre que possível, medição do ferro cardíaco e hepático pelo menos uma vez por RM. Um estudo de fase 2 prospectivo, que avaliou a combinação de deferasirox com desferroxamina em pacientes com siderose miocárdica transfusional grave, mostrou melhora clinicamente significativa nos resultados da RM cardíaca. Em pacientes com talassemia maior e siderose cardíaca, o anlodipino acrescentado à terapia de quelação reduziu o ferro cardíaco mais efetivamente do que a terapia de quelação isolada; entretanto, são necessários estudos de maior porte para informar as avaliações.[A5] O uso de inibidores da bomba de prótons pode reduzir ainda mais os níveis séricos de ferritina.[A6]

O tratamento de pacientes com talassemia intermédia é mais complicado, em decorrência da ampla heterogeneidade de fenótipos da talassemia intermédia. Diversas opções são atualmente adotadas para o manejo de pacientes com talassemia intermédia, incluindo terapia transfusional, esplenectomia, modulação da produção de HbF e transplante de células-tronco hematopoéticas (TCTH). Entretanto, evidências crescentes estão documentando o benefício da terapia transfusional na redução da incidência de complicações. Por conseguinte, embora a prática comum tenha sido iniciar a transfusão quando surgem as complicações, pode ser conveniente iniciar a terapia transfusional mais cedo como abordagem preventiva, o que também ajudará a reduzir o risco aumentado de aloimunização com o início tardio da transfusão. A instituição da terapia de quelação de ferro em pacientes com talassemia intermédia depende não apenas da quantidade de ferro em excesso, mas também da taxa de acúmulo de ferro, da duração de exposição ao excesso de ferro e de vários outros fatores em cada paciente.[16]

### Transplante de medula óssea e terapias experimentais

O TCTH alogênico (ver Capítulo 168) nas síndromes talassêmicas tem sido cada vez mais bem-sucedido nessas últimas duas décadas, principalmente na betatalassemia maior.[17] Os preditores de resultado insatisfatório do transplante incluem hepatomegalia, história de quelação irregular e fibrose hepática. Os pacientes são classificados em três classes de risco. Os pacientes de classe 1 não apresentam nenhum desses fatores de risco adversos, os pacientes de classe 2 apresentam um ou dois fatores de risco adversos, e os pacientes de classe 3 exibem todos os três fatores de risco. Na atualização mais recente da experiência do grupo Pesaro, a probabilidade de sobrevida livre de talassemia para pacientes com menos de 17 anos por ocasião do TCTH, que receberam o aloenxerto de um parente HLA-idêntico, foi de 87 e 85%, respectivamente, em pacientes pertencentes à classe 1 e à classe 2, e muito mais baixa em pacientes jovens na classe 3. O ajuste progressivo dos esquemas de condicionamento em pacientes da classe 3 e em adultos (> 17 anos) reduziu significativamente a incidência de mortalidade relacionada com o transplante em pacientes da classe 3. Apenas 25 a 30% dos pacientes com doenças potencialmente curáveis pelo TCTH têm um irmão HLA-compatível apropriado. O transplante de medula óssea de doadores não aparentados aumenta significativamente a incidência de doença de enxerto versus hospedeiro aguda e crônica, particularmente na talassemia. Em um estudo do grupo cooperativo Eurocord foi relatado um resultado de 33 pacientes com talassemia pertencentes às classes 1 e 2 (classificação de Pesaro), que receberam células-tronco hematopoéticas do cordão umbilical de um irmão HLA-idêntico; nenhum paciente morreu de complicações relacionadas com o transplante, sugerindo que o TCTH do cordão umbilical de um parente é seguro para pacientes com talassemia.

Um tratamento alternativo da betatalassemia consiste na estimulação farmacológica da síntese de HbF. Nos seres humanos, a mudança de HbF para HbA ocorre no período em torno do nascimento, como resultado da mudança dos genes de globina γ para β. Já foram identificados diversos agentes farmacológicos com capacidade de reativar a síntese de HbF, incluindo agentes hipometilantes, inibidores da histona desacetilase e hidroxiureia. Embora o efeito desses tratamentos farmacológicos (sobretudo hidroxiureia) na doença falciforme esteja claro (ver Capítulo 154), seu benefício sobre a evolução clínica da betatalassemia é atualmente limitado. A discrepância entre essas duas condições em resposta a indutores da HbF pode estar relacionada, em grande parte, aos níveis mais altos de HbF necessários na betatalassemia para a obtenção de resultados clínicos, em comparação com aqueles observados na doença falciforme. A resposta clínica limitada aos indutores de globina γ, observada na maioria dos pacientes com betatalassemia, também pode constituir um reflexo dos efeitos desfavoráveis desses agentes sobre os outros genes da globina (i. e., aumento da síntese de globina α). Embora muita atenção tenha sido dedicada a vias que aumentam a expressão da globina γ e, portanto, a produção de hemoglobina fetal, a redução da expressão de globina α pode proporcionar uma abordagem igualmente plausível para melhorar formas clinicamente graves de betatalassemia, particularmente em pacientes com betatalassemia por hemoglobina E, que representam cerca de 50% de todos os pacientes nascidos a cada ano com betatalassemia grave. Recentemente, foi constatado que duas moléculas novas, o sotatercepte[18] e o luspatercepte,[19] que são proteínas de fusão dos receptores IIA e IIB do tipo activina, aumentam a liberação de eritrócitos maduros na circulação ao atuar principalmente no estágio final da eritropoese. Esses resultados positivos levaram a um estudo de fase 3 com luspatercepte em pacientes com talassemia dependentes de transfusão. Recentemente, o estudo de fase 3 foi concluído, e os resultados são muito promissores, mostrando uma redução significativa das transfusões de sangue em pacientes dependentes de transfusão tratados com luspatercepte, em comparação com placebo.

A terapia gênica (ver Capítulo 38) é uma abordagem atraente para as síndromes talassêmicas; entretanto, essa estratégia impõe grandes desafios em termos de controle da expressão transgênica, que deve ser específica para a linhagem eritroide e mantida ao longo do tempo. Em modelos murinos e primatas, foi relatado o tratamento da betatalassemia, da doença falciforme e de outros distúrbios por meio de transferência gênica mediada por lentivírus.[20] Na atualidade, vários estudos clínicos de fase 1/2 estão em andamento, com resultados promissores. A edição do genoma por meio da tecnologia CRISPR/Cas9 aumenta a produção de hemoglobina fetal.[20b] Encontra-se na fase pré-clínica e possivelmente passará para a fase clínica em 2019. Além disso, novas moléculas com capacidade potencial de corrigir a eritropoese inefetiva ou de gerar eritropoese restrita em ferro encontram-se em ensaios clínicos de fase 1.

## HEMOGLOBINOPATIAS INSTÁVEIS

Já foram descritas mais de 80 hemoglobinas mutantes raras como causa da anemia hemolítica, em razão de substituições ou deleções de aminoácidos, que reduzem significativamente a solubilidade dessas hemoglobinas. Em consequência, essas hemoglobinas mutantes formam precipitados intracelulares, que podem ser detectados na forma dos denominados corpúsculos de Heinz quando o esfregaço de sangue é exposto a um corante supravital. As anormalidades estruturais incluem mutações que enfraquecem a ligação entre o heme e a globina, rompem a estrutura secundária (alfa-helicoidal) ou introduzem um grupo lateral com carga elétrica ou polar no interior hidrofóbico da subunidade de globina.

Esse distúrbio, algumas vezes denominado anemia hemolítica congênita com corpúsculos de Heinz, é herdado de maneira autossômica dominante. Os indivíduos gravemente afetados apresentam icterícia, esplenomegalia e, em certas ocasiões, urina marrom-escura, decorrente da liberação de heme e conversão aberrante em dipirróis. A instabilidade de alguns desses mutantes de globina é tão extrema que não é possível detectá-los por métodos laboratoriais de rotina. Isso resulta em um fenótipo talassêmico, com microcitose e eritropoese inefetiva. À semelhança dos indivíduos com deficiência de glicose-6-fosfato-desidrogenase (ver Capítulo 152), os pacientes com mutantes de hemoglobina instáveis, frequentemente carecem de sinais e sintomas clínicos de hemólise até que desenvolvam uma infecção ou sejam expostos a um fármaco oxidante.

O diagnóstico pode ser estabelecido pela combinação de uma preparação positiva para corpúsculos de Heinz e eletroforese anormal da hemoglobina ou demonstração de um precipitado após exposição do hemolisado ao calor ou ao isopropanol. Algumas clínicas têm acesso a um laboratório de referência que tem a capacidade de identificar a mutação específica por meio de sequenciamento do DNA das globinas α e β.

A maioria dos indivíduos com esse distúrbio não necessita de tratamento; alguns são sintomáticos, em razão da anemia grave. Em geral, a esplenectomia resulta em aumento significativo da massa eritrocitária. Entretanto, a fração de eritrócitos positivos para corpúsculos de Heinz aumenta acentuadamente após a esplenectomia, e esses pacientes agora correm risco significativo de desenvolver hipertensão pulmonar e *cor pulmonale*.

### Recomendações de grau A

A1. Fisher SA, Brunskill SJ, Doree C, et al. Desferrioxamine mesylate for managing transfusional iron overload in people with transfusion-dependent thalassaemia. *Cochrane Database Syst Rev.* 2013;8:CD004450.
A2. Fisher SA, Brunskill SJ, Doree C, et al. Oral deferiprone for iron chelation in people with thalassaemia. *Cochrane Database Syst Rev.* 2013;8:CD004839.
A3. Taher AT, Porter J, Viprakasit V, et al. Deferasirox reduces iron overload significantly in nontransfusion-dependent thalassemia: 1-year results from a prospective, randomized, double-blind, placebo-controlled study. *Blood*. 2012;120:970-977.
A4. Dou H, Qin Y, Chen G, et al. Effectiveness and safety of deferasirox in thalassemia with iron overload: a meta-analysis. *Acta Haematol*. 2019;141:32-42.
A5. Sadaf A, Hasan B, Das JK, et al. Calcium channel blockers for preventing cardiomyopathy due to iron overload in people with transfusion-dependent beta thalassaemia. *Cochrane Database Syst Rev.* 2018;7:CD011626.
A6. Eghbali A, Khalilpour A, Taherahmadi H, et al. Pantoprazole reduces serum ferritin in patients with thalassemia major and intermedia: a randomized, controlled study. *Therapie*. 2019;74:507-512.

### REFERÊNCIAS BIBLIOGRÁFICAS

*As referências bibliográficas, bem como os outros materiais suplementares deste livro, encontram-se no GEN-IO, nosso ambiente virtual de aprendizagem.*

# 154

# DOENÇA FALCIFORME E OUTRAS HEMOGLOBINOPATIAS

JO HOWARD

## DOENÇA FALCIFORME

### DEFINIÇÃO

A doença falciforme é causada por mutação no gene da globina β (HBB). As síndromes clínicas resultantes caracterizam-se por anemias hemolíticas crônicas e podem ser complicadas por vasoclusão e vasculopatia, que podem causar dano disseminado agudo e crônico aos órgãos, como morte prematura.

### EPIDEMIOLOGIA

A mutação falciforme tornou-se proeminente há vários milhares de anos em populações da África Subsaariana, bem como em árabes e indianos. Sua persistência foi devida a uma vantagem seletiva em regiões onde a malária por *Plasmodium falciparum* era endêmica, e foi estimado que os portadores do traço falciforme apresentam uma proteção de aproximadamente 90% contra a malária grave. A frequência de portadores é, hoje, mais alta na África Ocidental e Central (até 50%), em populações árabes do Oriente Médio e em populações tribais na Índia (Figura 154.1). Deslocamentos forçados de populações da África durante o tráfico de escravos e, mais recentemente, a migração em consequência da guerra e de pressões econômicas levaram a um número cada vez maior de portadores e indivíduos afetados nas Américas, no Caribe, na Europa e no mundo inteiro.

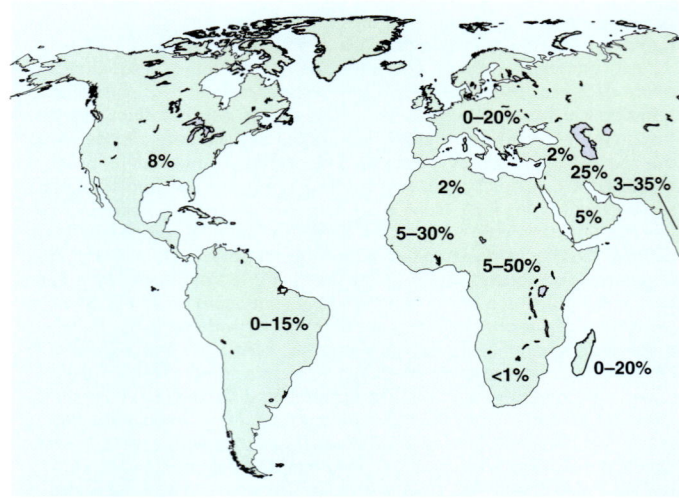

**FIGURA 154.1** Prevalência mundial do traço falciforme. A figura mostra as porcentagens de indivíduos com traço falciforme em regiões do mundo onde o gene da hemoglobina S (HbS) é frequentemente encontrado. Em cada área geográfica, a prevalência do traço falciforme pode variar acentuadamente, de acordo com o grupo racial ou étnico, os padrões históricos de migração e até mesmo de aldeia para aldeia. A figura não mostra a alta concentração do gene HbS em áreas da Europa, como Londres, Manchester e Paris, onde se estabeleceram imigrantes da África ou de populações afro-caribenhas.

A prevalência da doença falciforme e do traço falciforme varia em diferentes partes do mundo;[a] entretanto, mais de 75% do número estimado de 300.000 a 400.000 nascidos vivos afetados anualmente com anemia falciforme (HbSS) ocorrem na África Subsaariana, e a previsão é que esses números aumentem.[1]

### BIOPATOLOGIA

A globina, que representa a parte proteica da hemoglobina, apresenta um anel heme de porfirina contendo ferro, que confere à molécula sua capacidade de transportar eficientemente o oxigênio. As mutações que produzem alterações na sequência de aminoácidos do polipeptídio de globina podem causar doenças clinicamente significativas, incluindo doença falciforme, que, em seu conjunto, são denominadas hemoglobinopatias. A hemoglobina falciforme (HbS: $\alpha_2\beta_2^s$), que é produzida por uma substituição da adenina (A) por timidina (T) (GAG em GTG) no códon 6 do gene da HBB, resulta na presença de um resíduo valina (Glu6Val) em lugar do resíduo normal de ácido glutâmico (Figura 154.2). A doença falciforme homozigota (HbSS) é uma condição autossômica recessiva, de modo que cada filho de dois genitores portadores do traço falciforme tem uma chance de 25% de ser afetado (Figura 154.3A [*i*]).

A HbS sofre polimerização quando ela se torna desoxigenada, e isso distorce os eritrócitos (hemácias) e eles adotam o formato em crescente (falciforme) característico (Figura 154.3A [*ii*]), resultando em dano aos eritrócitos, hemólise e vasoclusão. A desoxigenação dos eritrócitos ocorre na circulação quando passam pelo leito capilar; entretanto, quando retornam aos pulmões, ocorre captação de oxigênio, e os polímeros sofrem desagregação. Esse ciclo de falcização-desfalcização repete-se com a recirculação dos eritrócitos; entretanto, se a passagem dos eritrócitos for demorada, ocorrem falcização e dano à membrana dos eritrócitos, com consequente vasoclusão antes que completarem seu trânsito pela microvasculatura. A formação de polímeros (e a gravidade da falcização) é intensificada pelo aumento da concentração intracelular de hemoglobina, por pH baixo e por temperatura elevada, enquanto é reduzida pela presença de outras hemoglobinas intracelulares, como a hemoglobina fetal (HbF).

A polimerização da hemoglobina falciforme leva à lesão dos eritrócitos por vários mecanismos, que resultam em destruição dos eritrócitos (hemólise) e vasoclusão.[2] A maior parte da hemólise é extravascular porque ocorre quando os macrófagos reconhecem os eritrócitos falciformes

---

[a] N.R.T.: Ver estatísticas e conduta no Brasil em http://bvsms.saude.gov.br/bvs/publicacoes/doenca_falciforme_atencao_integral_saude_mulher.pdf – Doença Falciforme, 2015.

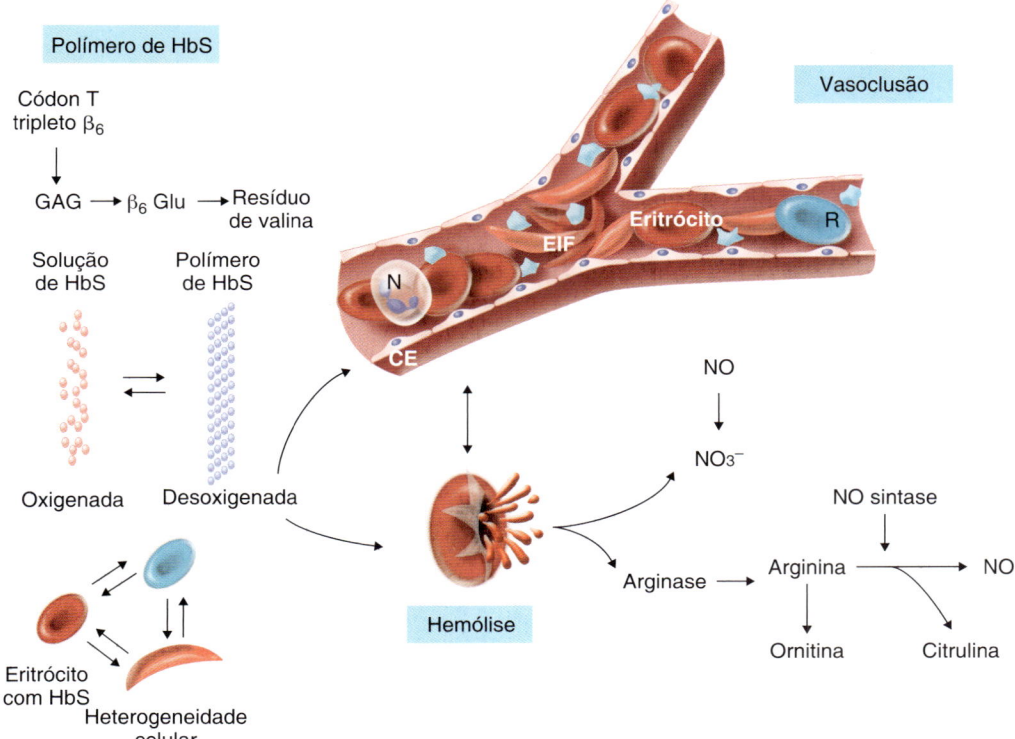

**FIGURA 154.2** Fisiopatologia da doença falciforme. Uma transversão de adenina (A) em timidina (T) (A6T) no códon 6 do gene da beta-hemoglobina, no cromossomo 11 (*HBB*), leva à substituição de um códon de ácido glutâmico por um códon de valina. A valina $\beta^6$ possibilita a polimerização da molécula e hemoglobina S (HbS) ($\alpha_2\beta_2^s$), quando esta é desoxigenada. O polímero de desoxi-HbS lesa o eritrócito e resulta em uma população heterogênea de eritrócitos falciformes, com citoesqueleto da membrana danificado, conteúdo reduzido de cátions e de água e alteração da distribuição dos lipídios na membrana. No sistema vascular, os eritrócitos falciformes interagem com o endotélio e com outras células sanguíneas, causando vasoclusão. Alguns eritrócitos danificados sofrem lise intravascular, liberando, assim, o heme no plasma, com remoção do óxido nítrico (NO) e redução da hemoglobina a metemoglobina e nitrato. O NO, por meio de sua ligação à guanilato ciclase solúvel, converte o trifosfato de guanosina cíclico em monofosfato de guanosina, com consequente relaxamento do músculo liso vascular e vasodilatação. A redução da biodisponibilidade do NO endotelial na doença falciforme compromete as funções vasculares homeostáticas do NO, como inibição da ativação e agregação das plaquetas e repressão transcricional de genes que transcrevem moléculas de adesão celular. A hemoglobina, o heme e o ferro do heme catalisam a produção de radicais de oxigênio e a nitração de proteínas, limitando potencialmente ainda mais a biodisponibilidade de NO e ativando o endotélio. Os eritrócitos lisados também liberam arginase, que destrói a L-arginina, o substrato para produção de NO, proporcionando outro mecanismo parar a deficiência endotelial de NO. O equilíbrio normal entre vasoconstrição e vasodilatação é, portanto, desviado para a vasoconstrição, bem como para a ativação e proliferação endoteliais. CE = célula epitelial; EIF = eritrócito irreversivelmente falcizado; N = neutrófilo; R = reticulócito.

danificados, resultando em eritrofagocitose. A hemólise intravascular libera hemoglobina na circulação, onde ela se liga à haptoglobina plasmática livre e, portanto, causa sua depleção, além de remover o óxido nítrico (NO). Além disso, esses eritrócitos falcizados aderem às células ativadas do endotélio vascular, promovendo inflamação e aderência dos leucócitos e das plaquetas ao endotélio. Essas interações com o endotélio provocam obstrução vascular, isquemia tecidual e, em seguida, vasoclusão. As células endoteliais respondem a modificadores biológicos, que são gerados durante esses episódios vasoclusivos e inflamação resultante. A iniciação do processo de vasoclusão é complexa, e os mecanismos envolvidos incluem os seguintes:

- Dano celular em decorrência de interações adesivas entre eritrócitos falciformes, leucócitos, células endoteliais e plaquetas e envolvendo também moléculas de aderência celular, como a selectina P, que é expressa nas células endoteliais e nas plaquetas quando estas são ativadas. Em seguida, os leucócitos são capturados no endotélio
- Aderência dos eritrócitos falciformes e estresses de cisalhamento, que liberam espécies reativas de oxidação, expressam a endotelina e alteram o equilíbrio do NO
- Lesão por reperfusão, que pode ativar as células endoteliais e estimular a inflamação
- Os reticulócitos, que são liberados prematuramente da medula óssea, apresentam ligantes adesivos, que aumentam as interações dos eritrócitos com as células endoteliais.

As variantes de hemoglobina que apresentam a substituição Glu6Val no gene de globina β (HbS) são propensas a polimerização, e o acúmulo desses polímeros de HbS nos eritrócitos falcizados provoca lesão celular, levando, assim, à síndrome clínica da doença falciforme. Na doença falciforme homozigota (HbSS) ou na coerança de HbS e β⁰-talassemia (HbSβ⁰-talassemia), os eritrócitos contêm HbS, porém nenhuma HbA, e estão associados à maior gravidade clínica (anemia falciforme).

A coerança de HbS com outras variantes de hemoglobina (p. ex., HbC, HbE, HbSβ⁺-talassemia, HbSD^Punjab, HbSO^Arab) também está associada a distúrbios falciformes de gravidade variável (Tabela 154.1). Embora a maior parte das mais de 1.000 mutações da hemoglobina seja clinicamente insignificante, outras, em certas ocasiões, comprometem a estabilidade e a função da hemoglobina e provocam anemia hemolítica, distúrbio no transporte de oxigênio ou metemoglobinemia (Capítulo 149).

## MANIFESTAÇÕES CLÍNICAS

### Portador do traço falciforme (traço falciforme, HbAS)

Cerca de 18 a 25% da população da África Subsaariana são portadores do traço falciforme. Os portadores são protegidos contra a falcização intracelular, visto que os eritrócitos contêm um predomínio de HbA em comparação com a HbS (habitualmente 35 a 40% de HbS), e a HbA inibe a polimerização da hemoglobina, exceto em condições extremas (hipoxia prolongada, acidose ou desidratação). O estado de portador geralmente não é considerado prejudicial, e os portadores apresentam expectativa de vida normal; entretanto, tem sido associada a algumas complicações clínicas.[3]

Estudos epidemiológicos limitados de indivíduos com traço falciforme sugeriram um aumento do risco de lesão relacionada a exercício extremo e esforço físico, incluindo, de modo abrangente, a rabdomiólise de esforço, o colapso associado a calor e a morte súbita inexplicada. Um estudo de coorte retrospectivo em militares dos EUA, positivos ou negativos para o traço falciforme, sugeriu uma associação entre o traço falciforme e doenças causadas por calor (exaustão pelo calor, cãibras pelo calor).[4] Atualmente, o rastreamento do traço falciforme é exigido em alguns setores das forças armadas dos EUA. O traço falciforme também pode ser uma causa de morte durante o treinamento e competições em atletas.[5] As anormalidades renais estão entre as manifestações mais comuns do traço falciforme,

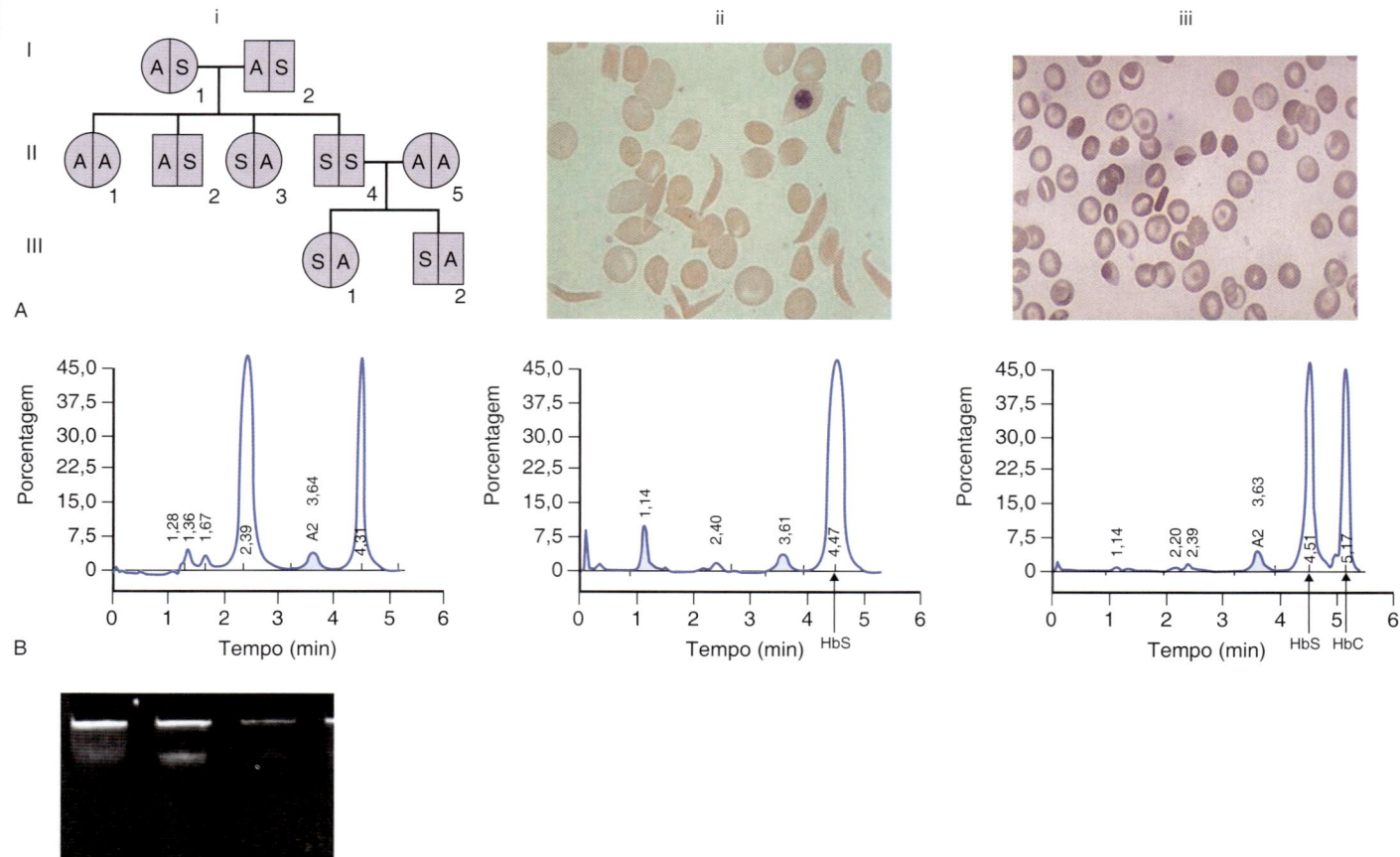

**FIGURA 154.3** Diagnóstico da doença falciforme. **A.** Protótipo de estrutura familiar, em que ambos os genitores (*I*) são portadores do traço falciforme, e cada filho (*II*) tem uma chance de 25% de apresentar anemia falciforme (SS). Cada filho de um genitor afetado (*III*) será portador do traço falciforme (SA) se o outro genitor tiver um genótipo de hemoglobina normal (AA). Os esfregaços de sangue (*no centro* e *à direita*) são de pacientes com anemia falciforme e doença da HbSC, respectivamente. Observe os eritrócitos irreversivelmente falcizados no primeiro, e o cristal de hemoglobina C (HbC) e eritrócitos em alvo no segundo. **B.** Perfis de cromatografia líquida de alto desempenho de pacientes com traço falciforme (*à esquerda*), anemia falciforme (*no centro*) e doença da HbSC (*à direita*). **C.** Separação baseada no sistema de mutação refratário à amplificação dos genes de betaglobina de um indivíduo normal (AA), de um portador do traço falciforme (AS) e de um paciente com anemia falciforme (SS).

incluindo hematúria e comprometimento da capacidade de concentração urinária, podendo levar à albuminúria e doença renal crônica. À semelhança dos pacientes com doença falciforme, os indivíduos com traço falciforme correm risco aumentado de tromboembolismo venoso, especificamente embolia pulmonar.[6]

### Doença falciforme

A doença falciforme caracteriza-se por manifestações clínicas notavelmente variáveis. Um paciente pode apresentar quase todas as complicações conhecidas, enquanto outro praticamente não apresenta complicações, mas sofre morte súbita; outros apresentam algumas complicações graves, porém não demonstram outras manifestações. Por conseguinte, apesar de ser o protótipo de um distúrbio mendeliano "monogênico", a variabilidade fenotípica é impressionante. Certamente, os diferentes genótipos falciformes, exibem diferentes graus de gravidade, e a HbSS e HbSβ⁰-talassemia seguem uma evolução grave semelhante, enquanto a HbSC, a HbSβ⁺-talassemia e outros genótipos tendem a apresentar um fenótipo de doença mais leve. Entretanto, existe uma considerável sobreposição entre os genótipos, de modo que alguns indivíduos com HbSS apresentam episódios dolorosos infrequentes e poucas complicações, enquanto outros com HbSC têm crises dolorosas intensas e frequentes. Os fatores responsáveis por essa variabilidade fenotípica incluem a coerança de genes modificadores da doença, como HbF e alfatalassemia, bem como genes que afetam a inflamação, a biologia do óxido nítrico, a lesão oxidativa, as interações entre células, a regulação vascular, a coagulação e a hemostasia.

### Doença de múltiplos órgãos e variação com a idade

Embora a doença falciforme esteja mais comumente associada a anemia e episódios dolorosos repetidos, o processo fisiopatológico pode afetar todos os órgãos do corpo (Tabela 154.2). As complicações agudas incluem risco aumentado de infecção, acidente vascular encefálico (AVE) e complicações torácicas. As complicações crônicas consistem em doença pulmonar crônica, insuficiência renal crônica, hipertensão pulmonar e complicações oftalmológicas. Essas complicações são discutidas de modo mais detalhado adiante.

As complicações variam, tipicamente, de acordo com a idade. Dactilite (crise dolorosa que afeta as mãos e os pés) é, com frequência a primeira manifestação em crianças pequenas, visto que os níveis de HbS aumentam entre 6 e 12 meses, devido à mudança da hemoglobina da HbF para a HbS (Figura 154.4). A disfunção esplênica ocorre no início da vida, causando suscetibilidade precoce às infecções, com taxas elevadas de morte por infecção quando não são instituídas profilaxia com antibióticos e vacinação. O sequestro esplênico é mais comum em indivíduos com menos de 5 anos, antes do desenvolvimento de infarto esplênico, embora possa ocorrer mais tarde em indivíduos com fenótipos mais leves da doença. Antes do rastreamento com Doppler transcraniano e da prevenção primária do AVE (ver adiante), esse evento vascular era mais comum em crianças pequenas e em adultos idosos. Houve uma acentuada redução na taxa de AVE em crianças, porém persiste nos adultos.

A maior parte da lesão orgânica crônica só se torna clinicamente significativa na idade adulta, porém a lesão orgânica sempre começa nos primeiros anos de vida. Por exemplo, embora existam evidências de

## Tabela 154.1 — Características genéticas e laboratoriais das hemoglobinopatias falciformes comuns.*

| GENÓTIPO | GENÉTICA | PREVALÊNCIA EM AFRO-AMERICANOS[†] | HEMATÓCRITO (%) | VCM (fℓ) | HbS (%) | HbA$_2$ (%) | HbF (%) | GRAVIDADE[‡] |
|---|---|---|---|---|---|---|---|---|
| Anemia falciforme (HbSS) | HbS homozigota | 1:6.000 | 18 a 28 | 85 a 95 | > 85 | 2 a 3 | 2 a 15 | 4 |
| HbSS-alfatalassemia | HbS homozigota α$^+$-talassemia | 30% dos pacientes com HbSS | 25 a 33 | 70 a 85 | > 85 | 4 a 6 | 2 a 15 | 4 |
| Doença da HbSC (HbSC) | Heterozigoto composto HbS, HbC | 1:800 | 28 a 40 | 70 a 85 | 50 | 2 a 3 | 1 a 8 | 2 |
| HbS-β$^0$-talassemia (HbS-β$^0$-Tal) | Heterozigoto composto HbS, β$^0$-talassemia | 1:1.600 | 20 a 30 | 65 a 75 | > 85 | 4 a 6 | 5 a 15 | 4 |
| HbS-β$^+$-talassemia (HbS-β$^+$-Tal) | Heterozigoto composto HbS, β$^+$-talassemia | 1:1.600 | 30 a 40 | 60 a 70 | 70 a 95 | 4 a 6 | 2 a 10 | 1 a 3 |
| Doença da HbSE (HbSE) | Heterozigoto composto HbS, HbE | Rara[§] | 30 a 45 | 70 a 80 | 60 | 2 a 3 | 1 | 1 a 2 |
| HbS-PHHF | Heterozigoto composto HbS e PHHF com deleção do gene | Rara | 38 a 45 | 70 a 80 | 70 | 2 | 20 a 30 | 0 |
| Traço falciforme (HbAS)[¶] | HbS heterozigota | 1:12 | 38 a 50 | 80 a 90 | 35 a 40 | 2 a 3 | < 1 | 0 |
| Normal (HbAA) | HbA homozigota | – | 38 a 50 | 80 a 90 | 0 | 2 a 3 | < 1 | – |

Hb = hemoglobina; PHHF = persistência hereditária da HbF; VCM = volume corpuscular médio. *Muitos outros genes anormais da globina podem ser encontrados como heterozigotos compostos com o gene da HbS. Os mais comuns incluem alfatalassemia, HbD, HbO (Arábia), HbG (Filadélfia), PHHF, Hb Hope e Hb Lepore. São fornecidas as faixas médias dos valores laboratoriais, porém eles podem variar de acordo com a idade do paciente. [†]Esses valores diferem de acordo com a prevalência dos genes envolvidos na população estudada. Na África Ocidental e Central, onde a doença é mais comum, cerca de 2% de todos os recém-nascidos apresentam doença falciforme. A prevalência do traço HBC em afro-americanos é de 3%, enquanto a do traço de betatalassemia é de 1%. Cerca de 30% dos afro-americanos são portadores de um gene de alfatalassemia, o que pode alterar o fenótipo da doença falciforme, causando microcitose, redução da densidade celular e menos hemólise. [‡]Gravidade da doença comparada com a anemia falciforme, clinicamente o genótipo mais grave. Trata-se de uma classificação qualitativa da gravidade clínica de cada genótipo; dentro de cada genótipo, existe uma grande heterogeneidade clínica. [§]Embora essa combinação ainda seja um genótipo raro, o crescimento da população asiática nos EUA (a HBE é um gene do Sudeste Asiático) aumentará a sua frequência com o passar do tempo. Com poucos casos relatados em comparação com os outros genótipos, o fenótipo da doença da HbSE não está totalmente definido. Pode assemelhar-se à HbS-β$^+$-talassemia, com sinais/sintomas que aparecem principalmente em adultos. [¶]O traço falciforme não deve ser classificado como uma forma de doença falciforme. Cerca de 8% dos afro-americanos são portadores da HbS. Os portadores são hematologicamente normais, com expectativa de vida normal. As poucas anormalidades atribuíveis à HbS, além das lesões renais, incluem um aumento de quatro vezes no risco de embolia pulmonar, risco aumentado de infarto esplênico em grandes altitudes e maior risco de morte durante o curso de uma doença cardíaca de esforço.

## Tabela 154.2 — Complicações agudas e crônicas da doença falciforme.

| SISTEMA | COMPLICAÇÕES AGUDAS | COMPLICAÇÕES CRÔNICAS |
|---|---|---|
| Neurológico | AVE isquêmico agudo; AVE hemorrágico agudo; Trombose dos seios venosos | Isquemia cerebral silenciosa; Vasculopatia (*moyamoya*); Cefaleia; Disfunção cognitiva |
| Cardiorrespiratório | Síndrome torácica aguda | Hipertensão pulmonar; Asma; Doença pulmonar falciforme crônica; Distúrbios respiratórios do sono; Comprometimento miocárdico |
| Renal | Insuficiência renal aguda; Hematúria; Infecção urinária | Enurese; Proteinúria; Insuficiência renal crônica |
| Urológico | Priapismo | Disfunção erétil |
| Ortopédico | Osteomielite | Necrose avascular |
| Oftalmológico | Hemorragia vítrea; Descolamento da retina; Oclusão da artéria retiniana | Retinopatia |
| Outros | Sequestro esplênico agudo; Sequestro hepático agudo; Colelitíase (cólica biliar, colecistite) | Esplenomegalia crônica; Disfunção esplênica; Hepatopatia falciforme; Úlcera de perna |

AVE = acidente vascular encefálico.

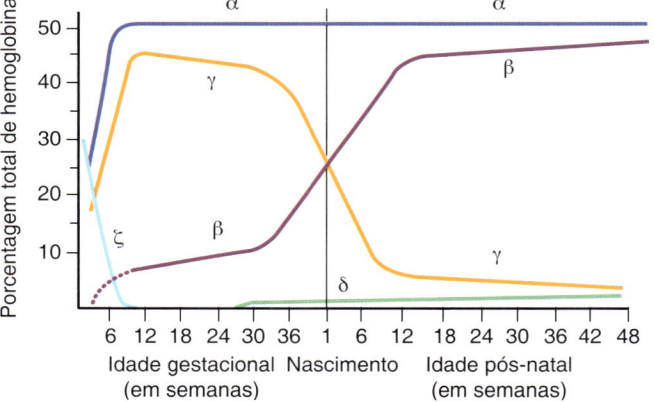

**FIGURA 154.4** Genes da globina humana. Expressão dos genes da globina durante o desenvolvimento. As cadeias α são expressas durante toda gestação e vida adulta, as cadeias de gamaglobina fetal são expressas de maneira predominante no útero, e os genes da betaglobina e deltaglobina são expressos principalmente no período pós-natal. Essa mudança de padrões de expressão gênica é responsável pelas diferentes hemoglobinas existentes no embrião, no feto e no adulto. É também responsável pela observação de que os distúrbios da alfaglobina podem afetar tanto o feto quanto o adulto, enquanto as doenças da cadeia de betaglobina em geral não são clinicamente aparentes nos primeiros meses de vida, quando os níveis de hemoglobina fetal ainda estão elevados.

disfunção renal (hipostenúria e microalbuminúria) desde a primeira infância, insuficiência renal em estágio terminal é incomum antes do final da vida adulta. De forma semelhante, síndrome torácica aguda (STA), asma e distúrbio respiratório do sono são comuns em crianças, porém doença pulmonar crônica grave só se torna aparente na vida adulta. Hipertensão pulmonar, retinopatia, úlceras de perna e necrose avascular são incomuns na infância.

Com a expectativa de vida crescente em países com sistemas de cuidados de saúde desenvolvidos, a doença falciforme passou agora a ser um distúrbio debilitante, com morbidade substancial em consequência de vasculopatia e lesão de múltiplos órgãos persistentes.[7] Assim como a introdução da prevenção primária de AVE modificou a história natural desse evento na doença falciforme, é provável que a introdução precoce da hidroxiureia modificará a história natural das complicações crônicas da doença falciforme. O impacto global dessa abordagem ainda não está bem definido, porém é certo que a hidroxiureia melhora a sobrevida dos pacientes com doença falciforme.

## Dor

### Dor aguda

Os episódios de dor aguda (crises vasoclusivas) são a característica essencial da doença falciforme. Essas crises ocorrem com frequência imprevisível e podem ser desencadeadas por infecção, desidratação ou estresse, ou podem ocorrer sem qualquer fator precipitante. Tipicamente, crianças pequenas sentem dor nos dedos das mãos e dos pés (dactilite), enquanto as crianças de mais idade e os adultos tendem a sentir dor nos braços, nos membros inferiores e no tronco. O exame da área afetada é habitualmente normal, porém pode haver edema e dor aguda à palpação. Não existe exame complementar para a crise falciforme, de modo que o diagnóstico se baseia, em geral, na anamnese; os pacientes descrevem habitualmente a sua dor como típica da doença falciforme. A dor atípica exige investigação adicional à procura de outras causas. As crises dolorosas são o motivo mais comum de internação de pacientes com doença falciforme; com frequência, a dor não exige internação, mas tem impacto significativo sobre a qualidade de vida. Um grande estudo de diários de adultos com doença falciforme mostrou que quase 30% sentiam dor em mais de 95% dos dias, enquanto apenas 14% sentiam dor em menos de 5% dos dias. Os pacientes sentiram dor em 54,5% dos dias, porém procuraram atendimento de saúde em apenas 3,5% dos dias.

Os episódios dolorosos leves podem ser controlados em casa com analgesia simples (paracetamol, anti-inflamatórios não esteroides), líquidos e repouso, enquanto as crises dolorosas mais intensas exigem internação do paciente para analgesia profunda com opiáceos. Os pacientes e seus familiares devem ser conscientizados das situações em que devem ser examinados no hospital. Esses eventos que funcionam como "sinais de perigo" estão listados na Tabela 154.3. O paciente internado pode ser tratado com opiáceos por via oral ou parenteral; com frequência, os pacientes consideram a analgesia controlada pelo paciente (ACP) como benéfica, e há algumas evidências de que a ACP reduz a administração total de opiáceos. Os pacientes tratados com opiáceos devem ser monitorados para a detecção de depressão respiratória e sedação excessiva e devem receber terapia adjuvante para controlar os efeitos colaterais dos opiáceos (vômitos, constipação intestinal e prurido). As doses de opiáceo para alívio da dor devem ser reduzidas tão logo ocorra resolução da dor.

Os pacientes com episódios dolorosos agudos devem ser monitorados para o desenvolvimento de outras complicações, sobretudo STA (ver mais adiante), que surge comumente 24 a 72 horas após o início da crise dolorosa aguda e é mais comum em pacientes com dor torácica e lombar. A espirometria de incentivo precoce em pacientes com dor torácica e lombar reduz a incidência de STA, e o monitoramento regular da saturação de oxigênio possibilita a identificação precoce dos pacientes com agravamento da hipoxia, que pode ser um precursor da STA.

Hidroxiureia deve ser oferecida aos pacientes com crise dolorosa aguda recorrente.

### Dor crônica

Dor crônica refere-se à dor com duração superior a 3 meses. Em pacientes com doença falciforme, a dor crônica pode decorrer de uma causa subjacente, mais comumente necrose avascular. Outros podem apresentar dor diária intensa, sem estímulo definido. Isso pode ser devido a síndromes de sensibilidade centrais, associadas a aumento da sensibilidade a estímulos dolorosos e não dolorosos, podendo ser precipitada ou reforçada por estímulos dolorosos e estressantes repetidos. A dor crônica pode ser difícil de tratar e pode ser agravada pela terapia com opiáceos.

| Tabela 154.3 | Sinais/sintomas que devem levar à internação do paciente: "sinais de alerta". |
|---|---|

- Dor intensa que não é aliviada com analgesia habitual
- Dor atípica
- Temperatura > 38°C
- Dor torácica
- Dispneia
- Manifestações neurológicas (p. ex., fraqueza de um membro ou queda facial, diminuição do nível de consciência)
- Dor associada a cefaleias incomumente intensas
- Letargia grave
- Priapismo
- Icterícia grave

O encaminhamento do paciente a serviços especializados em dor crônica é frequentemente útil (Capítulo 27).

## Anemia

Em geral, os pacientes com HbSS/HbSβ⁰-talassemia apresentam níveis basais de hemoglobina de 6 a 9 g/dℓ. Os pacientes com HbSC e HbSβ⁺-talassemia exibem níveis basais mais elevados de hemoglobina, de 8 a 12 g/dℓ. Esse nível é habitualmente bem tolerado, porém alguns pacientes apresentarão fadiga significativa. Com frequência, ocorre agravamento da anemia na idade adulta mais avançada, algumas vezes associada à disfunção renal, e o paciente pode necessitar de intervenção com hidroxiureia, transfusões ou agentes estimuladores da eritropoese.

A anemia aguda (diminuição do nível de hemoglobina de > 2 g/dℓ) pode estar associada a agravamento dos sintomas de fadiga e dispneia, e pode ser necessária intervenção com transfusão. As causas de anemia aguda incluem agravamento da hemólise, infecção por parvovírus (eritrovírus) B19 (causa potencial de aplasia eritroide pura ou hipoplasia), sequestro esplênico, deficiência de folato e qualquer causa de anemia observada em pacientes sem doença falciforme. O parvovírus B19 provoca a síndrome das bochechas esbofeteadas em crianças. Em geral, manifesta-se como doença viral aguda, com anemia profunda e reticulocitopenia. Sequestro esplênico é mais comum em crianças pequenas antes da ocorrência de infarto esplênico e caracteriza-se por anemia e aumento de tamanho do baço. Ambos devem ser tratados com transfusão simples, visando o retorno da hemoglobina do paciente aos valores basais.

## Complicações neurológicas

### Acidente vascular encefálico isquêmico agudo

O AVE isquêmico agudo já foi uma complicação comum em crianças e adultos com doença falciforme e uma importante causa de morbidade e de mortalidade, com taxas de cerca de 10% aos 20 anos e de 25% aos 40 anos. Historicamente, a maior incidência era em crianças entre 2 e 9 anos, com observação de taxas elevadas também em indivíduos com mais de 40 anos. A vasculopatia cerebral é a causa mais comum em crianças; entretanto, nos adultos, as comorbidades incluem diabetes melito, hipertensão arterial e fibrilação atrial. O AVE isquêmico agudo também pode ocorrer no contexto de crise dolorosa aguda ou anemia aguda. Em geral, são observadas as manifestações típicas do AVE isquêmico agudo (Capítulo 379), incluindo hemiparesia, queda facial ou disfasia; entretanto, os pacientes podem apresentar perda da consciência ou alteração comportamental. Deve-se efetuar um exame de neuroimagem de urgência, e a ressonância magnética (RM) ou a angiorressonância magnética (angioRM) irão confirmar e definir o local do AVE, embora a tomografia computadorizada (TC) possa ser utilizada na situação de emergência para descartar a possibilidade de AVE hemorrágico agudo (ver adiante).

Após manejo inicial com hidratação e oxigenação, deve-se efetuar exsanguinotransfusão de urgência para minimizar o dano isquêmico e melhorar a perfusão cerebral. Se houver anemia acentuada (nível de hemoglobina < 6 g/dℓ), podem-se administrar transfusões simples antes da exsanguinotransfusão. Entretanto, há evidências observacionais de que a exsanguinotransfusão inicial evita o AVE recorrente mais efetivamente do que a transfusão simples inicial.[8] A prática habitual é estabelecer meta de hemoglobina pós-transfusional de cerca de 10 g/dℓ e porcentagem de HbS de menos de 30%. Existem dados limitados sobre o papel da trombólise em adultos com doença falciforme e AVE isquêmico agudo; entretanto, uma comparação recente de pacientes com doença falciforme e controles sem doença falciforme, que receberam terapia trombolítica para tratamento de AVE, não mostrou diferença significativa entre os dois grupos no que concerne à segurança ou resultados.[9] Por conseguinte, os adultos com doença falciforme e AVE isquêmico agudo devem ser submetidos a trombólise, a não ser que haja contraindicações, além da exsanguinotransfusão.

O risco de AVE recorrente apresenta-se elevado, e os pacientes devem receber transfusão sanguínea a longo prazo para manter a HbS em menos de 30%. Essa porcentagem pode ser obtida de maneira mais efetiva por meio de exsanguinotransfusões automatizadas ou manuais repetidas. Uma comparação randomizada de transfusão a longo prazo versus tratamento com hidroxiureia mostrou que a transfusão é a maneira mais efetiva de prevenir AVE recorrente.[A1] A revascularização cirúrgica pode estar indicada para pacientes com AVE isquêmico agudo recorrente ou vasculopatia progressiva.

### Acidente vascular encefálico hemorrágico agudo
Os pacientes com doença falciforme também correm risco aumentado de hemorragia intracerebral, intraventricular, subdural e subaracnóidea (Capítulo 380). Esse risco está frequentemente relacionado com a vasculopatia cerebral subjacente. Tanto a doença *moyamoya* (doença vascular encefálica oclusiva crônica e rara, caracterizada por estenose progressiva das artérias carótidas terminais intracranianas, com rede vascular anormal na base do encéfalo) quanto os aneurismas cerebrais apresentam uma incidência aumentada nesse grupo de pacientes. A apresentação com cefaleia e diminuição da consciência é mais comum do que a apresentação com sinais neurológicos focais. A TC revela hemorragia intracerebral aguda, e a xantocromia no líquido cerebrospinal (LCS) confirma a ocorrência de hemorragia subaracnóidea. O tratamento deve ser efetuado em uma unidade de neurocirurgia especializada e deve ser igual ao de pacientes sem doença falciforme. Deve-se considerar exsanguinotransfusão antes da intervenção neurocirúrgica.

### Infarto cerebral silencioso
A RM de pacientes com doença falciforme frequentemente revela pequenas lesões isquêmicas que não estão associadas a déficits neurológicos. Esses infartos cerebrais silenciosos aumentam com a idade, de cerca de 10% em lactentes para 28% aos 5 anos, 37% aos 15 anos e mais de 50% aos 30 anos,[10] e estão associados a comprometimento cognitivo, incluindo redução do QI. No ensaio clínico Silent Infarct and Transfusion (SIT) de crianças randomizadas com infarto cerebral silencioso (ICS) para terapia transfusional ou sem transfusão, foi constatada uma redução significativa no ponto final composto de ICS progressivo e AVE agudo franco nos pacientes que receberam transfusão. O rastreamento de crianças com RM identifica aquelas afetadas em uma idade precoce, que podem se beneficiar de intervenção educacional ou clínica.[A2]

### Outras complicações neurológicas
A trombose dos seios venosos, a síndrome de encefalopatia reversível posterior (SERP) e as cefaleias também são mais comuns em pacientes com doença falciforme.

### Prevenção primária do acidente vascular encefálico
As anormalidades no rastreamento de crianças com doença falciforme com Doppler transcraniano (DTC) mostraram que o aumento da média da velocidade máxima por tempo médio (TAMMV) está associado a aumento do risco de AVE. O ensaio clínico STOP randomizou crianças com DTC anormal para transfusão ou cuidados padrões e constatou uma redução de 91% do risco de AVE com a terapia transfusional. O DTC é hoje um exame de rotina em crianças de 2 a 16 anos, e, se for anormal, as crianças são tratadas com transfusão regular para manter a porcentagem de HbS em menos de 30%. Outros ensaios clínicos randomizados mostraram que a interrupção das transfusões depois de 3 anos leva a um aumento na recorrência do AVE, enquanto a mudança para o tratamento com hidroxiureia depois de 1 ano de transfusões é tão efetiva quanto a manutenção das transfusões.[A3] Por conseguinte, pode-se administrar hidroxiureia a crianças após tratamento com transfusão durante mais de 1 ano.

## Complicações cardiorrespiratórias
### Síndrome torácica aguda
A STA é uma doença aguda, caracterizada por febre e/ou sintomas respiratórios acompanhados de infiltrado pulmonar recente na radiografia de tórax. Os pacientes podem ser hospitalizados com STA, ou a STA pode se desenvolver 1 a 3 dias após a internação para tratamento de crise dolorosa aguda. As etiologias incluem infecção (bacteriana ou viral), embolia gordurosa e infarto pulmonar. A gravidade é variável, porém pode resultar em hipoxia grave, insuficiência respiratória e morte. O tratamento inicial é de apoio, com analgesia, antibióticos e oxigenoterapia; entretanto, as apresentações mais graves podem exigir tratamento com transfusão simples ou exsanguinotransfusão e/ou suporte respiratório não invasivo ou invasivo.[11] Os pacientes com STA grave ou recorrente devem receber tratamento com hidroxiureia.

### Hipertensão pulmonar
A hipertensão pulmonar (HP) refere-se a elevação da pressão da artéria pulmonar média (PAPm) de 25 mmHg ou mais, diagnosticada por cateterismo cardíaco direito (ver Capítulo 75). A HP é observada em 6 a 11% dos adultos com doença falciforme e está associada a um aumento da mortalidade. A patogenia é multifatorial e inclui doença cardíaca esquerda, doença pulmonar crônica, doença tromboembólica crônica e hemólise intravascular. A ecocardiografia tem sido utilizada como exame não invasivo para investigação da HP, e uma velocidade do jato de regurgitação tricúspide (VRT) de mais de 250 cm/s é observada em cerca de 30% dos adultos com doença falciforme e está associada a aumento do risco de HP e de mortalidade. Uma VRT elevada isoladamente não constitui um bom preditor de HP, e pode-se aumentar a sua sensibilidade ao combiná-la com os sintomas, determinação do pró-peptídio natriurético cerebral (BNP) N-terminal e o teste de marcha de 6 min. O rastreamento com ecocardiografia pode identificar pacientes com risco aumentado de HP e que podem necessitar de mais investigação ou intervenção. Pacientes com HP confirmada por cateterismo devem receber tratamento modificador da doença falciforme ou terapia específica para HP sob orientação de um especialista em HP.

### Doença pulmonar falciforme crônica e distúrbio respiratório do sono
A asma, que foi descrita em 17 a 22% das crianças com doença falciforme, pode ser causada por aumento do fluxo sanguíneo nos capilares pulmonares ou por inflamação crônica dos pulmões. A incidência de asma não está aumentada em adultos com doença falciforme. A partir do final da infância, os pacientes com doença falciforme desenvolvem defeitos pulmonares restritivos, que são observados em até 70% dos adultos e que podem estar associados a hipoxia diurna. A TC de alta resolução pode revelar defeitos pulmonares restritivos progressivos com fibrose, que podem resultar em dor torácica e hipoxia grave.

O distúrbio respiratório do sono inclui hipoxia noturna e apneia obstrutiva do sono (AOS) e é observado em até 40% das crianças e 60% dos adultos com doença falciforme. Nas crianças, a AOS pode estar associada a hipertrofia das tonsilas e pode responder à tonsilectomia; nos adultos, essa associação é raramente observada. Pode haver necessidade de tratamento com oxigênio noturno ou suporte respiratório não invasivo.

## Complicações renais e urológicas
As complicações renais, que são observadas em até 60% dos pacientes com doença falciforme, surgem na primeira infância e progridem com o avanço da idade. Um defeito de concentração nos túbulos renais distais é manifestação precoce de lesão renal, resultando em hipostenúria (incapacidade de concentração da urina), enurese noturna e predisposição à desidratação. Em consequência, os pacientes com doença falciforme devem ser incentivados a manter alta ingestão diária de líquidos. O aumento da taxa de filtração glomerular (TFG) também é evidente desde a primeira infância, em consequência do aumento do fluxo sanguíneo cortical renal, devido à anemia e alto débito cardíaco, e de isquemia cortical e medular. Essa hiperfiltração glomerular resulta em hipertrofia e dano glomerulares e, a seguir, em microalbuminúria, que é observada em 20% das crianças e em 60% dos adultos com doença falciforme e que pode progredir para a proteinúria não seletiva e até mesmo para a síndrome nefrótica. Proteinúria está associada à progressão da doença renal crônica, de modo que os pacientes devem ser submetidos a rastreamento para proteinúria (com razão entre albumina e creatinina ou proteína e creatinina) e intervenção precoce com inibidores da enzima conversora de angiotensina (IECA) ou bloqueadores dos receptores de angiotensina (BRA) com proteinúria significativa (razão proteína-creatinina > 50 mg/mmol).

Disfunção renal progressiva ocorre com o avanço da idade em alguns pacientes, podendo resultar em doença renal em estágio terminal e necessidade de diálise ou transplante renal.[12] A função renal deve ser monitorada de maneira regular para possibilitar a otimização do tratamento da hipertensão arterial e da proteinúria, reduzindo, assim, a progressão.

Hematúria também é comum na doença falciforme, bem como no traço falciforme (ver anteriormente), e pode ser consequente a necrose papilar renal. Pode ser dolorosa e profusa, exigindo transfusão de sangue e, em certas ocasiões, radiologia intervencionista ou cirurgia. Os pacientes de mais de 40 anos com hematúria, sobretudo se for indolor, devem ser sempre encaminhados ao urologista. O carcinoma medular renal é uma neoplasia maligna extremamente agressiva, que acomete predominantemente adultos jovens e adolescentes com hemoglobinopatias falciformes.

Em 2 a 10% dos pacientes internados com crise dolorosa aguda, ocorre lesão renal aguda, que pode ser precipitada por desidratação, sepse e fármacos. A função renal e o débito urinário devem ser monitorados nos pacientes internados com crises dolorosas.

### Priapismo

Priapismo consiste em ereção do pênis prolongada, persistente e dolorosa, não relacionada com estimulação sexual. É comum em homens e meninos com doença falciforme e pode ocorrer na forma de episódios curtos intermitentes e autolimitados (priapismo intermitente) ou na forma de episódios agudos graves com duração de mais de 1 hora (priapismo fulminante). O priapismo agudo pode ser precedido de priapismo intermitente e pode resultar em disfunção erétil a longo prazo. Os homens jovens com doença falciforme devem ser orientados sobre o priapismo e incentivados a procurar o serviço de emergência em caso de episódios de mais de 1 hora de duração. O manejo conservador inicial inclui alívio da dor, líquidos, exercício suave e micção e agentes alfa-adrenérgicos orais (etilefrina). Se não houver resolução do priapismo, deve-se entrar em contato com um urologista para efetuar aspiração do pênis; esse procedimento pode ser combinado com injeção de agentes alfa-adrenérgicos no corpo cavernoso. Com frequência, o procedimento provoca detumescência; entretanto, se não tiver sucesso, é necessária intervenção cirúrgica. A terapia transfusional pode ser útil para o suporte da cirurgia e, possivelmente, para aliviar o priapismo persistente. O tratamento do priapismo intermitente visa ao alívio sintomático e à prevenção de futuros episódios de priapismo fulminante. Os agentes alfa-adrenérgicos orais e antiandrogênios devem ser considerados sob orientação de um urologista especialista, e pode-se considerar também o uso de inibidores da fosfodiesterase do tipo 5 (PDE5).

## DIAGNÓSTICO

### Exames de sangue de rotina

O nível de hemoglobina habitual no estado de equilíbrio dinâmico é de 5 a 10 g/dℓ na HbSS e mais alto nos fenótipos mais leves. Tipicamente, a anemia na HbSS é normocítica normocrômica; entretanto, observa-se com frequência microcitose na doença da HbSC, e ocorrem microcitose acentuada e hipocromia na HbSβ-talassemia. Em geral, há reticulocitose e evidências de hemólise, com níveis elevados de bilirrubina e lactato desidrogenase (LDH). O esfregaço de sangue na HbSS revela numerosos eritrócitos falciformes, policromasia e características de hipoesplenismo (em adultos). Além disso, hipocromia também é proeminente na HbSβ-talassemia. Na doença da HbSC, podem ser observados eritrócitos em alvo, drepanócitos (eritrócitos em formato de barco) contraídos e densamente corados e cristais de HbC, com menos eritrócitos falcizados e policromasia do que na HbSS (Figura 154.3A [ii] e [iii]).

### Análise do tipo de hemoglobina

A cromatografia líquida de alto desempenho (HPLC) é, atualmente, o método mais comum de análise da hemoglobina. As hemoglobinas variantes são identificadas com base no seu tempo de eluição de uma coluna de troca iônica e podem ser quantificadas. A HPLC é rápida, confiável e possibilita uma alta produtividade de amostras (Figura 154.3B). Deve-se efetuar um teste de confirmação com o uso de outras técnicas, que incluem as seguintes:

- O teste de solubilidade para hemoglobina falciforme detecta a falcização da hemoglobina em solução por meio de tratamento com agente redutor. É específico para a hemoglobina falciforme, porém não distingue entre HbAS, HbSS e outros heterozigotos compostos de hemoglobina falciforme
- A eletroforese da hemoglobina foi o primeiro método empregado para demonstração de variantes de hemoglobina; entretanto, é demorado e trabalhoso
- A análise de sequência do DNA identifica a mutação específica do gene de globina (Figura 154.3C)
- A espectrometria de massa em *tandem* identifica a alteração específica de aminoácido na cadeia de globina.

## RASTREAMENTO

### Rastreamento pré-natal e neonatal

O rastreamento pré-natal visa identificar casais com alto risco de gestação afetada, de modo a possibilitar orientação e diagnóstico pré-natal (via amostragem das vilosidades coriônicas ou amniocentese) cedo o suficiente para possibilitar uma escolha reprodutiva. O rastreamento pré-concepcional fornece aos casais informações sobre os riscos de uma criança afetada antes de sua concepção e permite que eles considerem a opção de diagnóstico pré-implantação.

A meta do rastreamento neonatal é identificar recém-nascidos com doença falciforme antes de sua primeira manifestação clínica, de modo a melhorar os desfechos clínicos e a reduzir a taxa de mortalidade precoce por meio de prevenção imediata de infecção e engajamento em cuidados abrangentes.

## TRATAMENTO

### Infecção e profilaxia da infecção

Os pacientes com doença falciforme apresentam aumento da morbidade e mortalidade por infecções, em parte devido à asplenia funcional ou hipoesplenia e também devido a taxas aumentadas de sepse por microrganismos gram-negativos. A hipoesplenia desenvolve-se a partir do primeiro ano de vida e resulta em deficiência da resposta a bactérias encapsuladas, com consequente aumento no risco de infecção invasiva por microrganismos como *Streptococcus pneumoniae*, *Neisseria meningitidis* e *Haemophilus influenzae* do tipo B.

O tratamento precoce por meio de profilaxia com antibióticos e vacina pneumocócica diminuiu o risco de mortalidade e morbidade precoces por doença pneumocócica invasiva, embora sorotipos resistentes à vacina ainda possam causar infecções graves.[13] Os recém-nascidos identificados pelo rastreamento neonatal devem receber imediatamente profilaxia com antibióticos e programas de vacinação.

### Medidas gerais

A doença falciforme é uma condição crônica para a qual uma boa nutrição e aporte adequado de líquido devem ser incentivados. Os pacientes e suas famílias devem ser orientados sobre as complicações agudas e devem ser ensinados como palpar o baço, como tratar crises dolorosas simples e quando procurar o serviço de emergência. As consultas clínicas ambulatoriais regulares asseguram rastreamento apropriado de complicações da doença crônica (incluindo rastreamento de risco de AVE) e intervenção precoce. A produção aumentada de eritrócitos, combinada com nutrição inadequada, provoca consumo acelerado de ácido fólico; tipicamente, recomenda-se o uso de ácido fólico suplementar, embora os pacientes com boa ingestão dietética não precisem dessa suplementação. Existem implicações psicossociais significativas da doença crônica, e deve-se oferecer suporte psicológico e social aos pacientes e suas famílias, se necessário. A transição dos cuidados pediátricos para os do adulto representa um período de maior vulnerabilidade, e esse período deve ser conduzido de maneira estruturada.

### Manejo da gravidez

Embora a maioria das mulheres com doença falciforme deva esperar gestações bem-sucedidas e filhos saudáveis, essas gestações estão associadas a taxas aumentadas de morbidade e mortalidade, tanto maternas quanto fetais. Incluem aumento das complicações falciformes (dor, complicações torácicas), complicações da gravidez (infecção, hipertensão arterial) e taxas elevadas de prematuridade e restrição do crescimento fetal. As mulheres devem ser aconselhadas sobre o risco de gravidez durante as consultas ambulatoriais de rotina, e os cuidados antes da concepção devem incluir exame do parceiro, revisão dos medicamentos e avaliação de complicações crônicas passíveis de afetar a gravidez. Quando grávidas, as mulheres devem ser inscritas em um programa de cuidados pré-natais multiprofissional, incluindo um obstetra com experiência na doença falciforme e um hematologista. Os obstetras devem considerar a prescrição diária de ácido acetilsalicílico (AAS) em baixa dose (75 mg) para prevenção de pré-eclâmpsia. As pacientes devem ser acompanhadas regularmente durante toda gestação com monitoramento da pressão arterial, exame de urina e ultrassonografia. A transfusão profilática não é recomendada para todas as gestações; contudo, reduz o risco de crise dolorosa, complicações torácicas e complicações fetais.[14] Se não houver complicações obstétricas, a gravidez deve ser mantida até o termo, prevendo a possibilidade de trabalho de parto espontâneo e parto normal. As mulheres com doença falciforme correm risco aumentado de trombose venosa, e esse risco deve ser avaliado por ferramentas apropriadas, devendo-se considerar a necessidade de tromboprofilaxia.

### Manejo da cirurgia

A anestesia geral está associada a risco aumentado de complicações, sobretudo exacerbação das crises dolorosas e crises torácicas agudas. Essas complicações podem ser reduzidas com assistência pré-operatória cuidadosa (hidratação, oxigenação) e consideração de transfusão de sangue no pré-operatório. A transfusão simples visando à concentração de hemoglobina superior a 9 g/dℓ é tão efetiva quanto a exsanguinotransfusão para cirurgia de baixo risco e de risco moderado; entretanto, a cirurgia de alto risco (cardíaca ou neurocirurgia) exige exsanguinotransfusão pré-operatória.[A4,A5] Na cirurgia de baixo risco a risco moderado em pacientes sem genótipo HbSS, pode não haver necessidade de transfusão.

### Hidroxiureia
Até recentemente, a hidroxiureia era o único fármaco aprovado pela Food and Drug Administration para o tratamento da doença falciforme. Esse fármaco atua por meio de aumento dos níveis de HbF e redução da adesão celular e da hemólise. Ensaios clínicos controlados e randomizados mostraram que a hidroxiureia reduz os episódios dolorosos agudos, as crises torácicas e as taxas de hospitalização em adultos e crianças com HbSS. Embora os estudos iniciais tenham se concentrado no impacto da hidroxiureia em pacientes com fenótipo grave, um ensaio clínico randomizado subsequente incluiu crianças pequenas com HbSS, independentemente da gravidade da doença. Esse ensaio clínico mostrou melhora semelhante dos resultados, com poucos efeitos colaterais. Além disso, estudos em coortes conduzidos pelo mundo mostraram melhora da sobrevida de pacientes tratados com hidroxiureia.[15] Além disso, a hidroxiureia diminui o risco de AVE em pacientes com resultados elevados no Doppler transcraniano. Nos EUA, diretrizes nacionais recomendam que a hidroxiureia seja administrada a todos os lactentes, crianças e adolescentes com anemia falciforme, independentemente da gravidade, bem como a pacientes adultos com episódios dolorosos recorrentes, STA grave ou recorrente e anemia sintomática.[16]

A hidroxiureia é bem tolerada; o principal efeito colateral consiste em mielossupressão, e é necessário efetuar monitoramento regular do sangue durante seu uso. Há evidências de teratogenicidade e efeitos sobre a espermatogênese; embora sejam evidências de baixa qualidade, a hidroxiureia deve ser evitada em mulheres que tentam conceber. Apesar das evidências de sua eficácia e das diretrizes nacionais que defendem o seu uso, a hidroxiureia é subutilizada.

### Transfusão de sangue
A transfusão de concentrado de hemácias é utilizada para tratar complicações agudas da doença falciforme e como terapia modificadora da doença a longo prazo. Pode ser administrada como transfusão simples ou "complementar" para aumentar os níveis de hemoglobina e melhorar a capacidade de transporte do oxigênio ou como exsanguinotransfusão (manual ou automatizada). A exsanguinotransfusão possibilita redução mais pronunciada da HbS em comparação com a HbA e modificação da vasoclusão.[17] A metodologia da transfusão depende do valor basal da hemoglobina, do motivo da transfusão e de sua disponibilidade. Tendo em vista o risco aumentado de aloimunização e de reações transfusionais hemolíticas tardias em pacientes com doença falciforme, o sangue deve ser compatível para ABO, Rh (CcDEe) e Kell e deve ser antígeno-negativo para anticorpos clinicamente significativos detectados no paciente ou previamente detectados. As indicações agudas para transfusão incluem anemia aguda, STA, AVE e falência de múltiplos órgãos. A transfusão não está indicada para o tratamento das crises dolorosas agudas simples. A transfusão a longo prazo está indicada para prevenção primária e secundária de AVE, bem como para a prevenção de episódios dolorosos recorrentes ou da STA recorrente se não foi obtida resposta à terapia com hidroxiureia.

O uso da transfusão no manejo da doença falciforme aumentou nos últimos anos, porém observa-se considerável variabilidade do seu uso em diferentes centros. A consistência e a equidade no uso da transfusão devem melhorar com as diretrizes nacionais.[18] A transfusão intermitente a longo prazo ou frequente pode resultar em sobrecarga de ferro e depósito de ferro no fígado e em outros órgãos. O paciente deve ser monitorado com determinação dos níveis séricos de ferritina e quantificação do ferro hepático por RM,[19] e deve-se incentivar a terapia de quelação de ferro se o paciente apresentar sobrecarga de ferro. Tanto o deferasirox quanto a desferroxamina são aprovados pela FDA para uso na doença falciforme e são efetivos. A deferiprona não está atualmente licenciada pela FDA para uso na doença falciforme, mas também é efetiva.

### Terapia com células-tronco
O transplante de células-tronco hematopoéticas (TCTH) bem-sucedido é uma opção potencialmente curativa para a doença falciforme, porém está associado a morbidade e mortalidade significativas. A maior parte dos TCTH foi realizada em crianças com irmãos HLA-compatíveis. Em um estudo de 1.000 pacientes com doença falciforme transplantados com irmãos HLA-idênticos, dos 846 que tinham menos de 17 anos, a sobrevida global (SO) em 5 anos foi de 95%, porém foi de 81% nos 154 pacientes com mais de 17 anos.[20] A utilidade dessa abordagem é limitada, visto que apenas cerca de 10 a 20% dos pacientes com doença falciforme têm irmãos HLA-idênticos como doadores. Abordagens com outros doadores (particularmente transplantes haploidênticos) demonstraram desfechos satisfatórios em estudos de pequeno porte, porém estão associadas a aumento da morbidade e mortalidade e devem ser oferecidas como parte de ensaios clínicos. Há evidências cada vez maiores da eficácia das abordagens de condicionamento de intensidade reduzida em adultos, que estão associadas a efeitos adversos reduzidos.[21]

### Terapia gênica
A terapia gênica é outra opção potencialmente curativa para a doença falciforme e envolve a manipulação de células-tronco hematopoéticas para corrigir ou evitar a mutação falciforme, seguida por transplante autólogo de eritrócitos manipulados. Existem ensaios clínicos em andamento que utilizam a adição de variantes de betaglobina modificadas antifalcização por vetores lentivírus. Os dados obtidos do primeiro paciente, 15 meses após o tratamento, confirmaram que a betaglobina antifalcização terapêutica alcançou mais de 50%, sem recorrência das crises falciformes e com melhora das características da doença.[22] As técnicas de edição gênica, que utilizam a tecnologia de CRISPR/Cas9 para corrigir a mutação gênica da betaglobina ou para estimular a produção de hemoglobina fetal também estão em fase de investigação.

### Novas terapias
Existem diversos agentes promissores que agora estão em fase de desenvolvimento para o tratamento agudo ou a longo prazo da doença falciforme, que atuam por diferentes mecanismos. O rivipansel é um inibidor de panselectina, que reduziu a necessidade de opiáceos por via parenteral na crise aguda[23] em um ensaio clínico de fase II e que no momento está sendo investigado em um ensaio clínico de fase III. O crizanlizumabe, um agente antisselectina P, provocou redução significativa do número mediano de crises por ano e do tempo mediano entre a primeira e a segunda crises.[A6] Outros agentes antiadesivos estão atualmente em fase de investigação, embora os ensaios clínicos do vepoloxâmer e do prasugrel não tenham demonstrado qualquer eficácia.[A7] O voxelotor, um modificador da hemoglobina (1.500 mg/dia), que inibe sua polimerização, pode aumentar o nível de hemoglobina em 1,0 g/d$\ell$ em cerca de 50% dos receptores, sem efeitos adversos.[A7b] Fármacos que modificam a sinalização do óxido nítrico, inibem a PDE9 e reduzem o estresse oxidativo também estão em fase de investigação. Um ensaio clínico de fase III com L-glutamina, um antioxidante, demonstrou redução da crise falciforme (três *versus* quatro episódios) e da incidência mediana de hospitalização no grupo tratado; esse fármaco acabou de ser licenciado para uso nos EUA.[A8]

### PROGNÓSTICO
Nos países ricos em recursos, com rastreamento neonatal universal, profilaxia com antibióticos, melhores cuidados de suporte e ensaios clínicos de pesquisa bem-sucedidos, a maioria das crianças com doença falciforme alcança a vida adulta.[24] Nos EUA, quase 95% dos indivíduos com doença falciforme alcançam 18 anos, embora adultos com as formas mais graves de doença falciforme continuem tendo um tempo de sobrevida 20 a 30 anos menor do que aqueles sem a doença. Em contrapartida, na África Subsaariana que, em 2010, tinha quase 80% dos 306.000 recém-nascidos com doença falciforme estimados no mundo inteiro, a taxa de mortalidade em crianças variou de 50 a 90% antes dos 5 anos.

## OUTRAS HEMOGLOBINOPATIAS
O traço de hemoglobina C é uma condição benigna, porém a doença da HbC homozigota está associada a anemia hemolítica leve e esplenomegalia. Conforme assinalado na Figura 154.3A [*iii*] e no Capítulo 148, a doença da HbC caracteriza-se por um esfregaço de sangue periférico com uma grande população de eritrócitos em alvo, com cristais em alguns eritrócitos. Os indivíduos com doença da HbC geralmente não apresentam crises falciformes clínicas nem outras complicações. A hemoglobina E e as talassemias HbE são descritas no Capítulo 153.

Com exceção da HbS, da HbE e da HbC, a maioria das hemoglobinopatias não provoca anormalidades clínicas. Entre as que podem apresentar algumas complicações clínicas, destacam-se algumas das variantes de hemoglobina instáveis, em que a hemoglobina mutante tende a sofrer precipitação intracelular, causando a denominada anemia hemolítica com corpúsculos de Heinz. Essas variantes são discutidas na seção sobre "Hemoglobinopatias instáveis", no Capítulo 153. Outro grupo de hemoglobinopatias é constituído por mutações da cadeia de globina, que causam aumento da ligação do oxigênio pela hemoglobina anormal, isto é, variantes de hemoglobina de alta afinidade pelo oxigênio. Em geral, esses indivíduos apresentam eritrocitose secundária (Capítulo 157) como resposta compensatória à falta de eficácia relativa na liberação de $O_2$ nos tecidos.[25] As hemoglobinopatias de alta afinidade pelo oxigênio são mais bem diagnosticadas pelo exame formal da curva de dissociação da oxi-hemoglobina e valores P-50 do paciente, que podem ser obtidos com um instrumento disponível no comércio, como Hemox-Analyzer, que mede a desoxigenação da amostra *in vitro*, utilizando gás nitrogênio, com determinação simultânea da pressão de oxigênio com eletrodo de Clarke. As estimativas de P-50 por analisadores de gasometria em amostra de sangue venoso são mais convenientes, porém não foram bem validadas no rastreamento de variantes de hemoglobina com alta afinidade pelo oxigênio. Apesar da policitemia, esses pacientes não apresentam as outras características diagnósticas da policitemia vera (Capítulo 157).

### Recomendações de grau A

A1. Ware RE, Helms RW, the SWiTCH Investigators. Stroke with transfusions changing to hydroxyurea (SWiTCH). *Blood*. 2012;119:3925-3932.
A2. DeBaun MR, Gordon M, McKinstry RC, et al. Controlled trial of transfusions for silent cerebral infarcts in sickle cell anemia. *N Engl J Med*. 2014;371:699-710.
A3. Ware RE, Davis BR, Schultz WH, et al. Hydroxycarbamide versus chronic transfusion for maintenance of transcranial Doppler flow velocities in children with sickle cell anaemia—TCD with transfusions changing to hydroxyurea (TWiTCH): a multicentre, open-label, phase 3, non-inferiority trial. *Lancet*. 2016;387:661-670.
A4. Howard J, Malfroy M, Llewelyn C, et al. The Transfusion Alternatives Preoperatively in Sickle Cell Disease (TAPS) study: a randomised, controlled, multicentre clinical trial. *Lancet*. 2013;381: 930-938.
A5. Estcourt LJ, Fortin PM, Trivella M, et al. Preoperative blood transfusions for sickle cell disease. *Cochrane Database Syst Rev*. 2016;4:CD003149.
A6. Ataga KI, Kutlar A, Kanter J, et al. Crizanlizumab for the prevention of pain crises in sickle cell disease. *N Engl J Med*. 2017;376:429-439.
A7. Heeney MM, Hoppe CC, Abboud MR, et al. A multinational trial of prasugrel for sickle cell vaso-occlusive events. *N Engl J Med*. 2016;374:625-635.
A7b. Vichinsky E, Hoppe CC, Ataga KI, et al. A phase 3 randomized trial of voxelotor in sickle cell disease. *N Engl J Med*. 2019;381:509-519.
A8. Niihara Y, Miller ST, Kanter J, et al. A phase 3 trial of l-glutamine in sickle cell disease. *N Engl J Med*. 2018;379:226-235.

### REFERÊNCIAS BIBLIOGRÁFICAS

*As referências bibliográficas, bem como os outros materiais suplementares deste livro, encontram-se no GEN-IO, nosso ambiente virtual de aprendizagem.*

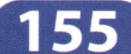

# 155
# ANEMIAS MEGALOBLÁSTICAS
SALLY P. STABLER

### DEFINIÇÃO

A anemia megaloblástica é definida como uma anemia ou pancitopenia decorrente de falha da síntese de DNA e desequilíbrio de maturação entre o núcleo e o citoplasma celular, resultando na formação de grandes células sujeitas a parada de maturação e destruição precoce. São também observados eritrócitos macrocíticos grandes em outras condições além da anemia megaloblástica, conforme indicado na Tabela 155.1. Todavia, em termos práticos, muitas das causas de formação de eritrócitos macrocíticos se sobrepõem com as das anemias megaloblásticas totalmente desenvolvidas. As causas mais frequentes de anemia megaloblástica grave consistem em deficiência de cobalamina (vitamina $B_{12}$) e de folato, duas vitaminas que desempenham funções inter-relacionadas na síntese de timidina e purinas para a produção de DNA[1] (Tabela 155.2).

### EPIDEMIOLOGIA

#### Deficiência de cobalamina

A cobalamina é sintetizada apenas por microrganismos, e os seres humanos obtêm a vitamina por meio da ingestão de alimentos de origem animal,

| Tabela 155.1 | Causas de macrocitose. |
|---|---|
| **DISTÚRBIOS NÃO MEGALOBLÁSTICOS** ||
| Reticulocitose ||
| Abuso/consumo maciço de álcool ||
| Doença hepática crônica ||
| Distúrbios da tireoide (hipotireoidismo) ||
| Doença pulmonar crônica com hipoxemia ||
| Crioaglutininas e paraproteinemias ||
| Hipoglicemia ||
| Distúrbios primários da medula óssea (p. ex., mielodisplasia) ||
| **ANEMIAS MEGALOBLÁSTICAS (VER TABELA 155.2)** ||
| Deficiência de cobalamina (vitamina $B_{12}$) ||
| Deficiência de folato ||
| Outras anemias megaloblásticas ||

| Tabela 155.2 | Causas de anemia megaloblástica. |
|---|---|
| **DEFICIÊNCIA DE COBALAMINA (VITAMINA $B_{12}$)** ||
| Falta de fator intrínseco ||
|   Anemia perniciosa (gastrite tipo A) ||
|   Gastrectomia, derivação gástrica ||
|   Defeito congênito do fator intrínseco gástrico ||
| Má absorção de cobalamina dos alimentos ||
|   Gastrite atrófica (gastrite do tipo B) ||
|   Hipo ou acloridria gástrica ||
| Disfunção pancreática exócrina ||
| Distúrbios do íleo distal ||
|   Ressecção cirúrgica dos 30 a 60 cm distais ||
|   Doença inflamatória intestinal ||
|   Reconstrução cirúrgica – conduto ileal ou cistoplastia ||
|   Defeitos congênitos do receptor cubam (síndrome de Imerslund-Gräsbeck) ||
| Usurpação da cobalamina intestinal ||
|   Espru tropical, proliferação bacteriana, alças cegas ||
|   Infecção parasitária – *Diphyllobothrium* e *Giardia lamblia* ||
| Deficiência nutricional de cobalamina ||
|   Lactente cuja mãe tem deficiência de cobalamina ||
|   Dieta sem alimentos de origem animal (vegana, lacto-ovo vegetariana) ou dieta com baixo conteúdo de carne ||
| Deficiência de cobalamina induzida por fármacos ||
|   Abuso de óxido nitroso ou anestesia em paciente com deficiência de cobalamina ||
|   Metformina, agentes bloqueadores de histamina ou inibidores da bomba de prótons ||
| Erros inatos do metabolismo da cobalamina ||
|   Transporte – deficiência de transcobalamina ||
|   Metabolismo celular – mutações que causam acidemia metilmalônica e homocistinúria combinadas (CblC-J) ||
| **DEFICIÊNCIA DE FOLATO** ||
| Deficiência nutricional de folato ||
|   Falta de consumo de frutas frescas, vegetais de folhas verdes, legumes, vísceras ||
|   Anorexia nervosa e outros transtornos alimentares ||
|   Abuso de álcool etílico combinado com nutrição deficiente ||
| Má absorção de folato ||
|   Espru celíaco ou tropical ||
|   Doença de Crohn e outras doenças do intestino delgado ||
| Aumento das demandas ou perdas ||
|   Gravidez ||
|   Anemias hemolíticas ||
|   Doenças cutâneas proliferativas ||
|   Leucemias ||
|   Hemodiálise ||
| Deficiência de folato causada por fármacos ||
|   Antifolatos – metotrexato, pemetrexede, pralatrexato, pirimetamina, sulfassalazina, trimetoprima ||
|   Anticonvulsivantes – fenitoína, carbamazepina, ácido valproico ||
|   Fármacos que exigem metilação – L-Dopa, niacina em alta dose, ácido alfalipoico ||
| Erros inatos do metabolismo do folato ||
|   Deficiência de MTHFD1 ||
|   Mutação de *PCFT (SLC46A1)* ||
| **ANEMIA MEGALOBLÁSTICA NÃO CAUSADA POR DEFICIÊNCIA DE COBALAMINA OU DE FOLATO** ||
| Erros inatos ||
|   Anemia megaloblástica responsiva à tiamina (mutação de *SLC19A2*) ||
|   Acidúria orótica hereditária ||
|   Síndrome de Lesch-Nyhan ||
| Fármacos que afetam a síntese de DNA ||
|   Quimioterapia do câncer – hidroxiureia, azatioprina, outros ||
|   Antirretrovirais – zidovudina, estavudina ||
|   Inibidores da tirosinoquinase – imatinibe, sunitinibe, outros ||

CblC-J = cobalamina C, D, E, F, G e J (defeitos).

visto que as plantas não utilizam a cobalamina.[2,3] Existem muitas populações no mundo que não consomem alimentos com teores adequados de cobalamina devido à escassez e ao custo do alimento de origem animal ou a sistemas de crenças que são contra o uso desses alimentos. Nos EUA, as cotas diárias recomendadas (CDR) foram estabelecidas em 2,4 μg/dia, facilmente obtidas com uma dieta onívora, constituída por carne, laticínios, ovos, peixe ou frutos do mar. Os alimentos destinados a populações vegetarianas em países ricos em recursos são habitualmente suplementados com cobalamina. O feto e o lactente obtêm cobalamina da mãe, de modo que as necessidades aumentam para 2,6 μg durante a gravidez e para 2,8 μg durante a lactação. O leite de mulheres com deficiência de cobalamina apresenta baixas concentrações dessa vitamina, e os lactentes podem apresentar grave comprometimento do desenvolvimento e crescimento. Existe circulação êntero-hepática eficiente de cobalamina, que evita a perda da vitamina, de modo que os indivíduos que consomem dietas deficientes ou marginais levam anos para desenvolver deficiência se o trato gastrintestinal estiver funcionando normalmente.

A cobalamina é um oligoelemento de proteínas alimentares na dieta, e as causas de deficiência grave estão relacionadas, em sua maioria, com a incapacidade de absorver a vitamina. A falha na secreção de fator intrínseco gástrico, devido a uma doença autoimune da mucosa gástrica, é conhecida como anemia perniciosa e resulta em anemia, pancitopenia ou mieloneuropatia potencialmente fatais, a não ser que o distúrbio seja tratado. A cirurgia ou doença do estômago, do pâncreas ou do íleo também provocam deficiência. Os processos normais de absorção da cobalamina são apresentados na Figura 155.1.

A incidência da anemia perniciosa varia de 1 a 50 por 100 mil indivíduos por ano, dependendo dos critérios utilizados para o diagnóstico. A prevalência foi descrita em 50 a 4 mil casos por 100 mil indivíduos. Dependendo, também, dos critérios diagnósticos. A anemia perniciosa torna-se mais comum com a idade, e a maior prevalência é observada em indivíduos de ascendência africana ou europeia, com menor incidência e prevalência em indivíduos do Leste Asiático. Ocorre gastrite atrófica leve com má absorção de cobalamina ligada a proteínas em até 20% dos adultos mais velhos, sobretudo brancos. A deficiência dietética de cobalamina depende da população, mas pode variar de 30 a 50% em áreas da América do Sul, África e Índia.

## Deficiência de folato

Ao contrário da cobalamina, alimentos de origem vegetal, laticínios e vísceras são ricos em folato. Os folatos tendem a ser perdidos no cozimento, sobretudo se a água que cozinhou o alimento for descartada e não for incorporada ao prato. As populações com acesso limitado a vegetais, leguminosas ou frutas ou que não gostam desses alimentos podem apresentar deficiência de folato.[4] O álcool etílico e algumas outras substâncias interferem na absorção de folato ou promovem a sua excreção e são causas importantes da deficiência de folato observada na prática clínica. Os folatos são absorvidos principalmente na parte superior do intestino delgado; em consequência, doenças como o espru celíaco ou tropical, a proliferação bacteriana ou a doença inflamatória intestinal são complicadas por deficiência clínica de folato. Muitos países, incluindo os EUA, o Canadá, o Chile, a Costa Rica e a África do Sul, enriqueceram os produtos derivados de cereais com ácido fólico nesses últimos 20 anos. Isso eliminou praticamente a deficiência de folato, exceto em indivíduos com comprometimento de sua absorção ou elevado consumo de álcool etílico. Os países que não praticam o enriquecimento com folato podem ter uma população significativa com deficiência de folato, dependendo dos padrões alimentares habituais que, nos países com poucos recursos, fornecem menos de 50% do consumo recomendado de folato.[4]

Nos EUA, a CDR de folato é de 400 μg para homens e mulheres não grávidas. Essa CDR aumenta para 600 μg na gravidez e 500 μg durante a lactação. Os folatos dos alimentos são poliglutamados e são menos biodisponíveis do que o ácido fólico sintético utilizado para enriquecimento de alimentos e suplementos, tornando mais difícil efetuar uma estimativa do aporte total de folato em populações que consomem alimentos enriquecidos.[4]

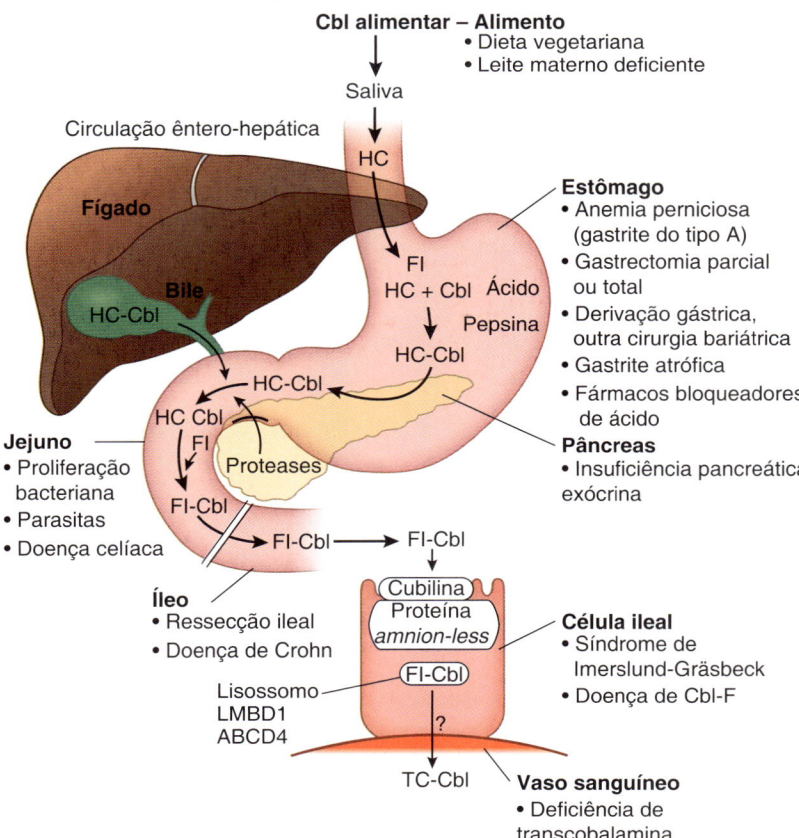

**FIGURA 155.1** Processos normais de absorção da cobalamina (Cbl) e defeitos associados. ABCD4 = membro 4 da subfamília D de cassete de ligação de ATP (defeito); Cbl = cobalamina; Cbl-F = cobalamina F (defeito); HC = haptocorrina (também denominada proteína R ou fator R); FI = fator intrínseco; LMBD1 = provável transportador de cobalamina lisossomal (defeito); TC = transcobalamina. (Adaptada de Stabler SP, Megaloblastic anemias: pernicious anemia and folate deficiency. In: Young NS, Green SL and High KA [Eds.] *Clinical Hematology*, Philadelphia, PA: Mosby Elsevier; 2006:242-251.)

## CAPÍTULO 155 Anemias Megaloblásticas

### BIOPATOLOGIA

#### Cobalamina

A cobalamina é necessária para apenas duas reações enzimáticas nos animais superiores. Em uma dessas reações, a metilcobalamina é um cofator para a enzima metionina sintase, que utiliza o metiltetra-hidrofolato (metil-THF) para metilar homocisteína, formando metionina. A metionina pode ser ativada a S-adenosilmetionina, que é o doador de metila para muitas reações, incluindo a síntese importante de creatina, lipídios, neurotransmissores, metilação do DNA e muitos outros compostos. O produto do folato desmetilado, o THF, é o precursor das outras coenzimas de folato, uma coenzima, o 5,10-metileno-THF, participa na formação da timidina a partir de dUMP pela timidilato sintase. A timidina é de importância crítica para a síntese de DNA, e o acúmulo de uracila é prejudicial; se for incorporada no DNA, pode causar prolongamento do ciclo celular, dano aos cromossomos e parada de maturação. Pode ocorrer apoptose em consequência do comprometimento do reparo de DNA, com fragmentação celular e consequente morte celular.

O acúmulo de metil-THF, que não pode ser convertido em THF, devido à diminuição da atividade da metionina sintase, é designado como "armadilha do metilfolato". Isso provoca um estado secundário de deficiência de folato no paciente com deficiência de cobalamina. O metil-THF não é um bom substrato para poliglutamação e, portanto, sofre difusão para fora das células, sendo perdido na urina. O comprometimento da atividade da metionina sintase constitui a principal causa da anemia megaloblástica indistinguível observada na deficiência de cobalamina ou de folato. Quando a atividade da metionina sintase encontra-se reduzida, ocorre aumento dos níveis séricos de homocisteína (Capítulo 198).

A segunda reação dependente de cobalamina utiliza a adenosil cobalamina para converter um produto do metabolismo do ácido propiônico, a L-metilmalonil-CoA, em succinil-CoA pela enzima L-metilmalonil-CoA mutase. Quando a mutase é bloqueada pela deficiência de adenosil cobalamina, a metilmalonil-CoA é hidrolisada a ácido metilmalônico, um composto cujo destino metabólico não é conhecido. Foi constatado que os níveis elevados de ácido metilmalônico constituem um indicador sensível de comprometimento da atividade da mutase e, portanto, de deficiência de cobalamina em muitos modelos animais ou celulares experimentais, bem como em seres humanos. Não existe nenhuma função para o metabolismo do folato nessa via.

#### Absorção de cobalamina

A cobalamina no alimento não enriquecido consiste nas formas da coenzima ligadas às duas enzimas. Em razão dos teores vestigiais de cobalamina (média de 4 a 6 μg em dietas onívoras), existe um processo em múltiplas etapas envolvendo proteínas de ligação e receptores para efetuar a absorção da vitamina. Os processos normais de absorção estão ilustrados na Figura 155.1 e são analisados de modo detalhado em outra parte.[5] O alimento é misturado com saliva e digerido no estômago, onde a pepsina e o ácido gástrico liberam cobalamina da proteína dietética, possibilitando a sua ligação à haptocorrina (HC), também denominada proteína R ou fator R, uma glicoproteína presente na saliva. O complexo HC-cobalamina segue o seu trajeto até o duodeno, onde é alcançado pela HC-cobalamina reciclada a partir da bile. As proteases pancreáticas com bicarbonato digerem a HC, liberando a cobalamina para ligar-se ao fator intrínseco (FI), que é secretado pelas células parietais gástricas. A ligação do FI é específica para a cobalamina verdadeira, e o fator não se liga a análogos da cobalamina amplamente encontrados no ambiente. O complexo FI-cobalamina segue o seu trajeto até o íleo distal, onde se liga ao receptor cubam, um complexo de cubilina e *amnion-less*. O complexo FI-cobalamina é internalizado nos lisossomos, e são necessários dois exportadores específicos (produtos dos genes *LMBD1* e *ABCD4*) para a sua exportação no citoplasma. Por fim, a cobalamina liga-se à transcobalamina (TC), que é a proteína fisiológica de fornecimento. Um receptor de transcobalamina específico (CD 320) facilita a captação celular, a TC é degradada pelos lisossomos, e a cobalamina torna-se disponível para processos intracelulares. Existem muitos transportadores intracelulares e enzimas responsáveis pelo aparecimento final das formas de coenzima da metilcobalamina na metionina sintase e de adenosil cobalamina na L-metilmalonil-CoA mutase. O estudo de defeitos congênitos dessas enzimas, que são designados como Cbl A-Cbl J, elucidou grande parte desse metabolismo complicado. Alguns desses distúrbios estão incluídos na Tabela 155.2.

#### Transporte da cobalamina

Cerca de 80% da cobalamina total no sangue estão ligados à HC e apenas 10 a 20% à proteína de fornecimento, a transcobalamina. A TC é conhecida como o carreador mais importante, visto que erros inatos na transcobalamina levam a anemia megaloblástica infantil e incapacidade grave. Em contrapartida, as deficiências de HC são moderadamente comuns e não parecem resultar em doença. A HC liga-se a análogos da cobalamina que estão presentes em quantidades abundantes no cólon humano, nos alimentos e no ambiente e pode desempenhar um papel no sequestro dos análogos para facilitar a sua excreção. A HC é encontrada em leucócitos, como os granulócitos. A HC-cobalamina é captada pelos receptores de assialoglicoproteína no fígado, que podem facilitar a remoção de análogos por meio de secreção na bile. Existem problemas na interpretação dos valores totais de cobalamina, visto que a cobalamina ligada à TC representa uma pequena parte da quantidade total circulante, conforme discutido na seção sobre diagnóstico.

### Má absorção de cobalamina como causa de deficiência

#### Anemia perniciosa

A anemia perniciosa foi reconhecida muitas décadas antes da identificação da cobalamina, devido à acloridria resistente à histamina encontrada em alguns pacientes com pancitopenia macrocítica fatal. Recebeu um nome incorreto, visto que se trata de uma doença gástrica, e muitos pacientes nem apresentam anemia. A anemia perniciosa decorre de ataque inflamatório crônico da mucosa do fundo e do corpo gástrico, em que ocorrem infiltrados inflamatórios e uma resposta imune à H/K ATPase gástrica nas células parietais.[6] Quando há atrofia da mucosa gástrica, ocorre perda das células parietais gástricas que produzem FI, além do ácido gástrico.[7] Essa gastrite do tipo A leva muitos anos para se desenvolver e, no início, pode causar anemia ferropriva, visto que a lesão é grave o suficiente para resultar em perda do FI.

Pode haver produção de anticorpos antifator intrínseco, que também bloqueiam a absorção da cobalamina. A cobalamina secretada na bile é perdida na anemia perniciosa, visto que não há FI no duodeno para se ligar à cobalamina. Por conseguinte, em vez da perda habitual normal de cerca de 1 μg/dia de cobalamina, pode haver perda de 5 a 9 μg, reduzindo acentuadamente o tempo levado para o desenvolvimento da deficiência.

*Helicobacter pylori* é outra causa de gastrite crônica, apesar de afetar, em grande parte, o antro pilórico (gastrite tipo B). Ainda não foi definido se *H. pylori* desempenha algum papel na progressão da anemia perniciosa e deficiência de cobalamina.

A anemia perniciosa é encontrada em associação a outros distúrbios autoimunes, como endocrinopatias, como doença autoimune da tireoide, diabetes melito do tipo 1 (DM1) e vitiligo. Os parentes de pacientes com anemia perniciosa podem exibir todo o espectro de doenças autoimunes. A relação entre a doença de Graves e a anemia perniciosa é particularmente forte, e cerca de 25% dos pacientes apresenta ambas as doenças. É importante que as mulheres com doença autoimune da tireoide tenham níveis de cobalamina adequados antes de engravidar e durante toda a lactação.

#### Má absorção de cobalamina ligada a proteínas

Formas menos graves de atrofia gástrica aparecem em indivíduos idosos, mais frequentemente os de ascendência europeia, e a perda de pepsina e ácido gástrico impede a liberação total da cobalamina das proteínas de ligação nos alimentos. Os medicamentos bloqueadores de ácido gástrico também comprometem a absorção da cobalamina ligada a proteínas. É difícil saber qual o verdadeiro risco, visto que esses medicamentos são utilizados, com frequência, na população de idosos, que também apresenta atrofia gástrica relacionada com a idade. Os pacientes com atrofia gástrica podem ser identificados por marcadores séricos, conforme discutido na seção sobre Diagnóstico.

#### Má absorção de cobalamina em consequência de cirurgia

A gastrectomia total resulta invariavelmente em grave deficiência de cobalamina, devido à perda de FI depois de 1 a 5 anos, dependendo das reservas subjacentes de cobalamina. A cirurgia bariátrica, como a derivação gástrica em Y de Roux e a gastrectomia vertical, faz com que o fluxo de cobalamina alimentar seja separado das células secretoras de FI, visto que há um desvio do estômago. O receptor cubam é encontrado na parte distal de 30 a 60 cm do íleo, de modo que a sua perda em consequência de doença inflamatória intestinal ou uso cirúrgico do íleo distal para criar uma derivação de conduto ileal ou cistoplastia ileal provoca deficiência de cobalamina.

#### Outras causas de má absorção
A disfunção do pâncreas exócrino pode prejudicar a digestão de HC e liberação de cobalamina para ligação ao FI. Foi constatado que a proliferação bacteriana, como a observada no espru tropical, provoca deficiência tanto de cobalamina quanto de folato. A infestação pela tênia do peixe de água doce, *Diphyllobothrium latum*, constitui uma causa incomum de usurpação da cobalamina no duodeno. *Giardia lamblia* é um protozoário que causa infecção intestinal mais comum, podendo resultar em diminuição da absorção de cobalamina.

#### Má absorção congênita de cobalamina
O FI gástrico (FIG) anormal manifesta-se como anemia megaloblástica na lactância ou na infância, dependendo do estado subjacente de cobalamina ao nascimento. Os distúrbios muito mais comuns incluem mutações no receptor cubam, que foram encontradas na cubulina ou proteína *amnion-less*. Essa condição foi inicialmente descrita na Escandinávia e recebeu o nome de doença de Imerslung-Gräsbeck, embora seja particularmente comum no Oriente Médio. Não se sabe se os heterozigotos para essas mutações podem ser mais predispostos à deficiência de cobalamina induzida nutricionalmente ou por gastrite atrófica.

#### Deficiência de cobalamina devido a fármacos
Muitos estudos descreveram os efeitos da metformina sobre os níveis de cobalamina. Embora esse fármaco pareça diminuir os níveis séricos de cobalamina e possa causar má absorção no íleo, não se sabe se pode induzir anemia megaloblástica totalmente desenvolvida. O óxido nitroso, um agente anestésico, é uma causa definida de deficiência de cobalamina, que se manifesta habitualmente na forma de mieloneuropatia. O gás inativa a metionina sintase e aumenta a excreção de cobalamina, de modo que o seu uso repetido resulta em grave deficiência. O uso contínuo prolongado causa aplasia da medula óssea em cerca de 10 dias. Os indivíduos que correm risco frequentemente trabalham em consultórios odontológicos ou médicos, ou usam de forma abusiva dispensadores de creme chantili contendo óxido nitroso. Há também relatos de progressão neurológica subaguda da deficiência de cobalamina, que ocorre em pacientes com anemia perniciosa não diagnosticada, após apenas um episódio de anestesia com óxido nitroso; os sintomas surgem no decorrer de dias a semanas. Com frequência, o dano neurológico é permanente, apesar da reposição adequada de cobalamina.

## Folato

### Metabolismo do folato
O papel do metil-THF como cofator para a metionina sintetase foi descrito anteriormente. Entretanto, existem outras coenzimas de folato que atuam como cofatores para muitas enzimas envolvidas no metabolismo dos aminoácidos, síntese de purinas, reações de metilação, metabolismo de um carbono e funções reguladoras.[5] A inibição dessas reações devido à deficiência de folato pode causar diminuição do crescimento e da proliferação celulares, e esse aspecto é explorado no uso de antifolatos na quimioterapia do câncer. Uma forma celular, o 5,10-metileno-THF, encontra-se em um ponto de ramificação para ser usado pela timidilato sintase, produzindo a timidina necessária para a síntese de DNA, ou sofre redução irreversível pela 5,10-metilenotetra-hidrofolato redutase (MTHFR) a metil-THF. Conforme discutido anteriormente, o metil-THF precisa ser convertido pela metionina sintase dependente de cobalamina antes que o folato possa ser utilizado em outras reações. Um polimorfismo comum em MTHFR (C677T), conhecido como mutação termolábil, torna a enzima um pouco menos eficiente e resulta em níveis mais elevados de homocisteína e níveis mais baixos de folato quando o aporte de folato é baixo. A prevalência do polimorfismo é bastante variável, desde menos de 1% em africanos a 30% em populações do Mediterrâneo, México e norte da China. Sua associação a risco de vários distúrbios em seres humanos foi extensamente estudada, porém ainda não está claramente definida. O polimorfismo modifica as proporções das formas de coenzima de folato, diminuindo o metil-THF e, portanto, os níveis circulantes de folato. O aumento dos níveis de homocisteína e a diminuição dos níveis de folato são mais aparentes em populações com aporte de folato baixo ou marginal.

### Absorção e transporte do folato
Os folatos naturais dos alimentos são poliglutamatos e precisam ser hidrolisados pela folilpoliglutamato hidrolase, uma enzima da borda em escova da parte superior do intestino delgado. O monoglutamato de folato é levado para dentro das células por um transportador de folato acoplado à proteína (PCFT) de superfície. O ácido fólico (folato não reduzido), que é uma forma estável, é utilizado em suplementos e cereais enriquecidos e apresenta uma biodisponibilidade de cerca de 90%. O ácido fólico é reduzido a THF e, em seguida, metilado e liberado no plasma. O carreador de folato reduzido (RFC [*reduced folate carrier*], da família de carreadores de solutos, SLC19A1) transporta os folatos para dentro e para fora da célula. Os folatos absorvidos na circulação porta são captados pelo fígado, poliglutamados e retidos ou liberados na circulação ou na bile. Os folatos circulantes são ligados a proteínas, particularmente à albumina. Os eritrócitos acumulam folato durante a eritropoese, e, por conseguinte, o nível de folato eritrocitário pode refletir mais constantemente o estado do folato a longo prazo do que os níveis séricos de folato. As concentrações de folato no LCS são três vezes maiores do que no sangue, e o plexo corióideo é rico em receptores para captação e transporte.

### Causas da deficiência nutricional de folato
A deficiência nutricional de folato ocorre em áreas do mundo que atualmente não têm alimentos enriquecidos com folato. Os alimentos mais ricos em folato incluem vegetais de folhas verde-escuras, feijões e outras leguminosas, nozes, suco de laranja e fígado ou outras vísceras. Batatas, muitas frutas e ovos têm teores moderados de folato, porém laticínios e carne têm um conteúdo muito menor de folato. Nos países de alta renda, cereais, barras de cereais, bebidas para desportistas e outros alimentos promovidos para a saúde e o exercício físico são frequentemente enriquecidos com ácido fólico. A ingestão de folato natural dos alimentos foi estimada em aproximadamente 200 μg/dia, com mais 200 μg provenientes do ácido fólico acrescentado em cereais enriquecidos em indivíduos que não tomam suplementos nos EUA. O folato total nos usuários de suplementos era muito maior, de 700 a 1.000 μg/dia. Baixos níveis séricos de folato eram encontrados em cerca de 15% dos levantamentos da população nos EUA, antes do programa de enriquecimento dos alimentos com folato. A deficiência nutricional de folato é comum em áreas do mundo com oportunidade limitada de consumo de vegetais frescos e é preocupante sobretudo nas mulheres em idade fértil, que necessitam de doses maiores para evitar as complicações da gravidez associadas à deficiência de folato. As dietas deficientes em folato frequentemente apresentam deficiência de outros nutrientes, como vitamina C, ferro, outras vitaminas e minerais.

### Má absorção de folato
Os níveis séricos de folato diminuem 3 semanas após o início da desnutrição ou má absorção graves de folato, enquanto as alterações megaloblásticas da medula óssea ocorrem depois de 15 a 20 semanas. A má absorção de folato é observada em doenças da parte superior do intestino delgado, porém ocorre raramente após gastrectomia ou derivação gástrica em Y de Roux. A doença celíaca, que causa atrofia vilosa do intestino delgado, provoca deficiência de folato em até metade dos pacientes. O espru tropical, que constitui uma causa de diarreia crônica e atrofia vilosa progressiva do intestino delgado, também provoca deficiência de folato, com ou sem deficiência de cobalamina. A doença inflamatória intestinal, em particular doença de Crohn, causa deficiência de folato, além da deficiência de ferro e de vitamina $B_{12}$.

### Condições com aumento das necessidades de folato
As doenças nas quais ocorre aumento da proliferação celular podem resultar em depleção de folato. Incluem doenças cutâneas, como a psoríase, e anemias hemolíticas crônicas, particularmente a doença falciforme. Ocorre perda de folatos e de outras vitaminas hidrossolúveis durante a hemodiálise renal.

### Álcool etílico e deficiência de folato
O abuso de álcool etílico é a causa mais comum de deficiência de folato que se manifesta como anemia megaloblástica.[8] Até mesmo alcoólicos bem nutridos podem apresentar macrocitose e valores elevados da homocisteína, frequentemente quando o nível sérico de folato e a hemoglobina ainda estão normais. O comprometimento do metabolismo do folato induzido por álcool é exacerbado por nutrição deficiente. A anemia

megaloblástica secundária à deficiência de folato associada ao uso de álcool ainda ocorre nos EUA, apesar do programa de enriquecimento dos alimentos com folato. Foi constatado que os alcoólicos com deficiência de folato apresentam comprometimento da absorção intestinal de folato, destruição oxidativa de folatos, comprometimento da captação hepática, redução do armazenamento e aumento da excreção renal. Os efeitos sobre as enzimas do metabolismo da metionina, sobretudo a metionina sintase, decorrem provavelmente dos metabólitos tóxicos do etanol. Pode ser difícil reconhecer anemia megaloblástica em alcoólicos, visto que a coexistência frequente de deficiência de ferro em consequência do sangramento gastrintestinal pode mascarar a macrocitose. Além disso, o etanol induz anemia sideroblástica, um defeito da utilização do ferro, que também pode mascarar a macrocitose. As causas de cirrose hepática não relacionadas ao álcool etílico podem provocar macrocitose, devido a anormalidades da membrana dos eritrócitos, até mesmo quando há níveis adequados de folato.

### Fármacos que causam deficiência de folato

Conforme mostrado na Tabela 155.2, existem muitos fármacos que interferem no metabolismo do folato. Os anticonvulsivantes, sobretudo carbamazepina, fenitoína, valproato e fenobarbital, comprovadamente causam macrocitose, depleção de folato e hiper-homocisteinemia. Os suplementos de ácido fólico melhoram o estado do folato, sem comprometer a eficácia anticonvulsivante. Existem muitos antifolatos de uso comum, que são usados pelo seu efeito inibitório sobre a proliferação celular, como o metotrexato, o pemetrexede e o pralatrexato, que são utilizados na quimioterapia do câncer e no tratamento de doenças reumáticas. É interessante assinalar que o efeito benéfico do metotrexato na artrite reumatoide não é neutralizado pelo ácido fólico suplementar. Alguns antibióticos, como a trimetoprima, a pirimetamina e alguns derivados da sulfa, são antifolatos. A sulfassalazina, que é utilizada no tratamento da doença inflamatória intestinal, também causa depleção de folato. Deficiência funcional de folato pode ser induzida por fármacos que exigem metilação para o seu metabolismo, causando depleção das reservas normais de grupos metila. A homocisteína é elevada por fármacos como L-dopa, niacina em altas doses e um agente de venda livre, o ácido alfalipoico.

### Erros inatos do metabolismo do folato

Existem dois erros inatos do metabolismo do folato que se manifestam como anemia megaloblástica: a deficiência de metilenotetra-hidrofolato desidrogenase (MTHFD1) e a má absorção hereditária de folato, devido a mutações no transportador de folato acoplado às proteínas (PCFT).[9] A deficiência de MTHFD1 foi identificada em seis lactentes ou crianças com anemia megaloblástica, imunodeficiência ou condições inflamatórias e hiper-homocisteinemia. O tratamento com altas doses de ácido fólico ou ácido folínico demonstrou ser benéfico em vários dos pacientes. Não se sabe ainda se esse distúrbio será encontrado em adultos.

As deficiências graves de MTHFR (mas não o polimorfismo termolábil comum) causam hiper-homocisteinemia com baixo nível de metionina, porém **sem** anemia megaloblástica. Esses pacientes podem apresentar complicações trombóticas da hiper-homocisteinemia (Capítulo 73) e déficits neurológicos (Capítulo 388). O tratamento com betaína e ácido fólico melhora acentuadamente o prognóstico.

## MANIFESTAÇÕES CLÍNICAS

### Definição de macrocitose

A melhor definição de macrocitose é volume corpuscular médio (VCM) superior ao valor esperado em qualquer paciente. Os médicos que se baseiam em valores de referência laboratoriais, como 80 a 100 fℓ, irão cometer erros no diagnóstico, visto que o VCM é afetado pela etnia e pela idade do indivíduo. Por exemplo, nos EUA, 30% dos indivíduos de ascendência africana apresentam deleção de uma subunidade de hemoglobina α e o seu VCM mediano é de cerca de 84 fℓ. Seria, portanto, necessário mais tempo para que ocorresse aumento do VCM superior a 100 fℓ nesses indivíduos do que em pessoas cujo VCM normal é de 92 fℓ. Os indivíduos com traço betatalassêmico, hemoglobina F e deficiência de ferro habitualmente não apresentam aumento do VCM para mais de 100 fℓ, apesar da coexistência de anemia megaloblástica grave. Os indivíduos com uma combinação de índices eritrocitários microcíticos e megaloblastose podem apresentar macrócitos ovais visíveis no esfregaço de sangue periférico e um índice de anisocitose (RDW, *red cell distribution width*) elevado.

As causas de macrocitose estão relacionadas na Tabela 155.1. Conforme indicado, macrocitose não é equivalente a megaloblastose: existem muitas causas de índices eritrocitários macrocíticos do sangue periférico que não estão associadas a um estado megaloblástico. Os reticulócitos, que são eritrócitos recém-liberados com menos de 24 horas de existência, apresentam maior tamanho e diminuem no decorrer de seu tempo de sobrevida de 120 dias na circulação. Por conseguinte, a reticulocitose aumenta o VCM, ultrapassando, em muitos casos, 100 fℓ. O aumento do VCM pode ser o primeiro sinal de anemia hemolítica autoimune, porém também é encontrado, com frequência, em pacientes com anemia por fragmentação de eritrócitos, anemia falciforme ou hemólise induzida por agentes infecciosos. A macrocitose pode ser observada em pacientes após esplenectomia ou que apresentam doença hepática de qualquer tipo, particularmente com alcoolismo associado. A hipertensão portal grave provoca macrocitose com trombocitopenia e leucopenia, simulando uma anemia megaloblástica verdadeira quando se examina apenas o esfregaço de sangue periférico. A doença pulmonar crônica, sobretudo com policitemia induzida por hipoxia associada, é, com frequência, macrocítica. Hipotireoidismo e hiperglicemia grave também causam macrocitose. Distúrbios primários da medula óssea, como anemia aplásica, aplasia eritroide pura, síndrome mielodisplásica, mielofibrose idiopática e mieloma múltiplo, podem causar macrocitose acentuada, com ou sem citopenias associadas. Crioaglutininas e paraproteinemias provocam agregação dos eritrócitos e, respectivamente, *rouleaux* e podem estar associadas a VCM erroneamente alto. Os fármacos com efeitos sobre a síntese de DNA, como antirretrovirais (ARVs), quimioterápicos e antifolatos, causam macrocitose.

### Anormalidades histopatológicas na anemia megaloblástica

Na Figura 155.2, são apresentados exemplos de esfregaços de sangue periférico e aspirado e biopsia de medula óssea na anemia megaloblástica (ver também Capítulo 148). A alteração megaloblástica na medula óssea caracteriza-se por células grandes ("megalo") com núcleos que não sofreram maturação ("blásticas"); por conseguinte, no esfregaço de sangue periférico, são detectados macrócitos ovais e, em certas ocasiões, até mesmo um eritrócito nucleado megaloblástico. Outros eritrócitos são deformados e fragmentados e podem ser confundidos com esquistócitos, conforme observado em anemias por fragmentação de eritrócitos. Pode haver trombocitopenia e leucopenia quando a anemia se torna grave. Granulócitos hipersegmentados são observados. O achado de um granulócito de seis lóbulos ou cinco granulócitos de cinco lóbulos por 100 células é considerada anormal. Alguns eritrócitos apresentam pontilhado basofílico. Um esfregaço de sangue megaloblástico, com macrócitos ovais e eritrócitos fragmentados com trombocitopenia, frequentemente é confundido com anemia hemolítica microangiopática, como a trombocitopenia trombótica, conforme documentado por relatos de casos.[10] A reticulocitopenia nas anemias megaloblásticas diferencia esses eritrócitos de aspecto microangiopático no esfregaço de sangue periférico nas anemias hemolíticas.[11] O esfregaço de biopsia e aspirado de medula óssea é hipercelular, com diminuição da razão mieloide:eritroide. Ocorre maturação tardia dos eritroblastos, que, para o observador inexperiente, pode até mesmo sugerir um diagnóstico de leucemia aguda, visto que existem células grandes com cromatina aberta e citoplasma azul. O processo normal de contração e condensação do núcleo durante a eritropoese está comprometido, de modo que o padrão de cromatina permanece aberto e rendilhado (*i. e., megaloblástico*). Embora a maturação nuclear seja tardia, a maturação do citoplasma (p. ex., hemoglobinização do citoplasma) prossegue normalmente, levando ao fenômeno morfológico de "dissociação núcleo-citoplasmática". Esses precursores eritroides apresentam sobrevida reduzida dentro da medula óssea, e são observadas anormalidades patológicas sugestivas de displasia celular com fragmentos nucleares nos eritrócitos. A apoptose celular resulta em hemólise intramedular ou "eritropoese inefetiva". A maturação dos precursores leucocitários é retardada, produzindo metamielócitos gigantes e bastões. A citometria de fluxo da medula óssea demonstra um desvio para a esquerda dos eritroblastos e precursores dos leucócitos, o que mais uma vez pode levar o médico desavisado a estabelecer o diagnóstico de leucemia aguda. Os estudos citogenéticos podem revelar fragmentação cromossômica e, em alguns casos, até mesmo anormalidades clonais, que são corrigidas por meio de reposição vitamínica e resolução da anemia megaloblástica.

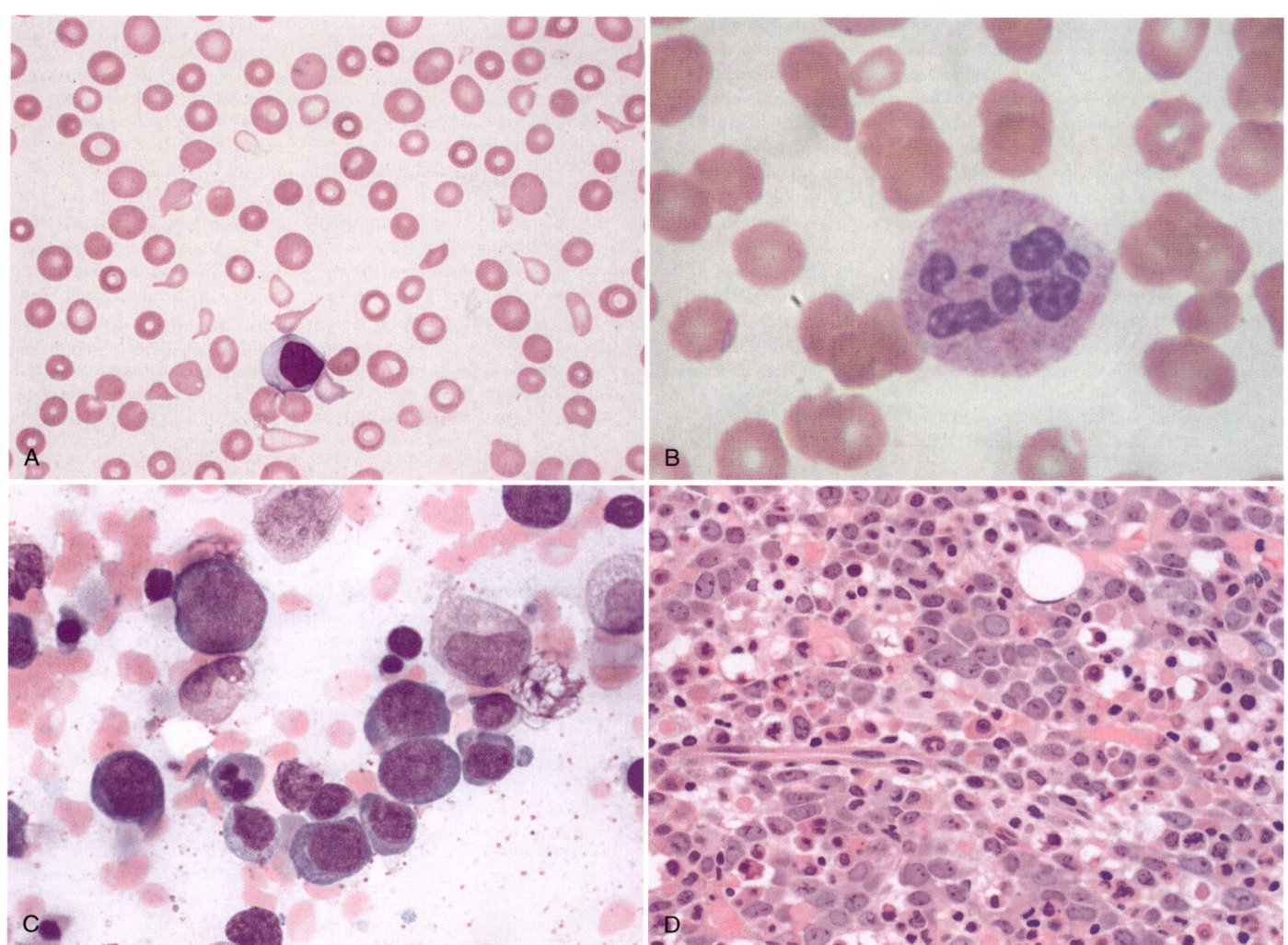

**FIGURA 155.2** Fotomicrografias de esfregaço periférico, aspirado e biopsia de medula óssea. **A.** São observados macrócitos ovais e eritrócitos fragmentados em um esfregaço de sangue de um paciente com deficiência de cobalamina grave e traço talassêmico, demonstrando extrema variedade de tamanho e formato dos eritrócitos. **B.** Neutrófilo hipersegmentado. **C.** Um grupo de precursores eritroides megaloblásticos com padrão de cromatina aberto e rendilhado visualizado em um aspirado de medula óssea. Também há displasia eritroide e metamielócitos gigantes. **D.** A biopsia de medula óssea revela hipercelularidade, com predomínio de grandes eritroblastos e muitas figuras mitóticas, que são potencialmente confundidos com leucemia aguda. A hiperplasia eritroide na medula óssea de um paciente com anemia megaloblástica deve-se à "eritropoese inefetiva". (Fotomicrografias: 2B, cortesia do Dr. John W. Ryder, Department of Pathology, University of Colorado School of Medicine; 2A, C e D, cortesia do Dr. Zenggang Pan, PhD, Department of Pathology, University of Colorado School of Medicine.)

Ocorrem hiperbilirrubinemia indireta, baixos níveis séricos de haptoglobina e, algumas vezes, valores extremos da lactato desidrogenase (LDH), devido à hemólise intramedular. Marcadores de hemólise e eritrócitos fragmentados no esfregaço de sangue periférico com contagens de reticulócitos normais, em vez de baixas, sugerem anemia hemolítica ao médico desavisado, como documenta a literatura. Para complicar ainda mais a situação, existem relatos de defeitos do metabolismo da cobalamina previamente não diagnosticados, como mutação de cobalamina C, que se manifesta na forma de síndrome hemolítico-urêmica (SHU).

Outros tecidos que apresentam rápida renovação celular também podem se tornar megaloblásticos, e isso é particularmente comum no sistema digestório, onde causam, algumas vezes, má absorção. Foi observado que células do colo do útero tornam-se megaloblásticas e exibem displasia. O comprometimento da espermatogênese pode causar infertilidade. Podem ocorrer atrofia e glossite da mucosa da língua. Alguns indivíduos apresentam áreas de hiperpigmentação cutânea.

## Anormalidades neurológicas devido à deficiência de cobalamina

A cobalamina é necessária para o desenvolvimento e a mielinização inicial e a manutenção da medula espinal e do encéfalo. Pode-se demonstrar a ocorrência de desmielinização em exames de imagem tanto do encéfalo quanto da medula espinal, como mostra de modo esquemático a Figura 155.3. Os lactentes com deficiência de cobalamina podem apresentar retardo ou deficiência da mielinização normal que ocorre durante o primeiro ano de vida. A lesão desmielinizante, frequentemente designada como "degeneração combinada subaguda", começa com sintomas de parestesia simétrica, habitualmente nos membros inferiores, porém algumas vezes acometendo inicialmente as mãos. Ocorre comprometimento precoce da propriocepção, resultando em perda do sentido de vibração e posição, que se manifesta na forma de ataxia da marcha. Outros sinais e sintomas comuns são mostrados na Figura 155.3. À medida que a gravidade das lesões espinais aumenta, ocorre fraqueza, com espasticidade e hiper-reflexia, e, por fim, os pacientes podem desenvolver um nível sensitivo cutâneo segmentar e até mesmo paraplegia. Em certas ocasiões, observa-se a ocorrência de alteração do estado mental, particularmente com irritabilidade, delírios, paranoia, labilidade e até mesmo mania, denominada, no passado, de "loucura megaloblástica". Os lactentes exibem anormalidades peculiares, particularmente hipotonia, irritabilidade, letargia, atraso do crescimento e, em certas ocasiões, distúrbios do movimento.

As lesões bioquímicas subjacentes que causam a doença neurológica permanecem desconhecidas, embora tenham sido realizados estudos das alterações observadas em lipídios, fatores de crescimento, citocinas ou estado de metilação das proteínas. Existe uma forte relação inversa entre a gravidade das anormalidades neurológicas e as anormalidades hematológicas, que foi demonstrada em uma grande série de pacientes com anemia perniciosa e reconhecida há pelo menos 100 anos na literatura. Por conseguinte, a anemia só é útil no paciente que apresenta distúrbio

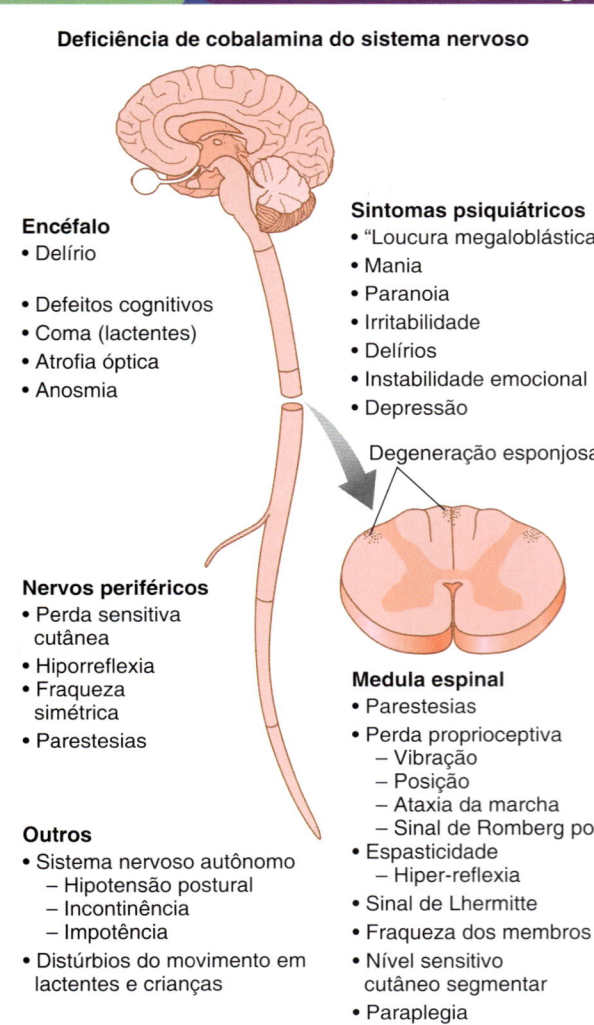

**FIGURA 155.3** São mostrados os numerosos sinais e sintomas de deficiência de cobalamina do sistema nervoso. Incluem desde parestesias sem sinais objetivos até perda motora grave, inclusive quadriplegia. A degeneração esponjosa mostrada na figura da medula espinal em corte transversal pode ser observada na RM como hiperintensidade de sinal nas imagens ponderadas em T2, frequentemente descrita como sinal "V" invertido. Ver também o Capítulo 388. (Adaptada de Stabler SP, Megaloblastic anemias: pernicious anemia and folate deficiency. In: Young NS, Green SL and High KA [Eds.] *Clinical Hematology*, Philadelphia, PA: Mosby Elsevier; 2006:242-251.)

neurológico compatível, sugerindo deficiência de cobalamina, embora esse critério não seja necessário. A Figura 155.4 mostra que pacientes com nível de hemoglobina normal e apresentação neurológica tiveram anormalidades metabólicas semelhantes àquelas com anemia. Existe também uma relação inversa entre a duração das anormalidades neurológicas antes do diagnóstico e a correção completa após reposição adequada de cobalamina, de modo que o diagnóstico precoce é obrigatório. O Capítulo 388 fornece uma descrição mais detalhada das anormalidades neurológicas da anemia megaloblástica, bem como do alcoolismo.

## DIAGNÓSTICO

### Ensaios bioquímicos da cobalamina e do folato

A determinação dos níveis séricos de cobalamina ou de folato é um método de rastreamento consagrado pelo tempo. Os testes originais foram substituídos, hoje, por ensaios automatizados dos níveis de cobalamina, obtidos com instrumentos e plataformas para múltiplos analitos. Esses métodos dependem de fator intrínseco (FI) purificado como ligante de cobalamina, utilizando, com frequência, imunoensaios com micropartículas quimioluminescentes para detecção. Foi relatado que a desnaturação de anticorpos anti-FI presentes em amostras de pacientes com anemia perniciosa pode ser incompleta, de modo que são relatados falsamente valores normais e até mesmo elevados de cobalamina. Em geral, os valores registrados com esses métodos automatizados são maiores do que aqueles obtidos com os ensaios tradicionais, o que complica a comparação das faixas de

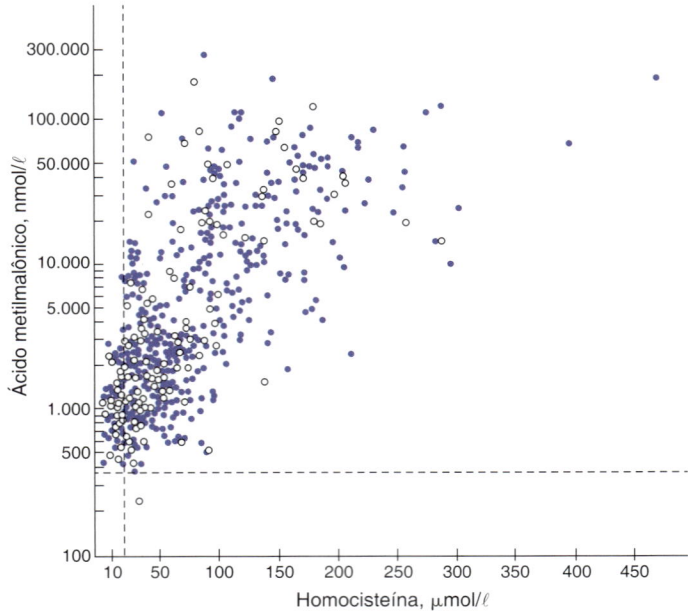

**FIGURA 155.4** Nível sérico de ácido metilmalônico representado graficamente em relação à homocisteína sérica em pacientes com deficiência de cobalamina clinicamente determinada e documentada. Os pacientes com hematócrito superior a 38% são mostrados como *círculos vazados*. As *linhas tracejadas* representam o ácido metilmalônico, 376 nmol/ℓ e a homocisteína, 21,3 μmol/ℓ. (Anteriormente publicada em Stabler S. Vitamin B12. In Erdman, Jr. JW, McDonald IA, Zeisel SH, [Eds.] *Present Knowledge in Nutrition*. 10th ed. Ames, IA: Wiley-Blackwell; 2012.)

referência. Em geral, níveis séricos extremamente baixos de cobalamina (< 70 pg/mℓ) refletem uma deficiência associada a anormalidades clínicas, que melhora com o tratamento, porém esses casos são raros. Existe uma grande faixa equívoca (100 a 300 pg/mℓ), em que há necessidade de teste adicional com metabólitos para distinguir entre valores falso-positivos baixos e verdadeiros positivos baixos ou normais baixos.

A obtenção de um baixo nível sérico de folato (< 3 ng/mℓ) é clinicamente significativa quando encontrada em países em que os alimentos são enriquecidos com folato, como os EUA. Entretanto, a maioria das autoridades aumentou o limite inferior dos valores de referência para 5 a 6 ng/mℓ, que se sobrepõem ao valor mediano de populações cuja alimentação não é enriquecida. O folato eritrocitário deve ser um bom marcador do estado do folato a longo prazo, porém a metodologia de determinação do folato na matriz proteica dos eritrócitos levou a baixa reprodutibilidade, e o ensaio não pode ser recomendado para uso clínico de rotina, a não ser em pesquisas.

Um novo ensaio da quantidade de cobalamina ligada à transcobalamina, a holo-transcobalamina (Holo-TC ou "vitamina $B_{12}$ ativa") está disponível na Europa e no Canadá, porém ainda não foi aprovado pela FDA nos EUA. Esse ensaio não é afetado pelos anticorpos antifator intrínseco encontrados em pacientes com anemia perniciosa. Já foi descrito um polimorfismo no gene TC, que impede o uso desse método.[12] A Holo-TC aumenta após a ingestão de grande quantidade de cobalamina e, portanto, está sendo desenvolvida como teste para absorção.

### Marcadores de ácido metilmalônico e homocisteína para deficiência

Há produção de ácido metilmalônico em excesso quando a L-metilmalonil-CoA mutase é bloqueada pela deficiência de cobalamina. Portanto, níveis séricos ou urinários elevados de ácido metilmalônico são comprovadamente um indicador muito sensível do estado da cobalamina. A Figura 155.4 mostra o nível sérico de ácido metilmalônico representado graficamente em relação à homocisteína em cerca de 500 pacientes com deficiência de cobalamina clinicamente estabelecida. Esses pacientes tinham anemia megaloblástica (círculos fechados), que, na maioria dos casos, respondeu ao tratamento com cobalamina, ou uma síndrome neurológica compatível com aquela observada na deficiência de cobalamina. Os pacientes representados por círculos vazados tinham hematócritos de mais de 38%. Os valores foram iguais para o ácido metilmalônico e a homocisteína, independentemente de os pacientes apresentarem anemia ou principalmente anormalidades neurológicas. O nível de ácido metilmalônico foi superior 1.000 nmol/ℓ em 90% desses pacientes clinicamente comprovados. Pesquisas ao longo de 30 anos mostraram que os pacientes com baixos níveis de cobalamina, porém com nível sérico normal de ácido metilmalônico não respondem ao tratamento e apresentam baixos níveis de cobalamina falso-positivos. O ácido metilmalônico é o primeiro teste a se tornar anormal em pacientes que recebem tratamento infrequente, porém com anemia perniciosa comprovada. O valor do ácido metilmalônico diminui imediatamente após o tratamento e normaliza-se em alguns dias a semanas. Por conseguinte, o nível de ácido metilmalônico precisa ser determinado antes de iniciar o tratamento. Um erro clínico comum consiste em tratar um paciente que provavelmente apresenta um baixo nível falso-positivo de cobalamina e, nos casos em que a anemia ou os sintomas clínicos não respondem, prosseguir com a determinação do ácido metilmalônico. Após o tratamento, ocorre normalização dos níveis séricos de ácido metilmalônico, mesmo na faixa normal alta em indivíduos idosos (< 400 nmol/ℓ) e outros pacientes com insuficiência renal leve.

Os níveis de ácido metilmalônico aumentam acima do valor de referência na insuficiência renal, porém são habitualmente inferiores a 1.000 nmol/ℓ, mesmo em pacientes submetidos à diálise renal. Um metabólito relacionado, o ácido 2-metilcítrico, é determinado com o ácido metilmalônico por alguns laboratórios de testes comerciais; a obtenção de níveis mais altos do que o valor de ácido metilmalônico medido simultaneamente estabelece o diagnóstico de insuficiência renal, e não de deficiência de vitamina. O ácido metilmalônico é um produto do metabolismo do ácido propiônico; por conseguinte, a proliferação de bactérias no intestino pode produzir valores mais altos que algumas vezes respondem aos antibióticos. Um polimorfismo de HIBCH, uma enzima do catabolismo da valina, pode causar uma elevação discreta do ácido metilmalônico. Os pacientes com erros inatos graves do metabolismo da cobalamina raramente apresentam normalização do ácido metilmalônico, mesmo com tratamento parenteral muito intensivo. Em certas ocasiões, esses indivíduos são detectados em clínicas para adultos e devem ser encaminhados a um centro especializado em metabolismo.

### Homocisteína

Os níveis de homocisteína aumentam quando a deficiência de cobalamina ou de folato compromete a atividade da metionina sintase e não podem ser utilizados para distinguir entre deficiência de cobalamina e deficiência de folato. Quando pacientes com níveis séricos elevados de homocisteína foram tratados com a vitamina incorreta, não houve redução dos níveis de homocisteína. Conforme observado na Figura 155.4, houve um número muito pequeno de valores da homocisteína na faixa normal, abaixo de 20 μmol/ℓ. Os níveis séricos de homocisteína também estão elevados em 95% dos indivíduos com deficiência de folato clinicamente comprovada. Os níveis elevados de homocisteína respondem muito rapidamente ao tratamento com a vitamina correta, frequentemente no decorrer de algumas horas; por conseguinte, como no caso do ácido metilmalônico, a homocisteína precisa ser determinada antes de iniciar qualquer tratamento. Até mesmo a alimentação nutritiva do hospital pode corrigir níveis elevados de homocisteína. O acréscimo de vitaminas aos líquidos intravenosos para pacientes alcoólicos suspeitos no serviço de emergência corrige os níveis séricos de folato; se a homocisteína não for determinada rapidamente, ela também irá cair, e, apesar disso, o paciente ainda apresentará anemia megaloblástica inexplicada. Existe uma forte relação entre o aporte de folato e os níveis de homocisteína em populações com valores normais de cobalamina. Na população dos EUA, os níveis séricos de homocisteína caíram em vários μmol/ℓ após fortificação dos alimentos com folato. A insuficiência renal aumenta os níveis de homocisteína por mecanismos que ainda não foram elucidados, visto que a homocisteína não depende da depuração urinária, embora os rins sejam ricos em enzimas envolvidas no metabolismo da homocisteína. A homocisteína pode estar elevada no hipotireoidismo, na deficiência grave de piridoxina e na presença de agentes antifolatos.

### Diagnóstico da anemia perniciosa

A anemia perniciosa é uma doença gástrica causada pela falha da secreção de FI e pela secreção de anticorpos dirigidos contra o FI. São encontrados anticorpos anti-FI bloqueadores em 50 a 70% dos pacientes. Anticorpos contra células parietais são detectados em uma porcentagem maior (90%), porém são menos específicos, visto que são encontrados em outras doenças autoimunes e formas de gastrite.[13] A demonstração de acloridria resistente à histamina raramente é efetuada, embora seja muito específica para a anemia perniciosa. O antro pilórico é poupado na anemia perniciosa, e pode ocorrer hiperplasia das células produtoras de gastrina. A anemia perniciosa é sugerida por níveis séricos elevados de gastrina em jejum. Outro marcador da mucosa gástrica é o pepsinogênio I, cujos níveis estão baixos na anemia perniciosa. Entretanto, foi demonstrado que esses marcadores são afetados pelo uso disseminado dos inibidores da bomba de prótons.[14] Deve-se aguardar um intervalo de pelo menos 1 semana após uma injeção de cobalamina para efetuar uma pesquisa de anticorpos anti-FI. Muitos testes para anticorpo anti-FI forneceram resultados falso-positivos devido à injeção de cobalamina e, em seguida, coleta de sangue do paciente para efetuar imediatamente o teste.

A endoscopia com biopsia gástrica é o melhor método para diagnóstico de gastrite atrófica, e alguns especialistas recomendam que os pacientes com anemia perniciosa realizem, pelo menos, uma endoscopia para rastreamento, visto que correm maior risco de tumores carcinoides e adenoma do estômago.[15] Essa abordagem seria obrigatória para pacientes que apresentam sintomas compatíveis com neoplasia gástrica ou deficiência de ferro concomitante.

O teste de Schilling, um teste de absorção de cobalamina marcada radioativamente, não está mais disponível. Um teste utilizando o aumento dos valores da holotranscobalamina após três doses orais de cobalamina não marcada está sendo investigado e pode se tornar um bom substituto.

### Má absorção de folato

Não existe teste específico para a má absorção de folato. Doença da parte superior do intestino delgado, como doença celíaca, espru tropical ou doença de Crohn, é sugestiva de má absorção de folato. A deficiência de folato está frequentemente associada à deficiência de ferro e de outros nutrientes, diferentemente da deficiência de cobalamina devido à anemia perniciosa.

## TRATAMENTO

### Deficiência de cobalamina

As metas primárias do tratamento da deficiência de cobalamina são restaurar o teor tecidual normal de cobalamina (entre 2 e 5 mg no indivíduo adulto) e prevenir recidiva. A administração parenteral de cianocobalamina ou hidroxicobalamina é rapidamente efetiva. Em pacientes gravemente sintomáticos, os esquemas de tratamento comuns consistem na injeção intramuscular ou subcutânea diária de 1 mg (1.000 μg) por 7 dias, ou em dias alternados, por 2 semanas, seguida por injeções semanais por 8 semanas e, em seguida, mensalmente. Os pacientes menos sintomáticos podem receber doses quinzenais ou semanais, durante 8 semanas, seguidas por administração mensal. A hidroxicobalamina é mais bem retida do que a cianocobalamina e, após uma dose de ataque, pode ser administrada a intervalos de 2 a 4 meses, em vez de mensalmente. São retidos cerca de 150 μg após uma injeção de 1 mg, razão pela qual é necessário administrar múltiplas injeções durante a fase de ataque do tratamento, de modo a obter uma reposição de 2 a 5 mg. O ácido metilmalônico permanece elevado em cerca de 20% dos pacientes com anemia perniciosa tratados mensalmente com injeções de cianocobalamina, que irão apresentar normalização com menor intervalo de tempo entre as injeções. Não existe limite superior de toxicidade para a cobalamina, e os pacientes descrevem aumento da sensação de bem-estar com injeções a cada 2 a 3 semanas.

Ocorre absorção de uma pequena porcentagem (0,5 a 2%) de uma alta dose de cobalamina oral por efeito de difusão na parte superior do intestino, sem FI ou íleo intacto.[16] Em ensaios clínicos randomizados, que compararam doses parenterais com altas doses orais (1.000 a 2.000 μg/dia), foi constatada uma correção clínica equivalente, com elevação dos níveis séricos de cobalamina e normalização dos níveis elevados de ácido metilmalônico e homocisteína.[A1-A3] Os pacientes com anormalidades graves devem receber inicialmente pelo menos 2.000 μg/dia, de modo que possam absorver 20 a 40 μg/dia. Nos EUA, dispõe-se de comprimidos de cobalamina em alta dose contendo dosagens de 500 μg a 2,5 mg, de venda livre. Erro médico é uma das principais causas de interrupção do tratamento na anemia perniciosa. É necessário ensinar os pacientes a iniciar o tratamento autodirecionado com comprimidos orais de alta dose se for negado pelo plano de saúde o acompanhamento médico para deficiência de cobalamina. As preparações com altas doses não são comercializadas em todas as partes do mundo. Existem também preparações para uso intranasal ou sublingual, que foram menos estudadas em pacientes com anemia perniciosa verdadeira. Os pacientes e os médicos podem ter preferências quanto ao custo, conveniência, adesão ao tratamento e conforto para tratamento injetável *versus* oral.

### Tratamento da deficiência dietética

Os pacientes com deficiência dietética devem receber uma dose de ataque de cobalamina oral ou parenteral em alta dose para repor as reservas teciduais (2 a 5 mg). Essa conduta é crucial para mulheres vegetarianas que contemplam uma gravidez, sobretudo em países com alta prevalência de deficiência de cobalamina.[17] A dose de cobalamina nos polivitamínicos prescritos para gestantes é baixa demais para a rápida reposição das reservas; a absorção mediada pelo FI limita-se a 2 a 5 μg/dia, de modo que seria necessária a duração total de uma gestação para repor 1 a 2 mg, e o recém-nascido poderia apresentar deficiência de cobalamina. A lactante também deve ser tratada com a meta de reposição das reservas normais, visto que o leite materno estará deficiente se forem utilizadas apenas doses baixas de suplementos. A mulher vegetariana com reserva normal de cobalamina pode ser medicada com doses menores de suplementos, como multivitamínicos habituais (*i. e.*, 3 a 9 μg/dia). Os indivíduos que evitam o consumo de alimentos de origem animal também apresentam frequentemente deficiência de ferro e de muitas outras vitaminas. Existem numerosos artigos da literatura sobre métodos para melhorar o crescimento e o desenvolvimento de crianças em países de baixa renda com combinações de proteína, ferro, ácido fólico, cobalamina e outros nutrientes.

### Recomendações para tratamento de indivíduos idosos

A incidência da anemia perniciosa verdadeira e da gastrite atrófica aumenta com a idade. O uso frequente de metformina e de bloqueadores do ácido gástrico também é mais prevalente com a idade, agravando a má absorção potencial da cobalamina. A elevação dos níveis de ácido metilmalônico, que são corrigidos por tratamento com cobalamina, é muito prevalente (até 40% dos casos) em estudos de indivíduos muito idosos. Teoricamente, doses menores de cobalamina devem ser efetivas em pacientes que ainda apresentam algum FI residual; entretanto, estudos realizados em indivíduos idosos mostraram que é necessário prescrever pelo menos 500 μg/dia para a maioria dos pacientes com níveis elevados de ácido metilmalônico.[3] O Food and Nutrition Board recomendou que os indivíduos idosos tomem uma dose não especificada de cobalamina diariamente. Parece prudente recomendar um suplemento de pelo menos 1.000 μg/dia para indivíduos com risco de má absorção. Muitos ensaios clínicos de reposição de cobalamina e de folato na correção de doenças do envelhecimento, como comprometimento cognitivo[A4] ou osteoporose,[A5] foram decepcionantes. Uma possível exceção é um ensaio clínico da cobalamina para melhorar a condução nervosa no indivíduo idoso.

### Tratamento da deficiência de folato

Como a deficiência de cobalamina ou de folato provoca anemia megaloblástica e níveis elevados de homocisteína, é importante distinguir qual dessas vitaminas está deficiente ou tratar a possível deficiência de ambas. Se o nível sérico de ácido metilmalônico estiver elevado, significa que existe pelo menos uma deficiência de cobalamina (Tabela 155.3). Essa consideração é particularmente importante nos países com fortificação dos alimentos com folato, onde quase todos os casos de elevação da homocisteína devem-se a uma deficiência de cobalamina, e não à deficiência de folato. Doses farmacológicas de ácido fólico (*i. e.*, 1 mg/dia, podem corrigir, em parte, a anemia megaloblástica na anemia da deficiência de cobalamina, que tem sido designada como "anemia perniciosa mascarada". Infelizmente, quando há lesões neurológicas, elas continuam progredindo e podem se tornar irreversíveis se um paciente com deficiência de cobalamina for tratado apenas com folato. Nos EUA, os suplementos de ácido fólico de venda livre são apresentados em 800 μg para prevenir o seu uso inadvertido por pacientes com anemia perniciosa. Doses prescritas de 1 a 5 mg/dia de ácido fólico oral constituem um tratamento aceitável para reposição. Pacientes que apresentam alcoolismo, má absorção intestinal, anemia hemolítica ou outra patologia desconhecida devem ser mantidos indefinidamente com reposição. O ácido fólico, na dose de 1 mg/dia, também pode ser administrado a pacientes em uso de metotrexato para doença reumatológica, ou a pacientes em uso de niacina ou de L-dopa para prevenção da hiper-homocisteinemia. O tratamento prévio com ácido fólico e cobalamina é utilizado com os agentes quimioterápicos antifolato de múltiplos alvos. Não existe vantagem em prescrever metil-THF em vez de ácido fólico.

### Tratamento da hiper-homocisteinemia

A hiper-homocisteinemia (homocisteína > 50 μmol/ℓ) grave é uma condição protrombótica, devido a homocistinúria clássica, outros erros do metabolismo ou deficiência de vitamina (ver Capítulo 198). Existem muitos relatos de casos de trombose como queixa inicial na anemia perniciosa. A associação da hiper-homocisteinemia com doença vascular e trombose incentivou a realização de muitos ensaios clínicos de grande porte sobre tratamento com ácido fólico ou combinação com vitamina B (cobalamina em alta dose, vitamina $B_6$ + folato) na doença vascular. Em geral, os ensaios clínicos não foram bem-sucedidos ou foram até mesmo prejudiciais, exceto pela redução da incidência de acidente vascular encefálico. Um ensaio clínico randomizado de medicação anti-hipertensiva, com ou sem ácido fólico, na dose de 800 μg/dia, conduzido na China, demonstrou uma razão de risco (*hazard ratio*) de 0,79 para risco diminuído de acidente vascular encefálico.[A6] Um ensaio clínico de combinação de cobalamina, ácido fólico e vitamina $B_6$ em alta dose, administrada a soldados que se encontravam em grandes altitudes na Índia, diminuiu os eventos trombóticos em 54%.[A7] Os efeitos benéficos do tratamento com ácido fólico ou com combinação de vitamina B são mais fáceis de provar em populações que não estejam consumindo alimentos enriquecidos com folato. Ensaios clínicos realizados em pacientes com insuficiência renal, particularmente submetidos a diálise, não demonstraram redução dos níveis de homocisteína e, talvez, constataram dano na doença renal diabética.

Todo paciente com hiper-homocisteinemia extrema (> 100 μmol/ℓ) deve ser investigado minuciosamente com ensaio para ácido metilmalônico e metionina e resposta documentada ao tratamento após reposição. Os pacientes com tipos mais leves de homocistinúria clássica responsiva à piridoxina podem apresentar doença trombótica na idade adulta, porém sem anemia megaloblástica. Todos os pacientes com hiper-homocisteinemia não responsiva devem ser encaminhados a um centro especializado em metabolismo.

### PREVENÇÃO

As consequências graves da deficiência de cobalamina podem ser evitadas por investigação dos pacientes que correm maior risco, incluindo aqueles com doença autoimune da tireoide, vitiligo, história de cirurgia gastrintestinal e história familiar de anemia perniciosa e autoimunidade. A tragédia do lactente com deficiência de cobalamina pode ser totalmente evitada se for investigado o estado da cobalamina antes da concepção, sobretudo das mulheres que correm risco de deficiência, como as portadoras de doença de Graves ou outra doença autoimune da tireoide, vitiligo, submetidas a cirurgia bariátrica ou outra cirurgia gastrintestinal e doença inflamatória intestinal, bem como aquelas que não ingerem alimentos de origem animal. Deve-se comprovar a normalidade da cobalamina pré-concepcional em mulheres que limitam o consumo de alimentos de origem animal e naquelas que imigram de países com deficiência reconhecida de cobalamina.[18] Os programas de rastreamento neonatal que utilizam a espectrometria de massa em *tandem* (MS/MS) revelaram que o número de recém-nascidos/lactentes com deficiência nutricional de cobalamina é igual ao de portadores de erros inatos do metabolismo da cobalamina. É possível que o tratamento imediato desses recém-nascidos/lactentes possa prevenir o quadro mais grave de deficiência do crescimento e anormalidades do neurodesenvolvimento observado quando o diagnóstico é mais tardio.

As deficiências disseminadas de cobalamina e de outros micronutrientes em áreas do mundo com baixa renda e em populações que rejeitam alimentos de origem animal representam um problema difícil. O aumento do consumo de carne, laticínios e outros alimentos de origem animal é uma abordagem cara para populações que se alimentam, em grande parte, de proteínas de origem vegetal. Alguns alimentos de origem vegetal fermentados, como ensete, tempeh e derivados de algas, contêm cobalamina, embora as concentrações sejam provavelmente variáveis. Abordagens inovadoras, como a suplementação de pasta de dente, foram testadas e poderiam ser úteis.[A8]

### Tabela 155.3 Uso de metabólitos para diagnóstico de deficiência de cobalamina e de folato.

- Se o ácido metilmalônico for superior a 400 nmol/ℓ, aventar deficiência de cobalamina
- Se a homocisteína for superior a 14 μmol/ℓ, pensar em deficiência de cobalamina e/ou de folato
- A testagem de metabólitos pré-tratamento distingue valores baixos de cobalamina verdadeiro-positivos de valores falso-positivos
- A testagem de metabólitos é prudente na anemia/pancitopenia graves ou na doença desmielinizante do sistema nervoso central, independentemente dos níveis de vitaminas

## Prevenção da deficiência de folato

A fortificação dos alimentos com folato foi adotada por muitos países. Os programas destinavam-se a aumentar o nível de folato em mulheres para prevenção de defeitos do tubo neural. Os defeitos do tubo neural diminuíram em 25 a 50%, dependendo do estado de folato preexistente da população. Apesar do enriquecimento dos alimentos, recomenda-se, nos EUA, que as mulheres em idade fértil tomem suplementos de 400 μg/dia de ácido fólico. As vitaminas prescritas no pré-natal são enriquecidas com ácido fólico, 1 mg/dia, e são recomendadas antes da concepção, bem como durante toda gestação e o período de lactação. Suplementos de 1 mg/dia de ácido fólico devem ser administrados a pacientes com doença inflamatória intestinal, doença celíaca, pacientes tratados com metotrexato ou anticonvulsivantes mais antigos e aqueles com anemias hemolíticas crônicas. A deficiência dietética de folato pode ser corrigida pela adição de vegetais de folhas verdes, leguminosas, frutas e vísceras à dieta.

## PROGNÓSTICO

### Anemia megaloblástica

A anemia megaloblástica causada por deficiência de cobalamina ou de folato deve ser corrigida por completo com a administração da vitamina apropriada, contanto que não haja comorbidades. Observa-se aumento da contagem de reticulócitos nos primeiros 5 dias, e normalização da hemoglobina em 1 a 2 meses. Alguns pacientes conseguem produzir uma unidade de sangue por semana com a reposição. A trombocitopenia e a leucopenia também são corrigidas nas primeiras 2 semanas. A deficiência de ferro manifesta-se como embotamento da resposta de hemoglobina, queda do VCM para a faixa microcítica e diminuição dos níveis séricos de ferritina e da saturação do ferro. A anemia da insuficiência renal crônica pode coexistir em indivíduos idosos com deficiência de cobalamina e deve ser tratada, quando apropriado, com agentes estimulantes da eritropoese (Capítulo 149). Os pacientes com doenças intestinais precisam de tratamento com cobalamina e ácido fólico.

O insucesso do tratamento com vitamina deve-se mais provavelmente a diagnóstico incorreto, devido a níveis baixos falso-positivos de vitamina. Pode haver deficiência de cobalamina com síndrome mielodisplásica concomitante ou outra doença da medula óssea. Com frequência, os alcoólicos com deficiência de folato apresentam anemia multifatorial, e pode ser necessário um período prolongado de abstinência e tratamento com ácido fólico, sobretudo se a medula óssea for sideroblástica.

A correção da glossite e de outras anormalidades megaloblásticas nos intestinos pode se manifestar como ganho de peso em pacientes desnutridos.

Macrocitose ou anemia recorrente durante a reposição adequada de cobalamina sugere uma doença imune associada, particularmente distúrbio da tireoide ou anemia hemolítica autoimune. A deficiência de ferro recorrente, devido à má absorção em consequência de acloridria, poderia ser persistente, sobretudo em pacientes submetidos à cirurgia bariátrica.

### Deficiência de cobalamina do sistema nervoso central

A doença desmielinizante do sistema nervoso nem sempre é reversível por tratamento com cobalamina (Capítulo 388). A duração e a gravidade dos sintomas antes do tratamento estão inversamente correlacionadas com a extensão da correção das anormalidades. Parestesias e alterações comportamentais são as que tendem a ser corrigidas mais rapidamente. As lesões da medula espinal que progrediram para perda sensitiva grave e fraqueza motora habitualmente não apresentam correção completa. Com frequência, o lactente com deficiência de cobalamina apresenta comprometimento residual e incapacidade permanente. Existem pacientes ocasionais que desenvolvem parestesias nos primeiros dias após a reposição de cobalamina, contudo, desaparecem após tratamento adicional.

É importante documentar a elevação dos níveis de ácido metilmalônico ou de homocisteína em um paciente que não apresenta anemia megaloblástica, visto que existe uma probabilidade significativa de nível falso-positivo baixo de cobalamina nesses indivíduos. A ausência de melhora ou a progressão dos sinais e sintomas neurológicos com a reposição adequada de cobalamina fornecem a prova de que existe outra causa para os mesmos. Doenças como estenose da coluna vertebral ou esclerose múltipla não respondem à reposição de cobalamina, e o atraso no estabelecimento do diagnóstico durante a terapia inútil com cobalamina pode prejudicar o paciente.

### Recomendações de grau A

A1. Chan CQ, Low LL, Lee KH. Oral vitamin B12 replacement for the treatment of pernicious anemia. *Front Med (Lausanne)*. 2016;3:1-6.
A2. Metaxas C, Mathis D, Jeger C, et al. Early biomarker response and patient preferences to oral and intramuscular vitamin B12 substitution in primary care: a randomised parallel-group trial. *Swiss Med Wkly*. 2017;147:1-9.
A3. Wang H, Li L, Qin LL, et al. Oral vitamin B12 versus intramuscular vitamin B12 for vitamin B12 deficiency. *Cochrane Database Syst Rev*. 2018;3:CD004655.
A4. Ting SKS, Earnest A, Li H, et al. B vitamins and cognition in subjects with small vessel disease: a substudy of VITATOPS, a randomized, placebo-controlled trial. *J Neurol Sci*. 2017;379:124-126.
A5. Garcia Lopez M, Bønaa KH, Ebbing M, et al. B vitamins and hip fracture: secondary analyses and extended follow-up of two large randomized controlled trials. *J Bone Miner Res*. 2017;32:1981-1989.
A6. Huo Y, Li J, Qin X, et al. Efficacy of folic acid therapy in primary prevention of stroke among adults with hypertension in China: the CSPPT randomized clinical trial. *JAMA*. 2015;313:1325-1335.
A7. Kotwal J, Kotwal A, Bhalla S, et al. Effectiveness of homocysteine lowering vitamins in prevention of thrombotic tendency at high altitude area: a randomized field trial. *Thromb Res*. 2015;136:758-762.
A8. Siebert AK, Obeid R, Weder S, et al. Vitamin B12-fortified toothpaste improves vitamin status in vegans: a 12-wk randomized placebo-controlled study. *Am J Clin Nutr*. 2017;105:618-625.

## REFERÊNCIAS BIBLIOGRÁFICAS

*As referências bibliográficas, bem como os outros materiais suplementares deste livro, encontram-se no GEN-IO, nosso ambiente virtual de aprendizagem.*

# 156

# ANEMIA APLÁSICA E ESTADOS RELACIONADOS DE INSUFICIÊNCIA DA MEDULA ÓSSEA

GROVER C. BAGBY

## DEFINIÇÃO

A anemia aplásica é uma síndrome potencialmente fatal, caracterizada pela incapacidade da medula óssea de produzir células sanguíneas periféricas e seus precursores. Essa síndrome pode ser causada por diversas doenças e fatores ambientais, porém a sua característica essencial consiste em hipocelularidade da medula óssea e hipoplasia das linhagens eritroide, mieloide e megacariocítica (Figura 156.1).

## EPIDEMIOLOGIA

Dois por milhão de indivíduos na Europa e na América do Norte e 4 a 7 por milhão na Ásia desenvolvem anemia aplásica anualmente. Nenhuma faixa etária é excluída, porém a distribuição etária de pacientes recém-diagnosticados é bimodal, com picos aos 15 a 25 anos e aos 60 a 65 anos.

## BIOPATOLOGIA

### Histopatologia

Todos os pacientes com anemia aplásica apresentam pancitopenia no sangue periférico; entretanto, como outros distúrbios podem causar pancitopenia, é necessário obter uma biopsia de medula óssea para estabelecer o diagnóstico. O diagnóstico será inequívoco se a amostra da biopsia for de tamanho suficiente e se for obtida de um local anatômico que nunca tenha sido exposto a traumatismo ou radiação intensa. A redução maciça do número de células hematopoéticas não linfoides é *sine qua non*. Como mostra a Figura 156.1B, algumas populações de linfócitos podem ser encontradas e têm importância fisiopatológica. Se a medula hematopoética tiver sido suprimida (ou "substituída") pela infiltração de células neoplásicas ou fibroblastos, o diagnóstico de anemia aplásica não pode ser feito. Por conseguinte, o diagnóstico exige não apenas escassez de células hematopoéticas na medula óssea, mas também medula óssea "vazia".

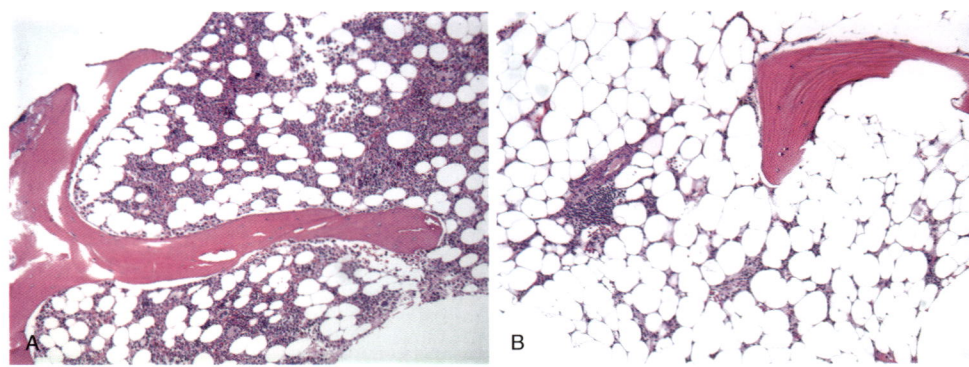

**FIGURA 156.1** Duas amostras de biopsia de medula óssea de pacientes diferentes. **A.** Essa amostra, de um indivíduo normal, mostra numerosas células hematopoéticas, incluindo precursores mieloides e eritroides, bem como megacariócitos de aspecto normal. **B.** Uma amostra de um paciente com anemia aplásica grave mostra algumas células hematopoéticas detectáveis, e as que podem ser vistas (um pequeno ninho) são linfócitos. Algumas células linfoides são habitualmente detectáveis e, provavelmente, têm participação fisiopatológica importante em muitos casos de anemia aplásica idiopática adquirida, um distúrbio que é, com mais frequência, imunomediado. (Cortesia do Dr. Ken Gatter, Oregon Health and Science University.)

Em algumas síndromes de insuficiência da medula óssea apenas uma linhagem é comprometida (ver Insuficiência de linhagens hematopoéticas isoladas mediada por autoimunidade, mais adiante). Nesses casos, apenas os precursores medulares dessa linhagem estão ausentes, e a celularidade global da medula óssea pode estar até mesmo normal (*i. e.*, não "vazia"). Em pacientes com agranulocitose, por exemplo, são observados raros neutrófilos, bastões e metamielócitos, e ocorre supressão do crescimento das células precursoras mieloides. A razão entre células eritroides e mieloides é maior do que o normal. Por outro lado, em pacientes com o distúrbio conhecido por aplasia eritroide pura podem ser encontradas poucas células eritroides na medula óssea, enquanto as outras linhagens estão bem representadas e funcionais. Esses dois distúrbios são síndromes de insuficiência da medula óssea, mas não são exemplos de anemia aplásica, que envolve a supressão global de todas as linhagens hematopoéticas, resultando, com mais frequência, de dano do reservatório de células-tronco.

## Fisiopatologia

Em alguns pacientes (10 a 15%), a aplasia medular pode ser atribuída a uma das síndromes hereditárias de insuficiência da medula óssea,[1] porém a maioria dos casos é adquirida. Em todos os casos, é evidente que fatores etiológicos, genéticos ou ambientais, resultam em lesão das células-tronco hematopoéticas pluripotentes (Capítulo 147). Esse quadro contrasta com os distúrbios de insuficiência medular de uma linhagem, em que os agentes e fatores causadores suprimem o crescimento e o desenvolvimento de células progenitoras unipotentes, comprometidas com aquela linhagem específica. Radiação, doenças virais, agentes citotóxicos e substâncias químicas são causas conhecidas de anemia aplásica, porém a forma mais comum de anemia aplásica adquirida é imunomediada, incluindo muitos dos casos atribuídos a infecções ou reações medicamentosas idiossincrásicas. As causas da anemia aplásica e dos estados relacionados de insuficiência da medula óssea estão delineadas na Tabela 156.1.

**Tabela 156.1** Principais causas de anemia aplásica adquirida e estados relacionados de insuficiência da medula óssea.

Anemia aplásica autoimune
   Adquirida
   Induzida por fármacos
   Infecções
      Hepatite
      Vírus Epstein-Barr
Insuficiência de linhagens hematopoéticas isoladas mediada por autoimunidade
   Agranulocitose
   Aplasia eritroide pura
Toxicidade direta das células-tronco
   Radiação
   Substâncias químicas
   Fármacos
Outras condições
   Mielodisplasia (MDS) hipoplásica
   Hemoglobinúria paroxística noturna (HPN)
   Síndromes hereditárias de insuficiência medular
   Gravidez

## Patogenia

### Anemia aplásica autoimune

#### Anemia aplásica adquirida

Em pacientes com a forma mais comum de anemia aplásica adquirida, os linfócitos T autólogos suprimem a atividade de replicação e induzem à morte ou suprimem a capacidade de autorrenovação das células-tronco e células progenitoras hematopoéticas. As evidências que respaldam esse modelo incluem as seguintes: a remoção de linfócitos T de culturas de células da medula óssea aumenta a hematopoese *in vitro*; os pacientes com anemia aplásica podem ser, em sua maioria, tratados efetivamente apenas com abordagem imunossupressora; os linfócitos T oligoclonais[1] da medula óssea e do sangue de pacientes com anemia aplásica contêm níveis intracelulares elevados das citocinas mielossupressoras (interferona $\gamma$ e fator de necrose tumoral $\alpha$); as populações de linfócitos T positivos para interferona $\gamma$/fator de necrose tumoral $\alpha$ são suprimidas em pacientes que respondem à terapia imunossupressora, mas não em pacientes que não respondem; e a síndrome pode ser reproduzida em camundongos por meio de infusão de linfócitos alorreativos que induzem insuficiência da medula óssea. Os mecanismos pelos quais surgem clones de linfócitos T autoinibitórios não estão bem esclarecidos; as células-tronco que apresentam autoantígenos para os linfócitos T citotóxicos[2] via proteínas HLA da classe I e a perda da função regulatória dos linfócitos T podem desempenhar um papel.

#### Induzida por fármacos

Embora uma ampla variedade de fármacos tenha sido associada à anemia aplásica, grande parte das evidências históricas é circunstancial, e, com a exceção dos fármacos que sabidamente exercem efeitos tóxicos diretos na medula óssea (p. ex., agentes quimioterápicos; Tabela 156.2), os casos não exibem correlação confiável com a dose total do agente suspeito. Essas reações "idiossincrásicas" são, provavelmente, autoimunes. Alguns agentes, dos quais o cloranfenicol é o exemplo clássico, conseguem induzir os dois tipos de lesão. O uso de altas doses pode provocar mielossupressão em todos os pacientes tratados (que regride após a interrupção do fármaco); entretanto, até mesmo doses baixas também podem causar respostas aplásicas idiossincráticas raras (que não sofrem remissão após a interrupção do agente). A Tabela 156.2 fornece uma lista dos fármacos que já foram associados à anemia aplásica.

#### Infecções

**HEPATITE.** Cerca de 2 a 5% dos pacientes com anemia aplásica grave tiveram hepatite viral (ver Capítulos 139 e 140). Alguns casos foram associados à hepatite A ou B; entretanto, a maioria dos pacientes com a síndrome hepatite-aplasia apresentou hepatite de tipo indeterminado. Os pacientes com essa síndrome têm, sua maioria, menos de 20 anos. A evolução natural é rápida, com taxa de mortalidade de 1 ano de mais de 90%. O sistema imune provavelmente está envolvido no mecanismo fisiopatológico dessa síndrome, visto que os clonotipos de linfócitos T são compartilhados pelos pacientes com esse tipo de aplasia, e já foi relatado que a terapia imunossupressora induz remissões significativas.

# CAPÍTULO 156 Anemia Aplásica e Estados Relacionados de Insuficiência da Medula Óssea

**Tabela 156.2** Fármacos e toxinas associados à anemia aplásica.

**DOSE-DEPENDENTES**
Agentes antineoplásicos
Antimetabólitos
Agentes alquilantes e de ligação cruzada
Antibióticos citotóxicos
Alcaloides de origem vegetal
Inibidores da topoisomerase
Agentes antimicrobianos
Cloranfenicol, dapsona, fluorocitocina
Agentes anti-inflamatórios e antirreumáticos
Colchicina, alopurinol
Inseticidas
Clordano, clorofenotano (DDT), lindano, paration
Outras substâncias químicas
Benzeno
Produtos químicos contendo benzeno: querosene, clorofenóis, tetracloreto de carbono

**DOSE-INDEPENDENTES**
Idiossincrática, provavelmente imunomediada
Agentes antimicrobianos
Cloranfenicol, dapsona, sulfonamidas, tetraciclina, meticilina, anfotericina, quinacrina, cloroquina, pirimetamina
Anticonvulsivantes
Hidantoínas, carbamazepina, fenacemida, primidona, etossuximida
Agentes anti-inflamatórios
Fenilbutazona, indometacina, ibuprofeno, oxifembutazona, sulindaco, naproxeno, dipirona, piroxicam
Antiarrítmicos
Quinidina, tocainida, procainamida
Metais
Ouro, arsênio, mercúrio, bismuto
Anti-histamínicos
Cimetidina, ranitidina, clorfeniramina, pirilamina, tripelenamina
Diuréticos
Acetazolamida, furosemida, clorotiazida, metazolamida
Agentes hipoglicemiantes
Clorpropamida, tolbutamida
Fármacos antitireoidianos
Propiltiouracila, perclorato de potássio, metiltiouracila, metimazol, carbimazol
Agentes anti-hipertensivos
Metildopa, enalapril, captopril
Sedativos
Clordiazepóxido, clorpromazina, meprobamato, proclorperazina

**VÍRUS EPSTEIN-BARR.** Em raros pacientes com anemia aplásica, foram obtidas evidências de infecção ativa pelo vírus Epstein-Barr (EBV) (ver Capítulo 353). Como o vírus não infecta as células progenitoras nem as células-tronco, é mais provável que induza uma resposta imune aberrante, que gera supressão hematopoética mediada por imunoglobulinas ou por linfócitos T. Apenas minoria de pacientes aplásicos infectados pelo EBV descreve uma história de mononucleose infecciosa típica, de modo que é também provável que o estado aplásico seja a primeira alteração, e que a infecção pelo EBV ou reativação tenha sido um segundo evento.

### Insuficiência de linhagens hematopoéticas isoladas mediada por autoimunidade

#### Agranulocitose
A agranulocitose caracteriza-se por neutropenia grave e supressão da granulopoese (Capítulo 158). Esse distúrbio pode consistir em uma reação idiossincrásica a determinados fármacos e, mais provavelmente, envolve a imunossupressão de células genitoras granulopoéticas. A doença quase sempre regride quando o fármaco agressor é interrompido. Ocorre também agranulocitose em pacientes com doenças autoimunes estabelecidas, incluindo lúpus eritematoso sistêmico (LES), síndrome de Sjögren e artrite reumatoide. Em alguns casos, o distúrbio é causado por anticorpos mielossupressores; em outros, é provocado por linfócitos T que suprimem a granulopoese. A terapia imunossupressora (TIS) é, com frequência, efetiva nesses pacientes e deve ser usada em pacientes cuja agranulocitose é grave e associada a infecções recorrentes.

#### Aplasia eritroide pura
A anemia normocítica normocrômica grave (Capítulo 149), com acentuada redução do número de reticulócitos, está algumas vezes associada à hipoplasia seletiva da medula eritroide, sem perda dos megacariócitos e das células precursoras mieloides.[3] Em hospedeiros imunocomprometidos e em pacientes com doenças hemolíticas crônicas, esse distúrbio, conhecido como aplasia eritroide pura, pode ser causado por infecção pelo parvovírus B19 (Capítulo 347), um agente que infecta as células precursoras eritroides, suprimindo a sua função e, possivelmente, gerando também uma resposta imunossupressora eritroide. Essa doença também pode ser mediada por linfócitos T ou por células *natural killer* (NK), que suprimem células da linhagem eritroide e, em casos mais raros, por supressão da eritropoese dependente de anticorpos. A aplasia eritroide pura também pode desenvolver-se como complicação de timoma benigno ou maligno (Capítulo 92) e, nessas circunstâncias, também é causada pela expansão de linfócitos T oligoclonais, que suprimem especificamente as células progenitoras eritroides. A doença também pode estar associada à exposição a fármacos (p. ex., isoniazida, clorpropamida e fenitoína), neoplasias linfoides (leucemia linfocítica crônica; Capítulo 174) e mielodisplasia (Capítulo 172). Raramente, adultos com anemia de Diamond-Blackfan apresentam supressão eritroide isolada, porém o grau de mielossupressão eritroide nesses pacientes raramente corresponde à supressão profunda observada em casos adquiridos de aplasia eritroide pura imunomediada.

### Toxicidade direta das células-tronco

#### Radiação
A gravidade da mielossupressão induzida por radiação e o grau de recuperação da medula óssea dessa lesão dependem da dose de radiação, da cronologia de exposição e da fração de tecidos hematopoéticos exposta. A radiação corporal total em baixa dose provoca mielossupressão transitória. A radiação corporal total em altas doses (700 a 1.000 cGy) induz lesão grave do reservatório de células-tronco, com insuficiência persistente e potencialmente fatal da medula óssea. No passado, a lesão por radiação direta das células-tronco hematopoéticas era a explicação aceita para a lesão de células-tronco; entretanto, evidências recentes indicam que a lesão de outros tecidos (particularmente o intestino) resulta na liberação de fatores endógenos, os quais suprimem a hematopoese. Quando locais limitados de medula óssea são irradiados com doses muito altas (4.000 cGy ou mais), as células do estroma da medula óssea relativamente radiorresistentes são erradicadas, e, posteriormente, esse espaço medular nunca consegue manter plenamente a atividade hematopoética.

#### Substâncias químicas
O benzeno suprime a medula óssea de maneira dose-dependente e a exposição crônica a essa substância química foi associada a anemia aplásica e leucemogênese mieloide. O benzeno e muitos de seus catabólitos são diretamente tóxicos para as células-tronco, provocam dano ao DNA, suprimem a função de suporte do microambiente da medula óssea e acentuam a responsividade das células progenitoras hematopoéticas a indícios apoptóticos intramedulares que surgem durante a resposta inflamatória. Querosene, tetracloreto de carbono e clorofenóis contêm benzeno, assim como muitos outros produtos semelhantes usados para remoção e retoque de tintas e como desengordurantes (Tabela 156.2).

#### Fármacos
Muitos agentes utilizados no tratamento de doenças malignas são previsivelmente mielossupressores e podem induzir anemia aplásica, visto que são diretamente tóxicos para as células-tronco e células progenitoras da medula óssea (Tabela 156.2). Essas respostas mielossupressoras são completamente previsíveis e dose-dependentes. Em termos práticos, a não ser que o paciente receba uma superdosagem do fármaco ou tenha algum distúrbio genético não diagnosticado que o predisponha a responder ao agente de maneira exagerada (p. ex., anemia de Fanconi), a maioria dos pacientes tratados para doenças neoplásicas desenvolve aplasia ou hipoplasia reversíveis da medula óssea e recupera a função da medula óssea nas primeiras 1 a 3 semanas.

### Outros estados aplásicos

#### Gravidez
A anemia aplásica pode ser diagnosticada durante a gravidez. Além disso, algumas pacientes com anemia aplásica engravidaram após o estabelecimento do diagnóstico. Em ambos os casos, o prognóstico é sombrio, e

os desfechos fatais são consequentes, em sua maioria, a complicações hemorrágicas. Algumas mulheres que conseguiram recuperar a função da medula óssea após o parto desenvolvem anemia aplásica durante a gestação subsequente. A patogenia e a relação causal entre a gravidez e anemia aplásica permanecem desconhecidas, mas podem refletir um elevado nível de ativação imunológica durante a gravidez.

### Hemoglobinúria paroxística noturna

A hemoglobinúria paroxística noturna (HPN) é um distúrbio adquirido, que resulta da expansão de um clone de células-tronco hematopoéticas, cuja progênie não consegue ancorar proteínas essenciais às suas membranas (Capítulo 151). O defeito é causado por mutação somática inativadora de *PIGA*, um gene ligado ao X que codifica uma proteína essencial para a síntese da âncora da membrana, o glicosil fosfatidilinositol (GPI). Algumas das proteínas ancoradas ao GPI (p. ex., CD55 e CD59) são importantes nas células normais para protegê-las do complemento ativado. Em consequência, a perda de CD55 e CD59 resulta em hemólise intravascular crônica e trombose (ver Capítulo 73). O aparecimento de "clones de HPN" não é incomum em pacientes com anemia aplásica adquirida, e evidências experimentais sustentam a ideia de que a evolução das células-tronco com deficiência de *PIGA* representa uma seleção de clones resistentes ao ataque imune.

### Síndromes hereditárias de insuficiência da medula óssea

Algumas síndromes hereditárias de insuficiência da medula óssea podem se manifestar na adolescência e na vida adulta; incluem disqueratose congênita, anemia de Fanconi e anemia de Diamond-Blackfan. A patogenia molecular da insuficiência da medula óssea observada nessas doenças encontra-se em ativa investigação.[4] Embora a base genética desses distúrbios tenha sido bem definida nessa última década, as funções das proteínas codificadas por esses genes são distintas (Tabela 156.3) para cada doença. Por exemplo, na disqueratose, as mutações ocorrem em genes que codificam proteínas e RNA envolvidos na manutenção dos telômeros. Na anemia de Fanconi, as mutações envolvem proteínas envolvidas na resposta ao dano do DNA, e, na anemia de Diamond-Blackfan, as mutações inativadoras envolvem proteínas ribossômicas envolvidas na biogênese dos ribossomos. Ainda não foi esclarecido se a perda dessas funções essenciais está ligada à patogenia da insuficiência medular.

### Genética

A consideração diagnóstica de uma forma hereditária de anemia aplásica não deve limitar-se a crianças. Embora algumas dessas síndromes (p. ex., síndrome de Shwachman-Diamond, trombocitopenia amegacariocítica, neutropenia congênita grave e síndrome MIRAGE) quase sempre sejam diagnosticadas no início da vida, outros distúrbios hereditários de insuficiência medular podem ser diagnosticados pela primeira vez na vida adulta. Esses distúrbios incluem mais comumente a disqueratose congênita, a anemia de Fanconi e a anemia de Diamond-Blackfan (Tabela 156.3) e, menos comumente, pacientes com mutações de linhagem germinativa de *GATA2*, *SAMD9L* e *SRP72*.[6] É de suma importância considerar esses distúrbios hereditários precocemente na avaliação inicial de adultos com anemia aplásica, visto que o tratamento desses pacientes com esquemas *convencionais* de condicionamento com transplante de células-tronco (Capítulo 168) está associado a taxas elevadas de mortalidade (particularmente na disqueratose congênita e anemia de Fanconi). Além disso, a terapia imunossupressora, que constitui um tratamento efetivo em pacientes com anemia aplásica adquirida, não desempenha nenhum papel nessas doenças. As manifestações clínicas e laboratoriais dessas três doenças e os achados que devem levar à testagem genética nesses pacientes estão resumidos na Tabela 156.3. Embora os defeitos das células-tronco possam ser identificados durante o desenvolvimento fetal, os adultos que apresentam essas doenças não nasceram com anemia aplásica. Com efeito, a aplasia desenvolve-se com o passar do tempo. Estudos prospectivos de crianças que apresentaram insuficiência de medula óssea indicam que quase 25% apresentarão uma síndrome hereditária de insuficiência da medula óssea.[7]

| Tabela 156.3 | Características clínicas diferenciais das síndromes hereditárias de insuficiência medular que são inicialmente diagnosticadas na idade adulta. | | |
|---|---|---|---|
| **CARACTERÍSTICAS DIFERENCIAIS** | **DOENÇAS** | | |
| | **ANEMIA DE FANCONI** | **DISQUERATOSE CONGÊNITA** | **ANEMIA DE DIAMOND-BLACKFAN** |
| Anamnese | Malformações esqueléticas e renais, baixo peso ao nascer, pancitopenia, membro da família com insuficiência da medula óssea, mielodisplasia (SMD), leucemia mielógena aguda ou carcinoma espinocelular em idade precoce. Membro da família com anemia de Fanconi | Retardo do crescimento intrauterino, retardo do desenvolvimento e baixa estatura. História familiar de mielodisplasia, leucemia mielógena aguda, insuficiência medular, anormalidades das unhas dos dedos das mãos ou dos pés, leucoplaquia, câncer de cabeça e pescoço ou fibrose pulmonar | Baixo peso ao nascer, deformidades dos braços e polegares ao nascimento |
| Achados físicos | Malformações do polegar e do rádio, lesões cutâneas hiperpigmentadas (manchas café com leite), baixa estatura, mielodisplasia, leucemia mielógena aguda, carcinoma espinocelular em idade jovem, malformações renais e cardíacas, microcefalia, hipogonadismo | Pigmentação reticular rendilhada da pele, unhas dos dedos das mãos e dos pés distróficas, cabelos prematuramente grisalhos, queda dos cabelos, baixa estatura, leucoplaquia oral, câncer espinocelular de cabeça e pescoço, fibrose pulmonar, osteopenia, hipogonadismo | Polegares trifalângicos, baixa estatura, anomalias dos braços |
| Genes inativados e (sinônimos) | *FANCA,\* FANCC,\* FANCG,\* FANCB, FANCD1 (BRCA2), FANCD2, FANCE, FANCF, FANCI, FANCJ (BRIP1), FANCL, FANCM, FANCN (PALB2), FANCO (RAD51C), FANCP (SLX4), FANCQ (ERCC4), FANCR (RAD51), FANCS (BRCA1), FANCT (UBE2T), FANCU (XRCC2), FANCV (REV7)*. Esses genes codificam proteínas conhecidas pela sua capacidade de proteger o genoma de dano excessivo induzido por agentes químicos de ligação cruzada | *DKC1,[†] TERC,[†] TERT,[†] TINF2,[†] NOLA2 (NHP2), NOLA3 (NOP10) WRAP53, STN1, NAF1, PARN, CTC1, ACD, RTEL1, POT1*. Esses genes codificam proteínas conhecidas pela sua participação na manutenção dos telômeros | Genes ribossômicos *RPS19,[‡] RPL11,[‡] RPS26,[‡] RPS10,[‡] RPS35a,[‡] RPS24,[‡] RPS7, RPS17, RPL5, RPS20, RPS27, RPS28, RPS29, RPL15, RPL17, RPL26, RPL27, RPL31*. Mutações de genes não ribossômicos *GATA1, TSR2* |
| Rastreamento e exames diagnósticos | 1. Teste de quebras cromossômicas induzidas por mitomicina C ou diepoxibutano utilizando fibroblastos da pele ou linfócitos do sangue periférico<br>2. Sequenciamento gênico | 1. Análise quantitativa do comprimento dos telômeros (*flow*-FISH) em linfócitos<br>2. Sequenciamento gênico | *Nota*: A insuficiência eritroide isolada é mais comum do que a anemia aplásica totalmente desenvolvida<br>1. Não há testes de rastreamento, embora o nível sérico de ADA esteja frequentemente elevado<br>2. Sequenciamento gênico |

*As mutações desses genes são responsáveis por 85% dos casos. [†]As mutações desses genes são responsáveis por 40 a 45% dos casos. Os 14 genes identificados até o momento respondem por 70% dos pacientes com disqueratose congênita clinicamente diagnosticada.[5] [‡]As mutações desses genes são responsáveis por 40 a 45% dos casos. ADA = adenosina desaminase; FISH = hibridização *in situ* por fluorescência.

## MANIFESTAÇÕES CLÍNICAS

A evolução natural da anemia aplásica é influenciada pela sua gravidade. Os pacientes com medula óssea hipoplásica apresentam anemia aplásica grave quando preenchem dois dos seguintes critérios laboratoriais: contagem absoluta de neutrófilos inferior a $500/\mu\ell$; contagem de plaquetas abaixo de $20.000/\mu\ell$; ou contagem de reticulócitos de menos de $20.000/\mu\ell$ (e-Tabela 156.1). Os pacientes que não apresentam anemia aplásica grave frequentemente evoluem para aplasia grave, porém isso ocorre mais lentamente (cerca de 40% progridem em 5 anos). A anemia aplásica grave é potencialmente fatal; sem tratamento, está associada a uma taxa de mortalidade de 80% em 24 meses após o diagnóstico. O tratamento convencional de qualquer coorte de pacientes com anemia aplásica grave adquirida prolonga o tempo de vida, e muitos pacientes, particularmente os que receberam transplantes de células-tronco, são curados.

### Anamnese

Os sintomas dessa síndrome, apesar das causas, quase sempre refletem baixas contagens de células sanguíneas. Os sintomas de apresentação mais comuns são aqueles associados à trombocitopenia e à anemia. As baixas contagens de plaquetas estão associadas a sangramento, frequentemente epistaxe e sangramento gengival, hematomas com traumatismo mínimo ou sem traumatismo e menorragia. A anemia é responsável pelos sintomas quase universais de fadiga e dispneia ao esforço leve. Alguns pacientes aplásicos podem apresentar infecções bacterianas ou fúngicas intercorrentes (em virtude da neutropenia grave), porém esses casos são menos comuns. A história familiar que inclui qualquer uma das características relacionadas na Tabela 156.3 deve levantar a suspeita de uma síndrome de insuficiência medular hereditária.

### Exame físico

A palidez e a taquicardia em repouso constituem sinais comuns de anemia, mas podem estar ausentes ou podem não ser perceptíveis em pacientes mais jovens ou naqueles cuja aplasia seja de início recente. Com frequência, são observadas manifestações hemorrágicas clássicas da trombocitopenia: petéquias (cutâneas ou palatinas), equimoses e epistaxe. A forma mais comum de anemia aplásica, a autoimune, raramente está associada a linfadenopatia ou hepatoesplenomegalia, e, quando esses achados estão presentes, devem-se considerar diagnósticos alternativos, que devem ser formalmente excluídos (Capítulo 159). De modo semelhante, deve-se suspeitar de doença de insuficiência medular hereditária na presença de qualquer um dos seguintes achados: baixa estatura, endocrinopatias, osteopenia, achado de anomalias do desenvolvimento da pele, unhas, mãos ou braços, e malformações do coração, fígado ou sistema geniturinário (Tabela 156.3).

### Achados laboratoriais iniciais

A pancitopenia (anemia, leucopenia e trombocitopenia) é um achado de apresentação universal. A morfologia dos neutrófilos, das plaquetas e dos eritrócitos (hemácias) no esfregaço de sangue periférico é habitualmente normal, a não ser que haja deficiência de ferro concomitante, devido a sangramento ou evolução clonal de um estado de mielodisplasia.

## DIAGNÓSTICO

A avaliação de pacientes com pancitopenia exige inicialmente o exame do esfregaço de sangue periférico (Capítulo 148). Se houver sinais morfológicos ou clínicos de deficiência de vitamina $B_{12}$ ou de ácido fólico (p. ex., neutrófilos hipersegmentados e macrócitos ovais), esses distúrbios devem ser formalmente excluídos, visto que pode não haver necessidade de aspirado e de biopsia de medula óssea nessas condições. Outros pacientes necessitam de aspirado e biopsia de medula óssea. É importante obter ambos os tipos de amostras. A biopsia é mais adequada para avaliar a celularidade global da medula óssea e fornece evidências mais sensíveis para alguns processos infiltrativos. A amostra aspirada pode ser examinada ao microscópio à procura de células anormais, mas também fornece células para análise citogenética (que pode fornecer evidências que sustentem o diagnóstico de mielodisplasia hipoplásica e leucemia aguda). Atualmente, estão surgindo mutações gênicas associadas às síndromes de insuficiência medular hereditárias e as mutações somáticas associadas a um alto risco de evolução clonal de síndromes de insuficiência medular para mielodisplasia (MDS) e leucemia mielógena aguda (LMA). Foi relatado que pacientes com anemia aplásica adquirida, nos quais são detectadas certas mutações somáticas (p. ex., *ASXL1* e *DNMT3A*) têm mais probabilidade de evoluir para a mielodisplasia do que aqueles sem mutações ou com mutações de *BCOR*, *BCORL1* ou *PIGA*. As mutações de *ASXL1*, *DNMT3A* e *TET2* são candidatos interessantes para avaliação de risco em pacientes com anemia aplásica, porém a questão não está solucionada (ver e-Tabela 156.2), visto que as mutações desses genes não são suficientes para causar MDS ou LMA.[8] Entretanto, é evidente que o sequenciamento gênico direcionado para mutações tanto herdadas quanto somáticas será cada vez mais utilizado na avaliação inicial de todos os pacientes com citopenias ou anemia aplásica não explicadas.[8b]

Raramente, nos estágios iniciais da aplasia, os achados de biopsia podem ser ligeiramente celulares. Pode ser necessário repetir a biopsia em 1 a 2 semanas para estabelecer claramente o diagnóstico. Conforme resumido na Figura 156.2, uma vez estabelecido o diagnóstico de anemia aplásica, é preciso obter uma série de testes adicionais. Tendo em vista a natureza potencialmente fatal dessa doença, os testes precisam ser obtidos simultaneamente, embora tenham três propósitos distintos: identificar variantes que precisam ser tratadas de maneira diferente, obter informações valiosas sobre cuidados de suporte e avaliar a adequação do paciente como possível receptor de transplante de células-tronco.

### *Como excluir variantes de anemia aplásica que precisam receber tratamento diferente*

A melhor opção terapêutica para muitos estados aplásicos diferentes consiste frequentemente em transplante de células-tronco de um irmão doador compatível; entretanto, existem alguns estados aplásicos que são tratados de maneira diferente. Por exemplo, uma criança com síndrome de insuficiência medular hereditária pode ter um irmão com antígeno leucocitário humano (HLA) idêntico, que também apresente o mesmo defeito genético. Os irmãos compatíveis com a mesma doença, mesmo se as contagens de células sanguíneas estiverem normais, não são doadores apropriados. Por exemplo, os pacientes com anemia de Fanconi são altamente intolerantes à radiação e a agentes de ligação cruzada nas doses usadas em esquemas de condicionamento convencional, e os pacientes com disqueratose sofrem excessivas morbidade e mortalidade após o transplante. Os pacientes com disqueratose congênita e as crianças com síndrome de Shwachman-Diamond também são intolerantes a esquemas de transplante convencionais e, com frequência, sofrem grave toxicidade pulmonar e hepática. Embora pacientes com anemia de Diamond-Blackfan sejam mais tolerantes a esquemas de condicionamento tradicionais, eles têm mais tendência a responder à terapia com glicocorticoides, e, se forem submetidos a transplante com células-tronco de um irmão afetado não diagnosticado, eles também terão uma resposta precária. Por fim, todos os pacientes devem ser submetidos a rastreamento para HPN (Capítulo 152), utilizando a quantificação por citometria de fluxo de proteínas ancoradas ao GPI nos leucócitos (p. ex., CD14, CD24, CD16) e eritrócitos (CD55 e CD59), visto que mais da metade dos pacientes com anemia aplásica grave apresentará clones de HPN que podem se expandir durante o tratamento, resultando em hemólise e trombose.

### *Testes úteis nos cuidados de suporte*

Em algum momento durante a evolução da doença, serão necessárias transfusões de hemácias e plaquetas. São utilizados hemocomponentes irradiados e filtrados para prevenir a doença de enxerto *versus* hospedeiro (DEVH) associada à transfusão, para reduzir a aloimunização e para diminuir as complicações da infecção por citomegalovírus (CMV). A tipagem ABO e HLA é necessária. As infecções, que podem ser de origem bacteriana, viral ou fúngica, precisam ser rapidamente diagnosticadas e tratadas, não apenas pelo fato de que os pacientes frequentemente apresentam neutropenia, mas também pelo fato de que a terapia definitiva causará imunossupressão. No paciente gravemente neutropênico, com infecção aguda, uma vez obtidas as amostras de cultura e biopsia, deve-se instituir a antibioticoterapia empírica sem aguardar os resultados das culturas. A infecção por CMV após transplante é mais bem evitada em receptores soronegativos para CMV por meio do uso de hemocomponentes CMV-negativos (Capítulo 167).

### *Avaliação do paciente como candidato a transplante de células-tronco*

O momento do tratamento depende da gravidade da anemia aplásica e da idade do paciente. Os pacientes com hipoplasia medular leve e supressão leve da medula óssea podem ser observados rigorosamente

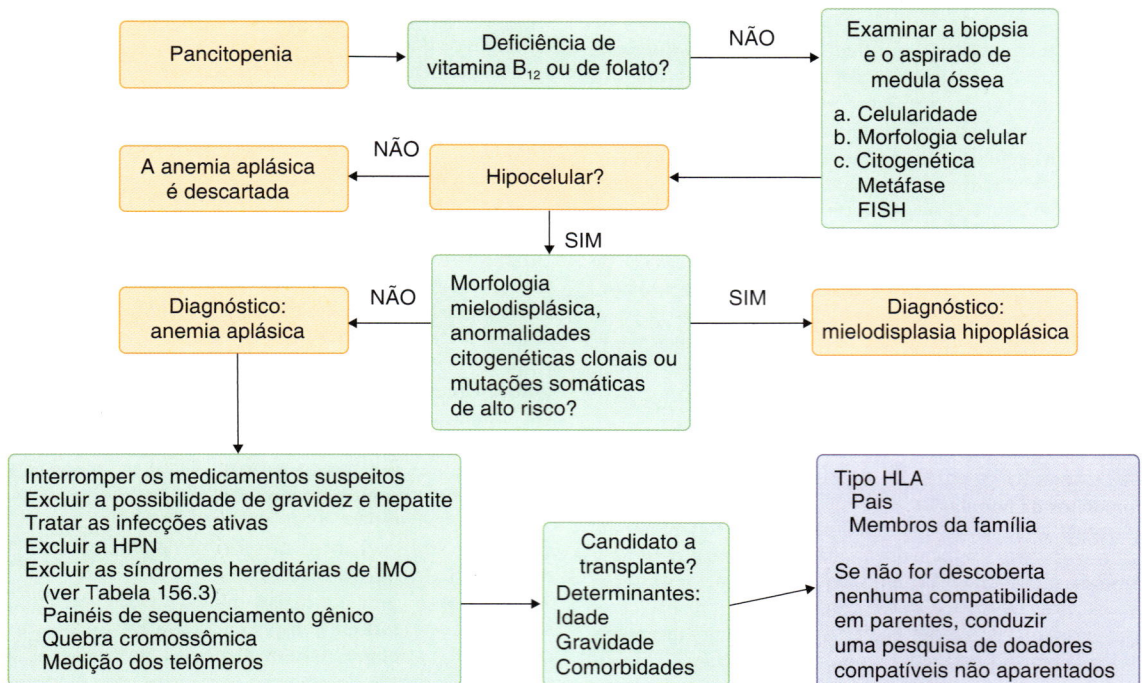

**FIGURA 156.2** Diagnóstico de pacientes com anemia aplásica. Os pacientes que apresentam pancitopenia precisam ser submetidos a aspiração e biopsia de medula óssea, a não ser que haja sinais de deficiência de vitamina B$_{12}$ ou de folato. Se a medula óssea for celular, como aquela mostrada na Figura 156.1A, o diagnóstico de anemia aplásica é efetivamente excluído, visto que o diagnóstico exige hipocelularidade da medula óssea (como mostra a Figura 156.1B). Evidências microscópicas de alterações mielodisplásicas na amostra de medula óssea e evidências de anormalidade cromossômica clonal (por sequenciamento gênico direcionado ou citogenética [FISH interfase ou análise de metáfase]) indicam que o paciente apresenta mielodisplasia *hipoplásica* e deve ser tratado de acordo. Em todos os pacientes, independentemente da gravidade, os medicamentos suspeitos devem ser interrompidos, as infecções ativas precisam ser tratadas sem demora, e a hemoglobinúria paroxística noturna (HPN) deve ser excluída, assim como a gravidez e a hepatite. A exclusão das síndromes de insuficiência da medula óssea (IMO) hereditárias é essencial, particularmente a anemia de Fanconi e as telomeropatias (Tabela 156.3). Esses exames são obrigatórios para pacientes com histórias familiares positivas ou para qualquer um dos achados listados na Tabela 156.3. Os pacientes com anemia aplásica grave são aqueles que apresentam pelo menos dois dos seguintes achados: contagem absoluta de neutrófilos de menos de 500/µℓ; contagem de plaquetas abaixo de 20.000/µℓ ou contagem de reticulócitos inferior a 20.000/µℓ. Esses pacientes precisam ser tratados com terapia definitiva e devem ser avaliados para a possibilidade de transplante de células-tronco, idealmente com tipagem do antígeno leucocitário humano (HLA) em nível de alelo (com base na sequência do DNA)[10] (paciente e membros da família, incluindo irmãos e, se necessário, os pais). Se houver necessidade, deve-se efetuar uma pesquisa de doadores não aparentados compatíveis.

para determinar o ritmo de ocorrência da hipoplasia. Em pacientes até 60 anos, com anemia aplásica adquirida grave ou dependência de transfusão, devem-se tomar medidas para avaliá-los imediatamente como possíveis receptores de transplante de células-tronco, procurando irmãos HLA-idênticos e, em casos apropriados, doadores compatíveis não aparentados.[9]

## Diagnóstico diferencial

Os pacientes com anemia aplásica clássica apresentam, em sua maioria, doença imunologicamente mediada. Apesar das fortes evidências que respaldam esse mecanismo por alguns laboratórios de pesquisa nesses últimos 30 anos, não existe nenhum instrumento de rastreamento validado ou exame laboratorial certificado passível de confirmar ou de excluir uma doença imunomediada. Por conseguinte, a anemia aplásica autoimune idiopática continua sendo um diagnóstico de exclusão, após considerar outras causas, como substâncias químicas ou agentes virais, radiação, associação à gravidez, HPN e síndromes hereditárias de insuficiência medular. Em consequência, a obrigação do médico que estabelece o diagnóstico é considerar a possibilidade de doença induzida por substância química e radiação ou doença associada à gravidez. Além disso, é de suma importância descartar a possibilidade de HPN e de síndromes de insuficiência medular hereditárias (Figura 156.2).

### Fármacos citotóxicos, produtos químicos e radiação

É importante obter cuidadosamente uma história medicamentosa. Qualquer fármaco com o potencial de induzir anemia aplásica deve ser interrompido. É também importante perguntar aos pacientes sobre terapias alternativas que eles podem não considerar como "medicamentos". Alguns fitoterápicos são conhecidos por conter moléculas (p. ex., fenilbutazona) não listadas no rótulo, mas que estão associadas ao desenvolvimento de aplasia (Tabela 156.2). De modo semelhante, deve-se obter uma história de exposição à radiação ou a substâncias químicas com capacidades mielossupressoras (Tabela 156.2). Os testes para metabólitos do benzeno detectam apenas uma exposição aguda e não representam indicadores confiáveis de exposição cumulativa nos pacientes. Embora seja intuitivamente evidente e prudente interromper o uso de agentes passíveis de provocar lesão grave das células-tronco, no momento em que a lesão já progrediu a ponto de causar anemia aplásica grave, muitos pacientes necessitam dos mesmos tipos de tratamento prescritos a pacientes com anemia aplásica autoimune.

### Resposta idiossincrática a fármacos

Se uma história farmacológica revelar a exposição a um agente comprovadamente associado a respostas idiossincráticas (não relacionadas com a dose), esse agente também deve ser interrompido. Devido à probabilidade de que essas respostas sejam imunologicamente mediadas, o paciente deve ser tratado da mesma maneira que os pacientes com anemia aplásica idiopática grave e deve ser avaliado como possível candidato a transplante de células-tronco. Se, durante a avaliação diagnóstica do paciente e doadores potenciais, houver sinais de recuperação espontânea da medula óssea, pode-se optar por uma abordagem mais conservadora.

### Hemoglobinúria paroxística noturna

A HPN pode ser excluída por meio de rastreamento de CD55 e CD59 na superfície de granulócitos, monócitos e eritrócitos, utilizando a citometria de fluxo. O diagnóstico correto de HPN exige a ausência dessas proteínas e de outras proteínas ancoradas ao GPI em pelo menos dois tipos de células hematopoéticas. Outros aspectos característicos dessa síndrome podem incluir nível elevado de lipoproteína de baixa densidade (LDL), níveis elevados de bilirrubina indireta, haptoglobina baixa e teste de hemossiderina na urina positivo.

### Anemia de Fanconi

A anemia de Fanconi deve ser considerada em adultos de qualquer idade com história familiar de anemia aplásica, leucemia mielógena aguda ou mielodisplasia, ou carcinoma espinocelular em uma idade muito jovem.

Essa doença também deve ser considerada em qualquer paciente com um dos achados físicos listados na Tabela 156.3 ou em pacientes com familiar que apresente qualquer um desses achados. Infelizmente, alguns pacientes com anemia de Fanconi não preenchem nenhum desses critérios, de modo que alguns hematologistas defendem a realização de um teste para anemia de Fanconi em todos os pacientes com menos de 40 anos com anemia aplásica. Essa doença pode ser excluída pela obtenção de um teste de quebra cromossômica (ver Tabela 156.3). Nesse teste, linfócitos ou fibroblastos cutâneos são expostos a agentes de ligação cruzada (p. ex., mitomicina C ou diepoxibutano) por um período de 2 a 3 dias; em seguida, os cromossomos em metáfase são examinados à procura de quebras cromossômicas e formas quadrirradiais (estruturas intercromossômicas de quatro braços). Se o contexto clínico for sugestivo (ver Tabela 156.3), porém os resultados do teste de quebra cromossômica dos linfócitos forem negativos ou equívocos, o teste com fibroblastos cutâneos é absolutamente necessário para excluir o diagnóstico. Uma vez estabelecido o diagnóstico, a anamnese, o exame físico, as contagens hematológicas e o teste de quebra cromossômica devem ser realizados em todos os membros imediatos da família.

### Disqueratose congênita

Deve-se considerar a possibilidade de disqueratose congênita em todo adulto de qualquer idade com aplasia que tenha um membro da família que já teve anemia aplásica. De modo semelhante, a disqueratose congênita deve ser considerada se o paciente ou um membro da família tiveram leucemia mielógena aguda, mielodisplasia, distrofia ungueal, pigmentação da pele rendilhada, fibrose pulmonar, leucoplaquia oral, carcinoma espinocelular em idade muito jovem ou qualquer outro achado físico listado na Tabela 156.3. Essa doença, que é uma telomeropatia, pode ser excluída com frequência em pacientes cujos leucócitos circulantes apresentam telômeros normais ou com encurtamento mínimo, utilizando métodos de citometria de fluxo. Ainda não se sabe se a medição dos telômeros irá se tornar finalmente um teste de referência tão confiável quanto o teste de quebras cromossômicas para a anemia de Fanconi, visto que alguns pesquisadores relatam que é possível encontrar telômeros muito curtos em pacientes que apresentam outras causas de insuficiência da medula óssea. Entretanto, em pacientes com telômeros extremamente curtos (abaixo do primeiro percentil de comprimento normal dos telômeros) ou naqueles com história familiar ou achados físicos sugestivos, justifica-se a realização de um teste genético (Tabela 156.3). Por fim, em todos os membros da família imediata do paciente, devem-se efetuar exames individuais, com obtenção da anamnese e exame físico, juntamente com contagens do sangue periférico e análise do comprimento dos telômeros.

### Anemia de Diamond-Blackfan

A anemia de Diamond-Blackfan é uma síndrome de insuficiência medular hereditária, que apresenta, com mais frequência, insuficiência eritroide seletiva, constituindo, portanto, uma causa incomum de anemia aplásica grave totalmente desenvolvida. Embora alguns pacientes possam manifestar a doença na idade adulta, esses casos são descobertos, em sua maioria, no primeiro ano de vida e apresentam anemia, porém menos comumente neutropenia e trombocitopenia. As anormalidades fenotípicas, como baixa estatura e defeitos esqueléticos, constituem uma exceção nessa doença. É causada por mutações em uma de pelo menos 15 proteínas ribossômicas, e não se dispõe de testes de rastreamento simples tão confiáveis quanto aqueles utilizados para a anemia de Fanconi ou a disqueratose congênita. Entretanto, em pacientes com insuficiência eritroide inexplicada, o achado de níveis séricos elevados de adenosina-desaminase é fortemente sugestivo da doença, e deve-se considerar o diagnóstico genético (Tabela 156.3).

### Outras considerações diagnósticas

Anemia aplásica é descrita em receptores de aloenxertos de órgãos, nos quais os linfócitos T incompatíveis (do enxerto doado ou de hemocomponentes que não foram irradiados) induzem aplasia grave; em pacientes com mielodisplasia (Capítulo 172); em pacientes com estados de imunodeficiência congênita e adquirida (Capítulo 236); e em pacientes com doenças autoimunes estabelecidas, incluindo lúpus eritematoso sistêmico (Capítulo 250) e fasciite eosinofílica (Capítulo 411), uma doença caracterizada por edema doloroso da pele e do tecido subcutâneo.

## TRATAMENTO

Para pacientes com formas mais leves de anemia aplásica, a terapia agressiva não está indicada. Uma abordagem passiva é mais problemática em pacientes com anemia de Fanconi e disqueratose congênita, visto que o transplante de células-tronco no início da vida é mais bem tolerado, e a terapia imunossupressora é ineficaz. Para as síndromes de insuficiência medular hereditárias (anemia de Fanconi, disqueratose congênita [telomeropatias] e anemia de Diamond-Blackfan), o transplante proporciona a única esperança para a cura da insuficiência da medula óssea, porém os esquemas de condicionamento para transplante e os estudos de acompanhamento específicos após o transplante para efeitos tardios[11] são exclusivos de cada doença específica (e-Tabela 156.3 e e-Tabela 156.4). Se houver evidências de doença subjacente mediada por autoimunidade (p. ex., insuficiência granulopoética ou eritroide isolada em pacientes com doenças reumáticas ou timoma), a terapia imunossupressora isolada é, com frequência, muito efetiva. De fato, para a anemia aplásica adquirida grave, é necessária a terapia imunossupressora isolada ou associada ao transplante de células-tronco. Os fatores de crescimento hematopoéticos recombinantes isolados são decepcionantes pela falta de eficácia, com exceção do eltrombopague, uma pequena molécula agonista do receptor de trombopoetina (Capítulo 163).[12] O valor desse agente como terapia de primeira linha não está definido; todavia, mostra-se efetivo isoladamente ou em combinação com terapia imunossupressora de primeira linha. Parece ser mais promissor. Existe um estudo randomizado de grande porte em andamento sobre o eltrombopague em combinação com terapia imunossupressora (aut. gov. para estudos clínicos nº NCT02099747). Em pacientes com telômeros encurtados, o tratamento com danazol (800 mg/dia), um androgênio sintético, pode aumentar o tamanho dos telômeros e resultar em melhora hematológica substancial.[13] De modo semelhante, o danazol consegue aumentar a produção de eritrócitos em pacientes com anemia de Fanconi dependente de transfusão.

### Transplante de células-tronco hematopoéticas: irmão doador compatível

Para pacientes com anemia aplásica grave, o transplante de células-tronco (Capítulo 168) oferece as vantagens da imunossupressão, uma infusão de células-tronco novas "saudáveis" e a expectativa de que as células linfoides que suprimiram a medula óssea em primeiro lugar sejam substituídas por células mais normais derivadas do doador, sem capacidade mielossupressora. Essas vantagens são sustentadas por estudos retrospectivos de grande porte sugerindo que o transplante de células-tronco é superior à terapia imunossupressora isolada para o tratamento de anemia aplásica grave, particularmente em pacientes com menos de 40 anos. No passado, essa abordagem era relevante para a minoria de pacientes, visto que apenas 25 a 30% têm um irmão HLA-compatível; entretanto, avanços substanciais nos desfechos dos receptores de transplantes de células-tronco de doadores que não sejam irmãos expandiram de maneira substancial as fontes de doadores potenciais. Essas fontes alternativas de doadores devem ser consideradas sobretudo para pacientes que não responderam à terapia imunossupressora. Para os pacientes que estão considerando o transplante como tratamento de primeira linha, é preciso analisar os riscos peculiares de mortalidade precoce relacionada com o tratamento e o risco tardio de DEVH (Capítulo 168). Os pacientes que consideram o uso de terapia imunossupressora sem transplante devem ser conscientizados dos riscos de recorrência e da evolução clonal tardia e potencialmente fatal para a mielodisplasia ou leucemia aguda.

A não ser que o doador seja um gêmeo, as células-tronco derivadas da medula óssea, e não do sangue periférico, devem constituir a fonte de células-tronco do doador. Estudos que testam a efetividade comparativa do sangue periférico como fonte de células-tronco relataram que a fonte de sangue periférico está associada a excesso de mortalidade em consequência de aumento da incidência de DEVH crônica. Os receptores (nos quais foram excluídas formalmente as síndromes hereditárias de insuficiência medular) recebem inicialmente ciclofosfamida em altas doses, com globulina antitimócito (ATG) equina ou alentuzumabe como esquema preparatório. A terapia imunossupressora ligada ao transplante começa 2 a 4 dias antes da infusão de células-tronco. Os esquemas de imunossupressão após o transplante são absolutamente necessários e variam de um centro para outro. A complicação de fracasso do enxerto com essa abordagem é incomum (< 5%), a DEVH aguda de graus II a IV é observada em 30 a 50% dos receptores, 25% apresentam DEVH crônica, e a sobrevida a curto prazo (dois anos) após o transplante é de quase 90%. As taxas de sobrevida em 10 anos são muito dependentes da idade: 85, 77 e 66% para receptores na primeira, segunda e terceira décadas de vida, respectivamente. Em pacientes com 40 anos ou mais, a taxa de sobrevida em 10 anos é de apenas 49%. O impacto da idade é substancial e constitui um importante fator de decisão na escolha da terapia de primeira linha. O transplante de células-tronco singênicas (de gêmeos) representa a única exceção a essa regra. Nesses casos, o transplante de células-tronco constitui a primeira escolha ideal, até mesmo em pacientes idosos.[14]

### Transplante de células-tronco hematopoéticas: doador não aparentado compatível

O uso de medula óssea de um doador não aparentado HLA-compatível deve ser considerado para pacientes que não têm irmãos HLA-idênticos, que não responderam à terapia imunossupressora e que são refratários à transfusão de plaquetas. Assim como com doadores aparentados compatíveis, o uso de células-tronco derivadas do sangue periférico está associado a taxa de mortalidade mais elevada do que a observada com células-tronco derivadas da medula óssea. Os resultados não foram tão favoráveis quanto aqueles associados ao uso de medula óssea de irmãos HLA-idênticos, porém essa estratégia melhorou no decorrer da década passada, em parte como resultado da seleção mais acurada de doadores HLA-compatíveis e, em parte, devido a ajustes de redução da intensidade das doses efetuados nos esquemas de condicionamento pré-transplante. Com efeito, em algumas populações pediátricas, alguns centros estão agora relatando resultados idênticos em crianças transplantadas com células da medula de doadores aparentados HLA-compatíveis e doadores não aparentados compatíveis. Os esquemas de condicionamento que excluem ATG ou que utilizam ATG de coelho em vez de ATG equina[A1] estão associados a desfechos inferiores, e os esquemas de condicionamento menos tóxicos parecem ter melhorado a sobrevida (65% para pacientes com mais de 16 anos e 75% para aqueles com até 16 anos). Os esquemas de condicionamento à base de fludarabina melhoraram substancialmente os resultados de transplantes de doadores não aparentados compatíveis. Com efeito, os progressos têm sido alentadores o suficiente para recomendar fortemente que a busca de doador não aparentado seja iniciada por ocasião do diagnóstico em qualquer paciente com menos de 30 anos. Os adultos com mais de 30 anos devem ser considerados candidatos a transplante de células-tronco de doador alternativo se houver fracasso de duas tentativas de terapia imunossupressora.

### Terapia imunossupressora

Para pacientes com anemia aplásica adquirida, o tratamento com ATG isoladamente prolonga a sobrevida, em comparação com cuidados de suporte apenas, ao passo que, para pacientes com anemia aplásica leve (não grave), nenhum tratamento ou ATG isoladamente é suficiente. Entretanto, em pacientes com anemia aplásica grave, a combinação ATG e ciclosporina é superior ao tratamento com ATG isoladamente. A combinação reduz a mortalidade e produz taxas de resposta global mais rápidas e mais altas do que a ATG como único agente. Todas as faixas etárias podem beneficiar-se da terapia imunossupressora, e, diferentemente do transplante de células-tronco, a idade avançada não representa uma contraindicação. A ATG é administrada durante 4 a 5 dias, porém a ciclosporina é prescrita por 6 meses, quando então a sua dose é reduzida lentamente, no decorrer de um período de 1 ano ou mais. O tempo mediano para a resposta é de 120 dias. As respostas completas são definidas como a resolução da pancitopenia e o desenvolvimento de contagens hematológicas normais. As recidivas são incomuns (10%) nos pacientes que apresentam resposta completa. Os pacientes com resposta parcial são aqueles cujas contagens não se normalizam por completo, mas que não necessitam mais de suporte transfusional. Quarenta a 60% desses pacientes sofrem recidiva em 5 anos, porém a maioria responderá a um ciclo repetido de terapia imunossupressora. Alguns necessitarão de terapia imunossupressora crônica com ciclosporina para manterem-se livres de transfusão. Os que sofrem recidivas que não respondem apresentam prognóstico sombrio. O alentuzumabe, um anticorpo monoclonal anti-CD52 humanizado, também tem atividade terapêutica, porém os melhores resultados são obtidos nos casos de recidiva e refratários. Além disso, esse fármaco diminui a incidência de DEVH, porém não é recomendado como terapia imunossupressora de primeira linha.

A Figura 156.3 fornece uma abordagem para o tratamento da anemia aplásica adquirida grave.

### Glicocorticoides na anemia de Diamond-Blackfan

Embora o mecanismo pelo qual os glicocorticoides induzem remissões em pacientes com anemia de Diamond-Blackfan não seja conhecido, quase 80% dos pacientes respondem inicialmente. O tratamento com prednisona é iniciado com 2 mg/kg/dia, e a dose é reduzida de maneira gradual após obter um aumento da hemoglobina para 10 g/dℓ. A maioria dos pacientes necessita de uma dose baixa em dias alternados, porém 15% permanecem em remissão sem esteroides. Nesses casos, a sobrevida até 40 anos é quase universal. Entre os pacientes que necessitam de suporte contínuo com esteroides, 75% alcançam a idade de 40 anos. Apenas metade dos pacientes com anemia grave resistente a esteroides sobrevive até os 40 anos.

### Cuidados de suporte

#### Transfusões de plaquetas

Na ausência de hemorragia ou de infecção, as transfusões de plaquetas são comumente administradas apenas quando a contagem plaquetária diminui para 10.000/mℓ ou menos (Capítulos 163 e 167); entretanto, na presença de infecção ativa ou hemorragia, os limiares de transfusão são, com frequência, estabelecidos em 20.000/μℓ ou mais. Se houver coexistência de hemorragia e infecção, é prudente descartar a possibilidade de coagulação intravascular disseminada, visto que pode haver necessidade de plasma fresco congelado ou crioprecipitado, juntamente com a transfusão de plaquetas. Deve-se evitar o uso de fármacos (p. ex., ácido acetilsalicílico) que inibam a função plaquetária, assim como atividades passíveis de resultar em traumatismo. O ciclo menstrual deve ser suprimido com contraceptivos orais ou outros agentes.

#### Transfusões de hemácias

Devem-se administrar concentrados de hemácias filtradas para suprir as necessidades das atividades diárias do paciente. Tendo em vista a variação interpessoal substancial, e visto que as comorbidades influenciam a tolerância ao exercício, não é possível estabelecer firmemente um valor-alvo de hemoglobina para todos os pacientes. Entretanto, como regra geral, o valor é mais elevado em pacientes idosos do que em pacientes jovens. As crianças com níveis de hemoglobina tão baixos quanto 6 g/dℓ podem apresentar um grau de compensação razoável. Os adultos com doença cardiopulmonar subjacente podem apresentar anemia sintomática com níveis de 8 g/dℓ. Se houver necessidade de terapia transfusional crônica, o desenvolvimento de sobrecarga de ferro pode exigir terapia de quelação.

#### Manejo das infecções

Os principais desafios relacionados com infecções resultam da imunossupressão utilizada (como tratamento primário ou como componente de um esquema de transplante de células-tronco), mais do que da neutropenia. Por essa razão, a profilaxia antibacteriana, antiviral e antifúngica é rotineiramente utilizada em receptores de transplante. Em muitos centros, os pacientes com neutropenia grave tratados apenas com terapia imunossupressora são tratados de maneira semelhante durante um período de 2 a 3 meses após a administração de ATG. Alguns estudos realizados sugeriram que a administração de G-CSF diminui a morbidade atribuída às infecções, embora não exista nenhuma vantagem clara em termos de sobrevida global. É importante assinalar que o início da febre exige avaliação clínica imediata e antibioticoterapia empírica, conforme descrito no Capítulo 265.

### PREVENÇÃO

Além das medidas de saúde pública que controlam a exposição ao benzeno, a hidrocarbonetos aromáticos e à radiação, poucas medidas podem ser tomadas para prevenir a anemia aplásica adquirida. Nas síndromes de insuficiência medular hereditárias, a prevenção é possível. Uma vez identificado o probando, podem ser identificados outros membros da família afetados, portadores e irmãos sem alelo mutante, e os resultados genéticos podem ser aplicados não apenas na decisão do tratamento preventivo (transplante de células-tronco) como também no planejamento familiar (para diagnóstico genético antes da implantação, seguido de fertilização *in vitro*). O transplante de células-tronco derivadas do sangue do cordão umbilical para síndromes de insuficiência medular hereditárias é efetivo e está associado a uma baixa incidência de DEVH, de modo que a coleta de amostras de sangue do cordão umbilical de irmãos recém-nascidos é altamente recomendada.

Como todas as células somáticas de crianças e adultos com anemia de Fanconi são hipersensíveis a agentes alquilantes e ao estresse oxidativo, eles *não* devem receber doses convencionais de radiação ou de agentes alquilantes para condicionamento para transplante ou para tratamento de neoplasias malignas (p. ex., carcinoma espinocelular). Felizmente, o reservatório de doadores potenciais aumentou hoje em dia, com a possível realização de transplantes de doadores alternativos em pacientes com anemia de Fanconi,[16] e o condicionamento sem radiação com níveis reduzidos de agentes alquilantes também tem sido bem-sucedido.[17]

Ocorre evolução clonal (p. ex., para mielodisplasia e leucemia aguda) em 10 a 20% dos pacientes com anemia aplásica adquirida e em até 40% das crianças e adultos com disqueratose congênita e anemia de Fanconi. Em pacientes com anemia aplásica adquirida, essa complicação provavelmente evolui por meio de um processo de seleção clonal e adaptação e, por esse motivo, é observada com menos frequência em pacientes com respostas completas ao tratamento do que naqueles com respostas menos

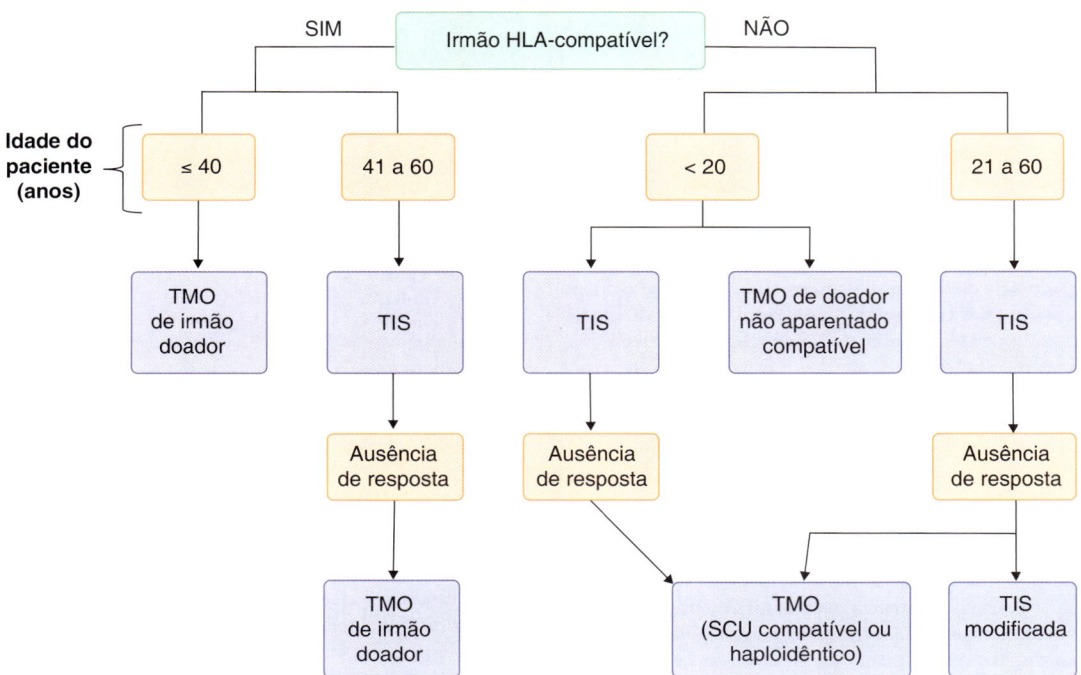

**FIGURA 156.3** Abordagem terapêutica para o tratamento da anemia aplásica adquirida grave. A terapia imunossupressora (TIS) com globulina antitimócito (ATG) e ciclosporina ou transplante de medula óssea (TMO) constituem as duas opções de primeira linha para o tratamento. A modalidade utilizada depende de três fatores essenciais: a idade, a presença de comorbidades e a disponibilidade de um doador de medula apropriado. Embora os pontos de corte específicos para a idade no algoritmo sejam ligeiramente diferentes de um centro para outro, a abordagem geral é muito semelhante no mundo inteiro. O algoritmo mostrado representa uma abordagem desse tipo. Sugere-se o TMO com irmão compatível como tratamento de primeira linha para qualquer paciente com menos de 40 anos; entretanto, para pacientes de 41 a 60 anos, o TMO é reservado para os que não respondem à TIS de primeira linha. Devido à possível ocorrência de remissões tardias, são necessários 6 meses de terapia antes de declarar o insucesso terapêutico da TIS. Para pacientes que não têm irmão HLA-compatível, a abordagem é diferente e mais variável de uma instituição para outra e continua evoluindo à medida que a tipagem HLA passa a depender totalmente de ensaios do nível de alelos (sequenciamento do DNA) (ver comentário E1) e à medida que melhora a prevenção da doença de enxerto *versus* hospedeiro (DEVH). Atualmente, para pacientes com menos de 20 anos, os tratamentos de primeira linha razoáveis consistem em terapia imunossupressora ou TMO de doador não aparentado compatível. Para pacientes entre 21 e 60 anos, recomenda-se inicialmente a TIS. Para aqueles que estão nesse grupo, cujas respostas são subótimas, as alternativas incluem: (a) TIS repetida com modificações (p. ex., adição de eltrombopague ou um agente experimental) e (b) um transplante de doador alternativo (p. ex., doador compatível de sangue do cordão umbilical ou doador haploidêntico). Para o segundo ciclo de TIS, as taxas de resposta são de 35% em pacientes inicialmente refratários e de 60% em pacientes cuja doença respondeu inicialmente, porém sofreu recidiva. Para pacientes com mais de 60 anos, a terapia imunossupressora constitui a única opção razoável nesse momento, e, se o paciente não responder, pode-se tentar um segundo ciclo de TIS com agentes adicionais (p. ex., androgênios, eltrombopague ou novos agentes). A toxicidade das modalidades de transplante no paciente idoso é atualmente alta, e o TMO nesses pacientes só deve ser realizado no contexto de um ensaio clínico rigorosamente analisado. TMO = transplante de medula óssea; TIS = terapia imunossupressora; SCU = sangue do cordão umbilical.

completas (que, portanto, apresentam supressão contínua da hematopoese). Isso sugere que estratégias mais efetivas de terapia imunossupressora podem controlar melhor o dano contínuo à medula óssea e diminuir a incidência da evolução clonal. Mesmo quando os pacientes respondem a essa abordagem, recomenda-se fortemente uma vigilância regular, com contagens hematológicas e exames anuais da medula óssea à procura de evidências genéticas ou citogenéticas de evolução clonal.

### PROGNÓSTICO

#### Anemia aplásica adquirida

A gravidade da anemia aplásica e a idade são determinantes importantes da sobrevida a longo prazo. Esses dois fatores influenciam a escolha do tratamento. A investigação diagnóstica não deve ser adiada, visto que a intervenção precoce está associada a um prognóstico mais satisfatório. Os transplantes de irmãos doadores compatíveis estão associados a taxas mais elevadas de resposta, menores taxas de recidiva, taxas de sobrevida a longo prazo de aproximadamente 80% e menor incidência de evolução clonal. A terapia imunossupressora está associada a taxas de sobrevida a longo prazo (10 anos) de 70 a 75% nos pacientes que respondem. A infecção constitui a causa mais comum de morte em pacientes de qualquer idade tratados com imunossupressão isoladamente ou com transplante de células-tronco.

Cerca de 35% dos pacientes com anemia aplásica adquirida apresentam hematopoese clonal, que em geral é determinada citogeneticamente ou por meio de sequenciamento gênico direcionado. Algumas alterações citogenéticas e genéticas estão associadas a melhor resposta à terapia imunossupressora (p. ex., trissomia do 8 e mutações de *PIGA*, *BCOR* e *BCORL1*) e a maior sobrevida sem progressão. Outras alterações (p. ex., monossomia do 7, mutações *DNMT3A*, *TET2* e *ASXL1*) parecem ter menos tendência a responder à imunossupressão e, com mais frequência, progridem para uma síndrome mielodisplásica (ver e-Tabela 156.2). Entretanto, pacientes com achados citogenéticos "favoráveis" (p. ex., trissomia do 8) não são livres dos riscos de MDS/LMA. Além disso, as mutações *TET2* e *DNMT3A* são extraordinariamente comuns em adultos idosos que não apresentam insuficiência medular nem MDS/LMA.[18] Em consequência, embora progressos ativos estejam sendo realizados na aplicação de métodos genômicos ao problema da evolução clonal em pacientes com anemia aplásica, essas mutações isoladamente não podem ser utilizadas como fatores determinantes na tomada de decisões terapêuticas.

#### Síndromes hereditárias de insuficiência medular

Os pacientes com disqueratose congênita e anemia de Fanconi não respondem à terapia imunossupressora. O transplante de células-tronco com abordagens não mieloablativas tem o potencial de curar o componente da insuficiência medular dessas doenças e de prolongar a vida do paciente. Entretanto, não tem nenhum efeito sobre a redução da outra complicação comum e potencialmente fatal de carcinoma espinocelular. Existem boas razões teóricas para antecipar que o transplante bem-sucedido irá reduzir a probabilidade de evolução clonal para a mielodisplasia e a leucemia aguda. A decisão quanto à realização de transplante é influenciada por outros fatores determinantes, conforme descrito anteriormente. Tendo em vista essas complexidades, nenhuma regra clara de "quando transplantar" pode ser aplicada a todos os pacientes com essas doenças; entretanto, existe a aceitação geral de que a realização de transplante precocemente na infância está associada a menos complicações em curto e longo prazo. Tendo em vista essas questões difíceis, todos os pacientes devem ser avaliados precocemente em um centro de transplante especializado, e os membros da família devem ser submetidos a rastreamentos por hematologistas, geneticistas e especialistas em aconselhamento genético, com uso de laboratórios especializados.

Em pacientes com disqueratose, pequenas séries de casos relatam bons resultados após esquemas de condicionamento não mieloablativos contendo fludarabina; entretanto, não se dispõe de estudos de tamanho suficiente para permitir recomendações concretas, exceto que os pacientes devem ser encaminhados a um centro experiente, tendo em vista os outros sistemas de órgãos particularmente em risco (p. ex., pulmão e fígado). Em crianças com anemia de Fanconi, com esquemas de condicionamento apropriados, os receptores de transplante de irmão compatível apresentam uma taxa esperada de sobrevida em 5 anos de 90% ou mais; com os modernos esquemas de condicionamento, os transplantes de doadores alternativos em crianças de até 10 anos são igualmente bem-sucedidos. Em pacientes com anemia de Diamond-Blackfan, os receptores de transplante de irmãos doadores apresentam taxas de sobrevida em 3 anos de cerca de 80%; entretanto, ainda não foi estabelecido o papel dos transplantes de doadores não aparentados compatíveis.

### Tratamentos futuros

Para pacientes com anemia aplásica adquirida, as pequenas moléculas direcionadas *seletivamente* para os clones de linfócitos T responsáveis pela supressão da hematopoese e aumento das atividades dos linfócitos T reguladores[19] podem fornecer estratégias mais efetivas e menos tóxicas para a terapia imunossupressora. Para todos os pacientes com anemia aplásica, os novos avanços no transplante de doadores alternativos tornaram essa modalidade mais amplamente disponível para pacientes que anteriormente não eram considerados candidatos ideais. Com os maiores conhecimentos adquiridos sobre a patogenia molecular da DEVH grave, o controle dessa complicação potencialmente fatal continuará melhorando. Para crianças com anemia aplásica não grave, a taxa de sobrevida livre de progressão em 10 anos é de apenas cerca de 25%, sugerindo a necessidade de ensaios clínicos prospectivos de intervenção precoce (p. ex., transplante de medula óssea). Para pacientes com síndromes de insuficiência medular hereditárias, cujos genes foram, em grande parte, identificados, a possibilidade de terapia gênica de células-tronco representa uma enorme promessa teórica e foi validada em modelos murinos da doença e por experimentos dessa natureza.

 **Recomendação de grau A**

A1. Yang N, Chen J, Zhang H, et al. Horse versus rabbit antithymocyte globulin in immunosuppressive therapy of treatment-naive aplastic anemia: a systematic review and meta-analysis. *Ann Hematol*. 2017;96:2031-2043.

### REFERÊNCIAS BIBLIOGRÁFICAS

As referências bibliográficas, bem como os outros materiais suplementares deste livro, encontram-se no GEN-IO, nosso ambiente virtual de aprendizagem.

# 157

# POLICITEMIA VERA, TROMBOCITEMIA ESSENCIAL E MIELOFIBROSE PRIMÁRIA

JASON GOTLIB

### DEFINIÇÃO

Na classificação revisada da Organização Mundial da Saúde (OMS) de 2016 a categoria principal das neoplasias mieloproliferativas (NMP) é constituída por sete doenças (Tabela 157.1), incluindo a policitemia vera (PV), a trombocitemia essencial (TE) e a mielofibrose primária (MFP).[1] O termo abrangente "NMP *BCR-ABL1*-negativas" é empregado para distinguir esses distúrbios do ponto de vista nosológico da leucemia mieloide crônica (LMC), que também está incluída na categoria de NMP e é molecularmente definida pelo oncogene de fusão *BCR-ABL1*. (A LMC é discutida no Capítulo 175.) A PV, a TE e a MF são distúrbios crônicos de células-tronco mieloides, que se caracterizam pela produção excessiva de células de diferenciação terminal e por um potencial variável de evolução para a leucemia mieloide aguda, também designada como NMP de fase blástica. Embora essas neoplasias existam ao longo de um espectro contínuo de doenças, cada uma delas exibe características moleculares, biológicas e clínicas heterogêneas, que se traduzem em histórias naturais singulares.

**Tabela 157.1** Classificação das neoplasias mieloproliferativas revisada da OMS (2016).

| DOENÇA | ABREVIATURA |
|---|---|
| Leucemia mieloide crônica, *BCR-ABL1*-positiva | LMC |
| Leucemia neutrofílica crônica | LNC |
| Policitemia vera | PV |
| Mielofibrose primária<br>　Mielofibrose primária pré-fibrótica/precoce<br>　Mielofibrose primária franca | MFP |
| Trombocitopenia essencial | TE |
| Leucemia eosinofílica crônica, sem outra especificação | LEC, SOE |
| Neoplasias mieloproliferativas, não classificáveis | NMP-NC |

### EPIDEMIOLOGIA

De acordo com metanálise de 34 estudos, as taxas de incidência (TI) anuais combinadas para a PV, a TE e a MFP foram de 0,84, 1,03 e 0,47 por 100 mil, respectivamente. Uma análise dos dados do SEER de 2001-2012 revelou que as TI ajustadas para a idade foram mais altas para a PV (10,9 por milhão de pessoas-ano) e a TE (TI = 9,6) e relativamente mais baixas para a MFP (TI = 3,1). As idades medianas por ocasião do diagnóstico variaram de 65 a 70 anos para as três NMP. Excluindo a TE, que predomina entre mulheres particularmente com menos de 60 anos, a PV e a MFP são mais comumente diagnosticadas em homens. Para todas as três NMP, as TI foram significativamente menores entre brancos hispânicos, nativos das ilhas do Pacífico asiático e negros, em comparação com brancos não hispânicos. Com base nos dados de dois grandes planos de saúde dos EUA, no período de 2008 a 2010, as taxas de prevalência variaram de 44 a 57 por 100 mil indivíduos para PV, de 38 a 57 por 100 mil para a TE e de 0,3 a 5,7 por 100 mil para a MF.

### BIOPATOLOGIA

A *JAK2* V617F foi identificada como mutação somática altamente recorrente em PV, TE e MFP.[2-4] A mutação pontual no par de bases 1849 (G→T) resulta na substituição da valina normal por fenilalanina no códon 617 (V617F) do éxon 14. A mutação afeta o domínio pseudoquinase autoinibitório de *JAK2*, liberando a inibição da atividade JAK2 quinase e resultando em sinalização constitutiva de JAK-STAT (Figura 157.1). A *JAK2* V617F é encontrada em cerca de 95 a 98% dos pacientes com PV e em 50 a 60% dos pacientes com TE e MPF. Outras neoplasias mieloides raramente exibem mutações de *JAK2*. Pequenas inserções e deleções *in-frame* no éxon 2 do gene *JAK2* (p. ex., códons 530 a 540) são restritas a cerca de 3% dos pacientes com PV que são negativos para a mutação V617F (Figura 157.2).

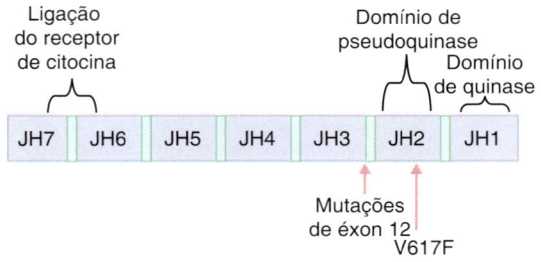

**FIGURA 157.1** Mutações do éxon 12 e gene *JAK2* V617F. Esquema do gene *JAK2* mostrando as posições das mutações de V617F (éxon 14) e éxon 12. (De Levine RL, Gilliland DG. Myeloproliferative disorders. *Blood* 112[6]:2190-8, 2008. Fig. 2.)

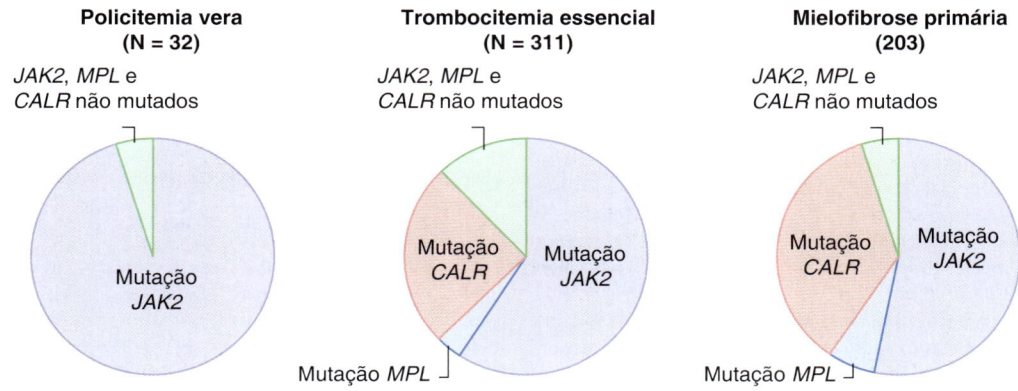

**FIGURA 157.2** Distribuição das mutações canônicas JAK2, MPL e CALR em PV, TE e MFP. Distribuição relativa das mutações JAK2, CALR e MPL em policitemia vera, trombocitemia essencial e mielofibrose primária. Todas as três mutações levam à ativação constitutiva do eixo de sinalização JAK-STAT. (De Klampfl T, Gisslinger H, Harutyunyan AS, et al. Somatic mutations of calreticulin in myeloproliferative neoplasms. *N Engl J Med.* 369[25]:2379-90, 2013. Fig 1a.)

A mutação do *JAK2* V617F surge em um progenitor hematopoético multipotente ou em células-tronco hematopoéticas. É identificada em todas as células derivadas da linhagem mieloide, porém também pode ser encontrada nas células B e NK e, mais raramente, nas células T. Foi também identificada em células endoteliais do baço e das veias esplâncnicas em pacientes com MF ou em pacientes com NMP que apresentam síndrome de Budd-Chiari. O *JAK2* V617F pode passar de um estado heterozigoto para homozigoto, devido à dissomia (perda de heterozigosidade de cópia neutra) uniparental envolvendo o braço curto do cromossomo 9 (9pLOH), no qual está localizado o gene *JAK2*. A frequência de alelo variante (FAV) de *JAK2* V617F nos granulócitos de pacientes com NMP pode variar amplamente. A FAV é habitualmente baixa (p. ex., inferior a 50%) na TE e mais alta na PV e na MFP (com frequência, superior a 50%, atribuível à perda de heterozigosidade [LOH]). De modo semelhante, valores muito altos de FAV são comumente observados na MF pós-PV ou pós-TE.

São encontradas mutações ativadoras no gene que codifica o receptor de trombopoetina *MPL* (mais comumente *MPL* W515 L/K) em menos de 5% dos pacientes com TE e em até 10% dos indivíduos com MF (Figura 157.2). Essas mutações no éxon 10 (incluindo a variante S505N rara) ocorrem na porção intracitosólica justamembrana e estabilizam o receptor em uma configuração dimérica ativa. Foram encontradas mutações no éxon 9 do gene da calreticulina (*CALR*) na maioria esmagadora de pacientes com *JAK2/MPL* não mutado, e essas mutações são encontradas em 20 a 35% de todos os pacientes com TE e MF (Figura 157.2). Embora mais de 50 tipos de mutações tenham sido descritos, as variantes *CALR* enquadram-se em dois subtipos predominantes: mutações do tipo 1 (deleções de 52 pares de bases), que são mais comuns em pacientes com MF, e mutações do tipo 2 (inserções de 5 pares de bases), que são mais prevalentes na TE. Todas as mutações do éxon 9 resultam em um *frameshift* +1 na sequência de codificação, resultando em uma extremidade carboxiterminal modificada, que carece de um motivo KDEL responsável pela prevenção da secreção da proteína do retículo endoplasmático (RE). A extremidade C-terminal CALR mutante também adquire uma carga positiva maior, que leva à perda de múltiplos sítios de ligação do cálcio. Embora não fosse originalmente claro por que as células mutantes CALR exibem uma sinalização JAK-STAT constitutiva, pesquisas recentes descobriram que o CALR mutante se liga ao domínio extracelular do receptor do trombopoetina, MPL (ver Capítulo 147), resultando em ativação do eixo JAK-STAT. A carga positiva da extremidade C-terminal CALR mutante e a atividade de lectina da proteína são necessárias para mediar essa atividade oncogênica neomórfica.[5] Esses achados ressaltam um novo paradigma de uma proteína chaperona do RE mutada, que ativa um receptor de citocina, levando à transformação celular. A Figura 157.2 mostra a distribuição relativa das mutações *JAK2*, *CALR* e *MPL* em PV, TE e MFP.

O LNK (SH2B3) é um regulador negativo de *JAK2*, que normalmente funciona para inibir a ativação de STAT a jusante. Foram encontradas mutações em LNK em 1 a 2% dos pacientes com TE/MF e raramente em pacientes com eritrocitose idiopática/PV. Mutações *LNK* secundárias também podem ocorrer durante a progressão da doença em pacientes mutantes *JAK2* ou *CALR*.

Cerca de 10% dos pacientes com TE ou MFP não exibem as mutações condutoras canônicas *JAK2*, *MPL* ou *CALR* – os denominados pacientes com NMP *triplo-negativos* (Figura 157.2). Alguns desses pacientes apresentam mutações *JAK2* ou *MPL* somáticas alternativas com atividade oncogênica variável em ensaios pré-clínicos; outros pacientes apresentam anormalidades citogenéticas sem qualquer evidência de mutação condutora; em outros, não é possível encontrar qualquer evidência de hematopoese clonal. Pacientes raros exibem mutações *JAK2* ou *MPL* alternativas, que estão presentes na linhagem germinativa, consistente com uma trombocitose hereditária.

### Outras anormalidades moleculares

O sequenciamento do exoma de uma grande coorte de pacientes com NMP revelou que o número mediano de mutações tanto na PV quanto na TE foi de 6,5, em comparação com 13 na MF, o que é consistente com uma doença geneticamente heterogênea mais avançada. Além de *JAK2*, *CALR* e *MPL*, são encontradas mutações em genes que codificam reguladores epigenéticos (*TET2*, *DMT3A*, *ASXL1*, *EZH2*, *IDH1* e *IDH2*), componentes do maquinário de *splicing* (*SF3B1*, *SRSF2*, *U2AF1*), transdução de sinal (*CBL*, *SH2B3* [*LNK*]) e função de supressor tumoral (*TP53*). Apesar de sua identificação na NMP de fase crônica, a aquisição de *TP53* está comumente associada a uma aceleração da doença, incluindo transformação da MF em doença de fase blástica. A Tabela 157.2 ressalta o panorama mutacional somático de PV, TE e MF e a relevância prognóstica dessas anormalidades moleculares.

### Correlações genótipo-fenótipo

A alta prevalência da mutação *JAK2* V617F em três NMP clinicamente distintas levanta a questão de identificar quais fatores contribuem para a diversidade fenotípica entre a PV, a TE e a MFP. Diferenças na carga de alelos mutantes de *JAK2* V617F provavelmente modulam o fenótipo. Modelos de transplante retroviral murinos, que resultam em altos níveis de expressão de *JAK2* V617F, produziram um fenótipo semelhante à PV, com eritrocitose acentuada. Por outro lado, modelos transgênicos com níveis mais fisiológicos de expressão de *JAK2* V617F resultaram em fenótipos que se assemelham a TE e MFP. Esses modelos animais corroboram os achados em pacientes nos quais a FAV de *JAK2* V617F tende a ser mais alta em PV e MFP, com níveis mais baixos em pacientes com TE. Em pacientes com TE, a positividade para *JAK2* V617F tende a conferir um fenótipo semelhante à PV, com nível de hemoglobina mais elevado e contagens de plaquetas mais baixas do que em pacientes com TE *JAK2* V617F-negativos.

A base genética do hospedeiro também pode influenciar a apresentação da doença. Em modelos de transplante murinos, foram observados

## Tabela 157.2 — Panorama mutacional das neoplasias mieloproliferativas (NMP) de fase crônica e de fase blástica e relevância prognóstica das anormalidades moleculares.

| MUTAÇÃO | LOCALIZAÇÃO CROMOSSÔMICA | FREQUÊNCIA | RELEVÂNCIA GENÉTICO-PATOLÓGICA | ASSOCIAÇÕES PROGNÓSTICAS |
|---|---|---|---|---|
| JAK2 (Janus quinase 2): V617F | 9p24 | PV: cerca de 55%<br>TE: cerca de 55%<br>MFP: cerca de 65% | Contribui para a mieloproliferação anormal e a hipersensibilidade ao fator de crescimento de células progenitoras | Prognóstico intermediário e maior risco de trombose, em comparação com pacientes com mutação CALR (MFP) |
| Mutação de éxon 12 do JAK2 | 9p24 | PV: cerca de 3% | Contribui para a mieloproliferação principalmente eritroide | Idade mais jovem, aumento da hemoglobina média/hematócrito e contagens médias mais baixas de leucócitos e plaquetas por ocasião do diagnóstico, em comparação com aqueles com PV com mutação JAK2 V616F. Ambas as mutações JAK2 estão associadas a taxas semelhantes de trombose, evoluindo para a mielofibrose ou leucemia e para morte na PV |
| CALR (calreticulina): deleções e inserções do éxon 9 | 19p13.2 | MFP: cerca de 25%<br>TE: cerca de 20%<br>PV: 0% | O CALR de tipo selvagem é uma chaperona de proteína de ligação do $Ca^{2+}$ multifuncional, localizada principalmente no retículo endoplasmático | Aumento da sobrevida em comparação com a mutação JAK2 e MFP triplo negativo. Menor risco de trombose em comparação com a mutação JAK2 (TE, MFP). Nenhuma diferença na sobrevida global ou na transformação mielofibrótica ou leucêmica em comparação com TE mutada para JAK2 CALR tipo 1/semelhante ao tipo 1 com aumento da sobrevida global, em comparação com CALR tipo 2/semelhante ao tipo 2 e mutação JAK2 V617F (MFP) |
| MPL (oncogene viral da leucemia mieloproliferativa): as mutações MPL associadas à NMP envolvem o éxon 10 | 1p34 | TE: cerca de 3%<br>MFP: cerca de 10% | Contribui para a mieloproliferação principalmente megacariocítica | Prognóstico intermediário e maior risco de trombose em comparação com pacientes portadores de mutação CALR (MFP) |
| LNK ou SH2B3 (proteína adaptadora ligada à membrana): as mutações associadas à NMP são monoalélicas e envolvem o éxon 2 | 12q24.12 | PV: rara<br>TE: rara<br>MFP: rara<br>NMP-FB: cerca de 10% | O LNK de tipo selvagem é um regulador negativo da sinalização de JAK2 | |
| TET2 (membro 2 da família de oncogenes TET): as mutações envolvem vários éxons | 4q24 | PV: cerca de 16%<br>TE: cerca de 5%<br>MFP: cerca de 17%<br>NMP-FB: cerca de 17% | As proteínas TET catalisam a conversão de 5mC em 5hmC, o que favorece o DNA desmetilado. Tanto TET1 quanto TET2 exibem essa atividade catalítica. As mutações IDH e TET2 podem compartilhar um efeito patogenético comum | |
| ASXL1 (sex combs-like one adicional): mutações do éxon 12 | 20q11.1 | TE: cerca de 3%<br>MFP: cerca de 13%<br>NMP-FB: cerca de 18% | O ASXL1 de tipo selvagem é necessário para a hematopoese normal e pode estar envolvido na coativação de fatores de transcrição e repressão transcricional | Independentemente associada a sobrevida global e sobrevida livre de leucemia menores (MFP). Sobrevida mais longa para pacientes CALR(+)/ASXL1(−) (sobrevida mediana de 10,4 anos) e menor em pacientes CALR(−)/ASXL1(+) (sobrevida mediana de 2,3 anos). Sobrevida intermediária (mediana de 5,8 anos) para pacientes CALR(+)/ASXL1(+) ou CALR(−)/ASXL1(−) (MFP) |
| IDH1/IDH2 (isocitrato desidrogenase): mutações do éxon 4 | 2q33.3/15q26.1 | PV: cerca de 2%<br>TE: cerca de 1%<br>MFP: cerca de 4%<br>NMP-FB: cerca de 20% | As mutações IDH induzem perda de atividade para a conversão do isocitrato em 2-KG e ganho de função na conversão de 2-KG em 2-HG. O 2-HG pode ser o mediador da função de TET2 comprometida em células com expressão de IDH mutante | Independentemente associada a sobrevida livre de leucemia menor (MFP) |
| EZH2 (amplificador do homólogo zeste 2): as mutações envolvem vários éxons | 7q36.1 | PV: cerca de 3%<br>MFP: cerca de 7%<br>SMD: cerca de 6% | O EZH2 de tipo selvagem é parte de uma histona metiltransferase (complexo repressivo polycomb 2 associado a trimetilação H3 Lys-27). As mutações EZH2 associadas à NMP podem ter uma atividade supressora de tumor, que contrasta a atividade de ganho de função para as mutações EZH2 associadas ao linfoma | Independentemente associada a uma sobrevida global menor (MFP) |
| DNMT3A (DNA citosina metiltransferase 3a): as mutações mais frequentes afetam o aminoácido R882 | 2p23 | PV: cerca de 7%<br>MFP: cerca de 7%<br>NMP-FB: cerca de 14% | As DNA metiltransferases são essenciais no estabelecimento e na manutenção de padrões de metilação do DNA em mamíferos | |

| Tabela 157.2 | Panorama mutacional das neoplasias mieloproliferativas (NMP) de fase crônica e de fase blástica e relevância prognóstica das anormalidades moleculares. *(continuação)* | | | |
|---|---|---|---|---|
| **MUTAÇÃO** | **LOCALIZAÇÃO CROMOSSÔMICA** | **FREQUÊNCIA** | **RELEVÂNCIA GENÉTICO-PATOLÓGICA** | **ASSOCIAÇÕES PROGNÓSTICAS** |
| *CBL* (proto-oncogene do linfoma de linhagem Casitas B): mutações dos éxons 8/9 | 11q23.3 | PV: rara<br>TE: rara<br>MF: cerca de 6% | CBL é uma ubiquitina ligase E3, que marca as quinases mutantes para degradação. A atividade transformadora exige perda dessa função | |
| *IKZF1* (dedo de zinco 1 da família IKAROS): principalmente deleções incluindo intragênicas | 7p12 | NMP-FC: rara<br>NMP-FB: cerca de 19% | IKZF1 é um regulador da transcrição e suposto supressor de tumor | |
| *TP53* (proteína de tumor p53): éxons 4 a 9 | 17p13.1 | MFP: cerca de 4%<br>NMP-FB: cerca de 27% | Uma proteína supressora de tumor que tem como alvo genes que regulam a parada do ciclo celular, a apoptose e o reparo do DNA | Associada a transformação leucêmica (MFP) |
| *SF3B1* (subunidade 1 do fator de *splicing* 3B): principalmente os éxons 14 e 15 | 2q33.1 | MFP: cerca de 7% | SF3B1 é um componente do spliceossoma do RNA. As mutações *SF3B1* estão estreitamente associadas aos sideroblastos em anel | |
| *SRSF2* (fator de *splicing* 2 rico em serina/arginina): éxon 2 | 17q25.1 | MFP: cerca de 17% | SRSF2 é um componente do spliceossoma do RNA, cuja disfunção promove defeitos no *splicing* alternativo | Independentemente associada a sobrevida global e sobrevida livre de leucemia menores (MFP) |
| *U2AF1* (fator auxiliar 1 de RNA nuclear pequeno U2) | 21q22.3 | MFP: cerca de 16% | UA2F1 é uma subunidade do fator auxiliar de ribonucleoproteína nuclear pequena U2 envolvido no processamento pré-mRNA | Independentemente associada a anemia (MFP) |
| Pequeno triplo-negativo (negativo para mutações *JAK2*, *MPL* ou *CALR*) | | | | Sobrevida livre de leucemia inferior, em comparação com pacientes com MFP mutada para *JAK2* e/ou *CALR*. Sobrevida global inferior, em comparação com pacientes com MFP mutada para *CALR* |

NMP-FB = neoplasias mieloproliferativas de fase blástica; NMP-FC = neoplasias mieloproliferativas de fase crônica; TE = trombocitemia essencial; 5hmC = 5-hidroximetilcitosina; 5mC = 5-metilcitosina; a MF inclui tanto a MFP quanto a fibrose pós-TE/PV; NMP = neoplasias mieloproliferativas; MFP = mielofibrose primária; PV = policitemia vera; 2-KG = 2-cetoglutarato; 2-HG = 2-hidroxiglutarato.

diferentes fenótipos, dependendo da cepa de camundongo. Em camundongos C57Bl/6, o transplante com células com transdução de *JAK2* V617F resultou em uma doença semelhante à PV, caracterizada predominantemente por eritrocitose. Todavia, em camundongos Balb/C, experimentos semelhantes produziram camundongos não apenas com eritrocitose, mas também com leucocitose e desenvolvimento subsequente de mielofibrose.

## MANIFESTAÇÕES CLÍNICAS

### Trombocitemia essencial

Até 50% dos pacientes podem apresentar trombocitose incidental sem sintomas. A frequência dos sintomas vasomotores difere amplamente entre as séries; esses distúrbios microvasculares podem se manifestar como cefaleias, tontura, síncope, dor torácica, distúrbios visuais (amaurose fugaz, escotomas cintilantes, enxaqueca oftálmica) e eritromelalgia (Figura 157.3), que se manifesta como dor em queimação das mãos ou dos pés associada a eritema e calor. As taxas de incidência de trombose arterial (p. ex., acidente vascular encefálico, infarto agudo do miocárdio [IAM], doença arterial periférica) e de trombose venosa (trombose venosa profunda, embolia pulmonar, tromboflebite superficial), bem como hemorragia, também variam; entretanto, as taxas de trombose ou sangramento grave são inferiores a 10% por ocasião do diagnóstico e acompanhamento. Observa-se também a ocorrência de trombose em locais incomuns, como o abdome (p. ex., trombose das veias mesentérica, porta e hepática [síndrome de Budd-Chiari]) e o sistema nervoso central (p. ex., trombose do seio venoso cerebral; trombose da veia ou artéria retiniana). As diferenças nos critérios diagnósticos utilizados para a TE, bem como a possibilidade de inclusão de pacientes com MF pré-fibrótica, podem explicar a variabilidade das taxas relatadas de esplenomegalia (normalmente discreta), que variam de menos de 10% até quase metade dos pacientes.

Em um estudo de 150 pacientes com TE, a contagem mediana de plaquetas foi de $1.000 \times 10^9/\ell$ (faixa de 454 a $3.460 \times 10^9/\ell$). Não existe nenhuma correlação entre o grau de trombocitose e o risco de trombose; entretanto, pacientes com contagem de plaquetas superior a 1.000 a $1.500 \times 10^9/\ell$ correm risco de aumento de sangramento, atribuível, em parte, à doença de von Willebrand (DvW) adquirida. A DvW adquirida resulta do aumento de ligação de grandes multímeros do fator de von Willebrand, que são os componentes

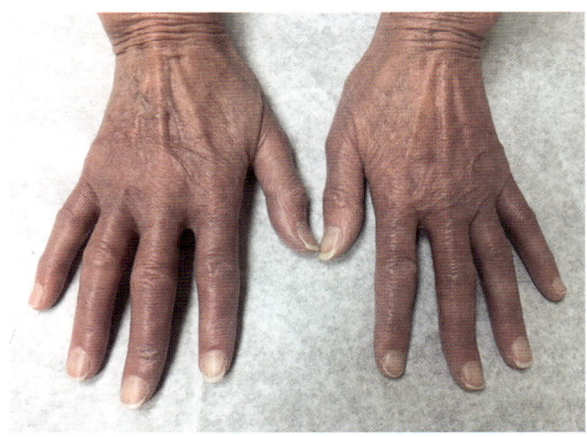

**FIGURA 157.3** Eritromelalgia das mãos em paciente com policitemia vera, caracterizada por mutação do éxon 12 *JAK2*.

hemostaticamente mais efetivos da proteína do fator de von Willebrand, às plaquetas e sua remoção do plasma; o achado de diminuição da atividade do cofator de ristocetina (p. ex., < 30%) e a perda de proteínas multiméricas de von Willebrand de alto peso molecular na análise dos multímeros podem ajudar a estabelecer o diagnóstico (ver Capítulo 164). Os pacientes com TE devem ser alertados sobre o uso de ácido acetilsalicílico e podem exigir citorredução para diminuir os episódios de sangramento.

### Policitemia vera

A maioria dos pacientes com PV descoberta de modo incidental apresenta níveis elevados de hemoglobina/hematócrito. O aumento da viscosidade do sangue pode levar a uma constelação de achados no exame físico, incluindo hipertensão, pletora facial, congestão dos pequenos vasos da conjuntiva e ingurgitação das veias da retina na fundoscopia, eritromelalgia (semelhante à TE), esplenomegalia (mais frequente do que hepatomegalia) e gota tofácea. As queixas relativamente comuns incluem fadiga, prurido aquagênico (prurido após um banho ou chuveiro quente), cefaleia, dificuldade de concentração, vertigem/tontura e sintomas gastrintestinais indefinidos, como desconforto epigástrico e plenitude abdominal/saciedade precoce. Na PE, também são observados sintomas neurológicos, incluindo zumbido, parestesia e distúrbios visuais anteriormente mencionados. Em estudo internacional de 1.545 pacientes com PV, foi observada a ocorrência de complicação trombótica arterial, trombose venosa ou hemorragia significativa antes ou no momento do diagnóstico em 16, 7 e 4% dos pacientes, respectivamente. A e-Tabela 157.1 mostra as características de apresentação de pacientes com PV, também estratificadas por gênero.

### Mielofibrose primária

A esplenomegalia é uma característica fundamental da MFP. Com o avanço da doença, o baço pode adquirir tamanho enorme (ocupando o lado direito do abdome e a abertura superior da pelve), resultando em dor abdominal (algumas vezes com dor referida no ombro esquerdo), saciedade precoce, perda de peso e complicações, incluindo infarto esplênico. A hematopoese extramedular (HEM), que resulta em hepatomegalia, também é comum; as complicações da HEM incluem hipertensão portal, varizes esofágicas ou gástricas e ascite. A HEM pode envolver outros locais, além do fígado e do baço, como o espaço paravertebral, os linfonodos, o retroperitônio, os pulmões ou a pleura, os órgãos geniturinários, a pele e o intestino. A hipertensão pulmonar pode ser subdiagnosticada na MF e em outras NMP e tem sido associada a aumento dos sintomas (p. ex., fadiga e dispneia) e diminuição da sobrevida. A incidência de trombose arterial e venosa é semelhante à da TE.

Os pacientes com MF são os que exibem a maior carga de sintomas entre as NMP negativas para o cromossomo Filadélfia. Além dos sintomas mecânicos atribuíveis à esplenomegalia, sinais e sintomas hipercatabólicos, como fadiga, sudorese noturna, febre baixa, perda de peso, prurido, gota e dor articular ou óssea (acometendo mais comumente os membros inferiores), tendem a se tornar mais onipresentes e graves com a evolução da doença.

## DIAGNÓSTICO

### Critérios diagnósticos para policitemia vera, trombocitemia essencial e mielofibrose primária

A classificação revisada da OMS, de 2016, utiliza uma combinação de dados histopatológicos, laboratoriais e moleculares para estabelecer os critérios maiores e menores para o diagnóstico de PV, TE e MFP (Tabela 157.3).[6] As principais mudanças em comparação com os critérios anteriores da OMS de 2008 incluem: (1) o uso de limiares mais baixos da hemoglobina para o diagnóstico de PV (> 16,5 g/dℓ, em comparação com > 18,5 g/dℓ nos homens, e > 16 g/dℓ em comparação com > 16,5 g/dℓ nas mulheres), refletindo o reconhecimento crescente de PV subdiagnosticada ou "mascarada"; (2) maior importância conferida à morfologia da medula óssea como critério reprodutível para o diagnóstico de PV; (3) separação da MFP em mielofibrose "pré-fibrótica" e "franca" para diferenciar a TE verdadeira de formas precoces de mielofibrose, devido a diferenças no prognóstico a longo prazo; e (4) o acréscimo de novos marcadores clonais, como CALR mutante ou outras mutações mieloides para ajudar a distinguir a natureza clonal da TE e da MF da trombocitose reativa ou fibrose medular.

### Outras causas de eritrocitose e trombocitose

Em pacientes que apresentam nível elevado de hemoglobina, a anamnese deve inicialmente procurar determinar se existe a possibilidade de eritrocitose espúria, devido à hemoconcentração (p. ex., queimaduras, diarreia, diuréticos). A história familiar é importante na avaliação das formas congênitas de eritrocitose, incluindo causas associadas à diminuição de p50 (a tensão de oxigênio em que a hemoglobina está 50% saturada), como hemoglobina com alta afinidade pelo oxigênio, deficiência de 2,3-difosfoglicerato (2,3-DPG) ou metemoglobinemia (Capítulo 149). As formas congênitas de eritrocitose associadas a um valor normal de p50 incluem mutações em genes que codificam a EPO ou o receptor de EPO e mutações de genes envolvidos na via sensora de oxigênio (p. ex., VHL, HIF2A e PHD2)[7] (Tabela 157.4). Hoje, dispõe-se no comércio de painéis de mutação da eritrocitose para testar essas variantes.

Nos tipos secundários de eritrocitose adquirida (Tabela 157.4), apenas os eritrócitos (hemácias) estão aumentados, ao passo que, na PV, os eritrócitos, bem como as contagens de leucócitos e de plaquetas, podem estar aumentados (visto que apenas esta última é um distúrbio de células-tronco hematopoéticas pluripotentes). O teste molecular facilitou enormemente a avaliação das formas adquiridas de eritrocitose; nesse contexto clínico, a identificação de JAK2 V617F (em 95 a 98% dos pacientes com PV) ou mutação JAK2 no éxon 12 estabelecem o diagnóstico de PV. A deficiência de ferro e um nível de EPO subnormal (sendo este último um critério diagnóstico menor) constituem achados laboratoriais comuns na PV.

**Tabela 157.3** Critérios diagnósticos da Organização Mundial da Saúde de 2016 revisados para policitemia vera, trombocitemia essencial e mielofibrose primária.

| CRITÉRIOS | POLICITEMIA VERA* | TROMBOCITEMIA ESSENCIAL† | MIELOFIBROSE PRIMÁRIA‡ |
|---|---|---|---|
| Critérios maiores | 1. Concentração elevada de hemoglobina (> 16,5 g/dℓ em homens; > 16 g/dℓ em mulheres) ou hematócrito elevado (> 49% em homens; > 48% em mulheres) ou aumento da massa eritrocitária (> 25% acima do valor previsto normal médio)<br>2. Biopsia de medula óssea mostrando hipercelularidade ajustada para a idade, com crescimento de três linhagens (pan-mielose), incluindo proliferação eritroide, granulocítica e megacariocítica proeminente, com megacariócitos maduros pleomórficos<br>3. Presença de mutação JAK2 V617F ou do éxon 12 JAK2 | 1. Contagem de plaquetas ≥ 450 × 10⁹/ℓ<br>2. Biopsia de medula óssea mostrando proliferação principalmente da linhagem megacariocítica, com aumento do número de megacariócitos maduros e aumentados com núcleos hiperlobulados, sem aumento significativo ou desvio para a esquerda na granulopoese dos neutrófilos ou eritropoese; aumento muito raramente ou menor (grau 1) das fibras de reticulina<br>3. Os critérios da OMS para leucemia mieloide crônica BCR-ABL1-positiva, policitemia vera, mielofibrose primária ou outras neoplasias mieloides não são preenchidos<br>4. Mutação JAK2, CALR ou MPL | 1. Proliferação megacariocítica e atipia, sem fibrose de reticulina grau > 1, acompanhada de aumento da celularidade da medula óssea ajustada para a idade, proliferação granulocítica e (com frequência) diminuição da eritropoese (PRÉ-FIBRÓTICA)§<br>1. Proliferação megacariocítica e atipia, acompanhada de fibrose de reticulina e/ou colágeno graus 2 ou 3 (FRANCA)∥<br>2. Os critérios da OMS para leucemia mieloide crônica BCR-ABL1-positiva, policitemia vera, trombocitemia essencial, síndromes mielodisplásicas ou outras neoplasias mieloides não são preenchidos<br>3. Mutações JAK2 ou CALR ou MPL, ou presença de outro marcador clonal¶ ou ausência de mielofibrose reativa** |
| Critérios menores | Nível subnormal de eritropoetina | Presença de um marcador clonal¶ ou ausência de trombocitose reativa | Presença de pelo menos um dos seguintes, confirmada em duas determinações separadas:<br>• Anemia não atribuída a uma comorbidade<br>• Leucocitose ≥ 11 × 10⁹/ℓ<br>• Esplenomegalia palpável<br>• LDH acima do limite superior do normal<br>• Leucoeritroblastose (apenas na MFP franca) |

*O diagnóstico de policitemia vera exige todos os três critérios maiores ou os primeiros dois critérios maiores mais os critérios menores. O critério maior 2 (biopsia de medula óssea) pode não ser necessário em pacientes com eritrocitose absoluta sustentada (concentração de hemoglobina em homens > 18,5 g/dℓ ou > 16,5 g/dℓ em mulheres e valores do hematócrito > 55,5% em homens e > 49,5% em mulheres) na presença do critério maior 3 e dos critérios menores. Entretanto, a mielofibrose inicial (presente em até 20% dos pacientes) só pode ser detectada por meio de biopsia de medula óssea, e esse achado pode prever uma progressão mais rápida para a mielofibrose franca (mielofibrose pós-PV). †O diagnóstico de trombocitemia essencial exige que todos os critérios maiores ou os três primeiros critérios maiores mais os critérios menores sejam preenchidos. ‡O diagnóstico de mielofibrose primária exige que todos os critérios maiores e pelo menos um critério menor sejam preenchidos. §Primeira definição dos critérios maiores para mielofibrose pré-fibrótica/precoce apenas (não aplicável à mielofibrose franca). ∥Definição do primeiro critério maior para mielofibrose franca apenas (não aplicável à mielofibrose pré-fibrótica/precoce). ¶Na ausência de qualquer uma das três mutações clonais principais, pesquisa de outras mutações associadas a neoplasias mieloides (p. ex., mutações ASXL1, EZH2, TET2, IDH1, IDH2, SRSF2 e SF3B1) pode ser útil na determinação da natureza clonal da doença. **Fibrose de reticulina menor (grau 1) secundária à infecção, distúrbio autoimune ou outras condições inflamatórias crônicas, leucemia de células pilosas ou outra neoplasia linfoide, neoplasia maligna metastática ou mielopatias tóxicas (crônicas). LDH = lactose desidrogenase; OMS = Organização Mundial da Saúde.

À semelhança da eritrocitose, a avaliação da trombocitose é inicialmente direcionada para descartar a possibilidade de causas reativas (Tabela 157.5), que são muito mais comuns do que a TE (Tabela 157.5). As formas hereditárias de trombocitose são raras e podem estar relacionadas com mutações de linhagem germinativa nos genes que codificam a trombopoetina (*THPO*), a gelsolina ou *MPL* e *JAK2*, que são distintos das variantes somáticas *MPL* W515 L/K e *JAK2* V617F.

Se houver suspeita de TE ou de MFP, e o teste molecular for negativo para *JAK2* V617F, procede-se ao rastreamento para as mutações *CALR* e/ou *MPL*. O exame de medula óssea com interpretação por um patologista experiente é fundamental para distinguir entre TE (Figura 157.4), MF pré-fibrótica e MFP franca (Figura 157.5) e entre as formas clonal e reativa de mieloproliferação, particularmente nos casos em que não é possível encontrar um marcador clonal (p. ex., pacientes triplo-negativos). O esfregaço de sangue periférico pode demonstrar a presença de plaquetas grandes ou gigantes em todas as três NMP. Na MFP, podem ser observados graus variáveis de leucoeritroblastose, consistindo em granulócitos imaturos circulantes, hemácias nucleadas e em forma de lágrima (dacriócitos) (Capítulo 148). Podem ser detectados números aumentados de células CD34$^+$ circulantes no sangue, e o seu número aumenta com a gravidade da doença. A medula óssea revela hiperplasia mieloide, megacariócitos atípicos agrupados e graus variáveis de fibrose de reticulina (ou de colágeno), bem como osteosclerose, dependendo do estágio da doença (Figura 157.5). Foram codificados critérios clínicos e laboratoriais específicos para um diagnóstico de mielofibrose pós-PV e pós-TE, incluindo confirmação de diagnóstico prévio de PV ou TE e limiares mínimos de fibrose da medula óssea. A Tabela 157.6 fornece uma lista de outras causas de fibrose envolvendo a medula óssea.

### Tabela 157.4 Diagnóstico diferencial da eritrocitose.

**ERITROCITOSE ESPÚRIA** (também designada como policitemia relativa, eritrocitose de estresse, policitemia de estresse, policitemia benigna, síndrome de Gaisböck e pseudopolicitemia)

A. Os casos caracterizam-se por aumento do hematócrito e massa eritrocitária total normal ou diminuída, em consequência de uma redução do volume plasmático. A hemoconcentração pode resultar de vômitos ou diarreia, queimaduras, terapia diurética agressiva, diminuição do aporte de líquidos, cetoacidose diabética e doença renal. O estresse e a hipertensão também podem estar associados à diminuição do volume plasmático

**ERITROCITOSE CONGÊNITA**

A. Associada a uma redução da p50 (pressão parcial de oxigênio em que 50% da hemoglobina está saturada com oxigênio)
 i. Hemoglobinopatia com alta afinidade de oxigênio mutante
 ii. Deficiência de 2,3-difosfoglicerato
 iii. Metemoglobinemia
B. Associada a p50 normal
 i. Mutações *VHL* (policitemia de Chuvash)
 ii. Mutações *PHD2*
 iii. Mutações *HIF2A*
 iv. Mutações do receptor de *EPO*
 v. Mutação com ganho de função de *EPO*

**ERITROCITOSE ADQUIRIDA**

A. Primária (clonal): policitemia vera (associada a um baixo nível de EPO)
B. Secundária (associada a níveis normais a elevados de EPO)
 i. Estados de hipoxia crônica
  (1) Doença pulmonar crônica
  (2) *Shunts* cardiopulmonares da direita para a esquerda
  (3) Residência em grandes altitudes
  (4) Uso de tabaco ou envenenamento por monóxido de carbono
  (5) Apneia do sono ou síndrome de hipoventilação
  (6) Estenose da artéria renal
 ii. Independente de hipoxia
  (1) Uso de androgênios (p. ex., testosterona, danazol)
  (2) Uso de eritropoetina
  (3) Após transplante renal
  (4) Terapia anti-VEGF
  (5) Tumores secretores de eritropoetina: carcinoma hepatocelular, carcinoma de células renais, hemangioblastoma (cerebelar), leiomioma uterino, meningioma, tumor carcinoide, adenoma metanéfrico, feocromocitoma, adenoma de paratireoide
  (6) POEMS

EPO = eritropoetina; POEMS = síndrome de polineuropatia, organomegalia, endocrinopatia, proteína M e alterações cutâneas; VEGF = fator de crescimento do endotélio vascular.

### Tabela 157.5 Diagnóstico diferencial da trombocitose.

| PRIMÁRIA (CLONAL) | SECUNDÁRIA (REATIVA) |
|---|---|
| **TROMBOCITEMIA ESSENCIAL** | **INFECÇÃO** |
| **OUTRAS NEOPLASIAS MIELOIDES** | Infecções bacterianas/virais agudas |
| Mielofibrose primária | Infecções crônicas (p. ex., tuberculose) |
| Leucemia mieloide crônica | **CONDIÇÕES HEMATOLÓGICAS NÃO MALIGNAS** |
| Síndrome mielodisplásica com Del(5q) | Anemia ferropriva |
| Neoplasias mielodisplásicas/mieloproliferativas com sideroblastos em anel e trombocitose (SMD)/NMP-RS-T | Perda aguda de sangue |
| | Anemia hemolítica aguda |
| | Rebote após uso de quimioterapia |
| | Rebote após tratamento da PTI |
| | Rebote da trombocitopenia relacionada com ETOH |
| | **CONDIÇÕES AUTOIMUNE/INFLAMATÓRIA** |
| | Doença inflamatória intestinal |
| | Vasculites |
| | Artrite reumatoide |
| | Doença celíaca |
| | **NEOPLASIAS MALIGNAS** |
| | Linfoma |
| | Câncer metastático |
| | POEMS |
| | **MEDICAMENTOS** |
| | Agonistas do receptor de trombopoetina |
| | Ácido todo-*trans*-retinoico (ATRA) |
| | Interleucina 1β |
| | Vincristina |
| | Epinefrina |
| | Glicocorticoides |
| | **DANO TECIDUAL** |
| | Traumatismo grave, queimaduras |
| | Pancreatite aguda |
| | Infarto agudo do miocárdio |
| | Período pós-cirúrgico (p. ex., CRM) |
| | **REAÇÃO ALÉRGICA** |
| | **EXERCÍCIO** |

CRM = cirurgia de revascularização do miocárdio; ETOH = álcool; PTI = púrpura trombocitopênica (ou idiopática); SMD = síndrome mielodisplásica; POEMS = síndrome de polineuropatia, organomegalia, endocrinopatia, proteína M e alterações cutâneas.

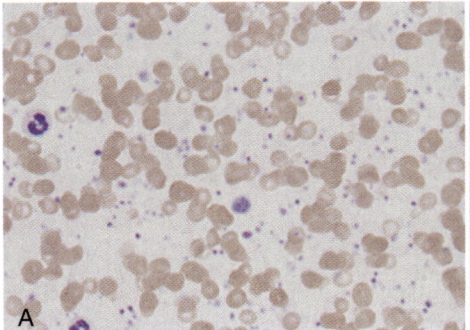
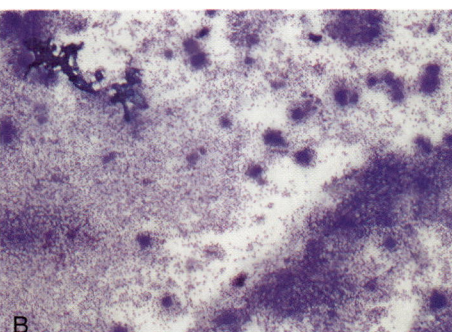
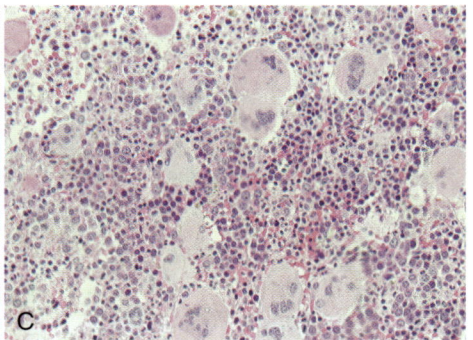

**FIGURA 157.4** Histopatologia da trombocitemia essencial. **A.** Sangue periférico, mostrando aumento do número de plaquetas, incluindo formas grandes. Aspirado de medula óssea (**B**) e biopsia com agulha de grosso calibre (**C**), revelando acentuado aumento no número de megacariócitos.

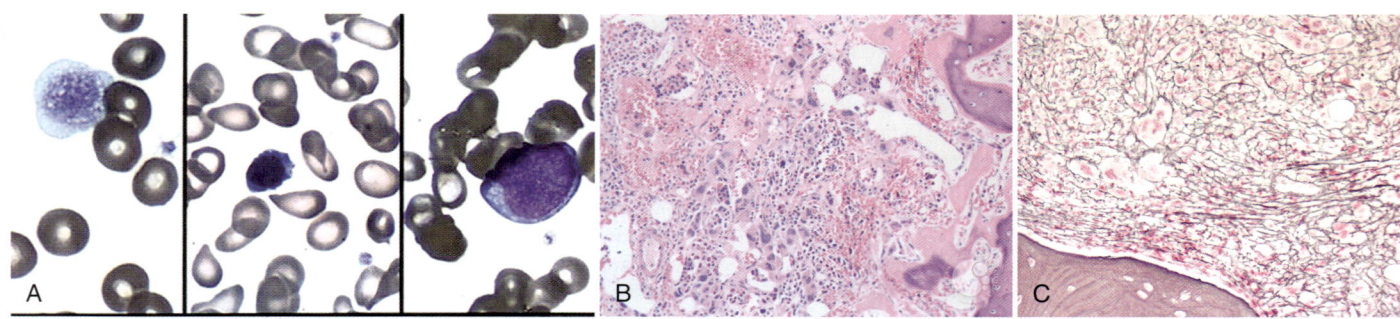

**FIGURA 157.5** Histopatologia da mielofibrose primária. **A.** Achados hematológicos leucoeritroblásticos na mielofibrose primária, incluindo uma grande plaqueta, hemácias em forma de lágrima (dacriócitos) e um mieloblasto. **B.** Biopsia de medula óssea com agulha de grosso calibre, mostrando um agrupamento de megacariócitos com trabéculas ósseas irregulares e espessas com osteomielosclerose (coloração H&E 100×). **C.** A coloração da biopsia de medula óssea para reticulina confirma a fibrose extensa (grau de MF-3). (B e C. Cortesia do banco de imagem da American Society of Hematology, https://imagebank.hematology.org/.)

## PROGNÓSTICO

### Policitemia vera e trombocitemia essencial

#### Sobrevida

Em um estudo de história natural de 1.545 pacientes com PV, a idade mais avançada, a leucocitose, a trombose venosa e o cariótipo anormal foram identificados como fatores que afetam adversamente a sobrevida; os três primeiros parâmetros foram utilizados para desenvolver um modelo de prognóstico, que delineou três grupos de risco com sobrevida mediana variando de 10,9 a 27,8 anos. A incidência cumulativa de transformação em leucemia foi de 2,3% em 10 anos, 5,5% em 15 anos e 7,9% em 20 anos. A idade avançada, o cariótipo anormal e uma contagem de leucócitos de $15 \times 10^9/\ell$ ou mais foram fatores de risco independentes para a sobrevida sem leucemia. A transformação leucêmica foi associada a uma exposição a pipobromana ou $P^{32}$/clorambucila, mas não a um agente único, hidroxiureia ou bussulfano, ou à combinação desses dois fármacos.

Em uma análise de 867 pacientes com TE, idade de 60 anos ou mais, contagem de leucócitos de $11 \times 10^9/\ell$ ou mais e a ocorrência prévia de trombose foram associadas a sobrevida inferior. Com base na atribuição de pontos ponderados a essas variáveis, os pacientes foram distribuídos em três categorias de risco, com sobrevidas significativamente diferentes: baixa (0 ponto; a sobrevida mediana não é alcançada); intermediária (1 a 2 pontos; sobrevida mediana de 24,5 anos); e alta (3 a 4 pontos; sobrevida mediana de 13,8 anos) (e-Tabela 157.2). A incidência de transformação leucêmica é inferior a 5% em pacientes com TE.

### Trombose

A avaliação convencional do risco de trombose na TE (e na PV) divide os pacientes em categorias de baixo e de alto risco, com base na ausência ou na presença de idade acima dos 60 anos ou história de trombose, conforme demonstrado no estudo European Collaboration on Low-Dose Aspirin in Polycytehmia Vera (ECLAP), de fase III (Figura 157.6). A presença de trombocitose acentuada (p. ex., contagem de plaquetas superior a $1.500 \times 10^9/\ell$) está associada a maior risco de sangramento do que de trombose.

Um estudo internacional de pacientes com TE identificou fatores de risco cardiovasculares (FRC) e o estado de mutação *JAK2* V617F como fatores de risco independentes adicionais, que foram utilizados para validar um modelo de prognóstico de três níveis (IPSET-trombose), que consiste em pacientes de baixo risco, de risco intermediário e de alto risco, com respectivos riscos de trombose de 1,03, 2,35 e 3,56% de pacientes/ano (e-Tabela 157.2). A IPSET-trombose superou a estratificação do risco em dois níveis (baixo risco 0,95% dos pacientes/ano *versus* alto risco 2,86% dos pacientes/ano) na previsão de futuros eventos vasculares.

A análise subsequente da IPSET-trombose revelou que, entre pacientes de baixo risco, o risco de trombose foi significativamente menor em

| Tabela 157.6 | Causas de fibrose da medula óssea. |
|---|---|
| **NEOPLASIAS/DISTÚRBIOS MIELOIDES** | |
| Mielofibrose primária | |
| Leucemia mieloide crônica | |
| Síndromes mielodisplásicas | |
| Neoplasias mielodisplásicas/mieloproliferativas | |
| Mastocitose sistêmica | |
| Leucemias eosinofílicas crônicas | |
| Leucemias mieloides agudas (incluindo mielofibrose aguda/leucemia megacariocítica aguda) | |
| Síndrome das plaquetas cinzentas | |
| **NEOPLASIAS LINFOIDES** | |
| Leucemia de células pilosas | |
| Mieloma múltiplo | |
| Linfomas | |
| **NEOPLASIAS DE CÉLULAS HISTIOCÍTICAS E DENDRÍTICAS** | |
| Histiocitose de células de Langerhans | |
| **CONDIÇÕES NÃO HEMATOLÓGICAS** | |
| Mielofibrose autoimune | |
| Distúrbios do tecido conjuntivo | |
| Infecções crônicas (p. ex., tuberculose) | |
| Deficiência de vitamina D (raquitismo) | |
| Osteodistrofia renal | |
| Hipertensão pulmonar | |
| Cânceres metastáticos (p. ex., de próstata, de mama, gástrico) | |

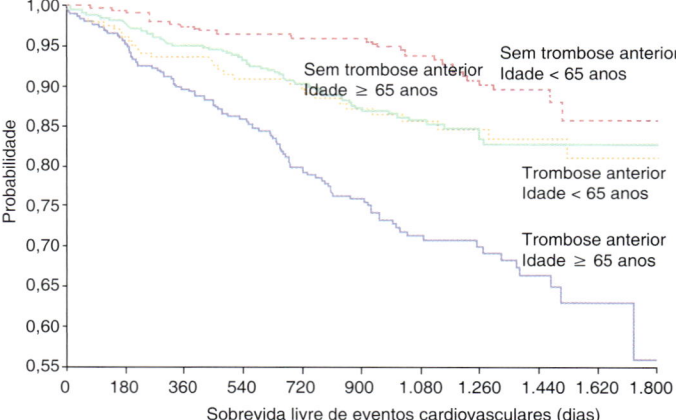

| Grupo de risco | # Eventos/100 pessoas/ano |
|---|---|
| Idade < 65 anos sem trombose anterior | 2,5 |
| Idade ≥ 65 anos sem trombose anterior | 4,9 |
| Idade < 65 anos com trombose anterior | 5,0 |
| Idade ≥ 65 anos com trombose anterior | 10,9 |

**FIGURA 157.6** Sobrevida livre de eventos cardiovasculares de 1.638 pacientes com PV, de acordo com a idade e a história de trombose.

pacientes com JAK2 não mutado na ausência de FRC (0,44%), em comparação com a presença de FRC (1,05%). Além disso, o risco de trombose na presença da mutação JAK2 sem FRC e na presença tanto de mutação JAK2 quanto de FRC foi de 1,59 e 2,57%, respectivamente. Essas observações levaram ao desenvolvimento do sistema de escore de IPSET-trombose revisado,[8] que foi independentemente validado e que estratifica os pacientes em quatro grupos de risco: risco muito baixo (idade ≤ 60 anos, ausência de história pregressa de trombose e ausência de mutação JAK2); baixo risco (idade ≤ 60 anos, ausência de história pregressa de trombose e presença de mutação JAK2); risco intermediário (idade > 60 anos, ausência de história pregressa de trombose e ausência de mutação JAK2) e alto risco (história pregressa de trombose e/ou idade > 60 anos com mutação JAK2). A mutação CALR não modifica o escore IPSET para prever a ocorrência de trombose.

## Mielofibrose primária

O Dynamic International Prognostic Scoring System (DIPSS)-Plus utiliza oito parâmetros clínicos e laboratoriais para refinar o prognóstico de risco em pacientes com MFP: idade > 65 anos, nível de hemoglobina inferior a 10 g/d$\ell$, contagem de leucócitos acima de $25 \times 10^9/\ell$, blastos circulantes de 1% ou mais, sintomas constitucionais, cariótipo desfavorável, necessidade de transfusão de hemácias e contagem de plaquetas inferior a $100 \times 10^9/\ell$. Foram geradas quatro categorias de risco com base no número de pontos adversos: baixo risco (0 ponto adverso); risco intermediário 1 (1 ponto adverso); risco intermediário 2 (2 a 3 pontos adversos) e alto risco (4 a 6 pontos adversos), com sobrevidas medianas respectivas de 180, 80, 35 e 16 meses.[9] Em uma análise multivariada, uma contagem de plaquetas inferior a $100 \times 10^9/\ell$ e uma citogenética desfavorável foram preditores independentes de sobrevida sem leucemia: baixo risco (nenhum dos fatores adversos presentes) e alto risco (presença de pelo menos um fator adverso) resultaram em riscos em 5 a 10 anos de transformação leucêmica de 6 e 12% para o grupo de baixo risco versus 18 e 31% para o grupo de alto risco, respectivamente. O sistema de escore prognóstico MIPSS70-Plus integra dados mutacionais (ausência de mutação CALR tipo 1, presença de mutação de alto risco molecular (i. e., ASXL1, EZH2, SRSF2, IDH1/2) e presença de duas ou mais mutações de alto risco molecular), além de informações clínicas e citogenéticas para otimizar ainda mais a estratificação de risco em pacientes elegíveis para transplante (Figura 157.7).[10]

## TRATAMENTO

### Trombocitemia essencial e policitemia vera

Em pacientes com TE e PV, nenhuma terapia demonstrou alterar a história natural da doença (p. ex., transformação para mielofibrose-PV ou pós-TE, leucemia mieloide aguda ou sobrevida global), e as terapias pretendem diminuir o risco de futuros eventos vasculares e os sintomas constitucionais relacionados com a doença.[11,11b]

Na TE, as decisões quanto ao tratamento baseiam-se na classificação dos pacientes em grupos de risco muito baixo, risco baixo, risco intermediário e risco alto, de acordo com a estratificação do risco de IPSET-trombose revisada (Tabela 157.7).[12] Para pacientes com TE de risco muito baixo (idade ≤ 60 anos, ausência de mutação JAK2, sem história pregressa de trombose), pode-se considerar o uso de ácido acetilsalicílico, 81 mg/dia, ou apenas observação. Em pacientes com TE de baixo risco (idade ≤ 60 anos, com mutação JAK2, sem história pregressa de trombose) ou com TE de risco intermediário (idade > 60 anos, ausência de mutação JAK2, sem história pregressa de trombose), recomenda-se apenas o ácido acetilsalicílico, 81 mg/dia. Embora a eficácia do ácido acetilsalicílico em baixa dose para a prevenção de trombose em pacientes com TE não tenha sido avaliada em ensaios clínicos randomizados,[13] ela é sustentada pela extrapolação dos resultados do estudo ECLAP (ver adiante), que investigou seu uso em pacientes com PV e os resultados de análises retrospectivas.

Deve-se administrar terapia citorredutora a pacientes com TE de alto risco (história de trombose em qualquer idade ou idade > 60 anos com mutação JAK2) ou aos com formas de risco mais baixo de TE, que desenvolvem quaisquer sinais ou sintomas de nova trombose, doença de von Willebrand adquirida ou hemorragia significativa relacionada com a doença, esplenomegalia progressiva sintomática, leucocitose ou trombocitose progressivas, agravamento dos sintomas relacionados com a doença (prurido, sudorese noturna, fadiga) ou distúrbios vasomotores/microvasculares (cefaleias, dor torácica, eritromelalgia) refratários ao ácido acetilsalicílico.[14]

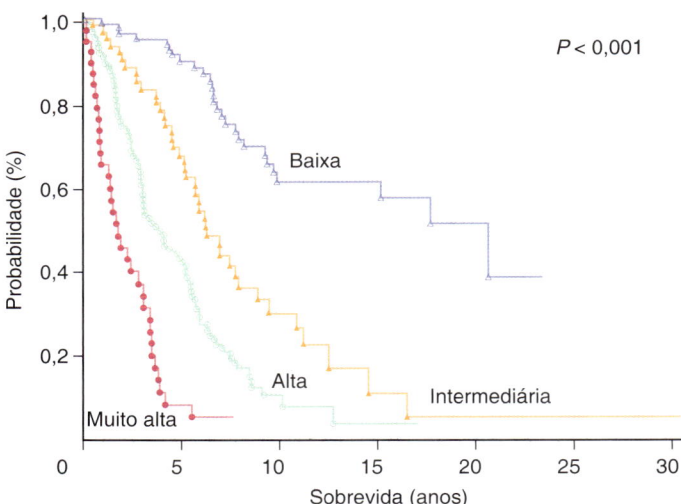

**FIGURA 157.7** MIPSS70-Plus: sistema de escore prognóstico internacional com destaque de mutações para pacientes com mielofibrose primária. Coorte de treinamento de Mayo. (Adaptada de Guglielmelli P, Lasho TL, Rotunno G, et al.: MIPSS70: mutation-enhanced international prognostic score system for transplantation-age patients with primary myelofibrosis. *J Clin Oncol*. 36[4]:310-318, 2018. Fig 1 and Table 3.)

**Tabela 157.7** Estratificação baseada no risco de opções de tratamento na trombocitemia essencial e policitemia vera.

| GRUPO DE RISCO* | TROMBOCITEMIA ESSENCIAL | POLICITEMIA VERA |
|---|---|---|
| Muito baixo | Observação | N/A |
| Baixo | Ácido acetilsalicílico em baixa dose | Ácido acetilsalicílico em baixa dose + flebotomia |
| Intermediário | Ácido acetilsalicílico em baixa dose | N/A |
| Alto | Ácido acetilsalicílico em baixa dose + citorredução<br>Opções de citorredução:<br>Hidroxiureia[†]<br>ou<br>Interferonas (com base em variáveis específicas do paciente)[‡]<br>ou<br>Anagrelida | Ácido acetilsalicílico em baixa dose + flebotomia + citorredução<br>Opções de citorredução:<br>Hidroxiureia<br>ou<br>Interferonas (com base em variáveis específicas do paciente)[‡]<br>ou<br>Ruxolitinibe para pacientes com resistência ou intolerância à hidroxiureia |
| | Manejo dos fatores de risco cardiovasculares; monitoramento para ocorrência de nova trombose ou hemorragia; sinais e sintomas relacionados com a doença progressiva (p. ex., esplenomegalia, leucocitose, trombocitose, prurido, sudorese noturna, fadiga) | |

N/A = não aplicável. *Os grupos de risco são definidos no texto. [†]Para pacientes de mais idade, o bussulfano pode ser considerado em pacientes que não respondem à hidroxiureia ou que não a toleram. [‡]Interferona alfa-2b, peginterferona alfa-2b ou peginterferona alfa-2b.

Em um estudo de 114 pacientes com TE de alto risco, randomizados para receber tratamento com hidroxiureia ou sem tratamento mielossupressor, a incidência de trombose foi significativamente mais baixa em pacientes tratados com hidroxiureia (3,6% em comparação com 24%). No estudo PT-1 randomizado de 809 pacientes com TE de alto risco, a hidroxiureia mais ácido acetilsalicílico em baixa dose foi superior à anagrelida mais ácido acetilsalicílico em baixa dose. Depois de um acompanhamento mediano de 39 meses, o controle das contagens de plaquetas a longo prazo foi equivalente em ambos os grupos, e a anagrelida mais ácido acetilsalicílico foi melhor na prevenção de trombose venosa. Entretanto, as taxas de trombose arterial, hemorragia grave e transformação para MF foram significativamente maiores com o uso de anagrelida mais ácido acetilsalicílico. Além disso, a interrupção do tratamento também foi significativamente maior com a anagrelida mais ácido acetilsalicílico. Nesse ensaio clínico, o diagnóstico de TE foi baseado nos critérios do Polycythemia Vera Study Group. O estudo randomizado de fase III ANAHYDRET subsequente e metanálise mostraram que a anagrelida não foi inferior à hidroxiureia como terapia de primeira linha na prevenção de complicações trombóticas em pacientes com TE de alto risco diagnosticados de acordo com os critérios da OMS.[A1,A2]

O estudo ECLAP de fase III randomizou 518 pacientes com policitemia vera paro ácido acetilsalicílico em baixa dose (100 mg/dia) ou placebo. Em comparação com placebo, o tratamento com ácido acetilsalicílico em baixa dose (100 mg/dia) produziu redução de aproximadamente 60% no risco relativo do parâmetro composto de IAM não fatal, acidente vascular encefálico não fatal ou morte por causas cardiovasculares. A incidência de episódios importantes de sangramento não aumentou de maneira significativa no grupo do ácido acetilsalicílico. No estudo Cyto-PV de fase III randomizado, foi constatado que um tratamento mais intensivo para manter a meta de hematócrito inferior a 45% levou a uma redução significativa, de quase quatro vezes no risco de morte cardiovascular e trombose maior, em comparação com a meta de hematócrito de 45 a 50%.[A3,A4] O ponto de corte inferior do hematócrito (42%) pode ser apropriado para mulheres (atribuído à sua menor massa eritrocitária, em comparação com os homens) ou para pacientes com sintomas progressivos, porém não há dados randomizados disponíveis para respaldar essa recomendação.

Em um estudo não randomizado de 51 pacientes com PV com acompanhamento mediano de 8,6 anos, o uso de hidroxiureia com flebotomia, quando necessário, reduziu de modo considerável o risco de trombose em comparação com a coorte histórica de pacientes tratados apenas com flebotomia. A incidência de transformação leucêmica foi de 5,9% com o uso da hidroxiureia, em comparação com 1,5% para a flebotomia (não estatisticamente significativo). Entretanto, o estudo ECLAP identificou a idade mais avançada e o uso de outros agentes alquilantes (p. ex., $P^{32}$, bussulfano, pipobromana), mas não de hidroxiureia, como fatores de risco independentes para a transformação leucêmica. Em um ensaio clínico randomizado que comparou a hidroxiureia e a pipobromana como terapia de primeira linha em 285 pacientes com PV, com menos de 65 anos, a incidência cumulativa de transformação leucêmica durante um acompanhamento mediano de 15 anos foi significativamente mais alta com a pipobromana (34%) do que com a hidroxiureia (16,5%). Em conjunto, esses resultados e dados de várias análises retrospectivas não demonstram aumento da leucemogenicidade com o uso da hidroxiureia na PV ou na ET.

Em pacientes com TE ou PV, as interferonas (interferona alfa-2b, peginterferona alfa-2a ou peginterferona alfa-2b) constituem um tratamento de primeira linha alternativo para a hidroxiureia, particularmente para pacientes mais jovens ou mulheres grávidas que necessitam de terapia citorredutora (Tabela 157.7). O acréscimo de um polietilenoglicol (PEG) à IFN-α resulta em meia-vida mais longa, que se traduz em administração menos frequente, maior estabilidade do medicamento, menos imunogenicidade e menos toxicidade, sendo o seu uso preferido pela maioria dos médicos. Contudo, dependendo do estudo, as peginterferonas resultaram em taxas de interrupção do tratamento de 15 a 40%. As toxicidades incluem mielossupressão, sintomas de tipo gripal (p. ex., fadiga, mialgias/artralgias), transaminite, fenômenos autoimunes, hipotireoidismo e depressão.

Estudos de peg-IFN-2α em pacientes com PV e TE revelam taxas de remissão hematológica completa de 75 a 95% e remissão molecular completa (RMC) da mutação JAK2 V617F em 17 a 24% dos pacientes. A presença de mutações TET2, ASXL1, EZH2, DNMT3A e IDH1/2 está associada à incapacidade de obter remissão molecular completa.

Em um estudo prospectivo randomizado, que incluiu 136 pacientes com PV com mutação JAK2, a IFN-2αb resultou em uma taxa de resposta molecular significativamente mais alta (55% versus 19%) e a uma taxa de SSP em 5 anos (66 e 47%) em comparação com a hidroxiureia. Entre pacientes com TE, a taxa de SSP em 5 anos foi de 76% para pacientes com TE com mutação de JAK2, em comparação com 48% para aqueles sem mutação de JAK2. Embora um estudo de fase III randomizado de peg-IFN-2αa versus hidroxiureia na PV de alto risco e TE não tenha demonstrado nenhuma diferença significativa nas taxas de resposta após 24 meses, uma atualização do PROUD-PV de 36 meses (e estudos de extensão CONTI-PV) mostrou que a ropeginterferona-α2b induziu taxas de resposta hematológica e resposta molecular superiores e duráveis, em comparação com a hidroxiureia/melhor terapia disponível. Com base nesses resultados, a European Medicines Agency concedeu autorização de comercialização para a ropeginterferona 2αb em 2018 para o tratamento de pacientes com PV sem esplenomegalia sintomática.

Critérios de consenso da European LeukemiaNet foram formulados para a resistência e a intolerância à hidroxiureia em pacientes com PV. Em um estudo de 261 pacientes com PV acompanhados durante um período mediano de 7,2 anos, a resistência à hidroxiureia foi associada a um aumento de 5,6 vezes no risco de morte e a um aumento de 6,8 vezes no risco de transformação para MF pós-PV e LMA.[15,16] O ruxolitinibe, um inibidor de JAK1/JAK2, foi aprovado pela U.S. Food and Drug Administration (FDA), em 2014, para pacientes com PV resistente ou intolerante à hidroxiureia, com base em resultados do ensaio clínico RESPONSE.[A5] No estudo, 222 pacientes dependentes de flebotomia com esplenomegalia e resposta inadequada ou intolerância à hidroxiureia foram randomizados para receber ruxolitinibe ou a melhor terapia disponível. O parâmetro primário foi o controle do hematócrito sem flebotomia e uma redução de, pelo menos, 35% no volume do baço (avaliado por meio de exame de imagem) com 32 semanas. O controle do hematócrito foi alcançado em 60% dos pacientes tratados com ruxolitinibe, em comparação com 20% dos pacientes tratados com a melhor terapia disponível. Foram obtidas redução do volume do baço (≥ 35%), resposta hematológica completa e redução de pelo menos 50% carga de sintomas em 38%, 24% e 49% dos pacientes, respectivamente, no grupo do ruxolitinibe, e em 1%, 9% e 5% dos pacientes, respectivamente, no grupo da melhor terapia disponível. Os dados do acompanhamento de 4 anos demonstram resposta durável nessa população de pacientes.

O bussulfano é um agente alquilante que pode ser utilizado como fármaco citorredutor alternativo em pacientes de idade mais avançada com PV ou TE. É preciso ter cuidado especial para ajustar a dose com base nas contagens hematológicas, visto que foi relatada a ocorrência de mielossupressão grave/aplasia prolongadas.

## Mielofibrose primária

O esquema de estratificação de risco do DIPSS-(Plus) é utilizado para orientar a tomada de decisão no que diz respeito às opções de tratamento (Figura 157.8), com ensaios clínicos incentivados em todos os grupos de risco. O transplante de células-tronco hematopoéticas alogênico é a única modalidade curativa, e todas as outras terapias são utilizadas com intenção paliativa. Os principais problemas clínicos relacionados com a MFP incluem sintomas constitucionais debilitantes, esplenomegalia, citopenias progressivas, potencial de evolução para a LMA (15 a 20% dos pacientes) e redução da sobrevida. O escore total de sintomas do Myeloproliferative Neoplasm Symptom Assessment Form (MPN-SAF TSS 10) é um instrumento validado de desfechos relatados pelo paciente, que tem sido incorporado em ensaios clínicos para monitorar mudanças na carga de sintomas durante a terapia.

Os indivíduos com MFP assintomática de baixo risco não necessitam de tratamento e são submetidos ao monitoramento regular à procura de sinais e sintomas de progressão da doença.[17] Os pacientes sintomáticos com doença de baixo risco ou de risco intermediário demonstraram respostas da esplenomegalia e dos sintomas constitucionais com o uso de ruxolitinibe em estudos não randomizados.[18] Embora as interferonas possam induzir respostas hematológicas, redução da esplenomegalia e melhora da histopatologia da medula óssea nos estágios mais iniciais da MF, as respostas nas formas mais avançadas da doença são modestas.

### Terapia medicamentosa

Dois estudos randomizados de fase III (com desenho cruzado) avaliaram o ruxolitinibe versus placebo (COMFORT-I) ou versus melhor terapia disponível (MTD; COMFORT-II) em pacientes com MFP de risco intermediário 2 e de alto risco e MF pós-PV/ET.[A6,A7] Ambos os ensaios clínicos demonstraram a superioridade do ruxolitinibe para redução do tamanho do baço (Figura 157.9), melhora dos sintomas relacionados com a doença e melhoria da qualidade de vida. Uma análise de 5 anos dos dados do COMFORT-I e COMFORT-II mostrou a obtenção de respostas do baço em 53 a 59% dos pacientes, que foram duráveis (duração mediana de 3,2 anos em ambos os ensaios clínicos).[A6,A7] Tanto no COMFORT-I quanto no COMFORT-II não foram alcançadas sobrevidas globais medianas nos braços do ruxolitinibe; em contrapartida, a sobrevida global mediana foi de 3,84 anos para a coorte de placebo no COMFORT-I e de 4,1 anos no braço de MTD no COMFORT-II.[A6,A7]

A maioria dos pacientes tratados com ruxolitinibe não apresenta reduções significativas na carga de alelo JAK2 V617F ou na fibrose da medula óssea; o monitoramento da carga de alelo JAK2 não faz parte da prática clínica de rotina, e não há necessidade de biopsias seriadas de medula óssea na ausência de sinais de progressão da doença. A anemia e a trombocitopenia de alto grau são comuns com o uso do ruxolitinibe (habitualmente com melhora depois das primeiras 8 a 12 semanas de terapia) e exigem um cuidadoso ajuste da dose para maximizar a eficácia e, ao mesmo tempo, minimizar a mielossupressão. O ruxolitinibe também está associado a um risco aumentado de infecções oportunistas, com relatos de herpes-zóster, reativação do vírus da hepatite B, tuberculose e leucoencefalopatia multifocal progressiva. Os pacientes devem ser avaliados quando a infecção ativa e hepatite latente ou tuberculose antes de iniciar o tratamento.

A anemia é uma necessidade não atendida e não considerada (e não raramente agravada) com o uso do ruxolitinibe. A anemia associada à MF pode resultar de várias causas, incluindo hematopoese ineficaz, sequestro esplênico, sangramento gastrintestinal, anemia hemolítica autoimune ou deficiências nutricionais (p. ex., vitamina $B_{12}$). Além do suporte proporcionado por transfusões de hemácias, os agentes estimuladores da eritropoese (AEE), como a eritropoetina e a alfadarbepoetina, produziram respostas (independência da transfusão ou aumento sustentado da hemoglobina) em 45 a 60% dos pacientes com MF.[15] Os androgênios, como o danazol, podem melhorar a anemia em 30% dos pacientes (mais comum em pacientes não dependentes de transfusão). O rastreamento para câncer

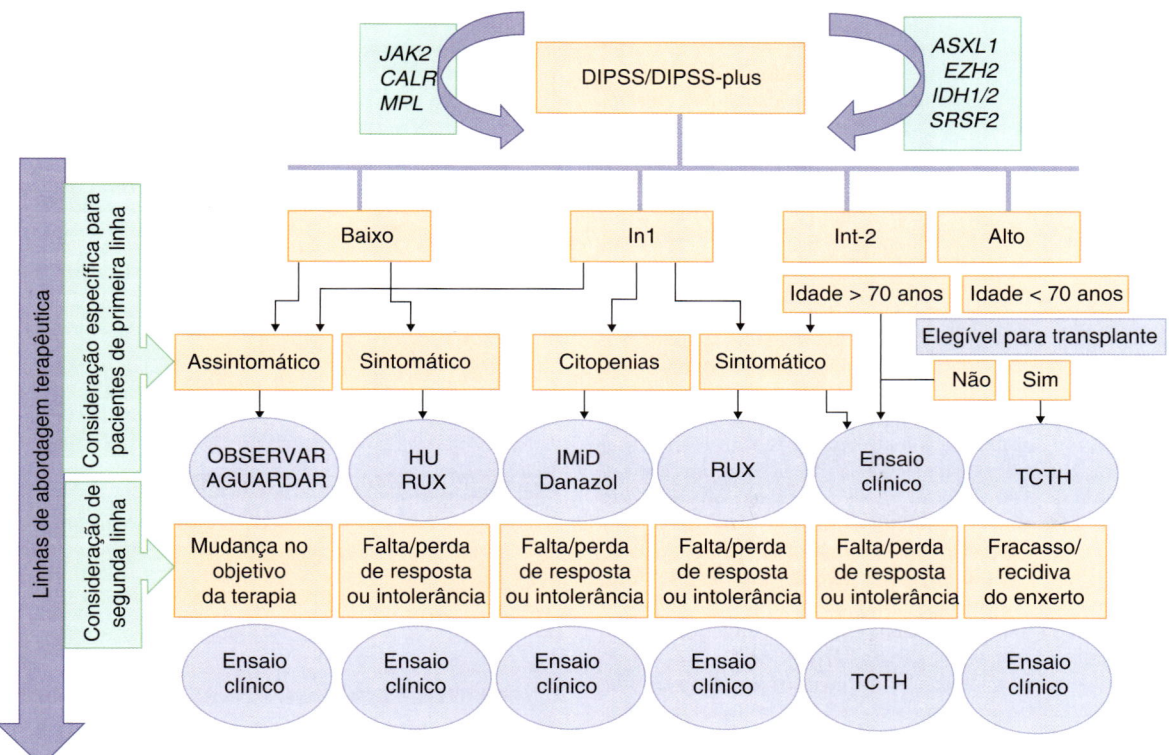

**FIGURA 157.8** Estratificação baseada no risco para a tomada de decisão quanto ao tratamento na mielofibrose. DIPSS = Dynamic International Prognostic Scoring System (ver texto em *Prognóstico* para *Mielofibrose primária*); TCTH = transplante de células-tronco hematopoéticas; HU = hidroxiureia; IMiD = agentes imunomoduladores; Int = intermediário; RUX = ruxolitinibe. (De Mascarenhas J. Looking forward: novel therapeutic approaches in chronic and advanced phases of myelofibrosis. *Hematology Am Soc Hematol Educ Program*. 2015:329-39, 2015. Figura 3.)

de próstata e o monitoramento das provas de função hepática são recomendados para pacientes tratados com danazol. A talidomida em baixa dose (50 a 200 mg/dia) e a lenalidomida são agentes imunomoduladores que têm sido utilizados isoladamente ou em combinação com prednisona para reduzir a anemia em pacientes selecionados com MF. Uma análise de 125 pacientes tratados em três estudos de fase II revelou que a combinação de lenalidomida e prednisona foi mais efetiva e segura do que a talidomida ou lenalidomida como agente único. A anormalidade citogenética del(5q) está associada a melhor taxa de resposta à lenalidomida, à semelhança das respostas robustas observadas na síndrome mielodisplásica (Capítulo 172) com esse cariótipo. Seu uso é limitado pela fadiga e neuropatia associadas à talidomida e à mielossupressão relacionada com a lenalidomida.

A necessidade de esplenectomia provavelmente diminuiu desde a disponibilidade do ruxolitinibe. Entretanto, para pacientes com esplenomegalia sintomática refratária ao ruxolitinibe e à hidroxiureia, pode-se considerar a esplenectomia (ou irradiação esplênica). A série histórica da Mayo Clinic indica que o benefício de 1 ano da esplenectomia depende da indicação do procedimento: 67% para desconforto relacionado com esplenomegalia, 50% para hipertensão portal e 23% para anemia dependente de transfusão. A mortalidade relacionada com a cirurgia foi de 9%, e a morbidade, de 31%. As complicações pós-esplenectomia incluem infecção, sangramento, trombose, hepatomegalia, trombocitose extrema ou leucocitose e aumento dos blastos circulantes.

A radioterapia constitui uma opção para a hematopoese extramedular hepatoesplênica e não hepatoesplênica, que pode estar associada a complicações, como compressão da medula espinal, derrame pleural ou ascite, hipertensão pulmonar, tamponamento cardíaco e hidronefrose. A irradiação esplênica (100 a 500 cGy em 5 a 10 frações) induz uma redução transitória na esplenomegalia, porém pode estar associada a pancitopenia persistente e potencialmente fatal. Doses mais baixas de radiação (dose total de 100 cGy, em 4 frações diárias de 25 cGy) demonstraram ser seguras e efetivas.

## Transplante de células-tronco hematopoéticas alogênico

O TCTH alogênico (ver Capítulo 168) é a única terapia potencialmente curativa para a MF. A indicação para transplante baseia-se na idade, no estado de desempenho, nas principais comorbidades, no estado psicossocial, na preferência do paciente e na disponibilidade de cuidador(es). O condicionamento mieloablativo está associado a maiores taxas de mortalidade sem recidiva (MSR) relacionada com o tratamento *versus* condicionamento de intensidade reduzida (CIR), enquanto este último está associado a maior risco de recidiva da doença. Observa-se uma sobrevida a longo prazo em cerca de 30 a 60% dos pacientes, que depende do esquema de condicionamento e da fonte de células-tronco (p. ex., irmão compatível *versus* doador não aparentado). Em ensaios clínicos prospectivos e análises retrospectivas de transplante alogênico com condicionamento de intensidade reduzida, as taxas respectivas de sobrevida global em 5 anos e de mortalidade sem recidiva variaram de 47 a 67% e de 19 a 24%. A idade (> 55 anos) e o tipo de doador (transplante de irmão doador HLA idêntico *versus* transplante de doador não aparentado bem tipado para HLA ou transplante de doador não aparentado parcialmente/não tipado) constituíram os fatores de prognóstico mais importantes de sobrevida global e MSR.

As análises demonstraram uma tendência a taxas de mortalidade mais baixas em pacientes com doença de baixo risco/risco intermediário 1 e maior mortalidade sem recidiva em pacientes com doença de risco intermediário 2/alto risco. Em uma análise multivariada de pacientes submetidos a transplante com condicionamento de intensidade reduzida, apenas o estado de mutação *JAK2* de tipo selvagem, idade a partir de 57 anos e presença de sintomas constitucionais foram preditores independentes de sobrevida global. As taxas de sobrevida global em 5 anos foram de 90, 74 e 50% para presença de 0, 1 e 2 fatores de risco.

Em uma análise retrospectiva de 438 pacientes com MF submetidos a transplante alogênico ou que receberam terapia convencional com 65 anos ou menos, o risco relativo de morte após TCTH alogênico *versus* pacientes tratados com modalidades sem transplante foi de 5,6, 1,6, 0,55 e 0,37, respectivamente.[19] Esses dados indicam que o transplante deve ser recomendado para pacientes com doença de risco intermediário 2 ou de alto risco, enquanto a terapia sem transplante é recomendada para doença de baixo risco, sendo necessário um aconselhamento mais individualizado quanto ao risco para pacientes com doença de risco intermediário 1, em que a relação risco-benefício é menos clara. Nesses indivíduos, baixa contagem de plaquetas e identificação de mutações de risco molecular potencialmente alto (p. ex., *ASXL1*) podem ajudar na tomada de decisão. O papel de inibição de JAK como estratégia pré-transplante está sendo avaliado em ensaios clínicos, tendo em vista a sua capacidade de reduzir a esplenomegalia, de melhorar os sintomas da doença e de diminuir as citocinas pró-inflamatórias. Como os sintomas da doença retornam após a

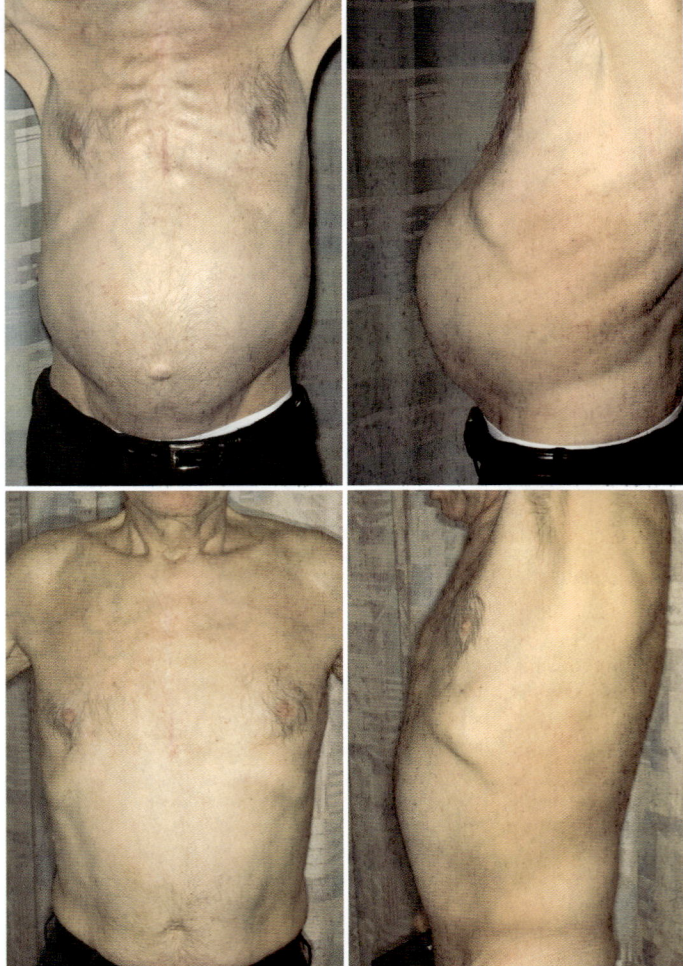

**FIGURA 157.9** Inibição de JAK na mielofibrose. Acentuada redução da esplenomegalia maciça após 2 meses de terapia com inibidor de JAK. (Cortesia do Dr. Srdan Verstovsek, Anderson Cancer Center.)

interrupção da terapia com inibidor de JAK, esses agentes são habitualmente reduzidos imediatamente antes do início do condicionamento pré-transplante.

### Situações especiais

A gravidez em paciente com PV e TE é uma situação clínica de maior risco, que justifica uma consulta com obstetra de alto risco. As pacientes com TE correm risco aumentado de perda da gravidez no primeiro trimestre. A mutação *JAK2* V617F é um fator prognóstico adverso para o desfecho da gravidez, e as análises retrospectivas mostraram que o ácido acetilsalicílico em baixas doses está associado a redução nas complicações da gravidez, particularmente em pacientes com TE com mutação de *JAK2*. Na gravidez de baixo risco, recomenda-se o ácido acetilsalicílico em dose baixa durante toda gestação e por 6 semanas após o parto; para a gravidez de alto risco (distúrbios microcirculatórios anteriores, presença de dois ou mais fatores trombofílicos hereditários, complicações graves em gravidez anterior, idade > 35 anos e contagem de plaquetas > $1.000 \times 10^9/\ell$), recomenda-se a heparina profilática de baixo peso molecular com ácido acetilsalicílico em baixa dose durante toda gestação e após o parto. A interferona é considerada segura durante a gravidez e constitui o agente preferido quando há necessidade de citorredução; deve-se evitar o uso de hidroxiureia, inclusive durante o período de amamentação.

Tendo em vista as diáteses trombo-hemorrágicas observadas nas NMP, a otimização das contagens hematológicas (p. ex., com flebotomia ou citorredução) é uma alta prioridade antes da cirurgia eletiva. Recomenda-se colaboração multidisciplinar com a equipe cirúrgica para avaliar o tipo e a duração da terapia antiplaquetária ou anticoagulante profilática necessária no contexto peroperatório, juntamente com vigilância rigorosa de tromboembolismo.

### Recomendações de grau A

A1. Gisslinger H, Gotic M, Holowiecki J, et al. Anagrelide compared with hydroxyurea in WHO-classified essential thrombocythemia: the ANAHYDRET study, a randomized controlled trial. *Blood*. 2013;121:1720-1728.
A2. Samuelson B, Chai-Adisaksopha C, Garcia D. Anagrelide compared with hydroxyurea in essential thrombocythemia: a meta-analysis. *J Thromb Thrombolysis*. 2015;40:474-479.
A3. Marchioli R, Finazzi G, Specchia G, et al. Cardiovascular events and intensity of treatment in polycythemia vera. *N Engl J Med*. 2013;368:22-33.
A4. Squizzato A, Romualdi E, Passamonti F, et al. Antiplatelet drugs for polycythaemia vera and essential thrombocythaemia. *Cochrane Database Syst Rev*. 2013;4:CD006503.
A5. Vannucchi AM, Kiladjian JJ, Griesshammer M, et al. Ruxolitinib versus standard therapy for the treatment of polycythemia vera. *N Engl J Med*. 2015;372:601-612.
A6. Verstovsek S, Mesa RA, Gotlib J, et al. A double-blind, placebo-controlled trial of ruxolitinib for myelofibrosis. *N Engl J Med*. 2012;366:799-807.
A7. Harrison C, Kiladjian JJ, Al-Ali HK, et al. JAK inhibition with ruxolitinib versus best available therapy for myelofibrosis. *N Engl J Med*. 2012;366:787-798.
A7b. A Pardanani, C Harrison, JE Cortes, et al. Safety and efficacy of fedratinib in patients with primary or secondary myelofibrosis: a randomized clinical trial. *JAMA Oncol*. 2015;1:643-651.

### REFERÊNCIAS BIBLIOGRÁFICAS

*As referências bibliográficas, bem como os outros materiais suplementares deste livro, encontram-se no GEN-IO, nosso ambiente virtual de aprendizagem.*

# 158

# LEUCOCITOSE E LEUCOPENIA

### NANCY BERLINER

A contagem de leucócitos (leucometria) do sangue periférico varia normalmente entre 4.500 e 10.000/μℓ, com média de 7.500/μℓ, e é composta de neutrófilos, linfócitos, monócitos, basófilos e eosinófilos. Como os neutrófilos habitualmente representam cerca de 60% da contagem de leucócitos do sangue periférico, a ocorrência de alterações da leucometria reflete, em geral, elevação ou redução da contagem absoluta de neutrófilos. A leucocitose (contagem elevada de leucócitos) e a leucopenia (contagem reduzida de leucócitos) podem ser secundárias a uma doença subjacente ou a alguma exposição, ou podem constituir manifestações de um distúrbio hematológico primário. Este capítulo fornece uma descrição geral das causas primárias e secundárias de leucocitose e leucopenia, concentrando-se particularmente na neutrofilia e neutropenia.

## DINÂMICA NORMAL DOS NEUTRÓFILOS

Os neutrófilos surgem a partir de células progenitoras multipotentes na medula óssea, que também dão origem a eritrócitos (hemácias), megacariócitos, eosinófilos, basófilos e monócitos. Os precursores dos neutrófilos na medula amadurecem no decorrer de 6 a 10 dias para formar um reservatório de neutrófilos maduros (Figura 158.1). A acetilação de C/EBPε, um membro da família de CCAAT/proteína de ligação intensificadora de fatores de transcrição, é necessária para a formação dos grânulos secundários e terciários e para diferenciação terminal dos neutrófilos.[1] Em seu conjunto, as populações da medula óssea respondem por cerca de 95% da massa total de granulócitos do corpo (20% de precursores dos neutrófilos, 75% de formas em bastão maduras e neutrófilos). Por conseguinte, o reservatório circulante de neutrófilos representa apenas os 5% restantes, aproximadamente, do número total de neutrófilos do corpo, dos quais pouco mais da metade, em determinado momento, aderem ao endotélio vascular e acumulam-se no baço, um fenômeno denominado *marginação*. Os neutrófilos marginais estão prontos para serem liberados imediatamente na circulação durante o estresse. Acreditava-se que o tempo de vida dos neutrófilos no sangue periférico era muito curto, de apenas 6 a 12 horas; entretanto, estudos *in vivo* mais recentes sugerem que eles circulam por até 3 a 4 dias. Subsequentemente, migram para os tecidos, onde podem sobreviver por 1 a 4 dias. As alterações no número de neutrófilos refletem essa dinâmica.

Pode ocorrer neutrofilia em consequência de aumento da produção medular, do aumento da liberação de neutrófilos do compartimento de armazenamento ou da mobilização de neutrófilos do compartimento marginal. A neutropenia pode resultar de diminuição da produção medular,

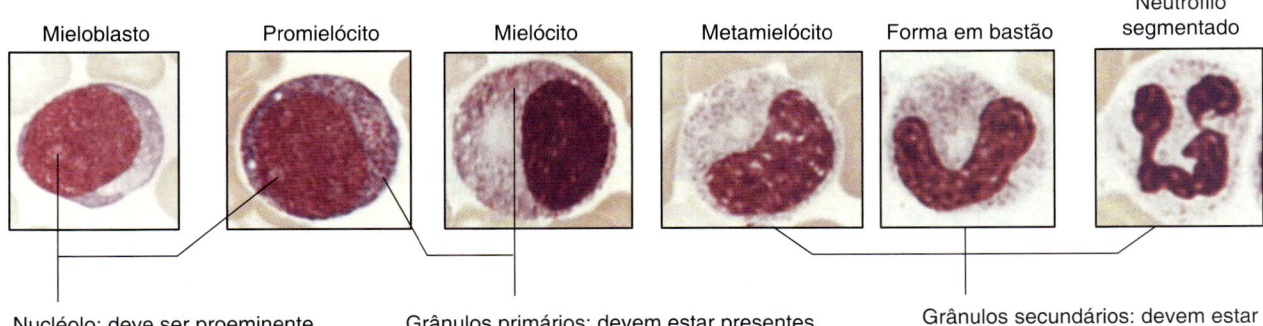

**FIGURA 158.1** Maturação mieloide na medula óssea. Os nucléolos são proeminentes nos mieloblastos, muito menos frequentes nos promielócitos e ausentes nas formas mais maduras. São observados grânulos primários no citoplasma dos promielócitos e mielócitos, enquanto os grânulos secundários predominam depois do estágio de mielócito.

aumento da marginação, com ou sem sequestro pelo baço, ou de aumento da destruição das células periféricas.

## NEUTROFILIA

A neutrofilia é habitualmente reativa ou secundária a um processo inflamatório subjacente.[2] Isso inclui a neutrofilia causada por infecção, inflamação crônica, estresse, fármacos, neoplasia maligna não hematológica, estimulação da medula óssea (como na hemólise ou na púrpura trombocitopênica idiopática) ou esplenectomia. As causas primárias de neutrofilia podem ser congênitas, incluindo neutrofilia hereditária, síndrome de Down e deficiência de adesão leucocitária, ou adquiridas, como no caso da leucemia mieloide crônica (LMC) e outras neoplasias mieloproliferativas (Capítulo 157; Tabela 158.1).

### EPIDEMIOLOGIA E BIOPATOLOGIA

#### Causas secundárias de neutrofilia

##### Infecção

Muitas infecções bacterianas agudas podem se manifestar na forma de leucocitose, com "desvio à esquerda", referindo-se à circulação de células mieloides mais imaturas. Esse desvio à esquerda limita-se mais comumente à liberação de um número aumentado de formas em bastão; entretanto, no estresse grave, pode-se observar também a presença de metamielócitos circulantes e até mesmo células ainda mais imaturas ("reação leucemoide") (Figura 158.1) no sangue periférico. Ocorre leucocitose dentro de minutos a horas após o início da infecção, devido à liberação de neutrófilos dos reservatórios medular e marginais. O exame desses neutrófilos no esfregaço de sangue periférico pode revelar evidências de granulação tóxica (Figura 148.18), corpúsculos de Döhle (Figura 148.19) e vacúolos citoplasmáticos. Certas infecções (p. ex., por *Clostridium difficile* ou tuberculose, em particular) são conhecidas por causarem elevações da contagem de leucócitos para mais de 30 mil/μℓ em cerca de um quarto dos pacientes infectados, podendo resultar em *reação leucemoide*, que é definida como uma contagem de leucócitos superior a 50 mil/μℓ, com acentuado desvio à esquerda (Figura 158.2).

##### Inflamação crônica

A leucocitose causada por inflamação crônica resulta de aumento na produção de leucócitos (especificamente de neutrófilos e monócitos), em oposição à alteração na distribuição dos neutrófilos. Ocorre depleção dos reservatórios de neutrófilos maduros com a inflamação em curso, e o compartimento mieloide da medula óssea sofre expansão para aumentar a produção de neutrófilos. Numerosas citocinas, incluindo o fator de necrose tumoral α (TNF-α), o fator de estimulação de colônias de granulócitos (G-CSF), o fator de estimulação de colônias de granulócitos-macrófagos (GM-CSF), a proteína inflamatória dos macrófagos 1 (MIP-1), a interleucina-1 (IL-1), a IL-6 e a IL-8, foram implicadas nessa estimulação medular. As condições inflamatórias crônicas que estão comumente associadas à leucocitose e à neutrofilia incluem a artrite reumatoide

**Tabela 158.1** Diagnóstico diferencial da neutrofilia.

Etiologias hematológicas primárias
   Neutrofilia congênita
      Neutrofilia hereditária
      Neutrofilia idiopática crônica
      Síndrome de Down
      Deficiência de adesão dos leucócitos (DAL)
         DAL-1
         DAL-2
   Neoplasias hematológicas adquiridas
      Neoplasia mieloproliferativa
         Leucemia mieloide crônica
         Policitemia vera
Secundária a outras doenças
   Infecção
      Aguda por meio da liberação dos reservatórios marginais e de armazenamento
      Crônica por meio de aumento da mielopoese (p. ex., tuberculose, infecção fúngica, abscesso crônico, outras infecções crônicas)
   Inflamação crônica
      Doença reumatoide: artrite reumatoide juvenil, artrite reumatoide, doença de Still e outras
      Doença inflamatória intestinal
      Doença granulomatosa
      Hepatite crônica
   Tabagismo
   Estresse
   Induzida por fármacos
      Corticosteroides
      Beta-agonistas
      Lítio
      Administração de citocinas recombinantes
   Neoplasia não hematológica
      Tumores secretores de citocinas (tumores de pulmão, língua, renal, urotelial)
      Metástases medulares (mieloftise)
   Estimulação da medula óssea
      Anemia hemolítica, trombocitopenia imune
      Recuperação da supressão medular
      Administração de citocinas recombinantes
   Pós-esplenectomia

juvenil, a artrite reumatoide, a doença de Still, a doença de Crohn, a retocolite ulcerativa, a infecção granulomatosa e a hepatite crônica. Nesses casos, a elevação da contagem de leucócitos e de neutrófilos está normalmente mais moderada do que a observada na infecção ou inflamação agudas.

##### Tabagismo

O tabagismo pode provocar neutrofilia em cerca de 25 a 50% dos tabagistas crônicos, e essa alteração pode persistir por até 5 anos após o abandono do tabagismo. O mecanismo envolvido na neutrofilia não é conhecido, porém há evidências recentes de que a fumaça de cigarro seja capaz de diminuir a apoptose dos neutrófilos.

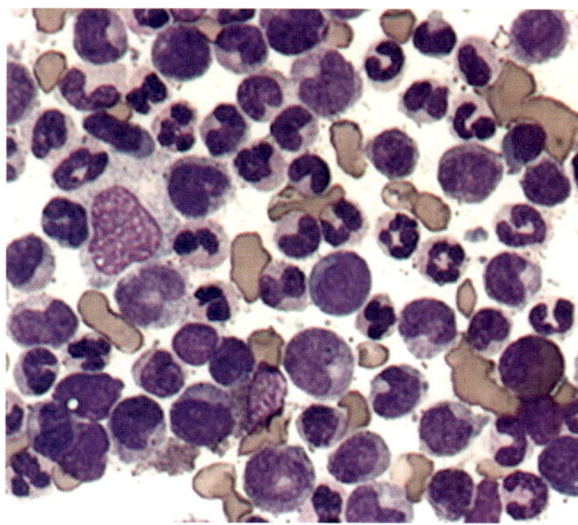

**FIGURA 158.2** Sangue periférico de um paciente com reação leucemoide. A partir desse esfregaço, seria impossível distinguir essa reação da leucemia mieloide crônica na fase crônica (ver Capítulo 175). A distinção dependeria da determinação da presença ou ausência de fusão de *BCR-ABL*.

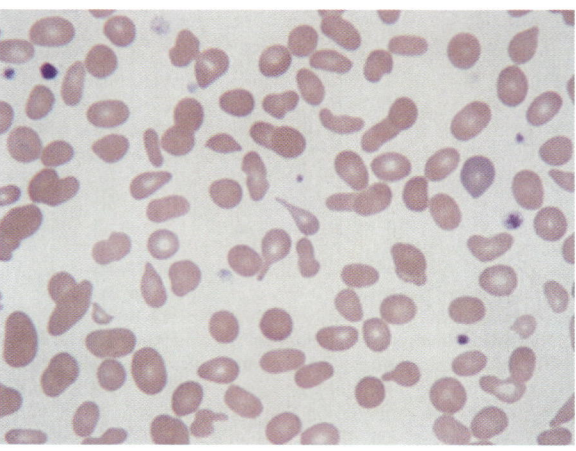

**FIGURA 158.3** Alterações mieloftísicas na morfologia das hemácias. Observe as formas em lágrima proeminentes. (De Rose M, Berliner N. Disorders of red blood cells. In: Andreoli TE, Benjamin IJ, Griggs RC, et al., eds. *Andreoli and Carpenter's Cecil Essentials of Medicine,* 8th ed. Philadelphia: Saunders; 2010:522, Fig. 49-2.)

### *Estresse*

Nos primeiros minutos após a realização de exercício, cirurgia ou ocorrência de estresse, pode-se observar aumento no número de neutrófilos circulantes. Acredita-se que esse aumento seja devido aos efeitos das catecolaminas sobre os neutrófilos marginais (causando desmarginação). Alguns casos de neutrofilia induzida por estresse podem ser evitados por meio de tratamento prévio com antagonistas beta-adrenérgicos (p. ex., propranolol), o que sustenta o papel das catecolaminas no processo de desmarginação. Entretanto, a neutrofilia induzida por exercício não é bloqueada pelo propranolol, sugerindo que ela pode ocorrer devido ao fluxo e à perturbação mecânica dos neutrófilos nos pulmões. Foi também observada elevação da contagem de leucócitos no infarto agudo do miocárdio (IAM).

### *Induzida por fármacos*

Os corticosteroides constituem os fármacos mais bem conhecidos e amplamente utilizados associados à leucocitose. Outros fármacos que produzem aumento das contagens de neutrófilos incluem os beta-agonistas e o lítio. O lítio causa neutrofilia por meio de aumento da produção dos fatores estimuladores de colônias (CSF) endógenos. De modo semelhante, o tratamento com G-CSF ou GM-CSF (Capítulo 147) provoca neutrofilia, e, embora a neutrofilia seja o efeito desejado, ela é bastante pronunciada.

### *Neoplasia maligna não hematológica*

Pode-se observar a presença de leucocitose em diversas neoplasias malignas não hematológicas. Alguns tumores malignos (pulmão, língua, rim, bexiga) podem secretar G-CSF como fator de crescimento hematopoético ectópico. Em pacientes com câncer que apresentam hiperleucocitose, o teste genômico consegue diferenciar as neoplasias mieloproliferativas da reação leucemoide paraneoplásica. Outros tumores malignos (pulmão, estômago, mama), quando sofrem metástases para a medula óssea, podem causar *reação leucoeritroblástica,* que se caracteriza por leucocitose com desvio à esquerda, trombocitose e anormalidades eritrocitárias, incluindo eritrócitos nucleados e em forma de lágrima (Figura 158.3). A presença de entidades não hematopoéticas que invadem a medula óssea (câncer metastático, fibrose, doença granulomatosa) é denominada *mieloftise.*

### *Estimulação da medula óssea*

A destruição periférica de hemácias e plaquetas, como aquela observada na anemia hemolítica e na púrpura trombocitopênica idiopática, pode resultar em estimulação da medula óssea e leucocitose por "transbordamento". A recuperação das contagens celulares após supressão da medula, como no caso de quimioterapia, pode resultar em leucocitose de rebote, que pode durar várias semanas.

## Causas primárias de neutrofilia

### *Neutrofilia hereditária*

A neutrofilia hereditária é uma doença genética autossômica dominante, que se caracteriza por contagem elevada de leucócitos na faixa de 20 mil a 100 mil/µℓ, com esplenomegalia e alargamento da díploe do crânio. Os neutrófilos funcionam normalmente, e os pacientes não correm risco aumentado de infecção bacteriana ou de outras sequelas. Foi relatada uma neutrofilia hereditária provocada por mutação autossômica dominante do gene *GCSF3*, causando ativação constitutiva do receptor de G-CSF.

### *Neutrofilia idiopática crônica*

A neutrofilia idiopática crônica é uma condição caracterizada por leucocitose na faixa de 11 mil a 40 mil/µℓ, com biopsia de medula óssea normal. Em uma série de 20 anos de acompanhamento, os pacientes com essa condição não apresentaram nenhuma sequela médica em consequência da contagem elevada de leucócitos.

### *Anomalia de Pelger-Huët*

Os pacientes com anomalia de Pelger-Huët frequentemente recebem um diagnóstico incorreto de contagem de leucócitos com desvio à esquerda, visto que muitos de seus neutrófilos maduros são erroneamente interpretados como formas em bastão.[3] Embora esses pacientes não tenham leucocitose, a anomalia de Pelger-Huët frequentemente leva à suspeita de infecção aguda, devido a esse aparente desvio à esquerda. A anomalia de Pelger-Huët é causada por mutação no gene do receptor de lâmina B e manifesta-se com neutrófilos maduros e cromatina condensada e aglomerada dentro de um núcleo bilobulado (Figura 148.20). Diversos fármacos podem induzir reversivelmente uma pseudoanomalia de Pelger-Huët, incluindo colchicina, sulfonamidas, ibuprofeno, taxoides e valproato. A pseudoanomalia de Pelger-Huët também é observada em alguns pacientes com mielodisplasia (Capítulo 172). As deficiências de vitamina $B_{12}$ ou de folato podem causar aumento da lobulação nuclear dos neutrófilos em pacientes com anomalia de Pelger-Huët, resultando, talvez, em omissão do diagnóstico. Entretanto, com a correção da deficiência vitamínica, a morfologia nuclear aberrante dos neutrófilos retorna.

### *Síndrome de Down*

Até 10% dos pacientes com síndrome de Down desenvolvem um distúrbio mieloproliferativo transitório, que se manifesta como leucocitose do sangue periférico com blastos em associação a um acúmulo de megacarioblastos no sangue, no fígado e na medula óssea. Foram também relatadas reações semelhantes em indivíduos fenotipicamente normais com mosaicismo da trissomia do 21. Em geral, o distúrbio mieloproliferativo transitório regride de maneira espontânea, porém pode evoluir para a leucemia megacarioblástica aguda em 23 a 30% dos pacientes afetados. Esse distúrbio é atribuível à aquisição de mutações no gene *GATA1*, que codifica um fator de transcrição essencial para a regulação hematopoética, levando à perda da expressão de GATA-1 normal e expressão de uma proteína GATA-1 truncada. As evidências sustentam que essas mutações são adquiridas durante a vida fetal, e os pacientes apresentam distúrbio mieloproliferativo transitório no início da lactância. A patogenia da progressão para a leucemia megacarioblástica aguda envolve, presumivelmente, outros eventos genéticos e epigenéticos, e constitui o foco de estudos intensos.

### Deficiência de adesão dos leucócitos

Os pacientes com deficiência de adesão dos leucócitos também apresentam leucocitose persistente, defeitos na ativação dos neutrófilos dependente de estímulo, infecções recorrentes e separação tardia do cordão umbilical. A deficiência de adesão dos leucócitos é uma anormalidade da adesão leucocitária, que reflete a perda de moléculas de adesão de superfície.[4] A deficiência de adesão dos leucócitos 1 decorre da ausência ou acentuada redução da cadeia β comum das integrinas β2, resultando em perda da expressão do antígeno associado à função leucocitária 1 (LFA-1), do receptor C3bi e GP150;95. Isso leva a uma incapacidade de ingerir e matar micróbios opsonizados por C3bi. Na deficiência de adesão dos leucócitos 2, os neutrófilos carecem de sialil Lewis-X, o ligante da L-selectina expresso nas células endoteliais. Os neutrófilos têm morfologia normal, porém apresentam deficiência na quimiotaxia, aderência e fagocitose.

### Urticária familiar ao frio

A urticária familiar ao frio caracteriza-se por episódios de febre, leucocitose, urticária, exantema, conjuntivite e hipersensibilidade muscular e cutânea com exposição ao frio. O exantema é composto de neutrófilos infiltrativos. A síndrome parece estar relacionada à diminuição dos níveis do inibidor de C1 esterase e está associada a mutações no gene *CIAS1* no cromossomo 1q.

### Leucemia mieloide crônica e outras neoplasias mieloproliferativas

A leucemia mieloide crônica (LMC), a leucemia neutrofílica crônica e as outras neoplasias mieloproliferativas (*i. e.*, policitemia vera e trombocitemia essencial) são discutidas de maneira detalhada nos Capítulos 157 e 175. Constituem os principais distúrbios hematológicos primários adquiridos, associados à neutrofilia. A LMC por ocasião de sua apresentação frequentemente precisa ser diferenciada de uma reação leucemoide. A LMC, diferentemente da reação leucemoide, caracteriza-se pela presença de anormalidades de outras linhagens de células sanguíneas (*pan-mielose*) e pela presença de anormalidades específicas. Por conseguinte, o esfregaço de sangue periférico na LMC (mas não na reação leucemoide) demonstra aumento no número de todas as células da série neutrofílica, classicamente com maior proporção de mielócitos e metamielócitos, podendo exibir basofilia, eosinofilia, anemia e trombocitose concomitantes. A leucemia neutrofílica crônica, uma neoplasia mieloproliferativa rara, caracteriza-se por hepatoesplenomegalia e leucocitose de pelo menos 25 mil/$\mu\ell$, em que 80% dos leucócitos consistem em neutrófilos segmentados/forma em bastão, e menos de 10% em granulócitos imaturos.[5] Pelo menos 50% dos pacientes com leucemia neutrofílica crônica apresentam mutações no receptor do CSF-3 (*CSF3R*; *GCSFR*). Por outro lado, a policitemia vera e a trombocitemia essencial são notáveis, uma vez que elas também apresentam acentuado aumento da massa eritrocitária e trombocitose pronunciada, respectivamente, que, com frequência, é acompanhada de leucocitose.

### Neutrofilia pós-esplenectomia

Os pacientes desenvolvem leucocitose após a esplenectomia, que frequentemente é duradoura, refletindo a perda de um importante local de marginação dos neutrófilos. Isso não tem importância clínica, exceto pelo fato de levar a uma avaliação desnecessária em busca de outras patologias.

## MANIFESTAÇÕES CLÍNICAS E DIAGNÓSTICO

Conforme descrito anteriormente, a leucocitose adquirida resulta mais comumente de infecção ou inflamação aguda ou crônica. Quando ocorre na ausência de febre, de aberrações nos reagentes de fase aguda, derrame, edema ou outros sinais e sintomas de inflamação, ela ainda pode ser secundária a fármacos ou a uma neoplasia maligna não hematológica subjacente. Dessa maneira, a leucocitose adquirida deve ser vista como o sinal de um sistema hematopoético saudável, que responde a algum estresse externo. Por conseguinte, raramente indica-se a avaliação da medula óssea. Entretanto, a persistência de leucocitose na ausência de sinais e sintomas de inflamação ou infecção, neoplasia maligna não hematológica e fármacos agressores deve exigir uma avaliação à procura de doença mieloproliferativa primária ou neoplasia hematológica clonal, particularmente se houver evidências de uma reação leucoeritroblástica. A LMC e outras neoplasias mieloproliferativas podem ser excluídas por meio de diagnóstico molecular no sangue periférico, conforme descrito no Capítulo 175. Nesse contexto, o exame de medula óssea está indicado para avaliar a presença de infiltração medular por infecção, tumor ou fibrose e deve incluir culturas para tuberculose e infecção fúngica, bem como citogenética e citometria de fluxo (Figura 158.4).

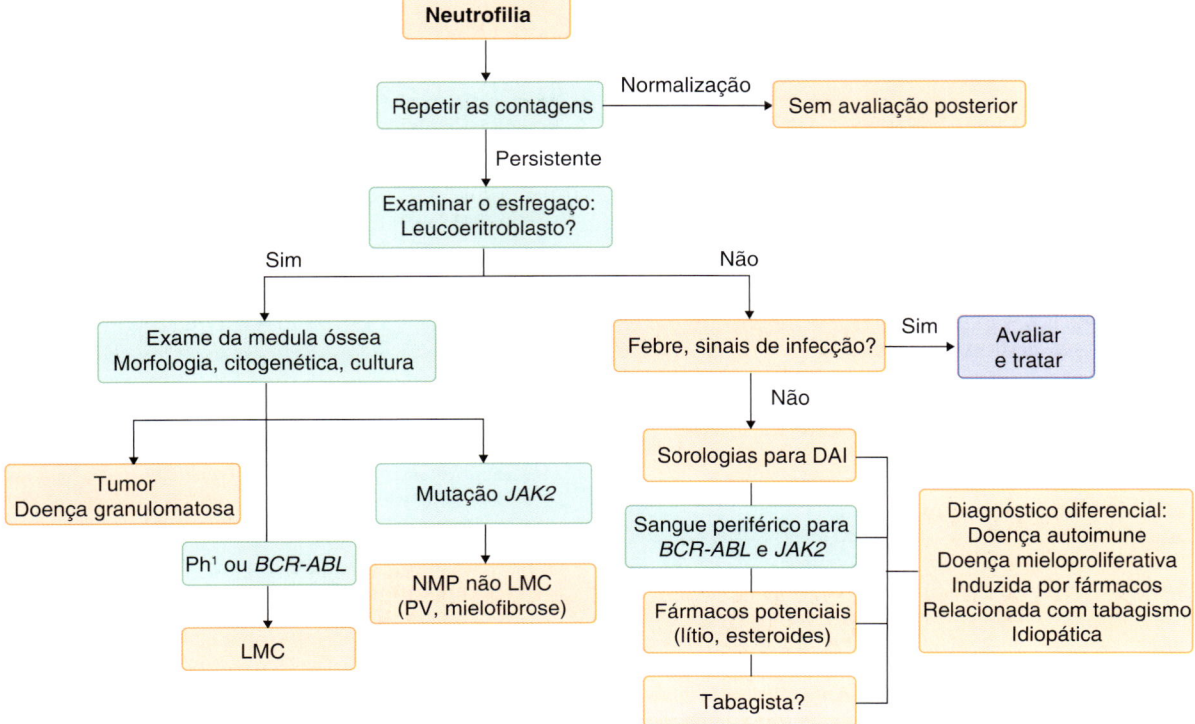

**FIGURA 158.4** Abordagem diagnóstica para a neutrofilia. DAI = doença autoimune; LMC = leucemia mieloide crônica; NMP = neoplasia mieloproliferativa; Ph[1] = cromossomo Filadélfia; PV = policitemia vera; TE = trombocitopenia essencial.

## Leucocitose devido à expansão de outras linhagens celulares

A monocitose e a linfocitose também podem produzir elevações da contagem de leucócitos. A monocitose, que é definida como uma contagem absoluta de monócitos superior a 500/µℓ, ocorre habitualmente na presença de inflamação crônica em consequência de infecções como tuberculose, sífilis ou endocardite bacteriana subaguda, doença autoimune ou granulomatosa e sarcoidose.[6] A monocitose também pode ser observada em neoplasias malignas, como estados pré-leucêmicos, leucemia não linfocítica, incluindo leucemia mielomonocítica e monocítica, histiocitose, doença de Hodgkin, linfoma não Hodgkin e vários carcinomas.[6b] Por fim, pode ser observada no contexto de neutropenia crônica, após esplenectomia e na recuperação da supressão da medula óssea (Tabela 158.2).

A linfocitose é definida por uma contagem absoluta de linfócitos de mais de 5 mil/µℓ. As causas mais comuns de linfocitose incluem infecções virais, como vírus Epstein-Barr (Capítulo 346) e vírus da hepatite (Capítulos 139 e 140). Embora as infecções bacterianas causem, em sua maioria, neutrofilia, a coqueluche e a doença da arranhadura do gato por *Bartonella henselae* podem causar linfocitose. Outras infecções que podem provocar linfocitose secundária incluem toxoplasmose e babesiose. As reações de hipersensibilidade devido a fármacos ou à doença do soro também podem estar associadas à linfocitose.

Os distúrbios primários que causam linfocitose incluem leucemia linfocítica crônica e linfocitose de células B monoclonais (Tabela 158.3; Capítulo 174). A linfocitose B monoclonal com baixas contagens pode ser detectada em cerca de 5% dos adultos com mais de 40 anos e raramente evolui para a leucemia linfocítica crônica. Por outro lado, a linfocitose B monoclonal com contagens elevadas progride para leucemia linfocítica crônica, em uma taxa de 1 a 2% por ano.[7]

A eosinofilia (ver Capítulo 161) é definida por uma contagem absoluta de eosinófilos de mais de 400/µℓ.[8] Os eosinófilos proliferam sob a influência da IL-5 e desempenham um papel na fagocitose e na modulação da toxicidade em decorrência da granulação dos mastócitos nas reações de hipersensibilidade. Por conseguinte, a eosinofilia é observada, com frequência, em casos de reações medicamentosas, alergia, atopia e asma. Diversas infecções, particularmente infecções parasíticas e, em menor grau, infecções fúngicas, podem causar eosinofilia. A eosinofilia também pode resultar de condições autoimunes e inflamatórias, como na granulomatose eosinofílica com poliangiite (anteriormente vasculite de Churg-Strauss). A doença ateroembólica e a insuficiência suprarrenal também podem causar eosinofilia. Diversos tipos de câncer foram associados a uma expansão politípica dos eosinófilos, incluindo linfomas e tumores sólidos. Existem também diversos distúrbios clonais dos eosinófilos, que ocorrem no contexto de algumas leucemias. Por fim, existe um grupo heterogêneo de distúrbios, denominados *síndromes hipereosinofílicas* (ver Capítulo 161). Um gene de fusão *FIP1 L1-PDGFRA* confirmou que alguns desses distúrbios consistem em distúrbios clonais primários de eosinófilos. Pode ser difícil estabelecer a clonalidade de outras síndromes hipereosinofílicas (Tabela 161.1).

## NEUTROPENIA

O risco de infecção na neutropenia depende altamente do tamanho do reservatório de armazenamento de neutrófilos. Embora a neutropenia seja definida por uma contagem absoluta de neutrófilos inferior a 1.500/µℓ, os pacientes com contagem de neutrófilos abaixo desse número podem apresentar diferentes riscos e taxas de infecção, dependendo da causa da neutropenia. Os pacientes que apresentam neutropenia em consequência de quimioterapia, insuficiência medular ou exaustão da medula óssea adquirem infecções em taxas muito mais altas do que aqueles com síndromes neutropênicas crônicas e neutropenia imunomediada. A neutropenia pode ser congênita ou adquirida. As seções seguintes discutirão, em primeiro lugar, os distúrbios neutropênicos congênitos, cujo estudo forneceu novos conhecimentos esclarecedores sobre a mielopoese; em seguida, serão discutidas as causas secundárias de neutropenia (Tabela 158.4).

### Tabela 158.2 Diagnóstico diferencial da monocitose.

Infecção
  Doença granulomatosa (tuberculose, doença fúngica)
  Endocardite infecciosa
  Sífilis
Doenças autoimunes
  Lúpus, artrite reumatoide
  Arterite de células gigantes
  Vasculite
Doença inflamatória intestinal
Sarcoidose
Neoplasia maligna
  Neoplasia maligna hematológica primária
    Leucemia mielomonocítica crônica
    Leucemia mielomonocítica aguda
    Linfoma
  Tumores sólidos
Neutropenia
  Associada à neutropenia crônica
  Recuperação da supressão medular
Pós-esplenectomia

### Tabela 158.3 Diagnóstico diferencial da linfocitose.

Infecção
  Infecção viral
    Vírus Epstein-Barr (mononucleose infecciosa)
    Citomegalovírus
    Hepatite
  Infecções bacterianas
    Coqueluche
    Bartonelose
    Tuberculose
    Sífilis
    Riquetsiose
    Babesiose
Reações de hipersensibilidade
  Doença do soro
  Hipersensibilidade a fármacos
Doença hematológica primária
  Leucemia linfocítica crônica
  Linfocitose de células B monoclonais
  Linfoma não Hodgkin

### Tabela 158.4 Diagnóstico diferencial da neutropenia.

Neutropenia congênita
  Neutropenia familiar étnica e benigna (constitucional)
  Neutropenia congênita grave
    Autossômica dominante (mutação *ELANE*)
    Autossômica recessiva (síndrome de Kostmann; mutação *HAX2*)
    Ligada ao X (mutação *WASP*)
    Outros defeitos raros (mutação *G-CSFR*, desconhecida)
  Neutropenia cíclica
  Síndrome de Shwachman-Diamond
  Anemia de Fanconi
  Disqueratose congênita
  Doença de armazenamento do glicogênio tipo Ib
  Mielocatexia
  Síndrome de Chédiak-Higashi
  Síndrome de Griscelli tipo II
  Síndrome de Hermansky-Pudlak II
  Síndrome de Barth
Neutropenia adquirida
  Infecção
  Pós-infecção
  Induzida por fármacos
  Neutropenia imune
    Neutropenia imune primária
    Secundária a doença autoimune
      Artrite reumatoide
        Síndrome de Felty
        Doença de grandes linfócitos granulares
      Lúpus eritematoso sistêmico
      Granulomatose com poliangiite (anteriormente granulomatose de Wegener)
      Hipertireoidismo
    Aplasia leucocitária pura associada à timoma
    Doença de grandes linfócitos granulares (independentemente de artrite reumatoide)
  Insuficiência primária da medula óssea
    Anemia aplásica
    Síndrome mielodisplásica
    Leucemia aguda
  Marginação e hiperesplenismo
  Deficiência de vitaminas e minerais (incluindo vitamina $B_{12}$, folato, cobre)
  Neutropenia crônica idiopática em adultos (NCIA)

ELANE = elastase dos neutrófilos; G-CSFR: receptor do fator de estimulação de colônias de granulócitos; WASP = proteína da síndrome de Wiskott-Aldrich.

## ETIOLOGIA

### Causas primárias de neutrofilia

#### Neutropenia familiar étnica e benigna (constitucional)

A faixa normal da contagem de neutrófilos é geneticamente determinada e é variável. Vários grupos raciais e étnicos apresentam uma proporção relativamente grande de indivíduos que são neutropênicos, em comparação com os valores de referência normais publicados, habitualmente baseados em indivíduos jovens e, em grande parte, brancos. Essa condição, que é denominada *neutropenia constitucional*, é observada em uma variedade de grupos étnicos, incluindo afro-americanos, judeus iemenitas, judeus falasha e beduínos africanos.[9] Polimorfismos de nucleotídio único no gene do receptor do antígeno Duffy para quimiocina foram postulados para explicar as diferenças raciais e étnicas observadas nas contagens de neutrófilos. Existe também uma condição de herança autossômica dominante, denominada *neutropenia benigna familiar*, que se caracteriza por contagens de neutrófilos na faixa de 800 a 1.400/$\mu\ell$. Tanto a neutropenia étnica quanto a neutropenia benigna familiar estão associadas a *nenhum* risco aumentado de infecção.

#### Neutropenia congênita grave

Descrita pela primeira vez por Rolf Kostmann, em 1956, a neutropenia congênita grave manifesta-se no período neonatal com infecções bacterianas recorrentes e contagens de neutrófilos inferiores a 500/$\mu\ell$.[10] Em geral, as infecções ocorrem nos primeiros meses de vida e, com frequência, incluem onfalite e abscessos perirretais. Com frequência, há aumento dos monócitos e eosinófilos. A biopsia de medula óssea revela "parada de maturação", com ausência de elementos neutrófilos maduros. A neutropenia congênita grave pode seguir padrões de herança autossômica dominante ou recessiva ligada ao X e está associada a mutações em uma variedade de genes, conforme resumido na Tabela 158.5.

A *elastase dos neutrófilos* (ELANE) é uma serinoprotease sintetizada em altos níveis no estágio de promielócito da maturação dos neutrófilos e acondicionada em grânulos primários. Originalmente, foi aventada a hipótese de que ela causaria tráfego celular defeituoso e acúmulo citoplasmático, resultando em apoptose dos neutrófilos; entretanto, evidências mais recentes sustentam que as mutações da ELANE levam ao acúmulo de elastase mutante no retículo endoplasmático, sendo a apoptose o resultado da ativação da resposta a proteínas mal enoveladas.[11] A neutropenia congênita grave em consequência de mutações da ELANE é herdada de modo autossômico dominante. A Hax-1 é uma proteína mitocondrial com homologia fraca com bcl-2, e a sua ausência resulta em apoptose dependente das mitocôndrias. A ocorrência de mutações em HAX-1 causa a neutropenia congênita grave autossômica recessiva, que foi originalmente descrita por Kostmann. Embora todos os casos de neutropenia congênita grave fossem originalmente designados como síndrome de Kostmann, esse termo é agora reservado a esse subgrupo de casos autossômicos recessivos. A proteína da síndrome de Wiskott-Aldrich regula a polimerização da actina nas células hematopoéticas, e a deficiência dessa proteína resulta na síndrome de Wiskott-Aldrich, que se caracterizada por pequenas plaquetas em baixo número, infecções sinopulmonares e eczema. Entretanto, outro fenótipo da proteína mutada da síndrome de Wiskott-Aldrich é a trombocitopenia ligada ao X e neutropenia. As mutações na subunidade catalítica 3 da glicose-6-fosfatase (*G6PC3*) constituem uma causa mais recentemente descoberta de neutropenia congênita grave; a perda homozigota dessa enzima metabólica também parece levar à ativação da resposta a proteínas mal enoveladas e aumento da apoptose dos precursores neutrofílicos.

A neutropenia congênita grave antigamente era uma doença da lactância e do início da infância, visto que poucos pacientes (ou nenhum) sobreviviam até a idade adulta. Entretanto, a observação de que o G-CSF pode elevar as contagens de neutrófilos e evitar a infecção na maioria dos pacientes possibilitou a sobrevivência dessas crianças. Alguns pacientes necessitam de doses muito altas de G-CSF; entretanto, são observadas respostas em 80 a 90% dos indivíduos. O aumento da sobrevida levou ao reconhecimento de que a neutropenia congênita grave predispõe ao desenvolvimento de mielodisplasia e leucemia aguda (mielodisplasia/LMA), com desenvolvimento de mielodisplasia/LMA em uma taxa de cerca de 2% ao ano, com risco cumulativo de cerca de 20 a 30% em 10 anos. Os pacientes refratários ao G-CSF ou os que necessitam de altas doses, correm maior risco de transformação leucêmica. Conforme discutido adiante, o desenvolvimento de mielodisplasia/LMA está frequentemente associado à aquisição de mutação do gene do receptor de G-CSF. Há considerável controvérsia sobre o papel da administração de G-CSF durante toda vida na aquisição de outras mutações e sua contribuição para a transformação maligna em pacientes com neutropenia congênita grave (ver adiante, em *Tratamento*).

Duas classes de mutações do receptor de G-CSF foram associadas à neutropenia congênita grave e à hiper-responsividade ou hiporresponsividade do receptor. Os estudos iniciais, realizados com o objetivo de demonstrar que a neutropenia congênita grave era causada pela mutação do gene do G-CSF ou de seu receptor, não implicaram essas mutações na patogenia. Entretanto, um pequeno número de pacientes demonstrou apresentar mutações no gene do receptor de G-CSF, que bloqueiam a ligação do ligante e produzem uma forma de neutropenia congênita grave resistente ao G-CSF. Entretanto, mais importante foi a realização de estudos que identificaram uma mutação adquirida de sentido incorreto, que introduz um códon de terminação, que leva à deleção do domínio intracelular distal do receptor, responsável pela sinalização de diferenciação. Foi constatado que isso provoca hipersensibilidade ao G-CSF, sugerindo que a mutação pode desempenhar um importante papel no desenvolvimento da mielodisplasia/LMA. Entretanto, continua havendo muita controvérsia sobre o fato de essa mutação influenciar efetivamente o desenvolvimento de mielodisplasia/LMA e também sobre o fato de o G-CSF aumentar o risco de desenvolvimento da mutação. Mesmo na presença da mutação de G-CSF, o desenvolvimento de LMA está associado à aquisição de outros genes associados à leucemia mieloide.

#### Neutropenia cíclica

A neutropenia cíclica é definida como períodos de neutropenia (≤ 200/$\mu\ell$) de 3 a 5 dias de duração, que ocorrem a intervalos de aproximadamente 21 dias. Os períodos de neutropenia podem ser caracterizados por febre recorrente, úlceras orais e infecções da pele, das vias respiratórias superiores e das orelhas. O distúrbio pode ser herdado de modo dominante ou pode ser esporádico. A neutropenia cíclica também está associada a mutações de ELANE em praticamente todos os casos. O diagnóstico exigia anteriormente a demonstração de neutropenia transitória por meio de contagens hematológicas frequentes durante um período de 6 semanas; entretanto, agora pode ser estabelecido por meio de sequenciamento do gene da elastase. A neutropenia cíclica é tratada com sucesso com G-CSF

**Tabela 158.5** Síndromes de neutropenia congênita.

| SÍNDROME | PADRÃO DE HERANÇA | GENE |
|---|---|---|
| NCG | Autossômica dominante | ELANE (~60%) |
|  | Autossômica recessiva | HAX1 (~5%) |
|  | Ligada ao cromossomo X | WASP (~5%) |
|  | Ligada ao cromossomo X | TAZ (raro) |
|  | Autossômica recessiva | G6 PC3 (~2%) |
|  | Autossômica dominante | Gfi1 (raro) |
|  | Autossômica dominante | G-CSFR (raro) |
| NEUTROPENIA CÍCLICA | Autossômica dominante | ELANE |
| **OUTRAS SÍNDROMES CONGÊNITAS** | | |
| Síndrome de Shwachman-Diamond | Ligada ao cromossomo X | SBDS |
| Anemia de Fanconi | Autossômica recessiva | FANCA-FANCO |
| Disqueratose congênita | Variável | Gene da telomerase e genes relacionados |
| Doença do armazenamento de glicogênio tipo 1b | Autossômica recessiva | G-6-PT |
| Mielocatexia | Autossômica dominante | LYST |
| Síndrome de Chédiak-Higashi | Autossômica recessiva | RAB27A |
| Síndrome de Griscelli tipo 2 | Autossômica recessiva | AP3B1 |
| Síndrome de Hermansky-Pudlak tipo 2 | Autossômica recessiva | |

ELANE = elastase do neutrófilo; G6 PC3 = subunidade catalítica 3 da glicose-6-fosfatase; G-6-PT = glicose-6-fosfatase translocase; G-CSFR = receptor do fator estimulação de colônias de granulócitos; LYST = gene regulador de tráfego lisossômico; SSBD = síndrome de Shwachman-Bodian-Diamond; NCG = neutropenia congênita grave; WASP = proteína da síndrome de Wiskott-Aldrich.

e não está associada a nenhum risco aumentado de transformação leucêmica. A neutropenia cíclica adquirida raramente tem sido associada a doenças sistêmicas, como linfocitose de grandes células granulares ou linfoma de células T.

### Outras síndromes congênitas com neutropenia associada

Vários distúrbios congênitos estão associados à neutropenia.[12] Incluem a síndrome de Shwachman-Diamond, a anemia de Fanconi, a disqueratose congênita, a doença de armazenamento do glicogênio Ib, a mielocatexia, a síndrome de Chédiak-Higashi, a síndrome de Griscelli II e a síndrome de Hermansky-Pudlak II.

A *síndrome de Shwachman-Diamond* começa habitualmente como neutropenia isolada; entretanto, progride para a insuficiência medular e também está associada à disfunção pancreática e a anormalidades esqueléticas. O gene responsável, o gene da síndrome de Shwachman-Bodian-Diamond (*SBDS*), está envolvido na regulação do RNA ribossômico. Esses pacientes correm risco aumentado de transformação leucêmica.

A *anemia de Fanconi* (Capítulo 156) é causada por mutações em genes envolvidos no reparo do *DNA* e, em consequência, ocorre desenvolvimento de insuficiência medular posteriormente nesses pacientes (idade média: 7 anos). Com frequência, os pacientes com anemia de Fanconi apresentam, além da insuficiência medular, baixa estatura com anomalias dos membros superiores e manchas de café com leite hiperpigmentadas, embora cerca de um terço não tenha nenhuma anormalidade física. O rastreamento é realizado pelo teste de fragilidade cromossômica, após exposição ao diepoxibutano ou à mitomicina C e por avaliação direta para mutações conhecidas do gene de Fanconi. O transplante de células-tronco é curativo, porém está associado a um elevado risco de morbidade e mortalidade, devido à toxicidade dos esquemas de preparação.

A *disqueratose congênita* (ver Capítulo 156) é uma síndrome de distrofia ungueal, leucoplaquia e pigmentação da pele, com neutropenia associada ou anemia aplásica. É herdada como caráter autossômico dominante ou recessivo ou ligada ao X e está associada a mutações em genes envolvidos na manutenção dos telômeros. Normalmente, só se manifesta na segunda década de vida. A disqueratose congênita é uma de várias doenças associadas a anormalidades dos telômeros, com manifestações amplamente variáveis, incluindo fibrose pulmonar e cirrose hepática, bem como insuficiência da medula óssea.

A *doença de armazenamento do glicogênio Ib* (ver Capítulo 196) é herdada como distúrbio autossômico recessivo e caracteriza-se por neutropenia intermitente, devido a defeitos do surto respiratório dos neutrófilos, com apoptose subsequente dos neutrófilos circulantes. A hepatomegalia e as crises metabólicas também constituem as características essenciais dessa doença e resultam de mutações no gene da enzima glicose-6-fosfatase translocase.

A neutropenia da *mielocatexia* deve-se à retenção de neutrófilos maduros na medula óssea. Entretanto, durante a infecção, os pacientes com mielocatexia normalmente apresentam elevação súbita dos neutrófilos, tornando a sua evolução clínica relativamente mais benigna. Existe uma associação entre essa condição e a hipogamaglobulinemia e verrugas, a síndrome de WHIM (verrugas, hipogamaglobulinemia, imunodeficiência e mielocatexia [*w*arts, *h*ypogammaglobulinemia, *i*mmunodeficiency, and *m*yelokathexis]). É causada por mutações heterozigotas no gene que codifica o receptor de quimiocina CXCR4.

A *síndrome de Chédiak-Higashi*, a *síndrome de Griscelli II* e a *síndrome de Hermansky-Pudlak II* são síndromes de albinismo e neutropenia devido a defeitos no tráfego vesicular. A síndrome de Chédiak-Higashi é causada por mutações em um gene regulador de tráfego lisossômico (*LYST*) e caracteriza-se por albinismo oculocutâneo, sangramento, doença neurológica progressiva e aumento da suscetibilidade à síndrome hemofagocítica. A síndrome de Griscelli II, cujas manifestações clínicas são quase idênticas às da síndrome de Chédiak-Higashi, é causada por mutações no gene que codifica a pequena guanosina trifosfatase RAB27A, que está envolvida na liberação de mieloperoxidase dos grânulos primários dos neutrófilos. A síndrome de Hermansky-Pudlak II é causada por mutações no gene *AP3B1*, que codifica parte de um complexo de transporte de proteína, envolvido no tráfego vesicular e que parece estar envolvido no tráfego da elastase dos neutrófilos. Caracteriza-se também por albinismo, anormalidades plaquetárias e fibrose pulmonar.

A *síndrome de Barth* é uma doença autossômica recessiva ligada ao X, caracterizada por neutropenia, miocardiopatia e retardo do crescimento, com taxa de mortalidade elevada no início da infância em consequência da cardiopatia associada. A mutação causadora é no gene *TAZ*, que codifica a proteína tafazzina, que é fundamental na remodelagem da cardiolipina na membrana mitocondrial.

## Causas secundárias de neutropenia

### Neutropenia relacionada a infecções

Diversas infecções virais provocam neutropenia transitória, que normalmente regride com a resolução da viremia. Incluem varicela, sarampo, rubéola, hepatites A e B, vírus Epstein-Barr, influenza, parvovírus e citomegalovírus. Os mecanismos são variados e consistem em redistribuição, diminuição da produção e destruição imune dos neutrófilos. O vírus da imunodeficiência humana (HIV) e a síndrome de imunodeficiência adquirida (AIDS) também causam leucopenia e neutropenia multifatoriais (ver Capítulo 366). Com frequência, os pacientes apresentam esplenomegalia e sequestro, porém a neutropenia reflete mais comumente uma destruição imunomediada. Numerosas infecções atípicas, como *Mycobacterium tuberculosis*, erliquiose, riquetsiose, tularemia, brucelose e algumas infecções estafilocócicas, podem causar neutropenia moderada. Qualquer infecção capaz de resultar em sepse fulminante pode causar neutropenia; todavia, isso reflete habitualmente o consumo das reservas de neutrófilos da medula óssea e, em geral, é observada em recém-nascidos e pacientes idosos com reservas medulares limitadas. Ocorre também aumento da marginação dos neutrófilos durante a sepse, devido à ativação sistêmica do complemento, exacerbando a neutropenia.

### Neutropenia induzida por fármacos e neutropenia em virtude da lesão medular

A neutropenia induzida por fármacos constitui a causa mais comum de neutropenia.[13] Diversos fármacos foram implicados na neutropenia e na agranulocitose, em padrões tanto previsíveis quanto idiossincráticos. As neutropenias induzidas por fármacos podem refletir a supressão da granulopoese medular ou o aumento da destruição dos neutrófilos periféricos. Muitos fármacos causam supressão da medula óssea direta e dependente da dose, que é previsível e, com frequência, leve. Outros induzem destruição imunomediada idiossincrásica, que pode se manifestar na forma de agranulocitose profunda. A neutropenia induzida por fármacos normalmente apresenta um acentuado declínio da contagem de neutrófilos, que ocorre 1 a 2 semanas após a exposição ao fármaco, com recuperação nos primeiros 3 a 10 dias após a interrupção do fármaco. Entretanto, os casos atípicos podem se manifestar muito tempo depois do início da administração do fármaco, enquanto outros podem estar associados a uma recuperação acentuadamente tardia (Figura 158.5). Os pacientes com agranulocitose induzida por fármacos podem apresentar sepse aguda, resultando em mortalidade aguda significativa. Com frequência, a recuperação é precedida do aparecimento de monócitos e formas imaturas de neutrófilos. Quanto mais hipercelular for a medula óssea por ocasião do diagnóstico, mais cedo poderá ocorrer recuperação da medula. Alguns fármacos comuns que causam neutropenia, além dos agentes antineoplásicos, antivirais e imunossupressores, incluem clozapina, tioamidas antitireoidianas (como carbimazol, metimazol e propiltiouracila), quinidina, procainamida, sulfassalazina e levamisol, que é amplamente utilizado como adulterante da cocaína, provocando neutropenia associada à cocaína. A recuperação dos neutrófilos é acelerada pelo G-CSF, embora não disponha de dados definitivos de que isso melhore a sobrevida.

A radiação pode induzir lesão medular, resultando em insuficiência medular aguda ou crônica; em altas doses, há também um fator de risco para o desenvolvimento de mielodisplasia e leucemia. Essas doenças hematopoéticas malignas podem elas próprias causar insuficiência medular, visto que as células malignas proliferam dentro da medula óssea e também podem causar fibrose medular, levando ao desenvolvimento de citopenias. Essas doenças são discutidas com mais detalhes nos Capítulos 156 e 172, respectivamente. De modo semelhante, o carcinoma metastático para a medula óssea também pode causar insuficiência medular, visto que a medula é substituída pelas células metastáticas.

### Neutropenia imune

Pode ocorrer neutropenia imune como fenômeno isolado (neutropenia imune primária) ou como manifestação de doença autoimune sistêmica subjacente (neutropenia imune secundária). A neutropenia autoimune

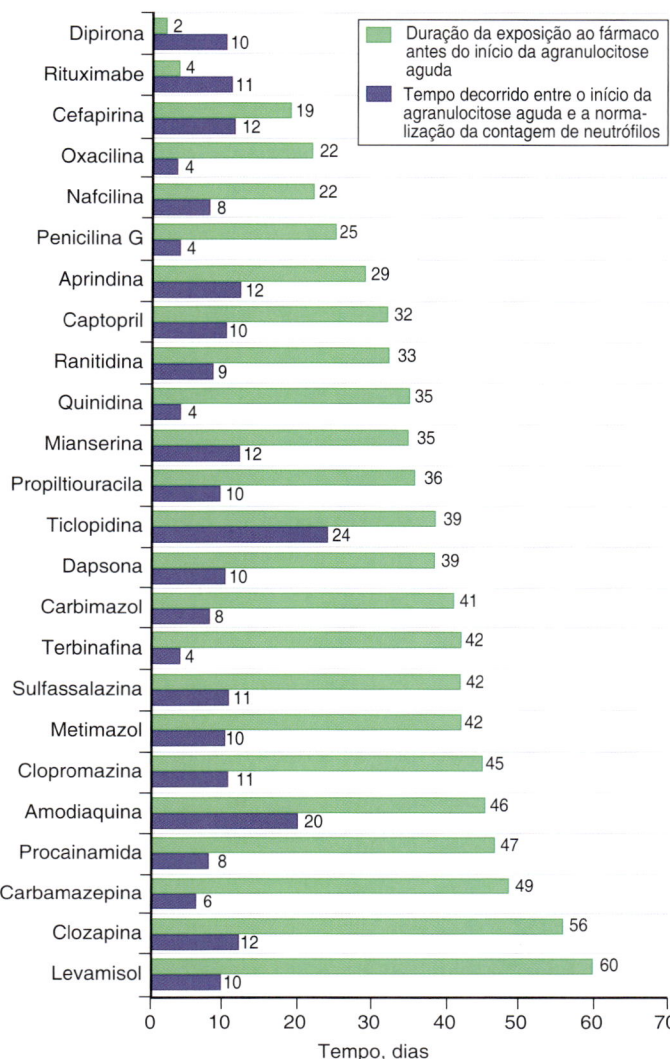

**FIGURA 158.5** Duração mediana do tratamento e neutropenia. Foram considerados apenas os fármacos com mais de três relatos definitivos ou prováveis sobre o tempo entre o início da agranulocitose aguda e a normalização da contagem de neutrófilos e duração do tratamento antes do início da agranulocitose aguda. (De Andersohn F, Konzen C, Garbe E. Systematic review: agranulocytosis induced by nonchemotherapy drugs. *Ann Intern Med.* 2007;146:657-665.)

primária é, principalmente, uma doença de crianças, com idade mediana de 6 a 12 meses no início. Embora o risco infeccioso seja aumentado, o tratamento limita-se a antibióticos profiláticos, sendo o G-CSF reservado para episódios de infecção aguda. Ocorre remissão espontânea em 95% dos pacientes nos primeiros 2 anos. Quase todos esses pacientes apresentam anticorpos antineutrófilos dirigidos contra antígenos derivados do receptor FcγIIIb; esses anticorpos medeiam a destruição dos neutrófilos por meio de sequestro no baço ou lise dos neutrófilos mediada pelo complemento.

A *neutropenia autoimune secundária* é uma doença de adultos, que pode ser observada em associação com hipertireoidismo, granulomatose de Wegener, artrite reumatoide e lúpus eritematoso sistêmico (LES). Nesses pacientes, o papel dos anticorpos antineutrófilos não está bem esclarecido. Mais de 50% dos pacientes com LES, por exemplo, apresentam anticorpos antineutrófilos; entretanto, muitos apresentam contagens normais de neutrófilos, e existe pouca correlação entre a presença dos anticorpos e o número de neutrófilos.

A *síndrome de Felty* e a *síndrome dos grandes linfócitos granulares* merecem citação à parte. A síndrome de Felty ocorre em associação à artrite reumatoide de longa duração (ver Capítulo 248) e caracteriza-se por esplenomegalia e neutropenia profunda. A síndrome de grandes linfócitos granulares pode ocorrer no contexto da artrite reumatoide ou como fenômeno isolado. Tanto a síndrome de Felty quanto a síndrome de grandes linfócitos granulares estão associadas a uma proliferação de grandes linfócitos granulares, com fenótipo de superfície característico (CD3+, CD8+, CD16+ e CD57+). Na artrite reumatoide, acreditou-se originalmente que essas duas síndromes fossem doenças separadas, sendo a síndrome de Felty policlonal, enquanto a síndrome de grandes linfócitos granulares representava uma proliferação monoclonal. Entretanto, com a crescente sensibilidade de detecção de populações monoclonais de linfócitos, essa distinção tornou-se confusa. Mais de 90% dos pacientes com artrite reumatoide com uma síndrome são positivos para antígeno leucocitário humano (HLA)-DR4, levando ao postulado de que as duas entidades representam extremos de um único espectro de doença. Essa restrição HLA não é encontrada em pacientes sem artrite reumatoide com síndrome de grandes linfócitos granulares. Ambas as síndromes causam destruição imunomediada dos neutrófilos por múltiplos mecanismos, incluindo anticorpos antineutrófilos e destruição mediada por células. Alguns pacientes também podem exibir resistência ao G-CSF mediada por anticorpos inibitórios anti-G-CSF. A fisiopatologia dos GLG não está totalmente elucidada. Entretanto, até 50% dos pacientes apresentam mutações ativadoras em Stat3, e todos os pacientes exibem ativação constitutiva da via de sinalização de Stat3.

Existem outras formas raras de neutropenia imune. A neutropenia neonatal isoimune é uma neutropenia moderada a grave do recém-nascido, devido à passagem transplacentária de anticorpos maternos contra alelos herdados do pai, resultando em neutropenia de maneira semelhante ao desenvolvimento da anemia na doença hemolítica Rh. A aplasia leucocitária pura é uma doença rara associada a infecções piogênicas graves, bem como ao timoma em mais de dois terços dos casos. Já ocorreu também após terapia com ibuprofeno. Verifica-se a ausência completa de precursores mieloides no exame da medula óssea. É imunomediada, porém a remoção do timoma nos casos associados a timoma pode não ser suficiente para produzir remissão. Pode haver necessidade de terapia adjuvante com ciclofosfamida, corticosteroides, ciclosporina e imunoglobulina intravenosa.

### Neutropenia causada por aumento da marginação e hiperesplenismo

A ativação do complemento pode resultar em neutropenia tanto aguda quanto crônica, em consequência do aumento da marginação do reservatório de neutrófilos circulantes. Isso é atribuído ao fato de que C5a torna os neutrófilos mais aderentes e propensos à agregação dentro dos vasos pulmonares. Observou-se tal ocorrência em pacientes que sofreram queimaduras e reações transfusionais. A ativação de complemento também pode levar à destruição dos neutrófilos, como na hemoglobinúria paroxística noturna. A neutropenia também pode refletir hiperesplenismo, embora isso normalmente seja menos comum e menos pronunciado do que a anemia e a trombocitopenia observadas em pacientes com esplenomegalia.

### Neutropenia por deficiência nutricional

As deficiências de vitamina $B_{12}$, folato (Capítulo 155) e cobre estão associadas à neutropenia. A deficiência de cobre constitui uma causa pouco reconhecida de neutropenia (habitualmente observada na anemia), encontrada particularmente em determinadas situações, como nutrição parenteral total sem suplementação de cobre, enteropatias perdedoras de proteína, doença celíaca, cirurgia de derivação gástrica e pós-gastrectomia, síndromes de má absorção e toxicidade do zinco. Além dos baixos níveis séricos de cobre e ceruloplasmina, os achados morfológicos distintos incluem hipogranularidade e hipolobulação (PHA) no esfregaço de sangue periférico e vacuolização citoplasmática de precursores mieloides e eritroides e sideroblastos em anel.

As deficiências dessas vitaminas e desses minerais resultam em mielopoese ineficaz, parada da maturação e alterações megaloblásticas com dissincronia nucleocitoplasmática. A hipersegmentação dos neutrófilos constitui o achado característico no contexto da anemia megaloblástica (Figura 158.6).

### Neutropenia crônica idiopática

A neutropenia crônica idiopática em adultos é um distúrbio adquirido, caracterizado por neutropenia prolongada na ausência de qualquer etiologia subjacente aparente.[14] Com frequência, a neutropenia crônica é um achado incidental em exames de sangue de rotina, tornando impossível saber a duração da neutropenia. Os pacientes não apresentam qualquer evidência de doença autoimune, deficiência nutricional ou mielodisplasia. A síndrome é heterogênea, com ampla gama de contagens de neutrófilos.

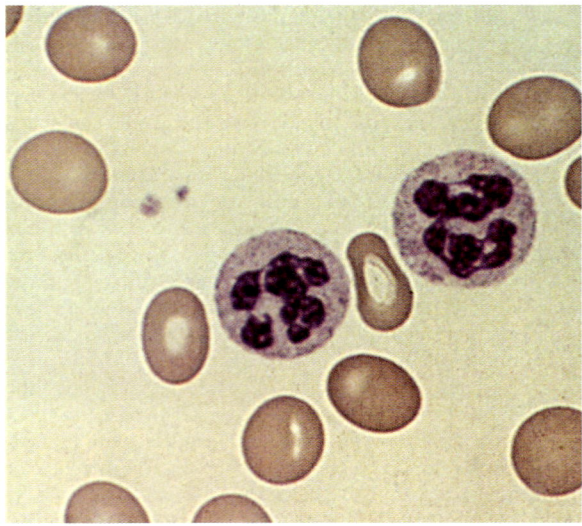

**FIGURA 158.6** Sangue periférico com macrocitose e neutrófilos hipersegmentados na anemia megaloblástica.

Em um grupo de adultos da Grécia com neutropenia crônica idiopática, foi constatado um aumento da produção do fator de crescimento transformador β (TGF-β) e consequente supressão da granulopoese pela medula óssea. Esses pacientes tendem a apresentar neutropenia muito leve, com contagem absoluta de neutrófilos raramente inferior a 800. Podem exibir uma predisposição étnica à neutropenia; com efeito, foi demonstrado que a neutropenia está ligada a um polimorfismo genético no *locus* do TGF-β. Entretanto, esses pacientes devem ser diferenciados de outros adultos com neutropenia crônica idiopática, muitos dos quais apresentam contagem absoluta de neutrófilos inferior a 200. Nesses pacientes, a etiologia da neutropenia é totalmente desconhecida, porém a história natural da neutropenia crônica idiopática em adultos, mesmo na presença de contagens muito baixas de neutrófilos, é geralmente benigna. A maioria dos pacientes não necessita de tratamento; entretanto, aqueles com contagens muito baixas podem exigir a administração de G-CSF caso manifestem infecções graves.[15] Alguns pacientes com infecções recorrentes ou úlceras aftosas incômodas necessitam de tratamento crônico com G-CSF. Normalmente, esses pacientes respondem a doses bastante baixas de G-CSF, e não há nenhum aumento no desenvolvimento da mielodisplasia/LMA.

### MANIFESTAÇÕES CLÍNICAS E DIAGNÓSTICO

A neutropenia habitualmente não está associada a sinais e sintomas clínicos, a não ser os da condição subjacente responsável pela baixa contagem de leucócitos. Entretanto, torna-se clinicamente evidente quando resulta em infecção. Embora pacientes com contagem absoluta de neutrófilos abaixo de $1.000/\mu\ell$ corram risco ligeiramente aumentado de infecção, o risco é aumenta de maneira substancial quando a contagem de neutrófilos cai para menos de $500/\mu\ell$. Na presença de poucos neutrófilos, os sinais e sintomas de infecção podem estar atenuados; pode ocorrer pneumonia com infiltrado mínimo na radiografia de tórax, ou uma infecção do trato urinário pode revelar apenas piúria muito leve. Por conseguinte, a febre em qualquer paciente neutropênico precisa ser considerada uma emergência, com obtenção imediata de culturas e administração da antibioticoterapia empírica.

Como a neutropenia induzida por fármacos constitui a causa mais comum de neutropenia adquirida, justifica-se a obtenção de uma cuidadosa história de fármacos e toxinas.[16] De modo semelhante, os pacientes devem ser avaliados à procura de possíveis condições inflamatórias e malignas como fatores precipitantes. O tempo de evolução da neutropenia e das infecções pode fornecer uma orientação sobre a etiologia (aguda *versus* crônica, persistente *versus* cíclica, de início neonatal *versus* na infância *versus* no adulto). Deve-se prestar atenção para a pele, os ossos, os anexos e as unhas, visto que a presença de anormalidades pode indicar uma das síndromes de neutropenia congênita. Deve-se efetuar também uma avaliação do hemograma completo, esfregaço de sangue periférico e níveis de vitamina $B_{12}$ e de folato.

Quando a neutropenia é leve e está associada a anemia e trombocitopenia, deve-se considerar a possibilidade de hiperesplenismo. Com frequência, é possível estabelecer o diagnóstico pelo achado de esplenomegalia palpável. Entretanto, particularmente em pacientes obesos, deve-se obter um exame de imagem do abdome para avaliar o tamanho do baço. A ultrassonografia de abdome também possibilita a avaliação do fluxo venoso porta com Doppler. Se o aumento do baço for confirmado, deve-se determinar a etiologia da esplenomegalia (ver Capítulo 159).

Em pacientes com neutropenia crônica, sem história de infecção, exposição a fármacos ou toxinas ou deficiência de vitamina $B_{12}$ ou de folato, deve-se efetuar um exame de medula óssea para descartar a possibilidade de mielodisplasia, com avaliação da morfologia, citometria de fluxo para a síndrome de grandes linfócitos granulares e citogenética. Quando a medula óssea for normal, não se indica a realização de outros exames de medula óssea em adultos com neutropenia crônica idiopática (Figura 158.7).

### TRATAMENTO

O manejo do paciente com neutropenia é variado e depende da etiologia da contagem diminuída de neutrófilos, de sua gravidade e da presença ou ausência de febre.[17]

#### Neutropenia após quimioterapia

No adulto *afebril* com neutropenia adquirida após quimioterapia, a profilaxia antibiótica com quinolona (ciprofloxacino, 500 mg VO, 2 vezes/dia, substituído por 200 mg IV, 2 vezes/dia, se o paciente desenvolver mucosite grave ou apresentar intolerância à formulação oral) ou sulfametoxazol/trimetoprima oral (1 comprimido de dupla concentração ao dia) pode reduzir a mortalidade de todas as causas,[A1] e seu uso é recomendado juntamente com profilaxia antifúngica (p. ex., voriconazol oral, 200 mg 2 vezes/dia) em pacientes nos quais se considera a presença de neutropenia prolongada e profunda (< 100 neutrófilos/$\mu\ell$ durante > 7 dias).[18] Sulfametoxazol-trimetoprima é especificamente recomendado para pacientes com risco de pneumonia por *Pneumocystis jirovecii* (ver Capítulo 321), com base na neutropenia, no contexto do equivalente de 20 mg ou mais de prednisona ao dia, durante 1 mês ou mais.

Na neutropenia afebril, a administração profilática de rotina de fatores de estimulação de colônias não parece ser benéfica,[A2] porém as diretrizes de muitas sociedades de oncologia recomendam o uso profilático do fator de estimulação de colônias de granulócitos (G-CSF) em pacientes submetidos à quimioterapia e que correm risco de 20% ou mais de desenvolver neutropenia febril, com base na sua idade, presença de doenças comórbidas, características da doença e mielotoxicidade do esquema quimioterápico. O G-CSF também é recomendado do transplante de células-tronco hematopoéticas (ver Capítulo 168) em pacientes submetidos à quimioterapia para linfoma não Hodgkin (ver Capítulo 176) ou quimioterapia em dose densa e pacientes com história de neutropenia febril que recebem mais quimioterapia. Na neutropenia afebril as transfusões de granulócitos podem reduzir o risco de infecção, porém não diminuem a mortalidade.[A3]

A abordagem ao paciente com febre e neutropenia é discutida com mais detalhes no Capítulo 265. A neutropenia com febre é uma emergência clínica, visto que esses pacientes correm risco de colapso hemodinâmico e choque séptico. Por conseguinte, esses pacientes devem ser avaliados por completo, com realização imediata de culturas, e deve-se administrar antibióticos empíricos nos primeiros 30 a 60 minutos após a apresentação, enquanto se aguardam os resultados de cultura. A administração de uma combinação de antibióticos antipseudômonas no momento apropriado a pacientes com neutropenia no início da febre tem benefício clínico substancial, com obtenção de uma resposta mais rápida e melhora da sobrevida. Com o advento das cefalosporinas de nova geração, a monoterapia com uma cefalosporina de terceira ou de quarta geração pode ser suficiente. Ensaios clínicos randomizados também demonstraram a superioridade da monoterapia com betalactâmicos em termos de sobrevida, em comparação com a terapia combinada com betalactâmicos e aminoglicosídeos.[A4]

A adição de um segundo agente antipseudômonas, vancomicina ou agente antifúngico é justificada em pacientes com risco de infecção por pseudômonas resistentes, infecção por microrganismos gram-positivos resistentes ou infecções fúngicas, respectivamente, ou se o paciente não apresentar defervescência nos primeiros 3 a 5 dias após o início da administração de antibióticos. Essas considerações são discutidas com mais detalhes no Capítulo 265.

#### Outras neutropenias

Normalmente, os pacientes com neutropenia imune são tratados com terapia imunossupressora, incluindo esteroides, globulina antitimócito ou ciclosporina, visando principalmente ao tratamento da doença autoimune

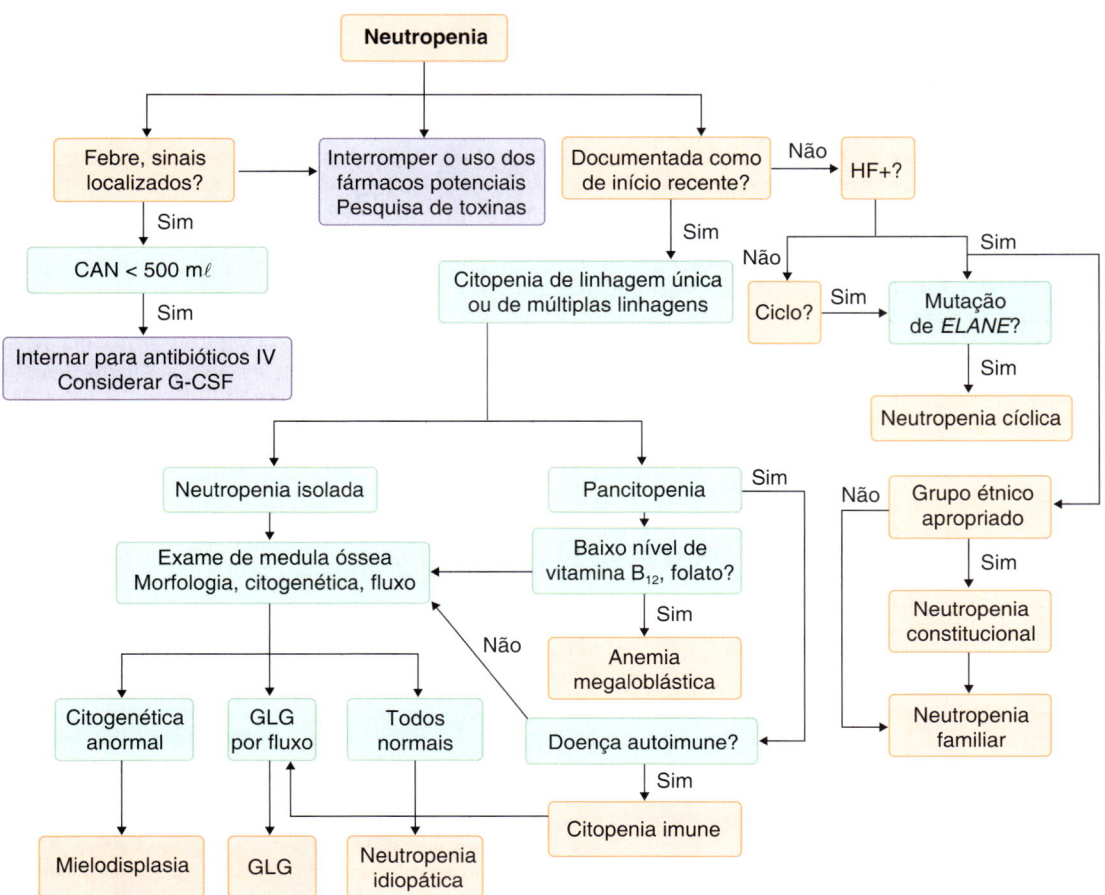

**FIGURA 158.7** Abordagem diagnóstica para a neutropenia. CAN = contagem absoluta de neutrófilos; *ELANE* = gene da elastase do neutrófilo; HF = história familiar; G-CSF = fator de estimulação de colônias de granulócitos; IV = via intravenosa; GLG = síndrome de grandes linfócitos granulares.

subjacente. Em geral, os pacientes respondem ao G-CSF, embora esse tratamento possa induzir exacerbação dos sintomas articulares na presença de artrite reumatoide. Os pacientes com a síndrome de grandes linfócitos granulares frequentemente respondem ao metotrexato em baixa dose (10 mg/m² VO, 1 vez/semana), à ciclosporina (100 a 600 mg ou 2 a 10 mg/kg/dia VO) ou a baixas doses de ciclofosfamida (50 a 100 mg/dia VO).

Os pacientes com *neutropenia congênita*, incluindo idiopática, congênita grave ou neutropenia cíclica, são habitualmente tratados com sucesso mediante administração de G-CSF durante anos. Antes do uso do G-CSF, a idade média de morte de pacientes com neutropenia congênita grave era de 2 a 3 anos. Entretanto, com o uso do G-CSF, a expectativa de vida foi ampliada até a idade adulta. A terapia é diária e crônica, administrada por injeção subcutânea, com doses que variam de acordo com o tipo de neutropenia e a responsividade do indivíduo ao tratamento. Em geral, a terapia é bem tolerada, embora se tenha observado uma aceleração da perda óssea. O crescimento e o desenvolvimento não parecem ser afetados. Normalmente, os pacientes com neutropenia congênita grave necessitam de doses maiores, enquanto os com neutropenia idiopática necessitam de doses menores, e os pacientes com neutropenia cíclica situam-se entre esses dois extremos.

Em adultos com *neutropenia crônica idiopática*, o G-CSF deve ser reservado para episódios febris agudos, a não ser que o paciente tenha infecções recorrentes. Adultos com neutropenia crônica idiopática tratados com G-CSF podem apresentar efeitos colaterais significativos, incluindo febre, sintomas gastrintestinais e esplenomegalia. Em consequência, quando adultos com neutropenia crônica idiopática necessitam de uso crônico de G-CSF, o fator deve ser administrado na menor dose necessária para prevenir infecções; em geral, é suficiente tratar para manter uma contagem absoluta de neutrófilos na faixa de 300 a 500.

Para pacientes com neutropenia inflamatória, infecciosa ou induzida por fármacos, a recomendação é tratar a condição subjacente ou interromper o agente agressor.[19]

O uso de antibióticos para prevenção de infecção em pacientes com neutropenias crônicas não foi extensamente pesquisado; entretanto, em geral, não é recomendado e deve basear-se no contexto clínico. Não há evidências de que uma dieta bacteriana baixa possa prevenir a infecção ou mortalidade em pacientes neutropênicos com câncer.[A5]

O transplante de células-tronco (ver Capítulo 168) pode ser curativo para algumas das síndromes de neutropenias congênita e insuficiência medular. Entretanto, não é desprovido de risco e, portanto, deve ser reservado para pacientes com neutropenia grave complicada por infecções recorrentes comprovadamente devido à insuficiência medular.

## Leucopenia por deficiência de outras linhagens celulares

A produção de linfócitos ocorre em uma variedade de locais anatômicos, e o tráfego de linfócitos a partir desses locais é bidirecional, dificultando a compreensão da dinâmica linfocitária, da mesma maneira que a dos neutrófilos. Apesar disso, a contagem de linfócitos periféricos parece ser mantida dentro de uma faixa estreita de 2 mil a 4 mil/$\mu\ell$, dos quais 20% consistem em células B e 70%, em células T. A linfocitopenia refere-se a uma contagem total de linfócitos inferior a $1.500/\mu\ell$. Pode refletir uma diminuição da produção, defeitos de tráfego ou aumento das perdas ou da destruição. A produção diminuída pode resultar de desnutrição calórica e proteica; de lesão do reservatório de progenitores linfocíticos em consequência de radiação, quimioterapia ou agentes imunossupressores; ou de estados de imunodeficiência congênita. O excesso de glicocorticoides endógenos ou exógenos pode causar linfocitopenia, alterando o tráfego dos linfócitos. Isso também pode ocorrer em consequência de infecções bacterianas ou fúngicas agudas, determinadas infecções virais e doença granulomatosa. Por fim, muitos vírus provocam destruição direta de linfócitos, assim como anticorpos antilinfocíticos observados em pacientes com doenças autoimunes subjacentes. Os linfócitos também podem ser perdidos a partir dos linfáticos intestinais em casos de enteropatia perdedora de proteína, doença primária do intestino ou do sistema linfático intestinal ou edema intestinal secundário à insuficiência cardíaca grave. A presença de linfocitopenia deve levar a uma avaliação abrangente do sistema imune, incluindo subtipagem dos linfócitos, imunoglobulinas quantitativas e teste cutâneo para detectar deficiências da imunidade celular. O tratamento é direcionado para a doença subjacente; entretanto, pode-se administrar imunoglobulina intravenosa a pacientes com hipogamaglobulinemia, e pode-se realizar um transplante em pacientes com deficiências graves da imunidade celular, devido ao comprometimento da produção e função dos linfócitos.

A monocitopenia, a eosinopenia e a basofilopenia podem acompanhar as síndromes de insuficiência medular ou infecções agudas, neoplasia maligna ou lesão grave. Acredita-se que isso possa refletir elevações dos glicocorticoides, das prostaglandinas e da epinefrina. Esses fatores humorais têm maior impacto sobre os eosinófilos, e a ausência de eosinopenia nesses contextos deve levantar a suspeita de insuficiência suprarrenal, síndrome mieloproliferativa primária, infecção parasitária ou síndrome hipereosinofílica primária. A monocitopenia é menos frequente, provavelmente devido aos diversos papéis que os monócitos desempenham na fisiologia humana normal; a monocitopenia prolongada e extrema pode não ser compatível com a vida.

### Recomendações de grau A

A1. Gafter-Gvili A, Fraser A, Paul M, et al. Antibiotic prophylaxis for bacterial infections in afebrile neutropenic patients following chemotherapy. *Cochrane Database Syst Rev.* 2012;1:CD004386.
A2. Skoetz N, Bohlius J, Engert A, et al. Prophylactic antibiotics or G(M)-CSF for the prevention of infections and improvement of survival in cancer patients receiving myelotoxic chemotherapy. *Cochrane Database Syst Rev.* 2015;12:CD007107.
A3. Estcourt LJ, Stanworth S, Doree C, et al. Granulocyte transfusions for preventing infections in people with neutropenia or neutrophil dysfunction. *Cochrane Database Syst Rev.* 2015;6:CD005341.
A4. Paul M, Dickstein Y, Schlesinger A, et al. Beta-lactam versus beta-lactam-aminoglycoside combination therapy in cancer patients with neutropenia. *Cochrane Database Syst Rev.* 2013;6:CD003038.
A5. van Dalen EC, Mank A, Leclercq E, et al. Low bacterial diet versus control diet to prevent infection in cancer patients treated with chemotherapy causing episodes of neutropenia. *Cochrane Database Syst Rev.* 2016;4:CD006247.

### REFERÊNCIAS BIBLIOGRÁFICAS

*As referências bibliográficas, bem como os outros materiais suplementares deste livro, encontram-se no GEN-IO, nosso ambiente virtual de aprendizagem.*

# ABORDAGEM DO PACIENTE COM LINFADENOMEGALIA E COM ESPLENOMEGALIA

JANE N. WINTER

## LINFADENOMEGALIA

### BIOPATOLOGIA E MANIFESTAÇÕES CLÍNICAS

Os linfonodos são tecidos linfoides secundários localizados ao longo do trajeto dos vasos linfáticos. Essas estruturas redondas ou em forma de feijão normalmente medem menos de 1 cm de diâmetro e estão situadas estrategicamente para filtrar o líquido linfático e para interceptar microrganismos e outros antígenos. O hilo é o ponto de entalhe nesses tecidos redondos, onde os vasos sanguíneos entram no linfonodo e saem dele. O líquido linfático entra no linfonodo em vasos linfáticos aferentes, que deságuam no seio subcapsular, atravessa o linfonodo e, em seguida, sai por um único linfático eferente no hilo. Os linfonodos consistem em linfócitos B e T, macrófagos e células dendríticas que interagem para gerar uma resposta imune aos antígenos transportados no líquido linfático. Essas células atuam em conjunto para gerar a resposta imune normal por meio de processamento, apresentação e reconhecimento de antígenos e proliferação resultante de células B e T efetoras.

O aumento dos linfonodos (linfadenomegalia) resulta, em geral, da proliferação celular e expansão dos componentes dos linfonodos associadas à resposta imune normal a antígenos estranhos. Por outro lado, pode ser causado pela infiltração do linfonodo por um processo neoplásico ou pela deposição de uma substância estranha (p. ex., em doenças de armazenamento). A presença de (linfo) adenomegalia localizada ou generalizada, a sua localização e a idade do paciente ajudam a concentrar a investigação na sua causa. A linfadenomegalia difusa pode ocorrer em caso de infecções generalizadas, distúrbios sistêmicos do sistema imune ou neoplasia disseminada (Tabela 159.1). A linfadenomegalia localizada habitualmente, mas nem sempre resulta de um problema regional. O local específico pode ser esclarecedor. Por exemplo, a adenomegalia epitroclear ou supraclavicular é problemática em qualquer adulto ou criança e significa a possibilidade de doença, enquanto a adenomegalia inguinal é comum e de pouca preocupação na ausência de outros achados, comumente relacionada com infecção ou traumatismo dos membros inferiores. A adenomegalia torácica pode ser causada por uma variedade de distúrbios não malignos, incluindo sarcoidose e doença de Castleman, além de infecção.[1] Em crianças pequenas continuamente expostas a novos antígenos, a linfadenomegalia palpável é típica. A localização dos linfonodos aumentados reflete o local da infecção e difere com a idade da criança. Por exemplo, dores de garganta recorrentes e infecções das vias respiratórias superiores estão regularmente associadas a adenomegalia submandibular e/ou cervical hipersensível.[2]

### Diagnóstico diferencial

Os linfonodos que ultrapassam 1 cm de tamanho geralmente são considerados anormais, embora a adenomegalia em alguns locais seja considerada anormal, e a sua investigação seja valiosa, mesmo quando o aumento observado for inferior a 1 cm (linfonodos supraclaviculares, epitrocleares ou poplíteos). O diagnóstico diferencial de linfadenomegalia é amplo.[3] A anamnese cuidadosa e o exame físico, levando em consideração a idade do paciente, os sintomas associados e a distribuição da adenomegalia, frequentemente, mas nem sempre, orientarão a investigação para uma causa subjacente (Tabela 159.2). Com frequência, nenhuma causa é identificada e é necessário efetuar um acompanhamento cuidadoso. As categorias gerais de infecção, distúrbios autoimunes e neoplasia maligna abrangem a maioria dos casos.

No mundo inteiro, as infecções por bactérias, micobactérias, fungos, clamídia, parasitas e vírus constituem as principais causas de aumento dos linfonodos. A localização dos linfonodos aumentados e a presença de linfadenomegalia localizada ou generalizada podem fornecer uma pista para a causa. Espera-se aumento dos linfonodos na região de drenagem de qualquer infecção piogênica. Um aumento acentuado dos linfonodos regionais, com linfonodos flutuantes (i. e., bubões) constitui uma

| Tabela 159.1 | Diagnóstico diferencial da linfadenomegalia. |
|---|---|
| **CAUSAS** | **EXEMPLOS** |
| Infecciosas | |
|   Bactérias | Estreptococo do grupo A, infecções estafilocócicas da pele, sífilis, doença da arranhadura do gato, *Chlamydia trachomatis*, febre tifoide, tuberculose |
|   Fungos | Histoplasmose, blastomicose, coccidioidomicose |
|   Parasitas | Malária, toxoplasmose |
|   Vírus | Mononucleose infecciosa (vírus Epstein-Barr), citomegalovírus, HIV |
| Imunomediadas | |
|   Distúrbios autoimunes | Artrite reumatoide, lúpus eritematoso sistêmico |
|   Reações a medicamentos | |
| Malignas | |
|   Hematológicas | Linfoma, leucemia, neoplasias mieloproliferativas |
|   Tumores sólidos | Metastáticos para linfonodos |
| Incomuns | |
|   Doença de armazenamento | Doença de Gaucher, doença de Niemann-Pick |
|   Sarcoidose | |
|   Doença de Castleman | |
|   Vasculite de Kawasaki | |
|   Linfadenite Kikuchi | |
|   Doença de Kimura | |
|   Endocrinopatias | Doença de Addison |
|   Histiocitose sinusal com linfadenomegalia maciça (doença de Rosai-Dorfman) | |

HIV = vírus da imunodeficiência humana.

## CAPÍTULO 159 Abordagem do Paciente com Linfadenomegalia e com Esplenomegalia

**Tabela 159.2** Indícios para a causa da linfadenomegalia.

Idade
Sintomas (associados ou regionais)
Linfadenomegalia localizada *versus* generalizada
Hipersensibilidade, calor, eritema, mobilidade, pulsátil
Tamanho
Localização/distribuição

característica essencial da infecção pelo cocobacilo *Yersinia pestis*, causador da peste bubônica. Na febre da arranhadura do gato, a presença de linfonodos aumentados próximo ao local de picada da pulga que transmite a *Bartonella henselae* constitui um sinal de apresentação comum. Pode ocorrer linfadenomegalia mediastinal no antraz inalatório. A adenomegalia cervical constitui comumente manifestação da tuberculose e, em partes do mundo com recursos limitados, pode levar à terapia antituberculose empírica, em vez de biopsia. Por outro lado, a adenomegalia difusa pode representar uma infecção sistêmica pelo vírus Epstein-Barr (*i. e.*, mononucleose infecciosa), por citomegalovírus, pelo vírus da imunodeficiência humana (HIV) ou pelo parasita *Toxoplasma gondii*.

Os distúrbios autoimunes podem estar associados à linfadenomegalia localizada ou generalizada. Nesse contexto, o aumento dos linfonodos representa um desafio particular, tendo em vista o aumento de frequência de distúrbios linfoproliferativos malignos nesses pacientes. A realização de biopsia e uma consulta com especialista em hematologia são necessárias para excluir a possibilidade de linfoma. A linfadenomegalia que ocorre em consequência de uma reação medicamentosa é incomum, porém pode ser excepcionalmente difícil de diferenciar, do ponto de vista histopatológico, do linfoma maligno. Foi relatado que uma ampla variedade de medicamentos, incluindo antiepilépticos e antibióticos, causa linfadenomegalia, porém o exantema associado, a eosinofilia e as anormalidades da função hepática são úteis para distinguir uma reação a medicamentos de outras causas.

A neoplasia maligna manifesta-se comumente como linfadenomegalia. Os linfonodos aumentados podem ser acometidos ou substituídos por uma neoplasia maligna hematológica, como linfoma de Hodgkin ou não Hodgkin (Figura 159.1), ou podem representar um local de metástase de um tumor sólido, que ocorre, com mais frequência, na área de drenagem do tumor primário; por exemplo, o câncer de mama é frequentemente acompanhado de comprometimento dos linfonodos axilares ipsilaterais, e o câncer de próstata, por comprometimento dos linfonodos ilíacos. Pode ocorrer também disseminação distante para linfonodos.

Além das causas infecciosas, autoimunes e malignas de linfadenomegalia, existem algumas causas menos comuns, como doenças de armazenamento (como na doença de Gaucher ou na doença de Niemann-Pick) ou amiloidose (associada a uma neoplasia maligna hematológica, como mieloma múltiplo ou linfoma não Hodgkin, uma forma hereditária da doença, ou inflamação crônica). A sarcoidose pode se manifestar na forma de aumento dos linfonodos, assim como certas endocrinopatias, como doença da tireoide ou insuficiência suprarrenal.

### Avaliação do paciente com linfadenomegalia

#### Anamnese e exame físico

Uma anamnese cuidadosa e completa constitui o primeiro passo mais importante na avaliação do paciente com linfadenomegalia (Tabela 159.3). A idade do paciente, a história de viagens recentes, possíveis exposições infecciosas ou tóxicas no ambiente do trabalho ou no lazer, imunizações recentes, uso atual de medicamentos e história social, sexual e familiar podem fornecer pistas importantes para a causa. É necessário proceder a uma revisão completa dos sistemas. Não só a presença de sintomas pode ser esclarecedora, como também seu padrão, seu caráter e sua duração (p. ex., febres com picos altos características do linfoma de Hodgkin, conhecidas como febres de Pel-Ebstein) podem sugerir uma causa específica. De modo semelhante, determinados sintomas, como prurido, sugerem diagnósticos específicos (p. ex., linfoma de Hodgkin também).

O exame físico também deve ser meticuloso, com atenção não apenas para a distribuição da adenomegalia, mas também para a presença de outros achados físicos (p. ex., aumento das tonsilas no paciente com adenomegalia cervical e linfoma de Burkitt, aumento das glândulas parótidas na síndrome de Sjögren, exantema nos linfomas de células T, achados articulares em doenças autoimunes ou massa na mama em paciente com linfadenomegalia axilar) (Tabela 159.4). Em geral, os linfonodos

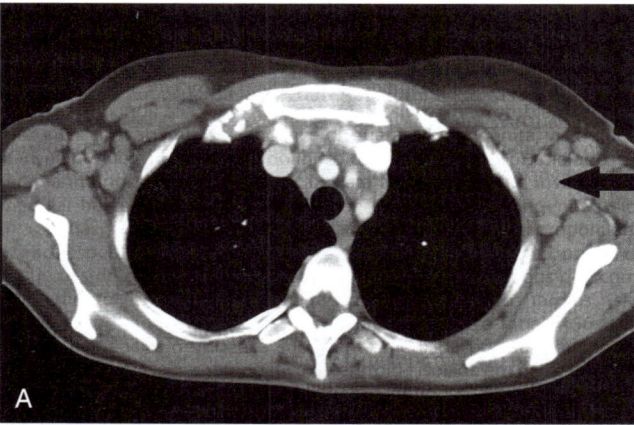
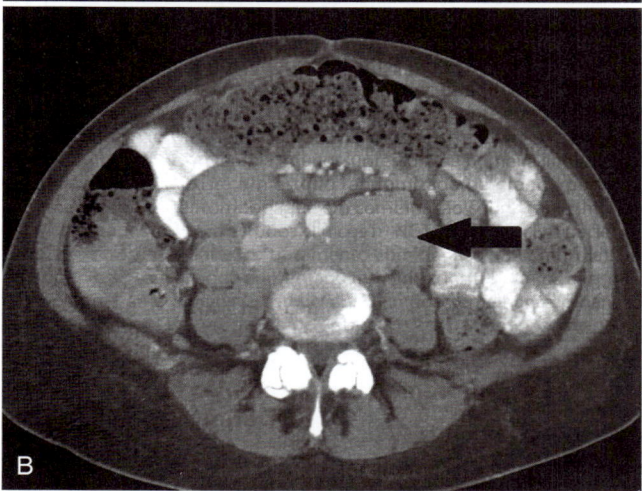

**FIGURA 159.1** Linfonodos axilares (A) e retroperitoneais (B) em um paciente com linfoma folicular. As *setas* indicam exemplos de aumento dos linfonodos.

**Tabela 159.3** Anamnese completa no paciente adulto com linfadenomegalia.

História de doença atual
  Duração, mudanças recentes
  Sintomas associados: febre, sudorese noturna intensa, calafrios, perda de peso, faringite, artrite ou artralgias, exantema ou lesões cutâneas, dispneia, dor torácica
  Contatos doentes, viagem recente e remota, picadas de carrapatos ou insetos
História médica pregressa
  Doença autoimune, história de terapia imunossupressora, história de doença infecciosa
História familiar
  Neoplasia maligna, particularmente hematológica, ou infecção
História social
  Atividade sexual – risco de infecção pelo HIV, outras infecções sexualmente transmissíveis
  Ocupação – exposição a toxinas, gado, animais de estimação
  Tabagismo ou consumo de bebida alcoólica
Medicamentos: agentes imunossupressores, fenitoína, alopurinol, antibióticos

HIV = vírus da imunodeficiência humana.

malignos são indolores, enquanto aqueles que representam uma infecção podem ser hipersensíveis. A linfadenomegalia que resulta de tumor sólido metastático é caracteristicamente de consistência dura e pode ser fixa ou com linfonodos coalescentes, enquanto a que representa neoplasias malignas hematológicas é normalmente de consistência mole e pode ser móvel, embora ocorram exceções. Enquanto os linfonodos limítrofes e ligeiramente aumentados estão comumente relacionados com causas infecciosas, os linfonodos de tamanho considerável são preocupantes e justificam uma investigação imediata.

### Exames de imagem

Os exames de imagem com tomografia computadorizada (TC) ou ressonância magnética (RM) (esta última em certas circunstâncias, quando for necessário evitar a exposição à radiação, como durante a gravidez),

| Tabela 159.4 | Avaliação do paciente com linfadenomegalia. |
|---|---|

Exame físico completo, com atenção particular para:
  Aumento das tonsilas, evidências de síndrome da veia cava superior
  Atenção para todos os grupos de linfonodos, incluindo epitrocleares, femorais
  Hepatoesplenomegalia
  Exantema
  Articulações, deformidades
Exame laboratorial preliminar
  Hemograma completo com contagem diferencial, contagem de plaquetas
  Velocidade de hemossedimentação, teste para mononucleose no contexto certo
Exames de imagem
  Radiografia de tórax (avaliação de massa mediastinal, aumento hilar)
  Ultrassonografia para crianças até 14 anos
  TC com contraste intravenoso ou RM com contraste
  A PET/TC *não* é recomendada, a não ser para diagnóstico de linfoma ou outra neoplasia maligna
Diagnóstico patológico
  Aspiração por agulha para investigação de causas infecciosas
  Biopsia com agulha de calibre grosso (*core biopsy*) se a biopsia excisional não for segura
  Biopsia excisional preferida, particularmente se houver suspeita de neoplasia maligna

TC = tomografia computadorizada; RM = ressonância magnética; PET = tomografia por emissão de pósitrons.

mas não a tomografia por emissão pósitrons (PET) e a TC combinadas (PET/TC), constituem a primeira etapa na avaliação de adenomegalia palpável e preocupante em adultos.[4] A ultrassonografia é recomendada como abordagem preferida para crianças com adenomegalia cervical. Claramente, a adenomegalia limítrofe ou a linfadenomegalia associada a sintomas ou a uma história sugestiva de origem benigna (p. ex., mononucleose em um estudante universitário) não merecem a realização imediata de exame de imagem e podem ser observadas.[5] A PET/TC combinadas são reservadas para estadiamento e avaliação durante e após o tratamento de pacientes com diagnóstico estabelecido de linfoma maligno ou com uma variedade de tumores sólidos. Embora a maioria dos pacientes com linfadenomegalia procure assistência médica devido à detecção de um nódulo no autoexame, um número crescente de pacientes com linfadenomegalia é identificado de modo incidental quando são realizados exames de imagem para problemas não relacionados (p. ex., radiografia de tórax para sintomas infecciosos; RM da coluna vertebral para dor nas costas relacionada com hérnia de disco). Esses pacientes representam um desafio especial.[6]

A avaliação do paciente com adenomegalia intra-abdominal ou pélvica identificada de modo incidental, à semelhança do paciente com nódulo palpável recente, exige que o médico integre a história clínica com os achados radiográficos. Isso é mais bem efetuado com a interpretação do exame de imagem pelo radiologista. Uma comparação dos achados radiológicos com exames de imagem anteriores frequentemente consegue eliminar as preocupações se os achados forem de longa duração. Os achados em exames de imagem considerados preocupantes pelo American College of Radiology (ACR) incluem: (1) diâmetro do eixo curto de 1 cm ou mais no retroperitônio; (2) arquitetura anormal (hilo redondo indistinto); (3) presença de realce (necrose; hipervascularidade); e (4) aumento do número de linfonodos definidos como agrupamento de três ou mais em uma única estação linfonodal ou dois ou mais em pelo menos duas regiões. Deve-se considerar a realização de biopsia se os linfonodos se enquadrarem em qualquer uma dessas categorias e se houver evidências clínicas ou laboratoriais que sustentem a presença de um distúrbio linfoproliferativo. Em muitos casos, o paciente pode ser acompanhado por meio de exames repetidos de imagem em 3 a 6 meses. Se permanecer estável por 1 ano, é mais provável que um linfonodo ou grupo de linfonodos anormais sejam benignos.

Com frequência, indica-se uma prova terapêutica com antibióticos, particularmente em crianças. Os esteroides devem ser evitados, uma vez que podem mascarar os sintomas e causar retração dos linfonodos em neoplasias malignas hematológicas.

### Biopsia

A decisão quanto à realização de uma biopsia de linfonodo depende da história e apresentação clínicas e da facilidade com que pode ser obtida. Em pacientes com sintomas, a biopsia precoce de um linfonodo palpável pode fornecer uma resposta a um caso desconcertante, mas pode aumentar a confusão se o resultado da biopsia não for definitivo. Uma biopsia excisional em vez de uma biopsia com agulha de grosso calibre (*core biopsy*) tem mais probabilidade de fornecer um diagnóstico definitivo, porém não é prática em todos os casos. Quando não há linfonodos periféricos de fácil acesso para biopsia, uma biopsia com agulha de grosso calibre pode ser obtida pelo radiologista intervencionista com auxílio de ultrassom ou orientação da TC. Uma aspiração por agulha fina pode ser adequada para diagnosticar um tumor sólido ou infecção, porém não é suficiente para distinguir o linfoma maligno de um linfonodo reativo, e a sua realização não é incentivada se o linfoma estiver incluído no diagnóstico diferencial. A biopsia excisional continua sendo o padrão-ouro.[7] Os exames para agentes infecciosos, incluindo culturas e colorações especiais para agentes infecciosos, análise imunofenotípica por citometria de fluxo e exames moleculares, complementam a morfologia no estabelecimento de um diagnóstico.[8] Por outro lado, se o câncer de cabeça e pescoço estiver incluído no diagnóstico diferencial, deve-se efetuar um exame otorrinolaringológico completo no início para evitar complicações de uma cirurgia subsequente. Uma discussão aberta entre o médico e o patologista é a abordagem mais efetiva para estabelecer um diagnóstico, particularmente nos casos de maior desafio.[9]

## ESPLENOMEGALIA

### BIOPATOLOGIA

O baço é o maior órgão linfático do corpo e alguns o comparam com um linfonodo gigante. À semelhança dos linfonodos, o baço desempenha múltiplas funções, incluindo o seu papel como filtro para a remoção de eritrócitos (hemácias) defeituosos e agentes infecciosos, seu importante papel na resposta imune a antígenos transportados pelo sangue e um papel na regulação do volume sanguíneo.

Coerente com suas múltiplas funções e seu papel como filtro maciço, o baço tem uma circulação aberta com três tipos de compartimento: a polpa branca, a zona marginal e a polpa vermelha. O sangue entra no baço por meio da artéria esplênica e seus ramos, é filtrado através dos cordões esplênicos e bainha linfática periarterial e é exposto na polpa branca a células imunologicamente ativas, incluindo macrófagos, linfócitos B e linfócitos T. Nesse local, os microrganismos e as proteínas estranhas são reconhecidos, e uma resposta imune é desencadeada aos antígenos transportados pelo sangue. Em indivíduos esplenectomizados, a ausência dessa função esplênica os torna particularmente suscetíveis a certas infecções, em particular aquelas por microrganismos encapsulados, como *Streptococcus pneumoniae*.

A zona marginal, que separa a polpa branca da polpa vermelha, atua com zona de transição. Mais da metade do volume do baço consiste em polpa vermelha esplênica e é constituída principalmente por eritrócitos, juntamente com macrófagos e células dendríticas, bem como outros leucócitos. Os eritrócitos senescentes ou defeituosos são identificados e destruídos na polpa vermelha. O processo de hemólise pode ser mecânico e/ou imunológico, como na anemia hemolítica autoimune, em que os eritrócitos recobertos por anticorpos são fagocitados por macrófagos. Na ausência de um baço funcional, as inclusões basofílicas que representam remanescentes nucleares, conhecidas como *corpos de Howell-Jolly*, podem ser observadas nos eritrócitos circulantes. A presença de corpos de Howell-Jolly (Figura 159.2) no sangue periférico indica que o paciente foi submetido à esplenectomia ou apresenta um baço não funcionante, como em pacientes com doença falciforme que sofreram repetidos infartos esplênicos.

Por fim, e talvez menos reconhecido, o baço desempenha um papel na regulação do volume de sangue por meio de uma variedade de mecanismos. Esses mecanismos incluem a liberação de sangue por meio de contração esplênica, uma vez que o baço funciona como um grande reservatório de sangue, e o reflexo esplenorrenal, que promove a retenção de líquido e de sódio pelos rins durante o choque séptico.

### DIAGNÓSTICO

À semelhança da linfadenomegalia, o diagnóstico diferencial da esplenomegalia é amplo (Tabela 159.5).[10] Os mesmos princípios também são válidos. Em primeiro lugar, uma anamnese cuidadosa e exame físico, com atenção para a idade do paciente, o tamanho do baço e os sintomas associados, frequentemente, mas nem sempre, orientam a investigação da causa subjacente. Com frequência, não se identifica nenhuma causa e é necessário proceder a um acompanhamento cuidadoso do paciente. Mais uma vez, as categorias gerais de infecção, doenças autoimunes e neoplasia maligna cobrem a maioria dos casos.

Como acontece na linfadenomegalia, as causas infecciosas da esplenomegalia são numerosas. A geografia e a história de viagens fornecem, com frequência, pistas importantes para uma infecção subjacente. As causas mais prováveis de esplenomegalia na África Equatorial ou em um imigrante africano recente são diferentes daquelas de um norte-americano na região urbana. As infecções bacterianas comumente associadas à esplenomegalia incluem endocardite, brucelose, febre tifoide e riquetsioses, como febre maculosa das Montanhas Rochosas. As infecções micobacterianas, incluindo micobactérias típicas e atípicas, podem-se manifestar com esplenomegalia, assim como infecções fúngicas, como a histoplasmose. Entre as doenças parasitárias, a malária é quase sempre acompanhada de aumento do baço e deve estar entre as primeiras doenças na lista do diagnóstico diferencial no contexto certo. O vírus Epstein-Barr, responsável pela mononucleose infecciosa, constitui uma causa comum de esplenomegalia, porém habitualmente autolimitada. O HIV também pode estar associado à esplenomegalia, embora o agente causador seja, com frequência, uma infecção coexistente pelo vírus da hepatite C.

As doenças autoimunes, como a artrite reumatoide (AR) e o lúpus eritematoso sistêmico, estão comumente associadas à esplenomegalia leve a moderada. A síndrome de Felty caracteriza-se por esplenomegalia, habitualmente na presença de AR de longa duração, com neutropenia associada. A anemia hemolítica autoimune caracteriza-se por esplenomegalia. Reações a uma variedade de medicamentos comumente prescritos, como antibióticos, podem resultar em esplenomegalia por meio de efeitos diretos sobre o baço, doença do soro ou, indiretamente, por meio de efeitos sobre o fígado.

As neoplasias malignas hematológicas, incluindo neoplasias mieloproliferativas, frequentemente se manifestam com esplenomegalia. Os pacientes com distúrbios linfoproliferativos, como leucemia linfocítica crônica ou linfoma de células do manto, terão, em muitos casos, linfadenomegalia facilmente reconhecida, além de um baço palpável. A esplenomegalia isolada sem linfadenomegalia associada é característica da leucemia de células pilosas e neoplasias mieloproliferativas, como a mielofibrose idiopática. A esplenomegalia com perda de peso relacionada com a compressão do estômago e saciedade precoce pode ser a queixa de apresentação. Algumas vezes, tumores sólidos podem metastatizar para o baço, resultando em aumento de seu tamanho, porém isso é uma ocorrência incomum. Entre os tumores sólidos, o melanoma maligno é o único mais provavelmente associado a comprometimento esplênico; entretanto, mesmo assim, a esplenomegalia palpável é rara.

A esplenomegalia congestiva pode ocorrer em consequência de doença hepática crônica com hipertensão portal ou no caso de trombose da veia esplênica ou da veia porta. Os distúrbios que resultam em destruição excessiva de eritrócitos anormais, como esferocitose hereditária ou hemoglobinopatias, também estão associados a esplenomegalia. Doenças de armazenamento (como a doença de Gaucher, a sarcoidose e a amiloidose), bem como a tireotoxicose e a linfo-histiocitose hemofagocítica, são algumas das outras causas menos comuns de esplenomegalia (Figura 159.3).

## Avaliação do paciente com esplenomegalia

### Anamnese

À semelhança da linfadenomegalia, uma anamnese cuidadosa e completa constitui a primeira etapa mais importante na avaliação do paciente com esplenomegalia. A idade do paciente, a história de viagens, as possíveis exposições infecciosas ou tóxicas no ambiente de trabalho ou no lazer, as imunizações recentes, os medicamentos atuais e a história social, sexual e familiar podem contribuir com pistas importantes para a causa. É necessário proceder a uma revisão completa dos sistemas. Uma revisão de prontuários antigos, incluindo exames de imagem, pode fornecer evidências de que a esplenomegalia é de longa duração.

### Exame físico

Hoje, a esplenomegalia é comumente detectada pela primeira vez de modo incidental em exames de imagem realizados para o que, a princípio, parece ser um problema não relacionado, como diverticulite ou nefrolitíase. Pode ser difícil reconhecer um aumento limítrofe ou ligeiro do baço no exame.

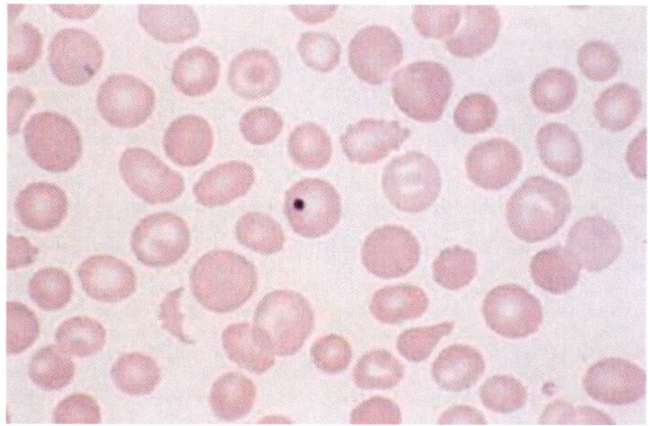

**FIGURA 159.2** **Corpo de Howell-Jolly em um eritrócito.** Sua presença fornece uma evidência de esplenectomia ou de baço não funcional.

## Tabela 159.5 Diagnóstico diferencial da esplenomegalia.

| CAUSAS | EXEMPLOS |
|---|---|
| **Infecciosas** | |
| Bactérias | Endocardite, brucelose, sífilis, tuberculose, febre maculosa das Montanhas Rochosas |
| Fungos | Histoplasmose, toxoplasmose |
| Parasitas | Malária, leishmaniose |
| Vírus | Mononucleose infecciosa (vírus Epstein-Barr), HIV, citomegalovírus |
| **Imunomediadas** | |
| Doenças autoimunes | Artrite reumatoide, lúpus eritematoso sistêmico, anemia hemolítica autoimune |
| Reação a fármacos | Fenitoína |
| **Malignas** | |
| Hematológicas | Linfoma, leucemia, neoplasia mieloproliferativa |
| Tumor sólido | Metastático para o baço |
| **Congestivas** | Doença hepática, trombose da veia porta, insuficiência cardíaca congestiva |
| **Distúrbios hematológicos não malignos** | Esferocitose hereditária, anemias hemolíticas congênitas ou adquiridas, hemoglobinopatias, hematopoese extramedular |
| **Incomuns** | |
| Doença de armazenamento | Doença de Gaucher, doença de Niemann-Pick |
| Sarcoidose | |
| Cistos, pseudocistos | |
| Amiloidose | |

HIV = vírus da imunodeficiência humana.

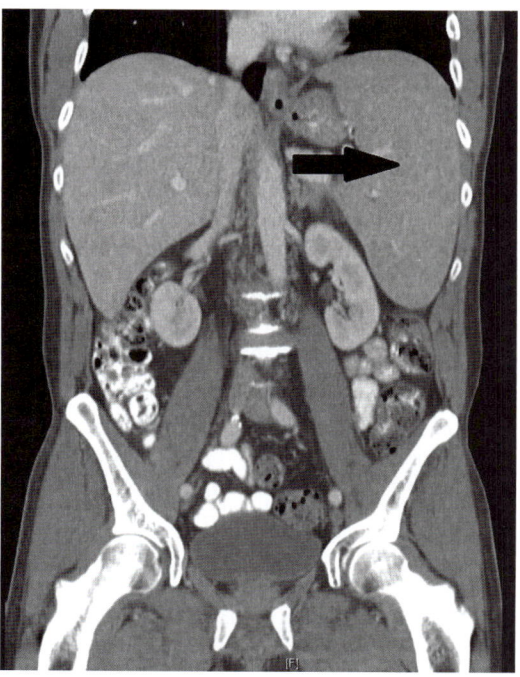

**FIGURA 159.3** **Esplenomegalia (indicada pela *seta*) em um paciente com linfo-histiocitose hemofagocítica.**

Existem muitas abordagens para palpar o baço. O posicionamento do paciente em decúbito lateral direito com os joelhos em ligeira flexão é uma abordagem preferida por alguns. Para a maioria dos examinadores destros, o paciente deve estar relaxado e na posição de decúbito lateral direito. É melhor começar muito baixo na pelve e examinar até o quadrante superior esquerdo, de modo a não omitir a borda de um baço com aumento maciço. A inspeção e a percussão devem ser combinadas com palpação para proporcionar a melhor chance de identificar o baço aumentado. É melhor pedir ao paciente respirar profundamente enquanto o examinador verifica a ponta do baço à medida que este desce com a inspiração profunda. Normalmente, a esplenomegalia é registrada como o número de centímetros que o baço desce abaixo do rebordo costal esquerdo na linha hemiclavicular na inspiração profunda. O exame físico do paciente com esplenomegalia deve ser meticuloso, incluindo atenção para a presença de linfadenomegalia, icterícia, aumento das tonsilas, derrames ou edema articulares e hepatomegalia.

## Avaliação laboratorial

Os exames laboratoriais, particularmente o hemograma completo e o esfregaço de sangue periférico, são ferramentas importantes na investigação do paciente com esplenomegalia. Com frequência, o baço aumentado é hiperfuncional (*hiperesplenismo*) e sequestra eritrócitos e plaquetas, levando ao desenvolvimento de citopenias. Pode ocorrer também leucopenia. Na presença de hiperesplenismo, a medula óssea é hipercelular, e pode haver eritrócitos nucleados e um número aumentado de reticulócitos no sangue periférico. No paciente com esplenomegalia, o exame do esfregaço de sangue periférico (ver Capítulo 148) pode revelar anormalidades eritrocitárias características de doença hepática crônica. Conforme assinalado anteriormente, a presença de corpos de Howell-Jolly nos eritrócitos constitui um marcador de baço hipofuncional ou ausente. A presença de linfócitos anormais (p. ex., células com projeções, como na leucemia de células pilosas, ou com projeções vilosas no linfoma de zona marginal esplênica com linfócitos vilosos) sugere a existência de leucemia ou linfoma maligno. A presença de linfoblastos indica leucemia linfoblástica aguda. A análise por citometria de fluxo constitui a próxima etapa apropriada na identificação da população de células anormais em muitos casos. O aspirado e a biopsia de medula óssea com imuno-histoquímica, corantes especiais, análise por citometria de fluxo, hibridização *in situ* fluorescente, citogenética e testes moleculares adicionais para determinadas mutações serão necessários para avaliar por completo o paciente com esplenomegalia e com neoplasia maligna hematológica.

São observados níveis elevados de lactato desidrogenase e de ácido úrico em neoplasias malignas linfoides, como linfoma de Burkitt ou outros linfomas não Hodgkin agressivos, mas também em neoplasias malignas mieloides. O exame de esfregaços espessos em pacientes com suspeita de malária pode revelar o parasita agressor. Hoje, o teste genético pode confirmar o diagnóstico suspeito (p. ex., em crianças e em adultos com suspeita de linfo-histiocitose hemofagocítica).

## Exames de imagem

Nem todos os baços palpáveis são anormais, particularmente em indivíduos muito magros. A abordagem menos invasiva e mais barata para a obtenção de imagens do baço é a ultrassonografia, um método que permite medições sequenciais e acuradas. Com base em critérios de ultrassonografia, um baço com 13 cm ou mais de comprimento e mais de 5 cm de "espessura" é qualificado como de tamanho aumentado. Hoje, a esplenomegalia é identificada, com mais frequência, de modo incidental em TC realizada para um processo frequentemente não relacionado (p. ex., diverticulite). Com frequência, a TC do tórax captura a parte superior do abdome, de modo que, em indivíduos examinados para dor torácica ou queixas respiratórias, pode-se detectar a presença de esplenomegalia não relacionada.

Em comparação com a ultrassonografia, a TC geralmente foca todo o abdome, e não apenas o baço, e fornece informações importantes, que, com frequência, fornecem uma explicação para a esplenomegalia. A TC também mostra se o baço apresenta aumento difuso ou se está aumentado devido a múltiplos nódulos. Enquanto a PET marcada com 18-FDG (fluordesoxiglicose) não distingue entre uma variedade de neoplasias malignas, infecções e outras causas de esplenomegalia, ela é geralmente utilizada mais tarde para avaliar pacientes com neoplasias malignas linfoides, de modo a avaliar a resposta ou ausência de resposta na avaliação diagnóstica do paciente com esplenomegalia. A cintilografia de fígado-baço marcada com tecnécio foi substituída pela TC, embora tenha o potencial de identificar pacientes com doença hepática como causa de esplenomegalia.

A maioria das massas esplênicas identificadas de modo incidental em pacientes assintomáticos demonstra ser de natureza benigna. Os exames de imagem de acompanhamento em intervalos curtos (3 a 6 meses) podem estabelecer a presença de lesão inalterada e tranquilizar o paciente sobre a sua natureza benigna. Outras modalidades de diagnóstico por imagem (p. ex., RM, PET/CT e ultrassonografia) podem ser úteis na seleção de pacientes apropriados para investigação adicional, incluindo biopsia.

## Biopsia

Em virtude da localização do baço e da propensão ao sangramento, a aspiração por agulha ou a biopsia com agulha de calibre grosso (*core biopsy*) do baço são apenas realizadas em centros qualificados e com experiência no procedimento. Quando uma avaliação extensa não fornece uma explicação provável para a esplenomegalia, e a observação é considerada imprudente, pode-se realizar uma esplenectomia por laparoscopia ou laparotomia.[11,12] Devido ao risco de complicações cirúrgicas e suscetibilidade a longo prazo à infecção nos indivíduos esplenectomizados, é preciso considerar seriamente os riscos e benefícios relativos do procedimento.[13] Quando a esplenectomia for uma possibilidade, a imunização deve ser realizada imediatamente, na tentativa de reduzir os riscos a longo prazo. As diretrizes para vacinação antes da esplenectomia e em indivíduos asplênicos são apresentadas na Tabela 159.6. A esplenectomia parcial é realizada em algumas crianças com

### Tabela 159.6 Recomendações para vacinação pneumocócica, meningocócica e contra *Haemophilus influenzae* em indivíduos asplênicos.

São utilizadas as seguintes vacinas:

| | |
|---|---|
| Meningococo | Vacina meningocócica conjugada tetravalente (Menveo® ou Menactra®)<br>Vacina meningocócica do sorogrupo B (Trumenba® ou Bexsero®) |
| Pneumococo | Vacina pneumocócica 23-valente (PPSV23, Pneumovax®)<br>Vacina 13-valente conjugada (PCV13, Prevnar®) |
| *Haemophilus influenzae* | Vacina *H. influenzae* tipo b (Hib) conjugada |

**DIRETRIZES GERAIS**
- Adultos com asplenia funcional (p. ex., indivíduos com doença falciforme) ou aqueles que necessitam de esplenectomia cirúrgica devem ser imunizados com vacinas pneumocócica, meningocócica e *H. influenzae*
- Em caso de esplenectomia eletiva, as vacinas meningocócica, pneumocócica e *H. influenzae* devem ser administradas pelo menos 14 dias antes da cirurgia. Se não for possível devem ser administradas após, no mínimo, 4 dias depois da esplenectomia
- Alguns recomendam que a mesma combinação de vacinas seja novamente administrada 8 semanas após as doses iniciais
- Várias vacinas podem ser administradas na mesma consulta, porém injetadas em locais diferentes
- Existe alguma variação nas recomendações específicas listadas a seguir entre as diretrizes dos Centers for Disease Control (CDC) dos EUA, do Advisory Committee on Immunization Practices, de várias instituições e de algumas agências da Europa

**VACINAS MENINGOCÓCICAS**
- Vacinas meningocócicas tetravalentes conjugadas: duas doses de Menveo® ou Menactra®, administradas com intervalo de 2 meses *mais*
- Vacinas meningocócicas do sorogrupo B: Trumemba® (três doses com intervalo de 0, 1 a 2 e 6 meses) *ou* Bexsero® (duas doses com pelo menos 1 mês de intervalo)
- Reforço a cada 5 anos com Menveo® *ou* Menactra®
- As duas vacinas do sorogrupo B não são intercambiáveis; o mesmo produto deve ser utilizado para todas as doses de uma série

**VACINAS PNEUMOCÓCICAS**
- Para antes da esplenectomia: Pneumovax® e Prevnar®
- Para asplenia funcional: Pneumovax® e Prevnar®, administradas com pelo menos 8 semanas de intervalo
- Revacinação: pelo menos 5 anos após a dose mais recente de Pneumovax®, seguida de Prevnar® pelo menos 8 semanas depois

**VACINA *HAEMOPHILUS INFLUENZAE***
- A maioria dos adultos não corre risco, visto que já adquiriu anticorpos específicos contra o microrganismo por meio de vacinação infantil de rotina ou infecção anterior. Entretanto,
- Pode-se administrar uma dose de vacina Hib antes da esplenectomia
- Pode-se administrar uma dose de Hib a indivíduos com asplenia funcional

esferocitose hereditária, tumores do baço ou traumatismo esplênico, em uma tentativa de reduzir o risco de sepse a longo prazo.[14]

## REFERÊNCIAS BIBLIOGRÁFICAS

*As referências bibliográficas, bem como os outros materiais suplementares deste livro, encontram-se no GEN-IO, nosso ambiente virtual de aprendizagem.*

# 160

# HISTIOCITOSES

BARRETT J. ROLLINS E NANCY BERLINER

**Tabela 160.1** Classificação das histiocitoses e neoplasias de macrófagos/células dendríticas.

| | |
|---|---|
| Grupo L | Histiocitose de células de Langerhans (HCL) |
| | Histiocitose de células indeterminadas (HCI) |
| | Doença de Erdheim (DEC) |
| Grupo C | HNL cutâneas |
| |   Família dos xantogranulomas (XG) |
| |     Xantogranuloma juvenil (XGJ) |
| |     Xantogranuloma do adulto (XGA) |
| |     Retículo-histiocitoma solitário (RHS) |
| |     Histiocitose benigna cefálica (HBC) |
| |     Histiocitose eruptiva generalizada (HEG) |
| |     Histiocitose nodular progressiva (HNP) |
| |     Xantoma disseminado (XD) |
| |   Família dos não xantogranulomas (não XG) |
| |     Doença de Rosai-Dorfman (DRD) cutânea |
| |     Xantogranuloma necrobiótico (XGN) |
| |     Retículo-histiocitose multicêntrica (RHN) |
| | Histiocitose não Langerhans cutânea com comprometimento sistêmico principal |
| Grupo R | Doença de Rosai-Dorfman (DRD) familiar, também conhecida como histiocitose sinusal com linfadenopatia maciça (HSLM) |
| | DRD esporádica |
| |   DRD clássica |
| |   DRD extranodal |
| |   DRD com neoplasia ou doença imune |
| |   Sem outra especificação |
| Grupo M | Histiocitoses malignas primárias |
| | Histiocitoses malignas secundárias (associadas à neoplasia hematológica) |
| |   Subtipos: histiocítica, interdigitante, de Langerhans, indeterminada |
| Grupo H | Linfo-histiocitose hemofagocítica (LHH) primária |
| | LHH secundária |
| | LHH de origem desconhecida ou incerta |

As histiocitoses compreendem uma família de doenças caracterizadas por um acúmulo de células anormais, com características que lembram os macrófagos ou as células dendríticas. O termo *histiócito* refere-se aos macrófagos teciduais, e, embora a célula de origem em algumas histiocitoses seja, de fato, um macrófago, muitas das outras histiocitoses surgem a partir de linhagens celulares diferentes dos macrófagos ou a partir de células-tronco hematopoéticas.

A categoria diagnóstica de histiocitose abrange muitas entidades clínicas heterogêneas, porém distintas. A natureza amplamente divergente dessas doenças produziu uma literatura confusa, que pode não ajudar um médico confrontado com um paciente que apresenta uma dessas doenças. Por exemplo, uma divisão consagrada por categorias entre histiocitose de células de Langerhans (HCL) e histiocitoses de células não Langerhans ou histiocitoses não Langerhans (HNL) foi abalada pelo novo reconhecimento da ocorrência concomitante e frequente dessas duas doenças em um único paciente. Esta e outras considerações levaram a uma compreensão atualizada das histiocitoses. Em particular, os recentes avanços na genética molecular forneceram a base para uma nosologia revisada, que classifica as doenças histiocitárias em cinco grupos (Tabela 160.1):[1,1b]

- Grupo L. Essas doenças incluem a HCL e a doença de Erdheim-Chester, uma vez que o aparecimento ocasional de ambas as doenças no mesmo paciente sugere uma origem comum, e visto que ambas as doenças se caracterizam por mutações somáticas em genes da via da proteinoquinase ativada por mitógeno (MAPK). A histiocitose de células indeterminadas também é incluída no grupo L, que compartilha algumas características das HCL
- Grupo C. Esse grupo compreende as HNL, que acometem a pele e/ou as superfícies mucosas. À semelhança do grupo L, os pacientes podem apresentar misturas de histiocitoses do grupo C. Elas são subdivididas em xantogranulomas e doenças não xantogranuloma. Algumas doenças do grupo C também podem exibir um importante componente sistêmico
- Grupo M. Esse grupo compreende as histiocitoses malignas, que incluem neoplasias malignas primárias, como histiocitose maligna, e histiocitoses malignas secundárias, que ocorrem no contexto de leucemias, linfomas ou outras neoplasias hematológicas
- Grupo R. A representante clássica desse grupo é a doença de Rosai-Dorfman, também conhecida como histiocitose sinusal com linfadenopatia maciça. Entretanto, o grupo R também inclui todas as outras histiocitoses não HCL não cutâneas diversas
- Grupo H. Esse grupo contém as variedades de linfo-histiocitose hemofagocítica e síndrome de ativação de macrófagos.

## GRUPO L

### Histiocitose de células de Langerhans

#### EPIDEMIOLOGIA

A HCL ocorre predominantemente em crianças (idade mediana de 3,8 anos), porém também é observada em adultos.[2] Sua incidência global é de 2,6 casos por milhão de crianças-ano para todas as crianças com menos de 14 anos, porém com forte tendência a maior incidência em crianças de menos idade: 9 casos por milhão de crianças-ano para lactentes com menos de 1 ano e 0,7 caso por milhão de crianças-ano para crianças de 10 a 14 anos. Observa-se um discreto excesso de casos em pacientes do sexo masculino (1,2:1). A incidência de HCL de alto risco (definida mais adiante) é menor em afro-americanos do que em brancos e mais alta em hispânicos do que em não hispânicos. A incidência em adultos foi estimada em 1 a 2 casos por milhão. A HCL pulmonar, que ocorre principalmente em adultos, está fortemente associada a uma história de tabagismo.

#### BIOPATOLOGIA

A principal característica da HCL consiste em um acúmulo de histiócitos anormais com citoplasma pálido abundante e um único núcleo reniforme ou em forma de grão de café (Figura 160.1A). Todas as células patológicas da HCL expressam o marcador de superfície CD1a (Figura 160.1B), e a maioria também expressa CD207, uma lectina de ligação da manose também conhecida como langerina. A maioria das células contém organelas intracelulares, denominadas grânulos de Birbeck, que podem ser detectados por microscopia eletrônica e que provavelmente são compostos de moléculas CD207. As lesões da HCL são comumente acompanhadas de acentuado infiltrado inflamatório. A qualidade do infiltrado pode variar, dependendo do subtipo clínico (p. ex., eosinófilos abundantes no granuloma eosinofílico do osso) (ver Manifestações clínicas).

A HCL é uma doença neoplásica; as células da HCL são clonais (provêm da mesma linhagem) e os pacientes são, em sua maioria, portadores de mutações ativadoras somáticas em genes que codificam membros da via da MAPK.[3] Especificamente, 50 a 60% apresentam o *BRAF* mutado (predominantemente a mutação que codifica a variante oncogênica BRAF V600E), enquanto 25 a 30% têm mutações ativadoras de *MAP2K1*. Todos os casos exibem evidências de ativação da quinase regulada por sinal extracelular (ERK), o alvo dessa via de quinase, e os 10 a 25% de casos remanescentes sem mutações *BRAF* ou *MAP2K1* apresentam mutações em outros genes que ativam a via, incluindo membros da família *ARAF* e *RAS*, ou translocações resultando em proteínas de fusão que ativam o *BRAF*.[4]

Historicamente, a HCL era reconhecida como uma doença de histiócitos; entretanto, como sua origem era desconhecida, a doença foi denominada histiocitose X. A descoberta de que as células da HCL expressam CD1a e CD207 e têm grânulos de Birbeck, todos os quais são característicos de células de Langerhans normais, levou à sugestão de que as

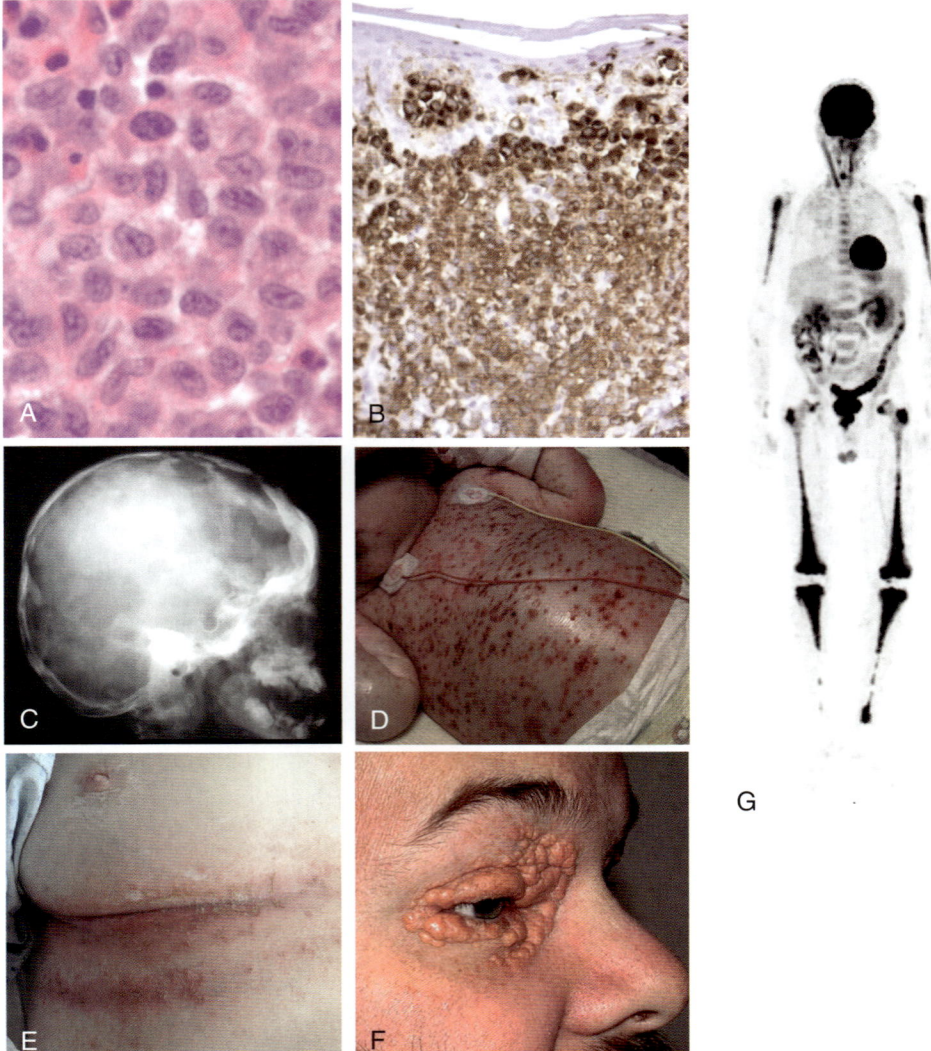

**FIGURA 160.1** Características histológicas, radiográficas e cutâneas da histiocitose de células de Langerhans (HCL) e doença de Erdheim-Chester (DEC). **A.** Coloração pela hematoxilina e eosina de uma lesão óssea da HCL, demonstrando os núcleos reniformes ou em forma de grão de café característicos e o citoplasma rosa abundante dos histiócitos da HCL (aumento de 1.000×). **B.** Imunocoloração de CD1a de uma lesão cutânea da HCL, mostrando os histiócitos da HCL de coloração uniformemente positiva infiltrando a camada superior da derme e acometendo focalmente a epiderme (aumento de 200×). **C.** Imagem radiográfica mostrando lesões líticas do osso do crânio na HCL. **D.** Lesões cutâneas em uma criança com HCL multissistêmica. **E.** Lesão intertriginosa em um adulto com HCL cutânea. **F.** Xantelasma periorbital em um paciente com DEC. **G.** Tomografia por emissão de pósitrons (PET) com fluordesoxiglicose (FDG) marcada radioativamente com flúor-18 de um paciente com DEC, mostrando sinais anormais bilaterais e simétricos no fêmur, tíbia e úmero. (A e B. De Degar BA, Fleming MD, Rollins BJ, Rodriguez-Galindo C. Histiocytoses. In: Orkin SH, Fisher DE, Ginsburg D, et al. eds. *Nathan and Oski's Hematology and Oncology of Infancy and Childhood*. 8th ed. Philadelphia: Elsevier Saunders; 2015:2104; C a G. De Emile J-F, Abla O, Fraitag S, et al. Revised classification of histiocytoses and neoplasms of the macrophage-dendritic cell lineages. *Blood*. 2016;127:2672-2781.)

células da HCL são derivadas de células de Langerhans. Entretanto, o perfil de genes expressos pelas células da HCL está mais próximo daquele das células precursoras mieloides do que das células de Langerhans maduras. Além disso, ocorrem mutações *BRAF* em células-tronco hematopoéticas de pacientes cujas células de HCL apresentam mutações *BRAF*, um achado que sugere que a HCL é mais corretamente vista como uma neoplasia mieloide, em que os precursores mieloides podem sofrer diferenciação parcial em uma direção que os permite adquirir atributos que também constituem características das células de Langerhans.

### MANIFESTAÇÕES CLÍNICAS

A HCL pode ocorrer em qualquer idade e afetar qualquer órgão. Entretanto, a doença é mais comum em crianças, e os órgãos afetados com mais frequência são:

- Osso (80% dos casos). As lesões esqueléticas podem ser assintomáticas ou podem estar associadas à hipersensibilidade e edema. Os locais mais comuns (por ordem decrescente de frequência) são o crânio, a pelve, o fêmur, as costelas, o úmero, a mandíbula e a coluna vertebral. Nas radiografias, aparecem como lesões líticas em saca-bocado sem esclerose (Figura 160.1C). A reabsorção do osso alveolar pode levar ao aparecimento dos denominados "dentes flutuantes".
- Pele (33% dos casos). O exantema pode ser intensamente petequial e incluir pápulas escamosas e incrustadas (Figura 160.1D e E). Quando o comprometimento da pele constitui a manifestação inicial, o exantema da HCL pode ser confundido com a dermatite seborreica e a crosta láctea em lactentes.
- Hipotálamo e haste hipofisária (25% dos casos). O comprometimento hipofisário pode levar ao diabetes insípido central, que inicialmente era observado em 25 a 50% dos pacientes com HCL. Com o estabelecimento mais precoce do diagnóstico e a quimioterapia efetiva, houve uma redução da incidência de diabetes insípido para 7 a 20%.

Ocorre comprometimento do fígado, do baço, da medula óssea ou dos pulmões em 15% dos casos; o comprometimento dos linfonodos é observado em 5 a 10% dos casos; e do sistema nervoso central (SNC, excluindo a hipófise), em 2 a 4%. O comprometimento pulmonar é mais frequente em adultos do que em crianças.

As manifestações clínicas da HCL são extraordinariamente diversas. Entretanto, algumas apresentações são suficientemente peculiares para terem sido reconhecidas como entidades separadas antes da compreensão de que elas, na verdade, constituem manifestações da mesma doença. Os epônimos para essas entidades não são mais utilizados, porém estão listados aqui para ajudar a entender a literatura mais antiga:

- Doença de Hand-Schüller-Christian: tríade de exoftalmia, diabetes insípido e lesões ósseas (particularmente do crânio) em crianças – 15 a 40% dos casos de HCL
- Doença de Letterer-Siwe (ou doença de Abt-Letterer-Siwe): doença multissistêmica que acomete a pele, o osso, os linfonodos, o fígado e o baço em lactentes; prognóstico sombrio
- Granuloma eosinofílico: apenas o osso, frequentemente solitário; 60 a 80% dos casos de HCL
- Doença de Hashimoto-Pritzker (ou retículo-histiocitose congênita autolimitada): comprometimento autolimitado da pele em recém-nascidos.

A classificação moderna da HCL baseia-se em atributos clínicos que se correlacionam com o risco e que, portanto, orientam a terapia. As duas dimensões de risco são o número de órgãos acometidos (doença unissistêmica versus multissistêmica) e a presença de doença em *órgãos de risco* (definidos como a medula óssea, o fígado ou o baço). A Histiocyte Society identificou três grupos clínicos utilizando essas características para o seu ensaio clínico internacional LCH-III (Tabela 160.2).

Manifestação tardia da HCL é a neurodegeneração, que ocorre em cerca de 10% dos pacientes sobreviventes. As manifestações consistem em ataxia, disartria e dismetria, juntamente com declínio neurocognitivo e dificuldades psicológicas. A ressonância magnética (RM) revela alterações de intensidade de sinal nos pedúnculos cerebelares, núcleos da base e ponte. As manifestações clínicas podem apresentar exacerbações e remissões, porém a doença é inexoravelmente progressiva.

## DIAGNÓSTICO

Como as manifestações clínicas da HCL são inespecíficas, é preciso ter um alto índice e suspeita de HCL em pacientes adultos que apresentam exantema seborreico que não cicatriza ou lesão osteolítica solitária.[5] Em pacientes com diabetes melito, pode-se observar a presença de infiltração característica da haste hipofisária na RM. Deve-se considerar a possibilidade de HCL pulmonar em fumantes jovens com dispneia ou tosse não produtiva e cuja radiografia simples de tórax revela doença reticulonodular bilateral difusa nas zonas média e superior do pulmão. A tomografia computadorizada (TC) pode mostrar a presença de nódulos ou cistos.

A análise tecidual é obrigatória. O exame histopatológico revela um infiltrado de células histiocíticas com citoplasma pálido e um único núcleo reniforme ou em forma de grão de café, acompanhadas por números e tipos variáveis de células inflamatórias (Figura 160.1A). Os eosinófilos podem ser abundantes. O diagnóstico definitivo exige a demonstração da coloração dos histiócitos para CD1a (Figura 160.1B). A coloração positiva para CD207 pode respaldar ainda mais o diagnóstico de HCL. O exame ao microscópio eletrônico à procura de grânulos de Birbeck foi suplantado pela coloração CD207.

## TRATAMENTO

As estratégias de tratamento para a HCL estão evoluindo rapidamente, com base na nova caracterização molecular da doença; entretanto, historicamente, a terapia e a sua intensidade foram correlacionadas com a estratificação de risco. Por exemplo, os pacientes com doença unissistêmica sem disfunção orgânica apresentam um excelente prognóstico e podem ser tratados com terapia local (i. e., curetagem cirúrgica ou radioterapia) ou simplesmente monitorados e tratados quando sintomáticos. A doença mais extensa exige terapia sistêmica, que tem sido aprimorada por meio de uma série de ensaios clínicos internacionais. O primeiro desses ensaios, LCH-I, testou a eficácia do acréscimo de etoposídeo ao padrão de cuidados históricos, que consistia em vimblastina e prednisona. Os pacientes com HCL multissistêmica foram randomizados para receber vimblastina ou etoposídeo semanalmente, a cada 3 semanas, durante 24 semanas. A sobrevida global foi excelente em 80%, e não houve diferenças entre os braços de tratamento do ensaio clínico.

O LCH-II avaliou os efeitos da intensificação precoce ao randomizar pacientes com HCL multissistêmica para receber os seguintes esquemas: vimblastina e prednisona, seguidas de terapia de continuação com 6-mercaptopurina e pulsos de vimblastina/prednisona durante 24 semanas; ou acréscimo de etoposídeo à terapia de indução. As taxas de sobrevida e de recidiva foram as mesmas em ambos os braços. Todavia, o subgrupo de pacientes com comprometimento de órgãos de risco (Tabela 160.2) tiveram melhor sobrevida com o acréscimo de etoposídeo.

O ensaio clínico LCH-III estratificou cuidadosamente os pacientes por risco e perguntou se o acréscimo de metotrexato melhoraria ainda mais os resultados em pacientes com comprometimento de órgãos de risco. Além disso, como um ensaio clínico não randomizado anterior (DAL-HX83) sugeriu que o tratamento prolongado pudesse ser benéfico, o ensaio clínico LCH-III também avaliou, de maneira randomizada, se o prolongamento do tratamento em pacientes com doença multissistêmica reduziria o risco de recidiva. Embora o acréscimo de metotrexato não tenha tido nenhum efeito sobre os desfechos, o prolongamento da terapia em pacientes com doença multissistêmica diminuiu o risco de recidiva de 54 para 37%. Por conseguinte, o padrão atual de cuidados para a doença multissistêmica consiste na introdução de vimblastina e prednisona, seguida de 12 meses de terapia continuada.

Dispõe-se de várias abordagens para a HCL recorrente ou que sofreu recidiva, designadas historicamente como "reativação", cuja ocorrência é observada em 20 a 50% dos pacientes. Esses pacientes podem ser incluídos em categorias de baixo e de alto risco. Os pacientes de baixo risco são aqueles que inicialmente tinham HCL multissistêmica de baixo risco (i. e., sem comprometimento de órgãos de risco ou doença óssea multifocal). Foram documentadas as respostas a uma variedade de terapias de segunda linha, incluindo 6-mercaptopurina e metotrexato, indometacina, bifosfonatos e análogos de nucleosídios, como cladribina, citarabina e clofarabina. Os pacientes de alto risco são os que tiveram comprometimento de órgãos de risco na apresentação ou que mostraram resposta insatisfatória ao tratamento de primeira linha. A cladribina e a citarabina em altas doses podem ser efetivas nesse contexto, assim como o transplante de células-tronco hematopoéticas, porém a mortalidade é ainda significativa.

A descoberta de mutações ativadoras em genes que codificam componentes da via MAPK levou ao uso de inibidores da proteína fibrossarcoma rapidamente acelerado (RAF) e MAP quinase/ERK quinase 1 (MEK1), principalmente na situação de recidiva. A maioria dos relatos descreve pequenas séries de pacientes tratados, embora um dos denominados ensaios *basket*, que utilizou o inibidor de RAF, o vemurafenibe, em todos os pacientes com BRAF V600E tenha incluído um pequeno número de pacientes com HCL.[6] Em geral, os pacientes portadores de mutações sensíveis em *BRAF* ou *MAP2K1*, incluindo pacientes intensamente pré-tratados, apresentam respostas notáveis a inibidores de RAF, como o vemurafenibe e o dabrafenibe, ou em MEK1, como o trametinibe ou o cobimetinibe. A dosagem ideal ainda não foi explorada em um ensaio clínico, e o tratamento geralmente tem sido planejado com base na eficácia em outras doenças. A maioria dos relatos indica que os pacientes continuam respondendo a esses inibidores enquanto estiverem sendo tratados e sofrem recidivas quando o tratamento é interrompido. Por conseguinte, apesar da notável eficácia desses agentes, o papel que esses inibidores podem desempenhar no tratamento de primeira linha ou curativo da HCL não está atualmente bem definido.

Em adultos com HCL pulmonar, o abandono do tabagismo é o tratamento habitualmente suficiente. Caso contrário, esses pacientes podem ser tratados com corticosteroides. Os pacientes com casos refratários podem necessitar de transplante de pulmão.

## PROGNÓSTICO

Os desfechos na doença unissistêmica e de baixo risco são muito bons. A sobrevida global para doença unissistêmica é de mais de 99%, com taxa de recidiva de 18%. No ensaio clínico LCH-III, a sobrevida global em 5 anos na doença multissistêmica de baixo risco foi de 99%, apesar de uma taxa cumulativa de recidiva de 40 a 50%. Entretanto, as morbidades associadas ao local inicial da doença, particularmente problemas ortopédicos,

| Tabela 160.2 | Classificação clínica da histiocitose de células de Langerhans.* | |
|---|---|---|
| **GRUPO CLÍNICO** | **SISTEMA ACOMETIDO** | **ÓRGÃOS ACOMETIDOS** |
| 1 | Multissistêmica | Qualquer órgão de risco[†] |
| 2 | Multissistêmica | ≥ 2 órgãos, *sem incluir os órgãos de risco* |
| 3 | Unissistêmica<br>• Multifocal[‡] ou de local especial[§] | ≥ 2 lesões em um órgão ou em um local especial[§] |
| — | Unissistêmica<br>• Unifocal ou localizada | 1 lesão em um órgão |

*Desenvolvida para o ensaio clínico Langerhans Cell Histiocytosis-III (LCH-III). [†]Órgãos de risco: medula óssea, fígado ou baço. (O pulmão não é mais classificado como órgão de risco.) [‡]Múltiplos locais de comprometimento em um único sistema orgânico. [§]Os locais especiais conferem um risco aumentado de complicações específicas e incluem extensão nos tecidos moles intracranianos ou lesões vertebrais com extensão no tecido mole intraespinal.

podem ser prolongadas e significativas. Os pacientes com doença multissistêmica de alto risco apresentaram sobrevida global em 5 anos de 84%, com taxa de recidiva de 27% no ensaio clínico LCH-III. A ausência de resposta à terapia inicial está associada a um prognóstico sombrio: crianças com menos de 2 anos com comprometimento de órgãos de risco, que não respondem à terapia inicial, apresentam uma sobrevida em 3 anos de apenas 17%. Pode ocorrer neurodegeneração em até 10% dos pacientes vários anos após o tratamento bem-sucedido e na ausência de doença histiocítica ativa.

## Doença de Erdheim-Chester

### EPIDEMIOLOGIA

A doença de Erdheim-Chester é extremamente rara. Foram relatados menos de mil casos, e a sua incidência e prevalência precisas são desconhecidas. Diferentemente da HCL, a doença de Erdheim-Chester ocorre principalmente em adultos entre 40 e 70 anos (idade média de 53 anos por ocasião do diagnóstico),[7] embora possa ser observada em crianças e lactentes. Os pacientes do sexo masculino superam os pacientes do sexo feminino em uma razão de quase 3:1.

### BIOPATOLOGIA

O exame histopatológico das lesões revela a presença de infiltração por histiócitos mononucleares espumosos, frequentemente acompanhada de fibrose e inflamação envolvendo linfócitos, neutrófilos ou plasmócitos. Pode-se observar a presença ocasional de células gigantes multinucleadas. Como os histiócitos se coram para CD68 e CD163, mas não para CD1a, acredita-se que os histiócitos da doença de Erdheim-Chester se originem da linhagem de monócitos-macrófagos. Embora essas características estabeleçam uma distinção entre a doença de Erdheim-Chester e a HCL, 20% dos pacientes com doença de Erdheim-Chester apresentam lesões concomitantes da HCL.

À semelhança da HCL, cerca de 50% dos pacientes com doença de Erdheim-Chester apresentam mutações somáticas que codificam BRAF V600E. Essencialmente, todos os pacientes restantes também apresentam variantes genéticas que ativam a via da MAPK, incluindo mutações em *MAP2K1*, *ARAF*, *KRAS* e *NRAS*, bem como fusões de genes que ativam *BRAF*, *ALK* e *NTRK*.[8] Foram observadas mutações em *PIK3CA*, que podem ocorrer concomitantemente com mutações *BRAF*.

### MANIFESTAÇÕES CLÍNICAS

Ocorre infiltração histiocítica do osso em quase todos os pacientes, manifestando-se com esclerose cortical simétrica das áreas diafisárias e metafisárias dos ossos longos, frequentemente nos membros inferiores (Figura 160.1G). Os pacientes podem queixar-se de dor justarticular leve, mas também podem ser assintomáticos na presença de doença radiográfica. Pode ocorrer também osteosclerose dos ossos faciais ou de outros ossos do crânio. Pode ser necessária a realização de TC ou de RM para detectar lesões que não são identificadas em radiografias simples.

O comprometimento cardiovascular por fibrose, que ocorre na maioria dos pacientes, pode se manifestar como anormalidades valvares, defeitos de condução ou revestimento periaórtico.[9] Trata-se de uma das principais causas de morbidade e mortalidade na doença de Erdheim-Chester. Pode ocorrer fibrose semelhante no retroperitônio, circundando os rins e levando a uma nefropatia obstrutiva progressiva. Cerca de 50% dos pacientes com doença de Erdheim-Chester apresentam doença pulmonar que acomete a pleura, o parênquima ou ambos. Cerca de 40% dos pacientes apresentam doença do SNC, incluindo comprometimento da hipófise, que leva ao desenvolvimento de diabetes insípido, como na HCL, e lesões expansivas em várias partes do encéfalo. O comprometimento do SNC prenuncia um desfecho mais grave. Além disso, podem ocorrer comprometimento cognitivo e alterações comportamentais na ausência de infiltração ou massas documentadas por RM, embora possam estar associados a uma perda de volume da substância cinzenta. Em cerca de 25% dos pacientes, ocorre doença cutânea, que habitualmente se manifesta como xantelasma, acometendo com mais frequência as pálpebras (Figura 160.1F).

### DIAGNÓSTICO

O diagnóstico deve ser estabelecido pelo exame histológico dos locais acometidos, de preferência o osso osteosclerótico. Como a análise genética à procura de mutações em genes da via MAPK pode fornecer informações para os cuidados clínicos, e tendo em vista que a descalcificação para o exame histológico pode impedir essa análise, é necessário coletar material suficiente e processá-lo separadamente para exame histológico e teste genético. A ausência de coloração para CD1a ou CD207 distingue a doença de Erdheim-Chester da HCL. Entretanto, conforme assinalado anteriormente, 20% dos pacientes com doença de Erdheim-Chester apresentam HCL concomitante. As manifestações clínicas da doença de Erdheim-Chester podem ser confundidas com as da doença de Paget ou da síndrome POEMS (polineuropatia, organomegalia, endocrinopatia, proteína do mieloma e alterações cutâneas) (ver Capítulo 178), porém o quadro histopatológico desses distúrbios é distinto. O xantogranuloma juvenil é uma doença histiocítica do grupo C (ver adiante) e as suas características histopatológicas são muito semelhantes às da doença de Erdheim-Chester. Todavia, o xantogranuloma juvenil normalmente ocorre em crianças pequenas e só raramente acomete locais extracutâneos. Entretanto, quando xantogranuloma juvenil é disseminado, as células lesionais podem abrigar mutações ativadoras no gene da via MAPK, o que lembra a doença de Erdheim-Chester e classifica essa forma de xantogranuloma juvenil no grupo L.

Uma vez confirmado o diagnóstico histológico de doença de Erdheim-Chester, deve-se determinar a extensão da doença. É necessário efetuar uma avaliação endócrina completa para avaliar o comprometimento da hipófise, e os exames de imagem devem incluir os ossos longos, o crânio e a pelve, bem como avaliação por TC ou RM do encéfalo, comprimento total da aorta e retroperitônio. Foi relatado que a captação de fluorodesoxiglicose radiomarcada com flúor-18, demonstrada por tomografia por emissão de pósitron, fornece uma alta especificidade no contexto da osteosclerose (Figura 160.1G). A presença de anormalidades de condução deve ser avaliada por eletrocardiografia. Células semelhantes a macrófagos, que se coram para S100 e exibem emperipolese, podem ser observadas no exame histológico e podem sugerir um diagnóstico de doença de Rosai-Dorfman, porém a apresentação clínica da doença de Erdheim-Chester é distinta daquela da doença de Rosai-Dorfman (ver adiante).

### TRATAMENTO

Como a maioria dos casos de doença de Erdheim-Chester é indolente, os pacientes assintomáticos que não apresentam doença do SNC podem ser acompanhados sem tratamento. Se o paciente tiver doença do SNC ou desenvolver sintomas sistêmicos, recomenda-se o tratamento com interferona (IFN) alfa (convencional ou peguilada), devido à sugestão de um benefício de sobrevida em uma análise retrospectiva. Em pacientes nos quais o tratamento com IFN não tem sucesso e que são sintomáticos, a cladribina ou a ciclofosfamida podem produzir respostas. Os glicocorticoides e os antagonistas do receptor de interleucina-1 (IL-1R) também podem ter atividade. A radioterapia pode proporcionar alívio dos sintomas locais.

A presença quase universal de mutações em genes que codificam componentes da via MAPK sugere que as terapias direcionadas contra algumas dessas variantes ativadas podem ser efetivas. Um ensaio clínico em *basket* do inibidor de RAF, o vemurafenibe, em pacientes com uma variedade de doenças, portadores de mutação somática que codifica BRAF V600E, incluiu vários casos de doença de Erdheim-Chester e HCL. Foram observadas respostas prolongadas em 6 dos 18 pacientes. Há também relatos de respostas aos inibidores de MEK1, o trametinibe e o cobimetinibe.

### PROGNÓSTICO

As taxas de sobrevida global em 1 e em 5 anos de pacientes com doença de Erdheim-Chester que foram tratados com INF alfa são, respectivamente, de 96 e 68% *versus* 86 e 17% em pacientes de controle nesse estudo de pequeno porte. O impacto da terapia direcionada contra BRAF V600E ou MEK1 na sobrevida é atualmente desconhecido.

## Histiocitose de células indeterminadas

A histiocitose de células indeterminadas é uma doença extremamente rara, que pode se manifestar como erupção cutânea que simula a HCL, embora alguns casos possam acometer apenas linfonodos. Ocorre em adultos e pode afetar predominantemente mulheres, embora nenhuma análise epidemiológica rigorosa tenha sido realizada. A análise histológica das lesões revela uma infiltração não epidermotrópica de histiócitos, que podem se corar para CD1a, à semelhança da HCL. Todavia, diferentemente da HCL, as células lesionais não expressam CD207. Um relato descreveu um caso com mutação somática codificando BRAF V600E, o que pode sustentar a noção de que a histiocitose de células indeterminadas está relacionada com a HCL. Entretanto, outro relato coletou quatro casos, dos quais três apresentaram a mesma fusão dos genes *ETV3-NCOA2*.[10] Embora a relevância patogênica dessa translocação não seja conhecida, seu aparecimento recorrente na histiocitose de células indeterminadas e sua ausência na HCL indicam que se trata de entidades distintas.

## GRUPO C

### Histiocitoses não Langerhans cutâneas e mucosas

Essas histiocitoses não Langerhans são divididas naquelas que são predominantemente cutâneas *versus* as que têm um componente sistêmico significativo. Cada grupo é dividido nas categorias de xantogranuloma e não xantogranuloma.

### Família dos xantogranulomas

#### EPIDEMIOLOGIA

Esse grupo compreende várias doenças que se distinguem principalmente com base na sua apresentação clínica: idade do paciente, local anatômico de comprometimento e lesões solitárias, múltiplas ou disseminadas. O xantogranuloma juvenil é a histiocitose não Langerhans de ocorrência mais comum. Embora sua prevalência publicada seja de 0,5% dos tumores pediátricos, a natureza benigna do xantogranuloma juvenil provavelmente leva a uma subnotificação. Entre 40 e 70% dos casos ocorrem no primeiro ano de vida, e o xantogranuloma juvenil pode aparecer em recém-nascidos. Foi observado um discreto excesso de casos em pacientes do sexo feminino (1,4:1).

#### BIOPATOLOGIA

As lesões contêm um infiltrado dérmico que inclui histiócitos, células gigantes multinucleadas ocasionais, que podem exibir as características das células de Touton, e células inflamatórias inespecíficas. As lesões em regressão exibem substituição por tecido fibroso. Os histiócitos coram-se para CD68, CD14, CD163, fator XIIIa e fascina; a coloração para S100 pode estar ausente ou variável, e as células não exibem coloração para CD1a ou CD207.

#### MANIFESTAÇÕES CLÍNICAS

O xantogranuloma juvenil é uma doença benigna, em que um número variável de pequenos nódulos cutâneos (< 2 cm) amarelo-avermelhados aparece mais comumente na cabeça, no pescoço ou na parte superior do tronco, embora possam ocorrer em qualquer local. Cerca de 70% das lesões são solitárias. A doença sistêmica raramente ocorre e pode acometer o fígado, os pulmões, o baço, os linfonodos, o osso e o trato gastrintestinal.[11] Em geral, ocorre resolução espontânea das lesões tanto cutâneas quanto sistêmica em poucos meses ou anos, sem nenhuma sequela clinicamente significativa. Alguns casos de xantogranuloma juvenil disseminado em recém-nascidos ou de xantogranuloma juvenil produzindo sintomas podem exigir tratamento.

O xantoma disseminado também pertence à família dos xantogranulomas e manifesta-se como erupção cutânea de pápulas ou nódulos marrons nas áreas flexoras e periorbitais. Acomete as superfícies mucosas e apresenta um componente visceral significativo. O xantoma disseminado afeta principalmente homens adultos jovens e apresenta um curso clínico crônico, que pode incluir diabetes insípido.

#### DIAGNÓSTICO

A aparência clínica do xantogranuloma cutâneo pode ser característica o suficiente para que se possa estabelecer um diagnóstico apenas pela observação. A biopsia e a coloração imune podem ser necessárias para casos ambíguos. Os histiócitos do xantogranuloma coram-se para CD68, CD163, fator XIIIa e fascina, porém, não se coram para CD1a, CD207 e, geralmente, S100. O diagnóstico diferencial inclui as seguintes condições: HCL, que pode ser diferenciado por coloração imune; xantoma papuloso, cujas lesões contêm mais células espumosas e menos células gigantes do que o xantogranuloma; xantoma eruptivo, geralmente em adultos com hipertrigliceridemia; nevos de Spitz; mastocitoma; e dermatofibroma.

#### TRATAMENTO

Os pacientes com xantogranuloma juvenil cutâneo podem ser observados sem tratamento. Os pacientes com comprometimento ocular por xantogranuloma juvenil ou xantoma disseminado devem ser encaminhados a um oftalmologista para avaliação. O comprometimento visceral sintomático pode ser tratado, se necessário, com excisão cirúrgica, radioterapia ou quimioterapia. Os esquemas quimioterápicos utilizados para a histiocitose de células de Langerhans podem ser efetivos nesse contexto.

#### PROGNÓSTICO

As lesões do xantogranuloma cutâneo e visceral sofrem resolução espontânea, e o prognóstico geral é excelente. Os resultados do tratamento para lesões viscerais sintomáticas também são satisfatórios. Raramente podem ocorrer casos fatais em lactentes com extenso comprometimento hepático ou doença do SNC.

### Família não xantogranuloma

#### EPIDEMIOLOGIA

O xantogranuloma necrobiótico ocorre em adultos (a idade média de início é na sexta década de vida) e é acompanhado de gamopatia monoclonal em 80% dos pacientes.[12] Não existe nenhuma predileção por sexo. A retículo-histiocitose multicêntrica é uma doença de mulheres na faixa etária dos 50 e 60 anos.[13] A doença de Rosai-Dorfman raramente pode ser confinada à pele e, nessa manifestação, deve ser considerada como doença do grupo C não xantogranuloma.[14]

#### BIOPATOLOGIA

A biopatologia do xantogranuloma necrobiótico não é compreendida, porém sua associação com paraproteinemias sugeriu que ele pode representar uma reação histiocítica à deposição de imunoglobulinas. O exame histopatológico revela a presença de xantogranulomas histiocíticos com bandas de necrose na derme, acompanhados de células gigantes, que podem exibir morfologia característica para essa doença. Podem-se observar nódulos linfoides e plasmócitos.

Um quarto dos pacientes com retículo-histiocitose multicêntrica apresenta uma neoplasia maligna subjacente, levantando, assim, a possibilidade de se tratar de uma síndrome paraneoplásica. Entretanto, não foi identificado nenhum mecanismo patogenético. As neoplasias malignas associadas incluem câncer de mama e gástrico, bem como neoplasias hematológicas.

#### MANIFESTAÇÕES CLÍNICAS

As lesões cutâneas do xantogranuloma necrobiótico consistem em pápulas coloridas e endurecidas e nódulos, que podem coalescer para formar placas, cujos centros podem ser atróficos. As áreas periorbitais constituem o local mais comum de acometimento, porém as lesões podem ocorrer em outras partes na face, no tronco, nos braços, nas pernas e nos órgãos genitais. O local mais comum de comprometimento extracutâneo é o olho, que pode se manifestar como uveíte ou esclerite. O comprometimento visceral também pode ocorrer em uma variedade de locais, porém mais comumente no sistema respiratório ou em estruturas cardíacas.

As lesões cutâneas da retículo-histiocitose multicêntrica consistem em pápulas coloridas, que aparecem predominantemente na face, nas mãos, nos antebraços e na orelha. A mucosa oral ou nasal também pode ser acometida. As lesões periungueais podem exibir uma aparência característica em "colar de contas". Os pacientes com retículo-histiocitose multicêntrica apresentam poliartrite destrutiva rapidamente progressiva com sintomas sistêmicos, como febre e perda de peso.

#### DIAGNÓSTICO

Placas amareladas periorbitais com eritema associado e atrofia central ou telangiectasias são altamente sugestivas de xantogranuloma necrobiótico. Pode-se efetuar uma biopsia de pele para confirmar o diagnóstico. A eletroforese do soro e da urina deve ser realizada para pesquisar a presença de gamopatia monoclonal, e outros exames hematológicos devem ser determinados pelos resultados obtidos. Devem-se efetuar exames de imagem do tórax, abdome e pelve para avaliar a presença de doença visceral. As lesões periorbitais do xantogranuloma necrobiótico são diferenciadas dos xantelasmas ou dos xantomas planos pelo maior tamanho, endurecimento e eritema das primeiras. Pode-se documentar o comprometimento ocular por meio de biopsia conjuntival. O xantogranuloma necrobiótico também deve ser diferenciado da necrobiose lipoídica, que ocorre em pacientes com diabetes melito e apresenta um quadro histopatológico distinto daquele do xantogranuloma necrobiótico.

O exame histopatológico da retículo-histiocitose multicêntrica revela células gigantes multinucleadas frequentes e macrófagos com citoplasma eosinofílico. A retículo-histiocitose multicêntrica pode lembrar o reumatismo fibroblástico, embora as lesões cutâneas nesta última condição sejam caracterizadas histologicamente por fibrose.

### TRATAMENTO

Diferentemente do xantogranuloma, o xantogranuloma necrobiótico exige tratamento, visto que ele não sofre resolução espontânea e pode produzir sequelas desfigurantes. Nenhum estudo rigoroso identificou um tratamento ideal. Estudos de casos sugerem que os agentes alquilantes, como clorambucila ou melfalana, com ou sem esteroides, podem constituir uma terapia de primeira linha efetiva. A imunoglobulina intravenosa tem sido utilizada como terapia de segunda linha, e a lenalidomida tem sido administrada a pacientes com gamopatia monoclonal, mesmo na ausência de mieloma múltiplo clinicamente documentado. O tratamento da retículo-histiocitose multicêntrica deve ser direcionado para a neoplasia subjacente, quando presente.

### PROGNÓSTICO

A formação de cicatrizes e a ulceração podem constituir sequelas comuns das lesões cutâneas do xantogranuloma necrobiótico. Os pacientes com xantogranuloma necrobiótico correm risco aumentado de desenvolver neoplasias malignas hematológicas e devem ser monitorados. O tratamento da neoplasia subjacente pode não levar à resolução da retículo-histiocitose multicêntrica.

## GRUPO R

O grupo R é composto principalmente pelas várias manifestações da doença de Rosai-Dorfman, também conhecida como histiocitose sinusal com linfadenopatia maciça.

### EPIDEMIOLOGIA

A doença de Rosai-Dorfman esporádica é uma doença rara, que ocorre mais comumente em crianças e adultos jovens com pico de incidência na segunda e na terceira décadas. Os pacientes do sexo masculino são afetados mais frequentemente do que os do sexo feminino, assim como indivíduos de ascendência africana. A doença de Rosai-Dorfman ocorre nos linfonodos de 20% dos pacientes com síndrome H, que está associada a mutação no gene *SLC29A3*. O comprometimento nodal pela doença de Rosai-Dorfman também é observado em 41% dos pacientes com síndrome linfoproliferativa autoimune (SLPA) tipo Ia, em que mutações de linhagem germinativa afetam o *TNFRSF6*, que codifica Fas.

### BIOPATOLOGIA

A doença de Rosai-Dorfman nodal caracteriza-se por um acúmulo nos seios linfonodais de grandes histiócitos policlonais, com núcleos hipocromáticos e citoplasma pálido, exibindo, com frequência, emperipolese. Os histiócitos expressam marcadores de macrófagos, incluindo S100, CD68, CD14, HLA-DR e CD163, porém não expressam CD1a ou CD207. As regiões corticais dos linfonodos acometidos frequentemente contêm plasmócitos em quantidades abundantes e linfócitos B ativados. Os histiócitos também podem se acumular em locais extranodais, acompanhados de plasmócitos. Com frequência, os plasmócitos são positivos para imunoglobulina 4 (IgG4). Foram relatadas mutações somáticas em genes da via MPAK, *NRAS*, *KRAS*, *ARAF* e *MAP2K1*, mas não *BRAF*, sugerindo que um subgrupo de casos de doença de Rosai-Dorfman possa estar associado a mutações condutoras oncogênicas.

### MANIFESTAÇÕES CLÍNICAS

Os pacientes com doença de Rosai-Dorfman nodal apresentam linfadenopatia cervical com aumento maciço e não hipersensível, juntamente com sinais inflamatórios sistêmicos, como febre, leucocitose, elevação da velocidade de hemossedimentação e hipergamaglobulinemia policlonal. Outros locais nodais acometidos incluem axilas, mediastino, retroperitônio e regiões inguinais. Ocorre comprometimento extranodal em 43% dos casos esporádicos de doença de Rosai-Dorfman, mais comumente na pele, cavidade nasal, tecido retro-orbital, dura-máter, osso e tecido mole.

### DIAGNÓSTICO

O diagnóstico de doença de Rosai-Dorfman exige um exame histopatológico dos linfonodos ou dos tecidos extranodais acometidos. O padrão de coloração imuno-histoquímica dos histiócitos característicos foi descrito anteriormente. A doença de Rosai-Dorfman pode ser diferenciada da HCL pela ausência de coloração para CD1a ou CD207. Nos casos de comprometimento cutâneo, a diferenciação do xantogranuloma juvenil pode ser difícil. A doença de Rosai-Dorfman intracraniana pode exibir a aparência radiográfica de meningioma, porém as células características podem ser observadas no líquido cerebrospinal. Plasmócitos IgG4 positivos frequentes na doença de Rosai-Dorfman também podem levantar a suspeita de doença relacionada com IgG4 (também conhecida como síndrome hiper-IgG4), embora as manifestações clínicas sejam distintas.

### TRATAMENTO

Em geral, a doença de Rosai-Dorfman esporádica apresenta desfecho favorável e pode sofrer resolução espontânea ao longo de meses a anos. A doença sintomática pode ser tratada com corticosteroides, clofarabina ou radioterapia.

### PROGNÓSTICO

O prognóstico da doença de Rosai-Dorfman esporádica geralmente é favorável.

## GRUPO M

O grupo M é constituído pelas histiocitoses malignas, que podem ser primárias ou podem ocorrer em associação a outras neoplasias.

### EPIDEMIOLOGIA

A histiocitose maligna é rara, porém sua verdadeira incidência é desconhecida. Trata-se de uma doença de adultos, com idade mediana em meados das décadas dos 40 e dos 50 anos por ocasião do diagnóstico para o subtipo de sarcoma histiocítico, sem desequilíbrio sexual. A histiocitose maligna secundária pode ocorrer no contexto de doenças hematológicas, como leucemia linfoblástica aguda (mas não leucemia mieloide aguda), leucemia linfocítica crônica, leucemia de células pilosas, síndrome mielodisplásica, leucemia mielomonocítica crônica, linfoma folicular, tumores de células germinativas mediastinais e HCL.

### BIOPATOLOGIA

As células da histiocitose maligna são anaplásicas e apresentam figuras mitóticas frequentes e mitoses atípicas. As células não se coram para marcadores epiteliais, como queratinas e antígeno de membrana epitelial (EMA), antígenos de melanoma, como melan-A e HMB45, marcadores de linfócitos B e T e marcadores de células dendríticas foliculares. As células da histiocitose maligna devem expressar pelo menos dois dos marcadores de células histiocíticas ou dendríticas CD68, CD163, CD4 ou lisozima e não devem expressar outros marcadores da histiocitose, como S100, CD1a ou CD207. A histiocitose maligna pode se manifestar com vários fenótipos celulares, que lembram tipos específicos de células histiocíticas, e alguns patologistas as classificaram como célula histiocítica, célula dendrítica interdigitante, células de Langerhans ou sarcoma de células indeterminadas. Recomendações recentes sugerem que o termo *histiocitose maligna* seja aplicado a toda a família de doenças, e que os fenótipos celulares sejam considerados como subtipos. Na histiocitose maligna secundária, podem aparecer rearranjos de imunoglobulinas clonais, translocações ou mutações somáticas tanto nas células da histiocitose maligna quanto nas células da neoplasia maligna subjacente, um achado que sugere uma relação evolutiva entre as duas doenças.

## MANIFESTAÇÕES CLÍNICAS

Os pacientes podem apresentar lesões expansivas sintomáticas, que podem ser acompanhadas de febre e perda de peso. Entretanto, algumas lesões podem ser descobertas de modo incidental por meio de exames de imagem. A doença pode ser unifocal ou multifocal e pode acometer qualquer órgão, porém a histiocitose maligna manifesta-se mais comumente no trato intestinal, na pele ou nos tecidos moles. Em geral, os tumores da histiocitose maligna progridem rapidamente.

## DIAGNÓSTICO

O diagnóstico depende da presença das características histopatológicas descritas anteriormente. É preciso excluir a possibilidade de outros distúrbios de células histiocíticas ou dendríticas, como HCL ou linfo-histiocitose hemofagocítica. A histiocitose maligna precisa ser distinguida dos sarcomas mieloides, que são coleções de tecido mole de células da leucemia mieloide, que são idênticas às células da leucemia na circulação ou na medula óssea. Pode ser mais desafiador distinguir as células anaplásicas da histiocitose maligna de outras neoplasias malignas agressivas, como linfoma difuso de grandes células, melanoma metastático e alguns carcinomas metastáticos, porém os padrões de coloração imuno-histoquímica são úteis para descartar esses distúrbios.

### TRATAMENTO

Não existe nenhum padrão de cuidados para a histiocitose maligna. Dependendo dos locais da doença, as abordagens efetivas podem incluir cirurgia, radioterapia ou quimioterapia sistêmica, particularmente esquemas desenvolvidos para linfomas agressivos. Foi relatada uma resposta a um inibidor de RAF no sarcoma histiocítico com mutação *BRAF* V600E, porém isso não pode ser considerado como abordagem terapêutica padrão.

## PROGNÓSTICO

Pode-se observar um espectro de desfechos nesses pacientes, desde remissão espontânea até doença recorrente e refratária. Não foi descrito nenhum marcador capaz de prever de modo confiável a resposta à terapia.

## GRUPO H, INCLUINDO LINFO-HISTIOCITOSE HEMOFAGOCÍTICA

O grupo H inclui a linfo-histiocitose hemofagocítica, um distúrbio de hiperatividade imune que foi originalmente descrito e caracterizado em lactentes e crianças pequenas, mas que é cada vez mais reconhecido como distúrbio que também acomete adultos. Em crianças, a linfo-histiocitose hemofagocítica é predominantemente uma síndrome congênita associada a anormalidades genéticas homozigóticas, que anulam a expressão de genes-chave da resposta imune necessários para as respostas normais das células T e NK, embora também possa ser observada em associação a certas infecções e como complicação de doença autoimune sistêmica. Nos adultos, a linfo-histiocitose hemofagocítica está mais comumente associada à neoplasia maligna linfoide, mas também pode constituir uma complicação de infecção ou doença autoimune.[15,16]

## EPIDEMIOLOGIA

A estimativa de incidência da linfo-histiocitose hemofagocítica familiar é amplamente variável, refletindo tanto uma variação geográfica quanto a taxa de detecção bem-sucedida. As estimativas variam de 1 a mais de 200 em 300.000 nascidos vivos. Embora seja uma síndrome rara fora da população pediátrica, a incidência da linfo-histiocitose hemofagocítica em adultos, visto que foi reconhecida como síndrome que ocorre em adultos apenas nos últimos 15 a 20 anos. Com o aumento do reconhecimento da síndrome, tornou-se evidente que ela é menos rara do que se estimava anteriormente. A linfo-histiocitose hemofagocítica parece ser mais comum na China e no Japão do que no Ocidente.

## BIOPATOLOGIA

A linfo-histiocitose hemofagocítica reflete uma ativação imune descontrolada, decorrente de uma falha na citotoxicidade das células T citotóxicas e das células NK. Com o reconhecimento do antígeno, essas células efetoras liberam grânulos citolíticos que contêm perforina, que contribui para a lise da célula-alvo que expressa o antígeno. Em condições normais, a eliminação das células-alvo limita a exposição ao antígeno, levando a uma infrarregulação da resposta imune, denominada morte celular induzida por ativação. Entretanto, na linfo-histiocitose hemofagocítica familiar, mutações nulas homozigóticas em um de vários genes envolvidos na síntese, no tráfego e na função dos grânulos citotóxicos das células imunes citotóxicas, incluindo *PRF1, UNC13D, STX11, STXBP2, RAB27A, LYST* e *AP3B*, levam à incapacidade de eliminar os estímulos antigênicos, provocando, assim, uma resposta imune persistente e amplificada. As células T citotóxicas e as células NK persistentemente ativadas liberam altos níveis de citocinas inflamatórias, levando à ativação dos macrófagos, à hemofagocitose e a outras manifestações de "tempestade de citocinas". O estímulo desencadeante que leva à manifestação da linfo-histiocitose hemofagocítica familiar é habitualmente uma infecção, mais frequentemente pelo vírus Epstein-Barr (EBV). Em crianças, embora a maioria dos casos de linfo-histiocitose hemofagocítica seja familiar, pode ocorrer linfo-histiocitose hemofagocítica secundária em consequência de infecção ou de doença autoimune. Na presença de doença autoimune, ela é denominada *síndrome de ativação dos macrófagos*.

A linfo-histiocitose hemofagocítica quase não era reconhecida como doença que ocorria em adultos até os últimos 15 a 20 anos. Desde então, tornou-se evidente que, apesar de sua ocorrência rara, ela está sendo cada vez mais diagnosticada no mundo inteiro. Não foi esclarecido ainda se o reconhecimento crescente da linfo-histiocitose hemofagocítica do adulto reflete maior incidência ou maior verificação de sua ocorrência.

Acredita-se que a maioria, senão todos os adultos com linfo-histiocitose hemofagocítica, tenham linfo-histiocitose hemofagocítica "secundária" ou "adquirida". Os fatores desencadeantes da linfo-histiocitose hemofagocítica do adulto incluem neoplasia maligna, infecção e doença autoimune sistêmica. Embora seja extremamente rara como gatilho em crianças, a neoplasia maligna (particularmente linfoma) é o fator desencadeante da linfo-histiocitose hemofagocítica em mais da metade dos pacientes adultos. O mecanismo da linfo-histiocitose hemofagocítica adquirida não está tão bem elucidado, embora o padrão de hiperatividade imune e de excesso de citocinas seja semelhante.

Com o crescente reconhecimento da ocorrência de linfo-histiocitose hemofagocítica em adultos, uma atenção considerável tem sido concentrada em polimorfismos e em mutações heterozigotas potenciais nos genes da linfo-histiocitose hemofagocítica familiar, que podem predispor os pacientes a adquirir linfo-histiocitose hemofagocítica na presença de outros gatilhos. No estudo original que examinou a presença de mutações genéticas nos genes da linfo-histiocitose hemofagocítica familiar em amostras de adultos com suspeita de linfo-histiocitose hemofagocítica, foi constatado que cerca de 15% tinham alelos hipomórficos presumíveis nos genes da linfo-histiocitose hemofagocítica familiar. A mutação mais comum encontra-se no gene da perforina (*A92V*) e trata-se de um polimorfismo presente em 5 a 8% da população geral. O efeito dessas mutações não é claro, porém a modelagem sugere que eles possam reduzir a função de suas respectivas proteínas, e alguns indivíduos apresentaram anormalidades sutis detectáveis na função das células NK. Essas mutações provavelmente representam fatores predisponentes, que constituem parte da patogenia da doença na presença de outros gatilhos; todavia, a frequência de algumas das mutações e a sua presença em membros da família assintomáticos sugerem que elas não constituem uma mutação condutora da doença.

## MANIFESTAÇÕES CLÍNICAS

Normalmente, a linfo-histiocitose hemofagocítica familiar manifesta-se no primeiro ano de vida, quase sempre na presença de infecção, mais comumente por EBV. Em geral, as crianças apresentam sintomas proeminentes do SNC, que são muito menos frequentes em adultos. Os adultos podem apresentar linfo-histiocitose hemofagocítica familiar em qualquer idade. Com frequência, os pacientes demonstram um quadro fulminante de febre, citopenias e falência de múltiplos órgãos, e suspeita-se frequentemente de choque séptico. Como o evento desencadeante na linfo-histiocitose hemofagocítica é mais comumente uma infecção, seu tratamento pode melhorar o estado clínico do paciente. Entretanto, é comum haver recrudescência dos sintomas, visto que, uma vez desencadeada a linfo-histiocitose hemofagocítica, ela habitualmente não é autolimitada sem intervenção específica. Conforme delineado mais adiante, nos critérios diagnósticos para linfo-histiocitose hemofagocítica, a febre e as citopenias são frequentemente acompanhadas de esplenomegalia, coagulopatia, dislipidemia, anormalidades da função hepática e nível sérico elevado de ferritina. O aspirado de medula óssea frequentemente, mas nem sempre, revela hemofagocitose. Muitas das características clínicas da linfo-histiocitose hemofagocítica são inespecíficas e o diagnóstico pode ser retardado. Conforme discutido na próxima seção, o diagnóstico, particularmente em adultos, pode representar um desafio.

## DIAGNÓSTICO

Os critérios diagnósticos para a linfo-histiocitose hemofagocítica estão delineados na Tabela 160.3. Esses critérios baseiam-se na linfo-histiocitose hemofagocítica pediátrica, porém funcionam bem no diagnóstico da doença em adultos. Outros algoritmos de diagnóstico, como o escore H, foram desenvolvidos com a intenção de melhorar a acurácia do diagnóstico, particularmente em adultos; entretanto, é provável que contribuam pouco para a capacidade de estabelecer o diagnóstico de linfo-histiocitose hemofagocítica em pacientes adultos, exceto, talvez, na apresentação inicial.

O diagnóstico de linfo-histiocitose hemofagocítica requer a demonstração de mutações nulas homozigotas ou heterozigotas compostas em genes da linfo-histiocitose hemofagocítica familiar (observados em crianças) ou a exigência de preencher cinco de oito critérios (Tabela 160.3): febre, citopenias, hipofibrogenemia ou hipertrigliceridemia, níveis elevados de ferritina, nível elevado de receptor de IL-2 solúvel (sIL2r ou sCD25), esplenomegalia, hemofagocitose na medula óssea e comprometimento da função das células NK. Como a função das células NK é altamente variável fora da linfo-histiocitose hemofagocítica familiar, ela geralmente não constitui um exame útil em pacientes adultos; tendo em vista que a função das células NK não é confiável e raramente é avaliada, o diagnóstico em adultos é habitualmente estabelecido, portanto, ao preencher cinco dos outros oito critérios na Tabela 160.3.

A febre e as citopenias são achados universais em pacientes que apresentam linfo-histiocitose hemofagocítica. Esses sinais refletem a secreção exuberante de citocinas inflamatórias liberadas pelas células T e NK ativadas, incluindo a INF-γ, o fator de necrose tumoral α, a IL-2, a IL-4, a IL-6 e a IL-10. Foi relatada a ocorrência de esplenomegalia em cerca da metade dos adultos com linfo-histiocitose hemofagocítica, e a sua presença pode refletir a duração da doença antes do diagnóstico. Ocorrem hipertrigliceridemia e/ou hipofibrinogenemia em pelo menos 50% dos adultos com linfo-histiocitose hemofagocítica. Em quase todos os pacientes, são observados resultados elevados das provas de função hepática, embora este não seja um critério para o diagnóstico.

Com frequência, a hiperferritinemia tem sido considerada a característica essencial da linfo-histiocitose hemofagocítica e da síndrome de ativação dos macrófagos. Em crianças, a presença de um nível sérico de ferritina superior a 10.000 mg/dℓ demonstrou ter uma sensibilidade e especificidade de mais de 90% para a linfo-histiocitose hemofagocítica. Todavia, em adultos, a ferritina é menos poderosa para estabelecer o diagnóstico. A pesquisa de um banco de dados de pacientes com níveis elevados de ferritina revelou que, mesmo com níveis de ferritina superiores a 50.000 mg/dℓ, menos de 20% dos pacientes terão linfo-histiocitose hemofagocítica; por outro lado, entre adultos com diagnóstico de linfo-histiocitose hemofagocítica, o nível de ferritina varia de 600 mg/dℓ a mais de 50.000 mg/dℓ. Por conseguinte, o valor preditivo negativo de um resultado normal dos níveis de ferritina é elevado, porém não constitui um marcador crítico de linfo-histiocitose hemofagocítica em adultos.

Como a hiperferritinemia é uma consequência inespecífica de ativação dos macrófagos, ela também está elevada em outras condições inflamatórias crônicas, na anemia hemolítica e na insuficiência renal, todas as quais são mais comuns em adultos do que em crianças.[17]

A forma solúvel do receptor de IL-2 (sIL2r, sCD25) também está elevada na linfo-histiocitose hemofagocítica. O receptor de IL-2 é amplamente expresso por linfócitos, monócitos, eosinófilos e células NK. É clivado pelo macrófago gelatinase (MMP9) para liberar a forma solúvel do receptor. Trata-se de um marcador de ativação imune em muitos distúrbios inflamatórios. Embora o receptor esteja elevado em quase todos, senão em todos, os pacientes com linfo-histiocitose hemofagocítica, ele não constitui um teste prontamente disponível. Entretanto, pode ser um marcador prognóstico extremamente valioso. Em particular nos adultos, está habitualmente muito elevado na linfo-histiocitose hemofagocítica associada ao linfoma, visto que as próprias células do linfoma maligno expressam altos níveis de IL2r. A razão entre sIL2r e ferritina pode ajudar a distinguir a linfo-histiocitose hemofagocítica associada ao linfoma de outras formas de linfo-histiocitose hemofagocítica em adultos, visto que a razão é habitualmente inferior a 1 na ausência de neoplasia maligna e superior a 2 no caso de linfo-histiocitose hemofagocítica associada a linfoma.

A hemofagocitose constitui, com frequência, uma característica proeminente da linfo-histiocitose hemofagocítica, porém não é sensível nem específica para o diagnóstico. Mesmo em crianças com linfo-histiocitose hemofagocítica familiar, pode ser difícil detectar a ocorrência de hemofagocitose na medula óssea sem a obtenção de múltiplas amostras. Em adultos, parece ser um pouco mais proeminente. Entretanto, é preciso lembrar que muitos outros diagnósticos estão associados à hemofagocitose. Muitas infecções virais agudas estão associadas à hemofagocitose, e as anemias hemolíticas estão associadas ao mesmo achado.

A primeira etapa crítica no diagnóstico de linfo-histiocitose hemofagocítica é considerar a possibilidade do diagnóstico, visto que, até recentemente, essa doença raramente era considerada em pacientes adultos. Ao considerar o diagnóstico, a anamnese completa deve incluir detalhes sobre infecções recentes, história de doença autoimune, neoplasia maligna subjacente e distúrbios imunes subjacentes. Os exames devem incluir hemograma completo, painel metabólico completo, triglicerídios, fibrinogênio, ferritina e sIL2r, quando disponível. Deve-se proceder a uma avaliação completa para infecções bacterianas, parasitárias, micobacterianas e fúngicas, e a avaliação para infecção viral deve incluir tanto a sorologia quanto títulos virais para EBV, citomegalovírus, vírus da imunodeficiência humana, influenza, hepatites B e C, herpes-vírus simples, vírus varicela-zóster, parvovírus, adenovírus e herpes-vírus humano 8. Os pacientes devem ser avaliados quanto a evidências de doença autoimune sistêmica. Como o linfoma é um fator desencadeante da linfo-histiocitose hemofagocítica em cerca da metade dos pacientes adultos, é importante ressaltar a necessidade de envidar todos os esforços para encontrar evidências de linfoma, incluindo a realização de citometria de fluxo e tomografia por emissão de pósitrons. Os pacientes devem ser submetidos a biopsia de medula óssea, e, além dos exames de rotina, amostras de medula devem ser enviadas para citometria de fluxo e estudos de rearranjo de genes das células T. Quando possível, deve-se efetuar uma avaliação completa para linfoma antes do início da terapia, visto que o tratamento da linfo-histiocitose hemofagocítica tende a mascarar o linfoma associado e a impedir o diagnóstico no momento oportuno. A avaliação de mutações genéticas nos genes da linfo-histiocitose hemofagocítica familiar pode ser útil no manejo posterior, porém não é urgente para a avaliação inicial.

| Tabela 160.3 | Critérios diagnósticos para a linfo-histiocitose hemofagocítica. |
|---|---|

Diagnóstico molecular de LHH familiar
  OU
Pelo menos 5 dos 8 critérios seguintes:
  Febre
  Citopenia de ≥ 2 linhagens
  Esplenomegalia
  Hipertrigliceridemia e/ou hipofibrinogenemia
  Ferritina > 500 ng/mℓ
  CD25 solúvel/sIL2r > 2.400 U/mℓ
  Hemofagocitose na medula óssea, no baço ou nos linfonodos
  Atividade baixa ou ausente das células NK

LHH = linfo-histiocitose hemofagocítica; NK = *natural killer*; sIL2r = receptor de interleucina-2 solúvel.

## TRATAMENTO

A terapia da linfo-histiocitose hemofagocítica tem por objetivo suprimir a resposta imune anormal, habitualmente por meio de uma combinação de terapia imunossupressora e anticélulas T direcionada (Figura 160.2). Como não foram realizados ensaios clínicos de grande porte de terapia para a linfo-histiocitose hemofagocítica, os adultos são tratados, em sua maioria, com o protocolo HLH-94, que foi estudado em um grande ensaio clínico prospectivo para linfo-histiocitose hemofagocítica pediátrica (Tabela 160.4). Essa terapia envolve dexametasona e etoposídeo com um ciclo de indução de 8 semanas.[17b] As crianças com sintomas neurológicos recebem metotrexato intratecal, porém esse fármaco raramente é necessário em adultos. Após completar o ciclo de 8 semanas, os pacientes podem receber terapia de manutenção, com acréscimo de inibidores da calcineurina à dexametasona e etoposídeo intermitentes, habitualmente como ponte para o transplante de células-tronco. O HLH-94 foi modificado com o protocolo HLH-2004. Ambos os protocolos são mostrados na Tabela 160.4. Os pacientes com disfunção hepática significativa podem ter uma redução inicial da dose de etoposídeo, com aumentos da dose à medida que a função melhora. A presença de insuficiência renal também pode exigir uma redução da dose. O etoposídeo liga-se à albumina, e os pacientes com linfo-histiocitose hemofagocítica apresentam, com frequência, níveis séricos muito baixos de albumina. Essa redução da ligação às proteínas pode aumentar a potência do etoposídeo, porém a dosagem habitualmente não é ajustada. Em geral, o tratamento não deve ser suspenso para citopenias, visto que elas frequentemente refletem a atividade da doença, e não a toxicidade do medicamento.

A terapia é ajustada para o fator desencadeante subjacente da síndrome. Em pacientes com linfo-histiocitose hemofagocítica associada a neoplasia maligna, a terapia para a doença maligna deve ser iniciada imediatamente. Como a maioria dos casos de linfo-histiocitose hemofagocítica associada à neoplasia maligna acompanha um linfoma, recomenda-se a terapia com um esquema contendo etoposídeo, e a terapia com esteroides deve ser continuada até a resolução da linfo-histiocitose hemofagocítica. A linfo-histiocitose hemofagocítica relacionada com EBV é impulsionada pela infecção dos linfócitos T por EBV, de modo que o tratamento com o protocolo HLH-94 deve ser administrado sem demora. Além disso, recomenda-se o rituximabe para eliminar o reservatório de células B do vírus. Os pacientes sem gatilho precipitante claro ("linfo-histiocitose hemofagocítica idiopática") devem receber o protocolo HLH-94, com avaliação contínua para linfoma não diagnosticado ou infecção subjacente.

A única exceção à recomendação de terapia citotóxica para a linfo-histiocitose hemofagocítica do adulto consiste em pacientes com síndrome de ativação dos macrófagos. Com frequência, é difícil distinguir esse subtipo de linfo-histiocitose hemofagocítica de uma exacerbação aguda da doença

**Tabela 160.4** Protocolos HLH-94 e HLH-2004 para o tratamento da linfo-histiocitose hemofagocítica (LHH).

**PROTOCOLO HLH-94**
Terapia inicial para as primeiras 8 semanas:
- **Dexametasona**, 10 mg/m²/dia nas semanas 1 a 2; 5 mg/m²/dia nas semanas 3 a 4; 2,5 mg/m²/dia nas semanas 5 a 6; 1,25 mg/m²/dia na semana 7; reduzir gradualmente durante a semana 8
- **Etoposídeo**, 150 mg/m² 2 vezes/semana, durante as semanas 1 a 2; em seguida, 1 vez/semana
- **MTX intratecal (apenas para crianças com sintomas neurológicos)**, 12 mg/dose, administrada nas semanas 3 e 4, com duas doses adicionais nas semanas 5 e 6, se não houver melhora dos sintomas neurológicos progressivos e/ou LCS anormal depois de 2 semanas

Terapia de continuação/TCTH
- **Dexametasona**, 10 mg/m²/dia, durante 3 dias, administrada a cada 2 semanas
- **Ciclosporina A**, começando na semana 9, com dose para produzir um nível mínimo de 200 µg/ℓ

**PROTOCOLO HLH-2004**
Terapia inicial para as primeiras 8 semanas:
Igual ao protocolo HLH-94, exceto (1) início da ciclosporina A no dia 1 e prosseguimento na fase de continuação. Recomenda-se iniciar a ciclosporina A em uma dose diária de 6 mg/kg, tendo a dose o objetivo de obter um nível mínimo de 200 µg/kg; e (2) acrescentar prednisona ao MTX para injeções intratecais (apenas em crianças com sintomas neurológicos)
Terapia de continuação/TCTH tão logo seja identificado um doador compatível

LCS = líquido cerebrospinal; MTX = metotrexato.
Adaptada de Bergsten E, Horne A, Aricó M, et al.: Confirmed efficacy of etoposide and dexamethasone in HLH treatment: long-term results of the cooperative HLH-2004 study. *Blood.* 2017;130:2728-2738.

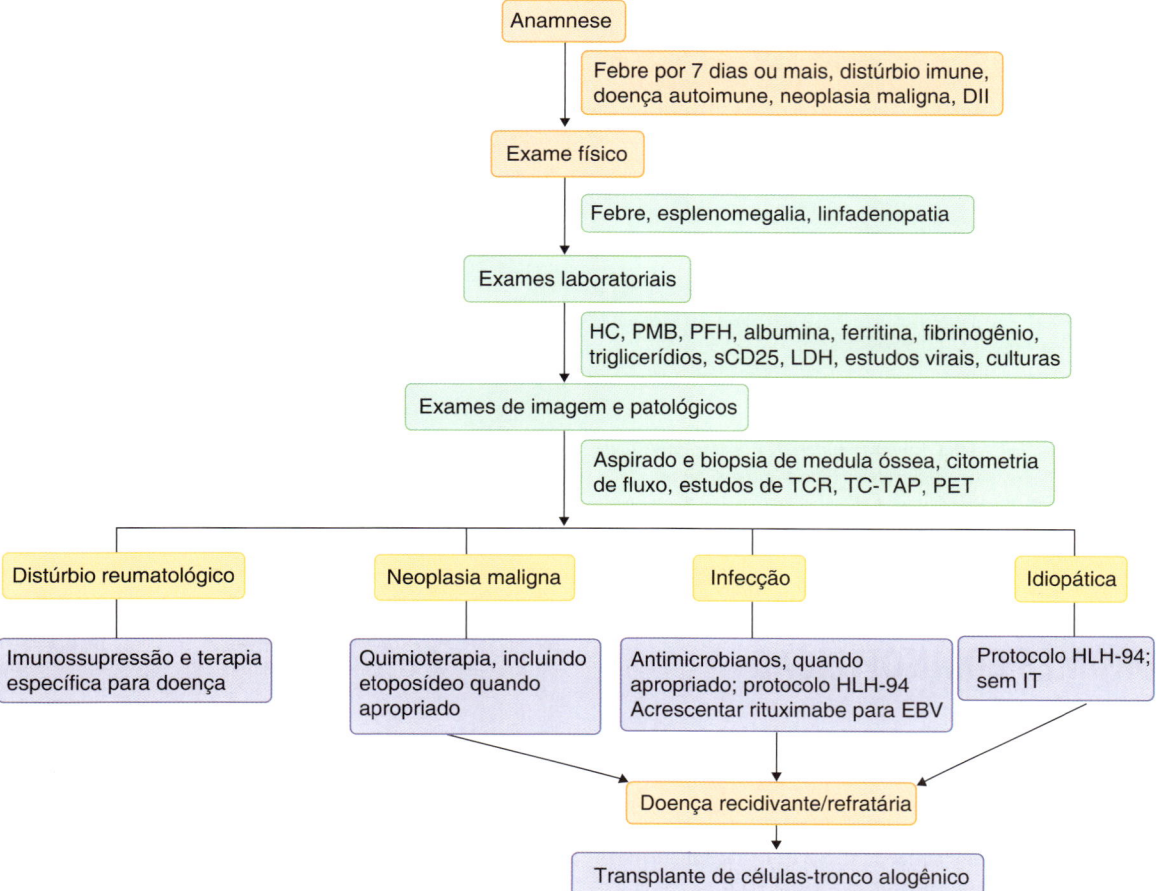

**FIGURA 160.2** Abordagem para o diagnóstico e o tratamento da linfo-histiocitose hemofagocítica (LHH) do adulto. PMB = painel metabólico básico; TC-TAP = tomografia computadorizada do tórax, abdome e pelve; HC = hemograma completo; EBV = vírus Epstein-Barr; protocolo HLH (ver texto e referência de grau A, A2); DII = doença inflamatória intestinal; IT = imunoterapia; LDH = lactato desidrogenase; PFH = provas de função hepática; PET = tomografia por emissão de pósitrons; sCD25 = CD25 solúvel; TCR = receptor de células T.

autoimune sistêmica subjacente do paciente. A síndrome de ativação dos macrófagos responde habitualmente à intensificação da terapia imunossupressora para a doença primária e, em geral, não necessita de terapia citotóxica.

Os pacientes que não respondem ao protocolo HLH-94 podem receber terapia de resgate com alentuzumabe, um anticorpo monoclonal anti-CD52, que destrói as células T maduras. Essa abordagem pode ser vista como uma ponte para o transplante de células-tronco em pacientes elegíveis. Nesse contexto, o alentuzumabe também demonstrou reduzir a incidência de doença do enxerto *versus* hospedeiro (DEVH) após transplante de células-tronco e, hoje, é incorporado ao esquema de condicionamento antes do transplante de células-tronco para linfo-histiocitose hemofagocítica.

O papel do transplante de células-tronco hematopoéticas (TCTH) (ver Capítulo 168) na linfo-histiocitose hemofagocítica está evoluindo. A linfo-histiocitose hemofagocítica familiar é uniformemente fatal sem TCTH, porém a necessidade em outros pacientes com LHH de se submeter ao TCTH é menos clara. Em muitas crianças com linfo-histiocitose hemofagocítica associada à infecção, ocorre resolução completa da linfo-histiocitose hemofagocítica por meio de terapia com HLH-94. Os resultados em adultos são menos bem definidos. Entretanto, pacientes adultos com doença refratária ou recidivante ou aqueles que tiveram doença potencialmente fatal na apresentação devem ser avaliados para transplante. Os pacientes precisam estar em remissão por ocasião do TCTH, visto que os pacientes com linfo-histiocitose hemofagocítica ativa no momento do transplante não têm resultados satisfatórios e habitualmente morrem de DEVH fulminante. Os resultados são superiores com condicionamento de intensidade reduzida. O TCTH bem-sucedido é curativo.

As novas terapias que podem desempenhar um papel cada vez maior no tratamento da linfo-histiocitose hemofagocítica incluem o ruxolitinibe e o emapalumabe. Como a maioria das citocinas inflamatórias sinaliza por meio de via JAK-STAT, o ruxolitinibe, um inibidor da Janus quinase 1/2, foi estudado em modelos murinos e em ensaios clínicos preliminares. Embora não seja aprovado para uso no contexto da linfo-histiocitose hemofagocítica, trata-se de um possível adjuvante da terapia, particularmente em pacientes com sintomas refratários de linfo-histiocitose hemofagocítica.

O emapalumabe é um anticorpo aprovado pela FDA direcionado para a IFN-γ, que tem sido efetivo no tratamento da linfo-histiocitose hemofagocítica refratária em crianças.[17c] A sua dosagem é de 1 mg/kg por infusão intravenosa a cada 3 a 4 dias, com aumento da dose até 10 mg/kg, com base na resposta clínica e toxicidade. Além disso, pode ser útil para adultos com linfo-histiocitose hemofagocítica quando combinado com dexametasona (5 a 10 mg/m$^2$) por toda a duração do tratamento.

**Recomendação de grau A**

A1. Gadner H, Minkov M, Grois N, et al. Therapy prolongation improves outcome in multisystem Langerhans cell histiocytosis. *Blood*. 2013;121:5006-5014.

**REFERÊNCIAS BIBLIOGRÁFICAS**

*As referências bibliográficas, bem como os outros materiais suplementares deste livro, encontram-se no GEN-IO, nosso ambiente virtual de aprendizagem.*

# 161

# SÍNDROMES EOSINOFÍLICAS

AMY D. KLION

**DEFINIÇÕES**

Os eosinófilos são células de diferenciação terminal da linhagem mieloide, que circulam em baixos números no sangue periférico. Embora os valores de referência variem dependendo do laboratório, a eosinofilia sanguínea é normalmente definida como uma contagem absoluta de eosinófilos (CAE) superior a 450/µℓ, e a hipereosinofilia (HE), como uma CAE de 1.500/µℓ ou mais. As porcentagens de eosinófilos na contagem total de leucócitos podem ser enganosas, visto que são afetadas pelos números relativos de neutrófilos, que demonstram diferenças raciais significativas. A HE tecidual é geralmente definida como uma extensa infiltração de eosinófilos, do ponto de vista dos patologistas, e pode ou não ser acompanhada de eosinofilia sanguínea. Os limiares de consenso para a HE tecidual não foram definidos, exceto para a eosinofilia da medula óssea e a esofagite eosinofílica.

O termo *síndrome hipereosinofílica* (SHE) foi utilizado pela primeira vez para descrever um grupo heterogêneo de pacientes com manifestações clínicas relacionadas com os eosinófilos, de etiologia desconhecida. Desde então, diversas definições e esquemas de classificação foram propostos por grupos de consenso, na tentativa de distinguir entre as SHE de etiologia conhecida e desconhecida.[1,2] Para os propósitos deste capítulo, a SHE será definida por uma CAE de 1.500/µℓ ou mais em, pelo menos, duas ocasiões, com evidências de manifestações clínicas atribuíveis à eosinofilia, independentemente da etiologia subjacente. Essa definição abrange certo número de subtipos clínicos, que diferem na sua etiologia e/ou manifestações clínicas e que apresentam implicações prognósticas e terapêuticas (Tabela 161.1). A HE ou SHE pode ser causada pela proliferação neoplásica ou clonal de eosinófilos (HE ou SHE mieloide), pela produção aberrante pelos linfócitos de citocinas que promovem eosinofilia (HE ou SHE linfoide), por anormalidades genéticas hereditárias (HE ou SHE familiar) ou por causas desconhecidas (HE ou SHE idiopática). A SHE de sobreposição refere-se a distúrbios eosinofílicos que envolvem um único sistema orgânico, como distúrbios gastrintestinais eosinofílicos e fasciite eosinofílica, ou entidades clínicas definidas, como a granulomatose eosinofílica com poliangiite (GEPA) ou angioedema episódico e eosinofilia (síndrome de Gleich), que se sobrepõem na apresentação clínica com outros subtipos de SHE. Por fim, a HE ou SHE podem complicar uma ampla variedade de doenças e condições, incluindo infecção por helmintos, neoplasia e hipersensibilidade a fármacos. Quando isso ocorre, as manifestações eosinofílicas são coletivamente designadas como HE ou SHE secundária ou associada.

| Tabela 161.1 | Subtipos clínicos de hipereosinofilia/síndromes hipereosinofílicas. | |
|---|---|---|
| **SUBTIPO CLÍNICO** | **DEFINIÇÃO** | **EXEMPLOS** |
| Mieloide (clonal, neoplásica) | Eosinofilia neoplásica primária ou clonal suposta ou comprovada | Neoplasias mieloides associadas a *PDGFR* Leucemia eosinofílica crônica – sem outra especificação (revisada na referência 6) |
| Linfocítica | Eosinofilia secundária à produção de interleucina-5 ou outras citocinas promotoras de eosinófilos por linfócitos aberrantes e/ou clonais | – |
| Familiar | Hipereosinofilia em múltiplas gerações | Eosinofilia familiar autossômica dominante |
| Idiopática | Causa desconhecida e exclusão de outros subtipos clínicos | – |
| Sobreposição | Distúrbios eosinofílicos clinicamente definidos, incluindo aqueles com comprometimento de um único órgão, que se sobrepõem na apresentação clínica à síndrome hipereosinofílica idiopática ou variante linfocítica | Doença gastrintestinal eosinofílica Fasciite eosinofílica Granulomatose eosinofílica com poliangiite Síndrome de Wells Angioedema episódico e eosinofilia |
| Secundária (associada) | Eosinofilia no contexto de um diagnóstico distinto, em que a eosinofilia foi descrita em um subgrupo de pacientes | Consulte a Tabela 161.2 |
| Hipereosinofilia de significado indeterminado | Hipereosinofilia assintomática sem qualquer evidência de manifestações de órgão-alvo ou etiologia mieloide primária | – |

## EPIDEMIOLOGIA

A eosinofilia (CAE > 450 eosinófilos/$\mu\ell$) é comum e ocorre em 5 a 15% da população geral, dependendo do contexto. A causa mais frequente de eosinofilia leve a moderada em todo o mundo é a infecção por helmintos, embora a doença atópica seja a causa mais provável em ambientes industrializados. Em contrapartida, a SHE (com exceção de algumas das variantes de órgão único) é extremamente rara, com prevalência global estimada de 0,3 a 6,3 por 100 mil na América do Norte. A prevalência da esofagite eosinofílica parece estar aumentando, acompanhando uma elevação global na incidência de doença atópica, e foi estimada em 2,5 a 5 por 10 mil nos EUA e na Europa. Também foram descritas diferenças raciais e étnicas.

## FISIOPATOLOGIA

### Fisiologia dos eosinófilos e mediadores de lesão tecidual

Os eosinófilos são produzidos a partir de células-tronco hematopoéticas pluripotentes na medula óssea (Capítulo 147), sob a influência de um conjunto complexo de fatores de transcrição e citocinas,[3] das quais a mais importante é a interleucina-5 (IL-5). Os eosinófilos maduros caracterizam-se pela presença de grânulos citoplasmáticos que se coram de vermelho com a eosina, um corante ácido. Esses grânulos contêm quatro proteínas catiônicas (proteína básica principal [MBP1], proteína catiônica eosinofílica [ECP], neurotoxina derivada de eosinófilos [EDN] e eosinófilo peroxidase [EPO]) e um conjunto de citocinas pré-formadas e quimiocinas dentro de uma complexa rede membranovesicular. A liberação de proteínas granulares e mediadores pode ocorrer de maneira indiscriminada (por meio de citólise ou exocitose clássica) ou seletivamente, por um processo denominado desgranulação gradual.[4]

Em condições homeostáticas, os eosinófilos maduros são liberados no sangue, onde permanecem na circulação por até 36 horas, antes de passar para os tecidos. Os dados sugerem que esses eosinófilos "residentes" podem desempenhar importantes funções reguladoras na manutenção da integridade dos tecidos e interações entre células.[5] Quando os eosinófilos se tornam ativados, independentemente da causa, podem provocar dano aos tecidos e outras manifestações clínicas por meio de mecanismos diretos e indiretos. Estes últimos incluem a deposição tecidual de proteínas citotóxicas dos grânulos dos eosinófilos e intermediários reativos de oxigênio, recrutamento de células inflamatórias por meio da secreção seletiva de citocinas e quimiocinas, formação de corpos lipídicos com produção de leucotrienos e outros mediadores inflamatórias e ativação de mastócitos, fibroblastos e células endoteliais para promover a fibrogênese e a trombose. A modulação da expressão de receptores de superfície e o aumento da responsividade às quimiocinas em resposta a sinais de ativação também desempenham papéis importantes no recrutamento dos eosinófilos para os tecidos e, em última análise, na patogenia da doença.

### Mutações

Foram descritas diversas mutações genéticas recorrentes na eosinofilia clonal (neoplásica).[6] A mais comum delas, uma deleção intersticial no cromossomo 4, levando à formação do gene de fusão *FIP1L1-PDGFRA*, provavelmente causa ativação dos eosinófilos por meio de uma rede de moléculas, incluindo o receptor de IL-5, *JAK2* e *Lyn*.[7] Os mecanismos de ativação dos eosinófilos na presença de outras mutações associadas à eosinofilia clonal permanecem, em grande parte, inexplorados. Foram identificados *loci* de risco de doença em vários distúrbios alérgicos caracterizados pelo acúmulo e ativação de eosinófilos nos tecidos, incluindo a esofagite eosinofílica.[8] Alguns deles, como 5q22, codificam genes conhecidos por estarem envolvidos na ativação de eosinófilos.

## MANIFESTAÇÕES CLÍNICAS

As manifestações clínicas da eosinofilia são muito variadas e incluem eosinofilia assintomática detectada em um hemograma de rotina, sintomas inespecíficos, como fadiga e mialgia, e sinais e sintomas relacionados com infiltração tecidual de eosinófilos e/ou complicações de hipercoagulabilidade associada a eosinófilos. Embora as manifestações cutâneas, pulmonares e gastrintestinais sejam mais frequentes, qualquer órgão pode ser afetado. Além disso, observa-se uma considerável heterogeneidade nas manifestações clínicas dentro de qualquer sistema de órgãos. Assim, por exemplo, apresentações comuns de comprometimento cutâneo por eosinófilos incluem prurido intratável sem exantema, erupção cutânea eczematosa, urticária, lesões bolhosas e ulcerações da mucosa. Embora algumas manifestações clínicas sejam mais comuns em subtipos específicos de SHE (p. ex., manifestações cutâneas na SHE linfoide), há uma sobreposição considerável na apresentação entre os subtipos clínicos. Além disso, as manifestações clínicas mais graves, como fibrose endomiocárdica e tromboembolismo, podem ocorrer em qualquer um dos subtipos variados de SHE, incluindo SHE secundária ou associada causada por infecções não tratadas por helmintos ou hipersensibilidade a fármacos.

## DIAGNÓSTICO

### Diagnóstico diferencial

Embora o diagnóstico diferencial de eosinofilia seja muito amplo, incluindo desde distúrbios alérgicos comuns a SHE idiopáticas raras, a obtenção de uma cuidadosa anamnese pode reduzir substancialmente as possibilidades. Deve-se dispensar uma atenção particular para uso de medicamentos e suplementos, viagens e exposições, fatores de risco para neoplasia e história médica pregressa (particularmente asma, doença atópica e/ou infecções recorrentes), visto que podem fornecer indícios sobre causas secundárias de eosinofilia, como infecção por helmintos, neoplasia e síndromes de imunodeficiência, que exigem terapia direcionada para a causa subjacente, e não para a própria eosinofilia (Tabela 161.2).[10,11] Apesar de os distúrbios alérgicos comuns, incluindo asma e dermatite atópica, poderem estar associados à HE, particularmente em crianças, as CAE extremamente altas ($\geq 5.000/\mu\ell$) devem levar à avaliação de outra causa. Deve-se obter uma revisão detalhada dos sistemas em todos os pacientes, visto que o padrão de manifestações clínicas pode ser sugestivo de determinado diagnóstico. Por exemplo, uma história de sensibilidade ao ácido acetilsalicílico (AAS) em um paciente com eosinofilia que apresenta agravamento da asma e sinusite é altamente sugestiva de doença respiratória exacerbada por ácido acetilsalicílico (DREA), enquanto os sintomas de neuropatia periférica em um paciente semelhante devem apontar para um diagnóstico de GEPA.

| Tabela 161.2 | Causas secundárias selecionadas de eosinofilia que exigem tratamento direcionado para causa subjacente. | |
|---|---|---|
| **CATEGORIA** | **ETIOLOGIAS** | **COMENTÁRIOS** |
| Infecção | | Revisão na referência 10 |
| Helmíntica | Variadas | Mais pronunciada no início da infecção e com espécies invasoras de tecidos |
| Protozoários | Infecção por *Isospora belli* Infecção por *Sarcocystis* | Outras infecções por protozoários não estão associadas à eosinofilia |
| Ectoparasitária | Escabiose Miíase | Reações de hipersensibilidade |
| Viral | Infecção pelo HIV | Doença avançada |
| Bacteriana | Tuberculose crônica | Rara |
| Fúngica | Coccidioidomicose Criptococose | A eosinofilia pode complicar uma grande variedade de infecções fúngicas |
| Neoplasia | Linfoma | De Hodgkin, não Hodgkin |
| | Leucemia | Particularmente leucemias de células T e LLA de células pré-B |
| | Carcinoma | Mais comumente adenocarcinoma |
| Hipersensibilidade a fármacos | Variadas | Medicamentos adquiridos com prescrição e sem prescrição, suplementos dietéticos |
| Imunodeficiência | Variadas | Síndromes de hiper-IgE Síndrome de Omenn Outras (revisão na referência 11) |
| Distúrbios autoimunes e outros distúrbios imunológicos | Variadas | Sarcoidose Doença inflamatória intestinal Doença por IgG4 Outras |
| Outras | Embolia de colesterol Hipoadrenalismo Radiação Estado pós-transplante Terapia com citocinas: IL-2, GM-CSF | — |

LLA = leucemia linfoblástica aguda; GM-CSF = fator de estimulação de colônias de granulócitos-macrófagos; HIV = vírus da imunodeficiência humana; IgE = imunoglobulina E; IgG4 = imunoglobulina G4; IL-2 = interleucina-2.

É de suma importância identificar pacientes com distúrbios mieloides primários que se manifestam como SHE, visto que esses pacientes, com frequência, têm doença agressiva, e a abordagem à terapia é muito diferente daquela de outros distúrbios eosinofílicos (ver adiante a seção sobre Tratamento). As características clínicas e laboratoriais sugestivas de distúrbio mieloide primário incluem eosinófilos displásicos e precursores de eosinófilos no sangue, anemia ou eritrocitose, trombocitopenia, esplenomegalia e níveis séricos elevados de vitamina $B_{12}$ e/ou triptase. O sexo masculino deve levantar a suspeita de neoplasias mieloides associadas a *PDGFR* nesse contexto.

## Avaliação diagnóstica

O primeiro passo na avaliação diagnóstica do paciente com eosinofilia é confirmar a contagem de eosinófilos, enquanto é necessário ter em mente que a febre, a infecção bacteriana e os tratamentos, incluindo com glicocorticoides, que podem ser prescritos para outras razões, podem suprimir a eosinofilia.[12] Uma vez confirmada a eosinofilia, o próximo passo é pesquisar as causas secundárias que exigem terapia específica direcionada para o distúrbio subjacente (SHE associada). Se essa causa for identificada, o paciente deve ser tratado e reavaliado para a resolução da eosinofilia. Os pacientes com eosinofilia persistente e aqueles sem evidências de uma causa secundária clara devem ser submetidos a uma avaliação inicial com a finalidade de identificar o comprometimento do órgão-alvo e proceder à classificação por subtipo clínico (Figura 161.1). Quando possível, isso deve ser realizado antes da instituição da terapia, visto que muitos exames complementares são afetados por glicocorticoides e outras terapias. Dito isso, o tratamento não deve ser adiado se houver complicações potencialmente fatais ou incapacitantes ou se forem iminentes.

A avaliação diagnóstica deve ser realizada de maneira sequencial, começando com uma anamnese cuidadosa e exame físico, hemograma completo e bioquímica diferencial e de rotina (incluindo provas de função hepática e imunoglobulinas séricas). O rastreamento inicial para evidências de SHE mieloide ou linfocítica deve incluir os níveis de vitamina $B_{12}$ e triptase, bem como imunofenotipagem para clonalidade das células T ou B por citometria de fluxo. A obtenção de resultados anormais, uma contagem de eosinófilos no sangue periférico de $5.000/\mu\ell$ ou mais ou outras evidências sugestivas de neoplasia maligna hematológica (incluindo linfadenomegalia, esplenomegalia ou células displásicas ou precursores no esfregaço de sangue periférico) devem levar à realização de aspirado e biopsia de medula óssea com análise citogenética padrão. Os exames específicos para anormalidades moleculares recorrentes associadas à SHE devem ser guiados pelas características clínicas e, se houver suspeita, devem ser incluídos com o exame de medula óssea, em que o seu rendimento pode ser maior do que no sangue periférico.[13] Embora o exame recomendado para lesão de órgão-alvo dependa dos sinais e sintomas clínicos, os níveis séricos de troponina, a ecocardiografia e as provas de função pulmonar devem ser realizados em todos os pacientes para avaliar a presença de comprometimento cardiopulmonar clinicamente evidente ou oculto, como fibrose endomiocárdica, que pode ser sugerida pelo achado de anormalidades ecocardiográficas. O exame radiológico do tórax, do abdome e da pelve também deve ser considerado em todos os pacientes para identificar a presença de esplenomegalia, linfadenomegalia e doença neoplásica ou inflamatória clinicamente silenciosa.

## TRATAMENTO

### Terapia inicial

O tratamento inicial mais adequado para um paciente com eosinofilia depende da exuberância da apresentação clínica, da gravidade dos sinais e sintomas e da etiologia mais provável da eosinofilia. Atualmente, os glicocorticoides continuam sendo o agente de primeira linha para a maioria dos distúrbios hipereosinofílicos, com três exceções importantes: a SHE secundária a uma causa passível de tratamento (SHE associada); SHE clonal ou neoplásica primária, com mutação identificada para a qual se disponha de terapia específica (i. e., SHE positiva para mutação *PDGFR*, sensível ao imatinibe); e pacientes com HE de significado indeterminado (que podem não necessitar de terapia). A dose mais apropriada de glicocorticoides para um paciente individual não foi adequadamente estudada, porém o subtipo clínico parece constituir um preditor útil da resposta aos glicocorticoides sistêmicos na SHE.[14] Alguns distúrbios eosinofílicos, incluindo a esofagite eosinofílica e a dermatite eosinofílica podem ser tratados com sucesso apenas com terapia com esteroides tópicos. Se for constatada a presença ou iminência de complicações potencialmente fatais ou incapacitantes, como fibrose endomiocárdica, insuficiência respiratória ou comprometimento neurológico, deve-se iniciar a terapia com corticosteroides em altas doses sem demora. Isso é válido mesmo no contexto da SHE associada, a não ser que uma causa secundária passível de tratamento seja identificada e provavelmente responda de forma rápida à terapia específica. Deve-se administrar ivermectina (200 $\mu$g/kg/dia durante 1 a 2 dias) se houver qualquer história potencial de exposição à estrongiloidíase, de modo a prevenir a síndrome de hiperinfecção. Se não houver nenhuma resposta à terapia com glicocorticoides, deve-se acrescentar um segundo agente com base no subtipo clínico e na etiologia mais provável da eosinofilia, conforme discutido adiante.

O tratamento inicial das neoplasias mieloides que se manifestam como SHE deve ser orientado pelos achados moleculares, o imatinibe é claramente a terapia de escolha na doença associada à mutação *PDGFR*, e são relatadas taxas de resposta de quase 100% na maioria das séries, com possibilidade de cura em alguns pacientes com terapia prolongada.[15] Em pacientes com síndrome hipereosinofílica negativa para a mutação *PDGFRA*, o benralizumabe, um anticorpo monoclonal contra o receptor $\alpha$ de interleucina-5, que é expresso nos eosinófilos humanos (administrado em três injeções subcutâneas mensais de 30 mg), é capaz de reduzir a contagem absoluta de eosinófilos em pelo menos 50% em até 90% dos pacientes.[A1b] Os resultados com outras terapias direcionadas para alvos, incluindo inibidores de *JAK*, têm sido variáveis em pacientes com formas mieloides de SHE até o momento, mesmo na presença de mutações no gene correspondente. Em consequência, os glicocorticoides são, com frequência, utilizados inicialmente, com rápido acréscimo de hidroxiureia ou outros agentes de segunda linha, quando necessário. Entretanto, é provável que essa abordagem seja modificada, à medida que se adquire mais experiência com terapias direcionadas para alvos.

### Agentes de segunda linha

A seleção de um agente de segunda linha depende de uma variedade de fatores, incluindo o subtipo clínico, a preferência dos médicos e pacientes e o custo. Os agentes convencionais utilizados no tratamento de pacientes sem mutação *PDGFR* e resistentes aos glicocorticoides incluem hidroxiureia, interferona $\alpha$, metotrexato e imatinibe. Os pacientes que são positivos para a mutação *PDGFR* e que são intolerantes ou resistentes ao imatinibe devem ser tratados com um inibidor da tirosinoquinase de segunda ou de terceira geração com atividade contra *PDGFR*, devendo-se considerar precocemente o transplante de células-tronco hematopoéticas nos pacientes que não respondem.

A recente disponibilidade de agentes terapêuticos direcionados especificamente para os eosinófilos está mudando rapidamente a abordagem ao tratamento dos distúrbios eosinofílicos. Três produtos biológicos direcionados para os eosinófilos por meio do eixo da IL-5 – mepolizumabe, reslizumabe e benralizumabe – foram aprovados para o tratamento da asma eosinofílica, com base em ensaios clínicos de fase 3, que documentaram uma redução das exacerbações da asma, com pouca ou nenhuma

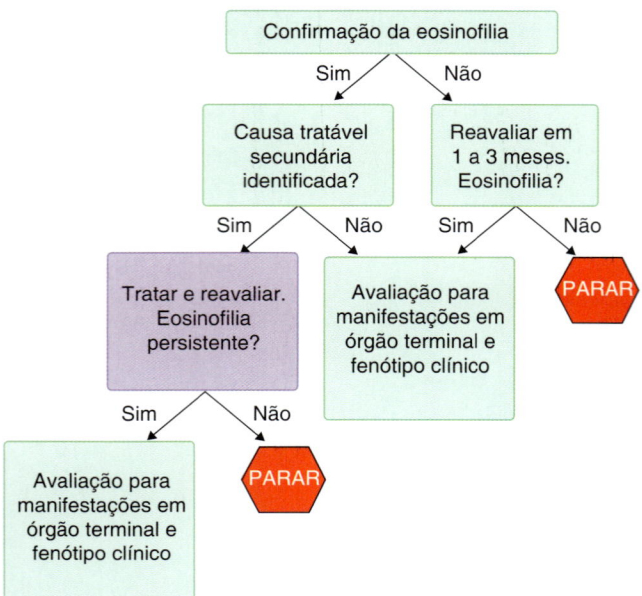

**FIGURA 161.1** Abordagem inicial do paciente clinicamente estável com eosinofilia inexplicável.

toxicidade.[A1-A3] Um ensaio clínico de fase III duplo-cego controlado por placebo da GEPA refratária ao tratamento ou recidivante demonstrou melhora das taxas de remissão e duração da remissão em pacientes aos quais foi administrado mepolizumabe (300 mg por via subcutânea, a cada 4 semanas),[A4] resultando na aprovação desse medicamento para essa indicação. Todos os três fármacos foram utilizados no tratamento da SHE negativa para a mutação *PDGFRA*, além da GEPA, em ensaios clínicos de fase II, com resultados promissores, embora apenas o mepolizumabe esteja atualmente disponível em um protocolo de uso compassivo para pacientes com SHE potencialmente fatal e refratária ao tratamento.[16] Outros novos agentes, atualmente em fase de desenvolvimento para distúrbios eosinofílicos, incluindo produtos biológicos direcionados para a eotaxina, o Siglec-8 (um receptor inibitório cuja expressão está restrita aos eosinófilos, basófilos e mastócitos) e o eixo IL-4/IL-13, provavelmente constituem opções terapêuticas adicionais para o grupo heterogêneo de distúrbios eosinofílicos.

### PROGNÓSTICO

Embora o prognóstico do paciente individual com SHE dependa de maneira substancial do subtipo clínico, da gravidade das manifestações clínicas na apresentação e da capacidade de resposta ao tratamento, o prognóstico geral melhorou acentuadamente (sobrevida em 5 anos > 90% na maioria das séries) com os avanços nas ferramentas de diagnóstico e abordagens terapêuticas. O exemplo mais claro disso foi a redução drástica da mortalidade em pacientes com características clínicas compatíveis com neoplasia mieloide eosinofílica (cuja maioria apresenta doença associada a *FIP1L1-PDGFRA*) após a descoberta do imatinibe. De fato, a mortalidade e a morbidade nesse grupo de pacientes (que eram de 30 a 50% em 5 anos antes da introdução do imatinibe) agora são quase totalmente restritas aos pacientes que apresentam manifestações cardíacas irreversíveis ou outras manifestações que comportam risco à vida. A progressão para o linfoma continua sendo um problema em pacientes com variante linfocítica, particularmente naqueles com clones de células T CD3-CD4$^+$.

### Recomendações de grau A

A1b. Kuang FL, Legrand F, Makiya M, et al. Benralizumab for *PDGFRA*-negative hypereosinophilic syndrome. *N Engl J Med.* 2019;380:1336-1346.
A1. Ortega HG, Liu MC, Pavord ID, et al. Mepolizumab treatment in patients with severe eosinophilic asthma. *N Engl J Med.* 2014;371:1198-1207.
A2. Castro M, Zangrillia J, Wechsler ME, et al. Reslizumab for inadequately controlled asthma with elevated blood eosinophil counts: results from two multicenter, parallel, double-blind, randomised, placebo-controlled, phase 3 trials. *Lancet Respir Med.* 2015;3:355-366.
A3. FitzGerald JM, Bleeker ER, Nair P, et al. Benralizumab, an anti-interleukin-5 receptor α monoclonal antibody, as add-on treatment for patients with severe, uncontrolled, eosinophilic asthma (CALIMA): a randomised, double-blind, placebo-controlled phase 3 trial. *Lancet.* 2016;388:2128-2141.
A4. Wechsler ME, Akuthota P, Jayne D. Mepolizumab or placebo for eosinophilic granulomatosis with polyangiitis. *N Engl J Med.* 2017;376:1921-1932.

### REFERÊNCIAS BIBLIOGRÁFICAS

*As referências bibliográficas, bem como os outros materiais suplementares deste livro, encontram-se no GEN-IO, nosso ambiente virtual de aprendizagem.*

## 162

# ABORDAGEM AO PACIENTE COM HEMORRAGIA E TROMBOSE

ANDREW I. SCHAFER

 **MECANISMOS DE HEMOSTASIA E TROMBOSE**

### Hemostasia normal

Em condições normais, o sistema da coagulação está quiescente, e a fluidez do sangue nos vasos sanguíneos é mantida pela ação de monocamada contínua de células endoteliais que revestem a túnica íntima da vasculatura em todo o sistema circulatório. No local em que ocorre um dano vascular, há perda das propriedades antitrombóticas do endotélio, e os constituintes trombogênicos da parede dos vasos subendoteliais são expostos ao sangue circulante. O resultado é a rápida formação de um coágulo hemostático, que consiste em plaquetas e fibrina, e está localizado na área de lesão vascular. A ativação das plaquetas e a formação de fibrina ocorrem essencialmente de maneira simultânea e interdependente para ativar a hemostasia. O reparo vascular é sucedido por trombólise e recanalização do local obstruído.[1]

A ativação das plaquetas no local de dano vascular começa com a adesão das plaquetas à túnica íntima desendotelializada no local (interação de plaquetas e parede do vaso).[2] A adesão plaquetária é mediada pelo fator de von Willebrand, que adere as plaquetas circulantes à área da parede do vaso danificado por meio de ligação a seus receptores localizados na glicoproteína Ib da membrana plaquetária. Em seguida, as plaquetas aderidas passam por uma "reação de liberação", durante a qual descarregam os constituintes de seus grânulos de armazenamento, incluindo difosfato de adenosina (ADP), e elaboram simultaneamente tromboxano $A_2$ a partir do ácido araquidônico por meio da reação da ciclo-oxigenase (COX) que pode ser inibida pelo ácido acetilsalicílico (AAS). ADP, tromboxano $A_2$ e outros componentes da reação de liberação atuam em conjunto para recrutar e ativar outras plaquetas da circulação para o local de lesão vascular. Essas plaquetas ativadas expõem os locais de ligação do fibrinogênio por meio da formação do complexo de glicoproteína IIb/IIIa da superfície da membrana. No processo de agregação plaquetária (interações de plaquetas), o fibrinogênio (ou fator de von Willebrand em condições de alto estresse de cisalhamento) medeia a formação final de um tampão plaquetário oclusivo.

A fibrina, que atua no ancoramento do tampão plaquetário hemostático, é formada a partir do fibrinogênio plasmático solúvel pela ação da potente enzima protease, a trombina (Figura 162.1). A rede de fibrina é estabilizada por ligação cruzada covalente mediada pelo fator XIII. A trombina é formada a partir de seu precursor plasmático inativo (zimogênio), a protrombina, pela ação do fator X ativado (Xa) e seu cofator, o fator Va. Essa sequência

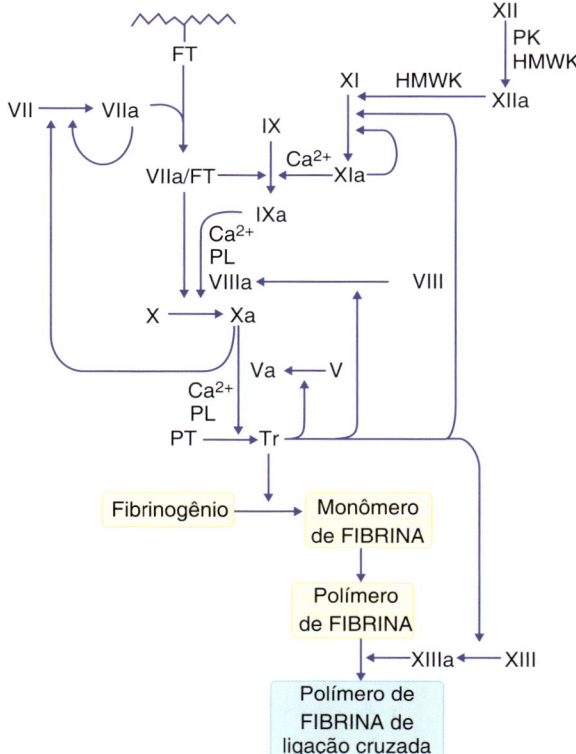

**FIGURA 162.1** Cascata de coagulação. Esse esquema ressalta a compreensão (1) da importância da via do fator tecidual para iniciar a coagulação *in vivo*, (2) das interações das vias e (3) do papel fundamental da trombina na manutenção da cascata por ativação dos fatores da coagulação por retroalimentação. HMWK = cininogênio de alto peso molecular; PK = pré-calicreína; PL = fosfolipídio; PT = protrombina; FT = fator tecidual; Tr = trombina. (De Schafer AI. Coagulation cascade: an overview. In: Loscalzo J, Schafer AI, eds. *Thrombosis and Hemorrhage*. Cambridge, MA: Blackwell Scientific Publications; 1994:3-12.)

de reações foi classicamente designada como *via comum* da coagulação. O fator X pode ser ativado pela *via do fator tecidual* (*extrínseca*) ou *via de ativação por contato* (*intrínseca*) da coagulação. A via do fator tecidual é agora considerada como o principal iniciador fisiológico da ativação da coagulação. É desencadeada pela formação do complexo fator tecidual, que é exposto sobre as superfícies das células vasculares ativadas e sanguíneas, com o fator VII ativado (VIIa). A via de ativação do contato envolve uma cascata de reações de zimogênio protease, que são iniciadas pelo fator XII, cininogênio de alto peso molecular e pré-calicreína. O fator XII ativado (XIIa) converte o fator XI em XIa, o qual, por sua vez, ativa o fator IX em IXa. O fator IXa é uma enzima que converte o fator X em Xa, uma reação que necessita do fator VIIIa como cofator.

### Mecanismos antitrombóticos fisiológicos

O endotélio normal intacto promove a fluidez do sangue ao inibir a ativação das plaquetas; também é crucial na prevenção do acúmulo de fibrina. Entre os sistemas antitrombóticos fisiológicos que produzem este último efeito, destacam-se (1) a antitrombina III, (2) a proteína C e a proteína S, (3) o inibidor da via do fator tecidual (TFPI) e (4) o sistema fibrinolítico. A antitrombina é o principal inibidor protease do sistema da coagulação: ela inativa a trombina e outros fatores de coagulação ativados. A heparina atua como anticoagulante, ligando-se à antitrombina e acelerando significativamente essas reações. A heparina e os proteoglicanos de sulfato de heparina estão naturalmente presentes nas células endoteliais, de modo que a inativação da trombina e de outras proteases da coagulação pela antitrombina ocorre mais provavelmente de maneira fisiológica nas superfícies vasculares, em vez de ser observada no plasma líquido. A proteína C ativada, com o seu cofator, a proteína S, atua como anticoagulante natural, destruindo os fatores Va e VIIIa, dois cofatores essenciais da cascata da coagulação. A trombina é o ativador da proteína C, e essa reação ocorre rapidamente apenas nas superfícies das células endoteliais vasculares intactas, onde a trombina liga-se ao glicosaminoglicano, a trombomodulina. O TFPI é um inibidor da protease plasmática, que reprime a coagulação induzida pelo fator tecidual. Por fim, a pouca fibrina que pode ser produzida, apesar desses potentes mecanismos antitrombóticos fisiológicos, é digerida rapidamente pelo sistema fibrinolítico endógeno. A fibrinólise é mediada pela protease plasmina, que é gerada a partir do plasminogênio no plasma pela ação de ativadores do plasminogênio derivados do endotélio.

## AVALIAÇÃO DO PACIENTE COM POSSÍVEL DISTÚRBIO HEMORRÁGICO

### Anamnese e exame físico

Uma anamnese detalhada é crucial na avaliação de um paciente com possível distúrbio hemorrágico sistêmico. Além de questionar o paciente sobre a ocorrência de episódios hemorrágicos espontâneos no passado, é preciso registrar as respostas a problemas hemostáticos específicos. Pode-se suspeitar de tendência hemorrágica se um paciente apresentou anteriormente hemorragia excessiva após cirurgia ou traumatismo, incluindo eventos comuns, como circuncisão, tonsilectomia, trabalho de parto e parto, menstruação, procedimentos odontológicos, vacinações e injeções. Por outro lado, o relato de coagulação sanguínea normal após esses eventos específicos no passado recente é igualmente importante e deve ser registrado. Esses dados constituem melhor teste de integridade da hemostasia sistêmica do que qualquer exame laboratorial.

Em um paciente com histórico de sangramento excessivo ou inexplicado, a meta inicial é determinar se a causa é coagulopatia sistêmica ou distúrbio anatômico ou mecânico localizado em um vaso sanguíneo. Essa situação é observada, com mais frequência, em pacientes com sangramento pós-operatório excessivo, que pode ser devido a traumatismo cirúrgico local e/ou anormalidade da coagulação. Relato de sangramento prévio sugere coagulopatia, assim como o achado de sangramento em múltiplos locais. Entretanto, isso nem sempre esse é o caso. Até mesmo o sangramento difuso pode decorrer de anormalidade anatômica, e não de anormalidades hemostáticas. Um exemplo disso é a hemorragia recorrente de mucosas em pacientes com telangiectasia hemorrágica hereditária (ver Capítulo 164). Por outro lado, um único episódio de sangramento de um local isolado pode constituir a manifestação inicial de uma coagulopatia.

A anamnese precisa incluir uma pesquisa de doenças sistêmicas coexistentes e ingestão de fármacos que poderiam comprometer a hemostasia. Insuficiência renal e neoplasias mieloproliferativas estão associadas a comprometimento das interações das plaquetas com a parede vascular e a anormalidades qualitativas das plaquetas; doenças do tecido conjuntivo e linfomas estão associados à trombocitopenia e doença hepática causa coagulopatia complexa (Capítulo 166). O uso de ácido acetilsalicílico (AAS) e de outros anti-inflamatórios não esteroides (AINEs) que causam inibição não seletiva da ciclo-oxigenase leva a disfunções plaquetárias. Com frequência, esses princípios ativos são encontrados em medicamentos de venda livre, e os pacientes podem não relatar o seu uso se não foram feitas perguntas específicas. Outros fármacos, como os antibióticos, também estão associados a tendência hemorrágica porque provocam anormalidades da função plaquetária ou trombocitopenia.[3] Por fim, é importante investigar história familiar de distúrbios hemorrágicos. Embora uma história familiar positiva forneça sinais importantes sobre uma possível coagulopatia hereditária, uma história negativa não exclui causa familiar; por exemplo, 20% dos pacientes com hemofilia clássica têm história familiar completamente negativa de sangramento.

Os pacientes com e sem distúrbios hemorrágicos posteriormente documentados por exames laboratoriais relatam comumente a ocorrência de eventos hemorrágicos leves, de modo que, algumas vezes, os hematologistas têm dificuldade em definir "história significativa de sangramento". Por meio de um questionário *online*, 25% dos indivíduos de uma população saudável relataram epistaxe, 18%, fragilidade capilar (mais comumente em mulheres), 18%, sangramento prolongado após extração dentária, e 47% das mulheres, sangramento menstrual intenso. Uma quantificação mais precisa das manifestações hemorrágicas está sendo feita com o uso de instrumentos de "escores de sangramento", como o escore de sangramento de Vicenza para ajudar a discriminar, juntamente com exames laboratoriais, indivíduos saudáveis daqueles que apresentam distúrbios hemorrágicos leves.

Os padrões de sangramento clínico, que são revelados pela anamnese e pelo exame físico, podem ser característicos de certos tipos de coagulopatias (Tabela 162.1).[4] Em geral, os pacientes com trombocitopenia ou com distúrbios plaquetários qualitativos ou vasculares apresentam sangramento de locais superficiais na pele e nas mucosas. Podem envolver petéquias, que consistem em hemorragias cutâneas pontuais, que aparecem particularmente em membros inferiores pelo efeito da gravidade (características da trombocitopenia grave), equimoses (hematomas comuns), púrpura, hemorragia digestiva ou sangramento geniturinário, epistaxe e hemoptise. Nesses distúrbios, o sangramento tende a ocorrer de maneira espontânea ou imediatamente após traumatismo. Em contrapartida, os pacientes com deficiências

**Tabela 162.1** Padrões característicos de sangramento nos distúrbios sistêmicos da hemostasia.

| TIPO DE DISTÚRBIO | LOCAIS DE SANGRAMENTO | | | | INÍCIO DO SANGRAMENTO | EXEMPLOS CLÍNICOS |
|---|---|---|---|---|---|---|
| | GERAL | PELE | MUCOSAS | OUTROS | | |
| Distúrbios plaquetário-vasculares | Superfícies | Petéquias, equimoses | Comum: oral, nasal, gastrintestinal, geniturinário | Raro | Espontâneo ou imediatamente após traumatismo | Trombocitopenia, distúrbios funcionais das plaquetas, fragilidade vascular, coagulação intravascular disseminada, doença hepática |
| Deficiência de fatores da coagulação | Tecidos profundos | Hematomas | Raro | Comum: articulações, músculos, retroperitoneal | Tardio após traumatismo | Deficiência hereditária de fatores da coagulação, inibidor adquirido, anticoagulação, coagulação intravascular disseminada, doença hepática |

hereditárias ou adquiridas de fatores da coagulação, como hemofilia, ou aqueles em uso de anticoagulantes ou antiagregantes plaquetários tendem a apresentar hemorragias em locais teciduais mais profundos (p. ex., hemartroses, hematomas profundos, hemorragia retroperitoneal) e tardiamente após a ocorrência de traumatismo.

## Exames laboratoriais
### Exames de rastreamento da hemostasia

Alguns testes de rastreamento simples são solicitados tradicionalmente na avaliação inicial de pacientes com suspeita de coagulopatia: contagem de plaquetas, tempo de sangramento, tempo de protrombina (TP) (também designado como razão normalizada internacional [RNI]), tempo de tromboplastina parcial ativada (TTPa) e tempo de trombina (TT).[5] A North American Specialized Coagulation Laboratory Association (NASCOLA) relatou que a maioria dos laboratórios de análises clínicas atualmente realiza esses exames como "painéis de distúrbios hemorrágicos".

Trombocitopenia, identificada por contadores de partículas eletrônicos, deve ser confirmada por exame do esfregaço de sangue periférico. Pseudotrombocitopenia, que é um artefato laboratorial de aglutinação plaquetária *ex vivo*, pode ser causada pelo anticoagulante ácido etilenodiaminotetracético (EDTA), utilizado nos tubos de coleta para hemogramas, bem como por outros anticoagulantes ou por crioaglutininas não fisiológicas que atuam em temperatura ambiente. Deve-se suspeitar de pseudotrombocitopenia sempre que uma contagem muito baixa de plaquetas for inesperadamente relatada em pacientes que não apresentam sangramento clínico. A pseudotrombocitopenia é indicada pelo achado de agregados plaquetários no esfregaço de sangue periférico, e o diagnóstico é sustentado pelo achado simultâneo de contagens normais de plaquetas em amostras de sangue obtidas por punção digital, em tubos contendo outros anticoagulantes ou em um tubo mantido a 37°C antes da contagem de plaquetas. O exame do esfregaço de sangue também pode fornecer indícios da causa da trombocitopenia real, como eritrócitos fragmentados na púrpura trombocitopênica trombótica (PTT).

O tempo de sangramento foi um teste de rastreamento clínico amplamente utilizado para pesquisa de distúrbios das interações de plaquetas e parede vascular; mede o intervalo de tempo até a cessação do sangramento após uma incisão padronizada na face volar do antebraço. Entretanto, esse teste é prejudicado por vários fatores: controle de qualidade, reprodutibilidade, sensibilidade e especificidade. Por conseguinte, como a doença de von Willebrand é a causa genética mais comum de interações anormais entre plaquetas e parede vascular, a maioria dos especialistas recomenda agora a substituição do tempo de sangramento por exames específicos para a doença de von Willebrand (painel da DvW) na avaliação inicial de pacientes com suspeita de coagulopatia (ver Capítulo 164). Como outro substituto do tempo de sangramento, particularmente quando há suspeita de anormalidade funcional (qualitativa) das plaquetas com base em sangramento ou equimoses mucocutâneos, um ensaio global da função plaquetária pode ser incluído no painel de exames de rastreamento. Trata-se mais comumente de um tempo de fechamento em analisador da função plaquetária (AFP). O AFP e outras provas de função plaquetária (ver mais adiante) têm de ser realizados após a interrupção dos fármacos que interferiram na função plaquetária (p. ex., ácido acetilsalicílico e outros AINEs).

O TP mede a integridade das vias extrínseca e comum da coagulação (fatores VII, X e V, protrombina e fibrinogênio) (Figura 162.2). O TTPa avalia a integridade das vias intrínseca e comum da coagulação (cininogênio de alto peso molecular, pré-calicreína, fatores XII, XI, IX, VIII, X e V, protrombina e fibrinogênio). A sensibilidade de TP e TTPa na detecção de deficiências dos fatores de coagulação varia de acordo com os reagentes usados, e cada laboratório precisa determinar seus próprios padrões de referência. O TT é um exame de rastreamento para deficiências quantitativas e defeitos qualitativos do fibrinogênio plasmático.

Com poucas exceções notáveis, os resultados normais de todos esses testes de rastreamento da hemostasia praticamente descartam a possibilidade de coagulopatia sistêmica clinicamente significativa. Entretanto, pacientes com deficiência do fator XIII[6] podem apresentar diátese hemorrágica grave, embora os testes de rastreamento sejam normais; testes específicos para deficiência de fator XIII devem ser solicitados se houver suspeita dessa condição (Capítulo 165). O TP e o TTPa detectam apenas as deficiências mais graves dos fatores de coagulação, habitualmente em níveis inferiores a 30% do normal; os níveis de fatores específicos devem ser determinados se houver suspeita de deficiência leve de fatores da coagulação (Tabela 162.2).[7] Distúrbios raros da fibrinólise também podem estar associados a testes de rastreamento normais, exigindo a solicitação de testes mais especializados, quando houver indicação (Capítulo 165). As anormalidades nesses testes de rastreamento da hemostasia podem ser investigadas por testes mais especializados, de modo a estabelecer um diagnóstico específico (Figura 162.3); já foram publicados outros algoritmos semelhantes.

Um ensaio anormal para DvW deve ser seguido por testes mais especializados, incluindo a análise de multímeros do fator de von Willebrand (FvW), de modo a identificar o tipo envolvido de doença de von Willebrand. As anormalidades no tempo de fechamento do AFP devem ser seguidas por agregometria por transmissão de luz (LTA) mais especializada de plaquetas, utilizando um painel de agonistas (ADP, epinefrina, colágeno, ácido araquidônico, ristocetina), que induzem alterações características na transmissão da luz (ou densidade óptica) em suspensões

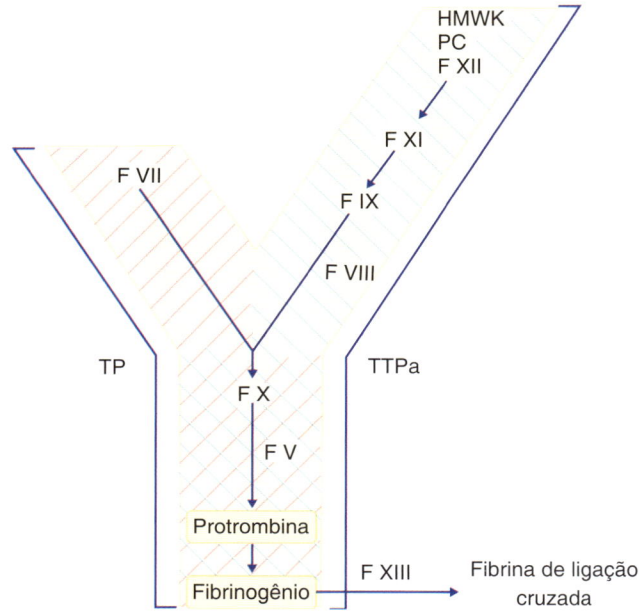

**FIGURA 162.2** **Cascata da coagulação clássica.** O tempo de protrombina (TP) mede a integridade das vias extrínseca e comum, enquanto o tempo de tromboplastina parcial ativada (TTPa) mede a integridade das vias intrínseca e comum. A deficiência do fator (F) XIII não é detectada pelo TP nem pelo TTPa. HMWK = cininogênio de alto peso molecular; PC = pré-calicreína.

**Tabela 162.2** Características das deficiências de fatores de coagulação.

| DEFICIÊNCIA | ACHADOS LABORATORIAIS TÍPICOS | PREVALÊNCIA APROXIMADA |
|---|---|---|
| Fibrinogênio | Afibrinogenemia: TT ↑↑, TTPa ↑↑, TP ↑↑ Disfibrinogenemia e hipofibrinogenemia: TT ↑, TTPa ↑, TP ↑↑ | 1 em 1 milhão |
| Protrombina | TT normal, TTPa ↑, TP ↑ | 1 em 2 milhões |
| Fator V | TT normal, TTPa ↑, TP ↑ | 1 em 1 milhão |
| Fator V e fator VIII combinados | TT normal, TTPa ↑, TP ↑ | 1 em 1 milhão |
| Fator VII | TT normal, TTPa normal, TP ↑ | 1 em 500.000 |
| Fator X | TT normal, TTPa ↑, TP ↑ | 1 em 1 milhão |
| Fator XI | TT normal, TTPa ↑, TP normal | 1 em 1 milhão |
| Fator XIII | TT, TTPa e TP normais; necessidade de ensaios específicos | 1 em 2 milhões |
| Fatores de coagulação dependentes de vitamina K | TT normal, TTPa ↑, TP ↑↑ | < 50 famílias relatadas |

TTPa = tempo de tromboplastina parcial ativada; TP = tempo de protrombina; TT = tempo de trombina. (Adaptada de Palla R, Peyvandi F, Shapiro AD. Rare bleeding disorders: diagnosis and treatment. *Blood.* 2015;125:2052-2061.)

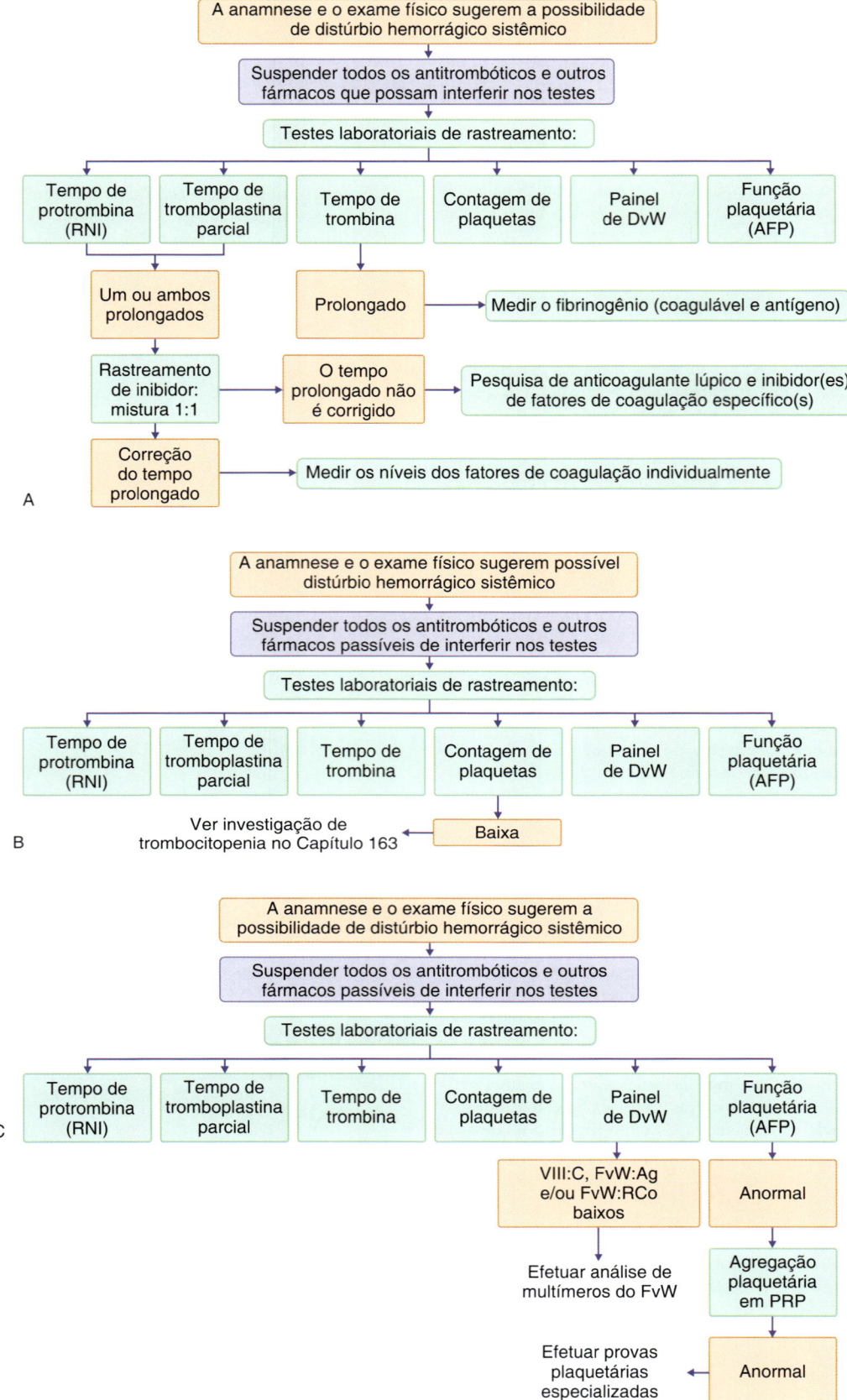

**FIGURA 162.3** Algoritmos de abordagem clínica e laboratorial para o diagnóstico de pacientes quando existe a suspeita de distúrbio hemorrágico sistêmico (coagulopatia). A anamnese meticulosa e o exame físico completo são cruciais antes de iniciar a investigação laboratorial. RNI = razão normalizada internacional; AFP = analisador da função plaquetária; PRP = plasma rico em plaquetas; VIII:C = atividade coagulante do fator VIII; FvW = fator de von Willebrand; FvW:Ag = antígeno do fator de von Willebrand; FvW:RCo = atividade do fator de von Willebrand: cofator de ristocetina.

agitadas de plaquetas recentemente isoladas no plasma (PRP). A LTA é ainda considerada o padrão de referência para provas de função plaquetária[8] (Capítulo 164).

O achado do prolongamento do TP e/ou do TTPa indica deficiência de um ou mais fatores da coagulação ou a presença de um inibidor (Figura 162.4), habitualmente um anticorpo, direcionado contra um ou mais componentes do sistema da coagulação. Essas duas possibilidades podem ser distinguidas pela realização de um teste de rastreamento simples do inibidor, que envolve uma mistura 1:1 de plasma do paciente e plasma normal. A premissa do teste é a de que, mesmo se o paciente tiver deficiência completa (nível de 0%) de determinado fator, a mistura 1:1 com plasma normal (nível de 100%) deve levar a concentração desse fator para 50% na mistura; isso é suficiente para corrigir o TP ou o TTPa prolongados. Se houver correção com o rastreamento do inibidor, os níveis do fator de coagulação individual devem ser determinados para detectar um estado de deficiência específico. Se a mistura 1:1 for incapaz de corrigir o prolongamento do TP e/ou do TTPa, é provável que exista um inibidor interferindo na coagulação *in vitro* tanto do plasma do paciente quanto do plasma normal. Em seguida, devem ser efetuados ensaios específicos para determinar se existe um inibidor verdadeiro contra determinado fator da coagulação (p. ex., anticorpo antifator VIII), ou se o inibidor é um anticoagulante lúpico. Um TT prolongado, com ou sem prolongamento do TP e/ou do TTPa, sugere deficiência quantitativa ou de defeito qualitativo do fibrinogênio. Esses distúrbios podem ser distinguidos pela realização simultânea de ensaios de coagulação (funcionais) e antigênicos do fibrinogênio: um fibrinogênio desproporcionalmente pouco coagulável indica anormalidade funcional do fibrinogênio (disfibrinogenemia), enquanto níveis proporcionalmente reduzidos de fibrinogênio coagulável e antigênico sugerem deficiência quantitativa (hipofibrinogenemia ou afibrinogenemia) (Figura 162.3A e Capítulo 165).

Testes da coagulação mais recentes, conhecidos como ensaios globais, têm o potencial de oferecer uma avaliação mais detalhada da capacidade global de formação de coágulo de um paciente. Esses ensaios globais, incluindo testes de geração de trombina e ensaios viscoelásticos, ainda não passaram da pesquisa experimental para a prática clínica de rotina.

## Testes de coagulação globais no laboratório e *point-of-care*[a] (no local de assistência)

### Testes de geração de trombina

Esses exames laboratoriais exigem a separação do plasma pobre em plaquetas (PPP) ou plasma rico em plaquetas (PRP) do sangue total centrifugado. Em seguida, pode-se medir a geração de trombina do plasma do paciente por meio de um calibrador de atividade de trombina conhecida, utilizando fluorescência automatizada leituras cromogênicas. Esses testes medem principalmente o braço da coagulação da hemostasia e demonstraram ser promissores na avaliação das trombofilias, orientando a terapia antitrombótica. No momento, esses testes são limitados devido à falta de validação como instrumento clínico.[9]

### Análise da forma de onda do coágulo

Esse teste baseia-se no ensaio do tempo de tromboplastina parcial ativada (TTPa), porém com leitura prolongada da transmissão de luz, que possibilita o monitoramento tanto da aceleração quanto da desaceleração da coagulação, refletindo, assim, todo processo de formação e lise do coágulo. Mostra-se promissor como teste global da coagulação intravascular disseminada (CID) e detecção sensível de deficiências leves dos fatores de coagulação; entretanto, o método necessita de maiores validação e padronização.

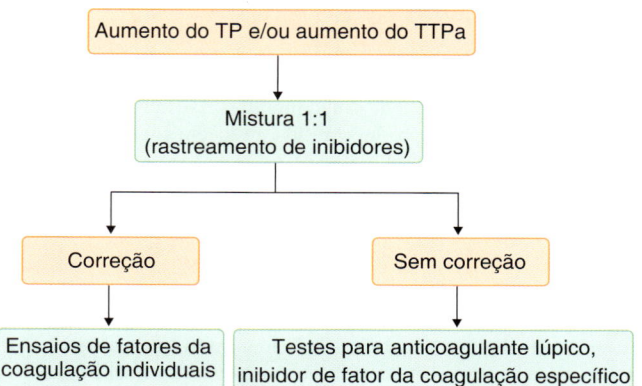

**FIGURA 162.4** Abordagem de avaliação de pacientes com prolongamento do tempo de protrombina (TP) ou do tempo de tromboplastina parcial ativado (TTPa).

### Tromboelastografia

Esse teste fornece um ensaio global da coagulação e fibrinólise, utilizando a tecnologia *point-of-care*. Dispõe-se atualmente de dois tipos de dispositivos comerciais semiautomatizados: o analisador ROTEM® (tromboelastometria rotacional) e o analisador TEG® (tromboelastografia). Trata-se de um teste de coagulação do sangue total, em que uma pequena amostra de sangue é submetida a rotação em um cilindro dentro de um sistema fechado, e a resistência, a elasticidade e a dissolução do coágulo em formação são medidas com um fio de torção ou por detecção óptica.[10] O uso crescente dessa tecnologia é compreensível; ela é inerentemente atraente por ser um teste realizado à cabeceira do leito, que fornece um monitoramento imediato, em tempo real e visualizado e análise da formação e lise do coágulo em sangue total, incorporando todo o sistema hemostático, incluindo coagulação, fibrinólise e plaquetas.[11,12] Entretanto, análises sistemáticas concluíram que, nesse momento, os dados mais significativos obtidos com a tromboelastografia provêm de seu uso na cirurgia cardíaca envolvendo circulação extracorpórea, onde reduziu, de fato, a necessidade de transfusão de hemocomponentes.[A1] Seu impacto na produção de outros *endpoints* clínicos favoráveis continua aberto para estudo.[13]

### Outros testes *point-of-care* da hemostasia

Outros testes *point-of-care* mais especializados, porém estabelecidos, da hemostasia incluem: o tempo de coagulação ativado (TCA), que é utilizado para monitorar a heparinização durante circuitos extracorpóreos em cirurgia de revascularização miocárdica e oxigenação por membrana extracorpórea, dispositivos portáteis para medir a razão normalizada internacional (RNI) para automonitoramento domiciliar em pacientes que tomam antagonistas da vitamina K; e analisadores de função plaquetária (i. e., sistema VerifyNow®), que medem a agregação plaquetária por intermédio de partículas de poliestireno recobertas de fibrinogênio em cartuchos separados para avaliação da resistência a fármacos antiplaquetários, incluindo ácido acetilsalicílico, tienopiridinas e antagonistas da glicoproteína IIb-IIIa.

## AVALIAÇÃO DO PACIENTE ASSINTOMÁTICO COM TESTES DE COAGULAÇÃO ANORMAIS

Em indivíduos assintomáticos nos quais se descobre incidentalmente a existência de anormalidades em testes laboratoriais de rastreamento de hemostasia, a primeira questão crucial é se esses achados são clinicamente relevantes. Os pacientes com deficiências hereditárias de um dos fatores de coagulação da via de contato (fator XII, cininogênio de alto peso molecular, pré-calicreína) caracterizam-se por prolongamento acentuado do TTPa, embora não apresentem tendência clínica ao sangramento. De modo semelhante, os pacientes com anticoagulante lúpico apresentam, tipicamente, prolongamento do TTPa e, algumas vezes, do TP também; com mais frequência, exibem complicações trombóticas, em vez de hemorrágicas. Nos pacientes com trombocitopenia induzida por heparina, acentuada redução da contagem de plaquetas algumas vezes está associada à trombose arterial e venosa. É de suma importância considerar o contexto clínico, a anamnese, o exame físico e os exames laboratoriais de rastreamento como partes complementares da abordagem de pacientes com suspeita de coagulopatias.

---

[a]N.R.T.: O POCT (*point-of-care testing*) é também denominado no Brasil de TLR (teste laboratorial remoto) e TLP (teste no local do paciente). No Brasil, as únicas legislações vigentes são a Resolução RDC 302/2005 da ANVISA e a Resolução RDC 7/2010 que dispõem sobre os requisitos de funcionamento das Unidades de Terapia Intensiva (UTI). O uso do *point-of-care* deve seguir as mesmas diretrizes dos laboratórios centrais. Dentre elas, controle de qualidade e biossegurança, treinamento adequado, registro de procedimentos, gestão de resíduos e presença de um responsável técnico. Conforme a resolução, o manejo dos testes no ponto de atendimento deve ser vinculado a um laboratório de análises clínicas, posto de coleta ou serviço de saúde pública ambulatorial ou hospitalar. O planejamento, a implantação e a qualidade do POC devem ser atribuídos ao técnico responsável pelo laboratório clínico e a direção da instituição de saúde.

## AVALIAÇÃO DO PACIENTE NO PRÉ-OPERATÓRIO

O rastreamento pré-operatório de rotina de todos os pacientes com contagem de plaquetas, tempo de sangramento, TP e TTPa é pouco significativo e pode ser contraproducente se a testagem subsequente resultar em despesas desnecessárias e atrasos na realização da cirurgia (Capítulo 403). O tempo de sangramento, o TP e o TTPa pré-operatórios não são preditores de risco de sangramento durante a cirurgia em pacientes que não correm risco aumentado em bases clínicas, de modo que a avaliação clínica geral deve orientar a necessidade de solicitação desses exames. Os exames laboratoriais e, possivelmente, outros testes especializados da coagulação estão indicados para pacientes cujo histórico de sangramento leva à suspeita de alguma anormalidade hemostática. Os testes de rastreamento pré-operatórios da coagulação são provavelmente justificados em pacientes que não podem cooperar com uma avaliação clínica adequada e em pacientes que serão submetidos a procedimentos durante os quais a ocorrência de hemorragia pós-operatória até mesmo mínima pode ser perigosa. As diretrizes recentes sobre avaliação hemostática antes de intervenções e cirurgias também concluíram que o risco de sangramento exige anamnese detalhada à procura de eventos hemorrágicos e exame físico; entretanto, não se deve solicitar coagulograma para indivíduos com história pregressa negativa e sem condições passíveis de interferir na hemostasia sistêmica.[14]

## AVALIAÇÃO DO PACIENTE COM POSSÍVEL ESTADO DE HIPERCOAGULABILIDADE

A maioria dos pacientes com tromboembolismo venoso (TEV) apresenta uma base hereditária para hipercoagulabilidade (Capítulo 73). Tipicamente, os pacientes com estados hereditários de hipercoagulabilidade (ou trombofilia) apresentam um episódio inicial de TEV no começo da vida adulta; entretanto, as manifestações trombóticas podem começar a qualquer momento, desde os primeiros anos de vida até a velhice. Em geral, os pacientes apresentam trombose venosa profunda (TVP) dos membros inferiores ou embolia pulmonar, porém trombose venosa também possa ocorrer em outros locais. A trombose arterial não é tipicamente associada a estados de hipercoagulabilidade hereditários. A trombose arterial que ocorre prematuramente ou na ausência de fatores de risco evidentes deve ser investigada de outra forma, incluindo, possivelmente, pesquisa de vasculite, neoplasias mieloproliferativas, hiper-homocisteinemia, síndrome do anticorpo antifosfolipídio e possíveis fontes de embolização sistêmica.

Os estados de hipercoagulabilidade primários ou hereditários (Tabela 73.1) resultam de mutações específicas ou polimorfismos, que levam a níveis diminuídos de proteínas antitrombóticas fisiológicas ou a níveis elevados de proteínas pró-coagulantes. Por outro lado, os estados de hipercoagulabilidade secundários ou adquiridos formam um grupo heterogêneo de distúrbios, que predispõem à trombose por meio de mecanismos complexos. O TEV é frequentemente precipitado por uma combinação de genótipo de hipercoagulabilidade subjacente e estado hipercoagulável pró-trombótico adquirido, como gravidez, imobilização ou pós-operatório. Algumas características clínicas sugerem um estado hereditário de hipercoagulabilidade (Tabela 162.3). Os pacientes com trombose recorrente devem ser testados para esses distúrbios e, na maioria dos casos, devem ser tratados durante toda vida com anticoagulação profilática. Ainda não foi esclarecido se é essencial solicitar esses testes depois de um único episódio de TEV. De maneira contraintuitiva, foi constatado que os estados de hipercoagulabilidade hereditários comuns – que, em graus variáveis, aumentam claramente o risco de um *primeiro* episódio de TEV – são, em sua maioria, apenas preditores fracos de TEV *recorrente*. Por conseguinte, foi argumentado que o diagnóstico de trombofilia específica após um episódio inicial de TEV não influenciará a decisão sobre a duração da anticoagulação profilática. Entretanto, o risco aumentado do TEV recorrente com as mutações mais fortemente pró-trombóticas (p. ex., antitrombina III, deficiência de proteína C ou S), trombofilias hereditárias combinadas ou síndrome de anticorpo antifosfolipídio pode exigir anticoagulação a longo prazo, de modo que o seu diagnóstico após o primeiro episódio de TEV irá, de fato, alterar as decisões sobre a duração da anticoagulação. A Figura 73.3 fornece um algoritmo para testes de trombofilia depois do primeiro episódio de TEV. Mesmo se não receberem anticoagulação por períodos prolongados, os pacientes com diagnóstico de estados de hipercoagulabilidade primários devem receber anticoagulação profilática durante situações que representem alto risco de trombose, como o período periparto. Não existe teste de rastreamento simples para a detecção de estados de hipercoagulabilidade primários, e o momento apropriado para a obtenção desses testes é crucial para evitar diagnósticos incorretos. A própria trombose aguda pode causar reduções transitórias dos níveis de antitrombina, proteína C e proteína S. A heparinoterapia pode causar diminuição da atividade plasmática da antitrombina. A terapia com varfarina diminui os níveis funcionais de proteína C e proteína S. Nessas condições, é possível diagnosticar falsamente estados de deficiência hereditários.[15] O uso de um dos anticoagulantes mais novos também pode interferir nos exames laboratoriais, particularmente o anticoagulante lúpico.

Os pacientes que apresentam TEV correm risco aumentado de ter uma neoplasia maligna oculta. Essa associação é ainda maior em pacientes que apresentam trombose recorrente e não provocada. Existem opiniões divergentes sobre a necessidade ou não de investigação exaustiva de neoplasia maligna oculta nesses pacientes. A maioria recomenda que essa avaliação seja limitada a anamnese detalhada, exame físico cuidadoso, hemograma completo e bioquímica de rotina, pesquisa de sangue oculto nas fezes, exame de urina, mamografia (em mulheres) e radiografia de tórax, sendo outros exames orientados pela identificação de quaisquer anormalidades nessa avaliação inicial. Outros defendem a realização de TC de rotina de tórax, abdome[A2] e pelve[16,17] (ver algoritmo na Figura 73.4).

Além da TVP e da embolia pulmonar clássicas, alguns tipos característicos de trombose fornecem indícios importantes sobre a etiologia e direcionam uma investigação mais específica. A tromboflebite migratória superficial (síndrome de Trousseau) ou a endocardite trombótica não bacteriana são muito sugestivas de neoplasia maligna oculta (ver Capítulo 73). Trombose da veia hepática (síndrome de Budd-Chiari; ver Capítulo 134) ou trombose da veia porta indicam neoplasia mieloproliferativa (ver Capítulo 157) ou hemoglobinúria paroxística noturna (ver Capítulo 151). Trombose extensa da veia cava inferior pode ocorrer no carcinoma de células renais (ver Capítulo 187). A necrose cutânea induzida por varfarina é muito sugestiva deficiência subjacente de proteína C ou proteína S. Abortos espontâneos recorrentes são característicos da síndrome do anticorpo antifosfolipídio (Capítulo 165), embora também estejam associados a outras trombofilias.

### Tabela 162.3 Características clínicas de pacientes com estados de hipercoagulabilidade hereditários (trombofilias).

Tromboembolismo venoso (> 90% dos casos)
Trombose venosa profunda e/ou embolia pulmonar mais comuns
Trombose venosa cerebral ou mesentérica é rara, porém característica
História familiar frequente de trombose
Tipicamente autossômico dominante
Primeiro episódio de trombose tipicamente em adultos jovens (< 40 anos)
Com frequência, aparentemente não provocados (entretanto, identifica-se com frequência um estímulo trombótico adquirido na anamnese cuidadosa)
As trombofilias mais comuns (fator V de Leiden, protrombina 20210G→A) estão associadas a menor risco de trombose; as trombofilias mais raras (deficiência de antitrombina III, proteína C, proteína S) estão associadas a risco mais elevado de trombose
Necrose induzida por varfarina ou púrpura fulminante neonatal com deficiência de proteína C ou proteína S (muito rara)

### Recomendações de grau A

A1. Wikkelsø A, Wetterslev J, Møller AM, Afshari A. Thromboelastography (TEG) or rotational thromboelastometry (ROTEM) to monitor haemostatic treatment in bleeding patients: a systematic review and meta-analysis and trial sequential analysis. *Anaesthesia*. 2017;72:519-531.
A2. Carrier M, Lazo-Langner A, Shivakumar S, et al. Screening for occult cancer in unprovoked venous thromboembolism. *N Engl J Med*. 2015;373:697-704.

### REFERÊNCIAS BIBLIOGRÁFICAS

*As referências bibliográficas, bem como os outros materiais suplementares deste livro, encontram-se no GEN-IO, nosso ambiente virtual de aprendizagem.*

# 163

# TROMBOCITOPENIA

CHARLES S. ABRAMS

| Tabela 163.1 | Distúrbios que causam trombocitopenia e trombose. |
|---|---|

Púrpura trombocitopênica trombótica (PTT)
Síndrome hemolítico-urêmica (SHU)
Trombocitopenia induzida por heparina (TIH)
Coagulação intravascular disseminada (CID)
Hemoglobinúria paroxística noturna (HPN)
Vasculite (como lúpus eritematoso sistêmico)
Síndrome do anticorpo antifosfolipídio (SAF)

### DEFINIÇÃO
A trombocitopenia é definida por uma contagem de plaquetas inferior à faixa da normalidade, habitualmente abaixo de 140.000/μℓ.

### EPIDEMIOLOGIA
Com o uso disseminado do "hemograma completo de rotina", indivíduos assintomáticos com achado incidental de trombocitopenia leve estão sendo cada vez mais reconhecidos. Pode ser difícil determinar a importância clínica da trombocitopenia leve (contagem de plaquetas entre 100.000/μℓ e 150.000/μℓ) quando não há outras anormalidades do hemograma. Muitos desses indivíduos e talvez a maioria com trombocitopenia crônica leve representam valores fora da distribuição normal das contagens de plaquetas. Entretanto, outros apresentam trombocitopenia que representa a manifestação precoce de uma doença ainda não reconhecida. Na ausência de outros sinais, muitos desses indivíduos são diagnosticados com púrpura trombocitopênica idiopática (imune) (PTI) – uma doença que será discutida mais adiante, neste capítulo.

Depois de uma década, cerca de 10% dos pacientes com trombocitopenia idiopática leve desenvolvem PTI ou outro distúrbio autoimune. Entretanto, aproximadamente 90% dos indivíduos continuarão manifestando trombocitopenia limítrofe, sem desenvolver outro distúrbio durante esse período de tempo. Pode-se concluir que a maioria dos indivíduos com trombocitopenia leve crônica isolada e assintomática representa, simplesmente, a extremidade inferior da distribuição normal da contagem de plaquetas. Em consequência, os grupos internacionais de consenso estabeleceram o limiar de menos de 100.000/μℓ na contagem de plaquetas para o diagnóstico de PTI.

### BIOPATOLOGIA
As causas de trombocitopenia podem ser divididas em três grandes categorias: (1) destruição aumentada de plaquetas, como a observada em causas imunomediadas; (2) produção diminuída de plaquetas, habitualmente devido a distúrbio subjacente da medula óssea; ou (3) sequestro de plaquetas no baço, conforme observado em condições que causam esplenomegalia (hiperesplenismo).

#### Destruição aumentada de plaquetas
Na ausência de esplenomegalia, o achado de um número aumentado de megacariócitos em medula óssea normal sob os demais aspectos implica que a trombocitopenia se deve a aumento da destruição de plaquetas. A queda aguda da contagem de plaquetas do paciente também implica um processo destrutivo periférico como provável causa. Por exemplo, em um paciente que desenvolve trombocitopenia abrupta durante a hospitalização, isso se deve, mais provavelmente, a infecção ou introdução de um novo medicamento. Os processos tanto imunes quanto não imunes podem levar a redução do tempo de vida das plaquetas. As causas não imunes de destruição acelerada de plaquetas incluem sepse, coagulação intravascular disseminada (CID), púrpura trombocitopênica trombótica (PTT), síndrome hemolítico-urêmica (SHU), pré-eclâmpsia ou eclâmpsia, circulação extracorpórea e hemangioma cavernoso gigante. A trombocitopenia que ocorre nessas circunstâncias regride habitualmente com o tratamento do distúrbio subjacente, e a transfusão de plaquetas raramente é necessária. A trombocitopenia devido à PTT, à SHU ou a trombocitopenia induzida por heparina (TIH) são mais caracteristicamente associadas a oclusão microvascular ou trombose do que à hemorragia (Tabela 163.1); portanto, transfusões de plaquetas raramente são necessárias para o tratamento dessas condições. Além disso, foi constatada uma deterioração clínica dos pacientes com PTT ou TIH após a transfusão de plaquetas, levando à sugestão controversa de que as plaquetas não devem ser administradas à maioria dos pacientes com esses dois distúrbios específicos.

A destruição de plaquetas imunomediada pode resultar de fármacos, sensibilização aloimune ou autoimunidade. Fármacos devem ser sempre considerados como possível causa de trombocitopenia aguda. A lista de agentes agressores potenciais é longa, porém os fármacos com evidências fortes de destruição plaquetária mediada por anticorpos incluem quinina, quinidina, sulfonamidas (como sulfametoxazol-trimetoprima), antibióticos betalactâmicos (penicilinas e cefalosporinas), vancomicina, procainamida e sais de ouro. Além de interromper o medicamento agressor, podem ser necessárias transfusões de plaquetas para a trombocitopenia grave.

#### Produção diminuída de plaquetas
Ocorre diminuição da produção de plaquetas em doenças primárias da medula óssea, como leucemia aguda e anemia aplásica; em processos mieloftísicos, em que a medula óssea é afetada por carcinoma metastático, fibrose ou outros distúrbios hematopoéticos clonais; após mielossupressão induzida por toxina (como quimioterapia ou exposição ao etanol) ou por radioterapia; e durante infecções por vírus, como HIV, citomegalovírus (CMV), vírus Epstein-Barr (EBV) e varicela. Trombocitopenia também ocorre quando a proliferação normal de megacariócitos é prejudicada por mielodisplasia.

A trombocitopenia consequente à diminuição da produção de plaquetas é, com frequência, acompanhada por anormalidades dos leucócitos e eritrócitos. Isso deve ser facilmente evidenciado pelo hemograma completo e pelo exame do esfregaço de sangue periférico. Quando a trombocitopenia, nessa situação, é acompanhada por sangramento, é habitualmente necessário tratamento com transfusão de plaquetas. Além disso, quando a produção diminuída de plaquetas é profunda (menos de 10.000/μℓ) e não pode ser prontamente revertida, deve-se considerar a transfusão profilática de plaquetas para prevenir sangramento. Entretanto, conforme discutido na seção seguinte, a transfusão profilática de plaquetas é problemática, devido ao curto tempo de vida das plaquetas e ao potencial de desenvolvimento de aloanticorpos, que limitam a efetividade de futuras transfusões.

#### Sequestro de plaquetas
Cerca de 30 a 40% da massa plaquetária circulante são normalmente sequestrados no baço. O aumento do baço, devido a hipertensão portal ou infiltração, é acompanhado por expansão do reservatório esplênico de plaquetas. Como hiperesplenismo por si só raramente provoca contagens de plaquetas inferiores a 40.000/μℓ a 50.000/μℓ, é raro haver hemorragia em consequência de trombocitopenia causada por hiperesplenismo. Além disso, se um paciente com esplenomegalia apresentar contagem de plaquetas inferior a 40.000/μℓ é necessário considerar outra etiologia para a trombocitopenia.

### MANIFESTAÇÕES CLÍNICAS
Na ausência de defeitos qualitativos das plaquetas (Capítulo 164), não ocorre sangramento excessivo em pacientes com trombocitopenia após traumatismo ou cirurgia, a não ser que a contagem de plaquetas seja inferior a 75.000/μℓ. Em pacientes hemostaticamente normais sob os demais aspectos, não ocorre normalmente hemorragia espontânea com contagem de plaquetas acima de 30.000/μℓ. Os pacientes com contagem plaquetária inferior a 5.000/μℓ a 10.000/μℓ correm alto risco de hemorragia espontânea e potencialmente fatal. Entretanto, não existe um limiar absoluto para o sangramento espontâneo em consequência de trombocitopenia. Pode ocorrer sangramento com contagens mais elevadas na vigência de febre, sepse, anemia grave e outros defeitos hemostáticos, ou quando a função plaquetária for comprometida pelo uso de medicamentos. Algumas vezes, afirma-se que pacientes com púrpura úmida (sangramento mucocutâneo com bolhas de sangue) correm risco particularmente

alto de eventos hemorrágicos súbitos e catastróficos. Por conseguinte, é de suma importância que o médico considere a gama de possibilidades quando estabelecer o diagnóstico e o manejo de um paciente com baixa contagem de plaquetas.

## DIAGNÓSTICO

Tipicamente, a primeira etapa no diagnóstico de um paciente com baixa contagem de plaquetas consiste em determinar se a trombocitopenia pode ser atribuída a aumento da destruição de plaquetas, à produção diminuída de plaquetas ou a hiperesplenismo. Ver abordagem para avaliação de pacientes com trombocitopenia crônica na Figura 163.1. Como não existe teste fácil para diferenciar essas três possibilidades, a avaliação clínica é fundamental. Por conseguinte, anamnese e exame físico completos, com atenção para as possíveis explicações da trombocitopenia, são obrigatórios. Deve-se dispensar atenção particular à duração dos sinais/sintomas, o que ajuda determinar se o paciente apresenta trombocitopenia aguda ou crônica. O médico também deve concentrar-se na exposição recente do paciente a novos medicamentos passíveis de induzir trombocitopenia como efeito colateral.

Os exames laboratoriais preliminares incluem hemograma completo com contagem diferencial, juntamente com exame do esfregaço de sangue periférico (Capítulo 148). Anormalidades no número ou na morfologia dos leucócitos ou dos eritrócitos (hemácias) podem indicar distúrbio inflamatório sistêmico ou patologia da medula óssea; a fragmentação de eritrócitos pode sugerir microangiopatia, como púrpura trombocitopênica trombótica (PTT) ou síndrome hemolítico-urêmica (SHU). A agregação das plaquetas no esfregaço de sangue periférico pode indicar que o paciente apresenta pseudotrombocitopenia (Capítulo 162). Em geral, essa anomalia deve-se a um anticorpo que se liga às plaquetas e as aglutina apenas quando há hipocalcemia induzida pelo ácido etilenodiaminotetracético (EDTA) no tubo de coleta de sangue, ou quando se deixa esfriar a amostra de sangue em temperatura ambiente. Para excluir esse diagnóstico falso, é conveniente repetir a contagem de plaquetas em uma amostra de sangue que foi anticoagulada com heparina e mantida aquecida até a sua análise. Quaisquer testes adicionais para determinar a causa da trombocitopenia baseiam-se exclusivamente nas informações clínicas obtidas da anamnese e do exame do paciente. Por exemplo, o teste para o vírus da imunodeficiência humana (HIV) seria prudente em um paciente com fatores de risco. Tipicamente, não há necessidade de aspirado e biopsia de medula óssea para pacientes com trombocitopenia que não apresentam outras alterações no hemograma e no esfregaço de sangue periférico. Entretanto, deve-se considerar a obtenção de aspirado e biopsia de medula óssea em pacientes mais velhos e naqueles cuja trombocitopenia seja progressiva ou nos quais o tratamento convencional não tenha sido efetivo.

## TRATAMENTO

Para pacientes com diminuição da produção de plaquetas, a base do tratamento consiste em transfusões de plaquetas (Capítulo 167). Entretanto, para aqueles com outras causas específicas, as transfusões de plaquetas podem ou não constituir uma opção terapêutica benéfica.

### Transfusões de plaquetas

Em geral, os médicos consideram o sangramento "úmido" muito mais grave do que o sangramento "seco". Os sinais de sangramento úmido consistem em epistaxe, sangramento gengival, hemorragia digestiva, sangramento ou genitourinário e sangramento em acessos intravenosos. O sangramento seco é definido por equimoses ou petéquias (Figura 163.2). O sangramento úmido franco, que é claramente devido à trombocitopenia, é tratado, em geral, com transfusão de plaquetas (Capítulo 167). A transfusão profilática de plaquetas para pacientes que não apresentam sangramento é motivo de controvérsia. Ao tomar a decisão de tratar ou não um paciente com trombocitopenia sem sangramento, o médico precisa considerar o tempo de vida curto das plaquetas (10 dias), a validade de 5 a 7 dias das plaquetas armazenadas e o potencial do paciente de desenvolver aloanticorpos antiplaquetários induzidos por transfusão. Em pacientes submetidos a tratamento para leucemia aguda, os ensaios clínicos realizados sustentam a prática de transfusões profiláticas de plaquetas quando a contagem plaquetária for inferior a 5.000/$\mu l$ ou 10.000/$\mu l$, em vez de aguardar até a ocorrência de sangramento no paciente com trombocitopenia grave.[A1]

As indicações para transfusões profiláticas de plaquetas antes de procedimentos invasivos baseiam-se, em grande parte, na experiência clínica e na opinião de especialistas, e não em ensaios clínicos. As diretrizes atuais recomendam a transfusão de plaquetas quando os pacientes apresentam trombocitopenia hipoproliferativa induzida por tratamento e contagem de plaquetas inferior a 10.000/$\mu l$. A transfusão profilática de plaquetas

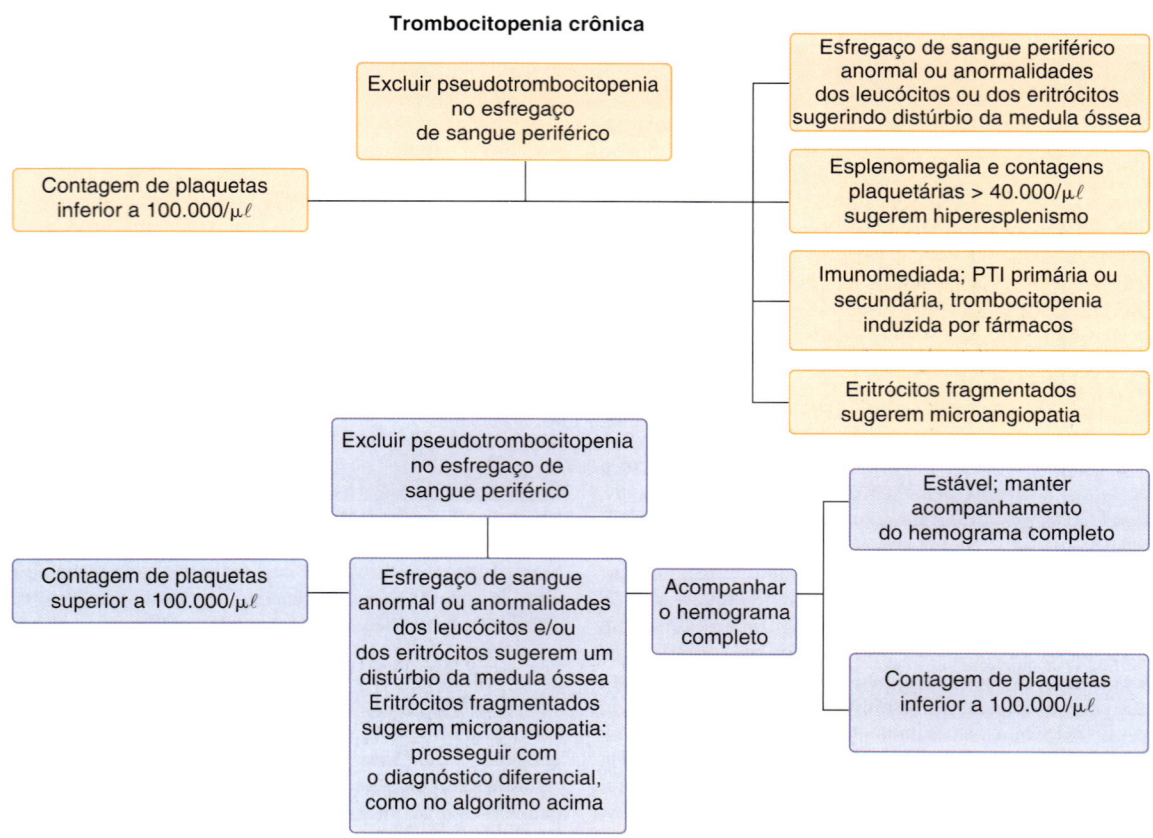

**FIGURA 163.1** Abordagem sistemática para avaliação de trombocitopenia crônica. PTI = púrpura trombocitopênica idiopática (imune).

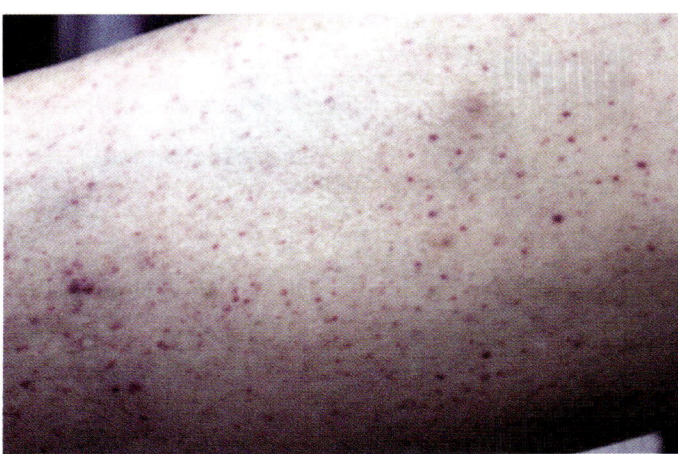

**FIGURA 163.2** Petéquias. Múltiplas máculas pontilhadas, eritematosas, que não clareiam à pressão, encontradas predominantemente na pele dos membros pendentes em pacientes com trombocitopenia grave.

| Tabela 163.2 | Contagem mínima de plaquetas sugerida antes de procedimentos invasivos. |
|---|---|

**PROCEDIMENTOS DE RISCO MUITO ALTO – 75.000/$\mu\ell$ A 100.000/$\mu\ell$**

Neurocirurgia
Cirurgia ocular (exceto cirurgia de catarata)
Cirurgia de tireoide
Prostatectomia

**PROCEDIMENTOS DE RISCO MODERADO – 50.000/$\mu\ell$**

Biopsia hepática
Extração dentária
A maioria dos procedimentos cirúrgicos

**PROCEDIMENTOS DE BAIXO RISCO – 30.000/$\mu\ell$**

Endoscopia sem biopsia
Broncoscopia sem biopsia
Punção lombar (com técnica cuidadosa e sem injeção intratecal)

**PROCEDIMENTOS DE RISCO MUITO BAIXO – SEM NECESSIDADE DE TRANSFUSÕES DE PLAQUETAS**

Biopsia da medula óssea
Cirurgia de catarata

também está indicada para pacientes com colocação eletiva de cateter venoso central, que apresentam contagens plaquetárias inferiores a 20.000/$\mu\ell$, bem como para pacientes submetidos a punção lombar diagnóstica eletiva ou a cirurgia não neuroaxial eletiva de grande porte, com contagem plaquetária abaixo de 50.000/$\mu\ell$ (Tabela 163.2).[1,2] As transfusões de plaquetas devem continuar por alguns dias após a realização de procedimentos quando o risco de hemorragia ou as complicações decorrentes das hemorragias são elevados. Para procedimentos com risco extremamente alto, que envolvem os sistemas nervoso e ocular, as transfusões profiláticas de plaquetas devem continuar durante pelo menos 7 a 10 dias.

Uma unidade de sangue doado contém aproximadamente 50 bilhões de plaquetas. A infusão dessa quantidade de plaquetas no paciente não deve aumentar a sua contagem em 20.000/$\mu\ell$ divididos pela área de superfície corporal do indivíduo em metros quadrados. Por conseguinte, a transfusão de uma unidade para um adulto de porte médio deve aumentar a contagem de plaquetas em cerca de 10.000 a 12.000/$\mu\ell$. As bolsas de plaquetas utilizadas para transfusão são tipicamente obtidas por mistura de plaquetas derivadas de quatro a seis doadores. Por conseguinte, uma "unidade" em um hospital pode derivar de mais doadores do que uma "unidade" obtida em outro hospital.

Podem-se obter grandes quantidades de plaquetas a partir de um único doador por meio da tecnologia da aférese (plaquetaférese) (Capítulo 167). Como há perda mínima de eritrócitos com essa técnica, a plaquetaférese possibilita a doação de um número muito grande de plaquetas por um indivíduo (equivalente ao número de plaquetas obtidas em seis unidades de sangue doado). Conforme discutido na seção seguinte, o risco de aloimunização das plaquetas dependente, em parte, do número de indivíduos que doam plaquetas a um paciente. Por conseguinte, a plaquetaférese de doador único pode minimizar o risco de aloimunização.

Vários ensaios clínicos tentaram estabelecer o número de plaquetas que deve ser transfundido em pacientes com trombocitopenia para manter a hemostasia e minimizar a exposição a hemocomponentes (Capítulo 167). O maior deles foi o estudo multicêntrico Platelet Dose (PLADO). Nesse estudo, pacientes com trombocitopenia foram randomizados para receber transfusões de plaquetas em baixa dose (110 bilhões/m$^2$), em dose média (220 bilhões/m$^2$) ou em dose alta (440 bilhões/m$^2$), enquanto se recuperavam de transplante de células-tronco hematopoéticas. Os pacientes que receberam terapia de baixa dose necessitaram de transfusões de plaquetas mais frequentes. Entretanto, de modo geral, receberam menor número de plaquetas transfundidas durante o estudo. É importante assinalar que as complicações hemorrágicas foram idênticas com todas as estratégias de transfusão de plaquetas. Esse estudo demonstrou que doses baixas de plaquetas (110 bilhões/m$^2$ de área de superfície corporal) são tão seguras quanto doses maiores em pacientes com trombocitopenia hipoproliferativa que estão recebendo terapia profilática com transfusão de plaquetas.

Várias complicações da terapia com transfusão de plaquetas merecem ser mencionadas (Capítulo 167). Em primeiro lugar, alguns pacientes podem ficar aloimunizados contra antígenos plaquetários e se tornar refratários a futuras transfusões (o que é discutido de modo detalhado, mais adiante). Em segundo lugar, a contaminação bacteriana das plaquetas armazenadas é uma complicação muito mais comum do que o risco infeccioso associado às transfusões de hemácias. Ao contrário das hemácias, que são armazenadas congeladas após coleta do sangue doado, as plaquetas são sensíveis a temperaturas frias e, portanto, precisam ser armazenadas em temperatura ambiente. Esse método de armazenagem resulta em maior proliferação bacteriana nas bolsas de transfusão. A sepse bacteriana associada à transfusão é uma das causas mais frequentemente notificadas de morte induzida por transfusão nos EUA, e as transfusões de plaquetas são os hemocomponentes mais comumente associados à sepse. Deve-se assinalar também que o armazenamento de plaquetas em temperatura ambiente contribui para a sua curta validade, que é de cerca de 5 a 7 dias. Diferentemente do risco associado à infecção bacteriana, o risco de infecção viral decorrente das transfusões de plaquetas não é maior do que o das transfusões de hemácias. Com uma única unidade de plaquetas, o risco de exposição ao HIV é de menos de 1 em 1,5 a 2 milhões, o risco de exposição ao vírus da hepatite B é inferior a 1 em 200.000, e o risco de exposição ao vírus da hepatite C é de menos de 1 em 1 a 2 milhões.

As transfusões de plaquetas foram consideradas contraindicadas para a trombocitopenia causada por PTT ou TIH. Entretanto, essa recomendação baseia-se totalmente em relatos retrospectivos de eventos trombóticos que ocorreram logo após a administração de transfusões de plaquetas a esses pacientes.[3] Essa recomendação não se baseia em ensaios randomizados, planejados para estudar essa questão. Como os eventos trombóticos são uma complicação conhecida da PTT e da TIH, é difícil determinar se os trombos que ocorreram nesses pacientes foram devidos às transfusões de plaquetas ou meramente ao risco pró-trombótico intrínseco de PPT e TIH. De qualquer modo, geralmente não há indicação para transfusões de plaquetas em pacientes com PTT e TIH, visto que a trombose constitui um risco muito maior do que a hemorragia nesses distúrbios.

### Paciente refratário à transfusão

Muitos pacientes não apresentam elevação ideal da contagem de plaquetas após a administração de transfusão. Embora existam várias definições de refratariedade às plaquetas, é mais simples basear essa definição na cronologia da perda de plaquetas após a transfusão. Os pacientes que não apresentam a elevação prevista da contagem de plaquetas (entre 10.000/$\mu\ell$ e 12.000/$\mu\ell$ para cada unidade de plaquetas doadas) devem ter a sua contagem de plaquetas verificada antes da próxima transfusão, 1 hora após a transfusão e mais uma vez 24 horas depois. Se for constatada elevação apropriada da contagem de plaquetas 1 hora após a transfusão, mas queda substancial dentro de 24 horas, o paciente apresenta consumo contínuo de plaquetas. Com frequência, essa condição é observada em pacientes com sepse, CID, hemorragia ativa grave ou, algumas vezes, destruição imune das plaquetas mediada por fármacos. Nessas situações, a melhor opção consiste em tratar a causa subjacente e continuar a sustentar o paciente com transfusões de plaquetas, conforme clinicamente indicado. Como alternativa, alguns pacientes não conseguem apresentar um aumento significativo das plaquetas, mesmo 1 hora após a transfusão. Esses pacientes podem apresentar (1) hiperesplenismo; (2) autoanticorpo que elimina não apenas as plaquetas endógenas, mas também as plaquetas alogênicas de doadores (conforme observado em pacientes com PTI ou em alguns pacientes com destruição imune das plaquetas mediada por fármacos) ou (3) aloanticorpos que reagem com antígenos nas plaquetas transfundidas.

Ocorre desenvolvimento de aloanticorpos em cerca de 20% dos pacientes expostos repetidamente a transfusões de plaquetas, e esses casos apresentam algumas das questões de tratamento mais desafiadoras da medicina de transfusão (Capítulo 167). Os aloanticorpos podem ser dirigidos contra antígenos leucocitários humanos (HLA) da classe I (HLA-A e HLA-B) ou contra antígenos específicos das plaquetas existentes na superfície destas últimas. Tendo em vista que os antígenos HLA da classe II na superfície dos leucócitos parecem ser essenciais para o desenvolvimento de anticorpos direcionados contra antígenos HLA da classe I, os esforços para eliminar a contaminação de leucócitos nas preparações de transfusão plaquetária podem minimizar a formação de aloanticorpos. Por conseguinte, os filtros que retêm os leucócitos durante as transfusões são úteis para impedir que os pacientes se tornem refratários a futuras transfusões de plaquetas. Após o desenvolvimento de aloanticorpos contra plaquetas transfundidas, o médico e o banco de sangue devem procurar identificar se o aloanticorpo está dirigido contra um antígeno do HLA de classe I ou contra um antígeno plaquetário específico. Se for possível identificar o aloanticorpo, podem-se utilizar plaquetas derivadas de doadores tipados para um antígeno HLA da classe I ou o antígeno plaquetário específico. Corticosteroides, imunoglobulina intravenosa, esplenectomia e fator VIIa recombinante não são, provavelmente, úteis na manutenção da homeostasia em pacientes com trombocitopenia refratária às plaquetas. Agentes antifibrinolíticos (p. ex., ácido ε-aminocaproico) podem ser úteis para pacientes com sangramento localizado predominantemente na cavidade oral ou no sistema geniturinário. Entretanto, os agentes antifibrinolíticos estão contraindicados para pacientes com CID (Capítulo 166), porque podem precipitar eventos trombóticos.

## CAUSAS ESPECÍFICAS DA TROMBOCITOPENIA

### Trombocitopenia induzida por fármacos

#### BIOPATOLOGIA

A trombocitopenia induzida por fármacos constitui uma das causas mais frequentes de citopenias avaliadas pelos médicos.[4,5] Normalmente, a trombocitopenia induzida por fármacos resulta de uma reação imune desencadeada pelo fármaco ou por um de seus metabólitos. Algumas vezes, o medicamento é simplesmente depositado sobre a superfície das plaquetas, e os anticorpos antifármacos levam a uma eliminação acelerada das plaquetas, principalmente no baço. Com mais frequência, o fármaco liga-se a uma proteína na superfície da plaqueta e induz a expressão de um neoantígeno, que finalmente é reconhecido pelo sistema imune. Na ausência do fármaco ou de seus metabólitos, esse neoantígeno plaquetário desaparece e ocorre resolução lenta da trombocitopenia, à medida que novas plaquetas são liberadas da medula óssea. A destruição imunomediada das plaquetas explica a maioria dos casos de trombocitopenia induzida por fármacos, porém existem algumas exceções. Por exemplo, a quimioterapia e outras toxinas da medula óssea podem diminuir a produção de plaquetas e, portanto, induzir trombocitopenia por meio de um mecanismo independente do sistema imune.

#### MANIFESTAÇÕES CLÍNICAS

A trombocitopenia induzida por medicamentos pode ter uma ter evolução leve, moderada ou até mesmo grave. Quase todos os tipos de trombocitopenia induzida por fármacos predispõem o paciente a complicações hemorrágicas, mas não trombóticas. A exceção notável a essa regra é a trombocitopenia induzida por heparina (discutida separadamente na próxima seção). Um cenário clínico comum é de um paciente infectado ou em estado crítico, que desenvolve trombocitopenia abrupta. Nessa situação, pode ser difícil definir se a trombocitopenia resulta da doença recente (como infecção bacteriana ou viral) ou de seu tratamento (como antibiótico ou outro medicamento não relacionado). Outro dilema diagnóstico difícil é diferenciar a trombocitopenia induzida por fármacos da PTI. Para essa distinção, a história clínica do paciente pode ser útil. A trombocitopenia gradualmente progressiva é mais consistente com PTI do que a induzida por medicamento. Por outro lado, o rápido início de trombocitopenia após a instituição de novo medicamento indica que o fármaco é o responsável mais provável. O tempo decorrido entre a instituição do fármaco agressor e o desenvolvimento de trombocitopenia não foi bem documentado na maioria dos medicamentos. Entretanto, a trombocitopenia surge tipicamente alguns dias ou semanas após a administração da maioria dos medicamentos com esse tipo de toxicidade. Presumivelmente, esse espaço de tempo representa o período necessário para que o paciente desenvolva uma resposta imune contra o complexo plaqueta-fármaco. Os medicamentos que foram tomados com segurança durante anos antes do início da trombocitopenia têm pouca probabilidade de serem os agentes agressores. Além de uma avaliação dos medicamentos prescritos, é necessária uma análise cuidadosa e abrangente dos medicamentos de venda livre usados pelo paciente. Os agentes que contêm quinina lideram a lista de medicamentos frequentemente não prescritos que podem induzir trombocitopenia potencialmente fatal. Com frequência, a quinina é encontrada em comprimidos de venda livre para cãibras de perna. Até mesmo a quinina presente na água tônica pode provocar trombocitopenia grave ("púrpura do gim tônica") quando ingerida por certos pacientes, visto que a maioria dos casos de trombocitopenia imunomediada induzida por fármacos não está relacionada com a dose do fármaco.

#### DIAGNÓSTICO

Alguns medicamentos têm probabilidade muito maior de induzir trombocitopenia do que outros. A Tabela 163.3 fornece uma lista parcial de fármacos que, com frequência, induzem esse tipo de toxicidade. Um banco de dados *online* muito útil (www.ouhsc.edu/platelets/ditp.html) fornece uma lista e atualiza periodicamente o nível de evidência de fármacos específicos passíveis de induzir trombocitopenia. Com exceção dos testes para TIH, os exames laboratoriais para a trombocitopenia induzida por fármacos não têm aplicabilidade disseminada. Em geral, a trombocitopenia induzida por fármacos só é comprovada em retrospecto, quando a contagem de plaquetas melhora após a interrupção do medicamento suspeito. Mesmo assim, o diagnóstico não é conclusivo, a não ser que a trombocitopenia torne a ocorrer após o paciente receber mais uma vez o fármaco (uma prática que quase nunca é recomendada).

#### TRATAMENTO

O romiplostim, um agonista do receptor de trombopoetina administrado semanalmente por via subcutânea, em doses tituladas, pode reverter a trombocitopenia induzida por quimioterapia e possibilitar a retomada da quimioterapia em uma alta proporção de pacientes.[A2b] O melhor método para tratar a maioria dos outros casos de trombocitopenia induzida por fármacos consiste em interromper todos os medicamentos agressores suspeitos. Em geral, não há necessidade de nenhum outro tratamento. Normalmente, a trombocitopenia começa a regredir sem outra intervenção dentro de alguns dias a 1 semana após a interrupção do fármaco. As exceções notáveis envolvem fármacos com meia-vida particularmente longa. Sulfonamidas, quinina e quinidina sabidamente induzem trombocitopenia grave ou até mesmo potencialmente fatal. Em pacientes com

| Tabela 163.3 | Fármacos que estão fortemente associados à trombocitopenia. |
|---|---|
| **ANTIBIÓTICOS E AGENTES ANTIVIRAIS** | |
| Quinina, quinidina | |
| Penicilina | |
| Cefalosporina | |
| Vancomicina | |
| Sulfametoxazol-trimetoprima | |
| Sulfonamidas, sulfonilureias | |
| Linezolida | |
| Valaciclovir | |
| Ganciclovir | |
| Indinavir | |
| **MEDICAMENTOS DE AÇÃO CARDIOVASCULAR** | |
| Abciximabe | |
| Tirofibana | |
| Eptifibatida | |
| Salicilatos | |
| Digoxina | |
| Furosemida | |
| **OUTROS** | |
| Cimetidina | |
| Ranitidina | |
| Famotidina | |
| Valproato | |
| Interferona | |
| Oxaliplatina | |

trombocitopenia profunda (< 10.000/μℓ a 15.000/μℓ) ou com alto risco de sangramento, indicam-se transfusões de plaquetas. Se não for possível excluir de modo confiável a PTI e se a trombocitopenia for potencialmente fatal, pode-se iniciar também o tratamento específico para PTI (ver mais adiante, neste capítulo).

## Trombocitopenia induzida por heparina

### EPIDEMIOLOGIA

A trombocitopenia induzida por heparina (TIH) é um caso especial de trombocitopenia imunomediada induzida por fármacos, associada à trombose arterial e venosa, e não a sangramento.[6-8] É observada em 2 a 5% dos pacientes expostos à heparina não fracionada e em 0,7% dos pacientes aos quais se administra heparina de baixo peso molecular. A TIH quase nunca ocorre em pacientes expostos apenas ao fondaparinux.

### BIOPATOLOGIA

As plaquetas secretam uma proteína, denominada fator plaquetário 4 (FP4), que pode ligar-se à heparina. A TIH é causada por um anticorpo que se liga a esse complexo FP4-heparina (Figura 163.3). Grandes complexos de anticorpos direcionados contra o FP4 ligado à heparina acumulam-se na superfície das plaquetas. Algumas vezes, essas imunoglobulinas anti-FP4 ligam-se a receptores Fc que também estão presentes na superfície da plaqueta, levando à ativação das plaquetas, liberação de mais FP4 e a um ciclo de eventos que leva ao estímulo de mais plaquetas. Por fim, isso também à ativação da cascata da coagulação, provavelmente por meio de exposição do fator tecidual na superfície dos macrófagos ativados. A ativação das plaquetas e a cascata da coagulação resultam na formação de trombos e desenvolvimento de trombocitopenia.

### MANIFESTAÇÕES CLÍNICAS E DIAGNÓSTICO

Quando ocorre trombocitopenia em um paciente hospitalizado, é obrigatório pensar em TIH. Os pacientes com essa síndrome frequentemente apresentam múltiplas causas potenciais de trombocitopenia (como infecções ou outros medicamentos). Por conseguinte, é importante considerar essas outras causas. Estudos retrospectivos de grande porte da TIH sugeriram que o início da trombocitopenia em relação ao início da heparinoterapia é útil para estabelecer ou excluir esse diagnóstico. Tipicamente, a TIH imunomediada ocorre 4 a 14 dias após o paciente receber heparina por qualquer via (pode ocorrer até mesmo após injeções subcutâneas de "minidose" de heparina ou após doses extremamente baixas de irrigação de acesso intravenoso com heparina). Esse espaço de tempo de 4 a 14 dias entre a exposição à heparina e o aparecimento de TIH deve-se ao tempo que a resposta imune leva para produzir os anticorpos necessários contra o complexo heparina-FP4. Alguns pacientes que foram expostos à heparina nos últimos meses já podem apresentar anticorpos contra o complexo heparina-FP4 na sua circulação. Por conseguinte, quando esses pacientes são novamente expostos à heparina, podem apresentar início agudo de TIH, até mesmo no primeiro dia de reinício da heparina. Entretanto, independentemente da pré-exposição ou não à heparina, os anticorpos da TIH ativadores de plaquetas podem ser detectados no início da queda da contagem plaquetária relacionada com a TIH.

A cronologia singular da TIH de início agudo nas primeiras horas após nova exposição à heparina e o desenvolvimento mais típico de TIH 4 a 14 dias após a exposição inicial ressaltam a importância da obtenção de uma anamnese cuidadosa e criteriosa para estabelecer o diagnóstico. Deve-se suspeitar de TIH em todo paciente que desenvolve trombocitopenia durante a heparinoterapia. É importante assinalar que a contagem normal de plaquetas varia amplamente (140.000/μℓ a 450.000/μℓ), e alguns pacientes apresentam diminuição substancial da contagem plaquetária, embora permaneçam dentro da faixa da normalidade. Por conseguinte, uma diminuição de mais de 50% na contagem de plaquetas de um paciente tratado com heparina deve levantar a suspeita dessa síndrome. Deve-se suspeitar também de TIH em todo paciente que desenvolve um episódio trombótico durante a heparinoterapia. Alguns utilizaram o sistema de escore 4T para avaliar clinicamente a probabilidade de TIH, em oposição a uma causa diferente de trombocitopenia. O escore 4T utiliza uma combinação de queda da contagem de plaquetas, momento em que ocorre a queda da contagem, ocorrência concomitante de trombose e outras causas potenciais de trombocitopenia para levar a uma probabilidade clínica de TIH, que é de baixa probabilidade, probabilidade intermediária ou alta probabilidade.

Embora os anticorpos contra o complexo heparina-FP4 estejam quase sempre presentes em pacientes com TIH, esses anticorpos também são frequentemente encontrados em pacientes tratados com heparina que não apresentam esse distúrbio (i. e., pacientes que não apresentam trombocitopenia nem trombose). Existem duas categorias gerais de exames laboratoriais para estabelecer o diagnóstico de TIH: ensaios funcionais e ensaios imunológicos (Tabela 163.4). Os ensaios funcionais analisam se a combinação de heparina e plasma do paciente pode induzir as plaquetas normais a sofrer agregação ou secretar serotonina. Esses ensaios exibem especificidade muito alta, porém sensibilidade relativamente baixa. Os ensaios imunológicos testam o plasma do paciente para anticorpos que se ligam que ao complexo heparina-FP4. Esses ensaios apresentam sensibilidade muito alta, porém carecem de especificidade. Alguns estudos mostram a existência de uma boa correlação entre a quantidade de anticorpos anti-FP4 presentes (conforme determinado pela densidade óptica de um imunoensaio à base de ELISA) e a probabilidade de que o paciente tenha TIH clinicamente significativa. Um *ensaio imunológico negativo* é extremamente útil para excluir esse diagnóstico, enquanto um *ensaio funcional positivo* é útil para confirmar o diagnóstico de TIH. Podem ser necessários vários dias para obter os resultados do teste. Por conseguinte, na prática, esses ensaios laboratoriais só fornecem informações confirmatórias. As decisões clínicas urgentes *não* devem ser adiadas até que esses resultados sejam disponíveis. O momento de desenvolvimento da trombocitopenia em relação à exposição à heparina e o grau de queda das plaquetas constituem os aspectos mais importantes da informação necessários para o médico na avaliação de um paciente com suspeita de TIH.

Como as plaquetas são consumidas à medida que são ativadas, a apresentação clínica da TIH consiste em trombocitopenia. Entretanto, é

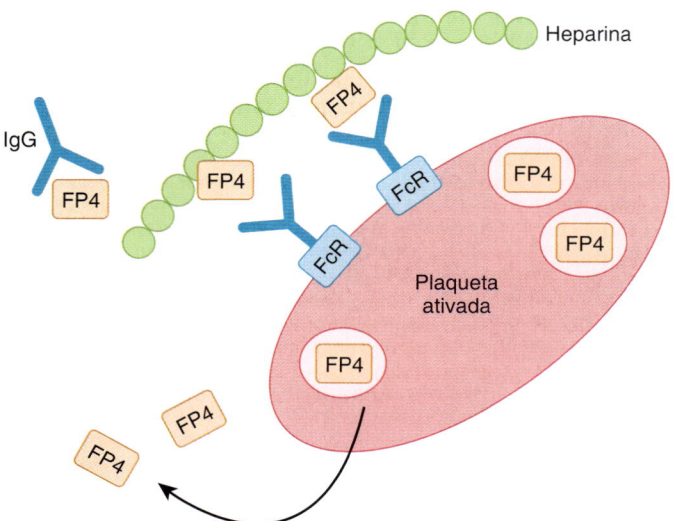

**FIGURA 163.3** Fisiopatologia da trombocitopenia induzida por heparina. O fator plaquetário 4 (FP4) é uma proteína armazenada nos grânulos das plaquetas e secretada com a ativação dessas plaquetas. A heparina pode ligar-se ao FP4 e induzir uma mudança conformacional do FP4 que, em alguns pacientes, produz uma resposta imune mediada por anticorpos. Grandes complexos de imunoglobulina (Ig), heparina e FP4 podem acumular-se na superfície da plaqueta e estimulá-la quando a porção Fc do anticorpo interage com o receptor FcγRII (FcR) da plaqueta. Uma vez ativadas, as plaquetas contribuem para a trombose. Além disso, as plaquetas ativadas secretam mais FP4, o que perpetua o processo.

| Tabela 163.4 | Ensaios laboratoriais para trombocitopenia induzida por heparina. | |
|---|---|---|
| ENSAIO | SENSIBILIDADE (%) | ESPECIFICIDADE (%) |
| Ensaio funcional (p. ex., ensaio de liberação da serotonina) | 56 a 100% | > 95% |
| Imunoensaio enzimático de FP4/heparina (ELISA) | 99% | 30 a 70% |

ELISA = ensaio imunossorvente ligado à enzima; FP4 = fator plaquetário 4.

incomum que a trombocitopenia provoque sangramento em pacientes com TIH. Em vez disso, a TIH é um distúrbio extremamente pró-trombótico. Tromboses, tanto venosas quanto arteriais, são comuns na TIH. Os pacientes com TIH que não têm trombose na apresentação inicial ainda apresentam 20 a 30% de chance de desenvolver trombos nos 30 dias seguintes. Entretanto, a incidência de eventos clínicos relacionados com a TIH é maior imediatamente após o diagnóstico. Mais importante ainda é o fato de que os estudos clínicos realizados mostraram que a interrupção da heparina isolada frequentemente não consegue prevenir o desenvolvimento de novos eventos trombóticos.

## TRATAMENTO E PREVENÇÃO

Se houver suspeita de TIH em um paciente, toda a heparina deve ser interrompida imediatamente. Isso inclui injeções subcutâneas de "minidoses" de heparina, irrigação de acessos intravenosos com heparina e heparina de baixo peso molecular. Até mesmo os cateteres intravenosos recobertos por heparina devem ser removidos. Uma anticoagulação alternativa, como os inibidores diretos da trombina, a argatrobana ou a lepirudina (dependendo da função renal e hepática), o heparinoide de baixo peso molecular, danaproide, ou, mais recentemente, a dabigatrana,[9] um inibidor direto da trombina, deve ser administrada, pelo menos até a normalização da contagem de plaquetas. Embora não tenham sido bem estudados (nem aprovados pela FDA), tanto a bivalirudina quanto o fondaparinux parecem constituir alternativas viáveis. Existem relatos de coortes extremamente pequenas de pacientes com TIH tratados com anticoagulantes orais diretos. Entretanto, essa abordagem não foi estudada o suficiente para que seja recomendada com segurança. Por outro lado, heparina de baixo peso molecular não deve ser utilizada, porque pode apresentar reação cruzada com os anticorpos patológicos da TIH. A varfarina também não deve ser administrada inicialmente em casos de TIH aguda, em virtude de seu efeito terapêutico tardio e de sua associação a gangrena venosa dos membros. Entretanto, quando a contagem de plaquetas retorna a seus valores normais depois de um episódio agudo de TIH, a varfarina pode ser lentamente introduzida, em uma dose de 5 mg ou menos ao dia, e aumentada de maneira gradual para alcançar uma razão normalizada internacional (RNI ou INR) de 2 a 3 durante pelo menos 4 a 6 semanas, visto que a TIH representa um fator de risco para tromboembolismo venoso subsequente. Como os pacientes raramente apresentam trombocitopenia profunda em consequência de TIH isolada, transfusões de plaquetas habitualmente não são necessárias. De fato, alguns relatos sugerem que as transfusões de plaquetas podem efetivamente precipitar complicações trombóticas, embora essa premissa permaneça controversa.

Se a heparina de baixo peso molecular for utilizada para profilaxia, em vez de heparina não fracionada, o risco de TIH é muito menor. Em um programa intervencionista, por exemplo, a taxa de TIH declinou em mais de 50%.[10]

### Sepse

Juntamente com a exposição a determinados fármacos, as infecções bacterianas e virais estão entre as causas mais comuns de trombocitopenia aguda em pacientes hospitalizados.[11] A trombocitopenia aguda pode ser causada pela deposição de complexos anticorpo-antígeno na superfície das plaquetas, por meio de um fenômeno de "espectador inocente". Em seguida, essas plaquetas recobertas por anticorpos são eliminadas do sistema circulatório por macrófagos que expressam o receptor Fc no baço. A trombocitopenia associada a infecções também pode ser causada por CID (conforme discutido no Capítulo 166). O tratamento da trombocitopenia induzida por sepse é direcionado para a causa subjacente, juntamente com administração de transfusões de plaquetas, conforme clinicamente indicado.

### Púrpura trombocitopênica idiopática (imune)

## DEFINIÇÃO

A PTI é um distúrbio autoimune, causado por autoanticorpos antiplaquetários circulantes. Pode-se observar também um quadro semelhante à PTI em pacientes com doenças autoimunes, como lúpus eritematoso sistêmico (Capítulo 250), em distúrbios linfoproliferativos de baixo grau, como a leucemia linfocítica crônica (ver Capítulo 174) e na infecção pelo HIV (Capítulo 366).

## MANIFESTAÇÕES CLÍNICAS

Originalmente, acreditava-se que a PTI fosse uma doença que acometia mulheres jovens. Embora essa descrição seja adequada em muitos casos, dados mais recentes indicam que a PTI pode ocorrer em pacientes de qualquer sexo e qualquer idade. A PTI é uma doença crônica e recorrente na maioria dos adultos acometidos. Isso contrasta nitidamente com os pacientes pediátricos, que em geral sofrem de PTI aguda e raramente apresentam a variante crônica desse distúrbio.

Ao contrário dos pacientes com deficiências de fatores de coagulação que apresentam sangramento tecidual profundo, os indivíduos com PTI (ou com outros distúrbios das plaquetas) normalmente apresentam sangramento mucocutâneo excessivo. Em consequência, o médico deve investigar se o paciente percebeu a ocorrência de epistaxe, sangramento gengival, equimoses fáceis, hematúria, melena ou hematoquezia. As pacientes também devem ser questionadas sobre alterações da menstruação. O exame físico deve se concentrar particularmente em sinais de sangramento mucocutâneo. O paciente deve ser examinado minuciosamente à procura de petéquias (Figura 163.2) e equimoses, bem como evidências de hemorragia na conjuntiva, na retina e no sistema nervoso central.

## DIAGNÓSTICO

Em pacientes com PTI, o hemograma completo geralmente está normal exceto pela trombocitopenia, e o esfregaço de sangue periférico é notável apenas pelo número diminuído de plaquetas, algumas das quais podem ser maiores do que o normal. Não há esplenomegalia, a não ser que a PTI seja causada por um distúrbio subjacente, como linfoma, que está associado a esplenomegalia. Em geral, não há necessidade de exame de medula óssea quando há apenas trombocitopenia no hemograma completo e esfregaço de sangue periférico. Se forem realizados, o aspirado e a biopsia de medula óssea de pacientes com PTI tipicamente revelam quantidades normais ou aumentadas de megacariócitos. Entretanto, o restante da medula óssea é normal nos demais aspectos. Esses achados na medula assemelham-se aos observados na medula óssea de pacientes com outras formas de trombocitopenia por destruição plaquetária, como a trombocitopenia induzida por fármacos. Os ensaios para anticorpos antiplaquetários não são sensíveis ou específicos o suficiente e, portanto, não devem ser realizados.

## TRATAMENTO

Com base no pressuposto de que a produção de plaquetas está aumentada em pacientes com PTI, em consequência da destruição acelerada e imunomediada das plaquetas, a terapia tradicional concentra-se em reduzir essa resposta imune. Durante a maior parte da segunda metade do século XX, a esplenectomia e os corticosteroides foram os únicos tratamentos para a PTI. Os corticosteroides, na forma de prednisona (1 mg/kg/dia VO) ou de dexametasona em alta dose (pulsos de 4 dias de 40 mg/dia por via intravenosa, a cada 28 dias por vários ciclos), são efetivos, e alguns ensaios clínicos mostram resultados superiores com a dexametasona, enquanto outros (incluindo o ensaio clínico de maior porte) não demonstram nenhuma diferença nas taxas de resposta a longo prazo.[A3] Embora os corticosteroides ainda sejam a modalidade terapêutica de primeira linha, outros agentes imunomoduladores, como imunoglobulina intravenosa (IgIV), imunoglobulina anti-Rh (anti-D), ciclofosfamida, azatioprina, ciclosporina, micofenolato de mofetila, dapsona, interferona e etanercepte, também podem ser úteis.[15b]

O mecanismo básico e a justificativa do tratamento da PTI centrava-se na alteração do sistema imune por meio de corticosteroides, esplenectomia ou imunomoduladores, como IgIV ou anti-D. Mais recentemente, o rituximabe, um anticorpo monoclonal murino "humanizado" contra CD20 (um antígeno de células B), foi acrescentado como opção terapêutica efetiva. Embora o rituximabe não tenha sido aprovado pela Food and Drug Administration (FDA) para tratamento da PTI, ele hoje é amplamente utilizado off-label em pacientes que não respondem ao tratamento de primeira linha. As taxas de resposta variam de modo significativo entre os estudos, de 28 a 44% em ensaios clínicos de maior porte. Em um estudo de 133 pacientes adultos recém-diagnosticados com PTI, com acompanhamento de até 4 anos, a combinação de rituximabe (375 mg/m² IV, 1 vez/semana, durante 4 semanas) com dexametasona (40 mg/dia VO, durante 4 dias) induziu uma taxa de resposta mais alta e maior tempo até a recidiva do que a dexametasona isoladamente.[A4] Entretanto, houve aumento dos eventos adversos de graus 3 e 4 quando o rituximabe foi combinado com dexametasona.

Embora a maioria dos pacientes com PTI tenha um aumento compensatório da megacariocitopoese em resposta à rápida destruição das plaquetas, foi constatado, de maneira inesperada, que o plasma proveniente de alguns pacientes com PTI inibe a produção de plaquetas. Isso levou a uma reavaliação para verificar se o comprometimento da megacariocitopoese contribui para o desenvolvimento da trombocitopenia nessa doença. A trombopoetina (TPO) é um potente fator de estimulação de colônias de megacariócitos que, juntamente com outras citocinas, aumenta o tamanho e o número de megacariócitos (ver Capítulo 147). Os níveis de TPO não estão acentuadamente elevados na PTI, sugerindo que TPO suplementar poderia ajudar a aumentar a produção de plaquetas e a corrigir a trombocitopenia.

Foram desenvolvidos peptídios que se ligam ao receptor de TPO e o ativam; esses agentes são denominados *agonistas dos receptores de TPO* ou *agentes de estimulação da trombopoese* (TSA). Como esses fármacos recombinantes exibem pouca semelhança estrutural com a TPO nativa, eles não desencadeiam a formação de anticorpos anti-TPO autoimunes. A FDA aprovou dois desses fármacos, e vários outros estão sendo utilizados em outros países. Um deles, denominado romiplostim, é composto por várias cópias de um peptídio de ligação ao receptor de TPO, unido em um anticorpo recombinante. Esse agonista peptídico compete com a TPO pela sua ligação ao receptor de TPO e ativa o receptor de maneira idêntica à TPO endógena. Outro agonista do receptor de TPO aprovado pela FDA é o eltrombopague. Trata-se de um fármaco oral que ativa o receptor de TPO por meio de sua ligação à região transmembranar do receptor.

Tanto o romiplostim administrado por via subcutânea quanto o eltrombopague administrado por via oral são capazes de aumentar as contagens de plaquetas em cerca de 70% dos pacientes com PTI. É interessante assinalar que esses fármacos também são capazes de aumentar as contagens de plaquetas em pacientes com PTI que são refratários a outras modalidades de tratamento, incluindo esplenectomia. Entretanto, foram relatados eventos adversos, incluindo fibrose da medula óssea e tromboembolismo. Deve-se assinalar que os efeitos dos fármacos desaparecem logo após a sua interrupção. O fostamatinibe, um inibidor oral da tirosinoquinase esplênica, pode ser útil em pacientes que não responderam a vários outros tratamentos.[A4b]

### Inibidor da tirosinoquinase esplênica

O fostamatinibe (100 mg, 2 vezes/dia, com aumento da dose para 150 mg, 2 vezes/dia, se a contagem de plaquetas permanecer abaixo de 50.000/μℓ depois de 4 semanas de tratamento) resulta em uma taxa de resposta inicial de 40 a 45% e em uma taxa de resposta estável de 18% com tratamento contínuo em pacientes com trombocitopenia imune crônica previamente tratados. Os efeitos colaterais consistem em diarreia, náuseas, hipertensão arterial e neutropenia.[15c]

### Princípios gerais do tratamento da PTI

O tratamento inicial da PTI é direcionado pelos sinais/sintomas e pela contagem de plaquetas. Os pacientes assintomáticos com contagens de plaquetas superiores a 30.000/μℓ podem ser acompanhados sem tratamento. Se o paciente apresentar sangramento ou uma contagem de plaquetas inferior a 30.000/μℓ, recomenda-se o tratamento com corticosteroides (Tabela 163.5). Os pacientes refratários podem necessitar de esplenectomia, outros medicamentos imunossupressores ou um dos novos agentes de estimulação da trombopoese (Tabela 163.6). A esplenectomia tem um longo histórico de sucesso nesse distúrbio, e as taxas de respostas completas duráveis são de aproximadamente 66 a 70%. Cerca da metade dos outros pacientes que não apresentam contagens plaquetárias normais após a esplenectomia obtém resposta parcial que é clinicamente significativa. Infelizmente, 10 a 15% dos pacientes não obtém benefício da esplenectomia. Não existe teste para prever se determinado paciente responderá ao tratamento, embora os que respondem inicialmente aos esteroides tenham tendência a apresentar desfecho melhor. Deve-se assinalar que a esplenectomia está associada a pequeno risco a longo prazo de infecção e trombose.

Os pacientes com PTI que apresentam trombocitopenia grave (< 5.000 plaquetas/μℓ) ou aqueles que sofrem hemorragia interna devem ser tratados imediatamente com altas doses de corticosteroides em pulso e IgIV. Podem-se administrar transfusões de plaquetas concomitantemente com IgIV para a hemorragia crítica. Em pacientes Rh-positivos que não tiverem sido esplenectomizados, a imunoglobulina anti-D pode substituir a IgIV. Entretanto, alguns pacientes desenvolvem hemólise com esse tratamento.

### Tabela 163.5 — Terapia para o manejo inicial da púrpura trombocitopênica idiopática.

**CORTICOSTEROIDES**

O efeito é dose-dependente – aproximadamente 80% dos pacientes respondem a uma dose de 1 mg/kg/dia. A toxicidade também aumenta com a dose e a duração do tratamento, e os efeitos colaterais incluem intolerância à glicose, imunossupressão, osteoporose e cataratas. A recidiva é típica quando o tratamento é gradualmente reduzido e suspenso. Foi relatado que a dexametasona em alta dose (40 mg/dia, durante 4 dias) apresenta uma taxa de resposta inicial mais alta e, em geral, é mais bem tolerada do que a prednisona, 1 mg/kg/dia, durante 4 semanas, seguida por redução gradual da dose como tratamento de primeira linha inicial.

**IMUNOGLOBULINA INTRAVENOSA**

O efeito é mais rápido do que a prednisona diariamente. É administrada em uma dose de 1 g/kg/dia durante 2 dias consecutivos ou 0,4 g/kg/dia durante 5 dias consecutivos. As taxas de resposta são de aproximadamente 80%, e os efeitos duram, em geral, 2 a 4 semanas. A toxicidade inclui cefaleia, reações alérgicas e, raramente, trombose.

**IMUNOGLOBULINA ANTI-D**

É administrada em uma dose de 50 a 75 μg/kg IV e só deve ser administrada a pacientes Rh+. As taxas de resposta dependem da dose, mas podem aproximar-se de 75 a 80%. A hemólise é um efeito tóxico comum, embora seja habitualmente leve. Em raros casos, a hemólise é potencialmente fatal e pode estar associada à coagulação intravascular disseminada, insuficiência renal e infarto de órgão-alvo. Em geral, não é efetiva em pacientes que não responderam à esplenectomia.

## Púrpura trombocitopênica trombótica

### DEFINIÇÃO

A PTT é uma trombocitopenia de consumo, associada a anemia hemolítica mecânica.[16,17] Os cinco sinais/sintomas clássicos, que consistem em trombocitopenia, anemia, febre, distúrbios neurológicos e anormalidades renais, manifestam-se plenamente em menos de 10% dos pacientes. Hoje, muitos pacientes apresentam apenas anemia hemolítica e trombocitopenia. Uma boa definição funcional para esse diagnóstico consiste em trombocitopenia, juntamente com anemia hemolítica microangiopática que não está associada a insuficiência renal aguda na apresentação, coagulação intravascular disseminada ou outra causa aparente. Historicamente, a baixa especificidade das manifestações clínicas dessa doença e as anormalidades laboratoriais inespecíficas têm dificultado o diagnóstico, porém isso melhorou com a disponibilidade do teste ADAMTS13. No passado, os pacientes com PTT não tratada apresentavam uma taxa de mortalidade de 90% em 3 meses. Com a terapia moderna, os pacientes com PTT têm uma taxa de mortalidade de aproximadamente 10 a 20%.

### BIOPATOLOGIA

As células endoteliais vasculares normalmente secretam fator de von Willebrand (FvW) (ver Capítulo 164), que é composto por uma grande gama de tamanhos de multímeros, incluindo os denominados *multímeros ultragrandes*. Estas últimas formas ligam-se muito firmemente às plaquetas, até mesmo com baixas forças de cisalhamento e, portanto, têm o potencial de provocar agregados plaquetários na circulação, que podem formar trombos oclusivos microvasculares como resultado indesejável do FvW circulante com multímeros ultragrandes. Entretanto, uma metaloproteinase identificada como ADAMTS13 (desintegrina a e metaloprotease com *motif* de trombospondina do tipo 1, membro 13 [*a d*isintegrin-like *a*nd *m*etalloprotease with *t*hrombospondin type 1 motif, member 13]), também está normalmente presente no sangue e atua na clivagem dos multímeros ultragrandes do FvW, evitando, assim, a formação de oclusão vascular por agregados plaquetários.[18] Muitos pacientes com PTT com início na vida adulta apresentam autoanticorpo contra ADAMTS13, causando, assim, deficiência adquirida da enzima e possibilitando consequentemente a circulação de multímeros ultragrandes trombogênicos do FvW. Raros pacientes com PTT hereditária e recorrente (síndrome de Upshaw-Schulman) apresentam deficiência congênita de ADAMTS13.[18b] A deficiência hereditária ou adquirida de ADAMTS13 provoca acúmulo de multímeros ultragrandes do fator de von Willebrand no plasma, levando à ativação das plaquetas e trombose microvascular que é característica da PTT (Figura 163.4). Os peptídios neutrofílicos humanos, que são liberados

## Tabela 163.6 Terapia para o manejo da púrpura trombocitopênica idiopática refratária.

**PREDNISONA ORAL**

O efeito depende da dose e desaparece rapidamente após a interrupção do medicamento. Alguns pacientes podem ser mantidos com uma dose diária muito baixa e tolerável (p. ex., 5 mg). O uso prolongado está associado a infecções, diabetes melito, osteoporose, necrose avascular, ganho de peso e cataratas.

**DEXAMETASONA ORAL**

É administrada uma dose de 40 mg/dia durante 4 dias consecutivos, repetida a cada 2 a 4 semanas por vários meses. Foram relatadas taxas de resposta sustentada de 29 a 42%, embora se acredite amplamente que as taxas de resposta sejam mais baixas. A toxicidade assemelha-se à da prednisona oral.

**ESPLENECTOMIA**

São observadas respostas significativas e duráveis (com frequência, durante toda a vida) em 65 a 70% dos pacientes esplenectomizados. São observados efeitos benéficos mais modestos em 10 a 15% dos pacientes. Não há método útil para prever que pacientes irão responder.[12,13] A esplenectomia está associada a morbidade cirúrgica e alguma mortalidade (cerca de 1 a 2%). A esplenectomia provoca imunossupressão permanente para microrganismos encapsulados e gram-positivos. Está associada a risco prolongado de trombose.

**RITUXIMABE**

Administrado em uma dose de 375 mg/m²/semana IV, para um total de 4 semanas. São observadas respostas significativas em 28 a 44% dos pacientes, e essas respostas duram, tipicamente, vários meses. A toxicidade inclui reativação da hepatite B, imunossupressão e, raramente, leucoencefalopatia multifocal progressiva.

**AGONISTAS DO RECEPTOR DE TROMBOPOETINA**

São administrados diariamente (eltrombopague) ou semanalmente (romiplostim). Um efeito tipicamente começa a ser observado em 2 a 3 semanas e desaparece pouco depois da interrupção do medicamento. Entretanto, foi demonstrada efetividade prolongada enquanto o paciente toma o fármaco.[14] A toxicidade em consequência do uso a longo prazo não é bem conhecida, mas pode incluir trombose excessiva e fibrose da medula óssea. As diretrizes para o tratamento de pacientes adultos com PTI[15] incluem as seguintes recomendações:
1. O tratamento deve ser fornecido a pacientes recém-diagnosticados se a contagem de plaquetas for < 30.000/μℓ.
2. O tratamento de primeira linha deve consistir em um ciclo mais longo de corticosteroides. Deve-se utilizar a IgIV com corticosteroides quando for necessário obter elevação mais rápida da contagem de plaquetas. IgIV ou Ig anti-D (quando apropriado) deve ser utilizada como tratamento de primeira linha se os corticosteroides estiverem contraindicados. Se IgIV for utilizada, a dose inicial deve ser de 1 g/kg em dose única, que pode ser repetida, se necessário.
3. O tratamento de segunda linha recomendado para pacientes que não respondem após o ciclo inicial de corticosteroides ou que sofrem recidiva deve ser a esplenectomia. Para os que apresentam recidiva após a esplenectomia ou têm alguma contraindicação para esse procedimento, recomenda-se o uso de um agonista do receptor de trombopoetina. Pode-se considerar a administração de rituximabe a pacientes com risco de sangramento, que não responderam a um tipo de tratamento, como corticosteroides, IgIV ou esplenectomia.

---

dos neutrófilos ativados e desgranulados durante a inflamação, inibem a clivagem proteolítica do fator de von Willebrand pela ADAMTS13 e podem desencadear o início de trombose microvascular em pacientes com PTT adquirida.

Os ensaios clínicos da atividade enzimática de ADAMTS13 são úteis no diagnóstico da PTT. Entretanto, muitos pacientes apresentam deficiência parcial de ADAMTS13 sem ter PTT, de modo que a deficiência absoluta é importante. Níveis de ADAMTS13 abaixo de 10% do normal são muito sugestivos de PTT, enquanto níveis acima de 30% fornecem um forte argumento contra esse diagnóstico. Os níveis situados entre 10 e 30% do normal não são muito úteis.

Foi relatado que alguns pacientes desenvolveram PTT logo após tomar um antiplaquetário da classe da tienopiridina. Cerca de 1 de cada 2.000 pacientes em uso de ticlopidina desenvolve PTT. Em vários indivíduos com PTT induzida por ticlopidina, foi identificado um anticorpo contra ADAMTS13. Alguns estudos também sugeriram que o clopidogrel pode induzir PTT, com incidência rara de 1 em 250.000. Como a incidência de PTT na população geral é de aproximadamente 1 em 100.000, é difícil determinar se existe risco significativo de PTT em pacientes aos quais foi prescrito o clopidogrel. O prasugrel, um derivado da tienopiridina, também foi implicado. Deve-se assinalar que alguns pacientes também podem desenvolver PTT após exposição a medicamentos que provocam lesão direta do endotélio vascular (como ciclosporina ou tacrolimo). A maioria desses pacientes não apresenta PTT, porém tem o distúrbio relacionado, a SHU, que é discutida mais adiante, neste capítulo.

### MANIFESTAÇÕES CLÍNICAS E DIAGNÓSTICO

Na PTT, os pacientes apresentam, em determinadas ocasiões, sinais/sintomas de sangramento mucocutâneo excessivo, porém também podem exibir sinais de evento trombótico (incluindo flebite, infarto do miocárdio ou acidente vascular encefálico). Alguns pacientes apresentam dor abdominal, que presumivelmente é causada por isquemia intestinal. Sinais de doença do sistema nervoso central, sonolência e até mesmo coma também podem ser observados na apresentação.

As duas características essenciais da PTT são anemia hemolítica microangiopática e trombocitopenia. A anemia hemolítica microangiopática não é imunomediada, sendo causada por fragmentação dos eritrócitos (Capítulo 151). Os pacientes com esse distúrbio apresentam achados laboratoriais típicos de anemia hemolítica, incluindo nível elevado de desidrogenase láctica (LDH), bilirrubina indireta elevada, baixo nível de haptoglobina e aumento da contagem de reticulócitos. O exame do esfregaço de sangue periférico (Capítulo 148) revela esquistócitos e, com frequência, células precursoras imaturas dos eritrócitos (eritrócitos nucleados). A trombocitopenia pode ser leve se a doença for diagnosticada em um estágio inicial; entretanto, os casos avançados de PTT podem apresentar contagens plaquetárias inferiores a 10.000/μℓ. Ao contrário da maioria dos pacientes com trombocitopenia típica que tendem a apresentar sangramento excessivo, os pacientes com PTT exibem poucas

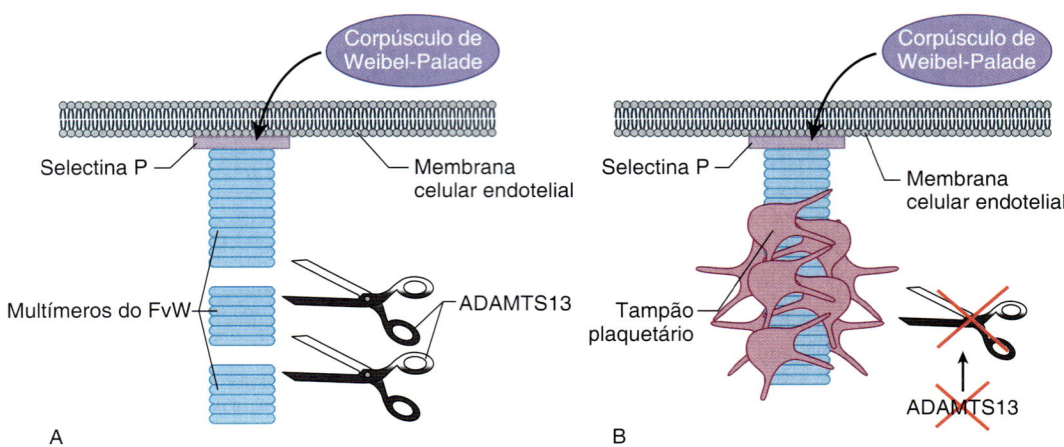

**FIGURA 163.4** Fisiopatologia da púrpura trombocitopênica trombótica (PTT). **A.** O fator de von Willebrand (FvW) é sintetizado nas células endoteliais e armazenado nos corpos de Weibel-Palade. Ocorre montagem do FvW em multímeros ultragrandes, que são clivados após a sua liberação na corrente sanguínea pela protease ADAMTS13. Os multímeros menores resultantes do FvW podem ligar-se às plaquetas para participar da hemostasia normal. **B.** A maioria dos pacientes com PTT apresenta deficiência grave de ADAMTS13 (menos de 10% do normal). Isso resulta em acúmulo de multímeros ultragrandes de FvW na circulação, promovendo a adesão excessiva das plaquetas. A consequência é a formação de grandes tampões hialinos de FvW e plaquetas, que provocam oclusões vasculares.

complicações hemorrágicas – apresentam, na verdade, propensão acentuada à trombose. De fato, uma complicação trombótica em um paciente com trombocitopenia é um importante indício de que a PTT poderia ser a causa da trombocitopenia (Tabela 163.1). De forma característica, as oclusões trombóticas encontram-se nas arteríolas terminais e nos capilares e são compostas principalmente por plaquetas no lúmen vascular danificado. Ao contrário da patologia habitualmente observada em coágulos sanguíneos típicos, as oclusões que ocorrem em pacientes com PTT contêm pouca fibrina e são designadas como *trombos hialinos*. Antes do uso da plasmaférese para o tratamento dessa doença, a PTT tipicamente evoluía e causava doença renal, manifestações neurológicas e febre. Acredita-se que esses sinais/sintomas sejam devidos à isquemia e ao infarto dos órgãos afetados. Hoje, a PTT é frequentemente diagnosticada em seus estágios iniciais, de modo que os pacientes apresentam apenas hemólise microangiopática e trombocitopenia.

## TRATAMENTO

O início imediato da troca plasmática (plasmaférese com reposição de plasma) reduz a taxa de mortalidade associada à PTT de 90% para aproximadamente 15%. O mecanismo desse efeito benéfico consiste, provavelmente, na reposição de ADAMTS13. Em um ensaio clínico randomizado, foi demonstrado que a plasmaférese é mais benéfica do que a infusão de plasma para o tratamento da PTT. Isso implica que parte do efeito benéfico da plasmaférese é atribuível à remoção de uma substância patológica do plasma do paciente. Partindo do pressuposto de que a patogenia da maioria das formas adquiridas de PTT seja a inibição de ADAMTS13 mediada por anticorpos, a plasmaférese pode ter dois efeitos benéficos. Em primeiro lugar, ela ajuda a remover o anticorpo patogênico do plasma. Em segundo lugar, o plasma normal infundido no paciente durante a plasmaférese proporciona uma reposição da ADAMTS13 deficiente.

Como os pacientes com PTT podem desenvolver eventos trombóticos súbitos (incluindo acidente vascular encefálico e infarto do miocárdio), e tendo em vista que os pacientes podem sofrer rápida deterioração, é prudente iniciar a plasmaférese o mais rápido possível. Tendo em vista as taxas de morbidade e mortalidade da PTT não tratada, bem como o risco relativamente baixo da plasmaférese, esse tratamento deve ser iniciado até mesmo quando o diagnóstico não tiver sido estabelecido com certeza, e os resultados do teste de ADAMTS13 não devem ser aguardados. Conforme discutido na seção sobre SHU (mais adiante, neste capítulo), a plasmaférese não é benéfica em crianças com SHU induzida por toxina Shiga nem em pacientes que desenvolvem SHU após exposição a fármacos tóxicos para o endotélio, como os usados em quimioterapia para câncer.

A plasmaférese é administrada para repor todo o volume plasmático. Um indivíduo de tamanho médio necessita de 20 a 30 unidades de plasma fresco congelado em cada sessão de plasmaférese. Em geral, a terapia é administrada diariamente, e os pacientes são monitorados à procura de sinais de melhora da trombocitopenia, hemólise, manifestações neurológicas, febre e doença renal. Os exames laboratoriais diários apropriados para monitorar o paciente incluem hemograma completo, LDH, contagem de reticulócitos e creatinina. Após a correção da trombocitopenia e hemólise por alguns dias, a plasmaférese diária pode ser interrompida ou ser mantida em dias alternados por mais alguns dias. A maioria dos pacientes com PTT começa a responder nos primeiros 3 a 5 dias. A duração típica do tratamento é de 1 a 2 semanas, porém alguns pacientes necessitam de tratamento bem além desse período de tempo habitual.[19]

Cerca de um terço dos pacientes sofre recidiva rapidamente após a interrupção da plasmaférese. Nesses casos é preciso reiniciar a troca plasmática e, talvez, acrescentar um fármaco imunossupressor, como glicocorticoide. Estudos retrospectivos sugerem que o rituximabe é útil em alguns pacientes. Entretanto, tendo em vista que esse fármaco não diminui a produção de anticorpos por várias semanas a meses após a sua administração, é provável que, se o rituximabe tiver algum benefício no tratamento da PTT, seja apenas para minimizar a incidência de recidivas tardias. Ainda há polêmica sobre a necessidade ou não de rituximabe para tratamento de pacientes com seu primeiro episódio de PTT.

Complicações importantes da plasmaférese realmente ocorrem e, com frequência, são atribuíveis ao uso do cateter venoso central. Hipotensão, bacteriemia, hemorragia e trombose estão entre as complicações potencialmente fatais mais comuns da terapia com plasmaférese. Duas complicações específicas merecem ser enfatizadas. Em primeiro lugar, os pacientes em uso de inibidor da enzima conversora de angiotensina (iECA) são suscetíveis à hipotensão induzida por plasmaférese. Isso se deve à interferência da iECA no catabolismo da bradicinina. Em segundo lugar, o paciente que desenvolve trombocitopenia recorrente e febre alguns dias a 1 semana após o início do tratamento pode não estar sofrendo exacerbação da PTT, mas desenvolvendo sepse induzida pelo acesso central. Por conseguinte, deve-se iniciar investigação vigorosa à procura de infecção em pacientes que sofrem recidiva precoce.

O caplacizumabe é uma imunoglobulina de domínio variável único antifator de von Willebrand, que inibe a interação dos multímeros ultragrandes do fator de von Willebrand e as plaquetas. Em um ensaio clínico randomizado de pacientes com PTT, foi constatado que o caplacizumabe (10 mg/dia SC) durante a plasmaférese e por 30 dias depois acelerou a resolução do episódio agudo de PTT e reduziu o *endpoint* composto de morte relacionada com PTT, PTT recorrente ou episódio tromboembólico.[A5]

### Síndrome hemolítico-urêmica

#### DEFINIÇÃO

A SHU é outra causa de anemia hemolítica microangiopática, que pode ser difícil diferenciar da PTT.[20] Quando a insuficiência renal aguda é predominante, e não há manifestações neurológicas, muitos médicos consideram a síndrome como SHU, e não como PTT. Ao contrário da PTT, a SHU não é causada por deficiência de ADAMTS13. Com efeito, a SHU é provavelmente causada por dano das células endoteliais, resultando em trombose nos pequenos vasos sanguíneos e fragmentação dos eritrócitos quando ficam comprimidos ao passar pelos coágulos.

#### BIOPATOLOGIA E MANIFESTAÇÕES CLÍNICAS

Existem três principais causas para a SHU. A primeira causa de SHU, e a mais comum, é a infecção por *E. coli* produtora de toxina Shiga (SHU-STEC). Essa forma "típica" de SHU ocorre alguns dias após a ocorrência de uma síndrome de diarreia sanguinolenta induzida por *E. coli* toxigênica (tipicamente sorotipos 157:H7 ou O104:H4). A toxina Shiga liga-se ao endotélio glomerular e o danifica, resultando em formação de trombo localizado, cisalhamento dos eritrócitos e insuficiência renal.

O segundo tipo mais comum de SHU (conhecido como SHU atípica ou SHUa) é causado por desregulação hereditária da cascata da via alternativa do complemento (Capítulo 44). As mutações genéticas mais bem descritas causam deficiência de fator H, que é uma protease reguladora do complemento. As mutações indutoras de SHU em outros componentes da regulação do complemento incluem aquelas encontradas em C3, fator B, CD46 e fator I. Na SHUa, ocorre ativação do complemento nas células endoteliais. Com frequência, o episódio de SHUa é precedido por infecção das vias respiratórias superiores. Entretanto, ao contrário da SHU típica induzida por uma infecção (STEC), a infecção constitui apenas um fator desencadeante para a SHUa em um hospedeiro geneticamente suscetível.

A variedade menos comum de SHU é a SHU secundária. Em geral, é causada por fármacos ou outras condições clínicas, que promovem, direta ou indiretamente, dano às células endoteliais. Vários fármacos também podem induzir SHU por meio de dano direto às células endoteliais. Incluem inibidores da calcineurina, como tacrolimo e ciclosporina; algumas vezes, a redução da dose desses fármacos pode reverter a anemia hemolítica microangiopática. Fármacos citotóxicos, como mitomicina C, cisplatina e bleomicina, também podem induzir SHU por meio de dano direto às células endoteliais. A SHU secundária também pode ser induzida por várias doenças autoimunes, câncer e gravidez.

#### TRATAMENTO E PREVENÇÃO

A redução da disseminação de *E. coli* produtora de toxina Shiga é crucial porque antibióticos e fármacos antimotilidade não diminuem o risco de desenvolvimento de sinais/sintomas da SHU. Ao contrário da PTT, há poucas evidências de que a plasmaférese seja benéfica nesses casos. A evolução clínica e o desfecho da SHU induzida por *E. coli* O104:H4 assemelham-se aos das infecções, sendo mais comum a SHU induzida por *E. coli* O157:H7. A antibioticoterapia agressiva parece ser benéfica para reduzir as crises convulsivas e a morte. Entretanto, nem a plasmaférese nem os glicocorticoides parecem ser úteis para a SHU típica ou secundária. Há relatos de efeitos benéficos da infusão de plasma ou plasmaférese no tratamento das formas atípicas de SHU que são causadas pela desregulação do complemento. Mais recentemente, foi constatado que pacientes com formas atípicas de SHU respondem ao eculizumabe, um anticorpo que inibe as etapas finais da cascata do complemento.

## Coagulação intravascular disseminada

A CID é uma condição patológica, que provoca depleção dos componentes do sistema da coagulação, inclusive as plaquetas. Ao contrário da PTT e da SHU, a trombocitopenia da CID está associada ao consumo de fatores de coagulação e ao aumento da fibrinólise. Isso leva frequentemente a prolongamento do tempo de protrombina (TP) e do tempo de tromboplastina parcial ativada (TTPa) bem como a níveis elevados de dímero D. Em seu estado totalmente manifestado, a CID pode estar associada a trombos arteriais e venosos, hemorragia, hemólise microangiopática, trombocitopenia, fibrinólise excessiva e deficiência de fatores da coagulação, como fibrinogênio. Para uma análise mais completa da CID e distúrbios relacionados, consultar o Capítulo 166.

## Trombocitopenia durante a gravidez

Ocorre trombocitopenia em aproximadamente 10% das gestantes.[21] Pode ser causada por uma variante normal da gravidez (trombocitopenia gestacional), por uma condição específica da gravidez (pré-eclâmpsia e síndrome HELLP [hemólise, elevação das enzimas hepáticas e plaquetopenia]) ou por uma condição exacerbada pela gravidez (PTI, vasculite, PTT). Uma análise recente estimou que a trombocitopenia ocorre em cerca de 7 a 10% das gestações, e cerca de 75% desses casos resultam de trombocitopenia gestacional, 15 a 20% são secundários a distúrbios hipertensivos, 3 a 4% são devidos a um processo imune, e os 1 a 2% restantes consistem em trombocitopenias constitucionais raras, infecções e neoplasias malignas. O prognóstico e o tratamento variam muito, dependendo da causa subjacente.

A trombocitopenia gestacional (trombocitopenia incidental da gestação) é uma trombocitopenia assintomática leve, que tipicamente ocorre no final da gravidez. Resulta predominantemente da hemodiluição do volume plasmático expandido, embora seja possível que haja também um componente de aumento da remoção de plaquetas. A trombocitopenia gestacional não está associada a trombocitopenia fetal e essa forma de trombocitopenia materna sofre resolução espontânea após o parto. Além da trombocitopenia durante gestações anteriores, as mulheres com trombocitopenia gestacional não têm história pregressa de baixa contagem de plaquetas. Essa ausência de trombocitopenia anterior ajuda a distinguir a trombocitopenia gestacional da PTI. Além disso, ao contrário de outras causas de trombocitopenia materna, a trombocitopenia gestacional não ocorre antes da metade do segundo trimestre, em geral não provoca redução da contagem de plaquetas para menos de $100.000/\mu\ell$ e quase nunca causa redução das contagens para menos de $75.000/\mu\ell$. Em consequência, não há necessidade de modificar os cuidados obstétricos padrões em casos de trombocitopenia gestacional.

Pré-eclâmpsia provoca proteinúria e hipertensão arterial durante os estágios finais da gestação (ver Capítulo 226). Minoria de gestantes com pré-eclâmpsia progride e apresenta crises convulsivas; quando isso ocorre, a síndrome é denominada *eclâmpsia*. Cerca de 50% das gestantes com pré-eclâmpsia têm trombocitopenia. Em geral, as contagens de plaquetas ultrapassam $100.000/\mu\ell$ e, tipicamente, não são inferiores a $50.000/\mu\ell$, a não ser que exista outra condição coexistente. Algumas pacientes apresentam uma forma incomumente grave de pré-eclâmpsia, denominada síndrome HELLP, que está associada a trombocitopenia mais significativa, anemia hemolítica microangiopática e acentuada elevação das provas de função hepática. Acredita-se que a pré-eclâmpsia e a síndrome HELLP resultem de um fator produzido pela placenta, visto que essas síndromes em geral apresentam resolução rápida e espontânea após o parto. Entretanto, a síndrome também pode ocorrer no pós-parto. Se não houver resolução espontânea dessas síndromes nos primeiros 3 dias, deve-se considerar a possibilidade de diagnósticos alternativos, como PTI, PTT ou CID. Em consequência, recomenda-se o parto imediato, se possível, visto que o processo microangiopático cessa pouco tempo depois.

Embora seja uma causa muito menos comum de trombocitopenia em uma gestante do que a trombocitopenia gestacional ou a pré-eclâmpsia, a trombocitopenia imunomediada, sobretudo a PTI, é o motivo mais comum para uma contagem plaquetária materna inferior a $50.000/\mu\ell$. Além da magnitude da trombocitopenia, não existe exame laboratorial que diferencie a PTI da trombocitopenia gestacional. A maioria das pacientes com PTI ou vasculite durante a gestação tem um histórico de trombocitopenia antes da gravidez. Entretanto, a gravidez pode exacerbar ou até mesmo desmascarar distúrbios autoimunes previamente não reconhecidos, como a PTI. Os anticorpos IgG antiplaquetários que causam PTI na mãe podem atravessar a placenta e provocar trombocitopenia no feto. Entretanto, a contagem de plaquetas no feto não apresenta correlação satisfatória com a contagem plaquetária da gestante, e as tentativas de coleta de sangue fetal para monitorar as contagens de plaquetas estão associadas a risco significativo. Como a maioria dos recém-nascidos de mulheres com PTI apresenta contagem de plaquetas alta o suficiente para um parto bem-sucedido, o tratamento da PTI concentra-se em manter uma contagem plaquetária materna aceitável para sua segurança. Uma contagem de plaquetas acima de $30.000/\mu\ell$ é considerada segura nos estágios iniciais da gravidez e para o parto vaginal (embora seja recomendada uma contagem de plaquetas superior a $80.000/\mu\ell$ para anestesia neuroaxial). Uma contagem de plaquetas acima de $50.000/\mu\ell$ é aceitável para cesariana. Isso pode ser feito com o uso de glicocorticoides orais e, se necessário, pela administração de IgIV. O rituximabe não é teratogênico, mas pode causar linfopenia prolongada tanto na parturiente quanto no recém-nascido. Embora existam relatos de casos de uso do romiplostim durante a gravidez, a segurança dos agentes de estimulação da trombopoese durante a gestação praticamente não é conhecida. A esplenectomia raramente é necessária e, quando realizada durante o primeiro trimestre, existe o risco de induzir aborto. Essa operação também é tecnicamente difícil durante os estágios finais da gravidez, devido ao aumento do útero.

O diagnóstico de PTT durante a gravidez pode ser difícil, porque muitos dos sinais/sintomas são idênticos aos da pré-eclâmpsia. Se os sinais/sintomas ocorrerem durante os estágios iniciais da gravidez, quando a pré-eclâmpsia é improvável, o diagnóstico de PTT é mais certo. A ocorrência de hiperuricemia, hipoproteinemia e elevação das transaminases hepáticas e da bilirrubina direta é mais compatível com pré-eclâmpsia. A ausência de resultados elevados das provas de função hepática e a contagens de plaquetas inferiores a $20.000/\mu\ell$ ou sintomas neurológicos são compatíveis com o diagnóstico de PTT. Acredita-se que o desenvolvimento de anemia hemolítica microangiopática e trombocitopenia no período periparto seja atribuível à pré-eclâmpsia, de modo que, se houver segurança, é desejável o parto imediato do feto. Tipicamente, a trombocitopenia começa a melhorar rapidamente após o parto. Se não for observada melhora no terceiro dia após o parto, e se forem excluídas outras causas, como CID, recomenda-se o tratamento convencional da PTT, incluindo plasmaférese.

## Púrpura pós-transfusional e trombocitopenia aloimune neonatal

A trombocitopenia pós-transfusional deve-se à sensibilização a aloantígenos plaquetários, como PlA1 (HPA-1a).[22] Esses anticorpos aloimunes podem causar trombocitopenia profunda cerca de 1 semana após uma transfusão sanguínea (púrpura pós-transfusional ou PPT). A PPT é, com frequência, induzida por exposição a um pequeno número de plaquetas que contaminam a maioria das transfusões de hemácias. Pode ser tratada com IgIV ou plasmaférese. Um anticorpo aloimune semelhante produzido por uma gestante pode causar trombocitopenia no feto (trombocitopenia aloimune neonatal) (TAIN). A mãe não é afetada. A TAIN pode causar trombocitopenia grave e sangramento em recém-nascidos, e o tratamento consiste em transfusão de plaquetas derivadas de um doador negativo para PlA1 (mais convenientemente, a mãe do recém-nascido). Corticosteroides e IgIV também foram utilizados no tratamento da TAIN.

## Vasculite

As doenças autoimunes, como o lúpus eritematoso sistêmico (LES), a artrite reumatoide (AR) e outras formas de vasculite, também podem causar trombocitopenia. Isso pode ser devido a um processo semelhante à PTI que ocorre em pacientes com propensão ao desenvolvimento de autoanticorpos. O tratamento desses pacientes consiste em imunossupressão, semelhante ao tratamento de outros pacientes com PTI. Alguns pacientes com vasculite ativa e inflamação endotelial consomem plaquetas circulantes ao promover a sua adesão à parede do vaso danificada. Isso leva a um quadro clínico difícil de ser diferenciado daquele da PTT sem diagnóstico histológico para documentar a vasculite. Devido à dificuldade em diferenciar a PTT de uma reativação da vasculite, esses pacientes frequentemente são tratados com plasmaférese e imunossupressão. Algumas vezes, o nível de ADAMTS13 é útil para distinguir a PTT da vasculite.

## Trombocitopenia dilucional

Tipicamente, não ocorre trombocitopenia após perda de sangue, talvez, em parte, devido à liberação de plaquetas do reservatório esplênico. Em certas ocasiões, ocorre trombocitopenia após hemorragia maciça.

Entretanto, isso é apenas observado quando a hemorragia é grave o suficiente para exigir a reposição de 1,5 a 2 vezes o volume sanguíneo total, o que habitualmente exige a transfusão de pelo menos 15 a 20 concentrados de hemácias no decorrer de um curto período de tempo. Mesmo nessa circunstância, a trombocitopenia habitualmente é apenas leve a moderada. Por conseguinte, o médico deve permanecer vigilante, à procura de outra causa de trombocitopenia (como CID em consequência de hipotensão induzida por hemorragia e choque). Quando indicado, a trombocitopenia dilucional pode ser prontamente corrigida com transfusões de plaquetas.

### Trombocitopenias congênitas

A trombocitopenia permanente pode ser causada por um defeito hereditário que afeta a produção ou a sobrevida das plaquetas. O melhor acesso à testagem genética demonstrou que a trombocitopenia hereditária é muito mais comum do que se acreditava anteriormente.[23] A ocorrência de mutações em pelo menos 32 genes pode causar trombocitopenia hereditária. Esses distúrbios podem ser autossômicos dominantes (anomalia de May-Hegglin, síndrome de Sebastian), autossômicos recessivos (doença de Bernard-Soulier, anemia de Fanconi, síndrome das plaquetas cinzentas, trombocitopenia com síndrome de ausência de rádio e trombocitopenia do tipo Paris Trousseau) ou ligados ao cromossomo X (síndrome de Wiskott-Aldrich, relacionados a GATA1 e relacionados a FLNA). Muitos desses distúrbios estão associados a outras anormalidades, além da trombocitopenia, como insuficiência renal, cataratas, surdez e predisposição a insuficiência medular ou neoplasias malignas hematológicas. Deve-se suspeitar de uma causa congênita para a trombocitopenia quando um paciente apresenta trombocitopenia moderada de longa duração que se acredita ser PTI refratária ao tratamento.

**Recomendações de grau A**

A1. Stanworth SJ, Estcourt LJ, Powter G, et al. A no-prophylaxis platelet-transfusion strategy for hematologic cancers. *N Engl J Med*. 2013;368:1771-1780.
A2. Slichter SJ, Kaufman RM, Assmann SF, et al. Dose of prophylactic platelet transfusions and prevention of hemorrhage. *N Engl J Med*. 2010;362:600-613.
A2b. Soff GA, Miao Y, Bendheim G, et al. Romiplostim treatment of chemotherapy-induced thrombocytopenia. *J Clin Oncol*. 2019;37:2892-2898.
A3. Wei Y, Ji XB, Wang YW, et al. High-dose dexamethasone vs prednisone for treatment of adult immune thrombocytopenia: a prospective multicenter randomized trial. *Blood*. 2016;127:296-302.
A4. Gudbrandsdottir S, Birgens HS, Frederiksen H, et al. Rituximab and dexamethasone vs dexamethasone monotherapy in newly diagnosed patients with primary immune thrombocytopenia. *Blood*. 2013;121:1976-1981.
A4b. Bussel J, Arnold DM, Grossbard E, et al. Fostamatinib for the treatment of adult persistent and chronic immune thrombocytopenia: Results of two phase 3, randomized, placebo-controlled trials. *Am J Hematol*. 2018;93:921-930.
A5. Scully M, Cataland SR, Peyvandi F, et al. Caplacizumab treatment for acquired thrombotic thrombocytopenic purpura. *N Engl J Med*. 2019;380:335-346.

### REFERÊNCIAS BIBLIOGRÁFICAS

As referências bibliográficas, bem como os outros materiais suplementares deste livro, encontram-se no GEN-IO, nosso ambiente virtual de aprendizagem.

# 164
# DOENÇA DE VON WILLEBRAND E ANORMALIDADES HEMORRÁGICAS DA FUNÇÃO PLAQUETÁRIA E VASCULAR

ANNE T. NEFF

## DOENÇA DE VON WILLEBRAND

### DEFINIÇÃO E EPIDEMIOLOGIA

A doença de von Willebrand (DvW), que ocorre com uma prevalência de 1 a 3% na população, dependendo da definição empregada para o diagnóstico, é a mais comum de todas as doenças hemorrágicas hereditárias. A DvW afeta todas as raças e ambos os gêneros, e, tipicamente, a maioria dos pacientes apresenta um fenótipo hemorrágico leve. Os tipos de DvW são herdados, em sua maioria, como traços autossômicos, mas raramente ocorrem em uma forma autossômica recessiva grave ou como síndrome adquirida secundária a outra doença.[1]

### BIOPATOLOGIA

A DvW é causada pela disfunção ou deficiência do fator de von Willebrand (FvW), que é uma lipoproteína plasmática multimérica que medeia a agregação e a adesão das plaquetas em locais de lesão endotelial (Capítulo 162). O FvW também estabiliza e transporta o fator da coagulação VIII (FVIII) na corrente sanguínea. O FvW é sintetizado por células endoteliais vasculares e por megacariócitos na forma de subunidades (protômeros) de cerca de 270 kDa, que são processadas e polimerizadas em multímeros muito grandes, de até 20.000 kDa. Os multímeros são fortemente espiralados em hélices tubulares e armazenados em corpos de Weibel-Palade das células endoteliais ou nos grânulos α das plaquetas. Cerca de 10% do FvW na corrente sanguínea são armazenados nas plaquetas.[2] Os multímeros de FvW são secretados pelas células endoteliais no sangue ou liberados dos grânulos α com a ativação das plaquetas. O estresse, o exercício vigoroso ou os agentes vasoativos, como a desmopressina (DDAVP [1-desamino-8-D-arginina vasopressina]), estimulam a liberação de multímeros de FvW a partir dos corpúsculos de Weibel-Palade.

A multimerização do FvW é de importância crítica para suas funções hemostáticas, que são mediadas principalmente pelas suas formas de peso molecular mais elevado. Normalmente, o FvW plasmático circulante não interage com plaquetas. Entretanto, quando o FvW se liga à parede de um vaso sanguíneo que sofreu lesão e desendotelização por meio de seus locais de ligação de colágeno, os multímeros podem se desenrolar, devido às altas forças de cisalhamento intravasculares, que expõem os domínios de ligação das plaquetas, que, por sua vez, promovem a adesão e agregação das plaquetas ao FvW ligado ao colágeno. Os multímeros de FvW desenrolados também expõem locais de clivagem, de modo que possam ser proteolisados pela ADAMTS13 (domínio de desintegrina A e metaloprotease com motivos de trombospondina do tipo 1, membro 13 [*a disintegrin and metalloprotease domain with thrombospondin type 1 motifs, member 13*]), que é uma enzima circulante.[3]

A clivagem dos multímeros do FvW infrarregula a função hemostática do FvW, visto que os tamanhos menores apresentam menos atividade. A púrpura trombocitopênica trombótica (PTT) (Capítulo 163) é causada por um inibidor ou pela deficiência grave de ADAMTS13, possibilitando a circulação de multímeros ultragrandes do FvW que resultam em trombose microvascular.

A DvW é classificada em três tipos principais, cada um deles exibindo alguma variação na gravidade e na resposta ao tratamento clínico, tornando a sua diferenciação clinicamente importante. Na DvW do tipo 1, os pacientes apresentam graus variáveis de deficiências *quantitativas* de uma glicoproteína de funcionamento normal. Cerca de 75% dos indivíduos sintomáticos apresentam doença do tipo 1. A DvW do tipo 2 inclui quatro subtipos – 2A, 2B, 2M e 2N –, os quais consistem em deficiências *qualitativas* do FvW, exibindo, cada um deles, um defeito funcional primário ligeiramente diferente. Os pacientes com DvW do tipo 2 representam aproximadamente 25% do total. A DvW do tipo 3, que representa menos de 1% dos pacientes, caracteriza-se por doença grave, devido à ausência quase total do FvW. Os tipos 2N e 3 apresentam herança autossômica recessiva; os tipos restantes são quase todos autossômicos dominantes. A Tabela 164.1 fornece um resumo da classificação dos subtipos da DvW e seus achados laboratoriais característicos. Embora não estejam geneticamente envolvidos na DvW, ocorrem baixos níveis de FVIII, devido à função do FvW como proteína carreadora para o transporte do FVIII. Sem o seu FvW protetor, o FVIII é rapidamente degradado; por conseguinte, os níveis podem estar secundariamente baixos. A deficiência genética do FVIII é a hemofilia A, que é discutida no Capítulo 165.[4]

### MANIFESTAÇÕES CLÍNICAS

Os pacientes com doença de von Willebrand sintomática apresentam habitualmente sintomas de sangramento mucocutâneo, em comparação com a hemorragia dos tecidos moles ou a doença articular, que são mais comuns nas deficiências de outros fatores de coagulação (Capítulo 162). Os locais comuns de hemorragia incluem o nariz, a boca, o sistema digestório e o útero (sangramento menstrual), bem como a ocorrência de

**Tabela 164.1** Classificação e diagnóstico da doença de von Willebrand.

| TIPO DE DvW | DESCRIÇÃO | FVIII | RCo | FvW | RAZÃO RCo:FvW | MULTÍMEROS | TESTES ESPECIAIS |
|---|---|---|---|---|---|---|---|
| Faixa normal | | 50 a 150% | 50 a 200% | 50 a 200% | > 0,6 | Normais | |
| Tipo 1 | Deficiência quantitativa | ↓ ou N | < 30% | < 30% | > 0,6 | Distribuição normal; quantidade diminuída | Razão peptídio do FvW:FvW > 0,6 no tipo 1C; testagem para éxon 28 do DNA |
| Tipo 2A | Defeito qualitativo do FvW | ↓ ou N | ↓ | N ou ↓ | < 0,6 | Perda das formas de alto peso molecular | Testagem para éxon 28 do DNA |
| Tipo 2B | Ganho qualitativo de função; depleção de multímeros de alto peso molecular | ↓ ou N | ↓ | N ou ↓ | < 0,6 | Perda das formas de alto peso molecular | ↑ Baixas doses de RIPA; teste do éxon 28 do DNA |
| Tipo 2M | Defeito qualitativo | ↓ ou N | ↓ | N ou ↓ | < 0,6 | Normais | ↓ CB |
| Tipo 2N | Defeito qualitativo apenas na ligação do FVIII | ↓↓ | N | N | > 0,6 | Normais | ↓ Estudo de ligação FvW:FVIII |
| Tipo 3 | Praticamente ausência de FvW | ↓↓ | < 3% | < 3% | NA | Nenhum | |
| "FvW baixo" | Valores limítrofes | N | 30 a 50% | 30 a 50% | > 0,6 | Normais | |

Os achados laboratoriais típicos ou clássicos são descritos em cada diagnóstico. Com frequência, é necessário o parecer de um hematologista para pacientes sem achados clássicos. CB = atividade de ligação do colágeno para a função do FvW; FVIII = atividade do fator VIII; N = normal; RCo = atividade do cofator ristocetina para a função do FvW; RIPA = agregação plaquetária induzida pela ristocetina; FvW = antígeno do fator de von Willebrand; ↑ = aumento; ↓ = valor reduzido, em que o número de setas reflete o maior grau de redução. (De Leebeek FWG, Eikenboom JCJ. Von Willebrand's Disease. N Engl J Med. 2016;375:2067-80.)

equimoses fáceis e sangramento excessivo após lesões menores, fortes ou procedimentos dentários. O médico pode inicialmente suspeitar da condição, devido à ocorrência de mais hemorragia do que o esperado após cirurgia, procedimentos invasivos, lesão traumática ou parto. As manifestações podem consistir em sangramento relativamente leve e infrequente na DvW do tipo 1, porém intenso e potencialmente fatal na DvW do tipo 3. Os pacientes com DvW do tipo 3 (e, algumas vezes, 2N) podem não apresentar hemartroses e sangramento de tecidos moles, que são mais característicos dos níveis muito baixos de FVIII observados nesse distúrbio hemorrágico grave. Com frequência, a doença de von Willebrand é mais evidente e clinicamente relevante em mulheres do que em homens, devido ao sangramento durante a menstruação ou o parto.

## DIAGNÓSTICO

### Avaliação clínica

Como qualquer distúrbio hemorrágico, o diagnóstico da DvW começa com a avaliação clínica da história de sangramento do paciente, pesquisa de história familiar positiva de sangramento e exame físico para documentar sinais de sangramento, bem como outras doenças nas quais a hemostasia pode estar comprometida. Por conseguinte, é conveniente utilizar instrumentos validados de avaliação de sangramento na doença de von Willebrand que identificam eventos hemorrágicos frequentemente encontrados na doença e que apresentam algum valor preditivo, em que os pacientes irão preencher critérios diagnósticos. Os detalhes importantes incluem a frequência, a gravidade e os fatores precipitantes de eventos hemorrágicos. A história medicamentosa deve incluir informações sobre fármacos passíveis de aumentar o risco de sangramento, como agentes antiplaquetários ou anti-inflamatórios não esteroides (AINEs). A doença hepática ou renal crônica, a contagem anormal de plaquetas e as discrasias sanguíneas podem aumentar o risco de hemorragia. Uma história familiar extensa, sobretudo quando diversos parentes tiveram sangramento excessivo, também é de grande utilidade para a identificação de um distúrbio hemorrágico hereditário relacionado.

No exame físico devem ser procurados sinais de sangramento (p. ex., petéquias, equimoses, hematomas; Tabela 410.2) ou evidências de anemia. O exame também deve investigar outras causas possíveis de aumento do sangramento devido a doença hepática (p. ex., hepatoesplenomegalia, icterícia), síndrome de Ehlers-Danlos (p. ex., frouxidão articular ou da pele), telangiectasias (Tabela 411.7) ou fibroides uterinos.

### Avaliação laboratorial

Os exames laboratoriais iniciais incluem a determinação dos níveis plasmáticos do antígeno do FvW (FvW:Ag) e da atividade coagulante do fator VIII, bem como atividade do cofator ristocetina (FvW:RCo). Seus valores absolutos, bem como as razões entre eles são importantes para estabelecer o tipo específico e a gravidade da doença de von Willebrand.

O tempo de sangramento e as provas de função plaquetária têm baixa sensibilidade e não são recomendados para rastreamento de rotina.

A avaliação laboratorial de possível doença de von Willebrand pode ser complicada, visto que os resultados dos exames podem ser influenciados por estados de alto estresse (p. ex., pacientes no período pós-operatório, infecção ativa ou distúrbios inflamatórios; exercício físico vigoroso ou gravidez). Por exemplo, não é incomum haver autocorreção temporária dos níveis de FvW em mulher com DvW durante o terceiro trimestre de gestação, mascarando, assim, o diagnóstico se o exame for realizado nessa época. Em consequência, a situação ideal é que o paciente seja avaliado em condições basais, e não durante uma hospitalização por doença aguda. As amostras de sangue também precisam ser processadas imediatamente e mantidas congeladas se forem enviadas a um laboratório de referência. O ensaio do FvW:RCo, em particular, pode não ser confiável se não for realizado de maneira adequada.

Quando um ou mais dos três exames de rastreamento essenciais estão anormalmente baixos, ou se a razão entre FvW:RCo e FvW:Ag for abaixo de 0,6, pode-se indicar uma avaliação laboratorial adicional para estabelecer o diagnóstico. A seleção e a interpretação de exames complementares podem exigir o parecer de um especialista em hemostasia (Tabela 164.1). Um raro subtipo do tipo 1, o tipo 1C, também pode ser identificado com uma alta razão entre FvW:pró-peptídio e FvW:Ag. Esse subtipo singular do tipo 1 apresenta uma resposta inicial vigorosa do FvW à DDAVP (ver Desmopressina [DDAVP] em Tratamento); entretanto, os multímeros do FvW apresentam meia-vida muito curta, devido à sua depuração acelerada, de modo que a DDAVP constitui uma escolha inadequada para tratamento.

Em pacientes que apresentam um defeito qualitativo sugerido por uma razão entre FvW:RCo e FvW:Ag inferior a 0,6, a análise dos multímeros do FvW constitui a próxima etapa para caracterizar os defeitos qualitativos observados nos tipos 2A, 2B e 2M. A análise dos multímeros mostra a distribuição e a quantidade relativa de multímeros do FvW no plasma por meio de eletroforese em gel. Se não houver multímeros de alto peso molecular em um paciente com defeito qualitativo, indica-se o teste de agregação plaquetária induzida pela ristocetina (RIPA) para identificar os pacientes com tipo 2B que apresentam caracteristicamente um aumento da agregação plaquetária em resposta a baixas doses de ristocetina, devido a uma afinidade por ganho de função do FvW pelo seu receptor nas plaquetas. Esses pacientes também podem apresentar trombocitopenia, algumas vezes de maneira acentuada, ou podem ter contagens plaquetárias normais. Podem ser necessários estudos do DNA para diferenciar o tipo 2B da doença de von Willebrand do tipo plaquetária (anteriormente denominada pseudodoença de von Willebrand), em que o defeito de ganho de função encontra-se no receptor do FvW nas plaquetas, GPIb. O sequenciamento do éxon 28 do DNA é frequentemente útil para identificar muitos pacientes diferentes com tipos 2A, 2B ou até mesmo 1C. Alguns pacientes com tipos 2A ou 2M apresentam valores do FvW:RCo

# CAPÍTULO 164 Doença de von Willebrand e Anormalidades Hemorrágicas

normais, porém demonstram uma ligação reduzida do colágeno pelo FvW (baixo valor de FvW:CB). Embora não seja rotineiramente recomendada como teste de rastreamento, se todos os valores forem normais, incluindo FvW:RCo, e se houver forte suspeita de doença de von Willebrand com base na anamnese, uma baixa atividade de FvW:CB pode sugerir um defeito tipo 2. Em pacientes que apresentam diminuição isolada da atividade do FVIII, o teste de ligação de FvW:FVIII ajudará a diferenciar a doença de von Willebrand 2N da hemofilia A leve ou da deficiência verdadeira de FVIII.

Muitos dos outros testes para diagnóstico são de disponibilidade limitada e são principalmente realizados em laboratórios de referência. Os estudos de DNA moleculares para distinguir alguns subtipos do tipo 2, incluindo o teste do éxon 28, estão agora disponíveis em laboratórios de referência comerciais. Com frequência, pacientes com tipo 2 apresentem grandes deleções responsáveis pela ausência completa do FvW. Com mais frequência, os pacientes com o tipo 1 apresentam mutações de sentido incorreto (*missense*). O sequenciamento completo do gene FvW está disponível, porém é um exame caro. Muitas mutações são clinicamente silenciosas, complicando, assim, a interpretação. Com o aumento do conhecimento sobre determinados defeitos genéticos patológicos, a confirmação pelo DNA será cada vez mais útil e disponível para uso rotineiro.[5]

Em outros pacientes com valores laboratoriais baixos normais, a melhor conduta consiste em repetir os três testes iniciais para a doença de von Willebrand em um momento em que o paciente esteja se sentindo bem, com a devida atenção para a coleta e o processamento da amostra. O diagnóstico, sobretudo quando os níveis de FvW estão apenas discretamente diminuídos (30 a 50 UI/dℓ), exige uma cuidadosa correlação da história de sangramento pessoal e familiar do paciente com os resultados dos exames laboratoriais. Os pacientes de grupo sanguíneo O apresentam níveis mais baixos de FvW do que os pacientes que não são desse grupo sanguíneo. Com frequência, esses pacientes, em particular, necessitam de avaliações repetidas e de uma interpretação dos testes por um profissional especializado. Ainda existem controvérsias sobre o fato desses pacientes serem diagnosticados como portadores de doença de von Willebrand.

## TRATAMENTO

A meta na DvW é tratar ou prevenir os episódios de sangramento. Essa meta é alcançada por duas abordagens diferentes utilizadas isoladamente ou em conjunto. A primeira consiste em elevar os níveis de FvW endógenos, por meio de estimulação da liberação das reservas endógenas das células endoteliais com o uso de DDAVP ou pelo fornecimento exógeno do fator por meio de infusão de concentrados de FvW.[6] A segunda modalidade terapêutica geral consiste em tratamentos adjuvantes, que aumentam a formação de coágulos ou que diminuem a velocidade de sua dissolução por mecanismos diferentes do FvW ou do FVIII.

Com exceção da forma grave de DvW e de alguns pacientes com DvW do tipo 3, a profilaxia rotineira com FvW é raramente necessária. O tratamento episódico (Tabela 164.2) é recomendado em resposta ao sangramento ou para prevenir a hemorragia antes de procedimentos planejados ou parto.

### Desmopressina (DDAVP)

A DDAVP, que é um derivado sintético do hormônio diurético, a vasopressina, estimula a liberação do FvW endógeno pelos corpúsculos de Weibel-Palade nas células endoteliais pela sua ação sobre os receptores de vasopressina V2. A DDAVP é utilizada principalmente na doença de von Willebrand tipo 1 para estimular a liberação do FvW normal, porém alguns pacientes com tipos 2A e 2M também respondem de modo favorável. Em geral, seu uso é considerado contraindicado para a DvW do tipo 2B, visto que pode exacerbar ou até mesmo causar trombocitopenia. A DDAVP tem benefício limitado na maioria dos pacientes com doença de von Willebrand dos tipos 2A, 2M e 2N e não desempenha nenhum papel em pacientes com doença de von Willebrand tipo 3 que não produzem FvW. Em geral, a DDAVP é administrada por curtos períodos de tempo (48 a 72 horas) e a intervalos de 24 a 48 horas ou mais, devido à sua propensão a causar taquifilaxia e hiponatremia sintomática, podendo levar à ocorrência de crises convulsivas. A DDAVP precisa ser utilizada com cautela em pacientes que apresentam distúrbios cardiovasculares ateroscleróticos ou que correm risco dessas doenças, visto que pode ser levemente trombogênica.

A DDAVP é administrada na dose de 0,3 μg/kg (com dose máxima de 25 a 30 μg) por via intravenosa, durante 30 minutos. A DDAVP para pacientes ambulatoriais pode ser administrada por via intranasal, 150 μg por narina (dose total de 300 μg para pessoas com > 50 kg de peso corporal). As formas menos concentradas de DDAVP que são utilizadas no diabetes insípido (Capítulo 212) não são efetivas nos distúrbios hemorrágicos do FvW.

Os níveis plasmáticos máximos de FvW e FVIII são alcançados cerca de 1 a 2 horas após a administração, quando alcançam habitualmente um valor duas a quatro vezes maior do que o nível basal; em seguida, declinam para valores basais no decorrer das próximas 24 horas, visto que a meia-vida média na doença de von Willebrand é de cerca de 15 horas. Entretanto, a meia-vida plasmática depende do subtipo e do fenótipo da DvW e também pode variar de maneira considerável entre os indivíduos. Por conseguinte, o tratamento deve ser iniciado com monitoramento do FvW:Ag, FvW:RCo e FVIII antes, durante 1 hora depois e, mais uma vez, cerca de 4 a 6 horas depois da administração de DDAVP. Devido ao potencial de taquifilaxia, a prova terapêutica deve ser efetuada pelo menos 1 semana antes de um procedimento eletivo planejado para determinar a meia-vida no paciente específico.

Os efeitos colaterais imediatos da DDAVP consistem em rubor, hipertensão arterial, náuseas e cefaleia. Alguns desses efeitos colaterais podem ser aliviados pela diminuição discreta da velocidade de infusão.[7]

### Terapia de reposição de fator da coagulação

Os concentrados de FvW derivado do plasma e recombinante por via intravenosa (Tabela 164.2) foram aprovados pela Food and Drug Administration para o tratamento da DvW. As formulações derivadas do plasma também contêm FVIII, porém diferem em suas proporções de FvW/FVIII. O FvW recombinante não contém FVIII, de modo que o seu uso em episódios de sangramento agudo na DvW grave também pode exigir a infusão aguda de FVIII até que o FvW infundido possa ligar-se ao FVIII endógeno para manter os níveis.[A1] O crioprecipitado não é recomendado na DvW, a não ser que haja necessidade urgente, devido à falta de disponibilidade de concentrados de FvW. Sempre que possível, e particularmente em indivíduos com formas mais graves de doença de von Willebrand, os procedimentos de maior porte e qualquer sangramento clínico grave devem ser tratados em locais onde houver disponibilidade de equipe médica e laboratório, incluindo um hematologista e um cirurgião especializado no tratamento de distúrbios hemorrágicos.

**Tabela 164.2** Diretrizes para reposição do fator de von Willebrand para sangramento/procedimentos.

| PROCEDIMENTOS/EVENTOS HEMORRÁGICOS – DURAÇÃO | POSOLOGIA: RECOMENDAÇÕES |
|---|---|
| Cirurgia de grande porte: 14 dias<br>Cardiotorácica<br>Cesariana<br>Craniotomia/medula espinal<br>Abdominal<br>Prostatectomia | Dose inicial: 40 a 60 unidades de RCo/kg<br>Doses de manutenção: 20 a 40 unidades de RCo/kg a cada 8 a 24 h<br>Monitoramento: valores mínimos e máximos de FVIII e RCo diariamente<br>Metas: valores mínimos > 50%; valores máximos < 200% RCo, < 250% FVIII<br>Em pacientes responsivos; pode-se utilizar a desmopressina posteriormente durante o tratamento |
| Cirurgia de menor porte: 1 a 5 dias<br>Biopsia<br>Extrações dentárias complexas<br>Cirurgia gengival<br>Colocação de cateter de demora<br>Laparoscopia | Dose inicial: 30 a 60 unidades de RCo/kg<br>Doses de manutenção: 20 a 40 unidades de RCo/kg a cada 12 a 48 h<br>Monitoramento: RCo e FVIII<br>Metas: valores mínimos > 50%; valores máximos < 200% RCo, < 250% FVIII<br>Em pacientes responsivos; pode-se utilizar a desmopressina posteriormente durante o tratamento<br>O agente antifibrinolítico por 7 a 10 dias constitui um adjuvante útil para procedimentos dentários |
| Outros procedimentos: uma dose<br>Cateterismo cardíaco<br>Endoscopia, com ou sem biopsia<br>Biopsia de fígado<br>Lacerações<br>Extrações dentárias simples | Dose: 20 a 40 unidades de RCo/kg<br>Necessidade rara de doses subsequentes com múltiplas biopsias endoscópicas<br>Monitoramento: tipicamente não realizado/não necessário<br>A desmopressina pode ser suficiente em pacientes com resposta adequada<br>O agente antifibrinolítico por 7 a 10 dias constitui um adjuvante útil para procedimentos dentários |

FVIII = fator VIII; RCo = atividade do cofator de ristocetina para a função do fator de von Willebrand. (Adaptada de Neff AT, Sidonio RF Jr. Management of VWD. *Hematology Am Soc Educ Program*. 2014;1:536-541.)

### Outros agentes hemostáticos adjuvantes

Os agentes antifibrinolíticos, como o ácido ε-aminocaproico e o ácido tranexâmico, conseguem inibir a dissolução do trombo e, assim, ajudar na hemostasia, sobretudo quando associados com DDAVP ou concentrados de FvW para procedimentos realizados em locais onde a fibrinólise local é maior (p. ex., tonsilectomia, extrações dentárias e menorragia). Esses agentes podem ser usados topicamente, administrados por via oral ou intravenosa, porém a sua dose exige qualificação nessa subespecialidade.

Os agentes tópicos, como trombina bovina, trombina humana recombinante, aprotinina bovina e um selante de fibrina (composto de trombina e fibrinogênio humanos), podem aumentar a formação de trombo em locais específicos de aplicação. Esses agentes têm sido mais efetivos quando associados a outros fármacos que elevam os níveis de FvW ou para procedimentos na cavidade oral.

### Questões específicas relacionadas com o tratamento de mulheres com doença de von Willebrand

Os contraceptivos orais (Tabela 225.1) conseguem diminuir a menorragia em algumas mulheres com DvW, graças, em parte, aos seus efeitos nos tecidos uterinos, bem como a discreta elevação dos níveis sanguíneos de FvW e FVIII. Um dispositivo intrauterino (DIU) que libera levonorgestrel é efetivo em muitas mulheres com menorragia. Em gestantes, devem-se obter os níveis de FvW:Ag, FvW:RCo e FVIII no terceiro trimestre. As pacientes com DvW do tipo 1 apresentarão, em sua maioria, normalização desses níveis e serão elegíveis para anestesia epidural (FvW:RCo e FVIII > 50%), sem a necessidade de suplementação por ocasião do parto. Algumas mulheres com DvW do tipo 1 e a maioria daquelas com tipos 2 e 3 necessitarão de alguma assistência hemostática no periparto. Todas as mulheres com doença de von Willebrand correm risco de hemorragia pouco depois do parto ou nas primeiras 2 a 4 semanas após o parto, decorrente sobretudo da queda dos níveis de FvW após o parto.

## ● SÍNDROME DE VON WILLEBRAND ADQUIRIDA

A síndrome de von Willebrand adquirida, que é menos comum do que a doença hereditária, é definida quando anormalidades na concentração, na estrutura ou na função do FvW não são herdadas, porém causadas pelas consequências de outros distúrbios (Tabela 164.3).[8] Deve-se considerar a possibilidade de síndrome de von Willebrand adquirida e dos distúrbios que a causam em indivíduos que apresentam resultados anormais dos testes de FvW e manifestações hemorrágicas, sem história pessoal ou familiar compatível com doença de von Willebrand hereditária. Os achados laboratoriais assemelham-se aos da DvW congênita (tipos 1, 2A ou 3). Embora os níveis de FvW:RCo estejam tipicamente diminuídos, algumas vezes observa-se uma anormalidade apenas na análise dos multímeros do FvW, como a que pode ocorrer na estenose aórtica grave, quando as forças de cisalhamento provocam alterações conformacionais do FvW, levando, assim, a aumento da proteólise pela ADAMTS13.

| Tabela 164.3 | Causas da doença de von Willebrand adquirida. | |
|---|---|---|
| **MECANISMO** | **ASSOCIAÇÃO GERAL** | **CONDIÇÕES ESPECÍFICAS** |
| Autoanticorpos | Linfoproliferativa | Linfoma, LLC, MM, MGUS, tanto IgG quanto IgM |
| | Doença autoimune | Lúpus eritematoso sistêmico |
| Adsorção | Células tumorais | Linfoma, tumor de Wilms, outros tumores sólidos |
| | Plaquetas | PV, TE, MF, trombocitose reativa |
| | Outras | Hetamido |
| Proteólise/ estresse de cisalhamento | Cardiovascular | DAVE, ECMO, EAo, CIV, CIA, angiodisplasia; aterosclerose |
| | Fármacos | Ciprofloxacino |
| Diminuição da síntese | Fármacos | Ácido valproico, griseofulvina |
| | Doença da tireoide | Hipotireoidismo |

EAo = estenose aórtica; CIA = comunicação interatrial; LLC = leucemia linfocítica crônica; ECMO = oxigenação por membrana extracorpórea; TE = trombocitopenia essencial; IgG = imunoglobulina G; IgM = imunoglobulina M; DAVE = dispositivo de assistência ao ventrículo esquerdo; MF = mielofibrose; MGUS = gamopatia monoclonal de significado indeterminado; MM = mieloma múltiplo; PV = policitemia vera; CIV = comunicação interventricular. (Adaptada de Mital A. Acquired von Willebrand syndrome. *Adv Clin Exp Med*. 2016;25:1337-1344.)

### ▌ TRATAMENTO

O tratamento deve concentrar-se no distúrbio causador. Tendo em vista que tanto o FvW endógeno quanto o FvW infundido apresentam meia-vida mais curta na síndrome de von Willebrand adquirida, a terapia de reposição é uma tarefa mais desafiadora e exige monitoramento dos níveis plasmáticos de FvW:RCo, FvW:Ag e FVIII. Quando a síndrome de von Willebrand adquirida é causada por gamopatia monoclonal de significado indeterminado, a terapia com imunoglobulina intravenosa normaliza temporariamente os níveis plasmáticos de FvW e de FVIII, melhorando, assim, o sangramento anormal ao reduzir a depuração do FvW.

## ● SANGRAMENTO CAUSADO POR DISTÚRBIOS QUALITATIVOS DAS PLAQUETAS

### Distúrbios hereditários de sangramento plaquetário

A ativação normal das plaquetas nos locais de lesão vascular consiste em uma complexa série de eventos (Capítulo 162). Em cada etapa desse processo – adesão plaquetária, ativação, liberação do conteúdo dos grânulos, até agregação e participação na cascata dos fatores da coagulação plasmática – os defeitos plaquetários hereditários podem comprometer o desempenho e a eficiência dessas tarefas, levando potencialmente ao sangramento clínico.

### ▌ AVALIAÇÃO INICIAL E EXAMES COMPLEMENTARES

Os distúrbios hereditários graves da função plaquetária manifestam-se, na infância, na forma de sangramento mucocutâneo e hemorragia após procedimentos, porém com muito menos frequência na forma de hemartroses ou hemorragia dos tecidos moles. As mulheres afetadas normalmente apresentam menorragia e sangramento pós-parto. As formas mais leves podem causar apenas equimoses espontâneas ou sangramento leve a moderado após procedimentos. Esses raros distúrbios são habitualmente autossômicos recessivos, embora algumas exceções sejam de caráter autossômico dominante ou ligado ao X. A história familiar pode ser muito útil para estabelecer uma ligação genética.

Quando a anamnese do paciente sugere a possível presença de distúrbio hemorrágico, e a pesquisa de uma deficiência de fator da coagulação plasmática e de doença de von Willebrand é negativa, indica-se a realização de exames das plaquetas (Figura 164.1). As provas de função plaquetária e o tempo de sangramento não são recomendados, visto que nenhum deles é específico ou sensível o suficiente. Os exames diagnósticos iniciais, incluindo agregometria por transmissão de luz, citometria de fluxo e ensaios para o conteúdo e a liberação dos grânulos das plaquetas só podem ser realizados em alguns centros de grande porte (Tabela 164.4), de modo que muitos desses distúrbios permanecem não diagnosticados na prática clínica. À medida que a testagem genética se torna mais prática, e os genes e suas mutações patológicas são identificados em cada um desses distúrbios, o teste inicial poderá se basear rotineiramente em *chips* de DNA ou sequenciamento de nova geração.[9]

### DEFEITOS DOS RECEPTORES PLAQUETÁRIOS

A síndrome de Bernard-Soulier é um distúrbio autossômico recessivo, definido pela deficiência ou disfunção do complexo de glicoproteína de membrana das plaquetas Ib-IX-V (GPIb-IX-V). Esse receptor media o processo de adesão das plaquetas à superfície lesionada da camada íntima dos vasos por meio do FvW, o seu principal ligante. Nesse distúrbio, as plaquetas não respondem de modo adequado à ristocetina em testes de agregação plaquetária, porém respondem normalmente ao difosfato de adenosina (ADP), ao ácido araquidônico, ao colágeno e à epinefrina. A contagem de plaquetas está baixa, e as plaquetas são muito grandes, uma condição denominada como macrotrombocitopenia. Como as plaquetas são grandes ou até mesmo gigantes, são excluídas da contagem de partículas automatizada, que é regulada para plaquetas de tamanho normal, de modo que a contagem manual de plaquetas pode revelar uma contagem de plaquetas efetiva que se aproxima muito mais do normal. A síndrome de Bernard-Soulier monoalélica é muito menos grave, apresenta contagens de plaquetas de tamanho grande discretamente reduzidas e, com frequência, exige citometria de fluxo ou testes de DNA para o seu diagnóstico, visto que as provas funcionais podem ser normais.

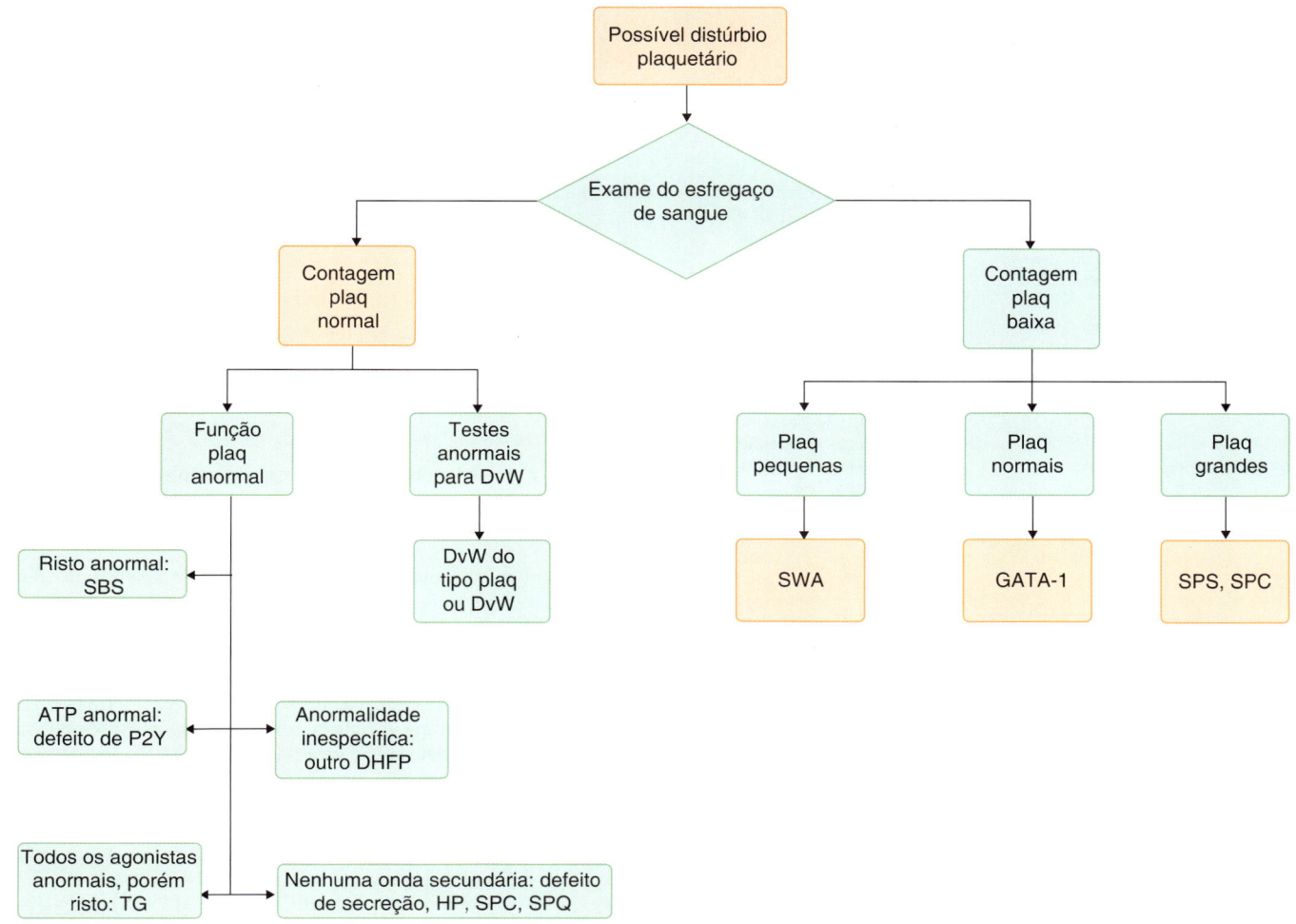

**FIGURA 164.1** Algoritmo para a avaliação de suspeita de defeito hereditário da função plaquetária. ATP = difosfato de adenosina; SBS = síndrome de Bernard-Soulier; GATA-1 = defeito do fator de transcrição GATA-1; SPC = síndrome da plaqueta cinzenta; TG = trombastenia de Glanzmann; HP = Hermansky-Pudlak; DHFP = defeito hereditário da função plaquetária; plaq = plaqueta(s); SPQ = síndrome plaquetária de Quebec; risto = ristocetina; DvW = doença de von Willebrand; SWA = síndrome de Wiskott-Aldrich. (De Murray MF, et al., eds. Clinical Genomics: Practical Applications in Adult Patient Care. New York: McGraw-Hill; 2014.)

A trombastenia de Glanzmann, que também é um distúrbio autossômico recessivo da agregação plaquetária, afeta o complexo GPIIb-IIIa das plaquetas, que é o principal receptor para a ligação do fibrinogênio. Os pacientes apresentam contagens de plaquetas e estudos morfológicos normais. A agregometria por transmissão de luz das plaquetas fornece resultados opostos aos da síndrome de Bernard-Soulier. A resposta à ristocetina é normal, enquanto as respostas ao ADP, colágeno, epinefrina e ácido araquidônico estão muito deprimidas ou ausentes.[10] A citometria de fluxo para os receptores GPIIb-IIIa demonstra a sua ausência,[11] de modo que os testes de DNA raramente se tornam necessários.

### DISTÚRBIOS DO COMPARTIMENTO DE ARMAZENAMENTO DAS PLAQUETAS

A deficiência do *pool* (reservatório) de grânulos densos das plaquetas, que é mais comum do que a síndrome de Bernard-Soulier ou a trombastenia de Glanzmann é habitualmente uma condição autossômica recessiva; entretanto, em certas ocasiões, é autossômica dominante. O sangramento caracteriza-se pelo seu grau leve, porém pode ser clinicamente importante. Alguns desses distúrbios são sindrômicos, com outras manifestações, como albinismo oculocutâneo na síndrome de Hermansky-Pudlak e síndrome de Chédiak-Higashi. O número e o tamanho das plaquetas estão normais. Alguns pacientes com subtipo da síndrome de Hermansky-Pudlak também desenvolvem fibrose pulmonar grave (Capítulo 86). A síndrome de Wiskott-Aldrich ligada ao X também pode apresentar deficiência do *pool* de grânulos, eczema e defeitos imunes, porém é mais bem conhecida pelos achados raros de microtrombocitopenia ou plaquetas pequenas. A prova de função plaquetária 100 ou a agregometria por transmissão de luz podem ser normais. O conteúdo e a secreção de ADP estão diminuídos na deficiência do *pool* de grânulos. A microscopia eletrônica de transmissão das plaquetas pode confirmar a ausência ou a redução significativa dos grânulos densos;[12] porém, poucos laboratórios de análises clínicas realizam esse teste.

Na síndrome da plaqueta cinzenta, as plaquetas apresentam carência seletiva de grânulos α. Esse distúrbio macrotrombocitopênico pode estar associado, de maneira característica, à esplenomegalia e fibrose da medula óssea. Os pacientes podem apresentar manifestações hemorrágicas leves. As plaquetas aparecem cinzentas no esfregaço de sangue periférico devido à ausência dos grânulos α. O sequenciamento de nova geração demonstra mutações no gene *NBEAL2*.

### OUTROS DISTÚRBIOS HEREDITÁRIOS DA FUNÇÃO PLAQUETÁRIA

Mais de 50 genes estão associados a distúrbios hereditários conhecidos das plaquetas, e esse número está aumentando rapidamente, à medida que pacientes com relato de sangramento são analisados por meio de sequenciamento de exoma completo. Já foram identificados e caracterizados defeitos na regulação da transcrição, na biogênese e trânsito dos grânulos, regulação do citoesqueleto e sinalização dos receptores de glicoproteína. Os diagnósticos mais comuns e bem estabelecidos podem agora ser avaliados utilizando painéis de genes plaquetários disponíveis em muitos laboratórios comerciais.

### TRATAMENTO

Para tratamento da hemorragia ou fornecer profilaxia antes da cirurgia, os pacientes com distúrbios hemorrágicos hereditários das plaquetas mais graves devem receber transfusões de plaquetas. Além da aloimunização plaquetária padrão que é normalmente dirigida contra tipos de antígeno

| Tabela 164.4 | Provas de função plaquetária sequenciais. | |
|---|---|---|
| **SEQUÊNCIA DOS TESTES** | **PROVA DE FUNÇÃO PLAQUETÁRIA** | **DISTÚRBIO PLAQUETÁRIO** |
| Etapa 1 | LTA (rastreamento inicial) CF (rastreamento inicial) Liberação de grânulos | TG, SBS bialélico, SWA, DALIII |
| Etapa 2 | LTA (estímulos adicionais) CF (teste adicional) Conteúdo dos grânulos Testes mistos (LTA/CF) MET Retração do coágulo $TxB_2$ sérico | ARC, SCH, SHP, δ-SPD, α-δ-SPD, DvW-TP, SPC, DSP, SP White, SP Medich, SP York, Stormorken, Scott, defeitos dos receptores de proteínas adesivas (α2B1, GPVI, GPIV) |
| Etapa 3 | Exames de bioquímica molecular (Sanger, NGS) | SBS monoalélica, variante TG, SVC, GATA1, DPQ, DPF/LMA, SPT, filaminopatia, agonistas solúveis, defeitos dos receptores (defeitos de $P_2Y_{12}$ e de TP), defeitos da via de sinalização (deficiência de $cPLA_2$, COX1, Tx sintase) |

ARC = síndrome de artrogripose, disfunção renal e colestase; SBS = síndrome de Bernard-Soulier; SCH = síndrome de Chédiak-Higashi; COX1 = ciclo-oxigenase 1; $cPLA_2$ = fosfolipase $A_2$; CF = citometria de fluxo; DPF/LMA = distúrbio plaquetário familiar com propensão a leucemia mieloide aguda e síndrome mielodisplásica aguda; GATA1 = macrotrombocitopenia com diseritropoese/anemia/betatalassemia; GP = glicoproteína; SPC = síndrome da plaqueta cinzenta; TG = trombastenia de Glanzmann; SHP = síndrome de Hermansky-Pudlak; DALIII = deficiência de adesão dos leucócitos 3; LTA = agregometria por transmissão de luz; NGS = sequenciamento de nova geração; SP = síndrome plaquetária; DSP = defeitos de secreção primária; DvW-TP = doença de von Willebrand do tipo plaquetário; SPT = síndrome de Paris-Trousseau; DPQ = distúrbio plaquetário de Quebec; SPD = doença do *pool* (reservatório); MET = microscopia eletrônica de transmissão; TP = receptor de tromboxano; Tx = tromboxano; $TxB_2$ = tromboxano $B_2$; SVC = síndrome velocardiofacial; SWA = síndrome de Wiskott-Aldrich. (De Gresele P; Subcommittee on Platelet Physiology of the International Society on Thrombosis and Hemostasis. Diagnosis of inherited platelet function disorders: guidance from the SSC of the ISTH. *J Thromb Haemost*. 2015;13:314-22.)

leucocitário humano (HLA) e que pode ser melhorada com tipagem HLA ou plaquetas de um único doador (Capítulo 167), os pacientes que apresentam mutação significativa ou ausência dos receptores de glicoproteína de membrana (p. ex., trombastenia de Glanzmann ou síndrome de Bernard-Soulier) podem produzir aloanticorpos dirigidos contra os receptores normais nas plaquetas do doador, comprometendo, assim, a eficácia da transfusão de plaquetas. A DDAVP pode melhorar a hemostasia em alguns pacientes que apresentam deficiência do *pool* de armazenamento de grânulos, síndrome de Bernard-Soulier e alguns outros distúrbios plaquetários hereditários. O fator da coagulação VII ativado recombinante mostra-se eficaz em pacientes com trombastenia de Glanzmann e alguns outros distúrbios de hipofunção plaquetária. Em pacientes submetidos a procedimentos cirúrgicos que envolvem tecidos com alta atividade fibrinolítica intrínseca (p. ex., nariz, boca e garganta e tecidos extraoculares), o ácido ε-aminocaproico ou o ácido tranexâmico podem ser úteis.[13]

### Distúrbios de sangramento plaquetário adquirido

#### FÁRMACOS

Os fármacos constituem a causa mais comum de disfunção plaquetária, ultrapassando de longe os distúrbios hereditários da função plaquetária, que são relativamente raros. Os fármacos antiplaquetários específicos como ácido acetilsalicílico (AAS), tienopiridinas e inibidores do receptor plaquetário GPIIb-IIIa, podem estar associados a sangramento significativo, particularmente se houver coexistência de trombocitopenia. Muitos outros fármacos (Tabela 164.5) que não são destinados para uso como agentes antiplaquetários provocam inibição plaquetária como efeito colateral e podem levar à ocorrência inesperada de equimoses fáceis ou sangramento. A dieta ou alguns suplementos dietéticos também influenciam a função plaquetária. Em geral, não se recomenda a realização de testes para esses defeitos adquiridos.

#### DOENÇAS ASSOCIADAS À DISFUNÇÃO PLAQUETÁRIA ADQUIRIDA

Os distúrbios hematológicos, como síndrome mielodisplásica (Capítulo 172), paraproteinemias (Capítulo 178) e neoplasias mieloproliferativas (Capítulo 157), podem causar defeitos plaquetários, algumas vezes

| Tabela 164.5 | Alguns agentes comuns que causam disfunção plaquetária adquirida. |
|---|---|
| **TIPO DE AGENTE** | **EXEMPLOS** |
| Agentes antiplaquetários | Ácido acetilsalicílico, clopidogrel, prasugrel, ticagrelor, ticlopidina, abciximabe, eptifibatida, tirofibana |
| Anti-inflamatórios não esteroides | Ibuprofeno, naproxeno, indometacina, diclofenaco, tolmetina, piroxicam |
| Inibidores seletivos da recaptação de serotonina | Fluoxetina, paroxetina, sertralina |
| Expansores do plasma | Dextranas, hidroxietilamido |
| Anti-histamínicos | Clorfeniramina, difenidramina |
| Alimentos e suplementos | Vitamina E, óleo de peixe, ácidos graxos ômega-3, álcool, alho, fungo comestível *Auricularia polytricha*, gengibre, cominho, cúrcuma, cebola, cravo |
| Inibidores da fosfodiesterase | Cilostazol, dipiridamol, cafeína, teofilina, aminofilina, sildenafila |

Dados de Casari C, Bergmeier W. Acquired platelet disorders. *Thromb Res*. 2016;141(Suppl 2):S73-S75.

concomitantemente com trombocitopenia, levando, assim, à ocorrência de sangramento desproporcional. Nas neoplasias mieloproliferativas, as plaquetas frequentemente não apresentam respostas *in vitro* normais à estimulação com epinefrina, porém os defeitos plaquetários são habitualmente inespecíficos. A disfunção plaquetária urêmica (Capítulo 121) ocorre em grau variável em pacientes com doença renal terminal. Tanto a hipofunção plaquetária quanto a trombocitopenia são comuns em pacientes com insuficiência hepática (Capítulo 145). Os pacientes com púrpura trombocitopênica imune (Capítulo 163) podem apresentar anticorpos contra receptores plaquetários específicos, aumentando não apenas a eliminação das plaquetas e causando trombocitopenia, mas também bloqueando, assim, a função do receptor de glicoproteína. Esses anticorpos podem produzir defeitos, como a trombastenia de Glanzmann (GPIIb-IIIa) ou a síndrome de Bernard-Soulier (GPIb-IX).[14] Pacientes submetidos a cirurgia cardíaca com circulação extracorpórea também podem apresentar disfunção plaquetária durante e após a intervenção.

### TRATAMENTO

Os agentes agressores podem ser identificados por meio de uma cuidadosa revisão das medicações, incluindo fitoterápicos, bem como da dieta. Esses fármacos nem sempre podem ser interrompidos de maneira segura se forem necessários para o tratamento de outras doenças graves (p. ex., doença vascular aterosclerótica grave). O tratamento das condições associadas subjacentes algumas vezes pode melhorar a disfunção plaquetária adquirida. A função plaquetária pode melhorar na uremia com vários tratamentos, como diálise (Capítulo 122), elevação do hematócrito (transfusão [Capítulo 167] ou terapia com eritropoetina), terapia com estrogênio ou elevação dos níveis de FvW (p. ex., com o uso de DDAVP, crioprecipitado ou concentrados de FvW).

## DISTÚRBIOS VASCULARES HEMORRÁGICOS

### Distúrbios vasculares hemorrágicos hereditários

A telangiectasia hemorrágica hereditária, antes denominada síndrome de Osler-Weber-Rendu, caracteriza-se pelo desenvolvimento de telangiectasias na pele e nas mucosas (Figura 164.2), bem como por malformações arteriovenosas nos pulmões, no fígado e no sistema nervoso central. Trata-se de uma condição autossômica dominante, com prevalência de 1 em 5.000. Os pacientes apresentam, caracteristicamente, epistaxe grave e recorrente e, com frequência, têm sangramento gastrintestinal que resulta em anemia ferropriva crônica (Capítulo 150).

O diagnóstico (Tabela 164.6) é basicamente clínico, e cerca de 33% dos indivíduos que apresentam "possível" telangiectasia hemorrágica hereditária têm mutações identificadas em um dos genes causadores conhecidos. Não há mutações "comuns"; quase todas as famílias

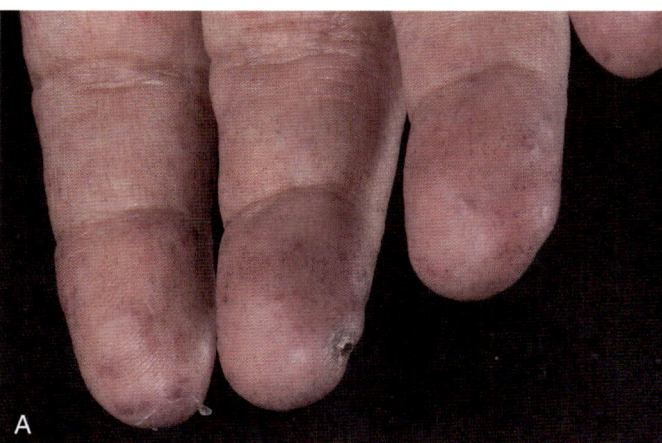

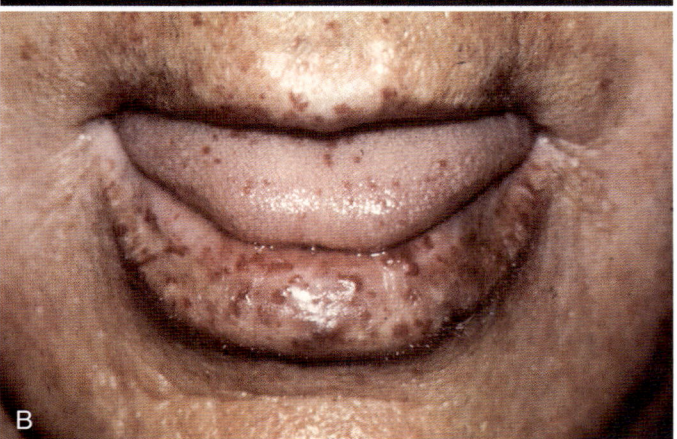

**FIGURA 164.2** Telangiectasia hemorrágica hereditária (THH). As telangiectasias ocorrem comumente nos dedos das mãos (**A**); no rosto, nos lábios e na língua (**B**); e em outras áreas, incluindo as mucosas nasal e gastrintestinal, e podem se desenvolver em outros órgãos internos. As lesões cutâneas ou mucosas tipicamente clareiam com a pressão, ao contrário do que ocorre nas petéquias. (**A**, Direitos autorais e utilizada com autorização da Mayo Foundation for Medical Education and Research, todos os direitos reservados. **B**, Cortesia do Dr. Andrew Schafer.)

### Tabela 164.6 — Critérios clínicos para o diagnóstico de telangiectasia hemorrágica hereditária.

| CRITÉRIO | LOCALIZAÇÃO/COMENTÁRIO | PORCENTAGEM AFETADA NA THH |
|---|---|---|
| 1. Epistaxe | Espontânea/recorrente | 90% |
| 2. Telangiectasias | Múltiplos locais<br>Lábios<br>Cavidade oral<br>Pontas dos dedos das mãos<br>Nariz | 80% |
| 3. Lesões viscerais | Telangiectasia GI<br>MAV pulmonar<br>MAV hepática<br>MAV cerebral<br>MAV espinal | 13 a 30%<br>50%<br>30 a 70%<br>10 a 20%<br>< 1% |
| 4. História familiar | Parente de primeiro grau afetado | |
| Diagnóstico de THH | Definitivo: 3 a 4 critérios preenchidos<br>Possível: 2 critérios preenchidos<br>Improvável: 0 a 1 critério preenchido | |

MAV = malformação arteriovenosa; GI = gastrintestinal; THH = telangiectasia hemorrágica hereditária. (Adaptada de Dittus C, Streiff M, Ansell J. Bleeding and clotting in hereditary hemorrhagic telangiectasia. *World J Clin Case.* 2015;3:330-337.)

apresentam mutação singular. Foram descritas várias mutações em dois genes principais em cerca de 85% dos pacientes: o gene da endoglina (*ENG*) na telangiectasia hemorrágica hereditária tipo I e o gene do receptor de activina A tipo II semelhante a 1 (*ACVRL1*) na telangiectasia hemorrágica hereditária tipo II. Mutações de *SMAD4* também foram implicadas em 2 a 3% dos pacientes com telangiectasia hemorrágica hereditária e estão associadas à polipose juvenil concomitante. Esses genes codificam proteínas que modulam a sinalização do fator transformador de crescimento β nas células endoteliais vasculares, levando ao desenvolvimento de telangiectasias frágeis e malformações arteriovenosas. O tratamento de suporte consiste em terapia com ferro suplementar, por via intravenosa ou oral, para a anemia ferropriva, devido ao sangramento crônico. O bevacizumabe, 5 mg/kg a cada 14 dias, com total de seis injeções, diminui a epistaxe e melhora a qualidade de vida. O ácido tranexâmico, 1 g por via oral, 3 vezes/dia, é efetivo para reduzir a epistaxe recorrente.[A2] A administração intranasal de ácido tranexâmico, estriol ou bevacizumabe não é mais efetiva do que o placebo na redução das epistaxes.[A3] Depois de 20 anos de acompanhamento, os pacientes com telangiectasia hemorrágica hereditária apresentam taxas de sobrevida semelhantes às da população geral.[15]

A síndrome de Ehlers-Danlos (Capítulo 244) é causada por mutações em genes que ajudam a formar o colágeno ou modificá-lo. As manifestações clínicas e o prognóstico variam entre pelo menos nove subtipos (três dos quais são extremamente raros). A herança é habitualmente autossômica dominante; entretanto, tipos raros são autossômicos recessivos. O tipo 4 (síndrome de Ehlers-Danlos vascular) está particularmente associado à ocorrência de sangramento. Equimoses espontâneas e outras complicações de sangramento são exacerbadas por aneurismas, dissecção e ruptura vascular e fístulas arteriovenosas. O diagnóstico da síndrome de Ehlers-Danlos vascular baseia-se nos achados clínicos e é confirmado pela identificação de uma mutação patogênica heterozigota no gene *COL3A1*. A DDAVP e o ácido tranexâmico podem diminuir o sangramento; entretanto, pode ocorrer sangramento arterial que comporta risco de vida de maneira espontânea ou após intervenções arteriais de rotina ou traumatismo. Os indivíduos afetados necessitam de aconselhamento genético, bem como vigilância e aconselhamento preventivo minucioso sobre as circunstâncias a serem evitadas.[16]

### Distúrbios vasculares hemorrágicos adquiridos

As disproteinemias, como a macroglobulinemia de Waldenström (Capítulo 178), a crioglobulinemia (Capítulo 178) e a amiloidose sistêmica (Capítulo 179), podem causar púrpura ou outro tipo de sangramento em razão da deposição de fragmentos de imunoglobulinas no sistema vascular (amiloidose) ou em virtude da inibição das hemostáticas entre plaquetas e vasos pelas imunoglobulinas. Uma forma benigna, denominada hipergamaglobulinemia da macroglobulinemia de Waldenström, que é diferenciada da macroglobulinemia de imunoglobulina M monoclonal, manifesta-se como púrpura nas pernas, anemia leve e leucopenia. Tipicamente, a púrpura de Henoch-Schönlein (Capítulo 410) caracteriza-se por púrpura palpável nos membros inferiores, acompanhada de artralgias, dor abdominal e lesão renal. O escorbuto (Capítulo 205), em que a falta de vitamina C afeta a síntese de colágeno, manifesta-se tipicamente com equimoses e petéquias, classicamente com minúsculas hemorragias perifoliculares em torno de pelos encaracolados. Ocorre também exsudação de sangue gengival. Na púrpura senil (Capítulo 410) ou púrpura simples, ocorre diminuição na estrutura de sustentação vascular da pele com a idade e a exposição ao sol; tipicamente, os pacientes apresentam equimoses espontâneas no dorso das mãos, nos antebraços e nas pernas. As púrpuras psicogênicas, que se caracterizam por dor focal recorrente seguida de equimoses, são controversas e difíceis de distinguir da púrpura e sangramento traumáticos autoinduzidos ou factícios.

### Recomendações de grau A

A1. Gill JC, Castaman G, Windyga J, et al. Hemostatic efficacy, safety, and pharmacokinetics of a recombinant von Willebrand factor in severe von Willebrand disease. *Blood.* 2015;126:2038-2046.

A2. Geisthoff UW, Seyfert UT, Kubler M, et al. Treatment of epistaxis in hereditary hemorrhagic telangiectasia with tranexamic acid—a double-blind placebo-controlled cross-over phase IIIb study. *Thromb Res.* 2014;134:565-571.

A3. Whitehead KJ, Sautter NB, McWilliams JP, et al. Effect of topical intranasal therapy on epistaxis frequency in patients with hereditary hemorrhagic telangiectasia: a randomized clinical trial. *JAMA.* 2016;316:943-951.

### REFERÊNCIAS BIBLIOGRÁFICAS

*As referências bibliográficas, bem como os outros materiais suplementares deste livro, encontram-se no GEN-IO, nosso ambiente virtual de aprendizagem.*

# 165
# DISTÚRBIOS HEMORRÁGICOS: DEFICIÊNCIAS DOS FATORES DA COAGULAÇÃO

MARGARET V. RAGNI

## DEFICIÊNCIAS DA COAGULAÇÃO

As deficiências graves da coagulação ou coagulopatias são, tipicamente, caracterizadas por sangramento espontâneo ou provocado, como durante uma cirurgia ou traumatismo, e resultam em complicações potencialmente fatais ou que ameaçam a integridade dos membros. Por outro lado, as coagulopatias moderadas e leves podem permanecer clinicamente silenciosas até que sejam detectadas por acaso em exames laboratoriais de rotina (p. ex., tempo de protrombina [TP], tempo de tromboplastina parcial ativado [TTPa]), ou quando esses exames são solicitados para avaliar a causa de sangramento anormal ou aparecimento de equimoses. Grande parte da morbidade das coagulopatias pode ser minimizada ou evitada por meio de reposição profilática das proteínas dos fatores da coagulação deficientes. Ao contrário das manifestações clínicas duradouras das coagulopatias hereditárias ou congênitas, as deficiências adquiridas habitualmente aparecem de maneira aguda em indivíduos previamente assintomáticos; elas podem não ser suspeitadas e, com frequência, sofrem remissão espontânea ou após a erradicação de um estado patológico desencadeante ou após a retirada de um medicamento agressor. Os distúrbios adquiridos da coagulação podem estar associados a sangramento mais grave do que os distúrbios congênitos, em parte devido à demora no estabelecimento do diagnóstico. Em geral, as coagulopatias podem resultar da síntese inadequada de proteínas dos fatores da coagulação ou da inibição de proteínas ativadas dos fatores da coagulação por anticorpos adquiridos ou fármacos anticoagulantes. Por fim, os defeitos qualitativos, sejam congênitos ou adquiridos, também podem resultar em sangramento.

## Hemofilias hereditárias

### DEFINIÇÃO

As hemofilias incluem a hemofilia A e a hemofilia B, que são causadas, respectivamente, por deficiências ou defeitos do fator da coagulação VIII (fator anti-hemofílico) e do fator IX (fator anti-hemofílico B ou fator de Christmas). A deficiência de qualquer uma dessas proteínas da via intrínseca da coagulação resulta em formação inadequada de trombina em locais de lesão vascular.

### EPIDEMIOLOGIA

As hemofilias A e B são distúrbios recessivos ligados ao sexo, e estima-se que ocorram em 1 em 5.000 e 1 em 30.000 nascidos vivos do sexo masculino, respectivamente. A maior incidência da hemofilia A pode decorrer da maior quantidade de DNA "com risco" de sofrer mutação no gene do fator VIII (186.000 pares de bases), em comparação com o gene do fator IX (34.000 pares de bases). As hemofilias A e B são observadas em todos os grupos raciais e étnicos, e, nos EUA, mais de 20.000 indivíduos são afetados. Embora o exame de portador, o aconselhamento genético e o diagnóstico pré-natal estejam amplamente disponíveis nos EUA, por meio da rede dos Hemophilia Treatment Centers (HTC), financiados pelo governo federal, as taxas de fecundidade permanecem altas, e poucas portadoras confirmadas decidem interromper a gestação, mesmo quando um feto afetado é detectado *in utero*. Essas decisões provavelmente são influenciadas pela ampla disponibilidade de concentrados de fator da coagulação efetivos e seguros e pela perspectiva de uma futura cura das hemofilias por meio de transferência gênica. Uma proporção substancial (30%) dos casos de hemofilia surge como novas mutações espontâneas. De modo geral, as hemofilias são muito mais comuns do que os distúrbios da coagulação autossômicos recessivos (ver adiante), que frequentemente afetam a progênie de relacionamentos consanguíneos e que exigem a herança de dois alelos defeituosos para que surjam as manifestações hemorrágicas.

### BIOPATOLOGIA

#### Genética

À semelhança de outras doenças recessivas ligadas ao sexo, os genes para os fatores VIII e IX estão localizados no braço longo do cromossomo X. Os homens com alelo defeituoso em seu único cromossomo X transmitem esse gene a todas as suas filhas, que, portanto, são portadoras obrigatórias, porém a nenhum de seus filhos. Como as filhas portadoras herdam um cromossomo X afetado, metade de seus filhos desenvolverá o distúrbio da coagulação, enquanto metade de suas filhas será portadora obrigatória. As mulheres portadoras podem manifestar hemorragia, sobretudo pós-parto, se os alelos no cromossomo X estiverem inativados de maneira desigual (lionização); o alelo hemofílico defeituoso é expresso de preferência em relação ao alelo normal, os níveis plasmáticos de fator VIII estão abaixo de 50%, e ocorre consequentemente o fenótipo hemofílico. A hemofilia feminina pode surgir da união de um homem hemofílico com uma mulher portadora (homozigota para o gene defeituoso do fator VIII ou fator IX) ou em mulheres portadoras que apresentam o cariótipo 45,X0 (síndrome de Turner) e são hemizigotas para o gene defeituoso da hemofilia.

Nenhuma mutação isolada é responsável pelas hemofilias. Foram descritas muitas mutações pontuais de sentido incorreto (*missense*) e sem sentido (*nonsense*), deleções e inversões. Os defeitos moleculares graves predominam, e 40 a 50% de todos os casos de hemofilia A grave evoluem a partir de uma única inversão do íntron 22 (o maior dos íntrons do fator VIII). Essa inversão resulta da combinação e da translocação do DNA no íntron 22 do gene do fator VIII, com áreas de DNA "não funcional" extragênico, porém homólogo, localizadas a uma distância do íntron 22. Outros defeitos moleculares graves de ocorrência menos comum incluem grandes deleções no gene (5 a 10% dos casos) e mutações sem sentido (10 a 15% dos casos). As proteínas codificadas, que resultam dessas mutações, são defeituosas e não expressam atividade do fator VIII. A hemofilia A leve ou moderada está comumente associada a mutações pontuais e deleções. Por outro lado, as mutações do fator IX são mais diversas, e a hemofilia B grave é mais provavelmente causada por grandes deleções. Os genes dos fatores da coagulação mutados, responsáveis pelas hemofilias, também podem codificar a produção de proteínas não funcionais defeituosas, que circulam no plasma e são detectadas em níveis quantitativos normais por imunoensaios, mas não por ensaios de atividade funcional. Uma lista das mutações que causam as hemofilias pode ser obtida no Human Gene Mutation Database (www.hgmd.org).

### MANIFESTAÇÕES CLÍNICAS

Afirma-se que a hemofilia A e a hemofilia B são clinicamente indistinguíveis, e sua gravidade clínica corresponde inversamente aos níveis plasmáticos circulantes de atividade coagulante dos fatores VIII ou IX. Entretanto, vários estudos constataram maior frequência de sangramento, maior uso de fator e hospitalizações mais frequentes na hemofilia A, sugerindo gravidade clínica maior do que na hemofilia B. Os indivíduos com menos de 1% da atividade normal do fator VIII ou IX são classificados como tendo doença "grave" que se caracteriza por episódios hemorrágicos espontâneos nas articulações (hemartrose) e tecidos moles e por hemorragia profusa com traumatismo ou cirurgia. Embora o sangramento espontâneo seja incomum nas deficiências leves (> 5% da atividade normal), ocorre tipicamente sangramento excessivo em caso de traumatismo ou cirurgia. Uma evolução clínica moderada está associada a níveis de fatores VIII ou IX entre 1 e 5%. Cerca de 60% de todos os casos de hemofilia A são clinicamente graves, enquanto apenas 20 a 45% dos casos de hemofilia B são graves.

Tipicamente, a hemofilia grave é suspeitada e diagnosticada durante o primeiro ano de vida quando não há história familiar. Hemorragia intracraniana é a principal causa de morbidade e mortalidade nos recém-nascidos, com incidência cumulativa de 3,8%, de acordo com dados coletados pelo U.S. Centers for Disease Control and Prevention. A hemorragia intracraniana não parece estar relacionada com o tipo de parto, embora metade dessas hemorragias ocorra no período neonatal. As diretrizes atuais sugerem que o parto por cesariana deve ser considerado para todos os fetos do sexo masculino com hemofilia A grave. A extração a vácuo aumenta o risco de formação de céfalo-hematoma e, portanto, é desencorajada. A circuncisão nos primeiros dias após o nascimento é acompanhada de sangramento excessivo em menos da metade dos recém-nascidos gravemente afetados. A primeira hemartrose espontânea em hemofílicos gravemente afetados ocorre, em geral entre 9 e 18 meses, quando começa a deambulação. Nos indivíduos moderadamente afetados, isso não ocorre, em geral, até 2 a 5 anos. Os joelhos são os locais mais proeminentes de sangramento espontâneo, seguidos dos cotovelos, tornozelos, ombros e quadris; os punhos são menos comumente afetados.

As hemartroses agudas (Figura 165.1) originam-se do plexo venoso subsinovial, subjacente à cápsula articular, e provocam sensação de formigamento e queimação, seguida por dor intensa e edema.[1] Ao exame físico, a articulação está edemaciada, quente e hipersensível à palpação, com eritema da pele sobrejacente. A mobilidade articular é comprometida pela dor e rigidez, e, em geral, a articulação é mantida em posição de flexão. A reposição imediata ou precoce do fator da coagulação deficiente para alcançar níveis hemostáticos normais reverte rapidamente a dor, enquanto o tratamento tardio resulta em excesso de dor, morbidade e dano articular. O tratamento ideal após a ocorrência de sangramento inclui repouso, gelo, concentrado de fator e elevação do membro.[2] Mais de 75% das crianças e cerca de 50% dos adultos recebem profilaxia (prevenção) com infusão do fator, várias vezes por semana, para manter os níveis do fator VIII ou IX acima de 1%, de modo a evitar a ocorrência de sangramento articular e desenvolvimento de artropatia hemofílica crônica. Entretanto, a profilaxia precisa ser iniciada antes dos 4 anos e na ausência de obesidade para preservar a mobilidade articular.[3]

Sangramentos recorrentes ou não tratados resultam em hipertrofia sinovial crônica e, por fim, dano à cartilagem subjacente, com formação subsequente de cistos ósseos subcondrais, erosão óssea e contraturas em flexão. As forças mecânicas anormais de sustentação do peso podem provocar subluxação, desalinhamento, perda da mobilidade e deformidades permanentes dos membros inferiores (Figura 165.2). Essas alterações são acompanhadas de dor crônica, edema, artrite e incapacidade.[4] As radiografias simples e o exame clínico das hemartroses crônicas frequentemente subestimam a extensão do dano ósseo e articular; a ressonância magnética (RM) seriada é a técnica de imagem mais sensível para detectar e monitorar a doença precoce e progressiva, e a ultrassonografia (US) precoce, realizada no consultório/ambulatório, está sendo explorada para detectar a doença articular precoce até mesmo antes do aparecimento de sintomas.

Os hematomas intramusculares são responsáveis por cerca de 30% dos episódios hemorrágicos relacionados com a hemofilia e raramente ameaçam a vida dos pacientes. Em geral, são precipitados por traumatismo físico ou iatrogênico (p. ex., após injeções intramusculares) e podem comprometer a função sensitiva e motora ou a circulação arterial quando encarceram e comprimem estruturas vitais em compartimentos fasciais fechados. Esta última ocorrência, denominada *síndrome compartimental*, manifesta-se com rápido início de edema e dor intensa em um membro, que não são aliviados pela infusão do fator e por analgésicos convencionais; essa síndrome é considerada uma emergência médica, que pode exigir fasciotomia para preservar o tecido e proporcionar alívio da dor. Os hematomas retroperitoneais podem ser confundidos clinicamente com apendicite ou hemorragia do quadril, porém deve-se suspeitar de sua ocorrência em um paciente que não consegue ficar em posição ortostática devido à dor da extensão muscular na presença de hematoma. É necessário tratamento imediato e agressivo para prevenir a deformidade anatômica permanente, como contratura em flexão, dano aos nervos ou formação de pseudotumores (hematomas expansivos que provocam erosão e destruição das estruturas esqueléticas adjacentes). O sangramento das mucosas não é raro e, quando acomete a língua ou o espaço retrofaríngeo, pode ameaçar as vias respiratórias. Tipicamente, a hemorragia gastrintestinal origina-se de lesões anatômicas proximais ao ligamento de Treitz e pode ser exacerbada por varizes esofágicas secundárias à cirrose e hipertensão portal ou pelo uso de anti-inflamatórios não esteroides (AINEs) no tratamento das hemartroses. Hemorragia espontânea no sistema geniturinário pode ocorrer em consequência de coágulos ureterais, cálculos renais e/ou infecção. O fator da coagulação, a hidratação e, em crianças, um ciclo de esteroides de curta duração podem acelerar a resolução. Entretanto, o sangramento no sistema geniturinário em pacientes com hemofilia pode ser agravado pelo uso de agentes antifibrinolíticos. Ocorrem sangramentos intracranianos em 10% dos pacientes, com risco de 2% por ano; podem ser espontâneos ou traumáticos e são fatais em 30% dos casos. Em seguida, podem ocorrer defeitos neuromusculares, distúrbios convulsivos e déficits intelectuais.

Os indivíduos com hemofilia tratados em centros de tratamento específicos apresentam menor taxa de mortalidade e custos reduzidos de cuidados, em comparação com aqueles que recebem tratamento em outros locais. O modelo de cuidados crônicos praticado nos centros de tratamento da hemofilia ressalta a necessidade de prevenção para reduzir a doença articular e as complicações, a otimização das doses do fator, o aconselhamento sobre esportes seguros e importância de evitar o uso de ácido acetilsalicílico (AAS) e outros fármacos que inibam a função plaquetária, bem como o manejo de infecções transmitidas por transfusões crônicas, incluindo hepatite C e infecção pelo HIV.

### DIAGNÓSTICO

Deve-se suspeitar do diagnóstico de hemofilia com base nas histórias familiar e pessoal de sangramento e na detecção laboratorial de prolongamento do TTPa (com TP normal). O diagnóstico é confirmado por redução significativa da atividade do fator VIII ou do fator IX no plasma. Conforme assinalado no Capítulo 162, o TTPa não é um teste de triagem sensível o suficiente para estar prolongado em hemofílicos leves, nos quais o nível de fator VIII é, algumas vezes, acima de 30% do normal. Em geral, a hemofilia grave é reconhecida no primeiro ano de vida, com sangramento na circuncisão; por outro lado, a doença moderada ou leve é reconhecida posteriormente durante a vida, após a ocorrência de traumatismo ou cirurgia. A hemofilia pode ser distinguida da doença de von Willebrand (DvW; Capítulo 164) pelos níveis normais de cofator da ristocetina e antígeno do fator von Willebrand. Na DvW 2N, o nível de fator VIII está significativamente mais baixo do que os níveis de cofator da ristocetina e antígeno do fator de von Willebrand, devido à redução da ligação do fator VIII; essa variante da DvW pode exigir genotipagem para

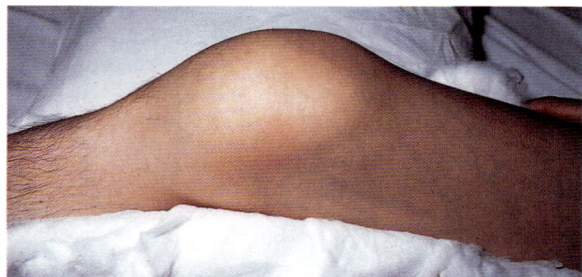

**FIGURA 165.1** Hemartrose aguda do joelho é uma complicação comum da hemofilia. Pode ser confundida com infecção aguda, a não ser que o distúrbio de coagulação do paciente seja conhecido, visto que o joelho fica quente, vermelho, edemaciado e doloroso. (De Forbes CD, Jackson WF. *Color Atlas and Text of Clinical Medicine*, 3rd ed. London: Mosby; 2003.)

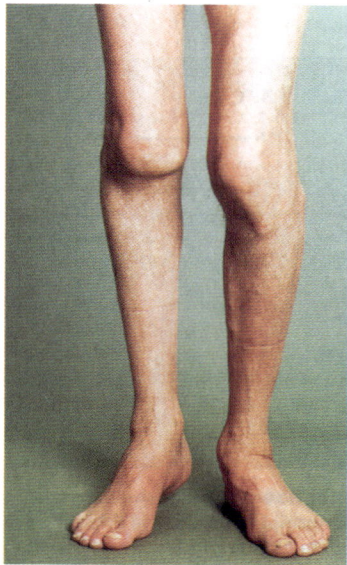

**FIGURA 165.2** Artrite crônica grave na hemofilia. A articulação mais comumente afetada é o joelho. Ambos os joelhos estão muito comprometidos nesse paciente. Observe que ele não consegue ficar em pé com os dois pés apoiados no chão. (De Forbes CD, Jackson WF. *Color Atlas and Text of Clinical Medicine*, 3rd ed. London: Mosby; 2003.)

diferenciá-la da hemofilia A. Outras deficiências congênitas de fatores intrínsecos (p. ex., fatores XI e XII) podem ser determinadas por ensaios de fatores da coagulação específicos. A deficiência de vitamina K (ver mais adiante e Capítulo 166) pode ser detectada pelo prolongamento associado do TP; por deficiências dos fatores II, VII, IX e X; e pela resolução do defeito da coagulação com vitamina K. A presença de heparina pode ser confirmada pela correção do TTPa após passar a amostra por uma coluna de absorção de heparina. A ausência de correção do TTPa em uma mistura de 1:1 com plasma normal sugere a existência de um inibidor; os inibidores específicos estão associados a um nível diminuído de fator único (habitualmente o fator VIII; ver Inibidores aloanticorpos contra os fatores VIII e IX, na seção Tratamento), enquanto os inibidores bloqueadores causam alterações inespecíficas nos níveis do fator, associadas a um ensaio lipídio hexagonal positivo (ver Síndrome do anticorpo antifosfolipídio e anticoagulante lúpico).

## TRATAMENTO

O tratamento e a prevenção dos episódios de sangramento agudo nas hemofilias A e B baseiam-se na reposição do fator de coagulação (proteína) ausente ou deficiente, de modo a restaurar a hemostasia adequada (Tabela 165.1). Foi constatado que o uso de fator de modo profilático, isto é, várias vezes por semana para prevenção de sangramento, reduz ou evita o sangramento articular e diminui a artropatia articular. Os fatores da coagulação mais recentes com meia-vida estendida (ver adiante) simplificaram o tratamento ao reduzir a frequência de tratamento e a necessidade de acesso central.

A meta da terapia de reposição (Tabela 165.1) consiste em alcançar níveis plasmáticos de atividade dos fatores VIII ou IX suficiente para prevenir a ocorrência de hemorragia espontânea. Como esses eventos são individualizados e variam de acordo com a idade, o nível de atividade e a farmacocinética individual, o nível ideal de tratamento varia entre pacientes afetados. Em geral, são recomendados níveis de 25 a 30% para o tratamento de sangramentos espontâneos ou traumáticos menores (p. ex., hemartroses, hematúria persistente). São recomendados níveis de atividade dos fatores da coagulação de pelo menos 50% para hemorragias graves (p. ex., cirurgia odontológica de grande porte, terapia de reposição de manutenção após cirurgia de grande porte ou traumatismo), enquanto se recomenda atividade de 80 a 100% para qualquer evento hemorrágico com risco à vida ou com ameaça à integridade dos membros (p. ex., cirurgia de grande porte, traumatismo). Após traumatismo importante, ou se houver suspeita de hemorragia visceral ou intracraniana, a terapia de reposição adequada para alcançar uma atividade de fator da coagulação de 100% deve ser administrada *antes* do início dos procedimentos diagnósticos. Para calcular a dosagem inicial do fator de reposição, a atividade plasmática do fator VIII geralmente aumenta em cerca de 2% (0,02 UI/m$\ell$) para cada unidade de fator VIII administrada por quilograma de peso corporal, enquanto a atividade do fator IX aumenta em cerca de 1% (0,01 UI/m$\ell$) para cada unidade de fator IX administrada por quilograma de peso corporal. Assim, um indivíduo de 70 kg com hemofilia A ou B grave (atividade dos fatores VIII ou IX < 1% do normal) que exige uma reposição de 100% de atividade para cirurgia de grande porte deve receber inicialmente 3.500 UI de concentrado de fator VIII ou 7.000 UI de concentrado de fator IX. As meias-vidas circulantes dos fatores VIII e IX exigem uma posologia subsequente em metade da dose inicial, a cada 8 a 12 horas, para o fator VIII, e a cada 18 a 24 horas, para o fator IX, respectivamente. Entretanto, essa dosagem empírica (baseada em cálculos) deve ser individualizada, de acordo com os níveis máximos de recuperação e mínimos de atividade, tem sido otimizada pela implementação de modelo farmacocinético da população.[5] A frequência de repetição da dose também é determinada pela velocidade de alívio da dor, recuperação da função articular e resolução do sangramento ativo. Em geral, a reposição é mantida por 10 a 14 dias após cirurgia de grande porte para possibilitar a cicatrização adequada da ferida. No manejo de sangramento ou procedimentos cirúrgicos em pacientes com hemofilia, injeções em *bolus* repetidas, conforme descrito anteriormente, ou uma infusão contínua podem ser usadas para reposição do fator de coagulação. A infusão pode proporcionar níveis constantes do fator da coagulação deficiente e pode ter uma relação custo-benefício favorável; entretanto, surgiram preocupações sobre o risco aumentado de desenvolvimento de inibidores do fator de coagulação deficiente com o uso da infusão contínua.[6] Os fatores VIII e IX recombinantes de longa duração (EHL, *extended half-life*) – incluindo forma peguilada, de fusão com albumina, alfanonacogue (fator IX) ou fusão com Fc (domínio Fc da imunoglobulina $G_1$, $IgG_1$) – estão atualmente disponíveis para profilaxia ou tratamento, visto que são seguros e efetivos na redução da frequência de hemorragia e prolongam em 1,5 a 2 vezes a meia-vida do fator VIII e em 2,5 a 5 vezes a do fator IX. Esses agentes também foram utilizados com sucesso na cirurgia. A frequência típica das doses do rFVIII EHL é de 2 vezes/semana, em uma dose de 50 a 65 UI/kg, e, para o rFIX EHL, uma vez a cada 1 a 2 semanas, em uma dose de 100 UI/kg.

O crioprecipitado (o precipitado frio do plasma fresco congelado [PFC] após descongelamento 4°C) e o PFC contêm o fator VIII, porém apenas o PFC contém o fator IX. Entretanto, nem o crioprecipitado nem o PFC são utilizados no tratamento da hemofilia A ou da hemofilia B, visto que esses agentes podem transmitir patógenos por via hematogênica e exigir infusão de grandes volumes. Nos EUA, todos os concentrados de fatores da coagulação disponíveis (Tabela 165.1), derivados do plasma ou obtidos por engenharia genética, são igualmente eficazes e considerados extremamente seguros; nenhum concentrado foi implicado na transmissão de patógenos virais ou príons por via hematogênica. Os concentrados de fatores VIII e IX recombinantes, incluindo as proteínas de meia-vida padrão e proteínas de longa duração (meia-vida estendida), são fabricados sem a adição de proteínas humanas ou animais ao meio de cultura ou na formulação final, eliminando, assim, os riscos teóricos de transmissão de príons ou vírus murinos.

Uma abordagem mais recente promissora é o emicizumabe, um anticorpo monoclonal biespecífico, que conecta os fatores IX e X ativados e substitui funcionalmente o fator VIII ativado ausente, seja devido a um inibidor do fator VIII ou à deficiência desse fator na hemofilia A. A profilaxia com emicizumabe (1,5 mg/kg por via subcutânea, 1 vez/semana ou a cada 2 semanas) efetivamente reduz o sangramento clínico na hemofilia A.[A2] Essa abordagem consegue promover correção hemostática no estado de equilíbrio dinâmico nesses pacientes, em vez da oscilação de níveis máximos e mínimos de outras terapias de reposição.[7] Foi constatado que o período de tempo por semana em que o nível mínimo de fator VIII é inferior a 1% apresenta correlação direta com risco de sangramento.[8]

### Hemartroses

A dor moderada ou intensa que acompanha as hemartroses agudas responde ao alívio analgésico imediato, imobilização temporária, restrição da sustentação de peso e reposição do fator de coagulação. Analgésicos narcóticos, como a codeína ou os derivados sintéticos da codeína, devem ser evitados, em virtude de seu potencial de drogadição e recomenda-se uma consulta inicial com médicos especializados em dor. A analgesia crônica com paracetamol, embora seja útil em doses baixas, pode estar associada a hepatotoxicidade quando são administradas doses mais altas, particularmente em pacientes com hepatite crônica. Para alguns pacientes que aderem à profilaxia, podem ser utilizados anti-inflamatórios não esteroides (AINEs), contanto que não ocorra sangramento. Em geral, AAS é contraindicado, porque provoca inibição irreversível da agregação plaquetária.

Embora a profilaxia seja a estratégia ideal para evitar a dor, a redução da mobilidade e a incapacidade associada à destruição articular final, quando a profilaxia não teve sucesso ou nunca foi iniciada, pode-se recomendar a cirurgia. A sinovectomia por meio de cirurgia aberta ou por artroscopia remove o tecido inflamado e pode diminuir a dor e reduzir o sangramento recorrente, porém habitualmente apenas de modo temporário. A sinovectomia não cirúrgica (sinoviortese), que envolve a administração intra-articular de um radioisótopo, pode ser considerada em pacientes de alto risco e naqueles que apresentam inibidores aloanticorpos contra os fatores VIII ou IX (ver mais adiante). Nem a sinovectomia nem a sinoviortese revertem o dano articular, porém ambos os procedimentos podem retardar a sua progressão. Os exercícios sem sustentação de peso, como a natação e os exercícios isométricos, são importantes para o desenvolvimento muscular periarticular e a manutenção da estabilidade da articulação para a deambulação. A dor intratável e a destruição grave das articulações em consequência de hemorragias repetidas exigem substituição com prótese. A dor crônica no tornozelo responde melhor a cirurgia a céu aberto ou fixação e fusão artroscópicas (artrodese).

### Infecções virais transmitidas por concentrados de fatores

Ao contrário de outros grupos de risco, os indivíduos com hemofilia foram, no passado, expostos durante a juventude a agentes transmissíveis pelo tratamento com fatores de coagulação. Esses agentes incluíam vírus da hepatite C (HCV), resultando em infecção de 90% dos indivíduos transfundidos do fim da década de 1970 até meados da década de 1980, e infecção pelo vírus da imunodeficiência humana (HIV) em 80% dos pacientes transfundidos com produtos de fator VIII e 50% dos transfundidos com produtos de fator IX de 1978 até meados da década de 1980. Essas infecções são agora tratadas com agentes antivirais por toda a vida, e, embora a infecção crônica por HCV (ver Capítulo 140) ainda seja a principal causa de morte na hemofilia, antecipa-se que a terapia específica do HCV reduzirá o número de pacientes que necessitam de transplante de fígado e, entre aqueles submetidos a transplante, a proporção que sofre recorrência do HCV, a principal causa de morte por transplante nessa população.

## Tabela 165.1 Proteínas de coagulação aprovadas pela FDA e terapias de reposição disponíveis nos EUA.

| DEFICIÊNCIA DE PROTEÍNAS DE COAGULAÇÃO | PADRÃO DE HERANÇA | PREVALÊNCIA | NÍVEL HEMOSTÁTICO MÍNIMO | FONTES DE REPOSIÇÃO |
|---|---|---|---|---|
| Fator I (fibrinogênio) | | | 50 a 100 mg/d$\ell$ | Crioprecipitado, PFC, concentrado de fibrinogênio |
|   Afibrinogenemia | Autossômica recessiva | Rara (< 300 famílias) | | |
|   Disfibrinogenemia | Autossômica dominante ou recessiva | Rara (> 300 variantes) | | |
| Fator II (protrombina) | Autossômica dominante ou recessiva | Rara (25 famílias) | 30% do normal | PFC, concentrados de complexo de fator IX |
| Fator V (fator lábil) | Autossômica recessiva | 1 em 1 milhão de nascidos vivos | 25% do normal | PFC |
| Fator VII | Autossômica recessiva | 1 em 500.000 nascidos vivos | 25% do normal | Fator VIIa recombinante (15 a 20 μg/kg), PFC, concentrados de complexo de fator IX |
| Fator VIII (fator anti-hemofílico) | Recessiva ligada ao X | 1 em 5.000 nascidos vivos do sexo masculino | 80 a 100% para sangramento de cirurgia/potencialmente fatal, 50% para sangramentos graves, 25 a 30% para sangramentos menores | Concentrados de fator VIII (de preferência fator VIII recombinante e recombinante de longa duração) |
| Doença de von Willebrand (Capítulo 164) | | | > 50% de atividade do antígeno do FvW e cofator de ristocetina | DDAVP para a doença leve a moderada (com exceção do tipo 2B; resposta variável no tipo 2A); crioprecipitado e PFC (não é preferido, exceto em casos de emergência); concentrado de fator VIII/FvW derivado do plasma, com atenuação viral e pureza intermediária; concentrado de FvW recombinante (as últimas duas proteínas são preferidas para cirurgia, para a doença que não responde à DDAVP e para o tipo 3) |
|   Variantes tipos 1 e 2 | Habitualmente autossômica dominante | Prevalência de 1% | | |
|   Tipo 3 | Autossômica recessiva | 1 em 1 milhão de nascidos vivos | | |
| Fator IX (fator de Christmas) | Recessiva ligada ao X | 1 em 30.000 nascidos vivos do sexo masculino | 25 a 50% do normal, dependendo do grau de sangramento, cirurgia | Concentrados de fator IX (de preferência fator IX recombinante e recombinante de longa duração); PFC não é preferido, exceto em emergências extremas |
| Fator X (fator de Stuart-Prower) | Autossômica recessiva | 1 em 500.000 nascidos vivos | 10 a 25% do normal | Concentrado de fator X derivado do plasma, PFC ou concentrados de complexo de fator IX |
| Fator XI (hemofilia C) | Autossômica dominante; o tipo grave é recessivo | 4% de judeus asquenazes; 1 em 1 milhão da população geral | 20 a 40% do normal | PFC ou concentrado de fator XI |
| Fator XII (fator Hageman), pré-calicreína, cininogênio de alto peso molecular | Autossômica recessiva | Não disponível | Nenhum tratamento necessário | — |
| Fator XIII (fator estabilizador da fibrina) | Autossômica recessiva | 1 em 3 milhões de nascidos vivos | 5% do normal | Concentrado de fator XIII recombinante, PFC, crioprecipitado ou concentrado de fator XIII com atenuação viral |

DDAVP = desmopressina; FDA = Food and Drug Administration; PFC = plasma fresco congelado; FvW = fator de von Willebrand.

## Tratamentos auxiliares e outras abordagens

As estratégias de tratamentos auxiliares para as hemofilias incluem o uso de agentes antifibrinolíticos, como o ácido ε-aminocaproico (50 mg/kg, 3 a 4 vezes/dia) ou o ácido tranexâmico (3 ou 4 g/dia VO, em doses fracionadas), para minimizar o sangramento das mucosas, em particular da cavidade oral, e a aplicação de cola de fibrina nos locais de sangramento. A desmopressina (DDAVP) pode ser administrada por insuflação nasal 2 horas antes de um procedimento cirúrgico agendado (um *spray* por narina para fornecer uma dose total de 300 μg; ou, em pacientes com peso abaixo de 50 kg, administração de 150 μg em um único *spray*). Como alternativa, a DDAVP pode ser administrada por via intravenosa (dissolvida em 50 m$\ell$ de soro fisiológico) durante 30 minutos em uma dose de 0,3 μg/kg. A DDAVP mostra-se útil em pacientes com hemofilia A leve, visto que uma elevação adequada na atividade do fator VIII pode evitar o uso de concentrados de fatores de coagulação. A administração repetida de DDAVP (por via intravenosa ou por *spray* intranasal) pode ser complicada por rubor facial, taquifilaxia, crises convulsivas hiponatrêmicas (principalmente em crianças) e, raramente, angina.

## Inibidores aloanticorpos contra os fatores VIII e IX

Os aloanticorpos – isto é, anticorpos contra o fator VIII infundido "estranho" ou, com menos frequência, contra o fator IX – são habitualmente detectados na infância após média de 9 a 12 exposições ao fator de coagulação. Os inibidores estão associados a uma elevada taxa de hospitalização, custo elevado e morte precoce. Ocorrem de preferência em pacientes com histórico familiar de inibidores, naqueles que apresentam deleções de grandes multidomínios dos genes dos fatores VIII e IX, em negros e hispânicos; contudo, é difícil prever aqueles nos quais ocorrerá desenvolvimento de inibidores.[9] Entre os negros, os dados de sequência gênica sugerem que as transfusões de fator VIII não compatíveis podem ser responsáveis pelo alto risco de inibidores. A incidência de aloanticorpos contra o fator VIII em pacientes com hemofilia A é de 15 a 25%, enquanto a incidência de aloanticorpos contra o fator IX entre pacientes com hemofilia B é de 1,5 a 3% e também está associada a anafilaxia e síndrome nefrótica. No estudo RODIN, os fatores de risco não genéticos identificados incluíram exposição precoce de alta intensidade aos fatores (i. e., > 3 a 5 dias), por exemplo, para tratamento de sangramento, traumatismo ou cirurgia, em vez de profilaxia para prevenção de sangramento. Em um ensaio clínico randomizado, o estudo SIPPET, foi demonstrado maior risco de inibidores com o fator recombinante do que com o fator derivado do plasma em pacientes previamente não tratados;[A1] entretanto, as taxas de inibidores podem ter sido subestimadas, devido à falta de acompanhamento completo, de modo que o tipo de fator ideal permanece controverso.

Deve-se suspeitar do desenvolvimento de um inibidor aloanticorpo quando a terapia de reposição é ineficaz no controle dos sintomas de sangramento. Esses anticorpos, tipicamente da subclasse IgG4, neutralizam por completo a atividade dos fatores da coagulação e previnem ou reduzem qualquer incremento nos níveis dos fatores VIII ou IX após infusões em *bolus* de concentrado. Os inibidores, caracterizados por serem dependentes do tempo e da temperatura, são quantificados em unidades Bethesda (UB); por definição, uma UB é a quantidade de inibidor que neutraliza 50% da atividade do fator de coagulação específico no plasma normal. Os pacientes com "alta resposta" com inibidores em altos títulos (≥ 5 UB) desencadeiam uma resposta humoral anamnéstica à proteína do fator VIII, habitualmente nos primeiros 5 a 7 dias após exposição subsequente, e não são mais responsivos à infusão de fator VIII. Por outro lado, os pacientes com "baixa resposta" com baixos títulos de inibidores (< 5 UB), não manifestam resposta anamnéstica, e esses inibidores em baixos títulos podem ser prontamente superados por grandes quantidades de concentrados de fatores VIII ou IX humanos, podendo ser tratados com sucesso com três a quatro vezes a dose habitual de fator.

O manejo de pacientes com altos títulos de inibidores[10] exigem uma garantia da hemostasia por meio de "terapia *bypassing*"[a] e erradicação da formação de inibidores. O desvio (*bypass*) é normalmente obtido (ver Tabela 165.1) com concentrado de complexo protrombínico ativado FEIBA VH (75 a 100 UI/kg inicialmente e, em seguida, 50 a 100 UI/kg, a cada 6 a 8 horas) ou fator VIIa recombinante (90 μg/kg a cada 2 a 3 horas) até o controle do sangramento. Diversos estudos demonstraram que a profilaxia secundária em pacientes adultos com inibidores por meio de rFVIIa, 90 μg/kg/dia, 270 μg/kg/dia ou FEIBA 85 UI/kg/semana, pode reduzir significativamente as taxas de sangramento, em comparação com o tratamento ministrado quando solicitado. Como nenhum desses agentes é muito efetivo isoladamente e limitado pela dose total (a dose de FEIBA não deve ultrapassar 20.000 unidades, devido ao risco de trombose) ou pela sua frequência (o fator VIIa precisa ser administrado a cada 2 a 3 horas), cada vez mais esses agentes *bypassing* são alternados a cada 3 horas para sangramento grave, cirurgia ou traumatismo, resultando em melhora da hemostasia e ausência de trombose. O emicizumabe é um anticorpo monoclonal humanizado biespecífico, que estabelece uma ponte entre os fatores IX e X ativados para restaurar a função do fator VIII ativado. Foi constatado que a profilaxia com emicizumabe, administrada semanalmente por via subcutânea, está associada a taxa significativamente mais baixa de episódios de sangramento e melhor qualidade de vida, em comparação com a ausência de profilaxia em pacientes com hemofilia A que apresentam inibidores.[A3,A4]

A erradicação dos inibidores é tentada com "indução de imunotolerância (IIT)", que é efetiva em 75% dos casos se for iniciada nos primeiros 12 meses após a detecção do inibidor. Os esquemas de IIT consistem em concentrados de fator diariamente para obter uma dessensibilização ao fator infundido. Foi constatado que o uso de infusões de fator VIII em baixas doses (50 UI/kg 3 vezes/semana) é igualmente efetivo na erradicação dos inibidores do que infusões de altas doses de fator VIII (200 UI/kg/dia), estando o esquema de baixas doses associado a menores complicações hemorrágicas.[A5] A IIT parece ser igualmente efetiva quando iniciada logo após a detecção do inibidor ou após a queda dos títulos do inibidor abaixo de 10 UB, a prática atual, que exige aproximadamente 9 meses.[11] Tipicamente, a manutenção da tolerância após IIT exige a retomada da profilaxia com fatores VIII ou IX, embora isso não seja necessário em alguns pacientes. Os indivíduos que apresentam inibidores desde a infância para os quais a imunotolerância não foi possível antes de alcançar a idade adulta, têm pouca probabilidade de responder à IIT. Outros agentes imunossupressores isolados ou em combinação (p. ex., rituximabe, micofenolato ou ciclosporina) podem ser usados como terapias alternativas, porém parecem ser apenas variavelmente efetivos. Os agentes de longa duração, como o rFVIIIFc (eloctato), estão sendo estudados pelo seu potencial de prevenir os inibidores e/ou encurtar a imunotolerância. Outros agentes novos que promovem a geração de trombina por vias alternativas, incluindo siRNA-antitrombina (fitusiran) e anti-TFPI, encontram-se em fase de ensaios clínicos para avaliar a sua segurança e eficácia como potenciais agentes *bypassing*.[12] Os dados preliminares sugerem que a frequência de sangramento e o uso de fatores com esses agentes podem ser reduzidos para um grau semelhante em pacientes com e sem inibidores.

## PREVENÇÃO

### Detecção do estado de portador e diagnóstico pré-natal

A detecção do estado de portador e o diagnóstico pré-natal tornaram-se tecnicamente viáveis, muito sensíveis e amplamente disponíveis. O diagnóstico pré-natal não invasivo por meio da PCR digital de microfluido do DNA plasmático materno baseia-se na proporção relativa de alelos mutados *versus* normais; consegue detectar um feto afetado e a hemofilia precocemente, com apenas 8 semanas de gestação. Como o diagnóstico pré-natal exige que a mãe tenha mutação conhecida, as mães estão sendo cada vez mais testadas em um programa norte-americano de genótipo da hemofilia, MLOP (*My Life Our Future*). Entretanto, na melhor das hipóteses, apenas dois terços das mães portadoras serão identificadas, visto que um terço dos novos casos de hemofilia consiste em mutações espontâneas. O diagnóstico pré-natal precoce é importante para reduzir o sangramento intracraniano em um recém-nascido com hemofilia grave antecipada por cesariana recomendada, para reduzir o sangramento causado pela circuncisão por meio de tratamento preventivo com fator e, para a mãe, para reduzir a hemorragia periparto e fornecer aconselhamento genético sobre planejamento familiar.

## PROGNÓSTICO

A expectativa de vida dos indivíduos com hemofilia grave assemelha-se àquela da população normal. A hepatite C, que constitui a principal causa de morte, é responsável por mais da metade das mortes, porém espera-se que essa incidência possa declinar com a supressão viral por meio de terapia de combinação com inibidor da HCV protease. Infecções pelo HCV e HIV a partir de terapia transfusional anterior ocorrem em adultos com hemofilia grave que atualmente têm 35 anos ou mais. São tratadas como doenças crônicas, com agentes antivirais supressores a longo prazo, incluindo terapia antirretroviral altamente ativa para o HIV (ver Capítulo 364) e terapia de combinação com inibidor da protease para o HCV; foram obtidas taxas de resposta semelhantes àquelas observadas em outros grupos de risco. Nos pacientes com inibidores aloanticorpos, as taxas de mortalidade são significativamente mais altas do que em pacientes sem inibidores, de modo que se recomenda o diagnóstico precoce e a IIT também precoce. Para prevenir hemorragia intracraniana precoce, que está associada a risco de 3 a 5%, são recomendados diagnóstico pré-natal e parto por cesariana quando há expectativa de que o feto tenha doença grave. A hemorragia também é uma importante causa de morte, com risco de hemorragia intracraniana ao longo da vida de aproximadamente 2 a 8%. O monitoramento prospectivo da função do SNC continua sendo uma prioridade à medida que a população envelhece. Por fim, os distúrbios habituais do envelhecimento estão sendo cada vez mais reconhecidos em indivíduos com hemofilia, incluindo aterosclerose, hipertensão arterial, hiperlipidemia, obesidade e diabetes melito. O impacto dessas condições na história natural da hemofilia, com base em vários estudos sugerindo menor taxa de mortalidade por doença cardíaca isquêmica, precisa ser definido. São necessários mais dados para ajudar a orientar o manejo clínico desses pacientes.

## NO FUTURO

### Terapia gênica para hemofilia A e hemofilia B

As hemofilias hereditárias são modelos de doença para a terapia gênica, visto que são causadas por mutações gênicas específicas e bem definidas; um pequeno aumento na síntese do fator de coagulação pode promover melhora substancial do tratamento e da qualidade de vida, e a hiperexpressão inadvertida por meio de transferência gênica bem-sucedida não seria prejudicial. Ensaios clínicos de transferência gênica estão sendo realizados em seres humanos com hemofilias A e B, utilizando diversos vetores de vírus adenoassociados (AAV). Até o momento, um ensaio clínico a longo prazo de AAV8 transportando um transgene do fator IX de códon otimizado conseguiu a expressão do fator IX de 7 a 12% em pacientes com hemofilia B, persistindo por até 6,5 anos.[13] Estudos iniciais de AAV5 transportando um transgene de FVIII humano obtiveram níveis de 4 a 57%, com expressão por até 44 semanas. Uma resposta imune ao capsídio AAV, associada à elevação dos níveis de ALT e AST em alguns indivíduos parece ser responsiva aos esteroides,[14,15] porém a realização de modificação para neutralizar o excesso de AAV está sendo avaliada para evitar esse problema. Outras abordagens incluem o desenho de vetores menos imunogênicos e o uso de sistemas de distribuição inovadores, como plaquetas. Embora se tenha relatado o sucesso da terapia gênica em pacientes com hemofilia B, ela é mais desafiadora na hemofilia A, devido ao grande tamanho da região codificante do fator VIII. Entretanto, o vetor AAV5 que codifica um fator VIII humano com deleção do domínio B demonstrou ser promissor.[16] Novas abordagens terapêuticas para a terapia de reposição com fatores da coagulação incluem silenciamento da antitrombina III, um inibidor da trombina, por RNAi, para promover hemostasia por meio da geração de trombina;[17] sistemas de distribuição orais, utilizando proteínas bioencapsuladas; e modificações moleculares para melhorar as propriedades desejáveis do fator da coagulação.

---

[a]N.R.T.: Ver Protocolo de uso de indução de imunotolerância para pacientes com hemofilia A e inibidor do Ministério da Saúde, 2015. Disponível em: http://bvsms.saude.gov.br/bvs/publicacoes/protocolo_inducao_imunotolerancia_pacientes_hemofilia%20.pdf. Acesso em 8 set. 2021.

# Hemofilias adquiridas

### EPIDEMIOLOGIA E BIOPATOLOGIA

Ocorrem inibidores autoanticorpos espontaneamente em indivíduos com hemostasia previamente normal (não hemofílicos). Ao contrário dos inibidores aloanticorpos em homens hemofílicos, que são direcionados contra o fator de coagulação infundido estranho, os inibidores autoanticorpos são dirigidos contra um fator de coagulação "próprio", mais comumente o fator VIII. Tipicamente, esses autoanticorpos surgem em indivíduos sem história pregressa de sangramento; por conseguinte, o diagnóstico pode ser feito até ser constatado o prolongamento no TTPa e no TTPa misto (Capítulo 162). Embora metade dos pacientes com inibidores autoanticorpos não tenham causa subjacente óbvia, doenças autoimunes, distúrbios linfoproliferativos, reações medicamentosas idiossincrásicas, gravidez e idade avançada estão associados à outra metade.

### MANIFESTAÇÕES CLÍNICAS E DIAGNÓSTICO

Episódios de hemorragia maciça, até mesmo mais graves do que em pacientes hemofílicos com aloanticorpos, e mais comumente em tecidos moles, podem ocorrer em indivíduos com autoanticorpos, devido ao retardo no estabelecimento do diagnóstico e tratamento. A expressão laboratorial de autoanticorpos assemelha-se àquela dos aloanticorpos, exceto que a atividade do fator de coagulação não é totalmente neutralizada. Com frequência, são observadas atividades residuais dos fatores da coagulação entre 3 e 20% do normal em pacientes com autoanticorpos.

### TRATAMENTO

Os mesmos princípios de terapia de reposição para aloanticorpos aplicam-se a esses inibidores autoanticorpos adquiridos. Há duas metas terapêuticas: interromper o sangramento e assegurar a hemostasia e erradicar o inibidor. No que concerne a hemostasia, utilizam-se comumente o fator VIIa recombinante, o CCPa ou a atividade de *bypass* do fator VIII, em doses semelhantes àquelas utilizadas para obter a hemostasia em aloanticorpos. Os dados do registro EACH2 (European Acquired Haemophilia Registry) indicam que o controle ideal do sangramento é obtido por meio do tratamento de *bypass* (rFVIIa ou CCPa), que foi efetivo em 93%, em comparação com 68% para o FVIII ou DDAVP. Foram relatados eventos trombóticos em apenas 3,6%. A erradicação do inibidor foi significativamente melhor nos pacientes tratados com esteroides e ciclofosfamida (80%) do que com esteroides isoladamente (58%), e a combinação é mais efetiva do que em pacientes com aloanticorpos. Isso inclui corticosteroides (prednisona, 1 mg/kg/dia VO), agentes citotóxicos (p. ex., ciclofosfamida, 150 mg/dia VO ou 500 a 750 mg/m² em *bolus* a cada 3 a 4 semanas) ou em combinação, com titulação da dose baseada nos níveis do inibidor e nas citopenias associadas. Os esquemas baseados no rituximabe (anticorpo anti-CD20) (375 mg/m² IV, semanalmente, durante 4 semanas) também são efetivos em 61% dos casos. Os esquemas baseados em altas doses de imunoglobulina intravenosa (IgIV) podem ser efetivos em 45%. Esses agentes são gradualmente reduzidos e interrompidos após o desaparecimento do autoanticorpo. O tempo levado para a obtenção de remissão completa é de cerca de 5 semanas para esteroides com ou sem ciclofosfamida, enquanto os esquemas à base de rituximabe necessitam do dobro do tempo para produzir remissão.

### PROGNÓSTICO

Diversas séries grandes de pacientes com hemofilia adquirida indicam taxa de mortalidade substancial de 15 a 25%, que é consideravelmente maior do que a observada com inibidores aloanticorpos contra o fator VIII. Em metanálise de grande porte, foi constatado que a sobrevida global na hemofilia adquirida foi influenciada principalmente pela obtenção de remissão completa, idade de menos de 65 anos por ocasião do diagnóstico e doenças relacionadas (neoplasia maligna *versus* pós-parto *versus* outras). Até 17% das mortes foram associadas à sepse, e 71% desses casos surgiram como complicação de neutropenia induzida pela ciclofosfamida. As complicações hemorrágicas foram a principal causa de morte, mas poderiam ter sido reduzidas se o inibidor pudesse ser erradicado.

## Doença de von Willebrand

A DvW é o distúrbio hemorrágico congênito mais comum. A DvW é herdada de modo autossômico dominante e afeta ambos os sexos, com prevalência de 1 a 3%, sem predominância étnica. Os pacientes homozigotos são raros e são portadores de um gene mutante recessivo. O fator de von Willebrand, a proteína que está diminuída ou defeituosa na DvW, é uma grande glicoproteína multimérica codificada pelo gene *VWF*, localizado no cromossomo 12. A tríade diagnóstica consiste em história pessoal de sangramento mucocutâneo, história familiar e diminuição do FvW funcional. O tratamento é efetuado com DDAVP ou com concentrados de FvW recombinante ou derivado do plasma. Uma discussão detalhada da DvW é encontrada no Capítulo 164.

## Deficiência de fator XI

### EPIDEMIOLOGIA

A deficiência do fator XI tem prevalência de 1 em 1 milhão na população geral e de 1 em 500 nascidos vivos em famílias de judeus asquenazes. O fator XI é o único componente da fase de contato (que inclui o fator XII, a pré-calicreína e o cininogênio de alto peso molecular) da via intrínseca da coagulação, que está associado a complicações hemorrágicas excessivas quando existe deficiência.

### BIOPATOLOGIA

A deficiência do fator XI é, predominantemente, um traço autossômico recessivo, embora algumas mutações tenham um padrão de transmissão dominante. O gene do fator XI (*FXI*) está localizado no cromossomo 4, e a proteína circula como homodímero, em que cada monômero do FXI é composto de quatro domínios *apple* codificados pelos éxons 3 a 10 e um domínio de protease codificado pelos éxons 11 a 15. A mutação de interrupção Glu117 no gene *FXI* é a causa mais comum de deficiência do fator XI, devido a secreção ou estabilidade deficientes da proteína truncada ou aos níveis diminuídos de RNA mensageiro. Até o presente momento, já foram identificadas mais de 170 mutações do FXI em pacientes com deficiência do fator FXI (ver www.factorxi.org), porém ainda falta uma correlação estreita entre o fenótipo hemorrágico e o genótipo. A maioria consiste em mutações de sentido incorreto (*missense*) ou sem sentido (*nonsense*) localizadas em todos os quatro domínios *apple* e a região de serinoprotease. Nos indivíduos judeus asquenazes, a deficiência do fator XI é comum, com uma frequência heterozigota de 8 a 10%; duas mutações gênicas predominantes ocorrem com frequência igual e são designadas como tipo II (códon de terminação no éxon 5) e tipo III (um único defeito de base no éxon 9). A doença clínica mais grave é observada em pacientes homozigotos para o tipo II, que habitualmente apresentam menos de 1% da atividade do fator XI. Os indivíduos homozigotos com tipo III também manifestam sintomas graves, porém habitualmente menos graves do que aqueles de pacientes com tipo II; apresentam níveis de fator XI ligeiramente mais elevados, de cerca de 10 a 20%. Os heterozigotos compostos, do tipo II/III, integram a maior parte dos pacientes com deficiência de fator XI; apresentam doença clinicamente leve, com níveis de fator XI entre 30 e 50%. Em indivíduos não judeus asquenazes, as mutações são mais variáveis, porém foi descrita uma interrupção de Cys128 em várias famílias, e foi constatada a presença de Cys38Arg em diversas famílias do País Basco. Um terço dos indivíduos que desenvolvem inibidores é homozigoto para a interrupção Glu117, que resulta em ausência de *FXI*. A identificação genotípica dos pacientes afetados é determinada pela medição dos níveis de fator XI, e não pela definição do defeito gênico específico.

### MANIFESTAÇÕES CLÍNICAS

A tendência hemorrágica clínica na deficiência do fator XI é menos grave do que aquela observada na hemofilia A ou B grave e, ao contrário das hemofilias, não há correlação com a gravidade da deficiência. A maioria dos indivíduos com menos de 20% da atividade normal do fator XI apresenta sangramento excessivo após traumatismo ou cirurgia; entretanto, alguns não têm sangramento. Por outro lado, foi observada a ocorrência de sangramento em cerca de 35 a 50% dos pacientes levemente afetados, com níveis de fator XI entre 20 e 50% do normal. Episódios de hemorragia espontânea, hemartroses e sangramentos intramusculares e intracerebrais não são comuns; tipicamente, os sangramentos traumáticos e cirúrgicos envolvem as mucosas. Os pacientes submetidos a tonsilectomia, prostatectomia ou extração dentária correm maior risco de sangramento, a não ser que seja instituída terapia de reposição. As mulheres podem apresentar menorragia significativa, e foi recomendado que as mulheres com menorragia sejam submetidas a rastreamento para DvW e deficiência de fator XI. Os pacientes com deficiência leve de fator XI e DvW leve concomitante correm risco aumentado de sangramento.

### DIAGNÓSTICO

A deficiência de fator XI é diagnosticada no laboratório pelo prolongamento do TTPa, TP normal e diminuição da atividade do fator XI confirmada em um ensaio quantitativo específico da coagulação (faixa normal, 60 a 130%).

### TRATAMENTO

Nem todos os indivíduos com deficiência de fator XI apresentam sangramento, de modo que pode razoável monitorar os indivíduos afetados sem nenhum tratamento, particularmente se não houver história familiar de sangramento. Nos casos de sangramento cirúrgico ou outro sangramento importante, pode-se administrar PFC, 15 a 20 m$\ell$/kg, embora as possíveis complicações incluam sobrecarga hídrica e risco de infecção, que pode ser reduzido pelo uso de PFC inativado para patógenos, quando disponível. O uso de concentrado de fator XI, que está disponível na Europa, mas não nos EUA, pode ser complicado por trombose, que ocorre em cerca de 10% dos pacientes, particularmente em indivíduos idosos com doença cardiovascular ou neoplasia maligna preexistente. Os níveis posológicos para reposição não devem ultrapassar 70% da atividade do fator XI. A repetição do PFC ou concentrado de fator XI deve levar em consideração a meia-vida biológica longa (60 a 80 horas) do fator XI in vivo.

A decisão de tratar os heterozigotos com fator XI em níveis superiores a 20% é empírica e deve se basear na história pessoal de sangramento após traumatismo ou cirurgia. Não há evidências claras de benefício com o uso de DDAVP. Como as complicações hemorrágicas originam-se mais comumente das superfícies mucosas, os agentes antifibrinolíticos, como o ácido ε-aminocaproico ou o ácido tranexâmico, são frequentemente úteis como terapia adjuvante. Em mulheres com menorragia ou hemorragia pós-parto, o teste para o DvW é recomendado, visto que ambas as doenças podem estar presentes.

Pode-se observar o desenvolvimento de inibidores aloanticorpos, que neutralizam os efeitos hemostáticos da reposição de fator XI exógeno, em pacientes com deficiência grave de fator XI que foram expostos a plasma ou a concentrado de fator XI. O fator VIIa recombinante consegue evitar a ocorrência de sangramento durante ou após uma cirurgia nesses pacientes.

## Deficiência dos fatores de ativação de contato

Embora o fator XI seja importante na ativação do fator IX na geração de trombina pela via intrínseca, é apenas um dos quatro componentes da fase de contato da coagulação (Capítulo 162). Deficiências de qualquer um dos outros três fatores (fator XII, pré-calicreína e cininogênio de alto peso molecular) provocam anormalidades laboratoriais in vitro. Até mesmo em pacientes com deficiência grave de fator XII (< 1% de atividade), não ocorre sangramento clínico; de fato, 8 a 10% dos indivíduos com deficiência grave de fator XII sofrem eventos tromboembólicos venosos que, ocasionalmente, são fatais. Esse achado levou à especulação de que a deficiência de fator XII induza hipercoagulabilidade por meio da participação defeituosa das proteínas da fase de contato na ativação da fibrinólise.

### DIAGNÓSTICO

A deficiência de cada um desses fatores prolonga o TTPa, frequentemente de maneira acentuada, que pode se normalizar após incubação prolongada do plasma do paciente a 37°C com um ativador de carga elétrica negativa do ensaio de TTPa (i. e., caulim ou celite). Dispõe-se também de ensaios específicos para quantificar cada um dos fatores de contato.

### TRATAMENTO

As deficiências dos fatores de ativação de contato, por mais graves que sejam e por mais prolongado que o TTPa associado possa ser, não causam sangramento clínico, mesmo em resposta a cirurgia ou traumatismo. Por conseguinte, nenhuma terapia está indicada para a deficiência de fator XII, para a deficiência de pré-calicreína ou a para deficiência de cininogênio de alto peso molecular. São utilizados esquemas de anticoagulação rotineiros para o tratamento dos eventos trombogênicos.

## Deficiência de fator XIII (fator estabilizador da fibrina)

O fator XIII é uma transglutaminase, que é ativada pela trombina e cuja função consiste em efetuar a ligação cruzada da fibrina para protegê-la da lise pela plasmina, a enzima-chave do sistema fibrinolítico. O fator XIII também está envolvido na cicatrização normal de feridas e no reparo tecidual e parece ser crucial para a manutenção de uma gravidez viável. Os estados homozigotos de deficiência grave são raros e são herdados de maneira autossômica recessiva, com prevalência de 1 por 3 milhões de nascimentos. A consanguinidade é comum. A maioria dos pacientes apresenta deficiência da subunidade A (FXIII-A). Metade dos defeitos moleculares que são responsáveis pela deficiência da subunidade A consiste em mutações de sentido incorreto (missense).

### MANIFESTAÇÕES CLÍNICAS

Os portadores heterozigotos são habitualmente assintomáticos, porém os homozigotos apresentam sangramento durante toda a vida, que tipicamente começa logo após o nascimento, com sangramento persistente ao redor do coto umbilical. Eventos hemorrágicos intracranianos, habitualmente precipitados por traumatismo mínimo, ocorrem com frequência suficiente em lactentes (25%) para justificar a instituição de um esquema de profilaxia primária de terapia de reposição. O sangramento tardio após cirurgia e traumatismo constitui a característica essencial da doença; entretanto, equimoses na ausência de traumatismo, cicatrização deficiente de feridas com formação defeituosa com cicatrização defeituosa e deiscência e hemartroses também são características. Há aumento da incidência de abortos espontâneos em mulheres gravemente afetadas.

### DIAGNÓSTICO

Em geral, suspeita-se do diagnóstico em bases clínicas, tendo em vista que a deficiência do fator XIII não é detectada pelos testes convencionais de rastreamento (i. e., o TTPa, TP). A maioria dos laboratórios de análises clínicas utiliza um teste de rastreamento rápido que avalia a capacidade de um coágulo de fibrina de permanecer intacto após incubação em 5 mol/$\ell$ de ureia ou ácido monocloroacético a 1%. Com níveis de fator XIII abaixo de 1% do normal, o coágulo dissolve-se em 2 a 3 h. Entretanto, os testes de solubilidade do coágulo não são padronizados e apresentam baixa sensibilidade.[18]

### TRATAMENTO

A terapia de reposição para a profilaxia ou tratamento dos sangramentos agudos na deficiência de fator XIII pode ser efetuada pela administração de crioprecipitado, PFC ou, de preferência, concentrado de fator XIII derivado do plasma (Corifact®, CSL Behring), que é pasteurizado para garantir a segurança quanto aos vírus. Dispõe-se também de um concentrado de fator XIII recombinante (Tretten®, NovoNordisk) que é utilizado no tratamento da deficiência da subunidade A do fator XIII. A hemostasia normal é obtida com um nível de fator XIII de apenas 5% do normal. A dose é de 10 a 20 U/kg por via intravenosa, e, em virtude de sua meia-vida longa (10 dias), a reposição profilática pode ser fornecida a cada 3 a 4 semanas. Pode-se observar o desenvolvimento de inibidores aloanticorpos adquiridos em indivíduos gravemente afetados. Ocorrem também autoanticorpos, habitualmente em associação ao lúpus eritematoso sistêmico. Dados preliminares de um ensaio clínico em andamento sobre o fator XIII recombinante indicam que ele é seguro e efetivo na prevenção de sangramento em pacientes com deficiência de fator XIII.

## Disfibrinogenemia e afibrinogenemia

Já foram descritos aproximadamente 300 fibrinogênios anormais, porém poucos deles provocam sintomas hemostáticos. Os fibrinogênios anormais são proteínas raras herdadas de modo autossômico. As deficiências de quantitativas do fibrinogênio (afibrinogenemia e hipofibrinogenemia) podem resultar de mutações que afetam a síntese ou o processamento do fibrinogênio, enquanto os defeitos qualitativos (disfibrinogenemia) são causados por mutações que levam a polimerização anormal, ligação cruzada defeituosa ou montagem defeituosa do sistema fibrinolítico.

### MANIFESTAÇÕES CLÍNICAS

Mais de 50% das disfibrinogenemias são assintomáticas, 25% estão associadas a tendência hemorrágica leve (comumente causada pela liberação defeituosa de fibrinopeptídio A) e 20% predispõem os indivíduos à trombose (habitualmente causada por comprometimento da fibrinólise) (Capítulo 73). Além disso, podem ocorrer hemorragia e trombose concomitantes. A prevalência da disfibrinogenemia em pacientes com história de episódios tromboembólicos aproxima-se de 0,8%. Foi relatada uma alta prevalência da disfibrinogenemia em pacientes com hipertensão tromboembólica crônica, implicando alterações na estrutura molecular da fibrina durante o desenvolvimento desse distúrbio. As mulheres apresentam alta incidência de complicações relacionadas com a gravidez, como aborto espontâneo e eventos tromboembólicos pós-parto. O tempo de trombina e o tempo de Reptilase® (tempos da coagulação baseados no plasma, com substituição da trombina por veneno de *Bothrops*) não são úteis para prever se um paciente com fibrinogênio anormal será protrombótico, pró-hemorrágico ou assintomático. Entretanto, a história clínica, os estudos de liberação de fibrinopeptídios e os estudos de polimerização da fibrina podem ser úteis. As disfibrinogenemias clinicamente insignificantes podem ser adquiridas em associação com carcinoma hepatocelular (Capítulo 162).

Ao contrário da síntese hepática de uma proteína qualitativamente anormal na disfibrinogenemia, na afibrinogenemia congênita, um distúrbio autossômico recessivo, há produção muito deficiente da proteína normal. Complicações hemorrágicas graves e potencialmente fatais podem ocorrer em qualquer local, começando ao nascimento com sangramento umbilical. Hemorragia intracraniana é uma causa frequente de morte. A cicatrização deficiente de feridas é característica. Todos os ensaios baseados na coagulação que dependem da detecção de um coágulo de fibrina estão muito prolongados. Em geral, a afibrinogenemia pode ser detectada por ensaios funcionais ou imunológicos específicos. A disfunção plaquetária pode acompanhar a afibrinogenemia e exacerbar o sangramento.

### DIAGNÓSTICO
Em geral, são detectadas anormalidades de modo incidental quando ensaios rotineiros de rastreamento da coagulação revelam diminuição da concentração de fibrinogênio e prolongamento dos tempos de coagulação e da trombina. Na investigação adicional constata-se uma discordância entre os níveis de fibrinogênio funcional e imunológico (> 50 mg/dℓ mais antigênico do que funcional); os tempos de coagulação que utilizam veneno de víboras (Reptilase® ou Ancrod®) exibem prolongamento variável.

### TRATAMENTO
As deficiências de fibrinogênio podem ser corrigidas pela administração de PFC, crioprecipitado ou concentrado de fibrinogênio derivado do plasma e vírus-atenuado (pasteurizado) (Riastap®, CSL Behring). A meta-alvo de reposição é de 100 mg/dℓ, e, tendo em vista a meia-vida biológica circulante de pelo menos 96 horas, o tratamento a cada 3 a 4 dias é adequado. Esquemas de profilaxia primária podem ser úteis na afibrinogenemia, com reposição profilática ou SOS em caso de traumatismo ou cirurgia. Os indivíduos com manifestações trombofílicas devem receber anticoagulação a longo prazo, dependendo da avaliação de risco-benefício. Não se recomenda concentrado de fibrinogênio derivado do plasma e vírus-atenuado (pasteurizado) para pacientes com disfibrinogenemia. O plasma tratado com solvente/detergente (Octaplas®, Octapharma), plasma humano de múltiplos doadores que reduz as reações alérgicas e a lesão pulmonar aguda relacionada com a transfusão (TRALI, *transfusion-related acute lung injury*) ou PFC tratado com psoraleno (quando licenciado pela FDA) seria uma alternativa.

## Deficiência de fator V
O fator V é um componente do complexo da protrombinase, que incorpora os fatores Va e Xa na membrana fosfolipídica das plaquetas para ativação da protrombina (fator II) em trombina (Capítulo 162).

### DEFICIÊNCIA CONGÊNITA DE FATOR V
A deficiência de fator V é um distúrbio autossômico recessivo raro (1 em 1 milhão de nascidos vivos). A proteína do fator V de Leiden, que é responsável por resistência à proteína C ativada e trombofilia, não afeta a atividade coagulante do fator V. A gravidade da deficiência de fator V plasmático não exibe uma correlação tão boa com o risco de sangramento clínico, em comparação com o conteúdo de fator V nos grânulos α das plaquetas. Essa observação ilustra o papel fundamental das plaquetas na promoção de hemostasia adequada nos locais de sangramento e explica por que as transfusões de plaquetas normais são preferidas ao PFC para o tratamento de episódios hemorrágicos secundários à deficiência congênita ou adquirida de fator V. A hemostasia pode ser mantida sem correção da atividade plasmática do fator V (> 25% do normal).

### DEFICIÊNCIAS COMBINADAS DOS FATORES V E VIII
Os fatores V e VIII são proteínas homólogas do ponto de vista estrutural, e as deficiências combinadas desses fatores ocorrem como distúrbio autossômico recessivo com prevalência de 1 em 100.000 nascimentos em judeus de origem sefardita. Acredita-se que o distúrbio seja causado por secreção deficiente, devido a mutações em proteínas de exportação no retículo endoplasmático das células endoteliais. A gravidade do sangramento é determinada pelos níveis desses fatores, que habitualmente variam de 5 a 30% do normal. A terapia de reposição deve ter por objetivo a normalização da atividade das proteínas de coagulação.

### DEFICIÊNCIA ADQUIRIDA DE FATOR V
A deficiência adquirida de fator V foi descrita em indivíduos expostos ao fator V bovino, que contamina os preparados de trombina usados topicamente para controlar o sangramento durante a cirurgia cardiovascular. Essa anormalidade provavelmente representa o desenvolvimento de anticorpos antifator V bovino, que exibem reação cruzada com a proteína do fator V humano. Essa complicação é acompanhada de sangramento profuso.

## Deficiências da coagulação dependentes de vitamina K
### DEFICIÊNCIAS DOS FATORES II, VII E X
#### BIOPATOLOGIA E MANIFESTAÇÕES CLÍNICAS
As deficiências congênitas dos fatores II (protrombina), VII e X são distúrbios raros herdados de modo autossômico. Tipicamente, os heterozigotos (com níveis de fatores de cerca de 20% do normal) são assintomáticos, exceto no período neonatal imediato, quando a deficiência fisiológica de vitamina K exacerba a deficiência subjacente dos fatores da coagulação. Os homozigotos com níveis de fatores da coagulação inferiores a 10% do normal manifestam sinais/sintomas variáveis. À semelhança de outras coagulopatias, deve-se suspeitar geralmente dessas deficiências após sangramento neonatal do coto umbilical. Posteriormente, a não ser que seja instituída uma terapia de reposição ou profilática, esses pacientes estão sujeitos a sangramento das mucosas, como epistaxe, menorragia e extrações dentárias; hemartroses e hematomas intramusculares; e sangramento após cirurgia ou traumatismo.

A deficiência adquirida de fator VII tem sido associada às síndromes de Dubin-Johnson e Gilbert (ver Capítulo 138). A deficiência adquirida de fator IX tem sido associada à doença de Gaucher, devido à ligação do fator IX ao glicocerebrosídio. A deficiência adquirida de fator X e a amiloidose são discutidas posteriormente.

#### DIAGNÓSTICO
A deficiência de fator VII está associada a prolongamento do TP e TTPa normal. Esse padrão localiza a deficiência na via extrínseca. Por outro lado, as deficiências dos fatores II (protrombina) e X prolongam o TP e o TTPa, e os defeitos estão localizados na via comum da coagulação. Um teste de coagulação baseado no veneno da víbora de Russell consegue diferenciar essas duas deficiências; como ativador direto do fator X, o ensaio é prolongado na deficiência de fator X, mas não na deficiência do fator II. A mistura do plasma do paciente com plasma normal resulta em correção desses ensaios, e o diagnóstico pode ser confirmado por ensaios específicos da coagulação que utilizam plasma deficiente na proteína de coagulação a ser pesquisada.

### TRATAMENTO
A terapia de reposição está indicada para os sangramentos sintomáticos agudos e para profilaxia antes de cirurgia. Além do PFC, que tem o potencial de transmitir vírus transportados pelo sangue, dispõe-se do fator X derivado

do plasma humano (Coagadex®, BioProducts) para tratar o sangramento na deficiência de fator X. Como alternativa, os concentrados do complexo do fator IX podem ser administrados para alcançar níveis hemostáticos de qualquer um desses fatores dependentes de vitamina K (25 a 30% do normal).

As complicações hemorrágicas causadas por autoanticorpos IgG adquiridos, direcionados contra qualquer proteína dos fatores da coagulação, podem ser revertidas rapidamente, embora de modo temporário, por imunoadsorção extracorpórea sobre uma coluna de anti-IgG humana policlonal ligada a Sepharose® ou estafilocócica A, por meio de terapia de reposição concomitante e instituição de imunossupressão. O fator VIIa recombinante é cada vez mais utilizado em cirurgias de pacientes com deficiências congênitas raras da coagulação, porém tipicamente em doses mais baixas do que as usadas em hemofílicos com inibidores – em geral, 10 a 15 μg/kg/dia ou menos, por alguns dias. Foi desenvolvido um fator VIIa recombinante de ação longa, que está em fase de estudos clínicos.

## DEFICIÊNCIA DE FATORES NA AMILOIDOSE

A deficiência adquirida grave de fator X, frequentemente acompanhada de deficiências de outros fatores dependentes de vitamina K, ocorre, em certas ocasiões, em indivíduos com amiloidose sistêmica (ver Capítulo 179). Como as fibrilas amiloides no sistema reticuloendotelial ligam-se a fontes endógenas e exógenas de fator X, a terapia de reposição com PFC ou com concentrados de complexo do fator IX, mesmo em altas doses, pode não ser suficiente. O concentrado de fator VIIa recombinante tem sido utilizado para reverter sangramento agudo. A esplenectomia pode melhorar as complicações hemorrágicas recorrentes.

## Outras anormalidades adquiridas da coagulação

### SÍNDROME DO ANTICORPO ANTIFOSFOLIPÍDIO E ANTICOAGULANTE LÚPICO

#### EPIDEMIOLOGIA

A síndrome do anticorpo antifosfolipídio (SAF) está associada a trombose e aborto espontâneo recorrente, com autoanticorpos direcionados contra fosfolipídios. Os anticorpos antifosfolipídio (AAF) incluem o anticoagulante lúpico (AL), o anticorpo anticardiolipina (ACL) ou a anti-β2-glicoproteína-I (anti-β2-GPI). Trombocitopenia também é um achado comum nesse distúrbio protrombótico. Raramente, a falência de múltiplos órgãos pode surgir em consequência de trombose disseminada, uma síndrome denominada *SAF catastrófica*.

#### BIOPATOLOGIA

Nossa compreensão da participação dos anticorpos individuais no diagnóstico de SAF continua aumentando com os estudos clínicos, que também podem contribuir para o desenvolvimento de ensaios diagnósticos melhores. Já foi sugerido que os efeitos protrombóticos dos AAF podem originar-se de sua capacidade de formar um complexo com β2-GPI *in vivo* (anulando, assim, a sua função moduladora de ligação de fosfolipídios) ou por meio de inibição da ativação da proteína C por AAF, interferência na atividade da antitrombina III e/ou ruptura da "proteção" da anexina V, impedindo, assim, a decomposição normal do coágulo (fibrinólise). Embora o complemento e a inflamação desempenhem um papel na perda fetal em um modelo murino de SAF, o mecanismo patogênico do aborto espontâneo associado à SAF ainda não foi elucidado. Embora anticorpos não β2-GPI detectados por ensaio imunossorvente ligado à enzima (ELISA) da CL possam desempenhar um papel na SAF obstétrica precoce, e os anticorpos anti-β2-GPI com atividade de AL participem no aborto tardio, são necessários outros estudos para melhor classificar, compreender e abordar essa síndrome.

#### MANIFESTAÇÕES CLÍNICAS

O anticoagulante lúpico (AL) prolonga os ensaios *in vitro*, porém geralmente não está associado a sangramento clínico. Raramente, ocorre sangramento clínico quando o AAF interage com o fator II (protrombina), provocando deficiência adquirida de protrombina (fator II) associada à depuração acelerada dos complexos de AL-protrombina da circulação. Tendências hemorrágicas também podem ocorrer quando o AL é direcionado para as membranas plaquetárias e provoca anormalidades quantitativas ou qualitativas das plaquetas. Outros achados clínicos na SAF incluem livedo reticular, valvopatias cardíacas e nefropatia. Do ponto de vista clínico, embora possa ocorrer trombose tanto arterial quanto venosa na SAF, as manifestações mais relevantes são trombose venosa e acidente vascular encefálico (AVE) em adultos jovens. A investigação diagnóstica em pacientes com trombose arterial deve incluir ecocardiografia transesofágica para excluir uma possível fonte cardíaca para os coágulos arteriais. No caso de gestantes, deve-se excluir a possibilidade de outras causas de aborto. Um estudo de caso-controle indicou que história de aborto espontâneo recorrente associada à síndrome do anticorpo antifosfolipídio é um fator de risco para tromboembolismo venoso subsequente a longo prazo. As mulheres não grávidas com manifestações trombóticas associadas à SAF correm risco de 50% de apresentar eventos recorrentes no decorrer de um período de 5 anos. Tipicamente, há episódios trombóticos recorrentes em um padrão consistente com os achados iniciais (p. ex., recorrência venosa após TVP inicial).

#### DIAGNÓSTICO

Por consenso internacional, o diagnóstico de SAF baseia-se em critérios tanto clínicos quanto laboratoriais. Os critérios clínicos incluem (1) trombose arterial, venosa ou de pequenos vasos em qualquer tecido ou órgão e (2) morbidade gestacional.[20] Esta última inclui um ou mais abortos espontâneos antes de 10 semanas de gestação; um ou mais partos de natimortos antes da 34ª semana de gestação, em consequência de eclâmpsia, pré-eclâmpsia ou insuficiência placentária; ou três ou mais abortos espontâneos antes de 10 semanas. Pode-se suspeitar de SAF no contexto de abortos espontâneos recorrentes ou eventos tromboembólicos relacionados com a gravidez; no caso de detecção de trombose arterial cerebral em adultos jovens; em pacientes com lúpus eritematoso sistêmico (20 a 40%; Capítulo 250) ou outras doenças autoimunes ou neoplasias malignas linfoproliferativas; em indivíduos em uso de fármacos psicotrópicos (p. ex., clorpromazina) ou quando ensaios de coagulação incidentais revelam prolongamento de TTPa.

Os critérios laboratoriais de SAF incluem um ou mais AAFs em altos títulos (AL, ACL anti-β2-GPI) em pelo menos duas ocasiões com intervalo de 12 semanas no mínimo. Os AAFs podem ser detectados por três ensaios: o ensaio do AL, o ensaio ELISA ACL e o ensaio de ELISA β2-GPI. O ensaio de AL inclui um teste de rastreamento, com base no prolongamento do tempo de coagulação dependente de fosfolipídios; um teste de mistura, que diferencia a existência de inibidor (ausência de correção em mistura de 1:1) de um estado de deficiência (com correção em mistura de 1:1); e teste confirmatório baseado na neutralização plaquetária para demonstrar que o inibidor é dependente de fosfolipídios (correção do tempo de coagulação) ou um reagente de TTPa modificado com base na ligação de fosfolipídios de fase hexagonal ao AL ("TTPa insensível ao AL"). O ELISA ACL mede os anticorpos em soro diluído, que se ligam a placas recobertas de CL, incluindo os que se ligam à CL isoladamente ou que se ligam à β2-GPI bovina e à IgG e IgM, mas pode omitir o ACL ligado à β2-GPI humana. O ELISA β2-GPI detecta anticorpos que se ligam a placas irradiadas recobertas de β2, porém apresenta especificidade reduzida, devido à ligação a anticorpos não patogênicos. A positividade em múltiplos ensaios está fortemente associada à trombose e ao aborto. O risco de primeiro episódio de trombose entre indivíduos assintomáticos positivos para AL, ACL e anticorpos β2-GPI, os denominados pacientes "triplo positivos", é de 5,3% ao ano. Dos três ensaios, o ELISA β2-GPI está mais fortemente associado a trombose e aborto recorrente inicial; o ensaio de AL está associado a trombose venosa, AVE e aborto tardio. O maior peso é conferido a um teste AL positivo. Do ponto de vista prático, recomenda-se a realização de teste para todos os três anticorpos por ocasião do diagnóstico, de modo a orientar o acompanhamento, visto que os anticoagulantes orais podem interferir no teste do AL.

#### TRATAMENTO

Em razão do elevado risco de tromboembolismo recorrente, os pacientes com SAF devem receber terapia antitrombótica.[20b] A abordagem baseia-se na obtenção de um equilíbrio entre o risco de trombose e as complicações hemorrágicas, sobretudo em pacientes com trombocitopenia. Tendo em vista os dados limitados de ensaios clínicos randomizados, as recomendações para a SAF assemelham-se àquelas para pacientes sem SAF – isto é, heparina não fracionada ou de heparina de baixo peso molecular (HBPM), com sobreposição de varfarina durante 4 a 5 dias para tromboembolismo venoso (TEV) agudo, seguido de varfarina a longo prazo tendo como alvo uma razão normalizada internacional (RNI) de 2,0 a 3,0. Essa recomendação baseia-se em um ensaio clínico randomizado, indicando não haver nenhuma diferença nas taxas de sangramento com anticoagulação de alta intensidade (RNI > 3,0) *versus* de baixa intensidade (RNI de 2,0 a 3,0). Em indivíduos com trombocitopenia, o monitoramento mais frequente da RNI pode ser justificado para evitar complicações hemorrágicas. A rivaroxabana, um anticoagulante oral direto, não é tão satisfatória quanto a varfarina para tromboprofilaxia a longo prazo, de modo que a varfarina ainda é o tratamento de escolha para pacientes com SAF. A duração da anticoagulação nos pacientes com e sem SAF baseia-se em um equilíbrio entre recorrência de TEV e sangramento.

Para mulheres com SAF e perda gestacional, porém sem trombose pregressa, a meta é prevenir abortos recorrentes. Com base em estudos prospectivos, indicando taxas mais altas de natalidade com AAS e heparina, as recomendações incluem AAS em baixa dose (81 mg/dia), em combinação com heparina profilática ou HBPM no período antes do parto.

Entre aqueles com trombocitopenia associada à SAF e contagem de plaquetas inferior a 20 a $30 \times 10^9/\ell$, na vigência de sangramento ou quando o risco de sangramento ultrapassa o sangramento com tratamento do TEV, o manejo assemelha-se ao da PTI (ver Capítulo 163). Isso inclui esteroides, imunoglobulina intravenosa e agentes imunossupressores (p. ex., ciclofosfamida, azatioprina, rituximabe *off-label*). Os relatos de casos indicam que danazol, dapsona, AAS ou cloroquina são adjuvantes úteis. Para gestantes com trombocitopenia associada à SAF, aconselha-se o tratamento antes da anestesia epidural ou do parto por cesariana. Neste último caso, recomenda-se o parto prematuro com cobertura de imunoglobulina intravenosa.

O tratamento do sangramento associado à SAF depende do local e da gravidade do sangramento. Para o sangramento durante anticoagulação, é preciso suspender o anticoagulante e administrar um antídoto (p. ex., protamina ou vitamina K), se disponível. Para o sangramento consequente à trombocitopenia, devem-se administrar transfusões de plaquetas, juntamente com transfusões de hemácias, se necessário. Nos casos em que ocorrem tanto trombose quanto sangramento, o tratamento deve ser direcionado para o componente que comporte maior risco à vida. Em pacientes com alto risco de sangramento, os anticoagulantes devem ser suspensos ou administrados em dose mais baixa; os pacientes com alto risco trombótico, apesar da trombocitopenia, devem ser anticoagulados e receber agentes para reforço da contagem plaquetária.

Na complicação multissistêmica potencialmente fatal da síndrome do anticorpo antifosfolipídio catastrófica, que se caracteriza por evidências histopatológicas de trombose de pequenos vasos e disfunção de múltiplos órgãos (p. ex., pulmão, encéfalo, coração, rins, pele ou sistema digestório) no decorrer de um curto período de tempo, foram utilizadas anticoagulação máxima, plasmaférese e imunossupressão. Em um relato recente, foi constatado que o eculizumabe, um inibidor do complemento terminal, foi efetivo em um paciente com síndrome de anticorpo antifosfolipídio catastrófica recorrente.

 **Recomendações de grau A**

A1. Peyvandi F, Mannucci PM, Garagiola I, et al. A randomized trial of factor VIII and neutralizing antibodies in hemophilia A. *N Engl J Med*. 2016;374:2054-2064.
A2. Mahlangu J, Oldenburg J, Paz-Priel I, et al. Emicizumab prophylaxis in patients who have hemophilia A without inhibitors. *N Engl J Med*. 2018;379:811-822.
A3. Oldenburg J, Mahlangu JN, Kim B, et al. Emicizumab prophylaxis in hemophilia A with inhibitors. *N Engl J Med*. 2017;377:809-818.
A4. Oldenburg J, Mahlangu JN, Bujan W, et al. The effect of emicizumab prophylaxis on health-related outcomes in persons with haemophilia A with inhibitors: HAVEN 1 Study. *Haemophilia*. 2019;25:33-44.
A5. Hay CR, DiMichele DM, the International Immune Tolerance Study. The principal results of the International Immune Tolerance Study: a randomized dose comparison. *Blood*. 2012;119:1335-1344.
A5b. Ordi-Ros J, Sáez-Comet L, Pérez-Conesa M, et al. Rivaroxaban versus vitamin K antagonist in antiphospholipid syndrome: a randomized noninferiority trial. *Ann Intern Med*. 2019;171:685-694.

## REFERÊNCIAS BIBLIOGRÁFICAS

*As referências bibliográficas, bem como os outros materiais suplementares deste livro, encontram-se no GEN-IO, nosso ambiente virtual de aprendizagem.*

# DISTÚRBIOS HEMORRÁGICOS: COAGULAÇÃO INTRAVASCULAR DISSEMINADA, INSUFICIÊNCIA HEPÁTICA E DEFICIÊNCIA DE VITAMINA K

ANDREW I. SCHAFER

## COAGULAÇÃO INTRAVASCULAR DISSEMINADA

### DEFINIÇÃO

A coagulação intravascular disseminada (CID), também designada como coagulopatia de consumo ou desfibrinação, é causada por uma ampla variedade de distúrbios graves (Tabela 166.1). Na maioria dos pacientes, o processo subjacente domina o quadro clínico; entretanto, em alguns casos, (p. ex., neoplasia maligna oculta, envenenamento), a CID é a manifestação inicial ou predominante do distúrbio. A CID nunca ocorre de forma isolada, sem uma causa desencadeante.

### BIOPATOLOGIA

Do ponto de vista fisiopatológico, a CID é um processo principalmente trombótico. Entretanto, a manifestação clínica pode consistir em hemorragia disseminada em casos agudos. O mecanismo fisiopatológico básico (Figura 166.1), independentemente da causa, é a entrada, na circulação,

| Tabela 166.1 | Principais causas da coagulação intravascular disseminada. |
|---|---|
| **INFECÇÕES** | |
| Sepse por bactérias gram-negativas | |
| Outras bactérias, fungos, vírus, febre maculosa das Montanhas Rochosas, malária | |
| **REAÇÕES IMUNOLÓGICAS** | |
| Reações transfusionais (incompatibilidade ABO) | |
| Rejeição de transplante | |
| **COMPLICAÇÕES OBSTÉTRICAS** | |
| Embolia por líquido amniótico | |
| Feto morto retido | |
| Descolamento prematuro da placenta | |
| Toxemia, pré-eclâmpsia | |
| Aborto séptico | |
| **NEOPLASIAS MALIGNAS** | |
| Carcinoma de pâncreas | |
| Adenocarcinoma | |
| Leucemia promielocítica aguda | |
| Outras neoplasias | |
| **INSUFICIÊNCIA HEPÁTICA** | |
| **PANCREATITE AGUDA** | |
| **ENVENENAMENTO** | |
| **SÍNDROME DE ANGÚSTIA RESPIRATÓRIA** | |
| **TRAUMATISMO, CHOQUE** | |
| Lesão cerebral | |
| Lesão por esmagamento | |
| Queimaduras | |
| Hipotermia ou hipertermia | |
| Embolia gordurosa | |
| Hipoxia, isquemia | |
| Cirurgia | |
| **DOENÇAS VASCULARES** | |
| Hemangioma gigante (síndrome de Kasabach-Merritt) | |
| Aneurisma de aorta | |
| Tumores vasculares | |

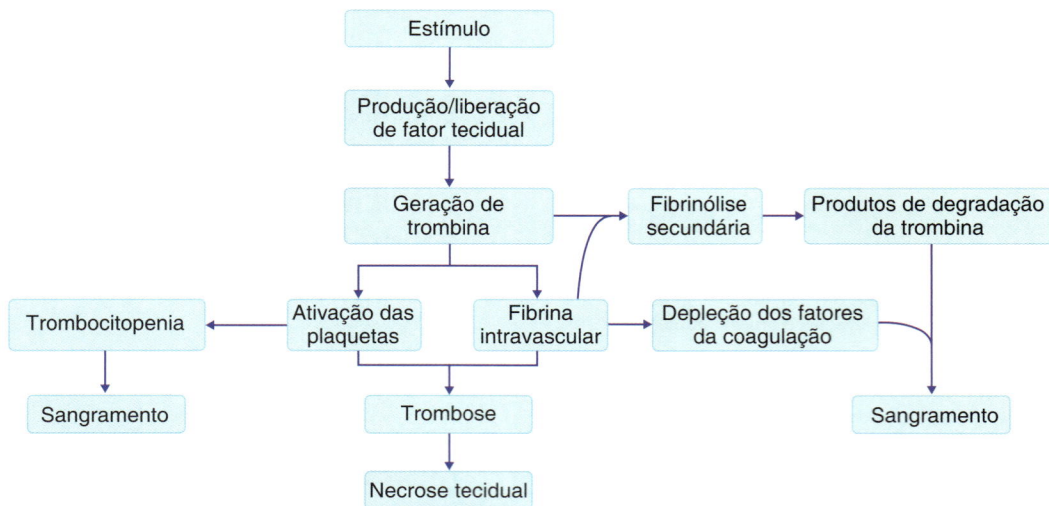

**FIGURA 166.1** Processo fisiopatológico de hemorragia, trombose e manifestações isquêmicas em pacientes com coagulação intravascular disseminada.

de substâncias pró-coagulantes que desencadeiam a ativação sistêmica do sistema da coagulação e das plaquetas. Esse processo leva à deposição disseminada de trombos de fibrina e plaquetas no interior da microvasculatura.[1] Na maioria dos casos, o estímulo pró-coagulante é o fator tecidual, uma lipoproteína que normalmente não é exposta ao sangue. Na CID, o fator tecidual tem acesso ao sangue em consequência de lesão tecidual, de sua produção por células malignas ou de sua expressão na superfície de monócitos e células endoteliais por mediadores inflamatórios. Os componentes da resposta inflamatória e do sistema da coagulação são ativados de maneira recíproca em algumas formas de CID, como a sepse. O fator tecidual desencadeia a geração da protease da coagulação, a trombina, que induz a formação de fibrina e ativação das plaquetas. Em alguns casos específicos de CID, o estímulo pró-coagulante é proporcionado por outros pró-coagulantes diferentes do fator tecidual (p. ex., uma cisteinoprotease ou mucina em determinadas neoplasias malignas) e por outras proteases além da trombina (p. ex., tripsina na pancreatite, enzimas exógenas no envenenamento).

Na CID aguda não compensada, os fatores da coagulação são consumidos em uma velocidade que ultrapassa a capacidade de sua síntese pelo fígado e as plaquetas são consumidas além da capacidade dos megacariócitos da medula óssea de liberá-las. Nessas circunstâncias, as manifestações laboratoriais resultantes consistem em prolongamento do tempo de protrombina (TP) e do tempo de tromboplastina parcial ativada (TTPa) e em trombocitopenia. O aumento da formação de fibrina na CID estimula um processo intensificado de fibrinólise secundária, em que ativadores do plasminogênio geram plasmina para digerir a fibrina (e o fibrinogênio) em produtos de degradação de fibrina (fibrinogênio) (PDF). Os PDF são potentes anticoagulantes circulantes, que contribuem ainda mais para as manifestações hemorrágicas da CID. A deposição intravascular de fibrina pode causar fragmentação dos eritrócitos e levar ao aparecimento de esquistócitos nos esfregaços de sangue; entretanto, é incomum a ocorrência de anemia hemolítica microangiopática na CID. A trombose microvascular oclusiva na CID pode comprometer o suprimento sanguíneo para alguns órgãos e levar à falência de múltiplos órgãos, particularmente quando acompanhada por distúrbios sistêmicos hemodinâmicos, inflamatórios e metabólicos.

## Causas subjacentes

A CID sempre tem uma causa subjacente, que geralmente precisa ser identificada e eliminada para que a coagulopatia seja tratada com sucesso. O desenvolvimento de CID em muitos desses distúrbios está associado a um desfecho desfavorável. Infecção é a causa mais comum de CID. A síndrome está particularmente associada à sepse por microrganismos gram-negativos ou gram-positivos (Capítulo 100), embora possa ser desencadeada por outros microrganismos (p. ex., outras bactérias, fungos, vírus, riquétsias e protozoários).

A placenta e o conteúdo uterino constituem fontes ricas de fator tecidual e de outros pró-coagulantes que normalmente são excluídos da circulação materna; um espectro de manifestações clínicas da CID pode acompanhar complicações obstétricas quando essa barreira é rompida, particularmente no terceiro trimestre. Essas síndromes variam de CID aguda, fulminante e, com frequência, fatal na embolia por líquido amniótico até CID crônica ou subaguda com feto morto retido. Outros distúrbios obstétricos associados à CID incluem descolamento prematuro da placenta, toxemia e aborto séptico.

As formas crônicas de CID são causadas por vários tipos de neoplasias malignas, sobretudo câncer de pâncreas (Capítulo 185) e adenocarcinomas secretores de mucina do sistema digestório (Capítulo 184), em que predominam manifestações trombóticas, mais do que hemorrágicas. O tratamento com ácido todo-*trans*-retinoico reduziu acentuadamente a incidência de CID grave em pacientes com leucemia promielocítica aguda (Capítulo 173). Não se sabe se a insuficiência hepática (ver adiante) pode causar CID, ou se a sua coexistência apenas exacerba a coagulação intravascular, devido ao comprometimento da depuração de fatores da coagulação ativados, plasmina e PDF. O veneno de cobra contém várias substâncias capazes de afetar a coagulação e a permeabilidade endotelial. As picadas de cascavel e outras víboras podem induzir CID profunda em consequência da introdução dessas toxinas exógenas e da liberação do fator tecidual endógeno pela necrose tecidual.

A probabilidade e o grau de CID causada por traumatismo, cirurgia e choque (Capítulo 98) estão relacionados com a extensão do dano tecidual e com os órgãos afetados. O encéfalo é uma fonte particularmente rica de fator tecidual, de modo que a lesão cerebral traumática (Capítulo 371) pode precipitar CID aguda. Aneurismas de aorta de grandes dimensões (Capítulo 69), hemangiomas gigantes e outras malformações vasculares podem causar CID crônica, subclínica ou clínica, que é iniciada localmente no sistema vascular anormal, mas que pode "se espalhar" para a circulação sistêmica.

## MANIFESTAÇÕES CLÍNICAS

As manifestações clínicas da CID são determinadas pela natureza, intensidade e duração do estímulo subjacente. A coexistência de doença hepática exacerba a CID de qualquer etiologia. A CID de baixo grau é, com frequência, assintomática e diagnosticada apenas pelas anormalidades laboratoriais. As complicações trombóticas da CID ocorrem mais frequentemente nas doenças subjacentes crônicas, como, por exemplo, na síndrome de Trousseau no câncer (Capítulo 73). O fenótipo trombótico da CID, que ocorre como protótipo em associação a neoplasias malignas tumorais sólidas, pode se manifestar na forma de trombose venosa ou arterial de vasos de grande calibre, ou como disfunção orgânica isquêmica, devido à trombose microvascular, ou até mesmo como microangiopatia trombótica.[2] A CID pode manifestar-se como acrocianose e gangrena dos dedos em pacientes em estado crítico e hemodinamicamente comprometidos em uso de vasopressores. A necrose hemorrágica da pele (Figura 166.2) e púrpura fulminante também podem constituir manifestações da CID.[3] Sangramento é o achado clínico mais comum na CID aguda descompensada. O sangramento pode limitar-se a locais de intervenção ou anormalidades anatômicas, porém tende a ser generalizado

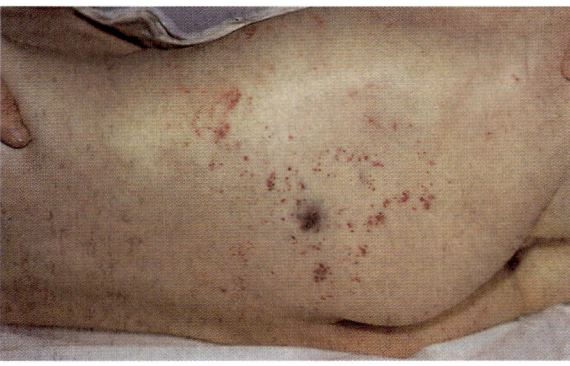

**FIGURA 166.2** Coagulação intravascular disseminada em consequência de septicemia estafilocócica. Observe a hemorragia cutânea característica, que varia de pequenas lesões purpúricas até grandes equimoses. (De Forbes CD, Jackson WF. *Color Atlas and Text of Clinical Medicine*. 3rd ed. London: Mosby; 2003.)

nos casos mais graves, incluindo equimoses disseminadas e sangramento difuso de mucosas e orifícios. Nessas circunstâncias, cujas causas são exemplificadas por traumatismo grave, descolamento prematuro da placenta ou leucemia promielocítica aguda, o fator deflagrador precipitante também consiste em ativação protrombótica do sistema da coagulação, porém uma resposta fibrinolítica descontrolada e fulminante cria um fenótipo hemorrágico ou denominado fibrinolítico.[4]

## DIAGNÓSTICO

O diagnóstico laboratorial da CID aguda grave geralmente não é difícil.[5] O consumo e a inibição da função dos fatores da coagulação causam prolongamento do TP, do TTPa e do tempo de trombina. O consumo de plaquetas provoca trombocitopenia. A fibrinólise secundária gera títulos elevados de PDF, que podem ser medidos por aglutinação do látex ou ensaios de dímero D. Alguns esquistócitos podem ser observados no esfregaço de sangue periférico, porém esse achado não é sensível nem específico da CID. É mais difícil diagnosticar as formas crônicas ou compensadas de CID, com padrões altamente variáveis de anormalidades nos testes de coagulação para "rastreamento da CID". O aumento dos dímeros D e o prolongamento do TP geralmente constituem medidas mais sensíveis do que as anormalidades do TTPa e da contagem de plaquetas. A supercompensação na síntese dos fatores da coagulação consumidos e das plaquetas em algumas formas crônicas de CID provoca, na verdade, redução do TP e do TTPa ou trombocitose (ou ambos), embora níveis elevados de dímeros D indiquem fibrinólise secundária nesses casos.

O diagnóstico diferencial mais difícil de CID é observado em pacientes com doença hepática coexistente. A coagulopatia da insuficiência hepática (ver seção adiante sobre insuficiência hepática) é, com frequência, indistinguível daquela da CID, em parte porque a disfunção hepática avançada é acompanhada, de fato, por um estado de CID. Na insuficiência hepática, a combinação de síntese diminuída de fatores da coagulação, depuração comprometida dos fatores da coagulação ativados, fibrinólise secundária e trombocitopenia da hipertensão portal e hiperesplenismo pode fazer com que seja praticamente impossível diferenciar a coagulopatia da CID. A coagulopatia associada a hemorragia pós-parto raramente é causada apenas por CID; podem ser observados graus variáveis de coagulopatia dilucional, consumo localizado e aumento da fibrinólise.[6] As microangiopatias trombóticas, incluindo a púrpura trombocitopênica trombótica (PTT) e a síndrome hemolítico-urêmica (SHU), a síndrome de "hemólise, elevação das enzimas hepáticas e baixa contagem de plaquetas" (HELLP) em pacientes obstétricas, e outras formas de consumo de plaquetas e trombocitopenia (ver Capítulo 163) não são acompanhadas de ativação dos fatores da coagulação ou de fibrinólise secundária; por conseguinte, o TP, o TTPa, o tempo de trombina e dímeros D geralmente estão normais nesses distúrbios. Os esquistócitos, frequentemente com hemólise franca, são muito mais proeminentes no esfregaço de sangue periférico na PTT e na SHU (Capítulo 163) do que na CID. A CID e a microangiopatia trombótica podem se sobrepor e até mesmo coexistir em pacientes com microangiopatia trombótica associada ao câncer. Tipicamente, esses pacientes apresentam comprometimento da medula óssea e metástases microvasculares sistêmicas, que ocorrem no contexto de câncer metastático conhecido ou de maneira inesperada, na apresentação.

## TRATAMENTO

O tratamento bem-sucedido da CID (Tabela 166.2) exige que a causa subjacente seja identificada e eliminada. Todas as outras abordagens, incluindo suporte hemodinâmico, reposição dos fatores da coagulação e das plaquetas e inibidores farmacológicos da coagulação e da fibrinólise, são apenas medidas temporizadoras. Devido à dificuldade de avaliar essa síndrome complexa com múltiplas causas por meio de ensaios clínicos randomizados controlados, as diretrizes atuais para o tratamento geralmente não se baseiam em evidências de alto grau.[7,8]

Em muitos pacientes com CID assintomática e autolimitada, que só apresentam manifestações laboratoriais da coagulopatia, não é necessário tratamento. Em pacientes com CID que apresentam sangramento ativo ou naqueles com alto risco de sangramento, o tratamento de escolha com hemocomponentes consiste em transfusões de plaquetas para melhorar a trombocitopenia e plasma fresco congelado para repor todos os fatores da coagulação consumidos e corrigir o TP e o TTPa prolongados. Em razão da ausência de diretrizes baseadas em evidências robustas para o tratamento da CID, um grupo de consenso internacional recomendou a profilaxia do TEV em pacientes com CID em estado crítico, substituição da profilaxia farmacológica por profilaxia mecânica em caso de sangramento e manutenção da contagem de plaquetas em mais de 20.000. Em alguns pacientes que apresentam hipofibrinogenemia particularmente profunda, a transfusão adicional de crioprecipitado, um concentrado de plasma enriquecido com fibrinogênio, é útil. A preocupação teórica de que esses hemocomponentes exacerbariam a CID não tem sido respaldada pela experiência clínica.

O uso de inibidores farmacológicos da coagulação e da fibrinólise na CID é motivo de controvérsia. A heparina tem benefício teórico porque bloqueia a atividade da trombina e reprime a coagulação intravascular e consequente fibrinólise secundária. Na prática, a heparina pode exacerbar a tendência ao sangramento na CID aguda. Em geral, a heparina é reservada para formas especiais de CID, incluindo as que se manifestam por trombose ou acrocianose, bem como para formas que acompanham o câncer, malformações vasculares, feto morto retido e, possivelmente, leucemia promielocítica aguda, em que não há sangramento ativo. Metanálise de ensaios clínicos controlados e randomizados de terapia anticoagulante especificamente em pacientes com sepse e com CID induzida por sepse mostrou aumento do risco de sangramento, porém redução significativa da mortalidade. (Nesse estudo, a anticoagulação não teve nenhum efeito benéfico sobre a mortalidade na ausência de CID.)[A1] Nos casos de CID com predomínio de trombose ou isquemia acral, a heparina não fracionada deve ser utilizada em infusão contínua, em virtude de sua meia-vida curta e da reversibilidade em caso de aumento do sangramento. O monitoramento do TTPa na CID pode ser problemático, de modo que a infusão de heparina nessa situação deve ser seguida principalmente de uma resposta clínica e melhora nos resultados de outros testes da coagulação (p. ex., trombocitopenia). Os agentes antifibrinolíticos, incluindo o ácido ε-aminocaproico e o ácido tranexâmico, geralmente estão contraindicados na CID. Ao bloquear a resposta fibrinolítica secundária à CID, esses fármacos causam deposição irrestrita de fibrina e podem precipitar trombose. Entretanto, os agentes antifibrinolíticos podem ser efetivos na redução do sangramento potencialmente fatal na CID, sobretudo nos casos extremos, em que a reposição agressiva de hemocomponentes não consegue controlar a hemorragia; nessas situações, é necessária a infusão simultânea de baixas doses de heparina para reduzir o risco de trombose.

Não foi confirmado que a proteína C ativada recombinante humana (PCArh) reduza a taxa de mortalidade em pacientes com choque séptico.[A2] Não há evidências suficientes para respaldar o uso de antitrombina III em pacientes com sepse e CID.[9] A trombomodulina solúvel recombinante humana está em fase de investigação ativa para o tratamento da CID em diferentes situações.[10] Em consequência, a PCArh foi retirada do mercado pelo seu fabricante em 2011. Embora o inibidor da via do fator tecidual recombinante, os concentrados de antitrombina III e trombomodulina solúvel humana possam ter alguma eficácia na melhora dos parâmetros laboratoriais da CID, o benefício de sobrevida global com esses agentes não foi demonstrado em pacientes com CID.

## INSUFICIÊNCIA HEPÁTICA

As complicações hemorrágicas em pacientes com doença hepática avançada (Capítulos 144 e 145) podem ser graves e até mesmo fatais e respondem diretamente por cerca de 20% das mortes associadas à insuficiência hepática. A magnitude da tendência hemorrágica depende da gravidade e do tipo de doença hepática envolvida. Cerca de um terço das mortes em pacientes submetidos a transplante de fígado é atribuível à hemorragia peroperatória.

| Tabela 166.2 | Tratamento da coagulação intravascular disseminada. |
|---|---|

Identificar e eliminar a causa subjacente
Nenhum tratamento em casos leves, assintomáticos e autolimitados
Suporte hemodinâmico, conforme indicado, nos casos graves
Terapia com hemocomponentes
  *Indicações:* sangramento ativo ou alto risco de sangramento
    Plasma fresco congelado
    Plaquetas
    Em alguns casos, considerar o uso de crioprecipitado, antitrombina III
Terapia medicamentosa
  *Indicações:* heparina para CID manifestada com trombose ou acrocianose e sem sangramento ativo; os agentes antifibrinolíticos geralmente estão contraindicados, exceto em caso de sangramento potencialmente fatal e fracasso da terapia com hemocomponentes.

CID = coagulação intravascular disseminada.

## BIOPATOLOGIA

O mecanismo fisiopatológico do sangramento na insuficiência hepática é multifatorial.[11,12] A complexidade da coagulopatia sistêmica da doença hepática não é surpreendente, visto que o fígado é o principal órgão de síntese de quase todos os fatores da coagulação e fatores fibrinolíticos, bem como seus inibidores. (Os hepatócitos sintetizam todos os fatores da coagulação, exceto o fator de von Willebrand (FvW), que atua como "carreador" fisiológico e estabilizador do fator VIII. Por conseguinte, os níveis elevados de FvW que são observados na doença hepática podem permitir níveis circulantes quase normais de FVIII, apesar da síntese diminuída deste fator.) Assim, a hemostasia normal da insuficiência hepática é acompanhada de alterações antitrombóticas e protrombóticas oponentes. Infelizmente, os testes da coagulação laboratoriais disponíveis são incapazes de medir o efeito final das complexas forças hemostáticas incongruentes que atuam em determinado momento sobre o sangramento clínico, nem o risco trombótico em um paciente com doença hepática. Por exemplo, o tempo de protrombina (TP)/razão normalizada intenacional (RNI) continua sendo aceito como marcador prognóstico válido de insuficiência hepática, porém não pode ser mais considerado como indicador confiável de tendência hemorrágica nesses pacientes. Embora o grau de prolongamento do TP/RNI tenha sido comumente utilizado no passado para guiar o tratamento com plasma fresco congelado (PFC) ou concentrado de complexo protrombínico (CCP), sabe-se hoje que ele não é um preditor útil de sangramento após uma cirurgia ou procedimento invasivo.[13] Isso explica por que certos prolongamentos do TP/RNI e do tempo de tromboplastina parcial ativado (TTPa) como função de doença hepática não podem ser considerados como funcionalmente "autoanticoagulados": essa noção é uma falácia seriamente enganosa.

As forças hemostáticas oponentes que atuam devido à insuficiência hepática incluem: (1) diminuição dos níveis *totais* de fatores da coagulação circulantes (causada pelo consumo dos fatores), (2) hipo ou disfibrinogenemia, (3) aumento da fibrinólise e (4) níveis elevados de produtos de degradação da fibrina (fibrinogênio) (PDF) que atuam como anticoagulantes circulantes, promovendo todos eles a ocorrência de sangramento associado a (1) aumento dos níveis dos fatores da coagulação *ativados* (em consequência do comprometimento da depuração hepática), (2) diminuição dos níveis das proteínas anticoagulantes fisiológicas, antitrombina III (AT III), proteína C e proteína S (em consequência do consumo dessas proteínas), (3) níveis elevados do fator de von Willebrand e fator VIII e (4) baixo nível de plasminogênio, promovendo, todos eles, a trombose. Dois fatores que podem deslocar o equilíbrio para um fenótipo hemorrágico do que para um fenótipo trombótico na maioria desses pacientes são: (1) a ocorrência de trombocitopenia e (2) locais anatomicamente vulneráveis de sangramento no sistema digestório de pacientes com insuficiência hepática, como varizes esofágicas e gástricas, gastrite (gastropatia congestiva) e hemorroidas.

Observa-se aumento da incidência de trombose venosa profunda e/ou embolia pulmonar em pacientes com doença hepática crônica (que varia de 0,5 a 6% em diferentes estudos). Existe risco ainda maior de trombose da veia porta (que varia de 7 a 18% em diferentes séries).[14]

As anormalidades quantitativas e qualitativas das plaquetas também contribuem para a diátese hemorrágica da insuficiência hepática. A esplenomegalia congestiva secundária à hipertensão portal provoca aumento da agregação de plaquetas no baço (hiperesplenismo). A consequente trombocitopenia, cujo grau geralmente se correlaciona com o tamanho do baço, raramente provoca redução da contagem de plaquetas para menos de $30.000/\mu\ell$. Em pacientes alcoólicos, a supressão da trombopoese na medula óssea pelos efeitos tóxicos agudos do álcool ou pela deficiência de folato pode contribuir para a trombocitopenia. Foram também descritas anormalidades qualitativas das plaquetas em pacientes com doença hepática.

O transplante de fígado (ver Capítulo 145) induz distúrbios especiais para o sistema da coagulação. Durante a fase de anepática da cirurgia, cuja duração e de cerca de 2 h, a cessação completa da síntese de fatores da coagulação provoca maior prolongamento do TP e do TTPa. A liberação do ativador do plasminogênio tecidual pelo fígado recém-transplantado induz aumento da fibrinólise e exacerbação transitória do risco de sangramento no período pós-operatório.

## MANIFESTAÇÕES CLÍNICAS

A complicação hemorrágica mais comum da doença hepática consiste em sangramento gastrintestinal, que é habitualmente causado por anormalidades anatômicas e exacerbado pela coagulopatia sistêmica da insuficiência hepática. Sangramento de outros locais de mucosa, equimoses extensas ou hemorragia mais grave no retroperitônio ou no sistema nervoso central geralmente indicam distúrbios significativos do sistema da coagulação.

A coagulopatia grave em pacientes com doença hepática faz com que a biopsia de fígado seja um procedimento potencialmente perigoso. O TP e a contagem de plaquetas podem constituir os melhores guias para o risco de sangramento; entretanto, eles não são preditores confiáveis de risco de sangramento com a biopsia hepática. Em geral, a biopsia hepática pode ser realizada com segurança se a contagem de plaquetas for superior a $50.000/\mu\ell$. A American Association for the Study of Liver Diseases concluiu que a razão risco-benefício em relação ao sangramento na biopsia hepática precisa ser cuidadosamente considerada de um caso para outro.

## DIAGNÓSTICO

Embora o TP e o TTPa estejam frequentemente prolongados em pacientes com doença hepática avançada, o TP tende a ser um ensaio mais sensível no início da evolução; um prolongamento desproporcional do TTPa deve levantar a suspeita de anormalidade coexistente da coagulação, como anticoagulante lúpico ou inibidor de fator da coagulação. O TP prolongado também constitui um indicador útil de desfecho sombrio em pacientes com cirrose, hepatotoxicidade aguda por paracetamol e hepatite viral aguda; nesta última, constitui um melhor indicador de prognóstico do que a albumina sérica e as transaminases. Um prolongamento desproporcional do tempo de trombina deve sugerir a presença de disfibrinogenemia. O hiperesplenismo (Capítulo 159), possivelmente associado à deficiência nutricional de folato ou aos efeitos tóxicos agudos de álcool sobre a medula óssea, frequentemente provoca trombocitopenia leve a moderada em pacientes com doença hepática. A trombocitopenia na doença hepática também pode resultar de comprometimento da síntese de trombopoetina, o principal fator de crescimento megacariocitopoético (Capítulo 147). Entretanto, devem-se considerar outras causas coexistentes de trombocitopenia se a contagem de plaquetas for significativamente abaixo de $30.000/\mu\ell$.

A coagulopatia da insuficiência hepática é frequentemente indistinguível daquela observada na CID, em parte pelo fato de que algum grau de CID acompanha necessariamente a doença hepática avançada. Em geral, os pacientes com CID apresentam uma redução mais acentuada dos níveis séricos de fator VIII e aumentos do dímero D do que pacientes com insuficiência hepática.

Os testes globais da coagulação, como tromboelastografia (ROTEM), ensaio de geração de trombina e análise da forma de onda do coágulo (Capítulo 162), parecem ser idealmente apropriados para avaliar o risco hemorrágico ou trombótico e monitorar o estado hemostático geral de uma coagulopatia complexa, como aquela observada em pacientes com doença hepática. Embora o ROTEM seja cada vez mais usado no peroperatório no transplante de fígado, a utilidade clínica desses ensaios gerais de coagulação ainda não foi validada na doença hepática crônica.

## TRATAMENTO

Com o maior reconhecimento de que os testes de coagulopatia clínicos simples como TP/RNI têm pouco valor na previsão de distúrbios hemorrágicos em pacientes com doença hepática, e tendo em vista a escassez contínua de evidências de que as transfusões de hemocomponentes possam evitar de maneira previsível as complicações hemorrágicas, com base em determinados valores de corte do TP/RNI ou da contagem de plaquetas, houve uma tendência significativa a usar estratégias transfusionais mais restritivas nesses pacientes. Essa mudança de conduta foi impulsionada não apenas pela falta de benefício comprovado na prevenção do sangramento, mas também pelo reconhecimento cada vez maior de que a tentativa de corrigir valores laboratoriais anormais com transfusões terapêuticas pode, paradoxalmente, exacerbar a hemorragia em alguns casos, expandindo ainda mais o volume intravascular e aumentando as pressões na veia porta. Por exemplo, isso pode levar a aumento do risco de sangramento de varizes. No momento atual, políticas restritivas quanto às transfusões são amplamente usadas no transplante de fígado, com consequente redução significativa da perda de sangue intraoperatória e da necessidade de transfusão de hemácias. Ao reduzir as pressões venosas centrais e, consequentemente, a pressão portal, até mesmo a realização intraoperatória de flebotomia diminuiu a perda de sangue no transplante de fígado.[15]

Por esses motivos, a transfusão de rotina de PFC para profilaxia da hemorragia em pacientes com doença hepática que apresentam coagulopatia não é recomendada, visto que esses pacientes têm pouca probabilidade de obter qualquer benefício. A resposta aos PFC é imprevisível e, em geral, não consegue normalizar por completo o TP/RNI, até mesmo quando são transfundidas múltiplas unidades. Isso se deve, em parte, ao fato de que o PFC e particularmente o próprio plasma descongelado armazenado frequentemente não têm RNI inferior a 1,3. As diretrizes de algumas instituições recomendaram empiricamente a administração de uma dose intravenosa de vitamina K, que pode reduzir discretamente o TP/RNI na insuficiência hepática, bem como a transfusão de crioprecipitado, se o fibrinogênio plasmático for inferior a 100 mg/dℓ (como fonte concentrada de fibrinogênio) a pacientes com ou sem hemorragia ativa que estão sendo submetidos a procedimentos invasivos. Há pouca experiência com a eficácia do concentrado de complexo protrombínico de quatro fatores (CCP), que atualmente está aprovado pelo FDA para reversão urgente de antagonistas da vitamina K. A transfusão de plasma (10 mℓ/kg) está habitualmente reservada para pacientes com sangramento ativo que não respondem a esses tratamentos e a transfusões de plaquetas, quando indicado.

Além da incerteza sobre os limiares das contagens plaquetárias para a transfusão de plaquetas em pacientes com doença hepática, existem outros aspectos a considerar naqueles que apresentam hipertensão portal com esplenomegalia congestiva e hiperesplenismo. Normalmente, cerca de um terço do reservatório periférico total de plaquetas está sequestrado no baço em qualquer momento específico. Em um paciente com hiperesplenismo, o sequestro de plaquetas no baço pode aumentar até 90%, dependendo do tamanho do baço. Grande parte desse reservatório esplênico de plaquetas pode ser mobilizada na circulação com catecolaminas. Não se sabe se esse fenômeno também ocorre em resposta às catecolaminas endógenas, porém é plausível que o estresse de um estímulo hemostático possa induzir aumento transitório das contagens de plaquetas, de modo que o nível basal de trombocitopenia nesses pacientes represente uma subestimativa significativa do que realmente está ocorrendo *in vivo*. Em relação à expansão potencialmente pronunciada do reservatório esplênico de plaquetas no hiperesplenismo, a transfusão de determinada quantidade de plaquetas frequentemente não produz o "impacto" esperado na contagem de plaquetas, e podem ser necessárias mais unidades de plaquetas para obter a recuperação calculada no sangue periférico. O uso de agonista do receptor de trombopoetina para aumentar a contagem de plaquetas está contraindicado neste momento. Um ensaio clínico randomizado que utilizou eltrombopague, na dose de 75 mg/dia, *versus* placebo para aumentar a contagem de plaquetas de pacientes com trombocitopenia (plaquetas < 50.000/μℓ) e doença hepática crônica de várias causas antes de um procedimento eletivo planejado, foi interrompido prematuramente, devido a um excesso de casos de trombose da veia porta no grupo de tratamento.[A3] Esquemas de tratamento anteriores para a infecção pelo vírus da hepatite C (HCV) exigiam peginterferona e ribavirina, que suprimiam as contagens de plaquetas em pacientes com trombocitopenia e, portanto, comprometiam o tratamento antiviral. O eltrombopague aumentou as contagens de plaquetas o suficiente nesses pacientes (para > 100.000/μℓ) para possibilitar o início e a manutenção desses fármacos antivirais em doses totais, promovendo resposta virológica aprimorada e sustentada.[A4] Entretanto, a melhora atual do tratamento da infecção pelo HCV com agentes antivirais de ação direta pode eliminar a necessidade de aumentar a contagem de plaquetas.

Devido ao risco aumentado de trombose, bem como de sangramento, em pacientes com doença hepática crônica, a anticoagulação profilática, particularmente quando hospitalizados ou imobilizados, não deve ser suspensa. É seguro utilizar doses profiláticas de heparina de baixo peso molecular. Se houver doença renal coexistente impedindo seu uso, ela pode ser substituída por doses profiláticas de heparina não fracionada ou varfarina, embora o monitoramento da varfarina possa ser complicado por RNI já prolongada. Em pacientes que apresentam sangramento ativo ou contagens muito baixas de plaquetas, a tromboprofilaxia farmacológica pode ser substituída por tromboprofilaxia mecânica.

## DEFICIÊNCIA DE VITAMINA K

A vitamina K é necessária para a gamacarboxilação dos resíduos de ácido glutâmico dos fatores pró-coagulantes II (protrombina), VII, IX e X e dos fatores anticoagulantes, a proteína C e a proteína S por meio da enzima gamaglutamilcarboxilase (GGCX). Essa modificação pós-tradução normalmente torna essas proteínas funcionalmente ativas na coagulação. O TP é mais sensível do que o TTPa na detecção de estados de deficiência de vitamina K, visto que o fator VII, o único dependente de vitamina K da via extrínseca da coagulação, é o mais lábil dessas proteínas.

As duas fontes principais de vitamina K são a dieta e a síntese pela flora bacteriana do intestino. Se não houver má absorção, a deficiência nutricional isolada raramente provoca deficiência de vitamina K clinicamente significativa. Entretanto, a condição pode surgir quando a erradicação da flora intestinal está associada a ingestão inadequada. Essa situação normalmente é observada em pacientes em estado crítico nas unidades de terapia intensiva que estão em dieta zero e recebendo antibióticos de amplo espectro por períodos prolongados. A deficiência de vitamina K também pode desenvolver-se em pacientes submetidos a nutrição parenteral total, a não ser que as infusões sejam suplementadas com vitamina K. Algumas mutações do gene que codifica GGCX também provocam diátese hemorrágica.[16]

A vitamina K é absorvida predominantemente no íleo e exige a presença de sais biliares. Ocorre deficiência de vitamina K clinicamente significativa na má absorção de vitaminas lipossolúveis em consequência de icterícia obstrutiva (Capítulo 146) ou na má absorção causada por doenças intrínsecas do intestino delgado, incluindo espru celíaco, síndrome do intestino curto e doença inflamatória intestinal (Capítulos 131 e 132).

A varfarina atua como anticoagulante por antagonismo competitivo com a vitamina K. Raros casos de deficiência hereditária de fatores da coagulação dependentes de vitamina K provocam tendência hemorrágica permanente.

A correção da deficiência de vitamina K, quando clinicamente significativa, pode ser obtida com suplementação oral, a não ser que exista má absorção; neste caso deve-se administrar vitamina K parenteral (10 mg por via subcutânea diariamente). O tratamento de emergência da hemorragia causada por deficiência de vitamina K consiste em transfusão de plasma fresco congelado ou concentrado de complexo protrombínico de quatro fatores (CCP).

### Recomendações de grau A

A1. Umemura Y, Yamakawa K, Ogura H, et al. Efficacy and safety of anticoagulant therapy in three specific populations with sepsis: a meta-analysis of randomized controlled trials. *J Thromb Haemost*. 2016;14:518-530.
A2. Ranieri VM, Thompson BT, Barie PS, et al. Drotrecogin alfa (activated) in adults with septic shock. *N Engl J Med*. 2012;366:2055-2064.
A3. Afdhal NH, Giannini EG, Tayyab G, et al. Eltrombopag before procedures in patients with cirrhosis and thrombocytopenia. *N Engl J Med*. 2012;367:716-724.
A4. Afdhal NH, Dusheiko GM, Giannini EG, et al. Eltrombopag increases platelet numbers in thrombocytopenic patients with HCV infection and cirrhosis, allowing for effective antiviral therapy. *Gastroenterology*. 2014;146:442-452.

### REFERÊNCIAS BIBLIOGRÁFICAS

*As referências bibliográficas, bem como os outros materiais suplementares deste livro, encontram-se no GEN-IO, nosso ambiente virtual de aprendizagem.*

# 167

## MEDICINA TRANSFUSIONAL

BETH H. SHAZ E CHRISTOPHER D. HILLYER

A exsanguinotransfusão pode salvar vidas e nunca foi tão segura quanto é atualmente. Entretanto, a exsanguinotransfusão está associada a vários desfechos adversos, incluindo complicações infecciosas e não infecciosas. Assim, é necessário considerar os benefícios e os riscos da transfusão em cada paciente para obter um resultado ideal. Com efeito, os EUA e outros países implementaram programas de gerenciamento de sangue do paciente, fundamentado na medicina baseada em evidências. O gerenciamento de sangue do paciente, conforme definido pela American Association of Blood Banks (AABB), é uma abordagem multidisciplinar baseada em evidências para otimizar os cuidados de pacientes que possam necessitar de transfusão. Por meio desse gerenciamento, os custos hospitalares podem ser reduzidos e a qualidade do atendimento pode ser melhorada, assim como o resultado obtido pelo paciente. Em consequência, a utilização de sangue caiu nos EUA e em todo o mundo. Nos EUA, foram transfundidos 11,3 milhões de unidades de hemácias em 2015, representando uma acentuada redução em comparação com 14,8 milhões de unidades em 2008.[1] As transfusões de plaquetas permaneceram inalteradas, em torno de 2 milhões de unidades, enquanto as transfusões de plasma diminuíram de 4,3 para 2,7 milhões de unidades/ano.

## HEMOCOMPONENTES

As coletas de sangue são, em sua maioria, de sangue total, que pode ser separado em componentes de plasma, plaquetas e eritrócitos (hemácias). Nos EUA, 85% dos concentrados de hemácias são produzidos a partir do sangue total e mais de 90% das plaquetas são coletados por aférese.

A maior parte do sangue é transfundida como hemocomponentes, adaptados de acordo com a necessidade de cada paciente. Os hemocomponentes, como hemácias, plasma, plaquetas ou granulócitos, são obtidos por doação de sangue total ou por aférese (Tabela 167.1). Cada componente pode ser armazenado em suas respectivas condições ideais. As hemácias são refrigeradas com soluções aditivas para melhorar o armazenamento a longo prazo, o plasma é congelado para preservar os fatores de coagulação, e as plaquetas são armazenadas em temperatura ambiente para preservar a função e a sobrevida pós-transfusional. De acordo com as necessidades, os componentes podem ser modificados (p. ex., irradiados) ou selecionados (p. ex., hemoglobina S negativa) para atender às exigências específicas do paciente.

### Sangue total

O sangue total contém hemácias, plaquetas e plasma. É armazenado refrigerado, a não ser que seja utilizado logo após a sua coleta. O prazo de validade depende das condições de armazenamento e solução preservante utilizada. Esse sangue fornece uma capacidade de transporte de oxigênio (hemácias) e suporte para coagulação (plasma e plaquetas). O sangue total foi, em grande parte, substituído por hemocomponentes individuais ("terapia de componentes sanguíneos"), visto que a maioria dos pacientes só necessita de um componente (hemácias, plaquetas ou plasma).

Recentemente, houve aumento no uso do sangue total, particularmente para pacientes com traumatismo. Os militares utilizam um programa de doadores itinerantes para sangue total fresco, que é armazenado a 22°C durante menos de 24 horas. Esse produto destina-se a ambientes austeros, com escassez de hemocomponentes, particularmente plaquetas. Para traumatismos civis, algumas instituições utilizam sangue total estocado frio (2 a 6°C), que pode ou não ser leucorreduzido (i. e., após sofrer retirada dos leucócitos). Além disso, algumas vezes, o sangue total é utilizado na preparação de bomba em cirurgia cardíaca pediátrica, com o objetivo de diminuir a exposição do doador. Os benefícios do uso do sangue total em qualquer situação clínica não são sustentados por ensaios clínicos randomizados controlados.

### Concentrados de hemácias

Os concentrados de hemácias são habitualmente preparados a partir do sangue total pela remoção de 200 a 250 m$\ell$ de plasma após centrifugação.

### Tabela 167.1 Características dos hemocomponentes.

| PRODUTO | VOLUME | COMPOSIÇÃO | CONDIÇÕES DE ARMAZENAMENTO | TEMPO DE ARMAZENAMENTO | COMENTÁRIOS |
|---|---|---|---|---|---|
| Concentrados de hemácias | 300 a 350 m$\ell$ | 200 m$\ell$ de hemácias, 50 a 100 m$\ell$ de plasma, 50 a 100 m$\ell$ de anticoagulante e solução aditiva | 1 a 6°C | CPD: 21 dias<br>CPDA-1: 35 dias<br>SA: 42 dias | • Leucorreduzido: < 5 × 10$^6$ leucócitos<br>• As hemácias precisam ser ABO-compatíveis com o plasma do paciente<br>• D compatível para mulheres com possibilidade de engravidar |
| Plaquetas | 50 m$\ell$ por concentrado de plaquetas derivado do sangue total; 200 a 400 m$\ell$/aférese | Plaquetas suspensas em plasma suficiente ou solução aditiva para plaquetas | 20 a 24°C com agitação suave constante | 5 ou 7 dias, com redução adicional de bactérias<br>Agrupadas em um sistema aberto: 4 h | • Plaquetas derivadas do sangue total: 5,5 × 10$^{10}$ plaquetas/unidade<br>• Plaquetas derivadas do sangue total em agrupamentos de 4 a 6 unidades<br>• Plaquetas obtidas por aférese: 3 × 10$^{11}$ plaquetas<br>• Agrupamento ou aférese com leucorredução: < 5 × 10$^6$ leucócitos<br>• Não há necessidade de compatibilidade ABO ou D |
| Plasma | 200 a 250 m$\ell$ | 1 m$\ell$ de plasma contém uma unidade de atividade de fator da coagulação | −18°C; 1 a 6°C após descongelamento | Validade do plasma congelado: 1 ano<br>PFC/FP24/PF24RT24 após descongelamento: 24 h<br>Plasma descongelado: 5 dias | • PFC: plasma congelado nas primeiras 8 h após flebotomia<br>• FP24: plasma congelado nas primeiras 24 h após flebotomia<br>• PF24RT24: plasma congelado nas primeiras 24 h após flebotomia, mantido em temperatura ambiente até 24 h depois da flebotomia<br>• Plasma descongelado: PFC/FP24/FP24RT24 armazenados por até 4 dias após a validade<br>• O plasma precisa ser ABO-compatível com as hemácias do paciente<br>• Não há necessidade de compatibilidade D |
| Crioprecipitado | 10 a 15 m$\ell$/unidade | 80 a 120 unidades de fator VIII, > 150 mg de fibrinogênio, fator XIII, FvW | −18°C; temperatura ambiente após descongelamento | Validade do crioprecipitado congelado: 1 ano<br>Descongelado/agrupado em um sistema aberto: 4 h<br>Descongelado/agrupado em um sistema fechado: 6 h | • Não há necessidade de crioprecipitado ABO e D-compatível |

SA = solução aditiva; CPD = citrato-fosfato-dextrose (anticoagulante); CPDA = citrato-fosfato-dextrose-adenina (anticoagulante); PFC = plasma fresco congelado; FvW = fator de von Willebrand.

Os concentrados de hemácias também podem ser obtidos por aférese, que pode coletar dois componentes de um único doador. Os concentrados de hemácias são armazenados entre 1 e 6°C, o que permite armazenamento por 42 dias. As características gerais dos concentrados de hemácias incluem 130 a 240 m$\ell$ de hemácias e 50 a 80 g de hemoglobina 150 a 250 mg de ferro por unidade. O volume total, de 250 a 350 m$\ell$, e o hematócrito, de 55 a 80%, variam dependendo do volume de sangue coletado (450 *versus* 500 m$\ell$) e do conservante específico utilizado, que também determina o prazo de validade. As hemácias armazenadas em citrato-fosfato-dextrose (CPD) apresentam um hematócrito de 65 a 80% e validade de 21 dias; em CPDA-1, têm um hematócrito de 65 a 80% e validade de 35 dias; e, em solução aditiva, um hematócrito de 55 a 65% e validade de 42 dias. Nos EUA, os concentrados de hemácias são armazenados, em sua maioria, em soluções aditivas. Pequenas quantidades de plasma, plaquetas e leucócitos permanecem nos concentrados de hemácias, a não ser que tenham sido removidos por filtração para leucorredução (que também remove as plaquetas), o que é típico em cerca de 85% dos concentrados de hemácias utilizados nos EUA. O Canadá e muitos países da Europa têm um suprimento sanguíneo universalmente leucorreduzido.

## MODIFICAÇÃO DO CONCENTRADO DE HEMÁCIAS

As hemácias e outros hemocomponentes podem ser modificados para reduzir as complicações da transfusão, como transmissão de agentes infecciosos, e para melhorar a preservação de componentes raros. Os hemocomponentes modificados incluem componentes leucorreduzidos, irradiados, com redução de patógenos, congelados e lavados.

### Leucorredução

Para remover 99,9% dos leucócitos (produzindo < $5 \times 10^6$ leucócitos por componente), os concentrados de hemácias e os concentrados de plaquetas transfundidos nos EUA são leucorreduzidos. Esse processo diminui a incidência de reações transfusionais não hemolíticas febris (RTNHF) e o risco de transmissão do citomegalovírus (CMV) por transfusão e outras infecções transmitidas por leucócitos. A leucorredução também reduz o risco de aloimunização HLA, bem como a incidência de imunomodulação relacionada com transfusão (IMRT). Esta última envolve uma depressão transitória do sistema imune após a transfusão.

### Irradiação

A irradiação dos hemocomponentes celulares tem por objetivo a prevenção da doença de enxerto *versus* hospedeiro associada à transfusão (DEVH-AT). O dano ao tecido em consequência da DEVH-AT deve-se à enxertia dos linfócitos do doador no receptor. É quase uniformemente fatal. A DEVH-AT ocorre em indivíduos imunocomprometidos, que são incapazes de desencadear uma resposta imunológica contra os linfócitos do doador ou naqueles que não conseguem reconhecer os linfócitos do doador (p. ex., de parentes próximos) como estranhos. A irradiação das hemácias reduz o tempo de armazenamento.

### Criopreservação

O congelamento das hemácias estende sua capacidade de armazenamento para 10 ou mais anos. Por conseguinte, hemácias com fenótipos raros podem ser congeladas e armazenadas por períodos prolongados e ser mais prontamente disponíveis para pacientes com anticorpos contra antígenos de alta frequência ou com combinações raras de antígenos. Após o descongelamento, as hemácias precisam ser lavadas meticulosamente para remover o crioprotetor (glicerol) com o qual foram armazenadas. Como os hemocomponentes celulares lavados apresentam depleção das proteínas plasmáticas, eles constituem os produtos preferidos para pacientes com história de reações alérgicas, anafilactoides ou anafiláticas. As hemácias lavadas expiram 24 horas após a lavagem.

### Redução de patógenos

A redução de patógenos inativa os ácidos nucleicos em vírus e bactérias e, portanto, diminui o risco patógenos conhecidos e não conhecidos no suprimento de sangue transmitidos por transfusão. Também inativa leucócitos residuais, eliminando a necessidade de irradiação. Em muitos países, dispõe-se de plaquetas e plasma com redução de patógenos. Esses produtos são raramente utilizados nos EUA; todavia, em alguns países da Europa, são preferencialmente usados. Os concentrados de hemácias derivados do sangue total com redução de patógenos estão aprovados na Europa e em uso na África. As hemácias submetidas à técnica de redução de patógenos estão passando por ensaios clínicos para aprovação em outros países.

## Concentrados de plaquetas

Os concentrados de plaquetas podem ser produzidos a partir do sangue total ou por meio de aférese e, em geral, têm volume de aproximadamente 300 m$\ell$. As plaquetas derivadas do sangue total são comumente designadas como *plaquetas randômicas* ou *concentrados de plaquetas*. Cada unidade derivada do sangue total contém aproximadamente $0,5 \times 10^{11}$ plaquetas. Normalmente, são reunidas 5 unidades para fornecer uma dose terapêutica de $3 \times 10^{11}$ plaquetas. As plaquetas coletadas por aférese (ou plaquetaférese) são designadas como *plaquetas de doador único* ou *plaquetas obtidas por aférese*. O conteúdo mínimo exigido para um concentrado de plaquetas obtido por aférese é de $3 \times 10^{11}$ plaquetas; entretanto, muitas coletas de plaquetas derivadas por aférese contêm duas ou três vezes a quantidade mínima necessária e, por conseguinte, são divididas para preparar múltiplos componentes de plaquetas a partir de uma única coleta. Fora dos EUA, as plaquetas são obtidas a partir do sangue total por meio do método do creme leucocitário. Em seguida, são reunidas e armazenadas em solução aditiva para plaquetas ou plasma de doador único. Os concentrados de plaquetas são armazenados por até 5 dias em temperatura ambiente, com agitação suave para assegurar a transferência de $O_2$ e $CO_2$. De maneira notável, com rastreamento bacteriano adicional ou redução de patógenos, dependendo do país, podem ser armazenadas por até 7 dias.

Além das modificações do componente mencionadas anteriormente para as hemácias, os concentrados de plaquetas são processados para minimizar o risco de eventos adversos. Os concentrados de plaquetas são submetidos a rastreamento para a presença de bactérias, tendo por objetivo a prevenção de reações transfusionais sépticas. Além disso, os concentrados de plaquetas são preparados para reduzir o risco de lesão pulmonar aguda relacionada com a transfusão (LPART), por meio de seleção de homens ou mulheres não grávidas como doadores ou teste de doadoras anteriormente grávidas para anticorpos HLA. Por fim, as plaquetas armazenadas em soluções aditivas para plaquetas têm menos plasma e, portanto, apresentam menos tendência a resultar em reações alérgicas e reações hemolíticas, em virtude da incompatibilidade ABO entre doador e receptor.

## Componentes do plasma

Os componentes do plasma podem ser produzidos a partir do sangue total após centrifugação e remoção das hemácias ou por meio de aférese. De maneira notável, as seguintes informações são válidas para os EUA, porém outros países utilizam termos mais simples para os componentes do plasma.[2] O *plasma fresco congelado* (PFC) é congelado a –18°C ou em temperatura mais fria nas primeiras 8 horas após a coleta. O plasma congelado a –18°C ou em temperaturas inferiores nas primeiras 24 horas após a coleta é designado como *plasma congelado 24 horas após a flebotomia* (FP24). Dispõe-se também de *plasma congelado nas primeiras 24 horas após flebotomia mantido em temperatura ambiente até 24 horas após a flebotomia* (PF24RT24), preparado a partir de coletas de aférese. Uma vez congelado, o plasma apresenta validade de 1 ano. Antes da transfusão, o plasma precisa ser descongelado em temperatura entre 30 e 37°C, um processo que leva entre 20 e 30 minutos. O plasma descongelado deve ser transfundido imediatamente ou armazenado em temperatura de 1 a 6°C por até 24 horas. O plasma descongelado e armazenado por até 4 dias adicionais em temperatura de 1 a 6°C para prevenir seu desperdício deve ser rotulado como *plasma descongelado*. O PFC contém aproximadamente 1 UI/m$\ell$ de cada fator da coagulação. Em comparação, o FP24 tem aproximadamente 20% menos fator VIII, o que representa uma redução clinicamente insignificante em pacientes não hemofílicos. O plasma descongelado e conservado por até 5 dias apresenta níveis ainda mais diminuídos dos fatores VII, V e particularmente VIII, porém, essas diferenças, em geral, não são clinicamente significativas. Na prática, o PFC, o FP24, o PF24RT24 e o plasma descongelado são considerados equivalentes e intercambiáveis.

Outros componentes do plasma que são menos comumente utilizados incluem *crioprecipitado de plasma reduzido* e *plasma líquido*. O crioprecipitado de plasma reduzido é o plasma remanescente após remoção do crioprecipitado. É também denominado *criossobrenadante* ou *plasma pobre em crio*, e apresenta deficiência modesta de fator VIII, fibrinogênio, fator de von Willebrand, fator XIII e fibronectina. À semelhança de outros componentes do plasma, pode ser mantido em temperatura de 1 a 6°C por 5 dias, uma vez rotulado novamente como *crioprecipitado de plasma descongelado reduzido*. A única indicação clínica para o plasma com redução de crioprecipitado é no tratamento da púrpura trombótica trombocitopênica (ver Capítulo 163). O plasma líquido, armazenado a 1 a 6°C, é separado do sangue total e transfundido em até 5 dias no máximo após expiração da data do sangue total. Há uma diminuição progressiva na atividade dos fatores de coagulação e aumento do risco de ativação durante o armazenamento depois de 7 dias. Esse produto contém linfócitos viáveis, de modo que ele exige irradiação quando clinicamente indicado. Poucos hospitais utilizam esse produto para protocolos de transfusão maciça, e foram realizados poucos estudos clínicos.

### Crioprecipitado

O crioprecipitado é obtido por descongelamento do PFC a 1 a 6°C. Durante esse processo de descongelamento, forma-se um precipitado (crioprecipitado), que é subsequentemente separado e recongelado. O crioprecipitado é seletivamente enriquecido em fibrinogênio, fibronectina, fator VIII, fator de von Willebrand e fator XIII. O crioprecipitado e seu sobrenadante (plasma pobre em crioprecipitado) são recongelados separadamente e armazenados por até 1 ano após a coleta.

Cada unidade de crioprecipitado contém pelo menos de 150 mg de fibrinogênio e 80 UI de fator VIII. Uma única unidade de 10 a 15 m$\ell$ de crioprecipitado deve aumentar a concentração de fibrinogênio em aproximadamente 50 mg/d$\ell$ por 10 kg de peso corporal. Em pacientes adultos, a solicitação típica consiste em uma dose de 10 unidades de crioprecipitado, que são colocadas em uma única bolsa para transfusão. O descongelamento de uma unidade de crioprecipitado em banho-maria, em temperatura entre 30 e 37°C e, em seguida, o agrupamento das unidades podem levar 30 minutos. Muitas instituições agora armazenam crioprecipitado pré-agrupado. Essas unidades pré-agrupadas são habitualmente compostas de cinco unidades únicas de crioprecipitado, agrupadas antes do congelamento, de modo que não haja necessidade de agrupamento após o descongelamento.

### Granulócitos

Os granulócitos têm prazo de validade de 24 horas e são armazenados em temperatura ambiente, sem agitação. A maior parte é coletada por aférese, utilizando hidroxietil amido para melhorar a coleta. Para aumentar o número de granulócitos coletados, o doador pode ser estimulado com esteroides, produzindo componentes com aproximadamente $1 \times 10^{10}$ granulócitos, e os doadores estimulados com esteroides e fator de estimulação de colônias de granulócitos (G-CSF) (ver Capítulo 147) produzem componentes com cerca de $1 \times 10^{11}$ granulócitos. Os granulócitos obtidos por aférese têm volume de aproximadamente 200 m$\ell$, 10 a 50 m$\ell$ de hemácias, $3 \times 10^{11}$ plaquetas (equivalente a um concentrado de plaquetas) e plasma. Todos os granulócitos devem ser irradiados, mas não podem ser leucorreduzidos e devem ser transfundidos o mais rápido possível.

## SEGURANÇA TRANSFUSIONAL

A exsanguinotransfusão tem melhorado continuamente no quesito de segurança desde a década de 1980, com a implementação de novos testes de triagem, critérios para doadores e modificações dos componentes. Os efeitos adversos à transfusão sanguínea podem ser classificados em agudos (em poucas horas) ou tardios (dias a anos) e em não infecciosos (Tabela 167.2) ou infecciosos (Tabela 167.3).[3] Os riscos infecciosos incluem infecções emergentes, como o vírus Zika,[4] e infecções tradicionais, como hepatite B ou C. Com o aprimoramento da triagem de doadores, houve mais foco na redução das reações transfusionais não infecciosas.[5,6] Muitos países têm sistemas de relatórios de biovigilância para monitorar os efeitos adversos da transfusão, como Serious Hazards of Transfusion (SHOT), no Reino Unido. Os EUA monitoram passivamente os eventos adversos da transfusão por meio da National Healthcare Safety Network, do Center for Disease Control and Prevention (CDC), ao qual os hospitais podem voluntariamente fornecer suas informações (o que é obrigatório em alguns estados). Além disso, todos os casos fatais relacionados com transfusão precisam ser notificados à Food and Drug Administration (FDA), que publica relatórios anuais.

**Tabela 167.2** Eventos não infecciosos associados à transfusão.

| EVENTO ASSOCIADO À TRANSFUSÃO | RISCO POR UNIDADE TRANSFUNDIDA NOS EUA |
|---|---|
| Reação transfusional hemolítica aguda | Cerca de 1:100.000 transfusões para anticorpos relacionados com ABO<br>Cerca de 1:200.000 para outros anticorpos |
| Reação transfusional febril não hemolítica | Cerca de 1:900 |
| Reação transfusional alérgica | Cerca de 1:1.200 (leve a moderada)<br>Cerca de 1:15.000 (grave) |
| Sobrecarga circulatória associada à transfusão | Cerca de 1:10.000 |
| Lesão pulmonar aguda relacionada com transfusão | Cerca de 1:60.000 |
| Reações transfusionais hipotensivas | Cerca de 1:14.000 |
| Dispneia associada à transfusão | Cerca de 1:17.000 |
| Reação transfusional hemolítica e sorológica tardia | Cerca de 1:20.000 (reação transfusional hemolítica tardia)<br>Cerca de 1:6.000 (reação transfusional sorológica tardia) |
| Doença de enxerto *versus* hospedeiro associada à transfusão | < 1:12.000.000 |
| Púrpura pós-transfusional | Cerca de 1:75.000 |

**Tabela 167.3** Período de janela e risco residual de doenças infecciosas.

| TESTE | PERÍODO DE JANELA (DIAS) | RISCO RESIDUAL DE TRANSFUSÃO |
|---|---|---|
| MP-NAT para HIV | 9 | Cerca de 1:1.800.000 |
| EIA para HIV | 21 | |
| MP-NAT para HCV | 7 | Cerca de 1:1.600.000 |
| EIA para HCV | 51 a 58 | |
| HBsAg | 30 a 38 | Cerca de 1:300.000 |
| NAT para HBV | 40 a 50 (MP) e 15 a 34 (ID) | Cerca de 1:1.500.000 |
| HTLV | 80 | Cerca de 1:3.300.000 |
| Sífilis | | 1 caso notificado nos EUA nos últimos 50 anos |
| Doença de Chagas | | 7 casos notificados nos EUA; nenhum desde o início da testagem |
| NAT para WNV | | Último caso em 2012 |
| Contaminação bacteriana | | 1:25.350 plaquetas derivadas do sangue total e 1:2.570 plaquetas obtidas por aférese |

EIA = imunoensaio enzimático; HBsAg = antígeno de superfície do vírus da hepatite B; HBV = vírus da hepatite B; HCV = vírus da hepatite C; HIV = vírus da imunodeficiência humana; HTLV = vírus da leucemia/linfoma de células T humano; MP-NAT = teste de ácido nucleico *minipool*; WNV = vírus do Nilo Ocidental.

### Efeitos adversos não infecciosos da exsanguinotransfusão

#### REAÇÃO TRANSFUSIONAL HEMOLÍTICA AGUDA

As reações transfusionais hemolíticas agudas (RTHA) ocorrem quando anticorpos pré-formados do receptor se ligam a antígenos eritrocitários transfundidos, resultando em formação do complexo antígeno-anticorpo.[6b] Essa formação de complexo ativa a cascata do complemento e provoca hemólise intravascular. Mais comumente, as RTHA são reações graves, devido à incompatibilidade ABO. Ocorre quando antígenos eritrocitários transfundidos são incompatíveis com o plasma do receptor (p. ex., hemácias do grupo A em um receptor do grupo O) ou, com menos frequência, quando o plasma transfundido contém anticorpos dirigidos contra antígenos eritrocitários do receptor (p. ex., plasma do grupo O para um receptor do grupo A). As RTHA também podem estar associadas à formação do complexo antígeno-anticorpo fora do sistema ABO. Por fim, a destruição das hemácias pode não estar relacionada com a transfusão, podendo ser o resultado de hemólise mecânica.

A incidência de RTHA é de aproximadamente 1:100.000 transfusões para anticorpos relacionados com ABO e de cerca de 1:200.000 para outros anticorpos. Aproximadamente 50% das transfusões de hemácias ABO-incompatíveis não apresentam nenhum efeito adverso, porém 5% são fatais. As transfusões de hemácias ABO-incompatíveis ocorrem mais comumente com transfusão incorreta, quando o paciente recebe uma unidade incorreta. A transfusão incorreta é habitualmente causada por erro humano, incluindo identificação imprópria do receptor durante a coleta de amostra pré-transfusão, digitação incorreta de ABO do hemocomponente ou do receptor pretendido ou identificação inadequada do receptor ou do hemocomponente no momento da transfusão.

Os sinais e sintomas de RTHA consistem em febre, calafrios/tremores, ansiedade, dor torácica e abdominal, dor no flanco e nas costas, náuseas, vômitos, dispneia, hemoglobinúria, sangramento difuso e oligúria/anúria. Se houver suspeita de RTHA, a transfusão deve ser interrompida imediatamente, e o problema deve ser comunicado ao serviço de transfusão para investigação. Deve-se fornecer cuidados de suporte ao paciente. O diagnóstico é baseado em evidências laboratoriais de hemólise (p. ex., diminuição da hemoglobina e da haptoglobina, hemoglobinúria e elevação da lactato desidrogenase) e evidências de transfusão de sangue incompatível (p. ex., resultado positivo do teste da antiglobulina direta e prova cruzada incompatível).

As RTHAs podem ser reduzidas com melhor rastreamento de amostras e componentes por meio de sistemas de identificação por radiofrequência (IDRF). Além disso, muitos hospitais contam com políticas para que os pacientes realizem duas tipagens separadas de sangue antes de liberar concentrados de hemácias de tipo específico.

### Reação transfusional febril não hemolítica

A reação transfusional febril não hemolítica (RTFNH), com incidência de aproximadamente 1:900 transfusões, é definida como aumento de temperatura de 1°C ou mais ou superior a 38°C e/ou calafrios/tremores, que ocorrem nas primeiras 4 horas após o término da transfusão.[6c] Por definição, o aumento da temperatura não pode ser atribuídos a outras etiologias. Nos concentrados plaquetários, as RTFNH são causadas por citocinas derivadas dos leucócitos, que se acumulam no componente durante o armazenamento. Nos concentrados de hemácias, essas reações são causadas pela interação dos leucócitos do doador com anticorpos de leucócitos do paciente. É importante assinalar que a incidência de RTFNH diminuiu significativamente com o uso disseminado da leucorredução.

Se houver suspeita de RTFNH, a transfusão deve ser interrompida e o caso deve ser notificado ao serviço de transfusão para investigação, de modo a excluir a possibilidade de evento adverso mais grave associado à transfusão. São fornecidos cuidados de suporte ao paciente.

### Reação transfusional alérgica

Ocorrem reações transfusionais alérgicas, com incidência de aproximadamente 1:1.200 transfusões, para reações leves a moderadas e cerca de 1:15.000 para reações mais graves, quando anticorpos pré-formados do receptor se ligam a alergênios transfundidos. Os concentrados de plaquetas e componentes do plasma estão mais frequentemente associados a reações alérgicas, visto que eles apresentam mais plasma. As reações leves consistem em urticária, com ou sem prurido generalizado ou rubor. Os sintomas mais graves incluem rouquidão, estridor, sibilos, dispneia, hipotensão, sintomas gastrintestinais e choque. As reações leves podem ser tratadas por meio de interrupção temporária da transfusão e administração de anti-histamínicos, enquanto as reações graves exigem a interrupção da transfusão e tratamento com epinefrina, antagonistas do receptor H1 e esteroides. A pré-medicação com anti-histamínicos diminui a incidência de reações alérgicas, porém apenas em pacientes com história de reações alérgicas. As plaquetas armazenadas em solução aditiva para plaquetas têm menos plasma e, portanto, exibem uma taxa diminuída de reações alérgicas de 0,29%, em comparação com 0,82% com plaquetas armazenadas em plasma. O plasma tratado com solvente/detergente de doadores agrupados também apresenta menores taxas de reações alérgicas.

As reações anafiláticas podem ser secundárias à anti-IgA, que pode ocorrer em pacientes com deficiência de IgA. Os pacientes que apresentam reações alérgicas graves devem ser testados para deficiência de IgA e presença de anti-IgA. Se for identificada a presença de anti-IgA, o paciente deve receber componentes plasmáticos de doadores com deficiência de IgA ou concentrados de hemácias e concentrados de plaquetas lavadas.

### Sobrecarga circulatória associada à transfusão

A sobrecarga circulatória associada à transfusão (TACO, *transfusion-associated circulatory overload*), com uma incidência de aproximadamente 1:10.000 transfusões, resulta de sobrecarga circulatória após a administração de transfusão. Em um estudo de reações transfusionais pulmonares, os fatores de risco para TACO ou possível lesão pulmonar aguda relacionada com transfusão (TRALI, *transfusion-related acute lung injury*), em comparação com TRALI (ver mais adiante) incluem idade acima de 70 anos, peptídio natriurético tipo B (BNP) pós-transfusional acima de 1.000 pg/m$\ell$, equilíbrio hídrico positivo de mais de 3 $\ell$ e mais unidades transfundidas em 6 horas. Os sintomas de TACO consistem em dispneia, ortopneia, tosse, sensação de constrição torácica, cianose, hipertensão e cefaleia. Em geral, os sintomas surgem no fim da transfusão, mas podem ocorrer até 6 horas após a transfusão. O diagnóstico baseia-se na presença de edema pulmonar cardiogênico. O manejo consiste em interromper a transfusão, administrar terapia diurética, suplementação de oxigênio e sentar o paciente ereto.

### Lesão pulmonar aguda relacionada com transfusão

A lesão pulmonar aguda relacionada com transfusão (TRALI), com incidência de aproximadamente 1:60.000 transfusões, consiste em edema pulmonar não cardiogênico associado à transfusão, que ocorre nas primeiras 6 horas após a interrupção da transfusão.[6d] Os fatores de risco para TRALI incluem níveis mais elevados de IL-8, cirurgia de fígado, abuso crônico de álcool, choque, pico de pressão das vias respiratórias mais alto durante a ventilação mecânica, tabagismo atual, equilíbrio hídrico positivo, plasma de mulheres doadoras, volume de anticorpos HLA da classe II e volume de anticorpos positivos contra antígeno neutrofílico humano (HNA). Os sintomas consistem em hipoxemia com evidências radiológicas de infiltrados bilaterais. A TRALI é causada por ativação de neutrófilos e do endotélio pulmonar, habitualmente em consequência de anticorpos antileucocitários do doador transfundidos, incluindo anticorpos de antígeno leucocitário humano (HLA) e anticorpos HNA. Esses anticorpos do doador reagem com os leucócitos do receptor no sistema vascular pulmonar, causando leucoaglutinação, ativação da cascata do complemento, liberação de citocinas e edema pulmonar. Mais raramente, a TRALI é causada pelo mecanismo inverso, em que anticorpos antileucocitários do receptor reagem contra leucócitos transfundidos do doador. Acredita-se também que mecanismos imunes atuem para mediar a TRALI, incluindo lipídios bioativos e ligante sCD40.

Em casos de suspeita de TRALI, a transfusão deve ser interrompida. O manejo médico é basicamente de suporte, em geral com oxigênio suplementar e intubação endotraqueal, se necessário. A diurese não está indicada, e o papel dos esteroides não está bem definido. A maioria dos pacientes melhora em 2 a 4 dias, porém a TRALI tem uma taxa de mortalidade de 5 a 10%.

A incidência de TRALI diminuiu de modo substancial[7] com a implementação de doadores de plasma e de plaquetas de homens apenas, de mulheres negativas para anticorpos HLA ou nulíparas. Além disso, o plasma tratado com solvente-detergente não tem sido associado a casos de TRALI.

### Reações transfusionais de hipotensão

As reações transfusionais de hipotensão, com incidência de aproximadamente 1:14.000, estão habitualmente associadas a transfusões de hemácias ou de plaquetas. Essas reações parecem estar relacionadas com a geração de bradicinina, resultando em vasodilatação e hipotensão. As reações hipotensivas foram mais comumente relatadas em associação ao uso de filtros para leucorredução de carga negativa à cabeceira do leito em pacientes tratados com inibidores da enzima conversora de angiotensina (ECA). Normalmente, ocorre resolução das reações de hipotensão com a interrupção da transfusão. Além disso, o uso de leucorredução pré-armazenamento, em vez de sua realização à cabeceira do paciente, também limita a incidência dessas reações.

### Dispneia associada à transfusão

A dispneia associada à transfusão, com incidência de aproximadamente 1:17.000 transfusões, resulta em desconforto respiratório agudo nas primeiras 24 horas após o término da transfusão. Trata-se de um diagnóstico de exclusão, quando os diagnósticos de reação alérgica, sobrecarga circulatória associada à transfusão (TACO) e lesão pulmonar relacionada com transfusão (TRALI) não são aplicáveis.

## Reação transfusional hemolítica e sorológica tardia

As reações transfusionais hemolíticas tardias (RTHT), com incidência de aproximadamente 1:20.000 transfusões, ocorre quando a transfusão de hemácias precipita uma resposta de aloanticorpos, resultando em diminuição da sobrevida das hemácias. Se for observada uma resposta de aloanticorpos na ausência de destruição das hemácias, ela é denominada reação transfusional *sorológica* tardia (RTST), cuja incidência é de aproximadamente 1:6.000 transfusões. Se houver formação de aloanticorpos alguns dias após a transfusão, acredita-se que seja uma resposta anamnéstica de aloanticorpos em um indivíduo que previamente produziu anticorpos, em geral, devido a uma transfusão anterior ou gravidez. Se houver formação de aloanticorpos no decorrer de semanas após a transfusão, presume-se que seja uma resposta primária de anticorpos.

As RTHTs caracterizam-se por diminuição inesperada ou por um aumento menor do que o esperado da hemoglobina do receptor após transfusão. Outros sinais e sintomas normalmente muito menos graves do que aqueles associados a reações transfusionais hemolíticas agudas incluem febre, calafrios, icterícia, mal-estar, dor nas costas e, raramente, insuficiência renal. Para evitar futuras reações, o paciente deve receber hemácias antígeno-negativas em futuras transfusões. A principal estratégia de redução consiste em compatibilidade profilática dos antígenos eritrocitários.

Uma forma grave de RTHT é a reação transfusional hiper-hemolítica. Essa reação rara é relatada, com mais frequência, em pacientes com anemia falciforme e talassemia, e resulta em destruição das hemácias, tanto do doador quanto do receptor, levando ao desenvolvimento de anemia mais grave. Além disso, os pacientes habitualmente apresentam reticulocitopenia. Os aloanticorpos ou autoanticorpos eritrocitários podem ou não estar presentes. A fisiopatologia permanece obscura, porém os mecanismos propostos incluem hemólise do espectador inocente, supressão da eritropoese e destruição mediada por macrófagos. O tratamento inclui eritropoetina, imunoglobulina intravenosa, esteroides, rituximabe e eculizumabe. As futuras transfusões de hemácias devem ser administradas com cautela.

## Doença de enxerto versus hospedeiro associada à transfusão

A doença de enxerto *versus* hospedeiro associada à transfusão (DEVH-AT), com incidência de menos de 1:12.000.000 de transfusões, resulta da enxertia de linfócitos viáveis transfundidos do doador em um receptor imunossuprimido.[8] Subsequentemente, os linfócitos do doador desencadeiam uma resposta imune contra o receptor, resultando em pancitopenia, exantema eritematoso ou até mesmo eritrodermia generalizada, disfunção hepática e sintomas gastrintestinais. Diferentemente da DEVH associada ao transplante de células progenitoras hematopoéticas (Capítulo 168), a DEVH-AT apresenta uma taxa de casos fatais de quase 100% devido à pancitopenia profunda.

Os pacientes com risco aumentado de DEVH-AT incluem aqueles com imunodeficiências congênitas, doença de Hodgkin, leucemia aguda ou outras neoplasias malignas hematológicas, bem como pacientes submetidos a transplante de células progenitoras hematopoéticas. Os pacientes que também correm maior risco são os que recebem hemocomponentes HLA tipados ou hemocomponentes de parentes próximos, transfusões de granulócitos, transfusões intrauterinas ou exsanguinotransfusão neonatal. Os pacientes com risco aumentado de DEVH-AT devem receber hemocomponentes celulares irradiados ou com redução de patógenos, resultando na incapacidade de enxertia de leucócitos.

## Púrpura pós-transfusional

A púrpura pós-transfusional (PPT), com incidência de aproximadamente 1:75.000 transfusões, é uma trombocitopenia imune causada por aloanticorpos antiplaquetários, mais frequentemente anti-HPA-1A (Capítulo 163). Todos os tipos de hemocomponentes foram implicados na PPT, com resposta de anticorpos dirigida contra antígenos plaquetários desencadeada pela transfusão. O diagnóstico baseia-se na apresentação clínica e na identificação de aloanticorpos específicos contra plaquetas.

A PPT caracteriza-se por trombocitopenia profunda e aguda (contagem de plaquetas < 10.000/m$\ell$), exantema purpúrico inexplicado, hematoma ou sangramento da mucosa 1 a 3 semanas após a transfusão. Trinta por cento dos pacientes apresentam hemorragia grave e 10% têm hemorragia fatal. O tratamento primário para a PPT consiste em imunoglobulina intravenosa.

## Complicações infecciosas da transfusão

Os critérios para a transmissão de patógenos por transfusão incluem: (1) fase infecciosa assintomática no doador; (2) viabilidade do agente durante o armazenamento; (3) população de receptores soronegativa; e (4) agente capaz de causar doença pós-transfusional. A segurança transfusional depende de várias medidas, incluindo a seleção apropriada de doadores, triagem cuidadosa de doadores por meio de questionário, o uso de boas práticas de fabricação e testes dos hemocomponentes para marcadores de doenças infecciosas. Embora todas essas medidas sejam importantes, esta última será enfatizada aqui.

Os testes de triagem para doadores de sangue foram introduzidos e aprimorados gradativamente no decorrer das últimas décadas. Atualmente, nos EUA, os doadores de sangue são submetidos à triagem para infecção pelo vírus da hepatite B, vírus da hepatite C, HIV-1 e HIV-2, vírus linfotrópico de células T humanas (HTLV) dos tipos I e II, vírus do Nilo Ocidental (WNV), sífilis, *Trypanosoma cruzi* e vírus Zika. Além disso, pode-se efetuar uma triagem dos doadores para CMV e *Babesia* em áreas de alta epidemia nos EUA. Os concentrados de plaquetas também são testados para contaminação bacteriana, a não ser que seja realizada uma redução de patógenos.

### Contaminação bacteriana

O risco de reações sépticas é de aproximadamente 1:300.000. Os concentrados de plaquetas estão principalmente associados à contaminação bacteriana, em virtude de seu armazenamento em temperatura ambiente. A implementação de várias etapas para as unidades de plaquetas, incluindo limpeza da pele, bolsa de desvio e triagem bacteriana, resultou em redução de aproximadamente dois terços nas reações sépticas. Dados recentes que utilizaram testes prospectivos constataram a contaminação de 1:2.570 unidades de plaquetas, resultando em 1:12.800 reações (sendo uma fatal, 1:51.400). A redução de patógenos diminui a carga de bactérias em mais de 4 logs para a maioria dos microrganismos, e dados de hemovigilância não relataram casos transfusionais de sepse com plaquetas submetidas à redução de patógenos. Outras estratégias de redução para as reações sépticas incluem cultura bacteriana tardia ou repetida e uso de teste de rastreamento de bactérias pontual.

Deve-se suspeitar de reações sépticas se o paciente transfundido tiver febre (≥ 38°C com elevação de ≥ 1°C) com calafrios, hipotensão, choque, taquicardia, dispneia ou náuseas/vômitos. A transfusão deve ser interrompida imediatamente, devendo-se instituir cuidados de suporte, e deve-se obter amostras de sangue para cultura (aeróbica e anaeróbica, duas vezes) antes de iniciar os antibióticos. Os pacientes com trombocitopenia e neutropenia correm maior risco de reações sépticas, principalmente por *Staphylococcus aureus*.

### Vírus da hepatite B

O vírus da hepatite B, com um risco estimado de transmissão por transfusão de aproximadamente 1:1.500.00, é um vírus de DNA de fita dupla, transmitido por via parenteral, sexual e vertical (da mãe grávida para o lactente) (Capítulo 139). Nos EUA, os hemocomponentes são submetidos a rastreamento com antígeno de superfície da hepatite B (HBsAg), anti-HBc e teste de amplificação de ácido nucleico (NAT) do HBV.

### Vírus da hepatite C

O vírus da hepatite C, com risco de transmissão por transfusão estimado em aproximadamente 1:1.600.000, é um vírus de RNA de fita simples, que é transmitido principalmente pela via parenteral, por meio do uso de substâncias intravenosas, transfusões infectadas e uso de fatores de coagulação antes de exames de triagem efetivos e métodos de inativação viral. A transmissão sexual e vertical da hepatite C é incomum (Capítulo 139). Nos EUA, efetua-se o rastreamento dos hemocomponentes com testes de anti-HCV e NAT do HCV.

### Vírus da imunodeficiência humana

O vírus da imunodeficiência humana (HIV), com risco de transmissão por transfusão estimado em aproximadamente 1:1.800.000, é um vírus de RNA fita simples transmitido pelas vias parenteral, sexual e vertical. O HIV-1 é encontrado em todo o mundo, porém o subtipo B é mais comum na América do Norte e na Europa. O HIV-2 é encontrado principalmente na África Ocidental. Nos EUA, os hemocomponentes são submetidos a rastreamento para anti-HIV-1/2 e NAT do HIV-1.

### Vírus linfotrópico de células T humanas
O vírus linfotrópico de células T humanas, com risco de transmissão por transfusão estimado em aproximadamente 1:3.300.000, é um membro da família Retroviridae, como o HIV (Capítulo 354). É transmitido principalmente por via parenteral, embora se acredite que ocorra também transmissão da mãe para o filho por meio da amamentação. Os indivíduos infectados são comumente assintomáticos. A infecção por HTLV-I está associada a um risco aumentado de leucemia/linfoma de células T, mielopatia/paraparesia espástica tropical associada ao HTLV e doença imunológica. A infecção por HTLV-II está associada à imunossupressão não específica. Nos EUA, os hemocomponentes são submetidos a rastreamento para HTLV-I e HTLV-II por meio de HTLV-I/II.

### Vírus do Nilo Ocidental
O vírus do Nilo Ocidental (WNV) (Capítulo 358) é um vírus de RNA de fita simples, que é predominantemente encontrado em aves e transmitido aos seres humanos por meio de picadas de mosquitos infectados. Oitenta por cento dos casos de WNV são assintomáticos. Os sintomas comuns consistem em febre e exantema, e ocorrem encefalite e meningite em 0,7% dos indivíduos infectados. Nos EUA, os hemocomponentes são submetidos a rastreamento por meio de NAT do WNV. Para melhorar a logística e o custo dos testes, o NAT do WNV é realizado em amostras em conjunto; isso continua até que seja detectado aumento de atividade da doença regional, quando o teste é convertido em NAT do WNV em amostras individuais para melhorar a sensibilidade do teste. O rastreamento de doadores reduziu de modo substancial o número de casos transmitidos por transfusão, e o caso mais recente nos EUA foi notificado em 2012.

### Sífilis
A sífilis (Capítulo 303) é causada pelo espiroqueta *Treponema pallidum* e normalmente é sexualmente transmitida. Nos EUA, os hemocomponentes são submetidos a rastreamento para sífilis por meio de testes não treponêmicos ou treponêmicos. Não foi notificado nenhum caso de sífilis transmitida por transfusão nessas últimas décadas, em virtude da baixa viabilidade do espiroqueta durante o armazenamento.

### *Trypanosoma cruzi*
A doença de Chagas (Capítulo 326) é causada pelo parasita protozoário flagelado *Trypanosoma cruzi*. A doença de Chagas é endêmica na América Central e América do Sul e é transmitida por picadas de insetos reduvídeos infectados, bem como verticalmente. Além da infecção sintomática aguda, a infecção crônica normalmente persiste durante a vida, com parasitemia intermitente de baixo nível e assintomática. Esses doadores assintomáticos com infecção crônica são motivo de preocupação, de modo que, nos EUA, os hemocomponentes são submetidos a rastreamento para *T. cruzi* por meio de testes para anticorpos anti-*T. cruzi*. Nos EUA, os doadores são testados apenas na primeira doação. Antes da triagem, pelo menos 9 casos de doença de Chagas transmitida por transfusão foram notificados nos EUA. Nenhum caso subsequente foi relatado nesse país.

### Vírus Zika
O vírus Zika (Capítulo 358) é um flavivírus transmitido por mosquitos, que é o foco de uma pandemia contínua, notável pelas suas graves sequelas neurológicas em lactentes nascidos de mães infectadas. As taxas elevadas de infecção subclínica, conforme evidenciado pelo achado de RNA em doadores assintomáticos, geram preocupação quanto ao risco do suprimento de sangue. Até o momento, foram relatados quatro casos suspeitos de vírus Zika transmitido por transfusão (todos no Brasil); nenhum dos casos foi associado a sequelas clínicas nos receptores de transfusão. Em 2016, a FDA divulgou orientações que obrigam à triagem nacional de doadores de sangue nos EUA, que agora é realizada com NAT.

### *Babesia*
A *Babesia* (Capítulo 332) é um parasita transmitido por carrapatos, responsável por cerca de 200 casos de transmissão por transfusão. *Babesia* tem focos endêmicos e hiperendêmicos nos EUA. Cerca de um quarto dos adultos com infecção transmitida por carrapatos e metade das crianças apresentam infecção assintomática ou doença de tipo viral leve. Os sintomas da babesiose incluem febre, calafrios, palidez, diaforese, fadiga, mialgia, anorexia, dor lombar e abdominal, náuseas, vômitos e diarreia.

As possíveis complicações na babesiose grave (mais frequentemente em recém-nascidos, indivíduos idosos, pacientes com asplenia e imunocomprometidos, frequentemente em associação à parasitemia de alto grau) podem incluir insuficiência respiratória aguda, coagulação intravascular disseminada, insuficiência cardíaca congestiva, insuficiência renal e coma, com taxas de mortalidade relatadas de 5 a 20%. Atualmente, existem testes de rastreamento aprovados pela FDA e em IND para *Babesia*. Em julho de 2018, a FDA publicou um projeto de orientação sobre triagem de doadores de sangue para *Babesia* nos estados com alta epidemia, de modo a prevenir a babesiose transmitida por transfusão. A implementação do rastreamento diminuiu a incidência de *Babesia* transmitida por transfusão. O risco de *Babesia* transmitida por transfusão depende do local de residência e das viagens dos doadores.

### Outras infecções
Muitos outros patógenos são transmitidos por transfusão, como *Anaplasma phagocytophilum*, parvovírus B19, hepatite A, vírus da dengue, nova variante da doença de Creutzfeldt-Jakob e malária. Os doadores são avaliados por meio de um questionário de histórico de doador para a nova variante da doença de Creutzfeldt-Jakob e malária nos EUA. O plasma para processamento é testado para parvovírus B19 e hepatite A.

## INDICAÇÕES PARA TRANSFUSÃO DE SANGUE (TABELA 167.4)

### Transfusões de hemácias
As transfusões de hemácias são utilizadas no tratamento da anemia, quando os pacientes necessitam de aumento na capacidade de transporte do oxigênio. Embora tenham sido realizadas pesquisas consideráveis para determinar as indicações ideais para a transfusão de hemácias, as necessidades desse tipo de transfusão devem ser baseadas no estado clínico individual e nas condições médicas coexistente de qualquer paciente. No adulto

**Tabela 167.4** Indicações para transfusão baseadas em evidências.

| HEMO-COMPONENTE | INDICAÇÕES COMUMENTE ACEITAS | AUMENTO TÍPICO |
|---|---|---|
| Hemácias | Hb < 7 g/dℓ no paciente hemodinamicamente estável<br>Hb < 8 g/dℓ com cirurgia ortopédica ou cirurgia cardíaca e em pacientes com doença cardiovascular preexistente<br>Hb < 9 g/dℓ com choque séptico | Hb: 1 g/dℓ ou Hct: 3% após uma unidade de hemácias |
| Plaquetas | < 10.000/μℓ em pacientes adultos internados com trombocitopenia hipoproliferativa induzida por terapia<br>< 20.000/μℓ se o paciente for febril/séptico ou presença de cateter venoso central<br>< 50.000/μℓ em caso de cirurgia, punção lombar, procedimento invasivo ou sangramento ativo<br>< 100.000/μℓ para neurocirurgia | 30 a 60.000/μℓ após uma dose de plaquetas (uma unidade de aférese ou 4 a 6 concentrados de plaquetas derivados do sangue total [$3 \times 10^{11}$ plaquetas]) |
| Plasma | HIC relacionada com varfarina (CCP de 4 fatores)<br>Transfusão maciça (plasma:hemácias 1:2)<br>RNI > 2 antes do procedimento invasivo<br>Reposição de líquido para plasmaférese na púrpura trombocitopênica trombótica | 10 a 20 mℓ/kg produz um aumento nos níveis de fatores de cerca de 20% |
| Crioprecipitado | Fibrinogênio < 150 mg/dℓ com sangramento<br>Deficiência de fator XIII (FXIII purificado disponível)<br>Hipofibrinogenemia (fibrinogênio purificado disponível) | Aumento de cerca de 7 mg/dℓ do fibrinogênio por unidade |

Hb = hemoglobina; Hct = hematócrito; HIC = hemorragia intracraniana; CCP = concentrado de complexo de protrombínico; RNI = razão normalizada internacional.

médio, uma unidade de hemácias deve aumentar a hemoglobina em cerca de 1 g/dℓ e o hematócrito em cerca de 3%.

As diretrizes de prática clínica da AABB sobre a transfusão de hemácias fornecem as seguintes recomendações baseadas em evidências:[9,10]

1. O limiar do nível de hemoglobina para transfusão de hemácias é de 7 g/dℓ para pacientes adultos hospitalizados, que estão hemodinamicamente estáveis (recomendação forte, evidência de qualidade moderada). Para pacientes submetidos à cirurgia ortopédica ou à cirurgia cardíaca e para aqueles com doença cardiovascular preexistente, o limiar do nível de hemoglobina para transfusão é de 8 g/dℓ (recomendação forte, evidência de qualidade moderada). Essas recomendações não se aplicam à síndrome coronariana aguda, trombocitopenia grave e anemia crônica dependente de transfusão.
2. As unidades de hemácias podem ser de validade padrão, em vez de apenas frescas (definidas como < 10 dias) (recomendação forte, evidência de qualidade moderada).

Foram realizados ensaios clínicos randomizados e controlados desde a publicação dessas diretrizes, em 2016. Um estudo realizado em pacientes adultos com câncer, que apresentaram choque séptico, demonstrou mortalidade mais baixa com uma estratégia transfusional liberal (limiar de hemoglobina < 9 g/dℓ) em comparação com restritiva (limiar de hemoglobina < 7 g/dℓ) (taxa de mortalidade de 59 versus 70%, respectivamente).[A1] Na cirurgia cardíaca, uma estratégia transfusional conservadora foi tão boa quanto uma estratégia mais liberal.[A2] Em um ensaio clínico randomizado multicêntrico realizado em adultos em estado crítico, a idade de armazenamento das hemácias transfundidas não afetou a mortalidade em 90 dias.[A3]

## Transfusões de plaquetas

As transfusões de plaquetas são administradas para prevenir ou tratar o sangramento em pacientes com trombocitopenia (Capítulo 163). A transfusão de plaquetas também pode ser considerada em pacientes com defeitos qualitativos da função plaquetária. O limiar para esse tipo de transfusão é determinado pela contagem plaquetária do paciente, combinada com a doença subjacente e a presença de sangramento clínico.

As diretrizes de prática clínica da AABB em relação à transfusão de plaquetas fornecem as seguintes recomendações baseadas em evidências:[11]

1. As plaquetas devem ser transfundidas de modo profilático para reduzir o risco de sangramento espontâneo em pacientes adultos internados com trombocitopenia hipoproliferativa induzida por terapia, com contagem de plaquetas de 10.000/μℓ ou menos (recomendação forte, evidência de qualidade moderada).
2. As transfusões de plaquetas profiláticas devem ser administradas a pacientes com colocação eletiva de cateter venoso central, com contagem plaquetária inferior a 20.000/μℓ (recomendação fraca, evidência de baixa qualidade).
3. As transfusões de plaquetas profiláticas devem ser administradas a pacientes com punção lombar diagnóstica eletiva, com contagem plaquetária inferior a 50.000/μℓ (recomendação fraca, evidência de baixa qualidade).
4. As transfusões de plaquetas profiláticas devem ser administradas a pacientes com cirurgia não neuroaxial eletiva de grande porte, com contagem plaquetária inferior a 50.000/μℓ (recomendação fraca, evidência de qualidade muito baixa).
5. NÃO se devem administrar transfusões de plaquetas profiláticas a pacientes que não apresentam trombocitopenia e que são submetidos à cirurgia cardíaca com bypass cardiopulmonar. As transfusões de plaquetas devem ser administradas a pacientes que foram submetidos a bypass cardiopulmonar e que apresentam sangramento peroperatório com trombocitopenia ou evidências de disfunção plaquetária (recomendação fraca, evidência de qualidade muita baixa).
6. A transfusão de plaquetas não é recomendada ou está contraindicada para pacientes que recebem terapia antiplaquetária e que apresentam hemorragia intracraniana (recomendação incerta, evidência de qualidade muito baixa).

Como essas diretrizes foram publicadas em 2015, um ensaio clínico randomizado demonstrou que a transfusão de plaquetas parece ser inferior aos cuidados padrões de pacientes que recebem terapia antiplaquetária antes de hemorragia intracerebral.[A4] Por conseguinte, as transfusões de plaquetas não são recomendadas para essa indicação.

Nos adultos, uma dose típica de plaquetas consiste em uma única unidade de aférese ou 4 a 6 concentrados de plaquetas derivados do sangue total ($3 \times 10^{11}$ plaquetas). Um ensaio clínico randomizado e controlado demonstrou a segurança e eficácia do uso de transfusões de plaquetas em doses mais baixas. Transfusões de doses baixa, média e alta (i. e., $1{,}1 \times 10^{11}/m^2$ ou $2{,}2 \times 10^{11}/m^2$ e $4{,}4 \times 10^{11}/m^2$, respectivamente) não produziram qualquer diferença nos resultados do sangramento; todavia, doses mais baixas levaram a mais transfusões de plaquetas por paciente.

A resposta à transfusão de plaquetas pode ser avaliada pela melhora do sangramento e medição do incremento pós-transfusional da contagem de plaquetas cerca de 15 a 60 minutos após a transfusão. Uma dose típica de plaquetas deve aumentar a contagem plaquetária do paciente em 30.000 a 60.000/μℓ. Muitas condições clínicas podem diminuir o incremento plaquetário pós-transfusional, incluindo febre, sepse, coagulação intravascular disseminada, esplenomegalia com hiperesplenismo e sangramento ativo, bem como halo ou autoanticorpos antiplaquetários. As transfusões ABO-compatíveis resultarão em incremento pós-transfusional do que as transfusões incompatíveis. Além disso, a redução de patógenos resulta em menor incremento. Uma avaliação mais formal do incremento de plaquetas pode ser efetuada utilizando o incremento plaquetário corrigido (CCI). O CCI leva em consideração tanto o tamanho do paciente (área de superfície corporal) quanto o número de plaquetas transfundidas.

$$CCI = \frac{\text{Área de superfície corporal } (m^2) \times \text{Incremento da contagem plaquetária} \times 10^{11}}{\text{Número de plaquetas transfundidas}}$$

Um CCI de 1 hora superior a 7,5 é considerado aceitável. Um valor de CCI inferior a 7,5 sugere refratariedade às plaquetas. A avaliação da refratariedade às plaquetas inclui habitualmente rastreamento de HLA e anticorpos antiplaquetários. Se o paciente apresentar HLA ou anticorpos específicos contra plaquetas, podem-se transfundir plaquetas antígeno negativas ou de tipagem cruzada.

## Transfusões de plasma

Em geral, as transfusões de plasma são utilizadas para prevenir ou tratar o sangramento em pacientes com coagulopatias congênitas ou adquiridas. A transfusão de plasma não deve ser utilizada se houver disponibilidade de um concentrado de um fator de coagulação específico e apropriado (ver Capítulo 165), como fator de von Willebrand, fator VIII, fator IX, fibrinogênio, fator X, fator VIIa, fator XIII, concentrado de complexo protrombínico e concentrado de inibidor de C1. Trata-se de proteínas purificadas e viralmente inativadas ou recombinantes.

As diretrizes da AABB para a transfusão de plasma baseadas em evidências, mais recentemente publicadas em 2010, incluem as seguintes:
1. Recomenda-se a transfusão de plasma para pacientes com traumatismo que necessitem de transfusão maciça (evidência de qualidade moderada).
2. Nesses pacientes, não há nenhuma recomendação para a proporção entre plasma e hemácias (evidências de baixa qualidade).
3. Não há nenhuma recomendação para o uso de plasma em pacientes submetidos à cirurgia sem transfusão maciça (evidências de qualidade muito baixa).
4. O plasma é sugerido para pacientes com hemorragia intracraniana relacionada com o uso de varfarina (evidência de baixa qualidade).
5. Não há nenhuma recomendação para a transfusão de plasma para reversão da varfarina na ausência de hemorragia intracraniana (evidências de qualidade muito baixa).
6. Não há recomendação para a transfusão de plasma em pancreatite aguda, intoxicação por organofosforados, coagulopatia associada à superdosagem de paracetamol, hemorragia intracraniana após traumatismo cranioencefálico fechado grave sem coagulopatia e pacientes não cirúrgicos não cardíacos na unidade de terapia intensiva (evidências científicas de qualidade muito baixa).

Ensaios clínicos randomizados controlados mais recentes necessitam de uma atualização dessas diretrizes. O ensaio clínico randomizado PROPPR determinou que uma relação 1:1:1, em comparação com 1:1:2, de plasma:plaquetas:hemácias não resultou em qualquer diferença na mortalidade em 24 h ou em 30 dias ou outras complicações; entretanto, a exsanguinotransfusão como causa de morte nas primeiras 24 h foi menor, maior número de pacientes obteve hemostasia, e foram transfundidos mais plasma e plaquetas no grupo 1:1:1.[A5] Uma revisão sistemática subsequente determinou que não há base suficiente para recomendar a relação de transfusão maior.[12]

Os concentrados de complexo protrombínico, especificamente de quatro fatores (fatores II, VII, IX e X), devem ser utilizados em vez de plasma para rápida reversão da varfarina em pacientes que apresentam sangramento ou que necessitam de cirurgia urgente (ver Capítulo 166). Os concentrados de complexo protrombínico resultam em reversão mais rápida, menos sobrecarga de volume e mortalidade significativamente menor.[13] Não se recomenda o uso de plasma para reversão de novos anticoagulantes orais (p. ex., inibidores diretos da trombina e inibidores diretos do fator Xa).

O plasma também está indicado como fluido de reposição para plasmaférese em pacientes com púrpura trombocitopênica trombótica (PPT) e outras doenças.[14] O plasma também pode ser utilizado como parte do fluido de reposição para pacientes com risco de depleção de fatores de coagulação, particularmente pacientes submetidos à plasmaférese diária com albumina como fluido de reposição.

A única indicação clínica para crioprecipitado de plasma reduzido e crioprecipitado de plasma descongelado reduzido é a púrpura trombocitopênica trombótica (Capítulo 163). A única indicação para plasma líquido consiste no tratamento inicial de pacientes submetidos à transfusão maciça.

A dose típica de plasma é de 10 a 20 m$\ell$/kg. Como cada componente de plasma tem de 200 a 300 m$\ell$, uma dose média para adulto é de duas a quatro unidades de plasma. Espera-se um aumento dos fatores de coagulação em cerca de 20% imediatamente após a infusão de plasma.

### Transfusões de crioprecipitado

O crioprecipitado contém fibrinogênio, fator VIII, fator de von Willebrand, fator XIII e fibronectina. Não é mais utilizado para reposição de fator VIII em pacientes com hemofilia A e como reposição de fator de von Willebrand em pacientes com doença de von Willebrand, devido à disponibilidade de componentes purificados, pós-inativação viral e recombinantes para ambas as indicações. Os concentrados de fibrinogênio e de fator XIII purificados e pós-inativação viral também estão agora disponíveis para uso em pacientes com deficiência congênita de fibrinogênio (afibrinogenemia e hipofibrinogenemia) e deficiência de fator XIII, respectivamente.

O crioprecipitado é ainda utilizado para reposição de fibrinogênio quando os níveis caem abaixo de 100 mg/d$\ell$ na hipofibrinogenemia adquirida com coagulação intravascular disseminada, insuficiência hepática, fase anepática do transplante de fígado (Capítulo 166) e transfusão maciça com coagulopatia dilucional. O crioprecipitado também pode ser utilizado no tratamento do sangramento intracraniano relacionado com a terapia trombolítica (ativador do plasminogênio tecidual).

### Transfusões de granulócitos

Os granulócitos são transfundidos em pacientes neutropênicos com infecções potencialmente fatais. Um ensaio clínico controlado randomizado em pacientes com neutropenia (contagem absoluta de neutrófilos < 500/$\mu\ell$) e infecção comprovada, provável ou suspeita que receberam terapia antimicrobiana padrão, com ou sem transfusões de granulócitos de doadores estimulados com G-CSF (fator estimulador de colônias de granulócitos) e dexametasona não foi adequadamente qualificado devido à inscrição. Entretanto, mostrou que não houve nenhum efeito global da transfusão de granulócitos na sobrevida e na resposta microbiana. Uma análise posterior mostrou que os participantes que receberam doses mais altas de granulócitos ($\geq 0{,}6 \times 10^9$/kg) demonstraram tendência a ter melhores resultados.

## INDICAÇÕES PARA MODIFICAÇÃO DOS COMPONENTES

### Leucorredução

Os concentrados de hemácias e de plaquetas são, em sua maioria, leucorreduzidos antes do armazenamento. A leucorredução remove os leucócitos da unidade para diminuir as reações transfusionais não hemolíticas febris, a aloimunização HLA, a transmissão de CMV e a imunomodulação relacionada com a transfusão. Por conseguinte, a leucorredução está indicada para pacientes com risco dessas complicações, como pacientes potenciais para transplante, pacientes com histórico de reações transfusionais não hemolíticas febris, mulheres grávidas, pacientes imunocomprometidos e lactentes com peso muito baixo ao nascer.

### Soronegativos para citomegalovírus

Não parece haver nenhum benefício diferencial entre a leucorredução e hemocomponentes celulares CMV soronegativos para a redução do CMV transmitido por transfusão. Os pacientes com risco de doença por CMV devem receber componentes seguros (i. e., leucorreduzidos, CMV soronegativos ou com redução de patógenos). Os pacientes com risco incluem candidatos a transplante, receptores de transplante, pacientes submetidos à quimioterapia, gestantes, pacientes imunocomprometidos e lactentes com peso muito baixo ao nascer.[15]

### Irradiação

A irradiação, que inativa os leucócitos de modo que não possam se replicar, é utilizada para prevenir a doença de enxerto versus hospedeiro associada à transfusão. As indicações para irradiação incluem imunodeficiência congênita, transplante de células-tronco, doença de Hodgkin, uso de análogos da purina ou anti-CD32 ou outros medicamentos que alteram a função dos linfócitos T, transfusão intrauterina, exsanguinotransfusão neonatal, leucemia, linfoma, quimioterapia intensa, cardiopatia congênita (síndrome de DiGeorge) e anemia aplásica. Os produtos de sangue de parentes, produtos HLA-compatíveis e produtos de granulócitos devem ser irradiados.

### Redução de patógenos

A redução de patógenos diminui a necessidade de irradiação, hemocomponentes CMV soronegativos, teste para vírus Zika e rastreamento de bactérias. Atualmente, essa tecnologia é utilizada, em grande parte, em plaquetas e plasma fora dos EUA. Para o plasma, dispõe-se de plasma misturado tratado com solvente/detergente ou plasma ou redução de patógenos (INTERCEPT™ Blood System nos EUA). Não foi relatado nenhum caso de TRALI com plasma combinado tratado com solvente/detergente. Além disso, apresenta menor risco de reações alérgicas.

Uma revisão sistemática recente determinou que, para plaquetas tratadas (PR) com Mirasol® ou INTERCEPT™ versus plaquetas padrão,[16] há:

1. Incerteza sobre a capacidade das plaquetas PR de aumentar o risco de qualquer sangramento.
2. Nenhuma evidência de diferença na incidência de complicações hemorrágicas clinicamente significativas.
3. Provavelmente nenhuma diferença no risco de desenvolver sangramento grave.
4. Provavelmente nenhuma diferença na incidência de mortalidade por todas as causas.
5. Provavelmente nenhuma diferença na incidência de eventos adversos graves (sem transmissão de bactérias por transfusão).
6. Risco aumentado de desenvolver refratariedade plaquetária com plaquetas PR.
7. Aumento da necessidade de transfusões plaquetárias com plaquetas PR.
8. Menor intervalo de tempo entre as transfusões com plaquetas PR.
9. Menor incremento de contagem corrigida com plaquetas PR.

## TESTES PRÉ-TRANSFUSIONAIS

Os testes pré-transfusionais de rotina de hemocomponentes incluem o recebimento de uma amostra do paciente adequadamente rotulada pelo serviço de transfusão, teste da amostra do paciente para grupo ABO e tipo D e para a presença de anticorpos inesperados, e prova cruzada de concentrados de hemácias com a amostra do paciente.

Em situações de emergência e antes da disponibilidade de hemocomponentes compatíveis, hemácias do grupo O e plasma do grupo AB (algumas instituições utilizam plasma do grupo A) podem ser adequadamente transfundidos.

Para uma transfusão de sangue segura, é fundamental obter uma amostra de sangue pré-transfusional devidamente rotulada do receptor de transfusão. As reações transfusionais hemolíticas são causadas, em sua maioria, por identificação incorreta do paciente ou erros de rótulos em amostras de sangue pré-transfusão. A tecnologia de identificação por radiofrequência (RFID, radio-frequency identification) melhora a segurança, incluindo redução dos erros de transfusão, redução da perda de produto e administração de estoques mais eficiente.

Uma tipagem e triagem envolve a tipagem das hemácias do paciente para ABO e tipo Rh (também conhecido como D), bem como triagem do plasma do paciente para anticorpos antieritrocitários clinicamente significativos. Uma *tipagem e prova cruzada* também inclui seleção, prova cruzada e reserva de concentrados de hemácias apropriados para o receptor de transfusão. Muitas instituições têm um protocolo de solicitação de sangue máximo para cirurgia (MSBOS, *maximum surgical blood order schedule*), que indica quando uma tipagem e rastreamento são solicitados e quantos hemocomponentes devem ser reservados para cada tipo de procedimento cirúrgico.

Os anticorpos antieritrocitários de importância clínica são formados em resposta à gravidez ou à transfusão; podem causar hemólise ou redução da sobrevida das hemácias transfundidas que têm o antígeno recíproco (*i. e.*, reação transfusional hemolítica aguda ou tardia). Por esse motivo, o plasma do receptor pretendido é submetido a rastreamento para a presença desses anticorpos inesperados antes da transfusão de hemácias. Se um paciente tiver um anticorpo clinicamente importante, o serviço de transfusão selecionará e reservará os concentrados de hemácias apropriados que não tenham o antígeno recíproco. O processo de identificação de um anticorpo antieritrocitário do paciente e de realização de prova cruzada dos concentrados de hemácias apropriados pode levar horas ou até mesmo dias, dependendo do anticorpo ou anticorpos encontrados. Pode ser particularmente problemático quando o receptor pretendido apresenta autoanticorpos (Capítulo 151).

A política da instituição é que determina com que antecedência uma amostra pode ser coletada. Em pacientes com rastreamento de anticorpos negativo e sem histórico de transfusão ou gravidez nos 3 meses precedentes, as amostras podem ser coletadas até 1 mês antes da cirurgia. Entretanto, se o paciente recebeu transfusão ou se houve gravidez nos 3 meses precedentes, a amostra pré-transfusão só é válida por 3 dias. A maioria dos pacientes hospitalizados necessita de uma nova amostra a cada 3 dias.

## Compatibilidade ABO/D

Os indivíduos naturalmente têm anticorpos contra os grupos ABO que eles não apresentam (*i. e.*, os indivíduos do grupo O têm anticorpos anti-A e anti-B, os indivíduos do grupo A apresentam anticorpos anti-B, os indivíduos do grupo B têm anticorpos anti-A, e os do grupo AB não têm nenhum anticorpo). Os concentrados de hemácias precisam ser ABO-compatíveis e habitualmente D-compatíveis. O grupo O é o concentrado de hemácias universal, visto que as hemácias não têm nenhum antígeno do grupo A ou B, enquanto as hemácias do grupo AB só podem ser transfundidas em indivíduos do grupo AB, as hemácias do grupo A só podem ser transfundidas para indivíduos do grupo A ou AB, e as hemácias do grupo B só podem ser transfundidas para indivíduos do grupo B ou AB. As transfusões de hemácias incompatíveis podem resultar em reações transfusionais hemolíticas agudas.

Por outro lado, os indivíduos D-negativos não produzem anticorpos anti-D, a não ser que sejam expostos a hemácias D-positivas em uma gravidez ou transfusão anteriores. As mulheres D-negativas em idade fértil devem receber hemácias D-negativas, a não ser que não estejam disponíveis em situações de emergência, de modo a evitar a formação de anticorpos anti-D, que podem resultar em doença hemolítica do feto e do recém-nascido. Se houver falta de hemácias D-negativas, os homens e as mulheres sem potencial de engravidar (habitualmente definido como ≥ 50 anos) podem receber hemocomponentes D-positivos. O risco de formação de anticorpos anti-D a partir de um concentrado de hemácias D-positivas é de cerca de 10 a 20%.

O plasma, que contém anticorpos, deve ser ABO-compatível, de modo que o plasma do grupo AB é o produto universal. O plasma do grupo A pode ser transfundido em indivíduos do grupo A ou do grupo O, o plasma do grupo B em indivíduos do grupo B ou do grupo O, e o plasma do grupo O em indivíduos do grupo O. O plasma do grupo A está sendo utilizado em situações de transfusão maciça, devido à disponibilidade limitada de plasma do grupo AB (4% da população são do grupo AB). Essa prática parece ser segura, particularmente tendo em vista que esses pacientes estão recebendo hemácias do grupo O e passam a receber hemocomponentes de tipo específico, uma vez identificado o tipo sanguíneo. Não se determina a compatibilidade D do plasma, visto que ele não tem nenhuma hemácia.

Normalmente, são transfundidas plaquetas ABO ou D-compatíveis. A compatibilidade ABO resulta em maior incremento plaquetário pós-transfusional. Para diminuir o risco de reações transfusionais hemolíticas em consequência de plasma incompatível, são utilizados componentes de grupo O de baixo título (de anti-A). O risco de anti-D em pacientes D-positivos para D-negativos é inferior a 1%. Os granulócitos devem ser ABO-compatíveis, devido à contaminação com hemácias e risco subsequente de reação transfusional hemolítica aguda.

## CENÁRIOS CLÍNICOS ESPECÍFICOS

### Alternativas peroperatórias para transfusão alogênica

Os pacientes podem doar seu próprio sangue nas semanas que antecedem uma cirurgia eletiva. As vantagens dessa *doação autóloga pré-operatória* incluem diminuição do risco de transmissão de doenças infecciosas, diminuição do risco de aloimunização a antígenos do doador e disponibilidade imediata de hemocomponentes compatíveis se o paciente necessitar de concentrados de hemácias raros. As desvantagens incluem custo adicional, possíveis reações adversas associadas à doação de sangue autólogo e desenvolvimento de anemia pré-operatória iatrogênica associada à flebotomia. Esses componentes são de custo mais elevado do que os componentes alogênicos, visto que são especialmente manipulados para garantir que só serão transfundidos no receptor pretendido. Além disso, a contaminação bacteriana e a sobrecarga circulatória associada à transfusão continuam sendo uma preocupação com a transfusão autóloga, assim como a possibilidade de rotulagem incorreta do produto, resultando em reação transfusional hemolítica. Além disso, a taxa de desperdício de componentes autólogos é de cerca de 60%, sugerindo que a maioria das doações autólogas seja desnecessária.

Os indivíduos que doam hemocomponentes para uso por um paciente específico, normalmente um membro da família ou um amigo, são denominados *doadores direcionados*. Embora os doadores direcionados sejam normalmente motivados por compaixão pelo paciente, é importante observar que os hemocomponentes de doações direcionadas não são mais seguros do que os de doações voluntárias. Foi constatado que, em seu desejo de ajudar o paciente, o doador direcionado pode intencional ou não intencionalmente omitir informações que poderiam impedi-lo de doar. Essa omissão pode comprometer a segurança do produto resultante. Todavia, as doações direcionadas de parentes podem ser clinicamente desejáveis quando um paciente necessita de componentes HLA-compatíveis ou de hemácias com um fenótipo raro. Todas as doações direcionadas de parentes consanguíneos devem ser irradiadas para prevenir a DEVH-AT.

Para salvar e reinfundir o sangue perdido durante um procedimento cirúrgico, várias técnicas têm sido utilizadas para a recuperação de sangue intraoperatória. A abordagem mais simples para a recuperação intraoperatória de sangue consiste na reinfusão direta do sangue recuperado sem lavagem. Nesse método, o sangue recuperado é coletado, acrescenta-se um anticoagulante, e o sangue é então reinfundido nas primeiras 4 horas após o término da coleta. Dispõe-se também de dispositivos para lavar o sangue recuperado com solução salina antes da reinfusão. Esses dispositivos são capazes de coletar e processar rapidamente grandes volumes, tornando a recuperação intraoperatória de sangue viável em procedimentos cirúrgicos que envolvem uma rápida perda de sangue. O sangue recuperado por esses métodos precisa ser reinfundido no prazo de 4 horas ou, se for armazenado em temperatura de 1 a 6°C, nas primeiras 24 horas após o início da coleta.

A recuperação intraoperatória de sangue tem várias limitações, que podem alterar a segurança do componente coletado. Essas contraindicações potenciais incluem a recuperação intraoperatória de sangue de sítios cirúrgicos contaminados, sangue coletado de procedimentos cirúrgicos para câncer, com risco potencial de contaminação do sangue recuperado por células tumorais e sangue coletado em sítios cirúrgicos que contenham medicamentos. O resgate de células pode ser efetuado para atender às necessidades de pacientes que recusam a transfusão de sangue, como ocorre com praticantes da denominação religiosa Testemunhas de Jeová.[17]

No processo de hemodiluição normovolêmica aguda, a remoção intraoperatória de sangue total em bolsas de coleta padrão é substituída simultaneamente por cristaloide ou coloide de volume igual. A hemodiluição reduz a perda de hemácias, visto que um paciente com sangramento e redução iatrogênica do hematócrito perde menos hemácias. O sangue total removido é armazenado no centro cirúrgico e reinfundido em ordem inversa de coleta. Isso permite que os componentes com maior hematócrito sejam infundidos por último, presumivelmente quando o sangramento cirúrgico já está controlado. O sangue total também apresenta plaquetas funcionais e fatores de coagulação. A anemia iatrogênica pode comprometer o transporte de oxigênio, porém isso é habitualmente amenizado pela diminuição da viscosidade do sangue. Se forem mantidos em temperatura ambiente, os componentes coletados precisam ser utilizados nas primeiras 8 horas após a coleta; se forem armazenados em temperatura de 1 a 6°C, precisam ser utilizados nas primeiras 24 horas.

A maioria dos pacientes tolera a transfusão de drenagem de sangue autólogo de cavidades serosas. Os efeitos adversos podem incluir desconforto respiratório, hipotensão com anafilaxia e febre. O sangue coletado no pós-operatório precisa ser utilizado nas primeiras 6 horas após a sua coleta.

### Transfusão maciça

A transfusão maciça é definida como a transfusão de 10 ou mais unidades de hemácias em 24 horas. Outras definições de transfusão maciça incluem reposição de 50% da volemia em até 3 horas ou perda sanguínea em velocidade superior a 150 mℓ/min. A recomendação atual é de uma proporção de 1:1:1: de plasma:plaquetas:hemácias durante uma transfusão maciça. A maioria dos centros de traumatismo adotou proporções de transfusão de 1:1:1 ou 1:1:2. Conforme descrito anteriormente, outras mudanças incluem o uso de sangue total, ácido tranexâmico, transfusão pré-hospitalar e uso de tromboelastografia.

Além das quantidades de hemocomponentes a serem administrados, os protocolos de transfusão maciça também definem as vias de comunicação entre o laboratório, o serviço de transfusão e a equipe clínica, o momento de disponibilidade dos hemocomponentes, os algoritmos para exames laboratoriais e outras necessidades de cuidados do paciente. Os protocolos são desenvolvidos para assegurar uma terapia transfusional ideal de modo a prevenir e tratar a coagulopatia que pode ocorrer após lesão.

### Hemoglobinopatia

Os pacientes com hemoglobinopatias, como talassemia e doença falciforme, frequentemente necessitam de transfusão crônica. Os pacientes com doença falciforme correm alto risco de formação de aloanticorpos. O uso de compatibilidade antigênica profilática diminuiu as taxas de aloimunização de cerca de 50 para 10% com tipagem limitada (antígenos D, C, E, K) e para 5% com tipagem estendida (antígenos D, C, E, K, Jk,[s] Fy[a]). Além disso, os indivíduos de ascendência africana têm genes Rh variantes, de modo que podem apresentar fenótipo positivo, porém com produção de aloanticorpos contra o antígeno. Por conseguinte, a genotipagem para antígenos eritrocitários nessa população é útil para determinar o componente antígeno-negativo apropriado. A administração de unidades baseadas no genótipo do paciente aumentou os níveis de hemoglobina pós-transfusão e os intervalos entre transfusões. Por fim, as unidades de hemácias para pacientes com doença falciforme são negativas para hemoglobina S e devem ser rotuladas dessa maneira.

Em pacientes com doença falciforme, as indicações para a transfusão aguda incluem síndrome torácica aguda, falência de múltiplos órgãos aguda, sequestro agudo, acidente vascular encefálico agudo, anemia sintomática aguda, crise aplásica, síndrome da embolia gordurosa e crise hepática/colestase intra-hepática graves. As indicações para a transfusão crônica incluem gravidez complicada e prevenção de acidente vascular encefálico e podem reduzir potencialmente os episódios frequentes de dor, priapismo e síndrome torácica aguda recorrente. Os pacientes com doença falciforme (ver Capítulo 154) correm risco aumentado de formação de anticorpos, reações transfusionais hiper-hemolíticas, conforme descrito anteriormente, formação de autoanticorpos e sobrecarga de ferro.

Os pacientes com talassemia (Capítulo 153) podem necessitar de transfusão crônica por toda a vida. Podem depender de transfusões a cada 2 a 5 semanas para manter níveis de hemoglobina pré-transfusão acima de 9 a 10,5 g/dℓ, de modo a promover o crescimento normal e a atividade física, e suprimir a atividade da medula óssea. A complicação predominante da transfusão é a sobrecarga de ferro.

#### Recomendações de grau A

A1. Bergamin FS, Almeida JP, Landoni G, et al. Liberal versus restrictive transfusion strategy in critically ill oncologic patients: the transfusion requirements in critically ill oncologic patients randomized controlled trial. *Crit Care Med*. 2017;45:766-773.

A2. Mazer CD, Whitlock RP, Fergusson DA, et al. Six-month outcomes after restrictive or liberal transfusion for cardiac surgery. *N Engl J Med*. 2018;379:1224-1233.

A3. Cooper DJ, McQuilten ZK, Nichol A, et al. Age of red cells for transfusion and outcomes in critically ill adults. *N Engl J Med*. 2017;377:1858-1867.

A4. Baharoglu MI, Cordonnier C, Al-Shahi Salman R, et al. Platelet transfusion versus standard care after acute stroke due to spontaneous cerebral haemorrhage associated with antiplatelet therapy (PATCH): a randomised, open-label, phase 3 trial. *Lancet*. 2016;387:2605-2613.

A5. Holcomb JB, Tilley BC, Baraniuk S, et al. Transfusion of plasma, platelets, and red blood cells in a 1:1:1 vs a 1:1:2 ratio and mortality in patients with severe trauma: the PROPPR randomized clinical trial. *JAMA*. 2015;313:471-482.

### REFERÊNCIAS BIBLIOGRÁFICAS

As referências bibliográficas, bem como os outros materiais suplementares deste livro, encontram-se no GEN-IO, nosso ambiente virtual de aprendizagem.

# 168
# TRANSPLANTE DE CÉLULAS-TRONCO HEMATOPOÉTICAS

MICHAEL R. BISHOP E ARMAND KEATING

## INTRODUÇÃO

O transplante de células-tronco hematopoéticas (TCTH) é um procedimento por meio do qual são infundidas células progenitoras e células-tronco hematopoéticas (CTH) por via intravenosa com o objetivo de restaurar a hematopoese e a função imune após um esquema de "condicionamento" ou "preparatório", que consiste em quimioterapia em altas doses, com ou sem radioterapia.[1] As células-tronco utilizadas no TCTH são de origem hematopoética, diferentemente das células-tronco pluripotentes mais primitivas (células-tronco embrionárias), que são interessantes para uso na terapia regenerativa, em virtude de sua capacidade de diferenciação em praticamente qualquer célula somática. O termo TCTH substituiu o termo *transplante de medula óssea*, visto que as CTH podem ser obtidas de diversas fontes, incluindo a medula óssea, o sangue periférico e o sangue do cordão umbilical. Além do tratamento de cânceres hematológicos e outras neoplasias malignas, o TCTH também pode proporcionar uma reposição enzimática clinicamente significativa, bem como tratar hemoglobinopatias e estados de imunodeficiência. Há também evidências de benefício clínico em distúrbios autoimunes selecionados. As CTH podem dar origem a todos os elementos figurados do sangue, incluindo células do sistema imune, e podem ser geneticamente modificadas para aumentar a sua função. Além disso, as CTH podem ser manipuladas *ex vivo* e utilizadas no campo emergente da medicina regenerativa. Em conjunto, o TCTH é um importante componente e base do campo mais amplo da terapia celular, que muitos acreditam formar o "terceiro pilar" da medicina, complementando os fármacos de pequenas moléculas e os agentes biológicos.[2]

O desenvolvimento clínico e a aplicação do TCTH surgiram das observações clínicas dos efeitos mielossupressores graves da radiação entre sobreviventes dos bombardeios nucleares de Hiroshima e Nagasaki. Foram envidados esforços intensivos de pesquisa ao longo da década subsequente para desenvolver métodos destinados a reverter e proteger contra os efeitos mielossupressores da radiação, incluindo a infusão de medula óssea de diferentes animais da mesma espécie. Esses esforços foram bloqueados, em grande parte, pela rejeição do enxerto. Entre animais que não rejeitavam seus enxertos de medula, era comum observar a ocorrência de uma síndrome de perda de peso, alopecia, diarreia e, por fim, morte, designada como doença "raquítica". Essa síndrome é agora denominada clinicamente doença de enxerto *versus* hospedeiro (DEVH) e é discutida com mais detalhes mais adiante, neste capítulo. A determinação subsequente e a compreensão do complexo principal de histocompatibilidade (MHC) e dos antígenos leucocitários humanos (HLA), os principais determinantes da rejeição do enxerto e da DEVH, possibilitaram a aplicação clínica do TCTH. Os primeiros relatos clínicos bem-sucedidos de transplante de medula óssea, realizados em pacientes com distúrbios de imunodeficiência combinada grave, anemia aplásica grave e leucemias agudas avançadas, ocorreram no final da década de 1960 e início dos anos 1970. Posteriormente, na década de 1980, foi demonstrado que a administração de quimioterapia em altas doses, de seguida de CTH obtidas da medula óssea ou do sangue periférico dos próprios pacientes, melhorava os resultados e a sobrevida de pacientes com uma variedade de tumores hematológicos e sólidos. O TCTH constitui o tratamento padrão para muitas neoplasias malignas hematológicas, estados de imunodeficiência, doenças metabólicas (p. ex., síndrome de Hurler) e estados hematopoéticos deficientes (p. ex., anemia aplásica grave, talassemia).[3]

Existem três tipos de TCTH: alogênico, autólogo e singênico. As CTH obtidas de uma pessoa diferente do paciente são denominadas alogênicas, enquanto as CTH obtidas do próprio paciente são referidas como autólogas. No TCTH singênico, o paciente recebe CTH de um gêmeo idêntico (monozigótico), um evento relativamente raro (< 1%). A determinação do tipo de TCTH que um paciente receberá (*i. e.*, alogênico *versus* singênico *versus* autólogo) baseia-se na doença a ser tratada, no estado da doença (p. ex., tratamento inicial *versus* tratamento de doença recorrente), na urgência do tratamento da doença, na disponibilidade de um doador e no tempo necessário para obter CTH de um doador.

Conforme assinalado anteriormente, as CTH podem ser obtidas da medula óssea, do sangue periférico e do sangue de cordão umbilical. As CTH podem ser obtidas diretamente da medula óssea por meio de aspirações seriadas das cristas ilíacas posteriores, enquanto o doador está sob anestesia geral. Como alternativa, as CTH podem ser obtidas do sangue periférico, após estimulação com fatores de crescimento hematopoéticos, como o fator de estimulação de colônias de granulócitos (G-CSF) e plerixafor (um antagonista de CXCR4), seguida de leucaférese. As CTH obtidas da medula óssea são utilizadas no TCTH tanto autólogo quanto alogênico, embora com menos frequência do que no passado. As CTH do sangue periférico são utilizadas em aproximadamente 90% dos TCTH autólogos e em cerca de 70% dos TCTH alogênicos. O maior uso de CTH do sangue periférico está relacionado com a sua relativa facilidade de aquisição e melhora moderada da taxa de recuperação hematopoética após infusão, em comparação com as CTH obtidas da medula óssea. As CTH podem ser infundidas frescas ou criopreservadas. A criopreservação envolve o processamento das células em meio de cultura contendo dimetilsulfóxido (DMSO), a sua colocação em bolsas de plástico especiais e, em seguida, armazenamento das células indefinidamente na fase de vapor do nitrogênio líquido até serem necessárias. As CTH do sangue do cordão umbilical são coletadas no momento do parto, criopreservadas e armazenadas. Para doação alogênica, as CTH também podem ser infundidas no dia da coleta. Para doação autóloga, as CTH são sempre criopreservadas.

## TRANSPLANTE DE CÉLULAS-TRONCO HEMATOPOÉTICAS ALOGÊNICO

As características distintas do TCTH alogênico são as de que o enxerto de células-tronco está livre de contaminação por células malignas e contém linfócitos, principalmente linfócitos T e células natural *killer* (NK), que são capazes de mediar uma reação imune contra antígenos estranhos. Esta última característica pode representar uma importante vantagem, se a resposta imune for dirigida contra as células malignas, designada como efeito do enxerto *versus* leucemia ou enxerto *versus* tumor, que tem o potencial de erradicar a doença e reduzir a possibilidade de sua recidiva. Entretanto, se a resposta imune for dirigida contra antígenos nos tecidos normais, isto é, a resposta do enxerto *versus* hospedeiro, pode resultar em destruição dos órgãos normais e é clinicamente descrita como DEVH. O risco tanto de rejeição do enxerto (reação do hospedeiro *versus* enxerto) quanto de DEVH aumenta com o grau de disparidade de HLA entre o doador e o receptor.

O efeito do enxerto *versus* leucemia foi reconhecido pela primeira vez em modelos animais e, subsequentemente, foi observado em pacientes submetidos a TCTH alogênico para leucemias agudas e crônicas. A importância clínica do papel que as células T imunocompetentes do doador desempenham na mediação do efeito do enxerto *versus* leucemia foi evidenciada por observações iniciais de aumento das taxas de recidiva em pacientes que receberam enxertos de medula óssea alogênica, da qual foram removidas as células T (depleção de células T), de uma correlação inversa entre recidiva e gravidade da DEVH e de taxas aumentadas de recidiva após o TCTH singênico ou autólogo em pacientes que receberam esquemas de condicionamento semelhantes. Esses dados sugeriram que as células T no enxerto alogênico estão diretamente envolvidas na erradicação da leucemia. Por fim, a evidência mais convincente da importância das células T na mediação do efeito do enxerto *versus* leucemia surgiu da observação clínica de que a infusão de células T alogênicas isoladamente, denominada *infusão de linfócitos do doador* (ILD), muito tempo após o esquema de condicionamento do transplante, erradicou com sucesso a leucemia que havia persistido ou que havia sofrido recidiva após TCTH alogênico. Entretanto, existe uma grande variabilidade na eficácia clínica do efeito do enxerto *versus* leucemia contra diferentes neoplasias malignas após TCTH alogênico.

Conforme mencionado anteriormente, as CTH usadas no TCTH alogênico são obtidas de um doador diferente do receptor ou de um gêmeo idêntico. Devido às barreiras imunológicas que podem resultar em rejeição do enxerto e em DEVH, o TCTH alogênico exige que o doador e o receptor compartilhem o maior número possível de genes essenciais. Os mais importantes desses genes são os HLA, que são derivados do MHC localizado no cromossomo 6. Os *loci* HLA fundamentais incluem os HLA-A, HLA-B, HLA-C, DR e DQ. Um único conjunto de alelos do MHC, descrito como haplótipo, é herdado de cada genitor, resultando em pares de HLA. Uma "compatibilidade" clínica significa que os HLA do doador correspondem aos HLA no paciente.

A escolha do doador para a realização de TCTH alogênico leva em consideração diversos fatores, incluindo a doença específica do paciente, o estado da doença (remissão *versus* recidiva) e o tempo necessário para a obtenção de CTH de um doador. Um irmão totalmente HLA-compatível constitui a fonte doadora preferida, devido à observação de que os riscos de rejeição do enxerto e de DEVH são mais baixos com essas CTH alogênicas e devido à sua disponibilidade relativamente fácil. A probabilidade de existir compatibilidade HLA com um irmão é de 25% e aumenta com o número de irmãos dentro de uma família específica. Essa probabilidade pode ser estimada utilizando a seguinte fórmula: possibilidade de ter um irmão HLA compatível = $1 - (0,75)^n$, em que $n$ é o número de irmãos doadores potenciais. Existe aproximadamente uma chance de 1% de um evento de *crossing-over* (*i. e.*, troca de material genético entre cromossomos durante a meiose), principalmente entre os *loci* HLA-A e HLA-B. Os resultados clínicos do TCTH alogênico quando se utiliza um irmão com uma única incompatibilidade HLA são semelhantes aos obtidos com um irmão totalmente HLA-compatível.

Em pacientes que não têm um irmão doador HLA idêntico, outras fontes de CTH alogênicas incluem um voluntário doador não aparentado com HLA totalmente compatível, uma unidade de sangue do cordão umbilical com HLA total ou parcialmente compatível ou um familiar de primeiro grau com HLA parcialmente compatível. Os genes que codificam os HLA são numerosos, e a chance de que quaisquer dois indivíduos não aparentados tenham HLA idênticos para os principais *loci* é de menos de 1 em 10.000. Mais de 25 milhões de indivíduos no mundo inteiro estão atualmente inscritos como doadores voluntários potenciais de CTH; é possível encontrar um doador para cerca de 50% de todos os pacientes para os quais se inicia uma busca. A probabilidade de identificar um doador voluntário adequado depende altamente da raça, devido aos graus variáveis de diversidade do HLA. Por exemplo, para indivíduos naturais do norte da Europa, a probabilidade de uma correspondência pode alcançar 90%. Em geral, são necessários cerca de 2 a 4 meses para localizar e avaliar totalmente um doador não aparentado, o que pode representar um tempo demasiado longo para alguns pacientes com neoplasias malignas rapidamente progressivas. Quando não se dispõe de um voluntário adequado, ou quando é necessário um doador com maior urgência, podem-se considerar fontes alternativas de CTH, incluindo de parentes HLA parcialmente compatíveis ("haploidênticos") ou do sangue do cordão umbilical. As CTH haploidênticas estão prontamente disponíveis, porém apresentam um risco aumentado de rejeição do enxerto e de DEVH. Esses riscos podem ser reduzidos por meio de métodos de depleção de células T *ex vivo* ou *in vivo*, porém levam a um atraso na reconstituição e competência imunes após o transplante, com consequente aumento dos riscos de infecção e recorrência da doença. Entretanto, a incorporação relativamente simples do uso de ciclofosfamida após o transplante com profilaxia para a DEVH aumentou acentuadamente o uso clínico de doadores haploidênticos. As CTH do sangue do cordão umbilical são coletadas no momento do parto, armazenadas em bancos de sangue do cordão umbilical e estão prontamente disponíveis em 2 a 4 semanas, quando necessário. Devido à biologia imatura singular dos linfócitos no sangue do cordão umbilical, esses transplantes estão associados a menor incidência de DEVH; em consequência, as exigências de compatibilidade HLA são menos estritas, e até duas ou três incompatibilidades de HLA podem ser aceitáveis. Entretanto, o pequeno volume (50 a 150 mℓ) de sangue do cordão que pode ser coletado resulta em um número limitado de CTH, o que frequentemente impede o seu uso em adultos, visto que um enxerto bem-sucedido se correlaciona com o número de CTH por peso corporal do paciente. A limitação da dose de células pode ser superada pelo uso de mais de uma unidade de sangue do cordão umbilical. As CTH do sangue do cordão umbilical estão associadas a um tempo demorado para o enxerto e para a reconstituição imune, levando a um aumento da taxa de infecção. A outra desvantagem significativa é que, após a administração da unidade de sangue do cordão umbilical, não há nenhuma possibilidade de obter células adicionais em caso de falha do enxerto ou em caso de necessidade de ILD.

Após identificação de uma fonte de células-tronco alogênicas, os pacientes recebem um esquema de condicionamento ou (preparatório) com a intenção de "condicioná-los" ou "prepará-los" para a infusão de CTH (Figura 168.1). Esses esquemas de condicionamento são planejados para serem adequadamente imunossupressores, de modo a superar a reação do hospedeiro *versus* enxerto e possibilitar a pega do enxerto. São também planejados para possibilitar a erradicação do tumor em pacientes com neoplasia maligna subjacente. Os esquemas de condicionamento utilizam, em sua maioria, uma combinação de radioterapia e quimioterapia. As doses corporais de irradiação corporal total e linfoide total utilizadas variam entre 200 e 1.440 cGy. Os agentes quimioterápicos mais comumente utilizados nos esquemas de condicionamento são os agentes alquilantes (p. ex., ciclofosfamida, bussulfano). Os esquemas de condicionamento também podem conter anticorpos monoclonais dirigidos contra as células T (p. ex., globulina antitimócito, alentuzumabe). A escolha de um esquema de condicionamento específico depende da doença que está sendo tratada. As doses de quimioterapia e radiação utilizadas nesses esquemas são altamente variáveis. Quando as doses resultam em um grau de mielossupressão e imunossupressão que são quase universalmente fatais sem a infusão de CTH como produto de resgate, são designadas como mieloablativas. O TCTH alogênico com esquemas de condicionamento mieloablativos têm sido realizado com sucesso em pacientes com mais de 60 anos; entretanto, a sobrevida após esses transplantes diminui com o aumento da idade, limitando a aplicação do transplante alogênico a uma minoria de pacientes que poderia se beneficiar potencialmente desse procedimento. Todavia, a demonstração de que um efeito de enxerto *versus* leucemia imunomediado desempenha um papel central na eficácia terapêutica do TCTH alogênico levou à hipótese de que os esquemas de condicionamento mieloablativos não seriam essenciais para a erradicação de tumores. Essa ideia levou posteriormente os pesquisadores a desenvolver esquemas de condicionamento menos intensivos, que eram adequadamente imunossupressores para possibilitar o enxerto de CTH de doadores, mas que estavam associados a uma diminuição da toxicidade, em comparação com os esquemas mieloablativos. Esses esquemas de condicionamento *não mieloablativos* e *de intensidade reduzida* aumentam a opção potencial do TCTH alogênico para pacientes de mais idade, bem como para pacientes com comorbidades preexistentes. Entretanto, as doses reduzidas de radiação e de quimioterapia resultam em diminuição da atividade antitumoral e estão associadas a taxas mais elevadas de recorrência da doença após o transplante.

Após o a enxerto, os pacientes correm risco de desenvolver DEVH, que representa o desafio clínico mais importante do TCTH alogênico.[4] A DEVH é descrita como aguda,[5] que se manifesta, em geral, nos primeiros 100 dias após o transplante, ou como crônica,[6] geralmente com apresentação depois dos primeiros 100 dias. Todavia, características clínicas da DEVH, tanto aguda quanto crônica, podem ser observadas em qualquer momento após o TCTH alogênico. A opinião atual sustenta que são as manifestações clínicas, mais do que o tempo após o transplante, que determinam se a síndrome clínica de DEVH é considerada aguda ou crônica. A ampla categoria de DEVH aguda inclui a DEVH aguda *clássica*, que ocorre nos primeiros 100 dias após o transplante ou ILD e a DEVH aguda *persistente*, *recorrente* ou *tardia*, que ocorre depois de 100 dias após o transplante ou ILD. Os fatores de risco para a DEVH aguda incluem incompatibilidade HLA, doador do sexo feminino (sobretudo multíparas), idade mais avançada do paciente e do doador, soropositividade do doador ou do paciente para citomegalovírus (CMV) e uso de um doador não aparentado ou de um enxerto com linfócitos T *versus* depleção de linfócitos T.

Com frequência, a DEVH pode ser diagnosticada com base nos achados clínicos e manifesta-se por sintomas em vários sistemas de órgãos, apesar de afetar principalmente a pele, o sistema digestório e o fígado. As manifestações cutâneas variam desde um exantema maculopapular até eritroderma ou descamação generalizada. A gravidade da DEVH gastrintestinal baseia-se no volume de diarreia por dia, enquanto a gravidade da DEVH hepática é avaliada com base no nível de bilirrubina. Os órgãos podem ser acometidos de maneira isolada ou simultaneamente. A confirmação histológica pode ser valiosa na exclusão de outras possibilidades, como infecção. Na forma leve de DEVH da pele são observadas degeneração vacuolar e infiltração da camada basal por linfócitos. Na doença mais avançada, os achados histológicos de células disceratóticas necróticas com

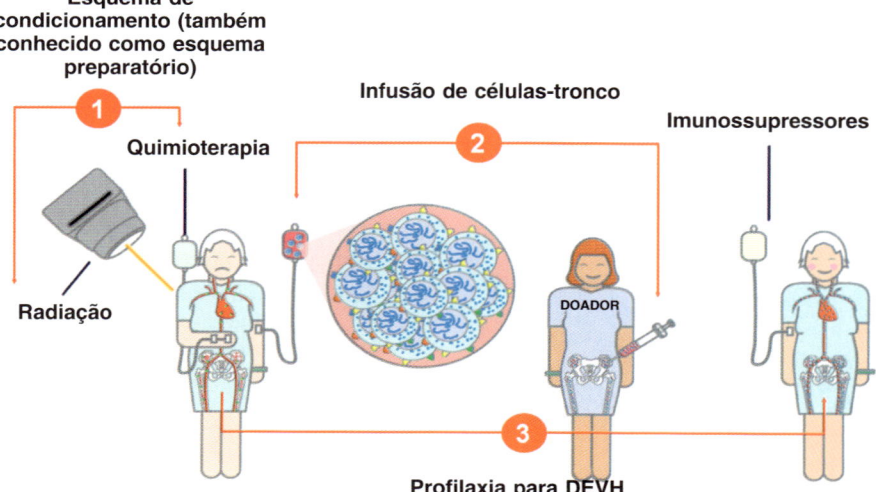

**FIGURA 168.1** Processo de transplante de células-tronco hematopoéticas alogênico. (1) O paciente recebe um esquema de condicionamento de quimioterapia e/ou radioterapia, que é utilizado para eliminar a neoplasia maligna subjacente e para suprimir o sistema imune, de modo a evitar a rejeição das células-tronco hematopoéticas alogênicas. (2) Em seguida, as células-tronco hematopoéticas alogênicas são coletadas diretamente da medula óssea ou do sangue de um doador de células-tronco aparentado ou não aparentado e administradas por via intravenosa no doador. (3) Após a infusão das células-tronco hematopoéticas, o paciente recebe fármacos imunossupressores para ajudar a impedir o desenvolvimento da doença de enxerto *versus* hospedeiro (DEVH).

acantólise podem progredir para a epidermólise franca. No fígado, a DEVH precoce pode ser difícil de diferenciar da hepatite de outras causas. Um sistema de classificação clínica (Tabela 168.1) correlaciona-se com o resultado clínico. A gravidade é descrita como grau I (leve) a grau IV (grave).

A profilaxia é a melhor terapia para a DEVH. O uso profilático de um inibidor da calcineurina (p. ex., ciclosporina, tacrolimo) em combinação com o metotrexato é efetivo para reduzir a incidência e a gravidade da DEVH aguda, bem como para aumentar a sobrevida dos pacientes transplantados e constitui a forma mais comumente utilizada de profilaxia para DEVH. A ciclosporina (Capítulo 32) é um polipeptídio cíclico, que impede a ativação dos linfócitos T por meio de inibição da produção de interleucina-2 (IL-2) e expressão de seu receptor. Embora seja efetiva como profilaxia da DEVH, a ciclosporina tem efeitos tóxicos significativos, incluindo hipertensão, nefrotoxicidade, hipomagnesemia, risco de crises convulsivas, hipertricose, hiperplasia gengival, tremores e anorexia. O tacrolimo é uma lactona macrolídio, que se assemelha estreitamente à ciclosporina no mecanismo de ação, no espectro de efeitos tóxicos e nas interações farmacológicas. A combinação de tacrolimo e metotrexato demonstrou ser superior à ciclosporina e ao metotrexato na redução da DEVH aguda de grau II a IV, quando utilizada como profilaxia. Tacrolimo/sirolimo continuam sendo uma alternativa válida e segura.[A1] No caso do TCTH alogênico, a imunossupressão profilática não é por toda a vida; quando se estabelece a imunotolerância, os agentes imunossupressores podem ser retirados lentamente e interrompidos. A incidência de DEVH clinicamente significativa (graus II a IV) em receptores de enxertos de irmãos HLA-compatíveis (com presença de linfócitos T) com o uso de tacrolimo e metotrexato para a profilaxia da DEVH é de aproximadamente 30 a 40%. A incidência de DEVH de graus II a IV em receptores de enxertos de doadores não aparentados HLA-não compatíveis é de cerca de 50 a 80%. Outra estratégia para prevenção da DEVH consiste na depleção de linfócitos T do enxerto do doador; a desvantagem dessa abordagem é a sua associação a um aumento das taxas de recidiva da doença e infecção, e não parece haver aumento da sobrevida global.

A DEVH moderada a grave (graus II a IV) necessita de tratamento; a base da terapia consiste em corticosteroides. A metilprednisolona, em uma dose de 1 a 2 mg/kg/dia, produz respostas em 40 a 60% dos pacientes. Doses mais altas de esteroides não proporcionam maior benefício. A DEVH refratária aos esteroides responde de modo precário à terapia de segunda linha, como globulina antimócito ou vários anticorpos monoclonais (p. ex., daclizumabe, infliximabe), e está associada a um aumento da mortalidade. Em geral, a DEVH aguda da pele responde de modo mais satisfatório ao tratamento, enquanto a DEVH hepática é menos responsiva. A taxa de mortalidade da DEVH aguda refratária aos esteroides pode ser alta, alcançando até 50%.

Ocorre DEVH crônica em 20 a 50% dos sobreviventes a longo prazo. A DEVH crônica é observada mais comumente entre 100 dias e 2 anos após o transplante e apresenta características polimórficas semelhantes a diversas doenças autoimunes. A DEVH crônica é classificada quer como DEVH crônica clássica, que consiste apenas em manifestações que podem ser atribuídas à DEVH crônica, ou como síndrome de sobreposição de DEVH aguda e crônica, em que aparecem as características da DEVH tanto aguda quanto crônica. Essas distinções são clinicamente relevantes, visto que a DEVH aguda de *início tardio* e os subgrupos de síndrome de sobreposição têm sido associados a sobrevida precária em alguns estudos. É mais provável observar o desenvolvimento de DEVH crônica em pacientes de mais idade que também tiveram DEVH aguda ou que receberam enxertos derivados do sangue periférico, em vez de enxertos de medula óssea. Em 20% dos casos de DEVH crônica, não se obtém nenhuma história prévia de DEVH aguda. Os fatores de prognóstico adversos incluem trombocitopenia, apresentação clínica progressiva, comprometimento extenso da pele e bilirrubina elevada. As manifestações comuns consistem em síndrome seca, exantema cutâneo semelhante ao líquen plano, alterações cutâneas semelhantes à esclerodermia, fibrose esofágica e intestinal, doença pulmonar obstrutiva com ou sem pneumonite e nível elevado de fosfatase alcalina, com ou sem hiperbilirrubinemia. As imunodeficiências subjacentes, incluindo hipogamaglobulinemia, são comuns, colocando os pacientes em risco aumentado de eventos infecciosos.

Historicamente, a DEVH crônica tem sido considerada como limitada ou extensa. A doença limitada implica comprometimento cutâneo localizado, com comprometimento hepático mínimo ou ausente, enquanto a doença extensa sugere comprometimento generalizado da pele, com ou sem acometimento de outros órgãos. Essa classificação é relativamente pouco reprodutível e nem sempre fornece informações úteis para o prognóstico. Atualmente, recomenda-se um novo sistema de estadiamento clínico da DEVH crônica para pontuação de órgãos individuais (em uma escala de 0 a 3), que descreve a gravidade de cada órgão/local afetado em qualquer momento e que também mede o impacto funcional. O tratamento da DEVH crônica é orientado pela extensão da doença. O início do tratamento antes da ocorrência de comprometimento funcional é de suma importância. Os tratamentos para a DEVH crônica consistem em corticosteroides, ciclosporina, talidomida, tratamento com luz ultravioleta, anticorpos monoclonais ou outros agentes imunossupressores.[6b] Outros tratamentos incluem azatioprina, psoraleno com luz ultravioleta A e fotoférese extracorpórea. Tendo em vista que a causa mais comum de morte em pacientes com DEVH crônica continua sendo a infecção, todos os pacientes que apresentam DEVH devem receber antibióticos profiláticos, com ou sem imunoglobulina intravenosa, dependendo dos níveis séricos.

## ● TRANSPLANTE DE CÉLULAS-TRONCO HEMATOPOÉTICAS SINGÊNICO

O TCTH singênico utiliza células-tronco de um gêmeo idêntico. Como as CTH são geneticamente idênticas às do receptor, a principal vantagem de um TCTH singênico é que ele não está associado a ocorrência de DEVH ou de rejeição do enxerto, resultando em um risco relativamente baixo de morbidade e mortalidade relacionadas com o tratamento. Outra vantagem do TCTH singênico, compartilhada com o TCTH alogênico, é a ausência de contaminação do enxerto por células malignas. A principal desvantagem do TCTH singênico é que ele não proporciona o efeito de enxerto *versus* leucemia associado ao TCTH alogênico. Entretanto, menos de 1% dos pacientes tem um gêmeo idêntico, e, consequentemente, esta não é uma opção na maioria dos pacientes.

## ● TRANSPLANTE DE CÉLULAS-TRONCO HEMATOPOÉTICAS AUTÓLOGO

A principal justificativa do TCTH autólogo, que utiliza CTH do próprio paciente, é que certas neoplasias malignas, como leucemias e linfomas, apresentam uma curva de dose-resposta acentuada à quimioterapia e, em grau relativo, à radioterapia. Entretanto, a principal limitação à administração de doses mais altas de quimioterapia ou de radioterapia consiste nos efeitos mielossupressores dessas terapias. As CTH autólogas (e, nesse sentido, as CTH alogênicas e singênicas) permitem a administração de quimioterapia em altas doses (com ou sem radiação) ao restaurar a hematopoese. As principais vantagens do TCTH autólogo, em comparação com o TCTH alogênico, são que (1) o paciente pode servir como seu próprio doador e (2) o transplante pode ser realizado em pacientes de idade mais avançada com taxas de morbidade e mortalidade significativamente menores, devido à ausência de DEVH como principal

| Tabela 168.1 | Classificação dos pacientes com doença de enxerto *versus* hospedeiro aguda. | | |
|---|---|---|---|
| **ESTADIAMENTO CLÍNICO** | | | |
| **ESTÁGIO** | **PELE** | **FÍGADO** | **INTESTINO** |
| + | Erupção cutânea < 25% da ASC | Bilirrubina total, 2 a 3 mg/dℓ | Diarreia, 500 a 1.000 mℓ/dia |
| ++ | Erupção cutânea de 25 a 50% da ASC | Bilirrubina total, 3 a 6 mg/dℓ | Diarreia, 1.000 a 1.500 mℓ/dia |
| +++ | Eritroderma generalizado | Bilirrubina total, 6 a 15 mg/dℓ | Diarreia > 1.500 mℓ/dia |
| +++ | Descamação e bolhas | Bilirrubina total > 15 mg/dℓ | Dor, com ou sem íleo |
| **ESTÁGIO DE CLASSIFICAÇÃO CLÍNICA** | | | | |
| **ESTÁGIO** | **PELE** | **FÍGADO** | **INTESTINO** | **ED** |
| 0 (nenhum) | 0 | 0 | 0 | 0 |
| I | + a ++ | 0 | 0 | 0 |
| II | + a +++ | + | + | + |
| III | ++ a +++ | ++ a +++ | ++ a +++ | ++ |
| IV | ++ a ++++ | ++ a ++++ | ++ a ++++ | +++ |

ASC = área de superfície corporal; ED = estado de desempenho.

complicação. Entretanto, o TCTH autólogo pode estar associado a maior morbidade do que a quimioterapia em doses convencionais. Embora os pacientes submetidos a TCTH autólogo tenham taxas mais altas de recidiva do que aqueles submetidos a transplante alogênico, a menor taxa de outras complicações parece traduzir-se em resultados semelhantes a longo prazo.

## INDICAÇÕES PARA TRANSPLANTE

Segundo estimativas, são realizados 70.000 TCTH anualmente em todo o mundo. Esses transplantes são realizados principalmente para o tratamento de neoplasias malignas hematológicas, estados de insuficiência da medula óssea, imunodeficiências e deficiências enzimáticas (Figura 168.2).

### Leucemia mieloide aguda

A leucemia mieloide aguda (LMA) (Capítulo 173) foi uma das primeiras neoplasias malignas para a qual todas as formas de TCTH demonstraram ser efetivas. O TCTH alogênico é capaz de proporcionar sobrevida a longo prazo em 10% dos pacientes com LMA refratária. Foram obtidas sobrevida a longo prazo e taxa de cura aparente de 20 a 40% em pacientes tratados em segunda remissão ou remissão completa subsequente, e foram relatadas taxas de cura de 40 a 70% em pacientes submetidos a transplante em primeira remissão completa. Ensaios clínicos controlados e randomizados, que compararam o TCTH autólogo e o alogênico com a quimioterapia convencional em pacientes com LMA em primeira remissão completa demonstraram um aumento da sobrevida sem leucemia com ambas as formas de TCTH. Entretanto, os dados variam quanto à melhora da sobrevida global. Várias metanálises demonstraram um aumento da sobrevida global com o TCTH alogênico para a LMA em primeira remissão completa, em comparação com tratamentos não alogênicos em pacientes com citogenética de risco intermediário e de alto risco, mas não para a LMA de risco favorável.[A2] Estudos mais recentes indicam a importância da presença de mutações moleculares. Por exemplo, a LMA de risco intermediário com cariótipo normal representa um grupo altamente heterogêneo em relação ao prognóstico baseado no estado de mutações moleculares. Cerca de um terço dos pacientes com LMA de cariótipo normal apresenta a mutação em *tandem* interna *FLT3*, que está associada a um prognóstico sombrio, e esses pacientes podem se beneficiar do TCTH relacionado a HLA-compatível, independentemente da presença de outras mutações.

### Leucemia linfocítica aguda

Os resultados da quimioterapia convencional para a leucemia linfocítica aguda (LLA) em crianças são excelentes, exceto no caso da LLA associada ao cromossomo Filadélfia (Ph) (Capítulo 173). Todavia, em adultos, embora a remissão seja frequentemente obtida após terapia de indução intensiva, a probabilidade de recidiva é alta nesta doença, e recomenda-se alguma forma de terapia de consolidação, incluindo TCTH alogênico.

Os fatores de prognóstico adversos incluem a presença do cromossomo Ph, a contagem elevada de leucócitos no sangue, a idade avançada e a presença de doença residual mínima. Os estudos realizados sugerem que o TCTH melhora a sobrevida global, em comparação com a quimioterapia convencional isolada, particularmente em pacientes com cromossomo Ph positivo. O prognóstico geral para pacientes tanto pediátricos quanto adultos com LLA que sofreu recidiva é relativamente sombrio, e a estratégia geral de tratamento consiste em obter uma segunda remissão completa e, em seguida, proceder a um TCTH alogênico.

### Síndrome mielodisplásica

O único tratamento curativo para a síndrome mielodisplásica (SMD) (Capítulo 172) é o TCTH alogênico. Infelizmente, os pacientes, em sua maioria, não são considerados candidatos para essa terapia por muitas razões, incluindo idade avançada, comorbidades, disponibilidade de doadores, acesso a agentes bem tolerados, como azacitidina ou lenalidomida, e preferências do médico e do paciente. Os melhores resultados foram obtidos em pacientes relativamente mais jovens, no início da evolução da doença e que não tinham recebido qualquer tratamento prévio. Há evidências cada vez mais numerosas de que o TCTH alogênico com intensidade reduzida possa beneficiar até mesmo pacientes consideravelmente mais idosos com SMD, e isso é importante tendo em vista que a idade mediana por ocasião do diagnóstico é na sétima a oitava décadas de vida. Em um ensaio clínico randomizado prospectivo da European Society of Blood and Marrow Transplantation, foi constatado que um esquema de condicionamento de intensidade reduzida baseado no uso de bussulfano resultou em sobrevida sem recidiva e sobrevida global de pelo menos 2 anos, semelhante àquela observada após um esquema de condicionamento mieloablativo para transplante de células-tronco alogênico em pacientes com síndrome mielodisplásica ou LMA secundária.[A3] O uso de TCTH autólogo para a SMD continua em fase de investigação.

### Leucemia mieloide crônica

O TCTH alogênico já foi o tratamento de escolha para a leucemia mieloide crônica (LMC) (Capítulo 175). Entretanto, atualmente, os pacientes com LMC são, em sua maioria, tratados com sucesso com um inibidor da tirosinoquinase (TKI), como o imatinibe. Em consequência, na maioria dos casos, o TCTH alogênico não é realizado em pacientes com LMC na fase crônica, porém é reservado para aqueles que se encontram na fase acelerada (FA) ou na crise blástica (CB) da LMC, para aqueles que não toleram ou não respondem aos TKI e para aqueles com mutações de *BCR-ABL* resistentes aos TKI. Embora os resultados do TCTH alogênico na FA ou na CB da LMC sejam precários, os resultados do tratamento pós-transplante com TKI parecem ser promissores. Na era dos TKI, a coleta de células-tronco autólogas, mesmo em pacientes cuja hematopoese seja negativa para *BCR-ABL* por meio de reação em cadeia da polimerase com transcriptase reversa, é raramente efetuada.

### Neoplasias mieloproliferativas

As neoplasias mieloproliferativas, como a mielofibrose primária, a policitemia vera e a trombocitemia essencial, são habitualmente de natureza crônica, porém podem progredir para uma fase de "esgotamento", com desenvolvimento de metaplasia mieloide, que se caracteriza por fibrose da medula óssea e, em geral, prognóstico sombrio, com transformação em leucemia aguda e tempo de sobrevida mediano de menos de 3 anos (Capítulo 157). As opções de tratamento convencional nessa fase da doença são limitadas, e o tratamento padrão aceito para a metaplasia mieloide/mielofibrose é o TCTH alogênico, com relatos crescentes da eficácia do TCTH alogênico não mieloablativo para esses distúrbios nessa população de idade mais avançada.

### Linfoma não Hodgkin

Embora se tenha relatado que os TCTH alogênico, singênico e autólogo produzam uma sobrevida sem doença a longo prazo e cura aparente em pacientes com linfomas não Hodgkin (LNH) avançado (Capítulo 176), o tratamento padrão atual em pacientes com LNH primário refratário ou em recidiva sensível à quimioterapia, de etiologias específicas, incluindo a histologia mais comum de LNH, o linfoma difuso de grandes células B, continua sendo o TCTH autólogo. A demonstração de um potente efeito de enxerto *versus* leucemia contra vários tipos histológicos de LNH

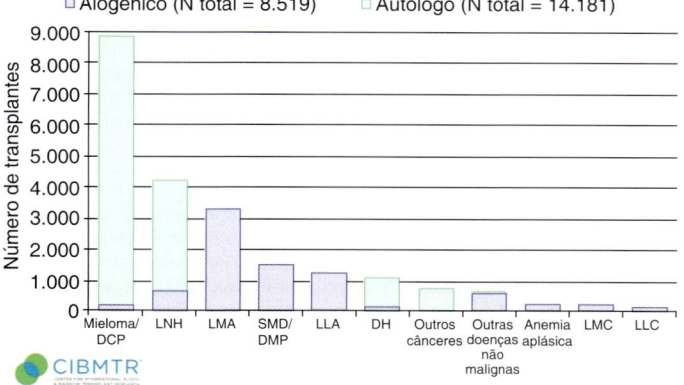

**FIGURA 168.2** Indicações para o transplante de células-tronco hematopoéticas nos EUA, de acordo com o Center for International Blood and Marrow Research. LLA = leucemia linfoide aguda; LMA = leucemia mieloide aguda; LLC = leucemia linfocítica crônica; LMC = leucemia mieloide crônica; DH = doença de Hodgkin; SMD/DMP = síndrome mielodisplásica/doenças mieloproliferativas; LNH = linfoma não Hodgkin; DCP = discrasias de células plasmocitárias.

é muito heterogênea. Atualmente, não há consenso sobre para qual histologia o TCTH alogênico é apropriado.

O TCTH autólogo tem sido utilizado no tratamento de pacientes com LNH folicular indolente, resultando em taxas de sobrevida sem doença de até 60%.[A4] Entretanto, as recidivas tardias após o transplante e a longa sobrevida global observada com a terapia convencional tornam o acompanhamento a longo prazo necessário para documentar a eficácia dessa abordagem em pacientes com linfoma folicular. Diversos estudos documentaram os efeitos enxerto *versus* tumor contra o linfoma folicular e sugerem o possível valor de esquemas não mieloablativos de TCTH alogênico no tratamento dessa histologia.

No caso do linfoma de células do manto (LCM), são necessários mais ensaios clínicos prospectivos, embora o TCTH autólogo pareça aumentar a sobrevida sem progressão e, possivelmente, a sobrevida global em pacientes quando realizado como parte de um tratamento de primeira linha. Esse resultados foram melhorados com a incorporação do rituximabe de manutenção após transplante.[A5] Os pacientes com LCM de alto risco são candidatos a ensaios clínicos que investiguem o papel do TCTH alogênico não mieloablativo.

### Linfoma de Hodgkin

Com base em um ensaio clínico randomizado prospectivo, de pequeno porte, conduzido no início da década de 1990, o TCTH autólogo tornouse o tratamento padrão para pacientes com linfoma de Hodgkin refratário primário ou em recidiva (ver Capítulo 177), cuja doença permanece sensível à quimioterapia. A abordagem habitual consiste em tratar inicialmente esses pacientes com quimioterapia de segunda linha, seguida de terapia em altas doses e TCTH autólogo. O TCTH alogênico tem tido um papel limitado, devido à eficácia do TCTH autólogo e aos efeitos tóxicos significativos relacionadas ao tratamento com TCTH alogênico mieloablativo. Há cada vez mais dados sobre a eficácia do TCTH alogênico de intensidade reduzida, particularmente em pacientes com recidiva após TCTH autólogo.

### Mieloma múltiplo

Embora o advento de novos agentes, como derivados imunomoduladores e inibidores do proteassomo, para o tratamento do mieloma múltiplo (MM) (Capítulo 178) esteja levando a um reconhecimento do papel do TCTH autólogo no tratamento inicial da doença, a opinião atual indica que o tratamento-padrão continua sendo a terapia de indução com novos agentes, seguida de consolidação com TCTH autólogo.[8] Comparações prospectivas de transplantes autólogos simples *versus* em *tandem* forneceram resultados conflitantes, embora as taxas de sobrevida global pareçam ser semelhantes. Ensaios clínicos de braço único e randomizados sustentam o uso de um segundo transplante autólogo para pacientes que sofrem recidiva após o primeiro TCTH autólogo, contanto que a duração da resposta tenha sido de mais de 1 ano após o transplante inicial.

### Tumores sólidos

A quimioterapia de altas doses juntamente com transplante teve sucesso no tratamento de alguns tumores sólidos sensíveis à quimioterapia, incluindo tumores de células germinativas e cânceres infantis, como o neuroblastoma e o tumor de Wilms. Em pacientes com tumores de células germinativas para os quais os esquemas de quimioterapia à base de platina não resultem em cura, o uso de quimioterapia em altas doses e TCTH autólogo resultou em intervalo prolongado sem doença, incluindo pacientes com doença refratária. Após os resultados iniciais promissores do TCTH autólogo para o câncer de mama avançado e metastático (Capítulo 188), vários ensaios clínicos randomizados não conseguiram demonstrar um benefício na sobrevida global, e o procedimento não é mais realizado para essas indicações.

### Condições não malignas

O TCTH também é efetivo no tratamento de distúrbios não malignos, incluindo anemia aplásica, talassemias, doença falciforme, distúrbios por imunodeficiência e estados de deficiências enzimáticas. Estas últimas indicações são principalmente para crianças e adultos jovens. O TCTH alogênico pode levar a uma sobrevida a longo prazo sem doença em mais de 50% dos pacientes com anemia aplásica grave (Capítulo 156).[9] Quando comparado com a terapia imunossupressora padrão, o transplante alogênico tem maior probabilidade de produzir reversão completa e duradoura das anormalidades hematológicas. Os pacientes com anemia aplásica que estão menos intensamente transfundidos apresentam melhores resultados com o transplante alogênico. Em pacientes com anemia aplásica menos grave, pacientes com mais de 40 anos e aqueles sem doador irmão compatível, uma tentativa de terapia imunossupressora é habitualmente apropriada antes de se considerar o transplante alogênico (Capítulo 156).

As hemoglobinopatias podem ser curadas somente apenas com TCTH alogênico, e a experiência mais extensa é com a betatalassemia (Capítulo 153).[10] São obtidos melhores resultados com transplantes de doador irmão HLA idêntico e em pacientes pediátricos. Os adultos tendem a apresentar doença mais avançada, com maior sobrecarga de ferro e maior disfunção orgânica; por conseguinte, apresentam altas taxas de mortalidade relacionadas com o tratamento. Há estudos em andamento com esquemas não mieloablativos. Existe uma experiência consideravelmente menor na doença falciforme (Capítulo 154), em parte devido à relutância em contemplar o TCTH alogênico em pacientes com evolução clínica imprevisivelmente variável.[11]

O TCTH autólogo vem sendo investigado há quase 20 anos para o tratamento de doenças autoimunes graves, incluindo lúpus eritematoso sistêmico, artrite reumatoide, esclerodermia e esclerose múltipla. A estratégia tem sido reconstituir o sistema imune sem clones de linfócitos T autorreativos. Os resultados de ensaios clínicos recentes demonstraram respostas clinicamente significativas em pacientes com esclerodermia grave (Capítulo 251) e esclerose múltipla avançada. Um ensaio clínico randomizado de TCTH autólogo mieloablativo *versus* 12 infusões mensais de ciclofosfamida em adultos com esclerodermia grave mostrou que os pacientes transplantados obtiveram benefícios a longo prazo, incluindo aumento da sobrevida sem eventos e global, com um custo de efeitos tóxicos esperados aumentados.[A6] Há certa relutância em considerar o TCTH alogênico, com sua morbidade e mortalidade associadas, visto que, em geral, os pacientes com doenças autoimunes têm baixa probabilidade de morte pela doença subjacente.

## COMPLICAÇÕES APÓS TRANSPLANTE DE CÉLULAS-TRONCO HEMATOPOÉTICAS

As complicações iniciais associadas a todas as formas de TCTH incluem toxicidade orgânica direta devido ao esquema de condicionamento (p. ex., mucosite) e citopenias prolongadas (7 a 14 dias), resultando em infecções e sangramento. Conforme descrito anteriormente, o TCTH alogênico pode ser associado à DEVH aguda e crônica. As complicações a longo prazo, sobretudo neoplasias malignas secundárias, exigem que os pacientes continuem sendo monitorados pelo resto da vida.[12] Com a melhora das medidas de suporte, houve melhora contínua do TCTH com o passar do tempo. Foi desenvolvido um índice simples, baseado em comorbidades antes do transplante, que possibilita uma previsão confiável de mortalidade não relacionada com recidiva e sobrevida. Esse índice de comorbidade mostra-se útil para aconselhamento do paciente antes do TCTH. Biomarcadores do sangue estão sendo desenvolvidos e validados como testes prognósticos para complicações após a realização de TCTH, incluindo ocorrência futura de DEVH, testes preditivos para responsividade ao tratamento e mortalidade não relacionada com recidiva.[13] É preciso ter sempre em mente os efeitos tóxicos tardios do TCTH quando se considera a opção de sua realização em pacientes.

### Rejeição do enxerto

Ocorre rejeição do enxerto ocorre quando células imunologicamente competentes do receptor destroem as células transplantadas de origem do doador.[14] Essa complicação é observada mais comumente em pacientes submetidos a transplantes de doadores alternativos ou HLA-incompatíveis, em transplantes com depleção de linfócitos T e em pacientes com anemia aplásica. A rejeição do enxerto raramente ou nunca é observada em pacientes submetidos a TCTH autólogo ou singênico.

### Infecções

As infecções constituem uma importante causa de morbidade e de mortalidade após todas as formas de TCTH, sobretudo após transplante alogênico, devido ao uso prolongado de imunossupressão na prevenção ou no tratamento da DEVH (Capítulo 265). As infecções bacterianas frequentemente estão relacionadas com cateteres venosos centrais. Entre as infecções fúngicas, as infecções por *Aspergillus* ocorrem tipicamente em pacientes que recebem doses elevadas de esteroides por períodos prolongados para o tratamento da DEVH. As infecções virais incluem reativação das infecções por citomegalovírus (CMV), herpes-vírus humano (HHV) 6 e infecções pelo vírus Epstein-Barr (EBV). A profilaxia com letermovir pode reduzir de maneira significativa a reativação do CMV,[A7] e a vacinação contra varicela-zóster pode reduzir significativamente a reativação do herpes-zóster[A8] em pacientes pós-TCTH. Esses pacientes também são suscetíveis aos vírus respiratórios sazonais. As revacinações para infecções comuns da infância são necessárias após o transplante.

### Toxicidade cardíaca

A maioria dos centros de transplante efetua o rastreamento de possíveis pacientes com anormalidades cardíacas subjacentes capazes de colocá-los em risco potencialmente aumentado durante o procedimento. Entretanto, apesar desse rastreamento, um pequeno número de pacientes apresenta cardiotoxicidade, tanto de maneira aguda durante o transplante quanto posteriormente, manifestando-se, então, como arritmia cardíaca, insuficiência cardíaca congestiva ou isquemia cardíaca, devido aos grandes volumes de líquidos administrados durante o procedimento ou devido ao estresse fisiológico acrescentado. As complicações associadas a um derrame pericárdico podem ser observadas em alguns pacientes durante ou após o transplante e são mais comuns em pacientes com doença perto da área e naqueles submetidos a radioterapia nesse campo. Em um pequeno número de pacientes, foi documentada miocardiopatia idiossincrática, associada à administração de altas doses de ciclofosfamida. Além disso, podem-se observar miocardiopatias virais.

### Síndrome da pega do enxerto

A síndrome da pega do enxerto ocorre durante a recuperação dos neutrófilos após TCTH autólogo e alogênico.[15] Consiste em uma constelação de sinais e sintomas que podem incluir febre, exantema cutâneo eritrodermatoso e edema pulmonar não cardiogênico e, em suas formas mais extremas, insuficiência renal aguda e hemorragia alveolar difusa. Esses achados clínicos refletem as manifestações de aumento da permeabilidade capilar e liberação extensa de citocinas endógenas. Com frequência, a terapia com corticosteroides é acentuadamente efetiva para a síndrome da pega do enxerto, particularmente no tratamento das manifestações pulmonares.

### Toxicidades pulmonares

As toxicidades pulmonares são comuns durante e após o transplante.[16] Os pacientes aos quais são administrados certos agentes quimioterápicos, como 1,3-bis (2-cloroetil)-1-nitrosoureia (BCNU; carmustina) apresentam uma incidência aumentada de lesão do tecido pulmonar induzida pela quimioterapia após o transplante, que habitualmente pode ocorrer várias semanas depois do transplante e que pode ser tratada com sucesso com o início imediato da terapia com corticosteroides. Além dessas complicações, os pacientes submetidos a TCTH alogênico correm risco aumentado de pneumonite causada por citomegalovírus e infecções fúngicas, devido à maior imunossupressão do paciente, e síndrome de desconforto respiratório do adulto ou pneumonia intersticial de etiologia desconhecida. A DEVH crônica também pode se manifestar como bronquiolite obliterante no pulmão.

### Toxicidade hepática

A complicação hepática mais comum associada ao transplante é a doença veno-oclusiva (DVO)/síndrome de obstrução sinusoidal (SOS) do fígado. Os sintomas associados à DVO/SOS consistem em icterícia, hepatomegalia hipersensível, ascite e ganho de peso. Nos casos mais graves, pode haver desenvolvimento de insuficiência hepática progressiva e falência de múltiplos órgãos. Os fatores predisponentes parecem incluir lesão hepática prévia, uso de estrogênios e condicionamento intensivo de altas doses.

### Toxicidade renal

A insuficiência renal aguda que exige diálise durante o transplante ocorre raramente, embora pacientes com disfunção renal subjacente corram risco de apresentar essa complicação.[17] Uma síndrome hemolítico-urêmica idiopática ou induzida por ciclosporina pode constituir uma complicação grave após TCTH alogênico e está associada a um elevado risco de mortalidade ou pode resultar em doença renal terminal. Em sobreviventes a longo prazo, foi descrita a ocorrência de síndrome nefrótica e nefropatia membranosa; essas complicações parecem estar associadas mais comumente à DEVH crônica e ao condicionamento não mieloablativo.

### Neoplasias malignas secundárias

Uma complicação da quimioterapia ou da radioterapia (ou ambas) utilizadas no tratamento da neoplasia consiste no desenvolvimento de neoplasia secundária. Houve vários relatos de desenvolvimento de LMA secundária ou SMD após transplante autólogo. Alguns estudos sugeriram que a irradiação corporal total pode aumentar o risco dessas complicações. Após transplante alogênico, as incidências globais de neoplasias malignas secundárias são de 2,2% em 10 anos e de 6,7% em 15 anos após o transplante. Ocorrem neoplasias malignas sólidas em até 15% dos pacientes 15 anos após transplante de células-tronco com condicionamento mieloablativo, sem platô nas taxas de incidência.[18] Nos primeiros 1 a 2 anos, as neoplasias malignas mais comuns consistem em distúrbios linfoproliferativos relacionadas com o vírus Epstein-Barr;[19] é mais provável que tumores sólidos ocorram mais de 3 anos após o transplante. Os fatores de risco incluem o uso de globulina antimócito para o tratamento da DEVH, o uso de enxerto alogênico com depleção de linfócitos T, incompatibilidade HLA e, talvez, irradiação corporal total.

### Infertilidade e hipogonadismo

Muitos dos esquemas de preparação utilizados para a realização de transplante estão associados a elevada incidência de esterilidade permanente, sobretudo os esquemas que incluem irradiação corporal total. Entretanto, ocorreram gestações bem-sucedidas em algumas pacientes após outros esquemas, particularmente em pacientes mais jovens. Deve-se consultar um endocrinologista reprodutivo antes do transplante em pacientes para as quais a fertilidade futura seja importante. Em certas ocasiões, ocorre ginecomastia em homens.

### Disfunção endócrina

A síndrome de Cushing iatrogênica e o diabetes melito podem ocorrer e são comumente causados pela terapia com esteroides a longo prazo para a DEVH crônica. A miopatia induzida por esteroides, a necrose avascular do quadril e a osteoporose são particularmente incapacitantes. Tendo em vista que muitos pacientes tomam esteroides durante muitos meses, a redução pode estar associada a mal-estar, náuseas, hipotensão e dores musculoesqueléticas. Nestas situações, é apropriado proceder a uma redução mais lenta ao longo de vários meses ou à reintrodução de doses de reposição fisiológica (p. ex., 7,5 a 10 mg/dia de prednisona). O hipotireoidismo normalmente está relacionado com o uso de irradiação corporal total ou irradiação local da cabeça e pescoço para linfoma ou outro câncer. Ocorre osteoporose em 50 a 60% dos pacientes após TCTH. As principais causas incluem hipogonadismo, hiperparatireoidismo secundário causado por baixos níveis séricos de cálcio e terapia com esteroides após transplante. Deve-se avaliar a densidade mineral óssea antes e depois do transplante; a osteopenia deve ser tratada, quando apropriado, com bifosfonatos, cálcio, vitamina D, estrogênio e testosterona.

## CONCLUSÃO

Houve muito progresso no aumento da eficácia e segurança do TCTH e na expansão da aplicação desse tratamento a um maior número de pacientes. As áreas atualmente em desenvolvimento que podem melhorar ainda mais o uso e a eficácia do transplante incluem avanços contínuos nos cuidados de suporte de pacientes transplantados e utilização mais ampla de doadores alternativos. A recorrência da doença ainda é a principal causa de fracasso do tratamento após TCTH tanto autólogo quanto alogênico em doenças malignas. São necessários melhores tratamentos para a DEVH, e existem estudos inovadores em andamento. O progresso futuro depende da capacidade de identificar tratamentos antitumorais mais seguros e com melhor direcionamento para alvos, que possam ser incorporados nos esquemas de transplante, sem aumentar a toxicidade nem atenuar as respostas do enxerto *versus* tumor. Entretanto, novos tratamentos celulares, incluindo a modificação genética de linfócitos para intensificar a atividade de destruição do câncer, como linfócitos T com receptores de antígenos quiméricos, são consideravelmente promissores.

## Recomendações de grau A

A1. Törlén J, Ringdén O, Garming-Legert K, et al. A prospective randomized trial comparing cyclosporine/methotrexate and tacrolimus/sirolimus as graft-versus-host disease prophylaxis after allogeneic hematopoietic stem cell transplantation. *Haematologica*. 2016;101:1417-1425.

A2. Li D, Wang L, Zhu H, et al. Efficacy of allogeneic hematopoietic stem cell transplantation in intermediate-risk acute myeloid leukemia adult patients in first complete remission: a meta-analysis of prospective studies. *PLoS ONE*. 2015;10:1-16.

A3. Kröger N, Iacobelli S, Franke GN, et al. Dose-reduced versus standard conditioning followed by allogeneic stem-cell transplantation for patients with myelodysplastic syndrome: a prospective randomized phase III study of the EBMT (RICMAC Trial). *J Clin Oncol*. 2017;35:2157-2164.

A4. Berinstein NL, Bhella S, Pennell NM, et al. Prolonged clinical remissions in patients with relapsed or refractory follicular lymphoma treated with autologous stem cell transplantation incorporating rituximab. *Ann Hematol*. 2015;94:813-823.

A5. Le Gouill S, Thieblemont C, Oberic L, et al. Rituximab after autologous stem-cell transplantation in mantle-cell lymphoma. *N Engl J Med*. 2017;377:1250-1260.

A6. Sullivan KM, Goldmuntz EAS, Keyes-Elstein L, et al; SCOT Study Investigators. Myeloablative autologous stem-cell transplantation for severe scleroderma. *N Engl J Med*. 2018;378:35-47.

A7. Marty FM, Ljungman P, Chemaly RF, et al. Letermovir prophylaxis for cytomegalovirus in hematopoietic-cell transplantation. *N Engl J Med*. 2017;377:2433-2444.

A8. Winston DJ, Mullane KM, Cornely OA, et al. Inactivated varicella zoster vaccine in autologous haemopoietic stem-cell transplant recipients: an international, multicentre, randomised, double-blind, placebo-controlled trial. *Lancet*. 2018;391:2116-2127.

## REFERÊNCIAS BIBLIOGRÁFICAS

*As referências bibliográficas, bem como os outros materiais suplementares deste livro, encontram-se no GEN-IO, nosso ambiente virtual de aprendizagem.*

# SEÇÃO 16
## ONCOLOGIA

- **169** ABORDAGEM DO PACIENTE COM CÂNCER, *1278*
- **170** EPIDEMIOLOGIA DO CÂNCER, *1309*
- **171** BIOLOGIA E GENÉTICA DO CÂNCER, *1313*
- **172** SÍNDROMES MIELODISPLÁSICAS, *1319*
- **173** LEUCEMIAS AGUDAS, *1326*
- **174** LEUCEMIA LINFOCÍTICA CRÔNICA, *1334*
- **175** LEUCEMIA MIELOIDE CRÔNICA, *1341*
- **176** LINFOMAS NÃO HODGKIN, *1348*
- **177** LINFOMA DE HODGKIN, *1360*
- **178** DISTÚRBIOS DE PLASMÓCITOS, *1365*
- **179** AMILOIDOSE, *1377*
- **180** TUMORES DO SISTEMA NERVOSO CENTRAL, *1381*
- **181** CÂNCER DE CABEÇA E PESCOÇO, *1392*
- **182** CÂNCER DE PULMÃO E OUTRAS NEOPLASIAS PULMONARES, *1401*
- **183** NEOPLASIAS DE ESÔFAGO E ESTÔMAGO, *1412*
- **184** NEOPLASIAS DOS INTESTINOS DELGADO E GROSSO, *1420*
- **185** CÂNCER PANCREÁTICO, *1432*
- **186** CÂNCERES DE FÍGADO E DAS VIAS BILIARES, *1436*
- **187** TUMORES DE RIM, BEXIGA, URETERES E PELVE RENAL, *1442*
- **188** CÂNCER DE MAMA E DISTÚRBIOS MAMÁRIOS BENIGNOS, *1448*
- **189** CÂNCERES GINECOLÓGICOS, *1458*
- **190** CÂNCER TESTICULAR, *1467*
- **191** CÂNCER DE PRÓSTATA, *1469*
- **192** TUMORES MALIGNOS DE OSSOS, SARCOMAS E OUTRAS NEOPLASIAS DE TECIDOS MOLES, *1473*
- **193** MELANOMA E CÂNCERES DE PELE NÃO MELANOMA, *1477*

# 169

# ABORDAGEM DO PACIENTE COM CÂNCER

JAMES H. DOROSHOW

## INTRODUÇÃO AO PACIENTE COM CÂNCER

Comunicar ou receber um diagnóstico inicial de câncer, ou a informação de que o câncer recidivou, é uma das tarefas humanas mais difíceis, e nenhum treinamento especializado ou aviso anterior consegue aliviar adequadamente a intensidade das emoções associadas a estes encontros. Com frequência os pacientes vivenciam um turbilhão de sentimentos, que pode limitar uma discussão útil imediatamente após o recebimento de um diagnóstico de câncer. É difícil, até mesmo para o paciente mais bem esclarecido, processar as complexidades de sua situação individual, incluindo a variedade de exames diagnósticos adicionais que podem ser necessários e a possivelmente vasta gama de opções de tratamento e de desfechos futuros. Mais ainda, em algum momento antes do início do tratamento, o médico e o paciente devem discutir o diagnóstico, as suas implicações e as alternativas terapêuticas. Em virtude da ampla variedade de possíveis prognósticos (desde o câncer testicular disseminado curável até o tempo de vida limitado dos pacientes com câncer gástrico ou pancreático localmente avançado), com frequência é útil que familiares ou amigos próximos estejam presentes no consultório quando discussões detalhadas sobre as complexidades da doença ou da terapia são conduzidas, tanto para proporcionar apoio emocional, quanto para servir como testemunhas dos assuntos abordados. É útil perguntar diretamente aos pacientes: "O que você entende a respeito do seu diagnóstico e do tratamento?" Os familiares ou companheiros próximos do paciente também podem ser especialmente úteis para o desenvolvimento de um registro escrito ou digital das perguntas feitas e respondidas pelos profissionais de saúde; muitos pacientes verificam que esse registro é especialmente útil para futuras referências.

Se o médico não estiver familiarizado com as opções de tratamento mais recentes, é imperativo o imediato encaminhamento para um especialista, seja um oncologista cirúrgico, oncologista radiologista, ou oncologista clínico. O clínico geral não deve ser um niilista terapêutico, exceto se estiver intimamente envolvido na área e for bem versado nos possíveis riscos e benefícios das terapias e dos estudos clínicos atualmente disponíveis.

## DIAGNÓSTICO

As possibilidades diagnósticas são multifacetadas para a ampla variedade de malignidades humanas que podem ser descobertas quando a pessoa apresenta sintomas ou sinais inespecíficos, porém suspeitos (perda de peso importante, hematúria, icterícia) ou em indivíduos assintomáticos (p. ex., durante um exame físico de rotina). Entretanto, a importância da anamnese e do exame físico deve ser enfatizada, *exista ou não* um diagnóstico histopatológico de câncer. Uma das considerações mais importantes que baseiam tanto os procedimentos diagnósticos quanto a escolha do tratamento do câncer (cirurgia, radioterapia ou agentes sistêmicos) é a condição fisiológica básica do paciente, ou "capacidade funcional" (*performance status*) (Tabela 169.1). Por exemplo, história patológica pregressa de tabagismo de longa data não é relevante apenas para um possível diagnóstico de câncer pulmonar, mas para a capacidade de o paciente tolerar um tratamento possivelmente curativo mais agressivo. As evidências subjacentes de consumo excessivo de álcool podem influenciar a tolerância e o metabolismo de agentes quimioterápicos sistêmicos. História familiar de câncer fornece indicadores diagnósticos, além de sugerir abordagens de tratamento com alvos moleculares (terapia-alvo), por exemplo, em mulheres com câncer de mama ou de ovário possivelmente relacionado a *BRCA1*. Também é crítico avaliar o ambiente dos cuidados, incluindo todos os sistemas de apoio do paciente, que podem ser seriamente testados pela experiência de um diagnóstico de câncer e pelas intervenções que decorrem dele. Finalmente, o exame físico definirá a extensão de determinados locais de malignidades mensuráveis – aumento de volume de linfonodos, do baço ou do fígado, por exemplo –, bem como a força muscular do paciente, a existência de possíveis efusões (derrames) malignas e possíveis neuropatias centrais ou periféricas que refletem doença metastática ou síndromes paraneoplásicas. A função mais importante do exame físico é proporcionar ao médico assistente a percepção inicial de bem-estar, ou de falta deste, antes do início da terapia.

### Procedimentos diagnósticos

Uma lesão que foi observada em um exame físico, ou após exames radiográficos ocasionados por resultados laboratoriais anormais, com frequência será submetida a biopsia percutânea para a avaliação histopatológica. É crítico que as amostras obtidas por biopsia sejam representativas do tumor como um todo e de dimensões suficientes para que avaliações específicas (p. ex., colorações imuno-histológicas especiais, citometria de fluxo, citogenética, análises hormonais, testagem molecular) possam ser realizadas antes de ser iniciado o tratamento. Se houver dúvidas a respeito de a lesão ser benigna ou maligna ou de sua classificação adequada, deve-se considerar biopsias adicionais, e solicitação de parecer de um patologista de referência pode ser indicada.

Mais recentemente, a testagem molecular trouxe novas possibilidades para o diagnóstico precoce de processos malignos assintomáticos. Por exemplo, um pequeno número de casos de câncer oculto pode ser subsequentemente diagnosticado em gestantes cujos resultados de exames pré-natais não invasivos demonstram discordância com o cariótipo fetal.[1]

O recente surgimento de uma ampla variedade de agentes com alvos moleculares e imunoterapêuticos ativos em tumores sólidos (ver uma lista abreviada na Tabela 169.2 e a lista completa na e-Tabela 169.1) enfocou na renovação da atenção para a obtenção de tecido suficiente dos pacientes para que sejam realizados os exames moleculares essenciais (sequenciamento do DNA, análises de expressão do RNA, FISH [hibridização *in situ* fluorescente] e caracterização imunológica) necessários para determinar a escolha do tratamento. Embora os tumores removidos por

*O texto continua na página 1296*

---

**Tabela 169.1** Escalas de capacidade funcional de Karnofsky e Zubrod.

**ESCALA DE CAPACIDADE FUNCIONAL DE KARNOFSKY**

| VALOR | NÍVEL DE CAPACIDADE FUNCIONAL |
|---|---|
| 100 | Normal, sem queixas, sem evidências de doença |
| 90 | Capaz de realizar atividade normal, sinais ou sintomas leves da doença |
| 80 | Atividade normal com esforço, alguns sinais ou sintomas de doença |
| 70 | Cuida de si próprio, incapaz de realizar atividade normal ou de realizar trabalho ativo |
| 60 | Necessita de assistência ocasional, mas consegue dar conta da maior parte das necessidades |
| 50 | Precisa de assistência considerável e de assistência médica frequente |
| 40 | Incapacitado, necessita cuidados e assistência especiais |
| 30 | Incapacidade substancial; hospitalização é indicada, embora a morte não seja iminente |
| 20 | A hospitalização é necessária; muito enfermo, tratamento de suporte ativo é necessário |
| 10 | Moribundo; processos fatais progredindo rapidamente |
| 0 | Morto |

**ESCALA DE CAPACIDADE FUNCIONAL DO EASTERN COOPERATIVE ONCOLOGY GROUP (ZUBROD)**

| CAPACIDADE FUNCIONAL | DEFINIÇÃO |
|---|---|
| 0 | Assintomático |
| 1 | Sintomático; deambulando livremente |
| 2 | Sintomático; acamado < 50% do dia |
| 3 | Sintomático; acamado > 50% do dia |
| 4 | Acamado |

## Tabela 169.2 Fármacos aprovados pela Food and Drug Administration (FDA) e comumente utilizados para o tratamento sistêmico do câncer.*

| NOME DO FÁRMACO | CLASSE E/OU MECANISMO DO FÁRMACO | FARMACOCINÉTICA/METABOLISMO | TOXICIDADE | INDICAÇÕES |
|---|---|---|---|---|
| Acetato de abiraterona | Inibe a biossíntese do androgênio | Não administrar com alimentos; inibe CYP2D6 | Edema ou desconforto articular; edema; monitorar as enzimas hepáticas | Câncer de próstata metastático; resistente à castração com uso anterior de docetaxel |
| Acetato de gosserrelina | LHRH que inibe a função do eixo hipofisário-gonadal; causa síndrome de abstinência hormonal esteroide dos tecidos dependentes, incluindo células do câncer de próstata e de mama | Após injeção SC no tecido adiposo, o depósito do fármaco é lentamente liberado ao longo de 28 dias, alcançado seu máximo em 12 a 15 dias; a meia-vida de eliminação é de 4 h, e o fármaco não é consideravelmente metabolizado; a excreção ocorre quase que integralmente por via renal | A toxicidade é leve; os efeitos adversos endócrinos são os mais proeminentes e incluem fogachos, diminuição da libido, disfunção erétil, ginecomastia, amenorreia e sangramento vaginal abundante; outras toxicidades incluem exacerbações da dor inicialmente durante o tratamento nos locais de doença, sensibilidade nos locais de injeção, cefaleia, náuseas, depressão; e elevação dos níveis de colesterol | Aprovado pela FDA para o câncer de próstata avançado; também utilizado em pacientes com câncer de mama metastático |
| Acetato de leuprolida-acetato de leuprorrelina | Agonista do hormônio de liberação de gonadotropina, que atua paradoxalmente "desligando" a liberação hipofisária de gonadotropinas com a exposição crônica; isto resulta em diminuição acentuada nos estrogênios e androgênios gonadais e na inibição do crescimento de neoplasias hormônio-dependentes | Após uma injeção SC, aproximadamente 90% do fármaco são finalmente absorvidos; a forma de depósito do fármaco é absorvida lentamente ao longo de dias, enquanto a solução injetável é absorvida ao longo de diversas horas; a meia-vida de eliminação do fármaco, uma vez no soro, é de 3 h; o metabolismo e a excreção não estão bem definidos, mas não são clinicamente importantes | Geralmente bem tolerado, mas os efeitos adversos podem afetar muitos sistemas, incluindo o endócrino (fogachos, disfunção erétil, ginecomastia, sensibilidade mamária, diminuição da libido, amenorreia, vaginite atrófica, aumento do colesterol); digestório (náuseas, constipação intestinal, anorexia, diarreia); fígado (elevação de transaminases); tegumento (erupção cutânea, prurido); e neuropsiquiátrico (insônia, depressão, labilidade emocional, letargia, perda de memória); cardiotoxicidade significativa é rara | Aprovado pela FDA para tratamento do câncer de próstata avançado hormônio-dependente; é também utilizado para o câncer de mama e a endometriose |
| Ácido zoledrônico | Inibidor de bisfosfonatos de metástases ósseas | Não é bem absorvido pelo sistema digestório e, portanto, é administrado como infusão IV; não é metabolizado e é excretado pelos rins; apresenta meia-vida de eliminação terminal plasmática de aproximadamente 150 h | Em geral é bem tolerado; o efeito adverso à infusão mais comum é febre, que geralmente é leve e tratável; náuseas e constipação intestinal também são comuns; dispneia, fadiga, dor difusa, erupção cutânea e cefaleia são incomuns; insuficiência renal é incomum e em geral reversível após a descontinuação do fármaco, embora seja mais provável com doses mais altas do que com a dose de 4 mg aprovada e recomendada pela FDA | Aprovado pela FDA para tratamento da hipercalcemia da malignidade e para prevenção de fraturas patológicas no mieloma múltiplo e em tumores sólidos com metástases ósseas conhecidas |
| Afatinibe | Inibidor covalente seletivo de EGFR, HER2 e HER4; inibe o tipo selvagem e mutantes selecionados do EFGR | Interage com inibidores da P-gp, o que pode requerer a redução da dose; reduzir a dose em caso de disfunção renal moderada | Erupção acneiforme; hipopotassemia; diarreia, estomatite e náuseas; alterações das provas de função hepática; diminuição da depuração (clearance) da creatinina | Primeira linha para CPNPC com mutação de deleções do éxon 19 ou éxon 21 (L858R) do EGFR, conforme detectado por meio de exames diagnósticos apropriados |
| Ado-trastuzumabe entansina | Conjugado de anticorpo-fármaco com alvo molecular em HER2; composto por trastuzumabe ligado de modo covalente a um derivado de maitansina (DM1) com propriedades inibitórias de microtúbulos; após a ligação a HER2, é internalizado com a liberação de DM1 e a interrupção da tubulina | Metabolizado no fígado por CYP3A4 | Hepatotoxicidade; disfunção ventricular esquerda; pneumonite; supressão ao hemograma | Câncer de mama metastático HER2-positivo tratado anteriormente com trastuzumabe e um taxano |
| Alectinibe | Inibidor da tirosinoquinase que inibe anormalidades no gene ALK e mutações de RET; pode inibir determinadas mutações de ALK posteriores ao tratamento com crizotinibe | Metabolismo hepático pelo CYP3A4; excretado nas fezes | Bradicardia; elevações de CPK; pneumonite intersticial | CPNPC metastático ALK-positivo progressivo com crizotinibe |
| Anastrozol | Inibidor da aromatase não esteroide; bloqueio seletivo da produção de estrogênio | Bem absorvido pelo sistema digestório; níveis plasmáticos máximos em 2 h; meia-vida de 50 h; substancialmente metabolizado no fígado; apesar de a depuração hepática e renal ser importante, nenhum ajuste é necessário em caso de disfunção destes órgãos, em razão do amplo índice terapêutico deste fármaco | Muito bem tolerado; astenia, cefaleia e fogachos ocorrem em menos de 15% das mulheres; diarreia, dor abdominal, anorexia, náuseas e vômitos ocorrem em 10% ou menos; foi relatada tromboflebite | Como terapia adjuvante no câncer de mama e para o tratamento de mulheres na pós-menopausa com carcinoma mamário que progrediram enquanto estavam sendo tratadas com tamoxifeno |

## Tabela 169.2 Fármacos aprovados pela Food and Drug Administration (FDA) e comumente utilizados para o tratamento sistêmico do câncer.*

| NOME DO FÁRMACO | CLASSE E/OU MECANISMO DO FÁRMACO | FARMACOCINÉTICA/METABOLISMO | TOXICIDADE | INDICAÇÕES |
|---|---|---|---|---|
| Atezolizumabe | Anticorpo monoclonal humanizado que se liga ao ligante 1 de morte programada (PD-L1), infrarregulando a função contra linfócitos T | Nenhum ajuste da dose em caso de insuficiência renal ou hepática leve | Erupção cutânea; endocrinopatias; hepatite imune, pancreatite, pneumonite, colite, insuficiência suprarrenal, diabetes melito; edema periférico; fadiga; febre | Pacientes com CPNPC com progressão da doença após terapia com agentes à base de platina; pacientes com câncer urotelial avançado inelegíveis para ou que progrediram após terapia com agentes à base de platina |
| Avelumabe | Anticorpo bloqueador do ligante 1 de morte programada (PD-L1) | Pode causar lesão fetal | Pneumonite imunomediada, hepatite, colite, endocrinopatias, nefrite; fadiga; dor musculoesquelética; erupção cutânea; diarreia | Pacientes adultos e pediátricos (12 anos ou mais) com carcinoma de células de Merkel metastático |
| Axitinibe | Evitar inibidores fortes de CYP3A ou reduzir a dose | Diminuir a dose em 50% em caso de uso simultâneo de inibidores de CYP3A, comprometimento renal e hepático | Diarreia, hipertensão, fadiga, náuseas | Carcinoma de células renais avançado após falha de tratamento |
| Azacitidina | Antimetabólito; induz a hipometilação do DNA, seja induzindo apoptose ou restaurando a função normal; em doses mais altas, atua como análogo da citidina | Não biodisponível VO; metabolizado pelo fígado e excretado na urina; meia-vida de eliminação de 4 h | A mielossupressão é dose-limitante; leucopenia, trombocitopenia, e elevação transitória das provas de função hepática são comuns; náuseas, vômitos e dor abdominal são comuns | Síndromes mielodisplásicas |
| Bacilo de Calmette-Guérin, BCG | Imunoestimulante/vacina; induz resposta imune celular no local de instilação | BCG é uma cultura bacteriana viva atenuada; não penetra no corpo na forma viável; não apresenta destino farmacocinético detectável; em casos raros, o tratamento pode resultar em infecção clínica, indicando a invasão do corpo até a circulação sistêmica a partir do local de administração | Os sinais/sintomas urinários predominam, incluindo disúria, hematúria, hesitação, urgência, polaciúria e infecção secundária; outras toxicidades incluem febre, calafrios, mal-estar, mialgias/artralgias, anorexia, náuseas, vômitos e anemia; a infecção micobacteriana clínica é rara e em geral somente é observada em pacientes imunocomprometidos | Instilação intravesical para o câncer de bexiga não invasivo após a remoção de tumores papilares; também utilizado em alguns programas de vacinas experimentais como adjuvante da vacina |
| Belinostate | Inibidor da histona desacetilase; resulta no acúmulo de grupos acetil em histonas e proteínas não histonas, causando parada do ciclo celular e apoptose | Metabolismo hepático via UGT1A1 e CY2A6; excretado na urina | Mielossupressão; edema periférico e prolongamento do intervalo QT; erupção cutânea; náuseas e vômitos; fadiga | Recaída de linfoma de células T periféricas |
| Bendamustina | Agente alquilante | Reduzir a dose em caso de toxicidade hematológica | Náuseas, pirexia, vômitos, anormalidades hematológicas | LLC e linfoma não Hodgkin de células B |
| Bevacizumabe | Anticorpo monoclonal humanizado recombinante que se liga a todas as formas de VEGF, evitando a ligação aos seus receptores | Administrado por infusão IV; meia-vida de 20 dias; o destino do fármaco precursor e dos metabólitos é desconhecido | Astenia, dor, náuseas/vômitos, diarreia, anorexia, estomatite, dermatite, hipertensão arterial, proteinúria; raras reações relacionadas à infusão; hemoptise, hemorragia, retardo na cicatrização de ferimentos, perfurações GI; aumento do risco de eventos tromboembólicos graves ou fatais | Câncer colorretal metastático e CPNPC; carcinoma de células renais |
| Bicalutamida | Antiandrogênio não esteroide | Bem absorvida VO; alta ligação às proteínas plasmáticas; convertida em metabólitos inativos no fígado por oxidação e glicuronidação; meia-vida de muitos dias | Os sinais/sintomas constitucionais predominam, incluindo fogachos, diminuição da libido, depressão, ganho de peso, edema, ginecomastia, dor no local da doença precoce (reação de exacerbação) e constipação intestinal; náuseas, vômitos, anorexia, diarreia e tontura são incomuns; dispneia, anemia, febre e erupções cutâneas são raras | Câncer de próstata em estágio D2, em combinação com um agente agonista de LHRH |
| Blinatumomabe | Estimulador de linfócitos T biespecífico, que pode se ligar a CD3 em linfócitos T e CD19 em linfócitos B, resultando em liberação de citocinas que podem intensificar a lise de linfócitos CD19-positivos | Nenhum ajuste da dose em caso de disfunção renal ou hepática leve a moderada; interrupção da terapia em razão de hepatotoxicidade | Síndrome de liberação de citocinas; neurotoxicidade; edema e disfunção cardiovascular; erupção cutânea; mielossupressão e infecção; hepatotoxicidade e pancreatite; náuseas e vômitos | LLA de células B refratário ou com recaída |
| Bortezomibe | Inibidor de proteassoma | Metabolizado no fígado por CYP2C19 e 3A4; reduzir a dose para disfunção hepática | Cardiovascular; neuropatia periférica cardiovascular; erupção cutânea; náuseas e diarreia | Mieloma múltiplo; linfoma de células do manto |
| Bosutinibe | Inibidor de quinase | Administrar com alimento; reduzir a dose para 200 mg em caso de comprometimento hepático; substrato para CYP3A | A toxicidade GI deve ser monitorada; mielossupressor | LMC cromossomo Filadélfia-positiva, resistente ou intolerante à terapia anterior |

| Fármaco | Mecanismo | Farmacocinética | Toxicidade | Indicações |
|---|---|---|---|---|
| Brentuximabe vedotina | Conjunto de anticorpos direcionados para CD30 | Monitorar os pacientes em uso de indutores ou inibidores de CYP3A4 | Leucoencefalopatia multifocal progressiva; neuropatia periférica; neutropenia | Linfoma de Hodgkin e linfoma anaplásico de grandes células |
| Brigatinibe | Inibidor de múltiplas quinases | Interage com inibidores fortes de CYP3A; exige redução da dose; evitar suco de toranja | Hipertensão arterial; erupção cutânea; fadiga; elevação das provas de função hepática | CPNPC ALK-positivo para pacientes que progrediram com crizotinibe |
| Cabazitaxel | Inibidor de microtúbulos | Cautela em pacientes que estejam sendo medicados com indutores ou inibidores fortes de CYP3A | Neutropenia e hipersensibilidade | Câncer de próstata refratário a hormônios metastático quando o docetaxel falha |
| Cabozantinibe | Inibe muitas tirosinoquinases de receptores; antiangiogênico | Meia-vida de 55 h; administrar com alimento | Perfurações, fístulas e hemorragia | Câncer de tireoide medular metastático; carcinoma de células renais avançado |
| Capecitabina | Profármaco antimetabólito oral | Prontamente absorvida pelo sistema digestório, metabolizada in vivo em fluoruracila no fígado pela carboxilesterase e citidina desaminase, e em seguida nos tecidos periféricos e no tecido tumoral pela timidina fosforilase | A mielossupressão e a eritrodisestesia palmoplantar são limitantes da dose; diarreia, fadiga, estomatite e hiperbilirrubinemia são incomuns; náuseas, vômitos e erupção cutânea são raros | Câncer de mama metastático e câncer colorretal metastático; também utilizada no câncer espinocelular de cabeça e pescoço |
| Carboplatina, CBDCA | Alquilante atípico; produz ligações cruzadas intrafilamentos e interfilamentos no DNA por meio de pontes de associação com a molécula de platina, resultando em degradação do filamento de DNA durante a replicação | Rapidamente degradada a partir da corrente sanguínea após a infusão IV, meia-vida terminal de 2,5 h; é amplamente depurada pelos rins na forma de fármaco inalterado | Hemorragia; trombocitopenia | Câncer ovariano, e muito utilizada no câncer testicular, em cânceres espinocelulares de cabeça e pescoço e do colo do útero, e câncer de pulmão |
| Carfilzomibe | Inibidor de proteassoma | Interações medicamentosas são improváveis; nenhum ajuste em caso de comprometimento renal; nenhuma experiência com comprometimento hepático | Fadiga, anemia, náuseas, trombocitopenia, dispneia e pirexia; monitorar em relação a reações cardíacas, pulmonares, de lise tumoral, à infusão e trombocitopenia | Mieloma múltiplo |
| Ceritinibe | Inibidor da tirosinoquinase de ALK, bem como ROS1; também inibe IGF-IR e o receptor de insulina | Metabolizado por CYP3A no fígado; reduzir a dose se houver administração concomitante de inibidores fortes de CYP3A | Bradicardia; prolongamento do intervalo QTc; náuseas, vômitos; hiperglicemia; pneumonite intersticial | CPNPC que é ALK-positivo em um exame diagnóstico apropriado; demonstrou atividade em modelos de xenoenxerto de CPNPC resistente a crizotinibe |
| Cetuximabe | Anticorpo monoclonal humanizado recombinante com alvo molecular em EGFR; inibe de modo competitivo a ligação ao fator do crescimento; inibe a autofosforilação e a sinalização celular | Metabolismo pouco compreendido; meia-vida de 5,7 dias, com depuração mínima pelos rins ou pelo fígado | Reação à infusão, caracterizada por dispneia de início rápido, febre, calafrios, urticária, ruborização, angioedema e hipotensão, é observada em 40 a 50% dos pacientes; a erupção acneiforme é comum; sintomas constitucionais; hipomagnesemia; a doença pulmonar intersticial é rara | Câncer colorretal metastático, câncer de cabeça e pescoço em combinação com radioterapia |
| Ciclofosfamida | Agente alquilante | Metabolizada em sua espécie alquilante ativa por oxidases de função mista em microssomos hepáticos, incluindo CYP2A6 e 3A4; diminuição da ativação na espécie terapêutica em virtude de disfunção hepática grave | Mielossupressão; imunossupressão; cistite hemorrágica; miocardite; pneumonite; malignidades secundárias; infertilidade; hiponatremia; doença veno-oclusiva; náuseas e vômitos; mucosite | Linfoma de Hodgkin e não Hodgkin; leucemias; câncer ovariano; câncer de mama; retinoblastoma; neuroblastoma |
| Cisplatina – cDDP, DDP, cisplatina, cis-diaminedicloroplatina (II) | Alquilante atípico; produz ligações cruzadas intrafilamentos e interfilamentos no DNA por meio de pontes de associação com a molécula de platina, resultando em degradação do filamento de DNA durante a replicação | Após infusão IV, ocorre rápida distribuição aos tecidos, e o fármaco apresenta ligação às proteínas plasmáticas superior a 90% | A nefrotoxicidade é dose-limitante para uma dose individual, e a neurotoxicidade, especialmente a neuropatia periférica dolorosa, é dose-limitante para as doses cumulativas; a mielossupressão é leve; náuseas e vômitos são comuns, mas tratáveis, e anorexia e diarreia são comuns; a ototoxicidade cumulativa também é comum; a perda renal crônica de magnésio e potássio é comum e, por vezes, irreversível; pode ser observada elevação das transaminases hepáticas, enquanto alopecia e anormalidades na condução cardíaca são raras; perfusão renal e débito urinário adequados são críticos para minimizar a toxicidade renal; portanto, são utilizadas pré-hidratação e hidratação pós-tratamento adequada, geralmente com solução de NaCl a 0,9% com ou sem manitol, potássio e magnésio | Utilizada para quase todas as classes de tumores sólidos e linfomas; aprovada pela FDA para câncer testicular e ovariano e para o carcinoma de células de transição |
| Citarabina | Antimetabólito que inibe a DNA polimerase após a ativação em seu nucleotídio trifosfato, é incorporada ao DNA e RNA, e bloqueia a progressão do ciclo celular da fase G1 à S | Metabolizada no fígado e excretada pelo rim | Mielossupressão; imunossupressão; toxicidade para o SNC, cardíaca e pulmonar; infecção; febre; dor óssea e torácica e erupção cutânea horas após a administração (síndrome de Ara-C); náuseas, diarreia, mucosite; disfunção hepática | LMA em adultos e crianças |

## Tabela 169.2 Fármacos aprovados pela Food and Drug Administration (FDA) e comumente utilizados para o tratamento sistêmico do câncer.*

| NOME DO FÁRMACO | CLASSE E/OU MECANISMO DO FÁRMACO | FARMACOCINÉTICA/METABOLISMO | TOXICIDADE | INDICAÇÕES |
|---|---|---|---|---|
| Cladribina | Antimetabólito análogo de nucleosídio purínico; ativada pela desoxicitidina quinase e incorporada ao DNA, resultando em degradações de filamentos do DNA | Ajuste da dose para a disfunção renal | Fadiga, cefaleia; erupção cutânea; náuseas; mielossupressão; infecção; febre | LMA; LLC; linfoma de células do manto |
| Clofarabina | Antimetabólito da purina; inibe a ribonucleotídio redutase, afetando a síntese do DNA; também altera as membranas mitocondriais, intensificando a apoptose | Eliminação renal; a depuração diminui na medida em que a depuração da creatinina é reduzida | Alterações do hemograma; erupção cutânea; síndrome de extravasamento capilar; taquicardia e hipotensão; náuseas ou vômitos; diarreia; cefaleia; alteração das provas de função hepática; infecção e febre | LLA em adultos na recaída; LMA adulta refratária em pacientes com < 70 anos |
| Clorambucila | Agente alquilante; independente do ciclo celular | Excelente biodisponibilidade oral; nível plasmático máximo em 1 h; meia-vida de 1 a 2 h; substancialmente metabolizada no fígado em metabólitos ativos e inativos | A mielossupressão é dose-limitante e universal, e pode ser cumulativa; náuseas, vômitos e diarreia são leves e incomuns; ocorrem esterilidade e alopecia na minoria dos pacientes; fibrose pulmonar e efeitos adversos neurológicos são razoavelmente raros | LLC e linfomas de grau baixo; também utilizada para a macroglobulinemia de Waldenström, mieloma múltiplo, leucemia de células pilosas e, raramente, em alguns tumores sólidos |
| Cobimetinibe | Inibidor de MEK1 e MEK2 na cascata de MAPK | Destoxificado no fígado por CYP3A4 e UGT2B7; o uso de inibidores fortes de CYP3A4 deve ser evitado; excretado nas fezes | Cardiotoxicidade; rabdomiólise; erupção cutânea; retinopatia; sangramento | Melanoma metastático ou não ressecável para pacientes com mutações BRAF V600E ou V600K em combinação com vemurafenibe |
| Crizotinibe | Inibidor de ALK quinase; também inibe cMET | Evitar inibidores fortes, indutores ou substratos de CYP3A4 | Hepatotoxicidade; pneumonite; prolongamento do intervalo QT | CPNPC ALK-positivo |
| Dabrafenibe | Inibidor de BRAF quinase; inibe de modo seletivo a quinase com mutação BRAF V600E | Metabolizado na forma ativa por isoformas do CYP no fígado; a absorção é retardada por refeições com alto teor de gorduras | Diminuição da FEVE; erupção cutânea, alopecia, ceratoacantoma e carcinoma espinocelular, eritrodisestesia palmoplantar; hiperglicemia; diarreia; linfopenia e anemia; provas de função hepática anormais | Melanoma metastático ou não ressecável com mutação BRAF V600E ou em combinação com trametinibe quando há mutações BRAF V600E ou V600 K; CPNPC se a mutação BRAF V600E for detectada por meio de um exame aprovado |
| Dasatinibe | Inibidor de múltiplas quinases, incluindo Bcr-Abl e Src | Utilizar com cautela em pacientes com comprometimento hepático; inibidores do CYP3A4: podem aumentar os níveis farmacológicos de dasatinibe; evitar ou monitorar cuidadosamente a redução da dose; indutores do CYP3A4: podem diminuir os níveis farmacológicos de dasatinibe; evitar, ou considerar o aumento da dose; antiácidos: podem diminuir os níveis farmacológicos de dasatinibe; evitar a administração simultânea; se necessário, administrar o antiácido no mínimo 2 h antes ou 2 h após a dose; antagonistas de H2/inibidores da bomba de prótons: podem diminuir os níveis farmacológicos de dasatinibe; considerar antiácidos em vez de antagonistas H2 ou inibidores da bomba de prótons | Mielossupressão, eventos hemorrágicos, retenção de líquido, diarreia, cefaleia, dor musculoesquelética e erupção cutânea | Leucemia mieloide crônica (LMC) (Ph+) na fase crônica, ou LMC Ph+ crônica, acelerada, ou na fase de blastos mieloides ou linfoides com resistência ou intolerância à terapia anterior que inclui imatinibe, ou leucemia linfoblástica aguda cromossomo Filadélfia-positiva (LLA Ph+) com resistência ou intolerância à terapia anterior |
| Daunorrubicina | Antibiótico antraciclina antitumoral; efeitos pleiotrópicos, incluindo formação de radicais livres, inibição da topoisomerase II; alteração da função mitocondrial | Após injeção IV rápida (bolus), amplamente distribuída e metabolizada no fígado em metabólitos ativos e inativos; a meia-vida do fármaco precursor é de 18 h, e de 25 h para o metabólito ativo daunorrubicinol | A daunorrubicina é um agente vesicante; são necessárias precauções; a mielossupressão é dose-limitante; alopecia, náuseas, vômitos e estomatite são comuns; diarreia, erupção cutânea, elevação das provas de função hepática e arritmias transitórias são incomuns; a miocardiopatia dose-relacionada é incomum nas doses cumulativas inferiores a 400 a 500 mg/m$^2$ | LMA e LLA |
| Decitabina | Antimetabólito; inibe a DNA metiltransferase, causando hipometilação do DNA; isto pode induzir a apoptose ou restaurar a função normal dos genes que controlam a diferenciação e a proliferação celular | Desaminada pela citidina desaminase, encontrada no fígado, em granulócitos, no intestino e no sangue; meia-vida de eliminação de 30 min | Mielossupressão; náuseas, vômitos, dor abdominal; sinais/sintomas constitucionais; disfunção hepática, hiperglicemia, magnésio sérico baixo, potássio sérico baixo; toxicidade respiratória | Síndromes mielodisplásicas |

| Fármaco | Mecanismo | Farmacocinética | Toxicidade | Indicação |
|---|---|---|---|---|
| Denosumabe | Anticorpo monoclonal; inibidor do ligante de RANK | Nenhum estudo de interação medicamentosa; agravamento de hipocalcemia quando depuração (*clearance*) de creatinina < 30 mℓ/min | Utilizar cálcio e vitamina D para tratar ou prevenir a hipocalcemia; fadiga/astenia, hipofosfatemia e náuseas comuns; febre, estomatite, fadiga, anorexia e hipotensão são incomuns; convulsão, parada respiratória, trombose venosa profunda e toxicidade hepática significativa são raras | Metástases ósseas de tumores sólidos; não no mieloma múltiplo; tumor ósseo de células gigantes |
| Dexrazoxano – ADR-529, ICRF-187 | Agente quelante de ferro que atua como removedor de radicais livres/crioprotetor; disseminado e rápido | O metabolismo é principalmente hepático; meia-vida de 3 a 4 h; o fármaco precursor e os metabólitos são excretados pelos rins; comprometimento hepático não estudado, comprometimento renal sugere redução da dose de 50% | O dexrazoxano aparenta agravar discretamente a leucopenia induzida pela doxorrubicina; náuseas e vômitos leves são comuns; febre, estomatite, fadiga, anorexia e hipotensão são incomuns; convulsão, parada respiratória, trombose venosa profunda e toxicidade hepática significativa são raras | Prevenir a miocardiopatia induzida pela doxorrubicina |
| Docetaxel, RP-56976 | Taxano semissintético, uma classe de compostos que inibem o fuso mitótico por meio da estabilização dos polímeros da tubulina, resultando em morte das células mitóticas | Após a infusão por 1 h, é amplamente distribuído, com meia-vida de eliminação de 1 h e meia-vida terminal de 18 h; a extensão e os subprodutos do metabolismo não são bem compreendidos; a principal via de excreção é biliar | A mielossupressão é universal e dose-limitante; a alopecia também é universal; edema e acúmulo de líquido, incluindo efusões (derrames) pleurais e ascite, são comuns e podem ser dose-limitantes; o acúmulo de líquido é parcialmente prevenível com tratamento com corticosteroide antes e depois de cada ciclo de docetaxel; neuropatia sensorial ou sensorimotora leve é comum; mucosite e diarreia são comuns e geralmente leves; reações de hipersensibilidade são incomuns e podem ser preveníveis por pré-medicação com corticosteroides e anti-histamínicos; erupção cutânea e elevação dos exames de função hepática são incomuns | Câncer de mama metastático e CPNPC de primeira e segunda linhas |
| Doxorrubicina, hidroxidaunorrubicina | Antibiótico antraciclina antitumoral; efeitos pleiotrópicos, incluindo formação de radicais livres, inibição de topoisomerase II; alteração da função mitocondrial | Após uma dose IV, é amplamente distribuída nos tecidos e apresenta ligação às proteínas plasmáticas de 70%; é metabolizada no fígado nas formas ativa e inativa; apresenta meia-vida de eliminação de 18 h ou mais; a maior parte do fármaco e dos metabólitos é excretada por via biliar | A doxorrubicina é um vesicante potente e são necessárias precauções contra extravasamento; a mielossupressão é universal e geralmente dose-limitante com cada ciclo individual; cardiotoxicidade é comum e pode ser dose-limitante, ainda que geralmente seja subclínica; é esperada cardiopatia crônica e cumulativa quando a dose total excede 450 mg/m$^3$; esta toxicidade pode ser reduzida por acréscimo de dexrazoxano ou por infusões mais longas; os efeitos cardíacos agudos, incluindo arritmias, são observados com menos frequência e são imprevisíveis; náuseas e vômitos são comuns, porém tratáveis; diarreia e estomatite são comuns, mas geralmente leves; alopecia, erupção cutânea e hiperpigmentação são comuns | Aprovada pela FDA para diversos cânceres e utilizada para muitos mais; mais comumente utilizada para carcinoma mamário, sarcomas de adultos, tumores sólidos pediátricos, doença de Hodgkin, linfomas não Hodgkin e câncer ovariano |
| Doxorrubicina, lipossômica | Preparação lipossômica inédita da antraciclina doxorrubicina | A doxorrubicina é metabolizada no fígado; níveis plasmáticos significativos do principal metabólito, doxorrubicinol, não observados com a preparação lipossômica, provavelmente em virtude da distribuição lenta da doxorrubicina livre para o fígado; a meia-vida dos lipossomos no plasma é de 55 h | A mielossupressão é leve, mas dose-limitante; eritrodisestesia palmoplantar é comum e ocasionalmente é grave e dose-limitante; estomatite e náuseas são comuns, mas geralmente leves; alopecia é incomum; reações à infusão agudas, incluindo dor torácica, dor nas costas, dispneia e sibilos podem ocorrer incomumente | Câncer ovariano metastático recidivante e sarcoma de Kaposi relacionado à AIDS; também comumente utilizada no câncer de mama metastático e no mieloma múltiplo |
| Durvalumabe | Anticorpo monoclonal humano que inibe a ligação de PD-L1 a PD-1 e CD80, intensificando os efeitos antitumorais dos linfócitos T | Pode ser necessário reduzir ou descontinuar em caso de nefrite ou hepatite relacionadas ao tratamento | Hepatotoxicidade; toxicidade renal; erupção cutânea; endocrinopatias; colite e diarreia; reações à infusão; pneumonite | Carcinoma urotelial localmente avançado ou metastático após progressão com terapia à base de platina |
| Enasidenibe (IDHIFA) | Inibidor da enzima isocitrato desidrogenase (IDH2) com alvo molecular nas variantes mutantes da IDH2 R140Q, R172S e R172K, para reduzir os níveis de 2-hidroxiglutarato e restabelecer a diferenciação mieloide | Metabolismo hepático por meio de múltiplas isoformas do CYP e UGTs; excretado primariamente nas fezes; reduzir a dose para bilirrubina > 3 vezes o LSN | Síndrome de diferenciação; febre, angústia respiratória, efusões pleurais e pericárdicas, edema, disfunção de múltiplos órgãos – devem ser tratados com corticosteroides; desequilíbrio eletrolítico; hepatotoxicidade; náuseas, vômitos, diarreia; síndrome de lise tumoral | LMA com mutações de IDH2 definidas por exame diagnóstico apropriado |
| Enzalutamida | Inibidor da sinalização de receptores de androgênio | Administrar com ou sem alimento; substrato de 2C8; outras vias não exigem ajustes | Fadiga, dor musculoesquelética, tontura, fraqueza | Carcinoma de próstata resistente à castração metastático |

## Tabela 169.2 Fármacos aprovados pela Food and Drug Administration (FDA) e comumente utilizados para o tratamento sistêmico do câncer.*

| NOME DO FÁRMACO | CLASSE E/OU MECANISMO DO FÁRMACO | FARMACOCINÉTICA/METABOLISMO | TOXICIDADE | INDICAÇÕES |
|---|---|---|---|---|
| Epirrubicina | Antraciclina; efeitos pleiotrópicos, incluindo formação de radicais livres, inibição da topoisomerase II; alteração da função mitocondrial | Metabolizada primariamente pelo fígado; fármaco precursor e metabólitos glicuronidados e excretados na bile muito mais do que por depuração renal; reduzir as doses para a disfunção hepática leve a moderada; a disfunção hepática grave é contraindicada; a meia-vida é de 30 a 35 h | A mielossupressão é universal e dose-limitante; a alopecia é esperada; este fármaco é um vesicante, e devem ser adotadas precauções para evitar o extravasamento nos tecidos moles adjacentes às veias; náuseas e vômitos são comuns, mas geralmente tratáveis; estomatite é comum; fadiga é comum; disfunção cardíaca detectável em doses cumulativas relativamente mais altas que da doxorrubicina; leucemia secundária é rara | Terapia adjuvante após retirada cirúrgica ótima de câncer de mama localizado com envolvimento de linfonodos axilares |
| Eritropoetina, EPO, epoetina alfa | Fator de crescimento hematopoético; estimula os precursores eritrocitários | Detectável no plasma por 24 h após a administração; distribuída até o volume que se aproxima do volume sanguíneo total; degradada por proteólise no compartimento sanguíneo; a meia-vida é de 4 a 27 h; o início do efeito terapêutico demora no mínimo 7 dias; a excreção do peptídio intacto é insignificante | Hipertensão arterial é comum, mas geralmente é leve e não dose-limitante; a dor no local de injeção é comum, mas leve; síndrome gripal e diaforese são incomuns; náuseas e vômitos são raros; foram relatadas convulsões em pacientes submetidos a diálise que recebem o fármaco; pode ocorrer anemia ferropriva após uso prolongado, e a administração concomitante de ferro aumenta a efetividade da eritropoetina; os valores do hematócrito devem ser cuidadosamente monitorados durante a terapia para prevenir policitemia e hiperviscosidade | A indicação oncológica é anemia induzida pela quimioterapia que seja sintomática; também utilizada para anemia da insuficiência renal crônica e para anemia associada a infecção pelo HIV |
| Erlotinibe | Agente com alvo molecular | Inibe o domínio da tirosinoquinase do EGFR, levando à inibição da autofosforilação e da sinalização do EGFR | Erupção cutânea acneiforme; doença pulmonar intersticial | Terapia de segunda ou terceira linha do CPNPC; câncer pancreático, em combinação com gencitabina |
| Etoposídeo, VP-16, epipodofilotoxina; também disponível como fosfato de etoposídeo | Alcaloide vegetal; inibidor da topoisomerase II; parcialmente dependente do ciclo celular | O fosfato de etoposídeo é rapidamente convertido em etoposídeo após a infusão IV; etoposídeo é apresenta substancial ligação às proteínas plasmáticas, é metabolizado no fígado e apresenta meia-vida de aproximadamente 10 h; 50% do etoposídeo oral são absorvidos pelo sistema digestório, o que exige que as doses orais sejam o dobro das doses parenterais; excretado tanto inalterado na urina quanto como metabólitos na bile | A mielossupressão, primariamente leucopenia, é universal e dose-limitação; náuseas e vômitos são comuns com a administração por via oral, mas raros quando é administrado IV; estomatite e diarreia são raras com doses habituais, mas comuns com doses altas; a alopecia é leve ou inexistente; hepatotoxicidade e efeitos neurológicos (neuropatia periférica e alterações no SNC) são raros; pode ocorrer hipotensão com a administração rápida, mas geralmente não ocorre quando o fosfato de etoposídeo é infundido ao longo de 5 min; foi relatada LMA secundária após o uso de etoposídeo | Tumores de células germinativas e CPPC; também utilizado para linfomas, LMA, tumores cerebrais, CPNPC e como terapia com dose alta na condição de transplante para câncer de mama, câncer ovariano e linfomas |
| Everolimo | Inibidor de m-TOR | Comprometimento hepático: para câncer de mama RH+ avançado, TNEP avançado, CCR avançado, ou angiomiolipoma renal; no caso de pacientes com CET com comprometimento hepático, reduzir a dose inicial. Inibidores fortes de CYP 3A4: evitar o uso concomitante. Inibidores moderados de CYP 3A4 e/ou PgP: se a combinação for necessária, utilizar com cautela e reduzir a dose. Indutores fortes de CYP 3A4: evitar o uso concomitante. Se a combinação não puder ser evitada, aumentar a dose. | Pneumonite não infecciosa: monitorar manifestações clínicas ou alterações radiológicas; já ocorreram casos fatais. Infecções: aumento do risco de infecções, algumas fatais. Monitorar sinais e sintomas, e tratar imediatamente. Ulceração oral: úlceras bucais, estomatite e mucosite oral são comuns. Já foram observados casos de insuficiência renal (incluindo insuficiência renal aguda), alguns com desfecho fatal. Alterações nos exames laboratoriais: podem ocorrer elevações dos níveis séricos de creatinina, glicose e lipídios. Também podem ocorrer queda da hemoglobina e da contagem de neutrófilos e plaquetas. Monitorar a função renal, glicemia, lipídios e parâmetros hematológicos antes do tratamento e periodicamente depois disto. Evitar vacinas com microorganismos vivos e o contato próximo com pessoas que tenham recebido essas vacinas. Câncer de mama RH+ avançado, TNEP avançado, CCR avançado: as reações adversas mais comuns incluem estomatite, infecções, erupção cutânea, fadiga, diarreia, edema, dor abdominal, náuseas, febre, astenia, tosse, cefaleia e diminuição do apetite. Angiomiolipoma renal com CET: a reação adversa mais comum é a estomatite. ASCG com CET: as reações adversas mais comuns (incidência ≥ 30%) são estomatite e infecção do sistema respiratório. | Mulheres na pós-menopausa com câncer de mama (CM) positivo para receptores hormonais, negativo para HER2 avançado (CM RH+ avançado) em combinação com exemestano após a falha do tratamento com letrozol ou anastrozol. Adultos com tumores neuroendócrinos de origem creática (TNEP) que não sejam ressecáveis, localmente avançados, ou metastáticos. Adultos com carcinoma de células renais (CCR) avançado após a falha do tratamento com sunitinibe ou sorafenibe. Adultos com angiomiolipoma renal e complexo da esclerose tuberosa (CET) que não necessitem de cirurgia imediata. Pacientes pediátricos e adultos com CET que apresentem astrocitoma subependimário de células gigantes (ASCG) que necessite de intervenção terapêutica, mas que não possa ser ressecado de modo curativo. |

| Fármaco | Mecanismo | Farmacocinética | Toxicidade | Indicações |
|---|---|---|---|---|
| Exemestano | Agente hormonal, inibidor da aromatase esteroide | 40% do exemestano são absorvidos a partir do sistema digestório, e aumentam com o consumo de uma refeição com alto teor de gorduras; apresenta alta ligação às proteínas plasmáticas; o exemestano é metabolizado no fígado pelo citocromo P450 3A4 e por aldocetoredutases | Embora geralmente seja bem tolerado, é esperado que o exemestano cause ou exacerbe os fogachos ou a ruborização intermitente em algumas mulheres; fadiga e náuseas leve são comuns; vômitos, cefaleia e dispneia são incomuns; é teratogênico e não deve ser utilizado em mulheres em idade fértil | Câncer de mama metastático responsivo ao estrogênio em mulheres na pós-menopausa cuja doença tenha progredido enquanto submetida à terapia hormonal anterior |
| Filgrastim, G-CSF | Fator de crescimento hematopoético, relativamente específico para a linhagem de granulócitos | Após uma injeção SC rápida, níveis plasmáticos máximos de filgrastim ocorrem em 2 a 6 h, enquanto a meia-vida de eliminação em geral é de 7 h ou menos; o metabolismo ocorre por proteólise no compartimento sanguíneo; a molécula intacta encontra-se amplamente ausente na bile ou urina | A dor óssea leve é comum; febre de grau baixo, mialgias, artralgias e hipotensão transitória são incomuns, assim como a hiperuricemia e elevações de LDH e fosfatase alcalina; foi relatada leucocitose que leva à hipoxia ou síndrome de extravasamento capilar; anafilaxia ou reação alérgica são raras | Aprovado pela FDA para minimizar granulocitopenia após quimioterapia mielossupressora; também utilizado para acelerar a recuperação dos granulócitos na condição da febre neutropênica pós-quimioterapia, para síndromes mielodisplásicas, para agranulocitose congênita, para neutropenia cíclica e para mobilização das células-tronco do sangue periférico de pacientes ou doadores de transplante |
| Fludarabina, FAMP | Antimetabólito análogo de nucleosídio purínico; apenas parcialmente dependente do ciclo celular | A fludarabina está disponível apenas pela via parenteral; após a administração por via intravenosa, é metabolizada a 2-fluoroara-A e amplamente distribuída nos tecidos; apresenta meia-vida de eliminação de 9 a 10 h; o fármaco e o metabólito são excretados primariamente pelos rins | Neurotoxicidade, incluindo cegueira cortical, confusão, sonolência, coma e lesões desmielinizantes são dose-limitantes, mas as doses mais baixas que são utilizadas de modo convencional raramente provocam estes efeitos adversos; nestas doses, mielossupressão leve é a toxicidade mais comum, com a linfopenia cumulativa sendo a clinicamente mais importante; náuseas, vômitos e outras toxicidades GI são raras; alopecia e erupção cutânea também são raras | Aprovada pela FDA para tratamento de LCC; também utilizada para linfomas de grau baixo e LMA |
| 5-fluoruracila, 5-FU | Antimetabólito análogo da pirimidina; inibidor da timidilato sintase; parcialmente dependente do ciclo celular | 80% do fármaco IV são metabolizados em di-hidro-5-FU inativo pela di-hidropirimidina desidrogenase no fígado; o restante é ativado em monofosfato de fluoro-desoxiuridina nas células-alvo; a meia-vida de eliminação é de 20 min; a excreção ocorre pelos rins | Toxicidades GI, primariamente mucosite no caso de injeções IV rápidas (*bolus*) e diarreia para as infusões prolongadas, são dose-limitantes; raros pacientes com deficiência de di-hidropirimidina desidrogenase apresentam toxicidade GI excessiva; em geral há menos mielossupressão com cronogramas de infusão contínua; náuseas e vômitos são incomuns e leves; dermatite e outras toxicidades cutâneas, incluindo síndrome mão-pé, são comuns; ataxia cerebelar e isquemia miocárdica são raras | Aprovada pela FDA para carcinomas de cólon, reto, estômago, pâncreas e de mama e prescrita para uma ampla gama de outras neoplasias em esquemas combinados; utilizada para infusão arterial intra-hepática no caso de metástases hepáticas de tumores GI; também utilizado por via tópica para diversas neoplasias e distúrbios cutâneos |
| Flutamida | Antiandrogênio não esteroide | Boa biodisponibilidade oral, com níveis plasmáticos máximos após uma dose oral em 1 a 2 h; metabolizada nas formas ativa e inativa no fígado; a meia-vida é de 8 a 10 h | Em geral bem tolerada; ginecomastia, galactorreia e disfunção erétil são comuns; náuseas, vômitos, diarreia e mielossupressão são leve, mialgias e elevação das provas de função hepática são raros | Carcinoma de próstata |
| Fulvestranto, antagonista de receptores de estrogênio | Ligação ao RE, levando à degradação e à perda do RE da célula | Níveis plasmáticos máximos alcançados em 7 dias; a meia-vida é de 40 dias; metabolizado pelos sistemas microssomais hepáticos P4503A4 | Sinais/sintomas constitucionais, incluindo fogachos; edema periférico; náuseas, vômitos | Câncer de mama metastático RE+ em mulheres na pós-menopausa |
| Gencitabina | Antimetabólito; é um análogo ao nucleosídio que exibe citotoxicidade dependente do ciclo celular e específica da fase S, provavelmente em virtude da inibição da síntese do DNA | Após infusão IV, é rapidamente distribuída e apresenta meia-vida inferior a 2 h; é metabolizada pelo corpo nas formas inativas; fármaco precursor e metabólito são excretados principalmente pelos rins | A mielossupressão, incluindo anemia, é leve, mas dose-limitante; náuseas e vômitos são leves, porém comuns; por vezes ocorrem diarreia e edema; elevação de transaminases é comum, assim como febre durante a administração do fármaco; hematúria e proteinúria são incomuns; dispneia aguda e erupção cutânea são incomuns; parestesias e depressão do SNC são raras | Adenocarcinoma pancreático avançado, CPNPC e câncer de mama metastático; também extensivamente utilizada no câncer de bexiga |
| Hidroxiureia–hidroxicarbamida | Antimetabólito; inibidor da ribonucleotídio redutase, que converte os nucleotídios nas formas desoxirribose para a síntese do DNA; dependente do ciclo celular | É bem absorvida; níveis sanguíneos máximos são alcançados 2 h após a administração da dose; a meia-vida é de 2 a 5 h; metabolismo nas formas inativas no fígado; é eliminada por via renal | A mielossupressão é comum e dose-limitante; outras toxicidades incluem erupção cutânea, cefaleia, febre e hiperuricemia; náuseas e vômitos são incomuns; hepatotoxicidade e neurotoxicidade séria são raras | Aprovada pela FDA para LMC; comumente utilizada para outros distúrbios mieloproliferativos; também ocasionalmente utilizada para melanoma metastático, carcinoma ovariano refratário e carcinoma espinocelular do colo do útero e de cabeça e pescoço |

## Tabela 169.2 Fármacos aprovados pela Food and Drug Administration (FDA) e comumente utilizados para o tratamento sistêmico do câncer.*

| NOME DO FÁRMACO | CLASSE E/OU MECANISMO DO FÁRMACO | FARMACOCINÉTICA/METABOLISMO | TOXICIDADE | INDICAÇÕES |
|---|---|---|---|---|
| Ibrutinibe | Inibidor irreversível da tirosinoquinase de Bruton, que altera a sinalização dos receptores de células B | Metabolismo hepático por CYP3A e CYP2D6; reduzir a dose em caso de disfunção hepática | Mielossupressão; cardiovascular; fadiga; erupção cutânea; hiperuricemia; diarreia, náuseas; xeroftalmia; dor musculoesquelética | LLC e linfoma linfocítico de pequenas células; linfoma de células do manto; linfoma da zona marginal; macroglobulinemia de Waldenström; DEVH crônica |
| Idelalisibe | Inibidor de fosfatidilinositol 3-quinase delta; resulta na apoptose dos linfócitos B malignos | Metabolizado no fígado por aldeído oxidase e CYP3A | Hepatotoxicidade; reações alérgicas; mielossupressão; diarreia; reações cutâneas; infecção; pneumonite | Terapia de segunda linha de LLC em combinação com rituximabe; LNH de células B foliculares; linfoma linfocítico de pequenas células |
| Ifosfamida | Agente alquilante clássico; não dependente do ciclo celular | Após uma dose IV, é ativada por enzimas microssomais hepáticas; em seguida é convertida em metabólitos inativos no fígado; a forma ativa do fármaco é a mesma da ciclofosfamida; a meia-vida de eliminação é de 7 a 15 h; os metabólitos e uma parte do fármaco inalterado são excretados na urina | Mielossupressão, cistite hemorrágica e toxicidade do SNC são todas razoavelmente comuns e podem ser dose-limitantes; a cistite hemorrágica pode em grande parte ser prevenida pela coadministração do agente uroprotetor mesna, e as náuseas e o vômito são minimizados com esquemas antieméticos modernos; a toxicidade do SNA, incluindo letargia, torpor, coma, mioclonia e convulsões, geralmente é leve e completamente reversível; é pior quando há comprometimento da função renal; disfunção renal, geralmente reversível, também é observada com a ifosfamida; hepatotoxicidade, diarreia e erupção cutânea são raras | Aprovada pela FDA para tratamento de tumores de células germinativas recidivantes; utilizada para muitos outros tipos tumorais, incluindo sarcomas em adultos, linfoma, doença de Hodgkin, câncer de mama e câncer ovariano |
| Imatinibe | Inibidor da Bcr-Abl tirosinoquinase; também inibe o fator de crescimento derivado de plaquetas (PDGF), c-Kit, e o fator de células-tronco (SCF) | Rápida absorção oral; metabolizado no fígado por CYP3A4; aumento da AUC na disfunção hepática grave; reduzir a dose em caso de disfunção renal | Edema, ascite, dor torácica; fadiga; erupção cutânea; elevação dos níveis de LDH; náuseas, diarreia; cãibras musculares; elevação dos níveis séricos de creatinina e das provas de função hepática | LMC; LLA cromossomo Filadélfia-positivo; GIST; síndrome mielodisplásica associada a rearranjos dos genes do receptor de PDGF |
| Ipilimumabe | Anticorpo bloqueador de ALTC-4 humano | Não foram conduzidos estudos formais da interação medicamentosa farmacocinética; nenhuma diferença clinicamente importante na eliminação de ipilimumabe foi observada entre pacientes com comprometimento renal e pacientes com função renal normal; nenhuma diferença clinicamente importante na depuração de ipilimumabe foi observada entre pacientes com comprometimento hepático leve e pacientes com função hepática normal | Reações adversas imunomediadas; fadiga, diarreia, prurido, erupção cutânea e colite | Melanoma não ressecável ou metastático |
| Irinotecano – CPT-11 | Camptotecina semissintética, que atua como inibidor da topoisomerase I; parcialmente dependente do ciclo celular | Parcialmente convertido a partir da forma lactona ativa na forma inativa carboxilato; o metabólito ativo do irinotecano, SN-38, também existe na forma de lactona e inativa carboxilato em equilíbrio no plasma; SN-38 é inativado por meio da glucuronidação no fígado; o SN-38 é responsável pela maior parte da atividade antitumoral atribuída ao fármaco precursor; a meia-vida do irinotecano é de 8 h, enquanto a meia-vida do SN-38 é de 12 h | A mielossupressão, primariamente neutropenia, é comum e dose-limitante; a diarreia também é comum e pode ser dose-limitante; diarreia pode ocorrer como parte de uma síndrome colinérgica, juntamente com cólicas, náuseas e vômitos, durante ou imediatamente após a administração do fármaco ou por diversos dias após a administração do fármaco; agentes anticolinérgicos e antidiarreicos irão reduzir parcialmente a diarreia imediata e outros sintomas GI, mas são menos efetivos no tratamento da diarreia tardia; ruborização, erupção cutânea e alopecia são comuns; toxicidades hepática, renal, neurológica ou pulmonar significativas são raras | O irinotecano está aprovado pela FDA para o câncer de cólon metastático refratário ou recidivante, e atualmente tem sido utilizado em outras malignidades, incluindo câncer de pulmão, câncer ovariano e linfoma |

# CAPÍTULO 169 Abordagem do Paciente com Câncer

| Fármaco | Mecanismo | Farmacologia | Toxicidade | Indicações |
|---|---|---|---|---|
| Ixabepilona | Inibidor de microtúbulos | Em combinação com capecitabina, não deve ser administrada para pacientes com AST ou ALT > 2,5 × LSN ou bilirrubina > 1 × LSN; a redução da dose é recomendada quando da administração de ixabepilona como agente único para pacientes com comprometimento hepático; nenhum estudo formal no comprometimento renal; inibidores de CYP3A4 podem aumentar as concentrações plasmáticas de ixabepilona; a dose de ixabepilona deve ser reduzida com inibidores fortes de CYP3A4; indutores de CYP3A4 podem diminuir as concentrações plasmáticas de ixabepilona; outros agentes terapêuticos com baixo potencial de indução enzimática devem ser considerados | Neuropatia periférica; monitorar sintomas de neuropatia, primariamente sensorial; a neuropatia é cumulativa, em geral reversível, e deve ser tratada por meio do ajuste e de adiamentos da dose; mielossupressão: primariamente neutropenia; monitorar com hemogramas de sangue periférico e ajustar a dose conforme apropriado; reação de hipersensibilidade: deve-se pré-medicar todos os pacientes com um antagonista de H1 e um antagonista de H2 antes do tratamento; fadiga/astenia, mialgia/artralgia, alopecia, náuseas, vômitos, estomatite/mucosite, diarreia e dor musculoesquelética | A combinação com capecitabina é indicada para o tratamento do câncer de mama metastático ou localmente avançado em pacientes após a falha de uma antraciclina e um taxano; como monoterapia, é indicada para câncer de mama metastático ou localmente avançado em pacientes após a falha de uma antraciclina, um taxano e de capecitabina |
| Ixazomibe | Inibe o proteassoma 20S | A absorção diminui com refeições com alto teor de gorduras; metabolismo hepático; reduzir a dose se CrCl < 30 ml/min e bilirrubina total > 1,5 LSN | Mielossupressão; erupção cutânea; neuropatia periférica | Mieloma múltiplo em combinação com lenalidomida e dexametasona como terapia de segunda linha |
| Lapatinibe | Inibidor da tirosinoquinase de EGFR e HER2 | Metabolismo substancial e extensivo disseminado por diversas enzimas | Hepatotoxicidade; diminuição da FEVE; diarreia; algum prolongamento do intervalo QT | Câncer de mama HER2+, com capecitabina; o tratamento com antraciclina, taxano, trastuzumabe falhou |
| L-asparaginase, colaspase | Enzima de ocorrência natural, derivada de Escherichia coli ou Erwinia carotovora, que degrada a asparagina, um aminoácido essencial necessário para as células em proliferação rápida | Após injeção IV ou IM, é metabolizada na corrente sanguínea por proteólise; meia-vida de eliminação de 8 a 30 h | A hipersensibilidade é potencialmente fatal, exigindo precauções contra anafilaxia a uma dose de teste de 2 unidades; a coagulopatia é comum e exige monitoramento; náuseas, vômitos, cólicas abdominais, anorexia, elevação das provas de função hepática, e insuficiência renal transitória são comuns; ocorrem letargia, sonolência, fadiga, depressão e confusão, assim como pancreatite e febre | LLA; também utilizada na LMC, LLC e em linfomas não Hodgkin |
| Lenalidomida | Agente antiangiogênese, imunomodulador | Mecanismo de ação não totalmente caracterizado; agente imunomodulador que inibe a angiogênese em algumas células; inibe a secreção de IL-6, VEGF e TNF-α pela medula óssea | Mielossupressão; diarreia, erupção cutânea, fadiga; aumento do risco de TVP e embolia pulmonar | Anemia dependente de transfusão em virtude de mielodisplasia com deleção de 5q de risco baixo ou intermediário; mieloma múltiplo |
| Lenvatinibe | Inibidor de tirosinoquinase com múltiplos alvos moleculares (VEGFR, FGFR, PDGFR, KIT, RET) | Metabolizado no fígado por CYP3A e aldeído oxidase; reduzir a dose em caso de insuficiência hepática | Hipertensão arterial; altera a supressão da tireoide com elevação de TSH e hipotireoidismo; toxicidade gastrintestinal e formação de fístula intestinal; hepatotoxicidade; toxicidade cutânea; hipocalcemia; nefrotoxicidade | Carcinoma de células renais em combinação com everolimo; câncer de tireoide diferenciado que é refratário ao iodo radioativo |
| Letrozol | Inibidor da aromatase não esteroide | O letrozol apresenta biodisponibilidade de quase 100%, é metabolizado no fígado, glicuronidado, e excretado pelos rins; a meia-vida é de 2 dias; com a administração diária, os níveis plasmáticos em equilíbrio dinâmico são alcançados em 2 a 6 semanas | Em geral, é bem tolerado; dores musculares e náuseas são incomuns; fogachos e fadiga são incomuns; alteração do peso, urticária e dispepsia são raros | Câncer de mama metastático responsivo ao estrogênio após a menopausa |
| Leucovorina cálcica, fator citrovorum, ácido folínico, AF, LV | Derivado do tetraidrofolato e cofator enzimático para a timidilato sintase e outras etapas da síntese de purina e pirimidina; desvia-se da etapa da di-hidrofolato redutase, que é inibida pelo metotrexato e, portanto, pode ser utilizada para o "resgate" das células normais da toxicidade do metotrexato após a administração de doses altas; além disso, a leucovorina potencializa a toxicidade das fluoropirimidinas, tal como a fluoruracila, ao fortalecer a associação do fármaco | Apresenta excelente biodisponibilidade pelas vias oral ou parenteral; é oxidada nas reações de cofator por todo o corpo, e também é parcialmente metabolizada; apresenta meia-vida de eliminação de 2 a 4 h; excretada na urina | A leucovorina em geral é muito bem tolerada; ocasionalmente causa desconforto estomacal ou náuseas, erupção cutânea, diarreia e cefaleia; foram relatadas reações alérgicas | Utilizada para o resgate da terapia com dose alta de metotrexato para diversas neoplasias e como potencializadora da terapia com fluoropirimidinas em malignidades GI, em particular no câncer colorretal |

**Tabela 169.2** Fármacos aprovados pela Food and Drug Administration (FDA) e comumente utilizados para o tratamento sistêmico do câncer.*

| NOME DO FÁRMACO | CLASSE E/OU MECANISMO DO FÁRMACO | FARMACOCINÉTICA/METABOLISMO | TOXICIDADE | INDICAÇÕES |
|---|---|---|---|---|
| Maleato de sunitibe | Inibe PDGFR-A e PDGFR-B, VEGFR1-3, receptores do fator de células-tronco, FLT-3, CSF-1R e receptores do fator neurotrófico; esta inibição coíbe o crescimento tumoral e as metástases | Metabolizado no fígado, com eliminação primariamente nas fezes; a meia-vida é de 40 a 60 h para o fármaco e de 80 a 110 h para o seu metabólito primário | Cardiotoxicidade – geralmente reversível; evento hemorrágico, epistaxe mais comum; hipertensão arterial; mielossupressão; náuseas, vômitos; erupção cutânea; alterações das provas de função hepática | Carcinoma de células renais avançado; terapia de segunda linha para GIST; também aprovado pela FDA para tumores neuroendócrinos pancreáticos |
| Mesilato de eribulina | Inibidor de microtúbulos | Reduzir a dose em pacientes com comprometimento hepático e comprometimento renal moderado | Neutropenia, neuropatia periférica, monitorar prolongamentos do intervalo QT, náuseas, fadiga | Pessoas com câncer de mama metastático que receberam anteriormente no mínimo dois esquemas quimioterápicos para doença metastática; a medicação anterior deve ter incluído uma antraciclina e um taxano, seja como terapia adjuvante ou para doença metastática |
| Metotrexato– MTX, ametopterina | Antimetabólito antifolato; interfere na síntese de nucleotídios por meio da inibição da di-hidrofolato redutase; dependente do ciclo celular | Boa biodisponibilidade oral em doses baixas; após administração oral ou IV, é distribuído por todo o compartimento de líquidos corporais; acumulado nos compartimentos de líquido do "terceiro espaço" e exibe toxicidade prolongada; portanto, deve ser utilizado com cautela, se for utilizado, em pacientes com líquido pleural ou peritoneal significativo; minimamente metabolizado no fígado; a meia-vida é de 3 h; até mesmo baixas concentrações do fármaco após a eliminação da maior parte do fármaco podem contribuir para a toxicidade significativa; portanto, a administração com base na função renal é crítica; a maior parte da excreção deste fármaco é renal | A mielossupressão é esperada e geralmente dose-limitante; estomatite e diarreia são comuns; náuseas e vômitos são incomuns; a toxicidade renal é incomum e geralmente reversível, mas pode ser grave; muitos tipos de reações cutâneas podem ocorrer, mas são incomuns; fibrose pulmonar e fibrose hepática são raras; a encefalopatia é rara com a terapia com dose moderada a baixa, mas é mais comum com doses altas, administração intratecal, ou radioterapia do SNC concomitante; pode ser grave e permanente | Aprovado pela FDA para um amplo espectro de doenças malignas e não malignas; utilizado com mais frequência para leucemias agudas, linfomas, câncer de mama, câncer de bexiga, cânceres espinocelulares e sarcomas |
| Midostaurina | Inibidor da tirosinoquinase com alvo molecular em FLT3, FLT3 ITD, KIT, PDGFR, VEGFR2 e família PKC | Metabolizada por CYP3AR no fígado | Cardiovascular (edema e prolongamento do intervalo QTc); cefaleia e fadiga; anormalidades eletrolíticas e hiperglicemia; náuseas e vômitos; mielossupressão; provas de função hepática anormais; infecção | LMA positiva para mutação de FLT3 em combinação com citarabina e daunorrubicina; leucemia de mastócitos; mastocitose sistêmica |
| Necitumumabe | Anticorpo monoclonal de EGFR humano | Nenhum ajuste da dose em caso de disfunção renal ou hepática | Erupção cutânea; hipomagnesemia e hipocalcemia; vômitos e diarreia; cefaleia | Tratamento de primeira linha no CPNPC escamoso metastático em combinação com gencitabina e cisplatina |
| Neratinibe | Inibidor irreversível de quinases de EGFR e HER2 | Metabolismo hepático por meio de CYP3A4; reduzir a dose em caso de disfunção hepática grave | Diarreia grave com desidratação; hepatotoxicidade que exige cuidadoso monitoramento da função hepática | Terapia adjuvante para o câncer de mama HER2-positivo após terapia adjuvante associada a trastuzumabe |
| Nilotinibe | Inibidor de quinases, incluindo de Bcr-Abl | O ajuste da dose pode ser necessário para toxicidades hematológicas e não hematológicas e interações medicamentosas; é recomendada uma dose inicial mais baixa em pacientes com comprometimento (no período basal); não consumir alimentos por no mínimo 2 h antes da administração da dose e por no mínimo 1 h depois da administração | Prolonga o intervalo QT; erupção cutânea, prurido, cefaleia, náuseas, fadiga, mialgia, nasofaringite, constipação intestinal, diarreia, dor abdominal, vômitos, artralgia, pirexia, infecção nas vias respiratórias superiores, dorsalgia, tosse e astenia; as reações adversas hematológicas ao fármaco incluem mielossupressão; trombocitopenia, neutropenia e anemia | Pacientes adultos recentemente diagnosticados com leucemia mieloide crônica cromossomo Filadélfia-positiva (LMC Ph+) na fase crônica; além disso, no tratamento da LMC Ph+ na FC e FA em pacientes adultos ou intolerantes à terapia anterior que incluiu imatinibe |
| Nilutamida | Antiandrogênio não esteroide de administração por via oral | Absorção GI rápida e completa; meia-vida de eliminação é de aproximadamente 45 h; o fármaco é metabolizado no fígado e eliminado na urina | Fogachos, perda de pelos corporais, fadiga, perda da libido e ganho de peso são comuns, mas geralmente leves; a perda da adaptação visual à escuridão é comum, mas transitória, e náuseas, febre e dispepsia são incomuns; pneumonite intersticial é rara | Câncer de próstata metastático |
| Niraparibe | Inibidor enzimático poli (ADP-ribose) polimerase | Metabolizado por carboxil esterases e, em seguida, glicuronidado | Hipertensão arterial; erupção cutânea; fadiga; náuseas e constipação intestinal; mielossupressão; fraqueza e dorsalgia; disfunção hepática | Cânceres ovariano e peritoneal primário com resposta completa ou parcial após quimioterapia contendo platina |

| Fármaco | Mecanismo | Farmacocinética | Efeitos adversos | Indicações |
|---|---|---|---|---|
| Nivolumabe | Anticorpo monoclonal anti-PD-1 humano; libera a inibição da via de PD-1 para a melhora da resposta imune | Meia-vida prolongada (> 20 dias) | Endocrinopatias; colite; encefalite; pneumonite; hipofisite; erupção cutânea; se graves, exigem corticosteroides sistêmicos; reações à infusão | Câncer colorretal com microssatélites de instabilidade alta (MSI-H) ou deficiência no reparo de incompatibilidades (dMMR) que seja metastático e que tenha progredido após fluoropirimidina, oxaliplatina e irinotecano; câncer espinocelular de cabeça e pescoço que seja recidivante ou que tenha progredido com quimioterapia contendo platina; linfoma de Hodgkin; melanoma metastático; CPNPC metastático que tenha progredido com quimioterapia à base de platina; câncer renal avançado; câncer urotelial avançado |
| Obinutuzumabe | Anticorpo monoclonal anti-CD20; após a ligação a CD20 nos linfócitos B, inicia a ADCC | Nenhum ajuste da dose em caso de disfunção renal ou hepática | Hipofosfatemia; hipocalcemia; hiperpotassemia; supressão ao hemograma; alteração da função hepática e renal; infecção; tosse | LLC não tratada anteriormente em combinação com clorambucila; linfoma folicular em combinação com bendamustina em pacientes refratários a esquemas com rituximabe |
| Octreotida, octreotida de longa ação, l-cisteinamida | Peptídio sintético análogo à somatostatina; inibe outras ações de peptídios GI, tais como serotonina, insulina, glucagon e gastrina | Não biodisponível pela via oral, mas rapidamente absorvida após a administração por via subcutânea; metabolizada por hidrólise em todo o corpo; sem metabólitos ativos; a meia-vida de eliminação é de aproximadamente 1,5 h; o fármaco intacto é depurado pelos rins | Os efeitos adversos GI são dose-limitantes e incluem dor abdominal, vômitos, fezes pastosas, má absorção de gorduras ocasional, distensão abdominal e colelitíase; também podem ocorrer elevações das provas de função hepática, mas hepatite franca é rara; reações cutâneas, tais como dor no local de injeção ou ruborização, erupção cutânea ou adelgaçamento cutâneo, são observadas algumas vezes; sinais/sintomas constitucionais, incluindo rinorreia, xerostomia, sudorese, desconforto na garganta e vertigem, podem causar incômodo; pode ocorrer hiperglicemia ou hipoglicemia; efeitos colaterais cardíacos, incluindo angina, ICC e hipotensão ou hipertensão arterial, são incomuns; ansiedade, depressão, fadiga e anorexia são incomuns, e as convulsões são raras | Aprovada para tumores carcinoides que causam síndrome carcinoide e para tumores secretores de peptídios vasoativos; também utilizada para diarreia refratária, seja relacionada ao câncer ou relacionada ao tratamento, em pacientes com câncer |
| Ofatumumabe | Anticorpo monoclonal citolítico direcionado a CD20 | A depuração da creatinina no período basal não apresentou um efeito clinicamente importante sobre a farmacocinética do ofatumumabe em pacientes com valores calculados de depuração (*clearance*) da creatinina que variaram de 33 a 287 mL/min; a idade não influenciou significativamente a farmacocinética de ofatumumabe em pacientes que variaram de 21 a 86 anos; não estão disponíveis dados farmacocinéticos em pacientes pediátricos | Reações à infusão, citopenias, leucoencefalopatia multifocal progressiva; neutropenia, pneumonia, pirexia, tosse, diarreia, anemia, fadiga, dispneia, erupção cutânea, náuseas, bronquite e infecções no sistema respiratório superior | LLC refratária a fludarabina e alentuzumabe |
| Olaparibe | Inibidor de enzima poli (ADP-ribose) polimerase; produz letalidade sintética em células tumorais com deficiência de BRCA1/2 | Metabolismo hepático por CYP3A4; aumento da Cmáx em pacientes com disfunção hepática leve; evitar o uso concomitante de inibidores de CYP3A | Edema periférico; fadiga e cefaleia; erupção cutânea; náuseas e dor abdominal; anemia e linfopenia; mialgias; aumento da creatinina sérica | Câncer ovariano com BRCA mutante tratado anteriormente com 3 ou mais linhas de terapia; terapia de manutenção para câncer ovariano em remissão completa ou parcial após terapia à base de platina |
| Olaratumabe | Anticorpo humanizado contra o fator de crescimento derivado de plaquetas alfa; interrompe a sinalização de PDGF envolvida no crescimento de sarcomas | Meia-vida longa (6 a 24 dias) | Fadiga, reações à infusão; neuropatia; alopecia; hiperglicemia e anormalidades eletrolíticas; náuseas, mucosite, diarreia, vômitos; mielossupressão; dor musculoesquelética | Sarcomas de tecidos moles em adultos em combinação com doxorrubicina para um subtipo de sarcomas que é adequadamente tratado com um antibiótico antraciclina |
| Osimertinibe | Inibidor irreversível da tirosinoquinase de EGFR; liga-se às formas mutantes de EGFR (T970M, L858R, deleções do éxon 19); menos ativo contra EGFR do tipo selvagem | Metabolizado pelo CYP3A e excretado nas fezes; evitar uso concomitante de indutores fortes de CYP3A4 | Mielossupressão; cardiotoxicidade, declínio da FEVE e prolongamento do intervalo QTc; erupção cutânea; comprometimento da fertilidade; diarreia; ceratite; pneumonite | CPNPC metastático que é positivo para mutação T970M |

## Tabela 169.2  Fármacos aprovados pela Food and Drug Administration (FDA) e comumente utilizados para o tratamento sistêmico do câncer.*

| NOME DO FÁRMACO | CLASSE E/OU MECANISMO DO FÁRMACO | FARMACOCINÉTICA/METABOLISMO | TOXICIDADE | INDICAÇÕES |
|---|---|---|---|---|
| Oxaliplatina | Agente à base de platina; DNA interrompido por meio de ligações cruzadas intrafilamentos e interfilamentos com duas pontes de associação à platina fortes na molécula, que induz à apoptose além de determinado nível de lesão no DNA nas células malignas | Após a administração por via intravenosa, ocorre rápida distribuição nos tecidos, bem como rápida conversão espontânea, por hidrólise, em fármaco ativo e metabólitos; a meia-vida terminal é longa (> 300 h), mas representa níveis plasmáticos mínimos do fármaco hidrolisado; a eliminação dos metabólitos da platina ocorre pelos rins | A neurotoxicidade, na forma de uma neuropatia transitória a rápido por meio, ocorre, e de uma polineuropatia sensorial típica cumulativa e persistente, é muito comum e dose-limitante; a mielossupressão é esperada, mas leve e somente algumas vezes dose-limitante; fadiga e náuseas são comuns, mas leves; diarreia, estomatite, edema, tosse, reações de hipersensibilidade e lesão por extravasamento são raros | Aprovada pela FDA para câncer colorretal metastático em combinação com 5-FU/leucovorina |
| Paclitaxel | Taxano de ocorrência natural; inibe a despolimerização da tubulina no aparelho do fuso, deste modo induzindo apoptose das células em divisão | Após administração por via intravenosa, exibe um grande volume de distribuição e é submetido ao metabolismo no fígado; meia-vida de eliminação de 15 a 50 h; a excreção do fármaco e dos metabólitos é predominantemente pela bile | É irritante ou vesicante leve quando extravasado no tecido subcutâneo; mielossupressão, predominantemente neutropenia, é esperada e dose-limitante; infusões mais breves da mesma dose produzem menos neutropenia; a mucosite também é muito comum, em particular com infusões mais longas; a neuropatia periférica é comum, geralmente leve, e aumenta com a dose cumulativa; neuromiopatia aguda também é comum e ocorre durante diversos dias após cada dose; esta síndrome pode exigir analgésicos opioides para o controle da dor; os efeitos adversos cardiovasculares, incluindo hipertensão arterial, hipotensão, extrassístoles e bradiarritmias, são comuns, mas raramente exigem intervenção; as reações de hipersensibilidade ao paclitaxel, incluindo urticária, sibilos, dor torácica, dispneia e hipotensão, são comuns, mas são reduzidas em frequência e gravidade por pré-medicação com corticosteroides e anti-histamínicos H1 e H2 (o esquema recomendado é dexametasona, 20 mg VO 12 e 6 h antes do paclitaxel e difenidramina, 50 mg, e cimetidina) | Aprovado pela FDA para terapia de resgate no câncer de ovário e de mama, tanto na doença metastática como terapia adjuvante; também utilizado em pessoas com câncer de pulmão, câncer de cabeça e pescoço e câncer de bexiga |
| Paclitaxel, ligado à albumina humana | Taxano; uma forma de paclitaxel ligada à albumina, com um tamanho médio de partículas de aproximadamente 130 nanômetros | Nenhuma alteração em pacientes com disfunção hepática leve a moderada | Neutropenia, trombocitopenia, anemia, reações de hipersensibilidade, hipotensão, eventos cardiovasculares, dispneia, tosse, neuropatia sensorial, artralgias/mialgias, náuseas/vômitos, astenia | Câncer de mama metastático após falha de quimioterapia combinada ou recaída com 6 meses de quimioterapia adjuvante; também aprovado pela FDA para CPNPC |
| Palbociclibe | Inibidor reversível de moléculas pequenas das quinases 4 e 6 ciclino-dependentes, afetando a progressão do ciclo celular ao longo da fase G1/S | Metabolizado pelo fígado por CY3A e sulfotransferase; evitar o uso simultâneo de inibidores fortes de CYP3A | Fadiga; alopecia e erupção cutânea; náuseas, estomatite, diarreia, infecção; supressão ao hemograma, infecção | Câncer de mama avançado que seja RE-positivo, HER2-negativo, em combinação com um inibidor da aromatase como terapia inicial após a menopausa |
| Pamidronato, APD, amino-hidroxipropileno difosfonato | Bisfosfonato orgânico; inibidor da reabsorção óssea pelos osteoclastos | Após administração por via intravenosa, concentra-se nos ossos, no baço e no fígado; seu metabolismo não está bem caracterizado; apresenta meia-vida terminal de aproximadamente 27 h; 50% do fármaco precursor são eliminados na urina | Em geral, é razoavelmente bem tolerado; hipotensão, síncope, taquicardia, e até mesmo fibrilação atrial são relatadas incomumente durante a infusão; hipocalcemia, hipofosfatemia, hipopotassemia e hipomagnesemia ocorrem comumente, mas somente em casos raros exigem intervenção; náuseas, vômitos e sonolência são raros | Aprovado para a hipercalcemia induzida pela malignidade; pode levar ao alívio da dor e até mesmo à diminuição do volume dos tumores das metástases ósseas no mieloma múltiplo, no câncer de mama e no câncer de próstata |
| Panitumumabe | Anticorpo monoclonal IgG2 kappa totalmente humanizado e recombinante, que se liga especificamente ao EGFR, inibindo de modo competitivo a ligação do ligante ao receptor | Níveis em equilíbrio dinâmico são alcançados aproximadamente na terceira infusão. A meia-vida de eliminação é de aproximadamente 7,5 dias | Erupção cutânea, que pode ser grave; diarreia; reações à infusão; hipomagnesemia; fibrose pulmonar | Câncer colorretal metastático que expressa EGFR tratado anteriormente |
| Panobinostate | Inibidor de histona desacetilase, afeta o remodelamento da cromatina | Metabolismo hepático em parte por meio de CYP3A; reduzir a dose em caso de disfunção hepática | Anormalidades no ECG; fadiga; anormalidades eletrolíticas; diarreia; alteração do hemograma; infecção; hiperbilirrubinemia | Mieloma múltiplo em combinação com bortezomibe e dexametasona em pacientes que receberam 2 regimes anteriores |

| Fármaco | Mecanismo | Farmacologia clínica | Toxicidade | Indicações |
|---|---|---|---|---|
| Pazopanibe | Inibe muitas tirosinoquinases | Administrar sem alimentos; reduzir a dose em caso de comprometimento hepático leve a moderado; evitar o comprometimento hepático grave; interage com muitas enzimas metabolizantes | Diarreia, hipertensão arterial, náuseas, anorexia, vômitos, despigmentação de cabelo/pelos | Carcinoma de células renais; também aprovado pela FDA para sarcoma de tecidos moles |
| Pembrolizumabe | Anticorpo monoclonal humano contra a atividade do ligante 1 de morte celular programada (PD-1), que inibe a regulação imune negativa para intensificar os efeitos antitumorais | Meia-vida longa (22 dias) | Edema periférico; erupção cutânea; fadiga; endocrinopatias; anormalidades eletrolíticas; hiperglicemia; náuseas, diarreia, colite; provas de função hepática anormais | Cânceres espinocelulares de cabeça e pescoço; linfoma de Hodgkin, melanoma, tumores sólidos com microssatélites de instabilidade alta (MSI-H) ou deficiência de reparo de incompatibilidades e cânceres colorretais que não apresentam opções alternativas de tratamento; CPNPC de primeira linha metastático em pacientes com expressão de PD-L1 alta (50%) que sejam EGFR-negativos ou ALK-negativos e terapia de primeira linha para CPNPC não escamoso metastático em combinação com pemetrexede e carboplatina; carcinoma urotelial que tenha progredido com terapia contendo platina |
| Pemetrexede | Antimetabólito; inibe as enzimas folato-dependentes timidilato sintetase, di-hidrofolato redutase e glicinamida ribonucleotídio formiltransferase, que estão envolvidas na síntese *de novo* de nucleotídios timidina e purina, levando à inibição da síntese e da função do DNA e do RNA; metabolizado de modo intracelular na sua forma poliglutamatada altamente ativa | Excretado na urina com 90% do fármaco inalterados | Mielossupressão; náuseas, vômitos, diarreia; erupção cutânea; dispneia e fadiga | Mesotelioma e CPNPC |
| Pertuzumabe | Anticorpo antagonista de receptores HER2/neu; exame de HER2: realizar exames aprovados pela FDA por laboratórios com proficiência comprovada | Dos 402 pacientes que receberam pertuzumabe em um estudo clínico randomizado, 60 pacientes (15%) tinham 65 anos e 5 pacientes (1%) tinham 75 anos; nenhuma diferença geral na eficácia e na segurança de pertuzumabe foi observada entre estes pacientes e os pacientes mais jovens; com base em uma análise farmacocinética de população, não foi observada diferença significativa na farmacocinética de pertuzumabe entre pacientes < 65 anos (n = 306) e pacientes ≥ 65 anos (n = 175) | Disfunção ventricular esquerda; monitorar a FEVE e suspender a dose conforme apropriado; reações, reações de hipersensibilidade/anafilaxia: monitorar em relação a sinais e sintomas; se ocorrer uma reação associada à infusão significativa, reduzir a velocidade ou interromper a infusão e administrar as terapias clínicas apropriadas; em combinação com trastuzumabe e docetaxel: diarreia, alopecia, neutropenia, náuseas, fadiga, erupção cutânea e neuropatia periférica | Câncer de mama metastático HER2+: primeira linha |
| Pomalidomida | Imunomodulador, análogo à talidomida, diminui a proliferação das células do mieloma, intensifica a imunidade mediada por linfócitos T, e apresenta propriedades antiangiogênicas | Metabolizada por CYP3A4 e CYP1A2; a exposição sistêmica aumenta em caso de disfunção hepática; evitar o uso concomitante com inibidores de CYP1A2; reduzir a dose em caso de disfunção renal ou hepática | Tromboembolismo; toxicidade hematológica; hepatotoxicidade; hipersensibilidade; neurotoxicidade; confusão; síndrome de lise tumoral; fadiga; náuseas; diarreia; infecção | Mieloma múltiplo em combinação com dexametasona como terapia de terceira linha |
| Ponatinibe | Inibidor de quinases | Uso concomitante de inibidores fortes de CYP3A: reduzir a dose se a coadministração não puder ser evitada; comprometimento renal ou hepático não foi estudado | A trombose arterial e a hepatotoxicidade são efeitos reconhecidos; as reações adversas não hematológicas (≥ 20%) foram hipertensão arterial, erupção cutânea, dor abdominal, fadiga, cefaleia, pele ressecada, constipação intestinal, artralgia, náuseas e pirexia; as reações adversas hematológicas incluíram trombocitopenia, anemia, neutropenia, linfopenia e leucopenia | LMC e LLA aguda cromossomo Filadélfia-positiva |

## Tabela 169.2 Fármacos aprovados pela Food and Drug Administration (FDA) e comumente utilizados para o tratamento sistêmico do câncer.*

| NOME DO FÁRMACO | CLASSE E/OU MECANISMO DO FÁRMACO | FARMACOCINÉTICA/METABOLISMO | TOXICIDADE | INDICAÇÕES |
|---|---|---|---|---|
| Ramucirumabe | Anticorpo monoclonal com alvo molecular no receptor 2 do fator de crescimento vascular, inibindo a proliferação de células endoteliais e a angiogênese | Meia-vida de 14 dias | Reação à infusão; hipertensão arterial; proteinúria; trombose arterial; perfuração GI; sangramento | Câncer colorretal metastático em combinação com FOLFIRI (5-fluorouracil + leucovorina + irinotecano) após a progressão com FOLFOX (5-fluorouracil + leucovorina + oxaliplatina) e bevacizumabe; câncer gástrico, como agente único ou em combinação com paclitaxel após a progressão com um regime contendo fluoropirimidina ou platina; CPNPC em combinação com paclitaxel para doença avançada após tratamento à base de platina |
| Regorafenibe | Inibe muitas quinases de membrana e intracelulares, incluindo RET, VEGFR, KIT, PDGFR, FGF, TIE2, DDR2, TrKA, Eph2A, RAF-1, BRAF, CSF1R | Administrar com alimento; diminuição da exposição com indutores fortes de CYP3A | Hepatotoxicidade, fadiga, diminuição do apetite, reação cutânea mão-pé | Câncer colorretal metastático tratado anteriormente; GIST; carcinoma hepatocelular |
| Ribociclibe | Inibidor de moléculas pequenas das quinases 4 e 6 ciclino-dependentes; produz a parada do ciclo celular em G1; combinado com inibidores da aromatase, leva à intensificação do controle do crescimento das células tumorais | Metabolizado no fígado por CYP3A4 | Mielossupressão; hepatotoxicidade com a função hepática anormal; prolongamento do intervalo QT; edema periférico; fadiga; alopecia; erupção cutânea; hipopotassemia; náuseas e diarreia; elevação dos níveis séricos de creatinina | Câncer de mama avançado RH-positivo, HER2-negativo, em combinação com um inibidor da aromatase como terapia endócrina inicial |
| Rituximabe | Anticorpo monoclonal direcionado contra o antígeno de superfície de células B CD20 | Quando administrado por via intravenosa, é captado por linfócitos B e em seguida degradado em todo o corpo por proteólise, com meia-vida sérica de ampla variação, de 11 a 105 h (média de 60 h), com a primeira dose; não há excreção considerável deste polipeptídio | Febre, calafrios e mal-estar são comuns durante a administração, até mesmo com a pré-medicação com paracetamol e difenidramina; outros sintomas relacionados à infusão incluem náuseas, vômitos, ruborização, urticária, angioedema, hipotensão, dispneia, broncospasmo, fadiga, cefaleia, rinite e dor nos locais de doença; estes sinais/sintomas em geral são autolimitados, melhoram com a redução da velocidade da infusão e desaparecem após a infusão; mielossupressão de curta duração, dor abdominal e mialgia são incomuns; arritmias e angina de peito são raras | Linfomas de células B, CD20-positivos, de grau baixo ou foliculares, com recaída ou refratários |
| Romidepsina | Inibidor (HDAC) | Monitorar cuidadosamente TP e RNI em pacientes que fazem uso concomitante de derivados cumarínicos; inibidores fortes de CYP3A4 podem aumentar as concentrações de pralatrexato e devem ser evitados; indutores potentes de CYP3A4 podem diminuir as concentrações de pralatrexato e devem ser evitados | As reações adversas mais comuns foram neutropenia, linfopenia, trombocitopenia, infecções, náuseas, fadiga, vômitos, anorexia, anemia, e alterações da onda T ao ECG | Tratamento de LCCT ou periférico em pacientes que receberam no mínimo uma terapia sistêmica anterior |
| Rucaparibe | Inibe as isoformas da enzima poli (ADP-ribose) polimerase essenciais para o reparo do DNA; aumento da morte celular em tumores com deficiência na via de reparo de BRCA1/2 | Metabolizado por CYP2D6 no fígado | Fadiga e tontura; erupção cutânea; aumento do colesterol; náuseas, constipação intestinal; diarreia; supressão do hemograma; elevação das provas de função hepática; elevação dos níveis séricos de creatinina; fraqueza; dispneia; febre | Câncer ovariano avançado com mutações de BRCA (linhagem germinativa ou somática) detectadas por exame diagnóstico aprovado pela FDA como terapia de terceira linha |
| Ruxolitinibe | Inibidor de sinalização de quinase de JAK | Com ou sem alimentos; reduzir a dose em 50% com inibidores fortes de CYP3A, comprometimento renal ou hepático moderado | Trombocitopenia, anemia, hematomas, tontura, cefaleia | Mielofibrose de risco intermediário ou alto |
| Sipuleucel-T | Vacina autóloga | Não foram realizados estudos | Calafrios, fadiga, febre, dorsalgia, náuseas, dor articular e cefaleia | Câncer de próstata resistente à castração metastático (refratário a hormônios) |
| Sonidegibe | Inibidor da via Hedgehog que se liga e inibe a *Smoothend*, uma proteína transmembrana essencial para a sinalização de Hedgehog | Metabolizado no fígado por CYP3A | Fadiga; alopecia; hiperglicemia; provas de função hepática anormais; anemia; elevação dos níveis de CPK, dor muscular; elevação dos níveis séricos de creatinina | Carcinoma basocelular localmente avançado recidivante após cirurgia ou radioterapia |

| Fármaco | Mecanismo | Farmacologia | Toxicidade | Indicação |
|---|---|---|---|---|
| Sorafenibe | Inibidor oral que interage com múltiplas quinases intracelulares (CRAD, BRAF) e de superfície celular (KIT, FLT3, VEGFR-2, VEGFR-2 e PDGRF); pode inibir a angiogênese | Metabolizado no fígado; o fármaco e os metabólitos são excretados primariamente nas fezes | Toxicidade cutânea com síndrome mão-pé; náuseas, vômitos, anorexia, diarreia; astenia, dor, artralgias; hipertensão arterial; eventos de sangramento, especialmente em pacientes anticoagulados; isquemia cardíaca; mielossupressão | Carcinoma de células renais avançado |
| Talimogeno laerparepeveque | Herpes-vírus simples 1 (HSV-1) atenuado oncolítico; o GM-CSF derivado do vírus ativa a resposta imune antitumoral | Nenhum ajuste da dose para a disfunção renal ou hepática | Fadiga; calafrios; náuseas; dor no local de injeção; mialgias; manifestações gripais; febre | Melanoma não ressecável |
| Tamoxifeno | Antiestrogênio não esteroide; efeitos citostáticos sobre células malignas dependentes e não dependentes de estrogênio | Apresenta boa biodisponibilidade oral, é metabolizado no fígado, e apresenta meia-vida de eliminação de aproximadamente 7 dias; nem o tamoxifeno nem o seu metabólito principal são encontrados na bile ou na urina | Geralmente é muito bem tolerado; os sinais/sintomas constitucionais são os mais prevalentes e geralmente dose-limitantes; fogachos, sudorese, alterações do humor, ganho ou perda de peso e desconforto epigástrico são os mais comuns; náuseas, vômitos, diarreia e constipação intestinal são menos comuns; alterações menstruais, incluindo sangramento vaginal significativo, são incomuns; tromboembolismo venoso, mielossupressão e retinopatia são raros | Aprovado para o tratamento do câncer de mama, em geral em pacientes na pós-menopausa ou naquelas com tumores RE+; a mesma dose foi aprovada pela FDA para quimioprevenção do câncer de mama em indivíduos de alto risco; doses mais altas são utilizadas para o melanoma e o câncer pancreático |
| Temozolomida | Alquilante atípico (metilador do DNA semisseletivo), que compartilha o mesmo metabólito ativo da dacarbazina, MTIC, mas, diferentemente da dacarbazina, é espontaneamente convertido em MTIC e também penetra na barreira hematencefálica de modo efetivo | Apresenta boa biodisponibilidade, intensificada pelo jejum; após a absorção até a corrente sanguínea, é espontaneamente convertida na metade ativa MTIC; as concentrações plasmáticas máximas ocorrem em aproximadamente 1 h; a meia-vida de eliminação é de aproximadamente 1,8 h; o fármaco precursor, MTIC e outros metabólitos são eliminados na urina | A mielossupressão é esperada e dose-limitante; pode ser cumulativa; as náuseas são comuns, mas em geral leves e tratáveis; cefaleia e fadiga são comuns; erupção cutânea ou outras reações cutâneas são incomuns; as infecções são comuns nesta população, e algumas provavelmente são causadas pela imunossupressão que sabidamente ocorre com a temozolomida | Aprovada para o tratamento de astrocitomas de grau alto recidivantes; comumente utilizada para outros gliomas e também para o melanoma metastático |
| Tensirolimo | Inibidor de mTOR | O pré-tratamento com anti-histamínico é recomendado; a redução da dose é necessária em pacientes com comprometimento hepático leve; indutores fortes de CYP3A4/5 e inibidores de CYP3A4 podem afetar as concentrações do metabólito primário, sirolimo; se não puderem ser utilizadas alternativas, são recomendadas modificações da dose | Hipersensibilidade/reações à infusão (incluindo algumas com risco à vida e fatais raras) podem ocorrer precocemente na primeira infusão; os pacientes devem ser monitorados durante toda a infusão; monitorar sinais/sintomas ou alterações radiográficas de DPI; se houver suspeita de DPI, descontinuar o fármaco e considerar o uso de corticosteroides e/ou antibióticos; pode ocorrer perfuração intestinal; investigar imediatamente se ocorrerem febre, dor abdominal, eliminação de fezes com sangue e/ou abdome agudo; é mais provável que pacientes idosos apresentem determinadas reações adversas, incluindo diarreia, edema e pneumonia | Carcinoma de células renais avançado |
| Tisagenlecleucel | Imunoterapia celular anti-CD19 CAR-T | Sem contraindicações | Síndrome de liberação de citocinas; neurotoxicidade | LLA do tipo precursor de células B refratário à terapia primária |
| Topotecana, hicamptamina | Molécula de camptotecina semissintética; inibidora da topoisomerase I, que é necessária para a transcrição e a replicação pelas células | Após administração por via intravenosa, não é substancialmente metabolizado, e apresenta meia-vida de eliminação de aproximadamente 3 h; uma parte significativa do fármaco é excretada inalterada na urina | A mielossupressão, especialmente leucopenia, é esperada e dose-limitante; a trombocitopenia e a anemia são comuns, mas mais leves; náuseas, vômitos e diarreia são comuns, mas geralmente não graves; cefaleia, febre, fadiga, anorexia, mal-estar e elevação das provas de função hepática também são comuns; hipertensão arterial, taquicardia, urticária, insuficiência renal, hematúria, neuropatia e mucosite são incomuns | Aprovada pela FDA para tratamento do carcinoma ovariano refratário, com recaída, e para câncer de pulmão de pequenas células; também utilizado em leucemias mieloides |
| Trabectedina | Agente alquilante que se liga à fenda menor dos adutos produtores do DNA | Evitar inibidores ou indutores fortes de CYP3A | Sepse neutropênica; rabdomiólise; hepatotoxicidade; cardiotoxicidade; lesão fetal | Lipossarcoma não ressecável ou metastático ou liomiossarcoma após terapia com antraciclina anterior |
| Trametinibe | Inibidor seletivo da quinase extracelular ativada por mitógeno (MEK) 1 e 2; diminui a proliferação celular; a combinação com inibidores de BRAF aumenta a inibição da via de MAPK | Desacetilado e glicuronidado no fígado; nenhum ajuste da dose para a disfunção renal ou hepática leve | Cardiovascular (hipertensão arterial, diminuição da FEVE, erupção cutânea acneiforme e eritrodisestesia palmoplantar; diarreia; anemia; edema periférico | Melanoma avançado em pacientes com mutações de BRAF V600E ou V600K, isoladamente ou em combinação com dabrafenibe; CPNPC metastático com mutação de BRAF V600E, em combinação com dabrafenibe |

## Tabela 169.2 Fármacos aprovados pela Food and Drug Administration (FDA) e comumente utilizados para o tratamento sistêmico do câncer.*

| NOME DO FÁRMACO | CLASSE E/OU MECANISMO DO FÁRMACO | FARMACOCINÉTICA/METABOLISMO | TOXICIDADE | INDICAÇÕES |
|---|---|---|---|---|
| Trastuzumabe | Anticorpo monoclonal de camundongos humanizado e geneticamente modificado, direcionado contra receptores do fator de crescimento HER2/neu, que é superexpressado em muitos carcinomas de mama invasivos; o mecanismo de ação para a atividade clínica no câncer de mama é desconhecido, mas pode ser a lise celular mediada pelo complemento, a citotoxicidade celular dependente de anticorpos, ou a indução da apoptose | Estudos da ligação demonstram forte ligação às células que expressam excessivamente as moléculas de HER2/neu; sabe-se muito pouco a respeito da distribuição e dos destinos metabólicos desta molécula; a meia-vida deve ser muito curta, com distribuição mínima fora do compartimento vascular e depuração mínima pelos rins ou pelo fígado (semelhante a outros agentes monoclonais) | As toxicidades comuns incluem febre aguda, calafrios, náuseas, vômitos e cefaleia; parece agravar leucopenia, anemia e diarreia quando administrado com a quimioterapia, em comparação à quimioterapia isoladamente; além disso, o trastuzumabe pode apresentar cardiotoxicidade aguda incomum, que pode ser adicional à cardiotoxicidade induzida pela antraciclina mais comum; portanto, o uso de trastuzumabe com doxorrubicina não é indicado pela FDA | Aprovado para o câncer de mama metastático ou localmente avançado com expressão excessiva de HER2/neu; demonstrou benefício clínico como agente único e em conjunto com quimioterapia à base de paclitaxel; também aprovado pela FDA para câncer gástrico |
| Trifluridina e tipiracil | Inibidor metabólico de nucleosídios, junto com inibidor da timidina fosforilase | Administrar nos primeiros 60 min após a alimentação | Mielossupressão grave; lesão fetal; anemia; astenia/fadiga; náuseas, diarreia; pirexia | Câncer colorretal metastático após terapia anterior com fluoropirimidina, oxaliplatina, irinotecano, anti-VEGF biológico, e se RAS do tipo selvagem, anti-EGFR |
| Trióxido de arsênico | Agente de diferenciação arsenical inédito | A meia-vida deste composto não é conhecida; é metilado no fígado e eliminado na urina | A "síndrome de diferenciação" é dose-limitante e inclui leucocitose, febre, dispneia, dor torácica, taquicardia, hipoxia e algumas vezes morte; os corticosteroides parecem ser benéficos nessa síndrome; prolongamento do intervalo QT é comum; os efeitos adversos comuns incluem erupção cutânea, prurido, cefaleia, artralgias, ansiedade, sangramento, náuseas e vômitos; toxicidade hepática e renal são incomuns | Recaída de leucemia promielocítica aguda |
| Vandetanibe | Inibidor de quinases | O uso concomitante de indutores fortes de CYP3A4 conhecidos pode reduzir os níveis do vandetanibe e deve ser evitado. Nenhuma interação medicamentosa clinicamente significativa foi demonstrada com vandetanibe e o inibidor potente de CYP3A4 itraconazol. A administração de vandetanibe com agentes que possam prolongar o intervalo QT deve ser evitada. No total, 18% dos pacientes com câncer de tireoide medular tratados tinham 65 anos ou mais, e 3% tinham 75 anos ou mais. Não foram observadas diferenças gerais na segurança e na eficácia entre os pacientes idosos e os mais jovens. Nenhum ajuste da dose inicial é necessário para os pacientes com mais de 65 anos. Existem dados limitados para os pacientes com mais de 75 anos. Os dados limitados em relação ao comprometimento renal ou hepático apontam para reduções da dose | Prolongamento do intervalo QT: foi relatada morte súbita. Monitorar o ECG e os níveis séricos de potássio, cálcio, magnésio e TSH no período basal, em 2 a 4 semanas e em 8 a 12 semanas após o início do tratamento, e posteriormente a cada 3 meses e após os ajustes da dose. Reduzir a dose conforme apropriado. Foi observada síndrome de Stevens-Johnson, que resultou em morte. Reações cutâneas graves podem motivar a descontinuação permanente do fármaco. Foi relatada doença pulmonar intersticial que resultou em morte. Interromper a administração e investigar dispneia, tosse e febre inexplicadas. Devem ser adotadas as medidas adequadas para a DPI. Foram observados eventos cerebrovasculares isquêmicos, hemorragia, insuficiência cardíaca, diarreia, hipotireoidismo, hipertensão arterial, e síndrome de leucoencefalopatia posterior reversível. Outros eventos adversos comuns: diarreia, erupção cutânea, acne, náuseas, hipertensão arterial, cefaleia, fadiga, infecções nas vias respiratórias superiores, diminuição do apetite e dor abdominal. As anormalidades laboratoriais mais comuns foram diminuição de cálcio, aumento de ALT e diminuição da glicose | Câncer de tireoide não ressecável localmente avançado ou metastático |
| Vemurafenibe | Inibe V600E da serino-treonina e outras quinases | Administrar com ou sem alimento; inibe CYP1A2, 2D6; intensifica CYP3A | Provoca carcinoma espinocelular cutâneo, reações de hipersensibilidade e dermatológicas, prolongamento do intervalo QT, anormalidades laboratoriais hepáticas | Melanoma BRAF+ metastático |

| | | | |
|---|---|---|---|
| Venetoclax | Inibidor de Bcl-2 | Administrar com refeição e água; profilaxia para a síndrome de lise tumoral com agentes anti-hiperuricêmicos e hidratação adequada; não utilizar inibidores fortes de CYP3A no início e durante a fase de produção | Síndrome de lise tumoral; neutropenia; lesão fetal; diarreia, náuseas; infecção das vias respiratórias superiores | LCC com deleção de 17p, de acordo com exame aprovado pela FDA, após pelo menos uma terapia anterior |
| Vinorelbina, 5'-noranidrovimblastina, NVB | Alcaloide da vinca semissintético; inibidor da polimerização da tubulina e, assim, da mitose; específico da fase G2 | Metabolizada pelo fígado e apresenta meia-vida de eliminação de aproximadamente 24 h; a excreção é predominantemente biliar | É um vesicante leve, que exige precauções contra extravasamento; a mielossupressão, principalmente leucopenia, é esperada e dose-limitante; náuseas e vômitos significativos são incomuns; neurotoxicidade na forma de neuropatia é menos comum e mais leve do que aquela observada com a vincristina; foi relatada dor tumoral durante a administração; reações agudas, tais como dispneia, dor torácica e sibilos ocorreram durante a administração e podem ser prevenidas por pré-medicação com corticosteroides | Aprovada para o tratamento do câncer de mama metastático com recaída e para o CPNPC como um agente único ou combinado com um agente à base de platina |
| Vismodegibe | Inibidor da via Hedgehog | A segurança e a efetividade não foram estabelecidas em caso de comprometimento hepático ou renal; a absorção é saturável, conforme evidenciado pela ausência de aumento proporcional à dose na exposição após uma dose única de 270 mg ou 540 mg de vismodegibe; pode ser administrado sem relação com as refeições, em virtude de a exposição sistêmica ao vismodegibe em equilíbrio dinâmico não ser afetada pelo alimento | As reações adversas mais comuns (incidência ≥ 10%) são espasmos musculares, alopecia, disgeusia, perda de peso, fadiga, náuseas, diarreia, diminuição do apetite, constipação intestinal, artralgias, vômitos e ageusia. Aconselhar os pacientes a não doarem sangue ou hemoderivados enquanto receberem vismodegibe e por, no mínimo, 7 meses após a última dose | Carcinoma basocelular metastático, ou carcinoma basocelular localmente avançado, que recidivou após cirurgia ou em pacientes que não sejam candidatos à cirurgia, e que não sejam candidatos à radioterapia |
| Vorinostate | Inibidor da histona deacetilase (HDACs 1, 2, 3 e 6); resulta em alteração da estrutura da cromatina e da ligação ao fator de transcrição | Glicuronidação hepática; reduzir a dose em caso de disfunção hepática | Mielossupressão; fadiga e tontura; náuseas e diarreia; hiperglicemia; prolongamento do intervalo QTc; eventos tromboembólicos | Linfoma de células T cutâneas |

*A lista completa de todos os agentes aprovados pela FDA encontra-se *online* na e-Tabela 169.1.

AUC = área sob a curva; TAMO = transplante autólogo de medula óssea; AC = fase acelerada; LLA = linfoma linfoblástico agudo; ALT = alanina aminotransferase; LMA = leucemia mieloide aguda; AST = aspartato aminotransferase; CM = câncer de mama; LMC = leucemia mieloide crônica; LLC = leucemia linfocítica crônica; SNC = sistema nervoso central; LCCT = linfoma cutâneo de células T; ALTC-4 = antígeno 4 de linfócitos T citotóxicos; SG5 = soro glicosado a 5%; dATP = trifosfato de desoxiadenosina; DMHHT = dimetil-homo-harringtonina; TVP = trombose venosa profunda; ECG = eletrocardiograma; EGFR = receptor de fator de crescimento epidérmico; RE = receptor de estrogênio; FDA = Food and Drug Administration; 5-FU = 5- fluoruracil; FSH = hormônio foliculoestimulante; G6PD = glicose-6-fosfato desidrogenase; G-CSF = fator de estimulação de colônia de granulócitos; GGT = gamaglutamiltransferase; GIST = tumor estromal gastrintestinal; GM-CSF = fator de estimulação de colônia de granulócitos-macrófagos; GnRH = hormônio de liberação de gonadotrofinas; HDAC = histona desacetilase; HIV = vírus da imunodeficiência humana; HMM = hexametil melamina; TRH = terapia de reposição hormonal; CTH = célula-tronco hematopoética; ICC = insuficiência cardíaca congestiva; IFN = interferona; IL = interleucina; DPI = doença pulmonar intersticial; IM = intramuscular; RNI = razão normalizada internacional; IV = intravenosa(o); LH = hormônio luteinizante; LHRH = hormônio de liberação do hormônio luteinizante; SMD = síndrome mielodisplásica; MOPP = mecloretamina, vincristina, procarbazina e prednisona; MTIC = 5-(3-etiltriazeno-1-il)imidazol-4-carboxamida; mTOR = alvo da rapamicina em mamíferos; AINEs = anti-inflamatórios não esteroides; CPNPC = câncer de pulmão de não pequenas células; PDGF = fator de crescimento derivado de plaquetas; EP = embolia pulmonar; PgP = glicoproteína P; TNEP = tumor neuroendócrino progressivo; PARP = poli (ADP-ribose) polimerase; PD-L1 = ligante 1 de morte programada; VO = via oral; TP = tempo de protrombina; CCR = carcinoma de células renais; RANK = receptor ativador de fator nuclear kB; SC = subcutânea(o); CPPC = câncer de pulmão de pequenas células; ASCG = astrocitoma subependimário de células gigantes; CET = [complexo da] esclerose tuberosa; TNF = fator de necrose tumoral; LSN = limite superior da normalidade; VEGF = fator de crescimento endotelial vascular. Conforme indicado ao longo deste capítulo, houve uma aceleração no ritmo das aprovações de novos fármacos e novas indicações. As informações atualizadas devem ser verificadas no *website* da FDA (www.fda.gov/drugs) ou de outras fontes com autoridade. (Adaptada e atualizada de Collins, J.M. Cancer pharmacology. In: Niederhuber, JE, Armitage, JO, Doroshow, JH, Kaslan, MB, and Tepper, JE, editors. *Abeloff's clinical oncology*. 5th ed. Philadelphia: Churchill Livingston; 2014.)

ressecção cirúrgica como rotina tenham dimensões suficientes para possibilitar todos os exames diagnósticos, o envolvimento ativo de um radiologista intervencionista ou endoscopista qualificado com frequência é necessário para produzir tanto o volume quanto o número de biopsias tumorais necessárias para a tomada de decisões sobre a terapia anticâncer moderna. Raramente existe a necessidade de instituir terapia tão rápida que impeça a realização de avaliações adequadas. Para alguns locais tumorais, tal como o cólon (ver Capítulo 184), existe uma histologia predominante, mas as características moleculares críticas do tumor (existência ou não de um oncogene *Ras* mutante) podem definir a terapia; em outros, como no pulmão (Capítulo 182), a distinção entre o câncer de pulmão de pequenas células e o câncer de pulmão de não pequenas células é crítica para o tratamento. No caso do câncer de mama (Capítulo 188), o médico assistente está interessado em diversos fatores, como histologia, grau tumoral, existência (e seu grau) ou não de proteínas receptoras de estrogênio e progesterona, superexpressão excessiva de HER2/neu, bem como outras características moleculares. Além disso, a rapidamente crescente sofisticação do diagnóstico molecular começou a melhorar o potencial de localização dos cânceres de origem primária desconhecida (ver a seção Câncer de origem primária desconhecida adiante neste capítulo).

### Estadiamento e avaliação multidisciplinar

Após o estabelecimento de um diagnóstico tecidual, em seguida ocorre o estadiamento, para determinar a extensão da doença. O sistema de estadiamento do American Joint Committee on Cancer é considerado o padrão nos EUA e é baseado no sistema TNM (tumor, linfonodo, metástase), que tem uma base anatômica e patológica. A abordagem para o estadiamento, a partir de uma perspectiva clínica, depende do tipo de câncer, mas comumente inclui exames de tomografia computadorizada (TC), ressonância magnética (RM), cintilografia e, cada vez mais, tomografia com emissão de pósitrons (PET). Estes exames são suplementados por perfis hematológicos e bioquímicos de rotina, marcadores tumorais e caracterização molecular (quando apropriado) e, em alguns casos, aspiração e biopsia de medula óssea.

O objetivo do estadiamento tumoral é definir a extensão da doença de um paciente. O estágio tumoral fornece informações prognósticas críticas, que informarão a abordagem terapêutica mais apropriada. O estadiamento exato envolve a definição da magnitude do tumor, determinada por procedimentos de imagem, bem como a confirmação dos limites patológicos da disseminação da doença dos tecidos removidos na cirurgia. Essencialmente, para a maior parte dos pacientes com tumores sólidos, o estágio tumoral estabelecerá se o tratamento será enfocado em um padrão de malignidade local (geralmente confinado em um órgão), regional, ou disseminado e poderá determinar se o desfecho esperado da terapia é curativo ou paliativo. Por outro lado, as malignidades hematopoéticas com frequência já estão disseminadas por ocasião do diagnóstico e demandam seus próprios classificadores prognósticos.

O foco do estadiamento é identificar possíveis locais de metástases e estabelecer as lesões indicadoras com as quais a terapia será monitorada. Para a maior parte dos tumores sólidos, a TC atende aos dois objetivos; entretanto, em alguns casos, outras modalidades de imagem são mais apropriadas para o monitoramento terapêutico (p. ex., RM quando for provável haver metástases no sistema nervoso central [SNC] [p. ex., câncer de pulmão de pequenas células], ou PET/TC combinadas para estabelecer que determinada lesão provavelmente for metabolicamente ativa e maligna, ou em doenças nas quais as respostas metabólicas iniciais ao tratamento possam ser confirmadas [tal como para os tumores estromais gastrintestinais]). Em pacientes com doença avançada estabelecida, as lesões indicadoras para o monitoramento terapêutico devem ser cuidadosamente escolhidas antes do início do tratamento, devem ser bem documentadas no registro médico, e devem ser avaliadas com a frequência mínima dos procedimentos de imagem necessários para um acompanhamento exato, consistente com a prática clínica baseada em evidências ou com o protocolo clínico no qual o paciente é inserido.

O oncologista clínico consultado com frequência pode ser assistido por um conselho local sobre tumores composto por outros oncologistas clínicos, cirúrgicos e radioterapeutas, patologistas, radiologistas e membros da equipe de cuidados do câncer (enfermeiros de oncologia, assistentes sociais e especialistas em cuidados paliativos). Em tal ambiente multidisciplinar, o prognóstico geral do paciente poderá ser revisado e poderão ser consideradas alternativas para os cuidados, incluindo terapia padrão, possíveis estudos clínicos, uma segunda opinião, ou ausência de tratamento. O desfecho dessa avaliação é, em geral, visto pelos pacientes e pelas famílias como um componente importante no desenvolvimento coordenado de um plano geral para os procedimentos diagnósticos adicionais ou para a terapia. Finalmente, muitos oncologistas participam ativamente em estudos clínicos, que disponibilizam fármacos em investigação ou outros procedimentos em investigação para os pacientes, ou eles podem sugerir o encaminhamento para um centro de cuidados terciários do câncer, no qual estudos clínicos específicos da doença ou definidos em termos moleculares estão disponíveis.

## TRATAMENTO

### Plano terapêutico
#### Intenção do tratamento

Com base na avaliação multidisciplinar de um paciente com estágio determinado com acurácia, deve ser possível definir se a intenção do tratamento é curativa ou paliativa. Seja isto realizado ou não durante uma conferência sobre o caso com um conselho formal ou multidisciplinar sobre tumores, deve-se ter clareza a respeito da escolha específica das opções terapêuticas (e de seus possíveis riscos e benefícios, dos objetivos gerais e das alternativas) quando consideradas no contexto dos desejos do paciente e da família. Isto é particularmente verdadeiro quando os efeitos colaterais do tratamento são substanciais (tal como para o manejo multidisciplinar do câncer de pulmão de não pequenas células ou do câncer esofágico). Para os cânceres passíveis de cirurgia, a ressecção com frequência é uma alternativa inicial, se o paciente for um candidato adequado para a anestesia e de outro modo estiver em uma condição aceitável em termos de comorbidades (Capítulos 403 e 404). A determinação da pontuação do desempenho do paciente (Tabela 169.1) é um meio simples para avaliar a capacidade funcional. Se a expectativa de vida for limitada ou se o paciente não for um bom candidato para a cirurgia, abordagens mais limitadas para a radioterapia ou terapia sistêmica paliativa podem ser adequadas. Atualmente existem dados substanciais sugerindo que a extensão da cirurgia necessária para um desfecho ideal a longo prazo pode ser reduzida, para determinados tumores sólidos, por meio do uso da quimioterapia pré-cirúrgica, assim denominada "neoadjuvante", com frequência como parte de uma abordagem "poupadora de órgãos". Tratamentos multimodalidades concomitantes ou sequenciais também apresentam o potencial de produzir remissões livres de doença a longo prazo. Quando os melhores desfechos terapêuticos exigem as habilidades combinadas de oncologistas cirúrgicos, radioterapeutas e clínicos, a necessidade de coordenação dos cuidados entre diversos especialistas se torna primordial e é crítico o uso de regimes de tratamento predefinidos.

#### Paradigma terapêutico e índice terapêutico

O paradigma terapêutico na oncologia, ainda que ainda seja direcionado à melhora do modelo de cuidados multidisciplinares, começou a se transformar, a partir daquele enfocado na administração dos tratamentos na "dose máxima tolerada" para os tecidos normais, em uma terapia que é personalizada com base tanto nas características moleculares do tumor do paciente, quanto nas características de qualquer linhagem germinativa individual que possa modificar a tolerância ao tratamento (Capítulo 171). Com base na rápida expansão da nossa compreensão das mutações somáticas nas malignidades humanas e na capacidade de produzir moléculas terapêuticas que possam ter por alvo específicos nos reparo do DNA tumoral, na sinalização de fatores do crescimento, no balanço energético ou na imunocompetência, por exemplo, a abordagem atualmente em desenvolvimento para a terapêutica anticâncer envolve o emprego de marcadores moleculares preditivos (*biomarcadores*) para orientar todas as modalidades de cuidados do câncer para o benefício de pacientes com câncer únicos. Portanto, atualmente o foco dos oncologistas está na elaboração de tratamentos que possam ser administrados com alto índice terapêutico, definido como a comparação da quantidade de tratamento que é efetiva com a quantidade que causa toxicidade. Nesta era da medicina anticâncer de precisão, o objetivo da terapia anticâncer é minimizar a toxicidade tecidual normal ao mesmo tempo que se preserva a qualidade de vida por meio do avanço das terapias ou dos procedimentos que têm por alvo somente dependências moleculares específicas nos tumores.

### Terapia cirúrgica

A cirurgia é utilizada para realizar a biopsia de uma lesão suspeita, remover o tumor primário, realizar desvios em obstruções, proporcionar a paliação, e prevenir cânceres em pacientes de risco muito alto em virtude de predisposições ou estados inflamatórios crônicos. O estadiamento cirúrgico também estabelece a extensão da doença. Por exemplo, as pacientes com câncer ovariano (Capítulo 189) se beneficiam da técnica de *debulking* cirúrgico para remover toda a doença visível, deixando um tumor residual mínimo, um processo que pode intensificar a eficácia do tratamento sistêmico. A inserção de um dispositivo de acesso venoso no momento da cirurgia, se considerada proativamente, pode eliminar a necessidade de uma segunda anestesia cirúrgica.

A mastectomia bilateral para a redução do risco e a salpingo-ooforectomia para a redução do risco são opções para a prevenção primária dos cânceres de mama e ovariano em indivíduos que sejam geneticamente predispostos a estas malignidades. Embora estas operações proporcionem eficácia considerável em termos de prevenção contra o câncer, podem estar associadas a efeitos adversos físicos e psicossexuais profundos. As decisões sobre o prosseguimento com a referida cirurgia para a redução do risco são complexas e emocionalmente onerosas. As pacientes necessitam de informações claramente compreensíveis e aconselhamento, bem como de tempo e apoio adequados para pensar a respeito de suas opções.[2]

A cirurgia permanece o método mais comum para a cura dos cânceres localizados, tais como o câncer de mama (Capítulo 188), o câncer colorretal (Capítulo 184) e o câncer de pulmão (Capítulo 182), mas é limitada pela localização do tumor, pela sua extensão e pelas metástases a distância. Até mesmo se um tumor não puder ser removido, a biopsia cirúrgica proporciona a confirmação do diagnóstico e tecidos adicionais para a análise molecular. Ocasionalmente, uma lesão obstrutiva pode ser desviada para proporcionar a paliação.

Em casos específicos, quando o tumor primário tiver sido controlado, a remoção de metástase única (metastasectomia) pode resultar em sobrevida a longo prazo; um exemplo é a ressecção de metástase hepática solitária observada no momento da colectomia para o câncer colorretal. Diversas técnicas cirúrgicas, tais como a ablação com radiofrequência ou crioablação, também podem ser utilizadas para o tratamento das metástases hepáticas em pacientes cuidadosamente selecionados. A quimioterapia adjuvante com frequência é administrada após a cirurgia, nesta situação, para o tratamento das metástases microscópicas.

A aplicação cuidadosa da cirurgia reconstrutora após um procedimento desfigurante é crítica para o bem-estar físico e emocional a longo prazo. Exemplos incluem a reconstrução mamária pós-mastectomia (Capítulo 188) e os procedimentos de cirurgia plástica para corrigir deformidades após a cirurgia de cabeça e pescoço (Capítulo 181).

## Radioterapia

A radiação ionizante (Capítulo 17) pode ser administrada com o uso de feixes de raios de alta energia, conhecida como *teleterapia*, por meio de um acelerador linear; por meio de braquiterapia, com a aplicação de implantes, sementes, fios ou placas radioativos selados; e pela via intravenosa com o uso de radioisótopos, seja diretamente ou ligados a anticorpos ou outras moléculas-alvo. A radiação interage com as moléculas de água para induzir as espécies de radicais livres, incluindo radicais hidroxila, que lesionam o DNA, as proteínas e as membranas lipídicas, levando à morte celular. Assim como a quimioterapia, a radioterapia é mais efetiva contra as células em divisão rápida, que são bem oxigenadas. A lesão do DNA induzida pela radiação também pode aumentar a sensibilidade à quimioterapia ou à imunoterapia.

A utilidade da radioterapia é limitada pela extensão da doença não aparente fora de um campo de tratamento local, pela localização de tumores próximos a estruturas normais que devem ser preservadas e pela presença de metástases a distância. A tolerância dos tecidos normais, que varia entre os diferentes órgãos e tecidos, com frequência previne o uso de doses de radiação que poderiam erradicar os cânceres de modo uniforme. A radioterapia também é limitada pela hipoxia tumoral: tumores grandes e volumosos com frequência são relativamente resistentes à radiação, enquanto os tumores bem oxigenados podem ser tratados mais efetivamente com doses mais baixas. Além das toxicidades agudas relacionadas à radiação (ver Capítulo 17), os efeitos tardios da radioterapia incluem segundas malignidades, tais como os cânceres de mama que podem ocorrer décadas após a administração em campos de radiação torácica durante o tratamento curativo para a doença de Hodgkin.

A radioterapia pode ser utilizada como um tratamento primário, como parte da terapia multimodalidades, na condição adjuvante, e para a paliação. Como modalidade única, a radioterapia pode ser curativa para malignidades em estágio inicial, como câncer laríngeo (Capítulo 181), câncer cervical (Capítulo 189) e câncer de próstata (Capítulo 191). A cirurgia de conservação das mamas (Capítulo 188) requer o uso da radiação para o tratamento do câncer remanescente. Técnicas de irradiação parcial, que utilizam o planejamento tridimensional com radiação com feixe externo, foram desenvolvidas recentemente e são utilizadas em pacientes selecionadas com cânceres de mama adequadamente localizados e dimensionados. Para o câncer de próstata localizado (Capítulo 191), sementes de ouro ou paládio radioativas implantadas oferecem uma alternativa para a cirurgia ou a radioterapia com feixe externo em determinados pacientes.

Técnicas mais recentes, tais como a radioterapia com intensidade modulada (IMRT), permitem a individualização mais exata da dose para o alvo, desta maneira reduzindo a lesão dos tecidos adjacentes normais. A radioterapia estereotática ou técnicas de *gamma knife* possibilitam o tratamento de tumores cerebrais primários ou metastáticos (Capítulo 180) que medem até 3 cm com acurácia intensificada, minimizando a lesão do tecido cerebral normal. Uma abordagem análoga pode auxiliar os pacientes cujo tumor primário tenha sido controlado e que apresentam uma quantidade limitada de lesões metastáticas.[2b] O tratamento à base de partículas com prótons teve seu uso expandido, em particular para o câncer de próstata em estágio limitado, com base no potencial de administrar localmente doses de radiação mais altas. Entretanto, não existem estudos randomizados que demonstrem a sua superioridade sobre outras abordagens que utilizam técnicas de computação para melhorar a especificidade da administração da radiação (tal como IMRT); ele também é utilizado para alguns melanomas uveais, tumores da base do crânio e algumas malignidades pediátricas.

A radiação paliativa com dose baixa a moderada é utilizada para a melhora do câncer sintomático quando a cura deixa de ser o objetivo. Por exemplo, a radioterapia pode melhorar os sintomas de metástases cerebrais (Capítulo 180), aliviar a dor das lesões ósseas, liberar algumas lesões obstrutivas, e por vezes melhorar a hemoptise causada pelo câncer de pulmão (Capítulo 182) ou o sangramento de malignidade ginecológica (Capítulo 189). Os radioisótopos de samário, estrôncio ou rádio, que têm tropismo ósseo, podem aliviar a dor das metástases ósseas no câncer de próstata (Capítulo 191) ou no câncer de mama (Capítulo 188).

## Terapia sistêmica

### Farmacologia do câncer

#### Princípios

O objetivo fundamental da farmacologia anticâncer é o desenvolvimento de tratamentos que possam ser compatíveis com a sensibilidade intrínseca dos tumores específicos e que possam ser administrados em concentrações que afetem o alvo molecular de interesse com um índice terapêutico aceitável. Três propriedades de todos os agentes terapêuticos anticâncer são a base da sua utilidade clínica: (1) farmacogenética do fármaco (como a linhagem germinativa ou a expressão somática dos genes alteram a toxicidade do tecido normal ou a eficácia antitumoral); (2) ação do fármaco (farmacodinâmica, ou o que o fármaco causa no tumor/corpo); e (3) administração do fármaco (farmacocinética, ou o que o corpo causa no fármaco).

#### Farmacogenética

A farmacogenética, o estudo das diferenças interindividuais hereditárias na disposição e nos efeitos do fármaco, é importante na terapia anticâncer, uma vez que os polimorfismos genéticos nas enzimas de metabolização dos fármacos podem ser responsáveis por variações na eficácia e na toxicidade observadas com muitos agentes quimioterápicos. Os fármacos potencialmente afetados pelos polimorfismos identificados até o momento incluem tiopurinas, 5-fluorouracila, irinotecano, taxanos e os agentes à base de platina (platinantes). Em pacientes que sejam heterozigotos ou homozigotos em relação às deficiências nas enzimas metabolizantes, a toxicidade pode ser intensificada de modo dramático. Exames em relação às variações farmacogenéticas que predizem a alteração da tolerância dos tecidos normais estão atualmente disponíveis para as tiopurinas e o irinotecano.

#### Alvos moleculares e farmacodinâmica

O exame diagnóstico molecular para prever a atividade antitumoral da terapia hormonal e anti-HER2 tem sido parte da prática oncológica de rotina durante as últimas duas décadas, mas no passado recente testemunhou um aumento marcante no uso de exames diagnósticos moleculares no desenvolvimento de fármacos anticâncer e consequente aumento na quantidade de agentes anticâncer com alvo molecular e imunoterapêuticos, que são prescritos somente após a demonstração de anormalidades moleculares específicas (preditivas da resposta) nos tecidos de tumores primários ou metastáticos.[3] Exemplos dos referidos pares diagnóstico/fármaco incluem a mutação BCR-ABL prototípica na leucemia mieloide crônica e imatinibe; mutações do EGFR em adenocarcinomas de pulmão e erlotinibe; translocações da ALK tirosinoquinase em adenocarcinomas de pulmão e crizotinibe; e mutações $BRAF^{V600E}$ no melanoma e vemurafenibe. Os alvos moleculares também podem envolver a expressão de genes de reparo incompatíveis e inibidores de pontos de controle imunológico. Avanços recentes no processo de descoberta de fármacos anticâncer, ainda mais, tiveram por foco demonstrar o envolvimento de alvos moleculares presumidos de ação dos fármacos inicialmente no processo de desenvolvimento (p. ex., evidências de inibição enzimática, desfosforilação proteica ou lesão do DNA), como a primeira etapa em direção à implementação de um exame molecular preditivo em relação ao fármaco na prática clínica.

### Farmacocinética e administração do fármaco

A seleção da dose na oncologia é uma questão crítica, primariamente em virtude de os agentes anticâncer estarem situados dentre as menores razões terapêuticas em toda a medicina. Quando os tumores são responsivos ao tratamento, doses mais altas podem ou não ser mais efetivas, mas provavelmente são mais tóxicas para os tecidos normais. A depuração de um fármaco da circulação sistêmica e, potencialmente, de compartimentos fisiológicos específicos (SNC, efusões pleurais ou peritoneais), conforme evidenciado por sua exposição sistêmica, é o fator determinante mais importante da dose escolhida para um paciente em particular. É uma composição de todas as vias e mecanismos por meio dos quais o fármaco pode ser eliminado do corpo e, portanto, determina a dose e os ajustes da dose em face de alterações no metabolismo do fármaco, do transporte ou da alteração na função dos órgãos. Embora seja importante desenvolver uma clara compreensão a respeito das meias-vidas dos fármacos para estabelecer os cronogramas de administração iniciais, a exposição sistêmica será o fator determinante real da dose do fármaco que poderá ser administrada com segurança. Outro aspecto da administração do fármaco é o uso da administração com base na área de superfície corporal *versus* a administração plana (com o uso de quantidades fixas de um fármaco) na prática oncológica. Ainda que a administração com base na área de superfície corporal apresente um longo histórico na oncologia (contrariamente a outras áreas da clínica médica), muito poucos dados apoiam esta abordagem; para a maior parte dos agentes no uso comum, a variabilidade farmacocinética determinada empiricamente entre os pacientes é muito superior àquela que poderia razoavelmente ser melhorada com a administração com base no peso ou na área de superfície.

### Vias de administração dos fármacos

Antes da aprovação de imatinibe (administrado por via oral) para o tratamento da leucemia mieloide crônica em 2001, a maior parte dos agentes anticâncer foi desenvolvida para o uso parenteral. Entretanto, ainda que a administração intravenosa permaneça importante, muitos novos agentes anticâncer são desenvolvidos para o uso oral. Esta alteração na via de administração de novos fármacos traz para o primeiro plano muitas questões sobre a administração dos fármacos que anteriormente não haviam sido rotineiramente consideradas na clínica oncológica, como adesão ao tratamento (o paciente administra seu medicamento), variabilidade na absorção em virtude do efeito dos alimentos, êmese antes da absorção do fármaco, metabolismo de primeira passagem no fígado ou nos intestinos e dificuldades de deglutição. Por exemplo, caso o fármaco anti-HER1/2 administrado por via oral lapatinibe seja administrado com alimento ou em jejum, isto poderá alterar a sua absorção em até 10 vezes.

Além da administração intravenosa ou oral, os fármacos anticâncer podem ser utilizados para a administração intratecal (para superar a barreira hematencefálica) para o tratamento ou a prevenção da disseminação meníngea da leucemia; como terapia intravesical para o câncer de bexiga em estágio inicial; administração intra-arterial de fluoropirimidinas ou outros agentes para o tratamento de metástases hepáticas do câncer de cólon ou carcinoma hepatocelular; e administração intraperitoneal de fármacos tais como agentes à base de platina para a terapia anticâncer ovariano, o que proporciona uma vantagem para a sobrevida em relação a estes agentes, em comparação ao tratamento intravenoso. Em quase todos os casos, a administração de agentes anticâncer por outras vias além da oral ou intravenosa requer o envolvimento íntimo de um especialista em oncologia.

### Estudos clínicos

Os estudos clínicos na oncologia são definidos por etapas nas quais novas abordagens diagnósticas, novos agentes terapêuticos ou novos procedimentos são testados para determinar se irão se tornar parte dos cuidados padrão dos pacientes com câncer. Durante os estudos clínicos de intervenção (em vez dos estudos clínicos de observação), tratamentos ou procedimentos específicos são atribuídos aos participantes e os efeitos das intervenções são mensurados. Em relação aos estudos clínicos de novos fármacos oncológicos, a FDA reconhece diversos estados no processo de desenvolvimento dos fármacos. Estudos exploratórios de novos fármacos examinados pela primeira vez em seres humanos (estudos clínicos de fase 0) são conduzidos em um número limitado de pacientes, para definir o mecanismo de ação ou a biodistribuição de um fármaco e para orientar a administração subsequente em estudos maiores. Os estudos clínicos de fase 1 definem, com o uso de diversas estratégias de aumento da dose, a dose máxima que pode ser administrada com segurança em seres humanos e o cronograma mais apropriado para a administração do fármaco, bem como o perfil farmacocinético (e, mais recentemente, farmacodinâmico) do fármaco. Os estudos clínicos de fase 2 com frequência admitem de 50 a 150 indivíduos e enfocam no exame do fármaco para determinar sua efetividade e o perfil de efeitos colaterais em malignidade específica (ou em relação a uma anormalidade molecular relacionada a um câncer específico). Se um fármaco demonstrar atividade anticâncer em um estudo de fase 2, são realizados estudos clínicos de fase 3 para comparar a utilidade de um tratamento em investigação com um grupo controle que recebe o tratamento padrão; os pacientes na maioria dos estudos de fase 3 são distribuídos de modo aleatório ao tratamento novo ou ao padrão, para evitar uma avaliação tendenciosa dos resultados do estudo. Finalmente, após a aprovação de um novo fármaco pela FDA, habitualmente com base nos resultados dos estudos de fase 3, podem ser realizados estudos de fase 4 para coletar informações de segurança em populações maiores de pacientes, para definir a prevalência de efeitos colaterais que possam ser raros, porém sérios.

Os estudos clínicos de fase 2 com desenho tradicional examinam um tratamento por vez em grupos heterogêneos de pacientes e, portanto, não são um uso eficiente dos recursos clínicos. Os estudos clínicos multigrupos adaptativos apresentam o potencial de responder diversas questões simultaneamente e de modo mais eficiente ao corresponder as terapias com alvo molecular aos pacientes com câncer que apresentam maior probabilidade de serem beneficiados pelas mesmas. Os estudos clínicos I-SPY2 para o câncer de mama, por exemplo, utilizam uma plataforma para comparar até 12 terapias experimentais com um único grupo de controle comum em subgrupos de pacientes com câncer de mama, com 10 biomarcadores distintos.[4] Novos fármacos entram na plataforma na medida em que surgem a partir dos exames de fase 1 e saem da plataforma com uma estimativa das chances de sucesso futuro em um estudo clínico de fase 3 de tamanho pré-especificado. Embora existam algumas questões não resolvidas significativas com a estratégia adaptativa, é provável que ela se torne uma importante adição ao inventário de desenhos dos estudos clínicos.[5]

### Interações medicamentosas

Muitas interações medicamentosas afetam o perfil de toxicidade dos agentes anticâncer, na maior parte em virtude de a administração concomitante de um segundo fármaco alterar a depuração da terapia anticâncer, potencialmente intensificando os efeitos colaterais se a depuração for diminuída, ou diminuindo a eficácia em virtude da redução da exposição ao fármaco. Com mais frequência, estas interações ocorrem em virtude de um fármaco afetar o metabolismo do outro ao inibir ou intensificar a atividade das isoformas do citocromo P450 (tal como o CYP3A4) no fígado. Isto é particularmente verdadeiro para os agentes de administração por via oral, tais como imatinibe, crizotinibe, enzalutamida, pazopanibe e lapatinibe. As variações relacionadas ao fármaco concomitantes, bem como as farmacogenéticas, nas proteínas que afetam o transporte dos agentes anticâncer pelas membranas de células tumorais e normais, tais como as bombas de efluxo, também afetam a sensibilidade ou a resistência de muitas classes de fármacos anticâncer. Por exemplo, determinados fármacos que são indutores bem conhecidos do metabolismo hepático (fenitoína e rifampicina) também induzem a expressão das proteínas de transporte de fármacos.

### Terapia combinada

Virtualmente todos os esquemas quimioterápicos curativos desenvolvidos para malignidades hematológicas ou tumores sólidos utilizam combinações de agentes ativos. A quimioterapia combinada é, em geral, superior ao uso de agentes isolados na terapia adjuvante, e também na neoadjuvante. A melhora dos resultados alcançados pela quimioterapia combinada pode ser explicada de diversas maneiras. Mecanismos de resistência a determinado agente isolado são quase sempre encontrados no genoma tumoral ao diagnóstico, até mesmo em tumores clinicamente responsivos.[6] Os tumores que inicialmente são "sensíveis" à terapia sistêmica rapidamente adquirem resistência aos agentes isolados, seja como resultado da seleção de um clone preexistente de células tumorais resistentes, ou em virtude de diversas alterações moleculares adquiridas (p. ex., aumento do efluxo do fármaco, intensificação do reparo do DNA, insensibilidade à apoptose), levando à resistência clínica ao fármaco. A terapia combinada aborda esses fenômenos ao proporcionar uma gama mais ampla de mecanismos de ação dos fármacos contra células tumorais inicialmente resistentes, evitando ou retardando a seleção de clones resistentes.

O desenvolvimento de esquemas terapêuticos combinados segue um conjunto de princípios (Tabela 169.3). Para os agentes citotóxicos padrão, cada fármaco na combinação tem de ser ativo contra o tumor, e todos os fármacos precisam ser administrados em uma dose ideal e em um cronograma adequado. Os fármacos devem apresentar diferentes mecanismos de atividade antitumoral, bem como diferentes perfis de toxicidade, e os fármacos devem ser administrados em intervalos consistentes pelo mais breve tempo de tratamento possível. O uso combinado de agentes com alvo molecular exige que cada agente se ligue ao seu alvo específico e que a inibição dupla dos alvos promova intensificação complementar da inibição do crescimento tumoral. As toxicidades dos agentes com alvos moleculares devem ser moderadas, para possibilitar a administração prolongada e a inibição máxima do alvo.

### Condições terapêuticas

A terapia sistêmica é utilizada em diversas condições com ou sem e antes, durante ou após a cirurgia e a radioterapia (Tabela 169.4). Evidências

## CAPÍTULO 169 Abordagem do Paciente com Câncer

### Tabela 169.3 Princípios da terapia combinada.

| AGENTES CITOTÓXICOS | FÁRMACOS COM ALVOS MOLECULARES |
|---|---|
| Cada um dos fármacos é ativo contra o tumor | O agente apresenta efeito terapêutico sobre a via molecular *in vivo* |
| Os fármacos apresentam diferentes mecanismos de ação | Os agentes apresentam efeitos complementares sobre o mesmo alvo ou outros alvos na mesma via ou em vias cruzadas para o controle do crescimento tumoral |
| Os fármacos apresentam diferentes toxicidades clínicas para possibilitar que doses plenas de cada um deles sejam administradas | As toxicidades não se sobrepõem com os citotóxicos e são moderadas a baixas, possibilitando a administração prolongada. Considerar as consequências fisiológicas do envolvimento dos alvos em relação ao perfil de toxicidade |
| A terapia intensiva intermitente é preferida ao tratamento contínuo para citorredução e redução da imunossupressão | O cronograma é escolhido para maximizar a inibição do alvo |

### Tabela 169.4 Exemplos comuns de condições terapêuticas.

| TERAPIA ADJUVANTE | TERAPIA NEOADJUVANTE | TERAPIA POUPADORA DE ÓRGÃOS | QUIMIOTERAPIA COMBINADA |
|---|---|---|---|
| Câncer de mama em estágios I e II | Câncer de mama em estágio III | Câncer anal | Tumores sólidos metastáticos* |
| Câncer colorretal em estágio III | | Câncer laríngeo | Malignidades hematológicas |
| Câncer de pulmão em estágio II | | Câncer esofágico | |

*Geralmente paliativa.

experimentais consideráveis sugerem que os cânceres são mais sensíveis à quimioterapia durante os estágios iniciais do crescimento, em razão de frações de crescimento mais altas e tempos de ciclo celular mais breves. Portanto, determinada dose de um fármaco citotóxico pode exercer efeito terapêutico maior contra um tumor de crescimento rápido do que contra um tumor menos volumoso.

A *terapia neoadjuvante*, também denominada terapia sistêmica primária ou de indução, é utilizada antes da cirurgia ou da radioterapia para diminuir as dimensões dos cânceres localmente avançados, possibilitando, assim, a ressecção cirúrgica mais completa ou a erradicação de metástases indetectáveis. Ela também proporciona uma oportunidade para avaliar a efetividade do tratamento por meio da análise histológica e molecular do tecido ressecado. Esta abordagem é utilizada com mais frequência para o câncer de mama localmente avançado (Capítulo 188).

A *terapia poupadora de órgãos* é outro uso da quimioterapia e/ou da radioterapia para salvar os órgãos que teriam sido removidos cirurgicamente se a cura fosse o resultado pretendido. Esta técnica é, com frequência, efetiva em pacientes com cânceres de laringe (Capítulo 181), esôfago (Capítulo 183) e ânus (Capítulo 184).

A *quimioterapia adjuvante* é utilizada em pacientes cujo tumor primário e todas as evidências de câncer (p. ex., linfonodos regionais) tenham sido removidos cirurgicamente ou tratados definitivamente com radiação, mas nos quais o risco de recidiva seja alto, em virtude do envolvimento de linfonodos ou de determinadas características morfológicas ou biológicas do câncer. Exemplos comuns incluem os cânceres de mama (Capítulo 188) e de cólon (Capítulo 184). Os *endpoints* típicos da quimioterapia, tais como redução mensurável do tumor em exames de imagem seriados, não estão disponíveis nesta situação; em vez disto, a sobrevida livre de recaídas e a sobrevida geral são as principais medidas do efeito do tratamento. Para um paciente individual que recebe a terapia adjuvante, não há como determinar se esta é benéfica; portanto, as decisões em geral são baseadas em evidências de estudos clínicos.

### Avaliação da resposta

A avaliação da resposta à terapia (geralmente realizada com o uso dos RECIST [*Response Evaluation Criteria in Solid Tumors*]) depende em grande parte das dimensões do tumor, determinadas por medição direta ou por exames de imagem diagnósticos, com uso de categorias predefinidas. As categorias de resposta são "resposta completa", com ausência total do tumor e correção das alterações associadas ao tumor medidas com intervalos de no mínimo 4 semanas; "resposta parcial", definida como redução de 30% ou mais na soma dos diâmetros mais longos de até 5 lesões-alvo por órgão, confirmada pela medição repetida 4 semanas depois; "doença progressiva", caracterizada por aumento de 20% ou mais na menor soma dos diâmetros mais longos das lesões-alvo ou o desenvolvimento de novos tumores; e "doença estável", definida como o atendimento de critérios que não correspondem à resposta parcial ou à doença progressiva. As leucemias são avaliadas por meio de biopsias de medula óssea e exames moleculares diagnósticos para a doença residual, e o mieloma múltiplo é tipicamente avaliado por meio da medição de proteínas monoclonais, hemogramas de sangue periférico, e porcentagem de plasmócitos malignos em amostras de medula óssea, bem como exames de imagem de lesões ósseas. A avaliação exata da resposta após a terapia sistêmica é essencial, em virtude da relação próxima entre o grau de resposta e a duração do controle da doença.

### Classes de agentes terapêuticos

#### Agentes citotóxicos, alvos moleculares pequenos e anticorpos

As propriedades farmacológicas dos agentes quimioterápicos citotóxicos e com alvos moleculares mais comumente utilizados e dos anticorpos aprovados pela FDA estão descritas na Tabela 169.2 e encontram-se detalhadas *online* na e-Tabela 169.1, bem como as suas indicações terapêuticas mais comuns. Em todos os casos, as informações atuais do fabricante devem ser verificadas antes do início da terapia.

A administração da quimioterapia é mais bem realizada por indivíduos especificamente treinados, em virtude dos riscos agudos duplos das reações de hipersensibilidade e do extravasamento. Não são sugeridas doses nem cronogramas na Tabela 169.2, uma vez que estes agentes com frequência são utilizados em combinação, e as doses de cada fármaco precisam ser reduzidas quando os compostos são combinados. O tratamento de populações especiais, incluindo pacientes com obesidade significativa, gestantes, idosos e indivíduos com função anormal dos órgãos-alvo, é abordado posteriormente neste capítulo.

Exceto se especificado de outro modo, a maior parte dos agentes quimioterápicos citotóxicos provoca algum grau de náuseas e vômitos, mielossupressão, alopecia, mucosite e/ou diarreia após o tratamento; muitos agentes também são teratogênicos, mutagênicos e carcinogênicos. Os fármacos utilizados de modo rotineiro para prevenir as toxicidades específicas destes agentes também estão incluídos na Tabela 169.2.

Ao longo da última década, muitas dezenas de agentes anticâncer de moléculas pequenas, com mecanismos de ação com alvos moleculares mais precisos, se tornaram uma parte padrão da prática oncológica (Tabela 169.2).[7,8] Embora as dependências moleculares no interior das células tumorais contra as quais estes fármacos são direcionados sejam de amplo escopo, incluindo a tirosinoquinase dos fatores de crescimento ou seus receptores, elas são funcionalmente muito mais específicas do que as gerações anteriores de terapias anticâncer sistêmicas. Isto possibilita uma apreciação melhor das situações clínicas nas quais determinados fármacos podem ser benéficos, bem como a possibilidade de desenvolvimento de agentes para uso em tumores específicos com base em suas suscetibilidades genéticas. Deve-se também notar que os perfis de toxicidade dos agentes com alvos moleculares refletem com mais frequência as alterações produzidas nas vias bioquímicas que controlam a função normal dos órgãos, em vez de um padrão geral de toxicidade consistente com a lesão nos tecidos de crescimento rápido, tais como a medula óssea e o sistema digestório. As pesquisas atuais têm por objetivo esclarecer perfis de mutação específicos na clínica, que possam ser utilizados para selecionar prospectivamente os pacientes para a terapia (Capítulo 171).

O desenvolvimento de anticorpos monoclonais direcionados contra proteínas ou outros fatores determinantes moleculares encontrados nas células cancerosas representa uma abordagem adicional aos alvos moleculares da terapia sistêmica. Exemplos incluem o cetuximabe (com alvo molecular no receptor do fator de crescimento epidérmico), rituximabe (com alvo molecular no antígeno de superfície CD20 de linfócitos B), e trastuzumabe[A1] (que bloqueia HER2). Estes anticorpos monoclonais podem ser utilizados isoladamente ou na forma de anticorpos biespecíficos ou multiespecíficos recombinantes, que proporcionam alvos moleculares em receptores multifuncionais, ou marcados com uma molécula radioativa, ou conjugados a outra citotoxina para intensificar a morte celular. As abordagens radioimunoconjugadas têm sido as mais efetivas no tratamento do linfoma não Hodgkin (Capítulo 176) e da leucemia linfocítica crônica (Capítulo 174). A efetividade dos anticorpos monoclonais em tipos de tumores específicos não é idêntica à das pequenas moléculas desenvolvidas contra o mesmo alvo, em parte em razão da indução dos mecanismos imunologicamente mediados da morte de células tumorais que são únicos dos anticorpos.

Um importante desafio com a terapia com alvo molecular contra malignidades é o desenvolvimento frequente de fármaco-resistência. Os cânceres são caracterizados pela significativa heterogeneidade genética intratumoral, e resistência às terapias com alvos moleculares pode surgir a partir do crescimento selecionado de subclones preexistentes no tumor que carreiam mutações de fármaco-resistência e que, portanto, apresentam uma vantagem para a sobrevida.[9]

### Terapias hormonais
A terapia endócrina ou hormonal anticâncer, a forma mais inicial de terapia sistêmica, é quase que totalmente limitada ao câncer de mama (Capítulo 188) e ao câncer de próstata (Capítulo 191). Acredita-se que muitos cânceres de mama em mulheres em idade fértil estejam sob a influência dos estrogênios, e a privação hormonal (ablação) pode produzir respostas a longo prazo em pacientes adequadamente selecionadas (com positividade para receptores de estrogênio e/ou progesterona que apresentam predominantemente doença em tecidos moles ou óssea). O antiestrogênio tamoxifeno é efetivo contra o câncer de mama, e pode diminuir a incidência de cânceres de mama contralaterais em mulheres com câncer de mama tanto em idade fértil quanto após a menopausa. Também apresenta atividade semelhante à do estrogênio, que é responsável pelo aumento da taxa de cânceres endometriais. As mulheres após a menopausa que são candidatas à terapia hormonal também podem responder ao tamoxifeno; entretanto, observa-se que os inibidores da aromatase (p. ex., anastrozol, letrozol, exemestano), que diminuem a conversão de metabólitos no tecido adiposo e muscular em estrogênio, são mais efetivos do que o tamoxifeno como terapia de primeira linha em ambas as condições adjuvante e metastática.

O câncer de próstata (Capítulo 191) é, habitualmente, dependente do androgênio, e a privação do androgênio pode induzir respostas significativas. A recente introdução de inibidores mais potentes da biossíntese do androgênio (abiraterona) e da transdução de sinais mediada por receptores de androgênio (enzalutamida)[A2] intensificou ainda mais a variedade e a efetividade das terapias de privação de androgênio para esta doença.

Os corticosteroides (Capítulo 32), tipicamente prednisona e dexametasona, são amplamente utilizados no tratamento dos cânceres hematológicos e oncológicos. Na doença de Hodgkin (Capítulo 177), nos linfomas não Hodgkin (Capítulo 176) e no mieloma múltiplo (Capítulo 178), os corticosteroides apresentam atividade antitumoral. Em pacientes com tumores sólidos, são utilizados como antieméticos e para alívio sintomático do edema cerebral em casos de metástases no SNC (Capítulo 180), ou como adjuntos à radioterapia para as metástases na medula espinal.

### Terapias epigenéticas
Assim como as mutações do DNA contribuem para a progressão tumoral, as alterações epigenéticas na transcrição do DNA participam no crescimento dos tumores e na sua resistência à quimioterapia (Capítulo 171). Os dois mecanismos epigenéticos mais bem caracterizados são a metilação do DNA e a modificação das histonas. A metilação do DNA é controlada pelas DNA metiltransferases (DNMT), enquanto a modificação das histonas (acetilação) é controlada por histona acetiltransferases (HAT). Os inibidores de DNMT, a azacitidina e a decitabina, produzem respostas duradouras e benefícios para a sobrevida em pacientes com síndrome mielodisplásica (Capítulo 172). Os inibidores de histona desacetilases (HDAC), o vorinostate e a romidepsina, demonstraram benefício clínico no tratamento do linfoma cutâneo de células T (Capítulo 176). Além disso, a terapia epigenética consegue reduzir a resistência à quimioterapia em diversos tipos de tumores.

Observou-se também que os inibidores de DNMT apresentam um mecanismo de ação com base imune. Eles também intensificam a eficácia dos inibidores de *checkpoints* imunes ou reguladores da ativação imune (ver próxima seção sobre imunoterapia). Portanto, os estudos clínicos atuais estão testando a combinação da terapia epigenética e da imunoterapia no tratamento do câncer.[10]

### Imunoterapia
Diversas novas abordagens para a melhora da imunoterapia anticâncer por meio do bloqueio dos efeitos negativos sobre o sistema imune produzidos pelos tumores exerceram efeitos benéficos clínicos dramáticos em pacientes com diversos cânceres avançados, incluindo melanoma, tumores de rim, bexiga, cabeça e pescoço e de pulmão, bem como linfoma de Hodgkin e linfoma não Hodgkin. A terapia de *checkpoints* imunes tem por alvo molecular as vias regulatórias nos linfócitos T, para intensificar as suas respostas imunes antitumorais. O objetivo deste tipo de terapia não é ativar o sistema imune para atacar alvos particulares nas células tumorais, mas remover as vias inibitórias que bloqueiam as respostas antitumorais efetivas dos linfócitos T. A sobrevida de homens e mulheres com melanoma metastático (Capítulo 193) aumenta significativamente após o tratamento com um anticorpo (ipilimumabe, anti-CTLA-4) que neutraliza as proteínas que protegem as células tumorais contra a destruição pelo sistema imune.[A3] Anticorpos adicionais, que têm por alvo molecular outros *checkpoints* imunes (anti-PD-1 e anti-PD-L1), proporcionam benefícios clínicos substanciais para os pacientes com melanoma, câncer renal, câncer de pulmão de não pequenas células, e uma diversidade de outros tumores sólidos e linfomas. Entretanto, pode ocorrer cardiotoxicidade aguda nos pacientes que recebem terapia com inibidor de *checkpoints* imunes.[11]

Outra abordagem para a imunoterapia anticâncer consiste em transferência de células adotivas, que envolve a modificação das células imunes do próprio paciente para reconhecer e atacar os seus próprios tumores. Neste tipo, com a assim denominada terapia de células CAR-T, os linfócitos T coletados de um paciente são geneticamente modificados para produzir receptores especiais sobre a sua superfície, denominados "receptores de antígeno quiméricos" (ou "CAR"). Os achados de desfechos impressionantes com o uso de células CAR-T com alvo molecular em CD19 em pacientes com malignidades de células B intensificaram o entusiasmo por esta abordagem,[12] e levaram à primeira aprovação das células CAR-T pela FDA para a leucemia aguda da infância e determinados linfomas não Hodgkin refratários, apesar de um alto risco de complicações neurológicas agudas.

### Fármacos para prevenção ou tratamento de toxicidades
Além dos fatores de crescimento hematopoéticos utilizados para reduzir os efeitos adversos das terapias anticâncer sistêmicas sobre a medula óssea (discutidos posteriormente sob Manejo das complicações), existem fármacos que foram desenvolvidos para minimizar importantes efeitos colaterais da quimioterapia citotóxica (Tabela 169.2). Estes incluem o dexrazoxano, um agente quelante de ferro que pode prevenir a cardiotoxicidade das antraciclinas (doxorrubicina e daunorrubicina); a leucovorina, que pode diminuir os efeitos colaterais hematológicos dos antagonistas do ácido fólico; e o mesna, um composto que contém tiol, que bloqueia o dano da mucosa vesical causado pelos metabólitos da ciclofosfamida. O triacetato de uridina é aprovado pela FDA para tratamento de pacientes que recebem uma superdosagem de fluoruracila ou capecitabina, ou que desenvolvem toxicidades graves ou potencialmente fatais nos 4 dias seguintes ao seu recebimento.

## Transplante de medula óssea ou de células-tronco hematopoéticas
Em virtude da importante toxicidade dose-limitante da maior parte dos agentes quimioterápicos ser a mielossupressão, foram desenvolvidas abordagens para a coleta das células-tronco pluripotentes encontradas na medula óssea, no sangue periférico ou, em menor frequência, no sangue do cordão antes da quimioterapia que lesiona a medula, de modo que as células-tronco possam ser posteriormente reinfundidas (Capítulo 168). Esta técnica é mais efetiva para as leucemias agudas (Capítulo 173), os linfomas com recaída (Capítulo 176) e os tumores de células germinativas (Capítulo 190). A eficácia da abordagem é limitada, mais pela incapacidade de erradicar as células cancerosas do que pela incapacidade de alcançar a enxertia. Os transplantes podem ser singênicos (de um gêmeo idêntico), autólogos (do próprio indivíduo), alogênicos (de um doador compatível, como um irmão ou um familiar), ou de um doador compatível não relacionado. Os transplantes hematopoéticos não ablativos, que não eliminam completamente a mielopoese, reduzem a toxicidade e possibilitam o tratamento de pacientes mais idosos e clinicamente enfermos. O transplante de células-tronco hematopoéticas (TCTH) é discutido em detalhes no Capítulo 168.

## Tratamentos de populações especiais
### Obesidade
Estudos dos padrões práticos indicam que até 40% dos pacientes obesos recebem doses limitadas de quimioterapia, que não são baseadas no peso corporal real. As preocupações a respeito da toxicidade ou da superdosagem com base no uso do peso corporal real nos pacientes obesos com câncer são infundadas. A American Society of Clinical Oncology (ASCO) publicou diretrizes de prática com base em evidências que recomendam que as doses quimioterápicas citotóxicas integrais sejam utilizadas para o tratamento dos pacientes com câncer obesos, especialmente quando o objetivo do tratamento é a cura.[13]

### Gestação
A ocorrência de câncer durante a gestação não é incomum, com os cânceres de mama, colo do útero, ovário e de tireoide, o melanoma e as malignidades hematológicas[14,15] sendo os mais comuns. Este é um período de muita carga emocional, e a tomada de decisões clínicas é complicada por questões éticas, morais, culturais e religiosas. Se a cirurgia puder ser realizada com segurança, esta pode ser a melhor opção, até mesmo se for apenas contemporizadora. A radioterapia (RT) apresenta o risco muito real de exposição do feto à radiação, e o estadiamento quase sempre é inferior ao ideal e confinado aos exames por ultrassom. Quando a doença exige quimioterapia, as alterações na mãe e no feto têm de ser levadas em consideração; por exemplo, existem alterações importantes na depuração dos fármacos durante a gestação, além da absorção gastrintestinal e da transferência placentária, sem mencionar a farmacocinética fetal e a excreção placentária. Muitos fármacos quimioterápicos comumente utilizados são classificados pela FDA como de categoria D (risco fetal humano positivo, mas os benefícios na gestante podem ser

aceitáveis, apesar do risco) ou de categoria X (estudos em seres humanos e animais demonstraram malformações fetais ou não existem evidências de risco fetal com base nas evidências em seres humanos). Se a condição da mãe permitir, é recomendável adiar a quimioterapia (incluindo as antraciclinas e os taxanos) durante o primeiro trimestre e tratar situações potencialmente fatais durante o terceiro trimestre, após orientação significativa dos genitores. A preservação da fertilidade é especialmente desafiadora para as mulheres com malignidades hematológicas, câncer de mama, sarcoma, alguns cânceres pélvicos, nos quais as combinações de quimioterapia com agente alquilante, RT pélvica e/ou cirurgia são as que apresentam maior probabilidade de causar insuficiência ovariana precoce. As opções para a preservação da fertilidade incluem criopreservação embrionária, de oócitos maduros ou do tecido ovariano.[16,18b]

## Geriatria

Uma proporção cada vez maior de cânceres ocorre na população mais idosa. As alterações fisiológicas que se desenvolvem com o envelhecimento incluem a diminuição da excreção de fármacos e metabólitos dos rins, a diminuição do volume de distribuição de fármacos hidrossolúveis e o aumento da suscetibilidade a mielossupressão, cardiopatia e neuropatia, em parte relacionados às comorbidades. Como regra geral, a adequação à terapia pode ser determinada por uma avaliação geriátrica abrangente (AGA), que engloba a capacidade funcional, as comorbidades, a nutrição, os medicamentos e os recursos do paciente. A avaliação geriátrica é discutida em detalhes no Capítulo 21. A idade, em si, não é uma barreira para a cirurgia; em vez disto, a capacidade funcional e a AGA do paciente devem determinar a probabilidade de uma boa recuperação. Aparentemente, a tolerância à RT se mantém, em grande parte, intacta com o envelhecimento. As decisões sobre a quimioterapia também se fundamentam na capacidade funcional e na AGA. Também são realizados ajustes da dose quando a taxa de filtração glomerular (TFG) dos pacientes com 65 anos ou mais, quando apropriado. O uso de doses quimioterápicas mais baixas, somente com base na idade, não é recomendável e pode resultar em ausência de efetividade do tratamento.

## Disfunção de órgãos

As alterações na depuração dos fármacos são críticas na administração segura dos agentes anticâncer. Ao longo da última década, estudos farmacocinéticos começaram a detalhar o cenário sobre como níveis específicos de disfunção renal ou hepática cuidadosamente definidos alteram a depuração e a tolerância a muitos dos fármacos mais comumente utilizados para o tratamento sistêmico do câncer. Para cada novo agente, são necessárias investigações prospectivas para definir os parâmetros de utilização para cada nível de disfunção de órgãos clinicamente definido. Deve-se salientar que as alterações nos parâmetros farmacocinéticos por si próprias podem ocorrer com ou sem alterações importantes na toxicidade. Quando houver evidências, as recomendações aplicáveis para o uso de fármacos quimioterápicos na condição de disfunção renal ou hepática estarão indicadas na Tabela 169.2.

## Manejo das complicações
### Cuidados de suporte
#### Suporte nutricional

A nutrição sempre é uma preocupação para os pacientes recentemente diagnosticados com câncer, até mesmo se eles não apresentaram perda de peso. De fato, a perda de peso significativa é um fator prognóstico adverso para diversos cânceres, em especial para o câncer de pulmão. Com frequência os pacientes se preocupam se a sua dieta contribuiu para o desenvolvimento do câncer e se a dieta pode influenciar os resultados da terapia. Na maior parte das condições, não é o caso de nenhuma destas situações. Pacientes desnutridos devem ser avaliados por um nutricionista para determinar se estão ingerindo calorias suficientes e se suplementos alimentares podem ser necessários. A avaliação nutricional é discutida em detalhes no Capítulo 202. Alguns pacientes, como aqueles com cânceres de cabeça e pescoço (Capítulo 181) ou cânceres esofágicos (Capítulo 183), podem necessitar de nutrição parenteral por meio de um tubo de gastrostomia percutâneo. A nutrição parenteral total (Capítulo 204) raramente é indicada. Doses de vitaminas superiores às recomendadas também não são úteis e podem ser tóxicas. É importante determinar se medicamentos sem prescrição médica e/ou alternativos (Capítulo 34) estão sendo contemplados ou utilizados pelo paciente, em virtude do potencial de interações medicamentosas.

#### Apoio psicossocial

Os pacientes com diagnóstico de câncer recente apresentam aumento do risco de morte em virtude de causas cardiovasculares, especialmente durante a primeira semana após o diagnóstico. A necessidade de apoio psicossocial contínuo em face do tratamento anticâncer em andamento, e a ansiedade, a depressão e o medo correlatos vivenciados por muitos pacientes são substanciais, e podem estar além da capacidade de atendimento dos familiares imediatos. Nesta condição, os pacientes com frequência se beneficiam da participação em grupos de apoio ou do aconselhamento individualizado direto, bem como dos esforços para melhorar a comunicação entre todos os níveis dos sistemas de cuidado e apoio.

#### Fatores de crescimento hematopoético

Os fatores de crescimento, tais como o fator de estimulação de colônias de granulócitos (G-CSF) e o fator de estimulação de colônias de granulócitos-macrófagos (GM-CSF), aceleram a recuperação da depressão do leucograma, possibilitando que a quimioterapia seja administrada conforme o cronograma, em muitos casos sem reduzir a dose (Capítulo 147).[A4] Entretanto, a referida terapia não diminui as hospitalizações ou melhora a sobrevida. É possível determinar quais indivíduos correm maior risco para neutropenia febril (Capítulo 158) e tratá-los antecipadamente, com base nas diretrizes publicadas.[17] A correção da anemia com agentes de estimulação da eritropoese (AEE) (epoetina alfa e darbepoetina alfa), quando possível, pode estar associada às complicações dos eventos adversos cardiovasculares e até mesmo à possível progressão tumoral (Capítulo 149).[18,18b]

#### Prevenção de fraturas ósseas patológicas

Os bisfosfonatos pamidronato e zoledronato são muito efetivos, não apenas para o tratamento da hipercalcemia induzida pelos tumores, como também para reduzir as fraturas patológicas em ossos com lesões metastáticas, em particular em virtude do câncer de mama (Capítulo 188), do câncer de próstata (Capítulo 191) e do mieloma (Capítulo 178). Também são utilizados para o tratamento da osteoporose causada pela menopausa prematura induzida pela quimioterapia em mulheres jovens com câncer de mama (Capítulo 230). O denosumabe é um anticorpo monoclonal humano que se liga ao ligante do RANK, uma proteína encontrada nos osteoclastos que está envolvida na degradação óssea. Alguns estudos clínicos observaram que o denosumabe é superior ao ácido zoledrônico para a prevenção de eventos relacionados ao esqueleto em pacientes com câncer com metástases ósseas.[A5] O denosumabe adjuvante, administrado por via subcutânea a cada 6 meses, em comparação ao placebo, reduz o risco de fraturas clínicas em mulheres na pós-menopausa com câncer de mama que recebem inibidores da aromatase, sem qualquer toxicidade adicional.[A6]

### Manejo dos sintomas

O manejo efetivo dos sintomas é crítico para administração, com sucesso, do tratamento curativo ou paliativo e para a manutenção da qualidade de vida do paciente.

#### Náuseas e vômitos

Os pacientes continuam a temer a quimioterapia em virtude do risco de náuseas e vômitos. Novos antieméticos, utilizados em combinação,[19] tornaram estes efeitos colaterais muito menos debilitantes. Os fármacos quimioterápicos podem ser classificados de acordo com a sua probabilidade de causar náuseas e vômitos, com o tratamento profilático sendo administrado de acordo com isto. A disponibilidade dos antagonistas de receptores de serotonina 5-hidroxitriptamina do tipo 3 (5-HT$_3$) (dolasetrona, granisetrona, ondansetrona) melhorou dramaticamente a nossa capacidade de controlar a náuseas e o vômito completamente. Os regimes mais emetogênicos requerem a terapia de combinação com um corticosteroide (geralmente a dexametasona), um antagonista de 5-HT$_3$ e um benzodiazepínico (p. ex., lorazepam), ou o antagonista de receptores de neurocinina-1, aprepitante.[A7] O aprepitanto é particularmente útil para o tratamento/a prevenção de náuseas e vômitos tardios. Um estudo clínico duplo-cego e randomizado de quatro esquemas combinados para o controle de náuseas tardias concluiu que o acréscimo de dexametasona nos dias 2 e 3 foi particularmente efetivo.[A8]

#### Controle da dor

O controle da dor[20] (Capítulo 27) pode ser obtido com vários tipos de analgésicos, tanto não narcóticos quanto narcóticos.[21,22] Os oncologistas utilizam diversas escalas para a avaliação da dor e iniciam o tratamento com anti-inflamatórios não esteroides (AINEs), tais como ácido acetilsalicílico (AAS) ou paracetamol, passam para ibuprofeno e fármacos correlatos e, em seguida, para as combinações de AINEs e narcóticos, até os narcóticos mais fortes. Os narcóticos mais novos estão disponíveis em formas de curta duração e de longa duração; alguns adesivos dérmicos têm duração de 72 horas, o que é ideal para os pacientes que apresentam dor grave e que não conseguem receber medicamentos orais. A fentanila transmucosa oral é mais efetiva do que a morfina de liberação padrão nesta condição. A mucosite oral dolorosa, uma complicação comum da terapia intensiva para as malignidades hematológicas, pode ser tratada com medidas locais ou com fator de crescimento de queratinócitos humano recombinante. Os fármacos orais contra *Candida*, que são absorvidos ou parcialmente absorvidos a partir do sistema digestório, podem ajudar a prevenir a dor da candidíase oral. Os padrões da American Pain Society para o manejo da dor no câncer recomendam tanto as intervenções farmacológicas quanto as psicossociais como abordagens complementares.

Metanálise de estudos controlados e randomizados de diversas intervenções psicossociais entre pacientes com câncer adultos (p. ex., treinamento para o relaxamento, terapia comportamental cognitiva e outras abordagens com base em instruções e habilidades) demonstrou efeitos intermediários sobre a gravidade da dor e a interferência com as atividades diárias.

### Efusões malignas

Acúmulos de líquido e células malignas nos espaços pleural, peritoneal ou pericárdico são complicações comuns das malignidades epiteliais e hematopoéticas, que com frequência provocam uma gama significativa de sinais/sintomas, seja no momento do diagnóstico ou no acompanhamento da progressão tumoral. As efusões pleurais malignas (Capítulo 92) estão mais comumente associadas aos cânceres de pulmão e de mama ou aos linfomas, podem ser resultado da obstrução linfática ou da invasão direta das membranas pleurais, e podem provocar graus significativos de dispneia, tosse ou dor, que exigem terapia. A toracocentese diagnóstica de volume suficiente (> 60 mℓ), com a análise citológica da efusão pleural, apresenta rendimento diagnóstico razoavelmente alto (60 a 90%). Em pacientes com linfoma, câncer de mama ou câncer de pulmão de pequenas células não tratados anteriormente, a resposta objetiva ao início da quimioterapia sistêmica pode proporcionar alívio sintomático a longo prazo. Contudo, em pacientes com câncer de pulmão ou de mama recidivante, por exemplo, efusões pleurais com confirmação da existência de células malignas são desafios terapêuticos difíceis e persistentes. Para os pacientes sintomáticos, a toracocentese terapêutica, geralmente guiada por US, é necessária e pode ser preciso repeti-la para reduzir a dispneia. Quando são necessárias toracocenteses frequentes ao longo de breves intervalos, com frequência é realizado um procedimento de pleurodese, que abrange a drenagem do espaço pleural com uma toracostomia torácica e a instilação de um composto esclerosante (talco, doxiciclina), que iniciará uma resposta inflamatória de magnitude suficiente para obliterar o espaço pleural. A pleurodese apresenta sucesso no mínimo temporário para a prevenção da recidiva de líquidos na maioria dos pacientes; e quando isto não ocorre, a inserção de um cateter pleural de longa permanência pode proporcionar o alívio sintomático prolongado da dispneia.

A ascite maligna (efusão peritoneal) ocorre com mais frequência em pacientes com malignidades intra-abdominais (cânceres gástrico, ovariano, pancreático e peritoneal primário), mas pode ser observada também em pacientes com cânceres de mama e de pulmão avançados ou linfoma. A ascite maligna é causada, em parte, pelo aumento da permeabilidade da vasculatura do tumor, que é resultado da superexpressão do fator de crescimento endotelial vascular, pela produção excessiva de citocinas inflamatórias no espaço peritoneal, ou pelo bloqueio linfático secundário à carcinomatose. A paracentese guiada por US proporciona o alívio da distensão abdominal, da dispneia e da dor da distensão abdominal, mas com frequência precisará ser repetida, o que implica risco de desidratação, perda de proteínas, desequilíbrio eletrolítico, sangramento, infecção e disfunção renal. A necessidade de paracentese com frequências inferiores a 1 semana deve incitar a consideração sobre a inserção de um cateter permanente para possibilitar a autodrenagem, ainda que estes dispositivos impliquem risco significativo de infecção.

As efusões pericárdicas malignas (Capítulo 68) estão mais comumente relacionadas à extensão direta ou à disseminação metastática de câncer de pulmão ou de mama, de melanomas e de malignidades hematológicas. Como nos casos de outras efusões malignas, a pericardiocentese guiada por exames de imagem, com o exame citológico do líquido que foi retirado, com frequência proporcionará a confirmação diagnóstica da malignidade; além disso, até mesmo a remoção de um volume relativamente pequeno de líquido (< 50 mℓ) alivia, no mínimo parcialmente, o comprometimento hemodinâmico provocado pela efusão. A abordagem de um paciente com efusões pericárdicas malignas é determinada pelo estado hemodinâmico (que direciona a escolha entre pericardiocentese de emergência ou pericardiostomia eletiva) e pela sensibilidade prevista do tumor incitante à terapia sistêmica (linfoma não tratado *versus* câncer de pulmão resistente à quimioterapia, por exemplo).

## MANIFESTAÇÕES ENDÓCRINAS DO CÂNCER

As síndromes clínicas associadas à produção ectópica de hormônios impõem dilemas diagnósticos especiais, provocam um grau significativo de morbidade ou até mesmo a morte de pacientes com câncer, e são de difícil tratamento (Tabela 169.5). O manejo destas síndromes envolve o tratamento simultâneo tanto do câncer quanto da síndrome causada pela produção hormonal excessiva. Muitas das manifestações endócrinas do câncer[23] são causadas pela produção de hormônios polipeptídicos pequenos pelos tumores, alguns deles derivados de tipos específicos de células endócrinas. Estas células estão amplamente dispersas em diversos órgãos,

**Tabela 169.5** Algumas síndromes clínicas de produção ectópica hormonal.

Hipercalcemia humoral
  Proteína relacionada ao paratormônio
    Carcinoma espinocelular
    Câncer de mama
    Tumores neuroendócrinos
    Câncer de células renais
    Melanoma
    Câncer de próstata
  Aumento do calcitriol
    Linfoma
    Condições benignas: sarcoide, beriliose, tuberculose, infecções fúngicas

Corticotrofina
  Pró-opiomelanocortina
    Câncer de pulmão de pequenas células
    Carcinoide pulmonar
    Câncer de tireoide medular
    Tumor de células da ilhota
    Feocromocitoma
    Ganglioneuroma
  Hormônio de liberação de corticotrofina
    Câncer de tireoide medular
    Paraganglioma
    Câncer de próstata
    Tumores de células da ilhota

Gonadotrofina coriônica humana
  Coriocarcinoma
  Carcinoma testicular de células embrionárias
  Seminoma

Hipoglicemia
  Insulinoma
  Sarcomas ou tumores retroperitoneais grandes

Secreção inadequada de hormônio antidiurético
  Câncer de pulmão de pequenas células
  Câncer espinocelular de cabeça e pescoço

Eritropoetina
  Câncer de células renais
  Carcinoma hepatocelular
  Feocromocitoma
  Condições benignas: hemangioblastoma cerebelar, fibroide uterino

com frequência têm origem na crista neural, e podem produzir aminas biogênicas. Os hormônios produzidos a partir destes tumores incluem o hormônio adrenocorticotrófico (corticotrofina, ACTH), a calcitonina, o peptídio intestinal vasoativo (VIP), o hormônio de liberação do hormônio do crescimento, o hormônio de liberação de corticotrofina (CRH), a somatostatina e outros peptídios. Um segundo grupo de tumores, geralmente derivados do epitélio escamoso, produz proteínas relacionadas ao paratormônio (PTHrP) e vasopressina.

### Hipercalcemia da malignidade

A hipercalcemia humoral é uma das síndromes endócrinas mais comumente relacionadas a uma malignidade subjacente. Existem diversos diferentes mecanismos relacionados a este processo fisiopatológico, incluindo produção ectópica de PTHrP com ativação dos receptores de PTH para aumentar a diferenciação de osteoclastos e a reabsorção óssea, com consequente hipercalcemia. A produção ectópica de PTHrP (em vez de PTH) por diversos diferentes tipos de câncer, de modo mais característico no câncer espinocelular, no câncer de mama, no câncer de células renais e no câncer de próstata, bem como por tumores neuroendócrinos e melanoma (ver Tabela 169.5), é uma das causas mais comuns de hipercalcemia da malignidade.[24] O aumento da produção de calcitriol, que aumenta a absorção do cálcio com a supressão dos níveis séricos de PTH, é outra causa de hipercalcemia maligna, que é mais comumente observada em pacientes com linfoma. As metástases ósseas, sobretudo em pacientes com câncer de mama e mieloma, podem provocar hipercalcemia em virtude do aumento da produção local de PTHrP ou de outras citocinas que aumentam a reabsorção óssea.

O tratamento da hipercalcemia maligna é semelhante ao da hipercalcemia causada pelo hiperparatireoidismo (Capítulo 232), no sentido em que a reversão da desidratação e o início da diurese com solução de NaCl a 0,9% devem ser iniciados precocemente; os pacientes com cálcio sérico superior a 13 mg/dl devem ser tratados inicialmente com um bisfosfonato, com o uso estendido do bisfosfonato, conforme descrito anteriormente, para prevenção de fraturas ósseas e da recidiva da hipercalcemia (Capítulo 232).

### Outras síndromes hormonais ectópicas

A secreção inadequada de ACTH é rara, mas se assemelha à doença de Cushing hipofisária (Capítulo 214); os tumores que produzem CRH incluem o câncer de tireoide medular, o câncer de próstata e as neoplasias de células da ilhota. A síndrome de ACTH ectópica pode se manifestar como síndrome de Cushing clássica, com formação de equimoses (fragilidade capilar), obesidade centrípeta, atrofia muscular, hipertensão arterial, diabetes melito e alcalose metabólica, ainda que muitos pacientes com cânceres com produção de ACTH ectópica progridam muito rapidamente até desenvolver manifestações cushingoides clinicamente proeminentes. Hipopotassemia significativa pode predominar sem as características clássicas da síndrome de Cushing em pacientes com câncer de pulmão de pequenas células.

Hipoglicemia associada a tumor, ainda que incomum, pode ser o resultado de produção excessiva de insulina pelos tumores de células das ilhotas pancreáticas; de gliconeogênese hepática insuficiente relacionada à perda da massa hepática funcional causada pela doença metastática; ou de superexpressão do fator II de crescimento insulino-símile, que pode ativar os receptores de insulina em pacientes com grandes sarcomas retroperitoneais ou carcinomas hepatocelulares. Em cada um destes casos, podem ser prescritas pequenas refeições frequentes; contudo, o manejo sintomático de sucesso da hipoglicemia é difícil sem controle da massa tumoral primária ou das metástases.

A síndrome clínica de secreção inadequada de hormônio antidiurético (SIHAD) é causada por produção ectópica de vasopressina, primariamente em pacientes com câncer de pulmão de pequenas células ou cânceres espinocelulares de cabeça e pescoço, e ocasionalmente naqueles com tumores cerebrais primários. É caracterizada por hiponatremia, hipo-osmolalidade, excreção urinária excessiva de sódio, osmolalidade urinária inadequadamente alta para a osmolalidade sérica baixa, e funções renal, suprarrenal e tireóidea normais (Capítulo 108). A hiponatremia nesta condição é euvolêmica. A restrição de líquido (água livre) pode proporcionar manejo adequado a curto prazo da hiponatremia sintomática; entretanto, o tratamento com demeclociclina, que bloqueia os efeitos da vasopressina sobre os rins, é mais efetivo a longo prazo.

## SÍNDROMES PARANEOPLÁSICAS

O termo *paraneoplasia*, que significa "junto ao câncer", tem sido comumente utilizado para indicar os efeitos remotos do câncer que não podem ser atribuídos à invasão direta ou às metástases a distância. Estas síndromes podem ser o primeiro sinal de malignidade e afetam até 15% dos pacientes com câncer (Tabela 169.6). Entretanto, se os pacientes com caquexia forem excluídos, a incidência provavelmente diminui muito. As síndromes paraneoplásicas podem ser o sinal ou sintoma inicial de malignidade subjacente. Até dois terços das síndromes paraneoplásicas surgem antes que uma malignidade associada seja diagnosticada. Em alguns casos, a síndrome paraneoplásica está associada a tumores relativamente pequenos; o reconhecimento destas associações pode levar ao diagnóstico mais precoce e, possivelmente, à terapia mais efetiva. Além disso, uma das características que definem uma síndrome paraneoplásica é que a evolução da síndrome em geral é paralela à evolução do tumor. Portanto, o tratamento efetivo da malignidade subjacente é, com frequência, acompanhado pela melhora ou pela resolução da síndrome. Por outro lado, a recidiva do câncer pode ser anunciada pelo retorno das manifestações sistêmicas. As diversas síndromes paraneoplásicas neurológicas[25] são revisadas a seguir.

### Síndromes paraneoplásicas neurológicas

Diversas síndromes paraneoplásicas neurológicas podem complicar muitos cânceres diferentes, com o câncer de pulmão de pequenas células (Capítulo 182) sendo uma causa especialmente comum (Tabela 169.7). A síndrome miastênica de Lambert-Eaton (Capítulo 394) mimetiza clinicamente a miastenia *gravis*, exceto pelo fato de que a força muscular melhora, em vez de deteriorar, com a contração voluntária prolongada. A encefalite paraneoplásica e as neuropatias sensoriais subagudas

**Tabela 169.6** Avaliação e diagnóstico das síndromes paraneoplásicas.

Caracterizar a anormalidade; solicitar exames laboratoriais e biopsia, se necessários

Investigar cuidadosamente quaisquer sintomas e sinais adicionais

Eliminar as causas comuns

Se não houver etiologia óbvia, considerar síndrome paraneoplásica

Se os achados forem consistentes com uma síndrome conhecida, realizar rastreamento do processo maligno subjacente

Se os sinais e sintomas forem consistentes com uma síndrome paraneoplásica conhecida, investigar câncer primário conhecido ou a recidiva ou progressão de um tumor primário conhecido

O rastreamento deve incluir exame físico cuidadoso, incluindo exame das mamas, exame ginecológico e toque retal; exames hematológicos, bioquímicos e urinários básicos; radiografias de tórax e mamografia

Tomografia computadorizada (TC) de abdome e pelve ou tomografia com emissão de pósitrons (PET) são indicadas se houver sintomas, sinais ou anormalidades laboratoriais sugestivos de câncer

A testagem de anticorpos para síndromes neurológicas paraneoplásicas e/ou biopsia de pele devem ser realizados conforme indicado

Considerar o tratamento do câncer e/ou tratamento paliativo apropriado, incluindo imunossupressores para as manifestações paraneoplásicas, quando possível

(Capítulo 392) também estão comumente associadas ao câncer de pulmão de pequenas células. Os sintomas com frequência incluem dormência e parestesias assimétricas, bem como sinais da coluna posterior de perda da propriocepção e da percepção vibratória. A degeneração cerebelar paraneoplásica pode ser de início agudo e pode mimetizar um tumor cerebelar (Capítulo 180). A discrasia plasmocitária e algumas neoplasias linfoproliferativas estão associadas a neuropatias periféricas desmielinizantes e manifestações neuronais motoras que podem mimetizar a esclerose lateral amiotrófica (Capítulo 391). Polimiosite e dermatomiosite (Capítulo 253) podem estar associadas a diversos tumores.

As síndromes paraneoplásicas neurológicas são mais comuns nos estágios avançados dos tumores e raramente são a manifestação inicial, com exceção talvez dos cânceres de pulmão de pequenas células, das discrasias plasmocitárias, e outras doenças linfoproliferativas. As síndromes paraneoplásicas neurológicas podem demonstrar alguma resposta ao tratamento efetivo do tumor, mas também podem progredir, apesar desse tratamento.

### Síndromes paraneoplásicas dermatológicas

A associação entre síndromes cutâneas e malignidades subjacentes pode ser difícil de confirmar. Em geral, a condição da pele e o câncer apresentam evolução paralela, e os dois diagnósticos devem ser feitos aproximadamente ao mesmo tempo. Algumas lesões cutâneas são quase sempre associadas a uma malignidade. Entretanto, outras são inespecíficas e são mais comumente observadas com condições não malignas, dificultando ou impossibilitando a ligação da doença cutânea ao processo maligno subjacente. Além disso, as biopsias da lesão de pele geralmente são inespecíficas, demonstrando alterações idênticas às encontradas quando não há uma condição maligna. A formação de autoanticorpos relacionados ao tumor raramente tem sido associada às síndromes paraneoplásicas dermatológicas, ainda que possa ser observada infiltração de células inflamatórias.

O reconhecimento das manifestações cutâneas de um processo maligno pode ser crítico para o diagnóstico precoce e o tratamento de sucesso do câncer, mas algumas síndromes são observadas somente quando a doença está avançada e é incurável. As manifestações cutâneas incluem o envolvimento direto da pele pelo tumor, bem como os efeitos remotos do câncer. Efeitos adversos dermatológicos específicos e inespecíficos também são observados com agentes quimioterápicos citotóxicos, incluindo agentes alquilantes, antimetabólitos, antraciclinas, inibidores de tirosinoquinase e imunoterapias.

Uma das síndromes paraneoplásicas mais bem conhecidas é a acantose nigricante ou *nigricans* (Capítulo 412 e Figura 412.14), cuja patogênese não está clara. O tumor pode produzir fatores que ativam fatores de crescimento insulino-símiles ou os receptores de insulina na pele. Muitos tumores sabidamente produzem o fator transformador de crescimento α (TGF-α), que pode ativar os receptores do fator de crescimento

## Tabela 169.7 Síndromes paraneoplásicas neurológicas.

| SÍNDROME NEUROLÓGICA | MANIFESTAÇÕES CLÍNICAS | DIAGNÓSTICO | ANTICORPO E MALIGNIDADE ASSOCIADA |
|---|---|---|---|
| Síndrome miastênica de Lambert-Eaton | Fraqueza proximal em membros inferiores, com melhora na força após diversos segundos de contração voluntária prolongada | Eletromiograma que demonstra *aumento* do potencial de ação muscular com a estimulação nervosa repetida > 10 Hz (oposto da miastenia *gravis*) | Anti-VGCC ou anti-SOX1 no câncer de pulmão de pequenas células (> 80%) |
| Encefalomielite paraneoplásica/neuropatia sensorial subaguda | Dormência assimétrica subaguda, queimação ou parestesias dolorosas, e ataxia sensorial com perda da propriocepção e da percepção vibratória | Diagnóstico clínico apoiado por anticorpos circulantes e elevação dos níveis de proteínas no líquido cerebrospinal com linfocitose | Geralmente anti-Hu no câncer de pulmão de pequenas células; outros incluem anti-SOX1 e antianfifisina (câncer de pulmão de pequenas células, neuroblastoma), anti-Ma (câncer de pulmão de pequenas células, câncer de mama), e anti-Trk (diversos carcinomas e linfomas) |
| Degeneração cerebelar paraneoplásica | Com frequência início abrupto de disartria, ataxia e disfunção oculomotora | Diagnóstico clínico apoiado pelo achado de anticorpos circulantes, que também podem ser encontrados em pacientes que apresentam diversos distúrbios cerebelares, mas sem evidências de câncer; pleocitose do líquido cerebrospinal e elevação dos níveis de proteínas | Anti-Yo, anti-SOX1, ou anti-Ri (malignidades de mamas, ovarianas e outras ginecológicas); anti-Hu (câncer de mama); anti-Tr e anti-GluR (câncer de pulmão de pequenas células); e anti-Ma (linfoma de Hodgkin, vários carcinomas) |
| Encefalopatia límbica | Síndrome amnésica subaguda, transtorno afetivo, convulsões | Melhora comum com o tratamento do tumor subjacente | Anti-Hu, antianfifisina, anti-SOX1, anti-VGKC, e anti-AMPA (câncer de pulmão de pequenas células); anti-Ta (cânceres testicular e de mama) |
| Síndrome da pessoa rígida | Rigidez muscular progressiva, com rigidez e espasmos musculares intermitentes e dolorosos | Eletromiograma revela disparo contínuo de potenciais na unidade motora; pode responder a relaxantes musculares e melhora com a terapia anticâncer | Antianfifisina (cânceres de mama e de pulmão de pequenas células) e anti-GAD (câncer de mama) |
| Neuromiotonia | Rigidez e cãibras musculares difusas | Responde ao tratamento do tumor e à imunossupressão | Anti-VGCC (timoma) |
| Neuropatias desmielinizantes (incluindo polineuropatia desmielinizante crônica, mononeurite múltipla) | Sensorial mais comum que motora | A paraproteína da IgM pode apresentar reação cruzada com a glicoproteína associada à mielina, crioglobulinas | Neoplasias de plasmócitos e linfoproliferativas, mieloma osteosclerótico, POEMS, câncer de pulmão de pequenas células, outros carcinomas |
| Mielopatia necrosante | Sintomas associados a níveis específicos de disfunção raquimedular; deterioração rápida e morte | | Diversos carcinomas e linfomas |
| Doença neuronal motora | Semelhante à esclerose lateral amiotrófica com fraqueza progressiva | Paraproteinemia | Neoplasias plasmocitárias e linfoproliferativas |
| Polimiosite/dermatomiosite | Fraqueza muscular proximal, lesões cutâneas (ver Capítulo 253) | Pode melhorar com o tratamento do câncer | Diversos carcinomas |

AMPA = α-amino-3-hidroxi-5-metil-4-ácido isoxazolepropiônico; GAD = ácido glutâmico descarboxilase; GluR = receptor de glutamato; IgM = imunoglobulina M; NMDA = *N*-metil-D-aspartato; POEMS = polineuropatia, organomegalia, endocrinopatia, proteína monoclonal e alterações cutâneas associadas ao mieloma osteosclerótico; VGCC = canal de cálcio dependente de voltagem; VGKV = canal de potássio dependente de voltagem.

epidérmico na pele, causando hiperpigmentação e espessamento. As lesões cutâneas surgem na forma de hiperpigmentação aveludada e verrucosa em pescoço, axila, virilha e mucosas, incluindo lábios, área periocular e ânus. Embora a acantose nigricante ocorra claramente como uma entidade benigna associada à obesidade e à endocrinopatia, seu surgimento em adultos mais idosos, especialmente quando inclui lesões em mucosas, tem sido altamente associado a malignidades do sistema digestório, bem como a outros adenocarcinomas. As lesões com frequência regridem com o tratamento bem-sucedido do tumor subjacente.

### Síndromes paraneoplásicas reumatológicas

Nos pacientes com distúrbios reumáticos com apresentação clínica atípica – sobretudo os mais velhos, aqueles com manifestações sistêmicas coexistentes e pacientes que respondem de modo inesperadamente desfavorável aos tratamentos antirreumáticos usuais – deve-se considerar a possibilidade de malignidade subjacente oculta.[26,27] Os agentes quimioterápicos também podem causar efeitos adversos reumáticos.

Uma das síndromes paraneoplásicas reumatológicas mais comuns e específicas é a osteoartropatia hipertrófica,[28] que surge na forma de oligoartrite ou poliartrite das articulações distais, com baqueteamento digital, periostite dolorosa à palpação da parte distal dos ossos longos e efusões sinoviais não inflamatórias (ver Capítulo 259). Osteoartropatia hipertrófica acomete até 10% dos pacientes com adenocarcinoma de pulmão. Também é observada em diversas outras malignidades pulmonares, incluindo metástases pulmonares de outros locais primários. A etiologia é desconhecida. Exames laboratoriais com frequência revelam elevação da velocidade de hemossedimentação (VHS); radiografias ósseas revelam ossificação linear da parte distal dos ossos longos, separada por uma zona radiotransparente do córtex subjacente (Figura 169.1). O tratamento é sintomático, com agentes anti-inflamatórios; o tratamento bem-sucedido do tumor subjacente também pode melhorar os sinais e sintomas desta síndrome.

### Síndromes paraneoplásicas renais e hepáticas

A síndrome paraneoplásica renal mais comum é a glomerulonefrite membranosa, que pode incluir proteinúria na variação nefrótica, edema, hipertensão arterial, hipoalbuminemia e hematúria microscópica (Capítulo 113). Os cânceres mais comumente associados incluem o adenocarcinoma de pulmão (Capítulo 182), os cânceres de mama (Capítulo 188) e os adenocarcinomas gástricos (Capítulo 183). Os distúrbios linfoproliferativos, especialmente a doença de Hodgkin (Capítulo 177), podem causar nefropatia com alterações mínimas. A microangiopatia renal pode ser observada com a crioglobulinemia associada ao carcinoma hepatocelular relacionado à hepatite C (Capítulo 186). Hepatopatia paraneoplásica com elevação das enzimas hepáticas e função sintética anormal pode ser observada nos pacientes com câncer de células renais (Capítulo 187) sem evidências de envolvimento hepático direto pelo tumor.

### Síndromes paraneoplásicas hematológicas

A síndrome paraneoplásica hematológica mais comum é a trombose, que é discutida em detalhes no Capítulo 73. Alguns pacientes apresentam

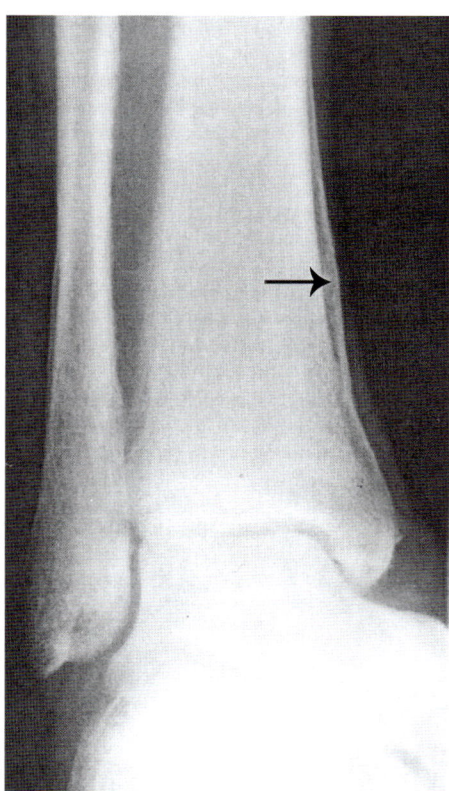

**FIGURA 169.1** Osteoartropatia pulmonar hipertrófica, caracterizada por elevação periosteal da tíbia (*seta*). (Cortesia da Dra. Lynne S. Steinbach.)

síndromes paraneoplásicas hemorrágicas, especialmente coagulação intravascular disseminada (Capítulo 166), que pode ser observada em quase todos os pacientes com leucemia pró-mielocítica aguda (Capítulo 173). A doença de von Willebrand adquirida pode ser observada em casos raros de distúrbios linfoproliferativos e mieloproliferativos, e pode ocorrer aumento da fibrinólise em pacientes com câncer de próstata avançado (Capítulo 191).

A anemia da doença crônica (Capítulo 149) é um achado comum em cânceres de todos os tipos. A aplasia eritrocitária pura (Capítulo 156) é uma condição rara, associada a timomas benignos ou malignos (Capítulo 92).

A anemia hemolítica paraneoplásica (Capítulo 152) pode ser observada com anticorpos de reação quente ou fria, especialmente em pacientes com leucemia linfocítica crônica (Capítulo 174). A anemia hemolítica microangiopática (Capítulo 152) com trombocitopenia é uma complicação razoavelmente comum de diversos adenocarcinomas. A eritrocitose é observada em tumores que produzem eritropoetina, incluindo cânceres de células renais (Capítulo 187), carcinomas hepatocelulares (Capítulo 186) e hemangioblastomas cerebelares (Capítulo 180).

Os pacientes com câncer avançado podem desenvolver leucocitose causada por citocinas na ausência de infecção. Pode ser observada eosinofilia (Capítulo 161) com doenças linfoproliferativas, incluindo doença de Hodgkin. A trombocitose paraneoplásica é causada por tumores que produzem interleucina-6 ou trombopoetina.

### Febre e caquexia

Febre (Capítulo 265), sudorese noturna e caquexia são manifestações inespecíficas que, na ausência de infecção ou de um distúrbio conhecido, sugerem o diagnóstico de malignidade subjacente. As citocinas claramente têm participação na patogenia da febre e da caquexia. TNF-$\alpha$, interleucinas (sobretudo IL-1 e IL-6), e interferona-$\gamma$ são produzidos diretamente pelo tumor ou por células inflamatórias do hospedeiro associadas a tumores, tais como os macrófagos, o que resulta em um estado catabólico. As citocinas provocam febre diretamente por ação no nível do centro termorregulador hipotalâmico. Além do ônus do tumor e da produção de citocinas, a caquexia pode ser causada ou agravada pelos efeitos colaterais do tratamento anticâncer, pelo bloqueio intestinal ou pela má absorção causada pela infiltração tumoral, e pela depressão.

A febre é, em geral, cíclica e pode estar associada a sudorese noturna intensa. As manifestações clínicas desaparecem com o sucesso do tratamento do tumor subjacente, e o retorno da febre é, habitualmente, um prenúncio de recidiva. Quando o tratamento do tumor não for possível ou não for efetivo, AINEs ou esteroides administrados de modo contínuo melhoram significativamente a qualidade de vida. Ainda que a febre relacionada ao câncer esteja mais comumente associada à doença linfoproliferativa maligna (Capítulos 176 e 177), carcinoma de células renais (Capítulo 187) e leucemias (Capítulos 173 e 174), também pode ocorrer em outros cânceres, sobretudo quando há metástases hepáticas substanciais.

A síndrome de caquexia relacionada ao câncer é, provavelmente, a síndrome paraneoplásica única mais comum, ocorrendo em até 80% dos pacientes com câncer. Esta síndrome é caracterizada por anorexia, desgaste muscular, perda da gordura subcutânea e fadiga. Aparentemente é causada por uma combinação de perda proteica, má absorção, desregulação imune e aumento da renovação da glicose associada a aumento do gasto energético induzido pelo tumor. O tratamento bem-sucedido do tumor subjacente reverte o processo; o tratamento sintomático dos pacientes com doença avançada obtém, na melhor das hipóteses, um sucesso modesto. O acetato de megestrol, administrado em altas concentrações na forma líquida (400 a 800 mg/dia) consegue melhorar o apetite e resultar em ganho de peso, mas à custa da retenção de líquido. A anamorelina, um agonista dos receptores de grelina oral com atividade de intensificação do apetite e anabólica, comprovadamente tem um perfil de resposta clínica favorável ao longo de 3 meses em pacientes com síndrome de anorexia-caquexia.[A9] Na dose de 100 mg por via oral 1 vez/dia, a anamorelina, em comparação ao placebo, aumentou significativamente a massa corporal magra, mas não a força de preensão em pacientes com câncer de pulmão avançado.[A10]

## CÂNCER DE ORIGEM PRIMÁRIA DESCONHECIDA

### DEFINIÇÃO

Alguns cânceres apresentam metástases viscerais ou em linfonodos confirmadas por biopsia na ausência de uma lesão primária óbvia. A avaliação clínica subsequente, com anamnese meticulosa, exame físico, hemograma completo, exames bioquímicos de rastreamento, tomografia computadorizada (TC) torácica e abdominal, e outros exames de imagem direcionados por sintomas ou sinais específicos, com frequência conseguem identificar o local do tumor primário e esclarecer a extensão da doença metastática. Quando um tumor primário não puder ser localizado, apesar dessa avaliação clínica, o paciente é classificado como portador de *câncer de origem primária desconhecida*.[29] A avaliação clínica, histopatológica e genética adicional algumas vezes consegue identificar o local primário, mas em até 90% dos pacientes um local primário nunca é identificado durante todo o período da sua evolução clínica subsequente.

### EPIDEMIOLOGIA

Nos pacientes cujo local do câncer primário permanece indetectável, o local primário presumivelmente permaneceu com um pequeno volume ou, menos provavelmente, regrediu espontaneamente. Antes do uso rotineiro da TC ou da ressonância magnética (RM) para fins de diagnóstico, grandes séries de necropsias identificaram um local primário (geralmente com diâmetro < 2 cm) em cerca de 85% dos pacientes que apresentavam clinicamente um câncer de origem primária desconhecida, com os locais mais comuns sendo o pâncreas, os pulmões e outros locais gastrintestinais (GI). Na era atual da TC e RM, contudo, as necropsias identificam um local primário em apenas 50 a 70% dos pacientes.

Cerca de 4% de todos os pacientes com câncer apresentam doença metastática sem um local primário conhecido, de modo que a incidência nos EUA é de aproximadamente 80.000 casos a cada ano. O câncer de local primário desconhecido aumenta com o envelhecimento, mas ocorre com frequência aproximadamente igual em homens e mulheres.

### DIAGNÓSTICO

As avaliações clínicas, radiográficas e histopatológicas iniciais não devem enfocar apenas na identificação de um local primário, mas também na tentativa de identificar os tumores em relação aos quais os tratamentos específicos podem ser mais benéficos.

## Biopsia e avaliação histopatológica

O diagnóstico do câncer metastático deve ser primeiramente confirmado por meio de biopsia da lesão mais acessível. Com frequência a aspiração com agulha fina é adequada para confirmar o diagnóstico de câncer, mas não proporcionará material adequado para uma avaliação histopatológica ideal. Uma biopsia cirúrgica ou com agulha cilíndrica maior deve ser realizada, se tecnicamente exequível.

Em aproximadamente 60% dos pacientes com câncer de local primário desconhecido, a microscopia inicial identificará um adenocarcinoma. Outros achados comuns na microscopia óptica incluem carcinoma pouco diferenciado (25%), carcinoma espinocelular (10%) e neoplasia pouco diferenciada (incapacidade de diferenciação entre carcinoma, linfoma, sarcoma e melanoma; 5%).

Para os tumores pouco diferenciados, é necessária uma avaliação histopatológica adicional. Uma coloração imuno-histoquímica consegue, habitualmente, determinar a linhagem (p. ex., carcinoma *versus* linfoma *versus* sarcoma) de uma "neoplasia pouco diferenciada" e, algumas vezes, consegue identificar os tumores de células germinativas ou um carcinoma neuroendócrino. Mais de 50% desses pacientes apresentarão um linfoma, para o qual o tratamento pode ser altamente efetivo.

Nos pacientes com adenocarcinoma, o patologista raramente consegue determinar um local primário por meio de microscopia óptica. As colorações imuno-histoquímicas conseguem reduzir o espectro diagnóstico, sobretudo quando interpretadas em conjunto com as manifestações clínicas. Em diversas situações, as colorações imuno-histoquímicas são razoavelmente específicas, incluindo o antígeno prostático específico (PSA) para o câncer de próstata (Capítulo 191), os receptores de estrogênio e progesterona para o câncer de mama (Capítulo 188), e o antígeno leucocitário comum para o linfoma não Hodgkin (Capítulo 176). Outros diagnósticos sugeridos pela coloração imunoperoxidase incluem os melanomas (Capítulo 193), sarcomas (Capítulo 192) e tumores neuroendócrinos.

Algumas vezes, a microscopia eletrônica ou a análise de anormalidades cromossômicas tumorais específicas (i12p em tumores de células germinativas, Capítulo 190; t11:22 no tumor de Ewing; rearranjos genéticos de imunoglobulinas no linfoma não Hodgkin; Capítulo 176) são úteis na avaliação dos tumores pouco diferenciados, se os resultados de outros exames histopatológicos forem inconclusivos.

A caracterização tumoral molecular está provocando mudanças no manejo dos pacientes com câncer de origem primária desconhecida.[30] Os perfis de expressão genética divergem nos diferentes tecidos corporais normais, e os cânceres geralmente têm perfis de expressão que são semelhantes, ou até mesmo idênticos ao seu tecido de origem. Como resultado, a caracterização molecular moderna consegue prever corretamente a origem de 85 a 90% dos cânceres metastáticos ao encontrar os referidos padrões de expressão genética específicos dos tecidos. Ainda que a acurácia da caracterização genética seja incerta nos pacientes com câncer de origem primária desconhecida, em parte em virtude do fato de a maior parte dos cânceres primários nunca se tornar manifesta, os dados atuais sugerem uma taxa de acurácia similarmente alta. Assim sendo, a caracterização tumoral molecular atualmente é um rotineiro complemento da avaliação patológica e é indicada sempre que um tecido de origem não for definitivo ao exame histológico.

## Busca pelo local primário

Após a conclusão da breve avaliação enfocada necessária para a obtenção do diagnóstico inicial de câncer de origem primária desconhecida (ver a seção Definição), quaisquer exames diagnósticos adicionais devem ser cuidadosamente direcionados (Tabela 169.8). O valor da tomografia com emissão de pósitrons (PET) na identificação de um local primário não está claro, uma vez que não demonstrou proporcionar mais informações do que a TC.[31] Outras avaliações radiológicas e endoscópicas de rotina de áreas assintomáticas raramente são úteis para a identificação de um local primário e, como resultado, não são recomendadas. Os níveis de marcadores tumorais séricos, incluindo antígeno carcinoembrionário, CA-125, CA-19-9 e CA-15-3, com frequência estão elevados em pacientes com carcinoma de local primário desconhecido, mas as referidas elevações são inespecíficas e não são úteis para inferir um local primário. Contudo, podem ser úteis para monitorar a resposta do paciente ao tratamento.

Achados clínicos específicos justificam avaliação diagnóstica adicional. Em todos os homens com adenocarcinoma metastático, deve-se mensurar o nível sérico do PSA. A mamografia e a RM das mamas são componentes rotineiros da avaliação de mulheres com adenocarcinoma metastático, sobretudo se as manifestações clínicas forem consistentes com câncer de mama metastático (p. ex., envolvimento de linfonodos axilares, efusão pleural, metástases ósseas líticas ou blásticas). Em pacientes com menos de 50 anos e que apresentam carcinoma pouco diferenciado, os níveis séricos de gonadotrofina coriônica humana e alfafetoproteína (AFP) são indicados para rastreamento de tumores de células germinativas. Se o carcinoma espinocelular metastático envolver os linfonodos cervicais, são indicadas a avaliação endoscópica completa de cabeça e pescoço, desde a nasofaringe até a laringe, e a biopsia de quaisquer áreas suspeitas (Capítulo 181). Quando os pacientes apresentam adenopatia cervical baixa, mas sem local primário identificável ao exame endoscópico de cabeça ou pescoço, deve-se também considerar a broncoscopia com fibra óptica. Em pacientes com carcinoma espinocelular metastático que envolve os linfonodos inguinais, todas as estruturas perineais devem ser cuidadosamente inspecionadas, incluindo por meio de anuscopia, avaliação urológica e exame pélvico em mulheres.

### Tabela 169.8 Câncer de origem primária desconhecida: avaliação recomendada após o diagnóstico inicial por microscopia óptica.

| DIAGNÓSTICO | AVALIAÇÃO CLÍNICA* | EXAMES HISTOPATOLÓGICOS ESPECIAIS |
|---|---|---|
| Adenocarcinoma (ou adenocarcinoma pouco diferenciado) | PET<br>TC de tórax e abdome<br>Homens: PSA sérico<br>Mulheres: mamografia, RM mamária<br>Colonoscopia (pacientes com "perfil" de câncer de cólon)<br>Exames radiológicos ou endoscópicos direcionados adicionais, para avaliar sintomas, sinais e valores laboratoriais anormais | Homens: coloração para PSA<br>Mulheres: colorações de receptores de estrogênio e progesterona (se as manifestações clínicas sugerirem câncer de mama metastático)<br>Caracterização tumoral molecular |
| Carcinoma pouco diferenciado | PET<br>TC de tórax e abdome<br>hCG e AFP séricas<br>Exames radiológicos ou endoscópicos direcionados adicionais para avaliar sintomas, sinais e valores laboratoriais anormais | Coloração de imunoperoxidase<br>Caracterização tumoral molecular<br>Microscopia eletrônica (se outros exames forem indeterminados ou conflitantes) |
| CCE, linfonodos cervicais | PET<br>Laringoscopia direta com visualização; biopsia de nasofaringe, faringe, hipofaringe e laringe<br>Broncoscopia com fibra óptica (se os resultados da laringoscopia forem negativos) | – |
| CCE, linfonodos inguinais | PET<br>Exame completo da área perineal (incluindo exame pélvico)<br>Anuscopia<br>Citoscopia | – |

*Adicionais ao histórico, exame físico, hemograma completo, perfil bioquímico e radiografia torácica. AFP = alfafetoproteína; TC = tomografia computadorizada; hCG = gonadotrofina coriônica humana; RM = ressonância magnética; PET = tomografia com emissão de pósitrons; PSA = antígeno prostático específico; CCE = carcinoma de células escamosas (espinocelular).
Adaptada de Hainsworth J, Greco FA. Approach to the Patient with Cancer. In Goldman L, Schafer AI, eds. Cecil Medicine. 25th ed. Philadelphia: Elsevier; 2015.

## TRATAMENTO

### Terapia específica para o local direcionada pela caracterização tumoral molecular

A caracterização tumoral molecular, incluindo a caracterização epigenética, consegue identificar um possível local primário em mais de 90% dos pacientes com câncer de origem desconhecida. A terapia específica para o local apresenta muitas vantagens sobre a terapia empírica, incluindo a capacidade de utilizar agentes específicos com alvo molecular no tumor com menos efeitos colaterais, tendo em vista que tratamentos desnecessários não serão utilizados em pacientes cujos tumores não seriam responsivos. Em um estudo de 194 pacientes com câncer de local primário desconhecido, o tratamento específico para o local direcionado por análises resultou em uma sobrevida mediana de 12,5 meses. Em pacientes com previsão de tumor mais responsivo e, portanto, obtenção de mais benefícios de um tratamento específico para o local com alvo molecular, a sobrevida mediana é de no mínimo o dobro em comparação aos pacientes com tipos tumorais menos responsivos. Alguns pacientes permaneceram livres de progressão por mais de 5 anos.

Em geral, a resposta ao tratamento e a sobrevida subsequente são consistentes com os tipos de câncer previstos; por exemplo, pacientes que se supõe serem portadores de tumores de mama ou ovarianos apresentam uma sobrevida mediana superior a 24 meses com o tratamento específico para o local. Com o advento da imunoterapia e dos inibidores do ponto de controle (Capítulo 33), a terapia direcionada e específica para o local atualmente é o tratamento padrão, e a quimioterapia empírica deve ser reservada para a minoria dos pacientes cujos tumores não possam ser classificados por meio da caracterização molecular.

### Manejo de subconjuntos tratáveis específicos

Com o advento da caracterização molecular e de muitos tratamentos novos, o niilismo terapêutico tradicional para os pacientes com câncer de origem primária desconhecida tem sido substituído pelo otimismo crescente, tendo em vista que subconjuntos de pacientes podem se beneficiar do tratamento específico (Tabela 169.9).

#### Adenocarcinoma

##### Mulheres com metástases em linfonodos axilares

Deve haver suspeita de câncer de mama metastático em qualquer mulher que apresente envolvimento de linfonodos axilares com adenocarcinoma, particularmente se um local metastático alternativo não estiver evidente. Nessas pacientes, a avaliação patológica da biopsia inicial dos linfonodos deve incluir uma coloração para receptores de estrogênio e progesterona e para a expressão de HER-2; níveis elevados sugerem fortemente o diagnóstico de câncer de mama.

Quando nenhuma outra metástase for identificada, essas mulheres devem ser tratadas como se apresentassem câncer de mama em estágio II, que é potencialmente curável com a terapia adequada (Capítulo 188). A mastectomia radical modificada identifica um local primário na mama em 44 a 82% das mulheres, até mesmo quando o exame das mamas e os achados da mamografia são normais. A dissecção dos linfonodos axilares, seguida pela radioterapia da mama, aparenta proporcionar resultados semelhantes àqueles da mastectomia, ainda que estas duas opções para a terapia primária não tenham sido comparadas diretamente. A terapia sistêmica adjuvante deve seguir as diretrizes padrão para o tratamento de mulheres com câncer de mama em estágio II.

##### Mulheres com carcinomatose peritoneal

O adenocarcinoma que envolve o peritônio em mulheres tem, habitualmente, origem no ovário (Capítulo 189), ainda que os carcinomas com origem no sistema digestório ou nas mamas ocasionalmente provoquem esta síndrome. Entretanto, a carcinomatose peritoneal difusa ocorre ocasionalmente em mulheres com ovários histologicamente normais ou que realizaram ooforectomia bilateral anteriormente. O peritônio é, com frequência, o único local de envolvimento tumoral, e os níveis séricos de CA-125 geralmente estão elevados. Quando as características histológicas sugerem câncer ovariano, esta síndrome tem sido denominada *carcinoma seroso papilar peritoneal* ou *carcinoma seroso extraovariano primário*.

Até mesmo quando as alterações histológicas não são típicas, mulheres com adenocarcinoma de local primário desconhecido com envolvimento do peritônio com frequência apresentam cânceres que são biologicamente semelhantes ao câncer ovariano (Capítulo 189). Nessas pacientes, o tratamento deve seguir as diretrizes para o câncer ovariano em estágio III. Uma laparotomia total, com citorredução cirúrgica máxima, deve ser realizada quando praticável, e deve ser seguida pela quimioterapia combinada com um regime que contenha um taxano/platina. A mensuração seriada dos níveis séricos de CA-125 pode avaliar a eficácia do tratamento com acurácia. Algumas pacientes apresentam respostas completas e sobrevida a longo prazo, em particular quando a citorredução cirúrgica inicial resulta em doença residual mínima. Uma síndrome semelhante de carcinomatose peritoneal, que é responsiva à quimioterapia para o câncer ovariano, tem sido relatada raramente em homens.

##### Homens com metástases esqueléticas ou elevação dos níveis séricos de antígeno prostático específico

Deve haver suspeita de câncer de próstata metastático (Capítulo 191) em homens que apresentam um adenocarcinoma que envolva predominantemente os ossos, em particular se as metástases forem blásticas. A elevação do nível sérico de PSA ou a imunocoloração tumoral do PSA confirma o diagnóstico de câncer de próstata. Entretanto, ocasionalmente os homens que apresentam adenocarcinoma de local primário desconhecido e padrões metastáticos que são incomuns para o câncer de próstata (p. ex., metástases pulmonares, metástases em linfonodos mediastinais) apresentam níveis séricos de PSA elevados. Esses pacientes devem ser tratados de acordo com as diretrizes para o câncer de próstata avançado. A ablação com androgênio provoca respostas excelentes e paliação substancial na maior parte dos pacientes.

##### Lesão metastática única

Ocasionalmente, é identificado um adenocarcinoma ou carcinoma pouco diferenciado que contém uma lesão metastática única, e uma avaliação completa não revela outras evidências de doença. As lesões únicas podem

### Tabela 169.9 Câncer de origem primária desconhecida: subconjuntos de pacientes específicos e tratamento recomendado.

| CARACTERÍSTICAS DE IDENTIFICAÇÃO DE SUBCONJUNTOS | | |
|---|---|---|
| **HISTOLÓGICAS** | **CLÍNICAS** | **RECOMENDAÇÕES PARA O TRATAMENTO** |
| Adenocarcinoma | Mulheres, adenopatia axilar isolada | Tratar como câncer de mama em estágio II |
| Adenocarcinoma, carcinoma pouco diferenciado | Mulheres, carcinomatose peritoneal (ocasionalmente em homens?) | Tratar como câncer ovariano em estágio III |
| Adenocarcinoma | Homens, elevação de PSA ou metástases ósseas blásticas | Tratar como câncer de próstata avançado |
| Adenocarcinoma, carcinoma pouco diferenciado | Lesão metastática única | Terapia local definitiva (ressecção ou radioterapia [ou ambas]), com ou sem quimioterapia |
| Adenocarcinoma | Perfil de câncer de cólon | Tratar como câncer colorretal metastático |
| Carcinoma espinocelular | Adenopatia cervical | Tratar como câncer de cabeça ou pescoço localmente avançado |
| Carcinoma espinocelular | Adenopatia inguinal | Terapia local definitiva (dissecção dos linfonodos, com ou sem radioterapia), com ou sem quimioterapia |
| Carcinoma pouco diferenciado | Homens jovens com tumor da linha média ou elevação de hCG ou AFP | Tratar como tumor de células germinativas extragonadal |
| Carcinoma neuroendócrino, pouco diferenciado | Apresentações clínicas diversas | Tratar como câncer de pulmão de pequenas células em estágio avançado |
| Carcinoma neuroendócrino, bem diferenciado | Geralmente metástases hepáticas | Tratar como tumor carcinoide metastático |

AFP = alfafetoproteína; hCG = gonadotrofina coriônica humana; PSA = antígeno prostático específico. (De Hainsworth J, Greco FA. Approach to the Patient with Cancer. In Goldman L, Schafer AI, eds. *Cecil Medicine*. 25th ed. Philadelphia: Elsevier; 2015.)

ser um único linfonodo, um local subcutâneo, ou lesões viscerais em fígado, pulmão, osso, cérebro ou glândula suprarrenal. Uma possibilidade é que o tumor primário incomum esteja mimetizando uma lesão metastática (p. ex., um nódulo subcutâneo de um carcinoma apócrino ou sebáceo primário, em vez de uma metástase). Esta possibilidade geralmente pode ser excluída com base na clínica ou no exame histopatológico, e a PET é útil para excluir outras lesões metastáticas.

Para os pacientes que apresentam somente uma única lesão identificável, recomenda-se a terapia local definitiva. Com base no local do tumor, a referida terapia pode incluir ressecção cirúrgica e/ou radioterapia. Ainda que a maior parte desses pacientes acabe apresentando outras evidências de doença metastática, o tratamento local pode proporcionar uma paliação substancial, e alguns pacientes apresentam um período significativo sem doença. O valor do acréscimo da quimioterapia sistêmica à terapia local definitiva é incerto; contudo, pacientes mais jovens com carcinoma ou adenocarcinoma pouco diferenciado são, com frequência, tratados com um ciclo curto à base de taxano/platina.

### Perfil do câncer de cólon
A identificação exata dos pacientes que provavelmente responderão ao tratamento para o câncer de cólon avançado é cada vez mais importante, tendo em vista que as taxas de sucesso do tratamento têm melhorado de modo substancial. Em um paciente que apresenta câncer de origem primária desconhecida, um "perfil de câncer de cólon" inclui (1) metástases observadas predominantemente no fígado, no peritônio ou em ambos; (2) um adenocarcinoma que apresenta características histológicas típicas de origem gastrintestinal; e (3) coloração imuno-histoquímica típica (positiva para CK20, negativa para CK7 e positiva para CDX-2).[32] Os pacientes que apresentam esse perfil devem ser tratados de acordo com as diretrizes para câncer colorretal metastático (ver Capítulo 184).

## Carcinoma espinocelular
### Adenopatia cervical
O carcinoma espinocelular de local primário desconhecido é relativamente incomum. A maioria dos pacientes é de meia-idade ou idosa, etilistas e/ou tabagistas de longa data.

Quando os linfonodos cervicais, especialmente na área cervical superior ou média, estão envolvidos, deve haver suspeita de um local primário na região de cabeça e pescoço[33] (Capítulo 181). Entretanto, uma avaliação endoscópica completa não identificará um tumor primário em aproximadamente 15% dos referidos pacientes. Quando a avaliação endoscópica for negativa, a PET pode identificar uma lesão primária em cabeça e pescoço em aproximadamente 25% dos referidos pacientes, de modo que ela deve fazer parte da avaliação inicial.

Para os pacientes com um carcinoma espinocelular de local primário desconhecido, são recomendadas quimioterapia e radioterapia[34] concomitantes, assim como são recomendadas para o carcinoma espinocelular localmente avançado com origem em cabeça e pescoço. A terapia de modalidade combinada resulta em taxas de sobrevida livre de doença em 5 anos de 50 a 60%. Um linfonodo com volume superior a 2 cm ou a presença de envolvimento de múltiplos linfonodos são características prognósticas desfavoráveis (Capítulo 181).

### Adenopatia inguinal
O câncer espinocelular metastático pode ser encontrado ocasionalmente em um linfonodo inguinal. Na maior parte destes casos, o local primário pode ser identificado na área perineal ou anorretal. Para o eventual paciente no qual nenhum local primário seja identificado, a terapia local com dissecção de linfonodos, com ou sem radioterapia, pode resultar em sobrevida prolongada. Recentemente, o tratamento de modalidade combinada, com quimioterapia e radioterapia concomitantes, melhorou a sobrevida e até mesmo as taxas de cura em pacientes com diversos tipos de carcinomas espinocelulares com origem nesta região (p. ex., colo do útero, ânus, bexiga). Ainda que os dados sejam incompletos, uma abordagem razoável é o acréscimo de poliquimioterapia com platina e 5-fluoruracila, conforme descrito para o carcinoma do colo do útero localmente avançado (Capítulo 189).

### Carcinoma pouco diferenciado
#### Síndrome do câncer de células germinativas extragonadal
Os homens jovens que apresentam características clínicas sugestivas de tumores de células germinativas extragonadais, tais como os tumores que estão localizados no mediastino ou retroperitônio, ou tumores que estejam associados a níveis séricos elevados de gonadotrofina coriônica humana (hCG) ou alfafetoproteína (AFP), devem ser tratados de acordo com as diretrizes para os tumores de células germinativas extragonadais (Capítulo 190). Pode-se comprovar que alguns destes pacientes apresentam tumores de células germinativas por meio da identificação de uma anormalidade no cromossomo i12p, até mesmo quando o diagnóstico não é possível com outras técnicas padrão de patologia. Aproximadamente 30 a 40% dos referidos pacientes alcançam respostas completas e sobrevida a longo prazo após a quimioterapia com cisplatina, etoposídeo e bleomicina, conforme utilizado para os tumores de células germinativas avançados.

#### Linfoma anaplásico
Uma avaliação patológica inicial apropriada deve identificar a maior parte dos linfomas histologicamente atípicos. Ocasionalmente, a coloração imuno-histoquímica para o antígeno leucocitário comum é negativa ou não pode ser realizada adequadamente nos pacientes com linfoma anaplásico. A doença pode em alguns destes pacientes pode ser reconhecida com o uso de outras colorações imuno-histoquímicas (p. ex., Ki-1, CD-30), da análise genética molecular (detecção de rearranjos dos genes de imunoglobulinas), ou da caracterização molecular tumoral. Todos os pacientes com linfoma identificado por meio de exames histopatológicos especiais devem ser tratados com o uso de diretrizes padrão para o linfoma não Hodgkin agressivo (Capítulo 176).

#### Carcinoma neuroendócrino
Em aproximadamente 10% dos carcinomas pouco diferenciados, as características neuroendócrinas são identificadas por meio de coloração imuno-histoquímica ou microscopia eletrônica. O tratamento destes pacientes encontra-se em Carcinoma neuroendócrino.

#### Outros carcinomas pouco diferenciados
A maior parte dos pacientes com carcinoma pouco diferenciado não apresenta características clínicas ou histopatológicas que possam ser utilizadas para identificar um tratamento específico. Tais pacientes têm prognóstico desfavorável, semelhante ao dos pacientes que apresentam adenocarcinoma de local primário desconhecido, e o seu tratamento deve seguir diretrizes semelhantes.

## Carcinoma neuroendócrino
### Carcinoma neuroendócrino pouco diferenciado ou carcinoma anaplásico de pequenas células
Atualmente os tumores neuroendócrinos de grau alto conseguem ser identificados de modo confiável por colorações imuno-histoquímicas prontamente disponíveis. Ainda que a origem desses tumores não seja conhecida, com frequência são muito sensíveis à quimioterapia combinada. Por exemplo, a quimioterapia com agente à base de platina e etoposídeo, conforme prescrito para o câncer de pulmão de pequenas células (Capítulo 182), pode proporcionar uma taxa de resposta geral de aproximadamente 60%, incluindo respostas completas em 15 a 20% dos pacientes. Em pacientes que apresentam doença locorregional, a radioterapia pós-quimioterapia também é razoável.

### Tumores neuroendócrinos (do tipo carcinoide) de grau baixo
Alguns tumores neuroendócrinos de grau baixo ocorrem em um local metastático, habitualmente no fígado e em geral com características histológicas que sugerem um tumor carcinoide (Capítulo 219) ou um tumor de células das ilhotas de origem gastrintestinal (Capítulo 217). As síndromes clínicas podem ser dominadas pela secreção e pela ação de peptídios vasoativos (p. ex., serotonina, peptídio intestinal vasoativo, gastrina). Assim como outros tumores carcinoides, estes tumores são, com frequência, de evolução relativamente mais arrastada, de modo que os pacientes com frequência conseguem sobreviver por muitos anos, apesar de múltiplas metástases hepáticas. Ao contrário dos tumores neuroendócrinos pouco diferenciados, estes tumores tendem a ser relativamente resistentes à quimioterapia, de modo que esquemas combinados intensivos devem, em geral, ser evitados. O tratamento, que deve seguir as diretrizes para os tumores carcinoides metastáticos (Capítulo 219), pode incluir alguns análogos da somatostatina, procedimentos ablativos locais (p. ex., ressecção cirúrgica, ablação com radiofrequência, quimioembolização), agentes com alvos moleculares (p. ex., sunitinibe, everolimo), ou quimioterapia à base de fluoruracila.

## Quimioterapia empírica
Uma proporção substancial dos pacientes com adenocarcinoma ou carcinoma pouco diferenciado de local primário desconhecido não se encaixa em um subconjunto clínico definido para o qual existe um tratamento com alvo molecular. Em tais pacientes, a quimioterapia empírica (geralmente combinações de taxano e platina ou gencitabina e platina) historicamente tem efeitos benéficos modestos, com taxas de resposta de 30 a 45% e sobrevida mediana de 9 a 11 meses. Entretanto, estes esquemas quimioterápicos empíricos foram avaliados quando havia superposição substancial na terapia sistêmica de diferentes tipos de tumores, e estes esquemas amplos deixaram de ser recomendados para a porcentagem cada vez maior de pacientes para os quais podem ser identificados tratamentos específicos. Como resultado, o padrão de tratamento foi modificado de quimioterapia empírica para o melhor tratamento específico, orientado pelo provável local de origem do tumor, com base na caracterização molecular do tumor.

## SOBREVIDA E ACOMPANHAMENTO

Aproximadamente 4% da população dos EUA (cerca de 14 milhões de pessoas) têm história pregressa de câncer; aproximadamente 60% dos sobreviventes de câncer têm 65 anos ou mais. Portanto, há muitas pessoas com sobrevida aumentada após o câncer, ou seja, desde o término do tratamento ativo até o ponto de recidiva ou morte em virtude de outra condição. Há um reconhecimento cada vez maior da necessidade de cuidados específicos destes pacientes, incluindo: um programa bem-definido de vigilância para determinar a recidiva ou segundos cânceres e os efeitos tardios do tratamento anticâncer; intervenção para tratar as consequências do câncer e do seu tratamento (tais como linfedema, fadiga e angústia psicossocial); prevenção de novos cânceres por meio de mudanças na dieta, no comportamento e na atividade física; e a instituição de um programa coordenado de cuidados para os sobreviventes de câncer que possam necessitar de diversos serviços especializados.[35] O acompanhamento a longo prazo pode ser otimizado com o fornecimento, aos pacientes, de um plano de cuidados na sobrevida que proporcione um resumo abrangente de todos os procedimentos diagnósticos e terapêuticos realizados, das toxicidades apresentadas, e dos desfechos terapêuticos, bem como de um programa específico de cuidados para um acompanhamento individualizado. Embora ainda não existam esquemas de acompanhamento definitivos para a maioria dos cânceres, modelos baseados em evidências para as malignidades comuns foram elaborados pela American Society of Clinical Oncology e pela National Comprehensive Cancer Network. Por último, é preciso lembrar que as questões da sobrevida também afetam os cuidadores, que com frequência apresentam um alto grau de angústia psicológica, juntamente com o paciente, durante e após o período do tratamento ativo.

### Recomendações de grau A

A1. Perez EA, Romond EH, Suman VJ, et al. Trastuzumab plus adjuvant chemotherapy for human epidermal growth factor receptor 2-positive breast cancer: planned joint analysis of overall survival from NSABP B-31 and NCCTG N9831. *J Clin Oncol.* 2014;32:3744-3752.
A2. Hussain M, Fizazi K, Saad F, et al. Enzalutamide in men with nonmetastatic, castration-resistant prostate cancer. *N Engl J Med.* 2018;378:2465-2474.
A3. Hodi FS, O'Day SJ, McDermott DF, et al. Improved survival with ipilimumab in patients with metastatic melanoma. *N Engl J Med.* 2010;363:711-723.
A4. Mhaskar R, Clark OA, Lyman G, et al. Colony-stimulating factors for chemotherapy-induced febrile neutropenia. *Cochrane Database Syst Rev.* 2014;10:CD003039.
A5. Fizazi K, Carducci M, Smith M, et al. Denosumab versus zoledronic acid for treatment of bone metastases in men with castration-resistant prostate cancer: a randomized, double-blind study. *Lancet.* 2011;377:785-786.
A6. Gnant M, Pfeiler G, Dubsky PC, et al. Adjuvant denosumab in breast cancer (ABCSG-18): a multicenter, randomized, double-blind, placebo-controlled trial. *Lancet.* 2015;386:433-443.
A7. Basch E, Prestrud AA, Hesketh PJ, et al. Antiemetics: American Society of Clinical Oncology clinical practice guidelines update. *J Clin Oncol.* 2011;29:4189-4198.
A8. Roscoe JA, Heckler CE, Morrow GR, et al. Prevention of delayed nausea: a University of Rochester Cancer Center Community Clinical Oncology Program study of patients receiving chemotherapy. *J Clin Oncol.* 2012;30:3389-3395.
A9. Garcia JM, Boccia RV, Graham CD, et al. Anamorelin for patients with cancer cachexia: an integrated analysis of two phase 2, randomized, placebo-controlled, double blind trials. *Lancet Oncol.* 2015;16:108-116.
A10. Temel JS, Abernethy AP, Currow DC, et al. Anamorelin in patients with non-small-cell lung cancer and cachexia (ROMANA 1 and ROMANA 2): results from two randomised, double-blind, phase 3 trials. *Lancet Oncol.* 2016;17:519-531.

### REFERÊNCIAS BIBLIOGRÁFICAS

*As referências bibliográficas, bem como os outros materiais suplementares deste livro, encontram-se no GEN-IO, nosso ambiente virtual de aprendizagem.*

# EPIDEMIOLOGIA DO CÂNCER
DAVID J. HUNTER

## EPIDEMIOLOGIA

### Visão geral
O câncer é a segunda principal causa de morte no mundo. Uma estimativa de 17,5 milhões de novos casos incidentes e de 8,7 milhões de mortes ocorreram em todo o mundo em 2015, um aumento de 33% em comparação a 2005, decorrente sobretudo do crescimento populacional e do envelhecimento da população. Os 10 cânceres mais comumente diagnosticados em todo o planeta são os de mama (14%); traqueia, brônquio e pulmão (12%); colorretal (9%); próstata (9%); estômago (8%); fígado (5%); linfoma não Hodgkin (4%); leucemia (3%); bexiga (3%); e colo do útero (3%)[1] (Figura 170.1). Oito desses processos malignos estavam entre as 10 causas mais comuns de morte por câncer: câncer de traqueia, brônquio e pulmão (20%); colorretal (10%); estômago (9%), fígado (9%); mama (6%); esôfago (5%); pâncreas (5%); próstata (4%); leucemia (4%); e colo do útero (3%). Essas estimativas globais mascaram diferenças muito grandes nas taxas de incidência regionais de cânceres específicos, com as taxas de incidência padronizadas para a idade variando em mais de cinco vezes entre as regiões de baixa e alta incidências e, para alguns cânceres, em mais de 20 vezes entre os países individuais com incidências mais baixas e mais altas. A ordem de classificação do local anatômico do câncer varia substancialmente de acordo com o nível nacional de desenvolvimento sociodemográfico (Figura 170.2). Por exemplo, o câncer de colo do útero é o segundo câncer mais comum em países com índice sociodemográfico baixo, mas o 22º nos países com índice sociodemográfico alto.

Nos EUA, os cânceres mais comuns previstos para 2018 para os homens foram o câncer de próstata (19%), pulmão (14%), colorretal (9%), bexiga (7%), melanoma (6%), renal (5%), linfoma não Hodgkin (5%), orofaríngeo (4%), leucemia (4%) e fígado (4%), com oito destes figurando entre as 10 causas mais comuns de morte por câncer: de pulmão (26%), próstata (9%), colorretal (8%), pâncreas (7%), fígado (6%), leucemia (4%), esôfago (4%), bexiga (4%), linfoma não Hodgkin (4%) e renal (3%), com o acréscimo de pâncreas (7%) e esôfago (4%). Para as mulheres, os mais comuns foram o câncer de mama (30%), pulmão (13%), colorretal (7%), uterino (7%), tireoide (5%), melanoma (4%), linfoma não Hodgkin (4%), pâncreas (3%), leucemia (3%) e renal (3%), com sete destes figurando entre as 10 causas principais de morte: pulmão (25%), mama (14%), colorretal (8%), pâncreas (7%), uterino (4%), leucemia (4%) e linfoma não Hodgkin (3%), com o acréscimo de ovário (5%), fígado (3%) e cérebro e outros do sistema nervoso (3%) (Figura 170.3).[2]

### Fatores demográficos
#### Idade
As taxas da maior parte dos cânceres aumentam com a idade, com frequência de maneira logarítmica linear (exponencial), e qualquer população que vivencie aumento da expectativa de vida inevitavelmente observará aumento do número de casos de câncer. Alguns cânceres apresentam curvas de idade-incidência diferentes, em especial os cânceres que ocorrem principalmente nos primeiros anos de vida, como retinoblastoma e neuroblastoma, ou no adulto jovem, como o câncer testicular. O linfoma de Hodgkin apresenta uma curva de incidência bimodal, com picos em adultos mais jovens e idosos. As taxas de câncer de mama aumentam com a idade antes da menopausa, mas alcançam um platô ou aumentam mais lentamente após a menopausa.

#### Sexo
Os cânceres em locais anatômicos que ocorrem somente em um sexo (p. ex., próstata ou útero e colo do útero) obviamente afetam apenas um sexo. O câncer de mama masculino ocorre em menos de 1% da taxa do câncer de mama feminino na maioria dos países. No caso de cânceres que ocorrem em homens e mulheres, as taxas específicas da idade são, com frequência, 2 a 3 vezes mais altas em homens do que em mulheres; para os cânceres relacionados ao tabagismo, isto com frequência ocorre em virtude da prevalência mais alta e da duração maior do tabagismo nos homens.

### Causas de câncer
#### Ambiente e estilo de vida
As pessoas que migram de países com baixa incidência para outros de alta incidência tendem a adquirir o perfil de incidência de câncer do seu novo país em uma a três gerações; por exemplo, o risco de câncer de mama em mulheres americanas asiáticas com avós nascidos nos EUA é, na verdade, mais alto do que o das mulheres norte-americanas brancas. Estes dados sugerem que as grandes diferenças internacionais nas taxas

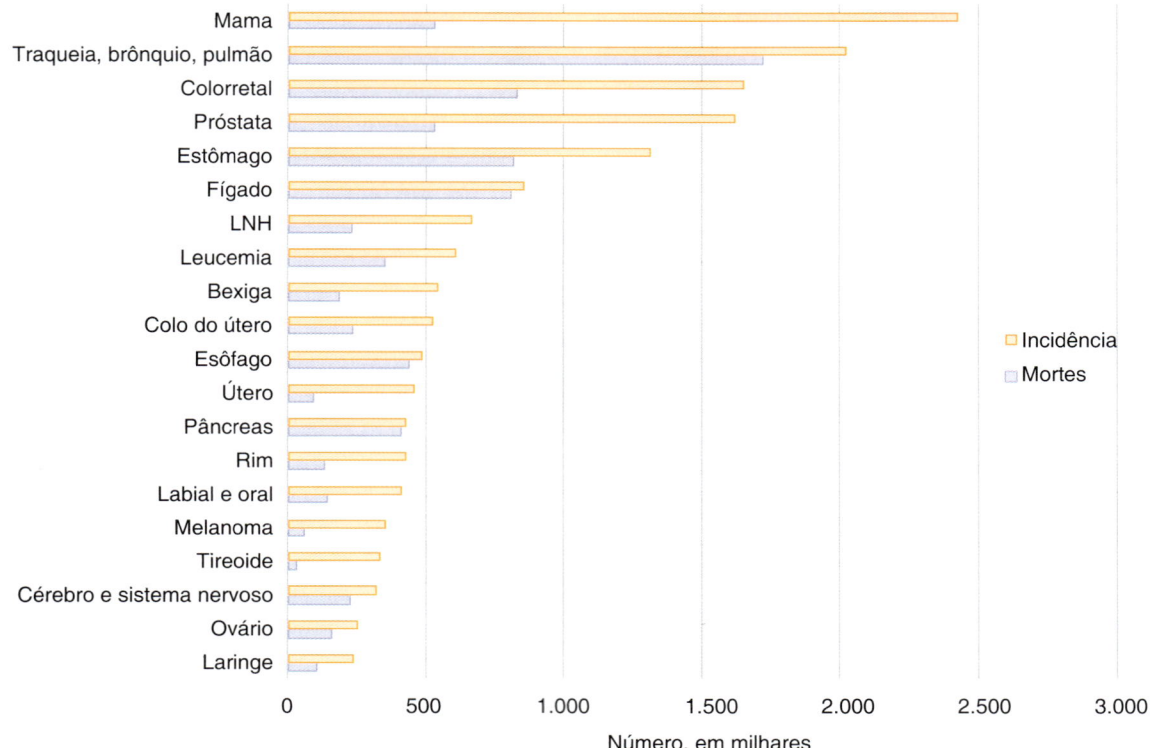

**FIGURA 170.1** Incidência de cânceres e de mortes por câncer, principais 20 locais de acordo com a incidência, mundialmente, 2015. Ambos os sexos, todas as idades. LNH = linfoma não Hodgkin. (Fonte: IHME, 2017.)

|  | Câncer de mama | Câncer de traqueia, brônquio e pulmão | Câncer de cólon e reto | Câncer de próstata | Câncer de estômago | Câncer de fígado | Linfoma não Hodgkin | Leucemia | Câncer de bexiga | Câncer de colo do útero |
|---|---|---|---|---|---|---|---|---|---|---|
| Global | 1 | 1 | 3 | 4 | 5 | 6 | 7 | 8 | 9 | 10 |
| ISD alto | 2 | 4 | 3 | 1 | 5 | 10 | 6 | 13 | 8 | 22 |
| ISD intermediário a alto | 2 | 1 | 4 | 5 | 3 | 6 | 9 | 7 | 10 | 11 |
| ISD intermediário | 1 | 2 | 5 | 9 | 3 | 4 | 10 | 8 | 12 | 7 |
| ISD baixo a intermediário | 1 | 2 | 7 | 10 | 3 | 9 | 8 | 6 | 12 | 4 |
| ISD baixo | 1 | 10 | 8 | 7 | 3 | 4 | 5 | 6 | 13 | 2 |

**FIGURA 170.2** Cânceres classificados por número de casos incidentes em ambos os sexos, global e por índice sociodemográfico (ISD), 2015. (Adaptada de Global Burden of Disease Collaboration. Global, Regional, and National Cancer Incidence, Mortality, Years of Life Lost, Years Lived with Disability, and Disability-Adjusted Life-years for 32 Cancer Groups, 1990 to 2015. A Systematic Analysis for the Global Burden of Disease Study. *JAMA Oncol.* 2017;3(4):524-548. doi:10.1001/jamaoncol.2016.5688.)

de incidência de câncer são causadas por diferenças ambientais e no estilo de vida entre os países, e não em virtude de diferenças específicas da etnia na suscetibilidade genética. As alterações substanciais na incidência de câncer dentro dos países ao longo do tempo, tais como a elevação e a queda na incidência do câncer de pulmão nos EUA nos últimos 50 anos, durante os quais a incidência do câncer de estômago apresentou queda progressiva, também sugerem alterações nos fatores determinantes ambientais destas doenças. Portanto, uma alta proporção de casos de câncer ocorre em virtude do ambiente e do estilo de vida, e epidemiologistas do câncer tentaram estabelecer estes fatores causais ao longo dos últimos 70 anos.

### Tabagismo

O tabagismo é a principal causa modificável de câncer em muitos países, que se estima causar aproximadamente um terço das mortes por câncer nos EUA[3,4] e 21% das mortes por câncer mundialmente. Ainda que a prevalência do tabagismo tenha diminuído nos EUA nas últimas décadas, ela aumentou em muitos outros países, incluindo no maior país do mundo, a China,[5] e as mortes em virtude do tabaco provavelmente são muito mais comuns no século XXI do que eram no século XX. Muito embora o câncer de pulmão domine o espectro de cânceres relacionados ao tabagismo, os cânceres em muitos outros locais anatômicos têm sido relacionados de maneira convincente ao tabagismo, incluindo cânceres de

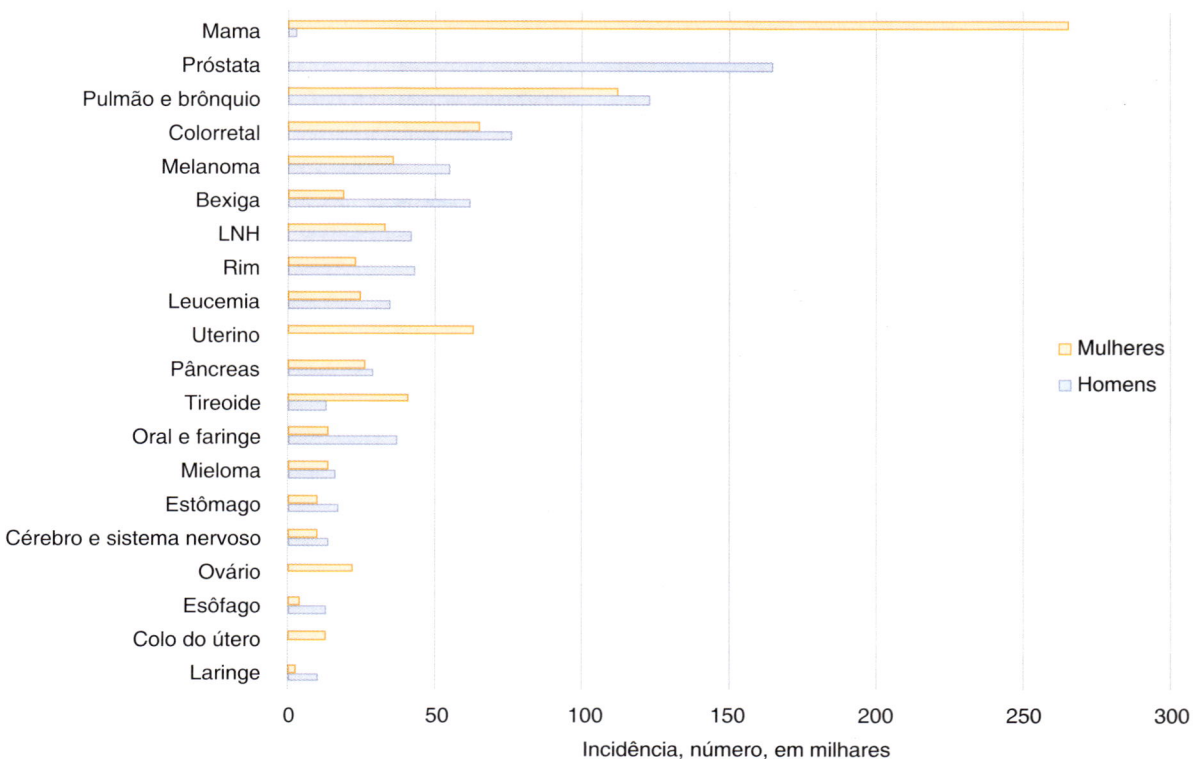

**FIGURA 170.3** Número estimado de novos casos de câncer, EUA, 2018. Ambos os sexos, todas as idades. LNH = linfoma não Hodgkin. (Fonte: American Cancer Society Cancer Facts and Figures, 2018.)

orofaringe, laringe, esôfago, leucemia mieloide aguda, de estômago, fígado, pâncreas, rim e ureter, colo do útero, bexiga e colorretal.[6] O tabagismo passivo tem sido associado ao câncer de pulmão.[7] O abandono do tabagismo resulta em rápida redução nas taxas de câncer de pulmão; o abandono do tabagismo antes dos 30 anos reduz o risco vitalício em mais de 90%, em comparação ao indivíduos que continuam a ser fumantes.[8] Entretanto, a latência entre o início do tabagismo e a ocorrência de câncer é de muitas décadas, de modo que o surgimento de muitos cânceres relacionados ao tabagismo ocorrerá décadas após os aumentos da prevalência do tabagismo.

### Infecções

Uma fração substancial dos cânceres, estimada como sendo de 15% globalmente, é causada por agentes infecciosos, sobretudo em países menos desenvolvidos. (Estima-se em mais de 50% em alguns países da África Subsaariana.)[9] Estima-se que somente 3,6% dos cânceres ocorram em virtude de infecções no Reino Unido.[10] Os principais agentes infecciosos são *Helicobacter pylori* (câncer de estômago), papilomavírus humano (câncer do colo do útero), vírus das hepatites B e C (cânceres de fígado) e vírus Epstein-Barr (câncer nasofaríngeo).

### Dieta

Possivelmente nenhuma área da epidemiologia do câncer é tão complexa e controversa quanto a relação entre a dieta e o câncer. Autoridades no assunto estimaram que boa parte da incidência de câncer esteja associada a fatores alimentares, mas sua especificação tem sido difícil, principalmente em virtude das dificuldades para a obtenção de estimativas válidas da ingestão de alimentos e nutrientes específicos e dos padrões alimentares. Os alimentos ou nutrientes associados a um tipo de câncer podem não estar associados a outros tipos de câncer, e é difícil distinguir entre as diferenças etiológicas verdadeiras entre os cânceres em diferentes locais e os resultados falso-negativos para um tipo de câncer específico. O World Cancer Research Fund emitiu dois sumários em larga escala sobre as evidências, e as principais recomendações a respeito da dieta são:

- Limitar o consumo de alimentos energéticos mais densos; evitar bebidas que contenham açúcar
- Ingerir principalmente alimentos de origem vegetal
- Limitar a ingestão de carnes vermelhas e evitar carnes processadas
- Limitar o consumo de sal e evitar cerais (grãos) e vegetais (legumes) mofados.

Parte da dificuldade em fazer generalizações a respeito da porcentagem dos cânceres atribuível à dieta está na relação entre a dieta e o tamanho corporal, e se esta influência deve ser "contabilizada" como fator *alimentar* ou *antropométrico*. Sociedades bem nutridas e mais prósperas tendem a ter populações mais altas e mais pesadas, sendo ambos fatores relacionados ao risco de câncer em diversos locais.

### Peso corporal e altura

O papel da obesidade como fator de risco para uma ampla variedade de locais de câncer se tornou mais evidente nos últimos 20 anos.[11,12] Até mesmo esta relação pode ser complexa. Por exemplo, a obesidade está inversamente relacionada ao câncer de mama antes da menopausa, mas positivamente relacionada ao câncer de mama após a menopausa. A altura maior está associada a aumentos modestos no risco de câncer em muitos locais. As tendências seculares de aumento da altura e do peso nas sociedades mais prósperas explicam parte dos aumentos nas taxas de câncer ao longo do tempo.

### Álcool etílico

O etilismo está associado a câncer em diversos locais, especialmente de boca, faringe e laringe, esôfago, fígado, mama e reto.[13] Em termos globais, foi estimado que aproximadamente 5% dos cânceres ocorram em virtude do etilismo, e no Reino Unido a estimativa é de 3,3%.[14] Para o câncer de mama, o risco parece aumentar de modo linear com o aumento do consumo de álcool, ao mesmo tempo que, para os cânceres do sistema digestório alto, como o câncer de esôfago, o risco é mais evidente no caso de alcoolismo "pesado". A maioria das autoridades no assunto recomenda não mais que um drinque alcoólico por dia para as mulheres, e dois para os homens.

### Radiação ionizante

A radiação ionizante é uma causa bem-definida de leucemia e câncer de tireoide; entretanto, a minimização da exposição significa que ela é uma causa relativamente infrequente de câncer,[15] que se estima ser responsável por aproximadamente 2% dos cânceres no Reino Unido.

### Radiação ultravioleta

A radiação ultravioleta (UV) é a principal causa de cânceres de pele não melanoma e melanoma, e estima-se que seja responsável por 3 a 4% dos cânceres no Reino Unido. Evitar queimaduras solares na infância e na adolescência é muito importante para a redução do risco de melanoma.

### Exposições ocupacionais

Desde o trabalho pioneiro de Sir Percival Potts a respeito do câncer escrotal em limpadores de chaminés, foi reconhecido que cânceres em determinados locais são mais frequentes em profissões específicas. Uma ampla variedade de substâncias químicas industriais, mais comuns em determinadas profissões, estão associadas ao risco de cânceres específicos. Nas economias avançadas, os esforços para minimizar a exposição geralmente asseguram que os riscos sejam mínimos, muito embora tenha sido estimado que quase 4% dos cânceres no Reino Unido ainda ocorram em virtude das exposições ocupacionais. Nas economias menos desenvolvidas, os riscos são mais altos, em virtude da migração das indústrias "sujas" para ambientes menos regulados, e de um nível inferior de reconhecimento dos riscos e das necessidades de proteção dos trabalhadores contra as exposições carcinogênicas, e da aplicação menos rigorosa das normas de proteção trabalhista.

### Hormônios exógenos

Os anticoncepcionais orais aumentam o risco relativo de câncer de mama em aproximadamente 20% durante seu uso; entretanto, tendo em vista que a maioria das usuárias de anticoncepcionais orais tem 15 a 40 anos, quando as taxas de incidência do câncer de mama são baixas, o número absoluto de casos adicionais é pequeno.[16] Dez ou mais anos de uso de anticoncepcionais orais reduzem o risco de câncer ovariano em mais de 50%, bem como reduzem o risco de câncer endometrial.

O uso de hormônios após a menopausa, sobretudo combinações de estrogênio e progestinas, aumenta o risco de câncer de mama, muito embora o risco decline rapidamente após sua interrupção,[17] e diminui o risco de câncer de cólon. Após a publicação dos achados da Women's Health Initiative a respeito de uma associação positiva, o uso de hormônios após a menopausa declinou dramaticamente nos EUA, e a taxa de incidência do câncer de mama (principalmente o tipo RE [receptores de estrogênio]-positivo) caiu nos anos seguintes, um dos poucos exemplos de rápida alteração da prevalência de um fator de risco correlacionado à alteração a curto prazo da incidência de câncer.

### Fatores reprodutivos

Diversos fatores reprodutivos têm sido associados ao risco de câncer nas mulheres; entre eles estão menarca precoce, idade avançada no primeiro parto, nuliparidade ou baixa paridade e idade avançada na menopausa, curta duração da lactação (todos aumentam o risco de câncer de mama) e nuliparidade ou baixa paridade (aumento do risco de câncer ovariano e endometrial).

## PREVENÇÃO

As definições de quais fatores de risco são modificáveis variam, mas estimativas de consenso concordam que a maioria dos cânceres teoricamente possa ser prevenida por diversas combinações de redução dos fatores de risco e imunização contra agentes infecciosos que causam cânceres.

### Prevenção primária

A prevenção primária se refere à estratégia de redução da prevalência dos fatores de risco e, assim, de redução da incidência de câncer. A redução da prevalência do tabagismo e do uso de outros produtos de tabaco é o fator isolado com o maior potencial de redução do risco de câncer. Infelizmente, embora o consumo de cigarros *per capita* tenha diminuído aproximadamente pela metade em diversos países com renda alta desde a década de 1970, o consumo global ainda está aumentando, ocasionado por populações mais jovens nos países menos desenvolvidos, bem como pelo *marketing* da indústria do tabaco em países onde o consumo de cigarros anteriormente era baixo. Uma dieta que minimize o ganho de peso ao longo da vida é um fator de prevenção potencialmente importante. Embora a natureza precisa da dieta não esteja clara, painéis de consenso enfatizam o valor da dieta rica em frutas e vegetais e com pequenas quantidades de carnes e seus derivados processados. O consumo mínimo a moderado de bebidas alcoólicas reduz o risco de câncer. Evitar queimaduras solares e longos períodos de exposição à luz ultravioleta reduzirá o risco de cânceres de pele. A vacinação contra a hepatite B e o HPV (Capítulo 139) para prevenir o câncer hepático e do colo do útero, respectivamente, é uma estratégia subutilizada globalmente. As intervenções clínicas contra *H. pylori* provavelmente reduziriam o risco de câncer de estômago, mas isso ainda não foi comprovado. Os novos antirretrovirais com ação direcionada, que conseguem curar uma grande proporção de portadores de hepatite C (ver Capítulo 140), devem reduzir substancialmente a incidência de câncer de fígado, mas apenas uma fração das pessoas infectadas em todo o planeta tem acesso a estes fármacos.[18] São necessárias normas de saúde ocupacional e o seu cumprimento para reduzir o risco de exposição à radiação ionizante e aos carcinógenos no ambiente de trabalho. A redução no uso de hormônios após a menopausa comprovadamente reduziu as taxas de câncer de mama RE-positivo. Os fatores reprodutivos, como a idade por ocasião da menarca, a paridade e a idade ao primeiro parto, embora teoricamente modificáveis, são difíceis de alterar (p. ex., atividade física extrema adia a menarca) ou são socialmente determinados de maneira que tende a suplantar as preocupações a respeito do futuro risco de câncer.

A vacinação contra o papilomavírus humano consegue reduzir o risco de câncer do colo do útero[A1] e de câncer anal em homens infectados pelo HIV.[A2] Dez ou mais anos de uso de anticoncepcionais orais reduzem o risco de câncer ovariano em mais de 50%, bem como reduzem o risco de câncer endometrial.[A3] Nem a vitamina D, nem os ácidos graxos ω-3 são efetivos para a prevenção do câncer.[A4,A5]

### Prevenção secundária

A prevenção secundária visa prevenir a morte por câncer em pessoas com diagnóstico de câncer ou de lesão pré-maligna, geralmente por meio de tratamento em estágio inicial. O maior sucesso do rastreamento do câncer é o rastreamento organizado do câncer de colo do útero (Capítulo 189), responsável por uma redução dramática das mortes por câncer de colo do útero em países como os EUA, com a maior parte dos casos ocorrendo em mulheres com histórico de rastreamento subótimo. Um declínio na incidência de câncer colorretal nos EUA decorre, ao menos parcialmente, do rastreamento de cânceres iniciais e adenomas colorretais pré-malignos, com pesquisa de sangue oculto nas fezes, retossigmoidoscopia e colonoscopia apresentando diferentes equilíbrios em termos de aceitação do paciente e realização dos exames (Capítulo 184).[A5] Tanto o ácido acetilsalicílico (AAS) quanto outros anti-inflamatórios não esteroides (AINEs) conseguem reduzir o risco de futuras neoplasias de cólon em pacientes que já apresentaram uma primeira neoplasia.[A6] A determinação dos níveis de PSA para rastreamento de câncer de próstata (Capítulo 191)[A7] e a mamografia[A8] para rastreamento de câncer de mama (Capítulo 188) têm efeitos benéficos variáveis. Em ambos os casos, é plausível supor que ocorra redução da taxa de mortes por cada um dos tipos de câncer em homens e mulheres que realizaram o rastreamento. Entretanto, um reconhecimento melhor dos danos do rastreamento e do "sobrediagnóstico" (i. e., a detecção e o tratamento de lesões que poderiam nunca provocar sinais/sintomas) implicou alteração das recomendações nos últimos anos. No caso do câncer de mama, melhores tratamento da doença e conscientização por parte das mulheres sobre a necessidade de realizar uma avaliação inicial de quaisquer nódulos ou alterações nas mamas podem significar que a efetividade da mamografia na redução das taxas de morte sofreu alterações ao longo do tempo. Em um argumento contra a tendência de redução do entusiasmo pelo rastreamento de alguns cânceres, um relatório da U.S. Preventive Services Task Force descreve "fortes" evidências" no sentido de que o rastreamento por tomografia computadorizada com dose baixa de radiação ionizante reduza o risco de câncer de pulmão e as mortes por câncer de pulmão, muito embora as evidências sejam baseadas em um único grande estudo de boa qualidade[A10] e os estudos subsequentes não tenham demonstrado benefício consistente.[A11]

Ainda que muitos cânceres possam ser curados se forem detectados cedo o suficiente, o volume substancial de cânceres nos países menos desenvolvidos com infraestrutura limitada e o custo do rastreamento frequente significam que as atividades de rastreamento organizadas demorarão tempo para serem desenvolvidas. A exceção é a testagem de HPV que, combinada com acompanhamento ginecológico, proporciona um meio de rastrear um número significativo de mulheres de modo relativamente rápido,[A12] ainda que isto de modo algum seja um esforço trivial. A maior conscientização sobre os sintomas e sinais de câncer, combinada ao acompanhamento apropriado e imediato, permanecerão um pilar das tentativas de reduzir os cânceres nas regiões menos desenvolvidas, e é necessário o desenvolvimento de serviços de diagnóstico e tratamento adequados antes da instituição dos serviços de rastreamento.

### TRATAMENTO

Após o diagnóstico do câncer, o tratamento adequado não está disponível para muitas pessoas nos países menos desenvolvidos, o que resulta em taxas de casos fatais substancialmente mais altas. Muitos dos fármacos quimioterápicos mais eficazes não são cobertos por patentes e são relativamente baratos; outras modalidades, como a radiação, podem ser oferecidas a um custo baixo por paciente após a construção da instalação e o treinamento das equipes no seu uso. Estima-se que 80% dos pacientes em todo o planeta não tenham acesso a opioides no fim da vida,[19] uma situação que poderia ser solucionada com um baixo custo se fossem abordados os tratados internacionais que limitam a exportação de opioides, bem como as preocupações a respeito do seu abuso.

### NO FUTURO

Como ocorre em outras doenças não contagiosas, uma ampla gama de ações precisa ser adotada para prevenir, detectar e tratar os cânceres, porque as taxas de incidência do câncer em muitos locais aumentam e as taxas absolutas aumentam mais rapidamente em virtude do envelhecimento das populações em todo o mundo. Felizmente, diversas doenças não contagiosas compartilham fatores de risco semelhantes, sobretudo tabagismo e sedentarismo/obesidade, de modo que os esforços para limitar a disseminação destes fatores de risco compensam as doenças cardiovasculares, o diabetes melito, as doenças respiratórias e os cânceres. O acesso até mesmo aos tratamentos de baixo custo exige investimentos importantes nos sistemas de saúde e nas equipes, mas sem estes investimentos, os custos humanos e econômicos do câncer serão ainda grandes.

 **Recomendações de grau A**

A1. Arbyn M, Xu L, Simoens C, et al. Prophylactic vaccination against human papillomaviruses to prevent cervical cancer and its precursors. *Cochrane Database Syst Rev.* 2018;5:CD009069.
A2. Harder T, Wichmann O, Klug SJ, et al. Efficacy, effectiveness and safety of vaccination against human papillomavirus in males: a systematic review. *BMC Med.* 2018;16:1-14.
A3. Havrilesky LJ, Gierisch JM, Moorman PG, et al. Oral contraceptive use for the primary prevention of ovarian cancer. *Evid Rep Technol Assess (Full Rep).* 2013;(212):1-514.
A4. Manson JE, Cook NR, Lee IM, et al. Vitamin D supplements and prevention of cancer and cardiovascular disease. *N Engl J Med.* 2019;380:33-44.
A5. Manson JE, Cook NR, Lee IM, et al. Marine n-3 fatty acids and prevention of cardiovascular disease and cancer. *N Engl J Med.* 2019;380:23-32.
A6. Lin JS, Piper MA, Perdue LA, et al. Screening for colorectal cancer: updated evidence report and systematic review for the US Preventive Services Task Force. *JAMA.* 2016;315:2576-2594.
A7. Dulai PS, Singh S, Marquez E, et al. Chemoprevention of colorectal cancer in individuals with previous colorectal neoplasia: systematic review and network meta-analysis. *BMJ.* 2016;355:1-12.
A8. Fenton JJ, Weyrich MS, Durbin S, et al. Prostate-specific antigen-based screening for prostate cancer: evidence report and systematic review for the US Preventive Services Task Force. *JAMA.* 2018;319:1914-1931.
A9. Nelson HD, Cantor A, Humphrey L, et al. U.S. Preventive Services Task Force evidence syntheses, formerly systematic evidence reviews. Screening for breast cancer: a systematic review to update the 2009 US Preventive Services Task Force Recommendation. Rockville (MD): Agency for Healthcare Research and Quality (US); 2016.
A10. Aberle DR, Adams AM, Berg CD, et al. Reduced lung-cancer mortality with low-dose computed tomographic screening. *N Engl J Med.* 2011;365:395-409.
A11. Wille MM, Dirksen A, Ashraf H, et al. Results of the randomized Danish lung cancer screening trial with focus on high-risk profiling. *Am J Respir Crit Care Med.* 2016;193:542-551.
A12. Melnikow J, Henderson JT, Burda BU, et al. Screening for cervical cancer with high-risk human papillomavirus testing: updated evidence report and systematic review for the US Preventive Services Task Force. *JAMA.* 2018;320:687-705.

### REFERÊNCIAS BIBLIOGRÁFICAS

*As referências bibliográficas, bem como os outros materiais suplementares deste livro, encontram-se no GEN-IO, nosso ambiente virtual de aprendizagem.*

# 171

## BIOLOGIA E GENÉTICA DO CÂNCER
BEN HO PARK

### INTRODUÇÃO

Já se acreditou que o câncer fosse uma doença única, cercada por mistérios em relação a sua etiologia, seu prognóstico e seu tratamento. Atualmente sabemos que o câncer é um conjunto de muitas doenças diferentes e que, com frequência, elas não são categorizadas de modo uniforme até mesmo quanto ao seu tecido de origem. Por exemplo, os cânceres de mama com receptores hormonais apresentam biologia, prognóstico e tratamento distintos dos cânceres de mama sem esses receptores. Contudo, uma característica que os une, compartilhada por todos os cânceres humanos, é que apresentam uma base genética. Mas isto não significa que todos os cânceres tenham predisposição hereditária. De fato, as referidas síndromes de cânceres familiares são relativamente incomuns, em comparação aos cânceres esporádicos. Tanto os cânceres hereditários quanto os esporádicos exigem o acúmulo de erros ou de alterações do DNA, com progressão gradual de eventos, que acabam resultando em câncer. Estas alterações do DNA são tipicamente classificadas como mutações, alterações no número de cópias e rearranjos genéticos. O câncer também resulta de alterações epigenéticas no DNA, que não envolvem alterações na sequência do DNA, mas que produzem modificações que resultam no silenciamento ou na ativação de genes de maneira aberrante. Neste capítulo, a base genética do câncer será descrita em mais detalhes, bem como os recentes exemplos de como este conhecimento levou a novos exames diagnósticos e a novas terapias com alvos moleculares.

### CÂNCER É UMA DOENÇA COM ALTERAÇÕES CUMULATIVAS NO DNA

Com frequência pensamos no câncer como sendo uma proliferação anormal de células, com invasão externa à arquitetura normal dos tecidos. Ainda que este seja o caso em muitos cânceres, um aspecto pouco reconhecido da biologia do câncer é o fato de que as células do câncer podem não necessariamente apresentar uma proliferação anormal, mas também podem resultar da morte celular inadequada ou da interrupção do ciclo celular. Portanto, atualmente sabemos que duas forças opostas direcionam a proliferação e a morte ou a quiescência das células, e que deve ser mantido um equilíbrio adequado para a função e o crescimento normais. Quando aquele equilíbrio sofre perturbações em virtude do aumento anormal da proliferação ou da diminuição da morte celular ou da sua interrupção, têm início as primeiras etapas da carcinogênese. Assim sendo, os genes que intermedeiam a proliferação celular e a morte celular com frequência são os "condutores" iniciais do câncer e, de acordo com isto, muitos destes genes estão mutados ou alterados em muitos tipos diferentes de câncer.

A partir deste entendimento, foram criadas duas categorias amplas de genes do câncer, que são denominados *oncogenes* e *genes supressores tumorais*. Os oncogenes são os aceleradores do crescimento do câncer, que direcionam a proliferação celular anormal por meio de diversos mecanismos. Os oncogenes comuns, que com frequência estão mutados ou alterados nos cânceres humanos, incluem *KRAS*, *BRAF*, *PIK3CA* e *ERBB2* (HER2). As funções dos oncogenes são diversas, mas a maioria das mutações e alterações que ocorrem nos oncogenes em termos constitutivos ativam as vias críticas de promoção do crescimento, as quais em seguida direcionam a proliferação celular. Por outro lado, os genes supressores tumorais atuam como os "freios" do crescimento celular. A sua função normal é controlar o ciclo celular ao monitorar e interromper a proliferação, quando apropriado. Qualquer ruptura da função de um gene supressor tumoral resultaria, de modo previsível, em ganho real do número de células, possivelmente até mesmo sem contribuições adicionais de aumento da proliferação celular. Exemplos de genes supressores tumorais comumente mutados nos cânceres humanos incluem *TP53*, *CDKN2A*, *CDKN2B* e outros. A maioria dos cânceres apresentará alterações genéticas que envolvem tanto os genes supressores tumorais quanto os oncogenes, mas os tipos de alterações genéticas e as consequências para as terapias podem variar de modo dramático entre as diferentes malignidades.

## Alterações do DNA nos oncogenes e genes supressores tumorais

Tendo em vista os papéis distintos, ainda que complementares, dos oncogenes e dos genes supressores tumorais, talvez não seja uma surpresa que determinados tipos de alterações genéticas estejam com mais frequência associadas a uma ou outra classe de genes. As mutações de ativação nos oncogenes, por exemplo, tendem a ser heterozigóticas (ou seja, apenas um alelo está mutado), tendo em vista que mutação de ganho de função exerceria um efeito até mesmo na presença da produção ainda normal das proteínas por parte do outro alelo do tipo selvagem (Figura 171.1A). Estas mutações ocorrem tipicamente nas regiões de um oncogene que sabidamente regulam a atividade da proteína correspondente, como, por exemplo, as mutações do domínio das quinases que tornam a proteína constitutivamente ativada. De modo semelhante, a amplificação de um gene que provoca aumento do número de cópias de um oncogene pode apresentar efeito semelhante, assim como as translocações e os rearranjos como *BCR-ABL*, que causam a justaposição de dois genes, de tal modo que a função normal do oncogene encontra-se sempre no estado "ligado". Por outro lado, os genes supressores tumorais em geral exigem uma alteração genética de perda da função, a qual geralmente demanda uma alteração em ambos os alelos da célula (Figura 171.1B). De acordo com isto, as mutações de perda da função observadas em muitos genes supressores tumorais em geral levam a truncamento prematuro da proteína, tais como mutações *nonsense* (sem sentido) e mutações de *frameshift* (troca de fase de leitura) de inserção/deleção. Além disso, alterações genômicas maiores, como deleções ou perda de um gene/cromossomo inteiro, são outro mecanismo de inativação supressora tumoral. Ainda que estas sejam generalizações nos tipos de alterações genéticas observadas nos oncogenes e nos genes supressores tumorais, deve-se observar que existem exceções. Por exemplo, o *TP53* é um gene supressor tumoral, ainda que o tipo de mutação mais frequente observado nos cânceres humanos sejam mutações *missense* (de sentido errado), em vez de *frameshifts* ou deleções.[1] Isto porque estas mutações *missense* comuns conferem um efeito negativo dominante, e evitam que a proteína p53 forme tetrâmeros, resultando em perda da função, ainda que mutações de ganho de função no *TP53* também tenham sido descritas. Contrariamente, determinadas deleções no gene do receptor do fator de crescimento epidérmico (EGFR) (*ERBB1*) eliminam os domínios autorreguladores, resultando na ativação constitutiva deste oncogene. Finalmente, a natureza e o tipo das mutações nos oncogenes e nos genes supressores tumorais são fundamentos nos domínios da proteína que prontamente as levam a ativar ou inativar os genes, respectivamente, por conta própria.

## Alterações no DNA das células das linhagens germinativas *versus* somáticas no câncer

O corpo humano é composto por trilhões de células, e dentro de cada célula em geral existem duas cópias (diploide) do genoma. Os eritrócitos maduros e as plaquetas são alguns dos poucos tipos de células desprovidos de DNA, e os gametas (óvulos e espermatozoides) têm somente uma cópia do genoma (haploide), o que possibilita que o zigoto herde um genoma haploide de cada genitor. O DNA obtido das células normais com frequência é denominado linhagem germinativa, tendo em vista ser derivado dos óvulos e dos espermatozoides dos progenitores, que também são denominados células germinativas. Assim sendo, por definição, o DNA das células da linhagem germinativa (algumas vezes também denominado DNA constitucional), é hereditário, no sentido de que os seres humanos recebem todo o seu DNA de ambos os genitores. Portanto, temos que quaisquer mutações que existam de modo heterozigótico no DNA das células da linhagem germinativa podem ser transmitidas para a progênie, com uma chance de 50/50 de herança do alelo mutante.

A maioria das alterações do DNA das células da linhagem germinativa que ocasiona as síndromes de cânceres familiares são mutações encontradas nos genes supressores tumorais (Tabela 171.1). De fato, a definição genética mais restrita de um supressor tumoral é uma alteração em um gene que predispõe à formação de tumores. De fato, a genealogia de famílias com predisposições hereditárias ao câncer ajudou a esclarecer a natureza dos genes supressores tumorais, incluindo a hipótese de "dois eventos" (*two-hit*) formulada por Knudson, bem como a identificação dos principais genes supressores tumorais, como *RB1*, *BRCA1*, *BRCA2* e *APC*. Tendo em vista que, para que ocorra o início do câncer, é necessária a inativação bialélica de um supressor tumoral, pode-se presumir que as síndromes de cânceres familiares devem seguir um padrão de herança recessiva autossômica, semelhante ao das doenças hereditárias como a fibrose cística ou a atrofia muscular espinal. Entretanto, acredita-se que a maioria dos genes supressores tumorais seja letal para os embriões caso duas cópias mutantes estejam presentes no zigoto, uma vez que esta situação raramente é observada nas famílias com mutações conhecidas de determinado gene supressor tumoral nas linhagens paterna e materna. Em vez disto, o "segundo evento", ou a inativação do segundo alelo, ocorre somente na(s) célula(s) destinada(s) a se tornar(em) um tumor (Figura 171.2). Este segundo evento de perda de função pode ocorrer de diversas maneiras, inclusive perda do gene, uma nova mutação ou silenciamento epigenético. Independentemente do mecanismo, como este segundo evento ocorre somente em uma única célula e, portanto, não ocorrerá nos gametas, estas

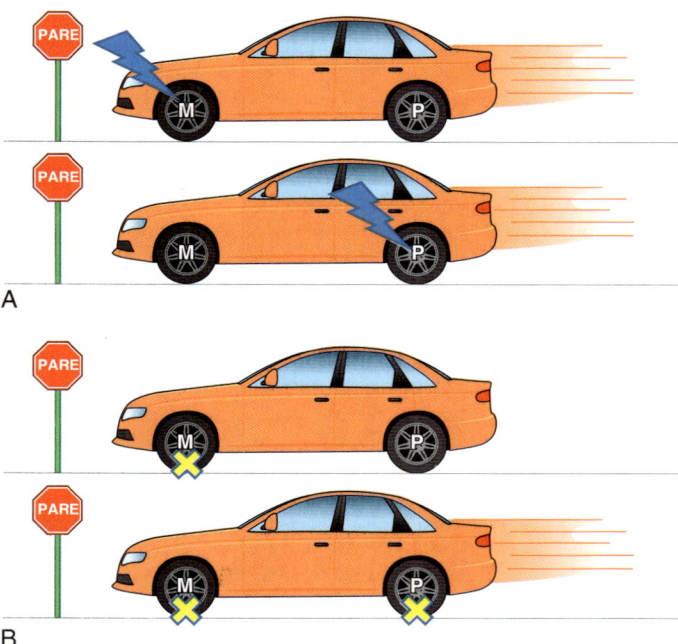

**FIGURA 171.1** Oncogenes e genes supressores tumorais: os aceleradores e os freios do câncer. **A.** Os oncogenes atuam como os aceleradores das células cancerosas, levando-as para a frente até mesmo quando a célula deveria parar (sinal de PARE). As alterações oncogênicas, como as mutações, podem ocorrer no alelo materno (eixo frontal M) ou no alelo paterno (eixo traseiro P) e, portanto, farão com que a célula continue a proliferar. **B.** Contrariamente, os genes supressores tumorais são os freios do ciclo celular. Se uma mutação ou alteração desabilitar somente os freios frontais ou somente os freios traseiros (alelo materno; eixo frontal M na figura), a célula ainda assim poderá obedecer aos sinais de PARE. Entretanto, se ambos os freios frontal (eixo M) e traseiro (eixo P) forem desabilitados, a célula continuará a seguir adiante e passará pela sinalização de PARE normalmente. Os raios azuis representam mutações de ganho de função nos oncogenes; as marcas X amarelas representam mutações de perda de função nos genes supressores tumorais.

| Tabela 171.1 | Características do câncer. |
|---|---|

- Autossuficiência nos sinais de crescimento
- Insensibilidade aos sinais anticrescimento
- Evasão da apoptose
- Potencial de replicação ilimitada
- Angiogênese prolongada
- Invasão e metástase tecidual

- Reprogramação do metabolismo energético
- Evasão da resposta imune
- Instabilidade e mutação do genoma
- Inflamação que promove o tumor

Hanahan e Weinberg propuseram, em 2000, que existem seis alterações essenciais na fisiologia celular ("características do câncer") que, em conjunto, determinam o crescimento maligno, listadas nos seis primeiros pontos (Hanahan D, Weinberg RA. The hallmarks of cancer. *Cell*. 2000;100:57-70). Uma década depois, atualizaram a lista somando quatro características adicionais, listadas nos quatro últimos pontos (Hanahan D, Weinberg RA. Hallmarks of cancer: the next generation. *Cell*. 2011;144:646-674). Houve tentativas subsequentes de simplificar a lista reunindo estes traços centrais da maior parte dos cânceres. (De Fouad YA, Aanel C. Revisiting the hallmarks of cancer. *Am J Cancer Res*. 2017;7:1016-1036.)

alterações são denominadas alterações somáticas. Como o corpo humano tem trilhões de células, em um indivíduo que herdou um alelo mutante em um gene supressor tumoral, a chance vitalícia de que essa única célula sofra um "segundo evento" é razoavelmente alta e, portanto, o *padrão de herança* para as síndromes de cânceres familiares em geral é dominante autossômico. Contudo, conforme declarado anteriormente, o câncer é resultado do acúmulo de muitas alterações do DNA. Portanto, até mesmo a perda completa da função de um gene supressor tumoral em geral não é suficiente para a formação de massa ou de tumor, porque são necessários eventos genéticos adicionais (Figura 171.3). Isto explica o motivo pelo qual, apesar do padrão de herança autossômico, muitas síndromes de cânceres familiares apresentam penetrância incompleta (ou seja, nem todos os portadores desenvolverão câncer).

As alterações no DNA das células da linhagem germinativa que predispõem à formação do tumor e do câncer também explicam o início relativamente precoce do diagnóstico para os cânceres familiares em relação às suas contrapartes esporádicas. No primeiro caso, o início do câncer é acelerado, pois cada célula diploide no corpo apresenta uma perda funcional de metade de um gene supressor tumoral, *versus* a situação esporádica na qual este "primeiro evento" deve ocorrer de modo somático em qualquer determinada célula. De fato, foi esta observação, junto com o padrão de herança familiar e os múltiplos tumores independentes, que surgiram nos indivíduos afetados, que levou Knudson a formular esta hipótese sobre a existência de genes supressores tumorais.

Com o advento dos grandes esforços para o sequenciamento do DNA do câncer, a complexidade dos cânceres em seres humanos se tornou aparente. Ainda que estes estudos em geral apoiem a noção de que a maior parte dos cânceres tem origem em um acúmulo gradual de mutações genéticas somáticas e alterações que resultam em modificações proliferativas precoces, tumores pré-cancerosos e em seguida doença invasiva, existem exceções importantes. Por exemplo, atualmente está bem estabelecido que patógenos, como os vírus, iniciam ou predispõem um indivíduo à formação do câncer. Papilomavírus humanos (HPV), por exemplo, expressarão proteínas no interior das células infectadas, que podem inativar genes supressores tumorais importantes, como p53 e RB. Isto é uma vantagem para o vírus, porque a proliferação celular é necessária para a replicação viral, mas também estabelece uma situação semelhante à da aquisição de mutações nos genes supressores tumorais. À semelhança dos cânceres não virais, contudo, este é um evento inicial, mas não é suficiente para a formação do tumor, que ainda necessita de eventos genéticos adicionais para se tornar um câncer verdadeiramente invasivo.

Estudos sobre o sequenciamento também demonstraram que o número de mutações ou alterações genéticas necessárias para a carcinogênese é muito variável, e se torna mais complicada quando se consideram as exigências para as metástases a distância. Entretanto, análises estatísticas a respeito de cânceres de pulmão e cólon sugerem que três alterações podem ser suficientes.[2] Este mesmo grupo também sugeriu, por meio de dados genômicos e epidemiológicos, que o aumento da proliferação celular pode estar associado a aumento do risco de câncer, mas que o desenvolvimento das mutações e, portanto, do câncer, apresenta um forte elemento de aleatoriedade ou "azar".[3] Estudos adicionais provavelmente elucidarão esta questão, visto que o número de cânceres sequenciados aumenta exponencialmente.

## Instabilidade genética, evolução clonal e heterogeneidade tumoral

Um processo subjacente necessário para o desenvolvimento da maioria dos cânceres é uma instabilidade genética inerente. Quando as células normais se dividem, mecanismos de vigilância e de reparo no interior das células asseguram que quaisquer erros do DNA sejam corrigidos antes da citocinese (divisão celular). Isto assegura a fidelidade próxima da perfeição e evita o surgimento de doenças relacionadas às alterações do DNA das células somáticas, tais como o câncer. Nas células cancerosas, os referidos mecanismos de segurança contra falhas estão desabilitados, permitindo que as células acumulem mutações no DNA, alterações no número de cópias e rearranjos genômicos. Porém, ainda mais intimidador é que a ausência de mecanismos de reparo do DNA leva a um processo dinâmico e contínuo de evolução darwiniana. Na medida em que as células cancerosas continuam a se dividir, cada célula resultante é discretamente diferente da seguinte no tocante aos seus genomas. As mutações ou alterações deletérias resultarão em morte celular, enquanto as alterações vantajosas possibilitarão expansão do crescimento clonal, ainda que mutações e alterações adicionais continuem a ocorrer, até mesmo nessa população clonal. Embora existam alguns cânceres raros, que são exceções a este modelo, os modernos estudos de sequenciamento de metástases apoiam esta noção, com muitas células cancerosas no mesmo paciente abrigando as chamadas mutações "privadas". Muito embora algumas destas mutações não apresentem consequências funcionais

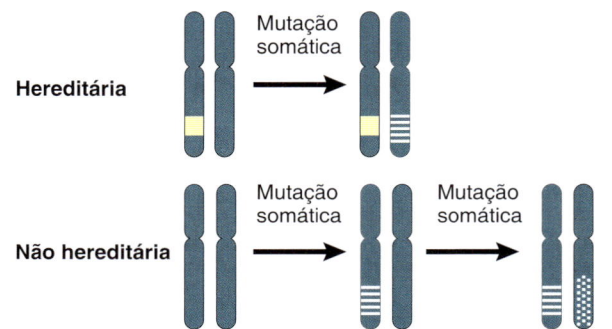

**FIGURA 171.2** Modelo de Knudson de dois eventos para o desenvolvimento do câncer. É necessária a inativação bialélica para o início do tumor. Nas síndromes de cânceres familiares, o primeiro "evento" é herdado na linhagem germinativa, exigindo somente um único segundo "evento" somático para o início da carcinogênese. Em tumores esporádicos, o primeiro evento ocorre em uma única célula, e ainda exige que o segundo "evento" somático ocorra na mesma célula para que, em seguida, ocorra o início do tumor. (Ilustrada originalmente em Jozwiak J, Jozwiak S, Wlodarski P. Possible mechanisms of disease development in tuberous sclerosis. *The Lancet Oncology*. 2008:Jan;9[1]:73-9.)

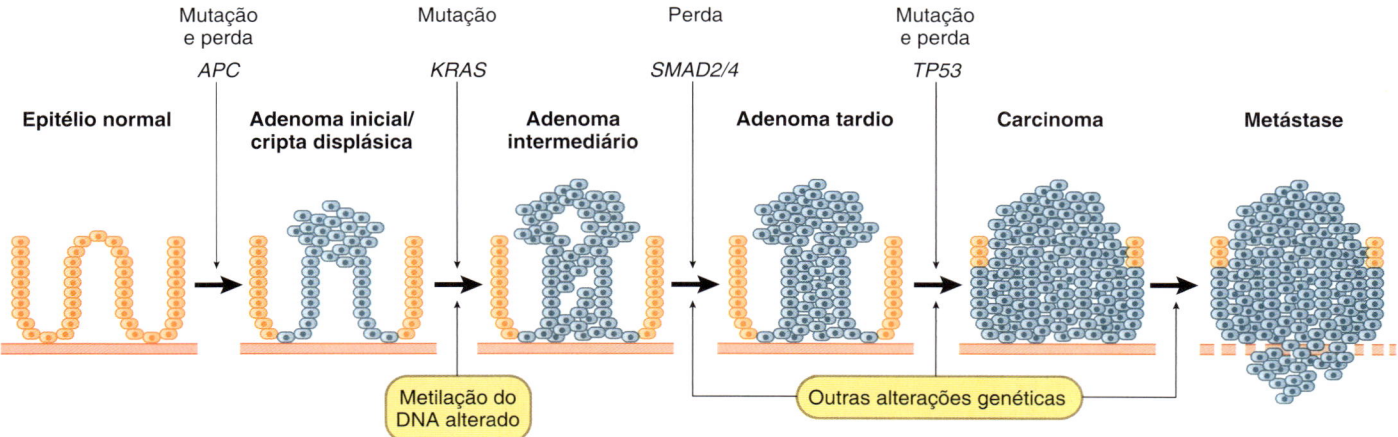

**FIGURA 171.3** Progressão escalonada do epitélio colônico normal para o câncer invasivo. A progressão gradual de epitélio normal para adenoma e deste para carcinoma colorretal caracteriza-se pelo acúmulo de alterações genéticas e epigenéticas em oncogenes e genes supressores tumorais, também conhecidas como *Vogelgrama*, em homenagem ao Dr. Bert Vogelstein. (De Davies RJ, Miller R, Coleman N. Colorectal cancer screening: prospects for molecular stool analysis. *Nature Reviews Cancer*. 2005;Mar;5[3]:199-209.)

e, portanto, sejam denominadas mutações "passageiras", estas mutações, junto com outras alterações genômicas, ressaltam a instabilidade genética contínua dos cânceres humanos.

Esta evolução clonal contínua, portanto, estabelece a condição para o desenvolvimento do câncer. As características do câncer têm sido bem definidas, e estão resumidas na Tabela 171.1. Características tais como instabilidade genômica, angiogênese, evasão do sistema imune, escape da morte celular e de supressores tumorais, bem como capacidade proliferativa prolongada, ocorrem, todas, em virtude das alterações genéticas que direta ou indiretamente resultam da instabilidade genética. Alguns dos mecanismos da instabilidade genética já foram elucidados, e podem ser classificados em duas categorias amplas. A instabilidade cromossômica (CIN) é um tipo mais comum de instabilidade genética nos cânceres humanos e é caracterizada por alterações no número de cópias e rearranjos. Portanto, os cânceres com CIN têm maior probabilidade de apresentar amplificações, deleções e aneuploidia. Por outro lado, a instabilidade no nível dos nucleotídios também é um fenômeno bem descrito, ainda que este tipo de instabilidade seja muito menos comum. Esforços para o sequenciamento revelaram que os referidos cânceres apresentam milhares de mutações em seus genomas, e com frequência são diploides ou quase diploides, contrariamente aos tumores com CIN. Este aumento nas mutações com frequência tem sido denominado "carga de mutação tumoral" alta. Já foi demonstrado que diversos genes intermedeiam a CIN, e também foi demonstrado que diversos genes regulam um aumento na carga de mutação tumoral. O exemplo mais importante dos últimos citados é o dos genes de reparo de incompatibilidades e sua regulação de uma forma específica de carga de mutações, denominada instabilidade de microssatélites (MSI). Os tumores com MSI em geral apresentam carga de mutação tumoral alta e genoma relativamente diploide. Os defeitos genéticos que levam à MSI são a inativação dos genes de reparo de incompatibilidades do DNA. Nas células normais, a presença destas proteínas de reparo de incompatibilidades assegurará que quaisquer erros dos DNA que ocorram com a replicação celular serão corrigidos. O sistema de reparo de incompatibilidades é especialmente importante para o reconhecimento e a correção dos erros do DNA que ocorrem em sequências "repetidas" de pares de bases, incluindo sequências de mono-, di-, tri- e tetranucleotídios, tais como AAAAA, ATATAT, ATCATCATC e ACGTACGTACGT, respectivamente. Estas áreas de repetições do DNA estão dispersas por todo o genoma humano e são denominadas sequências de microssatélite. Os tumores com MSI apresentam dificuldades no reparo destas regiões de microssatélites durante a replicação do DNA, em virtude da ausência de proteínas de reparo de incompatibilidades. Portanto, foi demonstrado que as mutações, as alterações e o silenciamento epigenético dos genes de reparo de incompatibilidades ocorrem nos tumores com MSI. Mais importante, os cânceres de cólon localizados à direita com frequência apresentam silenciamento epigenético das proteínas de reparo de incompatibilidades, com os dois genes afetados com mais frequência sendo o *MLH1* e *MSH2*. Ainda que não sejam supressores do crescimento, o *MLHI* e o *MSH2* correspondem à definição de um supressor tumoral, tendo em vista que mutações nas linhagens germinativas em qualquer um destes genes levam a cânceres colorretais não poliposos hereditários e a outras malignidades, tais como câncer ovariano e endometrial, também conhecidos como síndrome de Lynch.[4] As síndromes de risco para cânceres hereditários estão resumidas na Tabela 171.2.

## Tabela 171.2 Síndromes de cânceres familiares.

| SÍNDROME | GENE | TUMORES ASSOCIADOS |
|---|---|---|
| **MUTAÇÕES DE SUPRESSORES TUMORAIS** | | |
| Cowden | PTEN | Mama, tireoide, endometrial, colorretal, rim, melanoma |
| Polipose adenomatosa familiar | APC | Colorretal, estômago, intestinal, hepatoblastoma, tireoide, pancreático, suprarrenal, ducto biliar, meduloblastoma |
| Carcinoma gástrico familiar | CDH1 (E-Caderina) | Estômago, mama |
| Melanoma maligno familiar | CDKN2 (p16$^{INK4A}$ e p14$^{ARF}$), CDK4 | Melanoma, pancreático |
| Tumor de Wilms familiar | WT1 | Wilms (rim) |
| Retinoblastoma familiar | RB1 (pRB) | Retinoblastoma |
| Paraganglioma familiar | SDHA, SDHB, SDHC, SDHD ou SDHAF2 (succinato desidrogenase) | Paraganglioma, feocromocitoma |
| Li-Fraumeni | TP53 (p53) | Osteossarcoma, sarcoma de tecidos moles, leucemia, mama, cérebro, suprarrenal, melanoma, Wilms, estômago, colorretal, pancreático, esofágico, pulmão, células germinativas gonadais |
| Neoplasia endócrina múltipla do tipo 1 | MEN1 | Paratireoides, hipofisário, células das ilhotas pancreáticas, suprarrenal, carcinoide |
| Neurofibromatose do tipo 1 | NF1 | Neurofibroma, glioma, leucemia, mama, rabdomiossarcoma, estromal gastrintestinal |
| Neurofibromatose do tipo 2 | NF2 | Neuromas, schwannomas, meningiomas, astrocitomas, gliomas |
| Síndrome de Peutz-Jeghers | LKB1 | Cólon, intestino, estômago, pâncreas, colo do útero, ovário, testículo, mama, tireoide |
| Von Hippel-Lindau | VHL | Rim, suprarrenal, feocromocitoma |
| **MUTAÇÕES NO GENE DE REPARO DO DNA** | | |
| Ataxia telangiectasia | ATM | Leucemia, linfoma |
| Bloom | BLM | Leucemia, múltiplos tumores sólidos |
| Anemia de Fanconi | FANCA, FANCC, FANCD2, FANCE, FANCF ou FANCG | Leucemia, múltiplos tumores sólidos |
| Câncer de mama e ovariano hereditário | BRCA1 ou BRCA2 | Mama, ovário, pancreático, tubas uterinas |
| Lynch (câncer de cólon não polipose hereditário) | MLH1, MSH2, MSH6 ou PMS2 | Colorretal, endometrial, estômago, mama, ovariano, intestinal, pancreático, próstata, sistema urinário, fígado, rim |
| Polipose associada a MYH | MUTYH | Colorretal, intestinal |
| Xeroderma pigmentoso | XPA, XPC, ERCC2, ERCC3, ERCC4, ERCC5 ou DDB2 | Pele (basocelular, espinocelular), melanoma, língua, olho |
| **MUTAÇÕES EM ONCOGENES** | | |
| Costello | HRAS | Papiloma, rabdomiossarcoma, neuroblastoma |
| Noonan | PTPN11, SOS1, KRAS, NRAS, RAF1 ou BRAF (reguladores da via Ras-Erk) | Leucemia, rabdomiossarcoma, neuroblastoma |
| Melanoma maligno familiar | CDK4 | Melanoma |
| Neoplasia endócrina múltipla do tipo 2 | RET | Tireoide, paratireoide, feocromocitoma |

Tendo em vista que a instabilidade genética impulsiona a heterogeneidade tumoral, com frequência é esta propriedade dos cânceres que os torna tão refratários aos tratamentos e às curas. Ainda que um agente terapêutico possa ser efetivo na maioria das células cancerosas em uma população, mutações preexistentes e outras alterações serão selecionadas em seguida para uma nova população dominante. Portanto, a mesma evolução darwiniana que leva ao câncer e às metástases também ocorre quando os pacientes estão submetidos a diversas quimioterapias e terapias com alvos moleculares.

## GENÉTICA DO CÂNCER E TERAPIAS COM ALVOS MOLECULARES

Meta fundamental da tradução das informações genéticas sobre os cânceres é utilizar este conhecimento para a avaliação do risco, o diagnóstico, o rastreamento e a terapia. Em particular, as terapias com alvos moleculares surgiram a partir da noção de que melhor compreensão a respeito de como os oncogenes e os genes supressores tumorais impulsionam o crescimento do câncer levaria a estratégias para a interrupção destes mecanismos com um ganho terapêutico. Atualmente existem resultados marcantes que atestam o sucesso desta tática. Um dos exemplos mais iniciais é o do oncogene *ERBB2* (HER2) e do câncer de mama. Ocorre amplificação do HER2 em 15 a 20% dos cânceres de mama e ela está associada a comportamento agressivo e prognóstico mais desfavorável. O anticorpo monoclonal humanizado trastuzumabe foi um dos primeiros exemplos de desenvolvimento de um fármaco contra um alvo molecular terapêutico, tendo em vista que apenas as pacientes com amplificação/expressão excessiva do HER2 em seus tumores aparentavam obter benefício com esta terapia. O sucesso do trastuzumabe e, atualmente, de outras terapias com alvo molecular no HER2, tais como pertuzumabe, lapatinibe e TDM-1, modificou a história natural dos cânceres de mama HER2-positivos, de modo que atualmente são um grupo muito favorável, com um bom prognóstico (ver Capítulo 188). Isto também serve com um forte lembrete de que entender a biologia subjacente ao câncer pode levar a terapias com impacto dramático sobre a doença.

Muitas outras terapias com alvos moleculares efetivas têm sido desenvolvidas. A Tabela 171.3 fornece uma lista representativa dos referidos alvos e de suas respectivas terapias que têm demonstrado um sucesso significativo ao longo da última década. Exemplos incluem o imatinibe, que inibe a proteína de fusão BCR-ABL na leucemia mieloide crônica (LMC) (ver Capítulo 175), convertendo uma doença que antes era fatal em uma doença crônica e tratável, com a qual atualmente a maioria dos pacientes consegue viver as suas vidas naturais.[5] Em determinadas formas do câncer de pulmão (ver Capítulo 182), alterações genômicas que ocorrem com frequência de 1 a 10% agora têm fármacos com alvos moleculares altamente ativos e relativamente específicos, que podem ter um efeito profundo sobre as vidas dos pacientes com câncer.[6] O estudo adicional dos mecanismos de resistência também levou à maior compreensão dos preditores de resistência e ao desenvolvimento de terapias com alvos moleculares que podem superar esta resistência. Por exemplo, gefitinibe e erlotinibe são dois inibidores de moléculas pequenas contra determinadas mutações de ativação encontradas nos oncogene do EGFR em cânceres de pulmão de não pequenas células, e foram os primeiros fármacos aprovados pela FDA para os cânceres de pulmão com estas mutações. Notavelmente, o sequenciamento dos tumores de pacientes que desenvolveram resistência a estes fármacos revelou que muitos cânceres desenvolveram uma mutação recidivante específica (T790M), responsável pelo fenótipo de resistência. Pesquisas laboratoriais adicionais e o desenvolvimento clínico levaram à aprovação da próxima geração de inibidores de tirosinoquinase de receptores capazes de superar os cânceres que continham estas mutações. Claramente, o entendimento sobre as bases genéticas que direcionam o crescimento tumoral e a resistência aos fármacos apresentou um impacto profundo sobre como estes cânceres de pulmão são tratados clinicamente e melhorou e prolongou a vida dos pacientes. Histórias semelhantes estão surgindo atualmente para outras doenças. Como um exemplo, evidências crescentes sugerem que o surgimento de mutações de resistência no ligante do gene do receptor de estrogênio alfa (*ESR1*) de ligação ao domínio ocorrem com uma frequência relativamente alta nas pacientes com câncer de mama positivo para receptores hormonais metastáticos (ver Capítulo 188) tratadas com inibidores de aromatase.[7] Estratégias para superar estas mutações do *ESR1* com terapias endócrinas de combinação mais novas estão sendo testadas atualmente em estudos clínicos.

| Tabela 171.3 | Exemplos de terapias anticâncer com alvo molecular. | | | | |
|---|---|---|---|---|---|
| AGENTE TERAPÊUTICO | TIPO | ALVO | DOENÇA | INDICAÇÃO | EXAME COMPLEMENTAR |
| Imatinibe Dasatinibe Nilotinibe | Moléculas pequenas | BCR-ABL | LMC, LLA | Cromossomo Filadélfia-positivo | Análise citogenética, FISH, PCR |
| Ponatinibe Bosutinibe | Moléculas pequenas | | LMC e LMA resistentes à terapia anterior com inibidor de tirosinoquinase | Cromossomo Filadélfia-positivo | Análise citogenética, FISH, RT-PCR |
| Imatinibe | Moléculas pequenas | c-Kit | Tumores estromais gastrintestinais | CD117 (c-Kit) positivo | Imuno-histoquímica (c-Kit PharmDx) |
| Cetuximabe Panitumumabe | Anticorpos monoclonais | EGFR | Câncer colorretal, cabeça e pescoço | *KRAS* do tipo selvagem no câncer de cólon | PCR (*therascreen* KRAS RGQ Kit) |
| Gefitinibe Erlotinibe Afatinibe Osimertinibe | Moléculas pequenas | EGFR | CPNPC | EGFR mutante | PCR (*therascreen* EGFR RGQ PCR Kit, Exame de mutação cobas EGFR) |
| Trametinibe/Dabrafenibe Cobimetinibe/Vemurafenibe | Moléculas pequenas | MEK/BRAF | Melanoma | BRAF com mutante V600 | PCR (THxID, Exame de mutação cobas 4800 BRAF V600) |
| Trastuzumabe Pertuzumabe TDM1 (conjugado de anticorpo e fármaco de trastuzumabe) | Anticorpos monoclonais | HER2 | Mama, estômago, gastresofágico | HER2-positivo | Imuno-histoquímica (PATHWAY, InSite, Bond Oracle, HercepTest), FISH (Inform, PathVysion, SPOT-Light, HER2 CISH PharmDx) |
| Lapatinibe Neratinibe | Moléculas pequenas | HER2, EGFR | Mama | HER2-positivo | Exame de HER2 (ver anteriormente) |
| Bevacizumabe | Anticorpo monoclonal | VEGF | CPNPC, colorretal metastático, rim metastático, glioblastoma | | |
| Ipilimumabe | Anticorpo monoclonal | CTLA-4 | Melanoma | | |
| Pembrolizumabe Nivolumabe | Anticorpos monoclonais | PD-1 | Melanoma, CPNPC, cânceres MSI-positivos | | |

Os exames complementares entre parênteses são estipulados pela FDA nos EUA para determinados usos do fármaco correspondente. LLA = leucemia linfoblástica aguda; LMC = leucemia mieloide crônica; FISH = hibridização *in situ* fluorescente; CPNPC = câncer de pulmão de não pequenas células; PCR = reação em cadeia da polimerase; MSI = instabilidade de microssatélite.

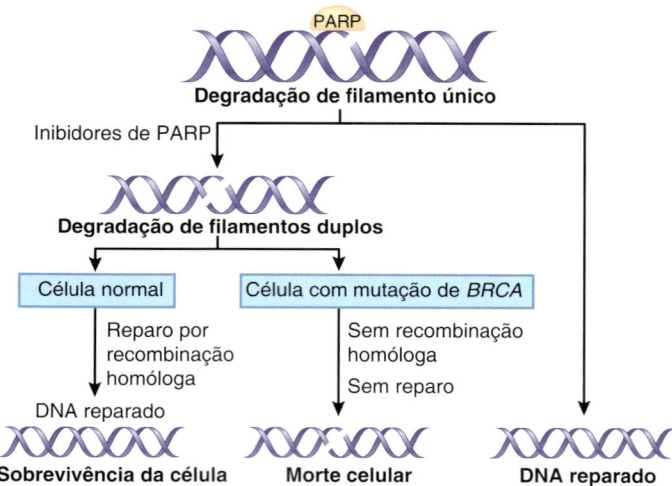

**FIGURA 171.4** Inibidores de poli(ADP-ribose) polimerase (PARP) e letalidade sintética em células nulas de BRCA. PARP1 se liga a degradações de filamento único do DNA, que ocorrem com frequência durante o ciclo celular, e recruta outras enzimas para o reparo do DNA lesionado. A falha em reparar o DNA inevitavelmente levará à lesão adicional do DNA e à morte celular. As proteínas da via de BRCA também podem reparar este DNA lesionado por meio de recombinação homóloga. Como os cânceres mediados por BRCA não têm uma proteína BRCA, ocorre a perda desta capacidade de reparo do DNA por meio de recombinação homóloga. Esta é a base para a terapia letal sintética e com alvo molecular com inibidores de PARP em pacientes com cânceres relacionados a BRCA. A lesão do DNA que ocorre após a inibição da atividade de PARP não pode ser reparada em cânceres nulos de BRCA, resultando na morte celular. Como as proteínas de BRCA permanecem intactas nas células não cancerosas em virtude da retenção de uma cópia funcional de um gene de BRCA, a inibição de PARP mata seletivamente as células cancerosas. (De Sonnenblick A, de Azambuja E, Azim HA Jr, et al. An update on PARP inhibitors – moving to the adjuvant setting. *Nat Rev Clin Oncol*. 2015;12:27-41.)

Outras mutações de resistência foram descobertas graças aos esforços adicionais de sequenciamento e hoje sabe-se mais sobre as mutações dos genes e seu impacto sobre as vias de sinalização. Por exemplo, tendo em vista a sequência de eventos necessária para a ativação da via da MAP quinase (e-Figura 171.1), seria esperado que terapias com anticorpos contra o EGFR não fossem efetivas em tumores que apresentam mutação de ativação em *KRAS*, porque a "lesão" de ativação neste caso específico é distal ao EGFR. Portanto, a inibição de EGFR com o uso de um anticorpo monoclonal terapêutico não produziria efeito. De fato, diversos grupos demonstraram que isto é verdade, e tal constatação levou à exigência de que os tumores dos pacientes fossem sequenciados em relação a *KRAS* antes de terapias com anticorpos anti-EGFR, para assegurar que o câncer apresenta apenas o *KRAS* do tipo selvagem.[8]

Oportunidades adicionais para os alvos moleculares terapêuticos surgiram com a melhor compreensão sobre a genética do câncer. "Letalidade sintética" é uma ideia originalmente concebida por geneticistas que estudam *Drosophila*, que em seguida foi aplicada em relação às células nulas de *BRCA1* e *BRCA2*.[9] A ideia central é que a ausência das proteínas de BRCA levaria a uma vulnerabilidade terapêutica que poderia ser explorada, tendo em vista que as células não cancerosas no indivíduo afetado ainda apresentariam 50% de uma proteína de BRCA, em virtude do alelo do tipo selvagem intacto (Figura 171.4). Portanto, estudos laboratoriais originais demonstraram que inibidores de PARP poderiam efetivamente matar as células nulas de *BRCA*, mas pouparia suas contrapartes do tipo selvagem. Estes achados foram rapidamente traduzidos em estudos clínicos de fase inicial, que recentemente levaram à aprovação de inibidores de PARP para cânceres ovarianos (Capítulo 189), com tipos tumorais adicionais a serem abordados em breve.

Ainda que as terapias com alvos moleculares em geral sejam inicialmente aprovadas pela FDA em um único tipo de tecido de câncer, exemplos históricos demonstraram que geralmente é o alvo o importante acionador do tumor e, portanto, pode tornar o mesmo suscetível a uma terapia com alvo molecular aprovada para um tipo tumoral diferente. Por exemplo, atualmente está bem estabelecido que cânceres gástricos com amplificação/expressão excessiva de HER2 (Capítulo 183) podem responder ao trastuzumabe, o que levou à aprovação deste anticorpo em cânceres gástricos metastáticos HER2-positivos. De modo semelhante, as mutações oncogênicas BRAF V600 em geral respondem às terapias com alvos moleculares de inibidores de V600, ainda que os cânceres colorretais aparentem ser uma exceção significativa.[10] É interessante observar que a supressão com inibidores do mutante BRAF V600 pode levar à desregulação das redes de *feedback* em células normais e cancerosas. Terapias de combinação com inibidores de MEK, uma molécula distal a BRAF na via da MAP quinase (e-Figura 171.1) resultam em terapia mais eficaz, com redução dos efeitos colaterais. Um exemplo mais recente de terapias com alvos moleculares é o larotrectinibe, um inibidor de proteínas de TRK que foi modificado para se tornar constitutivamente ativo por meio da translocação dos genes *TRK* com outros genes, também conhecidos como parceiros de fusão. Este inibidor potente apresenta atividade antineoplásica marcante contra diversos tipos de tumores, desde que estes apresentem uma translocação de *TRK1*, *TRK2* ou *TRK3*, levando à ativação constitutiva.[11] Isto ocasionará a aprovação inédita de larotrectinibe para uma alteração molecular em particular, em vez de para um câncer específico ou um grupo de cânceres. Finalmente, estudos recentes levaram ao primeiro uso aprovado de uma terapia antineoplásica com base no tipo de instabilidade genética. Com o surgimento das terapias de inibidor de ponto de controle imune (ICI) para o melanoma e cânceres de pulmão de células escamosas, surgiu uma questão importante em relação ao motivo pelo qual estes tipos de cânceres apresentaram taxas de resposta superiores às de outros. A análise retrospectiva sugeriu que altas cargas de mutação nos melanomas e cânceres de pulmão de células escamosas apresentaram uma probabilidade de resposta muito mais alta, e houve opiniões no sentido de que a exposição à luz ultravioleta e ao tabaco levou a altas cargas de mutação nos melanomas e nos cânceres de pulmão de células escamosas, respectivamente. Conforme mencionado anteriormente, os cânceres com MSI são caracterizados por milhares de mutações em seus genomas. Ao testar a hipótese de que uma alta carga de mutações ocasionada pelos cânceres com MSI também levaria a uma taxa de resposta mais alta, observou-se que os cânceres com MSI apresentam taxa de resposta significativamente mais alta às terapias de ICI e, em alguns casos, a respostas dramáticas de pacientes que eram refratários a todas as demais terapias.[12] Resumidamente, o estudo da genética do câncer não só informou a nossa compreensão sobre a biologia tumoral, como também trilhou o caminho para abordagens novas e inéditas com alvo molecular nestas alterações genéticas.

## GENÉTICA DO CÂNCER PARA O DIAGNÓSTICO

### Caracterização da expressão genética para o prognóstico e a predição

A capacidade de utilizar o RNA para exames prognósticos e preditivos com o objetivo de ajudar na tomada de decisões clínicas atualmente é uma realidade. A maioria destes exames não mede as alterações do DNA; em vez disso, avalia os níveis relativos do RNA em um tumor. Estes níveis do RNA em seguida são utilizados para diversos algoritmos que têm sido validados tanto para as informações prognósticas (ou seja, a probabilidade de recidiva e/ou sobrevida ao longo de um período de tempo definido), quanto em relação ao poder preditivo (ou seja, a probabilidade de um paciente se beneficiar de determinada terapia). Um exemplo inicial disto é o exame Oncotype DX® para o câncer de mama em estágio inicial. Este exame mede a expressão de 21 genes por meio do RNA, 5 dos quais são genes de referência, para calcular uma pontuação de recidiva (PR) que tenha sido validada para o prognóstico, bem como a probabilidade de a quimioterapia beneficiar grupos de pacientes selecionados. Foram concluídos estudos de validação prospectiva definitiva, somente com os dados limitados atualmente disponíveis, mas o Oncotype DX® tem sido amplamente adotado para ajudar pacientes e médicos a avaliarem a decisão sobre administrar ou não a quimioterapia. Exames semelhantes também foram validados em estudos clínicos prospectivos[13] (p. ex., Mammaprint®), e exames de expressão do RNA adicionais para ajudar a informar as decisões clínicas estão prontamente disponíveis no momento para outros tipos de câncer.

### Exames diagnósticos para as terapias com alvos moleculares

A capacidade de desvendar o genoma do câncer abriu as portas para as terapias com alvos moleculares. Mas com as terapias com alvo molecular, surgiu a necessidade de "exames diagnósticos complementares", ou seja, exames genéticos para selecionar os pacientes que apresentariam a maior probabilidade de responder a determinado agente. Por exemplo, os estudos iniciais de trastuzumabe provavelmente teriam falhado se os pacientes não houvessem sido pré-selecionados em relação à amplificação de HER2, tendo em vista que a maioria das pacientes com câncer de mama é HER-2-negativa. Ainda que o sequenciamento de Sanger tenha sido o padrão-ouro durante muitos anos para os exames laboratoriais de pesquisas e clínicos, o sequenciamento de nova geração (NGS) substituiu, em grande parte, as tecnologias de sequenciamento da primeira geração para a pesquisa sobre o câncer e o diagnóstico complementar (Capítulo 37).

Em resumo, o NGS envolve a geração de "bibliotecas" do DNA que são sequenciadas simultaneamente (ou seja, de modo maciço e em paralelo), gerando *terabytes* de dados ou mais. O sequenciamento redundante é necessário para assegurar que cada nucleotídio seja sequenciado um número suficiente de vezes para diferenciar as mutações verdadeiras dos artefatos do processo do NGS. Cada molécula de DNA que é sequenciada em seguida é alinhada em face de um genoma de referência, para determinar a existência ou não de mutações.

Tendo em vista que os genomas de referência têm diversas fontes, nem sempre é possível distinguir uma mutação de uma variante normal que poderia existir na população. Deste modo, "o sequenciamento e a filtragem das linhagens germinativas" está se tornando cada vez mais comum para o sequenciamento dos tumores. Isto implica a obtenção de uma amostra de DNA normal do paciente cujo tumor está sendo sequenciado, e a submissão do DNA da linhagem germinativa normal ao NGS. Após o sequenciamento e o alinhamento, o DNA da linhagem germinativa é subtraído eletronicamente do DNA do tumor, para revelar somente as mutações somáticas. Embora esse processo consiga reduzir o número de mutações falso-positivas, também pode filtrar importantes mutações de linhagens germinativas, que têm relevância terapêutica para determinado câncer (p. ex., *BRCA1*, *BRCA2*, *MLH1* e *MSH2*), porque, em geral, isso é realizado eletronicamente, antes de qualquer análise dos dados por parte do usuário. Métodos bioinformáticos mais novos contornam estas questões, seja não filtrando as mutações em linhagens germinativas em genes como os mencionados ou identificando a probabilidade de mutações somáticas *versus* de linhagens germinativas com o uso de algoritmos estatísticos.

Estão em andamento estudos clínicos adicionais para explorar o DNA do câncer como ferramenta de rastreamento diagnóstica geral; foi concluído um estudo que avaliou o uso de amostras fecais, o qual demonstrou sensibilidade e especificidade relativamente altas para detectar cânceres colorretais em estágio inicial. Este exame de fezes com múltiplos alvos moleculares emprega uma combinação de exames de mutação, marcadores epigenéticos, e um imunoensaio de hemoglobina, e agora foi aprovado pela FDA para rastreamento do câncer colorretal.

O NGS também trouxe à realidade o conceito de uma ""biopsia líquida" para o diagnóstico do câncer. Ainda que as biopsias líquidas originalmente implicassem análise em relação às células tumorais circulantes, este apelido tem sido utilizado mais recentemente para o exame de DNA de células livres circulantes (cfDNA). Foi demonstrado que todas as células, tanto cancerosas quanto normais, eliminam DNA na circulação.[14] Este cfDNA pode ser isolado e analisado por meio de NGS com diversas finalidades, incluindo a identificação do DNA tumoral circulante com o uso de vários substratos, como plasma, soro, urina, saliva e outros.[15,16] O NGS, junto com seu predecessor, a PCR digital,[17] e outras tecnologias, atualmente são comuns na detecção de mutações tumorais na circulação, e recentemente levaram a um exame de sangue aprovado pela FDA em relação a mutações do câncer de pulmão como uma ferramenta diagnóstica complementar para as terapias com alvo molecular no EGFR mutante. Além do diagnóstico complementar, o cfDNA também está sendo estudado como marcador para a carga tumoral residual, as respostas à terapia e o prognóstico. Além disso, a hematopoese clonal assintomática, por meio da qual células-tronco pré-cancerosas acumulam mutações genéticas que aumentam o risco de transformação maligna,[18] é outro possível marcador do prognóstico. Intervenções com base nessas novas tecnologias apresentam o potencial de revolucionar a maneira como tratamos os pacientes com cânceres em estágio inicial e tardio, possibilitando o conhecimento preciso a respeito de as terapias estarem verdadeiramente erradicando a doença residual e efetuando as curas.

## CONSIDERAÇÕES FINAIS

A capacidade de identificar, rapidamente e com acurácia, mutações e outras alterações genéticas revolucionou a nossa compreensão sobre o câncer e como prevenir, diagnosticar e tratar melhor este conjunto de doenças. Podemos vislumbrar um futuro no qual o sequenciamento do genoma de uma pessoa pelo sangue ou por outros métodos não invasivos se tornará rotineiro e possibilitará que os médicos diagnostiquem o câncer rapidamente e, muito importante, também informará as terapias mais efetivas.

## REFERÊNCIAS BIBLIOGRÁFICAS

*As referências bibliográficas, bem como os outros materiais suplementares deste livro, encontram-se no GEN-IO, nosso ambiente virtual de aprendizagem.*

# 172

# SÍNDROMES MIELODISPLÁSICAS

DAVID P. STEENSMA E RICHARD M. STONE

## DEFINIÇÃO

As síndromes mielodisplásicas (SMD) incluem um grupo heterogêneo de síndromes de insuficiência da medula óssea coletivamente caracterizadas pela hematopoese inefetiva, que resulta em citopenias no sangue periférico, mais comumente anemia. As SMD apresentam tendência de desenvolvimento ao longo do tempo, e existe o risco de progressão até a leucemia mieloide aguda (LMA), a qual atualmente é definida pela Organização Mundial da Saúde (OMS) como achado de no mínimo 20% de mieloblastos imaturos no sangue ou na medula óssea.[1] Ainda que a característica clínica dominante da SMD seja a insuficiência da medula óssea, as SMD são distúrbios clonais e, portanto, são classificadas como neoplasias hematopoéticas pela OMS e por outras organizações. Mais de 40 mutações genéticas somáticas são recorrentes nas SMD; a maioria destas mutações também é comumente detectada na LMA e em outras neoplasias mieloides, ainda que em frequências diferentes.[2]

Os critérios diagnósticos mínimos para as SMD, conforme atualmente estas síndromes são definidas pela OMS, incluem a presença de uma ou mais citopenias, além de no mínimo uma das características a seguir: (1) 5 a 19% de mieloblastos na medula; (2) um cariótipo medular anormal, com uma anomalia cromossômica adquirida que seja consistente com o diagnóstico de SMD; ou (3) mais de 10% de células em qualquer determinada linhagem hematopoética com aspecto displásico (ou seja, morfologicamente anormal, descrito adicionalmente a seguir) em um paciente no qual tenham sido descartadas outras causas de morfologia celular displásica, tais como deficiência nutricional ou efeito de fármacos.

Alguns pacientes apresentam citopenias persistentes, ainda que não atendam a esses critérios diagnósticos de SMD, mas nenhum outro diagnóstico é feito, até mesmo após uma investigação detalhada. Esse padrão tem sido denominado *citopenias idiopáticas de significado indeterminado* (ICUS), se não houver mutação somática, e *citopenias clonais de significado indeterminado* (CCUS) se houver mutação somática associada às SMD (p. ex., *DNMT3A*, *TET2*) e os referidos pacientes devem ser acompanhados porque correm risco de desenvolvimento de SMD manifestas, sobretudo aqueles com CCUS.[3] Mais de 10% da população saudável com 70 anos ou mais apresentam mutação somática em *DNMT3A*, *TET2* ou outro gene associado às SMD; portanto, a identificação de mutação clonal na ausência de quaisquer características de SMD (denominada *hematopoese clonal de potencial indeterminado* [CHIP]) não é considerada diagnóstica de SMD. Pacientes com CHIP correm risco para o desenvolvimento de SMD ou outra malignidade hematológica, e também correm risco aumentado de morte cardiovascular.[4]

## EPIDEMIOLOGIA

A incidência e a prevalência de SMD têm sido difíceis de estimar com acurácia, em parte em virtude das diversas definições e da terminologia historicamente imprecisa, mas também em virtude de os casos de SMD serem capturados de maneira incompleta pelos registros sobre cânceres. Os dados sobre Pesquisa, Epidemiologia e Resultados Finais (SEER, do inglês *Survey, Epidemiology and End Results*) do National Cancer Institute norte-americano indicam que 10.000 a 12.000 novos casos são diagnosticados a cada ano. Contudo, a análise de cobertura do Medicare sugere que a incidência real de SMD é muito mais alta, com no mínimo 40.000 novos casos nos EUA ao ano – mais do que o dobro da incidência de LMA. Além disso, muitos pacientes geriátricos que apresentam citopenias leves e que podem apresentar SMD são avaliados de modo incompleto (p. ex., não são submetidos à aspiração da medula óssea) e nunca recebem um diagnóstico específico.

O fator de risco primário para o desenvolvimento de SMD é o envelhecimento, com a doença resultante sendo uma consequência da aquisição de mutações somáticas cumulativas nas células-tronco da medula óssea.[5] A taxa de diagnóstico das SMD aumenta discretamente nos trabalhadores de determinadas indústrias, tais como a indústria do petróleo e o setor agrícola, provavelmente em virtude da exposição a agentes que favorecem a expansão de clones mutantes. Existe discreta predominância geral em homens. Na Ásia e na Europa Oriental, as SMD são diagnosticadas tipicamente em pessoas mais jovens do que na Europa Ocidental; nos EUA, a idade mediana de diagnóstico das SMD é de aproximadamente 71 anos, enquanto na China está mais próxima dos 50 anos.

Os indivíduos que foram expostos à radiação ionizante ou a determinados tipos de quimioterapia citotóxica (ou seja, agentes alquilantes, como clorambucila ou melfalana, ou inibidores da topoisomerase II, como etoposídeo ou doxorrubicina) correm risco aumentado de desenvolvimento de SMD. A incidência máxima do diagnóstico de SMD após a exposição a um agente alquilante ou à radiação ocorre 5 a 10 anos depois, ainda que após a exposição a inibidores da topoisomerase seja de 1 a 3 anos. Este aumento do risco nunca é eliminado por completo; até mesmo 50 anos após os eventos das bombas atômicas nas cidades de Hiroshima e Nagasaki no Japão, os indivíduos expostos à radiação continuaram a ser diagnosticados com SMD a uma taxa mais alta do que na população não exposta. Diz-se que os pacientes com história pregressa de quimioterapia ou exposição à radiação apresentam SMD relacionada à terapia (t-SMD).

Embora a SMD familiar seja rara, mutações em linhagens germinativas em diversos genes, incluindo *RUNX1* e *GATA2*, predispõem à SMD. Mutações *RUNX1* estão associadas a um pródromo de trombocitopenia, que pode ser confundido com a púrpura trombocitopênica imune (PTI), enquanto as mutações *GATA2* algumas vezes estão associadas a história pregressa de infecções micobacterianas, verrugas cutâneas ou monocitopenia.

## BIOPATOLOGIA

As SMD são distúrbios clonais, o que significa que uma ou diversas células-tronco ou precursoras na medula, que contêm mutações genéticas somáticas, proliferam à custa das células-tronco saudáveis, e esta progênie que contém mutações inevitavelmente passa a dominar a medula óssea. Os clones podem adquirir mutações adicionais que dão origem a subclones, os quais podem contribuir para a progressão da doença se apresentarem maior potencial de proliferação do que o clone mutante original. O processo de aquisição de mutações somáticas pode ser acelerado pela exposição à radiação ou por substâncias químicas que lesionam o DNA, porém o mais importante é que as referidas exposições também podem selecionar pequenos clones *TP53* ou *PPM1D* mutantes preexistentes. O microambiente da medula óssea (ou seja, células estromais não hematopoéticas) parece desempenhar papel importante no suporte dos clones neoplásicos.

De modo geral, a celularidade medular é normal ou aumentada na SMD, mas a apoptose (ou seja, morte celular programada) excessiva das células hematopoéticas na medula óssea é responsável pelas citopenias no sangue periférico. Ainda que a apoptose excessiva na medula óssea caracterize as fases mais iniciais da SMD, como a doença progride para LMA, a apoptose intramedular pode diminuir. Além disso, a diferenciação hematopoética, que está alterada, mas que ainda pode prosseguir nos estágios mais iniciais da doença, pode se tornar completamente comprometida mais adiante na evolução da doença, de modo que a maior parte das células hematopoéticas em desenvolvimento sofre interrupção no estágio de mieloblastos.

Grandes ganhos e perdas de material cromossômico no interior das células doentes, detectáveis por cariotipagem de metáfase de rotina, são encontrados em metade dos pacientes com SMD *de novo* e em mais de 80% dos pacientes com t-SMD. Técnicas genéticas, como a hibridização genômica comparativa com base em microarranjos, podem revelar deleções cromossômicas crípticas em alguns pacientes com SMD que apresentam resultados de cariotipagem normais.

Atualmente sabe-se que mais de 40 genes estão mutados de modo recorrente na SMD.[6] Não há predominância de mutação única; as SMD estão associadas a heterogeneidade genética considerável. Os genes mais comumente mutados e a função provável das proteínas que elas codificam estão listados na Tabela 172.1. Mais de 90% dos pacientes com SMD apresenta no mínimo uma mutação somática clonal detectável, que influencia a apresentação clínica e o prognóstico. As mutações que afetam o padrão epigenético por meio da metilação do DNA e a conformação da cromatina (p. ex., interações histona-DNA) são comuns.[7] Além disso, as mutações que afetam a junção pré-mRNA são frequentes, especialmente nos pacientes com sideroblastos em anel (ou seja, precursores eritroides com mitocôndrias que contêm ferro perinuclear anormais visíveis com a reação de azul da prússia de Perl) (Figura 172.1C); os genes específicos que contêm uma junção errônea e que dão origem ao fenótipo de SMD também ainda não estão claros.

Um subconjunto de pacientes com achados histopatológicos que se assemelham à SMD apresentará supressão autoimune da hematopoese, que pode ser direcionada por uma população expandida de linfócitos T autorreativos.[8] É mais provável que os pacientes apresentem um componente imune na sua insuficiência medular se tiverem menos de 55 anos e apresentarem medula óssea hipocelular, semelhante àquela observada na anemia aplásica, um padrão cromossômico normal ou trissomia do cromossomo 8 (em vez de um cariótipo mais complexo), uma população celular de hemoglobinúria paroxística noturna (HPN) detectável por citometria de fluxo (Capítulo 151), e tipo tecidual com HLA DR15. Os referidos pacientes podem responder às terapias imunossupressoras contra linfócitos T.

A maioria dos pacientes com SMD é atendida por médicos porque apresentam anemia (esta ocorre em 95% dos casos e, com frequência, é macrocítica), enquanto metade dos pacientes também apresenta neutropenia, trombocitopenia, ou ambas no momento do diagnóstico. O sangue periférico e a medula óssea exibem anormalidades na morfologia celular "displásicas" características. No sangue periférico, estas anormalidades incluem neutrófilos hipogranulares, neutrófilos hipolobulados, como a célula bilobulada da pseudoanomalia de Pelger-Huët, aumento do tamanho das plaquetas e hipogranularidade plaquetária, eritrócitos com pouca hemoglobina e células mieloides precoces circulantes, incluindo um pequeno número de mieloblastos (Capítulo 148). As anormalidades da maturação na medula óssea incluem alterações eritroides megaloblastoides, células eritroides multinucleadas, sideroblastos em anel, cariorrexe nuclear, mielopoese com desvio para a esquerda, leucócitos hipogranulares, micromegacariócitos, grandes megacariócitos hipernucleados ou megacariócitos hipolobulados (Figura 172.1). É comum haver discreto aumento da fibrose da reticulina na SMD, mas a fibrose de reticulina e a fibrose colágeno graves são raras. Hematopoese extramedular é incomum na SMD, e o achado de esplenomegalia ou hepatomegalia deve ocasionar a consideração de outros diagnósticos.

## MANIFESTAÇÕES CLÍNICAS

A evolução clínica na SMD é dominada pelas complicações das citopenias, incluindo sangramento em mucosas, infecções recidivantes, e dispneia aos esforços e fadiga. A fadiga está desfavoravelmente correlacionada ao grau de anemia e pode ocorrer, em parte, em virtude da liberação de citocinas pelas células clonais anormais. As manifestações paraneoplásicas, incluindo dermatose neutrofílica (síndrome de Sweet, Capítulos 410 e 411), artrite inflamatória e outras síndromes reumatológicas, ocorrem em 10 a 15% dos pacientes. Transfusões de eritrócitos repetidas podem levar à hemossiderose transfusional e à disfunção de órgãos, incluindo hepatopatia e cardiopatia. A frequência com a qual ocorrem complicações pela sobrecarga de ferro, bem como a importância da terapia de quelação na SMD, são tópicos controversos.[9]

A história natural da SMD é bastante variável. Aproximadamente metade dos pacientes morrerá em virtude de complicações das citopenias, em particular por infecção causada pela neutropenia e por defeitos nos neutrófilos funcionais (ou seja, comprometimento da atividade bactericida em virtude da hipogranularidade).[10] Entre as infecções letais na SMD, a pneumonia e a bacteriemia são as mais comuns. A hemorragia é a segunda causa mais comum de morte relacionada à doença. A anemia pode exacerbar a doença cardiovascular ou a doença vascular cerebral. Aproximadamente 25% dos pacientes progredirão até a LMA, que normalmente é uma complicação fatal. Finalmente, tendo em vista que a SMD com

## Tabela 172.1 — Mutações genéticas associadas à SMD e classe funcional da proteína associada.

| GENES MUTADOS DE MODO RECORRENTE | FREQUÊNCIA DA MUTAÇÃO NA SMD | OBSERVAÇÕES ADICIONAIS |
|---|---|---|
| **COMPONENTES DE ESPLICEOSSOMA (ALTERAÇÃO PRÉ-SPLICING DE MRNA)** | | |
| SF3B1 | 20 a 25% | Fortemente associado a sideroblastos em anel (60 a 80% dos casos de SMD-RS), com frequência ocorre concomitantemente com mutações DNMT3A; associado a um panorama mais favorável |
| U2AF1 | 5 a 10% | Com frequência ocorre concomitantemente a del(20q) |
| SRSF2 | 5 a 10% | Mais frequente na LMMC (25 a 30%) do que na SMD sem características proliferativas, com frequência ocorre concomitantemente com mutações RUNX1 ou ASXL1 |
| ZRSR2 | 3 a 5% | |
| U2AF2, SFRA1, PRPF40B, SF1 | < 2% cada | |
| **PADRÃO EPIGENÉTICO E MODIFICADORES DA CONFORMAÇÃO DA CROMATINA** | | |
| TET2 | 20 a 25% | Mais frequente na LMMC (cerca de 40%) |
| DNMT3A | 10 a 15% | Mutações com frequência de alelo variante baixa também são comumente encontradas na população idosa saudável |
| SETBP1 | 5 a 10% | Mais comum na LMMC; associado a prognóstico adverso naquela condição |
| ASXL1 | 10 a 20% | Mais frequente na LMMC (cerca de 40%) |
| *EZH2 | 6% | Mais frequente na LMMC (cerca de 12%) |
| KDM6A | < 2% | Raro na SMD, mais frequente na LMMC |
| IDH1, IDH2 | < 2% | Mais frequente na LMA do que na SMD; passível de terapia com alvo molecular com agentes inéditos |
| PHF6 | < 1% | |
| ATRX | Rara | Associado à alfatalassemia adquirida (inclusões de hemoglobina H nos eritrócitos) |
| **FATORES DE TRANSCRIÇÃO/REPARO DO DNA** | | |
| *RUNX1 | 10 a 15% | As mutações na linhagem germinativa causam distúrbio plaquetário familiar com propensão à LMA (DPF-LMA) |
| ETV6 | < 5% | Translocações comuns na LMA; anteriormente conhecido como TEL |
| MYBL2 | < 1% | |
| GATA2 | Raro | As mutações na linhagem germinativa causam SMD familiar com monocitopenia |
| CEBPA | Raro | Mutado com mais frequência na LMA; as mutações na linhagem germinativa causam LMA familiar sem displasia precedente |
| WT1 | Raro | Mutado com mais frequência na LMA |
| *TP53 | 5 a 10% | Associado a um prognóstico muito desfavorável; associado à t-SMD e a um cariótipo complexo |
| **SINALIZAÇÃO DA TIROSINOQUINASE** | | Como grupo, estes genes estão mutados com mais frequência nas malignidades mieloides com um componente proliferativo |
| NRAS, KRAS, BRAF | 5 a 10% coletivamente | As mutações NRAS são mais comuns na LMMC e LMA; primeiras mutações descritas na SMD (1987) |
| JAK2 | < 5% | Mais frequente na SMD/NMP com sideroblastos em anel e trombocitose (SMD/NMP-RS-T) (50%) |
| CBL, CBLB | < 5% | Mutado com mais frequência na LMMC do que na SMD |
| FLT3, MPL, KIT | < 1% | MPL mutado em (5%) das SMD/NMP-RS-T; as mutações FLT e KIT são raras na SMD e muito mais comuns na LMA |
| NF1 | < 1% | Mutações na linhagem germinativa causam neurofibromatose tipo 1 |
| PTPN11 | < 1% | Raro na SMD, mais frequente na LMMJ (30%) |
| **OUTROS** | | |
| NPM1 | < 2% | Mutado com muito mais frequência na LMA |
| GNAS | < 1% | |
| BCOR, BCORL1 | < 1% | Mais comum na anemia aplásica |
| PIGA | < 1% | Associado a um clone PNH; mais comum na hemoglobinúria noturna paroxística |
| UMODL1 | < 1% | |
| ZSWIM4 | < 1% | |
| PPM1D | 1 a 3% | Associado à t-SMD |
| Coesinas (RAD21, STAG1, STAG2, SMC3, SMC1A) | 5 a 10% | Apesar do papel na segregação da cromátide, não associado a anormalidades cromossômicas numéricas |

*Mutações que aparentam estar independentemente associadas a desfechos desfavoráveis nas síndromes mielodisplásicas (SMD). LMA = leucemia mieloide aguda; LMMC = leucemia mielomonocítica crônica; LMMJ = leucemia mielomonocítica juvenil; SMD-RS = SMD com sideroblastos em anel; SMD/NMP-RS-T = SMD/síndrome de sobreposição de neoplasia mieloproliferativa com sideroblastos em anel e trombocitose; t-SMD = síndrome mielodisplásica relacionada a terapia. (Dados com base em Bejar R, Levine R, Ebert BL. Unraveling the molecular pathophysiology of myelodysplastic syndromes. *J Clin Oncol* 2011;29:504-515; Bejar R, Papemmanuil E, Haferlach T, et al. Somatic mutations in SMD patients are associated with clinical features and predict prognosis independent of the IPSS-R: analysis of combined datasets from the International Working Group for Prognosis in MDS-Molecular Committee. *Blood* 2015;126:907; e outros.)

frequência é diagnosticada em pacientes idosos ou em pessoas com história pregressa de câncer, a fragilidade e as comorbidades geriátricas contribuem para a morte em no mínimo um terço dos pacientes.[11]

### DIAGNÓSTICO

Habitualmente há suspeita de SMD quando se descobre que um paciente idoso apresenta citopenias, em especial anemia macrocítica que não ocorre em virtude de deficiência de vitamina $B_{12}$ ou folato, efeito de medicação (p. ex., metotrexato ou azatioprina), ou consumo abusivo de álcool. A anormalidade ao hemograma pode ser um achado incidental, mas a maioria dos pacientes com SMD é sintomática, com fadiga, dispneia e outros sintomas associados à citopenia.[12]

É necessário um aspirado de medula óssea para o diagnóstico, e a biopsia que retira fragmentos (*core biopsy*) da medula óssea com trefina também é útil e pode fornecer informações a respeito da arquitetura da medula e da celularidade geral da medula.[13] A citogenética de metáfase é essencial,

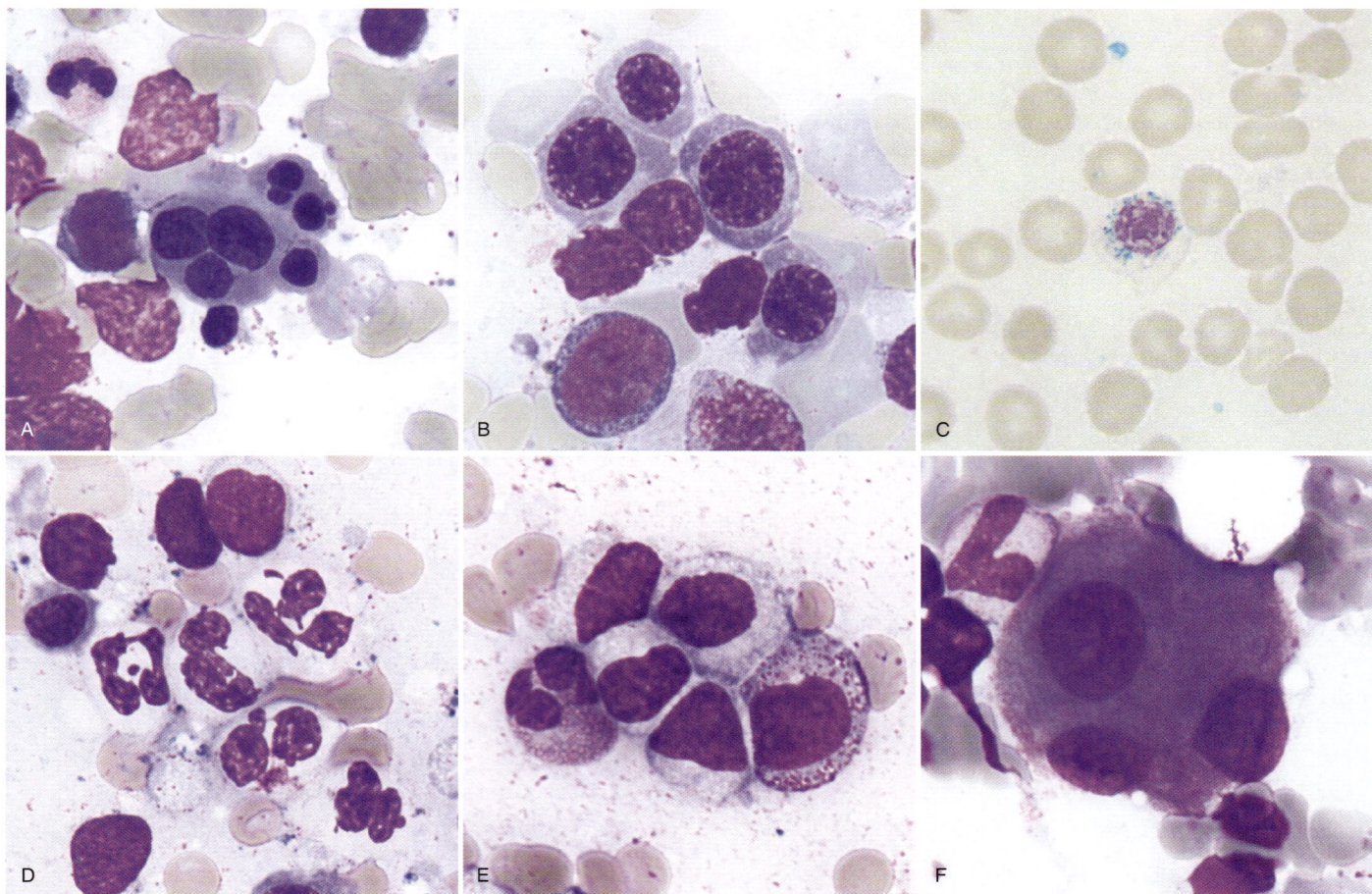

**FIGURA 172.1** Anormalidades morfológicas celulares "displásicas" comumente observadas no sangue periférico ou na medula óssea de pacientes com SMD. **A.** Precursor eritroide multinucleado. **B.** Maturação megaloblastoide de precursores eritroides com cromatina nuclear "aberta". **C.** Sideroblasto em anel (precursor eritroide patológico com grânulos de ferro circundando no mínimo um terço do núcleo). **D.** Neutrófilos hipogranulares. **E.** Pseudoanomalia de Helger-Hüet (neutrófilo hipolobulado). **F.** Lobulação nuclear anormal em um megacariócito – uma célula "enovelada" com três núcleos/lóbulos nucleares separados. A, B, D e F são aspirados de medula corados pelo método de Wright-Giemsa; C é a reação de azul da prússia de Perls de aspirado da medula óssea; E é sangue periférico corado pelo método de Wright-Giemsa. (Cortesia da Dra. Elizabeth A. Morgan, PhD, Brigham & Women's Hospital, Boston, MA, EUA.)

enquanto a hibridização *in situ* fluorescente (FISH) somente é necessária se a cariotipagem falhar em virtude de aspiração mal sucedida da medula óssea. As anormalidades à FISH raramente são detectadas em pacientes no quais no mínimo 20 metáfases podem ser contadas durante a cariotipagem. A imunofenotipagem com citometria de fluxo pode fornecer informações diagnósticas e prognósticas úteis, mas não se deve confiar na contagem da proporção de blastos.

A hematopoese displásica apresenta um diagnóstico diferencial, e é importante considerar outras possíveis causas de citopenias e anormalidades morfológicas.[14] Este diagnóstico diferencial inclui distúrbios não clonais, tais como deficiência de vitamina $B_{12}$ ou folato, deficiência de cobre (especialmente se estiverem presentes sideroblastos em anel), deficiência de ferro, infecção pelo HIV, exposição a medicamentos (especialmente agentes quimioterápicos citotóxicos), ou um distúrbio imune, como leucemia de grandes linfócitos granulares de células T (T-LGL). Em pacientes com anemia sideroblástica isolada, é importante descartar anemias sideroblásticas congênitas, incluindo aquelas em virtude de mutações em linhagens germinativas em *ALAS2*, que podem estar presentes mais tardiamente na vida.

A SMD deve ser separada da anemia aplásica (Capítulo 156), que pode ser oligoclonal e estar associada a algumas das mesmas mutações somáticas da SMD, mas que não está tipicamente associada a células de Pelger-Hüet ou outras anormalidades morfológicas. O cariótipo na anemia aplásica geralmente é normal (mas nem sempre). A SMD também pode ser confundida com uma neoplasia mieloproliferativa (NMP), como a mielofibrose primária (Capítulo 157). Casos em que as características da SMD, como as citopenias, se sobrepõem às características de NMP, como a leucocitose e a esplenomegalia, incluem a leucemia mielomonocítica crônica (LMMC), que exige mais de 1.000 monócitos/μℓ no sangue para o diagnóstico. A OMS categoriza as síndromes de sobreposição de SMD/NMP em separado da SMD, e estes casos apresentam um espectro de mutações distintas.[15]

Diversos subtipos de SMD diferentes, de risco variável para a progressão até a leucemia, são reconhecidos pela OMS. Estes foram reclassificados em 2016 e estão listados na Tabela 172.2. Se um paciente apresenta citopenias, mas não apresenta anormalidades morfológicas associadas à SMD características, ainda que apresente uma anormalidade citogenética medular associada à SMD típica, como perda do cromossomo 7 ou deleção do braço longo do cromossomo 5, poderá ser considerado que o paciente apresenta "SMD não classificável" (SMD-U), e que apresenta risco de progressão até a LMA.

## TRATAMENTO

Tendo em vista a heterogeneidade e o amplo espectro do estado funcional e das comorbidades existentes na população com SMD, o tratamento precisa ser individualizado.[16] Atualmente, a ausência de um alvo molecular bem caracterizado específico na maioria dos pacientes com SMD impede uma abordagem com base biológica verdadeira para a terapia. Os algoritmos para o tratamento (ver Figura 172.3, mais adiante) são baseados primariamente no prognóstico do paciente, conforme discutido em mais detalhes aqui.

### Abordagem geral do paciente

Ao escolher uma possível terapia para um paciente com SMD, os médicos devem considerar a idade, as comorbidades e o estado funcional do paciente, a biologia da doença e a cinética da doença. Alguns pacientes com SMD apresentam citopenias leves e sintomas mínimos ou nenhum sintoma, e é razoável a conduta expectante sem instituição de terapia. Para os pacientes

## CAPÍTULO 172 Síndromes Mielodisplásicas

**Tabela 172.2** Subtipos de síndrome mielodisplásica da Organização Mundial da Saúde.

| SUBTIPO DE SMD | DISPLASIA | CONTAGEM DE BLASTOS | OUTROS ACHADOS |
|---|---|---|---|
| SMD com displasia de linhagem única (SMD-SLD) | • Presente em somente 1 linhagem (> 10% das células naquela linhagem) | • Sangue periférico: < 1%<br>• Medula óssea: < 5% | • Casos com citopenias em duas linhagens podem estar incluídos nesta categoria, mas a displasia medular deve estar limitada a uma linhagem<br>• Os sideroblastos em anel representam < 15% dos precursores eritroides |
| SMD com sideroblastos em anel (SMD-RS) | • Presente na linhagem eritroide (> 10% dos precursores eritroides); subtipos com displasia em linhagem única (SMD-RS-SLD) e com displasia multilinhagens (SMD-RS-MLD) | • Sangue periférico: nenhum<br>• Medula óssea: < 5% | • Anemia (normocítica/macrocítica)<br>• Os sideroblastos em anel compreendem ≥ 15% dos precursores eritroides ou, se existir a mutação $SF3B1$, ≥ 5% dos precursores eritroides |
| SMD com displasia multilinhagem (SMD-MLD) | • Presente em 2 ou mais linhagens (> 10% das células em cada linhagem afetada) | • Sangue periférico: < 1%<br>• Medula óssea: < 5% | • Uma ou mais citopenias<br>• Nenhum bastão de Auer<br>• Se ≥ 15% de precursores eritroides, ou se a mutação $SF3B1$ for encontrada em ≥ 5% dos precursores eritroides, representa SMD-RS-MLD |
| SMD com excesso de blastos 1 (SMD-EB-1) | • Presente em 1 ou mais linhagens (> 10% das células em cada linhagem afetada) | • Sangue periférico: < 5%<br>• Medula óssea: 5 a 9% | • Uma ou mais citopenias<br>• Nenhum bastão de Auer<br>• 2 a 4% de blastos no sangue periférico → SMD-EB-1 |
| SMD com excesso de blastos 2 (SMD-EB-2) | • Presente em 1 ou mais linhagens (> 10% das células em cada linhagem afetada) | • Sangue periférico: 5 a 19%<br>• Medula óssea: 10 a 19% | • Uma ou mais citopenias<br>• Bastões de Auer para qualquer contagem de blastos < 20% → SMD-EB-2 |
| SMD com deleção isolada do cromossomo 5q (síndrome de 5q) | • Aumento da quantidade de megacariócitos, muitos pequenos e com núcleos hipolobulados/não lobulados<br>• Displasia mínima ou ausente na linhagem granulocítica | • Sangue periférico: nenhum blasto, ou blastos raros (< 1%)<br>• Medula óssea: < 5% | • Anemia (com frequência macrocítica) com ou sem outras citopenias/trombocitose<br>• Nenhum bastão de Auer<br>• Deleção intersticial ou terminal do braço longo do cromossomo 5, sem nenhuma ou apenas uma outra anormalidade citogenética |
| SMD, não classificável (SMD-U) | • Inequívoca, porém encontrada em < 10% das células de uma ou mais linhagens | • Sangue periférico: ≤ 1%<br>• Medula óssea: < 5% | • Pode progredir para uma SMD específica<br>• Também pode incluir casos de outro modo classificados como: SMD-SLD ou SMD-MLD, mas com 1% de blastos no sangue periférico; SMD-SLD, mas com pancitopenia<br>• Casos com uma anormalidade cromossômica associada à SMD (outra que não a perda do cromossomo Y ou trissomia do cromossomo 8 ou deleção do cromossomo 20), mas sem displasia, podem ser incluídos nesta categoria |

Dados com base na classificação da OMS de 2016 de neoplasias hematopoéticas e linfoides (Arber D, Orazi A, Hasserjian R, et al. The 2016 revision to the World Health Organization classification of myeloid neoplasms and acute leukemia. *Blood* 2016;127:2391-2405), que foi uma revisão menor da classificação de 2008. As neoplasias mieloides familiares são classificadas em separado, assim como as neoplasias mieloides relacionadas à terapia (t-SMD/LMA) e a SMD com características de neoplasia mieloproliferativa.

---

de risco mais alto (p. ex., risco intermediário 2 ou alto do IPSS, ou risco alto ou muito alto do IPSS-R), geralmente é indicada a terapia imediata, tendo em vista que os referidos pacientes geralmente apresentam citopenia grave e têm expectativa de vida inferior a 2 anos. Para os pacientes de risco mais baixo (risco baixo ou intermediário 1 do IPSS, risco muito baixo ou baixo do IPSS-R), é adequada uma abordagem mais cautelosa. A única modalidade curativa para a SMD é o transplante de células-tronco hematopoéticas alogênico (Capítulo 168), de modo que esta opção deve ser considerada na elaboração de um plano terapêutico se o paciente for suficientemente jovem e não apresentar outras condições clínicas importantes.[17]

### Tratamento de suporte
#### Fatores de crescimento hematopoético e outras abordagens para as citopenias

Tendo em vista que a maioria dos pacientes com SMD são anêmicos, com frequência são utilizados os agentes estimuladores da eritropoese (AEE) epoetina e darbepoetina, ainda que estes não estejam especificamente aprovados pela FDA para o tratamento da SMD. Os benefícios dos AEE em geral são modestos e de duração limitada. Um estudo clínico de fase III randomizado e controlado por placebo, de 24 semanas de darbepoetina alfa administrada a cada 3 semanas em pacientes com anemia e risco de SMD mais baixo, demonstrou que ela reduziu significativamente a necessidade de transfusões e aumentou as taxas de resposta eritroide.[A1] É mais provável que os pacientes com níveis séricos de eritropoetina basal mais baixos (< 500 U/ℓ, e especialmente < 100 U/ℓ) respondam aos AEE do que os pacientes com níveis séricos de eritropoetina basal mais altos. Para os pacientes com sideroblastos em anel, o acréscimo de dose baixa do fator de estimulação de colônias de granulócitos (G-CSF) ao AEE potencializa a resposta eritropoética. Alguns pacientes se beneficiam do tratamento com androgênios, mas o risco de aumento do volume da próstata (em homens) e outras complicações, como hepatotoxicidade, precisa ser considerado.

Os fatores de crescimento mieloide, como o G-CSF, conseguem melhorar a neutropenia observada com frequência nos pacientes com SMD; entretanto, essa abordagem, embora não seja leucemogênica como já se temeu, provavelmente não reduz o risco de infecções nem proporciona outros benefícios clínicos, em virtude da frequência de disfunção dos neutrófilos, além da neutropenia. O valor dos antimicrobianos profiláticos não está claro, embora possam ser considerados para os pacientes que apresentam infecções recidivantes ou que corram risco particularmente alto.

Os agentes estimuladores da trombopoese romiplostim e eltrombopague não são aprovados pela FDA para a SMD e podem induzir a progressão para LMA em alguns pacientes, mas podem ser úteis naqueles com trombocitopenia grave ou sangramentos clinicamente significativos.[18] As transfusões de plaquetas devem ser utilizadas com cautela nos pacientes com SMD em razão do risco de aloimunização, com a transfusão profilática sendo apropriada somente para pessoas com contagens de plaquetas inferiores a 10.000/µℓ. Os pacientes com sangramentos em mucosas e trombocitopenia refratária se beneficiam do tratamento com agentes antifibrinolíticos, como o ácido aminocaproico.

### Terapia de quelação do ferro

As múltiplas transfusões de eritrócitos necessárias para alguns pacientes com SMD provocam sobrecarga de ferro e lesão tecidual, mas a frequência dessa complicação ocorre não está clara. Pacientes com níveis séricos de ferritina mais altos apresentam progressão menos favorável do que os pacientes com valores mais baixos, tanto em cenários de transplante quanto na ausência de transplante. Entretanto, ainda não está claro o quanto a ferritina sérica reflete inflamação ou doença mais avançada, ou se a deposição de ferro na medula óssea, no fígado, no coração e no pâncreas resulta diretamente neste desfecho adverso. Esta incerteza, aliada à morte em virtude de sobrecarga de ferro relatada com relativa pouca frequência na SMD e à toxicidade e ao alto custo dos agentes quelantes disponíveis, tornam controverso o valor da terapia de quelação do ferro com agentes tais como deferasirox, deferiprona ou deferoxamina nesta doença. Ainda que seja razoável recomendar uma prova terapêutica de quelação do ferro em pacientes com doença de risco mais baixo e cargas de transfusão altas

(p. ex., mais de 20 a 40 unidades de hemácias transfundidas), ainda não existem dados prospectivos para sugerir um benefício claro nesta condição. Dados retrospectivos sugerem que os pacientes quelados vivem mais tempo do que os pacientes não quelados, mas estes estudos são confundidos por fatores de seleção dos pacientes, e o valor do deferasirox permanece sem comprovação.

## Terapia modificadora da doença
### Terapia imunossupressora
Conforme descrito anteriormente, alguns pacientes com SMD apresentam uma fisiopatologia que parece ser semelhante à da anemia aplásica, incluindo o ataque autoimune direcionado por linfócitos T contra as células hematopoéticas. Esses pacientes respondem às terapias contra linfócitos T, incluindo globulina antimócitos e inibidores da calcineurina. Entretanto, ainda que os pacientes mais jovens com cariótipo normal, trissomia do cromossomo 8, clones de hemoglobinúria paroxística noturna, ou ter ou não HLA DR15 aparentem ter maior probabilidade de obter um benefício, atualmente não há boas estratégicas preditivas para a seleção dos pacientes para a terapia imunossupressora.

### Agentes "imunomoduladores"
Relatos iniciais, que demonstram melhoras na anemia em alguns pacientes com SMD durante a terapia com talidomida, ocasionaram um estudo clínico da lenalidomida em pacientes com risco mais baixo da doença. Um estudo clínico de fase I inicial e um grande estudo clínico de fase II demonstraram claramente que os pacientes com perda do cromossomo 5q, seja isoladamente ou em conjunto com outras anormalidades cromossômicas, apresentaram altas taxas de resposta à lenalidomida, incluindo uma taxa de independência de transfusões de quase 70% e uma taxa de normalização citogenética superior a 30% com duração mediana superior a 2 anos.[19] Portanto, nos EUA, a lenalidomida se tornou o tratamento de escolha para os pacientes com SMD e 5q de risco mais baixo. Ainda que a lenalidomida tenha sido utilizada na SMD de risco mais alto e LMA com anormalidades cromossômicas 5q, ela é menos efetiva nessas condições.

Um grande estudo clínico randomizado de duas doses de lenalidomida versus placebo demonstrou que a progressão até a LMA não aumentou nos pacientes com SMD e 5q de risco mais baixo com a terapia ativa, e que as respostas a uma dose de 10 mg foram mais frequentes do que a uma dose de 5 mg.[A2] Nos pacientes com SMD de risco mais baixo sem anormalidade do cromossomo 5, a taxa de resposta à lenalidomida é de aproximadamente 25%; as referidas respostas apresentam duração mediana de 8 a 9 meses.[A3] Os efeitos adversos importantes da lenalidomida incluem citopenias, trombose, diarreia e erupção cutânea.

### Agentes hipometiladores do DNA
Doses baixas do análogo ao nucleosídio citarabina (Ara-C), que originalmente se acreditava induzir a diferenciação de elementos medulares imaturos, foram utilizadas no início da década de 1980 em pacientes com SMD, mas esta abordagem foi substituída em grande parte pela azacitidina e decitabina, dois análogos ao azanucleosídio que inibe a enzima DNA metiltransferase, deste modo alterando o estado "epigenético" de metilação da citosina do DNA e modificando a expressão genética. Não foi comprovado se este mecanismo de ação epigenético realmente é responsável pela resposta clínica à azacitidina ou decitabina, mas agentes hipometilantes se tornaram o pilar da terapia para a maioria dos pacientes com SMD de risco mais alto, bem como para os pacientes com SMD de risco mais baixo que são refratários a outras terapias.[20]

Um estudo clínico randomizado conduzido por um grupo de colaboradores norte-americanos demonstrou que o uso de azacitidina na dose de 75 mg/m² por via subcutânea diariamente por 7 dias a cada mês, administrada até a progressão da doença ou toxicidade, em comparação à observação, resultou em adiamento da evolução para LMA e melhorou a qualidade de vida. Subsequentemente, um estudo clínico multicêntrico internacional randomizou pacientes para receber terapias com azacitidina por 7 dias ou com o tratamento convencional (ou seja, a escolha do médico a respeito de quimioterapia de indução para LMA, Ara-C em dose baixa, ou tratamento de suporte isoladamente), e este estudo demonstrou um prolongamento da sobrevida mediana de 9 meses (de 15 para 24 meses) nos pacientes que receberam azacitidina, em comparação ao grupo controle.[A4] Estes resultados tornaram a azacitidina o tratamento padrão para os pacientes com SMD de risco mais alto. As citopenias e os sintomas gastrintestinais são os efeitos adversos mais comuns desta classe de fármacos.

A decitabina também é um agente ativo em pacientes com SMD. Um estudo clínico randomizado da decitabina em comparação à observação falhou em demonstrar um benefício para a sobrevida, provavelmente em virtude de uma dose inferior à ideal e ao cronograma da decitabina, mas demonstrou um adiamento na progressão da doença.[A5]

A taxa de resposta completa e parcial associada a estes fármacos é baixa. No mínimo metade dos pacientes que recebem um agente hipometilante não apresenta melhora em no mínimo uma citopenia, mas os riscos de neutropenia e de trombocitopenia aumentam.[A6] O principal problema é que estes agentes não são curativos, e após a sua falha, a sobrevida mediana é inferior a 6 meses. Existem inúmeras terapias em desenvolvimento, mas não existe um tratamento padrão para os pacientes cuja doença se agrava após o tratamento com agentes hipometilantes.

### Transplante de células-tronco
Tendo em vista que o transplante de células-tronco hematopoéticas alogênico (Capítulo 168) é potencialmente curativo, esta modalidade deve ser considerada para todos os pacientes com SMD de risco mais alto que tenham aproximadamente 75 anos ou menos, e que não tenham comorbidades importantes. O transplante de células-tronco com condicionamento de intensidade reduzida (RIC) é viável em adultos com até aquela idade, enquanto o transplante de células-tronco mielossupressor em geral é reservado àqueles com menos de 55 anos. Um estudo clínico randomizado, que comparou o condicionamento mieloablativo (MAC) ao RIC em pacientes com LMA e SMD com menos de 65 anos, baixo índice de comorbidades e menos de 5% de blastos na medula antes do transplante, demonstrou sobrevida geral mais alta (porém não em termos estatísticos) com o MAC 18 meses após a atribuição aleatória, bem como um aumento na sobrevida livre de recaídas estatisticamente significativo, mas mortalidade relacionada ao tratamento com MAC mais alta.[A7] Estudos que consideraram ambos os tipos de transplante de células-tronco sugerem que os pacientes com doença de risco mais alto devem ser encaminhados imediatamente para o transplante de células-tronco, se viável. O regime de condicionamento ideal não está claro.

As recaídas são comuns após o transplante de células-tronco. Não está claro se existe efeito benéfico da assim denominada terapia intermediária com azacitidina ou decitabina antes de um transplante planejado, como um esforço para reduzir a carga clonal. Tendo em vista que a maioria dos pacientes com SMD é idosa e não é comum que tenham um irmão mais jovem que seja um doador de células-tronco adequado, a azacitidina ou decitabina pode ser útil para estabilizar um paciente antes do transplante, enquanto é realizada a busca por um doador não relacionado. Ainda que o desfecho a longo prazo dos pacientes que são submetidos ao transplante de células-tronco varie muito de acordo com a doença e as características do hospedeiro, pode-se esperar que aproximadamente 40% dos pacientes com SMD sejam sobreviventes livres da doença a longo prazo após um transplante de células-tronco, com um risco de 15 a 20% de morte relacionada ao tratamento.

### Resumo das recomendações de tratamento
Para os pacientes de risco mais alto, se viável, o transplante de urgência deve ser a meta, seja diretamente ou após a exposição a um agente hipometilante para diminuição dos blastos medulares. Se o transplante não for a meta, em geral é indicada a administração prolongada de agentes hipometilantes. Para os pacientes de risco mais baixo que apresentam uma anormalidade no cromossomo 5, o agente imunomodulador lenalidomida é o tratamento de escolha. Para outros pacientes com risco mais baixo, tratamento de suporte isoladamente, fatores de crescimento hematopoético, terapia imunossupressora, terapia imunomoduladora ou agentes hipometilantes podem ser considerados, dependendo da situação clínica.

## PREVENÇÃO
Atualmente não existe um modo claro de prevenção da SMD, exceto evitar os fatores de risco conhecidos, como a exposição à radiação ou agentes alquilantes. Entretanto, o surgimento da hematopoese clonal após tratamento anticâncer ou de novo pode atualmente ser reconhecido em um estágio inicial e pode ser passível de intervenção.[23]

## PROGNÓSTICO
Tendo em vista que a história natural da SMD varia amplamente de um paciente para outro, várias ferramentas diagnósticas foram elaboradas para ajudar os médicos a diferenciar os pacientes com risco alto de progressão para LMA e morte em virtude de citopenias no decorrer de alguns meses daqueles pacientes cuja doença provavelmente é mais indolente e permanece estável por muitos anos. O Sistema de Pontuação Prognóstica Internacional (IPSS, International Prognostic Scoring System) de 1997 é um clássico entre estas ferramentas, o qual avaliou o risco dos pacientes por meio da pontuação do número de citopenias, do padrão dos

cromossomos, e da proporção de blastos na medula óssea. Em 2012, foi publicada uma versão revisada do IPSS (IPSS-R), que incluiu uma variação mais ampla de anormalidades citogenéticas do que o IPSS original, e que também dá peso maior à citogenética anormal do que o IPSS original. O IPSS-R (Figura 172.2) define cinco subgrupos diferentes de SMD, com risco variável de evolução para LMA e morte.

As comorbidades também influenciam o prognóstico do paciente, independentemente da SMD. Diversas anormalidades moleculares, incluindo mutações em *EZH2*, *TP53* ou *RUNX1*, estão associadas a um prognóstico mais desfavorável do que seria previsto pelo IPSS ou pelo IPSS-R, e estão em andamento esforços para incorporar dados moleculares nos modelos prognósticos.[22] Além disso, a presença de mutação

### A

| Grupo de risco | Cariótipos incluídos | Sobrevida mediana, anos | 25% dos pacientes até a LMA, anos | Proporção de pacientes neste grupo |
|---|---|---|---|---|
| Muito bom | del(11q), –Y | 5,4 | N/R | 4% |
| Bom | Normal, del(20q), del(5q) isoladamente ou com 1 outra anomalia, del(12 p) | 4,8 | 9,4 | 72% |
| Intermediário | +8, del(7q), i(17q), +19, qualquer outra anormalidade única ou dupla não listada | 2,7 | 2,5 | 13% |
| Desfavorável | 3q anormal, –7, anormalidade dupla que inclui –7/del(7q), complexo com 3 anormalidades | 1,5 | 1,7 | 4% |
| Muito desfavorável | Complexo com > 3 anormalidades | 0,7 | 0,7 | 7% |

### B

| Parâmetro | Categorias e pontuações associadas | | | | |
|---|---|---|---|---|---|
| | Muito bom | Bom | Intermediário | Desfavorável | Muito desfavorável |
| Grupo de risco citogenético | 0 | 1 | 2 | 3 | 4 |
| Proporção de blastos na medula | ≤2% | >2 a <5% | 5 a 10% | >10% | |
| | 0 | 1 | 2 | 3 | |
| Hemoglobina | ≥10 g/dℓ | 8 a <10 g/dℓ | <8 g/dℓ | | |
| | 0 | 1 | 1,5 | | |
| Contagem absoluta de neutrófilos | ≥0,8 × 10⁹/ℓ | <0,8 × 10⁹/ℓ | | | |
| | 0 | 0,5 | | | |
| Contagem de plaquetas | ≥100 × 10⁹/ℓ | 50 a 100 × 10⁹/ℓ | <50 × 10⁹ℓ | | |
| | 0 | 0,5 | 1 | | |

Possível variação de pontuações somadas: 0 a 10

### C

| Grupo de risco | Pontos | % de pacientes (n = 7.012; dados sobre LMA em 6.485) | Sobrevida mediana, anos | Sobrevida mediana para pacientes < 60 anos | Tempo até 25% dos pacientes desenvolverem LMA, anos |
|---|---|---|---|---|---|
| Muito baixo | 0 a 1,5 | 19% | 8,8 | Não alcançada | Não alcançada |
| Baixo | 2,0 a 3,0 | 38% | 5,3 | 8,8 | 10,8 |
| Intermediário | 3,5 a 4,5 | 20% | 3,0 | 5,2 | 3,2 |
| Alto | 5,0 a 6,0 | 13% | 1,5 | 2,1 | 1,4 |
| Muito alto | > 6,0 | 10% | 0,8 | 0,9 | 0,7 |

**FIGURA 172.2** Sistema de Pontuação Prognóstica Internacional Revisado (IPSS-R) de 2012 para as síndromes mielodisplásicas. **A.** Anormalidades citogenéticas. **B.** Tabela para o cálculo do grupo de risco do IPSS-R. **C.** Desfechos, por grupo de risco. LMA = leucemia mieloide aguda. (Dados de Greenberg PL, Tuechler H, Schanz J, et al. Revised international prognostic scoring system for myelodysplastic syndromes. *Blood* 2012;120:2454-2465.)

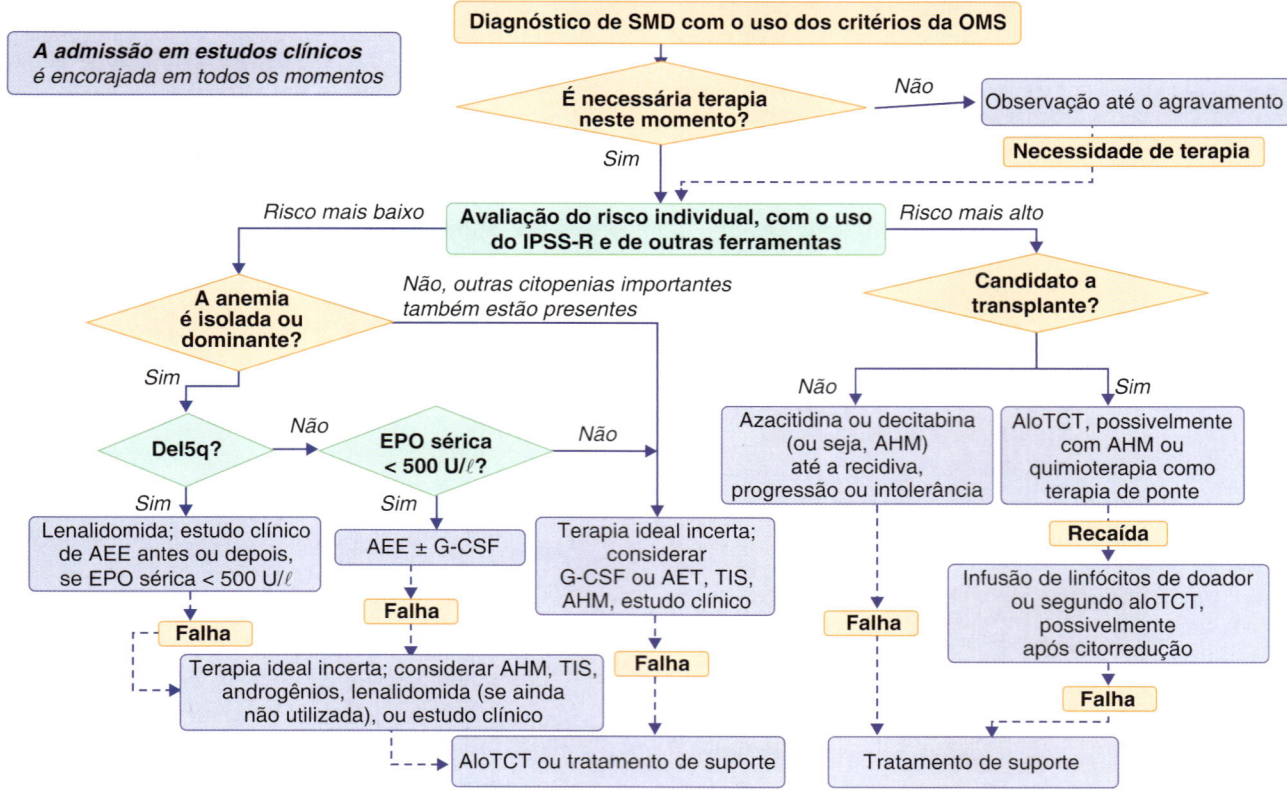

**FIGURA 172.3** Algoritmo de tratamento sugerido para as síndromes mielodisplásicas (SMD). Estudos clínicos devem ser considerados em todos os estágios. aloTCT = transplante de células-tronco hematopoéticas alogênico; Del5q = deleção do cromossomo 5q, incluindo a banda q31; EPO = eritropoetina; AEE = agente de estimulação da eritropoese; G-CSF = fator de estimulação de colônias de granulócitos; AHM = agente hipometilante; IPSS-R = Sistema de Pontuação Prognóstica Internacional Revisado (2012); TIS = terapia imunossupressora (p. ex., globulina antitimócito ou inibidor de calcineurina); AET = agente de estimulação da trombopoese (p. ex., romiplostim, eltrombopague); OMS = Organização Mundial da Saúde.

TP53 ou na via do RAS prevê um desfecho desfavorável após o transplante de células-tronco hematopoéticas.[23]

 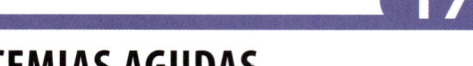 **Recomendações de grau A**

A1. Platzbecker U, Symeonidis A, Oliva EN, et al. A phase 3 randomized placebo-controlled trial of darbepoetin alfa in patients with anemia and lower-risk myelodysplastic syndromes. *Leukemia.* 2017;31:1944-1950.
A2. Fenaux P, Giagounidis A, Selleslag D, et al. A randomized phase 3 study of lenalidomide versus placebo in RBC transfusion-dependent patients with low-/intermediate-1-risk myelodysplastic syndromes with del5q. *Blood.* 2011;118:3765-3776.
A3. Santini V, Almeida A, Giagounidis A, et al. Randomized phase III study of lenalidomide versus placebo in RBC transfusion-dependent patients with lower-risk non-del(5q) myelodysplastic syndromes ineligible for or refractory to erythropoiesis-stimulating agents. *J Clin Oncol.* 2016;34:2988-2996.
A4. Almasri J, Alkhateeb HB, Firwana B, et al. A systematic review and network meta-analysis comparing azacitidine and decitabine for the treatment of myelodysplastic syndrome. *Syst Rev.* 2018;7:1-9.
A5. Lubbert M, Suciu S, Baila L, et al. Low-dose decitabine versus best supportive care in elderly patients with intermediate- or high-risk myelodysplastic syndrome (MDS) ineligible for intensive chemotherapy: final results of the randomized phase III study of the European organisation for research and treatment of cancer leukemia group and the German MDS Study Group. *J Clin Oncol.* 2011;29:1987-1996.
A6. Gao C, Wang J, Li Y, et al. Incidence and risk of hematologic toxicities with hypomethylating agents in the treatment of myelodysplastic syndromes and acute myeloid leukopenia: a systematic review and meta-analysis. *Medicine (Baltimore).* 2018;97:1-13.
A7. Scott BL, Pasquini MC, Logan BR, et al. Myeloablative versus reduced-intensity hematopoietic cell transplantation for acute myeloid leukemia and myelodysplastic syndromes. *J Clin Oncol.* 2017;35:1154-1161.

**REFERÊNCIAS BIBLIOGRÁFICAS**

*As referências bibliográficas, bem como os outros materiais suplementares deste livro, encontram-se no GEN-IO, nosso ambiente virtual de aprendizagem.*

# 173

# LEUCEMIAS AGUDAS
FREDERICK R. APPELBAUM E ROLAND B. WALTER

## DEFINIÇÃO

A hematopoese normal (Capítulo 147) exige proliferação e diferenciação restritamente reguladas das células-tronco hematopoéticas pluripotentes que se tornam as células maduras do sangue periférico. A leucemia aguda é o resultado de um evento maligno ou de eventos que ocorrem em um precursor hematopoético inicial. Em vez de proliferar e se diferenciar normalmente, a célula afetada dá origem a uma linhagem que não se diferencia e continua a proliferar de maneira descontrolada. Como resultado, as células mieloides imaturas na leucemia mieloide aguda (LMA) ou as células linfoides na leucemia linfoblástica aguda (LLA) – com frequência denominadas blastos – se acumulam rapidamente e, de modo progressivo, substituem a medula óssea, diminuindo a produção de eritrócitos, leucócitos e plaquetas normais. Esta perda da função normal da medula óssea, por sua vez, dá origem às complicações clínicas comuns da leucemia: anemia, infecção e sangramentos. Com o passar do tempo, os blastos leucêmicos são liberados para a corrente sanguínea e inevitavelmente ocupam os linfonodos, o baço e outros órgãos. Se não tratada, a leucemia aguda é rapidamente fatal; a maior parte dos pacientes morre dentro de diversas semanas a meses após o diagnóstico. Com a terapia apropriada, contudo, a história natural da leucemia aguda pode ser acentuadamente alterada, e muitos pacientes podem ser curados.

## EPIDEMIOLOGIA

### Incidência

Estima-se que 21.380 novos casos de LMA e 5.970 novos casos de LLA tenham ocorrido nos EUA em 2017, levando a 10.590 mortes em virtude de LMA e 1.440 mortes em virtude de LLA.[1] A incidência de leucemia aguda permaneceu relativamente estável ao longo das últimas três décadas. Existe uma variação substancial na incidência entre as regiões do mundo e dentro das mesmas.[2] Ainda que a leucemia aguda seja responsável por apenas aproximadamente 2% das mortes por câncer, o impacto da leucemia se destaca em virtude da idade jovem de alguns pacientes. Por exemplo, com incidência máxima entre os 2 e 10 anos, a LLA é o câncer mais comum em crianças com menos de 15 anos e é responsável por um terço de todas as mortes por câncer na infância. A incidência de LMA aumenta gradualmente com a idade, sem um pico precoce. A idade mediana ao diagnóstico de LMA é de aproximadamente 67 anos.

### Fatores determinantes

Na maioria dos casos, a leucemia aguda se desenvolve sem um motivo conhecido, mas algumas vezes é possível identificar uma causa.

#### Predisposição genética

A taxa de concordância é de virtualmente 100% em gêmeos idênticos se um gêmeo desenvolve leucemia durante o primeiro ano de vida. Mutações em linhagens germinativas únicas em *RUNX1*, *CEBPA*, *GATA2* e *SRP72* causam síndromes raras, evoluindo para leucemia aguda sem outras manifestações. A incidência de leucemia aguda aumenta acentuadamente nas síndromes que envolvem defeitos no reparo do DNA, tais como a anemia de Fanconi e a síndrome de Bloom, e nas síndromes de insuficiência medular associadas a anormalidades ribossômicas (ver Capítulo 156), incluindo a anemia de Diamond-Blackfan, síndrome de Shwachman-Diamond e disqueratose congênita. Mutações na linhagem germinativa em TP53 (síndrome de Li-Fraumeni) e anormalidades no número dos cromossomos, como nas síndromes de Down e Klinefelter, também estão associadas a aumento da incidência de leucemia aguda.

#### Radiação

A radiação ionizante (Capítulo 17) é leucemogênica. A incidência de LLA, LMA e leucemia mieloide crônica (LMC) aumenta nos pacientes que recebem radioterapia e entre os sobreviventes das explosões das bombas atômicas de Hiroshima e Nagasaki. A magnitude do risco depende da dose de radiação, de sua distribuição no tempo, e da idade do indivíduo. Riscos maiores resultam de doses mais altas de radiação administradas ao longo de períodos mais breves para pacientes mais jovens. Nas áreas de alta radiação histórica natural (com frequência de radônio), as aberrações cromossômicas são relatadas com mais frequência, mas não tem sido observado um aumento consistente na leucemia aguda. Surgiram preocupações a respeito dos possíveis efeitos leucomogênicos de campos eletromagnéticos não ionizantes de frequência extremamente baixa emitidos por instalações elétricas. Se um tal efeito chegar a existir, a sua magnitude é pequena.

#### Vírus oncogênicos

A busca por uma causa viral da leucemia tem sido intensa, mas foram encontradas somente duas associações claras. O vírus linfotrópico T humano do tipo 1 (HTLV-1), um RNA vírus com filamento único e envelopado, é um agente causal da leucemia de linfócitos T em adultos (Capítulo 354), cuja transmissão é horizontal por meio de contato sexual ou por hemoderivados. Esta forma distinta de leucemia é observada em agrupamentos geográficos no sudoeste do Japão, na bacia do Caribe e na África. Como foi observado que a soropositividade para o HTLV-1 aparece com frequência crescente em pacientes maciçamente transfundidos e usuários de drogas ilícitas intravenosas, atualmente o rastreamento dos hemoderivados à procura de anticorpos contra o HTLV-1 é uma prática rotineira nos bancos de sangue nos EUA. O vírus Epstein-Barr (Capítulo 353), o herpes-vírus (DNA vírus) que causa a mononucleose infecciosa, está associado à forma endêmica africana de linfoma/leucemia de Burkitt (Capítulo 176).

#### Substâncias químicas e fármacos

A exposição ocupacional intensa ao benzeno e a compostos que contêm benzeno, como o querosene e o tetracloreto de carbono, pode levar à lesão da medula óssea, que se manifesta como anemia aplásica, mielodisplasia ou LMA. Tem sido relatada uma relação entre a leucemia e o consumo de tabaco.

Em razão do uso crescente da quimioterapia e da radioterapia para outros processos malignos, até 10% das LMA e uma porcentagem menor de LLA são, provavelmente, consequências de uma terapia anterior. A exposição prévia a agentes alquilantes, como melfalana e nitrosureias, está associada ao risco de LMA secundária, que com frequência se manifesta inicialmente como uma síndrome mielodisplásica (Capítulo 172), com frequência com anormalidades nos cromossomos 5, 7 e 8, mas sem características morfológicas distintas. Estas LMA secundárias se desenvolvem tipicamente 4 a 6 anos após a exposição a agentes alquilantes, e a sua incidência pode aumentar com a maior intensidade e duração da exposição aos fármacos. A LMA secundária associada à exposição a inibidores da topoisomerase II, incluindo as epipodofilotoxinas (tenipósideo ou etopósideo) e a doxorrubicina, tende a apresentar um período de latência mais curto (1 a 2 anos), sem fase mielodisplásica, com morfologia monocítica e envolvendo anormalidades do braço longo do cromossomo 11 (banda q23) ou do cromossomo 21 (banda q22). Tendo em vista que os pacientes com frequência recebem quimioterapia de combinação, muitas vezes é difícil identificar um agente causal único. Em geral, a leucemia secundária responde menos favoravelmente ao tratamento do que a doença *de novo*. Ainda que a quimioterapia possa levar as células da leucemia e de outros cânceres à senescência, na qual ocorre a interrupção da divisão celular, o escape da senescência induzida pela quimioterapia está associado a células cancerosas com crescimento muito mais rápido.[3]

## BIOPATOLOGIA

### Clonalidade e célula de origem

As leucemias agudas são distúrbios clonais, e todas as células leucêmicas em determinado paciente são descendentes de uma célula precursora comum. A natureza clonal da leucemia aguda sugere que existam células-tronco leucêmicas com capacidade de autorrenovação e proliferação. As células-tronco leucêmicas na LMA são raras na massa leucêmica, com frequência de 0,2 a 10 por $10^6$, e em geral, porém não invariavelmente, encontram-se na fração $CD34^{++}$ $CD38^-$ primitiva. Sabe-se ainda menos a respeito das células-tronco na LLA.

### Classificação

As revisões de 2016 da classificação das leucemias agudas da Organização Mundial da Saúde (OMS) são baseadas nas características clínicas, morfológicas, imunofenotípicas, citogenéticas e moleculares (Tabela 173.1).[4]

### Morfologia

As células leucêmicas na LMA têm, tipicamente, diâmetro de 12 a 20 nm, com cromatina nuclear bem diferenciada, múltiplos nucléolos e citoplasma que geralmente contém grânulos azurófilos (Figura 173.1). Os bastões de Auer, que são inclusões citoplasmáticas delgadas e fusiformes, que se coram em vermelho com o método de Wright-Giemsa, são virtualmente patognomônicos da LMA (Figura 173.2). O sistema morfológico Franco-Americano-Britânico (FAB) divide a LMA em oito subtipos: M0, M1, M2 e M3 refletem graus crescentes de diferenciação das células leucêmicas mieloides; as leucemias M4 e M5 apresentam características da linhagem monocítica; M6 apresenta características da linhagem de células eritroides; e M7 é a leucemia megacariocítica aguda. O sistema da OMS também reconhece a leucemia basofílica aguda e a leucemia aguda com mielofibrose predominante.

As células leucêmicas na LLA tendem a ser menores do que os blastos da LMA e relativamente desprovidos de grânulos (Figura 173.1). A LLA pode ser dividida de acordo com os critérios FAB nos subgrupos L1, L2 e L3. Os blastos da L1 têm tamanho uniforme, com cromatina nuclear homogênea, nucléolos indistintos e citoplasma escasso com poucos grânulos, se existentes. Os blastos do subgrupo L2 são maiores e com tamanho mais variável, e podem apresentar nucléolos. Os blastos do subgrupo L3 são distintos, com nucléolos proeminentes e citoplasma profundamente basofílico com vacúolos.

### Imunofenotipagem

A imunofenotipagem por meio de citometria de fluxo com múltiplos parâmetros é utilizada para determinar o envolvimento das linhagens de

## Tabela 173.1 Classificação das leucemias agudas da Organização Mundial da Saúde (2016).

**Leucemia mieloide aguda (LMA) e neoplasias correlatas**

LMA com anormalidades genéticas recidivantes
  LMA com t(8;21) (q22; q22.1); *RUNX1-RNX1T1*
  LMA com inv(16) (p13.1q22) ou t(16;16)(p13.1;q22); *CBFB-MYH11*
  LPA com *PML-RARA*
  LMA com t(9;11)(p21.3;q23.3); *MLLT3-KMT2A*
  LMA com t(6;9)(p23;q34.1); *DEK-NUP214*
  LMA com inv(3)(q21.3q26.2) ou t(3;3)(q21.3;q26.2); *GATA2, MECOM*
  LMA (megacarioblástica) com t(1;22)(p13.3;q13.3); *RBM15-MKL1*
  *Entidade provisional:* LMA com *BCR-ABL1*
  LMA com *NPM1* mutado
  LMA com mutações bialélicas de *CEBPA*
  *Entidade provisional:* LMA com *RUNX1* mutado
LMA com alterações relacionadas à mielodisplasia
Neoplasias mieloides relacionadas à terapia
LMA, sem outra especificação (SOE)
  LMA com diferenciação mínima
  LMA sem maturação
  LMA com maturação
  Leucemia mielomonocítica aguda
  Leucemia monoblástica/monocítica aguda
  Leucemia eritroide pura
  Leucemia megacarioblástica aguda
  Leucemia basofílica aguda
  Pan-mielose aguda com mielofibrose
Sarcoma mieloide
Proliferações mieloides relacionadas à síndrome de Down
  Mielopoese anormal transitória (MAT)
  Leucemia mieloide associada à síndrome de Down

**Neoplasia de células dendríticas plasmocitoides blásticas**

**Leucemias agudas de linhagem ambígua**

Leucemia indiferenciada aguda
Leucemia aguda de fenótipo misto (LAFM) com t(9;22)(q34.1;q11.2); *BCR-ABL1*
LAFM com t(v;11q23.3); *KMT2A* rearranjado
LAFM, B/mieloide, SOE
LAFM, T/mieloide, SOE

**Leucemia/linfoma linfoblásticos de células B**

Leucemia/linfoma linfoblásticos de células B, SOE
Leucemia/linfoma linfoblásticos de células B com anormalidades genéticas recidivantes
  Leucemia/linfoma linfoblásticos de células B com t(9;22)(q34.1;q11.2); *BCR-ABL1*
  Leucemia/linfoma linfoblásticos de células B com t(v;11q23.3); *KMT2A* rearranjado
  Leucemia/linfoma linfoblásticos de células B com t(12;21)(p13.2;q22.1); *ETV6-RUNX1*
  Leucemia/linfoma linfoblásticos de células B com hiperdiploidia
  Leucemia/linfoma linfoblásticos de células B com hipodiploidia
  Leucemia/linfoma linfoblásticos de células B com t(5;14)(q31.1;q32.3); *IL3-IGH*
  Leucemia/linfoma linfoblásticos de células B com t(1;19)(q23;p13.3); *TCF3-PBX1*
  *Entidade provisional:* leucemia/linfoma linfoblásticos de células B, semelhante a *BCR-ABL1*
  *Entidade provisional:* leucemia/linfoma linfoblásticos de células B com iAMP21

**Leucemia/linfoma linfoblásticos de células T**

*Entidade provisional: leucemia linfoblástica de precursores de células T precoces*
*Entidade provisional: leucemia/linfoma linfoblásticos de células natural killer (NK)*

Dados de Arber DA, Orazi A, Hasserjian R, et al. The 2016 revision to the World Health Organization classification of myeloid neoplasms and acute leukemia. *Blood*. 2016;127:2391-2405.

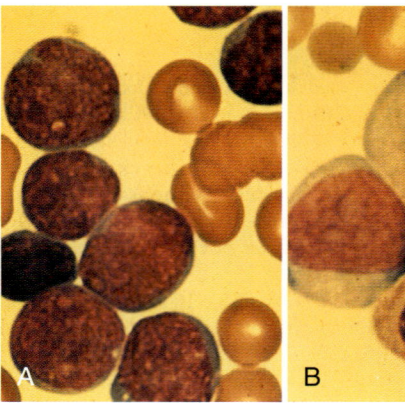

**FIGURA 173.1** Leucemia aguda. **A.** Leucemia linfoblástica aguda (LLA). **B.** Leucemia mieloide aguda (LMA). Os linfoblastos na LLA são menores, com uma razão maior entre os materiais nuclear e citoplasmático, e nucléolos menos distintos do que nos mieloblastos na LMA. Os nucléolos nos mieloblastos são claros e em "saca-bocado".

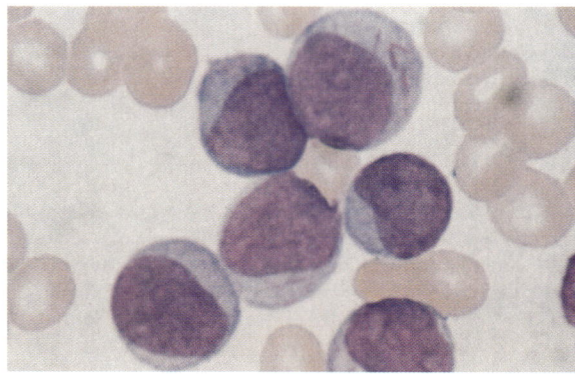

**FIGURA 173.2** Leucemia mieloide aguda. Os mieloblastos no esfregaço têm bastões de Auer como inclusões citoplasmáticas.

leucemias agudas recém-diagnosticadas e para detectar imunofenótipos aberrantes, possibilitando a medição da doença residual mínima (DRM) após a terapia. A maioria dos casos de LMA expressa antígenos observados em células mieloides imaturas normais. As formas mais imaturas de LMA expressam CD34, CD117 e o antígeno leucocitário humano (HLA)-DR, enquanto as formas mais diferenciadas expressam CD13 e CD33. CD14, CD15 e CD11b são expressos em LMA com características monocíticas, as leucemias eritroides expressam CD36 e CD71 e as LMA megacariocíticas expressam CD41a e CD61. Em 10 a 20% dos pacientes, os blastos da LMA de outro modo típicos expressam antígenos geralmente restritos às linhagens das células B ou T. A expressão de um único antígeno linfoide pelas células da LMA não modifica a história natural nem a resposta terapêutica destas leucemias.

Aproximadamente 75% dos casos de LLA expressam antígenos da linhagem de linfócitos (células) B e podem ser subdivididos em quatro categorias. O grupo mais imaturo, a LLA pró-células B, expressa CD19 e/ou CD22, mas não CD10, e representa cerca de 10% dos casos de LLA. Em torno de 50 a 60% dos casos de LLA expressam os antígenos de células B precoces CD19 e/ou CD22, além do antígeno comum da LLA (CALLA, ou CD10), uma glicoproteína que também é ocasionalmente observada nos linfócitos precoces normais. Acredita-se que a LLA CALLA-positiva represente um estado precoce de pré-diferenciação de células B. Aproximadamente 10% dos casos de LLA apresentam imunoglobulina intracitoplasmática e são denominados LLA pré-células B. A LLA de células B maduras é identificada pelo achado de imunoglobulina de superfície e é responsável por menos de 5% dos casos de LLA. Em geral, os melhores desfechos terapêuticos entre os tipos de LLA de células B ocorrem com a LLA pré-células B (CALLA-positivas) precoces. Os 25% dos casos de LLA que expressam antígenos da linhagem de linfócitos (células) T podem ser separados em três grupos: (1) LLA de precursores de células T precoces que expressam CD7, mas não CD1a ou CD3; (2) LLA de células T tímicas que expressam CD1a, mas não CD3 de superfície, e (3) LLA de células T maduras que expressam CD3 de superfície. O prognóstico para a LLA de células T tímicas é superior àquele das outras formas de LLA de células T. Em aproximadamente 25% dos pacientes com LLA, as células leucêmicas também expressam um antígeno mieloide, mas com as terapias atuais, isto não afeta o desfecho.

As leucemias agudas de linhagem ambígua são casos raros, sem evidências de diferenciação da linhagem (ou seja, leucemia indiferenciada aguda [LIA]), ou aquelas com blastos que expressam marcadores definitivos de mais de uma linhagem (ou seja, leucemia aguda de fenótipo misto [LAFM]). A LAFM pode conter distintas populações de blastos de diferentes linhagens (bilinear), ou uma única população que expressa características de ambas as linhagens (bifenotípica). Em geral, o prognóstico dos pacientes com LIA ou LAFM é desfavorável quando tratados com a quimioterapia padrão.

## Citogenética e biologia molecular

Na maioria dos casos de leucemia aguda, é encontrada uma anormalidade no número ou na estrutura dos cromossomos. Estas anormalidades são (oligo)clonais, envolvendo algumas das ou todas as células malignas em determinado paciente; elas são adquiridas e não são observadas nas células normais do paciente; e são denominadas "não aleatórias", tendo em vista que as anormalidades específicas são encontradas em múltiplos casos, estando associadas a subtipos morfológicos ou clínicos distintos da doença. Estas anormalidades podem ser simplesmente o ganho ou a perda de cromossomos inteiros, mas com mais frequência incluem translocações, deleções ou inversões cromossômicas. Quando os pacientes com leucemia aguda e uma anormalidade cromossômica recebem tratamento e entram em remissão completa (RC), a anormalidade cromossômica desaparece; quando ocorre a recaída, com frequência a anormalidade reaparece. Em muitos casos, estas anormalidades forneceram indícios sobre a biopatologia da leucemia aguda.

As anormalidades citogenéticas mais comuns na LMA podem ser categorizadas de acordo com a sua biologia de base e a significância prognóstica.[5] A translocação t(8;21) e a inversão inv(16) resultam em anormalidades de um fator de transcrição compostas pelo fator de ligação central α (CBF-α) e CBF-β. A t(8;21) resulta na fusão do CBF-α no cromossomo 21 com o gene *MTG8* no cromossomo 8, enquanto a inv(16) resulta na fusão de CBF-β no braço q do cromossomo 16 com o gene *MYH11* no braço p. Ambas as LMA com "fatores de ligação central" (CBF-LMA) são caracterizadas por alta taxa de resposta completa e sobrevida a longo prazo relativamente favorável para o grupo como um todo. Entretanto, a caracterização mutacional abrangente das CBF-LMA revela um prognóstico clínico, bem como heterogeneidade biológica nesta categoria patogeneticamente única de pacientes.[6] Uma translocação adicional com prognóstico favorável, t(15;17), envolve dois genes, *PML* e *RAR-α* (um gene que codifica o receptor do ácido retinoico α), e está invariavelmente associada à leucemia promielocítica aguda (LPA), o subtipo M3 de LMA. Outras alterações genéticas podem cooperar com *PML-RARα* na patogênese da LPA.[7] Translocações que envolvem o gene *KMT2A* (anteriormente *MLL*), localizado na banda cromossômica 11q23, são observadas em 5 a 7% das LMA. O *KMT2A* talvez seja o parceiro oncogene mais promíscuo na oncologia, com mais de 30 parceiros de fusão identificados. O prognóstico da LMA associada a *KMT2A* depende do parceiro de fusão, com t(9;11) predizendo um prognóstico intermediário e todos os demais considerados desfavoráveis. A trissomia do cromossomo 8 está entre as anormalidades citogenéticas não aleatórias mais comuns observadas na LMA; é responsável por 9% dos casos e implica um prognóstico intermediário. As trissomias do cromossomo 21, do cromossomo 11 e de outros cromossomos também são observadas em alguns casos. Cada uma das deleções de parte do ou de todo o cromossomo 5 ou 7 são responsáveis por 6 a 8% dos casos de LMA. Estas anormalidades são observadas com maior frequência em pacientes idosos e em pacientes com LMA secundária à mielodisplasia ou à exposição anterior a agentes alquilantes e estão associadas a um prognóstico desfavorável. A ocorrência de múltiplas anormalidades citogenéticas (três ou mais) em casos individuais de LMA define a "citogenética complexa" e também está associada a um prognóstico desfavorável. Os casos com um cariótipo monossômico (ou seja, a existência de duas ou mais monossomias distintas ou de uma monossomia e outra anormalidade estrutural) são particularmente desfavoráveis.

A identificação de anormalidades cromossômicas recidivantes na leucemia aguda, incluindo translocações, inversões e duplicações genéticas, levou à identificação e à clonagem dos genes envolvidos. Mais recentemente, análises direcionadas e GWAS (estudo de associação genômica ampla) proporcionaram melhor compreensão do cenário genômico da LMA. As células da LMA parecem carrear, em média, um total de aproximadamente 13 mutações por célula, muito menos do que é observado nos cânceres epiteliais. Destas, em média 5 mutações estão nos genes mutados de maneira recidivante na LMA (as assim denominadas mutações condutoras), com as remanescentes sendo consideradas mutações passageiras. Entre as mutações condutoras mutadas de maneira recidivante, diversas são de importância terapêutica e prognóstica significativa e, portanto, são parte da avaliação padrão da LMA. O *CEBPA*, um gene que codifica um fator de transcrição do zíper da leucemia envolvido na diferenciação mieloide, está mutado em 4 a 15% dos casos de LMA e está associado a um prognóstico mais favorável. O *NPM1* codifica uma fosfoproteína nucleolar com múltiplas funções. Mutações no *NPM1* são encontradas em aproximadamente 30% dos casos de LMA e também estão associadas a prognóstico mais favorável. O *FLT3* é um receptor da tirosinoquinase e está mutado em 30 a 35% dos pacientes com LMA, em um quarto do tempo como mutação pontual e em três quartos do tempo como uma duplicação *tandem* interna. Mutações no *FLT3* estão associadas a um desfecho clínico mais desfavorável, no mínimo quando se observa estarem presentes a uma razão alélica alta. Outras mutações condutoras mutadas de modo recidivante na LMA incluem *DNMT3A*, *IDH 1 e 2*, *NRAS* e *KRAS*, *RUNX1*, *TET2* e *TP53*. Muito embora a análise em relação ao estado mutacional destes genes esteja apenas lentamente se tornando o padrão, cada vez mais estudos estão sugerindo a sua possível utilidade para o prognóstico e para a seleção do tratamento[8] (e-Tabela 173.1).

O sequenciamento de todo o genoma das células malignas de indivíduos que apresentam transformação de síndromes mielodisplásicas em LMA secundária demonstra que a evolução genética da LMA secundária é o resultado de múltiplos ciclos de aquisição de mutações e seleção clonal. O clone de embasamento da síndrome mielodisplásica preexistente persiste com a transformação em LMA. Com a aquisição de cada novo conjunto de mutações, todas as mutações preexistentes são levadas adiante, resultando em subclones-filhos que contêm quantidades crescentes de mutações durante a evolução. Determinadas mutações são encontradas exclusivamente na LMA secundária, e podem ser utilizadas para identificar, em termos moleculares, os referidos casos.

A anormalidade citogenética mais comum observada em adultos com LLA é o cromossomo Filadélfia (Ph), ou t(9;22). Esta translocação resulta na fusão do gene *BCR* no cromossomo 22 com o gene da tirosinoquinase *ABL1* no cromossomo 9. Isto resulta na ativação constitutiva de *ABL1*, mas o mecanismo preciso por meio do qual esta atividade leva à leucemia não está claro. A fusão *BCR-ABL1* está associada tanto à LLA quanto à LMC (ver Capítulo 175), com uma diferença no ponto de quebra de *BCR* diferenciando ambas. Uma proteína de fusão discretamente menor, de 190 kDa é, geralmente, encontrada na LLA, enquanto uma proteína maior, de 210 kDa, é característica da LMC. A frequência de t(9;22) na LLA aumenta com a idade; ela é encontrada em aproximadamente 5% dos casos infantis e em 25% dos adultos. Antes do desenvolvimento de inibidores da tirosinoquinase específicos, a LLA com t(9;22) tinha prognóstico desfavorável; esquemas mais novos, que combinam inibidores de tirosinoquinase com quimioterapia, estão proporcionando desfechos melhores. Outras translocações observadas na LLA de células B em adultos incluem t(4;11), que é observada em 7% dos casos, envolve os genes *KMTZA* e *AF4*, e tem prognóstico desfavorável; e t(8;14), observada em 2 a 4% dos casos, envolve *cMYC* e o gene da cadeia pesada da imunoglobulina (Ig) e é a translocação associada à leucemia de Burkitt. As LLA de células T com frequência estão associadas a translocações que envolvem os cromossomos 7 ou 14 nos sítios de genes intensificadores de receptores de células T nestes cromossomos. As outras anormalidades citogenéticas mais comuns observadas na LLA em adultos incluem del(9p), observada em 5 a 9% dos casos, del(6q), observada em 5 a 7%, e del(13q), observada em 3 a 5%.

Assim como na LMA, a avaliação dos casos de LLA direcionada e da amplitude do genoma revelou mutações recidivantes, além daquelas já identificadas por meio da citogenética. Entre as mais comuns estão mutações em *PAX5* e *IKZF1*, observadas em 30 e 25% dos casos de LLA de células B, respectivamente, e mutações em *NOTCH1*, observadas em 35% dos casos de LLA de células T. Uma forma de LLA de risco desfavorável, recentemente descrita, é denominada LLA semelhante ao Ph, e é responsável por 20 a 25% das LLA em adultos.[9] As células de leucemia não apresentam a translocação *BCR-ABL1* clássica, mas apresentam mutações de ativação da quinase em outros genes na mesma via de sinalização, incluindo *CRLF2*, com frequência em combinação com mutações em *JAK2*.

Estudos iniciais sugeriram diferenças substanciais entre os cenários genômicos da LMA em adultos e na pediatria.[10]

## MANIFESTAÇÕES CLÍNICAS

Os sinais e sintomas da leucemia aguda normalmente são de início rápido, desenvolvendo-se ao longo de poucas semanas a poucos meses, no máximo; eles resultam da diminuição da função normal da medula e da invasão dos órgãos normais pelos blastos leucêmicos. A anemia encontra-se presente ao diagnóstico na maioria dos pacientes e causa fadiga, palidez, cefaleia e, nos pacientes predispostos, angina ou insuficiência cardíaca. Normalmente a trombocitopenia está presente, e cerca de um terço dos pacientes apesentam sangramento clinicamente evidente ao diagnóstico, em geral na forma de petéquias, equimoses, sangramento gengival, epistaxe ou hemorragia. A maior parte dos pacientes com leucemia aguda está significativamente granulocitopênica ao diagnóstico. Como resultado, cerca de um terço dos pacientes com LMA e significativamente menos pacientes com LLA apresentam infecções significativas ou de risco à vida quando observadas inicialmente, a maior parte das quais tem origem bacteriana.

Além de suprimir a função normal da medula, as células leucêmicas podem infiltrar os órgãos normais. Em geral, a LLA tende a infiltrar os órgãos normais com mais frequência que a LMA. É comum haver aumento de volume dos linfonodos, do fígado e do baço ao diagnóstico. A dor óssea, que se acredita resultar de infiltrados leucêmicos do periósteo ou da expansão da cavidade medular, é uma queixa comum, em particular nas crianças com LLA. As células leucêmicas algumas vezes infiltram a pele e resultam em uma erupção cutânea elevada e não pruriginosa, uma condição denominada *leucemia cútis*. Por exemplo, aproximadamente 80% dos pacientes com neoplasias de células dendríticas plasmocitoides blásticas, que são causadas por células dendríticas plasmocitoides que apresentam expressão excessiva da subunidade alfa do receptor de interleucina-3, e que anteriormente eram conhecidas como leucemia/linfoma de células NK, apresentam envolvimento cutâneo, normalmente com nódulos marrons a roxos, com frequência acompanhados por púrpura. As células leucêmicas podem se infiltrar nas leptomeninges e causar meningite leucêmica, que se manifesta tipicamente por cefaleia e náuseas. Na medida em que a doença progride, pode haver o desenvolvimento de paralisia do sistema nervoso central (SNC) e convulsões. Muito embora menos de 5% dos pacientes com LLA apresentem envolvimento do SNC ao diagnóstico, o SNC é um local frequente de recaída; portanto, a profilaxia para o SNC é um componente essencial da terapia da LLA. Tendo em vista que a incidência da doença do SNC é baixa na LLA, não há um benefício comprovado para a vigilância ou a profilaxia para o SNC. É observado o envolvimento testicular na LLA, e os testículos são um local frequente de recaída. Na LMA, coleções de blastos leucêmicos, com frequência denominados *cloromas* ou *mieloblastomas* ou *sarcomas mieloides*, podem ocorrer em virtualmente qualquer tecido mole e têm o aspecto de massas elásticas e de crescimento rápido.

Determinadas manifestações clínicas são únicas de subtipos específicos de leucemia. Os pacientes com LPA comumente apresentam anormalidades da coagulação subclínicas ou clinicamente evidentes, incluindo coagulação intravascular disseminada (CID; ver Capítulo 166), causada por tromboplastinas teciduais liberadas pelas células leucêmicas. As leucemias monocíticas ou mielomonocíticas agudas são as formas de LMA com maior probabilidade de apresentar envolvimento extramedular. A leucemia M6 com frequência apresenta uma longa fase prodrômica. Os pacientes com LLA de células T com frequência apresentam massas mediastinais.

### DIAGNÓSTICO

As anormalidades nos hemogramas de sangue periférico normalmente são a evidência laboratorial inicial da leucemia aguda, com a anemia e a trombocitopenia sendo quase universais; até um quarto apresenta trombocitopenia grave (plaquetas < 20.000/μℓ). Ainda que a maior parte dos pacientes esteja granulocitopênica ao diagnóstico, o leucograma de sangue periférico total é mais variável; aproximadamente 25% dos pacientes apresentam leucogramas muito altos (> 50.000/μℓ), aproximadamente 50% apresentam leucogramas entre 5.000 e 50.000/μℓ, e aproximadamente 25% apresentam leucogramas baixos (< 5.000/μℓ). Na maior parte dos casos, estão presentes blastos no sangue periférico, ainda que, em alguns pacientes, a porcentagem de blastos seja bastante baixa ou haja ausência de blastos.

O diagnóstico de leucemia aguda é estabelecido tipicamente por um aspirado de medula óssea (ou biopsia, se o aspirado não puder ser obtido), normalmente da crista ilíaca posterior. As amostras de aspirados e biopsia da medula normalmente são hipercelulares e contêm 20 a 100% de blastos, que em grande parte substituem a medula normal (Figuras 173.1 e 173.2). Ocasionalmente, além do infiltrado de blastos, estão presentes outras anormalidades, como fibrose da medula (especialmente com a LMA M7) ou necrose da medula óssea. As amostras de medula também devem ser avaliadas por meio de imunofenotipificação e citogenética. Se houver suspeita de LMA, as amostras devem ser avaliadas em relação à presença de mutações em *FLT3*, *NPM1* e *CEBPA*. Geralmente recomenda-se uma punção lombar diagnóstica em casos de suspeita de LLA, mas não em casos assintomáticos de LMA.

Os tempos de protrombina e de tromboplastina parcial algumas vezes estão elevados. Na LPA, com frequência observa-se redução do fibrinogênio e evidências de CID (Capítulo 166). Outras anormalidades laboratoriais que com frequência estão presentes são hiperuricemia, especialmente na LLA, e aumento da lactato desidrogenase sérica. Em casos de *turnover* celular alto e morte celular (p. ex., LLA L3), podem ser observadas evidências de *síndrome de lise tumoral* ao diagnóstico, incluindo hipocalcemia, hiperpotassemia, hiperfosfatemia, hiperuricemia e insuficiência renal. Esta síndrome, que é observada mais comumente logo após o início da terapia, pode ser rapidamente fatal, se não tratada.

### Diagnóstico diferencial

O diagnóstico da leucemia aguda normalmente é simples, mas algumas vezes pode ser difícil. Tanto a leucemia quanto a anemia aplásica (Capítulo 156) podem se manifestar com pancitopenia periférica, mas o achado de uma medula hipoplásica, sem blastos, normalmente diferencia a anemia aplásica. Ocasionalmente um paciente apresenta medula hipocelular e uma anormalidade citogenética clonal, que estabelece o diagnóstico de mielodisplasia (Capítulo 172) ou leucemia hipocelular. Diversos outros processos além da leucemia podem levar ao surgimento de células imaturas no sangue periférico. Ainda que outras neoplasias de células redondas pequenas possam infiltrar a medula e mimetizar a leucemia, os marcadores imunológicos são eficazes na diferenciação de ambas. As reações leucemoides a infecções como a tuberculose podem resultar no derramamento de grandes quantidades de células mieloides jovens, mas a proporção de blastos na medula ou no sangue periférico quase nunca alcança os 20% em uma *reação leucemoide* (Capítulo 158). A mononucleose infecciosa (Capítulo 353) e outras doenças virais algumas vezes podem se assemelhar à LLA, em particular se grandes quantidades de linfócitos atípicos estiverem presentes no sangue periférico e a doença for acompanhada por trombocitopenia imune ou anemia hemolítica.

## TRATAMENTO

Com o desenvolvimento de programas efetivos de quimioterapia de combinação e os avanços no transplante de células hematopoéticas, muitos pacientes com leucemia aguda podem ser curados. Estas medidas terapêuticas são complexas e mais bem realizadas em centros com serviços de suporte adequados e experiência no tratamento da leucemia. Como a leucemia com frequência é de rápida progressão, a terapia específica é tipicamente iniciada de modo tempestivo, habitualmente em 72 horas. A meta da quimioterapia inicial é induzir remissão completa (RC) com a restauração da função normal da medula óssea. Em geral, a quimioterapia de indução é intensiva e é acompanhada por toxicidade significativa. Portanto, os pacientes devem ser estabilizados, na medida do possível, antes que a terapia específica para a leucemia seja iniciada.

### Preparação do paciente para a terapia

O sangramento grave geralmente resulta da trombocitopenia, que pode ser revertida com transfusões de plaquetas (ver Capítulo 167). Após a interrupção do sangramento trombocitopênico, são recomendadas transfusões de plaquetas profiláticas contínuas para manter a contagem de plaquetas superior a 10.000/μℓ. Ocasionalmente os pacientes também apresentam evidências de CID, em geral associada ao diagnóstico de LPA. Se houver suspeita de LPA como a causa, o ácido todo-*trans*-retinoico (ATRA) deve ser iniciado, sem esperar pela confirmação molecular do diagnóstico; o fármaco pode ser descontinuado se o diagnóstico não for LPA. Se o sangramento ativo ocorrer em virtude de CID (Capítulo 166), doses baixas de heparina (50 U/kg), administradas por via intravenosa a cada 6 horas, podem ser benéficas. Plaquetas e plasma fresco congelado (ou crioprecipitado) devem ser transfundidos para manter a contagem de plaquetas superior a 50.000/μℓ, e o nível de fibrinogênio superior a 100 mg/dℓ, até que a CID seja reduzida. Se a heparina deve ser administrada profilaticamente para os pacientes com evidências laboratoriais de CID, mas sem sangramentos ativos, é uma questão discutida com frequência, mas não solucionada.

Devem ser obtidas hemoculturas em pacientes com febre e granulocitopenia; enquanto se aguarda pelos resultados da cultura, deve-se presumir que exista uma infecção e antibióticos de amplo espectro devem ser iniciados empiricamente (ver Capítulos 158 e 265). É melhor controlar uma infecção antes do começo da quimioterapia inicial, se o paciente apresentar contagem de granulócitos adequada. Entretanto, com frequência os pacientes apresentam infecções, mas essencialmente nenhum granulócito; nesta situação, o adiamento da quimioterapia provavelmente não é benéfico.

Pacientes com contagens de blastos muito altas podem desenvolver sintomas atribuíveis ao efeito das massas destas células imaturas no fluxo sanguíneo (leucostase). O papel da leucoférese e/ou hidroxiureia no manejo destes pacientes não está claro. Não existem estudos clínicos randomizados, mas uma revisão sistemática que envolveu 20 estudos e mais de 1.000 pacientes com LMA e leucogramas iniciais superiores a 100.000/$\mu\ell$ observaram uma taxa de morte precoce de 20%, mas a leucoférese e a hidroxiureia não influenciaram o desfecho. Portanto, as atuais diretrizes sugerem que se prossiga com o tratamento citorredutor com uso da terapia de indução planejada assim que possível.

Antes do tratamento, o manejo em todos os pacientes deve ter por objetivo prevenir a síndrome de lise tumoral. Os pacientes devem ser hidratados e receber 100 a 600 mg de alopurinol por via oral ou intravenosa diariamente antes do início da quimioterapia. O alopurinol evita a conversão da xantina e da hipoxantina em ácido úrico, mas não afeta o ácido úrico formado anteriormente. Os pacientes que apresentam leucogramas muito altos podem apresentar uremia e anúria secundárias aos níveis séricos excessivamente aumentados de ácido úrico e cristalização intratubular, até mesmo antes de iniciar a terapia. Esses pacientes devem ser tratados com 0,20 mg/kg/dia de rasburicase por até 5 dias por via intravenosa, administrada ao longo de 30 minutos. A rasburicase promove o catabolismo do ácido úrico formado anteriormente em alantoína. A alcalinização urinária, que no passado era padrão, deixou de ser recomendada, uma vez que, muito embora aumente a solubilidade do ácido úrico, também aumenta a possibilidade de precipitação da xantina e do fosfato de cálcio nos rins.

O diagnóstico de leucemia normalmente implica um profundo choque psicológico para o paciente e a família. Portanto, além de estabilizar o paciente em termos hematológicos e metabólicos, também é válido realizar no mínimo uma conferência formal em que o paciente e a família sejam aconselhados a respeito do significado do diagnóstico de leucemia e das consequências da terapia antes que o tratamento seja iniciado.

## Tratamento da leucemia linfoblástica aguda

Após a condição do paciente ter sido estabilizada, a terapia antileucêmica deve ser iniciada assim que possível. O tratamento da LLA recentemente diagnosticada pode ser dividido em três fases: indução da remissão, terapia pós-remissão e profilaxia para o SNC.

### Indução da remissão

O objetivo inicial do tratamento é induzir a RC, definida como a redução dos blastos leucêmicos até níveis indetectáveis e a restauração da função normal da medula. Diversas combinações quimioterápicas diferentes podem ser utilizadas para induzir a remissão; todas incluem a vincristina e a prednisona, e a maior parte adiciona a L-asparaginase e a daunorrubicina, administradas ao longo de um período de 3 a 4 semanas. Com os referidos regimes, a RC é alcançada em 90% das crianças e em 80 a 90% dos adultos (e-Tabela 173.1). Para adultos de 18 a 59 anos com LLA CD20-positiva, cromossomo Ph-negativa, a adição de rituximabe (com início a 375 mg/m² nos dias 1 e 7 e continuada até um total de 16 a 18 infusões) melhora o desfecho.[A1] Tendo em vista que a vincristina, a prednisona e a L-asparaginase são relativamente não tóxicas para os precursores medulares normais, a doença com frequência entra em RC após um período relativamente breve de mielossupressão. A falha em alcançar a RC normalmente ocorre em virtude da resistência das células leucêmicas aos fármacos ou da infecção progressiva. Estas duas complicações ocorrem a uma frequência relativamente igual.

### Quimioterapia pós-remissão

Se não houver a administração de terapia adicional após a indução da RC, ocorre recaída em quase todos os casos, normalmente dentro de diversos meses. A quimioterapia após a RC pode ser administrada em diversas combinações, dosagens e cronogramas. O termo *quimioterapia de consolidação* se refere a ciclos breves de quimioterapia adicional, administrados em doses semelhantes àquelas utilizadas para a indução inicial (os quais requerem novas hospitalizações). Normalmente, para a quimioterapia de consolidação são selecionados fármacos diferentes daqueles utilizados para induzir a remissão inicial. No caso da LLA, estes fármacos incluem dose alta de metotrexato, ciclofosfamida e citarabina, entre outros. A maior parte dos regimes inclui seis a oito ciclos de terapia de consolidação intensiva. A manutenção envolve a administração de uma dose baixa de quimioterapia, diária ou semanalmente, em regime ambulatorial, por longos períodos. O regime de manutenção mais comumente utilizado na LLA combina a 6-mercaptopurina diariamente e o metotrexato semanal ou quinzenalmente. A duração ideal da quimioterapia de manutenção não é conhecida, mas normalmente ela é administrada por 2 a 3 anos. A manutenção é mais benéfica para os pacientes com LLA pró-células B e pré-células B, e menos para a LLA de células T, sem nenhum benefício aparente para os pacientes com LLA de células B maduras. O uso de regimes mais intensivos, semelhantes àqueles utilizados no tratamento da LLA pediátrica, é tolerável em pacientes até os 40 anos e pode melhorar os desfechos.[11]

### Profilaxia para o sistema nervoso central

A maior parte dos agentes quimioterápicos que são administrados por via intravenosa ou oral não tem boa penetração no SNC, e se nenhuma forma de profilaxia para o SNC for administrada, no mínimo 35% dos adultos com LLA desenvolverão leucemia no SNC. Com a profilaxia, a recaída no SNC como um evento isolado ocorre em menos de 10% dos pacientes. A quimioterapia sistêmica com dose alta de metotrexato (p. ex., 200 mg/m² por via intravenosa ao longo de 2 horas, seguidos por 800 mg/m² ao longo de 22 horas) e citarabina (p. ex., 3 g/m² ao longo de 2 horas a cada 12 horas por quatro doses) pode alcançar níveis terapêuticos dos fármacos no interior do SNC. As alternativas são metotrexato intratecal, metotrexato intratecal combinado com 2.400 cGy de radiação em crânio, ou 2.400 cGy no eixo cranioespinal.

### Tratamento da LLA semelhante à leucemia de Burkitt

A LLA semelhante à leucemia de Burkitt (também denominada FAB L3 ou LLA de células B maduras) é caracterizada pela presença de imunoglobulina de superfície monoclonal, citogenética que demonstra t(8;14) e expressão constitutiva do oncogene *MYC*. A LLA semelhante à leucemia de Burkitt, que é responsável por 3 a 5% dos casos de LLA em adultos, responde bem a regimes que incorporam ciclos breves e intensivos de dose alta de metotrexato (1,5 g/m² ao longo de 24 horas com leucovorina), citarabina (3 g/m² ao longo de 2 horas a cada 12 horas por quatro doses), e ciclofosfamida (200 mg/m²/dia durante 5 dias); este regime produz taxas altas de resposta completa e cura em aproximadamente 50% dos pacientes. A adição de rituximabe pode melhorar ainda mais os desfechos.

### Tratamento da LLA cromossomo Filadélfia-positiva

Aproximadamente 5% dos casos de pediátricos e 25% dos casos em adultos de LLA apresentam citogenética que demonstra t(9;22), o cromossomo Ph. Historicamente, os referidos pacientes apresentavam taxas de RC discretamente inferiores àquelas observadas na LLA Ph-negativa e durações da remissão acentuadamente reduzidas, em média inferiores a 1 ano; poucos de tais pacientes, se existiram, eram curados com a quimioterapia convencional. Mais recentemente, a adição dos inibidores da tirosinoquinase imatinibe e dasatinibe aos regimes quimioterápicos convencionais apresentou um aumento nas taxas de resposta completa, que se igualaram àquelas observadas na LLA Ph-negativa, e levou à melhora da sobrevida livre de doença e em geral. O uso de inibidores tirosinoquinase antes e depois do transplante alogênico pode melhorar ainda mais os desfechos. A terapia com dasatinibe e prednisona isoladamente, sem quimioterapia, parece ser suficiente para possibilitar que a maioria dos pacientes idosos com LLA Ph-positiva alcancem uma remissão hematológica inicial.[12]

### Prognóstico da LLA após a quimioterapia inicial

Diversos fatores são preditivos do desfecho na LLA, os mais importantes dos quais sendo a idade mais jovem, um leucograma mais baixo ao diagnóstico, e a citogenética favorável (Figura 173.3). Com os regimes de tratamento atualmente disponíveis, 80 a 85% das crianças e 35 a 40% dos adultos que inicialmente alcançam a RC mantêm aquela condição por mais de 5 anos, e estes pacientes provavelmente alcançam a cura da sua doença. Com o uso de regimes mais intensivos inspirados na pediatria,

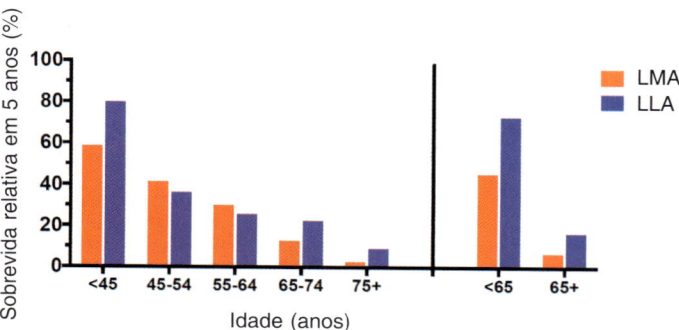

**FIGURA 173.3** Estão demonstradas as taxas de sobrevida em 5 anos (em relação aos controles com correspondência de idade) para os pacientes adultos com leucemia mieloide aguda (LMA) recentemente diagnosticada à esquerda e leucemia linfoblástica aguda (LLA) recentemente diagnosticada à direita, de acordo com os dados do Programa de Vigilância, Epidemiologia e Resultados Finais (SEER) dos EUA.

estudos mais recentes relatam taxas de sobrevida em 5 anos de 65 a 75% em adolescentes e adultos jovens até os 40 anos.

### Tratamento da recaída da LLA
Muitas recaídas ocorre nos 2 anos seguintes ao diagnóstico, e a maioria ocorre na medula óssea. Algumas vezes a recaída é observada inicialmente em um local extramedular, como no SNC ou nos testículos. A recaída extramedular é, habitualmente, acompanhada, logo em seguida, pela recaída sistêmica (medular) e deve ser considerada parte de uma recidiva sistêmica. Com o uso de esquemas quimioterápicos semelhantes aos utilizados para a indução inicial, 50 a 70% dos pacientes alcançam no mínimo uma segunda remissão por um breve período. Se o SNC ou os testículos forem o local inicial da recaída, também é necessária terapia específica para estes locais, além do retratamento sistêmico. Tendo em vista que o prognóstico da recaída da leucemia tratada com quimioterapia é muito desfavorável, geralmente é recomendado transplante de células-tronco hematopoéticas (ver Capítulo 168). A nelarabina, quando utilizada como agente único, pode induzir RC em 30% dos pacientes com LLA de células T recidivante. O engajador de linfócitos T biespecíficos (BITE, *bispecific T-cell engager*) blinatumomabe, que é composto por segmentos variantes da cadeia única de anticorpos anti-CD19 e anti-CD3, foi recentemente aprovado pela FDA (Food and Drug Administration) para o tratamento da LLA de células B recidivante, após a demonstração, em um estudo clínico randomizado, que o seu uso melhora, nesta condição, a sobrevida livre de doença e a sobrevida em geral.[A2] Em um estudo clínico randomizado de fase 3 em adultos com LLA com recaída ou refratária, foi alcançada uma taxa de RC significativamente mais alta (80% *versus* 30%) com o agente único inotuzumabe do que naqueles que receberam a quimioterapia intensiva padrão.[A3] O conjugado anticorpo CD22-fármaco inotuzumabe ozogamicina também melhorou significativamente a duração da remissão e a sobrevida livre de progressão. A hepatopatia veno-oclusiva foi um evento adverso importante associado ao inotuzumabe. Taxas de resposta completa muito altas foram relatadas recentemente em estudos clínicos que utilizaram células T com receptores de antígenos quiméricos com alvo molecular em CD19.[13,14] A síndrome de liberação de citocinas e a neurotoxicidade são os efeitos colaterais mais significativos.

### Transplante de células-tronco hematopoéticas
O uso de quimiorradioterapia em dose alta, seguido pelo transplante de células-tronco hematopoéticas (Capítulo 168) de um irmão com HLA idêntico, pode curar 20 a 40% dos pacientes com LLA que não alcançam remissão inicial, ou que apresentam recaída após uma RC inicial; ele pode curar 50 a 60% dos pacientes que são submetidos ao transplante durante uma primeira remissão. Muito embora ainda exista um debate considerável, diversos estudos relataram a melhora da sobrevida para os adultos com LLA de risco alto ou risco padrão que recebem um transplante de células-tronco hematopoéticas durante a primeira remissão, em vez de quimioterapia padrão.[15] As principais limitações do transplante são doença de enxerto *versus* hospedeiro (DEVH), infecções e recidiva da doença. Se não houver um irmão com HLA idêntico, pode ser realizado o transplante de um doador não relacionado compatível ou parcialmente compatível, ou o transplante de sangue de cordão de um doador não relacionado parcialmente compatível, com resultados que se aproximam daqueles observados com doadores relacionados compatíveis.

### Tratamento da leucemia mieloide aguda
#### Indução da remissão
Exceto se os pacientes apresentarem contraindicações à terapia agressiva, o tratamento inicial geralmente inclui uma combinação de uma antraciclina e citarabina (a última a uma dose de 100 a 200 mg/m²/dia durante 7 dias) e leva à RC em 60 a 80% dos pacientes. Estudos clínicos randomizados prospectivos demonstraram que, para os pacientes com 65 anos ou menos, idarrubicina (10 a 12 mg/m²/dia durante 3 dias) ou uma dose mais alta de daunorrubicina (60 a 90 mg/m²/dia durante 3 dias) são superiores à dose convencional de daunorrubicina de 45 mg/m²/dia durante 3 dias. Sempre ocorre mielossupressão profunda quando estes agentes são utilizados nas doses com a capacidade de alcançar a RC. Aproximadamente 50% dos pacientes apresentarão mais de 5% de blastos remanescentes em sua medula 1 semana pós concluir o primeiro ciclo de indução. A maior parte dos especialistas recomenda iniciar um segundo ciclo em tais circunstâncias. A persistência dos blastos após o primeiro ciclo de indução aparenta estar associada a um aumento do risco de recidiva subsequente da doença. Em aproximadamente 30% dos casos, os blastos da LMA apresentarão mutações em *FLT3*. Nos referidos pacientes, a adição do inibidor de *FLT3* aprovado pela FDA, midostaurina, como parte da indução, consolidação e manutenção, leva à melhora da sobrevida livre de doença e da sobrevida em geral.[A4]
Diversos estudos clínicos randomizados sugerem que a adição do conjugado anticorpo CD33-fármaco gentuzumabe ozogamicina à indução e à consolidação pode reduzir a recaída e melhorar a sobrevida, ao menos em pacientes com doença CD33-positiva favorável e risco intermediário.[A5] A falha em alcançar a RC normalmente ocorre em virtude da resistência ao fármaco ou das complicações fatais da mielossupressão. Em pacientes com LMA secundária, CPX-351, uma formulação lipossômica de citarabina coencapsulada com daunorrubicina, leva a uma sobrevida melhor do que a quimioterapia convencional.

#### Terapia pós-remissão
A quimioterapia de consolidação intensiva, com ciclos repetidos de daunorrubicina e citarabina em doses semelhantes àquelas utilizadas para a indução, dose alta de citarabina (1 a 3 g/m²/dia durante 3 a 6 dias), ou outros agentes, prolonga a duração média da remissão e melhora as chances de uma sobrevida livre da doença a longo prazo. Os melhores resultados relatados até o momento em geral têm sido alcançados com ciclos repetidos de dose alta de citarabina. Ao contrário da situação com a LLA, a terapia de manutenção com dose baixa apresenta um benefício limitado após o tratamento de consolidação intensivo,[A6] muito embora a terapia de manutenção com azacitidina aparente ser benéfica em pacientes com mais de 60 anos.[A7] Na LMA, a recidiva leucêmica ocorre com menos frequência no SNC (aproximadamente 10% do casos) do que nos pacientes com LLA, e mais comumente em pacientes com a variante M4 ou M5. Não existem evidências de que a profilaxia para o SNC melhore a sobrevida na LMA.

#### Prognóstico da LMA após a quimioterapia inicial
Pacientes em RC de acordo com critérios morfológicos (ou seja, ≤ 5% de blastos na medula óssea) ainda podem apresentar alguma doença leucêmica residual não identificada por meio de microscopia óptica. Tanto métodos à base de citometria de fluxo multiparâmetros, que dependem da identificação de imunofenótipos anormais, quanto métodos com base molecular, que detectam proteínas de fusão quiméricas ou mutações somáticas, têm sido desenvolvidos para detectar a DRM. Tem ocorrido a publicação de diversos estudos que demonstram que a detecção de DRM nos pacientes que alcançaram RC identifica um grupo de pacientes com alto risco de recaída subsequente da doença e sobrevida geral mais desfavorável.[16]

Entre os pacientes que alcançam a RC, 20 a 40% permanecem vivos e em RC contínua por mais de 5 anos, sugerindo uma provável cura. Assim como na LLA, os pacientes mais jovens e aqueles com um leucograma baixo ao diagnóstico apresentam um desfecho mais favorável (Figura 173.3). A European LeukemiaNet reconhece três categorias de risco da LMA com base na citogenética e em exames moleculares. O grupo favorável inclui aqueles com t(8;21) ou inv(16) e aqueles com citogenética normal, mas *CEBPA* mutado bialélico, bem como aqueles com *NPM1* mutado e *FLT3* do tipo selvagem. Pacientes com risco intermediário são aqueles com citogenética normal, mas sem mutações em *NPM1*, *CEBPA* e *FLT3* ou com mutações em *LFT3* e *NPM1*. Também estão incluídos aqueles com t(9;11) ou aqueles com anormalidades citogenéticas não classificadas como favoráveis ou desfavoráveis. Finalmente, o grupo desfavorável inclui aqueles com uma razão alélica alta de inv(3), t(6;9), −5 ou del5, −7 ou del7, e aqueles com citogenética complexa (três ou mais anormalidades cromossômicas independentes). Além disso, casos com *FLT3 ITD* com *NPM1* do tipo selvagem, bem como aqueles com mutações em *RUNX1*, *ASXL1* ou *TP53*, são considerados desfavoráveis (e-Tabela 173.2). Os pacientes que apresentam uma fase pré-leucêmica antes que a sua condição evolua para a leucemia aguda e aqueles cuja leucemia é secundária à exposição anterior a quimioterapia apresentam um prognóstico mais desfavorável. Conforme mencionado anteriormente, a presença de MRD após a indução e consolidação aumenta muito o risco subsequente de recaída.

#### Tratamento da LMA recidivante
Os pacientes cuja LMA recidiva após a quimioterapia inicial podem alcançar uma segunda remissão em aproximadamente 50% dos casos após um novo tratamento com daunorrubicina-citarabina ou dose alta de citarabina. A probabilidade de alcançar uma segunda remissão é prevista pela duração da primeira remissão: 70% nos pacientes cuja primeira remissão persistiu por mais de 2 anos, em comparação a menos de 15% naqueles cuja primeira remissão durou menos de 6 anos. Entretanto, as segundas remissões tendem a ser menos duradouras, e poucos pacientes nos quais a recaída ocorre após a quimioterapia de primeira linha são curados pela quimioterapia de salvamento. Portanto, em geral é indicado o transplante de células-tronco hematopoéticas. Enasidenibe e ivosidenibe, inibidores orais com alvo molecular de IDH2 e IDH1, respectivamente, foram aprovados pela FDA para o tratamento de pacientes com LMA com IDH2 mutado recidivante. Para o tratamento dos pacientes com LMA com FLT3 mutado recidivante, o inibidor de tirosinoquinase gilteritinibe (120 mg/dia) melhorou a sobrevida mediana em cerca de 3,5 meses, quando comparado à quimioterapia de resgate padrão.[A7b]

#### Transplante de células-tronco hematopoéticas
Para os pacientes com LMA nos quais uma remissão inicial não possa ser alcançada ou para aqueles que recidivam após a quimioterapia, o transplante de células-tronco hematopoéticas (ver Capítulo 168) de um irmão

com HLA-idêntico oferece a melhor chance de cura. Quinze por cento dos pacientes com doença refratária podem ser salvos com este tratamento. Se o procedimento for aplicado mais inicialmente, o desfecho é melhor: cerca de 30% dos pacientes que são submetidos ao transplante de células-tronco hematopoéticas na primeira recaída ou na segunda remissão são curados, e 50 a 60% dos pacientes são curados se o transplante de células-tronco hematopoéticas for realizado durante a primeira remissão. O transplante alogênico é mais efetivo quando realizado em pacientes com LMA que estão em RC tanto em termos morfológicos quanto de acordo com o exame da DRM. Os pacientes com DRM no momento do transplante apresentam aumento do risco de recaída pós-transplante.[17]

Um grande número de estudos comparou prospectivamente o desfecho do transplante de células-tronco hematopoéticas alogênico com o da quimioterapia em pacientes com LMA na primeira remissão. As tendências em todos esses estudos têm sido em direção à taxa de mortalidade relacionada ao tratamento mais elevada, mas com tempos de sobrevida livre de doença e de sobrevida em geral mais longos com o transplante alogênico. Metanálises concluem que a sobrevida é melhor com o transplante alogênico de um irmão compatível na primeira remissão, quando comparado à quimioterapia contínua. Esta melhora está mais clara nos pacientes com doença desfavorável ou de risco intermediário e está menos aparente naqueles na categoria de risco desfavorável.[18] As principais limitações do transplante de células-tronco hematopoéticas alogênico são a ausência de um doador irmão compatível, a DEVH, as infecções relacionadas à imunossupressão e a recidiva da doença. Tendo em vista que as toxicidades relacionadas ao transplante aumentam com a idade do paciente, alguns centros limitam o transplante de células-tronco hematopoéticas àqueles com 65 anos ou menos. Entretanto, estudos recentes sobre o transplante alogênico de intensidade reduzida demonstraram resultados encorajadores com a LMA em remissão até os 75 anos. O transplante alogênico com o uso de doadores não relacionados compatíveis resulta em sobrevida essencialmente equivalente à observada com o uso de irmãos compatíveis, ainda que exista incidência mais alta de complicações. De modo semelhante, o transplante do sangue do cordão umbilical resulta em taxas de cura semelhantes às observadas com transplantes não relacionados compatíveis e pode resultar em redução das taxas de recaída naqueles com DRM no momento do transplante.[19] O transplante de células-tronco hematopoéticas autólogo oferece uma alternativa para os pacientes sem irmãos compatíveis para serem doadores. Em estudos clínicos randomizados, o uso do transplante autólogo após a quimioterapia de consolidação prolongou significativamente a duração da sobrevida livre de doença para os pacientes com LMA na primeira remissão, mas não alterou a sobrevida em geral, em comparação à quimioterapia isoladamente.

### Tratamento da LMA em pacientes que não são candidatos à terapia intensiva
Estudos recentes demonstraram que os benefícios da quimioterapia intensiva são reduzidos em pacientes idosos e clinicamente menos saudáveis. As alternativas à quimioterapia intensiva incluem cuidados de suporte isoladamente, dose baixa de citarabina, ou uso de um inibidor da DNA metiltransferase (p. ex., azacitidina ou decitabina).

Em um estudo clínico randomizado em pacientes com 65 anos ou mais e com LMA recém-diagnosticada, a azacitidina aumentou a sobrevida mediana geral, de 6,5 meses para 10,4 meses, em comparação aos esquemas de cuidados convencionais (melhor cuidado de suporte ou quimioterapia de indução padrão ou dose baixa de citarabina), e a sua segurança foi consistente com o seu conhecido perfil de segurança em outros estudos clínicos.[A8] Recentemente, o inibidor de BCL2 oral venetoclax foi aprovado pela FDA para o uso com um inibidor de DNA metiltransferase ou dose baixa de citarabina em pessoas com LMA consideradas não adequadas para a quimioterapia intensiva. Para a mesma população de pacientes-alvo, o inibidor da via de sinalização *hedgehog* glasdegibe foi aprovado pela FDA para uso junto com dose baixa de citarabina. Estudos não controlados sugerem que um ciclo de 10 dias de decitabina possa ser superior a ciclos mais breves, especialmente em pacientes com LMA de risco adverso, incluindo aqueles com mutações de *TP53*.[20]

Em pacientes idosos com LMA que sejam inelegíveis para quimioterapia intensiva, a monoterapia com gentuzumabe ozogamicina, em comparação aos melhores cuidados de suporte (incluindo hidroxiureia), melhorou modestamente a sobrevida em geral, sem eventos adversos sérios excessivos.[A9]

### Tratamento da leucemia promielocítica aguda
A RC pode ser induzida em no mínimo 90% dos pacientes com LPA com o uso de ATRA (45 mg/m²/dia até que a RC seja alcançada) em combinação com uma antraciclina.[20b] De modo geral, os pacientes tratados com ATRA têm os seus distúrbios da coagulação corrigidos em alguns dias. Uma toxicidade única de ATRA no tratamento da LPA é o desenvolvimento de hiperleucocitose, acompanhada por angústia respiratória e infiltrados pulmonares. Esta síndrome de diferenciação responde à descontinuação temporária de ATRA e à adição de corticosteroides. Ao combinar ATRA com antraciclinas para a indução e a consolidação e em seguida utilizar ATRA como terapia de manutenção, aproximadamente 70% dos pacientes podem ser curados. O trióxido de arsênio (0,15 mg/kg/dia até que a RC seja alcançada) é efetivo nos pacientes com LPA recidivante e aparenta melhorar a sobrevida em geral, se utilizado como parte da terapia de consolidação para pacientes em sua primeira RC. Recentemente foi demonstrado que a combinação de ATRA mais trióxido de arsênio sem quimioterapia é superior à combinação de ATRA-quimioterapia padrão para os pacientes com LPA de risco baixo a intermediário (ou seja, aqueles que apresentam leucogramas < 10.000/μL).[A10]

### Tratamento da neoplasia de células dendríticas plasmocitoides blásticas
O tratamento de escolha aparenta ser tagraxofuspe (7 a 10 mg/kg nos dias 1 a 5 de cada ciclo de 21 dias).[20c] Esta terapia pode resultar em remissão em aproximadamente 70% dos casos, possibilitando que muitos prossigam para o transplante de células-tronco. Cerca de 50% dos pacientes tratados recentemente sobrevivem por dois ou mais anos.

## MANEJO DAS COMPLICAÇÕES
O tratamento da leucemia aguda, especialmente da LMA, é acompanhado por muitas complicações, as duas mais sérias e frequentes sendo as infecções e os sangramentos. Durante o período granulocitopênico que se segue à quimioterapia de indução e consolidação, o risco de infecção bacteriana é alto. A profilaxia com antibióticos diminuiu significativamente as mortes relacionadas à infecção em pacientes neutropênicos afebris, com os melhores resultados sendo observados com as quinolonas. Apesar da profilaxia, muitos pacientes se tornam febris enquanto estão neutropênicos, e os pacientes ainda podem desenvolver infecções importantes. As espécies bacterianas mais comuns variam um pouco entre os centros médicos, mas as espécies de *Staphylococcus* (primariamente *S. epidermidis*) e *Enterococcus* são os microrganismos gram-positivos mais frequentes, enquanto *Pseudomonas aeruginosa* e os microrganismos entéricos, como *Escherichia coli* e espécies de *Klebsiella*, são os microrganismos gram-negativos mais comumente isolados.

Até mesmo se não for encontrada uma causa para a febre, deve-se presumir que exista uma infecção bacteriana e, em geral, todos os pacientes com febre e neutropenia devem receber antibióticos de amplo espectro (ver Capítulos 158 e 265). É recomendada terapia empírica com um agente intravenoso ativo contra *Pseudomonas*, como carbapenêmico (p. ex., imipeném-cilastatina), cefalosporina (p. ex., cefepima) ou penicilina (p. ex., piperacilina-tazobactam). A vancomicina não deve ser parte da cobertura padrão na maioria dos pacientes, mas pode ser utilizada naqueles com suspeita de infecção em cateter ou mucosite grave e nos pacientes com instabilidade hemodinâmica ou alteração do estado mental. A combinação com outros agentes ativos contra microrganismos gram-negativos (p. ex., aminoglicosídeos) pode ser necessária. Uma vez iniciados, os antibióticos devem ser continuados até que os pacientes recuperem as suas contagens de granulócitos, mesmo que se tornem afebris antes disto. Se a bacteriemia documentada persistir, apesar dos antibióticos apropriados, o médico deve considerar a remoção dos cateteres de longa permanência.

Infecções fúngicas invasivas também são comuns após a quimioterapia para leucemia aguda e estão associadas a taxas de morbidade e mortalidade significativas. A profilaxia antifúngica está associada a redução significativa das mortes em virtude de infecção fúngica nos pacientes com LMA que recebem quimioterapia de indução. Muitos consideram que posaconazol é mais efetivo do que fluconazol ou itraconazol. Além da granulocitopenia, os pacientes que são submetidos à quimioterapia de indução para leucemia apresentam imunidade celular e humoral deficiente, no mínimo temporariamente e, portanto, estão sujeitos a infecções comuns em outros estados de imunodeficiência, incluindo infecção por *Pneumocystis jirovecii* (antes denominado *Pneumocystis carinii*) e diversas infecções virais. A infecção por *P. jirovecii* pode ser prevenida com o uso profilático de sulfametoxazol-trimetoprima (TMP-SMX). Em pacientes citomegalovírus (CMV)-negativos, hemoderivados CMV-soronegativos ou com redução de leucócitos devem ser utilizados para prevenir a infecção primária (Capítulo 352). Com frequência herpes-vírus simples (Capítulo 350) complica a mucosite existente, podendo ser prevenido com aciclovir profilático. O aciclovir também é útil para a prevenção e o tratamento de herpes-zóster (Capítulo 351).

Fatores de crescimento mieloide (fator de estimulação de colônias de granulócitos ou granulócitos-macrófagos; Capítulo 147), se administrados logo após a conclusão da quimioterapia, abreviam o período de mielossupressão grave, em média, em 4 dias. Na maioria dos estudos, esta recuperação acelerada resultou em menos dias com febre e menor uso de antibióticos, mas não melhorou a taxa de resposta completa ou alterou a sobrevida.

A contagem de plaquetas que sinaliza a necessidade de transfusão de plaquetas tem sido objeto de debates. Tradicionalmente, transfusões de plaquetas de doadores aleatórios eram utilizadas para manter as contagens de plaquetas superiores a $20.000/\mu\ell$; contudo, constatou-se mais recentemente que a redução deste limiar para $10.000/\mu\ell$ é segura em pacientes sem sangramentos ativos. Por outro lado, a estratégia de não fazer profilaxia resulta em mais dias com sangramentos e intervalo de tempo menor até o primeiro episódio de sangramento e, portanto, não é recomendada.[A11] Em 30 a 50% dos casos, os pacientes inevitavelmente se tornam aloimunizados e necessitam de plaquetas HLA-compatíveis (Capítulo 167). A DEVH induzida pela transfusão (Capítulo 167), que se manifesta como erupção cutânea, febre baixa, elevação dos valores das provas de função hepática e hemogramas com contagens decrescentes, pode ser prevenida por meio da irradiação de todos os hemoderivados antes da transfusão.

### Recomendações de grau A

- A1. Maury S, Chevret S, Thomas X, et al. Rituximab in B-lineage adult acute lymphoblastic leukemia. *N Engl J Med.* 2016;375:1044-1053.
- A2. Kantarjian H, Stein A, Gokbuget N, et al. Blinatumomab versus chemotherapy for advanced acute lymphoblastic leukemia. *N Engl J Med.* 2017;376:836-847.
- A3. Kantarjian HM, DeAngelo DJ, Stelljes M, et al. Inotuzumab ozogamicin versus standard therapy for acute lymphoblastic leukemia. *N Engl J Med.* 2016;375:740-753.
- A4. Stone RM, Mandrekar SJ, Sanford BL, et al. Midostaurin plus chemotherapy for acute myeloid leukemia with a *FLT3* mutation. *N Engl J Med.* 2017;377:454-464.
- A5. Hills RK, Castaigne S, Appelbaum FR, et al. Addition of gemtuzumab ozogamicin to induction chemotherapy in adult patients with acute myeloid leukaemia: a meta-analysis of individual patient data from randomised controlled trials. *Lancet Oncol.* 2014;15:986-996.
- A6. Rashidi A, Walter RB, Tallman MS, et al. Maintenance therapy in acute myeloid leukemia: an evidence-based review of randomized trials. *Blood.* 2016;128:763-773.
- A7. Huls G, Chitu DA, Havelange V, et al. Azacitidine maintenance after intensive chemotherapy improves DFS in older AML patients. *Blood.* 2019;133:1457-1464.
- A7b. Perl AE, Martinelli G, Cortes JE, et al. Gilteritinib or chemotherapy for relapsed or refractory FLT3-mutated AML. *N Engl J Med.* 2019;381:1728-1740.
- A8. Dombret H, Seymour JF, Butrym A, et al. International phase 3 study of azacitidine vs conventional care regimens in older patients with newly diagnosed AML with >30% blasts. *Blood.* 2015;126:291-299.
- A9. Amadori S, Suciu S, Selleslag D, et al. Gemtuzumab ozogamicin versus best supportive care in older patients with newly diagnosed acute myeloid leukemia unsuitable for intensive chemotherapy: results of the randomized phase III EORTC-GIMEMA AML-19 Trial. *J Clin Oncol.* 2016;34:972-979.
- A10. Lo-Coco F, Avvisati G, Vignetti M, et al. Retinoic acid and arsenic trioxide for acute promyelocytic leukemia. *N Engl J Med.* 2013;369:111-121.
- A11. Stanworth SJ, Estcourt LJ, Powter G, et al. A no-prophylaxis platelet-transfusion strategy for hematologic cancers. *N Engl J Med.* 2013;368:1771-1780.

### REFERÊNCIAS BIBLIOGRÁFICAS

*As referências bibliográficas, bem como os outros materiais suplementares deste livro, encontram-se no GEN-IO, nosso ambiente virtual de aprendizagem.*

# 174

# LEUCEMIA LINFOCÍTICA CRÔNICA

JOHN C. BYRD

### DEFINIÇÃO

A leucemia linfocítica crônica (LLC) é um processo neoplásico muito bem caracterizado, com origem no compartimento de linfócitos (células) B do sistema imune adaptativo. As células da LLC são comumente identificadas no sangue, na medula óssea, nos linfonodos, no baço, no fígado e, algumas vezes, em outros tecidos corporais dos pacientes. A natureza disseminada dessas células tumorais no momento do diagnóstico é uma característica da leucemia. As células da LLC apresentam, tipicamente, antígenos de superfície idênticos, um rearranjo comum do gene da imunoglobulina, e marcos epigenéticos que sugerem a sua derivação comum de uma única célula transformada. A melhora na compreensão sobre a biologia da LLC levou a avanços terapêuticos significativos no tratamento das complicações e dos sinais/sintomas desta doença, seja com a quimioimunoterapia possivelmente curativa, ou com a imunoterapia com alvo molecular que, em muitos pacientes, é vitalícia e contínua sem comprometimento da sobrevida geral.

### EPIDEMIOLOGIA

A LLC é o tipo de leucemia mais prevalente no hemisfério ocidental, estando em segundo lugar em frequência, em seguida somente da leucemia mieloide aguda (LMA). A LLC é uma doença de adultos mais velhos, sendo diagnosticada em uma idade mediana de 72 anos, com aproximadamente um terço dos pacientes tendo menos de 60 anos e 10% tendo menos de 50 anos. A LLC em geral não ocorre em adolescentes ou em adultos jovens. Como a maioria das leucemias em adultos, a LLC ocorre mais comumente em homens e é mais comum em brancos do que em nativos americanos ou negros. A LLC é rara em asiáticos e nativos das ilhas do Pacífico, até mesmo nos imigrantes daquelas áreas que se mudaram para o hemisfério ocidental. Muito embora a idade ao diagnóstico influencie a taxa de mortalidade relacionada à LLC, com as vidas dos pacientes mais velhos sendo proporcionalmente mais abreviada do que nos pacientes mais jovens, não existe uma relação evidente entre raça ou etnia e o desfecho.

A LLC é um câncer no qual uma porcentagem superior à normal (5 a 10%) dos pacientes apresenta um parente em primeiro grau com esta doença. A frequência variada de LLC em diferentes etnias e raças sugere, ainda, uma predisposição genética à LLC. Em alguns pacientes, existem heredogramas impressionantes com múltiplas gerações de ocorrência de LLC. Ao contrário de muitos outros tipos de câncer, não existem genes de predisposição (frequência > 1%) comuns conhecidos que possam ser examinados em relação a códigos de DNA variantes que predisponham ao risco de LLC. Isto provavelmente reflete o papel dos genes de baixa penetrância ou de múltiplos genes colaboradores que contribuem para a predisposição, possivelmente em consonância com a vigilância imune e a exposição ambiental. Em apoio a esta hipótese, podemos citar a ausência de antecipação definida (diagnóstico de LLC mais precoce de acordo com a geração) nas famílias com uma forte predisposição. Na maioria dos pacientes com LLC, não existe uma causa identificável conhecida ou um fator de risco identificado que predisponha à LLC. Estudos epidemiológicos sugeriram uma relação variável com a exposição a pesticidas ou ao benzeno, e entre fazendeiros e indivíduos que residem em cidades, muito embora não existam dados definitivos. Entretanto, a LLC é reconhecida como uma doença ocupacional nos veteranos da Guerra do Vietnã que foram expostos ao Agente Laranja diretamente em ação ou em funções de apoio nas quais esta substância química era utilizada com frequência (http://www.publichealth.va.gov/exposures/agentorange/). A LLC representa o único tipo de leucemia na qual não existe uma relação definitiva com exposição ocupacional ou ambiental à radiação.

### BIOPATOLOGIA

Ao longo de muitas décadas de pesquisas, a origem e a progressão da LLC têm se tornado mais claras. Dados emergentes sugerem que pacientes com LLC apresentam células-tronco hematopoéticas precursoras primárias linfoides. À medida que estas células se diferenciam em linfócitos B hematopoéticos maduros, a aquisição de mutações, rearranjos genéticos alternativos e alterações epigenéticas do desenvolvimento resulta no surgimento de um pequeno número de linfócitos B com múltiplos rearranjos clonais. Estas células apresentam um imunofenótipo distinto, com a expressão na superfície de CD19, CD20 (fraco), CD22, CD23 e CD200 e a coexpressão do marcador de células T CD5, com uma imunoglobulina de superfície fraca associada, com restrição de kappa ou lambda. No momento da transformação para esse clone, ocorre o desenvolvimento de um rearranjo genético de imunoglobulina distinto, que está associado à doença. Além disso, sempre que ocorre uma transformação na via do desenvolvimento de linfócitos B normais, uma assinatura[1] epigenética irá acompanhá-la e persistir durante todo o ciclo da doença.

## Linfocitose B monoclonal

Com o tempo e, possivelmente, com mutações ou eventos genéticos adicionais, um ou alguns destes clones selecionados desenvolvem características robustas de crescimento e/ou evasão imune e, ao fim, se expandem no paciente em um nível subclínico da doença. Este precursor subclínico da LLC é denominado *linfocitose B monoclonal* (LBM; ver também a seguir em Diagnóstico diferencial) e apresenta muitas semelhanças com a gamopatia monoclonal de significado desconhecido (GMSD) na sua relação com o mieloma múltiplo (Capítulo 178). A frequência da LBM aumenta de 3% aos 50 anos para mais de 10 a 15% em pacientes com mais de 80 anos. Dos pacientes com LBM, 1 a 2% progredirão a cada ano até atender os critérios de LLC (ou seja, $5 \times 10^9/\ell$ de linfócitos B malignos do fenótipo de LLC no sangue), e o risco de progressão é mais bem previsto por meio da contagem absoluta de linfócitos. Até mesmo no estado precursor inicial da LBM, a supressão imune celular e inata é significativa, com um risco maior de infecções e malignidades que aumenta a morbidade neste grupo de pacientes. Esta supressão imune celular e inata profunda inicial reflete a importância da vigilância imune na LLC. Com a progressão até a LLC manifesta e a LLC progressiva posterior que necessita de terapia, a supressão imune se torna ainda mais profunda, enfatizando a interdependência entre a vigilância tumoral e imune no desenvolvimento desta doença.

## Genética, mutações e epigenética

A genética da LLC é mais bem caracterizada quando a doença se manifesta plenamente, em vez de no estado precursor (LBM), no qual o desenvolvimento e a significância de muitas destas aberrações não são tão bem definidos. Quando a LLC se manifesta plenamente, observa-se uma célula de origem clonal com um rearranjo da cadeia pesada e da cadeia leve da imunoglobulina não mutada correspondente a um linfócito B de centro pré-germinativo derivado inicial, ou um rearranjo da cadeia pesada e da cadeia leve da imunoglobulina mutada relacionado a um linfócito B de centro pós-germinativo. Isto é tipicamente avaliado em termos clínicos por pesquisa de mutação da IGHV (sequência variável da cadeia pesada de imunoglobulina) para determinar se ela é não mutada (< 2% de variação da linhagem germinativa) ou mutada (≥ 2% de variação da linhagem germinativa). Pacientes com LLC e IGHV não mutada apresentam elevação da ativação da via de sinalização das células B em todos os compartimentos da doença, aumento da proliferação, evolução clonal ao longo do tempo e achados genéticos, mutacionais e epigenéticos selecionados. De modo semelhante, pacientes com IGHV mutada apresentam evidências de ativação da via dos receptores de linfócitos B em compartimentos selecionados, achados genéticos, mutacionais e epigenéticos selecionados, que correspondem a menos proliferação e evolução clonal ao longo do tempo. No momento, a classificação da LLC diferencia entre a doença com IGHV não mutada e IGHV mutada; a integração de diferentes componentes biológicos (particularmente epigenéticos) pode refinar esta diferenciação ainda mais no futuro.

Nossa compreensão genética da LLC foi derivada inicialmente da citogenética de metáfase clássica, que depende do crescimento para a visualização de anormalidades nos cromossomos. Como a LLC é um tumor de linfócitos B de divisão lenta, a análise da citogenética de metáfase obtém sucesso em apenas 20 a 30% dos pacientes e com frequência não identifica pequenas deleções comumente observadas na doença. Portanto, a hibridização *in situ* fluorescente das células da interfase foi adaptada como uma técnica melhor para identificar deleções comuns e/ou anormalidades de trissomias observadas na LLC, incluindo del(13)(q14) del(11)(q22.3), del(6)(q22), del(17)(p13.1), e trissomias dos cromossomos 12, 8 e 3. Também pode ocorrer a amplificação do cromossomo 2p ou *myc*. Contrariamente à LMA e à LLA, as translocações balanceadas na LLC são raras e envolvem tipicamente a região da cadeia pesada com BCL2, BCL3 ou parceiros de fusão menos comuns. Mais recentemente têm sido empregados esforços para melhorar a análise do cariótipo da metáfase por meio do uso de citocinas para promover a proliferação das células da LLC *in vitro* (cariótipo de metáfase estimulada), para aumentar a sensibilidade para identificar a maior parte das aberrações comuns da LLC, as translocações balanceadas e desbalanceadas, e a complexidade genética (3 ou mais aberrações cromossômicas distintas), que anunciam um desfecho adverso. A doença com IGHV não mutado tipicamente abrange a maior parte dos pacientes com del(11)(q22.3), del(17)(p13.1), e cariótipo complexo, enquanto outras aberrações genômicas são menos associadas à mutação de IGHV.

Outros processos biológicos são separados das aberrações genéticas que direcionam a LLC, como as mutações e a modulação epigenética dos genes codificadores e não codificadores. As técnicas de sequenciamento de nova geração desenvolvidas ao longo da última década demonstraram que a LLC apresenta uma taxa de mutações baixa (aproximadamente 20 por exoma examinado), com múltiplas mutações recidivantes, incluindo, entre outras, *NOTCH1*, *SF3B1*, *ATM*, *TP53*, *CH2*, *POT1*, *BRAF*, *BIRC3*, *EGR2*, *XPO1*, *MYD88*, *RPS15*, *IKZF3*, *FBXW7*, *DDX3X*, *NFKBIE*, *MED12* e muitas outras. Somente algumas destas mutações (*NOTCH1*, *SF3B1* e *ATM*) ocorrem entre 15 e 20% dos pacientes, o que torna a LLC diferente de outras malignidades de células B, tais como a leucemia de células pilosas (*BRAF*) e a macroglobulinemia de Waldenström (*MYD88*), nas quais mutação comum virtualmente define a doença. É mais provável que a LLC reflita uma colaboração dessas mutações genéticas específicas com outras características da LLC.[2] Isto é mais bem exemplificado por meio da ocorrência de determinadas mutações (*NOTCH1*, *SF3B1*, *ATM*, *TP53*, *XP01*, *BIRC3* e *EGR2*) em subtipos de LLC, com LLC com *IGHV* não mutada, enquanto outras, como *MYD88* e *KLHL6*, são mais frequentes na LLC com *IGHV* mutado.

Os achados relacionados às características epigenéticas da LLC avançaram ainda mais a nossa compreensão sobre o desenvolvimento e a progressão da LLC. Duas áreas em particular são relevantes. Em primeiro lugar estão os padrões da metilação genética, que é paralela à maturação do desenvolvimento dos linfócitos B normais e que sofre poucas mudanças ao longo da evolução da doença. A referida análise identifica três grupos distintos (LLC programada baixa, intermediária ou alta), que correspondem à LLC com *IGHV* não mutado, um subconjunto de LLC com *IGHV* não mutado e mutado, e LLC com *IGHV* mutado. Em separado destes, a investigação de diversas deleções na LLC, tais como a mais comum, del(13)(q14), demonstra que elas correspondem a pequenas regiões com deleção, nas quais existem microRNAs, como mir-15 e miR-16. Quando silenciados, estes miRs contribuem para a patogênese da LLC ao falhar em suprimir o *BCL2* e outros genes, finalmente levando ao desenvolvimento da LLC. De fato, camundongos com silenciamento destes miRs silenciaram uma doença semelhante à LLC humana. Outros miRs subexpressados (miR-34a, mir-29b) e superexpressados (mIR-21, miR-155) também têm sido relacionados à patogênese e à progressão da LLC.

### Imunossupressão

A disfunção imune desempenha um importante papel de contribuição na progressão inicial e tardia da LLC e é uma causa importante de morbidade e mortalidade nesta doença.[3] Até mesmo na fase da LBM precursora, estão presentes evidências de disfunção imune inata, humoral e celular, e estes pacientes apresentam frequência mais alta de infecções sérias e malignidades secundárias do que a população com idade e sexo correspondentes. Na ocasião do diagnóstico de LLC, os linfócitos T demonstram defeitos profundos em função, capacidade proliferativa e secreção de citocinas. Os linfócitos T da LLC demonstram evidências de estimulação crônica e também exibem características de exaustão das células T, que se tornam mais aparentes na medida em que a doença progride. Ao longo do tempo, os linfócitos T regulatórios aumentam e exercem imunossupressão celular adicional. A disfunção imune humoral também é bastante frequente na LLC, com mais de 50% dos pacientes apresentando no mínimo um componente das imunoglobulinas diminuído e com virtualmente todos os subconjuntos se tornando baixos quando os pacientes progrediram para a doença sintomática. Os efeitos imunes celulares e humorais combinados na LLC levam à diminuição da resposta às vacinas, que está presente até mesmo ao diagnóstico e que se torna progressivamente mais agravada com a progressão da doença. Foi demonstrado que as células imunes inatas, incluindo neutrófilos, monócitos, células NK e células dendríticas, também apresentam defeitos funcionais na LLC. Na medida em que a LLC progride, os números absolutos de células NK e monócitos com frequência diminuem em quantidade. Coletivamente, estes defeitos imunes profundos contribuem muito significativamente para as diversas complicações que surgem nos pacientes com LLC na medida em que a doença progride.

## MANIFESTAÇÕES CLÍNICAS

Aproximadamente 75% dos pacientes são assintomáticos por ocasião do diagnóstico; o diagnóstico é obtido como uma consequência da linfocitose assintomática observada no momento de um exame físico de rotina ou de uma avaliação em relação a uma enfermidade clínica não relacionada. Em outros casos, os pacientes apresentam um histórico prolongado de aumento de volume de linfonodos assintomático, detectado pelo paciente ou por um profissional de saúde durante um exame físico realizado por outro motivo, ou como parte de uma avaliação de saúde de rotina. Um pequeno grupo de pacientes apresenta aumento de volume de linfonodos ou de baço sintomático (saciedade precoce), sintomas de substituição da medula óssea (fadiga, dispneia, ou petéquias secundárias a anemia e trombocitopenia), anemia hemolítica autoimune, púrpura trombocitopênica imunomediada, ou sinais/sintomas de linfócitos B (febre, sudorese noturna e perda de peso). Nos pacientes que apresentam doença sintomática, é muito mais comum o relato de infecções frequentes, que em geral correspondem à imunossupressão progressiva associada à LLC mais avançada. Uma pequena proporção de pacientes com LLC apresentará doença identificada durante procedimentos de rotina (p. ex., biopsia de próstata, colonoscopia, biopsia cutânea), que demonstram infiltrados teciduais pelas células da LLC.

### DIAGNÓSTICO

Há muitos anos o diagnóstico de LLC tem sido obtido com base em critérios morfológicos de linfócitos maduros em esfregaço sanguíneo, com uma abundância de células manchadas. As células manchadas são um resquício artificial da preparação do esfregaço sanguíneo. A Figura 174.1 demonstra o aspecto linfocítico maduro das células da LLC na medula óssea (*painel à esquerda*), em linfonodo (*acima à direita*) e no sangue periférico (*abaixo à direita*). Ainda que as células da LLC apresentem um aspecto maduro distinto, outras malignidades de células B podem mimetizar este diagnóstico, incluindo linfoma de células do manto, linfoma folicular, linfoma da zona marginal, tricoleucemia e linfoma de células T maduras (Capítulo 176). A Tabela 174.1 resume os exames típicos que são mais úteis no exame inicial da LLC. A imunofenotipificação por meio de citometria de fluxo é a mais útil para diferenciar a LLC de outros diagnósticos. As células da LLC apresentam um imunofenótipo relativamente consistente, com expressão de imunoglobulina de superfície (sIg) fraca, CD19, CD20 fraca e CD23, bem como do marcador pan-células T CD5. A LBM, a precursora da LLC (ver Biopatologia), apresenta um fenótipo idêntico e é diferenciada da LLC por meio de um número absoluto de linfócitos B monoclonais no sangue inferior a $5 \times 10^9/\ell$ e da ausência de citopenias, adenopatias e esplenomegalia. Uma variante da LLC separada é o *linfoma linfocítico de pequenas células* (LLPC; ver Diagnóstico diferencial), no qual existe adenopatia com um imunofenótipo igual ao da LLC, mas o número absoluto de linfócitos B monoclonais no sangue é inferior a $5 \times 10^9/\ell$. Como a LLC e o LLPC compartilham imunofenótipo e características genéticas idênticas, atualmente eles são considerados apresentações diferentes da mesma doença. Um imunofenótipo com CD10, FMC7 ou CD79b (todos tipicamente ausentes nas células da LLC) ou expressão evidente de CD11c, CD20 ou CD25 (todos tipicamente fracos nas células da LLC) sugere malignidade linfoproliferativa de linfócitos B de grau baixo alternativa, ou uma variante que, com frequência, é típica da trissomia do cromossomo 12 (Tabela 174.2). A expressão de CD5 sem CD23 sugere o linfoma de células do manto (Capítulo 176), e devem ser realizadas a hibridização *in situ* fluorescente (FISH) para t(11;14) ou a coloração imuno-histoquímica para a superexpressão de *CCND1*, tendo em vista que tanto o tratamento quanto a história natural desta doença são diferentes. A imunofenotipagem de repetição em geral é realizada somente para confirmar a expressão do antígeno tumoral se for realizada terapia à base de anticorpos. Tipicamente, a biopsia e o aspirado de medula óssea não são necessários para a obtenção do diagnóstico de LLC. De modo semelhante, uma biopsia de linfonodo confirmatória não é necessária no momento do diagnóstico de LLC, exceto se houver suspeita de um diagnóstico alternativo. Além disso, o uso da TC ou da PET não tem valia no momento do diagnóstico de LLC para identificar nódulos internos na ausência de sintomas.

### Diagnóstico diferencial

Uma ampla variedade de doenças pode causar linfocitose, além da LLC e de suas variantes. Estas incluem infecções, em particular infecções virais como a mononucleose pelo vírus Epstein-Barr (EBV) e o citomegalovírus (especialmente em crianças e adultos jovens), bem como algumas infecções bacterianas e parasitárias, distúrbios inflamatórios crônicos e síndromes autoimunes. Estas formas reativas de linfocitose tendem a exibir linfócitos pleomórficos em esfregaço de sangue periférico, contrariamente aos linfócitos mais monótonos e homogêneos observados com a LLC; quando a dúvida persiste, estudos imunofenotípicos (p. ex., por citometria de fluxo) podem distinguir prontamente a natureza não clonal da linfocitose reativa e a clonalidade da LLC e suas variantes. Os distúrbios a seguir podem compartilhar algumas características da LLC e devem ser diferenciados.

### Linfocitose B monoclonal

Atualmente reconhece-se, a partir da análise de amostras de sangue armazenadas, que praticamente todos os pacientes com LLC estabelecida apresentavam linfocitose B monoclonal muitos anos antes do diagnóstico clínico de LLC. Esta entidade foi discutida em mais detalhes na seção anterior, em Biopatologia.

### Leucemia de grandes linfócitos granulares

É, mais comumente, um distúrbio clonal indolente de linfócitos T (com mais frequência) ou de células *natural killer* (NK). Os grandes linfócitos granulares (GLG), que normalmente circulam em pequeno número, são prontamente identificados em esfregaços de sangue periférico como linfócitos maiores que o normal, com núcleos redondos que se coram em relação à cromatina madura e com citoplasma abundante contendo grânulos azurófilos. Entretanto, a morfologia isoladamente não é diagnóstica,

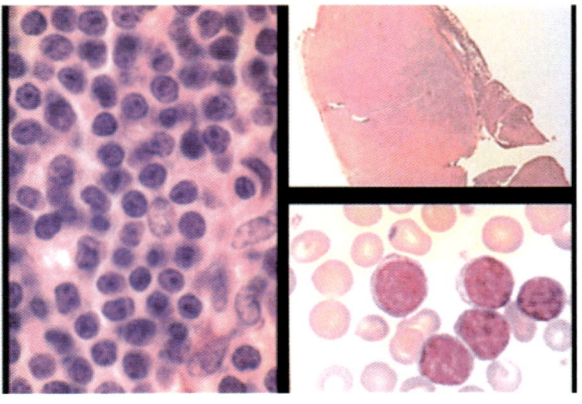

**FIGURA 174.1** Medula óssea, linfonodo e morfologia sanguínea na leucemia linfocítica crônica. (Cortesia de Gerard Lozanski.)

| Tabela 174.1 | Exames úteis na avaliação de pacientes com leucemia linfocítica crônica. |
|---|---|

Imunofenótipo sanguíneo (citometria de fluxo)
Pesquisa de mutação de *IGHV*
Citogenética de interfase
Níveis de imunoglobulinas séricas
Pesquisa de mutação de *TP53*
Nível de $\beta_2$-microglobulina

| Tabela 174.2 | Imunofenótipo típico da leucemia linfocítica crônica, em comparação a outras malignidades de linfócitos B. |
|---|---|

| DOENÇA | CD5 | CD10 | CD19 | CD20 | CD23 | CICLINA D1 | IMUNOGLOBULINA DE SUPERFÍCIE |
|---|---|---|---|---|---|---|---|
| Leucemia linfocítica crônica | + | − | + | + (fraco) | + | − | + (fraca) |
| Linfoma de células do manto | + | − | + | + (moderado/intenso) | − | + | + (moderada/intensa) |
| Linfoma da zona marginal | −/+ | − | + | + (moderado/intenso) | −/+ | − | + (moderada/intensa) |
| Linfoma folicular | − | + | + | + | + | − | |

uma vez que os GLG não podem ser diferenciados dos linfócitos citotóxicos reativos normais. As leucemias de GLG de células T e células NK indolentes, que podem nunca necessitar de tratamento definitivo, com frequência estão associadas a citopenias e distúrbios autoimunes, especialmente à artrite reumatoide. Devem ser diferenciadas da leucemia de células NK agressiva, que é rara.

### Linfoma linfocítico de pequenas células
O LLPC (Capítulo 176) compartilha características histopatológicas e imunofenotípicas com a LLC, sendo diferenciado apenas pela ausência de linfocitose no sangue periférico. Ambos são malignidades de linfócitos B indolentes, que com frequência são consideradas apresentações clínicas diferentes da mesma doença.

### Leucemias pró-linfocíticas
As leucemias pró-linfocíticas B e T apresentam características clinicopatológicas distintas. Ambas são distúrbios incomuns, com respostas geralmente desfavoráveis às quimioterapias que são efetivas na LLC, com sobrevidas medianas de aproximadamente 3 a 4 anos. Ambas são apresentadas em indivíduos com cerca de 60 anos, com esplenomegalia maciça, mas linfadenopatia mínima, se existente. Na leucemia pró-linfocítica T, também ocorrem infiltração cutânea, envolvimento do sistema nervoso central (SNC), edema periférico e/ou efusões (derrames) pleuroperitoneais na minoria dos pacientes. As leucemias pró-linfocíticas são caracterizadas por leucogramas acentuadamente elevados, tipicamente superiores a $100 \times 10^9/\ell$, com mais de 90% de pró-linfócitos. Os pró-linfócitos clonais apresentam morfologia característica no esfregaço de sangue periférico: duas vezes o tamanho dos linfócitos normais, núcleos redondos com cromatina moderadamente condensada, e um único nucléolo redondo proeminente no centro do núcleo. No caso da leucemia pró-linfocítica T, o citoplasma profundamente basofílico pode apresentar protrusões, denominadas *bolhas*. Embora a leucemia pró-linfocítica B não apresente uma assinatura citogenética, a leucemia pró-linfocítica T apresenta anormalidades cromossômicas recidivantes complexas. O diagnóstico da leucemia pró-linfocítica é obtido por meio da integração dos achados morfológicos com exames diagnósticos especializados, que incluem a imunofenotipificação.

### Tricoleucemia
A forma mais comum de tricoleucemia (leucemia de células pilosas) é uma neoplasia crônica de linfócitos B maduros, que é altamente responsiva à quimioterapia com análogos de purina (cladribina, pentostatina). Ela é quatro a cinco vezes mais frequente nos homens do que nas mulheres, e tipicamente apresenta pancitopenia, esplenomegalia acentuada, mas sem linfadenopatia, em indivíduos com cerca de 50 a 60 anos. Ocorre infiltração do baço, da medula óssea e do fígado por linfócitos B maduros, que podem circular em baixas quantidades no sangue, onde exibem projeções citoplasmáticas finas (das quais decorre a denominação *célula pilosa*) e núcleos em formato de rim, com uma estrutura de cromatina frouxa, com um ou dois nucléolos indistintos. Praticamente todos os casos desta forma mais comum de leucemia de células pilosas apresenta mutação condutora *BRAF V600E* de ganho de função que confirma o diagnóstico. Os pacientes com tricoleucemia apresentam monocitopenia e, talvez em parte por esse motivo, apesentam predileção pela tuberculose, tanto típica quanto atípica, e por infecções fúngicas. Raramente, desenvolvem uma forma de vasculite que se assemelha à poliarterite nodosa. Um raro distúrbio variante da tricoleucemia apresenta evolução clínica agressiva e prognóstico desfavorável; como estes pacientes não apresentam a mutação *BRAF V600E*, esta variante do distúrbio provavelmente é uma doença distinta.

### Leucemias de células T
A manifestação clínica predominante da *síndrome de Sézary*, um distúrbio maligno de linfócitos T CD4+ relacionado à *micose fungoide*, é uma eritrodermia esfoliativa crônica, com baixa contagem de linfócitos T monoclonais circulantes. Não é difícil realizar a sua diferenciação clínica e laboratorial da LLC. *Leucemia-linfoma de células T em adultos* também é uma doença distinta, que está associada ao vírus linfotrópico T humano do tipo 1 (HTLV-1), a qual, com frequência, apresenta lesões ósseas líticas e hipercalcemia (Capítulo 354). Esta doença é encontrada especialmente no Japão e no Caribe.

## Estadiamento e fatores prognósticos
Dois sistemas de estadiamento da LLC (Rai e Binet) têm sido utilizados há quase 40 anos; elas dependem predominantemente da presença de achados ao exame físico (aumento de volume de linfonodo, baço e fígado) e ao hemograma (linfocitose, anemia e trombocitopenia). Ainda que ambos os sistemas de estadiamento de Rai e Binet sejam preditivos do desfecho da LLC, o primeiro é mais amplamente utilizado nos EUA. Este sistema de estadiamento está demonstrado na Tabela 174.3 e apresenta um desfecho progressivamente mais desfavorável com o aumento do estágio da doença ao diagnóstico. A maioria dos pacientes com LLC apresenta doença em estágio inicial, no qual infelizmente o sistema de estadiamento de Rai não diferencia bem o desfecho. O avanço da nossa compreensão sobre a biologia e a genética da LLC resultou em um modo mais abrangente de estadiar os pacientes com LLC com doença em estágio inicial para predizer o desfecho.[4] O Índice Prognóstico Internacional da LLC[5] divide os pacientes em cinco grupos distintos com base nas características clínicas, em *IGHV*, e na existência ou não de mutação *TP53* e/ou del(17)(p13.1) e é altamente preditivo do desfecho a longo prazo, até mesmo na doença em estágios 0 a 1 de Rai iniciais. Este sistema de estadiamento também é valioso para predizer o desfecho em pacientes que recebem quimioimunoterapia, mas ainda deve ser testado em relação a outros tratamentos com alvos moleculares utilizados na LLC.

Tendo em vista a pronta disponibilidade das células tumorais da LLC no sangue, estudos prognósticos examinaram o impacto das características específicas da doença sobre (1) o tempo desde o diagnóstico até o tratamento (sobrevida livre de tratamento [SLT]); (2) o tempo desde o diagnóstico até a morte; e (3) a resposta ao tratamento específico e duração. Tendo em vista que com frequência a LLC é assintomática ao diagnóstico e o padrão de tratamento é a observação até o desenvolvimento dos sintomas ou achados laboratoriais relacionados à doença (anemia ou trombocitopenia), a SLT a partir do diagnóstico é o parâmetro mais comum examinado em relação ao desfecho clínico. Parâmetros bem estudados, que demonstram significância prognóstica independente em relação à SLT, são recomendados como parte da avaliação inicial e estão resumidos em seguida.

A *citogenética* com frequência é examinada com o uso da FISH para aberrações específicas, como del(17)(p13.1) e del(11)(q22.3), que anuncia uma SLT breve (aproximadamente 1 a 2 anos), ainda que possam ser observados intervalos livres de tratamento prolongados em alguns pacientes.[6] Contrariamente, outras anormalidades comuns na interfase, tais como del(13)(q14), del(6)(q23) e trissomia do cromossomo 12, conferem um prognóstico intermediário ou favorável, dependendo do *status* mutacional de *IGHV* do paciente. A análise do cariótipo estimulado (disponível somente em locais limitados) identifica achados de um prognóstico desfavorável, como as aberrações del(17)(p13.1) e del(11)(q22.3) e também translocações e cariótipo complexo, que, da mesma forma, anunciam uma SLT breve.

A $\beta_2$-*microglobulina* ($\beta_2M$) é um componente proteico extracelular do complexo da classe I do antígeno leucocitário humano. Tem sido demonstrado que a $\beta_2M$ apresenta relevância prognóstica significativa no linfoma e no mieloma múltiplo e está correlacionada à carga da doença na LLC. Diversos estudos demonstraram o seu valor para predizer a SLT. Como a $\beta_2M$ é depurada pelo rim, o comprometimento na função renal afeta este teste significativamente, e ele deve ser descontado nesta condição.

A *análise mutacional do gene IGHV* sugere que pode haver dois subconjuntos de LLC: as leucemias cujas células de origem atravessaram o centro germinativo, resultando no fenótipo de *IGHV* mutado, e as leucemias que são derivadas de linfócitos B *naïve* (não tratadas anteriormente) com a sequência de *IGHV* não mutado (linhagem germinativa). Aproximadamente 60% dos pacientes com LLC apresentam células com genes *IGHV* mutados (identidade de sequência < 98% com a linhagem

| Tabela 174.3 | Sistema de estadiamento de Rai da leucemia linfocítica crônica. |
|---|---|
| **CARACTERÍSTICAS CLÍNICAS** | **ESTÁGIO** |
| Somente linfocitose | 0 |
| Aumento de volume de linfonodo | 1 |
| Aumento de volume de baço ou fígado (ao exame físico) | 2 |
| Anemia (hemoglobina < 11 g/dℓ) | 3 |
| Trombocitopenia (plaquetas < 100.000/µℓ) | 4 |

germinativa), enquanto os pacientes remanescentes apresentam células que exibem IGHV não mutado (identidade de sequência ≥ 98% com a linhagem germinativa), típico dos linfócitos B pré-germinativos. A ausência de mutações no gene IGHV está associada a uma sobrevida livre de eventos (SLE) breve em muitos estudos. Pacientes com doença com IGHV não mutado apresentam SLT mediana de 2 a 3 anos, e todos os pacientes inevitavelmente necessitam de terapia em 12 anos de acompanhamento, enquanto aqueles com doença com IGHV mutado apresentam necessidade de aproximadamente 40% de tratamento em média de 6 a 8 anos. Como os pacientes com IGHV não mutado também são predispostos a outras complicações relacionadas à LLC, incluindo distúrbios autoimunes, infecções e transformação de Richter (ver a seguir), este exame fornece um valor preditivo significativo e é parte do IPI da LLC.

Substitutos para a pesquisa de mutação de IGHV têm sido estudados ao longo das últimas duas décadas, em parte em virtude da dificuldade e da confiabilidade deste exame em termos clínicos. Ainda que a expressão de CD38 nas células da LLC tenha sido inicialmente associada às doenças com IGHV sem mutação, estudos subsequentes demonstraram que não é este o caso. A expressão da proteína ZAP-70 das células da LLC ou a ausência de metilação deste gene em 20% ou mais das células demonstraram ser boas substitutas para a pesquisa de mutação da IGHV em diversos estudos de pesquisa, mas a sua operacionalização em um laboratório clínico com reprodutibilidade confiável tem sido desafiadora. Portanto a análise de ZAP-10 não é um exame recomendado para a estratificação do risco.

Mutações genômicas selecionadas têm sido identificadas e, ainda que estejam claramente relacionadas à biologia e à progressão da LLC, somente uma mutação do gene TP53 tem demonstrado afetar consistentemente o desfecho, de modo independente de outras características relativas à SLT.[7] Quando o TP53 está mutado, é comum que o outro alelo deste gene seja deletado. Outras mutações condutoras comuns recentemente identificadas, como SF3B1 e NOTCH, estão associadas a sobrevida sem tratamento mais breve, mas comumente estão no grupo de LLC com IGHV não mutado, o que dificulta a determinação do seu impacto diagnóstico independente. A mutação NOTCH1 é uma dentre diversas associadas a uma frequência mais alta de transformação de Richter.

## Acompanhamento, prevenção, identificação e manejo das complicações

Ainda que exista algum debate entre os médicos a respeito da necessidade de encaminhar os pacientes com LLC precocemente para o hematologista, o conhecimento da doença, o acompanhamento apropriado, a ausência de evidências para o tratamento inicial na ausência de sintomas e as complicações associadas a esta doença fazem com que esse especialista seja o mais indicado para esses pacientes. A LLC representa um dos poucos cânceres para os quais é recomendada a observação sem terapia (conduta expectante) quando não há sinais/sintomas ou citopenias relacionadas à doença. Esta recomendação é baseada em mais de 40 anos de pesquisas, que demonstram que a administração precoce da terapia menos efetiva com um alquilante, da terapia com análogo de purina e da quimioimunoterapia na LLC genômica de alto risco não melhora a sobrevida global, em comparação com a terapia quando há sinais/sintomas da doença ou citopenias. De fato, a quimioterapia ou a quimioimunoterapia expõe os pacientes a complicações, incluindo citopenias, a um risco de infecções e a malignidades secundárias. É necessária uma discussão detalhada com os pacientes para diminuir a ansiedade associada à conduta expectante. A discussão sobre as complicações associadas à LLC aqui descritas também é importante para possibilitar que os pacientes as reconheçam e sejam proativos no manejo da sua doença.

### Complicações infecciosas

A imunossupressão é um achado importante na LLC ao diagnóstico, e ela progride na medida em que a doença avança. Os pacientes com LLC correm risco de infecções bacterianas e virais (sobretudo herpes-vírus) inicialmente e, com a progressão da doença e igualmente com o tratamento, também podem ocorrer infecções oportunistas. A imediata avaliação em relação à febre deve ser encorajada, e deve ser implementada uma intervenção precoce para a suspeita de infecção (incluindo influenza). Em virtude da imunossupressão observada na LLC, a resposta a vacinas com polissacarídeos (antigripal e pneumocócica 23-valente) é desfavorável, enquanto a resposta a vacinas com conjugados de proteínas (como pneumocócica 13-valente) é comprometida, em comparação à população normal, ainda que seja detectável. Os pacientes com LLC devem evitar vacinas como microrganismos vivos atenuados em razão do potencial de disseminação. Os pacientes com hipogamaglobulinemia e infecções recidivantes podem se beneficiar da reposição de imunoglobulinas, mas esta é dispendiosa e deve ser decidida caso a caso.

### Complicações autoimunes

A identificação de linfócitos B policlonais autorreativos com anticorpos direcionados contra si mesmos acompanha a imunossupressão na LLC. Na LLC, esses autoanticorpos policlonais imunoglobulina G (IgG) afetam com mais frequência o sistema hematopoético, que se manifesta como anemia hemolítica autoimune (AHAI) (Capítulo 161), trombocitopenia imunomediada (TPI) (Capítulo 163) e, com muito menos frequência, neutropenia autoimune. A última é discutida em relação à síndrome de grandes linfócitos granulares no Capítulo 158. Não foi demonstrada uma clara ligação com outras doenças autoimunes (artrite reumatoide, lúpus e tireoideopatia). O início das citopenias autoimunes pode ocorrer em uma linhagem, ou às vezes em duas, a qualquer momento durante a evolução da doença. Entretanto, elas ocorrem mais tipicamente na medida em que a doença está se tornando mais ativa. Para um subconjunto de pacientes com AHAI ou para aqueles com TPI com trombocitopenia apenas modesta, estas podem estar compensadas, levando à preservação da hemoglobina, mas com evidências de hemólise ativa (elevação de lactato desidrogenase, haptoglobina baixa, contagem de reticulócitos alta). Em outros pacientes, elas ocorrem abruptamente com o rápido início de fadiga, icterícia, dispneia (AHAI) ou sangramento, petéquias e equimose (TPI). O tratamento das complicações autoimunes da LLC em geral ocorre com terapias imunossupressoras que depletam células B (esteroides, rituximabe). Em muitos pacientes, a AHAI e a TPI são recidivantes enquanto a doença evolui.

### Cânceres secundários

Em virtude da imunossupressão associada à LLC, cânceres secundários de diversos tipos (pele, melanoma, pulmão, cólon, próstata, mama e rim) são observados com mais frequência, assim como os cânceres associados à imunossupressão, como o tumor de células de Merkel e o distúrbio linfoproliferativo de Epstein-Barr (Capítulo 353). Os pacientes com LLC devem ser orientados a minimizar a exposição à luz ultravioleta, realizar exames dermatológicos anuais e realizar o rastreamento preventivo recomendado para tipos de tumores epiteliais comuns. A emergência de ferramentas de biopsia líquida para rastreamento de cânceres comuns será uma grande promessa para a prevenção na LLC, em virtude do risco mais alto de cânceres secundários nesta população.

### Transformação de Richter

Aproximadamente 5% dos pacientes com LLC desenvolvem um linfoma de grandes células clonalmente correlato (Capítulo 176) ou doença de Hodgkin (Capítulo 177) enquanto a doença progride. Os sinais/sintomas incluem um linfonodo assimétrico com rápido aumento de volume, sinais/sintomas profundos de linfócitos B (incomuns na LLC) e elevação da lactato desidrogenase (LDH) ou valores de absorção padrão altos à tomografia com emissão de pósitrons (PET). A síndrome de Richter relacionada em termos clonais apresenta um desfecho extremamente desfavorável, até mesmo quando tratada com terapia para o linfoma difuso de grandes células B (LDGCB) e transplante de células-tronco alogênico. Por outro lado, a transformação de Hodgkin pode apresentar uma história natural semelhante à nova doença e pode ser prescrita a mesma quimioterapia de combinação utilizada para a doença de Hodgkin. De modo semelhante, um número muito pequeno de pacientes com LLC em estágio inicial não tratada anteriormente, que apresentam linfoma de grandes células que não é relacionado com a LLC em termos clonais, apresentam desfecho semelhante ao do LDGCB e possivelmente podem ser curados com quimioterapia combinada.

## TRATAMENTO

O início da terapia para a LLC em geral é realizado quando os pacientes apresentam sintomas. O National Cancer Institute, a National Cancer Network e o International Workshop for CLL (IWCLL) estabeleceram diretrizes para o momento do início da terapia para a LLC.[8,9] As indicações incluem citopenias; linfadenopatia e/ou hepatoesplenomegalia volumosa, com aumento de volume progressivo, ou sintomática; sinais/sintomas relacionados à doença; e AHAI ou trombocitopenia inadequadamente controlada com a terapia padrão. Além dos critérios oficiais do IWCLL para a terapia, o aumento da frequência de infecções e a anemia lentamente progressiva são outras indicações que podem auxiliar o médico assistente na tomada de decisão sobre quando iniciar a terapia na LLC. O aumento de infecções isoladamente nunca é uma indicação para iniciar a terapia com alvo molecular da LLC.

No momento do início do tratamento, é importante considerar diversas características clínicas, laboratoriais e genômicas. Como a LLC ocorre mais comumente em pacientes com mais de 70 anos e, com frequência, é tratada até mesmo em uma idade mais avançada, é importante considerar o estado funcional e as comorbidades que aumentam as toxicidades observadas com as terapias utilizadas em particular. Diversos exames prognósticos utilizados para prever o desfecho no momento do diagnóstico são valiosos no momento do início do tratamento, incluindo ter ou não mutação de IGHV, del(17p)(p13.1) e a mutação de *TP53*. A mutação de *IGHV* não sofre alterações ao longo do tempo, e não é necessário repetir esta análise. Entretanto, pode ocorrer evolução clonal; portanto, outros exames necessários ou opcionais devem ser considerados. Outros exames que podem ter relevância para as decisões terapêuticas incluem a mutação *NOTCH1* (com base na diminuição da resposta à terapia com anticorpos anti-CD20), o cariótipo estimulado (com base no impacto sobre a sinalização de BCR) e sondas FISH altamente selecionadas, que identificam variantes incomuns (p. ex., translocação t[14;19]), que são preditivas da progressão com ibrutinibe posterior. Tendo em vista que virtualmente todas as terapias para LLC incluirão um anticorpo monoclonal direcionado para CD20 ou um antagonista da sinalização de BCR, que carreiam o risco de ativação da hepatite B, é importante rastrear hepatite B crônica ou anterior. Neste sentido, é importante reconhecer que a terapia de reposição de imunoglobulinas pode causar títulos falso-positivos de hepatite, e os exames de confirmação com reação em cadeia da polimerase devem ser realizados nestas situações. Ao contrário de outros tipos de linfoma, a infecção pelo HIV é extremamente rara na LLC, e não é habitual realizar o rastreamento dessa infecção se não houver outros fatores de risco.

Em geral, os pacientes com del(17p) ou mutação de *TP53* não respondem bem à quimioterapia tradicional ou à quimioimunoterapia, e devem receber ibrutinibe como terapia de linha de frente.[10] Além disso, diversos estudos demonstraram que os pacientes com LLC com mais de 65 a 70 anos ou que apresentam múltiplas comorbidades não são beneficiados pelos esquemas que contêm fludarabina e isso precisa ser levado em conta nos algoritmos de tratamento. Finalmente, o surgimento de dados convincentes sugere que os pacientes com mutação de IGHV que receberam quimioimunoterapia intensiva (ver adiante) possivelmente são curados com esta intervenção. A Figura 174.2 mostra uma visão geral da abordagem da terapia inicial da LLC. As classes de terapia comuns demonstradas na Tabela 174.4, que são utilizadas na LLC[11] inicial, incluem (1) terapia com inibidor da tirosinoquinase de Bruton (BTK), (2) quimioimunoterapia, (3) quimioterapia e (4) terapia com anticorpos. Para a recaída da doença, são utilizados agentes que têm por alvo molecular (1) a BTK (ibrutinibe ou acalarutinibe), (2) a PI3-quinase δ (idelalisibe), (3) o BCL2 (venetoclax), (4) a modulação imune (lenalidomida) e (5) o transplante de células-tronco alogênico. A terapia com inibidor de BTK representa um avanço importante nesta doença e, assim como com a leucemia mieloide crônica (LMC) e imatinibe no início da década de 2000 (Capítulo 175), a área está evoluindo rapidamente para o uso desta classe de fármacos na maioria dos pacientes com LLC como terapia inicial, tendo em vista que virtualmente não foram observadas recaídas com o uso prolongado por mais de 5 anos.

### Inibidores de BTK
Um alvo molecular terapêutico comum na LLC é a dependência da sinalização de BCR e também de sinais do microambiente para a proliferação e a proteção das células da LLC em locais na medula e em linfonodos. Estes achados motivaram a introdução de diversos inibidores de quinases inéditos, disponíveis para uso por via oral, com alvo molecular na sinalização de BCR. O ibrutinibe é um inibidor irreversível da BTK, com farmacologia que possibilita a administração 1 vez/dia e inibição do alvo contínua e efetiva. Por meio de estudos clínicos de fases I, II e III, este agente transformou a terapia para a LLC para os pacientes de todas as idades.[A1,A2] Virtualmente todos os pacientes apresentam linfocitose sanguínea inicial que, em virtude do bloqueio da LLC localizada nos linfonodos, na medula óssea e no baço, em geral alcança um pico entre os meses 1 a 3 durante a terapia e que em seguida declina concomitantemente com rápida redução no aumento de volume de linfonodos, na esplenomegalia e na hepatomegalia e resolução final da linfocitose na maior parte dos pacientes. Ainda que a elevação inicial na contagem de linfócitos no sangue possa ser dramática em alguns pacientes, ela raramente leva às consequências clínicas da leucostase. Além disso, contrariamente à quimioterapia ou à quimioimunoterapia, a falha em não resolver a linfocitose sanguínea não está associada a um desfecho desfavorável com ibrutinibe. A experiência de 5 anos do primeiro estudo clínico de fase II com ibrutinibe demonstrou uma taxa de resposta em geral de 86% em pacientes fortemente tratados, com a maioria dos pacientes com recaída apresentando del(17)(p13.1) ou tendo recebido três ou mais terapias. Para os pacientes não tratados anteriormente, a taxa de resposta em geral foi de 84%, e mais de 90% dos pacientes não tratados anteriormente permaneciam em remissão contínua com ibrutinibe aos 5 anos. Em um estudo clínico randomizado, ibrutinibe mais rituximabe foram superiores à quimioimunoterapia em pacientes com LLC não tratados anteriormente, com a sobrevida em geral de 3 anos aumentando de 92% para 99% e a sobrevida livre de progressão aumentando de 73% para 89%,[A2b] melhor do que com qualquer outro tratamento para a LLC. Ibrutinibe também é melhor que ofatumumabe para os pacientes com recaída de LLC de alto risco.[A2c] Embora tenha ocorrido recaída com ibrutinibe na doença recidivante e esta corresponda a mutações no sítio de ligação ao fármaco (mutação C481S BTK),[12] até o momento apenas raramente foi observada recaída quando ibrutinibe é utilizado como terapia inicial. As toxicidades observadas com ibrutinibe incluem náuseas, diarreia, erupção cutânea, hematoma/equimose, mialgias, artralgias, frequência de 6 a 10% de fibrilação atrial e, raramente, outros tipos de arritmias. Acredita-se que muitos destes eventos adversos ocorram em virtude de alvos irreversíveis alternativos de ibrutinibe. A administração de ibrutinibe parece aumentar o risco de sangramentos durante a administração de varfarina; estes agentes não devem ser administrados concomitantemente, e outras terapias anticoagulantes orais devem ser utilizadas com cautela. A administração de agentes inibidores plaquetários

| Tabela 174.4 | Terapias utilizadas na leucemia linfocítica crônica. |
|---|---|
| **TERAPIA** | **MECANISMO DE AÇÃO** |
| **QUIMIOTERAPIA** | |
| Clorambucila | Alquilante/lesão do DNA |
| Ciclofosfamida | Alquilante/lesão do DNA |
| Bendamustina | Lesão do DNA |
| Fludarabina | Inibição de *splicing* |
| **TERAPIAS BIOLÓGICAS** | |
| Corticosteroides | Efeito no microambiente e ativação de receptores esteroidais |
| Rituximabe | Anticorpo direcionado para CD20 com CDA, CDC e morte direta |
| Ofatumumabe | Anticorpo direcionado para CD20 com CDA, CDC e morte direta |
| Obinutuzumabe | Anticorpo direcionado para CD20 com intensificação da CDA e morte direta |
| Alentuzumabe | Anticorpo direcionado para CD52 com CDA, CDC e morte direta |
| Lenalidomida | Ativação imune e efeito no microambiente |
| **TERAPIAS COM ALVO MOLECULAR** | |
| Ibrutinibe | Inibição irreversível da tirosinoquinase de Bruton |
| Acalabrutinibe | Inibição irreversível da tirosinoquinase de Bruton |
| Idelalisibe | Inibição reversível do fosfoinositídeo 3-quinase δ |
| Duvelisibe | Inibição da fosfotidil-3-quinase delta |
| Venetoclax | Inibição da função de BCL2 |

CDA = citotoxicidade dependente de anticorpos, mediada por células; CDC = citotoxicidade dependente do complemento.

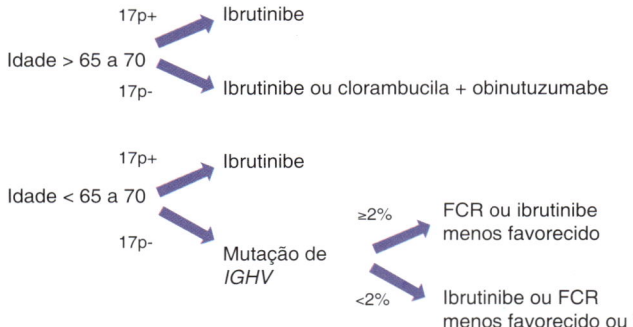

**FIGURA 174.2** Guia para o tratamento inicial da leucemia linfocítica crônica. BR = bendamustina e rituximabe; FCR = fludarabina, rituximabe e ciclofosfamida.

na condição de doença cardiovascular pode ser realizada com segurança. O ibrutinibe deve ser descontinuado 3 a 7 dias antes e depois de cirurgias de pequeno e grande porte, respectivamente. Um efeito a longo prazo favorável do ibrutinibe é a melhora na função imune celular, humoral e inata, que corresponde à diminuição do risco de outras infecções, além de infecções fúngicas. Os efeitos colaterais a longo prazo incluem hipertensão arterial (com frequência de difícil controle), unhas quebradiças e artralgias/mialgias tardias, que raramente exigem a cessação da terapia.

O significativo benefício clínico de ibrutinibe na terapia para LLC motivou a investigação de inibidores da BTK irreversíveis alternativos e mais seletivos. O acalabrutinibe foi recentemente aprovado pela FDA para a recaída de linfoma de células do manto. Os dados iniciais de fases I e II com acalabrutinibe na LLC demonstram eficácia semelhante ou melhor, em comparação a ibrutinibe em pacientes de alto de risco e, especialmente, eventos cardíacos (fibrilação atrial), artralgias/mialgias, diarreia, erupção cutânea e hipertensão arterial menos frequentes. Estudos de fase III que examinam acalabrutinibe *versus* outro tratamento padrão (clorambucila mais obinutuzumabe) na LLC como terapia inicial e também na recaída, em comparação a ibrutinibe, concluíram a admissão e aguardam a compilação dos dados. Além disso, acalabrutinibe foi estudado na LLC intolerante a ibrutinibe, e mais de 60% dos pacientes foram transferidos efetivamente de um agente para o outro, sem apresentarem os eventos adversos observados com ibrutinibe.[A3]

### Quimioterapia
A clorambucila, um agente alquilante oral, tem sido amplamente utilizada na LLC há mais de 60 anos e efetivamente reduz a linfocitose e as dimensões dos linfonodos e do baço. Em alguns casos promove depuração parcial da doença na medula óssea. Os seus principais efeitos colaterais são mielossupressão, náuseas, vômitos e infecção. A clorambucila é uma terapia paliativa, que tem sido administrada raramente como um agente único, exceto para pacientes frágeis, que apresentam desempenho inadequado em virtude de comorbidades não relacionadas à LLC. A ciclofosfamida é um agente alquilante alternativo oral e intravenoso, que algumas vezes é substituída pela clorambucila. Com cada uma destas terapias, a terapia intermitente *versus* contínua é associada a menos efeitos colaterais em curto e longo prazos. A fludarabina é um análogo à purina, cujo mecanismo de ação na LLC parece ser a incorporação ao RNA, onde compromete o *splicing*. Diversos estudos de fase III randomizados demonstraram que a fludarabina é superior à terapia alquilante em termos de resposta e sobrevida livre de progressão, mas não da sobrevida global. A fludarabina também é mais tóxica do que a terapia alquilante, com mielossupressão, imunossupressão celular, infecções (bacterianas e oportunistas), toxicidade pulmonar e, em doses mais altas ou em combinação com outras terapias, neurotoxicidade que pode ser fatal. A fludarabina em geral não é utilizada como monoterapia para a LLC. A bendamustina apresenta arcabouço análogo à purina de alquilante, mas parece atuar predominantemente por meio de um mecanismo que lesiona o DNA. Um estudo de fase III randomizado demonstrou que a bendamustina é superior à terapia com clorambucila em termos de resposta e sobrevida livre de progressão, mas não de sobrevida global. A bendamustina está associada a mais mielossupressão, náuseas, imunossupressão celular, infecções (bacterianas e oportunistas), toxicidade pulmonar e erupção cutânea do que a clorambucila. Na maior parte das condições, a bendamustina é utilizada em associação a outros fármacos, e não como monoterapia.

### Imunoterapia
O alvo molecular em CD20 com três anticorpos monoclonais distintos (rituximabe, ofatumumabe e obinutuzumabe)[A4,A5] ou CD52 com alentuzumabe demonstrou benefício como parte de diversos estudos clínicos de fase III randomizados. Desses dois alvos, o CD20 é mais específico para células B, e os agentes com alvo molecular em CD20 estão associados a efeitos indesejados mínimos direcionados a outras partes do sistema imune (linfócitos T, células NK), o que os torna mais seguros e mais amplamente utilizados. Por motivos comerciais, o alentuzumabe foi retirado do uso na LLC, mas ainda está disponível para uso compassivo em doenças para as quais demonstrou eficácia. O rituximabe é um anticorpo monoclonal quimérico, que inicialmente apresentava atividade muito modesta na LLC, em comparação ao linfoma, mas quando a administração foi ajustada para doses mais altas ou para a administração mais frequente, a eficácia melhorou, ainda que a duração da resposta seja relativamente breve. Raramente é utilizado como monoterapia, com exceção do tratamento da AHAI ou da PTI associadas à LLC. Ofatumumabe e obinutuzumabe são anticorpos humanizados de segunda geração também aprovados pela FDA para uso na LLC. O ofatumumabe intermedeia a morte mediada pelo complemento de maneira superior a qualquer anticorpo contra o CD20, enquanto o obinutuzumabe recruta células efetoras imunes efetivamente para mediar citotoxicidade celular dependente de anticorpos melhor, direcionada para as células tumorais. Ofatumumabe é o único anticorpo contra CD20 aprovado pela FDA como monoterapia para a recaída da doença, embora raramente seja utilizado nesta condição. Os três anticorpos contra o CD20 são aprovados pela FDA em combinação com quimioterapia.

### Quimioimunoterapia
Uma descoberta clínica sentinela para os pacientes com LLC foi a identificação de que a terapia combinada com rituximabe (e posteriormente outros anticorpos contra CD20) e agentes quimioterápicos utilizados na LLC produziu uma sinergia, com mais altas taxas de resposta completa (30 a 70%) e de resposta em geral (90 a 95%) inicialmente, em comparação aos controles históricos com tratamento de combinação de quimioterapia isoladamente. Um estudo de fase III randomizado subsequente, que combinou rituximabe com fludarabina e ciclofosfamida (FCR) *versus* fludarabina e ciclofosfamida isoladamente, demonstrou melhoras significativas da resposta, da resposta completa, da sobrevida livre de progressão e da sobrevida em geral com a quimioimunoterapia *versus* quimioterapia de combinação isoladamente. A toxicidade de FCR *versus* quimioterapia isoladamente não foi diferente, exceto pela neutropenia tardia mais frequente e pelas reações à infusão. O acompanhamento estendido deste estudo de fase III e de estudos de fase II mais iniciais demonstrou o maior benefício em pacientes com *IGHV* mutado, nos quais a taxa de sobrevida livre de progressão aos 13 anos foi superior a 50%, sugerindo o potencial de cura neste subconjunto de pacientes. Em contrapartida, todos os pacientes com *IGHV* não mutado virtualmente apresentaram recaída neste momento. Um estudo de fase III subsequente, que comparou FCR à bendamustina e rituximabe (BR), não demonstrou diferença na taxa de mortalidade precoce e demonstrou a sobrevida livre de progressão inferior do último esquema. Mais importante, o platô na sobrevida livre de progressão observado com FCR não foi observado com BR. Para os pacientes mais jovens com doença com *IGHV* mutado, isto estabelece FCR como um tratamento padrão, desde que os indivíduos desejem aceitar os efeitos colaterais a longo prazo de FCR, incluindo a imunossupressão, as malignidades secundárias e a neoplasia mieloide relacionada ao tratamento. A última ocorre em 3 a 10% dos pacientes e, virtualmente, é sempre inevitavelmente fatal, independentemente da intervenção (incluindo transplante de células-tronco). Em paralelo ao esquema com FCR, foram realizados estudos clínicos de fase III de ofatumumabe ou obinutuzumabe combinados com clorambucila *versus* clorambucila isoladamente em pacientes com LLC idosos ou naqueles com comorbidades significativas. O estudo de ofatumumabe mais clorambucila demonstrou melhora das taxas de resposta, resposta completa e sobrevida livre de progressão, enquanto o estudo de obinutuzumabe mais clorambucila demonstrou melhoras de todos os *endpoints*, incluindo a sobrevida geral. O estudo de obinutuzumabe mais clorambucila também incluiu um grupo de rituximabe mais clorambucila e demonstrou sobrevida livre de progressão superior em face desta quimioimunoterapia de controle alternativa. Com base nesses estudos clínicos randomizados e nos custos relativamente semelhantes dos três anticorpos contra CD20, obinutuzumabe mais clorambucila é a quimioimunoterapia combinada mais comumente utilizada em pacientes idosos e frágeis.

### Inibidores da fosfatidilinositol 3-quinase (PI3K) δ
Outro ponto proximal relevante na sinalização de BCR é a quinase lipídica PI3-quinase do tipo Ia. Inibidores específicos da isoforma da PI3-quinase apresentam a vantagem de serem mais específicos para os subtipos de células no corpo e, assim, intensificam o índice terapêutico, em comparação aos pan-inibidores. O idealisibe foi o primeiro inibidor de PI3-quinase específico para a isoforma δ introduzido em estudos clínicos para malignidades hematológicas; foram observadas redução acentuada e precoce dos linfonodos e do baço, com linfocitose sanguínea concomitante, que na maioria dos pacientes não desaparece, levando a uma resposta geral da doença de 20 a 30%, mas com sobrevida livre de progressão prolongada em 80 a 90% dos indivíduos. Entre todos os pacientes com LLC que foram fortemente tratados, a sobrevida livre de progressão mediana foi de aproximadamente 18 meses. As toxicidades iniciais observadas com idealisibe incluíram infecções e elevações das provas de função hepática (AST, ALT) relacionadas ao fármaco em uma pequena minoria dos pacientes, enquanto frequência progressivamente crescente de diarreia com achados histopatológicos semelhantes aos da colite ulcerativa, erupção cutânea e pneumonite se tornaram evidentes por mais de 9 a 12 meses nos pacientes que permaneceram com a medicação de maneira contínua. De modo geral, as anormalidades na função hepática iniciais são tratáveis com a cessação temporária do fármaco e seu reinício em doses mais baixas. Por outro lado, a ocorrência tardia de colite, erupção cutânea e pneumonite é, com frequência, potencialmente fatal e pode exigir a administração prolongada de esteroides para tratar efetivamente os pacientes, até mesmo quando idealisibe é interrompido permanentemente. Um estudo de fase III randomizado de idealisibe mais rituximabe *versus* rituximabe isoladamente em pacientes com recaída de LLC de alto risco demonstrou uma taxa mais alta de resposta, sobrevida livre de progressão e sobrevida em geral, levando

à aprovação, pela FDA, desta combinação para a LLC com recaída e refratária.[A6] Entretanto, a aplicação de idelalisibe em pacientes com LLC e linfoma não Hodgkin de grau baixo em estágio inicial foi associada a aumento dos efeitos adversos hepáticos, pulmonares e cutâneos, bem como de infecções, motivando a cessação desses estudos clínicos. Em modelos em camundongos de PI3-quinase específica para a isoforma δ, também é observada uma colite autoimune semelhante, que se acredita ser consequente à diminuição da atividade de linfócitos T regulatórios. A aplicação de idelalisibe, portanto, é limitada a alguns pacientes com recaída de LLC, para os quais ibrutinibe é contraindicado, tais como aqueles com diátese hemorrágica séria ou intolerância a ibrutinibe.

## Inibidores de BCL2

A proteína BCL2 é superexpressada na LLC e é crítico proteger as células cancerosas e normais contra a apoptose, por meio da ligação e da inibição das proteínas do domínio BH3 pró-apoptótico. O venetoclax é o primeiro inibidor específico para BCL2 biodisponível pela via oral, que impede a interação de BCL2 com proteínas do domínio BH3. Estudos clínicos iniciais com venetoclax na LLC com recaída e refratária demonstraram alta taxa de resposta (80 a 90%), que com frequência persistiu por mais de 2 anos.[A7] Em um subconjunto desses pacientes tratados inicialmente, foram observadas respostas completas negativas para a doença residual mínima.[13] O principal efeito colateral de risco à vida de venetoclax é a síndrome de lise tumoral (SLT) hiperaguda, que pode ser fatal até mesmo quando adequadamente reconhecida e tratada. Esta observação motivou duas abordagens que atualmente são utilizadas para iniciar o venetoclax na prática: um aumento lento da dose ao longo de 3 a 4 semanas, com a cuidadosa observação em relação à SLT ou como parte de uma abordagem sequencial, na qual a citorredução precoce é alcançada com outras terapias para a LLC ativa, seguida pela adição de venetoclax posteriormente. Essas abordagens melhoraram a segurança do venetoclax. Outros efeitos colaterais observados com venetoclax incluem neutropenia, náuseas, vômito e diarreia, que em geral pode ser tratada clinicamente. Estudos clínicos que compararam venetoclax junto com rituximabe *versus* bendamustina mais rituximabe (BR) em pacientes com recaída de LLC demonstraram melhora da resposta, da sobrevida livre de progressão e da sobrevida em geral, que provavelmente resultará em aplicação mais ampla de BR na recaída da LLC.[A8] Esforços de pesquisas atuais estão combinando inibidores de BTK, terapia com anticorpos contra CD20 e venetoclax em conjunto, e têm sido observadas altas da resposta global (100%) e resposta completa (50%). Por exemplo, a combinação de venetoclax com ibrutinibe também é efetiva como terapia de primeira linha para pacientes idosos e de alto risco.[13b] O venetoclax também é melhor que a clorambucila quando cada um deles é adicionado ao obinutuzumabe em pacientes com LLC e outras condições coexistentes.[A8b] Além disso, outros estudos demonstraram respostas inferiores (60 a 70%), que são menos duradouras (sobrevida livre de progressão mediana, 20 meses) na doença com LLC resistente a ibrutinibe. Contudo, a disponibilidade para o salvamento da maior parte dos pacientes com venetoclax proporciona uma terapia de ponte para aqueles elegíveis para o transplante de células-tronco alogênico ou terapias celulares alternativas (ver adiante).

## Terapia celular

A introdução de múltiplas novas terapias efetivas para a LLC de alto risco, juntamente com a introdução da terapia com linfócitos (células) T com receptores de antígenos quiméricos (CAR)[14] alterou o papel dos transplantes autólogo e alogênico de células-tronco na LLC. Em geral, o transplante autólogo deixou de ser utilizado na LLC, em virtude da ausência de potencial curativo e do risco de neoplasia mieloide relacionada ao tratamento a longo prazo, que pode ser superior a 10 a 15% com o acompanhamento prolongado. A otimização do transplante alogênico de células-tronco de intensidade reduzida (Capítulo 168) ao longo da última década reduziu a taxa de mortalidade desta terapia em 1 ano para 10 a 20%, dependendo da compatibilidade do doador e também do tratamento anterior do receptor e das morbidades. Entretanto, a doença de enxerto *versus* hospedeiro (DEVH) crônica permanece bastante problemática com esta abordagem, e aproximadamente 40% dos sobreviventes em 1 ano apresentam morbidade clínica significativa e mortalidade posterior por este motivo. O sucesso de ibrutinibe em muitos pacientes com LLC com recaída e em virtualmente todos os pacientes de alto risco[A9] e a capacidade de salvar os pacientes com venetoclax ou outras terapias motivaram o adiamento do transplante alogênico, à semelhança do que foi observado na década que se seguiu à implementação integral de imatinibe na LMC.[15] Embora a terapia com células T CAR autólogas geneticamente modificadas na LLC inicialmente tenha demonstrado uma atividade modesta, a aplicação de diferentes construtos de células T CAR, e também a coadministração com terapias como o ibrutinibe, que melhoram a geração destas células e a sua função *in vivo*, aumentou muito o entusiasmo a respeito desta abordagem de tratamento em estudos clínicos. Ao contrário do transplante alogênico de células-tronco, as células T CAR não apresentam o risco de DEVH, mas podem levar a síndrome de liberação de citocinas potencialmente fatal, complicações neurológicas e imunodeficiência tardia, em virtude da depleção completa dos linfócitos B. Além disso, ainda não está claro se esta abordagem representará uma opção curativa para a LLC, enquanto o transplante de células-tronco apresenta este potencial.

### Tricoleucemia (leucemia de células pilosas)

Para os pacientes com mutações condutoras BRAF V600E de ganho de função, o inibidor de BRAF, vemurafenibe, em uma dose baixa de 240 mg 2 vezes/dia (muito inferior à dose administrada para pacientes com melanoma) é bastante efetiva, com taxas de resposta de 99%. Para outros pacientes, a combinação de cladribina seguida por rituximabe consegue proporcionar uma resposta completa em 97% dos pacientes.[16]

## Considerações finais

É muito provável que os médicos atendam pacientes com LLC. As suas muitas complicações mimetizam outros diagnósticos comumente observados na população idosa. A melhora da nossa compreensão sobre a origem e a patogênese da LLC levou diretamente a estratégias de tratamento melhores, que são empregadas atualmente.

### Recomendações de grau A

A1. Byrd JC, Furman RR, Coutre SE, et al. Targeting BTK with ibrutinib in relapsed chronic lymphocytic leukemia. *N Engl Med*. 2013;369:32-42.
A2. Woyach JA, Ruppert AS, Heerema NA, et al. Ibrutinib regimens versus chemoimmunotherapy in older patients with untreated CLL. *N Engl J Med*. 2018;379:2517-2528.
A2b. Shanafelt TD, Wang XV, Kay NE, et al. Ibrutinib-rituximab or chemoimmunotherapy for chronic lymphocytic leukemia. *N Engl J Med*. 2019;381:432-443.
A2c. Byrd JC, Hillmen P, O'Brien S, et al. Long-term follow-up of the RESONATE phase 3 trial of ibrutinib vs ofatumumab. *Blood*. 2019;133:2031-2042.
A3. Byrd JC, Harrington B, O'Brien S, et al. Acalabrutinib (ACP-196) in relapsed chronic lymphocytic leukemia. *N Engl Med*. 2016;374:323-332.
A4. Thompson PA, Tam CS, O'Brien SM, et al. Fludarabine, cyclophosphamide, and rituximab treatment achieves long-term disease-free survival in IGHV-mutated chronic lymphocytic leukemia. *Blood*. 2016;127:303-309.
A5. Goede V, Fischer K, Busch R, et al. Obinutuzumab plus chlorambucil in patients with CLL and coexisting conditions. *N Engl Med*. 2014;370:1101-1110.
A6. Furman RR, Sharman JP, Coutre SE, et al. Idelalisib and rituximab in relapsed chronic lymphocytic leukemia. *N Engl Med*. 2014;370:997-1007.
A7. Roberts AW, Davids MS, Pagel JM, et al. Targeting BCL2 with venetoclax in relapsed chronic lymphocytic leukemia. *N Engl Med*. 2016;374:311-322.
A8. Seymour JF, Kipps TJ, Eichhorst B, et al. Venetoclax-rituximab in relapsed or refractory chronic lymphocytic leukemia. *N Engl J Med*. 2018;378:1107-1120.
A8b. Fischer K, Al-Sawaf O, Bahlo J, et al. Venetoclax and obinutuzumab in patients with cll and coexisting conditions. *N Engl J Med*. 2019;380:2225-2236.
A9. Brown JR, Hillmen P, O'Bren S, et al. Extended follow-up and impact of high-risk prognostic factors from the phase 3 RESONATE study in patients with previously treated CLL/SLL. *Leukemia*. 2018;32:83-91.

### REFERÊNCIAS BIBLIOGRÁFICAS

*As referências bibliográficas, bem como os outros materiais suplementares deste livro, encontram-se no GEN-IO, nosso ambiente virtual de aprendizagem.*

# 175

# LEUCEMIA MIELOIDE CRÔNICA

JERALD RADICH

### DEFINIÇÃO

A leucemia mieloide crônica (LMC) é uma doença das células-tronco hematopoéticas, causada pela translocação recíproca de sequências de genes do gene da *breakpoint cluster region* (*BCR*) no cromossomo 22 com as sequências de tirosinoquinase do gene Abelson (*ABL*) no cromossomo 9. No nível citogenético, isto resulta em um cromossomo 9 alongado e um cromossomo 22 encurtado, o último conhecido como cromossomo

Filadélfia (Ph). A proteína de fusão quimérica única, *BCR-ABL*, é uma tirosinoquinase constitutivamente ativa, que direciona a patogênese da doença. Portanto, a *BCR-ABL* representa o alvo para a terapia com inibidor de tirosinoquinase (TKI), bem como a medida direta da carga da doença. Como será comentado adiante, pode haver casos de LMC "Ph-", nos quais o cromossomo Ph não é detectado, mas outros métodos (hibridização *in situ* fluorescente [FISH], reação em cadeia da polimerase [PCR]) conseguem detectar a *BCR-ABL* quimérica. Não existe LMC *BCR-ABL*-negativa, e doenças como a LMC "atípica" e a leucemia neutrofílica crônica apresentam características genéticas distintas, que as identificam como entidades de doença únicas (brevemente discutidas a seguir).

A LMC é categorizada em fases diferentes (fases crônica, acelerada e blástica) com base em contagens de blastos da medula óssea e do sangue periférico, anormalidades citogenéticas adicionais além do cromossomo Ph e características clínicas como febre. Existem diversos esquemas de classificação, incluindo aqueles propostos pela European Leukemia Network (ELN) e pela Organização Mundial da Saúde (OMS). A principal diferença entre as classificações da ELN e da OMS é a definição da fase acelerada e da fase blástica: a ELN define a fase acelerada como as contagens de blastos periféricos e da medula óssea de no mínimo 15% até menos de 30%, e a fase blástica como as contagens de blastos iguais ou superiores a 30%, enquanto, na classificação da OMS, estes valores são de no mínimo 10 a 20% e iguais ou superiores a 20%, respectivamente. Digno de nota, os critérios da OMS raramente são utilizados na prática clínica ou em estudos clínicos. Mais de 75% dos casos de LMC nas regiões em desenvolvimento do mundo são diagnosticados na fase crônica, enquanto a proporção de casos de doença na fase avançada (acelerada e blástica) é mais alta no mundo em desenvolvimento. A LMC na fase crônica não tratada inevitavelmente progredirá até a fase avançada em um período médio de aproximadamente 3 a 5 anos, e quando a doença alcança a crise blástica, a história natural é de sobrevida inferior a 1 ano.

## EPIDEMIOLOGIA

A incidência de LMC é razoavelmente uniforme em todo o mundo, afetando aproximadamente 1 a 1,5 por 100.000 da população adulta a cada ano.[1] No mundo industrializado ocidental, a LMC representa aproximadamente 15% de todas as leucemias em adultos e menos de 5% de todas as leucemias infantis, com idade mediana ao início de aproximadamente 65 anos. A idade mediana parece ser mais precoce no mundo em desenvolvimento. Como resultado do sucesso espetacular da terapia com TKI (ver a seguir), a prevalência da LMC está aumentando de modo estável, pois a duração média da doença foi significativamente prolongada.

Não existem "famílias de LMC" descritas. O principal fator de risco para a LMC é a exposição à radiação, em particular nos sobreviventes japoneses das explosões das bombas atômicas na Segunda Guerra Mundial. Ainda que sequências do *ABL* sejam encontradas no retrovírus da leucemia em murinos de Abelson, nenhum agente infeccioso foi descrito para a LMC em humanos.

## BIOPATOLOGIA

O cromossomo Ph é uma anormalidade citogenética adquirida que é encontrada em todas as células leucêmicas da linhagem mieloide e em alguns linfócitos B e T em pacientes com LMC. Ele é formado como um resultado da translocação recíproca do material genético dos cromossomos 9 e 22, expressa como t(9;22)(q34;q11) (Figura 175.1). O cromossomo Ph é encontrado em mais de 90% dos pacientes com LMC, enquanto aproximadamente 5% dos casos apresentam translocações que envolvem os cromossomos 9, 22 e também outros. Os 5% dos pacientes remanescentes com características clínicas e hematológicas consistentes com LMC apresentam cromossomo Ph indetectável, mas a *BCR-ABL* pode ser detectada por meio da FISH (que detecta a fusão do DNA) ou por meio de reação em cadeia da polimerase da transcrição reversa (RT-PCR), que detecta o mRNA quimérico.

Existem três possíveis pontos de quebra no gene *BCR*, incluindo quebras na região do *major breaking point* (M-BCR) no íntron entre os éxons e13 e e14 ou no íntron entre os éxons e14 e e15.[2] Estes pontos de quebra são responsáveis por mais de 95% dos casos de LMC. O ponto de quebra no gene *ABL* é variado e pode ocorrer amplamente *upstream* do éxon a2. Portanto, os dois possíveis pontos de quebra comuns do *BCR*, que se fundem com o ponto de quebra do *ABL*, podem produzir dois genes *BCR-ABL* quiméricos discretamente diferentes, que produzem um e13a2 mais longo ou uma transcrição e14a2 discretamente menor. Ambas as transcrições são traduzidas em uma tirosinoquinase de BCR-ABL de 210 kDa ($p210^{BCR-ABL}$), que apresenta atividade de tirosinoquinase muito intensificada, em comparação à proteína ABL normal. Na LMC, raramente o ponto de quebra do *BCR* ocorre 5' do ponto de quebra comum entre

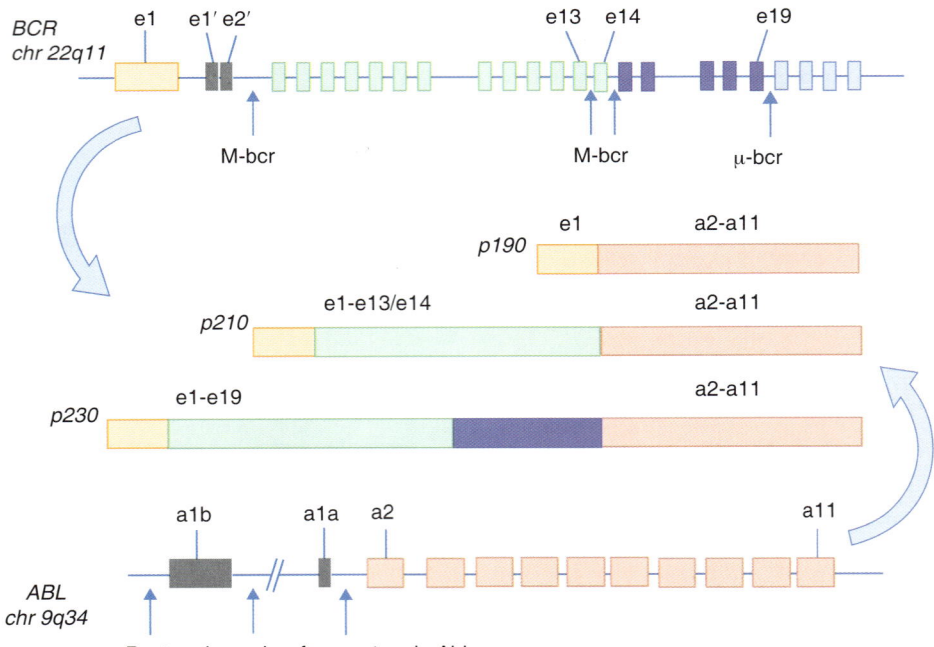

**FIGURA 175.1** Pontos de quebra (interrupção) dos genes *BCR* e *ABL*. O gene *BCR* (do cromossomo 22) contém três regiões de ponto de quebra (interrupção) primárias (indicadas como *major breaking point* [M-bcr]; *minor breakpoint cluster* [m-bcr]; e *micro breakpoint cluster* [μ-bcr]). O rearranjo genético no local do *M-bcr* resulta em uma de duas proteínas de fusão p210, compostas por éxons 1 a 13 ou éxons 1 a 14 do *BCR* (laranja e verde) fundidos aos éxons 2 a 11 do *ABL* (rosa). O rearranjo genético no local do *m-bcr* resulta na proteína de fusão p190 composta pelo éxon 1 (e1) do *BCR* (laranja) fundido aos éxons 2 a 11 (a2 a a11) do *ABL* (rosa). O rearranjo genético no local do μ-*bcr* resulta na proteína de fusão p230, composta pelos éxons 1 a 19 do *BCR* (laranja, verde e roxo) fundidos aos éxons 2 a 11 do *ABL* (rosa). O e1' e o e2' do *BCR* estão incluídos no gene da fusão, mas eventos de junção resultam na perda do RNA da transcrição de *BCR-ABL*. As transcrições da fusão podem incluir, adicionalmente, os éxons 1a ou 1a/1b do *ABL* com os éxons 2 a 11, dependendo da região do ponto de quebra do *ABL*. Fora de escala.

os éxons e1 e e2, em uma área designada *minor breaking point* (m-bcr). Esta produz o mRNA e1a2, originando um gene de fusão de *BCR-ABL* menor (p190$^{BCR-ABL}$). Curiosamente, muito embora esta alteração genética seja incomum na LMC, ela é responsável por quase 50% dos casos de leucemia linfoblástica aguda (LLA) cromossomo Ph-positiva.

Muito raramente, um ponto de quebra no chamado *micro breaking point* (μ-bcr) resulta em mRNA quimérico e19a2 e proteína BCR-ABL maior, de 230 kDa (p230$^{BCR-ABL}$). Esta lesão molecular aparenta estar associada à rara leucemia neutrofílica crônica cromossomo Ph-positiva.

A proteína ABL normal é uma tirosinoquinase não receptora, com papéis importantes na transdução de sinais e na regulação do crescimento celular. A proteína ABL normal migra entre o citoplasma e o núcleo. A proteína BCR-ABL quimérica, entretanto, está associada à membrana citoplasmática e é constitutivamente ativa com um aumento da atividade de quinase, causando a ativação de diversas vias de transdução de sinais, incluindo MYC, RAS, STAT, JUN e fosfatidilinositol-3 quinase. Ao contrário de muitos modelos de carcinogênese com múltiplos eventos (*multi-hit*), a lesão *BCR-ABL* única, assim, parece influenciar o ciclo celular, a diferenciação e a apoptose, causando instabilidade genética do DNA e atenuação da resposta de lesão do DNA. Em modelos murinos, a *BCR-ABL* pode causar doenças mieloproliferativas semelhantes à LMC em humanos, ainda que a fase crônica tenha sido de difícil estimulação, até que os recentes modelos murinos geneticamente modificados sofisticados acoplaram a *BCR-ABL* induzível à mistura genética do transpóson da "Bela Adormecida". Estudos *in vitro* sugerem que a expressão de *BCR-ABL* possibilita que as células se tornem independentes de citocinas, protegendo as células das respostas apoptóticas à lesão do DNA e aumentando a adesão das células hematopoéticas às proteínas da matriz extracelular.

A progressão para a fase avançada inevitavelmente ocorrerá em todos os casos que não são tratados com TKI ou transplante alogênico, e a doença na fase avançada não é curável sem um transplante (até mesmo na era dos TKI). A progressão está associada a bloqueio adicional na diferenciação, com a morte decorrente da ocasional ausência de plaquetas normais (sangramento) ou leucócitos (infecção). As contagens de blastos aumentam, e novas anormalidades citogenéticas se acumulam. As alterações citogenéticas mais comuns na progressão são um cromossomo Ph adicional, trissomia do cromossomo 8, isocromo i(17q) e trissomia do cromossomo 19. A caracterização da expressão de genes sugere que o volume das alterações genéticas que acionam a progressão ocorre em virtude da transição da fase crônica para a acelerada, com alterações genéticas relativamente menores ocorrendo a partir da fase acelerada para a fase blástica. De acordo com a natureza da origem das células-tronco da LMC, em aproximadamente 25% dos casos na fase blástica, a expansão predominante de blastos é na linhagem linfoide, não mieloide.

### MANIFESTAÇÕES CLÍNICAS

A maioria dos pacientes (> 90%) se apresenta na fase crônica, com frequência diagnosticada incidentalmente durante exames e hemogramas de rotina. Os sinais/sintomas, quando existem, incluem habitualmente fadiga e desconforto abdominal em virtude da esplenomegalia. As manifestações sistêmicas mais extremas de perda de peso, dor óssea, febre e sudorese noturna, estão mais comumente associadas ao avanço da doença. Isto é relevante para a prática clínica, porque ainda que os TKI utilizados para o tratamento da LMC (discutidos adiante) em geral sejam bem tolerados, a adesão no início do tratamento pode ser desafiadora, uma vez que as medicações podem fazer com que os pacientes se sintam piores do que se sentiam antes de serem diagnosticados.

### DIAGNÓSTICO

Os pacientes em geral apresentam leucocitose, com frequência acompanhada por trombocitose e anemia (Figura 175.2). Basofilia e eosinofilia são comuns. Se não houver outra explicação óbvia para a leucocitose, o diagnóstico de LMC pode ser aventado.[3]

Na LMC, o alvo do diagnóstico e do monitoramento é o gene *BCR-ABL* quimérico, seja no nível do cromossomo (citogenética de metáfase), no nível do DNA (FISH), ou por meio de um transcripto do mRNA quimérico (RT-PCR).

### Investigação diagnóstica

A investigação diagnóstica, quando existe suspeita de LMC, é razoavelmente direta, e a meta é estabelecer o diagnóstico e a fase da doença. Um

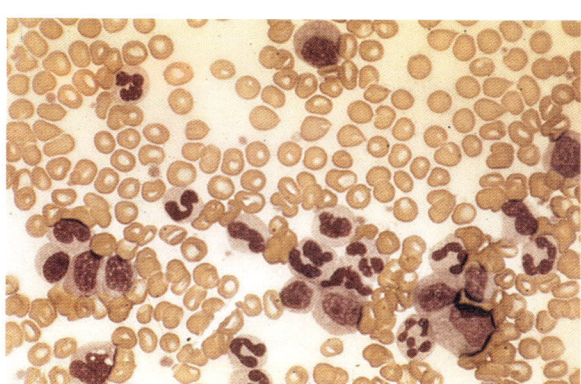

**FIGURA 175.2** Leucemia mieloide crônica, fase crônica. O esfregaço de sangue periférico mostra leucocitose com representantes de todo o espectro de diferenciação dos leucócitos, desde mieloblastos até neutrófilos maduros. (Cortesia do Dr. Andrew Schafer.)

aspirado de medula óssea deve ser avaliado, no mínimo, em relação à morfologia (para determinar a contagem de blastos) e à citogenética (para pesquisa do cromossomo Ph e de outras anormalidades citogenéticas que classificariam o paciente na fase avançada). A FISH pode ser utilizada se o exame citogenético falhar e pode ser realizada no sangue periférico, se necessário. A análise da medula óssea ou do sangue periférico por RT-PCR pode ser útil para definir um "valor basal" para o posterior monitoramento da doença durante a terapia, mas não é exigido. A RT-PCR do sangue periférico para pesquisa de *BCR-ABL* consegue estabelecer o diagnóstico, mas o estadiamento não pode ser realizado sem o exame diagnóstico inicial da medula óssea.

### Monitoramento da doença

Muitos estudos demonstraram que o monitoramento quantitativo da transcrição mutante de *BCR-ABL* no sangue periférico por meio de RT-PCR é medida sensível e confiável da carga da doença e está correlacionada aos desfechos em curto e a longo prazos, conforme discutido adiante. Em virtude da excelente sensibilidade da análise da *BCR-ABL* (com um limite de detecção estimado de 1 célula de LMC em $10^5$ células normais), o exame do sangue periférico é o fundamento do *monitoramento* da eficácia do tratamento nas diretrizes da National Comprehensive Cancer Network (NCCN; www.NCCN.org) e da ELN (www.leukemia-net.org). De fato, a testagem PCR quantitativa da transcrição de *BCR-ABL* é recomendada como único exame de monitoramento necessário durante a terapia. Os acompanhamentos com aspirados da medula óssea e citogenética são reservados para os pacientes que não atingem os marcos do tratamento ou apresentam recaída durante a terapia (ver adiante).

### Critérios de resposta

Diversas medidas da resposta ao tratamento na LMC estão integradas nas diretrizes da NCCN e da ELN.

1. *Resposta hematológica completa (RHC)*. Consiste na normalização dos hemogramas de sangue periférico, e ocorre em mais de 90% dos pacientes 3 meses após o início da terapia com TKI.
2. *Resposta citogenética*. Esta é baseada no número de cromossomos Ph encontrados em um preparo da metáfase de no mínimo 20 células. Uma resposta citogenética importante ocorre quando 0 a 35% das metáfases são positivas para cromossomos Ph. Uma resposta citogenética completa (RCiC) ocorre quando nenhum cromossomo Ph é observado. A RCiC está fortemente correlacionada a uma alta sobrevida em geral. Tanto a ELN quanto a NCCN possibilitam o monitoramento apenas com *BCR-ABL* do sangue periférico, e um valor de 1% de carga alélica de *BCR-ABL* está correlacionado à RCiC.
3. *Resposta molecular*. Esta mede a *BCR-ABL* no sangue periférico como uma razão com um gene de controle (do tipo selvagem) (*BCR*, *ABL*, ou *GUSB*, dependendo do laboratório de referência), configurada para uma escala internacional (EI).[4] Uma redução de 3 log (EI de 0,1%) é denominada resposta molecular maior (RMM) e está correlacionada a sobrevida livre de progressão (SLP) e sobrevida em geral (SG) superiores, em comparação aos pacientes com uma resposta inferior. Respostas mais profundas são baseadas na redução logarítmica na carga de BCR-ABL (p. ex., MR4 representa uma redução de 4 log a partir

do valor basal). O uso dos termos BCR-ABL "indetectável" e "negativa" é desencorajado, tendo em vista que a ausência de BCR-ABL pode ser decorrente de baixa carga real da doença ou de desempenho laboratorial inadequado.

## TRATAMENTO

Antes da aprovação pela FDA do imatinibe em 2001, a única abordagem curativa para a LMC era o transplante alogênico de células-tronco hematopoéticas (Capítulo 168). A introdução dos TKI provocou uma reviravolta na estratégia terapêutica na LMC (Figura 175.3). O transplante atualmente está relegado ao raro paciente na fase crônica que é resistente ou intolerante a todos os TKI disponíveis. Os TKI têm tanto sucesso que a expectativa de vida média de um paciente com LMC em frase crônica recentemente diagnosticado se aproxima muito daquela da população geral com idade correspondente.

### Opções de terapia de linha de frente para a LMC em fase crônica

Existem três TKI aprovados pela FDA para a LMC em fase crônica recentemente diagnosticada, o TKI "de primeira geração" imatinibe e dois agentes "de segunda geração", dasatinibe e nilotinibe (Tabela 175.1). Todos atuam por meio da ligação competitiva à bolsa de ligação à adenosina trifosfato (ATP) de *BCR-ABL*, deste modo bloqueando a passagem do fosfato para outras proteínas efetoras de sinalização *downstream*. Além disso, cada TKI apresenta um padrão único de inibição da quinase indesejável, que provavelmente explica as diferentes toxicidades dos agentes.[5] O imatinibe obteve aprovação por meio do estrondoso sucesso do estudo clínico International Randomized Study of Interferon (IRIS), que comparou a citarabina com STI571 (imatinibe), o qual foi encerrado antecipadamente em virtude da dramática eficácia a curto prazo de imatinibe em comparação ao grupo de controle. Em 12 meses, 67% dos pacientes com imatinibe alcançaram RCiC, em comparação a 7% no grupo de controle. Após mais de uma década de acompanhamento, a taxa cumulativa de RCiC ao término do estudo clínico era de 83%, e a ausência estimada da evolução até a doença progressiva e a SG foram de 92 e 83%, respectivamente.[A1] Além disso, quase 50% dos pacientes com RCiC obtiveram RMM, a qual, conforme observado anteriormente, comprovou ser um limiar da carga da doença, no qual a resistência e a recaída são muito incomuns.

Entretanto, os estudos de acompanhamento a longo prazo demonstraram que mais de 40% dos pacientes no IRIS foram retirados da terapia com imatinibe. Estas falhas de imatinibe puderam ser razoavelmente divididas em terços: resistência primária ao TKI, intolerância e resistência/progressão após uma resposta inicial. Portanto, houve um incentivo substancial para o desenvolvimento de outros TKI que pudessem ser mais bem tolerados e mais eficazes. Estes TKI rapidamente foram agregados às estratégias de resgate para os pacientes intolerantes ou resistentes a imatinibe (ver adiante) e, depois, foram transferidos para testes em estudos de fase 3. Nilotinibe foi "criado racionalmente" para apresentar ligação maior ao ATP com base na estrutura cristalográfica de imatinibe. O outro TKI, dasatinibe, foi desenvolvido como um inibidor de SRC, mas foi constatado que promove potente inibição de BCR-ABL. Estudos clínicos de fase 3 que compararam nilotinibe a imatinibe e que compararam dasatinibe a imatinibe apresentaram uma consistência notável nos achados (Tabela 175.2).[A2-A6] Primeiro, os TKI de segunda geração produzem respostas a curto prazo superiores, conforme medidas pela taxa de RCiC e RMM em 12 meses de terapia. Além disso, os TKI de segunda geração produzem uma proporção mais alta de respostas moleculares "profundas" (que influenciam o potencial de descontinuação do TKI, conforme discutido posteriormente). A transformação até a doença em fase avançada foi menos frequente com nilotinibe ou dasatinibe. Entretanto, surpreendentemente, a sobrevida a longo prazo não foi significativamente diferente entre imatinibe e os TKI de segunda geração. Não está claro se isto é somente um artefato estatístico do tamanho do estudo clínico (todos tiveram poder para detectar diferenças nas respostas em 12 meses, não a sobrevida a longo prazo), ou se os tratamentos de fato são curiosa e semelhantemente efetivos, apesar das diferenças a curto prazo que, *a priori*, parecem ter consequências a longo prazo.

Diversos estudos clínicos também compararam a dose padrão (400 mg/dia) à dose alta (600 a 800 mg/dia) de imatinibe.[A7] Esses estudos demonstram consistentemente que a dose alta de imatinibe pode produzir desfechos em curto e longo prazos semelhantes aos desfechos em curto e longo prazos dos TKI de segunda geração. Entretanto, a capacidade de tolerar as doses mais altas de imatinibe torna essa opção difícil, de modo que tanto ELN quanto NCCN desencorajam o uso de dose alta de imatinibe como terapia inicial em casos em fase crônica recentemente diagnosticados.

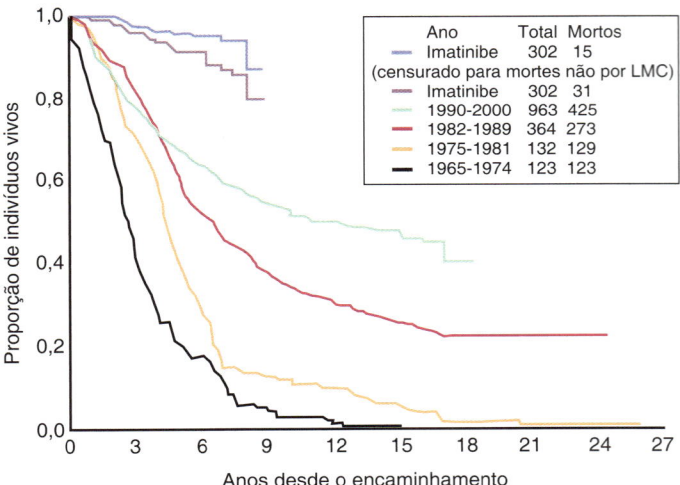

**FIGURA 175.3** Sobrevida dos pacientes com leucemia mieloide crônica (LMC) cromossomo Ph-positiva na LMC em fase crônica. Em estudos monoinstitucionais, estudos clínicos patrocinados por indústrias e relatos nacionais nos quais a terapia com TKI apresenta penetração total, as taxas de sobrevida em 8 a 10 anos estimadas são altas. As taxas de sobrevida são mais baixas onde a penetração do tratamento com TKI não é ideal. (De Bjorkholm M, Ohm L, Eloranta S, et al. Success story of targeted therapy in chronic myeloid leukemia: a population-based study of patients diagnosed in Sweden from 1973-2008. *J Clin Oncol.* 2011;29:2514-2520; De Chen Y, Wang H, Kantarjian H, et al. Trends in chronic myeloid leukemia incidence and survival in the United States from 1975-2009. *Leuk Lymphoma.* 2013;54:1411-1417.)

| Tabela 175.1 | Terapia da LMC com desfechos e efeitos colaterais mais frequentes. | | | |
|---|---|---|---|---|
| CONDIÇÃO | FÁRMACOS | RCiC (%)* | SOBREVIDA (%)* | EFEITOS COLATERAIS IMPORTANTES |
| Linha de frente | Imatinibe | 65 (5 anos) | 85 (10 anos) | Náuseas, retenção de líquido, cãibras |
| | Dasatinibe | 86 (2) | 93 (4) | Efusões pleurais, hipertensão pulmonar, trombocitopenia |
| | Nilotinibe | 85 (4) | 95 (4) | Erupção cutânea, hiperglicemia, oclusões vasculares |
| Segunda/terceira linha | Dasatinibe | 50 (5) | 71 (6) | |
| | Nilotinibe | 44 (4) | 85 (3) | |
| | Bosutinibe | 40 (2) | 92 (2) | Diarreia |
| | Ponatinibe | 45 (2) | 90 (2) | Hipertensão arterial, pancreatite, oclusão vascular |
| | Omacetaxina | 10 (2) | 85 (2) | Citopenias |

*Para a remissão citogenética completa (RCiC) e a sobrevida, o ano utilizado para determinar o desfecho está demonstrado em *itálico* entre parênteses.

| Tabela 175.2 | Respostas aos 12 meses nos estudos clínicos ENESTnd, DASISION e US INTERGRUPS. | | | | | | |
|---|---|---|---|---|---|---|---|
| RESPOSTA | NIL 300 2 vezes/dia | NIL 400 2 vezes/dia | IM 400 | DAS 100 | IM 400 | DAS 100 | IM 400 |
| RCiC | 80% | 78% | 65% | 83% | 72% | 84% | 69% |
| RMM | 44% | 43% | 22% | 46% | 28% | 59% | 43% |
| FA/CB | 0,7% | 0,4% | 4,2% | 1,9% | 3,5% | 1% | 3% |

FA/CB = pacientes que progrediram para a fase acelerada e a crise blástica; RCiC = remissão citogenética completa; DAS = dasatinibe; IM = imatinibe; RMM = resposta molecular maior; NIL = nilotinibe.

## Toxicidades dos TKI

O efeito colateral comum dos TKI é a mielossupressão, que é menos problemática com imatinibe do que com os TKI de segunda geração (com citopenias de grau 3 ou 4 ocorrendo em aproximadamente 10% versus mais de 20% para imatinibe e os TKI de segunda geração, respectivamente). Além disso, cada TKI apresenta um perfil de efeitos colaterais único (Tabela 175.1).[6] Os TKI tendem a apresentar "tolerância cruzada", no sentido em que, se um paciente precisar alterar o TKI em virtude de um efeito colateral específico, é improvável que a mesma complicação seja encontrada com outro TKI. A fadiga crônica (correlacionada principalmente com dor musculoesquelética e cãibras musculares) é especialmente problemática para os usuários de imatinibe e é o efeito colateral que mais afeta a qualidade de vida, ainda que a retenção de líquido também seja um problema. A efusão pleural é um evento adverso para o dasatinibe e pode ser observada em aproximadamente 20% dos pacientes (ao contrário de a 1% com imatinibe). Além disso, hipertensão arterial pulmonar reversível é um efeito colateral raro (aproximadamente 5%), porém sério, com dasatinibe. Na bula do nilotinibe existe uma advertência sobre prolongamento do intervalo QT e aumento do risco de doença oclusiva arterial periférica. Ponatinibe apresenta uma forte associação com hipertensão e existe uma advertência na bula sobre hepatotoxicidade e da oclusão vascular. De fato, trombose e oclusões arteriais e venosas ocorreram em aproximadamente 30% dos pacientes com LMC que receberam o fármaco e que apresentavam doença altamente resistente, e estes eventos ocorreram em casos com e sem fatores de risco cardiovascular. Oclusão vascular periférica e oclusão coronariana são observadas em menor grau com ponatinibe e bosutinibe e são menos prováveis nos pacientes tratados com imatinibe.

O manejo diário dos efeitos colaterais dos TKI está bem detalhado nas diretrizes da NCCN.[7]

## Descontinuação da terapia com TKI

Em estudos *in vitro*, a "célula-tronco da LMC" parece ser imune à terapia com TKI e, portanto, presumiu-se que os pacientes precisariam permanecer com os TKI durante toda a vida, uma vez que a descontinuação simplesmente possibilitaria que o reservatório de células-tronco proliferasse, certamente assegurando uma recaída. Entretanto, em um estudo central, a terapia com TKI foi descontinuada em 100 pacientes que não haviam apresentado *BCR-ABL* detectável durante muitos anos.[A8] Mais de 50% recidivaram de modo razoavelmente rápido (em geral, 3 a 6 meses), mas, digno de nota, 40% permaneceram em remissão molecular por mais de 2 anos. Estudos subsequentes sobre a descontinuação dos TKI demonstraram que, apesar das diferenças no desenho dos estudos, quase 50% dos pacientes permaneceram em remissão livre do tratamento (RLT).[8,9] Aparentemente existe um efeito do tempo da terapia com TKI total antes da descontinuação, mas as nuances do corte não estão claras. O tempo mínimo parece ser de pelo menos 2 anos de uma resposta profunda, e tendo em vista que é necessário aproximadamente 1 ano para a obtenção de uma resposta profunda, a maior parte dos pacientes terá recebido no mínimo 3 anos de terapia. A maioria dos pacientes com recaída responde bem e rapidamente à reintrodução da terapia, ainda que nem todos alcancem respostas similarmente profundas. A progressão para a doença em fase avançada após a descontinuação é extremamente rara. Entretanto, as consequências da descontinuação a longo prazo são desconhecidas, e os pacientes e os médicos que desejam tentar a descontinuação são aconselhados a realizar a inscrição em um estudo clínico.

## Qual TKI para a terapia de linha de frente?

Tanto a NCCN quanto a ELN são céticas a respeito de qual TKI deve ser utilizado como terapia de linha de frente. Algumas considerações práticas incluem:

1. *Quais são as metas do tratamento?* Para um paciente mais idoso, o controle da doença e o prolongamento da sobrevida sem toxicidade indevida são metas primárias, e podem ser alcançadas com imatinibe. Por outro lado, um paciente mais jovem pode estar interessado na sua fertilidade e/ou na descontinuação do TKI. Nesse caso, o início com um TKI de segunda geração pode ser a melhor opção, uma vez que a probabilidade de uma resposta profunda é maior.
2. *Quão avançada está a doença?* Avaliações clínicas como a pontuação de Sokal são medidas aproximadas da doença.[10] Os pacientes que se apresentam na fase crônica de acordo com os critérios morfológicos e citogenéticos são um grupo de alto risco, tendo em vista a leucocitose e as dimensões do baço. Quando há suspeita de doença em progressão, o uso dos TKI de segunda geração mais potentes tem o seu mérito.
3. *Qual é o estado do paciente?* Muitos pacientes apresentam comorbidades que influenciam a escolha do fármaco. Dentre os três agentes disponíveis, imatinibe apresenta o mais longo registro e aparenta ser relativamente livre de efeitos colaterais a longo prazo. O nilotinibe está associado a efeitos colaterais problemáticos em pacientes com síndrome metabólica e apresenta uma incidência mais alta de eventos oclusivos vasculares, em comparação a imatinibe. O dasatinibe apresenta o mais alto risco de provocar efusões pleurais e está associado à hipertensão arterial pulmonar em um pequeno subconjunto de pacientes.

## Resistência é uma condição importante

A resistência primária ao imatinibe é restritamente definida como a falha em normalizar os hemogramas de sangue periférico (o que ocorre tipicamente 1 a 3 meses após o início da terapia). Em estudos clínicos, isto ocorre em menos de 10% dos casos. Pode ser confundido com adesão inadequada ao tratamento pelos motivos observados anteriormente, uma vez que estudos demonstraram que a adesão inadequada afeta a probabilidade de os pacientes sequer chegarem a alcançar a RMM ou uma resposta mais profunda, ou de perderem a resposta citogenética; eles apresentam uma chance de 30% de perder a RCiC, em comparação a somente cerca de 2% nos pacientes que realmente seguem o tratamento prescrito rigorosamente. Além da definição restrita de resistência primária, uma falha em alcançar os marcos da resposta molecular em 3 e 6 meses é um prenúncio desfavorável (ver a seguir), e o fato de os pacientes com uma resposta inicial desfavorável apresentarem probabilidade mais alta de progressão precoce para a doença em fase avançada sugere uma relação biológica entre a resistência primária e a progressão.

A resistência adquirida ou "secundária" descreve o fenômeno de uma resposta inicial à terapia, com a resistência subsequente e elevação dos níveis de transcritos de *BCR-ABL*. Em cerca de 50% dos casos, isto é causado por uma única mutação de pares de bases no domínio da quinase de *ABL*, resultando em alteração na conformação da proteína, com alteração da ligação do TKI e inibição de *BCR-ABL*. Até o momento, foram descobertas mais de 100 de tais mutações. Não está claro se estas mutações estão presentes em um nível muito baixo até mesmo ao diagnóstico e surgem sob a pressão seletiva dos TKI, ou se surgem durante a terapia. Métodos *in vitro* têm sido utilizados para descrever os efeitos inibitórios relativos de diferentes TKI com diferentes mutações, e isto pode ser útil para selecionar qual TKI deve ser utilizado como terapia de segunda linha em casos de resistência. A detecção da mutação T315I é especialmente importante, tendo em vista que somente um TKI (ponatinibe) é efetivo com esta mutação em particular. A mutação T315I se torna mais prevalente com o aumento dos padrões de resistência e a substituição do TKI, de modo que, embora seja incomum nos primeiros sinais de resistência, ela é razoavelmente comum na condição de falha de múltiplos TKI.

## Marcos do tratamento para a terapia de linha de frente na LMC em fase crônica

A NCCN e a ELN recomendam um conjunto de marcos do tratamento associados aos desfechos da sobrevida. Eles são acentuadamente semelhantes e estão demonstrados na Tabela 175.3. Os principais marcos prognósticos são (1) a conquista de uma RCiC (ou quase equivalente a ela, um *BCR-ABL* de EI ≤ 1%) deve ocorrer aproximadamente aos 12 meses de terapia; (2) depois disto, a conquista de uma RMM (BCR-ABL de EI ≤ 0,1%) é desejável, uma vez que este nível de carga da doença está associado a uma taxa muito baixa de resistência e progressão; e (3) respostas mais profundas (MR4,0 e inferior) e que são prolongadas podem possibilitar a descontinuação do TKI. A falha em alcançar esses marcos, ou a perda dos

### Tabela 175.3 — Marcos de falha dos fármacos que sugerem a necessidade de alteração no inibidor de tirosinoquinase.

| MOMENTO APÓS O INÍCIO DA TERAPIA COM TKI | MARCOS DA RESPOSTA |
|---|---|
| 3 meses | Sem RHC* <br> Ph+ > 95% <br> BCR-ABL de EI > 10%[†] |
| 6 meses | BCR-ABL de EI > 10% <br> Ph+ > 35% |
| 12 meses | BCR-ABL > 1% <br> Ph+ > 0% |
| Qualquer momento após 12 meses | Perda da RHC <br> Perda da RCiC <br> Perda da RMM (*BCR-ABL* de EI > 0,1%) <br> Mutações no domínio da quinase de *ABL* <br> Nova anormalidade citogenética clonal |

*Recomendações para os marcos da National Comprehensive Cancer Network (NCCN) e da European Leukemia Network (ELN). [†]A NCCN considera a alteração para esses pacientes se o paciente não realizou interrupções do tratamento em virtude de toxicidade ou adesão. A ELN avalia a resposta molecular precoce aos 6 meses. RCiC = resposta citogenética completa; RHC = resposta hematológica completa; RMM = resposta molecular maior; Ph = cromossomo Filadélfia; TKI = inibidor de tirosinoquinase.

mesmos, deve motivar uma consideração sobre a transferência para outro TKI e exames de mutação para a informação a respeito de qual TKI utilizar como terapia de segunda linha.

A resposta ao tratamento de RCiC em 12 meses de TKI é um indicador prognóstico da SLP com imatinibe ou TKI de segunda geração. Por exemplo, para os pacientes em fase crônica que recebem imatinibe ou TKI de segunda geração, as taxas de SLP e SG em 3 anos para os pacientes com e sem RCiC em 12 meses foram de 98%/99% e 67%/94%, respectivamente. A conquista da RMM está associada a RCiC contínua, menos progressão da doença até as fases avançadas e SG melhor, em comparação aos pacientes sem RMM. Por exemplo, no estudo IRIS, a SG de 10 anos foi de 91% para os pacientes com RMM em 12 meses versus 85% naqueles sem RMM. Benefícios semelhantes da conquista da RMM são observados em pacientes que recebem TKI de segunda geração.

A atenção foi recentemente alterada para uma avaliação ainda mais inicial da carga da doença, conforme medida por meio da carga alélica de BCR-ABL no sangue periférico em 3 e 6 meses de terapia (resposta molecular precoce, ou RMP). O corte de BCR-ABL de EI de 10% ou menos (prognóstico favorável) versus EI superior a 10% (prognóstico desfavorável) tem sido avaliado após a terapia de linha de frente com imatinibe, dasatinibe e nilotinibe, e a RMP está consistentemente associada aos desfechos em curto e longo prazo em todos os TKI. Um estudo retrospectivo de pacientes com LMC em fase crônica tratados com terapia de primeira linha com imatinibe observou que os pacientes com níveis de BCR-ABL em 3 meses de EI de 10% ou menos apresentaram uma SG e SLP de 93% (ambas), enquanto os pacientes com EI superior a 10% apresentaram taxas inferiores, de 57% (ambas). Esta tendência tem sido demonstrada em diversos outros estudos clínicos retrospectivos e randomizados (Tabela 175.4). Além disso, as respostas citogenéticas e moleculares também diferem com base na RMP. Por exemplo, pacientes tratados com dasatinibe com RMP favorável apresentaram taxas de RCiC, RMM e MR4,5 em 5 anos de 94%, 87% e 54%, enquanto os pacientes com RMP desfavorável apresentaram taxas de 41%, 38% e 5%, respectivamente.

### TKI para a terapia de segunda linha

Para a terapia de segunda linha, aos TKI de segunda geração dasatinibe e nilotinibe são adicionados bosutinibe e ponatinibe (o último no caso da mutação T315I).[A9] Estes TKI apresentam eficácia relativamente similar na terapia de segunda linha.[11-13] Estudos com grupo único sugerem que estes agentes produzirão uma RCiC em 30 a 50% dos casos de recaída (muito mais alta nos casos em que uma alteração do TKI tiver sido precipitada pela ausência de tolerância ao agente de primeira linha). Todos os TKI de segunda geração aparentam ser igualmente eficazes para a maioria dos pacientes resistentes/intolerantes ao imatinibe, mas é importante observar que, em um acompanhamento dos estudos de 5 anos, apenas um terço dos pacientes permaneciam em tratamento. A SLP para os TKI de segunda linha é superior a 70% (Tabela 175.1). Se ou quando ocorrer uma recaída subsequente, um agente de terceira linha poderá ser utilizado, mas nesta condição é incomum haver resposta. A possível exceção é o ponatinibe, o qual, na condição de multirresistência ou mutações T315I, alcançou uma RCiC superior a 70%, com taxas de SLP em 2 anos de aproximadamente 70%. Contudo, o uso mais frequente de ponatinibe para a resistência tem sido limitado por seus efeitos colaterais vasculares significativos.

Uma questão importante para os pacientes com doença significativa que estão inseridos em um regime de TKI de salvamento é quando julgar a eficácia, tendo em vista que o transplante de células-tronco alogênico seria a próxima estratégia. Dois estudos diferentes apoiam uma avaliação da resposta após 3 meses de terapia. Se uma resposta citogenética maior (RCiM) não for alcançada, a SLP é dramaticamente diferente, em comparação aos pacientes que alcançam RCiM. Se um paciente for um candidato ao transplante, deve ser iniciada uma busca formal no mesmo momento do TKI de segunda linha, tendo em vista que normalmente são necessários 3 meses para identificar um doador não relacionado. Portanto, em 3 meses pode ser realizada uma avaliação relativa à adequação da resposta ao TKI e à disponibilidade de um doador. Se o paciente apresentar uma boa resposta, o TKI é continuado; se a resposta for desfavorável, o paciente pode ser transferido para o transplante.

## Transplante alogênico de células-tronco hematopoéticas

Antes do advento dos TKI, o transplante alogênico era o tratamento de escolha para a LMC recém-diagnosticada. A maioria dos centros relatava taxas de sobrevida de 75 a 85%, 25 a 40% e 10 a 20% para a doença crônica, acelerada e na fase blástica, respectivamente.[14] Os resultados são semelhantes para aqueles com doadores compatíveis relacionados e não relacionados. Atualmente, o transplante é reservado para a terapia de resgate para aqueles poucos pacientes que não conseguem tolerar os TKI, pacientes com doença altamente resistente e aqueles com doença em fase avançada.

Nunca haverá um estudo randomizado de terapia com TKI e transplante, de modo que todas as comparações são retrospectivas e dependentes de controles históricos em relação aos grupos de transplante. Diversos estudos demonstraram que, contrariamente à terapia com bussulfano, hidroxiureia e interferona, a terapia com TKI anterior não apresenta um efeito adverso sobre a mortalidade relacionada ao transplante, e que os pacientes submetidos a um transplante em virtude de intolerância ao TKI apresentam taxas de sobrevida semelhantes aos controles históricos. Em alguns estudos, os pacientes tratados em virtude de resistência apresentam desfechos semelhantes aos controles históricos (80% para a fase crônica), enquanto outros estudos sugeriram um desfecho razoavelmente inferior (cerca de 65%). Além disso, estudos demonstraram que pacientes com mutações T315I apresentam desfechos semelhantes aos controles históricos.

## Tratamento dos pacientes com LMC em fase avançada

Raramente a LMC se manifesta já na fase avançada (FA). De fato, é difícil diferenciar um paciente que se encontra em uma crise blástica linfoide ou mieloide daquele com LLA de novo ou leucemia mieloide aguda (LMA) (Capítulo 173).

Em raras ocasiões os pacientes abrem o quadro já na fase avançada, definida como aumento modesto nas contagens de blastos ou do cromossomo Ph associado a outras anormalidades citogenéticas clonais. Neste caso, o tratamento inicial com um TKI como agente único é, com frequência, bastante efetivo, com resultados semelhantes aos da doença na fase crônica. Este não é caso dos pacientes com LMC na fase crônica, que progridem para a doença em fase avançada durante a administração de TKI, uma vez que a sobrevida mediana desses indivíduos é inferior a 1 ano. Tanto o dasatinibe quanto o bosutinibe (mas não nilotinibe) são aprovados pela FDA para o tratamento da LMC na fase blástica. Em geral, é prescrita para a fase blástica da LMC a mesma quimioterapia usada para LLA ou semelhante à da LMA (Capítulo 173), com a adição de um TKI. Outro fármaco possivelmente útil aprovado pela FDA para a doença em fase crônica e acelerada é a omacetaxina (também conhecida como homo-harringtonina), um inibidor da síntese proteica. O principal efeito colateral é a mielossupressão, e seu valor é, em geral, o de constituir medida contemporizadora até o transplante alogênico, que é a única terapia possivelmente curativa em pacientes com doença em fase avançada na vigência de tratamento com TKI. As taxas de sobrevida após o transplante são, aproximadamente, superiores a 80% para a fase crônica, de 40 a 50% para a fase acelerada e de 10 a 20% para a fase blástica.

## PROGNÓSTICO

Existem diversas características clínicas e histopatológicas por ocasião do diagnóstico ou logo após o mesmo que estão associadas à resposta a longo prazo.

### Fase da doença

Conforme discutido anteriormente, a característica prognóstica mais forte é a fase da doença.

### Pontuações de risco

Existem diversas pontuações de risco para predizer os desfechos a longo prazo.[15,16] Cada uma delas combina fatores clínicos (p. ex., idade, tamanho do baço) com valores laboratoriais, e todas atuam com um alto grau de correlação com o sistema intrapontuações (Tabela 175.5). As pontuações dividem tipicamente os pacientes em categorias de risco baixo, intermediário e alto, com a sobrevida e a progressão correlacionadas ao grupo de

| Tabela 175.4 | Respostas moleculares precoces (BCR-ABL após 3 meses de TKI) e desfechos. | | | | | |
|---|---|---|---|---|---|---|
| DESFECHOS | IMATINIBE ≤ 10%/> 10% | IMATINIBE ≤ 10%/> 10% | DASATINIBE ≤ 10%/> 10% | IMATINIBE ≤ 10%/> 10% | DASATINIBE ≤ 10%/> 10% | IMATINIBE ≤ 10%/> 10% |
| SG (%) | 93/57 | 95/87 | 94/88 | 95/81 | 97/82 | 99/79 |
| SLP (%) | 93/57 | 92/87 | 89/72 | 93/72 | 95/78 | 99/79 |

SG = sobrevida em geral; SLP = sobrevida livre de progressão.

## Tabela 175.5 — Sistemas de pontuação clínica utilizados em pacientes com LMC para a estratificação do risco.

| | SOKAL | HASFORD | EUTOS |
|---|---|---|---|
| Idade | x | x | |
| Tamanho do baço | x | x | x |
| Blastos (no sangue periférico) | x | x | |
| Basofilia | | x | x |
| Eosinofilia | | x | |
| Trombocitose | x | x | |

EUTOS = European Treatment and Outcome Study for CML;[17] Hasford = pontuação de Hasford para a LMC;[16] Sokal = Índice de Sokal para a LMC (https://www.mdcalc.com/sokal-index-chronic-myelogenous-leukemia-cml).[15]

risco. O Índice de Sokal, elaborado em 1984 para os pacientes na fase crônica, é o mais comumente utilizado e coloca os pacientes em categorias de risco com base na idade, na contagem de blastos, no tamanho do baço e na contagem de plaquetas. A pontuação de Hasford foi desenvolvida a partir dos pacientes em uso de interferona e adiciona hemogramas de sangue periférico às medidas de Sokal. O European Treatment and Outcome Study for CML (EUTOS), elaborado mais recentemente, exige apenas uma avaliação do tamanho do baço e a porcentagem de basófilos no sangue. Todas estas pontuações têm calculadoras *online* para a fácil determinação da pontuação. Ao diagnóstico, elas comprovam ser um guia razoável para predizer o desfecho. Estas pontuações atuam de modo semelhante nos casos tratados com TKI de primeira e segunda gerações igualmente.

### Métodos laboratoriais de estratificação do risco em pacientes recém-diagnosticados

Além das características da doença padrão e dos pacientes, estudos moleculares e outros biomarcadores estão sendo investigados ativamente como uma abordagem mais refinada para a estratificação do risco na era dos TKI.

### Resposta molecular

O monitoramento das transcrições de *BCR-ABL* no sangue periférico é muito importante pelos motivos a seguir: (1) a profundidade das respostas moleculares está associada aos desfechos (a conquista de RMM é um "porto seguro", porque a resistência ou a progressão da doença é extremamente rara após este nível baixo de carga da doença ser alcançado); (2) a cinética da resposta aparente predizer o desfecho, uma vez que a taxa de conquista da resposta em 3 meses é importante e os pacientes com *BCR-ABL* de EI superior a 10% aos 3 meses é desfavorável, em comparação aos pacientes cuja doença retrocede mais rapidamente; (3) respostas mais profundas, além da RMM, estão se tornando cada vez mais importantes, na medida em que experiência, estudos clínicos e estratégias de tratamento são direcionados à descontinuação do tratamento para aqueles pacientes com uma resposta molecular profunda prolongada. Diversos estudos demonstraram que uma proporção de pacientes selecionados com *BCR-ABL* persistentemente indetectável, conforme definido por meio de uma profundidade de leitura de no mínimo 4 ou 4,5 log, podem interromper a terapia com TKI sem recaída molecular da sua doença.

## LEUCEMIA MIELOMONOCÍTICA CRÔNICA E DOENÇAS MIELOPROLIFERATIVAS CRÔNICAS ATÍPICAS

### DEFINIÇÃO E EPIDEMIOLOGIA

As leucemias crônicas não *BCR-ABL* têm componentes de displasia mieloide e de proliferação. A OMS classifica a leucemia mielomonocítica crônica (LMMC), a LMMC juvenil, a leucemia neutrofílica crônica (LNC) e a LMC atípica (LMCa) entre os distúrbios mielodisplásicos/mieloproliferativos (Capítulos 157 e 172). A LNC e a LMCa recebem uma denominação inadequada porque não envolvem o rearranjo de *BCR-ABL*. Na LMMC, existe expansão da população monocítica no sangue periférico e na medula óssea, enquanto na LNC, a população de neutrófilos está aumentada.

Essas doenças são bastante raras e, de fato, é difícil estimar com precisão a sua incidência. Estima-se que a LMMC apresente uma incidência inferior a 0,5/100.000, e a LMCa e a LNC são ainda mais raras. A idade mediana ao diagnóstico para estas doenças é de aproximadamente 65 a 75 anos.

### BIOPATOLOGIA

Não existe uma característica genética que diferencie a LMMC. Mutações nos genes associados à fusão do mRNA (p. ex., *SF3B1*), sinalização de citocinas (p. ex., *NRAS*) e modificação epigenética (p. ex., *TET2*) são encontradas na maior parte dos casos de LMMC. Por outro lado, mutações em *CSF3R* são encontradas em mais de 60% dos pacientes com LMCa e LNC, e esta mutação é incomum em outras leucemias e na SMD. Além disso, 25% dos casos de LMCa apresentarão mutação pontual no gene *SETBP1*.

### MANIFESTAÇÕES CLÍNICAS E DIAGNÓSTICO

Assim como a LMC, os sinais e sintomas são, com frequência, inespecíficos. O primeiro indício diagnóstico consiste em leucogramas de sangue periférico geralmente anormais, que na LMMC demonstrariam monocitose, e podem incluir neutropenia, anemia e trombocitopenia. É bastante comum haver esplenomegalia nestas doenças. O exame será negativo para o cromossomo Ph ou evidências moleculares de *BCR-ABL*. A medula óssea exibe, tipicamente, hiperplasia mieloide e displasia da linhagem mieloide (e algumas vezes de outras linhagens).[18]

A definição de LMMC da OMS demanda monocitose persistente (no mínimo 3 meses) no sangue periférico, de mais de $1.000/\mu\ell$ e mais de 10% de toda a contagem diferencial do leucograma. Além disso, os mieloblastos do sangue periférico e da medula óssea, mais os monoblastos, mais os promielócitos, devem ser inferiores a 20% do diferencial do total de leucócitos; se forem superiores, ela é classificada como LMA. A LNC e a LMCa não têm definições tão estritas.

### TRATAMENTO E PROGNÓSTICO

A sobrevida mediana para estas doenças é inferior a 3 anos, com a morte resultante da transição para a leucemia aguda ou de complicações das citopenias.[19] Não existe terapia curativa além do transplante alogênico de células-tronco. Os pacientes com LMMC podem se beneficiar de estudos clínicos de agentes hipometilantes ou optar pelo controle da doença (se apresentarem uma doença altamente proliferativa) com hidroxiureia. Se ocorrer transição para a LMA, com frequência tenta-se a terapia de indução, especialmente como uma ponte para um rápido transplante. Na LMCa e LNC, mutações em *CSF3R* parecem causar sinalização aberrante via SRC ou JAK2, dependendo de onde ocorre a mutação. Portanto, estudos clínicos estão explorando a terapia com alvo molecular que inibe SRC e JAK nesses raros pacientes.

### Recomendações de grau A

A1. Hochhaus A, Larson RA, Guilhot F, et al. Long-term outcomes of imatinib treatment for chronic myeloid leukemia. *N Engl J Med.* 2017;376:917-927.

A2. Jabbour E, Kantarjian HM, Saglio G, et al. Early response with dasatinib or imatinib in chronic myeloid leukemia: a 3-year follow-up from a randomized phase 3 trial (DASISION). *Blood.* 2014;123:494-500.

A3. Larson RA, Hochhaus A, Hughes TP, et al. Nilotinib vs imatinib in patients with newly diagnosed Philadelphia chromosome-positive chronic myeloid leukemia in chronic phase: ENESTnd 3-year follow-up. *Leukemia.* 2012;26:2197-2203.

A4. Hochhaus A, Saglio G, Hughes TP, et al. Long-term benefits and risks of frontline nilotinib vs imatinib for chronic myeloid leukemia in chronic phase: 5-year update of the randomized ENESTnd trial. *Leukemia.* 2016;30:1044-1054.

A5. Cortes JE, Saglio G, Kantarjian HM, et al. Final 5-year study results of DASISION: the Dasatinib Versus Imatinib Study in Treatment-Naive Chronic Myeloid Leukemia Patients trial. *J Clin Oncol.* 2016;34:2333-2340.

A6. Radich JP, Kopecky KJ, Appelbaum FR, et al. A randomized trial of dasatinib 100 mg vs imatinib 400 mg in newly diagnosed chronic phase chromic myeloid leukemia. *Blood.* 2012;120:3898-3905.

A7. Deininger MW, Kopecky KJ, Radich JP, et al. Imatinib 800 mg daily induces deeper molecular responses than imatinib 400 mg daily: results of SWOG S0325, an intergroup randomized PHASE II trial in newly diagnosed chronic phase chronic myeloid leukaemia. *Br J Haematol.* 2014;164:223-232.

A8. Mahon FX, Rea D, Guilhot J, et al. Discontinuation of imatinib in patients with chronic myeloid leukaemia who have maintained complete molecular remission for at least 2 years: the prospective, multicentre Stop Imatinib (STIM) trial. *Lancet Oncol.* 2010;1029-1035.

A9. Cortes JE, Khoury HJ, Kantarjian HM, et al. Long-term bosutinib for chronic phase chronic myeloid leukemia after failure of imatinib plus dasatinib and/or nilotinib. *Am J Hematol.* 2016;91:1206-1214.

### REFERÊNCIAS BIBLIOGRÁFICAS

*As referências bibliográficas, bem como os outros materiais suplementares deste livro, encontram-se no GEN-IO, nosso ambiente virtual de aprendizagem.*

# LINFOMAS NÃO HODGKIN

PHILIP J. BIERMAN E JAMES O. ARMITAGE

## DEFINIÇÃO

Os linfomas são tumores sólidos do sistema imune. O crescente conhecimento sobre a biologia do sistema imune levou a um aumento correspondente na compreensão destas malignidades. Além dos sistemas de classificação e da avaliação clínica melhores, este novo conhecimento levou ao desenvolvimento de novas terapias. O tratamento benéfico está disponível para essencialmente todos os pacientes com linfoma não Hodgkin (LNH). A sobrevida geral dos pacientes com linfoma aumentou de modo estável ao longo dos últimos 30 anos, e muitos pacientes podem ser curados.

## EPIDEMIOLOGIA

Nos EUA, em 2018 a estimativa era que 74.600 novos casos de LNH fossem diagnosticados e estimava-se que aproximadamente 19.910 pessoas morreriam em virtude desta doença em 2018. Os LNH representam aproximadamente 4% dos novos cânceres nos EUA e resultam em aproximadamente 3% das mortes por câncer. O risco de um norte-americano desenvolver ao longo da vida um linfoma não Hodgkin é estimado em 2,4% (1 em 42) para os homens e 1,90% (1 em 52) para as mulheres. Entre 2011 e 2015, nos EUA, o número de novos casos de LNH foi de 19,4 por 100.000 homens e mulheres por ano.[1] A taxa de incidência aumenta dramaticamente com a idade e é mais alta em brancos do que em outros grupos étnicos.

As diferenças geográficas na incidência de LNH variam em até cinco vezes. As taxas mais altas são observadas nos EUA, na Europa e na Austrália, enquanto as taxas mais baixas são observadas na Ásia. Ainda mais marcantes são as diferenças geográficas na incidência de determinados tipos de LNH, como linfoma de Burkitt, linfoma folicular, linfoma nasal de células *natural killer* (NK)/células T extralinfonodal e leucemia/linfoma de células T em adultos (ver adiante).

Entre 1950 e o início do século XXI, a taxa de incidência de LNH nos EUA aumentou em aproximadamente 3 a 4% ao ano. Ocorreram aumentos em homens e mulheres em todas as partes do mundo. O aumento na incidência durante estes períodos está ilustrado na Figura 176.1 e foi parcialmente relacionado ao envelhecimento da população e à epidemia da síndrome da imunodeficiência adquirida (AIDS) (ver Capítulo 366). Desde então, a taxa de incidência do LNH alcançou um platô, e a taxa de incidência de mortes em virtude da doença tem declinado. As exposições ocupacionais e ambientais (p. ex., substâncias químicas agrícolas) também podem explicar uma parte do aumento. Finalmente, outra parte do aumento pode ser explicada pelas melhoras na capacidade dos patologistas de diagnosticar o linfoma e por melhoras nas técnicas de imagem.

## BIOPATOLOGIA

A causa da maioria dos casos de LNH não é conhecida, ainda que agentes genéticos, ambientais e infecciosos tenham sido implicados (Tabela 176.1).

### Fatores genéticos

Já foram descritos agrupamentos familiares de LNH, e existe um risco discretamente mais alto de LNH em irmãos e parentes em primeiro grau de pacientes com linfoma ou outras malignidades hematológicas. Há um reconhecimento cada vez maior de que a genética do hospedeiro esteja envolvida no desenvolvimento dos linfomas. A incidência de LNH tem sido associada a polimorfismos em diversos genes relacionados à imunidade, incluindo quimiocinas, fator de necrose tumoral, interleucina-10 (IL-10) e linfotoxina-α. Polimorfismos em outros genes relacionados ao ciclo celular e à apoptose também têm sido associados a aumento do risco de desenvolvimento de linfoma.

### Anormalidades do sistema imune

Diversos distúrbios hereditários aumentam o risco de desenvolvimento de LNH em até 250 vezes (ver Tabela 176.1). Em algumas destas condições, o linfoma pode estar relacionado ao vírus Epstein-Barr (EBV; ver Capítulo 353). Por exemplo, os pacientes com distúrbio linfoproliferativo ligado ao cromossomo X apresentam mutações no gene *SH2D1A*, que codifica as proteínas que regulam a resposta imune do hospedeiro contra as células infectadas pelo EBV. Os pacientes podem desenvolver mononucleose infecciosa fatal ou LNH após a exposição primária ao EBV. Estados de imunodeficiência adquirida também estão associados ao aumento do risco de LNH. Por exemplo, distúrbios linfoproliferativos pós-transplante ocorrem em até 20% dos receptores de transplantes de órgãos sólidos, relacionados à proliferação de linfócitos B que foram transformados durante a terapia imunossupressora.[2] O risco de LNH também aumenta em mais de 100 vezes nos pacientes infectados pelo vírus da imunodeficiência humana (HIV).[3] Quase todos os linfomas do sistema nervoso central (SNC) e aproximadamente 50% dos outros

| Tabela 176.1 | Fatores associados ao desenvolvimento do linfoma não Hodgkin. |
|---|---|

Distúrbios imunes hereditários
   Doença por imunodeficiência combinada grave
   Doença por imunodeficiência variável comum
   Síndrome de Wiskott-Aldrich
   Ataxia-telangiectasia
   Distúrbio linfoproliferativo ligado ao cromossomo X
   Síndrome linfoproliferativa autoimune
Distúrbios imunes adquiridos
   Transplante de órgão sólido
   Síndrome da imunodeficiência adquirida (AIDS)
   Artrite reumatoide e lúpus eritematoso sistêmico
   Síndrome de Sjögren
   Tireoidite de Hashimoto
   Doença celíaca
Fármaco-relacionados
   Metotrexato para distúrbios autoimunes
   Inibidor de JAK1/2 para mielofibrose
Agentes infecciosos
   Vírus Epstein-Barr
   Vírus linfotrópico de células T humano do tipo 1
   Herpes-vírus humano do tipo 8
   Vírus da hepatite C (HCV)
   *Helicobacter pylori*
   *Borrelia burgdorferi*
   *Chlamydia psittaci*
   *Campylobacter jejuni*
   *Coxiella burnetti*
Exposição ocupacional e ambiental
   Herbicidas
   Solventes orgânicos
   Tinturas capilares
   Luz ultravioleta
   Dieta
   Tabagismo

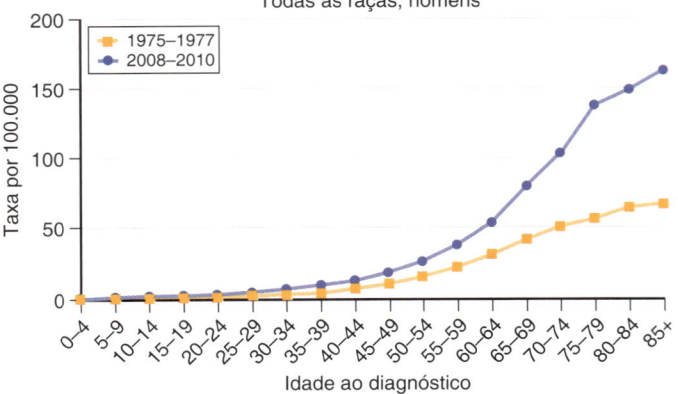

**FIGURA 176.1** Incidência de linfoma não Hodgkin, por idade em homens, 1975 a 1977 *versus* 2008 a 2010. (De Surveillance, Epidemiology, and End Results [SEER] do National Cancer Institute, http://ser.cancer.gov/csr/1975_2010/.)

linfomas em pacientes com AIDS estão relacionados ao EBV. Alguns estudos demonstraram um aumento de duas vezes na incidência de LNH nos pacientes com artrite reumatoide (Capítulo 248),[4] e o risco de linfomas da zona marginal aumenta aproximadamente 30 a 40 vezes nos pacientes com síndrome de Sjögren (Capítulo 252).[5] São observados aumentos na incidência de linfoma de tireoide em pacientes com tireoidite de Hashimoto (Capítulo 213). Os linfomas de células T enteropáticos estão associados à doença celíaca (Capítulo 131). Pacientes com síndrome linfoproliferativa autoimune, associada a mutações no gene *FAS*, também parecem correr risco mais alto de desenvolver linfoma.

## Agentes infecciosos

O EBV está associado à maioria dos distúrbios linfoproliferativos pós-transplante e muitos linfomas associados à AIDS. Este genoma viral é detectável em mais de 95% dos casos de linfoma de Burkitt endêmico e em aproximadamente 15 a 35% dos casos de linfoma de Burkitt esporádico e linfomas associados à AIDS. Este vírus também está associado ao linfoma difuso de grandes células B EBV-positivo de idosos, linfoma plasmablástico, e linfoma de células NK/T extranodal.[6]

O vírus linfotrópico de células T humano tipo 1 (HTLV; Capítulo 354) é detectável em virtualmente todos os casos de leucemia/linfoma de células T em adultos. O risco de linfoma é de aproximadamente 3% nos pacientes infectados pelo HTLV-1. Nas áreas endêmicas, até 50% de todos os LNH podem estar relacionados ao HTLV-1.

O herpes-vírus humano 8 (HHV-8, herpes-vírus associado ao sarcoma de Kaposi; Capítulo 366), que está associado à expansão da população de linfócitos B, também está associado ao linfoma com efusão (derrame) primária (ver adiante) em pacientes imunocomprometidos com doença de Castleman multicêntrica. Pacientes com linfoma com efusão primária com frequência estão coinfectados pelo EBV.

Evidências epidemiológicas conectaram o vírus da hepatite C (HCV) (Capítulo 140) ao linfoma linfoplasmocítico associado a crioglobulinemia do tipo II, linfoma da zona marginal nodal e linfoma da zona marginal esplênico. A estimulação antigênica crônica em virtude deste vírus pode levar ao surgimento de clones de linfócitos B malignos.

*Helicobacter pylori* está associado ao linfoma gástrico (Capítulo 183) de zona marginal extralinfonodal/tecido linfoide associado a mucosa (MALT). Os pacientes colonizados desenvolvem gastrite em virtude da estimulação antigênica crônica mediada por linfócitos T, que respondem aos antígenos específicos do *H. pylori*, e do surgimento de clones de linfócitos B malignos. *Borrelia burgdorferi* (ver Capítulo 305) tem sido associada ao linfoma de células B da zona marginal de pele. Evidências também relacionam *Chlamydia psittaci* (Capítulo 302) aos linfomas dos anexos oculares, *Campylobacter jejuni* à doença imunoproliferativa do intestino delgado (Capítulo 287) e *Coxiella burnetti* ao linfoma difuso de grandes células B e folicular.[7]

## Exposição ambiental e ocupacional

Substâncias químicas agrícolas têm sido associadas a risco aumentado de desenvolvimento de LNH, e as associações mais fortes envolvem os herbicidas fenoxi, como o 2,4-ácido diclorofenoxiacético (2,4-D), que também foi um componente do agente laranja (Capítulo 16). Um aumento do risco também tem sido associado a radiação ionizante (Capítulo 17), solventes orgânicos, tinturas capilares e nitratos na água de bebida, ainda que resultados contraditórios tenham sido relatados. Alguns estudos também relacionaram os LNH a dietas com alto teor de gorduras e à radiação ultravioleta (Capítulo 170). O risco de LNH aumenta aproximadamente 20 vezes após o tratamento para o linfoma de Hodgkin (Capítulo 177). Fumantes compulsivos (Capítulo 29) correm risco aumentado de desenvolvimento de linfoma folicular. Níveis baixos de vitamina D têm sido associados ao aumento do risco de linfoma recidivante, bem como de um desfecho desfavorável. Os agentes direcionados contra o fator de necrose tumoral (anti-TNF) podem estar associados a aumento do risco de desenvolvimento de linfoma – sobretudo linfoma de células T hepatoesplênico. Foi relatada também uma associação de implantes mamários com o desenvolvimento de linfoma anaplásico de grandes células.

## Histopatologia

Os LNH são derivados de células do sistema imune em estágios variados da diferenciação. Em alguns casos, a célula de origem está diretamente relacionada à morfologia, ao imunofenótipo e ao comportamento clínico do linfoma (Figura 176.2 e Tabela 176.2).

A transformação das células do sistema imune normal no linfoma maligno reflete a aquisição de anormalidades genéticas específicas. Em muitos casos, estudos citogenéticos podem identificar as translocações cromossômicas que são a base do desenvolvimento ou da progressão do linfoma. Na maioria dos casos de LNH, a ativação de proto-oncogenes é a principal anormalidade, mas ocasionalmente translocações cromossômicas resultam em genes de fusão, que codificam proteínas quiméricas. Além disso, alguns casos estão associados à deleção dos genes supressores tumorais. Anormalidades genéticas específicas estão associadas a alguns subtipos específicos de LNH (Tabela 176.3). Está se tornando claro que o microambiente tumoral das células do sistema imune do hospedeiro é importante na sobrevida das células tumorais e na resposta à terapia.

## Classificação

O reconhecimento das células de Reed-Sternberg há aproximadamente 100 anos possibilitou definir o linfoma de Hodgkin (ver Capítulo 177) como uma entidade distinta, enquanto os outros linfomas foram incluídos sob o título "linfomas não Hodgkin". Na década de 1990, foi desenvolvido um sistema de classificação que incorporou informações morfológicas, imunológicas, genéticas e clínicas (a classificação Europeia-Americana de Linfoma Revisada, ou REAL) para identificar subgrupos clinicopatológicos distintos que representam doenças que podem ser reconhecidas pelos clínicos (classificação dos linfomas da Organização Mundial da Saúde [OMS] em 2008). A classificação da OMS de 2016 atualizada integrou dados genéticos adicionais na classificação clinicopatológica demonstrada na Tabela 176.4.

A classificação da OMS divide os linfomas com base na origem em células B ou células T/células NK e no fato de serem derivados de células precursoras primitivas ou de células "periféricas" mais maduras. Entidades clínicas e patológicas específicas são reconhecidas dentro de cada um desses agrupamentos. Nos EUA e na Europa, 85 a 90% dos LNH têm origem nos linfócitos B.

O tipo mais frequente é o linfoma difuso de grandes células B, que representa 31% de todos os LNH em todo o mundo. O próximo tipo mais frequente é o linfoma folicular, que representa 22% dos casos. O linfoma folicular é relativamente mais frequente na América do Norte e na Europa Ocidental e menos frequente na Ásia. Os tipos menos comuns, cada um representando entre 5 e 10% de todos os LNH, são os linfomas de zona marginal/MALT extralinfonodais, linfomas de células T periféricas, linfomas linfocíticos de pequenas células e linfoma de células do manto. Cada um dos outros tipos representa menos de 2% dos LNH observados nos EUA.

Os LNH reconhecidos na classificação da OMS apresentam características distintivas clinicamente (Tabela 176.5), de modo que um hemopatologista experiente consegue classificar com acurácia 85% ou mais dos pacientes de acordo com os critérios da OMS quando está disponível um material adequado. Alguns diagnósticos, como o linfoma folicular, podem ser obtidos com um alto grau de acurácia sem exames imunológicos ou genéticos. O diagnóstico dos linfomas de células T não pode ser obtido com acurácia sem a imunofenotipagem. Exames citogenéticos e exames genéticos moleculares (hibridização *in situ* fluorescente, ou FISH) podem auxiliar na resolução de diagnósticos diferenciais difíceis. Por exemplo, o achado de uma translocação t(8;14) apoia o diagnóstico de linfoma de Burkitt, enquanto uma t(11;14) com expressão excessiva de ciclina D1 pode confirmar o diagnóstico de linfoma de células do manto (Tabelas 176.2 e 176.3).

A caracterização da expressão gênica possibilitou a identificação de subconjuntos distintos de pacientes com linfoma difuso de grandes células B (LDGCB). Os pacientes com linfoma histologicamente idênticos podem ser divididos naqueles com padrões de expressão gênica que se assemelham às células B do centro germinativo (BCG) normais, aqueles cujos tumores se assemelham às células B do centro pós-germinativo ativado (CBA), ou aqueles com padrões que se assemelham àqueles observados no linfoma de Hodgkin. O último padrão é mais frequentemente observado em mulheres jovens que apresentam grandes massas mediastinais. O uso de imuno-histoquímica para subdividir o linfoma difuso de grandes células B nos subtipos BCG e CBA é amplamente empregado, mas não está perfeitamente correlacionado aos resultados de microarranjos do DNA. Com o uso de uma combinação de sequenciamento de exoma e transcriptoma, análise do número de cópias do DNA com base na variedade e ressequenciamento com amplicon com alvo molecular de genes selecionados, foi possível dividir ainda mais o subtipo de LDGCB com base em

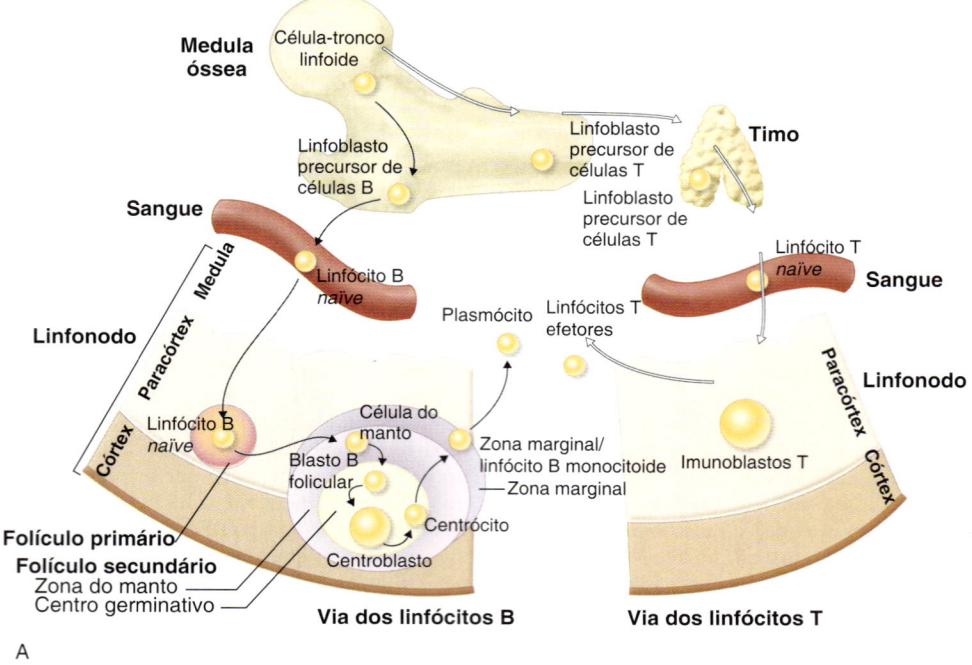

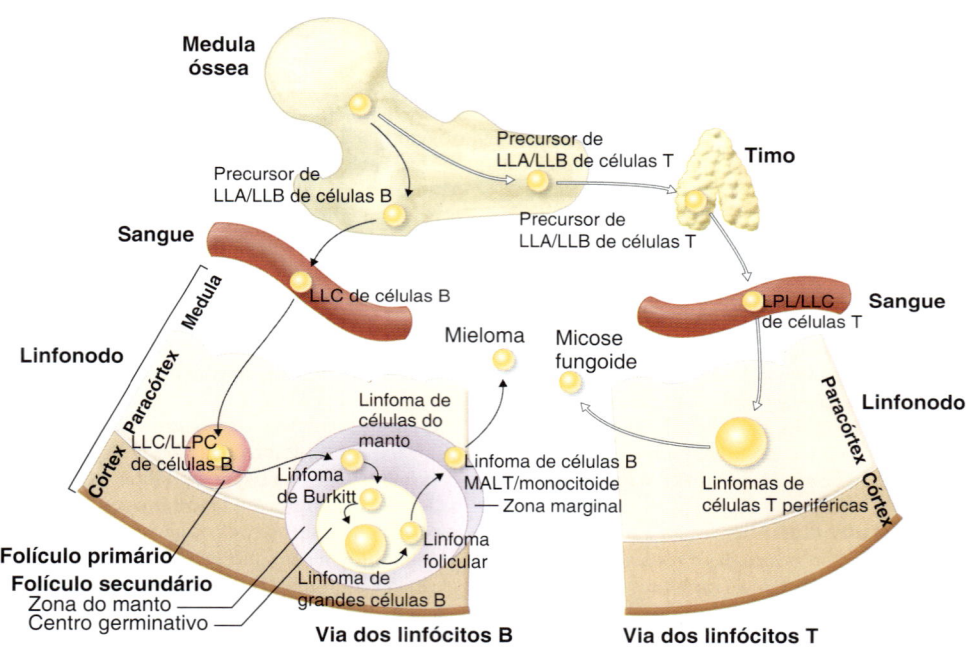

**FIGURA 176.2** Contrapartes normais postuladas de processos malignos de linfócitos B e T reconhecidos atualmente. **A.** Esquema da diferenciação dos linfócitos B e T normais. As células-tronco linfoides derivadas da medula óssea se diferenciam em precursores de células B condicionados ou em precursores de células T que são submetidos à maturação adicional no timo. Estes precursores de células B e T sofrem maturação e se transformam em linfócitos B ou T *naïve*, que circulam até os linfonodos. Após a exposição aos antígenos, os blastos B normais proliferam e sofrem diferenciação adicional no centro germinativo do folículo secundário. O centro germinativo é circundado por uma zona do manto e uma zona marginal. Linfócitos B específicos para o antígeno com origem no centro germinativo deixam o folículo e reaparecem na zona marginal. Posteriormente, os plasmócitos produtores de imunoglobulinas se acumulam na medula do linfonodo e, subsequentemente, saem para a periferia. A proliferação de linfócitos T dependente de antígenos ocorre no paracórtex do linfonodo. Após a exposição aos antígenos, os linfócitos T maduros se tornam imunoblastos e, subsequentemente, linfócitos T efetores antígeno-específicos que saem para a periferia. Aqui são mostradas as contrapartes normais postuladas de muitas neoplasias de linfócitos T e B reconhecidas atualmente. **B.** Processos malignos de células T e células B derivadas das contrapartes normais postuladas demonstradas em A. LLA = leucemia linfoblástica aguda; LLC = leucemia linfocítica crônica; LBL = linfoma linfoblástico; MALT = tecido linfoide associado à mucosa; LPL = leucemia pró-linfocítica; LLPC = linfoma linfocítico de pequenas células.

anormalidades genômicas compartilhadas, descobrindo vulnerabilidades terapêuticas com base na genética tumoral.[8]

## MANIFESTAÇÕES CLÍNICAS

A apresentação mais comum do LNH é a linfadenopatia (Figura 176.3; Capítulo 159). Em muitos casos, os pacientes observam adenopatia cervical, axilar ou inguinal e buscam aconselhamento médico. Em geral, os linfonodos que contêm o linfoma são firmes, indolores à palpação e não estão associados a infecção regional. Em outros pacientes, a linfadenopatia que ocorre em locais como o mediastino ou retroperitônio causa manifestações diferentes, que direcionam o paciente para o médico. Dor torácica, tosse, síndrome da veia cava superior, dor abdominal, dorsalgia, compressão raquimedular e sintomas de insuficiência renal associados à compressão uretral são característicos.

Os LNH com frequência estão associados a sintomas sistêmicos, que podem levar ao diagnóstico. As manifestações mais óbvias são febre,

## CAPÍTULO 176 Linfomas Não Hodgkin

### Tabela 176.2 Imunofenótipos típicos de linfomas não Hodgkin comuns.

| LINFOMA | CD20 | CD3 | CD10 | CD5 | CD23 | OUTROS |
|---|---|---|---|---|---|---|
| Linfocítico de pequenas células | + | – | – | + | + | |
| Linfoplasmocítico | + | – | – | – | – | Ig citoplasmática+ |
| MALT da zona marginal extralinfonodal | + | – | – | – | – | |
| Zona marginal linfonodal | + | – | – | – | – | |
| Folicular | + | – | + | – | | |
| Células do manto | + | – | + | – | | Ciclina D1+ |
| Difuso de grandes células B | + | – | | | | |
| Mediastinal de grandes células B | + | – | | | | |
| Burkitt | + | – | + | – | | TdT– |
| Precursor linfoblástico de células T | – | +/– | | | | TdT+, CD1a+/–, CD7+ |
| Anaplásico de grandes células T | – | +/– | | | | CD30+, CD15–, EMA+, ALK+/– |
| Células T periféricas | – | +/– | | | | Outros pancélulas T variáveis |

ALK = quinase de linfoma anaplásico; EMA = antígeno de membrana epitelial; MALT = tecido linfoide associado à mucosa; TdT = terminal desoxinucleotidil transferase.

### Tabela 176.3 Translocações cromossômicas características do linfoma não Hodgkin.

| SUBTIPO DE LINFOMA | TRANSLOCAÇÃO | GENES ENVOLVIDOS | FREQUÊNCIA (%) |
|---|---|---|---|
| Difuso de grandes células B | t(3q27) | BCL6 | 35 |
| | t(14;18)(q32;q21) | IgH, BCL2 | 15 a 20 |
| | t(18;14)(q24;q32) | MYC (c-Myc), IgH | < 5 |
| Burkitt | t(8;14)(q24;q32) | MYC, IgH | 100% apresentam um destes, mais comumente t(8;14) |
| | t(8;22)(q24;q11) | MYC, IgL | |
| | t(2;8)(p12;q24) | IgK, MYC | |
| Folicular | t(14;148)(q32;q21) | IgH, BCL2 | Cerca de 90 |
| Células do manto | t(11;14)(q13;q32) | BCL1, IgH | > 90 |
| LAGC | t(2;5)(q23;q35) | ALK, NPM | > 80 de LAGC ALK+ |
| MALT | t(11;18)(q21;q21) | API2, MALT1 | 35 |
| | t(14;18)(q21;q32) | IgH, MALT1 | 20 |
| | t(1;14)(p22;q32) | BCL10, IgH | 10 |

LAGC = linfoma anaplásico de grandes células; ALK = quinase de linfoma anaplásico; MALT = tecido linfoide associado à mucosa.

sudorese noturna e perda de peso inexplicada. Quaisquer dessas manifestações sem causa óbvia devem levar o médico a considerar o diagnóstico de linfoma. Outros sintomas menos característicos incluem fadiga, que com frequência já existe por ocasião do diagnóstico se o paciente for cuidadosamente questionado, e prurido.

Os LNH podem envolver essencialmente qualquer órgão no corpo, e a disfunção desse órgão pode causar sinais/sintomas que levam ao diagnóstico. Exemplos incluem os sintomas neurológicos com o linfoma cerebral primário (Capítulo 180), dispneia com linfomas de MALT no pulmão, dor epigástrica e vômito com linfomas de MALT gástrico ou linfomas difusos de grandes células B (Capítulo 183), obstrução intestinal com linfomas do intestino delgado (Capítulo 184), massas testiculares com o linfoma difuso de grandes células B (Capítulo 190) e lesões cutâneas com os linfomas cutâneos (Capítulo 411). Muitos linfomas envolvem a medula óssea e, ocasionalmente, causam mieloftise extensiva (Capítulo 156) e insuficiência da medula óssea. Estes pacientes podem apresentar infecções, sangramento e anemia.

Os LNH também podem se manifestar com diversas anormalidades imunológicas. Por exemplo, anemia hemolítica autoimune (Capítulo 151) e trombocitopenia imune (Capítulo 163) podem ser as manifestações do LNH apresentadas, especialmente de linfoma linfocítico de pequenas células/leucemia linfocítica crônica, bem como de outros subtipos, incluindo linfoma difuso de grandes células B. As neuropatias periféricas (Capítulo 392), com frequência associadas à produção excessiva de uma proteína monoclonal, podem ser observadas em diversos subtipos, mas são mais características do linfoma linfoplasmocítico; algumas vezes, elas são observadas também com a síndrome POEMS (polineuropatia, organomegalia, endocrinopatia, proteína M, alterações cutâneas; Capítulo 178). As complicações neurológicas paraneoplásicas do linfoma não Hodgkin incluem polineuropatia desmielinizante, síndrome de Guillain-Barré, disfunção autonômica e neuropatia periférica. As síndromes paraneoplásicas (Capítulo 169) associadas ao LNH podem afetar pele (p. ex., pênfigo), rins (p. ex., glomerulonefrite) e diversos sistemas de órgãos (p. ex., vasculite, dermatomiosite, icterícia colestática).

O diagnóstico diferencial nos pacientes com LNH é amplo. Qualquer causa de linfadenopatia ou esplenomegalia pode ser potencialmente confundida com o LNH (Capítulo 159). Entretanto, esta confusão é resolvida por meio de uma biopsia adequada. É extremamente importante reconhecer que o diagnóstico de LNH deve ser considerado nos pacientes com apresentações clínicas compatíveis e, em seguida, confirmado por meio de uma leitura de biopsia adequada por parte de um hematopatologista especializado. O diagnóstico nunca deve ser inferido, e os pacientes não devem ser tratados antes que o diagnóstico seja confirmado por meio de biopsia. Isto também é verdadeiro para os pacientes que alcançam uma remissão completa com a terapia inicial; eles não devem ser tratados em relação a uma recaída presumida com base em sintomas ou imagens anormais sem uma biopsia.

### DIAGNÓSTICO

Cada novo paciente com LNH deve ser avaliado por completo de maneira sistemática (Tabela 176.6). Tendo em vista que distinções histopatológicas sutis podem alterar a terapia, a questão mais importante no manejo do linfoma não Hodgkin é estabelecer um diagnóstico acurado. Biopsias com agulha grossa podem ser utilizadas ocasionalmente para um diagnóstico primário se a amostra for manuseada de maneira adequada. Punção aspirativa com agulha fina (PAAF) não deve ser utilizada para diagnosticar um linfoma, porque não possibilita diagnóstico acurado do subtipo específico de LNH. Na maioria dos casos, é necessária biopsia excisional (e ela sempre é preferida) para o diagnóstico inicial. Outra biopsia deve ser realizada se não for obtido material suficiente. A revisão por parte de um hemopatologista especializado é essencial.

## Tabela 176.4 Revisão da classificação do linfoma não Hodgkin da OMS de 2016.

**NEOPLASIAS DE LINFÓCITOS B MADUROS**

Leucemia linfocítica crônica/linfoma linfocítico de pequenas células
Linfoma da zona marginal esplênico
Leucemia/linfoma de células pilosas
*Linfoma/leucemia de células B esplênico, não classificável*
   *Linfoma difuso de células B da polpa vermelha esplênico*
   *Variante da leucemia de células pilosas*
Linfoma linfoplasmocítico
Macroglobulinemia de Waldenström
Linfoma da zona marginal extralinfonodal do tecido linfoide associado à mucosa (MALT)
Linfoma da zona marginal linfonodal
Linfoma folicular
   Neoplasia folicular *in situ**
   Linfoma folicular do tipo duodenal*
Linfoma de grandes células B com rearranjo de IRF4*
Linfoma de centro folicular cutâneo primário
Linfoma de células do manto
   Neoplasia de células do manto *in situ**
Linfoma difuso de grandes células B (LDGCB), SOE
   Tipo células B de centro germinativo*
   Tipo células B ativadas*
Linfoma de células T/grandes células B rico em histiócitos
LDGCB primário do sistema nervoso central (SNC)
LDGCB cutâneo primário, tipo perna
LDGCB EBV+, SOE*
*Úlcera mucocutânea EBV+**
LDGCB associado a inflamação crônica
Granulomatose linfomatoide
Linfoma de grandes células B mediastinal (tímico) primário
Linfoma de grandes células B intravascular
Linfoma de grandes células B ALK+
Linfoma plasmablástico
Linfoma com efusão primária
*LDGCB HHV8+, SOE**
Linfoma de Burkitt
Linfoma de células B de grau alto com MYC e BCL2 e/ou rearranjos de BCL6
Linfoma de células B de grau alto, SOE*
Linfoma de células B, não classificável, com características intermediárias entre o LDGCB e LH

**NEOPLASIA DE LINFÓCITOS T E CÉLULAS NK MADURAS**

*Distúrbio linfoproliferativo crônico de células NK*
*Distúrbio linfoproliferativo semelhante a hidroa vaciniforme*a*
Leucemia/linfoma de células T em adultos
Linfoma de células NK/T extralinfonodal, tipo nasal
Linfoma de células T associado a enteropatia
Linfoma de células T intestinal epiteliotrópico monomórfico*
*Distúrbio linfoproliferativo de células T indolente do sistema digestório**
Linfoma de células T hepatoesplênico
Linfoma de células T semelhante a paniculite subcutâneo
Micose fungoide
Síndrome de Sézary
Distúrbios linfoproliferativos de linfócitos T CD30+ cutâneos primários
   Papulose linfomatoide
Linfoma anaplásico de grandes células cutâneo primário
Linfoma de células T γδ primário
*Linfoma de células T citotóxico epidermotrópico agressivo CD8+ cutâneo primário*
*Linfoma de células T CD8+ acral cutâneo primário**
*Distúrbio linfoproliferativo de pequenas/médias células T CD4+ cutâneo primário**
Linfoma de células T periféricas, SOE
Linfoma de células T angioimunoblástico
*Linfoma de células T foliculares**
*Linfoma de células T periféricas linfonodal com fenótipo TFH**
Linfoma anaplásico de grandes células, ALK+
Linfoma anaplásico de grandes células, ALK−
*Linfoma anaplásico de grandes células associado a implante mamário**

**DISTÚRBIOS LINFOPROLIFERATIVOS PÓS-TRANSPLANTE (DLPT)**

DLPT com hiperplasia plasmocitária
DLPT com mononucleose infecciosa
DLPT com hiperplasia folicular florida*
DLPT polimórfico
DLPT monomórfico (tipos células B e T/NK)

*aN.R.T.: Hidroa vaciniforme é uma fotodermatose muito rara vista geralmente na infância. As entidades provisionais estão listadas em itálico. *Indica as alterações da classificação de 2008 (demonstradas no Volume 25); SOE = sem outra especificação. Esta tabela não inclui as leucemias linfoides, a discrasia plasmocitária e o linfoma de Hodgkin (Capítulo 177). (Adaptada de Swerdlow SH, Campo E, Pileri AS, et al. The 2016 revision of the World Health Organization classification of lymphoid neoplasms. Blood 2016;127:2375-2390.)*

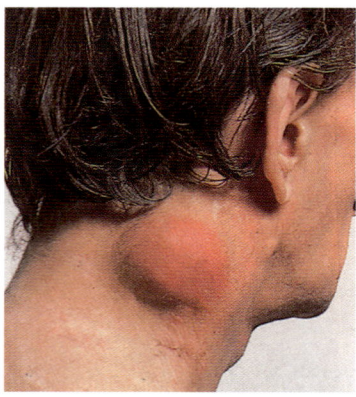

**FIGURA 176.3** Linfoma não Hodgkin. Apesar da vermelhidão da pele sobre o linfonodo com aumento de volume neste paciente, a lesão era completamente indolor. (De Forbes CD, Jackson WF. *Color Atlas and Text of Clinical Medicine*, 3rd ed. London: Mosby; 2003.)

## Sistemas de estadiamento e prognóstico

Após o diagnóstico, é necessária uma avaliação meticulosa do estadiamento para estimar o prognóstico e determinar a terapia. O estadiamento requer histórico e exame físico cuidadosos; hemograma completo; exames de função renal e hepática; nível sérico de lactato desidrogenase (LDH); tomografia computadorizada (TC) de tórax, abdome e pelve ou tomografia com emissão de pósitrons (PET), que com frequência pode substituir a TC quando realizada com um equipamento de PET/TC combinado; e biopsia de medula óssea (pode não ser necessária em pacientes com linfoma difuso de grandes células B, se a PET/TC demonstrou envolvimento da medula óssea). A PET pode identificar os locais de envolvimento inicial e, após o tratamento, pode diferenciar o linfoma persistente da fibrose residual nas massas observadas à TC. O sistema de estadiamento mais comum é a classificação de Ann Arbor, que separa os pacientes em quatro estágios, com base nos locais anatômicos de doença (Tabela 176.7). Além disso, cada estágio é subdividido nas categorias A (sem sintomas gerais definidos) e B (perda de peso inexplicada > 10% do peso corporal nos 6 meses anteriores, temperatura inexplicada > 38°C, ou sudorese noturna). Os locais de doença conhecidos podem ser reexaminados posteriormente para avaliar a resposta à terapia.

Ainda que uma ampla variedade de fatores do paciente (p. ex., idade, sintomas, nível de LDH) e fatores tumorais (p. ex., volume, padrão de expressão de genes, taxa de proliferação) possam afetar os desfechos do tratamento, dois sistemas prognósticos podem auxiliar na escolha da terapia e determinar um prognóstico acurado. O Índice Prognóstico Internacional (IPI; Tabela 176.8) é o método mais amplamente utilizado para prever o desfecho do tratamento e a sobrevida. O IPI é baseado em cinco fatores adversos (idade > 60 anos, estado de desempenho (*performance status*) ≤ 2, elevação do nível sérico de LDH, dois ou mais locais extralinfonodais de doença, estágio III ou IV de Ann Arbor), que são somados para a obtenção da pontuação. Este índice foi desenvolvido para os pacientes com linfoma difuso agressivo (predominantemente o linfoma difuso de grandes células B), mas pode ser utilizado para predizer o desfecho do tratamento com qualquer subtipo. Para os pacientes jovens, pode ser utilizado um índice abreviado, que utiliza apenas a redução do estado de desempenho, a elevação do nível sérico de LDH e o estágio alto. Tendo em vista que os pacientes com linfoma folicular raramente apresentam redução do estado de desempenho ou um grande número de locais extralinfonodais, foi desenvolvido um índice alternativo, denominado *Índice Prognóstico Internacional do Linfoma Folicular* (FLIPI). Ele substitui mais de quatro áreas de envolvimento linfonodal e a hemoglobina inferior a 12 g/dℓ como critérios de estadiamento, e atua melhor para predizer o desfecho do tratamento no linfoma folicular.

No término da terapia, os pacientes são submetidos ao reestadiamento, que envolve a repetição dos exames anteriormente anormais para comprovar que o paciente tenha alcançado a remissão completa. Para a maior parte dos subtipos de linfoma, a melhor definição de remissão completa é uma PET/TC que apresente uma pontuação de Deauville 1, 2 ou 3. A pontuação de Deauville utiliza a intensidade da absorção no mediastino e no fígado como um controle interno e é o sistema mais amplamente utilizado para documentar a remissão (Tabela 176.9).

## Tabela 176.5 — Apresentação das características clínicas dos subtipos comuns de linfoma não Hodgkin.

| TIPO DE LINFOMA | IDADE MEDIANA (anos) | HOMENS (%) | ESTÁGIO (%) I | ESTÁGIO (%) IV | SINTOMAS DE CÉLULAS B | ENVOLVIMENTO DA MEDULA ÓSSEA (%) |
|---|---|---|---|---|---|---|
| **LINFOMAS DE CÉLULAS B** | | | | | | |
| Linfocítico de pequenas células | 65 | 53 | 4 | 83 | 33 | 72 |
| Linfoplasmocítico | 63 | 53 | 7 | 73 | 13 | 73 |
| MALT da zona marginal extralinfonodal | 60 | 48 | 39 | 31 | 19 | 14 |
| Zona marginal linfonodal | 58 | 42 | 13 | 40 | 37 | 32 |
| Folicular | 59 | 42 | 18 | 51 | 28 | 42 |
| Células do manto | 63 | 74 | 13 | 71 | 28 | 64 |
| Difuso de grandes células B | 64 | 55 | 25 | 33 | 33 | 16 |
| Grandes células B mediastinal | 37 | 34 | 10 | 31 | 38 | 3 |
| Burkitt | 31 | 89 | 37 | 38 | 22 | 33 |
| **PRECURSORES DE LINFOMAS DE CÉLULAS B/T** | | | | | | |
| Precursor de linfoblástico de células T | 28 | 64 | 0 | 75 | 21 | 50 |
| **LINFOMAS DE CÉLULAS T** | | | | | | |
| Anaplásico de grandes células T | 34 | 69 | 19 | 39 | 53 | 13 |
| Células T periféricas, SOE | 61 | 55 | 8 | 65 | 50 | 36 |

Sintomas de células B = febre, sudorese noturna e perda de peso; MALT = tecido linfoide associado à mucosa; SOE = sem outra especificação. (Adaptada de Armitage JO, Weisneburger, para o Non-Hodgkin Lymphoma Classification Project. New approach to classifying non-Hodgkin lymphomas: clinical features of the major histologic subtypes. *J Clin Oncol* 1998;16:2780-2795.)

## Tabela 176.6 — Avaliação típica de um paciente com diagnóstico recente de LNH.

1. Biopsia para estabelecer o diagnóstico
2. Anamnese e exame físico cuidadosos
3. Avaliação laboratorial
   A. Hemograma completo
   B. Rastreamento bioquímico, incluindo lactato desidrogenase (LDH)
4. Exames de imagem
   A. Tomografia computadorizada de tórax, abdome e pelve
   B. Tomografia com emissão de pósitrons (com frequência pode substituir a TC)
5. Biopsias adicionais
   A. Medula óssea
   B. Qualquer outro local suspeito, se os resultados puderem alterar a terapia

## Tabela 176.7 — Estadiamento do linfoma não Hodgkin.

| ESTÁGIO | DESCRIÇÃO |
|---|---|
| I | Envolvimento de uma única região de linfonodos (I) ou um único órgão ou local extralinfático ($I_E$) |
| II | Envolvimento de duas ou mais regiões de linfonodos no mesmo local do diafragma (II) ou envolvimento localizado de um órgão ou local extralinfático e uma ou mais regiões de linfonodos do mesmo lado do diafragma ($II_E$) |
| III | Envolvimento de regiões de linfonodos dos dois lados do diafragma (III), que também pode ser acompanhado por envolvimento localizado de um órgão ou local extralinfático ($III_E$) ou por envolvimento do baço ($III_S$), ou ambos ($III_{ES}$) |
| IV | Envolvimento difuso ou disseminado de um ou mais órgãos ou tecidos extralinfáticos, com ou sem aumento de volume de linfonodos associado |
| Subtipos | |
| A | Sem sintomas B |
| B | Sintoma B: perda de peso inexplicada ≥ 10% do peso corporal nos 6 meses anteriores, febre inexplicada com temperatura > 38°C, ou sudorese noturna |

Adaptada de Carbone PP, Kaplan HS, Musshoff K, et al. Report of the Committee on Hodgkin Disease Staging Classification. *Cancer Res.* 1971;31:1860-1861.

## Tabela 176.8 — Índice Prognóstico Internacional.

| CATEGORIA | PONTUAÇÃO (Nº DE FATORES DE RISCO) |
|---|---|
| **TODOS OS PACIENTES*** | |
| Baixa | 0 ou 1 |
| Intermediária baixa | 2 |
| Intermediária alta | 3 |
| Alta | 4 ou 5 |
| **ÍNDICE AJUSTADO PARA A IDADE, PACIENTES ≤ 60 ANOS[†]** | |
| Baixa | 0 |
| Intermediária baixa | 1 |
| Intermediária alta | 2 |
| Alta | 3 |

*Fatores adversos para todos os pacientes: idade > 60 anos; ↑ LDH, estado de desempenho 2 a 4, > 1 local extralinfonodal, estágio III ou IV de Ann Arbor. [†]Fatores adversos para pacientes ≤ 60 anos; ↑ LDH, estado de desempenho 3 a 4, estágio III ou IV de Ann Arbor. LDH = lactato desidrogenase. (Adaptada de Shipp M, Harrington D, Anderson J, et al. A predictive model for aggressive non-Hodgkin lymphoma. *N Engl J Med.* 1993;329:987-994.)

## Tabela 176.9 — Pontuação de Deauville para a avaliação de PET/TC para mensurar as respostas do paciente à terapia.

**CRITÉRIOS**

1. Nenhuma captação relacionada ao linfoma
2. A mais alta captação em qualquer local de linfoma é igual ou inferior à captação pelo mediastino
3. A mais alta captação por qualquer local de linfoma é superior à captação pelo mediastino, mas igual ou inferior à absorção pelo fígado
4. A captação por qualquer local de linfoma é superior à absorção pelo fígado
5. A ocorrência de novos locais de captação e/ou aumentos substanciais no valor de captação padronizado nos locais anteriores de linfoma

compressão medular. É importante considerar três questões antes de iniciar a terapia: (1) O tratamento apresenta potencial curativo? (2) O tratamento pode prolongar a sobrevida? (3) O tratamento irá aliviar os sintomas?

## TRATAMENTO

Os linfomas podem apresentar um comportamento indolente ou agressivo. O comportamento de muitas destas neoplasias é distintivo, mas dentro de cada categoria, o comportamento com frequência é influenciado pelo local da doença, volume do tumor e estado de desempenho do paciente. Alguns linfomas podem ser tratados, ao menos inicialmente, com observação, enquanto outras situações são emergências clínicas, como a

## TIPOS ESPECÍFICOS DE LINFOMAS NÃO HODGKIN

### Precursores de linfomas de células T e células B

Estes tumores são infiltrados, em linfonodos e outros tecidos sólidos, por células que são morfológica e imunofenotipicamente idênticas às células imaturas observadas na leucemia linfoblástica aguda de células B ou células T (ver Capítulo 173). Os pacientes que apresentam doença predominantemente linfonodal, com envolvimento mínimo ou nenhum envolvimento da medula óssea, com frequência são classificados como portadores de *linfoma linfoblástico*, enquanto aqueles com mais de 25% de células neoplásicas na medula óssea são classificados como portadores de *leucemia linfoblástica*. Estas distinções são arbitrárias e refletem o estágio da doença, e não diagnósticos diferentes. Estas neoplasias são mais comuns em crianças do que em adultos.

Os linfomas de precursores de células B com frequência se manifestam como tumores sólidos, com envolvimento da pele e dos ossos, enquanto as neoplasias de células T se manifestam tipicamente como massa mediastinal em um homem jovem. É comum haver envolvimento do SNC nos linfomas de células T. Aproximadamente 90% dos pacientes com linfoma linfoblástico apresentam um fenótipo de linfócitos T, enquanto aproximadamente 85% dos pacientes com leucemia linfoblástica aguda apresentam um fenótipo de células B. As características prognósticas adversas incluem envolvimento do SNC, doença em estágio IV e elevação do nível de LDH.

### TRATAMENTO

Os pacientes com linfoma linfoblástico de células T ou linfoma linfoblástico de precursores de células B são tipicamente tratados com esquemas modelados a partir daqueles utilizados para a leucemia linfoblástica aguda (ver Capítulo 173). Estes regimes com frequência contêm citarabina e dose alta de metotrexato, e geralmente incluem a terapia de manutenção. A profilaxia para o SNC com quimioterapia intratecal, dose alta de metotrexato ou irradiação craniana com frequência é um componente destes regimes.

## Linfomas de células B maduras

### LINFOMA LINFOCÍTICO DE PEQUENAS CÉLULAS E LEUCEMIA LINFOCÍTICA CRÔNICA

O *linfoma linfocítico de pequenas células* é definido como um infiltrado em linfonodos ou outro tecido que é morfológica e imunofenotipicamente idêntico à leucemia linfocítica crônica (ver Capítulo 174). Os pacientes com frequência são assintomáticos, e o diagnóstico geralmente é obtido quando são realizados hemogramas por outros motivos. Os pacientes com frequência apresentam linfadenopatia ou esplenomegalia. É comum haver fadiga. Pode ocorrer hipogamaglobulinemia, que pode levar a um aumento da suscetibilidade a infecções.

Um prognóstico desfavorável está associado a estágio avançado e sintomas sistêmicos, expressão de níveis altos de CD38 e ZAP-70 nas células tumorais, ausência de rearranjo dos genes da cadeia pesada de imunoglobulina e anormalidades genéticas como del(17p) e del(11q). Até 10% dos pacientes exibem transformação em linfoma difuso de grandes células B (síndrome de Richter), que está associado a um prognóstico desfavorável.

O tempo mediano de sobrevida é superior a 10 anos para os pacientes sem características adversas, e com frequência estes pacientes podem ser tratados inicialmente com observação. A terapia é necessária para os pacientes que desenvolvem fadiga extrema ou que apresentam sintomas sistêmicos, para aqueles com linfadenopatia ou esplenomegalia rapidamente progressiva ou sintomática e para aqueles que desenvolvem citopenias.

### TRATAMENTO

O manejo deve ser individualizado, tendo em vista que a terapia provavelmente não é curativa e os pacientes com frequência são idosos. Os detalhes sobre as opções de tratamento são fornecidos no capítulo sobre leucemia linfocítica crônica (Capítulo 174). O transplante alogênico de células-tronco hematopoéticas pode ser curativo, mas poucos pacientes são candidatos a esta abordagem. Os pacientes podem desenvolver trombocitopenia autoimune (Capítulo 163), neutropenia autoimune (Capítulo 158) e aplasia eritrocitária (Capítulo 156). Estes distúrbios podem responder ao tratamento com corticosteroides, imunoglobulina intravenosa, rituximabe, ciclosporina ou esplenectomia, conforme utilizado em pacientes sem linfoma subjacente.

### LINFOMA DO TECIDO LINFOIDE ASSOCIADO À MUCOSA (MALT) DA ZONA MARGINAL EXTRALINFONODAL (LINFOMA MALT)

A classificação dos linfomas da Organização Mundial da Saúde (OMS) reconhece três grupos de linfomas da zona marginal (LZM): (1) LZM esplênico, (2) LZM nodal e (3) LZM extralinfonodal do tipo MALT (linfoma MALT). Os linfócitos B da zona marginal em geral são continuamente expostos a antígenos exógenos e apresentam um limiar fisiologicamente reduzido para acionar a proliferação, que predispõe à transformação maligna.[9] Os dois primeiros tipos de linfomas da zona marginal são discutidos a seguir (seção Tipos raros de linfomas de células B). Apresentam diferentes critérios diagnósticos, comportamentos e implicações terapêuticas.

Os linfomas MALT são tumores indolentes, que têm a sua origem associada às células epiteliais e são observados mais comumente no sistema digestório, nas glândulas salivares, na tireoide, na órbita, na conjuntiva, na pele e nos pulmões. A maioria dos casos está no estágio I ou II ao diagnóstico, ainda que em algumas séries, até 30% estejam disseminados na medula óssea ou em outros locais. Estes linfomas tendem a permanecer localizados por períodos prolongados. O tratamento local com cirurgia ou radioterapia cura uma alta proporção de neoplasias localizadas. A doença disseminada é tratada de modo semelhante ao linfoma folicular (ver adiante).

Os linfomas MALT gástricos com frequência estão associados às infecções pelo *H. pylori*. Aproximadamente 75% dos pacientes alcançam a remissão após a erradicação do *H. pylori*, e mais de 90% permanecem em remissão por períodos de tempo prolongados.[10] Os não responsivos apresentam probabilidade maior de invasão da submucosa, de acordo com a ultrassonografia endoscópica. Aproximadamente 25% apresentam progressão, dos quais cerca de 25% desenvolvem um linfoma difuso de grandes células B. A resposta à antibioticoterapia é menos provável se a invasão for mais profunda, se forem encontradas metástases em linfonodos, ou se estiver presente a translocação cromossômica t(11;18).

### TRATAMENTO

Os pacientes podem apresentar tumores em mais de um local extralinfonodal, e estes locais algumas vezes podem ser tratados com sucesso com a terapia local. Os pacientes sem sintomas podem ser cuidadosamente monitorados sem terapia até a progressão dos sintomas. Os pacientes com sintomas podem ser tratados com rituximabe, quimioterapia com agente único, ou combinações.[A1][11] O linfoma MALT gástrico que não responde a antibióticos pode ser tratado com radiação, rituximabe como agente único (à semelhança do seu uso no linfoma folicular), ou diversos esquemas quimioterápicos de combinação tradicionais (Tabela 176.10).

### LINFOMA FOLICULAR

O linfoma folicular é derivado das células B do centro germinativo. A translocação t(14;18)(q32;q21) característica dos linfomas foliculares ocorre inicialmente no desenvolvimento das células B, sendo causada por um erro na recombinação de VDJ (segmentos "variável", "diversidade" e "junção" do gene).[12] O linfoma folicular é o mais frequente dos linfomas indolentes ou de "grau baixo" nos EUA. O linfoma folicular é dividido em três graus, com base na proporção de células grandes e transformadas (centroblastos).

Os pacientes com linfoma folicular com frequência são assintomáticos. A queixa mais comum apresentada é uma linfadenopatia indolor. Alguns pacientes apresentam tosse ou dispneia relacionadas ao envolvimento pulmonar ou mediastinal ou efusões pleurais. Outros pacientes apresentam sintomas de dor abdominal ou repleção relacionados a doença subdiafragmática ou esplênica. Uma minoria de pacientes apresenta sintomas sistêmicos de febre, sudorese noturna ou perda de peso.

O comportamento clínico e o tratamento do linfoma folicular graus 1 e 2 são os mesmos e são discutidos nesta seção. Alguns linfomas foliculares grau 3 apresentam evolução clínica mais agressiva e, de modo semelhante, são tratados de modo semelhante ao linfoma difuso de células B (ver adiante). Esta distinção entre os graus 3a (comportamento indolente) e 3b (comportamento agressivo) é baseada na presença ou na ausência de folhas de centroblastos, ainda que esta separação possa não ser reprodutível entre os patologistas.

### Tabela 176.10 Esquemas quimioterápicos de combinação para o linfoma não Hodgkin.

| ESQUEMA | DOSE | DIAS DE ADMINISTRAÇÃO | FREQUÊNCIA |
|---|---|---|---|
| **R-CHOP** | | | A CADA 21 DIAS |
| Ciclofosfamida | 750 mg/m² IV | 1 | |
| Doxorrubicina | 50 mg/m² IV | 1 | |
| Vincristina | 1,4 mg/m² IV* | 1 | |
| Prednisona, dose fixa | 100 mg/dia VO | 1 a 5 | |
| Ribuximabe | 375 mg/m² IV | 1 | |
| **R-EPOCH**† | | | A CADA 21 DIAS |
| Etoposídeo | 50 mg/m²/dia IV‡ | 1 a 4 | |
| Doxorrubicina | 10 mg/m²/dia IV‡ | 1 a 4 | |
| Vincristina | 0,4 mg/m²/dia IV‡ | 1 a 4 | |
| Ciclofosfamida | 750 mg/m² IV | 5 | |
| Prednisona | 60 mg/m², 2 vezes/dia VO | 1 a 5 | |
| Rituximabe | 357 mg/m² IV | 1 | |
| **R-CVP** | | | A CADA 21 DIAS |
| Ciclofosfamida | 1.000 mg/m² IV | 1 | |
| Vincristina | 1,4 mg/m² IV* | 1 | |
| Prednisona, dose fixa | 100 mg/dia VO | 1 a 5 | |
| Rituximabe | 375 mg/m² IV | 1 | |
| **FCR** | | | A CADA 28 DIAS |
| Fludarabina | 25 mg/m²/dia IV | 1 a 3 | |
| Ciclofosfamida | 250 mg/m²/dia IV | 1 a 3 | |
| Rituximabe | 375 mg/m² | 1 | |
| **B-R** | | | A CADA 28 DIAS |
| Bendamustina | 90 mg/m² IV | 1 a 2 | |
| Rituximabe | 357 mg/m² IV | 1 | |

*A dose de vincristina com frequência é limitada a 2 mg no total. †As doses são ajustadas com base na mielossupressão com o ciclo anterior. ‡Infusão contínua.

## TRATAMENTO

### Observar e aguardar
Os pacientes assintomáticos, especialmente os pacientes idosos e aqueles com outras doenças clínicas, com frequência são tratados com uma abordagem de "observar e aguardar". Estudos clínicos prospectivos demonstraram que esta abordagem não influencia a sobrevida em geral, e algumas vezes os pacientes podem ser observados por longos períodos antes que o tratamento seja necessário.[A2] Tendo em vista os múltiplos novos agentes ativos que foram recentemente introduzidos na prática, que podem melhorar a sobrevida dos pacientes com linfoma folicular, tem-se indagado se "observar e aguardar", ou não, ainda é uma alternativa aceitável. Tem havido discordâncias entre diversas organizações nas suas diretrizes mais recentes, mas em geral esta abordagem pode ser apoiada em pacientes selecionados com linfoma folicular de grau baixo que são assintomáticos, não apresentam envolvimento da doença em locais que possam ser perigosos, e desejam evitar a terapia pelo mais longo período possível.[13]

### Doença localizada
Aproximadamente 5 a 15% dos pacientes apresentam doença localizada (doença em estágio I ou estágio II mínimo) ao diagnóstico. Esses linfomas com frequência são tratados com radiação da área envolvida e a maior parte das séries relata taxas de sobrevida livre da doença em 10 anos de aproximadamente 50% e taxas de sobrevida em geral de 60 a 70%.[14] Algumas séries retrospectivas relataram melhora dos desfechos quando quimioterapia mais rituximabe são combinados à radiação.

### Doença avançada
A maior parte dos pacientes com linfoma folicular apresenta doença extensiva ao diagnóstico. O tempo de sobrevida mediano destes pacientes melhorou após a adição de rituximabe e atualmente é de 10 a 20 anos. Tem sido descrita a regressão espontânea. Até 30 a 50% dos pacientes apresentam transformação em uma histologia mais agressiva – normalmente linfoma difuso de grandes células B. A transformação com frequência está associada a novos sintomas sistêmicos e linfadenopatia com progressão rápida, evolução clínica agressiva e prognóstico desfavorável.

A maior parte dos pacientes com linfoma folicular inevitavelmente necessitará de tratamento em virtude de sintomas sistêmicos, linfadenopatia sintomática ou progressiva, esplenomegalia, efusões ou citopenias. Em pacientes idosos, naqueles que são candidatos desfavoráveis para os esquemas quimioterápicos intensivos e naqueles que desejam evitar os efeitos colaterais da quimioterapia, o agente único rituximabe (375 mg/m² IV, administrado semanalmente por 4 semanas consecutivas) produz uma taxa de resposta objetiva muito superior a 50%. A duração da resposta mediana é de aproximadamente 1 a 2 anos para os pacientes que não recebem terapia adicional, mas a resposta pode ser prolongada com a administração contínua de rituximabe uma vez a cada 2 ou 3 meses ou com a repetição das quatro doses iniciais a cada 6 meses. Quando o rituximabe é combinado com esquemas de quimioterapia padrão (Tabela 176.10) ou com a lenalidomida, a taxa de resposta, a duração da resposta e a sobrevida aumentam, em comparação ao esquema quimioterápico isoladamente.[A3,A4] O rituximabe de manutenção é amplamente utilizado e prolonga a duração da remissão.[A4,A5] Uma alternativa é o abinutuzumabe, que pode proporcionar uma sobrevida livre de progressão mais longa, mas à custa de mais efeitos colaterais, sem melhorar a sobrevida em geral.[A6]

### Terapia de resgate
A maior parte dos pacientes responde à quimioterapia inicial. Entretanto, o linfoma folicular recidiva na maioria dos pacientes com doença em estágio avançado. Os pacientes que apresentam recaída normalmente respondem à terapia adicional, algumas vezes com os mesmos agentes, ainda que a duração da resposta se torne progressivamente mais breve com os ciclos repetidos da terapia.[15] Para os pacientes com doença que seja refratária ao rituximabe, a combinação de obinutuzumabe mais bendamustina é preferível à bendamustina isoladamente.[A7] Alguns pacientes respondem aos anticorpos radiomarcados tositumomabe ou ibritumomabe. A radioterapia também pode ser útil para os pacientes com áreas localizadas de doença sintomática.

Têm sido observadas remissões prolongadas após o transplante autólogo de células-tronco hematopoéticas. O transplante alogênico de células-tronco hematopoéticas pode curar alguns pacientes com recaída de linfoma folicular, mas apresenta mais toxicidade do que os transplantes autólogos. Ainda que seja improvável que a imunoterapia com inibidores de bloqueio do ponto de controle (checkpoint) encontre um lugar no tratamento para a evolução inicial dos linfomas foliculares, variantes mais agressivas podem representar alvos moleculares melhores.[16] O uso de linfócitos T com receptores de antígenos quiméricos (CAR) (Capítulo 169) é promissor como terapia de resgate em pacientes com linfomas de células B com recaída ou refratários.[17]

## LINFOMA DE CÉLULAS DO MANTO

O linfoma de células do manto é uma neoplasia de linfócitos B composta por pequenas células linfoides, que pode se assemelhar ao linfoma linfocítico de pequenas células ou ao linfoma folicular. É mais comum em pacientes idosos e normalmente encontra-se em estágio avançado no momento do diagnóstico. Os homens são afetados com mais frequência, e é comum haver doença extralinfonodal, especialmente o envolvimento da medula óssea, do anel de Waldeyer e dos intestinos. O linfoma de células do manto é a causa mais comum de polipose linfomatosa múltipla, e muitos oncologistas recomendam que o sistema digestório seja avaliado com endoscopia durante a avaliação inicial.

Alguns pacientes apresentam envolvimento do sangue periférico, bem como da medula óssea, um quadro clínico que se assemelha à leucemia linfocítica crônica (Capítulo 174). Os linfócitos em ambos os distúrbios são CD5+, mas a translocação t(11;14) e a expressão excessiva da ciclina D1 observadas no linfoma de células do manto normalmente possibilitam um diagnóstico acurado.

A sobrevida mediana do linfoma de células do manto melhorou significativamente com as novas terapias.[18] Pacientes ocasionais apresentam evolução indolente sem a terapia inicial – sobretudo aqueles com apresentação leucêmica.[A8] A combinação de bendamustina mais rituximabe e esquemas que incorporam dose alta de citarabina são eficazes, assim como a combinação de lenalidomida mais rituximabe.[19] A substituição de bortezomibe (1,3 mg/m² nos dias 1, 4, 8 e 11) pela vincristina (VR-CAP, em vez de R-CHOP) pode melhorar a sobrevida livre de progressão mediana observada com R-CHOP isoladamente em cerca de 40% (de 14 para cerca de 25 meses) nos pacientes recentemente diagnosticados.[A9] A manutenção com rituximabe aparenta prolongar a duração da remissão. O transplante autólogo de células-tronco hematopoéticas é amplamente utilizado para os pacientes em sua primeira remissão. O inibidor da tirosinoquinase de Bruton ibrutinibe é muito ativo e pode se tornar parte da terapia padrão.[A10] O transplante alogênico pode ser curativo, mas está associado a morbidade e mortalidade consideráveis.

Os idosos compõem a maioria dos pacientes com linfoma de células do manto. Para aqueles que não são muito frágeis, pode ser alcançada sobrevida em geral em 4 anos superior a 80% com rituximabe e quimioterapia intensiva moderada, como R-CHOP, seguidos pela manutenção com rituximabe ou R-bendamustina.[20]

### Linfoma difuso de grandes células B

Estes tumores são o tipo mais comum de linfoma não Hodgkin, mas as suas características morfológicas e genéticas são heterogêneas. Os sinais e sintomas são semelhantes àqueles de outros subtipos, ainda que seja mais provável que os pacientes apresentem sintomas de células B ou sintomas do tumor local do que os pacientes com linfoma folicular.

A classificação dos linfomas não Hodgkin da OMS de 2016 identificou diversas variantes e subtipos de linfoma difuso de grandes células B (Tabela 176.4).[21] Muitos destes são subtipos histológicos ou genéticos ou variantes, para os quais o tratamento é o mesmo da abordagem padrão para o linfoma difuso de grandes células B. Outros subtipos apresentam síndromes clínicas incomuns ou problemas terapêuticos específicos.

## TRATAMENTO

### Doença localizada

Até 30% dos pacientes com linfoma difuso de grandes células B apresentam doenças em estágio I ou estágio II mínimo. Estes pacientes ocasionalmente são curados com radioterapia isoladamente, mas o tratamento inicial com quimioterapia é mais efetivo. Nos EUA, a maior parte dos pacientes é tratada com R-CHOP. Alguns pacientes podem ser tratados com menos ciclos de quimioterapia se a radioterapia for incluída. Para os pacientes com doença volumosa, normalmente é utilizado um ciclo completo de quimioterapia. Alguns médicos defendem o uso de exames PET para abreviar a duração da terapia ou eliminar a necessidade de radioterapia em responsivos completos.

### Doença avançada

O R-CHOP é o esquema mais amplamente utilizado para adultos de todas as idades com linfoma difuso de grandes células B em estágio avançado.[A11] Entre os pacientes com mais de 60 anos, 75% alcançam resposta completa, com uma taxa de sobrevida livre de progressão em 10 anos de 36,5% e uma taxa de sobrevida em geral em 10 anos de 43,5%. Em pacientes mais jovens, o desfecho é melhor. Nestes, o esquema intensivo R-ACVBP produziu resultados superiores em um estudo.[A12] Não foi observada vantagem de R-EPOCH sobre R-CHOP. O transplante autólogo na primeira remissão pode beneficiar os pacientes de risco muito alto.[A13]

### Terapia de resgate

Diversos esquemas quimioterápicos foram desenvolvidos para os pacientes que apresentam recaída após alcançar a remissão com a quimioterapia inicial.[22] Estes esquemas comumente contêm agentes como cisplatina, citarabina, etoposídeo, carboplatina e ifosfamida. Podem ser observadas taxas de resposta superiores a 50% com estas combinações, ainda que não mais do que 10% dos pacientes alcancem a sobrevida livre da doença a longo prazo. A terapia com dose alta, seguida pelo transplante autólogo de células-tronco hematopoéticas, foi aceita para os pacientes com recaída do linfoma difuso de grandes células B. Aproximadamente 20 a 50% destes pacientes alcançam a sobrevida livre de doença a longo prazo, dependendo da sua resposta à quimioterapia de resgate convencional. Diversos novos fármacos, como lenalidomida e ibrutinibe, parecem beneficiar sobretudo os pacientes com o subtipo de células B ativadas (CBA).

### Subtipos de linfoma difuso de grandes células B

O *linfoma de grandes células B mediastinal primário* tem origem no timo e é mais comum em mulheres jovens. Este subtipo compartilha características genéticas com o linfoma de Hodgkin clássico. Esta entidade é diferenciada pela presença de massa mediastinal, que normalmente causa os sintomas de tosse, dor torácica ou síndrome da veia cava superior. Massa muito grande (> 10 cm) ou existência de efusão pleural maligna está associada a um prognóstico mais desfavorável. O linfoma de grandes células B mediastinal é tratado com os mesmos esquemas quimioterápicos utilizados para o linfoma difuso de grandes células B, em alguns casos seguidos pela radioterapia consolidativa.[23] É mais provável que o R-EPOCH promova remissão duradoura sem necessidade de radioterapia do que R-CHOP. Com frequência ocorrem recaídas em locais extralinfonodais, como SNC, pulmão, sistema digestório, fígado, ovários e rins.

O *linfoma de grandes células B intravascular* é um linfoma agressivo, causado por células que infiltram o lúmen de pequenos vasos sanguíneos. É comum haver envolvimento extralinfonodal disseminado. Déficits neurológicos focais e alterações do estado mental são frequentes. Em geral os casos são diagnosticados à necropsia, ainda que tenham sido descritas respostas duradouras à quimioterapia de combinação.

O *linfoma com efusão primária* está associado ao HHV-8 e é observado em pacientes infectados pelo HIV e outros pacientes imunossuprimidos.[24,24b] Ocorrem efusões (derrames) nas cavidades corporais serosas. Não é observada linfadenopatia periférica. O prognóstico é desfavorável, apesar da quimioterapia.

A incidência do *linfoma do SNC primário* está aumentando. Ainda que o prognóstico seja mais desfavorável do que em relação a alguns outros subtipos de linfoma difuso de grandes células B, alguns pacientes podem ser curados com esquemas quimioterápicos que incorporam dose alta de metotrexato com ou sem transplante de medula óssea autólogo.[25] Para o *linfoma do SNC primário*, a radioterapia em todo o cérebro não demonstra resultados tão bons quanto a quimioterapia[A13b] e não é adicional ao benefício alcançado pela quimioterapia isoladamente.

O *linfoma plasmablástico* é observado mais frequentemente em pacientes com infecção pelo HIV e geralmente apresenta envolvimento de cabeça e pescoço. Este tumor não expressa CD20 e, portanto, não obtém benefício do tratamento com rituximabe.

O *linfoma difuso de grandes células B cutâneo primário* da perna (tipo perna) é uma das duas apresentações do linfoma de células B da pele.[26] Este tumor ocorre principalmente em pacientes idosos e a evolução é agressiva. Esta neoplasia deve ser diferenciada do linfoma do centro folicular cutâneo primário, que também pode ser diagnosticado como um linfoma difuso de grandes células B cutâneo, mas que segue uma evolução indolente e necessita somente de terapia local.

Os *linfomas de duplo acerto e da zona cinzenta* são entidades descritas mais recentemente. Os linfomas de duplo acerto apresentam rearranjos de *MYC* em combinação com *BCL2* e/ou *BCL6*. Atualmente estão incorporados a uma nova entidade denominada linfoma de células B de grau alto com rearranjos de *MYC* e *BCL2* e/ou *BLC6*. Eles apresentam um desfecho desfavorável quando são usados esquemas quimioterápicos padrão. Os linfomas da zona cinzenta incluem aqueles com características intermediárias entre o linfoma difuso de grandes células B e o linfoma de Burkitt e aqueles com características intermediárias entre o linfoma difuso de grandes células B mediastinal e o linfoma de Hodgkin clássico.

## LINFOMA DE BURKITT

O linfoma de Burkitt é um linfoma de células B altamente agressivo, que é mais comum em crianças e indivíduos imunossuprimidos do que em adultos saudáveis (ver a seguir). É comum haver envolvimento extralinfonodal disseminado. A forma endêmica do linfoma de Burkitt é observada com mais frequência em crianças que residem na África equatorial. O envolvimento da mandíbula é comum neste tipo. A forma esporádica do linfoma de Burkitt é observada mais comumente em crianças nos EUA. Os homens são afetados com mais frequência. Tanto as crianças quanto os adultos geralmente apresentam doença abdominal volumosa, algumas vezes com o envolvimento de rins, ovários e mamas. O envolvimento da medula óssea é observado em quase um terço dos casos.

## TRATAMENTO

Os tumores podem progredir de maneira extremamente rápida, de modo que a terapia deve ser iniciada assim que possível. Pode ocorrer síndrome de lise tumoral em virtude da frequente presença de doença volumosa, da alta taxa de proliferação tumoral e da sensibilidade extrema do tumor à quimioterapia. Os pacientes geralmente são tratados com esquemas de alta intensidade especializados, incluindo rituximabe, de duração relativamente breve.[A14] O tratamento com o esquema R-CHOP utilizado para o linfoma difuso de grandes células B apresenta um desfecho desfavorável, mas foram descritos resultados excelentes com R-EPOCH. É necessária a profilaxia para o SNC com quimioterapia intratecal ou dose alta de metotrexato. As taxas de cura, que excedem em muito os 50%, são típicas com a terapia apropriada. Já foram descritos resultados excelentes com R-EPOCH.

## TIPOS RAROS DE LINFOMAS DE CÉLULAS B

Diversos tipos raros de linfoma apresentam características clínicas distintas.

O *linfoma linfoplasmocítico* é um linfoma indolente, que frequentemente envolve a medula óssea, o sangue periférico e o baço. Os pacientes com frequência apresentam uma paraproteína imunoglobulina M (IgM) (e, portanto, a doença pode ser denominada macroglobulinemia de Waldenström), que pode levar aos sintomas de hiperviscosidade, fenômenos autoimunes ou neuropatias. A plasmaférese pode reduzir os sintomas de hiperviscosidade. Podem ser utilizadas a quimioterapia com agentes alquilantes, quimioterapia de combinação ou fludarabina, todas em combinação com rituximabe.[A15] O ibrutinibe demonstrou atividade significativa na macroglobulinemia de Waldenström, e a combinação de ibrutinibe mais rituximabe resultou em taxas de sobrevida livre de progressão significativamente mais altas do que o rituximabe isoladamente.[A16]

O *linfoma da zona marginal esplênico* é um linfoma indolente que normalmente se manifesta com esplenomegalia e linfocitose. Com frequência é observada uma gamopatia monoclonal. É incomum haver linfadenopatia periférica. A anemia e a trombocitopenia podem responder à esplenectomia. A quimioterapia com agentes únicos ou combinações à base de antraciclina podem ser úteis, e quando o linfoma está associado à hepatite C, a terapia antiviral pode ser efetiva. Foram descritas respostas à interferona. Este linfoma aparenta ser particularmente responsivo ao rituximabe.

O *linfoma de células B da zona marginal extralinfonodal* é um distúrbio indolente, que normalmente está associado à linfadenopatia generalizada. A evolução clínica e o prognóstico são semelhantes àqueles do linfoma folicular, e normalmente ele é tratado de modo semelhante.

A *doença imunoproliferativa do intestino delgado*, um distúrbio observado com mais frequência no Oriente Médio, tem início como um processo policlonal e pode progredir até um linfoma de grandes células B. O processo com frequência está associado à infecção pelo *C. jejuni*. Inicialmente na doença, os pacientes podem responder a antibióticos, e o linfoma franco pode responder a esquemas quimioterápicos de combinação.

## Linfomas de células T maduras (linfomas de células T periféricas)

Os linfomas de células T periféricas (ou maduras) são neoplasias de linfócitos T pós-tímicas. Estes incluem distúrbios relativamente indolentes, como micose fungoide e distúrbios linfoproliferativos cutâneos CD30+, mas a maioria dos pacientes diagnosticados com linfoma de células T periféricas tem uma forma agressiva. Os linfomas de células T periféricas representam apenas 10% dos LNH que ocorrem nos EUA. Infelizmente, o tratamento para estes linfomas não progrediu tão rapidamente quanto os tratamentos para os linfomas de células B.

## MICOSE FUNGOIDE

A micose fungoide (com frequência denominada *linfoma de células T cutâneo*) é malignidade indolente, mais comum em adultos de meia-idade e idosos.[27] A evolução clínica normalmente é uma progressão lenta de manchas ou placas isoladas até placas espessadas e mais disseminadas e, em seguida, até múltiplos tumores cutâneos, que podem ulcerar (Capítulo 411). Um subconjunto de pacientes apresenta eritrodermia generalizada e células tumorais circulantes, denominadas *síndrome de Sézary*. Pode ocorrer envolvimento de linfonodos e visceral tardiamente na evolução da doença.

### TRATAMENTO

A radioterapia cutânea pode ser curativa para os pacientes com a doença com manchas ou placas limitadas. Os pacientes com doença em estágio inicial (< 10% da área de superfície corporal) com frequência são tratados com terapia direcionada para a pele, que pode incluir radiação ultravioleta, esteroides tópicos ou mostarda nitrogenada tópica.

Os pacientes com doença mais avançada com frequência se beneficiam da terapia com feixes de elétrons em toda a pele ou fotoforese extracorpórea. Os tratamentos clínicos incluem brentuximabe vedotina, com[A17] ou sem[A18] quimioterapia padrão, bexaroteno,[A19] interferona-α, retinoides, anticorpos monoclonais, inibidores da histona deacetilase (vorinostate, depsipeptídio) e toxina de fusão denileucinadiftitox. Entretanto, estes tratamentos normalmente são apenas paliativos. Os resultados com o transplante autólogo de células-tronco hematopoéticas normalmente são desfavoráveis, ainda que o transplante alogênico de células-tronco tenha produzido resultados promissores em alguns casos.

## LINFOMA/LEUCEMIA DE CÉLULAS T EM ADULTOS

O linfoma/leucemia de células T em adultos, que está associado à infecção pelo HTLV-1 (Capítulo 354), é mais comumente observado no sul do Japão e no Caribe. A maior parte dos pacientes infectados é assintomática, e o risco vitalício de desenvolver linfoma/leucemia de células T em adultos é de aproximadamente 3%.

Os pacientes podem apresentar leucemia aguda, linfoma agressivo ou uma doença linfoproliferativa indolente. Os pacientes com doença agressiva apresentam linfadenopatia generalizada, hepatoesplenomegalia, infiltração cutânea e hipercalcemia. Muitos pacientes apresentam células tumorais circulantes características, com um núcleo em "flor" ou "trevo".

### TRATAMENTO

Os pacientes com doença indolente algumas vezes podem ser monitorados sem terapia. A doença agressiva normalmente é tratada com quimioterapia de combinação, mas não existe um consenso sobre o melhor esquema. Historicamente, a taxa de sobrevida em 5 anos tem sido inferior a 10%, ainda que estudos clínicos recentes tenham relatado resultados melhores.

## DISTÚRBIOS LINFOPROLIFERATIVOS CUTÂNEOS CD30+

Estes distúrbios representam um espectro de doenças que pode apresentar um aspecto histológico idêntico e sobreposição das manifestações clínicas. Com frequência as decisões sobre o tratamento são baseadas no comportamento clínico das lesões. Estes linfomas expressam CD30, mas não expressam a proteinoquinase de linfoma anaplásico (ALK) (ver adiante).

A *papulose linfomatoide* é um distúrbio clonal "histologicamente maligno", composto por pápulas eritematosas ou com manchas na pele, que frequentemente evoluem com ulceração espontânea e necrose ao longo de um período de semanas. O prognóstico é excelente, ainda que os pacientes ocasionalmente desenvolvam linfoma.

O *linfoma anaplásico de grandes células cutâneo primário* ocorre mais comumente em homens idosos e também frequentemente passa pela regressão espontânea. A taxa de sobrevida em 5 anos é superior a 90%. O manejo geralmente consiste em medidas locais (cirurgia ou radiação), ainda que possa ser necessário quimioterapia.

## LINFOMA ANAPLÁSICO DE GRANDES CÉLULAS SISTÊMICO PRIMÁRIO

O linfoma anaplásico de grandes células (LAGC) é um LNH de linfócitos T CD30+ agressivo, que é mais frequentemente observado em homens jovens.[28] Podem ocorrer linfomas de células B com morfologia semelhante, mas eles apresentam características clínicas idênticas às de outros linfomas difusos de grandes células B e não são considerados parte desta doença. Uma neoplasia morfologicamente semelhante, mas biologicamente não relacionada e clinicamente distinta, o LAGC cutâneo primário, ocorre predominantemente em adultos mais velhos e representa parte do espectro de distúrbios linfoproliferativos CD30+ cutâneos (ver anteriormente). O LAGC sistêmico primário com frequência apresenta uma translocação cromossômica t(2;5), que leva à expressão excessiva da ALK, uma proteína normalmente não detectável nas células linfoides.

Os pacientes geralmente apresentam linfadenopatia, e pode ser observado envolvimento da pele, dos ossos e do sistema digestório.

Uma entidade de linfoma anaplásico de grandes células de mama recentemente descrita está associada aos implantes mamários. Quando localizado, estas pacientes podem ser curadas com cirurgia, incluindo a remoção do implante.

### TRATAMENTO

Os pacientes geralmente são medicados com esquemas quimioterápicos como CHOP, com ou sem o acréscimo de etoposídeo. Os pacientes cujos tumores expressam ALK apresentam um desfecho excelente, e têm sido observadas taxas de sobrevida em 5 anos de 70 a 90%. O LAGC ALK-negativo é mais comum em pacientes idosos e está associado a uma taxa de resposta inferior e a um tempo de sobrevida mais breve. O transplante autólogo de células-tronco hematopoéticas pode ser curativo para os pacientes com recaída. O conjugado anticorpo-fármaco anti-CD30 brentuximabe vedotina é altamente ativo para os pacientes com recaída da doença e pode ser incorporado à terapia primária. Os pacientes cujos linfomas expressam ALK normalmente respondem ao inibidor da ALK crizotinibe.[29]

## LINFOMAS DE CÉLULAS T PERIFÉRICAS, NÃO ESPECIFICADOS

O maior grupo de pacientes com linfomas de células T periféricas é definido na classificação da OMS como aquele que apresenta "linfoma de células T periféricas, não especificado". Os sinais e sintomas destes pacientes são semelhantes aos dos pacientes com linfomas de células B agressivos, ainda que os sinais/sintomas sistêmicos (febre, sudorese noturna e perda de peso) e o envolvimento extralinfonodal sejam frequentes. O diagnóstico do linfoma de células T periféricas exige imunofenotipagem para demonstrar a origem dos linfócitos T.

### TRATAMENTO

Os pacientes em geral são tratados com os mesmos esquemas utilizados para os linfomas difusos de grandes células B (p. ex., CHOP com ou sem etoposídeo), com frequência em combinação com o transplante autólogo de células-tronco hematopoéticas inicial, ainda que o desfecho seja substancialmente mais desfavorável. O belinostate, que é um inibidor da histona desacetilase, e a romidespina aparentam ser efetivos como agentes únicos no linfoma de células T periféricas com recaída ou refratário.[30] Os pacientes com recaída após a remissão completa algumas vezes podem ser curados com o transplante de células-tronco hematopoéticas.

## SUBTIPOS INCOMUNS DE LINFOMAS DE CÉLULAS T

O *linfoma de células T angioimunoblástico* está associado a linfadenopatia generalizada, febre, perda de peso, erupção cutânea e hipergamaglobulinemia policlonal. Os resultados da terapia são semelhantes àqueles do linfoma de células T periféricas, não especificado.

O *linfoma de células NK/T extralinfonodal* ocorre, em geral, em locais extralinfonodais, sobretudo nariz, palato e nasofaringe. O envolvimento do nariz e da face leva à síndrome que anteriormente era denominada granuloma da linha média letal. Este distúrbio é incomum nos EUA, mas é frequente no Sudeste Asiático e na América Latina. Os pacientes com doença localizada com frequência podem ser curados com a combinação agressiva de radioterapia e quimioterapia.[31] Os pacientes com doença disseminada apresentam um prognóstico desfavorável. Estes pacientes com frequência respondem à l-asparaginase.

O *linfoma de células T hepatoesplênico* é caracterizado pela infiltração sinusoidal de baço, fígado e medula óssea, que leva a hepatoesplenomegalia, sintomas sistêmicos e citopenias. A linfadenopatia é incomum. Os pacientes são tipicamente homens jovens, e esta doença pode ocorrer em receptores de aloenxertos e na condição de disfunção imune. O prognóstico é desfavorável.

O *linfoma de células T do tipo enteropatia* normalmente é observado em pacientes com enteropatia sensível ao glúten (Capítulo 131). Os pacientes apresentam tipicamente dor abdominal e diarreia e, algumas vezes, perfuração intestinal. O tratamento da doença celíaca com uma dieta livre de glúten pode reduzir o risco de linfoma. O prognóstico em pacientes desnutridos é desfavorável, mas pacientes mais adaptados algumas vezes podem ser curados com quimioterapia intensiva e transplante de medula óssea autólogo.

O *linfoma de células T do tipo paniculite subcutâneo* se manifesta com múltiplos nódulos subcutâneos e com frequência é diagnosticado erroneamente como paniculite. Os pacientes com doença disseminada podem apresentar síndrome composta por febre, perda de peso, hepatoesplenomegalia, pancitopenia e fagocitose de células sanguíneas (síndrome hemofagocítica). Algumas vezes os pacientes respondem a esquemas de quimioterapia de combinação utilizados para o linfoma difuso de grandes células B, interferona e radioterapia, mas a sobrevida livre de doença a longo prazo é incomum.

## SITUAÇÕES CLÍNICAS ESPECIAIS

O diagnóstico e o manejo dos pacientes com os diversos tipos de LNH podem ser profundamente influenciados pelo local de origem do linfoma e por determinadas características clínicas dos pacientes. Exemplos das últimas incluem gestantes com linfoma, idosos com linfoma e linfoma em pacientes que são gravemente imunossuprimidos.

### Locais primários específicos do linfoma difuso de grandes células B

Aproximadamente 30% dos linfomas difusos de grandes células B têm origem em locais extralinfonodais. A apresentação em determinados locais extralinfonodais está associada a comportamentos clínicos únicos, que podem exigir análises diagnósticas ou terapia adicional àquela utilizada para os pacientes com apresentações linfonodais.

Os pacientes com linfoma do SNC primário (Capítulo 180) comumente apresentam envolvimento ocular, e todos os pacientes com este diagnóstico devem realizar um exame com lâmpada de fenda. De modo geral, não é realizada ressecção cirúrgica do linfoma do SNC primário, e o papel primário da cirurgia é para o diagnóstico. Os linfomas primários do SNC são muito sensíveis aos corticosteroides, mas os melhores resultados têm sido observados com os esquemas quimioterápicos que utilizam dose alta de metotrexato isoladamente ou em combinação com outros agentes como citarabina e temozolomida. Comparativamente, os esquemas quimioterápicos convencionais, como CHOP, são de pouco benefício. A irradiação de todo o cérebro também é uma terapia efetiva, ainda que a incidência de leucoencefalopatia seja extremamente alta, especialmente em pacientes idosos. A radioterapia com frequência é reservada para a recaída, não sendo utilizada como adjuvante à quimioterapia primária.

O tratamento do linfoma testicular primário, o câncer testicular mais comum em homens com mais de 60 anos (Capítulo 190), consiste habitualmente em orquiectomia seguida por quimioterapia de combinação. É comum haver recaída no testículo contralateral, e geralmente é prescrita irradiação do escroto. É comum haver envolvimento do SNC, e geralmente recomenda-se quimioterapia intratecal profilática. Com frequência ocorrem recaídas tardias.

O linfoma difuso de grandes células B do estômago e do sistema digestório é tratado de maneira diferente do linfoma MALT gástrico, ainda que exista um histórico de linfoma MALT anterior. Os pacientes podem ser curados com cirurgia e radioterapia adjuvante ou quimioterapia, muito embora a cirurgia raramente seja realizada para os linfomas gástricos, tendo em vista a morbidade associada à ressecção gástrica. Os pacientes devem ser medicados com esquemas quimioterápicos utilizados para outros linfomas difusos de grandes células B. Algumas vezes a radioterapia é utilizada após a quimioterapia, ainda que o papel do tratamento de modalidade combinada não esteja definido.

### Linfoma na AIDS e distúrbios linfoproliferativos pós-transplante

O linfoma não Hodgkin é uma doença que define a AIDS em indivíduos infectados pelo HIV (Capítulo 366), e o risco de desenvolver um linfoma não Hodgkin aumenta em mais de 150 vezes após o diagnóstico de outra doença que defina a AIDS.[32] A maior parte dos casos é de linfomas difusos de grandes células B ou linfomas de Burkitt. Os linfomas associados à AIDS têm um comportamento agressivo e com frequência envolvem o SNC e outros locais incomuns, como sistema digestório, ânus, reto, pele e tecidos moles. Os fatores associados à sobrevida desfavorável incluem contagens de linfócitos CD4 baixas, estado de desempenho desfavorável, idade mais avançada e estágio avançado. A incidência de LNH associado à AIDS declinou e o prognóstico melhorou consideravelmente. Os pacientes em geral são tratados da mesma maneira que os pacientes não imunocomprometidos e os prognósticos são semelhantes. Em geral recomenda-se a profilaxia intratecal, em virtude de um risco mais alto de envolvimento do SNC.

O risco de desenvolver um LNH também aumenta bastante nos pacientes que receberam um transplante de órgão sólido.[33] O aspecto histológico desses linfomas é variável, mas com frequência eles se assemelham aos linfomas agressivos em pacientes não imunocomprometidos. Distúrbios semelhantes podem ser observados em pacientes que são tratados com metotrexato e outros fármacos para distúrbios autoimunes e nos receptores de transplantes alogênicos de células-tronco hematopoéticas, especialmente se os transplantes ocorrerem com depleção de linfócitos T. Estes distúrbios linfoproliferativos pós-transplante, que podem se desenvolver semanas após a cirurgia, são mais comuns em pacientes que recebem imunossupressão agressiva após o transplante. É comum haver envolvimento de locais extralinfonodais e, com frequência, o linfoma envolve o órgão transplantado. Os distúrbios linfoproliferativos pós-transplante podem responder à redução ou à retirada da imunossupressão. Alguns investigadores defenderam o uso de aciclovir ou ganciclovir, tendo em vista que estes linfomas geralmente estão relacionados ao EBV, mas esta prática é controversa. Taxas de resposta altas também são observadas com o rituximabe. Outros pacientes necessitam de esquemas de quimioterapia de combinação.

### Linfoma não Hodgkin em pacientes idosos

Mais de 50% dos pacientes que desenvolvem LNH têm mais de 60 anos, e o prognóstico em geral é mais desfavorável para os pacientes idosos. Estes desfechos mais desfavoráveis estão relacionados ao aumento da toxicidade da terapia medicamentosa, às taxas de remissão mais baixas, ao aumento das taxas de recaída e às taxas de morte mais altas em virtude de doença cardiovascular e outras causas além do próprio linfoma. É mais provável que os pacientes idosos tenham outras características prognósticas adversas (Tabela 176.8), que também contribuem para os desfechos mais desfavoráveis. A prática de reduções da dose arbitrárias, com base unicamente na idade, deve ser desencorajada se os pacientes apresentarem bom estado de desempenho e nenhuma comorbidade.

### Linfoma não Hodgkin e gestação

O linfoma não Hodgkin na gestação envolve importantes questões clínicas e éticas, e é necessária uma abordagem multidisciplinar (Capítulo 226). Ainda que as radiografias torácicas em geral sejam consideradas seguras, normalmente o exame com ultrassom é utilizado no lugar da TC para o estadiamento no abdome e na pelve.

Ocasionalmente o tratamento pode ser adiado até depois do parto; entretanto, a maior parte das mulheres apresenta um tumor que possivelmente é curável, e os adiamentos do tratamento podem diminuir a chance de cura. Outras pacientes apresentam condições como síndrome da veia cava superior, que requer um tratamento imediato. Após o primeiro trimestre, a terapia padrão com dose integral, como R-CHOP, pode ser utilizada. Diversos estudos indicam altas probabilidades de cura sem aumentar significativamente os déficits adversos físicos ou intelectuais a longo prazo para a criança. Muito embora seja razoável oferecer o aborto terapêutico para as mulheres no primeiro trimestre, a quimioterapia também pode obter sucesso nesta situação. Os esquemas que utilizam metotrexato ou radiação abdominal devem ser evitados.

## DOENÇAS ALGUMAS VEZES CONFUNDIDAS COM O LINFOMA

Diversas condições estão associadas à linfadenopatia, as quais podem ser confundidas com o linfoma. As proliferações linfoides atípicas mais comuns que podem ser confundidas com o linfoma são as reações marcantes à estimulação imune. A hiperplasia folicular, com proliferação difusa de linfócitos B e T, pode ser observada em diversas doenças autoimunes (p. ex., síndrome de Sjögren, lúpus eritematoso sistêmico, artrite reumatoide) e processos infecciosos (p. ex., doenças por EBV, citomegalovírus, *Bartonella henselae*) (Capítulo 159). Se o diagnóstico definitivo do linfoma não puder ser obtido mesmo após exames imunológicos e moleculares, o paciente deve ser cuidadosamente observado. A evolução clínica ou biopsias subsequentes normalmente podem resolver a confusão.

A *doença de Castleman*, ou hiperplasia de linfonodo angiofolicular, normalmente tem o aspecto de um padrão vascular hialino de proliferação linfoide, mas um subconjunto de pacientes apresenta folículos linfoides hiperplásicos e folhetos de plasmócitos.[34] Os pacientes com doença de Castleman com frequência apresentam massa linfoide localizada, mas alguns pacientes apresentam doença sistêmica com febre, sudorese noturna, perda de peso e fadiga. Com frequência, os sintomas sistêmicos da doença de Castleman estão relacionados à produção excessiva de IL-6. A doença de Castleman em pacientes infectados pelo HIV com frequência está associada ao HHV-8. Os pacientes com formas disseminadas e ricas em plasmócitos da doença de Castleman ocasionalmente podem progredir para o linfoma. Os pacientes com doença de Castleman localizada podem ser tratados com remoção cirúrgica, radioterapia ou, ocasionalmente, observação, se forem assintomáticos. Os pacientes com doença sistêmica podem responder ao tratamento com dose alta de corticosteroides e/ou rituximabe. Os pacientes com expressão excessiva de IL-6 com frequência se beneficiam do tratamento com um anticorpo anti-IL-6. Por exemplo, o siltuximabe (um anticorpo monoclonal quimérico contra a interleucina, 6 a 11 mg/kg por infusão intravenosa a cada 3 semanas) pode proporcionar respostas duradouras em aproximadamente um terço dos pacientes HIV-negativos. Se outros tratamentos falharem, algumas vezes os pacientes podem se beneficiar dos esquemas quimioterápicos combinados e/ou do transplante alogênico de células-tronco hematopoéticas.[34b] O sirolimo também é um agente possivelmente promissor.[34c]

A histiocitose sinusal com linfadenopatia maciça, também conhecida como *doença de Rosai-Dorfman*, manifesta-se como linfadenopatia volumosa em crianças e adultos jovens. Locais extralinfonodais, como pele, vias respiratórias superiores, sistema digestório e SNC podem estar envolvidos. A doença é, habitualmente, autolimitada, mas tem sido associada à anemia hemolítica autoimune.

A *doença de Kikuchi* (linfadenite necrosante histiocítica) é uma doença de origem desconhecida, que afeta mais comumente mulheres jovens. Os sinais/sintomas consistem, mais comumente, em linfadenopatia cervical indolor, que com frequência é acompanhada por febre, sintomas gripais e erupção cutânea. O tratamento é sintomático e as manifestações geralmente desaparecem em semanas ou meses.

A *doença relacionada à IgG4* é uma doença inflamatória fibrosante imunomediada sistêmica, na qual diversos órgãos estão infiltrados por plasmócitos IgG4-positivos. Os pacientes com frequência apresentam linfadenopatia assintomática associada que geralmente responde aos corticosteroides.

### Recomendações de grau A

A1. Zucca E, Conconi A, Laszlo D, et al. Addition of rituximab to chlorambucil produces superior event-free survival in the treatment of patients with extranodal marginal-zone B-cell lymphoma: 5-year analysis of the IELSG-19 randomized study. *J Clin Oncol*. 2013;31:565-572.
A2. Ardeshna KM, Qian W, Smith P, et al. Rituximab versus a watch-and-wait approach in patients with advanced-stage, asymptomatic, non-bulky follicular lymphoma: an open-label randomised phase 3 trial. *Lancet Oncol*. 2014;15:424-435.
A3. Bachy E, Houot R, Morschhauser F, et al. Long-term follow up of the FL2000 study comparing CHVP-interferon to CHVP-interferon plus rituximab in follicular lymphoma. *Haematologica*. 2013;98:1107-1114.
A4. Morschhauser F, Fowler NH, Feugier P, et al. Rituximab plus lenalidomide in advanced untreated follicular lymphoma. *N Engl J Med*. 2018;379:934-947.
A5. Salles G, Seymour JF, Offner F, et al. Rituximab maintenance for 2 years in patients with high tumour burden follicular lymphoma responding to rituximab plus chemotherapy (PRIMA): a phase 3, randomised controlled trial. *Lancet*. 2011;377:42-51.
A6. Marcus R, Davies A, Ando K, et al. Obinutuzumab for the first-line treatment of follicular lymphoma. *N Engl J Med*. 2017;377:1331-1344.
A7. Cheson BD, Chua N, Mayer J, et al. Overall survival benefit in patients with rituximab-refractory indolent non-Hodgkin lymphoma who received obinutuzumab plus bendamustine induction and obinutuzumab maintenance in the GADOLIN study. *J Clin Oncol*. 2018;36:2259-2266.
A8. Rummel MJ, Niederle N, Maschmeyer G, et al. Bendamustine plus rituximab versus CHOP plus rituximab as first-line treatment for patients with indolent and mantle-cell lymphomas: an open-label, multicenter, randomized, phase 3 non-inferiority trial. *Lancet*. 2013;381:1203-1210.
A9. Robak T, Jin J, Pylypenko H, et al. Frontline bortezomib, rituximab, cyclophosphamide, doxorubicin, and prednisone (VR-CAP) versus rituximab, cyclophosphamide, doxorubicin, vincristine, and prednisone (R-CHOP) in transplantation-ineligible patients with newly diagnosed mantle cell lymphoma: final overall survival results of a randomised, open-label, phase 3 study. *Lancet Oncol*. 2018;19:1449-1458.
A10. Dreyling M, Jurczak W, Jerkeman M, et al. Ibrutinib versus temsirolimus in patients with relapsed or refractory mantle-cell lymphoma: an international, randomised, open-label, phase 3 study. *Lancet*. 2016;387:770-778.
A11. Coiffier B, Thieblemont C, Van Den Neste E, et al. Long-term outcome of patients in the LNH-98.5 trial, the first randomized study comparing rituximab-CHOP to standard CHOP chemotherapy in DLBCL patients: a study by the Groupe d'Etudesdes Lymphomes de l'Adulte. *Blood*. 2010;116:2040-2045.
A12. Récher C, Coiffier B, Haioun C, et al. Intensified chemotherapy with ACVBP plus rituximab versus standard CHOP plus rituximab for the treatment of diffuse large B-celllymphoma (LNH03-2B): an open-label randomised phase 3 trial. *Lancet*. 2011;378:1858-1867.
A13. Stiff PJ, Unger JM, Cook JR, et al. Autologous transplantation as consolidation for aggressive non-Hodgkin's lymphoma. *N Engl J Med*. 2013;369:1681-1690.
A13b. Houillier C, Taillandier L, Dureau S, et al. Radiotherapy or autologous stem-cell transplantation for primary CNS lymphoma in patients 60 years of age and younger: results of the intergroup ANOCEF-GOELAMS randomized phase II PRECIS study. *J Clin Oncol*. 2019;37:823-833.

# 177

# LINFOMA DE HODGKIN

JOSEPH M. CONNORS

## DEFINIÇÃO

O linfoma de Hodgkin (LH), um dos linfomas de células B, é composto por dois tipos principais: o LH clássico, com uma célula neoplásica característica, a célula de Hodgkin-Reed-Sternberg; e o muito menos comum (cerca de 5% dos casos) LH de predomínio nodular linfocitário, com um tipo de predominância de linfócitos característico. Ambos os tipos apresentam uma história natural distinta e, mais importante, excelente resposta ao tratamento, com a maioria dos pacientes alcançando a cura. A quimioterapia com múltiplos agentes é altamente efetiva. Pacientes cuidadosamente selecionados podem necessitar de radioterapia (RT) adjuvante ou, se o linfoma recidivar após o tratamento primário, dose alta de quimiorradioterapia e transplante autólogo de células-tronco hematopoéticas (DAQ/TCTH). O principal desafio para os médicos que tratam esta neoplasia é curar a doença e ao mesmo tempo minimizar a toxicidade a longo prazo.

## EPIDEMIOLOGIA

A incidência do LH varia substancialmente em todo o mundo. As taxas mais altas ocorrem nos EUA, no Canadá, na Suíça e no norte da Europa. Taxas intermediárias são observadas no sul e no leste da Europa e taxas baixas são observadas no Leste Asiático. Ainda não foi encontrada uma explicação clara para essa variação. Os motivos postulados incluem diferenças na idade ao início ou genótipo de qualquer infecção pelo vírus Epstein-Barr (EBV) associada; aglomerações durante a infância como um resultado do condições socioeconômicas baixas, que predispõem à transmissão de um vetor infeccioso ainda não descoberto; e diferenças genéticas intrínsecas na suscetibilidade.

Aproximadamente 20.000 novos casos são observados anualmente na América do Norte e na Europa. A incidência do LH ajustada para a idade declinou modestamente ao longo de 20 anos antes da década de 1990, mas desde então foi nivelada em aproximadamente 2,7 por 100.000. A taxa de mortalidade anual ajustada para a idade é de 0,5 por 100.000. O linfoma de Hodgkin ocorre com frequência discretamente maior em homens e é observado mais frequentemente em brancos do que em afro-americanos, e de maneira muito menos frequente nas populações asiáticas. Grande parte da diferença na incidência em brancos e negros na América do Norte pode ser atribuída à mais alta incidência observada nas classes socioeconômicas mais altas. O risco vitalício cumulativo para o desenvolvimento do LH é de aproximadamente 1 em 250 a 1 em 300 na América do Norte.

A incidência do LH é bimodal na distribuição conforme a faixa etária, aumentando a partir de uma taxa muito baixa na infância até um pico precoce nos adultos jovens (25 a 30 anos) e um pico posterior nos adultos > 50 anos. No mundo ocidental, apenas aproximadamente 5% dos casos ocorrem em pessoas com menos de 15 anos e 5% em indivíduos com mais de 70 anos. Em contrapartida, a distribuição etária no subcontinente indiano sofreu uma forte alteração para a infância.

## BIOPATOLOGIA

A causa do LH permanece incerta. Ele não está associado à exposição a radiação, substâncias químicas, agentes biocidas, trabalho em profissões relacionadas à saúde ou tonsilectomia anterior. A principal suspeita permanece sendo o EBV, com base em evidências muito sugestivas, mas sem comprovação definitiva.[1]

### Vírus Epstein-Barr

O EBV é um herpes-vírus com tropismo pelos grandes linfócitos B (ver Capítulo 353). Aproximadamente 90% da população geral contraem a infecção pelo EBV até os 25 a 30 anos. No mundo em desenvolvimento, esta infecção geralmente ocorre na infância, mas nos países desenvolvidos, a infecção com frequência é adiada até a adolescência, quando está associada à síndrome da mononucleose infecciosa em até 30% dos novos casos. A história pregressa de mononucleose infecciosa triplica a probabilidade de um linfoma de Hodgkin subsequente. Os anticorpos contra o antígeno do capsídio viral alcançam níveis mais altos em pacientes com LH do que nos controles, e estes níveis mais altos surgem muitos anos antes da neoplasia. Exames de hibridização *in situ* demonstraram que, em aproximadamente 50% dos casos de LH, as células de Hodgkin-Reed-Sternberg contêm um pequeno RNA codificado pelo EBV (EBER) e, nestes casos, virtualmente todas as células de Hodgkin-Reed-Sternberg são positivas para o vírus. O genoma do EBV está amplificado em 50 vezes ou mais nas células de Hodgkin-Reed-Sternberg e é monoclonal nas células de Hodgkin-Reed-Sternberg de um paciente individual. Em algumas populações, virtualmente todos os casos de linfoma de Hodgkin ocorrem em indivíduos EBV-positivos, mas até 50% dos pacientes em países desenvolvidos não apresentam o EBV em suas células de Hodgkin-Reed-Sternberg. Portanto, ainda que o EBV possa desempenhar um papel importante no desenvolvimento do linfoma de Hodgkin, esse papel não é direto nem universal.

### Fatores genéticos

Estudos proporcionam evidências circunstanciais a respeito de uma contribuição genética para a etiologia do linfoma de Hodgkin, demonstrando que o LH apresenta quase 100 vezes mais probabilidade de desenvolvimento no gêmeo monozigótico de um indivíduo afetado do que em um gêmeo dizigótico. Parentes em primeiro grau de indivíduos com a doença apresentam um aumento do risco de desenvolvimento do linfoma de até cinco vezes. Talvez os indivíduos geneticamente predispostos reajam de maneira diferente ao EBV, aumentando, assim, a chance de desenvolvimento de uma neoplasia linfoide.

A análise do genótipo com base na reação em cadeia da polimerase demonstrou a derivação clonal das células de Hodgkin-Reed-Sternberg, incluindo mutações *p53* idênticas das células de Hodgkin-Reed-Sternberg extraídas de uma única amostra de biopsia, desta maneira estabelecendo, de modo inequívoco, a clonalidade.[2] O achado de rearranjos do gene de imunoglobulina clonal de múltiplas células na mesma amostra de biopsia também confirma a origem nas células B. Já foram relatados alguns casos raros com um genótipo de células T, mas estes são excepcionais. Finalmente, a identificação de células com rearranjos do gene de imunoglobulina idênticos, tanto ao diagnóstico quanto na recaída, verifica que a clonalidade das células B da doença é preservada ao longo do tempo.

Aneuploidia e hiperploidia consistentes com a natureza multinucleada das células de Hodgkin-Reed-Sternberg são achados frequentes, mas não foram detectadas translocações cromossômicas consistentes. No linfoma de Hodgkin, foram localizados diversos *loci* de suscetibilidade para a ativação da cromatina, com representação excessiva da ligação do fator de transcrição para as determinantes do desenvolvimento das células B e da resposta imune.[3]

## MANIFESTAÇÕES CLÍNICAS

De modo geral, o linfoma de Hodgkin se manifesta como linfadenopatia (ver Capítulo 159), tipicamente nas áreas cervical, axilar ou mediastinal, e apenas aproximadamente 10% dos pacientes apresentam doença linfonodal abaixo do diafragma. Ainda que os linfonodos localizados perifericamente raramente alcancem um grande volume, massas mediastinais muito grandes ou, com menos frequência, massas retroperitoneais, podem se desenvolver com manifestações modestas. O envolvimento de linfonodos no linfoma de Hodgkin geralmente é indolor, mas um paciente ocasional se queixa de desconforto nos locais dos linfonodos imediatamente após a ingestão de bebidas alcoólicas.

Aproximadamente 25% dos pacientes com linfoma de Hodgkin apresentam manifestações sistêmicas ou constitucionais. As manifestações clássicas de linfócitos B, perda de peso significativa (> 10% do valor basal), sudorese noturna e febre persistente, geralmente sinalizam doença disseminada ou localmente extensiva, e implicam necessidade de tratamento sistêmico. O prurido generalizado, ocasionalmente intenso, pode anteceder o diagnóstico de linfoma de Hodgkin em até muitos anos. Alguns pacientes apresentam sinais/sintomas sugestivos de uma lesão expansiva, tal como tosse ou estridor como resultado da compressão traqueobrônquica da doença mediastinal ou dor óssea secundária ao envolvimento metastático. Como o LH pode envolver a medula óssea de modo significativo, um paciente ocasional apresenta anemia sintomática ou pancitopenia detectada incidentalmente. Foram relatadas síndromes neurológicas ou endócrinas paraneoplásicas com o linfoma de Hodgkin, mas estas são raras.

## DIAGNÓSTICO

O diagnóstico do LH clássico é baseado no reconhecimento das células de Hodgkin-Reed-Sternberg (Figura 177.1) ou das células de Hodgkin (ou de ambas) em um contexto celular apropriado em secções de tecido de um linfonodo ou órgão extralinfático, tal como medula óssea, pulmão ou osso. A biopsia por aspiração com agulha fina não é adequada para o diagnóstico do linfoma de Hodgkin. São necessárias a biopsia aberta e a coloração histoquímica padrão para estabelecer o diagnóstico de maneira inequívoca e para determinar o subtipo histológico.[4] Análises imuno-histoquímicas podem comprovar utilidade em casos difíceis ou para diferenciar subtipos especiais, como os tipos clássico rico em linfócitos e de predomínio nodular linfocitário. No linfoma de Hodgkin clássico, as grandes células de Hodgkin-Reed-Sternberg dispersas são multinucleadas ou apresentam grandes núcleos poliploides. As variações incluem células mononucleares, que são semelhantes às células polilobuladas ou multinucleares habituais, mas apresentam apenas um grande núcleo com um nucléolo proeminente, bem como células com lacunas, que são as variantes das células de Hodgkin-Reed-Sternberg, com citoplasma abundante e retraído correspondendo a um artefato da fixação em formalina. As infrequentes células de Hodgkin-Reed-Sternberg em geral estão presentes em um contexto com mistura de linfócitos policlonais, eosinófilos, neutrófilos, plasmócitos, fibroblastos e histiócitos. Tem-se demonstrado que uma grande quantidade de macrófagos associados é um forte preditor da resistência ao tratamento. Ocasionalmente, pode ocorrer a formação de granulomas com um componente histiocítico proeminente.

O linfoma de Hodgkin pode ser classificado tipicamente em subtipos bem descritos (Tabela 177.1), incluindo uma categoria relativamente nova de linfoma de Hodgkin clássico rico em linfócitos, que deve ser diferenciada do linfoma de Hodgkin de predomínio nodular linfocitário. O subtipo mais comum é o esclerosante nodular, que apresenta bandas de esclerose grosseiras características, que circundam os nódulos compostos por células de Hodgkin-Reed-Sternberg típicas no contexto habitual de mistura de células reativas e inflamatórias.

O imunofenótipo das células neoplásicas no linfoma de Hodgkin pode ajudar a identificar o subtipo específico. Tipicamente, as células de Hodgkin-Reed-Sternberg apresentam coloração positiva para CD30 (80 a 100% dos casos), CD15 (75 a 85% dos casos), e proteína de ativação específica de células B (BSAP), que é o produto do gene *PAX5* (> 90% dos casos). Entretanto, com frequência apenas uma minoria das células malignas apresenta coloração positiva para os marcadores CD15 e BSAP. O CD20, um marcador da linhagem de células B geralmente confiável, é positivo em aproximadamente 40% dos casos de linfoma de Hodgkin clássico, mas normalmente apenas em uma minoria das células, e a coloração pode ser fraca. Contrariamente, o linfoma de Hodgkin de predomínio nodular linfocitário quase sempre é corado de maneira fortemente positiva para CD20 e para os marcadores de células B especializados CD79a e CD45, mas é negativo para CD30 e CD15. O linfoma anaplásico de grandes células (ver Capítulo 176) é positivo para CD30, mas seguramente negativo para CD15, CD20 e CD79a.

### Diagnóstico diferencial

Dependendo do local de ocorrência e dos sintomas associados, o diagnóstico diferencial do linfoma de Hodgkin inclui linfoma não Hodgkin (Capítulo 176), tumores de células germinativas (Capítulo 190), timoma (Capítulo 394), sarcoidose (Capítulo 89) e tuberculose (Capítulo 308). Entretanto, o diagnóstico específico é prontamente determinado por meio da obtenção de uma amostra de biopsia adequada para revisão por parte de um hematopatologista especializado. O linfoma de células B rico em células T (Capítulo 176) é diferenciado do linfoma de Hodgkin clássico por ser negativo para CD30 e CD15, mas positivo para CD20 e CD45. O prosseguimento para uma referida biopsia inicialmente na avaliação dos pacientes com linfadenopatia (Capítulo 159), especialmente do mediastino, com frequência economiza tempo e poupa o paciente do adiamento no diagnóstico.

Com procedimentos de biopsia apropriados para investigar o aumento de volume de linfonodos torácicos centrais ou intra-abdominais adequados, o diagnóstico do linfoma de Hodgkin raramente apresenta dificuldades. O imunofenótipo ajuda a diferenciar o linfoma de Hodgkin de outras doenças. A combinação de avaliação imuno-histopatológica apropriada por parte de um hematopatologista especializado e avaliação clínica virtualmente eliminou as dificuldades com o diagnóstico diferencial. Os problemas surgem principalmente quando o material inadequado ou inadequadamente processado é tudo o que está disponível para o diagnóstico.

### Estadiamento

#### Exame físico

Tendo em vista a sua tendência de disseminação de maneira ordenada, em geral a partir dos linfonodos inicialmente envolvidos, o estágio do

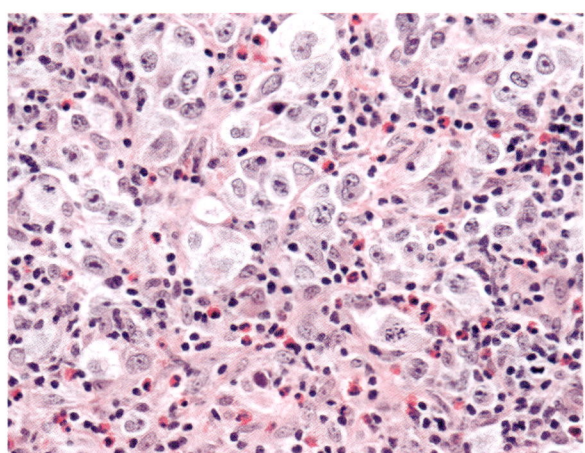

**FIGURA 177.1** Linfoma de Hodgkin esclerosante nodular. Esta figura demonstra um caso típico de linfoma de Hodgkin esclerosante nodular, com muitas células lacunares, células de Hodgkin-Reed-Sternberg diagnósticas ocasionais e o contexto característico de linfócitos e eosinófilos. (Fotomicrografia cortesia do Dr. Randy D. Gascoyne, British Columbia Cancer Agency.)

| Tabela 177.1 | Classificação dos subtipos de linfoma de Hodgkin da Organização Mundial da Saúde. |
|---|---|
| **NOME DO SUBTIPO** | **FREQUÊNCIA (%)*** |
| Linfoma de Hodgkin clássico | |
|    Esclerosante nodular | 66 |
|    Rico em linfócitos | 3 |
|    Celularidade mista | 10 |
|    Com depleção de linfócitos | 1 |
| Linfoma de Hodgkin de predomínio nodular linfocitário | 7 |
| Linfoma de Hodgkin, não classificável de outro modo | 13 |

*Frequência com base em todos os novos casos (N = 1.964) observados na Colúmbia Britânica a partir de janeiro de 1998, quando a categoria de linfoma de Hodgkin clássico rico em linfócitos se tornou bem estabelecida, até junho de 2017.

LH pode ser estabelecido por meio do uso de exames de imagem e laboratoriais prontamente disponíveis (Figura 177.2 e Tabela 177.2). A avaliação deve ter início com uma anamnese cuidadosa à procura de sintomas de localização, tais como dor óssea, ou sinais constitucionais de febre, perda de peso ou sudorese noturna, ou de comorbidades que possam afetar a administração segura do tratamento planejado. O exame físico pode identificar linfadenopatia ou organomegalia.

### Exames laboratoriais

Os exames laboratoriais devem incluir hemogramas e velocidade de hemossedimentação (VHS), provas de função hepática e renal, nível sérico de albumina, eletroforese de proteínas séricas e sorologia para vírus da imunodeficiência humana (HIV) e vírus das hepatites B e C. A aspiração e biopsia da medula óssea se tornaram desnecessárias com a tomografia com emissão de pósitrons com fluorodesoxiglicose (PET).

### Exames de imagem

As técnicas de imagem para avaliar o linfoma de Hodgkin continuam a evoluir (Figura 177.3). Todos os pacientes devem ser submetidos à tomografia computadorizada (TC) contrastada de pescoço, tórax, abdome e pelve, com cortes em intervalos de 1 cm ou menos. A ressonância magnética (RM) ocasionalmente é útil quando a extensão do envolvimento ósseo ou de tecidos moles precisa ser determinada com precisão ou para um paciente com contraindicação absoluta ao uso de agentes de contraste intravenosos.

### Tomografia com emissão de pósitrons

A PET com fluorodesoxiglicose é mais sensível e específica do que a TC ou a cintilografia com gálio para o estadiamento e também para a avaliação de massas residuais após o tratamento, e atualmente é considerada obrigatória para o estadiamento do linfoma de Hodgkin.[5,6] Ela também é útil para a avaliação de massas residuais durante ou após o tratamento planejado, possibilitando uma seleção melhor dos pacientes que devem receber terapia alterada ou adicional, especialmente RT.

### Sistema de estadiamento

O sistema de estadiamento de Ann Arbor com a modificação de Costwold (Tabela 177.3) classifica os pacientes em quatro estágios. Neste sistema, o baço e o tecido linfoide do anel de Waldeyer contam, cada um, como locais linfonodais. O estágio IV é reservado à doença extralinfonodal, o qual, para todas as finalidades práticas, é a doença em medula óssea, pulmão, osso ou fígado. O linfoma de Hodgkin em qualquer outro local extralinfonodal deve despertar o questionamento do diagnóstico ou uma busca por infecção pelo HIV.

A doença volumosa é definida como a existência de qualquer massa tumoral com o maior diâmetro superior a 10 cm. A designação de lesão E identifica os pacientes cuja extensão extralinfonodal limitada do linfoma de Hodgkin poderia ser incluída em um campo de irradiação envolvido razoável. Como parte do estadiamento, os pacientes são subdivididos naqueles com ou sem febre, sudorese noturna ou perda de peso (sintomas B).

## TRATAMENTO

Nos últimos 80 anos, o linfoma de Hodgkin se transformou de uma doença quase uniformemente fatal em uma doença que geralmente é curada. O acompanhamento a longo prazo de uma grande coorte de pacientes com linfoma de Hodgkin tratados em todos os estágios sugeriu que aqueles livres de eventos em 2 anos apresentam um desfecho excelente, independentemente dos fatores prognósticos basais, ainda que apresentem um persistente aumento do risco de morte em virtude de todas as causas, em comparação à população geral.[A1] Os princípios de base do tratamento com modalidades combinadas e quimioterapia com múltiplos agentes, inicialmente desenvolvido para o linfoma de Hodgkin, se tornaram os fundamentos do atual tratamento de sucesso de muitas malignidades e exigem o envolvimento de uma equipe multiprofissional, incluindo patologistas, especialistas em exames de imagem diagnósticas, oncologistas clínicos e radiologistas, enfermeiros e equipe de apoio. A necessidade de equilibrar a maior eficácia do tratamento inicial, que com frequência exige aumento na intensidade e, assim, da toxicidade, em face de complicações tardias problemáticas e ocasionalmente fatais, encorajou uma perspectiva a longo prazo e o cuidadoso monitoramento em relação aos efeitos colaterais tardios associados ao tratamento.

Do ponto de vista terapêutico prático, os pacientes com doença em estágio III ou IV ou doença volumosa são definidos como portadores de doença avançada, enquanto os pacientes sem estas características apresentam doença em estágio limitado. Na Europa, os pacientes com doença limitada são adicionalmente subdivididos naqueles com desfechos favoráveis e desfavoráveis. As taxas de cura excedem 90 a 95% para os pacientes com doença em estágio IA ou IIA não volumosa (limitada). Entretanto, para os pacientes com doença em estágio avançado, os preditores independentes da progressão incluem sexo, idade, estágio, nível de hemoglobina, leucograma, contagem de linfócitos e nível sérico de albumina. Os atuais resultados do tratamento indicam uma difusão de 60 para 80% dos grupos com prognóstico mais desfavorável para o grupo com prognóstico mais favorável.[7] O plano de tratamento direto para 90% dos pacientes nos quais o LH é diagnosticado entre os 16 e 70 anos pode ser baseado no estágio clínico, na existência de sintomas B e no volume da maior massa tumoral (Tabela 177.4).

### Tratamento do linfoma de Hodgkin em estágio limitado

Mais de 95% de um terço dos pacientes com linfoma de Hodgkin que inicialmente esteja em estágio limitado podem ser curados, independentemente do local de ocorrência, da existência de doença acima ou abaixo do diafragma, ou do subtipo histológico. O desafio é alcançar este objetivo com a menor toxicidade e o menor custo.[8]

Dois ciclos de quimioterapia com ABVD (doxorrubicina, bleomicina, vimblastina e dacarbazina), seguidos por irradiação da área envolvida, curam aproximadamente 95% dos pacientes com doença em estágio limitado, eliminam quase completamente o risco de infertilidade, menopausa

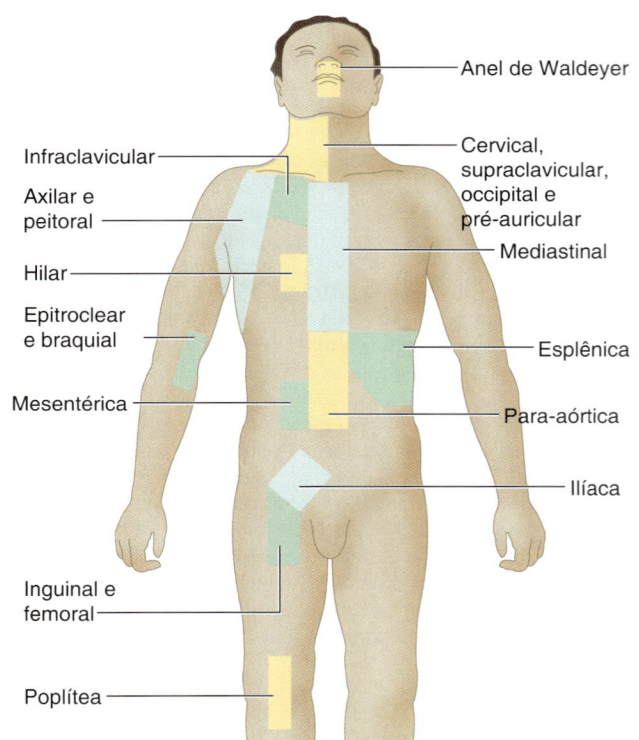

**FIGURA 177.2** Definição anatômica de regiões linfonodais para o estadiamento da doença de Hodgkin. (De Kaplan HS, Rosenberg AS, The treatment of Hodgkin disease, *Med Clin North Am*. 1966;50:1591-1610.)

### Tabela 177.2 — Exames necessários para o estadiamento do linfoma de Hodgkin.

Anamnese à procura de sintomas B (febre, perda de peso, sudorese noturna) ou outras condições sintomáticas sugestivas de doença mais avançada
Exame físico à procura de linfadenopatia ou organomegalia
Hemograma completo
Creatinina sérica, fosfatase alcalina, lactato desidrogenase, bilirrubina e eletroforese de proteínas (incluindo nível sérico de albumina)
Radiografia de tórax, incidências posteroanterior (PA) e lateral
Tomografia computadorizada (TC) de pescoço, tórax, abdome e pelve
Tomografia com emissão de pósitrons com fluorodesoxiglicose com tomografia computadorizada (PET/TC)

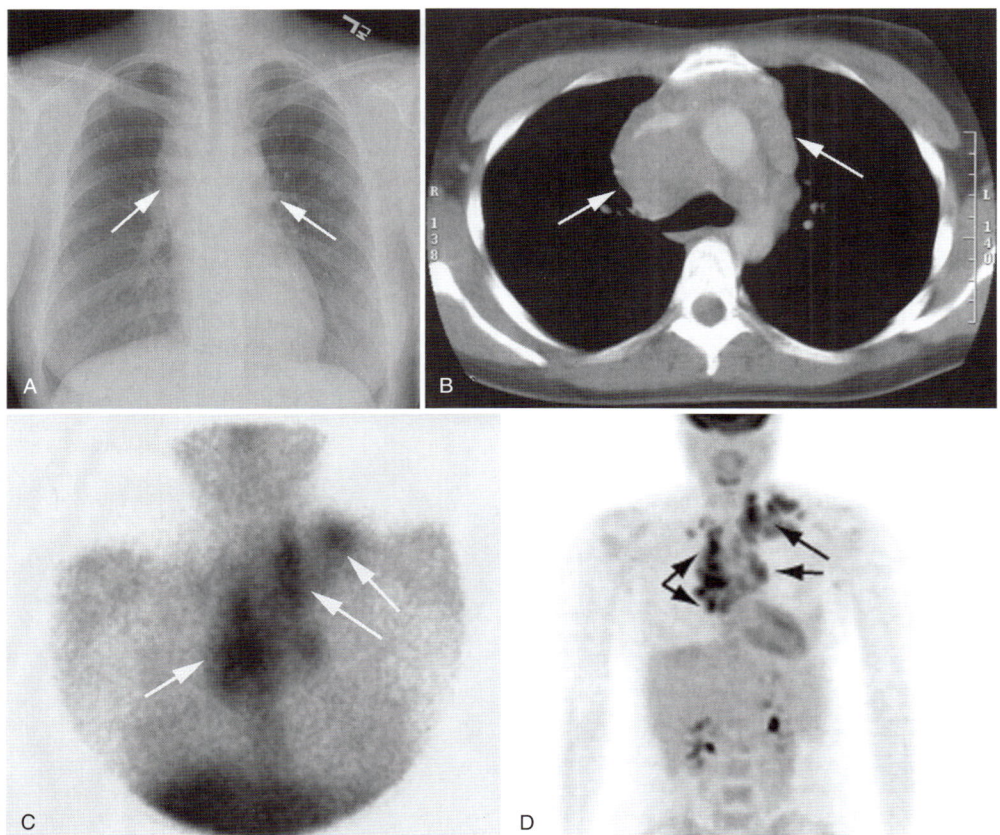

**FIGURA 177.3** **Exames de imagem do linfoma de Hodgkin.** Doença de Hodgkin volumosa, conforme observado em radiografia de tórax (**A**), tomografia computadorizada (TC) de tórax (**B**), cintilografia com gálio (**C**) e tomografia com emissão de pósitrons (PET) (**D**). As *setas* indicam os locais da doença. Observe que a PET e a TC proporcionam informações mais detalhadas do que a radiografia de tórax e a cintilografia com gálio.

| Tabela 177.3 | Sistema de estadiamento de Ann Arbor modificado para o linfoma de Hodgkin. |
|---|---|
| **ESTÁGIO** | **ENVOLVIMENTO** |
| I | Região linfonodal única (I) ou um local extralinfático ($I_E$) |
| II | Duas ou mais regiões linfonodais, mesmo lado do diafragma (II), ou extensão extralinfática local mais uma ou mais regiões linfonodais, do mesmo lado do diafragma ($II_E$) |
| III | Regiões linfonodais em ambos os lados do diafragma (III); podem ser acompanhadas por extensão extralinfática local ($III_E$) |
| IV | Envolvimento difuso de um ou mais órgãos ou locais extralinfáticos |
| A | Sem sintomas "B" |
| B | Existência de no mínimo um dos seguintes:<br>Perda de peso inexplicada > 10% do valor basal durante 6 meses antes do estadiamento<br>Febre > 38°C inexplicada recidivante<br>Sudorese noturna recidivante |

| Tabela 177.4 | Plano de tratamento para o linfoma de Hodgkin, com base no estágio. |
|---|---|
| **ESTÁGIO** | **TRATAMENTO** |
| IA ou IIA, sem doença volumosa* | ABVD[1] 3 a 4×, se RC após 3 ciclos, ou ABVD 2 × + RTRE |
| IB, IIB, ou qualquer estágio III ou IV ou doença volumosa, qualquer estágio | ABVD[†] até 6 ciclos, ou A+AVD ou BEACOPP com escalonamento[†] |

*Volumosa se refere à doença com o maior diâmetro de qualquer massa única maior ou igual a 10 cm. [†]Ver texto em relação aos fármacos em cada esquema. A administração ideal deve ser individualizada. A+AVD = brentuximabe vedotina, doxorrubicina, vimblastina e dacarbazina; ABVD = doxorrubicina, bleomicina, vimblastina e dacarbazina; BEACOPP = bleomicina, etoposídeo, doxorrubicina, ciclofosfamida, vincristina, procarbazina e prednisona; RC = resposta completa; RTRE = radioterapia na região envolvida.

precoce e leucemia e minimizam a toxicidade cardiopulmonar.[9] Entretanto, a quimioterapia isoladamente é uma alternativa viável para os pacientes com boa resposta inicial ao tratamento documentada por PET e, além disso, reduz os riscos da exposição à radiação, ainda que o risco de doença progressiva seja modestamente mais alto nos pacientes que recebem quimioterapia isoladamente.[A2] Por exemplo, em um estudo clínico randomizado que comparou três ciclos de quimioterapia com ABVD isoladamente *versus* RT adjuvante, a estratégia da quimioterapia isoladamente para os pacientes cuja PET pós-quimioterapia se tornou negativa comprovou ser apenas minimamente inferior à RT em termos de sobrevida livre de eventos e equivalente na sobrevida geral. Estes dados sugerem que pacientes com linfoma de Hodgkin em estágio limitado podem ser tratados com sucesso com três ciclos de ABVD isoladamente, se isto resultar em PET negativa; para a minoria cujo linfoma não regride completamente após três ciclos, sendo mais bem avaliado por PET, a adição de radiação pode ser ideal. Na Europa, abordagens mais intensificadas têm sido testadas para o linfoma de Hodgkin em estágio inicial, mas desfavorável, com fatores prognósticos adversos como massa mediastinal volumosa, extensão extralinfonodal, elevação da velocidade de hemossedimentação (VHS), ou envolvimento de três ou mais áreas de linfonodos. Nesses pacientes, dois ciclos de BEACOPP (bleomicina, etoposídeo, doxorrubicina, ciclofosfamida, vincristina, procarbazina e prednisona), seguidos por dois ciclos de ABVD antes da RT na área envolvida, melhoram significativamente o controle tumoral, em comparação a quatro ciclos de ABVD antes da radioterapia da área envolvida, mas os resultados a longo prazo não diferem. Assim sendo, algumas autoridades recomendam o tratamento com modalidades combinadas planejadas, com ambas a quimioterapia e a radiação, enquanto outras preferem tratar o linfoma de Hodgkin em estágio limitado desfavorável de modo semelhante à doença em estágio avançado.

## Tratamento do linfoma de Hodgkin em estágio avançado

No linfoma de Hodgkin em estágio avançado (estágios IIIA, IIIB, IVA e IVB), o ABVD se tornou o esquema mais amplamente utilizado.[10] O acréscimo da radioterapia (RT) melhora significativamente a sobrevida livre de progressão em 10 anos em pacientes com LH em estágio avançado, mas não melhora a sobrevida geral. Uma PET negativa ao término da quimioterapia diferencia entre a fibrose residual e o linfoma persistente e identifica 75% dos pacientes com massa residual que não necessitam de RT.[A3]

Os esquemas concebidos recentemente para os pacientes com linfoma de Hodgkin avançado são o de Stanford V (doxorrubicina, vimblastina, mecloretamina, etoposídeo, vincristina, bleomicina e prednisona) e o BEOCOPP (bleomicina, etoposídeo, doxorrubicina, ciclofosfamida, vincristina, procarbazina e prednisona) com escalonamento (Tabela 177.4)[11] Conforme descrito originalmente, ambos incluíram a irradiação pós-quimioterapia nas áreas de volume tumoral inicial ou residual (≥ 5 cm), mas a radiação não aparenta ser rotineiramente necessária após o BEOCOPP. Embora os resultados iniciais parecessem ser bastante promissores, o esquema de Stanford V não é mais efetivo do que o ABVD padrão. A avaliação do papel do BEOCOPP com escalonamento para o LH em estágio avançado exige a consideração dos possíveis tratamentos secundários para aquelas pessoas não curadas pela terapia primária. Aproximadamente 50% dos referidos pacientes podem ser efetivamente tratados com DAQ/TCTH (Capítulo 168). Portanto, ainda que o esquema BEOCOPP com escalonamento ofereça um controle melhor da doença inicial, estudos clínicos randomizados falharam em demonstrar a sua superioridade sobre o ABVD para a sobrevida em geral.[A4,A5]

Brentuximabe vedotina, um conjugado de anticorpo-fármaco anti-CD30, adicionado a doxorrubicina, vimblastina e dacarbazina (A+AVD), apresenta eficácia superior, em comparação a ABVD, no linfoma de Hodgkin em estágio III ou IV não tratado anteriormente em termos de risco combinado de progressão, morte ou resposta não completa e uso de terapia anticâncer subsequente em 2 anos.[A6]

## Manejo do linfoma de Hodgkin refratário ou com recaída

Para a maioria dos pacientes cujo linfoma de Hodgkin persiste ou recidiva apesar da quimioterapia primária, DAQ/TCTH se tornou o padrão estabelecido.[12] Aproximadamente um terço dos pacientes cuja doença progride durante ou dentro de 3 meses da quimioterapia com múltiplos agentes inicial (linfoma de Hodgkin refratário) e cerca de dois terços daqueles com recaída mais de 3 meses após a quimioterapia com múltiplos agentes (linfoma de Hodgkin com recaída) podem ser curados com DAQ/TCTH. Dois subgrupos especiais podem ser exceções. Os pacientes com recaída somente nos linfonodos originalmente envolvidos, porém não irradiados, e sem sintomas B ou doença extralinfonodal podem obter uma taxa de cura de até 40 a 50% com a irradiação de área ampla, e os pacientes com recaída sem sintomas B mais de 1 ano após a conclusão da quimioterapia primária também podem alcançar uma taxa de cura de 30 a 40% com a quimioterapia adicional com ou sem radioterapia. Entretanto, até mesmo estes dois subgrupos podem alcançar uma taxa de sobrevida livre de doença em 10 anos de até 80% após DAQ/TCTH. Portanto, os dados sugerem que o tratamento padrão para os pacientes com linfoma de Hodgkin progressivo após a quimioterapia primária para a doença em estágio avançado devem ser submetidos a DAQ/TCTH, independentemente das características da recaída.[13] Foi demonstrado que, após DAQ/TCTH, a adição de brentuximabe vedotina consolidativo, um conjugado de anticorpo-fármaco que combina um anticorpo contra CD30 com um agente disruptivo de microtúbulos, monometil aurostatina E, melhora o desfecho de DAQ/TCTH ao eliminar aproximadamente um terço das recaídas que teriam ocorrido de outro modo.[A7,A8] Para os pacientes com recaída, apesar de DAQ/TCTH com brentuximabe vedotina, o bloqueio da via da morte programada 1 (MP-1) com inibidores de ponto de controle (checkpoint) como nivolumabe[A9] e pembrolizumabe, é uma nova opção, com ambos os agentes sendo capazes de induzir uma resposta objetiva em mais de 70% dos pacientes.[13b]

## Manejo das complicações

### Acompanhamento e complicações tardias do tratamento

A maioria dos pacientes adultos com LH é curada e apresenta toxicidade a longo prazo mínima em virtude do seu tratamento. Entretanto, o risco de determinados efeitos tardios recomenda acompanhamento cuidadoso, porém não intrusivo, e intervenção seletiva (Tabela 177.5). Na conclusão do tratamento, uma reavaliação completa dos locais iniciais do linfoma deve ser concluída para proporcionar medidas basais pós-tratamento. Os pacientes devem ser consultados por um especialista com conhecimento no manejo do linfoma, de preferência aproximadamente a cada 3 meses por 2 anos, e em seguida a cada 6 meses por 3 anos, e então anualmente. Eles devem ser fortemente encorajados a abandonar o tabagismo, a realizar a exames de mama e de pele cuidadosos regularmente, e a realizar imunização antigripal anual, imunização pneumocócica ao diagnóstico e 5 anos após o tratamento, e imunização contra difteria e tétano a cada 10 anos (Capítulo 15). Os pacientes que são irradiados na área de cabeça ou no pescoço devem seguir um programa vigoroso de profilaxia odontológica em antecipação ao efeito deletério da redução da produção de saliva, e o nível de hormônio tireoestimulante (TSH) deve ser verificado anualmente, como reconhecimento do risco de 50% de eventual hipotireoidismo.

**Tabela 177.5** Monitoramento após o tratamento primário de sucesso do linfoma de Hodgkin.

| RISCO/PROBLEMA | INCIDÊNCIA/RESPOSTA |
|---|---|
| Recaída | Dez a 30% dos pacientes apresentam recaída. Deve-se ter cuidadosa atenção direcionada aos locais de linfonodos, em especial se anteriormente envolvidos com a doença e não irradiados. Novos sintomas focais persistentes, como dor óssea, devem ser investigados com exames laboratoriais e de imagem apropriados |
| Cárie dentária | A irradiação de pescoço ou orofaringe provoca diminuição da salivação. Os pacientes devem realizar cuidados odontológicos regulares e devem informar seu dentista a respeito da RT anterior |
| Hipotireoidismo | Após a irradiação da tireoide em doses suficientes para curar o linfoma de Hodgkin, no mínimo 50% dos pacientes inevitavelmente apresentam hipotireoidismo. Todos os pacientes que foram irradiados no pescoço devem realizar a determinação anual do nível de TSH. Os pacientes cujo nível de TSH se tornar elevado devem ser tratados com reposição vitalícia de tiroxina em doses suficientes para suprimir os níveis de TSH até o nível normal baixo (ver Capítulo 213) |
| Complicações cardíacas | Coronariopatia, com um intervalo mediano entre o tratamento do linfoma de Hodgkin e a coronariopatia de 19 anos |
| Infertilidade | Não se tem conhecimento de que o esquema ABVD cause toxicidade gonadal permanente, ainda que a oligospermia temporária ou as menstruações irregulares possam persistir por 1 a 2 anos após o tratamento. A irradiação direta ou difusa do tecido gonadal pode causar infertilidade, amenorreia ou menopausa precoce, mas este efeito adverso raramente ocorre com as atuais áreas utilizadas para o tratamento do linfoma de Hodgkin. Em geral, as mulheres que continuam a menstruar são férteis, mas os homens precisam fazer espermograma para obter uma resposta específica |
| Neoplasias secundárias | Ainda que incomuns, determinadas neoplasias secundárias ocorrem com uma frequência maior nos pacientes que foram tratados para o linfoma de Hodgkin: leucemia mieloide aguda; cânceres de tireoide, mama, pulmão, gástrico, pancreático, colorretal e colo do útero; linfoma não Hodgkin; e melanoma. A "vigilância" em relação a estas neoplasias é adequada durante o restante da vida do paciente, pois elas podem apresentar um período de indução prolongado |

ABVD = doxorrubicina, bleomicina, vimblastina e dacarbazina; RT = radioterapia; TSH = hormônio tireoestimulante.

Outras possíveis sequelas a longo prazo do tratamento do linfoma de Hodgkin incluem segundas malignidades. Os tumores sólidos relacionados à radioterapia, mais comumente os cânceres de pele não melanoma, malignidades de pulmão, mama e colorretais, apresentam um período de latência mediano superior a 14 anos após o tratamento. A mielodisplasia relacionada à quimioterapia e a leucemia mieloide aguda são as mais provavelmente causadas pelos agentes alquilantes que estão incluídos em esquemas como MOPP e BEACOPP, em comparação ao ABVD, e apresentam períodos de latência mais breves (mediana de 3 anos) após o tratamento. O tratamento do HL sofreu mudanças ao longo dos últimos 50 anos, com uma tendência para o uso de volumes-alvo de radiação menores, doses de radiação mais baixas e esquemas quimioterápicos mais efetivos e, em geral, menos tóxicos. Não obstante, um grande estudo de coorte com acompanhamento a longo prazo demonstrou que o risco de cânceres sólidos não sofreu alterações apreciáveis entre os pacientes que foram tratados durante a década de 1990, em comparação àqueles que foram tratados durante as décadas anteriores.[14] Entretanto, as sobreviventes do linfoma de Hodgkin do sexo feminino tratadas ainda mais recentemente aparentam apresentar uma redução do risco de câncer de mama,[15] e outros estudos demonstraram que o risco de malignidades hematológicas diminuiu claramente entre os sobreviventes em 5 anos que foram tratados no período de estudo mais recente, provavelmente refletindo o declínio do uso de quimioterapias à base de agentes alquilantes.

As complicações cardiovasculares a longo prazo (geralmente > 10 anos após o tratamento) incluem coronariopatia (relacionada à irradiação mediastinal) e miocardiopatia (causada pela cardiotoxicidade da quimioterapia com antraciclina). O intervalo mediano entre o tratamento para o linfoma de Hodgkin e o desenvolvimento da coronariopatia é de aproximadamente 19 anos.[16] Existe uma relação linear, sem limiares, entre a dose da radioterapia cardíaca média e o desenvolvimento de coronariopatia nos sobreviventes de linfoma de Hodgkin. A redução da área/volume da radioterapia, que minimiza a exposição do coração à radiação, conforme incluído no atual padrão de radioterapia do linfonodo envolvido/local envolvido (TRLE/TRLE), com um alvo muito mais acurado e poupando o tecido normal, deve reduzir o risco cardiovascular no futuro.[17] A quimioterapia, em particular os agentes alquilantes nos esquemas com MOPP e BEACOPP, mas não com ABVD, pode causar infertilidade permanente. Os sobreviventes a longo prazo do linfoma de Hodgkin na infância (idade mediana ao diagnóstico de 15 anos) apresentam aumento do risco de comprometimento neurocognitivo.

### Problemas especiais no manejo do linfoma de Hodgkin
#### Linfoma de Hodgkin durante a gestação
Entre 0,5 e 1,0% dos casos de linfoma de Hodgkin ocorrem em um momento que coincide com a gestação (ver Capítulo 226). Quando o linfoma é descoberto durante a gestação, quase sempre é possível mantê-lo sob controle e possibilitar que a gestação prossiga até o termo.

Os exames de estadiamento padrão (Tabela 177.2) devem ser concluídos, com a exceção de que os exames de imagem que necessitam de radiação devem ser minimizados. Por exemplo, a ultrassonografia abdominal pode identificar a doença retroperitoneal volumosa, e uma única radiografia posteroanterior de tórax, com a proteção adequada, pode identificar a doença mediastinal volumosa.

Com frequência as pacientes podem prosseguir com a gestação até o termo sem qualquer tratamento do linfoma. Se houver o desenvolvimento de doença sintomática ou progressiva, a quimioterapia sistêmica pode ser administrada no segundo e no terceiro trimestres, com um risco muito baixo de lesão do feto. Uma alternativa atraente para a quimioterapia multiagentes é o agente único intermitente vimblastina, administrada na mais baixa dose que possa controlar os sintomas até o parto, seguido por um tratamento total de seis a oito ciclos de quimioterapia com múltiplos agentes após o parto.

#### Linfoma de Hodgkin e síndrome da imunodeficiência adquirida
Nos pacientes com infecção pelo HIV, a incidência de linfoma de Hodgkin aumenta em até 5 a 10 vezes, e o linfoma se manifesta de maneira diferente e segue uma história natural mais agressiva (ver Capítulo 366). O linfoma de Hodgkin em indivíduos HIV-positivos quase sempre está associado ao EBV nas células de Hodgkin-Reed-Sternberg. A histologia é muito mais provavelmente de celularidade mista ou com depleção de linfócitos. A doença comumente envolve locais extralinfonodais, especialmente a medula óssea. Mais de 80% dos pacientes apresentam doença em estágio avançado, e a maior parte dos pacientes apresenta sintomas B.

Os pacientes são propensos a infecções oportunistas, e a interação dos agentes quimioterápicos com outros medicamentos pode comprometer a capacidade do paciente de tolerar o tratamento. É necessária uma atenção meticulosa com as interações medicamentosas, para evitar os efeitos tóxicos do fármaco e os efeitos farmacocinéticos adversos que possam comprometer o potencial de cura.[18] A melhor abordagem é uma combinação de agentes antirretrovirais altamente ativos (ver Capítulo 364), cuidados de suporte vigorosos com agentes anti-herpéticos e antifúngicos e fatores estimuladores de crescimento de neutrófilos, e quimioterapia padrão com múltiplos agentes. Com os cuidados de suporte apropriados, podem ser administrados esquemas como o ABVD. Entretanto, deve-se esperar toxicidade mais grave do que a normal, e ainda que as taxas de cura do linfoma sejam comparáveis às observadas em indivíduos HIV-negativos, a sobrevida geral mediana é muito mais breve do que a observada nos pacientes não infectados pelo HIV, tipicamente de 3 a 4 anos.

#### Linfoma de Hodgkin na população idosa
Os pacientes idosos com LH apresentam um desfecho mais desfavorável. Por exemplo, a taxa de sobrevida em geral em 5 anos diminui de 80% nos pacientes com menos de 65 anos para menos de 50% nos pacientes com mais de 65 anos. As explicações incluem o estágio mais avançado ao diagnóstico, comorbidades, atrasos no diagnóstico, estadiamento incompleto, adesão inadequada aos protocolos de tratamento e incapacidade de manter a intensidade da dose plena.

Deve-se notar que os pacientes idosos alcançam desfechos equivalentes àqueles dos pacientes mais jovens quando recebem doses semelhantes de quimioterapia. A melhor abordagem para os pacientes idosos é tentar tratá-los de maneira semelhante à dos pacientes mais jovens, com cuidados de suporte vigorosos e a adição de fatores de crescimento de neutrófilos, se necessário, para possibilitar a administração segura das doses integrais. Para os pacientes com doença pulmonar ou cardiopatia preexistente, pode ser necessário reduzir ou eliminar a bleomicina ou doxorrubicina, respectivamente.

### NO FUTURO
A capacidade de caracterizar os padrões da expressão multigênica e de identificar os polimorfismos genéticos associados a malignidades específicas proporciona uma percepção melhor a respeito da gênese molecular dos linfomas de Hodgkin e outros linfomas. Os métodos moleculares para o monitoramento da doença residual mínima, além da atual prática de acompanhar somente as avaliações de imagem e clínicas, podem transformar os paradigmas do tratamento.[19] Os agentes terapêuticos com alvo mais específico nas células de Hodgkin-Reed-Sternberg, como aqueles que acoplam um anticorpo ao antígeno CD30 com uma toxina celular, e inibidores do ponto de controle que liberam a imunidade inata para reconhecer e atacar as células malignas comprovaram ser acentuadamente efetivos e mantêm uma promessa substancial para a melhora do desfecho do tratamento.

### Recomendações de grau A

A1. Hapgood G, Zheng Y, Sehn LH, et al. Evaluation of the risk of relapse in classical Hodgkin lymphoma at event-free survival time points and survival comparison with the general population in British Columbia. *J Clin Oncol.* 2016;34:2493-2500.
A2. Radford J, Illidge T, Counsell N, et al. Results of a trial of PET-directed therapy for early-stage Hodgkin's lymphoma. *N Engl J Med.* 2015;372:1598-1607.
A3. Johnson P, Federico M, Kirkwood A, et al. Adapted treatment guided by interim PET-CT scan in advanced Hodgkin's lymphoma. *N Engl J Med.* 2016;374:2419-2429.
A4. Carde P, Karrasch M, Fortpied C, et al. Eight cycles of ABVD versus four cycles of BEACOPPescalated plus four cycles of BEACOPPbaseline in stage III to IV, internaTional Prognostic Score ≥ 3, high-risk Hodgkin lymphoma: first results of the phase III EORTC 20012 Intergroup Trial. *J Clin Oncol.* 2016;34:2028-2036.
A5. Merli F, Luminari S, Gobbi PG, et al. Long-term results of the HD2000 trial comparing ABVD versus BEACOPP versus COPP-EBV-CAD in untreated patients with advanced Hodgkin lymphoma: a study by Fondazione Italiana Linfomi. *J Clin Oncol.* 2016;34:1175-1181.
A6. Connors JM, Jurczak W, Straus DJ, ECHELON-1 Study Group. Brentuximab vedotin with chemotherapy for stage III or IV Hodgkin's lymphoma. *N Engl J Med.* 2018;378:331-344.
A7. Moskowitz CH, Nademanee A, Masszi T, et al. Brentuximab vedotin as consolidation therapy after autologous stem-cell transplantation in patients with Hodgkin's lymphoma at risk of relapse or progression (AETHERA): a randomised, double-blind, placebo-controlled, phase 3 trial. *Lancet.* 2015;385:1853-1862.
A8. Moskowitz CH, Walewski J, Nademanee A, et al. Five-year PFS from the AETHERA trial of brentuximab vedotin for Hodgkin lymphoma at high risk of progression or relapse. *Blood.* 2018;132:2639-2642.
A9. Ansell SM, Lesokhin AM, Borrello I, et al. PD-1 blockade with nivolumab in relapsed or refractory Hodgkin's lymphoma. *N Engl J Med.* 2015;372:311-319.

### REFERÊNCIAS BIBLIOGRÁFICAS
*As referências bibliográficas, bem como os outros materiais suplementares deste livro, encontram-se no GEN-IO, nosso ambiente virtual de aprendizagem.*

# 178
# DISTÚRBIOS DE PLASMÓCITOS
S. VINCENT RAJKUMAR

Os distúrbios dos plasmócitos são doenças neoplásicas ou possivelmente neoplásicas associadas à proliferação clonal de plasmócitos secretores de imunoglobulinas (Tabela 178.1). Eles são caracterizados pela secreção de proteínas homogêneas em termos eletroforéticos e imunológicos (monoclonais), que representam moléculas de imunoglobulinas intactas ou incompletas. As proteínas monoclonais são comumente denominadas proteínas M, proteínas de mieloma ou paraproteínas.

As síndromes associadas aos distúrbios de plasmócitos e proteínas monoclonais incluem distúrbios pré-malignos (gamopatia monoclonal de significância indeterminada, mieloma múltiplo indolente), neoplasias malignas (mieloma múltiplo, macroglobulinemia de Waldenström), bem como distúrbios primariamente relacionados às propriedades únicas da proteína monoclonal secretada (crioglobulinemia, amiloidose de cadeia leve [AL] de imunoglobulina, doença de depósito de cadeia leve) (Tabela 178.1).[1]

### Imunoglobulinas séricas
As imunoglobulinas intactas são compostas por duas cadeias polipeptídicas pesadas (H) das mesmas classe e subclasse e duas cadeias polipeptídicas

## Tabela 178.1 Distúrbios proliferativos de plasmócitos.

I. Gamopatias monoclonais pré-malignas
   A. Gamopatia monoclonal de significância indeterminada
      1. Gamopatia monoclonal de significância indeterminada de IgM
      2. Gamopatia monoclonal de significância indeterminada não IgM
      3. Gamopatia monoclonal de significância indeterminada de cadeia leve
   B. Gamopatias biclonais e triclonais de significância indeterminada
   C. Mieloma múltiplo indolente
II. Gamopatias monoclonais malignas
   A. Mieloma múltiplo (IgG, IgA, IgD, IgE e cadeia leve apenas)
   B. Leucemia plasmocitária
   C. Síndrome POEMS
   D. Plasmocitoma solitário
   E. Plasmocitoma solitário com envolvimento medular mínimo
   F. Macroglobulinemia de Waldenström (IgM)
III. Doenças de cadeia pesada (DCP)
   A. γ-DCP
   B. α-DCP
   C. μ-DCP
IV. Crioglobulinemia (tipos I, II e III)
V. Amiloidose de cadeia leve de imunoglobulina

Ig = imunoglobulina; POEMS = polineuropatia, organomegalia, endocrinopatia, distúrbios plasmocitários monoclonais e alterações cutâneas.

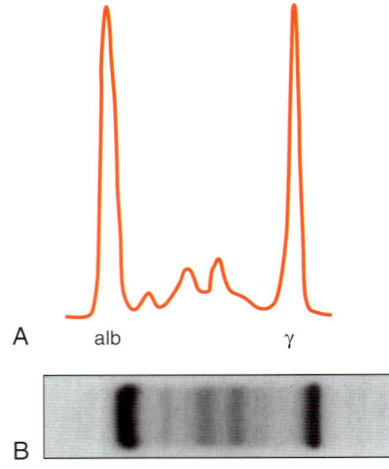

**FIGURA 178.1** Eletroforese de proteína sérica demonstrando uma proteína monoclonal (M). **A.** Padrão monoclonal da proteína sérica, conforme traçado por um densitômetro após a eletroforese em gel de agarose: pico alto e com base estreita de mobilidade γ. **B.** Padrão monoclonal da eletroforese do soro em gel de agarose (ânodo à esquerda); banda densa e localizada, representando a proteína monoclonal de mobilidade γ. (De Kyle RA, Katzmann JA. Immunochemical characterization of immunoglobulins. In: Rose NR, Conway de Macario E, Folds JD, et al., eds. *Manual of Clinical Laboratory Immunology*, 5th ed. Washington, DC: ASM Press; 1997:156, com permissão da American Society for Microbiology.)

leves (L) do mesmo tipo (Capítulo 40). As cadeias polipeptídicas pesadas são designadas por letras gregas: γ na imunoglobulina G (IgG), α na imunoglobulina A (IgA), μ na imunoglobulina M (IgM), δ na imunoglobulina D (IgD), e ε na imunoglobulina E (IgE). Os tipos de cadeia leve são kappa (κ) e lambda (λ). Ambas as cadeias pesadas e as cadeias leves apresentam regiões "constantes" e "variáveis" em relação à sequência de aminoácidos. A especificidade da classe de cada imunoglobulina é definida por várias determinantes antigênicas nas regiões constantes das cadeias pesadas (γ, α, μ, δ e ε) e das duas classes principais de cadeias leves (κ e λ). A sequência de aminoácidos nas regiões variáveis da molécula de imunoglobulina corresponde ao local ativo de combinação ao antígeno do anticorpo.

Na maioria dos distúrbios de plasmócitos clonais, moléculas de imunoglobulina *intactas* são secretadas na forma de proteínas monoclonais (M). Além disso, também pode haver secreção anormal de cadeias leves *livres* (CLL) monoclonais excessivas, que são liberadas sem estarem ligadas às cadeias pesadas das imunoglobulinas. Em alguns pacientes, a expressão da cadeia pesada é perdida por completo, e somente as CLL monoclonais (comumente denominadas proteínas de Bence Jones) são secretadas. Com ainda menos frequência, apenas as cadeias pesadas são secretadas, resultando em doenças de cadeia pesada (DCPs). Raros pacientes com mieloma múltiplo não secretam imunoglobulinas identificáveis ("mieloma não secretor").

### Identificação de proteínas monoclonais

A eletroforese de proteínas do soro e da urina detecta a proteína M como um pico estreito (como um pináculo de uma igreja) ao traçado do densitômetro, ou como uma banda densa e discreta no gel de agarose (Figura 178.1). A eletroforese também possibilita a quantificação das proteínas M. As cadeias leves monoclonais (proteínas de Bence Jones) raramente são observadas na eletroforese de proteínas, mas são facilmente detectadas na eletroforese de urina. A eletroforese de urina requer a coleta da urina de 24 horas.

A imunofixação do soro e da urina é realizada quando um pico ou uma banda são observados pela primeira vez à eletroforese de proteínas, para identificar o tipo de cadeia pesada e leve da proteína M. A imunofixação também é um exame mais sensível do que a eletroforese de proteínas, e sempre deve ser realizada junto com a eletroforese quando há uma primeira suspeita de mieloma múltiplo ou distúrbios correlatos, com a finalidade de detectar pequenas proteínas M não mensuráveis que possam ser perdidas na eletroforese. Isto é particularmente importante no mieloma oligossecretor, na amiloidose primária e no plasmocitoma solitário e após o tratamento de sucesso do mieloma múltiplo ou da macroglobulinemia. Nestes casos, uma pequena proteína M pode estar escondida no interior das áreas β ou γ normais do gel da eletroforese e pode ser desconsiderada.

As proteínas monoclonais devem ser diferenciadas de um excesso de imunoglobulinas policlonais (um ou mais tipos de cadeias pesadas e ambas as cadeias leves κ e λ, normalmente limitadas à região γ), que produzem um pico com base larga ou uma banda larga (Figura 178.2). Este achado está associado a estados infecciosos ou inflamatórios crônicos.

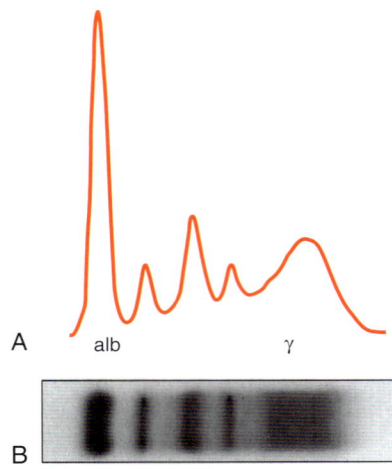

**FIGURA 178.2** Eletroforese de proteínas demonstrando aumento das imunoglobulinas policlonais. **A.** Padrão policlonal de um traçado de densitômetro de gel de agarose: pico com base larga de mobilidade γ. **B.** Padrão policlonal de eletroforese de gel de agarose (ânodo à esquerda). A banda à direita é larga e se estende por toda a área γ. (De Kyle RA, Katzmann JA. Immunochemical characterization of immunoglobulins. In: Rose NR, Conway de Macario E, Folds JD, et al., eds. *Manual of Clinical Laboratory Immunology*, 5th ed. Washington, DC: ASM Press: 1997:156, com permissão da the American Society for Microbiology.)

### Detecção de cadeias leves livres séricas

A análise de cadeias leves livres séricas mede o nível das cadeias leves de imunoglobulinas κ e λ (ou seja, cadeias leves que não estão ligadas à imunoglobulina intacta). Uma razão de cadeia leve livre κ/λ anormal (variação normal, 0,26 a 1,65) indica um excesso significativo de um tipo de cadeia leve *versus* o outro e é interpretada como a representação de uma elevação monoclonal do tipo de cadeia leve correspondente. A análise da cadeia leve livre sérica é mais sensível que a eletroforese ou a imunofixação na detecção de cadeias leves monoclonais livres e é útil na avaliação diagnóstica de distúrbios de plasmócitos e na estratificação do risco.

## GAMOPATIA MONOCLONAL DE SIGNIFICÂNCIA INDETERMINADA

### DEFINIÇÃO

A gamopatia monoclonal de significância indeterminada (GMSI; anteriormente denominada *gamopatia monoclonal benigna*) é um distúrbio de plasmócitos clonais pré-malignos, caracterizado pela presença de uma

# CAPÍTULO 178 Distúrbios de Plasmócitos

proteína M sérica em pessoas com ausência de evidências de mieloma múltiplo, macroglobulinemia, amiloidose, ou outras doenças correlatas.[1b] A GMSI é definida por uma concentração de proteína M sérica inferior a 3 g/d$\ell$, menos de 10% de plasmócitos clonais na medula óssea e ausência de eventos definidores de mieloma (EDM). A principal significância clínica da GMSI é o seu risco vitalício de transformação em mieloma ou em uma malignidade correlata, a uma taxa fixa, porém incessante, de 1% ao ano. Existem três tipos principais de GMSI: GMSI de IgM, GMSI não de IgM e GMSI de cadeia leve, respectivamente (Tabela 178.2).

## EPIDEMIOLOGIA

Mais de 50% dos pacientes nos quais a proteína M sérica é detectada apesentam GMSI (Figura 178.3). A prevalência de GMSI na população em geral aumenta com a idade, de aproximadamente 1% em pessoas com 50 a 60 anos para mais de 5% naquelas com mais de 70 anos. A prevalência justada para a idade é mais alta nos homens do que nas mulheres e é o dobro em negros, em comparação aos brancos. A e-Tabela 178.1 fornece dados a respeito da prevalência de GMSI de acordo com a idade e a raça nos EUA.[2] Há um aumento da prevalência de GMSI, bem como de MM, nos parentes consanguíneos de indivíduos com gamopatias monoclonais.

## BIOPATOLOGIA

A GMSI representa uma expansão limitada e não maligna de plasmócitos monoclonais. Sua etiologia não é conhecida, mas a idade, o sexo masculino, a história familiar, a imunossupressão e a exposição a determinados pesticidas são fatores de risco conhecidos. Foi formulada a hipótese de que a infecção, a inflamação ou outros estímulos antigênicos que atuam em consonância com o desenvolvimento de anormalidades citogenéticas nos plasmócitos sejam os eventos patogenéticos iniciais na maior parte dos pacientes. Aproximadamente 40% dos casos de GMSI estão associados a translocações de plasmócitos que envolvem o *locus* da cadeia pesada de imunoglobulina (IgH) no cromossomo 14q32 (GMSI com IgH translocada), 40% a trissomias que envolvem os cromossomos ímpares (GMSI hiperdiploide), 15% a ambas trissomias e translocações de IgH, e o remanescente a outras anormalidades citogenéticas. As translocações de IgH

## Tabela 178.2 Critérios para o diagnóstico dos distúrbios de plasmócitos.

| DISTÚRBIO | DEFINIÇÃO DA DOENÇA |
|---|---|
| Gamopatia monoclonal de significância indeterminada de IgM (GMSI de IgM) | Todos os 3 critérios devem ser atendidos:<br>1. Proteína monoclonal IgM sérica < 3 g/d$\ell$<br>2. Infiltração linfoplasmocítica da medula óssea < 10%<br>3. Sem evidências de anemia, sintomas constitucionais, hiperviscosidade, linfadenopatia ou hepatoesplenomegalia, que podem ser atribuídas ao distúrbio linfoproliferativo subjacente |
| Gamopatia monoclonal de significância indeterminada não IgM (GMSI não IgM) | Todos os 3 critérios devem ser atendidos:<br>1. Proteína monoclonal sérica (tipo não IgM) < 3 g/d$\ell$<br>2. Plasmócitos clonais em medula óssea < 10%*<br>3. Ausência de lesão do órgão-alvo, como hipercalcemia, insuficiência renal, anemia e lesões ósseas (CRAB), que podem ser atribuídas ao distúrbio proliferativo de plasmócitos |
| GMSI de cadeia leve | Todos os critérios devem ser atendidos:<br>1. Razão de CLL anormal (< 0,26 ou > 1,65)<br>2. Aumento do nível da cadeia leve envolvida apropriada (aumento de CLL κ em pacientes com razão > 1,65 e aumento da CLL λ em pacientes com razão < 0,26)<br>3. Sem expressão de cadeia pesada de imunoglobulina à imunofixação<br>4. Ausência de lesão do órgão-alvo, que pode ser atribuída ao distúrbio proliferativo de plasmócitos<br>5. Plasmócitos clonais em medula óssea < 10%<br>6. Proteína monoclonal urinária < 500 mg/24 h |
| Mieloma múltiplo indolente | Ambos os critérios devem ser atendidos:<br>1. Proteína monoclonal sérica (IgG ou IgA) ≥ 3 g/d$\ell$, ou proteína monoclonal urinária ≥ 500 mg por 24 h e/ou 10 a 60% de plasmócitos clonais em medula óssea<br>2. Ausência de eventos definidores de mieloma ou amiloidose |
| Mieloma múltiplo | Ambos os critérios devem ser atendidos:<br>1. Plasmócitos clonais em medula óssea > 10% ou plasmocitoma ósseo ou extramedular comprovado por biopsia<br>2. Qualquer um ou mais dos eventos definidores de mieloma a seguir:<br>  • Evidência de lesão de órgão-alvo, que possa ser atribuída ao distúrbio plasmocitário proliferativo subjacente, especificamente:<br>    • Hipercalcemia: cálcio sérico > 0,25 mmol/$\ell$ (> 1 mg/d$\ell$) acima do limite superior normal ou > 2,75 mmol/$\ell$ (> 11 mg/d$\ell$)<br>    • Insuficiência renal: depuração de creatinina < 40 m$\ell$ por minuto ou creatinina sérica > 177 μmol/$\ell$ (> 2 mg/d$\ell$)<br>    • Anemia: valor de hemoglobina > 2 g/d$\ell$ abaixo do limite inferior normal, ou um valor de hemoglobina < 10 g/d$\ell$<br>    • Lesões ósseas: uma ou mais lesões osteolíticas à radiografia, tomografia computadorizada (TC) ou tomografia com emissão de pósitrons-TC (PET-TC)<br>  • Porcentagem de plasmócitos clonais em medula óssea ≥ 60%<br>  • Envolvidos: razão de cadeia leve livre (CLL) sérica não envolvida ≥ 100 (o nível de cadeia leve livre envolvida deve ser ≥ 100 mg/$\ell$)<br>  • > 1 lesão focal em exames de ressonância magnética (RM) (tamanho de no mínimo 5 mm) |
| Plasmocitoma solitário | Todos os 4 critérios devem ser atendidos:<br>1. Lesão solitária de osso ou tecido mole comprovada por biopsia, com evidências de plasmócitos clonais<br>2. Medula óssea normal, sem evidências de plasmócitos clonais<br>3. Exame esquelético normal e RM (TC) de coluna e pelve (exceto pela lesão solitária primária)<br>4. Ausência de lesão do órgão-alvo, tal como hipercalcemia, insuficiência renal, anemia ou lesões ósseas (CRAB), que possam ser atribuídas a um distúrbio proliferativo de linfoplasmócitos |
| Plasmocitoma solitário com envolvimento medular mínimo** | Todos os 4 critérios devem ser atendidos:<br>1. Lesão solitária de osso ou tecido mole comprovada por biopsia, com evidências de plasmócitos clonais<br>2. Plasmócitos clonais em medula óssea < 10%<br>3. Análise esquelética normal e RM (ou TC) de coluna e pelve (exceto para a lesão solitária primária)<br>4. Ausência de lesão do órgão-alvo, tal como hipercalcemia, insuficiência renal, anemia ou lesões ósseas (CRAB), que possam ser atribuídas a um distúrbio proliferativo de linfoplasmócitos |

*Um exame de medula óssea pode ser adiado em pacientes com GMSI de risco baixo (tipo IgG, proteína M < 1,5 g/d$\ell$, razão de cadeia leve livre normal), nos quais não existam características clínicas relativas ao mieloma. **O plasmocitoma solitário com 10% ou mais de plasmócitos clonais é considerado mieloma múltiplo. (Reproduzida de Rajkumar SV, Dimopoulos MA, Palumbo A, et al. International Myeloma Working Group updated criteria for the diagnosis of multiple myeloma. *Lancet Oncol* 2014;15:e538-e548.)

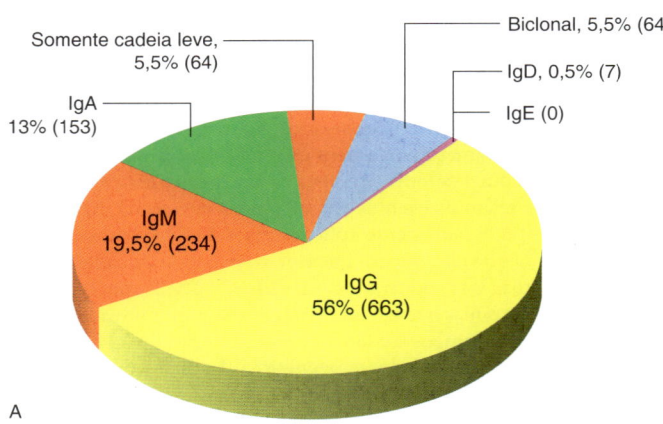

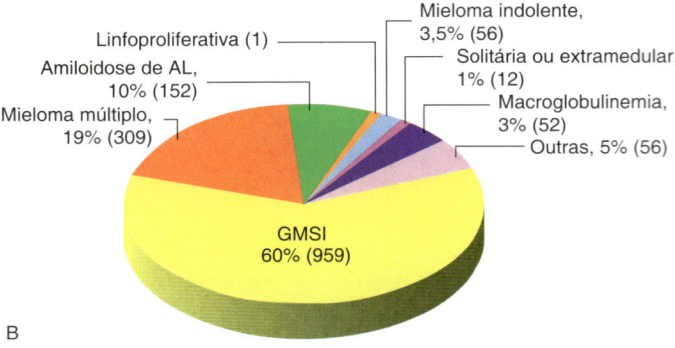

**FIGURA 178.3** Gamopatia monoclonal. **A.** Distribuição das proteínas monoclonais séricas em 1.185 pacientes consultados na Mayo Clinic durante 2016. **B.** Diagnósticos em 1.597 casos de gamopatia monoclonal consultados na Mayo Clinic durante 2016. Ig = imunoglobulina; GMSI = gamopatia monoclonal de significância indeterminada.

primárias observadas na GMSI comumente envolvem um de cinco *loci* cromossômicos parceiros recidivantes: 11q13 (*CCND1* [gene da ciclina D1]), 4p16.3 (*FGFR-3* e *MMSET*), 6p21 (*CCND3* [gene da ciclina D3]), 16q23 (*c-maf*) e 20q11 (*mafB*).

### MANIFESTAÇÕES CLÍNICAS

A GMSI é assintomática e, em geral, é diagnosticada incidentalmente em exames laboratoriais. Os pacientes com GMSI progridem para o mieloma múltiplo ou uma malignidade correlata a uma taxa de aproximadamente 1% ao ano. Os pacientes com GMSI de IgM são de risco para a progressão para a macroglobulinemia de Waldenström, enquanto os pacientes com GMSI não IgM e GMSI de cadeia leve são de risco para a progressão para o mieloma múltiplo. Todas as formas de GMSI carreiam um risco de progressão para amiloidose de AL.

### DIAGNÓSTICO

A GMSI é diferenciada do MM e do MM indolente pelo tamanho da proteína M, pela porcentagem de plasmócitos em medula óssea e pela presença ou ausência de anemia, insuficiência renal, hipercalcemia, ou lesões ósseas típicas (Tabela 178.2). Tendo em vista que a anemia e a insuficiência renal são relativamente comuns na população idosa com GMSI, as causas destas condições devem ser cuidadosamente investigadas com exames laboratoriais adequados. Apenas os pacientes com fortes evidências de lesão de órgão-alvo que se acredite serem diretamente relacionadas a um distúrbio de plasmócitos podem ser considerados como portadores de mieloma ou de malignidade correlata.

Muito embora uma redução nos níveis de outras classes de imunoglobulinas além da proteína M (ou seja, as imunoglobulinas policlonais normais ou de retrospecto) seja observada com mais frequência no mieloma múltiplo ou na macroglobulinemia de Waldenström, as referidas reduções também ocorrem em quase 40% dos pacientes com GMSI.

### Associação da GMSI com outras doenças

A GMSI está associada a diversas doenças. Entretanto, tendo em vista que 3% da população em geral com mais de 50 anos apresenta uma GMSI, com frequência é difícil determinar se estas associações relatadas são causais ou coincidentes. Algumas associações têm sido verificadas com base em estudos epidemiológicos; estas incluem neuropatia periférica (Capítulo 392), glomerulonefrite proliferativa, trombose venosa profunda (Capítulo 74), osteoporose (Capítulo 230) e distúrbios linfoproliferativos (Capítulo 176). Também ocorre uma forma secundária de GMSI com a imunossupressão após um transplante de órgão (Capítulo 43) e o transplante de células-tronco autólogo ou alogênico (Capítulo 168). As proteínas M também ocorrem no soro de alguns pacientes com LLC (Capítulo 174), mas não apresentam um efeito reconhecível na evolução clínica.

Aproximadamente 5% dos pacientes com neuropatia periférica sensorimotora de causa desconhecida (Capítulo 392) apresentam uma gamopatia monoclonal associada (neuropatia periférica associada a gamopatia monoclonal).[3] Os pacientes com neuropatia periférica associada à GMSI de IgM demonstram uma apresentação simétrica desmielinizante adquirida distal (SDAD) de progressão lenta, com sintomas predominantemente sensoriais, com início nas terminações distais das extremidades e que se estendem na direção proximal. Contrariamente, a neuropatia com GMSI não de IgM pode apresentar uma polineuropatia desmielinizante inflamatória similar a crônica (PDIC), com envolvimento tanto proximal quanto distal e com mais sintomas motores. Normalmente é presumida uma relação causal entre a GMSI e a neuropatia periférica em pacientes mais jovens e naqueles sem outras condições que sabidamente causam neuropatia, nos quais a neuropatia é grave e progressiva. As abordagens terapêuticas incluem imunoglobulina intravenosa ou rituximabe para as proteínas monoclonais de IgM, e plasmaférese ou prednisona para as proteínas monoclonais não de IgM.

Também se acredita que a gamopatia monoclonal seja a causa de aproximadamente 50% das glomerulonefrites proliferativas idiopáticas (Capítulo 113), incluindo a glomerulonefrite membranoproliferativa e a glomerulopatia C3. Determinados distúrbios cutâneos sabidamente também estão associados à GMSI. O líquen mixedematoso (mucinose papular, escleromixedema) (Capítulo 411) está associado a uma proteína γ de IgG. O pioderma gangrenoso e o xantogranuloma necrobiótico são outros distúrbios cutâneos correlatos.

### PREVENÇÃO E TRATAMENTO

A GMSI não necessita de tratamento.[4] Uma biopsia de medula óssea basal pode ser omitida para os pacientes que clinicamente aparentam apresentar GMSI não complicada de risco baixo. De modo semelhante, os exames de imagem óssea podem ser omitidos em pacientes assintomáticos com GMSI de risco baixo e em pacientes com IgM. Os pacientes de risco baixo (Tabela 178.3) devem ser avaliados em 6 meses e, se estáveis, não necessitam de acompanhamento adicional até que ocorram sintomas sugestivos de mieloma ou distúrbios correlatos. Em todos os outros pacientes com GMSI, eletroforese, cadeias leves livres séricas, hemograma completo e níveis de creatinina e cálcio devem ser repetidos em 6 meses e, se estáveis, anualmente depois disto.

### PROGNÓSTICO

É difícil diferenciar um paciente com GMSI que permanecerá estável pelo resto da vida de outro no qual ocasionalmente ocorrerá o desenvolvimento de mieloma múltiplo, macroglobulinemia ou um distúrbio correlato quando a proteína M é reconhecida pela primeira vez. O tamanho e o tipo da proteína M ao diagnóstico de GMSI e uma razão de cadeia leve livre sérica anormal são fatores prognósticos para a progressão (Tabela 178.3).[5]

## CAPÍTULO 178 Distúrbios de Plasmócitos

**Tabela 178.3** Risco de progressão da gamopatia monoclonal de significância indeterminada para mieloma ou distúrbios correlatos.

| GRUPO DE RISCO | RISCO RELATIVO | RISCO ABSOLUTO CUMULATIVO DE PROGRESSÃO EM 20 ANOS (%)* | RISCO ABSOLUTO CUMULATIVO DE PROGRESSÃO EM 20 ANOS, RESPONSÁVEL PELA MORTE COMO UM RISCO COMPETITIVO (%)† |
|---|---|---|---|
| Risco baixo: proteína M sérica < 1,5 g/dℓ, subtipo IgG, razão de cadeia leve livre normal (0,26 a 1,65) | 1 | 5 | 2 |
| Risco intermediário baixo: qualquer 1 fator anormal | 5,4 | 21 | 10 |
| Risco intermediário alto: quaisquer 2 fatores anormais | 10,1 | 37 | 18 |
| Risco alto: todos os 3 fatores anormais | 20,8 | 58 | 27 |

*As estimativas nesta coluna representam o risco de progressão, presumindo que os pacientes não morram em virtude de outras causas durante este período. †As estimativas nesta coluna representam o risco de progressão calculado com o uso de um modelo que considera o fato de que os pacientes podem morrer por causas não relacionadas durante este período. Ig = imunoglobulina. (Adaptada de Rajkumar SV, Kyle RA, Therneau TM, et al. Serum free light chain ratio is an independent risk factor for progression in monoclonal gammopathy of undetermined significance (MGUS). *Blood* 2005;106:812-817.)

## GAMOPATIAS BICLONAIS

As gamopatias biclonais ocorrem em no mínimo 5% dos pacientes com distúrbios plasmocitários clonais. Uma gamopatia biclonal de significância indeterminada (análoga à GMSI) é responsável por aproximadamente dois terços dos referidos pacientes. O restante apresenta mieloma múltiplo, macroglobulinemia, ou outras doenças linfoproliferativas. Gamopatias triclonais ocorrem raramente.

## MIELOMA MÚLTIPLO

### DEFINIÇÃO

O mieloma múltiplo (MM) é malignidade dos plasmócitos caracterizada por infiltração da medula óssea e destruição esquelética extensiva, que resultam em anemia, dor óssea e fraturas. O mieloma múltiplo (comumente denominado *mieloma*) é definido pelo achado de 10% ou mais de plasmócitos clonais ao exame da medula óssea, de proteína M no soro ou na urina (exceto no caso de mieloma não secretor), e evidências de um ou mais eventos definidores de mieloma (EDM) (Tabela 178.2). Os pacientes com mieloma múltiplo devem ser diferenciados daqueles com GMSI e mieloma múltiplo indolente.

### EPIDEMIOLOGIA

O mieloma múltiplo representa 1% de todas as doenças malignas e pouco mais de 10% das malignidades hematológicas nos EUA. A incidência anual de mieloma múltiplo é de aproximadamente 4 por 100.000. A incidência de mieloma múltiplo em negros é quase o dobro daquela em brancos. O mieloma múltiplo é discretamente mais comum nos homens do que nas mulheres. A idade mediana dos pacientes no momento do diagnóstico é de aproximadamente 65 anos; somente 2% dos pacientes têm menos de 40 anos.

### BIOPATOLOGIA

A causa do mieloma múltiplo não está clara. A exposição à radiação, ao benzeno e a outros solventes orgânicos, herbicidas e inseticidas pode desempenhar um papel. O mieloma múltiplo tem sido relatado em agrupamentos familiares de dois ou mais parentes em primeiro grau e em gêmeos idênticos.

Quase todos os casos de MM evoluem a partir de uma fase de GMSI pré-maligna, muito embora a GMSI seja clinicamente reconhecida antes do diagnóstico de MM em apenas uma pequena minoria dos pacientes. A progressão da GMSI para MM sugere um modelo genético de malignidades simples, aleatório e de dois acertos, no qual o risco de progressão é fixo (aproximadamente 1% ao ano), independentemente da duração da GMSI. Infelizmente, os mecanismos precisos de progressão são desconhecidos, ainda que diversas anormalidades possivelmente patogenéticas tenham sido descritas nos plasmócitos clonais. Os dois eventos principais associados à progressão da GMSI para MM parecem ser as mutações *RAS* e as anormalidades *MYC*. Ocorrem deleções que envolvem 17p e 1p e amplificação de 1q com a progressão da doença no mieloma múltiplo e estas estão associadas a um prognóstico desfavorável. As alterações no microambiente da medula óssea provavelmente desempenham um papel importante na patogênese, incluindo na indução da angiogênese e de alças parácrinas anormais que envolvem citocinas como a interleucina-6 (IL-6), que atua como um importante fator de crescimento para os plasmócitos.

As lesões ósseas líticas, osteopenia, hipercalcemia e fraturas patológicas em pacientes com mieloma são resultado da atividade osteoclástica anormal induzida pelos plasmócitos neoplásicos, bem como da inibição da diferenciação dos osteoblastos.[6] Os osteoclastos são ativados pela estimulação do receptor transmembrana RANK (ativador do receptor do fator nuclear κB), que pertence à superfamília do receptor do fator de necrose tumoral (TNF). O ligante para este receptor (RANKL) também apresenta um receptor de engodo, a osteoprotegerina (OPG). No mieloma, existe um aumento na expressão do RANKL por parte dos osteoblastos (e possivelmente dos plasmócitos), acompanhado por redução no nível de OPG. O aumento resultante na razão RANKL/OPG causa a ativação dos osteoclastos e o aumento da reabsorção e do *turnover* ósseo (ver Capítulo 230). Outros fatores que podem desempenhar um papel na ativação dos osteoclastos incluem aumento dos níveis de proteína-1-alfa inflamatória de macrófagos (MIP-1-alfa), fator derivado do estroma alfa (SDF-alfa), interleucina (IL)-3, IL-1 beta, e IL-6. Além dessas alterações que promovem a ativação dos osteoclastos, ocorre a supressão simultânea dos osteoblastos, mediada pelo aumento dos níveis de IL-3, IL-7 e dickkopf 1 (DKK1). Esta combinação leva à doença óssea osteolítica pura, que é a característica do mieloma múltiplo.

### Anormalidades citogenéticas

Conforme discutido anteriormente (ver Biopatologia da GMSI), são observadas translocações primárias que envolvem os *loci* IgH (cromossomo 14q32) em até 40% dos pacientes com mieloma múltiplo (mieloma com translocação de IgH ou não hiperdiploide). Aproximadamente 40% dos pacientes não apresentam translocações de IgH, mas apresentam evidências de trissomias (mieloma hiperdiploide), 15% apresentam tanto translocações de IgH quanto trissomias, e 5% apresentam outras anormalidades.[7] Ainda que as translocações de IgH e as trissomias tenham origem no estágio de GMSI, a resposta à terapia e o prognóstico do MM são afetados pela anormalidade subjacente específica (Tabela 178.4). Além destas anormalidades citogenéticas primárias, outras anormalidades (denominadas anormalidades citogenéticas secundárias) ocorrem como eventos tardios durante a evolução do mieloma sintomático; estas incluem deleção *17p*, deleção *1p* e amplificação *1q*.

### MANIFESTAÇÕES CLÍNICAS

#### Histórico

A dor óssea, em particular nas costas ou no tórax e, com menos frequência, em membros, está presente no momento do diagnóstico em mais de dois terços dos pacientes. A altura do paciente pode estar reduzida em muitos centímetros em virtude do colapso vertebral. É comum haver fraqueza e fadiga, que com frequência estão associadas à anemia. A incidência de infecções aumenta nos pacientes com mieloma múltiplo. A propensão a infecções resulta do comprometimento da resposta dos anticorpos, da deficiência das imunoglobulinas normais e da neutropenia. Os pacientes com mieloma também apresentam aumento do risco de trombose venosa profunda, ainda que alguns tratamentos para o mieloma (p. ex., lenalidomida) possam causar trombose por si próprios. Outros sintomas podem resultar de insuficiência renal, hipercalcemia, síndrome nefrótica, radiculopatia, ou amiloidose de AL (Capítulo 179).

### Exame físico
A palidez é o achado físico mais frequente. O fígado é palpável em aproximadamente 5% dos pacientes e o baço em apenas 1%. Pode ser observada sensibilidade nos locais de envolvimento ósseo. A radiculopatia pode ser causada por fraturas de compressão vertebral. Ocasionalmente, os plasmocitomas extramedulares são palpáveis.

## DIAGNÓSTICO

### Achados laboratoriais
A anemia normocítica normocrômica (Capítulo 149) está presente inicialmente em cerca de 75% dos pacientes, mas inevitavelmente ocorre em quase todos os pacientes com mieloma múltiplo. A eletroforese de proteínas séricas demonstra uma proteína M em 80% dos pacientes. Com a imunofixação do soro, uma proteína M pode ser detectada em 93% dos pacientes. Quando estes estudos séricos são combinados à eletroforese de urina mais imunofixação, uma proteína M pode ser detectada em 97% dos pacientes com mieloma. A análise da cadeia leve livre sérica é mais conveniente e pode ser utilizada no lugar dos exames de urina na avaliação diagnóstica. O tipo de proteína M é IgG em 52%, IgA em 21%, cadeia leve somente em 16%, IgD em 2% e gamopatia biclonal em 2%; o tipo de cadeia leve é κ em 65% dos casos e λ em 35%. Em 3% dos pacientes, nenhuma proteína M secretada pode ser identificada; estes pacientes são considerados portadores de mieloma não secretor.

Na medula óssea, os plasmócitos clonais são responsáveis por mais de 10% de todas as células nucleadas em 96% dos pacientes (Figura 178.4). Em 4% dos pacientes, o exame da medula óssea demonstra menos de 10% de plasmócitos, ainda que o paciente de outro modo atenda os critérios em relação ao mieloma; tendo em vista que o envolvimento da medula óssea no mieloma pode ser focal, em vez de difuso, pode ser necessária a repetição dos exames da medula óssea ou a biopsia de uma lesão óssea ou extramedular discreta. Na maior parte dos casos, os plasmócitos no mieloma são citoplasmáticos Ig$^+$, CD38$^+$, CD45$^-$, CD138$^+$ e CD56$^+$. Somente 20% expressam CD20. A característica clonal dos plasmócitos é estabelecida com o uso da razão κ/λ por imuno-histoquímica ou citometria de fluxo. A razão κ/λ está anormal no mieloma (seja > 4:1, indicando uma população κ clonal, ou < 1:2, indicando uma população λ clonal). Isto é útil para a diferenciação da proliferação de plasmócitos monoclonais no mieloma múltiplo em virtude da plasmocitose reativa.

### Achados radiológicos
Exames radiográficos convencionais revelam anormalidades compostas por lesões líticas destacadas (Figura 178.5), osteoporose ou fraturas em quase 80% dos pacientes. As vértebras, o crânio, a caixa torácica, a pelve, e as extremidades proximais do úmero e do fêmur são os locais de envolvimento mais frequentes. As radiografias convencionais não são sensíveis, e atualmente a tomografia computadorizada ou tomografia com emissão de pósitrons (PET) de todo o corpo são as modalidades de imagem preferidas para a avaliação da doença óssea no mieloma múltiplo (Figura 178.6).[8] A ressonância magnética é útil nos pacientes nos quais existem dúvidas a respeito da magnitude da carga da doença e naqueles que apresentam envolvimento da coluna.

### Envolvimento de órgãos

#### Renal
Ao diagnóstico, a creatinina é superior a 2 mg/dℓ em 20%. As duas principais causas de insuficiência renal são a nefropatia formada por cilindros de cadeia leve (*rim do mieloma*) e a hipercalcemia. A nefropatia com cilindros de cadeia leve é caracterizada pela presença de cilindros grandes, cerosos e laminados nos túbulos distais e coletores. Os cilindros são compostos principalmente pela precipitação de cadeias leves monoclonais. A extensão da formação dos cilindros está diretamente correlacionada à quantidade de cadeias leves livres urinárias e à gravidade da insuficiência renal. A hipercalcemia, que está presente em 15 a 20% dos pacientes inicialmente, é uma causa importante e tratável de insuficiência renal. Ela resulta da destruição dos ossos. Outros fatores de contribuição incluem desidratação e hiperuricemia.

Além da nefropatia com cilindros de cadeia leve e da hipercalcemia, existem outros mecanismos por meio dos quais pode ocorrer disfunção renal no mieloma e nos distúrbios de plasmócitos correlatos. Por exemplo, a amiloidoise de cadeia leve (Capítulo 179) ocorre em quase 10% dos

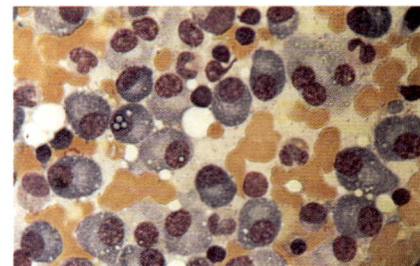

**FIGURA 178.4** **Mieloma múltiplo.** Um aspirado de medula óssea demonstra predominância de plasmócitos.

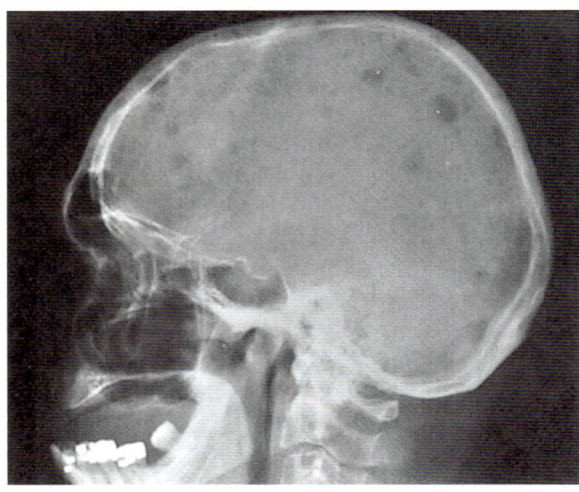

**FIGURA 178.5** Radiografia craniana demonstrando múltiplas lesões líticas.

### Tabela 178.4 — Estadiamento e fatores prognósticos no mieloma múltiplo.

| ESTÁGIO/FATOR DE RISCO | TAXA DE SOBREVIDA EM 5 ANOS |
|---|---|
| **SISTEMA DE ESTADIAMENTO INTERNACIONAL REVISADO** | |
| Estágio I (albumina sérica > 3,5, beta$_2$-microglobulina sérica < 3,5, sem citogenética de risco alto e nível sérico de lactato desidrogenase normal) | 82 |
| Estágio II (nem estágio I, nem estágio III) | 60 |
| Estágio III (beta$_2$-microglobulina sérica > 5,5 e um dentre citogenética de risco alto [t(4;14), t(14;16) ou del(17p)] ou elevação do nível sérico de lactato desidrogenase) | 40 |
| **ESTRATIFICAÇÃO DO RISCO*** | |
| Mieloma de risco alto (qualquer um dos seguintes): Translocações t(14;16), t(14;20), t(4;14) Deleção 17p Amplificação 1q | |
| Mieloma de risco padrão Translocações t(11;14), t(6;14) Trissomias | |
| **OUTROS FATORES PROGNÓSTICOS ADVERSOS** | |
| *Status* de desempenho desfavorável | |
| Aumento dos plasmócitos circulantes | |
| Morfologia plasmablástica | |

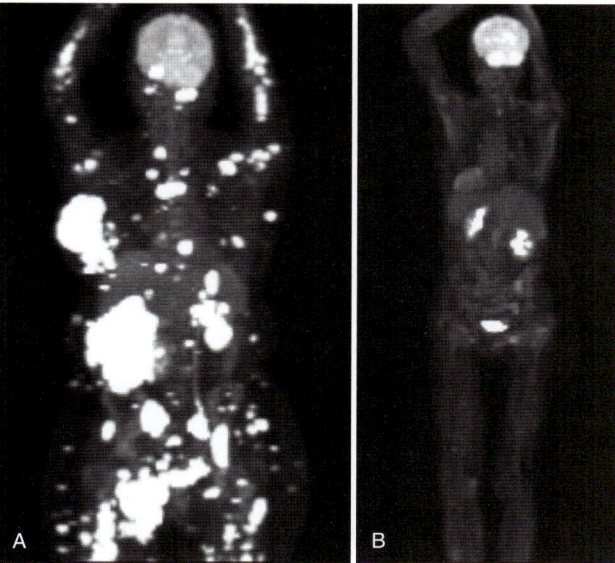

**FIGURA 178.6** Tomografia com emissão de pósitrons no mieloma múltiplo. A. doença óssea e extramedular extensiva. B. Melhora significativa após a quimioterapia sistêmica para o mieloma.

pacientes com mieloma e pode produzir síndrome nefrótica, insuficiência renal, ou ambas. A síndrome de Fanconi adquirida (Capítulo 114), caracterizada pela disfunção de túbulos proximais, resulta em glicosúria, fosfatúria e aminoacidúria. A deposição de cadeias leves monoclonais no glomérulo renal (doença de deposição de cadeia leve) também pode produzir insuficiência renal e síndrome nefrótica. A glomerulonefrite proliferativa associada à gamopatia monoclonal se apresenta com hematúria e insuficiência renal.

### Neurológico

A radiculopatia (Capítulo 372), a complicação neurológica única mais frequente, normalmente ocorre na área torácica ou lombossacra e resulta da compressão do nervo pela lesão vertebral ou pelo próprio osso colapsado. A compressão medular ocorre em até 10% dos pacientes. A neuropatia periférica (Capítulo 392) é incomum no mieloma múltiplo e, quando está presente, em geral é causada pela amiloidose. Raramente as células de mieloma infiltram as meninges difusamente. Os plasmocitomas intracranianos quase sempre representam extensões das lesões mielomatosas do crânio. O envolvimento do sistema nervoso central é raro e está associado a um prognóstico desfavorável.

### Outro envolvimento sistêmico

A infiltração hepática, as efusões pleurais ou a ascite sugerem a progressão para a leucemia de plasmócitos. De modo semelhante, o desenvolvimento de múltiplos plasmocitomas extramedulares também é um sinal da biologia mais agressiva da doença.

## PREVENÇÃO E TRATAMENTO

Os pacientes com GMSI ou MM indolente[9] não devem ser tratados até que existam evidências de desenvolvimento de MM. A abordagem para o tratamento do MM (Figura 178.7) é cada vez mais direcionada a alvos moleculares e personalizada.[10,10b] A avaliação da resposta à terapia e da doença residual mínima (DRM) ocorre com o uso dos critérios padrão do International Myeloma Working Group.[11] Muito embora a conquista de um estado de DRM negativo esteja associada a uma sobrevida melhor, não existem dados que apoiem a alteração da terapia com base nos resultados da DRM no mieloma.

### Terapia inicial dos pacientes que são candidatos ao transplante de células-tronco autólogo

Nos aproximadamente 50% dos pacientes com mieloma múltiplo recentemente diagnosticado que são considerados candidatos para o transplante de células-tronco autólogo com base no *status* de desempenho favorável, sem comorbidades ou com comorbidades limitadas, e na idade fisiológica mais jovem (< 65 a 70 anos), o transplante de células-tronco de sangue periférico autólogo (Capítulo 168) com dose alta de quimioterapia melhora a sobrevida em geral, em comparação à quimioterapia convencional.[A1] Atualmente, não é possível erradicar completamente as células de mieloma com os regimes condicionantes, e as células-tronco autólogas reinfundidas normalmente estão contaminadas pelas células de mieloma ou seus precursores. Como resultado, o transplante autólogo não é curativo, mas prolonga a sobrevida livre de eventos e em geral.

A terapia inicial consiste tipicamente em bortezomibe, lenalidomida mais dexametasona (VRD) por aproximadamente 3 a 4 meses, seguida pela coleta de células-tronco,[A2] mas a adição de daratumumabe aparenta proporcionar resultados ainda melhores.[A2b] Regimes de indução alternativos incluem lenalidomida mais dose baixa de dexametasona (Rd), bortezomibe, talidomida mais dexametasona (VTD), e bortezomibe, ciclofosfamida mais dexametasona (VCD) (Tabela 178.5). Em um estudo clínico randomizado, lenalidomida mais dose baixa de dexametasona (40 mg 1 vez/semana) foram associadas a uma sobrevida em geral superior, em comparação à lenalidomida e à dose alta de dexametasona (40 mg nos dias 1 a 4, 9 a 12 e 17 a 20). Como resultado, a dose alta de pulso de dexametasona deixou de ser recomendada no contexto da terapia inicial.[A3] As toxicidades da lenalidomida incluem trombose venosa profunda, e todos os pacientes devem ser tratados com ácido acetilsalicílico ou um anticoagulante profilático.

Após a terapia de indução, as células-tronco do sangue periférico adequadas para um a dois transplantes de células-tronco são coletadas com o uso de fator de estimulação de colônias de granulócitos, com ou sem plerixafor ou ciclofosfamida para auxiliar na mobilização. O transplante de células-tronco autólogo (ver Capítulo 168) é realizado com 200 mg/m² de melfalana como regime condicionante, seguido por infusão das células-tronco do sangue periférico. Os pacientes que não alcançam uma resposta completa ou resposta parcial muito favorável com o primeiro transplante autólogo podem ser considerados para um segundo transplante autólogo.

Uma abordagem alternativa em pacientes com doença recentemente diagnosticada é a criopreservação das células-tronco para uso futuro após a terapia inicial. Os pacientes em seguida continuam com a terapia inicial, até a progressão ou a conquista de uma fase de platô, reservando o transplante de células-tronco para a primeira recaída. Um estudo clínico randomizado recente, que comparou o transplante precoce *versus* tardio, não demonstrou diferença significativa na sobrevida em geral entre as duas estratégias.[A4] A escolha é baseada nas preferências do paciente e em outras condições clínicas, mas o transplante precoce frequentemente é o preferido, uma vez que a sua mortalidade é baixa (< 1%), e evita a inconveniência, o custo e os possíveis efeitos colaterais da quimioterapia prolongada.

Após o transplante de células-tronco, os dados dos estudos clínicos randomizados demonstram que o desfecho a longo prazo melhora com a administração da manutenção com lenalidomida (10 mg/dia).[A5-A7] No mieloma múltiplo de risco alto (Tabela 178.4), a manutenção com bortezomibe administrada a cada 2 semanas é a preferida[A8] (Tabela 178.4 para as definições do mieloma padrão e de risco alto).[12]

### Papel do transplante de medula óssea alogênico

A maior parte dos pacientes com mieloma múltiplo não pode ser submetida ao transplante de medula óssea alogênico em virtude de idade avançada, ausência de um doador irmão com compatibilidade de HLA ou função renal, pulmonar ou cardíaca inadequada (Capítulo 168). Não existem dados claros que demonstrem o benefício do transplante alogênico mieloablativo convencional ou do ("míni") transplante alogênico não mieloablativo, em comparação ao transplante de células-tronco autólogo, e os resultados de estudos clínicos randomizados são conflitantes.[A9] O transplante alogênico para o mieloma é mais bem realizado no contexto dos estudos clínicos, ou como terapia de salvamento de segunda linha em pacientes de risco alto selecionados que desejam aceitar a alta taxa de mortalidade relacionada ao tratamento associada ao procedimento.[13]

### Terapia inicial dos pacientes que não são candidatos ao transplante

Aproximadamente 50% dos pacientes recentemente diagnosticados não são considerados candidatos para o transplante de células-tronco, seja em virtude da idade avançada, do *status* de desempenho desfavorável ou de comorbidades associadas. A terapia inicial é composta por VRD por aproximadamente 9 a 12 meses, seguidos por lenalidomida e dexametasona (Rd). A adição de daratumumabe a este regime reduz o risco de doença progressiva ou morte.[A10] Nos pacientes frágeis, Rd isoladamente, administrada até a progressão, demonstrou melhorar a sobrevida livre de progressão e a sobrevida em geral, em comparação à terapia à base de melfalana mais antiga.[A11] A VCD pode ser utilizada como uma alternativa a VRD. Outras alternativas incluem (a) melfalana, prednisona mais bortezomibe (VMP) ou (b) dexametasona, lenalidomida e daratumumabe.[A11b]

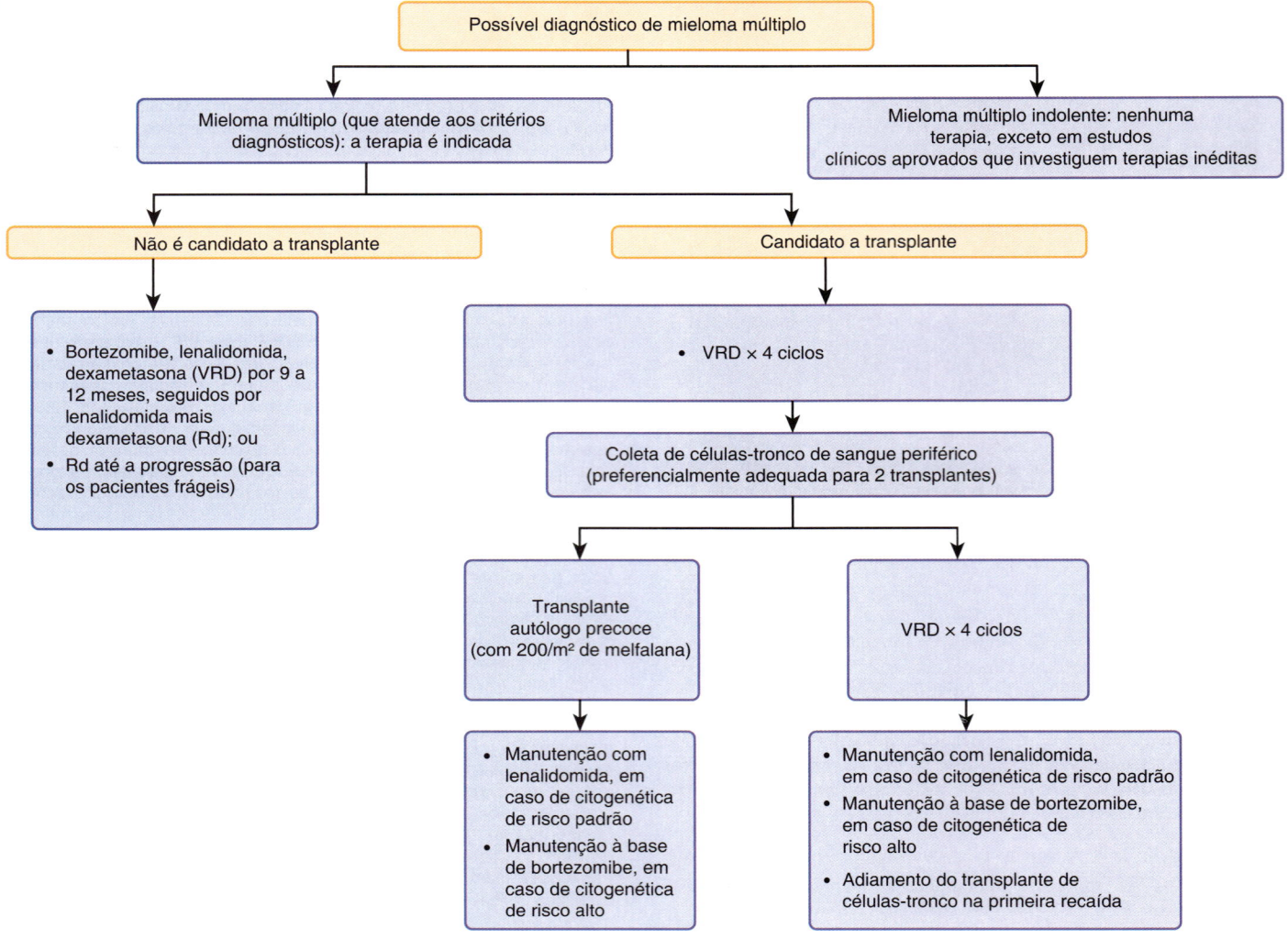

**FIGURA 178.7** Abordagem para o mieloma múltiplo recentemente diagnosticado. Rd = lenalidomida e dexametasona; VRD = bortezomibe, lenalidomida e dexametasona.

## Tratamento da recaída do mieloma refratário

Quase todos os pacientes com mieloma múltiplo inevitavelmente apresentam recaída. A duração da remissão na recaída do mieloma múltiplo diminui a cada regime. Todos os agentes ativos discutidos a seguir podem ser utilizados isoladamente e em combinação para o tratamento da recaída do mieloma múltiplo.[14,15]

Historicamente, o fundamento da terapia do mieloma múltiplo era composto por agentes alquilantes (melfalana, ciclofosfamida) e corticosteroides (prednisona, dexametasona). Um avanço importante no tratamento do mieloma ocorreu quando fortuitamente observou-se que a talidomida é efetiva na recaída do mieloma. Talidomida, lenalidomida e pomalidomida são fármacos imunomoduladores relacionados de modo próximo, que formam a espinha dorsal de diversos regimes de tratamento do mieloma. A lenalidomida é mais bem tolerada do que a talidomida e comprovou eficácia na recaída do mieloma. A dose inicial da lenalidomida é de 25 mg por via oral nos dias 1 a 21, a cada 28 dias. A pomalidomida é um análogo da lenalidomida mais potente e mais novo.[A12] Todos os três fármacos estão associados ao risco de trombose venosa profunda e, portanto, é necessária a profilaxia antitrombótica de rotina.

O bortezomibe é o primeiro da classe de inibidores de proteassoma a demonstrar atividade no mieloma múltiplo.[A13] A dose habitual é de 1,3 mg/m², administrada por via subcutânea nos dias 1, 8, 15 e 22 a cada 28 dias. A administração subcutânea 1 vez/semana está associada a neuropatia significativamente inferior do que o cronograma intravenoso 2 vezes/semana. Os eventos adversos mais comuns são os efeitos colaterais gastrintestinais, fadiga e neuropatia. Os inibidores de proteassomas mais novos que desde então se observou serem efetivos no mieloma incluem carfilzomibe e ixazomibe.[A14,A15]

Foi observado que dois anticorpos monoclonais, daratumumabe (com alvo molecular em CD38) e elotuzumabe (com alvo em SLAMF7), são efetivos no tratamento da recaída do mieloma múltiplo.[A16-A19] Outra adição para a lista de opções de tratamentos disponíveis é o panobinostate (inibidor de histona deacetilase).[A20] Além disso, em pacientes selecionados, agentes quimioterápicos tradicionais, como a doxorrubicina, também oferecem benefício. Agentes em investigação promissores incluem venetoclax (um inibidor de *bcl-2*), e o receptor de antígeno quimérico de células T (CAR-T) com alvo molecular em antígenos específicos expressados nas células de mieloma.[16]

A abordagem da terapia na recaída é complexa, e diversos fatores devem ser considerados, incluindo a resposta à terapia anterior, a duração da remissão anterior, a agressividade da recaída e a elegibilidade para o transplante de células-tronco. Em geral, se a recaída ocorrer mais de 6 meses após a interrupção da terapia, a reinstituição do regime quimioterápico inicial é razoável. Se os pacientes foram eleitos para a realização de um transplante tardio, então o transplante autólogo deve ser considerado. De modo semelhante, os pacientes elegíveis que apresentaram uma resposta razoável a um transplante autólogo anterior (> 18 meses sem terapia de manutenção, ou > 36 meses com terapia de manutenção) podem ser considerados para um segundo transplante. Na maior parte dos pacientes, um dos regimes triplos listados na Tabela 178.5 é utilizado para o tratamento da recaída. A cada recaída, é realizada uma tentativa de um regime diferente, que contém fármacos diferentes dos utilizados anteriormente, de maneira sequencial. Os pacientes com recaída de mieloma refratário também devem ser considerados para estudos clínicos.

## Papel da radioterapia

A radioterapia (RT) paliativa, a uma dose de 20 a 30 Gy, deve ser limitada aos pacientes que apresentam mieloma múltiplo com dor incapacitante e um processo focal bem definido, que não tenha respondido à quimioterapia, e aos pacientes com compressão raquimedular pelo plasmocitoma. Analgésicos combinados com quimioterapia conseguem, em geral, controlar a dor (Capítulo 27).

## Tabela 178.5 — Regimes selecionados para o tratamento do mieloma múltiplo.

| REGIME | CRONOGRAMA DE ADMINISTRAÇÃO HABITUAL* |
|---|---|
| Lenalidomida e dexametasona (Rd) | 25 mg de lenalidomida VO nos dias 1 a 21 a cada 28 dias<br>40 mg de dexametasona VO nos dias 1, 8, 15 e 22 a cada 28 dias<br>Repetição a cada 4 semanas |
| Bortezomibe, ciclofosfamida e dexametasona (VRD ou CyBorD) | 300 mg/m² de ciclofosfamida VO nos dias 1, 8, 15 e 22<br>1,3 mg/m² de bortezomibe IV nos dias 1, 8, 15 e 22<br>40 mg de dexametasona VO nos dias 1, 8, 15 e 22<br>Repetição a cada 4 semanas |
| Bortezomibe, lenalidomida e dexametasona (VRD) | 1,3 mg/m² de bortezomibe IV nos dias 1, 8 e 15<br>25 mg de lenalidomida VO nos dias 1 a 14<br>20 mg de dexametasona no dia do bortezomibe e no dia seguinte (ou 40 mg nos dias 1, 8, 15 e 22)<br>Repetição a cada 3 semanas |
| Carfilzomibe, lenalidomida e dexametasona (KRD) | 20 mg/m² de carfilzomibe (ciclo 1) e 27 mg/m² (ciclos subsequentes) IV nos dias 1, 2, 8, 9, 15 e 16<br>25 mg de lenalidomida VO nos dias 1 a 21<br>20 mg de dexametasona no dia do bortezomibe e no dia seguinte (ou 40 mg nos dias 1, 8, 15 e 22)<br>Repetição a cada 4 semanas |
| Daratumumabe, lenalidomida e dexametasona (DRd) | 16 mg/kg de daratumumabe IV semanalmente × 8 semanas, em seguida a cada 2 semanas por 4 meses, e em seguida uma vez ao mês<br>25 mg de lenalidomida VO nos dias 1 a 21<br>40 mg de dexametasona nos dias 1, 8, 15 e 22<br>Lenalidomida e dexametasona repetidas no cronograma habitual a cada 4 semanas |
| Elotuzumabe, lenalidomida e dexametasona (ERd) | 10 mg/kg de elotuzumabe IV semanalmente × 8 semanas, e em seguida a cada 2 semanas<br>25 mg de lenalidomida VO nos dias 1 a 21<br>40 mg de dexametasona nos dias 1, 8, 15 e 22<br>Lenalidomida e dexametasona repetidas no cronograma habitual a cada 4 semanas |
| Ixazomibe, lenalidomida e dexametasona (IRd) | 4 mg de ixazomibe VO nos dias 1, 8 e 15<br>25 mg de lenalidomida VO nos dias 1 a 21<br>40 mg de dexametasona nos dias 1, 8, 15 e 22<br>Repetição a cada 4 semanas |
| Daratumumabe, bortezomibe e dexametasona (DVd) | 16 mg/kg de daratumumabe IV semanalmente × 8 semanas, em seguida a cada 2 semanas por 4 meses, e em seguida uma vez ao mês<br>1,3 mg/m² de bortezomibe SC nos dias 1, 8, 15 e 22<br>20 mg de dexametasona no dia do bortezomibe e no dia seguinte ou 40 mg nos dias 1, 8, 15 e 22<br>Bortezomibe e dexametasona repetidos no cronograma habitual a cada 4 semanas |
| Panobinostate e bortezomibe | 20 mg de panobinostate VO 3 vezes/semana × 2 semanas<br>1,3 mg de bortezomibe IV nos dias 1, 8 e 15<br>Repetição a cada 3 semanas |

*Todas as doses devem ser ajustadas em relação a *status* de desempenho, função renal, hemogramas e outras toxicidades; as doses de dexametasona e/ou bortezomibe recomendadas foram reduzidas com base em dados subsequentes, que demonstram toxicidade inferior e eficácia semelhante com as doses reduzidas. (Adaptada de Rajkumar SV, Multiple myeloma: 2016 update on diagnosis, risk-stratification and management. *Am J Hematol.* 2016;91;720-734.)

### Manejo de complicações

#### Hipercalcemia
Deve haver suspeita de hipercalcemia, presente em 15 a 20% dos pacientes ao diagnóstico, em indivíduos com anorexia, náuseas, vômito, poliúria, polidipsia, constipação intestinal, fraqueza, confusão ou estupor. Se a hipercalcemia não for tratada, pode haver desenvolvimento de insuficiência renal. Recomendam-se hidratação, esteroides e bisfosfonatos (ácido zoledrônico ou pamidronato), que corrigirão a hipercalcemia em quase todos os pacientes (Capítulo 232).

#### Insuficiência renal
A causa mais comum da insuficiência renal aguda é a nefropatia com cilindros de cadeia leve em pacientes que apresentam excreção excessiva de proteína monoclonal na urina (rim do mieloma). O tratamento agressivo da insuficiência renal aguda em virtude de nefropatia com cilindro de cadeia leve é crítico para a sobrevida em geral a longo prazo. Se o paciente não estiver oligúrico, são necessários líquidos intravenosos e furosemida para manter uma taxa de fluxo urinário alta (100 ml/hora). Se, com base em achados clínicos, for considerado que a causa subjacente seja a nefropatia com cilindros de cadeia leve (p. ex., cadeias leves livres no soro > 150 mg/dl) ou biopsia renal, recomenda-se a plasmaférese diariamente por 5 dias, para reduzir os níveis de cadeias leves circulantes. É necessária hemodiálise para a azotemia sintomática. O fundamento da terapia é o tratamento agressivo do mieloma com um esquema como VCD ou bortezomibe, talidomida e dexametasona (VTD). O alopurinol é necessário se houver hiperuricemia.

#### Infecção
É necessária a terapia adequada imediata para as infecções bacterianas. Antibióticos profiláticos, como sulfametoxazol-trimetoprima, devem ser considerados nos pacientes que recebem dose alta de corticosteroides. O aciclovir deve ser administrado como profilaxia contra o herpes-zóster em pacientes que recebem bortezomibe. A imunoglobulina administrada por via intravenosa é reservada para os pacientes com hipogamaglobulinemia e infecções graves recidivantes. A imunização contra pneumococos e influenza (Capítulo 15) deve ser administrada para todos os pacientes.

#### Lesões esqueléticas
Os pacientes devem ser encorajados a ser tão ativos quanto possível, mas a evitar traumatismos. O ácido zoledrônico (4 mg por via intravenosa ao longo de no mínimo 15 minutos a cada 4 semanas) ou pamidronato (90 mg infundidos por via intravenosa ao longo de um período de 4 horas a cada 4 semanas) é recomendado para todos os pacientes com comprometimento ósseo do mieloma. Estes agentes reduzem a incidência de dor óssea, fraturas patológicas e compressão raquimedular, e podem melhorar a sobrevida geral.[A21] Após 1 a 2 anos, a administração pode ser reduzida para uma vez a cada 3 meses nos pacientes que estiverem estáveis, para minimizar o risco de osteonecrose mandibular, que é uma complicação da terapia prolongada com bisfosfonatos. O denosumabe é um agente alternativo, que pode ser utilizado em pacientes que não conseguem tolerar o ácido zoledrônico ou o pamidronato.[16b] A cifoplastia é útil em alguns pacientes com fraturas vertebrais.

Deve haver suspeita de compressão raquimedular em virtude de um plasmocitoma extramedular (ver Capítulo 372) nos pacientes que apresentam dorsalgia intensa, fraqueza ou parestesia de membros inferiores, ou disfunção vesical ou intestinal. O tratamento inicial consiste em dexametasona e/ou irradiação. Se o déficit neurológico aumentar, é necessária a descompressão cirúrgica.

#### Complicações diversas
A hiperviscosidade sintomática (ver a seguir) é menos comum do que na macroglobulinemia de Waldenström. A anemia que persiste apesar do tratamento adequado do mieloma subjacente com frequência responde à eritropoetina (Capítulo 149).

### PROGNÓSTICO
Atualmente o mieloma múltiplo é considerado incurável, mas a sobrevida melhorou significativamente nos últimos anos. A sobrevida mediana é de aproximadamente 5 anos, mas varia amplamente de acordo com o estágio clínico e os fatores de estratificação do risco (Tabela 178.4). Em alguns pacientes, a fase terminal aguda ou agressiva é caracterizada por rápido crescimento tumoral, pancitopenia, massas subcutâneas em tecidos moles, diminuição dos níveis de proteína M e febre; a sobrevida neste subconjunto em geral é de somente alguns meses.

### NO FUTURO
Os esforços futuros devem ser direcionados para a identificação de novos agentes ativos e o desenvolvimento de combinações efetivas de fármacos ativos. Estão em andamento estudos para melhorar o esquema de condicionamento utilizado no transplante autólogo de células-tronco e para integrar melhor as terapias inéditas com o transplante de células-tronco.

## FORMAS VARIANTES DE MIELOMA MÚLTIPLO

### Mieloma múltiplo indolente
O mieloma múltiplo indolente (assintomático) é definido por nível de proteína M superior a 3 g/dl no soro ou 10 a 60% de plasmócitos clonais na medula óssea na ausência de anemia, insuficiência renal, hipercalcemia ou lesões esqueléticas.[17] Biologicamente, os pacientes com mieloma múltiplo indolente são semelhantes àqueles com GMSI, mas correm risco muito mais alto de progressão para mieloma múltiplo ou malignidade correlata: 10% ao ano para os primeiros 5 anos, 5% ao ano para os próximos 5 anos, e 1 a 2% por ano posteriormente. Como resultado, os

pacientes devem ser observados mais cuidadosamente (a cada 3 a 4 meses), mas não devem ser tratados até que ocorra a progressão para o mieloma múltiplo sintomático. Um pequeno estudo clínico randomizado observou a melhora da sobrevida com o uso de Rd como terapia preventiva nos pacientes com mieloma múltiplo indolente de risco alto,[A22] mas são necessários dados adicionais antes que esta abordagem possa ser recomendada como prática de rotina.

### Leucemia plasmocitária

Os pacientes com leucemia plasmocitária apresentam mais de 20% de plasmócitos no sangue periférico e uma contagem absoluta de plasmócitos de $2.000/\mu\ell$ ou mais.[18] A leucemia plasmocitária é classificada como primária quando é diagnosticada na fase leucêmica (60%) ou como secundária quando ocorre a transformação leucêmica de um mieloma múltiplo reconhecido anteriormente (40%). Os pacientes com leucemia plasmocitária primária são mais jovens e apresentam incidência maior de hepatoesplenomegalia e linfadenopatia, contagem de plaquetas mais alta, menos lesões ósseas, um componente de proteína M sérica menor e sobrevida mais longa (mediana, 6,8 versus 1,3 meses) do que os pacientes com leucemia plasmocitária secundária. O tratamento da leucemia plasmocitária é insatisfatório. Um esquema de tratamento inicial agressivo, como bortezomibe, dexametasona, talidomida, cisplatina, doxorrubicina, ciclofosfamida e etoposídeo (VDT-PACE) por dois ciclos, seguido por transplante autólogo de células-tronco e terapia de manutenção subsequente com um esquema à base de bortezomibe, é uma estratégia razoável, se a condição clínica do paciente permitir a referida abordagem. A leucemia plasmocitária secundária raramente responde à quimioterapia, uma vez que os pacientes já receberam quimioterapia e são resistentes.

### Mieloma não secretor

Os pacientes com mieloma não secretor não apresentam proteína M no soro ou na urina e são responsáveis por apenas 3% dos casos de mieloma. Para a confirmação do diagnóstico, a natureza clonal dos plasmócitos da medula óssea deve ser estabelecida por meio de métodos de imunoperoxidase, imunofluorescência, ou citometria de fluxo. O tratamento e a sobrevida são semelhantes aos dos pacientes com mieloma típico. A análise de cadeia leve livre sérica é anormal em mais de 60% dos pacientes e pode ser utilizada para monitorar a resposta à terapia.

### Mieloma osteosclerótico (síndrome de POEMS)

Esta síndrome é caracterizada por polineuropatia, organomegalia, endocrinopatia, proteína M e alterações cutâneas (POEMS).[19] As principais características clínicas são polineuropatia inflamatório-desmielinizante crônica com incapacidade predominantemente motora e lesões esqueléticas escleróticas. A medula óssea normalmente contém menos de 5% de plasmócitos, e raramente ocorrem hipercalcemia e insuficiência renal. Quase todos os pacientes apresentam proteína M do tipo λ. O diagnóstico é confirmado por meio da identificação de plasmócitos monoclonais obtidos na biopsia de uma lesão osteosclerótica.

Se a lesões ocorrerem em uma área limitada, a RT melhora substancialmente a neuropatia em mais de 50% dos pacientes. Se o paciente apresentar lesões osteoscleróticas disseminadas, o tratamento se dá com o transplante autólogo de células-tronco ou outra terapia sistêmica semelhante à utilizada para o mieloma múltiplo.

### Plasmocitoma solitário (mieloma solitário) ósseo

O diagnóstico do plasmocitoma solitário ósseo é baseado em evidências histológicas de um tumor solitário composto por plasmócitos monoclonais idênticos àqueles no mieloma múltiplo. Além disso, a PET-TC (ou TC do corpo inteiro) ou RM de coluna e pelve não devem demonstrar outras lesões de mieloma, e o aspirado de medula óssea não deve conter evidências de plasmócitos clonais. Proteína M pode ser encontrada no soro ou na urina por ocasião do diagnóstico, mas a persistência da proteína M após a RT está associada a aumento do risco de progressão para o mieloma múltiplo. O tratamento é composto por radiação na variação de 40 a 50 Gy. Os pacientes com plasmocitoma solitário e que apresentam envolvimento medular clonal limitado (< 10%) são considerados portadores de plasmocitoma solitário com envolvimento medular mínimo (Tabela 178.2). O risco de recidiva ou progressão para o mieloma múltiplo em 3 anos é de aproximadamente 10% nos pacientes com plasmocitoma solitário, versus 60% nos pacientes com plasmocitoma solitário e envolvimento medular mínimo.

### Plasmocitoma extramedular

Os plasmocitomas extramedulares fora da medula óssea são mais comumente observados nas vias respiratórias superiores (80% dos casos), especialmente na cavidade nasal e nos seios paranasais, na nasofaringe e na laringe. Os plasmocitomas extramedulares também podem ocorrer em sistema digestório, sistema nervoso central, bexiga, tireoide, mama, testículos, glândulas parótidas ou linfonodos. Os plasmocitomas extramedulares podem ser solitários,[20] ou podem ocorrer em um paciente com mieloma múltiplo. O diagnóstico do plasmocitoma extramedular solitário é baseado na detecção de um tumor plasmocitário em um local extramedular, ausência de plasmócitos clonais ao exame de medula óssea e ausência de outras lesões ósseas ou extramedulares em exames radiográficos. O tratamento do plasmocitoma extramedular solitário consiste na sua ressecção cirúrgica completa ou RT tumoricida. O plasmocitoma pode recidivar localmente, metastatizar em linfonodos regionais ou, raramente, evoluir para mieloma múltiplo. O prognóstico em geral é mais favorável nos pacientes com plasmocitoma extramedular solitário, em comparação ao plasmocitoma solitário ósseo.

## MACROGLOBULINEMIA DE WALDENSTRÖM (MACROGLOBULINEMIA PRIMÁRIA)

### DEFINIÇÃO

A macroglobulinemia de Waldenström resulta da proliferação descontrolada de linfócitos e plasmócitos, na qual ocorre a produção de proteína M de IgM. A causa é desconhecida, mas foram relatados agrupamentos familiares. A idade mediana dos pacientes no momento do diagnóstico é de aproximadamente 65 anos, e aproximadamente 60% são do sexo masculino. Os critérios diagnósticos são a gamopatia monoclonal de IgM (independentemente do tamanho da proteína M), 10% ou mais de infiltração em medula óssea (normalmente intratrabecular) por linfócitos clonais, que exibem diferenciação plasmocitoide ou em plasmócitos, e um imunofenótipo típico (p. ex., IgM$^+$ de superfície, CD5$^{+/-}$, CD10$^-$, CD19$^+$, CD20$^+$, CD23$^-$), que satisfatoriamente excluiriam outros distúrbios linfoproliferativos, incluindo LLC (Capítulo 174) e linfoma de células do manto (Capítulo 176). Foi demonstrado que a mutação recidivante do gene *MYD88* (*MYD88 L265P*) está presente na maior parte dos pacientes com macroglobulinemia de Waldenström e acredita-se que ela seja relativamente específica para esta doença.

### MANIFESTAÇÕES CLÍNICAS

Fraqueza, fadiga e sangramentos (especialmente na área oronasal) são manifestações iniciais comuns. Podem ocorrer borramento visual ou comprometimento da visão, dispneia, perda de peso, sintomas neurológicos, infecções recidivantes e insuficiência cardíaca. Ao contrário do mieloma múltiplo, lesões ósseas líticas, insuficiência renal e amiloidose são raras. Os achados físicos incluem palidez, hepatoesplenomegalia e linfadenopatia. Podem ocorrer hemorragias retinianas, exsudatos e congestão venosa com segmentação vascular (formação em "salsicha"). É comum haver neuropatia periférica sensorimotora. O envolvimento pulmonar é manifestado por infiltrados pulmonares difusos e massas isoladas.

### Avaliação laboratorial

Quase todos os pacientes apresentam anemia normocítica normocrômica moderada a grave. O padrão eletroforético sérico é caracterizado por pico alto e estreito, ou banda densa, que correspondem ao tipo IgM à imunofixação. Os níveis quantitativos de IgM são altos. A cadeia leve monoclonal é detectada na urina de 80% dos pacientes, mas a quantidade de proteína urinária em geral é modesta.

O aspirado de medula óssea com frequência é hipocelular, mas a biopsia é hipercelular e bastante infiltrada por células linfoides e plasmócitos, ou células linfoplasmocíticas. A contagem de mastócitos com frequência está aumentada. A formação de *rouleaux* é proeminente (ver Capítulo 148) e a taxa de sedimentação está acentuadamente aumentada. Aproximadamente 10% dos casos apresentam crioglobulinemia do tipo I associada (ver adiante).

### DIAGNÓSTICO

O diagnóstico requer a combinação de sintomas típicos e achados físicos, a presença de proteína M de IgM e 10% ou mais de infiltração linfoplasmocítica da medula óssea.[21] As células linfoplasmocíticas expressam CD19, CD20 e CD22, enquanto a expressão de CD5 e CD10 ocorre em minoria.

Os pacientes assintomáticos com 10% ou mais de infiltração linfoplasmocítica da medula óssea são considerados portadores de macroglobulinemia de Waldenström indolente. Mieloma múltiplo, LLC e GMSI do tipo IgM devem ser excluídos.

Os pacientes que atendem os critérios diagnósticos para a macroglobulinemia de Waldenström, mas que apresentam menos de 3 g/dℓ de proteína IgM ao diagnóstico, algumas vezes foram classificados como portadores de "linfoma linfoplasmocítico com proteína M de IgM" (ver Capítulo 176). Entretanto, com exceção da hiperviscosidade, o quadro clínico, a terapia e o prognóstico para estes pacientes não diferem daqueles dos pacientes com um nível de IgM de 3 g/dℓ ou mais; portanto, estes pacientes também são considerados portadores de macroglobulinemia de Waldenström de acordo com a definição atual.

## PREVENÇÃO E TRATAMENTO

Os pacientes não devem ser tratados, exceto se apresentarem anemia; manifestações sistêmicas como fraqueza, fadiga, sudorese noturna ou perda de peso; hiperviscosidade; ou hepatoesplenomegalia ou linfadenopatia significativa. Os esquemas mais utilizados como terapia de linha de frente são ibrutinibe mais rituximabe,[A23] bendamustina mais rituximabe (BR), dexametasona, rituximabe, ciclofosfamida (DRC), e ibrutinibe.[22] Ainda que os dados sobre o transplante de células-tronco sejam mínimos, para os pacientes elegíveis seria razoável coletar e criopreservar células-tronco para um futuro transplante. O rituximabe (Capítulo 33) como agente único produz uma resposta de aproximadamente 50% nos pacientes não tratados e, portanto, é uma opção para os pacientes com doença indolente com carga baixa.

Para a recaída, os agentes utilizados como terapia inicial podem ser administrados isoladamente ou em combinação. O transplante autólogo de células-tronco pode ser considerado para os pacientes elegíveis com recaída da doença. Outras opções incluem cladribina ou fludarabina com ou sem rituximabe, esquemas à base de lenalidomida ou à base de bortezomibe, e outros esquemas utilizados no tratamento do linfoma não Hodgkin (Capítulo 176).

Podem ocorrer níveis baixos de hemoglobina e hematócrito espúrios, em virtude do aumento do volume plasmático decorrente da grande quantidade de proteína M intravascular. A hiperviscosidade sintomática deve ser tratada com plasmaférese. A sobrevida mediana dos pacientes com macroglobulinemia é superior a 5 a 7 anos.

## SÍNDROME DE HIPERVISCOSIDADE

A síndrome de hiperviscosidade ocorre nos pacientes com macroglobulinemia de Waldenström que apresentam níveis altos de proteína M de IgM sérica (> 5 g/dℓ) e, ocasionalmente, naqueles com mieloma, especialmente do tipo IgA. Para qualquer determinado nível de paraproteína, é mais provável que a IgM ou IgA cause hiperviscosidade do que a IgG, porque as primeiras circulam na forma de pentâmeros ou dímeros, respectivamente, ao contrário da IgG monomérica. Sangramento nasal crônico e extravasamento gengival são as manifestações mais frequentes de hiperviscosidade, mas também pode ocorrer sangramento pós-cirúrgico ou gastrintestinal. É comum haver hemorragias retinianas, e podem ser observadas congestão venosa com segmentação semelhante a "salsichas" e papiledema (Figura 178.8). O paciente ocasionalmente se queixa de borramento visual ou perda da visão. Podem ocorrer tontura, cefaleia, vertigem, nistagmo, diminuição auditiva, ataxia, parestesias, diplopia, sonolência e coma. A hiperviscosidade pode precipitar ou exacerbar a insuficiência cardíaca. A maior parte dos pacientes apresenta sintomas quando a viscosidade relativa é superior a 4 cP, mas a relação entre a viscosidade do soro e as manifestações clínicas não é precisa. Não foram realizados estudos clínicos randomizados sobre o manejo da síndrome de hiperviscosidade. Os pacientes com hiperviscosidade sintomática devem ser tratados com plasmaférese e com quimioterapia para o tratamento da malignidade subjacente. A troca plasmática de 3 a 4 ℓ com albumina deve ser realizada diariamente até que o paciente esteja assintomático. A plasmaférese é rapidamente efetiva (duas a três trocas) no caso das proteínas M de IgM, que são primariamente intravasculares; com as proteínas M de IgG, podem ser necessárias múltiplas tentativas, uma vez que pode haver uma concentração significativa de IgG no espaço extravascular.

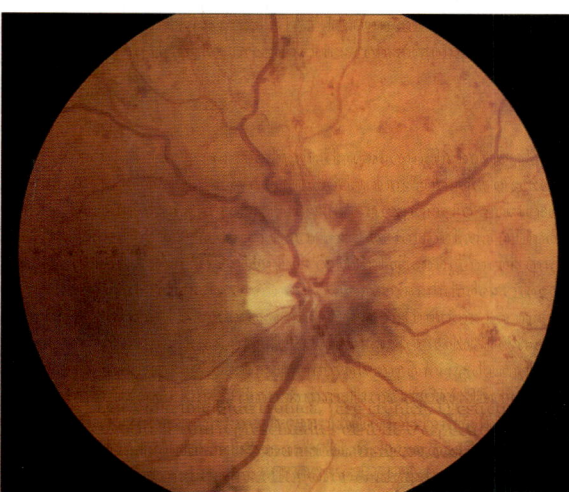

**FIGURA 178.8** Síndrome de hiperviscosidade. Imagem retiniana do olho direito em um paciente com macroglobulinemia de Waldenström e síndrome de hiperviscosidade, demonstrando formação em "salsichas" (dilatações venulares focais), hemorragias intrarretinianas, microaneurismas, exsudatos algodonosos peripapilares e edema do disco óptico (papiledema).

## DOENÇAS DE CADEIA PESADA

As DCP são caracterizadas por proteína M composta por uma parte da cadeia pesada de imunoglobulina no soro e/ou na urina. Estas cadeias pesadas não têm cadeias leves e representam um processo proliferativo de células linfoplasmáticas. Existem três tipos principais: γ-DCP, α-DCP e μ-DCP.

### γ-DCP

Os pacientes com γ-DCP com frequência apresentam inicialmente doença semelhante ao linfoma, mas os achados clínicos são diversos e variam desde um processo linfoproliferativo agressivo até um estado assintomático. Ocorrem hepatoesplenomegalia e linfadenopatia em aproximadamente 60% dos pacientes. Anemia ocorre inicialmente em cerca de 80% dos pacientes, e ao final, em quase todos eles. O padrão eletroforético com frequência demonstra uma banda com base larga, mais sugestiva de um aumento policlonal do que de uma proteína M. O diagnóstico depende da identificação de uma cadeia pesada γ monoclonal isolada à imunofixação sérica, sem evidências de expressão de cadeia leve κ ou λ monoclonal.

O tratamento é indicado apenas para os pacientes sintomáticos e consiste em quimioterapia com esquemas utilizados para o linfoma não Hodgkin (Capítulo 176), tais como ciclofosfamida, vincristina e prednisona. O prognóstico de γ-DCP é variável, desde piora rapidamente progressiva em algumas semanas até a ausência de sintomas associada ao achado de cadeia pesada monoclonal estável no soro ou na urina.

### α-DCP

α-DCP é a forma mais comum de DCP e ocorre em pacientes da região do Mediterrâneo ou do Oriente Médio, em geral na segunda ou na terceira década de vida. Aproximadamente 60% são homens. Mais comumente, há envolvimento do sistema digestório, sendo observada má absorção com diarreia, esteatorreia e perda de peso (Capítulo 131). A infiltração plasmocitária da mucosa jejunal é a característica histopatológica mais frequente. A doença imunoproliferativa do intestino delgado é restrita aos pacientes com lesões em intestino delgado que apresentam as características patológicas de α-DCP, mas que não sintetizam as cadeias pesadas α.

O padrão eletroforético proteico sérico é normal em metade dos casos; no restante deles, pode haver uma banda larga não impressionante na região $α_2$ ou β. O diagnóstico depende da identificação de uma cadeia pesada α monoclonal isolada à imunofixação sérica, sem evidências de expressão de cadeia leve κ ou λ monoclonal. Há pouca quantidade de cadeias pesadas α na urina.

A α-DCP é tipicamente progressiva e fatal se não for tratada. O tratamento habitual consiste em antibióticos, como tetraciclinas, e na erradicação de qualquer infecção parasitária concomitante. Os pacientes que não respondem adequadamente aos antibióticos recebem quimioterapia semelhante à prescrita para o linfoma não Hodgkin, por exemplo, o esquema com ciclofosfamida, hidroxidaunomicina, vincristina e prednisona (CHOP) (Capítulo 176).

### μ-HDC

Esta doença é caracterizada pela demonstração de um fragmento de cadeia μ monoclonal isolado à imunofixação sérica, sem evidências de expressão de cadeia leve κ ou λ monoclonal. O padrão eletroforético proteico sérico em geral é normal, com exceção da hipogamaglobulinemia. Foi observada proteinúria de Bence Jones em dois terços dos casos. Há aumento de linfócitos, plasmócitos e células linfoplasmocitoides na medula óssea. É comum o achado de vacuolização dos plasmócitos e isto deve sugerir a possibilidade de DCP. A evolução da μ-DCP é variável, e a sobrevida varia de alguns meses até muitos anos. O tratamento se dá com corticosteroides e agentes alquilantes.

## CRIOGLOBULINEMIA

Crioglobulinas são proteínas plasmáticas que precipitam quando resfriadas e que se dissolvem quando aquecidas. São designadas idiopáticas ou essenciais quando não estão associadas a doenças reconhecíveis. As crioglobulinas são classificadas em três tipos: tipo I (monoclonal), tipo II (misto monoclonal mais policlonal) e tipo III (policlonal).[23]

### Crioglobulinemia do tipo I

A crioglobulinemia do tipo I (monoclonal) é mais comumente da classe IgM ou IgG, mas foram relatadas crioglobulinas IgA e de Bence Jones. A maioria dos pacientes, até mesmo aqueles com concentrações elevadas de crioglobulina do tipo I, é completamente assintomática. Outros pacientes com crioglobulinas monoclonais na faixa de 1 a 2 g/dℓ podem apresentar evidências de vasculite, com dor, púrpura, fenômeno de Raynaud, cianose e, até mesmo, ulceração e descamação da pele e do tecido subcutâneo (Figura 178.9) com a exposição ao frio, tendo em vista que as suas crioglobulinas precipitam em temperaturas relativamente altas. As crioglobulinas do tipo I estão associadas à macroglobulinemia, ao mieloma múltiplo ou à GMSI. A terapia para os pacientes com crioglobulinemia do tipo I sintomática e com manifestações clínicas significativas é semelhante à prescrita para a macroglobulinemia de Waldenström do tipo IgM e a prescrita para o mieloma múltiplo do tipo não IgM.

### Crioglobulinemia do tipo II

A crioglobulinemia do tipo II (mista) consiste tipicamente em um complexo imune de proteína M de IgM e de IgG policlonal, ainda que também possam ser observadas IgG monoclonal ou IgA monoclonal com IgM policlonal. A eletroforese de proteínas séricas em geral apresenta um padrão normal ou um padrão difuso e hipergamaglobulinêmico policlonal. A concentração de crioglobulina mista é, em geral, inferior a 0,2 g/dℓ. Apesar do componente monoclonal, a maioria dos pacientes não apresenta um distúrbio plasmocitário clonal; em vez disto, eles apresentam evidências sorológicas de infecção pelo vírus da hepatite C (Capítulo 140). Atualmente, acredita-se que o HCV seja a causa da maioria dos casos de crioglobulinemia do tipo II.

A maior parte das manifestações clínicas está relacionada ao desenvolvimento de vasculite e inclui púrpura palpável, livedo reticular, poliartralgias e neuropatia. O envolvimento das articulações é simétrico, mas raramente ocorrem deformidades articulares. Os pacientes podem apresentar fenômeno de Raynaud, necrose da pele e envolvimento neurológico. Em quase 80% das amostras de biopsia renal, pode ser identificada a lesão glomerular. Pode resultar síndrome nefrótica, mas a insuficiência renal grave é incomum.

O tratamento deve ter por alvo a infecção subjacente pelo vírus da hepatite C (HCV; ver Capítulo 140). Com frequência é necessária a administração de corticosteroides para controlar a vasculite. Agentes para o tratamento do componente monoclonal, tais como ciclofosfamida ou rituximabe, são utilizados quando não há resposta. A plasmaférese (com um circuito aquecido) é útil no manejo agudo dos sinais/sintomas porque remove os complexos imunes circulantes.

### Crioglobulinemia do tipo III

A crioglobulinemia do tipo III (policlonal) não apresenta um componente monoclonal e não está associada a um distúrbio proliferativo de plasmócitos clonais. As crioglobulinas do tipo III são observadas em muitos pacientes com infecções crônicas ou doenças inflamatórias e, geralmente, não têm importância clínica, exceto se associadas à infecção pelo HCV.

## Recomendações de grau A

A1. Palumbo A, Cavallo F, Gay F, et al. Autologous transplantation and maintenance therapy in multiple myeloma. *N Engl J Med.* 2014;371:895-905.
A2. Durie BGM, Hoering A, Abidi MH, et al. Bortezomib, lenalidomide and dexamethasone vs. lenalidomide and dexamethasone induction followed by lenalidomide and dexamethasone maintenance in patients with newly diagnosed myeloma without intent for immediate autologous stem cell transplant: results of the randomised phase III SWOG trial S0777. *Lancet.* 2017;389:519-527.
A2b. Moreau P, Attal M, Hulin C, et al. Bortezomib, thalidomide, and dexamethasone with or without daratumumab before and after autologous stem-cell transplantation for newly diagnosed multiple myeloma (CASSIOPEIA): a randomised, open-label, phase 3 study. *Lancet.* 2019;394:29-38.
A3. Rajkumar SV, Jacobus S, Callander NS, et al. Lenalidomide plus high-dose dexamethasone versus lenalidomide plus low-dose dexamethasone as initial therapy for newly diagnosed multiple myeloma: an open-label randomised controlled trial. *Lancet Oncol.* 2010;11:29-37.
A4. Attal M, Lauwers-Cances V, Hulin C, et al. Lenalidomide, bortezomib, and dexamethasone with transplantation for myeloma. *N Engl J Med.* 2017;376:1311-1320.
A5. Mina R, Petrucci MT, Corradini P, et al. Treatment intensification with autologous stem cell transplantation and lenalidomide maintenance improves survival outcomes of patients with newly diagnosed multiple myeloma in complete response. *Clin Lymphoma Myeloma Leuk.* 2018;18:533-540.
A6. Attal M, Lauwers-Cances V, Marit G, et al. Lenalidomide maintenance after stem-cell transplantation for multiple myeloma. *N Engl J Med.* 2012;366:1782-1791.
A7. McCarthy PL, Owzar K, Hofmeister CC, et al. Lenalidomide after stem-cell transplantation for multiple myeloma. *N Engl J Med.* 2012;366:1770-1781.
A8. Sonneveld P, Schmidt-Wolf IG, van der Holt B, et al. Bortezomib induction and maintenance treatment in patients with newly diagnosed multiple myeloma: results of the randomized phase III HOVON-65/GMMG-HD4 trial. *J Clin Oncol.* 2012;30:2946-2955.
A9. Krishnan A, Pasquini MC, Logan B, et al. Autologous haemopoietic stem-cell transplantation followed by allogeneic or autologous haemopoietic stem-cell transplantation in patients with multiple myeloma (BMT CTN 0102): a phase 3 biological assignment trial. *Lancet Oncol.* 2011;12:1195-1203.
A10. Mateos MV, Dimopoulos MA, Cavo M, et al. Daratumumab plus bortezomib, melphalan, and prednisone for untreated myeloma. *N Engl J Med.* 2018;378:518-528.
A11. Benboubker L, Dimopoulos MA, Dispenzieri A, et al. Lenalidomide and dexamethasone in transplant-ineligible patients with myeloma. *N Engl J Med.* 2014;371:906-917.
A11b. Facon T, Kumar S, Plesner T, et al. Daratumumab plus lenalidomide and dexamethasone for untreated myeloma. *N Engl J Med.* 2019;380:2104-2115.
A12. San Miguel J, Weisel K, Moreau P, et al. Pomalidomide plus low-dose dexamethasone versus high-dose dexamethasone alone for patients with relapsed and refractory multiple myeloma (MM-003): a randomised, open-label, phase 3 trial. *Lancet Oncol.* 2013;14:1055-1066.
A13. Scott K, Hayden PJ, Will A, et al. Bortezomib for the treatment of multiple myeloma. *Cochrane Database Syst Rev.* 2016;4:CD010816.
A14. Stewart AK, Rajkumar SV, Dimopoulos MA, et al. Carfilzomib, lenalidomide, and dexamethasone for relapsed multiple myeloma. *N Engl J Med.* 2015;372:142-152.
A15. Moreau P, Masszi T, Grzasko N, et al. Oral ixazomib, lenalidomide, and dexamethasone for multiple myeloma. *N Engl J Med.* 2016;374:1621-1634.
A16. Dimopoulos MA, Oriol A, Nahi H, et al. Daratumumab, lenalidomide, and dexamethasone for multiple myeloma. *N Engl J Med.* 2016;375:1319-1331.
A17. Palumbo A, Chanan-Khan A, Weisel K, et al. Daratumumab, bortezomib, and dexamethasone for multiple myeloma. *N Engl J Med.* 2016;375:754-766.
A18. Lonial S, Dimopoulos M, Palumbo A, et al. Elotuzumab therapy for relapsed or refractory multiple myeloma. *N Engl J Med.* 2015;373:621-631.
A19. Dimopoulos MA, Dytfeld D, Grosicki S, et al. Elotuzumab plus pomalidomide and dexamethasone for multiple myeloma. *N Engl J Med.* 2018;379:1811-1822.
A20. San-Miguel MDJF, Hungria VTM, Yoon MDS. Randomized phase 3 trial of the deacetylase inhibitor panobinostat plus bortezomib and dexamethasone versus placebo plus bortezomib

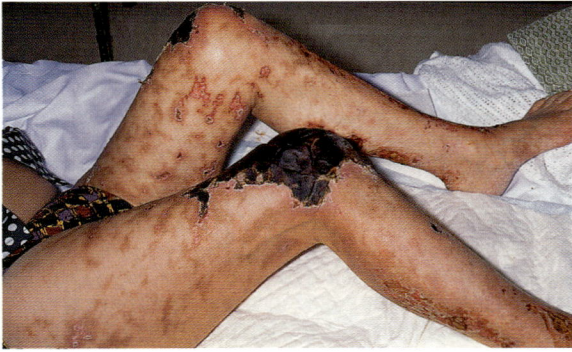

**FIGURA 178.9** Infarto cutâneo na crioglobulinemia. A pele apresenta um padrão reticulado, como resultado do extravasamento de eritrócitos dos capilares cutâneos lesionados. Ocorreram necrose e ulceração em locais periféricos em virtude do bloqueio dos vasos. Esta paciente ao final necessitou de cirurgia plástica. (De Forbes CD, Jackson WF. *Color Atlas and Text of Clinical Medicine*, 3rd ed. London: Mosby; 2003.)

and dexamethasone in relapsed or relapsed and refractory multiple myeloma. *Lancet Oncol.* 2014;15:1195-1206.

A21. Anderson K, Ismaila N, Flynn PJ, et al. Role of bone-modifying agents in multiple myeloma: American Society of Clinical Oncology clinical practice guideline update. *J Clin Oncol.* 2018;36:812-818.

A22. Mateos M-V, Hernández M-T, Giraldo P, et al. Lenalidomide plus dexamethasone for high-risk smoldering multiple myeloma. *N Engl J Med.* 2013;369:438-447.

A23. Dimopoulos MA, Tedeschi A, Trotman J, et al. Phase 3 trial of ibrutinib plus rituximab in Waldenström's macroglobulinemia. *N Engl J Med.* 2018;378:2399-2410.

## REFERÊNCIAS BIBLIOGRÁFICAS

*As referências bibliográficas, bem como os outros materiais suplementares deste livro, encontram-se no GEN-IO, nosso ambiente virtual de aprendizagem.*

# 179

# AMILOIDOSE

MORIE A. GERTZ

As amiloidoses são doenças da configuração anormal das proteínas, causadas por uma proteína precursora que passa por alteração na sua conformação que, por sua vez, deflagra a formação de fibrilas amiloides, que lesionam diferentes órgãos. A amiloidose pode ser localizada ou sistêmica. Na amiloidose sistêmica (Tabela 179.1), ocorre deposição de amiloide em locais distantes de onde a proteína precursora é formada.[1] Na amiloidose localizada, os depósitos se formam exclusivamente onde a proteína precursora é sintetizada. Apesar das diferenças na estrutura e na função, as fibrilas amiloides formadas por todas essas diversas proteínas precursoras compartilham uma estrutura β cruzada e formam filamentos de 2 a 5 nm de diâmetro, que se espiralam em conjunto ou formam fibrilas lateralmente aderentes, com intensidades distintas em 4,7 e 10 angstroms.

## AMILOIDOSE SISTÊMICA

### EPIDEMIOLOGIA

A incidência de amiloidose é de aproximadamente 8 por milhão de pessoas por ano. Em uma grande série, aproximadamente 75% dos casos eram de amiloidose de cadeia leve, aproximadamente 15% consistiam em amiloidose secundária, e aproximadamente 1% consistia em amiloidose senil; o restante era de amiloidose familiar, dos quais a maior parte envolveu a transtirretina (TTR) mutada e os outros incluíram mutações raras nos genes listados na Tabela 179.1. A amiloidose por TTR do tipo selvagem (*senile* ou *wild-type transthyretin* [wtTTR]) com frequência é pouco reconhecida clinicamente e é provável que seja muito mais comum do que originalmente se acreditava.

## Amiloidose de cadeia leve sistêmica

### BIOPATOLOGIA

Em casos raros, a amiloidose de cadeia leve é familiar, em virtude de mutação no gene da cadeia leve, em vez de ser causada por discrasia de plasmócitos monoclonais.[2] A amiloidose de cadeia leve de imunoglobulina é caracterizada por uma população clonal de plasmócitos de medula óssea que produz cadeia leve monoclonal do tipo κ ou λ, seja como molécula intacta ou fragmento. A proteína de cadeia leve, em vez de adotar a configuração α-helicoidal da maior parte das proteínas, adota uma configuração anormal e forma uma estrutura β pregueada.[3] Esta proteína insolúvel é depositada nos tecidos e interfere na função dos órgãos. A configuração em estrutura β pregueada é responsável pelas propriedades tintoriais; quando a proteína é corada com vermelho do Congo e visualizada sob a luz polarizada, a birrefringência cor de maçã-verde é demonstrada, sendo necessária para o diagnóstico.

### MANIFESTAÇÕES CLÍNICAS

A amiloidose é particularmente difícil de diagnosticar e é um desafio para os internistas. Os sintomas apresentados podem ser diversos e são mimetizados por distúrbios muito mais comuns (Tabela 179.2). Os sinais incluem aumento de volume da língua com endentações dentárias (Figura 179.1) e púrpura periorbital (Figura 179.2), resultante da fragilidade vascular. Os sinais são específicos, mas sem sensibilidade porque são encontrados em não mais do que 20% dos pacientes. Nenhum exame de imagem ou exame laboratorial isolado é diagnóstico da doença. Portanto, o médico precisa estar ciente da possibilidade de amiloidose, ou ela pode ser subestimada. O rim comumente está envolvido na amiloidose (58% dos casos). Deve haver suspeita diagnóstica em qualquer paciente que apresente proteinúria não diabética na faixa nefrótica (Capítulo 113).[4] Um terço dos pacientes com amiloidose apresenta síndrome nefrótica, que se manifesta em associação a elevações acentuadas do nível sanguíneo de colesterol (mediana, 270 mg/d$\ell$), e deve-se pesquisar proteinúria em pacientes com elevação súbita do nível sérico de colesterol. Dez por cento das amostras de biopsia renal de pacientes com síndrome nefrótica não diabética subsequentemente demonstram envolvimento pela amiloidose. A incidência de sangramento após a biopsia renal percutânea não aumenta nos pacientes com amiloidose de cadeia leve.

O coração está envolvido em aproximadamente 70% dos pacientes com amiloidose, e a apresentação é sutil, tendo em vista que a fadiga com frequência é a única manifestação.[5] Como a cardiopatia amiloide (Capítulo 54) é um distúrbio de insuficiência diastólica, não existem achados

### Tabela 179.1 Amiloidoses sistêmicas.

| DOENÇA | CAUSA | ÓRGÃOS AFETADOS |
|---|---|---|
| Amiloidose de cadeia leve (AL) | Mutação adquirida e produção excessiva de cadeia leve de imunoglobulina | Coração, rim, fígado, nervos |
| Amiloidose de cadeia pesada | Produção excessiva de cadeia pesada de imunoglobulina | Rim, fígado, coração |
| Amiloidose sistêmica senil (amiloidose por wtTTR) | Acúmulo de transtirretina do tipo selvagem (wtTTR) | Coração, vasos, tecidos moles, nervos |
| Polineuropatia amiloidótica familiar (amiloidose mTTR) | Mutação hereditária da transtirretina | Coração, rim, sistema nervoso periférico |
| Amiloidose secundária | Produção excessiva de proteína amiloide A sérica em virtude de inflamação crônica | Rim, fígado, baço |
| Amiloidose relacionada à diálise | Oligomerização da $\beta_2$-microglobulina deflagrada por cobre | Articulações, coração, sistema digestório, pulmão |
| Amiloidose de lisozima | Mutação hereditária da lisozima | Rim, fígado, baço |
| Amiloidose de Apo AI | Mutação hereditária da apolipoproteína AI | Rim, coração, fígado |
| Amiloidose de Apo AII | Mutação hereditária da apolipoproteína AII | Rim |
| Amiloidose de Apo AIV | Mutação hereditária da apolipoproteína AIV | Rim |
| Amiloidose de fibrinogênio | Mutação hereditária da cadeia α do fibrinogênio | Rim |
| Amiloidose hereditária finlandesa | Mutação hereditária da gelsolina | Córnea, nervos faciais e periféricos, pele |
| Amiloidose de cistatina | Mutação hereditária da cistatina C | Vasos sanguíneos cerebrais |
| Amiloidose de BriPP | Mutação hereditária de BriPP | Microvasculatura do cérebro |

Apo = apolipoproteína; BriPP = proteína precursora Bri; wtTTR = transtirretina do tipo selvagem. (Adaptada de Blancas-Mejia LM, Ramirez-Alvarado M. Systemic amyloidoses. *Annu Rev Biochem.* 2013;82:745-774.)

| Tabela 179.2 | Sintomas, sinais e síndromes da amiloidose sistêmica. |
|---|---|

**SINTOMAS E SINAIS**

Sintomas comuns: fadiga, edema, dispneia, anorexia, parestesias
Sintomas raros: claudicação, dor e rigidez articulares, síndrome *sicca*
Sinais comuns: púrpura periorbital, glossomegalia, hepatomegalia
Sinais raros: infiltração cérea das pálpebras, sinal das ombreiras

**SÍNDROMES**

Síndrome nefrótica não diabética
Miocardiopatia não isquêmica com um ecocardiograma mostrando "hipertrofia"
Hepatomegalia ou aumento de fosfatase alcalina sem anormalidade no exame de imagem
Neuropatia periférica com gamopatia monoclonal de significância indeterminada ou polineuropatia desmielinizante inflamatória crônica com características autônomas
Gamopatia monoclonal de significância indeterminada atípica ou mieloma com cadeias leves monoclonais e plasmocitose medular modesta

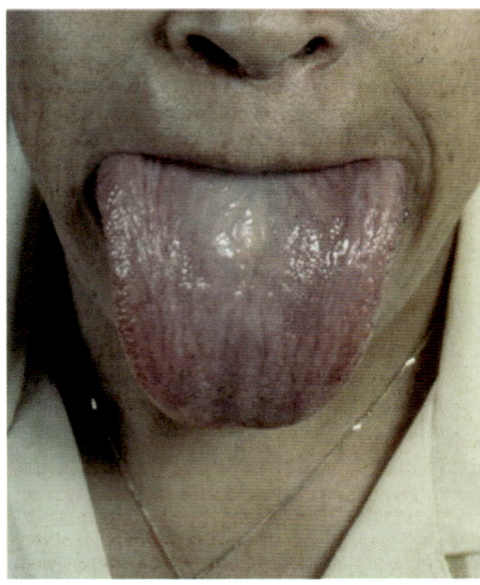

**FIGURA 179.1** Macroglossia (ou glossomegalia) em um paciente com amiloidose. (De Esplin BL, Gertz MA. Current trends in diagnosis and management of cardiac amyloidosis. *Curr Probl Cardiol*. 2013;38:53-96.)

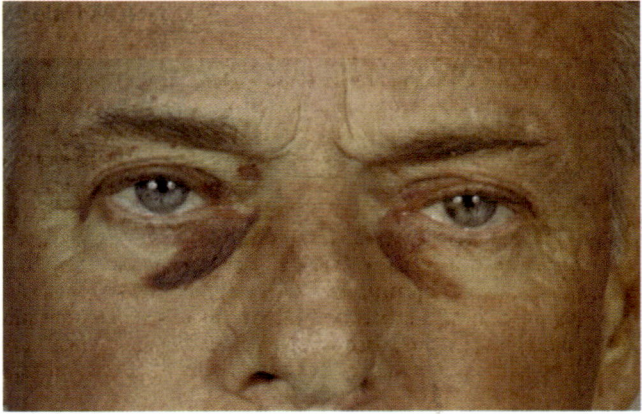

**FIGURA 179.2** Púrpura periorbital na amiloidose. (De Kitchens CS. Purpura and other hematovascular disorders. In: Kitchens CS, Konkle BA, Kessler CM, eds. *Consultative Hemostasis and Thrombosis*. 3rd ed. Philadelphia: Elsevier; 2012.)

típicos da miocardiopatia (aumento da silhueta cardíaca, redução da fração de ejeção e redistribuição vascular pulmonar). O efeito da amiloidose sobre o coração é o enchimento inadequado durante a diástole. Os pacientes apresentam volume diastólico final baixo e, por consequência, volume sistólico inadequado, apesar de uma fração de ejeção completamente normal.[6] O ECG mostra, com frequência, um padrão de pseudoinfarto, que pode ser interpretado como infarto isquêmico silencioso; este achado leva à angiocoronariografia, que é invariavelmente negativa (exceto se houver coronariopatia concomitante). A ecocardiografia, que revela espessamento das paredes cardíacas em virtude de infiltração por amiloide, com frequência é interpretada como hipertrofia ventricular esquerda (HVE), e a causa da insuficiência cardíaca pode ser atribuída à hipertensão arterial silenciosa ou à miocardiopatia hipertrófica. A miocardiopatia restritiva tem sido confundida com a doença pericárdica, e os pacientes foram submetidos a pericardiectomia desnecessária. Os pacientes com amiloidose raramente apresentam sinais/sintomas de cardiopatia isquêmica. O realce com gadolínio na ressonância magnética é tardio em aproximadamente 70% dos pacientes com amiloidose cardíaca. O realce do miocárdio está associado ao aumento da massa ventricular e ao comprometimento da função sistólica ventricular esquerda.

O fígado está envolvido em 10 a 20% dos pacientes. A apresentação típica é hepatomegalia e elevação do nível sérico da fosfatase alcalina. A elevação dos níveis de transaminases e a hiperbilirrubinemia são sinais tardios. Os exames de imagem não são úteis e a captação hepática é homogênea. Muitos pacientes são submetidos à investigação de doença maligna metastática. A biopsia hepática não está associada a aumento da taxa de sangramentos. Raramente, os pacientes apresentam ruptura esplênica espontânea. A deficiência adquirida do fator X da coagulação (Capítulo 165) é específica da amiloidose de cadeia leve e pode estar associada à hemorragia grave. Os níveis do fator X da coagulação melhoram com a terapia efetiva.

A neuropatia periférica (Capítulo 392) associada à amiloidose (aproximadamente 15%) tem início nos membros inferiores, é simétrica e, em geral, é sensorial ou sensorimotora mista. Quando uma proteína monoclonal é reconhecida, os diagnósticos frequentes são polineuropatia desmielinizante inflamatória crônica e neuropatia associada à gamopatia monoclonal de significância indeterminada.[7] Ocorre neuropatia autônoma associada em aproximadamente 4% dos pacientes, que pode ser caracterizada por hipotensão ortostática, a qual pode ser erroneamente atribuída à insuficiência cardíaca. A dismotilidade autônoma intestinal é um achado associado comum (Capítulo 127). Ela pode ser na porção intestinal superior, levando a pseudo-obstrução e êmese recidivante, ou na porção intestinal inferior, caracterizada por alternância entre a obstipação e a incontinência fecal. A diarreia causada pela insuficiência autônoma tem sido erroneamente diagnosticada como colite colagenosa quando são observados depósitos eosinofílicos na mucosa intestinal à coloração com hematoxilina-eosina (H-E) na ausência de coloração com vermelho do Congo. Ocorre síndrome do túnel do carpo (Capítulo 392) em aproximadamente 10 a 15% dos pacientes; ela não é diferenciada clinicamente da síndrome associada à lesão por esforço repetitivo (LER), mas com frequência não melhora após a liberação cirúrgica. Raramente, os sinais/sintomas apresentados são doença pulmonar intersticial, pseudoclaudicação, depósitos periarticulares e perda de peso inexplicada.

A amiloidose sistêmica pode ser confundida com o mieloma múltiplo (MM) em estágio inicial (Capítulo 178). Observa-se que os pacientes que apresentam os sintomas vagos de fadiga e edema apresentam uma proteína monoclonal na urina, e uma amostra de biopsia de medula óssea demonstra plasmocitose clonal com mediana de 10% de plasmócitos na medula óssea. Com frequência considera-se que estes pacientes apresentam MM atípico quando a síndrome amiloide subjacente não é reconhecida. Nestes pacientes, é feito um diagnóstico errôneo de rim do mieloma ou neuropatia desmielinizante quando não tiver sido realizada uma avaliação diagnóstica adequada para excluir a amiloidose.

## DIAGNÓSTICO

### Exames iniciais

Em um paciente com proteinúria não diabética, miocardiopatia sem fatores de risco isquêmicos, hepatomegalia inexplicada, neuropatia periférica ou autônoma ou síndrome do túnel do carpo, a amiloidose não é a causa mais provável. O distúrbio ocorre em somente 8 por milhão de pessoas por ano, e a biopsia de rotina não é apropriada sempre que forem observados sintomas consistentes. O achado físico clássico de púrpura periorbital ocorre em somente 10% dos pacientes, com frequência está limitado às erupções com petéquias sobre as pálpebras, e é facilmente subestimado. Ocorre aumento de volume da língua em 10 a 15% dos pacientes; portanto, ainda que seja específico, ele não é sensível para o diagnóstico. A amiloidose nos pacientes com aumento de volume da língua pode não ser reconhecida, ou estes pacientes podem ser avaliados em relação à acromegalia, ou serem desnecessariamente submetidos a biopsias de língua em virtude de suspeita de câncer de células escamosas.

A amiloidose de cadeia leve sistêmica deve ser diferenciada da muito menos comum amiloidose sistêmica associada às cardiopatias e neuropatias amiloides hereditárias (amiloidose familiar) ou à infecção crônica e às artropatias inflamatórias (amiloidose secundária). Por definição, a amiloidose de cadeia leve é uma discrasia de plasmócitos (Capítulo 178); portanto, virtualmente todos os pacientes apresentam anormalidade de imunoglobulinas detectável por meio de imunofixação do soro ou da urina, ou apresentam resultados anormais em uma análise de cadeia leve livre de imunoglobulina sérica. Quando um paciente apresenta uma síndrome clínica compatível, esses exames complementares devem ser concluídos antes que exames invasivos sejam realizados (Figura 179.3).[8] A eletroforese simples, sem imunofixação, é inadequada, tendo em vista que as proteínas monoclonais são quantitativamente muito pequenas na maioria dos pacientes e não causarão um pico detectável na eletroforese de proteínas séricas. Quando estes três exames são combinados, a sensibilidade é de 100%.

Graças à testagem moderna, entretanto, um componente monoclonal ser encontrado em até 20% dos pacientes com amiloidose não de cadeia leve. A tipagem amiloide inequívoca é crítica. Nesses casos, a espectrometria de massa ou a microscopia imunoeletrônica, ambas com especificidade que se aproxima de 100% para a amiloidose de cadeia leve, é necessária para um diagnóstico definitivo. Se uma proteína monoclonal for detectada, devem ser realizadas investigações adicionais em relação ao amiloide, conforme descrito a seguir. Se não for encontrada uma proteína monoclonal, existem três possibilidades: (1) o paciente não apresenta amiloidose; (2) se o paciente sabidamente apresenta amiloidose, ela pode ser localizada, e não sistêmica; ou (3) se o paciente sabidamente apresentar amiloidose sistêmica, ela pode ser do tipo sistêmica senil ou familiar, e não do tipo de cadeia leve (ver seção a seguir sobre outras formas de amiloidose).

### Testagem definitiva

Em razão do grave prognóstico associado à amiloidose de cadeia leve, o diagnóstico deve ser confirmado por meio de biopsia (com coloração pelo vermelho do Congo) em todos os casos.[9] Ainda que seja razoável realizar uma biopsia de rim quando a proteinúria é o sinal inicial, biopsia de coração quando a miocardiopatia é reconhecida, biopsia de fígado quando há hepatomegalia e aumento de fosfatase alcalina, ou biopsia de nervo quando há perda funcional sensorimotora, estes procedimentos invasivos e ocasionalmente arriscados não são necessários. A aspiração do tecido adiposo subcutâneo é um procedimento ambulatorial com um tempo de resposta de 24 horas e reconhece os depósitos amiloides em 70% dos pacientes. A medula óssea é um segundo local conveniente para uma biopsia, e este exame com frequência é necessário para excluir a possibilidade de mieloma múltiplo associado. A biopsia de medula óssea é positiva em 50% dos pacientes. Quando a aspiração do tecido adiposo subcutâneo e a biopsia de medula óssea são realizadas, a substância amiloide é detectada em aproximadamente 80% dos pacientes. Os pacientes remanescentes devem realizar uma biopsia do órgão apropriado.

Após a detecção dos depósitos amiloides nos tecidos, é necessária a avaliação diagnóstica adicional. O achado de uma proteína monoclonal no soro ou na urina e o achado de depósitos congofílicos no tecido não confirmam que a amiloidose tenha origem nas cadeias leves. Outros exames complementares são essenciais para classificar o tipo de amiloide antes que a terapia seja iniciada. Exames imuno-histoquímicos do tecido podem ser úteis, mas a configuração anormal da cadeia leve amiloide com frequência evita que os epítopos sejam reconhecidos por antissoros comerciais; portanto, é comum haver resultados falso-negativos. A análise espectrométrica de massa do depósito de amiloide pode ser realizada em tecido parafinado e valida o tipo de amiloide por meio do sequenciamento direto de aminoácidos, não deixando dúvidas a respeito da origem da proteína amiloide como uma cadeia leve de imunoglobulina.

## TRATAMENTO

Anteriormente acreditava-se que a amiloidose de cadeia leve fosse intratável e invariavelmente fatal. Com a terapia atual, taxas de resposta de cerca de 70% ocorrem regularmente, e a duração mediana da sobrevida

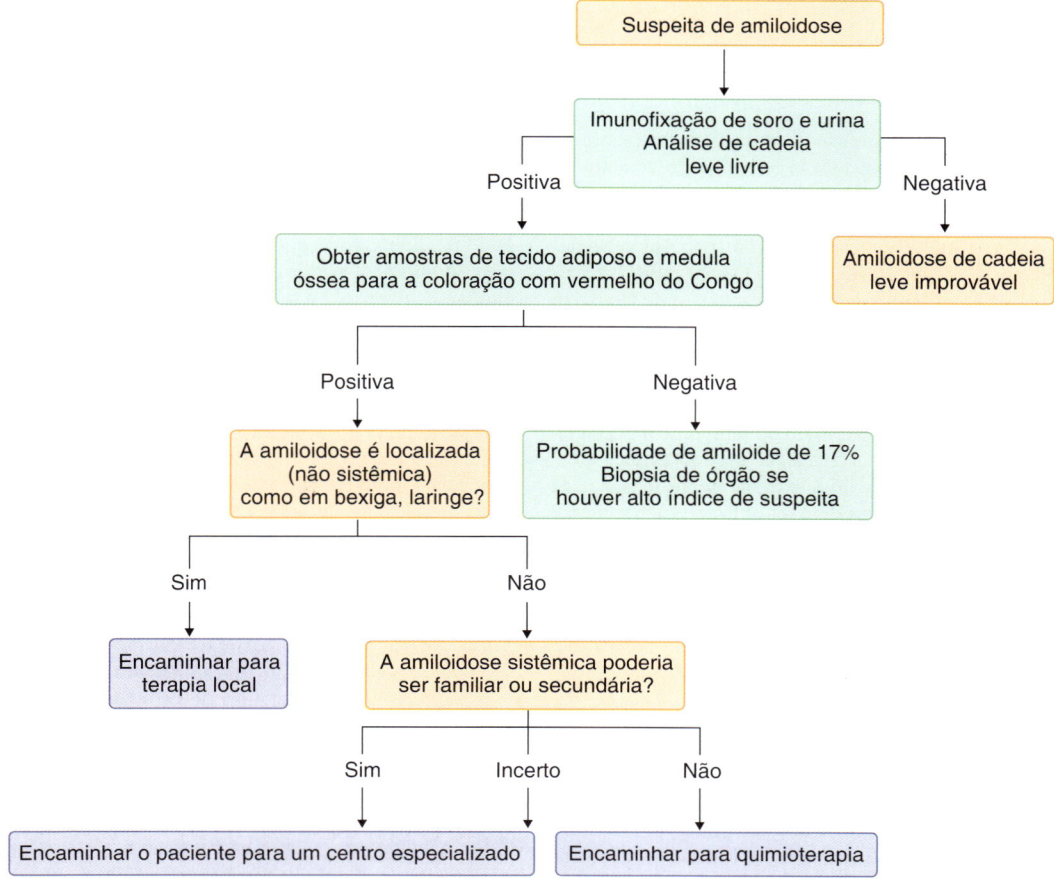

**FIGURA 179.3** Algoritmo para a investigação custo-efetiva de amiloidose de cadeia leve sistêmica.

é relatada como sendo superior a 5 anos.[10] Os ideais seriam agentes para reverter a configuração anormal da proteína e torná-la solúvel, mas atualmente eles encontram-se em investigação. A fonte da cadeia leve de imunoglobulina é a população de plasmócitos clonais na medula óssea. Todas as terapias conhecidas são direcionadas à destruição do clone de plasmócitos.

As duas opções de manejo são a quimioterapia com dose tradicional e a quimioterapia com dose alta associada a transplante autólogo de células-tronco. A maior parte dos pacientes não é candidata para a terapia com dose alta em virtude de idade, disfunção cardíaca avançada ou insuficiência renal. A dose alta de melfalana é uma abordagem viável nos pacientes com amiloidose de cadeia leve e está associada a uma alta taxa de respostas hematológicas e dos órgãos, que leva ao prolongamento da sobrevida. As terapias atuais incluem combinações de melfalana, ciclofosfamida, dexametasona, bortezomibe e lenalidomida. O tratamento com uma combinação de bortezomibe (1,5 mg/m² semanalmente), ciclofosfamida (300 mg/m² VO semanalmente) e dexametasona (40 mg semanalmente) produziu respostas hematológicas rápidas e completas na maioria dos pacientes com amiloidose de cadeia leve, com poucos efeitos colaterais.[11] Pomalidomida mais dexametasona pode ser uma terapia de resgate útil.[12] A terapia efetiva tem sido associada à resolução de síndrome nefrótica, insuficiência cardíaca e hepatomegalia. Para os pacientes com insuficiência renal crônica, o transplante de rim (Capítulo 122) é uma opção.[13] Outros anticorpos contra as fibrilas amiloides estão sendo testados.

### Avaliação do efeito da terapia

A análise de cadeia leve livre de imunoglobulina sérica tem sido citada como um exame de rastreamento útil para os pacientes com síndrome clínica compatível. Esta análise também é utilizada para medir o efeito terapêutico da intervenção, tendo em vista que o nível de cadeia leve é quantificável e reprodutível.[14] Com base nos atuais critérios de resposta hematológica, a terapia de sucesso é caracterizada por redução de 50% no nível de cadeia leve livre anormal. Análises demonstraram que os pacientes que alcançam a normalização completa da cadeia leve livre apresentam um desfecho mais favorável, mas não está claro se os pacientes que não alcançam este nível de resposta devem ser submetidos a um tratamento mais intensivo como um esforço para remover este precursor sérico amiloide patogênico. Os pacientes com amiloidose de cadeia leve (AL) que apresentam diferença inferior a 50 mg/ℓ entre as cadeias leves livres envolvidas e não envolvidas (baixa carga de cadeia leve livre) apresentam um desfecho mais favorável.[15,16]

## PROGNÓSTICO

O desfecho dos pacientes com amiloidose de cadeia leve depende da extensão do envolvimento cardíaco (Capítulo 54). Com o advento da hemodiálise de rotina para esta população, a morte em virtude de insuficiência renal é incomum. Quanto maior o envolvimento do coração, mais breve é a sobrevida do paciente.[17] A ecocardiografia fornece informações úteis a respeito da fração de ejeção, da espessura do septo interventricular e da parede livre ventricular esquerda e da porcentagem de tensão (a velocidade na qual ocorre o encurtamento da parede). A ecocardiografia com Doppler possibilita medidas quantitativas da função diastólica e reflete a diminuição da velocidade do fluxo sanguíneo para o interior da câmara ventricular na medida em que ventrículo esquerdo não complacente se enche. Essa "rigidez", medida por meio do tempo de desaceleração, fornece informações úteis e boa correlação com a sobrevida.

Os biomarcadores cardíacos são medidas extremamente sensíveis da função miocárdica, são reprodutíveis e podem ser utilizados não somente para o prognóstico, como também para acompanhar a resposta cardíaca após a terapia efetiva. O valor sérico de troponina é um preditor poderoso da sobrevida em pacientes com amiloidose, e o valor do pró-peptídio natriurético cerebral N-terminal também prediz a sobrevida. Foi desenvolvido um sistema de estadiamento com esses dois biomarcadores cardíacos, e a diferença entre os níveis de cadeia leve livre envolvida e não envolvida, para predizer com acurácia a sobrevida.

## OUTRAS AMILOIDOSES SISTÊMICAS

### Amiloidose sistêmica senil

A amiloidose sistêmica senil resulta da deposição de uma proteína sérica normal, a transtirretina, no miocárdio. A apresentação clínica da amiloidose sistêmica senil não é distinguível daquela da amiloidose de cadeia leve cardíaca, e o diagnóstico em geral requer uma biopsia endomiocárdica. A maioria dos pacientes tem mais de 70 anos, com sobrevida mediana de 3,6 anos. Quando uma proteína monoclonal é encontrada, isso é incidental, e a confirmação do tipo em geral exige a análise dos tecidos carregados de amiloide. A terapia é de suporte, e a doença em geral progride lentamente. A elevação dos níveis de peptídeo natriurético cerebral e ácido úrico, a diminuição da fração de ejeção ventricular esquerda e o aumento da espessura da parede ventricular esquerda estão associados a sobrevida em 5 anos de aproximadamente 35%.

### Amiloidose familiar

A amiloidose familiar é incomum nos EUA e representa somente 3% dos casos de amiloidose sistêmica. Os pacientes comumente apresentam o espectro clínico pleno associado à amiloidose, incluindo miocardiopatia, neuropatia periférica e proteinúria.[18] Os pacientes não apresentam proteína monoclonal, tendo em vista que o precursor depositado é uma forma mutante de transtirretina, fibrinogênio, lisozima ou apolipoproteína A.

Entre as 100 ou mais mutações pontuais da transtirretina,[19] uma forma importante de amiloidose familiar nos EUA está associada a um alelo no qual a isoleucina é substituída pela valina na posição 122 (transtirretina Val-122-Ile). Aproximadamente 4% dos afro-americanos carreiam uma substituição da valina pela isoleucina heterozigota na proteína transtirretina, o que aumenta o risco de insuficiência cardíaca incidental em 50%, mas não o risco de morte.[20] Não obstante, o seu reconhecimento apresenta implicações importantes para o aconselhamento genético. A transtirretina mutada Val30Met causa uma polineuropatia amiloide familiar de transtirretina de início tardio.[21] As causas menos comuns de amiloidose sistêmica hereditária incluem mutações desestabilizadoras ou deleções da lisozima, apolipoproteína AI,[22] apolipoproteína AII, apolipoproteína AIV, cadeia α do fibrinogênio, gelsolina e cistatina C. O diagnóstico, tipicamente por meio de biopsia nos estágios iniciais, é essencial para possibilitar o tratamento oportuno para prevenir ou adiar a progressão da doença. A captação miocárdica do radiomarcador na cintilografia óssea apresenta sensibilidade superior a 99% e especificidade superior a 86% para a amiloidose de transtirretina cardíaca mutante e do tipo selvagem, com resultados falso-positivos quase que exclusivamente em virtude da captação em pacientes com amiloidose de cadeia leve cardíaca.[12b] Recomendações recentes também encorajam o aconselhamento genético e a testagem genética pré-sintomática de rotina.[23]

O tafamidis (20 a 80 mg/dia), que também se liga de maneira não cooperativa aos dois locais tiroxina na forma tetramérica da transtirretina e, assim, evita a sua dissociação em monômeros, pode retardar a velocidade da progressão da miocardiopatia amiloide de transtirretina e reduzir a taxa de mortalidade por todas as causas.[A1] A patisirana (em geral 30 mg por via intravenosa a cada 3 semanas), que é um fármaco com pequeno RNA de interferência que bloqueia a produção da transtirretina, também pode diminuir a espessura da parede ventricular, reduzir os desfechos cardíacos adversos[A2] e retardar a velocidade da progressão da polineuropatia.[A3] De maneira semelhante, a inotersena (284 mg por via subcutânea semanalmente) também consegue alentecer a evolução da polineuropatia e melhorar a qualidade de vida.[A4] O diflunisal (um anti-inflamatório não esteroide genérico aprovado pela FDA, que forma complexos nos locais de ligação da tiroxina na forma tetramérica da transtirretina, estabiliza a mesma e, portanto, inibe a liberação do monômero da transtirretina necessário para a amiloidogênese) na dose de 250 mg, 2 vezes/dia, pode reduzir a velocidade de progressão da polineuropatia associada à amiloidose de TTR familiar.[A5] Pacientes selecionados com amiloidose familiar e polineuropatia se beneficiaram do transplante de fígado, porque esta doença é caracterizada pelo acúmulo sistêmico de transtirretina polimerizada nos nervos periféricos e nos órgãos sistêmicos, e o transplante de fígado interrompe a principal produção de transtirretina amiloidogênica.

A sobrevida histórica mediana da amiloidose relacionada à transtirretina (TTR) foi de 5 a 15 anos, dependendo dos órgãos envolvidos. O efeito de medicações mais novas sobre a expectativa de vida é encorajador, ainda que incerto. A probabilidade estimada de sobrevida em 10 anos nos pacientes com polineuropatia amiloide familiar pode chegar a 90 a 100% após transplante de fígado bem-sucedido.

## AMILOIDOSE SISTÊMICA SECUNDÁRIA

A amiloidose secundária sistêmica é a forma mais rara de amiloidose nos países ocidentais.[24] Anteriormente, ela era uma consequência da inflamação prolongada não controlada, geralmente infecciosa, e as causas incluíam tuberculose e osteomielite. Fibrose cística, bronquiectasia, úlceras de decúbito, abscessos cutâneos relacionados à injeção subcutânea de drogas ilícitas são as causas infecciosas dos tempos modernos. Atualmente ocorre primariamente em pacientes com síndromes inflamatórias de difícil controle, incluindo doença de Crohn, artrite juvenil e espondilite anquilosante. A lesão dos órgãos resulta do depósito extracelular de fragmentos proteolíticos do reagente de fase aguda amiloide A sérico, tal como as fibrilas amiloides. Tem havido um declínio do número de pacientes que apresentam amiloidose secundária em virtude de doenças reumáticas, no mínimo parcialmente em virtude do uso de medicamentos antirreumáticos modificadores da doença (ARMDs).

A maioria desses pacientes apresenta proteinúria, síndrome nefrótica ou disfunção renal. Também ocorre diarreia relacionada ao envolvimento intestinal (22%) e tireomegalia (9%).

A supressão do processo inflamatório resulta na regressão dos depósitos amiloides nos tecidos. Portanto, o monitoramento dos pacientes com doença inflamatória ativa crônica por meio de exames seriados de amiloide A sérico, proteína C reativa, microalbuminemia, proteinúria e outros indicadores de desenvolvimento amiloide, bem como da possível determinação do genótipo *SAA1*, pode orientar o manejo. Os agentes antifator de necrose tumoral α reduziram acentuadamente a incidência de amiloidose secundária em virtude de artrite inflamatória. Existem formas familiares de amiloidose secundária associada a síndromes de febre periódica familiares, a mais comum sendo a febre familiar do Mediterrâneo (ver Capítulo 245) em virtude de mutações no receptor do fator de necrose tumoral. Os inibidores da interleucina-1 (anacinra) têm sido utilizados com sucesso nessas síndromes de febre periódica hereditária.

## AMILOIDOSE LOCALIZADA

A amiloidose localizada pode ser confundida com a amiloidose sistêmica, mas apresenta um prognóstico muito mais favorável. Os pacientes com amiloidose em geral não necessitam de terapia sistêmica; o manejo pode ser de suporte ou localizado no depósito. A localização dos depósitos de amiloides pode ser uma indicação da natureza localizada. Os locais típicos de depósito de amiloide localizado incluem ureter, bexiga, uretra e próstata. A terapia inclui a ressecção cistoscópica ou a instilação intravesical de dimetil sulfóxido. A maioria das formas de amiloidose é localizada, ainda que tenha ocorrido amiloidose cutânea nodular na amiloidose de cadeia leve sistêmica. A amiloidose traqueobrônquica e laríngea e a amiloidose pulmonar nodular são localizadas, não estão associadas a discrasia plasmocitária e, em geral, necessitam somente de terapia local. A amiloidose pulmonar nodular com frequência é diagnosticada após a toracotomia. A maior parte dos casos de amiloidose laríngea é observada quando o paciente consulta um otorrinolaringologista com rouquidão e depósitos amiloides são observados na biopsia endoscópica. Os pacientes com amiloidose localizada não apresentam proteína monoclonal demonstrável no soro ou na urina e exibem razão de cadeia leve livre normal. A amiloidose localizada observada no doença de Alzheimer (ver Capítulo 374) não está quimicamente relacionada com a amiloidose de cadeia leve, e os pacientes com amiloidose de cadeia leve não correm aumento do risco de demência.

 **Recomendações de grau A**

A1. Maurer MS, Schwartz JH, Gundapaneni B, et al. Tafamidis treatment for patients with transthyretin amyloid cardiomyopathy. *N Engl J Med*. 2018;379:1007-1016.
A2. Solomon SD, Adams D, Kristen A, et al. Effects of patisiran, an RNA interference therapeutic, on cardiac parameters in patients with hereditary transthyretin-mediated amyloidosis. *Circulation*. 2019;139:431-443.
A3. Adams D, Gonzalez-Duarte A, O'Riordan WD, et al. Patisiran, an RNAi therapeutic, for hereditary transthyretin amyloidosis. *N Engl J Med*. 2018;379:11-21.
A4. Benson MD, Waddington-Cruz M, Berk JL, et al. Inotersen treatment for patients with hereditary transthyretin amyloidosis. *N Engl J Med*. 2018;379:22-31.
A5. Berk J, Suhr O, Obici L, et al. Repurposing diflunisal for familial amyloid polyneuropathy: a randomized clinical trial. *JAMA*. 2013;310:2658-2667.

## REFERÊNCIAS BIBLIOGRÁFICAS

*As referências bibliográficas, bem como os outros materiais suplementares deste livro, encontram-se no GEN-IO, nosso ambiente virtual de aprendizagem.*

# 180
# TUMORES DO SISTEMA NERVOSO CENTRAL
LISA M. DEANGELIS

##  TUMORES INTRACRANIANOS

### Abordagem geral dos tumores cerebrais

#### EPIDEMIOLOGIA

Aproximadamente 75.000 novos tumores cerebrais e cânceres do sistema nervoso primários são diagnosticados anualmente nos EUA, o que torna os tumores do sistema nervoso central (SNC) tão comuns quanto o melanoma. Por outro lado, as metástases intracranianas são cinco vezes mais comuns do que os tumores cerebrais primários. Mais de 120 tipos de tumores cerebrais primários surgem a partir das diferentes células que compõem o SNC (Tabela 180.1). A classificação da Organização Mundial da Saúde (OMS) de 2016 incorporou características moleculares em algumas categorias de glioma, ependimoma e tumores embrionários pela primeira vez.[1] Além das subdivisões histológicas e moleculares, com frequência é útil classificar um tumor também de acordo com o seu local intracraniano, como tumores da região pineal ou tumores hipofisários e suprasselares. Não existem evidências de que os telefones celulares aumentem o risco de tumores cerebrais primários.[2]

#### BIOPATOLOGIA

Ao contrário dos tumores com origem em outros locais do corpo, existe pouca distinção entre os tumores benignos e malignos quando eles ocorrem no cérebro. O crescimento dos tumores cerebrais está restrito ao SNC; eles raramente, ou nunca, metastatizam em outros órgãos. No SNC, um tumor maligno é caracterizado por elementos histopatológicos agressivos, incluindo invasão tecidual local, neovascularidade, necrose regional e atipia citológica. Estas características conferem uma vantagem no crescimento para as células malignas e levam à rápida expansão e a um novo crescimento precoce após o tratamento. Os tumores com ausência destas características histológicas agressivas ainda podem continuar a crescer no interior do SNC, causando incapacidade neurológica progressiva, e alguns podem adquirir um fenótipo mais maligno ao longo do tempo. Os tumores de grau baixo que se transformam em neoplasias de grau alto são primariamente os tumores intra-axiais que não podem ser curados por meio de ressecção, em virtude de sua infiltração difusa do cérebro. Quase todos os tumores do SNC verdadeiramente benignos são tumores extra-axiais, tais como os meningiomas e os neuromas do acústico que podem ser curados com ressecção cirúrgica completa, se praticável.

#### MANIFESTAÇÕES CLÍNICAS

Um paciente com um tumor cerebral pode apresentar um ou ambos de dois tipos de sintomas e sinais. Os *sinais/sintomas generalizados* refletem tipicamente aumento da pressão intracraniana (PIC) que com frequência acompanha os tumores cerebrais, incluindo cefaleia, letargia, alteração da personalidade, náuseas e vômitos. Os *sinais/sintomas de lateralização* refletem a localização específica do tumor, incluindo hemiparesia, déficits hemissensoriais, afasia, comprometimento do campo visual e convulsões (Tabela 180.2).

A maioria dos pacientes apresenta sintomas que progridem durante 1 semana até alguns meses. O súbito agravamento dos sinais/sintomas pode precipitar a consulta inicial do paciente ao médico; entretanto, uma anamnese cuidadosa geralmente revela sintomas que são anteriores à deterioração aguda e que se agravaram lentamente ao longo do tempo. Duas exceções são convulsão de aparecimento recente em um indivíduo previamente assintomático (Capítulo 375) e hemorragia súbita em um tumor.

Os sinais/sintomas dos tumores cerebrais podem ser produzidos pelo tumor que invade o parênquima cerebral, pelo tumor e pelo edema que comprimem o tecido cerebral, pela obstrução do líquido cerebrospinal

## Tabela 180.1 Classificação dos tumores cerebrais da Organização Mundial da Saúde.*

**TUMORES DO TECIDO NEUROEPITELIAL**

Tumor astrocítico e oligodendroglial difuso
  Astrocitoma difuso, *IDH* mutante
  Astrocitoma difuso, *IDH* do tipo selvagem
  Astrocitoma difuso, SOE
  Astrocitoma anaplásico, *IDH* mutante
  Astrocitoma anaplásico, *IDH* do tipo selvagem
  Astrocitoma anaplásico, SOE
  Glioblastoma, *IDH* do tipo selvagem
  Glioblastoma, *IDH* mutante
  Glioblastoma, SOE
  Glioma difuso da linha média, H3 K27M mutante
  Oligodendroglioma, *IDH* mutante e com 1p/19q codeletados
  Oligodendroglioma, SOE
  Oligodendroglioma anaplásico, *IDH* mutante e com 1p/19q codeletados
  Oligodendroglioma anaplásico, SOE
Outros tumores astrocíticos
  Astrocitoma pilocítico
  Xantoastrocitoma pleomórfico
  Astrocitoma subependimário de células gigantes
Tumores ependimários
  Ependimoma
  Ependimoma, positivo para fusão de *RELA*
  Ependimoma anaplásico
  Ependimoma mixopapilar (tumor espinal)
  Subependimoma
Tumores do plexo corioide
  Papiloma do plexo corioide
  Papiloma do plexo corioide atípico
  Carcinoma do plexo corioide
Tumores neuronais e neuronogliais mistos
  Gangliocitoma
  Tumor neuroepitelial disembrioplásico
  Ganglioglioma
  Ganglioglioma anaplásico
  Neurocitoma central
Tumores embrionários
  Meduloblastoma, definido geneticamente
  Meduloblastoma, definido histologicamente
  Meduloblastoma, SOE

**TUMORES DOS NERVOS CRANIANOS E ESPINAIS**

Schwannoma
Neurofibroma

**TUMORES DAS MENINGES**

Meningioma
Hemangiopericitoma
Hemangioblastoma

**LINFOMAS DO SISTEMA NERVOSO CENTRAL PRIMÁRIOS**

**TUMORES DE CÉLULAS GERMINATIVAS**

Germinoma
Carcinoma embrionário
Tumor do saco vitelino (tumor do seio endodérmico)
Coriocarcinoma
Teratoma
Tumores de células germinativas mistos

**CISTOS E LESÕES SEMELHANTES A TUMORES**

Cisto da bolsa de Rathke
Cisto epidermoide
Cisto dermoide
Cisto coloide do terceiro ventrículo

**TUMORES DA REGIÃO SELAR**

Adenoma hipofisário
Carcinoma hipofisário
Craniofaringioma

*Resumida e modificada da classificação da Organização Mundial da Saúde de 2016. SOE = sem outra especificação. A classificação integral encontra-se em: Louis DN, Perry A, Reifenberger G, et al. The 2016 World Health Organization classification of tumors of the central nervous system. *Acta Neuropathol*. 2016;131:803-820.

## Tabela 180.2 Manifestações clínicas focais dos tumores cerebrais.

Lobo frontal
  Convulsões generalizadas
  Convulsões motoras focais (contralateral)
  Afasia expressiva (lado dominante)
  Alterações comportamentais
  Demência
  Distúrbios da marcha, incontinência
  Hemiparesia (contralateral)
Núcleos da base
  Hemiparesia (contralateral)
  Distúrbios do movimento (raros)
Lobo parietal
  Afasia receptiva (lado dominante)
  Desorientação espacial (lado não dominante)
  Disfunção sensorial cortical (contralateral)
  Hemianopia (contralateral)
  Agnosias
Lobo occipital
  Hemianopia (contralateral)
  Distúrbios visuais (não formados)
Lobo temporal
  Convulsões parciais complexas (psicomotoras)
  Convulsões generalizadas
  Alterações comportamentais
  Auras olfatórias e visuais complexas
  Distúrbio da linguagem (lado dominante)
  Defeito do campo visual
Corpo caloso
  Demência (anterior)
  Perda da memória (posterior)
  Alterações comportamentais
  Assintomático (intermediário)
Tálamo
  Perda sensorial (contralateral)
  Alterações comportamentais
  Distúrbio da linguagem (lado dominante)
Mesencéfalo/glândula pineal
  Paresia do movimento ocular vertical
  Anormalidades pupilares
  Puberdade precoce (meninos)
Sela turca/nervo óptico/hipófise
  Endocrinopatia
  Hemianopia bitemporal
  Defeitos visuais monoculares
  Oftalmoplegia (seio cavernoso)
Ponte/bulbo (medula oblonga)
  Disfunção de nervo craniano
  Ataxia, nistagmo
  Fraqueza, perda sensorial
  Espasticidade
Ângulo pontocerebelar
  Surdez (ipsilateral)
  Perda da sensibilidade facial (ipsilateral)
  Fraqueza facial (ipsilateral)
  Ataxia
Cerebelo
  Ataxia (ipsilateral ou marcha)
  Nistagmo

(LCS) causada diretamente pelo tumor ou por uma alteração do tecido cerebral e pela herniação. A invasão e a compressão provocam tipicamente sinais/sintomas focais, muitos dos quais podem ser aliviados se a compressão for reduzida. A obstrução do fluxo do LCS e a herniação com frequência são uma consequência da elevação da PIC e provocam tipicamente sintomas generalizados de cefaleia, náuseas e vômitos, mas também podem causar sinais de localização falsa, como paralisia do nervo abducente como resultado do aumento difuso da PIC.

A cefaleia (Capítulo 370) é um sintoma inicial em aproximadamente 35% dos tumores cerebrais. É mais comum em pacientes mais jovens do que nos mais velhos e é mais comum nos pacientes que apresentam tumores com crescimento rápido do que naqueles cujos tumores evoluíram lentamente (Figura 180.1). As anormalidades mentais e cognitivas podem ser reflexo do tumor local (p. ex., afasia, alexia, agnosia) ou do comprometimento geral (p. ex., letargia, confusão, dificuldade para encontrar as palavras, apatia). Convulsões ocorrem em aproximadamente um terço dos pacientes com tumores cerebrais, e são especialmente comuns como a apresentação e o único sintoma de um tumor de grau baixo. As convulsões, que são focais por terem origem no local do tumor, podem permanecer restritas (p. ex., convulsões motoras focais), ou podem se generalizar secundariamente, provocando perda de consciência, algumas vezes tão rapidamente que o caráter focal não é percebido pelo paciente ou até mesmo por uma testemunha do episódio.

## DIAGNÓSTICO

### Exames de imagem

A ressonância magnética (RM) é muito superior à tomografia computadorizada (TC) e deve ser utilizada sempre que houver suspeita de tumor craniano. A RM deve ser realizada sem e com administração intravenosa de gadolínio. Uma RM bem realizada identifica qualquer tumor intracraniano, e uma RM normal exclui efetivamente uma neoplasia. A RM com contraste tardio para o cálculo de mapas de avaliação da resposta ao tratamento (MART) de alta resolução diferencia mais claramente o tumor dos tecidos sem realce tumoral que a RM convencional.[3] A RM de alguns tumores extra-axiais (p. ex., neuromas do acústico, meningiomas) é tão característica que não é necessária a confirmação histológica. Uma lesão infiltrativa sem realce pelo contraste, que é visível primariamente em imagens ponderadas em T2 de recuperação ou com inversão atenuada por líquidos, é mais consistente com um glioma de grau baixo (Figura 180.2),

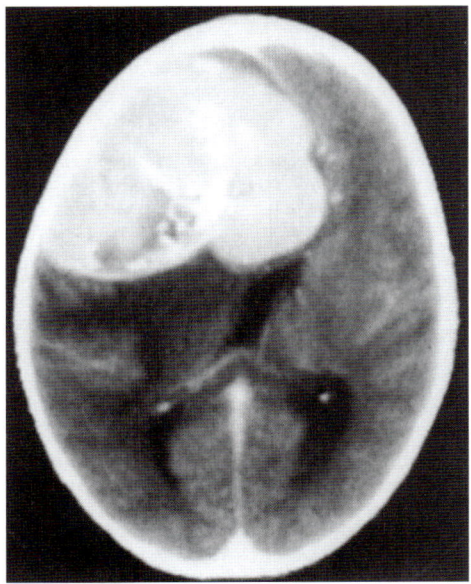

**FIGURA 180.1** **Meningioma.** Tomografia computadorizada contrastada de um meningioma em um paciente que apresentava déficits cognitivos leves, ilustrativa das dimensões que um tumor de crescimento lento pode alcançar. O tumor foi completamente ressecado.

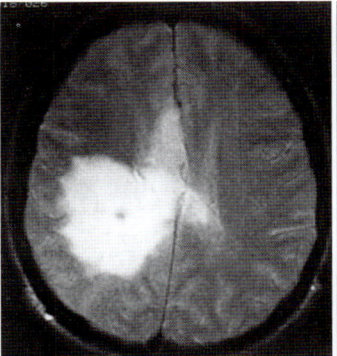 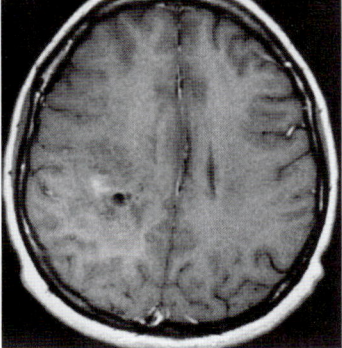

**FIGURA 180.2** **Glioma.** Ressonância magnética de um glioma de grau baixo. *Esquerda*, imagem ponderada em T2. *Direita*, imagem ponderada em T1, contraste de gadolínio com realce mínimo. As imagens são típicas deste tumor, que está sendo detectado cada vez mais frequentemente por RM de pacientes com convulsões. Muitos são invisíveis na TC.

enquanto uma lesão realçada por contraste, com uma área de necrose central e edema adjacente, mais provavelmente é glioblastoma ou metástase cerebral.

A RM de perfusão após a infusão rápida do gadolínio consegue medir o volume sanguíneo cerebral relativo e a neovascularidade associados ao tumor; a alta perfusão está associada a um grau mais alto de malignidade. Esta técnica ajuda a estimar o grau do tumor no pré-operatório e orienta o planejamento do tratamento.

A espectroscopia por ressonância magnética (ERM) avalia, de maneira não invasiva, a composição tecidual. Os tumores cerebrais primários de grau alto estão associados a diminuição do *N*-acetilaspartato e aumento da colina. Os tumores mais malignos estão associados a uma razão de colina/*N*-acetilaspartato maior e, com frequência, contêm áreas com elevação de lactato e lipídios.

A ressecção cirúrgica é um objetivo importante no tratamento de quase todos os tipos de tumor cerebral, mas a ressecção pode ser equilibrada em face da possível lesão do encéfalo normal adjacente. O desenvolvimento da RM funcional (fRM), que mede o fluxo sanguíneo cerebral quando as áreas do córtex são ativadas, melhorou muito a capacidade de localizar as funções neurológicas críticas e a sua relação com o tumor no pré-operatório. Quando a fRM é agregada à RM anatômica, as funções essenciais podem ser identificadas na relação com o tumor do paciente, e uma ressecção mais segura e mais completa pode ser planejada.

Na tomografia por emissão de pósitrons (PET), os tumores de grau alto normalmente são hipermetabólicos, enquanto os tumores de grau baixo são hipometabólicos. Novas tecnologias, que utilizam a PET com $^{11}$C-metionina, conseguem diferenciar os gliomas de grau baixo e alto com muito mais eficiência do que a PET com desoxiglicose.

A TC, sem e com a administração intravenosa de contraste, deve ser utilizada somente para os pacientes que não possam ser submetidos à RM. Uma TC, até mesmo com a administração de contraste, pode não identificar os tumores de grau baixo e os tumores na fossa posterior.

A angiografia deixou de ter um papel diagnóstico, mas a embolização angiográfica ocasionalmente é útil no pré-operatório para reduzir a vascularidade de alguns meningiomas, deste modo tornando a ressecção completa mais segura.

### Outros exames

A eletroencefalografia (EEG) pode ser útil no paciente com tumor cerebral que apresenta confusão ou torpor prolongados ou inexplicados e nos quais o estado de mal epiléptico não convulsivo é uma consideração. O monitoramento intraoperatório é utilizado com frequência para ajudar a orientar a ressecção do córtex epileptogênico adjacente ou no tecido do tumor cerebral ou para realizar o mapeamento intraoperatório de funções críticas para facilitar uma ressecção segura e completa.

A análise do líquido cerebrospinal (LCS) tem um papel menor no diagnóstico da maior parte das neoplasias intracranianas. No linfoma do SNC primário (Capítulo 176), o diagnóstico pode ser estabelecido ao exame citológico do LCS em aproximadamente 15% dos pacientes. A sensibilidade da citologia do LCS no diagnóstico do linfoma do SNC aumenta quando é combinada à citometria de fluxo e é adicionalmente aprimorada pelas análises imunofenotípicas e genéticas moleculares do LCS. Raramente, é necessária punção lombar para excluir condições inflamatórias ou outros processos que possam ser confundidos com um tumor cerebral primário. A punção lombar deve ser evitada nos pacientes com tumores cerebelares porque a liberação da pressão por meio da agulha espinal pode resultar na herniação das tonsilas cerebelares pelo forame magno.

### Diagnóstico diferencial

Os pacientes que apresentam sinais/sintomas de elevação da PIC ou início recente de manifestações neurológicas centrais, tais como hemiparesia ou convulsão, devem ser rapidamente avaliados. Os exames de imagem neurológicos imediatos relevam massa, e as características radiográficas restringem o diagnóstico diferencial (Tabela 180.3). Os tumores extra-axiais, como o meningioma ou neuroma do acústico, podem ser confundidos com metástase dural. Os tumores intra-axiais de grau baixo, que não são realçados na RM, têm sido confundidos com infecções tais como encefalite herpética quando envolvem o lobo temporal. Os tumores intra-axiais realçados por contraste podem ser confundidos com acidente vascular encefálico, abscesso cerebral ou placa focal de desmielinização. O infarto subagudo pode demonstrar realce intenso pelo contraste, geralmente em

| Tabela 180.3 | Diagnóstico diferencial dos tumores intracranianos. |
|---|---|

Infecção
   Abscesso cerebral
      Bacteriano
      Fúngico
      Parasitário (p. ex., cisticercose)
   Encefalite herpética
Doença vascular
   Acidente vascular encefálico
   Hemorragia intracraniana
Condições inflamatórias
   Granuloma (sarcoide)
   Esclerose múltipla: grande lesão tumefativa única
Malformações vasculares
   Angiomas cavernosos
   Angiomas venosos
Anormalidades congênitas
   Displasia cortical
   Heterotopia

| Tabela 180.4 | Tratamento dos tumores cerebrais. |
|---|---|

**SINTOMÁTICO**
Glicocorticoides
Antiepilépticos
Profilaxia e tratamento do tromboembolismo venoso
**DEFINITIVO**
Cirurgia
   O objetivo é a excisão total macroscópica
Radioterapia
   Feixe externo padrão
      Fracionada
      Normalmente focal
   Radiocirurgia estereotáxica
Quimioterapia
   Limitada pela resistência farmacológica intrínseca e pela barreira hematencefálica

um padrão giral, ao contrário dos tumores cerebrais, nos quais o realce ocorre primariamente na substância branca; entretanto, os dois ocasionalmente não são diferenciáveis no exame de imagem. Os abscessos cerebrais apresentam tipicamente uma parede de realce mais delgada do que um tumor maligno e apresentam difusão restrita. Apesar da cuidadosa avaliação, ocasionalmente observa-se, na cirurgia, que os pacientes que se acreditava apresentarem um glioma maligno tinham, na verdade, um abscesso cerebral. Uma grande placa de desmielinização única também pode ser confundida no exame de imagem com um tumor cerebral, e algumas vezes o diagnóstico só é estabelecido por meio de biopsia.

Quando a RM sugere um tumor cerebral primário, não há necessidade de investigação sistêmica extensiva à procura de uma possível fonte de metástase. As metástases cerebrais são mais comuns do que os tumores cerebrais primários, mas a maior parte ocorre em pacientes com um câncer conhecido, tipicamente com a doença sistêmica ativa. Se um câncer sistêmico óbvio não for revelado por meio de exame físico completo, radiografia torácica, exames de sangue de rotina e urinálise, o paciente deve prosseguir para a craniotomia. Até mesmo se for observada metástase cerebral na cirurgia, a ressecção de uma única metástase cerebral é o tratamento apropriado, e o exame histopatológico da lesão orienta a busca subsequente pelo tumor primário.

## TRATAMENTO

O tratamento para todos os tumores cerebrais pode ser dividido em duas categorias principais: sintomático e definitivo (Tabela 180.4). O tratamento sintomático aborda os problemas associados, tais como edema cerebral, convulsões e doença tromboembólica, que podem contribuir substancialmente para as manifestações clínicas. O tratamento definitivo é direcionado para o tumor.

### Tratamento sintomático

O manejo sintomático inclui o uso de corticosteroides, anticonvulsivantes e profilaxia de trombose venosa profunda (Capítulo 74). Os corticosteroides diminuem o edema vasogênico que circunda os tumores cerebrais primários e metastáticos. Os vasos sanguíneos associados à formação tumoral apresentam extravasamentos e não compartilham as características morfológicas e fisiológicas normais que formam a barreira hematencefálica; os corticosteroides efetivamente reconstituem a barreira hematencefálica ao diminuir a permeabilidade anormal destes neovasos. A melhora clínica pode ter início dentro de minutos, e com frequência os pacientes melhoram dramaticamente em 24 a 48 horas.

A dexametasona é o glicocorticoide mais comumente utilizado, em virtude de ter a menor atividade mineralocorticoide. A dose inicial usual é de 8 a 12 mg/dia, mas esta pode ser ajustada até encontrar a menor dose possível que alivie os sintomas neurológicos. Após a instituição do tratamento definitivo, é possível suspender de modo gradual o corticosteroide de muitos pacientes. A terapia crônica com dose alta de corticosteroide está associada a efeitos colaterais substanciais (Capítulo 32) e deve ser evitada, se possível. Os pacientes medicados com glicocorticoides por 6 semanas ou mais devem receber profilaxia contra *Pneumocystis jiroveci* (anteriormente *Pneumocystis carinii*; Capítulo 321).

Os anticonvulsivantes são administrados para todos os pacientes que apresentaram uma convulsão, mas anticonvulsivantes profiláticos não devem ser prescritos para os pacientes que nunca tiveram uma convulsão, exceto no período peroperatório imediato.[A1] A redução gradual deve ter início 2 a 3 semanas após a craniotomia.

O tromboembolismo venoso, que ocorre em aproximadamente 25% dos pacientes com tumores cerebrais, pode ocorrer precocemente na doença ou em qualquer momento durante o tratamento. Todos os pacientes submetidos à neurocirurgia devem utilizar botas de compressão pneumática no período pós-operatório para reduzir a incidência do tromboembolismo venoso. Anticoagulantes profiláticos também têm sido utilizados com sucesso no período pós-operatório imediato sem aumentar a hemorragia pós-operatória. A anticoagulação adequadamente regulada (Capítulo 76) é a terapia ideal para a trombose venosa profunda e não está associada a aumento do risco de hemorragia intracerebral nos pacientes com tumores intracranianos. Um estudo de coortes retrospectivas com correspondência relatou que a enoxaparina nas doses terapêuticas (1 mg/kg, 2 vezes/dia ou 1,5 mg/kg/dia) não aumenta o risco de hemorragia intracraniana nos pacientes com metástases cerebrais.[4] Podem ser utilizados filtros na veia cava inferior para os pacientes que apresentem trombos venosos profundos ou êmbolos pulmonares e que não possam ser plenamente anticoagulados.

### Tratamento definitivo
#### Cirurgia

A excisão completa é a meta no caso de um tumor cerebral primário. Com frequência a excisão cirúrgica pode ser realizada no caso de tumores extra-axiais primários, como os meningiomas e neuromas do acústico, exceto se a localização intracraniana tornar a ressecção impossível. Os tumores da base do crânio são particularmente difíceis de remover, e com frequência a ressecção parcial para a descompressão é realizada para preservar a função neurológica. Os limites seguros para a ressecção das lesões corticais ao mesmo tempo que se preserva a função com frequência podem ser elucidados pela fRM pré-operatória e pelo mapeamento cortical intraoperatório. Contudo, as lesões que envolvem estruturas críticas, tais como o tronco encefálico ou o tálamo, não podem ser excisadas com segurança.

As lesões que não podem ser ressecadas ainda são passíveis de biopsia para fins diagnósticos. A biopsia estereotáxica pode alcançar as lesões em quase qualquer área do encéfalo com morbidade mínima. Os riscos da biopsia estereotáxica incluem amostra tecidual inadequada para a obtenção do diagnóstico; amostra tecidual que não reflita com acurácia o grau mais maligno do tumor; e uma complicação relacionada ao procedimento, como a hemorragia. Ocorre hemorragia que causa comprometimento neurológico em apenas 2% das biopsias estereotáxicas, tipicamente em pacientes com glioblastoma.

A excisão completa pode curar um tumor cerebral primário extra-axial e está associada ao prolongamento da sobrevida e a um desfecho neurológico melhor, até mesmo nos pacientes com tumores intra-axiais primários. A excisão total macroscópica, conforme avaliado com auxílio de exames de imagem neurológicos pós-operatórios, está associada ao prolongamento da sobrevida nos pacientes com gliomas malignos e grau mais baixo. Entretanto, a maior parte dos gliomas de grau baixo não é passível de excisão total macroscópica, e normalmente somente uma excisão parcial é viável. O tumor macroscópico com frequência pode ser removido completamente em pacientes com gliomas de grau alto, mas sempre há a doença microscópica, que infiltra o encéfalo adjacente.

Alguns tumores, como os gliomas do tronco encefálico, encontram-se em locais tão críticos que não são realizadas tentativas de biopsia. O seu aspecto radiográfico característico possibilita o diagnóstico e o início do tratamento clínico.

### Radioterapia

Um ciclo de radioterapia com feixe externo é administrado em pequenas frações diárias até uma dose cumulativa total entre 45 e 60 Gy. A divisão do tratamento em pequenas frações diárias possibilita o reparo subletal nos tecidos normais e reduz acentuadamente a toxicidade neurológica associada à irradiação cerebral. A radiação com feixe externo, que é o tratamento não cirúrgico mais efetivo dos tumores cerebrais, duplica o tempo de sobrevida mediano dos pacientes com tumores cerebrais primários malignos ou lesões metastáticas. Ela também pode ser útil para os meningiomas e neuromas do acústico recidivantes. Entretanto, apenas raramente ela cura quaisquer destas lesões, e a maior parte dos pacientes desenvolve doença recidivante, apesar da radioterapia máxima.

A radiocirurgia estereotáxica administra altas frações de radioterapia focalizada, que poupa o tecido adjacente normal. A técnica é limitada aos tumores que têm 3 cm ou menos de diâmetro e é menos útil para os gliomas malignos, em virtude da sua natureza infiltrativa.

As complicações neurológicas da radioterapia, que normalmente são observadas nos pacientes meses a anos após a conclusão do tratamento, incluem radionecrose, demência e leucoencefalopatia. A incidência é relatada como sendo inferior a 5%, e a maior parte dos pacientes morre em virtude de seu tumor cerebral antes que as consequências tardias do tratamento possam ser observadas. Entretanto, nos sobreviventes a longo prazo (p. ex., pacientes com glioma de grau mais baixo ou crianças com meduloblastoma), as consequências tardias da radioterapia são importantes. A demência que acompanha a leucoencefalopatia induzida pela radiação pode progredir e resultar em comprometimento neurológico grave. A radionecrose pode mimetizar um tumor recidivante com uma grande lesão realçada por contraste à RM. Os corticosteroides podem reduzir o edema e algumas vezes são suficientes para tratar pequenas áreas de radionecrose. Entretanto, se a lesão for suficientemente grande, pode ser necessária a ressecção para descomprimir a massa e reduzir as necessidades de esteroides. A termoterapia intersticial com *laser* também é uma possível abordagem terapêutica para a radionecrose intratável.

### Quimioterapia

A quimioterapia para os tumores cerebrais normalmente tem sido desapontadora, em virtude da resistência intrínseca destes tumores à maior parte dos agentes convencionais. A carboplatina e a cisplatina são agentes ativos contra o meduloblastoma, até mesmo quando o tumor está disseminado no líquido cerebrospinal. A temozolomida (150 a 200 mg/m$^2$ por 5 dias a cada 4 semanas) é ativa em todos os gliomas, e a dose alta de metotrexato (3 a 8 g/m$^2$ por 3 a 12 meses) é efetiva para o linfoma primário do SNC. Para os pacientes com glioblastoma, polímeros impregnados com carmustina (BCNU) e inseridos em uma cavidade com ressecção podem oferecer um benefício modesto, em comparação a nenhuma quimioterapia, mas estão associados a lesão tecidual e edema locais.

## Tipos específicos de tumores cerebrais
### TUMORES EXTRA-AXIAIS PRIMÁRIOS

Os tumores extra-axiais primários mais comuns são os meningiomas, adenomas hipofisários e neuromas do acústico. Estes tumores têm origem na cavidade intracraniana, mas não são tumores do tecido cerebral. Quase todos são benignos; tendo em vista que o encéfalo raramente é invadido, a excisão completa com frequência possibilita a cura, com a recuperação integral da função neurológica. Estes tumores provocam sintomas e sinais neurológicos ao comprimir o encéfalo adjacente; entretanto, não é frequente haver edema do encéfalo adjacente, de modo que os glicocorticoides têm papel limitado.

### Meningiomas
#### EPIDEMIOLOGIA

Os meningiomas são, em geral, benignos. Entre 10 e 15% dos meningiomas são variantes atípicas ou malignas, com evolução mais agressiva. Os meningiomas são mais comuns em mulheres, podendo ser múltiplos em aproximadamente 10% dos pacientes com meningioma esporádico, e ocasionalmente são parte de uma síndrome familiar. Eles ocorrem a uma frequência maior nos pacientes com neurofibromatose do tipo 2. A inativação de NF2 é observada em aproximadamente 50% dos tumores esporádicos, e também foram identificadas mutações em *AKT1*, *SMO* e *TRAF7*.

#### DIAGNÓSTICO

Os meningiomas crescem lentamente e provocam sintomas que são de início insidioso e, tipicamente, progridem lentamente.[5] Os tumores podem alcançar um tamanho considerável, mas crescem tão lentamente que o encéfalo se acomoda à compressão progressiva. Os meningiomas ocorrem tipicamente em localizações específicas: sobre a convexidade, ao longo da foice e da área parassagital, no sulco olfatório, na base do crânio, próximo do osso esfenoide, no seio cavernoso (Figura 180.3), no ângulo pontocerebelar e no forame magno. Os tumores corticais e parassagitais se manifestam tipicamente com convulsões ou hemiparesia progressiva. Os tumores da fossa craniana anterior podem causar alterações cognitivas e da personalidade, com progressão lenta. Os meningiomas na base do crânio se manifestam como neuropatias cranianas e dificuldades de marcha quando ocorre a compressão do tronco encefálico. Com frequência, os tumores são completamente assintomáticos e são identificados em um exame de imagem neurológico realizado com outra finalidade, tal como traumatismo craniano.

À RM, os meningiomas apresentam um aspecto característico, composto por uma lesão com base dural de realce difuso, que está associada a uma cauda dural com realce delicado, que se estende a partir do tumor. As características radiográficas com frequência são tão características que a cirurgia é realizada somente para fins terapêuticos. O diagnóstico diferencial radiográfico inclui o hemangiopericitoma e a metástase dural, que são menos comuns. A maior parte dos meningiomas não é acompanhada por edema significativo, mas observa-se edema acentuado nas lesões malignas de grau alto ou na variante secretora.

Se forem descobertos pequenos meningiomas em um paciente assintomático, ou se os sinais/sintomas forem mínimos, as lesões podem ser monitoradas com exames de imagem seriados, uma vez que o crescimento pode ser muito lento.

#### TRATAMENTO

Se o tratamento for indicado, com frequência a ressecção completa é curativa, mas até mesmo os tumores benignos completamente ressecados podem recidivar (em até 20% em algumas séries), de modo que o acompanhamento radiológico é essencial.[A2] Os tumores na base do crânio com frequência não podem ser ressecados completamente e tendem a recidivar, apesar de sucessivas tentativas na ressecção cirúrgica.[6] A radiocirurgia estereotáxica é uma alternativa para a cirurgia se a lesão for pequena ou se houver um tumor progressivo ou residual. A radioterapia com feixe externo alentece a evolução das lesões recidivantes e é essencial para os meningiomas malignos. Ainda não foi identificada uma quimioterapia efetiva.[7]

### Neuromas do acústico

Os neuromas do acústico (ver Capítulo 400), mais adequadamente denominados schwannomas vestibulares, são tumores benignos com origem no oitavo nervo craniano. Os neuromas do acústico são duas vezes mais comuns nas mulheres do que nos homens; o pico ocorre entre os 40 e 60 anos. Os schwannomas vestibulares esporádicos são unilaterais; os

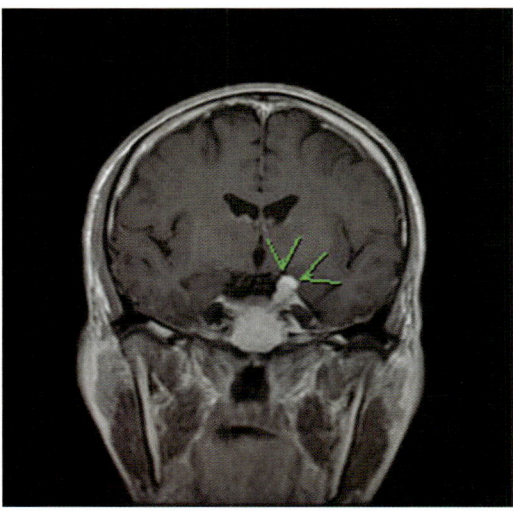

**FIGURA 180.3** **Meningioma da base do crânio.** Ressonância magnética coronal pós-gadolínio mostrando um pequeno meningioma à esquerda com origem a partir do processo clinoide.

neuromas do acústico bilaterais são patognomônicos da neurofibromatose do tipo 2 (Capítulo 389).

Os neuromas do acústico têm, habitualmente, origem na porção vestibular do nervo e tipicamente se manifestam como perda auditiva unilateral, algumas vezes precedida ou acompanhada por tinido e sensação de tontura ou instabilidade, mas não de vertigem verdadeira.[8] O aumento de volume lento e progressivo do tumor provoca dormência facial ipsilateral ou fraqueza por compressão do quinto ou do sétimo nervo craniano, respectivamente. Os tumores têm origem no meato acústico interno, mas crescem para fora do meato acústico e em direção ao interior do ângulo pontocerebelar, onde podem comprimir o tronco encefálico e causar ataxia e sinais cerebelares ipsilaterais. A RM de crânio com gadolínio define até mesmo pequenos neuromas do acústico com facilidade (Figura 180.4).

O tratamento com frequência é cirúrgico; a radiocirurgia estereotáxica é uma alternativa para as lesões com menos de 3 cm. É preferível tratar os tumores quando eles são pequenos, para preservar a função do nervo facial e a audição.

### Adenomas hipofisários

Os adenomas hipofisários (Capítulo 211) podem ser classificados de acordo com seu tamanho como microadenomas (< 1 cm de diâmetro) ou macroadenomas; com a presença ou ausência de função endócrina; e com as síndromes endocrinológicas ou neurológicas causadas pela compressão tumoral. Os microadenomas tipicamente se manifestam com sintomas endócrinos, conforme descrito no Capítulo 211. Na medida em que os tumores hipofisários aumentam de volume e se tornam macroadenomas, eles comprimem as estruturas neurais adjacentes, incluindo o quiasma óptico e os nervos ópticos, tipicamente causando hemianopia bitemporal e ocasionalmente causando perda visual unilateral. Os macroadenomas com frequência não são secretores, mas destroem o tecido hipofisário, causando pan-hipopituitarismo. Raramente, os tumores hipofisários se manifestam com o início abrupto de cefaleia, oftalmoplegia, cegueira unilateral e até mesmo um nível deprimido de alerta ou coma – uma síndrome de *apoplexia hipofisária* causada por hemorragia ou infarto.

A RM craniana, em particular com imagens coronais e administração de gadolínio, pode delinear completamente o tumor hipofisário e as estruturas neurais adjacentes. Todos os microadenomas e alguns macroadenomas podem ser tratados com cirurgia hipofisária transesfenoidal, que está associada à morbidade mínima. Ocasionalmente, o tumor residual ou recidivante necessita de radioterapia. Alguns tumores secretores hormonais, em particular os prolactinomas ou tumores secretores de hormônio do crescimento, podem ser tratados clinicamente com cabergolina ou análogos da somatostatina como a octreotida, respectivamente (Capítulo 211). Estes medicamentos não somente corrigem o excesso de hormônios, como também diminuem o volume do tumor, e devem ser administrados pelo resto da vida.

Outros tumores na região hipofisária e suprasselar incluem os craniofaringiomas, cistos epidermoides suprasselares, cistos da bolsa de Rathke, germinomas (discutidos a seguir) e a hipofisite linfocítica, que é uma condição inflamatória benigna que normalmente se manifesta com diabetes insípido (Capítulo 212). A RM com frequência diferencia estas condições, que normalmente são suprasselares e apresentam erosão no interior da fossa hipofisária somente secundariamente. Algumas destas lesões também apresentam elementos radiográficos característicos. Estas lesões são benignas. Exceto pela hipofisite, que é resolvida completamente com o tratamento com corticosteroides (p. ex., 120 mg de metilprednisolona diariamente por 2 semanas, em seguida com redução gradual por 1 semana adicional), a excisão cirúrgica completa é a terapia curativa.

### Outros tumores extra-axiais

Todos os tumores da região pineal têm uma apresentação clínica característica, que inclui síndrome de Parinaud, composta por paresia do olhar para cima, reação pupilar inadequada à luz com reação intensa à acomodação, comprometimento da convergência e nistagmo com retração da convergência. Algumas destas lesões também podem causar hidrocefalia e sintomas de aumento da PIC. Os tumores da região pineal incluem os tumores do parênquima pineal, tais como os pineocitomas e os pineoblastomas mais agressivos, e tumores de células germinativas, incluindo germinomas e tumores de células germinativas não germinativos. Os germinomas podem ser curados completamente com a radioterapia focal, enquanto os tumores de células germinativas não germinativos são mais agressivos, frequentemente com recaídas, apesar da quimioterapia mais irradiação craniana.

Os cordomas são tumores raros do tecido da notocorda residual. Eles normalmente ocorrem na base do crânio, são localmente invasivos e caracterizam-se por múltiplas recidivas, apesar da cirurgia e da radioterapia; a radioterapia com prótons pode ser recomendada para lesões na base do crânio que sejam adjacentes às estruturas críticas. Os cordomas são caracterizados pela expressão excessiva do fator de transcrição de braquiúra. Eles também apresentam a ativação de diversos receptores de tirosinoquinases, com a ativação excessiva das vias *downstream*, especialmente da via de PI3K/AKT mTOR. Os inibidores do receptor do fator de crescimento epidérmico e do fator de crescimento β derivado de plaquetas demonstraram, cada um, produzir respostas e benefício clínico nos pacientes com doença recidivante. Inibidores de PI3K/AKT/mTOR estão sendo investigados.

Os lipomas são tumores benignos, que podem ocorrer nas estruturas da linha média, em particular próximo do corpo caloso. Podem ser curados por meio da remoção completa.

Os cistos aracnoides não são tumores, mas podem se manifestar com cefaleia, convulsões ou sintomas neurológicos focais caso se tornem suficientemente grandes para comprimir o tecido cerebral adjacente. Muitos são completamente assintomáticos e são encontrados incidentalmente em exames de neuroimagem. Apenas os cistos sintomáticos necessitam de remoção.

## TUMORES INTRA-AXIAIS PRIMÁRIOS

A maior parte dos tumores cerebrais intra-axiais primários são gliomas, incluindo astrocitomas, oligodendrogliomas e ependimomas.[9] Os menos comuns são os meduloblastomas, outros tumores neuroectodérmicos e os linfomas do SNC primários. Todos estes tumores apresentam uma tendência de invasão do tecido cerebral, e nenhum pode ser excisado cirurgicamente por completo.

### Glioma

#### DEFINIÇÃO

A classificação da OMS de 2016 (Tabela 180.1) afetou dramaticamente a definição dos gliomas. Enquanto a distinção original de um astrocitoma e de um oligodendroglioma, junto com os graus patológicos II a IV permanecem intactos, todos os gliomas, especialmente as lesões de grau mais baixo (II e III), atualmente são definidos de acordo com o seu perfil molecular, tendo em vista que algumas características moleculares são determinantes melhores do prognóstico do que a histologia clássica isoladamente. A presença de mutação nos genes da isocitrato desidrogenase 1 ou 2 (*IDH1* e *IDH2*) normalmente está associada a um glioma de grau mais baixo e não a um glioblastoma, e é necessária a presença da codeleção 1p/19q para a designação de um oligodendroglioma. A mutação

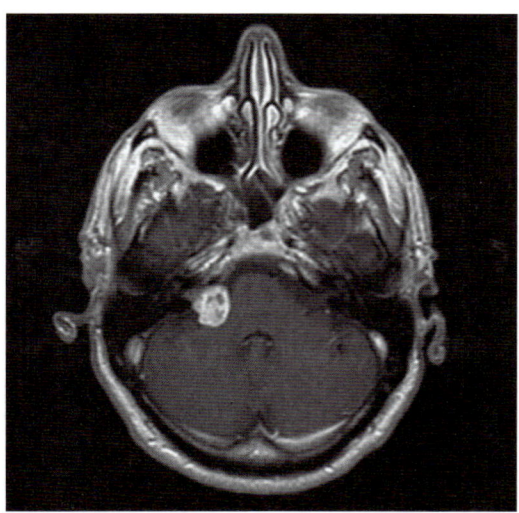

**FIGURA 180.4** **Neuroma do acústico.** Ressonância magnética pós-gadolínio demonstrando um grande neuroma do acústico à direita. A origem pode ser visualizada no meato acústico, mas o tumor cresceu em direção ao ângulo pontocerebelar, onde está comprimindo o tronco encefálico.

de *IDH* induz a um estado de hipermetilação e é a mutação condutora para estes gliomas. A OMS fornece a orientação diagnóstica para quando os referidos testes não estão disponíveis ou são inconclusivos, ao possibilitar que o patologista designe o padrão e o grau histológicos clássicos e indique a ausência da certeza molecular ao inserir a designação de sem outra especificação (SOE). Todos os gliomas graus II a IV são difusos e infiltram amplamente no encéfalo, e as lesões de grau mais baixo podem progredir até tumores de grau mais alto ao longo do tempo. As lesões grau I, tais como o astrocitoma pilocítico, são tumores focais de grau extremamente baixo, que apresentam uma designação separada; elas são mais comuns em crianças, podem estar associadas à neurofibromatose tipo 1 e com frequência são curadas por meio da excisão cirúrgica completa.

### EPIDEMIOLOGIA

Os gliomas ocorrem em qualquer idade, mas o pico se dá aos 20 a 30 anos para as lesões grau II, 40 anos para os tumores grau III e 55 a 60 anos para o glioblastoma. A idade é o fator prognóstico clínico único mais importante; pacientes mais jovens vivem substancialmente mais tempo do que os pacientes mais velhos. O *status* de desempenho, a duração dos sintomas e se uma ressecção completa foi realizada também são fortes preditores da melhora do desfecho e da sobrevida prolongada. Para todos os graus de glioma, os homens são afetados com mais frequência do que as mulheres, e os brancos com frequência são significativamente mais afetados do que os negros. Os gliomas são tipicamente lesões únicas, mas a doença multifocal é observada em aproximadamente 5% dos pacientes com tumores de grau alto.

### BIOPATOLOGIA

No mínimo 95% dos gliomas são esporádicos, e somente 5% ocorrem em pacientes com um histórico familiar de tumor cerebral. Além disso, os pacientes com um histórico familiar de glioma normalmente não se enquadram em uma síndrome hereditária bem reconhecida. Entretanto, a neurofibromatose 1 (doença de von Recklinghausen; Capítulo 389) está associada a aumento na incidência de gliomas, em particular na via óptica, no hipotálamo e no tronco encefálico. Os gliomas também ocorrem com um aumento da frequência nas síndromes de Turcot e Lynch, nas quais são observadas neoplasias colorretais associadas a diversos tumores do SNC. Mutações somáticas de *IDH1* e *IDH2* têm sido identificadas na maior parte dos gliomas de grau mais baixo e em aproximadamente 5% dos glioblastomas. Os tumores de qualquer histologia ou grau com mutação de *IDH* apresentam um prognóstico significativamente melhor do que o tumor idêntico com *IDH* do tipo selvagem. Independentemente da histologia ou do grau, os gliomas sem mutações de *IDH* são semelhantes, em termos moleculares e de prognóstico, ao glioblastoma.[10]

### MANIFESTAÇÕES CLÍNICAS E DIAGNÓSTICO

Os pacientes com gliomas frequentemente apresentam convulsões, cefaleia e sinais de lateralização, como hemiparesia, afasia ou déficit de campo visual. À RM, os gliomas de grau baixo tipicamente têm o aspecto de lesões difusas e sem realce, com propensão para ocorrer no lobo frontal e no córtex insular. Os gliomas de grau alto, que tipicamente são realçados pelo contraste, ocorrem na substância branca cortical e são acompanhados por edema adjacente significativo. Os glioblastomas com frequência apresentam regiões de necrose central (Figura 180.5), e pode ocorrer hemorragia em 5 a 8% dos pacientes.

### TRATAMENTO

Para todos os gliomas, o tratamento com frequência envolve cirurgia, radioterapia e quimioterapia. A meta cirúrgica de remoção completa de toda a doença visível é, com frequência, impossível. Um estudo clínico prospectivo e randomizado proporcionou evidências em relação ao uso da orientação intraoperatória por RM para otimizar a ressecção dos gliomas.[A3] A adequação da ressecção é mais bem avaliada por RM pós-operatória, sem e com gadolínio, realizada nas 72 a 96 horas seguintes à cirurgia. As ressecções de gliomas com estimulação intraoperatória e mapeamento cortical estão associadas a menos déficits neurológicos graves e ressecção mais extensiva. A remoção cirúrgica geralmente melhora a função neurológica e reduz a dependência de corticosteroides.

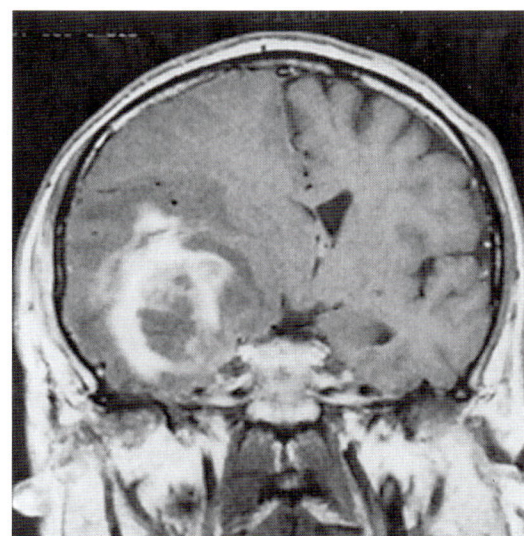

**FIGURA 180.5** Glioblastoma em lobo temporal. Esta imagem de ressonância magnética realçada por gadolínio e ponderada em T1 mostra configuração em anel típica do contraste, com necrose central e efeito expansivo acentuado.

### Glioblastoma e glioma astrocítico com *IDH* do tipo selvagem

Todos os glioblastomas devem ser tratados com radioterapia pós-operatória até uma dose de aproximadamente 60 Gy. Em um estudo clínico randomizado de pacientes com glioblastoma, o agente alquilante temozolomida (75 mg/m² diariamente), administrado concomitantemente com radioterapia e seguido por temozolomida adjuvante (150 a 200 mg/m² por 5 dias consecutivos a cada 4 semanas por seis ciclos), melhorou significativamente a sobrevida (mediana, 14,6 meses), em comparação à radioterapia isoladamente (mediana, 12,1 meses; $P < 0,001$), e a taxa de sobrevida de 2 anos mais que duplicou, para 26,5%. Os pacientes cujos tumores continham um promotor metilado do gene de reparo do DNA O⁶-metilguanina-DNA metiltransferase (*MGMT*) obtiveram o maior benefício da adição de temozolomida. Nos pacientes com glioblastoma que haviam recebido radioquimioterapia padrão, a adição de campos de tratamento do tumor à temozolomida de manutenção (*versus* temozolomida de manutenção isoladamente) foi associada à melhora na sobrevida livre de progressão e na sobrevida em geral.[A4] A temozolomida também beneficia os pacientes com gliomas anaplásicos sem deleção de 1p/10q recentemente diagnosticados.[A5] Com base nesses dados, o tratamento combinado é o padrão de tratamento atual para os pacientes com glioblastoma. A quimioterapia em geral é bem tolerada e está associada a toxicidade mínima. Os pacientes idosos com frequência têm uma apresentação desfavorável, mas um estudo clínico randomizado demonstrou que um ciclo curto de radioterapia mais temozolomida prolongou a sobrevida (9,3 *versus* 7,6 meses) em relação à radioterapia isoladamente, em particular naqueles cujo tumor demonstrou metilação do promotor *MGMT*.[A6] No estudo de fase III randomizado Nórdico, a radioterapia hipofracionada foi superior nos resultados em relação à radioterapia padrão em pacientes idosos com glioblastoma, especialmente naqueles com mais de 70 anos. A temozolomida pode ser combinada com um dispositivo que administra campos elétricos alternados de baixa intensidade alternantes (campos de tratamento do tumor), que lesionam as células em divisão rápida, conforme observado anteriormente. A adição de campos de tratamento do tumor à quimioterapia de manutenção com temozolomida prolonga significativamente a sobrevida livre de progressão e a sobrevida em geral.[A7] A adição de bevacizumabe (uma molécula do fator de crescimento endotelial antivascular, inicialmente a 10 mg/kg por via intravenosa a cada 2 semanas) pode melhorar ainda mais a sobrevida livre de progressão, mas não prolonga a sobrevida em geral.[A8,A9] De modo semelhante, o tratamento dos pacientes com glioblastoma com progressão da doença após a quimiorradiação com os estabelecidos nitrosureia e lomustina mais bevacizumabe não conferiu uma vantagem para a sobrevida em relação ao tratamento com lomustina isoladamente.[A10] As recidivas podem ser tratadas com uma nova ressecção, quimioterapia adicional[11] ou, ocasionalmente, radiocirurgia estereotáxica, ou uma combinação destas. Apesar do tratamento agressivo, a doença recidiva em quase todos os pacientes, e o tempo de sobrevida mediano é de 15 meses para o glioblastoma.

Pacientes com gliomas astrocíticos graus II e III e *IDH* do tipo selvagem apresentam um prognóstico comparável àqueles com glioblastoma. Não existem dados para orientar as decisões do tratamento com base nestas informações moleculares. Entretanto, os pacientes com gliomas de grau baixo e risco alto clínico (idade > 40 anos e ressecção incompleta) apresentam prolongamento da sobrevida (13,3 *versus* 7,8 anos) com radioterapia mais quimioterapia, em comparação à radioterapia isoladamente.[A11] Este estudo foi realizado sem conhecimento sobre o *status* de *IDH* dos pacientes admitidos. Entretanto, radioterapia mais quimioterapia está aumentando a abordagem padrão para os gliomas de grau baixo e risco desfavorável clínico e molecular.

### Glioma óptico e do tronco encefálico

Os gliomas ópticos, que podem envolver o nervo óptico ou o quiasma óptico, normalmente estão associados à neurofibromatose tipo 1. Estes gliomas são tipicamente tumores pilocíticos, que podem apresentar uma evolução indolente, incluindo a rara regressão espontânea. Com frequência eles não são passíveis de ressecção cirúrgica e podem apresentar uma evolução clínica intermitente, com períodos de perda visual pontuados por períodos prolongados de estabilidade visual. Quando necessário, a radioterapia ou até mesmo a quimioterapia podem ser úteis, mas com frequência nenhum tratamento é necessário. Os gliomas do tronco encefálico normalmente envolvem a ponte e, com menos frequência, o bulbo ou o mesencéfalo. Os gliomas do tronco encefálico são mais comumente observados em crianças na primeira década de vida, mas podem ser observados até mesmo em idosos; podem apresentar uma histologia de grau baixo ou grau alto, mas o desfecho é determinado primariamente pela localização do tumor. Em geral, a maior parte dos gliomas do tronco encefálico apresenta um desfecho desolador, com sobrevida de 1 ano ou menos, mas ocasionalmente ocorrem variantes relativamente benignas, especialmente em adultos com tumores no bulbo ou no mesencéfalo.

### Astrocitoma de grau mais baixo, *IDH* mutante e todos os oligodendrogliomas

Os astrocitomas de grau mais baixo, *IDH* mutante e os oligodendrogliomas apresentam uma evolução variável, com os oligodendrogliomas sendo mais indolentes. Estes adultos jovens com frequência apresentam convulsões isoladas, que podem ser facilmente controladas com antiepilépticos. Tanto o tempo quanto o tipo de tratamento têm sido incertos. Estudos mais antigos demonstraram que o tratamento com radioterapia ou quimioterapia imediatamente após a cirurgia pode prolongar a sobrevida livre de progressão, porém não a sobrevida em geral, sugerindo que alguns pacientes podem ser acompanhados até que o tratamento seja necessário. A maior parte concorda que a ressecção deve ser realizada no momento do diagnóstico, e se uma ressecção completa for alcançada e o paciente tiver menos de 40 anos, estes pacientes apresentam um prognóstico excelente e podem ser acompanhados com exames de imagem seriados isoladamente. O motivo para adiar o tratamento é a longa sobrevida destes pacientes jovens e a preocupação com a neurotoxicidade a longo prazo decorrente da irradiação craniana. Diversos estudos de gliomas de risco alto e grau baixo e oligodendrogliomas anaplásicos indicam, todos, que, quando o tratamento é administrado, a combinação de radioterapia mais quimioterapia é superior à radioterapia isoladamente.[A12] Em todos esses estudos, a quimioterapia utilizada foi o esquema triplo de procarbazina, lomustina e vincristina (PCV). Existem controvérsias a respeito da possibilidade de o esquema PCV ser substituído pela temozolomida, que geralmente é mais bem tolerada. A maior parte desses estudos foi conduzida antes que a caracterização molecular prospectiva fosse realizada; entretanto, a análise molecular retrospectiva do tecido dos pacientes admitidos confirma a importância da codeleção de 1p/19q e da mutação de *IDH* para predizer um desfecho mais favorável e a resposta à terapia.

O tratamento também é instituído imediatamente após a cirurgia inicial nos pacientes que apresentam sintomas neurológicos progressivos ou convulsões intratáveis. Ele também é administrado na recidiva, algumas vezes após uma nova ressecção. Os tumores de grau II podem se transformar em uma neoplasia maligna de grau mais alto, uma alteração que tipicamente está associada ao aparecimento de realce por contraste à RM. A ressecção ou biopsia pode ser necessária nesses pacientes para estabelecer uma alteração no grau, que, com frequência, determina a dose de radiação empregada (60 Gy para as lesões de grau alto e aproximadamente 54 Gy para os tumores de grau baixo). Uma nova ressecção é seguida por RT mais quimioterapia se estas não tiverem sido prescritas anteriormente; os regimes de salvamento incluem lomustina isoladamente, bevacizumabe, temozolomida (150 a 200 mg/m² por 5 dias a cada 4 semanas a partir de 6 até 24 ciclos) e carboplatina. Os pacientes com oligodendroglioma anaplásico que apresentam codeleção de 1p/19q têm sobrevida mediana de 14,7 anos com RT mais PCV, em comparação a 7,3 anos com radioterapia isoladamente. Os gliomas grau II que têm *IDH* mutante apresentaram sobrevida mediana de 13,1 anos após a radioterapia mais PCV, em comparação a 5,1 anos após a radioterapia isoladamente.

### Meduloblastoma

Os meduloblastomas normalmente ocorrem no vérmis cerebelar e afetam principalmente crianças e adultos jovens. Os meninos excedem as meninas em aproximadamente 2:1, e o início do pico ocorre aos 7 anos; o meduloblastoma é raro na idade adulta e normalmente afeta o hemisfério cerebelar.

Os perfis de transcrição identificaram quatro subclasses distintas, que incluem (i) o subtipo Wnt direcionado por mutação estabilizante em *CTNNB1* (betacatenina), que apresenta um prognóstico excelente; (2) o subtipo SHH, com mutações em *PTCH1, SMO, GLI2* ou *SUFU*, que apresenta um prognóstico intermediário; (3) o grupo 3, que apresenta aumento da expressão de *MYC* e tem o pior prognóstico; e (4) o grupo 4, que é caracterizado pelo isocromossomo 17q e predominância acentuada do sexo masculino. Os meduloblastomas demonstram apresentação clínica característica, com ataxia (em virtude de envolvimento cerebelar e do tronco encefálico) e cefaleia, náuseas e vômito (em razão do aumento da PIC decorrente da hidrocefalia obstrutiva). A cirurgia agressiva, com excisão completa, está fortemente associada à melhora do desfecho. A cirurgia sempre é seguida por radioterapia do neuroeixo. A quimioterapia com vincristina, etoposídeo, carboplatina e ciclofosfamida melhora significativamente a sobrevida livre de eventos em 5 anos, de 60 a 74%, mas não prolongou significativamente a sobrevida em geral, que é de aproximadamente 70 a 80% em 5 anos, quando todos os pacientes são considerados em conjunto. Os tumores direcionados por SHH podem responder a vismodegibe, um inibidor suavizado.[12] Entretanto, os pacientes de risco alto clínico apresentam resultados mais desfavoráveis, e os pacientes de risco padrão apresentam resultados melhores. Não se sabe se as subclasses moleculares devem substituir a estratificação clínica ou ditar a seleção do tratamento. Esta terapia vigorosa com frequência resulta em complicações tardias nos sobreviventes, incluindo déficits intelectuais, comprometimento do crescimento e disfunção endocrinológica. As recaídas tardias, bem como as neoplasias secundárias, comprometem o desfecho a longo prazo.

### Ganglioglioma

Os gangliogliomas, como o nome indica, apresentam tanto um componente glial quanto um componente neural neoplásico (células ganglionares). Alguns gangliogliomas de grau baixo são indolentes e não necessitam de tratamento adicional após a excisão cirúrgica. Os pacientes com tumores anaplásicos podem apresentar resultados melhores do que os pacientes com gliomas malignos, mas a recidiva é a regra, apesar da cirurgia e da radioterapia.

### Linfoma primário do sistema nervoso central

Os linfomas primários do SNC estão associados a estados de imunodeficiência, em particular à síndrome da imunodeficiência adquirida e ao transplante de órgãos, e são observados com frequência cada vez maior entre a população aparentemente imunocompetente, na qual a idade mediana ao diagnóstico é de aproximadamente 60 anos. Estes tumores normalmente são linfomas não Hodgkin difusos de grandes células B, idênticos ao linfoma difuso de grandes células B sistêmico (ver Capítulo 176).[13] O tumor pode envolver o LCS, os olhos e o encéfalo, onde é multifocal em aproximadamente 40% dos pacientes na apresentação (Figura 180.6). Ao contrário de todos os outros tumores cerebrais, a ressecção cirúrgica pode não estar associada à melhora da sobrevida e pode causar morbidade neurológica significativa; portanto, a biopsia é, habitualmente, a abordagem cirúrgica preferida. Quimioterapia é a opção primária, e o metotrexato em dose alta (3 a 8 g/m² em semanas alternadas por 3 a 12 meses) é o agente quimioterápico mais importante. Na maior parte dos pacientes, a radioterapia é evitada porque a irradiação de todo o encéfalo, que é necessária, causa comprometimento cognitivo significativo quando é combinada à quimioterapia e não prolonga a sobrevida.[A13] Os corticosteroides (p. ex., 8 a 16 mg/dia de dexametasona), que com frequência são utilizados como parte do regime quimioterápico, não somente ajudam no manejo do edema cerebral associado, como também podem causar regressão tumoral. Com o uso da quimioterapia multiagentes, com ou sem irradiação craniana, a sobrevida mediana é de 3 a 5 anos. Os pacientes mais jovens que recebem dose alta de quimioterapia e transplante de células-tronco autólogo apresentam uma chance de cura de 80%.[14]

### Outros tumores intra-axiais

Os raros tumores cerebrais intra-axiais incluem o *ependimoma*, que é idealmente tratado com excisão cirúrgica seguida por RT. Os *papilomas* e *carcinomas do plexo corioide* podem se manifestar com hidrocefalia ou sinais de lateralização. A ressecção pode ser suficiente para o papiloma benigno, mas os carcinomas recidivam rapidamente, até mesmo quando RT pós-operatória também é utilizada. Os *cistos coloides* do terceiro ventrículo são tumores benignos que podem causar hidrocefalia obstrutiva; eles podem ser tratados com abertura do terceiro ventrículo (ventriculostomia) ou com ressecção por endoscópio intraventricular. Os *hemangioblastomas* ocorrem primariamente no cerebelo, mas também podem ocorrer na medula espinal e nos hemisférios. Aproximadamente 15% dos pacientes com um hemangioblastoma apresentam o distúrbio dominante autossômico denominado doença de von Hippel-Lindau (Capítulo 389), que é caracterizado por hemangioblastomas no SNC e na retina, carcinoma de células renais, feocromocitoma, tumores do saco endolinfático e cistos em diversos órgãos viscerais. Os hemangioblastomas são tratados por meio de excisão cirúrgica e a radioterapia é prescrita apenas se houver recidiva. A remoção completa geralmente resulta na cura.

## TUMOR METASTÁTICO

### Metástase cerebral

#### DEFINIÇÃO E EPIDEMIOLOGIA

Todo câncer sistêmico apresenta a capacidade de metastatizar no encéfalo. O melanoma (Capítulo 193) apresenta a maior propensão à disseminação no SNC, mas as causas mais comuns de metástases no SNC são os cânceres de mama (Capítulo 188) e de pulmão (Capítulo 182), seguidos pelos cânceres de cólon (Capítulo 184) e rim (Capítulo 187). As metástases em SNC estão sendo observadas com frequência maior, tendo em vista que os pacientes com cânceres sistêmicos apresentam prolongamento da sobrevida com os tratamentos melhores. Na maior parte dos pacientes com metástases cerebrais, a doença do SNC se desenvolve tardiamente na evolução da sua doença, mas a metástase cerebral pode ser a apresentação inicial de um câncer sistêmico. Na maior parte destes pacientes, o câncer de pulmão é o local primário; entretanto, em alguns um local primário nunca é identificado (Capítulo 169).

#### MANIFESTAÇÕES CLÍNICAS E DIAGNÓSTICO

Os pacientes com metástases cerebrais apresentam sintomas e sinais neurológicos progressivos, que tipicamente incluem cefaleia, convulsões e sinais lateralizantes. As metástases são mais bem diagnosticadas por meio de RM craniana com gadolínio (Figura 180.7). Todas as lesões podem ser observadas claramente por meio da RM, que é melhor do que a TC para a visualização da fossa posterior. As metástases, que normalmente são lesões bem circunscritas na junção da substância cinzenta e da substância branca, com frequência estão associadas ao edema extensivo. A hemorragia em metástase ocorre com mais frequência com metástases de melanoma, câncer renal ou câncer de tireoide; entretanto, tendo em vista que as metástases cerebrais do câncer de pulmão são tão comuns, elas são o tipo mais comumente associado à hemorragia. Algumas vezes, a hemorragia em metástase cerebral é mais bem visualizada por meio de uma TC de cabeça sem contraste.

#### TRATAMENTO

Os esteroides, especialmente 8 a 12 mg de dexametasona diariamente, são úteis para as metástases cerebrais sintomáticas. Os anticonvulsivantes não são recomendados profilaticamente em pacientes sem convulsões.[14b]

Tendo em vista que as metástases cerebrais não se infiltram amplamente no tecido cerebral e tendem a apresentar uma pseudocápsula ao seu redor, elas podem ser excisadas cirurgicamente por completo. Em estudos controlados e randomizados, a remoção completa de uma única metástase cerebral prolongou substancialmente a vida e manteve a função neurológica por um período mais longo. A radioterapia de todo o encéfalo pós-operatória melhora significativamente o controle da doença no SNC após a ressecção de uma única metástase cerebral, mas não prolonga a sobrevida, uma vez que os pacientes morrem em virtude do tumor sistêmico progressivo. O uso da radioterapia de todo o encéfalo pós-operatória com frequência é decidido individualmente, mas a radioterapia cerebral parcial ou a radiocirurgia estereotáxica no leito no pós-operatório vêm sendo a cada dia mais utilizadas para evitar a irradiação de todo o encéfalo. Se múltiplas lesões puderem ser ressecadas completamente, estes pacientes apresentam resultados tão favoráveis quanto aqueles com uma lesão única que foi removida.

Muitos pacientes com múltiplas metástases cerebrais são mais bem tratados com um ciclo de radioterapia de todo o encéfalo, mais comumente 3 Gy em 10 frações, para um total de 30 Gy.

A radiocirurgia estereotáxica, com *gamma knife* que administra radiação gama a partir de múltiplas fontes de cobalto ou um acelerador linear, que

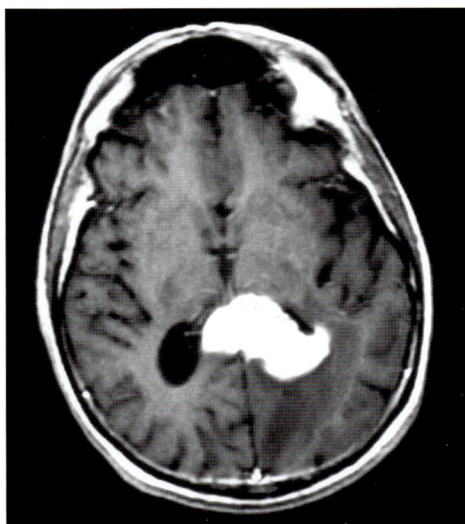

**FIGURA 180.6** Linfoma primário do sistema nervoso central (SNC). Imagem de RM pós-gadolínio mostra uma lesão no esplênio com realce difuso. A localização periventricular e a ausência de necrose central são características do linfoma primário do SNC.

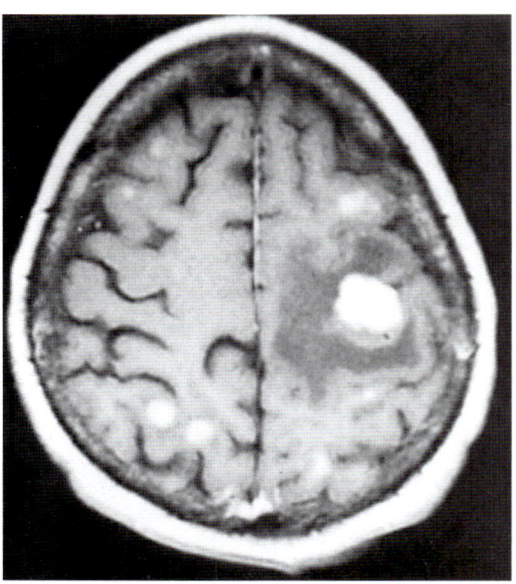

**FIGURA 180.7** Metástases cerebrais. Múltiplas metástases de carcinoma mamário são observadas nesta imagem ponderada em T1 de RM contrastada com gadolínio. Os múltiplos tumores menores não eram visíveis na TC, mesmo após a administração de um agente de contraste.

administra raios X em uma área altamente focalizada envolvendo o tumor, tem sido efetiva para o tratamento de uma ou de poucas metástases cerebrais.[A14] Em um estudo clínico randomizado de pacientes com uma a três metástases cerebrais, a radiocirurgia estereotáxica resultou em menos deterioração cognitiva em 3 meses, sem diferenças na sobrevida em geral, em comparação à radioterapia de todo o encéfalo.[A15] Existem cada vez mais evidências para o uso da cirurgia estereotáxica para até 10 metástases cerebrais. A maior parte dos pacientes tolera a radiocirurgia sem dificuldades, mas o procedimento ocasionalmente é complicado por convulsões ou edema agudo, que causam mais disfunção neurológica.[15] Aproximadamente 20 a 30% dos pacientes desenvolvem radionecrose, que pode não ser distinguível, clinicamente e à RM, do tumor recorrente. Uma vantagem da radiocirurgia estereotáxica é que a maior parte do encéfalo normal não é exposta à radiação.

A quimioterapia é utilizada para tratar as metástases cerebrais de somente alguns cânceres primários quimiossensíveis, como coriocarcinoma, câncer de pulmão de pequenas células e, em menor extensão, câncer de mama. Tendo em vista que poucos pacientes apresentam uma resposta significativa à quimioterapia, ela normalmente é utilizada como último recurso, ainda que esteja sendo cada vez mais empregada em pacientes assintomáticos nos quais as metástases cerebrais são identificadas ao diagnóstico em uma RM de rastreamento e que necessitam de quimioterapia para a sua doença sistêmica. Com frequência a quimioterapia planejada é administrada, e as metástases cerebrais frequentemente irão responder de modo comparável a outros locais de doença sistêmica. A escolha dos agentes é baseada no tipo de câncer primário e nas exposições anteriores do paciente a fármacos. As terapias com alvos moleculares também têm sido efetivas contra as metástases cerebrais, tais como melanoma com *BRAF* mutante, no qual as respostas são observadas após vemurafenibe, ou câncer de pulmão com *EGFR* mutante, que responde a inibidores. Além disso, tem sido relatado que a imunoterapia com inibidores do ponto de controle é efetiva no tratamento de metástases cerebrais, em particular em virtude de melanoma.[16] Por último, o bevacizumabe pode ser efetivo em metástases cerebrais progressivas ou radionecrose após a radiocirurgia estereotáxica.

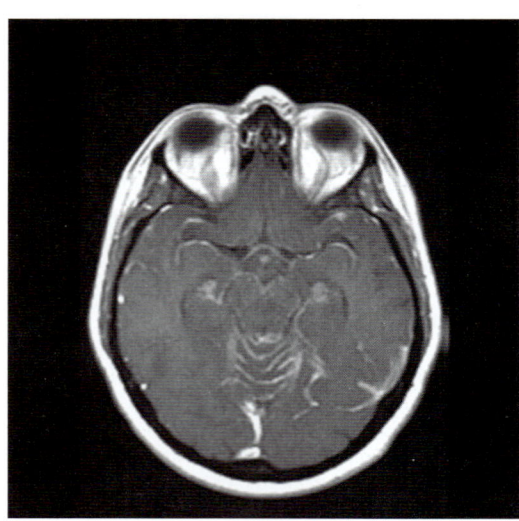

**FIGURA 180.8** Metástases leptomeníngeas. Imagem de RM craniana pós-gadolínio, mostrando realce de todos os sulcos do verme do cerebelo, representando células tumorais no espaço subaracnóideo desta paciente com câncer de mama.

## Metástase leptomeníngea

O encéfalo é o local de metástases intracranianas mais comum, mas o câncer sistêmico pode se disseminar também até a dura-máter e as leptomeninges. As metástases durais têm sua origem mais comumente nos cânceres de mama (Capítulo 188) ou de próstata (Capítulo 191), com frequência a partir de metástase na calota sobrejacente. A metástase nas leptomeninges com frequência se manifesta na forma de sintomas e sinais neurológicos multifocais. Estas metástases envolvem os nervos cranianos, causando diplopia ou paralisia bulbar (Figura 180.8); as raízes cervicais e lombares, causando dor ou fraqueza nos membros; e o espaço intracraniano, causando cefaleia, náuseas, vômito e elevação da PIC. O diagnóstico é estabelecido pelo achado de células tumorais no LCS, por meio de exame citológico ou de técnicas inéditas para identificar células cancerosas isoladas, ou por exames de neuroimagem que localizam de modo definitivo o tumor no espaço subaracnóideo (Figura 180.9). O tratamento com frequência envolve irradiação dos locais sintomáticos; quimioterapia intratecal, habitualmente por meio de uma cânula intraventricular (reservatório de Ommaya); ou quimioterapia sistêmica com agentes ou doses que penetram no LCS.

## TUMORES ESPINAIS

Os tumores que envolvem a medula espinal podem ser classificados de acordo com a área anatômica envolvida: tumores extradurais, extramedulares intradurais e intramedulares (Tabela 180.5). Os tumores extradurais tipicamente têm origem nos elementos ósseos da coluna vertebral e causam sintomas e sinais neurológicos em virtude da compressão da medula espinal. Os tumores intradurais, porém extramedulares, têm origem nas paquimeninges ou nas raízes dos nervos (meningiomas ou schwannomas) e podem causar sintomas radiculares ou compressão da medula espinal. Os tumores da medula espinal intramedulares são raros; eles têm origem no parênquima da medula espinal e apresentam uma biologia semelhante àquela dos tumores cerebrais.

### Tumores extradurais

#### EPIDEMIOLOGIA E MANIFESTAÇÕES CLÍNICAS

A maior parte dos tumores extradurais tem origem em metástase dos elementos ósseos da coluna vertebral, tipicamente no corpo vertebral, e

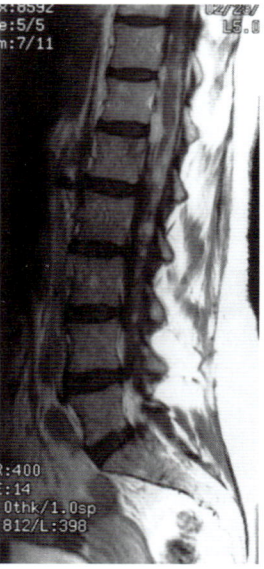

**FIGURA 180.9** Metástases leptomeníngeas. Imagem de RM contrastada com gadolínio da coluna lombossacral em um paciente com metástases leptomeníngeas de melanoma. São observados múltiplos nódulos realçados na cauda equina, e o cone medular e a parte inferior da medula espinal estão circundados pelo tumor.

| Tabela 180.5 | Tumores espinais. |
|---|---|

Extradurais
  Metástase
  Tumores primários ósseos com origem na medula espinal
    Cordoma
    Sarcoma osteogênico
    Condrossarcoma
    Plasmocitoma
Extramedulares intradurais
  Meningiomas
  Neurofibromas
  Schwannomas
  Lipomas
  Cistos aracnoides
  Cistos epidermoides
  Metástase
Intramedulares
  Ependimoma
  Glioma
  Hemangioblastoma
  Lipoma
  Metástase

ocasionalmente na lâmina vertebral ou no processo espinhoso. Os tumores primários da coluna vertebral são menos comuns, incluindo cordoma, sarcoma osteogênico, plasmocitoma e condrossarcoma. O crescimento expansível do tumor ósseo afeta o canal medular e, se não for tratado, comprime a medula espinal ou as raízes nervosas na medida em que elas saem pelos forames intervertebrais. Ainda que a maior parte destas lesões tenha origem nas metástases ósseas, os tumores extradurais também podem ter origem nas metástases paravertebrais, que podem crescer por meio dos forames intervertebrais e até o interior do espaço epidural sem afetar as estruturas ósseas adjacentes; muito raramente, também é observada metástase direta no espaço epidural. Os cânceres primários mais comuns que causam metástases extradurais são o câncer de próstata (Capítulo 191), o câncer de mama (Capítulo 188) e o câncer de pulmão (Capítulo 182), bem como os linfomas (Capítulo 176). As neoplasias malignas hematológicas também podem estar associadas à doença paravertebral que cresce pelos forames intervertebrais.

Seja a massa um tumor ósseo primário ou metástase de uma fonte distante, 98% dos pacientes apresentam dor, que normalmente é localizada no sítio do tumor. Tendo em vista que existem mais vértebras torácicas do que vértebras cervicais ou lombares, o tumor e a dor provavelmente ocorrem na parte intermediária ou superior das costas, um local menos comum para uma dor benigna (Capítulo 372). O comprometimento motor e os sintomas sensoriais estão presentes em aproximadamente 50% dos pacientes, enquanto os distúrbios esfinctéricos são observados em apenas aproximadamente 25% dos pacientes. A dor nas costas com frequência precede o desenvolvimento de qualquer outro sintoma ou sinal neurológico, geralmente em semanas, e ocasionalmente em meses.

### DIAGNÓSTICO

A dor nas costas grave em um paciente com câncer deve ser avaliada por meio de RM, que não requer a administração intravenosa de material de contraste. Radiografias simples da coluna vertebral, exames ósseos ou até mesmo exames de TC podem demonstrar a doença óssea, mas um tumor epidural pode ser observado apenas na RM (Figura 180.10). Além disso, a RM é a única técnica que consegue revelar metástases paravertebrais ou epidurais diretas. Os pacientes que não podem realizar uma RM devem realizar TC com reconstrução sagital.

### Diagnóstico diferencial

O diagnóstico diferencial dos tumores extradurais inclui abscesso epidural (Capítulo 385), hematomas epidurais agudos ou subagudos (Capítulo 372), herniação de discos intervertebrais (Capítulo 372), espondilose (Capítulo 372), lipomatose epidural e, raramente, hematopoese extramedular. Ocasionalmente, é necessária biopsia com agulha percutânea ou laminectomia descompressiva para obtenção de um diagnóstico definitivo.

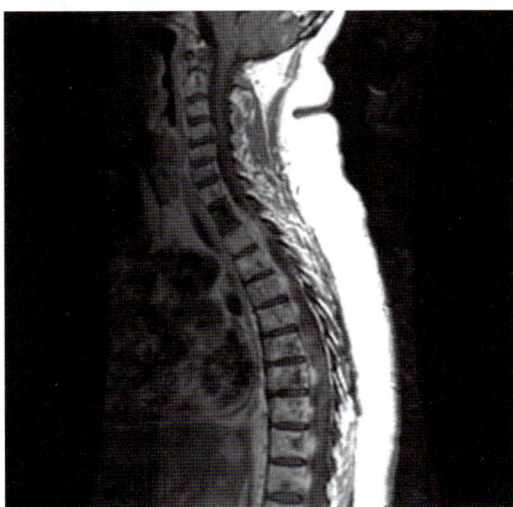

**FIGURA 180.10** Compressão da medula espinal epidural em múltiplos níveis. Esta paciente com câncer de mama metastático apresenta múltiplas áreas de tumor epidural anterior, observadas por toda a coluna torácica nesta imagem de ressonância magnética sagital pós-gadolínio.

### TRATAMENTO

As metástases epidurais exigem tratamento imediato porque os pacientes podem desenvolver deterioração neurológica aguda e imprevisível, resultando em paraplegia.[17] Os pacientes devem iniciar uma dose alta de corticosteroides (geralmente > 20 mg de dexametasona IV), que alivia rapidamente a dor e contribui para a recuperação neurológica. A cirurgia seguida por radioterapia (RT) pós-operatória é superior à RT isoladamente para preservar a capacidade de andar, e prolonga a sobrevida em uma ampla população de pacientes com compressão raquimedular metastática,[18] mas a sua vantagem pode ser perdida nos pacientes com 65 anos ou mais. Os avanços na radiocirurgia estereotáxica tornaram-na uma opção efetiva para o tratamento das metástases epidurais, seja inicialmente ou na recaída.[A16] É muito mais fácil preservar a função neurológica do que reverter o comprometimento, de modo que áreas de tumor extradural clinicamente silenciosas que sejam detectadas à RM devem ser tratadas antes do desenvolvimento de comprometimento neurológico. Pacientes com metástases epidurais podem ter desfecho neurológico favorável se forem tratados antes do início do comprometimento neurológico grave, mas a sobrevida geral é, habitualmente, breve em razão da doença metastática disseminada. Os pacientes cujo tumor primário tem origem na coluna vertebral, como um sarcoma osteogênico (Capítulo 192), devem ser submetidos à cirurgia definitiva; a necessidade de radioterapia pós-operatória é baseada na histologia do tumor.

## Tumores extramedulares intradurais

### Meningiomas

A maior parte dos tumores extramedulares é benigna. Os meningiomas são tumores benignos, de crescimento lento, que ocorrem primariamente em mulheres de meia-idade e que estão localizados predominantemente na região torácica. Dorsalgia é um sintoma comum, mas aproximadamente 25% dos pacientes não sente dor e apresenta disfunção neurológica lentamente progressiva, tipicamente um distúrbio da marcha que evolui, com frequência, durante anos. A RM da medula espinal com gadolínio define claramente a lesão. A ressecção cirúrgica é curativa, e a ressecção completa em geral pode ser facilmente alcançada.

### Tumores da bainha nervosa

Os tumores da bainha nervosa incluem os schwannomas e os neurofibromas. Ambos tipicamente têm origem na raiz dorsal, e o primeiro sintoma com frequência é dor radicular, que precede os sintomas de compressão da medula espinal em meses, ou até mesmo anos. Alguns pacientes com neurofibroma da medula espinal ou schwannomas apresentam neurofibromatose do tipo 1 (Capítulo 389), mas a maior parte não apresenta. O diagnóstico é claramente estabelecido por meio da RM contrastada (gadolínio) da coluna vertebral. O tratamento é cirúrgico, e a remoção completa resulta na cura.

### Metástases

As metástases nas leptomeninges espinais podem se manifestar como uma lesão extramedular intradural. Um único nódulo tumoral grande pode causar sintomas e sinais focais referíveis a esse nível da medula espinal, mas na maior parte dos pacientes, estão envolvidos múltiplos níveis do neuroeixo, causando sintomas e sinais neurológicos multifocais. Dor radicular cervical e lombossacral, bem como perda sensorial e motora, ocorre em mais da metade dos pacientes. O diagnóstico é estabelecido por RM contrastada (gadolínio), que revela nódulos multifocais ou, algumas vezes, uma camada de células que reveste a medula espinal ou as raízes nervosas (Figura 180.9). Se o exame de imagem for negativo, o diagnóstico pode ser estabelecido pelo achado de células tumorais no líquido cerebrospinal. O manejo é complexo e, com frequência, exige radioterapia nos locais sintomáticos da doença, quimioterapia intratecal, mais bem administrada por meio de uma cânula intraventricular (dispositivo de Ommaya), e ocasionalmente quimioterapia sistêmica. A radioterapia pode melhorar os sintomas neurológicos, sobretudo a dor, mas a doença com frequência apresenta uma evolução progressiva incessante, resultando em morte em 3 a 6 meses, apesar da terapia agressiva. Em razão da natureza difusa da doença, a cirurgia não é uma opção.

## Tumores intramedulares

Os tumores da medula espinal intramedulares são semelhantes às neoplasias com origem no parênquima cerebral. Os tumores da medula espinal mais comuns são os ependimomas e os astrocitomas; também são observados hemangioblastomas (em particular associados à doença de von Hippel-Lindau; Capítulo 389), lipomas e, raramente, metástases intramedulares.

## MANIFESTAÇÕES CLÍNICAS E DIAGNÓSTICO

Todos os tumores intramedulares têm apresentação clínica semelhante, e a dor é um sintoma inicial comum. Os sinais da disfunção da medula espinal ocorrem subsequentemente e refletem a localização da lesão. Além disso, alguns tumores intramedulares são acompanhados por uma siringe (Capítulo 389), que pode contribuir para os sintomas. Os sinais clássicos de lesões da medula espinal intramedulares, como perda sensorial dissociada, separação sacral e distúrbios esfincterianos precoces, não são suficientemente confiáveis para diferenciar as lesões intramedulares daquelas extramedulares com base nos achados clínicos. O diagnóstico é estabelecido por imagens ponderadas em T2 de RM contrastada (gadolínio) (Figura 180.11).

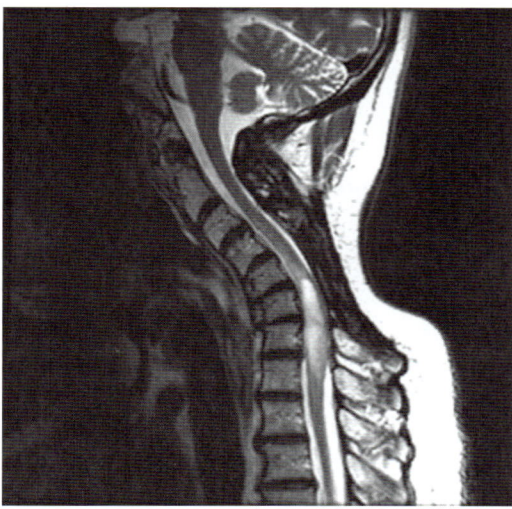

**FIGURA 180.11** Astrocitoma da medula espinal. Imagem em T2 de ressonância magnética sagital, demonstrando um astrocitoma de grau baixo intramedular cervical inferior; não é observado realce.

## TRATAMENTO

A cirurgia é a primeira intervenção terapêutica, tanto para obter um diagnóstico definitivo, quanto para a ressecção da lesão.¹⁹ A ressecção completa dos tumores da medula espinal é possível, sobretudo no caso dos ependimomas e hemangioblastomas. Entretanto, tumores da medula espinal são raros, e somente neurocirurgiões especializados na remoção deste tipo de lesão devem realizar o procedimento. Os gliomas de grau alto e os ependimomas residuais devem ser submetidos a radioterapia pós-operatória. Os astrocitomas de grau baixo da medula espinal podem ser irradiados quando o paciente desenvolve comprometimento neurológico sintomático, mas o tratamento pré-sintomático não previne o desenvolvimento do comprometimento, nem necessariamente retarda o mesmo. As metástases intramedulares não exigem cirurgia, tendo em vista que o diagnóstico é habitualmente simples; a radioterapia proporciona um benefício limitado porque estes pacientes tipicamente apresentam outras metástases no SNC.

 **Recomendações de grau A**

A1. Mikkelsen T, Paleologos NA, Robinson PD, et al. The role of prophylactic anticonvulsants in the management of brain metastases: a systematic review and evidence-based clinical practice guideline. *J Neurooncol.* 2010;96:97-102.
A2. Rogers L, Barani I, Chamberlain M, et al. Meningiomas: knowledge base, treatment outcomes, and uncertainties. A RANO review. *J Neurosurg.* 2015;122:4-23.
A3. Senft C, Bink A, Franz K, et al. Intraoperative MRI guidance and extent of resection in glioma surgery: a randomised, controlled trial. *Lancet Oncol.* 2011;12:997-1003.
A4. Stupp R, Taillibert S, Kanner A, et al. Effect of tumor-treating fields plus maintenance temozolomide vs maintenance temozolomide alone on survival in patients with glioblastoma: a randomized clinical trial. *JAMA.* 2017;318:2306-2316.
A5. van den Bent MJ, Baumert B, Erridge SC, et al. Interim results from the CATNON trial (EORTC study 26053-22054) of treatment with concurrent and adjuvant temozolomide for 1p/19q non-co-deleted anaplastic glioma: a phase 3, randomised, open-label intergroup study. *Lancet.* 2017;390:1645-1653.
A6. Perry JR, Laperriere N, O'Callaghan CJ, et al. Short-course radiation plus temozolomide in elderly patients with glioblastoma. *N Engl J Med.* 2017;376:1027-1037.
A7. Stupp R, Taillibert S, Kanner AA, et al. Maintenance therapy with tumor-treating fields plus temozolomide vs temozolomide alone for glioblastoma: a randomized clinical trial. *JAMA.* 2015;314:2535-2543.
A8. Chinot OL, Wick W, Mason W, et al. Bevacizumab plus radiotherapy-temozolomide for newly diagnosed glioblastoma. *N Engl J Med.* 2014;370:709-722.
A9. Gilbert MR, Dignam JJ, Armstrong TS, et al. A randomized trial of bevacizumab for newly diagnosed glioblastoma. *N Engl J Med.* 2014;370:699-708.
A10. Wick W, Gorlia T, Bendszus M, et al. Lomustine and bevacizumab in progressive glioblastoma. *N Engl J Med.* 2017;377:1954-1963.
A11. Buckner JC, Shaw EG, Pugh SL, et al. Radiation plus procarbazine, CCNU, and vincristine in low-grade glioma. *N Engl J Med.* 2016;374:1344-1355.
A12. Cairncross G, Wang M, Shaw E, et al. Phase III trial of chemoradiotherapy for anaplastic oligodendroglioma: long-term results of RTOG 9402. *J Clin Oncol.* 2013;31:337-343.
A13. Korfel A, Thiel E, Martus P, et al. Randomized phase III study of whole-brain radiotherapy for primary CNS lymphoma. *Neurology.* 2015;84:1242-1248.
A14. Mahajan A, Ahmed S, McAleer MF, et al. Post-operative stereotactic radiosurgery versus observation for completely resected brain metastases: a single-centre, randomised, controlled, phase 3 trial. *Lancet Oncol.* 2017;18:1040-1048.
A15. Brown PD, Ballman KV, Cerhan JH, et al. Postoperative stereotactic radiosurgery compared with whole brain radiotherapy for resected metastatic brain disease (NCCTG N107C/CEC.3): a multicentre, randomised, controlled, phase 3 trial. *Lancet Oncol.* 2017;18:1049-1060.
A16. Moussazadeh N, Lis E, Katsoulakis E, et al. Five-year outcomes of high-dose single-fraction spinal stereotactic radiosurgery. *Int J Radiat Oncol Biol Phys.* 2015;93:361-367.

## REFERÊNCIAS BIBLIOGRÁFICAS

*As referências bibliográficas, bem como os outros materiais suplementares deste livro, encontram-se no GEN-IO, nosso ambiente virtual de aprendizagem.*

# 181
# CÂNCER DE CABEÇA E PESCOÇO
JULIE E. BAUMAN

## DEFINIÇÃO

O câncer de cabeça e pescoço tem origem nos revestimentos mucosos do sistema aerodigestório superior, nas cavidades sinonasais da face, nas glândulas salivares maiores ou menores, ou nas estruturas da base do crânio, incluindo os nervos cranianos. A histologia dominante, o carcinoma de células escamosas (espinocelular), compreende mais de 95% dos cânceres da cavidade oral, faringe, laringe e dos seios paranasais (Figura 181.1). Em virtude da área de superfície cutânea exposta ao sol do couro cabeludo e da face, os cânceres de pele não melanoma, em particular o carcinoma basocelular (CBC) e o carcinoma de células escamosas (CCE), também são frequentes em cabeça e pescoço. Outras neoplasias menos comuns que ocorrem nas estruturas anatômicas de cabeça e pescoço incluem o melanoma cutâneo ou mucoso, bem como o sarcoma, que são tratados de acordo com os princípios para estas malignidades mesodérmicas (Capítulos 192 e 193, respectivamente).

### Cavidade oral

As margens da cavidade oral se estendem superiormente a partir da pele-borda vermelha do lábio superior até a junção dos palatos mole e duro; inferiormente, a partir da pele-borda vermelha do lábio inferior até as papilas circunvaladas; e lateralmente até os pilares amigdalianos (tonsilares) anteriores. As estruturas da cavidade oral incluem o lábio mucoso, a mucosa bucal, as cristas alveolares superiores e inferiores, o trígono retromolar, o assoalho da boca, o palato duro e a língua oral ou móvel. O estadiamento moderno para os tumores da cavidade oral incorpora a profundidade da invasão, as dimensões do tumor e a invasão das estruturas adjacentes.

### Nasofaringe

As margens da nasofaringe têm início anteriormente no cóano posterior, e se estendem ao longo das paredes superior, posterior e lateral até um plano teórico entre a borda livre do palato mole e a parede faríngea

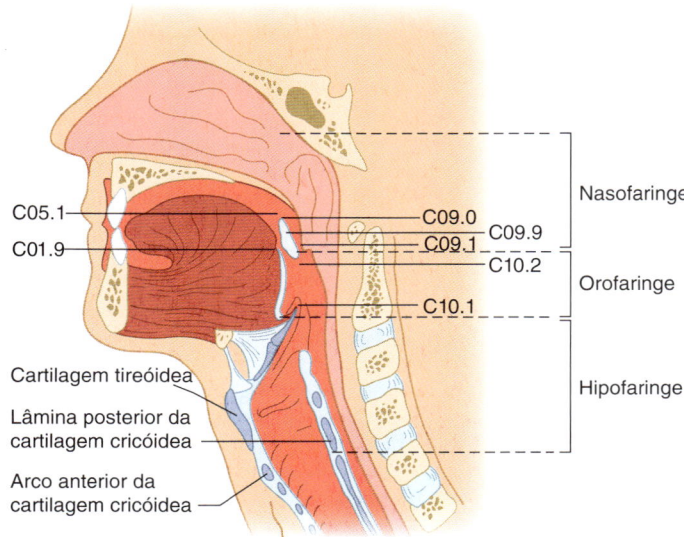

**FIGURA 181.1** Mais de 95% dos cânceres de cabeça e pescoço têm origem nas superfícies mucosas do sistema aerodigestório superior. Os locais anatômicos específicos estão associados a etiologias singulares, incluindo fatores de risco ambientais e virais, sistemas de estadiamento modernos e paradigmas do tratamento. Portanto, o médico precisa conhecer os cinco locais anatômicos principais. C05.1 = Neoplasia maligna do palato mole; C01.9 = Neoplasia maligna da base da língua; C09.0 = neoplasia maligna da amígdala; C09.1 = Neoplasia maligna do pilar amigdaliano (anterior) (posterior); C09.9 = Neoplasia maligna da amígdala, não especificada; C10.2 = Neoplasia maligna da parede lateral da orofaringe; C10.1 = Neoplasia maligna da face anterior da epiglote (CID-10).

posterior. As estruturas da nasofaringe incluem a fossa de Rosenmüller, a superfície superior do palato mole, e os revestimentos mucosos da tuba auditiva (trompa de Eustáquio) e os óstios dos cóanos. O fator de risco dominante para o carcinoma nasofaríngeo é a infecção pelo vírus Epstein-Barr (EBV), endêmico das populações do Sudeste Asiático, do norte da África e indígenas circumpolares. Em virtude da biologia distinta, dos padrões de disseminação e da história natural, o carcinoma nasofaríngeo apresenta o seu próprio sistema de estadiamento TNM.

### Orofaringe

As margens da orofaringe se estendem a partir do plano da superfície superior do palato mole até a superfície superior da valécula, ou do osso hioide. As estruturas da orofaringe incluem a base da língua (a amígdala ou tonsila lingual), as amígdalas (tonsilas) palatinas, o sulco glossotonsilar, a superfície inferior do palato mole e a úvula, os pilares amigdalianos (tonsilares) anteriores e posteriores e a continuidade das paredes faríngeas lateral e posterior. O carcinoma orofaríngeo está associado à carcinogênese ambiental e viral. O CCE orofaríngeo relacionado ao papilomavírus humano (HPV) em grande parte tem a sua origem no rico tecido linforreticular das amígdalas (tonsilas) linguais e palatinas. Em virtude da biologia distinta e do prognóstico superior, em 2017 o CCE orofaríngeo relacionado ao HPV foi diferenciado do CCE orofaríngeo HPV-negativo por meio de um sistema de estadiamento TNM em separado. O CCE orofaríngeo HPV-negativo continua a ser agrupado com os cânceres de hipofaringe, em virtude da etiologia comum da carcinogênese ambiental, da anatomia contígua e do prognóstico semelhantemente desfavorável.

### Hipofaringe

As margens da hipofaringe se estendem a partir do plano da borda superior da valécula até o plano da borda inferior da cartilagem cricóidea. As estruturas da hipofaringe incluem os seios piriformes, as paredes hipofaríngeas lateral e posterior e a região pós-cricoide. Para fins de estadiamento, os cânceres de hipofaringe são agrupados com o CCE orofaríngeo HPV-negativo, em que o estadiamento tumoral incorpora tanto as dimensões quanto a invasão das estruturas adjacentes.

### Laringe

As margens da laringe incluem anteriormente a superfície anterior da epiglote, a tireoide e o arco anterior da cartilagem cricóidea; posterolateralmente, as pregas ariepiglóticas e as aritenoides; superolateralmente, a ponta e as bordas laterais da epiglote; inferiormente, o plano da borda inferior da cartilagem cricóidea. As estruturas da laringe incluem a epiglote e as pregas (cordas) vocais falsas (laringe supraglótica), as cordas vocais verdadeiras (glote), e a subglote. O estadiamento do câncer de laringe inclui unicamente a mobilidade das cordas vocais, em que a fixação das pregas (cordas) vocais constitui um tumor T3, independentemente do tamanho.

### Glândulas salivares

As glândulas salivares de cabeça e pescoço são compreendidas pelas glândulas salivares maiores, que incluem as glândulas parótidas, submandibulares e sublinguais, bem como as glândulas salivares menores, que se encontram dispersas por todo o revestimento dos seios paranasais, da cavidade oral, da faringe e da laringe. Aproximadamente 6 a 8% dos cânceres de cabeça e pescoço têm origem nas glândulas salivares. Muito embora a função biológica unificada das glândulas salivares seja a produção e a secreção de saliva, os tumores das glândulas salivares são diversos em termos de histologia, genética e prognóstico. A e-Tabela 181.1 apresenta as principais classes de tumores de glândulas salivares epiteliais malignos e benignos, de acordo com a classificação histológica da Organização Mundial da Saúde (OMS). As três histologias mais comuns são carcinoma mucoepidermoide, carcinoma cístico adenoide e carcinoma ductal salivar, com apresentação de novo ou origem a partir de um adenoma pleomórfico preexistente.[1]

## EPIDEMIOLOGIA

### Fatores de risco

Muitos CCE orais são precedidos por lesões denominadas *distúrbios potencialmente malignos* (DPMs), conforme definição da OMS. Os DPMs geneticamente adquiridos incluem a *leucoplaquia* (placas brancas mucosas ou placas que não podem ser removidas) e a *eritroplaquia*. Os distúrbios induzidos pelo tabaco incluem a *fibrose submucosa oral* e a *queratose palatina* associada ao tabagismo reverso (posicionamento da ponta queimada da folha do tabaco enrolado na boca). Os DPMs imunomediados incluem o *líquen plano oral* e o *lúpus discoide*. Os DPMs geneticamente hereditários são a *disqueratose congênita* e a *epidermólise bolhosa*.[2]

### *Carcinógenos ambientais*

O câncer de cabeça e pescoço é o sexto mais comum em todo o planeta. Entre os quase 700.000 casos-índice de CCE de cabeça e pescoço estimados em 2017, a maioria substancial foi causada por carcinogênese ambiental. Os fatores de risco ambientais podem ser proximais, em que o comportamento individual modificável causa exposição carcinogênica direta a tabaco, álcool etílico ou noz-de-areca.[3] Dependendo da região do mundo, aproximadamente metade do risco atribuível ao câncer de cabeça e pescoço é explicada por fatores de risco ambientais proximais. Os fatores de risco ambientais distais também impõem um ônus substancial nos países em desenvolvimento, nos quais exposições inevitáveis a tabagismo secundário, poluição industrial, pestilência ou guerras estão associadas a nível socioeconômico baixo. Os padrões de incidência do câncer de cabeça e pescoço causado pela carcinogênese ambiental variam em relação aos padrões de exposição. Nas populações dos EUA e da China, por exemplo, a incidência do CCE de cabeça e pescoço ambiental está declinando em paralelo à diminuição do tabagismo em geral. O risco de CCE de cabeça e pescoço ambiental aumenta com a idade,[3b] com uma idade mediana ao diagnóstico de 66 anos.[4]

### *Papilomavírus humano*

Evidências clínicas, moleculares e epidemiológicas convergentes confirmam atualmente que a infecção oral persistente pelo papilomavírus humano (HPV) de risco alto é uma causa necessária do aumento epidêmico da incidência de CCE orofaríngeo.[5] O HPV, um membro da família Papillomaviridae, é um vírus com DNA circular com filamento duplo epiteliotrópico, com mais de 170 genótipos distintos (ver Capítulo 349). Os membros do gênero alfa infectam a mucosa e genótipos anogenitais de alto risco, incluindo HPV 16 e 18, são a causa estabelecida do câncer cervical. O genótipo 16 do HPV também apresenta predileção pela mucosa linfoide rica da orofaringe, e compreende mais de 95% do DNA isolado de amostras de carcinoma de células escamosas orofaríngeo. Nos EUA, a proporção de casos de carcinoma de células escamosas orofaríngeo infectados pelo HPV tem aumentado substancialmente. Taxas de infecção pelo HPV no carcinoma de células escamosas orofaríngeo semelhantes também têm sido observadas na Europa Ocidental, na Austrália, na China e no Japão, ainda que existam grandes variações regionais, raciais e étnicas, conforme demonstrado pelas taxas inferiores na Europa Central, na América Latina e em negros nos EUA. A incidência de carcinoma de células escamosas orofaríngeo associado ao HPV nos EUA superou aquela do câncer cervical em 2016. As pessoas diagnosticadas com carcinoma de células escamosas orofaríngeo associado ao HPV apresentam idade mediana mais baixa ao diagnóstico, de 58 anos, do que aquelas com carcinoma de células escamosas de cabeça e pescoço ambiental.

### Sexo
Os homens demonstram um risco significativamente mais alto do que as mulheres para ambos os carcinomas de células escamosas de cabeça e pescoço não relacionado ao HPV e relacionado ao HPV. A proporção de homens e mulheres para o carcinoma de células escamosas de cabeça e pescoço não relacionado ao HPV é paralela à prevalência específica do sexo para o consumo de tabaco, álcool ou noz-de-areca na captação geográfica. Por exemplo, a taxa de incidência ajustada para a idade de câncer de cavidade oral entre homens varia de 1 a 16 por população de 100.000, em comparação a 0 a 10 por 100.000 entre as mulheres. É importante observar que, apesar de uma prevalência semelhante de infecção pelo HPV anogenital entre homens e mulheres adultos, os homens apresentam taxas significativamente mais altas de infecção pelo HPV oral. Em um estudo com base em população transversal nos EUA, 1,6% dos homens *versus* 0,3% das mulheres eram portadores do HPV 16 oral. A disparidade na infecção oral pelo HPV é refletida na taxa de incidência de carcinoma de células escamosas orofaríngeo relacionado ao HPV, em que a proporção de homens:mulheres varia de 2,7 a 5,7.[6] As explicações biológicas plausíveis para esta disparidade são duas: (1) as infecções orais pelo HPV são depuradas mais lentamente pelos homens; (2) a relação entre a dose e a resposta linear entre a quantidade vitalícia de parceiros sexuais e a prevalência de infecção oral pelo HPV existe unicamente entre os homens, sugerindo que os homens desenvolvem anticorpos anti-HPV protetores quando expostos ao HPV anogenital com menos frequência do que as mulheres.[7]

### Exposições ocupacionais
A International Agency for Research on Cancer classificou múltiplas exposições ocupacionais, incluindo solventes, hidrocarbonetos aromáticos policíclicos (PAHs) e metais pesados, como carcinógenos humanos do grupo 1 comprovados. Ainda que as evidências sejam incompletas, a relação de diversos carcinógenos químicos do grupo 1 com o risco de câncer de cabeça e pescoço tem sido investigada em estudos de controle de casos com base em população. Os dados mais fortes apontam para as seguintes possíveis relações: formaldeído e câncer de nasofaringe; PAHs e câncer de laringe; solventes clorados e todos os locais anatômicos de carcinoma de células escamosas de cabeça e pescoço; poeira de madeira e câncer sinonasal.

### Fatores alimentares
A redução do risco de carcinoma de células escamosas de cabeça e pescoço tem sido associada a dietas ricas em frutas e vegetais, em particular do gênero *Brassica* de vegetais crucíferos. Os crucíferos são ricos em isotiocianatos, substâncias fitoquímicas que possivelmente induzem enzimas citoprotetoras, que podem mitigar o impacto dos carcinógenos ambientais, incluindo benzeno, PAHs e aldeídos mutagênicos encontrados na fumaça do tabaco e na poluição do ar. As pessoas com carcinoma de células escamosas de cabeça e pescoço ambiental incidente apresentam níveis séricos mais baixos de diversos micronutrientes, incluindo vitamina A e betacaroteno, que podem ser substitutos para a baixa ingestão de frutas e vegetais.

### Radiação ionizante
A radiação ionizante foi reconhecida pela primeira vez como fator de risco para tumores de glândulas salivares benignos e malignos durante o estudo de coorte a longo prazo de sobreviventes das bombas atômicas de Hiroshima e Nagasaki, no Japão. O aumento das chances de tumores de glândulas salivares também é observado em pessoas submetidas à radioterapia (RT) durante a infância, com evidências de uma relação dose-resposta. Ao contrário do CCE de cabeça e pescoço, os tumores das glândulas salivares não estão associados à exposição ao tabaco, com a única exceção do tumor de Warthin benigno.

### Vírus da imunodeficiência humana
A incidência padronizada para a idade do CCE de cabeça e pescoço relacionado ao HPV e HPV-negativo é três vezes mais alta nos indivíduos infectados pelo HPV do que na população norte-americana em geral. Embora o excesso nos cânceres relacionados ao tabagismo esteja diminuindo nesta população, provavelmente em virtude do declínio no tabagismo, o excesso de CCE de cabeça e pescoço relacionado ao HPV está aumentando.[8] Contrariamente ao câncer cervical, o CCE orofaríngeo relacionado ao HPV não é considerado um câncer definidor de AIDS. Não obstante, a prevalência de infecção oral pelo HPV em jovens infectados pelo HIV está inversamente relacionada à contagem de linfócitos T CD4+, sugerindo que a imunossupressão induzida pelo HIV e a falha associada em controlar o HPV oncogênico sejam fatores de contribuição importantes para a elevação das taxas de incidência. Felizmente, a infecção pelo HIV não aumenta o risco de morte em virtude de CCE orofaríngeo relacionado ao HPV, e os referidos pacientes apresentam um prognóstico favorável após o tratamento com intenção curativa.[9]

## BIOPATOLOGIA

### Carcinogênese ambiental
A transformação das células epiteliais orais pelos carcinógenos ambientais é baseada no princípio da carcinogênese em múltiplas etapas, em que o acúmulo de lesão estrutural e funcional do DNA direciona a evolução clonal gradual. A perda da heterozigose, também conhecida como desequilíbrio alélico, tem sido quantificada ao longo do espectro histopatológico de hiperplasia, displasia, e carcinoma *in situ* para modelar a transformação maligna. Essencialmente, o CCE de cabeça e pescoço ambientalmente induzido é caracterizado pela perda da função dos genes supressores tumorais. Um evento molecular precoce central é a perda da heterozigose em 9p21, em que o gene *CDKN2A* codifica o p16, um supressor tumoral que regula o ciclo celular na travessia da fase G1 para a fase S. A mutação de *TP53* é um evento molecular posterior. O supressor tumoral p53 é considerado o guardião do genoma, porque aciona a parada do ciclo celular e a apoptose ao detectar a lesão do DNA. As mutações de *CDKN2A* e *TP53* são as alterações genéticas mais comuns no CCE de cabeça e pescoço HPV-negativo, observadas em 57% e 84%, respectivamente. Além disso, a expressão de p16 é perdida em virtude do silenciamento epigenético em 30%, levando à classificação histológica do CCE de cabeça e pescoço HPV-negativo como "p16-negativo". *PIK3CA*, que codifica a subunidade alfa do fosfoinositídeo-3-quinase (PI3K), é o oncogene mais comumente mutado no CCE de cabeça e pescoço HPV-negativo, ocorrendo em 34%.[10] A ativação não genômica dos oncogenes do receptor do fator de crescimento epidérmico (EGFR) e da ciclo-oxigenase-2 (COX2), ambos induzidos pelo tabagismo, também aumenta durante a transformação epitelial oral. A ativação aberrante de PI3K, EGFR e COX2 contribui para a proliferação celular descontrolada, ao mesmo tempo que subverte uma resposta apoptótica apropriada à lesão do DNA.

### Carcinogênese viral
A infecção pelo vírus Epstein-Barr latente (Capítulo 353) há muito tempo tem sido reconhecida como um fator causal para o carcinoma nasofaríngeo. A infecção oral pelo HPV 16 (Capítulo 349) é responsável por aproximadamente 75% dos cânceres orofaríngeos nos EUA e é a causa da epidemia de carcinoma de células escamosas orofaríngeo em andamento, que ocorre predominantemente nos homens em todos os continentes habitados.

A infecção oral por HPV 16 é, agora, comprovadamente uma causa necessária da epidemia contínua de CCE de orofaringe que ocorre predominantemente em homens em todos os continentes habitantes. A infecção oral pelo HPV é transmitida sexualmente, e é consistentemente associada ao comportamento sexual oral, incluindo as exposições oro-oral, orogenital e oroanal. A prevalência da infecção oral por HPV oncogênico apresenta dois picos distintos nos homens: entre os 25 e os 30 anos e entre os 55 e os 60 anos, enquanto a idade mediana ao diagnóstico do CCE orofaríngeo relacionado ao HPV é de 63 anos. Portanto, o período de latência estimado entre a infecção oral pelo HPV inicial e o desenvolvimento do CCE orofaríngeo é de aproximadamente 10 a 30 anos.

Os genótipos alfa-HPV infectam os queratinócitos basais do epitélio mucoso estratificado. O ciclo de vida viral depende estritamente do programa de diferenciação celular do queratinócito, e a expressão do oncogene viral é coordenada com a divisão e a estratificação celular. Em particular, os genes iniciais, E6 e E7, são transcritos nas camadas celulares basal e parabasal. As oncoproteínas E6 e E7 degradam dois supressores tumorais críticos, p53 e retinoblastoma, respectivamente. O retinoblastoma é uma proteína nuclear que atua como o principal ponto de controle (checkpoint) de G1 na regulação do ciclo celular. A perda funcional do retinoblastoma e de p53 possibilita a proliferação celular descontrolada. Na medida em que os queratinócitos estratificam para o epitélio espinhoso, ocorre a expressão dos genes virais tardios, incluindo as proteínas de capsídio L1 e L2. Finalmente, os vírions progenitores são encapsulados e liberados dos queratinócitos anucleares cornificados. Em malignidade transformada pelo HPV, a expressão do gene viral tardia é perdida e o vírus falha em completar o seu ciclo de vida. Entretanto, as oncoproteínas E6 e E7 são preservadas e necessárias para a manutenção do fenótipo transformado.

O espectro mutacional do CCE orofaríngeo relacionado ao HPV é distinto daquele da doença HPV-negativa.[11] Muito embora a disfunção de p53 aparente ser uma exigência universal para a transformação epitelial escamosa, no carcinoma de células escamosas orofaríngeo relacionado ao HPV isto é funcionalmente realizado por meio da degradação da proteína p53 pela oncoproteína E6. Portanto, nas células infectadas pelo HPV, existe pouca vantagem seletiva para as mutações TP53, que raramente são identificadas nesta condição. De modo semelhante, não são observadas alterações genômicas em CDKN2A. De fato, como uma consequência da inibição por feedback negativo, ocorre suprarregulação de p16 na medida em que E7 degrada o retinoblastoma, resultando na classificação histopatológica do CCE orofaríngeo HPV-positivo como "p16-positivo". A coloração imuno-histoquímica (IHC) nuclear e citoplasmática difusa para p16 é um substituto aceito para o HPV no CCE orofaríngeo. A alteração genômica mais comum no CCE orofaríngeo relacionado ao HPV é a mutação ou amplificação do oncogene PIK3CA, encontrado em 56%. A seleção das alterações de ganho de função em PIK3CA resulta na sinalização da via de PI3K hiperativa, e o fenótipo pró-proliferativo e antiapoptótico associado pode reforçar inicialmente o ciclo de vida viral.

### Imunologia

Seja causado por carcinógenos ambientais ou oncogenes do HPV, o carcinoma de células escamosas de cabeça e pescoço demonstra um perfil imune acentuadamente supressor.[12] Ainda que existam antígenos tumorais imunogênicos no carcinoma de células escamosas de cabeça e pescoço, conforme confirmado pelos linfócitos T circulantes específicos para as oncoproteínas p53 e E6/E7, o carcinoma de células escamosas de cabeça e pescoço escapa ao reconhecimento por meio da perda seletiva do antígeno leucocitário humano I, bem como do maquinário de processamento de antígenos. O carcinoma de células escamosas de cabeça e pescoço também induz um perfil de citocinas tumoral permissivo, no qual as citocinas imunossupressoras, como TGF-β, interleucina-6 e fator de crescimento endotelial vascular predominam sobre as citocinas imunoestimulantes, como IFN-γ ou interleucina-12. O carcinoma de células escamosas de cabeça e pescoço também demonstra defeitos críticos nas células efetoras imunes. Os linfócitos infiltrantes tumorais demonstram baixa expressão dos receptores de linfócitos T coestimulantes, como OX40 e CD137, e alta expressão de receptores coinibitórios, incluindo os pontos de controle imunes do antígeno associado aos linfócitos T citotóxicos 4 (CTLA-4) e da morte programada 1 (PD-1).

### Cenário genético dos cânceres de glândulas salivares

O sequenciamento de nova geração dos tumores de glândulas salivares produziu observações genéticas importantes, úteis para a classificação diagnóstica, e está orientando o desenvolvimento de terapias com alvos moleculares. O carcinoma mucoepidermoide, o tumor de glândulas salivares maligno mais comum, é caracterizado pela fusão do gene MECT1-MAML2 em aproximadamente 90% dos casos, que atualmente é considerada uma característica genômica e utilizada para estabelecer o diagnóstico patológico. A maioria dos carcinomas císticos adenoides ancoram um rearranjo genético com o fator de transcrição NFIB, incluindo MYB-NFIB, que é direcionada pela expressão excessiva do receptor do fator de crescimento insulínico 1 (IGFR1), contra o qual existem diversas substâncias terapêuticas com alvo molecular em desenvolvimento. O carcinoma secretor de glândulas mamárias está associado à fusão do gene ETV6-NTRK3; relatos de caso de respostas excepcionais ao alvo molecular NTRK têm sido feitos na condição recidivante/metastática. O carcinoma ductal salivar expressa quase que uniformemente o receptor de androgênio, e têm sido relatados casos de respostas clinicamente significativas ao bloqueio do receptor de androgênio. De outro modo, o carcinoma ductal salivar aparenta apresentar diferentes digitais genéticas, dependendo de sua origem de novo ou a partir de um adenoma pleomórfico preexistente. O carcinoma ductal salivar de novo com frequência ancora mutações somáticas em HRAS, PIK3CA, ou ambos, enquanto o carcinoma ductal salivar de um adenoma pleomórfico preexistente é comumente enriquecido para a amplificação de HER2neu e pode responder ao trastuzumabe ou outros inibidores de HER2 clinicamente disponíveis. A existência de múltiplas fusões de genes únicos nos cânceres de glândulas salivares também traz a promessa de imunoterapia contra os neoantígenos peptídicos traduzidos a partir destes locais de fusão.

## MANIFESTAÇÕES CLÍNICAS

### Avaliação de massa em pescoço

Em adultos, particularmente naqueles com mais de 40 anos, a apresentação de massa em pescoço nova requer uma abordagem diagnóstica disciplinada, com alta suspeita de malignidade. A massa, que pode ser massa cística, um linfonodo com aumento de volume ou uma coleção de linfonodos, deve ser considerada um câncer, exceto se comprovado de outro modo, especialmente no contexto da epidemia de carcinoma de células escamosas orofaríngeo relacionado ao HPV em andamento, que mais comumente se apresenta como uma nova massa indolor em pescoço em homens adultos. As massas supraclaviculares normalmente estão relacionadas aos tumores primários abaixo do nível das clavículas; as massas na parte média do pescoço e cervicais quase sempre derivam de tumores de cabeça e pescoço.

O diagnóstico diferencial é enquadrado por um histórico clínico e social detalhado, incluindo a avaliação em relação ao que segue: tempo de evolução; infecção respiratória superior ou odontológica antecedente ou concomitante; disfagia ou odinofagia; otalgia; rouquidão; hemoptise; sintomas de células B (febre, sudorese noturna profusa ou perda de peso); tabagismo e consumo habitual de álcool; malignidade relacionada a tabagismo anterior; e histórico sexual, que inclui o status de HIV. O exame físico deve abranger a cabeça e o pescoço, incluindo a inspeção da cavidade oral e da orofaringe, bem como um exame completo dos linfonodos. Nódulos indolores mais comumente são encontrados na orofaringe (base da língua e tonsilas) e no seio piriforme, mas também podem ocorrer cânceres de glândulas salivares, linfomas, melanomas e cânceres de pele. Sintomas sistêmicos ou doenças nodais bilaterais sugerem um linfoma, enquanto a dor, o calor e o eritema sugerem uma causa infecciosa. Os nódulos intraparotídeos mais comumente são metástases de malignidades de pele. Se o histórico e o exame físico sugerirem linfadenopatia reativa (ver Capítulo 159), é apropriado um ciclo breve de observação ou tratamento com antibiótico ou medicamentos anti-inflamatórios; entretanto, a reavaliação em relação à resolução é crítica. Em todos os casos, massa em pescoço que persista por mais de 3 semanas em um adulto deve motivar o encaminhamento para um otorrinolaringologista para avaliação de malignidade.

### Câncer da cavidade oral

Os fatores de risco proximais para o câncer da cavidade oral incluem tabaco mascado, fumaça de tabaco, noz-de-areca (bétel), álcool e higiene dentária inadequada. Os cânceres da cavidade oral tipicamente se apresentam em um estágio inicial, com a principal queixa de uma ferida, úlcera ou lesão em massa bucal persistente.[13] Em virtude da rica inervação, os cânceres da língua móvel com frequência são dolorosos e interferem funcionalmente com a fase oral da alimentação. A disartria, mas não a rouquidão, também pode estar associada a lesões maiores da cavidade oral.

### Carcinoma de células escamosas orofaríngeo relacionado ao HPV

Os fatores de risco para o carcinoma de células escamosas orofaríngeo relacionado ao HPV incluem quantidade vitalícia de parceiros sexuais e sexo masculino. Ainda que não seja patognomônico, o carcinoma de células escamosas orofaríngeo relacionado ao HPV tipicamente apresenta

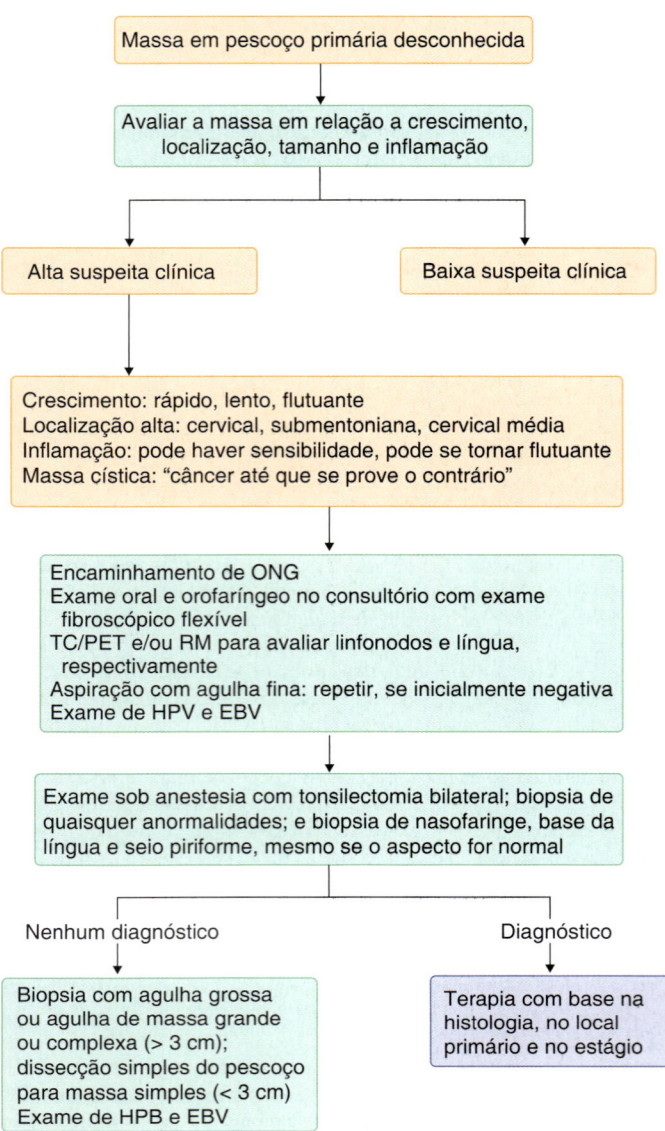

**FIGURA 181.1B** Avaliação de massa em pescoço primária desconhecida. TC = tomografia computadorizada; EBV = vírus Epstein-Barr; ONG = ouvido, nariz e garganta; HPV = papilomavírus humano; RM = ressonância magnética; PET = tomografia com emissão de pósitrons. (De Posner MR. Head and neck cancer. In: Goldman L, Schafer AI, eds. *Goldman-Cecil Medicine*, 25th ed. Philadelphia: Elsevier, 2015.)

um pequeno tumor primário T1-2 assintomático e massa em pescoço persistente. Em séries modernas de CCE de metástase desconhecida na porção cervical do pescoço, a maioria é p16-positiva e, se identificado, o tumor primário está localizado na tonsila ou na base da língua. Se um tumor na orofaringe for mais avançado, os pacientes podem apresentar sensação de *globus*, dor na garganta, otalgia, disfagia, odinofagia ou hemoptise.

### Carcinoma de células escamosas orofaríngeo não relacionado ao HPV e câncer de hipofaringe

Os fatores de risco comportamentais para o carcinoma de células escamosas orofaríngeo não relacionado ao HPV e o câncer de hipofaringe incluem o tabagismo e o consumo de álcool. Em virtude da anatomia oculta, os cânceres de orofaringe HPV-negativos e de hipofaringe com frequência se apresentam localmente avançados, com os tumores T3-4 causando dor na garganta, disfagia ou perda de peso.

### Câncer de laringe

Os fatores de risco proximais para o câncer de laringe incluem tabagismo e consumo de álcool, que são particularmente sinérgicos neste local anatômico. Os cânceres de laringe com frequência apresentam doença T1-2 em estágio inicial, em virtude do sintoma de rouquidão. Os tumores mais avançados podem apresentar obstrução de vias respiratórias que requer traqueostomia de emergência.

### Carcinoma nasofaríngeo

Mais de 70% dos casos de carcinoma de nasofaringe ocorrem no Sudeste Asiático, ainda que a sua incidência esteja declinando mundialmente. A massa cervical é o modo de apresentação mais comum, mas os sintomas comumente incluem epistaxe, obstrução nasal unilateral, perda auditiva condutiva e envolvimento de nervos cranianos.

### Tumores de glândulas salivares

Os tumores de glândulas salivares têm uma apresentação variável, dependendo do local de origem, com as queixas principais incluindo massa parotídea ou submandibular não complicada, lesão oral ou orofaríngea nova ou crescente, disfagia, tosse, rouquidão e até mesmo obstrução das vias respiratórias. O internista com frequência é quem proporciona o diagnóstico de primeira linha em relação aos referidos sintomas, que devem motivar um exame e/ou encaminhamento para subespecialidade. O rigor diagnóstico particular deve ser exercido durante a avaliação da paralisia periférica do nervo craniano VII, também conhecida como paralisia de Bell. A apresentação típica de paralisia facial flácida aguda, sem uma lesão em massa parotídea óbvia, pode ser inicialmente tratada com esteroides e terapia anti-HSV, conforme indicado, mas o acompanhamento em relação à resolução é crítico. O nervo craniano VII passa pela glândula parótida profunda, e os tumores podem ser ocultos à inspeção de rotina e à palpação. Uma apresentação atípica de paralisia do NC VII, tal como um pródromo de tremor ou espasmo facial unilateral, progressão lenta ao longo de 1 mês ou mais, ou não resolução após 4 meses, deve ocasionar um exame de ressonância magnética e encaminhamento ao otorrinolaringologista.

### Outros tumores de cabeça e pescoço

Os linfomas com frequência se manifestam como nódulos em pescoço ou nos tecidos linfoides do anel de Waldeyer (Capítulos 176 e 177). A tonsila é um local de preferência para os linfomas de células do manto e indiferenciados. Também pode ocorrer um plasmocitoma extramedular solitário (Capítulo 178) na nasofaringe ou nos seios paranasais. Os sarcomas (Capítulo 192) em cabeça e pescoço incluem os sarcomas osteogênicos e os tumores da bainha dos nervos. Os paragangliomas podem ser extensivos, multicêntricos e vasculares. Os rabdomiossarcomas apresentam predileção pela órbita e pelos seios. Os melanomas e os cânceres de células escamosas podem ser acompanhados por adenopatia em pescoço ou lesões parotídeas.

## DIAGNÓSTICO

Um resumo abrangente, com base em evidências, das diretrizes de prática clínica em relação ao câncer de cabeça e pescoço, de acordo com a patologia, o local anatômico e o estágio é publicado[14] e atualizado com frequência pela National Comprehensive Cancer Center Network: https://www.nccn.org/professionals/physician.

### Patologia

O diagnóstico de carcinoma de células escamosas de cabeça e pescoço é estabelecido pela biopsia do local primário ou por aspiração com agulha final (AAF) de massa em pescoço. Na avaliação de massa persistente em pescoço, o exame inicial deve ser uma AAF. A biopsia excisional é reservada para os casos em que a AFF inicial ou de repetição não é diagnóstica e a pan-endoscopia não tenha identificado um tumor primário, ou quando a suspeita basal de linfoma for muito alta em virtude de extensiva adenopatia fora do pescoço.

Finalmente, a citologia ou histologia deve confirmar o diagnóstico de carcinoma de células escamosas de cabeça e pescoço. O carcinoma de células escamosas de cabeça e pescoço ambiental está associado a células bem diferenciadas até pouco diferenciadas, em que os tumores bem diferenciados demonstram características únicas de queratinização, incluindo a presença de "pérolas de queratina" (Figura 181.2A e B). O carcinoma de células escamosas orofaríngeo relacionado ao HPV está comumente associado à histologia pouco diferenciada ou basaloide e à ausência de pérolas de queratina (Figura 181.2C e D). Para os tumores primários orofaríngeos ou desconhecidos, o *status* de HPV deve ser determinado, pois este influencia tanto o estágio quanto o prognóstico. O padrão mais

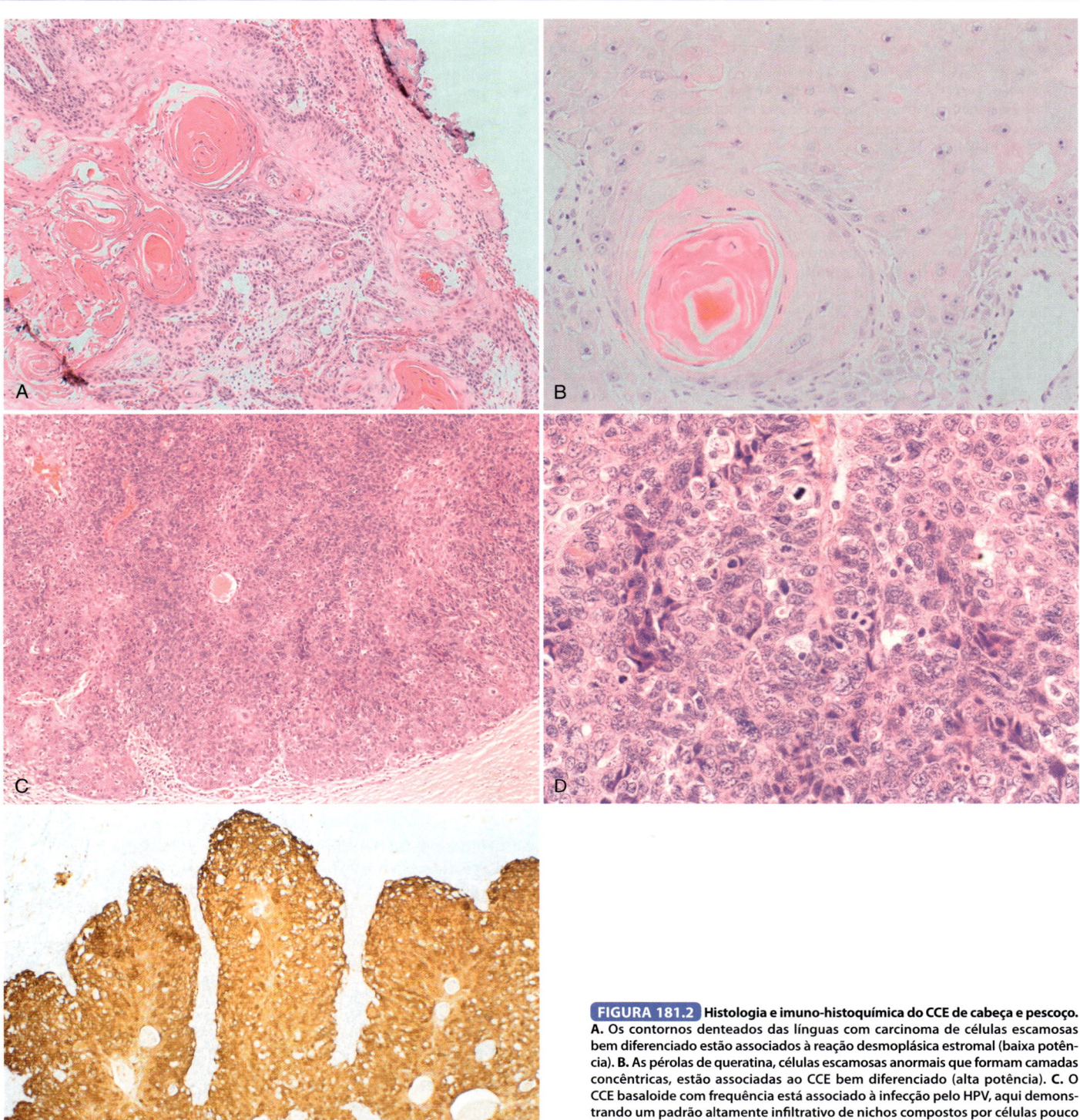

**FIGURA 181.2** Histologia e imuno-histoquímica do CCE de cabeça e pescoço. **A.** Os contornos denteados das línguas com carcinoma de células escamosas bem diferenciado estão associados à reação desmoplásica estromal (baixa potência). **B.** As pérolas de queratina, células escamosas anormais que formam camadas concêntricas, estão associadas ao CCE bem diferenciado (alta potência). **C.** O CCE basaloide com frequência está associado à infecção pelo HPV, aqui demonstrando um padrão altamente infiltrativo de nichos compostos por células pouco diferenciadas com bordas que realizam pressão (baixa potência). **D.** As células do CCE basaloide têm razões núcleo:citoplasma altas e numerosas figuras mitóticas (alta potência). **E.** O CCE orofaríngeo associado ao HPV tem histologia pouco diferenciada e coloração nuclear e citoplasmática difusa para a proteína p16 (alta potência).

amplamente utilizado e aceito é a imuno-histoquímica (IHC) para a proteína p16 do ciclo celular, em que a coloração difusa nuclear e citoplasmática em mais de 70% das células tumorais significa um tumor HPV-positivo (Figura 181.2E). Deve-se observar que a IHC de p16 não é medida direta do vírus HPV 16 ou de suas oncoproteínas; em vez disto, a expressão excessiva de p16 confirma a existência da oncoproteína E7 funcionalmente relevante. Como tal, a IHC de p16 não é considerada substituta da infecção pelo HPV fora da orofaringe. Métodos alternativos em uso para determinar se um CCE orofaríngeo é ou não relacionado com o HPV incluem hibridização *in situ* para o DNA do HPV 16 e reação em cadeia da polimerase (PCR) para os genótipos do HPV de alto risco.

### Estadiamento

O sistema de estadiamento em relação ao CCE de cabeça e pescoço é apresentado na e-Tabela 181.1. Após o estabelecimento do diagnóstico patológico de CCE de cabeça e pescoço, a avaliação do estadiamento inclui os procedimentos a seguir:

- Exame completo de cabeça e pescoço com exame com espelho ou fibra óptica de orofaringe, hipofaringe, laringe e nasofaringe, conforme indicado
- Laringoscopia direta com pan-endoscopia. Os pacientes com CCE de cabeça e pescoço relacionado ao tabaco apresentam alto risco de uma segunda malignidade aerodigestória superior primária, incluindo um

tumor primário de cabeça e pescoço, esofágico ou pulmonar. Portanto, o estadiamento inclui um exame sob anestesia com laringoscopia direta, esofagoscopia e broncoscopia. A pan-endoscopia pode ser omitida na ausência de fatores de risco clínico específicos
- Exame de imagem de cabeça e pescoço. O estadiamento locorregional é alcançado por meio de tomografia computadorizada (TC) ou RM do tumor primário e do pescoço
- Exame de imagem torácico. Menos de 10% dos pacientes com CCE de cabeça e pescoço apresentam doença metastática a distância ao diagnóstico; entretanto, quando presentes, as metástases a distância ocorrem tipicamente nos pulmões. Portanto, uma TC torácica diagnóstica é um componente recomendado do estadiamento; a PET/TC combinada também pode ser considerada, sobretudo para pessoas com tumores localmente avançados ou doença nodal. Nos pacientes com CCE de cabeça e pescoço relacionado ao tabagismo, uma TC torácica também é apropriada para rastreamento de câncer de pulmão concomitante.

O sistema de estadiamento atual em relação ao CCE de cabeça e pescoço é definido pela American Joint Commission on Cancer, versão 8, liberado em 2017 (e-Tabela 181.1). A alteração mais significativa na versão 8 foi a adição de um sistema de estadiamento em separado para o CCE orofaríngeo p16-positivo (relacionado ao HPV), conforme desenvolvido e validado pela International Collaboration on Oropharyngeal Cancer Network for Staging.[15]

## TRATAMENTO

### Equipe multiprofissional
No CCE de cabeça e pescoço, tanto o câncer quanto o seu tratamento colocam os pacientes em risco para comprometimento agudo e a longo prazo de funções humanas críticas, incluindo fala, alimentação e respiração. O tratamento por uma equipe multiprofissional, composta por um oncologista cirúrgico, clínico e radiologista com especialização específica no câncer de cabeça e pescoço otimiza os desfechos oncológicos e funcionais. Também é ideal solicitar um parecer precoce de dentistas, nutricionistas e, tendo em vista os fatores de risco sociais e comportamentais associados ao CCE de cabeça e pescoço HPV-negativo, a integração de enfermeiros, assistentes sociais e especialistas em medicina comportamental na equipe de manejo clínico pode ser particularmente benéfica para abordar o isolamento social, a adesão ao tratamento e a adição.

Tendo em vista que mais de 90% dos diagnósticos de CCE de cabeça e pescoço índice estão no estágio I-IVb, o tratamento inicial na vasta maioria é de intenção curativa. A equipe multiprofissional idealmente deve empregar e sequenciar três modalidades importantes: cirurgia, radioterapia e terapia sistêmica. A modalidade curativa primária para o CCE de cabeça e pescoço é a cirurgia ou a RT, enquanto a terapia sistêmica é adjuvante à RT. A seleção de um plano de tratamento específico com múltiplas modalidades é individualizada para o local anatômico, o estágio, a preservação dos órgãos e os objetivos do tratamento.

### Modalidades de tratamento
A última década observou avanços clínicos significativos na cirurgia, na RT e na terapia sistêmica.[16,16b] Na cirurgia de cabeça e pescoço, os procedimentos endoscópicos minimamente invasivos, que incorporam a microcirurgia a *laser* de $CO_2$ transoral ou a cirurgia robótica, limitam acentuadamente a morbidade da exposição cirúrgica da orofaringe. Evitar a violação da estrutura dos tecidos moles da cabeça e pescoço, incluindo de músculos, ligamentos e ossos, diminui a hospitalização e melhora a função e a cosmética, em comparação aos procedimentos a céu aberto históricos.[17] A RT hiperfracionada é preferida em relação à radioterapia convencional.[A1] De modo semelhante, a disseminação das técnicas de RT de intensidade modulada e guiada por imagem (IMRT [radioterapia de intensidade modulada] e IGRT [radioterapia guiada por imagem]) melhora a precisão e a acurácia da irradiação do tumor e dos linfonodos regionais, ao mesmo tempo que poupa as estruturas complexas e vulneráveis da cabeça e do pescoço. Foi demonstrado que a IMRT reduz a importante morbidade da xerostomia a longo prazo. A percepção progressiva da biopatologia do câncer de cabeça e pescoço, em particular das vias moleculares aberrantes e do microambiente imune desregulado, levou a avanços na terapia sistêmica. O cetuximabe, um anticorpo monoclonal quimérico murino-humano contra o EGFR, foi a primeira terapia com alvo molecular a obter a aprovação da FDA para CCE de cabeça e pescoço. O cetuximabe aumenta a taxa de resposta e a sobrevida quando adicionado à quimioterapia paliativa de primeira linha, e melhora o controle locorregional e a sobrevida quando adicionado à RT definitiva.[A2,A3] Em 2016, dois anticorpos monoclonais anti-PD1 foram aprovados pela FDA para pacientes com CCE de cabeça e pescoço recidivante/metastático refratário à platina. Nivolumabe e pembrolizumabe são membros da nova classe de inibidores do ponto de controle imune.

### Terapias sistêmicas
As terapias sistêmicas empregadas no câncer de cabeça e pescoço incluem a quimioterapia citotóxica, a terapia com alvo molecular e a imunoterapia. As principais quimioterapias citotóxicas utilizadas no carcinoma de células escamosas de cabeça e pescoço incluem a cisplatina, a 5-fluoruracila e o docetaxel. A cisplatina é molécula inorgânica, que é submetida à hidrólise intracelular para produzir um complexo de platina com alta carga reativa, que reage com o DNA para formar adutos, ligações cruzadas intrafilamentos e ligação cruzada interfilamentos unicamente letal.[18] A 5-fluoruracila, um análogo estrutural da uracila nucleobase, é um antimetabólito que inibe a timidina sintetase, desse modo impedindo a síntese normal do RNA. O docetaxel é uma quimioterapia semissintética orgânica, que se liga com potência aos microtúbulos e interrompe a mitose. O cetuximabe é um anticorpo monoclonal IgG1 quimérica murino-humano contra o EGFR. Ele apresenta um mecanismo de ação duplo, inibindo a sinalização do EGFR oncogênico e acionando citotoxicidade mediada por células dependente de anticorpos. Nivolumabe e pembrolizumabe são anticorpos monoclonais IgG4 contra a PD-1, um ponto de controle imune que naturalmente diminui a modulação da resposta de linfócitos T após a estimulação do receptor de células T, com a finalidade de minimizar a destruição autoimune dos tecidos normais durante a infecção. Tendo em vista que a via da PD-1 é explorada pelo CCE de cabeça e pescoço para evitar a detecção imune, a inibição da PD-1 pode restaurar a imunidade anticâncer.[19]

### Câncer da cavidade oral
Os cânceres da cavidade oral são resistentes à radiação e preferencialmente tratados com cirurgia primária,[20] que em geral deve incluir a dissecção de linfonodos no momento da cirurgia primária. O avanço das técnicas de reconstrução modernas, incluindo a transferência de tecidos livres com reconstrução microvascular, intensificou os desfechos funcionais e cosméticos. A recomendação para a radioterapia adjuvante é baseada na presença de características patológicas adversas, incluindo disseminação nodal extracapsular, margem cirúrgica positiva, tumor primário pT3-4, doença nodal N2-3 e invasão perineural ou linfovascular. A adição da quimioterapia com cisplatina concomitante à radioterapia adjuvante melhora o controle locorregional e a sobrevida em pacientes com carcinoma de células escamosas de cabeça e pescoço de alto risco patológico, definido com a presença de disseminação nodal extracapsular ou margem cirúrgica positiva. Os pacientes com câncer de cavidade oral foram o subgrupo predominante nos estudos clínicos que levaram a esta indicação da cisplatina.

### Carcinoma de células escamosas orofaríngeo não relacionado ao HPV e câncer de hipofaringe
A maioria dos carcinomas de células escamosas orofaríngeos HPV-negativos e cânceres de hipofaringe se apresentam com doença localmente avançada e são tratados com uma abordagem de preservação dos órgãos, ou seja, com radioterapia primária. Na doença em estágio III ou superior, a terapia sistêmica concomitante com cisplatina ou cetuximabe, um anticorpo monoclonal anti-EGFR, aumenta o controle locorregional e a sobrevida.[A4] A adição da carboplatina e da fluoruracila concomitantes ao cetuximabe mais radioterapia melhora a sobrevida livre de progressão e o controle locorregional, sem um ganho significativo na sobrevida em geral.[A5] Entretanto, o inibidor do ponto de controle de PD-1 pembrolizumabe aparenta proporcionar resposta e sobrevida melhores, com um perfil de segurança favorável, em comparação a esta terapia de combinação.[A6] A decisão de oferecer uma terapia sistêmica concomitante também depende da aptidão fisiológica, tendo em vista que tanto as toxicidades agudas quanto tardias são aumentadas. Ainda que a cisplatina concomitante melhore o controle locorregional em pessoas com mais de 70 anos, não é realizado um benefício para a sobrevida – potencialmente em virtude das comorbidades competidoras ou das toxicidades tardias, como a pneumonia aspirativa. Além disso, a análise de subgrupo retrospectiva indica que cetuximabe apresenta benefício incerto no paciente geriátrico com carcinoma de células escamosas de cabeça e pescoço. Ainda que o uso da terapia sistêmica concomitante seja controverso nesta faixa etária, o perfil de toxicidade mais favorável do cetuximabe resultou em alteração nos padrões da prática, e atualmente os idosos apresentam maior probabilidade de receber terapia concomitante com cetuximabe e radioterapia do que radioterapia isoladamente para o carcinoma de células escamosas de cabeça e pescoço localmente avançado.[21]

### Carcinoma de células escamosas orofaríngeo relacionado ao HPV
Os pacientes com carcinoma de células escamosas orofaríngeo relacionado ao HPV apresentam um prognóstico acentuadamente melhor do que suas

contrapartes HPV-negativas, sejam tratados com cirurgia primária ou radioterapia. Os padrões de tratamento incluem (quimio)radioterapia definitiva ou cirurgia transoral minimamente invasiva, seguida por (quimio)radioterapia adjuvante. Embora os atuais padrões de tratamento sejam idênticos para o carcinoma de células escamosas orofaríngeo não relacionado ao HPV e relacionado ao HPV, estes paradigmas de tratamento multimodalidades foram desenvolvidos na era do carcinoma de células escamosas de cabeça e pescoço HPV-negativo e podem representar um tratamento excessivo, criando toxicidades a longo prazo desnecessárias em um grupo de risco favorável. O reconhecimento da possibilidade de tratamento excessivo resultou nos dois primeiros estudos clínicos de desintensificação de fase III randomizados para o carcinoma de células escamosas orofaríngeo relacionado ao HPV, que compararam a terapia com alvo molecular *versus* a quimioterapia citotóxica concomitante com radioterapia. Contrariamente à hipótese, em ambos os estudos cetuximabe e radioterapia foi inferior a cisplatina e radioterapia, que permanece o padrão de tratamento.[A7,A8] As estratégias de desintensificação alternativas permanecem sob investigação, incluindo a quimioterapia de indução seguida por radioterapia com dose mais baixa,[22] cirurgia minimamente invasiva seguida por radioterapia com dose mais baixa *versus* radioterapia adjuvante padrão, e radioterapia acelerada isoladamente *versus* radioterapia com dose mais baixa com cisplatina concomitante.

### Câncer de laringe
Um importante princípio geral para o tratamento do câncer de laringe é a preservação do órgão, ou seja, a preservação da laringe funcional.[23] A manutenção da laringe sem adequação das suas três funções principais, permeabilidade das vias respiratórias, deglutição faríngea e voz, não é um objetivo apropriado. Para os pacientes com câncer de laringe T1-2 em estágio inicial, o tratamento com modalidade única, seja radioterapia ou cirurgia com preservação da laringe, resulta em 90% de sobrevida livre de laringectomia a longo prazo. Para os pacientes com câncer de laringe localmente avançado, a combinação de radioterapia e quimioterapia é a abordagem preferida para a preservação do órgão. Os dois padrões com base em evidências incluem a quimioterapia de indução à base de cisplatina seguida por radioterapia definitiva, ou a radioterapia com cisplatina concomitante. Um ensinamento clássico é que não deve ser ofertada aos pacientes com tumores de laringe T4 a preservação laríngea e, em vez disto, prosseguir com a laringectomia total. Atualmente, as recomendações multidisciplinares para a laringectomia total são menos baseadas no estadiamento tumoral por si próprio, tendo em vista que muitos estudos clínicos e séries de casos demonstram a viabilidade da preservação da laringe em algumas condições T4. Em vez disto, é conferida mais ênfase na função laríngea basal e esperada, bem como na adequação para os regimes de radioterapia protraídos. Determinados subgrupos provavelmente são mais apropriados para a laringectomia total de linha de frente, incluindo aqueles com tumores destrutivos que afetam ambas as cordas vocais, pacientes que demonstram fragilidade ou *status* de desempenho desfavorável, e aqueles de risco de adesão inadequada a um programa de radioterapia de 7 semanas que requer o comparecimento diário.

### Carcinoma nasofaríngeo
A radioterapia, que é o tratamento de escolha para a doença localizada, é combinada à terapia concomitante (p. ex., 80 a 100 mg/m² de cisplatina a cada 3 semanas) para a doença locorregionalmente avançada.[A5b] Nos pacientes com carcinoma nasofaríngeo locorregionalmente avançado, a quimioterapia de indução (1 g/m² de gencitabina nos dias 1 e 8, mais 80 mg/m² de cisplatina no dia 1 a cada 3 semanas por três ciclos) adicionada à quimiorradioterapia (100 mg/m² de cisplatina concomitante a cada 3 semanas por três ciclos mais radioterapia de intensidade modulada) melhora significativamente a sobrevida livre de recidiva e a sobrevida em geral, em comparação à quimiorradioterapia isoladamente.[A8c] A dissecção do pescoço é recomendada para a falha do tratamento locorregional ou recidiva. Para a doença metastática, gencitabina mais cisplatina podem proporcionar sobrevida livre de progressão mediana de 7 meses e sobrevida mediana de 28 meses.[A8d] Muitos tumores expressam altamente a proteína de morte celular programada 1 (PD-1), e os estudos clínicos iniciais de inibidores de PD-1 têm sido promissores.

### Malignidades de glândulas salivares
O tratamento com intenção curativa primário para as malignidades de glândulas salivares consiste em cirurgia e reconstrução.[24] A RT adjuvante com frequência é oferecida no caso da doença em estágios III-IVb. O papel da quimioterapia concomitante é controverso, com séries institucionais sugerindo um papel da cisplatina concomitante na condição de margem cirúrgica positiva, envolvimento nodal extracapsular ou grau alto.

Em relação ao CCE de cabeça e pescoço, o prognóstico das malignidades de glândulas salivares está indiretamente associado ao estágio à apresentação. O prognóstico é favorável na condição da doença em estágio I-II, intermediário na condição da doença em estágio III-IVb e desfavorável na condição do estágio IVc da doença. Em virtude desta história natural única e prolongada, o carcinoma cístico adenoide tem menção especial. Ainda que o tumor primário com frequência seja bem controlado após cirurgia e/ou radioterapia, o carcinoma cístico adenoide é neutrófico e pode recidivar anos depois, com envolvimento dos nervos cranianos e da base do crânio. As metástases pulmonares tardias também são uma característica comum e, portanto, estes pacientes com frequência são acompanhados durante uma década ou mais pelos oncologistas envolvidos em seu tratamento.

### CCE de cabeça e pescoço recidivante/metastático
Para os pacientes com CCE de cabeça e pescoço localmente avançado, a causa principal de morte é a falha do controle locorregional. Em minoria dos pacientes com recidiva locorregional isolada, a cirurgia de resgate ou reirradiação pode levar ao controle da doença a longo prazo duradouro à custa de morbidade substancial. A maioria dos pacientes com recidiva locorregional ou doença metastática à distância é candidata à terapia sistêmica paliativa, dependendo do *status* de desempenho, das comorbidades e dos objetivos do tratamento. Para os pacientes com *status* de desempenho favorável, a quimioterapia dupla de primeira linha com platina e cetuximabe aumenta a sobrevida, em relação à quimioterapia isoladamente. Para o paciente refratário à platina, o bloqueio do ponto de controle de PD-1 com nivolumabe duplica a sobrevida em relação à quimioterapia com agente único ou ao cetuximabe.[A9] A observação do controle da doença a longo prazo em 10 a 20% dos CCE de cabeça e pescoço recidivante/metastático resultou em muitos estudos clínicos ativos que investigam o papel do anticorpo monoclonal anti-PD-1 mais inicialmente no tratamento do CCE de cabeça e pescoço, incluindo a sua integração na terapia paliativa de primeira linha ou na terapia definitiva para os grupos de risco alto.

## PREVENÇÃO

### CCE de cabeça e pescoço ambiental
Em 1953, Danely Slaughter et al. introduziram o conceito de cancerização do campo epitelial, na qual existem anormalidades histológicas multicêntricas na mucosa macroscopicamente normal adjacente ao CCE de cabeça e pescoço ressecado. A cancerização do campo epitelial é causada pela exposição crônica a carcinógenos ambientais, incluindo os comportamentos modificáveis de tabagismo, etilismo e uso de noz-de-areca. Os pacientes com um CCE de cabeça e pescoço HPV-negativo índice desenvolvem um segundo tumor primário no sistema aerodigestório superior em uma taxa alarmante de 3 a 6% ao ano. A estratégia mais importante para a diminuição do risco primário ou secundário de CCE de cabeça e pescoço é a retirada do carcinógeno agressor. Embora o abandono do tabagismo reduza os segundos tumores primários, a moderação do risco não é observada durante 5 anos, e o risco não retorna ao valor basal.[25] O reconhecimento da cancerização do campo epitelial compeliu a investigação de agentes de quimioprevenção no CCE de cabeça e pescoço, uma área que durante 40 anos não identificou uma estratégia tolerável e efetiva. Embora doses altas de isotretinoína, um análogo sintético da vitamina A, comprovadamente tenham revertido as lesões pré-malignas orais e prevenido segundos tumores primários em dois estudos clínicos pioneiros, a isotretinoína era muito tóxica para a administração crônica e o risco de CCE de cabeça e pescoço retornou ao valor basal após a descontinuação do tratamento. Estudos clínicos de quimioprevenção de segunda geração investigaram os alvos moleculares de EGFR ou COX2, nenhum dos quais demonstrou eficácia contra o CCE de cabeça e pescoço. O desenvolvimento de um agente quimiopreventivo efetivo e tolerável contra o CCE de cabeça e pescoço ambiental permanece uma profunda necessidade não atendida. As investigações atuais enfocam na "quimioprevenção verde", definida como as intervenções desenvolvidas a partir de plantas inteiras ou de seus extratos simples e da imunoprevenção, terapias com a meta de reprogramar o microambiente imune permissivo que tolera a transformação epitelial oral.

### Carcinoma de células escamosas de cabeça e pescoço relacionado ao HPV
Três vacinas contra o HPV, bivalente (HPV 16/18), tetravalente (HPV 6, 11, 16, 18) e nonavalente (HPV 6, 11, 16, 18, 31, 33, 45, 52 e 58), foram desenvolvidas e licenciadas para a prevenção de doenças anogenitais causadas pela infecção pelo HPV (Capítulo 349). O mecanismo de ação primário das vacinações contra o HPV é a indução dos anticorpos

de capsídio L1, que bloqueiam a etapa da infecção primária. Assim, as vacinas contra o HPV são efetivas para a prevenção primária, e foi demonstrado que previnem as verrugas genitais, bem como o câncer de colo do útero, de vulva, de vagina e de ânus. Em razão da ausência de uma lesão precursora e da longa latência entre a infecção oral e o câncer, estudos clínicos randomizados desenhados para demonstrar redução do CCE orofaríngeo relacionado ao HPV são proibitivos. Diversas linhas de evidências apontam para a probabilidade de que a vacinação contra o HPV seria protetora. Em um estudo clínico que avaliou a eficácia da vacina bivalente contra o HPV contra a neoplasia de colo do útero, a prevalência pontual da infecção oral pelo HPV foi avaliada ao fim do estudo. Foi demonstrada uma taxa de prevalência de 1% *versus* 5,4% nos grupos vacinado *versus* controle, respectivamente, para uma eficácia estimada da vacina contra as infecções orais pelo HPV de 93%.[A10] Em um estudo transversal de homens e mulheres de 18 a 33 anos no âmbito da National Health and Nutrition Examination Survey, de 2011 a 2014, o recebimento de autorrelatos de uma ou mais doses de uma vacina contra o HPV foi associado à prevalência pontual significativamente reduzida de infecção oral pelo HPV, de 1,6 a 0,1% nos não vacinados, correspondendo a uma eficácia estimada da vacina de 88%.[26] A vacinação contra o HPV é recomendada pelo Center for Disease Control norte-americano para homens e mulheres com idades de 11 a 26 anos. Finalmente, a vacinação disseminada provavelmente resultará em redução dramática do CCE orofaríngeo relacionado ao HPV. Entretanto, a atual taxa de incidência exponencial em homens, aliada à baixa taxa de aceitação da vacina nos EUA, sugere que este benefício não será percebido até a próxima geração.

## PROGNÓSTICO

### Carcinoma de células escamosas de cabeça e pescoço ambiental

O prognóstico do CCE de cabeça e pescoço HPV-negativo depende do estágio e do *status* de desempenho. Ainda que os pacientes com doença em estágio I-II apresentem sobrevida em geral em 5 anos de 60 a 90%, a taxa correspondente para aqueles que apresentam doença em estágio III-IVb localmente avançada é de apenas 30 a 50%. No momento da recaída locorregional ou metastática a distância, a sobrevida mediana com a terapia sistêmica paliativa moderna é de 1 ano.

### Carcinoma de células escamosas de cabeça e pescoço relacionado ao HPV

Os pacientes com CCE orofaríngeo relacionado ao HPV apresentam um prognóstico mais favorável do que aqueles com câncer HPV-negativo. Tendo em vista que a versão 7 do sistema de estadiamento do câncer de cabeça e pescoço da American Joint Commission on Cancer não estratificou adequadamente o prognóstico para o CCE orofaríngeo relacionado ao HPV, a versão 8 propôs um sistema independente novo (e-Tabela 181.1). Os pacientes com doença em estágio I-II apresentam sobrevida em geral em 5 anos de 72 a 89%. Nas análises retrospectivas de coortes de estudos clínicos, não fumantes com doença em estágios I-II se beneficiam de taxas de sobrevida em geral em 5 anos que se aproximam de 95%. Os pacientes com CCE orofaríngeo relacionado ao HPV em estágio III apresentam um prognóstico intermediário, com sobrevida em geral em 5 anos de 46 a 72%, e não são considerados candidatos apropriados para estudos clínicos de desintensificação. Quando os pacientes com CCE orofaríngeo relacionado ao HPV desenvolvem doença recidivante/metastática, a sobrevida mediana é de aproximadamente 2 anos, o dobro daquela do CCE de cabeça e pescoço HPV-negativo. Esta disparidade na sobrevida na condição recidivante/metastática pode ser explicada por características prognósticas melhores, incluindo idade mais jovem e pontuações de comorbidade mais baixas, e a intensificação da sensibilidade dos cânceres transformados pelo HPV à quimioterapia. Já foram desenvolvidos e validados nomogramas para prever a sobrevida em geral e a sobrevida livre de progressão em pacientes com carcinoma de células escamosas orofaríngeo.[27]

### Câncer nasofaríngeo

A radioterapia de intensidade modulada pode alcançar o controle locorregional em > 90% dos carcinomas nasofaríngeos não metastáticos.[23b] Para a doença avançada locorregional, a sobrevida em 5 anos é de aproximadamente 85% com a indução mais quimioterapia mais concomitante.[A10b] As taxas de sobrevida medianas atuais são de aproximadamente 29 meses para a doença metastática.

### Cânceres de glândulas salivares

O tratamento paliativo com base em evidências para os cânceres de glândulas salivares é escasso, em virtude da raridade da doença e de sua heterogeneidade. Um estudo de fase II randomizado em todos os cânceres de glândulas salivares demonstrou melhora da SLP para a combinação de cisplatina e vinorelbina, em comparação à vinorelbina isoladamente, e este é um padrão de primeira linha aceito nos pacientes adequados. Entretanto, as investigações clínicas em andamento são mais bem alinhadas com as descobertas genômicas. Estudos clínicos estão testando terapias com alvos moleculares, terapias antiangiogênicas e inibidores do ponto de controle imune anti-PD1 em populações-alvo com biomarcador enriquecido.

### Cuidados de suporte e paliativos

Em razão de sua localização anatômica, o CCE de cabeça e pescoço e seu tratamento impactam as funções fundamentais para a nossa humanidade: voz, expressão facial, alimentação e respiração.[28] A equipe de cuidados precisa abordar a angústia física e psicológica, com frequência decorrentes de dor, náuseas, desnutrição, fadiga, comprometimento da comunicação e isolamento social. O ônus dos sinais/sintomas é particularmente profundo ao fim da vida nos pacientes com doença locorregional descontrolada. Os desafios paliativos únicos nesta condição incluem o manejo de massas ulcerativas de odor desagradável; decisões a respeito do valor paliativo dos tubos de nutrição enteral ou traqueostomia; e preparo do paciente e dos cuidadores em relação aos eventos terminais agudos que resultam da perda das vias respiratórias ou da exsanguinação carotídea. Em razão do ônus único dos sintomas ao longo da história natural do CCE de cabeça e pescoço, é ideal haver o envolvimento precoce e contínuo de especialistas em cuidados paliativos.

## Recomendações de grau A

A1. Lacas B, Bourhis J, Overgaard J, et al. Role of radiotherapy fractionation in head and neck cancers (MARCH): an updated meta-analysis. *Lancet Oncol.* 2017;18:1221-1237.

A2. Reeves TD, Hill EG, Armeson KE, et al. Cetuximab therapy for head and neck squamous cell carcinoma: a systematic review of the data. *Otolaryngol Head Neck Surg.* 2011;144:676-684.

A3. D'Cruz AK, Vaish R, Kapre N, et al. Elective versus therapeutic neck dissection in node-negative oral cancer. *N Engl J Med.* 2015;373:521-529.

A4. Bonner JA, Harari PM, Giralt J, et al. Radiotherapy plus cetuximab for locoregionally advanced head and neck cancer: 5-year survival data from a phase 3 randomised trial, and relation between cetuximab-induced rash and survival. *Lancet Oncol.* 2010;11:21-28.

A5. Tao Y, Auperin A, Sire C, et al. Improved outcome by adding concurrent chemotherapy to cetuximab and radiotherapy for locally advanced head and neck carcinomas: results of the GORTEC 2007-01 phase III randomized trial. *J Clin Oncol.* 2018;31:3084-3090.

A6. Cohen EEW, Soulières D, Le Tourneau C, et al. Pembrolizumab versus methotrexate, docetaxel, or cetuximab for recurrent or metastatic head-and-neck squamous cell carcinoma (KEYNOTE-040): a randomised, open-label, phase 3 study. *Lancet.* 2019;393:156-167.

A7. Gillison ML, Trotti AM, Harris J, et al. Radiotherapy plus cetuximab or cisplatin in human papillomavirus-positive oropharyngeal cancer (NRG Oncology RTOG 1016): a randomised, multicentre, non-inferiority trial. *Lancet.* 2019;393:40-50.

A8. Mehanna H, Robinson M, Hartley A, et al. Radiotherapy plus cisplatin or cetuximab in low-risk human papillomavirus-positive oropharyngeal cancer (De-ESCALaTE HPV): an open-label randomised controlled phase 3 trial. *Lancet.* 2019;393:51-60.

A8b. Chen L, Hu CS, Chen XZ, et al. Adjuvant chemotherapy in patients with locoregionally advanced nasopharyngeal carcinoma: Long-term results of a phase 3 multicentre randomised controlled trial. *Eur J Cancer.* 2017;75:150-158.

A8c. Zhang Y, Chen L, Hu G-Q, et al. Gemcitabine and cisplatin induction chemotherapy in nasopharyngeal carcinoma. *N Engl J Med.* 2019;381:1124-1135.

A8d. Zhang L, Huang Y, Hong S, et al. Gemcitabine plus fluorouracil plus cisplatin in recurrent or metastatic nasopharyngeal carcinoma: a multicentre, randomised, open-label, phase 3 trial. *Lancet.* 2016;388:1883-1892.

A9. Ferris RL, Blumenschein G Jr, Fayette J, et al. Nivolumab for recurrent squamous-cell carcinoma of the head and neck. *N Engl J Med.* 2016;375:1856-1867.

A10. Beachler DC, Kreimer AR, Schiffman M, et al. Multisite HPV16/18 vaccine efficacy against cervical, anal, and oral HPV infection. *J Natl Cancer Inst.* 2016;108:1-8.

A10b. Li WF, Chen NY, Zhang N, et al. Concurrent chemoradiotherapy with/without induction chemotherapy in locoregionally advanced nasopharyngeal carcinoma: long-term results of phase 3 randomized controlled trial. *Int J Cancer.* 2019;145:295-305.

## REFERÊNCIAS BIBLIOGRÁFICAS

*As referências bibliográficas, bem como os outros materiais suplementares deste livro, encontram-se no GEN-IO, nosso ambiente virtual de aprendizagem.*

# 182

# CÂNCER DE PULMÃO E OUTRAS NEOPLASIAS PULMONARES

FADLO R. KHURI

## CÂNCER DE PULMÃO BRONCOGÊNICO

### DEFINIÇÃO

O câncer de pulmão, ou carcinoma broncogênico, é uma neoplasia maligna proliferativa com origem no epitélio respiratório primário. O câncer de pulmão em geral é dividido em dois grupos histológicos principais: *câncer de pulmão de não pequenas células* (CPNPC), que representa aproximadamente 85% de todos os cânceres de pulmão, e *câncer de pulmão de pequenas células* (CPPC). Existem diversas outras neoplasias pulmonares menos comuns, incluindo tumores carcinoides, sarcomas de tecidos moles do pulmão primários, blastomas pulmonares e linfoma.

### EPIDEMIOLOGIA

O câncer de pulmão é, sem dúvida, a principal causa de morte relacionada ao câncer globalmente, com uma estimativa de 1,3 milhão de novos casos diagnosticados mundialmente a cada ano, representando quase 12% de todos os cânceres e uma estimativa de 1,1 milhão de mortes a cada ano. Nos homens, o câncer de pulmão é a neoplasia maligna mais comum (taxa de incidência de 35,5 por 100.000), enquanto nas mulheres, a incidência do câncer de pulmão (12,1 por 100.000) se aproxima somente daquela dos cânceres de mama, colo do útero e cólon. A incidência e a taxa de mortalidade relacionadas ao câncer de pulmão em homens declinaram durante as últimas duas décadas nos países do Ocidente, mas continuam a aumentar no mundo em desenvolvimento; nas mulheres, as mortes por câncer de pulmão estão aumentando na maior parte das regiões do mundo. Os aumentos mais dramáticos na incidência e na morte por câncer de pulmão globalmente ocorrem na China, que apresentou um aumento de 465% nas mortes relacionadas ao câncer de pulmão durante os últimos 30 anos.

### Fatores de risco

O tabagismo é o fator de risco mais comum para o câncer de pulmão, com cerca de 85% dos pacientes com câncer de pulmão apresentando histórico de tabagismo e aproximadamente 50% sendo ex-fumantes (definidos como livres do tabagismo há no mínimo 12 meses antes do diagnóstico). O risco de desenvolvimento de câncer de pulmão está correlacionado à quantidade de cigarros fumados ao dia e à duração cumulativa do tempo de tabagismo.[1] Os pacientes com história de tabagismo de no mínimo 20 a 30 maços-ano (definido como 1 maço de cigarros ao dia por 20 a 30 anos) apresentam aumento substancial no risco de desenvolvimento de câncer de pulmão. O sequenciamento de todo o genoma revelou que o ônus mutacional nas amostras de adenocarcinomas de pulmão de pessoas que nunca fumaram é uma ordem do registro de magnitude inferior àquela dos pulmões dos sempre-fumantes (pessoas que sempre fumaram). As características transversões de nucleotídios citosina-adenina (C → A) estão associadas à exposição ao tabaco e são observadas predominantemente nos adenocarcinomas de pulmão dos fumantes, e não naqueles que nunca fumaram.[2] Desde a liberação do primeiro U.S. Surgeon General's Report of the Hazards of Smoking em 1964, a prevalência do tabagismo declinou consideravelmente nos EUA, mas continua a aumentar de modo alarmante nos países em desenvolvimento e do terceiro mundo. Como resultado, o número de casos de câncer de pulmão diagnosticados a cada ano provavelmente aumentará durante as próximas décadas, e estima-se que a maioria dos casos de câncer de pulmão ocorrerá fora dos EUA e da Europa aproximadamente no ano de 2030. O abandono do tabagismo está associado à redução gradual no risco de desenvolvimento de câncer de pulmão, muito embora não alcance o risco das pessoas que nunca fumaram. A exposição secundária à fumaça é outro fator de risco que contribui para quase 1% de todos os casos de câncer de pulmão.

Tendo em vista que aproximadamente 11% dos fumantes compulsivos desenvolvem câncer de pulmão, a suscetibilidade genética ao câncer de pulmão também parece ter uma participação. Os pacientes com história familiar de câncer de pulmão precoce (antes dos 60 anos) correm um risco duas vezes maior de desenvolvimento da doença. As mulheres aparentam ser de mais alto risco para o desenvolvimento de câncer de pulmão no mesmo nível de exposição ao tabagismo que aquele dos homens, mas os motivos por trás disto permanecem incertos. Nos últimos anos, um número crescente de pessoas que nunca fumaram foi diagnosticado com câncer de pulmão. A etiologia desse achado não está clara neste momento. Esses indivíduos apresentam maior probabilidade de ter determinadas alterações genéticas no tumor, tais como mutações no gene que codifica o receptor do fator de crescimento epidérmico (EGFR) e um rearranjo no gene que codifica a quinase de linfoma anaplásico (ALK). A exposição ocupacional ao amianto leva a um risco estimado quatro vezes mais alto de câncer de pulmão, com o tabagismo tendo um efeito aditivo sobre o risco. Existe uma latência de diversas décadas entre a exposição ao amianto e o desenvolvimento do câncer de pulmão, e o risco está relacionado à duração da exposição, bem como à quantidade e ao tipo de fibras de amianto. A Environmental Protection Agency e a Organização Mundial da Saúde consideram que todas as formas de amianto são carcinogênicas; diante disto, o uso de amianto está banido em aproximadamente 50 países.

A exposição ao radônio também tem sido implicada no desenvolvimento de 5 a 8% dos casos de câncer de pulmão. A exposição domiciliar ao radônio, que resulta do decaimento radioativo do urânio, é alta em determinadas regiões geográficas. A Environmental Protection Agency recomenda que o nível de radônio domiciliar seja inferior a 4 picocuries/litro de ar, e métodos simples de remediação estão disponíveis para reduzir as exposições ao radônio acima deste limiar. A exposição à radiação ionizante na forma de radiação terapêutica ou de exames radiográficos diagnósticos frequentes também está associada a um risco mais alto de desenvolvimento de câncer de pulmão, assim como são, em menor grau, as exposições a metais como arsênico, níquel e cromo, bem como à sílica e à poluição do ar em geral, incluindo combustíveis de biomassa como carvão e a fumaça de madeira. Um estudo estimou que o vírus da imunodeficiência humana (HIV) está associado a um aumento do risco de desenvolvimento de câncer de pulmão, com uma razão de risco (*hazard ratio*) de 3,6.

### BIOPATOLOGIA

#### Histopatologia

O câncer de pulmão é amplamente subdividido em CPNPC e CPPC com base no comportamento biológico distinto e na resposta à quimioterapia destes dois subconjuntos. O CPNPC abrange os subtipos *adenocarcinoma, carcinoma de células escamosas (carcinoma espinocelular)* e *carcinoma de grandes células*. Nas últimas décadas, foram reconhecidas diferenças distintas entre os diversos subtipos histológicos que compreendem o CPNPC, com a inserção de um aumento na ênfase sobre a identificação do subtipo histológico a partir de amostras diagnósticas.

Atualmente o adenocarcinoma é o subtipo histológico mais comum de câncer de pulmão; as pessoas que nunca fumaram e que desenvolvem câncer de pulmão apresentam com mais frequência um adenocarcinoma. Este aumentou gradualmente em incidência, superando o câncer de células escamosas durante as últimas duas décadas, e atualmente representa quase 50% de todos os casos recentemente diagnosticados de câncer de pulmão nos EUA. O adenocarcinoma apresenta predileção maior pelas metástases a distância, em comparação à histologia de células escamosas. Em 2011, foi desenvolvido um novo sistema de classificação para o adenocarcinoma de pulmão, dividindo os adenocarcinomas nos tipos pré-invasivo, minimamente invasivo e invasivo. A *hiperplasia adenomatosa atípica* se refere a uma lesão proliferativa localizada composta por pneumócitos do tipo II atípicos ou células de Clara, que têm menos de 5 mm. O *adenocarcinoma in situ* se refere às lesões menores que 3 cm com ausência de quaisquer características invasivas. Esta entidade foi anteriormente denominada carcinoma bronquioalveolar ou adenocarcinoma não invasivo. Lesões de 3 cm ou menos, com um padrão predominantemente lepídico e com invasão inferior a 5 mm na maior dimensão, são denominadas *adenocarcinoma minimamente invasivo*. O adenocarcinoma *in situ* e o adenocarcinoma minimamente invasivo apresentam uma taxa de sobrevida em 5 anos superior a 95% quando são tratados com ressecção cirúrgica, o que torna o estabelecimento de um diagnóstico histopatológico preciso de grande significância. O adenocarcinoma invasivo representa quase 90% de todos os casos de adenocarcinoma. Com base nos elementos característicos predominantes, ele é categorizado como predominantemente lepídico, acinar, papilar, micropapilar ou sólido com produção de mucina.

A incidência do câncer de pulmão de células escamosas (CCE) está declinando nos EUA, mais provavelmente em virtude da alteração dos hábitos de tabagismo da população. Os tumores escamosos de pulmão em geral estão localizados centralmente e quase sempre são observados em pacientes com um histórico de tabagismo significativo. A displasia escamosa e o CCE *in situ* são lesões pré-invasivas, que podem se tornar cânceres invasivos.

Além das características morfológicas, estudos imuno-histoquímicos são importantes para estabelecer o subtipo histológico de CPNPC. As amostras de adenocarcinoma normalmente apresentam coloração positiva para citoqueratina 7, fator de transcrição tireóideo-1 (TTF-1) e napsina-A, e são negativas para citoqueratina 20. A maioria dos tumores de células escamosas apresenta coloração positiva para p40 e p63, membros da família p53 de proteínas, enquanto os adenocarcinomas ocasionalmente apresentam coloração positiva para p63. Com base nestes achados, um painel de marcadores, incluindo TTF-1, p63 e p40, com frequência é avaliado nas amostras diagnósticas de pacientes com câncer de pulmão para identificar com acurácia o subtipo histológico (Tabela 182.1). O carcinoma de grandes células representa 3 a 4% dos CPNPC e é caracterizado por uma alta taxa mitótica e características morfológicas de CPNPC. Os tumores de grandes células apresentam coloração positiva para marcadores neuroendócrinos, como cromogranina A e sinaptofisina. Tendo em vista que este subtipo histológico com frequência é difícil de diagnosticar com acurácia em virtude da abundância de tecido necrótico e de um baixo grau de diferenciação, o diagnóstico demanda uma amostra tecidual adequada. O carcinoma de grandes células com frequência está associado a evolução clínica agressiva e taxas de sobrevida desfavoráveis, até mesmo quando é encontrado na condição de doença em estágio inicial. O carcinoma de grandes células está fortemente associado a história pregressa de tabagismo.

O CPPC é diagnosticado em aproximadamente 13% dos casos de câncer de pulmão nos EUA, e a sua incidência declinou gradualmente durante as últimas três décadas. O CPPC está fortemente associado ao tabagismo e é raro em pessoas que nunca fumaram. O diagnóstico histopatológico pode ser desafiador, em virtude da abundância de tecido necrótico, mas é estabelecido por elementos caraterísticos, como um alto grau de mitose e necrose. O exame diagnóstico do CPPC inclui a imunocoloração para TTF-1, cromogranina, sinaptofisina e CD56. Aproximadamente 15% das amostras de CPPC apresentam morfologia mista, com componentes de CPNPC.

## Patologia molecular

Nos últimos anos, diversas anormalidades moleculares foram identificadas no câncer de pulmão. Muitos destes representam alvos inéditos para a terapia, fortalecendo a justificativa para a obtenção de um tecido tumoral adequado para conduzir estudos moleculares como um componente essencial da investigação diagnóstica de câncer de pulmão. Com as técnicas genômicas modernas, maior compreensão das características moleculares responsáveis pela heterogeneidade clínica do câncer de pulmão há muito tempo reconhecida está levando a abordagens de tratamento individualizadas.[3]

### Oncogenes

No adenocarcinoma de pulmão, quase dois terços dos pacientes têm mutação oncogênica que possivelmente pode representar um alvo molecular com agentes específicos (Figura 182.1A). As mais comuns são as mutações que envolvem *KRAS*, *EFGR*, *BRAF*, *HER2*, *MET* e *PIK3CA*, e rearranjos de genes que envolvem *ALK*, *RET* e *ROS1*. As mutações de *KRAS* são encontradas em aproximadamente 25% dos pacientes com adenocarcinoma de pulmão e, habitualmente, estão associadas ao tabagismo (cigarros). Os locais mais comuns de mutação em *KRAS* incluem os códons 12, 13 e 61, resultando em substituições de aminoácidos, que causam o comprometimento da atividade da GTPase e a ativação constitutiva da sinalização de RAS. O valor prognóstico da mutação de *KRAS* nos pacientes com câncer de pulmão é controverso.

São observadas mutações em *EGFR* em quase 15% dos pacientes brancos com adenocarcinoma de pulmão e quase 40% dos pacientes asiáticos com adenocarcinoma de pulmão. As mutações de deleção no éxon 19 e uma mutação pontual no éxon 21 estão localizadas no domínio de ligação à tirosinoquinase do receptor e resultam na ativação constitutiva da via de sinalização, levando a proliferação, evasão da apoptose e intensificação da angiogênese. Pacientes com mutações de ativação de *EGFR* podem obter um benefício clínico robusto e duradouro do tratamento com inibidores da tirosinoquinase (TKIs) de EGFR. Entretanto, a maior parte do benefício é de duração limitada, e em 12 a 24 meses, quase 60% desses pacientes desenvolverão mutação secundária no éxon 20 (T790M), que confere resistência à terapia com TKI de EGFR. Esta mutação também pode ser observada *de novo* em determinados pacientes com adenocarcinoma de pulmão junto com uma mutação no éxon 19 ou 21 antes da exposição à terapia com TKI de EGFR. Outro mecanismo comum de resistência adquirida à terapia com TKI de EGFR é a amplificação do receptor do fator de crescimento c-Met. Em aproximadamente 5% dos pacientes com adenocarcinoma de pulmão, é observado um rearranjo genético que envolve a *ALK*. As características clínicas associadas ao rearranjo genético da *ALK* incluem pessoas que nunca fumaram, histologia do adenocarcinoma, características de anel de sinete à avaliação histopatológica e idade mais jovem. O gene de fusão resulta da inversão ou translocação de partes da *proteína tipo 4 associada ao microtúbulo de equinoderme (EML4)* com o gene da *ALK* e leva à ativação dos sinais *downstream*, que podem ser inibidos por inibidores de ALK quinase específicos. Crizotinibe, um inibidor de ALK, induz à resposta tumoral objetiva em quase dois terços dos pacientes. O rearranjo do gene da *ALK* é detectado por meio de hibridização *in situ* fluorescente, com frequência adicionalmente à imuno-histoquímica. Outras anormalidades de fusão que envolvem os genes *RET* e *ROS1* são observadas, cada, em 1% das amostras de adenocarcinoma de pulmão. Deve-se observar que as mutações de *EGFR* e *KRAS* e os rearranjos do gene *ALK* em geral são mutuamente exclusivas. O carcinoma de células escamosas apresenta um espectro de anormalidades moleculares totalmente diferente (Figura 182.1B). Estudos recentes do projeto do Atlas do Genoma do Câncer (TCGA) indicam mutações comuns em *p53*, *PTEN*, *PIK3CA*, *KEAP1*, *DDR2* e *RB1*. A amplificação do gene do *receptor do fator de crescimento de fibroblastos* (FGFR) também é observada em 10 a 20% dos cânceres de pulmão de células escamosas. Muitas destas anormalidades proporcionam possíveis oportunidades para as terapias com alvos moleculares. A disponibilidade do sequenciamento genômico altamente sofisticado até agora já possibilitou a elucidação de anormalidades genéticas não identificadas, revelando novos alvos moleculares terapêuticos para o câncer de pulmão. Cada vez mais, o

| Tabela 182.1 | Marcadores histológicos no câncer de pulmão de não pequenas células. | | | | |
|---|---|---|---|---|---|
| | PORCENTAGEM DE CASOS IHC-POSITIVOS ENTRE OS SUBTIPOS HISTOLÓGICOS DE CARCINOMA | | | VALORES PREDITIVOS POSITIVO E NEGATIVO DO PAINEL DE ANTICORPOS | |
| | ADENOCARCINOMA (n = 215) | CARCINOMA DE CÉLULAS ESCAMOSAS (n = 123) | CARCINOMA DE GRANDES CÉLULAS (n = 22) | ADENOCARCINOMA | CARCINOMA DE CÉLULAS ESCAMOSAS |
| p63 | 7,0 | 99,2 | 52 | | 88,9; 99,5 |
| Citoqueratina 5/6 | 9,8 | 99,2 | 68 | | 84,9; 99,5 |
| TTF-1 | 83,5 | 3,4 | 23 | 97,7; 76,9 | |
| Citoqueratina 7 | 97,2 | 23,5 | 77 | 88,4; 93,6 | |
| Mucina | 43,4 | 13,4 | 0 | | |

Modificada de Sterlacci W, Savic S, Schmid T, et al. Tissue-sparing application of the newly proposed IASLC/ATS/ERS classification of adenocarcinoma of the lung shows practical diagnostic and prognostic impact. *Am J Clin Pathol*. 2012;137:946-956. IHC = imuno-histoquímica; TTF-1 = fator de transcrição tireóideo-1.

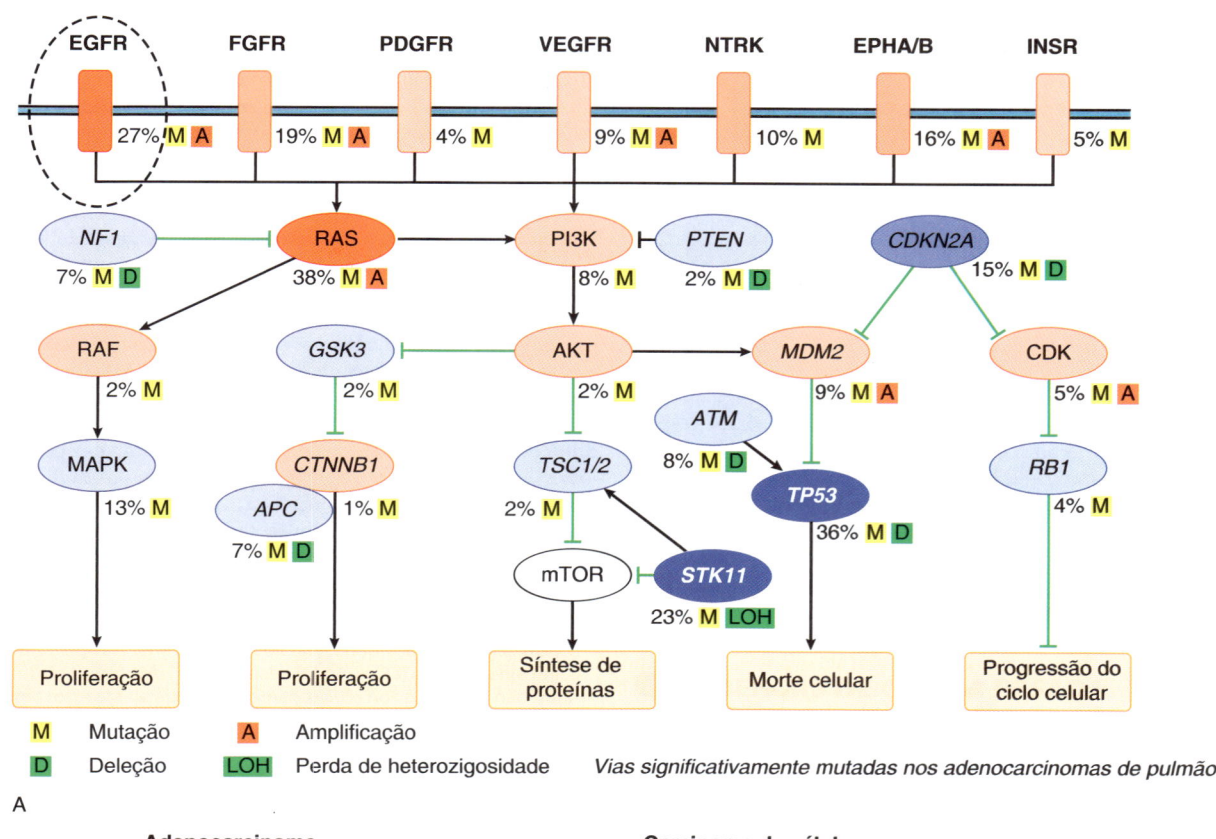

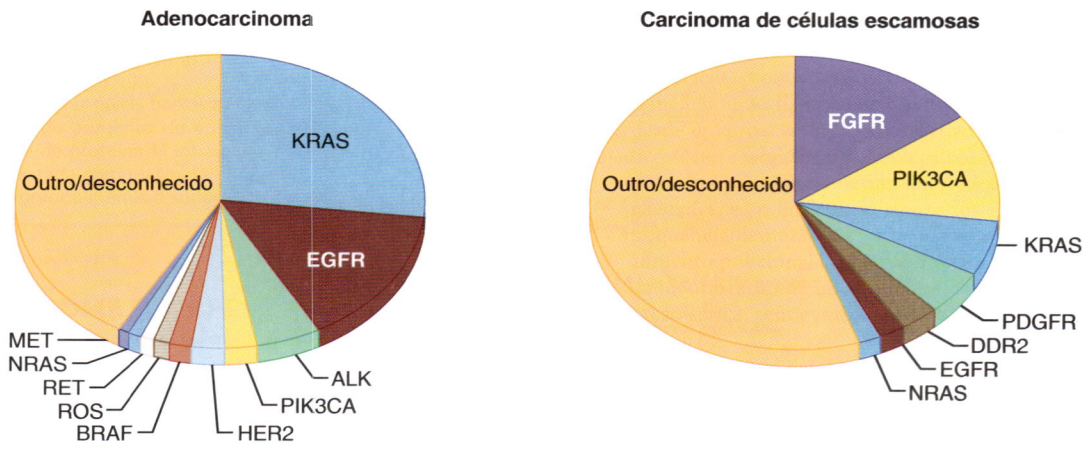

**FIGURA 182.1** Redes de sinalização alteradas no câncer de pulmão. **A.** Vias significativamente mutadas no adenocarcinoma de pulmão. ALK = quinase de linfoma anaplásico; EGFR = receptor de fator de crescimento epidérmico; EPHA/B = efrina A/B; FGFR = receptor de fator de crescimento de fibroblastos; INSR = receptor de insulina; KRAS = vírus do sarcoma de Kristen em ratos; NTRK = tirosinoquinase neutrófica; PIK3CA = subunidade alfa da fosfatidilinositol-4,5-bisfosfonato 3-quinase catalítica; VEGF = fator de crescimento endotelial vascular. (Adaptada de Ding L, Getz G, Wheeler DA, et al. Somatic mutations affect key pathways in lung adenocarcinoma. *Nature*. 2008;455:1069-1075.) **B.** Perfis genéticos de acordo com o subtipo histológico. (De the Lung Cancer Mutation Consortium e modificada de Sequist LV, Heist S, Shaw AT, et al. Implementing multiplexed genotyping of non-small-cell lung cancers into routine clinical practice. *Ann Oncol*. 2011;22:2616-2624; Bergethon K, Shaw AT, Ou SH, et al. ROS1 rearrangements define a unique molecular class of lung cancers. *J Clin Oncol*. 2012;30:863-870; Weiss J, Sos ML, Seidel D, et al. Frequent and focal FGFR1 amplification associates with therapeutically tractable FGFR1 dependency on squamous cell lung cancer. *Sci Transl Med*. 2010;2:62ra93; Hammerman PS, Sos ML, Ramos AH, et al. Mutations in the DDR2 kinase gene identify a novel therapeutic target in squamous cell lung cancer. *Cancer Discov*. 2011;1:78-89.)

desempenho do exame *multiplex* para diversos marcadores moleculares simultaneamente, como o uso de quantidades limitadas de tecido tumoral, está alterando o paradigma terapêutico para o CPNPC.[4] As diretrizes da International Association for the Study of Lung Cancer recomendam a pesquisa rotineira da mutação de EGFR e da translocação de ALK para todos os pacientes com diagnóstico recente de adenocarcinoma de pulmão em estágio avançado. Para os pacientes com tumores com histologia de células escamosas, o exame molecular de rotina ainda não é recomendado, ainda que estudos clínicos randomizados que utilizam esta abordagem estejam em andamento. Como não há terapias com alvo molecular aprovadas pela FDA para os CCE, no momento o uso de quimioterapias padrão é recomendado.

### Genes supressores tumorais

A função dos múltiplos genes supressores tumorais com frequência é perdida no câncer de pulmão, incluindo de *p53*, *Rb*, *LKB1* e diversos genes observados no braço curto do cromossomo 3 (*3p*). A mutação ou a perda de *p53* está correlacionada ao tabagismo e foi detectada em algumas lesões pré-neoplásicas de pulmão. Mutações de *p53* são comuns tanto no CPNPC ($\approx$ 50%) quanto no CPPC ($\approx$ 80%). Mutações em *LKB1* também são comuns no CPNPC. O gene *STK11/LKB1*, que codifica uma *serino/treoninoquinase*, regula a polaridade celular e atua como um supressor tumoral. Uma das anormalidades genéticas mais precoces no câncer de pulmão ocorre durante a deleção do material genético no cromossomo 3p (p14 para p23). A deleção ocorre em aproximadamente 50% dos pacientes com CPNPC e 90% dos pacientes com CPPC. O gene *FHIT* (tríade da histidina frágil) (3p14.2), que é anormal em muitos cânceres de pulmão, pode atuar como um gene supressor tumoral ao limitar o crescimento tumoral e intensificar a apoptose. A proteína Rb não é expressada em 90% dos CPPC em virtude de mutação ou deleção. No CPNPC, a Rb é expressada normalmente, mas quando a Rb é fosforilada, pode ocorrer divisão celular descontrolada.

### Epigenética

A epigenética se refere a uma alteração na expressão do gene que é hereditária, mas não envolve uma alteração na sequência do DNA. As modificações epigenéticas que envolvem alterações na metilação do DNA são comuns no câncer de pulmão e incluem a hipometilação, a desregulação da DNA metiltransferase I e a hipermetilação. Os genes que são metilados no CPNPC incluem *p16*, *RARB*, *RASSFIA*, *MGMT* (metilguanina-metil-transferase) e proteinoquinase associada à morte (DAP-quinase). A hipermetilação no câncer de pulmão com frequência pode silenciar os genes supressores tumorais, deste modo promovendo o crescimento celular desregulado. O silenciamento dos genes supressores tumorais em linfonodos histologicamente normais em pacientes com CPNPC ressecável está associado a uma probabilidade mais alta de recaída da doença.

### MANIFESTAÇÕES CLÍNICAS

Os cânceres de pulmão apresentam crescimento a partir de uma única célula anormal ou um pequeno grupo de células anormais, até o desenvolvimento em massas macroscópicas maiores, que podem ter diversos centímetros de diâmetro. A maior parte dos cânceres de pulmão tem origem no epitélio brônquico, que são denominados carcinomas. Os cânceres de pulmão primários não carcinoma são menos comuns e incluem o carcinoide, os blastomas pulmonares (mais comuns em pacientes mais jovens) e os sarcomas. Os cânceres de pulmão precoces com frequência se manifestam como nódulos pulmonares, definidos com uma "opacidade arredondada, bem ou mal definida, medindo até 3 cm de diâmetro" (ver Figura 182.2 para a avaliação de um paciente com um nódulo pulmonar solitário). Os tecidos pulmonares anormais variam em grau histológico, desde células levemente atípicas até cânceres agressivos. Lesões como a hiperplasia adenomatosa atípica são consideradas lesões pré-invasivas, com um contínuo desde a atipia celular até o adenocarcinoma.

Atualmente, apenas 15% dos pacientes com câncer de pulmão são assintomáticos quando são diagnosticados inicialmente. O diagnóstico nestes pacientes com frequência é realizado incidentalmente em uma radiografia torácica obtida por outros motivos (p. ex., um exame pré-operatório). O exame de suspeita de câncer de pulmão depende da probabilidade de que a lesão em questão seja maligna ou do estágio da doença à apresentação (Figura 182.2). Os nódulos pulmonares com frequência ocorrem em virtude de infecção atual ou anterior, ainda que possam ser a manifestação do câncer inicial. Os resultados do National Lung Screening Trial demonstram que, de todos os nódulos detectados, mais de 95% foram falso-positivos e eram não cancerosos. De fato, ainda que a incidência de nódulos pulmonares detectados por meio de radiografias e TC de tórax esteja aumentando, a incidência de câncer de pulmão não está.[5] Entretanto, a maior parte dos pacientes apresenta sintomas e sinais que são (1) causados pela própria lesão pulmonar – estes incluem crescimento tumoral local, invasão e obstrução; (2) disseminação tumoral regional intratorácica em linfonodos e estruturas adjacentes; (3) disseminação da doença extratorácica a distância; ou (4) síndromes paraneoplásicas.[6] Os sintomas de câncer de pulmão comumente apresentados incluem tosse, dispneia, dor, hemoptise e perda de peso; aproximadamente 30% dos pacientes apresentam anorexia, um terço dos pacientes refere fadiga e 10 a 20% dos pacientes apresentam anemia e febre. Mais de 80% dos pacientes apresenta, inicialmente, três ou mais sintomas ou sinais como resultado do câncer de pulmão. Tendo em vista que a maioria dos pacientes com câncer de pulmão apresenta outras doenças cardiopulmonares relacionadas ao tabaco, tais como enfisema/doença pulmonar obstrutiva crônica, cardiopatia isquêmica e outras, estes sintomas que se sobrepõem com frequência resultam em adiamento no diagnóstico da doença maligna de base. Os sintomas também podem resultar da invasão local ou da metástase do tumor, como cefaleia, dor óssea, obstrução de vias respiratórias, tosse e hemoptise. As síndromes paraneoplásicas associadas ao câncer de pulmão incluem a síndrome do hormônio antidiurético inadequado (Capítulo 108), hipercalcemia (Capítulo 232), osteoartropatia hipertrófica pulmonar (Capítulo 259 e Figura 259.1), síndrome miastênica de Eaton-Lambert (Capítulo 394) e síndrome de Cushing (Capítulos 169 e 214). A hipercalcemia é comum na histologia de células escamosas, enquanto a síndrome do hormônio antidiurético inadequado, a síndrome miastênica de Eaton-Lambert e a síndrome de Cushing são mais comumente associadas ao CPPC.

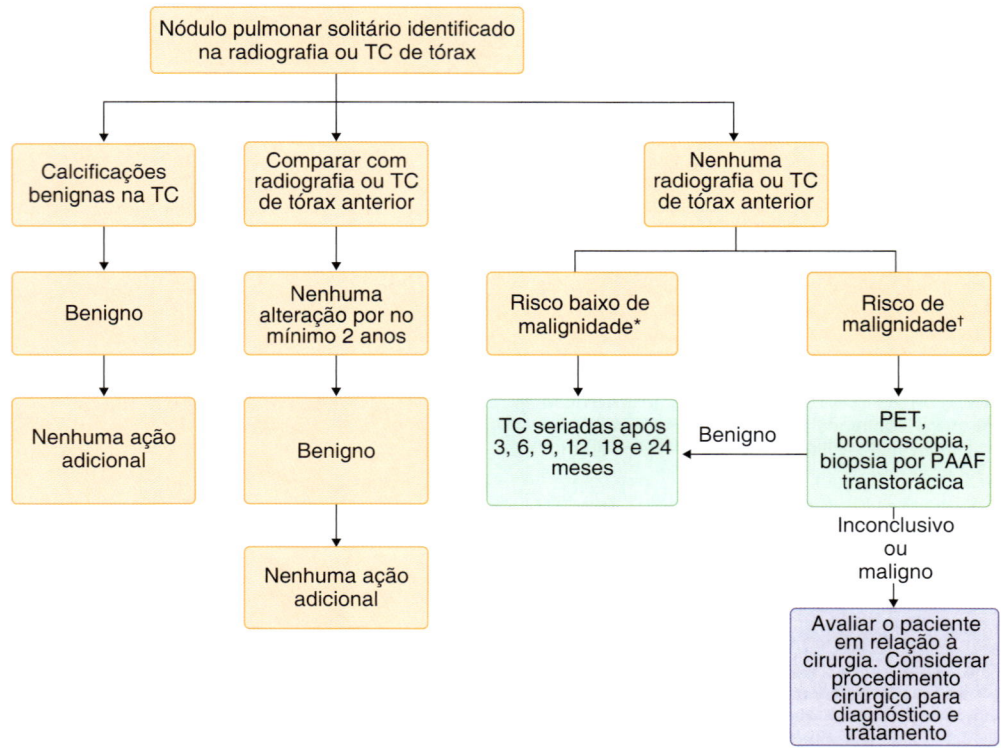

**FIGURA 182.2** Avaliação de um paciente com um nódulo pulmonar solitário. *Paciente com histórico de tabagismo mínimo ou ausente e outros fatores de risco conhecidos para o desenvolvimento de câncer de pulmão e um nódulo de 8 mm ou menor. †Paciente com histórico de tabagismo e outros fatores de risco para o desenvolvimento de câncer de pulmão e um nódulo de 8 mm ou mais. TC = tomografia computadorizada; PAAF = punção aspirativa com agulha fina; PET = tomografia por emissão de pósitrons.

# CAPÍTULO 182 Câncer de Pulmão e Outras Neoplasias Pulmonares

## DIAGNÓSTICO

Com o advento do rastreamento por TC, espera-se que um subconjunto maior de pacientes com câncer de pulmão seja diagnosticado antes do início dos sintomas. Em pacientes com achados clínicos ou radiográficos sugestivos de câncer de pulmão, TCs de tórax e abdome são indicadas para determinar a localização do tumor primário, o envolvimento de linfonodos mediastinais (Figura 182.3) e a disseminação para outros locais anatômicos. Um perfil de expressão de genes pode melhorar a acurácia diagnóstica da biopsia com broncoscopia para a detecção do câncer de pulmão.[7]

## Procedimentos diagnósticos

A caracterização diagnóstica acurada dos cânceres de pulmão é essencial, tendo em vista que a presença ou ausência de metástases em linfonodos mediastinais é crucial para determinar o prognóstico, avaliar a ressecabilidade e selecionar a estratégia de tratamento adequada para o câncer de pulmão primário. O aumento de volume de linfonodos identificado por TC ou tomografia com emissão de pósitrons (PET) requer a confirmação histológica. É questionável se todos os pacientes necessitam de estadiamento mediastinal invasivo antes da ressecção cirúrgica ou outra modalidade de tratamento local, tal como radioterapia corporal estereotáxica

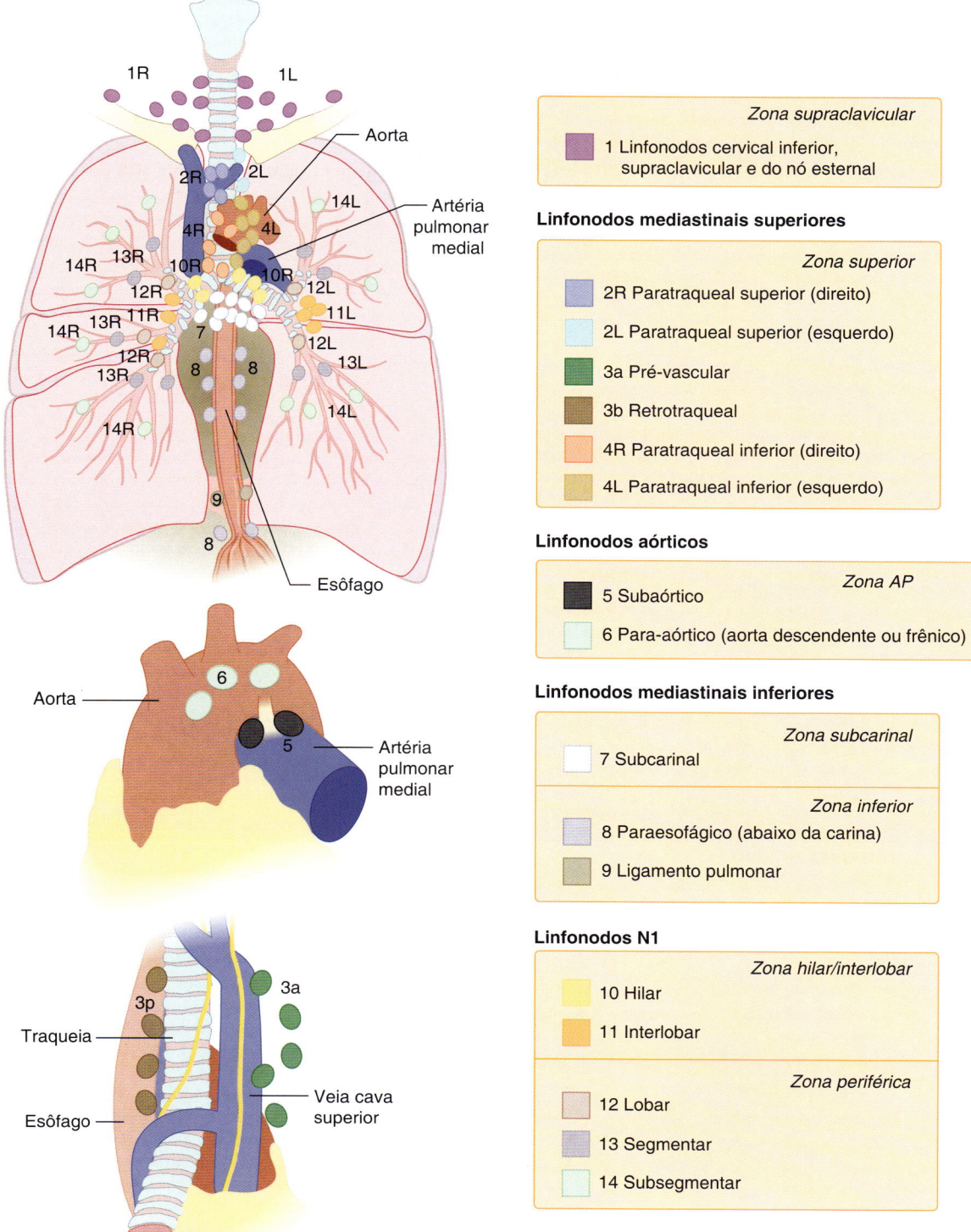

**FIGURA 182.3** Mapa de linfonodos da International Association for the Study of Lung Cancer (IASLC). Está incluso o proposto agrupamento das estações de linfonodos em "zonas" para fins de análises do prognóstico. (De Rusch VW, Asamura H, Watanabe H. The IASCL lung cancer staging Project. A proposal for a new international lymph node map in the forthcoming seventh edition of the TNM classification for lung cancer. *J Thorac Oncol*. 2009;4: 568-577.)

(SBRT) ou radioterapia ablativa estereotáxica (SABR). Apenas 5 a 15% dos pacientes com tumores T1 periféricos com TC ou PET mediastinal negativas apresentam metástases em linfonodos mediastinais.

### Procedimentos diagnósticos invasivos

Avanços importantes no diagnóstico cirúrgico foram estabelecidos e refinados nos últimos anos. A aspiração com agulha transbrônquica (AATB) possibilita o estadiamento do mediastino durante a broncoscopia diagnóstica. A sensibilidade do AATB depende do tamanho do linfonodo, da localização e do tamanho da agulha, sendo mais adequada para linfonodos grandes e clinicamente positivos. A análise citopatológica no local aumenta a probabilidade de obtenção de um diagnóstico maligno. A tecnologia de ultrassom com feixe linear, combinada com a AATB, possibilita a punção aspirativa com agulha fina (PAAF) com ultrassom endobrônquico (USEB) das estações de linfonodos mediastinais e hilares. A PAAF-USEB apresenta desempenho superior à AATB, com uma sensibilidade geral que se aproxima de 90%. Entre as doenças que também estão associadas a linfonodos mediastinais com aumento de volume e metabolicamente ativos estão sarcoidose, tuberculose e múltiplas causas infecciosas, em geral de natureza fúngica, atípica ou viral (histoplasmose, tuberculose e coccidioidomicose entre os diagnósticos diferenciais), o que torna mandatória a obtenção de amostras de tecido linfonodal.

A ultrassonografia endoscópica esofágica (UEE), ou PAAF-UEE, possibilita a amostragem das estações dos linfonodos do ligamento pulmonar inferior, periesofágicos e subcarinais (9, 8 e 7). As estações 2 e 4 são de difícil amostragem. A combinação de AAF-USEB e AAF-UEE podem exceder um resultado de 90% para a obtenção de um diagnóstico tecidual de câncer de pulmão, quando este está presente.

A mediastinoscopia envolve a avaliação cirúrgica dos linfonodos mediastinais para a determinação do envolvimento tumoral. A mediastinoscopia cervical é o padrão e possibilita a amostragem ou remoção das estações de linfonodos 2, 4, 7, e com frequência 10. A taxa de complicações é de 2%, com poucas complicações de risco à vida. Com a videomediastinoscopia, a sensibilidade e a especificidade excedem os 97%.

Uma mediastinotomia anterior (procedimento de Chamberlain) proporciona acesso às estações 5 e 6 (janela aórtica e aortopulmonar), em geral não acessível com a mediastinoscopia cervical. Esta é realizada por meio de uma incisão no segundo ou terceiro espaço intercostal esquerdo ou por meio de excisão da segunda cartilagem costal.

É necessária uma biopsia para estabelecer o diagnóstico e, nos últimos anos, para conduzir exames moleculares que podem orientar ainda mais a terapia. O local mais acessível com o método menos invasivo é a abordagem preferida para a obtenção do tecido diagnóstico. Embora a PAAF seja, com frequência, adequada para estabelecer o diagnóstico e possa ser realizada por via transtorácica ou por broncoscopia, o resultado com frequência é inadequado para conduzir exames moleculares. Portanto, uma biopsia com agulha cilíndrica é recomendada para obter tecido suficiente para os pacientes com suspeita de câncer de pulmão. O exame atualmente é rotina para no mínimo as mutações de EGFR e os rearranjos de ALK, uma vez que estão disponíveis agentes aprovados para ambos estes direcionadores oncogênicos, mas o perfil de outros alvos moleculares "medicáveis" a ser testado (p. ex., ROS1, RET, BRAF etc.) está passando por uma rápida extensão. Para os pacientes que apresentam efusões pleurais ou pericárdicas, a aspiração transtorácica do líquido é suficiente para o diagnóstico e o estadiamento. Blocos celulares preparados a partir do líquido podem ser utilizados para conduzir estudos moleculares, muito embora a taxa de sucesso dependa da quantidade de células cancerosas viáveis na amostra. O resultado diagnóstico do líquido pleural nos pacientes com efusão maligna é de aproximadamente 50 a 70%. Nos casos em que a aspiração repetida do líquido pleural não é diagnóstica, pode ser necessário um procedimento de toracoscopia videoassistida para estabelecer o diagnóstico. Para os pacientes com tumores de pulmão localizados que sejam sugestivos de câncer, é razoável proceder com a ressecção cirúrgica sem uma biopsia diagnóstica se todas as outras possíveis causas forem excluídas.

Com o uso recente das terapias com alvos moleculares, a compreensão sobre os mecanismos de resistência é um determinante importante das terapias subsequentes. Portanto, é recomendado obter amostras de biopsia tumoral adicionais em diversos momentos durante a evolução do tratamento.

### Exames de imagem

Em conjunto com procedimentos de imagem torácica padrão, locais adicionais de doença podem exigir avaliação com base nas queixas apresentadas. Os locais mais comuns de metástase de câncer de pulmão incluem pulmão contralateral, fígado, suprarrenais, ossos e cérebro. É recomendado o exame de imagem do cérebro para uma avaliação em relação à metástase em pacientes com sintomas e sinais sugestivos ou aqueles com adenocarcinoma de pulmão com mais de 3 cm e evidências de envolvimento nodal mediastinal. RM ou TC contrastada são modalidades aceitáveis para investigação de metástase cerebral, embora a RM seja preferida em virtude de sua sensibilidade superior. Cintilografia óssea é indicada para pacientes com dor óssea ou elevação inexplicada do nível sérico de fosfatase alcalina.

A PET com [$^{18}$F]fluorodesoxiglicose (FDG) é incluída como parte do estadiamento em pacientes com câncer de pulmão localizado; entretanto, a solicitação de FDG-PET para avaliar a resposta à terapia anticâncer e na vigilância após a terapia curativa atualmente é motivo de controvérsia, e não é recomendada. A RM de tórax pode ser útil na determinação da invasão das estruturas adjacentes, tal como o plexo braquial, em pacientes com tumores que envolvem o sulco superior do pulmão, mas o seu uso no estadiamento em geral é restrito às condições pré-operatórias.

### Nódulo pulmonar solitário

O manejo dos nódulos pulmonares difere conforme eles sejam sólidos (atenuação de tecidos moles) ou subsólidos (inferior à atenuação dos tecidos moles, sem obscurecer a arquitetura pulmonar subjacente à TC).[8] Para os nódulos maiores, as características à TC sugestivas de malignidade incluem margens irregulares, formação de espículas, invasão de estruturas adjacentes, linfadenopatia e metástases à distância. O nódulo pulmonar único assintomático, com diâmetro inferior a 3 cm, o "nódulo solitário", com arquitetura pulmonar adjacente normal, é encontrado incidentalmente em até 0,2% das radiografias torácicas; 10 a 70% são malignos. O potencial de malignidade destas lesões aumenta com a idade do paciente, o tamanho do nódulo (< 4 mm versus > 8 mm), a taxa de crescimento, o histórico definitivo de tabagismo e as alterações do tamanho em comparação a exames de imagem anteriores. PET podem ser úteis para definir os linfonodos mediastinais anormais nestes pacientes. Um nódulo pulmonar que não mudou de tamanho por mais de 2 anos provavelmente é benigno. Para lesões maiores que 8 mm, TC de alta resolução é apropriada. Os nódulos suspeitos devem ser submetidos à biopsia definitiva (Figura 182.2).

O Dutch-Belgian Randomized Lung Cancer Screening Trial (NELSON) recentemente relatou que novos nódulos sólidos foram detectados a cada rodada de rastreamento em 5 a 7% dos indivíduos que foram submetidos ao rastreamento para o câncer de pulmão com TC com dose baixa. Foi observado que estes novos nódulos apresentam uma alta probabilidade de malignidade, até mesmo em um tamanho pequeno, sugerindo que diretrizes futuras devam considerar o acompanhamento mais agressivo de nódulos novos, que surgem em TC de rastreamento seriadas, do que para aqueles detectados no exame de imagem basal.[9]

## Estadiamento

O estágio é o determinante mais importante do prognóstico em pacientes com câncer de pulmão. Atualmente está em uso a oitava edição do American Joint Committee on Cancer (AJCC) Cancer Staging Manual (Tabela 182.2). Este sistema de estadiamento utiliza novos descritores T e M para determinar o estágio do câncer de pulmão com base no perfil de TNM (tumor, linfonodo e metástase) do paciente. Os descritores T individuais são definidos com base no tamanho do tumor de inferior a 2, 2 a 3, 3 a 5, 5 a 7 e mais de 7 cm. No sistema anterior, os tumores eram categorizados com base no tamanho inferior ou superior a 3 cm. Atualmente, nódulos satélites no mesmo lobo do tumor primário são categorizados como T3 e os nódulos em outro lobo do pulmão ipsilateral como T4. Efusão (derrame) pleural ou pericárdica maligna constitui a doença M1. A existência de metástases em tórax constitui M1a e a doença extratorácica é classificada como M1b, tendo em vista que os pacientes com doença M1a apresentam um prognóstico discretamente mais favorável do que aqueles com M1b. Os descritores nodais não foram alterados desde o sistema anterior.

O sistema de estadiamento TNM atualmente também é recomendado para o CPPC, em virtude da sua capacidade de determinar o prognóstico de maneira mais acurada. O CPPC anteriormente era classificado como em estágio limitado ou extensivo, com base na capacidade de administrar radioterapia no tumor com um único acesso (port). As diretrizes de tratamento para o CPPC localizado não foram afetadas.

# CAPÍTULO 182 Câncer de Pulmão e Outras Neoplasias Pulmonares

### Tabela 182.2 Tratamento de acordo com o estágio do American Joint Committee on Cancer (AJCC).

| | T | M | N | CLINICAMENTE APTO | CLINICAMENTE INAPTO |
|---|---|---|---|---|---|
| Estágio IA | 1 | 0 | 0 | Cirurgia | SBRT |
| Estágio IB | 2 | 0 | 0 | Cirurgia mais quimioterapia adjuvante se T ≥ 4 cm | SBRT mais quimioterapia na progressão |
| Estágio IIA/B | 1 a 2 | 1 | 0 | Cirurgia mais quimiorradiação concomitante adjuvante | Radiação torácica mais quimioterapia |
| Estágio IIIA | X a 3 | 2 | 0 | Quimiorradiação concomitante ou sequencial | |
| | 4 | X | 0 | | |
| Estágio IIIB | X a 4 | 3 | 0 | Quimiorradiação concomitante | |
| Estágio IVA | X | X | 1a | Quimioterapia (se mutação de *EGFR*, tratar com TKI de EGFR) | |
| Estágio IVB | X | X | 1b | Quimioterapia (se mutação de *EGFR*, tratar com TKI de EGFR); radiação para a paliação | |

T = tumor; N = linfonodo; M = metástase; SBRT = radioterapia corporal estereotáxica; EGFR = receptor de fator de crescimento epidérmico; TKI = inibidor de tirosinoquinase. (De AJCC Cancer Staging Manual. 7th ed. New York: Springer-Verlag: 2018.)

## TRATAMENTO

### Câncer de pulmão de não pequenas células
#### Cirurgia

O manejo cirúrgico desempenha um papel importante no tratamento dos pacientes com CPNPC em estágio I, estágio II e estágio III selecionados. Entretanto, quase 40% dos pacientes com câncer de pulmão em estágio inicial não são candidatos para a cirurgia, em virtude de condições de comorbidade limitantes. Os parâmetros comumente utilizados em relação à inoperabilidade incluem funções pulmonares, com volume expiratório forçado basal no primeiro segundo de expiração ($FEV_1$) inferior a 40%, $FEV_1$ pós-operatório previsto inferior a 30% e capacidade de difusão gravemente limitada. Os referidos pacientes são denominados clinicamente inoperáveis, apesar da presença de doença localizada, e podem ser candidatos à radioterapia corporal estereotáxica (SBRT), conforme discutido posteriormente.

A primeira etapa no manejo do câncer de pulmão localizado é realizar o estadiamento dos linfonodos mediastinais. Para os tumores periféricos que não estão associados à adenopatia mediastinal e que não apresentam captação de FDG em linfonodos, muitos cirurgiões defendem prosseguir com a ressecção cirúrgica e a amostragem de linfonodos mediastinais no período intraoperatório. Entretanto, para os pacientes com linfonodos que são positivos na PET, a amostragem é fortemente recomendada antes da cirurgia. A taxa de falso-positivo da PET do mediastino em pacientes com câncer de pulmão localizado é de aproximadamente 20%. A probabilidade de envolvimento nodal nos pacientes com PET negativa é de aproximadamente 5 a 15%.

A lobectomia é o procedimento cirúrgico padrão para os pacientes com câncer de pulmão localizado que são clinicamente aptos. Se a ressecção anatômica não puder ser realizada com a lobectomia, pode ser necessária uma bilobectomia ou pneumonectomia. A ressecção em manga se refere à remoção do tumor junto com o brônquio e a anastomose das extremidades remanescentes da árvore brônquica. A ressecção cirúrgica pode ser alcançada com a realização de uma toracotomia aberta ou por meio de cirurgia com toracoscopia videoassistida (VATS).[10] A VATS está sendo cada vez mais utilizada em virtude da mortalidade inferior, da recuperação mais rápida da cirurgia e da melhor capacidade para administrar a terapia sistêmica pós-operatória. A capacidade de realizar uma ressecção R0 é crítica, e a cirurgia não deve ser tentada se isto não for considerado viável durante os exames pré-operatórios. Para os pacientes com margens cirúrgicas positivas, deve ser tentada uma nova ressecção sempre que esta for viável. Caso contrário, deve ser administrada radioterapia pós-operatória. Tem aumentado o uso da ressecção robótica do câncer de pulmão, incluindo da lobectomia e da pneumonectomia robóticas, mas ela não é tão amplamente empregada quanto as abordagens VATS.

As ressecções sublobares não são recomendadas, em virtude do mais alto risco de recidiva local. Uma exceção a esta regra ocorre para os pacientes com tumores periféricos inferiores a 2 cm, em relação aos quais estudos demonstraram desfechos excelentes. Um estudo em andamento está comparando a ressecção sublobar à lobectomia padrão e provavelmente proporcionará respostas definitivas para esta importante questão.

Uma comparação randomizada da dissecção dos linfonodos mediastinais à amostragem nodal demonstrou desfechos comparáveis para os pacientes com CPNPC. Outro estudo comparou a ressecção sublobar seguida da inserção de braquiterapia com $I^{125}$ para o leito tumoral com cirurgia isoladamente em pacientes que não são candidatos para a lobectomia padrão. Não houve diferença na sobrevida em geral entre os dois grupos e, portanto, a abordagem com braquiterapia não é recomendada. Os tumores que envolvem o sulco superior são tratados com quimiorradioterapia pré-operatória para intensificar a ressecabilidade tumoral e para obter o controle tumoral local e a distância. A decisão de realizar a cirurgia para estes tumores anatomicamente desafiadores depende da extensão da invasão local, do envolvimento do plexo braquial e do envolvimento de linfonodos mediastinais.

O valor da cirurgia no manejo do CPNPC em estágio III com envolvimento de linfonodos mediastinais ainda é motivo de controvérsia. A cirurgia isoladamente está associada a um desfecho desfavorável. Em um estudo randomizado, pacientes com doença N2-positiva que foram submetidos à quimiorradioterapia seguida por cirurgia não apresentaram melhora da sobrevida, em comparação à quimiorradioterapia isoladamente, e apresentaram uma taxa inaceitavelmente alta (quase 30%) de mortalidade pós-operatória. Portanto, a terapia com três modalidades não é recomendada para os pacientes que necessitam de pneumonectomia. Para os pacientes com doença N2 multiestações ou doença nodal volumosa, a ressecção cirúrgica não é recomendada. A depuração dos linfonodos mediastinais após a terapia de indução pode ser o preditor mais importante do benefício da ressecção cirúrgica, que demanda o reestadiamento do mediastino após a terapia de indução, se a cirurgia for contemplada.

O papel da cirurgia nos pacientes com doença oligometastática pode ser considerado sob determinadas situações. A ressecção cirúrgica de metástase cerebral primária e de metástase solitária resultou em taxas de sobrevida em 5 anos de aproximadamente 20%. Também existem dados limitados com a doença oligometastática nas suprarrenais, mas abordagens semelhantes com metástases solitárias em outros locais distantes não é recomendada. Esta abordagem não pode ser recomendada para os pacientes com envolvimento de linfonodos mediastinais.

#### Radioterapia

A radioterapia é uma parte importante da terapia multimodalidades para o CPNPC. Ela desempenha um papel maior na terapia curativa para a doença em estágio III e a paliação da doença em estágio IV e tem sido testada com sucesso para os pacientes com doença em estágio I clinicamente não ressecável. Melhoras significativas na administração da RT nas últimas duas décadas possibilitam o uso de um campo de irradiação menor, reduzindo a exposição do tecido normal à radiação e facilitando o tratamento mais efetivo do tumor. As técnicas de *gating* respiratório (sincronização da radiação com o movimento respiratório) possibilitam a irradiação do tumor independentemente da fase respiratória. A SBRT envolve a administração da dose alta de radiação em um volume tumoral limitado após a localização estereotáxica. A SBRT ou radioterapia ablativa estereotáxica (SABR) para o CPNPC em estágio I inoperável demonstrou resultados promissores e pode se tornar uma opção (*versus* a lobectomia) até mesmo na doença em estágio I operável.[11]

#### CPNPC em estágio I e estágio II

A SBRT surgiu com uma opção de tratamento efetiva para os pacientes com tumores T1 e T2 que são linfonodo-negativos, mas que são clinicamente inoperáveis em virtude de comorbidades. Em um estudo, a administração de SBRT ao longo de três a cinco frações resultou em uma taxa de controle local de quase 90%, motivando estudos da SBRT em pacientes clinicamente aptos e em combinação com a terapia sistêmica para o CPNPC em estágio inicial. A SBRT demonstrou uma eficácia considerável para os tumores periféricos; encontram-se em andamento estudos para examinar o seu uso em tumores centralmente localizados.

A radioterapia é indicada para os pacientes com margens cirúrgicas positivas após a cirurgia para o CPNPC em estágio inicial, mas não para aqueles com margens cirúrgicas negativas. Metanálise relatou um efeito detrimental para os pacientes tratados com radioterapia pós-operatória, especialmente para aqueles com doença N0 e N1. Os pacientes com envolvimento de linfonodos mediastinais (ou doença N2) demonstraram sobrevida favorável com a radioterapia. Isto também foi observado em uma análise da base de dados de Vigilância, Epidemiologia e Resultados Finais (SEER; do inglês, *Surveillance, Epidemiology and End Results*) norte-americana. Está em andamento na Europa um estudo prospectivo para comparar a radioterapia pós-operatória à observação em pacientes com doença N2 ressecada cirurgicamente.

#### CPNPC em estágio III

Ainda que a cirurgia seja adequada para os pacientes com doença T3N1, a administração de radioterapia resulta na melhora dos desfechos para os pacientes com envolvimento de linfonodos mediastinais. Um subconjunto de pacientes N2-positivos pode se beneficiar da terapia multimodalidades que envolve a quimiorradiação neoadjuvante seguida pela ressecção cirúrgica, incluindo os pacientes em estágio IIIA com envolvimento de linfonodos em estação única ou microscópico e doença passível de ressecção com lobectomia ou bilobectomia. A radiação pré-operatória consiste em 45 Gy 1 vez/dia, e uma dose de 60 Gy foi testada com resultados de segurança aceitáveis.

Para os pacientes com doença em estágio III que não seja apropriada para a ressecção cirúrgica, a radioterapia torácica a uma dose de até 60 a 66 Gy em frações 1 vez/dia, com quimioterapia concomitante (em vez de sequencial), é o tratamento recomendado. Esta categoria inclui os pacientes com doença mediastinal volumosa, envolvimento de linfonodos contralaterais ou supraclaviculares (N3) e invasão direta de estruturas importantes, como vértebras, traqueia, vasos sanguíneos maiores ou esôfago, pelo tumor primário (T4). Tem sido relatada uma taxa de sobrevida em 5 anos de 20 a 25% com a quimiorradioterapia combinada nesta condição. Os principais eventos adversos incluem esofagite e pneumonite, a última dependente da extensão do tecido pulmonar normal e da dose de radiação recebida pelo tecido pulmonar normal. A pneumonite relacionada à radiação pode ocorrer imediatamente após a radioterapia ou após 6 a 9 meses.

Diversos esforços para melhorar a quimiorradioterapia padrão foram empreendidos nas últimas duas décadas. A radioterapia hiperfracionada, com a administração de 2 ou 3 frações/dia, demonstrou resultados favoráveis sobre o fracionamento 1 vez/dia, em particular no carcinoma de células escamosas. Entretanto, restrições logísticas limitaram a adoção dessa abordagem. Estudos de grupos únicos demonstraram que o uso de doses mais altas, de até 74 Gy, em frações 1 vez/dia, é uma abordagem promissora. Contudo, estudos randomizados falharam em demonstrar o benefício do aumento da dose até 70 Gy ou mais nesta população de pacientes. Portanto, 60 a 66 Gy permanecem a dose de radiação padrão para o CPNPC em estágio III. Nos pacientes em estágio III, a irradiação craniana profilática reduz significativamente o risco de desenvolvimento de metástases cerebrais sintomáticas.[A2]

### CPNPC em estágio IV
Em pacientes com CPNPC em estágio avançado, a RT pode ser efetiva para a paliação da compressão da medula espinal, metástases cerebrais, obstrução de vias respiratórias, hemoptise e dor.

A compressão raquimedular é uma situação de emergência, e a avaliação neurocirúrgica deve ser iniciada para analisar se a cirurgia é recomendada, o que pode ser o caso quando existe grande ônus do tumor e rápida deterioração da função motora e sensorial. A descompressão cirúrgica é utilizada quando o comprometimento neurológico é precoce e o paciente apresenta doença sistêmica bem controlada, e é seguida pela radioterapia. Em geral o manejo da compressão raquimedular consiste em RT com feixe externo até 30 Gy e corticosteroides. Para as metástases cerebrais, a ressecção da doença oligometastática tem sido associada a desfechos melhores. A radioterapia de todo o cérebro até 30 a 37,5 Gy, em 10 a 15 frações, pode ser administrada quando existem múltiplas metástases. A radiocirurgia estereotáxica pode ser utilizada em vez de irradiação de todo o cérebro para os pacientes com metástase cerebral de volume baixo, limitada a uma a três lesões e lesões que progridem após a radioterapia de todo o cérebro. O controle da dor nos locais de metástase óssea ou envolvimento da parede torácica pode ser alcançado por meio de um ciclo breve de RT. A RT paliativa também é administrada a 30 a 45 Gy durante 2 a 3 semanas antes do início da terapia sistêmica nos pacientes com doença sistêmica que apresentam hemoptise ou pneumonia pós-obstrutiva.

### Terapia sistêmica
A terapia sistêmica se refere ao uso de agentes citotóxicos, terapia com alvo molecular ou imunoterapia. Ainda que tenha sido desenvolvida inicialmente para pacientes com câncer de pulmão em estágio avançado, a alta propensão das células do câncer de pulmão à metástase estendeu o uso da terapia sistêmica para os pacientes com estágios mais iniciais da doença. Diversos agentes citotóxicos efetivos e bem tolerados foram desenvolvidos durante as últimas três décadas, os quais são utilizados para os cuidados de rotina dos pacientes com câncer de pulmão.[17] Além disso, muitos agentes com alvo molecular substituíram a quimioterapia padrão como agentes de primeira linha para os pacientes com mutações específicas, e outros estão em investigação clínica; 13 estão aprovados atualmente para o uso no CPNPC (Tabela 182.3) com alvo molecular no EGFR, no fator de crescimento endotelial vascular (VEGF), em B-Raf e nas tirosinoquinases de MET, ALK e ROS1.[13,13b]

### Terapia sistêmica no CPNPC em estágio inicial
Até mesmo na condição de cirurgia ideal, os pacientes com CPNPC em estágio inicial permanecem de alto risco para a recaída da doença ou metástases, em virtude da presença de micrometástases, que cada vez mais podem ser quantificadas pela avaliação das células tumorais circulantes ou do DNA tumoral circulante. Um benefício consistente, de 5 a 15%, na taxa de sobrevida em 5 anos, observado entre diversos estudos clínicos, resultou na adoção de quatro ciclos de regimes adjuvantes de combinação de dois fármacos à base de cisplatina como o padrão de tratamento para o CPNPC em estágio II e estágio IIIA. Na doença em estágio IA, contudo, os possíveis benefícios da quimioterapia são amplamente superados pelos riscos, e existe um efeito detrimental em geral. Para os pacientes com doença em estágio IB, análises *post hoc* revelaram que a melhora na sobrevida com a terapia adjuvante foi restrita aos pacientes com tumores com mais de 4 cm, mas esta observação ainda deve ser validada nos estudos clínicos prospectivos.

Ainda que a cisplatina e a vinorelbina tenham sido a combinação mais comumente utilizada em estudos clínicos da terapia adjuvante, tem aumentado o uso de agentes mais novos e mais bem tolerados, efetivos no tratamento do CPNPC avançado, como taxanos, gencitabina e pemetrexede. Além disso, a quimioterapia adjuvante com frequência pode ser individualizada para os pacientes de alto risco de recidiva, com base em marcadores genômicos ou proteômicos, com células tumorais circulantes ou DNA tumoral circulante entre as ferramentas atualmente mais promissoras.

### CPNPC localmente avançado
Para os pacientes com doença em estágio III que não seja passível de ressecção cirúrgica, a administração concomitante de quimioterapia com radioterapia demonstrou consistentemente uma eficácia superior àquela da terapia sequencial. Ambos os regimes à base de cisplatina e carboplatina estão associados a resultados de sobrevida significativos, mas não foram comparados nesta condição. A combinação de cisplatina e etoposídeo possibilita a administração da dose sistêmica integral da quimioterapia com radioterapia. O regime de carboplatina e paclitaxel envolve a administração de doses "radiossensibilizantes" inferiores dos dois agentes, com a radioterapia seguida pela terapia de consolidação com dois ciclos nas doses regulares. Esta abordagem apresenta um perfil de tolerância favorável, em comparação aos regimes à base de cisplatina. O uso da quimioterapia de indução ou consolidação em outras condições não resultou na melhora da sobrevida. Com a quimiorradioterapia combinada moderna, taxas de cura de aproximadamente 20 a 25% são alcançadas no CPNPC localmente avançado, com a esofagite e a pneumonite sendo as principais toxicidades.

O papel dos inibidores de EGFR e ALK em pacientes com o *status* molecular relevante está em investigação para a doença localmente avançada.

### CPNPC em estágio avançado
Em pacientes com CPNPC em estágio avançado, estudos clínicos randomizados demonstraram que a terapia sistêmica à base de platina melhora a sobrevida em geral e a qualidade de vida, em comparação aos cuidados de suporte isoladamente. O tratamento com cisplatina está associado a náuseas, êmese, nefrotoxicidade e neurotoxicidade, ainda que a disponibilidade de agentes antieméticos altamente efetivos tenha melhorado muito a sua tolerabilidade. A carboplatina é uma alternativa à cisplatina mais bem tolerada, e está associada à facilidade de administração ambulatorial. A toxicidade dose-limitante da carboplatina é a trombocitopenia. Os regimes de combinação de dois fármacos comprovaram ser superiores à monoterapia com cisplatina isoladamente ou um composto não platina, levando à adoção da quimioterapia de combinação como o tratamento recomendado para o CPNPC avançado.

Metánálise de estudos clínicos randomizados comparou a eficácia da cisplatina à carboplatina no CPNPC em estágio avançado e demonstrou sobrevida comparável, mas incidência numericamente mais alta de mortes

**Tabela 182.3** Agentes com alvo molecular na terapia do câncer de pulmão.

| ALVO MOLECULAR | AGENTES APROVADOS PELA FDA |
|---|---|
| EGFR | Erlotinibe |
|  | Gefitinibe |
|  | Afatinibe |
|  | Osimertinibe |
|  | Necitumumabe |
|  | Dacomitinibe |
| Translocação de ALK | Crizotinibe |
|  | Ceritinibe |
|  | Alectinibe |
|  | Brigatinibe |
| ROS | Crizotinibe |
| VEGF | Bevacizumabe |
|  | Ramucirumabe |
| B-Raf | Dabrafenibe/trametinibe |

relacionadas ao tratamento com os regimes à base de cisplatina. Ainda que os regimes à base de cisplatina apresentem uma estreita vantagem na eficácia, os regimes à base de carboplatina obtiveram mais ampla adoção em virtude do seu índice terapêutico favorável.

Diversos agentes parceiros da platina demonstraram eficácia semelhante no CPNPC avançado em estudos clínicos randomizados, incluindo etoposídeo, vimblastina, vindesina, vinorelbina, taxanos, gencitabina, irinotecano e pemetrexede. Com base em diversos estudos randomizados, a escolha do agente quimioterápico para o tratamento de linha de frente é realizada considerando-se a toxicidade, a preferência do paciente, o cronograma e o custo. Estudos clínicos recentes, que envolveram cuidados de suporte superiores, demonstraram sobrevida mediana para as combinações de cisplatina com docetaxel, gencitabina ou pemetrexede na variação de 10 a 11 meses. As combinações de três agentes citotóxicos não são recomendadas, em virtude de um mais alto ônus da toxicidade e da ausência de benefício adicional significativo.

### Terapias sistêmicas com alvos moleculares

Em estudos clínicos randomizados de pacientes com mutação de *EGFR* ativadora, o tratamento com gefitinibe ou erlotinibe foi associado a melhoras na sobrevida livre de progressão e na qualidade de vida, em relação à quimioterapia à base de platina. Isto não se traduziu em um benefício para a sobrevida, tendo em vista que a maioria dos pacientes tratados com quimioterapia foi subsequentemente transferida para receber um inibidor de EGFR na progressão da doença. A importância dos exames moleculares antes da terapia com inibidor de EGFR no tratamento de primeira linha é destacada pelos desfechos inferiores nos pacientes com o tipo selvagem tratados com a terapia com alvo molecular. Afatinibe, uma TKI de EGFR irreversível, recentemente demonstrou sua superioridade sobre a quimioterapia e o erlotinibe[A3] em pacientes com mutação de *EGFR* ativadora, levando à sua aprovação nesta condição por parte da FDA. Osimertinibe e dacomitinibe são agentes de segunda e terceira geração, que aparentam ser mais eficazes do que os agentes anteriores.[A4,A5]

Os estudos iniciais do anticorpo de VEGF bevacizumabe para a terapia de primeira linha para o CPNPC avançado foram promissores, ainda que a histologia escamosa estivesse associada a uma incidência mais alta de hemoptise com risco à vida. Estudos adicionais, limitados aos pacientes com histologia não escamosa, demonstraram melhora significativa na sobrevida em geral e na sobrevida livre de progressão com a adição de bevacizumabe à quimioterapia com carboplatina e paclitaxel, levando à aprovação do bevacizumabe nesta condição por parte da FDA. Os eventos adversos importantes incluíram sangramento, hipertensão, proteinúria e neutropenia.

O TKI de MET, ALK e ROS1 crizotinibe demonstrou uma taxa de resposta de aproximadamente 60% e uma taxa de benefício clínico de 90% em pacientes com CPNPC em estágio avançado ALK-positivo, com sobrevida livre de progressão mediana de 10 meses. Tendo em vista que ele melhora significativamente a sobrevida mediana em comparação à terapia padrão à base de platina, de 7 meses para 11 meses no CPNPC *ALK*-positivo avançado,[A6] crizotinibe se tornou a terapia de primeira linha nos referidos pacientes. Os inibidores de ALK de segunda geração ceritinibe,[A7] alectinibe[A8] e brigatinibe[A9] estão aprovados para uso em pacientes que sejam intolerantes ou que desenvolvam resistência ao crizotinibe. Mais recentemente, alectinibe demonstrou melhora significativa na sobrevida livre de progressão em relação ao crizotinibe em dois estudos clínicos de fase 3 randomizados e provavelmente se tornará a nova terapia de primeira linha de escolha.[A10]

Mutações BRAF-V600E são observadas em 1 a 2% dos CPNPC. A combinação de dabrafenibe e trametinibe demonstrou uma taxa de resposta superior a 60% e recebeu a aprovação da FDA.[14]

### Papel da histologia na escolha da quimioterapia

Até recentemente, os regimes quimioterápicos eram considerados adequados para todos os subtipos histológicos de CPNPC. Esta noção foi afastada em um estudo de fase III randomizado, que demonstrou sobrevida superior para os pacientes com CPNPC não escamoso em estágio avançado tratado com cisplatina e pemetrexede e sobrevida superior para os pacientes com histologia escamosa que receberam cisplatina e gencitabina. O paclitaxel ligado à nanopartícula da albumina (nab-paclitaxel) está associado a uma taxa de resposta favorável em pacientes com CPNPC avançado, que é restrito aos pacientes com histologia escamosa. Além disso, o anticorpo monoclonal necitumumabe adicionado à gencitabina e à cisplatina é melhor do que a gencitabina e a cisplatina isoladamente para os pacientes com CPNPC escamoso avançado.[A11] A base biológica para a atividade terapêutica histologicamente específica destes fármacos não é conhecida no momento; entretanto, a eficácia variável de pemetrexede e nab-paclitaxel com base na histologia deve ser considerada quando a quimioterapia for selecionada para o tratamento de primeira linha do CPNPC avançado.

### Terapia de manutenção

No tratamento de primeira linha do CPNPC em estágio avançado, a continuação do tratamento de combinação com fármacos multicitotóxicos além de quatro a seis ciclos está associada a toxicidades cumulativas, mas não a um benefício tangível. Recentemente, a terapia de manutenção com agente único comprovou ser útil em pacientes que apresentam benefício clínico demonstrado de quatro ciclos de quimioterapia de combinação à base de platina. As estratégias terapêuticas atuais empregam uma abordagem de "manutenção de troca", que utiliza um agente citotóxico ou com alvo molecular alternativo que não tenha sido administrado previamente, ou a "manutenção de continuação", que envolve a continuidade do agente não platina além dos quatro ciclos.

O pemetrexede é o único agente citotóxico que proporciona uma vantagem para a sobrevida como terapia de manutenção no CPNPC avançado. Ele demonstrou benefício semelhante em ambas as estratégias de manutenção contínua e de troca em estudos clínicos randomizados para pacientes com histologia não escamosa avançada e, portanto, foi aprovado para a terapia de manutenção nos EUA e na Europa. O uso da manutenção com bevacizumabe foi adotado para os pacientes que o recebem como parte do seu regime de tratamento inicial, tendo em vista que todos os estudos clínicos randomizados centrais realizados com bevacizumabe o utilizaram como terapia de manutenção após seis ciclos de tratamento de combinação.

### Terapia/imunoterapia de salvamento

Virtualmente todos os pacientes com CPNPC avançado inevitavelmente apresentarão progressão da doença, independentemente da extensão do benefício da quimioterapia de primeira linha. A terapia de salvamento para estes pacientes proporciona melhora modesta, porém real, na sobrevida. Docetaxel, a uma dose de 75 mg/m² a cada 3 semanas, foi o primeiro agente nesta condição que comprovadamente melhora a sobrevida, em comparação aos melhores cuidados de suporte ou aos agentes citotóxicos de primeira geração. Pemetrexede apresenta eficácia como terapia de salvamento semelhante àquela do docetaxel e um perfil de toxicidade mais favorável, mas o seu uso é restrito aos pacientes com histologia não escamosa. Em geral, as opções de terapia de salvamento atualmente disponíveis estão associadas a taxas de resposta inferiores a 10%, com sobrevida livre de progressão mediana de 3 meses e sobrevida em geral de 8 meses.

As combinações de agentes citotóxicos ou com alvo molecular para a terapia de salvamento não resultaram na melhora da sobrevida, e estas, portanto, não são recomendadas.

A inibição da via do ligante de morte programada (PD-1) com anticorpos monoclonais reverte a exaustão das células T e resulta na ativação das respostas imunes antitumorais do hospedeiro. Nivolumabe e pembrolizumabe são anticorpos monoclonais contra o receptor de PD-1, enquanto atezolimumabe e durvalumabe são anticorpos monoclonais contra o seu ligante (PD-L1). Pembrolizumabe pode proporcionar sobrevida em geral superior quando adicionado à ou utilizado em lugar da quimioterapia à base de platina para a terapia de primeira linha de pacientes com um nível de expressão de PD-L1 de 1%.[A12,A14b] Atezolimumabe é efetivo como terapia de primeira linha adicionada à quimioterapia padrão.[A15,A16] Nivolizumabe mais ipilimumabe também é uma terapia de primeira linha efetiva nos pacientes com um ônus mutacional tumoral alto, independentemente do nível de expressão de PD-L1.[A17,A17b] Com base nestes resultados, estes agentes atualmente são a terapia de linha de frente do CPNPC avançado, deste modo representando uma alteração importante no paradigma de tratamento para o CPNPC. Todos estes agentes comprovaram ser superiores ao docetaxel como terapia de salvamento, resultando na sua escolha como agentes preferidos com base em uma taxa de resposta de aproximadamente 20%, sobrevida em geral de 12 a 13 meses, e um perfil de toxicidade favorável.[A18-A21] Exames imuno-histoquímicos podem medir a expressão de PD-L1 nas células tumorais e nas células imunes que infiltram o tumor, e estão sendo utilizados para selecionar pacientes para a inibição do ponto de controle imune. A eficácia destes fármacos parece estar correlacionada ao padrão mutacional do tumor, mas ainda não foi encontrado um marcador isolado.[15]

### Outros agentes com alvo molecular

Avanços na tecnologia genômica possibilitaram identificar prospectivamente mutações inéditas que desempenham um papel crítico no crescimento dos cânceres de pulmão. No adenocarcinoma, um gene de fusão que envolve *ROS1*, observado em 1% dos pacientes, também confere sensibilidade ao tratamento com crizotinibe. Outra fusão que envolve o gene *RET* foi identificada em 0,5 a 1% dos pacientes. Os adenocarcinomas de pulmão apresentam uma alta frequência de mutações *KRAS*, mas o próprio KRAS comprovou ser difícil de inibir. A inibição de FGFR1 demonstrou intensificar os efeitos do inibidor de KRAS trametinibe, proporcionando um suporte mecanístico para os estudos clínicos de combinação.[16] Dados recentes do sequenciamento do DNA do projeto Cancer Genome Atlas em uma coorte de pacientes com CCE de pulmão, juntamente com os esforços do Lung Cancer Mutation Consortium, demonstraram diversas mutações inéditas e possivelmente com alvos moleculares nesta doença. O exame de rotina de amostras tumorais em relação aos alvos moleculares está sendo cada vez mais considerado como uma estratégia para personalizar as opções de tratamento para o câncer de pulmão.

### Manejo de populações de pacientes especiais

Os pacientes idosos representam um subconjunto crescente de pacientes com câncer de pulmão. Nos EUA, a idade mediana ao diagnóstico do câncer de pulmão é de 70 anos. O envelhecimento está associado a declínios na função fisiológica e de órgãos vitais, que afetam a tolerância do paciente à terapia sistêmica, o que torna a atual função física e a qualidade de vida prospectiva fatores de consideração importantes na escolha do tratamento sistêmico. A quimioterapia com agente único já se mostrou benéfica em termos de sobrevida, em comparação aos cuidados de suporte, em pacientes idosos; e para aqueles com estado de desempenho favorável, as combinações à base de platina são superiores à terapia com agente único. O uso apropriado de agentes com alvo molecular pode ter efeitos benéficos clínicos em idosos. A adição de bevacizumabe à quimioterapia para os cânceres não escamosos em pacientes idosos, entretanto, está associada a um índice terapêutico estreito e é recomendada somente com grande cautela.

Uma porcentagem substancial dos pacientes com CPNPC apresenta redução do estado de desempenho (*performance status*), o que limita sua capacidade de tolerar a quimioterapia de combinação. A sobrevida mediana dos pacientes com CPNPC avançado com estado de desempenho de 2 ou pior (escala do Eastern Cooperative Oncology Group) é sombria, sendo inferior a 4 meses; entretanto, estudos conduzidos exclusivamente em pacientes com desempenho desfavorável indicam que a quimioterapia pode ser benéfica para pacientes altamente selecionados. É importante considerar a causa do estado de desempenho desfavorável ao elaborar os planos de tratamento para esta população de pacientes. Para aqueles com comorbidades limitantes, uma abordagem menos agressiva, com quimioterapia com agente único, é mais apropriada. Para aqueles com mutação que possa ser um alvo molecular, a terapia com alvo molecular apropriada pode ser administrada independentemente do estado de desempenho, em virtude do maior potencial de benefício.

### Câncer de pulmão de pequenas células

O CPPC é caracterizado pela intensificação da sensibilidade inicial à quimioterapia sistêmica, ainda que a recidiva da doença seja comum, independentemente da magnitude da resposta inicial. Aproximadamente dois terços dos pacientes apresentam CPPC em estágio extensivo, definido como doença metastática extratorácica ou doença torácica de grande volume, que não pode ser controlada com radioterapia. A sobrevida mediana do CPPC em estágio extensivo não tratado é inferior a 2 meses, e a meta geral do tratamento é paliação. A quimioterapia à base de platina resulta em taxas de resposta de 50 a 70% e sobrevida mediana de 9 a 11 meses. O esquema de quatro a seis ciclos de cisplatina e etoposídeo é considerado a abordagem padrão para o tratamento do CPPC, que se estende até seis ciclos nos pacientes responsivos, sem valor comprovado da terapia de manutenção. A carboplatina é considerada uma alternativa aceitável no tratamento da doença em estágio extensivo. Apesar da magnitude da resposta inicial, ocorre recidiva da doença em uma mediana de 4 a 6 meses. A doença que progride durante a ou dentro de 90 dias da administração da quimioterapia à base de cisplatina é denominada recaída refratária. A recidiva fora deste intervalo de tempo representa um subgrupo "sensível", que pode se beneficiar do tratamento de resgate. Outras abordagens, como a dose alta de quimioterapia, regimes quimioterápicos alternados, terapia com dose densa e regimes de combinação de três fármacos, não têm obtido sucesso na melhora da sobrevida. Na população japonesa, mas não em pacientes ocidentais, o regime de cisplatina e irinotecano demonstrou resultados superiores sobre a cisplatina e o etoposídeo.

A terapia de resgate produziu somente resultados modestos no CPPC recidivante. A topotecana demonstrou benefício clínico na recaída do CPPC, com uma taxa de resposta de 20% e um perfil favorável de melhora dos sintomas, mas sem melhora na sobrevida em geral em estudos randomizados. Observou-se que a combinação de cisplatina, etoposídeo e irinotecano está associada à sobrevida em geral significativamente mais longa do que o topotecana isoladamente, mas com uma incidência mais alta de neutropenia febril. Diversos agentes inéditos, incluindo agentes com alvo molecular contra alvos conhecidos e imunoterapia com inibidores do ponto de controle imune,[17] estão sendo estudados atualmente em esforços para melhorar os desfechos para os pacientes com CPPC.

Para os pacientes com CPPC em estágio limitado, a RT é combinada com a quimioterapia e pode alcançar a cura em aproximadamente 20 a 30% dos pacientes. O início precoce da RT parece ser superior à abordagem tardia e tem sido adotado como padrão para os pacientes adequados. Um estudo randomizado demonstrou a sobrevida superior de frações de RT 2 vezes/dia, em comparação à mesma dose administrada 1 vez/dia, junto com a quimioterapia concomitante, e esta está sendo adicionalmente avaliada em um estudo clínico em andamento.

A irradiação craniana profilática está associada a melhora modesta na sobrevida em 5 anos para os pacientes com CPPC em estágio limitado que alcançam a remissão completa após a terapia de modalidade combinada. Isto ocorre em virtude do alto risco de recidiva cerebral observado em pacientes com CPPC. No CPPC em estágio extensivo, o valor da irradiação craniana profilática é motivo de controvérsia, tendo em vista os resultados conflitantes de dois estudos clínicos de fase 3.

O papel da cirurgia é limitado ao menos de 5% dos pacientes com CPPC que apresentam lesões pulmonares periféricas sem envolvimento nodal mediastinal. Em 10 a 15% dos pacientes com CPPC, é observada uma histologia mista com características de CPNPC. Estes pacientes podem demonstrar progressão local após a terapia de modalidade combinada resultante dos componentes de CPNPC. Portanto, estes indivíduos poderiam ser considerados para a ressecção cirúrgica em situações selecionadas.

Infelizmente, os avanços no tratamento do CPPC não acompanharam os aprimoramentos do manejo do CPNPC durante as últimas duas décadas; consequentemente, os desfechos da sobrevida para o CPPC não foram alterados consideravelmente. São necessários conjuntos para desenvolver modelos pré-clínicos apropriados para testar novos agentes, a subcategorização genômica do CPPC e a descoberta de novos agentes anticâncer sistêmicos para melhorar os desfechos para esta doença agressiva.

## SOBREVIDA E VIGILÂNCIA

Na medida em que os desfechos para o câncer de pulmão melhoraram nos últimos anos, com um aumento concomitante na quantidade de sobreviventes após a cirurgia ou quimiorradioterapia, a definição da vigilância ideal, o acompanhamento em relação a uma segunda doença primária e o manejo das consequências da quimiorradioterapia a longo prazo se tornaram uma parte importante dos cuidados do câncer de pulmão. A importância do abandono do tabagismo não pode ser excessivamente enfatizada, tendo em vista o alto risco da intensificação das complicações da quimioterapia e a mais alta incidência de segundos tumores primários nos sobreviventes do câncer de pulmão. Devem ser proporcionadas aos pacientes oportunidades apropriadas para receber aconselhamento e terapia comportamental e outras modalidades de tratamento para auxiliar seus esforços para abandonar o tabagismo (Capítulo 29).

Atualmente, não há uma abordagem padrão para o acompanhamento radiográfico e clínico ideal em pacientes submetidos à ressecção cirúrgica ou quimiorradioterapia. A TC é comumente utilizada para o acompanhamento desses pacientes. Entretanto, os méritos da TC em comparação com a radioterapia torácica, a frequência da avaliação e o valor da FDG-PET não estão claros e serão respondidos somente por estudos clínicos prospectivos. Para os pacientes com doença em estágio avançado, a TC visa avaliar a resposta à terapia a cada dois ou três ciclos de tratamento. Em vista do comprovado valor da terapia de resgate, os pacientes que estão em acompanhamento após a quimioterapia de combinação devem ser cuidadosamente observados em relação ao desenvolvimento de novos sintomas ou deterioração clínica, além dos estudos radiográficos periódicos.

A terapia respiratória deve ser ofertada e fortemente recomendada para os pacientes com dispneia após a cirurgia ou quimiorradioterapia. Tendo em vista que uma alta proporção destes pacientes também apresenta doenças pulmonares relacionadas ao tabagismo, o encaminhamento para um pneumologista deve ser aventado para pacientes sintomáticos. Em geral, uma abordagem em equipe, que inclua uma equipe de cuidados de suporte, psiquiatras oncológicos, nutricionistas, oncologistas e especialistas adicionais apropriados, deve ser utilizada para assegurar o retorno dos sobreviventes do câncer de pulmão à normalidade na maior medida possível.

## CUIDADOS DE SUPORTE

Os pacientes com câncer de pulmão apresentam uma taxa de cura de somente 16%, até mesmo nos mais avançados sistemas de saúde ocidentais, tendo em vista que a maioria dos pacientes apresenta doença localmente avançada ou metastática. A discussão precoce e a instituição de cuidados paliativos e de suporte são, portanto, críticas para o paciente, para assegurar a máxima qualidade de vida. Estudos indicam que a integração precoce dos cuidados de suporte ajuda a manter e a melhorar a qualidade de vida, com um estudo clínico randomizado observando que a adição precoce dos cuidados paliativos à quimioterapia para os pacientes com doença avançada pode ter um impacto significativo sobre a sobrevida em geral, um achado surpreendente, porém reafirmador. Um estudo multirregional, prospectivo, de observação, identificou que, entre os familiares de pacientes idosos que morreram por câncer de pulmão em estágio avançado, as percepções sobre os melhores cuidados ao fim da vida foram associadas à admissão mais precoce em unidades de cuidados paliativos, evitando admissões em UTI, e morte fora do hospital, apoiando o avanço do planejamento dos cuidados consistente com as preferências dos pacientes.[18]

### DETECÇÃO PRECOCE E PREVENÇÃO

Décadas de pesquisas a respeito do rastreamento dos indivíduos de alto risco em relação à detecção mais precoce do câncer de pulmão recentemente obtiveram algum sucesso.[19] O National Lung Screening Trial randomizou mais de 50.000 indivíduos entre 55 e 74 anos com histórico de tabagismo de no mínimo 30 anos-maço para o rastreamento com TC de dose baixa ou radiografias torácicas no período basal e em 1 e 2 anos após a admissão. A taxa de adesão aos exames foi superior a 90% nos dois grupos. Foram observados resultados positivos em quase 25 e 7% dos indivíduos submetidos a rastreamento com TC e radiografia de tórax, respectivamente. Entre os pacientes com TC positiva, 96,4% foram considerados falso-positivos após a avaliação adicional. Os eventos adversos foram incomuns. O rastreamento com TC com dose baixa em indivíduos de alto risco foi associado a 20% de redução da taxa de mortalidade por câncer de pulmão e 6,7% da taxa de mortalidade por todas as causas. Quase 80% dos pacientes diagnosticados com câncer de pulmão por TC com dose baixa apresentaram doença em estágio I, II ou IIIA, passível de terapia curativa. A23 A análise subsequente demonstrou que o rastreamento por TC com dose baixa preveniu o maior número de mortes por câncer de pulmão dos pacientes que eram de mais alto risco e preveniu pouquíssimas mortes dos indivíduos com risco mais baixo. A24 Estes resultados levaram à adoção da TC com dose baixa para a detecção do câncer de pulmão por parte das principais organizações de saúde, incluindo a U.S. Preventive Services Task Force.[20] Para os nódulos pulmonares detectados no rastreamento com TC com dose baixa, foi demonstrado que as ferramentas preditivas com base nas características do paciente e do nódulo podem ser utilizadas para estimar, com acurácia, a probabilidade de que eles sejam malignos.[21]

Comparativamente, um estudo clínico randomizado dinamarquês de cinco TC com dose baixa anuais, em comparação a nenhum rastreamento, entre 4.000 participantes com 50 a 70 anos e com um tabagismo de no mínimo 20 anos-maço, não observou diferenças na taxa de mortalidade por câncer de pulmão ou por todas as causas 5 anos após a conclusão do rastreamento. É interessante observar que foram observadas duas vezes mais cânceres, incluindo 5 vezes mais cânceres em estágio inicial e estágio IIIA, no grupo de rastreamento. A25 O resultado negativo pode ter sido uma função do tamanho do estudo (um décimo do tamanho do National Lung Screening Trial).

Portanto, as atuais diretrizes de prática clínica não necessariamente encorajam uma abordagem centrada no paciente.[22] Mais recentemente, observou-se que a seleção dos indivíduos para o rastreamento com TC que sejam de mais alto risco para o câncer de pulmão, conforme determinado por cálculos do risco individual (i. e., seleção com base no risco), em vez de realizar uma avaliação do risco com base no histórico de tabagismo, é mais efetiva e mais eficiente.[23] Tendo em vista que o rastreamento excessivamente frequente apresenta prejuízos correlatos, poderia ser recomendado o aumento do intervalo entre os exames de rastreamento nas pessoas com prevalência de rastreamento negativo com TC em dose baixa.

A prevenção primária do câncer de pulmão enfoca nas maneiras para prevenir o tabagismo nos indivíduos e na promoção da cessação do tabagismo, que permanecem o meio mais efetivo para prevenir o câncer de pulmão. Os esforços para a cessação do tabagismo com frequência são esporádicos, mas a maior parte dos estudos indica que os pacientes que obtêm sucesso na cessação do tabagismo se beneficiam do suporte farmacológico, psicológico e médico.

Estudos sobre a suplementação com betacaroteno e vitamina E, estimulados pelas evidências epidemiológicas de níveis séricos mais baixos destes antioxidantes em pacientes com câncer de pulmão, não somente não obtiveram sucesso como de fato produziram um risco mais alto de câncer de pulmão nos fumantes. Altas concentrações de selênio no sangue estão associadas a um risco mais baixo de câncer de pulmão, mas um estudo clínico de fase III em pacientes com câncer de pulmão em estágio I ressecado falhou em demonstrar qualquer benefício da suplementação de selênio. Estes e outros estudos clínicos indicaram que os pacientes com câncer de pulmão que continuam a fumar apresentam a mais alta incidência de recidiva e desenvolvimento de um segundo tumor primário.

## OUTRAS NEOPLASIAS PULMONARES

### Mesotelioma maligno

Os mesoteliomas pleurais malignos[24]  em geral estão relacionados à exposição ao amianto, com pico do risco para o desenvolvimento da doença 30 a 35 anos após a exposição inicial. Possíveis fatores de risco adicionais incluem a radiação e o vírus SV40. O mesotelioma em geral é diagnosticado na quinta à sétima década de vida (idade mediana, 60 anos), com preponderância do sexo masculino para o feminino de 5:1. Os sintomas comuns incluem dispneia (60%) e dor ou desconforto na parede torácica (60%). As radiografias torácicas em geral revelam efusão (derrame) pleural unilateral. A progressão tumoral e os sintomas em geral são o resultado da progressão local, com metástases a distância sintomáticas sendo uma ocorrência tardia. A avaliação citológica do líquido pleural para estabelecer o diagnóstico é difícil e com frequência inexata. O diagnóstico em geral é obtido por meio de um procedimento de biopsia guiada por TC ou toracoscopia, incluindo VATS, se necessário. Diversos sistemas de estadiamento foram propostos, mas nenhum alcançou aceitação completa.

O tratamento, dependendo da extensão da doença, inclui cirurgia (toracoscopia com esclerose, pleurectomia, pneumectomia extrapleural), radioterapia e, com frequência, quimioterapia.[25] Com raras exceções, estas três modalidades individualmente não melhoraram significativamente as taxas de sobrevida, e a quimioterapia ou RT não proporcionam a paliação ou o alívio dos sintomas a longo prazo. Mais recentemente, a adição de bevacizumabe a pemetrexede mais cisplatina melhorou significativamente a sobrevida em geral, de 16,1 para 18,8 meses no mesotelioma pleural maligno, à custa dos esperados efeitos tóxicos tratáveis; portanto, deve ser considerada um tratamento adequado para a doença. A26 A quimioterapia de combinação com pemetrexede e cisplatina está associada ao alívio sintomático nos pacientes com mesotelioma maligno avançado e não ressecável, e a uma taxa de resposta significativa na doença avançada. Ela é ocasionalmente utilizada como quimioterapia pré-operatória ou de indução antes da pneumectomia extrapleural, seguida por radioterapia. Estão sendo avaliados agentes multimodalidades e com alvo molecular. Nem a sobrevida livre de progressão nem a sobrevida em geral foi melhorada com defactinibe após a quimioterapia de primeira linha em pacientes com mesotelioma pleural maligno. A27 O mesotelioma infelizmente ainda é uma doença quase universalmente fatal, com sobrevida mediana inferior a 12 meses a partir do momento do diagnóstico.

### Tumores neuroendócrinos e outros tumores pulmonares

Os tumores pulmonares neuroendócrinos são classificados em quatro tipos: tumores carcinoides, carcinoides atípicos, CPPC e carcinomas neuroendócrinos de grandes células. Os *tumores carcinoides* (Capítulo 219) são tumores neuroendócrinos de grau baixo, com uma taxa de sobrevida em 10 anos superior a 90%. Os tumores carcinoides atípicos são tumores de grau intermediário, significativamente mais agressivos que o carcinoide, com sobrevida em 10 anos inferior a 20%. O *carcinoma neuroendócrino de grandes células* é um tumor neuroendócrino agressivo, que não atende os critérios de carcinoide, carcinoide atípico ou CPPC. A atividade considerável do everolimo e outros inibidores do alvo em mamíferos da rapamicina (mTOR) foi demonstrada nos tumores carcinoides de grau baixo.

Os tumores carcinoides de pulmão representam 1 a 2% de todas as neoplasias de pulmão. Estes tumores neuroendócrinos se originam na célula de Kulchitsky encontrada no epitélio brônquico. Os carcinoides típico e atípico diferem no número de mitoses (< 2 por 10 campos de alta potência *versus* 2 a 10 por 10 campos de alta potência, respectivamente), no pleomorfismo nuclear (ausente *versus* presente) e nas metástases em linfonodos regionais (5 a 15% *versus* 20 a 28%). As metástases a distância na avaliação inicial são raras (< 20%). Os pacientes com tumores carcinoides típicos vivem, habitualmente, muitos anos, enquanto os pacientes com tumores carcinoides atípicos apresentam uma taxa de mortalidade em 5 anos de 61 a 88%. Os tumores carcinoides não estão associados ao tabagismo, são duas vezes mais comuns nas mulheres do que nos homens, ocorrem geralmente em pacientes com menos de 40 anos, e têm origem na área peri-hilar do pulmão. O tratamento dos tumores carcinoides brônquicos é baseado no estadiamento da doença. O estadiamento mediastinal é, habitualmente, seguido por ressecção cirúrgica. Quando há envolvimento dos linfonodos mediastinais, a RT é recomendada para os tumores carcinoides típicos se a cirurgia não puder ser realizada. Para o carcinoide atípico ou a doença metastática, a quimioterapia (etoposídeo mais cisplatina a cada 3 semanas por quatro ciclos) mais radioterapia é comumente utilizada, mas não existem evidências do benefício de uma terapia sobre a outra.

Os *carcinomas de glândulas salivares* incluem o carcinoma mucoepidermoide e o carcinoma cístico adenoide, que representam aproximadamente 0,2% dos cânceres de pulmão. Estas neoplasias de crescimento lento têm origem nas glândulas brônquicas e, em geral, são tratadas com cirurgia.

Os *sarcomas de pulmão primários* são muito raros e incluem histiocitoma fibroso maligno, fibrossarcoma, liomiossarcoma, rabdomiossarcoma, hemangioendotelioma epiteloide, angiossarcoma e lipossarcoma (Capítulo 192). O tratamento primário é a cirurgia mas, dependendo das dimensões e do grau do tumor e do fato de as margens estarem limpas, também podem ser administradas radioterapia ou quimioterapia. Um subconjunto de carcinomas sarcomatoides do pulmão provavelmente ancora mutações *skipping* no éxon de MET 14, que podem ser passíveis de terapia com alvo molecular. Os linfomas primários do pulmão também são muito raros, responsáveis por aproximadamente 0,3% de todos os cânceres de pulmão primários. O tipo mais comum é um linfoma linfocítico de pequenas células de grau baixo, para o qual cirurgia e a quimioterapia são as opções habituais (Capítulo 176).

## Recomendações de grau A

- A1. Bendixen M, Jorgensen OD, Kronborg C, et al. Postoperative pain and quality of life after lobectomy via video-assisted thoracoscopic surgery or anterolateral thoracotomy for early stage lung cancer: a randomised controlled trial. *Lancet Oncol.* 2016;17:836-844.
- A2. De Ruysscher D, Dingemans AC, Praag J, et al. Prophylactic cranial irradiation versus observation in radically treated stage III non-small-cell lung cancer: a randomized phase III NVALT-11/DLCRG-02 study. *J Clin Oncol.* 2018;36:2366-2377.
- A3. Soria JC, Felip E, Cobo M, et al. Afatinib versus erlotinib as second-line treatment of patients with advanced squamous cell carcinoma of the lung (LUX-Lung 8): an open-label randomised controlled phase 3 trial. *Lancet Oncol.* 2015;16:897-907.
- A4. Mok TS, Cheng Y, Zhou X, et al. Improvement in overall survival in a randomized study that compared dacomitinib with gefitinib in patients with advanced non-small-cell lung cancer and EGFR-activating mutations. *J Clin Oncol.* 2018;36:2244-2250.
- A5. Soria JC, Ohe Y, Vansteenkiste J, et al. Osimertinib in untreated EGFR-mutated advanced non-small-cell lung cancer. *N Engl J Med.* 2018;378:113-125.
- A6. Solomon BJ, Kim DW, Wu YL, et al. Final overall survival analysis from a study comparing first-line crizotinib versus chemotherapy in ALK-mutation-positive non-small-cell lung cancer. *J Clin Oncol.* 2018;36:2251-2258.
- A7. Shaw AT, Kim DW, Mehra R, et al. Ceritinib in ALK-rearranged non-small-cell lung cancer. *N Engl J Med.* 2014;370:1189-1197.
- A8. Peters S, Camidge DR, Shaw AT, et al. Alectinib versus crizotinib in untreated ALK-positive non-small-cell lung cancer. *N Engl J Med.* 2017;377:829-838.
- A9. Camidge DR, Kim HR, Ahn MJ, et al. Brigatinib versus crizotinib in ALK-positive non-small-cell lung cancer. *N Engl J Med.* 2018;379:2027-2039.
- A10. Hida T, Nokihara H, Kondo M, et al. Alectinib versus crizotinib in patients with ALK-positive non-small-cell lung cancer (J-ALEX): an open-label, randomised phase 3 trial. *Lancet.* 2017;390:29-39.
- A11. Thatcher N, Hirsch FR, Luft AV, et al. Necitumumab plus gemcitabine and cisplatin versus gemcitabine and cisplatin alone as first-line therapy for patients with stage IV squamous non-small-cell lung cancer (SQUIRE): an open-label, randomised, controlled phase 3 trial. *Lancet Oncol.* 2015;16:763-774.
- A12. Paz-Ares L, Luft A, Vicente D, et al. Pembrolizumab plus chemotherapy for squamous non-small-cell lung cancer. *N Engl J Med.* 2018;379:2040-2051.
- A13. Gandhi L, Rodríguez-Abreu D, Gadgeel S, et al. Pembrolizumab plus chemotherapy in metastatic non-small-cell lung cancer. *N Engl J Med.* 2018;378:2078-2092.
- A14. Reck M, Rodríguez-Abreu D, Robinson AG, et al. Updated analysis of KEYNOTE-024: pembrolizumab versus platinum-based chemotherapy for advanced non-small-cell lung cancer with PD-L1 Tumor Proportion Score of 50% or greater. *J Clin Oncol.* 2019;37:537-546.
- A14b. Mok TSK, Wu Y-L, Kudaba I, et al. Pembrolizumab versus chemotherapy for previously untreated, PD-L1-expressing, locally advanced or metastatic non-small-cell lung cancer (KEYNOTE-042): a randomised, open-label, controlled, phase 3 trial. *Lancet.* 2019;393:1819-1830.
- A15. Socinski MA, Jotte RM, Cappuzzo F, et al. Atezolizumab for first-line treatment of metastatic nonsquamous NSCLC. *N Engl J Med.* 2018;378:2288-2301.
- A16. Horn L, Mansfield AS, Szczesna A, et al. First-line atezolizumab plus chemotherapy in extensive-stage small-cell lung cancer. *N Engl J Med.* 2018;379:2220-2229.
- A17. Hellmann MD, Ciuleanu TE, Pluzanski A, et al. Nivolumab plus ipilimumab in lung cancer with a high tumor mutational burden. *N Engl J Med.* 2018;378:2093-2104.
- A17b. Hellmann MD, Paz-Ares L, Bernabe Caro R, et al. Nivolumab plus ipilimumab in advanced non-small-cell lung cancer. *N Engl J Med.* 2019;381:2020-2031.
- A18. Gettinger S, Horn L, Jackman D, et al. Five-year follow-up of nivolumab in previously treated advanced non-small-cell lung cancer: results from the CA209-003 study. *J Clin Oncol.* 2018;36:1675-1684.
- A19. Herbst RS, Baas P, Kim DW, et al. Pembrolizumab versus docetaxel for previously treated, PD-L1-positive, advanced non-small-cell lung cancer (KEYNOTE-010): a randomised controlled trial. *Lancet.* 2016;387:1540-1550.
- A20. Rittmeyer A, Barlesi F, Waterkamp D, et al. Atezolizumab versus docetaxel in patients with previously treated non-small-cell lung cancer (OAK): a phase 3, open-label, multicentre randomised controlled trial. *Lancet.* 2017;389:255-265.
- A21. Antonia SJ, Villegas A, Daniel D, et al. Overall survival with durvalumab after chemoradiotherapy in stage III NSCLC. *N Engl J Med.* 2018;379:2342-2350.
- A22. Goto K, Ohe Y, Shibata T, et al. Combined chemotherapy with cisplatin, etoposide, and irinotecan versus topotecan alone as second-line treatment for patients with sensitive relapsed small-cell lung cancer (JCOG0605): a multicentre, open-label, randomised phase 3 trial. *Lancet Oncol.* 2016;17:1147-1157.
- A23. National Lung Screening Trial Research Team, Aberle DR, Adams AM, Berg CD, et al. Reduced lung-cancer mortality with low-dose computed tomographic screening. *N Engl J Med.* 2011;365:395-409.
- A24. Kovalchik SA, Tammemagi M, Berg CD, et al. Targeting of low-dose CT screening according to the risk of lung-cancer death. *N Engl J Med.* 2013;369:245-254.
- A25. Wille MM, Dirksen A, Ashraf H, et al. Results of the randomized Danish lung cancer screening trial with focus on high-risk profiling. *Am J Respir Crit Care Med.* 2016;193:542-551.
- A26. Zalcman G, Mazieres J, Margery J, et al. Bevacizumab for newly diagnosed pleural mesothelioma in the Mesothelioma Avastin Cisplatin Pemetrexed Study (MAPS): a randomised, controlled, open-label, phase 3 trial. *Lancet.* 2016;387:1405-1414.
- A27. Fennell DA, Baas P, Taylor P, et al. Maintenance defactinib versus placebo after first-line chemotherapy in patients with merlin-stratified pleural mesothelioma: COMMAND—a double-blind, randomized, phase II study. *J Clin Oncol.* 2019;790-798.

### REFERÊNCIAS BIBLIOGRÁFICAS

*As referências bibliográficas, bem como os outros materiais suplementares deste livro, encontram-se no GEN-IO, nosso ambiente virtual de aprendizagem.*

# 183

# NEOPLASIAS DE ESÔFAGO E ESTÔMAGO

ANIL K. RUSTGI

## NEOPLASIAS DE ESÔFAGO

### DEFINIÇÃO

O esôfago é um órgão tubular oco, com funções fisiológicas primárias relacionadas à contração, que possibilita a propulsão do conteúdo alimentar sólido e líquido para o estômago. A mucosa é o epitélio escamoso estratificado que recobre a submucosa e o músculo – na parte proximal do esôfago o músculo é esquelético e nas partes média e distal do esôfago o músculo é liso. Os cânceres de esôfago podem ser amplamente classificados em epiteliais e não epiteliais. Existem determinados tumores epiteliais benignos, denominados papilomas de células escamosas. Os tumores epiteliais malignos são classificados em dois subtipos principais: carcinoma de células escamosas (CCE) esofágico e adenocarcinoma esofágico. Outros cânceres derivados do epitélio esofágico menos comuns incluem CCE verrucoso, carcinoma adenoescamoso, carcinoma cístico adenoide e carcinoma mucoepidermoide. Os tumores não epiteliais benignos incluem liomioma, tumores de células granulares, pólipo fibrovascular, hemangioma, linfangioma, lipoma e fibroma. Os tumores não epiteliais malignos incluem o liomiossarcoma e outros sarcomas, o carcinoma metastático (com origem em mama, pulmão) e o linfoma.

### Carcinoma de células escamosas esofágico

#### EPIDEMIOLOGIA

O CCE esofágico é o tipo mais comum de câncer esofágico mundialmente e uma causa importante de morte relacionada ao câncer em homens. O CCE esofágico tem taxas de até 100 por população de 100.000 na região que, com frequência, é denominada *Cinturão Asiático Central*, incluindo regiões ao redor do Mar Cáspio, do Irã, da Índia e da China; outras áreas de alta incidência incluem alguns países do Mediterrâneo e a África do Sul. Nos EUA, o CCE esofágico é mais comum em homens afro-americanos do que em homens brancos, com riscos de 15,1 por 100.000, em comparação a 2,9 por 100.000, respectivamente. Em geral, ainda que a incidência do CCE esofágico nos EUA seja baixa em homens ou mulheres com menos de 50 anos, ela aumenta com o avanço da idade.

## Fatores de risco

Os cânceres em geral são considerados no contexto das formas hereditárias versus esporádicas ou aparentemente aleatórias, que estão relacionadas à idade, a exposições ambientais e às alterações genéticas (Tabela 183.1). A base hereditária do CCE esofágico é excessivamente rara, consistindo em uma condição descamativa denominada tilose palmar e plantar. A descamação afeta mais dramaticamente as mãos e os pés, mas também se estende até o esôfago. Outra condição incomum, a síndrome de Plummer-Vinson ou síndrome de Paterson-Brown Kelly, inclui glossite, redes esofágicas cervicais e anemia ferropriva. Nas duas condições, é provável que a inflamação crônica acione a cascata de eventos que culminam na displasia escamosa esofágica e no carcinoma de células escamosas esofágico.

A maioria dos casos de CCE esofágicos é atribuível ao aumento do tabagismo ou etilismo, mas especialmente à sua combinação,[1] porque aparentemente existem efeitos deletérios sinérgicos de diversos carcinógenos químicos em ambos, incluindo compostos N-nitrosos, hidrocarbonetos aromáticos policíclicos e aminas aromáticas. O risco relativo do CCE esofágico é de 6,2 em pessoas que fumam mais de 25 cigarros diariamente. O abandono do tabagismo reduz o risco após 10 anos de abstinência. Os fumantes que consomem cerveja e uísque correm risco de 10 a 25 vezes maior de desenvolver CCE esofágico. De fato, é o tipo de álcool etílico e o modo de destilação que são os fatores mais críticos. Em áreas endêmicas do mundo, deficiências de vitaminas A, $B_{12}$, C e ácido fólico e determinados minerais (zinco, selênio, molibdênio) são fatores de risco importantes. Todas estas vitaminas e minerais exercem efeitos antioxidantes diretos ou indiretos, e as suas deficiências comprometem a homeostasia e a regeneração epitelial e tecidual.

Outros fatores de risco para o CCE esofágico[2] incluem a acalasia (ver Capítulo 129), um distúrbio que inclui aganglíose do plexo de Auerbach, resultando em disfagia, dor torácica e perda de peso, entre outros sinais/sintomas. O surgimento do CCE esofágico pode ser observado 10 a 20 anos após a identificação da acalasia nos pacientes. Tendo em vista que o carcinoma de células escamosas de cabeça e pescoço (CCECP) (Capítulo 181) compartilha muitos dos fatores de risco ambientais e do estilo de vida com o CCE esofágico, em particular o etilismo e o tabagismo, o CCECP e o CCE esofágico podem ocorrer de maneira síncrona ou metacrônica. Em diferentes partes do mundo, o CCE esofágico também está associado ao estreitamento esofágico crônico em virtude da ingestão de lixívia, ao consumo de chá-mate quente, ao espru celíaco, à infecção pelo papilomavírus humano (HPV) (especialmente aos genótipos HPV-16, HPV-18 e HPV-33) e à lesão por radiação.

### BIOPATOLOGIA

O CCE esofágico envolve a transição do epitélio escamoso normal em displasia escamosa, até o câncer. O início, a progressão e a metástase do CCE esofágico estão associadas a diversas alterações genéticas. Entre estas alterações genéticas estão a expressão excessiva do receptor do fator de crescimento epidérmico (EGFR) e os oncogenes da ciclina D1 e a inativação dos genes supressores tumorais TP53, p161NK4A, E-caderina e p120-catenina (p120ctn). Com base em diversos estudos, a frequência destas alterações varia muito, mas as alterações oncogênicas em geral surgem precocemente na displasia e no CCE esofágico precoce, enquanto a inativação dos genes supressores tumorais surge como eventos tardios no CCE esofágico primário e metastático. Do ponto de vista genômico, o fator de transcrição SOX-2, importante na capacidade pluripotente das células somáticas, demonstrou ser um gene importante envolvido na patogênese e na transformação do CCE esofágico em virtude da amplificação de SOX-2. A capacidade de modelar o CCE esofágico in vitro e in vivo passou por grandes progressos nos últimos anos, por meio do advento e da caracterização de modelos de cultura organotípica tridimensionais, modelos de transplante de xenoenxertos em camundongos e modelos em camundongos geneticamente modificados. Por exemplo, o knockout condicional do gene supressor tumoral p120ctn no esôfago de camundongos resulta no CCE esofágico invasivo. Esforços recentes no sequenciamento profundo do DNA confirmaram as alterações genéticas observadas anteriormente e revelaram a baixa frequência de outras alterações.

### MANIFESTAÇÕES CLÍNICAS

#### Sintomas e sinais

Ainda que a displasia escamosa esofágica tipicamente não esteja associada a sintomas, o CCE esofágico, que apresenta predileção pela parte proximal à média do esôfago, pode estar associado a disfagia, odinofagia, dor torácica atípica ou típica, sangramento gastrintestinal, náuseas, vômito, perda de peso e desnutrição. O CCE esofágico pode metastatizar em linfonodos locais, pulmão, fígado e ossos. Os sintomas atribuíveis ao CCE esofágico podem incluir dor relacionada aos ossos, dispneia e evidências de icterícia e insuficiência hepática, dependendo da extensão da doença metastática.

#### Exame físico

O paciente deve ser avaliado em relação a alterações em pelos/cabelo, integridade da pele e leitos ungueais, como reflexo da desnutrição. A perda de peso pode resultar em caquexia geral e atrofia muscular. Pode haver linfadenopatia nas regiões cervical anterior e supraclavicular. Hepatomegalia e complicações de hepatopatia podem anunciar a doença metastática em fígado.

#### Exames laboratoriais

Pode haver anemia ferropriva progressiva em virtude de hemorragia digestiva alta crônica e de evolução arrastada. Anormalidades adicionais podem ser refletidas em distúrbios metabólicos, tais como alcalose metabólica secundária a vômitos e hipernatremia em virtude de desidratação. As anormalidades enzimáticas hepáticas, tanto hepatocelulares quanto colestáticas, podem refletir metástases em fígado. Não existem marcadores específicos para o CCE esofágico, mas uma elevação no nível do antígeno carcinoembrionário (CEA) pode ser utilizada para auxiliar no monitoramento da recidiva da doença após a terapia.

### DIAGNÓSTICO

A seriografia esôfago-estômago-duodeno (SEED) é útil para o diagnóstico do CCE esofágico; esse exame contrastado com bário demonstra um defeito de preenchimento em virtude da lesão da mucosa ou comprometimento do trânsito do contraste em virtude do crescimento luminal (Capítulo 124). Entretanto, o diagnóstico definitivo envolve a visualização direta com endoscopia digestiva alta (EDA) (Capítulo 125); após a visualização da massa, são necessárias biopsias para a confirmação por meio de histopatologia e imuno-histoquímica para citoqueratinas associadas à proliferação e à diferenciação. O CCE esofágico pode envolver os linfonodos locais, que são mais bem detectados por meio de ultrassom endoscópico (USE); em seguida, conforme o necessário, amostras podem ser analisadas por meio de citopatologia após punção aspirativa com agulha fina (PAAF). Em centros com alto volume nos EUA, o citopatologista estará na sala de procedimentos com o gastroenterologista para fornecer uma avaliação inicial das amostras obtidas PAAF. A avaliação da doença metastática envolve tomografia computadorizada (TC) torácica e abdominal. A cintilografia óssea pode ser útil nos pacientes que são sintomáticos com dor relacionada aos ossos. A tomografia com emissão de pósitrons (PET) está sendo cada vez mais utilizada em algumas situações. Na totalidade, estas modalidades diagnósticas também possibilitam o estadiamento do CCE esofágico (Tabela 183.2), que é importante para orientar as opções terapêuticas.[3]

| Tabela 183.1 | Fatores de risco para o câncer esofágico. |
|---|---|

Câncer de células escamosas esofágico
   Tilose palmar e plantar
   Acalasia
   Síndrome de Plummer-Vinson
   Tabagismo
   Etilismo
   Ingestão crônica de lixívia
   Deficiências alimentares (minerais, vitaminas)
   Infecção pelo papilomavírus humano (HPV)
   Lesão por radiação
   Espru celíaco
Adenocarcinoma esofágico
   Refluxo gastresofágico de ácido gástrico
   Refluxo biliar
   Obesidade
   Esôfago de Barrett

## Tabela 183.2 Sistema de estadiamento TNM para o câncer de esôfago (American Joint Committee on Cancer Criteria).

**TUMOR PRIMÁRIO (T)***

| | |
|---|---|
| TX | O tumor primário não pode ser avaliado |
| T0 | Nenhuma evidência de tumor primário |
| Tis | Displasia de alto grau[†] |
| T1 | O tumor invade a lâmina própria, a muscular da mucosa ou a submucosa |
| T1a | O tumor invade a lâmina própria ou a muscular da mucosa |
| T1b | O tumor invade a submucosa |
| T2 | O tumor invade a muscular própria |
| T3 | O tumor invade a adventícia |
| T4 | O tumor invade as estruturas adjacentes |
| T4a | O tumor ressecável invade a pleura, o pericárdio ou o diafragma |
| T4b | O tumor ressecável invade outras estruturas adjacentes, tais como aorta, corpos vertebrais, traqueia etc. |

*(1) No mínimo a dimensão máxima do tumor deve ser registrada e (2) tumores múltiplos requerem o sufixo T(m).
[†]A displasia de grau alto inclui todo o epitélio neoplásico não invasivo que anteriormente era denominado carcinoma in situ.

**LINFONODOS (N)***

| | |
|---|---|
| NX | Os linfonodos regionais não podem ser avaliados |
| N0 | Nenhuma metástase em linfonodos regionais |
| N1 | Metástases em 1 a 2 linfonodos regionais |
| N2 | Metástases em 3 a 6 linfonodos regionais |
| N3 | Metástases em 7 ou mais linfonodos regionais |

*A quantidade deve ser registrada em relação à quantidade total de linfonodos regionais amostrados e à quantidade total de linfonodos com metástases relatada.

**METÁSTASE A DISTÂNCIA (M)**

| | |
|---|---|
| MX | A metástase não pode ser avaliada |
| M0 | Nenhuma metástase a distância |
| M1 | Metástase a distância |

De AJCC Cancer Staging Manual, 7th ed. New York: Springer-Verlag; 2010.

## TRATAMENTO

A maior parte dos estudos clínicos de fase III randomizados de cânceres gástricos e esofágicos locais e locamente avançados, nos quais as evidências de nível um para as diretrizes são baseadas, incluiu histologias heterogêneas e diferentes localizações anatômicas dos tumores. Entretanto, as suas diferentes etiologias, biologia molecular e padrões de recidiva sugerem a necessidade de dividir estes cânceres, e não de coalescer.[4]

### Terapia cirúrgica

A cirurgia é o pilar da terapia com intenção curativa.[5] Avanços técnicos levaram a melhoras na mortalidade operatória e na morbidade pós-operatória. As diferentes técnicas cirúrgicas incluem ressecções transtorácicas, trans-hiatais e radicais em bloco. Dependendo da localização do CCE esofágico, busca-se a esofagectomia total ou esofagectomia subtotal. Para a última, pode ser realizada a interposição jejunal ou colônica. O ganho na proficiência cirúrgica na realização da esofagectomia tem demonstrado melhorar os resultados da mortalidade a curto prazo, bem como a longo prazo, no câncer esofágico.[6] Ainda que atualmente haja ausência de estudos de alta qualidade que comparem a esofagectomia minimamente invasiva às abordagens convencionais, as últimas podem alcançar desfechos de mortalidade, morbidade e oncológicos peroperatórios equivalentes ou melhores, em comparação à cirurgia aberta em pacientes selecionados.[A1,A2,7]

Tem sido demonstrado que a esofagectomia de resgate após a quimiorradioterapia definitiva pode oferecer desfechos aceitáveis em curto e longo prazo em pacientes selecionados com câncer esofágico em centros com experiência.[8]

### Terapia clínica

Dependendo do estágio da doença, existe alguma variação na possibilidade de proceder com a quimiorradioterapia pré-operatória (neoadjuvante) (preferida para o estágio precoce) ou a quimiorradioterapia pós-operatória (adjuvante).

Um estudo no qual os pacientes foram randomizados para receber cirurgia isoladamente ou cirurgia mais quimioterapia pós-operatória com 5-fluoruracila e leucovorina e radioterapia concomitante relevou que a sobrevida mediana foi de 36 meses para os pacientes no grupo adjuvante, em comparação a 26 meses para aqueles no grupo cirurgia isoladamente. As taxas de sobrevida em geral em 3 anos foram de 50% (cirurgia mais terapia adjuvante), em comparação a 40% (cirurgia isoladamente), respectivamente.[A3] Dados de acompanhamento a longo prazo em pacientes com cânceres clinicamente ressecáveis, localmente avançados (células escamosas ou adenocarcinoma) de esôfago ou da junção gastresofágica demonstraram um aumento significativo na sobrevida em geral em 5 anos com a quimiorradioterapia neoadjuvante (uso de radioterapia concomitante com carboplatina mais paclitaxel) antes da cirurgia, em comparação à cirurgia isoladamente.[A4] Metanálise de redes de estudos clínicos randomizados controlados demonstrou que a quimiorradioterapia de combinação neoadjuvante ou adjuvante, em comparação à quimioterapia ou à radioterapia isoladamente, é mais efetiva do que a quimioterapia ou radioterapia isoladamente para a melhora da sobrevida dos pacientes com câncer esofágico ressecável.[A5]

### PROGNÓSTICO

A sobrevida em 5 anos para o CCE esofágico tratado depende do estágio e dos tipos de terapia utilizados. Para os estágios T1 e T2 sem envolvimento de linfonodos a cirurgia isoladamente pode ser curativa em mais de 60% dos casos. A ocorrência de complicações pós-operatórias importantes, que acometem aproximadamente um terço dos pacientes, exerce um efeito negativo duradouro sobre a qualidade de vida relacionada à saúde nos pacientes que sobrevivem por 5 anos após a esofagectomia para o câncer. Dispneia, fadiga, restrição alimentar, dificuldades de sono e refluxo gastresofágico pioram progressivamente mais durante o acompanhamento naqueles que sofrem com complicações pós-operatórias importantes, em comparação àqueles sem complicações cirúrgicas importantes. Para os pacientes com doença não ressecável ou metastática, a terapia é paliativa, com o envolvimento de *stents* protéticos expansíveis inseridos por meio de endoscopia para abrir o lúmen quase obstruído para a passagem do conteúdo alimentar, tubos de gastrotomia endoscópica percutânea para a administração de nutrição na parte do estômago distal à lesão em massa, nutrição parenteral total, controle da dor e quimioterapia sistêmica.[9]

## Adenocarcinoma esofágico

### EPIDEMIOLOGIA

O adenocarcinoma esofágico afeta os brancos mais do que os afro-americanos e os homens muito mais do que as mulheres (3:1 e 5,5:1); e aumenta em incidência após os 40 anos. A incidência ajustada para a idade anualmente é de 1,3 por 100.000. Neste capítulo, o adenocarcinoma esofágico é discutido como uma entidade separada dos adenocarcinomas gastresofágicos (assim denominado câncer juncional gastresofágico) e dos adenocarcinomas da cárdia gástrica, ainda que tenha havido uma tendência crescente de pensar nestes em conjunto. A incidência do adenocarcinoma esofágico está aumentando significativamente nos países desenvolvidos, em especial nos EUA (em 4 a 10% anualmente) e na Europa Ocidental/do Norte.[10]

### Etiologia

A obesidade (central) é um fator de risco importante para o adenocarcinoma esofágico. Isto pode estar relacionado a fatores mecânicos que estimulam o refluxo gastresofágico maior (RGE) ou mais provavelmente a liberação de adipocinas, citocinas e quimiocinas pró-inflamatórias, que seguem até o esôfago. O principal precursor reconhecido do adenocarcinoma esofágico é o esôfago de Barrett (Capítulo 129). O esôfago de Barrett é a substituição do epitélio escamoso estratificado normal por um epitélio de intestino delgado incompleto (metaplasia) na parte distal do esôfago, que se projeta a partir da junção gastresofágica em um gradiente distal-proximal (Capítulo 129). Por sua vez, tem sido demonstrado que o esôfago de Barrett é estimulado pelo RGE, mas também por uma mistura de ácidos biliares no refluxo ácido. Um pequeno subconjunto de pacientes com esôfago de Barrett pode progredir para o adenocarcinoma esofágico por meio de estágios intermediários de displasia de grau baixo e grau alto. No esôfago de Barrett, estima-se que um caso de adenocarcinoma esofágico ocorra em 55 a 441 pacientes-ano, o que corresponde a um aumento de aproximadamente 125 vezes do risco de adenocarcinoma esofágico, em comparação àquele da população em geral.

## BIOPATOLOGIA

O esôfago de Barrett envolve a metaplasia do epitélio esofágico normal até um epitélio de intestino delgado, com enterócitos colunares e células caliciformes secretoras, mas sem células de Paneth e células enteroendócrinas – portanto, a designação de metaplasia intestinal incompleta.[11] Por si própria, a metaplasia do esôfago de Barrett não pode se tornar um adenocarcinoma esofágico. Entretanto, se e quando o esôfago de Barrett sofre uma transição até a displasia de grau baixo e grau alto, existe o risco de adenocarcinoma esofágico mencionado anteriormente. O esôfago de Barrett está associado a ploidia anormal do DNA e determinadas alterações genéticas na sinalização do receptor do fator de crescimento epidérmico, TP53 e p16INK4A. Também pode ser observada instabilidade de microssatélites. Abordagens de todo o genoma estão revelando ganhos e perdas de regiões cromossômicas que podem levar à identificação de genes conhecidos e anteriormente desconhecidos críticos na patogênese do adenocarcinoma esofágico. Avanços recentes em modelos em camundongos geneticamente modificados possibilitaram a realização de fenocópias do esôfago de Barrett e do adenocarcinoma esofágico por meio do direcionamento direto do alvo molecular da interleucina (IL)-1β no esôfago. Em outra abordagem, por meio do *knockout* global de p63 (um marcador importante das células-tronco e das células progenitoras), o esôfago de Barrett é evidente no período pós-natal.

## MANIFESTAÇÕES CLÍNICAS

### Sintomas e sinais

Estima-se que 5 a 15% dos pacientes com RGE podem desenvolver esôfago de Barrett, mas os referidos estudos com base em população são difíceis de conduzir, tendo em vista que milhões de pessoas são afetadas pelo RGE, e a maior parte dos pacientes com RGE não realiza EDA. Os pacientes com esôfago de Barrett podem ou não apresentar sintomas relacionados ao RGE. O RGE crônico com esôfago de Barrett pode estar associado a estreitamentos esofágicos distais. Com o adenocarcinoma esofágico, os pacientes podem sofrer de disfagia, odinofagia, hemorragia digestiva alta, dor torácica, náuseas, vômitos, saciedade precoce, perda de peso e desnutrição.

### Exame físico

O exame do paciente pode revelar sinais consistentes com desnutrição e perda de peso. A linfadenopatia deve ser explorada. Pode haver hepatomegalia. É incomum haver síndromes paraneoplásicas com o adenocarcinoma esofágico (bem como com o CCE esofágico). É importante assegurar que o adenocarcinoma esofágico não seja confundido com uma entidade benigna, como um distúrbio primário da motilidade esofágica.

### Exames laboratoriais

Os pacientes com adenocarcinoma esofágico podem apresentar anemia ferropriva (em virtude de sangramento GI alto oculto), desequilíbrios metabólicos e exames de enzimas hepáticas anormais em virtude da doença metastática. O CEA pode estar elevado com marcador sorológico tumoral, embora não confirme o diagnóstico.

## DIAGNÓSTICO

A radiografia de tórax com ingestão de bário pode levar à suspeita de esôfago de Barrett e diagnosticar lesões expansivas luminais consistentes com adenocarcinoma esofágico na parte distal do esôfago. Entretanto, o diagnóstico se baseia na EDA. Na EDA é visualizada mucosa com coloração salmão característica na junção gastresofágica, com projeções ramificadas na direção proximal. Se a extensão do esôfago de Barrett tiver 3 cm ou menos, ele é denominado *esôfago de Barrett de segmento curto*; se tiver mais de 3 cm, é denominado *esôfago de Barrett de segmento longo*. Esta distinção é importante, porque o risco de adenocarcinoma esofágico no esôfago de Barrett de segmento longo é maior do que no esôfago de Barrett de segmento curto. Ao observar que a mucosa esofágica normal tem uma tonalidade mais rosado-esbranquiçada, pode-se distinguir visualmente os dois tipos diferentes de epitélio, com a ressalva de que a mucosa da cárdia gástrica na junção gastresofágica não deve ser confundida com o esôfago de Barrett. São necessárias biopsias endoscópicas da mucosa da região do esôfago de Barrett (com biopsias de controle do esôfago e da cárdia gástrica normais) para o diagnóstico histopatológico. As características da displasia são mais bem apreciadas na ausência da esofagite relacionada ao refluxo que pode levar à distorção da arquitetura nuclear; portanto, é necessária a supressão da produção de ácido com a terapia com inibidor da bomba de prótons por 6 a 8 semanas, com consideração de repetição das biopsias.

Se o paciente apresenta metaplasia do esôfago de Barrett, a EDA deve ser repetida a cada 3 anos. Entretanto, a displasia de grau baixo (com confirmação por parte de um patologista especialista) requer a endoscopia de vigilância a cada 6 a 12 meses. A displasia de grau alto, se avaliada adequadamente pelo patologista, pode exigir reconfirmação, mas em seguida leva à intervenção clínica (ablação com radiofrequência [ARF], ressecção endoscópica da mucosa) ou cirúrgica, em virtude da possibilidade de perda de um adenocarcinoma esofágico contíguo. A USE pode ser útil para diferenciar a displasia de grau alto e o adenocarcinoma intramucoso esofágico.

## TRATAMENTO

Os princípios são muito semelhantes àqueles aplicados para o CCE esofágico em termos de cirurgia. A quimiorradioterapia pré-operatória (neoadjuvante) (p. ex., carboplatina titulada para alcançar uma área sob a curva de 2 mg/m$\ell$/min e 50 mg/m² de paclitaxel por 5 semanas) e a radioterapia concomitante (a 41,4 Gy em 23 frações, 5 dias por semana) melhoram significativamente a sobrevida mediana, de aproximadamente 24 a 27 meses para aproximadamente 43 a 49 meses entre os pacientes com câncer esofágico ou da junção gastresofágica possivelmente curável.[A6] O prognóstico em geral para o adenocarcinoma esofágico é semelhante àquele do CCE esofágico. A ablação com radiofrequência (ARF) reduz a progressão do esôfago de Barrett com displasia de grau baixo ou possivelmente da displasia de grau alto até o câncer.[A7] A ressecção da mucosa endoscópica (RME) é utilizada para a displasia de grau alto relacionada ao esôfago de Barrett ou o esôfago de Barrett associado ao adenocarcinoma esofágico intramucoso. Para os tumores avançados e não ressecáveis, *stents* autoexpansíveis, com frequência com braquiterapia localizada, pode proporcionar a paliação.[12]

As terapias sistêmicas para os adenocarcinomas esofágicos avançados e metastáticos (ver também a seção Tratamento sob Adenocarcinomas de estômago), incluindo abordagens com alvos moleculares, em geral também se aplicam para o adenocarcinoma gástrico avançado e metastático. O *status* de desempenho (*performance status*) com frequência declina após a terapia de primeira linha. Os pacientes com cânceres esofágicos geralmente apresentam comorbidades sérias, como obesidade, cardiopatia, enfisema, bem como desnutrição em virtude de disfagia, que limitam as oportunidades de tratamento após a terapia de primeira linha.[13]

## NEOPLASIAS DE ESTÔMAGO

### DEFINIÇÃO

As neoplasias gástricas são predominantemente malignas, e quase 90 a 95% destes tumores são adenocarcinomas. As doenças malignas observadas com menos frequência incluem linfomas, em especial o linfoma não Hodgkin, e sarcomas, como o liomiossarcoma. As neoplasias gástricas benignas incluem os liomiomas, tumores carcinoides e lipomas.

### Adenocarcinoma de estômago

### EPIDEMIOLOGIA

A maior variação geográfica na incidência do câncer gástrico mundialmente indica que fatores ambientais influenciam a patogênese da carcinogênese gástrica. O apoio adicional a esta noção advém de observações de que grupos que emigram de áreas de risco alto para áreas de risco baixo, como os indivíduos japoneses que se mudam para o Havaí ou o Brasil, adquirem o risco baixo da área para a qual emigram, presumivelmente em virtude da adoção do estilo de vida endógeno e da exposição a fatores ambientais diferentes.

O adenocarcinoma gástrico foi a doença maligna mais frequentemente observada no mundo até meados da década de 1980, e permanece extremamente comum entre os homens em determinadas regiões como a América do Sul tropical, algumas partes do Caribe e do Leste Europeu.

Independentemente do sexo, ele permanece uma das malignidades mais comuns no Japão e na China.

Ainda que o câncer gástrico tenha sido o câncer mais comum nos EUA na década de 1930, a sua incidência anual diminuiu de modo estável. A incidência anual no momento é inferior a 10.000 novos casos ao ano. Entretanto, embora a incidência de adenocarcinoma gástrico localizado na parte distal do estômago tenha declinado, a incidência de adenocarcinomas gástricos proximais e juncionais gastresofágicos tem aumentado estavelmente nos EUA, um achado que talvez reflita diferenças nos fatores patogênicos. Tipicamente, o câncer gástrico ocorre entre os 50 e 70 anos e é incomum antes dos 30 anos. As taxas são mais altas nos homens do que nas mulheres, em 2:1. A sobrevida em 5 anos é inferior a 20%.

## Fatores de risco

Os fatores de risco para o desenvolvimento do adenocarcinoma gástrico[14] podem ser divididos em fatores ambientais e genéticos, bem como condições precursoras (Tabela 183.3). Por exemplo, a infecção pelo *Helicobacter pylori* é significativamente mais comum em pacientes com câncer gástrico do que nos grupos de controle correspondentes. A erradicação do *H. pylori* efetivamente reduz a incidência de câncer gástrico, e a magnitude deste efeito protetor é maior entre os indivíduos com um risco de câncer gástrico basal mais alto.[15] Estudos epidemiológicos de populações de risco alto também sugeriram que agentes genotóxicos, como compostos *N*-nitrosos, podem desempenhar um papel na tumorigênese gástrica. Os compostos *N*-nitrosos podem ser formados no estômago humano por meio da nitrosação de nitratos ingeridos, que são constituintes comuns da dieta. Altas concentrações de nitratos no solo e na água de bebida têm sido observadas em áreas com altas taxas de morte em virtude de câncer gástrico. A gastrite atrófica (Capítulo 130), com ou sem metaplasia intestinal, é observada em associação ao câncer gástrico, especialmente em áreas endêmicas. A anemia perniciosa (Capítulo 155) está associada a um aumento de diversas vezes no câncer gástrico. A gastrite atrófica e o câncer gástrico apresentam determinados fatores de risco ambiental em comum. É provável que a gastrite atrófica e a metaplasia intestinal representem etapas intermediárias até o câncer gástrico. A acloridria associada à gastrite relacionada à infecção pelo *H. pylori*, a anemia perniciosa ou outras causas favorecem o crescimento de bactérias capazes de converter nitratos em nitritos. A nitrosamina *N*-metil-*N'*-nitrosoguanidina causa alta taxa de indução de adenocarcinoma no estômago glandular de ratos. Ao mesmo tempo, a maior parte dos pacientes com gastrite atrófica não desenvolve câncer gástrico, um achado que sugere que nem a gastrite atrófica nem a acloridria isoladamente sejam responsáveis.

As úlceras gástricas benignas não aparentam predispor os pacientes ao câncer gástrico. Entretanto, os pacientes que apresentam um remanescente gástrico após a gastrectomia subtotal em virtude de distúrbios benignos apresentam um aumento do risco relativo de câncer gástrico de 1,5 a 3,0 em 15 a 20 anos após a cirurgia.

| Tabela 183.3 | Condições que predispõem ou que estão associadas ao câncer gástrico. |
|---|---|
| **AMBIENTAIS** | |
| Infecção por *Helicobacter pylori* | |
| Alimentares: excesso de sal (alimentos em picles em salmoura), nitratos/nitritos, carboidratos; deficiência de frutas frescas, vegetais, vitaminas A e C, refrigeração | |
| Baixo *status* socioeconômico | |
| Tabagismo | |
| **GENÉTICOS** | |
| Câncer gástrico familiar (raro) | |
| Associados ao câncer colorretal não poliposo hereditário | |
| Grupo sanguíneo A | |
| **CONDIÇÕES PREDISPONENTES** | |
| Gastrite crônica, especialmente a gastrite atrófica com ou sem metaplasia intestinal | |
| Anemia perniciosa | |
| Metaplasia intestinal | |
| Pólipos adenomatosos gástricos (> 2 cm) | |
| Tocos pós-gastrectomia | |
| Displasia epitelial gástrica | |
| Doença de Ménétrier (gastropatia hipertrófica) | |
| Úlcera péptica crônica | |

## BIOPATOLOGIA

Os adenocarcinomas gástricos podem ser divididos em dois tipos, com base na classificação de Lauren:[16] intestinal e difuso. O tipo intestinal ocorre tipicamente na parte distal do estômago com ulcerações, com frequência é precedido por lesões pré-malignas e a sua incidência está declinando nos EUA. Contrariamente, o tipo difuso envolve o espessamento difuso do estômago, especialmente na cárdia, e com frequência afeta pacientes mais jovens; esta forma pode se apresentar como linite plástica, um estômago não distensível com ausência de pregas e estreitamento do lúmen causado pela infiltração da parede do estômago pelo tumor. Os cânceres gástricos do tipo difuso ancoram células produtoras de mucina. Outras condições podem resultar na linite plástica, como linfoma (Capítulo 176), tuberculose (Capítulo 308), sífilis (Capítulo 303) e amiloidose (Capítulo 179). O prognóstico em geral é mais desfavorável no tipo difuso.

As principais características histopatológicas do câncer gástrico incluem o seu grau de diferenciação, a invasão pela parede gástrica, o envolvimento de linfonodos e a presença ou a ausência de células em anel de sinete no interior do próprio tumor. Outras manifestações patológicas incluem massa polipoide, que pode ser difícil de diferenciar de um pólipo benigno. O câncer gástrico precoce, uma condição que é comum no Japão e que apresenta um prognóstico relativamente favorável, consiste em lesões superficiais com ou sem o envolvimento de linfonodos. Neste caso, o esquema da classificação de Borrmann é útil: grupo I, polipoide; grupo II, úlcera fungante com margens agudas elevadas; grupo III, úlcera com margens infiltrativas pouco diferenciadas; e grupo IV, lesão infiltrativa, na maior parte intramural, não bem demarcada.

A principal hipótese que explica o modo como o *H. pylori* predispõe ao risco de câncer gástrico é a indução de uma resposta inflamatória, na qual a IL-1β pode ser central. A infecção crônica pelo *H. pylori* também leva à gastrite atrófica crônica, com a resultante acloridria, que por sua vez favorece o crescimento bacteriano, que pode converter os nitratos alimentares em nitrito. Estes nitritos, em combinação com fatores genéticos, promovem a proliferação celular anormal, as mutações genéticas e, finalmente, o câncer. Em um modelo de câncer gástrico em camundongos, a infecção pelo *H. pylori* pode desempenhar um papel no recrutamento das células-tronco derivadas da medula óssea que facilita a carcinogênese gástrica. Modelos em animais atualmente podem recapitular as características fundamentais do adenocarcinoma gástrico, seja por meio do uso de carcinógenos ou por meio de abordagens genéticas.

## Genética

Está claro que fatores genéticos desempenham um papel no câncer gástrico. Por exemplo, o grupo sanguíneo A está associado a uma taxa mais alta de incidência de câncer gástrico, até mesmo em áreas não endêmicas. Um aumento de três vezes no câncer gástrico tem sido relatado entre parentes em primeiro grau de pacientes com a doença. Além disso, mutações de linhagens germinativas e hereditárias nos genes em relação à E-caderina e alfacatenina,, ainda que raras, têm sido descritas no câncer gástrico hereditário difuso, que é observado em pacientes jovens. Mais ainda, na síndrome de Lynch (ver Capítulo 184), os pacientes apresentam cânceres extracolônicos associados, incluindo câncer gástrico. Os pacientes com polipose adenomatosa familiar (PAF) apresentam aumento do risco de adenocarcinoma gástrico na parte distal (do antro).

Dados sobre a expressão genética identificaram subtipos moleculares ligados a padrões distintos de alterações moleculares que estão associados a diferenças na progressão e no prognóstico da doença: relacionados ao vírus Epstein-Barr, instabilidade de microssatélites, instabilidade genômica (especialmente com mutações e fusões de RhoA) e instabilidade genômica.[17] Diversos mecanismos genéticos são importantes no câncer gástrico: ativação de oncogenes, inativação de genes supressores tumorais e instabilidade de microssatélites do DNA. Por exemplo, a perda da heterozigosidade do gene *APC* (polipose adenomatosa do cólon) tem sido observada nos cânceres gástricos. O produto do gene supressor tumoral *p53* regula o ciclo celular na transição das fases $G_1$-S e provavelmente também atua no reparo do DNA e na apoptose (morte celular programada). O gene *p53* está mutado não somente no câncer gástrico, mas também em lesões pré-cancerosas gástricas, um achado que sugere que a mutação do gene *p53* seja um evento precoce na carcinogênese gástrica. Alterações de microssatélites do DNA ou instabilidade em repetições de dinucleotídios ocorrem com frequência no carcinoma gástrico esporádico.

As mutações nos genes podem se acumular como resultado da instabilidade de microssatélites do DNA.

## MANIFESTAÇÕES CLÍNICAS

### Sintomas e sinais

Em seus estágios iniciais, o câncer gástrico pode ser assintomático ou produzir somente sintomas inespecíficos, que dificultam o diagnóstico precoce. Os sintomas tardios incluem inchaço, disfagia, dor epigástrica ou saciedade precoce. A saciedade precoce ou o vômito podem sugerir a obstrução parcial da saída gástrica, ainda que a dismotilidade gástrica possa contribuir para o vômito em pacientes com casos não obstrutivos. A dor epigástrica reminiscente daquela associada à úlcera péptica ocorre em aproximadamente um quarto dos pacientes mas, na maior parte dos pacientes com câncer gástrico, a dor não é aliviada com alimentos ou antiácidos. A dor que irradia até as costas pode indicar que o tumor penetrou no pâncreas. Quando a disfagia está associada ao câncer gástrico, este sintoma sugere um tumor gástrico mais proximal na junção gastresofágica ou no fundo.

Os sinais de câncer gástrico incluem sangramento, que pode resultar em anemia ferropriva e que provoca os sintomas de fraqueza, fadiga e mal-estar, bem como em consequências cardiovasculares e cerebrovasculares mais sérias e raras. É incomum haver perfuração relacionada ao câncer gástrico. O câncer gástrico com metástases hepáticas pode levar a dor no quadrante superior direito do abdome, icterícia e febre. As metástases pulmonares podem causar tosse, soluço e hemoptise. A carcinomatose peritoneal pode levar à ascite maligna não responsiva a diuréticos. O câncer gástrico também pode metastatizar para os ossos.

### Exame físico

Nos estágios mais iniciais do câncer gástrico, o exame físico não encontra achados dignos de nota. Nos estágios mais tardios, os pacientes se tornam caquéticos e massa epigástrica pode ser palpada. Se o tumor tiver metastatizado para o fígado, o paciente pode apresentar hepatomegalia associada a icterícia e ascite. A invasão da veia porta ou esplênica e a trombose podem causar esplenomegalia. O envolvimento de linfonodos na área supraclavicular esquerda é denominado *linfonodo de Virchow*, e o envolvimento de linfonodos periumbilicais é denominado *nódulo da irmã Maria José*. A pesquisa de sangue oculto nas fezes pode ser positiva. A metástase em ovário é denominada *tumor de Krukenberg*.

As síndromes paraneoplásicas podem preceder ou ocorrer concomitantemente ao câncer gástrico. Exemplos incluem os seguintes: síndrome de Trousseau (ver Capítulo 73), que é a tromboflebite superficial migratória recidivante, indicando um possível estado de hipercoagulação; acantose *nigricans*, que surge como lesões cutâneas elevadas e hiperpigmentadas de áreas flexoras, pescoço, axilas, virilha e membranas mucosas; neuromiopatia com envolvimento das vias sensoriais e motoras; e síndromes do sistema nervoso central, com alteração do *status* mental e ataxia.

### Exames laboratoriais

Os exames laboratoriais podem revelar anemia ferropriva. Tem sido relatada anemia hemolítica microangiopática. As anormalidades nas provas de função hepática indicam, em geral, doença metastática. A hipoalbuminemia é um marcador da desnutrição. A enteropatia com perda proteica é rara, mas pode ser observada na doença de Ménétrier, outra condição predisponente. Os resultados de exames sorológicos, tais como CEA e CA72.4 (não utilizados tipicamente), podem estar anormais. Ainda que estes exames não sejam recomendados para o diagnóstico inicial, podem ser úteis para o monitoramento da doença após a ressecção cirúrgica.

## DIAGNÓSTICO

A acurácia do diagnóstico por EDA com biopsia e exame citológico é de quase 95 a 99% para ambos os tipos de câncer gástrico.[18] O câncer pode surgir como pequena ulceração na mucosa, pólipo ou massa (Figura 183.1). Em alguns pacientes, a ulceração gástrica é observada pela primeira vez na SEED. Uma úlcera gástrica benigna está associada a base lisa e regular, enquanto uma úlcera maligna está associada a massa adjacente, pregas irregulares e base irregular. Ainda que estas e outras características radiográficas historicamente tenham ajudado a predizer a doença benigna *versus* maligna, a EDA com biopsia e exame citológico é obrigatória sempre que uma úlcera gástrica é observada no exame radiológico, mesmo se a úlcera apresentar características benignas.

A ultrassonografia endoscópica (USE) é muito útil tanto para o diagnóstico quanto para o estadiamento do câncer gástrico (Tabela 183.4). A extensão do tumor, incluindo a invasão da parede gástrica e o envolvimento de linfonodos locais, pode ser avaliada por meio da USE (Figura 183.2), que fornece informações complementares àquelas obtidas na TC.[19] A USE pode ajudar a orientar as biopsias aspirativas de linfonodos para determinar o envolvimento maligno. A TC de tórax, abdome e pelve deve ser realizada para documentar a linfadenopatia e o envolvimento de órgãos extragástricos (especialmente pulmão e fígado). Em alguns centros, o estadiamento do câncer gástrico envolve cintilografias ósseas, em virtude da propensão de metástases do câncer gástrico para os ossos.

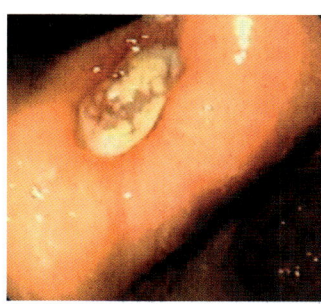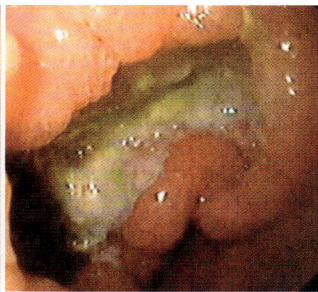

**FIGURA 183.1** Úlcera gástrica benigna (*esquerda*) e maligna (*direita*). Observe as bordas irregulares, espessadas e pendentes do câncer. (Cortesia do Dr. Pankaj Jay Pasricha).

### Tabela 183.4 Estadiamento TNM do câncer de estômago.

| TUMOR PRIMÁRIO (T) | |
|---|---|
| TX | O tumor primário não pode ser avaliado |
| T0 | Nenhuma evidência de tumor primário |
| Tis | Carcinoma *in situ*: tumor intraepitelial sem invasão da lâmina própria |
| T1 | O tumor invade a lâmina própria, a muscular da mucosa ou a submucosa |
| T1a | O tumor invade a lâmina própria ou a muscular da mucosa |
| T1b | O tumor invade a submucosa |
| T2 | O tumor invade a muscular própria* |
| T3 | O tumor penetra o tecido conjuntivo subseroso sem invasão do peritônio visceral ou das estruturas adjacentes†,‡ |
| T4 | O tumor invade a serosa (peritônio visceral) ou as estruturas adjacentes†,‡ |
| T4a | O tumor invade a serosa (peritônio visceral) |
| T4b | O tumor invade as estruturas adjacentes |
| **LINFONODOS REGIONAIS (N)** | |
| NX | O(s) linfonodo(s) regional(is) não pode(m) ser avaliado(s) |
| N0 | Nenhuma metástase em linfonodos regionais§ |
| N1 | Metástases em 1 a 2 linfonodos regionais |
| N2 | Metástases em 3 a 6 linfonodos regionais |
| N3 | Metástases em 7 ou mais linfonodos regionais |
| N3a | Metástases em 7 a 15 linfonodos regionais |
| N3b | Metástases em 16 ou mais linfonodos regionais |
| **METÁSTASE A DISTÂNCIA (M)** | |
| M0 | Nenhuma metástase a distância |
| M1 | Metástase a distância |

*Observação: um tumor pode penetrar a muscular própria, com extensão até os ligamentos gastrocólico ou gastro-hepático, ou até o omento maior ou menor, sem perfuração do peritônio visceral que recobre estas estruturas. Neste caso, o tumor é classificado como T3. Se houver perfuração do peritônio visceral que recobre os ligamentos gástricos ou o omento, o tumor deve ser classificado como T4. †As estruturas adjacentes do estômago incluem baço, cólon transverso, fígado, diafragma, pâncreas, parede abdominal, glândula suprarrenal, rim, intestino delgado e retroperitônio. ‡A extensão intramural até o duodeno ou esôfago é classificada pela profundidade da maior invasão em quaisquer destes locais, incluindo o estômago. §Observação: A designação pN0 deve ser utilizada se todos os linfonodos examinados forem negativos, independentemente do número total removido e examinado. (De *AJCC Cancer Staging Manual*. 7th ed. New York: Springer-Verlag, 2010.)

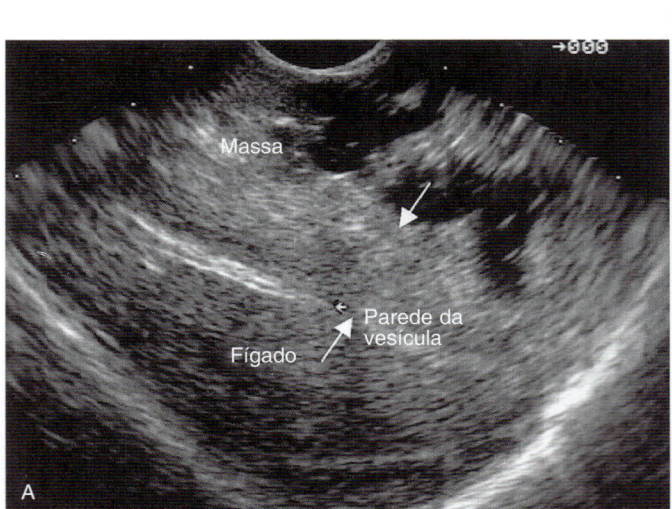
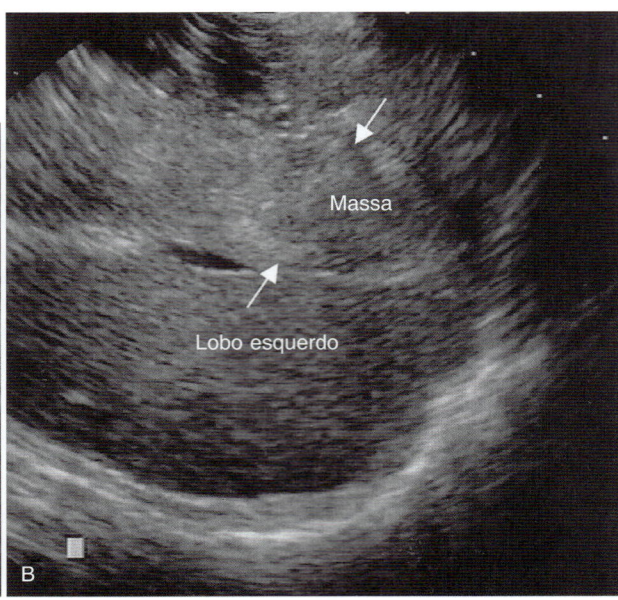

**FIGURA 183.2** Massa gástrica. Ultrassonografia endoscópica demonstrando uma grande massa gástrica, que está comprimindo o fígado e a parede da vesícula biliar (A) e, em uma vista diferente, o lobo esquerdo do fígado (B).

## TRATAMENTO

### Terapia cirúrgica

A única chance de cura do câncer gástrico é a ressecção cirúrgica, que é possível em 25 a 30% dos casos. Se o tumor estiver confinado à parte distal do estômago, é realizada gastrectomia subtotal, com ressecção dos linfonodos porta hepáticos e da cabeça do pâncreas. Os tumores da parte proximal do estômago exigem gastrectomia total para a obtenção de margem adequada e para remover os linfonodos; a pancreatectomia distal e a esplenectomia em geral também são realizadas como parte deste procedimento, que implica taxas de mortalidade e morbidade mais altas.[20] A adição da dissecção dos linfonodos para-aórticos não melhora a sobrevida. Até mesmo se um procedimento curativo não for possível em virtude de metástases, a ressecção gástrica limitada pode ser necessária para os pacientes com sangramento excessivo ou obstrução. Entretanto, a gastrectomia seguida por quimioterapia não é melhor do que a quimioterapia isoladamente para o câncer gástrico avançado que não é curável cirurgicamente.[A8] Se o câncer recidivar no remanescente gástrico, pode ser novamente necessária ressecção limitada para a paliação. A maior parte das recidivas de qualquer tipo de câncer gástrico ocorrem no local ou na área regional do tumor original.

### Terapia clínica

O câncer gástrico é um dos poucos cânceres gastrintestinais que é razoavelmente responsivo à quimioterapia.[21] A quimioterapia com agente único, que proporciona taxas de resposta parcial de 20 a 30%, é reservada para os pacientes com estado de desempenho desfavorável. Por outro lado, a quimioterapia de combinação aumenta a sobrevida em geral, em comparação à quimioterapia com agente único na doença metastática, bem como no tratamento adjuvante da doença não metastática.[A9]

Em pacientes com câncer gástrico que são submetidos à gastrectomia e à dissecção de linfonodos estendida com intenção curativa, S-1 (uma fluoropirimidina oral, 80 mg/dia durante 4 semanas, seguidos por 2 semanas de intervalo, repetidos em ciclos de 6 semanas por 1 ano com início dentro de 6 semanas após a cirurgia) melhora significativamente a sobrevida em 3 anos, de 70 para 80%. A quimioterapia com combinação de epirrubicina, cisplatina e fluoruracila, administrada tanto no pré-operatório quanto no pós-operatório, melhora significativamente a sobrevida em 5 anos, de 23 para 36% nos pacientes com câncer gastresofágico ressecável, mas a combinação de fluoruracila, leucovorina, oxaliplatina e docetaxel pode prolongar a sobrevida mediana até 50 meses sem aumentar os efeitos colaterais do tratamento.[A9b] De modo semelhante, a combinação de quimioterapia (fluoruracila e leucovorina) com radioterapia demonstrou melhorar a sobrevida mediana de 27 para 36 meses, em comparação à cirurgia isoladamente em pacientes com adenocarcinoma de estômago ou da junção gastresofágica. Com um acompanhamento mediano de mais de 10 anos, a sobrevida em geral e a sobrevida livre de recaídas demonstram um forte benefício contínuo da radioquimioterapia pós-operatória. Entretanto, a quimiorradioterapia pós-operatória não melhora a sobrevida em geral, em comparação à quimioterapia pós-operatória nos pacientes cujos cânceres gástricos ressecáveis são tratados com quimioterapia pré-operatória adequada e cirurgia.[A10]

Para a doença avançada ou metastática, os regimes de combinação podem produzir taxas de resposta parcial de 35 a 50%, mas a maior parte dos pacientes ainda apresenta sobrevida mediana inferior a 1 ano e a sobrevida por mais de 2 anos é rara. Estes incluem os seguintes: ECF, que é mais popular na Europa (50 mg/m² de epirrubicina no dia 1; 60 mg/m² de cisplatina no dia 1; 200 mg/m²/dia de 5-fluoruracila como uma infusão contínua por meio de um dispositivo de acesso venoso central [DAVC] administrada durante todo o tratamento, repetidos a cada 21 dias para um máximo de 8 ciclos); CF (infusão de 1.000 mg/m²/dia de 5-fluoruracila por 4 dias; 75 a 100 mg/m² de cisplatina no dia 1, a cada 4 semanas); ou TFC (75 mg/m² de docetaxel no dia 1; 75 mg/m² de cisplatina no dia 1; e 750 mg/m²/dia de 5-fluoruracila por 5 dias, a cada 3 semanas), ou capecitabina mais cisplatina. Um estudo clínico randomizado de quimioterapia tripla para o câncer esofagogástrico avançado demonstrou que a capecitabina oral é no mínimo tão efetiva quanto a fluoruracila infundida, e que a oxaliplatina (que não necessita de hidratação) é no mínimo tão efetiva quanto a cisplatina (que não necessita de hidratação) em relação à sobrevida em geral. Observou-se que bevacizumabe, um anticorpo monoclonal com alvo molecular no fator de crescimento endotelial vascular A (VEGF-A), administrado a uma dose de 7,5 mg/kg por meio de infusão intravenosa a cada 3 semanas, aumenta a sobrevida livre de progressão e a taxa de resposta em geral quando foi administrado junto com a quimioterapia com capecitabina e cisplatina como tratamento de primeira linha do câncer gástrico avançado.[A11] Ramucirumabe (um antagonista de receptores de VEGF), administrado a 8 mg/kg por via intravenosa a cada 2 semanas, pode melhorar a sobrevida mediana de 3,8 para 5,2 meses no câncer gástrico avançado.[A12] Trastuzumabe, um anticorpo anti-HER2 monoclonal humanizado (8 mg/kg por via intravenosa uma vez, em seguida 6 mg/kg a cada 3 semanas) pode aumentar a sobrevida do câncer gástrico HER2-positivo ou do câncer da junção gastresofágica de 11,1 meses para 13,8 meses. A radioterapia isoladamente é inefetiva e em geral é empregada somente para fins paliativos na condição de sangramento, obstrução ou dor. A terapia genética e a terapia com base imune atualmente estão em investigação em modelos em animais.

Os inibidores do ponto de controle imune que apresentam atividade no adenocarcinoma gástrico avançado e metastático incluem os anticorpos de PD-L1 durvalumabe, nivolumabe[A13] e pembrolizumabe. O uso de imunoterapia (inibidores do ponto de controle) para o adenocarcinoma gástrico metastático é racional, tendo em vista que um subconjunto é do subtipo com EBV que está associado ao enriquecimento de PD-L1 e PD-1, e o subtipo com instabilidade de microssatélites que está associado a uma carga mutacional mais alta e presumivelmente aumento do recrutamento das células imunes. Infelizmente, o pembrolizumabe não aparenta ser melhor do que o paclitaxel para os pacientes com câncer gástrico avançado tratado anteriormente.[A14] Dois agentes com alvo molecular na via de sinalização de MET, rilotumumabe e onartuzumabe, estão em estudos clínicos de fase tardia para o tratamento do câncer gástrico avançado.

**Outro manejo**

Críticos para o manejo do paciente com câncer gástrico são a atenção meticulosa à nutrição (alimentações enterais jejunais ou nutrição parenteral total), a correção de anormalidades metabólicas que surgem a partir do vômito ou da diarreia e o tratamento da infecção em virtude de aspiração ou peritonite bacteriana espontânea. Os pacientes com câncer gástrico precoce que recebem tratamento para a erradicação do *H. pylori* apresentam redução do risco de carcinoma gástrico metacrônico.[A15] Para manter a permeabilidade do lúmen, pode ser utilizado o tratamento a *laser* endoscópico ou inserção de prótese de maneira paliativa.

### PROGNÓSTICO

Aproximadamente um terço dos pacientes que são submetidos à ressecção curativa estão vivos em 5 anos. No conjunto, a taxa de sobrevida em geral em 5 anos nos pacientes com câncer gástrico é inferior a 10%. Os fatores prognósticos incluem a localização anatômica e o *status* de linfonodos. Os cânceres gástricos da parte distal sem o envolvimento de linfonodos apresentam um prognóstico melhor do que os cânceres gástricos da parte proximal, com ou sem envolvimento de linfonodos. Outros fatores prognósticos incluem profundidade da penetração e aneuploidia do DNA celular tumoral. A linite plástica e as lesões infiltrativas apresentam um prognóstico muito mais desfavorável do que a doença com polipose ou massas exofíticas. No subconjunto de pacientes principalmente japoneses com câncer gástrico precoce que está confinado a mucosa e submucosa, a ressecção cirúrgica pode ser curativa e melhora a taxa de sobrevida em 5 anos para mais de 50%. De fato, quando o câncer gástrico inicial está confinado à mucosa, a ressecção endoscópica da mucosa pode ser uma alternativa.

## Linfoma de estômago

### EPIDEMIOLOGIA

O linfoma gástrico representa aproximadamente 5% de todos os tumores gástricos malignos e está aumentando em incidência. A maioria dos linfomas gástricos é de linfomas não Hodgkin (LNH) (Capítulo 176), e o estômago é o local extralinfonodal mais comum para os LNH. Os pacientes com linfoma gástrico em geral são mais jovens do que aqueles com adenocarcinoma gástrico, mas a predominância do sexo masculino permanece.

### MANIFESTAÇÕES CLÍNICAS

Os pacientes comumente apresentam sintomas e sinais semelhantes aos do adenocarcinoma gástrico. O linfoma no estômago pode ser um tumor primário, ou pode ser secundário ao linfoma disseminado.

Os linfomas de células B (Capítulo 176) do estômago são mais comumente de células grandes, com um tipo de grau alto. Variantes de grau baixo são observadas na condição da gastrite crônica e são denominadas linfomas do *tecido linfoide associado à mucosa* (MALT). As lesões do MALT estão fortemente associadas à infecção por *H. pylori*.

### DIAGNÓSTICO

Nas radiografias, os linfomas gástricos primários surgem geralmente como úlceras ou massas exofíticas; o linfoma com infiltração difusa é mais sugestivo de linfoma secundário. Portanto, a SEED demonstra, em geral, múltiplos nódulos e úlceras no caso de linfoma gástrico primário e tipicamente apresenta o aspecto de linite plástica (ver anteriormente) no caso de linfoma secundário. Entretanto, como no adenocarcinoma gástrico, a EDA com biopsia e o exame citológico são necessários para o diagnóstico e apresentam acurácia de quase 90%. À parte da análise histopatológica convencional, a coloração com imunoperoxidase para os marcadores de linfócitos é útil no diagnóstico. Assim como com o adenocarcinoma gástrico, o estadiamento adequado do linfoma gástrico envolve USE, TC torácica e abdominal/pélvica e biopsia de medula óssea, conforme o necessário.

### TRATAMENTO

O tratamento do linfoma difuso de grandes células B gástrico é mais bem realizado com a quimioterapia de combinação, com ou sem radioterapia[22] (Capítulo 176). Para as lesões de MALT, a erradicação da infecção por *H. pylori* com antibióticos deve ser tentada[23] (Capítulo 130), mas os pacientes com lesões refratárias que estejam confinadas ao estômago algumas vezes podem ser curados com quimiorradioterapia (Capítulo 176).

## Outros tumores malignos de estômago

O liomiossarcoma, que representa aproximadamente 1% de todos os cânceres gástricos, ocorre habitualmente como massa intramural com ulceração central. Os sinais/sintomas podem incluir sangramento acompanhado por massa palpável. Os liomiossarcomas com frequência são relativamente indolentes; a ressecção cirúrgica promove uma taxa de sobrevida em 5 anos de aproximadamente 50%. Pode ocorrer metástase em linfonodos e fígado. Outros sarcomas gástricos incluem os lipossarcomas, fibrossarcomas, miossarcomas e sarcomas neurológicos.

A maioria dos tumores estromais gastrintestinais (GIST)[24] foi associada a mutações de ativação no gene *C-kit*; um subconjunto desses tumores está associado a mutações no gene do receptor do fator de crescimento derivado de plaquetas (*PDGFR*). As mutações de *C-kit* também são encontradas nas leucemias mieloides crônica e aguda (Capítulos 173 e 175), e aproximadamente 50% dos GISTs respondem ao mesilato de imatinibe, que deve ser continuado por no mínimo 3 anos.[A16] Se o imatinibe não obtiver sucesso, o sunitinibe aumenta a sobrevida. Se ambos falharem, regorafenibe, um inibidor de múltiplas quinases, pode ser tentado.[25] Os tumores carcinoides (Capítulo 219) podem ter origem no estômago e ser curados por meio de remoção, caso não tenham se disseminado para o fígado.

Outros tumores primários podem se disseminar para o estômago. Além dos linfomas, os cânceres primários de pulmão (Capítulo 182) e de mama (Capítulo 188), bem como o melanoma maligno (Capítulo 193) podem metastatizar para o estômago.

## Liomiomas e tumores benignos

Os liomiomas, que são tumores do músculo liso de origem benigna, ocorrem com igual frequência em homens e mulheres e estão tipicamente localizados nas partes média e distal do estômago. Os liomiomas podem crescer para o lúmen, com ulceração secundária e consequente sangramento. Eles também podem se expandir para a serosa, com compressão extrínseca. A EDA pode revelar massa que apresenta mucosa sobrejacente ou mucosa substituída pela ulceração. Na SEED, os liomiomas são habitualmente lisos, com um defeito de preenchimento intramural, com ou sem ulceração central. Entretanto, pode ser difícil diferenciar radiográfica ou endoscopicamente os liomiomas benignos de suas contrapartes malignas, e o diagnóstico tecidual é imperativo. Os liomiomas sintomáticos devem ser removidos, mas aqueles sem sinais/sintomas associados não necessitam de terapia.

Outros tumores gástricos benignos incluem lipoma, neurofibroma, linfangioma, ganglioneuroma e hamartoma, o último associado à síndrome de Peutz-Jeghers (Capítulo 184) ou à polipose juvenil (quando restrita ao estômago).

## Adenomas

Os adenomas gástricos e os pólipos hiperplásicos são incomuns, mas podem ser encontrados em pacientes de meia-idade e idosos. Os pólipos podem ser sésseis ou pedunculados. Ainda que os pólipos adenomatosos gástricos isolados em geral sejam assintomáticos, alguns pacientes apresentam dispepsia, náuseas ou sangramento. Os adenomas gástricos e os pólipos hiperplásicos são lisos e regulares nas SEED, mas o diagnóstico deve ser confirmado por meio de EDA com biopsia. Os pólipos pedunculados com mais de 2 cm ou que apresentem sinais/sintomas associados devem ser removidos por meio de polipectomia endoscópica com alça de cautério, enquanto grandes pólipos adenomatosos gástricos sésseis justificam ressecção cirúrgica segmentar. Se os pólipos progredirem até um estágio intermediário de displasia grave ou culminarem em câncer, o tratamento é o mesmo do adenocarcinoma gástrico.

## Recomendações de grau A

A1. Mariette C, Markar SR, Dabakuyo-Yonli TS, et al. Hybrid minimally invasive esophagectomy for esophageal cancer. *N Engl J Med.* 2019;380:152-162.

A2. van der Sluis PC, van der Horst S, May AM, et al. Robot-assisted minimally invasive thoracolaparoscopic esophagectomy versus open transthoracic esophagectomy for resectable esophageal cancer: a randomized controlled trial. *Ann Surg.* 2019;269:621-630.

A3. Vellayappan BA, Soon YY, Ku GY, et al. Chemoradiotherapy versus chemoradiotherapy plus surgery for esophageal cancer. *Cochrane Database Syst Rev.* 2017;8:CD010511.

A4. Shapiro J, van Lanschot JJB, Hulshof M, et al. Neoadjuvant chemoradiotherapy plus surgery versus surgery alone for oesophageal or junctional cancer (CROSS): long-term results of a randomised controlled trial. *Lancet Oncol.* 2015;16:1090-1098.

A5. Pasquali S, Yim G, Vohra RS, et al. Survival after neoadjuvant and adjuvant treatments compared to surgery alone for resectable esophageal carcinoma: a network meta-analysis. *Ann Surg.* 2017;265:481-491.

A6. Yang H, Liu H, Chen Y, et al. Neoadjuvant chemoradiotherapy followed by surgery versus surgery alone for locally advanced squamous cell carcinoma of the esophagus (NEOCRTEC5010): a phase III multicenter, randomized, open-label clinical trial. *J Clin Oncol.* 2018;36:2796-2803.

A7. Phoa KN, van Vilsteren FG, Weusten BL, et al. Radiofrequency ablation vs endoscopic surveillance for patients with Barrett esophagus and low-grade dysplasia: a randomized clinical trial. *JAMA.* 2014;311:1209-1217.

A8. Fujitani K, Yang HK, Mizusawa J, et al. Gastrectomy plus chemotherapy versus chemotherapy alone for advanced gastric cancer with a single non-curable factor (REGATTA): a phase 3, randomised controlled trial. *Lancet Oncol.* 2016;17:309-318.

A9. Iacovelli R, Pietrantonio F, Maggi C, et al. Combination or single-agent chemotherapy as adjuvant treatment of gastric cancer: a systematic review and meta-analysis of published trials. *Crit Rev Oncol Hematol.* 2016;98:24-28.

A9b. Al-Batran S-E, Homann N, Pauligk C, et al. Perioperative chemotherapy with fluorouracil plus leucovorin, oxaliplatin, and docetaxel versus fluorouracil or capecitabine plus cisplatin and epirubicin for locally advanced, resectable gastric or gastro-oesophageal junction adenocarcinoma (FLOT4): a randomised, phase 2/3 trial. *Lancet.* 2019;393:1948-1957.

A10. Cats A, Jansen EPM, van Grieken NCT, et al. Chemotherapy versus chemoradiotherapy after surgery and preoperative chemotherapy for resectable gastric cancer (CRITICS): an international, open-label, randomised phase 3 trial. *Lancet Oncol.* 2018;19:616-628.

A11. Ohtsu A, Shah MA, Van Cutsem E, et al. Bevacizumab in combination with chemotherapy as first-line therapy in advanced gastric cancer: a randomized, double-blind, placebo-controlled phase III study. *J Clin Oncol.* 2011;29:3968-3976.

A12. Fuchs CS, Tomasek J, Yong CJ, et al. Ramucirumab monotherapy for previously treated advanced gastric or gastro-oesophageal junction adenocarcinoma (REGARD): an international, randomised, multicentre, placebo-controlled, phase 3 trial. *Lancet.* 2014;383:31-39.

A13. Kang YK, Boku N, Satoh T, et al. Nivolumab in patients with advanced gastric or gastro-oesophageal junction cancer refractory to, or intolerant of, at least two previous chemotherapy regimens (ONO-4538-12, ATTRACTION-2): a randomised, double-blind, placebo-controlled, phase 3 trial. *Lancet.* 2017;390:2461-2471.

A14. Shitara K, Özgüroğlu M, Bang YJ, et al. Pembrolizumab versus paclitaxel for previously treated, advanced gastric or gastro-oesophageal junction cancer (KEYNOTE-061): a randomised, open-label, controlled, phase 3 trial. *Lancet.* 2018;392:123-133.

A15. Choi IJ, Kook MC, Kim YI, et al. Helicobacter pylori therapy for the prevention of metachronous gastric cancer. *N Engl J Med.* 2018;378:1085-1095.

A16. Joensuu H, Eriksson M, Sundby Hall K, et al. One vs three years of adjuvant imatinib for operable gastrointestinal stromal tumor: a randomized trial. *JAMA.* 2012;307:1265-1272.

## REFERÊNCIAS BIBLIOGRÁFICAS

*As referências bibliográficas, bem como os outros materiais suplementares deste livro, encontram-se no GEN-IO, nosso ambiente virtual de aprendizagem.*

# 184

# NEOPLASIAS DOS INTESTINOS DELGADO E GROSSO

EDWARD CHU

## NEOPLASIAS DE INTESTINO DELGADO

### EPIDEMIOLOGIA

As malignidades do intestino delgado são relativamente raras e representam aproximadamente 3% de todos os cânceres do sistema digestório e menos de 0,5% de todos os cânceres nos EUA. Em 2019, havia uma estimativa de que 10.000 novos casos de cânceres do intestino delgado seriam diagnosticados, e esta doença é responsável por quase 1.400 mortes anualmente.[1] Existem quatro subtipos histológicos principais, que compõem mais de 90% dos cânceres de intestino delgado: carcinoide, adenocarcinoma, linfoma e tumores estromais gastrintestinais (GISTs). Nos últimos 15 a 20 anos, a incidência dos tumores do intestino delgado, e em particular dos tumores carcinoides, aumentou significativamente, em parte como resultado do aprimoramento das técnicas diagnósticas.

A idade média por ocasião do diagnóstico dos tumores de intestino delgado é de 65 anos. Sarcomas e linfomas se manifestam um pouco mais cedo, na faixa dos 60 aos 62 anos, enquanto a idade média de aparecimento dos adenocarcinomas e tumores carcinoides é de 68 anos. Estes cânceres são discretamente mais comuns nos homens, em comparação às mulheres, e em afro-americanos, em comparação aos brancos.

### BIOPATOLOGIA

Os adenocarcinomas tipicamente têm origem em adenomas, e o processo adenoma-carcinoma é impulsionado por alterações genéticas específicas. Originalmente acreditava-se que os eventos moleculares nos adenocarcinomas de intestino delgado eram semelhantes aos eventos bem estabelecidos do câncer colorretal. Entretanto, um estudo de associação genômica ampla (GWAS) recente do adenocarcinoma de intestino delgado e do câncer colorretal identificou diferenças genômicas bem-definidas entre estes dois cânceres.[2] Mutações pontuais de *HER2*, instabilidade de microssatélites e alta carga mutacional tumoral foram, todas, enriquecidas no adenocarcinoma de intestino delgado, e foram detectadas mutações em *PIK3CA* e *MEK1*, possivelmente alvos moleculares. Os adenocarcinomas de intestino delgado constituem aproximadamente 37% de todos os tumores malignos de intestino delgado, e o duodeno é o local de apresentação mais comum no intestino delgado. A revisão histopatológica revela que a maioria destes adenocarcinomas é moderadamente ou bem diferenciada.

Os carcinoides do intestino delgado (Capítulo 219), que são derivados de células enterocromafins nas criptas de Lieberkühn, representam até 44% dos cânceres com origem no intestino delgado. Eles são tipicamente cânceres bem diferenciados e, ao contrário dos adenocarcinomas, tendem a ocorrer na parte distal do íleo. Até 30% dos casos são multifocais. Outros tumores neuroendócrinos do intestino delgado menos comuns incluem gastrinomas e somatostatinomas (Capítulo 219). Os cânceres de pequenas células raramente ocorrem no intestino delgado.

Aproximadamente 15% dos cânceres de intestino delgado são tumores malignos no tecido conjuntivo. Os GISTs, que são derivados das células de Cajal intestinais, são responsáveis por aproximadamente 85% dos tumores do tecido conjuntivo no intestino delgado (Figura 184.1). Os GISTs são encontrados mais comumente no duodeno e, em termos morfológicos, com frequência se assemelham aos sarcomas de tecidos moles (Figura 184.2). Entretanto, ao contrário dos sarcomas clássicos, os GISTs expressam a proteína c-Kit (CD117). Os sarcomas de tecidos moles, tais

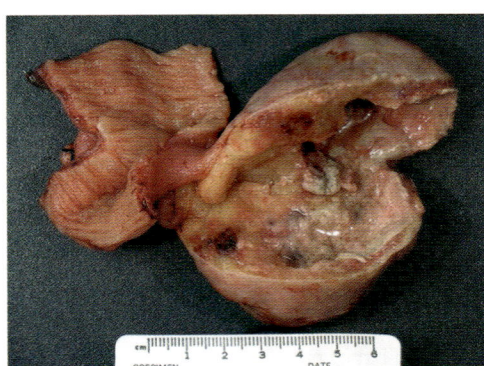

**FIGURA 184.1** Tumor estromal gastrintestinal de intestino delgado com ulcerações.

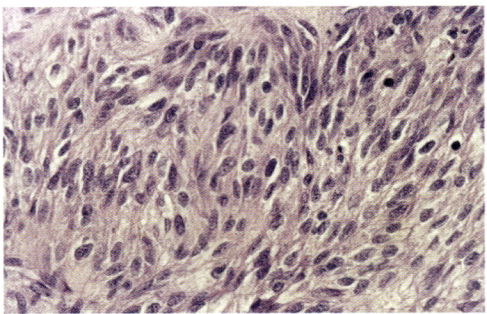

**FIGURA 184.2** Histopatologia do tumor estromal gastrintestinal (GIST).

# CAPÍTULO 184 Neoplasias dos Intestinos Delgado e Grosso

como os liomiossarcomas, são encontrados mais comumente no estômago e raramente no intestino delgado (Capítulo 192).

Os linfomas gastrintestinais (GI) primários representam a localização mais comum dos linfomas extralinfonodais; o segundo local mais comum no sistema digestório é o intestino delgado. Estes linfomas de intestino delgado são mais comumente do subtipo histopatológico não Hodgkin, e são responsáveis por aproximadamente 10% de todos os cânceres de intestino delgado. O íleo é a região mais comum destes linfomas GI extranodais, presumivelmente em virtude de esta região do intestino delgado ser rica em folículos linfoides submucosos. A natureza destes cânceres pode ser de grau baixo ou alto. Ainda que a sua origem seja mais comumente nas células B (ver Capítulo 176), podem surgir também a partir de linfócitos T precursores.

O intestino delgado também pode atuar como um local metastático de cânceres sólidos avançados. A disseminação metastática pode ocorrer por meio da invasão direta, disseminação hematógena ou extensão de metástases peritoneais. Por exemplo, o intestino delgado é o local GI mais comum para o melanoma maligno metastático (Capítulo 193). Os cânceres ovariano (Capítulo 189), de mama (Capítulo 188), de pulmão (Capítulo 182) e outros cânceres GI (Capítulo 183) também podem se disseminar até o intestino delgado.

Os tumores benignos que podem ter origem no intestino delgado incluem os adenomas, lipomas e liomiomas. Desmoides, hamartomas e hemangiomas são outros tumores benignos, mas são relativamente raros. Estes tumores benignos são encontrados habitualmente na parte distal do intestino delgado.

## Condições predisponentes

A idade é um fator de risco importante para os cânceres de intestino delgado, assim como para o câncer colorretal. Estes cânceres ocorrem na população mais idosa, com idade média de 66 anos. Existe uma conexão bem documentada entre as condições inflamatórias crônicas da mucosa e o desenvolvimento de adenocarcinomas de intestino delgado e linfoma. A doença intestinal inflamatória (DII; Capítulo 132), em particular a doença de Crohn, está associada a aumento do risco de adenocarcinoma na região do intestino delgado envolvida. Conforme será descrito posteriormente neste capítulo, o risco de adenocarcinoma de intestino delgado aumenta com a extensão e a duração do envolvimento do intestino delgado. Pacientes com imunodeficiência crônica e distúrbios autoimunes, tais como doença celíaca (Capítulo 131), apresentam aumento do risco de desenvolvimento de adenocarcinomas de intestino delgado e linfoma de intestino delgado. Diversos estudos de controle de casos identificaram vários fatores alimentares, incluindo carne vermelha, alimentos em salmoura e defumados, açúcar refinado e álcool etílico, que estão associados a aumento do risco de adenocarcinomas de intestino delgado. Ainda que a exposição ao tabaco e a obesidade possam aumentar o risco de cânceres de intestino delgado, os dados sobre o possível papel destes dois fatores são conflitantes.

Existem diversas síndromes de polipose familiar que estão associadas a neoplasias de intestino delgado. Assim como será descrito posteriormente neste capítulo, a síndrome de polipose adenomatosa familiar está associada a um risco de 100% de desenvolver câncer colorretal, e os pacientes com esta síndrome de câncer colorretal familiar apresentam um risco vitalício de 4 a 12% de desenvolver cânceres no duodeno ou na região periampular. O risco de câncer está relacionado ao número de pólipos e ao seu tamanho, ao tipo histológico e ao grau de displasia. O câncer de cólon hereditário não poliposo[3] está associado a um risco vitalício de 80% de câncer colorretal, e existe um risco vitalício de 1 a 4% de câncer de intestino delgado, que representa um aumento de 100 vezes do risco, em comparação à população geral. Os cânceres de intestino delgado associados ao câncer colorretal hereditário não poliposo tendem a ser apresentados 10 a 20 anos antes do que a idade habitual ao início do câncer de intestino delgado. A síndrome de Peutz-Jeghers está associada a um risco vitalício de 57% de cânceres GI, sendo o câncer colorretal o tumor mais comum, seguido pelo adenocarcinoma de intestino delgado.

## MANIFESTAÇÕES CLÍNICAS

A maior parte dos tumores malignos de intestino delgado está associada a sintomas, enquanto os tumores benignos são tipicamente assintomáticos em até 50% dos pacientes. O sintoma mais comumente apresentado é a dor abdominal. Os pacientes também podem apresentar perda de peso, náuseas e vômitos, redução do apetite, fadiga, sangramento GI e sinais/sintomas relacionados à obstrução GI. Os tumores primários duodenais, e especialmente aqueles na região periampular, podem estar associados à icterícia obstrutiva. Os tumores carcinoides de intestino delgado normalmente são assintomáticos. Com a doença avançada e especialmente na presença de metástase hepática, eles secretam aminas bioativas que podem levar a sintomas tipicamente associados à síndrome carcinoide: ruborização, chiados, diarreia e insuficiência cardíaca direta (relacionada à fibrose vascular) (Capítulo 219). Os sintomas sistêmicos são mais frequentes com os tumores com origem no jejuno ou no íleo.

Os pacientes com linfoma também podem apresentar evidências de linfadenopatia, hepatomegalia e obstrução intestinal (p. ex., distensão abdominal e hiperperistaltismo). Os linfomas GI também podem apresentar sintomas constitucionais, como febre, sudorese noturna e perda de peso. Os tumores benignos normalmente são achados incidentais, ainda que os tumores maiores possam ocasionalmente causar obstrução ou sangramento.

## DIAGNÓSTICO

O diagnóstico do câncer de intestino delgado com frequência é tardio, em virtude de sua apresentação rara e inespecífica. A duração média dos sintomas antes da obtenção de um diagnóstico definitivo de câncer de intestino delgado pode variar de 8 a 10 meses. Nos pacientes com tumores de intestino delgado, o exame físico é tipicamente nada digno de nota, ainda que alguns pacientes desenvolvam massa palpável, distensão abdominal ou ascite. Os pacientes com um tumor duodenal primário podem apresentar icterícia escleral e icterícia resultante da obstrução biliar.

Os achados laboratoriais podem incluir anemia ferropriva ou elevações em enzimas hepáticas (aspartato aminotransferase [AST], alanina aminotransferase [ALT], fosfatase alcalina). O nível sérico de bilirrubina pode estar elevado nos pacientes que apresentam metástases hepáticas ou obstrução biliar. No adenocarcinoma de intestino delgado, os níveis séricos do antígeno carcinoembrionário (CEA) podem estar elevados, em especial nos casos avançados, mas este marcador não é nem sensível, nem específico para o diagnóstico de rotina, tendo em vista que diversos tipos tumorais podem apresentar níveis elevados. Nos pacientes com tumores neuroendócrinos, níveis elevados de serotonina, cromogranina A, aminas bioativas específicas tumorais (p. ex., gastrina) ou ácido 5-hidroxi-indoleacético (5-HIAA) urinário são comumente observados.

Exames de imagem são necessários tanto para o diagnóstico quanto para o estadiamento dos tumores do intestino delgado, mas não existe modalidade de imagem ideal.[4] As técnicas de imagem padrão incluem séries GI altas (UGI) com acompanhamento do intestino delgado (SBFT), enteróclise, ultrassom (US) transabdominal, tomografia computadorizada (TC), ou ressonância magnética (RM). A enteróclise é um exame de imagem com contraste duplo, que é superior a UGI/SBFT, e apresenta maior sensibilidade para detectar tumores malignos do intestino delgado. Uma limitação importante da enteróclise é a incapacidade de detectar lesões planas. O exame de TC do abdome é a modalidade de imagem mais comumente utilizada na prática clínica diária, e esta modalidade de imagem é apropriada para o diagnóstico de tumores primários, bem como da doença metastática. A RM aparenta ser superior à TC, especialmente no que se refere à detecção de metástases hepáticas, bem como para a caracterização de sarcomas de tecidos moles.

Os carcinoides e os tumores neuroendócrinos primários apresentam imagens melhores nos exames de cintilografia com octreotida índio-111 e/ou meta-iodobenzilguanidina (MIBG).[5] Mais de 90% dos tumores carcinoides expressam receptores de somatostatina, e o exame com octreotida com o uso do traçador índio-111 apresenta alta sensibilidade (80 a 100%). Uma ampla variedade de cânceres de intestino delgado, incluindo os adenocarcinomas, linfomas e GISTs, podem demonstrar absorção em um exame de tomografia com emissão de pósitrons (PET). Entretanto, o PET não é útil para o diagnóstico de tumores carcinoides, tendo em vista que eles tipicamente não apresentam avidez por FDG.

A endoscopia com cápsula de vídeo utiliza um dispositivo endoscópico sem fio para a visualização de todo o intestino delgado. As indicações primárias para a endoscopia com cápsula de vídeo são avaliar o sangramento GI de uma fonte desconhecida e possível doença de Crohn. Em aproximadamente 2 a 3% dos pacientes que são submetidos à endoscopia com cápsula para o sangramento GI, é observado um tumor. A endoscopia com cápsula também pode avaliar o intestino delgado nos pacientes que apresentam polipose adenomatosa familiar e síndrome de Peutz-Jeghers, mas a sua utilidade clínica como exame de rastreamento de rotina nos referidos pacientes não é conhecida.

Técnicas de enteroscopia profunda facilitam a intubação do intestino delgado com o uso de endoscópios longos. O intestino delgado pode ser examinado pela via anterógrada (a partir da boca) ou retrógrada (a partir do cólon), desta maneira possibilitando o exame direto da maior parte do intestino delgado. Este métodos são mais invasivos do que a endoscopia com cápsula, mas apresentam possíveis vantagens para a biopsia tecidual, a polipectomia imediata e o controle direto do sangramento.

### Vigilância

Em pacientes que apresentam quaisquer das diversas síndromes do câncer de cólon familiar (incluindo polipose adenomatosa familiar, câncer colorretal hereditário não poliposo e síndrome de Peutz-Jeghers), é necessária a vigilância regular do intestino delgado. Os pacientes com polipose adenomatosa familiar também devem ser submetidos à esofagogastroduodenoscopia de rastreamento regular como parte de seus exames diagnósticos iniciais, com repetição em intervalos de 1 a 5 anos, dependendo da presença e do grau da polipose duodenal. Os pacientes que apresentam câncer colorretal hereditário não poliposo também exibem aumento do risco de carcinomas do intestino delgado, os quais, de fato, podem ser a primeira manifestação da sua doença. O câncer de intestino delgado associado ao câncer colorretal hereditário não poliposo manifesta-se tipicamente em uma idade mais jovem (mediana, 39 anos), e o duodeno é o local de doença mais comum (aproximadamente 50% dos casos). O rastreamento deve ser considerado com início aos 30 anos. Os pacientes que apresentam adenomas de intestino delgado esporádicos e os pacientes que apresentam tumores carcinoides devem ser submetidos a colonoscopia, tendo em vista o seu risco mais alto de neoplasia colônica. Atualmente, não existem diretrizes específicas para a vigilância de rotina dos pacientes com carcinomas de intestino delgado ressecados.

### Estadiamento

O estadiamento dos tumores de intestino delgado varia de acordo com a sua histologia. Os adenocarcinomas, GISTs e cânceres neuroendócrinos são estadiados com o uso de classificações específicas no sistema TNM do American Joint Committee on Cancer (AJCC). Os linfomas não Hodgkin (LNH) (Capítulo 176) são estadiados de acordo com um sistema de Ann Arbor modificado, utilizado originalmente para o estadiamento da doença de Hodgkin (Capítulo 177).

## TRATAMENTO

A remoção cirúrgica em geral é o tratamento de escolha preferido para os tumores de intestino delgado localizados, com a extensão da ressecção cirúrgica dependente da histologia e da localização do tumor.[6] No caso de adenocarcinomas nas primeiras duas partes do duodeno, habitualmente é necessário realizar pancreaticoduodenectomia extensiva, enquanto os carcinomas de intestino delgado exigem ressecção segmentar ou local ampla do tumor e dos linfonodos regionais. A ressecção em blocos é recomendada para os tumores endócrinos de grau baixo, incluindo os linfonodos regionais. Por outro lado, os GISTs não necessitam de linfadenectomia, a menos que os linfonodos sejam macroscopicamente anormais no momento da cirurgia. A cirurgia não é, geral, uma abordagem de tratamento primária para os linfomas, mas pode ser considerada para os linfomas em estágio baixo, e também pode ser necessária para tratar complicações como obstrução ou perfuração. Os tumores benignos do intestino delgado (como os lipomas incidentais) podem ser simplesmente observados. Adenomas pequenos podem ser removidos (polipectomia) por via endoscópica, mas os adenomas vilosos periampulares podem exigir pancreaticoduodenectomia (Vídeo 184.1).

### Terapia adjuvante

O papel da terapia adjuvante depende do tipo específico de câncer do intestino delgado. Os tumores benignos completamente ressecados não necessitam de terapia adicional. Os adenocarcinomas de intestino delgado em geral são tratados de modo semelhante ao câncer colorretal, e a recomendação habitual é administrar 6 meses de quimioterapia sistêmica à base de fluoropirimidina para os pacientes com envolvimento de linfonodos. Os cânceres neuroendócrinos moderadamente diferenciados e completamente ressecados não necessitam de terapia adjuvante. Para os GISTs de risco alto, imatinibe pós-operatório reduz a recidiva, e 3 anos de tratamento melhoram a sobrevida, em comparação a 1 ano de tratamento, especialmente nos pacientes com determinadas deleções de Kit do éxon 11, bem como deleções que envolvem os códons 557 ou 558 do éxon 11. A quimioterapia sistêmica pós-operatória é recomendada para ambos os linfomas de grau baixo e alto (Capítulo 176). Para outros sarcomas de tecidos moles, a terapia adjuvante não apresenta um papel definitivo após a ressecção cirúrgica.

### Doença metastática

Os carcinomas de intestino delgado metastáticos normalmente são tratados com regimes quimioterápicos sistêmicos sabidamente efetivos contra o câncer colorretal, mas nenhum dado favorece qualquer tratamento específico. Quando os pacientes com GISTs metastáticos são tratados com imatinibe, a sobrevida mediana é de aproximadamente 4 anos, com uma taxa de sobrevida em 10 anos estimada de aproximadamente 20%.[A1] Se os pacientes desenvolverem resistência ao imatinibe, sunitinibe e/ou regorafenibe podem ser tratamentos de segunda linha efetivos.[A2] Para os carcinoides metastáticos que não são cirurgicamente ressecáveis, análogos à somatostatina, tais como octreotida e lanreotida, são as principais opções de tratamento, mas agentes como fluoruracila, estreptozocina e doxorrubicina têm sido utilizados com uma atividade clínica modesta (Tabela 169.4).

## PROGNÓSTICO

O prognóstico geral para os cânceres de intestino delgado depende do subtipo patológico específico. Para os carcinomas de intestino delgado, a sobrevida em 5 anos é de 50 a 85% para os pacientes em estágios I a III, mas de somente 5% para o estágio IV. O local do tumor também é um determinante importante do prognóstico, com as taxas de sobrevida sendo mais desfavoráveis para os tumores duodenais primários, em comparação aos tumores primários ileais ou jejunais. Outros fatores associados a um prognóstico desfavorável incluem pouca diferenciação, envolvimento de linfonodos, metástases a distância e invasão linfovascular. Os carcinoides (Capítulo 219) são tipicamente indolentes e as taxas de sobrevida em 5 anos variam entre 50 e 95%, dependendo do estágio da doença. O prognóstico dos GISTs de intestino delgado depende do local do tumor (tumores distais apresentam um prognóstico mais desfavorável), do tamanho e da atividade mitótica, bem como da adequação da ressecção cirúrgica. Entretanto, as taxas de sobrevida em 5 anos são de aproximadamente 80% com a terapia com imatinibe, até mesmo quando a ressecção cirúrgica completa não é possível. Para os linfomas de intestino delgado, a taxa de sobrevida em 5 anos é superior a 60%, mas varia de acordo com o subtipo histológico.

## NEOPLASIAS DE INTESTINO GROSSO

Nos EUA, o câncer colorretal é o terceiro câncer mais comum, com uma incidência anual de aproximadamente 135.000.[7] Ele também é a segunda causa líder de morte por câncer, com quase 50.000 mortes a cada ano. Mundialmente, uma estimativa de 1,2 milhão de casos novos de câncer colorretal são diagnosticados a cada ano, e aproximadamente 600.000 pacientes morrem em virtude do mesmo. No indivíduo médio, o risco vitalício de desenvolvimento de câncer colorretal é alto, de aproximadamente 1 em 20.

### EPIDEMIOLOGIA

Aproximadamente 75% dos cânceres de intestino grosso têm origem na parte proximal do cólon. O câncer colorretal é mais comum em idosos, com uma idade mediana de aproximadamente 73 anos, mas cerca de 10% dos casos ocorrem em pacientes com menos de 50 anos. A incidência geral e a taxa de mortalidade do câncer colorretal declinaram significativamente ao longo das últimas 2 décadas, especialmente para os pacientes com mais de 50 anos. Entretanto, a incidência do câncer colorretal em adultos com menos de 50 anos aumentou em mais de 20% desde 2000, com aquela elevação direcionada por tumores na parte distal do cólon e no reto. A incidência geral do câncer de cólon do lado esquerdo ou na parte distal diminuiu, provavelmente graças ao rastreamento da parte distal do intestino grosso, mas a incidência do câncer de cólon do lado direito ou da parte proximal tem aumentado de maneira estável nos EUA.

O câncer colorretal é mais comum nos homens do que nas mulheres, e os homens o desenvolvem, em média, quando têm 5 a 10 anos a menos do que as mulheres. A taxa de mortalidade em virtude do câncer colorretal também é 25% mais alta nos homens. De todos os grupos étnicos nos EUA, os afro-americanos apresentam as mais altas taxas de câncer colorretal, e a sua doença ocorre em média 5 a 10 anos antes do que nos pacientes brancos, com uma frequência especialmente aumentada em indivíduos com menos de 50 anos. A taxa de mortalidade associada ao câncer colorretal é 20% mais alta na população afro-americana do que em brancos.

### BIOPATOLOGIA

Os adenocarcinomas representam mais de 90% dos cânceres colorretais. Outros subtipos histológicos relativamente raros incluem os cânceres neuroendócrinos, carcinomas epidermoides, hamartomas, linfomas e sarcomas (incluindo os GISTs). Também são observados tumores compostos, mais comumente adenocarcinomas com características neuroendócrinas.

Os adenocarcinomas colorretais têm origem a partir do epitélio glandular colunar da mucosa. Aproximadamente 20% dos adenocarcinomas não produzem mucina, e os cânceres mucinosos tendem a se desenvolver no lado direito do cólon, onde estão associados a um prognóstico geral mais desfavorável do que os subtipos não mucinosos. O subtipo do carcinoma medular, que é caracterizado por grandes células eosinofílicas, apresenta substancial infiltração de linfócitos infiltrantes tumorais. Estes tumores exibem um grau alto de instabilidade de microssatélites, tendo em vista que apresentam deficiência em uma ou mais das proteínas de reparo de incompatibilidades. Os carcinomas medulares surgem mais comumente do lado direito do cólon, são observados em mulheres mais idosas e apresentam menos probabilidade de disseminação em linfonodos. Em geral, o subtipo medular apresenta um prognóstico relativamente favorável. O câncer em anel de sinete é caracterizado por numerosas células tumorais únicas, com deslocamento nuclear pela mucina intracitoplasmática. Os tumores em anel de sinete são agressivos na sua apresentação clínica e estão associados a um prognóstico mais desfavorável.

Os cânceres neuroendócrinos incluem os tumores carcinoides (Capítulo 219) e os carcinomas de pequenas células. Os tumores carcinoides, que são as segundas neoplasias colorretais mais comuns após os adenocarcinomas, são mais comuns em não brancos e estão associados a um prognóstico favorável. Na parte distal do intestino, os carcinoides raramente são inativos em termos hormonais. Os cânceres neuroendócrinos pouco diferenciados, tais como o carcinoma de pequenas células verdadeiro, são os mais agressivos, comumente apresentam metástases hepáticas e outras a distância e apresentam um prognóstico geral desfavorável. Contrariamente aos carcinoides, entretanto, os cânceres neuroendócrinos pouco diferenciados são mais responsivos, ao menos inicialmente, à quimioterapia sistêmica.

Os carcinomas epidermoides são, habitualmente, do subtipo de células escamosas. Eles tendem a ser mais comuns nas mulheres e em pacientes hispânicos. Mais de 90% dos carcinomas epidermoides estão localizados no reto, e são, de modo geral, moderadamente a pouco diferenciados.

Os linfomas primários de intestino grosso representam cerca de 10 a 20% de todos os linfomas GI, mas menos de 1% de todos os cânceres colorretais. O ceco é o local mais comum, e eles são mais comuns nos homens e em idosos. A maioria destes linfomas do intestino grosso tem origem nas células B.

Os sarcomas do intestino delgado são relativamente raros, e a maioria é de liomiossarcomas (Capítulo 192). Esses tumores ocorrem comumente no reto, onde habitualmente são localizados por ocasião do diagnóstico, independentemente do seu grau. Os GISTs e os sarcomas de Kaposi (Capítulo 366) ocorrem no intestino grosso.

### Fatores de risco

Para o câncer colorretal esporádico, que representa 80 a 85% dos casos, os fatores de risco incluem idade mais avançada, sexo masculino, ancestralidade afro-americana, história familiar, doença intestinal inflamatória, obesidade, diabetes melito e resistência à insulina, consumo de tabaco e etilismo. O consumo de carne vermelha ou alimentos processados e a redução da ingestão de fibras, vegetais folhosos verdes e frutas também contribuem para o risco de câncer colorretal. Determinados elementos da microbiota intestinal, incluindo bactérias (*Streptococcus bovis*, *Fusobacterium* e diversas cepas de *E. coli*) e vírus (papilomavírus humano), são fatores de risco. Os fatores associados a redução do risco de câncer colorretal incluem maior atividade física e prática de exercícios físicos; maior ingestão alimentar de fibras, frutas e vegetais; uso regular de ácido acetilsalicílico (AAS) e anti-inflamatórios não esteroides (AINEs) e suplementação de ácido fólico, cálcio e vitamina D.

A idade é o fator de risco mais forte para o câncer colorretal esporádico, com o risco aumentando a partir dos 50 anos. A história familiar é importante, até mesmo na ausência de síndromes de câncer de cólon familiar definidas. Se um parente de primeiro grau apresentar câncer colorretal, o risco de uma pessoa de desenvolver um câncer colorretal é 2 a 3 vezes mais alto, com o risco aumentando para 5 ou 6 vezes quando dois parentes em primeiro grau apresentam um câncer colorretal. Até mesmo se um parente em primeiro apresentar um adenoma, o risco de câncer colorretal aumenta em 2 vezes. Os pacientes com história pregressa de doença intestinal inflamatória, colite ulcerativa ou doença de Crohn (Capítulo 132) correm risco 60% mais alto de câncer colorretal, em comparação à população geral, e o risco está relacionado à extensão e à duração do envolvimento do intestino grosso.

### Síndromes de câncer colorretal familiar

Diversas síndromes familiares bem definidas estão associadas a aumento do risco de câncer colorretal. Estas síndromes incluem o câncer colorretal hereditário não poliposo (CCHNP), a síndrome de Muir-Tore, a polipose adenomatosa familiar, a síndrome de Gardner, a síndrome de Turcot, a polipose associada a *MUTYH*, a síndrome de Peutz-Jeghers e a polipose juvenil (Tabela 184.1).

### Tabela 184.1 Características gerais das síndromes de câncer colorretal hereditárias.

| SÍNDROME | HISTOLOGIA DO PÓLIPO | DISTRIBUIÇÃO DO PÓLIPO | IDADE DE INÍCIO | RISCO DE CÂNCER DE CÓLON | LESÃO GENÉTICA | MANIFESTAÇÕES CLÍNICAS | LESÕES ASSOCIADAS |
|---|---|---|---|---|---|---|---|
| Polipose adenomatosa familiar | Adenoma | Intestino grosso, duodeno | 16 anos (variação, 8 a 34 anos) | 100% | 5q (gene *APC*) | Sangramento retal, dor abdominal, obstrução intestinal | Desmoides, HCEPR |
| Síndrome de Peutz-Jeghers | Hamartoma | Intestino grosso e delgado | Primeira década | Discretamente superior à média | 19p (*STK11*) | Possível sangramento retal, dor abdominal, intussuscepção | Manchas pigmentadas com melanina orocutânea, outros tumores |
| Polipose associada a *MUTYH* | Adenoma | Intestino grosso, duodeno | 45 a 50 anos (variação, 13 a 60 anos) | 75% (variação, 50 a 100%) | 1p (gene *MUTYH*) | Sangramento retal, dor abdominal, obstrução intestinal | HCEPR, osteomas |
| Polipose juvenil | Hamartoma (raramente adenoma) | Intestino grosso e delgado | Primeira década | ≈ 9% | *PTEN, SMAD4, BMPR1* | Possível sangramento retal, dor abdominal, intussuscepção | MAVs pulmonares |
| Câncer de cólon hereditário não poliposo | Adenoma | Intestino grosso | 40 anos (variação, 18 a 65 anos) | 30% | Genes de reparo de incompatibilidades* | Sangramento retal, dor abdominal, obstrução intestinal | Outros tumores (p. ex., ovário, útero, pâncreas, estômago) |

*Incluindo hMSH2, hMSH3, hMSH6 e hPMS2. MVA = malformação arteriovenosa; HCEPR = hipertrofia congênita do epitélio pigmentado retiniano.

A HCEPR, também conhecida como síndrome de Lynch, é a síndrome de câncer colorretal hereditária mais comum, sendo responsável por aproximadamente 2% de todos os casos de cânceres colorretais. A causa é a mutação de linhagem germinativa de perda de função, altamente penetrante, dominante autossômica, em genes (*MLH1*, *MSH2*, *MSH6* e *PMS2*) que reparam incompatibilidades de pares de bases do DNA que ocorrem durante a replicação do DNA. Os critérios de Amsterdam definem a HCEPR: (1) um câncer associado à HCEPR (câncer colorretal ou cânceres de estômago, intestino delgado, pelve renal, ureter ou endométrio) foi diagnosticado em três ou mais parentes, um dos quais é um parente em primeiro grau dos outros dois, na ausência de polipose adenomatosa familiar; (2) o câncer colorretal se desenvolveu em no mínimo duas gerações sucessivas; e (3) um ou mais familiares foram diagnosticados antes dos 50 anos, com um sendo um parente em primeiro grau dos outros dois. Os critérios de Bethesda revisados definem a HCEPR quando: (1) o câncer colorretal é diagnosticado em um paciente com menos de 50 anos; (2) um câncer colorretal síncrono ou metácrono ou outros tumores associados à síndrome e Lynch são diagnosticados, independentemente da idade; (3) o câncer colorretal apresenta um alto grau de instabilidade de microssatélites em um paciente com menos de 60 anos; (4) um câncer colorretal é diagnosticado em um ou mais parentes em primeiro grau com um câncer da síndrome de Lynch, com um dos cânceres diagnosticados a uma idade inferior aos 50 anos; (5) um câncer colorretal é diagnosticado em dois ou mais parentes em primeiro grau ou segundo grau com um câncer da síndrome de Lynch, independentemente da idade.

A idade mediana em relação ao diagnóstico de HCEPR é na metade da quinta década de vida, o que é 25 a 30 anos mais cedo do que a idade da apresentação do câncer colorretal esporádico. Ainda que os pacientes possam apresentar diversos adenomas, não é observada a polipose difusa característica da polipose adenomatosa familiar. É comum haver tumores síncronos e metácronos. Os cânceres de cólon associados ao CCHNP apresentam predominância do lado direito (antes da flexura esplênica). Estes cânceres com frequência são pouco diferenciados, mas em geral apresentam um prognóstico mais favorável do que os cânceres colorretais esporádicos típicos. Os pacientes com CCHNP também apresentam um risco mais alto de outros tumores sólidos, especialmente de carcinoma endometrial, bem como de cânceres de ovário (ver Capítulo 189), estômago (ver Capítulo 183), intestino delgado, pâncreas (ver Capítulo 185), trato hepatobiliar (ver Capítulo 186) e ureter (ver Capítulo 187).

A síndrome de Muir-Torre é uma síndrome dominante autossômica rara, que é um subtipo do CCHNP. Assim como com o CCHNP, a síndrome de Muir-Torre tem origem em mutações nos genes de reparo de incompatibilidades de DNA (*hMLH1*, *hMSH2* e *MSH6*), e os pacientes apresentam câncer colorretal, cânceres do sistema geniturinário e lesões cutâneas, incluindo ceratoacantomas e tumores sebáceos.

A polipose adenomatosa familiar, que é uma condição dominante autossômica com penetrância incompleta, é o resultado de mutação no gene da polipose adenomatosa de cólon (*APC*). Os pacientes apresentam centenas a milhares de pólipos adenomatosos (Figura 184.3), que ocorrem de maneira relativamente uniforme e que surgem, habitualmente, no início da segunda década de vida. De modo geral, os sinais/sintomas GI se desenvolvem na terceira ou na quarta década, e quase todo paciente não tratado desenvolve câncer colorretal aproximadamente aos 40 anos. Adenomas de intestino delgado, geralmente no duodeno, são observados em 45 a 90% dos casos, e ocorre desenvolvimento de câncer duodenal periampular em aproximadamente 10% dos pacientes. Os pacientes com uma forma atenuada da polipose adenomatosa familiar apresentam menos de 100 adenomas colônicos, com predominância no cólon direito, e desenvolvem câncer colorretal aproximadamente 10 anos mais tarde.

A síndrome de Gardner, que é um subtipo da polipose adenomatosa familiar e que também é causada por mutações no gene *APC*, é caracterizada por características clínicas extraintestinais, incluindo tumores de tecidos moles (incluindo lipomas, cistos sebáceos e fibrossarcomas), dentição supranumerária, tumores desmoides, osteomas (particularmente submandibulares), fibromatose mesentérica e hipertrofia congênita do epitélio pigmentado retiniano. A síndrome de Gardner e a polipose adenomatosa familiar diferem em virtude de variações na localização da mutação de *APC*, nos genes modificadores e nos fatores ambientais. Entretanto, os pólipos adenomatosos na síndrome de Gardner e na polipose adenomatosa familiar apresentam um potencial maligno semelhante, de modo que as recomendações sobre o rastreamento e o tratamento também são semelhantes.

A síndrome de Turcot é a combinação da polipose colorretal, do câncer colorretal e da malignidade do sistema nervoso central. As mutações no gene *APC* causam dois terços dos casos, enquanto o outro terço resulta das mesmas mutações nos genes de reparo de incompatibilidades do DNA que são observadas no CCHNP. As malignidades do sistema nervoso central incluem meduloblastomas, glioblastomas e ependimomas.

A polipose associada a *MUTYH*, que é uma síndrome recessiva autossômica, é causada por mutações no gene *MUTYH* (também denominado MYH [homólogo de mutY]). Os defeitos de base no reparo da excisão de bases, bem como as mutações adquiridas no gene *APC* e em outros genes (p. ex., *KRAS*) levam à polipose colônica e a um aumento do risco de desenvolvimento de câncer colorretal. Aproximadamente 0,4 a 0,7% dos pacientes que desenvolvem câncer colorretal apresentam mutação de *MUTYH* homozigota. O fenótipo é semelhante ao da polipose adenomatosa familiar atenuada. Os pacientes apresentam até centenas de adenomas por todo o cólon, e também pode apresentar múltiplos pólipos hiperplásicos, bem como adenomas serrilhados. Em comparação à polipose adenomatosa familiar, os cânceres colorretais da polipose associada ao *MUTYH* mais provavelmente estão do lado direito, com idade média ao início de 45 a 50 anos. As características extracolônicas incluem pólipos gastroduodenais, carcinoma duodenal, câncer de mama, câncer ovariano, câncer de bexiga, câncer de pele, osteomas, e hipertrofia congênita do epitélio pigmentado retiniano.

A síndrome de Peutz-Jeghers é uma síndrome dominante autossômica rara, porém altamente penetrante, causada por mutação no gene da serinotreoninoquinase (*STK11*), localizado no cromossomo 19p. Quase todos os pacientes apresentam manchas de melanina características em seus lábios, mucosa bucal e pele. A idade média ao diagnóstico ocorre na terceira década. A síndrome é caracterizada por pólipos hamartomatosos benignos predominantemente no intestino delgado, estômago e cólon, ocasionalmente acompanhados por pólipos adenomatosos e hiperplásicos. As manifestações mais comuns são intussuscepção de intestino delgado, obstrução e sangramento GI. Quase 50% dos pacientes desenvolvem malignidade aproximadamente aos 65 anos, mais comumente em intestino delgado, estômago, cólon, pâncreas, testículos, mamas, ovário, colo do útero ou útero. Como o exame genético não está amplamente disponível, parentes em primeiro grau devem ser rastreados anualmente a partir do nascimento, com observação especial em relação a manchas melanóticas, puberdade precoce e tumores testiculares.

A polipose juvenil familiar (não neoplásica, hamartomatosa) é uma síndrome rara (< 1 em 100.000 nascimentos), na qual os pacientes desenvolvem 10 ou mais pólipos hamartomatosos e não neoplásicos (histologicamente distintos daqueles observados na síndrome de Peutz-Jeghers) por todo o seu sistema digestório. A causa é mutação dominante autossômica altamente penetrante no gene *SMAD4*, *PTEN* ou *BMPR1A*. Os sintomas e sinais incluem dor abdominal, sangramento retal, obstrução intestinal e anemia no início da adolescência. Também são observadas malformações arteriovenosas pulmonares. O risco de malignidade pode ser tão alto quanto 20%, com idade mediana de 37 anos.

### Pólipos de cólon

Um pólipo é a massa de células epiteliais visível macroscopicamente, que se projeta a partir da superfície da mucosa intestinal até o interior do seu

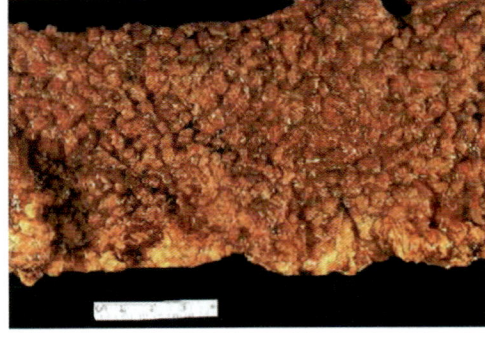

**FIGURA 184.3** Cólon ressecado de um paciente com polipose adenomatosa familiar.

lúmen. Um pólipo pode ser plano, séssil ou pedunculado (anexado por uma haste). Os pólipos podem ser não neoplásicos ou neoplásicos (adenomatosos). Geralmente são assintomáticos, mas ocasionalmente provocam sangramento, prolapso ou obstrução. Os pólipos não neoplásicos não são pré-malignos, mas os pólipos neoplásicos podem se tornar um câncer verdadeiro.

## PÓLIPOS NÃO NEOPLÁSICOS

Aproximadamente 50% de todos os pólipos de intestino grosso em indivíduos de risco médio com mais de 50 anos são pólipos não neoplásicos (não adenomatosos). Os pólipos não adenomatosos podem ser hiperplásicos, inflamatórios, linfoides ou juvenis. Os pólipos hiperplásicos normalmente são causados pela maturação anormal das células epiteliais da mucosa. Os pólipos hiperplásicos em geral são pequenos e na maior parte observados na parte distal do cólon sigmoide e no reto. Os pólipos hiperplásicos não são pré-malignos.

Os pacientes com doença intestinal inflamatória (Capítulo 132) com frequência apresentam pseudopólipos inflamatórios, que podem ser diferenciados dos pólipos neoplásicos somente por meio de uma biopsia. Os pólipos linfoides contêm tecido linfoide intramucoso exagerado. Os pólipos juvenis são malformações hamartomatosas focais, que são causadas pelo desenvolvimento anormal da lâmina própria e normalmente são observados no reto de crianças jovens. Necessitam de tratamento somente se forem sintomáticos (p. ex., obstrução, sangramento grave).

## PÓLIPOS ADENOMATOSOS

Os pólipos crônicos adenomatosos (adenomas) são tumores glandulares benignos, com um potencial maligno. Ao exame patológico, podem apresentar displasia de grau baixo ou alto. Os pólipos adenomatosos apresentam uma distribuição anatômica semelhante ao adenocarcinoma colorretal, podem variar em tamanho e podem ser sésseis, planos ou pedunculados. Evidências contundentes indicam que são lesões precursoras do adenocarcinoma colorretal. Além disso, o rastreamento, a detecção precoce e a remoção dos pólipos adenomatosos reduzem substancialmente o risco de um câncer colorretal subsequente.

### EPIDEMIOLOGIA

Os pólipos adenomatosos são relativamente comuns e se tornam mais comuns com a idade: mais de 15% das mulheres saudáveis e mais de 25% dos homens saudáveis com mais de 50 anos apresentam adenomas. A prevalência dos adenomas tende a ser mais alta nos países do Ocidente e em quaisquer locais onde o câncer colorretal é mais comum. Além dos riscos genéticos definidos observados anteriormente nas síndromes de câncer colorretal familiar, atém mesmo os adenomas esporádicos apresentam uma agregação familiar; por exemplo, se um parente em primeiro grau positivo apresenta um pólipo adenomatoso, o risco do indivíduo aumenta. Nos EUA, afro-americanos correm um risco mais alto, em relação aos brancos de ascendência europeia, cujo risco, por sua vez, é semelhante ao de indivíduos asiáticos e hispânicos.

### BIOPATOLOGIA

As células epiteliais do intestino grosso são submetidas a uma autorrenovação contínua, com renovação completa a cada 3 a 8 dias. Os pólipos adenomatosos são causados pela aquisição específica da sequência de mutações que favoreçam a proliferação celular em vez da morte celular. As células indiferenciadas se acumulam na superfície luminal, continuam a se dividir e finalmente formam massa tecidual adenomatosa.

Os adenomas podem ser tubulares, vilosos ou tubulovilosos. A maior parte dos adenomas (70 a 85%) removidos à colonoscopia são tubulares; eles são tipicamente pequenos, pedunculados e compostos por glândulas displásicas que se dividem e se ramificam a partir da superfície mucosa. Os adenomas tubulares raramente apresentam displasia de grau alto ou carcinoma *in situ*. Comparativamente, os adenomas vilosos (< 5% de todos os adenomas) em geral são grandes, sésseis e compostos por epitélio displásico, que se projeta para o interior do lúmen intestinal. Os adenomas vilosos com frequência apresentam displasia de grau alto ou até mesmo carcinoma *in situ*. Os adenomas tubulovilosos (10 a 25% de todos os adenomas) incluem ambos os componentes tubular e viloso. Um adenoma é considerado "avançado" se ele tiver um tamanho de no mínimo 1 cm ou apresentar histologia vilosa ou displasia de grau alto. Os pacientes que apresentam adenomas avançados ou três ou mais adenomas exibem um risco muito mais alto de desenvolver um câncer colorretal síncrono ou metácrono. Em um paciente que apresenta um primeiro adenoma documentado, o risco de um adenoma adicional é de 30 a 50%.

### MANIFESTAÇÕES CLÍNICAS

A maior parte dos pólipos adenomatosos é assintomática e descoberta por rastreamento colorretal. Alguns pacientes, entretanto, podem apresentar pesquisa de sangue oculto nas fezes positiva e assintomática, ou evidências óbvias de sangramento GI baixo. Menos de 5% de todos os adenomas acabam se tornando carcinomas: 1 a 3% dos pólipos com menos de 1 cm, 10% dos pólipos entre 1 e 2 cm, e 40% dos pólipos com mais de 2 cm. Todos os adenomas contêm alguma displasia, e a displasia de grau mais alto implica um risco de aproximadamente 30% de sofrer transformação maligna.

### DIAGNÓSTICO

O câncer colônico e retal pode ser diagnosticado por meio de diversos métodos, incluindo endoscopia, radiografia com bário, ou colografia com TC (colonoscopia virtual). A colonoscopia é o método preferido, em virtude de sua alta acurácia e da capacidade de biopsiar e remover a maior parte dos pólipos imediatamente. Contudo, a colonoscopia pode não detectar 6 a 12% dos pólipos grandes (≥ 1 cm) e 5% dos cânceres. Comparativamente, os enemas de bário não detectam aproximadamente 50% dos pólipos com mais de 1 cm. A colografia com TC é sensível para a detecção de pólipos grandes (> 1 cm) (> 85%) e para a detecção de cânceres (95%), mas muito menos sensível e específica para pólipos com menos de 1 cm. Ainda que a colografia com TC seja não invasiva e relativamente rápida, ainda requer o preparo intestinal e expõe o paciente à radiação ionizante. Deve-se observar que as neoplasias colorretais sem pólipos (planas e deprimidas), que mais provavelmente são lesões carcinomatosas do que poliposas, são observadas à colonoscopia em quase 10% dos adultos assintomáticos e sintomáticos, mas são muito menos provavelmente diagnosticadas por meio de radiografia com bário ou TC.

A retossigmoidoscopia flexível, que pode ser utilizada para fins de rastreamento de indivíduos assintomáticos de risco médio, detecta somente 50 a 60% de todos os pólipos e cânceres. Os pacientes com pólipos detectados por meio de radiografia com bário, colografia com TC ou retossigmoidoscopia flexível devem ser submetidos à colonoscopia para a remoção da lesão e para a busca de pólipos ou lesões expansivas adicionais. Quando os pacientes com pólipos descobertos por meio de retossigmoidoscopia flexível também são submetidos à colonoscopia subsequente, a incidência do câncer colorretal pode ser reduzida em aproximadamente 80%. Esta necessidade de colonoscopia subsequente explica a atratividade da sua utilização como a modalidade de rastreamento inicial.

### PÓLIPOS SERRILHADOS

Os adenomas serrilhados sésseis, que são uma lesão neoplásica recentemente reconhecida, com predominância no cólon direito e potencial maligno no mínimo tão alto quanto dos carcinomas convencionais,[8] apresentam um padrão de crescimento das criptas desorganizado e distorcido. Como são sésseis ou planos, podem ser difíceis de observar à endoscopia. A sua patogênese ocorre por meio da hipermetilação de ilhotas de CpG ("CIMP-alto") e do gene de reparo de incompatibilidades *MLH1*, quando existem mutações de *BRAF*. Como resultado, os pólipos serrilhados exibem um alto grau de instabilidade de microssatélites.

Os adenomas serrilhados tradicionais são raros e histologicamente distintos dos adenomas serrilhados sésseis. Eles comumente exibem displasia de grau alto e, muitas vezes, carcinoma *in situ*.

O exame dos pacientes à procura de CCHNP pode ocorrer por meio do exame do tumor para a instabilidade de microssatélites e da coloração para os produtos proteicos dos genes de reparo de incompatibilidades (*MLH1*, *MSH2*, *MSH6* e *PMS2*). O rastreamento positivo não diagnostica definitivamente o CCHNP, tendo em vista que até 15% dos cânceres colorretais esporádicos podem apresentar estas características. O exame de linhagens germinativas do sangue periférico em geral é o preferido, mas a saliva ou um *swab* bucal também podem ser examinados para confirmar a presença de mutações em um dos genes de reparo de incompatibilidades e para a obtenção do diagnóstico definitivo de CCHNP.

# TRATAMENTO

Os pólipos neoplásicos devem ser removidos pela via endoscópica para reduzir o risco de um câncer colorretal subsequente. Um adenoma pedunculado normalmente pode ser removido intacto por meio de polipectomia com laçada (Vídeo 184.2), enquanto os pólipos sésseis podem necessitar de ressecção com laçada fragmentada. A avaliação patológica deve avaliar a presença ou a ausência de um câncer; se for identificado um tecido maligno, ele deve ser avaliado em relação ao seu grau histológico, à disseminação vascular e linfática e às margens livres de adenoma. Os fatores histopatológicos desfavoráveis que necessitam de ressecção cirúrgica imediata após a polipectomia endoscópica incluem a histologia pouco diferenciada, invasão vascular, invasão linfática e ressecção incompleta.[9] Os pólipos pedunculados malignos podem ser tratados com a ressecção endoscópica isoladamente, se o câncer estiver confinado à submucosa e se não estiverem presentes características histológicas desfavoráveis. Quando um pólipo séssil maligno é removido pela via endoscópica, o possível risco de recidiva ou o envolvimento de linfonodos devem ser ponderados em face dos riscos da cirurgia definitiva em cada paciente individual.

# PROGNÓSTICO

Os pacientes que foram submetidos à remoção endoscópica de um pólipo adenomatoso ou denteado séssil diagnosticado anteriormente apresentam aumento do risco de subsequente desenvolvimento de adenomas e câncer colorretal. A vigilância pós-ressecção recomendada depende das lesões primárias, do tamanho e da histologia, bem como do número de adenomas (Tabela 184.2). Se um paciente de risco baixo apresentar somente 1 ou 2 pequenos adenomas tubulares, a colonoscopia de vigilância pode ser adiada por 5 a 10 anos. Comparativamente, os pacientes que apresentam múltiplos adenomas (> 2), adenomas grandes (≥ 1 cm), adenomas com histologia vilosa ou de grau alto ou numerosos adenomas (> 10) devem ser submetidos à colonoscopia de repetição dentro de 3 anos. Após a remoção de um adenoma grande (≥ 2 cm) ou a ressecção fragmentada de qualquer adenoma, a colonoscopia deve ser repetida após 6 meses para determinar se a ressecção original foi completa. Para os pólipos serrilhados sésseis com menos de 10 mm sem displasia, a colonoscopia de vigilância é recomendada aos 5 anos, mas o intervalo recomendado é de 3 anos se o pólipo denteado tiver apresentado displasia de grau alto ou se tratava-se de um adenoma denteado tradicional (Vídeo 184.3).

## Adenocarcinoma de cólon e reto
### BIOPATOLOGIA

O câncer colorretal é causado por um processo multietapas, quando múltiplas alterações genéticas ocorrem ao longo do tempo (Figura 184.4) em uma ou mais de três vias: instabilidade cromossômica, instabilidade de microssatélites e fenótipo metilador de ilhotas de CpG. A via da instabilidade cromossômica, que é responsável por até 70% dos casos de câncer colorretal esporádico, está mais comumente relacionada a mutações no gene *APC* (gene supressor tumoral) e no gene *KRAS* (proto-oncogene que regula a transdução de sinais mitogênicos entre as membranas celulares). Na polipose adenomatosa familiar, as mutações de linhagens germinativas no *APC* são o resultado da instabilidade cromossômica que leva à aneuploidia (desequilíbrio no número de cromossomos), amplificações genômicas e perda da heterozigosidade (as células apresentam apenas um alelo no gene, em virtude da perda de cromossomos individuais durante a mitose). Diversas outras mutações genéticas levam ao câncer colorretal, incluindo o gene do câncer de cólon (*MCC*) (um gene supressor tumoral), p53 (um importante regulador do ciclo celular), *VEGF*, *MYC*, *MET*, *LYN* e *PTEN*. Muitos dos eventos mutacionais apresentam defeitos *downstream* na via de sinalização de Wnt.

A via da instabilidade de microssatélites é o resultado de defeitos no reparo de incompatibilidades do DNA. Os microssatélites, que são curtas sequências de nucleotídios repetidos, são propensos a erros, em virtude da sua natureza repetitiva. Os tumores com altas instabilidades de microssatélites são causados por defeitos na função dos genes de reparo de

### Tabela 184.2 Intervalos de vigilância da colonoscopia.

| ACHADO MAIS AVANÇADO | INTERVALO |
|---|---|
| Nenhum pólipo ou pólipos hiperplásicos pequenos (< 10 mm) | 10 anos |
| 1 a 2 adenomas, < 1 cm | 5 a 10 anos |
| 3 a 10 adenomas ou adenoma com características vilosas, ≥ 1 cm, ou com displasia de grau alto | 3 anos |
| > 10 adenomas | < 3 anos |
| Adenoma séssil ≥ 2 cm, excisão fragmentada | 2 a 6 meses |
| Lesões denteadas: <br> • < 10 mm, nenhuma displasia <br> • ≥ 10 mm ou displasia | <br> 5 anos <br> 3 anos |

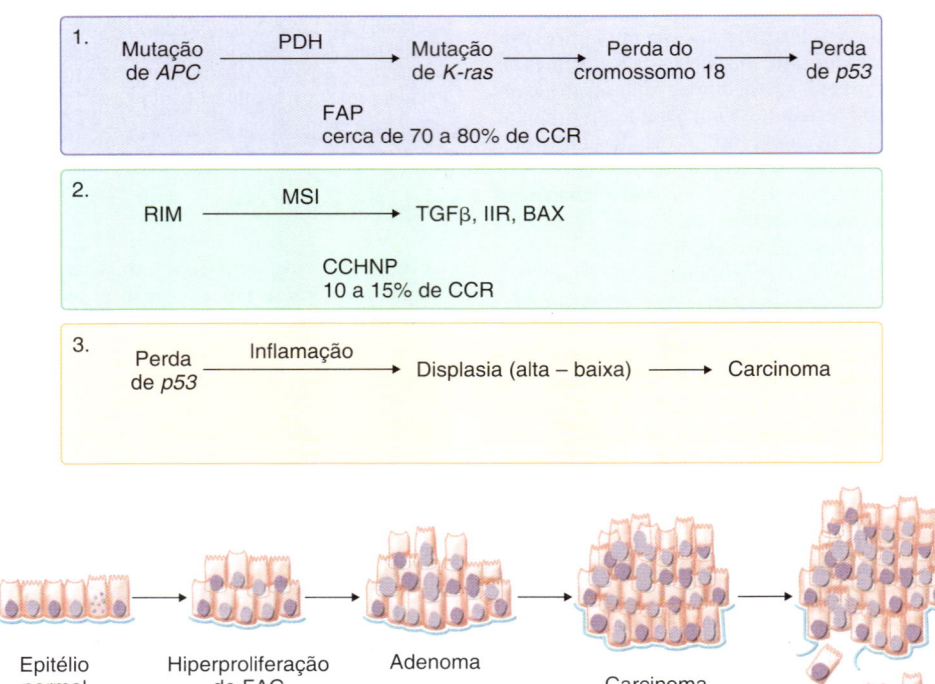

**FIGURA 184.4** A base molecular do câncer colorretal. Resultado das alterações genéticas de sequências específicas na transição do epitélio do intestino grosso normal até o câncer invasivo. FAC = focos aberrantes em criptas; BAX = proteínas relacionadas à apoptose; CCR = câncer colorretal; CCHNP = câncer colorretal hereditário não poliposo; IIR = receptor do tipo II; PDH = perda de heterozigosidade; RIM = reparo de incompatibilidades de mutações; MSI = instabilidade de microssatélites; TGF-β = fator transformador de crescimento β.

incompatibilidades, especialmente *MLH1*, *MSH2*, *MSH6* e *PMS2*. As mutações em linhagens germinativas nestes genes causam o CCHNP (síndrome de Lynch), mas o silenciamento de *MLH1* pela hipermetilação é o mecanismo molecular de base mais comum dos defeitos no reparo de incompatibilidades no câncer colorretal esporádico. Os tumores com altas instabilidades em microssatélites, que são mais comuns nas mulheres e no lado direito do cólon, com frequência são pouco diferenciados e estão associados a uma infiltração linfocítica. Quando os pacientes apresentam doença em estágio II, os cânceres de cólon com altas instabilidades de microssatélites estão associados à melhora da sobrevida.

Na via do fenótipo de metilador de ilhotas de CpG, a hipermetilação das regiões promotoras do DNA silencia os genes supressores tumorais, levando, desta maneira, à carcinogênese. No câncer colorretal, os genes hipermetilados incluem *APC*, *MCC*, *MLH1* e *MGMT*. Os tumores com fenótipo com altos metiladores de ilhotas de CpG com frequência apresentam mutações de BRAF, são pouco diferenciados, exibem morfologia mucinosa ou em anel de sinete e altas instabilidades de microssatélites. O precursor provavelmente é um adenoma denteado séssil.

### MANIFESTAÇÕES CLÍNICAS

Os pacientes com câncer de cólon em estágio inicial são tipicamente assintomáticos, e o câncer é, em geral, descoberto no rastreamento de rotina. Se houver sintomas, isto ocorre quando o tumor cresce para o lúmen ou quando o tumor invade as estruturas anatômicas adjacentes. Os sinais/sintomas comuns relacionados ao câncer colorretal incluem dor abdominal baixa, alteração na função intestinal, sangramento GI (Capítulo 126), anemia e alterações no calibre das fezes. Os pacientes podem apresentar anorexia, perda de peso e fadiga, e as metástases hepáticas podem ser manifestadas por hepatomegalia, icterícia, distensão abdominal ou ascite. Os sinais/sintomas dependem do local primário (Figura 184.5). As lesões proximais mais frequentemente se manifestam como anemia ferropriva (Capítulo 150) resultante da perda de sangue oculto. O câncer colorretal na parte distal do cólon provoca tipicamente alteração nos hábitos intestinais, como constipação intestinal ou diarreia, e hematoquezia. Os tumores com origem no reto provocam habitualmente alterações do calibre das fezes, sangramento retal e dor retal. Em alguns casos, quando o tumor retal envolve o plexo dos nervos sacrais, o paciente sente dor neuropática significativa.

### DIAGNÓSTICO

A anamnese, o exame físico e a avaliação radiológica cuidadosos são importantes para a obtenção do diagnóstico. O paciente deve ser indagado a respeito de ocorrência anterior de pólipos adenomatosos ou câncer colorretal, história pregressa de doença intestinal inflamatória e história familiar de câncer colorretal ou de outros tumores sólidos. Ao exame físico, podem ser observadas lesões extraintestinais características da síndrome de Peutz-Jeghers ou síndrome de Gardner. A doença metastática em fígado ou linfonodos pode ser sugerida por hepatoesplenomegalia ou linfadenopatia, e distensão abdominal ou ascite podem refletir o envolvimento peritoneal. O toque retal pode revelar massa na região retal distal ou a disseminação do tumor para a "prateleira" retal ou a pelve. O exame das fezes revela sangue franco ou oculto em até 80% dos casos avançados. A anemia ferropriva e a elevação de enzimas hepáticas (AST, ALT e fosfatase alcalina) e da bilirrubina sérica podem auxiliar no diagnóstico. Os níveis de marcadores tumorais (CEA e CA19-9) no sangue periférico podem estar elevados, mas estes marcadores séricos são relativamente insensíveis e podem estar elevados em outros tumores sólidos.

As abordagens para a obtenção do diagnóstico definitivo do câncer colorretal são semelhantes àquelas utilizadas para detectar pólipos adenomatosos. A colonoscopia é considerada o padrão para todos os pacientes com sangue oculto nas fezes, anemia ferropriva inexplicada ou sintomas e sinais que sugiram um câncer colorretal (Figura 184.6).

Para o câncer retal, a ultrassonografia endoscópica (que combina ultrassonografia de alta frequência com a videoendoscopia) é superior à TC para o estadiamento do tumor, ao determinar com acurácia o grau de invasão, bem como detectar e coletar amostras de quaisquer linfonodos aumentados. Este procedimento também é altamente sensível para detectar o câncer retal recidivante após ressecção baixa anterior. A RM também pode realizar o estadiamento do câncer retal com acurácia e pode ser preferível ao ultrassom endoscópico.

Diretrizes de consenso recomendam TCs de tórax, abdome e pelve, tendo em vista que metástases hepáticas avançadas ou o tumor que envolve estes outros locais com frequência impedem a ressecção cirúrgica imediata do tumor primário. PET, que pode confirmar a doença sistêmica, é útil antes da ressecção de um local metastático solitário e em pacientes que apresentam elevação de CEA ou novos sintomas sugestivos de doença progressiva, apesar da ausência de alterações na TC. PET também pode ser utilizada para avaliar lesões anormais observadas à TC. Entretanto, a PET não tem papel específico na avaliação de rotina de pacientes com câncer colorretal. Radiografias de tórax simples não são suficientemente sensíveis para detectar a presença de lesões metastáticas em pulmões, e as radiografias de abdome simples são úteis somente para auxiliar no diagnóstico de obstrução intestinal.

A análise histopatológica é crítica para a obtenção do diagnóstico de câncer colorretal. Estudos adicionais para avaliar a expressão imuno-histoquímica de determinadas proteínas celulares importantes podem ser úteis para identificar adenocarcinomas com origem no câncer colorretal. Por exemplo, a citoqueratina 20 (CK20) e o *homeobox* do tipo caudal 2 (CDX2) são dois dos marcadores mais sensíveis e específicos utilizados para auxiliar no diagnóstico do câncer colorretal. A imuno-histoquímica também pode ser útil para a obtenção do diagnóstico de defeitos no reparo de incompatibilidades por meio do teste em relação à expressão proteica dos quatro genes MMR principais: *MLH1*, *MSH2*, *PMS2* e *MSH6*.

### Prevenção (rastreamento)

O papel do rastreamento é reduzir a taxa de mortalidade relacionada ao câncer colorretal por meio da remoção de quaisquer adenomas precursores e detecção de cânceres verdadeiros em um estágio mais precoce e mais curável. Para os indivíduos de risco médio, a latência relativamente longa entre o desenvolvimento do adenoma e o desenvolvimento do câncer é da ordem de 8 a 12 anos, desta maneira tornando o câncer colorretal uma doença altamente prevenível com o uso da colonoscopia com polipectomia. Para o câncer colorretal esporádico, a idade é o principal fator de risco; por este motivo, a maior parte dos pacientes deve iniciar o rastreamento aos 50 anos. A ampla variedade de opções para os indivíduos de risco médio (Tabela 184.3) pode ser dividida em duas categorias distintas: exames fecais à procura de sangue oculto ou DNA anormal; e exames estruturais, que

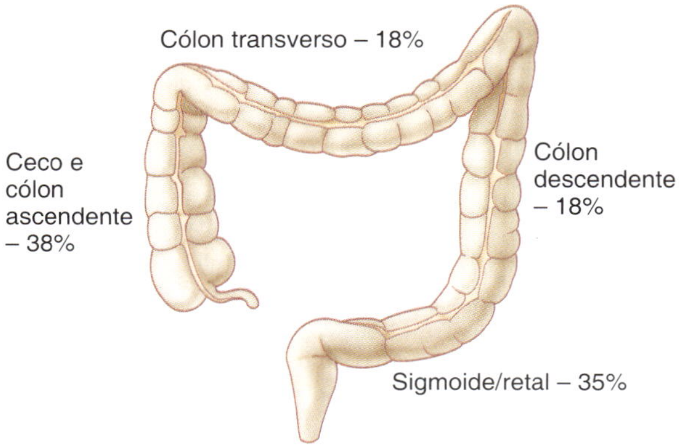

**FIGURA 184.5** Locais de desenvolvimento de adenocarcinoma de intestino grosso.

- Cólon transverso – 18%
- Ceco e cólon ascendente – 38%
- Cólon descendente – 18%
- Sigmoide/retal – 35%

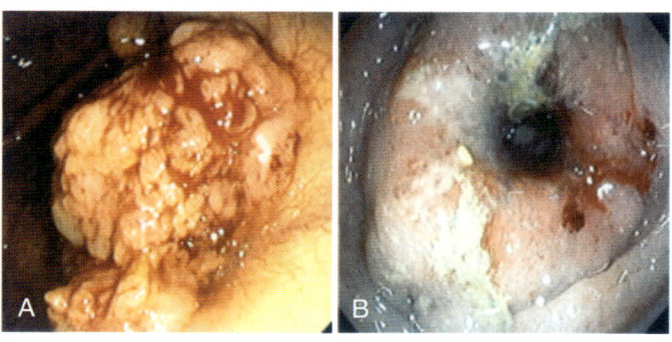

**FIGURA 184.6** Aspecto de adenocarcinomas de intestino grosso à colonoscopia. **A.** Crescimento exofítico no lúmen intestinal. **B.** Lesão com estreitamento em caráter de "maçã mordida".

## Tabela 184.3 Métodos de rastreamento em relação ao câncer colorretal.*

| EXAME | INTERVALO |
|---|---|
| **EXAMES QUE DETECTAM PÓLIPOS ADENOMATOSOS OU CÂNCER** | |
| Colonoscopia | A cada 10 anos |
| Retossigmoidoscopia flexível[†] | A cada 5 anos |
| Colografia com TC[†] | A cada 5 anos |
| Clister opaco duplo[†] | A cada 5 anos |
| **EXAMES QUE DETECTAM O CÂNCER PRIMARIAMENTE**[†] | |
| Pesquisa de sangue oculto nas fezes | |
| • Pesquisa de sangue oculto nas fezes com base em guáiaco de alta sensibilidade | Anualmente |
| • Exame imuno-histoquímico fecal | Anualmente |
| DNA fecal | Intervalo incerto |

*Com início aos 50 anos para os indivíduos de risco médio. [†]O exame positivo deve motivar a colonoscopia total. TC = tomografia computadorizada.

incluem colonoscopia, retossigmoidoscopia flexível, colografia com TC e clister opaco duplo, utilizados isoladamente ou em combinação.[10,11,11b] Em um estudo clínico randomizado de adultos assintomáticos de 50 a 69 anos, a colonoscopia isolada e o exame imuno-histoquímico fecal foram igualmente efetivos na identificação do câncer colorretal, embora um número maior de adenomas tenha sido identificado por meio da colonoscopia (Capítulo 125). As atuais diretrizes de sociedades profissionais reconhecem múltiplas opções de rastreamento, mas recomendam exames estruturais que possam tanto detectar quanto prevenir o câncer colorretal. Por exemplo, o American College of Physicians recomenda o rastreamento de adultos de risco médio em relação ao câncer colorretal com início aos 50 anos e, em indivíduos de risco alto, com início aos 40 anos (ou 10 anos antes da idade em que o parente mais jovem foi diagnosticado com câncer colorretal). A colonoscopia, a retossigmoidoscopia flexível ou um exame fecal são recomendados nos pacientes de risco médio, mas a retossigmoidoscopia flexível ou colonoscopia é recomendada em pacientes de risco alto. A recomendação geral é descontinuar o rastreamento do câncer colorretal em indivíduos com mais de 75 anos, ou que tenham uma expectativa de vida inferior a 10 anos.

Os pacientes com colite ulcerativa (Capítulo 132) apresentam 10 a 20 vezes mais probabilidade de desenvolver um câncer colorretal do que a população em geral, com uma incidência cumulativa em 25 anos de aproximadamente 12%. O risco é até mesmo mais alto nos pacientes que apresentam tanto colangite esclerosante primária (Capítulo 146) quanto colite ulcerativa. Se a doença de Crohn (Capítulo 132) envolver mais de um terço do cólon, o risco de câncer colorretal aumenta em 6 a 8 vezes. Os pacientes com colite ulcerativa ou doença de Crohn extensiva devem realizar uma colonoscopia de rastreamento a cada 1 a 2 anos, com início 8 a 10 anos após a doença ser diagnosticada pela primeira vez. O principal objetivo é identificar a presença de displasia. A displasia de grau baixo multifocal ou qualquer displasia que não possa ser excisada pela via endoscópica é uma indicação para a colectomia. Na polipose adenomatosa familiar, a mutação do gene *APC* é identificada em até 85% dos indivíduos afetados e é útil para o rastreamento.

As pesquisas de sangue oculto nas fezes, sejam à base de guáiaco ou imuno-histoquímicos, detectam a hemoglobina dos tumores com sangramento. As sensibilidades dos exames à base de guáiaco para a detectar o câncer colorretal variam de 35 a 80%. O exame de guáiaco deve ser realizado em duas amostras de cada uma de três defecações consecutivas dos indivíduos instruídos a evitar AAS, anti-inflamatórios não esteroides (AINEs), vitamina C e carne vermelha, frango e peixe por 2 dias antes do exame. Em estudos clínicos randomizados, o exame à base de guáiaco diminui a taxa de mortalidade por câncer colorretal em 15 a 33%, com o benefício para a mortalidade persistindo por 30 anos. Os exames à base de imuno-histoquímica, que apresentam sensibilidades e especificidades mais altas do que os exames de guáiaco, são realizados de maneira semelhante ao exame de guáiaco tradicional, mas não requerem quaisquer restrições alimentares e necessitam de somente uma amostra fecal. Como resultado da melhor adesão, os exames imuno-histoquímicos identificam 2,5 vezes mais adenomas avançados e cânceres colorretais do que os exames à base de guáiaco e, atualmente, são os exames preferidos para pesquisa de sangue oculto. A pesquisa de sangue oculto nas fezes deve ser repetida anualmente, e qualquer exame positivo justifica a realização de colonoscopia.

A justificativa para os exames de DNA fecal é que tanto os adenomas quanto os carcinomas contêm DNA alterado, que é continuadamente eliminado nas fezes. Estes exames de DNA fecal contêm um painel desenhado para detectar marcadores do DNA esfoliado, incluindo mutação de *KRAS*, *NDRG4* aberrante e metilação de *BMP3*, e beta-actina. O exame de DNA fecal identifica até aproximadamente 90% dos pacientes com câncer colorretal e 40% dos pacientes com adenomas avançados. Em um estudo clínico randomizado, a sensibilidade do exame de DNA fecal com multialvos moleculares foi de 92% com o exame do DNA fecal, em comparação a 74% com o exame imuno-histoquímico fecal, e a sensibilidade para detectar lesões pré-cancerosas avançadas e pólipos com displasia de grau alto também foi significativamente mais alta com o exame de DNA fecal.[A3] Entretanto, o exame de DNA fecal é mais dispendioso e está associado a uma taxa mais alta de falso-positivos. O intervalo de rastreamento ideal para o exame de DNA fecal não foi claramente definido.

A retossigmoidoscopia flexível (Capítulo 125) é um procedimento endoscópico que examina o reto e a parte distal do cólon até a flexura esplênica. Ela é realizada com preparo intestinal mínimo, não exige sedação e pode ser realizada no consultório do proctologista. Este procedimento detecta os cânceres distais ou pólipos com a mesma acurácia que a colonoscopia. Se um adenoma for observado à retossigmoidoscopia, a colonoscopia é necessária, tendo em vista o alto risco de pólipos síncronos ou câncer na parte mais proximal do cólon. Em um estudo clínico randomizado, o rastreamento com retossigmoidoscopia flexível (com colonoscopia subsequente, conforme indicado) reduziu a incidência do câncer colorretal tanto distal quanto proximal em aproximadamente 30%, com diminuição significativa de 50% da taxa de mortalidade do câncer colorretal distal. Em um recente estudo clínico randomizado, a retossigmoidoscopia flexível, realizada uma vez entre os 55 e os 64 anos, reduziu a incidência do câncer colorretal em 28% e a mortalidade em 27%.[A4] Em uma análise agrupada de estudos clínicos randomizados, a retossigmoidoscopia comprovou ser efetiva para o rastreamento do câncer colorretal em homens e mulheres mais jovens, e reduz a taxa de mortalidade por câncer colorretal em homens mais jovens e idosos e em mulheres com menos de 60 anos.[A5] Por outro lado, o benefício da retossigmoidoscopia em oportunidade única foi menor e não estatisticamente significativo para mulheres com mais de 60 anos.

A colonoscopia possibilita a visualização completa do cólon e a remoção de quaisquer pólipos visualizados. Como tal, a colonoscopia é tanto diagnóstica quanto preventiva. Nos EUA, este procedimento é realizado por médicos especificamente treinados em um paciente sedado após preparo intestinal por via oral. A colonoscopia com fins de rastreamento encontra câncer em aproximadamente 1% dos pacientes, adenoma avançado (tamanho > 10 mm, histologia vilosa ou displasia de grau alto) em 5 a 10%, e 1 ou mais adenomas em no mínimo 20% dos pacientes. A principal taxa de complicação é inferior a 5%, com mais da metade das referidas complicações relacionadas à polipectomia. O National Polyp Study, que acompanhou os pacientes após uma polipectomia colonoscópica, relatou uma incidência 76 a 90% mais baixa de câncer colorretal, em comparação a três populações de referência.[12] Nos pacientes cujos adenomas são detectados e removidos por meio de colonoscopia, o risco subsequente de morte em virtude de câncer colorretal é 50% mais baixo do que seria esperado de outro modo, com a maior parte do benefício atribuível à remoção dos adenomas de risco baixo. O benefício da colonoscopia é maior se for realizada por um gastroenterologista experiente, quando o ceco é intubado (indicando um exame completo), e quando ela é realizada por um médico que remove mais pólipos por exame. Se a colonoscopia de rastreamento inicial for completamente normal, o rastreamento seguinte pode ser adiado por 10 anos.

O clister opaco duplo (Capítulo 124) consegue avaliar a superfície da mucosa de todo o cólon. Este exame apresenta sensibilidade de 85 a 97% para a detecção de cânceres colorretais, mas de apenas 48 a 73% para a detecção de grandes adenomas. Ele raramente é recomendado para o rastreamento de rotina, tendo em vista a sua baixa sensibilidade e o risco pequeno, ainda que real, da radiação ionizante.

A colografia com TC (colonoscopia virtual) obtém imagens bidimensionais e tridimensionais de todo o cólon por TC com multidetectores (Capítulo 124). Um tubo retal é utilizado para infundir gás e distender o intestino para a obtenção de imagens melhores. A sensibilidade é de 85 a 92% para grandes pólipos (≥ 10 mm), com especificidade de 83 a 89%, e de aproximadamente 65% para pólipos de 5 mm ou mais. A sua sensibilidade de 96% para o câncer colorretal é semelhante à da colonoscopia. Tendo em vista que a colonografia com TC é menos sensível que a colonoscopia para a detecção de lesões com menos de 10 mm e substancialmente menos sensível para a detecção de pólipos serrilhados sésseis de risco alto,[13] em geral a colonoscopia permanece o procedimento de rastreamento preferido. O rastreamento por colografia com TC, se for instituído, deve ter início aos 50 anos e repetido a cada 5 anos. A descoberta de um pólipo com mais de 5 mm exige a realização de colonoscopia.

## Estadiamento

O estadiamento acurado é crítico para a determinação do prognóstico e do tratamento. Ao contrário de outros tumores sólidos, o câncer colorretal não é estadiado de acordo com suas dimensões, mas sim por meio do sistema de classificação de tumor, linfonodo e metástase (TNM), com base em exame físico, radiografia, endoscopia, cirurgia e estágio histopatológico: os cânceres em estágio I penetram a parede intestinal, mas não a atravessam (T1-2N0 M0); os cânceres em estágio II penetram e atravessam a parede intestinal e podem envolver os órgãos próximos, mas não se disseminam até os linfonodos regionais; os cânceres em estágio III envolvem os linfonodos regionais (Figura 184.7); e a doença em estágio IV se dissemina até fígado, pulmão, linfonodos e peritônio. Nos EUA, aproximadamente 50% dos pacientes apresentam doença em estágio I ou II, 30% apresentam a doença em estágio III, 20% apresentam a doença avançada e metastática. Até 40 a 50% dos pacientes que inicialmente exibem doença em estágio inicial apresentarão uma recidiva com envolvimento metastático. Em geral, os tumores primários com origem no cólon seguem uma disseminação ordenada até os linfonodos regionais, em seguida até o fígado, e então até os pulmões e outros locais distantes. Contrariamente, em virtude da drenagem venosa dupla do reto para a veia porta e a veia cava inferior, os tumores retais primários podem se disseminar por meio da disseminação hematógena até os pulmões antes que ocorra qualquer envolvimento do fígado.

## TRATAMENTO

### Quimioprevenção

Os AINEs[A6] e o ácido acetilsalicílico[A7] reduzem a formação e inibem o desenvolvimento do câncer de cólon ao inibir a ciclo-oxigenase (COX) e a subsequente geração de prostaglandinas. Nos pacientes com polipose adenomatosa familiar, sulindaco e celecoxibe podem causar a regressão dos adenomas existentes e inibir a formação de novos adenomas. Em estudos epidemiológicos, usuários regulares de AINEs correm risco mais baixo de desenvolver um câncer colorretal. Em estudos clínicos randomizados, o AAS reduziu a recorrência de adenomas em até 20 a 40%, com dados agrupados sugerindo redução de até 70% na incidência do câncer colorretal quando no mínimo 75 mg de AAS são administrados por 5 anos ou mais. Com um acompanhamento mediano de 10 anos, o Women's Health Study conduzido nos EUA demonstrou redução de 42% na incidência do câncer colorretal, principalmente em virtude de redução do câncer de cólon proximal; entretanto, não foi observado um efeito prolongado sobre as mortes por câncer ou a incidência de pólipos, e a suplementação de ácido acetilsalicílico foi associada a incidência mais alta de eventos adversos, incluindo úlcera péptica e sangramento GI. A suplementação de cálcio diminui a taxa de adenomas metacrônicos em 20%,[14] e a ingestão de cálcio total (> 1.400 versus < 600 mg/dia) está associada a risco significativamente mais baixo de câncer de cólon. Estudos de observação sugerem que níveis mais altos de 25-hidroxivitamina D3 (25[OH]D) estão associados a redução do risco de câncer colorretal, e também melhorou a sobrevida após o seu diagnóstico. Em pacientes com câncer de cólon em estágio III, a suplementação de vitamina D adjuvante está associada a melhora significativa na sobrevida livre de recidivas e na sobrevida em geral.[15] Atualmente, AAS, AINEs ou cálcio não são recomendados de modo rotineiro para prevenir o câncer colorretal, mas podem ser considerados individualmente.

### Prevenção alimentar

Estudos epidemiológicos identificaram correlação do câncer colorretal com dietas com alto teor de gorduras e baixo teor de fibras, vegetais folhosos verdes e frutas; inatividade física; tabagismo; e consumo excessivo de álcool.[16] Relatos também sugerem que o aumento do consumo de peixes reduz a incidência do câncer colorretal e que a suplementação com o ácido graxo ômega-3 ácido eicosapentaenoico pode diminuir a carga de pólipos na polipose adenomatosa familiar. Entretanto, três estudos clínicos randomizados de alterações alimentares modestas (10% menos gorduras, 25 a 75% mais fibras, 50% mais frutas e vegetais) não reduziram a incidência de adenomas ou câncer colorretal ao longo de 3 a 8 anos de acompanhamento. É possível que seja necessária modificação alimentar prolongada para efetuar alterações significativas nos eventos moleculares que medeiam o desenvolvimento de adenomas e/ou câncer colorretal.

### Cirurgia

A ressecção cirúrgica é o tratamento primário para o câncer de cólon em estágio inicial, localmente confinado. Pacientes altamente selecionados, com doença metastática limitada ao local, também podem ser submetidos à cirurgia com intenção curativa. A cirurgia curativa tem por objetivo remover o tumor primário com margens livres de tumor, bem como remover o vaso arterial da alimentação primária e os vasos linfáticos correspondentes em bloco. Um mínimo de 12 linfonodos deve ser removido e examinado microscopicamente para o estadiamento acurado. Os cânceres de cólon sincrônicos podem ser removidos individualmente (colectomia subtotal). Quaisquer estruturas aderentes adjacentes devem ser ressecadas em bloco. A ooforectomia profilática não é recomendada, mas se um ovário estiver macroscopicamente envolvido, o outro também deve ser removido, em virtude do risco de envolvimento contralateral. A ressecção laparoscópica é tão segura e efetiva quanto a ressecção a céu aberto e seu tempo de recuperação é um pouco menor.[A8]

Para o câncer retal, uma consideração importante é tentar preservar a função do esfíncter anal. Para os cânceres distais, a recomendação é a excisão mesorretal total, com a remoção em bloco do envelope linfovascular e adiposo que circunda o reto. Para os tumores retais superiores, comparativamente, a excisão mesorretal específica do tumor (remoção em bloco do mesorreto 5 cm distal ao tumor) é suficiente. Para os cânceres retais baixos de risco mínimo (doença T1, tamanho < 3 cm, bem diferenciado, dentro de 8 cm da borda anal, sem invasão linfovascular, e menos de um terço da circunferência), a excisão transanal local é aceitável. No pós-operatório, é comum haver aumento da frequência intestinal, e alguns pacientes desenvolvem incontinência fecal ou disfunção da defecação (ver Capítulo 136). Portanto, o principal foco nos pacientes com câncer retal é preservar a função do esfíncter anal.

Os tumores que causam obstrução devem ser imediatamente ressecados com reanastomose intestinal. O desvio proximal pode ser a única opção inicial para um câncer não ressecável avançado, com a ressecção futura seguida por fechamento da ostomia se o tumor primário responder até o ponto em que possa ser removido posteriormente. A inserção de stents por endoscopia algumas vezes alivia a obstrução aguda. A perfuração intestinal deve ser ressecada, com ou sem desvio antes da reanastomose. Nos pacientes que apresentam câncer colorretal síncrono e metástases não ressecáveis, um tumor primário assintomático pode ser tratado com segurança com a terapia clínica sistêmica, sem cirurgia, com baixa probabilidade de que complicações sérias exijam intervenção cirúrgica imediata.

### Radioterapia

De modo geral, a radioterapia (RT) não é considerada para o câncer de cólon em estágio inicial cirurgicamente ressecado, nem para o câncer de cólon primário quando existe doença metastática. Um uso importante da RT é no manejo do câncer retal localmente avançado, e isto está descrito a seguir na seção Adenocarcinoma retal. Determinados cânceres colorretais de alto risco para a recidiva local da doença, como aqueles com tumores T4 com penetração em uma estrutura fixa, em especial na região pélvica, podem ser considerados para a RT pós-operatória. Entretanto, até o momento, não existem estudos clínicos randomizados para documentar o benefício da RT nesta condição. A RT paliativa também pode ser

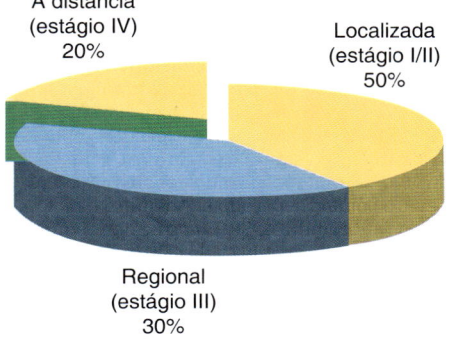

**FIGURA 184.7** Estágio da doença no momento da apresentação inicial.

considerada para controlar os sinais/sintomas relacionados ao tumor quando o câncer de cólon metastático se dissemina para os ossos, o cérebro, o fígado e os pulmões.

Existe um crescente interesse no uso da RT estereotáxica para os pacientes com câncer colorretal metastático com metástases hepáticas. As taxas de controle local em 1 e 2 anos são de aproximadamente 90%, com poucos relatos de toxicidade importante. Esta abordagem é uma alternativa razoável e segura para os pacientes que apresentam menos de 4 lesões metastáticas hepáticas e que não podem ser submetidos a uma cirurgia ou a quaisquer outras opções de tratamento.

### Terapias sistêmicas e de combinação

O tratamento do câncer colorretal se baseia, tanto na doença adjuvante como na doença metastática, na fluoropirimidina 5-fluoruracila. Dois agentes fluoropirimidínicos orais são aprovados pela FDA para uso nos EUA: capecitabina e TAS-102. Embora a 5-fluoruracila apresente atividade modesta como agente único, a sua eficácia clínica pode ser intensificada pela infusão prolongada e pela coadministração com o folato reduzido leucovorina. Dois outros agentes citotóxicos comumente utilizados para tratar o câncer colorretal metastático são o irinotecano (um inibidor da topoisomerase I) e a oxaliplatina (um análogo à platina de terceira geração) (Tabela 169.4). Estão disponíveis agentes biológicos com alvo molecular na via de sinalização do fator de crescimento endotelial vascular (VEGF) (bevacizumabe, aflibercepte e ramucirumabe), na via do receptor do fator de crescimento epidérmico (EGFR) (cetuximabe e panitumumabe), e nas tirosinoquinases que estão envolvidas no crescimento celular, na proliferação, na angiogênese, na invasão e na metástase (regorafenibe).

Os pacientes com câncer de cólon em estágio I ressecado apresentam taxa de cura extremamente alta, que se aproxima de 95%, com a cirurgia isoladamente, e não necessitam de terapia sistêmica adjuvante. Para os pacientes em estágio II, o risco de recidiva é mais alto (aproximadamente 25% em 3 anos), e o tratamento combinado com 5-fluoruracila e leucovorina proporciona benefício clínico modesto.[17] Entretanto, os tumores em estágio II que expressam níveis altos de instabilidade de microssatélites apresentam um prognóstico melhor do que os tumores com doença com microssatélites estáveis, e a sobrevida nos referidos pacientes é mais desfavorável com o tratamento com 5-fluoruracila. Portanto, a quimioterapia adjuvante não é recomendada para a doença com alta instabilidade de microssatélites em estágio II. Para a doença em estágio II de risco alto (definido por obstrução, perfuração, invasão linfovascular, invasão perineural e menos de 12 linfonodos na amostra da ressecção cirúrgica), o benefício da quimioterapia adjuvante é semelhante ao observado para o câncer de cólon em estágio III. Os pacientes com doença em estágio II de risco alto devem receber 6 meses de terapia adjuvante com quimioterapia de combinação que inclua 5-fluoruracila, leucovorina e oxaliplatina (FOLFOX) ou um esquema de combinação alternativo de capecitabina e oxaliplatina (XELOX/CAPOX). Tanto FOLFOX quanto XELOX/CAPOX prolongam significativamente a sobrevida sem doença e a sobrevida em geral, em comparação à monoterapia com fluoropirimidina. Para os pacientes que não conseguem tolerar a quimioterapia de combinação agressiva, a monoterapia com fluoropirimidina com infusão de 5-fluoruracila ou capecitabina oral é uma alternativa razoável.

Nos pacientes com câncer de cólon em estágio III, as taxas de sobrevida da doença em 5 anos variam de 25 a 85%, dependendo do número de linfonodos positivos na amostra da ressecção cirúrgica. A recomendação habitual para os pacientes com doença em estágio III linfonodo-positiva é receber a terapia sistêmica adjuvante. Para os pacientes com um estado de desempenho favorável e sem comorbidades, o tratamento agressivo com o regime FOLFOX melhora significativamente as taxas de sobrevida a longo prazo e representa o tratamento padrão atual.[A9] XELOX/CAPOX aparentam ser tão bons quanto FOLFOX em pacientes de todas as idades. Para os pacientes que não são candidatos para a quimioterapia citotóxica agressiva, a monoterapia com fluoropirimidina com infusão de 5-fluoruracila ou capecitabina oral é uma opção apropriada. Com base em diversos estudos, 3 meses de terapia adjuvante são tão favoráveis quanto 6 meses de terapia no caso de pacientes com risco mais baixo com doença T1 a 3 e somente 1 a 3 linfonodos positivos. Para os pacientes em estágio III com mais de 4 linfonodos, 6 meses de terapia adjuvante padrão proporcionam um benefício clínico maior do que 3 meses de terapia, ainda que ao custo mais alto de eventos adversos.[A10]

### Adenocarcinoma retal

O risco de recidiva local é muito maior para o câncer retal, de modo que a abordagem terapêutica para os pacientes com adenocarcinoma retal primário é distinta daquela para o câncer de cólon primário. Os pacientes com câncer retal necessitam de um estadiamento pré-operatório acurado com ultrassom retal endoscópico ou RM retal para definir com precisão o tamanho, a extensão e a profundidade da invasão do tumor retal, bem como o envolvimento de linfonodos. Para os pacientes com câncer retal em estágio I, a ressecção cirúrgica é suficiente, sem necessidade de tratamento adjuvante adicional com radiação ou quimioterapia. Entretanto, os pacientes de risco mais alto (doença T2, T1 com histologia pouco diferenciada, invasão perineural ou linfovascular, ou margens próximas) devem receber irradiação pélvica pós-operatória com ou sem quimioterapia com 5-fluoruracila.

A RT é considerada a conduta padrão para os pacientes com adenocarcinomas retais em estágio II e localmente avançados em estágio III para diminuir as taxas de recaída local, melhorar a chance de preservação do esfíncter e, possivelmente, melhorar a sobrevida. A principais questões a serem consideradas estão relacionadas ao momento (pré-operatório ou pós-operatório) e à duração (breve ou longa), bem como sobre a sua combinação com quimioterapia à base de fluoropirimidina. A irradiação pré-operatória com ciclo breve de 5 dias sem quimioterapia, conforme praticada em determinados países na Europa, pode ser considerada quando a diminuição do tamanho do tumor não for necessária. Quando o ciclo breve de radiação for utilizado, a terapia sistêmica adjuvante pós-operatória é recomendada com uma fluoropirimidina isoladamente (estágio II) ou um regime de combinação de fluoropirimidina e oxaliplatina (doença linfonodo-positiva).

Nos EUA, um ciclo de 6 semanas de radiação pré-operatória é a abordagem recomendada no câncer retal localmente avançado para possibilitar a ressecção cirúrgica, preservar a função do esfíncter anal e reduzir as toxicidades agudas e crônicas. A capecitabina oral pode ser substituída pela infusão de 5-fluoruracila no tratamento pré-operatório com modalidades combinadas do câncer retal em estágios II/III, para proporcionar o mesmo controle local e regional, a mesma sobrevida livre de doença e a mesma sobrevida em geral.[A11] A adição do análogo à platina oxaliplatina a uma infusão de 5-fluoruracila ou à capecitabina oral não melhora a eficácia clínica e foi associada a uma incidência significativamente mais alta de diarreia.

Embora a quimioterapia adjuvante seja habitualmente administrada após a ressecção cirúrgica, o esquema ideal para a doença em estágios II/III ainda precisa ser determinado. A monoterapia com fluoropirimidina (infusão de 5-fluoruracila ou capecitabina oral) é habitualmente recomendada se não houver evidências de envolvimento de linfonodos na amostra da ressecção cirúrgica e se houver diminuição significativa do estadiamento do tumor primário. Entretanto, se houver envolvimento linfonodal na amostra ressecada ou se houver poucas evidências de diminuição significativa do estadiamento do tumor, geralmente são recomendados esquemas quimioterápicos à base de oxaliplatina com FOLFOX ou XELOX/CAPOX.

### Câncer colorretal metastático

O câncer colorretal metastático é tratado com a mesma abordagem, independentemente do local de origem (cólon versus reto). Os pacientes com doença metastática apresentam sobrevida mediana de aproximadamente 6 a 8 meses com os melhores cuidados de suporte isoladamente. Entretanto, ao longo dos últimos 20 anos, novas quimioterapias citotóxicas sistêmicas em combinação com diversos agentes biológicos (Capítulo 33) melhoraram a sobrevida em geral para 30 a 32 meses (e-Figura 184.1).[18,19] No tratamento de primeira linha do câncer colorretal metastático, estudos clínicos randomizados demonstraram que os esquemas quimioterápicos citotóxicos FOLFOX e FOLFIRI proporcionam sobrevida livre de progressão e sobrevida em geral virtualmente idênticas,[A12] com sobrevida em geral mediana de quase 23 meses. É interessante observar que os resultados a longo prazo aparentam ser semelhantes, independentemente de qual fármaco (oxaliplatina ou irinotecano) é combinado primeiro com 5-fluoruracila. Entretanto, o padrão de toxicidade varia, dependendo de qual fármaco é administrado; o irinotecano está comumente associado a efeitos colaterais GI, enquanto o tratamento com oxaliplatina pode levar à neuropatia sensorial periférica. O câncer colorretal metastático atualmente está se tornando uma doença crônica, e a principal questão é assegurar que os pacientes sejam tratados em uma abordagem de cuidados contínuos, com exposição a todos os agentes ativos no arsenal terapêutico.

A adição do anticorpo anti-VEGF bevacizumabe ou do anticorpo anti-EGFR cituximabe à quimioterapia citotóxica, seja FOLFOX ou FOLFIRI, proporciona o mesmo nível de benefício clínico nos pacientes com câncer colorretal metastático com RAS do tipo selvagem – sobrevida livre de progressão mediana de 10,6 meses e sobrevida geral mediana de 30 meses. Entre os agentes anti-VEGF, bevacizumabe apresenta pouca atividade como agente único contra o câncer colorretal metastático, mas melhora significativamente a atividade clínica dos regimes à base de irinotecano (FOLFIRI) ou oxaliplatina (FOLFOX) e atualmente é o tratamento de primeira linha para os referidos pacientes. Se a doença progredir, o bevacizumabe pode ser continuado em combinação com a quimioterapia citotóxica de segunda linha. Aflibercepte mais FOLFIRI melhora a sobrevida, em comparação a

FOLFIRI isoladamente, nos pacientes que progridem apesar do tratamento com oxaliplatina. Ramucirumabe é aprovado pela FDA para uso em combinação com FOLFIRI no tratamento de segunda linha do câncer colorretal metastático. Comparações entre estudos clínicos sugerem uma eficácia clínica equivalente entre bevacizumabe, aflibercepte e ramucirumabe, mas o aflibercepte é significativamente mais tóxico e o ramucirumabe é muito mais dispendioso do que o bevacizumabe.

Cetuximabe e panitumumabe são os dois anticorpos monoclonais direcionados contra o receptor do fator de crescimento epidérmico (EGFR). Ambos os anticorpos apresentam atividade quase idêntica como agentes únicos contra o câncer colorretal metastático quimiorrefratário,[A13] e ambos os agentes podem ser efetivamente combinados com a quimioterapia com FOLFIRI ou FOLFOX na condição do tratamento de primeira linha para melhorar as taxas de resposta em geral e da sobrevida livre de progressão. Entretanto, esses anticorpos anti-EGFR somente devem ser utilizados em pacientes cujos tumores albergam *RAS* do tipo selvagem e *BRAF*. Infelizmente, mesmo nos tumores com *RAS* do tipo selvagem, apenas aproximadamente 30% dos pacientes responderão à terapia anti-EGFR, desta maneira destacando a necessidade de identificar outros biomarcadores para predizer, com mais acurácia, a responsividade a estes anticorpos.

Os pacientes com tumores primários do lado esquerdo apresentam sobrevida geral melhor do que aqueles com tumores primários do lado direito, independentemente do tipo de quimioterapia e do agente biológico. Os tumores do lado direito obtêm pouco benefício do cetuximabe, enquanto os tumores do lado esquerdo obtêm um benefício clínico significativamente maior do cetuximabe, em comparação ao bevacizumabe. Embora o bevacizumabe seja efetivo nos tumores do lado esquerdo e direito, a sua eficácia clínica também é muito maior nos tumores do lado esquerdo.[20,21]

Regorafenibe e a fluoropirimidina oral TAS-102 são aprovados pela FDA nos EUA para o tratamento do câncer colorretal metastático quimiorrefratário, com atividade clínica quase idêntica. Ainda que nenhum dos agentes apresente um impacto significativo sobre as taxas de resposta, ambos melhoram a sobrevida livre de progressão e a sobrevida em geral medianas nos pacientes com progressão da doença, apesar de múltiplos regimes de tratamento anteriores. Regorafenibe é um inibidor oral de determinadas importantes tirosinoquinases angiogênicas, estromais e oncogênicas. As suas toxicidades incluem fadiga e a síndrome mão-pé dermatológica, e reduções da dose e adiamentos no tratamento normalmente são indicados para reduzir ou prevenir o desenvolvimento de efeitos colaterais. TAS-102, que é uma combinação de trifluridina, um análogo à timidina citotóxico, e tipiracil, melhora significativamente a sobrevida em geral e a sobrevida livre de progressão medianas, em comparação aos melhores cuidados de suporte.[A14] A sua principal toxicidade é a mielossupressão, com neutropenia grave em quase 40% dos pacientes e neutropenia febril de 4%. Em geral, o TAS-102 apresenta um perfil de segurança mais tratável, quando comparado ao regorafenibe, e não necessita de tantas reduções da dose ou adiamentos do tratamento.

A imunoterapia com um inibidor do ponto de controle imune antimorte programada 1 (PD-1) (pembrolizumabe ou nivolumabe) está aprovada pela FDA para os pacientes com câncer colorretal metastático com altas instabilidades de microssatélites ou com defeitos no reparo de incompatibilidades, que progrediu apesar do tratamento com uma fluoropirimidina, oxaliplatina e irinotecano.[22] Estes anticorpos intensificam a resposta imune das células T, levando, assim, à ativação e à proliferação das células T.

### Tratamento localmente direcionado da doença metastática

Para os pacientes selecionados com câncer colorretal metastático, a ressecção completa das metástases hepáticas ou pulmonares algumas vezes pode proporcionar a sobrevida a longo prazo e se tornou o padrão de tratamento.[23] Para a metastasectomia hepática, as taxas de sobrevida em 5 anos encontram-se na variação de 30 a 50%, mas recaídas posteriores sugerem que a sobrevida em 5 anos pode não ser um reflexo acurado da cura verdadeira. Nos pacientes inicialmente considerados portadores de doença metastática não ressecável cirurgicamente, a terapia sistêmica pré-operatória melhora as taxas de resposta. Para os pacientes com doença com *RAS* do tipo selvagem, por exemplo, a quimioterapia citotóxica com FOLFOX ou FOLFIRI em combinação com cetuximabe ou panitumumabe oferece a melhor chance de citorredução da doença hepática metastática e de ressecção cirúrgica de sucesso. Na condição do câncer colorretal metastático com *RAS* mutante, o anticorpo anti-VEGF bevacizumabe combinado com quimioterapia proporciona uma taxa de resposta objetiva que se aproxima de 70%, com uma ressecção cirúrgica de sucesso que se aproxima de 30%.[24] Após os pacientes terem se recuperado do seu procedimento de metastasectomia, o que em geral demora de 4 a 5 semanas, normalmente são recomendados 6 meses de quimioterapia adjuvante com FOLFOX.

A ablação por radiofrequência é um possível tratamento para os pacientes cujas metástases hepáticas são consideradas não ressecáveis cirurgicamente em virtude de sua localização anatômica ou em virtude de o paciente estar muito debilitado para ser submetido à ressecção hepática. A sua eficácia provavelmente é inferior à da ressecção cirúrgica. Uma estratégia alternativa é administrar quimioterapia com fluoropirimidina via artéria hepática por meio de um cateter intra-arterial. A radioterapia interna seletiva emboliza esferas radiomarcadas na artéria hepática para o tratamento das metástases hepáticas.[A15] A radioterapia corporal estereotáxica também é uma alternativa razoável e segura para os pacientes que apresentam câncer colorretal metastático limitado ao fígado e que não podem ser submetidos à cirurgia ou a outras opções de tratamento. Infelizmente, o benefício destas abordagens, em comparação à quimioterapia, é incerto.

### Vigilância

É recomendada a vigilância ativa após a ressecção cirúrgica do câncer de cólon e retal em estágio inicial, em virtude de o risco de recidiva da doença ser mais alto dentro dos primeiros 2 a 3 anos após a cirurgia e a quimioterapia adjuvante para os pacientes com câncer em estágio II ou III. A American Society of Clinical Oncology recomenda um histórico e exame físico a cada 3 a 6 meses por 5 anos, exames de TC torácica e abdominal anuais por 3 anos após a ressecção de tumores primários de risco alto, e a adição de exame de TC pélvica para o câncer retal primário.[25] Entretanto, o rastreamento com TC mais CEA em 12 e 36 meses aparenta ser tão favorável quanto o rastreamento mais frequente para a doença em estágios II e III.[A16] A colonoscopia deve ser realizada 1 ano após a conclusão da quimioterapia adjuvante, e caso seja completamente negativa, a cada 5 anos posteriormente. Os níveis séricos de CEA devem ser medidos a cada 3 a 6 meses por 5 anos.

## PROGNÓSTICO

O prognóstico geral para os pacientes com câncer colorretal depende principalmente do estágio (Figura 184.8). A sobrevida em 5 anos é de aproximadamente 90 a 95% para a doença em estágio I e diminui consideravelmente, para menos de 10%, para a doença metastática em estágio IV. O prognóstico para os pacientes em estágio III pode variar de 65 a 70% para os pacientes com apenas 1 ou 2 linfonodos e até menos de 25% para aqueles com doença de risco alto e mais de quatro linfonodos positivos. As taxas correspondentes para o câncer retal são discretamente inferiores àquelas para o câncer de cólon. Além do estágio, outros fatores que são prognósticos de desfechos mais desfavoráveis nos pacientes com câncer de cólon em estágio inicial submetidos à ressecção possivelmente curativa incluem histologia em anel de sinete, grau tumoral alto, invasão linfovascular e perineural, ausência de resposta linfoide do hospedeiro, evidências de obstrução ou perfuração no pré-operatório, níveis séricos de CEA pré-operatórios altos, margens cirúrgicas positivas e doença com microssatélites estáveis. É interessante observar que o prognóstico dos cânceres colorretais não depende do tamanho do tumor primário. Entretanto, a localização do tumor primário é um fator prognóstico importante, com os tumores primários do lado esquerdo associados a um prognóstico significativamente mais favorável, em comparação aos tumores

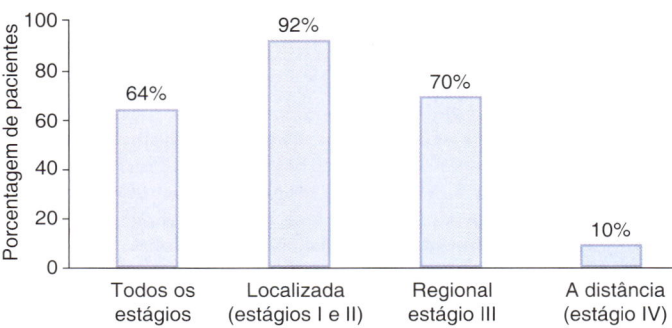

**FIGURA 184.8** Sobrevida do câncer de cólon em 5 anos, de acordo com o estágio da doença.

do lado direito.[24] Além disso, o efeito da localização do tumor independe de outros fatores clínicos importantes, incluindo estágio, raça e uso de quimioterapia adjuvante.

Os biomarcadores moleculares também estão correlacionados ao prognóstico de todos os estágios do câncer colorretal. As mutações de *KRAS*, que estão presentes em 30 a 40% dos cânceres colorretais, estão associadas a um prognóstico mais desfavorável. Além disso, estas mutações levam à ativação constitutiva da via de sinalização de RAS-RAF-MAPK *downstream* do EGFR, o que torna os tumores resistentes à terapia com anticorpos anti-EGFR com cetuximabe ou panitumumabe. Mutações de *NRAS* ocorrem somente em cerca de 5% dos pacientes com câncer colorretal, e estas mutações também conferem resistência à terapia anti-EGFR. As mutações de *BRAF*, que são observadas em 5 a 10% dos pacientes com câncer colorretal, também predizem a resistência à terapia anti-EGFR e estão associadas a um desfecho clínico mais desfavorável.

Uma subtipificação molecular mais detalhada pode ser até mais preditiva. Uma abordagem agrupa os cânceres colorretais em quatro tipos – imune com instabilidade de microssatélites, canônico, metabólico e mesenquimal – com base na referida caracterização. Espera-se que estas outras abordagens possam orientar com sucesso a seleção de terapias específicas e possibilitar que o tratamento do câncer colorretal progrida a partir de uma abordagem puramente empírica para a medicina de precisão mais personalizada.

### Recomendações de grau A

A1. Casali PG, Zalcberg J, Le Cesne A, et al. Ten-year progression-free and overall survival in patients with unresectable or metastatic GI stromal tumors: long-term analysis of the European Organisation for Research and Treatment of Cancer, Italian Sarcoma Group, and Australasian Gastrointestinal Trials Group Intergroup phase III randomized trial on imatinib at two dose levels. *J Clin Oncol*. 2017;35:1713-1720.
A2. Demetri GD, Reichardt P, Kang YK, et al. Efficacy and safety of regorafenib for advanced gastrointestinal stromal tumours after failure of imatinib and sunitinib (GRID): an international, multicentre, randomised, placebo-controlled, phase 3 trial. *Lancet*. 2013;381:295-302.
A3. Imperiale TF, Ransohoff DF, Itzkowitz SH, et al. Multitarget stool DNA testing for colorectal-cancer screening. *N Engl J Med*. 2014;370:1287-1297.
A4. Holme Ø, Loberg M, Kalager M, et al. Effect of flexible sigmoidoscopy screening on colorectal cancer incidence and mortality: a randomized clinical trial. *JAMA*. 2014;312:606-615.
A5. Holme Ø, Schoen RE, Senore C, et al. Effectiveness of flexible sigmoidoscopy screening in men and women and different age groups: pooled analysis of randomised trials. *BMJ*. 2017;356:1-8.
A6. Tomić T, Domínguez-López S, Barrios-Rodríguez R. Non-aspirin non-steroidal anti-inflammatory drugs in prevention of colorectal cancer in people aged 40 or older: a systematic review and meta-analysis. *Cancer Epidemiol*. 2019;58:52-62.
A7. Emilsson L, Holme Ø, Bretthauer M, et al. Systematic review with meta-analysis: the comparative effectiveness of aspirin vs. screening for colorectal cancer prevention. *Aliment Pharmacol Ther*. 2017;45:193-204.
A8. Kitano S, Inomata M, Mizusawa J, et al. Survival outcomes following laparoscopic versus open D3 dissection for stage II or III colon cancer (JCOG0404): a phase 3, randomised controlled trial. *Lancet Gastroenterol Hepatol*. 2017;2:261-268.
A9. Schmoll HJ, Twelves C, Sun W, et al. Effect of adjuvant capecitabine or fluorouracil, with or without oxaliplatin, on survival outcomes in stage III colon cancer and the effect of oxaliplatin on post-relapse survival: a pooled analysis of individual patient data from four randomised controlled trials. *Lancet Oncol*. 2014;15:1481-1492.
A10. Grothey A, Sobrero AF, Shields AF, et al. Duration of adjuvant chemotherapy for stage III colon cancer. *N Engl J Med*. 2018;378:1177-1188.
A11. Allegra CJ, Yothers G, O'Connell MJ, et al. Neoadjuvant 5-FU or capecitabine plus radiation with or without oxaliplatin in rectal cancer patients: a phase III randomized clinical trial. *J Natl Cancer Inst*. 2015;107:1-8.
A12. Venook AP, Niedzwiecki D, Lenz HJ, et al. Effect of first-line chemotherapy combined with cetuximab or bevacizumab on overall survival in patients with KRAS wild-type advanced or metastatic colorectal cancer: a randomized clinical trial. *JAMA*. 2017;317:2392-2401.
A13. Price T, Kim TW, Li J, et al. Final results and outcomes by prior bevacizumab exposure, skin toxicity, and hypomagnesaemia from ASPECCT: randomized phase 3 non-inferiority study of panitumumab versus cetuximab in chemorefractory wild-type KRAS exon 2 metastatic colorectal cancer. *Eur J Cancer*. 2016;68:51-59.
A14. Mayer RJ, Van Cutsem E, Falcone A, et al. Randomized trial of TAS-102 for refractory metastatic colorectal cancer. *N Engl J Med*. 2015;372:1909-1919.
A15. Wasan HS, Gibbs P, Sharma NK, et al. First-line selective internal radiotherapy plus chemotherapy versus chemotherapy alone in patients with liver metastases from colorectal cancer (FOXFIRE, SIRFLOX, and FOXFIRE-Global): a combined analysis of three multicentre, randomised, phase 3 trials. *Lancet Oncol*. 2017;18:1159-1171.
A16. Wille-Jørgensen P, Syk I, Smedh K, et al. Effect of more vs less frequent follow-up testing on overall and colorectal cancer-specific mortality in patients with stage II or III colorectal cancer: the COLOFOL randomized clinical trial. *JAMA*. 2018;319:2095-2103.

### REFERÊNCIAS BIBLIOGRÁFICAS

*As referências bibliográficas, bem como os outros materiais suplementares deste livro, encontram-se no GEN-IO, nosso ambiente virtual de aprendizagem.*

# 185

# CÂNCER PANCREÁTICO

DANIEL LAHERU

### DEFINIÇÃO

O termo câncer pancreático se refere, habitualmente, aos adenocarcinomas ductais do pâncreas porque mais de 90% dos tumores pancreáticos têm origem no epitélio ductal. Outros tumores de pâncreas importantes são malignidades endócrinas (Capítulo 219), tumores carcinoides (Capítulo 219), linfomas (Capítulo 176) e diversos sarcomas raros.

### EPIDEMIOLOGIA

O adenocarcinoma ductal pancreático apresenta uma das razões incidência/mortalidade mais altas.[1] Ainda que represente a décima causa de câncer nos EUA, é a quarta causa de mortes relacionadas ao câncer, uma vez que a vasta maioria dos pacientes morrerá em virtude da sua doença. Anualmente, cerca de 40.000 indivíduos morrerão nos EUA em razão do adenocarcinoma pancreático ou de suas complicações. A incidência de câncer pancreático está aumentando lentamente, com base nas alterações dos dados demográficos da população norte-americana. O risco de desenvolvimento de um adenocarcinoma pancreático aumenta com a idade, com uma idade média ao início de 71 anos; o risco é equivalente nos homens e nas mulheres. O risco vitalício mínimo de desenvolvimento de um adenocarcinoma pancreático é de aproximadamente 1 em 78, tanto para os homens quanto para as mulheres. Globalmente, 70% de todos os casos de câncer pancreático ocorrem em pessoas que vivem em economias avançadas, com mais de 270.000 mortes por ano em todo o mundo. Alguns adenocarcinomas pancreáticos ocorrem em associação a outros cânceres ou doenças, mas a maioria não ocorre em associação a uma síndrome definida. A maioria dos casos de adenocarcinoma pancreático é esporádica – ou seja, ocorre sem história da doença nos parentes em primeiro grau. Entretanto, as mutações em linhagens germinativas nos genes de suscetibilidade ao câncer pancreático são comumente identificadas nos pacientes com câncer pancreático sem um histórico familiar de câncer significativo.[2] O tabagismo, bem como a exposição passiva à fumaça do tabaco no ambiente, contribui significativamente para o desenvolvimento do adenocarcinoma pancreático, e também está associado à redução na sobrevida entre os pacientes com câncer pancreático.[3] Os riscos ocupacionais que têm sido associados a aumento do risco de desenvolvimento de adenocarcinoma pancreático incluem a exposição a solventes de hidrocarboneto clorados e metais pesados.

Aproximadamente 10% dos adenocarcinomas pancreáticos ocorrem em pessoas com história familiar de adenocarcinoma pancreático; nestes pacientes, o risco de desenvolvimento de um adenocarcinoma pancreático aumenta sete vezes, em comparação à população em geral. As lesões císticas pré-malignas do pâncreas também ocorrem em pessoas com história familiar de câncer pancreático. Além da recente descoberta do gene *PALB2* em 3% destas famílias, mutações em *ATM* ou *BRCA2*, parceiros críticos na via do reparo do dano do DNA, bem como em *p16*, também foram descobertos.

A inflamação pancreática crônica em virtude do uso abusivo de álcool etílico ou de anomalias genéticas aumenta significativamente o risco de um diagnóstico de adenocarcinoma pancreático. Ainda que a associação entre a pancreatite crônica e o desenvolvimento de um adenocarcinoma pancreático seja reconhecida há décadas,[4] apenas recentemente estudos esclareceram como as citocinas pró-inflamatórias contribuem para a progressão de uma lesão pré-maligna até um tumor avançado. Além da pancreatite crônica, o papel do diabetes melito e da obesidade no desenvolvimento do adenocarcinoma pancreático tem sido enfatizado. O diabetes melito do tipo 1 e do tipo 2 de longa duração pode representar o aumento do risco de um adenocarcinoma pancreático, mas a relação de causa e efeito entre o câncer pancreático e o diabetes é complexa. Recentemente, estudos epidemiológicos enfocaram no desenvolvimento do adenocarcinoma pancreático em pacientes com diabetes melito do tipo 3c (diabetes relacionado à doença pancreática, ou diabetes pancreatogênico), um subconjunto importante do diabetes, caracterizado por deficiência significativa de todos os hormônios glicorreguladores (Capítulo 216). Os pacientes com diabetes melito do tipo 3 c parecem correr o mais alto risco associado de desenvolvimento de adenocarcinoma pancreático, especialmente na condição de pancreatite crônica coexistente. O diabetes melito do tipo 3c também é uma consequência do adenocarcinoma pancreático em aproximadamente 30% dos pacientes. O aumento da obesidade na população norte-americana e o aumento concomitante no diabetes melito associado estão fortemente associados ao aumento do risco vitalício de desenvolver um adenocarcinoma pancreático.

## BIOPATOLOGIA

A compreensão sobre as características moleculares dos cânceres do pâncreas exócrino é crítica para o desenvolvimento de terapias com alvos moleculares.[5] O câncer pancreático é causado por mutações hereditárias (linhagens germinativas) e adquiridas (somáticas) nos genes causadores do câncer.[6] Tem sido demonstrado que diversos oncogenes e genes supressores tumorais estão envolvidos no desenvolvimento do câncer pancreático, tanto ao contribuir para o crescimento do próprio tumor, quanto para o microambiente que o circunda. Os oncogenes, tipicamente inativos nas células normais, causam a proliferação celular descontrolada ao inibir a apoptose e ativar o ciclo celular quando mutações os tornam constitutivamente ativos. O oncogene *KRAS*, localizado no cromossomo 12, é o oncogene mutado com mais frequência no câncer pancreático (em > 90% dos tumores). Ele codifica uma proteína ligada à membrana que apresenta atividade de GTP-ase e está envolvida na transdução de sinais. Quando ativado por mutação, tipicamente a mutação pontual no códon 12, as funções do *KRAS* são independentes do controle do fator de crescimento, levando à ativação crônica de seus parceiros de sinalização *downstream*, *PIK3*, *MAPK* e *RAF*, causando a inibição da apoptose e a ativação do ciclo celular, da migração, da angiogênese, do remodelamento do citoesqueleto e da proliferação não verificada. A variação da dose oncogênica de *KRAS* é importante na tumorigênese, na progressão e na metástase do câncer pancreático.[7] Os genes supressores tumorais, quando funcionam normalmente, atuam de maneira oposta, ao intensificar a apoptose e inibir a proliferação celular. O supressor tumoral *CDKN2A/TP12*, um gene de controle do ciclo celular, está comumente inativado no câncer pancreático, com 80 a 95% de perda a atividade, levando ao aumento da progressão do ciclo celular. O *TP53* é ativado pela lesão do DNA para interromper a progressão do ciclo celular e reparar o DNA danificado ou iniciar a apoptose. Mutações neste gene supressor tumoral são comumente observadas em 50 a 75% dos tumores pancreáticos. A inativação de *SMAD4* (DPC4), envolvido na regulação da progressão do ciclo celular por meio da via do fator transformador do crescimento (TGF)-β, é observada em mais de 50% dos cânceres pancreáticos e está associada a um prognóstico mais desfavorável e ao desenvolvimento de metástases. Também é observada inativação de *RB1* (em < 10% dos cânceres pancreáticos) e *STK11* (responsável pela síndrome de Peutz-Jeghers).

Existem diversas vias de sinalização importantes envolvidas na tumorigênese pancreática. A sinalização de *hedgehog* (Hh), crítica na embriogênese, regula o ciclo celular e a apoptose, auxilia na formação do estroma tumoral e, com frequência, sofre regulação ascendente e está anormal nos cânceres pancreáticos. A via de NOTCH, também importante na embriogênese normal para prevenir a diferenciação terminal das células até que seja apropriado, pode estar anormalmente ativada no câncer pancreático, possibilitando que as células permaneçam em um estado indiferenciado, que contribui para o crescimento tumoral. Quando a via Wnt está ativada, a betacatenina é estabilizada e migra para o núcleo, onde ativa os seus genes-alvo. Também foi observado que a via do receptor do fator de crescimento epidérmico (EGFR), TGF-β e JAK/STAT são anormais nas células do câncer pancreático, levando à promoção do crescimento, da proliferação, da diferenciação celular e da sobrevida das células. A modificação epigenética, o processo por meio do qual a expressão genética é alterada por outros mecanismos além de alterações na sequência real do DNA, também desempenha um papel na tumorigênese do câncer pancreático.[8] O encurtamento dos telômeros e a expressão excessiva dos microRNAs levam à instabilidade cromossômica e à desregulação da expressão genética, respectivamente, e também são observados.

Além das próprias células cancerosas, o microambiente tumoral é composto por células estromais, células inflamatórias e células endoteliais, todas as quais desempenham um papel particularmente importante no crescimento do câncer pancreático. As células cancerosas secretam fatores de crescimento, incluindo fator de crescimento semelhante à insulina (IGF)-1, fator de crescimento de fibroblastos (FGF), TGF-β, fator de crescimento endotelial vascular (VEGF) e fator de crescimento derivado de plaquetas (PDGF), que estimulam as células estreladas pancreáticas (também denominadas miofibroblastos) a secretar quantidades excessivas de matriz extracelular. A matriz e as suas células estromais, por sua vez, secretam citocinas e fatores de crescimento que promovem o crescimento das células cancerosas, a invasão e a disseminação e protegem as células do câncer pancreático contra a apoptose, bem como geram uma reação desmoplásica que interfere na administração da quimioterapia no local do tumor.[9] A presença local de TGF-β também leva à diminuição da atividade dos linfócitos T *helper*, que suprime a reação imune do corpo contra as células do câncer pancreático.

### Lesões precursoras

Um avanço importante na compreensão do desenvolvimento do câncer pancreático foi a apreciação de que a maioria dos adenocarcinomas pancreáticos progride sequencialmente a partir do epitélio ductal histologicamente normal para a neoplasia intraepitelial pancreática de grau baixo, até a neoplasia intraepitelial pancreática de grau alto e até o carcinoma invasivo. Este processo está associado ao acúmulo de alterações genéticas específicas (Figura 185.1).

## MANIFESTAÇÕES CLÍNICAS

As manifestações do adenocarcinoma pancreático inicial com frequência são sutis e incluem queixas gastrintestinais inespecíficas (náuseas, dor abdominal vaga), fadiga e perda de peso de etiologia indeterminada. A dor epigástrica e a icterícia obstrutiva com frequência motivam o exame diagnóstico inicial da árvore biliar, mas com frequência são os sintomas tardios que estão associados à doença local avançada ou regionalmente disseminada. Tendo em vista que aproximadamente 75% dos carcinomas pancreáticos estão localizados na cabeça do pâncreas, as apresentações clínicas com frequência estão relacionadas à compressão ou à invasão da árvore biliar ou dos ductos pancreáticos. Não é infrequente haver trombose venosa profunda ou superficial (síndrome de Trousseau), seja inicial ou tardiamente na apresentação do adenocarcinoma pancreático (Capítulo 73). O achado de uma vesícula biliar distendida palpável (em virtude da obstrução do ducto biliar comum distal), ou sinal de Courvoisier, é incomum.

As anormalidades laboratoriais que acompanham o adenocarcinoma pancreático à apresentação incluem anemia e elevações de bilirrubina sérica, fosfatase alcalina e aminotransferases. A maioria dos pacientes acaba apresentando sinais de icterícia obstrutiva, bem como hiperglicemia, que reflete o diabetes melito associado. As lesões da neoplasia intraepitelial pancreática precoce são assintomáticas.

As lesões císticas pré-neoplásicas do câncer com frequência permanecem assintomáticas. Algumas são descobertas em exames de imagem abdominais realizados por outros motivos, com algumas estimativas de que 2 a 15% dos pacientes submetidos a uma ressonância magnética (RM)

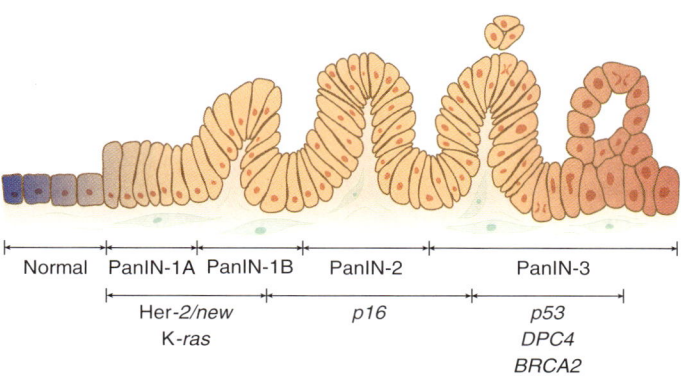

**FIGURA 185.1** **Modelo da progressão genética do adenocarcinoma pancreático.** As alterações moleculares no desenvolvimento do adenocarcinoma ductal pancreático têm início com alterações precoces, que incluem o encurtamento do telômero e o desenvolvimento de mutações em *KRAS*; estes são seguidos pela perda da função de p16 e pela expressão da ciclina D1. As alterações tardias incluem a expressão de p53 e a perda de SMAD4/DPC4. PanIN = neoplasia intraepitelial pancreática.

abdominal podem apresentar cistos pancreáticos sem haver suspeitas. A maioria das lesões pequenas não provoca sinais/sintomas e permaneceria indetectável, exceto se posteriormente causassem sintomas agudos que precipitassem uma tomografia computadorizada (TC) abdominal. Os cistos grandes podem causar sintomas vagos, mas é incomum haver icterícia obstrutiva.

## DIAGNÓSTICO

### Diagnóstico diferencial
O diagnóstico diferencial do adenocarcinoma pancreático inclui condições que com frequência se apresentam como massa pancreática sólida, incluindo pancreatite aguda (ou uma exacerbação da pancreatite crônica) (Capítulo 135), colangiocarcinoma ampular ou distal com obstrução e icterícia associadas (Capítulo 186) e neoplasias pancreáticas císticas não adenocarcinomatosas (Capítulo 135).

Uma alta proporção de cistos incidentais entre os pacientes sem histórico de pancreatite é neoplásica. A TC de alta resolução pode proporcionar um diagnóstico presuntivo quando estão presentes elementos característicos. A RM consegue identificar qualquer comunicação entre o cisto e o ducto pancreático. A ultrassonografia endoscópica pode diferenciar as lesões benignas das malignas se for observada massa sólida ou tumor invasivo.

### Neoplasias císticas
As lesões císticas do pâncreas podem ser categorizadas em lesões císticas não neoplásicas (p. ex., pseudocistos [Capítulo 135]) e neoplásicas.[10,11] As neoplasias císticas podem ser subcategorizadas em neoplasias císticas produtoras de mucina e não produtoras de mucina.[12,12b] As neoplasias císticas que não produzem mucina incluem os cistadenomas serosos, que não apresentam aumento do risco de câncer, neoplasias císticas papilares e tumores neuroendócrinos pancreáticos císticos.

Os cistadenomas serosos ocorrem mais comumente nas mulheres e quase sempre são benignos. Embora costumem ser assintomáticos, podem ser sintomáticos quando seu volume aumenta. O exame anatomopatológico revela uma cápsula fibrosa bem circunscrita, que contém numerosos pequenos cistos preenchidos por líquido.

As neoplasias císticas mucinosas, que quase sempre ocorrem no corpo do pâncreas ou na cauda em mulheres, compreendem aproximadamente 50% dos tumores pancreáticos removidos em séries cirúrgicas contemporâneas. Aproximadamente um terço é descoberto incidentalmente em exames de imagem realizados por outros motivos, mas os pacientes também podem apresentar dor, massa abdominal ou perda de peso. Uma cápsula fibrosa espessa contém cistos revestidos por células semelhantes a ductos produtoras de mucina. Cerca de 30% das neoplasias císticas mucinosas apresentam evidências de adenocarcinoma invasivo com um prognóstico variável.

As neoplasias mucinosas papilares intraductais são lesões produtoras de mucina que, ao contrário das neoplasias císticas mucinosas, se comunicam com o ducto pancreático principal. O seu epitélio displásico intraductal se assemelha aos adenomas vilosos colorretais, com as papilas recobertas por epitélio colunar e as ocasionais células caliciformes com extensiva produção de mucina. As lesões, que com frequência são confinadas à cabeça do pâncreas, ocorrem tipicamente em homens de meia-idade. Os sinais/sintomas podem incluir pancreatite inexplicada recidivante. Estas neoplasias sempre contêm no mínimo displasia de grau baixo e são sempre pré-malignas.

### Exames de imagem
A TC contrastada dinâmica com cortes finos de todo o pâncreas é o procedimento de imagem de escolha quando há suspeita de adenocarcinoma pancreático. A TC pode proporcionar informações a respeito de doença metastática, invasão vascular e potencial de ressecção. A malignidade é mais comum quando o cisto tem mais de 3 cm, apresenta um componente sólido ou está associado a um ducto pancreático dilatado, mas está menos claramente associada à sua taxa de crescimento em diversos exames de imagem. As recomendações de consenso[13] incluem RM de cistos pancreáticos identificados na TC; ultrassonografia endoscópica e aspiração com agulha fina para os cistos pancreáticos com características preocupantes à RM; e avaliação citológica e de biomarcador do líquido aspirado.[14]

A ultrassonografia endoscópica (USE) pode proporcionar informações adicionais úteis para a avaliação pré-operatória, incluindo a biopsia aspirativa com agulha fina guiada por endoscopia. É importante ressaltar que a reação desmoplásica típica que pode encapsular os adenocarcinomas pancreáticos aumenta a possibilidade de achados de biopsia falso-negativos. Os pacientes com doença localmente avançada ou metastática devem ter o seu diagnóstico confirmado por patologia por meio da biopsia com agulha fina do local primário ou de uma metástase.

### Biomarcadores e rastreamento
A análise do líquido dos cistos consegue identificar corretamente até 90% dos cistos pancreáticos que não necessitam de cirurgia.[15] Entretanto, até o momento, não foram estabelecidos biomarcadores com base no soro ou no tumor ou perfis de biomarcadores que sejam tanto sensíveis quanto específicos o suficiente para a detecção precoce acurada na prática clínica, muito embora existam relatos promissores de exames de sangue (múltiplos analitos) que conseguem detectar e localizar os cânceres cirurgicamente ressecáveis, incluindo os cânceres pancreáticos.[16] O CA19.9 é o biomarcador tumoral mais comumente utilizado para o monitoramento do progresso terapêutico no adenocarcinoma pancreático, mas ausência de especificidade do ensaio é uma preocupação e, portanto, o CA19.9 não pode ser utilizado para a detecção precoce. A USE é útil para a avaliação das lesões císticas e possibilita a amostragem do líquido cístico em relação a marcadores genéticos associados ao desenvolvimento do adenocarcinoma pancreático em famílias propensas ao câncer, bem como para estudos citológicos. Alguns dados sugerem um possível benefício do rastreamento anual com o uso de RM, colangiopancreatografia por ressonância magnética ou USE em adultos assintomáticos que são portadores da mutação CDNK2A de risco alto.[17]

## TRATAMENTO

### Neoplasias císticas
Comumente a ressecção cirúrgica é oferecida aos pacientes com cistos pancreáticos que apresentam características preocupantes (Tabela 185.1),[18,19] enquanto os pacientes sem características que recomendam a ressecção devem ser submetidos à vigilância com RM, provavelmente a cada 2 anos, por até 5 anos.[19b] Embora os cistadenomas serosos sejam anormalidades benignas que não se conectam aos ductos pancreáticos e a cirurgia seja recomendada somente se eles forem sintomáticos, os cistadenomas mucinosos são precursores do adenocarcinoma pancreático e com frequência ocorrem na cauda do pâncreas, com mais frequência em mulheres ao redor dos 40 anos; eles são manifestamente malignos em 15% dos pacientes e necessitam de ressecção cirúrgica. As neoplasias mucinosas papilares intraductais do pâncreas ocorrem na cabeça do órgão, com frequência são policísticos e contêm elementos malignos em aproximadamente 40% dos pacientes; todos os pacientes com esta lesão necessitam de cirurgia.

### Câncer pancreático ressecável
A cirurgia oferece a única chance para a cura do câncer pancreático.[20] Os tumores são considerados ressecáveis se houver um plano adiposo bem-definido ao redor das artérias celíaca e mesentérica superior, e se as veias mesentérica e porta estiverem pérvias. Infelizmente, o tumor recidivará na maioria dos pacientes que são submetidos à ressecção. A terapia adjuvante é indicada para diminuir o risco e adiar o momento da recidiva locorregional e metastática. Ela é tipicamente iniciada 1 a 2 meses após a cirurgia para possibilitar que o paciente se recupere das complicações associadas ao câncer de base, bem como da própria cirurgia. Nos pacientes que foram submetidos à remoção completa macroscópica do câncer pancreático, a gencitabina adjuvante por 6 meses aumenta a sobrevida livre de doença (de 6,7 meses para 13,4 meses) e a sobrevida em geral (para 21% em 5 anos e 12% em 10 anos), em comparação à ausência de quimioterapia.[A1] Dados do Japão sugerem que uma combinação de tegafur (um profármaco do fluoruracila), gimeracila e oteracila pode até mesmo ser melhor.[A2] Mais recentemente, o estudo clínico ESPAC-4 demonstrou que gencitabina mais capecitabina adjuvantes melhoram a sobrevida geral mediana (de 25,5 meses para 28,0 meses), em comparação à monoterapia com gencitabina.[A3] O esquema FOLFIRINOX (oxaliplatina, irinotecano, fluoruracila e leucovorina) pode proporcionar sobrevida significativamente mais longa (livre da doença em 63% versus 49% em 3 anos) do que a gencitabina entre os pacientes com câncer pancreático ressecado, mas a taxa de efeitos colaterais sérios também é significativamente mais alta.[A4] Quimiorradiação mais quimioterapia é menos efetiva no prolongamento da sobrevida e é mais tóxica do que a quimioterapia.[A5,A6]

A terapia (pré-cirúrgica) neoadjuvante ainda é uma opção para o câncer pancreático.[21] Ela apresenta o potencial de reduzir o estágio dos pacientes de ressecabilidade limítrofe que alcançam uma resposta parcial com a terapia, possibilitando a realização de cirurgia com probabilidade mais alta de ressecção completa.[A7] De fato, 15 a 40% dos pacientes que inicialmente apresentam tumores limítrofes ou não ressecáveis podem ao fim ser considerados apropriados para a cirurgia. Além disso, a terapia neoadjuvante poupa alguns pacientes dos riscos e do estresse de um procedimento cirúrgico complexo, tendo em vista que a doença metastática em rápido desenvolvimento pode ser detectada pelo reestadiamento de rotina após a conclusão do tratamento neoadjuvante. Infelizmente, câncer resistente à quimioterapia pode ser demonstrado em 15 a 35% dos pacientes inicialmente considerados para a cirurgia nesta condição. O uso do tratamento neoadjuvante também garante que quase todos os pacientes receberão alguma forma de quimioterapia ou quimiorradiação, tendo em vista que eles não apresentam quaisquer complicações pós-operatórias das quais tenham que se recuperar. Estudos demonstram que 73 a 100% dos pacientes têm capacidade para concluir a maioria dos seus regimes neoadjuvantes. O componente da quimiorradiação da terapia neoadjuvante também diminui as taxas de recidiva local em pacientes que são submetidos à cirurgia.

Entretanto, a cirurgia é necessária para a cura, e a terapia neoadjuvante adia a cirurgia possivelmente curativa. Ainda que a mesma porcentagem de pacientes ao fim seja submetida à cirurgia, não existem estudos clínicos randomizados que favoreçam o tratamento neoadjuvante em relação ao tratamento adjuvante. Portanto, neste momento a terapia neoadjuvante é geralmente reservada para os pacientes com tumores ressecáveis limítrofes, enquanto os pacientes com tumores ressecáveis são encaminhados imediatamente para a cirurgia, com a terapia adjuvante administrada após a recuperação. Os pacientes que recebem terapia adjuvante ou neoadjuvante apresentam taxas de sobrevida semelhantes quando a ressecção pode ser concluída com sucesso. As decisões a respeito do tratamento devem, se possível, ser tomadas de maneira multidisciplinar, para alcançar a terapia mais oportuna e coordenada.

### Doença metastática

A terapia de primeira linha para o câncer pancreático metastático[22] é o esquema FOLFIRINOX[A8] ou gencitabina mais NAB-paclitaxel[A9] (Tabela 185.2).

O irinotecano nanopolissômico em combinação com fluoruracila e ácido folínico prolonga a sobrevida com um perfil de segurança tratável nos pacientes com adenocarcinoma pancreático metastático que receberam terapia à base de gencitabina anteriormente.[A10] A gencitabina também tem sido combinada com terapias com alvos moleculares, como o inibidor de EGFR erlotinibe, mas com efeitos inconsistentes[A11] sobre a sobrevida em geral. Na pequena porcentagem de pacientes com mutações na linhagem germinativa em BRCA1 ou BRCA2, olaparibe (300 mg 2 vezes/dia) pode prolongar a sobrevida livre de progressão em aproximadamente 3,5 meses.[A11b]

### PREVENÇÃO

Muito embora os adenomas císticos pré-malignos possam ser detectados por meio de exames de imagem, o rastreamento não é recomendado para adultos assintomáticos.[22b,22c]

### PROGNÓSTICO E CUIDADOS DE SUPORTE

Nos pacientes com uma neoplasia cística serosa acompanhados por mais de 1 ano em um grande estudo, o tamanho aumentou em aproximadamente 40%, esteve estável em aproximadamente 55% e diminuiu em aproximadamente 5%. Cistadenocarcinomas serosos se desenvolveram em somente 0,1% dos pacientes em um acompanhamento médio de 3 anos.[23]

A sobrevida em geral em 5 anos para todos os pacientes com câncer pancreático é inferior a 5%. Isto ocorre, em parte, porque não existe um exame de rastreamento apropriado para a população em geral, e as manifestações iniciais são vagas. A imunidade mediada por linfócitos T foi ligada ao desfecho excepcional dos poucos sobreviventes a longo prazo, e recentemente a qualidade de neoantígenos foi identificada como um biomarcador para os tumores imunogênicos, que pode orientar as imunoterapias futuras.[24] Após o diagnóstico dos pacientes, somente 15 a 20% apresentam doença ressecável e, portanto, potencialmente curável. Nesses pacientes, o análogo à somatostatina pasireotida (900 mg por via subcutânea 2 vezes/dia durante 7 dias, com início na manhã da cirurgia) consegue reduzir o risco de extravasamento em fístulas com abscesso em 50%.[A12] Entretanto, até mesmo nos pacientes com doença em estágio inicial, a sobrevida mediana é de 20 a 24 meses, com sobrevida em 5 anos de apenas 15 a 20%, tendo em vista que a maioria inevitavelmente recidivará, apesar da cirurgia e da terapia adjuvante ou neoadjuvante. Os pacientes com doença localmente avançada ($\approx$ 25 a 30% à apresentação) e metastática ($\approx$ 50 a 60% à apresentação) apresentam sobrevidas medianas de 8 a 14 meses e de 4 a 6 meses, respectivamente. O câncer pancreático avançado está associado a risco alto de complicações tromboembólicas venosas, e a tromboprofilaxia com enoxaparina é comprovadamente muito efetiva e viável nesses pacientes.[A13] Tendo em vista que muitos pacientes sofrem de obstrução biliar, diarreia, dor e desnutrição, os cuidados paliativos proporcionam um grande benefício. A cirurgia também tem papel paliativo importante; os pacientes com tumores irressecáveis podem apresentar melhora sintomática com um procedimento de *bypass* biliar ou gástrico, dependendo do local da obstrução. A inserção de *stents* biliares e duodenais sem abordagem cirúrgica também melhora

### Tabela 185.1 — Diretrizes para os cistos pancreáticos incidentais assintomáticos.

| CISTO | ESTRATÉGIA DE MANEJO |
|---|---|
| (a) Um componente sólido e dilatação do ducto pancreático principal ou (b) achados suspeitos na PAAF guiada por USE | Cirurgia: se displasia de grau alto ou câncer, acompanhamento com RM a cada 2 anos pós-cirurgia; se benigno, não é necessário o acompanhamento |
| ≥ 2 de (a) tamanho ≥ 3 cm, (b) componente sólido, (c) dilatação do ducto pancreático principal | PAAF guiada por USE; se positiva, cirurgia; se negativa, RM a cada 2 anos |
| Tamanho < 3 cm, nenhum componente sólido, sem dilatação do ducto pancreático principal | RM em 1, 3 e 5 anos; se houver alterações, PAAF guiada por USE; se estável em 5 anos, descontinuar o rastreamento |

USE = ultrassonografia endoscópica; PAAF = punção aspirativa com agulha fina; RM = ressonância magnética. (De Vege SS, Ziring B, Jain R, et al. American Gastroenterological Association Institute Guideline on the Diagnosis and Management of Asymptomatic Neoplastic Pancreatic Cysts. *Gastroenterology*. 2015;148:819-822.)

### Tabela 185.2 — Estudos sobre o câncer pancreático metastático selecionados.

| ESTUDO | QUIMIOTERAPIA | TAXA DE RESPOSTA (% DE RESPOSTA PARCIAL) | SOBREVIDA MEDIANA (ME) | SOBREVIDA EM 1 ANO (%) |
|---|---|---|---|---|
| Burris (1997)* N = 126 | 5-FU versus gen | NR | 4,4 versus 5,6 ($P = 0,0025$) | 2 versus 18 |
| Cunningham (2009)† N = 533 | Gen ± capecitabina | 14 versus 7 ($P = 0,008$) | 7,4 versus 6 ($P < 0,05$) | 26 versus 19 |
| Conroy (2011)‡ N = 344 | Gen versus FOLFIRINOX | 9 versus 32 | 6,8 versus 11,1 ($P < 0,0001$) | 17 versus 36 |
| Van Hoff (2013)§ N = 861 | Gen ± nab-paclitaxel | 23 versus 7 | 8,5 versus 6,7 ($P < 0,001$) | 35 versus 22 ($P < 0,001$) |

5-FU = 5-fluoruracila; FOLFIRINOX = quimioterapia de combinação com oxaliplatina, irinotecano, fluoruracila e leucovorina; gen = gencitabina; NR = não relatada. *Burris H, Storniolo AM. Assessing clinical benefit in the treatment of pancreas cancer: gemcitabine compared to 5-fluorouracil. *Eur J Cancer*. 1997;33 Suppl 1:S18-S22. †Cunningham D, Chau I, Stocken DD, et al. Phase III randomized comparison of gemcitabine versus gemcitabine plus capecitabine in patients with advanced pancreatic cancer. *J Clin Oncol*. 2009;27:5513-5518. ‡Conroy T, Desseigne F, Ychou M, et al. FOLFIRINOX versus gemcitabine for metastatic pancreatic cancer. *N Eng J Med*. 2011;364:1817-1825. §Von Hoff DD, Ervin T, Arena FP, et al. Increased survival in pancreatic cancer with nab-paclitaxel plus gemcitabine. *N Eng J Med*. 2013;369:1691-1703.

o prurido, a dor ou outras complicações da obstrução das vias biliares. Os cuidados paliativos para os pacientes com adenocarcinoma pancreático exigem atenção escrupulosa ao manejo da dor que, com frequência, demanda abordagem multidisciplinar, bem como a manutenção da hidratação e do estado nutricional adequado.

### Recomendações de grau A

A1. Oettle H, Neuhaus P, Hochhaus JT, et al. Adjuvant chemotherapy with gemcitabine and long-term outcomes among patients with resected pancreatic cancer: the CONKO-001 randomized trial. *JAMA*. 2013;310:1473-1481.
A2. Uesaka K, Boku N, Fukutomi A, et al. Adjuvant chemotherapy of S-1 versus gemcitabine for resected pancreatic cancer: a phase 3, open-label, randomised, non-inferiority trial (JASPAC 01). *Lancet*. 2016;388:248-257.
A3. Neoptolemos JP, Palmer DH, Ghaneh P, et al. Comparison of adjuvant gemcitabine and capecitabine with gemcitabine monotherapy in patients with resected pancreatic cancer (ESPAC-4): a multicentre, open-label, randomised, phase 3 trial. *Lancet*. 2017;389:1011-1024.
A4. Conroy T, Hammel P, Hebbar M, et al. FOLFIRINOX or gemcitabine as adjuvant therapy for pancreatic cancer. *N Engl J Med*. 2018;379:2395-2406.
A5. Liao WC, Chien KL, Lin YL, et al. Adjuvant treatments for resected pancreatic adenocarcinoma: a systematic review and network meta-analysis. *Lancet Oncol*. 2013;14:1095-1103.
A6. Hammel P, Huguet F, van Laethem JL, et al. Effect of chemoradiotherapy vs chemotherapy on survival in patients with locally advanced pancreatic cancer controlled after 4 months of gemcitabine with or without erlotinib: the LAP07 randomized clinical trial. *JAMA*. 2016;315:1844-1853.
A7. Xu X, Wu Q, Wang Z, et al. Meta-analysis of FOLFIRINOX regimen as the first-line chemotherapy for locally advanced pancreatic cancer and borderline resectable pancreatic cancer. *Clin Exp Med*. 2019;19:149-157.
A8. Conroy T, Desseigne F, Ychou M, et al. FOLFIRINOX versus gemcitabine for metastatic pancreatic cancer. *N Engl J Med*. 2011;364:1817-1825.
A9. Von Hoff DD, Ervin T, Arena FP, et al. Increased survival in pancreatic cancer with nab-paclitaxel plus gemcitabine. *N Eng J Med*. 2013;369:1691-1703.
A10. Wang-Gillam A, Li CP, Bodoky G, et al. Nanoliposomal irinotecan with fluorouracil and folinic acid in metastatic pancreatic cancer after previous gemcitabine-based therapy (NAPOLI-1): a global, randomised, open-label, phase 3 trial. *Lancet*. 2016;387:545-557.
A11. Halfdanarson TR, Foster NR, Kim GP, et al. A phase II randomized trial of panitumumab, erlotinib, and gemcitabine versus erlotinib and gemcitabine in patients with untreated, metastatic pancreatic adenocarcinoma: North Central Cancer Treatment Group Trial N064B (Alliance). *Oncologist*. 2019;24:589-e160.
A11b. Golan T, Hammel P, Reni M, et al. Maintenance olaparib for germline *BRCA*-mutated metastatic pancreatic cancer. *N Engl J Med*. 2019;381:317-327.
A12. Allen PJ, Gönen M, Brennan MF, et al. Pasireotide for postoperative pancreatic fistula. *N Engl J Med*. 2014;370:2014-2022.
A13. Pelzer U, Opitz B, Deutschinoff G, et al. Efficacy of prophylactic low-molecular weight heparin for ambulatory patients with advanced pancreatic cancer: outcomes from the CONKO-004 trial. *J Clin Oncol*. 2015;33:2028-2034.

### REFERÊNCIAS BIBLIOGRÁFICAS

*As referências bibliográficas, bem como os outros materiais suplementares deste livro, encontram-se no GEN-IO, nosso ambiente virtual de aprendizagem.*

# 186
# CÂNCERES DE FÍGADO E DAS VIAS BILIARES

ROBIN K. KELLEY E ALAN P. VENOOK

Os processos malignos com origem no parênquima hepático e no epitélio ductal biliar são um grupo de cânceres heterogêneos, com um prognóstico em geral desfavorável, cujo tratamento é complicado pela lesão hepática de base, pela cirrose ou pela obstrução biliar na maioria dos casos. Estes cânceres representam, coletivamente, a segunda causa líder de morte por câncer em todo o mundo e estão aumentando em incidência, o que requer a conscientização dos clínicos a respeito da sua apresentação, avaliação e do tratamento.

### DEFINIÇÃO
Os cânceres com origem no fígado e nas vias biliares incluem carcinoma hepatocelular (CHC), colangiocarcinoma e adenocarcinoma da vesícula biliar, bem como outras histologias malignas menos comuns (e-Tabela 186.1, Figura 186.1). Os colangiocarcinomas são subclassificados de acordo com a sua localização anatômica ao longo das vias biliares: intra-hepáticos (também conhecidos como periféricos) ou extra-hepáticos, o que inclui as localizações hilar (também conhecidos como tumores de Klatskin) e distais. O fígado é um local frequente de metástases de outros cânceres primários, o que requer a consideração da doença metastática no diagnóstico diferencial dos tumores hepáticos. Este capítulo enfoca nos tumores malignos primários do fígado e das vias biliares; a doença metastática do fígado é apresentada em outros capítulos, de acordo com o local de origem primário.

### EPIDEMIOLOGIA

#### Carcinoma hepatocelular
O CHC[1] é o tumor primário mais comum do fígado e a segunda causa de morte por câncer mundialmente,[2,3] representando aproximadamente 728.000 novos casos e 746.000 mortes a cada ano, com base nas estimativas de 2012. Mais de 80% dos casos de CHC ocorrem nos países em desenvolvimento (Figura 186.2), em virtude de aumento da prevalência dos fatores de risco de CHC, em particular do vírus da hepatite B (HBV) e do vírus da hepatite C (HCV), ainda que as taxas também estejam aumentando nas nações desenvolvidas (Capítulos 139 e 140, e-Tabela 186.2).[3b] Historicamente, o HBV e o HCV eram responsáveis por mais de 80% de todos os casos de CHC mundialmente, embora fatores de risco de esteatose hepática não alcoólica (EHNA), incluindo diabetes melito e obesidade, sejam atualmente responsáveis pela maior proporção de CHCs nos EUA,[4] à frente dos distúrbios relacionados ao álcool etílico[5] e ao HCV.

A obesidade, o diabetes melito e a síndrome metabólica são fatores de risco de EHNA, uma condição com incidência crescente, sobretudo nas populações ocidentais, que pode levar à esteato-hepatite, à cirrose e ao CHC.[6] Os CHCs associados à EHNA e à doença hepática alcóolica apresentam evolução clínica semelhante, embora os elementos subjacentes característicos destas duas doenças sejam diferentes. O CHC nos pacientes com doença hepática não alcoólica antes do desenvolvimento da cirrose mais provavelmente se manifesta mais tardiamente, com carga tumoral maior e taxas mais altas de recidiva do tumor do que nos pacientes que já têm cirrose.[7]

O HBV é endêmico em regiões que incluem a Ásia e a África Subsaariana e pode ser transmitido verticalmente da mãe para o feto *in utero*. O HCV, que pode ser adquirido por meio do abuso de substâncias psicoativas intravenosas ou de transfusão de sangue, é outro fator de risco importante para o CHC, resultando em uma incidência estimada de CHC de 2 a 8% ao ano entre os pacientes com cirrose causada pelo HCV. Outros fatores de risco para o CHC incluem o vírus da hepatite D (que exige coinfecção pelo HBV para a patogenicidade), hemocromatose hereditária, deficiência de $\alpha_1$-antitripsina, cirrose biliar primária, hepatite autoimune, sexo masculino e exposição alimentar às aflatoxinas fúngicas.

#### Cânceres das vias biliares
Embora seja classificado como um câncer raro, o colangiocarcinoma é a malignidade das vias biliares primária mais comum e o segundo câncer de fígado primário mais comum, após o CHC. A incidência do colangiocarcinoma intra-hepático parece estar aumentando. Embora a maioria dos casos seja esporádica, o risco de colangiocarcinoma aumenta com as condições ou exposições a seguir: colangite esclerosante primária, doença intestinal inflamatória, hepatite viral, cistos do colédoco congênitos ou outras anormalidades estruturais das vias biliares, pancreatite crônica, obesidade, infecções por *Fasciola* e outras causas de colangite crônica, adenomas do ducto biliar, doença de Caroli e diabetes melito.

Os adenocarcinomas de vesícula biliar são raros nos EUA,[8] mas são responsáveis por 178.100 casos ao ano em todo o mundo, com base em estimativas de 2012. Existe uma variação regional significativa na incidência, com a incidência mais alta relatada na Índia e em áreas da América do Sul e da Ásia. Os fatores de risco para um adenocarcinoma de vesícula biliar incluem sexo feminino, colelitíase crônica, colecistite crônica, história pregressa de pólipos na vesícula biliar e anormalidades do ducto biliar comum. A calcificação da vesícula biliar ("vesícula biliar de porcelana") com frequência é considerada um fator de risco, mas está apenas fracamente associada ao desenvolvimento de câncer.[9]

#### Outros cânceres de fígado primários
Outros tumores primários de fígado são muito menos comuns, com fatores de risco mal compreendidos. Condições inflamatórias crônicas, inclusive hepatite viral, podem estar associadas ao desenvolvimento de tumores

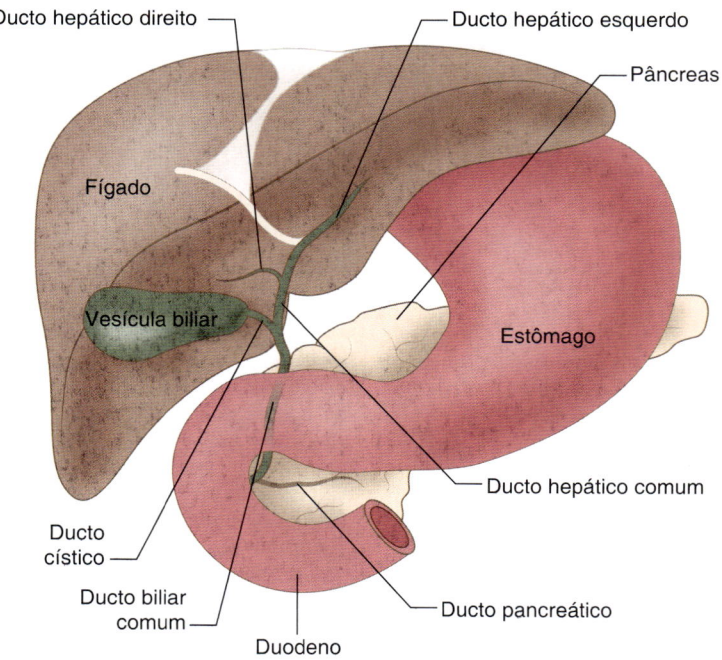

**FIGURA 186.1** **Anatomia do fígado e das vias biliares.** O carcinoma hepatocelular tem origem no parênquima hepático e os colangiocarcinomas têm origem no epitélio ductal biliar intra-hepático (ou periférico) ou extra-hepático. Os tumores com origem na confluência do ducto biliar direito e esquerdo no hilo hepático são denominados colangiocarcinomas ou tumores de Klatskin.

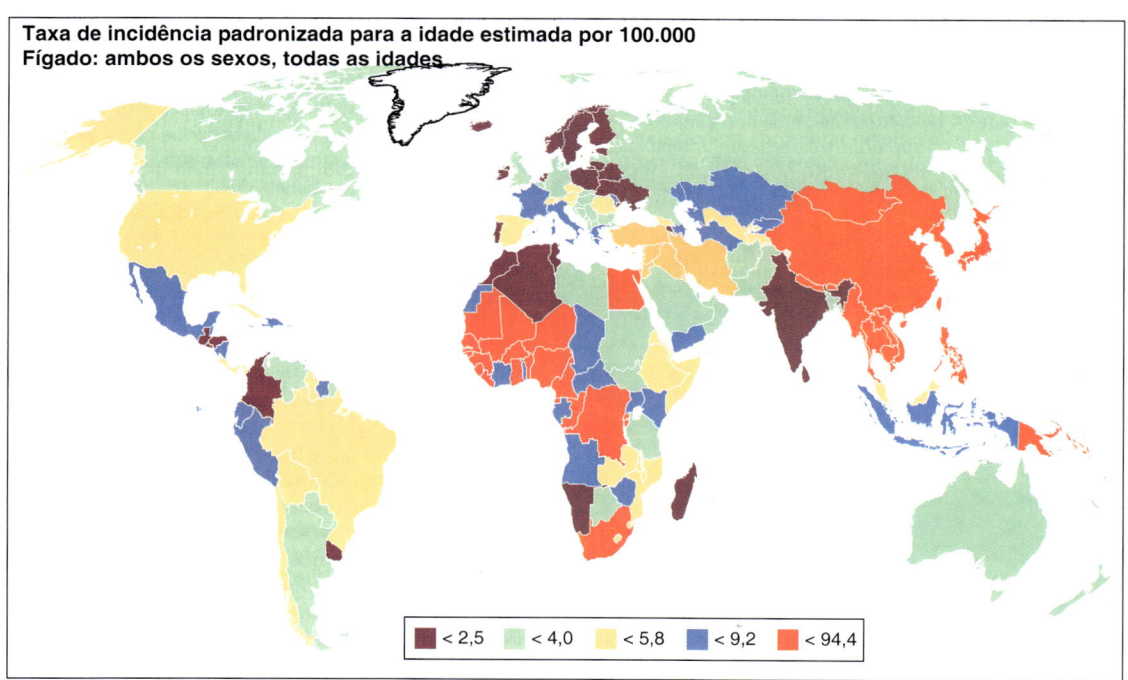

**FIGURA 186.2** **Incidência global do câncer de fígado.** A incidência do câncer de fígado é mais alta nas regiões menos desenvolvidas, sobretudo no leste da Ásia, no Sudeste Asiático, na África Central e na África Ocidental.

de fígado de histologia combinada. A exposição ao cloreto de polivinil tem sido implicada no desenvolvimento de angiossarcomas hepáticos. A variante fibrolamelar do CHC pode ocorrer mais comumente nas mulheres. Os hepatoblastomas ocorrem em lactentes e crianças, mas quase nunca em adultos.

## BIOPATOLOGIA

### Carcinoma hepatocelular

O CHC é uma neoplasia epitelial com origem na transformação maligna dos hepatócitos hepáticos (Figura 186.3A e B). Acredita-se que a patogênese do CHC seja um processo com múltiplas etapas acionado por lesão hepática subjacente (p. ex., hepatite viral, esteato-hepatite, etilismo, sobrecarga de ferro ou exposição à aflatoxina) na maioria dos casos. As subsequentes inflamação, necrose, regeneração, renovação celular e proliferação[10] resultam no acúmulo progressivo de danos genéticos e mutações somáticas (adquiridas). Pode ocorrer a ativação de oncogenes ou a inativação de genes supressores tumorais, displasia e, subsequentemente, carcinoma. A análise de uma coorte de 363 casos de CHC como parte do *Cancer Genome Atlas* identificou mutações promotoras que resultam na ativação do gene *TERT*, que codifica a transcriptase reversa da telomerase em aproximadamente 44% dos casos; a inativação do

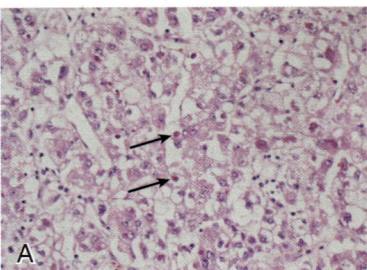 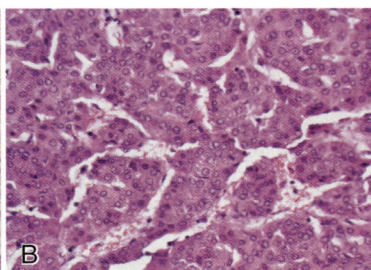 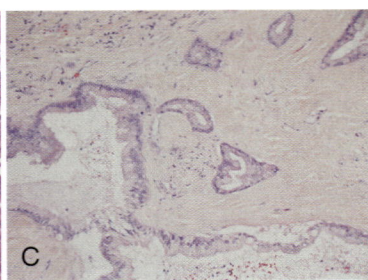

**FIGURA 186.3** Histologia do carcinoma hepatocelular e do colangiocarcinoma. **A.** Carcinoma hepatocelular (40×) com claras características celulares e inclusões hialinas de Mallory (*setas*). **B.** Carcinoma hepatocelular (40×) com padrão trabecular e pequena alteração celular. **C.** Colangiocarcinoma hilar (20×) com reação estromal fibrosa densa. (Cortesia da Dra. Linda Ferrell, Departamento de Patologia, University of California, São Francisco.)

supressor tumoral *TP53* em 31% dos casos; ou a ativação do oncogene betacatenina (*CTNNB1*) em 27% dos casos. Já foram descritas aberrações em *Wnt*, no ciclo celular e nas vias de remodelação da cromatina.

### Cânceres das vias biliares

Os colangiocarcinomas são um grupo histologicamente diverso dos cânceres epiteliais, que podem ter origem em múltiplos diferentes tipos celulares no fígado, incluindo células epiteliais biliares ou células precursoras hepáticas, e com frequência são circundados por um estroma denso, com fibroblastos associados ao câncer (Figura 183.6C). Os colangiocarcinomas estão associados à inflamação de base e à colestase, que ativam fatores de crescimento e uma resposta proliferativa. A expressão excessiva de Notch1 e AKT tem sido implicada em um processo de conversão dos hepatócitos em precursores de colangiócitos do colangiocarcinoma intra-hepático. Os subtipos moleculares e genômicos dos cânceres das vias biliares também podem ser definidos pelo estado mutacional (tais como mutação do gene da isocitrato desidrogenase-1 [*IDH1*] e fusões do gene do receptor do fator de crescimento de fibroblastos 2 [*FGFR2*], com cada um ocorrendo em aproximadamente 15% dos colangiocarcinomas intra-hepáticos) e dos perfis de expressão dos genes.[11]

## MANIFESTAÇÕES CLÍNICAS

### Considerações gerais

Independentemente do subtipo histológico, os tumores primários de fígado podem se manifestar com dor no quadrante superior direito, efeito de massa que causa saciedade precoce ou sintomas obstrutivos, náuseas, sangramento e obstrução biliar. Todos estes tumores apresentam potencial metastático; portanto, também é possível haver apresentação com sintomas constitucionais (tais como perda de peso, febre ou sudorese noturna) e sinais e sintomas de doença metastática (tais como dor óssea ou fratura patológica), ainda que sejam menos comuns. As síndromes paraneoplásicas são raras nos cânceres hepatobiliares, mas podem incluir eritrocitose em virtude da produção de eritropoetina pelo tumor e hipercalcemia da malignidade (Capítulo 169).

### Carcinoma hepatocelular

A apresentação clínica do CHC pode variar de acordo com a extensão do tumor e a disfunção hepática de base. Alguns pacientes podem ser assintomáticos, em particular quando diagnosticados por meio de exames de imagem de vigilância e/ou elevação do marcador tumoral alfafetoproteína (AFP). Em alguns casos, os pacientes apresentam sintomas de agravamento da função hepática e hipertensão portal (Capítulo 144), tais como início de ascite, encefalopatia, sangramento gastrintestinal ou icterícia, como resultado da descompensação hepática acionada pelo crescimento de um tumor. Esta apresentação é mais comum se houver trombose da veia porta associada. Em outros casos, pode haver dor abdominal alta progressiva crônica, em virtude do envolvimento, pelo tumor, da cápsula hepática sensível, início súbito de dor aguda em virtude do sangramento ou da ruptura do tumor, ou massa palpável que leve ao diagnóstico de CHC. Sintomas constitucionais, tais como caquexia, fadiga e perda de peso, podem estar presentes com os estágios avançados. Ao exame físico, os pacientes com CHC podem apresentar aumento de volume do fígado com sensibilidade. Em particular em tumores grandes e de crescimento rápido, pode ser auscultado um ruído sobre a superfície do fígado. Ascite, icterícia, sinais de hipertensão portal, tais como "cabeça de Medusa" e esplenomegalia, e asterixe podem estar variavelmente presentes se houver descompensação na função hepática. O marcador tumoral AFP está elevado em aproximadamente 70% dos casos, mas não é diagnóstico (ver a discussão a seguir).

### Cânceres das vias biliares

Os colangiocarcinomas extra-hepáticos se manifestam com mais frequência com sinais e sintomas de obstrução biliar, tais como icterícia, prurido, acolia, colúria, anorexia, náuseas e perda de peso. Os colangiocarcinomas intra-hepáticos também podem causar obstrução, mas em geral somente quando a doença está disseminada. Menos comumente, ocorrem complicações como fístulas biliares e hemobilia. Com frequência os cânceres de vesícula biliar são diagnosticados incidentalmente durante a colecistectomia, mas em alguns casos estão associados a dor no quadrante superior direito do abdome, cólica biliar ou massa palpável e dolorosa à palpação. A obstrução biliar pode levar a infecções das vias biliares, ou colangite, com sintomas que incluem dor no quadrante superior direito do abdome, febre, calafrios, náuseas, vômitos e icterícia. A colangite pode levar a complicações como abscesso, bacteriemia (mais comumente por patógenos entéricos gram-negativos) e síndrome da sepse.

## Diagnóstico e estadiamento

### Considerações gerais

A abordagem dos pacientes com massa hepática exige avaliação dos fatores de risco e da extensão de qualquer doença hepática subjacente. A avaliação diagnóstica, o estadiamento e as opções de tratamento são guiados pela existência de doença subjacente, bem como por sua extensão. O diagnóstico diferencial do CHC e dos cânceres das vias biliares inclui lesões hepáticas benignas (tais como hemangiomas, adenomas, abscessos e nódulos regenerativos), tumores malignos de outras histologias hepáticas primárias, tumores de histologia mista e doença metastática. É recomendado que a avaliação diagnóstica e os procedimentos em pacientes com tumores hepatobiliares sejam realizados em centros especializados, em virtude da interação única da doença hepática subjacente, dos achados de exames de imagem específicos da doença e do estadiamento, e dos riscos da biopsia do tumor de fígado no subconjunto possivelmente curável de pacientes com tumores localizados.

### Carcinoma hepatocelular

Em alguns pacientes, as manifestações clínicas, conforme descrito anteriormente, promovem a solicitação de exames de imagem que identificam massa hepática, levando à biopsia para o diagnóstico histológico ou, em alguns casos, a um diagnóstico radiográfico, se os achados de imagem do tumor atenderem aos critérios descritos adiante. Nos pacientes com cirrose conhecida ou outros fatores de risco para o CHC (e-Tabela 186.2), um tumor de fígado também pode ser identificado na ausência de outros sinais ou sintomas de câncer nos pacientes com fatores de risco para o CHC que são submetidos à vigilância por meio de monitoramento com exames de imagem e/ou AFP sérica. Um estudo clínico controlado e randomizado da vigilância por meio de ultrassonografia e AFP a cada 6 meses, em comparação a nenhuma vigilância, em uma grande população chinesa predominantemente HBV-positiva, mostrou efeitos benéficos em termos de sobrevida a partir da vigilância, ainda que o benefício não tenha sido comprovado em estudos clínicos randomizados em outras populações. Revisão sistemática e metanálise que incluíram 15.158 pacientes com cirrose observaram que a vigilância regular em relação ao CHC com monitoramento com ultrassonografia e/ou AFP foi associada ao prolongamento da sobrevida e a um estágio mais inicial do CHC ao diagnóstico, em comparação a nenhuma vigilância.[A1]

O CHC é único na oncologia, no sentido em que o diagnóstico pode ser realizado por exames de imagem sem a amostragem do tecido tumoral no contexto clínico apropriado.[12] Recomenda-se ressonância magnética (RM) ou tomografia computadorizada (TC) para investigação diagnóstica dos tumores de fígado com fases múltiplas de administração de contraste (incluindo as fases arterial, venosa portal e tardia). Nos pacientes com fatores de risco para o CHC (e-Tabela 186.2), um nódulo de no mínimo 1 cm realçado na fase arterial com diminuição do realce durante a fase venosa porta do contraste (conhecida como *washout*) é suficiente para um diagnóstico de CHC por exame de imagem. O realce arterial brilhante das lesões do CHC nos exames de imagem contrastados ocorre em razão da propensão deste tumor de parasitar o suprimento sanguíneo proveniente da artéria hepática, enquanto o parênquima hepático normal obtém a maior parte do seu suprimento de sangue da veia porta. Isto resulta em *washout* dos CHCs porque o fígado ao fundo brilha durante a fase venosa porta tardia. A Figura 186.4A e B mostra o realce arterial clássico (parte A) e *washout* venosa porta (parte B) de um tumor CHC em um fígado cirrótico. Vale mencionar que a elevação do nível de AFP não é suficientemente sensível ou específica para o diagnóstico de CHC nos pacientes cirróticos com massa hepática. É recomendada biopsia para confirmar o diagnóstico de CHC, se os critérios do diagnóstico por imagem não forem atendidos. Quando a primeira biopsia for inconclusiva em pacientes com nódulos hepáticos observados durante o acompanhamento em relação à doença hepática crônica (p. ex., fibrose ou sem lesão focal definitiva), observou-se que uma segunda biopsia de uma lesão suspeita produz amostra diagnóstica a uma taxa não inferior à da primeira biopsia.[13] Nos pacientes com lesões pequenas, que possam ser elegíveis para a cirurgia curativa ou um transplante, a consulta com um hepatologista e/ou cirurgião hepático experiente deve ser realizada antes de proceder-se à biopsia percutânea para avaliar a candidatura para a ressecção cirúrgica e evitar o risco raro de semeadura do tumor com a biopsia (Figura 186.4).

Após o diagnóstico de CHC por exame de imagem e/ou exame histopatológico, o estadiamento da extensão da doença demanda exames de imagem de tórax, abdome e pelve, mensuração dos níveis de AFP e cintilografia óssea, se houver sintomas ou sinais de metástases ósseas (tais como dor óssea ou valor de fosfatase alcalina acentuadamente elevado). O estadiamento do CHC também exige avaliação completa da função hepática basal, que afeta o prognóstico e as opções de tratamento, independentemente da extensão do tumor. Já foram desenvolvidos diversos sistemas de estadiamento do tumor conjuntos e de pontuação da doença hepática específicos para o CHC, incluindo o sistema de estadiamento do Barcelona Clinic Liver Cancer (BCLC), o sistema de estadiamento Hong Kong Liver Cancer (HKLC), a classificação de Okuda e o sistema de pontuação do Cancer of the Liver Italian Program (CLIP), embora não exista um consenso a respeito de qual é superior.

## Outros tumores de fígado e cânceres das vias biliares

Para os pacientes com tumores de fígado sem fatores de risco conhecidos para o CHC e/ou caso não haja características de realce diagnósticas do CHC, é necessária a confirmação por meio de biopsia ou exame citológico para o diagnóstico. Tendo em vista que há um risco raro de semeadura do tumor pelo trajeto da agulha na biopsia percutânea ou endoluminal, é recomendado o encaminhamento para um centro especializado para orientar a avaliação diagnóstica em possíveis candidatos à cirurgia.

As abordagens endoluminais, tais como a raspagem citológica com colangiopancreatografia retrógrada endoscópica (CPRE) ou a aspiração com agulha fina com ultrassonografia endoscópica, são preferidas para os pacientes nos estágios iniciais da doença que possam ser passíveis de cirurgia curativa ou transplante. O estadiamento do câncer das vias biliares e de outros tipos mais raros de câncer de fígado em geral inclui exames de imagem de tórax, abdome e pelve. Massa na fossa da vesícula biliar sugere um câncer de vesícula biliar primário. Ao contrário dos CHC, os colangiocarcinomas demonstram caracteristicamente realce progressivo durante a fase venosa porta do exame de imagem contrastado (Figura 186.5). Obstrução biliar e atrofia do lobo hepático ipsilateral e hipertrofia contralateral podem ser observadas, e algumas vezes elas podem obscurecer a identificação da massa tumoral real. No caso de cânceres das vias biliares, os marcadores tumorais CA-19-9 e antígeno carcinoembrionário (CEA) podem estar elevados e ajudam a monitorar a resposta ao tratamento, embora os níveis não sejam úteis se houver obstrução biliar e hiperbilirrubinemia. Endoscopia alta e endoscopia baixa são indicadas

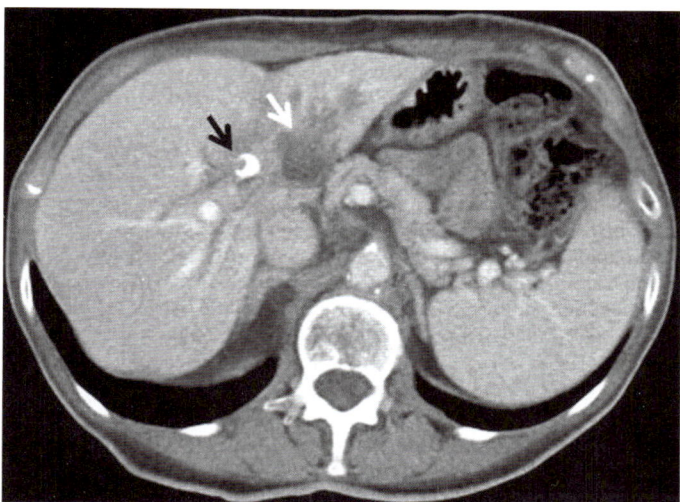

**FIGURA 186.5** Exame de imagem do colangiocarcinoma. Esta imagem de tomografia computadorizada contrastada na fase venosa porta mostra um colangiocarcinoma hilar (tumor de Klatskin) infiltrativo, que se estende até o lobo hepático esquerdo (*seta branca*), com um *stent* endobiliar posicionado (*seta preta*).

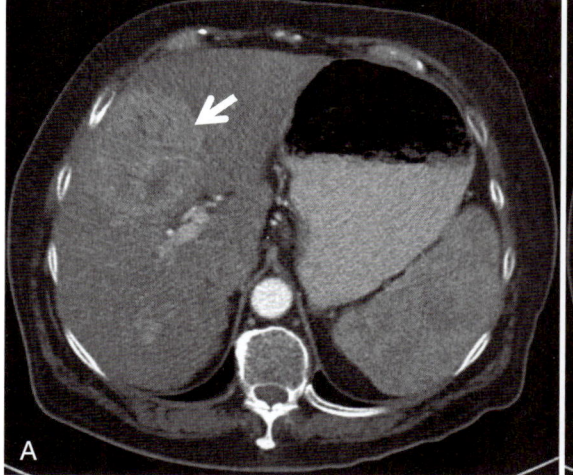
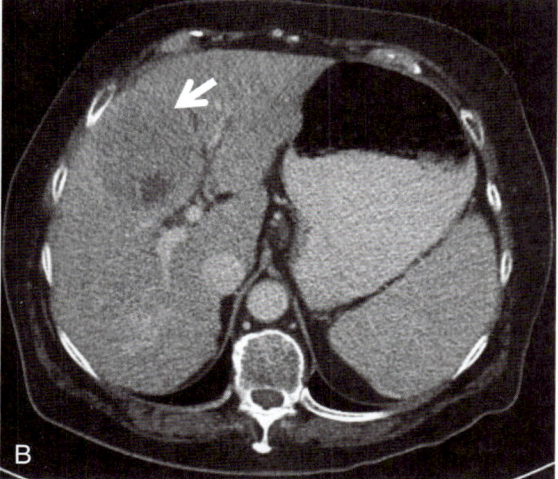

**FIGURA 186.4** Exame de imagem de um carcinoma hepatocelular. Nesta tomografia computadorizada contrastada do fígado de um paciente com carcinoma hepatocelular, um tumor no lobo hepático direito demonstra realce da fase arterial (*seta em A*), seguida por *washout* na fase venosa porta (*seta em B*).

para excluir a doença metastática nos pacientes com diagnóstico de colangiocarcinoma intra-hepático, que de outro modo podem ser difíceis de diferenciar da doença metastática nos exames de imagem e histológicos. A colangiografia (CPRE ou colangiografia com ressonância magnética) pode ser indicada para fins diagnósticos e também terapêuticos (como inserção de um *stent*), sobretudo se houver obstrução biliar. Uma laparoscopia diagnóstica para descartar doença peritoneal deve ser considerada antes da realização de laparotomia para ressecção curativa nos pacientes com adenocarcinoma de vesícula biliar e colangiocarcinoma recentemente diagnosticados, em razão da propensão a metástases peritoneais radiograficamente ocultas, que afetariam a tomada de decisão cirúrgica. O estadiamento dos cânceres do trato biliar e de outros tumores de fígado segue o sistema de tumor, linfonodo e metástase (TNM) do American Joint Committee on Cancer.

## TRATAMENTO

### Considerações gerais

O tratamento dos pacientes com cânceres hepatobiliares exige o manejo da doença ou obstrução hepática subjacente, bem como do próprio tumor. Nos pacientes com infecção pelo HBV ativa ou exposição anterior ao HBV, é recomendável o cuidadoso monitoramento da função hepática e da carga viral; a terapia antiviral pode ser necessária para prevenir a reativação, que pode ocorrer com a terapia imunossupressora (Capítulo 32). O manejo dos tumores hepáticos em pacientes com cirrose exige tratamento das complicações da hipertensão portal ou da disfunção hepática (Capítulo 144). Nos pacientes com cânceres das vias biliares, a obstrução biliar é uma complicação comum, que com frequência exige a inserção endoscópica de um *stent*, drenagem percutânea ou antibioticoterapia se ocorrer colangite. A quimioterapia e as medicações para os cuidados de suporte podem exigem ajustes posológicos, dependendo do grau de disfunção hepática.

### Carcinoma hepatocelular

O tratamento dos estágios iniciais do CHC depende do grau de disfunção hepática.[13b] No subconjunto de pacientes com CHC localizado e função hepática preservada, sem hipertensão portal significativa, a ressecção cirúrgica pode ser curativa, com taxas de sobrevida em 5 anos de aproximadamente 60 a 80% nos pacientes cuidadosamente selecionados. Entre os pacientes com graus crescentes de hipertensão portal, contudo, os desfechos cirúrgicos são significativamente mais desfavoráveis do que nos pacientes sem hipertensão portal. Para os indivíduos com contraindicações à cirurgia ou função hepática remanescente inadequadamente projetada, a ablação dos tumores pequenos com o uso de sondas que transmitem radiofrequência ou micro-ondas, ou por meio da injeção de etanol, pode proporcionar o controle em longo tempo e algumas vezes é curativa. Contrariamente a alguns cânceres, incluindo câncer do trato biliar ou colorretal, nos quais a terapia sistêmica adicional após a cirurgia pode aumentar a sobrevida livre de recidivas, não existem evidências de que a terapia sistêmica "adjuvante" melhore os resultados após a cirurgia ou a ablação para o CHC. O grande estudo clínico de fase III randomizado STORM não demonstrou benefício da terapia adjuvante com o inibidor de múltiplas quinases sorafenibe após a ressecção ou ablação dos tumores do CHC em estágio inicial.[A2]

Para os pacientes com estágios iniciais do CHC de acordo com os critérios de Milão (uma lesão ≤ 5 cm ou até 3 lesões ≤ 3 cm cada, sem evidências de envolvimento vascular ou disseminação extra-hepática) que não são candidatos à ressecção em virtude da localização do tumor ou de reserva hepática inadequada, o transplante de fígado ortotópico é um tratamento aprovado, com potencial de sobrevida a longo prazo semelhante à dos pacientes submetidos ao transplante em virtude de cirrose, sem câncer, durante o tratamento da disfunção hepática subjacente por meio da substituição com um novo fígado. Os critérios estendidos, com parâmetros que incluem tamanhos tumorais maiores, podem ser aceitos para o transplante em centros selecionados, com frequência acompanhado por tratamentos direcionados ao fígado, tais como embolização ou ablação, para controlar a carga tumoral durante o período em que os pacientes aguardam pelo transplante.

Quando a carga tumoral do CHC excede os critérios para o transplante ou a cirurgia, mas permanece limitada ao fígado (estágio intermediário de BCLC), as terapias direcionadas ao fígado são comumente empregadas para adiar a progressão e prolongar a sobrevida, ainda que estes tratamentos provavelmente não sejam curativos. A quimioembolização transarterial (TACE) é a abordagem mais comum: o material embólico, geralmente misturado com agentes quimioterápicos, é infundido por cateteres arteriais diretamente nos tumores vasculares no fígado (Figura 186.6). Estudos clínicos randomizados demonstraram efeitos benéficos em termos de sobrevida da TACE para o CHC em estágio intermediário.[A3] O material embólico e os agentes quimioterápicos ideais para a TACE ainda não foram definidos. Um estudo clínico de fase II randomizado comparou embolização via cateter com contas embólicas a quimioembolização com contas de doxorrubicina e não demonstrou diferença significativa na taxa de resposta, na sobrevida livre de progressão ou na sobrevida geral entre os grupos de tratamento.[A4] A radioembolização com o uso de ítrio-90 ligado a microesferas de vidro ou resina é outra terapia administrada pela via arterial que pode ser empregada no CHC em estágio intermediário.[14]

Para os pacientes com estágios mais avançados de CHC, os agentes quimioterápicos citotóxicos convencionais não melhoram a sobrevida.[15] O inibidor de multiquinases sorafenibe, que tem por alvo molecular a quinase de Raf e o receptor do fator de crescimento endotelial vascular (VEGFR), foi o primeiro agente de terapia sistêmica a prolongar significativamente a sobrevida, em comparação ao placebo, em dois estudos clínicos de fase III randomizados, ainda que o encolhimento do tumor tenha sido alcançado em menos de 5% dos pacientes. Diversos outros inibidores de múltiplas quinases com atividade antiangiogênica não melhoraram os desfechos em comparação ao sorafenibe, embora o lenvatinibe, que tem por alvo molecular inclusive o VEGFR e os receptores do fator de crescimento de fibroblastos, tenha demonstrado não inferioridade ao sorafenibe como terapia de primeira linha para o CHC não ressecável em um estudo clínico de fase III randomizado.[A5] A adição de outras terapias com alvos moleculares ou quimioterapia ao sorafenibe não melhorou os desfechos, em comparação à monoterapia com sorafenibe. Após a progressão com a terapia de primeira linha com sorafenibe,[16] os inibidores de multiquinases regorafenibe e cabozantinibe também demonstraram melhora da sobrevida geral, em comparação ao placebo.[A6,A7] A imunoterapia com o inibidor do receptor de morte programada-1 (PD-1) nivolumabe demonstrou uma taxa de resposta objetiva de 20% com duração prolongada em 262 pacientes com CHC não ressecável no estudo clínico CheckMate-040.[17] Estes dados levaram à aprovação de nivolumabe para o CHC avançado, e outros estudos da imunoterapia e de combinações de imunoterapia atualmente estão em andamento no CHC.

### Cânceres das vias biliares

A ressecção cirúrgica é a terapia definitiva para os pacientes com cânceres das vias biliares localizados,[18,19] incluindo câncer da vesícula biliar. Para os

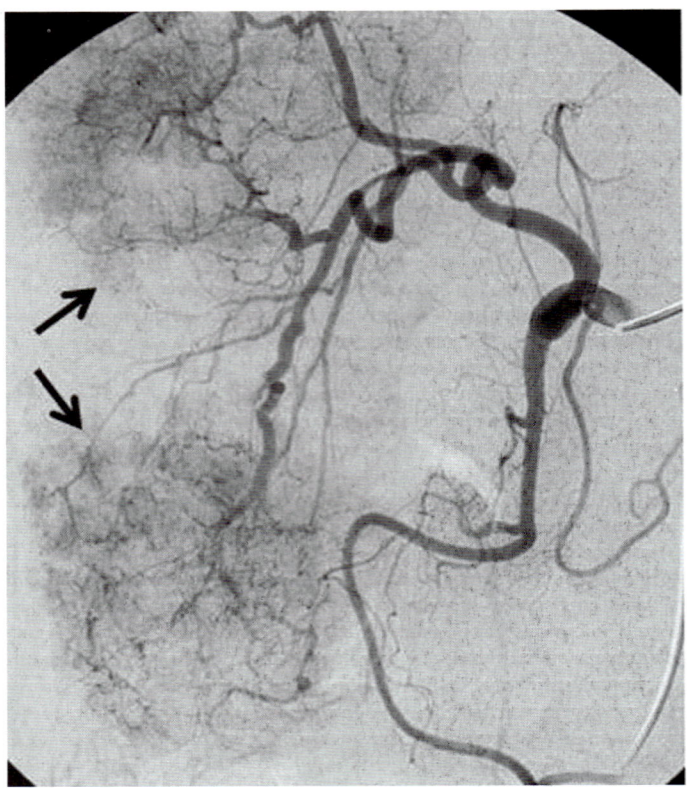

**FIGURA 186.6** Quimioembolização transarterial (TACE) de carcinoma hepatocelular. Este angiograma da artéria hepática comum de mulher de 42 anos com hepatite B demonstra duas áreas distintas de "*blush* tumoral", correspondentes às lesões do carcinoma hepatocelular subjacente (*setas*) que foram tratadas com TACE. (Cortesia do Dr. Nicholas Fidelman, Departamento de Radiologia Intervencionista, University of California, São Francisco.)

pacientes com colangiocarcinoma distal, pode ser necessária pancreaticoduodenectomia de Whipple.[20] O transplante de fígado para o colangiocarcinoma hilar em estágio inicial após a quimioterapia neoadjuvante e/ou quimiorradiação pode ser uma opção em determinados centros em pacientes altamente selecionados.[21] No câncer de vesícula biliar, a colecistectomia com ressecção hepática em bloco e a linfadenectomia da porta hepática é recomendada para os pacientes com massa na vesícula biliar identificada no pré-operatório em exames de imagem ou no intraoperatório. Uma laparoscopia de estadiamento pode ser realizada anteriormente para descartar a possibilidade de carcinomatose peritoneal oculta. Para os pacientes com câncer de vesícula biliar em estágio inicial diagnosticado incidentalmente na revisão dos achados histopatológicos cirúrgicos após uma colecistectomia realizada por causas benignas, os pacientes com tumores que invadem mais profundamente do que a lâmina própria (T1a) e margens cirúrgicas negativas podem ser tratados somente com observação. Os pacientes que apresentam invasão da camada muscular (T1b), ou além desta, podem necessitar de ressecção hepática adicional e linfadenectomia, mas devem ser encaminhados a um centro com especialização no manejo de cânceres das vias biliares para a avaliação e o tratamento.

Uma grande metanálise que incluiu 6.710 pacientes de 20 estudos sugeriu taxas de sobrevida mais altas com o uso de quimioterapia adjuvante, quimiorradiação ou radioterapia após a ressecção cirúrgica para os pacientes com colangiocarcinoma e cânceres de vesícula biliar. A adição de capecitabina adjuvante por 6 meses pode prolongar significativamente a sobrevida em geral e a sobrevida livre de recidivas após a ressecção do colangiocarcinoma ou câncer de vesícula biliar e pode se tornar o padrão de tratamento.[A8]

Nos pacientes com cânceres das vias biliares avançados não passíveis de ressecção, a quimioterapia de combinação com gencitabina mais cisplatina melhorou a sobrevida, em comparação à gencitabina isoladamente, em um estudo clínico de fase III randomizado.[A9] Não existe uma terapia padrão para os cânceres biliares avançados após a falha da terapia de primeira linha, ainda que os esquemas à base de 5-fluorouracila (5-FU) sejam comumente utilizados. Está em andamento um estudo clínico de fase III randomizado que compara o esquema de 5-FU mais oxaliplatina (FOLFOX) *versus* os melhores cuidados de suporte. Estudos de terapias com alvos moleculares genômicos, incluindo inibidores de *IDH1* e *FGFR2*, estão da mesma maneira em andamento para subconjuntos com mutação definida. Para o raro subconjunto de pacientes com colangiocarcinoma que têm tumores com deficiência da via de reparo de incompatibilidades (MMR), o inibidor do ponto de controle (*checkpoint*) de PD-1, pembrolizumabe, é uma opção de tratamento importante, com base na resposta duradoura e na sobrevida prolongada em todos os tumores com deficiência de MMR.[22]

## CUIDADOS NA TERMINALIDADE

A maioria dos pacientes com cânceres hepatobiliares primários apresenta manifestações clínicas somente nos estágios avançados da doença ou evolui para esses e sucumbe ao seu câncer ou às complicações do mesmo dentro de um período de tempo relativamente curto; portanto, os cuidados paliativos e os cuidados na terminalidade desempenham um papel integrante no manejo. Assim como com a maior parte dos cânceres avançados, o controle da dor, o tratamento das náuseas e da constipação intestinal, e o apoio familiar e social são essenciais. As metástases ósseas podem exigir radioterapia paliativa ou procedimentos de estabilização. Os pacientes com os estágios avançados dos cânceres hepatobiliares, em particular do CHC, também são de risco para o desenvolvimento de complicações da doença hepática em estágio terminal, tais como ascite intratável, icterícia, prurido, encefalopatia, infecções e sangramento gastrintestinal (Capítulo 126). A terapia diurética, a paracentese terapêutica e o manejo endoscópico do sangramento gastrintestinal podem ser necessários. Nos cânceres das vias biliares, a obstrução biliar e a colangite recidivante também podem necessitar de drenagem biliar endoscópica ou percutânea e terapia com antibióticos para a paliação. O encaminhamento para a unidade de cuidados paliativos pode ser apropriado quando os pacientes progredirem com as terapias anticâncer padrão e/ou forem inelegíveis para a terapia anticâncer adicional em virtude da extensão da doença, da disfunção hepática, do estado de desempenho desfavorável ou das preferências do paciente.

Nos EUA, o CHC está associado a incidência elevada de disparidades de saúde, incluindo condição de imigrante, minoria racial ou étnica e nível socioeconômico baixo. Os médicos precisam se conscientizar das questões interculturais que circundam a revelação do diagnóstico, o controle da dor, o uso de terapias alternativas e os cuidados na terminalidade. O manejo da dor nos pacientes que fazem uso abusivo de substâncias psicoativas atual ou com história pregressa de uso abusivo de substâncias psicoativas (um fator de risco para o CHC) pode ser complicado pela tolerância e/ou dependência. Em alguns casos, os pacientes e os cuidadores precisam ser tranquilizados pelos médicos antes do uso de opioides ou outros analgésicos para o controle da dor, em virtude de preocupações sobre a dependência. Especialistas em cuidados paliativos e assistentes sociais prestam serviços auxiliares importantes nos cuidados na terminalidade para os pacientes com cânceres hepatobiliares.

## PREVENÇÃO

O rastreamento e a vigilância em relação ao CHC estão associados à melhora dos desfechos em populações selecionadas, ainda que o valor do rastreamento e da vigilância de rotina não tenha sido estabelecido entre as populações de risco e permaneça motivo de controvérsia. Os programas de vacinação contra o HBV também reduzem comprovadamente a incidência do CHC. A terapia antiviral efetiva para a infecção por HBV subjacente em pacientes com hepatite viral ativa está associada a redução do risco de desenvolvimento de CHC. Metanálise que incluiu 13.875 pacientes não demonstrou diferença significativa na ocorrência ou recidiva de CHC nos pacientes com infecção por HBV que alcançam uma resposta virológica prolongada após a terapia antiviral de ação direta ou a terapia à base de interferona.[23] A prevenção e o tratamento de distúrbios relacionados ao etilismo, à obesidade e a outras condições associadas à EHNA são medidas apropriadas para mitigar os fatores de risco do CHC e minimizar a lesão hepática contínua, ainda que as evidências prospectivas em relação à redução do risco de câncer sejam limitadas. A previsão do risco de CHC individual deve possibilitar a quimioprevenção personalizada no futuro, com alvo nos pacientes de risco alto para a prevenção precisa.[24]

Existem evidências limitadas para apoiar medidas preventivas ou rastreamento dos cânceres das vias biliares. Para os pacientes com colangite esclerosante primária com aumento do risco de colangiocarcinoma, o rastreamento periódico por meio de exames de imagem não invasivos e medições séricas do marcador CA-19-9 podem ser considerados, ainda que os dados de suporte sejam limitados.

## PROGNÓSTICO

O prognóstico dos pacientes com CHC e cânceres das vias biliares em geral é desfavorável. Para os pacientes com CHC ou colangiocarcinoma intra-hepático, a taxa de sobrevida em geral em 5 anos entre todos os estágios é de aproximadamente 20%. Para a minoria dos pacientes com CHC ou colangiocarcinoma intra-hepático diagnosticados com estágios localizados da doença, a taxa de sobrevida relativa em 5 anos se aproxima de 30%, ainda que este número seja substancialmente mais alto nos pacientes com estágios iniciais da doença que são submetidos a ablação curativa, cirurgia ou transplante, para os quais as taxas de sobrevida específicas da causa em 5 anos em geral se aproximem de ou excedam 60%. Para os pacientes diagnosticados com CHC ou colangiocarcinoma metastático, a taxa de sobrevida em 5 anos é inferior a 5% e a sobrevida geral mediana é inferior a 1 ano.

Para os pacientes com adenocarcinoma de vesícula biliar, a taxa de sobrevida em geral em 5 anos varia de aproximadamente 50% para os pacientes com tumores em estágio I a menos de 5% para aqueles com doença metastática. A taxa de recidiva metastática é alta, até mesmo entre aqueles com carcinoma de vesícula biliar ressecável. O prognóstico dos pacientes com tipos mais raros de cânceres de fígado primários, tais como CHC fibrolamelar, hemangioendotelioma endotelioide hepático ou angiossarcoma hepático é extremamente heterogêneo e em geral baseado em dados limitados de séries de casos retrospectivos.

 **Recomendações de grau A**

A1. Singal AG, Pillai A, Tiro J. Early detection, curative treatment, and survival rates for hepatocellular carcinoma surveillance in patients with cirrhosis: a meta-analysis. *PLoS Med.* 2014;1-20.
A2. Bruix J, Takayama T, Mazzaferro V, et al. Adjuvant sorafenib for hepatocellular carcinoma after resection or ablation (STORM): a phase 3, randomised, double-blind, placebo-controlled trial. *Lancet.* 2015;16:1344-1354.

A3. Liu Z, Gao F, Yang G, et al. Combination of radiofrequency ablation with transarterial chemoembolization for hepatocellular carcinoma: an up-to-date meta-analysis. *Tumour Biol.* 2014;35:7407-7413.
A4. Brown KT, Do RK, Gonen M, et al. Randomized trial of hepatic artery embolization for hepatocellular carcinoma using doxorubicin-eluting microspheres compared with embolization with microspheres alone. *J Clin Oncol.* 2016;34:2046-2053.
A5. Kudo M, Finn RS, Qin S, et al. Lenvatinib versus sorafenib in first-line treatment of patients with unresectable hepatocellular carcinoma: a randomised phase 3 non-inferiority trial. *Lancet.* 2018;391:1163-1273.
A6. Bruix J, Qin S, Merle P, et al. Regorafenib for patients with hepatocellular carcinoma who progressed on sorafenib treatment (RESORCE): a randomised, double-blind, placebo-controlled, phase 3 trial. *Lancet.* 2017;389:56-66.
A7. Abou-Alfa GK, Meyer T, Cheng AL, et al. Cabozantinib in patients with advanced and progressing hepatocellular carcinoma. *N Engl J Med.* 2018;379:54-63.
A8. Primrose JN, Fox RP, Palmer DH, et al. Capecitabine compared with observation in resected biliary tract cancer (BILCAP): a randomised, controlled, multicentre, phase 3 study. *Lancet Oncol.* 2019;20:663-673.
A9. Valle J, Wasan H, Palmer DH, et al. Cisplatin plus gemcitabine versus gemcitabine for biliary tract cancer. *N Engl J Med.* 2010;362:1273-1281.

## REFERÊNCIAS BIBLIOGRÁFICAS

*As referências bibliográficas, bem como os outros materiais suplementares deste livro, encontram-se no GEN-IO, nosso ambiente virtual de aprendizagem.*

# 187

# TUMORES DE RIM, BEXIGA, URETERES E PELVE RENAL

DEAN F. BAJORIN

## CARCINOMA DE CÉLULAS RENAIS

### DEFINIÇÃO

Os cânceres de rim são um grupo heterogêneo de neoplasias, a maioria delas malignas e de origem epitelial. O carcinoma de células renais, classicamente denominado carcinoma de células claras ou hipernefroma, não é um processo maligno único. O carcinoma de células renais compreende um grupo de entidades distinguíveis, cada uma das quais com uma forte relação entre as suas características morfológicas e genéticas.[1] A Organização Mundial da Saúde (OMS) reconhece estas diferenças biológicas e histológicas no seu sistema de classificação dos cânceres de rim (Tabela 187.1). O potencial metastático depende do subtipo histológico e varia dos carcinomas de células claras convencionais mais virulentos (65% do total dos tumores, mas responsáveis por 90% das metástases), até os carcinomas papilares e cromófobos de evolução mais indolente (25% do total, mas somente 10% das metástases), e os oncocitomas benignos (10% de todos os tumores).

### EPIDEMIOLOGIA

Eram esperados mais de 65.000 novos casos de tumores de rim e pelve renal nos EUA em 2018, resultando em aproximadamente 14.000 mortes. Estes cânceres representam a sexta forma de câncer mais comum em homens e a décima mais comum em mulheres. O aumento na incidência de cânceres de células renais (CCR) está parcialmente relacionado à detecção precoce em consequência de tomografia computadorizada (TC) e ressonância magnética (RM) de abdome realizadas em razão de outras condições clínicas. A razão homem/mulher é de aproximadamente 2:1 a 3:1, e a incidência é mais alta em afro-americanos e em asiáticos e nativos das ilhas do Pacífico. A idade média ao diagnóstico é na sexta a sétima décadas de vida. Além da predisposição genética, os fatores de risco associados ao CCR incluem tabagismo, obesidade, hipertensão arterial sistêmica e uso de diuréticos. O tabagismo (cigarros) foi associado a um risco maior, tanto nos homens quanto nas mulheres.[2] O risco diminui após o abandono do tabagismo, mas são necessários aproximadamente 20 anos. Pessoas obesas correm risco aumentado de CCR, e o risco aumenta com o aumento do índice de massa corporal (IMC). Embora exista elevação do risco associada ao uso de diuréticos, é difícil distinguir esta associação do aumento do risco associado à hipertensão arterial sistêmica. O CCR é mais prevalente nos pacientes com condições renais preexistentes, tais como doença renal policística, rim em ferradura e insuficiência renal crônica que exige hemodiálise.

### BIOPATOLOGIA

O sistema de classificação dos CCR possibilita uma compreensão melhor sobre a célula de origem dos diversos subtipos e de suas anormalidades cromossômicas (Tabela 187.2). O carcinoma de células claras clássico constitui aproximadamente 65% dos tumores e acredita-se que tenha origem no túbulo contorcido proximal. Em geral é solitário e bem circunscrito, com coloração amarelo-dourada resultante dos lipídios citoplasmáticos abundantes. Os tumores de grau mais alto contêm menos lipídios e glicogênio. Aproximadamente metade dos tumores exibe padrão de crescimento sólido ou acinar caracterizado por lâminas sólidas de células tumorais, acompanhadas por uma rica rede vascular de capilares. Os CCR papilares representam 7 a 14% das neoplasias renais epiteliais primárias. A maioria dos pacientes apresenta tumores unilaterais. A multifocalidade, seja na forma de lesões bilaterais ou multifocais no mesmo rim, ocorre em aproximadamente 45% dos casos. A maioria destes tumores exibe um amplo espectro morfológico, incluindo áreas papilares, papilares-trabeculares e papilares-sólidas; a necrose associada é um achado comum. O padrão papilar clássico é caracterizado por discretas folhas papilares revestidas por células epiteliais neoplásicas que contêm um centro fibrovascular central, facilmente reconhecível com pouco aumento. Esses tumores são divididos em lesões tipo 1 e tipo 2, com base nas características citológicas e nas diferenças genéticas. A caracterização molecular abrangente, com o uso de uma combinação de sequenciamento de todo o exoma, análise da quantidade de cópias, sequenciamento do RNA mensageiro e do microRNA, DNA-metilação e análise proteômica dos tumores, demonstrou que os carcinomas de células renais papilares tipo 1 e tipo 2 são clínica e biologicamente distintos.[3] Os cânceres renais cromófobos são responsáveis por 6 a 11% dos tumores epiteliais renais. Caracteristicamente, estes tumores são solitários e discretos, mas não encapsulados. Os achados histológicos típicos são compostos por células redondas a poligonais grandes, com bordas celulares bem definidas e citoplasma basofílico pálido, misturado com uma população menor de células poligonais com citoplasma eosinofílico. Esses tumores podem ser razoavelmente grandes ao diagnóstico, com relatos de tumores ressecáveis tão grandes quando 23 cm.

O CCR de células claras é caracterizado pela perda de material genético do braço curto do cromossomo 3 (3p) e por mutações no gene de von Hippel-Lindau (*VHL*). Nos pacientes com doença de von Hippel-Lindau,

### Tabela 187.1 — Classificação dos tumores de células renais de acordo com a classificação da OMS de 2016.

**SUBTIPOS DE TUMORES DE CÉLULAS RENAIS ATUAIS**

*CCR de células claras (convencional)** (65 a 70%)
*CCR papilar (cromófilo)** (15 a 20%)
*CCR cromófobo** (5 a 7%)
Carcinoma de ducto coletor*
Carcinoma medular renal*
Carcinoma tubular mucinoso e de células fusiformes*
CCR, não classificado*
Oncocitoma
Adenoma papilar (cromófilo)

**SUBTIPOS DE TUMORES DE CÉLULAS RENAIS NOVOS**

Neoplasia renal cística multilocular de baixo potencial maligno
CCR associados à translocação da família Mi T*
CCR tubulocístico*
CCR associado à doença cística adquirida*
CCR papilar de células claras*
CCR com deficiência de succinato desidrogenase*
CCR associado à liomiomatose hereditária e CCR*

Os subtipos tumorais em itálico são os tumores de células renais mais comuns, compreendendo as porcentagens de todos os CCRs (entre parênteses), respectivamente. *Maligno. Mi T = fator de transcrição de microftalmia; CCR = carcinoma de células renais; OMS = Organização Mundial da Saúde. (Adaptada de Inamura K. Renal cell tumors: understanding their molecular pathological epidemiology and the 2016 WHO classification. *Int J Mol Sci.* 2017;18:E2195. A classificação da OMS de 2016 revisada adicionou os subtipos de tumores novos à Classificação das Neoplasias Renais de Vancouver de 2013 [Srigley JR, et al. *Am J Surg Pathol.* 2013;37:1469-1489].)

essas perdas e mutações ocorrem em virtualmente todos os casos. Os tumores esporádicos mais comuns também apresentam mutações somáticas e hipermetilação na mesma região em aproximadamente 75 a 80% dos casos. Os tumores de células claras convencionais apresentam mutação no gene *VHL*, que é inativado por mutação pontual ou pelo silenciamento do gene epigenético por meio da metilação do promotor. A perda de *VHL*, responsável pela ubiquinação e pela degradação do fator induzível pela hipoxia (HIF), leva à regulação ascendente dos genes responsivos ao HIF responsáveis pela angiogênese e pelo crescimento celular. Dois destes genes com regulação ascendente são o fator de crescimento derivado de plaquetas (PDGF) e o fator de crescimento endotelial vascular (VEGF), que são proteínas pró-angiogênicas que se acredita induzirem a neovascularidade nos cânceres de células claras primários e metastáticos. Os pacientes com VHL mais comumente desenvolvem tumores a uma idade mais precoce e com frequência apresentam múltiplos tumores. Outros tumores associados à síndrome incluem os hemangioblastomas do sistema nervoso central, tumores neuroendócrinos pancreáticos, feocromocitomas, angiomas retinianos e cistadenomas epididimários. A caracterização molecular mais recente do CCR demonstra alterações nos genes responsáveis pela manutenção dos estados da cromatina, como *PBRM1*, o complexo de remodelamento da cromatina SWI/SNF, incluindo *ARID1A* e *SMARCA4*, e membros da via de *PI3K/AKT*.

A maioria dos CCR papilares esporádicos é caracterizada pela trissomia dos cromossomos 7 e 17 e pela perda do cromossomo Y. Os CCR cromófobos apresentam perda genética dos cromossomos 1 e Y, bem como perdas cromossômicas combinadas que afetam os cromossomos 1, 6, 10, 13, 17 e 21. O CCR papilar hereditário é resultado das mutações de linhagens germinativas e da ativação do proto-oncogene *MET*, que está localizado no cromossomo 7p. Estas células apresentam receptores do fator de crescimento de hepatócitos aberrantes, que não podem ser desativados após a ligação pelo fator de crescimento. Também têm sido observadas amplificações somáticas no gene *MET* em aproximadamente 10% dos cânceres renais papilares esporádicos. A síndrome de liomiomatose hereditária e carcinoma de células renais (LHCCR), caracterizada pela alteração do gene fumarato hidratase, está associada a liomiomas (mais comuns) ou liomiossarcomas (raros) uterinos, nódulos cutâneos (liomiomas) e carcinoma de células renais papilares do tipo 2, que com frequência são solitários e usualmente desenvolvem metástases. A síndrome de Birt-Hogg Dubé é um distúrbio raro, predominantemente associado aos CCR cromófobos, mas nos quais pode haver desenvolvimento de tumores de células claras e cromófobos/oncocíticos. A síndrome de Birt-Hogg-Dubé é caracterizada por fibrofoliculomas, cistos pulmonares, pneumotórax e tumores renais bilaterais. O gene associado à síndrome de Birt-Hogg-Dubé foi mapeado em 17p e expressa uma proteína inédita, a foliculina, cuja função ainda não está caracterizada.

## MANIFESTAÇÕES CLÍNICAS

Ainda que o CCR apresente elevada propensão a metástases e esteja associado a síndromes paraneoplásicas, a maioria dos pacientes é assintomática à apresentação. Historicamente, o CCR era caracterizado pela tríade inicial de hematúria, massa palpável e dor em até 10% dos pacientes. Entretanto, houve uma migração do estágio, que resultou na detecção dos tumores em estágios mais iniciais, com o aumento do uso de exames de imagem abdominais para condições clínicas não relacionadas nas séries modernas. Até 48% dos tumores podem ser descobertos desta maneira, e menos de 5% dos pacientes apresenta massa palpável à apresentação. Os sinais/sintomas iniciais mais comuns são anemia, perda de peso, mal-estar e anorexia (Tabela 187.3). Os pacientes com CCR apresentam frequentemente síndromes paraneoplásicas associadas (ver Capítulo 169).[4] Hipercalcemia é encontrada em aproximadamente 20% dos pacientes e pode ser consequência da secreção de paratormônio (PTH), peptídio semelhante ao paratormônio e interleucina-6 (IL-6), que comprovadamente estimulam a reabsorção óssea por osteoclastos. Outras síndromes associadas incluem hipertensão arterial sistêmica, eritrocitose (em virtude da produção ectópica de eritropoetina) e a rara síndrome de Stauffer, que consiste em disfunção hepática sem metástases hepáticas associadas; a disfunção hepática desaparece após a ressecção cirúrgica do tumor.

## DIAGNÓSTICO

A avaliação completa dos pacientes com suspeita de CCR deve incluir hemograma completo, perfil bioquímico, exame ósseo e exame de TC de tórax, abdome e pelve. A TC é o método mais confiável para a detecção e o estadiamento do CCR.[6] A TC "ideal" para as massas renais pode ser dividida em quatro fases, incluindo as imagens pré-contraste, a fase arterial (cerca de 25 segundos após a injeção), a fase nefrográfica (cerca de 90 segundos desde a injeção) e a fase excretória. As fases mais importantes para a obtenção de imagens dos tumores renais são a pré-contraste e a nefrográfica, tendo em vista que as lesões renais aparecem com densidade baixa, contrastando com o parênquima renal uniformemente intensificado. A fase arterial é útil para identificar as artérias renais e pequenas massas hipervasculares. A fase excretória auxilia na avaliação do sistema coletor e da pelve renal. A TC também é útil para detectar metástases regionais, e atualmente é possível obter TC tridimensionais quando se planeja uma cirurgia poupadora de néfrons ou uma nefrectomia parcial. O uso adicional de ultrassonografia e RM ajuda a diferenciar as lesões benignas e malignas do rim e no planejamento do tratamento. A ultrassonografia (US) é utilizada quando se diferenciam lesões císticas e sólidas. A RM tem a vantagem de obter imagens de tumores em pacientes com função

| Tabela 187.2 | Subtipos histológicos, genética e síndromes. | | |
|---|---|---|---|
| **SUBTIPO HISTOLÓGICO** | **PORCENTAGEM** | **DEFEITOS GENÉTICOS/ MOLECULARES IMPORTANTES** | **SÍNDROMES ASSOCIADAS** |
| Células claras convencionais | 75 | Mutação LOH 3p de 3p24 (VHL) | CCR hereditário de von Hippel-Lindau |
| Papilar 1 | 5 | Mutação do gene *C-met* 7q31 | Carcinoma de células renais papilar hereditário (CCRPH) |
| Papilar 2 | 10 | Fumarato hidratase 1q42 | Liomiomatose hereditária e carcinoma de células renais (LHCCR) |
| Cromófobo | 5 | Birt-Hogg Dubé 17p11 | Birt-Hogg Dubé |
| Oncocitoma | 9,7 | Birt-Hogg Dubé 17p11 | Oncocitoma familiar e Birt-Hogg Dubé |
| Ducto coletor | 0,4 | –18 –,Y | Carcinoma medular renal |

LOH = perda de heterozigose (do inglês, *loss of heterozygosity*); VHL = von Hippel-Lindal; CCR = carcinoma de células renais. Adaptada de Zambrano N. Histopathology and molecular genetics of renal tumors. *J Urol*. 1999;162:1246-1258.

| Tabela 187.3 | Sintomas e sinais iniciais de carcinoma de células renais (tanto doença localizada quanto metastática). |
|---|---|
| **SINTOMAS E SINAIS** | **PORCENTAGEM** |
| Anemia | 52 |
| Disfunção hepática | 32 |
| Perda de peso | 23 |
| Hipoalbuminemia | 20 |
| Mal-estar | 19 |
| Hipercalcemia | 13 |
| Anorexia | 11 |
| Trombocitose | 9 |
| Sudorese noturna | 8 |
| Febre | 8 |
| Hipertensão arterial sistêmica | 3 |
| Eritrocitose | 4 |
| Calafrios | 3 |

Adaptada de Kim KI, Belldegrun AS, Freitas DG, et al. Paraneoplastic signs and symptoms of renal cell carcinoma: implications for prognosis. *J Urol*. 2003;170:1742-1746.

renal desfavorável, para os quais o contraste intravenoso é contraindicado. A RM também é útil para definir quaisquer trombos que possam estar se estendendo até a veia renal ou a veia cava inferior, e a angiografia com RM pode ser utilizada para determinar o número e a localização das artérias renais nos candidatos à nefrectomia parcial. Após a conclusão da avaliação, o estágio clínico é avaliado com o uso do sistema Tumor, Linfonodo, Metástase (TNM) (Tabela 187.4).[6]

## TRATAMENTO

### Doença localizada

O padrão de tratamento histórico para os pacientes com CCR é a nefrectomia radical. Os cânceres de rim rotineiramente selecionados para nefrectomia radical incluem tumores grandes e centralmente localizados, que efetivamente substituíram a maioria do parênquima renal normal, tumores associados à adenopatia regional (de etiologia benigna ou maligna), aqueles com extensão até a veia cava inferior ou átrio direito, e até mesmo aqueles nos quais há doença metastática evidente. A nefrectomia pode ser realizada por meio de incisão no flanco, transperitoneal ou transtorácica. A glândula suprarrenal ipsilateral também é removida, mas a dissecção de linfonodos regionais é opcional e motivo de controvérsia. O aumento da porcentagem de tumores pequenos resultou em diminuição correspondente nos pacientes submetidos à nefrectomia radical, com uma excelente sobrevida a longo prazo. Tanto as abordagens abertas quanto laparoscópicas podem ser utilizadas para a nefrectomia parcial para controlar a doença e preservar a função renal. A nefrectomia laparoscópica oferece uma alternativa minimamente invasiva à nefrectomia radical clássica. A nefrectomia parcial para os tumores com 7 cm ou menos, seja realizada por meio de técnica aberta ou laparoscópica minimamente invasiva, alcança taxas de controle tumoral local e sobrevida semelhantes às da nefrectomia radical. A nefrectomia parcial reduz o risco de insuficiência renal ao longo do tempo. O manejo com nefrectomia parcial é adicionalmente apoiado pelo fato de que aproximadamente 35% dos tumores corticais renais são carcinomas papilares ou cromófobos de evolução arrastada.

Os CCR são resistentes tanto à radioterapia quanto à quimioterapia citotóxica e, portanto, são úteis como tratamento adjuvante após a nefrectomia. Sunitinibe, um fármaco com alvo molecular no VEGF, é efetivo como tratamento adjuvante após a nefrectomia, com um impacto favorável sobre a sobrevida.[A1]

### Doença metastática

Aproximadamente 30% dos pacientes com CCR apresentam doença metastática, e um adicional de 20 a 30% dos pacientes com tumores primários cirurgicamente ressecados apresentará recaída com metástases. As complicações da doença metastática incluem dor em virtude de um tumor primário não ressecável ou de metástases esqueléticas. A radioterapia é, com frequência, utilizada para a paliação das metástases ósseas e para os pacientes com múltiplas metástases cerebrais. Algumas vezes a nefrectomia paliativa é utilizada para proporcionar o alívio sintomático da dor. A ressecção cirúrgica do tumor primário é considerada um fundamento do tratamento, até mesmo no paciente com doença metastática, e comprovadamente prolonga a sobrevida nos pacientes com doença metastática. A ressecção cirúrgica dos locais metastáticos da doença (metastasectomia) também prolonga a sobrevida e até mesmo cura um subconjunto de pacientes. Os pacientes que mais provavelmente se beneficiam da ressecção cirúrgica da doença são aqueles com um intervalo livre da doença superior a 1 ano, aqueles com um local de metástase solitária, e aqueles com metástases pulmonares. Tem sido observada a sobrevida a longo prazo quando o local solitário de ressecção foi o pulmão (até 45%) e até mesmo o cérebro (até 20%). Entretanto, sunitinibe isoladamente (50 mg/dia, em ciclos de 28 dias com administração e 14 dias sem administração a cada 6 semanas) é tão efetivo quanto a nefrectomia seguida por sunitinibe nos pacientes com CCR metastático.[A2] O CCR é resistente à maioria dos agentes quimioterápicos convencionais, com respostas observadas em menos de 10% dos pacientes.

A imunoterapia[7] com IL-2 ou interferona-α (IFN-α) tem sido o tratamento padrão histórico para os pacientes com doença metastática. A dose alta de IL-2 intravenosa, uma terapia possivelmente curativa, exige hospitalização em razão de suas toxicidades graves, incluindo hipotensão, edema pulmonar, insuficiência renal e efeitos tóxicos no sistema nervoso central. Entretanto, a maioria dos efeitos tóxicos é reversível e são observadas respostas completas ou parciais em aproximadamente 15 a 20% dos pacientes; aproximadamente 4% dos pacientes alcança a sobrevida livre da doença a longo prazo. A terapia com IFN-α é menos tóxica do que com IL-2 e apresenta uma taxa de resposta em geral de aproximadamente 15%, mas não é observada a sobrevida a longo prazo. As toxicidades reversíveis do tratamento com IFN-α incluem sintomas semelhantes aos da gripe,

### Tabela 187.4 Estadiamento TNM do carcinoma de células renais.

**CLASSIFICAÇÃO CLÍNICA DE TUMOR, LINFONODOS E METÁSTASES**

| Tumor primário (T) | |
|---|---|
| TX | O tumor primário não pode ser avaliado |
| T0 | Sem evidências de tumor primário |
| T1 | Tumor com 7 cm ou menos na maior dimensão, limitado ao rim |
| T1a | Tumor com 4,0 cm ou menos na maior dimensão, limitado ao rim |
| T1b | Tumor com mais de 4 cm, mas não mais do que 7 cm na maior dimensão; limitado ao rim |
| T2 | Tumor com mais de 7 cm na maior dimensão, limitado ao rim |
| T2a | Tumor com mais de 7 cm, mas menor ou igual a 10 cm na maior dimensão; limitado ao rim |
| T2b | Tumor com mais de 10 cm, limitado ao rim |
| T3 | O tumor se estende até as veias maiores ou os tecidos perinéfricos ou a glândula suprarrenal ipsilateral, mas não além da fáscia de Gerota |
| T3a | O tumor se estende até a veia renal ou suas ramificações segmentares ou o sistema pielocalicial, ou invade a gordura perirrenal e/ou do seio renal, mas não além da fáscia de Gerota |
| T3b | O tumor se estende até a veia cava, abaixo do diafragma |
| T3c | O tumor se estende até a veia cava, acima do diafragma, ou invade a parede da veia cava |
| T4 | O tumor invade além da fáscia de Gerota (incluindo a extensão contígua até a glândula suprarrenal ipsilateral) |

| N – Linfonodos regionais | |
|---|---|
| NX | Os linfonodos regionais não podem ser avaliados |
| N0 | Sem metástases em linfonodos regionais |
| N1 | Metástase(s) em linfonodo(s) regional(is) |

| M – Metástase a distância | |
|---|---|
| Mx | A metástase a distância não pode ser avaliada |
| M0 | Sem metástases a distância |
| M1 | Metástases a distância |

**AGRUPAMENTO DO ESTÁGIO**

| Estágio I | T1 N0 M0 |
|---|---|
| Estágio II | T2 N0 M0 |
| Estágio III | T1 N1 M0 |
| | T2 N1 M0 |
| | T3a N0 ou N1 M0 |
| | T3b N0 ou N1 M0 |
| | T3c N0 ou N1 M0 |
| Estágio IV | T4 N0 M0 |
| | T4 N1 M0 |
| | Qualquer T Qualquer N M1 |

AJCC = American Joint Committee on Cancer. (Adaptada de *AJCC Staging Manual*, 8th ed. New York: Springer International Publishing: 2017.)

incluindo febre, calafrios, mialgias, mielossupressão leve e disfunção hepática leve. Nivolumabe, um anticorpo inibidor do ponto de controle imune de morte programada (PD)-1 imunoglobulina G4 (IgG4), que bloqueia seletivamente a interação de PD-1 com seus ligantes PD-L1 e PD-L2, previne a capacidade dos tumores de evadir às respostas imunes do hospedeiro. Nivolumabe demonstrou benefício clínico tanto com um agente único[A3] quanto em combinação com o anticorpo para imunoterapia ipilimumabe, com alvo molecular em CTLA-4. Um recente estudo clínico de fase 3 comparou nivolumabe mais ipilimumabe ao inibidor de tirosinoquinase sunitinibe (ver parágrafo a seguir) nos pacientes com carcinoma de células renais avançado de células claras não tratado anteriormente e demonstrou taxas de sobrevida em geral e resposta objetiva significativamente mais altas nos pacientes tratados com nivolumabe mais ipilimumabe de risco intermediário e desfavorável.[A4]

O CCR tem sido um candidato ideal para o desenvolvimento de fármacos com alvo nos efeitos *downstream* das mutações de *VHL*.[8] Estudos clínicos demonstraram o benefício dos inibidores de tirosinoquinase (TKIs), tais como cabozantinibe, sunitinibe, axitinibe, pazopanibe e sorafenibe, que bloqueiam as ações de VEGF e PDGF; todos são aprovados pela FDA para o tratamento da doença metastática, mas somente o sunitinibe é aprovado como tratamento adjuvante de tumores primários cirurgicamente ressecados com um risco alto de recaída.[A5] Os efeitos colaterais comuns incluem fadiga, diarreia, hipertensão e síndrome mão-pé, uma condição na qual surgem bolhas nas áreas de contato. A combinação do inibidor de tirosinoquinase axitinibe mais inibição de PD-1 com pembrolizumabe ou avelumabe é superior à monoterapia em termos de sobrevida livre de progressão.[A5b,A5c] A combinação de IFN e bevacizumabe, um anticorpo que bloqueia o receptor de VEGF, é superior à IFN isoladamente e também foi aprovada pela FDA para tratamento de primeira linha.[A6] Os efeitos colaterais incluem hipertensão arterial sistêmica e aumento do risco de sangramento.

Dois fármacos com alvo molecular na via da rapamicina em mamíferos (mTOR) também são aprovados pela FDA para tratamento do CCR, tanto como tratamento de primeira linha quanto para os pacientes cuja doença progrediu, apesar do tratamento com TKI. Tensirolimo, um inibidor de mTOR intravenoso, melhora a sobrevida dos pacientes com doença de risco desfavorável não tratada (aqueles com mais de três fatores de risco, ver posteriormente) e everolimo, um inibidor de mTOR oral, melhora os desfechos dos pacientes que foram tratados anteriormente com sunitinibe, sorafenibe ou bevacizumabe.[A7] Os efeitos colaterais comuns incluem fadiga, erupção cutânea e feridas em boca. Entre os pacientes com carcinoma de células renais avançado tratados anteriormente, o inibidor do ponto de controle de PD-1 aprovado pela FDA nivolumabe leva a uma sobrevida geral mais longa, com menos eventos adversos de grau alto, do que o inibidor de mTOR everolimo.[A8]

Cabozantinibe, um inibidor de tirosinoquinase de molécula pequena oral, com alvo molecular em VEGFR e também em MET e AXL, pode melhorar a sobrevida livre de progressão, em comparação ao everolimo, nos pacientes cujos carcinomas de células renais progrediram após a terapia com alvo molecular em VEGFR de primeira linha.[A9] Lenvatinibe, outro inibidor de tirosinoquinase oral de VEGFRs, bem como de receptores do fator de crescimento de fibroblastos, PDGFRα, RET e KIT (administrado com ou sem everolimo), também prolonga a sobrevida livre de progressão para os pacientes cujo CCR metastático progrediu após a terapia com alvo molecular em VEGFR inicial.[A10]

### PROGNÓSTICO

As taxas de sobrevida livre de progressão e sobrevida em geral para os tumores corticais renais não metastáticos ressecados diferem substancialmente de acordo com múltiplos fatores, incluindo idade, tamanho, grau e estado histopatológico (Figura 187.1; e-Figuras 187.1, 187.2 e 187.3). O prognóstico declina consideravelmente para os pacientes com doença mais avançada, com a sobrevida a longo prazo observada em somente 20% dos pacientes com estágio III e 5% ou menos nos pacientes com estágio IV. Dos subtipos histológicos de CCR mais comuns, o prognóstico do carcinoma de células claras é menos favorável do que aquele do carcinoma de células renais papilares; o carcinoma de células renais cromófobas é o mais favorável. Para os pacientes com doença metastática, cinco características clínicas associadas a uma sobrevida mais breve são estado de desempenho baixo, níveis altos de lactato desidrogenase, hemoglobina baixa, cálcio alto e ausência de nefrectomia anterior. Três grupos de estratos foram definidos com o uso dos dados da sobrevida de pacientes tratados com imunoterapia: (1) favorável (nenhum fator de risco), com sobrevida mediana de 20 meses; (2) intermediário (um ou dois fatores de risco), com sobrevida mediana de 10 meses; e (3) desfavorável (três ou mais fatores de risco), com sobrevida mediana de 4 meses. A imunoterapia com IL-2 e a ressecção cirúrgica de metástases solitárias podem resultar na sobrevida a longo prazo de uma pequena porcentagem de pacientes com câncer de células renais. Os fármacos com alvo molecular em VEGF, a via de mTOR e PD-1 atualmente são o padrão de tratamento para os pacientes com doença metastática.

## CÂNCER DE BEXIGA

Um espectro de tumores tem origem no revestimento urotelial da bexiga, da pelve renal, dos ureteres e da uretra, dos quais o carcinoma de células de transição é o mais comum. A vasta maioria dos tumores tem origem na bexiga, com minoria se originando nas partes superiores (pelve renal e ureteres) e até mesmo, com menos frequência, na parte proximal da uretra. Embora os cânceres de células de transição tenham uma história natural variável, eles apresentam propensão à multifocalidade, taxas de recidiva altas e progressão até estágios histopatológicos mais altos. Estes tumores em geral são agrupados nas três categorias amplas de doença não invasiva de músculos, invasiva de músculos e metastática, cada uma das quais difere no comportamento clínico, prognóstico e manejo primário. No caso dos tumores não invasivos de músculos, a meta é prevenir as recidivas e a progressão até um estágio mais avançado. Na doença invasiva de músculos, o desafio clínico é integrar as modalidades de cirurgia, quimioterapia e/ou radioterapia para otimizar a cura e minimizar a morbidade. No caso da doença metastática, a quimioterapia é utilizada para a paliação dos sinais/sintomas da maior parte dos pacientes, mas existe um subconjunto de pacientes nos quais a quimioterapia de combinação pode resultar na cura a longo prazo. A cura a longo prazo está diretamente relacionada ao estágio e ao grau, variando desde 99% para os tumores Ta de grau baixo, até 15% para a doença metastática.

### EPIDEMIOLOGIA

Havia uma estimativa de que 81.000 novos casos de câncer de bexiga seriam diagnosticados nos EUA em 2018, dos quais era esperado que aproximadamente 17.000 pacientes sucumbissem à sua doença. A razão homens/mulheres é de 3:1, semelhante em todos os grupos raciais; este é o quarto câncer mais comum nos homens. A taxa de sobrevida em 5 anos para todos os estágios é de 78%, resultando em uma alta prevalência (> 500.000 pessoas nos EUA vivendo com câncer de bexiga); ele é duas vezes mais prevalente em brancos do que em afro-americanos e é observado com menos frequência em asiáticos. A vasta maioria dos pacientes (90%) tem mais de 50 anos por ocasião do diagnóstico, com idade mediana de 73 anos ao diagnóstico. Existe um risco vitalício de 2,4% dos homens e das mulheres desenvolverem um câncer de bexiga.

Acredita-se que os carcinógenos implicados na carcinogênese do câncer de bexiga, ou seus metabólitos, sejam excretados na urina, onde podem atuar diretamente sobre o revestimento urotelial. O período de latência desde a exposição inicial até o desenvolvimento do câncer é de quase 20 anos, dificultando o estabelecimento de uma relação de causa e efeito definitiva entre um suposto carcinógeno e o desenvolvimento da doença. O tabagismo é o fator de risco líder para o câncer de bexiga, e acredita-se que contribua para metade dos cânceres nos homens e um quarto dos cânceres nas mulheres.[9] A duração da exposição mais longa está associada a um risco mais alto do que uma exposição mais intensa (em cigarros/dia) ao longo de um período de tempo mais breve. Em geral, os fumantes apresentam um risco relativo de câncer de bexiga duas a quatro vezes mais alto do que os não fumantes. O tabagismo está associado à atipia celular do urotélio; os indivíduos que nunca fumaram apresentam atipia em somente 4% dos casos, ao contrário da incidência de 50% de atipia nos fumantes.

Os hidrocarbonetos aromáticos policíclicos, tais como 2-naftilamina, 4-aminobifenil e benzidina, e o benzeno ou a exaustão de gases combustíveis estão associados a aumento do risco de câncer de bexiga. As

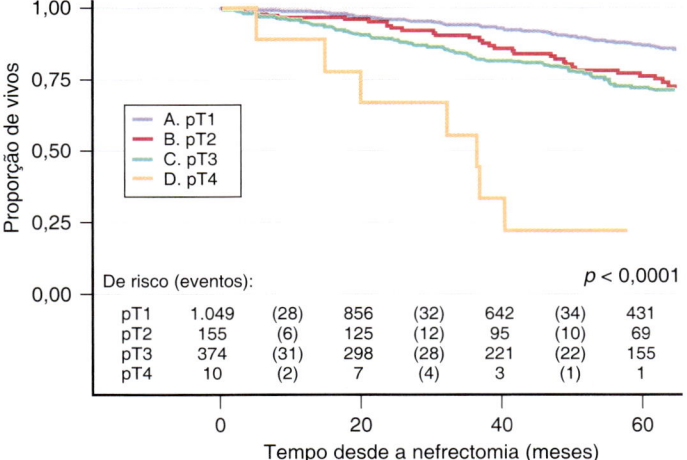

**FIGURA 187.1** Sobrevida em geral após a ressecção do câncer de rim localizado, de acordo com a classificação do tumor patológico (pT). A curva A indica os tumores pT1; a curva B, tumores pT2; curva C, tumores pT3; curva D, tumores pT4. (As categorias "pT" correspondem às categorias "T" no estadiamento TNM demonstradas na Tabela 187.4.) (De Russo P, Jang TL, Pettus JA, et al. Survival rates after resection for localized kidney cancer: 1989-2004. *Cancer*. 2008;113:84-96.)

ocupações relatadas como sendo de risco mais alto incluem os trabalhadores com alumínio, lavagens a seco, fabricantes de conservantes e bifenilos policlorados e aplicadores de pesticidas. As arilaminas, também implicadas na carcinogênese, são metabolicamente ativadas em compostos eletrofílicos por N-hidroxilação no fígado pelo citocromo P-450 IA2 e destoxificados por meio da N-acetilação; estudos sugerem que os indivíduos com um fenótipo de oxidante rápido e acetilador lento apresentam o mais alto risco. Acredita-se que as ocupações associadas a uma exposição mais alta às arilaminas, como trabalhadores nas indústrias de fabricação de corantes, borracha ou couro, sejam de mais alto risco para o desenvolvimento do câncer de bexiga. A infecção pelo *Schistosoma haematobium* intensifica a formação de compostos N-nitrosos carcinogênicos e resulta em aumento do risco tanto de carcinomas de células escamosas quanto de transição de bexiga. Foi observada uma associação entre o carcinoma de células escamosas (mas não os tumores de células de transição) e infecções urinárias crônicas observadas em paraplégicos e pacientes com cálculos vesicais crônicos e cateteres de Foley permanentes. O agente quimioterápico ciclofosfamida aumenta o risco de câncer de bexiga em nove vezes quando utilizado cronicamente, e os compostos que contêm fenacetina foram implicados no desenvolvimento de tumores da pelve renal e ureterais.

## BIOPATOLOGIA

Os tumores uroteliais ocorrem em qualquer local ao longo do sistema urinário, incluindo pelve renal, ureteres, bexiga e uretra. Mais de 90% dos tumores têm origem na bexiga, 8% na pelve renal e os 2% remanescentes têm origem no ureter e na uretra. Os carcinomas de células de transição compreendem 90 a 95% dos tumores uroteliais; os tumores de células escamosas (queratinizantes) (3%), adenocarcinomas (2%) e tumores de pequenas células (1%) são os remanescentes. Os tumores de histologia mista, que são compostos predominantemente pelo carcinoma de células de transição com áreas de elementos escamosos, adenocarcinomatosos ou neuroendócrinos, são observados com frequência.[10] Os tumores de células escamosas são mais frequentes na uretra distal, e os adenocarcinomas ocorrem no remanescente embrionário do úraco no domo da bexiga e nos tecidos periuretrais. Em áreas endêmicas de infecção por *S. haematobium* (como o Egito), 40% dos tumores são carcinomas de células escamosas. Os tumores de bexiga raros incluem o linfoma, o sarcoma e o melanoma.

A maioria (70 a 80%) dos cânceres de bexiga recém-detectados é classificada como tumores não invasores de músculos e incluem tumores papilares exofíticos confinados à mucosa (Ta), tumores que invadem a lâmina própria (T1) e carcinoma *in situ* (CIS). Os tumores de bexiga não invasivos de músculos são tipicamente graduados de acordo com o sistema de gradação da World Health Organization/International Society of Urologic Pathology (WHO/ISUP) como de grau baixo e grau alto. Se o sistema de gradação não for especificado, pode ser utilizado um sistema numérico: bem diferenciado (G1), moderadamente diferenciado (G2), pouco diferenciado (G3) e indiferenciado (G4). A gradação é mais importante para os tumores Ta não invasivos porque quase todos os tumores de bexiga invasivos (T1 ou superior) são de grau alto. O carcinoma *in situ* primário, ou Tis, sem um tumor Ta ou T1 concomitante, constitui 1 a 2% dos novos casos de câncer de bexiga. Mais frequentemente, o Tis é observado quando existem múltiplos tumores papilares, seja imediatamente adjacentes a outra lesão, seja envolvendo a mucosa remota na bexiga. Tis é, por definição, uma doença de grau alto; ele é considerado um precursor de tumores mais invasivos, tendo em vista que 60% dos tumores não tratados desenvolvem doença mais invasiva dentro de 5 anos. Os tumores T1 são processos malignos agressivos e invasivos. Virtualmente todos os tumores T1 são de grau alto, e 50% apresentam Tis associado. A doença recidiva em 50% dos pacientes em 1 ano e em 90% dentro de 5 anos. Observa-se ao diagnóstico que uma minoria dos tumores primários invade a muscular própria (T2), se estende até a gordura perivascular (T3), ou se estende até os órgãos imediatamente adjacentes (T4); todos os tumores primários em estágio T2 ou superior são de grau alto.

A história natural de um tumor urotelial consiste em recidiva no mesmo local ou em um local separado no sistema urotelial e no mesmo estágio ou em um estágio mais avançado. Diversos estudos apoiam o conceito controverso de que estas recidivas são de origem clonal. O receptor do fator de crescimento epidérmico (EGFR) é extremamente expressado (cerca de 80%) nos cânceres de bexiga; o receptor do fator de crescimento de Her2/Neu é expressado com menos frequência (cerca de 50 a 70%). Estudos sugerem que a maior expressão destes receptores está associada a um fenótipo mais avançado e/ou mais agressivo da doença. O câncer de bexiga apresenta uma taxa de mutações somáticas muito alta (7,7 por megabase), em comparação à de outros cânceres, excedida somente pelo câncer de pulmão e pelo melanoma. Os genes de modificação epigenética *MLL2*, *ARID1A*, *KDM6A* e *EP300* estão significativamente mutados no câncer de bexiga; aproximadamente 75% apresentam no mínimo uma mutação inativadora. Os genes que regulam o ciclo celular também estão mutados com frequência, incluindo *TP53* em 49% e *RB1* em 13% dos tumores. Ocorrem amplificações de *ERBB2*, *MDM2* e *EGFR* em minoria dos tumores e representam possíveis alvos terapêuticos.[11]

## MANIFESTAÇÕES CLÍNICAS

A hematúria é o sinal inicial em 80 a 90% dos casos de câncer de bexiga, mas outros pacientes apresentam infecção urinária. Os indivíduos com mais de 40 anos que desenvolvem hematúria devem ser investigados à procura de câncer urotelial, incluindo citologia urinária, cistoscopia e exames de imagem (US, TC) do sistema urinário. O rastreamento dos indivíduos assintomáticos à procura de hematúria aumenta a probabilidade de diagnosticar o câncer de bexiga em um estágio mais inicial, mas não melhora a sobrevida; portanto, não é rotineiramente recomendado. Polaciúria e noctúria podem ocorrer, seja como consequência de irritação vesical ou de redução da capacidade vesical. Dor, quando ocorre, tipicamente reflete a localização do tumor de bexiga. A dor abdominal mais baixa pode resultar de massa na bexiga, e o desconforto retal e a dor perineal podem resultar de tumores que invadem a próstata ou a pelve. Os tumores de pelve renal, ureter ou bexiga nos quais o óstio ureteral esteja obstruído podem causar hidronefrose, redução da função renal e dor em flanco. Os pacientes com doença mais avançada podem apresentar anorexia, fadiga, perda de peso ou dor em virtude de uma lesão óssea metastática. O exame físico com frequência não é digno de nota nos pacientes que apresentam tumores de bexiga, porque a vasta maioria dos pacientes apresenta tumores confinados ao órgão.

## DIAGNÓSTICO

Infelizmente, os biomarcadores urinários não são suficientemente sensíveis ou específicos para o diagnóstico do câncer de bexiga, e uma pequena proporção dos casos pode não ser identificada até mesmo se os biomarcadores forem combinados com a citologia urinária.[12] O fundamento do diagnóstico e do estadiamento do câncer de bexiga é a avaliação citoscópica. O procedimento inclui o exame sob anestesia para determinar se existe massa palpável (seja móvel ou não). A massa tumoral não móvel é indicativa da doença que invade a parede lateral da pelve, que provavelmente não é ressecável. A urina é obtida para pesquisa de células malignas. Um cistoscópio é inserido para inspecionar visualmente a bexiga urinária e detalhar as dimensões, o número, a localização e o padrão de crescimento (papilar ou sólido) de todas as lesões. Toda doença visível é submetida à ressecção transuretral para determinar o subtipo histológico e a profundidade da invasão. A avaliação adequada, sobretudo de tumores grandes que possam ser invasivos, exige que o músculo seja identificado na amostra histopatológica. A repetição da biopsia da área ressecada é ocasionalmente necessária para assegurar que não exista invasão do músculo. Se houver invasão do músculo, é necessário considerar a remoção cirúrgica da bexiga, em vez de realizar ressecção endoscópica do tumor. As biopsias de todas as áreas de eritema são realizadas para determinar se existe carcinoma *in situ*. A uretra é inspecionada durante a retirada do cistoscópio e biopsias são coletadas, se houver indicação clínica. Os pacientes com achados citológicos positivos, mas sem um tumor aparente no interior da bexiga, são submetidos à cateterização retrógrada seletiva dos ureteres, até as pelves renais, para determinar se existe doença da parte superior do sistema urinário.

A decisão sobre a solicitação de exames de imagem do abdome e da pelve é baseada nos resultados da cistoscopia e da histopatologia do tumor. A urografia com TC ou ressonância magnética consegue avaliar as partes superiores do sistema urinário, e a TC ou RM diferencia se o tumor se estende até a gordura perivesical (T3), próstata ou vagina (T4) e se os linfonodos regionais estão envolvidos (N+). No caso de tumores invasivos maiores, a existência ou não de metástases distais pode ser documentada pelo exame físico, pela TC de abdome e da pelve, por radiografias de tórax e por cintilografia óssea.

Todos os pacientes com carcinoma de bexiga urinária ou de locais correlatos são estadiados segundo o sistema TNM, defendido pelo American Joint Committee on Cancer (AJCC) (e-Tabela 187.1). O sistema TNM categoriza a profundidade da invasão do tumor primário, as metástases linfonodais na pelve (ou no retroperitônio para a doença da parte superior) com base no número e no envolvimento de linfonodos regionais, outros locais de linfonodos não regionais e quaisquer locais viscerais de doença.

## TRATAMENTO

### Doença não invasiva de músculos

O tratamento padrão para os tumores não invasivos em músculos é a ressecção endoscópica completa.[13] A maioria dos pacientes desenvolve novos tumores, 30% dos quais progridem até um estágio mais alto, exigindo cuidadosa vigilância em intervalos de 3 meses com cistoscopia, citologia urinária e repetição de ressecção transuretral quando indicado. O manejo adicional na forma de terapia intravesical adjuvante depende do número de lesões, do tamanho das lesões, da profundidade da invasão e do número de tumores anteriores naquele indivíduo. A terapia intravesical profilática ou adjuvante é tipicamente instituída quando um paciente apresenta tendência repetida de desenvolver novas lesões na bexiga ou é de risco alto para a recidiva ou progressão de novo. A terapia intravesical não é recomendada para o primeiro tumor Ta de grau baixo. Exemplos de alta recidiva e progressão que justificam a terapia intravesical incluem lesões multifocais ou grandes, lesões papilares de grau alto, tumores T1, CIS, ou uma combinação destes. Ela nunca é recomendada para os tumores invasivos de músculos porque os agentes instilados na bexiga não penetram além de algumas camadas de células. A ressecção endoscópica é realizada e, após um período de tempo suficiente para a cicatrização, a terapia intravesical com mais frequência é iniciada com o agente imunológico bacilo de Calmette-Guérin (BCG) semanalmente por 6 semanas, seguida por um cronograma de manutenção prolongado.[13] Ocasionalmente, outros agentes quimioterápicos ou citocinas são utilizados quando o BCG é contraindicado. O desfecho do tratamento é avaliado nas avaliações de 3 e 6 meses após o tratamento para determinar se a bexiga deixou de apresentar tumores. Se a doença persistir, pode ser recomendada a repetição de um ciclo de tratamento com BCG, ou até mesmo cistectomia imediata. Pode ocorrer toxicidade para a bexiga, causada pela irritação urotelial, que inclui irritabilidade ou espasmos vesicais, hematúria e dor à micção. Uma complicação rara do BCG é o desenvolvimento de uma infecção por tuberculose sistêmica, que necessita de tratamento com agentes antituberculosos sistêmicos (ver Capítulo 308). O BCG é altamente efetivo para a erradicação de Tis, com 70% dos pacientes livres da doença em 1 ano e 40% em 10 anos. A gencitabina intravesical pós-ressecção imediata também reduz significativamente o risco de recidiva.[A11]

Os tumores selecionados no ureter ou pelve renal podem ser tratados por meio de ressecção ureteroscópica, em alguns casos por meio da instilação de BCG pela pelve renal, ou nefroureterectomia. Os tumores da uretra prostática com frequência são tratados por cistoprostatectomia, em particular se uma ressecção completa não puder ser realizada.

### Tumores invasivos em músculos

Para os pacientes com tumores que infiltram a muscular própria, o padrão de tratamento nos EUA é a cistectomia radical e a linfadenectomia pélvica, em virtude da alta incidência de câncer que se estende até a gordura perivesicular ou até os linfonodos regionais. Nos homens, também é realizada prostatectomia; nas mulheres, a uretra, o útero, as tubas uterinas, os ovários e a parede vaginal anterior são removidos. O fluxo urinário pode ser direcionado por desvio do conduto ou reservatório continente. Com um desvio do conduto, a urina é drenada diretamente dos ureteres para uma alça do intestino delgado, que é anastomosada à superfície da pele, sem um reservatório interno. A urina é coletada em um dispositivo externo. Um reservatório continente de baixa pressão pode ser criado a partir de um segmento destubularizado do intestino, anexado à parede abdominal com um estoma continente, que pode ser autocateterizado em intervalos regulares. Os reservatórios de baixa pressão também podem ser anastomosados à uretra, criando uma neobexiga ortotópica interna que possibilita que o paciente urine pela uretra normal.[14] A linfadenectomia pélvica padrão inclui os linfonodos ilíacos comuns distais, ilíacos externos, obturadores e hipogástricos; a melhora da sobrevida e a diminuição da recidiva local estão associadas ao aumento do número de linfonodos removidos. As complicações da cistectomia incluem infecções urinárias recidivantes, acidose hiperclorêmica, cálculos de oxalato, incontinência e disfunção erétil. A quimioterapia peroperatória é o tratamento padrão para os pacientes com câncer de bexiga que invade músculos.[15] A quimioterapia neoadjuvante antes da cistectomia para o câncer de bexiga que invade músculos aumenta a sobrevida.[A12] Este benefício em termos de sobrevida é alcançado somente com combinações à base de cisplatina, que exigem que o paciente apresente função renal normal e estado de desempenho (performance status) favorável. Alguns médicos preferem a cistectomia imediata seguida por quimioterapia adjuvante para os tumores com risco alto de recidiva. Entretanto, não existem evidências de estudos clínicos randomizados prospectivos que apoiem esta abordagem, ao contrário do benefício comprovado para a sobrevida decorrente da quimioterapia neoadjuvante.[A13] A cistectomia radical é efetiva para proporcionar o controle da doença a longo prazo em 75 a 80% dos pacientes com doença confinada ao órgão, aproximadamente 50% daqueles com tumores que se estendem para os tecidos perivesicais, e até um terço dos pacientes com envolvimento de linfonodos regionais. É muito frequente haver doença metastática em linfonodos pélvicos, apesar de TC pré-operatória normal. A dissecção de linfonodos pélvicos bilaterais, além da cistectomia, melhora a sobrevida. Alguns pacientes preferem uma abordagem não cirúrgica, poupadora da bexiga, com o uso de radioterapia, em vez de cistectomia. A irradiação com sensibilização por quimioterápicos é preferida à irradiação isoladamente, em virtude de melhor controle tumoral.[A14] Os melhores candidatos para esta abordagem são os pacientes com uma lesão em estágio inicial solitária e sem evidências de hidronefrose. Este tratamento com três modalidades para a preservação da bexiga urinária exige, primeiro, ressecção transuretral bem-sucedida e quase completa do tumor, seguida por quimioterapia e irradiação concomitantes. Os tratamentos com feixe externo são tipicamente administrados em cinco frações diárias por semana, em frações convencionais de cerca de 1,8 Gy (DFB), até uma dose total de aproximadamente 65 Gy. As toxicidades incluem inflamação da pele, disfunção erétil, fadiga e sintomas irritativos da bexiga urinária e do intestino; é raro haver proctite persistente. Nesta abordagem, a cistectomia é reservada para os pacientes cuja doença não apresentou resposta completa. A sobrevida livre de doença em 5 anos com esta abordagem é de aproximadamente 50%, com a maioria dos pacientes sobreviventes mantendo bexiga urinária normalmente funcional.

### Doença metastática

Os pacientes com doença metastática recebem quimioterapia à base de platina ou imunoterapia.[16] A quimioterapia à base de cisplatina é o padrão, com base no potencial de cura, e os dois esquemas mais comumente utilizados são gencitabina mais cisplatina (GC) e o esquema de quatro fármacos com metotrexato, vimblastina, doxorrubicina e cisplatina (MVAC). As toxicidades mais comumente observadas incluem anemia, trombocitopenia, febre neutropênica, mucosite e fadiga. O esquema com GC é mais bem tolerado, com menos toxicidade do que o MVAC. A sobrevida mediana dos pacientes tratados com ambos os esquemas é de aproximadamente 14 meses, e a sobrevida em 5 anos é de 15% ou menos. Múltiplos fatores prognósticos já foram identificados, com estado de desempenho favorável e doença metastática limitada aos linfonodos conferindo a mais alta probabilidade de resposta, sobrevida e possível cura. Comorbidades clínicas, incluindo o comprometimento da função renal, podem impedir o uso da cisplatina, caso em que a quimioterapia à base de carboplatina pode ser considerada em lugar da GC.[A15] O antagonista do VEGF ramucirumabe mais docetaxel é melhor do que o docetaxel isoladamente nos pacientes com doença metastática localmente avançada após a terapia à base de platina.[A16] O câncer de bexiga também é altamente imunogênico, demonstrando respostas acentuadas e duradouras aos inibidores do bloqueio do ponto de controle com alvo molecular em PD-1 ou PD-L1. O pembrolizumabe apresenta sobrevida superior e menos toxicidade, em comparação à quimioterapia com agente único, nos pacientes tratados anteriormente com terapia à base de platina.[A17] Quatro outros anticorpos anti-PD-1 ou anti-PD-L1, incluindo atezolizumabe, nivolumabe, durvalumabe e avelumabe, também encontram-se aprovados pela FDA para o tratamento dos pacientes que receberam anteriormente terapia à base de platina. Pembrolizumabe e atezolimumabe demonstraram resposta e sobrevida favoráveis nos pacientes inelegíveis para a terapia à base de cisplatina e encontram-se aprovados como terapia de primeira linha nos EUA e na Europa.[17,18]

## PROGNÓSTICO

O câncer de bexiga urinária é uma doença comum, porém heterogênea. As lesões TaG1 não invasivas em músculos, facilmente tratadas com ressecção endoscópica, quase nunca progridem. Na outra extremidade do espectro da doença não invasiva em músculos, o carcinoma de células de transição in situ agressivo exige imunoterapia intravesical com BCG, além de ressecção endoscópica. Este tratamento intravesical pode reduzir substancialmente a recidiva e a progressão, com taxas de sobrevida livre da doença em 5 anos de 60%. A doença invasiva em músculos é mais frequentemente curada com uma abordagem integrada de quimioterapia sistêmica para micrometástases, seguida por cistectomia e linfadenectomia pélvica; as taxas de cura para os tumores T2 podem ser tão altas quanto 80% com esta abordagem multimodalidades. As abordagens poupadoras da bexiga associadas à melhora da qualidade de vida são possíveis com o uso da radiação com feixe externo. O câncer de bexiga metastático é malignidade de crescimento rápido e com frequência letal; apesar da quimioterapia agressiva, somente uma pequena proporção dos pacientes está livre da doença em 5 anos.

## CÂNCERES DE PELVE RENAL E URETERES

Aproximadamente 10% dos carcinomas de células de transição ocorrem nos ureteres e na pelve renal. Estes tumores podem surgir *de novo* ou na condição de tumores anteriores; o risco de desenvolvimento de um tumor na parte superior nos pacientes com carcinoma *in situ* de bexiga multifocal se aproxima de 25% em 10 anos. Estes tumores são morfologicamente semelhantes aos tumores na bexiga e se comportam de maneira similar. A hematúria é o sinal inicial mais comum, embora os pacientes com tumores grandes e/ou obstrução ureteral possam se queixar de dor em flanco. TC ou RM é utilizada para estadiar a extensão da doença primária e detectar metástases regionais. Os tumores de grau baixo podem ser tratados por meio de endoscopia, mas os tumores de grau alto são mais comumente tratados com uma nefroureterectomia. Ao contrário da cistectomia, uma linfadenectomia regional não é realizada de modo rotineiro. Nos tumores da pelve renal, o ureter é removido, além de uma nefrectomia, em virtude do risco alto de tumores multifocais ao longo da parte superior e da incapacidade de monitorar o toco ureteral com acurácia. A quimioterapia sistêmica é utilizada para os tumores primários não ressecáveis, pacientes com adenopatia regional ou tumores recidivantes. Os carcinomas de células de transição do trato superior são estadiados de acordo com o sistema TNM (e-Tabela 187.1). O tratamento para a doença avançada não cirúrgica ocorre com a quimioterapia ou imunoterapia; esses tumores uroteliais em geral apresentam a mesma sensibilidade e os mesmos desfechos clínicos de cada uma destas modalidades de tratamento, como no câncer de bexiga. A quimioterapia à base de cisplatina é utilizada nos pacientes com função renal normal, e a quimioterapia à base de carboplatina ou um inibidor de bloqueio de ponto de controle (atezolimumabe ou pembrolizumabe) são considerados se houver insuficiência renal em virtude de obstrução, nefroureterectomia anterior ou outra comorbidade clínica.

### Recomendações de grau A

A1. Ravaud A, Motzer RJ, Pandha HS, et al. Adjuvant sunitinib in high-risk renal-cell carcinoma after nephrectomy. *N Engl J Med*. 2016;375:2246-2254.
A2. Méjean A, Ravaud A, Thezenas S, et al. Sunitinib alone or after nephrectomy in metastatic renal-cell carcinoma. *N Engl J Med*. 2018;379:417-427.
A3. George S, Motzer RJ, Hammers HJ, et al. Safety and efficacy of nivolumab in patients with metastatic renal cell carcinoma treated beyond progression: a subgroup analysis of a randomized clinical trial. *JAMA Oncol*. 2016;2:1179-1186.
A4. Motzer RJ, Tannir NM, McDermott DF, et al. Nivolumab plus ipilimumab versus sunitinib in advanced renal-cell carcinoma. *N Engl J Med*. 2018;378:1277-1290.
A5. Haas NB, Manola J, Uzzo RG, et al. Adjuvant sunitinib or sorafenib for high-risk, non-metastatic renal-cell carcinoma (ECOG-ACRIN E2805): a double-blind, placebo-controlled, randomised, phase 3 trial. *Lancet*. 2016;387:2008-2016.
A5b. Rini BI, Plimack ER, Stus V, et al. Pembrolizumab plus axitinib versus sunitinib for advanced renal-cell carcinoma. *N Engl J Med*. 2019;380:1116-1127.
A5c. Motzer RJ, Penkov K, Haanen J, et al. Avelumab plus axitinib versus sunitinib for advanced renal-cell carcinoma. *N Engl J Med*. 2019;380:1103-1115.
A6. Escudier B, Bellmunt J, Negrier S, et al. Phase III trial of bevacizumab plus interferon alfa-2a in patients with metastatic renal cell carcinoma (AVOREN): final analysis of overall survival. *J Clin Oncol*. 2010;28:2144-2150.
A7. Fernández-Pello S, Hofmann F, Tahbaz R, et al. A systematic review and meta-analysis comparing the effectiveness and adverse effects of different systemic treatments for non-clear cell renal cell carcinoma. *Eur Urol*. 2017;71:426-436.
A8. Motzer RJ, Escudier B, McDermott DF, et al. Nivolumab versus everolimus in advanced renal-cell carcinoma. *N Engl J Med*. 2015;373:1803-1813.
A9. Choueiri TK, Escudier B, Powles T, et al. Cabozantinib versus everolimus in advanced renal-cell carcinoma. *N Engl J Med*. 2015;373:1814-1823.
A10. Motzer RJ, Hutson TE, Glen H, et al. Lenvatinib, everolimus, and the combination in patients with metastatic renal cell carcinoma: a randomised phase 2, open-label, multicentre trial. *Lancet Oncol*. 2015;16:1473-1482.
A11. Messing EM, Tangen CM, Lerner SP, et al. Effect of intravesical instillation of gemcitabine vs saline immediately following resection of suspected low-grade non-muscle-invasive bladder cancer on tumor recurrence: SWOG S0337 randomized clinical trial. *JAMA*. 2018;319:1880-1888.
A12. International Collaboration of Trialists. International phase III trial assessing neoadjuvant cisplatin, methotrexate, and vinblastine chemotherapy for muscle-invasive bladder cancer: long-term results of the BA06 30894 trial. *J Clin Oncol*. 2011;29:2171-2177.
A13. Sternberg CN, Skoneczna I, Kerst JM, et al. Immediate versus deferred chemotherapy after radical cystectomy in patients with pT3-pT4 or N+ M0 urothelial carcinoma of the bladder (EORTC 30994): an intergroup, open-label, randomised phase 3 trial. *Lancet Oncol*. 2015;16:76-86.
A14. James ND1, Hussain SA, Hall E, et al. Radiotherapy with or without chemotherapy in muscle-invasive bladder cancer. *N Engl J Med*. 2012;366:1477-1488.
A15. De Santis M, Bellmunt J, Mead G, et al. Randomized phase II/III trial assessing gemcitabine/carboplatin and methotrexate/carboplatin/vinblastine in patients with advanced urothelial cancer who are unfit for cisplatin-based chemotherapy: EORTC study 30986. *J Clin Oncol*. 2012;30:191-199.
A16. Petrylak DP, de Wit R, Chi KN, et al. Ramucirumab plus docetaxel versus placebo plus docetaxel in patients with locally advanced or metastatic urothelial carcinoma after platinum-based therapy (RANGE): a randomised, double-blind, phase 3 trial. *Lancet*. 2017;390:2266-2277.
A17. Bellmunt J, de Wit R, Vaughn DJ, et al. Pembrolizumab as second-line therapy for advanced urothelial carcinoma. *N Engl J Med*. 2017;376:1015-1026.

### REFERÊNCIAS BIBLIOGRÁFICAS

*As referências bibliográficas, bem como os outros materiais suplementares deste livro, encontram-se no GEN-IO, nosso ambiente virtual de aprendizagem.*

# 188

# CÂNCER DE MAMA E DISTÚRBIOS MAMÁRIOS BENIGNOS

NANCY E. DAVIDSON

Havia uma expectativa de que o câncer de mama invasivo, o câncer não cutâneo mais comum em mulheres nos EUA, seria diagnosticado em aproximadamente 268.600 mulheres em 2019, resultando em aproximadamente 41.760 mortes. A incidência e a taxa de mortalidade em virtude do câncer de mama parecem estar diminuindo nos EUA e em partes da Europa Ocidental. Acredita-se que este declínio reflita a detecção precoce por mamografia de rastreamento e o uso difundido da terapia sistêmica adjuvante, bem como a diminuição do uso da terapia de reposição hormonal.

## CÂNCER DE MAMA

### EPIDEMIOLOGIA E BIOPATOLOGIA

Já foram identificados múltiplos fatores de risco para o desenvolvimento do câncer de mama (Tabela 188.1). O principal fator de risco é o sexo biológico. O câncer de mama é principalmente uma doença das mulheres, embora ocorra em homens a uma incidência de cerca de 1% daquela observada nas mulheres. Um segundo fator de risco crítico é a idade. Aproximadamente 75% dos casos de câncer de mama nos EUA são diagnosticados em mulheres com mais de 50 anos.

A história familiar é um terceiro fator de risco crítico. Aproximadamente 20% dos cânceres de mama ocorrem em mulheres com história familiar de câncer de mama; o aumento do risco está associado ao diagnóstico de câncer de mama em parentes de primeiro grau com menos de 50 anos. Dos casos de câncer de mama, 5 a 8% ocorrem em famílias de risco alto. Já foram identificadas diversas síndromes de câncer de mama familiar com anormalidades moleculares associadas. A principal entre elas é a síndrome do câncer de mama e ovariano, que está ligada a mutações nas linhagens germinativas nos genes de suscetibilidade ao câncer de mama, *BRCA1* e *BRCA2*, e até mesmo a regiões de agrupamento específicas do câncer de mama naqueles genes.[1] Estas mutações são herdadas de maneira autossômica dominante e, portanto, podem ser transmitidas por meio da linhagem materna ou paterna. Estudos extensivos sugerem que uma mutação na linhagem germinativa em qualquer um destes genes está associada a um risco vitalício de 50 a 85% de desenvolvimento de câncer de mama. Atualmente o exame em relação às mutações de *BRCA1* e *BRCA2* é considerado uma opção padrão para as mulheres com características clínicas sugestivas de uma síndrome hereditária de câncer de mama; estas incluem o diagnóstico pessoal de câncer de mama aos 45 anos ou menos, ou de câncer ovariano em qualquer idade, diagnóstico pessoal de câncer de mama RE/PR/HER2-negativo aos 60 anos ou menos, múltiplos familiares com câncer de mama ou ovariano de início precoce,

## Tabela 188.1 Fatores de risco para o câncer de mama em mulheres.

**RISCO RELATIVO > 4,0**

Idade (65+ versus < 65 anos, ainda que o risco aumente em todos os grupos etários até os 80 anos)
Hiperplasia atípica confirmada por biopsia
Determinadas mutações genéticas hereditárias em relação ao câncer de mama (*BRCA1* e/ou *BRCA2*)
Carcinoma ductal *in situ*
Carcinoma lobular *in situ*
Mamas densas na mamografia (em comparação às menos densas)
História pessoal de início precoce (< 40 anos) do câncer de mama
Dois ou mais parentes em primeiro grau com câncer de mama diagnosticado em uma idade precoce

**RISCO RELATIVO 2,1 A 4,0**

História pessoal de câncer de mama (40+ anos)
Níveis altos de estrogênio ou testosterona endógenos (pós-menopausa)
Dose alta de radiação em tórax
Um parente em primeiro grau com câncer de mama

**RISCO RELATIVO 1,1 A 2,0**

Etilismo
Herança judaica asquenaze
Exposição a dietilestilbestrol
Menarca precoce (< 12 anos)
Altura (alta)
Nível socioeconômico alto
Idade tardia à primeira gestação a termo (> 30 anos)
Menopausa tardia (> 55 anos)
Nunca ter amamentado
Nenhuma gestação a termo
Obesidade (pós-menopausa)/ganho de peso na fase adulta
História pessoal de câncer endometrial ou ovariano
Doença mamária proliferativa sem atipia (hiperplasia ductal habitual e fibroadenoma)
Uso recente e prolongado de terapia hormonal para menopausa contendo estrogênio e progestina
Uso recente de anticoncepcional oral

Da American Cancer Society. *Breast Cancer Facts & Figures 2017-2018*. Atlanta, GA: American Cancer Society, 2017.

câncer de mama bilateral, ou herança judaica Ashkenazi. O cuidadoso aconselhamento sobre as implicações de um resultado positivo ou negativo e a respeito das limitações dos exames é um pré-requisito para o exame.[1b,1c]

Outras síndromes hereditárias de câncer (ver Capítulo 171) incluem mutações de perda de função em linhagens germinativas em *PALB2* e outros genes de reparo do DNA,[2] a síndrome de Li-Fraumeni (que está ligada a mutações na linhagem germinativa no gene supressor tumoral *p53*) e a síndrome de Cowden (que está associada a mutações hereditárias no gene *PTEN*). Finalmente, além destas síndromes de suscetibilidade genéticas de alta penetrância, resultados recentes de estudos de associação de todo o genoma identificaram diversas associações genéticas de baixa penetrância, incluindo polimorfismos de nucleotídios únicos em diversos genes. Ainda deve ser estabelecido se e como incorporar estes traços de baixa penetrância. Os fatores de risco reprodutivo incluem menarca precoce, menopausa tardia, nuliparidade e primeira gestação tardia. Em conjunto, estes fatores resultam na exposição prolongada da mama ao estrogênio. A associação entre a obesidade na pós-menopausa e o câncer de mama provavelmente reflete também a exposição ao estrogênio. Determinados tipos de patologias mamárias, incluindo a hiperplasia atípica e o carcinoma lobular *in situ*, também estão associados ao aumento do risco. Também foi levantada a possibilidade de que o aumento da densidade mamária, conforme avaliada por meio de mamografia, seja um fator de risco. Finalmente, houve muito interesse focado na possibilidade de que fatores ambientais exógenos predisponham ao câncer de mama. Entre os fatores que aparentam intensificar o risco do câncer de mama estão a radiação ionizante durante a adolescência, o uso prolongado de terapia de reposição hormonal,[3] o uso de anticoncepcionais orais em andamento e o consumo de álcool. Grandes estudos falharam em demonstrar qualquer associação convincente entre a exposição a pesticidas estrogênicos ou uma dieta com alto teor de gorduras e o câncer de mama.

## MANIFESTAÇÕES CLÍNICAS

O câncer de mama normalmente se manifesta como uma anormalidade mamográfica ou uma alteração física na mama, incluindo massa ou espessamento assimétrico, secreção mamilar ou alterações na pele ou no mamilo. Duas manifestações clínicas incomuns incluem a doença de Paget do mamilo e o câncer de mama inflamatório. A primeira é uma forma de adenocarcinoma que envolve a pele e os ductos e se manifesta na forma de escoriação do mamilo. O último é reconhecido como uma constelação de eritema, calor e edema, que com frequência reflete a infiltração das células tumorais dos vasos linfáticos dérmicos da mama, que não deve ser confundida como uma simples mastite.[4]

A secreção mamilar pode estar associada à malignidade da mama. Ainda que a secreção leitosa raramente esteja associada a um diagnóstico maligno, pacientes com uma secreção mamilar clara ou sanguinolenta necessitam de um exame da mama e uma mamografia e, com frequência, da biopsia excisional de qualquer área suspeita. A ductografia, e algumas vezes a ductoscopia, podem ser utilizadas para identificar a lesão incitante. A secreção sanguinolenta com frequência é causada por um papiloma intraductal.

É comum haver dor na mama, especialmente como um sintoma pré-menstrual nas mulheres na pré-menopausa. Mas ela também pode estar associada a uma malignidade de base. Pacientes com dor na mama não cíclica localizada devem ser submetidas ao exame da mama e à mamografia bilateral. Se estes estiverem normais, podem ser utilizados ultrassom ou ressonância magnética (RM) para excluir a pequena possibilidade de uma malignidade.

## DIAGNÓSTICO

A avaliação diagnóstica em geral é acionada por achados suspeitos em uma mamografia de rastreamento ou pela detecção de uma anormalidade mamária palpável por parte da paciente ou do profissional de saúde. Para as lesões clinicamente ocultas e clinicamente aparentes, a avaliação histopatológica é obrigatória para estabelecer um diagnóstico. Atualmente, a punção aspirativa com agulha fina (PAAF) e a biopsia com agulha cilíndrica substituíram a biopsia incisional ou excisional como as medidas diagnósticas padrão. Estes procedimentos podem ser realizados no consultório nos pacientes com lesões palpáveis suspeitas. Para as mulheres com lesões não palpáveis, a biopsia guiada por mamografia, ultrassonografia (US) ou RM atualmente é o padrão. As biopsias com agulha grossa estereotáxicas ou guiadas por US são quase tão acuradas quanto a biopsia a céu aberto, e estão associadas a taxas de complicações inferiores à mesma. Estas tecnologias em geral possibilitam um diagnóstico acurado, que pode ser seguido pelo planejamento do tratamento definitivo, mas a concordância varia amplamente entre os patologistas – quase 96% de concordância sobre o diagnóstico do carcinoma invasivo, aproximadamente 85% para o carcinoma ductal *in situ* (CDIS) ou totalmente benigno, e apenas aproximadamente 50% para a atipia. Entretanto, é inquestionável que uma avaliação adicional deve ser realizada em relação às lesões suspeitas que forneçam um diagnóstico equívoco após PAAF ou biopsia com agulha cilíndrica. Finalmente, exames de imagem mamários bilaterais são sempre recomendados para identificar quaisquer lesões não suspeitas na mama contralateral, que também podem necessitar de avaliação. A avaliação em relação ao DNA do tumor circulante é uma abordagem possivelmente excitante, mas ainda experimental.[5]

### Estadiamento e marcadores prognósticos e preditivos

Muito embora o estadiamento originalmente refletisse a avaliação clínica do tamanho do tumor, do *status* dos linfonodos e das evidências de doença metastática, o estadiamento patológico é a estimativa mais acurada do envolvimento tumoral e do prognóstico. O sistema de estadiamento para o câncer de mama foi revisado em 2018.

Atualmente, estão definidos três American Joint Committee on Cancer (AJCC) Anatomic and Prognostic Stage Groups[6] que preservam os principais elementos dos sistemas de estadiamento anteriores, no sentido em que os tumores invasivos são estadiados de I a IV, com os estágios I e II representando a doença em estágio inicial, o estágio III sinalizando a doença localmente mais avançada, e o estágio IV indicando a doença metastática. Os desfechos estão altamente correlacionados ao estágio da doença.

O Anatomic Stage Group[7] faz uso das dimensões do tumor (T), do envolvimento de linfonodos (N) e das metástases (M) e deve ser utilizado somente em regiões globais nas quais exames com biomarcadores não estejam disponíveis de modo rotineiro. Nos EUA, os registros de câncer devem utilizar os sistemas do Clinical and Pathological Prognostic Stage Group. De modo geral, o Clinical Prognostic Staging é realizado antes de qualquer tratamento e faz uso da anamnese, do exame físico, de quaisquer exames de imagem mamários e dos resultados das biopsias de mama e linfonodos e da medição dos biomarcadores padrão, incluindo o grau histológico e a expressão de receptores de estrogênio e progesterona e proteínas HER2. O Pathological Prognostic Stage é realizado após a terapia definitiva ter sido concluída e faz uso do sistema T, N e M, conforme definido pelo patologista, bem como de quaisquer biomarcadores, como receptores de estrogênio e progesterona e expressão de HER2, e de quaisquer painéis multigenes, conforme descrito adiante. O Pathological Prognostic Stage é o estadiamento preferido para os pacientes que recebem tratamento nos EUA.

A maioria das pacientes com câncer de mama apresenta doença em estágio I ou II na ausência de sintomas. Nestas pacientes, os exames laboratoriais podem ser limitados a hemogramas, painel bioquímico e radiografia torácica, e a avaliação adicional por exames de imagem não é recomendada, em virtude do baixo rendimento. Por outro lado, as mulheres com evidências clínicas de doença em estágio III e IV devem ser submetidas a uma avaliação mais detalhada dos locais comuns de metástases, incluindo pulmão, fígado e ossos, por tomografia computadorizada e cintilografia.

Os dois fatores determinantes mais importantes do prognóstico em relação ao câncer de mama em estágio inicial são as condições de linfonodos patológicos e as dimensões do tumor. Outros fatores que contribuem para o prognóstico são a expressão do receptor de estrogênio α, do receptor de progesterona e das proteínas HER2; estes são convencionalmente medidos por imuno-histoquímica, embora a hibridização *in situ* (ISH) para a amplificação do gene *HER2* também seja empregada. O prognóstico desfavorável está associado à alta carga de linfonodos, ao grau histológico desfavorável, ao tamanho grande do tumor, à ausência de expressão de receptores de estrogênio e receptores de progesterona, e à expressão excessiva de HER2.

Recentemente, o foco tem sido no desenvolvimento de marcadores preditivos para orientar a seleção da terapia. Os três marcadores preditivos estabelecidos para o câncer de mama são o receptor de estrogênio α, o receptor de progesterona, e HER2, e estes devem ser avaliados de modo rotineiro em todo câncer invasivo. Muitos tumores que expressam o receptor de estrogênio α, ou o receptor de progesterona, ou ambos, são responsivos à terapia endócrina, enquanto aqueles com ausência de ambos raramente respondem à referida terapia. A expressão excessiva da proteína HER2 por imuno-histoquímica ou amplificação do gene *HER2* por meio de ISH está associada à resposta às terapias com alvo molecular em HER2.[8] As evidências que ligam a expressão do receptor de estrogênio, do receptor de progesterona, ou de HER2 à eficácia da quimioterapia são equívocas.

Técnicas moleculares modernas forneceram percepções adicionais sobre a classificação molecular do câncer de mama. Ao integrar os dados derivados da análise por arranjos da quantidade de cópias do DNA genômico, metilação do DNA, sequenciamento do exoma, arranjos de DNA mensageiro, sequenciamento de microRNA e arranjos de proteína de fase reversa, foram identificados múltiplos tipos geneticamente distintos de câncer de mama. A caracterização transcricional sugeriu que os cânceres de mama podem ser divididos em no mínimo quatro subconjuntos moleculares: luminal A e B, HER2 e basal. Os subtipos luminais com frequência expressam o receptor de estrogênio α, mas o luminal A aparenta estar associado a um prognóstico melhor e a uma probabilidade mais alta de resposta à terapia endócrina do que o luminal B. O subtipo basal é dominado pelos tumores com ausência de expressão do receptor de estrogênio α, do receptor de progesterona, e de HER2 – o assim denominado câncer de mama tripo-negativo, com ausência de um alvo molecular prontamente identificado. Ensaios multigenes que avaliam estes padrões de expressão genética estão em investigação, e diversos ensaios multigenes estão disponíveis na prática clínica. Um dos referidos ensaios, o Oncotype Dx®, pode auxiliar na identificação das mulheres com câncer de mama receptor de esteroide-positivo em estágio inicial que se beneficiariam da adição de quimioterapia ao tamoxifeno. Um segundo ensaio, MammaPrint®, pode ser útil para identificar mulheres com câncer de mama com um prognóstico desfavorável. Diversos outros ensaios foram desenvolvidos e o seu uso encontra-se em estudo. Ambos os ensaios Oncotype Dx® e MammaPrint® são objeto de grandes estudos clínicos randomizados para refinar as condições do seu uso ideal. Finalmente, o sequenciamento de todo o genoma dos cânceres de mama está expondo o escopo da diversidade tumoral e pode ajudar a trilhar o caminho para um diagnóstico preciso e a terapia com alvo molecular.[9]

## TRATAMENTO

### Tratamento local do câncer de mama em estágio inicial

#### Carcinoma *in situ*

Graças ao aumento da conscientização sobre o câncer de mama e ao uso da mamografia de rastreamento, os carcinomas *in situ* atualmente representam 20 a 25% dos casos de câncer de mama recentemente diagnosticados (Tabela 188.2). A maioria destes são CDIS. Estas lesões estão associadas a um risco de aproximadamente 30% de câncer de mama invasivo subsequente na mesma mama. O risco de câncer de mama metastático com um diagnóstico de CDIS é extremamente pequeno. Consequentemente, as decisões sobre o manejo são centradas na mama envolvida, e a avaliação dos linfonodos axilares não é realizada de modo rotineiro. A mastectomia total, a terapia tradicional, apresenta uma alta probabilidade de cura, mas estudos sugerem que a conservação da mama é apropriada para muitas mulheres com CDIS. As principais contraindicações incluem cosmese desfavorável, doença extensiva, ou preferência da paciente. Diversos modelos sugeriram que o tamanho e o grau da lesão e o *status* da margem cirúrgica são fatores determinantes importantes do desfecho local. A excisão para a obtenção de margens livres de tumor é crítica. O cuidadoso exame mamográfico da amostra e a mamografia pós-excisão da mama são cruciais para confirmar que o CDIS tenha sido adequadamente excisado. Um grande estudo clínico randomizado demonstrou que a radioterapia mais nodulectomia diminuiu a probabilidade de recidiva *in situ* ou invasiva, em comparação à nodulectomia isoladamente. Outros conjuntos de dados sugerem que algumas mulheres com achados histológicos favoráveis, que desejem realizar uma vigilância cuidadosa, são candidatas para a excisão local isoladamente. Além disso, o uso de tamoxifeno ou inibidor de aromatase por 5 anos pode reduzir a recidiva do câncer de mama ipsilateral e o diagnóstico de câncer de mama contralateral em aproximadamente 50%.

Continua a controvérsia a respeito de o carcinoma lobular *in situ* (CLIS) ser verdadeiramente uma lesão maligna. O CLIS é, habitualmente, um achado incidental à biopsia da mama realizada por outras indicações, e parece estar associado a um risco de 25% de desenvolvimento de câncer de mama invasivo em qualquer mama. As mulheres com CLIS em geral são tratadas de maneira expectante, com exame físico das mamas e mamografia regulares. A mastectomia total bilateral algumas vezes é considerada para as mulheres com CLIS que apresentam outros fatores de risco ou ansiedade extrema. Finalmente, estas mulheres são candidatas ao uso de

### Tabela 188.2 Carcinoma *in situ*: ductal *versus* lobular.

| CARACTERÍSTICA | CARCINOMA LOBULAR IN SITU | CARCINOMA DUCTAL IN SITU |
|---|---|---|
| Idade | Mais jovem | Mais avançada |
| Massa palpável | Não | Incomum |
| Aspecto mamográfico | Não detectado à mamografia | Microcalcificações, massa |
| Imunofenótipo | Negativo para E-caderina | Positivo para E-caderina |
| Manifestação habitual | Achado incidental à biopsia da mama | Microcalcificações à mamografia ou massa mamária |
| Envolvimento bilateral | Comum | Incerto |
| Risco e local do câncer de mama subsequente | Risco de 25% de câncer de mama invasivo em qualquer mama ao longo do tempo de vida remanescente | No local da lesão inicial; 0,5% de risco/ano de câncer de mama invasivo na mama oposta |
| Prevenção | Considerar tamoxifeno ou raloxifeno ou inibidor de aromatase | Considerar tamoxifeno ou inibidor de aromatase se positivo para receptor de estrogênio |
| Tratamento | Mamografia e exame mamário anuais | Nodulectomia ± RT; mastectomia para lesões grandes ou multifocais |

RT = radioterapia.

tamoxifeno ou raloxifeno ou um inibidor de aromatase como uma estratégia de redução do risco, com base nos resultados de diversos grandes estudos clínicos de quimioprevenção do câncer de mama.

## Câncer de mama invasivo
### Cirurgia
Muito embora a mastectomia radical (remoção da mama, dos conteúdos axilares e da musculatura torácica de base) tenha sido o fundamento para o tratamento do câncer de mama por muitos anos, hoje ela raramente é realizada. Múltiplos estudos clínicos randomizados demonstraram consistentemente que a terapia conservadora da mama com nodulectomia mais RT proporciona taxas de sobrevida idênticas às da mastectomia radical modificada (remoção da mama e dos linfonodos) para as mulheres com câncer de mama nos estágios I e II. As contraindicações clínicas para a terapia conservadora da mama incluem doença multifocal, RT anterior, gestação em andamento que impeça o uso tempestivo da radioterapia, cosmese desfavorável e preferência da paciente. Embora o número de pacientes que recebem terapia conservadora da mama tenha aumentado substancialmente, na prática existem amplas diferenças geográficas, até mesmo nos EUA. As pacientes mastectomizadas devem ser aconselhadas a respeito da disponibilidade de diversas opções de tecido autólogo e implante para a reconstrução,[10] seja no momento da cirurgia ou a qualquer momento posteriormente. A ressecção de rotina das margens raspadas ao redor da cavidade causada pela mastectomia parcial pode reduzir as taxas de margens positivas e de reexcisão entre as pacientes com mastectomia parcial em 50%.

Em virtude da probabilidade de disseminação micrometastática a distância estar altamente correlacionada ao número de linfonodos axilares patologicamente envolvidos, a dissecção axilar tem sido utilizada tradicionalmente para fornecer informações prognósticas. Um direcionamento em relação à cirurgia axilar limitada para minimizar a incidência de linfedema pós-operatório (ver adiante)[11] levou ao desenvolvimento de técnicas de linfonodo sentinela. Um traçador radioativo e/ou corante azul são injetados na área ao redor do tumor de mama primário. A substância injetada é rapidamente rastreada até o linfonodo axilar dominante – o linfonodo sentinela – que pode ser localizado e removido pelo cirurgião. Se o linfonodo sentinela estiver livre de tumor, os linfonodos remanescentes provavelmente também estão livres de tumor, e não é necessária uma cirurgia axilar adicional. Atualmente, as mulheres com linfonodos axilares palpáveis e aquelas com linfonodos sentinela mais envolvidos são aconselhadas a realizarem a dissecção axilar. Para as mulheres com tumores pequenos e uma axila clinicamente negativa, grandes estudos clínicos randomizados do manejo dos linfonodos sentinela e da dissecção axilar tradicional sugerem desfechos semelhantes. Os dados sugerem, ainda, que é apropriado omitir a cirurgia axilar adicional para as pacientes com uma carga da doença baixa nos linfonodos sentinela.[A1]

### Radioterapia adjuvante
A RT é um pilar na terapia conservadora da mama, tendo em vista que as mulheres que são submetidas apenas à nodulectomia apresentam uma taxa de recidiva do câncer de mama de até 40%, enquanto a taxa de recidiva é inferior a 10% quando é realizada irradiação de toda a mama. Como resultado, a RT da mama conservada reduz a taxa de mortes por câncer de mama em aproximadamente 15%. Estão em andamento tentativas de identificar as mulheres cujos tumores são muito favoráveis, de modo que a RT possa ser suspensa. Um grande estudo clínico sugeriu que mulheres com mais de 70 anos com pequenos tumores receptor de estrogênio-positivos e que recebem tamoxifeno obtêm pouco ganho com a radioterapia. Infelizmente, a irradiação aplicada em um campo menor (RT parcial da mama) não é tão boa quanto a irradiação de toda a mama.[A2] A adição de irradiação dos linfonodos parece reduzir as taxas de recidiva nas mulheres que apresentam linfonodos axilares positivos ou características de alto risco, apesar de linfonodos negativos, mas proporciona pouco benefício para a sobrevida em geral, se existente.[A3]

O valor da RT pós-mastectomia continua a ser assunto de debates. Com base nos resultados de estudos clínicos randomizados individuais e metanálise que sugerem uma vantagem para a sobrevida, muitos oncologistas que trabalham com radiação recomendam a radiação pós-mastectomia para as mulheres com mais de três linfonodos envolvidos e discutem o seu uso para aquelas com o envolvimento de um a três linfonodos, nas quais é observado um benefício menor.[A4]

### Terapia sistêmica adjuvante para o câncer de mama em estágio inicial
A terapia sistêmica adjuvante é definida como o uso de quimioterapia, terapia endócrina ou terapia biológica, ou uma combinação destas, após a terapia local definitiva para o câncer de mama inicial. O seu objetivo é suprimir ou erradicar micrometástases clinicamente ocultas. Tendo em vista que os exames atuais não possibilitam a identificação definitiva das pacientes com micrometástases, as recomendações para a terapia sistêmica adjuvante são baseadas no *status* da menopausa, no *status* dos linfonodos, no tamanho do tumor, na extensão da expressão do receptor de estrogênio, do receptor de progesterona, de proteínas HER2 nas células do câncer de mama, e em determinados exames multigenes.[12] Os algoritmos do tratamento utilizados atualmente são o resultado de mais de 50 anos de estudos clínicos; os resultados destes estudos clínicos foram compilados em análises da visão geral sequenciais, que avaliaram a experiência mundial com o uso da terapia endócrina e quimioterapia.[A5,A6] Estas análises demonstraram que a terapia adjuvante resulta em uma redução proporcional no risco de recidiva entre todas as pacientes, independentemente do risco de recidiva; isto implica que o benefício absoluto da terapia sistêmica adjuvante é maior para os indivíduos com o maior risco de recidiva. Entretanto, nas mulheres que apresentam câncer de mama em estágio inicial com um risco clínico alto, mas um risco genômico baixo de recidiva, o embasamento da quimioterapia adjuvante na assinatura de 70 genes levou a uma taxa de sobrevida em 5 anos sem metástases a distância que foi apenas aproximadamente um ponto percentual mais baixa, em comparação à quimioterapia.[A7] As ferramentas que auxiliam o clínico e a paciente na tomada de decisões a respeito do uso da terapia adjuvante incluem as diretrizes baseadas em evidências e o consenso de especialistas (ver Tabela 188.3).[13,13b]

### Terapia endócrina adjuvante
O tamoxifeno (20 mg/dia durante 5 a 10 anos) historicamente tem sido a terapia endócrina mais amplamente utilizada.[14] Ele melhora os desfechos em mulheres de todas as idades com câncer de mama receptor de estrogênio-positivo ou receptor de progesterona-positivo. O seu perfil de efeitos colaterais inclui o aumento do risco de eventos tromboembólicos e câncer uterino, em especial em mulheres na pós-menopausa, em virtude de suas propriedades agonistas do estrogênio. Os possíveis benefícios incluem a promoção da densidade óssea e a redução do colesterol.

Nos últimos anos, o papel da privação do estrogênio tem sido o objeto de um intenso escrutínio – supressão ou ablação ovariana para as mulheres na pré-menopausa e inibição de aromatase para as mulheres na pós-menopausa. A ablação ovariana por meio de cirurgia ou radioterapia é a forma mais antiga de terapia sistêmica para o câncer de mama. Trabalhos mais recentes enfocaram no uso de agonistas do hormônio liberador do hormônio luteinizante (LHRH) como um meio para efetuar uma supressão ovariana temporária e reversível em combinação com tamoxifeno ou inibidor de aromatase. Atualizações recentes de dois grandes estudos clínicos que abordaram a terapia endócrina ideal nas mulheres na pré-menopausa com câncer de mama receptor hormonal-positivo sugerem que 5 anos de agonista do LHRH mais tamoxifeno ou agonista do LHRH mais exemestano melhoraram a sobrevida livre de doença em relação ao

### Tabela 188.3 Diretrizes de tratamento adjuvante para pacientes com câncer de mama invasivo em estágio inicial.

| GRUPO DE PACIENTES | TRATAMENTO |
|---|---|
| **CÂNCER DE MAMA RECEPTOR HORMONAL-POSITIVO (RE-POSITIVO E/OU PR-POSITIVO)** | |
| *Carga tumoral baixa* | |
| ≤ 0,5 cm pN0 | Considerar a terapia hormonal adjuvante |
| 0,6 a 1,0 cm, bem diferenciado e nenhuma característica desfavorável pN0 | Considerar a terapia hormonal adjuvante |
| > 1 cm | Terapia hormonal adjuvante ± quimioterapia adjuvante |
| *Carga tumoral intermediária ou alta* | |
| | Terapia hormonal adjuvante ± quimioterapia adjuvante |
| **CÂNCER DE MAMA RECEPTOR HORMONAL-NEGATIVO (RE-NEGATIVO E PR-NEGATIVO)** | |
| ≤ 0,5 cm e pN0 | Nenhuma terapia adjuvante |
| Todos os outros tumores | Quimioterapia adjuvante |
| **HER2-POSITIVO** | |
| | Trastuzumabe deve ser adicionado ao tratamento sugerido anteriormente para todas as pacientes com linfonodo positivo e considerado para os tumores pN0 com > 5 mm |

Modificada de National Comprehensive Cancer Network Guidelines e 2017 St Gallen Conference. Disponível em http://www.nccn.org. e Ann Oncol 28:1700-12, 2017.

tamoxifeno em mulheres que apresentavam risco suficiente de recidiva para recomendar a quimioterapia adjuvante e que permaneceram na pré-menopausa. O regime que contém exemestano proporciona resultados melhores do que a combinação que contém tamoxifeno, com uma sobrevida em geral melhor.[A8]

A administração de gosserrelina (um agonista do hormônio de liberação da gonadotropina para proteger a função ovariana) com quimioterapia pode proteger contra a insuficiência ovariana permanente, reduzindo, assim, o risco de menopausa precoce e melhorando a probabilidade de fertilidade.[A9]

Em mulheres na pós-menopausa, a fonte primária de estrogênio é a conversão dos androgênios sintetizados pelas suprarrenais em estrogênio, por meio da atividade de CYP19 ou aromatase em tecidos periféricos como os tecidos mamário e adiposo. Os inibidores de aromatase (anastrazol, letrozol e exemestano) inibe especificamente esta conversão, levando à privação adicional do estrogênio em mulheres mais com idade mais avançado. Estudos clínicos randomizados demonstraram que a eficácia de inibidores de aromatase é semelhante ou superior àquela do tamoxifeno e que estes fármacos apresentam um perfil de efeitos colaterais aceitável. Múltiplos estudos clínicos compararam a monoterapia com tamoxifeno, um inibidor de aromatase,[A10] ou terapia sequencial; em conjunto, eles sugerem que o uso de um inibidor de aromatase em algum ponto deve ser considerado para a maior parte das mulheres na pós-menopausa com câncer de mama invasivo receptor de esteroide-positivo. Metanálise no nível das pacientes de estudos clínicos randomizados em mulheres na pós-menopausa com câncer de mama precoce receptor de estrogênio-positivo demonstrou que os inibidores de aromatase reduzem as taxas de recidiva em aproximadamente 30% (de maneira proporcional), em comparação ao tamoxifeno enquanto os tratamentos diferem, mas não posteriormente.[A11] Os efeitos colaterais incluem sintomas da pós-menopausa, osteoporose e fraturas e artralgias. Os inibidores de aromatase não são úteis para o câncer de mama receptor-negativo, nem devem ser utilizados como monoterapia em mulheres na pré-menopausa ou homens com câncer de mama. A administração simultânea de tamoxifeno mais inibidor de aromatase não melhora o desfecho em relação ao inibidor de aromatase isoladamente.

A duração da terapia endócrina aparenta ser bastante importante. Evidências diretas sugerem que no mínimo 5 anos de terapia endócrina adjuvante estão associados a desfechos melhores do que períodos mais breves. Grandes estudos clínicos relatados sugerem que 10 anos de tamoxifeno são melhores do que 5 anos. Informações de estudos clínicos randomizados a respeito da duração mais longa dos inibidores de aromatase estão começando a surgir e sugerem que o maior benefício da terapia em mais longo prazo é a prevenção do câncer de mama contralateral.[A12]

### Terapia anti-HER2 adjuvante

O aumento do entendimento sobre as vias de crescimento e morte do câncer de mama levou à identificação de vias não endócrinas críticas, que são possíveis alvos moleculares para a terapia. A proteína transmembrana HER2/neu é expressada excessivamente em cerca de 15 a 20% dos cânceres de mama, em virtude da amplificação genética. A eficácia e a segurança do anticorpo monoclonal trastuzumabe no tratamento de mulheres com câncer de mama metastático com expressão excessiva de HER2 foram a base de diversos estudos clínicos adjuvantes que, em conjunto, demonstraram que a adição de 1 ano de trastuzumabe à quimioterapia reduziu o risco de recidiva em aproximadamente 50% em mulheres com câncer de mama precoce HER2-positivo de risco alto ou invasivo residual.[A13] Portanto, o uso de trastuzumabe é considerado para a maior parte das mulheres com tumores HER2-positivos. Estudos clínicos mais recentes sugerem que 1 ano de terapia é melhor do que 6 meses, e que 2 anos não são melhores do que 1 ano. Ainda existem questões importantes a respeito dos riscos e benefícios a longo prazo, do uso de trastuzumabe na ausência de quimioterapia e do papel de outros agentes anti-HER2 como lapatinibe, pertuzumabe, neratinibe e entansina, adicionalmente ao ou em vez do trastuzumabe. O uso de pertuzumabe em combinação com trastuzumabe, bem como o uso de neratinibe por 1 ano após 1 ano de terapia que contém trastuzumabe como terapia adjuvante está atualmente aprovado pela Food and Drug Administration (FDA) norte-americana.

### Quimioterapia adjuvante

Estudos clínicos individuais e a metanálise do Early Breast Cancer Trialists Collaborative Group demonstraram o benefício da quimioterapia adjuvante.[A14] O benefício varia de acordo com a idade e o *status* de linfonodos, de modo que, na metanálise, o benefício absoluto é maior nas mulheres com menos de 50 anos, nas quais a mortalidade por câncer de mama em 15 anos diminuiu de 42 para 32%, enquanto diminuiu de 50 para 47% para mulheres com 50 a 69 anos.

Estes estudos clínicos estabeleceram diversos princípios que orientam o uso da quimioterapia. A terapia de combinação aparenta ser mais efetiva do que a quimioterapia com agente único. Agentes efetivos incluem antraciclinas, taxanos, antimetabólitos e ciclofosfamida. Estudos clínicos randomizados demonstraram que 3 a 6 meses de terapia são preferidos em relação a durações mais longas. A redução da dose até abaixo do nível padrão está associada a um desfecho inferior, mas o aumento da dose por meio do uso de fatores de estimulação de colônias e do apoio de células-tronco autólogas leva à toxicidade excessiva, sem melhora do desfecho. Os regimes que utilizam fatores de estimulação de colônias para acelerar o cronograma da administração de quimioterapia têm obtido mais sucesso.

O aumento do uso da quimioterapia adjuvante e a sobrevida mais longa levaram a preocupações a respeito da toxicidade. Os efeitos colaterais agudos da terapia são náuseas e vômito, supressão da medula óssea, e perda de cabelos; todos são reversíveis, e o primeiro pode ser mitigado por meio do uso de antieméticos modernos. O uso cuidadoso de agentes de estimulação de colônias pode mimetizar as complicações da neutropenia, mas evidências atuais fornecem argumentos contra o uso de agentes de estimulação eritroide para a anemia induzida pela quimioterapia. A indução da menopausa é uma preocupação comum para as mulheres na pré-menopausa. A sua probabilidade está relacionada ao tipo e à duração da quimioterapia e à idade da paciente; a maior parte das mulheres com mais de 40 anos sofrerá de menopausa induzida pelos fármacos. A cardiomiopatia relacionada à doxorrubicina é observada em aproximadamente 1% das mulheres que recebem quimioterapia adjuvante contendo doxorrubicina. O uso de regimes quimioterápicos adjuvantes padrão resulta em um aumento muito pequeno na incidência de leucemia aguda, mas não existem evidências de aumento da incidência de outros segundos tumores. O efeito da quimioterapia sobre a função cognitiva é uma área de estudos.

### *Sequenciamento da terapia adjuvante*

As mulheres com frequência recebem diversas intervenções adjuvantes, incluindo quimioterapia, radioterapia, terapia endócrina e/ou terapia anti-HER2. Uma questão lógica é sobre como sequenciar melhor estas terapias.

Tendo em vista que um grande estudo clínico randomizado demonstrou que a quimioterapia mais tamoxifeno concomitantes levou a um desfecho mais desfavorável do que a quimioterapia seguida por tamoxifeno, a maior parte dos clínico adia a administração da terapia endócrina até depois da conclusão da quimioterapia. Contrariamente, o benefício de trastuzumabe aparenta ser maior quando ele é coadministrado com a quimioterapia com taxano, em vez de após a conclusão do taxano. Um estudo clínico randomizado não demonstrou uma diferença clara entre a sequência de quimioterapia seguida por radioterapia, em comparação à radioterapia seguida por quimioterapia.

Diversos estudos clínicos testaram o conceito de que a administração de terapia sistêmica antes da cirurgia primária melhoraria o desfecho em relação à sequência padrão de cirurgia seguida por terapia sistêmica. Em conjunto, eles sugerem que, em comparação à terapia adjuvante, a terapia sistêmica pré-operatória (também denominada *neoadjuvante*) melhora a taxa de conservação da mama, mas não intensifica a sobrevida livre de doença ou em geral. A possibilidade de que a terapia pré-operatória possa proporcionar uma avaliação *in vivo* da resposta tumoral à terapia é sugerida pela correlação entre o achado de uma resposta completa patológica (ausência de câncer invasivo na amostra cirúrgica) e a sobrevida livre de doença a longo prazo em alguns estudos.

## Acompanhamento dos sobreviventes de câncer de mama em estágio inicial

Uma questão crítica é como o acompanhamento clínico longitudinal deve ser conduzido em mulheres que receberam terapia local e sistêmica apropriada para o câncer de mama inicial. Estudos clínicos randomizados abordaram a questão do valor de exames laboratoriais e radiológicos seriados, bem como o papel dos cuidados primários *versus* acompanhamento especializado de oncologia. Com base nestes e em outros estudos, a American Society of Clinical Oncology publicou diretrizes com base em evidências para o acompanhamento de sobreviventes do câncer de mama em estágio inicial assintomáticas. Estas diretrizes estão resumidas na Tabela 188.4.[15]

## Câncer de mama em estágio III

O câncer de mama em estágio III localmente avançado ou inoperável é responsável por aproximadamente 10% dos cânceres de mama. Ele é caracterizado por um grande tumor primário, tumor ou linfonodos fixos, ou invasão neoplásica da pele ou da parede torácica. O câncer de mama inflamatório é enquadrado nesta categoria. Ele tem a apresentação clínica de edema, calor e eritema da mama, e pode ou não estar associado a uma massa. Tendo em vista que até um terço das mulheres com câncer de mama localmente avançado apresenta metástases a distância no momento do diagnóstico, muitos oncologistas realizam uma avaliação em relação à doença metastática, até mesmo nas pacientes assintomáticas. O diagnóstico é, em geral, estabelecido por PAAF ou biopsia com agulha cilíndrica,

## Tabela 188.4 Diretrizes de acompanhamento para pacientes com câncer de mama em estágio inicial: diretrizes da American Society of Clinical Oncology.

| PROCEDIMENTO OU EXAME | FREQUÊNCIA |
|---|---|
| Anamnese e exame físico* (demonstrando sintomas de câncer de mama) | A cada 3 a 6 meses para os primeiros 3 anos, a cada 6 a 12 meses para o próximo ano, em seguida anualmente |
| **MAMOGRAFIA** | |
| Pacientes submetidas a mastectomia | Anualmente |
| Pacientes submetidas a nodulectomia | Anualmente |
| Exame pélvico | Apropriado para a idade |
| Autoexame das mamas | Mensalmente |
| Hemogramas completos e exames bioquímicos | A literatura não apoia o uso destes exames |
| Radiografia torácica, cintilografia óssea, PET, RM das mamas, exames de imagem do fígado e exames de marcadores tumorais | Não recomendados para o acompanhamento de rotina quando as pacientes estão assintomáticas |
| Instrução da paciente a respeito dos sinais e sintomas de recidiva | A cada consulta |

*Avaliação limitada: avaliação em relação a dor, dispneia, perda de peso e outras alterações importantes na função. O exame limitado deve incluir uma avaliação de linfonodos, axilas, local de nodulectomia ou mastectomia, mama contralateral, tórax e abdome. As pacientes devem ser instruídas a respeito dos sintomas de recidiva. RM = ressonância magnética; PET = tomografia com emissão de pósitrons. (Adaptada de Khatcheressian JL, Hurley P, Bantug E, et al. Breast cancer follow-up and management after primary treatment: American Society of Clinical Oncology clinical practice guideline update. *J Clin Oncol.* 2013;31:961-965.)

e a terapia com modalidades combinadas é utilizada para maximizar o controle da doença local e de micrometástases a distância. Diversos meses de terapia endócrina ou quimioterapia pré-operatórios resultam na regressão do tumor na maioria das pacientes, desta maneira possibilitando que algum tipo de cirurgia mamária definitiva seja realizado. A RT pós-operatória em geral é empregada para intensificar o controle local, e alguns estudos sugerem que a administração adicional de quimioterapia, terapia hormonal, terapia anti-HER2, ou uma combinação destas (dependendo das características biológicas) é então desejável. A terapia com múltiplas modalidades resulta em uma taxa de sobrevida livre de doença em 5 anos de aproximadamente 50%.

### Câncer de mama em estágio IV ou metastático

Muito embora raramente seja curável, o câncer de mama avançado é uma doença altamente tratável. A paliação ou prevenção dos sintomas sem toxicidade excessiva é o objetivo primário do tratamento. A sobrevida mediana após o diagnóstico de câncer de mama metastático é de 2 a 3 anos, ainda que a variação seja grande, e foi descrito um pequeno quadro de sobreviventes a longo prazo. Diversos estudos clínicos recentes documentaram pequenas melhoras na sobrevida com algumas das terapias mais novas.

A maior parte das mulheres com câncer de mama metastático apresenta sintomas ou anormalidades ao exame físico. Menos de 10% das mulheres inicialmente apresentam doença metastática; doença avançada é diagnosticada habitualmente em mulheres com diagnóstico anterior de câncer de mama inicial, para o qual receberam tratamento. Os locais comuns de metástases incluem ossos, tecidos moles, pulmão, fígado e cérebro. Se houver suspeita de doença metastática, é indicada avaliação hematológica, bioquímica e radiográfica relevante para avaliar a localização e a gravidade do envolvimento. Em razão do impacto desse diagnóstico, é preferida a confirmação histopatológica. Esta possibilita a verificação da doença recidivante, a exclusão de outros diagnósticos, e a reavaliação de características biológicas, tais como receptores de estrogênio, receptores de progesterona e expressão de HER2. A elevação dos marcadores tumorais (p. ex., CA-27-29, antígeno carcinoembrionário) ou o achado de células tumorais circulantes não é diagnóstica da doença recidivante, ainda que estes marcadores possam ser adjuntos úteis na avaliação dos efeitos da terapia.

O valor da cirurgia no câncer de mama metastático é limitado. Ela é útil em determinadas circunstâncias, como a ressecção de um nódulo em parede torácica ou metástase cerebral solitária, ou estabilização ortopédica para o tratamento ou a prevenção de fratura em osso longo. A RT é crucial no manejo da doença avançada. Ela pode ser utilizada a qualquer momento durante a evolução do paciente para tratar a doença localizada, como recidiva em parede torácica, metástases cerebrais, ou metástases ósseas dolorosas. O tratamento sistêmico é o modo primário para o manejo da doença disseminada. Os princípios importantes para a seleção da terapia incluem paliação máxima dos sintomas, minimização da toxicidade relacionada ao tratamento, e prevenção de complicações da doença. Um algoritmo para o tratamento do câncer de mama em estágio IV é demonstrado na Figura 188.1.

### Terapia endócrina

A terapia endócrina é preferida como a primeira intervenção para o câncer de mama metastático, sempre que possível, em virtude do seu índice terapêutico favorável. Os fatores que apoiam o uso da terapia endócrina incluem a expressão de receptores hormonais, um longo intervalo livre da doença e ausência de sinais/sintomas ou de doença visceral. Mais da metade das mulheres que atendem estes critérios respondem a um ciclo inicial de terapia hormonal, com duração mediana da resposta de 9 a 12 meses. A duração da resposta é um bom indicador da probabilidade de resposta a um secundo ciclo de terapia endócrina quando o primeiro agente falha. Um segundo ciclo de terapia endócrina apresenta uma probabilidade menor de sucesso, e a duração da resposta é mais breve; mais uma vez, a duração da resposta indica a probabilidade de sucesso com a terapia de terceira linha. A aplicação deste algoritmo com sucesso pode resultar em um bom controle da doença, com pouca toxicidade e por diversos anos em algumas mulheres.

Atualmente existem diversos tipos de terapia hormonal. Estes incluem o modulador seletivo de receptores de estrogênio (MSRE) tamoxifeno, o agente degradante seletivo de receptores de estrogênio fulvestranto, os inibidores de aromatase e a supressão ovariana por meio de ooforectomia ou agonistas do LHRH. A seleção é, habitualmente, realizada com base na eficácia, na toxicidade e no fato de a paciente já ter ou não passado pela menopausa. A administração seriada de agentes é a norma, ainda que um estudo no câncer de mama metastático na pós-menopausa receptor de estrogênio-positivo tenha demonstrado que a combinação do inibidor de aromatase anastrozol com fulvestranto foi superior ao anastrozol isoladamente ou ao anastrozol e fulvestranto sequenciais.[A15,A15b] Em pacientes com câncer de mama avançado PIK3CA-mutado, receptor hormonal-positivo, HER2-negativo, que já tinha recebido terapia endócrina, a adição de alpelisibe (um inibidor específico de PI3Kα) melhora a sobrevida livre de progressão.[A15c] Outras terapias de combinação (com a possível exceção de supressão ovariana mais tamoxifeno) não melhoram os desfechos.

Atualmente, inibidores de quinases 4 e 6 dependentes da ciclina, que promovem a progressão a partir da fase G1 para a fase S do ciclo celular, são comumente utilizados com a terapia endócrina para melhorar os desfechos.[16] Três destes inibidores, palbociclibe, ribociclibe[A15d] e abemaciclibe, são atualmente aprovados pela FDA para o uso com um inibidor de aromatase para a terapia de primeira linha do câncer de mama metastático receptor hormonal-positivo em mulheres na pós-menopausa, tendo em vista que a combinação de inibidor de CDK4/6 mais inibidor de aromatase proporciona uma sobrevida livre de progressão melhor do que o inibidor de aromatase isoladamente. Outros estudos demonstram o valor do uso de inibidor de CDK4/6 também com fulvestranto.

Finalmente, um trabalho recente também demonstrou o valor do everolimo, mas não do tensirolimo, combinado com um inibidor de aromatase para melhorar a sobrevida livre de progressão, em comparação a um inibidor de aromatase isoladamente em pacientes com câncer de mama avançado receptor hormonal-positivo tratadas anteriormente com inibidores de aromatase não esteroidais.[A16]

São necessários diversos meses de terapia antes que a eficácia de uma terapia endócrina recentemente introduzida possa ser avaliada. As pacientes e os clínicos devem estar cientes da possibilidade de *exacerbação do tumor relacionada ao tratamento* – uma síndrome de agravamento dos sintomas e aumento dos marcadores tumorais circulantes – que pode ocorrer nas primeiras poucas semanas de tratamento. Esta resposta é, geralmente, de curta duração e não deve ser confundida com progressão da doença.

### Quimioterapia

A maior parte das mulheres com câncer de mama avançado apresenta doença não responsiva à terapia endócrina em algum ponto e se tornam candidatas à quimioterapia paliativa. A quimioterapia seriada é a norma. As pacientes recebem dois a quatro ciclos de terapia e em seguida são avaliadas em relação à estabilização ou à melhora da doença. A duração da terapia é variável para aquelas que estão respondendo à terapia. Diversos estudos clínicos compararam a abordagem da continuação da terapia até o momento da progressão da doença com a abordagem de administração da terapia, seguida por um "descanso dos fármacos", com a retomada da terapia no momento da progressão da doença. No total, esses estudos sugerem que a sobrevida é a mesma com essas duas abordagens, mas que a qualidade de vida, conforme julgado pelas pacientes, com frequência é melhor com a continuação da terapia. Portanto, as decisões a respeito da continuação ou da cessação da terapia são direcionadas pela percepção dos efeitos colaterais e dos benefícios por parte da paciente e do clínico.

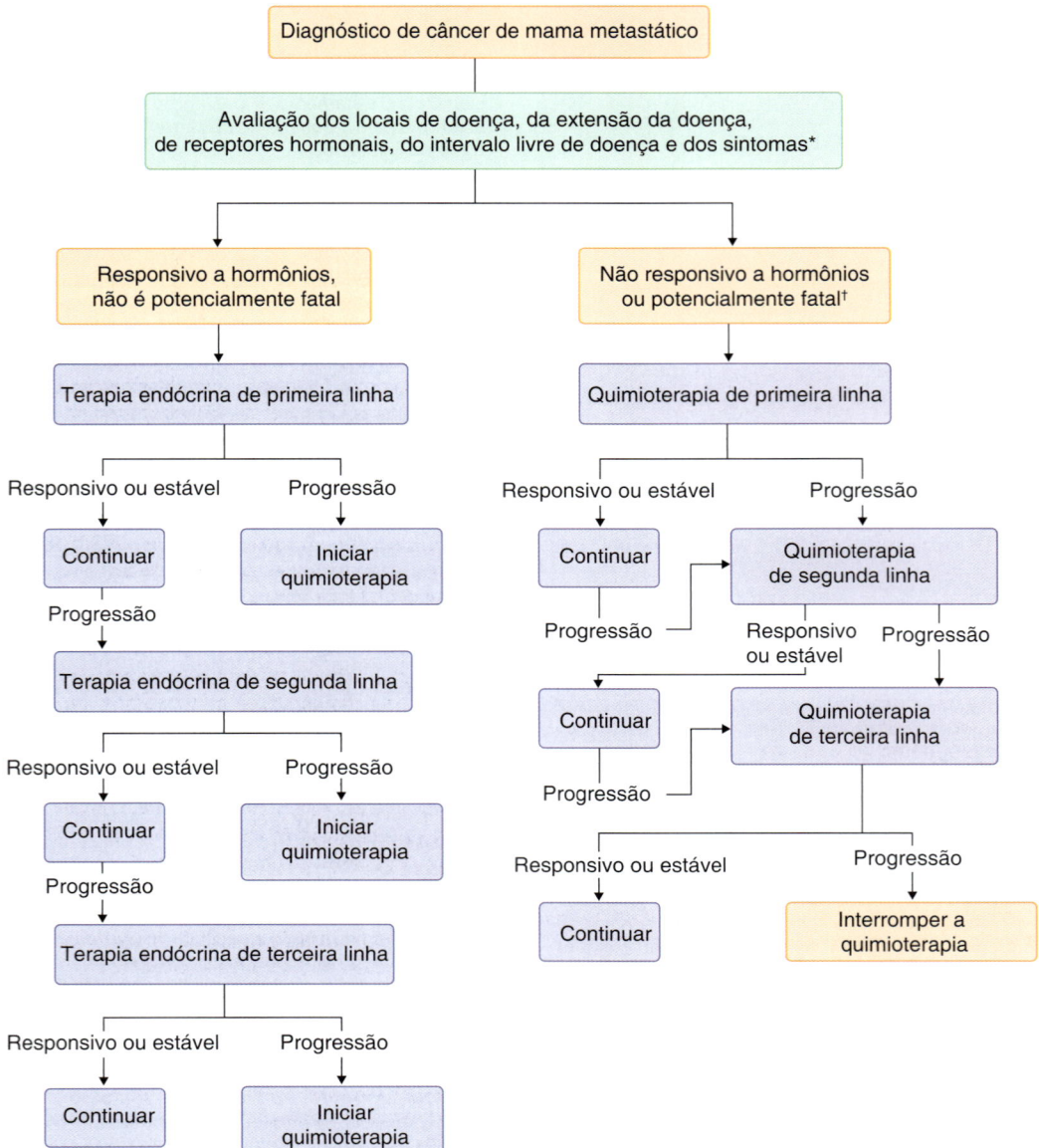

**FIGURA 188.1** Algoritmo utilizado para o tratamento sistêmico do câncer de mama em estágio IV. *Considerar o uso de bisfosfonato ou denosumabe, se houver envolvimento ósseo. †Considerar a integração de terapia anti-HER2, se o tumor apresentar expressão excessiva de HER2.

Atualmente estão disponíveis muitos agentes ativos para o câncer de mama. Estes incluem fármacos bem estabelecidos, como ciclofosfamida, doxorrubicina e metotrexato, bem como agentes mais novos, como paclitaxel, docetaxel, vinorelbina, capecitabina, gencitabina, carboplatina, ixabepilona, doxorrubicina peguilada, eribulina e paclitaxel ligado a nanoalbumina. Todos estes agentes são ativos individualmente e em combinação. Existe um debate considerável a respeito do valor da terapia de combinação, em comparação à terapia com agente único sequencial para o câncer de mama metastático. As atuais diretrizes sugerem o uso da monoterapia seriada, exceto se a paciente apresenta doença altamente sintomática ou doença visceral extensiva. Além disso, tem havido muita atenção enfocada no cronograma de administração. Por exemplo, os esquemas de paclitaxel semanalmente aparentam ser mais efetivos e mais bem tolerados do que os esquemas a cada 3 semanas para muitas mulheres. Assim como com a terapia endócrina, as taxas e a duração diminuem com cada alteração sucessiva na terapia. Assim como com o câncer de mama inicial, a dose alta de quimioterapia combinada com o apoio de células-tronco ou medula óssea autóloga não demonstrou benefício. Uma questão difícil para a paciente e o médico é quando interromper a quimioterapia. Não existem regras fixas, mas muitas pacientes e médicos realizam a transferência para um programa de cuidados de suporte se dois regimes quimioterápicos sucessivos falham em produzir uma resposta tumoral ou a estabilização da doença.

### Agentes biológicos

A intensificação do entendimento sobre a biologia do câncer de mama resultou na identificação de novos alvos para a terapia, além da via dos receptores de estrogênio. O primeiro agente trazido para a prática clínica foi o anticorpo monoclonal trastuzumabe, que é ativo contra a proteína transmembrana HER2/neu. A administração da monoterapia com trastuzumabe para mulheres com câncer de mama com expressão excessiva de HER2 metastático levou à regressão tumoral parcial ou completa em aproximadamente 30% das mulheres. Trastuzumabe com paclitaxel concomitantes aumentaram a taxa de resposta e a duração, e a sobrevida, em comparação a paclitaxel isoladamente para mulheres com câncer de mama metastático com expressão excessiva de HER2 recentemente diagnosticado. Foram observados resultados semelhantes com a administração concomitante de trastuzumabe e doxorrubicina, mas esta combinação foi associada a uma incidência de 20% de insuficiência cardíaca congestiva. Este achado inesperado demonstra a necessidade de uma cuidadosa avaliação de novos agentes biológicos, na medida em que eles entram para a clínica. A dose e o cronograma de trastuzumabe foram estudados, e aparentemente a administração a cada 3 semanas é ativa, com menos inconveniência para a paciente. Diversos outros agentes anti-HER2 estão disponíveis atualmente para o tratamento do câncer de mama avançado nos EUA. Eles incluem o inibidor de pequenas moléculas oral lapatinibe; o inibidor de quinase 4 e 6 dependente da ciclina palbociclibe;[A17] o anticorpo monoclonal pertuzumabe, que inibe a dimerização de HER; e o conjugado de um citotóxico com trastuzumabe, trastuzumabe entansina.[A18,A19] A combinação e o sequenciamento desses agentes no tratamento do câncer de mama metastático é objeto de diversos estudos clínicos e um deles demonstrou que a adição de pertuzumabe a trastuzumabe e docetaxel melhora significativamente a sobrevida em geral mediana, de 41 meses para 56,5 meses, nas pacientes com câncer de mama HER2-positivo operável inicial[A20] ou metastático.[A21] Além disso, estes agentes estão sendo utilizados ou testados nas condições neoadjuvante e adjuvante.

Têm sido exploradas estratégias para bloquear a angiogênese tumoral. Um dos referidos agentes é o bevacizumabe, um anticorpo monoclonal que tem por alvo o fator de crescimento endotelial vascular. Este agente apresenta atividade somente modesta como monoterapia no câncer de mama metastático. A sua adição à quimioterapia à base de taxano para mulheres com câncer de mama em estágio IV recentemente diagnosticado aparenta melhorar a sobrevida livre de progressão muito modestamente, sem um impacto importante sobre a sobrevida. Ainda que dois estudos neoadjuvantes tenham sugerido que o uso de bevacizumabe com quimioterapia pode aumentar a taxa de resposta completa patológica na amostra cirúrgica, em comparação à quimioterapia isoladamente, estudos clínicos sobre seu uso na condição adjuvante até o momento são negativos.

Muitos outros agentes com alvo molecular também estão em desenvolvimento. De interesse recente são os inibidores poli-ADP-ribose polimerase (PARP).[17] Estes inibidores de moléculas pequenas de reparo do DNA demonstram atividade particular em mulheres com câncer de mama *BCRA*-mutante em estudos iniciais; dois inibidores, olaparibe[A22] e talzoparibe,[A23] atualmente estão aprovados para uso em mulheres com câncer de mama avançado com *BRCA1*-mutante ou *BRCA2*-mutante de linhagem germinativa.

## Cuidados de suporte
### Saúde óssea
Tendo em vista que a paliação dos sintomas e a prevenção de complicações da doença metastática são as metas primárias do tratamento para o câncer de mama avançado, a cuidadosa atenção aos cuidados de suporte é vital. O osso é o local de metástase mais comum no câncer de mama, e a doença óssea pode ser uma fonte de morbidade significativa. Diversos estudos demonstraram que a administração regular de um bisfosfonato, como zoledronato ou pamidronato, ou do anticorpo monoclonal anti-RANKL denosumabe, adicionalmente à terapia endócrina ou quimioterapia, reduz a dor e a incidência das complicações esqueléticas da doença.[A24] Ainda que a referida terapia atualmente seja a regra, diversas questões permanecem não abordadas, incluindo o intervalo de tratamento e a duração da terapia ideais no câncer de mama metastático.

Em virtude da propensão da terapia anticâncer de mama de se difundir para os ossos e levar à privação de estrogênio e à osteopenia ou osteoporose (ver Capítulo 230), o uso de bisfosfonatos ou denosumabe na condição adjuvante está em avaliação. Muito embora estudos clínicos individuais não tenham demonstrado a melhora dos desfechos com o uso de bisfosfonatos na condição adjuvante, uma metanálise sugere que determinados bisfosfonatos podem ser úteis para reduzir a taxa de recidiva do câncer de mama em ossos e melhorar a sobrevida do câncer de mama após a menopausa.[A25]

### Sintomas da pós-menopausa
É comum haver sintomas da pós-menopausa como consequência da terapia ou do envelhecimento natural em sobreviventes do câncer de mama. Em geral, a terapia de reposição hormonal deve ser evitada em mulheres com história pregressa de câncer de mama. Um ciclo breve de tratamento pode ser considerado para pacientes com câncer de mama em estágio inicial que apresentam sintomas verdadeiramente incapacitantes. Estrogênios tópicos são considerados para as mulheres com ressecamento vaginal que não responde a lubrificantes. As manifestações vasomotoras podem ser reduzidas com o uso de determinados antidepressivos da família de inibidores seletivos da liberação de serotonina. Múltiplos estudos não conseguiram demonstrar um benefício consistente de muitas terapias alternativas, ainda que um estudo clínico randomizado controlado por placebo tenham relatado achados preliminares de que a eletroacupuntura é mais efetiva do que a gabapentina para o manejo de fogachos em sobreviventes do câncer de mama, também com menos efeitos adversos.[A26] Além disso, a acupuntura pode ser útil para as artralgias relacionadas a inibidores de aromatase.

### Linfedema
Ocorre desenvolvimento de linfedema no braço ipsilateral em até 15% das mulheres após o tratamento para o câncer de mama inicial. A sua incidência é mais baixa com procedimentos em linfonodos sentinela e planejamento meticuloso da radioterapia. A prevenção inclui evitar traumatismo e, possivelmente, exercícios físicos. É importante o reconhecimento precoce dos sintomas. As pacientes afetadas devem ser encaminhadas para especialistas para a consideração do tratamento, tal como com a drenagem manual ou o uso de meias ou bombas compressivas.

### Circunstâncias especiais
#### Gestação
O risco de câncer de mama aumenta discretamente durante e logo após a gestação. Achados suspeitos em mamas durante a gestação devem ser vigorosamente investigados. A terapia cirúrgica para o câncer de mama pode ser realizada com segurança após o primeiro trimestre de gestação, mas a RT deve ser adiada até depois do parto. Dados atuais sugerem que determinados esquemas quimioterápicos adjuvantes podem ser administrados com segurança no segundo e no terceiro trimestres de gestação, e o desenvolvimento é normal nos filhos de mulheres que receberam esta quimioterapia. A administração de antimetabólitos deve ser evitada, em razão do potencial de danos para a placenta. O início da terapia endócrina em geral é adiado até depois do parto. A gestação após um diagnóstico de câncer de mama inicial não parece aumentar o risco de doença metastática em conjuntos de dados limitados. As principais considerações para as mulheres que contemplam a gestação devem ser o seu momento em relação à terapia endócrina, que pode exigir 5 ou mais anos para ser concluída, bem como o risco de base para a recidiva da doença.

#### Homens
Os homens representam não mais do que 1% dos casos de câncer de mama.[18] A falha do paciente ou do médico em diagnosticar a doença significa que ela pode ser diagnosticada em um estágio mais tardio. A maior parte dos cânceres de mama em homens expressa receptores de estrogênio e as recomendações do tratamento para estes homens em geral são semelhantes àquelas para as mulheres na pós-menopausa.

## PREVENÇÃO E RASTREAMENTO
Existe um enorme interesse no desenvolvimento de estratégias para a prevenção do câncer de mama. Atualmente estas incluem abordagens cirúrgicas, quimiopreventivas e de modificação do estilo de vida.

### Mastectomia e ooforectomia profilática
A mastectomia profilática parece reduzir o risco de desenvolvimento de câncer de mama em aproximadamente 90% em pessoas de risco alto em virtude de história familiar importante ou do fato de serem portadoras de uma mutação de *BRCA1* ou *BRCA2* em linhagem germinativa. A ooforectomia profilática em portadoras de mutação de *BRCA* demonstrou diminuir a incidência do câncer de mama em aproximadamente 50%, presumivelmente em virtude da redução nos esteroides ovarianos. É crítico que as mulheres que optam pela mastectomia profilática sejam aconselhadas a respeito da possibilidade de desenvolvimento do câncer nos remanescentes do tecido mamário que permanecem após a mastectomia profilática.

### Quimioprevenção
A observação de que a terapia endócrina adjuvante com o MSRE tamoxifeno também diminuiu o câncer de mama contralateral levou à avaliação do tamoxifeno como um quimiopreventivo para mulheres adequadas que são de risco alto para o câncer de mama, incluindo mulheres com hiperplasia atípica à biopsia. No futuro, painéis genéticos ou até mesmo o sequenciamento de todo o exoma provavelmente se tornarão cada vez mais úteis para a seleção de mulheres para a quimioprevenção.[19]

A metanálise de quatro estudos clínicos randomizados de tamoxifeno *versus* placebo para mulheres de risco alto confirmou uma redução de 38% no câncer de mama invasivo com o tamoxifeno. O maior estudo clínico, NSABP P01, randomizou 13.388 mulheres de risco alto para receber tamoxifeno ou placebo por 5 anos. Os fatores de risco utilizados para determinar a elegibilidade foram 60 anos ou mais, diagnóstico de carcinoma lobular *in situ*, ou 35 a 59 anos com uma constelação de fatores de risco que, quando combinados, resultaram em um risco de 1,67% ou mais de câncer de mama dentro de 5 anos. Este estudo demonstrou diminuição de 50% no diagnóstico de câncer de mama entre todas as faixas etárias ao custo do aumento do risco de câncer endometrial e eventos tromboembólicos em mulheres com mais de 50 anos. Estes dados levaram à aprovação do tamoxifeno para reduzir a incidência de câncer de mama em mulheres de risco alto, conforme definido pelos critérios de elegibilidade para este estudo clínico sobre a prevenção.

Outros MSREs foram estudados como agentes de quimioprevenção. Dois estudos clínicos documentaram a utilidade do raloxifeno como estratégia para a redução do risco de câncer de mama. Em um estudo clínico, a administração de raloxifeno reduziu a incidência de câncer de mama em mulheres na pós-menopausa de risco médio de câncer de mama e risco cardiovascular elevado. Um segundo estudo clínico demonstrou que o raloxifeno foi menos efetivo que o tamoxifeno na prevenção do câncer de mama invasivo em mulheres na pós-menopausa de risco alto para o câncer de mama. O uso de raloxifeno foi associado a menos cânceres uterinos do que o tamoxifeno, mas implica no mesmo risco de eventos tromboembólicos. Ele está aprovado pela FDA para a redução do risco em mulheres na pós-menopausa de risco alto. Dois grandes estudos de um inibidor de aromatase (exemestano ou anastrozol) demonstram que cada um destes fármacos reduz a incidência de câncer de mama em mulheres na pós-menopausa de risco moderado a alto em aproximadamente 50%.[A27] Com base nestes dados, a USPSTF recomenda tamoxifeno, raloxifeno ou inibidores de aromatase para as mulheres que apresentam um aumento do risco de câncer de mama e um risco baixo de efeitos adversos em virtude destes medicamentos.[19b,19c]

Um derivado da vitamina A, fenretinida, demonstrou algum impacto como agente quimiopreventivo para a prevenção secundária em sobreviventes de câncer de mama na pré-menopausa, mas não encontrou um lugar na prática de rotina. Finalmente, grandes estudos epidemiológicos levantaram a possibilidade de que o ácido acetilsalicílico (AAS) ou determinadas estatinas também possam diminuir o risco de câncer de mama, mas estes agentes ainda não foram testados prospectivamente.

### Modificação do estilo de vida

Têm sido sugeridas estratégias de prevenção que envolvem alterações no estilo de vida. A Women's Health Initiative não demonstrou um papel claro da dieta com baixo teor de gorduras como meio para a prevenção do câncer de mama. A prática regular de exercícios físicos, especialmente durante a adolescência, está associada a redução do risco de câncer de mama. Por meio da extrapolação dos estudos epidemiológicos mencionados anteriormente, a abstinência alcoólica reduz discretamente o risco de câncer de mama.

### Rastreamento

As estratégias de rastreamento do câncer de mama tradicionalmente têm incluído a tríade de autoexame das mamas (AEM), exame clínico das mamas por um profissional de saúde e mamografia de rastreamento nas mulheres adequadas. Ainda que seja amplamente divulgado como um componente importante da detecção precoce, dois grandes estudos clínicos randomizados do AEM convencional *versus* observação não demonstraram qualquer vantagem clínica do AEM. Como resultado, muitos especialistas atualmente promovem a conscientização sobre as mamas, em vez do AEM. O valor independente dos exames clínicos das mamas não foi rigorosamente avaliado. Em vez disto, ele tem sido estudado em conjunto com a mamografia de rastreamento, caso em que as duas intervenções parecem diminuir a taxa de mortalidade em virtude do câncer de mama em aproximadamente 20% para as mulheres de risco médio de todas as idades[20] e em 25 a 30% nas mulheres com mais de 50 anos. Ainda há controvérsias consideráveis sobre o valor da mamografia de rastreamento nas mulheres de 40 a 50 anos e naquelas com mais de 70 anos, bem como sobre o intervalo ideal entre as mamografias para as mulheres de 50 a 70 anos. Entretanto, um grande estudo clínico randomizado recente demonstrou uma redução inicial de 12% na taxa de mortalidade por câncer de mama graças ao rastreamento com mamografia anual de mulheres de 40 a 49 anos.[A28] Atualmente, a American Cancer Society (ACS) recomenda a mamografia de rastreamento anual para mulheres de risco padrão para o câncer de mama com início aos 45 anos (com a oportunidade de início aos 40 anos) e rastreamento semestral (com a oportunidade de continuação do rastreamento anual) com início aos 55 anos. Estas recomendações de rastreamento da ACS se referem somente à mamografia; a ACS não recomenda o exame clínico das mamas para rastreamento de câncer em mulheres de risco médio em qualquer idade.[21] Em contrapartida, a U. S. Preventive Services Task Force (USPSTF) e o American College of Physicians recomendam que as mulheres entre os 40 e 50 anos sejam orientadas a respeito dos riscos e dos benefícios da mamografia de rastreamento e que a mamografia de rastreamento pode ser utilizada em intervalos de 2 anos para as mulheres de 50 a 74 anos (Tabela 188.5).[22,22b] Entretanto, as mulheres com 40 a 49 anos com aumento de duas vezes do risco de câncer de mama apresentam razões entre benefício e prejuízo em relação à mamografia de rastreamento semestral semelhantes às das mulheres de risco médio de 50 a 74 anos. Um estudo sobre a mamografia digital *versus* filme convencional não demonstrou uma vantagem geral para a mamografia digital, mas sugere que a mamografia digital

**Tabela 188.5** Rastreamento do câncer de mama em mulheres sem mutações genéticas (p. ex., *BRCA1* ou *BRCA2*) conhecidas ou síndrome de câncer de mama familiar.

| EXAME | ACS | USPSTF |
|---|---|---|
| Mamografia | Para o risco médio: Anual aos 45 a 54 anos Semestral (ou anual) aos 55 anos ou mais, se saudável e expectativa de vida > 10 anos Opcional aos 40 a 44 anos | Decisão individual A cada 2 anos aos 50 a 74 anos; evidências insuficientes para ≥ 75 anos |
| Exame clínico das mamas | Não recomendado | Evidências insuficientes para o seu apoio |
| Autoexame das mamas | Não recomendado | Não recomendado |

ACS = American Cancer Society; USPSTF = U. S. Preventive Services Task Force.

pode ser mais útil para as mulheres com mamas densas. Um grande estudo nacional da tomossíntese está em andamento. Os benefícios da mamografia para a sobrevida surgem às custas de resultados falso-positivos, que levam à ansiedade e à avaliação adicional.[23] De acordo com diversas estimativas, mais da metade das mulheres que realizaram mamografia de rastreamento apresentam resultados falso-positivos nos 10 anos seguintes e 7 a 9% obtêm uma recomendação para a biopsia da mama. Outros estudos estimaram uma taxa de sobrediagnóstico de 3,3% em relação ao câncer invasivo e de 18 a 32% em relação ao carcinoma *in situ*. Outra questão é que se estima que a exposição à radiação em virtude da mamografia cause 2 a 11 mortes por 100.000 mulheres rastreadas.[24] Em geral, o rastreamento provavelmente não é útil para as mulheres com expectativa de vida inferior a 10 anos. Além disso, alguns analistas sugerem que a redução da taxa de mortalidade por câncer de mama após a introdução da mamografia de rastreamento resulta, sobretudo, da melhora da terapia do que do diagnóstico precoce.[25]

O conhecimento de que a mamografia de rastreamento não diagnostica aproximadamente 10 a 15% dos cânceres de mama levou à avaliação de outras modalidades de exames de imagem. Destas, a RM é a mais madura. A RM tem sido promovida como uma ferramenta de rastreamento útil para as mulheres de risco alto em virtude da mutação de *BRCA*; de fato, a ACS recomendou a consideração sobre a RM de rastreamento para as mulheres cujo risco previsto de câncer de mama excede 20%. Já foi demonstrado que a RM detecta o câncer de mama na mama contralateral em 3% das mulheres com um câncer de mama recém-diagnosticado cuja mamografia contralateral não demonstrou anormalidades. O uso da RM na população em geral é limitado pelo fato de que ela é extremamente sensível, mas não é específica. Como resultado, a RM não se traduziu na melhora da seleção dos tratamentos cirúrgicos ou em uma redução na quantidade de operações. Outra alternativa é a ultrassonografia adjuvante, que, de maneira semelhante, aumenta a sensibilidade e a taxa de detecção dos cânceres, mas também apresenta significativamente mais resultados falso-positivos, em comparação à US em geral,[A29] e nas mulheres com mamas densas.[26,27]

## LESÕES MAMÁRIAS BENIGNAS

A doença mamária benigna inclui a mastalgia (dor espontânea e à palpação), mastite (incluindo condições inflamatórias infecciosas e não infecciosas), traumatismo e tumores benignos. Além disso, a mastalgia pode ser causada por condições extramamárias, como isquemia do miocárdio, pneumonia, irritação pleural, espasmo esofágico, costocondrite, fratura em costelas e vírus varicela-zóster (a dor precede a erupção cutânea). Após essas condições serem descartadas, a mastalgia é considera uma condição benigna, que é autolimitada. Ela pode ser cíclica ou não cíclica no que diz respeito ao momento (em que se acredita esteja relacionada à atividade hormonal), e pode ocorrer após a menopausa, até mesmo na ausência de terapia de reposição hormonal.

A mastite ocorre em virtude da inflamação ou infecção da mama, e pode ocorrer em mulheres não lactantes ou lactantes. A apresentação típica nas mulheres não lactantes ocorre na sua quarta década de vida, com o aparecimento agudo de intensa dor espontânea e à palpação, seguida por eritema e edema, que tendem a ser localizados na área mamilo-areolar. Considera-se que a causa, na maioria dos casos, seja a ruptura de ductos subareolares dilatados, que leva a uma resposta inflamatória ao extravasamento do conteúdo intraductal no tecido periductal. É difícil descartar uma infecção e, na prática, com frequência as pacientes são tratadas com antibióticos empíricos; se os sintomas não forem resolvidos dentro de 7 a 10 dias com antibióticos, é necessário ultrasonografia para descartar um abscesso.[28] Se este for observado, a sua incisão e drenagem são necessárias. O diagnóstico diferencial mais importante com a mastite é o carcinoma inflamatório, conforme observado anteriormente. Portanto, o fracasso dos antibióticos ou a observação de um abscesso deve levar à avaliação por parte de um cirurgião mamário. A mastite em lactantes com frequência ocorre em virtude da infecção causada por uma fissura na pele do mamilo ou pela estase do leite. *Staphylococcus aureus, Staphylococcus albus* e, algumas vezes, *Escherichia coli, Corynebacterium* ou estreptococos são os patógenos mais comuns. O tratamento requer antibióticos e a remoção mecânica do leite.

## Lesões mamárias benignas não proliferativas e proliferativas

As lesões mamárias benignas não proliferativas incluem (1) necrose inflamatória do tecido adiposo, que ocorre após um traumatismo cirúrgico ou não perfurante (contuso), e em geral é resolvida espontaneamente; (2) mastite linfocítica, que pode ser observada em pacientes diabéticas, e (3) mastite granulomatosa, associada a reações contra corpos estranhos (p. ex., silicone e parafina para aumento das mamas e reconstrução após cirurgia para o câncer), sarcoide, ou determinadas infecções. Outras lesões mamárias benignas não proliferativas apresentam um aspecto semelhante ao de processos tumorais, incluindo (4) fibroadenoma, uma lesão muito comum (cerca de 25% das mulheres), normalmente solitária, bem demarcada e macia nas faixas etárias mais jovens; (5) tumor filoide (anteriormente denominado cistossarcoma filoide); (6) papiloma intraductal, lesões solitárias que podem ser acompanhadas por secreção mamilar sanguinolenta; (7) doença mamária fibrocística, que atualmente é mais adequadamente denominada *alterações fibrocísticas*, tendo em vista que é clinicamente observada em até 50% e histologicamente em até 90% das mulheres, composta por quantidades variáveis de fibrose e cistos, algumas vezes associados a calcificações e inflamação; e (8) cistos simples ou complexos, que devem ser aspirados conforme guiados por US e, quando o líquido não for claro, este deve ser encaminhado para a análise citológica.

As lesões mamárias benignas proliferativas incluem hiperplasia ductal ou lobular; hiperplasias atípicas estão associadas ao aumento do risco de câncer de mama.

## Risco de câncer de mama

O uso crescente da mamografia aumentou a frequência de biopsias de mama, a qual, por sua vez, aumentou o achado de lesões mamárias benignas, os achados mais comuns à biopsia. As lesões mamárias benignas listadas na seção anterior abrangem o espectro histológico geral de (1) lesões não proliferativas, (2) lesões proliferativas sem atipia e (3) hiperplasia atípica, listadas em ordem crescente de risco em relação ao câncer de mama. Numerosos estudos retrospectivos e prospectivos demonstraram um risco relativo geral para o câncer de mama de 1,5 a 1,6 para as mulheres com uma doença mamária benigna comprovada por biopsia, em comparação às mulheres na população geral. Um estudo de 9.087 mulheres com todos os tipos de achados histológicos benignos, acompanhadas por uma mediana de 15 anos na Mayo Clinic, observou que 707 delas desenvolveram cânceres de mama. O aumento do risco de câncer persistiu por no mínimo 25 anos após a biopsia original. Das três categorias histológicas amplas, o risco relativo para o desenvolvimento de câncer foi de 4,24 associado à atipia, 1,88 com as alterações proliferativas sem atipia e 1,27 com as lesões não proliferativas. Não se sabe se o achado de uma lesão mamária benigna com achados histológicos atípicos representa uma lesão precursora real do câncer, ou se ela é somente um marcador relativo a uma tendência geral de desenvolvimento de câncer de mama. As observações de que aproximadamente metade dos cânceres de mama nestas pacientes surge na mama contralateral sugerem a última hipótese.

## Recomendações de grau A

A1. Galimberti V, Cole BF, Viale G, et al. Axillary dissection versus no axillary dissection in patients with breast cancer and sentinel-node micrometastases (IBCSG 23-01): 10-year follow-up of a randomised, controlled phase 3 trial. *Lancet Oncol*. 2018;19:1385-1393.
A2. Strnad V, Ott OJ, Hildebrandt G, et al. 5-year results of accelerated partial breast irradiation using sole interstitial multicatheter brachytherapy versus whole-breast irradiation with boost after breast-conserving surgery for low-risk invasive and in-situ carcinoma of the female breast: a randomised, phase 3, non-inferiority trial. *Lancet*. 2016;387:229-238.
A3. Whelan TJ, Olivotto IA, Parulekar WR, et al. Regional nodal irradiation in early-stage breast cancer. *N Engl J Med*. 2015;373:307-316.
A4. McGale P, Taylor C, Correa C, et al. Effect of radiotherapy after mastectomy and axillary surgery on 10-year recurrence and 20-year breast cancer mortality: meta-analysis of individual patient data for 8135 women in 22 randomised trials. *Lancet*. 2014;383:2127-2135.
A5. Early Breast Cancer Trialists' Collaborative Group (EBCTCG). Comparisons between different polychemotherapy regimens for early breast cancer: meta-analyses of long-term outcome among 100,000 women in 123 randomised trials. *Lancet*. 2012;379:432-444.
A6. Pan H, Gray R, Braybrooke J, et al. 20-year risks of breast-cancer recurrence after stopping endocrine therapy at 5 years. *N Engl J Med*. 2017;377:1836-1846.
A7. Sparano JA, Gray RJ, Makower DF, et al. Adjuvant chemotherapy guided by a 21-gene expression assay in breast cancer. *N Engl J Med*. 2018;379:111-121.
A8. Francis PA, Pagani O, Fleming GF, et al. Tailoring adjuvant endocrine therapy for premenopausal breast cancer. *N Engl J Med*. 2018;379:122-137.
A9. Moore HC, Unger JM, Phillips KA, et al. Goserelin for ovarian protection during breast-cancer adjuvant chemotherapy. *N Engl J Med*. 2015;372:923-932.
A10. De Placido S, Gallo C, De Laurentiis M, et al. Adjuvant anastrozole versus exemestane versus letrozole, upfront or after 2 years of tamoxifen, in endocrine-sensitive breast cancer (FATA-GIM3): a randomised, phase 3 trial. *Lancet Oncol*. 2018;19:474-485.
A11. Early Breast Cancer Trialists' Collaborative Group (EBCTCG). Aromatase inhibitors versus tamoxifen in early breast cancer: patient-level meta-analysis of the randomized trials. *Lancet*. 2015;386:1341-1352.
A12. Goss PE, Ingle JN, Pritchard KI, et al. Extending aromatase-inhibitor adjuvant therapy to 10 years. *N Engl J Med*. 2016;375:209-219.
A13. von Minckwitz G, Huang CS, Mano MS, et al. Trastuzumab emtansine for residual invasive HER2-positive breast cancer. *N Engl J Med*. 2019;380:617-628.
A14. Early Breast Cancer Trialists' Collaborative Group (EBCTCG). Long-term outcomes for neoadjuvant versus adjuvant chemotherapy in early breast cancer: meta-analysis of individual patient data from ten randomised trials. *Lancet Oncol*. 2018;19:27-39.
A15. Mehta RS, Barlow WE, Albain KS, et al. Combination anastrozole and fulvestrant in metastatic breast cancer. *N Engl J Med*. 2012;367:435-444.
A15b. Mehta RS, Barlow WE, Albain KS, et al. Overall survival with fulvestrant plus anastrozole in metastatic breast cancer. *N Engl J Med*. 2019;380:1226-1234.
A15c. André F, Ciruelos E, Rubovszky G, et al. Alpelisib for PIK3CA-mutated, hormone receptor-positive advanced breast cancer. *N Engl J Med*. 2019;380:1929-1940.
A15d. Im S-A, Lu Y-S, Bardia A, et al. Overall survival with ribociclib plus endocrine therapy in breast cancer. *N Engl J Med*. 2019;381:307-316.
A16. Baselga J, Campone M, Piccart M, et al. Everolimus in postmenopausal hormone-receptor-positive advanced breast cancer. *N Engl J Med*. 2012;366:520-529.
A17. Turner NC, Slamon DJ, Ro J, et al. Overall survival with palbociclib and fulvestrant in advanced breast cancer. *N Engl J Med*. 2018;379:1926-1936.
A18. Baselga J, Cortés J, Kim SB, et al. Pertuzumab plus trastuzumab plus docetaxel for metastatic breast cancer. *N Engl J Med*. 2012;366:109-119.
A19. Verma S, Miles D, Gianni L, et al. Trastuzumab emtansine for HER2-positive advanced breast cancer. *N Engl J Med*. 2012;367:1783-1791.
A20. von Minckwitz G, Procter M, de Azambuja E, et al. Adjuvant pertuzumab and trastuzumab in early HER2-positive breast cancer. *N Engl J Med*. 2017;377:122-131.
A21. Swain SM, Baselga J, Kim SB, et al. Pertuzumab, trastuzumab, and docetaxel in HER2-positive metastatic breast cancer. *N Engl J Med*. 2015;372:724-734.
A22. Robson M, Im SA, Senkus E, et al. Olaparib for metastatic breast cancer in patients with a germline BRCA mutation. *N Engl J Med*. 2017;377:523-533.
A23. Litton JK, Rugo HS, Ettl J, et al. Talazoparib in patients with advanced breast cancer and a germline BRCA mutation. *N Engl J Med*. 2018;379:753-763.
A24. Gnant M, Pfeiler G, Dubsky PC, et al. Adjuvant denosumab in breast cancer (ABCSG-18): a multicentre, randomised, double-blind, placebo-controlled trial. *Lancet*. 2015;386:433-443.
A25. Coleman R, Powles T, Paterson A, et al. Adjuvant bisphosphonate treatment in early breast cancer: meta-analyses of individual patient data from randomised trials. *Lancet*. 2015;386:1353-1361.
A26. Mao JJ, Bowman MA, Xie SX, et al. Electroacupuncture versus gabapentin for hot flashes among breast cancer survivors: a randomized placebo-controlled trial. *J Clin Oncol*. 2015;33:3615-3620.
A27. Cuzick J, Sestak I, Forbes JF, et al. Anastrozole for prevention of breast cancer in high-risk postmenopausal women (IBIS-II): an international, double-blind, randomised placebo-controlled trial. *Lancet*. 2014;383:1041-1048.
A28. Moss SM, Wale C, Smith R, et al. Effect of mammographic screening from age 40 years on breast cancer mortality in the UK Age trial at 17 years' follow-up: a randomised controlled trial. *Lancet Oncol*. 2015;16:1123-1132.
A29. Ohuchi N, Suzuki A, Sobue T, et al. Sensitivity and specificity of mammography and adjunctive ultrasonography to screen for breast cancer in the Japan Strategic Anti-cancer Randomized Trial (J-START): a randomised controlled trial. *Lancet*. 2016;387:341-348.

## REFERÊNCIAS BIBLIOGRÁFICAS

*As referências bibliográficas, bem como os outros materiais suplementares deste livro, encontram-se no GEN-IO, nosso ambiente virtual de aprendizagem.*

# CÂNCERES GINECOLÓGICOS

DEBORAH K. ARMSTRONG

O ginecologista ou o médico de atendimento primário desempenha múltiplos papéis importantes no manejo dos cânceres ginecológicos. Estes papéis incluem o reconhecimento da etiologia e dos fatores de risco da doença, a compreensão do possível desenvolvimento de cânceres ginecológicos como parte de síndromes de câncer familiares ou hereditárias, a implementação de recomendações para o rastreamento e a prevenção, o manejo de toxicidades e o apoio às pacientes durante o tratamento e a identificação de intervenções importantes no cuidado das sobreviventes de câncer ginecológico. Os cânceres ginecológicos não são comuns mas, em todos os casos, o diagnóstico mais precoce está associado a maiores sobrevida e chance de cura. Na medida em que os desfechos dos tratamentos para o câncer ginecológico melhorarem, haverá uma população cada vez maior de sobreviventes de câncer que necessitarão de cuidados fora da esfera da oncologia. O reconhecimento e o manejo das questões da sobrevida e o encaminhamento a especialistas apropriados são essenciais para o médico que atende essas pacientes.

## CÂNCER DE COLO DO ÚTERO

O câncer de colo do útero é o terceiro câncer ginecológico mais comum nos EUA. Uma diminuição superior a 80% na incidência do câncer de colo do útero desde a década de 1950 está relacionada a rastreamento de resultados citológicos anormais no esfregaço de Papanicolaou e, mais recentemente, ao rastreamento de infecção pelo papilomavírus humano (HPV). Estas tendências demográficas são observadas por todo o mundo desenvolvido, embora o câncer de colo do útero ainda seja uma causa importante de mortes relacionadas ao câncer em mulheres mundialmente, em particular nas Américas Central e do Sul e na África, em virtude da falta de acesso ao rastreamento e ao tratamento. Nos EUA, ocorrem quase 13.000 novos casos de câncer de colo do útero e aproximadamente 4.000 mortes relacionadas ao câncer anualmente.[1]

### EPIDEMIOLOGIA

O HPV é central para o desenvolvimento da doença pré-invasiva e invasiva e é detectado em mais de 99% dos cânceres de colo do útero.[2] Existem mais de 200 cepas de HPV (ver Capítulo 349), e aproximadamente 40 infectam o sistema genital. O HPV de risco baixo causa verrugas genitais, enquanto o HPV de risco alto causa cânceres que afetam as regiões anal e genital, incluindo os cânceres de colo do útero, vaginal, vulvar, anal e peniano, e atualmente sabe-se que causa a maior parte dos cânceres orais e de garganta. Embora existam aproximadamente 12 tipos de HPVs de risco alto, dois deles, HPV 16 e 18, causam 70% dos cânceres do colo do útero, e os tipos 31, 33, 45, 52 e 58 causam 20% adicionais. O HPV é transmitido sexualmente por contato genitogenital ou genito-oral, e a sua transmissão diminui significativamente com o uso de preservativos. As células do colo do útero que são o alvo do HPV estão situadas na junção escamocolunar (JEC), onde as células escamosas da ectocérvix se encontram com as células da endocérvix. A posição da JEC migra com a idade e é alterada por fatores hormonais e reprodutivos. A suscetibilidade da JEC aos efeitos carcinogênicos do HPV é maior em adolescentes e mulheres mais jovens e declina com a maturação hormonal do colo do útero. Os efeitos carcinogênicos do HPV demoram aproximadamente uma década, o que explica o motivo de a idade mediana ao diagnóstico de câncer do colo do útero ser mais baixa do que a da maioria dos outros cânceres ginecológicos, 48 anos. A maioria das pessoas sexualmente ativas será infectada pelo HPV em algum momento, geralmente logo no início da atividade sexual; entretanto, a maioria das infecções pelo HPV é transitória, declinando com o avanço da idade, relacionada a uma resposta imune contra o vírus. Os fatores de risco para o câncer do colo do útero estão listados na Tabela 189.1. A maioria está relacionada ao aumento de risco de contrair o HPV ou ao aumento da virulência da infecção pelo HPV.

**Tabela 189.1** Fatores de risco para o câncer do colo do útero.

- Papilomavírus humano
- Início precoce da atividade sexual
- Múltiplos parceiros sexuais
- História pregressa de verrugas genitais
- Multiparidade
- Nível socioeconômico mais baixo
- Tabagismo
- Anticoncepcionais orais
- Infecção pelo HIV
- Estado de imunodeficiência
- Exposição ao dietilestilbestrol (DES) *in utero*
- Mulheres hispânicas e afro-americanas

### BIOPATOLOGIA

Os HPVs são DNA-vírus pequenos, não envelopados, com filamento duplo, protegidos por um capsídio formado por proteínas tardias, L1 e L2 (ver Capítulo 349). A regulação da expressão genética viral é complexa e controlada por fatores celulares do hospedeiro e de transcrição viral. A infecção pelo HPV ocorre na camada basocelular ou nas células epiteliais escamosas estratificadas, resultando em proliferação celular, com achados histopatológicos que variam desde hiperplasia benigna até displasia ou carcinoma invasivo. As proteínas E6 e E7 dos tipos de HPV de risco alto atuam como oncoproteínas virais que suprimem a regulação negativa normal do crescimento. E6 se liga à e degrada a proteína de supressão tumoral p53, desta maneira inibindo a morte celular apoptótica normal, contribuindo para a imortalização das células infectadas pelo HPV. De modo semelhante, E7 se liga à e degrada a proteína de supressão tumoral pRB e tem por alvo as ciclinas celulares e as quinases dependentes da ciclina, que são críticas para a regulação do ciclo celular. Tanto E6 quanto E7 apresentam efeitos imunossupressores que contribuem para a evasão imune e a indução da tolerância periférica nos linfócitos T citotóxicos.

O HPV infecta os tecidos epiteliais cutâneos e mucosos, com tropismo pela região anogenital. A maioria das infecções pelo HPV é transitória, assintomática e sem consequências clínicas. Elas desaparecem em 1 a 2 anos. Em aproximadamente 10% das mulheres infectadas, o DNA do HPV continuará a produzir proteínas virais, resultando em infecção persistente. Em alguns casos, o DNA do HPV é silenciado, resultando em latência de duração variável, mas ele pode ser posteriormente reativado. A persistência do HPV em um estado latente demanda a manutenção do genoma viral na célula infectada, seja como um epissomo ou integrado no DNA da célula hospedeira. A infecção pelo HPV persistente é necessária para o desenvolvimento de alterações pré-cancerosas no colo do útero e, depois, do câncer do colo do útero.[3]

### MANIFESTAÇÕES CLÍNICAS

O câncer do colo do útero em estágio inicial é amplamente assintomático, e a detecção em geral é realizada por meio de colposcopia e biopsia em relação às anormalidades detectadas no rastreamento. O câncer do colo do útero com frequência se dissemina por meio da extensão local até o corpo do útero, a vagina, a bexiga e o paramétrio. Nos estágios avançados, as pacientes podem apresentar dor durante a relação sexual, secreção ou sangramento vaginal, dor pélvica ou anormalidades de intestino, bexiga ou na função sexual. Nos casos avançados, a visualização direta do colo do útero pode revelar uma lesão óbvia para a biopsia. Nesses casos, o esfregaço de Papanicolaou não é adequado para fins diagnósticos, e a paciente deve ser encaminhada para a biopsia.

### DIAGNÓSTICO

O tratamento do câncer do colo do útero é predominantemente guiado pelo estágio da doença. O estadiamento do câncer do colo do útero depende da avaliação clínica cuidadosa e completa por um oncologista ginecológico. A sobrevida do câncer do colo do útero é maior nas mulheres tratadas por um oncologista ginecológico, e o encaminhamento imediato é importante. Além do exame pélvico e retovaginal, isto pode incluir um exame sob anestesia, cistoscopia, proctoscopia e exames de imagem como ressonância magnética (RM), tomografia computadorizada (TC) ou tomografia com emissão de pósitrons (PET).

## TRATAMENTO

Além do estadiamento, as decisões do tratamento levarão em consideração a idade da paciente, o desejo de conservar a fertilidade, as comorbidades e o tamanho do tumor.[4] O tratamento da doença de volume baixo limitada ao colo do útero consiste, em geral, em histerectomia radical, embora histerectomia simples possa ser realizada na doença de risco muito baixo. Nas mulheres submetidas à histerectomia radical, abordagens minimamente invasivas (p. ex., laparoscópicas ou laparoscópicas assistidas por robótica) deixaram de ser recomendadas porque estudos já demonstraram sobrevida livre de doença mais desfavorável, em comparação à cirurgia a céu aberto.[A1] Em alguns casos, uma biopsia em cone do colo do útero (excisão circunferencial com formato de cone do colo do útero, que inclui a zona de transformação e no mínimo uma parte do canal endocervical, também denominada *conização*), ou um procedimento de excisão eletrocirúrgica em alça (LEEP) podem ser tratamento suficiente para as mulheres com doença microscópica.[A1b] Nas situações limitadas em que se deseja a preservação da fertilidade, uma traquelectomia radical (remoção somente do colo do útero) pode ser realizada. Estudos clínicos em andamento também estão avaliando o uso da conização com dissecção de linfonodos para a preservação da fertilidade. Existe alguma variabilidade nas recomendações de tratamento para as pacientes com doença nos estágios da Fédération Internationale de Gynécologie et d'Obstétrique (FIGO) IA com invasão do espaço linfovascular (LVSI), IB e IIA, com opções para a histerectomia ou quimiorradioterapia (QRT) definitiva. As mulheres com achados patológicos à histerectomia, como LVSI, envolvimento estromal profundo do colo do útero, tamanho do tumor maior que o esperado, margens cirúrgicas positivas, envolvimento do paramétrio, ou envolvimento de linfonodos, podem ser tratadas com RT pós-operatória adjuvante.[A2] As pacientes com estágios da FIGO IIB a IVA devem receber QRT definitiva com cisplatina semanal para fins de sensibilização à radiação. As pacientes com metástases a distância ao diagnóstico em geral receber terapia sistêmica à base de derivados da platina e taxanos. Bevacizumabe, um anticorpo contra o fator de crescimento endotelial vascular (VEGF), comprovadamente aumenta a sobrevida quando combinado com a quimioterapia inicial para o câncer do colo do útero avançado.[A3] As recomendações do tratamento estão resumidas na Tabela 189.2.

Pacientes altamente selecionadas com uma recidiva central do câncer do colo do útero são candidatas para a exenteração pélvica. Este é um procedimento altamente mórbido, mas pode resultar na cura de 25 a 50% das pacientes. O câncer do colo do útero recidivante, embora seja tratável, geralmente não é curável. A quimioterapia sistêmica é a abordagem habitual, embora RT localizada paliativa seja empregada para o manejo dos sintomas. A sobrevida geral mediana das pacientes com doença avançada é inferior a 18 meses. A morte geralmente está relacionada à recidiva local e pode estar associada à disfunção de órgãos, como hidronefrose, obstrução intestinal e formação de fístula. A disseminação metastática a distância em linfonodos, peritônio, fígado, pulmão ou ossos também pode ser observada no câncer do colo do útero.

### Tabela 189.2 Abordagem do câncer do colo do útero de acordo com o estágio.*

| ESTÁGIO | BREVE DEFINIÇÃO | TRATAMENTO HABITUAL |
|---|---|---|
| 0 | Carcinoma *in situ* | Conização, histerectomia[†] |
| I | Câncer do colo do útero confinado ao útero | |
| IA1 | Invasão estromal microscópica < 3 mm + LVSI[‡] | Conização, histerectomia[†] Histerectomia radical ou QRT |
| IA2 | Invasão estromal microscópica de 3 a 5 mm | Histerectomia radical ou QRT |
| IB1 | Lesão visível ≤ 4 cm na maior dimensão[§] | Histerectomia radical ou QRT |
| IB2 | Lesão visível > 4 cm na maior dimensão | Histerectomia radical ou QRT |
| II | Câncer do colo do útero limitado disseminado além do útero | |
| IIA | Tumor além do útero, sem envolvimento do paramétrio | |
| IIA1 | Lesão visível ≤ 4 cm na maior dimensão | Histerectomia radical ou QRT |
| IIA2 | Lesão visível > 4 cm na maior dimensão | Histerectomia radical ou QRT |
| IIB | Extensão até o paramétrio | QRT |
| III | Extensão pélvica do câncer do colo do útero | |
| IIIA | O tumor envolve o terço inferior da vagina, mas sem extensão para a parede pélvica | QRT |
| IIIB | O tumor se estende para a parede pélvica, hidronefrose ou linfonodos regionais | QRT |
| IVA | Envolvimento da mucosa do intestino ou da bexiga | CRT |
| IVB | Doença metastática a distância | Quimioterapia[¶] |

*O câncer do colo do útero é estadiado segundo exame clínico, exames de imagem e exame histopatológico. O estadiamento pode incluir achados ao exame sob anestesia, exames de imagem e histopatologia, quando disponíveis, para suplementar os achados clínicos a respeito das dimensões e da extensão do tumor, em todos os estágios. Os cânceres ginecológicos são mais comumente estadiados segundo o sistema de estadiamento da FIGO (Fédération Internationale de Gynécologie et d'Obstétrique). [†]Se houver margens positivas após a conização, repeti-la ou realizar histerectomia. [‡]Histerectomia recomendada quando há invasão do espaço linfovascular (LVSI). [§]A quimiorradioterapia (QRT) inclui administração semanal de cisplatina com radioterapia definitiva. [¶]A quimioterapia para a doença metastática consiste, em geral, derivado da platina mais taxano com bevacizumabe.

## PREVENÇÃO

### Vacina contra o papilomavírus humano[a]

A infecção pelo HPV é mais comum nas pessoas no fim da adolescência e no início da década dos 20 anos; portanto, a vacinação é recomendada antes que a pessoa se torne sexualmente ativa. A vacina contra o HPV foi aprovada inicialmente para o sexo feminino, mas foi liberada pela Food and Drug Administration (FDA) dos EUA para ambos os sexos desde 2009. A vacina contra o HPV está incluída nas vacinações de rotina da infância do Advisory Committee on Immunization Practices (ACIP) para ambos os sexos, para ser administrada aos 11 a 12 anos, mas pode ser administrada tão precocemente quanto aos 9 anos. O esquema original era de três doses em 0, 1 e 6 meses, mas uma série de duas doses, administradas a um intervalo de 6 a 12 meses, atualmente é recomendada para qualquer criança que inicie a sua vacinação antes dos 15 anos.[5] O ACIP fornece as recomendações de vacinação com alcance para mulheres de 13 a 26 anos, homens de 13 a 21 anos, e populações de risco alto, como homens que mantêm relações sexuais com homens ou indivíduos imunocomprometidos até os 26 anos que ainda não tenham sido vacinados ou que não tenham concluído a série de vacinas. Em 2018, a FDA estendeu a aprovação da vacinação para homens e mulheres adultos até os 45 anos, com base em evidências de que, até quando administrada após os 26 anos, ela pode conferir proteção contra as doenças relacionadas ao HPV.

Muito embora idealmente a vacina deva ser administrada antes do início da atividade sexual, ainda é esperado que aqueles que são sexualmente ativos se beneficiem, tendo em vista que poucos indivíduos sexualmente ativos terão sido expostos a (ou infectados por) todos os tipos de HPV prevenidos pelas vacinas. Ainda que nenhum dano fetal tenha sido documentado com a exposição à vacina contra o HPV *in utero*, e dados da vacinação inadvertida durante a gestação estejam cada vez mais disponíveis e sejam cada vez mais tranquilizadores, a vacinação não é recomendada para gestantes. Não existe contraindicação à imunização imediatamente pós-parto, e o período pós-parto seria um momento ideal para a imunização de mulheres que, de outra maneira, não acessam o sistema de saúde de maneira consistente. Como as recomendações da vacinação contra o HPV são recentes, a duração da proteção da vacina, em particular com a vacina 9-valente, não é conhecida atualmente. Entretanto, até o momento estudos não demonstraram evidências de enfraquecimento da proteção ao longo de 10 anos de acompanhamento. Atualmente não existe uma recomendação para o reforço da vacinação após a conclusão da série de vacinas. A vacinação após o tratamento para neoplasias intraepiteliais cervicais (NIC) tipos 2 e 3 pode diminuir a incidência de recidivas.

---

[a]N.R.T.: No Brasil, a vacina contra HPV é administrada gratuitamente pelo Ministério da Saúde. O esquema básico prevê duas doses com 6 meses de intervalo em meninas de 9 a 14 anos e meninos de 11 a 14 anos. A vacina contra HPV também está disponível para mulheres e homens de 9 a 26 anos vivendo com HIV/AIDS, transplantados de órgãos sólidos, de medula óssea e pacientes oncológicos, sendo o esquema vacinal de três doses (0, 2 e 6 meses).

A vacinação nos homens é crítica, não somente na prevenção da disseminação do HPV para as parceiras, como também na prevenção dos cânceres de cabeça e pescoço associados ao HPV, que aumentaram dramaticamente nas últimas décadas e predominam nos homens.

As vacinas contra o HPV são baseadas na proteína do capsídio do HPV (L1), que sofre montagem em partículas semelhantes ao vírus ocas (VLPs), que se assemelham à camada externa do HPV. As VLPs são não infecciosas, uma vez que está ausente o DNA viral, mas induzem títulos altos de anticorpos, que neutralizam os vírions. Três vacinas contra o HPV diferentes estão aprovadas pela FDA (Tabela 189.3), mas desde 2017 somente a vacina 9-valente está disponível nos EUA.[A4] Estudos clínicos de todas as três vacinas documentam um nível de segurança alto. Todas as vacinas são altamente efetivas na prevenção de sequelas do HPV de risco alto em homens e mulheres, com eficácia de 97% ou mais.[A5] Entretanto, elas são razoavelmente menos efetivas na prevenção de verrugas genitais, um dos desfechos de prevenção medidos em homens, que implica taxas de eficácia mais baixas relatadas em homens.

As taxas de vacinação nos EUA apresentaram atrasos em relação às taxas na Europa e na Austrália, com 53,1% nas meninas e 44,3% nos meninos em 2017. A ausência de entendimento parental a respeito da necessidade e da segurança da vacinação contra o HPV aparentam ser os principais fatores de parte dos pais. Os profissionais de saúde apresentam um papel crítico na instrução dos pais e dos indivíduos com idade para a vacinação a respeito da importância da vacinação contra o HPV tempestiva e completa, tendo em vista que as recomendações dos profissionais são um dos direcionadores mais fortes do início da vacina contra o HPV. O Centers for Disease Control and Prevention (CDC) norte-americano fornece ferramentas para que os profissionais melhorem a qualidade de suas recomendações e enfatiza o papel da prevenção do câncer nas discussões a respeito da vacinação contra o HPV.[6]

## Recomendações de rastreamento

Para as mulheres de risco médio, a U.S. Preventive Services Task Force (USPSTF) atualmente recomenda rastreamento com esfregaço de Papanicolaou a cada 3 anos para as mulheres de 21 a 29 anos. Para as mulheres de 30 a 65 anos, recomenda a escolha de uma dentre três opções: (1) apenas esfregaço de Papanicolaou a cada 3 anos, (2) esfregaço de Papanicolau e exame de HPV em conjunto a cada 5 anos, ou (3) exame de HPV isoladamente a cada 5 anos. É importante observar que o exame de esfregaço de Papanicolaou isoladamente não reduz a incidência de adenocarcinoma, que pode ser mais bem detectado pelo exame de HPV.[7] A recomendação da USPSTF é contra o rastreamento de mulheres que realizaram uma histerectomia com remoção do colo do útero, mulheres com menos de 21 anos, ou mulheres com mais de 65 anos que foram rastreadas de modo adequado anteriormente. Entretanto, as mulheres de risco alto, tais como as imunocomprometidas, devem fazer o rastreamento por toda a vida. As diretrizes da American Cancer Society (ACS) e da National Cooperative Cancer Network (NCCN) são semelhantes. O American College of Obstetrics and Gynecology (ACOG) apresenta recomendações semelhantes, mas prefere a combinação de esfregaço de Papanicolaou e de HPV para mulheres de 30 a 65 anos. A vacinação contra o HPV não afeta as recomendações de rastreamento, de modo que as mulheres que foram vacinadas contra o HPV ainda assim devem seguir estas diretrizes. Em 2018, a USPSTF incluiu o exame de HPV isoladamente a cada 5 anos como uma alternativa à combinação de esfregaço de Papanicolaou e exame de HPV ou à citologia isoladamente. Em uma paciente com um resultado de HPV positivo, a próxima etapa é orientada pela citologia, de acordo com a orientação parcial da ASCCP e do ACOG. O rastreamento mais frequente é recomendado para as mulheres que são de risco alto para o câncer do colo do útero em razão de imunossupressão (p. ex., infecção pelo HIV, transplante de órgão ou uso de esteroides a longo prazo), exposição ao dietilestilbestrol (DES) *in utero*, alteração em esfregaço de Papanicolaou anterior ou infecção por HPV anterior positiva.[8,9]

## Interpretação dos exames de rastreamento

O laudo do esfregaço de Papanicolaou atual utiliza o sistema de classificação de Bethesda de 2014 para a citologia cervical e tipicamente será relatado como normal, células escamosas atípicas de significância indeterminada (CEA-SI), lesão intraepitelial escamosa de grau baixo (LIEB), lesão intraepitelial escamosa de grau alto (LIEA), ou células glandulares atípicas (CGAs). Estes achados citológicos serão correlacionados aos achados histológicos subsequentes de grau variado de displasia, neoplasia intraepitelial cervical (NIC) e carcinoma *in situ* ou carcinoma invasivo (Tabela 189.4). De modo geral, os resultados do exame citológico do colo do útero não são utilizados isoladamente para a obtenção de um diagnóstico definitivo ou para iniciar o tratamento. Em vez disto, os resultados do teste são utilizados para orientar a avaliação adicional. Os resultados da citologia podem estar associados a um achado histológico subsequente que seja mais ou menos grave.

As CEA-SI apresentam um risco baixo de progressão até o carcinoma e podem ser manejadas de maneira conservadora com o exame de HPV (preferido em mulheres de 25 anos ou mais) ou a repetição da citologia em 1 ano. Se o exame de HPV for positivo, as mulheres com CEA-SI devem realizar uma colposcopia. A LIEB, sobretudo em mulheres jovens, é habitualmente uma infecção pelo HPV transitória. Mulheres com LIEB devem realizar uma colposcopia, exceto se o coexame de HPV simultâneo for negativo, caso em que é recomendado repetir o coexame em 1 ano. A LIEA mais provavelmente está associada à infecção pelo HPV persistente e a uma taxa mais alta de progressão para câncer do colo do útero invasivo. As mulheres com LIEA devem realizar uma colposcopia, ainda que um LEEP imediato possa ser realizado. O achado de CGAs na citologia cervical é um marcador significativo de doença pré-maligna do colo do útero ou do endométrio, e a avaliação deve incluir o exame de ambos os locais.

O colposcópio é um microscópio binocular iluminado, que aumenta o tecido de interesse. A colposcopia cervical é utilizada para examinar toda a superfície do colo do útero, com ênfase na junção escamocolunar e nas zonas de transformação. Os achados colposcópicos anormais são utilizados para a escolha dos locais para a biopsia. Além da biopsia do colo do útero, podem ser realizadas a repetição da citologia cervical (com exame de HPV, se indicado) e a curetagem endocervical. Os achados histopatológicos irão orientar o acompanhamento e a terapia, se necessário. Mulheres com achados citológicos de risco alto durante a gestação ainda podem ser submetidas à colposcopia, ainda que seja omitida a curetagem endocervical.

| Tabela 189.3 | Vacinas profiláticas contra o papilomavírus humano. | | |
|---|---|---|---|
| **PROPRIEDADES DA VACINA** | **GARDASIL®** | **CERVARIX®** | **GARDASIL®-9[†]** |
| Nome apropriado | Vacina quadrivalente contra o papilomavírus humano (tipos 6, 11, 16, 18), recombinante | Vacina bivalente contra o papilomavírus humano (tipos 16 e 18), recombinante | Vacina 9-valente contra o papilomavírus humano, recombinante |
| Fabricante | Merck | GlaxoSmithKline | Merck |
| Tipo | Tetravalente | Bivalente | 9-Valente |
| Linhagens de HPV | 6, 11, 16, 18 | 16, 18 | 6, 11, 16, 18, 31, 33, 45, 52, 58 |
| Adjuvante utilizado | Hidroxifosfato de alumínio | AS04 | Hidroxifosfato de alumínio |
| Eficácia* | 97 a 100% (mulheres); 60 a 100% (homens) | 93% (mulheres) | 97% (mulheres); 60 a 100% (homens) |

*Prevenção de neoplasia intraepitelial cervical do tipo 2 ou doença mais grave, em virtude do tipo de vacina contra o papilomavírus humano (HPV) na população não exposta ao HPV.
[†]Apenas a Gardasil®-9 está disponível atualmente nos EUA.

| Tabela 189.4 | Citologia e histopatologia do colo do útero. | | |
|---|---|---|---|
| Displasia | Muito leve | NIC1 | LIEA |
| | Leve | | |
| | Moderada | NIC2 | LIEB |
| | Grave | NIC3 | |
| Carcinoma | *In situ* | | |
| | Invasivo | | |

NIC = neoplasia intraepitelial cervical; LIEA = lesão intraepitelial escamosa de grau alto; LIEB = lesão intraepitelial escamosa de grau baixo.

## CÂNCER ENDOMETRIAL

O câncer endometrial tem origem no revestimento epitelial interno do útero e é o câncer ginecológico mais comum em mulheres nos EUA. As taxas de câncer endometrial estão aumentando em paralelo ao aumento das taxas de obesidade, com uma estimativa de 63.000 novos casos de câncer endometrial e 11.000 mortes relacionadas ao câncer nos EUA anualmente. O câncer endometrial é o quarto câncer mais comum em mulheres, após os cânceres de mama, pulmão e colorretal. É esperado que quase 3% das mulheres nos EUA desenvolvam a doença. A idade média ao diagnóstico de câncer endometrial é de 60 anos, e ele é raro em mulheres com menos de 45 anos. O câncer endometrial é mais comum em mulheres brancas, mas apresenta uma taxa de mortalidade mais alta em mulheres afro-americanas.

### EPIDEMIOLOGIA

Um fator importante para o desenvolvimento do câncer endometrial é a exposição ao estrogênio. O aumento das tendências na incidência do câncer endometrial pode ser amplamente explicado pelo aumento da exposição ao estrogênio endógeno e ao uso do estrogênio exógeno em mulheres na perimenopausa e na pós-menopausa. A obesidade está relacionada ao aumento dos estrogênios circulantes em virtude do aumento da atividade da aromatase no tecido adiposo, contribuindo para a conversão dos androgênios em estrogênio (Tabela 189.5).

As mulheres com um histórico de hiperplasia atípica complexa apresentam um risco de quase 30 vezes para o desenvolvimento subsequente de câncer endometrial. Na medida em que a população envelhece, a incidência do câncer endometrial aumenta. A combinação de melhora da expectativa de vida, diminuição da paridade e elevação das taxas de diabetes e obesidade tornam o câncer endometrial um desafio crescente em muitos países em desenvolvimento e de renda intermediária.

A maior parte dos cânceres endometriais é esporádica, mas uma pequena porcentagem (3 a 5%) dos cânceres endometriais é atribuída a uma predisposição genética. Mulheres com histórico familiar de câncer endometrial apresentam um aumento de 1,5 a 2 vezes do risco relativo à doença. Uma parte dele está relacionada à predisposição hereditária. A síndrome de Lynch (também denominada *câncer colorretal hereditário não polipoiso* [CCHNP]) é a síndrome genética mais comum associada ao câncer endometrial, sendo causada por mutações na linhagem germinativa em um dos genes de reparo de incompatibilidades do DNA, *MLH1*, *MSH2*, *MSH6*, *PMS2* ou *EPCAM* (Capítulo 171). Mulheres com síndrome de Lynch apresentam um risco vitalício de câncer colorretal de até 80% e um risco de até 60% para o desenvolvimento de câncer endometrial. A identificação da síndrome de Lynch nas mulheres com câncer endometrial pode levar à prevenção de um segundo câncer na paciente e à prevenção de novos cânceres incidentes em familiares, por meio de estratégias de redução do risco e aumento da vigilância.[10] A síndrome de Cowden é uma condição rara, que resulta de mutação no gene supressor tumoral *PTEN*. O risco vitalício de câncer endometrial é de 13 a 20% nas mulheres com síndrome de Cowden, uma elevação de 5 vezes em comparação à população geral.

### BIOPATOLOGIA

Mais de 80% dos cânceres endometriais (cânceres endometriais tipo 1) estão relacionados ao estrogênio. Os 10 a 20% remanescentes (cânceres endometriais tipo 2) são independentes do estrogênio, mas compartilham alguns fatores de risco com os cânceres endometriais tipo 1, tais como baixa paridade, idade precoce à menarca e diabetes. A distinção entre o câncer endometrial tipos 1 e 2 é baseada em diferenças na histologia e nos desfechos clínicos, com o tipo 2 apresentando um prognóstico mais desfavorável (Tabela 189.6). As malignidades tipo 1 tendem a apresentar doença confinada ao útero, em geral apresentam um prognóstico mais favorável do que os cânceres tipo 2 e, com frequência, mantêm a expressão de receptores hormonais. Em nível molecular, os tumores tipo 1 apresentam maior probabilidade de ser diploides, ter perda de *PTEN*, reter o *p53* do tipo selvagem e estar associados à instabilidade de microssatélites. Contrariamente, os cânceres endometriais tipo 2 são pouco diferenciados; apesentam histologia serosa, de células claras ou de carcinossarcoma; com frequência são apresentados pela primeira vez em estágios avançados; e apresentam risco mais alto de disseminação. Em nível molecular, os cânceres endometriais tipo 2 são de grau mais alto, apresentam aneuploidia com mais frequência, ancoram mutações ou perda de *p53* e raramente expressam receptores de estrogênio e progesterona.[11]

O projeto The Cancer Genome Atlas está realizando sistematicamente uma caracterização genômica, transcriptômica e proteômica integrada das principais malignidades humanas. No câncer endometrioide e endometrial seroso, The Cancer Genome Atlas identificou quatro subtipos de câncer endometrial: *POLE* ultramutado, instabilidade de microssatélites hipermutada, baixa quantidade de cópias (*TP53* do tipo selvagem), e alta quantidade de cópias (*TP53* mutado). A Figura 189.1 demonstra um esquema sugerido para agrupar as pacientes nestes subtipos com o uso da classificação molecular. A identificação de 30% das pacientes com câncer endometrial com instabilidade de microssatélites (reparo de incompatibilidades do DNA defeituoso) ou *POLE* mutado está proporcionando uma alteração de paradigma na terapia e possivelmente no prognóstico e na sobrevida, tendo em vista que estes são marcadores da efetividade das terapias imunodirecionadas. Além disso, The Cancer Genome Atlas demonstrou que aproximadamente 25% dos tumores endometrioides compartilham características com os tumores serosos, incluindo extensivas alterações na quantidade de cópias, poucas alterações na metilação do DNA, baixa expressão de receptores de estrogênio e receptores de progesterona e frequentes mutações de *TP53*. Estes podem ter um comportamento mais agressivo, que pode afetar as recomendações para a terapia adjuvante pós-cirúrgica.[12]

### MANIFESTAÇÕES CLÍNICAS E DIAGNÓSTICO

A manifestação primária do câncer endometrial é o sangramento vaginal na pós-menopausa. Qualquer relato de sangramento na pós-menopausa deve ser considerado suspeito e requer uma avaliação completa para descartar o câncer endometrial. A abordagem inicial para o sangramento suspeito inclui exame pélvico, exame de imagem com ultrassom e biopsia endometrial. Em quase todos os casos de câncer endometrial confirmado patologicamente, recomenda-se a histerectomia com estadiamento cirúrgico. Para mulheres jovens selecionadas com câncer endometrial de grau baixo que desejam preservar a fertilidade, ou em mulheres que não são clinicamente adequadas para a cirurgia, pode ser considerada a continuação da terapia à base de progestina, com repetição da amostragem endometrial a cada 3 a 6 meses. A radiação é outra opção para mulheres com contraindicação absoluta para o manejo cirúrgico.

| Tabela 189.5 | Fatores de risco para o câncer endometrial. |
|---|---|

- Hiperplasia atípica complexa
- Exposição ao estrogênio não oposta
- Obesidade
- Idade avançada
- Nuliparidade
- Diabetes melito
- Menarca precoce, menopausa tardia
- Uso de tamoxifeno
- Histórico familiar de câncer endometrial
- Síndrome de Lynch (câncer colorretal hereditário não polipoiso [CCHNP])
- Síndrome de Cowden

| Tabela 189.6 | Cânceres endometriais tipo 1 *versus* tipo 2. | |
|---|---|---|
| | **CÂNCERES ENDOMETRIAIS TIPO 1** | **CÂNCERES ENDOMETRIAIS TIPO 2** |
| Impacto hormonal | Dependentes de estrogênio | Independentes de estrogênio |
| Histologia | Adenocarcinoma endometrial | Carcinossarcoma de células claras ou serosas |
| População de pacientes | Mais jovens, obesas, na perimenopausa | Mais velhas, magras, na pós-menopausa |
| Frequência | 80 a 85% | 15 a 20% |
| Prognóstico | Grau mais baixo; estágio mais precoce; taxa de mortalidade mais baixa | Mais agressivos; taxa de mortalidade mais alta |
| Características moleculares e genômicas | RE/PR-positivos; MSI | Mutações de *p53*; expressão excessiva de *ERBB2* |

RE = receptor de estrogênio; MSI = instabilidade de microssatélites; PR = receptor de progesterona.

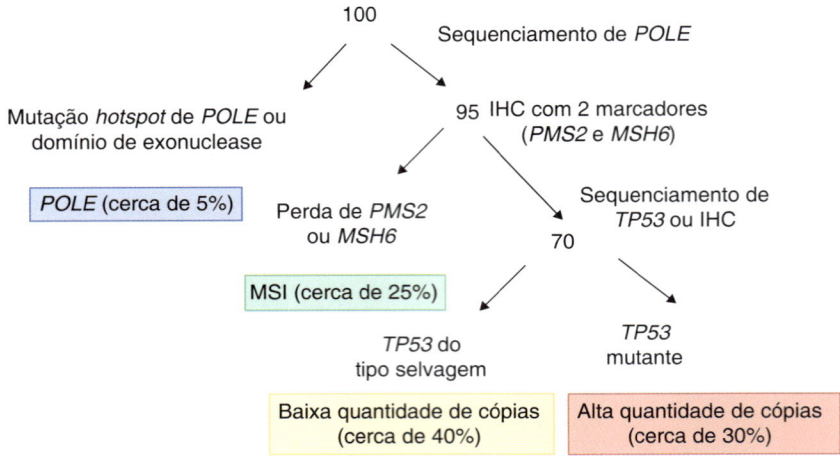

**FIGURA 189.1** Sugestão de possível esquema para a classificação molecular do câncer endometrial com o uso de resultados de sequenciamento e imuno-histoquímica para agrupar as pacientes em subtipos moleculares definidos anteriormente por The Cancer Genome Atlas (TCGA). IHC = imuno-histoquímica; MSI = instabilidade de microssatélites; POLE = polimerase ε. (De MacKay HJ, Levine DA, Bae-Jump VL, et al. Moving forward with actionable therapeutic targets and opportunities in endometrial cancer: NCI clinical trials planning meeting report on identifying key genes and molecular pathways for targeted endometrial cancer trials. *Oncotarget*. 2017;8:84579-84594.)

## Considerações especiais para exames no câncer endometrial

Recentemente reconheceu-se que 30 a 40% das mulheres com câncer endometrial endometrioide apresentarão evidências de instabilidade de microssatélites. Isto pode ocorrer como resultado de mutações em linhagens germinativas nos genes de reparo de incompatibilidades do DNA na síndrome de Lynch, mas ocorre mais comumente em virtude de alterações não hereditárias, como hipermetilação do promotor *MLH1* ou mutações somáticas nos genes de reparo de incompatibilidades do DNA que resultam na perda de expressão de proteínas. As proteínas envolvidas no reparo de incompatibilidades corrigem erros que ocorrem espontaneamente durante a replicação do DNA, tais como incompatibilidades de bases ou inserções e deleções curtas. As células com reparo de incompatibilidades deficiente acumulam erros, criando fragmentos de microssatélites inéditos. Ensaios com base na reação em cadeia da polimerase (PCR) podem revelar estas alterações de microssatélites inéditas e fornecer evidências em relação à presença de instabilidade de microssatélites.[13]

O tecido tumoral pode ser utilizado para identificar os pacientes com expressão do reparo de incompatibilidades do DNA anormal com o uso de imuno-histoquímica para as quatro proteínas de reparo de incompatibilidades. A PCR para o exame em relação à instabilidade de microssatélites necessita dos tecidos tumoral e normal. A imuno-histoquímica é utilizada com frequência, em virtude do custo mais baixo deste exame. Em alguns casos, a etiologia de perda da expressão de proteínas de reparo de incompatibilidades do DNA pode ser identificada por meio de exames de metilação do tecido tumoral.

O achado de instabilidade de microssatélites ou reparo de incompatibilidades deficiente apresenta implicações terapêuticas clínicas. As células com deficiência no reparo de incompatibilidades apresentam um aumento acentuado nas mutações: 1.700 em média, em comparação a somente 70 em uma célula cancerosa típica. Estas mutações resultam na produção de proteínas anormais, que são reconhecidas pelo sistema imune como estranhas. Estudos demonstraram que os tumores com reparo de incompatibilidades deficiente, independentemente do local de origem, apresentarão alta resposta à imunoterapia com o inibidor de PD-1 pembrolizumabe, e uma parte substancial adicional apresentará doença estável prolongada.

Ainda que a maior parte das observações de reparo de incompatibilidades deficiente ou instabilidade de microssatélites no câncer endometrial seja causada por alterações somáticas, o exame de linhagens germinativas deve ser considerado para descartar a síndrome de Lynch como causa destes achados. A Society of Gynecologic Oncology recomendou que todas as mulheres diagnosticadas com câncer endometrial devem ser submetidas ao rastreamento clínico sistemático em relação à síndrome de Lynch (revisão do histórico pessoal e familiar) e/ou ao rastreamento molecular.

## TRATAMENTO

Felizmente, a maior parte das mulheres apresentará doença localizada passível de cirurgia. A cirurgia minimamente invasiva com abordagem laparoscópica ou robótica substituiu em grande parte os procedimentos cirúrgicos abertos para a doença aparentemente confinada ao útero. A histerectomia total, a salpingo-ooforectomia bilateral, a citologia peritoneal (lavagens) e a avaliação de linfonodos são recomendadas. A inspeção visual das superfícies da parte superior do abdome e pélvica é importante para excluir a doença extrauterina. Os locais comuns de disseminação do câncer endometrial incluem os ovários, os linfonodos pélvicos ou periaórticos e o peritônio. A biopsia de linfonodos sentinela é uma alternativa nos centros com especialidade nesses métodos cirúrgicos. Os avanços cirúrgicos diminuíram a morbidade e a duração da hospitalização associadas ao tratamento cirúrgico primário do câncer endometrial.[14]

A avaliação patológica abrangente deve incluir o subtipo histológico e o grau, o tamanho e a localização do tumor, a profundidade da invasão do miométrio, a presença ou ausência de envolvimento do estroma do colo do útero, o envolvimento do paramétrio e a avaliação da invasão linfática e vascular. O sistema de estadiamento da FIGO de 2009 para o câncer endometrial está demonstrado na Tabela 189.7, com as recomendações de tratamento. O estadiamento cirúrgico e os fatores de risco identificados incluem são utilizados para orientar as recomendações para a terapia pós-operatória adjuvante. Os fatores de risco incluem avanço da idade, presença de LVSI, histologia, tamanho do tumor, grau do tumor, envolvimento do segmento uterino inferior ou envolvimento do estroma (glandular) do colo do útero.[15,16]

Para mulheres selecionadas com doença confinada ao útero, a radiação pós-histerectomia adjuvante com braquiterapia vaginal e/ou radioterapia pélvica total com feixe externo é considerada algumas vezes.[A6,A7] A terapia sistêmica normalmente ocorre com paclitaxel e carboplatina. Em muitas destas situações, o tratamento adjuvante pode reduzir o risco de recidiva, mas pode não apresentar um impacto significativo na sobrevida. Nesta condição, as sequelas do tratamento e as toxicidades da terapia a longo prazo contribuirão para as recomendações do tratamento. Para as mulheres com envolvimento de anexos, paramétrio ou linfonodos (doença em estágio III) ou doença disseminada (estágio IV), a quimioterapia sistêmica é tão favorável quanto a quimioterapia mais radiação.[A7b] Para as mulheres com metástases a distância ao diagnóstico, a técnica cirúrgica de *debulking*, junto com radiação para a paliação, é considerada algumas vezes, mas a quimioterapia sistêmica é o padrão de tratamento.

Para as mulheres com doença recidivante, a terapia sistêmica é o tratamento padrão. Para os tumores de grau baixo que sejam receptor hormonal-positivos, algumas vezes a terapia hormonal pode proporcionar benefícios do tratamento a longo prazo. Os agentes progestacionais são a espinha dorsal do tratamento e podem ser utilizados isoladamente ou com tamoxifeno. As recomendações da quimioterapia sistêmica dependerão do tratamento anterior e do tempo até a recidiva. Bevacizumabe

### Tabela 189.7 — Abordagem do câncer endometrial, de acordo com o estágio.*

| ESTÁGIO | BREVE DEFINIÇÃO | TRATAMENTO |
|---|---|---|
| I | Tumor confinado ao corpo uterino | |
| IA | < 50% de invasão miometrial | HT, SOB ± braqui vag[†] |
| IB | ≥ 50% de invasão miometrial | HT, SOB ± braqui vag[†] |
| II | Envolvimento do estroma do colo do útero | HT, SOB ± braqui vag ± EBRT[‡] |
| IIIA | O tumor envolve a serosa e/ou os anexos | HT, SOB, terapia sistêmica ± ERBT ± braqui vag |
| IIIB | Envolvimento tumoral vaginal ou parametrial | HT, SOB, terapia sistêmica ± ERBT ± braqui vag |
| IIIC | Envolvimento de linfonodos pélvicos e/ou para-aórticos | HT, SOB, terapia sistêmica ± ERBT ± braqui vag |
| IVA | O tumor invade a bexiga ou o intestino | HT, SOB, terapia sistêmica ± ERBT ± braqui vag |
| IVB | Metástases a distância, envolvimento de linfonodos inguinais | HT, SOB, terapia sistêmica ± ERBT ± braqui vag |

SOB = salpingo-ooforectomia bilateral; EBRT = radioterapia com feixe externo; HT = histerectomia total; braqui vag = braquiterapia vaginal. *Histologia endometrial. [†]A EBRT e a terapia sistêmica podem ser consideradas para as pacientes com doença de grau alto ou fatores de risco adverso. [‡]A terapia sistêmica pode ser considerada para as pacientes com doença de grau alto. [§]A braquiterapia vaginal é recomendada para o estágio IIIB.

pode ser considerado para as pacientes que tenham progredido com a quimioterapia, e pembrolizumabe pode ser utilizado para as mulheres com tumores com expressão de reparo de incompatibilidades do DNA deficiente ou alta instabilidade de microssatélites (ver adiante).

Três subtipos histológicos de câncer endometrial de risco alto recomendam considerações especiais: carcinossarcoma, carcinoma de células claras e carcinoma seroso. Todos os três são cânceres endometriais tipo 2 que são mais agressivos, com maior propensão para a doença avançada ao diagnóstico e prognóstico em geral mais desfavorável. A quimioterapia sistêmica com ou sem radiação é o tratamento recomendado para todas essas histologias de risco alto, exceto o estágio IA.

Os carcinossarcomas uterinos são neoplasias raras, agressivas e bifásicas, que contêm elementos epiteliais e mesenquimais malignos de grau alto. O componente mesenquimal pode se assemelhar ao de qualquer um de diversos sarcomas de grau alto. Os carcinossarcomas uterinos são responsáveis por menos de 5% das malignidades uterinas, mas apresentam um prognóstico em geral desfavorável. No momento do diagnóstico, aproximadamente um terço das pacientes apresentará disseminação da doença além do útero. Os carcinossarcomas uterinos apresentam mutações de *TP53* frequentes e, portanto, são considerados tumores tipo 2. O tratamento do carcinossarcoma uterino é semelhante àquele de outros cânceres endometriais, mas é mais responsivo à ifosfamida, que pode ser considerada no seu tratamento. Ainda que existam múltiplas alterações genômicas identificadas no carcinossarcoma uterino, atualmente não existe uma terapia com alvo molecular que tenha demonstrado proporcionar melhora do desfecho terapêutico neste subtipo de câncer endometrial.

Os carcinomas de células claras endometriais são tumores raros, que apresentam comportamento clínico agressivo e desfecho desfavorável, em comparação aos tumores endometrioides. Paclitaxel e carboplatina são considerados a terapia padrão, mas o carcinoma de células claras será menos responsivo a esta terapia.

Os carcinomas serosos uterinos são neoplasias muito agressivas, com propensão muito alta de disseminação, incluindo para locais a distância na parte superior do abdome, até mesmo quando confinados ao endométrio. Estes representam menos de 10% dos cânceres endometriais, mas são responsáveis por mais de 30% da mortalidade por câncer endometrial. A quimioterapia é utilizada com frequência, até mesmo na doença em estágio muito inicial. A expressão excessiva de ErbB2 (HER2) tem sido observada com frequência no carcinoma seroso uterino, e estudos clínicos que examinam a adição da terapia com alvo molecular em HER2 à quimioterapia demonstraram melhora dos desfechos.

### PREVENÇÃO

**Recomendações de rastreamento**

Ao chegar à menopausa, todas as mulheres devem ser informadas a respeito dos riscos e sintomas de câncer endometrial e ser fortemente encorajadas a relatar qualquer sangramento vaginal ou manchas inesperados ao seu médico. Nenhum rastreamento de câncer endometrial padrão é recomendado para a população em geral. Deve ser ofertado às mulheres com síndrome de Lynch o rastreamento em relação ao câncer endometrial com ultrassom transvaginal e biopsia endometrial anualmente, com início aos 35 anos. A histerectomia com salpingo-ooforectomia bilateral é recomendada para mulheres com síndrome de Lynch após o término da idade fértil.

Os esfregaços de Papanicolaou não são utilizados no rastreamento do câncer endometrial. Entretanto, os resultados dos esfregaços de Papanicolaou algumas vezes demonstram sinais de endométrio anormal, que devem ser avaliados por completo. Embora o esfregaço de Papanicolaou padrão atualmente não seja capaz de detectar anormalidades endometriais de maneira confiável, abordagem mais novas, com o uso de avaliações genéticas dos esfregaços de Papanicolaou, estão sendo testadas para determinar se conseguem detectar cânceres endometriais e ovarianos.

## CÂNCER OVARIANO E CÂNCER TUBÁRIO

Existem três tipos celulares no ovário, e todos podem se tornar malignos: (1) as células do estroma de suporte, que proporcionam o apoio estrutural aos folículos, mantêm a organização celular no ovário e se diferenciam em células secretoras de esteroides necessárias para promover o desenvolvimento dos oócitos e a ovulação; (2) os óvulos, que são as células germinativas femininas necessárias para a reprodução; e (3) as células epiteliais ovarianas, que formam a superfície do ovário. O último tipo celular, junto com as células das tubas uterinas e aquelas que revestem a cavidade peritoneal, dão origem ao que comumente se denomina *malignidades epiteliais ovarianas*. Os tumores do estroma ovariano e das células germinativas são comentados sucintamente mais adiante neste capítulo. O uso do termo *câncer ovariano* se referirá aos cânceres ovarianos epiteliais, cânceres tubários e cânceres peritoneais primários.[17]

Mais de 22.000 novos casos de câncer ovariano são diagnosticados anualmente nos EUA. Infelizmente, a maior parte das mulheres apresenta doença avançada por ocasião do diagnóstico, e mais de 14.000 mulheres morrerão anualmente em razão da doença. Portanto, o câncer ovariano apresenta a mais alta taxa de mortalidade de todas as malignidades ginecológicas. Tendo em vista que a incidência do câncer ovariano é mais alta nos países desenvolvidos, onde a paridade é mais baixa, o teor de gordura da dieta é maior e as mulheres têm expectativas de vida maiores, sua incidência é mais alta na América do Norte e na Europa e mais baixa em grande parte da Ásia e da África Subsaariana. O risco vitalício de câncer ovariano em mulheres nos EUA é de 1:70, ou de 1 a 2%. A idade mediana ao início do câncer ovariano é de 60 a 65 anos, embora mulheres com predisposição genética ao câncer ovariano possam desenvolver a doença em sua 4ª ou 5ª década de vida.

### EPIDEMIOLOGIA

Embora já tenham sido identificados fatores de risco para o câncer ovariano (Tabela 189.8), a causa da maior parte dos cânceres ovarianos não é conhecida. A ovulação mais frequente durante a vida está associada ao aumento do risco, e fatores que suprimem a ovulação, incluindo gestação, uso de anticoncepcionais orais e lactação prolongada, estão associados à diminuição do risco. A maior parte destes são fatores de risco modestos, com exceção da predisposição genética relacionada às mutações em linhagens germinativas nos genes de predisposição ao câncer.

### Tabela 189.8 — Fatores de risco para o câncer ovariano.

Avanço da idade
Fatores associados ao aumento da ovulação durante a vida
  Menarca precoce
  Menopausa tardia
  Nuliparidade
  Infertilidade
  Uso de fármacos estimulantes da ovulação
História familiar de câncer ovariano
Predisposição genética
  *BRCA1* e *BRCA2*
  Síndrome de Lynch
  Outros genes
Diminuição do risco de câncer ovariano
  Uso de anticoncepcionais orais
  Lactação prolongada
  Aumento da paridade
  Laqueadura tubária

Aproximadamente 80% dos cânceres ovarianos são esporádicos, mas cerca de 20% podem estar ligados a mutações em linhagens germinativas dominantes autossômicas.[18] *BRCA1* e *BRCA2* são as mutações mais comuns, identificadas em aproximadamente 15% das pacientes com câncer ovariano avançado (ver Capítulo 171). Mutações hereditárias nesses genes estão associadas a um aumento de 5 a 30 vezes no risco de câncer ovariano vitalício, em comparação ao risco de 1 a 2% na população geral, e com um aumento significativo do risco de câncer de mama e outros (Tabela 189.9).[19] Além de *BRCA1* e *BRCA2*, diversos outros genes têm sido associados a um aumento no risco de câncer ovariano, incluindo *ATM, BRIP1, PALB2, BARD1, RAD51C, RAD51D* e os genes da síndrome de Lynch *MSH2, MLH1, PMS2* e *MSH6*. Estes genes, combinados, são responsáveis pelos 5% remanescentes das pacientes com câncer ovariano avançado com mutação em linhagens germinativas identificada. A maior parte destes são genes de penetrância mais baixa, que podem aumentar o risco de câncer ovariano vitalício em 5 a 15% ou menos. Em virtude da alta taxa de associação do câncer ovariano com genes de predisposição ao câncer hereditário, recomenda-se que todas as mulheres com câncer ovariano avançado sejam submetidas a aconselhamento genético e considerem exames genéticos.

### BIOPATOLOGIA

A avaliação histopatológica identificará diversos subtipos de cânceres ovarianos epiteliais, os mais comuns sendo os cânceres serosos, mucinosos, de células claras e endometrioides. Os carcinomas endometrioides e de células claras são muito mais comuns no câncer ovariano em estágio inicial. Comparativamente, mais de 80% das pacientes com doença avançada apresentam câncer ovariano seroso de grau alto, que é o câncer ovariano mais bem compreendido.[20]

Atualmente está claro que uma parte significativa, e talvez a maioria dos cânceres ovarianos serosos, tem origem tubária. O processo de transformação maligna do epitélio tubário é caracterizado por mutação de *p53*, aumento da proliferação, atipia citológica, destacamento e esfoliação, metástase e implantação nas superfícies peritoneais, incluindo em ovários. Esta descoberta possivelmente explica a diminuição do risco de câncer ovariano observada na laqueadura tubária, que pode resultar na necrose tubária e na morte das células epiteliais tubárias.

### MANIFESTAÇÕES CLÍNICAS E DIAGNÓSTICO

Os sintomas de câncer ovariano incluem inchaço, aumento da cintura abdominal, saciedade precoce, dor pélvica ou abdominal, dispareunia e queixas intestinais ou vesicais. Infelizmente, pequenas massas em anexos em geral são silenciosas, e a maior parte dos sintomas anteriores está relacionada à disseminação da doença no abdome e na pelve. A ultrassonografia ou a TC de abdome e pelve normalmente identificam anormalidades em anexos e também podem demonstrar ascite, linfadenopatia e envolvimento do omento ou peritoneal. A citologia do líquido peritoneal algumas vezes pode ser diagnóstica, mas a biopsia percutânea de massa em anexo aparentemente isolada não é recomendada, em virtude do potencial de derramamento do tumor e de disseminação de um tumor de outro modo localizado na cavidade peritoneal. CA-125 é uma glicoproteína codificada pelo gene *MUC16*, que com frequência está significativamente elevada no soro de pacientes com câncer ovariano e que pode apoiar o seu diagnóstico. A elevação de CA-125 isoladamente não é diagnóstica do câncer ovariano. Ela pode estar elevada com outras malignidades e com processos benignos, especialmente aqueles que afetam as superfícies abdominal e peritoneal. Ela com frequência também está normal quando a doença está confinada nas tubas e/ou nos ovários, o que a torna uma ferramenta de rastreamento inadequado.

### TRATAMENTO

O tratamento do câncer ovariano inicia com a cirurgia naquelas pacientes que sejam elegíveis, que deve ser realizada por um oncologista ginecológico.[20b] Diversos estudos demonstraram a melhora dos desfechos da doença quando um oncologista ginecológico realiza o procedimento em um hospital com alto volume de casos de câncer ovariano. A cirurgia serve para obter o diagnóstico patológico e estadiar a paciente e é um componente importante do tratamento, até mesmo na condição da doença disseminada. A cirurgia inicial deve incluir laparotomia exploratória, histerectomia abdominal total, salpingo-ooforectomia bilateral, omentectomia, remoção da ascite ou lavagens peritoneais e dissecção de linfonodos em determinadas circunstâncias. O diafragma e a parte superior do abdome devem ser inspecionados e devem ser obtidas biopsias. O objetivo da cirurgia inicial deve ser a ressecção de toda doença visível até a residual microscópica, que pode incluir peritonectomia e/ou ressecção do intestino. Foi demonstrado, ao longo de múltiplos estudos, que isto resulta na melhora da sobrevida em geral, em comparação a graus inferiores de ressecção. Se a ressecção completa não puder ser alcançada, um esforço de citorredução máxima ainda é útil, tendo em vista que existe uma correlação direta entre o volume do tumor residual e a sobrevida. As pacientes são caracterizadas após a cirurgia inicial como R0 (zero doença residual visível) se não permanecer nenhuma doença visível, *debulking* ideal quando toda a doença visível for inferior a 1 cm e *debulking* subideal se permanecer a doença com 1 cm ou mais à conclusão da cirurgia. O relatório operatório deve declarar claramente o *status* e a localização de qualquer doença residual visível. A melhora do desfecho com a ressecção da doença disseminada é razoavelmente única do câncer ovariano e pode refletir a propensão à disseminação peritoneal com a disseminação linfática e hematógena.

Nas situações em que o *debulking* ideal não for considerado viável em virtude do volume e da localização da doença ou de comorbidades da paciente, a quimioterapia neoadjuvante com *debulking* no intervalo após quatro ou menos ciclos é aceitável.[A8] Em múltiplos estudos clínicos não com base nos EUA, os desfechos não foram diferentes entre as pacientes randomizadas para o *debulking* primário *versus* a quimioterapia neoadjuvante. Entretanto, nos EUA, estudos não randomizados demonstram um claro benefício para o *debulking* primário de linha de frente. Os desfechos da doença para as pacientes dos EUA tratadas com quimioterapia neoadjuvante não se aproximam daqueles das pacientes que realizaram cirurgia citorredutora primária (CCR) até a R0 ou *debulking* ideal antes da quimioterapia, mas são semelhantes aos daquelas que realizaram *debulking* inicial subideal. Por este motivo, a cirurgia citorredutora primária é recomendada em preferência à quimioterapia neoadjuvante para as mulheres com alta probabilidade de alcançar a citorredução ideal, com morbidade aceitável. A decisão a respeito da operabilidade e do momento da cirurgia deve ser tomada por um oncologista ginecológico.

Na conclusão da cirurgia primária, a histologia do tumor é identificada e o estágio é atribuído com base nos achados cirúrgicos e patológicos. Mais de 85% dos pacientes com doença avançada em estágios III e IV apresentarão histologia serosa, enquanto as células claras e o endometrioide comporão aproximadamente 50% das doenças em estágio I e II. Até 85% das pacientes apresentarão disseminação da doença ao diagnóstico, e 75 a 80% apresentarão doença em estágio III ou IV. O estágio da doença, o tumor residual, a histologia e o grau são utilizados para determinar o tratamento, conforme observado na Tabela 189.10. Quando utilizada, a quimioterapia é tipicamente uma combinação de platina e taxano, mas a doxorrubicina lipossômica peguilada e a carboplatina também podem ser consideradas.

Para os tumores grau 1 em estágio IA ou IB, as taxas de recidiva da doença são inferiores a 5%; portanto, é recomendada a observação pós-operatória sem quimioterapia adjuvante. Os tumores grau 2 são raros, e as recomendações de tratamento para os tumores grau 2 em estágio I não serosos são individualizadas. Três a seis ciclos de quimioterapia à base de platina são recomendados para a doença grau 3 em estágio I, estágio IC e estágio II. Seis ciclos são preferidos para os tumores serosos, enquanto três ciclos podem ser suficientes para os tumores endometrioides, de células claras e mucinosos.

Para as pacientes com R0 em estágio III (pacientes em estágio III sem tumor residual após a cirurgia) ou doença com *debulking* ideal, seis ciclos de tratamento intravenoso e intraperitoneal combinado à base de platina são preferidos, enquanto a doença em estágio III ou estágio IV subideal deve receber terapia à base de platina intravenosa. As terapias intravenosas e intraperitoneais não foram rigorosamente estudadas nas pacientes em estágio II, mas este grupo atualmente é caracterizado como apresentando doença em estágio avançado, de modo que as referidas terapias podem ser consideradas para este grupo.

Diversas histologias ovarianas menos comuns foram identificadas e estão resumidas na Tabela 189.11. Os tumores limítrofes, também denominados *tumores com baixo potencial maligno*, são um grupo distinto, que é

| Tabela 189.9 | Penetrância de *BRCA1* e *BRCA2*: risco de câncer vitalício cumulativo. | | |
|---|---|---|---|
| | POPULAÇÃO GERAL | BRCA1 | BRCA2 |
| Câncer de mama | 13% | 50 a 72% | 40 a 69% |
| Câncer ovariano | 1 a 2% | 35 a 60% | 10 a 27% |
| Câncer de próstata | 11% | 15 a 25% | 15 a 25% |
| Câncer pancreático | 1 a 2% | Aumento de 2 vezes | Aumento de 2 a 5 vezes |

caracterizado por ausência de invasão (ainda que possam se disseminar no interior da cavidade peritoneal), crescimento lento e comportamento indolente em geral. Estes tendem a ocorrer em mulheres mais jovens e são tratados primariamente com ressecção cirúrgica, conforme necessário. Os cânceres ovarianos de grau baixo também apresentam uma fração de crescimento mais baixa, mas exibem características de invasão. Estes tumores apresentam respostas mais baixas à quimioterapia e podem ser mais responsivos às terapias hormonais. Os cânceres mucinosos que envolvem os ovários são comumente metastáticos de um tumor primário gastrintestinal que está oculto. Os cânceres ovarianos mucinosos são menos responsivos aos regimes de quimioterapia ovariana padrão, e muitos requerem o uso de agentes utilizados no tratamento dos cânceres gastrintestinais.[20c] Assim como os carcinossarcomas endometriais, os carcinossarcomas ovarianos são neoplasias bifásicas, com elementos epiteliais e mesenquimais malignos. Os carcinossarcomas também são menos responsivos aos tratamentos típicos para o câncer ovariano e podem ser mais responsivos às terapias à base de ifosfamida. Os carcinomas de células claras com frequência estão associados à endometriose que envolve o ovário e são caracterizados por mutações direcionadoras de ARID1A. Eles também são menos responsivos às terapias para o câncer ovariano padrão.

A recidiva e a sobrevida em geral estão relacionadas ao estágio da doença. A sobrevida em 5 anos diminui significativamente com a doença mais avançada ao diagnóstico, conforme resumido na Tabela 189.12.[21] A maioria das pacientes com câncer em estágios I e II será curada com a terapia padrão, mas as pacientes com doença em estágios III e IV avançada ao diagnóstico são as principais contribuintes para a mortalidade da doença. A maior parte das pacientes com doença avançada responderá à terapia inicial e entrará em remissão clínica, mas a vasta maioria finalmente recidivará. Isto levou a diversos estudos que examinam o papel da terapia de manutenção, após a conclusão da quimioterapia inicial, com o objetivo de adiar ou prevenir a recidiva e melhorar a sobrevida. Estudos iniciais examinaram a continuação da quimioterapia após seis ciclos, da quimioterapia com dose alta com suporte de células-tronco, da terapia intraperitoneal e da radioterapia abdominal total, entre outros tratamentos. Estudos subsequentes utilizaram paclitaxel, topotecana ou doxorrubicina lipossômica peguilada, e os estudos mais recentes examinaram agentes biológicos com alvo molecular, incluindo pazopanibe, nintedanibe e outros. Na maior parte dos casos, este tratamento adiou a recidiva, mas não melhorou significativamente a sobrevida. A adição de bevacizumabe à quimioterapia à base de platina inicial e continuada posteriormente pode adiar a progressão, em particular nas pacientes de risco alto, mas não aumenta a sobrevida em geral. Mais recentemente, o uso do inibidor de poli-ADP-ribose polimerase (PARP) proporcionou um adiamento significativo na progressão quando utilizado após a quimioterapia inicial em mulheres com câncer ovariano associado ao BRCA.

Apesar da alta taxa de recidiva, as pacientes com câncer ovariano comumente responderão ao tratamento da doença recidivante e poderão apresentar intervalos adicionais de remissão. Diversos agentes quimioterápicos são utilizados no tratamento do câncer ovariano recidivante. As recomendações de tratamento subsequentes dependem da resposta à terapia inicial; das toxicidades apresentadas, em particular aquelas como a neuropatia, que podem persistir; e do tempo decorrido desde o tratamento anterior. As pacientes que apresentam recidivas mais de 6 a 12 meses após a conclusão da terapia à base de platina inicial são consideradas sensíveis à platina e habitualmente são tratadas com outra dupla de quimioterápicos (um deles contendo platina). As pacientes cuja recidiva ocorre nos primeiros 6 meses após a conclusão da terapia à base de platina são consideradas resistentes e são, tipicamente, tratadas com agente único não platina. Bevacizumabe adicionado ao tratamento da doença sensível à platina ou resistente à platina consegue melhorar a resposta à terapia e adiar a recidiva.[A9]

Um dos avanços mais significativos nos últimos anos foi a identificação de inibidores de PARP no câncer ovariano. Conforme observado anteriormente, cerca de 15% das mulheres com câncer ovariano avançado apresentarão mutação de linhagem germinativa em BRCA1 ou BRCA2. As proteínas BRCA atuam como reguladores críticos do ponto de controle do ciclo celular. Elas ajudam a manter o DNA, em particular a via de recombinação homóloga, que é crítica para o reparo do DNA com filamento duplo. Em cânceres ovarianos esporádicos, a integridade desses mesmos genes ou de outros genes na via de recombinação homóloga algumas vezes é alterada pela mutação somática ou pelo silenciamento de genes. Dados do Cancer Genome Atlas e de outros estudos documentaram um fenótipo semelhante a BRCA em aproximadamente 50% de todos os cânceres ovarianos. É interessante observar que mulheres com câncer ovariano

### Tabela 189.10 — Abordagem do câncer ovariano, de acordo com o estágio.

| ESTÁGIO | BREVE DEFINIÇÃO | TRATAMENTO |
|---|---|---|
| I | Tumor confinado no ovário | |
| IA | Nenhum envolvimento da superfície | |
| | Grau 1/2 | Laparotomia de estadiamento, observação* |
| | Grau 3 | Laparotomia de estadiamento, 3 a 6 ciclos de quimioterapia IV |
| IB | Tumor confinado em ambos os ovários | |
| | Grau 1/2 | Laparotomia de estadiamento, observação |
| | Grau 3 | Laparotomia de estadiamento, 3 a 6 ciclos de quimioterapia IV |
| IC | Envolvimento da superfície, ascite ou lavagens positivas | |
| | Ruptura da cápsula ou derramamento cirúrgico | Laparotomia de estadiamento, 3 a 6 ciclos de quimioterapia IV |
| II | Disseminação da doença limitada à pelve | |
| IIA | Envolvimento do útero ou das tubas | Laparotomia de estadiamento, 3 a 6 ciclos de quimioterapia IV† |
| IIB | Extensão para outros tecidos pélvicos | Laparotomia de estadiamento, 3 a 6 ciclos de quimioterapia IV† |
| III | O tumor envolve a parte superior do abdome ou linfonodos regionais | |
| IIIA | Linfonodos RP, doença microscópica além da pelve | Laparotomia de estadiamento, 6 ciclos de quimioterapia IV ou IVIP‡ |
| IIIB | Doença ≤ 2 cm além da pelve ± linfonodos RP | Laparotomia de estadiamento, 6 ciclos de quimioterapia IV ou IVIP‡ |
| IIIC | Doença > 2 cm além da pelve ± linfonodos RP | Laparotomia de estadiamento, 6 ciclos de quimioterapia IV‡ |
| IVA | Efusão pleural, citologia positiva | Laparotomia de estadiamento, 6 ciclos de quimioterapia IV‡ |
| IVB | Envolvimento do parênquima hepático/esplênico, linfonodos inguinais | |
| | Metástases extra-abdominais | Laparotomia de estadiamento, 6 ciclos de quimioterapia IV‡ |

*A laparotomia de estadiamento inclui a laparotomia exploratória, uma histerectomia abdominal total com salpingo-ooforectomia bilateral, omentectomia, remoção da ascite ou lavagens peritoneais e dissecção de linfonodos. †A quimioterapia intravenosa e intraperitoneal combinada pode ser considerada para as pacientes em estágio II. Ela é preferida para as pacientes R0 ou em estágio III com *debulking* ideal com doença residual inferior a 1 cm. ‡Para as pacientes que provavelmente não obterão sucesso com a cirurgia inicial, a quimioterapia neoadjuvante com *debulking* no intervalo pode ser considerada. IV = intravenosa; IVIP = intravenosa/intraperitoneal; RP = retroperitoneal.

### Tabela 189.11 — Histologias ovarianas mais comuns e recomendações de tratamento.

- **Limítrofes** (também conhecidas como de baixo potencial maligno [BPM]): observação
  - Estadiamento completo sem implantes invasivos
- Serosos/endometrioides de **grau baixo**
  - Terapia hormonal ou
  - Quimioterapia ± terapia hormonal
- **Mucinosas**: resposta desfavorável à quimioterapia para o câncer ovariano padrão, considerar terapias ou regimes com alvo gastrintestinal (5-fluorouracila, capecitabina, oxaliplatina)
- **Carcinossarcomas**: tratados com quimioterapia para o câncer ovariano padrão ou um regime que contenha ifosfamida
- **Carcinomas de células claras**: associados a endometriose, mutações direcionadoras de *ARID1A*; menos responsivos à quimioterapia para o câncer ovariano padrão

### Tabela 189.12 — Câncer ovariano: estágio e sobrevida.

| ESTÁGIO | PROPORÇÃO DE PACIENTES | | SOBREVIDA EM 5 ANOS |
|---|---|---|---|
| I | 15% | | 90% |
| II | < 5% | | 70% |
| III | 70% | 85% | 25 a 50% |
| IV | 10% | | 10 a 15% |

e mutação de *BRCA 1/2* sobrevivem por mais tempo do que as mulheres com câncer ovariano esporádico, provavelmente porque as mutações de *BRCA1* e *BRCA2* estão associadas a aumento da sensibilidade à platina e a outros agentes quimioterápicos. Estas observações abriram caminho para o desenvolvimento de inibidores de PARP que têm por alvo o reparo do DNA com filamento duplo. Os inibidores de PARP atualmente são aprovados pela FDA para tratamento do câncer ovariano recidivante associado a *BRCA* e como manutenção após o tratamento da doença recidivante sensível à platina.[A10] Conforme observado anteriormente, olaparibe é atualmente aprovado pela FDA para a terapia de manutenção após a quimioterapia de linha de frente em pacientes com mutação de linhagem germinativa ou de BRCA somática, com base em um estudo clínico que demonstrou adiamento significativo no tempo até a recidiva.[A11] Isto ressalta a importância do exame genético precoce em mulheres com câncer ovariano, tendo em vista que os resultados têm implicações para o tratamento. Estão em andamento estudos para examinar o uso destes agentes em combinação com a quimioterapia inicial e como parte da terapia neoadjuvante.

Uma fração muito menor dos cânceres ovarianos familiares está ligada à síndrome de Lynch (CCHNP) ou apresenta instabilidade de microssatélites ou perda somática da função de reparo de incompatibilidades do DNA. Assim como no câncer endometrial, os cânceres ovarianos com deficiência no reparo de incompatibilidades apresentarão uma alta taxa de resposta à terapia com inibidores do ponto de controle imune com pembrolizumabe.

### RASTREAMENTO E PREVENÇÃO

Não existe um rastreamento recomendado para o câncer ovariano em mulheres que não apresentam sintomas. Tendo em vista a baixa incidência do câncer ovariano, de 1 a 2% da população geral, abordagens de rastreamento efetivas necessitariam de sensibilidade e especificidade muito altas para diagnosticar a doença nos estágios iniciais, quando ela é possivelmente curável com a cirurgia, sem um excesso de intervenções desnecessárias e possivelmente prejudiciais. CA-125 sérico isoladamente ou em combinação com outros marcadores e o ultrassom transvaginal (USTV) é a modalidade de rastreamento mais comumente utilizada, mas não foi documentado que apresente benefício na população geral. Até mesmo em mulheres de risco alto, seu valor é limitado para o rastreamento. Dois grandes estudos clínicos no Reino Unido avaliaram prospectivamente o rastreamento com ultrassom e CA-125 longitudinal com o uso do Algoritmo do Risco de Câncer Ovariano (ROCA) em mulheres com mais de 50 anos e em uma população de risco alto e não demonstraram redução consistente na mortalidade em virtude de câncer ovariano. De modo semelhante, o Estudo Clínico de Rastreamento do Câncer de Próstata, Pulmão, Colorretal e Ovariano, um grande estudo clínico randomizado e com base em população patrocinado pelo National Cancer Institute, não demonstrou benefício na mortalidade em virtude do rastreamento em relação ao câncer ovariano com CA-125 e USTV em mulheres de 55 a 74 anos.[22]

Estão disponíveis poucas estratégias para prevenir o câncer ovariano. O uso de anticoncepcionais orais (ver Capítulo 225) por 5 anos ou mais reduz a incidência do câncer ovariano em aproximadamente 50%. Para as mulheres de risco alto, como aquelas com mutações de *BRCA1* ou *BRCA2*, a remoção profilática das tubas e dos ovários é recomendada com início aos 35 anos e quando ocorre a finalização da vida fértil. Esta é abordagem mais efetiva para reduzir o risco de câncer ovariano, mas está associada às complicações da menopausa precoce. Tendo em vista o papel recentemente reconhecido das tubas na carcinogênese ovariana, pode ser recomendada a "salpingectomia oportunista", a remoção das tubas para a prevenção primária das malignidades ovarianas epiteliais. Esta abordagem envolve a remoção das tubas em mulheres de risco médio submetidas a uma cirurgia pélvica para outra indicação e possibilita a preservação dos ovários sem interrupção na função hormonal ovariana. Os procedimentos comuns que possivelmente podem incluir a salpingectomia oportunista incluem histerectomia para indicações benignas, e em substituição à laqueadura tubária nas mulheres que desejam a esterilização. Será necessário um acompanhamento a longo prazo de 10 a 20 anos ou mais para determinar a efetividade da salpingectomia oportunista para a prevenção do câncer ovariano.

### OUTROS CÂNCERES GINECOLÓGICOS

A transformação maligna pode ocorrer em qualquer parte dos ductos paramesonéfricos. Outros tipos de cânceres ginecológicos muito menos comuns incluem doença trofoblástica gestacional, tumores ovarianos do estroma e de células germinativas, sarcomas uterinos e cânceres de vagina e vulva. As pacientes com estes tumores devem ser encaminhadas para especialistas no cuidado e no tratamento de pacientes com câncer ginecológico. A doença trofoblástica gestacional engloba um grupo de distúrbios relacionados à gestação que resultam de um concepto patológico. As células que formam esses tumores têm origem no tecido trofoblástico que formará a placenta. As doenças trofoblásticas gestacionais variam desde as molas hidatidiformes benignas até o coriocarcinoma maligno. Os tumores de células germinativas ovarianas apresentam forte homologia com o câncer testicular, incluindo a idade precoce ao início e uma alta taxa de cura com as terapias atuais. Os tumores do estroma ovariano são tipicamente de estágio inicial e, em geral, são curados com cirurgia isoladamente, mas podem necessitar de terapia sistêmica se forem avançados ou recidivantes.

Os sarcomas uterinos mais comuns são o liomiossarcoma e o sarcoma do estroma endometrial. O liomiossarcoma, que é um tumor maligno do músculo liso, se desenvolve no miométrio. A ressecção cirúrgica é o tratamento de escolha. Nem a quimioterapia adjuvante, nem a radioterapia, são úteis para a doença em estágio I, mas o liomiossarcoma recidivante é mais comumente tratado com quimioterapia. Os sarcomas do estroma endometrial são comumente de grau baixo e responsivos à terapia hormonal, mas quando são de grau alto, são tratados de maneira semelhante aos liomiossarcomas. Os cânceres de vagina e vulva são tipicamente cânceres relacionados ao HPV e são tratados de maneira semelhante ao câncer do colo do útero.

As sobreviventes de todas as formas de cânceres ginecológicos – seja do colo do útero, do endométrio ou do ovário – são de risco para a disfunção sexual futura, bem como para alterações nas funções intestinal e vesical. Elas também devem ser orientadas sobre as consequências da menopausa precoce e, com frequência, tratadas.

### CUIDADO DAS SOBREVIVENTES DE CÂNCER GINECOLÓGICO

As sobreviventes de câncer ginecológico correm risco contínuo de recidivas, tanto locais quanto a distância. Na maior parte dos cânceres ginecológicos que recidivam, isto ocorre nos primeiros 5 anos; entretanto, podem ocorrer recidivas posteriores, em particular com doença de grau baixo. A equipe oncológica terá a responsabilidade primária em relação à vigilância, mas os ginecologistas e os médicos do atendimento primário poderão ser chamados para avaliar novos sintomas, anormalidades laboratoriais ou achados de exame físico.

A recidiva do câncer do colo do útero é predominantemente locorregional no ápice vaginal ou na parede lateral da pelve; entretanto, também ocorrem recidivas na parte superior do abdome ou em pulmões. As sobreviventes de câncer do colo do útero também são de risco para outros cânceres associados ao HPV. Os locais típicos de recidiva do câncer endometrial incluem a doença pélvica local e as metástases a distância na parte superior do abdome ou no pulmão. O risco de recidiva pélvica local é mais baixo nas pacientes que receberam radioterapia. As recidivas do câncer ovariano são mais comuns nos locais anteriores da doença, tipicamente no peritônio abdominal ou pélvico e em linfonodos pélvicos e para-aórticos. Muitas pacientes com câncer ovariano recidivante apresentarão distúrbios intestinais significativos, incluindo obstipação, constipação intestinal e obstrução intestinal intermitente.

A histerectomia radical compromete o sistema nervoso autônomo na pelve, levando à disfunção intestinal e/ou vesical. A linfadenectomia pélvica, realizada como parte de muitas estratégias contra o câncer ginecológico, pode resultar em linfedema. As mulheres submetidas à irradiação pélvica total podem sofrer de disfunções intestinal, vesical e sexual. Os distúrbios vesicais podem incluir urgência, incontinência e cistite crônica, com perda da elasticidade e da distensibilidade da bexiga. Os distúrbios retais incluem dor, diarreia ou constipação intestinal, urgência retal e defecação fecal incompleta ou incontinência fecal. A radiação também pode levar a fraturas por insuficiência pélvica, com dor associada, em até 10% das pacientes.

A cirurgia e o tratamento para o câncer ginecológico comumente estão relacionados à disfunção sexual, que é multifatorial e relacionada à fadiga em virtude do tratamento, aos estresses emocionais e físicos da doença, à cirurgia e às sequelas da terapia sistêmica. É comum haver estenose vaginal, ressecamento vaginal e dispareunia. A ressecção da parte superior da vagina incluída na cirurgia para o câncer do colo do útero resulta em encurtamento da vagina. A disfunção sexual aumenta após a radiação pélvica, mas também está documentada em mulheres que realizaram a cirurgia isoladamente.

A maioria das cirurgias para o câncer ginecológico inclui a remoção dos ovários. Em mulheres na pré-menopausa, isto resultará em menopausa abrupta, com suas sequelas em curto e longo prazos (Capítulo 227). Além disso, até mesmo quando os ovários são preservados, como em pacientes mais jovens com câncer do colo do útero, o suprimento sanguíneo ovariano pode ser comprometido, resultando em insuficiência ovariana prematura. Para muitos cânceres ginecológicos, a terapia de reposição hormonal é contraindicada e, portanto, deve ser utilizada somente após a consulta com a equipe de cuidados oncológicos.

A cisplatina e o paclitaxel, comumente utilizados em todos os cânceres ginecológicos, podem provocar neuropatia periférica, que pode ser permanente em muitas mulheres. A cisplatina também pode resultar em lesão renal e perda renal de eletrólitos, incluindo perda de potássio, magnésio e cálcio. Bevacizumabe é utilizado na maior parte dos cânceres ginecológicos, algumas vezes como manutenção prolongada nas pacientes que estão em remissão. As toxicidades de bevacizumabe, muitas das quais são cumulativas, incluem hipertensão arterial sistêmica, proteinúria, sangramento ou coagulação, interferência com a cicatrização de ferimentos, perfuração intestinal e formação de fístulas e síndrome de leucoencefalopatia posterior reversível. As pacientes com câncer ovariano tratadas com inibidores de poli-ADP ribose polimerase (PARP) apresentam aumento do risco de malignidades hematológicas secundárias, especificamente síndrome mielodisplásica e leucemia mieloide aguda. Citopenias persistentes ou outras anormalidades inexplicadas em hemogramas em pacientes tratadas com esta classe de agentes devem ser submetidas a avaliação hematológica completa.

A obesidade é um fator de risco para o câncer endometrial e, infelizmente, as sobreviventes de câncer endometrial apresentam alta prevalência de continuação da obesidade após a conclusão do tratamento. Estudos em sobreviventes de câncer endometrial sugerem que o aumento da obesidade está associado a qualidade de vida relacionada à saúde inferior e está inversamente correlacionado a pontuações de domínios funcionais mais baixas, incluindo ausência de satisfação no trabalho e de prazer na vida. Todas as sobreviventes de câncer ginecológico devem ser encorajadas a adotar modificações saudáveis no estilo de vida, incluindo aumento da atividade física, rotinas de exercícios regulares e modificações graduais da dieta.

Estudos sugeriram que as sobreviventes de câncer endometrial correm risco aumentado de diversas condições cardiovasculares a longo prazo, em comparação às suas contrapartes sem câncer, incluindo tromboflebite, doença cardíaca, doença pulmonar e fibrilação atrial.

É comum ocorrerem fadiga, depressão e transtornos do humor nas sobreviventes de câncer. Estes fatores apresentam um impacto significativo sobre a qualidade de vida e podem persistir por muitos anos, até mesmo por décadas após o tratamento. As sobreviventes de câncer ginecológico podem se beneficiar da consulta com um psicólogo ou terapeuta para auxiliar com as questões emocionais associadas ao tratamento anticâncer e à recuperação.

## MIOMAS UTERINOS

Os tumores pélvicos mais comuns nas mulheres são os miomas (fibroides, liomiomas ou fibromiomas) uterinos, que são encontrados em até 40% das mulheres durante seus anos férteis e até 70 a 80% aos 50 anos. As mutações somáticas implicadas incluem o gene *MED12* no cromossomo X. Como os miomas necessitam de estrogênio e progesterona, eles crescem rapidamente no início da gestação, mas tipicamente suas dimensões diminuem após a menopausa.

Os miomas são, habitualmente, assintomáticos. Entretanto, podem causar desconforto pélvico e sangramento uterino substancial. Com frequência, os miomas podem ser detectados por exame físico cuidadoso, mas a ultrassonografia confirma o diagnóstico.

Os miomas são condições benignas e não pré-malignas. Contudo, aproximadamente 1 a cada 1.100 até 1 a cada 1.500 mulheres com menos de 45 anos também pode apresentar um câncer uterino.

O tratamento definitivo para os miomas é a histerectomia, mas com frequência são preferíveis opções menos invasivas.[23] Um agente antiprogesterona (p. ex., mifepristona oral, 5 mg/dia durante 6 meses, ou 10 mg/dia durante 3 meses) ou acetato de ulipristal, 5 ou 10 mg/dia durante 13 semanas,[24] conseguem reduzir efetivamente o tamanho e os sinais/sintomas dos miomas.  Entretanto, em geral os seus benefícios são transitórios. Anti-inflamatórios não esteroides (p. ex., naproxeno ou ácido mefenâmico) também são úteis para o desconforto. A miomectomia histeroscópica consegue remover os miomas submucosos e preservar a fertilidade.[25] Para outros sinais/sintomas, as opções incluem embolização da artéria uterina, cirurgia com ultrassom focado, ablação com radiofrequência e miomectomia cirúrgica. A morcelação eletromecânica caiu em desuso em virtude da chance baixa, porém real, de disseminação do tecido possivelmente maligno existente em uma baixa proporção dos miomas.

### Recomendações de grau A

A1. Ramirez PT, Frumovitz M, Pareja R, et al. Minimally invasive versus abdominal radical hysterectomy for cervical cancer. *N Engl J Med*. 2018;379:1895-1904.
A1b. Greene SA, De Vuyst H, John-Stewart GC, et al. Effect of cryotherapy vs loop electrosurgical excision procedure on cervical disease recurrence among women with HIV and high-grade cervical lesions in Kenya: a randomized clinical trial. *JAMA*. 2019;322:1570-1579.
A2. Gupta S, Maheshwari A, Parab P, et al. Neoadjuvant chemotherapy followed by radical surgery versus concomitant chemotherapy and radiotherapy in patients with stage IB2, IIA, or IIB squamous cervical cancer: a randomized controlled trial. *J Clin Oncol*. 2018;36:1548-1555.
A3. Tewari KS, Sill MW, Penson RT, et al. Bevacizumab for advanced cervical cancer: final overall survival and adverse event analysis of a randomised, controlled, open-label, phase 3 trial (Gynecologic Oncology Group 240). *Lancet*. 2017;390:1654-1663.
A4. Huh WK, Joura EA, Giuliano AR, et al. Final efficacy, immunogenicity, and safety analyses of a nine-valent human papillomavirus vaccine in women aged 16-26 years: a randomised, double-blind trial. *Lancet*. 2017;390:2143-2159.
A5. Arbyn M, Xu L, Simoens C, et al. Prophylactic vaccination against human papillomaviruses to prevent cervical cancer and its precursors. *Cochrane Database Syst Rev*. 2018;5:CD009069.
A6. Yi L, Zhang H, Zou J, et al. Adjuvant chemoradiotherapy versus radiotherapy alone in high-risk endometrial cancer: a systematic review and meta-analysis. *Gynecol Oncol*. 2018;149:612-619.
A7. de Boer SM, Powell ME, Mileshkin L, et al. Adjuvant chemoradiotherapy versus radiotherapy alone for women with high-risk endometrial cancer (PORTEC-3): final results of an international, open-label, multicentre, randomised, phase 3 trial. *Lancet Oncol*. 2018;19:295-309.
A7b. Matei D, Filiaci V, Randall ME, et al. Adjuvant chemotherapy plus radiation for locally advanced endometrial cancer. *N Engl J Med*. 2019;380:2317-2326.
A8. Wright AA, Bohlke K, Armstrong DK, et al. Neoadjuvant chemotherapy for newly diagnosed, advanced ovarian cancer: Society of Gynecologic Oncology and American Society of Clinical Oncology Clinical Practice Guideline. *Gynecol Oncol*. 2016;143:3-15.
A9. Coleman RL, Brady MF, Herzog TJ, et al. Bevacizumab and paclitaxel-carboplatin chemotherapy and secondary cytoreduction in recurrent, platinum-sensitive ovarian cancer (NRG Oncology/Gynecologic Oncology Group study GOG-0213): a multicentre, open-label, randomised, phase 3 trial. *Lancet Oncol*. 2017;18:779-791.
A10. Coleman RL, Oza AM, Lorusso D, et al. Rucaparib maintenance treatment for recurrent ovarian carcinoma after response to platinum therapy (ARIEL3): a randomised, double-blind, placebo-controlled, phase 3 trial. *Lancet*. 2017;390:1949-1961.
A11. Moore K, Colombo N, Scambia G, et al. Maintenance olaparib in patients with newly diagnosed advanced ovarian cancer. *N Engl J Med*. 2018;379:2495-2505.
A12. Murji A, Whitaker L, Chow TL, et al. Selective progesterone receptor modulators (SPRMs) for uterine fibroids. *Cochrane Database Syst Rev*. 2017;4:CD010770.

### REFERÊNCIAS BIBLIOGRÁFICAS

*As referências bibliográficas, bem como os outros materiais suplementares deste livro, encontram-se no GEN-IO, nosso ambiente virtual de aprendizagem.*

# 190
# CÂNCER TESTICULAR
LAWRENCE H. EINHORN

## EPIDEMIOLOGIA

Nos EUA o câncer testicular representa apenas 1% dos cânceres em homens, com uma incidência de aproximadamente 8.000 casos anualmente, que está aumentando.[1] É o carcinoma mais comum na faixa etária dos 15 aos 35 anos. Os pacientes com história pregressa de criptorquidismo correm um risco 10 a 40 vezes maior de desenvolver câncer testicular. Os testículos com descida normal nesses homens também apresentam um risco mais alto de malignidade.[2]

### BIOPATOLOGIA

Mais de 95% dos tumores testiculares são cânceres de células germinativas.[3] Os tipos de tumores raros incluem o linfoma (especialmente em homens mais velhos e com frequência bilateral), tumores de células de Leydig e de células de Sertoli. Os tumores de células não germinativas não secretam alfafetoproteína (AFP) nem gonadotropina coriônica humana (hCG) sérica e não respondem à quimioterapia à base de platina.

Os tumores de células germinativas são clinicamente divididos em seminoma *versus* não seminoma. Os seminomas ocorrem nos homens uma a duas décadas mais velhos, nunca secretam AFP, apresentam hCG normal ou apresentam somente elevação modesta de hCG, e geralmente apresentam doença localizada nos testículos (estágio I). A disseminação inicial é linfática até os linfonodos retroperitoneais ipsilaterais. Os exames de imagem consistem apenas em TC de abdome, tendo em vista que a disseminação hematogênica para os pulmões é rara. Se houver história pregressa de criptorquidismo, comprometimento escrotal, cirurgia para hérnia inguinal ou vasectomia, deve então ser adicionada uma TC pélvica, porque pode haver comprometimento da drenagem linfática normal para o retroperitônio.

Os não seminomas são compostos por carcinoma de células embrionárias, tumor do saco vitelino, coriocarcinoma ou teratoma (com/sem seminoma). O exame de estadiamento inicial deve incluir hCG e AFP séricas e radiografia de tórax (incidências posteroanterior [PA] e lateral), bem como uma TC abdominal. Não há indicação de tomografia com emissão de pósitrons (PET) para fins de estadiamento. As colorações imuno-histoquímicas podem ser úteis nos casos de difícil diagnóstico. O carcinoma de células embrionárias é positivo para CD30 e o seminoma é positivo para CD117 e PLAP.

### MANIFESTAÇÕES CLÍNICAS

A maioria dos pacientes é inicialmente avaliada em razão de dor ou edema testicular unilateral. Os linfonodos retroperitoneais metastáticos com aumento de volume podem causar dor no flanco como um sintoma apresentado. Menos comumente, o diagnóstico inicial é obtido durante a pesquisa de fertilidade de um casal e é encontrada oligospermia. Os sintomas pulmonares de dor torácica, tosse ou dispneia só ocorrem quando há disseminação hematogênica significativa para os pulmões. A elevação significativa da hCG sérica pode produzir ginecomastia. A disseminação linfática de um câncer de células germinativas testicular é detectada à TC abdominal com linfonodos com mais de 1 cm na área interaortocava para um tumor primário no lado direito e na área periaórtica esquerda para um tumor primário no lado esquerdo. A doença nodal abaixo do diafragma constitui o estágio II, e a disseminação nodal acima do diafragma até os linfonodos mediastinal ou supraclavicular posterior é o estágio III. A disseminação hematogênica para pulmões ou fígado, ossos ou cérebro também é classificada como o estágio III.

### DIAGNÓSTICO

Deve-se suspeitar de câncer de testículo quando o paciente apresenta massa palpável ou orquialgia persistente.[4] História pregressa de criptorquidismo ou relato dor no flanco eleva ainda mais a possibilidade de um câncer. O diagnóstico diferencial inclui epididimite, hidrocele (que pode ser secundária ao câncer), torção ou varicocele. A ultrassonografia testicular é a modalidade diagnóstica de escolha em todos os casos suspeitos. A massa intratesticular hipoecogênica quase sempre é maligna e justifica encaminhamento para um urologista (Figura 190.1).

A investigação de doença metastática depende dos sinais, sintomas e da histologia (seminoma *versus* não seminoma). O anamnese e o exame físico iniciais e hCG e AFP séricas devem ser realizados, bem como TC abdominal. Uma radiografia ou TC de tórax é a rotina para o não seminoma ou para o seminoma em estágio II. É raro haver metástases em linfonodos pélvicos na ausência de criptorquidismo, comprometimento escrotal, vasectomia ou cirurgia para hérnia inguinal. Não há indicação para solicitar PET, e uma TC ou RM de cabeça é realizada apenas se houver sinais ou sintomas de doença do sistema nervoso central. hCG e AFP séricas também são realizadas após a orquiectomia. A elevação persistente de AFP ou hCG indica a disseminação metastática, que exige quimioterapia, até mesmo na ausência de metástases na TC ou no exame físico. A meia-vida da hCG é de 18 a 24 h e a da AFP é de 5 dias. Portanto, em um paciente com AFP pré-orquiectomia de 1.000 ng/mℓ com doença em estágio clínico I curada com orquiectomia isoladamente, a AFP pode demorar 6 semanas para normalizar. Nunca há necessidade de apressar a avaliação e iniciar a quimioterapia nestes casos.

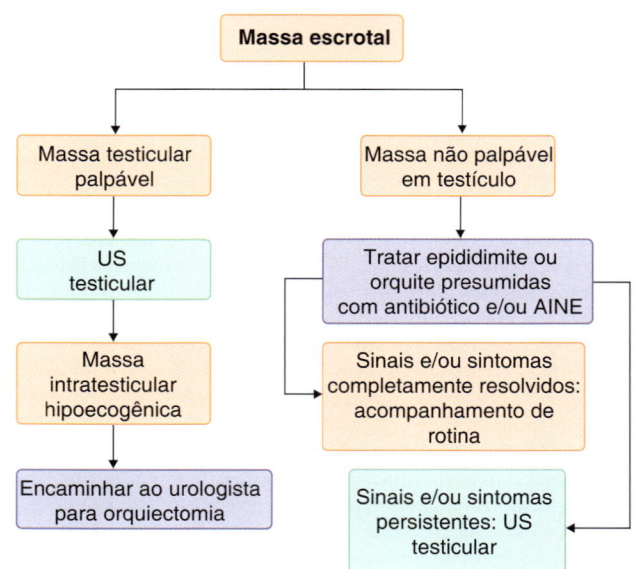

**FIGURA 190.1** Manejo de massa escrotal ou orquialgia. AINE = anti-inflamatório não esteroide; US = ultrassonografia.

### PREVENÇÃO E TRATAMENTO

O exame testicular cuidadoso é obrigatório. Com o paciente em posição ortostática ou em decúbito dorsal, os testículos são palpados gentilmente com o polegar e o segundo ou terceiro dedos. Os pacientes que são curados de seu câncer de testículo apresentam uma probabilidade de 1 a 2% de um segundo câncer de células germinativas não relacionado no testículo contralateral. Eles devem ser instruídos no autoexame. O exame, pelo médico, do testículo remanescente deve ser um componente de rotina das consultas de acompanhamento.

#### Doença local e regional
**Seminomas**
Aproximadamente 70% dos seminomas são inicialmente diagnosticados com doença em estágio clínico I. Os fatores de risco para micrometástases incluem volume superior a 4 cm ou comprometimento da rede testicular (*rete testis*). A ausência de um desses fatores resulta em uma taxa de cura de 95% com a orquiectomia isoladamente. A existência de um destes achados histopatológicos adversos ainda se traduz em excelente taxa de cura de 80% com a orquiectomia isoladamente. outras opções são um ciclo único de carboplatina ou radioterapia. Uma recomendação preferida para todos os seminomas em estágio clínico I provavelmente é vigilância, com anamnese e exame físico, hCG e AFP séricas e, mais importante, TC abdominal (com TC pélvica, se indicada) a cada 4 meses no ano 1, a cada 6 meses no ano 2 e anualmente nos anos 3 a 5. Os pacientes que recidivam à vigilância ainda apresentam uma taxa de cura de quase 100% com a irradiação abdominal ou quimioterapia de combinação à base de cisplatina.

**Tumores de células germinativas não seminomatosos**
Os pacientes que apresentam doença em estágio clínico I podem ser inicialmente tratados com orquiectomia isoladamente e observação (vigilância), dissecção de linfonodos retroperitoneais (DLNRP) ou um ciclo único de quimioterapia de combinação com bleomicina + etoposídeo + cisplatina (BEP). As três opções acabam levando a uma taxa de cura de 98 a 100%. Os protocolos de vigilância variam. A maioria das recidivas ocorre no primeiro ano, e recomendamos hCG e AFP séricas, anamnese e exame físico a cada 2 meses e radiografia de tórax (incidências PA e lateral) e TC abdominal a cada 4 meses. Todos os exames em seguida são realizados a cada 6 meses durante o ano 2 e anualmente nos anos 3 a 5. Os fatores de risco para a recidiva à vigilância são invasão vascular na amostra de orquiectomia ou carcinoma embrionário como o tipo celular predominante. A DLNRP é mais bem realizada em um centro terciário com um procedimento poupador de nervos para evitar a ejaculação retrógrada. Os pacientes com doença volumosa em estágio II ou estágio III recebem quimioterapia de combinação com cisplatina. A doença em estágio clínico II de pequeno volume (linfonodos de 1 a 3 cm) com frequência é tratada por meio de DLNRP.

#### Quimioterapia para a doença disseminada
A meta da quimioterapia de combinação com cisplatina é a cura, e ela é alcançada com a quimioterapia inicial em 70% dos casos. A combinação de BEP por três ou quatro ciclos é a quimioterapia padrão para o câncer

testicular disseminado. A estratificação do risco, com base na amplitude de hCG e AFP séricas e na existência de metástases viscerais não pulmonares, divide os pacientes em risco favorável (taxa de cura de 90% com três ciclos de BEP), risco intermediário (taxa de cura de 75% com três a quatro ciclos de BEP) e risco desfavorável (taxa de cura de 50 a 60% com quatro ciclos de BEP).[5]

A terapia de segunda ou terceira linha ainda apresenta potencial curativo, seja com a quimioterapia de resgate com dose padrão (ifosfamida + cisplatina + paclitaxel ou vimblastina) ou com dose alta de carboplatina + etoposídeo, seguida por transplante de células-tronco de sangue periférico.[A2] As taxas de cura variam de 25 a 85%, dependendo da quimioterapia de segunda *versus* terceira linha e das características do paciente, incluindo seminoma *versus* não seminoma.[6-8] Os pacientes selecionados com recidiva localizada são apropriados para procedimentos cirúrgicos de resgate, tais como DLNRP. A recidiva tardia, além dos 2 anos, é incomum, mas pode ocorrer em 2 a 3% dos pacientes que alcançaram remissão completa. De modo geral, essa recidiva tardia se manifesta como elevação dos níveis séricos de AFP. A abordagem ideal é a avaliação em relação aos locais de metástase e a ressecção cirúrgica, se viável. A quimioterapia à base de platina consegue promover remissões temporárias, mas poucas curas.

## PROGNÓSTICO

O câncer testicular é o tumor sólido mais curável, com taxas de sobrevida em 10 anos, incluindo nos estágios I, II e III, de 95%, e de 80% para a doença disseminada que necessita de quimioterapia. Entretanto, existe um ônus para a cura, em virtude das possíveis sequelas nesses sobreviventes a longo prazo.[9] Isto inclui segundas malignidades em virtude de quimioterapia ou irradiação e doença cardiovascular (DCV),[10,11] bem como ototoxicidade com tinido e alta frequência de perda auditiva, infertilidade e questões psicossociais.[12] Entretanto, a maioria dos sobreviventes trabalha em tempo integral e leva vidas saudáveis e produtivas. Não deve ser negada aos pacientes com doença metastática a quimioterapia de combinação com platina curativa em virtude dessas complicações tardias. Entretanto, a manutenção da saúde é crucial; isto inclui um estilo de vida não tabagista, prática de exercícios físicos, evitar a obesidade e manejo da pressão arterial e do perfil de lipídios como fatores de risco para DCV e segundas malignidades. O hipogonadismo com níveis baixos de testosterona aumenta o risco de síndrome metabólica, outro fator de risco para DCV. Estudos atuais estão avaliando a suscetibilidade genômica para as complicações tardias da quimioterapia de combinação com platina.

### Recomendações de grau A

A1. Mead GM, Fossa SD, Oliver RT, et al. Randomized trials in 2466 patients with stage I seminoma: patterns of relapse and follow-up. *J Natl Cancer Inst*. 2011;103:241-249.
A2. Daugaard G, Skoneczna I, Aass N, et al. A randomized phase III study comparing standard dose BEP with sequential high-dose cisplatin, etoposide, and ifosfamide (VIP) plus stem-cell support in males with poor-prognosis germ-cell cancer. An intergroup study of EORTC, GTCSG, and Grupo Germinal (EORTC 30974). *Ann Oncol*. 2011;22:1054-1061.

## REFERÊNCIAS BIBLIOGRÁFICAS

*As referências bibliográficas, bem como os outros materiais suplementares deste livro, encontram-se no GEN-IO, nosso ambiente virtual de aprendizagem.*

# 191
# CÂNCER DE PRÓSTATA
ERIC J. SMALL

## DEFINIÇÃO

O câncer de próstata é a neoplasia maligna não cutânea mais comum em homens nos EUA, responsável por aproximadamente 160.000 casos incidentes e 27.000 mortes a cada ano. Esta acentuada discrepância entre as taxas de incidência e mortalidade reflete a acentuada heterogeneidade clínica da doença, variando desde a doença de evolução arrastada e não clinicamente importante até um fenótipo virulento e rapidamente letal.

## EPIDEMIOLOGIA

A incidência do câncer de próstata diagnosticado clinicamente reflete os efeitos do rastreamento por meio do exame de antígeno prostático específico (PSA). Antes de o exame de PSA se tornar disponível, aproximadamente 19.000 novos casos de câncer de próstata eram relatados a cada ano nos EUA; esse número chegou a 84.000 em 1993 e alcançou o pico em aproximadamente 300.000 novos casos em 1996 e, após a onda inicial de pacientes rastreados, declinou até uma taxa estável, de aproximadamente 180.000 casos anuais. Em 2012, a U.S. Preventive Services Task Force (USPSTF) emitiu uma recomendação contra o rastreamento rotineiro por meio do PSA. Subsequentemente, foi observado um declínio substancial do rastreamento do PSA, com diminuição concordante nas taxas de biopsias de próstata e de incidência de câncer de próstata. Também foi observada uma alteração no sentido de grau e estágio da doença mais avançados por ocasião do diagnóstico. Os fatores de risco para o câncer de próstata[1] incluem avanço da idade, história familiar, etnia afro-americana, tabagismo, obesidade e fatores alimentares. Embora estime-se que mais de 50% do risco interindividual para o câncer de próstata possam ser atribuídos a fatores genéticos, nenhum fator genético único é responsável por mais de 10% dos casos (ver Biopatologia). Estudos epidemiológicos sugeriram que fatores nutricionais, como redução da ingestão de gorduras e aumento da proteína de soja, exercem um efeito protetor contra o desenvolvimento do câncer de próstata. A incidência do câncer de próstata em afro-americanos é quase o dobro da observada em americanos brancos. O câncer de próstata é diagnosticado em afro-americanos em um estágio mais avançado, e a sobrevida específica da doença é menor em afro-americanos. Uma revisão sistemática dos dados publicados de 2000 a 2017 concluiu que o tabagismo aumenta o risco de câncer de próstata na maioria dos estudos de casos controlados. O tabagismo está associado a um estágio mais avançado, a características histopatológicas adversas e à doença mais agressiva. Este fator de risco modificável persiste por 10 anos após o abandono do tabagismo. Ainda que não esteja comprovado de maneira conclusiva, a atividade física regular é benéfica em termos de progressão da doença e desfecho do tratamento. Vasectomia anterior, atividade sexual e hipertrofia prostática benigna (HPB) não aumentam o risco de câncer de próstata.

O estudo Global Surveillance of Trends in Cancer Survival de 2000 a 2014 (CONCORD-3), que investigou os dados de pacientes individuais de 332 registros de base populacional em 71 países, observou uma sobrevida efetiva em 5 anos de 70 a 100% para o câncer de próstata. A sobrevida em 5 anos foi de no mínimo 90% nos EUA e em 22 outros países.[2]

## BIOPATOLOGIA

O câncer de próstata é mais comum em parentes de homens com câncer de próstata de aparecimento precoce. Embora muitas anormalidades genéticas com perda e ganho de função tenham sido identificadas, nenhuma ocorre em mais de 10% dos pacientes com câncer de próstata localizado. Mutações em linhagens germinativas nos genes de reparo de danos do DNA, incluindo *BRCA1*, *BRCA2*, *ATM* e *CHEK2*, têm sido observadas em 12% dos homens com câncer de próstata metastático, um valor consideravelmente mais alto do que a incidência relatada de 1,8% de *BRCA2* no câncer de próstata localizado.[3] As alterações genômicas que ocorrem inicialmente e posteriormente na história natural do câncer de próstata possibilitaram a classificação destes cânceres em subtipos moleculares.[4] Os cânceres de próstata acumulam alterações genômicas adicionais que parecem ser específicas para o subtipo primário, que pode ou não impulsionar o câncer de próstata a apresentar metástases.

Aproximadamente metade dos cânceres de próstata demonstram rearranjos genéticos,[5] incluindo fusão de promotores ou intensificadores de genes responsivos ao androgênio, como *TMPRSS2* (protease transmembrana, serina 2) com fatores de transcrição *ETS* (*E-26*) oncogênicos, como *ERG* (*gene relacionado a ETS*). Os genes de fusão levam à expressão excessiva desses fatores de transcrição oncogênicos.

A testosterona é necessária para a manutenção de um epitélio prostático saudável normal, mas também é um pré-requisito para o desenvolvimento do câncer de próstata. Os cânceres de próstata expressam níveis robustos de receptores de androgênio (RA), e a sinalização por meio de RA resulta em crescimento, progressão e invasão do câncer de próstata. A inibição da sinalização, tipicamente por meio da redução cirúrgica ou farmacológica dos níveis de testosterona, resulta na apoptose e na involução do câncer de próstata. Entretanto, a terapia de privação de androgênio (TPA) acaba perdendo sua eficácia clínica. A amplificação de RA é um evento comum nestes pacientes e torna o câncer sensível a níveis mínimos de androgênio ou outros ligantes de RA. Os androgênios produzidos por vias acessórias pelas glândulas suprarrenais e a suprarregulação de reguladores enzimáticos das vias de síntese de androgênio nas células do câncer de próstata resistente à castração (CPRC) proporcionam fontes adicionais de ligante. A identificação de variantes da junção de RA que são constitutivamente ativas e independentes de ligantes suscita estas como um possível mecanismo por meio do qual há o desenvolvimento de resistência hormonal. Os depósitos metastáticos do CPRC apresentam frequentes aberrações de RA, genes ETS, *TP53* e *PTEN* (40 a 60% dos pacientes), bem como aberrações na via de reparo de danos do DNA em quase 20%. O desenvolvimento de resistência à potente inibição da sinalização de androgênio pode estar associado à emergência do CPRC agressivo e letal, com diferenciação neuroendócrina. Não se sabe se isto reflete um processo de transdiferenciação ou seleção clonal.

### MANIFESTAÇÕES CLÍNICAS

A maioria dos pacientes com doença confinada à próstata em estágio inicial é assintomática. As manifestações de obstrução da micção (hesitação, jato urinário intermitente, diminuição da força do jato) em geral refletem a doença localmente avançada com crescimento para a uretra ou para o colo vesical, embora essas manifestações sejam indistinguíveis da HPB (ver Capítulo 120). Os tumores localmente avançados também podem resultar em hematúria e hematospermia. O câncer de próstata que se disseminou para os linfonodos pélvicos regionais ocasionalmente causa edema de membros inferiores ou desconforto nas áreas pélvica e perineal. As metástases ocorrem mais comumente para os ossos, onde com frequência são assintomáticas, mas também podem causar dor intensa e incessante. As metástases ósseas podem resultar em fraturas patológicas ou compressão raquimedular. Embora as metástases viscerais sejam raras como manifestações iniciais do câncer de próstata, há uma incidência cada vez maior de metástases pulmonares, hepáticas, pleurais, peritoneais e no sistema nervoso central, que parecem surgir com o tratamento.

### DIAGNÓSTICO

Mais de 60% dos pacientes com câncer de próstata são assintomáticos, e o diagnóstico é feito apenas em razão da elevação do nível de PSA detectada no rastreamento. Um nódulo palpável no toque retal, que é a segunda manifestação clínica inicial mais comum, em geral motiva a biopsia. Muito menos comumente, o câncer de próstata é diagnosticado em razão da doença avançada, que causa sintomas de obstrução da micção, desconforto pélvico ou perineal, edema em membros inferiores ou lesões ósseas sintomáticas.

O prognóstico dos pacientes com câncer de próstata está correlacionado ao grau histológico e à extensão (estágio) da doença. Mais de 95% dos cânceres de próstata são adenocarcinomas, e é comum haver doença multifocal. Ainda que incomum, uma variante neuroendócrina está sendo cada vez mais identificada, em virtude de mais conscientização, mas também como manifestação do desenvolvimento de resistência à terapia de privação de androgênio (TPA). O grau histológico (de Gleason) dos adenocarcinomas varia de 3 a 5, e uma pontuação é atribuída ao padrão primário e secundário observado, que em seguida é somada para produzir uma pontuação total. Tem sido cada vez mais utilizado o Gleason Grading Grouping, que define cinco grupos de risco com base na pontuação de Gleason.[6] O novo sistema de graduação supera algumas das limitações do estadiamento de Gleason original e proporciona uma diferenciação mais refinada entre os grupos prognósticos.

#### Rastreamento

O papel preciso da rastreamento ainda é motivo de conmtrovérsia.[7,7b] Embora o rastreamento com PSA resulte claramente no aumento da detecção do câncer de próstata e identifique o câncer de próstata em estágios mais iniciais, permanece o debate a respeito da sua utilidade na redução das taxas de morte por câncer de próstata.[A1] Ainda que a taxa de mortalidade em geral do câncer de próstata tenha diminuído durante a era do rastreamento, não há evidências diretas de que exista uma relação causal. O Cluster Randomized Trial of PSA Testing for Prostate Cancer (CAP) no Reino Unido observou que, ao comparar o rastreamento com PSA para pacientes elegíveis com a ausência de rastreamento, não houve uma diferença significativa na taxa mortalidade por câncer de próstata após um acompanhamento mediano de 10 anos, mas a detecção dos casos de câncer de próstata de risco baixo aumentou. Concluiu-se que os achados não apoiam o exame de PSA único para rastreamento populacional neste momento.[A2] A USPSTF concluiu, a partir das evidências sistematicamente revisadas, que o rastreamento baseado no PSA oferece um pequeno benefício potencial na redução da chance de morte por câncer de próstata em alguns homens; entretanto, muitos homens sofrerão prejuízos potenciais do rastreamento, inclusive resultados falso-positivos, que exigem a solicitação de exames adicionais e possíveis biopsias de próstata, sobrediagnóstico e sobretratamento, e complicações do tratamento, tais como incontinência e disfunção erétil.[A3-A5]

Muito embora algumas organizações atualmente recomendem o rastreamento com PSA, a recomendação da USPSTF é contra o rastreamento de rotina desde 2012. Atualmente a USPSTF recomenda que os homens de 55 a 69 anos sejam informados a respeito dos possíveis benefícios e prejuízos do rastreamento com base no PSA e tomem decisões individualizadas.[8] O rastreamento dos homens de risco alto para o desenvolvimento de câncer de próstata (história familiar e afro-americanos) não foi especificamente testado. Os indivíduos de risco com um parente com mutações de linhagens germinativas na via de reparo de danos do DNA devem ser encaminhados para um conselheiro genético para considerar o exame genético e, se positivo, para rastreamento subsequente. Embora o toque retal tenha sensibilidade e especificidade baixas para o diagnóstico do câncer de próstata, a biopsia de um nódulo ou uma área de induração revela câncer em 50% das vezes. O nível de PSA apresenta sensibilidade muito melhor, mas tem baixa especificidade, tendo em vista que condições como HPB e prostatite podem causar elevações do PSA falso-positivas. Se for adotado um limiar do PSA de 4 ng/m$\ell$, são detectados 70 a 80% dos tumores. Uma acurácia muito maior é alcançada com os limiares do PSA específicos da idade. Portanto, para os homens de 40 a 49 anos, um PSA superior a 2,5 é considerado anormal; para os homens de 50 a 59 anos, um PSA superior a 3,5 é anormal; para os homens de 60 a 69 anos, um PSA superior a 4,5 é anormal; e os pacientes de 70 a 79 anos devem apresentar um PSA de 6,5 ou menos. As análises da fração do PSA que circula não ligada (porcentagem de PSA livre) ajudam a diferenciar o câncer de próstata de processos benignos; em pacientes com níveis de PSA de 4 a 10 ng/m$\ell$, a porcentagem de PSA livre parece ser um preditor independente do câncer de próstata, e um valor de corte do PSA livre inferior a 25% consegue detectar 95% dos cânceres, ao mesmo tempo que evita 20% de biopsias desnecessárias. Se a identificação precoce do câncer de próstata for a meta, a ultrassonografia (US) transretal com biopsias é indicada quando o nível de PSA estiver elevado, quando a porcentagem de PSA livre for inferior a 25%, quando uma anormalidade for percebida no toque retal ou, cada vez mais, quando a pontuação PI-RADS indicar alta probabilidade de câncer. Em geral são obtidas amostras de campo estendido (preferencialmente até seis biopsias de cada lado). As vesículas seminais são amostradas em pacientes de risco alto.[9] A ressonância magnética (RM) multiparamétrica da próstata[10] pode guiar a biopsia para a obtenção de resultados melhores do que aqueles alcançados com a biopsia guiada por US,[A6] com uma acurácia de 94% para a detecção de cânceres de próstata localizados.

#### Estadiamento

O estágio clínico é definido pela extensão da doença. O estágio T1 é o câncer de próstata não palpável, detectado somente no exame histopatológico, observado incidentalmente após a ressecção transuretral para a hipertrofia benigna (T1a e T1b) ou em uma amostra de biopsia obtida em virtude de elevação do nível de PSA (T1c). O estágio T2 é um tumor palpável, que parece estar confinado na próstata (T2a em um lobo ou T2b nos dois lobos), e o estágio T3 é o tumor com extensão pela cápsula prostática (T3a se focal ou T3b se as vesículas seminais estiverem envolvidas). Os tumores T4 são aqueles com invasão das estruturas adjacentes, como o colo vesical, esfíncter urinário externo, reto, músculos elevadores, ou parede lateral da pelve. As metástases a distância são predominantemente para ossos, mas existem metástases viscerais ocasionais. A cintilografia óssea, a TC ou a ressonância magnética abdominal e pélvica geralmente não são reveladoras em pacientes com doença localizada com níveis de PSA inferiores a 10 ng/mℓ. Cada vez mais, a PET com fluoreto de sódio F-18, fluciclovina F-18, colina C-11, ou antígeno prostático específico de membrana tem sido utilizada para identificar depósitos metastáticos de outro modo ocultos em pacientes com doença localizada de risco alto antes da terapia local definitiva, embora nenhuma destas abordagens tenha sido validada até o momento.

### PREVENÇÃO

Estudos clínicos randomizados demonstraram que a vitamina C e o selênio não são efetivos na prevenção do câncer de próstata, e a suplementação de vitamina E aumenta o risco de câncer de próstata em 17%. O uso de inibidores da 5α-redutase (tanto finasterida quanto dutasterida) reduz, de maneira inequívoca, o risco de desenvolvimento de câncer de próstata.[A7,A8] Entretanto, esta abordagem ainda não foi amplamente adotada, primariamente em virtude dos efeitos colaterais concomitantes, mais notavelmente a disfunção sexual.

## TRATAMENTO

### Câncer de próstata localizado
#### Princípios da terapia

As principais opções terapêuticas para os homens com câncer de próstata localizado incluem (1) vigilância ativa;[11] (2) prostatectomia radical retropúbica ou perineal, com ou sem RT pós-operatória nas margens da próstata e na pelve; (3) RT com feixe externo; e (4) braquiterapia (seja permanente ou com implantes de semente radioativa temporários), associada ou não a RT com feixe externo nas margens da próstata e na pelve.[12]

As opções de tratamento exigem individualização, levando em conta as comorbidades do paciente, a expectativa de vida, a probabilidade de cura e as preferências pessoais com base na compreensão da possível morbidade associada a cada tratamento.[13] Uma abordagem multidisciplinar que integre cirurgia, radioterapia e privação de androgênio é cada vez mais recomendada, sobretudo para pacientes de risco alto. Ainda que a TPA seja importante em associação à RT ou possivelmente após a prostatectomia (ver a seguir), o uso pré-operatório de privação de androgênio não apresenta utilidade.

O rastreamento com PSA levou à detecção precoce de um grande número de tumores não palpáveis, para os quais os meios clínicos convencionais de estadiamento são inadequados. Portanto, menos ênfase tem sido conferida ao estágio clínico, e mais ênfase está sendo conferida à pontuação de Gleason ou ao Gleason Grading Grouping, aos valores de PSA e a outros preditores do desfecho. Outras características clínicas com valor prognóstico incluem a porcentagem de amostras de biopsia que são positivas. Diversos modelos prognósticos multivariáveis já foram elaborados e validados e têm sido utilizados para desenvolver nomogramas simples ou calculadoras de risco online que possam ser utilizadas para o aconselhamento dos pacientes. Já foram desenvolvidos diversos classificadores genômicos,[14] que proporcionam informações adicionais aos esquemas de classificação clínica a respeito do risco de recidiva, metástase ou da sobrevida específica do câncer.

#### Doença de risco baixo a intermediário

A vigilância ativa é uma opção cada vez mais importante para os homens com doença de risco baixo.[A9] A cuidadosa observação do PSA e biopsias seriadas identificam os pacientes que nunca necessitarão de terapia local.[15] Em grandes séries de vigilância ativa, de 50 a 75% dos pacientes cuidadosamente selecionados nunca necessitam de terapia local. Nos pacientes com doença de risco intermediário, o padrão de terapia definitiva consiste em irradiação ou cirurgia. Em um estudo clínico randomizado de pacientes com menos de 75 anos com câncer de próstata em estágio clínico T1b, T1c ou T2, a prostatectomia radical, em comparação a nenhuma terapia, reduziu significativamente o risco relativo de morte causada pelo câncer de próstata e a mortalidade em geral em aproximadamente 40% (uma redução do risco absoluto de 11%) em 18 anos de acompanhamento. O maior benefício foi observado nos pacientes com doença de risco intermediário.[A10] As reduções da doença progressiva e das metástases também foram significativas. Os efeitos adversos sobre a qualidade de vida diferiram entre as duas estratégias – mais disfunção sexual e extravasamento urinário após a prostatectomia radical e mais obstrução urinária com a vigilância ativa – mas que foram de magnitude similar. Em outro estudo clínico randomizado, nem a prostatectomia radical, nem a RT com feixe externo, foi melhor do que a vigilância ativa para o câncer de próstata clinicamente localizado detectado por meio de exame de PSA, em termos de mortes específicas por câncer de próstata ou mortalidade total em 10 anos. Entretanto, mais de 75% dos pacientes apresentaram doença de risco baixo (pontuação de Gleason 6) e mais de 50% dos homens atribuídos para a vigilância ativa de fato foram submetidos a prostatectomia radical ou radioterapia.[A11] Em um terceiro estudo clínico de homens com câncer de próstata localizado, a prostatectomia radical não reduziu significativamente a mortalidade por todas as causas ou por câncer de próstata, em comparação à observação até no mínimo 12 anos de acompanhamento, ainda que o estudo clínico tenha alcançado somente 37% de suas admissões pretendidas, e 34% dos pacientes tenham apresentado doença de risco favorável. Nesse estudo, os pacientes com PSA superior a 10 ng/mℓ e possivelmente os pacientes com tumores de risco intermediário ou risco alto podem ter se beneficiado.[A12]

Os procedimentos poupadores de nervos e as técnicas de dissecção cuidadosa diminuíram o risco de incontinência urinária e disfunção erétil pós-operatórias. Relata-se que a incontinência urinária pós-operatória ocorre em menos de 10% dos casos. A disfunção erétil pós-operatória depende de diversos fatores, incluindo a idade do paciente, a função erétil pré-operatória, a extensão do câncer e se foi realizado um procedimento poupador de nervos. Em geral, são citadas taxas de disfunção erétil de 10 a 50%. As prostatectomias laparoscópicas assistidas por robótica ganharam popularidade, e ainda que a duração da hospitalização tenha sido reduzida, elas não demonstraram reduzir os efeitos colaterais urinários ou sexuais, e a taxa de complicações pós-operatórias razoavelmente mais baixa é compensada por uma taxa mais alta de remoção incompleta do tumor, conforme evidenciado por margem cirúrgica positiva.[A13]

Em muitos centros, a radioterapia com feixe externo convencional está sendo substituída pela RT de intensidade modulada hipofracionada, que utiliza 19 sessões de 3,4 Gy cada, em vez de 39 sessões de 2,0 Gy cada. Estudos clínicos randomizados indicam desfechos e toxicidades equivalentes.[A14-A16b] Outra opção é a RT conformacional tridimensional. A TPA antecedente e concomitante junto com a RT, seguida por TPA adjuvante, melhora os desfechos nos pacientes com doença de risco intermediário a alto. Os pacientes com câncer de risco intermediário podem ser considerados para a irradiação de linfonodos pélvicos e 4 a 6 meses de TPA neoadjuvante/concomitante/adjuvante.

A braquiterapia, que é a inserção de sementes radioativas permanentes ou temporárias diretamente na próstata, é adequada para a doença intracapsular com não mais do que uma extensão transcapsular mínima;[16] de outro modo, ela deve ser combinada com a radioterapia com feixe externo.

#### Doença de risco alto

Os pacientes com características de risco adverso (pontuação de Gleason de 8 a 10, PSA > 10, estágio T3) são de risco alto de doença nodal e micrometastática e em geral são tratados com prostatectomia radical seguida por radioterapia adjuvante, se indicada, ou com radioterapia em combinação com privação de androgênio.

Para os pacientes tratados com cirurgia de linha de frente, cuja prostatectomia revele penetração da cápsula, margens cirúrgicas positivas ou invasão de uma vesícula seminal, a radioterapia pós-operatória (adjuvante) imediata melhora a sobrevida livre de progressão bioquímica e o controle local. De maneira semelhante, o uso de TPA imediata em pacientes com envolvimento microscópico de linfonodos prolonga a sobrevida, em comparação ao adiamento da privação de androgênio até que sejam detectadas metástases ósseas.

Para os pacientes de risco alto submetidos à radioterapia primária, o uso concomitante com privação de androgênio é superior à radioterapia isoladamente.[A17] Em um estudo de coortes retrospectivo em 12 centros médicos terciários nos EUA e na Noruega, os pacientes com câncer de próstata com pontuação de Gleason de 9 a 10 que foram tratados com radioterapia com feixe externo com reforço de braquiterapia mais TPA demonstraram mortalidade específica do câncer de próstata significativamente mais baixa e um tempo mais longo até as metástases a distância, em comparação àqueles tratados com prostatectomia radical, radioterapia com feixe externo, mais TPA.[17]

Considerados em conjunto, estudos clínicos sugerem que 4 meses de privação de androgênio com radioterapia podem melhorar o controle local e prolongar a sobrevida livre de progressão em pacientes com características de risco intermediário, e a privação de androgênio a longo prazo (até 3 anos) prolonga o controle local, a sobrevida livre de progressão e a sobrevida em geral em pacientes com características de risco alto, em comparação à radioterapia isoladamente. Um estudo randomizado de 18 meses versus 36 meses de TPA em conjunto com RT de pacientes de risco alto sugere que 1 ano e meio de TPA proporciona desfechos semelhantes a 3 anos, com menos toxicidade. Exceto se clinicamente inadequados para receber radioterapia, os pacientes com doença de risco alto devem RT junto com TPA. Em comparação à TPA isoladamente, a adição da RT à TPA melhorou a taxa de sobrevida em geral em 7 anos, de 66 para 74%, nos pacientes com câncer de próstata localmente avançado.

#### Doença recidivante

Após uma prostatectomia radical, o PSA deve se tornar indetectável. Entre 30 e 50% dos homens que receberam RT ou foram prostatectomizados apresentam evidências de recidiva da doença, conforme definido por elevação do nível de PSA. O tempo de duplicação do PSA é preditivo da sobrevida, e um tempo de duplicação do PSA curto (< 3 a 6 meses) está associado a uma probabilidade mais alta de doença sistêmica. O local de recidiva com frequência pode ser localizado por PET com fluciclovina.[18] O uso da radioterapia secundária ou de "resgate" é efetivo no controle da doença recidivante, e um estudo clínico de fase III, randomizado e controlado por placebo demonstrou a superioridade da adição de 24 meses de terapia antiandrogênio com bicalutamida para a radioterapia de resgate, em comparação à RT mais placebo, com relação a incidência de desenvolvimento de doença metastática, sobrevida específica do câncer de próstata e sobrevida em geral em homens com doença recidivante após a prostatectomia.[A18]

Muito embora a TPA isoladamente controle os níveis de PSA prontamente, não se sabe se ela prolonga a vida nos pacientes com doença recidivante somente com PSA. A TPA intermitente, tipicamente composta por 12 meses de terapia seguidos por um período sem terapia antes da retomada da TPA, é uma opção para os pacientes com doença não metastática e, em um estudo clínico de fase III randomizado com recidiva após RT primária, demonstrou estar associada ao prolongamento do tempo até o desenvolvimento de doença resistente à castração.[A19]

### Doença avançada

Em pacientes com câncer de próstata metastático recentemente diagnosticado, a TPA é crucial e resulta na melhora sintomática e na regressão da doença em aproximadamente 80 a 90% dos pacientes.[19] A TPA também pode ser alcançada por meio de orquiectomia ou por meio de castração clínica com um agonista do hormônio de liberação do hormônio luteinizante (LHRH) (acetato de leuprolida, acetato de gosserrelina). Muito embora a irradiação da próstata não melhore a sobrevida em todos os homens com doença metastática, aparentemente há um benefício em termos de sobrevida no subconjunto de homens com carga metastática baixa.[A20]

Alguns agonistas do LHRH causam agravamento transitório dos sinais e sintomas durante a primeira semana da terapia, como resultado de um aumento no hormônio luteinizante e na testosterona, que alcança o pico em 72 horas; um antiandrogênio (flutamida, bicalutamida ou nilutamida) deve ser administrado com a primeira injeção de LHRH para prevenir exacerbação tumoral. A castração clínica ocorre dentro de 4 semanas. A duração da sensibilidade hormonal é de 5 a 10 anos para o câncer de próstata linfonodo-positivo ou localizado de risco alto (ou recidivante), mas se aproxima de 36 meses nos pacientes com doença metastática manifesta. Nos pacientes com doença de risco mais alto, a adição de docetaxel (75 mg/m² a cada 3 semanas por seis ciclos) prolonga significativamente a sobrevida em aproximadamente 40%, em comparação à TPA isoladamente.[A21,A22] A mesma magnitude de benefício também é observada com a adição do acetato de abiraterona, um inibidor da síntese de androgênio, ou de agentes que também têm por alvo o receptor de androgênio.[A23,A24]

### Câncer de próstata resistente à castração

Tipicamente, a primeira manifestação da resistência à privação de androgênio é um nível crescente de PSA quando os níveis de testosterona são de anorquidia. Este estado de doença tem sido denominado *câncer de próstata resistente à castração* (CPRC). Em aproximadamente 15% dos pacientes, a descontinuação da terapia antiandrogênio (flutamida, bicalutamida, nilutamida) durante a continuação do tratamento com agonistas de LHRH resulta em declínio do PSA que pode ser associado à melhora sintomática e que pode persistir por 4 meses ou mais. Se a retirada antiandrogênio falhar, o tratamento com manipulações hormonais secundárias, tais como cetoconazol ou estrogênios, é apropriado. O sipuleucel-T é um produto de células dendríticas autólogas que demonstrou prolongar a vida[A25] e é apropriado para os pacientes com câncer de próstata metastático resistente à castração que não apresentam dor associada ao câncer, metástases viscerais, doença rapidamente progressiva ou necessidade de esteroides sistêmicos.

Conforme observado anteriormente, a amplificação de RA é um evento comum no CPRC. Consequentemente, agentes inéditos que inibem a sinalização de androgênios demonstraram melhoras significativas na proporção da resposta, na sobrevida sem progressão e na sobrevida geral. Os agentes que reduzem o ligante (ou seja, o inibidor da biossíntese de androgênio acetato de abiraterona), bem como os agentes que têm por alvo o receptor (ou seja, enzalutamida, apalutamida ou darolutamida), demonstraram, nesta via, aumentar a sobrevida em pacientes com CPRC metastático, adiar o tempo até a progressão da doença e a progressão sintomática e adiar o tempo até um evento relacionado ao esqueleto.[A26,A29d] Entre os pacientes com CPRC não metastático, a sobrevida sem metástases e o tempo até a progressão sintomática são significativamente mais longos com a apalutamida, um inibidor competitivo do receptor de androgênio, do que com o placebo.[A30] Ainda que não comparadas diretamente, a abiraterona e a enzalutamida aparentam ser igualmente eficazes, e o sequenciamento ideal ou a combinação destes agentes está em investigação.

Eventualmente, o tratamento com esquemas quimioterápicos, como docetaxel mais corticosteroides ou mitoxantrona mais corticosteroides, pode ser efetivo. Estudos clínicos de fase III randomizados demonstraram a vantagem de docetaxel sobre a mitoxantrona, e docetaxel-prednisona atualmente são considerados uma abordagem terapêutica padrão em pacientes com CPRC metastático.[20] Após a terapia com docetaxel, os pacientes que permanecem candidatos para a quimioterapia adicional podem ser tratados com cabazitaxel, um agente que demonstrou prolongar a vida neste grupo de pacientes.[A31]

O rádio-223 é um agente α-emissor, que localiza as lesões do câncer de próstata metastático em ossos e que comprovadamente aumenta a sobrevida de pacientes com doença predominante em ossos e sem metástases viscerais.[A32] O sequenciamento ideal e a combinação deste agente com outros está sob investigação.

Está sendo testado o tratamento dos pacientes com câncer de próstata com base na estratificação molecular. Aproximadamente 20% dos pacientes com CPRC ancoram mutações nas vias de reparo de danos do DNA; estes pacientes respondem bem aos inibidores de poli(adenosina difosfato [ADP]-ribose) polimerase, ainda que o impacto sobre a sobrevida não seja conhecido.[21] O desenvolvimento de resistência à inibição da sinalização do androgênio potente pode estar associado ao surgimento do CPRC agressivo e letal, com pouca diferenciação celular/neuroendócrina. A carboplatina parece ser ativa nessa condição e diversos agentes inéditos estão sendo avaliados para estes pacientes.

### Cuidados de suporte

Os efeitos colaterais mais comuns da privação de androgênio são perda da libido, disfunção erétil, fogachos, ganho de peso, fadiga, anemia e osteoporose. É recomendado o uso da suplementação de vitamina D e cálcio. Os bisfosfonatos e o denosumabe reduzem a perda mineral óssea. Os fogachos podem ser tratados com algum sucesso com venlafaxina, e orientação nutricional e exercícios, bem como o monitoramento dos níveis de glicose e colesterol, são recomendados. O ácido zoledrônico ou denosumabe é indicado para os pacientes com CPRC com metástases ósseas, tendo em vista que cada um deles reduz a incidência de eventos relacionados ao esqueleto. Um estudo clínico de fase III randomizado de denosumabe *versus* ácido zoledrônico demonstrou a superioridade do denosumabe.[A33]

Muitos pacientes com câncer de próstata avançado apresentam dor óssea ou comprometimentos funcionais que afetam adversamente a qualidade de vida, e a prestação de cuidados paliativos apropriados é um componente integral do seu manejo. Além dos analgésicos habituais, os glicocorticoides atuam como agentes anti-inflamatórios e conseguem aliviar a dor óssea. Para os pacientes com metástases ósseas disseminadas e dor não facilmente controlada com analgésicos ou irradiação local, samário-153 ou rádio-223 podem ser administrados pela via intravenosa; eles são seletivamente concentrados nas metástases ósseas e podem ser efetivos no alívio da dor.

A abordagem para o tratamento dos pacientes com câncer de próstata está detalhada na Tabela 191.1.

## PROGNÓSTICO

Em geral, a taxa de sobrevida livre de progressão com PSA em 10 anos é de 70 a 80% com os tumores bem diferenciados, ocorra o tratamento com radioterapia ou cirurgia; 50 a 70% para os tumores de risco intermediário; e 30% para os tumores de risco alto. Para os pacientes com um nível de PSA crescente após a prostatectomia radical, o tempo até o PSA detectável, a pontuação de Gleason no momento da prostatectomia e o tempo de duplicação do PSA são variáveis prognósticas importantes. A probabilidade de metástases ósseas em 7 anos varia de 20% para os pacientes com prognóstico favorável para até 80% para os pacientes com prognóstico desfavorável. Os pacientes necessitam de vigilância periódica e tratamentos clínicos abrangentes cuidadosos.

Para os pacientes com doença linfonodal microscópica, a taxa de sobrevida em 10 anos se aproxima de 80% nos homens tratados com privação de androgênio. O período de sobrevida mediano nos homens tratados com privação de androgênio para a doença metastática estabelecida varia de 2 a 6 anos. O período de sobrevida mediano para os homens com CPRC metastático excede os 3 anos. Os pacientes com pouca diferenciação celular/neuroendócrina ou outras características adversas, como metástases em fígado, em geral apresentam sobrevida mediana inferior a 2 anos.

## NO FUTURO

Os marcadores moleculares não apenas conseguem identificar os pacientes de risco para o desenvolvimento de doença progressiva, como também agir como alvos terapêuticos. Além disso, a caracterização genômica dos

# CAPÍTULO 192 Tumores Malignos de Ossos, Sarcomas e Outras Neoplasias de Tecidos Moles

### Tabela 191.1 Abordagem para o tratamento do câncer de próstata.

| EXTENSÃO DO CÂNCER | OPÇÕES TERAPÊUTICAS |
|---|---|
| Confinado ao órgão; risco baixo (normalmente T1 ou T2, PG = 7, PSA < 10 ng/m$\ell$) | Vigilância ativa<br>Prostatectomia radical<br>RT com feixe externo na próstata<br>Braquiterapia |
| Confinado ao órgão; risco intermediário (normalmente T2, PG = 7, PSA = 10 a 20 ng/m$\ell$) | Vigilância ativa<br>Prostatectomia radical<br>RT com feixe externo na próstata, possivelmente em pelve, com ou sem TPA<br>Braquiterapia |
| Confinado ao órgão; risco alto (normalmente T3, PG > 7, PSA > 20 ng/m$\ell$) | Prostatectomia radical (com radioterapia adjuvante, se necessário)<br>RT com feixe externo na próstata e na pelve (normalmente com TPA)<br>Braquiterapia mais radioterapia (normalmente com TPA) |
| Nível de PSA em elevação após a terapia local | TPA: monoterapia com antiandrogênio ou TPA combinada<br>RT de resgate, com ou sem bicalutamida (para pacientes submetidos previamente à prostatectomia)<br>Prostatectomia radical de resgate (para pacientes submetidos previamente à RT)<br>Vigilância<br>Terapia em investigação |
| Linfonodo-positivo | TPA<br>RT pélvica ou prostática + TPA<br>Terapia em investigação |
| Metastático: câncer de próstata refratário a hormônios não tratado | TPA<br>Abiraterona<br>Enzalutamida<br>Sipuleucel-T<br>Docetaxel<br>Cabazitaxel<br>Apalutamida<br>Rádio-223<br>Terapia em investigação |

TPA = terapia de privação de androgênio; PG = pontuação de Gleason; PSA = antígeno prostático específico; RT = radioterapia.

subtipos de câncer de próstata levará à terapia adaptada ao risco. A intensificação da compreensão sobre a biologia de RA poderá possibilitar o desenvolvimento de terapias hormonais específicas e orientar o uso mais racional dos agentes existentes.

### Recomendações de grau A

A1. Schröder FH, Hugosson J, Roobol MJ, et al. Screening and prostate cancer mortality: results of the European Randomised Study of Screening for Prostate Cancer (ERSPC) at 13 years of follow-up. *Lancet*. 2014;384:2027-2035.
A2. Martin RM, Donovan JL, Turner EL, et al. Effect of a low-intensity PSA-based screening intervention on prostate cancer mortality: the CAP randomized clinical trial. *JAMA*. 2018;319:883-895.
A3. Ilic D, Djulbegovic M, Jung JH, et al. Prostate cancer screening with prostate-specific antigen (PSA) test: a systematic review and meta-analysis. *BMJ*. 2018;362:1-12.
A4. Pron G. Prostate-specific antigen (PSA)-based population screening for prostate cancer: an evidence-based analysis. *Ont Health Technol Assess Ser*. 2015;15:1-64.
A5. Fenton JJ, Weyrich MS, Durbin S, et al. Prostate-specific antigen-based screening for prostate cancer: evidence report and systematic review of the US Preventive Services Task Force. *JAMA*. 2018;319:1914-1931.
A6. Kasivisvanathan V, Rannikko AS, Borghi M, et al. MRI-targeted or standard biopsy for prostate-cancer diagnosis. *N Engl J Med*. 2018;378:1767-1777.
A7. Andriole GL, Bostwick DG, Brawley OW, et al. Effect of dutasteride on the risk of prostate cancer. *N Engl J Med*. 2010;362:1192-1202.
A8. Goodman PJ, Tangen CM, Darke AK, et al. Long-term effects of finasteride on prostate cancer mortality. *N Engl J Med*. 2019;380:393-394.
A9. Wilt TJ, Jones KM, Barry MJ, et al. Follow-up of prostatectomy versus observation for early prostate cancer. *N Engl J Med*. 2017;377:132-142.
A10. Bill-Axelson A, Holmberg L, Garmo H, et al. Radical prostatectomy or watchful waiting in prostate cancer—29-year follow-up. *N Engl J Med*. 2018;379:2319-2329.
A11. Hamdy FC, Donovan JL, Lane JA, et al. 10-year outcomes after monitoring, surgery, or radiotherapy for localized prostate cancer. *N Engl J Med*. 2016;375:1415-1424.
A12. Wilt TJ, Brawer MK, Jones KM, et al. Radical prostatectomy versus observation for localized prostate cancer. *N Engl J Med*. 2012;367:203-213.
A13. Yaxley JW, Coughlin GD, Chambers SK, et al. Robot-assisted laparoscopic prostatectomy versus open radical retropubic prostatectomy: early outcomes from a randomised controlled phase 3 study. *Lancet*. 2016;388:1057-1066.
A14. Incrocci L, Wortel RC, Alemayehu WG, et al. Hypofractionated versus conventionally fractionated radiotherapy for patients with localised prostate cancer (HYPRO): final efficacy results from a randomised, multicentre, open-label, phase 3 trial. *Lancet Oncol*. 2016;17:1061-1069.
A15. Dearnaley D, Syndikus I, Mossop H, et al. Conventional versus hypofractionated high-dose intensity-modulated radiotherapy for prostate cancer: 5-year outcomes of the randomised, non-inferiority, phase 3 CHHiP trial. *Lancet Oncol*. 2016;17:1047-1060.
A16. Aluwini S, Pos F, Schimmel E, et al. Hypofractionated versus conventionally fractionated radiotherapy for patients with prostate cancer (HYPRO): late toxicity results from a randomised, non-inferiority, phase 3 trial. *Lancet Oncol*. 2016;17:464-474.
A16b. Widmark A, Gunnlaugsson A, Beckman L, et al. Ultra-hypofractionated versus conventionally fractionated radiotherapy for prostate cancer: 5-year outcomes of the HYPO-RT-PC randomised, non-inferiority, phase 3 trial. *Lancet*. 2019;394:385-395.
A17. Jones CU, Hunt D, McGowan DG, et al. Radiotherapy and short-term androgen deprivation for localized prostate cancer. *N Engl J Med*. 2011;365:107-118.
A18. Shipley WU, Seiferheld W, Lukka HR, et al. Radiation with or without antiandrogen therapy in recurrent prostate cancer. *N Engl J Med*. 2017;376:417-428.
A19. Crook JM, O'Callaghan CJ, Duncan G, et al. Intermittent androgen suppression for rising PSA level after radiotherapy. *N Engl J Med*. 2012;367:895-903.
A20. Parker CC, James ND, Brawley CD, et al. Radiotherapy to the primary tumour for newly diagnosed, metastatic prostate cancer (STAMPEDE): a randomised controlled phase 3 trial. *Lancet*. 2018;392:2353-2366.
A21. Sweeney CJ, Chen YH, Carducci M, et al. Chemohormonal therapy in metastatic hormone-sensitive prostate cancer. *N Engl J Med*. 2015;373:737-746.
A22. James ND, Sydes MR, Clarke NW, et al. Addition of docetaxel, zoledronic acid, or both to first-line long-term hormone therapy in prostate cancer (STAMPEDE): survival results from an adaptive, multiarm, multistage, platform randomised controlled trial. *Lancet*. 2016;387:1163-1177.
A23. Fizazi K, Tran NP, Fein L, et al. Abiraterone plus prednisone in metastatic castration-sensitive prostate cancer. *N Engl J Med*. 2017;377:352-360.
A24. James ND, de Bono JS, Spears MR, et al. Abiraterone for prostate cancer not previously treated with hormone therapy. *N Engl J Med*. 2017;377:338-351.
A25. Kantoff PW, Higano CS, Shore ND, et al. Sipuleucel-T immunotherapy for castration-resistant prostate cancer. *N Engl J Med*. 2010;363:411-422.
A26. Hussain M, Fizazi K, Saad F, et al. Enzalutamide in men with nonmetastatic, castration-resistant prostate cancer. *N Engl J Med*. 2018;378:2465-2474.
A27. Ryan CJ, Smith MR, de Bono JS. Abiraterone in metastatic prostate cancer without previous chemotherapy. *N Engl J Med*. 2013;368:138-148.
A28. Scher HI, Fizazi K, Saad F, et al. Increased survival with enzalutamide in prostate cancer after chemotherapy. *N Engl J Med*. 2012;367:1187-1197.
A29. Beer TM, Armstrong AJ, Rathkopf DE, et al. Enzalutamide in metastatic prostate cancer before chemotherapy. *N Engl J Med*. 2014;371:424-433.
A29b. Davis ID, Martin AJ, Stockler MR, et al. Enzalutamide with standard first-line therapy in metastatic prostate cancer. *N Engl J Med*. 2019;381:121-131.
A29c. Fizazi K, Shore N, Tammela TL, et al. Darolutamide in nonmetastatic, castration-resistant prostate cancer. *N Engl J Med*. 2019;380:1235-1246.
A29d. Chi KN, Agarwal N, Bjartell A, et al. Apalutamide for metastatic, castration-sensitive prostate cancer. *N Engl J Med*. 2019;381:13-24.
A30. Smith MR, Saad F, Chowdhury S, et al. Apalutamide treatment and metastasis-free survival in prostate cancer. *N Engl J Med*. 2018;378:1408-1418.
A31. de Bono JS, Oudard S, Ozguroglu M, et al. Prednisone plus cabazitaxel or mitoxantrone for metastatic castration-resistant prostate cancer progressing after docetaxel treatment: a randomised open-label trial. *Lancet*. 2010;376:1147-1154.
A32. Parker C, Nilsson S, Heinrich D, et al. Alpha emitter radium-223 and survival in metastatic prostate cancer. *N Engl J Med*. 2013;369:213-223.
A33. Fizazi K, Carducci M, Smith M, et al. Denosumab versus zoledronic acid for treatment of bone metastases in men with castration-resistant prostate cancer: a randomised, double-blind study. *Lancet*. 2011;377:813-822.

### REFERÊNCIAS BIBLIOGRÁFICAS

*As referências bibliográficas, bem como os outros materiais suplementares deste livro, encontram-se no GEN-IO, nosso ambiente virtual de aprendizagem.*

# 192
# TUMORES MALIGNOS DE OSSOS, SARCOMAS E OUTRAS NEOPLASIAS DE TECIDOS MOLES

ROBIN L. JONES

## ■ TUMORES ÓSSEOS PRIMÁRIOS

### DEFINIÇÃO

Os tumores ósseos primários têm origem nos componentes celulares normais dos ossos e possivelmente podem metastizar. Esses tumores raros apresentam uma incidência de 1,8 novo caso por 100.000 habitantes por ano e representam apenas 0,2% de todos os cânceres.

## MANIFESTAÇÕES CLÍNICAS E DIAGNÓSTICO

Os pacientes com tumores ósseos primários malignos ou benignos podem apresentar dor, edema e, algumas vezes, fratura patológica do osso envolvido. Um paciente deve ser encaminhado para um oncologista ortopédico se os exames de imagem sugerirem um tumor ósseo primário maligno, para a realização de uma biopsia diagnóstica. Uma biopsia inadequadamente realizada possivelmente pode alterar um tumor ressecável com o resgate do membro em um tumor que exige amputação. Os exames de imagem do tumor primário podem incluir radiografias simples, ressonância magnética (RM) e tomografia computadorizada (TC). Nos exames de imagem, os tumores malignos em geral apresentam bordas irregulares e mal definidas, uma ampla área de transição, evidências de destruição do osso cortical, reação periosteal e extensão em tecidos moles. O estadiamento deve incluir uma TC e cintilografia óssea.

## TUMORES ÓSSEOS PRIMÁRIOS MALIGNOS IMPORTANTES

O mieloma múltiplo, que é a malignidade óssea primária mais comum, é comentado no Capítulo 178.

### Osteossarcoma

O osteossarcoma, que é o sarcoma ósseo mais comum, é responsável por aproximadamente 35% de todos os tumores ósseos primários. O osteossarcoma tem uma distribuição etária bimodal, com a sua mais alta incidência antes dos 20 anos e um segundo pico após os 60 anos.[1] Aproximadamente 60% dos casos ocorrem em homens. Os locais primários mais comuns na faixa etária mais jovem são as metáfises dos ossos longos e os membros, em especial a parte distal do fêmur, a parte proximal da tíbia e a parte proximal do úmero. Em adultos idosos, os locais anatômicos primários são mais variados.

A maior parte dos casos é esporádica, mas a incidência é mais alta em famílias com deleções de linhagens germinativas, tais como retinoblastoma (aproximadamente 60% dos casos), *TP53* (síndrome de Li-Fraumeni, aproximadamente 40% dos casos), ou raramente os genes *RecQ DNA helicase* (síndrome de Rothman-Thompson, Werner ou Bloom). Radioterapia anterior e a doença de Paget (Capítulo 233) também são fatores de risco, sobretudo na faixa etária mais idosa.

Histologicamente, os osteossarcomas contêm quantidades variadas de osteoides, bem como de cartilagem e tecido fibroso. O aspecto radiológico típico é a mistura de características osteoblásticas e osteolíticas, com elevação periosteal.

### TRATAMENTO

Antes da introdução da quimioterapia com múltiplos agentes, a sobrevida em geral dos pacientes com osteossarcoma localizado era de 10 a 20%.[A1] Com o atual manejo multidisciplinar, a ressecção cirúrgica completa e a quimioterapia com múltiplos agentes, a sobrevida em geral dos pacientes é da ordem de 65%.[2] O manejo em geral é composto pela quimioterapia neoadjuvante, seguida por ressecção cirúrgica e, em seguida, quimioterapia adjuvante. A maior parte dos pacientes pode ser submetida à cirurgia de resgate do membro, em vez de amputação. Para os pacientes com menos de 40 anos, o esquema quimioterápico mais amplamente utilizado consiste em metotrexato, doxorrubicina e cisplatina. A porcentagem de necrose tumoral (> 90%) após a quimioterapia neoadjuvante é prognóstica.

### PROGNÓSTICO

O desfecho para os pacientes com osteossarcoma metastático é desfavorável.[3] Alguns pacientes com doença solitária ou oligometastática podem ser submetidos à cirurgia com intenção curativa, mas a base de evidências é limitada a estudos retrospectivos. Diversos esquemas quimioterápicos de resgate podem ser considerados, incluindo gencitabina/docetaxel e ifosfamida/etoposídeo (Tabela 169.4).

### Condrossarcoma

Os condrossarcomas, que são os segundos sarcomas ósseos mais comuns (25% dos casos), são caracterizados pela diferenciação maligna da cartilagem hialina. O pico da incidência ocorre na quinta à sétima década de vida. A pelve, o fêmur proximal e o úmero proximal são os locais primários mais comuns, e os pacientes podem apresentar edema e/ou dor de longa duração. Aproximadamente 15% dos condrossarcomas têm origem em osteocondrossarcomas periféricos preexistentes e ancoram mutações no gene da exostosina (*EXT*). Os outros 85% têm origem em um local central, alguns em encondromas preexistentes. A maioria dos condrossarcomas (90%) são de grau baixo ou intermediário, mas os 10% dos tumores de grau alto apresentam um potencial metastático muito mais alto.

A distinção histopatológica entre o condrossarcoma de grau baixo e os encondromas centrais benignos pode ser desafiadora, mas tamanho superior a 5 cm e localização axial são muito sugestivos de malignidade. Aos exames de imagem, esses tumores podem apresentar um aspecto esclerótico e lítico misto.

### TRATAMENTO

A ressecção cirúrgica completa, com margens claras, é o fundamento do manejo para todos os graus de condrossarcoma. Esses tumores são relativamente insensíveis à radiação e à quimioterapia, mas estas modalidades podem ser consideradas na condição paliativa.[4] A participação em estudos clínicos deve ser encorajada.

### Sarcoma de Ewing

O sarcoma de Ewing é responsável por aproximadamente 16% dos sarcomas ósseos. Esses tumores apresentam translocação característica entre os fatores de transcrição familiares *EWS* e *ETS*. A translocação mais comum [t(11;22)(q24;q12)] entre *EWSR1* e *FLI1* ocorre em aproximadamente 85% dos casos, mas também são encontrados outros genes de fusão.

O pico da incidência ocorre na segunda década, mas 20% podem ocorrer em pacientes mais velhos. A doença ocorre principalmente em brancos de origem europeia. Os pacientes podem apresentar doença sistêmica, caracterizada por febre de grau baixo intermitente, leucocitose e anemia. O sarcoma de Ewing apresenta predileção pela região da diáfise de ossos longos, pelve e costelas.

Aos exames de imagem, esses tumores com frequência apresentam envolvimento de tecidos ósseos associado, e também podem apresentar um aspecto permeado ou "roído por traça" e uma reação periosteal multicamadas em "cebola". A contribuição patológica especial é crítica para estabelecer o diagnóstico, em particular para a diferenciação do sarcoma de Ewing de outros tumores de pequenas células redondas e azuis.

### TRATAMENTO

A sobrevida para os pacientes com sarcoma de Ewing que são tratados com terapia local isoladamente encontra-se na variação de 10 a 20%. A introdução da quimioterapia multiagentes melhorou muito os desfechos, com uma atual taxa de sobrevida livre de eventos em 5 anos de aproximadamente 70%.[A2] Um esquema comumente utilizado inclui vincristina, doxorrubicina e ciclofosfamida, com alternância com ifosfamida e etoposídeo (Tabela 169.4). Os pacientes em geral são tratados com a quimioterapia neoadjuvante, seguida por cirurgia/radiação e então quimioterapia adjuvante.[5]

O desfecho para os pacientes com doença metastática é desfavorável. Diversas terapias de resgate podem ser utilizadas, incluindo ciclofosfamida/topotecana, irinotecano/temozolomida e gencitabina/docetaxel.

## TUMORES ÓSSEOS METASTÁTICOS

A doença óssea metastática é uma causa importante de morbidade relacionada ao câncer, de modo que a prevenção e o tratamento imediato são essenciais para os cuidados clínicos ideais. O câncer de mama

# CAPÍTULO 192 Tumores Malignos de Ossos, Sarcomas e Outras Neoplasias de Tecidos Moles

(Capítulo 188) em mulheres e o câncer de próstata (Capítulo 191) em homens são os tumores mais comuns a metastatizar em ossos. Outros tumores que com frequência desenvolvem metástases ósseas incluem os cânceres de pulmão (Capítulo 182), tireoide (Capítulo 213), sistema digestório (Capítulo 184) e rim (Capítulo 187).

Os pacientes podem apresentar dor localizada ou referida e, ocasionalmente, uma fratura patológica. Uma radiografia simples pode demonstrar lesões blásticas (típicas do câncer de próstata) ou líticas (p. ex., mieloma; Capítulo 178). Entretanto, a maior parte das metástases ósseas apresenta um aspecto misto. Deve ser realizada pesquisa radiológica em um paciente que apresente doença metastática óssea conhecida ou que apresente dor óssea, para identificar outras possíveis lesões metastáticas. TC ou RM podem ajudar a determinar o risco de fatura. Cintilografias ósseas também podem identificar a extensão da doença óssea metastática e avaliar a resposta ao tratamento, mas a cintilografia óssea pode ser negativa em tumores como mieloma, que causa lesões puramente líticas. Se os pacientes forem assintomáticos e correrem risco baixo de desenvolver metástases ósseas, o rastreamento de rotina não é recomendado.

## TRATAMENTO

As fraturas patológicas ou as lesões em risco iminente de fratura em geral são tratadas com fixação cirúrgica. As lesões dolorosas, sem risco de fratura, são tratadas com irradiação com feixe externo. A dexametasona (dois comprimidos de 4 mg de dexametasona no mínimo 1 hora antes do início da RT e em seguida todos os dias por 4 dias após a RT) pode reduzir o risco de exacerbação da dor associada à radiação.A3 A terapia paliativa sistêmica para as metástases ósseas deve seguir as diretrizes padrão para o tipo tumoral específico, e o tratamento pode incluir bisfosfonatos (Capítulo 230), denosumabe e terapia endócrina e/ou quimioterapia.

### Prevenção
O tratamento com bisfosfonatos pode prolongar o tempo até um primeiro evento esquelético em pacientes com câncer de mama (Capítulo 188), câncer de próstata (Capítulo 191) e mieloma (Capítulo 178).A4 O cronograma e a duração da terapia ideais ainda devem ser definidos.

## SARCOMAS DE TECIDOS MOLES

### DEFINIÇÃO
Os sarcomas, que são tumores malignos de origem mesodérmica, representam cerca de 1% de todos os cânceres em adultos. Esses tumores do tecido conjuntivo podem ocorrer em quase todos os locais do corpo. Além disso, eles são muito heterogêneos, com mais de 80 subtipos histológicos diferentes, cada um com biologia subjacente e comportamento clínico únicos.

### EPIDEMIOLOGIA
Nos EUA, a incidência de sarcomas de tecidos moles e ósseos é de aproximadamente 15.000 casos por ano. Os sarcomas raramente ocorrem em adultos, mas representam aproximadamente 15% dos cânceres pediátricos. Os pacientes de risco alto para o desenvolvimento de sarcomas incluem aqueles com síndrome de Li-Fraumeni (Capítulo 171), retinoblastoma (Capítulo 395), neurofibromatose (Capítulo 389), tumor da bainha de nervos periféricos maligno, tumores estromais gastrintestinais (GISTs; Capítulo 184) e polipose familiar (Capítulo 184) (desmoide intra-abdominal). Radioterapia anterior (p. ex., para câncer de mama, câncer do colo do útero ou linfoma) também aumenta o risco de desenvolvimento de um sarcoma no campo da radiação. A exposição ocupacional a cloretos de polivinila está associada ao aumento do risco de angiossarcomas hepáticos. O linfedema crônico também é um fator de risco para o desenvolvimento de angiossarcoma (síndrome de Stewart-Treves). Entretanto, a vasta maioria dos sarcomas é esporádica, sem um fator de risco conhecido.

### BIOPATOLOGIA
Os sarcomas podem ser divididos naqueles com um cariótipo complexo (p. ex., liomiossarcoma, sarcoma pleomórfico indiferenciado e angiossarcoma) e naqueles com um cariótipo simples. Os tumores com cariótipos mais simples incluem os sarcomas associados a translocações (lipossarcoma mixoide, sarcoma sinovial e sarcoma de Ewing), aqueles com mutações de quinases específicas (principalmente GIST), aqueles com alterações genéticas simples (amplificações de CDK4 e MDM2 no lipossarcoma desdiferenciado) e aqueles com ativação de genes (perda de INI1 em tumores rabdoides, NF1 em tumores da bainha de nervos periféricos malignos). A melhora da compreensão da biologia molecular desses tumores levou a uma classificação melhor desses cânceres e, também, em determinados subtipos, à melhora da terapia.

### MANIFESTAÇÕES CLÍNICAS E DIAGNÓSTICO
A diversidade dos locais anatômicos primários e a raridade, bem como a heterogeneidade dos subtipos histológicos, podem tornar o diagnóstico e o manejo dos sarcomas algo desafiador. Até mesmo em um subtipo específico (p. ex., liomiossarcoma), as manifestações clínicas podem ser acentuadamente heterogêneas. O comportamento clínico pode variar desde um tumor indolente que pode crescer ao longo de décadas (p. ex., lipossarcoma bem diferenciado), até doenças potencialmente fatais e muito agressivas (p. ex., angiossarcoma). Os pacientes com sarcomas em membros com frequência apresentam massa de crescimento lento e indolor à palpação, muito embora seja importante observar que os tumores de tecidos moles benignos superam os sarcomas de tecidos moles em 100 vezes.

A distribuição anatômica dos sarcomas de tecidos moles é como segue: 40% em membros inferiores, 20% em membros superiores, 20% abdominais/pélvicos, 10% em tronco, 10% em cabeça e pescoço. A corrente sanguínea é a via primária de disseminação, e os sarcomas muito raramente se disseminam para linfonodos. Os subtipos que notavelmente podem se disseminar para os linfonodos incluem os sarcomas epitelioides, de células claras e alguns vasculares.

A investigação inicial de uma suspeita de sarcoma deve incluir exames de imagem do local primário. A RM é utilizada para os sarcomas em membros, parede torácica e cabeça e pescoço. TCs podem ser solicitadas para avaliar os sarcomas de abdome e pelve e também para definir a presença da doença metastática em pulmões e ossos.

Deve ser realizada uma biopsia com agulha cilíndrica da massa para a obtenção do diagnóstico histológico de um sarcoma de tecidos moles.[6] O trajeto da biopsia deve ser no sentido da futura incisão. Em virtude dos desafios do diagnóstico histopatológico, a punção aspirativa com agulha fina (PAAF) não é útil no manejo dos sarcomas de tecidos moles localizados (exceto, ocasionalmente, no GIST).

Em razão de sua biopatologia heterogênea, é necessária revisão histopatológica especializada para confirmar o diagnóstico de sarcoma. Diversos estudos documentaram que a discrepância diagnóstica em relação aos sarcomas de tecidos moles é frequente entre os patologistas, primariamente em virtude da raridade e da profunda heterogeneidade desses tumores. Os subtipos histológicos mais comuns são GISTs, sarcoma pleomórfico indiferenciado, liomiossarcoma e lipossarcoma.

## TRATAMENTO

É importante que um paciente com suspeita diagnóstica de sarcoma seja avaliado por uma equipe multiprofissional experiente antes do início do manejo. Os procedimentos cirúrgicos inadequadamente realizados podem apresentar um impacto negativo sobre o desfecho.

Em virtude da raridade, da heterogeneidade e da gama diversa de locais anatômicos primários, os cuidados de virtualmente todos os pacientes com sarcoma devem ser prestados por uma equipe multiprofissional especializada. O fundamento do manejo dos sarcomas localizados é a ressecção cirúrgica completa com margens limpas, e a cirurgia de preservação do membro mais RT proporciona desfechos que são semelhantes à amputação para os tumores em membros.

Excelentes evidências apoiam o uso de RT neoadjuvante/adjuvante em grandes sarcomas de tecidos moles em membro/tronco de grau alto. A RT neoadjuvante apresenta a vantagem de dose mais baixa, tamanho de campo menor e, consequentemente, reduziu a fibrose e o edema, mas em um estudo clínico randomizado, a RT neoadjuvante foi associada a uma taxa mais alta de complicações em ferimentos do que a RT adjuvante.[7]

Para os sarcomas retroperitoneais, alguns especialistas defendem uma abordagem cirúrgica agressiva, incluindo a ressecção das estruturas adjacentes até mesmo na ausência de invasão evidente, com dados retrospectivos sugerindo taxas de controle local favoráveis, em comparação aos controles históricos. O valor da RT neoadjuvante em sarcomas retroperitoneais possivelmente operáveis está sendo avaliado atualmente.

O papel da quimioterapia neoadjuvante/adjuvante para outros sarcomas de tecidos moles além de grandes tumores de grau alto de membros e tronco permanece controverso. A quimioterapia neoadjuvante/adjuvante proporciona uma vantagem em termos de sobrevida no rabdomiossarcoma embrionário e no sarcoma de Ewing. Um recente estudo clínico randomizado de pacientes com sarcomas de tecidos moles de grau alto de membros ou tronco com tamanho superior a 5 cm, para o recebimento de quimioterapia neoadjuvante padrão (epirrubicina/ifosfamida) ou individualizada para a histologia relatou um benefício significativo em favor da quimioterapia neoadjuvante padrão tanto para a sobrevida livre de recidiva quanto a sobrevida em geral em um acompanhamento mediano de 12,3 meses.[A5]

Apesar do manejo ideal, aproximadamente 50% dos pacientes com sarcomas de tecidos moles localizados de grau alto desenvolvem doença recidivante/metastática. O desfecho dos pacientes com sarcomas de tecidos moles metastático é desfavorável, com sobrevida geral mediana de aproximadamente 12 a 18 meses. O fundamento do manejo da doença metastática é a quimioterapia paliativa.[8] Entretanto, determinados pacientes com doença de volume baixo, assintomática e indolente inicialmente podem ser submetidos à vigilância ativa. Para os pacientes com doença solitária ou oligometastática, a terapia local, incluindo técnicas de cirurgia, irradiação, ablação e embolização, pode ser considerada. A base de evidências para a cirurgia na condição metastática está limitada a pequenos estudos retrospectivos com acompanhamento limitado.

A terapia paliativa de primeira linha em geral é composta por um esquema à base de antraciclina (Tabela 169.4). Um estudo clínico randomizado relatou taxa de resposta significativamente mais alta, sobrevida sem progressão mais longa, mas nenhuma diferença significativa na sobrevida geral com a doxorrubicina e a ifosfamida, em comparação à doxorrubicina isoladamente.[A6] Consequentemente, a combinação de doxorrubicina e ifosfamida é habitualmente reservada para os pacientes com doença sintomática e rapidamente progressiva.

Para determinados subtipos histológicos, as terapias específicas a serem consideradas incluem paclitaxel para o angiossarcoma; inibidores de aromatase para o sarcoma do estroma endometrial e liomiossarcoma de grau baixo; agentes antiangiogênicos (pazopanibe/sunitinibe) no sarcoma de partes moles alveolares e no tumor fibroso solitário; e inibidores de ALK em tumores miofibroblásticos inflamatórios com *ALK* mutado. Estas opções mais uma vez ilustram as complexidades do tratamento dos pacientes com sarcoma e a necessidade de um manejo multidisciplinar experiente.

Atualmente existem múltiplas opções para a terapia sistêmica de segunda linha.[9] Por exemplo, um estudo clínico randomizado demonstrou que a combinação de gencitabina e docetaxel é preferida à gencitabina isoladamente. Outro estudo clínico randomizado de pacientes com sarcoma de tecidos moles avançado e pré-tratado observou que a combinação de gencitabina mais dacarbazina foi bem tolerada e proporcionou sobrevida livre de progressão e sobrevida em geral significativamente mais longas, em comparação à dacarbazina isoladamente.[A7] Além disso, foram realizados diversos estudos clínicos de fase III. Entre os pacientes com lipossarcoma e liomiossarcoma pré-tratado avançado, aqueles tratados com trabectedina apresentam sobrevida sem progressão significativamente mais longa (mediana de 4,2 *versus* 1,5 meses, respectivamente), mas nenhuma diferença significativa na sobrevida em geral, em comparação àqueles tratados com dacarbazina,[A8] enquanto aqueles tratados com eribulina em vez de dacarbazina apresentam sobrevida geral significativamente mais longa (mediana de 13,5 *versus* 11,5 meses, respectivamente), apesar de nenhuma diferença significativa na sobrevida livre de progressão.[A9] Nos pacientes com sarcomas avançados pré-tratados, a sobrevida livre de progressão mediana é de 4,6 meses com pazopanibe (um inibidor de tirosinoquinase com múltiplos alvos) *versus* 1,6 mês com placebo, mas a sobrevida em geral não é significativamente prolongada.[A10]

### PROGNÓSTICO

Aproximadamente 50 a 60% dos pacientes com sarcoma localizado são curados com o manejo ideal. Entretanto, os sarcomas abrangem diversas doenças diferentes, com prognóstico variável. O risco de recidiva varia dependendo do grau, do tamanho, da localização anatômica, da profundidade e do subtipo histológico do tumor. Além disso, o local anatômico primário também pode ser importante; por exemplo, o desfecho após a ressecção de um sarcoma cutâneo é excelente, enquanto o prognóstico de um sarcoma cardíaco é muito desfavorável.

O desfecho dos pacientes com doença metastática é desfavorável, com sobrevida em geral mediana entre 12 e 18 meses. Contudo, existe uma variação considerável dependendo do volume da doença metastática, do subtipo histológico e da localização. Em determinados subtipos histológicos, em particular no GIST (ver seção a seguir), a introdução da terapia sistêmica efetiva levou a melhorias evidentes no desfecho. Para a maior parte dos sarcomas, entretanto, os atuais tratamentos melhoraram a sobrevida mediana de 12 meses para aproximadamente 18 a 20 meses.

## TUMORES ESTROMAIS GASTRINTESTINAIS

### BIOPATOLOGIA E MANIFESTAÇÕES CLÍNICAS

Os tumores estromais gastrintestinais (GISTs) são os tumores mesenquimais mais comuns do sistema digestório. Eles são caracterizados em 82 a 87% dos casos por meio de mutações de ativação em *KIT* ou *PDGFRA*.[10] Mutações de ganho de função em receptores de KIT e PDGFRA levam à ativação constitutiva, independente de ligantes, das vias de sinalização *downstream*. A maior parte dos GISTs expressa CD117 e DOG1. Em aproximadamente 70%, CD34 também é expressado.[11]

Os GISTs ocorrem por todo o sistema digestório, mais comumente no estômago ou intestino delgado.[12] Eles são tipicamente tumores vasculares, com frequência apresentando sangramento intestinal ou na cavidade abdominal. Os efeitos de massa do GIST podem causar dor abdominal ou obstrução intestinal, e por vezes são palpáveis. Entretanto, a maior parte dos GISTs é detectada por exame de imagem ou durante a exploração cirúrgica.

### TRATAMENTO

A cirurgia é o fundamento do manejo da doença localizada,[13] mas os pacientes de risco alto de progressão devem ser tratados com imatinibe adjuvante,[14] que é um inibidor da tirosinoquinase que proporciona benefício clínico duradouro em alta proporção de pacientes.[A11] Para os pacientes cujos GISTs recidivam ou não respondem, tanto sunitinibe quanto regorafenibe podem proporcionar benefício prolongado.[A12]

## TUMORES DESMOIDES/FIBROMATOSE AGRESSIVA

A fibromatose desmoide é uma proliferação fibroblástica monoclonal muito rara, caracterizada por evolução clínica imprevisível. Este tumor não apresenta potencial metastático, mas é localmente invasivo e apresenta alta taxa de recidiva local. Entre 80 e 95% dos tumores desmoides contêm mutações no gene *β-catenin*, que leva ao acúmulo nuclear da proteína betacatenina.

### TRATAMENTO

Em virtude da raridade desta condição, a base de evidências para o manejo é limitada. O consenso geral é que um período de vigilância ativa inicial é apropriado para a maior parte dos pacientes assintomáticos, tendo em vista que podem ocorrer regressões espontâneas. As opções de tratamento local incluem técnicas de cirurgia, irradiação, perfusão isolada em membro e ablação. Entretanto, a decisão de prosseguir com a terapia local deve ser tomada no contexto de uma equipe multiprofissional experiente. Sorafenibe tem valor comprovado para o prolongamento da sobrevida livre de progressão para os tumores avançados e refratários.[A13] Outras terapias sistêmicas incluem tamoxifeno/anti-inflamatórios não esteroides, imatinibe, sorafenibe, doxorrubicina lipossômica, navelbina e metotrexato/vinorelbina.

### Recomendações de grau A

A1. Bernthal NM, Federman N, Eilber FR, et al. Long-term results (>25 years) of a randomized, prospective clinical trial evaluating chemotherapy in patients with high-grade, operable osteosarcoma. *Cancer.* 2012;118:5888-5893.

A2. Womer RB, West DC, Krailo MD, et al. Randomized controlled trial of interval-compressed chemotherapy for the treatment of localized Ewing sarcoma: a report from the Children's Oncology Group. *J Clin Oncol.* 2012;30:4148-4154.

A3. Chow E, Meyer RM, Ding K, et al. Dexamethasone in the prophylaxis of radiation-induced pain flare after palliative radiotherapy for bone metastases: a double-blind, randomised placebo-controlled, phase 3 trial. *Lancet Oncol.* 2015;16:1463-1472.

A4. Barrett-Lee P, Casbard A, Abraham J, et al. Oral ibandronic acid versus intravenous zoledronic acid in treatment of bone metastases from breast cancer: a randomised, open label, non-inferiority phase 3 trial. *Lancet Oncol.* 2014;15:114-122.
A5. Gronchi A, Ferrari S, Quagliuolo V, et al. Histotype-tailored neoadjuvant chemotherapy versus standard chemotherapy in patients with high-risk soft-tissue sarcomas (ISG-STS 1001): an international, open-label, randomised, controlled, phase 3, multicentre trial. *Lancet Oncol.* 2017;18:812-822.
A6. Judson I, Verweij J, Gelderblom H, et al. Doxorubicin alone versus intensified doxorubicin plus ifosfamide for first-line treatment of advanced or metastatic soft-tissue sarcoma: a randomised controlled phase 3 trial. *Lancet Oncol.* 2014;15:415-423.
A7. Garcia-Del-Muro X, Lopez-Pousa A, Maurel J, et al. Randomized phase II study comparing gemcitabine plus dacarbazine versus dacarbazine alone in patients with previously treated soft tissue sarcoma: a Spanish Group for Research on Sarcomas study. *J Clin Oncol.* 2011;29:2528-2533.
A8. Demetri GD, von Mehren M, Jones RL, et al. Efficacy and safety of trabectedin or dacarbazine for metastatic liposarcoma or leiomyosarcoma after failure of conventional chemotherapy: results of a phase III randomized multicenter clinical trial. *J Clin Oncol.* 2016;34:786-793.
A9. Schöffski P, Chawla S, Maki RG, et al. Eribulin versus dacarbazine in previously treated patients with advanced liposarcoma or leiomyosarcoma: a randomised, open-label, multicentre, phase 3 trial. *Lancet.* 2016;387:1629-1637.
A10. van der Graaf WT, Blay JY, Chawla SP, et al. Pazopanib for metastatic soft-tissue sarcoma (PALETTE): a randomised, double-blind, placebo-controlled phase 3 trial. *Lancet.* 2012;379:1879-1886.
A11. Joensuu H, Eriksson M, Sundby Hall K, et al. One vs three years of adjuvant imatinib for operable gastrointestinal stromal tumor: a randomized trial. *JAMA.* 2012;307:1265-1272.
A12. Demetri GD, Reichardt P, Kang YK, et al. Efficacy and safety of regorafenib for advanced gastrointestinal stromal tumours after failure of imatinib and sunitinib (GRID): an international, multicentre, randomised, placebo-controlled, phase 3 trial. *Lancet.* 2013;381:295-302.
A13. Gounder MM, Mahoney MR, Van Tine BA, et al. Sorafenib for advanced and refractory desmoid tumors. *N Engl J Med.* 2018;379:2417-2428.

## REFERÊNCIAS BIBLIOGRÁFICAS

*As referências bibliográficas, bem como os outros materiais suplementares deste livro, encontram-se no GEN-IO, nosso ambiente virtual de aprendizagem.*

# 193

# MELANOMA E CÂNCERES DE PELE NÃO MELANOMA

LYNN M. SCHUCHTER

## MELANOMA

### EPIDEMIOLOGIA

Atualmente estima-se que 1 em cada 28 homens e 1 em cada 37 mulheres serão diagnosticados com melanoma durante a sua vida. A cada ano, nos EUA, são detectados aproximadamente 87.110 novos casos de melanoma invasivo. Acredita-se que a explicação para o aumento da incidência seja o aumento da exposição solar, sobretudo nos primeiros anos de vida. O melanoma é a principal causa de morte por doença maligna cutânea, sendo responsável por 1 a 2% de todas as mortes por câncer nos EUA. O melanoma afeta todas as faixas etárias; a idade mediana ao diagnóstico é de 63 anos. O melanoma é, em grande parte, uma doença de pessoas brancas, com incidência muito baixa em afro-americanos, asiáticos e hispânicos.

### BIOPATOLOGIA

A exposição à luz solar, especialmente à luz ultravioleta (UV) (Capítulo 17), tem sido fortemente implicada como fator causal no desenvolvimento do melanoma. Os melanomas têm origem nos melanócitos, que estão localizados predominantemente na camada basocelular da epiderme, e utilizam a enzima tirosinase para sintetizar o pigmento melanina, que atua na proteção contra o dano UV (Capítulo 407).

As mutações somáticas no melanoma primário e metastático envolvem primariamente a via da proteinoquinase ativada por mitógeno (MAPK). A carga da mutação pontual aumenta desde as lesões precursoras até as intermediárias e até o melanoma, com fortes evidências genéticas dos efeitos da radiação UV detectáveis em todos os estágios da evolução.[1] As mutações de ativação em *BRAF* podem ser observadas em aproximadamente 50% dos melanomas, e 20% dos melanomas estão associados à mutação em *NRAS*. Estudos observaram que o melanoma em mucosas, pele acral (solas, palmas) e pele com lesão solar crônica (p. ex., melanoma lentigo maligno) apresenta mutações frequentes em *KIT*. Portanto, são observados padrões distintos de alterações genéticas em melanomas primários com base na localização anatômica e na extensão da exposição solar.[2] O melanoma uveal está associado a mutações em *GNAQ/GNA11*. A monossomia do cromossomo 3 e as alterações somáticas no gene que codifica a proteína associada a BRCA1 (BAP) no cromossomo 3 têm sido associadas a um desfecho mais desfavorável e ao desenvolvimento do melanoma metastático. A descoberta de mutações somáticas no melanoma e das vias de transdução de sinais aberrantes associados proporcionou as bases para o desenvolvimento de terapias com alvo molecular para pacientes com melanoma avançado.[3]

### Fatores de risco

Os fatores de risco para o melanoma incluem história familiar de melanoma, melanoma ou câncer de pele não melanoma anterior, suscetibilidade genética hereditária e exposição solar. A exposição artificial à radiação UV em camas de bronzeamento artificial, de maneira semelhante, é um fator de risco para o melanoma.[4] Em 2014, a Food and Drug Administration dos EUA (FDA) exigiu que os dispositivos de bronzeamento artificial fossem rotulados com advertências em cor preta visíveis, que declarem que eles não devem ser utilizados por pessoas com menos de 18 anos. Os indivíduos de pele clara, cabelos louros ou ruivos, olhos azuis e sardas, que apresentam tendência a queimaduras e não ao bronzeamento, apresentam taxas mais altas de melanoma. O padrão de exposição solar também pode ser importante; a exposição intensa intermitente, em vez da exposição solar crônica, pode apresentar um risco mais alto de melanoma.

Os indivíduos com aumento do número de nevos típicos ou benignos, nevos atípicos ou nevos displásicos (Figuras 193.1 e 193.2) também correm risco aumentado de melanoma. Nevos atípicos ou nevos displásicos são lesões precursoras importantes do melanoma e atuam como marcadores do risco aumentado. Por exemplo, os indivíduos com nevos displásicos

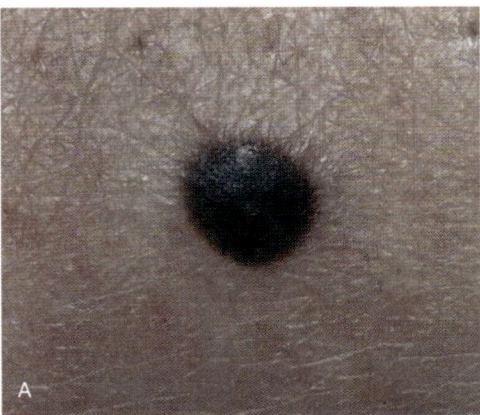

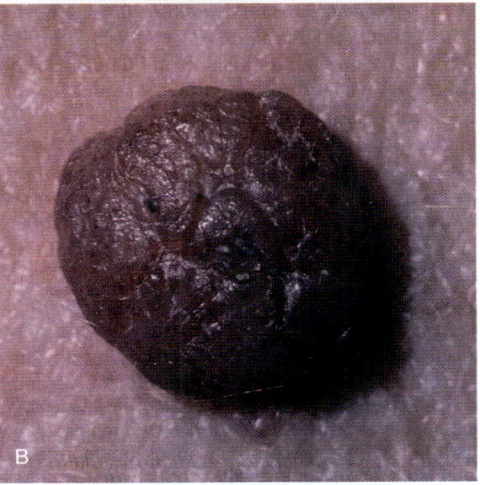

**FIGURA 193.1** Nevos. **A.** Nevo benigno comum. **B.** Nevo dérmico.

apresentam uma chance vitalícia de 6% de desenvolver um melanoma, e este risco aumenta para até 80% nos indivíduos com nevos displásicos e forte história familiar de melanoma.

## Genética hereditária

Aproximadamente 10% dos pacientes com melanoma têm história familiar de melanoma. Diversos *loci* cromossômicos determinam a suscetibilidade ao melanoma, o mais importante dos quais é o *p16/CDKN2A*, um gene localizado no cromossomo 9p21. Este gene é membro de uma classe de moléculas crucial para a regulação do ciclo celular. Dos membros das famílias com propensão ao melanoma, 25 a 40% apresentam mutações neste gene. O risco de desenvolvimento de melanoma cutâneo em um portador de *CDKN2A* é de 30 a 90% aos 80 anos e varia de acordo com a localização geográfica. O exame à procura de mutações no *locus p16/CDKN2A* encontra-se disponível comercialmente, mas a sua utilidade clínica neste momento é limitada. A variabilidade genética no receptor de melancortina-1 (MC1R) é importante na pigmentação da pele e dos cabelos e, mais recentemente, foi implicada na predisposição ao melanoma. Os portadores do gene do câncer de mama familiar *BRCA2* correm risco aumentado de melanoma cutâneo.

### MANIFESTAÇÕES CLÍNICAS

A detecção precoce e o reconhecimento do melanoma são importantes para a melhora da sobrevida. Os sinais do melanoma inicial são baseados no aspecto clínico da lesão pigmentada e na alteração do formato, da coloração ou da superfície de uma pinta existente. A maior parte dos pacientes relata um nevo preexistente no local do melanoma. Prurido, queimação ou dor em uma lesão pigmentada devem aumentar a suspeita, embora os melanomas com frequência não estejam associados ao desconforto local. Sangramento e ulceração são sinais de um melanoma mais avançado. A maioria dos melanomas apresenta tons variados de marrom, mas eles podem ser pretos, azuis ou rosa. Os ABCDEs para o reconhecimento do melanoma são assimetria, irregularidade das bordas, variação na coloração, diâmetro superior a 6 mm ou evolução ou alteração de uma lesão cutânea. O sinal do "patinho feio" é o reconhecimento de uma lesão pigmentada com aspecto diferente de outras lesões de pele e que, portanto, é suspeita.

O melanoma cutâneo foi dividido em quatro subtipos. O melanoma de disseminação superficial (MDS), que representa 70% de todos os melanomas, pode estar situado em qualquer local do corpo (Figura 193.3). O melanoma lentigo maligno (MLM), que representa 4 a 10% de todos os melanomas, tende a ocorrer mais comumente na pele cronicamente exposta ao sol em pacientes mais idosos, com frequência em cabeça e pescoço (Figura 193.4); clinicamente, ele tem o aspecto de uma lesão macular (plana), com graus variados de coloração, geralmente marrom. O melanoma nodular (Figura 193.5) é responsável por 15 a 30% dos melanomas e se manifesta como uma lesão elevada ou polipoide, com crescimento rápido, em geral azul ou preta. Essas lesões também podem ser amelanóticas e com ausência de pigmento, e apresentar uma coloração mais rosa. A regra ABCDE nem sempre se aplica tão bem para os melanomas nodulares. O melanoma lentiginoso acral se manifesta como uma lesão plana a nodular, com pigmento escuro, em palma, sola ou subungueal; não se acredita que a luz solar desempenhe um papel causal nesta forma de melanoma. O subtipo histológico não está diretamente correlacionado com o comportamento clínico. Entretanto, dados recentes sugerem que

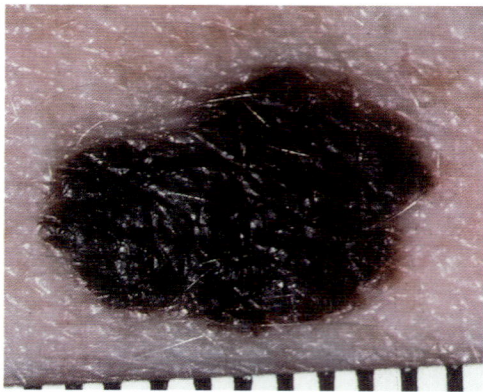

**FIGURA 193.3** Melanoma de disseminação superficial.

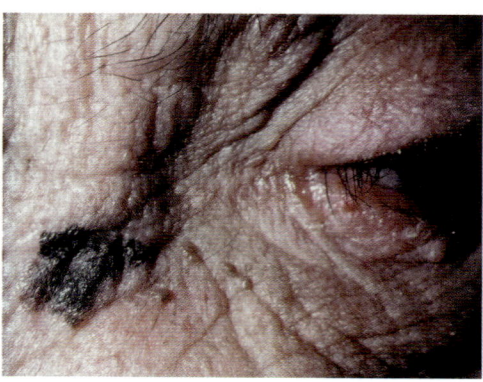

**FIGURA 193.4** Melanoma lentigo maligno.

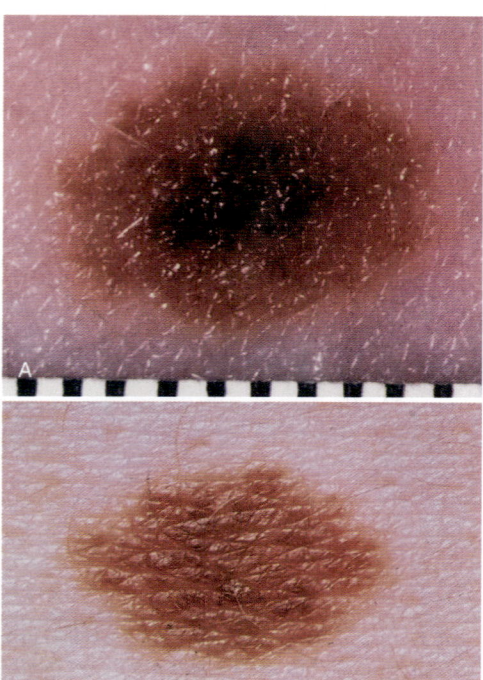

**FIGURA 193.2** Exemplos de nevos displásicos.

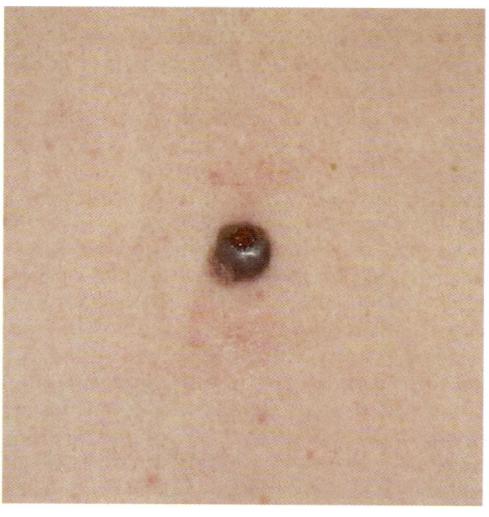

**FIGURA 193.5** Melanoma nodular.

o subtipo histológico possa estar correlacionado com anormalidades genéticas específicas. Por exemplo, o melanoma MDS pode estar associado à mutação de *BRAF*, e o MLM pode estar associado à mutação de *KIT*.[5]

Os melanomas oculares têm origem na camada pigmentada do olho. O melanoma uveal é a malignidade intraocular mais comum em adultos. Os melanomas também podem ter origem em locais não cutâneos, incluindo o epitélio mucoso no sistema digestório, a área anorretal, o sistema geniturinário e a mucosa nasal e nasofaríngea. Os melanomas de vulva e vagina são relativamente raros. Em geral, os melanomas mucosos são diagnosticados em um estágio mais avançado da doença. O tratamento é basicamente cirúrgico.

### DIAGNÓSTICO

Qualquer lesão cutânea sugestiva de melanoma deve ser amostrada por meio de biopsia com excisão completa, incluindo margem de 1 a 2 mm de pele normal e uma parte da gordura subcutânea. Tanto critérios moleculares quanto celulares conseguem diferenciar os nevos comuns dos nevos displásicos. Uma biopsia incidental pode ser necessária para as lesões muito grandes para a excisão completa. O papel da biopsia do linfonodo sentinela (BLNS) é explicado em detalhes na seção Tratamento. Biopsias de raspagem superficial, curetagem, criocirurgia, *laser* e eletrodissecção são contraindicadas em lesões sugestivas de melanoma. Outras lesões que podem ser confundidas com o melanoma incluem os nevos azuis, o carcinoma basocelular (CBC), a queratose seborreica e os hemangiomas (Tabela 193.1).

### Fatores prognósticos

Assim como na maioria das malignidades, o desfecho do melanoma depende do estágio e da extensão da doença à apresentação. Para o melanoma localizado, o fator prognóstico mais importante é o envolvimento dos linfonodos regionais. O fator prognóstico mais importante relacionado ao tumor primário é a profundidade da invasão (espessura de Breslow) do melanoma, que é medida em milímetros a partir da parte superior da epiderme até a derme subjacente. O aumento da espessura está associado a aumento do risco de recidiva, envolvimento de linfonodos regionais e morte em decorrência do melanoma. Muito embora os pacientes com melanomas de espessura inferior a 1 mm apresentem uma taxa de sobrevida em 10 anos de aproximadamente 80 a 90%, os pacientes com melanomas de espessura superior a 4 mm apresentam uma taxa de sobrevida em 10 anos de somente 40 a 50%. Outros fatores prognósticos desfavoráveis relacionados ao melanoma primário incluem a existência de ulceração, aumento do nível de invasão (nível de Clark), taxa mitótica alta e existência de satélites microscópicos. O envolvimento de linfonodos regionais (estágio III) apresenta um impacto importante na sobrevida, com taxas de sobrevida em 5 anos que variam de 20 a 70%, dependendo da quantidade de linfonodos envolvidos. Os pacientes com múltiplos melanomas primários podem apresentar um tempo de sobrevida semelhante ao dos pacientes com melanomas primários únicos.[6] Os melanomas que têm origem em membros tendem a apresentar um prognóstico melhor, e as mulheres tendem a um desfecho melhor do que os homens.

### Sistema de estadiamento para o melanoma

O estadiamento e o prognóstico para o melanoma são baseados no sistema TNM, no qual T se refere ao tumor, N aos linfonodos, e M à metástase, que foi atualizado na oitava edição do sistema de estadiamento do American Joint Committee on Cancer (AJCC).[7] Os estágios I e II indicam o melanoma primário clinicamente localizado, o estágio III indica o envolvimento regional (linfonodos ou metástases em trânsito), e o estágio IV é a doença metastática além dos linfonodos regionais (ou seja, pulmão, fígado, cérebro).

### Avaliação do paciente

A avaliação inicial de um paciente com melanoma inclui a história pessoal, a história familiar, o exame cutâneo total e a palpação de linfonodos regionais. O foco é identificar os fatores de risco, sinais ou sintomas de metástases, nevos displásicos e melanomas adicionais. Uma radiografia torácica e exames de enzimas hepáticas podem ser realizados a critério do médico. A maior parte dos pacientes com melanoma não apresenta doença metastática a distância ao diagnóstico; portanto, avaliações cuidadosas com tomografia computadorizada (TC) à procura de metástases a distância têm rendimento extremamente baixo e não são indicadas para pacientes assintomáticos. A avaliação mais meticulosa para o estadiamento com TC ou tomografia com emissão de pósitrons (PET) pode ser considerada para os pacientes com doença de risco alto (melanoma primário com espessura > 4 mm ou doença linfonodo-positiva), nos quais o risco de doença metastática a distância é mais alto.

### TRATAMENTO

Após o melanoma ter sido diagnosticado, se localizado, o tratamento padrão é a excisão cirúrgica da lesão primária, com consideração da avaliação basal dos linfonodos regionais com o uso da biopsia de linfonodo sentinela (BLNS) (Figura 193.6).

#### Melanoma primário

Após o diagnóstico do melanoma, o tratamento padrão é a excisão cirúrgica. já foram conduzidos diversos estudos clínicos randomizados prospectivos para definir a cirurgia ideal para o melanoma primário. A extensão da cirurgia depende da espessura do melanoma primário. Grandes excisões cirúrgicas deixaram de ser necessárias, e a maior parte das excisões amplas pode ser realizada com fechamento primário, sem enxerto cutâneo. Para o melanoma *in situ*, a excisão com uma borda de 0,5 cm de pele clinicamente normal é suficiente. Para os melanomas com espessura inferior a 1 mm, recomenda-se margem de 1 cm. Se a espessura for entre 1 e 4 mm, recomenda-se margem de 1 a 2 cm. Para os melanomas com espessura superior a 2 mm, margem de ressecção de 2 cm também é suficiente e segura. A1b Em áreas cosmeticamente sensíveis (face) ou áreas anatomicamente difíceis (orelha, mãos), pode ser difícil alcançar a margem desejada, mas a margem de no mínimo 1 cm deve ser obtida sempre que possível.

#### Manejo de linfonodos regionais
##### Linfonodos regionais clinicamente normais

O manejo cirúrgico dos linfonodos clinicamente normais é determinado pelas características do melanoma primário. Existe uma relação direta entre a espessura do melanoma e o risco de envolvimento de linfonodos regionais.

A BLNS é uma técnica que avalia com acurácia se células de melanoma microscópicas envolvem os linfonodos regionais. A técnica se baseia no conceito de que regiões específicas da pele são drenadas especificamente para um linfonodo inicial na base de linfonodos regionais por meio de uma via organizada de canais linfáticos aferentes. Esta técnica é realizada por meio da injeção de um corante azul (azul isossulfano) e/ou coloide radiomarcado no local do melanoma primário. Quando ambas as modalidades são combinadas, um linfonodo sentinela pode ser identificado em 98% dos pacientes; a biopsia do linfonodo determina com acurácia se as células de melanoma metastatizaram naquela base de linfonodos específica.

O mapeamento do linfonodo sentinela (LNS) é recomendado de maneira rotineira para os melanomas com espessura superior a 1 mm. Para os melanomas com espessura inferior a 1 mm, a probabilidade de envolvimento de linfonodos regionais é relativamente baixa (aproximadamente 5%). Portanto, o mapeamento do LNS não é recomendado de maneira rotineira para os melanomas delgados, exceto se houver a presença de características prognósticas adversas como ulceração e/ou contagem

| Tabela 193.1 | Características clínicas de nevos comuns, nevos displásicos e melanomas. |
|---|---|
| **DOENÇA** | **CARACTERÍSTICAS** |
| Nevos adquiridos comuns | Tendem a ser pequenos, planos e redondos; a borda é regular, lisa e bem definida; a coloração é homogênea, geralmente não mais do que dois tons de marrom; qualquer local é afetado; as lesões normalmente têm < 6 mm |
| Nevos displásicos (nevos atípicos) | Ocorrem predominantemente no tronco; tendem a ser grandes, geralmente > 5 mm, com um componente plano; a borda é caracteristicamente indeterminada e mal definida. O formato pode ser redondo, oval ou irregular. A coloração geralmente é marrom, mas pode ser mosqueada, com marrom-escuro, rosa e bronze. Alguns indivíduos apresentam apenas 1 a 5 nevos; outros apresentam mais de 100 |
| Melanoma | A borda é mais irregular; as lesões tendem a ser maiores, com frequência > 6 mm; observa-se uma heterogeneidade substancial da coloração, que pode ser bronze-marrom, marrom-escura, preta, rosa, vermelha, cinza, azul ou branca |

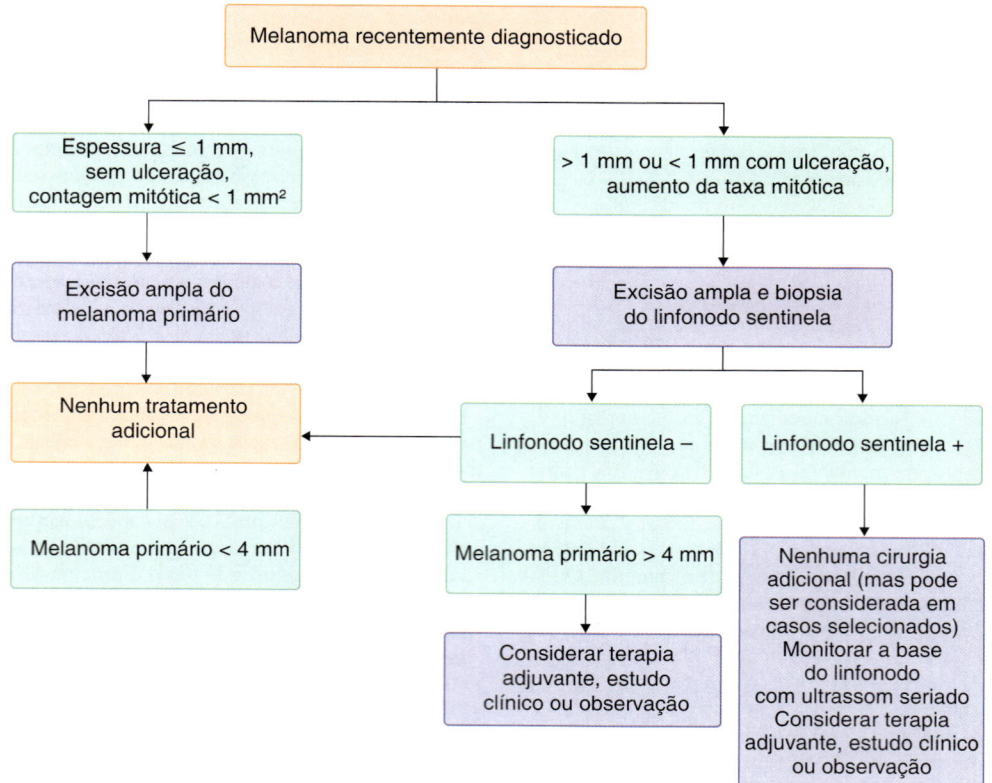

**FIGURA 193.6** Algoritmo de tratamento para o melanoma recentemente diagnosticado.

mitótica alta. A morbidade da BLNS é relativamente baixa, e as informações do estadiamento são valiosas.

A BLNS em geral é realizada ao mesmo tempo que a excisão ampla do tumor primário. Se o resultado da BLNS for negativo para melanoma, nenhuma cirurgia adicional de linfonodos é necessária. Até recentemente, se o melanoma era detectado no LNS, em seguida era realizada a dissecção de linfonodos complementar. Entretanto, com base em dados recentes, as dissecções de linfonodos complementares deixaram de ser recomendadas. O MSLT-II foi um grande estudo clínico que investigou o papel da dissecção de linfonodos complementar, em comparação à vigilância cuidadosa para os pacientes com melanoma LNS-positivo. Nesse estudo clínico, 1.934 pacientes com melanoma LNS-positivo foram randomizados para a dissecção de linfonodos imediata ou a observação dos linfonodos com monitoramento com ultrassonografia. O *endpoint* primário foi a sobrevida específica do melanoma. A taxa de sobrevida específica do melanoma em 3 anos foi semelhante nos dois grupos (86% para ambos os grupos, P = 0,42 de acordo com o teste de classificação logarítmica). Os resultados desse estudo demonstraram que a dissecção de linfonodos complementar em pacientes com LNS positivo não melhorou a sobrevida específica do melanoma.[A1] Portanto, atualmente pode ser oferecida para os paciente com melanoma LNS-positivo (estágio III) a ultrassonografia seriada da base de linfonodos regionais, em vez da cirurgia adicional. O mapeamento do LNS atualmente é amplamente considerado uma ferramenta de estadiamento cirúrgico importante.[8]

### Linfonodos regionais clinicamente aparentes

Para os pacientes com linfonodos clinicamente com aumento de volume, a linfadenectomia cirúrgica (terapêutica) é o tratamento preferido após a confirmação histopatológica do melanoma. A meta é proporcionar a sobrevida livre de doença a longo prazo e reduzir a morbidade local dos linfonodos com aumento de volume.

### Terapia adjuvante

A terapia adjuvante pós-cirúrgica pode ser considerada para os pacientes com risco alto para recidiva (melanomas com espessura ≥ 4 mm ou doença linfonodo-positiva). Esses pacientes apresentam uma chance de no mínimo 25 a 75% de morrer em virtude do melanoma; portanto, com frequência é considerada a terapia adjuvante. Para os pacientes com melanoma primário com espessura superior a 4 mm sem envolvimento de linfonodos, interferona-α (IFN-α) adjuvante, IFN-α peguilada, ou observação podem ser considerados.[9] Para os pacientes com melanoma em estágio III (linfonodo-positivo) ressecado, a terapia adjuvante com imunoterapia ou terapia com alvo molecular está disponível com base na melhora na sobrevida. As opções incluem terapias anti-PD-1 adjuvantes, incluindo pembrolizumabe ou nivolumabe; terapia com alvo molecular com dabrafenibe e trametinibe no melanoma com *BRAF* mutante; ipilimumabe; estudo clínico ou observação. A dose de ipilimumabe aprovada pela FDA na condição de terapia adjuvante é alta (10 mg/kg), e ainda que esteja associada a maior sobrevida sem recidivas e maior sobrevida geral, ocorre toxicidade imunomediada substancial. Isto limitou o uso difundido desta abordagem. Os resultados do CheckMate 238, um estudo clínico de fase III que envolveu pacientes com melanoma em estágio III ressecado, comparou o anticorpo anti-PD-1 nivolumabe a ipilimumabe e demonstrou que a sobrevida livre de recidivas foi mais alta com nivolumabe, em comparação a ipilimumabe, e com muito menos efeitos colaterais adversos imunes.[A2] Nivolumabe atualmente é uma opção de tratamento para os pacientes com melanoma linfonodo-positivo, independentemente de o melanoma apresentar mutação de *BRAF*. O estudo clínico COMBI-AD avaliou a terapia com alvo molecular com dabrafenibe (inibidor de *BRAF*) mais trametinibe (inibidor de MEK) em pacientes com melanoma linfonodo-positivo com mutação de *BRAF*. Com um acompanhamento mediano de 2,8 anos, as taxas de sobrevida livre de recidivas foram de 58% no grupo com terapia de combinação e 39% no grupo com placebo.[A3]

Com base nesses resultados, a FDA aprovou o dabrafenibe e o trametinibe para pacientes com melanoma em estágio III linfonodo-positivo com mutação de *BRAF* V600E ou K. A eficácia de pembrolizumabe como terapia adjuvante para o melanoma em estágio III foi demonstrada no KEYNOTE 054, que randomizou 1.019 pacientes para pembrolizumabe ou placebo correspondente para 18 doses. A sobrevida livre de recidiva foi significativamente aumentada, em comparação ao placebo.[A4]

Neste momento, a opção preferida para os pacientes com melanoma em estágio III é a terapia anti-PD-1 por 1 ano, com base na segurança e na tolerância.[10]

### Tratamento e evolução do melanoma avançado (estágio IV)

O melanoma pode metastatizar em virtualmente qualquer órgão, em especial em pulmão, pele, fígado e cérebro. Historicamente, o melanoma avançado tem sido refratário ao tratamento, com opções terapêuticas efetivas limitadas. Entretanto, novas abordagens com a imunoterapia e a terapia com alvo molecular com base no perfil de mutações somáticas levou a 10 fármacos aprovados pela FDA ao longo dos últimos 5 anos para pacientes com melanoma, que melhoraram significativamente a sobrevida em geral no melanoma metastático. Esses agentes incluem inibidores de quinases potentes e seletivos de BRAF e MEK na via de MAPK e a imunoterapia com inibidores do ponto de controle imune[11] (Tabela 193.2). Com essas novas abordagens, alguns pacientes podem ser curados; muitos apresentam melhoras acentuadas nos sintomas e na qualidade e na duração da vida. A sobrevida em geral mediana dos pacientes com melanoma disseminado aumentou de 9 meses antes de 2011 para no mínimo 2 anos.

As abordagens da imunoterapia incluem ipilimumabe (bloqueia CTLA-4), que demonstrou ser melhor do que a dacarbazina isoladamente (taxas de sobrevida em 3 anos, 21 versus 12%) para o melanoma metastático não tratado anteriormente. Ipilimumabe, 3 mg/kg por via intravenosa a cada 3 semanas para um total de quatro doses, está aprovado pela FDA para pacientes com melanoma em estágio III ou estágio IV não ressecável.[A5] O tratamento com ipilimumabe resulta em reações adversas imunomediadas, incluindo enterocolite, hepatite, dermatite e endocrinopatias tais como hipopituitarismo e hipotireoidismo.[12] A interrupção da dose de ipilimumabe e corticosteroides são os fundamentos do tratamento para este efeito colateral mediado pela ativação e proliferação de células T.

Uma abordagem mais recente e clinicamente mais efetiva é o bloqueio da via de PD-1/PD-L1. PD-1, um receptor coinibidor de células T, e um de seus ligantes, PD-L1, desempenham um papel importante na capacidade das células tumorais de evitar a resposta imune do hospedeiro.[13] A FDA aprovou dois anticorpos monoclonais com alvo molecular em PD-1 para o tratamento do melanoma metastático avançado. Nivolumabe foi avaliado como tratamento de primeira linha em um estudo de fase III randomizado de 418 pacientes, em comparação à dacarbazina. A taxa de sobrevida em geral em 1 ano foi de 72,9% com nivolumabe, em comparação a 42,1% com dacarbazina, e a taxa de resposta objetiva foi de 40%, em comparação a 13,9%.[A6] Nivolumabe também demonstrou melhora da sobrevida livre de progressão (SLP), em comparação a ipilimumabe, em um estudo clínico de fase III randomizado de pacientes com melanoma metastático não tratado.[A7]

Pembrolizumabe é um anticorpo monoclonal de bloqueio de PD-1 humanizado, que está aprovado para o tratamento do melanoma metastático avançado. O pembrolizumabe demonstrou um benefício para a sobrevida em geral, em comparação a ipilimumabe, em um estudo clínico de fase III randomizado de 834 pacientes com doença avançada. Os pacientes foram atribuídos aleatoriamente, de modo 1:1:1, para receber 10 mg/kg de pembrolizumabe a cada 3 semanas ou a cada 2 semanas, ou 3 mg/kg de ipilimumabe a cada 3 semanas. As taxas de resposta e de sobrevida para ambos os cronogramas de pembrolizumabe foram semelhantes, e ambos foram superiores a ipilimumabe. As taxas de sobrevida em 2 anos estimadas foram de 55, 55 e 43%, respectivamente.[A8]

O tratamento com inibidores de PD-1 está associado a eventos adversos relacionados ao sistema imune, embora sejam menos frequentes e menos graves do que os induzidos por ipilimumabe. Entretanto, pode ocorrer toxicidade pulmonar rara, porém séria (pneumonite imunomediada) com inibidores de PD-1, que demanda cuidadoso monitoramento. A expressão de PD-L1 do tumor pode resultar em uma taxa de resposta mais alta, mas não é um biomarcador da resposta adequado, tendo em vista que os pacientes podem ou não apresentar resposta, independentemente do status de expressão de PD-L1.[14] A imunoterapia de combinação anti-CTLA-4 e anti-PD-1 (bloqueio de ponto de controle duplo) também foi testada em diversos estudos clínicos. Em um grande estudo clínico de fase III randomizado (CheckMate 067), 945 pacientes com melanoma em estágios III e IV não ressecável foram atribuídos para nivolumabe como agente único, combinação de nivolumabe e ipilimumabe, ou ipilimumabe isoladamente. Foi observada a melhora da SLP nos pacientes que receberam agente único ou terapia de combinação, em comparação a ipilimumabe. Muito embora tenha sido observada mais toxicidade para a combinação, os desfechos do tratamento em termos de eficácia podem ser melhores com a combinação de ipilimumabe e nivolumabe em pacientes com melanoma metastático,[A9] com sobrevida mediana que excede 5 anos.[A9b] Eventos adversos relacionados ao tratamento graus 3 a 4 ocorreram em 55% dos pacientes, incluindo elevação de alanina aminotransferase, diarreia e colite, entre outras toxicidades relacionadas ao sistema imune. A FDA aprovou a combinação de nivolumabe e ipilimumabe com base em taxas altas de respostas duradouras e melhora da SLP, e a maior parte das toxicidades foi reversível e tratável.

A descoberta de mutações genéticas somáticas no melanoma proporcionou indicações para o desenvolvimento de terapias com alvo molecular. A via de MAPK, que é ativada na maior parte dos melanomas em virtude de mutações em BRAF, NRAS e KIT, tem sido o foco da maior parte das investigações clínicas de inibidores da transdução de sinais (quinases). Todos os pacientes com melanoma cutâneo avançado devem ter seus tumores avaliados quanto à existência ou não de mutação de BRAF. Mutações de ativação no gene BRAF são encontradas em aproximadamente 50% dos melanomas. A mutação de BRAF mais comumente identificada é a V600E. Quase 80% das mutações de BRAF são V600E, com a maior parte das remanescentes sendo composta por V600K.

Os inibidores de BRAF dabrafenibe e vemurafenibe demonstraram atividade antitumoral dramática, com uma taxa de resposta de aproximadamente 50%. Os inibidores de BRAF foram avaliados inicialmente como agentes únicos, mas a combinação de inibidores de BRAF com inibidores de MEK, o componente de sinalização downstream imediato na via de MAPK, substituíram em grande parte a terapia de BRAF com agente único, em razão da eficácia intensificada e do perfil de toxicidade mais favorável. O estudo clínico COMBI-D comparou a combinação de dabrafenibe e trametinibe a dabrafenibe e placebo em 423 pacientes não tratados anteriormente que apresentavam melanoma em estágio IIIC ou estágio IV não ressecável e mutação de ativação BRAF V600E ou BRAF V600K. As taxas de resposta em geral foram de 67% no grupo dabrafenibe-trametinibe e 51% no grupo somente dabrafenibe. O endpoint primário da SLP foi mais longo com o tratamento de combinação. O acompanhamento adicional confirmou benefício para a SLP e a sobrevida geral.[A10] O estudo COMBI-V comparou a combinação de dabrafenibe e trametinibe a vemurafenibe em 704 pacientes não tratados anteriormente. Esse estudo aberto resultou em uma vantagem para a sobrevida em geral, com uma taxa de sobrevida em 12 meses de 72% no grupo de combinação, em comparação a 65% com vemurafenibe isoladamente. A SLP foi de 11,4 meses no grupo de combinação, em comparação a 7,3 meses no grupo vemurafenibe.[A11] Nos dados agrupados desses dois estudos, 15% dos pacientes apresentaram resposta completa, e a sobrevida em geral foi de 70% em 5 anos.[A11b] O estudo clínico coBRIM comparou a combinação de vemurafenibe e o inibidor de MEK cobimetinibe com vemurafenibe isoladamente. A SLP mediana foi de 9,9 meses com a combinação, em comparação a 6,2 meses com vemurafenibe isoladamente.[A12] Mais recentemente, a FDA aprovou o encorafenibe, um inibidor de BRAF oral, com binimetinibe, um inibidor de MEK oral, para pacientes com melanoma não ressecável ou metastático com mutação de BRAF V600E ou K. A aprovação se baseou nos resultados de um estudo clínico randomizado que demonstrou que encorafenibe e binimetinibe resultaram na melhora da sobrevida sem progressão (14,9 meses versus 7,3 meses), em comparação a vemurafenibe. Ocorre menos febre com esta combinação, em comparação a dabrafenibe e trametinibe.[A13]

Em resumo, a FDA aprovou três inibidores de BRAF (vemurafenibe, dabrafenibe e encorafenibe) e três inibidores de MEK (trametinibe, cobimetinibe e binimetinibe) para o melanoma com BRAF mutado. Esses fármacos não devem ser utilizados em tumores com BRAF do tipo selvagem. A terapia de combinação com inibição de BRAF e MEK resulta no aumento das taxas de resposta, com melhora na SLP e na sobrevida geral em comparação à monoterapia, e é considerada uma opção de tratamento padrão, com três esquemas de combinação aprovados pela FDA (dabrafenibe mais trametinibe, vemurafenibe mais cobimetinibe e encorafenibe mais binimetinibe). Os efeitos tóxicos mais comuns da terapia com alvo molecular em BRAF são febre, complicações dermatológicas (p. ex., erupção cutânea, fotossensibilidade, carcinoma de células escamosas [CCE], ceratoacantoma, hiperqueratoses), artralgia, fadiga, náuseas e diarreia. Já foram relatados tumores secundários, incluindo os segundos melanomas primários, rápida expansão da leucemia mielomonocítica crônica e cânceres em mucosas.

Embora a atividade clínica dos inibidores seletivos de BRAF seja expressiva, é incomum haver respostas completas, e a maioria dos pacientes desenvolve doença progressiva como resultado da resistência farmacológica adquirida. A compreensão da base molecular dos mecanismos de resistência primária e secundária aos inibidores de BRAF é um foco importante de investigação.

O tamoligeno laerparepeveque é uma imunoterapia oncolítica derivada do herpes-vírus simples (HSV) do tipo 1 vivo modificado, que é replicado seletivamente nos tumores e que produz fator de estimulação de colônias de granulócitos e macrófagos para intensificar as respostas imunes

| Tabela 193.2 | Novos tratamentos para o melanoma. |
|---|---|
| **AGENTE** | **MECANISMO DE AÇÃO** |
| Dabrafenibe | Inibidor de BRAF |
| Vemurafenibe | Inibidor de BRAF |
| Encorafenibe | Inibidor de BRAF |
| Binimetinibe | Inibidor de MEK |
| Trametinibe | Inibidor de MEK |
| Cobimetinibe | Inibidor de MEK |
| Pembrolizumabe | Anticorpo de bloqueio anti-PD-1 |
| Nivolumabe | Anticorpo de bloqueio anti-PD-1 |
| Ipilimumabe | Inibidor de CTLA-4 |
| Talimogeno laerparepeveque | Terapia viral oncolítica |

antitumorais sistêmicas. Quando injetado diretamente nas lesões do melanoma, demonstrou uma taxa de resposta de aproximadamente 15% contra o melanoma em um estudo clínico randomizado. Esse agente está aprovado pela FDA para pacientes imunocompetentes não gestantes, mas a melhora da sobrevida em geral ainda não foi demonstrada.[15]

Para os pacientes com melanoma metastático, as opções são a imunoterapia com inibidores do ponto de controle ou a terapia com alvo molecular direcionada contra mutações de *BRAF*. A sequência ideal da terapia não foi definida. A existência de mutação de *BRAF* é um fator importante na seleção do tratamento apropriado. Para os pacientes sem mutação de *BRAF*, o foco inicial será a imunoterapia: terapia com anticorpos anti-PD-1 com agente único (nivolumabe ou pembrolizumabe) ou em combinação com ipilimumabe. Para os pacientes com mutação de BRAF, as opções de tratamento iniciais incluem terapia de combinação com alvo molecular com inibidores de BRAF e MEK (vemurafenibe e cobimetinibe, dabrafenibe e trametinibe ou encorafenibe e binimetinibe) ou imunoterapia conforme mencionado anteriormente. Fatores tais como o *status* de desempenho, comorbidades e carga da doença e sintomas influenciarão a seleção da terapia inicial. O tratamento com interleucina-2 e a quimioterapia são muito menos utilizados, em virtude da eficácia dos agentes mais novos. A seleção do tratamento precisa ser individualizada, considerando a condição geral do paciente, o tratamento anterior, uma análise molecular à procura do gene *BRAF* mutado e a extensão da doença metastática.

Finalmente, é importante lembrar que, com frequência, ocorrem metástases cerebrais em pacientes com melanoma, variando de 10 a 50% nos pacientes com melanoma avançado. Os sintomas comuns incluem cefaleia, convulsões ou sintomas neurológicos focais. As terapias sistêmicas mais novas (p. ex., nivolumabe e ipilimumabe combinados)[A14] apresentam atividade no sistema nervoso central, o que resultou na melhora do prognóstico para alguns desses pacientes. Portanto, os pacientes com metástases cerebrais também devem ser considerados para terapia sistêmica, além de medidas locais.

### Vigilância e acompanhamento
Os pacientes devem ser instruídos a respeito das características clínicas do melanoma, da importância de estratégias seguras de exposição solar e do desempenho dos autoexames mensais da pele. Os pacientes devem ser acompanhados regularmente a respeito de evidências de recidiva local ou regional, doença metastática a distância e um segundo melanoma primário. A intensidade da vigilância e a extensão da investigação são influenciadas pelo risco de recidiva, com consultas de acompanhamento mais frequentes em pacientes que apresentam tumores mais espessos ou doença linfonodo-positiva, tendo em vista que esses pacientes são de maior risco para recidivas.

Para os pacientes com melanoma de risco baixo (≤ 1 mm), são recomendadas consultas a cada 6 meses por 2 anos e, depois, anualmente. As diretrizes de vigilância para os pacientes com melanoma de risco alto incluem a avaliação a cada 6 meses por 5 anos. Depois de 5 anos, os pacientes são avaliados uma vez ao ano. Os pacientes em geral são acompanhados por 10 anos. Entretanto, o exame dermatológico por toda a vida é recomendado, sobretudo quando os pacientes têm nevos displásicos ou história familiar de melanoma. Em geral, a anamnese e o exame físico são realizados a cada consulta. Exames laboratoriais periódicos e outros exames de imagem são realizados a critério do médico assistente. O exame físico deve incluir um exame cutâneo completo, tendo em vista que no mínimo 3% dos pacientes desenvolvem um melanoma cutâneo primário adicional. Os linfonodos regionais devem ser examinados cuidadosamente, sobretudo nos pacientes sem cirurgia linfonodal anterior. Em relação ao restante do exame, deve-se ter em mente a frequência das metástases em pulmão, fígado e cérebro. Os estudos de acompanhamento podem incluir um hemograma completo e exames bioquímicos, incluindo exames de enzimas hepáticas. A elevação do nível de lactato desidrogenase sugere melanoma metastático. TC de tórax/abdome e pelve com frequência é realizada em pacientes com melanoma em estágio III, a cada 6 meses por 5 anos após o diagnóstico.

### PREVENÇÃO
As medidas mais importantes para prevenir o melanoma são reduzir a exposição solar excessiva, em particular ao sol do meio-dia, e evitar queimaduras solares. Filtros solares com fator de proteção solar (FPS) 15 ou mais e vestimentas protetoras são recomendados, e um estudo clínico randomizado observou que o uso regular de filtro solar reduziu o melanoma invasivo em 75%. Os filtros solares bloqueiam primariamente os raios UVB, que são considerados o principal agente causal dos cânceres cutâneos. Filtros solares mais novos também bloqueiam os raios UVA, que podem contribuir para o risco de melanoma.

O rastreamento de câncer de pele, seja por autoexame ou por um médico, é motivo de controvérsia (ver Capítulo 12). Muitos especialistas em saúde pública não recomendam o rastreamento dos adultos na população geral, mas algumas organizações o fazem. Com base no tipo e no número de nevos, na história familiar de melanoma, em melanomas anteriores e na história pregressa de queimaduras solares graves, os médicos conseguem identificar os pacientes de risco alto para o melanoma e que podem se beneficiar dos programas de rastreamento. Em diversos estudos de população, o rastreamento detectou melanomas em um estágio mais inicial curável. Os médicos, outros profissionais de saúde e o público devem ser orientados a respeito dos sinais iniciais do melanoma e da necessidade de uma biopsia imediata de uma lesão pigmentada suspeita.

Os pacientes com nevos clinicamente atípicos (Figura 193.2), sobretudo quando houver história familiar de melanoma, necessitam de um programa de vigilância dermatológica regular. Os exames regulares da pele devem ser programados a cada 6 a 12 meses, preferencialmente assistidos por fotografias seriadas.

Já foram conduzidos diversos estudos de quimioprevenção com a meta de reduzir o desenvolvimento de melanomas, e nenhum se mostrou efetivo. As abordagens incluíram vitamina D, anti-inflamatórios não esteroides e agentes hipolipemiantes (estatinas).

## CÂNCER DE PELE BASOCELULAR E DE CÉLULAS ESCAMOSAS

O câncer de pele não melanoma (CBC e CCE) é a doença maligna mais comum nos EUA. Ainda que as estatísticas sejam imprecisas, estima-se que 900.000 a 1.200.000 cânceres de pele não melanoma sejam diagnosticados anualmente nos EUA. O CCE é responsável por 20%, e maior parte dos remanescentes é de CBC. O CCE está associado a uma taxa de mortalidade absoluta mais alta; a maior parte das 2.300 mortes anuais em virtude de câncer de pele não melanoma nos EUA tem origem nesse tumor.

### EPIDEMIOLOGIA
Em geral, as taxas de incidência do câncer de pele estão aumentando, em virtude do aumento da exposição solar recreacional, da expectativa de vida mais longa e da depleção da camada de ozônio. Mais de 99% dos cânceres de pele não melanoma ocorrem em pessoas brancas. Esses cânceres de pele são observados mais comumente em idosos, especialmente naqueles com pele clara e exposição solar duradoura. Entretanto, os cânceres de pele não melanoma são observados cada vez mais em pessoas por volta dos 30 e 40 anos. O risco vitalício de desenvolver um CBC é de 30%.

### BIOPATOLOGIA
O CBC tem origem em uma célula-tronco pluripotente na pele. Mutações adquiridas no gene *patched* 1 (*PTCH1*), um gene supressor tumoral na via de sinalização de *hedgehog*, foram identificadas em casos de CBC esporádico. O CBC esporádico também está associado a mutações nos genes que codificam p53 e ras.

O CCE da pele é uma doença maligna dos queratinócitos epidérmicos. Muitos desses carcinomas são derivados da queratose actínica, um precursor com aspecto de pápula grosseira, descamativa e com frequência eritematosa, que frequentemente é mais aparente à palpação do que ao exame visual. As estimativas da probabilidade de progressão da queratose actínica até o CCE variam de 0,025% até 20%. Mutações no gene que codifica a proteína p53 e no oncogene *RAS* foram observadas tanto na queratose actínica quanto nos CCEs. Também foram relatadas mutações em *p16* nos CCEs.

### Fatores de risco
O fator de risco mais importante é a exposição à radiação UV da luz solar. A associação mais claramente estabelecida é com a radiação UVB, mas cada vez mais evidências sugerem que a UVA provavelmente também seja carcinogênica (Capítulo 17). O momento e o padrão da exposição solar estão associados a tipos diferentes de câncer de pele. Em geral, o CCE está associado à exposição solar cumulativa e ele ocorre com mais frequência nas áreas expostas de maneira máxima ao sol (p. ex., face, dorso das mãos e antebraços). A exposição intensa e intermitente ao sol, sobretudo na infância, está associada a aumento do risco de CBC. Existem evidências de uma relação de dose e resposta entre a exposição à radiação

UV artificial por meio do uso de camas de bronzeamento artificial e o risco de cânceres de pele, especialmente de CBC, e a associação é mais forte para os indivíduos com idade mais jovem à exposição. Os indivíduos de pele clara, olhos claros, cabelos ruivos, com tendência a queimaduras e não ao bronzeamento e com história pregressa de queimaduras solares graves apresentam aumento do risco de cânceres de pele não melanoma. Outros fatores de risco, primariamente para o CCE, incluem exposição crônica a arsênico, radiação terapêutica, condições cutâneas inflamatórias crônicas, tratamento com psoraleno mais UVA (PUVA) para a psoríase e outras doenças, bem como imunossupressão exógena (p. ex., após transplante de órgão) ou endógena (p. ex., leucemia linfocítica crônica).[16] O uso prolongado de determinados fármacos com propriedades fotossensibilizantes, incluindo alguns agentes anti-hipertensivos (p. ex., bloqueadores de canais de cálcio, betabloqueadores) também aumenta o risco de câncer de pele.[17] A maioria dos casos em pacientes afro-americanos está associada a cicatrização ou queimaduras, em vez de à exposição UV. A infecção pelo papilomavírus humano (ver Capítulo 349) também tem sido implicada em alguns CCEs, sobretudo no distúrbio autossômico dominante epidermodisplasia verruciforme.

O CBC é observado em associação a diversas condições, incluindo a síndrome do nevo basocelular (também denominada síndrome do carcinoma basocelular nevoide ou síndrome de Gorlin), o albinismo e o xeroderma pigmentoso. A síndrome do nevo basocelular é um distúrbio autossômico dominante raro, causado por mutações na linhagem germinativa no gene *patched* (PTCH).

## MANIFESTAÇÕES CLÍNICAS

### Carcinoma basocelular

Aproximadamente 90% dos CBCs ocorrem em áreas expostas ao sol, como face, pescoço, orelhas, couro cabeludo e braços. O nariz é o local mais comum. O CBC típico tem o aspecto de pápulas com crescimento lento, brilhantes, da cor da pele a rosa translúcido, com telangiectasia e uma borda arredondada "perolada" (Figura 193.7). À medida que o tumor cresce, o centro pode se tornar ulcerado e sangrar, embora habitualmente não haja dor espontânea nem à palpação. O CBC raramente metastatiza e geralmente é curável com diversos tratamentos. Ainda que a taxa de mortalidade seja baixa, estes cânceres podem resultar em morbidade significativa, em virtude do crescimento local invasivo com possível desfiguração e destruição da pele, do osso e da cartilagem. Estudos clínicos com inibidores da via de *hedgehog* para os pacientes com CBC avançado demonstraram atividade clínica muito encorajadora.

### Carcinoma de células escamosas

Este tipo de câncer de pele normalmente surge em áreas de pele que são fortemente danificadas pela exposição solar. Os locais mais comuns incluem cabeça, pescoço, costas, antebraços e dorso da mão. Clinicamente, os CCE ocorrem como uma pápula eritematosa descamativa bem definida em uma base com tumefação, que pode se desenvolver na pele com aspecto normal ou em uma queratose actínica (Figura 193.8). A lesão pode crescer ao longo do tempo e se tornar ulcerada, pruriginosa ou dolorosa e pode sangrar. O ceratoacantoma é uma variante que é caracterizada por crescimento rápido e aspecto crateriforme, com tampão central. A doença de Bowen, ou CCE *in situ*, se manifesta como uma placa eritematosa, descamativa e bem definida.

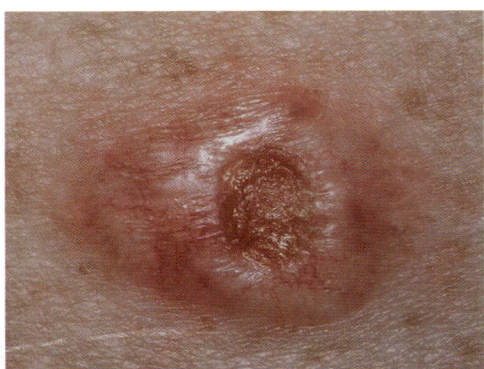

**FIGURA 193.7** Carcinoma basocelular.

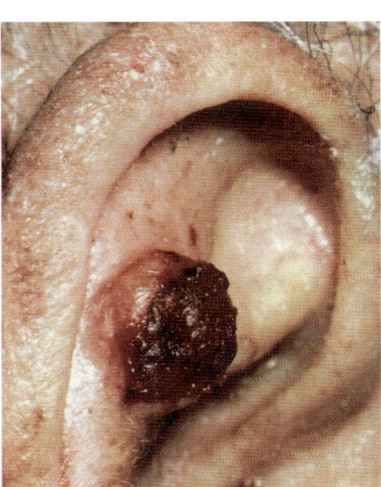

**FIGURA 193.8** Carcinoma de células escamosas da pele.

O CCE não tratado pode causar destruição local significativa. Entretanto, ao contrário do CBC, o CCE apresenta um risco de metástase de 0,5 a 5%. As lesões de risco mais alto são aquelas com mais de 2 cm, que são moderadamente ou pouco diferenciadas, apresentam envolvimento perineural, estão localizadas em orelha ou lábio, surgem em cicatrizes ou ocorrem em pacientes imunossuprimidos. A maior parte das metástases se desenvolve em linfonodos regionais, ainda que também possam ocorrer metástases em pulmão, fígado, cérebro, pele ou osso. Para os pacientes com metástases em linfonodos, a taxa de sobrevida em 5 anos é inferior a 50%.

## DIAGNÓSTICO

Com frequência há a suspeita diagnóstica de CBC e CCE à inspeção, mas habitualmente é indicada a confirmação histológica. Uma técnica de biopsia com raspagem ou *punch* é aceitável (Capítulo 407). Deve-se ter cautela para incluir a base da lesão, se a técnica de biopsia com raspagem for utilizada.

## TRATAMENTO

### Carcinoma basocelular

Os CBCs são classificados como de risco baixo ou alto, com base nas suas características clínicas, na localização e na histologia. As opções de tratamento incluem crioterapia (nitrogênio líquido), eletrocirurgia (ou seja, curetagem e eletrodissecção), tratamento tópico (ou seja, 5-fluoruracila, terapia fotodinâmica ou imiquimode),[A15] excisão cirúrgica, cirurgia de Mohs ou radioterapia. A microcirurgia de Mohs envolve excisões seriadas de um câncer de pele, com exames microscópicos subsequentes à procura de tumor residual, proporcionando o controle histológico das margens cirúrgicas para alcançar a mais baixa taxa de recidiva, ao mesmo tempo que preserva o máximo possível do tecido não envolvido. O procedimento deve ser considerado quando do tratamento de recidivas; das formas microscopicamente agressivas, tais como o subtipo morfeiforme; de lesões com mais de 2 cm no maior diâmetro; e dos tumores de orelhas, pálpebras, nariz, dobras nasolabiais e lábios. As taxas de cura do CBC variam entre 90 e 99%.

Atualmente o CBC avançado e metastático pode ser abordado com o uso da terapia com alvo molecular.[13] O vismodegibe, um inibidor da via de sinalização de *hedgehog*, foi aprovado pela FDA. Em um estudo não randomizado, o tratamento com vismodegibe proporcionou respostas tumorais objetivas em 30 a 43% dos pacientes e resposta completa em 20% dos pacientes com CBC localmente avançado ou metastático. Os efeitos colaterais associados à terapia incluem espasmos musculares, anormalidades do paladar, diarreia e fadiga.

### Carcinoma de células escamosas

Assim como o CBC, o CCE também pode ser curado por excisão cirúrgica tradicional ou cirurgia de Mohs, crioterapia, terapias tópicas e radioterapia. 5-Fluoruracila tópica, terapia fotodinâmica e imiquimode são úteis no manejo do CCE *in situ*. A abordagem ideal para um paciente específico requer a consideração da probabilidade de recidiva ou do potencial metastático da lesão, dos fatores cosméticos e da competência dos médicos assistentes.

A cirurgia micrográfica de Mohs proporciona a mais baixa taxa de recidiva, com taxas de cura superiores a 90%. A microcirurgia de Mohs é especialmente útil para tumores ou lesões recidivantes, que apresentam aumento do risco de metástases. Cetuximabe, um anticorpo monoclonal que tem como alvo o receptor do fator de crescimento epidérmico (EGFR), apresenta alguma atividade antitumoral em pacientes com CCE de pele avançado. Agentes anti-PD-1 e anti-PD-L1 também apresentam atividade clínica no CCE metastático. Taxas de resposta altas têm sido relatadas em pacientes com câncer de pele de células escamosas localmente avançados ou metastáticos tratados com cemilimabe, um anticorpo anti-PD-1.[19] Isto representa um novo padrão de tratamento para esses pacientes, desde que o CCE de pele não seja consequência de imunossupressão em razão de um transplante de órgão.

## PREVENÇÃO

As estratégias de prevenção primárias visam reduzir a exposição solar a longo prazo. A orientação do público em geral e do paciente deve encorajar o uso regular de filtros solares com FPS 15 ou superior, especialmente na infância, e vestimentas de proteção solar (p. ex., chapéu com abas largas). Recomenda-se evitar câmaras de bronzeamento e minimizar a exposição solar total, especialmente ao sol do meio-dia. O adelgaçamento da camada de ozônio tem sido relacionado ao aumento da radiação UV e a aumentos da incidência de cânceres de pele não melanoma. Atualmente, nenhuma evidência indica que o exame da pele corporal total efetivamente reduza as taxas de mortalidade ou morbidade do câncer de pele não melanoma. Em um estudo clínico randomizado de pacientes que apresentaram dois ou mais cânceres de pele não melanoma nos 5 anos anteriores, a nicotinamida oral (vitamina $B_3$, 500 mg 2 vezes/dia) reduziu com segurança novos cânceres de pele não melanoma e a queratose actínica em 20 a 30%.[A16]

 **Recomendações de grau A**

A1. Faries MD, Thompson JF, Cochran AJ, et al. Completion dissection or observation for sentinel lymph node metastasis in melanoma. *N Engl J Med*. 2017;376:2211-2222.

A1b. Utjés D, Malmstedt J, Teras J, et al. 2-cm versus 4-cm surgical excision margins for primary cutaneous melanoma thicker than 2 mm: long-term follow-up of a multicentre, randomised trial. *Lancet*. 2019;394:471-477.

A2. Weber J, Mandala M, Del Vecchio M, et al. Adjuvant nivolumab in resected stage III or IV melanoma. *N Engl J Med*. 2017;377:1824-1835.

A3. Long GV, Hauschild A, Santinami M, et al. Adjuvant dabrafenib and trametinib in stage III BRAF mutated melanoma. *N Engl J Med*. 2017;377:1812-1823.

A4. Eggermont AMM, Blank CU, Mandala M, et al. Adjuvant pembrolizumab versus placebo in resected stage III melanoma. *N Engl J Med*. 2018;378:1789-1801.

A5. Robert C, Thomas L, Bondarenko I, et al. Ipilimumab plus dacarbazine for previously untreated metastatic melanoma. *N Engl J Med*. 2011;364:2517-2526.

A6. Robert C, Long GV, Brady B, et al. Nivolumab in previously untreated melanoma without BRAF mutation. *N Engl J Med*. 2015;372:320-330.

A7. Larkin J, Chiarion-Sileni V, Gonzalez R, et al. Combined nivolumab and ipilimumab or monotherapy in untreated melanoma. *N Engl J Med*. 2015;37391:23-34.

A8. Schachter J, Ribas A, Long GV, et al. Pembrolizumab versus ipilimumab for advanced melanoma: final overall survival results of a multicentre, randomised, open-label phase 3 study (KEYNOTE-006). *Lancet*. 2017;390:1853-1862.

A9. Wolchok JD, Chiarion-Sileni V, Gonzalez R, et al. Overall survival with combined nivolumab and ipilimumab in advanced melanoma. *N Engl J Med*. 2017;377:1345-1356.

A9b. Larkin J, Chiarion-Sileni V, Gonzalez R, et al. Five-year survival with combined nivolumab and ipilimumab in advanced melanoma. *N Engl J Med*. 2019;381:1535-1546.

A10. Long GV, Stroyakovskiy D, Gogas H, et al. Dabrafenib and trametinib versus dabrafenib and placebo for Val600 BRAF-mutant melanoma: a multicentre, double-blind, phase 3 randomised controlled trial. *Lancet*. 2015;386:444-451.

A11. Robert C, Karaszewska B, Schachter J, et al. Improved overall survival in melanoma with combined dabrafenib and trametinib. *N Engl J Med*. 2015;372:30-39.

A11b. Robert C, Grob JJ, Stroyakovskiy D, et al. Five-year outcomes with dabrafenib plus trametinib in metastatic melanoma. *N Engl J Med*. 2019;381:626-636.

A12. Larkin J, Ascierto PA, Dréno B, et al. Combined vemurafenib and cobimetinib in BRAF-mutated melanoma. *N Engl J Med*. 2014;371:1867-1876.

A13. Dummer R, Ascierto PA, Gogas HJ, et al. Overall survival in patients with BRAF-mutant melanoma receiving encorafenib plus binimetinib versus vemurafenib or encorafenib (COLUMBUS): a multicentre, open-label, randomised, phase 3 trial. *Lancet Oncol*. 2018;19:1315-1327.

A14. Tawbi HA, Forsyth PA, Algazi A, et al. Combined nivolumab and ipilimumab in melanoma metastatic to the brain. *N Engl J Med*. 2018;379:722-730.

A15. Jansen MHE, Mosterd K, Arits A, et al. Five-year results of a randomized controlled trial comparing effectiveness of photodynamic therapy, topical imiquimod, and topical 5-fluorouracil in patients with superficial basal cell carcinoma. *J Invest Dermatol*. 2018;138:527-533.

A16. Chen AC, Martin AJ, Choy B, et al. A phase 3 randomized trial of nicotinamide for skin-cancer chemoprevention. *N Engl J Med*. 2015;373:1618-1626.

## REFERÊNCIAS BIBLIOGRÁFICAS

*As referências bibliográficas, bem como os outros materiais suplementares deste livro, encontram-se no GEN-IO, nosso ambiente virtual de aprendizagem.*